Remington
A Ciência e a Prática da Farmácia

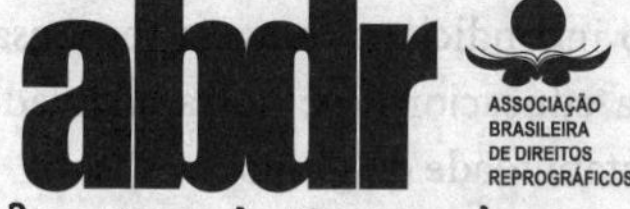

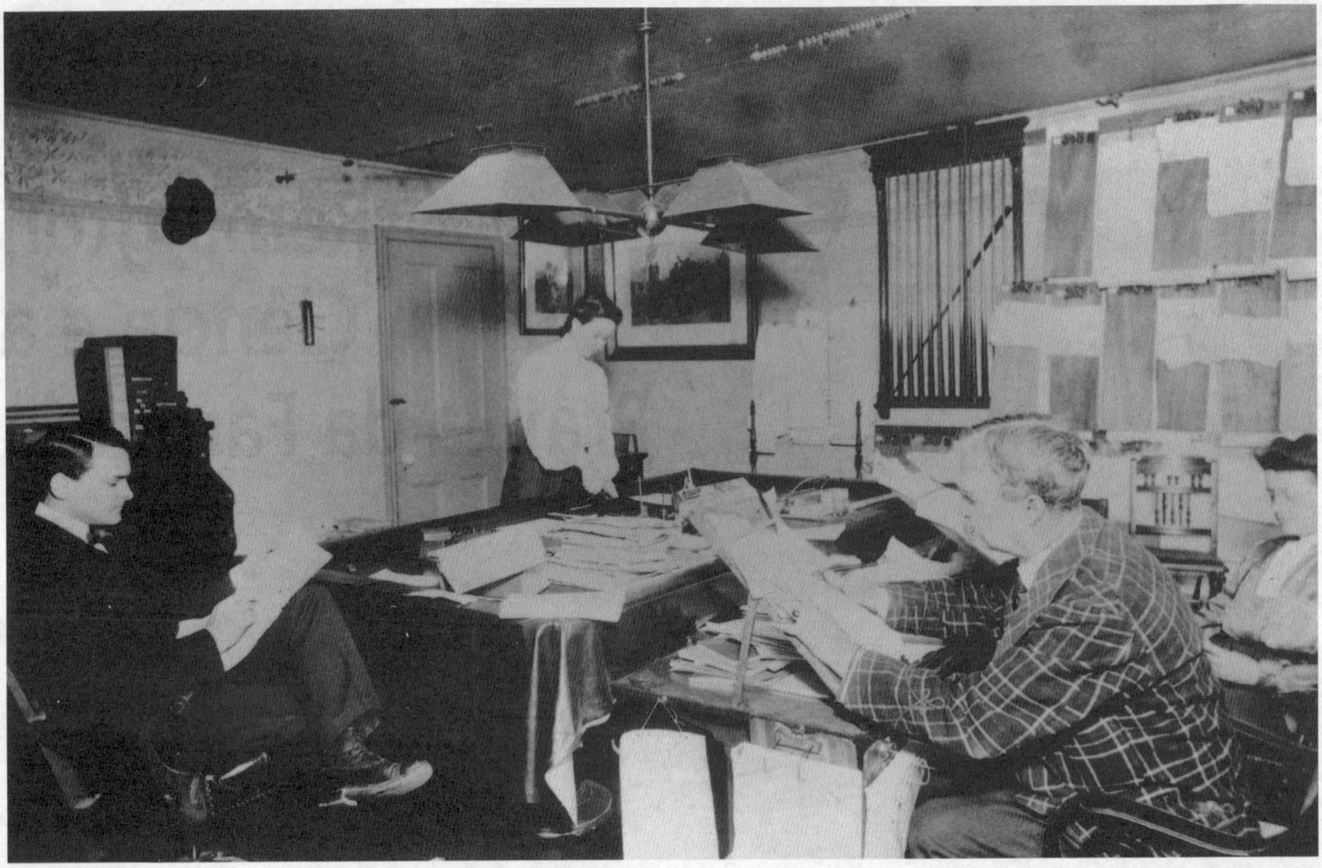

Dr. Remington (*sentado, à direita*) lendo uma prova de paquê.
As monografias da Farmacopéia dos Estados Unidos (United States Pharmacopeia (USP), em provas de paquê, estão penduradas na parede, ao fundo, e as circulares da USP estão sendo paginadas na mesa de bilhar.

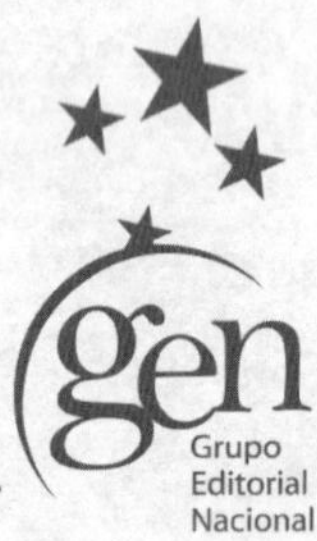

20ª EDIÇÃO

Remington A Ciência e a Prática da Farmácia

ALFONSO R GENNARO
Chairman of the Editorial Board and Editor

Esta obra é uma tradução de Remington: The Science and Practice of Pharmacy

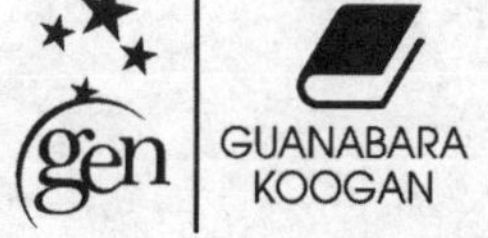

NOTA DA EDITORA: A área da saúde é um campo em constante mudança. As normas de segurança padronizadas precisam ser obedecidas; contudo, à medida que as novas pesquisas ampliam nossos conhecimentos, tornam-se necessárias e adequadas modificações terapêuticas e medicamentosas. Os autores desta obra verificaram cuidadosamente os nomes genéricos e comerciais dos medicamentos mencionados, bem como conferiram os dados referentes à posologia, de modo que as informações fossem acuradas e de acordo com os padrões aceitos por ocasião da publicação. Todavia, os leitores devem prestar atenção às informações fornecidas pelos fabricantes, a fim de se certificarem de que as doses preconizadas ou as contra-indicações não sofreram modificações. Isso é importante, sobretudo em relação a substâncias novas ou prescritas com pouca freqüência. Os autores e a editora não podem ser responsabilizados pelo uso impróprio ou pela aplicação incorreta do produto apresentado nesta obra.

Os autores e a editora empenharam-se para citar adequadamente e dar o devido crédito a todos os detentores dos direitos autorais de qualquer material utilizado neste livro, dispondo-se a possíveis acertos caso, inadvertidamente, a identificação de algum deles tenha sido omitida.

O uso de fórmulas estruturais da USAN e do USP Dictionary of Drug Names é feito com a devida permissão da USP Convention. A USP Convention não se responsabiliza por eventuais inconsistências aqui encontradas.

Nota — Este livro não tem a pretensão de representar, nem deve ser assim interpretado, o equivalente (ou o substituto) dos compêndios oficiais da United States Pharmacopeia (USP) e/ou do National Formulary (NF). No caso de qualquer incoerência entre os padrões oficiais da USP ou do NF relativa à concentração, qualidade, pureza, acondicionamento e classificação das substâncias e de suas representações, devem prevalecer como norma o contexto e as declarações dos compêndios oficiais.

Travessa do Ouvidor, 11
Rio de Janeiro, RJ — CEP 20040-040
Tels.: 21-3543-0770 / 11-5080-0770
Fax: 21-3543-0896
www.grupogen.com.br | editorial.saude@grupogen.com.br

Editoração Eletrônica: Performa

CIP-BRASIL. CATALOGAÇÃO-NA-FONTE
SINDICATO NACIONAL DOS EDITORES DE LIVROS, RJ

R324r

Remington, Joseph P. (Joseph Price), 1847-1918
Remington : a ciência e a prática da farmácia / Alfonso R Gennaro ; [tradução Adriana Ito Azevedo ... et al.]. - [Reimpr.]. - Rio de Janeiro : Guanabara Koogan, 2017.
2210p. : 28 cm

Tradução de: Remington : the science and practice of pharmacy, 20th ed.

ISBN 978-85-277-0873-9

1. Farmácia. I. Título.

12-0361. CDD: 615
CDU: 615

Supervisão da Tradução

Penildon Silva
Professor Emérito de Farmacologia da Universidade Federal da Bahia.
Professor Emérito de Farmacologia da Escola Baiana de Medicina e Saúde Pública.
Titular da Academia de Medicina da Bahia

Tradução

Adriana Ito Azevedo
Caps. 65, 68, 71, 82, 88, 89, 99 e 102

Aline Vecchi
Cap. 11

Ana Freitas Kemper
Caps. 54 e 61

Bárbara Alencar Leão Martins
Caps. 40, 41 e 98

Camila da Silva Moulin
Cap. 14

Daniel Kasal
Cap. 39

Fabrício Dutra Ventura
Caps. 8, 9 e 81

Fernando Guimarães Loula
Cap. 64

Henrique de Castro Contreiras de Carvalho
Caps. 55, 58, 59 e 106

João Gabriel Garcia Alves
Caps. 13 e 76

José Eduardo Ferreira de Figueiredo
Caps. 6, 7, 12, 15, 16, 20 a 23, 30, 34, 36, 49, 51, 90, 92, 93, 94 e 109

Lélis Borges do Couto
Caps. 29, 33, 35 e 37

Lorraine Malafaia da Conceição
Caps. 18, 19 e 52

Marcella Martins de Vasconcelos
Caps. 28, 62 e 74

Maria de Fátima Azevedo
Glossário

Maria Inês Garbino Rodrigues
Caps. 31, 42, 45, 48, 87, 95 e 111

Nephtali Segal Grinbaum
Cap. 17

Patricia Lydie Voeux
Caps. 56, 66, 69, 70, 72, 75, 77, 84 e 86

Ricardo Ierusalimschy
Caps. 10, 24, 38, 47, 57, 67, 73, 103, 104, 105 e 108

Robert Frederic
Cap. 25

Rodrigo Melo do Nascimento
Caps. 79 e 80

Roxane Gomes dos Santos Jacobson
Caps. 1 a 5, 50, 91, 96, 97, 100, 101, 113, 114, 116 e 117

Silvia Maia Ávila
Caps. 26, 32, 44, 46, 53, 60, 63, 78, 83 e 85

Telma Lúcia de Azevedo Hennemann
Caps. 27, 107, 110, 112, 115, 118, 119 e Apêndices

Vitor Mello Netto
Cap. 43

Remington: A Ciência e a Prática da Farmácia… *Um tratado sobre a teoria e a prática das ciências farmacêuticas, com informações essenciais sobre os agentes farmacêuticos e medicinais; é também um guia dos encargos profissionais do farmacêutico como especialista em drogas da equipe de saúde… Um livro e uma obra de referência para farmacêuticos, médicos e outros profissionais de farmacologia e ciências médicas.*

EDITORIA DE Alfonso R Gennaro, *Chair*
Ara H Der Marderosian
Glen R Hanson
Thomas Medwick
Nicholas G Popovich
Roger L Schnaare
Joseph B Schwartz
H Steve White

AUTORES Os 119 capítulos desta edição do *Remington* foram escritos pelos editores acima, por membros da Equipe Editorial e pelos autores listados mais adiante.

Gerente Editorial John E Hoover, BSc (Pharm)

Assistente Editorial Bonnie Brigham Packer, RNC, BA

Diretor Philip P Gerbino 1995–2000

Vigésima Edição — 2000

Publicado no 180º aniversário da
PHILADELPHIA COLLEGE OF PHARMACY AND SCIENCE

Dados Histórico-Biográficos do *Remington*

Apresentamos a seguir um registro dos editores e das datas de publicação das sucessivas edições em inglês deste livro, conhecido, antes da 13.ª Edição, como *Remington's Practice of Pharmacy* e, posteriormente, como *Remington's Pharmaceutical Sciences* até a 19.ª Edição.

Primeira Edição, 1886
Segunda Edição, 1889
Terceira Edição, 1897
Quarta Edição, 1905
Joseph P Remington

Quinta Edição, 1907
Sexta Edição, 1917
Joseph P Remington
Assisted by
E Fullerton Cook

Sétima Edição, 1926
Editors
E Fullerton Cook
Charles H LaWall

Oitava Edição, 1936
Editors
E Fullerton Cook
Charles H LaWall
Associate Editors
Ivor Griffith
Adley B Nichols
Arthur Osol

Nona Edição, 1948
Décima Edição, 1951
Editors
E Fullerton Cook
Eric W Martin

Décima Primeira Edição, 1956
Editors
Eric W Martin
E Fullerton Cook
Associate Editors
E Emerson Leuallen
Arthur Osol
Linwood F Tice
Clarence T Van Meter

Décima Segunda Edição, 1961
Editors
Eric W Martin
E Fullerton Cook
E Emerson Leuallen
Arthur Osol
Linwood F Tice
Clarence T Van Meter
Assistant to the Editors
John Hoover

Décima Terceira Edição, 1965
Editor-in-Chief
Eric W Martin
Managing Editor
John E Hoover
Editors
Grafton D Chase
Herald R Cox
Richard A Deno
Alfonso R Gennaro
Stewart C Harvey
Robert E King
E Emerson Leuallen
Arthur Osol
Ewart A Swinyard
Clarence T Van Meter

Décima Quarta Edição, 1970
Chairman, Editorial Board
Arthur Osol
Managing Editor
John E Hoover
Editors
Grafton D Chase
Richard A Deno
Alfonso R Gennaro
Melvin R Gibson
Stewart C Harvey
Robert E King
Alfred N Martin
Ewart A Swinyard
Clarence T Van Meter

Décima Quinta Edição, 1975
Chairman, Editorial Board
Arthur Osol
Managing Editor
John E Hoover
Editors
John T Anderson
Cecil L Bendush
Grafton D Chase
Alfonso R Gennaro
Melvin R Gibson
C Boyd Granberg
Stewart C Harvey
Robert E King
Alfred N Martin
Ewart A Swinyard

Décima Sexta Edição, 1980
Chairman, Editorial Board
Arthur Osol
Editors
Grafton D Chase
Alfonso R Gennaro
Melvin R Gibson
C Boyd Granberg
Stewart C Harvey
Robert E King
Alfred N Martin
Ewart A Swinyard
Gilbert L Zink

Décima Sétima Edição, 1985
Chairman, Editorial Board
Alfonso R Gennaro
Managing Editor
John E Hoover
Editors
Grafton D Chase
Ara H Der Marderosian
Stewart C Harvey
Daniel A Hussar
Thomas Medwick
Edward G Rippie
Joseph D Schwartz
Ewart A Swinyard
Gilbert L Zink

Décima Oitava Edição, 1990
Chairman, Editorial Board
Alfonso R Gennaro
Managing Editor
John E Hoover
Editorial Assistant
Bonnie Packer
Editors
Grafton D Chase
Ara H Der Marderosian
Stewart C Harvey
Daniel A Hussar
Thomas Medwick
Edward G Rippie
Joseph D Schwartz
Ewart A Swinyard
Gilbert L Zink

Décima Nona Edição, 1995
Chairman, Editorial Board
Alfonso R Gennaro
Managing Editor
John E Hoover
Editorial Assistant
Bonnie Packer
Editors
Grafton D Chase
Ara H Der Marderosian
Glen R Hanson
Daniel A Hussar
Thomas Medwick
Edward G Rippie
Joseph D Schwartz
H Steve White
Gilbert L Zink

Membros da Equipe Editorial e Editores

Alfonso R Gennaro, PhD / *University of the Sciences in Philadelphia* — Professor of Chemistry. Chair, Editorial Board and Editor. Co-editor da Parte 6, Farmacodinâmica, e da Parte 7, Agentes Farmacêuticos e Medicinais. Co-autor do Capítulo 25.

Ara H Der Marderosian, PhD / *University of the Sciences in Philadelphia* — Professor of Pharmacognosy and Medicinal Chemistry, Scientific Director, Complementary and Alternative Medicine Institute. Editor da Parte 1, Orientação. Co-autor dos Capítulos 7, 49 e 103.

Glen R Hanson, DDS, PhD / *College of Pharmacy and School of Medicine, University of Utah* — Professor of Pharmacology and Toxicology. Co-editor da Parte 6, Farmacodinâmica, e da Parte 7, Agentes Farmacêuticos e Medicinais. Autor dos Capítulos 75, 76 e 83.

Thomas Medwick, PhD / *Rutgers University College of Pharmacy* — Professor Emeritus, Department of Pharmaceutical Chemistry. Editor da Parte 3, Química Farmacêutica, e da Parte 4, Exame, Análise e Controle Farmacêuticos. Autor do Capítulo 24. Co-autor do Capítulo 30.

Nicholas G Popovich, PhD / *Purdue University, School of Pharmacy and Pharmacal Sciences* — Professor of Pharmacy Practice. Editor da Parte 8A, Administração em Farmácia, da Parte 8B, Fundamentos da Prática Farmacêutica, e da Parte 8C, Tratamento do Paciente. Co-autor do Capítulo 101.

Roger L Schnaare, PhD / *University of the Sciences in Philadelphia, Philadelphia College of Pharmacy* — Professor of Pharmacy, Department of Pharmaceutics. Editor da Parte 2, Preparações Farmacêuticas. Co-autor do Capítulo 11.

Joseph D Schwartz, PhD / *University of the Sciences in Philadelphia, Philadelphia College of Pharmacy*. Burroughs-Wellcome Fund Professor of Pharmaceutics, Director of Pharmacy Research. Editor da Parte 5, Fabricação Farmacêutica. Co-autor dos Capítulos 37 e 45.

H Steve White, PhD / *College of Pharmacy, University of Utah* — Associate Professor of Pharmacology and Toxicology. Co-editor da Parte 6, Farmacodinâmica, e da Parte 7, Agentes Farmacêuticos e Medicinais. Autor dos Capítulos 74, 79, 80, 81, 84 e 88.

Autores

Marie A Abate, PharmD / Professor and Associate Chair of Clinical Pharmacy, School of Pharmacy, West Virginia University. Co-autor do Capítulo 9, *A Literatura Clínica sobre Drogas.*

Hamed M Abdou, PhD / President, Worldwide Pharmaceutical Technical Operations, Bristol-Myers Squibb, Lawrenceville, NJ. Co-autor do Capítulo 34, *Métodos Instrumentais de Análise* e Capítulo 35, *Dissolução.*

Mignon S Adams / Director of Library and Information Services, Joseph W England Library, University of the Sciences in Philadelphia. Co-autor do Capítulo 8, *Fontes de Informações em Farmácia e Ciências Farmacêuticas.*

Loyd V Allen, Jr, PhD / Professor Emeritus, Department of Medicinal Chemistry and Pharmaceutics, College of Pharmacy, University of Oklahoma. Autor do Capítulo 98, *Manipulação de Prescrição Extemporânea.*

Howard Y Ando, PhD / Director, Discovery Lead Optimization, Pfizer Global R&D, Ann Arbor Laboratories, Pfizer, Inc, Ann Arbor, MI. Co-autor do Capítulo 38, *Pré-formulação.*

Kenneth E Avis, DSc* / Emeritus Professor, Pharmaceutical Sciences, College of Pharmacy, University of Tennessee, Memphis. Co-autor do Capítulo 41, *Preparações Parenterais* e Capítulo 118, *Paciente em Internação Domiciliar.*

Leonard C Bailey, PhD / Professor of Pharmaceutical Chemistry, Rutgers University College of Pharmacy. Autor do Capítulo 33, *Cromatografia.*

Jan N Bair, PhD / Professor Emeritus of Hospital Pharmacy, College of Pharmacy, University of Utah. Autor do Capítulo 64, *Drogas e Reagentes Usados para Diagnóstico.*

Louis R Barrows, PhD / Professor of Pharmacy and Toxicology, College of Pharmacy, University of Utah. Autor do Capítulo 86, *Agentes Antineoplásicos e Imuno-ativos.*

Sara Beis, MS / Pharmacy Management Consultant. Co-autor do Capítulo 117, *Sistemas Integrados de Assistência à Saúde.*

Lawrence H Block, PhD / Professor of Pharmaceutics, Duquesne University School of Pharmacy. Autor do Capítulo 44, *Medicação Tópica.*

Sanford Bolton, PhD / Visiting Professor, Department of Pharmacy, University of Arizona. Autor do Capítulo 12, *Estatística.*

Leslie Ann Bowman, BA / Coordinator of Instructional Services, Joseph W England Library, University of the Sciences in Philadelphia. Co-autor do Capítulo 8, *Fontes de Informações em Farmácia e Ciências Farmacêuticas.*

Dara C Bultman, PhD / Program Manager, Medical Media Associates. Co-autor do Capítulo 113, O *Paciente: Determinantes Comportamentais.*

Paul M Bummer, PhD / Associate Professor of Pharmaceutical Sciences, College of Pharmacy, University of Kentucky. Autor do Capítulo 20, *Fenômenos de Interface.*

Karleen S Callahan, PhD / Research Assistant Professor of Pharmacology, College of Pharmacy, University of Utah. Co-autor do Capítulo 67, *Sangue, Líquidos, Eletrólitos e Drogas Hematológicas.*

Patrick N Catania, PhD / Professor and Chairman, Department of Pharmacy Practice, School of Pharmacy, University of the Pacific. Autor do Capítulo 118, *Paciente em Internação Domiciliar.*

Amy Christopher / Coordinator of Outreach Services, Joseph W England Library, University of the Sciences in Philadelphia. Co-autor do Capítulo 8, *Fontes de Informações em Farmácia e Ciências Farmacêuticas.*

Kenneth A Connors, PhD / Professor Emeritus of Pharmaceutics, School of Pharmacy, University of Wisconsin. Autor do Capítulo 14, *Formação de Complexos.*

Clarence A Discher, PhD* / Professor Emeritus, Rutgers University.

William R Doucette, PhD / Associate Professor, College of Pharmacy, University of Iowa. Co-autor do Capítulo 92, *Marketing de Serviços de Cuidados Farmacêuticos.*

Victoria E Doyle, CIH, MPH / Environmental and Occupational Health Sciences Institute UMD School of Public Health. Co-autor do Capítulo 107, *Pesticidas.*

John E Enders, PhD, MBA / Director of Quality Assurance, Delmont Laboratories, Swarthmore, PA. Autor do Capítulo 51, *Controle e Garantia da Qualidade.*

Joseph L Fink III, BSPharm, JD / Assistant Vice President for Research and Graduate Studies, Professor of Pharmacy, College of Pharmacy, University of Kentucky. Autor do Capítulo 1, *Escopo da Ciência Farmacêutica* e Co-autor do Capítulo 90, *Leis que Regem a Farmácia.*

Annette E Fleckenstein, PhD / Assistant Professor of Pharmacology and Toxicology, University of Utah. Autor do Capítulo 63, *Aspectos Farmacológicos do Abuso de Substâncias* e Capítulo 72, *Antagonistas Adrenérgicos e Fármacos Bloqueadores dos Neurônios Adrenérgicos.*

Michael R Franklin, PhD / Professor of Pharmacology, College of Pharmacy and School of Medicine, University of Utah. Co-autor do Capítulo 57, *Absorção, Ação e Disponibilização de Drogas* e Autor do Capítulo 105, *Enzimas.*

Donald N Franz, PhD / Professor of Pharmacology and Toxicology, School of Medicine, University of Utah. Co-autor do Capítulo 68, *Medicamentos Cardiovasculares,* Capítulo 71, *Medicamentos Colinomiméticos* e Capítulo 73, *Drogas Antimuscarínicas e Antiespasmódicas.*

Ruta Freimanis, PharmD, RPh / Secretary, United States Adopted Names Council, Chicago, IL. Autor do Capítulo 27, *Nomenclatura de Drogas — Nomes Adotados nos EUA.*

Raymond E Galinsky, PharmD / Professor, Department of Industrial and Physical Pharmacy, School of Pharmacy and Pharmacal Sciences, Purdue University. Co-autor do Capítulo 58, *Farmacocinética Básica.*

Barry D Garfinkle, PhD / Vice President, Vaccine Technology and Engineering, Manufacturing Division, Merck & Co, Inc, West Point, PA. Co-autor do Capítulo 40, *Esterilização.*

Harold N Godwin, PhD / Professor and Director of Pharmacy, The University of Kansas Medical Center. Autor do Capítulo 111, *Assistência Médica Institucional.*

Martin C Gregory, BM, BCh, DPhil / Professor, Division of General Internal Medicine, School of Medicine, University of Utah. Co-autor do Capítulo 56, *Doenças: Manifestações e Fisiopatologia.*

Pardeep K Gupta, PhD / Associate Professor, Philadelphia College of Pharmacy, University of the Sciences in Philadelphia. Autor do Capítulo 16, *Soluções e Equilíbrios de Fases.*

Samir Hanna, PhD / Vice President (Aposentado), Worldwide Quality Control and Bulk Quality Assurance, Bristol-Myers Squibb, Syracuse, NY. Co-autor do Capítulo 34, *Métodos Instrumentais de Análise* e Capítulo 35, *Dissolução.*

Gerald Hecht, PhD / Senior Director, Pharmaceutical Sciences, Alcon Laboratories, Fort Worth, TX. Autor do Capítulo 43, *Preparações Oftálmicas.*

Martin W Henley, MSc / Co-autor do Capítulo 40, *Esterilização.* Merk & Co, Inc, West Point, PA. (Aposentado)

Daniel A Herbert, RPh, FACA / President and CEO, Richmond Apothecaries, Inc. Co-autor do Capítulo 4, *A Prática da Farmácia Comunitária.*

Gregory J Higby, PhD / Director, American Institute of the History of Pharmacy, School of Pharmacy University of Wisconsin. Autor do Capítulo 2, *Evolução da Farmácia.*

James R Hildebrand III, PharmD / Target Research Associates, Philadelphia. Co-autor do Capítulo 9, *A Literatura Clínica sobre Drogas.*

William B Hladik III, MS / Associate Professor, College of Pharmacy, University of New Mexico Health Sciences Center. Co-autor do Capítulo 29, *Fundamentos dos Radionuclídeos de Uso Medicinal.*

Daniel A Hussar, PhD / Remington Professor of Pharmacy, Philadelphia College of Pharmacy, University of the Sciences in Philadelphia. Autor do Capítulo 102, *Interações Medicamentosas* e Capítulo 115, *Obediência do Paciente.*

Timothy J Ives, PharmD, MPH / Associate Professor of Pharmacy and Clinical Associate Professor of Family Medicine, University of North Carolina. Co-autor do Capítulo 7, *Farmacêuticos e a Saúde Pública.*

Joel O Johnson, MD PhD / Associate Professor of Clinical Anesthesiology, and Neurosurgery, School of Medicine, University of Missouri–Columbia. Autor do Capítulo 78, *Anestésicos Gerais.*

*Falecido.

Russell Katz, MD / Deputy Director, Division of Neuropharmacological Drug Products, Center for Drug Evaluation and Research, Food and Drug Administration, Rockville, MD. Autor do Capítulo 48, *A Introdução de Novas Drogas.*

Kristin A Keefe, PhD / Assistant Professor, Department of Pharmacology and Toxicology, College of Pharmacy, University of Utah. Autor do Capítulo 70, *Drogas Simpatomiméticas.*

Calvin H Knowlton, RPh, MDiv, PhD, FACA / CEO, Hospice Pharmacia, Inc. Co-autor do Capítulo 4, *A Prática da Farmácia Comunitária.*

Richard W Knueppel, RPh / President, Knueppel Health Care Services, Inc. Autor do Capítulo 9, *A Literatura Clínica sobre Drogas.*

Kristine Knutson, PhD / Associate Professor of Pharmaceutics, College of Pharmacy, University of Utah. Co-autor do Capítulo 65, *Medicamentos Tópicos.*

Allen M Kratz, PharmD / President, HVS Laboratories, Inc. Co-autor do Capítulo 103, *Assistência Médica Complementar e Alternativa.*

David J Kroll, PhD / Associate Professor of Pharmacology and Toxicology, Center for Pharmaceutical Biotechnology, University of Colorado School of Pharmacy. Co-autor do Capítulo 49, *Biotecnologia e Medicamentos.*

Arthur J Lawrence, PhD / Rear Admiral, Assistant Surgeon General, Office of the Assistant Secretary for Health and Surgeon General. Autor do Capítulo 6, *O Farmacêutico no Governo.*

Thomas Wai-Yip Lee, BPharm / Research Assistant, School of Pharmacy, University of Wisconsin. Colaborador do Capítulo 47, *Sistemas de Liberação Controlada de Drogas.*

John W Levchuk, PhD / Captain, US Public Health Service, Rockville, MD. Co-autor do Capítulo 41, *Preparações Parenterais.*

Eric J Lien, PhD / Professor of Pharmacy/Pharmaceutics and Biomedical Chemistry, School of Pharmacy, University of Southern California. Autor do Capítulo 13, *Estrutura Molecular, Propriedades e Estados da Matéria.*

Hetty A Lima, RPh, FASHP / Regional Vice President, Corem Health Care. Co-autor do Capítulo 119, *Tecnologia Asséptica de Medicamentos no Tratamento Domiciliar.*

Sylvia H Liu, BVM, DACVP / Vice President, Research and Development, Ethicon, Inc. Co-autor do Capítulo 108, *Suprimentos Cirúrgicos.*

Robert L McCarthy, PhD / Associate Professor of Pharmacy Administration, Massachusetts College of Pharmacy and Allied Health Sciences. Co-autor do Capítulo 3, *Ética e Profissionalismo.*

Michael R McConnell, RPh / Founder and Consultant, National Notification Center. Autor do Capítulo 95, *Processos de Recolhimento e Retirada de Produtos.*

Randal P McDonough, PhD / Associate Professor (Clinical), College of Pharmacy, University of Iowa. Co-autor do Capítulo 92, *Marketing de Serviços de Cuidados Farmacêuticos.*

William F McGhan, PharmD, PhD / Professor of Pharmacy, Department of Pharmacy Practice and Pharmacy Administration, Philadelphia College of Pharmacy, University of the Sciences in Philadelphia. Autor do Capítulo 91, *Economia Farmacêutica.*

Barbara T McKinnon, PharmD / Director of Business Development, NOVA FACTOR. Co-autor do Capítulo 119, *Tecnologia Asséptica de Medicamentos no Tratamento Domiciliar.*

Karen B Main, PhD / Associate Manager, Director of Product Development, Pharmaceutical and Analytical R&D, Astra-Zeneca, Wilmington, DE. Co-autor do Capítulo 30, *Análise de Medicamentos.*

Henry J Malinowski, PhD / Associate Director for Biopharmaceuticals, Division of Pharmaceutical Evaluation, Food and Drug Administration, Rockville, MD. Autor do Capítulo 53, *Avaliação de Biodisponibilidade e Bioequivalência.*

Anthony S Manoguerra, PharmD / Professor of Clinical Pharmacy, School of Pharmacy, University of California, San Francisco, San Diego Program; Director, San Diego Division, California Poison Control System; University of California San Diego Medical Center. Co-autor do Capítulo 99, *Controle de Intoxicações.*

Duane D Miller, PhD / Van Vleet Professor, Department of Pharmaceutical Sciences, College of Pharmacy, The University of Tennessee. Autor do Capítulo 28, *Relação Estrutura-Atividade e Projeto da Droga.*

Michael Montagne, PhD / Rumbolt Professor of Pharmacy, Division of Pharmaceutical Sciences, Massachusetts College of Pharmacy and Allied Health Sciences. Co-autor do Capítulo 3, *Ética e Profissionalismo* e Autor do Capítulo 96, *Educação sobre Drogas.*

Naseem Muhammad, PhD / Director, Technical Services / Beta Lactam and Oncology, Bristol-Myers Squibb. Co-autor do Capítulo 34, *Métodos Instrumentais de Análise* e Capítulo 35, *Dissolução.*

Michael D Murray, PharmD, MPH / Professor of Pharmacy, Purdue Pharmacy Program at Indianapolis, Purdue University. Autor do Capítulo 116, *Farmacoepidemiologia.*

J G Nairn, PhD / Professor Emeritus, Faculty of Pharmacy, University of Toronto. Autor do Capítulo 39, *Soluções, Emulsões, Suspensões e Extratos.*

Gail D Newton, PhD / Associate Professor of Pharmacy Practice, School of Pharmacy and Pharmacal Sciences, Purdue University. Autor do Capítulo 110, *Tratamento do Paciente Ambulatorial.*

William K Nichols, PhD / Associate Professor of Pharmacology and Toxicology, College of Pharmacy, University of Utah. Autor do Capítulo 69, *Fármacos do Aparelho Respiratório*, Capítulo 77, *Hormônios e Antagonistas Hormonais* e Capítulo 87, *Antiinfecciosos.*

Paul J Niebergall, PhD / Professor of Pharmaceutical Sciences, Medical University of South Carolina. Autor do Capítulo 17, *Soluções Iônicas e Equilíbrio Eletrolítico.*

Jeffrey P Norenberg, PhD / Assistant Professor of Pharmacy Practice, College of Pharmacy, University of New Mexico Health Sciences Center. Co-autor do Capítulo 29, *Fundamentos dos Radionuclídeos de Uso Medicinal.*

Robert E O'Connor, PhD / Adjunct Professor of Pharmaceutics, Philadelphia College of Pharmacy, University of the Sciences in Philadelphia. Co-autor do Capítulo 37, *Pós.*

Fred G Paavola, RPh / Rear Admiral, Office of the Chief Pharmacist, United States Public Health Service, Rockville, MD. Co-autor do Capítulo 7, *Farmacêuticos e a Saúde Pública.*

Garnet E Peck, PhD / Professor of Industrial Pharmacy, Director of the Industrial Pharmacy Laboratory, School of Pharmacy and Pharmacal Sciences, Purdue University. Autor do Capítulo 36, *Separação.*

Christopher J Perigard, BS, MT (ASCP), MBA / Department of Pathology, Pharmaceutical Research Institute, Bristol-Myers Squibb Company, Syracuse, NY. Autor do Capítulo 32, *Análise Clínica.*

Lynn K Pershing, PhD / Research Associate Professor of Dermatology, School of Medicine, University of Utah. Co-autor do Capítulo 65, *Medicamentos Tópicos.*

Elizabeth S Pithan, PharmD / Community Pharmaceutical Care Resident, University of Iowa. Co-autor do Capítulo 92, *Marketing de Serviços de Cuidados Farmacêuticos.*

James A Ponto, MS / Chief Nuclear Pharmacist and Clinical Professor, Division of Nuclear Medicine, University of Iowa Hospitals and Clinics and College of Pharmacy. Co-autor do Capítulo 104, *Prática de Farmácia Nuclear.*

Cathy Y Poon, PharmD / Assistant Professor of Clinical Pharmacy, Philadelphia College of Pharmacy, University of the Sciences in Philadelphia. Co-autor do Capítulo 18, *Tonicidade, Osmoticidade, Osmolalidade e Osmolaridade.*

Stuart C Porter, PhD / President, PPT, Hatfield, PA. Autor do Capítulo 46, *Revestimento de Formulações Farmacêuticas.*

W Steven Pray, PhD / Professor of Nonprescription Products and Devices, School of Pharmacy, Southwestern Oklahoma State University. Co-autor do Capítulo 101, *Produtos de Autocuidados/Diagnósticos.*

Barrett E Rabinow, PhD / Director, Strategic Technical Development, Baxter Healthcare Corporation, Round Lake, IL. Co-autor do Capítulo 54, *Materiais para Embalagens Plásticas.*

Galen W Radebaugh, PhD / Vice President, Analytical Development, Schering-Plough Research Institute, Kenilworth, NJ. Co-autor do Capítulo 38, *Pré-formulação.*

Paul L Ranelli, PhD / Associate Professor of Social and Behavioral Pharmacy, School of Pharmacy, University of Wyoming. Autor do Capítulo 114, *Comunicação com o Paciente.*

Irwin Reich, BSc / Instructor and Manager Pharmacy Laboratory, Philadelphia College of Pharmacy, University of the Sciences in Philadelphia. Co-autor do Capítulo 11, *Cálculos Farmacêuticos* e Capítulo 18, *Tonicidade, Osmoticidade, Osmolalidade e Osmolaridade.*

William J Reilly, Jr, BS (Pharm) / Director, Manufacturing, ViroPharma, Inc., Exton, PA. Autor do Capítulo 55, *Necessidades Farmacêuticas.*

Joseph E Rice, PhD / Associate Professor of Medicinal Chemistry, Rutgers University College of Pharmacy. Co-autor do Capítulo 25, *Química Orgânica Farmacêutica.*

June E Riedlinger, PharmD / Assistant Professor, Massachusetts College of Pharmacy and Allied Health Sciences. Co-autor do Capítulo 103, *Assistência Médica Complementar e Alternativa.*

Marian K Rippy, DVM, PhD, DACVD / Senior Principal Veterinary Pathologist, Guidant Corporation. Co-autor do Capítulo 108, *Suprimentos Cirúrgicos.*

Jack Robbins, PhD / Consultant, Pharmacy Affairs, Schering Laboratories. Autor do Capítulo 5, *Farmacêuticos na Indústria.*

Joseph R Robinson, PhD / Professor of Pharmacy and Ophthalmology, School of Pharmacy, University of Wisconsin. Co-autor do Capítulo 47, *Sistemas de Liberação Controlada de Drogas.*

Mark G Robson, PhD, MPH / Executive Director, Environmental and Occupational Sciences Institute. Co-autor do Capítulo 107, *Pesticidas.*

Douglas E Rollins, MD, PhD / Professor, Pharmacology and Toxicology, College of Pharmacy, University of Utah. Autor do Capítulo 59, *Farmacocinética Clínica* e Capítulo 61, *Reações Medicamentosas Adversas.*

Theodore J Roseman, PhD / Vice President, Scientific Affairs, Baxter Healthcare Corporation, Round Lake, IL. Co-autor do Capítulo 54, *Materiais para Embalagens Plásticas.*

Joseph T Rubino, PhD / Section Head, Chemical Biological Pharmaceutical Development, Wyeth-Ayerst Research. Co-autor do Capítulo 22, *Dispersões Grosseiras.*

Orapin P Rubino, PhD / Process Development Scientist, Glatt Air Techniques, Inc. Co-autor do Capítulo 22, *Dispersões Grosseiras.*

Edward M Rudnic, PhD / Vice President, Pharmaceutical Research and Development, Pharmavene, Inc., Gaithersburg, MD. Co-autor do Capítulo 92, *Marketing de Serviços de Cuidados Farmacêuticos.*

Michael T Rupp, PhD / Professor of Pharmacy Administration, Midwestern University—Glendale. Autor do Capítulo 93, *Documentação e Faturamento de Serviços de Cuidados Farmacêuticos.*

Hans Schott, PhD / Professor Emeritus of Pharmaceutics and Colloid Chemistry, School of Pharmacy, Temple University. Autor do Capítulo 21, *Dispersões Coloidais* e Capítulo 23, *Reologia.*

Christopher J Sciarra, PhD, MSc / Vice President, Sciarra Laboratories, Inc, Hicksville, NY. Co-autor do Capítulo 50, *Aerossóis.*

John J Sciarra, PhD / Professor Emeritus and President, Sciarra Laboratories, Inc, Hicksville, NY. Co-autor do Capítulo 50, *Aerossóis.*

Bruce E Scott, MS / Vice President, United Hospital—Allina Health System. Co-autor do Capítulo 111, *Assistência Médica Institucional.*

Steven A Scott, PharmD / Associate Professor of Clinical Pharmacy, Purdue University. Autor do Capítulo 97, *A Prescrição* e Co-autor do Capítulo 111, *Assistência Médica Institucional.*

Stanley M Shaw, PhD / Professor and Head, Division of Nuclear Pharmacy, School of Pharmacy and Pharmacal Science, Purdue University. Co-autor do Capítulo 104, *Prática de Farmácia Nuclear.*

E Richard Shough, PhD / Professor of Medicinal Chemistry, College of Pharmacy, The University of Oklahoma. Autor do Capítulo 89, *Agentes Imunizantes e Extratos de Alergênicos.*

Thomas C Snader, PharmD / Consultant Pharmacist. Autor do Capítulo 112, *Unidades de Tratamento Prolongado.*

Gail G Snitkoff, PhD / Associate Professor, Division of Basic and Pharmaceutical Sciences, Albany College of Pharmacy. Autor do Capítulo 31, *Testes Biológicos.*

Theodore D Sokolski, PhD / Professor Emeritus, Ohio State University. Co-autor do Capítulo 16, *Soluções e Equilíbrios de Fases.*

Patricia K Sonsalla, PhD / Associate Professor of Neurology, University of Medicine and Dentistry of New Jersey—Robert Wood Johnson Medical School. Autor do Capítulo 85, *Estimulantes do Sistema Nervoso Central.*

Edwin T Sugita, PhD / Professor and Chairman, Pharmaceutics Department, Philadelphia College of Pharmacy, University of the Sciences in Philadelphia. Co-autor do Capítulo 11, *Cálculos Farmacêuticos* e Capítulo 18, *Tonicidade, Osmoticidade, Osmolalidade e Osmolaridade.*

Bonnie L Svarstad, PhD / William S Apple Professor of Social and Administrative Pharmacy, School of Pharmacy, University of Wisconsin—Madison. Co-autor do Capítulo 113, *O Paciente: Determinantes Comportamentais.*

Craig K Svensson, PharmD, PhD / Professor, Department of Pharmaceutical Sciences, College of Pharmacy and Allied Health Professions, Wayne State University. Co-autor do Capítulo 58, *Farmacocinética Básica.*

James Swarbrick, PhD / Vice President for Research and Development, Applied Analytical Industries, Inc. Co-autor do Capítulo 22, *Dispersões Grosseiras.*

Anthony R Temple, MD / Executive Director, Medical Affairs, McNeil Consumer Products Co; Adjunct Associate Professor, Department of Pediatrics, University of Pennsylvania School of Medicine; Lecturer, Philadelphia College of Pharmacy. Co-autor do Capítulo 99, *Controle de Intoxicações.*

Joseph Thomas III, PhD / Associate Professor of Pharmacy Administration, School of Pharmacy and Pharmacal Sciences, Purdue University. Autor do Capítulo 94, *Economia e Gerenciamento da Farmácia de Comunidade.*

John P Tischio, PhD / Independent Consultant, Pharmaceutical Consulting Services, Manasquan, NJ. Autor do Capítulo 62, *Farmacogenética.*

Keith G Tolman, MD / Professor, Division of Gastroenterology, School of Medicine, University of Utah. Co-autor do Capítulo 56, *Doenças: Manifestações e Fisiopatologia* e Capítulo 66, *Fármacos do Trato Gastrintestinal e do Fígado.*

Salvatore J Turco, PharmD, FASHP / Professor of Pharmacy, Temple University School of Pharmacy. Autor do Capítulo 42, *Agentes Intravenosos.*

Elizabeth B Vadas / Senior Director, Pharmaceutical Research and Development, Merck Frosst Canada, Inc, Point Claire, Darval, Quebec. Autor do Capítulo 52, *Estabilidade de Produtos Farmacêuticos.*

Ernestine Vanderveen, PhD / National Institute on Alcohol Abuse and Alcoholism, National Institutes of Health, Rockville, Maryland.

John E Vandervenn, PhD / Center for Food Safety and Applied Nutrition, Food and Drug Administration, Washington, DC.

Vincent S Venturella, PhD / Director, Pharmaceutical Consulting, Ventura Associates, Wayne, NJ. Autor do Capítulo 26, *Produtos Naturais.*

Jesse C Vivian, PhD, JD / Professor of Pharmacy Law, Department of Pharmacy Practice, Wayne State University. Co-autor do Capítulo 90, *Leis que Regem a Farmácia.*

Lane J Wallace, PhD / Professor of Pharmacology, College of Pharmacy, The Ohio State University. Autor do Capítulo 82, *Agentes Psicofarmacológicos.*

Maria L Webb, PhD / Director, Biology, Pharmacopeia, Princeton, NJ. Autor do Capítulo 10, *A Pesquisa.*

Donna S West, PhD, FACA / University of Mississippi. Co-autor do Capítulo 4, *A Prática da Farmácia Comunitária.*

Timothy S Wiedmann, PhD / Assistant Professor, College of Pharmacy, University of Minnesota. Autor do Capítulo 15, *Termodinâmica.*

Rodney J Wigent, PhD / Associate Professor of Chemistry, Research Associate, Professor of Pharmaceutics, University of the Sciences in Philadelphia. Autor do Capítulo 19, *Cinética Química.*

Olivia B Wood, RD, MPh / Associate Professor of Food and Nutrition, School of Consumer and Family Sciences, Purdue University. Autor do Capítulo 100, *Nutrição na Prática Farmacêutica.*

Alisa Wright, BS, MS / Business Affairs Manager, Cook Pharmaceutical Solutions. Co-autor do Capítulo 95, *Processos de Recolhimento e Retirada de Produtos.*

Barbara J Zarowitz, PharmD, FCCP, BCPS / Vice President, Pharmacy Care Manager, Henry Ford Health System. Co-autor do Capítulo 117, *Sistemas Integrados de Assistência à Saúde.*

Gilbert L Zink, PhD / Associate Professor of Biology, Department of Biological Sciences, University of the Sciences in Philadelphia. Autor do Capítulo 60, *Princípios de Imunologia.*

Prefácio da Vigésima Edição

A vigésima edição do *Remington*, como este livro é comumente conhecido na profissão, está sendo escrita no meio da segunda década de seu segundo século de existência. Cento e quinze anos de serviço a estudantes e profissionais, o *Remington* está agora entrando em um novo milênio. Os cinco anos que se passaram desde a publicação da edição anterior testemunharam mudanças substanciais e de longo alcance em praticamente todos os campos do envolvimento humano. A Farmácia — tanto a ciência como a prática — recebeu talvez mais do que ofereceu. Não é tão estranho que um comentário como o anterior venha sendo incorporado ao primeiro parágrafo de praticamente todos os Prefácios das 19 edições precedentes, incluindo a primeira.

O impacto da atual tecnologia da troca de dados, com uma grande quantidade de informações disponíveis ao simples toque de uma tecla de computador, suscitou muita reflexão nos estágios do planejamento desta edição. Em outros tempos, um livro de 2.000 páginas poderia ser criado, utilizando-se uma abordagem fechada: um volume com uma cobertura quase completa de um campo, no qual poderiam ser encontradas informações abundantes sobre praticamente todos os tópicos da maior relevância. Sem dúvida, essa abordagem não é mais possível. Tornou-se óbvio que o vigésimo *Remington* teria de abordar os conceitos mais recentes de intercâmbio de informações. Graças à tecnologia moderna, as informações atuais são processadas e atualizadas tão rapidamente, que podem tornar-se obsoletas num curto espaço de tempo e, algumas vezes, de valor questionável.

Não foi prevista uma transformação maciça do livro, mas uma metamorfose judiciosa e planejada. Assim sendo, algumas áreas foram transformadas, reorganizadas e suprimidas ou ampliadas. As monografias de drogas foram selecionadas e a maioria das informações sobre posologias e formas farmacêuticas foi eliminada das monografias de grupos individuais. Esse tipo de informação mutável é impossível de ser mantido atualizado, considerando-se o ciclo de 5 anos de publicação e a disponibilidade da Internet. Os princípios gerais que precedem as classes individuais de drogas foram expandidos para fornecer uma abordagem abrangente de cada classe. Logo, as informações úteis para os especialistas em drogas são apresentadas num formato amplo, preferível a uma esmagadora massa de dados que, se aprendidos apenas mecanicamente, correm o risco de ser facilmente confundidos ou esquecidos.

A listagem de nomes de fabricantes de cada droga (com marca registrada e/ou os genéricos) foi descartada. Com a publicação da edição anterior, ficou evidente que, de acordo com a situação dinâmica da indústria de drogas, quase 25% das indústrias farmacêuticas mudaram seus nomes ou fundiram-se durante o intervalo entre o término dos manuscritos e a data da publicação. Portanto, essas informações são, com freqüência, de pouco valor ou enganadoras.

Um capítulo (Cálculo) foi eliminado, e dois outros (Agentes Imunizantes e Antígenos Cutâneos Diagnósticos [81] e Extratos de Alergênicos [82]) foram consolidados num único capítulo [89] com um título combinado. Muitos capítulos foram rearranjados para dar espaço a 10 novos capítulos, todos dentro do domínio da Prática Farmacêutica. Diversas áreas (p. ex., Medicina e Terapia Alternativa), que retomaram seu antigo prestígio, foram expandidas.

Essencialmente, o objetivo foi reduzir o excesso de material de referência de fácil acesso e elaborar a área da prática farmacêutica, sem sacrificar os conceitos científicos. A intenção foi dar ênfase aos pontos mais importantes desta publicação. Trata-se de uma despedida do papel tradicional de referência completa; em vez disso, passa-se a dar ênfase aos princípios de ensino e aprendizagem enquanto se conservam referências essenciais.

Alguns autores de edições anteriores têm atualmente outros interesses e transferiram suas tarefas para novos membros da equipe. Isso expôs várias áreas a idéias novas e perspectivas alternativas. Os 143 autores/editores, dos quais 52 são colaboradores pela primeira vez, representam 34 universidades, 17 empresas farmacêuticas, 16 profissões autônomas e três agências governamentais associadas. Logo, praticamente todas as facetas da profissão foram incluídas.

Diversos membros do Conselho Editorial, que atuaram em inúmeras edições — Drs. Hussar, Rippie e Zink — decidiram abdicar de suas responsabilidades. Sua imensa colaboração de tempo e esforço é devidamente apreciada. Um novo membro, o Dr. Nicholas Popovich, assumiu o ônus de uma substancialmente expandida Parte 8, Prática de Farmácia, e desempenhou essa tarefa de forma soberba.

O Sr. John Hoover, associado ao *Remington* por oito edições e atualmente Gerente Editorial, desempenhou mais uma vez, de forma exemplar, a tarefa de coordenação, especialmente nos estágios iniciais de preparação dos manuscritos quando tudo parecia um amontoado de papéis (mesmo na era "sem papel" do computador!). A Sra. Bonnie Packer, nossa leitora inveterada, crítica e assistente editorial, desembaraçou numerosos "nós" lingüísticos, que são geralmente fruto de autores e editores imersos em suas especialidades e que esqueceram o fato de que suas palavras também seriam lidas, e esperamos que entendidas, por novatos no ramo.

Já foi dito que tudo prossegue em círculos ou, em linguagem moderna, "*What goes around comes around*". Em 1885, com a primeira edição do *Remington*, a editora que publicou este livro era a bem estabelecida empresa da Filadélfia, JB Lippincott Co. Esse convênio sobreviveu por oito edições, terminando em 1936. Com a intervenção da Segunda Guerra Mundial, a nona edição só foi publicada em 1948, sob o logotipo da Mack Publishing Co., e essa relação manteve-se até a 19.ª edição, de 1995. A Mack abandonou a função editorial, mas continuará a imprimi-lo. A nova editora não é, na realidade, assim tão nova, visto que o livro está agora nas mãos da Lippincott Williams & Wilkins — o círculo foi fechado.

Um volume de 2.000 páginas exige a plena cooperação de autores, editores e da editora com seus associados para completar uma tarefa tediosa e demorada. Todos os que colaboraram devem ser cumprimentados por seu tempo e esforço. Entretanto, tendo lido todo o texto pelo menos duas vezes, a responsabilidade por erros, de qualquer jeito, reside, no fim das contas, no editor. Resta apenas trabalhar muito e esforçar-se para garantir que esta obra não tenha erros, asneiras ou faltas graves; mas, se este for o caso, será provavelmente o primeiro.

Filadélfia, janeiro de 2000
ARG

Prefácio da Primeira Edição

O rápido e substancial progresso feito na Farmácia na última década criou a necessidade de um livro que trate dos equipamentos avançados, dos processos revisados e das preparações recentemente apresentadas na época.

Os imensos avanços feitos na física e na química teórica e aplicada contribuíram muito para o desenvolvimento da ciência farmacêutica. E isso tem se refletido em todas as edições revisadas das Farmacopéias que foram recentemente publicadas. Quando o autor foi eleito, em 1874, para a cadeira de Teoria e Prática Farmacêuticas na Philadelphia College of Pharmacy, constatou-se que os resumos de estudo tão cuidadosamente preparados para as classes pelos seus eminentes predecessores, Professores William Proctor, Jr. e Edward Parrish, não eram mais tão corretos, tanto em sua organização de assuntos quanto em seu método de abordagem. Desejando preservar as características distintas de cada um, foi feito, por sua vez, um esforço para elaborar um sistema que incorporasse suas notáveis características, incluísse novos tópicos e, ainda, mantivesse aquela harmonia de plano e seqüência apropriada, absolutamente essencial ao sucesso de qualquer sistema.

A rigorosa classificação alfabética dos tópicos é, agora, adotada universalmente pelas farmacopéias e formulários. Embora seja admirável em trabalhos de referência, representa um bloqueio efetivo para a aquisição de conhecimentos farmacêuticos através do estudo sistemático. Por causa do grande acúmulo de fatos coletados em cada tópico organizado lexicamente (e eles não apresentam necessariamente conexões entre si), o estudante não usufrui da associação de assuntos semelhantes, além de perder tempo na busca de assuntos correlatos. No método de agrupamento de tópicos, aqui adotado, o objetivo constante tem sido organizar os temas de maneira a levar gradativamente o leitor dos tópicos elementares para aqueles que envolvem conhecimentos mais avançados, ou seja, os grupos de assuntos são colocados de modo a seguir uma seqüência natural.

O livro foi dividido em seis partes. A Parte I foi dedicada às descrições detalhadas dos equipamentos e às definições e comentários dos processos farmacêuticos gerais.

As Preparações Oficiais são consideradas na Parte II. Dessa forma, é dado o devido valor e proeminência à Farmacopéia, agora reconhecida por todos como a autoridade nacional em farmácia.

De forma a atender a conveniência dos farmacêuticos que preferem *pesar sólidos* e *líquidos*, as fórmulas oficiais são expressas, além de partes por peso, pelo sistema *avoirdupois* e *medidas farmacêuticas.* Essas equivalências estão impressas em *negrito*, perto da margem, e organizadas de forma a permitir uma consulta rápida e acurada.

A Parte III trata das Substâncias Químicas Inorgânicas. É dada precedência, obviamente, a preparações oficiais. As descrições, solubilidades e testes para identificação e impurezas de cada substância são apresentados sistematicamente sob título próprio. Acreditamos que esse método de organização permite que as valiosas descrições da Farmacopéia sejam mais proeminentemente desenvolvidas, além de facilitar a obtenção de referências e o estudo minucioso dos detalhes. Cada operação química é acompanhada de equações, enquanto a reação é, além disso, descrita.

Os Compostos de Carbono, ou Substâncias Químicas Orgânicas, são considerados na Parte IV. Estes são naturalmente agrupados de acordo com as propriedades físicas e médicas de seus principais componentes, começando por substâncias simples, como celulina, goma etc., e evoluindo até os mais organizados alcalóides etc.

A Parte V é dedicada à Farmácia Extemporânea. Foi tomado cuidado ao se tratar da prática, que está mais bem adaptada para atender às necessidades dos muitos farmacêuticos que conduzem operações em uma escala moderada, do que para aquela minoria que trabalha em estabelecimentos muito grandes. Nessa seção, bem como em outras partes do trabalho, as operações são ilustradas da forma como são conduzidas pelos fabricantes farmacêuticos.

A Parte VI contém um formulário de Preparações Farmacêuticas que não foi reconhecido oficialmente pela Farmacopéia. As receitas selecionadas são principalmente aquelas de mais difícil acesso aos farmacêuticos, embora seja provável a sua solicitação. Muitas fórmulas particulares foram adotadas na coleção; e algumas preparações das antigas Farmacopéias não incluídas na nova revisão, mas ainda em uso, foram inseridas.

Em conclusão, o autor expressa a esperança de que esta obra prestará um eficiente auxílio para o estudante de farmácia, bem como para o farmacêutico e o médico. Embora o trabalho tenha sido feito principalmente em meio às agruras da prática profissional e considerando-se que, sabidamente, não existe perfeição, tudo que foi possível foi feito no esforço de descobrir e corrigir erros ou omissões no texto. Os mais sinceros agradecimentos do autor são dirigidos aos Srs. A.B. Taylor, Joseph McCreery e George M. Smith, por sua valiosa assistência na revisão das provas paginadas, e ao último, especialmente por seu trabalho no índice. As ilustrações esquemáticas, responsabilidade do Sr. John Collins, foram feitas tanto a partir de objetos reais como de fotografias tiradas pelo autor.

Filadélfia, outubro de 1885 JPR.

Conteúdo

Remington
A Ciência e a Prática da Farmácia

PARTE 1

Orientação

Ara H Der Marderosian, PhD
Professor of Pharmacognosy and Medicinal Chemistry
Scientific Director, Complementary and Alternative Medicine Institute
University of the Sciences in Philadelphia
Philadelphia, PA 19104

CAPÍTULO **1**

Escopo da Ciência Farmacêutica

Joseph L Fink III, BS Pharm, JD
Assistant Vice President for Research and Graduate Studies
Professor of Pharmacy
College of Pharmacy
University of Kentucky
Lexington, KY 40506

A farmácia consiste na arte e ciência de preparar e fornecer medicações, bem como na provisão de informações para o público relacionadas a drogas. Envolve a interpretação das prescrições; a composição, rotulagem e fornecimento de drogas e dispositivos; a seleção de produtos medicamentosos e a revisão da utilização dos medicamentos; o monitoramento do paciente e a intervenção; a prestação de serviços especializados, relacionados ao uso de medicamentos e dispositivos. A American Pharmaceutical Association descreve a missão da farmácia, de modo a servir à sociedade, como "a profissão responsável pelo uso adequado de medicamentos, dispositivos e serviços, com a finalidade de alcançar resultados terapêuticos ideais". O Relatório da Comissão de Farmácia, *Pharmacists for the Future* (freqüentemente denominado Relatório Millis), afirma que "a ciência farmacêutica deve ser concebida basicamente como um sistema de conhecimento que proporciona serviços de saúde relacionados à compreensão das drogas e seus efeitos". Dessa forma, os cuidados farmacêuticos são um elemento necessário dos cuidados integrais de saúde.

A filosofia ou a abordagem atuais da prática profissional em farmácia denominam-se *cuidados farmacêuticos,* conceito que afirma que o importante papel do farmacêutico é "a provisão responsável de tratamento medicamentoso, com o propósito de alcançar resultados definitivos que melhorem a qualidade de vida do paciente". Os farmacêuticos são, pois, os profissionais formados e autorizados a fornecer drogas e informações sobre elas — constituem os especialistas em medicamentos, sendo o membro mais acessível da equipe de cuidados de saúde atual e freqüentemente a primeira fonte de assistência e aconselhamento em muitas doenças e questões comuns, relacionadas à saúde.

FORMAÇÃO ACADÊMICA

Nos Estados Unidos, atualmente existem dois cursos universitários básicos em farmácia: o bacharelado (BSPharm ou o BPharm) e o doutorado (PharmD). O currículo do BSPharm geralmente requer cinco anos acadêmicos de estudo; o do PharmD, comumente exige seis anos acadêmicos, para completar as necessidades do título. Os estudantes com bacharelado em farmácia podem ser admitidos num programa de doutorado em farmácia, no qual o período combinado de estudo pode ultrapassar os seis anos acadêmicos. Existem 81 faculdades de farmácia nos Estados Unidos.

Em 1992, os delegados da American Association of Colleges of Pharmacy (AACP) votaram "apoio a um programa educacional de nível único de entrada no nível de doutorado (PharmD)". O voto dos decanos e do corpo docente afirmou seu apoio a um programa de nível de entrada pelo menos de seis anos. Talvez ainda mais importante tenha sido o fato de o American Council on Pharmaceutical Education (ACPE), a organização nacional dos EUA que credita programas de diploma profissional em farmácia, também adotar esta posição.

EDUCAÇÃO GERAL — Os cursos nas ciências sociais, humanas, artes, história e literatura proporcionam a educação geral ampla necessária para um profissional na sociedade atual.

CURSOS PRÉ-REQUISITOS — Matemática e ciências físicas e biológicas ensinam os princípios que são aplicados em muitos dos cursos de farmácia de nível superior.

CURSOS PROFISSIONAIS — Básicos à maioria dos currículos de farmácia são os cursos de farmacologia, química médica, fármacos, biofarmácia e os externatos em ciência farmacêutica clínica. Os cursos em farmácia social e administrativa, bem como legislação farmacêutica, também são encontrados nesta seqüência.

As oportunidades para os estudantes especializarem-se ou seguirem áreas secundárias em certas áreas profissionais tornaram-se mais disponíveis e cada vez mais populares. Os mais proeminentes são farmácia hospitalar/institucional, farmácia nuclear, administração, psicologia da saúde e pesquisa.

EXIGÊNCIAS DE LICENCIAMENTO

A prática de farmácia, em qualquer estado norte-americano, é regulada pela legislação estadual e Board of Pharmacy dentro de cada estado. A lei em todos os estados, incluindo o Distrito de Colúmbia e Porto Rico, exige que os candidatos para o licenciamento apresentem boas características morais; hajam-se graduado em um programa de graduação reconhecido pelo American Council on Pharmaceutical Education (ACPE); tenham passado em exame administrado pelo Board of Pharmacy; tenham 21 anos de idade.

Todos os estados norte-americanos exigem que os candidatos a licenciamento possuam um registro de experiência prática ou de treinamento em internato, adquirido sob a supervisão e a instrução de um profissional licenciado. Algumas jurisdições garantem licenciamento por transferência de licenciamento, conhecida coloquialmente como reciprocidade. As exigências variam de estado para estado.

A grande maioria de jurisdições estabelece exigências contínuas de educação/competência para o novo licenciamento. Os tipos de programa reconhecido e a variação prescrita de conteúdo aceitável são bastante uniformes. O ACPE também tem a responsabilidade de credenciar os cursos que oferecem programas de educação profissional contínua.

Uma relação das repartições governamentais que licenciam farmacêuticos nos diferentes estados é disponível na National Association of Boards of Pharmacy, 700 Busse Highway, Park Ridge, Illinois 60068-2402.

CARREIRAS

As oportunidades de trabalho para os farmacêuticos devem crescer tão rapidamente quanto a média das profissões, principalmente por causa da maior necessidade farmacêutica de uma população maior e mais velha. Outros fatores que provavelmente aumentam a demanda de farmacêuticos são a probabilidade de avanços científicos que propiciem novos produtos derivados de drogas para a prevenção, diagnóstico e tratamento de doenças; novos desenvolvimentos na administração de medicamentos; crescente número de consumidores bem-informados que têm mais conhecimento acerca dos cuidados de saúde e anseiam por informações detalhadas sobre os medicamentos e seus efeitos.

A farmácia comunitária é um híbrido que exige capacidades profissionais bem-desenvolvidas e, em muitos casos, habilidades de administração. Além de fornecer produtos farmacêuticos, os farmacêuticos em farmácias de comunidade respondem a perguntas sobre prescrição e drogas vendidas sem prescrição, bem como aconselham sobre os produtos para cuidados da saúde no lar e equipamento médico durável. De uma estimativa de 200.000 farmacêuticos praticantes atualmente, a maioria se encontra na prática de farmácias de comunidade. Veja o Cap. 4.

Farmácia de sistemas de saúde — a prática da farmácia em hospitais privados e públicos, as organizações de manutenção da saúde (HMOs, do inglês "*h*ealth *m*aintenance *o*rganizations"), clínicas, centros de saúde e casas de assistência de enfermagem — tornou-se ambiente importante para a prática farmacêutica nos últimos 50 anos. Nesses locais, os farmacêuticos fornecem medicação, preparam soluções estéreis, aconselham outros profissionais e pacientes sobre a utilização de medicamentos, monitoram regimes de drogas e avaliam o uso das drogas; aconselham ainda, outros profissionais sobre a seleção e os efeitos de drogas, bem como, em muitos casos, trabalham juntos ou proporcionam cuidados diretos ao paciente. Veja os Caps. 110 a 112.

A *farmácia nuclear* aplica os princípios e as práticas da farmácia e da química nuclear, para produzir drogas radioativas utilizadas no diagnóstico e no tratamento. Veja os Caps. 29 e 104.

A *farmácia industrial* oferece oportunidades para os farmacêuticos de todos os níveis educacionais. Um número maior de farmacêuticos está envolvido em propaganda e administração. Alguns fabricantes de produtos farmacêuticos empregam farmacêuticos como seus representantes de serviços profissionais, com o objetivo de orientar os médicos e os farmacêuticos acerca dos produtos do fabricante. Esta pode ser uma carreira gratificante para pessoas de personalidade e com motivação, sendo, com freqüência, um passo para a supervisão em vendas e um caminho para a integração na estrutura administrativa e de vendas de uma empresa farmacêutica. Os farmacêuticos com mestrado em administração ou outros diplomas em Direito encontram oportunidades adicionais na indústria farmacêutica, nas áreas de *marketing* e vendas, bem como no departamento jurídico. Os farmacêuticos com PharmD trabalham na indústria como gerentes de comunicações profissionais e cientistas de pesquisas clínicas; as pessoas envolvidas em pesquisa e desenvolvimento freqüentemente têm graduação avançada, embora nem sempre este seja o caso. Freqüentemente, os cargos de supervisão de produção e de controle de qualidade (ou de certificação da qualidade) são assumidos por farmacêuticos com bacharelado. Veja os Caps. 5 e 10.

Os *serviços governamentais* oferecem oportunidades a farmacêuticos com diferentes capacitações. Podem trabalhar como sargentos ou oficiais comissionados no Exército, Marinha, Força Aérea e Guarda Costeira. Também podem atuar como oficiais comissionados no Serviço de Saúde Pública dos Estados Unidos, que oferece farmacêuticos para a Food and Drug Administration, Bureau of Prisons e Indian Health Service. Há disponibilidade de cargos para farmacêuticos na Drug Enforcement Administration of the Department of Justice e nos National Institutes of Health, na Health Care Financing Administration, no Health Services and Resources Administration bem como em várias outras agências. Veja o Cap. 6.

A *educação farmacêutica* oferece oportunidades para os farmacêuticos com especialização em qualquer uma das especialidades profissionais. O maior número de alunos matriculados e as alterações dos currículos nas faculdades, para atender às necessidades de emprego do futuro, resultam em maior necessidade de instrutores de nível universitário. Salários mais altos, maior liberdade para pesquisa e redação de livros, independência de ação e o ambiente cultural na educação farmacêutica tornam atrativo o magistério.

O *jornalismo farmacêutico* oferece experiências compensadoras para um número limitado de farmacêuticos com capacidade de redação e editoração.

As carreiras de *administração organizacional* são disponíveis para aqueles com formação acadêmica em farmácia e que desejam trabalhar em associações nacionais e estaduais, bem como em conselhos de farmácia. O crescente número de farmacêuticos e a interface da ciência farmacêutica com as seguradoras e as agências de saúde e bem-estar indicam que as responsabilidades das associações e conselhos devem expandir-se da mesma forma, devendo ser complicadas pelo maior envolvimento dos governos estaduais e federal norte-americanos nos cuidados da saúde. Dessa forma, os farmacêuticos com interesses e talentos organizacionais serão muito necessários e terão participação no futuro da ciência farmacêutica nos Estados Unidos.

CURSOS DE GRADUAÇÃO

As áreas de graduação incluem as biofarmácias, farmácia industrial, farmacologia, química farmacêutica/medicinal, farmacognosia e farmácia social e administrativa. Geralmente é necessário um título de mestre ou de doutor em farmacologia ou, ainda, em um campo relacionado para atuação em pesquisa (Cap. 10), bem como bacharelado em farmácia ou mestrado ou doutorado para atuação em postos administrativos e de magistério.

Embora muitos graduados procurem especializações em farmácia, alguns cumprem um programa de residência de um ou dois anos, ou, ainda, um programa de bolsa de pesquisa. A residência em farmácia é um programa de treinamento em nível de pós-graduação, organizado e direcionado para uma área definida da prática farmacêutica.

ORGANIZAÇÕES

AMERICAN PHARMACEUTICAL ASSOCIATION (APhA) — A APhA é uma organização profissional nacional de farmacêuticos que representa os profissionais liberais da área de farmácia bem como os cientistas e alunos de farmácia. Desde a sua fundação em 1852, a APhA tem sido líder no avanço da ciência farmacêutica nos campos profissional e científico. Ser membro de uma das três academias da APhA — a Academy of Pharmacy Practice and Management (APPM), a Academy of Pharmaceutical Research and Science (APRS) e a Academy of Students of Pharmacy (ASP) — significa ter direito aos benefícios próprios dos membros e à oportunidade de influenciar a sua área de atuação.

AMERICAN SOCIETY OF HEALTH-SYSTEM PHARMACISTS (ASHP) — A ASHP é a associação profissional de farmacêuticos que atuam em estabelecimentos organizados de cuidados da saúde. Ela esforça-se para criar um ambiente no qual os farmacêuticos possam enfocar todo o seu potencial de conhecimento e especialização nos cuidados do paciente. A missão da ASHP consiste em representar seus mais de 25.000 membros, oferecendo liderança que capacite os farmacêuticos em estabelecimentos organizados de cuidados de saúde a proporcionar serviços farmacêuticos de alta qualidade, estimulando a eficiência, segurança e custo-benefício no uso dos medicamentos; contribui, ainda, para os programas e serviços que enfatizam as necessidades da saúde do público e da prevenção de doenças; promove a ciência farmacêutica como um componente essencial da equipe de cuidados da saúde.

AMERICAN SOCIETY OF CONSULTANT PHARMACISTS (ASCP) — A ASCP promove o desenvolvimento e avanço das atividades de cuidados farmacêuticos direcionados aos pacientes em instituições de tratamentos prolongados.

NATIONAL COMMUNITY PHARMACISTS ASSOCIATION (NCPA) — A qualidade de membro da NCPA, anteriormente conhecida como National Association of Retail Druggists (NARD), está aberta aos proprietários independentes, gerentes e empregados de farmácia de comunidade, bem como estudantes de farmácia e corporações. A NCPA dedica-se ao contínuo crescimento e à prosperidade das farmácias de comunidade independentes nos Estados Unidos.

AMERICAN ASSOCIATION OF PHARMACEUTICAL SCIENTISTS (AAPS) — A AAPS tem um papel advocatório para a farmácia, promove a viabilidade econômica das ciências farmacêuticas e seus cientistas, bem como representa os interesses científicos nas academias, indústria, governo e outras instituições de pesquisa. Os membros da AAPS são qualificáveis em uma das várias seções disciplinares: Análise e Qualidade Farmacêutica; Biotecnologia; Ciências Clínicas; Ciências Econômicas, *Marketing* e Administração; Química de Produtos Medicinais e Naturais; Tecnologia Farmacêutica; Biofarmácia e Administração de Drogas; Farmacocinética, Farmacodinâmica e Metabolismo das Drogas; Questões Legislativas.

PROGRAMAS DE GRADUAÇÃO PROFISSIONAL EM FARMÁCIA

As seguintes faculdades e universidades que oferecem programas de graduação profissional em farmácia são membros da AACP.

Alabama Auburn University, School of Pharmacy, Auburn University, AL 36849
Samford University, McWharton School of Pharmacy, Birmingham, AL 35229

Arizona Midwestern University, College of Pharmacy-Glendale, AZ 85308
University of Arizona, College of Pharmacy, Tucson, AZ 85721

Arkansas University of Arkansas for Medical Sciences, College of Pharmacy, Little Rock, AR 72205

California University of California, San Francisco, School of Pharmacy, San Francisco, CA 94143
University of the Pacific, School of Pharmacy, Stockton, CA 95211
University of Southern California, School of Pharmacy, Los Angeles, CA 90033
Western University of the Health Sciences, School of Pharmacy, Pomona, CA 91766

Colorado University of Colorado, Health Sciences Center, School of Pharmacy, Denver, CO 80262

Connecticut University of Connecticut, School of Pharmacy, Storrs, CT 06269

District of Columbia Howard University, College of Pharmacy and Pharmacal Sciences, Washington, DC 20059

Florida Florida Agricultural and Mechanical University, College of Pharmacy and Pharmaceutical Sciences, Tallahassee, FL 32307
Nova Southeastern University of the Health Sciences, College of Pharmacy, Fort Lauderdale, FL 33328
University of Florida, College of Pharmacy, Gainesville, FL 32610

Georgia Mercer University, Southern School of Pharmacy, Atlanta, GA 30341
University of Georgia, College of Pharmacy, Athens, GA 30602

Idaho Idaho State University, College of Pharmacy, Pocatello, ID 83209

Illinois Midwestern University, Chicago College of Pharmacy, Downers Grove, IL 60515
University of Illinois at Chicago, College of Pharmacy, Chicago, IL 60612

Indiana Butler University, College of Pharmacy, Indianapolis, IN 46208
Purdue University School of Pharmacy and Pharmacal Sciences, West Lafayette, IN 47907

Iowa Drake University, College of Pharmacy and Health Sciences, Des Moines, IA 50311
University of Iowa, College of Pharmacy, Iowa City, IA 52242

Kansas University of Kansas, School of Pharmacy, Lawrence, KS 66045

Kentucky University of Kentucky, College of Pharmacy, Lexington, KY 40536

Louisiana Northeast Louisiana University, School of Pharmacy, Monroe, LA 71209
Xavier University of Louisiana, College of Pharmacy, New Orleans, LA 70125

Maryland University of Maryland at Baltimore, School of Pharmacy, Baltimore, MD 21201

Massachusetts Massachusetts College of Pharmacy and Allied Health Sciences-Boston Campus, Boston, MA 02115
Northeastern University, Bouve College of Pharmacy and Health Sciences, Boston, MA 02115; Worcester Campus, Worcester, MA 01610

Michigan Ferris State University, College of Pharmacy, Big Rapids, MI 49307
University of Michigan, College of Pharmacy, Ann Arbor, MI 48109
Wayne State University, College of Pharmacy and Allied Health Professions, Detroit, MI 48202

Minnesota University of Minnesota, College of Pharmacy, Minneapolis, MN 55455

Mississippi University of Mississippi, School of Pharmacy, University, MS 38677

Missouri St Louis College of Pharmacy, St Louis, MO 63110
University of Missouri-Kansas City, School of Pharmacy, Kansas City, MO 64110

Montana University of Montana, School of Pharmacy and Allied Health Sciences, Missoula, MT 59812

Nebraska Creighton University, School of Pharmacy and Allied Health Professions, Omaha, NE 68178
University of Nebraska, Medical Center, College of Pharmacy, Omaha, NE 68198

New Jersey Rutgers, the State University of New Jersey, College of Pharmacy, Piscataway, NJ 08855

New Mexico University of New Mexico, College of Pharmacy, Albuquerque, NM 87131

New York Albany College of Pharmacy, Union University, Albany, NY 12208
Long Island University, Arnold and Marie Schwartz College of Pharmacy and Health Sciences, Brooklyn, NY 11201
St John's University, College of Pharmacy and Allied Health Professions, Jamaica, NY 11439
State University of New York at Buffalo, School of Pharmacy, Amherst, NY 14260

North Carolina Campbell University, School of Pharmacy, Buies Creek, NC 27506
University of North Carolina at Chapel Hill, School of Pharmacy, Chapel Hill, NC 27599

North Dakota North Dakota State University, College of Pharmacy, Fargo, ND 58105

Ohio Ohio Northern University, College of Pharmacy and Allied Health Sciences, Ada, OH 45810

	Ohio State University, College of Pharmacy, Columbus, OH 43210
	University of Cincinnati, College of Pharmacy, Cincinnati, OH 45267
	University of Toledo, College of Pharmacy, Toledo, OH 43606
Oklahoma	Southwestern Oklahoma State University, School of Pharmacy, Weatherford, OK 73096
	University of Oklahoma, College of Pharmacy, Oklahoma City, OK 73190
Oregon	Oregon State University, College of Pharmacy, Corvallis, OR 97331
Pennsylvania	Duquesne University, Mylan School of Pharmacy, Pittsburgh, PA 15282
	University of the Sciences in Philadelphia, Philadelphia College of Pharmacy, Philadelphia, PA 19104
	Temple University, School of Pharmacy, Philadelphia, PA 19140
	University of Pittsburgh, School of Pharmacy, Pittsburgh, PA 15261
	Wilkes University, School of Pharmacy, Wilkes-Barre, PA 18766
Puerto Rico	University of Puerto Rico, Medical Sciences Campus, School of Pharmacy, San Juan, PR 00936
Rhode Island	University of Rhode Island, College of Pharmacy, Kingston, RI 02881
South Carolina	Medical University of South Carolina, College of Pharmacy, Charleston, SC 29425 University of South Carolina, College of Pharmacy, Columbia, SC 29208
	South Dakota State University, College of Pharmacy, Brookings, SD 57007
Tennessee	University of Tennessee-Memphis, College of Pharmacy, Memphis, TN 38163
Texas	Texas Southern University, College of Pharmacy and Health Sciences, Houston, TX 77004
	Texas Tech University Health Sciences Center, School of Pharmacy, Amarillo, TX 79160
	University of Houston, College of Pharmacy, Houston, TX 77204
	The University of Texas at Austin, College of Pharmacy, Austin, TX 78712
Utah	University of Utah, College of Pharmacy, Salt Lake City, UT 84112
Virgina	Hampton University, School of Pharmacy, Hampton, VA 23668
	Shenandoah University, Bernard J Dunn School of Pharmacy, Winchester, VA 22601
	Virginia Commonwealth University, Medical College of Virginia, School of Pharmacy, Richmond, VA 23298
Washington	University of Washington, School of Pharmacy, Seattle, WA 98195
	Washington State University, College of Pharmacy, Pullman, WA 99164
West Virginia	West Virginia University, Health Sciences Center, School of Pharmacy, Morgantown, WV 26506
Wisconsin	University of Wisconsin-Madison, School of Pharmacy, Madison, WI 53706
Wyoming	University of Wyoming, School of Pharmacy, Laramie, WY 82071

CAPÍTULO 2

Evolução da Farmácia

Gregory J Higby, PhD
Director
American Institute of the History of Pharmacy
School of Pharmacy
University of Wisconsin — Madison
Madison, WI 53706

O ANIMAL QUE TOMA MEDICAMENTOS

Entre as diversas características únicas do *Homo sapiens*, encontra-se a propensão dele em tratar os males, físicos e mentais, com medicamentos. Com base em evidências arqueológicas, essa necessidade de aliviar os problemas da doença é tão velha quanto a procura da humanidade por outras ferramentas. Como os nódulos de pedra-de-fogo, utilizados para fabricar facas e machados, os medicamentos raramente ocorrem na natureza na sua forma mais útil (ou palatável). Primeiro, os ingredientes ativos ou as *drogas* precisam ser colhidos, processados e preparados para a incorporação nos medicamentos. Essa atividade, realizada desde os primórdios da humanidade, ainda é o foco central da prática da *farmácia*. Em outras palavras, a farmácia é e tem sido a arte (e, posteriormente, a ciência) da fabricação de uma de nossas ferramentas mais importantes — os medicamentos.

Para os farmacêuticos de hoje, é necessário que esse papel entranhado dos medicamentos na história da humanidade seja entendido. Como ocorre com outras ferramentas, as drogas têm sido utilizadas para conseguirmos exercer maior controle sobre nossa vida, torná-la melhor e mais longa. Durante os milênios, a compreensão do modo pelo qual as drogas funcionam mudou bastante, influenciando, em parte, o modo como são utilizadas (inclusive inadequadamente). No entanto, conforme freqüentemente ocorre com o conhecimento, a sabedoria comum acerca dos medicamentos é uma mistura de mito e ciência, folclore e fato comprovado. Idéias antigas mesclam-se a conceitos novos, produzindo uma mistura errônea que pode causar problemas aos pacientes.

Uma introdução básica ao desenvolvimento das idéias relacionadas a drogas, bem como a evolução da profissão aumentam a capacidade de os farmacêuticos se ajustarem aos desafios apresentados, conforme seu papel profissional se expande. Como fornecedores de medicamentos, os farmacêuticos têm muito a ganhar da apreciação básica do papel complexo que as drogas e os medicamentos possuíram no passado e da parte da farmácia nesse desenvolvimento.

Uma história mundial completa de como o maior conhecimento sobre as drogas, progresso médico, comércio, tecnologia e desenvolvimento profissional, ocorrendo juntos, produziram uma farmácia moderna, preencheria todo este volume. Em vez disso, este pequeno capítulo conta duas histórias paralelas: como o conceito de *droga* evoluiu com o tempo e de que modo uma profissão distinta surgiu para transformar as drogas em medicamentos no Ocidente.

Em toda a História, as drogas têm provocado especial fascinação. Além das histórias sensacionais da participação das drogas na exploração, comércio, intriga política, descoberta científica e arte, ocorre a influência direta na vida de milhões de pessoas. Drogas como a insulina mantêm milhares de pessoas vivas, e antibióticos e agentes quimioterápicos já salvaram milhares mais. O simples fato de que todos os medicamentos se tornam úteis através da farmácia merece ser repetido, e a utilização segura e eficaz dos medicamentos desenvolveu-se recentemente em uma preocupação primária para esta profissão relativamente jovem. Embora a farmácia, como uma habilidade, talvez seja tão antiga quanto fazer implementos de pedra, a prática dessa arte singular por um especialista reconhecido tem cerca de apenas 1.000 anos. Para tal especialização ocorrer, precisou surgir uma necessidade — mas isso se encontra um pouco além da história.

A FARMÁCIA PRÉ-HISTÓRICA

Desde o passado mais remoto da humanidade, a farmácia tem feito parte da vida diária. As escavações de algumas colonizações mais antigas da humanidade, como Shanidar (cerca de 30.000 a. C.), apóiam a controvérsia de que os povos pré-históricos colhiam plantas com fins medicinais. Por meio de tentativa e erro, cresceu o conhecimento popular sobre as propriedades curativas de certas substâncias naturais. Embora os curandeiros tribais ou xamãs freqüentemente guardassem este conhecimento sobre a cura, o reconhecimento das plantas medicinais, algumas vezes utilizadas como alimentos, temperos ou feitiços, aparentemente estava tão disseminado que retardou qualquer necessidade de uma classe especial de colhedores e mantenedores de drogas. A arte da farmácia primitiva provavelmente era dominada por todos que praticavam a medicina doméstica.

Quando os curandeiros em Shanidar ou em outras colonizações pré-históricas abordavam a doença, colocavam-na dentro do contexto de sua compreensão geral do mundo em torno deles, que estava repleto de espíritos bons e ruins. Os povos primitivos explicavam a doença em termos sobrenaturais, assim como faziam com outras alterações e desastres ao seu redor. Os tratamentos seguiram o mesmo padrão, em que os remédios benéficos trabalhavam por meio de poderes sobrenaturais. Os encantos dos feiticeiros, algumas vezes realizados com a ajuda de substâncias mágicas, podiam ser combatidos com os mesmos remédios.

As poções mágicas para curar eram parte da responsabilidade do xamã. Geralmente responsável por todas ou a maior parte das coisas sobrenaturais em uma tribo, o xamã diagnosticava (e tratava) a maioria das doenças sérias ou crônicas. Ele (ou ela) manipulava os remédios necessários para prevenir as influências dos encantos ou espíritos malignos. Esse padrão básico, comum entre os povos antigos, exerceu influência sobre quase todo o ciclo de vida da existência humana. As substâncias das poções de cura, conectadas há milhares de anos com o mundo sobrenatural, continuam a ter lugar, uma fascinação para todos. Assim, fora dessas origens, uma dupla herança derivou-se: drogas como simples instrumentos de cura e como substâncias especiais com poderes quase sobrenaturais.

Entretanto, a descoberta de que certas substâncias naturais poderiam melhorar o sofrimento da existência humana não deveria ser trivializada. Embora os povos mais antigos descobrissem apenas um pequeno número de drogas eficazes, o conceito de influenciar funções corpóreas por meio de uma força externa deve ser considerado um dos maiores avanços da humanidade. O desenvolvimento posterior desse conceito precisou do ambiente da civilização. Para florescer, a terapia médica racional precisava das ferramentas fornecidas pelas culturas estabelecidas — escrita, sistemas de troca bem como de pesos e medidas. Povos tribais contemporâneos, como os *tasadays*, demonstram que, sem as ferramentas mais avançadas, as práticas farmacêuticas não progridem.

ANTIGÜIDADE

Quando surgiram as civilizações organizadas nos grandes vales férteis dos rios Nilo, Tigre e Eufrates, Amarelo e Yangtze, bem como dos rios hindus, ocorreram alterações que gradualmente influenciaram os conceitos de doença e cura. À medida que homens e mulheres aprendiam a maneira de controlar características da natureza por meio de cultivo, teto permanente e projetos de construção de larga escala, os poderes dos deuses na vida diária começaram a diminuir. Essas alterações são evidentes entre os remanescentes das grandes civilizações da Mesopotâmia e do Egito do segundo milênio antes de Cristo, cujos blocos de barro e papiros documentam o começo do uso racional das drogas no Ocidente.

O exame desses registros antigos revela uma separação gradual da cura empírica (baseada na experiência) em relação à puramente espiritual. Para os babilônios, os cuidados médicos eram proporcionados por duas classes de praticantes: os *asipus* (curandeiros mágicos) e os *asus* (curandeiros empíricos). Os *asipus* confiavam bem mais nos feitiços e utilizavam pedras mágicas com maior freqüência do que materiais vegetais; os *asus* usavam uma grande coleção de drogas e manipulavam-nas em diferentes formulações que ainda são básicas atualmente, como supositórios, pílulas, soluções de limpeza, enemas e ungüentos. Aparentemente, o doente, com freqüência, ia e voltava entre os dois tipos de curandeiro na tentativa da cura.

Os registros extensos que sobrevivem das práticas médicas egípcias demonstram sofisticação farmacêutica ainda maior, com formas farmacêuticas elaboradas a partir de fórmulas mais detalhadas. Os textos médicos egípcios, como os da Babilônia, mostram uma conexão íntima entre a cura sobrenatural e a empírica. Em geral, as receitas sugeridas começavam com uma oração ou um encantamento. Drogas vegetais, das quais os laxativos e enemas eram as mais proeminentes, constituíam o principal veículo do poder de cura. Assim como ocorria com as práticas de tratamento na Mesopotâmia, certos indivíduos se especializaram no preparo e venda das drogas. Foram esses primeiros manipuladores de medicamentos os ancestrais dos farmacêuticos de hoje? Não, porque os médicos e outros curandeiros novamente assumiram as obrigações do preparo de medicação, à medida que essas duas grandes civilizações fluviais declinaram. Uma profissão farmacêutica completamente distinta surgiria séculos à frente.

Durante o milênio que se seguiu, as raízes da profissão médica moderna no Ocidente surgiram do florescer da civilização grega na bacia do mar Egeu. Nos registros mais antigos da Roma antiga, encontra-se um conceito ambíguo semelhante de droga ou *pharmakon*, palavra que significava encanto mágico, remédio ou veneno. Na *Odisséia*, Homero (cerca de 800 a. C.) refere-se à estimada sabedoria médica do Egito, ilustrando, dessa forma, o declínio e o fluxo do conhecimento antigo bem antes da palavra escrita. Os primeiros médicos gregos descritos por Homero, os *demiurgos*, tinham avançado até o ponto em que diagnosticavam causas *naturais* para a doença, embora ainda não rejeitassem o uso da cura sobrenatural em conjunção com medicamentos empíricos. Algumas pessoas acometidas de aflições persistentes viajavam até um templo do deus Esculápio, onde lá dormiam com a esperança de serem visitadas durante a noite pelo deus ou por sua filha Higéia, que carregava uma serpente mágica e um vaso de medicamento curativo.

A tradição racional dentro da medicina grega, que se encontrava evidente na obra de Homero, foi refinada e codificada no corpo da literatura ligada ao nome de Hipócrates de Cós (cerca de 425 a. C.). Através da construção sobre as fundações deixadas por filósofos naturais anteriores, como Tales (cerca de 590 a. C.), Anaximandro (cerca de 550 a. C.), Parmênides (cerca de 470 a. C.) e Empédocles (cerca de 450 a. C.), os escritores hipocráticos estruturaram uma explicação racional da doença. Eles conseguiram isso forjando uma ligação conceitual entre o meio ambiente e a humanidade por meio da conexão dos quatro elementos da terra, a saber, terra, ar, fogo e água, com os quatro humores governantes do corpo: bile negra, sangue, bile amarela e muco. O médico grego (*iatros*) treinado, que seguia o método hipocrático, favoreceu os ajustes na dieta e estilo de vida sobre o uso dos medicamentos. Se esses métodos conservadores falhassem, o médico grego preparava seus próprios remédios ou deixava prescrições, para que os membros da família compusessem e administrassem o medicamento.

A maior parte dos remédios gregos era preparada a partir de plantas, e o primeiro grande estudo sobre plantas no Ocidente foi realizado por Teofrasto (cerca de 370-285 a. C.), um discípulo de Aristóteles. Seu exemplo de combinar informações de acadêmicos, parteiras, cavadores de raízes e médicos viajantes foi excedido 300 anos depois por Dioscórides (cerca de 65 d. C.), médico grego que redigiu um resumo sobre o conhecimento dos medicamentos de sua época, a *Matéria Médica*, que se tornou, em suas diversas formas, a enciclopédia padrão das drogas durante os séculos que se seguiram.

Através dos ensinamentos e dos escritos de Galeno, um médico grego que trabalhou em Roma no século II d. C., o sistema humoral da medicina dominou os 1.500 anos seguintes. Deixando de lado o uso conservador das drogas dos seguidores ortodoxos de Hipócrates, Galeno criou um sistema elaborado que tentava equilibrar os humores de um indivíduo doente, utilizando drogas de natureza supostamente contrária. Por exemplo, para tratar uma inflamação externa, um seguidor de Galeno poderia aplicar o pepino, uma droga fria e úmida. O mesmo galenista também poderia tentar o sangramento, um tratamento favorito para remover o aparente excesso de sangue que causou a doença. Além da prática questionável do sangramento, Galeno defendeu o uso de preparados polifarmacêuticos (denominado, atualmente, "prescrições *shotgun*", isto é, panacéia), argumentando que o corpo do paciente tirava de uma prescrição complexa as substâncias de que necessitava para restaurar o seu equilíbrio humoral.

A medicina na antigüidade clássica alcançou seu apogeu com Galeno, e os escritores que se seguiram tenderam a ser compiladores de sua obra, e não pensadores originais. A influência de Galeno esteve tão infiltrada entre os praticantes de medicina que os princípios básicos da sua abordagem de cura — o equilíbrio dos quatro humores do corpo através de drogas contrárias — misturou-se ao folclore e superstição, para guiar as pessoas comuns no seu próprio tratamento das doenças. Na metade ocidental do império romano, esse conhecimento médico tornou-se especialmente valioso, quando a civilização se desagregou nos anos seguintes a 400 d. C.

IDADE MÉDIA

Tradicionalmente, a Idade Média é definida como o período a partir da primeira queda de Roma (cerca de 400 d. C.) até a queda de Constantinopla (1453). A primeira metade desse milênio já foi denominada a "Idade das Trevas" pelos historiadores por causa do caos político e social que existia nas terras que foram parte da metade ocidental do Império Romano. Entretanto, os historiadores modernos revelaram que foram alcançados muitos avanços durante os séculos entre 400 e 900 d. C., incluindo uma nova tendência independente que emergiu da civilização islâmica florescente — a farmácia.

A história de como a filosofia, a ciência e a arte greco-romanas retornaram à Europa Ocidental e animaram o período criativo conhecido como Renascença é uma das mais fascinantes da história humana. Começou com a desagregação da autoridade civil na metade ocidental do Império Romano durante os séculos IV e V. A cultura greco-romana sobreviveu na metade oriental (bizantina) do Império, porém com energia consideravelmente menos criativa. Sem a autoridade romana no Ocidente, a Igreja tornou-se a força cultural estabilizadora, e o feudalismo local surgiu para substituir o governo centralizado.

A utilização de drogas para tratar doenças sofreu um outro desvio, quando templos pagãos, alguns dos quais tinham operado usando métodos de cura greco-romanos, foram fechados. A terapia racional com drogas declinou no Ocidente, sendo substituída pelo ensinamento da Igreja de que pecado e doença estavam intimamente relacionados. O culto dos santos curadores, como Cosme e Damião, exemplifica essa atitude. Os mosteiros transformaram-se em centros de cura, tanto espiritual quanto corporal, porque esses dois aspectos não eram considerados como essencialmente distintos. Moldados em seus próprios padrões, os monges reuniram suas próprias versões resumidas dos textos médicos clássicos (epítomes) e plantaram hortas, para produzir as ervas medicinais que não eram mais disponíveis após o colapso do intercâmbio e comercialização das mercadorias. Fortes em sua fé, esses curandeiros amadores tenderam a relacionar suas curas com a vontade de Deus, e não aos seus recursos médicos escassos.

À medida que a Europa Ocidental se esforçava, surgiu uma nova civilização entre os que seguiram os ensinamentos de Maomé (570-632). Os povos anteriormente nômades, que se uniram e se transformaram nas nações do Islã, conquistaram enormes áreas do Oriente Médio e da África, finalmente expandindo-se para a Espanha, Sicília e Europa Oriental. Como sua fé os ensinava a respeitar a palavra escrita e aos que a estudavam, esses povos toleraram a sabedoria dos partidários do Cristianismo que haviam sofrido perseguição no Império Romano Oriental; os nestorianos, por exemplo, estabeleceram uma escola famosa em Gondeshapur, no século VI.

Entre as nações islâmicas, os escritos gregos, inclusive os que tratavam de medicina, foram traduzidos para o árabe. Primeiramente os árabes aceitaram a autoridade dos escritos médicos gregos completamente, em especial aqueles de Galeno e de Dioscórides. Mas, à medida que sua sofisticação crescia, os homens islâmicos que tratavam da medicina, como Rhazes (860-932) e Avicena (980-1063), acrescentaram idéias aos escritos dos gregos. Os postos avançados de comércio, muito distantes, dos árabes conquistadores também trouxeram novas drogas e condimentos para os centros de aprendizado. Além disso, os médicos árabes rejeitavam a antiga idéia de que os medicamentos com gosto pútrido funcionavam melhor. Em vez disso, dedicaram grande esforço para tornar suas formulações elegantes e palatáveis através da técnica de pratear e dourar as pílulas, bem como do uso de xaropes.

Os remédios novos e mais sofisticados exigiam preparação elaborada. Na cidade cosmopolita de Bagdá do século IX, este trabalho era realizado por especialistas, os profissionais ancestrais dos farmacêuticos de hoje. Em certos locais, como a Espanha e o sul da Itália, onde o mundo islâmico interagiu mais com a Europa Ocidental em recuperação, várias instituições e desenvolvimentos da cultura árabe mais intensamente aperfeiçoada — como a separação entre a farmácia e a medicina — passaram para o Ocidente.

Em meados do século XIII, quando Frederico II, o mandatário do reino das duas Sicílias, codificou a prática distinta da farmácia pela primeira vez na Europa, as farmácias públicas haviam-se tornado relativamente comuns no sul da Europa. Os profissionais de farmácia haviam-se reunido em associações, as quais, algumas vezes, incluíam negociantes de mercadorias semelhantes, como os merceeiros ou os mercadores de especiarias, ou os médicos.

A cultura árabe levou de volta à Europa o conhecimento científico e médico clássicos. Em certos centros, como Toledo e Salerno, os escritos dos gregos, que haviam sido traduzidos para o árabe séculos antes, nas fronteiras da antiga metade oriental do Império Romano, foram traduzidos para o latim, com a finalidade de serem utilizados pelos acadêmicos europeus. Dessa forma, nas universidades européias emergentes, como Paris (1150), Oxford (1167) e Salerno (1180), os acadêmicos discutiram as obras das grandes autoridades médicas, como Dioscórides, Galeno e Avicena.

No entanto, os debates sobre medicina entre os acadêmicos europeus baseavam-se em especulação, e não em observação. Seus estudos eram uma procura filosófica sem grande impacto sobre a prática médica. Para que ocorresse significativa alteração no uso de drogas, a abordagem acadêmica teve de ser posta de lado e ser adotada metodologia baseada em observação, mais céptica. Esta nova era experimental é chamada atualmente de Renascença.

A RENASCENÇA E O INÍCIO DA EUROPA MODERNA

A Renascença, em simples palavras, foi o começo do período moderno. As alterações que haviam começado durante a Idade Média européia e que foram estimuladas posteriormente pelos contatos com outras culturas ganharam força viva. A explosão de energia criativa que resultaria na nossa atual cultura compartilhada do Ocidente surgiu, não a partir de um episódio único, porém de uma série de eventos.

Em 1453, Constantinopla (Istambul) foi conquistada pelos turcos, e o remanescente da comunidade acadêmica grega fugiu para o Ocidente, carregando seus livros e conhecimentos. Mais ou menos na mesma época, Johann Gutenberg iniciou a impressão com o tipo móvel, começando uma revolução na informação. Em meio século, Colombo descobriu o Novo Mundo, Vasco da Gama descobriu a via marítima para a Índia que Colombo havia procurado, o comércio tinha por base o dinheiro, e o sistema de bancos foi estabelecido, devastando a sífilis na Europa. Foi uma época de novas idéias através da reinterpretação de antigos temas clássicos e da exploração no mar alto e no laboratório.

A época foi propícia para eliminar os velhos conceitos sobre as doenças e as drogas de Galeno. As novas drogas que chegavam de terras distantes eram desconhecidas para os antigos. Os impressores, após preencher a demanda de livros religiosos, como bíblias e livros de hinos, passaram a produzir obras médicas e farmacêuticas, especialmente as que pudessem beneficiar-se de ilustrações profusas e detalhadas. Na questão médica, por exemplo, essa tendência é exemplificada nas obras-primas anatômicas de Andres Vesalius (1514-1564).

Com relação à farmácia, a tipografia exerceu um efeito profundo sobre o estudo das drogas oriundas de plantas, porque as ilustrações das plantas podiam ser reproduzidas com facilidade. Botânicos médicos, como Otto Brunfels (1500-1534), Leonhart Fuchs (1501-1566) e John Gerard (1545-1612), ilustraram suas obras com versões realistas de plantas, permitindo aos leitores realizar um trabalho sério no campo ou encontrar as drogas necessárias à sua prática. Entre os mais talentosos pesquisadores, estava Valerius Cordus (1515-1544), que também escreveu um trabalho em um outro gênero popular — livros de fórmulas. Seu *Dispensatorium* (1546) tornou-se o padrão oficial à preparação de medicamentos na cidade de Nuremberg, sendo de forma geral, considerado a primeira farmacopéia.

Embora fossem muito críticos em relação aos avanços da ciência médica, os trabalhos quase modernos e precisos de Fuchs e Vesalius não influenciaram tanto o tratamento das doenças quanto os escritos especulativos e com toques místicos de um cirurgião suíço itinerante que se auto-intitulava Paracelso. Nascido Philippus Aureolus Theofrastus Bombastus von Hohenheim em 1493, o ano em que Colombo fez sua segunda viagem, este rebelde médico representa bem as atitudes combinadas do homem comum, do médico acadêmico, do cirurgião prático e do alquimista. As batalhas de Paracelso contra as idéias estáticas de Galeno, Avicena e de outras autoridades tradicionais abriram uma porta na mente complicada da Renascença. Como Erwin Ackerknecht observou em *Uma Pequena História da Medicina*,

> Paracelso é uma das figuras mais contraditórias de uma época contraditória. Foi mais moderno do que a maioria dos seus contemporâneos no seu direcionamento inexorável e firme para o novo e em sua oposição à obediência cega ao autoritarismo e aos livros. Por outro lado, foi mais medieval do que a maioria dos seus contemporâneos com relação à religiosidade completamente mística. Seus escritos são uma estranha mistura de observações inteligentes e contra-sensos místicos, de sinceridade humilde e megalomania exultante.

Paracelso foi o mais importante defensor das drogas preparadas quimicamente a partir de plantas e de substâncias minerais, embora acreditasse firmemente que a colheita dessas substâncias deveria ser determinada pela astrologia. Ele afirmou repetidamente sua fé total na observação, e, ao mesmo tempo, proclamava a "doutrina da assinatura", uma crença de que Deus havia colocado um sinal nas substâncias com propriedades curativas, para indicar seu uso contra as doenças (p. ex., erva-hepática ou eupatório-dos-gregos, planta que se assemelha ao fígado, de modo que deve ser boa para os males do fígado).

Porta-voz contrário aos médicos formados em universidades, Paracelso denegriu seu academicismo e escreveu suas obras na sua língua nativa, e não no latim clássico. Ele criticou severamente os praticantes da farmácia também, embora sua defesa dos remédios preparados quimicamente tenha sido a centelha para o crescimento da farmácia moderna. Processos químicos, especialmente a destilação, deram poderes ao seguidor de Paracelso, visando isolar os princípios de cura de uma droga, sua *quintessência*. Com o passar do tempo, a eficácia de algumas dessas drogas se tornou conhecida, entrou na prática médica profissional e apareceu em livros de medicamentos. Dessa forma, houve um grande salto na história da farmácia, o preparo de medicamentos, quando um instrumento da ciência — a química — foi adotada para fabricar uma das ferramentas mais antigas da humanidade, as drogas.

Paracelso e seus seguidores, que criticaram os profissionais de farmácia, logo adotaram uma posição na vanguarda da química durante o século XVI. O boticário Johann Hartmann (1568-1631), por exemplo, foi o primeiro professor de química numa universidade européia. Essa tendência continuou nos séculos XVII, XVIII e começo do XIX, à medida que a química emergia como profissão distinta. Durante um período de cerca de 300 anos, pequena minoria de farmacêuticos práticos realizou pesquisas importantes na química de drogas, e durante esse período isolou muitas drogas ainda utilizadas atualmente e que contribuíram bastante para o conhecimento da química em geral. Durante o mesmo período, quando homens e seus navios velejavam os mares procurando terras novas e retornavam com drogas novas, os praticantes da farmácia exploraram um mundo muito menor, porém igualmente excitante em seus laboratórios.

Muito do estímulo às primeiras pesquisas decorreu da descoberta de drogas nas terras recém-exploradas. Assim como Galeno não conhecia todas as doenças do mundo, Dioscórides e seus elaboradores árabes não conheciam todas as drogas do mundo. Tabaco, guaiaco, cáscara-sagrada, ipecacuanha e casca de cinchona estavam entre as dúzias de novas drogas oriundas de plantas advindas do Novo Mundo.

A casca de cinchona, da qual foi extraída a quinina em 1820, foi primeiramente para a Europa em cerca de 1640, o que criou uma crise dentro da medicina acadêmica. O sistema elaborado de Galeno de equilibrar os líquidos orgânicos, utilizando drogas de qualidades opostas, não explicava a eficácia da casca da cinchona contra a malária. Não apenas a casca curava as febres da malária, como também tinha algum efeito sobre as outras febres. Ali havia alguma coisa que Galeno afirmava que *não* poderia existir, mas que Paracelso insistia que *precisava* existir — um remédio específico para uma doença. Esta crise conceitual, mais os esforços dos que defendiam os remédios químicos, abalou a concordância terapêutica do galenismo, que havia durado quase 1.500 anos. O período seguinte, cerca de 250 anos, foi uma época de caos terapêutico que durou até a presente era da farmacologia moderna.

Durante a época da desordem na farmácia, enquanto os seguidores de Paracelso e de Galeno discutiam, o ramo da farmácia estabeleceu as fundações legais e científicas da profissão moderna. Do complexo medieval de associações no continente europeu, cresceram organizações que representavam a farmácia.

À medida que a divisão ocupacional a partir da medicina se disseminava para o norte, os praticantes de farmácia uniram-se ou se alinharam em grupos semelhantes, como os vendedores de especiarias ou os médicos e cirurgiões. As associações do final da Idade Média e do início da Renascença detinham considerável poder, estabelecendo exigências de treinamento, exames e restrições sobre o número e a localização dos estabelecimentos. Os conflitos dentro das associações que mantinham os farmacêuticos e os quase competidores freqüentemente levavam à intervenção governamental e a novas leis que qualificavam a participação do profissional de farmácia. No entanto, por fim, o atrito interprofissional levaria à separação dos farmacêuticos em suas próprias organizações, freqüentemente sob autoridade governamental (p. ex., o Collège de Pharmacie francês em 1777).

A cooperação entre as associações farmacêuticas e os organismos governamentais também levou à padronização dos medicamentos por meio da publicação de livros denominados *pharmacopéias*. Por causa da maior sofisticação farmacêutica, o maior número de livros sobre ervas e destilação, bem como a disponibilidade de drogas novas, os médicos queriam assegurar que suas prescrições fossem preparadas de modo uniforme dentro da sua cidade ou estado. Com este fim, em 1499, a Associação de Médicos e Farmacêuticos de Florença sancionou o *Nuovo receptario* como seu livro de padrões. No entanto, os historiadores em geral creditam ao *Dispensatorium* de Valerius Cordus a primeira farmacopéia, adotada pelo governo de Nuremberg, Alemanha, em 1546.

É um pouco irônico o fato de que em meados do século XVII a meados do século XIX, quando aumentou a controvérsia dentro da medicina com relação ao uso adequado das drogas, a farmácia tenha dado sua maior contribuição à ciência, tornando-se também, firmemente estabelecida como profissão no continente europeu. Dado que os medicamentos químicos se tornaram mais prevalecentes na prática médica, os farmacêuticos foram forçados a aprender os novos métodos de preparação e manipulação. Para tanto, recorreram aos livros-textos mais populares de química, compostos por farmacêuticos, como Nicaise LeFebvre (*Traité de chymie,* 1660) e Nicolas Lemery (*Cours de chymie,* 1675).

O volume de descobertas químicas realizadas pelos farmacêuticos preencheria um capítulo com o dobro do tamanho deste. Carl Wilhelm Scheele (1742-1786), por exemplo, descobriu o oxigênio em 1773, um ano antes de Priestley, bem como o cloro, a glicerina e diversos ácidos inorgânicos. Martin Klaproth (1743-1817) foi um farmacêutico pioneiro no campo da química analítica. Como Scheele, fez suas descobertas por meio do equipamento da farmácia onde trabalhava. Outros farmacêuticos, como Andreas Marggraf (1709-1782), tornaram-se químicos tão proficientes que adotaram o trabalho químico em tempo integral. Ao longo do percurso, os farmacêuticos contribuíram muito para o desenvolvimento do aparato químico, especialmente os químicos analíticos, como Klaproth, Marggraf, Antoine Baumé (1728-1804), Carl Freidrich Mohr (1806-1879) e Henri Moissan (1852-1907). Moissan, um farmacêutico francês, recebeu o Prêmio Nobel de química em 1906 pelo isolamento do flúor.

Como a maior parte das drogas antes de 1900 derivava do reino vegetal, não surpreende que os farmacêuticos tenham dominado a pesquisa das drogas botânicas durante os séculos XVIII e XIX. Em colaboração com médicos interessados, os farmacêuticos documentaram as fontes das drogas derivadas de plantas ao redor do globo, fazendo contribuições significativas para a ciência nascente da botânica. Combinando essa proficiência com as habilidades em química de manipulação, os farmacêuticos continuaram a pesquisa iniciada pelos paracelsianos, a fim de descobrir os princípios puros da cura nas plantas medicinais.

Abordando a farmácia sob um ponto de vista mais moderno, esses homens procuraram isolar compostos químicos cristalinos puros que poderiam ser avaliados de forma precisa e identificados quimicamente. Os preparados medicinais das drogas em estado natural, não importando quão cuidadosamente feitos, variavam consideravelmente em termos de potência por causa da diversidade natural dos constituintes ativos nos produtos botânicos. Dessa forma, a procura de princípios ativos não foi uma tarefa fácil e fascinou os pesquisadores farmacêuticos durante quase 300 anos. Pesquisar, separar, caracterizar e identificar as dezenas de produtos químicos contidos na droga mais simples, derivada de uma planta, era um desafio tão grande quanto qualquer exploração.

As descobertas aconteceram gradualmente, através da pesquisa baseada em tentativa e erro, até o final do século XVIII, quando Scheele, por exemplo, extraiu vários ácidos de plantas, inclusive o ácido cítrico (1784). O fenômeno individual mais importante ocorreu durante a primeira década do século XVIII, quando o farmacêutico Friedrich Sertürner extraiu a morfina do ópio em estado bruto. O anúncio do seu método iniciou a era da química dos alcalóides, que resultou no isolamento de várias drogas puras de preparados em estado bruto. Os farmacêuticos franceses Joseph Pelletier e Joseph Caventou isolaram diversos alcalóides, notavelmente a quinina em 1820. Essas drogas novas e puras não apenas foram logo adotadas pelos médicos por causa da sua potência assegurada, como também a sua existência permitiu que os fisiologistas administrassem drogas de forma precisa durante sua pesquisa, o que se tornou a fonte da farmacologia moderna.

Muito mais tarde, após 1850 ou em torno disso, as disciplinas científicas da farmácia começaram a tornar-se mais especializadas nas faculdades e na indústria farmacêutica, ocorrendo um declínio subseqüente na *ciência do boticário*. Os farmacêuticos interessados em pesquisa trocaram os estabelecimentos comerciais pelo laboratório institucional.

Apesar das realizações importantes dos novos profissionais de farmácia, a maioria dos farmacêuticos, no início do período moderno, considerava a ciência secundária ao sucesso profissional e financeiro. Os farmacêuticos europeus alcançaram esses objetivos por meio de controles internos estritos sobre a profissão e relações relativamente cordiais com os médicos. Em alguns países do continente europeu, o número e a localização das farmácias eram limitados pela lei assim como os requisitos à formação acadêmica e licenciamento. As relações dos preços padronizados diminuíram a competição. Em torno do século XVIII, a combinação da fama gerada pelas contribuições científicas e credenciais sólidas da classe média superior elevou os farmacêuticos em grande parte da Europa até posição social semelhante à dos médicos.

No entanto, essas condições não ocorreram na Inglaterra, onde a posição da profissão farmacêutica dentro da hierarquia da cura não se estabeleceu firmemente até meados do século XIX. A classe original dos profissionais de farmácia, os boticários, havia evoluído durante os séculos XVII e XVIII até um segundo grupo de profissionais médicos, trabalhando para os que não podiam pagar os honorários altos pedidos pelo pequeno quadro de médicos de formação acadêmica.

À medida que os boticários se tornavam cada vez mais semelhantes aos médicos generalistas, os *químicos* e *droguistas* (ou seja, os que fabricavam e vendiam drogas e medicamentos para os boticários) aumentaram, até o ponto de dominar o nicho farmacêutico aberto. Conflitos e casos legais surgiram durante os referidos anos, e os limites entre os médicos, boticários, químicos e droguistas acompanharam essas mudanças. Foi durante esse período de confusão dentro da comunidade de saúde da Grã-Bretanha que os ingleses estabeleceram o que viria a se tornar os Estados Unidos da América, situação que contribuiu para o desenvolvimento da profissão de farmácia, de caráter único, nos EUA.

FARMÁCIA NORTE-AMERICANA

O caráter excepcional da farmácia norte-americana* surgiu de sua história notável. Quando os colonizadores foram para as costas da América do Norte, havia pouco que atraísse o pessoal médico treinado ou estabelecido. De modo diferente das Américas Central e do Sul, não havia tesouros a serem confiscados ou especiarias a exportar. Aquela seria uma terra para o trabalho pesado, e não para espoliação. À medida que a fronteira foi empurrada lentamente para trás, a maior parte do povo confiou na medicina doméstica ou de "cozinha", orientada pelos livros médicos caseiros (se o colonizador soubesse ler). Quando esse proceder não obtinha sucesso, com freqüência o colonizador procurava uma figura de autoridade próxima, como um clérigo ou um oficial do governo, para propiciar aconselhamento ou orientação médica.

À medida que as colônias ficavam mais prósperas durante o início do século XVIII, homens de negócios ambiciosos da Inglaterra eram atraídos, inclusive os boticários. No Novo Mundo, os boticários britânicos continuaram a combinar as práticas farmacêuticas e médicas, trabalhando para o grande segmento do público que não podia pagar pelos serviços de médicos treinados em universidades. Na América do Norte, os limites entre a medicina e a farmácia eram ainda mais nebulosos, e a maioria dos médicos possuía algum tipo de consultório em estabelecimento farmacêutico. A maioria dos estabelecimentos dos boticários era dirigida por um médico atendente ou por seu aprendiz, ou, ainda, por um boticário contratado pelo médico proprietário. Em outras palavras, a maior parte dos homens que praticavam medicina como meio de vida também praticava sua própria farmácia dentro de casa ou em *lojas de doutores*.

Alguns químicos e droguistas do século XVIII — profissionais que se limitavam à venda de drogas e preparação medicinal — realmente atuavam nas cidades maiores da costa do Atlântico. Esses precursores dos farmacêuticos de hoje tinham duas áreas principais de vendas. Na condição de *droguistas,* trabalhavam como atacadistas das drogas e medicamentos utilizados pelo boticários, cirurgiões, parteiras e médicos. Também vendiam a preços inferiores para os boticários na comercialização de medicamentos patenteados (medicamentos secretos de composição desconhecida), que se tornaram cada vez mais populares durante a Guerra Revolucionária. Havia muito poucas leis que diretamente envolviam a farmácia anglo-americana durante o período colonial, e nenhuma lei efetiva restringiu a prática da farmácia norte-americana até os anos 70 do século XIX. Qualquer pessoa com sorte, determinação e capital suficiente podia abrir uma loja de boticário ou de droguista.

As dificuldades impostas pela Guerra Revolucionária mostraram-se fundamentais para o desenvolvimento de uma profissão farmacêutica independente na América. A Grã-Bretanha havia sido a fonte de quase todas as drogas vendidas pelos médicos e pelos boticários. Para atender à demanda, os droguistas norte-americanos, distribuidores atacadistas de drogas, precisaram aprender o modo de fabricar suas próprias drogas de base química e tornar comuns as preparações das

*A discussão sobre a farmácia norte-americana baseia-se, em parte, no "Professionalism and the Nineteenth-Century American Pharmacist", *Pharm Hist* 1986; 28: 115, com permissão do editor.

drogas *in natura* previamente obtidas da Inglaterra. Além disso, tais droguistas tiveram de aprender um modo de imitar os medicamentos patenteados ingleses populares que se encontravam em grande demanda do público. Para satisfazer às necessidades da guerra, certos droguistas, como os Marshalls na Filadélfia, expandiram muito sua capacidade de produção. A guerra originou uma rede de produção, embalagem e distribuição de drogas e medicamentos.

Porém, a profissão de farmacêutico, pelo menos como a conhecemos, não surgiu durante o período da Guerra Revolucionária. A farmácia — o aviamento dos medicamentos — ainda era realizada quase completamente pelos médicos em seus estabelecimentos comerciais ou consultórios (continuando a praticar de acordo com o modelo do boticário britânico) ou por seus aprendizes. À parte dos droguistas atacadistas que também tinham um negócio *externo* — ou seja, uma loja varejista que vendia seus produtos e fazia prescrições ocasionais —, os profissionais não médicos da farmácia eram raros e sem qualquer tipo de identidade de grupo. Muitos dos que não praticavam a farmácia unicamente eram ou imigrantes do continente europeu ou antigos empregados de estabelecimentos de médicos que compravam o negócio dos seus antigos empregadores médicos.

Para ter sucesso, naturalmente esses químicos precisavam de receitas a serem aviadas. De volta aos anos 60 do século XVIII, no seu famoso *Discourse* sobre a educação médica, o doutor John Morgan, um pioneiro da educação médica norte-americana, defendeu a separação entre medicina e farmácia, realizando os médicos as prescrições. Alguns médicos seguiram a orientação de Morgan, mas a prática não se tornou comum até o século XIX. O próprio Morgan retornou às atividades em uma loja, para fazer face às despesas.

Os anos em torno da guerra de 1812 trouxeram alterações importantes nos negócios norte-americanos e nos cuidados de saúde, influenciando bastante o desenvolvimento profissional do farmacêutico. Foi apenas a partir dos primeiros anos do século XIX que os médicos americanos começaram a considerar os serviços especiais de um boticário como diferenciados e essenciais. Os primeiros hospitais da jovem república, por exemplo, empregavam aprendizes de médicos como boticários da equipe. Conforme descrito no *Brief Account of the New-York Hospital* (1804), um "cirurgião e um boticário do estabelecimento residem de forma constante no Hospital — esses consultórios são preenchidos pelos alunos dos Médicos e dos Cirurgiões pertencentes ao Hospital, que mantém uma excelente escola para os homens jovens indicados para tais lugares". O boticário da equipe praticava tanto farmácia quanto medicina de forma análoga à do boticário britânico do século XVIII, indo a plantões e tratando de pacientes.

No entanto, em torno de 1811, a posição do boticário no Hospital de Nova Iorque havia mudado. A pessoa escolhida era um profissional farmacêutico em horário integral, testado, antes de ser contratado, quanto à sua destreza como manipulador de medicamentos. Em vez de ser obrigado a cumprir plantões, ele devia permanecer na sua *loja* em todos os momentos. Em 1819, os serviços do boticário do Hospital de Nova Iorque eram tão importantes que o profissional precisava pagar uma fiança de US$250, para garantir que não deixaria seu cargo sem um aviso prévio de dois meses.

A guerra contra a Inglaterra interrompeu o comércio com os maiores fornecedores de drogas e medicamentos para os Estados Unidos. Diferentemente das medidas substitutivas usadas durante a Guerra Revolucionária, para suprir as necessidades militares e domésticas durante a guerra de 1812, o comércio norte-americano de drogas desenvolveu seus próprios recursos para o fabrico de produtos farmacêuticos básicos, incluindo os medicamentos patenteados. Quando a paz voltou, algumas firmas norte-americanas sustaram a produção sob pressão inglesa, porém outras continuaram, formando a base para a futura indústria norte-americana de drogas.

Os anos seguintes à guerra de 1812 foram de transição. Mais e mais médicos obtiveram sua experiência clínica em hospitais e dispensários, em vez de fazê-lo com preceptores, aprendendo a prescrever, e não a manipular as prescrições. Após a graduação, alguns desses jovens médicos continuaram a escrever as prescrições, estimulando, assim, o crescimento da farmácia. À medida que os médicos começaram a fazer prescrições para os boticários prepará-las, cresceu a preocupação acerca da habilidade com a qual esses medicamentos estavam sendo manipulados. Em 1808, a Massachusetts Medical Society publicou um guia estadual de padrões de drogas e, em 1820, uma convenção nacional de médicos aprovou a *Pharmacopoeia of the United States of America* (USP). Embora a USP não fosse considerada oficial pelo governo federal, durante os anos seguintes rapidamente tornou-se aceita nacionalmente como o guia principal para drogas.

O aspecto dos referidos livros refletia tanto a quantidade de crescimento dos escritos de prescrição quanto a crescente confiança da profissão médica nos farmacêuticos. O número de profissionais de farmácia em áreas urbanas alcançou a dimensão necessária ao estabelecimento de sociedades farmacêuticas locais, como a Philadelphia College of Pharmacy (1821) e a Massachusetts College of Pharmacy (1823). Essas faculdades (termo utilizado com o significado de colegas associados) estabeleceram escolas noturnas para a instrução de aprendizes e grupos de discussão sobre farmácia específica. A pequena classe de boticários varejistas e de droguistas atacadistas não constitui ameaça particular aos médicos urbanos nas primeiras décadas do século XVIIII, e a situação era conveniente em diversos aspectos.

A AMÉRICA DO NORTE ANTES DA GUERRA CIVIL: A FARMÁCIA DESCOBRE SEU NICHO

Os anos anteriores à Guerra Civil Norte-americana vieram a ser os mais críticos para os profissionais norte-americanos de farmácia; os limites da prática entre médicos e farmacêuticos, estabelecidos durante este período, ainda existem de forma relativamente inalterada hoje em dia. Durante as décadas de 20 e 30 do século XIX, os estabelecimentos de boticários da costa leste tornaram-se mais padronizados no seu aspecto e no estoque que possuíam. A farmácia seguiu a tendência do varejo especializado e se concentrou em drogas, medicamentos, material cirúrgico, dentes e membros artificiais, corantes, essências e produtos químicos. Os merceeiros assumiram a venda de itens exóticos da dieta, como figos, uvas passas e frutas cítricas. Entretanto, as drogarias nas pequenas cidades tenderam a manter um estoque de artigos mais gerais, como vidraria, tintas, vernizes e óleos. Acima de tudo, as boticas tornaram-se os principais distribuidores de medicamentos patenteados, uma das linhas mais rentáveis de mercadorias na história dos negócios norte-americanos.

A elite acadêmica dos médicos da costa do Atlântico fomentou o desenvolvimento de uma profissão farmacêutica bem-treinada, embora subserviente. Recebeu bem as primeiras associações farmacêuticas e serviu como escola para as primeiras escolas norte-americanas de farmácia. Os médicos alardeavam apoio para o crescimento de uma profissão independente de farmácia como uma "necessidade de divisão do trabalho", a fim de preencher as "necessidades crescentes" das suas comunidades. Como a qualidade das drogas importadas da Europa diminuiu, os médicos começaram a confiar no conhecimento dos profissionais de farmácia, para detectar drogas adulteradas ou de baixa potência.

A relação entre o médico e o droguista começou a azedar na década de 40 do século XIX. Ao se sentirem mais confiantes da sua condição social, os boticários começaram a desviar seus esforços de agradar os médicos, para atender às doenças dos clientes. Conseqüentemente, os boticários norte-americanos passaram a preencher novamente prescrições sem autorização do médico ou a tratar os clientes diretamente, prática denominada *prescrição de balcão*. Nas cidades grandes, as lojas de doutores retornaram e em número crescente após um declínio de duas décadas. As escolas de medicina continuaram a produzir graduados às centenas, a maioria dos quais procurou sua fortuna em áreas urbanas, onde poderia *abrir uma loja*.

À medida que a década de 50 do século XIX progredia, o crescimento da farmácia norte-americana se acelerava. Os números do censo norte-americano, em relação aos droguistas e boticários, em 1850 e 1860, ilustram o intenso crescimento da profissão, especialmente quando comparada com a dos médicos. Em 1850 e 1860, respectivamente, o número *per capita* de médicos não se alterou de forma significativa (de 1:572 para 1:576), e o de droguistas cresceu quase em 25% (de 1:3.778 para 1:2.850). Essa tendência manteve-se, embora numa taxa um pouco mais lenta, através dos anos restantes do século XIX.

A farmácia americana foi superada tanto em desenvolvimento dentro do setor de cuidados da saúde quanto nas alterações maiores ocorridas no comércio americano. À medida que os fabricantes em massa começaram a produzir preparados de drogas no final dos anos 50 do século XIX, pessoas menos capacitadas penetraram nas fileiras da farmácia. Com as firmas grandes a fazer muito do trabalho complicado, esses *meros atendentes de loja* inundaram o mercado. Os médicos haviam apoiado o crescimento da profissão farmacêutica, em grande parte porque ela servia aos seus próprios interesses, liberando-os do trabalho enfadonho de manipular medicamentos e estocar uma loja. Além disso, eles passaram a depender do conhecimento específico dos melhores droguistas e boticários. No entanto, com o desenvolvimento da indústria farmacêutica, esta relação mudou. Conforme um médico afirmou em 1860, "admite-se, e é lamentável, o fato de que muitos desses que atualmente praticam a farmácia são completamente incompetentes para preencher as responsabilidades do boticário verdadeiro. Eles não sabem coisa alguma sobre a ciência de preparar medicamentos".

No final da década de 50 do século XIX, enquanto a economia geral estava em crise e a guerra da secessão era iminente, os médicos e os farmacêuticos perderam-se em acusações tanto na área profissional quanto na popular. Ambos os grupos acusavam-se pela continuada popularidade dos medicamentos patenteados. Além disso, a competição alcançou um nível tão alto que ameaçou a manutenção dos limites estabelecidos para separar as duas profissões. Os farmacêuticos estavam convencidos de que as lojas de fornecimento pertencentes a médicos e doutores eram a causa de muitas das suas dificuldades, e os médicos reclamavam da *contra-prescrição*. Sem restrições legais sobre a prática médica ou farmacêutica, as linhas de separação entre medicina e farmácia eram cada vez mais nebulosas. O início da Guerra Civil terminou com muitas das disputas entre boticários e médicos. Após a guerra, os limites entre as profissões foram estabelecidos de modo mais claro, ajudados em parte pelas novas abordagens para a profissionalização.

À PROCURA DE PROFISSIONALISMO

Em parte para elevar o desenvolvimento da sua classe rapidamente crescente, um pequeno grupo de droguistas e boticários de elite reuniu-se na Filadélfia, EUA, em 1852, para fundar a American Pharmaceutical Association (APhA). Eles viram os ganhos obtidos pela farmácia, nas décadas de 30 e 40 do século XIX, serem levados embora por crescente maré de competição destrutiva. Para os farmacêuticos norte-americanos de meados do século XIX, organizações, como o Philadelphia College of Pharmacy ou a APhA, mantinham a promessa de elevar seu *status* profissional por meio da fomentação da melhora individual, e não pelo favorecimento de médicos ou burocratas do governo.

A característica fundamental dessa realização independente foi o domínio da manipulação das prescrições. O crescimento das fábricas farmacêuticas de grande escala, durante os anos da Guerra Civil, amedrontou os corações dos líderes da farmácia. Como William Procter Jr. afirmou (1869),

> "a farmácia pode ser definida como a arte de preparar e distribuir remédios, englobando o conhecimento e a capacidade necessários para realizar essas atividades na prática. Mas, se a preparação dos remédios for tirada do boticário, e ele se tornar meramente o distribuidor deles, seu negócio será espoliado de metade da sua dignidade e importância, e o profissional se tornará um simples lojista".

A maioria dos farmacêuticos norte-americanos, com formação acadêmica e capacitação inferiores, tirou vantagem do crescente número de preparados prontos oferecidos pelas grandes firmas. Este fato ocorreu apesar dos argumentos levantados pelos líderes da farmácia desde 1830, ou seja, a habilidade especial de manipular preparados oficiais de forma bem-sucedida e dentro das instalações era o que fazia o farmacêutico individual mais do que um simples mercador. Além disso, tal especialização só podia ser aprendida através da experiência, sob o olho observador de um preceptor. Entretanto, como menos ingredientes básicos para manipulação eram fabricados na loja, os aprendizes se tornavam preceptores e passavam adiante sua ignorância.

Os farmacêuticos, no término da Guerra Civil, inicialmente rejeitaram a noção de que as exigências de educação formal resolveriam o problema. Eles não tinham interesse em medida alguma que interferisse na sua liberdade de praticar. Além disso, alguns imigrantes do continente, onde os estados freqüentemente restringiam a prática farmacêutica, expressaram oposição ao controle legal das farmácias. Muitos haviam ido para a América do Norte, a fim de abrir suas próprias lojas, e não esperar anos em sua terra natal para permissão.

No final da década de 60 do século XIX, o modelo acadêmico de profissionalismo, ao ser trabalhado por outras "novas profissões", como a engenharia, atraiu a atenção de alguns líderes farmacêuticos. Usando diplomas universitários, mais licenciamento estadual ou certificação institucional, esses novos profissionais estabeleceram a si próprios, separadamente de outras profissões, como "comunidades dos competentes". Tais profissionais procuravam evitar as provações do mercado por meio da colocação de uma lacuna cognitiva entre seu trabalho e o entendimento do público. Teoricamente, por meio do controle das admissões às escolas profissionais e elevando os padrões dos exames, a competição destrutiva poderia ser reduzida ou, mesmo, eliminada.

LEGISLAÇÃO

A APhA respondeu ao movimento do final dos anos 60 do século XIX, na direção de maior proteção do público e seguridade ocupacional através de lei, publicando um decreto de modelo de farmácia. Os médicos e os outros profissionais, preocupados com o uso seguro de venenos e de drogas potentes, pediram leis estaduais que governassem a farmácia. Inicialmente, os farmacêuticos tiveram uma visão negativa, reagindo à idéia de que os médicos ou os burocratas novamente possuíssem autoridade sobre a prática farmacêutica por meio de inspetores ou de quadros licenciadores. Para assegurar que os maiores interesses da profissão fossem protegidos, a APhA deu poderes a um comitê, para redigir uma lei-modelo. Refletindo a atitude ambivalente de muitos farmacêuticos com relação à regulação legal, a APhA publicou e distribuiu seu modelo de lei sem endosso. Como pequenos comerciantes, os farmacêuticos não queriam restrição externa ao seu comércio.

Durante os anos 70 do século XIX, as legislaturas estaduais começaram a considerar a sério os projetos de lei relacionados à farmácia apresentados por não-farmacêuticos. Para reagir a essa tendência, os farmacêuticos organizaram associações de âmbito estadual, a fim de coordenar o apoio aos próprios projetos de lei, freqüentemente versões do modelo da APhA. Embora inicialmente não fossem entusiásticos acerca da regulação dos seus negócios, os farmacêuticos queriam uma voz no processo. O sucesso final dos seus esforços, nos anos 70, 80 e 90 do século XIX, revelou a atitude diferente em relação à procura do profissionalismo desde os anos 60 do referido século.

O limite entre os mestres da arte farmacêutica e os meros funcionários de loja, que sempre havia sido frágil, foi se desintegrando. Os farmacêuticos procuravam novas maneiras de demonstrar sua competência bem como de separar a si próprios dos vendedores de drogas ignorantes e dos curandeiros. No entanto, a evidência para essa especialização mudou da realização individual no mercado de trabalho para a identificação do grupo e a certificação institucional.

TRANSIÇÃO PARA UMA PROFISSÃO MODERNA

O período entre 1870 e 1920 foi de transição tanto para a farmácia quanto para a educação farmacêutica. Antes da Guerra Civil, talvez só um em vinte farmacêuticos norte-americanos havia terminado estudo formal em farmácia, que consistia em cursos noturnos, para complementar o treinamento como aprendiz. Com a aprovação de leis estaduais exigindo o exame e o registro de farmacêuticos desde 1870, a farmácia tornou-se parte da onda de profissionalização que varreu a sociedade norte-americana. Os novos profissionais baseavam suas reivindicações de *status* com base nos seus diplomas e licenças, e não nos seus produtos.

A farmácia ficou atada a essa tendência e, embora as leis estaduais não exigissem um diploma de escolaridade em farmácia para o licenciamento até o início do século XX, o prestígio ligado ao diploma de pergaminho atraía os estudantes para as diversas escolas, à medida que as expectativas do público aumentavam e "profissional" tornou-se um título cobiçado.

A educação farmacêutica, em torno da virada do século, esteve relacionada intimamente à prática, à medida que educadores farmacêuticos, como Joseph Remington, substituíam os médicos e outros profissionais não-farmacêuticos que haviam dominado as primeiras escolas. Os estudantes também dispunham de ampla variedade de possíveis experiências educacionais.

- Escolas de período letivo intensivo eram disponíveis para os que apenas queriam passar em um exame do conselho estadual.
- Pequenas escolas locais espalharam-se em cidades de tamanho médio e ofereciam instrução básica e diplomas grandes, para ficarem à disposição.
- As escolas da linha antiga, afiliadas a organizações farmacêuticas locais, propiciavam aos alunos excelente educação prática, além da oportunidade de explorar áreas de especialidade, dependendo do corpo docente da faculdade.
- Com início na Universidade de Michigan em 1868, as escolas de farmácia afiliaram-se a outras faculdades e universidades estaduais, tendência que alterou a direção da educação farmacêutica norte-americana.

Como parte de comunidades universitárias maiores, essas escolas de farmácia aspiraram aos altos padrões de escolaridade exibidos pelas disciplinas estabelecidas e outras profissões. Os líderes das faculdades nas universidades ajudaram a transformar a educação farmacêutica de uma orientação vocacional para orientação científica por meio de estudos da farmácia que enfatizavam o curso teórico e o estudo da prática laboratorial em período integral.

Durante o referido período, a participação da farmácia nos cuidados da saúde se solidificou, ao mesmo tempo que a distribuição de medicamentos pelos médicos diminuiu. Entretanto, o aumento das drogarias de custos reduzidos e, mais importante, das redes de drogarias também ocorreu nesses 50 anos, o que aumentou, posteriormente, a pressão econômica sobre a profissão.

Ainda assim, a maioria dos farmacêuticos trabalhava em sua própria *farmácia de esquina*, que se tornou uma característica firmemente estabelecida na vida norte-americana, com suas prateleiras de medicamentos patenteados para todas as doenças e uma fonte de refrigerantes deliciosos; o proprietário, com freqüência denominado *doc* [doutor], atendia às dores e queixas menores dos clientes, ou fazia refrescos à base de chocolate com a mesma capacidade. Embora o farmacêutico tivesse por base a manipulação prescrita para a sua identidade profissional, esta era apenas uma pequena fração da sua renda. Para proteger tal estilo de prática independente e tipicamente americano da incursão de varejistas maiores, a National Association of Retail Druggists (NARD) foi fundada em 1898. Inicialmente, a APhA aceitou bem e cooperou com a nova organização nacional. Mas a fissura que finalmente se desenvolveu com a APhA, originada para o avanço científico e profissional, e a NARD, que se concentrou no sucesso comercial individual dos proprietários, enfraqueceu a voz da profissão nas questões nacionais, nos anos que se seguiram.

Foi um momento excitante na medicina, sofrendo a terapêutica uma transformação. A teoria das doenças causadas por germes, liderada por cientistas de laboratório, como Louis Pasteur e Robert Koch, resultou em avanços imunológicos importantes nos anos 80 e 90 do século XIX. A vacina contra a raiva de Pasteur e a antitoxina da difteria de Emil von Behring demonstraram que as curas para as doenças infecciosas poderiam surgir do laboratório. Paul Ehrlich transcendeu os esforços biológicos dos seus predecessores, quando introduziu o Salvarsan em 1910, o primeiro agente quimioterápico. Embora não fosse o ideal de Ehrlich uma *bala mágica*, que poderia destruir microrganismos de modo seletivo, sem provocar danos ao paciente, o Salvarsan inspirou outros pesquisadores a procurar drogas com potencial quimioterápico. Entretanto, com exceção dos agentes biológicos, poucas entre as drogas descobertas durante o final do século XIX e início do século XX tiveram significativo impacto sobre a prevenção ou a cura de doenças.

A pesquisa industrial das drogas produziu vários agentes novos, como a aspirina analgésica e antipirética, ou o sedativo hidrato de cloral, que reduziram a dor e o sofrimento decorrentes de doença. Embora as farmácias funcionassem como pontos de vendas importantes para soros, antitoxinas e vacinas, a maior parte dos medicamentos manipulados ou vendidos pelas farmácias perto da virada do século aliviava os sintomas em vez de tratar a causa da doença.

À medida que a farmacologia científica explicava como as drogas funcionavam em nível celular e do sistema de órgãos, o conceito de drogas e suas ações, tido pelos profissionais e os leigos, divergiu. O público aderiu a idéias ultrapassadas de humoralismo, incentivadas pela teoria germinativa. Essas crenças tornaram os consumidores susceptíveis às propagandas de medicamentos patenteados, que os levaram ao erro de equacionar os efeitos de laxantes fortes e analgésicos com a cura da doença. Com uma compreensão muito maior sobre a natureza da doença, os profissionais da saúde juntaram-se aos jornalistas sensacionalistas e políticos da Era Progressiva, para atacar os medicamentos patenteados *cura-tudo*. A lei de 1906, denominada Pure Food and Drugs Act, aprovada principalmente em resposta aos métodos inadequados de produção de alimentos, também abrangeu problemas no comércio de drogas. Embora fosse ineficiente contra a falsificação dos medicamentos patenteados, a lei de 1906 estabeleceu realmente a *United States Pharmacopeia* bem como o *National Formulary* da APhA como compêndios oficiais, fornecendo aos Estados Unidos padrões de drogas verdadeiramente nacionais pela primeira vez.

Foi durante esses anos que os farmacêuticos finalmente abandonaram a fabricação dos ingredientes das suas prescrições dentro da loja. A indústria farmacêutica havia progredido até o ponto em que poderia fabricar seus preparados básicos de drogas não-refinadas de modo mais barato e mais confiável do que conseguiria o profissional individualmente. Além disso, a indústria era a fonte de novas drogas sintéticas, como a antipirina e aspirina, que resultaram de desenvolvimentos na química orgânica. Como a manipulação, e não a feitura das preparações de estoque, sempre havia sido a característica básica da prática farmacêutica, esta alteração foi lamentada apenas por alguns da velha guarda da profissão. As mãos dos farmacêuticos ainda fabricavam os instrumentos essenciais da medicina.

Gradualmente, a educação farmacêutica adaptou-se à alteração. Os cursos substituíram a identificação das drogas das plantas sem refino e suas diferentes preparações por maior ênfase sobre a compatibilidade química dos ingredientes em cada prescrição. As credenciais de profissional dos farmacêuticos norte-americanos tornaram-se mais fortes em 1932, quando um grau de bacharelado de quatro anos se tornou padrão para o licenciamento. Durante as três décadas seguintes, as escolas de farmácia formaram farmacêuticos que poderiam reivindicar o papel de *boticários da esquina*. Porém, ao mesmo tempo em que a profissão alcançava o objetivo de uma força-tarefa cientificamente treinada e capaz de realizar todas as etapas envolvidas na fabricação de medicamentos, a tecnologia da indústria farmacêutica assumiu essa responsabilidade.

A ERA DO PINGAR E CONTAR

O terço médio do século XX foi uma época de grande alterações para todos os cuidados médicos, inclusive a farmácia. Na terapêutica, muitos dos grandes flagelos da humanidade foram debelados através da introdução dos antibióticos. Embora o fenômeno da antibiose tivesse sido observado por Pasteur nos anos 70 do século XIX, a primeira substância antibiótica importante não foi descoberta, até que Alexander Fleming observasse os efeitos de uma colônia do bolor *Penicillium* em uma placa de Petri fora do lugar, em 1928. No entanto, o desenvolvimento da penicilina não ocorreu até uma década depois, quando a ameaça de guerra na Europa inspirou uma equipe britânica a procurar a produção em alta escala da droga. Outros antibióticos vieram logo a seguir, assim como as novas classes de agentes terapêuticos, como os corticosteróides, tranqüilizantes, antidepressivos, anti-hipertensivos, isótopos radioativos e contraceptivos orais. A farmácia, que havia trabalhado como um posto avançado para o alívio do sofrimento e o tratamento de males menores, passou a dominar a prevenção e a cura das doenças sérias.

Após a Segunda Grande Guerra, as empresas farmacêuticas norte-americanas aplicaram alta tecnologia à produção de medicamentos e rapidamente tornaram-se uma das indústrias mais avançadas no mundo. Novas drogas, formas farmacêuticas e métodos de *marketing* reforçaram a tendência evidente a partir do início do século XX, quando os médicos passaram da prescrição das misturas complexas de ingredientes para a dos medicamentos prontos, elaborados com uma única entidade e fabricados em massa por grandes empresas. Nos anos 30 do referido século, cerca de 75% das prescrições exigiam alguma manipulação por um farmacêutico; em 1950, este número havia caído para cerca de 25%. A diminuição das prescrições "sob medida" para cada paciente individualmente foi tão acelerada que, em 1960, apenas cerca de uma em cada 25 prescrições precisava das habilidades de manipulação de um farmacêutico, tendendo, em 1970, para cerca de uma em 100.

No entanto, os farmacêuticos não estavam perdendo trabalho. O número de prescrições cresceu ainda mais rapidamente, à medida que novas drogas eficazes entraram no mercado. Nas farmácias de comunidade, a renda oriunda da venda das drogas prescritas aumentou mais rapidamente do que as vendas *fora do front* dos medicamentos de balcão, cosméticos e outras mercadorias tradicionais de *drogaria*. As lojas de cadeias e outros grandes varejistas logo passaram para o negócio de drogas, deslocando a farmácia independente da esquina como o fornecedor típico de serviços farmacêuticos, especialmente em áreas urbanas.

As modificações ocorridas na legislação e na educação farmacêuticas refletiram essas alterações significativas na terapêutica e prática em graus variáveis. As leis federais que regulamentavam a produção de drogas e a prática farmacêutica foram modernizadas em 1938, 1952 e 1962, tendo o último conjunto de emendas determinado que os medicamentos fossem julgados tanto pela segurança quanto pela eficácia, para estarem no mercado. As leis que regulam as drogas de alto potencial de abuso foram atualizadas através do Decreto de Abusos de Drogas de 1970, subseqüentemente posto em vigor por meio da Drug Enforcement Agency. Diferentemente da lei, a reforma educacional veio mais lentamente.

As propostas para a diplomação em doutorado em farmácia de seis anos, visando elevar o padrão profissional em farmácia, ganharam interesse em alguns lugares, e o primeiro desses programas foi iniciado na University of Southern California em 1950. Porém, como um todo, os educadores da área comprometeram-se com o processo e escolheram um bacharelado de cinco anos em farmácia como o diploma padrão a partir de 1960. No entanto, o currículo de farmácia continuou a enfatizar as ciências físicas que se encontram subjacentes à feitura dos medicamentos, ignorando o fato de que a manipulação estava desaparecendo da prática farmacêutica norte-americana.

Por causa do grande crescimento do número de prescrições, os farmacêuticos de comunidade dos anos 50 e 60 do século XX saíram das fontes de refrigerantes e balcões de charutos, para praticar a farmácia quase por tempo integral. Por outro lado, com base na sua formação educacional, eles faziam pouco mais do que aviar prescrições rotineiramente — passando um pequeno número de unidades de dosagem de um frasco grande para um menor, adequadamente rotulado. Apesar da responsabilidade adicional de distribuir as centenas de medicamentos novos e potentes que entravam no mercado, os farmacêuticos tinham pouca oportunidade de usar os seus quatro, cinco ou seis anos de educação superior. A participação restrita do farmacêutico é exemplificada na seguinte assertiva do Código de Ética da APhA, que esteve em vigor desde sua adoção em 1952 até sua revisão em 1969: "O farmacêutico não discute os efeitos terapêuticos ou a composição de uma prescrição com um paciente; quando essas perguntas forem feitas, ele deverá sugerir que o profissional qualificado (ou seja, o médico ou o dentista) é a pessoa adequada, com a qual tais assuntos devem ser discutidos."

Em 1969, a APhA melhorou seu código de ética em face das grandes alterações que ocorriam na farmácia. Em vez de condescender com os médicos, a APhA colocou esta afirmação na primeira seção do seu Código: "O farmacêutico deve ter a saúde e a segurança dos seus pacientes em primeira consideração; deve dedicar a cada paciente toda a sua capacidade como profissional de saúde essencial." Esta forte reversão resultou de nova idéia que empolgou a farmácia desde os meados de 1960 até o final dessa década, denominada fármácia clínica.

O SURGIMENTO DA FARMÁCIA CLÍNICA

O conceito de *farmácia clínica* surgiu de uma combinação de fatores, como o desenvolvimento da subdisciplina da farmácia hospitalar desde os anos 20 do século XX, o crescimento da farmacologia clínica a partir dos anos 40 do referido século, programas de ensino inovadores e o declínio da instrução de farmacologia nas escolas médicas. Até certo ponto, a farmácia assumiu um aspecto de cuidados médicos que tinha sido parcialmente abandonado pelos médicos. Sobrecarregados pela grande quantidade de pacientes e a explosão de drogas novas, os médicos passaram, mais e mais, a recorrer aos farmacêuticos à procura de informação sobre drogas, especialmente nos ambientes institucionais.

No entanto, sob o ponto de vista histórico, a expansão do papel da farmácia, a ponto de incluir a instrução do paciente sobre o uso adequado da droga, parece uma extensão lógica do papel do farmacêutico como fabricante de instrumentos. Além disso, a prática da farmácia clínica une o conhecimento profissional e o conhecimento leigo da ação da droga. Durante o século XIX, a ciência médica ultrapassou a compreensão do público acerca da fisiologia e doença. O conceito de como o instrumento da medicina funciona, uma vez compartilhado tanto pelo médico quanto pelo paciente, havia sido perdido. A confiança do público nos profissionais médicos subseqüentemente diminuiu. Conforme pesquisas recentes demonstram, os farmacêuticos, compartilhando idéias acerca do mecanismo de ação dos medicamentos, tornaram-se os profissionais em que a sociedade norte-americana mais confia.

Além das recentes inovações no relacionamento entre o farmacêutico e o paciente, várias outras alterações notáveis ocorreram dentro da farmácia norte-americana, as quais passaram relativamente despercebidas pelo público. Aparentemente, a prática de farmácia atualmente difere pouco quanto ao aspecto daquela de 50 anos atrás. Uma pessoa entrega um pedaço de papel recebido de um médico e destinado a um farmacêutico, o qual, então, retira-se para uma área de trabalho e surge depois com um frasco de medicamento. Porém, ao exame mais próximo, as mudanças parecem revolucionárias. Por exemplo, as mulheres, as quais contribuíam apenas com 4% da profissão em 1950, passaram a entrar no referido campo de forma muito rápida, constituindo 40% da força de trabalho farmacêutico até o ano 2000, e serão a maioria logo depois.

Os farmacêuticos, tradicionalmente conservadores em face da inovação tecnológica, adaptaram a tecnologia do computador ao seu trabalho tão rapidamente quanto qualquer outra profissão no final do século XX. A prática institucional, já encarada como o degrau mais baixo da escada profissional, tornou-se a área de trabalho de escolha para os graduados durante os anos 70 e 80 do século XX, um período de crescimento sem precedentes. Logo quando a divisão do trabalho abriu um nicho para farmacêuticos no início do século XIX, as especialidades farmacêuticas, como a radiofarmácia, farmacoterapia clínica e prática de suporte nutricional, demonstraram a maturidade da profissão farmacêutica norte-americana. Relegados ao contar e pingar, os farmacêuticos atualmente encabeçam os estudos institucionais de utilização das drogas e trabalham como consultores para todos os tipos de instalações de cuidados da saúde. Uma comparação entre a Parte I deste texto, da atual edição, com as edições anteriores, revela a expansão sem precedentes das oportunidades para os farmacêuticos em tempos recentes.

O FUTURO

É muito cedo para os historiadores julgarem a influência, a longo prazo, da mudança na orientação do produto da prática farmacêutica prévia em relação à orientação de informação para o paciente quanto à droga da farmácia clínica. Tal mudança colocou a profissão em encruzilhadas importantes. Deve a farmácia continuar seu caminho atual de oferecer informações e aconselhamento sobre drogas aos pacientes, ou deve direcionar-se para a responsabilidade profissional total quanto ao uso adequado de medicamentos, conceito comumente denominado "cuidado farmacêutico"? O movimento da farmácia clínica dos anos 60, 70 e 80 do século XX colocou a profissão na posição de tomar esta decisão. As regulações governamentais, como as ligadas ao Omnibus Budget Reconciliation Act de 1990 (OBRA 90), estão levando a farmácia a assumir maior responsabilidade. O OBRA 90 exige que os farmacêuticos forneçam aconselhamento aos pacientes do Medicaid, bem como participem de programas prospectivos e retrospectivos de revisão do uso de drogas (Drug Use Review — DUR). Por outro lado, a competição econômica, oriunda de farmácias cujos pedidos são feitos por correio, e as políticas restritivas dos fornecedores de cuidados gerenciados podem forçar a profissão a encolher e reduzir a participação do farmacêutico nos cuidados de saúde. Somente o tempo dirá se a profissão farmacêutica, freqüentemente dividida e divisora, irá se unir contra as forças regressivas e continuar seu progresso para maior responsabilidade social relacionada à antiga ferramenta que denominamos medicamentos.

A HISTÓRIA COMO UMA DISCIPLINA

Assim como os outros campos da farmácia descritos neste livro-texto, a história da farmácia é uma disciplina distinta que produz um corpo de pesquisa. A seguinte bibliografia e cronologia, atualizadas levemente das edições anteriores, por Glenn Sonnedecker, é dirigida aos interessados em pesquisar algum aspecto específico da história farmacêutica. Os leitores interessados em aprender mais sobre os dados importantes da história da farmácia norte-americana devem consultar *RPS-13*, página 20. Orientação adicional pode ser obtida do American Institute of the History of Pharmacy, University of Wisconsin at Madison, 425 N Charter Street, Madison, WI 53706.

NOTAS BIBLIOGRÁFICAS

Além de reconhecer as fontes sobre as quais o ensaio histórico de linhas atrás se baseia, estas referências sugerem leituras e materiais de referência complementares. As publicações em língua inglesa são citadas, a menos que não haja contraparte aproximada de publicação em língua estrangeira. Para os que tenham interesses históricos mais aprofundados, as bibliografias em algumas das publicações mencionadas podem levar à literatura mais especializada e, com freqüência, mais completa.

O livro com o escopo mais abrangente em inglês é o *Kremers and Urdang's History of Pharmacy*, revisto por Glenn Sonnedecker (Philadelphia: Lippincott, 1976); veja o glossário, apêndice 6 bem como as observações e referências para material bibliográfico. O de Hermann Schelenz, *Geschichte der Pharmazie* (Berlin: J. Springer, 1904; republicado por Hildesheim: Gg Olms, 1965) é um trabalho de referência monumental; embora esteja ultrapassado em muitos detalhes, documenta ricamente a literatura inicial. O livro de Erwin H. Ackerknecht, *Therapeutics from the Primitives to the 20th Century* (New York: Hafner [1973]; edição alemã, 1970) oferece uma visão geral. Uma outra visão geral é proporcionada pelo livro de Ronald D Mann, *Modern Drug Use: An Enquiry on Historical Principles* (Lancaster; Boston: MTP Press, 1984). Veja, também, GJ Higby e EC Stroud, editores, *The Inside Story of Medicines: A Symposium* (Madison, WI: American Institute of the History of Pharmacy, 1997). Uma síntese valiosa é a de John Parascandola, "A Brief History of Drug Use", em *Perspectives on Medicines in Society*, Albert I Wertheimer e P Bush, editores (Drug Intell, 1977). Para ilustrações, veja, particularmente, W-H Hein e DA Wittop Koning, *Bildkatalog zur Geschichte der Pharmazie* (ns Bd 33), *Veröffentlichungen der Internationalen Gesellschaft fur Geschichte der Pharmazie* (Stuttgart, 1969). Para uma pesquisa excelente com dezenas de imagens históricas boas, veja DL Cowen e WH Helfand, *Pharmacy: An Illustrated History* (New York: Abrams, 1990).

Alguns guias gerais para a literatura histórica são o GJ Higby e EC Stroud, editores, *The History of Pharmacy: A Selected, Annotated Bibliography* (New York: Garland, 1995); de Glenn Sonnedecker, JH Hoch, e Wolfgang Schneider, *Some Pharmaco-Historical Guidelines to the Literature* (Madison, WI: American Institute of the History of Pharmacy, 1959; reimpresso de *Am J Pharm Educ* 1959; 23: 143); *Index-Catalogue of the Library of the Surgeon-General's Office* (Washington, DC; US Army, 4 series, 1880-1936); de E-H Guitard, *Manuel d'histoire de la litérature pharmaceutique* (Paris, 1942); *Bibliography of the History of Medicine* (Bethesda, MD: National Library of Medicine, USPHS, No. 1, 1965, *et seq.*; anuário que inclui a farmácia); *Current Work in the History of Medicine*, publicação trimestral da Wellcome Historical Medical Library, London, desde 1954 (inclui a farmácia internacionalmente), mais recentemente comparada em 1986; *Bibliography of the History of Medicine of the United States and Canada*, publicada anualmente, 1939-1966, no *Bulletin of the History of Medicine*, que inclui uma seção sobre farmácia; E-H Guitard, *Index des travaux d'histoire de la pharmacie de 1913 à 1963* (Paris: Société d'Histoire de la Pharmacie [1968]; "Pharmazie Geschichtliche Rundschau", GE Dann, editor GE, volume 1 (1954-1957, *et seq.*) são resumos históricos, um suplemento periódico do *Pharmazeutische Zeitung;* de Glenn Sonnedecker e Alex Berman, *Some Bibliographic Aids for Historical Writers in Pharmacy* (Madison, WI: American Institute of the History of Pharmacy, 1958); e de David L Cowen, *America's Pre-Pharmacopeial Literature* (Madison, WI: American Institute of the History of Pharmacy, 1961). De Nydia M King's *A Selection of Primary Sources for the History of Pharmacy in the United States* (Madison, WI: American Institute of the History of Pharmacy, 1987), descreve, em detalhes, 89 palavras-chave que documentam a farmácia norte-americana desde 1720 até 1940 (microfichas ou cópias fotoduplicadas de 85 dos 89 trabalhos são disponíveis na University Microfilms International of Ann Arbor, MI). Para os aspectos científicos da farmácia, veja *ISIS Cumulative Bibliography* (London: Mansell, 1971) e suas continuações, que incluem a farmácia. Recursos úteis na World Wide Web são HISTLINE da National Library of Medicine (http://igm. nlm.nih.gov/) e a Pharmaziehistorischen Biblographie ou PhB (http://www.ubka.uni-karlsruhe.de/pharm/phb.html). Algumas informações gerais sobre a história da farmácia podem ser obtidas do *website* do American Institute of the History of Pharmacy (http://www.aihp.org).

Sobre a antigüidade: O trabalho mais definitivo de escopo geral sobre o Egito foi realizado por Frans Jonckheere, *Le'Preparateur de Remèdes' dans l'organisation de la pharmacie égyptienne* (Veroffentlichung Nr. 29; Berlin: Deutsche Akademie der Wissenschaften zu Berlin, Institut fur Orientforschung, 1955; Sonderdruck aus "Aegyptologische Studien..."). O livro de CD Leake, *The Old Egyptian Medical Papyri* (Lawrence: University of Kansas Press, 1952) oferece uma visão geral dos documentos; para uma impressão de primeira mão do papiro mais importante farmaceuticamente, veja a tradução de Bendix Ebbell's, *The Papyrus Ebers: The Greatest Egyptian Medical Document* (Copenhagen: Levin & Munksgaard; London: H. Milford, Oxford University Press, 1937). De Henry Sigerist, *A History of Medicine, Vol. 1: Primitive and Archaic Medicine* (New York: Oxford University Press, 1951-1961) é a melhor pesquisa geral. Veja, também, J. Worth Estes, *The Medical Skills of Ancient Egypt* (Canton, MA: Science History/USA, 1989) e, de Lise Manniche, *An Ancient Egyptian Herbal* (Austin: University of Texas Press, 1989). Sobre a Mesopotâmia, um excelente livro de profundidade relevante para a farmácia é o *Chemistry and Chemical Technology in Ancient Mesopotamia,* de Martin Levey's (Amsterdam; New York: Elsevier, 1959); sobre a Assíria, veja as monografias feitas por Reginald C Thompson. A melhor revisão socioistórica em inglês é a de Henry E Sigerist, *A History of Medicine, Vol.II: Early Greek, Hindu and Persian Medicine* (New York: Oxford University Press, 1961); trabalhos mais específicos sobre a farmácia são os de J Berendes, *Die Pharmacie bei den alten Culturvolkern, 2* vols. (Halle aS, 1891), e Alfred Schmidt, *Drogen und Drogenhandel im Altertum* (Leipzig: JA Barth, 1924). Os tratados de Hipócrates foram traduzidos para o inglês por WHS Jones e ET Withington, *Hippocrates,* 4 vols. (London, 1923-1931); uma compilação sobre as drogas hipocráticas foi publicada por Johann H Dierbach, *Die Arzneimittel des Hippokrates...* (Heidelberg, 1824). Para trabalhos acadêmicos modernos a partir de um ponto de vista diferente, veja, de Jerry Stannard, "Hippocratic Pharmacology" *(Bull Hist Med* 1961; 35: 497); veja, também, seu artigo "Materia Medica and Philosophical Theory in Aretaeus" (*Sudhoffs Arch Gesch Med Naturw* 1964; 48: 27). A base do conhecimento ocidental sobre drogas, a Materia Medica de Dioscórides, é reinterpretada por John Riddle em *Dioscorides on Pharmacy and Medicine* (Austin: University of Texas Press, 1985). As pessoas interessadas em textos do período antigo devem pesquisar em "Texts and Sources in Ancient Pharmacy", escrito por John Scarborough (*Pharm Hist* 1987; 29: 81, 133). Comerciantes de drogas comuns são discutidos por Vivian Nutton, "The Drug Trade in Antiquity" (*J Roy Soc Med* 1985; 78:138). Sobre a medicina em templo grego, veja em Ch Kerenyi, *Le Medecin Divin* (Basle, 1948), e EJ Edelstein e L Edelstein, *Asclepius, a Collection and Interpretation of the Testimonies, 2* vols. (Baltimore, 1945; reimpresso em New York: Arno Press, 1975).

Sobre a Idade Média: Para uma pesquisa geral do *Islã medieval* e sua influência, veja Lucien Leclerc, *Histoire de la Médecine Arabe,* 2 vols. (Paris: E Leroux, 1876); veja, também, Donald Campbell, *Arabian Medicine and Its Influence on the Middle Ages,* 2 vols. (London: K. Paul, Trench, Trubner, 1926), e Cyril Elgood, *A Medical History of Persia and the Eastern Caliphate from the Earliest Times until the Year A.D., 1932* (Cambridge, England: Cambridge University Press, 1951). Muita coisa foi traduzida da matéria médica árabe ou escrita sobre ela, bem como terapia com drogas, e o principal artigo é o de Sami K Hamarneh, *Bibliography on Medicine and Pharmacy in Medieval Islam* (Stuttgart: Wissenschaftliche Verlagsgesellschaft, 1964), uma parte da série Internationale Gesellschaft für Geschichte der Pharmazie. Entre outras publicações de Hamarneh, veja especialmente *Origins of Pharmacy and Therapy in the Near East* (Tokyo: Naito Foundation, 1973); também de grande interesse geral é a obra "The Rise of Professional Pharmacy in Islam" (*Med Hist* 1962; 6: 59). Para uma visão detalhada da Espanha no século X (com uma bibliografia útil), veja, de SK Hamarneh e G Sonnedecker, *A Pharmaceutical View of Abulcasis al-Zahrawi in Moorish Spain* (Leiden: EJ Brill, 1963).Trabalhos importantes, realizados por Max Meyerhof, incluem vários sobre matéria médica, como sua monografia *The Abridged Version of "The Book of Simple Drugs" of Ahmad ibn Muhammad al-Ghâfiqî* (Publication no 4, Cairo: The Egyptian University Faculty of Medicine/Government Press, 1932), sobre al-Beruni no *Studien zur Geschichte des Naturwissenschaften und der Medizin*, vol. 3 (Berlin, 1943, pp. 159-208); e seus quatro artigos na Ciba Symposia (vol. 6, n.ºs 5 e 6, 1944). Veja, também, os escritos de Martin Levey, como *The Medical Formulary, or Agrabadhin of al-Kindi* (Madison: University of Wisconsin Press, 1966).

Para a *Europa medieval*, um volume ainda não ultrapassado (embora desatualizado nos detalhes) é o de George F Fort, *Medical Economy During the Middle Ages* (New York, 1883; reimpresso em New York: AM Kelley, 1970); veja, também, de David Riesman, *The Story of Medicine in the Middle Ages* (New York: PB Hoeber, 1935). Um guia com comentários valiosos foi escrito por Henry E Sigerist, "The Latin Medical Literature of the Early Middle Ages" (*J Hist Med* 1958; 13: 127). Quatro trabalhos contidos no *Symposium on Byzantine Medicine* (Washington, DC: Dumbarton Oaks Research Library and Collection, 1985), editados por John Scarborough, relacionam-se com a história da farmácia. Trabalhos de interesse mais especificamente farmacêutico devem incluir o estudo definitivo sobre os editos farmacomédicos renomados no Kingdom of the Two Sicíles, escrito por Wolfgang-Hagen Hein e Kurt Sappert, *Die Medizinalordnung Friedrichs II. Eine pharmaziehistorische Studie* (Eutin: Internationale Gesellschaft für Geschichte der Pharmazie, 1957). Na literatura periódica, observe particularmente os escritos de Alfons Lutz, como "Der verschollene frühsalernitanische Antidotarius magnus..." e sua rica bibliografia (nova série, vol. 16; Stuttgart: Veröffentlichungen der Internationalen Gesellschaft für Geschichte der Pharmazie, 1960, pp. 97-133); veja, também, os trabalhos de Rudolf Schmitz, como "...Apothekerstandes im Hoch und Spät-Mittelalter" (vol. 13; Stuttgart: Veröffentlichungen der Internationalen Gesellschaft für Geschichte der Pharmazie, 1958, pp. 157-165) e "Ueber deutsche mittelalterliche Quellen zur Geschichte von Pharmazie und Medizin" (*Deut Apotheker-Ztg* 1960; 100: 980). Os estudos em língua inglesa de valor e clareza incomuns incluem artigos escritos por GE Trease, como o "The Spicers and Apothecaries of the Royal Household in the Reigns of Henry III, Edward I and Edward II" (*Nottingham Mediaeval Studies* 1959; 3:19, resumido em *Pharm J*, 4 April 1949, pp. 246-248). Um trabalho espetacularmente útil é o de Irmã Mary Francis Xavier [Welhoefer], "Statutes of the Guild of Physicians, Apothecaries and Merchants in Florence (1313-1316): A Brief Commentary, with an Introduction and Translation" (dissertação de PhD não-publicada, University of Wisconsin, 1935), embora seja antiquado em muitos detalhes. Sobre a matéria médica européia medieval, veja Henry E Sigerist, "Materia Medica in the Middle Ages" (*Bull Hist Med* 1939; 7: 417), e seu "Studien und Texte zur frühmittelalterlichen Rezeptliteratur" (vol. 13; Leipzig: Studien zur Geschiche der Medizin, 1923, pp. 187ff). Provavelmente, o primeiro livro-texto e manual do farmacêutico foi traduzido para o alemão por Leo Zimmermann, *Saladini de Asculo... Compendium Aromatariorum* (Leipzig, 1919); para uma tradução hebraica, veja Suessmann Muntner, editor, *Sefer ha-rokhim* (Tel-Aviv: np, 1953).

Sobre a Europa Moderna: Para uma visão geral médica confiável e concisa, veja Erwin Ackerknecht, *A Short History of Medicine* (New York: Ronald Press, 1955); para referências detalhadas, complemente esse material com o livro de Fielding H Garrison, *An Introduction to the History of Medicine*, 4.ª ed. (Philadelphia; London: WB Saunders, 1929; republicado em 1960), observando especialmente os ensaios bibliográficos do Apêndice III. Alguns volumes internacionais de pesquisa em farmácia, com referência particular para o período moderno, estão relacionados no livro de Sonnedecker and Berman, *Some Bibliographic Aids for Historical Writers in Pharmacy* (Madison, WI: American Institute of the History of Pharmacy, 1958). Nesse ínterim, foi preenchida uma lacuna por Leslie G Matthews, *History of Pharmacy in Britain* (Edinburgh and London: E & S Livingstone, 1962), e por Cecil Wall, HC Cameron e EA Underwood, *A History of the Worshipful Society of Apothecaries of London, Vol. I: 1617-1815* (London: Oxford University Press, 1963). Ainda não existe uma história atualizada e abrangente que trate da farmácia européia; as bibliografias, como as citadas na seção anterior sobre as orientações gerais de literatura, oferece livros e monografias a partir de pontos de vista nacionais e de tópicos em especial. Para um exemplo de tópico especializado, veja Richard Palmer, "Pharmacy in the Republic of Venice" em *The Medical Renaissance of the Sixteenth Century*, A Wear, editor (New York: Cambridge University Press, 1985); veja, também, de R Pötzsch, editor, *The Pharmacy: Windows on History* (Roche, 1996). Especialmente ricas em história européia são as publicações, de 1927 até a presente data, da "International Society for the History of Pharmacy"; uma chave parcial foi publicada por Herbert Hugel, Die "Veröffentlichungen der Internationalen Gesellschaft fur Geschichte der Pharmazie 1953-1956: Eine Bibliographie" (nova série Bd 29; Stuttgart: Veröffentlichungen der Internationalen Gesellschaft für Geschichte der Pharmazie, 1967).

Sobre os Estados Unidos: O volume padrão em inglês *Kremers and Urdang's History of Pharmacy*, revisto por Glenn Sonnedecker (Philadelphia: Lippincott, 1976), dedica aproximadamente dois terços do texto principal aos Estados Unidos, e suas bibliografias abrem ampla variação de outras fontes norte-americanas de literatura. Notáveis são os números de aniversário de *Druggists Circular* (vol. 51, January 1907) e *Pharmaceutical Era* (vol. 16, n.º 27, 31 December 1896). Veja, também, de Glenn Sonnedecker, "Structure and Stress of American Pharmacy" (*Pharm J*, 14 April 1956, pp. 3-8). Vários aspectos diferentes da prática no século XIX são considerados por Gregory Higby em *Service to American Pharmacy: The Professional Life of William Procter, Jr* (Tuscaloosa: University of Alabama Press, 1992). Uma biografia sólida de um farmacêutico norte-americano do século XX é a escrita por James Madison, *Eli Lilly: A Life, 1885-1977* (Indianapolis: Indiana Historical Society, 1989). Uma outra biografia de valor é a de Michael A Flannery, *John Uri Lloyd: The Great American Eclectic* (Carbondale: Southern Illinois University Press, 1998). As alterações no uso e produção de drogas são exploradas por John Harley Warner em *The Therapeutic Perspective: Medical Practice Knowledge, and Identity in America, 1820-1885* (Cambridge: Harvard University Press, 1986) e John P Swann em *Academic Scientists and the Pharmaceutical Industry: Cooperative Research in Twentieth-Century America* (Baltimore: John Hopkins University Press, 1988). Veja, também, os livros de John Parascandola, *The Development of American Pharmacology: John J. Abel and the Shaping of a Discipline* (Baltimore: Johns Hopkins University Press, 1992), e Harry M Marks, *The Progress of Experiment: Science and Therapeutic Reform in the United States, 1900-1990* (Cambridge, UK; New York: Cambridge University Press, 1997). Uma bibliografia útil, ainda comercializada, é a escrita por George Griffenhagen, *Bibliography of Papers Published by the American Pharmaceutical Association that were presented before the Association's Section on Historical Pharmacy, 1904-1967* (Madison, WI: American Institute of the History of Pharmacy, nd), que inclui índice por assunto e por autor; embora enfatize a história norte-americana, de forma alguma restringe-se a ela. A seção "Farmácia", da bibliografia anual no *Bulletin of the History of Medicine,* uma vez ofereceu um guia importante para a literatura, reunido na *Bibliography of the History of Medicine of the United States and Canada, 1939-1960*, Genevieve Miller, editor (Baltimore: John Hopkins University Press, 1964). Veja, também, outras bibliografias relacionadas anteriormente nessa seção sobre orientações gerais de literatura. Também notável é a seção "Bookshelf" da *Pharmacy in History*, periódico trimestral do American Institute of the History of Pharmacy (Madison, WI); e as seções "History and Ethics", "Sociology and Economics", e "Literature" em *International Pharmaceutical Abstracts* (Washington, DC: American Society of Hospital Pharmacists).

UMA CRONOLOGIA PARA FARMACÊUTICOS

A determinação da data de um evento envolve, com freqüência, algumas incertezas, aproximações e questões de significado não-evidentes em um quadro conciso como o que se segue. Particularmente, as datas anteriores ao século XVIII freqüentemente não são passíveis de verificação ou são estimadas.

a. C.

2000? **Primeiro formulário** conhecido na História (sumeriano).

1500 **Papiro de Ebers**, manuscrito egípcio que aborda a farmácia e tratamento.

460 Nasce **Hipócrates**, famoso médico grego.

350 **Diocles** escreve um importante tratado sobre matéria médica.

372 Nasce **Teophrastus** (372-285), o "pai da botânica".

d. C.

50 Dioscórides escreve um livro importante sobre matéria médica.

130 Nasce **Galeno**, médico romano que fez experiências com drogas manipuladas.

303 **Cosme e Damião**, santos patronos da farmácia e da medicina, são martirizados.

857 Morre **Johann Mesue Senior** (777-857), médico árabe.

925 Morre **Rhazes** (865-925), médico persa.

1035 Morre **Avicena** (980-1035), médico e filósofo.

1178 **Os farmacêuticos são mencionados em registros franceses.**

1180 O **Guild of Pepperers** [Corporação dos Mercadores de Pimenta] já está ativo em Londres.

1225 **Lojas de boticários** são estabelecidas em Colônia.

1297 **Guild of Pharmacists** [Corporação dos Farmacêuticos] é organizada em Brugue (Países Baixos).

1345 **As lojas de boticários** são estabelecidas em Londres.

1348 **A morte negra** (peste bubônica) assola a Europa.

1480 **A lei do veneno** é promulgada por James I da Escócia.

1499 **A farmacopéia** da corporação é publicada em Florença, Itália.

1529 **Paracelso** (1493-1541) publica seu primeiro tratado.

1546 **A Farmacopéia de Nuremberg** (dispensatório de Valerius Cordus) é talvez a primeira a se tornar "oficial".

1589 **Galileu Galilei** demonstra a lei dos corpos em queda.

1604 **Louis Hébert** torna-se o primeiro farmacêutico a se estabelecer na América do Norte.

1617 **A Sociedade dos Boticários** é organizada em Londres.

1618 **A primeira farmacopéia de Londres** é publicada.

1628 **Os peregrinos** estabelecem-se em Plymouth, Massachusetts.

1628 **William Harvey** publica seu livro sobre **circulação do corpo.**

1646 **William Davis** administra uma loja de boticário, possivelmente uma das primeiras da América (Boston).

1665 **Sir Isaac Newton** descreve a lei da gravidade.

1680 **Antonie van Leeuwenhoek** descobre as plantas **leveduriformes.**

1703 **Os boticários ingleses são autorizados a prescrever** bem como a manipular e fornecer medicamentos.

1715 **Os Jardins Botânicos de Bartram** são estabelecidos na Filadélfia.

1718 **E-Fr Geoffroy**, farmacêutico francês, estabelece a primeira tabulação de relações entre as substâncias químicas.

1736 **A primeira lei relacionada à farmácia** na América do Norte é promulgada na Virgínia.

1752 **A primeira farmácia hospitalar** na América do Norte é estabelecida no Pennsylvania Hospital, na Filadélfia; Jonathan Roberts é o boticário.

1762 **Antoine Baumé** publica seu *Élémens de pharmacie* na França.

1765 **John Morgan**, pioneiro da educação acadêmica médica nos Estados Unidos, defende a **redação de prescrições** nos EUA.

1773 **Karl Wilhelm Scheele isola o oxigênio** em cerca de 1773; **Joseph Priestley** isola, de forma independente, o oxigênio em 1774.

1774 **Scheele** descobre o **cloro.**

1776 **A Declaração da Independência** é escrita, e o cargo de boticário geral é criado para o Exército Continental. **Christopher Marshall**, famoso farmacêutico norte-americano, fabrica medicamentos para os soldados feridos.

1777 **O Collège de Pharmacie** é estabelecido em Paris.

1783 **Pilâtre de Rozier**, um farmacêutico, faz o **primeiro vôo humano** em um balão acompanhado pelo marquês de Arlandes.

1785 **William Withering** publica seu tratado sobre **digital. Thomas Fowler** introduz a **solução de Fowler** (solução de arsenito de potássio).

1787 **O *ergot*** é introduzido na obstetrícia por **Paullitzsky.**

1790 **É aprovada a primeira lei norte-americana sobre patentes.** Elisha Perkins obtém a primeira patente médica em 1796.

1793 **A epidemia de febre amarela** assola a Filadélfia. **Trommsdorff** funda o *Journal der Pharmacie,* o **primeiro periódico profissional-científico dedicado à farmácia.**

1798 **Edward Jenner** publica seu trabalho sobre **vacinação.**

1805 O farmacêutico alemão **Friedrich Sertürner** relata o isolamento da **morfina.**

1809 O ***Journal de Pharmacie et de Chimie*** é fundado; inicialmente é publicado como *Bulletin de Pharmacie.*

1811 **Bernard Courtois**, um farmacêutico francês, descobre o **iodo.**

1818 Os químicos-farmacêuticos franceses **Joseph Caventou** e **Pierre Pelletier** isolam a **estricnina.**

1820 **Pelletier** e **Caventou** isolam a **quinina. A primeira edição da *United States Pharmacopoeia*** é publicada.

1821 O **Philadelphia College of Pharmacy** é fundado como a primeira associação local e primeira escola de farmácia nos Estados Unidos.

1823 **O Massachusetts College of Pharmacy** é fundado.

1825 **O primeiro periódico profissional norte-americano sobre farmácia é publicado**: *American Journal of Pharmacy.*

1826 **Antoine Balard,** farmacêutico francês, descobre o **bromo. Hennel** sintetiza o **álcool etílico.**

1828 **Friedrich Wöhler** sintetiza a **uréia**, fazendo, dessa forma, a ponte entre a química orgânica e a inorgânica.

1829 O **New York College of Pharmacy** é fundado.

1831 **O clorofórmio** é preparado independentemente por **Justus von Liebig** e **Eugene Soubeiran.**

1832 **Pierre Robiquet**, farmacêutico francês, isola a **codeína.**

1834 **Friedlieb Ferdinand Runge,** farmacêutico alemão, prepara o **ácido carbólico** e a **anilina.**

1842 **Crawford Long** realiza a primeira **operação utilizando anestesia com o éter.**

1843 **Oliver Wendell Holmes** afirma que a febre puerperal é contagiosa.

1848 **O primeiro código norte-americano de ética farmacêutica** é preparado pelo Philadelphia College of Pharmacy. **A primeira lei de importação de drogas** é promulgada pelo Congresso, para evitar adulterações.

1852 A **American Pharmaceutical Association** é fundada como a primeira organização nacional. **Charles Darwin** publica *A Origem das Espécies.*

1865 A **Primeira Conferência Farmacêutica Internacional** é realizada em Brunswick, Alemanha.

1868 **A Universidade de Michigan** cria o curso de farmácia, que terá profunda influência na modernização da educação acadêmica farmacêutica norte-americana.

1883 **A First National Retail Druggists Association** é fundada.

1888 É publicado o **Primeiro Formulário Nacional** pela American Pharmaceutical Association.

1890 **Emil von Behring** e **Shibasaburo Kitasato** introduzem o **tratamento com soro.**

1893 **Felix Hoffmann** e **Arthur Eichengrün** descobrem a **aspirina.**

1895 **Wilhelm Roentgen** descobre os **raios x.**

1898 **Marie** e **Pierre Curie** descobrem o **rádio.** É fundada a **National Association of Retail Druggists** nos Estados Unidos.

1899 **Walter Reed** prova que os mosquitos transmitem a **febre amarela.**

1900 **A American Association of Colleges of Pharmacy** é fundada.

1902 **A First International Pharmacopeial Conference** é realizada em Bruxelas, Bélgica. O **Primeiro PhD dos Estados Unidos,** supervisionado, em farmácia é oferecido na University of Wisconsin.

1906 **A lei federal Pure Food and Drugs Act** é promulgada nos Estados Unidos.

1910 **Paul Ehrlich** e **Sahachiro Hata** introduzem a **arsfenamina** (também conhecida como Salvarsan ou "606") em um amplo experimento clínico para o tratamento da sífilis.

1912 **First Assembly of International Pharmaceutical Federation** (The Hague, Netherlands).

1922 ***Sir* Frederick Banting** e **Charles Best** isolam a **insulina.**

1928 ***Sir* Alexander Fleming** descobre a **penicilina**, o primeiro antibiótico.

1935 **Gerhard Domagk** introduz o **prontosil**, a primeira droga à base de sulfa.

1937 O ***American Journal of Pharmaceutical Education*** é fundado, constituindo o primeiro periódico dedicado à educação farmacêutica.

1938 A **Comissão da Liga das Nações sobre Padrões Farmacêuticos Internacionais** organiza conferências.

1940 **Howard Florey** e **Ernst Chain** realizam os **primeiros experimentos clínicos com penicilina.**

1942 A **American Society of Hospital Pharmacists** é fundada.

1944 É anunciada a atividade antibiótica da **estreptomicina.**

1945 A **energia atômica** é liberada para uso na guerra e na medicina.

1947 O **Medical Service Corps** é criado no exército norte-americano, e a farmácia é representada por um grupo especial de oficiais de patente.

1948 **Primeiro Congresso Pan-americano de Farmácia e Bioquímica.**

1949 A **cortisona** e o **ACTH** são introduzidos para a artrite reumática. Influência para a mudança iniciada por análise e reformas sugeridas a partir da Pesquisa Farmacêutica (EUA).

1951 **First International Pharmacopoeia** da World Health Organization.

1952 A **clorpromazina** é introduzida na psiquiatria, abrindo dessa forma, o campo da psicofarmacologia.

1955 A **vacina contra a poliomielite de Salk** é liberada para uso geral.

1959 São introduzidas **modificações sintéticas na penicilina natural.** A **American Society of Pharmacognosy** [Sociedade Americana de Farmacognósia] é fundada.

1962 Emendas importantes ao **US Food, Drug, and Cosmetic Act.**

1973 Decisão da Suprema Corte norte-americana (n.º 72-1176) estabelece que os estados podem exigir a **propriedade-controle de farmácias** por farmacêuticos licenciados.

1975 Programa de **padronização oficial de drogas** é unificado por meio da Farmacopéia Americana, absorvendo o National Formulary. Relatório realizado pela Study Commission on Pharmacy (AACP) estimula a tendência à **função de aconselhamento** e informações sobre drogas dos farmacêuticos.

1977 Os experimentos clínicos sobre **adenina arabinosídeo** contra o herpes abrem perspectivas de **controle das doenças virais.**

1979 O **American College of Clinical Pharmacy** é fundado.

1982 A **certificação de especialidade** começa na farmácia norte-americana com a certificação, pelo conselho, de 63 farmacêuticos no campo da farmácia nuclear.

1986 A **American Association of Pharmaceutical Scientists** é fundada.

1989 O **American Council on Pharmaceutical Education** (ACPE) anuncia sua intenção de desenvolver padrões de credenciamento apenas para os programas de **Doutorado em Farmácia.**

1990 A Omnibus Budget Reconciliation Act (OBRA) determina que os **farmacêuticos orientem os pacientes do Medicaid** (em vigor desde 1993).

1997 A **National Association of Boards of Pharmacy** (NABP) propõe **testes regulares de competência** para farmacêuticos.

CAPÍTULO 3

Ética e Profissionalismo

Michael Montagne, PhD
Rumbolt Professor of Pharmacy
Division of Pharmaceutical Sciences
Massachusetts College of Pharmacy and Allied Health Sciences
Boston, MA 02115

Robert L McCarthy, PhD
Associate Professor of Pharmacy Administration
Massachusetts College of Pharmacy and Allied Health Sciences
Boston, MA 02115

A busca da construção sistemática de uma estrutura ética para a civilização ocidental teve início com Sócrates há mais de 2.000 anos. Sócrates abordou a ética como uma ciência, como sendo "governada por princípios de validade universal, de modo que o que fosse bom para um seria bom para todos, e o que fosse obrigação do meu vizinho seria minha obrigação também".[1] No entanto, a acolhida da abordagem de Sócrates mostrou-se difícil. Após 2.000 anos de empenho, a humanidade, universalmente, não aderiu a um princípio ético sequer.

Nenhum conjunto de princípios éticos, não importa quão cuidadosamente tenha sido levado em conta ou bem-elaborado, pode prover o profissional em si com orientação para cada decisão acerca dos clientes, colegas ou sociedade. Há pessoas que acreditam que, como cada situação é diferente, cada decisão requer a análise, em separado, dos possíveis resultados das ações diversas e a avaliação do certo e do errado. Esse ponto de vista filosófico é denominado *ética circunstancial*.

SER PROFISSIONAL

Nesta discussão, a ética profissional é utilizada apenas para denotar "a interpretação da profissão quanto à vontade da sociedade para a conduta dos membros da profissão, incrementada pelo conhecimento especial que somente esses membros possuem".[2] Em outros contextos, o termo pode ser utilizado para denotar os princípios éticos que a sociedade acredita que qualquer indivíduo que reivindique *status* profissional deve subscrever. O que se ganha com o desenvolvimento unilateral de um conjunto de princípios éticos, ou um código de ética (Fig. 3.1), realizado por uma profissão que tem a expectativa de os seus membros acatarem essas normas?

Primeiro, um código de ética torna o processo de tomada de decisão mais eficiente. Em oposição aos eticistas circunstanciais, Veatch sustenta:

> "Mesmo se os que devem solucionar os sempre crescentes dilemas éticos na medicina — incluindo os pacientes, membros da família, médicos, enfermeiros, administradores hospitalares e organizadores da política pública — tratarem de cada caso como algo totalmente novo, totalmente recente, terão perdido, talvez, o melhor modo de chegar às soluções: entender os princípios gerais da ética e enfrentar cada nova situação com uma postura ética sistemática".[3]

A prática clínica predispõe os farmacêuticos a uma abordagem circunstancial de ética através de sua ênfase sobre as diferenças individuais em resposta aos regimes terapêuticos. Entretanto, existem algumas diretrizes para adequar os tratamentos com drogas em pacientes com função renal ou hepática comprometida, desequilíbrio eletrolítico ou hormonal e outras alterações patológicas. As diretrizes terapêuticas nos dão uma oportunidade de iniciar a solução de um problema clínico. As regras de moralidade servem para o mesmo propósito:

> "Elas podem, ao menos, atuar como um modo prático, para lidar com casos fáceis. Podem, pelo menos, resumir o raciocínio ético abandonado anteriormente por outros que se depararam em situações um tanto parecidas. Podem, ao menos, servir como diretrizes para formular a opinião sobre o problema à mão".[4]

Segundo, os profissionais individualmente, em algumas ocasiões, podem necessitar de normas de procedimentos, para direcionar sua conduta profissional. Cada decisão tomada por um profissional requer a demanda de grande quantidade de informação tecnológica bem como a própria percepção individual do certo e errado. Quase indubitavelmente, todos os profissionais irão se confrontar com situações que nunca tinham considerado detalhadamente. Onde não se consegue encontrar princípios teológicos evidentes ou de ética pessoal para aplicar, pode-se lançar mão da ética profissional para orientação.

Por fim, a ética profissional estabelece um padrão de comportamento que os clientes esperam dos membros da profissão. Como um padrão compatível de comportamento é reconhecido pelos clientes, eles esperam que tal comportamento permaneça constante, e suas expectativas tornam-se parte do relacionamento que estabelecem com o profissional. Para melhor entender o papel e a necessidade da ética nas profissões, deve-se, primeiramente, olhar as características das profissões.

CARACTERÍSTICAS PROFISSIONAIS

A primeira característica de um profissional é o domínio de uma gama especializada de conhecimentos; a utilização dessa gama de conhecimentos capacita o profissional a desempenhar uma função social altamente benéfica. Todos os ofícios legítimos proporcionam algum benefício positivo à sociedade e têm por base o conhecimento especializado. As profissões são, em geral, mais úteis socialmente do que muitos outros ofícios, mas a utilidade social, apenas, não faz de um ofício uma profissão.

Uma gama de conhecimentos aplicados pode constituir-se do conhecimento de uma habilidade manual ou do conhecimento intelectual. Este último é de suma importância como um critério para as profissões. O farmacêutico não é considerado um profissional por causa da sua boa datilografia. Em vez disso, possui conhecimento profissional relevante sobre drogas e pacientes, o que lhe permite aconselhar os pacientes e os profissionais que prescrevem em relação ao tratamento com drogas, detectar as interações delas, selecionar as fontes adequadas do produto e exercer julgamento profissional.

O exercício do julgamento adequado é o elemento-chave nessa primeira característica profissional. Os serviços profissionais são tradicionalmente prestados a um indivíduo, e não

Código de Ética

American Pharmaceutical Association[16]

Preâmbulo

Os farmacêuticos são profissionais da área de saúde que ajudam os indivíduos a fazer o melhor uso de medicamentos. Este Código, preparado e apoiado por farmacêuticos, tenciona expor publicamente os princípios que formam a base fundamental dos deveres e responsabilidades dos farmacêuticos. Tais princípios, baseados nos compromissos e virtudes morais, são instituídos para orientar os farmacêuticos nos relacionamentos com os pacientes, profissionais da área de saúde e a sociedade.

I. O farmacêutico deve respeitar o relacionamento pactual entre o paciente e ele.

Considerar o relacionamento paciente-farmacêutico como um pacto significa que o farmacêutico tem obrigações morais em resposta à dádiva de confiança recebida da sociedade. Em troca dessa dádiva, o farmacêutico promete assistir os indivíduos a alcançar o benefício mais favorável dos medicamentos, comprometer-se com seu bem-estar e manter sua confiança.

II. O farmacêutico deve promover o bem de cada paciente de maneira atenciosa, compassiva e confidencial.

O farmacêutico deve colocar seu interesse em prol do bem-estar do paciente como objetivo principal do exercício profissional. Ao agir assim, o farmacêutico considera as necessidades declaradas pelo paciente bem como as definidas pela ciência da área de saúde. O farmacêutico deve dedicar-se a proteger a dignidade do paciente. Com atitude atenciosa e espírito compassivo, o farmacêutico deve concentrar-se em ser útil ao paciente de maneira privativa e confidencial.

III. O farmacêutico deve respeitar a autonomia e dignidade de cada paciente.

O farmacêutico deve promover o direito de autodeterminação e reconhecer a auto-estima do paciente, estimulando-o a participar das decisões sobre a sua saúde. Deve o farmacêutico comunicar-se com seus pacientes, de modo que possam compreendê-lo. Em todos os casos, o farmacêutico deve respeitar as diferenças pessoais e culturais dos pacientes.

IV. O farmacêutico deve agir com honestidade e integridade nos relacionamentos profissionais.

O farmacêutico tem o dever de falar a verdade e agir com convicção de consciência. Deve evitar as práticas, comportamentos ou condições de trabalho discriminatórios que prejudiquem o julgamento profissional, e ações que comprometam a dedicação aos maiores interesses dos pacientes.

V. O farmacêutico deve manter sua competência profissional.

O farmacêutico tem o dever de manter o conhecimento e as capacidades tanto em relação aos novos medicamentos, aparelhos e tecnologias que se tornam disponíveis, quanto aos avanços das informações acerca da saúde.

VI. O farmacêutico deve respeitar os valores e as capacidades dos colegas e de outros profissionais da área de saúde.

Quando apropriado, o farmacêutico deve consultar seus colegas ou outros profissionais da área de saúde ou, então, encaminhar o paciente. O farmacêutico deve reconhecer que os colegas e outros profissionais da área de saúde podem discordar das opiniões e valores que os farmacêuticos aplicam em seus cuidados com o paciente.

VII. O farmacêutico deve trabalhar para as necessidades individuais, comunitárias e da sociedade.

A principal obrigação do farmacêutico é com o paciente em si. Entretanto, as obrigações do farmacêutico podem, às vezes, ir além do indivíduo, ou seja, voltar-se para a comunidade e a sociedade. Nesses casos, o farmacêutico deve reconhecer as responsabilidades que acompanham essas obrigações e agir de acordo com elas.

VIII. O farmacêutico deve buscar justiça para a distribuição dos recursos de saúde.

Quando os recursos de saúde são alocados, o farmacêutico deve ser justo e eqüitativo, equilibrando as necessidades do paciente e da sociedade.

Fig. 3.1 Código de ética.

a um grupo. Utilizando a gama de conhecimentos especializados da profissão e as capacidades intelectuais de especialista, o profissional faz um julgamento quanto ao melhor curso de tratamento para cada indivíduo.

A segunda característica de um profissional é o conjunto de atitudes específicas que influencia sua conduta profissional. O componente básico desse conjunto de atitudes é o altruísmo, preocupação não-egoísta com o bem-estar de outrem: "O indivíduo profissional, assim o dizem, não trabalha a fim de ser pago: ele é pago para poder trabalhar. Cada decisão que toma no curso de sua carreira baseia-se no seu senso do que é certo, e não no que ele estima ser vantajoso".[5]

Os profissionais estão interessados em questões vitais à saúde ou ao bem-estar dos seus clientes. O profissional emprega conhecimento técnico altamente especializado, que o paciente ou cliente não possui. Tanto a falta de conhecimento do cliente quanto a natureza vital dos serviços profissionais fornecem ao profissional uma oportunidade de tirar proveito do cliente. As conseqüências de tal proveito são graves. O exercício adequado das profissões requer que o profissional trate das necessidades do paciente como primordiais, relegando suas próprias necessidades materiais a uma posição inferior.

A sanção social, terceira característica de um profissional, é um efeito resultante das duas características já discutidas. A consideração de um ofício como uma profissão depende, numa escala ampla, de se a sociedade o encara como tal. Um instrumento de medida de sanção social é a concessão de direitos exclusivos de exercício através do poder de licenciamento do estado.

O licenciamento não somente tenta proteger as pessoas contra os profissionais incompetentes mas também, com freqüência, cria um relacionamento de confiança entre a sociedade e os profissionais, porque dentro da esfera de atividades profissionais, o profissional exerce um poder dominante sobre os pacientes. Como explica Greenwood, "o profissional dita o que é bom ou ruim para o cliente, o qual não possui escolha, senão a de concordar com o julgamento profissional. Aqui a premissa é a de que, uma vez que o cliente carece de conhecimento teórico necessário, não tem como diagnosticar suas próprias necessidades nem discriminar entre as várias possibilidades, a fim de encontrá-las".[6]

A extensão da confiança do público constitui medida do grau de sanção social, o que é evidente na permissão, pela sociedade, do exercício do poder soberano sobre as questões profissionais. Considerando o monopólio legal inerente ao licenciamento profissional, incapacidade da sociedade de impor controles adicionais sobre a profissão sanciona, por implicação, o desempenho e a auto-regulação dela.

Assim, as profissões têm evoluído na qualidade de ofícios de *status* elevado. A relação funcional das profissões com a sociedade reforça sua posição social, e o *status* em si atua como fator de motivação no percurso de qualquer ofício que intente ser reconhecido como profissão.

Vários estudos tentaram identificar quais os ofícios que se classificam como profissões. O estudo mais importante foi realizado por Carr-Saunders e Wilson em 1933.[7] Principalmente por causa dos elementos comerciais inerentes à aplicação da farmácia moderna, o estudo não alcançou conclusão definitiva quanto ao *status* profissional dessa ciência. Estudos mais recentes produziram resultados semelhantes. Montague,[8] Smith,[9] Smith e Knapp,[10] bem como Denzin e Mettlin[11] concluíram, de modo compatível, que a farmácia encontra-se aquém do *status* profissional completo.

No entanto, pode-se dizer que todas as profissões ficam aquém de ser profissões íntegras pelo menos em alguns aspectos. A farmácia possui direito legítimo em relação a gama de conhecimentos teóricos, a crescente grau de autoridade para tomada de decisão sancionada pela sociedade e ao comprometimento das funções de prestação de serviços conforme articulado por um código de ética e por um juramento (Fig. 3.2), proferido por qualquer um que ingresse na profissão.

ÉTICA NA TOMADA DE DECISÃO

A ética da área de farmácia tem recebido muita atenção ultimamente, mas o estudo da ética, das questões éticas e dos códigos de ética tem sido, durante séculos, um componente integrante do exercício profissional nas áreas de farmácia e medicina. O primeiro código de ética para a medicina é atribuído a Hipócrates no século IV a. C. Sob muitos aspectos, o código de Hipócrates é eterno. Por exemplo, sua instrução de que nenhum médico deve "dar uma droga letal a qualquer um, se inquirido para isso, nem... fazer uma sugestão a tal efeito"[12] fornece uma perspectiva moral para a questão contemporânea do suicídio assistido.

Durante a última década mais ou menos, a atenção dada à ética da farmácia nas literaturas profissional e científica, bem como nas escolas e faculdades de farmácia mudou bastante. Somente duas das 52 escolas que responderam ao levantamento de 1980 exigiam um curso formal e em separado de ética; 32 escolas não ofereciam qualquer curso, obrigatório ou eletivo, no qual a ética fosse um elemento explícito.[13] Hoje, no entanto, muitas escolas de farmácia exigem alguma instrução em ética. Um levantamento de 1991 sobre o ensino de ética nas escolas de farmácia constatou que, "embora a quantidade de ensino de ética não tenha aumentado, há sinais animadores de que a qualidade e a profundidade da educação em ética estejam melhorando".[14]

Vários fatores surgiram como responsáveis para a maior atenção aplicada ao estudo da ética em farmácia, como a explosão da biotecnologia e o veloz aumento dos custos de prevenção na área de saúde nos Estados Unidos, dos quais as drogas constituem um componente importante.

Macro- *versus* Microssituações Éticas

As situações éticas em farmácia podem ser divididas em duas amplas categorias: macro e micro.

As *macrossituações* não são questões específicas a determinado farmacêutico, e sim as que devem ser tratadas por todos os farmacêuticos e pela sociedade em geral, tais como o aborto, suicídio assistido, engenharia genética, justificativa para o acesso aos cuidados de saúde, transplante de órgãos e fertilização *in vitro*.

As *microssituações* são as questões que podem confrontar os farmacêuticos individualmente no curso do seu exercício diário. Trata-se de questões, como a utilização dos placebos, confidencialidade do paciente (p. ex., revelar dados sobre medicações de um paciente a membros da família) e consentimento informado (p. ex., que tipo de informação, e em que quantidade, deve ser revelado a um paciente sobre determinada medicação).

Às vezes, as *macroquestões* são manifestas em *microssituações*, o que é especialmente verdadeiro em questões socialmente controversas. Por exemplo, o farmacêutico pode receber a prescrição para uma droga e saber que o objetivo é um suicídio assistido. Não somente o farmacêutico deve lidar com as questões legais envolvidas mas também com a responsabilidade ética como um profissional da área da saúde. Uma complicação adicional nessas situações é a influência das opiniões pessoais do farmacêutico na escolha do curso de ação.

Competência, Probidade e Afetividade

Qualquer investigação de ética farmacêutica deve começar com uma discussão acerca das responsabilidades morais básicas que todo profissional da área da saúde possui em relação aos seus pacientes. Berger[15] tentou descrever as características que um farmacêutico deve possuir:

1. Os farmacêuticos devem ser competentes. Devem dominar uma base de conhecimento que, no mínimo, lhes permita exercer suas funções como especialistas terapêuticos confiáveis.
2. Os farmacêuticos devem ser dignos de confiança. Os pacientes devem saber que podem buscar assistência e aconselhamento confidenciais dos seus farmacêuticos e que sua vontade será respeitada.
3. Os farmacêuticos devem cuidar dos seus pacientes e interessar-se por eles. Conforme o Código de Ética de 1995 da American Pharmaceutical Association (APhA) determina, "o farmacêutico coloca seu interesse pelo bem-estar do paciente no centro do seu exercício profissional".[16]

Juramento do Farmacêutico

American Association of Colleges of Pharmacy[40]

Neste momento, juro dedicar minha vida profissional ao serviço da humanidade através da profissão de farmácia. Considerarei o bem-estar da humanidade e o alívio do sofrimento humano como meus principais interesses. Utilizarei meu conhecimento e habilidades no melhor de minha capacidade, para servir à coletividade e aos outros profissionais da área de saúde.

Farei o melhor possível para manter-me a par dos desenvolvimentos e preservar a competência profissional na minha profissão de farmácia. Obedecerei às leis que governam a prática da profissão de farmácia e apoiarei a execução dessas leis. Manterei os mais altos padrões de conduta moral e ética. Faço estas promessas voluntariamente com total compreensão da confiança e responsabilidade com as quais tenho poderes outorgados pelo público.

Fig. 3.2 Juramento do farmacêutico.

Infelizmente, os farmacêuticos nem sempre comunicam, de modo eficaz, seu interesse pelo bem-estar dos pacientes. Com excessiva freqüência, os pacientes sentem justamente o contrário. Profissionais atarefados que não conseguem despender o tempo adequado de interação com seus pacientes pouco fazem para alterar essa percepção. Por outro lado, os farmacêuticos que despendem tempo com seus pacientes e tentam entender suas preocupações são muito mais prováveis de serem vistos como atenciosos.

Relacionamento Profissional da Área da Saúde–Paciente: Consumismo *versus* Paternalismo

Não faz muito tempo que, quando um paciente era instruído por seu médico ou farmacêutico para tomar alguma medicação, ele o fazia sem qualquer questionamento. O paternalismo médico — a crença de que o profissional da área de saúde sabia mais — foi aceita como prática padrão por muitos profissionais da área de saúde e seus pacientes. Os direitos médicos dos pacientes não foram tão amplamente reconhecidos como outros direitos que eles asseguraram, tais como o assentimento ou o processo devido. Hoje, os pacientes tornaram-se verdadeiros consumidores de cuidados médicos. Os pacientes querem, e têm esse direito, ser informados e indagados sobre seu consentimento. Para um profissional da área de saúde, fazer o contrário, além de não-profissional e não-ético, também apresenta potencial desdobramento legal.

Os pacientes também esperam uma certa escala de serviços. Da mesma forma que os vendedores de outros produtos e serviços, os profissionais da área de saúde que não são bem-sucedidos em satisfazer às demandas dos consumidores de medicina vêem-se, rapidamente, sem consumidores e, às vezes, com problemas legais.[17]

Direitos Morais *versus* Direitos Legais com Relação à Área da Saúde

Qualquer discussão sobre ética farmacêutica deve ser clara quanto ao significado do termo *direito*. Na sociedade norte-americana, freqüentemente faz-se alusão aos direitos legais dos indivíduos. Os *direitos legais* ou são fundamentalmente garantidos na Constituição dos Estados Unidos (p. ex., os direitos de se expressar e se reunir livremente), ou são supridos por leis e regulamentações promulgadas nas esferas federal, estadual e municipal. Às vezes, confundimos o que realmente são os direitos legais com nossas obrigações morais.

Os *direitos morais* são um tanto diferentes dos direitos legais. Outorgados, os direitos morais podem ser postos em vigor por leis, mas sua base não repousa na lei, e sim nos princípios éticos. Esses direitos devem incluir o direito de viver sem medo de danos bem como o direito à alimentação e moradia adequadas. Mais recentemente, os norte-americanos abraçaram a questão dos cuidados da saúde como um direito moral.

Como é de esperar, os direitos morais e os direitos legais podem ser conflitantes. Há divergências, por exemplo, sobre questões como o aborto envolverem os direitos morais ou os direitos legais.

Direitos do Paciente

Quando um paciente busca os cuidados de um farmacêutico, quais os direitos que possui? O que pode, razoavelmente, esperar dos farmacêuticos? Os pacientes podem ter a expectativa de que os farmacêuticos irão empregar seu conhecimento e experiência para tratar deles. Podem esperar que, como indivíduos autônomos, os farmacêuticos irão responder aos anseios dos pacientes acerca do seu tratamento.

O sistema de saúde norte-americano parece estar fundamentalmente baseado em assegurar os direitos dos pacientes, os quais geralmente escolhem seus próprios médicos, farmácias e hospitais. Permite-se-lhes escolher entre as múltiplas opções de tratamento, quando existem. Os pacientes devem declarar suas aprovações, através de processos de consentimento por escrito, previamente ao início dos tratamentos. Todo o anteposto pressupõe que o tratamento é disponível e que o paciente apresenta recursos financeiros para arcar com os custos. Para os pacientes que não são cobertos por seguro ou que não podem arcar com as despesas, o direito de escolher a qualidade dos tratamentos de saúde torna-se inexpressivo.

Os pacientes também têm o direito a tratamento que seja tanto seguro quanto eficaz dentro dos parâmetros dados. A questão fundamental que deve ser apresentada, antes de considerar qualquer tratamento médico ou cirúrgico para um paciente, é: O tratamento é seguro e eficaz? Esse parâmetro legal para as drogas tem estado em vigor desde a aprovação da legislação federal no começo do século XX.[18] Não somente a droga deve mostrar-se eficaz — ou seja, capaz de produzir um efeito para o qual foi administrada — como também funcionar com certo grau de segurança.

O Dever dos Profissionais da Área Médica para com seus Pacientes

Qual é a responsabilidade dos profissionais da área médica? Alguns podem argumentar que os mantenedores dos cuidados de saúde têm responsabilidade hipocrática com seus pacientes, e que esta responsabilidade se concentra exclusivamente no que é melhor para os pacientes sem consideração das conseqüências para os outros. Tal visão é apoiada pelo Código de Ética da APhA, que declara, em parte, que "o farmacêutico deve promover o bem de cada paciente de uma maneira atenciosa, compassiva e confidencial".[16]

O preferido Código parece sugerir que os farmacêuticos possuem obrigação moral de fazer tudo quanto julgam necessário no interesse dos seus pacientes. Mas o Código continua, declarando adiante: "O farmacêutico trabalha para as necessidades individuais, comunitárias e da sociedade".[16] O que vem, então, a ser a extensão do dever do farmacêutico para com seus pacientes? É de obrigação moral do farmacêutico tratar dos pacientes sem exceção?

Responsabilidade Legal *versus* Obrigação Moral

Rem Edwards fornece um exemplo de interpretação radical do juramento de Hipócrates, na medida em que afirma que os profissionais da área médica têm a obrigação de fazer o que for necessário para aliviar a dor e o sofrimento dos seus pacientes.[19] O argumento de Edwards, de todo modo laudatório, apresenta falhas graves, quando aplicado aos farmacêuticos. Todos os farmacêuticos exercem sua profissão sob restrições impostas pela lei, o que pode limitar seu *fazer o que for necessário*. Conseqüentemente, embora tenham obrigação moral com relação aos cuidados dos seus pacientes, esta obrigação é limitada pela lei.

Assim, os direitos dos pacientes e a responsabilidade do profissional podem, às vezes, entrar em conflito, não em níveis éticos, mas em níveis legais. Induzir um farmacêutico a assumir uma abordagem individualista e praticar uma ação ilegal, ainda que ética, com respeito a um paciente, apesar das conseqüências legais, é o mesmo que pedir ao farmacêutico que subjugue seus próprios interesses em relação aos do paciente.

RESPONSABILIDADE ÉTICA

Na prática tradicional de farmácia, tanto as obrigações legais dos farmacêuticos quanto as éticas eram centralizadas em garantir que a medicação adequada, conforme determinada por quem a prescreveu, fosse passada ao paciente. Os médicos, e não os farmacêuticos, eram os profissionais da área de saúde que detinham a responsabilidade final de monitorar a evolução de um paciente e garantir que o resultado desejado fosse alcançado.

No entanto, o conceito de "tratamento farmacêutico" mostra que essa responsabilidade é para ser uma obrigação compartilhada entre o profissional que prescreve as drogas e o farmacêutico.[17] De acordo com a Commission to Implement Change in Pharmaceutical Care,

> "a missão do exercício de farmácia é a de retribuir os cuidados farmacêuticos. O tratamento farmacêutico enfoca os propósitos do farmacêutico, comportamentos, comprometimentos, interesses, ética, funções, conhecimento, responsabilidades e capacidades na provisão de tratamento com drogas, objetivando alcançar resultados definitivos concernentes à melhora da qualidade de vida do paciente".[20]

O tratamento farmacêutico obriga os profissionais de farmácia a alterar seus enfoques e ampliar suas responsabilidades profissionais.

A ESTRUTURA DE VEATCH PARA A ANÁLISE ÉTICA

Robert Veatch[21] sugeriu uma estrutura para a análise ética que pode ser utilizada pelos farmacêuticos, a fim de determinar o curso ético de ação, para, então, acompanhar determinada situação. Sua abordagem de quatro passos envolve (1) a garantia do conhecimento adequado de todos os fatos pertinentes que implicam determinada situação bem como a aplicação de (2) regras morais, (3) princípios éticos e (4) teorias éticas.

Veatch sustenta que algumas situações éticas podem ser resolvidas sem a aplicação de regras morais, princípios éticos ou teorias éticas. Às vezes, um dilema ético pode ser resolvido através da simples garantia de que todos os fatos de um caso são conhecidos (passo 1). Por exemplo, a questão de romper a confidencialidade do paciente pode ser discutida se o paciente já tiver dado seu aval para permitir que o profissional da área de saúde divulgue tal informação.

Se o passo 1 não oferecer uma resposta, o profissional poderá proceder ao passo 2, a aplicação das regras morais. As regras de confidencialidade e/ou consentimento (consentimento por escrito) podem oferecer alguma orientação. Se ainda persistir algum dilema, poder-se-ão empregar os princípios éticos (passo 3), tais como a autonomia, beneficência, ausência de dolo, veracidade, fidelidade e justiça. As teorias éticas, sugere Veatch, são os juízes supremos dos dilemas éticos (passo 4).

TEORIAS ÉTICAS

Embora muitas abordagens com relação à ética (como as teorias com base na virtude e as feministas) apresentem aplicabilidade no campo biomédico, a maioria dos textos contemporâneos de biomedicina concentra-se em dois tipos proeminentes: teorias teleológicas (conseqüencialistas) e teorias deontológicas (não-conseqüencialistas).

As teorias teleológicas, como o utilitarismo, estabelecem que a probidade ou a iniqüidade de uma ação dependem das conseqüências produzidas. Conforme sugerem Beauchamp e Childress, "o conseqüencialismo é a teoria moral na qual as ações são tidas como certas ou erradas de acordo com suas conseqüências, e não a quaisquer características intrínsecas que possam apresentar, como a veracidade ou fidelidade".[22]

O utilitarismo, como uma teoria conseqüencialista, mostra que o curso de ação mais adequado é o que produza o *maior bem para o maior número*, quando as conseqüências de todas as alternativas da ação, em determinada situação, sejam consideradas.

Por outro lado, as teorias deontológicas, como a teoria ética de Kant, sustentam que a probidade e a iniqüidade de uma ação independem das ações produzidas. Conforme Beauchamp e Childress assinalam, "os deontologistas afirmam que os conceitos de obrigação e direito são independentes do conceito de benefício, e as ações corretas não são determinadas exclusivamente pela apresentação de boas conseqüências".[23] Os deontologistas sustentam que fatores, como integridade e verdade, devem ser incluídos, quando se determina a aceitabilidade ética de determinada ação.

PRINCÍPIOS ÉTICOS E REGRAS MORAIS

Os farmacêuticos têm a obrigação ética de tratar dos seus pacientes. As regras morais e os princípios éticos, melhor do que as teorias éticas, são mais prováveis de serem as *ferramentas* utilizadas pelos farmacêuticos no dia-a-dia, à medida que se deparam com situações éticas. Os princípios éticos e as regras morais fornecem orientação aos profissionais sobre quais comprometimentos estão vinculados aos cuidados dos pacientes.

Autonomia

O princípio da autonomia estabelece que não deve haver intromissão no embate de um indivíduo com sua liberdade de escolha, ação e pensamento. Conforme Beauchamp e Childress observaram, "a autonomia tem... sido utilizada para se referir a um conjunto de noções diversas, como o autocontrole, direitos de liberdade, privacidade, escolha individual, liberdade para seguir a própria vontade, motivando seu próprio comportamento e sendo a própria pessoa em si".[24]

Na prevenção da saúde, consideramos a autonomia como o direito de os indivíduos tomarem decisões acerca do que irá acontecer em seus corpos, que escolhas deverão ser feitas entre as opções concorrentes e que escolha fazer, ou não fazer, nos seus corpos. Também fazemos referências às questões de autonomia, quando nos referimos à escolha entre os mantenedores de cuidados de saúde e a escolha de recusar o tratamento médico.[25]

Há duas exceções eticamente justificáveis aos princípios de autonomia: paternalismo frágil e princípio do dano.

O conceito de paternalismo médico encontra-se em conflito direto com o princípio da autonomia. O paternalismo médico sugere que os farmacêuticos e outros profissionais da área de saúde — por causa do seu aprendizado e treinamento — conhecem o que é melhor para os seus pacientes. Como resultado, os profissionais da área de saúde crêem que se justifica anular a autonomia de um paciente. O paternalismo médico dominou a prática médica ocidental até as últimas décadas, quando a primazia dos direitos do paciente e o conceito de consumismo médico tornaram-se reconhecidos.

Uma forma de paternalismo médico, o paternalismo frágil, permite que a autonomia de um indivíduo seja violada, se o indivíduo não for ou não se mostrar independente, ou se for necessária a mínima intervenção, para determinar se o paciente é independente. Alguns afirmam que paternalismo frágil não é paternalismo: se alguém carece de capacidade para tomar uma decisão autônoma, então como essa autonomia pode ser anulada? O paternalismo frágil geralmente permanece aceito como exceção justificável ao princípio da autonomia.

O *paternalismo forte* — violação da autonomia de uma outra pessoa, porque se acredita que ela esteja tomando a decisão errada ou uma decisão que venha a causar mal a si própria — não é considerado razão eticamente justificável para se anular a autonomia do paciente. Entretanto, sob o princípio do dano, justifica-se anular a autonomia de outrem, se, no exercício dessa autonomia, o dano pode chegar a outras pessoas.

Consentimento "por Escrito"

O princípio da autonomia é um componente vital do consentimento por escrito (informado). Por exemplo, quando se requer o consentimento por escrito de um indivíduo que considera sua participação em um ensaio clínico de pesquisa, deve-se respeitar o direito desse indivíduo de tomar uma decisão autônoma. A regra do consentimento por escrito sustenta que os pacientes devem ser totalmente *informados* acerca dos *benefícios* e *riscos* da sua participação em um ensaio clínico, ao tomarem uma medicação ou serem submetidos a uma cirurgia, devendo tal revelação ser seguida por seu consentimento autônomo.

Por razões éticas e legais, o consentimento por escrito é sempre formalmente obtido em situações, como a pesquisa clínica e cirurgia, através de um formulário de consentimento por escrito. No caso da pesquisa clínica, esses documentos geralmente são rascunhados pelo pesquisador ou pelo fabricante de produtos farmacêuticos, e subseqüentemente aprovados pelo *institutional review board* (IRB) em que a pesquisa ocorrerá. O papel do IRB é discutido posteriormente neste capítulo.

O consentimento por escrito também é obtido informalmente em alguns casos. Por exemplo, sempre que um farmacêutico presta conselhos a um paciente e administra-lhe uma medicação, ocorre uma espécie de consentimento informado informal. O paciente é informado acerca dos benefícios e de quaisquer riscos da droga, decidindo, então, se aceita a medicação. O consentimento por escrito é composto de cinco elementos: participação, entendimento, voluntariedade, competência e consentimento.[25]

A *participação* indica que toda informação pertinente necessária para uma decisão informada, deve ser disponível para o paciente. O *entendimento* requer que os pacientes entendam por completo em que estão consentindo, incluindo quaisquer benefícios ou riscos. A *voluntariedade* nos diz que os pacientes que optam por participar de uma pesquisa ou concordar em tomar medicação sentem-se livres de coerção. A *competência* exige que os pacientes sejam indivíduos independentes, capazes de tomar decisões por eles mesmos. O *consentimento* mune o paciente com uma questão de decisão e é o último critério legal e moral dado em garantia de que o consentimento por escrito foi obtido.

Confidencialidade

A regra da *confidencialidade*, tal como o consentimento informado, é uma aplicação do princípio da autonomia do paciente. Quando os farmacêuticos mantêm informação particular de outros, a menos que o paciente conceda permissão para liberá-la, são obrigados a respeitar a decisão autônoma do indivíduo. Não é necessário que a confidencialidade médica seja requisitada explicitamente pelos pacientes; toda informação médica, por natureza, é geralmente considerada confidencial, a menos que o paciente conceda aprovação para a sua liberação.

Nos cuidados da saúde, às vezes não está claro quais membros da equipe da área de saúde podem ter acesso aos registros médicos confidenciais sem o expresso consentimento do paciente. Devem um farmacêutico ou um fisioterapeuta que tratam de um paciente ter o mesmo acesso aos registros médicos que o permitido ao médico do paciente ou à enfermaria hospitalar? Uma outra situação ética difícil envolve o paciente que expressa explicitamente o desejo de não ter a informação divulgada a qualquer membro da equipe da área de saúde. Por exemplo, uma paciente pode contar a um farmacêutico sobre sua decisão de alterar sua prescrição de regime terapêutico, mas pede ao farmacêutico que não revele esta informação ao seu médico.

A confidencialidade apresenta as mesmas duas exceções eticamente justificáveis que o princípio da autonomia possui, o princípio do dano e o paternalismo frágil. Como na autonomia, um farmacêutico pode contar com bases éticas, ao violar a confidencialidade de um paciente, se, ao não divulgar a informação privada, puder causar mal a outros (princípio do dano), ou quando o paciente carece de autonomia (paternalismo frágil).

Beneficência/Ausência de Dolo

A beneficência e a ausência de dolo são princípios éticos que, de certo modo, se complementam. A beneficência indica que você age de maneira a *fazer o bem* a outro. A ausência de dolo refere-se a *tomar o devido cuidado, a fim de evitar o mal.* Beauchamp e Childress comparam esses princípios relacionados:

> "O termo ausência de dolo é, às vezes, utilizado mais amplamente, para incluir a prevenção do dano e a remoção das condições prejudiciais. Entretanto, como a prevenção e a remoção requerem ações positivas, para ajudar os outros, incluímo-las sob beneficência juntamente com a provisão de benefício. O não-dolo está restrito... ao não-infligimento do mal".[26]

Fidelidade

A fidelidade requer que os farmacêuticos ajam de modo a demonstrar lealdade aos seus pacientes. Uma espécie de laço ou compromisso é estabelecido entre o profissional e o paciente. Este relacionamento profissional impõe ao farmacêutico o dever de agir no maior interesse do paciente. Os farmacêuticos têm obrigação de fidelidade para com todos os seus pacientes indiferente da extensão do relacionamento profissional. Na comunidade farmacêutica, por exemplo, os profissionais possuem a mesma obrigação de demonstrar fidelidade a um paciente ocasional do mesmo modo que demonstram a um cliente *regular*.[17]

A profundidade do relacionamento de fidelidade entre o farmacêutico e o paciente é um tópico de discussão contínua entre os eticistas farmacêuticos. As formas de fidelidade são, com freqüência, referidas como pactual e contratual. A fidelidade pactual é freqüentemente descrita como um compromisso pessoal e espiritual entre os indivíduos. São exemplos a fidelidade do casamento e a fidelidade entre um membro do clero e sua congregação. Por outro lado, a fidelidade contratual não acarreta um nível de comprometimento além do que se deve a outrem como resultado de um acordo com obrigação do seu cumprimento. Um exemplo dessa forma de fidelidade é o relacionamento que se pode ter com determinado contratante, como um encanador ou um eletricista. O que permanece em questão é onde o relacionamento farmacêutico–paciente se situa na linha entre pacto e contrato.

Veracidade

A veracidade é o princípio ético que instrui os farmacêuticos a serem honestos em sua conduta com os pacientes. Pode haver situações em que a violação da veracidade possa ser eticamente justificável (como na utilização de placebos), mas a violação deste princípio por razões não-centradas no paciente parece ser não-ética. Em um relacionamento profissional com base na fidelidade profissional, os pacientes têm o direito de esperar que seus farmacêuticos sejam sinceros em sua conduta com eles.[17]

Justiça Distributiva

A justiça distributiva refere-se à distribuição uniforme dos benefícios e deveres da sociedade entre todos os membros da sociedade norte-americana. Os norte-americanos freqüentemente pensam acerca da justiça distributiva em termos de sistema de aporte dos cuidados da saúde. Este princípio é freqüentemente utilizado como justificativa para proporcionar os serviços de saúde como um direito de todos os norte-americanos.

Embora a justiça instrua os farmacêuticos a demonstrar uma quantidade equivalente de cuidados, nem sempre proporcionam esses cuidados com igual entusiasmo a todos os pacientes. Lamentavelmente, questões como condição socioeconômica do paciente causam, com freqüência, impacto no nível e intensidade dos cuidados proporcionados pelos profissionais da área de saúde. Os pacientes do Medicaid (programa de assistência de saúde do governo dos Estados Unidos para pessoas financeiramente incapazes) são, às vezes, supridos com uma qualidade de tratamento muito inferior ao tratamento dispensado a um paciente quando cliente pagante ou que possui um bom plano de benefícios em relação aos medicamentos (*Cadillac*). Muito freqüentemente, o tratamento dado por um profissional da área de saúde é considerado em termos de gratificação pessoal para o profissional, isto é, no nível do reembolso é provável de obter. A justiça demanda que o foco se concentre nos pacientes e suas necessidades médicas, e não no impacto financeiro sobre o profissional da área da saúde.[17]

CÓDIGOS ÉTICOS

Os princípios e regras éticos que se aplicam à prática e pesquisa médicas, como a autonomia, beneficência e justiça, têm há muito servido como base para um sistema ou código de conduta ética. A ética médica ocidental baseia-se primeiramente no código hipocrático, atribuído ao filósofo grego Hipócrates no século IV a. C. As áreas de medicina (American Medical Association) e farmácia (Philadelphia College of Pharmacy) desenvolveram códigos de conduta para os seus profissionais em 1848. Conforme Montagne observa, "os princípios que guiam esses códigos foram o respeito pela vida humana e o serviço para a humanidade".[27] O Holocausto, durante a Segunda Guerra Mundial, e os subseqüentes experimentos de Nuremberg serviram de base para o primeiro maior desenvolvimento de um código, a fim de lidar especificamente com a experimentação em pacientes humanos.

Subseqüentemente a Nuremberg, foram estabelecidos vários outros códigos de ética médica. Em 1949, a World Medical Association delineou o Código de Ética Médica da Convenção de Genebra, uma versão contemporânea do juramento hipocrático. Nos anos 60, a mesma organização estabeleceu um código de ética na pesquisa clínica. Em 1964, a Declaração de Helsinki foi adotada com base nos princípios de Nuremberg, sendo essa declaração posteriormente revisada em 1975. No ano de 1972, a American Hospital Association emitiu um *Statement on a Patient's Bill of Rights* (Declaração sobre Direitos do Paciente). Em 1977, a Declaração do Havaí forneceu diretrizes éticas para a pesquisa clínica na psiquiatria.[27]

Os códigos éticos oferecem aos profissionais da área de saúde princípios e padrões éticos pelos quais podem se guiar. No entanto, os princípios e os códigos éticos não podem ter a expectativa de propiciar aos profissionais da área de saúde respostas para cada questão moral que pode vir à tona no curso do exercício da profissão. As questões éticas nos cuidados da saúde envolvem tomadas de decisão geralmente específicas para cada situação. O propósito desses princípios e códigos não é o de proporcionar aos profissionais respostas certas ou erradas, mas oferecer-lhes uma estrutura para utilizarem quando se defrontarem com questões éticas. Conforme Montagne enfatiza, "a formulação de um juramento ou código ético não elimina as opções morais nem a necessidade de considerar cuidadosamente cada situação individual e as ações ou decisões alternativas que podem ser tomadas".[28]

Código de Ética da APhA

O Código de Ética da APhA é o único código de ética que orienta especificamente a prática de farmácia. Um exame cuidadoso da evolução do referido Código desde seu início em 1852 mostra tanto um grau maior de responsabilidade do farmacêutico, com relação ao paciente, quanto um respeito maior pela autonomia do paciente.

O primeiro Código APhA, em 1852, parecia refletir a ampla aceitação do paternalismo médico, a atitude de que o *médico sabe mais*: surpreendentemente, esse código parece sugerir que os erros dos médicos ou farmacêuticos, desde que não realizados com malícia, não necessitam — de fato não deveriam — ser revelados aos pacientes!

A versão de 1952 do Código delineou claramente os deveres de um farmacêutico, bastante conflitantes com o hoje aceito como prática médica. O Código de 1952 instrui, aparentemente em conflito direto com o que atualmente vemos como tratamento farmacêutico, que "o farmacêutico não questiona os efeitos terapêuticos ou a composição de uma prescrição com o paciente".[29]

O Código de 1994 (veja a Fig. 3.1), muito menos prescritivo do que as versões anteriores, fala sobre o "relacionamento pactual entre o paciente e o farmacêutico" e a obrigação dos farmacêuticos de promover "o bem de cada paciente de modo... atencioso".[16] Os elementos do tratamento farmacêutico aparecem em toda parte e são compatíveis com a nova missão da farmácia.

CONFLITOS E QUESTÕES ÉTICAS NOS CUIDADOS DA SAÚDE

O conflito entre os interesses pessoais do profissional e o dever de subordinar esses interesses ao benefício do paciente mostram um dos maiores problemas não-resolvidos das profissões. Além disso, a mudança dos padrões da farmácia e da prestação de serviços de saúde impõe conflitos éticos adicionais.

O enfoque tradicional do serviço profissional tem sido sobre o indivíduo. Os serviços profissionais não foram produzidos em massa, porém ajustados especificamente às necessidades individuais de um paciente específico. Em geral, a ética das profissões evoluiu com base na primazia do indivíduo.

Os conflitos podem emergir e deverão emergir com as mudanças nas leis relacionadas à prática de farmácia, à evolução de novos problemas e desenvolvimentos tanto na profissão quanto na população a que ela atende, bem como em papéis e funções de uso de drogas na sociedade norte-americana. O conflito freqüentemente pode ser entre determinada lei ou regulamento e um princípio ético mantido pela profissão. Muitos farmacêuticos deparam-se tomando decisões nas quais o ato de fornecer a droga é no maior interesse do paciente, mas também pode violar uma lei ou regulamento específico relacionado à prática de farmácia ou é contrário às suas próprias crenças e padrões éticos.

Dentro dos limites das profissões da área de saúde, o comprometimento das funções físicas ou mentais, como conseqüência do uso de drogas ou de outros fatores, tornou-se questão muito importante. Embora alguns estudos tenham indicado que o nível do uso social/recreativo de drogas entre médicos e farmacêuticos não seja muito diferente daquele da sociedade geral, o volume de problemas com o uso de drogas nas profissões da área de saúde é suficientemente grande para permitir que se desenvolvam programas de prevenção e grupos de encaminhamento.[30] Independente das conveniências ou inconveniências desse uso de drogas em geral, a ética profissional do farmacêutico deve ditar que qualquer grau de comprometimento durante o exercício de farmácia é inaceitável. O impacto de tal comprometimento sobre a capacidade de desempenhar os deveres do profissional, especialmente na prestação de cuidados aos pacientes, é considerável. Esses casos afetam a imagem da farmácia, a confiança do paciente e causam impacto em muitos outros aspectos éticos e interpessoais da prática profissional.

Os usos inovadores dos produtos de drogas antigas e novas criaram um conjunto de dilemas éticos.[31-33] Os conflitos continuam a ocorrer para muitos farmacêuticos, quando se deparam com o fornecimento de agentes placebogênicos, contraceptivos orais, drogas para injeções letais e drogas para controle de determinados tipos de comportamento (veja a bibliografia para algumas referências características dessa área). Todo o processo de desenvolvimento moderno de drogas provavelmente irá continuar a gerar ampla variedade de preocupações éticas. De certo modo, pode ser que essas atividades representem o tipo mais importante de conflitos emergentes para a sociedade e a profissão de farmácia, considerada a responsável pelo monitoramento e controle do uso de drogas.

Lei e Ética

Muitas das leis, regulamentos e outras regras que governam a vida diária da sociedade norte-americana são resultado da moralidade e ética dessa sociedade. As leis que previnem o homicídio, furto e outros delitos são simplesmente uma codificação dos valores que compartilham os membros da sociedade. Infelizmente, leis e regulamentos não podem ser promulgados para cobrir cada casualidade, nuança, condição ou situação. As leis e regulamentos são criados, a fim de fornecer diretrizes legais para as situações *usuais* ou *mais comuns*. Por isso, o que pode ser feito, quando surge uma dessas situações (p. ex., cometer homicídio em autodefesa), especialmente se o curso legal da ação for incompatível com o curso ético da ação?

Esses conflitos ocorrem com constância razoável na área de farmácia. Por exemplo, o que deve fazer um farmacêutico, quando a prescrição de um paciente para medicação cardíaca tiver acabado, não houver represcrições, e quem as prescreveu for indisponível? Claramente, muitos farmacêuticos podem agir de maneira ética e suprir esses pacientes com umas poucas doses, a fim de mantê-los, até que nova prescrição possa ser obtida, embora tal curso de ação seja ilegal. Para seguir esse exemplo um pouco mais além, e se a medicação for uma substância controlada, utilizada no controle de dor em um paciente terminal? O potencial para ação legal por parte das autoridades responsáveis pelas drogas pode levar o farmacêutico a relutar em fornecer doses extras, embora o paciente apresente tal necessidade.

Racionamento dos Serviços de Prevenção à Saúde

Como os custos do fornecimento de serviços de saúde continuam a crescer, sugeriu-se e, até mesmo, tentou-se implementar um sistema que possa racionar a disponibilidade dos cuidados de saúde. Os elaboradores da política norte-americana de prestação de serviços na área da saúde tentaram evitar essa abordagem, porque representa contradição de antiga crença implícita de que tudo que pode ser feito por um paciente deve ser feito. O seguro médico, tanto público quanto privado, tentou apoiar este ideal. Porém, na ausência da retenção de custos, os resultados foram taxas de seguro em elevação, levando, assim, os indivíduos a abandonar o sistema de seguro-saúde e ameaçar a viabilidade dos programas do governo.

As conseqüências dessa política são consideradas tanto em função do crescente número de indivíduos incapazes de arcar com os custos do seguro-saúde, quanto à crescente restrição a quem se qualifica aos programas do governo. Por isso, menos pessoas têm acesso à prevenção da saúde ou, no mínimo, muitos reduziram suas possibilidades de onde podem receber cuidados de saúde (p. ex., hospitais municipais, clínicas gratuitas). Como McDermott enfatiza,

> "aproximadamente 15% de nossa população [norte-americanos] nunca tiveram qualquer cobertura de seguro-saúde, e pelo menos 57 milhões de americanos não-idosos carecem do seguro-saúde em alguma fração do ano. Isso nem mesmo inclui os subsegurados e aqueles sob o Medicaid, cuja cobertura não consegue chegar a lhes proporcionar acesso compatível com o bom cuidado da saúde".[34]

Nos dias atuais, pelo menos a maioria dos planejadores norte-americanos relacionados à prestação de serviços na área da saúde determinou que o racionamento dos cuidados, de qualquer maneira, não é uma alternativa viável para lidar com a presente crise norte-americana, fatos atuais não-impugnados. Ao mesmo tempo, existe determinação comum, por parte do governo e do público em geral, de que a reforma é essencial, e, mais ainda, qualquer mudança realizada deve assegurar o acesso universal aos cuidados da saúde, controlando, ao mesmo tempo, os custos e reduzindo as fraudes. Conforme Friedman observa, "os altos custos dos cuidados da saúde produzem indigência médica; se um deve ser fixado, então o outro também deve".[35]

Suicídio Assistido

Embora a eutanásia médica (*morte piedosa*) há muito venha sendo considerada uma questão ética, foi somente nos últimos anos que a questão do suicídio assistido foi examinada. As atividades do Dr. Jack Kevorkian estimularam muita discussão entre pessoas e profissionais sobre essa questão. Alguns estados norte-americanos consideram a legalidade do suicídio assistido; alguns a rejeitam, e outros aceitam-na desde que sob diretrizes severas. Recentemente, a Suprema Corte dos Estados Unidos determinou que não há direito garantido constitucionalmente ao suicídio assistido. Essa determinação não concluiu o debate legal, e sim desviou-o para os estados, os quais devem decidir sobre a legalidade do suicídio assistido por eles mesmos.

Numa perspectiva ética, a questão-chave persiste: o suicídio assistido viola as responsabilidades hipocráticas dos profissionais da área de saúde de *não fazer qualquer mal*. Os que defendem sua viabilidade para os pacientes sugerem que permitir que um paciente continue a experimentar dores impiedosas é o mesmo que fazer o mal. Eles sugerem que os pacientes tenham o direito de tomar uma decisão autônoma de pôr fim à sua vida; os oponentes temem que o suicídio assistido legal seja usado de forma inadequada.

Experimentação de Drogas em Seres Humanos

Vários códigos éticos tratam da pesquisa em seres humanos, como os testes com drogas. Dois importantes aspectos éticos do experimento de drogas em seres humanos são o papel do conselho de revisão institucional (IRB) e o uso de placebos.

O IRB é o organismo responsável pela inspeção das pesquisas clínicas conduzidas dentro de determinada instituição. Tradicionalmente, a maior parte das pesquisas clínicas com drogas foi conduzida nos ambientes hospitalares; entretanto, com a substituição do local de prestação de serviços de saúde, das internações para os ambientes ambulatoriais, os IRBs são agora encontrados em organizações que gerenciam tratamento e outras instalações ambulatoriais.

Possui o IRB duas responsabilidades principais. A primeira é a de garantir a integridade e o rigor científico do estudo de pesquisa proposto. A razão risco *versus* benefício para os participantes do estudo é avaliada. Se os riscos forem maiores que os benefícios, o IRB provavelmente rejeita a pesquisa. O conselho age, de certo modo, como um *advogado do participante da pesquisa*, assegurando que os direitos e o bem-estar do paciente-material fiquem protegidos.[36] A segunda maior responsabilidade do IRB é a de avaliar e aprovar os formulários de consentimento informado utilizados na pesquisa. Esses formulários devem ser delineados de acordo com os elementos do consentimento informado discutidos anteriormente.

Os IRBs variam em tamanho e representação. Seu quadro de membros pode incluir médicos, enfermeiros, outros profissionais afins da área da saúde (incluindo farmacêuticos), administradores institucionais, advogados, membros do clero, eticistas médicos e membros da comunidade.[25]

Os placebos possuem geralmente dois papéis na medicina: (1) na pesquisa clínica com drogas e (2) como um meio de promover a suspensão de uma droga da qual um paciente se tornou dependente. O uso de placebos há muito tem sido um componente da pesquisa clínica com drogas. Seja a droga sob testagem nova combinação de drogas ou droga existente sob estudo para nova indicação, os placebos têm funcionado como um ponto de comparação, para determinar a eficácia terapêutica. Embora o uso de placebos tenha, em alguns casos, revelado proveito terapêutico (p. ex., controle de dor), os placebos, por definição, são agentes isentos de ação farmacológica.

Os pacientes que constituem o material da pesquisa e que recebem placebos como um componente da sua participação em um estudo clínico com drogas geralmente não podem esperar obter qualquer benefício (beneficência) dessas substâncias, o que levanta a questão sobre se o uso de placebos em pesquisas com drogas, apesar das vantagens científicas óbvias, ser ético. A questão é mais complicada pela expectativa de que os placebos venham a ser utilizados em pesquisa clínica. Um regulador da FDA declarou que "é desejável incluir alguns estudos controlados com placebo, a menos que seja considerado não-ético agir dessa forma".[37] Isso sugere que o uso de placebos é ético em alguns casos e não-ético em outros.[25]

O uso de placebos para tratar da dependência real ou observada é muito mais problemático eticamente. A crença de que o profissional da área de saúde *sabe mais*, e, portanto, tem justificativa na prática do paternalismo médico, tem sido um componente antigo do assim denominado modelo de prática da *autoridade médica*. Sob este modelo, as percepções/desejos do paciente são subjugados ao julgamento do profissional da área de saúde. Pode ser utilizado, por exemplo, como justificativa para o profissional substituir a verdadeira droga da qual ele julgou um paciente dependente por um placebo sem o conhecimento do paciente. Contudo, na ética médica atual, tal uso de placebos sem o conhecimento e o consentimento do paciente pode ser julgado como não-ético — violação direta da autonomia do paciente e do seu consentimento informado.

Formulários de Drogas

Os formulários de drogas constituem uma relação de drogas aprovadas para o uso dentro de uma instituição ou para reembolso por um terceiro pagante. Seu propósito é o de eliminar a duplicidade terapêutica e munir os pacientes com a melhor droga ao mais baixo custo.

No início, os formulários eram utilizados pelos hospitais, para controlar os inventários de drogas e propiciar a quem as prescrevesse uma lista de *drogas de escolha* para diversas condições. Entretanto, a ausência de uma droga do formulário geralmente não constituía grande barreira para quem a prescrevesse para o paciente. Um pedido especial podia ser feito por quem prescrevesse as drogas a um membro da área de farmácia e do comitê de terapêutica do hospital, podendo, em geral, ser a droga obtida.

Quando as organizações que gerenciam os cuidados (OGCs) e as companhias de gerenciamento de benefícios em farmácia (GBFs) começaram a utilizar formulários, ficou mais difícil enganá-las. Este uso restrito de formulários levou a um conjunto de questões éticas importantes. Por exemplo, o uso da substituição genérica e/ou terapêutica viola a autonomia do paciente e/ou de quem prescreve as drogas? A prática dessa substituição é uma violação do consentimento por escrito (informado)? O uso de formulários viola os princípios éticos de beneficência (*fazer o bem*) e de ausência de dolo (*evitar o dano*)?[38]

CONCLUSÃO

A ética da farmácia nos Estados Unidos vem sofrendo uma contínua evolução, à medida que a própria profissão tem mudado. Hoje, a prática farmacêutica é bastante diferente do que era quando a APhA emitiu seu primeiro Código em 1852. As mudanças atuais que a área de farmácia (e, de fato, toda a área de saúde) está experimentando tornam a existência de uma estrutura ética e de ética pessoal ainda mais vital hoje do que foi no passado. Os farmacêuticos, nos meados do século XIX, não podiam imaginar as inovações médicas e as maravilhas tecnológicas que ocorreram, e as questões financeiras que se verificaram bem como as questões financeiras levantadas nos últimos 25 anos do século XX.

À medida que se expande o conceito de cuidados farmacêuticos a um já crescente número de locais para tanto, os farmacêuticos devem ser orientados não somente em suas responsabilidades éticas em expansão como profissionais independentes, mas também em suas obrigações morais para com os pacientes. O Código de Ética da APhA e a profissão como um todo devem permanecer capazes de responder a um ambiente de mudanças constantes.

Apesar das deficiências da auto-regulação, ainda há muito a fazer dentro da área farmacêutica, para incrementar a contribuição dos serviços dos farmacêuticos através da ética. A situação foi resumida por Dean LaWall, quando, 80 anos atrás, descreveu a farmácia como "[uma] ocupação altamente especializada, que pode se elevar até a dignidade de uma verdadeira profissão ou afundar até o nível do mais baixo comércio, em conformidade com os ideais, a capacidade e o treinamento de quem a pratica".[39]

REFERÊNCIAS

1. Tomlin EWF. *The Western Philosophers: An Introduction*. New York: Harper & Row, 1963, p 26.
2. Smith MC. In Wertheimer AI, Smith MC, eds. *Pharmacy Practice: Social and Behavioral Aspects,* 2nd ed. Baltimore: University Park Press, 1981: 305.
3. Veatch RM. *Case Studies in Medical Ethics*. Cambridge: Harvard University Press, 1977: 1.
4. Veatch RM. *A Theory of Medical Ethics*. New York: Basic Books, 1981.
5. Marshall TH. *Can J Econ Political Sci* 1939; 5: 325.
6. Greenwood E. In Noscow S, Form WH, eds. *Man, Work and Society*. New York: Basic Books, 1962: 210.
7. Carr-Saunders AM, Wilson PA. *The Professions*. New York: Oxford University Press, 1933: 141.
8. Montague JB. *J APhA* 1968; NS8: 228.
9. Smith MC. *Am J Pharm Educ* 1970; 34: 16.
10. Smith MC, Knapp DA. *Pharmacy, Drugs and Medical Care,* 4th ed. Baltimore: Williams & Wilkins, 1987.
11. Denzin NR, Mettlin CJ. *Soc Forces* 1968; 46: 357.
12. Edelstein L. In Temkin O, Temkin CL, eds. *Ancient Medicine: Selected Papers of Ludwig Edelstein*. Baltimore: Johns Hopkins University Press, 1967: 6.
13. Smith MC, Smith MD. *Am J Pharm Educ* 1981; 45: 14.
14. Haddad et al. 1993; 57: 34S.
15. Berger BA. *Am J Hosp Pharm* 1993; 50: 2399.
16. "Code of Ethics for Pharmacists." *Am J Health-Sys Pharm* 1995; 52: 2131.
17. McCarthy RL. In Haddad AM, Buerki, RA, eds. *Ethical Dimensions of Pharmaceutical Care*. Binghamton, NY: Pharmaceutical Products Press, 1996.
18. Musto DF. *The American Disease: Origins of Narcotic Control*. New York: Oxford University Press, 1987.
19. Edwards RB. *Soc Sci Med* 1984; 18: 515.
20. American Association of Colleges of Pharmacy. *What is the Mission of Pharmaceutical Education?* Background Paper I, Commission to Implement Change in Pharmaceutical Education, 1991.
21. Veatch RM. *Am J Hosp Pharm* 1989; 46: 109.
22. Beauchamp TL, Childress JF. *Principles of Biomedical Ethics,* 3rd ed. New York: Oxford University Press, 1989: 25.
23. *Ibid,* 26.
24. *Ibid,* 67–68.
25. McCarthy RL. In Bleidt B, Montagne M, eds. *Clinical Research in Pharmaceutical Development*. New York: Dekker, 1996.
26. Beauchamp TL, Childress JF. *Principles of Biomedical Ethics,* 194.
27. Montagne M. In Swarbrick J, Boylan JC, eds. *Encyclopedia of Pharmaceutical Technology,* vol 5. New York: Dekker, 1992: 303.
28. Ibid, 304.
29. "Code of Ethics of the American Pharmaceutical Association." *J APhA* 1952; 13: 721.
30. McAuliffe WE, *et al. Am J Hosp Pharm* 1987; 44: 311.
31. Montagne M, ed. *J Drug Issues* 1988; 18: 139.
32. Montagne M, ed. *J Drug Issues* 1992; 22: 195.
33. McCarthy RL, Montagne M. *Am J Hosp Pharm* 1993; 50: 992.
34. McDermott J. *JAMA* 1994; 271: 782.
35. Friedman E. *JAMA* 1993; 269: 2437.
36. Gallelli JF, Hiranaka PK, Grimes GJ Jr. In Brown TR, Smith MC, eds. *Handbook of Institutional Pharmacy Practice,* 2nd ed. Baltimore: Williams & Wilkins, 1986.
37. Freedman B. *IRB* 1990; 12: 1.
38. McCarthy RL. *J Managed Care Pharm* 1996; 2(2): 76.
39. LaWall CH. *Four Thousand Years of Pharmacy*. Philadelphia: Lippincott, 1920: p v.
40. *Apharmacy Weekly* 1983; 22: 1.

BIBLIOGRAFIA

Bakalar JB, Grinspoon L. *Drug Control in a Free Society*. London: Cambridge University Press, 1984.

Basara LR, Montagne M. *Searching for Magic Bullets: Orphan Drugs, Consumer Activism, and Pharmaceutical Development*. New York: Haworth, 1994.

Bezold C. *The Future of Pharmaceuticals*. New York: Wiley, 1981.

Boyce E, *et al. DICP Ann Pharmacother* 1989; 23: 590.

Brewer GJ. *Orphan Drugs and Orphan Diseases: Clinical Realities and Public Policy*. New York: Alan R Liss, 1983.

Brody H. *Placebos & Philosophy of Medicine: Clinical, Conceptual, and Ethical Issues*. Chicago: University of Chicago Press, 1977.

Buerki RA, Vottero LD. *Ethical Responsibility in Pharmacy Practice*. Madison, WI: American Institute of the History of Pharmacy, 1994.

Coombs RH. *Drug-Impaired Professionals*. Cambridge: Harvard University Press, 1997.

Gray BH. *Human Subjects in Medical Experimentation*. New York: Wiley, 1975.

Lennard HL. *Mystification and Drug Misuse*. San Francisco: Jossey-Bass, 1971.

Levine RJ. *Ethics and Regulation of Clinical Research*. New Haven, CT: Yale University Press, 1988.

Montagne M, Pugh CB, Fink JL. *Am J Hosp Pharm* 1988; 45: 1509.

Murray TH, Gaylin W, Macklin R, eds. *Feeling Good and Doing Better: Ethics and Nontherapeutic Drug Use*. Clifton, NJ: Humana Press, 1984.

Sechzer JA, ed. *The Role of Animals in Biomedical Research*. New York: New York Academy of Science, 1983.

Silverman M, Lee PR, Lydecker M. *Prescriptions for Death: The Drugging of the Third World*. Berkeley: University of California Press, 1982.

Smith MC, *et al. Pharmacy Ethics*. New York: Haworth, 1990.

Temin P. *Taking Your Medicine: Drug Regulation in the United States*. Cambridge: Harvard University Press, 1980.

Thomasma DC, Graber GC. *Euthanasia: Toward an Ethical Social Policy*. New York: Continuum, 1990.

Veatch RM. *J Drug Issues* 1977; 7: 253.

Weinstein B. *Ethical Issues in Pharmacy*. Vancouver, WA: Applied Therapeutics, 1996.

CAPÍTULO **4**

A Prática da Farmácia Comunitária

Donna S West, PhD, FACA
University of Mississippi
University, MS 38677

Daniel A Herbert, RPh, FACA
President and CEO, Richmond Apothecaries, Inc
Richmond, VA 23230

Calvin H Knowlton, RPh, MDiv, PhD, FACA
CEO, Hospice Pharmacia, Inc
Philadelphia, PA 19103

A PRÁTICA ATUAL DE FARMÁCIA COMUNITÁRIA

Os farmacêuticos em mais de 60.000 farmácias comunitárias, em todo o território dos Estados Unidos, são os principais fornecedores de serviços farmacêuticos e de cuidados farmacêuticos aos pacientes. As farmácias comunitárias são encontradas em diversos locais, como *shoppings*, armazéns, lojas de departamentos, edifícios comerciais e centros médicos da vizinhança. A vasta quantidade de locais e modelos de farmácia torna os farmacêuticos comunitários os mais acessíveis profissionais da área de cuidados da saúde nos Estados Unidos.

Nesses locais, os farmacêuticos desempenham várias funções importantes. Primeira, os farmacêuticos comunitários providenciam a distribuição dos produtos das drogas prescritos; por essa razão, eles são os pontos de acesso dos produtos medicamentosos manufaturados. Segunda, os farmacêuticos comunitários são os zeladores do suprimento de drogas da nação, monitorando os desvios e as prescrições impróprias, bem como respondendo pelo controle adequado das drogas com potencial de utilização abusiva ou imprópria. Terceira, eles manipulam as prescrições de modo a satisfazer as necessidades específicas de cada paciente.

Por fim, além da supervisão da distribuição e atividades correlacionadas, os farmacêuticos comunitários estão agora assumindo a responsabilidade adicional de incrementar a eficiência do tratamento medicamentoso mediante a prestação de serviços de cuidados farmacêuticos. Esta função de cuidados farmacêuticos reconhece que os pacientes compram as drogas prescritas por causa da obtenção dos benefícios presumíveis à saúde, e não simplesmente para adquirir tais produtos medicamentosos. Esta função do farmacêutico passou a ser fundamental.

Os farmacêuticos comunitários, por meio dos seus estudos e licenciamento, assumem a obrigação ética com o público de maximizar os benefícios dos tratamentos medicamentosos, ao mesmo tempo em que minimizam seus efeitos colaterais, reações adversas e outros inconvenientes da medicação.

Distribuição e Controle dos Produtos Medicamentosos Manufaturados

Os farmacêuticos comunitários possuem a responsabilidade de entregar aos pacientes pacotes de medicamentos individualizados que contenham instruções específicas aos pacientes, suprimentos adequados da medicação e a necessária informação do produto, permitindo ao paciente a avaliação dos riscos e benefícios de tomar a medicação especificada. Parcelas dessa responsabilidade são predominantemente mecânicas por natureza e, assim, podem ser automatizadas e desempenhadas pelo pessoal técnico. Outras etapas do processo exigem a avaliação da condição do paciente, o tratamento com drogas e os dados seguros, a fim de cientificar o paciente acerca do uso adequado da medicação, para que seja alcançado um resultado terapêutico ótimo.

Ao processar uma prescrição para distribuição, o farmacêutico de comunidade deve avaliar os seguintes itens.

- adequação da dose ao paciente;
- alergias do paciente à medicação ou medicações similares;
- potenciais interações com outras medicações prescritas ou sem prescrição;
- contra-indicações da medicação com relação a outras enfermidades conhecidas do paciente;
- horários adequados das doses, com a finalidade de obter seu efeito máximo e minimizar as reações adversas;
- adequação da medicação à condição de saúde do paciente.

O farmacêutico também deve:

- garantir a exatidão da manipulação do medicamento e identificação dos rótulos;
- fornecer ao paciente informação sobre o armazenamento adequado do medicamento;
- advertir o paciente em relação aos potenciais riscos e benefícios;
- esclarecer o paciente sobre como lidar com as doses que não foram administradas e os efeitos adversos;
- avaliar o entendimento do paciente acerca das instruções da prescrição, para maximizar o cumprimento das instruções e sua obediência.

Além dessas considerações terapêuticas, o farmacêutico pode avaliar as razões econômicas do paciente, como a relação custo-benefício, cobertura de seguro e questões de formulários.

A multiplicidade de questões a serem consideradas e o rápido crescimento do volume de prescrições administradas deram origem à expressiva automação na prática da farmácia comunitária. Os computadores agora armazenam os dados e motivam o farmacêutico a rever questões importantes acerca dos pacientes no momento de cada prescrição. A maioria dos sistemas de informática armazena mais de 30.000 interações conhecidas de drogas e milhões de registros de alergias de pacientes.

Preparação dos Produtos Farmacêuticos Manipulados

A ampla maioria das prescrições fornecidas está sob formas farmacêuticas produzidas pelos fabricantes autorizados pela Food and Drug Administration (FDA). Essas formas farmacêuticas padronizadas satisfazem às necessidades de muitos pacientes e são produzidas sob o controle das Práticas Genuínas de Produção estabelecidas pela FDA. Entretanto, muitos pacientes necessitam de formas individualizadas para a solução de problemas específicos. Quanto a essas necessidades individuais, muitos farmacêuticos comunitários oferecem serviços de manipulação especializados. Os pacientes podem necessitar de doses muito pequenas, próprias do uso pediátrico ou geriátrico. Também podem precisar de produtos isentos de conservantes, líquidos com sabores especiais ou sistemas de administração não disponíveis comercialmente. Além disso, alguns medicamentos podem não possuir prazo de validade suficiente para subsistir ao processo de distribuição comercial e, portanto, necessitam ser preparados no momento da manipulação. Por todas essas razões, a manipulação das formas farmacêuticas perfeitas é um serviço valioso oferecido em milhares de farmácias comunitárias de toda a nação norte-americana.

A manipulação sempre foi, para os farmacêuticos, sua arte e ciência exclusivas, e continuando a ser parte da prática contemporânea da farmácia. Os farmacêuticos comunitários que continuam a oferecer esses serviços fazem-no sob as Práticas Genuínas de Manipulação estabelecidas pela US Pharmacopeia.[1] A quantidade de formas farmacêuticas possíveis através da manipulação é muito mais abrangente do que as disponibilizadas pelos fabricantes. Mostra-se mais econômico manipular prescrições especializadas, porque a demanda de cada produto no mercado não é suficiente para justificar criação de um produto industrializado.

FORÇAS DE MUDANÇA

Existem diversas forças em ação que estão estimulando mudanças na prática de farmácia. Os três motivos mais significativos são (1) a demanda de medicamentos sob prescrição, (2) a inovação farmacêutica e (3) as iniciativas de contenção de custos nos cuidados da saúde.

A demanda de medicamentos sob prescrição aumentou de dois modos. A evolução dos cartões de pagamento por terceiros eliminou algumas das barreiras econômicas de tratamento com drogas. O uso indevido de muitas indenizações e planos médicos especializados, para gerir a cobertura de seguro, aumentou em 20 a 35% o volume das prescrições entre os pacientes. Com a eliminação das barreiras financeiras, muitas prescrições que agora são fornecidas não o eram antigamente. Adicionalmente, o número de pessoas com mais de 65 anos de idade vem crescendo de forma significativa na população dos Estados Unidos. As pessoas dessa faixa etária utilizam 33% das drogas sob prescrição e 40% das drogas sem prescrição, embora representem somente 12% da população.[2] No ano 2020, o número de pessoas com idade superior a 65 anos deverá dobrar. Apenas esses dois fatores deverão contribuir com um aumento de 35% no fornecimento de prescrições.

A inovação farmacêutica acelerou ainda mais o crescimento do mercado de medicamentos sob prescrição. A contínua introdução de entidades de drogas novas e mais poderosas, potentes, úteis e tóxicas continua a elevar o número de pacientes nos quais o tratamento com drogas substitui a cirurgia, hospitalização ou outras formas de tratamento. Os novos e significativos lançamentos que não substituem as drogas já existentes, mas que o fazem em relação às outras formas de tratamento, levam o mercado a se voltar para as medicações e serviços em farmácia. A combinação dessas duas forças originou a terceira tendência: as iniciativas de contenção de custos na área da saúde.

O sistema financeiro da área de saúde nos Estados Unidos sofreu aumentos excessivos de custos do índice de preços ao consumidor por mais de duas décadas. Como resultado, as seguradoras e empregadores que pagavam as contas de seguro exigiram que os controles fossem aplicados nesses aumentos progressivos dos custos.[3] Seguradoras, administradores de benefícios em farmácia (PBMs, *pharmacy benefit managers*) e repartições governamentais aplicaram várias estratégias de planos de benefícios de medicamentos sob prescrição, num esforço de controlar os custos. Muitos agora utilizam as políticas genéricas de incentivo, programas de autorização prévia, formulários terapêuticos e procedimentos de licitação competitiva, a fim de reduzir o custo total das drogas prescritas. Os farmacêuticos comunitários utilizam, atualmente, um tempo considerável na administração das estratégias de controle dos custos em defesa das seguradoras.

Esses três motivos levam a prática da farmácia comunitária a novas direções, criando uma necessidade de automação contínua e de mais suporte técnico, bem como fornecendo oportunidades de papéis alternados para os farmacêuticos.

Responsabilidades Transferíveis

À medida que o número de prescrições fornecidas continua a se elevar, e a demanda de contenção dos custos permanece forte, torna-se extremamente importante que os farmacêuticos comunitários concentrem seu limitado tempo nos aspectos da prática que constituem o uso mais eficaz dos seus estudos e treinamentos. A potencial economia dos custos na área da saúde, juntamente com o tratamento medicamentoso adequado, é enorme. Para levar este nível de cuidados aos locais de farmácias comunitárias, a automação permanente e a utilização de pessoal técnico são essenciais.

AUTOMAÇÃO — Os muitos elementos de dados a serem avaliados em cada processo de prescrição, combinados com a diversidade de formulários e variáveis de seguro, criaram um sistema de distribuição que exige automação. Hoje, praticamente cada farmácia comunitária do país utiliza computadores, processamento de reclamações *on-line* e várias outras formas de automação. Algumas farmácias também empregam sistemas de preparação automatizados para a contagem das doses, enchimento de garrafas e impressão da informação dos pacientes e rótulos. A próxima década irá assistir à rápida expansão no uso de sistemas automatizados de enchimento, com a finalidade de reduzir as funções técnicas executadas pelos farmacêuticos.

TÉCNICOS EM FARMÁCIA — Juntamente com a automação, os técnicos farmacêuticos estão executando muitas tarefas de escritório e técnicas. Os técnicos vêm crescendo em número e assumindo mais responsabilidades nos últimos dez anos, executando, hoje, um papel muito importante na liberação dos farmacêuticos para mais atividades com enfoque nos pacientes, como o aconselhamento e tratamento do estado mórbido. A permissão que se dá aos técnicos de executar muitas funções distributivas proporciona tempo aos farmacêuticos para desempenhar atividades de cuidado com os pacientes.

Quatro organizações farmacêuticas criaram o Pharmacy Technician Certification Board, a fim de desenvolver, administrar e revisar um programa de certificação nacional para os técnicos.[4] Em novembro de 1997, 18.622 técnicos farmacêuticos de toda a nação passaram pelo Exame de Certificação de Técnicos em Farmácia, e aproximadamente 30 a 40% dos técnicos certificados trabalhavam em um estabelecimento de farmácia comunitária.[5] O treinamento e a certificação dos técnicos em farmácia expandem sua atuação, permitindo, por fim, que os farmacêuticos dediquem mais tempo à prestação de serviços de cuidados farmacêuticos.

Oportunidades de Papéis Alternados

Os medicamentos somente são eficazes, quando tomados de maneira apropriada, no entanto a obediência à prescrição do medicamento é muito precária nos Estados Unidos.[6–8] Este insucesso em tomar as drogas conforme prescritas resulta em inconvenientes ou aumenta os problemas relacionados com as drogas, os quais também podem ser provocados por outras questões além da desobediência, tais como:[9]

- questões de indicação – p. ex., indicação não-tratada ou tratamento com drogas desnecessário;
- questões de eficácia – p. ex., droga incorreta ou dosagem muito baixa;
- questões de segurança – p. ex., reações adversas às drogas ou dosagem muito alta;
- questões de obediência – p. ex., cumprimento inadequado.

Claramente, essas questões indicam a necessidade de mais avaliação e monitoramento do uso da medicação.[6, 10]

À medida que a morbidade e a mortalidade evitáveis, associadas aos inconvenientes decorrentes das drogas, aumentam, amplia-se a necessidade de monitoramento. A literatura fornece evidências significativas de que os efeitos colaterais com drogas, intencionais ou não-intencionais, estão associados com os custos elevados e os resultados negativos dos pacientes. Um dos estudos mais alarmantes, publicado por Johnson e Bootman em 1995,[11] sugere que a morbidade e a mortalidade relacionadas com drogas nos cuidados ambulatoriais da população dos Estados Unidos era estimada a um custo de US$76,6 bilhões em 1994. Esses custos são atribuídos principalmente a um maior número de internações hospitalares, internações para tratamento de longo prazo, visitas médicas e uso de drogas sob prescrição.

- *Hospitalizações:* 8,7 milhões de internações ao custo de $47 bilhões.
- *Recursos de tratamento a longo prazo:* 3,15 milhões de internações ao custo de $14,4 bilhões.
- *Visitas médicas:* 115 milhões de visitas ao custo de $7,5 bilhões.
- *Prescrições para solucionar os tratamentos malsucedidos e problemas médicos adicionais:* $1,93 bilhão.

Conforme evidenciado por este estudo, a morbidade e a mortalidade relacionadas com drogas representam um sério problema de saúde pública. O problema tornou-se mais visível, à medida que os organizadores de política pública, empregadores e administradores de cuidados gerenciados tentaram entender a utilização dos recursos para os cuidados na área da saúde. Suas pesquisas estão iluminando a magnitude do problema da morbidade e mortalidade relacionado com drogas, afirmando a necessidade de melhorar o gerenciamento das medicações, a prevenção das doenças e a orientação dos pacientes como meios de redução dos custos médicos e das prescrições gerais.

Os farmacêuticos comunitários estão em condições de preencher essa necessidade social bem como fornecer fármacos e serviços farmacêuticos, visando melhorar o prognóstico da saúde do paciente. Eles possuem a formação acadêmica e a competência para gerenciar o tratamento com drogas assim como prestar serviços de prevenção e educação para os pacientes. Além disso, os farmacêuticos são os mais acessíveis profissionais da área de saúde bem como aqueles em quem mais se confia. O relatório de 1995 da Health Professions Commission apóia o cumprimento, pelos farmacêuticos, desses papéis alternados, recomendando que os farmacêuticos, em particular, dediquem-se às atividades relacionadas ao gerenciamento abrangente do tratamento com drogas, como a seleção adequada dos tratamentos com drogas, educação e monitoramento dos pacientes, além da avaliação contínua dos resultados dos tratamentos.[12]

CUIDADOS FARMACÊUTICOS

Em resposta às necessidades da sociedade norte-americana quanto ao tratamento medicamentoso, os farmacêuticos comunitários começam a assumir a responsabilidade adicional de aumentar a eficiência do tratamento com drogas através do atendimento farmacêutico. Eles estão trocando o enfoque de fornecimento, o qual enfatiza o uso de drogas, por um orientado no paciente, que enfatiza o uso adequado do tratamento medicamentoso para o paciente. Embora os farmacêuticos tenham sempre cuidado do paciente, este cuidado não era sistemático e consistente, tampouco documentado, e se mostrava reativo.[13] Alternativamente, o cuidado farmacêutico necessita de um provedor pró-ativo da área de saúde que assuma as responsabilidades interativas e participativas, com a intenção de melhorar os resultados, o que se reflete na definição de cuidado farmacêutico feita por Hepler e Strand.[7]

> "O cuidado farmacêutico é a provisão responsável do tratamento com drogas e outros serviços de tratamento dos pacientes, com o propósito de alcançar resultados relacionados à prevenção ou cura de uma doença, eliminação ou redução dos sintomas do paciente ou a prevenção, suspensão ou retardo de um processo mórbido. Isso envolve o processo através do qual os farmacêuticos, em cooperação com o paciente e outros profissionais da área de saúde, projetam, implementam e monitoram um plano terapêutico que produza resultados terapêuticos específicos para o paciente e melhore sua qualidade de vida."

Abraçar essa nova filosofia de prática é uma questão; implementá-la numa farmácia comunitária é outra. Felizmente, os líderes progressistas da profissão estiveram desenvolvendo novos estilos de prática, modificando seu ambiente de trabalho e fornecendo cuidados direcionados aos pacientes num esforço de mudança do paradigma da prática.

À medida que os modelos de atuação e de prática surgem, os farmacêuticos comunitários fornecem, aos poucos, o serviço de cuidados farmacêuticos, muitos dos quais podem ser categorizados como serviços de intervenções terapêuticas, triagem de saúde, prevenção e bem-estar, assim como atividades de tratamento de doença. Os achados de 1998 da pesquisa da Searle — National Community Pharmacist Association (NCPA), dos farmacêuticos independentes, conforme mostrado adiante, fornecem algumas evidências de que os farmacêuticos comunitários estão se engajando nas atividades de cuidados farmacêuticos.[14]

- 74% ofereciam serviços de nutrição.
- 56% ofereciam monitoramento da pressão sangüínea.
- 48% ofereciam treinamento em diabetes.
- 42% ofereciam triagem de saúde.
- 36% ofereciam treinamento em asma.
- 30% conduziam programas de educação de pacientes.
- 14% ofereciam imunizações.
- 6% ofereciam serviços especializados em AIDS.
- 5% ofereciam serviços de anticoagulação.

Além disso, os profissionais contemporâneos das farmácias comunitárias estão descobrindo que o fornecimento abrangente de cuidados aos pacientes é mais satisfatório do que apenas preparar as medicações. Assim, se os produtos medicamentosos sob prescrição e sem prescrição ainda são domínio proeminente da farmácia comunitária, a abordagem centrada no paciente está se propagando por todos os ambientes de prática comunitária e dando progresso à profissão.

Mudanças para Dar Apoio aos Cuidados Farmacêuticos

A implementação dos cuidados farmacêuticos foi um desafio para os farmacêuticos comunitários. Houve questões de controle, tecnológicas, educacionais e de reembolso que retardaram a adoção e difusão rápidas desse novo paradigma.[4, 15, 16] Além disso, o público geralmente, reconhecia os farmacêuticos comunitários mais como pessoas que realizavam negócios e menos como profissionais da área de saúde. Apesar dessas dificuldades, os farmacêuticos nos ambientes comunitários estão superando tais limitações e implementando atividades de cuidados farmacêuticos. As organizações farmacêuticas, educadores, controladores e profissionais concentraram seus esforços e defenderam as mudanças, para auxiliar no avanço da farmácia comunitária.

ALTERAÇÕES DA REGULAMENTAÇÃO

A maioria dos conselhos estaduais está em processo ou completou a totalidade das revisões de suas regulamentações das práticas de farmácia, para expandir o papel dos farmacêuticos.[17] Essas mudanças deram aos farmacêuticos a oportunidade de encarregar-se de práticas progressistas e promover a saúde do paciente. De importância específica são as mudanças de controle que permitem os acordos de prática colaborativa entre os farmacêuticos e médicos. Muitos farmacêuticos que fornecem serviços de cuidados farmacêuticos consideram o acordo como o próximo passo lógico para a expansão de sua atuação profissional. Os referidos acordos, entre os farmacêuticos e os médicos, possibilitam aos primeiros iniciar, monitorar e gerenciar tratamentos com drogas em pacientes, geralmente dentro dos parâmetros de um protocolo de tratamento. Os acordos permitem-lhes autorizar renovações de prescrições, alterar as dosagens, administrar imunizações e iniciar determinados tipos de tratamento com drogas, sem esperar pela aprovação do médico. De acordo com a National Association of Boards of Pharmacy (março de 1999), 24 estados, no mínimo, aprovaram planos de prática colaborativa que conferem graus variados de autoridade aos farmacêuticos.[18] Além disso, os farmacêuticos estão colaborando informalmente com os médicos nos estados onde essa legislação não existe.

Como resultado dos referidos planos formais e informais, os farmacêuticos vêm cada vez mais trabalhando com médicos, visando intensificar seu papel como provedores de cuidados da saúde. Os acordos de prática colaborativa permitem que os farmacêuticos ampliem o fornecimento de cuidados farmacêuticos para a administração real de diversos tratamentos aos pacientes.

MUDANÇAS TECNOLÓGICAS

Os programas de computadores e a tecnologia que dá suporte ao fornecimento de cuidados farmacêuticos estão agora sendo comercializados.[17,19] Primeiro, as organizações profissionais de farmácia e os líderes farmacêuticos trabalharam em conjunto com os fornecedores de computadores, a fim de oferecer aos farmacêuticos os programas de que necessitam em suas atividades. Um exemplo é o pacote de cuidados farmacêuticos chamado de Guardian Plus e comercializado pela CarePoint (Charleston, SC). Trata-se de um sistema com base no Windows que dá suporte à documentação da intervenção dos farmacêuticos e iniciativas de tratamento de doença. Está agora integrado ao *software* de fornecimento, a fim de permitir a ampliação do enfoque nos cuidados ao paciente utilizando um único conjunto de dados do paciente. Os farmacêuticos têm utilizado esses tipos de pacote de *software*, para dar suporte às suas atividades de cuidados farmacêuticos.

Segundo, os farmacêuticos comunitários são capazes de fornecer mais triagens de saúde e atividades de gerenciamento de doenças por causa dos avanços no diagnóstico e equipamento de monitoramento, como o DCA 2000 da Bayer, que verifica a HgA_{1C} (hemoglobina A_{1C}), e o CoaguCheck da Roche, que monitora o tempo da protrombina INR (ou seja, o tempo de coagulação sangüínea).

Terceiro, o crescimento da Internet, na forma da World Wide Web, e o intenso uso do *e-mail* ajudaram os farmacêuticos a transpor outras barreiras ao fornecimento dos seus cuidados. Com uso de tais tecnologias, os farmacêuticos podem se comunicar com outros de forma mais fácil e ter acesso a mais informações de sua farmácia.

E quarto, a tecnologia que automatiza parte do processo de distribuição tem sido benéfica aos farmacêuticos comunitários que desejam dispor de mais tempo com os pacientes.

MUDANÇAS EDUCACIONAIS

Para propiciar cuidados farmacêuticos, os farmacêuticos comunitários precisam ter profundo conhecimento sobre o uso do tratamento com drogas bem como prevenção e tratamento das doenças. Adicionalmente, os farmacêuticos devem ser proficientes em diversas especializações, como a comunicação, uso da tecnologia de informação, compilação e gerenciamento de dados, gerenciamento da prática e soluções dos problemas clínicos.[13,20] Assim, o American Council for Pharmaceutical Education ordenou que as escolas de farmácia alterem seus currículos, de modo que os estudantes de farmácia tenham poderes para fornecer cuidados farmacêuticos na graduação.[10,17] Os novos currículos, na maioria dos casos, levam ao grau de Doutor em Farmácia.

As escolas de farmácia também estão se associando com os farmacêuticos comunitários, para fornecer novos serviços de triagem de saúde e programas de tratamento das doenças. Os estudantes de farmácia revezam-se nesses locais e obtêm a experiência de aporte de cuidados farmacêuticos num ambiente comunitário.

Adicionalmente, há um renovado entusiasmo nas residências de prática de farmácia comunitária como uma opção de pós-graduação para os graduados em farmácia.[20] As residências de prática de farmácia comunitária permitem aos preceptores e residentes trabalharem juntos para o avanço da prática. Os residentes também obtêm experiência no mundo real, ao fornecer cuidados farmacêuticos que, no fim, intensificam suas experiências educacionais. Existem, aproximadamente, vinte programas de residência em farmácia comunitária por todo o país.[20] Essa ênfase nos programas de residência de prática comunitária tem sido benéfica ao avanço dos cuidados farmacêuticos nas farmácias comunitárias.

Uma outra mudança educacional é o aumento da demanda de experiências no aprendizado dos adultos com base na competência em cuidados farmacêuticos abrangentes e tratamento de doenças.[17] Estão sendo oferecidos diversos programas não-tradicionais de Doutorado em Farmácia. Esses programas oferecem a oportunidade para os já graduados em farmácia de adquirir o estudo e o diploma, ao mesmo tempo em que continuam na prática do trabalho. Mais prevalente é o oferecimento de programas educacionais permanentes concentrados no cuidado farmacêutico e no tratamento das doenças.

O propósito desses programas é dar assistência aos profissionais nas especializações de desenvolvimento e preservação específicos e necessários aos cuidados farmacêuticos. Os programas são, com freqüência, abrangentes e associados a um certificado que indica aos pacientes, seguradoras e outras partes interessadas que o farmacêutico completou o estudo e treinamento extensivos de um estado mórbido particular. O propósito dos certificados é promover um nível de qualidade e fornecer a garantia de avanço nas competências além das exigidas para licenciatura. Por exemplo, a American College of Apothecaries oferece programas de tratamento antimicrobiano, diabetes melito, cuidado respiratório, anticoagulação e saúde da mulher. Os farmacêuticos passam pelo estudo em casa, comparecem às sessões educacionais por dois a quatro dias, completam o exame e registram os pacientes em protocolos específicos, a fim de serem certificados. Esses programas e certificações são oferecidos pelas associações de profissionais de farmácia em níveis nacional e estadual, bem como pelas escolas de farmácia. Os farmacêuticos também estão procurando certificação em organizações multidisciplinares, como a formação em Certified Diabetes Educator por meio da American Association of Diabetes Educators.

Os grupos profissionais de farmácia estão estimulando seus membros a atender esses programas de cuidados farmacêuticos e obter certificação em gerenciamento de doenças, a fim de garantir as especializações necessárias de cuidado intensivos do paciente. Além da certificação, diversos contribuintes vêm exigindo que os farmacêuticos sejam credenciados para receberem o reembolso pelo atendimento prestado.[21] Assim, centenas de farmacêuticos estão se matriculando nos programas de certificado, tornando-se credenciados e desenvolvendo as especializações necessárias para iniciar e fornecer os cuidados farmacêuticos na prática de farmácia comunitária.

Questões Econômicas

Inicialmente, os farmacêuticos comunitários demoravam a fornecer cuidados farmacêuticos abrangentes por causa de questões econômicas. Como havia pouca remuneração pelos serviços farmacêuticos, os farmacêuticos tinham pouco incentivo para investir em estudos avançados, reestruturar sua farmácia, empregar mais ajuda técnica ou comprar a tecnologia que dá o suporte aos cuidados avançados dos pacientes. Os farmacêuticos acreditavam que não era possível fornecer cuidados farmacêuticos, a menos que fossem reembolsados. Por isso, tornou-se necessário convencer os pacientes pagantes e controladores de que o cuidado farmacêutico possui valor.

Foram conduzidos numerosos estudos, com o objetivo de convencer os contribuintes de que os cuidados farmacêuticos têm valor e podem evitar o gasto excessivo de dinheiro.[22,23] Em um estudo recente na Universidade do Kansas, a média das economias diretas das intervenções dos farmacêuticos comunitários foi de $27,63 para cada substituição terapêutica, $35,55 por interrupção das drogas, $32,36 por drogas tidas como não-necessárias ao fornecimento e $21,98 para cada substituição genérica.[24] Para maiores demonstrações de como os farmacêuticos podem reduzir o total dos custos de prevenção da saúde e melhorar a saúde dos pacientes, o Project ImPACT (Improve Persistence and Compliance with Therapy): Hiperlipidemia foi estabelecido.[25] Os farmacêuticos comunitários que participam desse projeto ofereceram testes de colesterol e conselhos regulares aos pacientes com hiperlipidemia, uma forma de colesterol sangüíneo alto. Os farmacêuticos participantes demoraram até 30 minutos por visita aos pacientes, explicando os resultados dos testes em laboratório, sugerindo mudanças no comportamento de vida e acentuando a importância em permanecer com suas medicações prescritas. De acordo com os resultados preliminares, 84% dos 469 pacientes inscritos ainda vêm tomando seus medicamentos conforme prescritos e cerca de 50% dos pacientes alcançaram seus objetivos de baixar o colesterol. Como resultados desses achados, pagantes e pacientes estão entendendo que o cuidado farmacêutico conduz à melhora da saúde do paciente e oferece substancial economia nos custos de prevenção da saúde. Em outras palavras, os cuidados farmacêuticos fornecidos pelos farmacêuticos comunitários possuem valor.

À medida que os pagantes e os pacientes entendem o valor dos cuidados farmacêuticos, ficam mais inclinados a reembolsar os farmacêuticos por seus serviços de atendimento e atividades de gerenciamento de doenças.[17] Financeiramente, é melhor pagar ao farmacêutico uma taxa de prevenção de complicação do tratamento com drogas do que pagar por uma emergência ou hospitalização que ocorrem como resultado de tal complicação. Por essa razão, os programas estão sendo implementados para reembolsar os farmacêuticos por seus cuidados. Um programa significativo é o Programa de Não-aplicação de Ajuda Médica do Mississippi. A Health Care Financing Administration (HCFA) aprovou a não-aplicação da Ajuda Médica no Mississippi para pagar pelos cuidados farmacêuticos em quatro estados mórbidos: asma, diabetes, hiperlipidemia e anticoagulação.[21] A não-aplicação permite que os farmacêuticos licenciados e credenciados recebam o reembolso pelas atividades de tratamento de doenças. Programas como esses fornecem evidências de que os pagantes e pacientes estão reconhecendo o valor dos cuidados farmacêuticos e reembolsando os farmacêuticos pelos seus serviços. Os farmacêuticos comunitários sentem-se animados em fornecer seus cuidados, à medida que são remunerados por seus serviços. Além disso, há menos riscos econômicos envolvidos em examinar a distribuição dos cuidados farmacêuticos, quando os programas de reembolso se encontram no lugar certo. Assim, à proporção que os pagantes continuarem a reconhecer o valor dos cuidados farmacêuticos e a reembolsar os profissionais de farmácia por seus serviços, a difusão dos cuidados farmacêuticos através da farmácia comunitária irá permanecer.

O FUTURO

À medida que o sistema de prestação de serviços na área da saúde continua a evoluir, parece que a prática de farmácia comunitária irá continuar a migrar para o cuidado farmacêutico específico do paciente. À proporção que os farmacêuticos demonstrem a eficiência dos custos dos cuidados farmacêuticos, as oportunidades deverão se ampliar. O verdadeiro valor dos cuidados farmacêuticos reside na resultante melhora da qualidade de vida, na prevenção, detecção e resolução dos problemas relacionados com drogas e inconvenientes decorrentes da medicação. À medida que mais farmacêuticos abraçarem esse estilo de prática, as expectativas do público deverão mudar. Os farmacêuticos comunitários já são respeitados e têm a confiança dos seus pacientes. Conseqüentemente, as atividades que melhoram a qualidade de vida do paciente e, ao mesmo tempo, economizam os dólares destinados à prevenção da saúde podem servir apenas para maior intensificação do papel dos farmacêuticos como fornecedores de cuidados de saúde. Quando essa efetividade for combinada com a pronta acessibilidade dos farmacêuticos comunitários, o futuro da farmácia comunitária será extremamente bom.

REFERÊNCIAS

1. *Pharmacy Compounding Practices & Sterile Drug Products for Home Use.* Rockville, MD: US Pharmacopeia, 1996.
2. Duncker A, Greenberg S. *A Profile of Older Americans.* Washington, DC: AARP, 1997; available at http://research.aarp.org/general/profile97.html.
3. "The Third Strategic Planning Conference for Pharmacy Practice Report." Supplement to *Am Pharm.* APhA, Washington, DC, Oct 7–10, 1994.
4. Knowlton HL. *J APhA* 1997; NS 38(1): 12.
5. Harteker LR. *The Pharmacy Technician Companion.* Washington, DC: APhA, 1998.
6. Hatoum HT, Valuck RJ. Chapter 4. In: Knowlton CH, Penna RP, eds. *Drug Use and the Health Care System in Pharmaceutical Care.* 1996.
7. Hepler CD, Strand LM. *AJHP* 1990; 47: 533.
8. Manasse HR. *AJHP* 1989; 46: 929.
9. Strand LM. "Pharmaceutical Care Outcomes." Research conference presentation, University of Georgia, Athens, September 1996.
10. Maine LL, Penna RP. Chapter 7. In: Knowlton CH, Penna RP, eds. *Pharmaceutical Care: An Overview in Pharmaceutical Care.* 1996.
11. Johnson JA, Bootman JL. *Arch Intern Med* 1995; 155: 1949.
12. Critical Challenges Revitalizing the Health Professions for the Twenty-First Century (Pew Health Professional Comm Report), CA-UCSF Center for Health Professions, San Francisco, 1995.
13. McDonough RP. *J APhA* 1996; NS 36(7): 453.
14. Huffman DC, ed. *NCPA-Searle Digest.* Washington, DC: National Association of Community Pharmacists, 1998.
15. Knowlton CH, Penna RP. Chapter 12. In: Knowlton CH, Penna RP, eds. *Pharmaceutical Care.* 1996.
16. Perri M. *Am J Pharm Educ* 1996; 60 (summer): 208.
17. Knowlton CH. *J APhA* 1997; NS 37 (3): 361.
18. Stevens WL, ed. *MS St Bd Pharm Newsl* 1999; 5(3):.
19. West DS. "Information Technologies in Community Pharmacy Practice." Thesis. University of Mississippi, 1997.
20. Narducci WA. *J APhA* 1998; NS 38(4): 436.
21. Stevens WL, ed. *MS St Bd Pharm Newsl* 1998; 4(4):.
22. Huffman DC, ed. *The $76 Billion Dollar Question.* Washington, DC: National Association of Retail Druggists, 1996.
23. Johnson JA, Bootman JL. *AJHP* 1997; 54: 554.
24. Bochamer C, ed. *NCPA Newsl* 1997; 119(4): 1.
25. Bluml BM et al. *J APhA* 1998; NS38(5): 529.

CAPÍTULO 5

Farmacêuticos na Indústria

Jack Robbins, PhD
Consultant, Pharmacy Affairs
Schering Laboratories
Kenilworth, NJ 07033

O AMBIENTE DA ÁREA DA SAÚDE

O fornecimento de serviços e produtos de saúde é uma indústria muito importante nos Estados Unidos. Em 1995, a nação gastou cerca de $1 trilhão, ou uma média de $3.621 por pessoa, em cuidados de saúde.[1] Os gastos totais na área da saúde aumentaram constantemente nos últimos 30 anos, ainda que a proporção gasta em drogas e diversos itens médicos tenha diminuído de forma persistente. Por exemplo, em 1965, as drogas prescritas responderam por 9%, mas, em 1995, apenas por 5,6% dos gastos de saúde nos EUA.[2] Essas drogas e diversos itens médicos foram, em sua maior parte, desenvolvidos e produzidos pela indústria farmacêutica norte-americana.

A INDÚSTRIA FARMACÊUTICA

A indústria farmacêutica dos Estados Unidos é relativamente jovem e começou a emergir como uma indústria muito importante apenas nos meados dos anos 30 do século XX.[2] A introdução da primeira sulfonamida em 1935 estimulou o interesse na pesquisa farmacêutica e estabeleceu o estágio para o desenvolvimento bem-sucedido da penicilina, o mais importante dos muitos produtos farmacêuticos desenvolvidos durante a Segunda Guerra Mundial. No decorrer desse período, a liderança nas descobertas de novas drogas perdeu seu lugar na Europa e passou a ser dos Estados Unidos, à medida que as companhias norte-americanas incrementavam substancialmente seus esforços em pesquisa e desenvolvimento (P&D).

O firme comprometimento com a P&D de drogas tem sido demonstrado através da prolongada liderança dos Estados Unidos na introdução de novas entidades químicas durante os últimos 50 anos. Em 1995, as vendas domésticas e as vendas externas de produtos éticos produzidos pelas companhias farmacêuticas, com base em pesquisa, totalizaram $85,3 bilhões.[3] Muitas empresas de drogas prescritíveis também produziram outros produtos relacionados à saúde, como medicamentos vendidos sem receita (VSR), produtos veterinários e produtos químicos para agricultura. Algumas fabricaram equipamentos médicos, aparelhos médicos, produtos para diagnóstico e suprimentos hospitalares.

Normalmente, os fabricantes farmacêuticos vendem seus produtos diretamente a diversas classes de consumidores, como atacadistas, farmácias e redes de drogarias, hospitais particulares e hospitais sem fins lucrativos bem como diversas instituições do governo. Entretanto, nos últimos anos, houve uma tendência de ampliar a distribuição através dos atacadistas. Por exemplo, em 1977, 49,1% das vendas éticas farmacêuticas foram distribuídas diretamente aos atacadistas; em 1995, a proporção das vendas através dos atacadistas aumentou para 78,9%.

A indústria farmacêutica dos Estados Unidos é a maior que existe entre as nações, sendo também a maior exportadora e importadora de produtos farmacêuticos de acordo com as estatísticas das Nações Unidas.[4] Por exemplo, em 1990, os Estados Unidos exportaram $5,2 bilhões e importaram $3,8 bilhões de produtos medicinais e farmacêuticos. A segunda maior indústria farmacêutica é a alemã, com exportações de $5,1 bilhões e importações de $2,9 bilhões.

O AMBIENTE REGULADOR

Numerosas leis controlam a produção, distribuição e *marketing* de drogas prescritíveis tanto em nível estadual quanto federal. O controle federal começou com o Pure Food and Drug Act de 1906, projetado com a finalidade de proteger os consumidores, exigindo, em parte, que os componentes dos medicamentos fossem eticamente declarados no rótulo da embalagem. Em 1938, esse decreto foi consideravelmente fortalecido com a aprovação do Food, Drug, and Cosmetic (FD&C) Act, com o qual os fabricantes de drogas eram obrigados a demonstrar que a droga era *segura* para o uso estipulado no rótulo.

O controle federal sobre as drogas prescritíveis foi novamente ampliado por meio das emendas, em 1962, ao decreto do FD&C, as quais obrigaram os fabricantes a demonstrar que a nova droga não apenas é segura mas também *eficaz* ao uso a que se propõe.

Os recursos gerais da Food and Drug Administration (FDA) diminuíram nos últimos anos, e sua carga de trabalho aumentou. Com tantas drogas recentes sendo desenvolvidas pela indústria, o receio é de que a FDA não disponha de recursos para executar seus mandatos reguladores em tempo oportuno. Por exemplo, em 1996, a FDA levou uma média de 17,8 meses para aprovar as drogas que designou como novas entidades químicas que representam avanços terapêuticos muito importantes.[5]

Por causa do clima controlador nos Estados Unidos, um número significativo de drogas modernas é aprovado primeiramente no exterior. Desse modo, os benefícios da pesquisa médica, com freqüência, encontram-se disponíveis primeiro em outros países. Por exemplo, das 207 drogas aprovadas pela FDA entre 1990 e 1996, 139 (ou 67%) foram comercializadas inicialmente fora dos Estados Unidos.[2] Esse padrão tem sido constante por muitos anos, às vezes fazendo com que muitos norte-americanos criticamente doentes tenham de viajar para outros países, a fim de obter os novos medicamentos ainda não aprovados nos EUA.

Alguns observadores acreditam que são necessárias mudanças fundamentais no processo de aprovação das drogas. A indústria e o governo realmente são parceiros no desafio de levar produtos novos, seguros e eficazes aos profissionais da área de saúde e pacientes. A pesquisa que começa no laboratório poderá fornecer seus benefícios à prática médica somente se tanto a indústria quanto o governo fizerem seu trabalho corretamente.

O FUTURO

O futuro da indústria farmacêutica parece ser muito bom. Ela continua a descobrir, desenvolver, produzir e comercializar medicamentos que melhoram, prolongam, salvam e restabelecem a qualidade de vida onde quer que sejam disponíveis.[6] A indústria farmacêutica tem vários pontos fortes para o seu desenvolvimento no século XXI e além.

Base científica em constante crescimento, particularmente em biotecnologia, abrindo novos e importantes caminhos para inovação de drogas. A engenharia genética mantém a confiança no descobrimento e produção de drogas que produzam efeito na estrutura biológica básica do corpo e alterem os padrões das doenças.

Impacto na saúde das pessoas. Os produtos industriais estão entre os elementos de melhor relação custo-benefício para a área da saúde. De fato, o uso ótimo da maioria dos produtos farmacêuticos pode ajudar a reduzir os outros custos da saúde.

A indústria como recurso vital nacional. Da mesma forma que os investidores das empresas privadas em geral, as empresas farmacêuticas buscam retornos razoáveis em seus investimentos substanciais em P&D. A chave para o valor da indústria como um recurso nacional é sua disposição de investir mais e mais dólares em pesquisa.

Ao mesmo tempo, apesar dos poderes reais da indústria, existem desafios e barreiras que devem ser identificados.

O contínuo esforço de contenção dos custos na área da saúde. A manifestação de contenção dos custos pode ser verificada no controle dos preços, formulários restritos, licenciamento compulsório e listas de reembolso limitadas, bem como nos intercâmbios genérico e terapêutico.

O futuro da FDA. À medida que sua capacidade e recursos se tornarem mais limitados em termos de carga de trabalho, a FDA não se mostrará capaz de manter a capacidade tecnológica e a eficiência de processamento necessárias para dar apoio ao crescimento da indústria farmacêutica dos Estados Unidos.

O escrutínio do Congresso sobre os preços das drogas prescritíveis e lucros da indústria. A indústria deve continuar a enfatizar a necessidade de pesquisa, com alto custo e risco envolvidos; ao mesmo tempo, devem ser feitos esforços para reduzir os custos de produção por meio de nova tecnologia.

A indústria farmacêutica opera sob escrutínio público rigoroso e controle crescente. Para garantir a preservação do seu vigor e crescimento, a indústria deve assegurar que os órgãos legislativos e de controle, bem como seus diversos públicos entendam de que modo ela funciona.

O compromisso da ciência médica é real; a indústria está realmente no limiar de uma segunda era dourada da terapêutica. As áreas de farmácia, medicina e os pacientes dependem do sucesso das inovações das indústrias, e a indústria terá sucesso através da visão, trabalho duro e uso inteligente dos seus recursos.

OPORTUNIDADES PARA OS FARMACÊUTICOS

Em junho de 1996, a indústria farmacêutica dos Estados Unidos empregou um total de 367.871 pessoas em todo o mundo, das quais 203.009 estavam empregadas nos Estados Unidos e 164.862, no exterior.[2] Entre os que trabalhavam nos Estados Unidos, 60.163 eram envolvidos na produção; 58.082 trabalhavam no *marketing*; 50.802 estavam envolvidos em P&D médicos; e 28.642 trabalhavam na administração. Os restantes 5.321 eram responsáveis pelas atividades de distribuição.

Em um estudo nacional financiado pela American Association of Colleges of Pharmacy (AACP),[7] um levantamento de cerca de 3.000 estudantes graduados de 57 escolas de farmácia indicou que a maioria dos estudantes tinha aspirações de ingressar numa empresa farmacêutica. Quase a metade (47,4%) dos estudantes de programas de doutorado e um terço dos estudantes de programas de mestrado declararam como objetivo uma carreira na indústria farmacêutica.

Em 1996, havia cerca de 198.000 farmacêuticos nos Estados Unidos.[8] Desse número, aproximadamente 6.000 – ou pouco mais de 3% dos farmacêuticos – estavam empregados na indústria farmacêutica.[9] À medida que a indústria continua a se expandir, espera-se que o referido número também cresça.

Os farmacêuticos na indústria ocupam posições nas áreas de vendas, *marketing*, pesquisa, desenvolvimento, produção e controle de qualidade, bem como nas de administração e gerenciamento. Os farmacêuticos que trabalham nas indústrias são capazes de utilizar sua formação e especializações em farmácia, bem como ao mesmo tempo, vivenciar o crescimento profissional, a satisfação pessoal e um ambiente de desafio. Os níveis salariais para os iniciantes são competitivos com outras áreas de prática farmacêutica, e as oportunidades para promoções futuras, ganhos e benefícios adicionais são, em geral, melhores na indústria. Aproximadamente 60% dos farmacêuticos que trabalham na indústria são empregados nas áreas de vendas e de *marketing*.[10]

Vendas

A área de vendas geralmente é considerada uma das maneiras de os farmacêuticos ingressarem na indústria farmacêutica. Os representantes de vendas (também chamados de representantes de serviço profissional, representantes profissionais de vendas, representantes de serviço médico ou *detailmen*), costumam visitar os farmacêuticos, médicos, enfermeiros e, em alguns casos, dentistas e veterinários, prestando informações acerca dos produtos das suas empresas. O objetivo dessas visitas é o de proporcionar aos diversos profissionais informação abrangente e suficiente de um produto, com a finalidade de incentivar seu uso, prescrição ou recomendação pelo especialista apropriado da área da saúde.

Muitas empresas preferem que os candidatos aos cargos de vendas tenham um conhecimento científico e, dessa forma, dão preferência aos candidatos com instrução em farmácia. Igualmente importante a ser consideradas para um cargo de vendas são as peculiaridades e atitudes pessoais do candidato, como personalidade adequada, efetiva capacidade na comunicação oral e forte interesse em vendas.

Os níveis salariais dos iniciantes para os cargos de vendas em muitas áreas do país são geralmente competitivos com outros de prática em farmácia. Além disso, muitas companhias farmacêuticas oferecem excelentes pacotes de benefícios, como carro da empresa, reembolso de despesas, viagens para convenções médicas e de farmácia, seguro médico extensível à família e reembolso de programas educacionais.

Marketing

O departamento de *marketing* é responsável pelo desenvolvimento e implementação dos planos de *marketing*, para promover os produtos da companhia em audiências para esse fim. Cada empresa da indústria tem, com o passar do tempo, desenvolvido sua própria organização em *marketing*. Em algumas empresas, o departamento é organizado por categoria, como *marketing* de produtos sob prescrição e produtos VSR. Em outras, o *marketing* é dividido em áreas de tratamento, como produtos cardiovasculares ou para o tratamento de asma. Seja qual for a estrutura, a maioria dos departamentos de *marketing* inclui:

- *pesquisa de marketing,* que analisa as tendências dos negócios, históricos de vendas dos produtos da companhia, informações concorrentes, costumes dos profissionais na prescrição e na recomendação, bem como novas oportunidades de negócios dentro do mercado;
- *planejamento de marketing,* responsável por prever e desenvolver produtos e serviços, a fim de satisfazer as necessidades do mercado a longo prazo;
- *gerenciamento de produtos,* que supervisiona de ponta a ponta o plano de *marketing* de um produto específico, sendo responsável pelos lucros e perdas por ele gerados;

- *desenvolvimento de novos produtos,* que investiga as necessidades do consumidor e identifica novos produtos potenciais, para ajudar a satisfazer essas necessidades.

Uma graduação em farmácia pode ser de grande ajuda, mas, em geral, não é uma exigência para o cargo de *marketing*. Experiência em indústrias, geralmente obtida em departamento de vendas, mais a compreensão sobre o sistema de distribuição dos cuidados da saúde, princípios gerais de negócios e um conhecimento básico de P&D, produção, garantia de qualidade e distribuição são úteis na obtenção de um cargo no departamento de *marketing* de companhia farmacêutica.

Pesquisa e Desenvolvimento

Aproximadamente 12% dos farmacêuticos na indústria estão engajados na P&D de novas drogas ou novas formas farmacêuticas dos produtos existentes.[10] Essa área da indústria é estimulante, desafiadora e condizente, em especial, com farmacêuticos que têm sólidos conhecimentos científicos.

Medida-chave do contínuo compromisso de pesquisa da indústria é a relação dos gastos anuais de P&D com o volume de dólares das vendas farmacêuticas. Expressa em porcentagem, essa razão tem estado acima dos 10% por ano desde 1968; em 1997, a razão alcançou um total estimado de $18,9 bilhões ou 21,2% do volume de vendas.[2]

Embora a indústria tenha grande número de drogas em desenvolvimento em muitas áreas, o alto e crescente custo de lançar uma nova droga no mercado é um grande desafio para os fabricantes farmacêuticos. Os economistas do governo estimaram este custo, capitalizado antes da tributação, em $359 milhões.[2] Tal análise responde pelos custos ocasionais dos fundos de investimentos vários anos antes de uma nova droga poder ser comercializada. O crescente custo de desenvolvimento de uma nova droga, em parte atribuível ao aumento da pesquisa, concentra-se nas condições crônicas. Drogas direcionadas ao tratamento dessas condições exigem testes mais abrangentes.

A liderança duradoura dos Estados Unidos na inovação de drogas reflete-se no fato de que cerca de 61% das novas entidades químicas introduzidas no país desde 1940 foram achados dos Estados Unidos. Além disso, mais de 90% das novas drogas foram descobertas pela indústria privada.[2]

O PROCESSO DE APROVAÇÃO DAS DROGAS – Antes que uma nova droga possa ser comercializada nos Estados Unidos, devem ser realizados testes abrangentes, e a FDA deve aprovar o produto como seguro e eficaz aos usos a que se propõe. Os testes são feitos primeiramente em animais. Se uma droga é dita segura para experimentos clínicos limitados e controlados em seres humanos, o patrocinador deve submeter uma inscrição de Pesquisa da Nova Droga (PNDs) — Investigational New Drug (IND), a fim de informar à repartição que os estudos de eficácia e segurança em seres humanos serão iniciados em 30 dias, a menos que a FDA conteste.

Os estudos clínicos de uma nova droga em seres humanos geralmente são divididos em três fases:

Fase I. Um experimento inicial e cauteloso em algumas pessoas saudáveis.
Fase II. Observações mais detalhadas em indivíduos da pesquisa que apresentam doença contra a qual se pretende que a droga seja eficaz.
Fase III. Testes mais abrangentes, com freqüência mais prolongados, para descobrir se a droga é eficaz para o estado mórbido ou a síndrome a que se propõe tratar.

Continuando os testes clínicos, exige-se considerável manutenção dos registros durante o período de teste. O patrocinador submete, então, uma New Drug Application (NDA) — que compreende a documentação dos estudos de segurança e eficácia, bem como os procedimentos de controle de produção a serem utilizados na preparação do produto.

A taxa de redução das novas entidades químicas prospectivas, como resultado de teste clínico, é muito elevada. Cerca de apenas uma entre dez drogas, para as quais as PNDs são emitidas, passa por todas as fases clínicas de pesquisa. As interrupções baseiam-se geralmente nas avaliações, pela empresa, dos resultados dos testes e do potencial da droga que está sendo testada.

CAMPO DE ATIVIDADE DA PATENTE — Esta é uma outra medida da intensidade da pesquisa farmacêutica. Uma nova droga pode ser objeto de várias patentes diferentes. Por exemplo, pode-se obter uma patente para novas entidades químicas, novos processos de fabricação ou novos usos de compostos existentes. Das 152 drogas lançadas mundialmente entre 1975 e 1994, quase metade delas teve sua origem nos Estados Unidos.[2]

Os novos medicamentos ajudam a melhorar a saúde dos cidadãos norte-americanos, portanto grandes benefícios sociais vêm da proteção da patente dada aos investidores desses produtos. Ao munir os inventores com um direito exclusivo de 17 anos para vender as referidas invenções nos Estados Unidos, as patentes possibilitam às companhias obter resultados satisfatórios dos seus substanciais investimentos.

Em geral, entra-se com o pedido de patente tão logo um composto químico demonstre ação farmacológica promissora. Entretanto, costuma-se exigir testes abrangentes, para determinar se o composto tem uso prático como medicamento. Desse modo, os testes em animais e seres humanos — e o processo através das fases PND e IND — freqüentemente prosseguem durante anos após a outorga de uma patente. Esse processo reduz o tempo de proteção da patente que uma companhia tem para comercializar seu produto e recuperar os custos do desenvolvimento.

A IMPORTÂNCIA DA PESQUISA FARMACÊUTICA — A pesquisa farmacêutica, sem dúvida, ajudou a melhorar a saúde da nação. A diminuição da morbidade e o aumento da longevidade são medidas-chave desse progresso. Numerosos estudos econômicos provam que as drogas são formas de terapia de baixo preço que podem reduzir, substancialmente, os custos dos cuidados da saúde.

Desde 1940, o uso de drogas e vacinas tem reduzido consideravelmente a incidência de determinadas doenças; por exemplo, o tratamento com drogas eliminou praticamente a difteria e a poliomielite nos Estados Unidos.[11] A redução da morbidade — enfermidade e dias de doença — teve êxito em outros estados mórbidos também. Por exemplo, o tratamento com drogas reduziu significativamente o número de pacientes que precisam de hospitalização no caso da tuberculose. A doença agora é tratável em casa com uma variedade de drogas. Resultado semelhante foi alcançado através do uso dos antagonistas de H_2 e antibióticos para casos de úlceras.

Além de reduzir a necessidade de hospitalização, as drogas também previnem e curam doenças, suplementam outros procedimentos médicos, como a cirurgia, e ajudam no restabelecimento dos pacientes à vida normal. Os novos medicamentos também têm possibilitado às pessoas conduzir suas vidas com mais saúde e maior longevidade. Desde 1940, a expectativa de vida aumentou em 17,6% para os homens e 20,1% para as mulheres.[12]

Os estudos patrocinados pela Pharmaceutical Research and Manufacturers demonstraram que as drogas não somente reduzem a enfermidade e salvam vidas mas também economizam dinheiro. Um estudo de drogas cardiovasculares β-bloqueadoras demonstrou que seus benefícios de longe excedem os custos. Por exemplo, como alternativa à cirurgia para o tratamento do glaucoma, o uso de um bloqueador-β pode economizar de $746 milhões a $1,06 bilhão por ano.[13]

Produção e Controle de Qualidade

Cerca de 11% dos farmacêuticos que trabalham na indústria estão envolvidos na produção e controle de qualidade (CQ).[10] Os farmacêuticos que trabalham na produção freqüentemente ocupam o cargo de gerência. São responsáveis por antever as necessidades da empresa e pelo planejamento das instalações das fábricas, equipamento e pessoal necessários à realização dos objetivos de produção da companhia. Respondem, também, pelo estabelecimento e administração dos procedimentos e controles de produção, a fim de garantir a manufatura dos produtos de alta qualidade que correspondam aos rígidos padrões da companhia e da FDA.

A produção farmacêutica sofre constantes alterações devido ao desenvolvimento das novas tecnologias. Os equipamentos freqüentemente, tornam-se obsoletos no curto período de tempo de três a cinco anos. Assim, os farmacêuticos e outros empregados da produção devem estar em constante aprendizado e adaptação das novas tecnologias e procedimentos. Os farmacêuticos que almejam progredir nas carreiras de produção geralmente necessitam de cursos de nível mais elevado do que o correspondente aos seus diplomas em farmácia.

As companhias farmacêuticas com pesquisas intensivas constantemente conduzem milhares de análises e testes de garantia de qualidade (GQ) a cada ano, a fim de preservar a qualidade dos seus produtos. As atividades de GQ começam ao mesmo tempo em que a segurança e eficácia de um novo produto estão sendo estabelecidas. A produção final e as especificações da GQ de um novo produto são estabelecidas em conjunto através dos departamentos de P&D, produção e GQ da companhia.

O departamento de GQ estabelece os procedimentos de amostragem e de teste, para assegurar que cada lote de um produto esteja de acordo tanto com as especificações da companhia quanto com as da FDA. O sistema também garante a uniformidade da potência, pureza e uniformidade da dosagem do produto, além dos dados químicos, físicos e biológicos adicionais; estabilidade da embalagem comercial final; e datas de validade apropriadas. O departamento de GQ verifica igualmente não somente a qualidade e a quantidade dos componentes ativos mas também a uniformidade e o prognóstico dos componentes não-ativos.

Os farmacêuticos com diploma de graduação em farmácia, bem como aqueles com pós-graduação, podem ser treinados para trabalhar em muitas áreas de GQ.

GERENCIAMENTO E ADMINISTRAÇÃO

Apenas pouco mais de 16% dos farmacêuticos empregados na indústria conquistaram cargos de gerenciamento e administração.[10] Os gerentes e administradores ajudam a assegurar o funcionamento de todos os departamentos da empresa sem intercorrências. Alguns farmacêuticos em cargos de gerência também prestam serviços nas funções de assessoria, fornecendo conselhos jurídicos, representando a firma em suas várias audiências (p. ex., relações farmacêuticas), ou dando consultas internas sobre questões farmacêuticas a outros gerentes que podem não ser farmacêuticos.

A formação em farmácia fornece boa base para o gerenciamento e a administração, mas a experiência no trabalho é, em geral, a chave do sucesso na área de gerenciamento. Por exemplo, metade do pessoal nos cargos de gerência na indústria inicia sua carreira nas áreas de vendas e *marketing*.[10] Qualidades, como disciplina, esforço profissional e dedicação, ajudam o farmacêutico a conquistar um cargo de gerência.

PERFIS DE INTERESSE VOCACIONAL

Raros são os farmacêuticos industriais que participam de pesquisa vocacional. Um estudo realizado por Smith com 364 farmacêuticos industriais, empregados nas áreas de vendas, *marketing*, administração, fabricação, CQ e P&D, demonstrou alguns padrões significativos de perfis de interesse.[14] De acordo com Smith, os padrões de interesse entre os farmacêuticos nas indústrias eram variados.

Os representantes de serviços médicos e os farmacêuticos nas áreas de marketing/*administração* apresentaram padrões de interesse semelhantes, relativamente semelhantes aos dos proprietários de farmácia. Esses grupos apresentavam grande interesse nas atividades relacionadas à empresa, como a fala em público, lei/política, promoção, vendas e gerenciamento de negócios. Os representantes de serviços médicos eram mais socialmente ajustados do que outros grupos e marcaram os pontos mais altos na escala de vendas. *Os farmacêuticos de* marketing/*administração* marcaram os pontos mais altos na escala de gerenciamento de negócios.

Os farmacêuticos da área de produção/CQ têm elevado interesse nas atividades que exigem precisão e trabalho em laboratórios, conforme se refletiu em suas pontuações nas escalas realista e convencional. Os farmacêuticos da área de produção também apresentam pontuação acentuada na escala de gerenciamento de negócios. Seus padrões de interesse eram semelhantes aos dos *farmacêuticos de P&D,* especialmente em termos de atividades em laboratórios. Os dois grupos possuíam forte interesse pela área de ciências. Seus padrões de interesse eram semelhantes aos dos farmacêuticos acadêmicos, sendo, porém, menos interessados nas atividades de laboratório e mais interessados em lecionar.

Todos os grupos apresentaram interesse bem maior nas atividades de pesquisa e atividades relacionadas à ciência, porém um interesse muito forte pela área de pesquisa, encontrado entre os farmacêuticos de P&D, somente foi igualado pelos farmacêuticos acadêmicos.[14] Os perfis estavam em conformidade com um padrão altamente compatível com respeito às escalas relacionadas e à influência do papel do sexo. Os grupos de trabalho eram diferenciados. O estudo identificou características confiáveis de interesse nos quatro grupos industriais que podem servir de guia para estudantes e profissionais que tencionam uma carreira na indústria farmacêutica.[14]

A CONTRIBUIÇÃO DOS CIENTISTAS FARMACÊUTICOS

Os cientistas que trabalham na indústria farmacêutica dos Estados Unidos conduzem pesquisa e publicam trabalhos científicos que contribuem para o estoque de conhecimento científico disponível publicamente. Utilizando técnicas bibliométricas, Narin, Corrigan e Gallagher fizeram relatos acerca da natureza, tamanho e qualidade da contribuição das indústrias para esse conhecimento.[15] De acordo com tal estudo, a indústria farmacêutica dos Estados Unidos produz mais de 1.500 trabalhos científicos por ano em um largo espectro de disciplinas. Os cientistas na indústria produziram um total de 1,5% dos documentos de pesquisa científica dos Estados Unidos no período de 1973 a 1982.[15]

Os trabalhos industriais tendem a ser, até certo ponto, mais firmemente concentrados em áreas de medicina clínica do que todos os trabalhos patrocinados pelos National Institutes of Health; os trabalhos realizados pela indústria também incluem um número significativo de trabalhos em periódicos de pesquisa biomédica básica bem como em periódicos de química.[15]

De acordo com Narin *et al.*,[15] os trabalhos científicos, produzidos nas indústrias, parecem ser de alta qualidade, porque são freqüentemente citados. Também, utilizando um custo (em dólares de 1982) aproximadamente de $100.000 por trabalho, o valor da produção científica publicada pela indústria farmacêutica dos Estados Unidos é estimado, no mínimo, em $150 milhões por ano, o que representa uma medida tradicional da contribuição da indústria ao conhecimento do público.

MULHERES FARMACÊUTICAS

Um estudo realizado por Lear e Kirk mostrou claramente que as mulheres farmacêuticas que seguiram carreira na indústria farmacêutica estão felizes com sua decisão.[18] Um total de 174 farmacêuticas participaram do levantamento. Uma em cada quatro mulheres na amostra buscou uma formação em nível superior além do bacharelado em farmácia: 17 tinham mestrado, 15, doutorado em farmácia, seis obtiveram diplomas de MBA e seis tinham diploma de PhD.

As entrevistadas identificaram onze áreas de trabalho diferentes dentro da indústria. Para os propósitos da análise, essas onze áreas poderiam estar concentradas em três grupos de trabalho: desenvolvimento do produto (P&D, GQ e produção), regulação do produto (questões médicas, relações de controle/jurídicas e profissionais) e promoção do produto (vendas, gerenciamento do produto e *marketing*). Em geral, as mulheres que trabalham nos grupos de controle dos produtos apresentaram os mais altos salários.

Quando perguntadas sobre as suas razões de escolher uma carreira na indústria, as entrevistadas observaram que as oportunidades de crescimento pessoal e incumbências mais atraentes de trabalho eram os principais motivos de ingressarem nas indústrias, em oposição aos locais mais tradicionais de farmácias comunitárias e de hospitais.

As mulheres na indústria parecem estar muito satisfeitas com seu emprego. De acordo com o estudo de Lear e Kirk, 93,6% das entrevistadas estavam muito satisfeitas/satisfeitas com suas condições de trabalho; 94,8% mostravam-se contentes com seus benefícios adicionais; 85,4% sentiam-se aceitas pelos colegas do sexo masculino; 89,5% encontravam-se muito satisfeitas/satisfeitas com seus salários; e 82,8% relataram estar felizes com a capacidade de utilizar seus conhecimentos de farmácia no emprego.

RESUMO

Embora relativamente poucos farmacêuticos tenham escolhido a indústria farmacêutica como carreira, é cada vez mais evidente que há muitas oportunidades na indústria. À medida que desponta uma nova tecnologia, a indústria necessita de pessoal com o conhecimento essencial para o descobrimento, desenvolvimento, introdução e promoção da onda de novos produtos. A formação acadêmica em farmácia certamente é um excelente ponto de partida para qualquer um que contemple uma carreira na crescente indústria farmacêutica dos Estados Unidos.

REFERÊNCIAS

1. *HHS News* (press release). Washington, DC: Department of Health and Human Services, 27 Jan 1997.
2. *PhRMA Industry Profile*. Washington, DC: Pharmaceutical Research and Manufacturers of America, March 1997.
3. IMS America Ltd. Ambler, PA.
4. *1988 International Trade Statistics Yearbook,* vol 2. New York: United Nations, 1988.
5. FDA, Washington DC, 1997.
6. Hoff LC. *Preserving the Environment for Innovation: The Challenge to Society and Industry*. 29th Annual Meeting of the PMA, 11–12 May 1987.
7. *Am J Pharm Educ* 1983; 47:.
8. Survey. Park Ridge, IL: National Association of Boards of Pharmacy, 1997.
9. Boylan JC, Shively CD. *Am Pharm* 1981; NS21:.
10. Career Opportunities for Pharmacists in the Pharmaceutical Industry. Washington, DC: National Pharmaceutical Council, 1988.
11. *Morbidity and Mortality Weekly Report (MMWR) Annual Summary 1989*. Atlanta: Centers for Disease Control and Prevention, 1989.
12. Statistical Abstract. Washington DC: US Department of Commerce, 1985.
13. *Use of a Beta Blocker in the Treatment of Glaucoma: A Cost-Benefit Study*. Boston: Little, 1984.
14. Smith HC. *J Pharm Mark Manage* 1987; 1(3):.
15. Narin F, Corrigan JG, Gallagher MG. *The Quest for Knowledge: Contribution of US Pharmaceutical Industry Scientists*. Washington, DC: Pharmaceutical Manufacturers' Association, November 1986.
16. Lear JS, Kirk KW. Women pharmacists in the pharmaceutical industry. Their preparation, satisfaction, and outlook. *Am Pharm* 1987; NS27(7): 34–39.

CAPÍTULO **6**

O Farmacêutico no Governo

Arthur J Lawrence, PhD, RPh
Rear Admiral
Assistant Surgeon General
Office of the Assistant Secretary for Health and Surgeon General
Washington, DC 20201

A permanente ênfase em serviços de saúde efetivos e eficientes para a população dos Estados Unidos, bem como a tendência geral de envelhecimento da sua população estão aumentando a importância dos serviços farmacêuticos e a participação do farmacêutico em complexos programas de saúde. São oferecidas possibilidades novas e excitantes à prática de farmácia adaptativa e às carreiras nos setores do governo, oferecendo o setor federal a faixa mais ampla de oportunidades.

A tendência no sentido dos sistemas de administração de cuidados gerenciados pôs em andamento várias iniciativas para reformular o fornecimento de cuidados de saúde nos Estados Unidos. Ao mesmo tempo, foram empreendidos compromissos contínuos e etapas de ação, para diminuir o tamanho da instituição federal. Em ambos os casos, a forma e os efeitos das alterações no setor federal deverão ser disseminados com o transcurso de vários anos. Pode-se prever que os sistemas de saúde do setor federal deverão passar a ser extremamente dinâmicos neste século que mal se iniciou.

Os farmacêuticos e a profissão de farmacêutico encontram-se em encruzilhadas nos cuidados de saúde. São diversas as oportunidades à criação de novas formas de prática. Em parte alguma, isso é mais verídico que no setor federal, que oferece numerosas oportunidades à inovação através de novos sistemas de fornecimento de atendimento clínico bem como da política e de mecanismos reguladores. Embora seja verdadeiro que os farmacêuticos que atuam dentro de vários serviços federais não estão entre os profissionais mais bem pagos na profissão, também é certo que os farmacêuticos que desejam atuar em formas avançadas de atividades clínicas encontram satisfação em muitas áreas da prática federal. O serviço federal também oferece a oportunidade única de seguir uma carreira em que o programa de aposentadoria permanece intacto durante toda a carreira. Os farmacêuticos que não são orientados para o produto, mas que, em vez disso, mantêm os valores e as bases educacionais orientados para os cuidados do paciente e a saúde pública, encontram uma forma particularmente recompensadora de atuação no serviço federal.

FARMACÊUTICOS E O SERVIÇO GOVERNAMENTAL

Os farmacêuticos e seus antecessores, os boticários e os droguistas, serviram a seus países e governos com distinção desde a fundação das colônias. Embora o emprego direto de grande número de farmacêuticos seja um fenômeno relativamente recente, a assistência mais sutil e indireta tem sido fornecida durante séculos. Farmacêuticos, boticários e droguistas responderam uniformemente ao chamado dos seus países, para empreender tarefas fundamentais na sustentação de causas, variando desde a defesa até a melhoria da igualdade social nacional.

À medida que os cuidados de saúde e as tecnologias médicas avançam e se tornam cada vez mais complexos, os farmacêuticos são solicitados a realizar tarefas centrais à obtenção da melhoria da saúde de cada paciente bem como da saúde coletiva da nação. Paradoxalmente, grande parte das demandas colocadas sobre a profissão e seus profissionais está expandindo a função do farmacêutico para dentro de novos e diferentes territórios institucionais e de consultoria, ao mesmo tempo que se intensificam as demandas para os que atuam na função distributiva e de fornecimento mais tradicional na comunidade. A capacidade do farmacêutico de ser o profissional de saúde especialmente equipado para responder a estas necessidades e demandas mutáveis reside na natureza da farmácia e, em grande extensão, no sistema educacional, que evoluiu desde as tradições dos boticários.

A educação e prática da farmacêutica repousam na base de uma síntese de ciências. Os farmacêuticos entram na vida prática com uma base e educação que os preparam para estar altamente habilitados e especializados em várias áreas intelectuais e práticas diferentes, o que os deixa uma única opção entre imbuir-se a fundo em um papel generalista ou escolher seguir um papel de especialista. Qualquer que seja a trajetória escolhida, o farmacêutico permanece como um membro da sociedade amplamente qualificado, gerando uma flexibilidade de desempenho de funções não percebida em qualquer outra profissão de saúde. É exatamente este alto nível de flexibilidade que torna o farmacêutico um recurso excepcionalmente valioso na prática governamental. Hoje em dia, diante dos ambientes sociais e políticos rapidamente mutáveis em que o governo está enfronhado, tal flexibilidade constitui elemento essencial, que acrescenta valor ao sistema de saúde.

OPORTUNIDADES DE CARREIRA

As oportunidades no setor federal não são apenas oportunidades de emprego, mas, na realidade, oportunidades de carreira. O serviço federal oferece maior variedade e diferenciação nos tipos de cargo que um farmacêutico pode ocupar do que o setor privado. Além disso, o setor federal proporciona ao farmacêutico oportunidades para as quais não existe comparação no setor privado. No setor federal, não é raro encontrar um farmacêutico em um cargo que não exige a experiência específica de um farmacêutico nem é normalmente preenchido por um farmacêutico. Os farmacêuticos ocupam importantes cargos dessa natureza por causa da combinação das capacidades que possuem e, por conseguinte, do seu maior nível de compreensão dos cuidados de saúde.

Para muitos farmacêuticos, a entrada no serviço federal se faz através das tradicionais funções de fornecer e preparar os produtos farmacêuticos, progredindo, em seguida, para maiores responsabilidades em âmbito e magnitude. Em algum momento de suas carreiras, a maioria dos farmacêuticos federais deve escolher entre aceitar maiores responsabilidades de supervisão orientada para a distribuição ou seguir trajetória menos tradicional, mais de gerenciamento e administrativa. Para muitos farmacêuticos que ocupam cargos de alto nível, a progressão retira-os integralmente das tradicionais tarefas de preparação dos medicamentos e de outras tarefas orientadas diretamente para o paciente. Estes cargos geralmente são de gerenciamento superior ou de tomada de decisão, em que a exigência específica de experiência na prática farmacêutica é indireta ou inexistente.

Sob muitos aspectos, tal padrão é similar ao que pode ser esperado em algumas formas de lojas comunitárias do tipo multiunidades ou cadeias de lojas, e em práticas institucionais maiores no setor privado. Os farmacêuticos em cargos de liderança no governo federal causam impacto consideravelmente maior e com alcance muito mais amplo do que os seus colegas no setor privado. O perfil de prática provavelmente assemelha-se mais intimamente aos eventos de uma carreira na indústria. A diferença funcional entre a prática federal e a prática industrial em múltiplas unidades é que o ambiente federal confere a faixa mais ampla de tipos de prática, exibindo todo o espectro, desde as funções de farmacêutico de equipe até o gerenciamento de alto nível, administração e elaboração de políticas.

As agências federais que oferecem oportunidades de carreira para os farmacêuticos são o Department of Veterans Affairs (DVA), que emprega o maior número; o US Public Health Service (PHS); o Department of Defense (DOD), através do Exército, Marinha e Aeronáutica. O PHS e os três serviços dentro do DOD oferecem cargos como serviço civil ou de oficiais comissionados; o DVA e outras agências federais oferecem apenas empregos no serviço civil.

No PHS, Exército, Marinha e Aeronáutica, os oficiais comissionados são utilizados como profissionais especialistas rapidamente móveis. O serviço civil é empregado como um método auxiliar de recrutamento, oferecendo estabilidade geográfica muito maior. Dentro do PHS, os oficiais dos Commissioned Corps fornecem a maioria dos serviços farmacêuticos; o recrutamento de serviços civis é usado em casos limitados.

EXIGÊNCIAS DE SERVIÇOS UNIFORMIZADAS

Entre os sete serviços uniformizados, quatro fornecem oportunidades de oficiais comissionados para os farmacêuticos. A Aeronáutica posiciona os farmacêuticos como membros do Biomedical Service Corps. O Exército categoriza os farmacêuticos como oficiais membros do Medical Service Corps. A Marinha posiciona os farmacêuticos como membros do Medical Service Corps e designa alguns membros das suas equipes de profissionais de saúde como apoio para o Marine Corps. Os Commissioned Corps do PHS categorizam os farmacêuticos como membros de uma categoria farmacêutica distinta, designam os membros de várias outras agências federais e atuam como agência de apoio médico e de saúde para a Coast Guard e a National Oceanic and Atmospheric Administration em estabelecimentos embarcados e em terra firme.

É importante que o farmacêutico pretendente compreenda que a aceitação de um cargo como membro de um dos serviços uniformizados obriga o indivíduo a uma ordem mais elevada de serviços. Qualquer pessoa que busque uma carreira como profissional de saúde e oficial comissionado deve ter em mente que o conhecimento e a experiência farmacêutica profissional não caracterizam, por si sós, um bom funcionário público. O indivíduo deve possuir outras qualificações e capacidades, conforme se exige de qualquer oficial comissionado, quer esteja servindo em um corpo de saúde, quer em uma unidade de combate. Estas qualificações englobam a dedicação a uma causa maior; excelente julgamento, liderança, eficiência e eficácia; devoção às finalidades da organização. A extensão em que um oficial exibe e põe em ação estes atributos é cuidadosamente considerada por comitês de promoção além da aplicação habilitada da perícia profissional.

A maior parte dos pretendentes bem-sucedidos pode esperar ser comissionada como um oficial reservista estendido, quando é chamado pela primeira vez para o serviço ativo. Os pretendentes devem possuir um grau de bacharel em farmácia de uma instituição credenciada pelo American Council on Pharmaceutical Education (ACPE) e ser licenciado por exame, para praticar em um dos estados ou territórios dos EUA ou no Distrito de Columbia. Geralmente, o licenciamento solicitado deve ser obtido por exame, e não por reciprocidade.

Todos os pretendentes devem ter idoneidade moral, pelo menos 21 anos de idade e estar fisicamente qualificados. É necessário que os pretendentes se submetam a um exame médico abrangente, feito por serviços do governo, antes do comissionamento. Em todas as situações, os pretendentes devem fornecer as informações apropriadas a uma verificação completa da história pregressa e passar por um processo de credenciamento em seus pontos de prática. Na maioria dos casos, as pessoas nomeadas para os cargos de grau avançado e/ou com educação e treinamento especializado são agraciadas com crédito adicional para fins de classificação, em reconhecimento às suas realizações. Em alguns casos, a gratificação adicional para a prática profissional é autorizada para os certificados em algumas áreas de prática especializada.

EXÉRCITO

O Continental Congress estabeleceu um hospital para o cuidado de feridos e incapacitados em 1775, e, simultaneamente, estabeleceu o cargo do boticário como um membro do seu quadro de oficiais. Em 1776, criou o posto de "droguista", cujo dever era "receber e fornecer todos os remédios, instrumentos e compra de mobiliário dos Estados Unidos". O Medical Department foi reorganizado em 1777, sendo o país dividido em quatro distritos. Foi estabelecido que haveria um boticário geral para cada distrito, encarregado de "receber, preparar e fornecer os medicamentos bem como outros artigos de seu departamento para hospitais e o Exército, conforme fosse ordenado pelo diretor geral".

Durante a Revolução, foi estabelecido um laboratório central para a fabricação de vários remédios necessários para apoiar as operações do Continental Army. A maioria destes produtos era fabricada pelo primeiro boticário-geral, Andrew Craigie. Sua loja em Carlisle, Pensilvânia, foi a primeira das operações originais de fabricação em larga escala nas colônias.

O reconhecimento profissional do boticário, droguista e farmacêutico no Exército variou, mas melhorou no transcurso dos dois últimos séculos. Durante a Guerra Civil, os oficiais médicos controlavam a aquisição e preparação de medicamentos nos exércitos da União e dos Confederados. Com freqüência, eram encontrados droguistas em funções de apoio, especialmente entre os regimentos de voluntários da União, mas eles não ocupavam posições comissionadas. Entre o término da Guerra Civil e o período imediatamente após a Segunda Guerra Mundial, os farmacêuticos serviram em cargos para os quais alguns recebiam comissões; outros eram engajados em classificações de alistamento. Durante a Primeira Guerra Mundial, vários farmacêuticos serviram em funções de apoio no Army's Sanitary Corps.

Farmácia no Exército

O grau de reconhecimento profissional dos farmacêuticos bem como a prática da farmácia, são radicalmente distintos no Exército atual. Os farmacêuticos são membros vitais do Medical Service Corps e servem em todo o mundo em apoio de missão do Army Medical Department, que é assegurar a saúde dos soldados durante os períodos de paz e guerra. Para realizar esta missão, o Exército opera 76 ambulatórios, 28 hospitais gerais e oito centros médicos, bem como várias instalações médicas de cuidados ambulatoriais fixas e móveis.

Atualmente, existem aproximadamente 157 oficiais farmacêuticos comissionados na ativa. A maioria é designada para centros médicos e hospitais gerais do Exército nos Estados Unidos. Os hospitais gerais do Exército possuem todas as características dos modernos hospitais comunitários, porém restringem suas operações, visando fornecer o tratamento para o pessoal da ativa e da reserva, bem como seus dependentes beneficiários. Os oito centros médicos promovem programas de educação avançada, treinamento e pesquisa, sendo equipados com grande parte dos mesmos equipamentos sofisticados encontrados em hospitais de ensino afiliados a universidades.

A atuação como oficial farmacêutico no Exército fornece oportunidade para o serviço e viagem internacionais. O Exército possui oficiais farmacêuticos fora dos Estados Unidos, em hospitais na Alemanha, Coréia, Panamá, Japão, Havaí, Itália e Bélgica. Os farmacêuticos com *status* de carreira podem ter a oportunidade de designação para o estrangeiro pelo menos em um período durante sua carreira.

Os oficiais farmacêuticos participam de um programa técnico ativo de farmácia. O Exército empreende o treinamento técnico de farmácia na Academy of Health Sciences, em Fort Sam Houston, Texas, através de um programa de estudo credenciado pelo American Society of Health-System Pharmacists (ASHP). Mais de 600 técnicos em farmácia estão atualmente na ativa. Os farmacêuticos e técnicos do Exército aviam, por dia, mais de 60.000 prescrições ambulatoriais e 40.000 prescrições de medicamentos para pacientes internados.

As atividades médicas do Exército também utilizam o sistema de serviço civil, para empregar farmacêuticos. O Exército emprega 399 farmacêuticos civis em diversos graus do Quadro Geral (QG) mais um adicional de 300 técnicos civis. Muitos destes farmacêuticos civis encontram-se empregados no território dos Estados Unidos e podem esperar a estabilidade geográfica.

O Exército proporciona várias oportunidades à educação avançada, treinamento e pesquisa. Cada um dos seus centros médicos desenvolve programas de pesquisa. Quatro centros médicos (Brooke AMC, Madigan AMC, Tripler AMC e Walter Reed AMC) operam programas de residência hospitalar em farmácia, totalmente credenciados pelo ASHP. Além disso, uma residência em farmácia com especialização em hematologia-oncologia é oferecida no Walter Reed Army Medical Center. Cursos e oportunidades de educação continuada são oferecidos através de programas de estudo fornecidos por militares, bem como a freqüência em programas civis de farmácia; os custos são cobertos sob o reembolso militar.

O Exército oferece oportunidades de educação externa para os seus farmacêuticos. Anualmente, oficiais altamente motivados são selecionados para estudos de graduação em instituições civis custeados pelo Exército. Em geral, os oficiais seguem a educação graduada em instituições de farmácia que possam levar ao grau de mestrado ou doutorado. Há limitada oportunidade de que os oficiais realizem os estudos dirigidos à obtenção do grau de PhD em farmacologia. Enquanto freqüentam a educação custeada, os oficiais recebem pagamento integral bem como o auxílio educacional.

A trajetória da carreira dos oficiais farmacêuticos vai desde o posto de segundo-tenente (0-1) até coronel (0-6). Os oficiais podem ser promovidos através destes postos, durante uma carreira de 21 anos, com base nos métodos de promoção atualmente em uso. Todas as promoções são competitivas.

A prática de farmácia no Exército comporta várias oportunidades únicas. O Army Medical Material Development Activity gerencia e dirige o desenvolvimento dos farmacêuticos e os sistemas particulares de fornecimento. As funções sob a responsabilidade do farmacêutico nesta atividade consistem na garantia do desempenho do programa em termos de custo, programação, logística, qualidade e adesão às especificações. Muitos dos projetos dentro de tal atividade, talvez a maioria, são próprios para os militares, não sendo observados na prática civil. Os sistemas de fornecimento para os cuidados dos ferimentos de combate, pré-tratamento para a guerra química, dispositivos de tratamento e agentes antiparasitários são exemplos de algumas das áreas em que se espera que o farmacêutico atue.

Conforme já mencionado, os técnicos em farmácia são treinados pelo Exército em sua própria escola, a qual oferece um programa de dezoito semanas, conduzido em base rotativa cerca de seis vezes por ano; o tamanho médio da turma é de 40 a 60 alunos. As turmas fornecem instrução nos serviços para os membros da ativa e reserva do Exército e da Guarda Nacional, bem como para os serviços militares de outros países. A escola é supervisionada por um oficial farmacêutico, possuindo equipe de oito oficiais farmacêuticos adicionais e mais de 20 técnicos militares seniores de farmácia alistados. Esta equipe fornece outros cursos mais especializados de estudo em preparação de produtos esterilizados e distribuição de terapia e medicamentos. Um curso que orienta os oficiais farmacêuticos recentemente comissionados para a organização e operação dos serviços farmacêuticos do Exército, oportunidades de carreira e expectativas de desempenho é oferecido periodicamente à equipe.

AERONÁUTICA

A US Air Force (USAF) atual foi precedida pela Army Air Corps. O Air Force Medical Service (AFMS) foi criado e ativado em 1.º de julho de 1949. Em março de 1965, o Medical Service Corps (MSC) foi reorganizado em duas forças distintas. Os componentes, incluindo os oficiais que realizavam as atividades de administração médica, suprimento e apoio não-clínico para os pacientes, permaneceram no MSC. O novo corpo adicionado, o Biomedical Service Corps (BSC), consiste em oficiais que representam dezessete áreas de prática de saúde, realizando funções orientadas para a clínica. Os farmacêuticos foram transferidos para o BSC, sendo este o serviço em que são atualmente comissionados.

A missão do AFMS e do BSC é fornecer o suporte médico necessário para manter o mais alto grau possível de aptidão das forças de combate da Aeronáutica. A missão geral é bastante similar à do Exército e da Marinha, porém difere nos métodos e localizações do fornecimento dos serviços. Como acontece com as outras instalações de serviços uniformizados, a Força Aérea fornece, durante os períodos de paz, os serviços de saúde para os militares da ativa e reserva, bem como seus dependentes.

A Força Aérea opera 87 instituições médicas dotadas de farmacêuticos em todo o mundo. Nos Estados Unidos, existem 38 instalações de pequeno porte, 27 de médio porte bem como 22 hospitais e clínicas de grande porte. O serviço possui hospitais e clínicas importantes adicionais, localizadas no estrangeiro, fornecendo, também, serviços de saúde suplementares para os beneficiários em operações de suporte menores através do sistema da Força Aérea, a qual opera uma rede global de aeronaves e profissionais com a finalidade de evacuação aeromédica de todos os serviços. Existem quatro unidades de estagiamento aeromédico no território dos Estados Unidos e outra localizada no estrangeiro.

Os hospitais da Força Aérea variam, de acordo com o tamanho da instituição, desde os com 10 até os de 1.000 leitos, cujo caráter depende da natureza da missão do comando em que estão localizados. O tamanho e a gama de serviços são determinados pela composição e quantidade dos que necessitam de apoio. Cada um dos principais comandos administra hospitais e clínicas de todo tamanho. O Air Force Medical Center é o maior e fornece um espectro total de apoio geral, especializado e terciário. Os centros médicos responsabilizam-se pelo ensino dos internos e residentes na maioria das especialidades médicas bem como oferecem ampla integração dos serviços farmacêuticos na missão de ensino. A pesquisa ocupa importante foco nas atividades cotidianas da maioria dos centros médicos, existindo seis localizados no território dos Estados Unidos; o maior é o Wilford Hall no USAF Medical Center em San Antonio, Texas, com um programa de ensino clínico total.

Os hospitais regionais da USAF tendem a dispor de menos de 150 leitos e destinam-se a fornecer um espectro completo de cuidados orientados para a comunidade, visando aos beneficiários dentro de uma área geograficamente circunscrita. Os pacientes, cujas condições não podem ser controladas em hospital regional, são comumente referidos a instituição civil de multiespecialidades na área ou, em muitos casos, a outra instituição militar de tratamento. Embora geograficamente separados dos hospitais do tipo centro médico, os hospitais regionais permanecem ligados aos centros médicos através de programas paralelos de tratamento dos pacientes, educação médica e pesquisa. Existem nove hospitais desta classe nos Estados Unidos, mais duas instalações no estrangeiro.

Farmácia na Força Aérea

Como era de esperar, diante das diversificadas características das diferentes instituições da Força Aérea, as qualidades específicas da prática de farmácia variam de um comando para outro e de uma localidade para outra. Todas as instituições de tratamento oferecem serviços de cuidados ambulatoriais, de modo que a prática de farmácia consiste em uma combinação de fornecimento de medicamentos ambulatoriais e para pacientes internados nas instituições. Um estudo revela que 39 instituições aviam mais de 1.000 prescrições de tratamentos ambulatoriais por dia, das quais cerca de dez aviam mais de 2.000 prescrições por dia, e uma processa e libera mais de 4.000 prescrições diariamente.

Os oficiais farmacêuticos supervisionam, revêem e monitoram todas as funções da atividade de aviamento. Para lidar com este volume e propiciar ao farmacêutico os instrumentos profissionais, como um perfil atualizado de paciente para cada paciente, o serviço da Força Aérea é altamente computadorizado. No futuro próximo, um sistema de computador totalmente integrado deverá ligar todos os estabelecimentos de cuidados de saúde da Força Aérea. Este sistema irá integrar as prescrições para os farmacêuticos geradas em uma base de pacientes internados com as feitas em âmbito ambulatorial, proporcionando ao farmacêutico completo espectro das informações medicamentosas específicas para o paciente.

As instituições de maior porte empregam farmacêuticos especialistas. A maioria dos centros médicos utiliza os farmacêuticos como especialistas em informações sobre os medicamentos que fornecem serviços de consultoria às equipes médicas e às de apoio correlatas. Em outras instituições de grande porte, alguns farmacêuticos especialistas devotam parcela do seu tempo à função de distribuição. Em todos os casos, os farmacêuticos servem como membros ativos dos comitês de farmácia e terapêutica, os quais possuem autoridade muito maior que na comunidade civil. O papel do farmacêutico na seleção das alternativas terapêuticas e das entidades farmacologicamente ativas substituíveis é mais amplo que na prática civil.

Atualmente, o BSC possui no serviço ativo aproximadamente 257 oficiais farmacêuticos comissionados. O suporte adicional de farmácia é fornecido por farmacêuticos empregados sob o sistema de serviço civil. A Força Aérea utiliza pouco mais de 1.100 técnicos de farmácia alistados no apoio das atividades farmacêuticas. Eles atuam em várias funções, desde a administração de farmácia básica até a preparação supervisionada de aditivos e soluções intravenosas.

A trajetória de carreira para os oficiais farmacêuticos da Força Aérea é similar à do Exército e Marinha. Os farmacêuticos servem como oficiais comissionados, com patentes que vão desde segundo-tenente (0-1) até coronel (0-6). Todos os novos oficiais recebem um programa de orientação formalizada, ao entrar. Este programa de duas semanas e meia orienta os farmacêuticos para a Força Aérea e a comunidade médica da Força Aérea. Também é fornecida a instrução adicional sobre a disciplina militar, desenvolvimento da carreira e operação de programas de prontidão.

Nos dois primeiros anos de serviço, é necessário que todos os farmacêuticos retornem para o treinamento avançado. Um curso de três semanas sobre o gerenciamento, concentrando-se na capacidade específica do gerenciamento da carreira clínica administrativa, serve como base às futuras promoções na patente e classificação.

Às vezes, depois dos dois primeiros anos de serviço, os oficiais farmacêuticos podem ser selecionados para freqüentar a Squadron Officers School, que oferece um curso de três meses sobre comando. Durante o curso, o oficial farmacêutico une-se a outros oficiais de capacidades mistas e recebe as informações que ajudam a construir a compreensão sobre a missão da Força Aérea, como se integra ela aos objetivos nacionais, bem como as funções e exigências do oficial de carreira na Força Aérea.

Espera-se que os oficiais farmacêuticos da Força Aérea não somente mantenham suas habilitações mas também as melhorem através do constante engajamento em atividades de incentivo ao conhecimento. Todos os farmacêuticos na Força Aérea devem possuir um número mínimo de horas de educação continuada, o que reflete os habituais requisitos estaduais à manutenção do licenciamento. Todas as formas de educação continuada aprovadas pela ACPE são apoiadas por freqüência remunerada.

A educação acadêmica continuada é estimulada pela Força Aérea. Sob o patrocínio do programa do Air Force Institute of Technology, farmacêuticos muito motivados são selecionados para freqüentar vários tipos diferentes de instituição civil. A Força Aérea destina fundos à educação avançada, principalmente com a finalidade de que os profissionais obtenham credenciais avançadas, incluindo o treinamento em especialidade, níveis de graduação, certificados de competência e residências acreditadas na ASHP. Enquanto freqüentam um programa aprovado de estudo, os farmacêuticos permanecem como oficiais da ativa e recebem pagamentos e subsídios integrais.

MARINHA

A organização e a missão dos cuidados médicos e de saúde na Marinha são muito diferentes daqueles do Exército e da Força Aérea. Os três compartilham o elemento comum de ser uma parte das Forças Armadas, porém os requisitos básicos de apoio a uma força naval e de marines em terra e no mar mudam os elementos centrais no fornecimento do apoio aos estabelecimentos da ativa e da reserva. Os serviços em navios de linha, nas forças anfíbias e em navios-hospitais e hospitais da frota propiciam à prática na Marinha uma característica totalmente peculiar.

O *status* de farmacêutico na Marinha, em grande parte da mesma forma que no Exército, variou no transcurso dos anos; ocorreram melhorias significantes desde os anos 60 do século XX. Durante muitos anos que precederam à virada do século XX, os farmacêuticos consistiam em um componente do Hospital Corps. Em 1898, o Congresso aprovou a utilização de farmacêuticos no Hospital Corps e que suas patentes fossem iguais às dos oficiais. Foi autorizado um total de 25 oficiais farmacêuticos. Desde a promulgação do Medical Service Corps Act em 1947, os farmacêuticos têm sido membros comissionados da Marinha.

A missão do Navy Medical Department é fornecer o apoio de saúde e aptidão para as forças navais e de marines ativas por todo o mundo. A Marinha opera três centros médicos navais, 26 hospitais navais, oito clínicas médicas navais e 153 clínicas navais filiadas. As instalações também estão localizadas no estrageiro, em áreas como Keflavik, Islândia; Nápoles, Itália; Rota, Espanha; Yokosuka, Japão. Os hospitais variam de tamanho, tendo 50 até aproximadamente 500 leitos, com outras unidades de apoio menores encontradas em várias instalações de cuidados ambulatoriais da Marinha. As instalações navais em San Diego e Oakland, Califórnia, Bethesda, Maryland e Portsmouth, Virgínia, conduzem programas de ensino ativo. Os hospitais, independente do tamanho, operam programas de fornecimento de cuidados ambulatoriais ativos, os quais preparam e aviam de 100 a mais de 4.500 prescrições por dia. Todos eles operam sistemas de distribuição e fornecimento de dose unitária e serviços de misturas intravenosas.

Peculiar à Marinha no suporte de combate é a operação dos navios-hospitais. Desde o término das atividades no Vietnam em 1987, a Marinha não teve um programa de navio-hospital ativo. Em 1987, o USNS *Mercy* foi comissionado em um programa de ênfase renovada em apoio de combate. Ele possui doze salas de cirurgia, áreas de pouso de helicópteros, 80 leitos de terapia intensiva, 280 leitos de cuidados intermediários e 500 leitos de cuidados limitados para os pacientes que realizam os cuidados pessoais. O navio possui uma farmácia completa operada por farmacêuticos e técnicos navais. O navio está baseado em Oakland, Califórnia, e uniu-se a um navio-irmão, o USNS *Comfort*, baseado em Baltimore, Maryland. Cada navio possui uma tripulação e equipe de 1.200 pessoas, incluindo cinco oficiais farmacêuticos. Ambos os navios são mantidos em um estado operacional reduzido, estando plenamente preparados para a partida dentro de cinco dias desde a ordem de ativação.

Farmácia na Marinha

Atualmente, a Marinha possui 158 oficiais farmacêuticos que servem principalmente dentro de hospitais. Os farmacêuticos da Marinha são acrescidos por quase 120 farmacêuticos empregados sob o sistema de serviços civis e por um pouco mais de 900 técnicos. Cerca de 30% dos farmacêuticos da Marinha possuem escolaridade avançada, completaram um programa de residência credenciado pela ASHP ou ambos. Os oficiais de carreira recebem a oportunidade de ter a educação no nível de pós-graduação. Anualmente, a Marinha patrocina a educação de pós-graduação dos oficiais, para que estes obtenham o grau de mestre em farmácia hospitalar ou de doutor em farmácia. Os oficiais selecionados para a educação no nível de pós-graduação permanecem na ativa e recebem pagamentos e subsídios integrais por até dois anos de estudo. Além disso, a Marinha opera programas de residência credenciados pela ASHP em San Diego e Bethesda.

Os oficiais farmacêuticos da Marinha também têm a oportunidade de freqüentar escolas especializadas, orientadas para o serviço, e que estimulam seus conhecimentos, valorizando os referidos oficiais. Eles podem freqüentar o Navy War College em Newport, Rhode Island; a Naval Postgraduate School em Monterey, Califórnia; o Marine Corps Command and Staff College em Quantico, Virgínia, ou muitas das algumas escolas operadas pelo DOD. Grande parte destas escolas auxiliares oferece programas anuais e prepara os farmacêuticos da Marinha para as atribuições e responsabilidades, além das pertinentes à prática habitual da farmácia.

A trajetória da carreira para os oficiais farmacêuticos da Marinha é similar à dos outros serviços do DOD. Os farmacêuticos servem em patentes que vão desde guarda-marinha (0-1) até capitão (0-6). Quase todos os oficiais entram como guarda-marinha, exceto quando a pessoa teve uma experiência militar ou possui nível de escolaridade avançado. Todos os novos oficiais farmacêuticos freqüentam a Officer Candidate School em Newport, Rhode Island, onde é fornecida a instrução básica sobre disciplina militar, organização da Marinha e outros temas doutrinários militares. As oportunidades de farmácia diferem das de outros serviços basicamente na natureza e localização dos postos de serviço navais usuais.

A Marinha oferece várias oportunidades não-tradicionais para o farmacêutico, possuindo a sua própria escola de técnicos de farmácia, comandada e operada por oficiais farmacêuticos. Ela dispõe de duas escolas técnicas, uma na Naval School of Health Sciences em Portsmouth, Virgínia, e a outra na Naval School of Health Sciences em San Diego. Os farmacêuticos navais supervisionam um programa de técnicos, o qual instrui a pessoa alistada em uma gama completa de funções distributivas e de fornecimento relacionadas à operação das farmácias navais. Os técnicos em farmácia recebem educação e treinamento extensos, os quais se destinam a apoiar e estimular as funções profissionais do oficial farmacêutico. Todos os estudantes de técnico em farmácia devem ser pré-qualificados para a freqüência, por completar o curso básico da escola de saúde da Marinha.

Os oficiais farmacêuticos podem servir como oficiais comandantes em laboratórios regionais da ativa da Marinha. Também é possível que esses oficiais expandam seus horizontes para uma função mais administrativa através da designação como chefes de serviços auxiliares em um dos grandes hospitais. O oficial que dirige os serviços auxiliares é responsável pelos serviços de farmácia, serviços de laboratório, radiologia e serviço social.

A natureza operacional da Marinha gera preocupação com os métodos de suprimento e logística. Os farmacêuticos, familiarizados com os padrões de armazenamento e adicionalmente dotados de instrução naval, servem em diversas situações de comando unificado. As oportunidades em suprimentos e logística médicas são disponíveis no Defense Personnel Support Command, na Filadélfia, bem como no Naval Medical Material Support Command e no Defense Medical Standardization Command, em Fort Dietrich, Maryland.

SERVIÇO DE SAÚDE PÚBLICA DOS ESTADOS UNIDOS

O US Public Health Service (PHS) do Department of Health and Human Services (DHHS) é o mais antigo ramo de saúde do governo federal, sendo o sucessor do US Marine Hospitals Service, estabelecido pelo Congresso em 1798, visando fornecer serviços para os "marinheiros mercantes, oficiais navais e os alistados na Marinha". Os pais dos modernos farmacêuticos foram empregados no sistema dos Marine Hospitals desde seus primórdios. Foram empregados toda a variedade de profissionais e títulos (boticários, químicos, droguistas e farmacêuticos). Um aspecto particular do emprego dos boticários era que, mesmo no período inicial, eles eram dedicados à preparação e liberação dos deveres associados à operação de uma farmácia contemporânea; na maioria dos outros serviços federais, os boticários precisavam fazer uma "função dupla", atendendo os pacientes e preparando os medicamentos. A prática da farmácia tem sido uma especialidade respeitada no serviço do PHS desde seu início.

O US Marine Hospitals Service foi reorganizado em 1871, sendo colocado sob a supervisão de um escritório centralizado, e tendo recebido o comando na forma do "Supervising Surgeon". O serviço foi totalmente transferido, no plano administrativo, para o Departament of Treasury. Em 1875, o Office of the Supervising Surgeon foi mudado para Supervising Surgeon General, tendo sido seu título oficial modificado de forma semelhante. Esta segunda reorganização acrescentou as exigências de que o Supervising Surgeon General fosse indicado pelo Presidente com a orientação e autorização do Senado.

Em 1871, o Dr. John M. Woodworth, Supervising Surgeon General, tornou o estabelecimento um corpo móvel de profissionais de saúde, para responder às necessidades de saúde e crises dentro dos Estados Unidos como prioridade máxima. Ele estabeleceu regras, regulamentos, padrões de consulta e exigências de exames que faziam paralelo com os das organizações militares, exceto pelo fato de que os padrões relativos à prática profissional eram mais elevados. Da mesma forma que se tinha a expectativa de que os oficiais militares demonstrassem o mais alto nível de profissionalismo militar, Woodworth esperava e exigia um nível proporcional de excelência e dedicação voltados especificamente para o tratamento do paciente. Foi estabelecido um sistema de classificações e promoções; os oficiais eram dotados da compreensão de que serviriam para o prazer e bem do serviço. Woodworth definiu claramente o Commissioned Corps como meritocracia. Como um veterano de batalha — um cirurgião da União na Guerra Civil — ele compreendia os benefícios da disciplina e organização em estilo militar, tendo dado a eles um significado especial nos requisitos para os cuidados de saúde organizados.

Em 4 de janeiro de 1889, o Congresso estabeleceu, por meio de estatutos, o Commissioned Corps of the Marine Hospitals Service, organizando-o legalmente com métodos de classificação, benefícios, obrigações e controle semelhantes aos dos corpos dos oficiais do Exército e Marinha. Alterações adicionais nos estatutos em 1902 e 1912 fortaleceram a posição do Commissioned Corps como o sistema de pessoal profissional fundamental para o serviço. As alterações dos estatutos, empreendidas durante estes períodos, alteraram o foco do serviço de saúde e hospitais da Marinha Mercante para uma verdadeira organização de pesquisa e saúde preventiva de âmbito nacional.

Para fins de carreira e patente, o Parker Act de 1930 destinou-se à designação e promoção de farmacêuticos até o posto de tenente da Marinha (0-3); as restrições de classificação foram subseqüentemente retiradas pelo PHS Act de 1944. Desde este ano, os farmacêuticos passaram a estar em condições de competir por todos os postos dentro do Commissioned Corps, e até incluindo o Rear Admiral, Upper Half (0-8), com o título de Assistant Surgeon General. Pelos requisitos estatutários atuais, um oficial farmacêutico do Commissioned Corps serve como um Assistant Surgeon General, Rear Admiral, Lower Half (0-7), e funciona como o Chief Pharmacy Officer do serviço.

Organização

O PHS é a principal agência de saúde do Governo Federal. Sua missão é proteger e melhorar a saúde do povo americano. O serviço é dirigido e supervisionado pelo Secretary of Health and Human Services, com a consultoria do Assistant Secretary for Health and Surgeon General, que fornece liderança e orientação sobre todas as atividades ligadas à saúde, englobando a pesquisa e desenvolvimento, educação e treinamento, bem como organização e financiamento dos serviços de fornecimento dos cuidados de saúde. O Assistant Secretary for Health também serve como um convocador dos vários grupos de trabalho interdepartamentais. O Assistant Secretary for Health é o presidente estatutário de muitos destes grupos de trabalho. O Assistant Secretary for Health também pode manter a posição de Surgeon General, ou cada posição pode ser preenchida por um oficial diferente.

O PHS é organizado em divisões de operação de linha, cada uma com sua missão e foco particulares. O PHS consiste no Office of Public Health and Science, com Regional Health Administrators localizados nos escritórios regionais do PHS espalhados por todo o território dos Estados Unidos; a Agency for Health Care Policy Research; o Centers for Disease Control and Prevention; a Food and Drug Administration; a Health Resources and Services Administration; o Indian Health Service; o National Institutes of Health; o Substance Abuse and Mental Health Services Administration. As oportunidades são disponíveis para o farmacêutico em todas estas instituições. Os servidores civis e os oficiais comissionados formam a equipe do PHS. Aproximadamente 755 oficiais e 250 farmacêuticos civis estão empregados no serviço.

A **Agency for Health Care Policy Research (AHCPR)** é a principal agência do governo federal para a conduta da pesquisa de serviços de saúde. Essa agência conduz pesquisa amplamente baseada em resultados e qualidade, principalmente através da recompensa de subvenções para os pesquisadores qualificados. Ela também estabelece declarações regulamentadoras periódicas sobre modalidades de tratamento e sua eficácia. Focaliza intensamente a disseminação dos resultados da sua pesquisa.

O **Centers for Disease Control and Prevention** comanda o controle e a prevenção das doenças, bem como monitora o estado de imunização da população, desenvolvendo métodos avançados para testar e prevenir as doenças transmissíveis assim como as doenças transmitidas por vetores, além de empreender um programa substancial para a melhoria do desempenho dos laboratórios clínicos. O CDC é extremamente ativo no auxílio dos governos estaduais e autoridades de saúde pública municipais na prevenção e controle das doenças dentro da sua jurisdição. Através do seu National Institute of Occupational Safety and Health (NIOSH), o CDC monitora e pesquisa os padrões de segurança nos locais de trabalho, tendo, também, a responsabilidade de administrar a Agency for Toxic Substances and Disease Registry.

A **Food and Drug Administration (FDA)** é encarregada de proteger a saúde da nação no que tange aos alimentos, produtos farmacêuticos, produtos biológicos e vacinas, aparelhos médicos, produtos de saúde radioativos, cosméticos, aditivos alimentares, venenos e determinados pesticidas. A repartição garante que os produtos farmacêuticos satisfaçam aos padrões de segurança e eficácia, que os alimentos não sejam adulterados e sejam saudáveis, que os cosméticos sejam atóxicos e que os produtos das indústrias de alimentação e farmacêutica não constituam risco para o público.

A **Health Resource and Services Administration (HRSA)** fornece a liderança na identificação e desenvolvimento dos profissionais de saúde bem como nos recursos educacionais, físicos, financeiros e organizacionais necessários para conseguir serviços de saúde ótimos para todas as pessoas no país. Desta maneira, muitos dos programas da repartição destinam-se, especialmente, a servir às populações menos favorecidas. A repartição contém um componente preocupado especificamente com os problemas da saúde materna e infantil. A HRSA também participa em iniciativas e estudos que abordam a integração dos recursos públicos e privados, visando melhorar a responsividade do sistema de saúde para diversos grupos populacionais do país. Apóia os programas de fornecimento de serviços através de subvenções e contratos, bem como fornece acesso melhorado para os sistemas dos cuidados de saúde nos ambientes rural e urbano. Um ramo da repartição fornece o pessoal de saúde que serve como apoio médico e do quadro de saúde para a US Coast Guard.

Os **National Institutes of Health (NIH)** fornecem a liderança e direção nas áreas avançadas da pesquisa médica e biomédica. Os NIH, habitualmente líderes em descobertas médicas e técnicas novas, consistem em 16 institutos, dispostos em locais que correspondem a determinadas preocupações patogênicas (como o National Cancer Institute; National Heart, Blood and Lung Institutes; National Institute of Allergy and Infectious Diseases). Eles empreendem e apóiam pesquisas sobre as causas, diagnóstico, prevenção e cura das doenças em seres humanos, os processos de crescimento e desenvolvimento humano, bem como os efeitos biológicos dos poluentes ambientais; também se engajam em considerável pesquisa sobre as ciências básicas da vida, apoiando o treinamento dos pesquisadores, a construção das instalações de pesquisa e o desenvolvimento dos promissores recursos de pesquisa. Subvencionam, ainda, ativamente as pesquisas fora dos limites de universidades, hospitais de ensino e centros de pesquisa por todo o país.

A **Substance Abuse and Mental Health Services Administration (SAMSHA)** foi criada em outubro de 1992 e consiste em programas de prevenção e fornecimento de serviços antes operados pela Alcohol, Drug Abuse and Mental Health Administration (ADAMHA), desativada no momento da formação da SAMSHA. Os componentes de pesquisa da ADAMHA foram colocados sob a direção dos NIH. A SAMSHA focaliza seus esforços sobre a prevenção e tratamento do abuso de drogas, bem como fornece subvenções para os programas que apresentam interligações entre atividades de tratamento medicamentoso e programas de cuidados primários. Importante preocupação da programação da SAMSHA é o uso de drogas injetáveis como um cofator na transmissão do HIV. Vários programas da SAMSHA procuram utilizar o tratamento dos viciados como oportunidade de fornecer o aconselhamento da prevenção primária e secundária.

O PHS fornece profissionais de saúde e liderança para os programas de cuidados de saúde do Bureau of Prisons (BOP), do US Marshals Service e do Immigration and Naturalization Service com a concordância do Attorney General e do Department of Justice. Os oficiais farmacêuticos no programa do BOP são designados para a maioria das prisões federais de porte médio e grande, operando serviços para os pacientes internados e ambulatoriais. As operações de farmácia com o BOP são únicas e comportam desafios não observados em outros componentes do governo. Todos os farmacêuticos que atuam neste programa recebem treinamento especialmente modelado e educação em psicologia, para trabalhar dentro do ambiente da prisão. Além disso, é necessário que os oficiais designados para o BOP, inclusive os farmacêuticos, participem de treinamentos com armas de fogo, devendo estabelecer um nível de qualificação de competência; há necessidade de sessões periódicas de treinamento.

O **Indian Health Service (IHS)** fornece serviços de saúde diretos para quase 1.400.000 indígenas norte-americanos e nativos do Alasca, membros aproximadamente de 550 tribos reconhecidas pelo governo federal. Até o momento em que foi elevado ao *status* de agência em 1988, o IHS era um *bureau* que operava sob o comando da HRSA.

O IHS opera a maior organização de manutenção de saúde (HMO) nos Estados Unidos, cuidando da maioria dos indígenas norte-americanos e nativos do Alasca que vivem principalmente em terras e reservas indígenas ou próximo a elas. A responsabilidade pelo cuidado dos nativos norte-americanos é regida por exigências estatutárias, promulgadas pelo Bureau of Indian Affairs. Em 1954, a responsabilidade pelo fornecimento dos serviços de saúde foi transferida para o PHS.

A prática de farmácia no IHS é a porta de entrada usual para os novos farmacêuticos no PHS, sendo sua forma de prática muito avançada e única entre os serviços federais. Embora o foco original do IHS fosse promover a eliminação das doenças infecciosas, como a tuberculose, os grandes esforços nos programas do IHS quase solucionaram esta questão; assim, o foco atual se faz sobre o cuidado abrangente, prevenção e reabilitação.

Farmácia no PHS

O PHS oferece as formas mais diversas de prática de farmácia que qualquer um dos serviços federais. Os farmacêuticos têm a oportunidade de praticar de uma forma tradicional, engajar-se em questões de regulamentação ou competir por cargos de planejamento e de formulação de políticas de alto nível. Como o PHS é o principal fornecedor de profissionais de saúde para o DHHS, é possível que os farmacêuticos tenham acesso a oportunidades até o nível de departamento. Muitos profissionais novos nos serviços de farmácia do PHS entram neles através dos programas do IHS e, por isso, tal seção focaliza a referida repartição.

Os estabelecimentos de cuidados diretos do IHS consistem em 49 hospitais gerais, 1.906 ambulatórios, oito centros de saúde escolar, 167 clínicas em vilas do Alasca e 34 programas urbanos. Os padrões de referência dos centros de tratamento até os maiores centros médicos do IHS aproximam-se muito dos métodos de referência empregados pelas HMOs. Embora a população recebedora dos serviços esteja espalhada por 34 estados, a concentração dos beneficiários verifica-se na metade ocidental da nação e no Alasca.

As instalações do IHS são pequenas em comparação com o tamanho médio da DVA ou dos hospitais militares. Dos 49 hospitais, cerca de 33 possuem menos de 50 leitos, doze apresentam entre 50 e 99 leitos, e quatro têm mais de 100 leitos. A maior instalação opera com 170 leitos. Todos os hospitais do IHS desenvolvem programas de dose unitária ou de dose com unidade modificada, fornecendo serviços centrais de mistura intravenosa. O maior dos hospitais do IHS possui serviços de informações medicamentosas dotados de farmacêuticos, que têm consultas formalizadas com outros farmacêuticos e servem como preceptores ativos.

Sob a orientação do Assistant Surgeon General Allen J. Brands, farmacêutico-chefe do IHS de 1955 a 1981, a prática de farmácia do IHS foi convertida de um estilo tradicional de preparação de receitas para o geralmente definido como a prática de farmácia clínica. Esta conversão começou a sério em torno de 1961. A educação e aconselhamento do paciente consistiram em um dos acréscimos iniciais às responsabilidades do farmacêutico e se transformaram em parte importante do sistema IHS, de tal modo que os consultórios particulares de farmácia constituem aspecto obrigatório dos hospitais de IHS e instalações ambulatoriais maiores.

Todos os hospitais do IHS fornecem cuidados ambulatoriais e de pacientes internados. A atividade de cuidados associados à história ambulatorial e internada do paciente é documentada em um sistema de registro único, prontamente acessível ao farmacêutico. Como rotina, os farmacêuticos monitoram a terapia medicamentosa e possuem todas as informações necessárias para possibilitar os julgamentos clínicos sobre a terapia medicamentosa do paciente e outras questões clínicas. Todas as prescrições são formuladas diretamente das entradas no registro de saúde permanente do paciente. A natureza do sistema IHS cria uma situação em que o farmacêutico é, em geral, o último profissional de saúde a ter contato direto com o paciente antes da alta, sendo, com freqüência, o único profissional que aparece regularmente no ambiente ambulatorial. Os farmacêuticos do IHS têm responsabilidade quase total de garantir que os pacientes compreendam seus diagnósticos, tratamentos e requisitos de acompanhamento. A obediência aos planos de tratamento é verificada junto ao paciente durante cada consulta com o farmacêutico.

Na maioria dos ambientes do IHS, os farmacêuticos fornecem serviços de cuidados primários, e muitos farmacêuticos são certificados com autorização para a prescrição como parte integrante da sua prática. Em 1991, um farmacêutico consistia no profissional de cuidados primários para 16% do número total de consultas ambulatoriais para as instalações do IHS. Na maioria das instituições do IHS, existem programas formais, nos quais um farmacêutico adequadamente educado e treinado está autorizado a avaliar e tratar os pacientes com condições agudas e crônicas selecionadas, obter a história das pacientes, avaliar os sinais vitais, prescrever os exames laboratoriais e realizar as técnicas de avaliação física. Espera-se que estes farmacêuticos exerçam o julgamento independente na modificação, início ou uma outra forma de alteração das terapias medicamentosas. O IHS possui 405 oficiais comissionados e 27 servidores civis. Um adicional de 108 farmacêuticos foi contratado diretamente pelas tribos.

O PHS e o IHS oferecem oportunidades únicas para treinamento e educação. O corpo farmacêutico do PHS propicia aos estudantes de farmácia bem como aos farmacêuticos graduados oportunidade de aprender dentro do sistema do PHS. Os estudantes de farmácia podem candidatar-se à participação no Commissioned Officer Student Training and Externship Program (COSTEP), o qual oferece ao estudante de farmácia a experiência externa paga, que dura 30 a 120 dias, durante a qual o estudante serve como, e é pago como, um oficial comissionado que possui o grau de guarda-marinha (0-1).

Os farmacêuticos que ingressam no IHS descobrem que a prática difere muito da tradicional e que há necessidade de treinamento adicional, a fim de se acomodar às novas funções. Para desenvolver estas habilidades, foi desenvolvido um programa abrangente de treinamento em prática clínica, o qual é uma parte integrante da trajetória de desenvolvimento da carreira do farmacêutico do IHS. O primeiro segmento do programa é um curso de auto-estudo, o qual inclui uma revisão sobre a fisiopatologia e farmacoterapia das doenças agudas e crônicas, com as quais o farmacêutico clínico do IHS geralmente lida. O próximo componente é um *workshop* intensivo, que consiste em conferências e experiência prática, as quais ensinam técnicas de entrevista do paciente, habilidades de comunicação entre o profissional e o paciente, técnicas de consulta e educação, bem como procedimentos de avaliação médica. Os farmacêuticos que completam esses módulos de forma bem-sucedida recebem a oportunidade de aprender outras técnicas de avaliação física sob a direção de um médico experiente do IHS.

Oportunidades educacionais adicionais são oferecidas através da freqüência em encontros profissionais e seminários de educação continuada custeados pelos serviços. Anualmente, todos os oficiais interessados em treinamento formal adicional são solicitados a submeter uma solicitação para o treinamento fora do serviço, subvencionado com base nas necessidades previstas do serviço e fundos disponíveis. Não existe limite fixo ao número de farmacêuticos que podem ser custeados. Enquanto se encontram sob a educação subvencionada, permanecem no serviço ativo, recebendo o pagamento e as subvenções integrais. Um compromisso para servir durante o dobro do número de anos de treinamento é obrigatório para o oficial custeado.

Habitualmente, os farmacêuticos são elegíveis à transferência para outros postos depois do término de um período inicial de dois anos de trabalho. Embora os farmacêuticos no PHS não estejam limitados a posições da prática tradicional da farmácia, é filosofia do serviço que os farmacêuticos devem evidenciar com clareza que são farmacêuticos altamente competentes, antes de o serviço considerar qualquer recolocação para cargo não-tradicional.

A FDA utiliza cerca de 300 farmacêuticos; o BOP possui 150 farmacêuticos; os NIH têm 50; a OSHA e o sistema de escritórios regionais possuem 21; o restante é espalhado pelas outras repartições do PHS. Os oficiais farmacêuticos no PHS também podem servir em postos internacionais, como a World Health Organization, a Pan-American Health Organization, a Agency for International Development e como apoio para o governo da Micronésia.

O padrão da carreira potencial para os farmacêuticos comissionados difere muito dos outros serviços uniformizados, desde que são disponíveis todos os postos desde o nível de entrada como guarda-marinha (0-1) a Rear Admiral, Upper Half (0-8). A maioria dos farmacêuticos é comissionada inicialmente como tenente, grau júnior (0-2), podendo avançar até capitão (0-6). Os farmacêuticos que possuem o grau de doutor em farmácia são elegíveis para o comissionamento no grau de tenente (0-3). Um farmacêutico é selecionado para servir por um período de quatro anos como farmacêutico-chefe do serviço, e detendo o posto de Rear Admiral, Lower Half (0-7). Os farmacêuticos que prosseguem para a obtenção do posto de Rear Admiral, Upper Half (0-8) normalmente o fazem através da competição bem-sucedida por cargos de elaboração de política ou de gerenciamento de programas de alto nível, quer no serviço, quer no departamento.

DEPARTMENT OF VETERANS AFFAIRS

As raízes do sistema de saúde do Department of Veterans Affairs (DVA), da mesma forma que ocorre com muitos outros programas de cuidados de saúde federais, devem ser encontradas no PHS. Em novembro de 1918, o PHS Surgeon General Rupert Blue estava enfrentando duas questões importantes. A primeira, e a mais imediata, era que uma gripe grave e virulenta assolava a população norte-americana. A cepa, denominada gripe espanhola, gerava sintomas graves e tirava trabalhadores essenciais de artigos de guerra das linhas de produção por períodos prolongados. Blue também era um excepcional estrategista e, em torno da metade de 1918, percebeu que a guerra estava próxima a seu fim, sabendo que significativa quantidade de veteranos incapacitados e lesionados precisaria de cuidados. Ele preocupava-se com a saúde dos que serviram e precisariam de cuidados adicionais. Promoveu ativamente a ação legislativa, para garantir que a assistência adequada fosse disponibilizada aos incapacitados de guerra em seu retorno para casa.

Em 3 de março de 1919, o Congresso promulgou uma legislação capacitando o Surgeon General do PHS a amparar os "soldados, marinheiros e marines incapacitados e doentes; os enfermeiros, masculinos e femininos do Exército e Marinha". A Hospitals Division do serviço expandiu-se significativamente, para satisfazer as necessidades destes beneficiários adicionados; várias instalações e hospitais existentes do Exército foram absorvidos no sistema. O PHS recebeu a carga completa da saúde dos veteranos, incluindo o que mais adiante seria fornecido sob o programa do War Risk Insurance.

De acordo com as condições do Sweet Act, que estabeleceu um Veterans Bureau separado no Department of the Treasury, uma ordem executiva presidencial foi promulgada, dispondo que, a partir de 1.º de maio de 1922, todos os hospitais e instalações ambulatoriais abertos ou operados sob o Surgeon General, com a finalidade de tratar os veteranos, fossem transferidos para o novo *bureau*. O Surgeon General transferiu 57 hospitais, 17.000 leitos, 13.000 pacientes internados, nove hospitais novos adicionais em construção e mais de 2.300 médicos, farmacêuticos, enfermeiros e outros profissionais de saúde para as ações de saúde do Veterans Bureau.

Em 1946, a sucessora do Veterans Bureau, a Veterans Administration (VA), passou por importante reorganização. A importância da prática de farmácia foi reconhecida, tendo sido estabelecido o cargo de farmacêutico-chefe do Bureau of Medicine and Surgery do VA, cargo que continua até hoje como diretor dos serviços de farmácia, com uma equipe de farmacêuticos do escritório central. O DVA opera atualmente o maior sistema multi-institucional dos serviços de farmácia nos Estados Unidos.

Em 1989, a Veterans Administration, através de uma lei do Congresso, transformou-se no Department of Veterans Affairs. O antigo Department of Medicine and Surgery tornou-se a Veterans Health Administration (VHA).

A missão da VHA é fornecer os cuidados médicos para a sua população beneficiária regulamentada. Sua maior população beneficiária consiste em veteranos dos serviços uniformizados dos Estados Unidos; entretanto, determinados dependentes dos veteranos também representam substancial número de beneficiários.

Os veteranos que deram baixa de um dos serviços uniformizados, sob condições diferentes das desonrosas, são elegíveis para o recebimento dos serviços. As classes beneficiárias são divididas em "primárias" e "outras". A classificação primária consiste em veteranos que deram baixa ou foram para a reserva por causa de lesão ou incapacidade sofrida ou agravada no desempenho dos seus deveres. Os antigos membros do serviço que procuram cuidados para o tratamento de doença ou lesão sofrida em ação recebem a prioridade primária.

Farmácia da DVA

O serviço de farmácia da DVA opera sob o comando da VHA, a qual administra o maior sistema de cuidados de saúde com instalações de multitratamento nos Estados Unidos. Os serviços de farmácia, disponíveis em quase todas as instalações, englobam 173 centros médicos, que proporcionam cuidados bem como serviços plenos e abrangentes para o paciente internado, assim como os cuidados ambulatoriais; 401 centros ambulatoriais e 131 instituições de cuidados de enfermagem; 33 instalações que oferecem uma gama de serviços que vão desde os cuidados custodiados até os cuidados estendidos para o paciente com incapacitação neurológica, os quais se organizam em 22 redes distintas de cuidados de saúde, compreendendo o empreendimento de saúde da DVA. Existem aproximadamente 7.200 membros da equipe de farmácia em regime de horário integral e outros 600 membros que trabalham em horário parcial. Da equipe de horário integral, cerca de 3.900 são farmacêuticos, representando 55% da equipe de horário integral; igual proporção da equipe de horário parcial também é composta por farmacêuticos.

De particular significado, especialmente para os interessados na prática da farmácia em ambiente criativo e baseado em pesquisa, é que a DVA opera o maior esforço de treinamento de profissionais de saúde nos Estados Unidos. Quase 110.000 alunos da área de saúde recebem educação clínica em instalação da DVA, a qual oferece quase 3.000 postos de residência médica, representando quase todas as especialidades médicas que lidam com a medicina para o adulto e geriátrica. As oportunidades para a experiência em horário parcial, através do rodízio de afiliados, são disponibilizadas para quase 30.000 médicos residentes e 24.000 estudantes de medicina. Durante os últimos anos, os serviços de farmácia da DVA empreenderam um esforço bem-sucedido, para integrar as operações de farmácia e pesquisas sob o esforço global da pesquisa médica. Por conseguinte, foram abertas novas e excitantes perspectivas, principalmente na prática da farmácia clínica.

As possibilidades de educação e treinamento em farmácia correspondem ao potencial extensivo no sistema da DVA em geral. Muitas escolas de farmácia estabelecem relacionamentos formais com farmácias e farmacêuticos nas instalações da DVA. A DVA oferece aproximadamente 180 postos de residência acreditados pela ASHP em 66 localidades. As farmácias da DVA fornecem rotineiramente o treinamento para cerca de 2.000 estudantes de farmácia por ano. A equipe da DVA aviou cerca de 57 milhões de prescrições de cuidados ambulatoriais, aproximadamente 300 milhões de doses de medicamentos para uso em pacientes internados, dois milhões de unidades das misturas IV e quase dez milhões de unidades de infusão durante 1992 (veja o Cap. 42). A equipe de profissionais de farmácia empreenderam cerca de 1,3 milhão de horas de atividades orientadas para o paciente.

Os farmacêuticos realizam uma gama completa de tarefas profissionais e, com uma relação entre profissional e apoio de quase 1:1, dispõem do tempo adequado para efetuar as responsabilidades profissionais. Os farmacêuticos da DVA são excepcionalmente ativos nas áreas da prática da farmácia clínica e na garantia de qualidade. As políticas do escritório central dos serviços de farmácia estimulam todos os farmacêuticos, independente das suas responsabilidades funcionais ou das suas bases educacionais pessoais, a praticar de maneira altamente orientada para o paciente. Os farmacêuticos estão se transformando cada vez mais em fornecedores de informações técnicas e de serviços de consultoria para as equipes médicas e odontológicas.

Os centros médicos da DVA implementaram programas abrangentes de garantia de qualidade, os quais envolvem os farmacêuticos. A DVA utiliza vários formatos diferentes de avaliação de qualidade, incluindo uma revisão interna sistemática em conjunto com procedimento paralelo de revisão externa sistemática. Os farmacêuticos da DVA são contribuintes importantes para as avaliações e processos de tomada de decisão na seleção dos medicamentos, perfis de pacientes, interações medicamentosas bem como detecção e prevenção das reações medicamentosas adversas.

Cargos na Veterans Affairs

Diferente dos serviços uniformizados, a Veterans Health Administration utiliza apenas empregados civis. Desde dezembro de 1989, todos os farmacêuticos da VHA são indicados sob um sistema de classificação de pessoal do Hybrid Title 38, um sistema pelo qual os cargos são graduados de acordo com as funções do cargo, conforme definido pelos critérios aplicáveis. O Hybrid Title 38 proporciona aos farmacêuticos do VHA a oportunidade de ter funções clínicas, sem supervisão, com graus apropriados.

Em geral, os farmacêuticos ocupam cargos graduados como GS-11 a GS-14. Grande parte da equipe em nível de principiante e de *staff* recebe graduação em GS-11. Os farmacêuticos supervisores, os farmacêuticos clínicos/farmacêuticos especialistas e os assistentes de farmacêuticos-chefes geralmente recebem graduação de GS-12 a GS-14, dependendo do tamanho e tipo da instalação médica e do âmbito dos serviços de farmácia. Os diretores de farmácia variam de GS-12 a GS-15.

Conforme descrito linhas atrás, o Hybrid Title 38 fornece o veículo para possibilitar que a prática de farmácia na VHA se transforme de uma função puramente distributiva para a que reconhece o papel do farmacêutico no cuidado de qualidade do paciente. A progressão na carreira dentro do sistema de cuidados DVA pode ser atualmente obtida através de meios administrativos e clínicos. A oportunidade de permanecer em uma instituição ou se relocar em outras instalações de cuidados de saúde da VHA é bastante atraente para vários profissionais jovens.

A prática de farmácia da VHA oferece ao farmacêutico, interessado em todas as facetas da prática profissional, oportunidade de experimentar muitas variedades de padrões da carreira pessoal. Programas dinâmicos e crescentes em cuidados ambulatoriais e geriátricos, bem como na medicina aguda, fornecem aos praticantes uma gama de oportunidades práticas e a capacidade de contribuir para um contínuo de cuidados onde quer que escolham para trabalhar.

REPARTIÇÕES GOVERNAMENTAIS ESTADUAIS, DE CONDADOS E MUNICIPAIS

Além do trabalho em repartições do governo federal que lidam com a regulamentação da distribuição de medicamentos, existem diversas oportunidades para serviços semelhantes nos departamentos de saúde estaduais, comitês estaduais de farmácia, *bureaus* estaduais de medicamentos controlados, departamentos de administração do bem-estar estaduais e de condados, assim como instituições semelhantes, o que também se aplica aos municípios maiores.

A coordenação dos procedimentos para as regulamentações municipais, estaduais e federais dos medicamentos, principalmente dos medicamentos controlados bem como medicamentos e venenos perigosos, abre grande oportunidade para os farmacêuticos particularmente interessados nas atividades regulamentadoras. Com freqüência, os que se iniciam em cargos federais e adquirem experiência considerável nesse nível têm oportunidade de assumir as funções administrativas de natureza similar em repartições estaduais e municipais, onde seus esforços de coordenação são estimulados pela experiência no nível federal.

As funções administrativas das organizações estaduais, condados e locais que executam as regulamentações de saúde e bem-estar incluem, com freqüência, responsabilidades específicas que exigem uma base de treinamento farmacêutico. Muitas destas repartições lidam com determinadas questões, como a prevenção da doença e o tratamento médico. Recentemente, os governos estaduais têm assumido, cada vez mais, a administração dos programas de cuidados médicos do bem-estar. Ao realizar tal função, os fundos estaduais e locais estão sendo aumentados ou compatibilizados por recursos federais. Em tais casos, os farmacêuticos são freqüentemente empregados para supervisionar a administração de serviços farmacêuticos nos programas de cuidados médicos, especialmente os que envolvem o que se tornou conhecido como "pagamentos de venda" para as prescrições dos medicamentos e serviços farmacêuticos. Em geral, estas repartições indicam comitês de aconselhamento constituídos por representantes de várias profissões de saúde, como a farmácia, para ajudar no desenvolvimento e execução dos seus programas.

Alguns farmacêuticos são empregados pelas referidas repartições em uma base de regime integral e, amiúde, são designados como consultores ou conselheiros farmacêuticos. As repartições de bem-estar estaduais, solicitadas a pagar milhões de prescrições, supridos anualmente para os pacientes indigentes ou clinicamente indigentes e idosos, empregam estes consultores em base de tempo integral ou parcial, ou criam cargos no serviço civil para os farmacêuticos. Estes cargos propiciam revisão especializada para fixar o preço das prescrições, a fim de mantê-las dentro da faixa de pagamento prescrita pela repartição. Espera-se que tais farmacêuticos aconselhem sobre os melhores métodos de reduzir os custos dos medicamentos para a agência de bem-estar. Também se espera que trabalhem como consultores médicos e membros da profissão médica na determinação das limitações e extensão dos serviços de cuidados médicos, como pode ser indicado.

Embora o serviço do governo não pague tão bem quanto o emprego no setor privado, tem compensações na forma de benefícios de aposentadoria, serviços médicos bem como benefícios anuais e de períodos de doença, muito atraentes. Nos últimos anos, as repartições governamentais também vêm tendendo a fornecer tempo para a educação formal em diversas especialidades, possibilitando que as pessoas nestes cargos melhorem seu *status*.

LOCALIZANDO AS INFORMAÇÕES ATUAIS

As informações apresentadas neste capítulo são exatas no momento da sua publicação, mas a natureza do sistema governamental modifica-se rapidamente. Os interessados em uma carreira no serviço federal ou em outros serviços governamentais devem procurar informações atuais. O melhor meio para fazer isso é discutir o interesse da pessoa com o pessoal responsável pela colocação em uma faculdade de farmácia. Os oficiais de colocação sabem invariavelmente como avaliar as informações recentes. Quando um farmacêutico deseja prosseguir além do estágio de informação, a equipe da faculdade pode oferecer as referências para informações e debates profundos e detalhados para representantes de repartições governamentais.

BIBLIOGRAFIA

Bayles BC, *et al.* Pharmaceutical services in the United States Army. *AJHP* 1997; 54: 778.

Furman B. *A Profile of the United States Public Health Service, 1798–1948.* Publication no. NIH73-369. Washington, DC: Department of Health, Education, and Welfare, 1973.

Gill H. *The Apothecary in Colonial Virginia.* Williamsburg, VA: Colonial Williamsburg Fund, 1972.

Kremers E, Urdang G. *History of Pharmacy,* 3rd ed. Philadelphia: Lippincott, 1963.

Ogden JE, *et al.* Pharmaceutical services in the Department of Veterans Affairs. . *AJHP* 1997; 54: 761.

Paavola FG, et al. Pharmaceutical services in the United States Public Health Service. *AJHP* 1997; 54: 766.

Williams RG, *et al.* Pharmaceutical services in the United States Army. *AJHP* 1997; 54: 773.

Young JH. Pharmaceutical services in the United States Air Force. *AJHP* 1997; 54: 783.

CAPÍTULO **7**

Farmacêuticos e a Saúde Pública

Timothy J Ives, PharmD, MPH
Associate Professor of Pharmacy and Clinical Associate Professor of Family Medicine
University of North Carolina
Chapel Hill, NC 27595

Fred G Paavola, RPh
Rear Admiral, Office of the Chief Pharmacist
United States Public Health Service
Rockville, MD 20857

Ara H Der Marderosian, PhD
Professor of Pharmacognosy and Medicinal Chemistry
Scientific Director, Complementary and Alternative Medicine Institute
University of the Sciences in Philadelphia
Philadelphia, PA 19104

A saúde pública constitui um esforço da sociedade para proteger, promover e restaurar a saúde do público.[1] É uma combinação das ciências, capacidades e crenças direcionadas à prevenção, manutenção e melhoria da saúde de todas as pessoas através de ações coletivas ou sociais. Os programas, serviços e instituições envolvidos enfatizam a prevenção da doença e as necessidades de saúde da população como um todo. As atividades de saúde pública modificam-se com a tecnologia e os valores sociais mutáveis, mas os objetivos permanecem idênticos: reduzir a quantidade de doença, a morte prematura bem como o desconforto e incapacidade produzidos pela doença na população. Desta maneira, a saúde pública é uma instituição social, uma disciplina e uma prática. O Institute of Medicine define a missão da saúde pública como "o preenchimento do interesse da sociedade na garantia de condições em que as pessoas podem ser saudáveis".[2]

A princípio, foram estabelecidos programas de saúde pública nos Estados Unidos, para controlar a epidemia das doenças transmissíveis e os altos níveis de mortalidade infantil e materna, prevalentes no final do século XIX e início do século XX. Grande parte do problema relacionava-se à falta de saneamento, aglomeração excessiva e falha em aderir às medidas higiênicas apropriadas; em torno de 1960, grande parte dos referidos problemas estava sob controle.

Desde os anos 70 do século XX, surgiram novas questões de saúde pública, as quais englobam os surtos de doenças infecciosas, como a AIDS; o acesso a cuidados de saúde de qualidade para todos os norte-americanos; os problemas ambientais, como a exposição e descarte de substâncias químicas e resíduos tóxicos, resíduos nucleares, assim como fumaça e poluição do ar; e os problemas sociais, tais como a necessidade de cuidar da crescente população de idosos, gravidez em adolescentes e vício em drogas. A saúde do público foi e continua a ser influenciada pelas políticas governamentais e o Medicare; recentes discussões exigiram a reforma global do sistema de cuidados de saúde. Durante os últimos 50 anos, a infra-estrutura de saúde pública expandiu-se, para incluir tudo, desde a segurança do trabalho até a proteção ambiental.

Durante as últimas décadas, como os tradicionais serviços agudos de cuidados de saúde tiveram efeito limitado sobre a melhoria do estado de saúde nacional geral, os profissionais de saúde estão atualmente iniciando estratégias de promoção da saúde e prevenção da doença (sanidade) em suas práticas. Os farmacêuticos, com a nova ênfase sobre o paciente,[3] foram estimulados a usar estratégias de cuidados farmacêuticos, para manter a saúde dos pacientes aos quais servem. A prevenção é um componente importante desta filosofia. Os farmacêuticos estão em uma posição única para promover a saúde pública, por causa do seu acesso e capacidade de comunicação — eles constituem, de acordo com as recentes pesquisas do Gallup, a profissão de maior confiabilidade.

O primeiro grupo de alvos de saúde nacional foi publicado, em 1979, como *Healthy People: The Surgeon General's Report on Health Promotion and Disease Prevention.*[4] Os relatos do Department of Health and Human Services (DHHS) *Healthy People 1990* e *Healthy People 2000* colocam forte ênfase sobre os programas abrangentes de prevenção baseados no consultório, comunidade ou população.[5] Estes relatos servem como um fundamento à melhoria da saúde das pessoas nos Estados Unidos. Várias organizações farmacêuticas nacionais e a liderança de farmácia do US Public Health Service submeteram novos objetivos à consideração no desenvolvimento do relato *Healthy People 2010*, liberado em janeiro de 2000 (Quadro 7.1).

O *Guide to Clinical Preventive Services*, desenvolvido pela United States Preventive Services Task Force,[6] é uma revisão das evidências a partir de 100 intervenções, para prevenir contra 60 afecções clínicas diferentes. O guia oferece parte da maioria dos serviços de prevenção com base em evidências abrangentes que os farmacêuticos ou outros clínicos podem fornecer aos pacientes. Algumas destas condições são rotineiramente observadas, selecionadas ou controladas por farmacêuticos, inclusive as condições cardiovasculares; doenças infecciosas e sexualmente transmissíveis; várias formas de câncer, trauma e lesões; abuso de álcool, fumo e outras substâncias. Os farmacêuticos, nos ambientes de cuidados primários, têm freqüente oportunidade de rastrear muitas destas afecções, educar os pacientes e estimulá-los a tentar modificar seus comportamentos de saúde.

De forma semelhante, os Centers for Disease Control and Prevention (CDC) em Atlanta, Georgia, oferecem o Prevention Guidelines Database (PGDB) (http://wonder.cdc.gov/wonder/prevguid/), composto por cerca de 400 documentos que servem como orientação à prevenção e controle da AIDS, hepatite, tuberculose, infecções nosocomiais, doenças preveníveis por vacina, cânceres e defeitos congênitos. O PGDB foi desenvolvido para permitir que os oficiais de saúde pública bem como os praticantes acessem rapidamente o CDC *Prevention Guidelines*, as orientações de tratamento de doenças sexualmente transmissíveis, as recomendações de imunização do Immunization Practices Advisory Committee (ACIP) e a totalidade do *Health Information for International Travelers*.

O Healthy People (http://www.health.gov/healthypeople) é a iniciativa de prevenção nacional destinada a melhorar a saúde de todos os norte-americanos. Ele identifica três objetivos nacionais de saúde pública: aumentar o espectro da vida saudável, reduzir as disparidades de saúde entre os norte-americanos e garantir o acesso aos serviços de prevenção para todos os norte-americanos. No relato, estão detalhados 300 objetivos específicos para os programas de promoção da saúde e prevenção da doença em 22 áreas distintas de prioridade (Quadro 7.2), com objetivos quantitativos a serem alcançados no ano de 2000. A missão da saúde pública é definida adicionalmente como sendo dirigida em quatro frentes: otimizar o fornecimento

Quadro 7.1 Objetivos Orientados para a Farmácia no Healthy People 2010

1. Reduzir em 50% as internações pelo Medicare em hospitais de emergência de curta permanência devido a problemas de controle da terapia medicamentosa.
2. Aumentar em 75% a proporção de beneficiários do Medicare com diabete que recebem serviços preventivos e educacionais apropriados.
3. Aumentar para 25% a proporção de farmácias que fornecem a administração de vacinas para a influenza e pneumococos para adultos.
4. Diminuir o número de farmácias que vendem tabaco e produtos relacionados ao tabaco para não mais que 20% e aumentar o número de farmacêuticos que fornecem aconselhamento sobre a cessação do tabaco, apoio e referências destinadas a fumantes para 90%.
5. Abuso de drogas: acrescentar os medicamentos prescritos ao álcool e outras substâncias que contribuem para o vício com drogas.
6. Aumentar o número de farmácias que oferecem aconselhamento ao paciente sobre o diabete e outras doenças crônicas.
7. Reduzir em 50% o número de séries de antibióticos prescritos para o resfriado comum por população.
8. Aumentar o número de programas de treinamento acadêmico médico, enfermagem, saúde pública, farmácia, odontologia e profissionais de saúde correlatos que incluam uma unidade sobre a prevenção e controle das doenças infecciosas emergentes, re-emergentes e resistentes aos medicamentos.

de serviços de saúde pública, proteger a comunidade contra os riscos ambientais, auxiliar e reforçar o sistema de fornecedor de cuidados de saúde pública, bem como auxiliar as pessoas (consumidores) a alcançar o estado de saúde ótima através da promoção dos princípios de auto-ajuda médica.

A declaração da política de 1981 da American Public Health Association focalizou o papel do farmacêutico na saúde pública bem como a importância e a necessidade do maior envolvimento dos farmacêuticos nos ambientes de saúde pública.[7] O relato afirma o problema — aproveitamento deficiente do farmacêutico voltado para o paciente; fornece a finalidade — a necessidade de maximizar o aproveitamento dos profissionais e instalações de cuidados de saúde existentes; e fornece posições e recomendações — identifica as funções atuais e futuras para os farmacêuticos na saúde pública, fornece as informações básicas essenciais sobre estas funções e descreve os meios de implementar ou maximizar tais funções. A referida declaração política identifica os educadores e os

Quadro 7.2 Áreas de Prioridade do Healthy People 2000

1. Atividade e Aptidão Física
2. Nutrição
3. Tabaco
4. Abuso de drogas: Álcool e Outros Medicamentos
5. Planejamento Familiar
6. Saúde Mental e Distúrbios Mentais
7. Comportamento Violento e Abusivo
8. Programas Educacionais e Baseados na Comunidade
9. Lesões Acidentais
10. Saúde e Segurança Ocupacional
11. Saúde Ambiental
12. Segurança de Alimentos e Medicamentos
13. Saúde Oral
14. Saúde Materno-infantil
15. Cardiopatia e Acidente Vascular Cerebral
16. Câncer
17. Diabete e Condições Incapacitantes Crônicas
18. Infecção pelo HIV
19. Doenças Sexualmente Transmissíveis
20. Imunização e Doenças Infecciosas
21. Serviços de Prevenção Clínica
22. Sistemas de Vigilância e de Dados

modelos de função, como também fornece sugestões detalhadas para as atividades do farmacêutico em saúde pública. Estas atividades devem ser realizadas não apenas no "nível micro", como falar para grupos comunitários sobre o tema de drogas e fazer o rastreamento da hipertensão, mas também no "nível macro", como o planejamento, avaliação e administração de saúde.

Poucos farmacêuticos fazem valer seus direitos e estabelecem um papel funcional e evidente na saúde pública. Entretanto, o farmacêutico comunitário médio não participa em uma base regular nas atividades de promoção de saúde pública. A declaração da política da American Public Health (APHA) enfatiza que os farmacêuticos comunitários constituem fonte pouco utilizada de dados de saúde que poderia assistir os planejadores de saúde nestas áreas.

Em programas gerais e individuais de prevenção de doença e promoção da saúde, as atividades de saúde pública do farmacêutico podem incluir os cuidados preventivos de saúde pública, cuidados primários, referência, educação de saúde, informação medicamentosa, toxicologia e planejamento de saúde. Os farmacêuticos devem considerar o maior envolvimento nos programas de imunização, educação e monitoração do vício em drogas, educação sobre as doenças sexualmente transmissíveis, planejamento familiar, fluoretação, prevenção contra intoxicações, preparação para desastres, proteção ambiental, segurança ocupacional, revisão com os colegas e coleta de dados de saúde. Com o programa voltado para cada paciente, as atividades sugeridas para a melhoria são a maior educação do paciente, rastreamento e referência, manutenção da medicação, aconselhamento para a obediência ao tratamento, monitoração do paciente e aconselhamento familiar.

Um grupo particular de funções para os serviços de farmácia nos ambientes de saúde pública envolve o planejamento dos cuidados de saúde para amplas áreas geográficas ou comunidades; gerenciamento, administração e avaliação dos programas de cuidados de saúde, sistemas e instalações; fornecimento dos serviços de cuidados de saúde diretos para a pessoa (p. ex., educação e cuidados materno-infantis) e saúde ambiental; desenvolvimento e promoção da legislação e elaboração de regulamentos pertinentes à saúde pública; treinamento de trabalhadores de saúde necessários para realizar estas funções. Os farmacêuticos comunitários são proficientes e podem facilmente desenvolver atividades voltadas para a comunidade, como falar a grupos sobre temas relacionados com a saúde, referir pacientes para as agências comunitárias e participar de programas baseados na comunidade sobre doenças sexualmente transmissíveis, saúde mental, vício em drogas, intoxicações e sinais de câncer.

Os comitês regionais ou estaduais de planejamento de saúde devem usar os farmacêuticos comunitários para fornecer os dados epidemiológicos sobre os padrões de prescrição, padrões locais de doença e vários fatores socioeconômicos relacionados com os estados patológicos prevalentes. Finalmente, a plataforma eleitoral estimula a maior exposição dos farmacêuticos à saúde pública em seus treinamentos e a promover a obtenção de graus avançados (*i. e.*, Mestre em Saúde Pública — MPH, do inglês *M*aster of *P*ublic *H*ealth — ou Doutor em Saúde Pública — DrPH, do inglês *D*octor of *P*ublic *H*ealth) nas escolas de saúde pública.

Bush[8,9] defende os farmacêuticos para documentar as funções específicas em várias áreas, fornecendo artigos e casos específicos em que os farmacêuticos lideram e fazem importantes contribuições ao campo da saúde comunitária. Muitos farmacêuticos estão empregados no ambiente comunitário, onde provocam significativo impacto sobre o estado de saúde da população. Há necessidade de mudar a educação e do incentivo à saúde pública. Em nível gerencial ou macro, os farmacêuticos geralmente são assalariados e trabalham em instituições, repartições e organizações privadas e públicas que focalizam os cuidados de saúde sobre grupos populacionais definidos. O farmacêutico no nível macro precisa de um conhecimento vasto e profundo, geralmente capacidades administrativas e organizacionais, p. ex., planejamento de saúde, monitoração de programas estaduais de medicamentos do Medicaid, fornecimento de educação dentro do serviço, desenvolvimento de materiais promocionais da saúde e planejamento de campanhas de saúde pública.

Em 1972, Gibson,[10-12] em uma revisão da instrução sobre saúde pública em faculdades de farmácia, encontrou deficiências uniformes no seguinte: definição de saúde pública em farmácia, relevância percebida da saúde pública para a farmácia, livros de texto que abordem a função da farmácia na saúde pública, faculdade qualificada para ensinar o tema, e locais onde os estudantes possam envolver-se com projetos e profissionais de saúde pública. Em 1985, esta questão foi abordada por um Ad Hoc Committee on Public Health na American Association of Colleges of Pharmacy (AACP).[13]

Os educadores de farmácia devem desenvolver profissionais comunitários que possam fazer a interligação entre a profissão da farmácia e as repartições de planejamento de saúde comunitária. Atualmente, estes farmacêuticos freqüentemente realizam atividades de prevenção da doença e promoção de saúde, como fornecer aconselhamento medicamentoso e nutricional, rastrear hipertensão e diabete, empreender programas de controle do peso, fornecer aconselhamento sobre o uso adequado dos medicamentos prescritos e/ou de venda livre (OTC), referir os pacientes para profissionais de saúde específicos e obter as histórias medicamentosa e clínica. Há a obrigatoriedade de que a maioria dos farmacêuticos envolvidos nestes tipos de programa continue a evoluir através da legislação federal, como a OBRA 1990, a qual determina que os farmacêuticos orientem os pacientes sobre as questões relacionadas aos medicamentos e à saúde.

Embora a maior parte do reembolso para os farmacêuticos permaneça relacionada ao produto, os farmacêuticos têm estado mais envolvidos no fornecimento de serviços cognitivos que, atualmente, estão-se tornando reembolsáveis por outras fontes pagadoras. Estes serviços incluem arranjos inovadores do controle das doenças, aconselhamento e educação intensivos do paciente, bem como pareceres farmacoterapêuticos iniciados pelos médicos.

O envolvimento pode ser deflagrado diretamente com os órgãos de saúde locais e a assistência das organizações nacionais de farmácia, como a American Pharmaceutical Association (APhA) ou a American Society of Health-System Pharmacists (ASHP) ou seus afiliados estaduais. Os farmacêuticos podem ser voluntários em seu serviço, compartilhar suas idéias, perspectivas e conhecimento, bem como se disponibilizar para esforços colaborativos de saúde comunitária. O envolvimento inicial, de natureza menor, freqüentemente leva ao maior potencial de futuros empreendimentos de saúde pública mutuamente benéficos.

Os farmacêuticos podem-se conscientizar sobre as fontes de dados de saúde (p. ex., Vital Registration System, System of Notifiable Disease Reports, Morbidity and Mortality Weekly Report e National Health Survey) e de que modo a epidemiologia desempenha importante parcela nas estratégias globais de saúde pública. Os serviços de saúde devem ser vistos em todos os níveis, desde o internacional até o local. Com os períodos de viagem curtos e o crescente número de pessoas que viajam, é vital ter uma consciência global sobre a saúde e doença.

HISTÓRIA

As primeiras organizações de saúde pública nos Estados Unidos foram desenvolvidas no final do século XVIII, em cidades portuárias ao longo da costa leste, em grande parte em resposta às ameaças provenientes de doença infecciosa, como a epidemia da febre amarela em 1793, na Filadélfia. Em torno da metade do século XIX, os reformistas defendiam que se continuasse a coleta das estatísticas vitais, registros de nascimento/morte e dados mais abrangentes sobre a saúde da população, principalmente sobre os surtos das doenças transmissíveis. Um destes reformistas, Lemuel Shattuck, um professor escolar, editor e vendedor de livros, foi o principal responsável por instituir um registro estatístico vital em Massachusetts.

O *Report of the Sanitary Commission of Massachusetts, 1850* é um documento clássico e abrangente das recomendações para organizar a saúde pública.[14] Em 1872, a American Public Health Association (APHA) foi formada "para promover a ciência sanitária e melhorar a aplicação prática da higiene pessoal".[15] Em 1880, foram formados os departamentos e comitês permanentes de saúde estaduais e locais; o retorno financeiro e, por conseguinte, o impacto deles foi bastante limitado. Depois de 1912, quando o US Public Health Service aumentou de tamanho e responsabilidades, começou a surgir uma rede de departamentos de saúde federais, estaduais e do condado/municipais. A unidade primária para administrar os programas era o departamento de saúde municipal ou do condado com sua equipe de médico, enfermeiro, sanitarista e equipe administrativa.

O Public Health Service (PHS), originalmente Marine Hospital Service, foi criado em 16 de julho de 1798, quando o presidente John Adams assinou o Act for the Relief of Sick and Disabled Seamen. Desde o início, o PHS foi a vanguarda do enfrentamento das questões de saúde pública deparadas neste século — desde a diminuição da disseminação das doenças contagiosas no século XIX até o fornecimento dos cuidados de saúde para aqueles com necessidades especiais. Hoje em dia, as atividades do PHS englobam não apenas a regulamentação de alimentos, medicamentos e substâncias tóxicas mas também o controle e prevenção da doença, pesquisa biomédica, cuidados de saúde para as populações carentes, saúde mental, prevenção contra o abuso de drogas, promoção da saúde e saúde internacional.

Antes da Segunda Guerra Mundial, os programas tradicionais consistiam na massa do trabalho de saúde pública, tratamento dos resíduos sanitários, fornecimento de água potável, controle das doenças transmissíveis e o cuidado de mães e crianças. A educação de saúde constituía a principal arma de ataque. Entretanto, isso modificou-se com o advento dos antibióticos e a expansão das vacinas, os quais reduziram os riscos de infecções.

Quando as doenças crônicas começaram a assumir um papel importante na morbidade e mortalidade, o cuidado hospitalar substituiu o domiciliar. Alterações comparáveis na saúde pública sofreram uma aceleração, à medida que os recursos federais aumentaram; os departamentos de saúde forneceram crescente quantidade de cuidados diretos para o paciente nas clínicas e em casa. Os recursos obtidos nos níveis nacional e estadual reverteram um pouco esta tendência, mas se continuou a apontar para o surgimento de um serviço de cuidados médicos organizado, com ênfase em manter as pessoas em bom estado, precursor de um serviço de saúde nacional.

O primeiro departamento permanente de saúde de um condado nos Estados Unidos não foi formado até os primeiros anos do século XX. Na virada do século, o objetivo primário dos serviços de saúde pública era controlar a doença transmissível através da obrigação de regulamentos sanitários que eliminaram a contaminação dos alimentos, água e leite por excrementos humanos. Com o advento da imunização, as comunidades instituíram programas para a prevenção de doença com vacinas; de forma gradual, foram acrescidos mais serviços de saúde, como a saúde materno-infantil. Em muitas áreas do país, o profissional primário destes serviços baseados na comunidade tem sido a enfermeira de saúde pública. Os farmacêuticos devem familiarizar-se com os enfermeiros de saúde pública do local e com a gama de serviços que eles fornecem aos seus pacientes.

No início dos anos 90 do século XX, os problemas econômicos do mundo, juntamente com o nacionalismo do Mundo Novo após a queda da União Soviética, criaram um enorme problema mundial de saúde pública, a qual constitui importante encruzilhada por causa da convergência dos problemas ligados aos fatores sociais e biológicos, problemas comunitários e individuais, bem como amplas questões de política econômica e social. Diante dos múltiplos problemas econômicos, políticos, de controle populacional e ambientais, como uma disciplina, a saúde pública está experimentando alterações na organização e atuação. A farmácia e a medicina norte-americanas diminuíram ou eliminaram o ensino de saúde pública como uma entidade.

Frenk,[16] ao abordar os desafios de saúde pública para o século XXI, propôs um esforço para integrar a tradição e o progresso com novas orientações, incluindo a pesquisa, a fim de gerar informações cientificamente validadas, relevantes para os problemas dos tomadores de decisão em todos os níveis, apoio da educação acadêmica continuada em saúde pública, para promover a excelência e expandir o meio universitário, aplicação da abordagem populacional para os campos relacionados com a saúde em nível multinacional, bem como maior abertura para os conceitos originários das ciências sociais, biológicas e comportamentais.

Uma revisão da literatura de saúde pública demonstra as principais preocupações dos anos 90 do século XX:

- ampla gama de estudos em epidemiologia e bioestatística — infecção pelo HIV e AIDS em crianças;
- hantavírus como agente etiológico da febre hemorrágica com síndrome renal;
- apropriada quantidade de atividade física para a boa saúde e dieta, hormônios e câncer;
- saúde ambiental e ocupacional — efeitos sobre a saúde decorrentes da radiação ionizante de baixo nível, preocupações de saúde ocupacional nos bombeiros, efeitos adversos potenciais sobre a saúde em virtude de campos magnéticos de freqüência extremamente baixa das linhas de transmissão de energia, teste de substâncias nos locais de trabalho e subprodutos tóxicos do mundo moderno, onde os dejetos perigosos são gerados pela indústria a cada nova descoberta;
- alteração global (p. ex., depleção do ozônio, aquecimento em estufas) e de saúde pública (políticas públicas para o desenvolvimento da toxicidade dos resíduos sólidos municipais);
- prática de saúde pública — imunização global, erradicação da pólio no hemisfério ocidental, questões de saúde para os estudantes universitários, mortalidade dos lactentes dos índios norte-americanos, prática de saúde pública do controle do fumo e as lições aprendidas, a epidemiologia mutável da morbidade e mortalidade da asma, uso e custo-eficácia da mamografia;
- aspectos comportamentais da saúde — depressão e saúde pública, desafios da pobreza e da diversidade cultural para a promoção da saúde entre os desprovidos de assistência médica, fumo na gravidez e transmissão heterossexual do HIV;
- serviços de saúde — cirurgia desnecessária, baixa cobertura de imunização pré-escolar, implicações de acesso e custo das limitações estaduais sobre o reembolso do Medicaid para produtos farmacêuticos, contenção de custos enquanto melhora a qualidade dos cuidados, o hiato do seguro, benefícios de saúde para os aposentados, serviços médicos de emergência, uso impróprio de antibióticos, envelhecimento e sistemas de saúde nacionais por todo o mundo;
- crescente influência dos cuidados gerenciados em todos os aspectos do fornecimento dos cuidados de saúde;
- interesse de rápido crescimento na medicina alternativa bem como na nutrição e estilos de vida de prevenção.

PROGRAMAS DE SERVIÇOS DE SAÚDE

A legislação federal de saúde baseia-se no direito constitucional do governo federal de "promover o bem-estar geral", mas os estados retêm os direitos soberanos de defender a saúde dos seus habitantes. Dentro dos estados, os departamentos de saúde fornecem amplo espectro de serviços para a comunidade sob a rubrica de saúde pública.

Em geral, os departamentos de saúde locais são afiliados ao departamento de saúde do estado. Nos estados com estabelecimentos mais dispersos com a cobertura local adequada, o departamento de saúde estadual atua em forma de consultoria; nos estados com serviços locais inadequados, o pessoal do escritório central estadual freqüentemente fornece serviços diretos. O estado pode solicitar consultores federais de saúde para aconselhamento e assistência.

Como parte de uma equipe do departamento de saúde, um médico, geralmente com um grau de educação avançado em saúde pública, é responsável pelo programa total do departamento, com freqüência em associação com o administrador do departamento, como um diretor de saúde. As enfermeiras de saúde pública fornecem a maior parcela dos serviços prestados pelos profissionais de saúde tanto em clínicas quanto em casa; elas lidam com o tratamento de pessoas, indo desde os lactentes recém-nascidos até os pacientes idosos com múltiplas condições clínicas. A principal preocupação delas consiste em aplicar os princípios de prevenção aos pacientes, promover a saúde ou retardar a progressão de uma doença em que não haja possibilidade de retorno à saúde. Os especialistas em saúde ambiental são responsáveis pelo controle da doença por meio de técnicas ambientais.

Com freqüência, a saúde pública tem sido popularmente considerada como um serviço de cuidados de saúde para aqueles em desvantagem financeira, social ou geográfica, porém, na realidade, os serviços de saúde pública são extensivos a todos os membros da comunidade, já que são suportados pela base de impostos do condado ou do estado. Os farmacêuticos devem familiarizar-se com seus departamentos de saúde locais e a ampla gama de serviços, bem como beneficiar-se de tais serviços, sempre que houver necessidade. Além disso, os farmacêuticos podem ser localmente envolvidos em saúde pública, pois muitos comitês de saúde de condados são solicitados, através de estatutos estaduais ou locais, a ter um farmacêutico no comitê.

PREVENÇÃO DA DOENÇA

Existem três níveis de prevenção: primária, secundária e terciária.

A *prevenção primária* é ajudar as pessoas a manter sua saúde ou melhorar a qualidade de sua vida através de um estilo de vida saudável. Um exemplo de prevenção primária é o controle das infecções através da imunização. Da mesma forma, a adoção de práticas de estilo de vida saudáveis também pode levar a maior longevidade, como, por exemplo, ingerir alimentos pobres em lipídeos saturados, sal e açúcares simples; abster-se do uso do tabaco; limitar o consumo de álcool; controlar o peso; dormir sete a oito horas por noite; ser fisicamente ativo; comer com moderação. O objetivo da prevenção primária é modificar o estilo de vida para o benefício do indivíduo e, por fim, da comunidade.

A *prevenção secundária* é o diagnóstico inicial e tratamento de doença já existente. Por exemplo, o uso da penicilina no tratamento de infecção estreptocócica evita o início da febre reumática. Desta maneira, um farmacêutico pode realizar um serviço vital, ao aconselhar os pacientes que se apresentam com uma doença febril caracterizada por faringite a procurar um médico.

A *prevenção terciária* consiste, em grande parte, na reabilitação. Muitas doenças crônicas não podem ser curadas, porém sua progressão pode ser retardada com o benefício máximo para o paciente. Muito pode ser feito, por exemplo, em relação à artrite reumatóide, para tornar os pacientes mais confortáveis e produtivos em sua vida diária.

MENSURAÇÃO DA SAÚDE

O farmacêutico é o profissional de saúde em contato mais freqüente com o público em geral, constituindo esta função, como educador de saúde comunitário, a única do farmacêutico. Ao tomar ciência sobre as estatísticas de saúde locais, os farmacêuticos podem funcionar como valioso recurso pessoal para os pesquisadores que conduzem os estudos epidemiológicos na comunidade.

Todos os eventos mensuráveis devem ser relacionados à população em que ocorrem, usualmente conhecida como *população de risco*. Os eventos a ser medidos devem ser reduzidos a um fator comum da população.

A *taxa de nascimento bruta* é apenas uma medida bruta dos nascimentos, porque a população em risco inclui todos os homens, mulheres e crianças na área geográfica em questão; grande parte desta população não pode gerar filhos. Medida mais exata pode ser restringir a população de risco às mulheres, uma taxa específica para o sexo. Incluir apenas as mulheres em idade reprodutiva — entre 15 a 44 anos de idade — que podem ter filhos consiste em refinamento adicional do grupo, uma taxa específica para idade/sexo. Esta medida muito mais exata dos nascimentos é conhecida como *taxa de fertilidade*.

As *taxas de mortalidade* seguem o mesmo padrão que as de natalidade, variando desde a taxa de mortalidade bruta até as taxas específicas para idade e sexo. O indicador mais comumente utilizado dos serviços de saúde é a *taxa de mortalidade infantil*, específica para a idade, a qual mede o número de mortes que ocorrem em lactentes com menos de um ano de idade, sendo freqüentemente empregada como um indicador da eficácia dos serviços de saúde de uma nação; a implicação é que o cuidado da mãe e do lactente reflete a disponibilidade e eficiência dos cuidados médicos. As *taxas de incidência* mostram o número de novos casos de uma doença que acontecem em determinada população durante certo intervalo de tempo, usualmente um ano. As *taxas de prevalência* fornecem o número de casos novos e antigos existentes numa comunidade em determinado momento.

EPIDEMIOLOGIA

A *epidemiologia* constitui o estudo da distribuição e determinantes dos eventos relacionados à saúde em populações específicas e nas aplicações deste campo ao controle de tais eventos. A epidemiologia relaciona-se à interação dos hospedeiros e seus ambientes, com atenção para os agentes particulares no ambiente que são fatores causais de doença. Originando-se na investigação dos surtos de doenças transmissíveis no século XIX, a epidemiologia está sendo aplicada cada vez mais às doenças crônicas e não-comunicáveis que são de maior significado na população idosa atual, como a doença cardiovascular, câncer e acidente vascular cerebral. O farmacêutico atento, que pode aplicar os princípios básicos da epidemiologia em sua comunidade, irá transformar-se em membro significativo da equipe de saúde.

Nos Estados Unidos, um espectro de vida mais amplo pode ser conseguido através de medidas relativamente simples, iniciadas precocemente na infância e mantidas durante a fase adulta. Atualmente, existe o reconhecimento sobre a contribuição dos fatores de risco psicossociais e comportamentais para a prevalência da doença. Para esta finalidade, um relato do Surgeon General[4] recomendou a ação nas seguintes áreas, muitas das quais podem envolver ativamente os farmacêuticos: planejamento familiar, gravidez e cuidados infantis, imunização, doenças sexualmente transmissíveis, controle dos agentes tóxicos, saúde e segurança no trabalho, controle das lesões acidentais, fluoretação dos suprimentos de água da comunidade, redução na disseminação das doenças transmissíveis e infecciosas, cessação do fumo, redução do uso/abuso de drogas/álcool, melhoria da nutrição bem como exercício e aptidão física, além da redução do estresse. A notável diminuição no número de fumantes, durante os últimos dez a quinze anos, constitui exemplo do que pode ser feito, quando um número suficiente de pessoas é envolvido.

Os farmacêuticos devem desempenhar não somente uma função de referência para os pacientes suspeitos de ter determinada doença, como também podem colaborar com os departamentos de saúde locais ou agências de planejamento de saúde na epidemiologia. Através de suas interações diárias e múltiplas com muitos pacientes, os farmacêuticos podem contribuir para a formação da base de conhecimentos sobre os padrões das doenças prevalentes na comunidade. Os farmacêuticos, mais que qualquer outro grupo profissional, devem-se conscientizar sobre as doenças infecciosas epidêmicas em uma comunidade. A procura de um número incomum de pessoas com diarréia por produtos de venda livre pode resultar de um surto de doença transmitida por alimento. A monitoração das quantidades e tipos de prescrição é, com freqüência, suficiente para indicar uma epidemia, podendo o farmacêutico interessado estabelecer um sistema de monitoração da maior validade científica.

A farmacoepidemiologia, subespecialidade da epidemiologia pertinente à farmácia, envolve a avaliação da segurança ou risco de um novo medicamento, começando com o seu uso precoce e continuando através do seu ciclo de uso mais prolongado, o que envolve a geração de informações sobre os resultados farmacêuticos e a monitoração dos riscos associados, principalmente no ambiente pós-marketing. Há três partes importantes nestes estudos: uma base de conhecimentos, uma estrutura conceitual e uma estrutura interpretativa. Com tais perspectivas, um farmacoepidemiologista pode estabelecer um sistema de vigilância, compreender uma questão de pesquisa levantada, selecionar estratégias, aplicar metodologias e interpretar os resultados das pesquisas significativas. Os estudos baseados na população devem ser idealizados de maneira não-tendenciosa, para incluir todos os pacientes (ou amostra representativa de pacientes) que possam haver sido expostos a um fator de risco comum, possuir doença identificada ou condição clínica em determinada população durante certo intervalo de tempo. Espera-se que esse tipo de estudo de uma população forneça visão isenta da doença/condição clínica examinada na população como um todo.[17]

A pronta disponibilidade dos programas de computador sobre estatística tornou a análise multivariada mais disponível para os pesquisadores de saúde pública. Atualmente, é comum caracterizar a natureza da dependência de uma resposta com várias explicações, em vez de apenas julgar o questionamento sobre se existe tal relação. Os estudos de pesquisa em saúde pública focalizam modelos lineares generalizados, de modo que os tipos de resultados comuns em saúde pública (p. ex., medidas contínuas de indicadores binários dos números da doença, períodos para os eventos) possam ser utilizados de maneira uniforme.

CONTROLE DA DOENÇA TRANSMISSÍVEL

No século XX, o controle das doenças infecciosas tem sido efetuado por meio do controle ambiental dos alimentos, leite, água e esgoto. Embora algumas doenças transmissíveis graves tenham sido praticamente erradicadas, outras, como a tuberculose e a sífilis, ainda são comuns e, hoje em dia, estão-se evidenciando em formas medicamento-resistentes. O número estimado de casos de doenças sexualmente transmissíveis (DSTs), infecções hospitalares, influenza e outras doenças respiratórias agudas atinge a casa dos milhões. Atualmente, a DST mais comum é a infecção pela clamídia, que alcançou proporções epidêmicas. Hoje, determinadas doenças virais, principalmente a síndrome da imunodeficiência adquirida (AIDS), permanecem resistentes à erradicação.

Em algumas áreas dos Estados Unidos, como as cidades do interior, e no mundo (como nos países do terceiro mundo), mais de nove entre dez pessoas estão em risco de se infectar ou se encontram atualmente infectadas pelo HIV. Os farmacêuticos podem envolver-se em programas educacionais que promovam práticas sexuais mais seguras, principalmente o uso de preservativos. Muitas farmácias possuem *displays* proeminentes que conferem acesso imediato aos preservativos, num esforço para minimizar as barreiras relativas à sua compra e uso.

Como parte do desenvolvimento de uma estratégia nacional abrangente de prevenção contra o HIV, as repartições federais e as organizações de cuidados profissionais de saúde recomendam que os usuários de drogas injetáveis (UDIs) tenham maior acesso a seringas limpas e a programas de tratamento com medicamentos. O uso único de seringas e agulhas esterilizadas permanece como a conduta mais segura e efetiva para limitar a transmissão do HIV entre os UDIs que não podem ou não interrompem a injeção de drogas.

Em maio de 1997, o CDC, a Health Resources and Services Administration, a Substance Abuse and Mental Health Services Administration e o National Institute on Drug Abuse publicaram, em conjunto, o *HIV Prevention Bulletin: Medical Advice for Persons Who Inject Illicit Drugs.* A recomendação primária era o aconselhamento dos UDIs a parar de usar e de injetar as drogas, quando possível, por entrar e completar um programa de tratamento contra o vício de drogas, o qual inclui a prevenção contra a recidiva. Quando eles continuam a fazer uso das drogas injetáveis, as estratégias de prevenção contra o HIV englobam a não-reutilização ou compartilhamento das seringas, água ou equipamento de preparação da droga; usar apenas seringas provenientes de fonte confiável, como as farmácias; utilizar uma seringa nova e esterilizada, para preparar e injetar as drogas; e descartar com segurança a seringa depois de um uso. Esta é uma questão politicamente volátil, porém vários estados (p. ex., Maine e Minnesota) promulgaram leis que abordam a disponibilidade das seringas, para conter a disseminação da transmissão do HIV.

A quantidade absoluta de pessoas no mundo infectadas pelo vírus da imunodeficiência humana (HIV) continua a aumentar; entretanto, o uso da terapia anti-retroviral altamente ativa (*i. e.*, uma combinação de dois ou três regimes medicamentosos anti-retrovirais) melhorou sensivelmente os resultados durante os três últimos anos neste país.

A função do farmacêutico no controle das doenças transmissíveis consiste no conhecimento da história natural destas doenças na pessoa e na comunidade, bem como na referência dos pacientes a instituições médicas, quando indicado. O farmacêutico está em posição de eliminar grande parte da ignorância ligada às referidas doenças, principalmente DSTs. Neste aspecto do controle da doença na comunidade, os farmacêuticos podem ter seu maior impacto, e uma das melhores oportunidades para a educação da saúde — de forma escrita, visual, oral ou por meio de áudio ou vídeo — acontece quando o paciente está aguardando que uma prescrição seja aviada.

O papel do farmacêutico na educação do público a respeito das medidas efetivas de saúde não pode ser excessivamente enfatizado, porém deve ser realizado por um farmacêutico informado. O controle das doenças transmissíveis baseia-se na descoberta de caso adequada bem como na supervisão e tratamento profilático dos contatos próximos. Os farmacêuticos têm a oportunidade de envolver-se com os problemas sociossexuais, quando se relacionam com a saúde pública, de modo que devem compreender as subculturas dos seus pacientes e saber como as atividades sexuais e outros comportamentos sociais variam de um grupo para outro. Os pacientes devem ser aconselhados de maneira livre e orientados sobre os métodos de prevenção das DSTs, os métodos de tratamento disponíveis e a necessidade de receber o tratamento.

A imunização controlou as infecções infantis do sarampo, caxumba, rubéola, poliomielite, difteria e coqueluche. Muitos estados tentam desenvolver seus próprios esquemas recomendados de vacinação, havendo muita confusão entre os profissionais e os pais a respeito disso. Novas alterações nos regimes recomendados devem ser esperadas, à medida que se desenvolvem novos produtos. Os farmacêuticos devem obter os esquemas de imunização dos departamentos de saúde e orientar os pais sobre a importância de obedecer aos intervalos de tempo recomendados.

Um outro aspecto prático da cooperação entre o farmacêutico e o departamento de saúde local é a concordância em fornecer a vacina para a administração imediata ou urgente. Com freqüência, o farmacêutico dispõe de muitas vacinas em estoque para uso por médicos particulares que o departamento de saúde local precisa apenas em uma base ocasional e, por conseguinte, não faz estoque rotineiro. Quando as clínicas de grandes populações comunitárias constituem o meio aceito e melhor para levar a imunização ao público, o farmacêutico é a pessoa lógica para ter a responsabilidade de obter, guardar e preparar a vacina para a imunização.

Em um número pequeno, porém crescente, de estados e no PHS, muitos farmacêuticos estão adquirindo o conhecimento e as habilidades excepcionais para administrar diretamente as vacinas, seguindo uma prescrição de outro profissional de saúde licenciado para a prescrição, o que pode propiciar maior acesso às imunizações. As informações necessárias para um programa de vacinações podem ser encontradas em *Epidemiology & Prevention of Vaccine-Preventable Diseases*, disponível no CDC, uma primeira etapa excelente para adquirir estas habilidades.

O *Report of the Committee on Infectious Diseases*, publicado periodicamente pela American Academy of Pediatrics, fornece um esquema de imunização adequado.

O *Control of Communicable Diseases Manual*, publicado pela American Public Health Association,[18] apresenta um resumo de todas as doenças transmissíveis conhecidas com a etiologia, tratamento e controle de cada uma delas. Os farmacêuticos que desejam manter-se atualizados sobre os padrões das doenças transmissíveis devem subscrever o *Morbidity and Mortality Weekly Report* (MMWR) do CDC,[19] o qual contém notas epidemiológicas, relatos de surtos de doença bem como a estatística atual por doença e a localização no país e no estrangeiro.

PRECAUÇÕES UNIVERSAIS PARA A PREVENÇÃO DA TRANSMISSÃO DO HIV E DE OUTRAS INFECÇÕES TRANSMITIDAS PELO SANGUE

As precauções universais, conforme definido pelo CDC, constituem um grupo de precauções destinadas a evitar a transmissão do HIV, vírus da hepatite B (HBV, do inglês "*h*epatitis *B v*irus") e outros patógenos transmitidos pelo sangue para socorristas ou outros profissionais de saúde. Sob as precauções universais, o sangue e determinados líquidos corporais dos pacientes são considerados potencialmente infecciosos.

As precauções universais aplicam-se ao sangue, a outros líquidos corporais que contêm sangue visível, ao sêmen e às secreções vaginais, bem como aos tecidos e seguintes líquidos: cefalorraquidiano, sinovial, pleural, peritoneal, pericárdico e amniótico. Estas precauções não se aplicam às fezes, secreções nasais, escarro, suor, lágrima, urina e vômito, a menos que contenham sangue visível. Além disso, tais precauções não se aplicam à saliva, exceto quando nitidamente contaminada com sangue ou no ambiente dentário, em que é previsível a contaminação sangüínea da saliva.

As precauções universais envolvem o uso de barreiras de proteção, como luvas, aventais, gorros, máscaras ou óculos protetores, o que pode reduzir o risco de exposição da pele ou mucosas do médico a materiais potencialmente infecciosos. Além disso, recomenda-se que os médicos realizem as precauções para evitar as lesões provocadas por agulhas, bisturis e outros aparelhos ou instrumentos pontiagudos.

Não se sabe se as profissionais de saúde grávidas estão em maior risco de contrair a infecção pelo HIV que as médicas não-grávidas; contudo, quando uma médica desenvolve a infecção pelo HIV durante a gravidez, o lactente fica em risco de infecção por transmissão perinatal. Por causa deste risco, as profissionais de saúde grávidas devem familiarizar-se, de forma particular e estrita, com as precauções para minimizar o risco de transmissão do HIV.

Ainda que as precauções universais tenham substituído e eliminado a necessidade da categoria de isolamento "Precauções contra o Sangue e Líquidos Corporais" no *CDC Guidelines for Isolation Precautions in Hospitals* de 1983, a implementação das precauções universais não elimina a necessidade de outros tipos de precaução de isolamento. Em 1996, o CDC publicou novas orientações (precauções padronizadas) para o isolamento em hospitais, como as precauções com gotículas para influenza, isolamento da transmissão pelo ar para a tuberculose pulmonar ou o isolamento do contato para o *Staphylococcus aureus* meticilina-resistente. As precauções padronizadas foram desenvolvidas para uso em hospitais e podem não ser necessariamente indicadas em outros ambientes em que as precauções universais são utilizadas, como escolas e ambientes de cuidados infantis.

SAÚDE GLOBAL

Os farmacêuticos devem possuir uma compreensão sobre a complexidade das doenças encontradas nas viagens internacionais. Quando considera ou suspeita, em especial, de uma doença infecciosa em um paciente, o farmacêutico deve perguntar a ele se viajou para o exterior ou no país durante as duas últimas semanas, e, em caso positivo, para onde.

Por concordância internacional, existem apenas três doenças para as quais ainda existem regulamentações de quarentena: cólera, peste e febre amarela. Entretanto, durante o último quarto do século XX, muitas doenças exóticas continuaram a ser reportadas pelo CDC, como a esquistossomíase, loíase, malária, calazar, dengue, leishmaniose, giardíase e tripanossomíase.

A Organização Mundial de Saúde (OMS), com 156 nações-membros, é a única organização de saúde internacional oficial. Além de reportar as tendências das doenças, a OMS controla muitos aspectos da saúde internacional. Um programa da OMS de significado especial para a farmácia é a padronização internacional dos agentes imunológicos, como a vacina do sarampo e outras vacinas e toxóides. As imunizações não são exigidas das pessoas que entram nos Estados Unidos, independente de onde tenham vindo ou de quais sejam as doenças a que foram expostas.

Os farmacêuticos podem ser de valor inestimável para os viajantes internacionais, ao aconselhá-los sobre o que tomar em relação a medicamentos, principalmente para condições infecciosas, como a malária e diarréia do viajante. A referência para o departamento de saúde local pode ser mais fácil para os farmacêuticos que carecem de instalações ou de conhecimentos, porém eles devem manter algum grau de interesse nas necessidades dos viajantes, ao menos como um serviço público. As informações sobre a criação de maleta de socorros do viajante são disponíveis em várias publicações; em geral, incluem um antibiótico oral de largo espectro, bandagens adesivas, remédios para náusea, acetaminofeno/ibuprofeno/aspirina, um termômetro e creme ou pomada de antibiótico. Também se devem manter atualizadas as vacinações. Anualmente, vários periódicos de farmácia atualizam as necessidades dos viajantes sobre as imunizações e medicamentos de emergência para viagens. O CDC fornece esta informação na publicação suplementar do MMWR *Health Information for International Travel* (http://www.cdc.gov/travel/travel.html).

CONTROLE DA DOENÇA CRÔNICA

O padrão de doença do século XX foi moldado pela melhoria nos cuidados médicos, diagnóstico, tratamento e prevenção. Como o controle das doenças infecciosas resultou em maior expectativa de vida, as doenças crônicas surgiram como as causas primárias de mortalidade nos Estados Unidos. Os acidentes e as afecções cardiovasculares, oncológicas e neurovasculares constituem os atuais fatores etiológicos primários de mortalidade. Não há uma solução previsível imediata para o controle das condições crônicas, mas os farmacêuticos podem estimular os pacientes a beneficiar-se das poucas técnicas comprovadas para a prevenção das doenças crônicas e recomendar métodos de prevenção das doenças, principalmente da doença cardiovascular.

A função do farmacêutico no controle da doença crônica pode variar do apoio de programas comunitários comprovados, como o rastreamento clínico do câncer, à vigilância em relação aos primeiros sinais das doenças associadas a um risco ocupacional. O farmacêutico é único, por ter uma compreensão básica dos processos patológicos e estar em contato diário com o público. A capacidade do farmacêutico de evitar ou intervir nos estágios iniciais da doença, na patologia crônica, não tem paralelo.

Em termos econômicos, o câncer é o mais importante problema de saúde nos Estados Unidos. Em 1989, o CDC reportou que a taxa de ocorrência de câncer (segunda causa principal de morte) está crescendo. Para determinados cânceres, como o do estômago, uma dieta apropriada pode ajudar na prevenção, embora, em geral, estas condições devam ser lidadas mediante o diagnóstico e tratamento precoces. Técnicas, como o esfregaço de Papanicolaou, servem também como métodos preventivos específicos, conquanto a prevenção secundária constitua o ponto principal de ataque.

Os farmacêuticos devem familiarizar-se com os sinais de advertência do câncer e orientar qualquer paciente que os exiba a procurar imediatamente os cuidados médicos. As sociedades de câncer locais podem fornecer literatura sobre a educação de saúde visando à instrução dos profissionais e do público. Os farmacêuticos podem estimular os pacientes a realizar exames físicos rotineiros, esfregaços de Papanicolaou, mamografias, exames colorretais ou outros exames. Além disso, podem-se ensinar aos pacientes as técnicas auto-realizadas, como os exames da mama e testicular.

As taxas de mortalidade decorrente de doença cardíaca e acidente vascular cerebral diminuíram durante os últimos dez anos, provavelmente em conseqüência de certas medidas bem-promovidas, como a cessação do uso do tabaco, controle da pressão arterial elevada, diminuição da ingesta de colesterol, aumento da atividade física e promoção de uma boa consciência sobre a saúde como um todo.[20-25] A prevenção dos acidentes vasculares cerebrais em particular correlaciona-se principalmente com o controle da hipertensão e com os fatores de risco associados.

As prevenções secundária e terciária — diagnóstico precoce bem como tratamento e reabilitação, respectivamente — constituem as medidas primárias no controle da doença crônica. As inovações farmacoterapêuticas nos últimos dez anos tiveram um impacto positivo, resultando em menores taxas de mortalidade por doença vascular cerebral. Como os medicamentos constituem a base da terapia anti-hipertensiva, o farmacêutico deve estar na linha de frente da monitoração, principalmente no incentivo à obediência aos regimes prescritos. Dado que se encontram em posição ímpar para medir a pressão arterial dos pacientes e aconselhá-los sobre a sua variação normal, os farmacêuticos estão sendo mais envolvidos na referência e rastreamento da hipertensão.

O farmacêutico pode, certamente, fazer as leituras da pressão arterial dos pacientes, mas estas podem-se encontrar temporariamente altas ou baixas, devendo, desta maneira, ser acompanhadas pelo menos por mais duas medições em momentos posteriores. O farmacêutico deve estar bem familiarizado com os serviços que oferecem diagnóstico, tratamento e reabilitação na comunidade. Se adequado, as sociedades médicas e de cardiologia locais devem ser consultadas, quando os farmacêuticos são arrolados em programas de rastreamento e monitoração da pressão arterial.

Orientações valiosas para os farmacêuticos interessados podem ser encontradas no Sixth Report of the Joint National Committee on Prevention, Detection, Evaluation and Treatment of High Blood Pressure (JNC VI), publicado em novembro de 1997 pelo National Heart, Lung and Blood Institute. Este relato foi desenvolvido com o emprego da medicina baseada em evidências e do consenso para tomar as decisões clínicas.[26] Sendo uma atualização do Fifth Report (JNC V, publicado em 1992), ele fornece uma conduta contemporânea para a prevenção e controle da hipertensão, incluindo dados da segunda fase do terceiro National Health and Nutrition Examination Survey (NHANES), informações atualizadas sobre os objetivos do Healthy People 2000 do governo dos Estados Unidos, uma discussão das novas farmacoterapias que envolvem a combinação de agentes, o papel dos cuidados gerenciados no tratamento da hipertensão e informações de estudos controlados randomizados recentemente concluídos sobre a prevenção e tratamento da hipertensão.

O relato também fornece uma orientação para auxiliar na extratificação do risco nos três estágios das faixas de pressão arterial, fazendo um esforço para individualizar o tratamento. As estratégias para a individualização do tratamento em populações especiais são fornecidas em um algoritmo de tratamento revisado. De particular interesse são as novas recomendações para as alterações no estilo de vida independentemente do grupo de risco: dieta, redução do peso corporal, limitação do álcool, cessação do fumo e atividade física regular.

A quarta causa mais comum de morte nos Estados Unidos em nossos dias é formada pelos acidentes. As lesões constituem a causa principal de morte em crianças e adultos jovens. A prevenção de acidentes fundamenta-se sobre algumas ações específicas, como o uso de cintos de segurança em automóveis. Com as intoxicações acidentais, o farmacêutico deve ser um líder no controle e prevenção. Em pequenas comunidades, deve-se constituir no principal consultor para o aconselhamento nos casos de intoxicação, devendo ser capaz de referir o solicitante para o centro de intoxicações ou de informações mais próximo, quando não puder lidar com o assunto pessoalmente. Os Estados Unidos, bem como o mundo, deparam-se com crescente crise decorrente dos subprodutos tóxicos do nosso contínuo progresso na tecnologia de produtos. Os farmacêuticos devem estar cientes dos riscos oriundos das toxinas industriais e ficar alerta para suas manifestações nos pacientes que procuram alívio em medicamentos de venda livre.

Como parte dos serviços educacionais comunitários, o farmacêutico deve ser visto como um líder na propagação das informações sobre as intoxicações, especialmente durante a National Poison Prevention Week na terceira semana de março. Muitos farmacêuticos trabalham em centros de controle de intoxicações em nível nacional, geralmente dentro de grandes hospitais regionais ou em centros médicos acadêmicos.

EDUCAÇÃO DE SAÚDE

O objetivo da educação de saúde é fornecer as informações individualizadas necessárias para que os pacientes modifiquem seu comportamento, procurando ter uma vida mais saudável. Os farmacêuticos podem promover ativamente as práticas da boa saúde através de exemplos pessoais e esforçando-se para transmitir as informações profissionais para o público. Atualmente, muitas farmácias participam na educação de saúde do paciente através do uso de panfletos e boletins, os quais cobrem todos os temas médicos imagináveis, incluindo tudo sobre as principais doenças crônicas, classes de medicamentos, drogas passíveis de vício, interações entre medicamentos e alimentos, doenças sexualmente transmissíveis, imunização, planejamento familiar, promoção da saúde, fluoretação, prevenção de intoxicações, terapias alternativas, preparação para desastres, proteção ambiental e segurança do trabalho. Grande parte tem âmbito genérico, sendo outros, desenvolvidos pela indústria farmacêutica, focalizados, bem-escritos e, com freqüência, específicos para o medicamento.

Uma área crescente para a revisão e prescrição de informações de saúde desenvolve-se através da Internet. Ocasionalmente, o material recebido através deste meio pode ser errôneo e, em geral, é passível de generalização, sem a possibilidade de ser colocado em um contexto específico do paciente. Os farmacêuticos podem oferecer um serviço inestimável para as pessoas, ao corrigir as informações errôneas ou reestruturar as informações para a situação específica do paciente.

Deve-se recomendar a participação dos farmacêuticos em programas comunitários de educação de saúde, porém é no contato interpessoal cotidiano que o farmacêutico serve de maneira mais efetiva. Fornecer panfletos com informações de saúde é louvável, sendo, porém, muito melhor enriquecer tal procedimento com as orientações verbais. Sempre existem pessoas que podem beneficiar-se de algumas palavras de aconselhamento ou orientação sobre temas de saúde, sendo a maior disponibilidade do farmacêutico na comunidade uma ligação vital para a saúde das pessoas ou da comunidade em geral.

A linha de ação das atividades de educação de saúde de um farmacêutico é uma consciência informada sobre os sinais e sintomas iniciais das principais doenças da sociedade e uma vontade consciente de transmitir esta informação para os membros do público que dela necessitam. A assistência neste tema deve ser procurada nas várias repartições de saúde tanto oficiais quanto voluntárias. Tais grupos possuem determinadas diferenças básicas na orientação, apoio financeiro, responsabilidades legais e objetivo primário. Em geral, as repartições oficiais são administradas por profissionais indicados, sustentadas por impostos, a fim de fornecer serviços diretos para o público e são um tanto limitadas pela lei a respeito do que podem fazer. As instituições voluntárias e filantrópicas possuem maior flexibilidade para experimentar e apoiar novos programas que as agências estaduais/federais e não têm responsabilidade legal para estabelecer regras e regulamentações de saúde. Os farmacêuticos precisam compreender as origens básicas e diferenças entre estas repartições, a fim de obter delas o máximo benefício para o público a que servem.

SAÚDE MATERNO-INFANTIL

A saúde da mãe e da criança foi o primeiro programa de saúde pública do século XX. As taxas de mortalidade de lactentes e crianças em geral foram excepcionalmente altas, em grande parte por causa das doenças respiratórias e diarréicas; muitas destas últimas foram propagadas por leite não-pasteurizado, um meio ideal para a proliferação bacteriana. O primeiro movimento para combater tal forma de mortalidade infantil ocorreu na forma de postos de processamento de leite, onde o leite purificado era fornecido para as mães e seus filhos. De maneira gradual, o conceito de saúde materna e infantil expandiu-se para a formação dos cuidados diretos do paciente e programas de educação de saúde voltados para a mãe e a criança (ou feto), desenvolvidos em ambientes clínicos e em casa. Desde o final da Segunda Guerra Mundial, a mortalidade materna diminuiu em torno de 45%, e a mortalidade infantil foi reduzida em cerca de 75%, demonstrando, assim, a utilidade dos referidos programas.

A idéia básica subjacente à saúde materno-infantil é orientar a mãe e seu filho através do tempo, quando estão expostos aos riscos máximos de doença e mortalidade: durante a gravidez, puerpério e no primeiro ano de vida. O diagnóstico precoce da gravidez, com a supervisão informada de sua evolução através do parto e do período pós-parto imediato, constitui o fortalecimento dos cuidados nos programas de saúde materno-infantil. Quanto mais cedo for iniciado o cuidado pré-natal, mesmo na fase de concepção, mais benéfico será o efeito não somente para a mãe como também para a criança. O prognóstico e a saúde global do lactente são influenciados diretamente por seu cuidado *in utero*. Há constante demanda pelos farmacêuticos que compreendem a evolução normal da gravidez e da fase de lactente, assim como todas as questões acompanhantes sobre os cuidados de saúde.

As mães podem ser instruídas em relação a questões simples da dieta, higiene e controle geral de sua gestação e fase de lactente, o que é de particular importância para as mães que possuem uma compreensão incompleta sobre a importância de receber cuidados pré-natais coordenados e contínuos.

São importantes os farmacêuticos capazes de discutir os diversos métodos contraceptivos disponíveis de maneira inteligente e profissional, principalmente no período pós-parto.

Antes do parto, os pais podem ser aconselhados a obter um assento de bebê para carro e ser instruídos sobre a orientação correta dentro do carro e para o método apropriado de posicionar e fixar a criança no assento. Muitos departamentos de saúde de cidades/condados possuem programas de empréstimo de assentos de bebês para carros por meio de uma taxa nominal.

Com base nos benefícios imunológicos e nutricionais fornecidos, o aleitamento materno ainda constitui a melhor opção para o lactente, de modo que os farmacêuticos devem, sempre que possível, incentivar o aleitamento materno.

Um aspecto primário do controle das doenças no lactente advém das imunizações infantis. É primordial que todos os lactentes sejam imunizados com todos os toxóides e vacinas disponíveis, para evitar as doenças perigosas associadas aos primeiros anos da infância. A imunização primária deve iniciar-se ao nascimento (com a vacina da hepatite B) e prosseguir até a quarta dose da vacina tríplice (difteria, tétano e coqueluche), administrada aos doze meses, com uma dose de reforço aos quatro a seis anos.

A mortalidade pela síndrome da morte súbita infantil (SMSI) continua a diminuir em uma taxa constante. A taxa de SMSI em 1995 foi de 0,87 morte por 1.000 nascidos vivos. Medida que contribui para o declínio de tal síndrome é a implementação das recomendações de prevenção, as quais se baseiam na melhor evidência disponível. A SMSI tem sido associada há muito com as mulheres que fumam durante a gravidez. Os lactentes que ficam na presença de fumaça de cigarro em casa depois do nascimento exibem probabilidade duas vezes maior de morrer por SMSI, e a exposição constante à fumaça, durante e depois da gravidez, triplica o risco de SMSI para um lactente. Da mesma maneira, os recém-nascidos que morreram de SMSI haviam apresentado menor probabilidade de serem aleitados ao seio.

A American Academy of Pediatrics recomenda que os lactentes saudáveis durmam em decúbito dorsal ou em decúbito lateral, visando diminuir o risco de SMSI. Estas recomendações são consideradas particularmente importantes durante os seis primeiros meses de idade, quando o risco de SMSI para um lactente é máximo. A Back-to-Sleep Campaign, um programa para reduzir o risco de SMSI, é financiada em conjunto pelo US Public Health Service, American Academy of Pediatrics, SIDS Alliance e Association of SIDS Program Professionals. Neste programa, os pais são aconselhados a colocar seus filhos em decúbito dorsal ou lateral para dormir, quer para tirar um cochilo, quer para dormir à noite.

No mundo, o excesso populacional é o mais grave problema de saúde pública. O *planejamento familiar*, como é chamado alternativamente o controle populacional nos países ocidentais, consiste não somente em espaçar os nascimentos através do uso deliberado de contraceptivos como também ajudar as mulheres que não podem ter filhos. Os contraceptivos, tanto os prescritos quanto os de venda livre, são disponíveis nas farmácias comunitárias, devendo os farmacêuticos estar na vanguarda do planejamento familiar.

Além do planejamento familiar, outros programas que recentemente têm merecido grande evidência são a prevenção da intoxicação por chumbo, os serviços de cuidados de saúde para os lactentes e crianças pré-escolares, os serviços para crianças deficientes, bem como a educação e apoio nutricional para as crianças. O aumento no número de mães que trabalham nos Estados Unidos e o concomitante incremento no uso de creches favoreceram o interesse nos referidos programas.

NUTRIÇÃO

As deficiências nutricionais agudas graves, como a pelagra, escorbuto ou beribéri, são raras nos Estados Unidos, porém muitas pessoas na população apresentam deficiência em um ou mais nutrientes. Além disso, é bem-definida uma relação direta entre a obesidade e a morbidade, bem como uma relação inversa entre a duração e a qualidade de vida. Por esse motivo, os farmacêuticos devem estar cientes das exigências nutricionais normais e do problema da desnutrição ou nutrição deficiente na população de pacientes a que servem. Os farmacêuticos podem fazer contribuições significativas à nutrição, aconselhando os pacientes sobre as necessidades alimentares básicas; ajudando a corrigir os hábitos alimentares impróprios, principalmente em crianças; orientando sobre os requisitos especiais dos nutrientes durante os períodos pré-natal e materno, sugerindo instruções dietéticas especiais para os pacientes com diabete e pessoas com alergias alimentares; participando em programas de apoio de refeições escolares e planejando rótulos de alimentos.

Muitos lanches possuem valor nutricional, mas, em geral, somente quando são suplementados pelos elementos comumente ausentes de sua composição. Por exemplo, na teoria, uma refeição com batatas fritas e um hambúrguer com alface e tomate consiste em um equilíbrio de proteínas, lipídeos e carboidratos, quando os alimentos empregados na preparação dessa refeição são nutritivos (*i. e.*, quando o hambúrguer é de carne pura, magra e moída, e os outros alimentos têm valor comparável). De outra forma, esse tipo de dieta carece dos nutrientes nas quantidades apropriadas presentes nas frutas e vegetais frescos; as pessoas que aderem aos lanches raramente consomem os nutrientes suficientes, conforme indicado pelas quantidades dietéticas recomendadas para a população norte-americana geral.

Felizmente, pela primeira vez, existem dados suficientes em relação aos fatores de risco da dieta para as doenças crônicas, propiciando, assim, boa oportunidade de promover comportamentos saudáveis específicos para a população norte-americana, os quais, em geral, conistem em determinadas medidas simples, como a redução da ingesta de lipídeos na dieta (principalmente lipídeos saturados), uso de menor quantidade de sal e aumento dos vegetais verdes e amarelos, bem como fibras/cereais integrais na dieta. Para o máximo benefício, estas medidas devem estar acopladas à manutenção do peso dentro dos limites recomendados, evitando a obesidade, mantendo a boa atividade física assim como evitando o álcool e o tabaco.

Cerca de 20% dos norte-americanos com mais de vinte anos estão, pelo menos, 10% acima do seu peso corporal ideal. Tais indivíduos encontram-se em risco de desenvolver diabete, doenças do sistema digestivo, doença cardiovascular e algumas formas de câncer. Muitas pessoas que perdem peso, quando em boa saúde, recuperam este peso. Foi afastada a noção popular de que existem medicamentos mágicos para controlar o peso com a retirada da fenfluramina e dexfenfluramina do mercado.

Os farmacêuticos podem recomendar a educação e orientação nutricionais oferecidas através de muitos materiais disponíveis de organizações de saúde voluntárias e departamentos de saúde locais e estaduais. Como as pessoas perdem peso melhor em grupos de apoio de amigos, os farmacêuticos devem familiarizar-se com as organizações locais voltadas para ajudar as pessoas de todas as idades a perder peso, como o Weight Watchers, TOPS (Take Off Pounds Safely) e os programas YMCA e YWCA.

SAÚDE ORAL

Grande parcela de norte-americanos sofre de cárie dentária ou doença periodontal. Embora tenha ocorrido melhoria na saúde oral durante os últimos 40 anos, as crianças e adolescentes norte-americanos apresentam significativa quantidade de cáries em torno de dezessete anos de idade. Os adultos não se saem melhor; na média, apresentam dez a dezessete dentes cariados, ausentes ou obturados. Aproximadamente a metade dos adultos possui gengivite, e 80% experimentam alguma forma de periodontite. Os farmacêuticos têm diversas oportunidades diárias para afetar de maneira positiva essa tendência. Muitas afecções orais são evitáveis através do cuidado pessoal apropriado e o uso de dentifrícios com flúor, suplementos orais de flúor, selantes dentários, uso de fio dental, prevenção do uso do tabaco (especialmente de produtos orais de tabaco, como mastigar tabaco ou rapé) e consultas regulares com o dentista.

A American Dental Association publica panfletos para dentistas e farmacêuticos, os quais abordam as estruturas e doenças orais, prevenção da cárie, medicamentos dentários de venda livre e prescritos, e como estas duas profissões podem colaborar na manutenção da saúde dentária. A página de informações sobre saúde dentária da American Dental Hygienists Association (http://www.adha.org/oralhealth/index.html) mostra diversos trechos de informações e publicações sobre os cuidados orais preventivos. Atualmente, os pacientes devem ser aconselhados a visitar um dentista pelo menos uma vez ao ano (quando não for o caso de maior freqüência para os pacientes em risco mais elevado), usar fio dental diariamente, escovar os dentes todos os dias com um dentifrício que contenha flúor, utilizar flúor para a prevenção contra a cárie, além de empregar colutórios quimioterápicos para a redução da placa.

Em 1992, aproximadamente 62% da população eram servidos com uma fonte de água fluoretada de forma ótima; o objetivo para o ano 2000 era aumentar este número para um mínimo de 75%. A suplementação de flúor é recomendada para as crianças que vivem em áreas com fluoretação inadequada da água.

A resistência à fluoretação da água começou em 1950, e continua a aumentar a controvérsia em alguns segmentos da população. As críticas levantadas por oponentes tendem a ser variações mais sofisticadas sobre os temas apresentados desde a introdução da fluoretação, a saber, as alegadas conseqüências adversas para a saúde (p. ex., câncer ou AIDS) e a infração à liberdade de escolha. Embora os que são contra a fluoretação tenham obtido muita publicidade em sua tentativa de criar a ilusão de uma controvérsia científica sobre o referido processo, as alegações de risco para a saúde pela fluoretação da água são infundadas. A American Dental Association cita a extensa pesquisa que demonstra que a fluoretação não aumenta a incidência ou taxa de mortalidade de qualquer condição crônica, inclusive de câncer, cardiopatia, lesões intracranianas, nefrite, cirrose e síndrome de Down. Não foi demonstrada qualquer correlação entre o flúor no suprimento de água e o câncer em seres humanos através de estudos até o momento. A fluoretação do suprimento de água potável em um nível de 1 ppm (parte por milhão) protege contra a cárie dentária, não sendo, em tal concentração, associada a quaisquer efeitos adversos conhecidos para a saúde. A intoxicação por flúor de fontes hídricas é improvável por causa da grande quantidade de água necessária de ser consumida em determinado momento.

SAÚDE AMBIENTAL

Todos os elementos do ambiente natural podem ser alterados, às vezes com resultados perigosos. O ar, o alimento, a água e a terra podem transformar-se, sem exceção, em fontes de doença em ambientes domiciliares, públicos ou de trabalho.

Por exemplo, o ar contém, atualmente, substâncias nocivas, resultado direto da combustão ou produzidas por alteração fotoquímica. O *smog* (termo formado a partir de *smoke* — fumaça — e *fog* — neblina em 1905) é o exemplo clássico da última; resulta da interação dos raios ultravioleta na luz solar e dos hidrocarbonetos não-queimados dos motores de automóveis ou fábricas e chaminés. Os produtos, quando contidos pela inversão térmica produzida pela topografia local, causam lesão das mucosas e pulmões após a inalação. Existe íntima correlação destas doenças com a idade, principalmente nas pessoas em que o coração, pulmões e sistema imunológico possam já estar comprometidos. Demonstrou-se que os episódios agudos de poluição do ar exacerbam a doença e, até mesmo, provocam a morte nas pessoas que já possuem doenças respiratórias e cardiovasculares. Recentemente, foram divulgadas evidências que sustentam que o fumo passivo também aumenta o risco de doenças cardiovasculares ou câncer.

Em nosso tempo, o alimento também se transformou em veículo significativo de organismos patológicos. Embora a pasteurização tenha eliminado o leite como um meio de distribuição da doença, o mesmo não se pode dizer a respeito dos outros alimentos. A doença transmitida por alimento, denominada "intoxicação alimentar" de forma mais comum, porém, com freqüência, de maneira incorreta, exibe um nítido incompleto relato; os 400 a 500 surtos, envolvendo cerca de 5.000 a 10.000 pessoas por ano, podem ser provavelmente multiplicados por dez, para representar sua real magnitude. Na maioria dos casos, a doença produzida pelo alimento contaminado é branda e de curta duração, porém podem acontecer surtos mais graves (como o de hepatite A, mais comumente observado em restaurantes públicos). As epidemias de doenças transmitidas por alimentos são dramáticas e repentinas — adoecendo a maior parte das pessoas em seis a 24 horas após o consumo dos alimentos contaminados. O padrão epidêmico da doença transmitida por alimento evidencia-se de forma diferente da náusea, vômito e diarréia induzidos pelos enterovírus intestinais, usualmente observados no outono e primavera. Desta maneira, quando os farmacêuticos percebem súbito aumento no consumo dos medicamentos antidiarréicos e antieméticos de venda livre, o departamento de saúde pública local deve ser notificado imediatamente, de modo que possa iniciar rápida investigação de caso e evitar disseminação adicional.

A doença infecciosa transmitida pela água é incomum em nossos dias, porém isso não significa que todo suprimento público de água seja puro e potável. Muitas queixas a respeito do sabor, aspecto e qualidades físicas da água fornecida localmente levaram a um súbito comércio de água engarrafada nos Estados Unidos. A poluição da água é uma realidade clara, devendo os farmacêuticos permanecer atentos aos surtos e referir os pacientes para os departamentos de saúde locais, visando à assistência, quando necessário.

Preocupação atual de muitos cidadãos é com a presença de toxinas químicas no ambiente e na dieta. Existem dados bem-documentados que mostram o desenvolvimento de câncer em cobaias em decorrêcia de materiais ingeridos, mas também há pouca prova de que muitas destas substâncias produzam o câncer em seres humanos. Os fatores do hospedeiro podem ter um papel significativo e vital na doença de qualquer tipo, devendo os farmacêuticos, principalmente aqueles na comunidade, permanecer atentos ao desenvolvimento pertinente às substâncias tóxicas e carcinogênicas.

As doenças ocupacionais, que variam desde as antigas intoxicações clássicas por chumbo e mercúrio até as atuais doenças pulmonares, fornecem evidências de que o local de trabalho pode desempenhar um papel imenso na ocorrência da doença. Por exemplo, durante centenas de anos, sabe-se que as pneumoconioses na forma de silicose ocorrem em mineiros (a doença do pulmão negro); mais recentemente, a bissinose (doença do pulmão marrom) foi observada em trabalhadores da indústria têxtil. A exposição ao asbesto é associada ao câncer. Todas as ocupações que expõem os trabalhadores à poeira são perigosas até um determinado grau, dependendo do tamanho das partículas de poeira e sua conseqüente capacidade de penetrar no tecido pulmonar, em combinação com a sua concentração e a duração do tempo de exposição dos trabalhadores.

Os farmacêuticos devem estar cientes das ocupações, companhias e fábricas locais, bem como ficar alerta aos primeiros sintomas da doença. Mais uma vez, cabe ao farmacêutico familiarizar-se com a comunidade local e adaptar-se aos princípios dos cuidados de saúde e médicos para as situações especiais encontradas. A educação continuada do farmacêutico deve englobar a observação do padrão da sociedade local e das suas doenças, assim como a mudança do foco para os padrões das doenças emergentes e dos seus controles.

Bingham[27] reviu a regulamentação governamental dos riscos ambientais para os próximos anos, incluindo as informações sobre o local de trabalho e o futuro das regulamentações de saúde e segurança do trabalho, riscos dos ambientes locais, como os despejos de resíduos perigosos e de outros resíduos, resíduos radioativos decorrentes da fabricação de armas, emissões no ar e contaminação de magnitude desconhecida dos lencóis freáticos; a lei do ar limpo e outras, bem como as iniciativas de regulamentação; a redução e minimização dos resíduos, além da produção de armas e resíduos radioativos; a poluição global, os clorofluorocarbonos e a camada de ozônio da Terra, o efeito estufa e a alteração climática global; a conservação das florestas tropicais e da diversidade biológica.

Com a constante mudança dos ambientes físicos, biológicos, culturais, sociais e econômicos, o farmacêutico e os cidadãos em geral devem cultivar uma consciência informada sobre estas alterações, devendo os farmacêuticos adaptar seus métodos de educação da saúde, prevenção e controle das doenças às alterações em cada comunidade. Isso é particularmente verdadeiro em relação à poluição do ar e da água, o que exige a ação concatenada da comunidade para seu controle, porém os farmacêuticos podem desempenhar um papel pessoal e muito mais fundamental no controle das doenças transmitidas pelo alimento; com freqüência, a primeira indicação de um surto de doença transmitida por alimento é o número incomumente grande de pessoas que procuram alívio contra a náusea, vômito e diarréia (principalmente quando concentrado num curto intervalo de tempo, algumas horas a um ou dois dias). Desta forma, a função do farmacêutico na saúde ambiental é relacionada principalmente com o fato de precisar ficar atento à condições que prevalecem na comunidade e ao fato de trabalhar com os outros de forma adequada a controlar qualquer um dos riscos acompanhantes.

SAÚDE MENTAL

O tópico da saúde mental e sua etiologia, manifestações e controle é vasto. Poucos podem discordar da estimativa de que existe aproximadamente o mesmo número de leitos, nos Estados Unidos, para os mentalmente doentes que para todas as outras doenças em conjunto. Estima-se que cerca de 10% da população dos Estados Unidos estejam afetados por alguma forma de distúrbio emocional que exige tratamento. Cerca de 2,4 milhões de indivíduos com doença mental crônica foram identificados nos Estados Unidos (excluindo aqueles com retardo mental e os viciados crônicos em drogas). Dentro deste número, cerca da metade (1,1 milhão) reside em casa, aproximadamente 700.000 moram em instituições com enfermagem, 450.000 vivem em instituições com quartos ou cuidados agregados, e pelo menos 150.000 são encontrados em hospitais psiquiátricos. Das 450.000 pessoas desabrigadas, estima-se que um terço delas possua doença mental grave.

Os farmacêuticos devem estar cientes dos serviços comunitários de saúde mental no local, principalmente os que fornecem serviços de cuidados ambulatoriais. A referência a tempo dos pacientes que exibem comportamento incomum para estas instituições pode salvar a vida, principalmente das pessoas que demonstram tendência suicida.

O suicídio é um dos resultados de uma doença mental que pode ser medido de maneira direta. Felizmente, muitas tentativas de suicídio são apenas gestos, mas isso não tira a importância da prevenção sempre que possível. Demonstrou-se que o suicídio acontece mais amiúde nos homens idosos, solteiros e razoavelmente situados do ponto de vista financeiro. Embora as mulheres tentem cometer o suicídio com maior freqüência que os homens, elas não são tão bem-sucedidas. Os meios empregados no suicídio variam de acordo com a sua disponibilidade. Nos Estados Unidos, as armas de fogo figuram em um ponto mais proeminente, já que há pronta disponibilidade delas; no Reino Unido, onde existem leis rigorosas de controle de armas, os medicamentos, como o acetaminofeno, constituem os agentes principais.

Com estes e outros fatos epidemiológicos à sua disposição, os farmacêuticos podem ficar em alerta para as potenciais vítimas de suicídio entre os pacientes, devendo fazer tudo o que for possível para ajudá-los. Nunca se deve negligenciar o apelo sub-reptício de uma pessoa, feito potencialmente na forma de referências francas ou ocultas sobre a baixa auto-estima pessoal e a inutilidade da vida. Jamais deve ser ignorada mesmo uma frase isolada que expresse a autodesaprovação com a implicação de que o melhor meio é acabar com tudo, pois ela pode ser um indício da contemplação do suicídio. A depressão, cujos sintomas cardeais são tão facilmente identificáveis para as pessoas leigas observadoras quanto para os profissionais de saúde, pode ser a precursora da tentativa de suicídio. Os farmacêuticos nunca devem relutar em perguntar diretamente aos pacientes se já consideraram ou estão atualmente considerando a possibilidade de cometer suicídio ou de lesionar a si próprio ou aos outros. Sempre que um farmacêutico detecta um paciente potencialmente suicida, deve conversar com ele e procurar auxílio na família e nos serviços comunitários de saúde mental — nenhum apelo por ajuda de um paciente deve ser ignorado. Os farmacêuticos interessados nesta área de prática devem familiarizar-se com uma das escalas de depressão (p. ex., a escala de autoquantificação da depressão de Zung) que possa ser empregada para o rastreamento da depressão.

A desinstitucionalização devolveu os pacientes mentais para a rua, mas os programas de assistência pública, dos quais muitos destes indivíduos dependem, sofreram significativa erosão. A falta de segurança e a dilapidação do bem-estar, assim como o aumento no número de desabrigados, contribuíram para o problema. Além disso, o déficit federal e as pressões do orçamento público dificultaram a captação de recursos financeiros suficientes para os serviços. A correção da fragmentação existente, a duplicação e a desorganização do sistema de serviços de saúde mental exigem maior eficiência; devem ser estabelecidas prioridades claras para os cuidados das pessoas com doenças mentais graves e persistentes.

ALCOOLISMO E VÍCIO COM DROGAS

O abuso de álcool, tabaco e outras substâncias é um problema mundial de saúde pública de enormes dimensões. Nos Estados Unidos, entre 450.000 e 600.000 mortes prematuras anuais estão relacionadas com estas substâncias, representando quase um terço das mortes. O vício com drogas tornou-se comum na sociedade norte-americana, e a necessidade da sociedade de permanecer informada nunca foi tão grande. Mais uma vez, o conhecimento especializado do farmacêutico deve ser utilizado, para obter boa vantagem nos planos individual e comunitário.

Estima-se que o alcoolismo afete milhões de homens e mulheres nos Estados Unidos. A sociedade está começando lentamente a reconhecer que o alcoolismo é um distúrbio biopsicossocial com muitas causas e muitas ramificações. Os Alcoólicos Anônimos (AA) consistem em uma organização voluntária, baseada em alcoólicos recuperados, para indivíduos que sofrem de alcoolismo e para a sua recuperação. A organização também possui ramificações para os cônjuges dos alcoólicos (Al-Anon) e seus filhos (Ala-Teen). Os grupos de AA existem em quase todas as cidades e em muitas localidades de menor porte, estando os indivíduos em recuperação sempre dispostos a ajudar. Independente dos AA, outros tipos de clínica e centro de tratamento são disponíveis através dos departamentos de saúde, serviço social, serviços de saúde mental ou de assistência pública das repartições do governo.

O vício com drogas é similar ao alcoolismo, embora diferente pelo fato de que recebeu maior aceitação entre as pessoas mais jovens. A maconha, em particular, tem sido implicada como uma droga inicial — as drogas mais pesadas, como a heroína ou cocaína, podem-se seguir ao uso das mais brandas. Novamente, o farmacêutico está em posição ímpar para ser o profissional mais competente da comunidade que pode aconselhar as repartições locais a respeito do vício com drogas (inclusive as drogas prescritas, de venda livre, sociais e ilícitas) e seus efeitos. O conhecimento e a participação do farmacêutico somam-se à sua reputação profissional.

Para informações gerais sobre o vício com drogas, o governo federal e as organizações de profissionais de saúde constituem, com freqüência, uma fonte valiosa. Por exemplo, o National Institute on Drug Abuse (NIDA; http://www.nida.nih.gov) acabou de liberar o primeiro guia científico para o tratamento do vício com drogas. A nova publicação anexada, *Principles of Drug Addiction Treatment: A Research-Based Guide*, descreve as condições exigidas para o tratamento realmente efetivo do vício com drogas. Ela também delineia os tipos mais comuns de tratamento de vício com drogas, identifica as condutas de tratamento para as quais há forte evidência científica de eficácia e responde às perguntas sobre tratamento feitas com maior freqüência pelos profissionais, formuladores de políticas, pacientes e o público. Este guia baseia-se em uma revisão abrangente de 25 anos de achados em pesquisa de tratamento.[28]

A PREVLINE da National Clearinghouse for Alcohol and Drug Information (Prevention Online, http://www.health.org)

contém as informações mais atualizadas sobre o uso e abuso de álcool e drogas, com dados disponíveis de pesquisa bibliográfica, *web pages* especialmente idealizadas para crianças e um catálogo *on line* de materiais de educação sobre o vício com drogas.

O ato de lidar com as doenças do alcoolismo e do vício com drogas encontra-se peculiarmente dentro do campo de ação do farmacêutico. Nenhuma outra entidade patológica, com a possível exceção do controle de intoxicações, presta-se mais prontamente à intervenção pelo farmacêutico. Os farmacêuticos têm muitas oportunidades para ajudar as pessoas dependentes do álcool, ainda que muitas delas possam resistir à ajuda. Todos os grupos comunitários, profissionais e voluntários, devem ser convocados para agir, inclusive os grupos religiosos, voluntários e governamentais.

PESQUISA DE SAÚDE PÚBLICA

Quando o farmacêutico demonstra um interesse sincero nos programas de saúde comunitária, pode haver oportunidade de participar nos programas de pesquisa de saúde pública, principalmente nos relacionados com as drogas e seu controle. Em geral, a pesquisa da doença na comunidade baseia-se em dois métodos: estudos retrospectivos e prospectivos.

Os estudos retrospectivos fundamentam-se em dados históricos facilmente obtidos através de questionários para a população em pesquisa. Na realidade, os estudos prospectivos observam os eventos que ocorrem na população com o passar do tempo. O método retrospectivo é barato, consome pouco tempo, lida com uma população estável e exige quantidade mínima de trabalho. Contudo, ele fundamenta-se na memória (tendência de lembrança), é difícil de conduzir com um grupo de controle e introduz a tendenciosidade do observador, porque o pesquisador sabe o que procurar. Já os estudos prospectivos podem levar anos para serem completados, são mais dispendiosos, comportam populações em deslocamento e exigem vasta quantidade de recursos; porém, são fáceis de usar com um grupo de controle, não se baseiam na memória e podem minimizar a tendenciosidade do observador.

Um exemplo clássico do uso destes métodos advém de uma observação por um oftalmologista australiano em 1941, o qual observou quantidade incomumente grande de catarata congênita em lactentes.[29] Uma pesquisa retrospectiva revelou que todas as mulheres relacionadas tiveram rubéola (sarampo alemão) durante suas gestações, uma descoberta retrospectiva. Este achado levou algumas mulheres a obter abortos ilegais, mas com supervisão médica, quando revelavam a seus médicos que haviam tido rubéola durante as suas gestações e que estavam com medo de ter um recém-nascido com deformidade congênita. Embora a epidemia de rubéola tenha sido eliminada, em grande parte, por causa dos programas de vacinação, ela ainda existe na população norte-americana, e, por conseguinte, as mulheres grávidas podem estar em risco, caso seu estado de imunização não esteja atualizado. A incidência da síndrome da rubéola congênita aumentou desde 1986, e pelo menos na metade dos casos determinou-se que a causa consistia nas oportunidades perdidas de vacinação.[30] Os farmacêuticos devem oferecer seus serviços à pesquisa dos padrões das doenças em suas comunidades, principalmente no controle da farmacoterapia e seus resultados.

SUMÁRIO

É bastante conhecido que os farmacêuticos são os profissionais de saúde mais acessíveis e confiáveis. Rotineiramente, o farmacêutico tem contato com o paciente no momento da repetição da receita, o que pode constituir um momento oportuno para discutir as questões de saúde pública; os farmacêuticos também podem usar este momento para identificar os sinais e sintomas precoces da doença, quando são feitos o aconselhamento e a avaliação do paciente.

A função do farmacêutico sofreu e continua a sofrer alterações. A profissão exibe algumas oportunidades ímpares para empreender funções na área da saúde pública e construir parcerias com departamentos de saúde, outros profissionais e a comunidade em geral. Algumas destas novas oportunidades englobam programas de imunização e de cessação do fumo.

A disponibilidade de informações, como os *relatos Health People*, o *Guide to Clinical Preventive Services* e o CDC Guideline Database, fornece oportunidade para que os farmacêuticos desempenhem um papel mais ativo nos serviços de prevenção e atividades de promoção da saúde. As questões apresentadas na declaração da AphA de 1981 sobre o papel do farmacêutico na saúde pública permanecem, como a subutilização dos farmacêuticos orientados para o paciente e a necessidade de utilizar as instalações e profissionais de saúde existentes. Desta maneira, o papel do farmacêutico na saúde pública ainda precisa ser desempenhado. Neste ponto da evolução profissional da prática de farmácia, é o momento de abordar seriamente as questões de saúde pública que afetam a todos.

REFERÊNCIAS

1. Last JM. *A Dictionary of Epidemiology,* 2nd ed. New York: Oxford University Press, 1988.
2. Institute of Medicine, Committee for the Study of the Future of Public Health. *The Future of Public Health.* Washington, DC: National Academy Press, 1988.
3. Hepler CD, Strand LM. Opportunities and responsibilities in pharmaceutical care. *Am J Hosp Pharm* 1990; 47: 533–543.
4. *Healthy People: The Surgeon General's Report on Health Promotion an Disease Prevention.* Washington, DC: Department of Health and Human Services/Public Health Service, 1979.
5. *Healthy People 2000: National Health Promotion and Disease Prevention Objectives.* Publication no. 91-50212. Washington, DC: Department of Health and Human Services/Public Health Service, 1990.
6. U.S. Preventive Services Task Force. *Guide to Clinical Preventive Services: An Assessment of the Effectiveness of 169 Interventions: Report of the U.S. Preventive Services Task Force.* Baltimore: Williams & Wilkins, 1989.
7. *Am J Public Health* 1981; 71: 213–216.
8. Bush PJ, Johnson KW. *Am J Pharm Educ* 1979; 43: 249–253.
9. Bush PJ, ed. *The Pharmacist Role in Disease Prevention and Health Promotion.* Bethesda, MD: ASHP Research & Education Foundation, 1983.
10. Gibson MR. *Am J Pharm Educ* 1972; 36: 189–200.
11. Gibson MR. *Am J Pharm Educ* 1972; 36: 561–570.
12. Gibson MR. *Am J Pharm Educ* 1973; 37: 1–27.
13. Beardsley RS, Bootman JL, Christensen DB, Jinks MJ, Kirking DM, Rucker TD, Strand LM. Report of the ad hoc committee on public health. Pharmacy in public health: roles and curricular responsibilities. *Am J Pharm Educ* 1985; 49: 413–417.
14. Shattuck L. *A General Plan for the Promotion of Public and Personal Health, Devised, Prepared, and Recommended by the Commissioners Appointed under a Resolve of the Legislature of the State. Report of the Sanitary Commission of Massachusetts, 1850.* Cambridge: Harvard University Press, 1948.
15. Cavins HM. *Bull Hist Med* 1943; 13: 419–425.
16. Frenk J. The new public health. *Annu Rev Pub Health* 1993; 14: 469–490.
17. Choi BCK. Perspectives on epidemiologic surveillance in the 21st century. *Chronic Diseases in Canada* 1998; 19: 145–151.
18. Benenson AS, ed. *Control of Communicable Diseases Manual,* 16th ed. Washington, DC: American Public Health Association, 1995.
19. *MMWR. Morbidity and Mortality Weekly Report.* Atlanta, GA: US Public Health Service, Centers for Disease Control, 1976–. Web accessible at http://www2.cdc.gov/mmwr/.
20. Fletcher GF. How to implement physical activity in primary and secondary prevention. A statement for healthcare-professionals from the Task Force on Risk-reduction, American Heart Association. *Circulation* 1997; 96: 355–357.
21. Whelton PK. Primary prevention of hypertension: rationale, approaches, realities and perspectives. *J Human Hypertens* 1996; 10(suppl 1): S47–S50.
22. Jones PH, Gotto AM Jr. Extending the benefit of lipid-regulating therapy to primary prevention. *Am J Cardiol* 1995; 76: 118–121C.
23. Grundy SM, *et al.* Guide to primary prevention of cardiovascular

diseases. A statement for healthcare professionals from the Task Force on Risk Reduction. American Heart Association Science Advisory and Coordinating Committee. *Circulation* 1997; 95: 2329–2331.

24. Jeffery RW, *et al.* The Healthy Worker Project: a work-site intervention for weight control and smoking cessation. Am J Public Health 1993; 83: 395–401.
25. Gomel M, *et al.* Work-site cardiovascular risk reduction: a randomized trial of health risk assessment, education, counseling, and incentives. *Am J Public Health* 1993; 83: 1231–1238.
26. The sixth report of the Joint National Committee on prevention, detection, evaluation, and treatment of high blood pressure. *Arch Intern Med* 1997; 157: 2413–2446.
27. Bingham E, Meader WV. Governmental regulation of environmental hazards in the 1990s. *Annual Review of Public Health.* 1990; 11: 419–434.
28. *Principles of Drug Addiction Treatment: A Research-Based Guide.* Bethesda, MD: U.S. Department of Health and Human Services, National Institute on Drug Abuse, National Institutes of Health. NIH Publication No. 99-4180. October 1999.
29. Gregg NM. Congenital cataract following German measles in the mother. *Trans Ophthalmol Soc Aust.* 1942; 3: 35.
30. Lee SH, Ewert DP, Frederick PD, Mascola L. Resurgence of congenital rubella syndrome in the 1990s. *JAMA.* 1992; 267: 2616–2620.

BIBLIOGRAFIA

Saúde Pública Geral

Baker EL, *et al.* Health reform and the health of the public: forging community health partnerships. *JAMA* 1994; 272: 1276–1272.

Brown ER. Leadership to meet the challenges to the public's health. *Am J Public Health* 1997; 87: 554–557.

Building Partnerships for Healthy Communities: Public Health Practice Program Office Program Review. Washington, DC: Department of Health and Human Services, 1996.

Garrett L. *The Coming Plague: Newly Emerging Diseases in a World Out of Balance.* New York: Farrar, Strauss, & Giroux, 1994.

Healthy People 2000: National Health Promotion and Disease Prevention Objectives. Washington, DC: Department of Health and Human Services, 1991.

Ibrahim MA, House RH, Levine RH. Educating the public health work force for the 21st century. *Fam Commun Health* 1995; 18: 17–25.

Institute of Medicine, Committee for the Study of the Future of Public Health. *The Future of Public Health.* Washington, DC: National Academy Press, 1988.

Institute of Medicine, Committee on Public Health. *Healthy Communities: New Partnerships for the Future of Public Health.* Washington, DC: National Academy Press, 1996.

Kondratas R. *Images from the History of the Public Health Service.* Washington, DC: Department of Health and Human Services/Public Health Service, 1994.

Mullan F. *Plagues and Politics.* New York: Basic Books, 1989.

Scutchfield FD, Keck CW. *Principles of Public Health Practice.* Albany, NY: Delmar, 1997.

PEW Health Professions Commission. *Critical Challenges: Revitalizing the Health Professions for the Twenty-First Century.* University of California at San Francisco, 1995.

Epidemiologia

Bailar JC III, *et al,* eds. *Assessing Risks to Health: Methodological Approaches.* Westport, CT: HYPERLINK "http://www.greenwood-.com/"Auburn House, 1993.

Cook RJ, Sackett DL. The number needed to treat: a clinically useful measure of treatment effect. *BMJ* 1995; 310: 452–454.

Gehlbach SN. *Interpreting the Medical Literature: Practical Epidemiology for Clinicians,* 2nd ed. New York: McGraw-Hill, 1991.

Hartzema AG, Porta MS, Tilson HH, eds. *Pharmacoepidemiology: An Introduction,* 2nd ed. Cincinnati, OH: Harvey Whitney, 1991.

Sackett DL. Evidence-based medicine: what it is and what it isn't. *BMJ* 1996; 312: 71–72.

Sackett DL, *et al. Clinical Epidemiology: A Basic Science for Clinical Medicine,* 2nd ed. Boston: Little, Brown, 1991.

Steiner DL, Norman GR. *PDQ Epidemiology,* 2nd ed. St. Louis, MO: Mosby-Year Book, 1996.

Saúde Pública e Farmácia

Bush PJ. *The Pharmacist Role in Disease Prevention and Health Promotion.* Bethesda, MD: ASHP Research & Education Foundation, 1983.

Passmore PR, Kailis SG. In pursuit of rational drug use and effective drug management: clinical and public health pharmacy viewpoint. *Asia Pac J Public Health* 1994; 7: 236–41.

Wertheimer AI, Smith MC. *Pharmacy Practice, Social and Behavioral Aspects,* 3rd ed. Baltimore: Williams & Wilkins, 1989.

Saúde Ambiental

Greenberg M. *Public Health and the Environment.* New York: Guilford Press, 1987.

Levy BS, Wegman DH, eds. *Occupational Health.* Boston: Little, Brown, 1983.

Zuckerman B, Jefferson D, eds. *Human Population and the Environmental Crisis.* Sudbury, MA: Jones & Bartlett, 1996.

Administração

Brown RE, *et al. National Expenditures for Health Promotion and Disease Prevention Activities in the United States.* Washington, DC: Medical Technology Assessment and Policy Research Center, Battelle, [1991].

Ware JE Jr. The status of health assessment 1994. *Annu Rev Public Health* 1995; 16: 327–354.

Roper WL, Thacker SB. Doing good before there's harm. *Ann NY Acad Sci* 1993; 703: 33–39.

Prevenção

Cardiologia

Dajani AS, *et al.* Prevention of bacterial endocarditis. Recommendations by the American Heart Association. *Circulation* 1997; 96: 358–366.

Final report on the aspirin component of the ongoing Physicians Health Study. Steering Committee of the Physicians' Health Study Research Group. N Engl J Med 1989; 321: 129–135.

Hennekens CH, Dyken ML, Fuster V. Aspirin as a therapeutic agent in cardiovascular disease (American Heart Association scientific statement). *Circulation* 1997; 96: 2751–2753.

Joint WHO/ISFC Meeting on Rheumatic Fever/Rheumatic Heart Disease, with Emphasis on Primary Prevention. Strategy for controlling rheumatic fever/rheumatic heart disease, with emphasis on primary prevention (Memorandum). *Bull WHO* 1995; 73: 583–587.

Knutsen SF, Knutsen R. The Tromso survey: the family intervention study—the effect of intervention on some coronary risk factors and dietary habits, a 6-year follow-up. *Prev Med* 1991; 21: 197–212.

Manson JE, *et al.* A prospective study of aspirin use and primary prevention of cardiovascular disease in women. *JAMA* 1991; 266: 521–527.

Maron DJ. Nonlipid primary and secondary prevention strategies for coronary heart disease. *Clin Cardiol* 1996; 19: 419–423.

Ramsay LE, *et al.* Targeting lipid-lowering drug therapy for primary prevention of coronary disease: an updated Sheffield table. *Lancet* 1996; 348: 387–388.

Rimm EB, *et al.* Folate and vitamin B6 from diet and supplements in relation to risk of coronary heart disease among women. *JAMA* 1998; 279: 359–364.

Silagy CA, *et al.* The Pace pilot study: 12-mo results and implications for future primary prevention trials in the elderly. *J Am Geriatr Soc* 1994; 42: 643–647.

Thrombosis prevention trial: randomized trial of low-intensity oral anticoagulation with warfarin and low-dose aspirin in the primary prevention of ischaemic heart disease in men at increased risk. The Medical Research Council's General Practice Research Framework. *Lancet* 1998; 351: 233–241.

Endocrinologia

ABTC Cancer Prevention Study Group. The alpha-tocopherol, beta-carotene lung cancer prevention study: design, methods, participant characteristics, and compliance. *Ann Epidemiol* 1994; 4: 1–10.

American College of Physicians. Guidelines for counseling postmenopausal women about preventive hormone therapy. *Ann Intern Med* 1992; 117: 1038–1041.

Barrett-Connor E. Estrogen and estrogen-progestogen replacement: therapy and cardiovascular diseases. *Am J Med* 1993; 95(suppl 5A): 40–43S.

Grimes DA. Primary prevention of ovarian cancer (editorial). *JAMA* 1993; 270: 2855–2856.

Hosking D, *et al.* Prevention of bone loss with alendronate in postmenopausal women under 60 years of age. *N Engl J Med* 1998; 338: 485–492.

Kelsey JL, Bernstein L. Epidemiology and prevention of breast cancer. *Annu Rev Public Health* 1996; 17: 47–67.

Kerlikowske K, *et al.* Efficacy of screening mammography. A meta-analysis. *JAMA* 1995; 273: 149–154.

Lindsay R. Hormone replacement therapy for prevention and treatment of osteoporosis. *Am J Med* 1993; 95(suppl 5A): 37–39S.

Manson JE, Spelsberg A. Primary prevention of non-insulin-dependent diabetes mellitus. *Am J Prev Med* 1994; 10: 172–184.

Newton KM, *et al.* Women's belief and decisions about hormone replacement therapy. *J Women Health* 1997; 6: 459–465.

Report of the Expert Committee on the Diagnosis and Classification of Diabetes Mellitus. *Diabetes Care* 1997; 20: 1183–1197.

Smith-Warner SA, *et al.* Alcohol and breast cancer in women. A pooled analysis of cohort studies. *JAMA* 1998; 279: 535–540.

Stampfer MJ, *et al.* Post-menopausal estrogen therapy and cardiovascular disease. Ten-year follow-up from the Nurses' Health Study. *N Engl J Med* 1991; 325: 756–762.

Worden JK, *et al.* A community-wide program in breast self-examination training and maintenance. *Prev Med* 1990; 19: 254–269.

Doenças Infecciosas

Ameratunga SN, Lennon DR, Martin D. *Haemophilus influenzae* type B disease: prospects for prevention in New Zealand. *N Zeal Med J* 1994; 107: 193–194.

Cooper ER, *et al.* After AIDS Clinical Trial 076: the changing pattern of zidovudine use during pregnancy, and the subsequent reduction in viral transmission of human immunodeficiency virus in a cohort of infected women and their infants. *J Infect Dis* 1996; 174: 1207–11.

Lobel HO, Kozarsky PE. Update on prevention of malaria for travelers. *JAMA* 1997; 278: 1767–1771.

Mant D. Prevention. *Lancet* 1994; 344: 1343–1346.

Patel R, Kinsinger L. Childhood immunizations: American College of Preventive Medicine practice policy. *Am J Prevent Med* 1997; 13: 74–77.

Williams DM, *et al.* Effectiveness of improved targeting efforts for influenza immunization in ambulatory care setting. *Hosp Pharm* 1987; 22: 462–464.

Prevenção

Butler-Jones D. Enhancing prevention in the practice of health professionals. *Can J Public Health* 1996; 87(suppl 2): S75–78.

Dickey LL, Kamerow DB. The Put Prevention Into Practice campaign: Office tools and beyond. *J Fam Pract* 1994: 39: 321–323.

Simpson JM, Klar N, Donner A. Accounting for cluster randomization: a review of primary prevention trials, 1990 through 1993. *Am J Public Health* 1995; 85: 1378–1393.

Thacker SB, *et al.* Assessing prevention effectiveness using data to drive program decisions. *Public Health Rep* 1994; 109: 187–194.

Wall S. Epidemiology for prevention. *Int J Epidemiol* 1995; 24: 655–664.

Dieta e Outras Questões sobre o Estilo de Vida

American Academy of Pediatrics. Fluoride supplementation for children: interim policy recommendations. *Pediatrics* 1995; 95: 777.

Boushey CJ, *et al.* A quantitative assessment of plasma homocysteine as a risk factor for vascular disease: probable benefits of increasing folic acid intakes. *JAMA* 1995; 274: 1049–1057.

Byers R. Body weight and mortality. *N Engl J Med* 1995; 333: 723–724.

Cushman R, James W, Waclawik H. Physicians promoting bicycle helmets for children: a randomized trial. *Am J Public Health* 1991; 81: 1044–1046.

Fletcher GF, *et al.* Statement on exercise. Benefits and recommendations for physical activity programs for all Americans (A statement for health professionals by the Committee on Exercise and Cardiac Rehab of the Council on Clinical Cardiology, American Heart Association). *Circulation* 1996; 94: 857–862.

Gabel LL, *et al.* Dietary prevention and treatment of disease. *Am Fam Phys* 1992; 46: 41–48S.

Jeffery RW, French SA. Epidemic obesity in the US: are fast foods and television viewing contributing? *Am J Public Health* 1998; 88: 277–280.

Kuczmarski RJ, *et al.* Increasing prevalence of overweight among US adults: the National Health and Nutrition Examination Surveys, 1960 to 1991. *JAMA* 1994; 272: 205–211.

Kujala UM, *et al.* Relationship of leisure-time physical activity and mortality. The Finnish twin cohort. *JAMA* 1998; 279: 440–444.

Rimm EB, *et al.* Folate and vitamin B6 from diet and supplements in relation to risk of coronary heart disease among women. *JAMA* 1998; 279: 359–364.

Robinson JK, *et al.* Summer sun exposure: knowledge, attitudes, and behaviors of midwest adolescents. *Prev Med* 1997; 26: 364–372.

Task Force on Infant Positioning and SIDS, American Academy of Pediatrics. Positioning and SIDS. *Pediatrics* 1992; 89: 1120–1126.

Pulmonar

DiFranza JR, Lew RA. Morbidity and mortality in children associated with the use of tobacco products by other people. *Pediatrics* 1996; 97: 560–568.

The Health Benefits of Smoking Cessation: A Report of the Surgeon General. Publication CDC 90-8416. Rockville, MD: Department of Health and Human Services, 1990.

Jonas MA, *et al.* Statement on smoking and cardiovascular disease for health care professionals (AHA medical/science position statement). *Circulation* 1992; 86: 1664–1669.

Lando HA, *et al.* Comparative evaluation of American Cancer Society and American Lung Association smoking cessation clinics. *Am J Public Health* 1990; 80: 554–559.

Vício com Drogas

Aguirre-Molina M, Dorman DM. Community-based approaches for the prevention of alcohol, tobacco, and other drug use. *Ann Rev Public Health* 1996; 17: 337–358.

Department of Health and Human Services. *Preventing Tobacco Use among Young People: A Report of the Surgeon General*. Publication S/N 017-01-00491-0. Washington, DC: US Government Printing Office, 1994.

Ellickson PL, Bell RM, McGuigan K. Preventing adolescent drug use: long-term results of a junior high program. *Am J Public Health* 1993; 83: 856–861.

Graham JW, *et al.* Drug use prevention programs, gender, and ethnicity: evaluation of three seventh-grade Project SMART cohorts. *Prev Med* 1990; 19: 305–313.

Perry CL, *et al.* Community-wide smoking prevention: long-term outcomes of the Minnesota Heart Health Program and the Class of 1989 study. *Am J Public Health* 1992; 82: 1210–1216.

Yesalis CE, *et al.* Trends in anabolic-androgenic steroid use among adolescents. *Arch Pediatr Adolesc Med* 1997; 151: 1197–1206.

CAPÍTULO **8**

Fontes de Informações em Farmácia e Ciências Farmacêuticas

Leslie Ann Bowman, BA
Coordinator of Instructional Services
Joseph W England Library
University of the Sciences in Philadelphia
Philadelphia, PA 19104

Mignon S Adams
Director of Library and Information Services
Joseph W England Library
University of the Sciences in Philadelphia
Philadelphia, PA 19104

Amy Christopher
Coordinator of Outreach Services
Joseph W England Library
University of the Sciences in Philadelphia
Philadelphia, PA 19104

O farmacêutico e os cientistas da área têm constante necessidade de informação confiável e atualizada, e, no mundo moderno, a informação está em toda parte. Ela é apresentada na televisão e no rádio, enviada de computador a computador pela Internet, e passada de uma pessoa para outra usando telefones e fax. O grande desafio é separar as informações atualizadas das ultrapassadas, as confiáveis das questionáveis e as reais das imaginadas. Os profissionais e cientistas devem ser capazes de encontrar e identificar diferentes tipos de informação em uma variedade de formatos e mídias. Além de satisfazer a sua própria necessidade de informação, os farmacêuticos devem ser capazes de ajudar seus pacientes a satisfazer as suas com respeito às drogas e doenças. Este capítulo discute a literatura primária e secundária, e como achá-la, além das fontes de referências especializadas em farmácia e ciências farmacêuticas, bem como o uso da Internet. O foco primário é a literatura e informações que contém. Para uma discussão sobre a avaliação crítica da literatura, ver o Cap. 9.

TIPOS DE LITERATURA E COMO ENCONTRÁ-LOS

Literatura Primária

Como ocorre em outras ciências, a literatura primária das ciências farmacêuticas é a revista científica. Por mais de três séculos, esse tipo de periódico tem sido o canal através do qual a pesquisa científica é avaliada, relatada e disseminada.

A primeira pesquisa científica ganha a literatura primária pela via escrita. Quando os pesquisadores concluem o estudo, geralmente apresentam os seus resultados por escrito em um formato padrão que inclui um resumo, uma revisão da pesquisa já publicada na área, uma descrição da metodologia usada, os resultados, a discussão do que os resultados significam e uma lista de referências. O artigo finalizado é, a seguir, submetido à revista científica, que pode ser publicada por uma organização profissional ou por um editor científico comercial. O editor da revista submete, então, o manuscrito à revisão cuidadosa por um ou mais pesquisadores da mesma área que o autor. Em geral, os revisores não conhecem a identidade do autor ou dos autores. Os manuscritos que preenchem os critérios científicos preestabelecidos são aceitos para publicação na revista.

Nos últimos anos, as revistas científicas têm sido produzidas no formato eletrônico além do formato impresso. Em virtude dos altos custos de impressão e postagem, bem como do número cada vez menor de assinantes de muitas revistas especializadas, as publicações científicas poderão vir a existir apenas eletronicamente dentro de futuro próximo.

Vários diferentes tipos de revista oficial podem conter literatura primária de interesse para o profissional da área farmacêutica. Os cientistas da área lêem e publicam em revistas de ciências básicas, como:

European Journal of Pharmacology (Amsterdam, Netherlands: Elsevier Science);
Journal of Natural Products (Columbus, OH: American Society of Pharmacognosy);
Pharmaceutical Research (New York: Plenum).

Os profissionais de farmácia da área clínica utilizam-se de grandes revistas da área, como:

Annals of Internal Medicine (Philadelphia: American College of Physicians);
JAMA: Journal of the American Medical Association (Chicago: AMA);
New England Journal of Medicine (Boston: Massachusetts Medical Society).

Ou lançam mão de revistas especializadas em uma doença em particular ou na terapia com drogas, como:

American Journal of Cardiology (Belle Mead, NJ: Excerpta Medica);
American Journal of Health-Systems Pharmacy (Bethesda, MD: American Society of Health-Systems Pharmacists);
Annals of Pharmacotherapy (Cincinnati, OH: Harvey Whitney Books);
Diabetes (Alexandria, VA: American Diabetes Association).

Os pesquisadores na área de administração em farmácia têm à sua disposição revistas, como:

Journal of Pharmaceutical Marketing and Management (Binghamton, NY: Pharmaceutical Products Press);
Pharmacoeconomics (Auckland, New Zealand: Adis International);
Social Science and Medicine (Exeter, England: Pergamon).

Finalmente, os que ensinam farmácia dispõem de:

American Journal of Pharmaceutical Education (Alexandria, VA: AACP);
Journal of Pharmacy Teaching (Binghamton, NY: Pharmaceutical Products Press).

Estas revistas são apenas algumas dos milhares de revistas científicas publicadas em todo o mundo. Encontrar artigos em uma área particular de interesse exige mais esforços do que a procura de assuntos em algumas revistas regularmente.

Não faz muito tempo, alguém procurando um tópico específico poderia começar com uma bibliografia padrão e procurá-la usando índices impressos e resumos que poderiam ser consultados apenas em uma biblioteca. Os avanços na informática têm tornado as ferramentas impressas obsoletas. As fontes impressas já estão ultrapassadas a partir do dia em que são publicadas, e na opinião da maioria são de uso menos conveniente do que as ferramentas *on-line*. Muitos índices eletrônicos já podem ser acessados a partir de computadores pessoais. Alguns índices dão acesso ao texto na íntegra dos artigos pesquisados, economizando, assim, muitas etapas (tanto lógicas quanto geográficas).

BANCO DE DADOS FARMACÊUTICOS

Os bancos de dados *on-line*, pela sua conveniência e ubiqüidade, são agora a primeira opção para a consulta e localização da literatura farmacêutica. Das centenas de bancos de dados disponíveis, cinco são de particular interesse para o farmacêutico e o cientista da área: MEDLINE, EMBASE, International Pharmaceutical Abstracts, Chemical Abstracts e BIOSIS Previews. Cada um deles é disponível em forma impressa, em CD-ROM, pela Internet (World Wide Web), em fitas magnéticas para uso em computadores de grande porte (*mainframe*) ou através de representantes comerciais, como Dialog ou Ovid. As instituições educacionais e corporações geralmente fornecem aos seus pesquisadores acesso pelo menos a um ou mais desses bancos de dados. Uma pessoa também pode comprar um acesso através de uma assinatura, de representantes ou provedores de bancos de dados.

A procura em bancos de dados *on-line* parece fácil — e aparentemente é —, mas fazer uma boa pesquisa exige grande habilidade e experiência prévia. O pesquisador novato freqüentemente é impaciente para aprender técnicas de pesquisas apropriadas e, muitas vezes, pode perder itens relevantes, bem como, ao contrário, selecionar um grande número de itens irrelevantes. Freqüentar aulas, consultar um manual ou trabalhar com um bibliotecário pode melhorar muito a capacidade de fazer uma pesquisa abrangente e relevante. Há dois grandes bancos de dados na área médica, MEDLINE e EMBASE.

MEDLINE

O MEDLINE é produzido pela US National Library of Medicine (Bethesda, MD). Sua cobertura de 3.900 revistas altamente respeitadas torna-o uma importante base de dados na área biomédica, sendo subsidiado pelo governo norte-americano; o baixo custo para seus usuários faz com que freqüentemente seja a primeira e única escolha para quem procura informações médicas. Sua cobertura é mais forte nas áreas clínica e terapêutica.

A US National Library of Medicine produz o MEDLINE, tornando-o disponível diretamente para o público, porém vários outros representantes também disponibilizam o banco de dados. Cada um desses representantes tem o seu próprio protocolo de pesquisa, usualmente chamado *utilitário de pesquisa*. Cada qual é um pouco diferente do outro e possui maneira diferente de indexar os arquivos. A mesma pesquisa, feita em diferentes versões e representantes do MEDLINE, pode oferecer também diferentes resultados.

O governo norte-americano disponibiliza dois utilitários de pesquisas do MEDLINE sem custo: através da Internet via PubMed e Internet Grateful Med (IGM). Dois representantes comerciais, Ovid e Silver Platter, são considerados como tendo os utilitários de pesquisa mais poderosos. Esses dois representantes tornam os seus produtos disponíveis de várias diferentes maneiras: através da Internet, CD-ROM e fitas. Finalmente, há diversas outras versões grátis do MEDLINE acessadas pela Internet. Seus utilitários de pesquisa são considerados bem menos potentes do que os do governo e dos representantes comerciais.

EMBASE

Outro banco de dados da área médica muito respeitado é o EMBASE, produzido e fornecido por Elsevier, um editor comercial sediado em Amsterdã, na Holanda. Embora sua cobertura de 3.500 revistas seja comparável à do MEDLINE, há surpreendentemente pouca superposição entre os dois. Em um estudo de 1990,[1] uma pesquisa sobre heparina de baixo peso molecular, feita tanto no MEDLINE como no EMBASE, forneceu um total de 72 citações, mas somente nove delas apareciam nos dois bancos de dados.

O EMBASE cobre a literatura européia muito mais profundamente do que faz o MEDLINE. É também considerado um pouco mais forte em informações sobre drogas nas áreas de ciências biológicas relacionadas à medicina humana. Por causa do seu foco europeu e alto custo (quando comparado ao MEDLINE), o EMBASE é procurado menos freqüentemente nos Estados Unidos do que talvez devesse ser.

O EMBASE é disponível através de representantes *on-line*, como Dialog e Ovid, e da Internet. Subgrupos de informações e tópicos específicos, como as informações sobre drogas, são vendidos em CD-ROMs individuais.

International Pharmaceutical Abstracts

O escopo do International Pharmaceutical Abstracts (IPA) é diferente do MEDLINE e do EMBASE. O IPA é produzido pela American Society of Health-System Pharmacists (ASHP) e cobre 700 periódicos na área de farmácia. Trata-se de um pequeno banco de dados, mas cobre publicações não indexadas em outra parte, incluindo revistas da área de farmácia, revistas e jornais de propaganda e venda de produtos da área, além de resumos dos encontros das associações relacionadas à farmácia.

Algumas revistas sobre terapias farmacológicas indexadas no MEDLINE também o são pelo IPA, entretanto, como as regras para indexar ao IPA são algo diferentes das usadas no MEDLINE, o pesquisador pode, às vezes, encontrar determinadas matérias no IPA que não existem no MEDLINE.

Muitos tópicos de farmácia e ciência farmacêutica são muito mais bem pesquisados no IPA do que em outros bancos de dados, sendo o melhor banco de dados para encontrar um grande número de artigos sobre administração em farmácia, legislação sobre drogas e ética em farmácia. As indústrias farmacêuticas são também incluídas.

Dois representantes, Ovid e Silver Platter, tornam o IPA disponível em CD-ROM e através da Internet.

Chemical Abstracts

O Chemical Abstracts cobre áreas de interesse para o cientista da área farmacêutica. Talvez seja o maior banco de dados científicos do mundo, sendo produzido pelo American Chemical Society's Chemical Abstracts Service (CAS) em Columbus, Ohio. Contém 14 milhões de resumos de revistas, patentes, relatos técnicos, livros, conferências e dissertações, sendo o mais importante banco de dados para os interessados no desenvolvimento de drogas.

O Chemical Abstracts pode ser procurado de várias maneiras. O CAS Registry System designa códigos numéricos para substâncias químicas, fornecendo um identificador único para cada substância não importa quantos nomes ela possa ter por todo o mundo. O registro numérico é tão valioso que outros bancos de dados o usam, para ter certeza de que o pesquisador possa encontrar toda a literatura sobre uma substância química. Outro tipo de pesquisa que pode ser feita no Chemical Abstracts é a pesquisa de estrutura, que permite que se faça a construção da estrutura química da substância e que se pesquise a partir daí.

Os representantes da Chemical Abstracts incluem o Ovid, Dialog e STN. Alguns subgrupos dos bancos de dados são disponíveis em CD-ROM. Por causa do alto custo e complexidade, os resumos químicos devem ser procurados somente pelos treinados em fazê-lo. Nos EUA, aulas são fornecidas por todo o país pela ACS. Bibliotecários na área química ou de ciências podem levar o pesquisador até um pesquisador de literatura experiente no assunto, para fazer a pesquisa.

BIOSIS Previews

Outro banco de dados científicos é o BIOSIS Previews, a versão *on-line* do *Biological Abstracts* e do *BioResearch Index*. Ele é produzido pela BIOSIS (Philadelphia, PA). Cobre a literatura de ciências da vida, incluindo estudos de carcinogenicidade e de toxicidade pré-clínica. Entre as muitas maneiras pelas quais pode ser pesquisado, estão as palavras-chave, ou as grandes áreas de assuntos e códigos que representam os grupos taxonômicos.

Os representantes incluem o BIOSIS, Ovid, Dialog e STN. O BIOSIS recentemente desenvolveu uma versão para a Internet mais fácil para o pesquisador novato do que as outras versões.

OUTROS BANCOS DE DADOS

Além dos grandes bancos de dados disponíveis pela Internet, há muitos bancos de dados especializados que podem ser úteis no estudo da farmacologia, sendo alguns disponíveis em CD-ROM, mas outros acessíveis apenas através de um dos dois grandes representantes dos bancos de dados, Dialog e Ovid.

ADIS LMS Drug Alerts (Langhorne, PA, ADIS International): Avalia artigos importantes de 2.300 revistas. Inclui um escore de avaliação dos ensaios clínicos.

ADIS Newsletters (Langhorne, PA, ADIS International): Contém artigos das publicações *Inpharma, Reactions and Pharmacoeconomics* e *Outcomes News*.

Derwent Drug File (London: Derwent Information): Cobre 110 revistas farmacêuticas sobre o desenvolvimento e a fabricação de drogas. Muito mais focalizado em drogas que em resumos químicos.

Derwent Drug Registry File (London: Derwent Information): Inclui grupos de drogas com características estruturais comuns.

Dictionary of Substances and Their Effects (DOSE) (Cambridge, England: Royal Society of Chemistry): Registro detalhado do impacto de 4.000 substâncias químicas sobre o organismo e o ambiente.

DIOGENES FDA Regulatory Updates (Gaithersburg, MD: Diogenes): Reportagens e documentos não-publicados, relacionados à legislação norte-americana.

Drug Data Report (Barcelona: Prous Science): Informações continuamente atualizadas sobre mais de 65.000 compostos bioativos.

Drug News and Perspectives (Barcelona: Prous Science): Notícias da indústria farmacêutica.

Drugs of the Future (Barcelona: Prous Science): Monografias abrangentes sobre novos compostos.

F-D-C Reports (Chevy Chase, MD: F-D-C Reports): Texto completo com relatos do F-D-C de atualizações industriais, incluindo *Prescription Pharmaceuticals and Biotechnology* (a Pink Sheet) e *Nonprescription Pharmaceuticals and Nutritionals* (a Tan Sheet).

IMSWorld (London: IMS Global Services): Conjunto de bancos de dados com o perfil das indústrias farmacêuticas, sua distribuição pelo país e lançamentos de novas drogas.

Iowa Drug Information Service (IDIS) (Iowa City: University of Iowa, Iowa Drug Information Service): Indexa um pequeno número de importantes revistas por doença e terapia farmacológica. Uma coleção de microfichas do texto completo dos artigos pode ser adquirida.

NDA Pipeline: New Drugs (Chevy Chase, MD: F-D-C Reports): Descreve a descoberta, os ensaios clínicos, as novas aplicações para as drogas e a aprovação ou desaprovação pela FDA.

Pharmaceutical and Healthcare Industry News (Richmond, Surrey, England: PJB Publications): Texto completo das atualizações da PJB: *SCRIP: World Pharmaceutical News; Clinica: World Medical Device and Diagnostic News; Animal Pharm: World Animal Health News*; e a *AGROW: World Crop Protection News*.

Pharmaceutical News Index (PNI) (Louisville, KY: UMI/Data Courier): Indexa algumas das grandes atualizações farmacêuticas.

Pharmaprojects (Richmond Surrey, England: PJB Publications): Relatos sobre o progresso mundial de novos produtos farmacêuticos.

SciSearch (Philadelphia: Institute for Scientific Information): Conhecendo o artigo pertinente, podem-se localizar os artigos subseqüentes que citaram a publicação original.

SEDBASE: Side Effects of Drugs (Amsterdam, Netherlands: Elsevier Science): Análise da literatura publicada sobre os efeitos colaterais das drogas.

ToxLit (Bethesda, MD: National Library of Medicine): Compila informações sobre a toxicidade de diversos bancos de dados *on-line*.

Unlisted Drugs (Chatham, NJ: Pharmaco Medical Documentation): Drogas e produtos em desenvolvimento ativo que não estão arrolados em qualquer trabalho de referência.

Procurar muitos desses bancos de dados fica caro e exige capacidade e experiência. Os bibliotecários ou *free-lance* da área científica são os profissionais mais habilitados para obter resultados melhores e mais custo-efetivos.

Literatura Secundária

As compilações, comentários e resumos da literatura científica primária são denominados *literatura secundária*. Um tipo muito útil de literatura secundária é o *artigo de revisão*, sumário da pesquisa que tenha sido feita sobre um tópico particular. Usualmente escrito sob convite, o artigo de revisão pode servir como excelente introdução a uma área de pesquisa. Os artigos de revisão são encontrados em revistas científicas bem como em coleções especiais de livros que podem ser chamados de "Revisão Anual de", "Progressos em" ou algo similar. Artigos de revisão, tanto em revistas como em livros, podem ser encontrados usando índices impressos ou eletrônicos.

Outras fontes secundárias são as monografias sobre drogas, tratados e vários livros escritos por um grupo de profissionais, os quais podem ser identificados usando bibliografias padrões, como as encontradas em livros-textos, ou em compilações, como a *AACP Basic Booklist for Pharmaceutical Education* (ver Referências Adicionais). Após identificar os títulos de interesse, o pesquisador deve usar os catálogos da biblioteca, para localizar os trabalhos.

Não é mais necessário visitar uma biblioteca, para usar o seu catálogo. A maioria das bibliotecas acadêmicas, bibliotecas de pesquisa e grandes bibliotecas públicas já disponibilizou seus catálogos através da Internet. Por meio de um computador pessoal, o pesquisador pode consultar o catálogo da National Library of Medicine ou grandes coleções de escolas de farmácia, como as da Philadelphia College of Pharmacy, University of the Sciences in Philadelphia. Os livros que não são encontrados em uma biblioteca local geralmente podem ser obtidos através de contatos entre bibliotecas.

LIVROS

De modo geral, acredita-se que os livros são escritos para os estudantes, mas também podem servir como fonte de informações atualizadas para uma área particular em medicina. Certos livros ganham tanta notoriedade que as edições continuam a ser produzidas por muitos e muitos anos mesmo sem a presença dos autores originais. *Remington: The Science and Practice of Pharmacy* (AR Gennaro, ed.) e *Goodman and Gilman's The Pharmacologic Basis of Therapeutics* (Hardman JC, Limbird LL, eds., New York: McGraw-Hill, 1996) são exemplos de trabalhos conhecidos pelos nomes daqueles que primeiro os escreveram, sendo considerados o padrão da prática. Os livros podem servir como introdução à nova área, e a leitura das novas edições é um modo de se manter atualizado.

BANCOS DE DADOS BASEADOS EM EVIDÊNCIAS

Nos últimos anos, tem sido dada ênfase às evidências científicas como base para as decisões terapêuticas. A Cochrane Library (Vista, CA: Update Sofware), elaborada por profissionais de saúde de todo o mundo, é um banco de dados de revisões de estudos controlados e randomizados. Através da revisão de todas as informações disponíveis em uma área — por exemplo, a terapia farmacológica da tuberculose —, decisões informadas sobre os cuidados apropriados podem ser feitas.

Similar a esse esforço é o Best Evidence (Philadelphia: American College of Physicians), coleção eletrônica de artigos publicados em revistas selecionadas que usa critérios muito estritos para julgar a metodologia e o acerto das conclusões.

Esses dois bancos de dados são disponíveis em CD-ROM ou através da Internet.

Literatura

Além da literatura acadêmica, tanto os farmacêuticos como os cientistas da área podem beneficiar-se de relatos da boa prática e expressões de opinião. Periódicos, como *Journal of the American Pharmaceutical Association* (Washington, DC: APhA), Drug Topics (Montvale, NJ: Medical Economics) ou *Pharmaceutical Executive* (Eugene, OR: Advanstar Communications), contêm esse tipo de informação. Artigos ou um tópico particular podem ser encontrados usando o banco de dados IPA.

FONTES ESPECIAIS DE INFORMAÇÃO

Diversos trabalhos de referência são publicados sobre drogas e seus usos. Muitas pessoas chamam estas fontes de *farmacopéias*, mas uma moderna farmacopéia é uma referência muito especializada, usada principalmente por cientistas da área farmacêutica e fabricantes. Trabalhos de referência que contêm informações sobre o uso terapêutico de drogas, como o bem-conhecido *Physician's Desk Reference* (PDR), são mais apropriadamente chamados *compêndios de drogas*. O farmacêutico e os outros profissionais da área farmacêutica e de saúde precisam conhecer os diferentes tipos de trabalho de referência sobre drogas e quais os tipos de informação que podem ser encontrados neles, além dos exemplos de cada uma.

Vamos nos referir a alguns dos principais tipos de trabalho de referência em farmácia e ciência farmacêutica, fornecendo várias descrições de títulos importantes em cada categoria, o que não constitui uma bibliografia abrangente ou exaustiva, mas inclui referências para essa bibliografia no final. Todos os trabalhos descritos são disponíveis em formato impresso com a exceção de DRUGDEX System, o IDENTIDEX System e o POISINDEX System. Esses três títulos são produzidos pela MICROMEDEX, sendo disponíveis somente no formato eletrônico para computador individual ou rede de computadores.

Muitos dos outros títulos mencionados adiante são disponíveis *on-line* ou no formato eletrônico. Entretanto, como as informações sobre os vários formatos e sua disponibilidade mudam muito rapidamente, não são incluídas aqui. Convém contactar os editores das versões impressas para informações sobre a disponibilidade das versões eletrônicas.

Farmacopéias

No passado, as farmacopéias incluíam informações sobre o uso terapêutico de drogas, mas as modernas farmacopéias apresentam padrões oficiais de pureza, potência, qualidade e análise delas. As farmacopéias são validadas ou autorizadas pelo governo ou por agências internacionais.

O Federal Food, Drug and Cosmetic Act (FDC) reconhece *The United States Pharmacopoeia / National Formulary* (USP/NF) como a farmacopéia oficial dos Estados Unidos. A USP/NF consiste em dois títulos distintos e publicados em um volume, sendo a USP o maior dos dois títulos, e contendo monografias de drogas e outras substâncias com uso terapêutico. O NF inclui monografias sobre excipientes e outros artigos usados na indústria farmacêutica. Em 1998, a convenção USP começou a incluir produtos produzidos de ervas como a *ginger* e o *ginseng*.

A USP/NF é publicada como um volume desde 1980, não incluindo todas as drogas aprovadas para uso nos Estados Unidos, "Approved Drug Products with Therapeutic Equivalence Evaluations"; em vez disso, inclui apenas as drogas e excipientes para os quais padrões foram desenvolvidos e aceitos pelos membros da USP Convention, organização representativa dos médicos, farmacêuticos e outros profissionais da comunidade farmacêutica e da saúde.

Depois da USP/NF, a farmacopéia nacional mais conhecida é a *British Pharmacopoeia* (BP), autorizada pelo governo da Grã-Bretanha. A *European Pharmacopoeia*, publicada pelo Council of Europe, oferece padrões para o uso dos seus membros. Os padrões da *International Farmacopoeia* da Organização Mundial de Saúde são recomendações para consideração de cada país em vez de exigências. *Martindale: The Extra Pharmacopoeia*, apesar do seu título, não é uma farmacopéia, mas um compêndio de drogas, sendo descrito adiante, em "Foreign Drug Compendia".

British Pharmacopoeia. London: Her Majesty's Stationery Office, publicação qüinqüenal.
European Pharmacopoeia, 3rd ed. Strasbourg, France: Council of Europe, 1997.
International Pharmacopoeia, 4 vols., 3rd ed. Geneva: WHO, 1979-1994.
USP/NF. Rockville, MD: USP Convention, publicação qüinqüenal.

Formulários e Listas Relacionados

No passado, os formulários eram *livros de receitas* para a produção de drogas, mas agora geralmente são listas aprovadas para o uso por um hospital particular, plano de saúde ou, mesmo, pelo governo. Muitos hospitais e planos de saúde têm comitês para avaliar que drogas devem ser incluídas no formulário da instituição. Nos Estados Unidos, esses comitês costumam ser chamados de comitês de farmácia e terapêutica, sendo a maioria composta de membros da equipe médica da instituição, incluindo um ou mais representantes da farmácia.[2]

Nos Estados Unidos, a Food and Drug Administration (FDA) tem a responsabilidade de determinar quais drogas são seguras e efetivas. A FDA produz a *Approved Products with Therapeutic Equivalence Evaluations*, publicação anual popularmente conhecida como "Orange Book [Livro Laranja]" em virtude da cor de sua capa. O Orange Book arrola tanto as drogas aprovadas pela FDA como as avaliações da FDA sobre a equivalência terapêutica de diferentes preparações das indústrias das drogas aprovadas. O Orange Book não inclui drogas que estiveram no mercado antes de 1938, nem descreve drogas aprovadas somente com a base de segurança. Listas de produtos no mercado antes de 1938 e o texto completo do Orange Book podem ser encontrados na USP DI, *Volume III, Approved Drug Products and Legal Requirements*. O Formulário Nacional, publicado com a USP, não é um formulário verdadeiro (ver "Farmacopéias" anteriormente).

Approved Drug Products with Therapeutic Equivalence Evaluations. Rockville, MD: US Departament of Health and Human Services, publicação anual.
USP DI, Volume III, Approved Drug Products and Legal Requirements. Englewood, CO: MICROMEDEX, publicação anual.

Nomenclatura

Toda droga tem, no mínimo, dois nomes: seu nome químico completo e seu nome genérico. Uma droga também pode ter outros nomes, incluindo variante de nomes clínicos, nomes patenteados e nomes genéricos variados. Além disso, os nomes de drogas diferem, às vezes, entre países. O Quadro 8.1 arrola alguns dos nomes usados para o acetaminofeno. Para mais informações sobre os nomes das drogas, ver o Cap. 27.

Quadro 8.1 Algumas Denominações de uma Droga

TIPO DE NOME	NOME
Nome aprovado nos Estados Unidos (USAN); USP	Acetaminofeno
Nome internacional genérico (INN); British Pharmacopoeia	Paracetamol
Nomes químicos	*N*-(4-hidroxifenil)acetamida 4'-hidroxiacetanilida *p*-acetaminofenol
Nomes comerciais (por país)	Asetam (Turquia) Becetamol (Suíça) Dristancito (Argentina) Progesic (Hong Kong) Tylenol (EUA)

Fontes: Budavari S, ed, Merck Index: Encyclopedia of Chemicals, Drugs and Biologicals, 12th ed (Whitehouse Station, NJ: Merck, 1996), e Index Nominum: International Drug Directory, 16th ed (Stuttgart, Germany: Medpharm, 1995).

O *USP Dictionary of USAN and the International Drug Names* (antigamente *USAN and the USP Dictionary of Drug Names*) é uma lista oficial dos nomes de drogas adotados nos Estados Unidos. Como o título indica, este trabalho é publicado pelo editor da USP, a USP Convention, como parte de suas responsabilidades básicas. A Organização Mundial de Saúde estabelece uma lista internacional de nomes genéricos e publica-os em *International Nonproprietary Names (INN) for Pharmaceutical Substances.*

Duas outras importantes fontes, para verificar nomes das drogas, são o *Index Nominum* e o *Merck Index.*

O *Index Nominum* é preparado pela Swiss Pharmaceutical Society e inclui nomes de drogas de todo o mundo. A maior parte das monografias do *Index Nominum* inclui nomes químicos e estruturas, nomes genéricos, nomes comerciais, usos terapêuticos e fabricantes.

O *Merck Index*, editado por Susan Budavari, tem mais de 10.000 monografias de drogas, substâncias químicas orgânicas comuns e uma variedade de outras substâncias usadas nas indústrias farmacêuticas e químicas. Cada monografia do *Merck Index* inclui os vários nomes de uma substância (indicando nomes químico, genérico e comercial), constantes físicas, fórmulas químicas e estrutura, informações sobre patentes, categoria terapêutica e citações da literatura.

Budavari S, ed. *Merck Index: an Encyclopedia of Chemicals, Drugs, and Biologicals*, 12th ed. Whitehouse Station, NJ: Merck, 1996.

Index Nominum: International Drug Directory, 16th ed. Stuttgart, Germany: Medpharm, 1995.

International Nonproprietary Names (INN) for Pharmaceutical Substances, Cumulative List No. 9. Geneva: WHO, 1996.

USP Dictionary of USAN and International Drug Names. Rockville, MD: USP Convention, publicação anual.

Compêndios de Drogas dos Estados Unidos: Produtos Prescritos

Para obter informações concisas sobre o uso terapêutico das drogas (incluindo a dosagem, contra-indicações, efeitos adversos e farmacocinética), há vários compêndios de drogas. Provavelmente, o mais conhecido é o *Physician's Desk Reference*, comumente referido como PDR. Outros títulos freqüentemente encontrados em farmácias e bibliotecas de farmácia nos Estados Unidos são *AHFS Drug Information* (também chamado de *American Hospital Formulary Service); Drug Facts and Comparisons; Mosby's GenRx; PDR Generics* e *USP DI, Volume I, Drug Information for the Health Care Professsional.* Cada um desses trabalhos é produzido com leves diferenças nos seus critérios de inclusão, mas todos incluem monografias de drogas com detalhes sobre seu uso terapêutico. O PDR arrola apenas as drogas vendidas com nome comercial, e as monografias que ele publica são as aprovadas pela FDA.

Todos os outros compêndios contêm informações obtidas da FDA assim como dados adicionais de outras fontes, como artigos em revistas e livros. Estes outros compêndios incluem descrições dos chamados *usos não-aprovados*, que são os usos terapêuticos das drogas que não aparecem nas aprovações da FDA. Exceto pelo PDR, tais compêndios são escritos ou editados por farmacêuticos ou outros profissionais da área de saúde. Os critérios para inclusão nos referidos compêndios variam de título a título; por exemplo: *Drug Facts and Comparisons* inclui alguns produtos não usados em prescrições. Todos estes títulos, como o PDR, são editados anualmente, sendo a maior parte atualizada por suplementos durante todo o ano. Notável exceção é o *Drug Facts and Comparisons,* que pode ser comprado como um volume anual ou um fichário atualizado mensalmente.

Graças ao seu formato eletrônico, o sistema DRUGDEX contém muito mais informações do que pode caber em um volume impresso. As monografias sobre drogas do DRUGDEX são maiores e mais detalhadas que as encontradas nos compêndios indicados linhas atrás, e cada monografia inclui referências abrangentes da literatura médica. Além das monografias sobre produtos e drogas individuais, o DRUGDEX inclui o Drug Consults, que responde a dúvidas sobre drogas específicas e terapias específicas. Além das drogas de prescrição, o DRUG Consults cobre tópicos, como drogas em investigação, fitoterápicos e drogas de abuso. O DRUGDEX é escrito por especialistas em informações sobre drogas. O banco de dados DRUGDEX é atualizado trimestralmente, mas as monografias individuais não são atualizadas tão amiúde. Cada monografia inclui os dados da sua última revisão e o nome do autor.

AHFS Drug Information. Bethesda, MD: ASHP, publicação anual.

Drug Facts and Comparisons. St Louis, MO: Facts and Comparisons, publicação anual ou fichário.

DRUGDEX System. Englewood, CO: MICROMEDEX, publicação trimestral.

Mosby's GenRx. St Louis, MO: Mosby, publicação anual.

PDR Generics. Montvale, NJ: Medical Economics, publicação anual.

Physicians' Desk Reference. Montvale, NJ: Medical Economics, publicação anual.

USP DI, Volume I, Drug Information for the Health Care Professional. Englewood, CO: MICROMEDEX, publicação anual.

Compêndios de Drogas dos Estados Unidos: Produtos de Venda Livre

O *Handbook of Nonprescription Products* bem como o *Nonprescription Products: Formulations & Features* são escritos por profissionais de farmácia. Os dois títulos são organizados por categorias de produtos (p. ex., produtos para asma ou produtos para parar de fumar). No primeiro, cada categoria de produtos é descrita em detalhes, incluindo informações sobre ingredientes comumente usados. No *Nonprescription Products: Formulations & Features*, cada categoria é representada por uma tabela que compara os ingredientes e características dos produtos específicos. *The Physicians' Desk Reference for Nonprescription Drugs* inclui informações oficiais dos fabricantes para os produtos não-prescritos.

Covington TR, ed. *Handbook of Nonprescription Drugs*, 11th ed. Washington, DC: APhA, 1996.

Nonprescription Products: Formulations & Features. Washington, DC: APhA, publicação anual.

Physicians' Desk Reference for Nonprescription Drugs. Montvale, NJ: Medical Economics, publicação anual.

Compêndios de Drogas dos Estados Unidos: Drogas Parenterais

Em virtude do crescimento da indústria de internação domiciliar, há grande demanda por informações sobre drogas administradas através de injeção ou infusão. O *Handbook on Injectable Drugs* tem dosagens, estabilidade e informações sobre incompatibilidade, incluindo, ainda, monografias para algumas drogas em investigação e estrangeiras. O *King Guide to Parenteral Admixtures* é uma referência abrangente sobre a compatibilidade das drogas parenterais. Esse trabalho encontra-se no formato tabular e inclui informação sobre compatibilidade tanto de droga com droga como de suas misturas com fluidos de infusão.

Trissel LA. *Handbook on Injectable Drugs*, 9th ed. Bethesda, MD: ASPH, 1996.

King Guide to Parenteral Admixtures. St Louis, MO: King Guide Publications, fichário.

Compêndios de Drogas dos Estados Unidos: Catálogos

O maior catálogo de produtos comumente encontrado em farmácias e drogarias americanas é o *Drug Topics Red Book*, o qual arrola os preços médios de atacado e seus fabricantes, tanto para os medicamentos prescritos como para os de venda livre. Ele inclui informações genéricas sobre drogas geralmente difíceis de achar em outra parte. O *Red Book* também traz outras informações valiosas para o farmacêutico, como a lista das drogas prescritas mais vendidas e listas dos centros de controle de envenenamento e órgãos oficiais de farmácia.

Drug Topics Red Book. Montvale, NJ: Medical Economics, publicação anual.

Compêndios de Drogas dos Estados Unidos: Identificação Física

Várias das fontes citadas linhas atrás incluem fotografias em cores de comprimidos, cápsulas e outras formas farmacêuticas, para ajudar na sua identificação. Entretanto, as fontes mais úteis para a identificação física das drogas são as que incluem o índice dos códigos impressos nas formas farmacêuticas. Tanto *Ident-A-Drug Reference for Drug Tablet and Capsule Identification* quanto IDENTIDEX System incluem este tipo de índice. Esse último também indica a descrição física (cor e forma) da forma farmacêutica e inclui drogas ilícitas. Além disso, inclui monografias sobre a toxicologia das substâncias indexadas.

Ident-A-Drug Reference for Drug Tablet and Capsule Identification. Stockton, CA: Therapeutic Research Center, publicação anual.
IDENTIDEX System. MICROMEDEX, Englewood, CO, publicação trimestral.

Compêndios de Drogas dos Estados Unidos: Informações para o Consumidor

Informações sobre drogas para os consumidores podem ser encontradas em uma variedade de publicações, como jornais, revistas, livros e panfletos. Esta seção trata apenas de dois tipos de livro: guias vendidos no varejo e compêndios vendidos para farmacêuticos e outros profissionais de saúde por organizações bem mais conhecidas por suas publicações profissionais.

Entre os mais populares dos referidos guias do consumidor, está o *Essential Guide to Prescription Drugs*, de Rybacki e Long, escrito por um farmacêutico e um médico. Ele é atualizado todos os anos. Ultimamente, os produtores do PDR produziram uma série de guias para o consumidor sobre vários tópicos de saúde, tais como o *PDR Family Guide to Prescription Drugs* e o *PDR Family Guide to Over-the-Counter Drugs*.

Patient Drug Facts e *USP DI, Volume II, Advice for the Patient* são comercializados para farmacêuticos e outros profissionais de saúde, a fim de ajudá-los nas suas atividades de aconselhamento aos pacientes. *Patient Drug Facts* inclui um panfleto trimestral de atualização e um *software* de computador. O panfleto é para uso do farmacêutico no aconselhamento dos pacientes, e o *software* fornece impressos padronizados para os pacientes. *USP DI, Volume II for the Patient* é publicado anualmente com suplementos editados durante o ano. Aos farmacêuticos é dada a permissão para fazer cópias de monografias individuais e fornecê-las aos pacientes, quando apresentam prescrições para aquelas determinadas drogas. O *USP DI, Volume II, Advice for the Patient* é também vendido diretamente ao consumidor pelo Consumer Reports sob o título de *Complete Drug Reference*.

Patient Drug Facts. St Louis, MO: Facts and Comparisons, fichário.
PDR Family Guide to Over-the-Counter Drugs. New York: Ballantine Books, 1998.
PDR Family Guide to Prescription Drugs, 5th ed. New York, Three Rivers Press, 1998.
Rybacki JJ, Long JJ. *The Essential Guide to Prescription Drugs*. New York: HarperCollins, publicação anual.
USP DI, Volume II, Advice for the Patient. Englewood, CO: MICROMEDEX, Também publicado como *Complete Drug Reference*. Yonkers, NY: Consumer Reports, publicação anual.

Compêndios Estrangeiros de Drogas

Martindale: The Extra Pharmacopoeia é um dos compêndios sobre informações de drogas mais proeminentes. Apesar do seu título, não é uma farmacopéia verdadeira, mas um compêndio de informações terapêuticas e outras informações sobre drogas e remédios de todo o mundo. Suas monografias incluem sinopses e citações da literatura publicada. Martindale também inclui produtos e fabricantes, tornando-se referência valiosa à identificação de drogas estrangeiras.

A maioria dos países desenvolvidos tem, no mínimo, um compêndio de drogas similares ao *Physicians' Desk Reference*. São exemplos o *CPS: Compendium of Pharmaceutical Specialties* (Canadá), *Diccionario de Especilidades Farmaceuticas* (México), *Rote Liste* (Alemanha) e *Vidal* (França).

CPS: Compendium of Pharmaceutical Specialties. Ottawa, Canada: Canadian Pharmaceutical Association, publicação anual.
Diccionario de Especilidades Farmaceuticas. Mexico City: Ediciones PLM, publicação anual.
Reynolds JEF, ed. *Martindale: The Extra Pharmacopoeia*, 31st ed. London: Royal Pharmaceutical Society, 1996.
Rote Liste. Germany: Aulendorf Editio Cantor, publicação anual.
Vidal, Paris: OVP, publicação anual.

Fitoterápicos e Produtos Naturais

Ultimamente, o interesse em fitoterápicos e outros remédios naturais vem crescendo entre os profissionais de saúde, os cientistas e o público em geral.

O *Review of Natural Products* é um panfleto mensal que abrange fitoterápicos e outros produtos naturais (p. ex., derivados do carvão e de tubarão). Suas monografias são escritas por profissionais de saúde, e cada uma inclui breve revisão da química, farmacologia e toxicologia do produto. Como é atualizado todo mês, o *Review* com freqüência tem informações sobre produtos de interesse atual.

Pharmacognosy, Phytochemistry, Medicinal Plants, de Jean Bruneton, é escrito por cientistas que trabalham em áreas de farmacognosia e fitoquímica. Cada capítulo descreve uma classe de fitoquímicos e as plantas dos quais os elementos químicos podem ser isolados.

O *Honest Herbal*: A *Sensible Guide to the Use of Herbs and Related Remedies* é escrito para o leigo. Cada monografia inclui uma revisão da literatura e recomendações do autor.

Bruneton J. *Pharmacognosy, Phytochemistry, Medicinal Plants*. Paris: Lavoisier, 1995.
The Review of Natural Products. St Louis, MO: Facts and Comparisons, fichário.
Tyler VE. *The Honest Herbal: A Sensible Guide to the Use of Herbs and Related Remedies*, 3rd ed. New York, Pharmaceutical Products Press, 1993.

Interações Medicamentosas e Reações Adversas

Três panfletos monitoram e relatam a literatura clínica sobre as interações medicamentosas: *Drug Interaction Facts*, *Evaluations of Drug Interactions* e *Hansten Horn's Drug Interactions Analysis Management*. Cada um deles é atualizado várias vezes por ano. Todos incluem informações sobre drogas (ou classes de drogas) envolvidas em uma interação: importância clínica, mecanismo e evidências publicadas da interação.

Meyler's Side Effects of Drugs: an Encyclopedia of Adverse Reations and Interactions é uma abrangente revisão da literatura sobre as reações adversas e interações medicamentosas. Entre as edições, é suplementada pelo *Side Effects of Drugs Annual*. Os dois títulos fazem referências abrangentes às suas próprias edições e volumes anteriores, bem como à literatura clínica.

Além disso, todos os títulos arrolados linhas atrás, na seção "Compêndios de Drogas dos Estados Unidos: Produtos Prescritos", contêm informações sobre as possíveis interações medicamentosas e reações adversas às drogas.

Drug Interaction Facts. St Louis, MO: Facts and Comparisions, fichário.
Evaluations of Drug Interactions. St Louis, MO: First DataBank, fichário.

Dukes MNG, ed. *Meyler's Side Effects of Drugs: an Encyclopedia of Adverses Reactions and Interactions*, 13th ed. Amsterdam, Netherlands: Elsevier, 1996.

Side Effects of Drugs Annual, Amsterdam, Netherlands, Elsevier, publicação anual.

Envenenamento e Toxicologia

O campo da toxicologia é grande e diversificado, abrangendo a pesquisa pré-clínica, bem como o controle clínico dos envenenamentos, incluindo, ainda, questões forenses assim como de saúde e segurança ocupacional.

Um dos mais abrangentes trabalhos sobre envenenamento é o POISINDEX System da MICROMEDEX, banco de dados que inclui informações sobre produtos e substâncias químicas de uso industrial e domiciliar, substâncias farmacêuticas, plantas e animais, bem como protocolos para o tratamento dos envenenamentos provocados por todas as substâncias listadas.

O *Poisoning & Toxicology Handbook* fornece ao usuário um guia resumido sobre toxicologia, venenos e envenenamentos. No *Sax's Dangerous Properties of Industrial Materials,* a ênfase é nas próprias substâncias. Cada monografia inclui dados físicos e químicos sobre a substância, bem como dados toxicológicos e citações de literatura.

O *Clarke's Isolation and Identification of Drugs in Pharmaceutical, Body Fluids and Post-Mortem Material* fornece os métodos de análise usados para determinar a presença de drogas específicas em amostras biológicas. Além disso, suas monografias sobre drogas incluem os espectros ultravioleta e infravermelho, bem como informações sobre o destino das drogas e seus metabólitos no corpo.

Lewis RJ. *Sax's Dangerous Properties of Industrial Materials*, 9th ed. New York, Van Nostrand Reinhold, 1996.

Moffat AC. *Clarke's Isolation and Identification of Drugs in Pharmaceuticals, Body Fluids and Post-Mortem Material*. London: Pharmaceutical Press, 1986.

POISINDEX System. Englewood, CO: MICROMEDEX; publicação trimestral.

Poisoning & Toxicology Handbook, 2nd ed. Hudson, OH: Lexi-Comp, 1995.

Cosméticos e Produtos de Higiene Pessoal

O *International Cosmetic Ingredient Dictionary and Handbook* contém informações sobre as classes químicas, composição, função e requisitos do rótulo dos ingredientes usados como cosméticos fabricados nos Estados Unidos, na União Européia e em todo o mundo. O *Cosmetic and Toiletry Formulations* contém receitas para produzir vários cosméticos e produtos de uso pessoal. Cada formulação inclui as matérias-primas e quantidade de cada uma delas, sugestões de como formular o produto e a fonte da formulação.

Flick EW. *Cosmetic and Toiletry Formulations*, 2nd ed, multiple volumes, Park Ridge, NJ: Noyes, 1989.

International Cosmetic Ingredient Dictionary and Handbook, 3 vols, 7th ed. Washington, DC: Cosmetic, Toiletry and Fragrance Association, 1997.

Outras Fontes para os Cientistas da Área Farmacêutica

A série *Analytical Profiles of Drug Substances* foi iniciada em 1972, para suplementar as monografias publicadas em vários compêndios, fornecendo informações sobre as propriedades físicas e químicas, métodos de síntese e outros dados bioquímicos das drogas usadas. Vinte anos mais tarde, aumentou seu campo, para incluir excipientes, e mudou o título para *Analytical Profiles of Drug Substances and Excipients.* Os volumes não são cumulativos, mas cada volume inclui um índice cumulativo.

O *Handbook of Pharmaceutical Excipients* descreve os usos e as propriedades físicas e químicas dos excipientes usados na fabricação de formas farmacêuticas.

A *Encyclopedia of Pharmaceutical Technology* fornece artigos assinalados sobre os materiais, métodos e processos usados na produção de drogas e formas farmacêuticas, bem como artigos acerca do desenvolvimento e regulação das substâncias farmacêuticas.

A *Pharmaceutical Manufacturing Encyclopedia* contém informações sobre os processos de fabricação usados para quase 1.300 produtos farmacêuticos.

Analytical Profiles of Drug Substances and Excipients. San Diego, CA: Academic Press, 1992–; começou no vol 21.

Florey K, ed. *Analytical Profiles of Drug Substances*, vols 1–20. New York: Academic Press, 1972-1991.

Sittig M. *Pharmaceutical Manufaturing Encyclopedia*, 2 vols, 2nd ed. Park Ridge, NJ: Noyes, 1988.

Swarbrick J, Boylan JC, eds. *Encyclopedia of Pharmaceutical Technology*, 17 vols. New York: Dekker, 1988–1998.

Wade A, Weller PJ, eds. *Handbook of Pharmaceutical Excipients*, 2nd ed. Washington, DC: APhA, 1994.

REFERÊNCIAS ADICIONAIS

Este capítulo apresenta algumas das maiores e mais importantes referências para a farmácia e ciência farmacêutica. Bonnie Snow, em seu livro *Drug Information: A Guide to Current Resources,* considera o universo de tais referências em maior profundidade. O Library/Educational Resources Section of the American Association of Colleges of Pharmacy (AACP) mantém o *AACP Basic Booklist for Pharmaceutical Education.* Esta lista é organizada por assunto e inclui livros-textos e tratados, assim como trabalhos de referência recomendados para inclusão nas bibliotecas das faculdades de farmácia, sendo disponível no *website* da AACP.

AACP Basic Booklist for Pharmaceutical Education. Alexandria, VA: AACP, irregular. Acessível via *http://www.aacp.org/*.

Snow B. *Drug Information: A Guide to Current Resources*, 2nd ed. Lanham, MD: Medical Library Assoc and Scarecrow, 1999.

AS FONTES DE INFORMAÇÕES VIA INTERNET

A Internet revolucionou as comunicações e as informações. A pesquisa na Internet é disponível 24 horas por dia, no mundo inteiro, virtualmente a qualquer pessoa com computador e acesso às telecomunicações. Os farmacêuticos e cientistas da área estão bem representados na Internet. Existem várias fontes de dados para ajudar estes profissionais a se comunicarem, resolver as necessidades dos pacientes e se manterem informados sobre o desenvolvimento das drogas. São discutidos aqui os tipos de fontes relacionados à farmácia disponíveis na Internet, dando ênfase especial às fontes disponíveis por toda a rede.

Correio Eletrônico e Grupos de Discussão

O correio eletrônico, ou *e-mail*, foi uma das primeiras fontes disponíveis via Internet para os profissionais da área e ainda é comumente usado. O *e-mail* permite ao farmacêutico comunicar-se rapidamente com o paciente, médicos e colegas por todo o mundo. O remetente envia uma mensagem para o endereço específico na Internet, através do *e-mail*. A mensagem é mandada via Internet e armazenada no computador de quem a recebe, até que possa ser lida. Aquele que recebe pode responder à mensagem, passá-la para o *e-mail* de outro profissional, imprimir a mensagem, deletá-la ou armazená-la para futura referência. Também podem ser mandados por *e-mail*, por via eletrônica, artigos de documentos, fotos e arquivos de som e vídeo.

Diversos grupos de discussão por *e-mail*, ou *mailing list*, têm-se desenvolvido para o farmacêutico. Estes comitês permitem que grupos de farmacêuticos com interesses comuns ou especialistas compartilhem informações e idéias. O *software* da lista de *e-mails* permite ao usuário escrever para um grupo de discussão e enviar mensagens para o endereço central. Estas mensagens são, então, automaticamente distribuídas para todos os que pertencem à lista de *e-mails.* Tais listas existem para os estudantes, membros de organizações profissionais e indivíduos interessados em tópicos específicos (química farmacêutica, farmacocinética, toxicologia e produtos naturais).

Algumas listas de *e-mails* são moderadas, restritas a membros. Em uma *lista moderada*, as mensagens são primeiro mandadas para um indivíduo, que determina se a mensagem preenche os critérios do grupo de discussão. A mensagem é, então, enviada para todos os grupos ou rejeitada. The Pharmacy Mail Exchange (http://www.dmu.ac.uk/In/pme), um serviço patrocinado pela School of Applied Sciences e o Department of Pharmaceutical Sciences na DeMontfort University (Reino Unido), é uma lista moderada restrita aos profissionais da área de saúde. Como muitas listas de *e-mail*, a Pharmacy Mail Exchange mantém um *arquivo* das mensagens enviadas disponível na rede. A Pharmaceutical Information Network, PharmInfoNet, abriga diversas listas de discussão específicas por assunto para os profissionais e pacientes. Os assuntos incluem medicina cardiovascular, pesquisa clínica, diabete e gastroenterologia.

Os farmacêuticos também estão-se comunicando via *Usenet newsgroups* (grupos de discussão). Estes comitês de discussão permitem aos indivíduos postarem nova mensagem ou retornar uma mensagem respondendo-a. Os grupos de discussão são acessados através de um *provedor de serviços da Internet* (PSI) usando um *software* chamado *newsreader*. Os grupos de discussão diferem das listas de *e-mail* pelo fato de que as mensagens são armazenadas centralmente, e não redistribuídas para os participantes individualmente. A qualquer tempo, os indivíduos podem acessar os artigos dos grupos de discussão, para ler o acúmulo de recentes mensagens ou o arquivo de mensagens antigas. Deja.com oferece uma interface entre os grupos de discussão e na Internet. Sci.med.pharmacy é um grupo de discussão popular relacionado à farmácia, para os pacientes e profissionais da área.

World Wide Web

O World Wide Web é talvez o componente de crescimento mais rápido da Internet. A informação é apresentada em páginas que contêm *hyperlinks*, elos eletrônicos com outras páginas da rede. Toda página da rede tem um URL (*uniform resource locator* ou localizador uniformizado de recursos), que é o endereço para a recuperação de informações. As páginas são recuperadas e mostradas graças a um *navegador*, como o Netscape Navigator e o Microsoft Internet Explorer. Quando uma *página da Web* é mostrada, o usuário pode clicar nos *links*, usualmente representados por palavras ou imagens específicas mostradas na tela, o que instrui o computador a recuperar e mostrar a página escolhida.

Utilitários de Pesquisa

Há diversas maneiras de encontrar informações em farmácia e ciências farmacêuticas na rede. Os *utilitários de pesquisa* permitem aos usuários procurar *sites*, endereços de *e-mail*, mensagens enviadas por grupos de discussão e mensagens em arquivos de listas de *e-mail* públicos. A maioria dos utilitários de pesquisa na rede emprega a *linguagem natural de pesquisa* — os usuários simplesmente fazem suas perguntas em uma caixa de perguntas: "Quais são os efeitos adversos do consumo de álcool?" Os usuários podem procurar um enunciado, como *síndrome fetal alcoólica*, ou usar operadores booleanos (*e, ou* e *não)* em suas perguntas. Muitos utilitários de pesquisa permitem aos usuários procurar imagens e arquivos de som. Interfaces mais poderosas são disponíveis na maioria dos utilitários de pesquisa para o pesquisador mais experimentado.

Os utilitários de pesquisa, como Alta Vista, Excite, Infoseek e Lycos, fornecem formas estruturadas de pesquisa. O usuário apresenta palavras ou frases dentro de um formato e executa uma procura. Formas avançadas de pesquisa permitem ao usuário refinar suas pesquisas (isto é, especificar a linguagem do *site* ou a faixa de tempo ou data, ou incluir os URLs).

Utilitários de pesquisa múltipla, como Go2Net MetaCrawler, Dogpile e MetaFind, oferecem a oportunidade de usar múltiplos utilitários de pesquisa simultaneamente. Os resultados da procura são organizados em formato uniforme, listando os utilitários de pesquisa nos quais os termos foram encontrados. O All-in-One Search Page (http://www.allonesearch.com/) não é um dispositivo de pesquisa múltipla, mas abrangente compilação de mais de 500 utilitários de pesquisa, bancos de dados e índices, baseados na Internet.

Catálogos de Pesquisa

Há, na Internet, um número imenso de *sites* que organizam *links* para outros *sites*. A maioria desses guias em ciências da saúde inclui páginas para farmácia e ciências farmacêuticas. Os melhores serviços são seletivos em suas listagens e organizam, anotam e avaliam os *sites* incluídos. Os índices relacionados à farmácia organizam *sites* em categorias como informações sobre drogas, pesquisas clínicas, farmácias da comunidade, companhias farmacêuticas, oportunidades de empregos, comitês de discussão, sociedades e associações, *sites* orientados pelo consumidor, publicações eletrônicas e *sites* de pesquisas.

Yahoo! (http://www.yahoo.com/) é um catálogo de pesquisa que permite a procura clicando várias categorias organizadas numa estrutura hierárquica. Por exemplo, as revistas de farmácia *on-line* podem ser encontradas navegando primeiro para o menu saúde, a seguir para farmácia e, finalmente, para a categoria revistas. Este esquema de navegação é útil, quando o navegador não sabe o título de um *site* particular. Os usuários podem também procurar Yahoo!, entrando, com uma palavra ou frase, em uma caixa de pesquisa que aparece em cada página. Muitos usuários combinam duas estratégias: primeiro selecionam uma seção e, a seguir, procuram a categoria para uma informação mais específica.

Grandes *Sites* em Farmácia

A rede oferece uma riqueza de informações para o farmacêutico e o cientista da área. Os *sites* têm-se desenvolvido e permitem aos profissionais obterem informações imediatas sobre as drogas. *Sites* comerciais, governamentais e educacionais fornecem acesso a várias informações. Dois grandes *sites* relacionados à farmácia são o PharmInfoNet e o PharmWeb.

O PharmInfoNet (http://www.pharminfo.com/), a rede de informação farmacêutica comercial (Pharmaceutical Information Network), é uma fonte de informação *on-line* sobre drogas. Este *site* fornece acesso a textos completos de artigos e de várias publicações. Inclui três bancos de dados que fornecem aos usuários informações sobre drogas, panfletos com propagandas e informações sobre produtos, bem como, freqüentemente, questões formuladas sobre drogas (com as suas respostas). O *site* apresenta, ainda, um glossário com definições das terminologias médica e farmacológica. Os Disease Centers fornecem informações para os pacientes, agenda de encontros médicos e *links* para artigos, outras fontes na Internet, além de informações sobre produtos e serviços.

O PharmWeb (http://www.pharmweb.net/) é um *site* estruturado que fornece informação de todo o mundo relacionada às áreas de saúde e farmácia. Este *site* apresenta ampla gama de serviços, incluindo o espaço em que as organizações farmacêuticas e da área de saúde podem construir suas próprias páginas na rede. O PharmWeb fornece, ainda, vários mecanismos de comunicação aos farmacêuticos, patrocinando grupos de discussão moderada e listas de *e-mail*. Os usuários podem comunicar-se em tempo real em comitês via *chat*, ou marcar um encontro virtual com colegas em uma sala de discussão. O PharmWeb mantém um catálogo em que se pode procurar pessoas que trabalham em profissões da área de saúde. The PharmWeb Yellow Pages é um catálogo de informação farmacêutica na Internet. Ele lista e conecta empresas, farmácias, hospitais e outras organizações. Esta fonte também publica oportunidades de emprego em profissões de ciência e da saúde, bem como fornece comunicação com o governo e órgãos regulatórios.

Desenvolvimento Profissional

Várias grandes organizações profissionais relacionadas à farmácia marcam presença na rede. Estes *sites* permitem ao farmacêutico aprender sobre os benefícios de ser associado, registros *on-line* para conferências bem como outras publicações e materiais. Os membros podem comunicar-se mais facilmente com a organização. Algumas organizações fornecem listas de conteúdos ou acesso a uma parte dos textos dos seus jornais e novas publicações.

O *site* ASHP (http://www.ashp.org/) tem um centro de comunicação em que os profissionais da área de saúde podem comunicar-se sobre as questões relacionadas à prática através de um boletim eletrônico. A seção de direito profissional relata no ASHP ações regulatórias do legislativo e fornece os padrões de prática ASHP *on-line*.

O APhA também fornece uma riqueza de informações através da Internet (http://www.aphanet.org). Além dos serviços para os membros, este *site* apresenta notícias sobre pesquisa e ciência, questões governamentais e informação ao consumidor).

O *site* AACP (http://www.aacp.org/) é uma fonte muito boa de informações para os educadores e estudantes de farmácia. Também inclui o AACP *Basic Booklist for Pharmaceutical Education*, descrito linhas atrás.

A rede apóia a educação continuada para os farmacêuticos. Um destes *sites* é o Helix: Healthcare Education Learning and Information Exchange (http://www.helix.com/), desenvolvido pela Glaxo Wellcome. Ele fornece programas educacionais *on-line* e fontes que incluem cursos de educação continuada, aulas em fitas de áudio, comunicações com associações profissionais e um arquivo da publicação *on-line Trends in Pharmacy*.

Bibliotecas e Organizações Educacionais

Os bibliotecários e profissionais da educação têm-se mostrado interessados em selecionar e organizar *links* para pesquisa na Internet. Os bibliotecários de diversos centros médicos acadêmicos no meio-oeste desenvolveram, cooperativamente, o HealthWeb (http://healthweb.org), que fornece acesso a fontes avaliadas relacionadas à saúde na Internet, incluindo seções para fontes em farmácia e farmacologia. A Health Sciences Center Library Robert W. Woodruff da University of Emory apóia o MedWeb (http://www.medweb.emory.edu/MedWeb/). Este *site* organiza as fontes de ciências da saúde em mais de 100 categorias. A seção de farmácia e farmacologia sozinha contém aproximadamente 100 subcategorias. Esta hierarquia organizada ajuda o usuário a encontrar as fontes relevantes.

As escolas e as faculdades de farmácia são também boas fontes para *links* de informações com base na Internet. A University of Oklahoma e sua faculdade de farmácia (http:www.cpb.uokhsc.edu/) mantêm abrangente *website* que fornece informações sobre os programas da faculdade e a comunicação com fontes apropriadas na Internet, incluindo *links* para fontes instrucionais, multimídia, farmacocinética e toxicologia. A Virtual Library Pharmacy (biblioteca virtual) é mantida neste *site*, fornecendo (entre outros *links*) excelente fonte de informação sobre listas de *e-mail*.

David J. Temple, PhD, da Welsh School of Pharmacy da University of Cardiff do País de Gales, mantém uma lista mundial completa das escolas de farmácia (http://www.cpb.uokhsc.edu/SoP/). Esta listagem inclui programas de doutorado em farmácia e programas de educação não-tradicional.

Websites Governamentais

Uma riqueza de informações governamentais na Internet é disponível ao farmacêutico. A *home page* da FDA (http://www.fda.gov/) é um *site* que liga as unidades da agência, incluindo o Center for Drug Evaluation and Research (CDER), o Center for Biologics Evaluation and Research (CBER) e o National Center for Toxicological Research. O CDER e seu *site* contêm o texto completo de diversas publicações, como *Approved Drug Products with Therapeutic Equivalence Evaluations* (também conhecido como o Livro Laranja), *Drug Master Files, National Drug Code Directory*, e informações sobre as últimas novas drogas oficialmente aprovadas na *FDA Drug Approvals List*. Informações sobre questões regulatórias, notícias sobre as novas drogas, informações sobre a saúde do consumidor e conselhos de saúde pública são também fornecidos.

Outros *websites* governamentais fornecem acesso a bancos de dados de saúde. Desde 1997, a National Library of Medicine tem fornecido acesso ao seu banco de dados MEDLINE sem qualquer custo. O PubMed (http://www.ncbi.nlm.nih.gov/PubMed/) permite aos usuários procurar no MEDLINE usando palavras-chave simples ou expressões booleanas. O pesquisador pode usar restrições de campo e termos que dizem respeito ao assunto médico que estão procurando (MeSM). A Internet Grateful Med (http://igm.nlm.nih.gov/) fornece acesso livre ao MEDLINE, AIDSLINE, HealthSTAR, AIDSDRUGS e diversos outros bancos de dados. Os profissionais de saúde norte-americanos e canadenses podem solicitar documentos usando o serviço de entregas de documentos Lansome Doc (pode haver taxas conforme o local).

Publicações Eletrônicas

As publicações eletrônicas têm explodido na rede. A literatura sobre farmácia e ciências farmacêuticas está-se tornando disponível *on-line*. Os textos completos de muitas publicações são disponíveis somente para assinantes pagantes, mas muitos editores permitem a visualização de tabelas de conteúdos ou resumos sem qualquer custo. Por exemplo, pode-se acessar a tabela de conteúdos do *Pharmaceutical Research*, publicada pela American Association of Pharmaceutical Scientists pela Plenum Press. O *Medical Letter on Drugs and Therapeutics*, publicação especializada em avaliação de novas drogas, mantém um *site* com uma tabela de arquivos e assuntos contidos. *Drugtopics.com* é uma publicação *on-line* associada à revista *Drug Topics*. O *site* MedWeb, da University of Emory, mantém uma lista abrangente de publicações eletrônicas relacionadas à farmácia.

Farmácias *On-Line*

Muitas farmácias têm expandido seus serviços para os clientes da Internet. Estas farmácias *on-line* permitem aos seus consumidores comprar medicamentos prescritos pelo médico assim como produtos de venda livre. Diversas farmácias especializaram-se em setores de mercado, como produtos homeopáticos, itens para diabéticos, medicações para infertilidade, manipulação de medicamentos e remédios difíceis de achar. Esses serviços geralmente exigem que o paciente envie a receita ou forneça o nome e o número de telefone do médico que prescreveu. A maior parte dos referidos serviços é cobrada do seguro de saúde.

Informações de Saúde para o Consumidor

Além das fontes para o farmacêutico, a rede é uma fonte de informações de saúde para o consumidor. Várias organizações de farmácia fornecem informações não-tendenciosas sobre saúde e drogas aos seus consumidores. O University of Maryland Drug Information Service mantém um desses *websites* (http://www.pharmacy.ab.umd.edu/~umdi/). Os consumidores podem fazer perguntas sobre produtos farmacêuticos ou problemas de saúde. Os visitantes podem acessar um arquivo das questões mais freqüentemente formuladas. O serviço é chefiado por candidatos da PharmDo and PharmD. O Healthtouch On-line (http://www.healthtouch.com) é um *site* comercial que fornece aos consumidores informações sobre prescrições específicas e medicações de venda livre.

Avaliação dos *Sites*

O farmacêutico precisa avaliar as informações de saúde encontradas na Internet tão cuidadosamente como analisaria qualquer outro tipo de informação médica. Os *sites* devem identificar as fontes, apresentar os dados completos e sem tendenciosidade, claramente declarar os nomes e as credenciais dos autores, bem como manter as informações atualizadas. Bons *sites* relacionados à saúde fornecem dados aos seus usuários e estimulam-nos a procurar o conselho dos seus próprios médicos. A Health on the Net Foundation (http://www.hon.ch/) é uma organização sem fins lucrativos dedicada a apoiar a comunidade médica e de saúde internacional na Internet. Os HONcode Principles da fundação fornecem um código de conduta recomendado para os *sites* médicos e da área de saúde.

Agradecimentos

Os autores agradecem imensamente a assistência dos seus colegas Carl Anderson, Gina Kaiser, Jacqueline Smith e Robert Woodley.

REFERÊNCIAS

1. Soremark G. *Database* 1990; 13(6): 66–67.
2. Malone PM, Kier KL. In: Malone *et al*, eds. *Drug Information: A Guide for Pharmacists.* Stamford CT: Appleton & Lange, 1996.

CAPÍTULO 9

A Literatura Clínica sobre Drogas

Marie A Abate, PharmD
Professor and Associate Chair
of Clinical Pharmacy
School of Pharmacy, West Virginia University
Morgantown, WV 26506

James R Hildebrand III, PharmD
Target Research Associates
Philadelphia, PA 19103

Acessar, revisar, analisar, avaliar e interpretar a literatura sobre fármacos são importantes responsabilidades dos profissionais da área de saúde, o que é verdade para o farmacêutico, "especialista em drogas". Os farmacêuticos têm usado e fornecido informações sobre drogas há anos, focalizando, inicialmente, os produtos de manipulação das drogas e a informação sobre fornecimento; entretanto, a necessidade de informação a respeito das drogas continuou a expandir-se junto com a expansão das funções dos farmacêuticos. O relatório de 1975 da Study Commission on Pharmacy concluiu que a profissão de farmácia não era ainda efetiva em desenvolver, organizar e distribuir conhecimentos e informações sobre drogas. Na verdade, eles acreditavam que a maior deficiência na farmácia era sua falta de adequação como um sistema de transmissão de informações aos pacientes, médicos e outros profissionais de saúde.[1]

Embora mais trabalho precise ser feito para reconhecer o potencial do farmacêutico em todas as situações práticas, a profissão certamente fez grandes avanços, desde o relatório da Study Commission, com respeito a fornecer maiores informações sobre drogas ao paciente, ao médico e aos demais profissionais de saúde, o que é evidenciado pelo significativo crescimento em serviços clínicos orientados para o paciente, na área de farmácia, em várias situações práticas. Também, a mudança para seis anos, no mínimo, para receber o título de doutor em farmácia foi feita para melhor preparar o profissional do futuro a assumir seu próprio papel como especialista em informações na equipe de cuidados de saúde.

Os tipos de informação sobre drogas necessários para exercer a profissão de farmacêutico e outras profissões de saúde são variados, incluindo mas não se limitando a informações sobre os efeitos colaterais, informações acerca das drogas, usos, teratogenicidade, estabilidade e compatibilidade; identificação e disponibilidade do produto; dosagens e administração; toxicidade, farmacocinética, farmacodinâmica, qualidade de vida relacionada à saúde e farmacoeconomia; e eficácia, incluindo a eficácia comparativa entre drogas das mesmas classes químicas e farmacológicas, assim como entre drogas de diferentes classes. Os profissionais de saúde devem conhecer não apenas a variedade de fontes de informações disponíveis, e como e por que usá-las, mas também ser capazes de analisar, avaliar e interpretar criticamente as informações que conseguem.

Os avanços tecnológicos (computador), o crescimento da Internet e a disponibilidade disseminada de acesso ao MEDLINE e outros bancos de dados de pesquisa têm disponibilizado quantidades nunca antes vistas de informação a qualquer indivíduo. Em particular, os pacientes e profissionais de saúde estão cada vez mais tendo a Internet como uma fonte de informação apesar da qualidade variável e não-regulada dos dados obtidos.[2] Responsabilidades-chave de farmacêuticos e outros profissionais de saúde consistem em diferenciar informações boas das de má qualidade, identificar os pontos positivos e negativos das informações disponíveis, bem como aplicar apropriadamente tais dados ao atendimento dos pacientes.

Este capítulo fornece informações introdutórias acerca dos papéis do farmacêutico na área de informação sobre drogas, definindo as fontes de informação secundária e terciária, bem como seus usos. A discussão vai concentrar-se, então, na literatura primária. Muitos dos princípios utilizados para a avaliação dos estudos publicados na literatura primária também podem ser aplicados à avaliação da informação encontrada na Internet.

O FARMACÊUTICO E AS INFORMAÇÕES SOBRE DROGAS

Os profissionais da área de saúde baseiam suas decisões sobre a efetividade das intervenções terapêuticas em dados que eles obtêm da literatura médica. A *informática* médica é definida como a ciência em rápido desenvolvimento que lida com o armazenamento, acesso e uso ótimo de informação biomédica, dados e conhecimentos para a resolução de problemas bem como tomada de decisão.[3] Através da formação e experiência acumulada, os farmacêuticos estão bem equipados para exercer um papel-chave neste processo.

Um papel primário do farmacêutico, como prestador de cuidados na área, é responder às questões relacionadas às informações sobre drogas formuladas por outros profissionais de saúde e pacientes. Assim, uma atividade-chave da moderna prática farmacêutica é conduzir a pesquisa na literatura buscando a informação completa e atualizada, a partir da qual as decisões sobre os cuidados dos pacientes possam ser tomadas. Selecionar os bancos de dados apropriados e buscar uma estratégia é uma importante consideração, quando se procura informação. Uma vez que fontes aceitáveis de informações sejam identificadas e acessadas, o farmacêutico deve analisar e avaliar a literatura publicada bem como as recomendações desenvolvidas com base nos melhores dados disponíveis. O entendimento das técnicas de procura, busca, projeto de pesquisa e bioestatística é importante para a avaliação crítica da literatura.

Os eventos adversos com drogas/experiências/reações não somente resultam em morbidade e mortalidade para o paciente mas também aumentam os custos do sistema de saúde em milhões de dólares anualmente. Os farmacêuticos exercem um papel ativo em prevenir, detectar e relatar os eventos adversos. Eles são um dos maiores grupos de profissionais de saúde que expõem sobre eventos adversos com drogas para a Food and Drug Administration (FDA) via MedWatch (relate por telefone para 800-FDA-1088; por fax MedWatch, 800-FDA-0178; ou por *modem*, 800-FDA-7737). Os farmacêuticos também podem implementar sistemas para prevenir acidentes com drogas (como erros em prescrições, administração de medicamentos) e aumentar a obediência do paciente. Podem relatar erros com medicações para a US Pharmacopoeia (USP) via USP Practitioners Reporting Network (800-23-ERROR).

Outro importante papel que o farmacêutico realiza é participar ativamente em comitês de farmácia e terapêutica que tomam decisões a respeito do uso racional de drogas dentro das instituições de saúde. Através do projeto e condução da revisão sobre a utilização de drogas e avaliação acerca do uso de drogas, os farmacêuticos podem contribuir para a melhora contínua na maneira como as drogas são usadas.

Os farmacêuticos estão envolvidos em muitas atividades educacionais ligadas à informação sobre drogas dos mais diferentes tipos, conduzidas por outros profissionais de saúde e pacientes. Como a prática da medicina e farmácia envolve longo aprendizado sobre os mais novos avanços em farmacoterapêutica, os farmacêuticos podem contribuir para a educação continuada dos profissionais da área de saúde através da preparação e disseminação de informações na área, bem como fornecendo e preparando seminários e aulas. Também podem fornecer informação oral e escrita aos pacientes sobre suas medicações.

A participação em trabalhos de pesquisa clínica é outra aplicação das habilidades em informação sobre drogas dos farmacêuticos, permitindo-os melhorar seu entendimento de como as drogas funcionam e, finalmente, tornar melhor o cuidado ao paciente. Sua familiaridade com os processos de pesquisa também os torna especialmente adequados para trabalhar em grupos de revisão institucional, estabelecidos para proteger o direito de estudo sobre determinadas matérias.

Os centros de informações sobre drogas foram estabelecidos em meados da década de 60 do século XX,[4,5] sendo chefiados por farmacêuticos que revisam, coletam, organizam e analisam as informações sobre drogas, disseminando essas informações aos profissionais de saúde e consumidores.[6,7] Os centros ou serviços de informação sobre drogas freqüentemente existem como departamentos instalados dentro de instituições de saúde, indústrias farmacêuticas, ambientes acadêmicos e centros independentes, servindo aos profissionais de saúde e ao público.[8-11] As atividades dos centros ou serviços de informação sobre drogas aumentaram significativamente desde que eles foram estabelecidos. Os centros de informação sobre drogas são excelentes para os profissionais de saúde que necessitam de assistência, ao lidar com um problema clínico difícil.

TIPOS DE LITERATURA

Os tipos de literatura podem ser divididos em terciários, secundários e primários, em relação às fontes. As *fontes terciárias* consistem em trabalhos de referências gerais e livros-textos. Quando informação básica sobre tópicos, como farmacoterapêutica, toxicologia ou interações entre drogas, é necessária, uma fonte de literatura terciária pode ser o melhor meio de começar o processo de aprendizado.

As *fontes secundárias*, literatura usada para identificar fontes primárias e outras fontes, são constituídas por bibliografias, serviços que fornecem resumos e de indexagem. Os farmacêuticos devem usar as fontes de literatura secundária, quando informação extensa ou muito detalhada é necessária; um tópico ou informação são muito recentes, de forma que seja improvável estarem incluídos em fonte de referência padrão; dados publicados há pouco são necessários para se somar à informação mais antiga; ou a informação mais recente sobre determinado tópico é necessária.

As vantagens das fontes de literatura secundária são que várias estão agora disponíveis a qualquer um com computador e um *modem* via Internet; elas são geralmente atuais e atualizadas, sendo o melhor método para identificar as fontes de literatura primária. Algumas fontes de literatura secundária contêm versões completas de texto de arquivos, tornando possível revisar a informação disponível, sem ter de ir a uma biblioteca ou solicitar cópias de serviços de edição de literatura ou bibliotecas. As desvantagens das fontes de literatura secundárias é que várias delas são muito caras, sendo, por isso, usadas com pouca freqüência pelos farmacêuticos fora do ambiente institucional; elas podem também requerer treinamento específico para o seu uso. Quando se seleciona uma fonte secundária específica, deve-se considerar o escopo da literatura primária e os tópicos cobertos, o tempo passado da data de publicação dos artigos, até que apareçam na fonte secundária, bem como a facilidade e custo de uso.

As *fontes primárias* consistem em estudos e relatos originais em jornais, monografias e conferências publicadas, bem como simpósios. A literatura primária deve ser consultada, quando se fazem recomendações a respeito da terapia ótima para o estudo da doença, procuram-se relatos recentes de eventos adversos das interações de drogas, busca-se informação sobre novas drogas e usos ainda em investigação dessas drogas, ou sempre que a literatura terciária não fornece a informação necessária. Para a informação mais detalhada sobre as fontes de literatura primária, secundária e terciária, veja o Cap. 8.

LITERATURA PRIMÁRIA E SUA AVALIAÇÃO

O entendimento dos projetos básicos de estudo é importante, quando se avalia a validade dos resultados das pesquisas clínicas. Os pesquisadores podem usar o projeto de estudo errado, utilizar os métodos corretos de forma errada, ou interpretar erradamente seus resultados, relatar seus resultados seletivamente ou incorretamente, ou, ainda, chegar a conclusões injustificadas com base em sua pesquisa.[12] Os profissionais de saúde devem avaliar criticamente os métodos de estudo e resultados, a fim de garantir que sejam suficientemente válidos para produzir informação útil. Os farmacêuticos devem estar familiarizados com as metodologias empregadas em pesquisas de segurança e eficácia, assim como pesquisas planejadas, para avaliar a farmacocinética, farmacodinâmica, farmacoeconomia, resultados para o paciente e qualidade de vida. Cuidado especial deve ser enfatizado, quando da revisão de literatura promocional e usando representantes farmacêuticos como fonte da droga e da informação relacionada a essa droga.[13,14]

Os recentes esforços por parte dos editores de jornais da área biomédica, pesquisadores, estatísticos e autores, para melhorar a qualidade dos relatos de pesquisa clínica, resultaram no desenvolvimento da declaração dos Consolidated Standards of Reporting Trials (CONSORT).[15] Os padrões propostos pelo CONSORT Group resultaram em sugestões e listas de conferência para os autores usarem, quando da submissão dos seus manuscritos às revistas médicas. Estes padrões são adotados por jornais com grande prestígio na área, como *British Medical Journal, JAMA, Lancet* e *Annals of Internal Medicine.* Entretanto, o leitor deve reconhecer que tal padronização proposta tem limitações e, assim, não deve supor, automaticamente, que os artigos publicados dentro deste processo fiquem automaticamente livres de erros.[16] As recomendações do CONSORT não podem evitar que os autores interpretem incorretamente sua pesquisa. O praticante de farmácia bem-sucedido deve ter a capacidade necessária de avaliar criticamente a literatura primária e tirar suas próprias conclusões com base nos méritos do estudo, em vez de simplesmente confiar nas conclusões dos autores.

Em geral, os estudos médicos podem ser divididos em dois tipos gerais: os descritivos e os explicativos. Os *estudos descritivos* simplesmente registram os dados obtidos das observações; os explicativos usam comparações como a base para derivar conclusões sobre causa e efeito.

Cada tipo de estudo tem vantagens e desvantagens, as quais deverão ser consideradas pelos pesquisadores, quando selecionarem o projeto a ser usado no estudo. Fatores, como o número de pacientes necessários para obter os resultados significativos, a complexidade do estudo, o tempo requerido para conduzir o estudo e o custo do estudo completo são considerações importantes, quando se seleciona um projeto. O leitor crítico deverá estar consciente de tais fatores, quando decidir o quanto de crédito deverá dar aos achados de determinadas pesquisas que empregam certo tipo de estudo. A força ou fraqueza relativas de cada um desses tipos de estudo são mostradas no Quadro 9.1.

Quadro 9.1 Potência dos Projetos de Estudos Clínicos

FORÇA	TIPO DE ESTUDO
Mais forte	Experimental randomizado
	De coorte
↓	Caso-controle
	Série de casos
Mais fraco	Relato de casos

Estudos Descritivos

O estudo descritivo pode ser usado para documentar e comunicar experiências que o autor considera importantes para chamar a atenção da comunidade médica. O investigador simplesmente registra os dados com base nas observações feitas e chega às conclusões que são possíveis razões para os eventos testemunhados. Alternativamente, os estudos descritos podem descrever eventos novos ou incomuns, como a ocorrência da síndrome da morte súbita na infância (SMSI) em vários irmãos dentro de uma única família.

Os estudos descritivos dividem-se em dois principais tipos: (1) relatos de casos, (2) série de casos. Os *relatos de casos* são baseados em observações de cada paciente, sendo freqüentemente usados para descrever um evento adverso que se segue ao uso de uma droga ou grupo particular de drogas, ou para relatar uma possível interação entre drogas. Os relatos de casos freqüentemente geram hipóteses, para servir como base a estudos mais rigorosos, visando examinar a relação entre a administração de drogas e os resultados observados.

As *séries de casos* documentam observações de um grupo de pacientes, expostos a uma droga ou um grupo de drogas em particular. Os resultados são observados e registrados. As séries de casos são também usadas para examinar histórias prévias de pacientes com o mesmo resultado, na esperança de identificar uma possível relação de causa e efeito. As séries de casos são úteis para estimar a incidência de um evento adverso de uma droga comercializada recentemente, quando há limitada informação disponível sobre aquele evento particular. Inversamente, as séries de casos podem ser empregadas para garantir que um certo evento adverso não esteja associado ao uso da droga, como, por exemplo, a ideação suicida após o uso de haloperidol.

Grande limitação dos estudos descritivos é que não fornecem explicações definitivas, não oferecendo causas ou evidências de que uma droga seja superior a outra. Na verdade, não é necessariamente garantido que o resultado observado seja mesmo relacionado àquela droga. Por estas razões, os leitores devem exercitar a capacidade da atenção, quando interpretarem os resultados dos relatos de casos ou séries de casos.

Estudos Explicativos

Os *estudos explicativos* usam projetos mais rigorosos, para identificar as respostas às questões que surgem na medicina clínica. Os investigadores empregam estes projetos, para determinar a eficácia de medicações ou identificar se há uma verdadeira relação entre o uso de uma droga e a ocorrência de um resultado (p. ex., se os contraceptivos orais causam maior incidência de câncer da mama, ou qual o papel da erradicação do *Helicobacter pylori* na prevenção da doença ulcerosa péptica e sua recorrência. Os estudos explicativos podem ser divididos em dois principais projetos: (1) observacional e (2) experimental.

ESTUDOS OBSERVACIONAIS: CASO-CONTROLE, COORTE, ESTUDO TRANSVERSAL

Quando conduzem *estudos observacionais,* os investigadores são apenas espectadores do evento sob o estudo. Eles examinam o curso natural dos eventos de saúde, obtêm dados sobre as questões incluídas e, em seguida, classificam e ordenam os dados. Os investigadores empregam comparações, para fornecer idéias relativas às causas de doenças ou aos fatores de riscos associados à ocorrência de doenças.

Quando se avalia a relação entre drogas e a ocorrência de resultados específicos, há duas técnicas básicas que o investigador pode utilizar: trabalhar do efeito para a causa (os estudos de caso-controle) ou proceder da causa para o efeito (os estudos de coorte). Os estudos transversais coletam dados simultaneamente dos grupos de estudo.

Os Estudos de Caso-controle

Nos *estudos de caso-controle*, um grupo de pacientes com uma condição ou doença particular (os casos) é selecionado e comparado com outro grupo de indivíduos sem a condição ou doença (os controles). Casos e controles são comparados em relação às características passadas ou ainda existentes, ou exposições que se acredita relevantes para o desenvolvimento da doença ou condição sob avaliação.

Um projeto de estudo de caso-controle tem diversas vantagens. Os estudos de caso-controle precisam de pouco tempo para serem planejados, iniciados e conduzidos, porque os resultados já foram experimentados. Eles são úteis para o estudo de doenças raras, uma vez que requerem menos pacientes do que outros projetos de estudos. Adicionalmente, como os estudos de caso-controle usam pacientes que já desenvolveram a doença de interesse, não há necessidade de esperar o tempo passar entre uma exposição e a manifestação de doenças com longo período de latência.

De uma perspectiva ética, os estudos de caso-controle têm uma vantagem em áreas de investigação em que nem estudos experimentais nem estudos observacionais de seguimento podem ser sancionados (p. ex., incidência de testes positivos para o HIV após lesões com agulhas contaminadas com sangue positivo para o HIV). Além disso, os estudos de caso-controle são ideais para iniciar estudos exploratórios (as assim chamadas "expedições de pesca") de etiologia de doenças, para que uma hipótese científica possa ser formulada e suficientemente apoiada, a fim de justificar uma investigação detalhada. Não há risco para os pacientes envolvidos em estudos de caso-controle, porque já experimentaram o desfecho sobre a avaliação. Finalmente, quando comparado a outros tipos de projeto de estudo explicativo, os estudos de caso-controle são baratos, uma vez que os relatos existentes podem, freqüentemente, ser usados para coletar os dados necessários.

Há desvantagens associadas ao projeto de estudo de caso-controle. O estudo detalhado do mecanismo é raramente possível com este projeto. O método de caso-controle também não é adequado à avaliação da terapêutica, porque não há comparação com outras drogas, nem é conveniente para estudar a profilaxia das doenças. Nestas situações, a pesquisa experimental deve ser usada.

Um grande problema com o projeto de caso-controle é a dependência do relato do paciente ou de prontuários existentes, para obter informações. Informações suficientemente acuradas podem não ser obtidas dos prontuários. Da mesma forma, as informações sobre doses, duração ou administração de drogas, em relação ao evento sob avaliação, podem ser inadequadamente registradas e imperfeitamente lembradas. A validação das informações coletadas é difícil ou, às vezes, impossível.

O projeto de caso-controle tem um controle incompleto sobre variáveis estranhas que podem afetar a relação de causa e efeito. Os estudos de caso-controle são sujeitos às relações antecedente-conseqüente (o fenômeno galinha e ovo) — não se podendo ter certeza de se a característica realmente levou ao efeito ou à doença, ou se o resultado, de algum modo, predispôs o indivíduo a adquirir fatores ou características que parecem ser preditivos da doença.

Estudos de caso-controle são, também, sujeitos a numerosos tipos de tendenciosidade. Uma discussão exaustiva das tendenciosidades associadas aos estudos de caso-controle encontra-se além do escopo deste capítulo, mas diversos tipos podem ser salientados. O projeto do estudo de caso-controle pode ser afetado pelo *viés de seleção*. Os pacientes que têm experiências ou doenças desagradáveis podem relembrar o passado muito diferentemente dos que estão em comparação, ou seja, o grupo não-doente. Outros tipos importantes de viés a considerar, quando se avaliam os estudos de caso-controle, são o *viés de relato*, que ocorre quando a publicidade a respeito de uma doença resulta em aumento no relato desta doença, e o *viés de vigilância*, que se verifica se uma doença ou condição sob estudo é assintomática, leve ou, de qualquer forma, escapa à atenção de rotina. Com o viés de vigilância, a condição é provável de não ser reportada do grupo-controle, sendo mais provável ser detectada em pacientes sob freqüente vigilância médica no grupo de casos.

A seleção apropriada de casos é importante para o relato dos resultados válidos em estudos de caso-controle. Quem são os pacientes, de onde vieram e qual o espectro de doença eles representam são importantes considerações. A seleção de um grupo-controle apropriado pode ser difícil, quando se conduzem estudos de caso-controle, por ser quase impossível achar um grupo de comparação idêntico ao de casos. O procedimento por amostragem deve ser tentado, para que se possa evitar a maior ou menor representação dos casos e controles expostos dentro do estudo. O objetivo de qualquer procedimento por amostragem é evitar a seleção enviesada. Cada caso elegível na população-alvo, qualquer que seja a exposição, deve, idealmente, ter uma chance igual de aparecer no estudo. Métodos têm sido desenvolvidos para lidar com os problemas associados à seleção apropriada de um grupo-controle. Um desses métodos é a seleção de *múltiplos controles*, na qual mais de um grupo-controle é selecionado para a comparação. Outro método empregado é o *pareamento* que usa a seleção de indivíduos-controles que compartilham características particulares com os casos.

Estudos de Coorte (Estudos de *Followup* ou Seguimento)

Os *estudos de coorte* começam com pacientes que não experimentaram determinado desfecho; estes pacientes são, então, seguidos ao longo do tempo, à procura de diferenças no desenvolvimento de certos desfechos. As características que se acredita influenciarem no desenvolvimento da doença de interesse são catalogadas e medidas, e comparações de grupos de pacientes com e sem as várias características são feitas, para identificar as causas e os desfechos de interesse. O estudo de coorte representa o estudo observacional ideal em termo de estratégia de projeto, quando não há limitações de tempo ou limitações financeiras.

Estudos de coorte históricos podem ser conduzidos usando dados contidos em grandes bancos de dados médicos. As coortes são estabelecidas, e sua experiência é avaliada com base em relatos existentes. A principal característica de um estudo de coorte histórico é que os resultados ocorrem antes do início da investigação. O elemento-chave é que os indivíduos sejam identificados para inclusão no grupo de estudo ou no grupo-controle, sem o conhecimento do início da doença, ou se ela já se desenvolveu.

O projeto para o estudo de coorte tem diversas vantagens. Permite completa descrição da experiência subseqüente à exposição, incluindo taxa de progressão, estagiamento da doença e história natural. Oferece maior garantia de que as características sob estudo precederam o resultado sob estudo. Também permite o estudo de múltiplos efeitos potenciais de uma dada exposição, obtendo-se informação de potenciais benefícios bem como de riscos. O projeto de coorte também propicia o cálculo de taxas de doenças em indivíduos expostos e não-expostos, após as coortes serem estabelecidas e sua experiência ser avaliada. Além disso, tal projeto permite flexibilidade em escolher as variáveis a serem sistematicamente registradas. Os estudos de coorte podem delinear vários tipos de conseqüência que podem ser produzidos por um único fator de risco.

Diferentemente do projeto caso-controle, o projeto de coorte tem poucos problemas associados a registros médicos incompletos, e não há *viés de seleção*. Outra vantagem do projeto do estudo de coorte sobre o projeto de caso-controle é que o projeto de coorte não é associado a problemas de relação antecedente-conseqüente.

Os estudos de coorte têm desvantagens. São sujeitos a problemas de seleção de pacientes. Todo esforço deve ser feito para identificar, independentemente, cada característica que afeta a doença ou o resultado sob estudo, e garantir uma distribuição igual de tais fatores. A validade externa (discutida adiante, neste capítulo) dos estudos de coorte pode ser difícil de controlar, porque os clínicos podem não saber como as questões rigidamente descritas no estudo espelham seus pacientes.

O principal problema do projeto do estudo de coorte é manter o seguimento dos pacientes com o passar do tempo. Na medida em que o tempo passa, os pacientes se mudam, passam a não responder aos questionários, ou decidem desistir do estudo, o que pode resultar em distribuição desigual dos pacientes entre os grupos. Os relatos de estudos de coorte devem identificar as tentativas feitas pelo investigador para perceber determinadas questões e minimizar o número perdido para seguimento. Os investigadores devem identificar a taxa de perda de seguimento e explorar a possibilidade da criação de um viés neste caso. Examinando as características das desistências e dos desistentes, o investigador pode identificar razões para a perda de indivíduos do estudo, relacionadas aos desfechos sob estudo, e compensar as diferenças identificadas. Quanto mais similares as desistências daqueles no grupo em estudo, menor a chance para a criação de viés. Finalmente, se possível, os investigadores devem entrar em contato com uma amostra representativa dos desistentes, para identificar as razões da descontinuação, e levar quaisquer diferenças em conta, quando da análise dos resultados do estudo.

Outra desvantagem associada aos estudos de coorte é que a prática atual, uso ou exposição a fatores de estudo podem mudar com o tempo, tornando os achados do estudo irrelevantes. Estudos de coorte são também sujeitos ao viés de vigilância, dando ao exame ou escrutínio desigual das questões sob avaliação. Como os estudos de coorte seguem pacientes ao longo do tempo, podem requerer duração ou seguimento potencialmente longo, quando existe grande distância de tempo entre a causa e o efeito. Os estudos de coorte são relativamente caros para ser conduzidos, porque requerem um grande gasto durante a pesquisa, por longos períodos de tempo. Finalmente, como os estudos de caso-controle, um detalhado estudo do mecanismo é raramente possível com os estudos de coorte.

Estudos Transversais (Estudos de Prevalência)

O *estudo transversal* é similar, no seu projeto, aos estudos de coorte, exceto que obtém dados dos dois grupos estudados e faz avaliações simultâneas dos desfechos e fatores preditivos potenciais. O projeto do estudo transversal é adequado, quando se deseja avaliar um novo teste laboratorial ou nova aplicação de teste já existente, avaliar as características de receptor-operador de procedimentos diagnósticos, identificar fatores de riscos e eventos etiológicos de uma doença ou condições, bem como determinar a prevalência de doença ou condição num dado período.

As vantagens do projeto transversal são a eficiência e economia de tempo que resultam, pelo fato de que todas as informações são coletadas ao mesmo tempo. Os investigadores não têm de esperar os resultados se desenvolverem, quando da condução de um estudo transversal.

Como os estudos transversais comparam uma população desejada com um grupo-controle, são sujeitos a problemas de seleção. O tipo de paciente selecionado para o grupo na população tem grande influência nos resultados. A validade externa é uma grande preocupação, uma vez que os achados do estudo podem apenas ser aplicados a outros pacientes no grau em que apresentam características similares às dos indivíduos do estudo. Os métodos de seleção devem definir as características dos indivíduos que serão incluídos na análise. Regras de amostragem devem ser formuladas, para evitar o viés dos resultados do estudo. Métodos, como a *amostragem sistemática* (que seleciona o indivíduo elegível para o estudo), *amostragem randômica* (na qual cada indivíduo tem uma probabilidade fixa e determinada de seleção) e *amostragem pareada* (pareamento de um ou mais controles para cada caso com base em variáveis específicas, para eliminar seus efeitos na comparação), são freqüentemente empregados no estudo transversal.

Uma desvantagem adicional deste projeto é a existência de relação antecedente-conseqüente (o fenômeno ovo e galinha) como descrito anteriormente.

ESTUDOS EXPERIMENTAIS

Os *estudos experimentais* são pesquisas prospectivas nas quais a *intervenção*, uma tentativa de regular as variáveis em estudo, ocorre por parte dos investigadores.[17] Há dois tipos de estudo experimental: os controlados e os não-controlados. Os *estudos controlados*, diferentemente dos não-controlados, usam um grupo de comparação além do grupo que recebe a droga que está sendo investigada, o que permite ao investigador dar conta da possível influência que outros fatores externos (p. ex., ambientais) possam ter nos desfechos do estudo independente da droga que está sendo avaliada.

Como o estudo controlado é o mais forte tipo de estudo experimental, o restante da discussão focaliza o projeto controlado. Diversos guias e protocolos têm sido publicados para ajudar os leitores na avaliação da qualidade dos estudos clínicos experimentais.[18] O Quadro 9.2 arrola os critérios usualmente incluídos nestes protocolos, podendo ser usados como guia para a avaliação dos estudos clínicos sobre drogas já publicados.

Quadro 9.2 Critérios para a Avaliação dos Estudos Experimentais Publicados sobre Drogas

ÁREA DE ESTUDO	CRITÉRIOS
I. Revista/autores	Presença de um corpo editorial qualificado Revisão feita por profissionais da área Autores com experiência no assunto Ausência de potenciais conflitos de interesses
II. Introdução/bases do estudo	Estudo proposto em bases racionais Citação de estudos relevantes prévios Objetivos do estudo claramente declarados Objetivos descritos em detalhes suficientes
III. Métodos	
A. Pacientes/indivíduos	Critérios de inclusão e exclusão claramente definidos Critérios de inclusão e exclusão apropriados aos objetivos Critérios de inclusão e exclusão completos Número adequado de pacientes/indivíduos Descrição da origem e seleção dos pacientes/indivíduos Ambiente apropriado ao estudo
B. Projeto do estudo	Tipos adequados de controles estabelecidos Projeto apropriado ao objetivo do estudo Processo de randomização descrito e seguido Tipo de mascaramento adequado e usado de forma bem-sucedida
C. Considerações sobre o tratamento	Dosagens das drogas dos grupos em estudo e dos controles adequadas e comparáveis Freqüência apropriada das dosagens Vias de administração e formas farmacêuticas apropriadas Duração adequada da terapia Se medidas, as concentrações plasmática/sérica/sangüínea foram adequadas Relato do uso de medicações concomitantes
D. Medidas do desfecho	Medidas de eficácia e segurança incluídas Pontos finais definidos claramente Medidas validadas, confiáveis Relato de variáveis intervenientes conhecidas Medidas clinicamente relevantes Obediência medida (aderência)
E. Análise dos dados	Análise estatística realizada e força estatística adequada Tipos de testes e análises estatísticos apropriados e descritos claramente
IV. Resultados	Testes e análises estatísticos usados nas medidas de desfecho principais Medidas de variabilidade fornecidas com as medidas de tendência central Valores de *P* ou intervalos de confiança relatados Tamanho do efeito do tratamento clinicamente importante Números reais incluídos com porcentagens Efeitos colaterais/adversos relatados Texto/tabelas/gráficos claros e consistentes Razões para o abandono pelos pacientes/indivíduos fornecidas; descrição do uso dos dados sobre abandono
V. Discussão	Dados obtidos compatíveis com as conclusões Limitações do estudo discutidas Significância dos achados discutidos Extrapolação dos achados compatível com o projeto do estudo

As Revistas e os Autores

A qualidade da revista na qual um artigo é publicado pode ser usada como medida preliminar indireta da qualidade potencial do próprio artigo. Um *corpo editorial* é um método que ajuda a garantir a qualidade da informação que uma dada revista publica. *Uma cuidadosa e rígida revisão* é outro método empregado para ajudar a garantir a qualidade dos artigos publicados. Este é um processo no qual a revista manda manuscritos recebidos para "especialistas", outros especialistas na área, que revisam e comentam a qualidade do manuscrito e o trabalho propriamente dito, além de fornecer sugestões para revisão, antes de uma decisão ser tomada em relação à publicação. Com base nos comentários destes revisores e opiniões dos editores, uma decisão é tomada, a fim de devolver o manuscrito para o autor ou autores, visando à revisão, rejeitar o manuscrito ou publicá-lo. Embora a melhor maneira para este processo de revisão tenha sido debatida, e a revisão pelo especialista não garanta a qualidade dos trabalhos descritos,[19] ele é outro importante método para fornecer ao leitor algum grau de confiança sobre a informação publicada.

Muitas revistas solicitam aos autores que descrevam qualquer potencial *conflito de interesse*, quando submetem seu manuscrito para publicação. Estes conflitos potenciais de interesse são a ligação com um consultor ou um empregado do fabricante de uma ou mais das drogas que estão sendo investigadas, obtendo apoio do fabricante para financiar o estudo ou aproximar-se de uma empresa que fabrique uma ou mais das drogas em estudo. A existência de potencial conflito de interesse não invalida, automaticamente, os achados relatados; em vez disso, o leitor deve manter tal possível conflito em mente, quando analisa os resultados do estudo bem como a interpretação e discussão dos seus achados pelo autor, particularmente se afirmações não-apoiadas ou enviesadas parecem existir.

Introdução — Bases do Estudo

Diversos pontos devem ser estudados pelo autor na introdução de um artigo publicado. O motivo do estudo deve ser claramente descrito, e os trabalhos prévios pertinentes dentro da área, com achados tanto positivos como negativos, se existirem, devem ser resumidos e citados. O objetivo específico do estudo deve ser descrito em detalhe suficiente, habilitando o leitor a determinar se realmente aborda o problema descrito e se pode ser razoavelmente alcançado pelo estudo.

MÉTODOS

A seção de métodos ou metodologia inclui várias áreas importantes para revisar e analisar, a fim de avaliar a qualidade geral de um estudo: pacientes, projeto do estudo, tratamentos usados, medida dos resultados e análise dos dados usada. Atenção particular deve ser dada aos métodos empregados pelos investigadores na condução do estudo. Métodos impróprios produzem resultados que fornecem conclusões incorretas, e os pacientes podem, mesmo, vir a sofrer de terapia tóxica ou inefetiva.

Pacientes/Indivíduos

É importante examinar os tipos de paciente ou indivíduo incluídos no estudo clínico, para determinar se a amostra do estudo é representativa da população em estudo, e o grau para o qual os resultados do estudo podem ser extrapolados para outros fora da amostra do estudo. A inclusão no estudo e os critérios de exclusão são os pontos principais para fazer estas determinações.

Os *critérios de inclusão* definem as características que um paciente ou indivíduo deve ter, para ser incluído no estudo específico; os *critérios de exclusão* incluem as características que, se presentes, devem fazer com que um paciente ou indivíduo seja rejeitado no grupo em estudo. Os critérios de inclusão e exclusão devem ser definidos claramente, o que é crucial para determinar o grau com que os resultados do estudo podem ser aplicados ou extrapolados para os pacientes fora do estudo. Por exemplo, se pacientes com "disfunção renal" são excluídos da participação de um estudo, então isso deve ficar claro para o leitor (p. ex., qual o exato nível do *clearance* da creatinina usado para considerar a disfunção renal?).

A amostra do estudo deve, também, ser representativa da população que os autores estão interessados em examinar como parte do seu objetivo de estudo, isto é, as características dos pacientes admitidos no estudo devem ser similares a outros pacientes prováveis de ser encontrados na população de interesse, devendo esta população ser apropriada ao objetivo do estudo.

Finalmente, deve ser considrado se qualquer outro critério de inclusão ou exclusão foi incorporado, para fortalecer o estudo. Por exemplo, pode ser apropriado excluir as medicações concorrentes que reconhecidamente aumentem a pressão sangüínea em um estudo de nova medicação anti-hipertensiva.

Importante consideração, quando se analisa o resultado de um estudo, é sobre o *tamanho da amostra* ou número de indivíduos incluídos. O tamanho da amostra é um dos fatores que afetam a força do estudo, o grau pelo qual o teste estatístico pode detectar diferença significativa entre os tratamentos, se essa diferença realmente existe (isto é, apropriadamente rejeitando a *hipótese nula*, sem diferença entre os tratamentos, quando é falsa).

À medida que o tamanho da amostra aumenta, a *força* também fica maior. Assim, quanto menor o número de pacientes admitidos em um estudo e menor a força, maior a probabilidade de um *erro tipo II*, o qual é, por definição, a falha em rejeitar a hipótese nula, quando é realmente falsa — ou seja, concluir que não há diferença estatisticamente significativa entre tratamentos, quando realmente há. Idealmente, a força deve ser calculada pelos investigadores antes do início do estudo e reportada ao leitor.[20] Por convenção, um grau aceitável de força, em um estudo, deve ser, no mínimo, de 0,8 ou 80%.

Quando se lê um estudo em que se conclui que não há diferença significativa entre os tratamentos, deve-se considerar se a potência foi adequada. Não tendo sido a potência relatada, deve-se considerar o número de pacientes envolvidos (quanto maior, melhor) e a real magnitude da diferença encontrada.[20] Por exemplo, uma diferença nas concentrações séricas médias de colesterol de somente 1,5mg/100ml, entre dois grupos de drogas antilipidêmicas, será improvável de ser clinicamente relevante mesmo se grande número de pacientes for admitido no estudo; uma diferença de 15mg/100 ml poderá ser facilmente considerada estatisticamente significativa, se grande número de pacientes forem estudados.

Mais informação a respeito do tamanho da amostra e de como determinar um número apropriado de indivíduos, para admitir no estudo, encontra-se além do escopo deste capítulo, podendo ser encontrada em outros artigos.[21, 22]

A *fonte* dos pacientes/indivíduos admitidos em um estudo deve ser considerada com respeito ao potencial de extrapolabilidade dos resultados, assim como a maneira na qual foram selecionados para inclusão. Por exemplo, se um estudo examinou indivíduos selecionados de uma casa de apoio para idosos, os resultados podem não ser aplicáveis aos idosos relativamente saudáveis e ativos.

O *ambiente* do estudo também deve ser apropriado ao objetivo do estudo; se o objetivo é empregar pacientes ativos em regime ambulatorial, então o estudo deve ser conduzido melhor neste ambiente. Se os indivíduos forem randomicamente selecionados da população de interesse, diferentemente das técnicas não-randômicas, como a amostragem consecutiva por conveniência, o método usado deve ser descrito.

O Projeto do Estudo

Diversos aspectos do projeto do estudo exigem considerações, quando se analisa a qualidade de um relato publicado. O primeiro envolve o tipo de controle empregado. O *controle ativo* usa uma droga com eficácia comprovada para o tratamento de uma condição, como uma comparação com uma droga que está sendo avaliada. Por exemplo, em um estudo de novo agente antiinflamatório não-esteróide que compara sua eficácia com um grupo de pacientes que recebem naproxeno, o grupo naproxeno deve constituir o controle ativo. Um *controle placebo* incorpora um grupo de indivíduos que recebem placebo como grupo de comparação. Um *controle sem tratamento* incorpora um grupo de indivíduos que não recebem qualquer terapia como grupo de comparação. Um *controle histórico* usa como grupo de comparação indivíduos que receberam a intervenção previamente, como parte de estudo diferente ou de avaliação diferente.

Um controle ativo pode apenas fornecer informação sobre a eficácia relativa de drogas — se foi mais eficaz, menos eficaz ou com a mesma eficácia de outra. Entretanto, é possível que nem o controle ativo nem a droga que está sendo avaliada sejam verdadeiramente eficazes para o grupo de pacientes que vem sendo estudado. Já um controle com placebo permite determinar a verdadeira eficácia da droga para a terapia de uma dada condição.

Os controles com placebo são preferíveis aos controles sem tratamento, porque minimizam possíveis vieses introduzidos pelo paciente, como resultado de saber o que estão recebendo. Entretanto, os controles com placebos podem gerar um dilema ético no caso de estudos que envolvem doenças sérias, nas quais os pacientes devem receber terapia ativa.

Os controles históricos devem ser usados somente em circunstâncias especiais, como aquelas em que uma doença que está sendo tratada tem alta mortalidade conhecida, sendo fácil identificar nova terapia eficaz. Em muitos estudos, tanto os controles ativos como os placebos são empregados para fornecer as determinações das eficácias tanto reais quanto comparáveis de um dado agente.

Os tipos de projeto usados em estudos experimentais incluem os controles concomitantes (tratamento paralelo), cruzado e séries de tempo (antes e depois).

No *projeto de controle concomitante*, os pacientes são divididos no mínimo em dois grupos: controle *versus* experimental. Eles só recebem intervenção do grupo para o qual foram designados. Os resultados obtidos do grupo experimental são, então, comparados com os do grupo-controle.

Em um *projeto cruzado*, os pacientes são inicialmente designados ou para o grupo-controle ou para o grupo experimental; no final, são colocados no outro grupo, para que cada paciente eventualmente receba uma intervenção. O projeto cruzado geralmente inclui um período de *depuração* entre cada intervenção, para permitir que o tratamento e seus efeitos sejam eliminados do corpo, antes de começar a próxima fase do estudo. Como os pacientes são os mesmos do grupo-controle e do experimental, em um projeto cruzado, é mais fácil eliminar as diferenças nas características dos pacientes como sendo responsáveis por quaisquer diferenças identificadas entre os grupos. Um menor tamanho de amostra também pode ser usado para um projeto cruzado, quando comparado com um controle concorrente. As desvantagens do projeto cruzado, quando comparado com o projeto-controle concorrente, são uma duração mais longa do estudo e a possibilidade dos efeitos da intervenção prévia que persistem e afetam os resultados da intervenção subseqüente, como quando um período inadequado de depuração foi empregado. Análises mais complexas são requeridas, para que as diferenças possam ser identificadas entre os grupos conforme a ordem na qual receberam as intervenções. Por exemplo, os pacientes que receberam o controle primeiro podem responder diferentemente dos pacientes que o receberam depois.

No *projeto série de tempo*, cada paciente também recebe uma intervenção do estudo, exceto, diferentemente do projeto cruzado, que recebem cada intervenção ao mesmo tempo, o que torna a análise dos resultados mais fácil em comparação com o projeto cruzado, mas o projeto série de tempo pode não controlar os efeitos que o próprio tempo pode ter sobre os resultados.

A *randomização* é o processo de designar os pacientes/indivíduos admitidos para os grupos de estudo (isto é, controle *versus* tratamento) usando uma técnica como a dos números randômicos. Este é um procedimento muito importante para garantir a qualidade do estudo, ajudando a eliminar os fatores subjetivos e vieses, quando se designam os indivíduos para os grupos de tratamento, e reduzindo a probabilidade de que a diferença das características individuais (ou identificadas ou não-identificadas) seja realmente responsável pelos resultados observados em vez do próprio tratamento.[23] É importante reconhecer que a randomização não garante que os grupos de estudo sejam idênticos; apenas através do acaso, os grupos podem ser diferentes com respeito a um ou mais critérios importantes.

Os estudos comparam usualmente os grupos de estudo após a randomização, com relação às características que podem influenciar os resultados (isto é, a idade, sexo, raça ou número de anos com uma certa condição), para garantir que elas sejam, na verdade, comparáveis. Se existem diferenças neste ponto, elas freqüentemente podem ser resolvidas no final com a utilização dos métodos estatísticos.[24] Quando um estudo se refere a si mesmo como um estudo "controlado randomizado", a palavra "randomizado" é referente à designação, e não à seleção. O real processo usado para a randomização deve ser relatado no estudo. O leitor deve considerar se o processo foi verdadeiramente randômico e se os investigadores aderiram ao processo que eles mesmos descreveram.

O *mascaramento*, ou *blinding*, é um processo no qual a identidade do grupo-controle e do experimental, em um estudo, não é conhecida nem pelos indivíduos em estudo nem pelos investigadores, ou seja, os indivíduos e os observadores não sabem quem está recebendo os tratamentos de controle ou experimental.

Em um *estudo não-cego*, também referido como *ensaio aberto*, tanto os indivíduos como os investigadores são conscientes das designações do grupo. Há um risco de introdução de viés tanto pelos indivíduos quanto pelos investigadores com esse tipo de projeto.

Em um *monocego*, os indivíduos não têm consciência da intervenção que estão recebendo, mas os investigadores, sim. Esse tipo de mascaramento pode ser aceitável, quando as medidas empregadas no estudo são objetivas (p. ex., concentrações sangüíneas). Em um *estudo duplo-cego*, nem os indivíduos nem os investigadores são conscientes da intervenção que cada indivíduo está recebendo. Esse tipo de mascaramento é preferido para os estudos, a fim de minimizar a probabilidade de viés introduzido pelos indivíduos ou investigadores. O termo *triplo-cego* tem sido usado para os estudos nos quais um indivíduo, que não o investigador, analisa os dados, e os indivíduos, investigadores e analisadores de dados não conhecem as designações dos grupos.

Quando o mascaramento é usado em um estudo, faz-se importante que os investigadores descrevam os meios pelos quais isso foi conseguido (ou seja, cápsulas idênticas na aparência, no cheiro ou no sabor, comprimidos ou líquidos) assim como qualquer evidência para saber se o mascaramento foi bem-sucedido.[15]

Sempre há o perigo de o *desmascaramento* ocorrer em um estudo cego — quando os indivíduos ou investigadores podem, de forma bem-sucedida, identificar a intervenção dada. O desmascaramento é mais provável, quando a droga envolvida tem odor ou aroma difícil de despistar, ou efeitos colaterais característicos ou alterações típicas dos testes laboratorais ocorrem, o que pode alertar os indivíduos ou os investigadores para a real identidade do tratamento. Por exemplo, a dor de cabeça da nitroglicerina ou a coloração alaranjada na urina da rifampicina podem, provavelmente, levar ao desmascaramento mesmo em um estudo duplo-cego. Os investigadores devem fornecer informações ou suportando ou negando o sucesso do mascaramento empregado.

Considerações Terapêuticas

Quando se avalia a qualidade dos estudos clínicos, os farmacêuticos em particular devem prestar grande atenção à adequação dos regimes de tratamento empregados. As características dos regimes de tratamento para examinar são a dosagem, freqüência das doses, rota de administração, formas farmacêuticas e duração da terapia para cada droga usada, as concentrações obtidas da droga e o uso de medicações concomitantes.

Em relação às *dosagens* da droga experimental e quaisquer dos controles ativos, devem ser apropriados e comparáveis. Por exemplo, se o controle ativo está sendo submetido ao limite superior à sua faixa normal de dosagem, a droga experimental deve ser dosada comparavelmente. Da mesma forma, se a dosagem de uma droga é geralmente ajustada com base na resposta de um indivíduo na prática clínica, pode ser inapropriado empregar uma dose fixa daquela droga para todos os pacientes em estudo.

A *freqüência* das doses deve ser compatível com a farmacocinética e a farmacodinâmica da droga. Se uma droga tem uma concentração terapêutica sérica, plasmática ou sangüínea estabelecida, o estudo deve medir as *concentrações* da droga dos pacientes e garantir que sejam apropriadas. Da mesma forma, as concentrações devem ser medidas no tempo correto em relação às doses e no estado de equilíbrio para os estudos de eficácia.

Alguns estudos permitem aos pacientes tomar outras medicações não-experimentais ao mesmo tempo com a droga em estudo. Por exemplo, um estudo sobre os efeitos das cápsulas de zinco nos sintomas do resfriado pode permitir aos pacientes também tomarem acetaminofeno de acordo com a necessidade. Se as *medicações concomitantes* são permitidas no estudo, é importante para o leitor considerar se estas medicações podem interagir com a droga em estudo ou afetar o estado da doença ou os sintomas que estão sendo estudados. Se a medicação concomitante pode afetar os resultados do estudo, é importante que ele registre e quantifique as dosagens tomadas tanto no grupo-controle como no experimental, bem como analise se essas quantidades foram comparáveis ou podem, de outra forma, ter influenciado os achados do estudo.

Medidas de Desfecho

Os desfechos de interesse, a serem medidos em um estudo clínico, devem derivar do objetivo do estudo. Em um estudo de eficácia, as medidas de desfecho devem incluir não somente as determinações da eficácia mas também as de segurança. Por exemplo, em um estudo sobre um novo anti-hipertensivo, a determinação das pressões sistólica e diastólica é importante como também o registro dos efeitos adversos ou os efeitos sobre os lipídeos e a glicemia.

Os *alvos do estudo*, as medidas-chave que possam apoiar ou refutar as hipóteses do estudo,[25] devem estar claramente especificados ao leitor, devendo ser identificados pelos investigadores no início do estudo. No exemplo dos anti-hipertensivos mencionado anteriormente, o alvo primário ou principal pode ser a capacidade de diminuir as pressões sistólica e diastólica para uma faixa normal.

Um estudo pode ter também *alvos secundários*, que podem ser outras medidas de interesse que não as principais. Por exemplo, o efeito dos anti-hipertensivos sobre o nível sérico de triglicerídeos pode ser um importante alvo secundário, mas não a razão principal para realizar um estudo específico. Os investigadores devem especificar as diferenças básicas entre o grupo-controle e o experimental que julgam importantes.[15] Como leitor, você deve estar atento quanto a estas diferenças serem realmente de importância clínica.

As técnicas ou métodos usados para incluir ou determinar se o resultado do estudo foi alcançado devem ser válidos. A *validade* consiste em se a medida está realmente medindo o que os investigadores gostariam de medir ou acham que estão medindo.[26] Os tipos de validade são, mas não estão limitados, interna, externa e de conceito:

Validade interna refere-se ao grau em que, dentro do estudo, os testes, medidas, resultados e interpretação se apresentam apropriados e acurados.[27]

Validade externa é a capacidade de generalização, o grau a que os resultados podem ser extrapolados ou aplicados a outros indivíduos fora do estudo, em outras situações e períodos.[26, 27] A validade externa é importante para os clínicos interessados no grau a que podem aplicar os resultados de um estudo individual dos seus pacientes. Os leitores devem examinar fatores como os critérios de inclusão e exclusão do estudo, de que modo os participantes foram selecionados e as situações de estudo, para ajudá-los a determinar como e quanto podem generalizar dos resultados.

Validade do conceito refere-se ao grau em que uma medida realmente reflete o que se propõe a medir. Isso pode ser determinado pelo grau em que ela converge ou concorda com outros métodos estabelecidos para medir a mesma variável, e ao grau em que diverge ou discorda de outros métodos usados para medir efeitos diferentes.[26]

Além de serem válidas, as medidas em um estudo devem ser também confiáveis, sensíveis e específicas.

Confiabilidade refere-se ao grau com que uma medida fornece resultados similares, quando usada em diferentes ocasiões — isto é, sua reprodutibilidade.[28]

Especificidade refere-se ao grau com que uma medida pode detectar acuradamente somente a doença ou o efeito de interesse. Dito de outra forma, refere-se ao grau com que uma medida pode acuradamente classificar como negativos os indivíduos que não têm a doença ou o efeito em estudo.

Sensibilidade indica o grau com que uma medida pode identificar a presença da doença ou efeito em estudo.[29]

As *variáveis de confundimento* ou confundidores são fatores que podem afetar o desfecho a ser medido (além da característica de interesse), confundindo a interpretação dos resultados.[30, 31] Por exemplo, se um estudo examina os efeitos da idade na taxa de reincidência de úlcera, e vários dos indivíduos estudados também fumam (um conhecido fator para reincidência), o fumo pode ser um confundidor na análise dos resultados. Se um estudo tem variáveis de confundimento presentes, os investigadores devem contar com a sua presença no projeto do estudo (seção de métodos) ou na análise dos resultados.[32]

Finalmente, é importante que os estudos clínicos de drogas avaliem o grau de *adesão* do paciente à terapia proposta, já que a não-adesão a um dos regimes de droga em um estudo pode fazer com que a droga pareça menos eficaz que outra.[32] Os estudos devem esforçar-se por determinar o grau de adesão do paciente, usando uma variedade de métodos (contagem das pílulas, auto-relato diário do paciente ou concentrações de drogas), e relatarem esta informação ao leitor.

Análise de Dados

A seção sobre os métodos de um estudo geralmente inclui uma descrição acerca da potência estatística (às vezes, na seção de resultados) e o tipo de testes e análises estatísticos realizados com base nos dados coletados. (O poder estatístico já foi referido na discussão sobre o tamanho da amostra.) Uma razão comum para a falência em detectar diferenças significativas entre os grupos de tratamento em um estudo é a falta de poder estatístico, geralmente como resultado do pequeno número de pacientes que participam do trabalho ou completam o estudo. Como leitor, investigue se houve análise do poder estatístico e se isso foi relatado. Se foi, verifique se o poder foi adequado. Se não, considere se a falta de poder estatístico pode ter sido responsável por qualquer achado negativo reportado.

Verifique, ainda, se os testes ou análises estatísticos empregados são descritos em detalhes suficientes para permitir sua repetição.[33] Os testes ou análises usados também devem ser apropriados às variáveis de interesse.

Resultados

A seção sobre os resultados de um estudo publicado é de importância óbvia para o leitor. Há diversas áreas para focalizar nesta seção e perguntas-chave a fazer. Estas áreas incluem os testes estatísticos e as análises realizadas, bem como os achados específicos relatados, efeitos colaterais ou adversos, apresentação dos dados e abandono dos pacientes. O tópico sobre estatística é coberto em mais detalhes no Cap. 12. Entretanto, os pontos importantes relacionados à estatística, que o leitor deve considerar na análise crítica dos estudos, são discutidos aqui.

A primeira consideração é que os testes e análises estatísticos devem ser realizados em todas as medidas principais de desfecho. Há primariamente dois tipos de estatística envolvidos: a estatística descritiva e a inferencial.

A *estatística descritiva*, resumos gráficos ou numéricos de dados, inclui medidas de tendência central (média, mediana, moda), medidas de variabilidade (desvio-padrão, variância, erro-padrão) e medidas de precisão, para avaliar os efeitos (intervalos de confiança).

A maior parte da *estatística inferencial*, métodos para generalizar com base em dados obtidos de amostras em estudo de uma população de interesse, envolve os testes e análises (testes paramétricos, testes não-paramétricos) realizados para testar hipóteses e determinar se existem diferenças estatisticamente significativas entre os grupos em estudo. Outros procedimentos estatísticos são análise de correlação e de regressão (para descrever e quantificar a associação entre as variáveis em estudo) e estimativas de risco associado ao desenvolvimento de doença ou condição (p. ex., risco relativo, razão de chances [*odds ratio*]).

Depois disso, os leitores devem considerar se o método estatístico empregado em um estudo é apropriado ao tipo de variável que está sendo examinado. Por exemplo, testes paramétricos (como o teste *t* ou ANOVA, análise de variância) devem ser usados somente quando certos critérios são preenchidos, como dados em distribuição normal ou próxima da normal, dados em nível contínuo ou variâncias das populações cujas amostras são iguais ou aproximadamente iguais. Se estes critérios não se aplicam, devem-se empregar testes não-paramétricos (teste do qui quadrado, teste exato de Fisher ou teste do *U* de Mann-Whitney) levando em conta se os dados são *nominais* (dados sem qualidades numéricas que podem ser alocados em categorias mutuamente exclusivas) ou *ordinais* (dados que podem ser ordenados em uma escala, mas cujas diferenças não podem ser medidas precisamente).

É importante, também, que informações sobre a variabilidade dos dados em estudo sejam fornecidas além dos dados de tendência central. Por exemplo, a média é usada para ilustrar o valor representativo médio de um grupo de dados. Entretanto, a média pode ser afetada significativamente por um pequeno grupo de dados que se encontram nos extremos dos valores, e, assim, pode não representar fielmente onde a maior parte dos dados individuais se encontra. Assim, a média pode ter o mesmo valor independentemente da variação dos valores próxima ou distante dela.

Como os clínicos estão interessados em aplicar os resultados dos estudos a cada um dos seus pacientes, uma indicação da variabilidade dos dados pontuais em um estudo torna-se útil. Por exemplo, suponhamos que dois estudos relatam as mesmas concentrações plasmáticas médias de 50 mg/ml em resposta à administração de uma droga. Entretanto, os níveis em cada paciente nos dois estudos são os seguintes (em mg/ml): 48, 49, 50, 51, 52 e 1, 5, 50, 95, 99. Embora os valores médios sejam idênticos, os pacientes do segundo grupo apresentam variabilidade muito maior em resposta à droga. Dessa forma, os estudos que relatam valores com médias como suas medidas de desfecho devem incluir a faixa de variação numérica dos valores e/ou dos desvios-padrão.[33]

Os resultados das análises estatísticas realizadas devem, ainda, incluir os valores exatos de *P* ou intervalos de confiança.[32, 33] O valor de *P* indica a *probabilidade* de um erro tipo I (isto é, rejeitar a hipótese nula, quando é, na verdade, verdadeira). Dito de outra maneira, significa concluir que uma diferença estatisticamente significativa existe entre tratamentos, quando realmente não existe. Quanto menor o valor de *P*, menor a probabilidade de que um erro do tipo I seja responsável pela diferença observada (ou menor a probabilidade de que o acaso seja responsável pela diferença observada). Assim, um valor de *P* de 0,001 indica que a probabilidade de um erro tipo I, ou que o acaso apenas seja responsável pela diferença observada, é somente de 1 em 1.000. Por convenção, um $P < 0{,}05$ é considerado estatisticamente significativo em geral.

Entretanto, como os valores de *P* indicam apenas o risco do erro tipo I e não fornecem informação sobre a magnitude do efeito clínico, o *intervalo de confiança* (IC) está sendo cada vez mais relatado. O IC é calculado usando os dados da amostra em estudo, e indicando a probabilidade ou confiança de que o valor real na população está incluído dentro da faixa de valores relatados.[24] Por exemplo, se um estudo relata a diferença nas taxas de resposta entre dois tratamentos de 35% com IC de 95% entre 30 e 40%, isso significa que há uma probabilidade de 95% de que a diferença real nas taxas de resposta, se a população como um todo for estudada, fique entre 30 e 40%. Embora o IC de 95% seja, em geral, calculado, o leitor pode encontrar IC de 90 ou 99% relatados nos estudos. Os IC fornecem informação útil aos profissionais de saúde para avaliar como seus pacientes provavelmente responderiam ao mesmo tratamento (considerando que seus pacientes tenham características similares às da amostra estudada).

O tamanho dos reais efeitos dos tratamentos relatados em estudos deve ser útil clinicamente.[24] Além disso, quando se relatam resultados em um estudo, os números reais devem ser incluídos juntos com quaisquer variações percentuais dos dados.[33] Por exemplo, grandes percentagens podem ser mal-interpretadas, quando pequenos números estão envolvidos, devendo o leitor estar consciente disso.

É difícil determinar a utilidade clínica de um tratamento, sem considerar a segurança e a eficácia, o que inclui não somente o risco de reações adversas a um regime de drogas empregadas mas também o risco para o paciente de um evento adverso, se ele não for tratado. O leitor deve avaliar os efeitos adversos ou colaterais relatados em um estudo, quando se determinar incorporar os resultados na prática clínica. Guyatt e colaboradores fornecem exemplos de como estimar o risco de eventos adversos por paciente tratado ou por vida salva, usando a técnica do "número necessário a tratar".[34]

Quando se apresentam dados em um estudo, quaisquer quadros e gráficos usados devem ser claros, e não confusos. Da mesma forma, a descrição do texto deve ser compatível com a informação ilustrada nos quadros e gráficos. Finalmente, as razões para o abandono de quaisquer pacientes ou indivíduos do estudo devem ser fornecidas, desde que isso pode influenciar a interpretação sobre a utilidade clínica do tratamento empregado. Por exemplo, os pacientes podem abandonar um estudo, porque a terapia é ineficaz ou se desenvolvem efeitos colaterais intoleráveis. Duas técnicas usadas para lidar com os dados relativos ao abandono são a "intenção de tratar" e a exclusão dos pacientes.

Com a *análise da intenção de tratar*, os dados de todos os pacientes são analisados juntos com o restante dos dados do grupo onde foram alocados, independente do fato de terem ou não completado o tratamento (ou seja, esta análise avalia o tratamento como originalmente oferecido aos pacientes). A vantagem de tal método é que reflete a prática clínica em relação à terapia com drogas; entretanto, se grande número de pacientes abandona o estudo por causas não relacionadas às drogas (pacientes que se mudam ou simplesmente não querem mais ser incomodados com as visitas de seguimento do estudo), a real eficácia de uma droga pode ser ocultada. Por exemplo, suponha que 10 pacientes sejam arrolados em um estudo e só cinco deles o terminem, abandonando o restante por motivos não-relacionados à terapia. Se a droga é eficaz em quatro dos cinco pacientes, a eficácia relatada com a avaliação da intenção de tratar é apenas de 40% (quatro de 10 pacientes originalmente arrolados para tratamento).

O *método da exclusão dos pacientes* exclui os dados dos indivíduos que não completaram a terapia como planejado (ou seja, avalia o tratamento como realmente realizado pelos pacientes). Este método não subestima a eficácia do tratamento, mas, também, não leva em conta as razões para o abandono que afetam a utilidade clínica de uma droga (efeitos colaterais ou falta de eficácia).

Em alguns estudos, o leitor poderá verificar os dados relatados usando os dois métodos. Esta é a melhor maneira de avaliar os resultados de um estudo.

O progresso das comunicações tem provocado significativo impacto sobre a informação biomédica e a maneira com que é usada na comunidade da área de saúde. A Internet oferece aos pesquisadores a oportunidade de apresentar dados que apóiam os seus achados publicados, descrever os seus métodos em maiores detalhes, ilustrar as suas apresentações, permitir a outros comentarem o trabalho nos estágios iniciais bem como expor estes comentários e endereços. A Internet fornece meios para a publicação de trabalhos científicos e distribuição sem grandes barreiras de acesso; entretanto, é importante que se garanta a qualidade do estudo (p. ex., revisão por um especialista da área). O National Institutes of Health propôs a instituição do E-Biomed (www.nih.gov/welcome/director/ebiomed/ebi.htm), para apoiar o esforço baseado na comunidade, a fim de estabelecer um *site* de publicações eletrônicas. Muitas revistas da área médica já instituíram a disseminação de importantes estudos, apresentando os dados em seus *sites* antes da publicação em papel. Através de esforços, como o da E-Biomed, a publicação eletrônica na área biomédica irá mudar a face da literatura médica em um futuro próximo.

Discussão

As considerações, quando se avalia a seção de discussão final de um estudo publicado, incluem se as conclusões dos investigadores são compatíveis com os dados obtidos; se os investigadores exploraram as limitações potenciais do seu estudo (ou seja, pequeno tamanho da amostra, ocorrência de falhas no mascaramento do estudo, grande taxa de abandono); e se qualquer extrapolação dos seus achados, ou discussão da validade externa do estudo, foi compatível com os objetivos originais do estudo e do seu projeto, particularmente os critérios de inclusão/exclusão empregados. A discussão deve conter uma discussão honesta da significância dos achados à luz das outras evidências disponíveis.

A significância dos achados deve incluir um relato sobre a relevância clínica dos resultados, e não simplesmente a significância estatística. É possível obter significância estatística entre grupos de estudo com diferenças muito pequenas (ou seja, baixo risco de erro tipo I), mas as diferenças podem ser, em verdade, muito pequenas para ter utilidade clínica. Atenta-se, ainda, para o fato de que a significância dos achados deve incluir uma avaliação dos benefícios *versus* os riscos da terapia empregada. Uma análise de 26 ensaios controlados randomizados publicados revelou que apenas dois destes estudos discutiam seus resultados no contexto de uma revisão sistemática de trabalhos anteriores, e quatro artigos referiam-se às revisões sistemáticas relevantes, mas não as atualizaram com a adição dos seus próprios resultados.[35]

REVISÕES DA LITERATURA

Os clínicos têm grande interesse em obter um resumo abrangente da informação disponível sobre um tópico específico em vez de estudos individuais.

Os *artigos de revisão* constituem um tipo de publicação usado para sumarizar a literatura médica sobre determinado assunto. Estas revisões geralmente fazem uma compilação da informação publicada sobre os vários aspectos de um tópico e oferecem recomendações ou conclusões baseadas na opinião dos autores. Uma vantagem de um artigo de revisão é que fornece ao profissional de saúde, que muitas vezes tem pouco conhecimento sobre o assunto, um resumo da informação publicada sobre o assunto em questão, o que permite ao profissional uma atualização relativamente rápida sobre o tópico. A bibliografia de um artigo de revisão também pode ser usada como fonte para estudos clínicos sobre determinado assunto.

Outro tipo de artigo que sumariza a literatura e fornece dados quantitativos é a chamada metaanálise, a qual utiliza técnicas estatísticas formais, para somar os resultados de vários artigos similares com estudos originais, a fim de formular uma conclusão.[23] As metaanálises têm sido cada vez mais realizadas dentro da literatura médica, podendo ser utilizadas para aumentar a força estatística de determinados resultados e análise de subgrupos, melhorar as estimativas do tamanho de um efeito, avaliar questões não propostas no início de ensaios individuais, fornecer dados preliminares sobre tamanhos de amostras e hipóteses necessárias para grandes estudos clínicos definitivos, ajudar a resolver incertezas, quando grandes estudos individuais discordam entre si, e generalizar conclusões para uma gama mais variada de pacientes e protocolos de tratamento.[23, 36-39]

Apesar da conveniência e vantagens propostas dos artigos de revisão e das metaanálises, vários problemas ou obstáculos ainda existem. Os artigos de revisão freqüentemente não são baseados em uma questão clínica determinada, podem não incluir os critérios usados pelos autores para selecionar os artigos incluídos na revisão, não avaliar a validade dos estudos incluídos bem como refletir opiniões subjetivas e incorretas dos autores.[40] Os problemas potenciais com as metaanálises estão resumidos no Quadro 9.3, devendo estar em mente, quando se lê esse tipo de estudo. Oxman e colaboradores publicaram um guia do leitor que pode ser consultado para obter informações adicionais sobre importantes questões que surgem, quando se utilizam estas grandes revisões.[40]

Alguns estudos têm relatado que discrepâncias podem existir entre metaanálises e subseqüentes grandes estudos bem-controlados.[39, 42, 43] Os resultados das metaanálises divergem dos grandes estudos clínicos posteriores em 10 a 35% dos casos.[42, 43] Tem sido sugerido que as metaanálises devem ser usadas primariamente visando gerar hipóteses para estudos adicionais em grandes trabalhos controlados, e não para testar hipóteses. Também devem ser utilizadas para ajudar a entender e predizer discrepâncias nos achados de diferentes estudos.[39, 43] Entretanto, na ausência de estudos definitivos, uma metaanálise bem-realizada pode fornecer orientação em relação a recomendações terapêuticas.

Quando se acessa a fonte de informação secundária MEDLINE, é fácil identificar e obter resumos da literatura limitando a procura a tipos de publicação, como o artigo em revisão e a metaanálise. Entretanto, uma vez que esses tipos de artigo sejam obtidos, o leitor deve, também, conduzir uma análise crítica deles.

Informação Via Internet

A Internet é uma fonte importante de informação médica atualizada. Contudo, obter informação de qualidade via Internet pode ser mais difícil por uma série de problemas: virtualmen-

Quadro 9.3 Questões e Problemas Relacionados às Metaanálises

Quais estudos devem ser incluídos na análise? Pode haver viés de seleção nos estudos incluídos? O que deve ser feito com os estudos maldesenhados?

Os estudos devem ser incluídos usando critérios predeterminados? Todos os estudos relevantes foram obtidos? O viés de publicação (tendência das revistas a publicar estudos com achados positivos) pode influenciar os resultados, se apenas os estudos publicados forem avaliados; entretanto, obter toda literatura relevante publicada e não-publicada pode ser difícil.

Foram feitos testes de homogeneidade, para minimizar a probabilidade de que estudos heterogêneos significativos fossem combinados?

Os efeitos adversos de cada estudo incluído na análise foram apropriadamente considerados?

Há diferenças nas intervenções de tratamento? As diferenças nas intervenções de tratamento (dosagem das drogas, intervalos entre as doses ou duração da administração) podem dificultar a combinação dos resultados dos estudos.

te, qualquer pessoa pode desenvolver *websites* com qualquer tipo de informação escolhida. Uma pesquisa sobre *sites* orientados para pacientes que se aconselham sobre o tratamento da criança com febre descobriu que apenas quatro de 41 páginas avaliadas pelos autores seguiam estritamente as recomendações publicadas nesta área.[44] Assim, a qualidade da informação encontrada na Internet deve sempre ser considerada.

As informações baseadas em revisões sistemáticas da literatura podem ser encontradas em alguns *websites*, como o Databases of Abstracts of Reviews of Effectiveness (DARE) (http://nhscrd.york.ac.uk/) e a Cochrane Collection (http://www.cochrane.org/).

Embora não haja atualmente critérios estabelecidos para avaliar a qualidade da informação de saúde na Internet, instrumentos e critérios de categorização foram desenvolvidos a partir de várias fontes diferentes.[2] Um exemplo de critério sugerido para a avaliação de informações na Internet pode ser encontrado no *site* do Health Summit Working Groups (http://hitiweb.mitretek.org/hswg/). Os leitores interessados devem acessar este *site* e os listados por Jadad e Gagliardi para informações adicionais.[2] Wyatt também fornece guias úteis para avaliar a confiabilidade de *websites* como fontes de informação clínica.[45]

REFERÊNCIAS

1. *Pharmacists for the Future: The Report of the Study Commission on Pharmacy*. Ann Arbor, MI: Health Administration Press, 1975, p 48.
2. Jadad AR, Gagliardi A. Rating health information on the Internet: navigating to knowledge or to Babel? *JAMA* 1998; 279: 611–614.
3. Blois MS, Shortliffe EH. The computer meets medicine: emergence of a discipline. In *Medical Informatics: Computer Applications in Health Care*. Shortliffe EH, Perreault LE, Wiederhold G, et al, eds. Reading, MA: Addison-Wesley, 1990, p 20.
4. Grace M, Wertheimer AI. Judgmental questions processed by a drug information center. *Am J Hosp Pharm* 1975; 32: 903–904.
5. Pearson RE, Lauper RD, Davis LJ. Experience with a drug information services review committee. *Am J Hosp Pharm* 1975; 32: 31–34.
6. Johnson KW. *Am J Pharm Educ* 1988; 52: 380.
7. Gong SD, Millares M, VanRiper KB. Drug information pharmacists at health-care facilities, universities, and pharmaceutical companies. *Am J Hosp Pharm* 1992; 49: 1121–1130.
8. Russello CM, Peterson AM. Comparing professional and consumer drug information centers. *Am Pharm* 1993; NS33(11): 49–52.
9. Martin S. Documenting the value of pharmacy services. *Am Pharm* 1991; NS31(2): 25–26.
10. Justice J. Drug information center for community pharmacists. *Am Pharm* 1993; NS33(11): 53–57.
11. Colvin C. Understanding the resources and organization of an industry-based drug information service. *Am J Hosp Pharm* 1990; 47: 1989–1990.
12. Altman DG. *BMJ* 1994; 308: 283.
13. Wilkes MS, Doblin BH, Shapiro MF. Pharmaceutical advertisements in leading medical journals: experts' assessments. *Ann Intern Med* 1992; 116: 912–919.
14. Ziegler MG, Lew P, Singer BC. The accuracy of drug information from pharmaceutical sales representatives. *JAMA* 1995; 273: 1296–1298.
15. Begg C, Cho M, Eastwood S, et al. Improving the quality of reporting of randomized controlled trials. The CONSORT statement. *JAMA* 1996; 276: 637–639.
16. Moher D. CONSORT: an evolving tool to help improve the quality of reports of randomized controlled trials. Consolidated Standards of Reporting Trials. *JAMA* 1998; 279: 1489–1491.
17. Gehlbach SH, ed. *Interpreting the Medical Literature, Practical Epidemiology for Clinicians*. New York: Macmillan, 1988, p 17.
18. Moher D, Jadad AR, Nichol G, et al. Assessing the quality of randomized controlled trials: an annotated bibliography of scales and checklists. *Control Clin Trials* 1995; 16: 62–73.
19. Altman LK. The Ingelfinger rule, embargoes, and journal peer review—Part 1. *Lancet* 1996; 347: 1382–1386.
20. Gehlbach, *Interpreting the Medical Literature*, p 121.
21. Young MJ, Bresnitz EA, Strom BL. Sample size nomograms for interpreting negative clinical studies. *Ann Intern Med* 1983; 99: 248–251.
22. Stolley PD, Strom BL. Sample size calculations for clinical pharmacology studies. *Clin Pharmacol Ther* 1986; 39: 489–490.
23. Sahai H, Khurshid A, Ageel MI. *Appl Clin Trials* 1996; 5: 30.
24. Guyatt GH, Sackett DL, Cook DJ. Users' guides to the medical literature. II. How to use an article about therapy or prevention. A. Are the results of the study valid? Evidence-Based Medicine Working Group. *JAMA* 1993; 270: 2598–2601.
25. Adam A, Posner J, eds. *A Guide to Clinical Drug Research*. Dordrecht: Kluwer Academic, 1995, p 7.
26. Motheral BR. *J Managed Care Pharm* 1998; 4: 382.
27. Gehlbach, *Interpreting the Medical Literature*, p 3.
28. Ibid, p 84.
29. Ibid, p 142.
30. Ibid, p 174.
31. Basskin L. *Formulary* 1997; 32: 279.
32. Cho MK, Bero LA. Instruments for assessing the quality of drug studies published in the medical literature. *JAMA* 1994; 272: 101–104.
33. Checklist of information for inclusion in reports of clinical trials. The Asilomar Working Group on Recommendations for Reporting of Clinical Trials in the Biomedical Literature. *Ann Intern Med* 1996; 124: 741–743.
34. Guyatt GH, Sackett DL, Cook DJ. Users' guides to the medical literature. II. How to use an article about therapy or prevention. B. What were the results and will they help me in caring for my patients? Evidence-Based Medicine Working Group. *JAMA* 1994; 271: 59–63.
35. Clarke M, Chalmers I. Discussion sections in reports of controlled trials published in general medical journals: islands in search of continents? *JAMA* 1998; 280: 280–282.
36. Swales JD. Meta-analysis as a guide to clinical practice. *J Hyperten Suppl* 1993; 11(suppl 5): S59–S63.
37. Sacks HS. Meta-analyses of randomized controlled trials. *N Engl J Med* 1987; 316: 450–455.
38. Mann C. Meta-analysis in the breech. *Science* 1990; 249: 476–480.
39. Borzak S, Ridker PM. Discordance between meta-analyses and large-scale randomized, controlled trials. Examples from the management of acute myocardial infarction. *Ann Intern Med* 1995; 123: 873–877.
40. Oxman AD, Cook DJ, Guyatt GH. Users' guides to the medical literature. VI. How to use an overview. Evidence-Based Medicine Working Group. *JAMA* 1994; 272: 1367–1371.
41. Gibaldi M. Meta-analysis. A review of its place in therapeutic decision making. *Drugs* 1993; 46: 805–815.
42. LeLorier J, Gregoire G, Benhaddad A, et al. Discrepancies between meta-analyses and subsequent large randomized, controlled trials. *N Engl J Med* 1997; 337: 536–542.
43. Ioannidis JP, Cappelleri JC, Lau J. Issues in comparisons between meta-analyses and large trials. *JAMA* 1998; 279: 1089–1093.
44. Impicciatore P, Pandolfini C, Casella N, et al. Reliability of health information for the public on the World Wide Web: systematic survey of advice on managing fever in children at home. *BMJ* 1997; 314: 1875–1879.
45. Wyatt JC. Commentary: measuring quality and impact of the World Wide Web. *Brit Med J* 1997; 314: 1879–1881.

CAPÍTULO **10**

A Pesquisa

Maria L Webb, PhD
Director, Biology
Pharmacopeia, Inc
Princeton, NJ

A pesquisa nas áreas médica e farmacêutica fornece as bases para o desenvolvimento de novas abordagens no combate às doenças humanas. Esse processo de pesquisa farmacológica, que pode ser *básica* (busca do entendimento de fenômenos biológicos desconhecidos) ou *aplicada* (usando princípios que podem produzir um novo efeito ou produto desejado), geralmente resulta de uma *necessidade clínica*, ou seja, de uma carência reconhecida nas opções terapêuticas. O resultado de um programa bem-sucedido de descoberta de uma droga é a geração de uma terapêutica antes não-disponível, ou a substituição de terapias estabelecidas em favor de novas modalidades mais seguras e efetivas.[1]

A principal função da indústria farmacêutica é criar produtos — drogas, equipamentos ou insumos biológicos que tenham impacto sobre os problemas de saúde. Produtos desse tipo podem ser antecipados e pensados de alguma forma, sendo posteriormente submetidos a pesquisa e desenvolvimento planejados. Por exemplo, se a causa identificada de uma doença é a infecção por um microrganismo, a pesquisa investigará um agente que evite ou cure a infecção. Porém, em alguns casos, a etiologia de uma doença não é descoberta apesar de intensa investigação. Nesse caso, os passos na busca de um método satisfatório para a prevenção ou cura não podem ser vislumbrados. Nesses casos, produtos podem ser desenvolvidos a partir de investigações cuidadosas, de uma abordagem revolucionária ou de um achado casual.

Embora uma boa parte do processo de descoberta das drogas nos Estados Unidos seja realizada por grandes indústrias farmacêuticas e de biotecnologia, essa pesquisa depende do vasto e crescente acúmulo do conhecimento científico gerado por várias organizações. Universidades, institutos privados, laboratórios estatais e a pesquisa industrial, em conjunto, exercem um papel significativo no desenvolvimento do conhecimento que fornece as bases para a descoberta e a produção final de um novo produto. Esse novo conhecimento pode envolver o desenvolvimento de uma nova tecnologia, a evolução da metodologia científica e instrumentação ou um melhor entendimento da biologia celular e molecular de uma doença em questão.

O grande objetivo da pesquisa na indústria farmacêutica é produzir drogas seguras, capazes de prevenir, curar ou aliviar as doenças. As metas a serem alcançadas no caminho para esse grande objetivo incluem:

- Entender as bases moleculares de mecanismos biológicos na saúde e na doença.
- Desenvolver novos procedimentos de análise biológica relevantes para a medicina humana.
- Desenvolver um entendimento quantitativo da interação de drogas com sistemas biológicos essenciais, levando a uma elaboração mais racional das drogas.
- Compreender a absorção, o transporte e o modo de ação das drogas.
- Desenvolver drogas de baixa toxicidade, liberação reproduzível e alta especificidade para determinado estado mórbido.

Este capítulo ilustra como a pesquisa pode ser usada para desenvolver novos produtos que atendam às necessidades clínicas.

O PAPEL DA PESQUISA EM FARMÁCIA E MEDICINA

A procura por remédios para o tratamento das doenças começou com os produtos naturais. Até o início do século 20, os produtos farmacêuticos foram obtidos quase inteiramente de produtos naturais como o mentol, que era derivado da hortelã-pimenta e usado para tratar a tosse e o resfriado. A prática de obter e preparar ervas secas era comum. O chá de eupatório diminuía a febre, a hortelã aliviava uma dor de dente ou uma cólica infantil e a dedaleira podia aliviar a insuficiência cardíaca. Os desafios iniciais foram desenvolver e produzir drogas de potência e qualidade uniformes, uma vez que a qualidade dos produtos naturais variava muito, e também a capacidade do farmacêutico.

Até a Primeira Guerra Mundial, a maioria das drogas e substâncias sintéticas usadas nos Estados Unidos fora descoberta e produzida na Europa. Quando os suprimentos foram reduzidos pela guerra, surgiu o ímpeto para o estabelecimento de uma indústria química e farmacêutica independente nos Estados Unidos. A partir daí, a produção de drogas e substâncias químicas foi iniciada, e também o estímulo para o desenvolvimento da pesquisa industrial. Nos anos seguintes, a indústria farmacêutica norte-americana fez grandes contribuições através da descoberta e do desenvolvimento de novas drogas, e assumiu a liderança mundial.

Em meados do século 20, a pesquisa química para o isolamento, a identificação e a síntese de drogas começou a fornecer muitas substâncias importantes. Nessa época, a síntese e a produção de vitaminas foram o principal foco de companhias como a Roche e a Merck. A descoberta e o desenvolvimento das sulfonamidas, antibióticos e outros agentes antiinfecciosos reduziram dramaticamente a taxa de mortalidade de grande número de doenças infeciosas. Entre as principais drogas descobertas e/ou desenvolvidas nos Estados Unidos durante esse período estão a insulina, as sulfonamidas, a penicilina e os antibióticos de largo espectro, a cortisona e outros corticosteróides, a isoniazida (INH) para o tratamento da tuberculose, os diuréticos e os tranqüilizantes. Graças ao uso dessas drogas, a taxa de mortalidade por tuberculose entre 1945 e 1978 declinou de 39 por 100.000 pessoas para 1 por 100.000. Como uma grande proporção das mortes por essas doenças ocorria antes da vida adulta, as drogas permitiram que mais indivíduos se tornassem adultos e assumissem papéis produtivos na sociedade.

Inúmeras classes de drogas têm importantes efeitos sobre a qualidade de vida sem afetar significativamente a longevidade. Por exemplo, compostos que controlam a dor sempre são necessários. O desenvolvimento de terapia confiável com contraceptivos orais tornou possível o planejamento familiar. Tranqüilizantes e outras drogas que agem sobre o sistema nervoso central (SNC) foram importantes contribuições para o tratamento de doenças mentais e a restauração das atividades normais.

Das 1.071 novas entidades químicas apresentadas como drogas nos EUA no período de 1940 a 1981, 681 (64%) foram originadas na indústria farmacêutica norte-americana. Entre 1975 e 1989, 47 das 97 novas entidades químicas apresentadas ao mundo foram desenvolvidas nos EUA. Cerca de 40 classes terapêuticas de drogas, antiinfecciosos (191), cardiovasculares (85), hormônios (88) e drogas gastrointestinais (68) representaram mais de 40% das entidades químicas.

ORGANIZAÇÕES DE PESQUISA

As indústrias farmacêuticas e de biotecnologia são líderes entre todas as indústrias norte-americanas no que diz respeito à pesquisa e desenvolvimento. A própria indústria financia quase toda a pesquisa e desenvolvimento (99%) com seus próprios fundos; nenhuma outra indústria gasta uma porcentagem tão alta desses fundos com a pesquisa básica e a aplicada. Uma parte significativa de cada dólar obtido com as vendas é destinada a atividades de pesquisa de drogas. Por exemplo, entre 1967 e 1980 as companhias farmacêuticas empregaram anualmente mais de 11% das suas receitas obtidas com vendas domésticas. Em 1986, esse número se aproximou de 15%. Partindo de 1970, o investimento em pesquisa e desenvolvimento dobrou a cada 5 anos. Em 1992, quase 11 bilhões de dólares foram investidos em pesquisa e desenvolvimento, representando 16% das vendas. Os gastos com pesquisa na indústria farmacêutica cresceram de 50 milhões de dólares em 1950, para 1,9 bilhão em 1980, 4,6 bilhões em 1986 e 11 bilhões em 1992. Mais de 35.000 cientistas e profissionais de apoio estavam envolvidos nas atividades industriais de pesquisa e desenvolvimento em 1985, comparados com apenas 2.000 em 1940.[2]

Os avanços tecnológicos levaram a uma explosão de pequenas companhias de biotecnologia que se especializam em uma ou mais etapas nos processos pré-clínicos e clínicos. Grandes indústrias contratam, com freqüência, outras menores como uma forma de estender suas fontes internas. Os desafios na procura externa entre grandes indústrias farmacêuticas tem propiciado o crescimento de muitas companhias contratadas para a produção de substâncias biofarmacêuticas, como a Covance, a Lonza Biologics e a Gist-brocades/Bio-Intermediair (GbBI).[3]

A comunidade acadêmica continua a exercer uma função vital no desenvolvimento de novas drogas. Seu papel inclui mas não se limita à pesquisa sobre o entendimento básico dos estados de doença, desenvolvimento do conhecimento bioquímico e fisiológico forjando uma base racional para o desenvolvimento de novas drogas a avaliação inicial de novas drogas e o treinamento de cientistas. Durante o final da década de 1980 e início da década de 1990, os cientistas das universidades fizeram muitas descobertas básicas de novas tecnologias, que levaram à fundação de muitas companhias de biotecnologia. Exemplos dessas são:

1. Ligand Pharmaceuticals, fundada pelo Dr. Ron Evans, do Salk Institute, que se baseou na descoberta de novos receptores intracelulares, focalizando a identificação de agonistas e antagonistas de receptores esteróides.
2. Vertex, fundada pelo Dr. Joshua Boger, utilizando o projeto baseado na estrutura, desenvolvido com base em imagem molecular de alta resolução do sítio ativo de moléculas relacionadas com processos patológicos.
3. Pharmacopeia, fundada pelos Drs. Michael Wigler e Clark Still, uma empresa de química combinatória que usa a diversidade molecular como base.

Observações de médicos têm levado à descoberta de novos usos para as drogas. A clorpromazina, originalmente sintetizada como um anti-histamínico, mostrou-se útil como tranqüilizante. A utilização clínica desse composto, e de outras drogas com ação sobre o SNC, resultou em redução acentuada do número de pacientes com problemas mentais que necessitam de internação.

A pesquisa na comunidade acadêmica é apoiada em grande parte por agências do governo norte-americano, como Public Health Service (PHS), National Institutes of Health (NIH) e National Science Foundation (NSF). A indústria farmacêutica também apóia financeiramente os laboratórios acadêmicos onde a pesquisa de interesse geral e específico para a indústria é conduzida. Os institutos estabelecidos pelos fundos governamentais ou com o apoio privado, como o Sloan-Kettering Institute, o Shriner Children's Hospitals, o National Institutes of Health e o Centers for Disease Control, atuam na pesquisa básica e aplicada em muitos campos relacionados à saúde pública. Muitos hospitais também mantêm clínicas de pesquisa e/ou fundações apoiadas por interesse público ou privado, atuando no estudo de um grupo determinado de doenças, à procura de suas causas e tratamentos, no estudo de certas doenças endêmicas de determinada área geográfica, ou grupos de doenças que acometem certos órgãos do corpo. Como a pesquisa não depende da venda de itens ou serviços, ela não é diretamente auto-apoiada e precisa receber fundos públicos e também privados.

O interesse em pesquisa farmacoepidemiológica tem promovido o desenvolvimento e a necessidade de critérios de revisão nessa área. O guia Hartzema[4] faz uso de estudos de coorte e casos-controle como principais metodologias nesse campo. Geralmente, os critérios de avaliação para esses tipos de estudo tratam da definição apropriada de amostra–estrutura, compatibilidade de casos e controles, validações da exposição às drogas, procedimentos de certificação de efeitos não-desejados e considerações relacionadas. Embora possa haver confusão, o Hartzema fornece interpretação da estatística usada no relato de estudos de coorte e casos-controle e oferece critérios revistos para metaanálises, uma tentativa de integrar a literatura farmacoepidemiológica.

A PROCURA POR NOVAS DROGAS

No início do século 20, a maioria das drogas úteis, como morfina, quinina, digital, esporão do centeio e atropina, era derivada de plantas, e seus usos terapêuticos foram baseados em descobertas casuais. À medida que a química médica se desenvolveu, a procura por produtos naturais tornou-se mais metódica. A procura de produtos naturais é baseada no conceito de que a evolução favorece a conservação molecular. Entretanto, o futuro da busca de produtos naturais para a descoberta de drogas está limitado atualmente pela velocidade e pela diversidade de compostos.

Em meados do século 20, drogas úteis eram derivadas de produtos naturais, sínteses químicas ou combinações de ambas as fontes. As técnicas usadas para identificar as moléculas com potencial para transformar-se em drogas envolviam o espectro entre a diversidade molecular e o projeto racional. O projeto racional de drogas, baseado na estrutura, refere-se a um processo que começa com um mapa de alta resolução do sítio ativo de um alvo da doença. Se for possível obter uma estrutura por cristalografia pelos raios X ou por ressonância nuclear magnética, os bioquímicos e os químicos de proteínas podem projetar moléculas que se ligam ao sítio ativo em questão. Quando se tem uma estrutura conhecida, pode-se obter sucesso, como no caso dos inibidores de protease, no campo do vírus da imunodeficiência humana (HIV).

O projeto baseado na estrutura não é aplicável, no momento, a todos os tipos de alvos de drogas. Os receptores acoplados ao nucleotídio guanínico (GPCR), que se mostraram uma das mais promissoras classes de alvos para drogas, se enovelam sete vezes por entre a superfície intra- e extracelular da bicamada lipídica da membrana celular. Essa estrutura heptahelicoidal na bicamada lipídica tem-se mostrado de difícil resolução até o momento.

O advento da química combinatória na década de 1980 causou um grande impacto no processo de descoberta das drogas, com a geração de bibliotecas de compostos diferentes, porém relacionados. A química combinatória foi inicialmente aplicada a aminoácidos e nucleotídios pela Affymax e a NeXagen, respectivamente. Desde então, várias companhias, incluindo Pharmacopeia, Houghton (Trega), Selectide e Arqule, vêm aplicando essa tecnologia a pequenas moléculas. O grande número de compostos em uma biblioteca combinatória aumenta a capacidade de cobrir a diversidade espacial; assim, aumenta a probabilidade de um composto ser identificado como biologicamente ativo em uma triagem de alta produtividade operacional (HTS — *high-throughput screen*). Um dos impactos primários da química combinatória e sua contrapartida HTS tem sido identificar moléculas-chave mais eficientemente a partir das bibliotecas. Outras fontes de moléculas-chave são os produtos naturais (Fig. 10.1).

Fontes de Produtos Naturais

Bioquímicos e químicos da área orgânica derivam produtos naturais de plantas e fontes animais; nessa última categoria, micróbios e organismos marinhos em geral são considerados separadamente dos animais domésticos comuns. Glicosídios digitálicos — como o digital e a digoxina — derivam da dedaleira e são potentes estimulantes cardíacos. A papoula fornece os alcalóides opiáceos (morfina, codeína) usados em analgesia; e a planta beladona fornece os alcalóides da beladona (atropina e escopolamina) usados como bloqueadores parassimpáticos. Além dos alcalóides derivados das plantas citadas acima, outros importantes produtos naturais incluem os antibióticos, hormônios esteróides e peptídios, vitaminas, enzimas, prostaglandinas e feromônios.

Embora o acaso exerça um papel relativamente importante na busca de produtos naturais, o método biológico racional baseado em síndromes deficitárias, terapia de reposição ou efeitos biológicos conhecidos claramente influencia o desenvolvimento dessas drogas. Nutricionistas, endocrinologistas, farmacologistas, microbiologistas, bioquímicos e fisiologistas exercem um papel crucial no entendimento dos mecanismos biológicos subjacentes. Antibióticos, esteróides e prostaglandinas forneceram novos campos férteis para a modificação química, levando, em todos os três casos, a drogas que são mais úteis que os compostos de origem. Muita pesquisa está sendo feita pelo NIH com produtos naturais com propriedades anticâncer. Por exemplo, o Taxol (paclitaxel), que deriva da cortiça de um teixo do Pacífico (*Taxus brevifolia*), foi desenvolvido para o tratamento do câncer de ovário e tem encorajado muito do trabalho de pesquisa da Bristol-Myers Squibb.

Bibliotecas Químicas e Coleções de Amostras

Antes do advento da química combinatória, os químicos orgânicos da indústria farmacêutica sintetizavam novos compostos um a um. A coleção desses compostos não era muito diversificada, mas levou a centenas de milhares de compostos em uma coleção de amostras de uma companhia. A química combinatória aumentou bastante a velocidade de síntese de compostos, levando a coleções de milhões. Por exemplo, atualmente a Pharmacopeia tem 4,5 milhões de compostos. A explosão na síntese de bibliotecas de compostos químicos tornou necessária a análise mais eficiente da atividade biológica.

A triagem inicial de milhares de compostos é realizada rapidamente com o uso *in vitro* de triagens enzimáticas ou de receptores. Tipicamente, vários compostos-chave emergem dessa triagem e são estudados em uma variedade de ensaios secundários, confirmando ou refutando a hipótese original.

O pequeno peso molecular de compostos em uma biblioteca favorece a possibilidade de boa biodisponibilidade oral. Uma regra que é aplicada para a absorção oral através do trato gastrintestinal (GI) é que um composto deve ter cerca de 500 daltons. Essa é uma característica crítica, e nove das dez drogas mais vendidas em 1995 eram ativas por via oral (Quadro 10.1).

Se a diversidade molecular ou o projeto racional permitiu identificar uma molécula-chave, o processo de descoberta de drogas continua através de um processo interativo de modificação química e testagem biológica. As equipes de cientistas melhoram as características dessa molécula-chave em um processo de otimização. Se há sucesso na construção da característica apropriada, o processo resulta em uma candidata a droga.

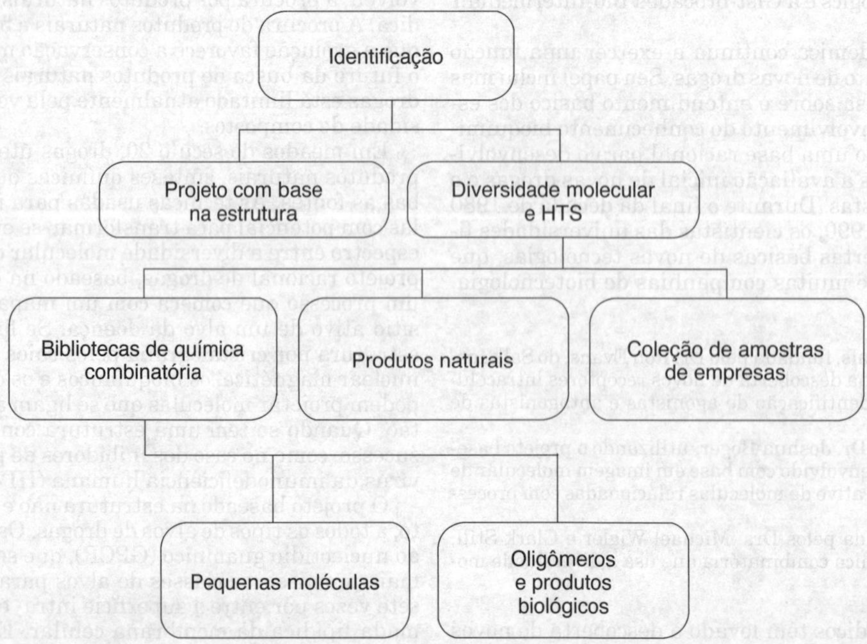

Fig. 10.1 Fontes de compostos para identificação.

Quadro 10.1 Drogas Mais Vendidas em 1995: O Sucesso das Pequenas Moléculas como Agentes Terapêuticos Ativos por Via Oral

NOME COMERCIAL	COMPANHIA	INDICAÇÃO CLÍNICA	TIPO ESTRUTURAL	PESO MOLECULAR	VIA DE ADMINISTRAÇÃO	VENDAS EM 1995 (BILHÕES DE DÓLARES)
Zantac	Glaxo	úlcera	Pequena molécula	351	oral	2,1
Prozac	Lilly	depressão	Pequena molécula	346	oral	1,5
Prilosec	Astra	úlcera	Pequena molécula	345	oral	1,2
Procardia	Pfizer	angina	Pequena molécula	346	oral	1,1
Epogen	Amgen	anemia	Proteína	30.400	intravenosa	1,0
Zoloft	Pfizer	depressão	Pequena molécula	343	oral	0,9
Vasotec	Merck	hipertensão	Pequena molécula	494	oral	0,9
Mevacor	Merck	hipercolesterolemia	Pequena molécula	405	oral	0,9
Cardizem	MMD*	hipertensão arterial	Pequena molécula	451	oral	0,8
Premarin	AHP**	menopausa	Pequena molécula	272	oral	0,7

*Marion Merrell Dow.
**American Home Products/Wyeth Ayerst.

AS FUNÇÕES DOS PESQUISADORES

A indústria farmacêutica é um bom exemplo da colaboração bem-sucedida entre cientistas das áreas biológica e médica. Químicos e outros cientistas da área médica têm sido responsáveis pela síntese, isolamento e caracterização de agentes medicinais. Entretanto, os cientistas da área biológica têm exercido um papel igualmente essencial em originar modelos de testagem e de busca, bem como na avaliação de novos agentes. Especialistas qualificados em muitos campos — farmácia, física, estatística, química, biologia, engenharia, farmacologia, fisiologia, medicina e muitos outros — tomam parte em um tremendo esforço de pesquisa de produtos farmacêuticos. A cooperação é uma característica importante na investigação científica hoje em dia. Equipes multidisciplinares são essenciais na pesquisa industrial, o que requer colaboração e comunicação efetivas, de forma que com freqüência uma centena de cientistas, ou mesmo mais que isso, pode estar envolvida na descoberta e no desenvolvimento de um composto, até que se torne uma droga útil.

Alguns laboratórios de pesquisa industrial são organizados de acordo com as disciplinas científicas, como departamentos de química orgânica ou de farmacologia. Outras companhias usam modelo equipe-projeto, por meio do qual químicos, biólogos e farmacologistas estão organizados em torno de uma unidade de projeto com o objetivo de descobrir drogas úteis para uma doença em particular. Freqüentemente esse último modelo organizacional é focalizado em áreas terapêuticas como as doenças cardiovasculares, do sistema imune ou do sistema nervoso. Qualquer que seja o estilo de organização, os problemas na descoberta e no desenvolvimento das drogas têm-se apresentado tão complexos que a abordagem multidisciplinar se tornou comum. Por uma questão de simplicidade, esta seção ressaltará as funções de cientistas com uma orientação particular que exercem papéis importantes na pesquisa farmacêutica; entretanto, o leitor deve entender que o desenvolvimento das drogas é uma ação de cooperação entre todos os cientistas.

Química Orgânica

Como já foi mencionado, os químicos orgânicos sintetizam novos candidatos a drogas, assim como isolam e caracterizam produtos naturais, como alcalóides. Em cada caso, há interesse na relação complexa entre a estrutura química e a ação farmacológica. Essas relações de estrutura-atividade (REA) são fundamentais na descoberta de drogas. Uma vez sintetizados, os compostos são avaliados por numerosos tipos de ação biológicas e farmacológicas. A observação da atividade biológica de interesse, e reprodutível, abre caminhos para o esforço de pesquisa adicional na expansão das séries, e leva freqüentemente a novos produtos medicinais de significância. A determinação da atividade farmacológica de um composto é um processo envolvido com muitas pequenas mudanças na estrutura, muitas vezes fornecendo profundas mudanças no efeito farmacológico. Muitos dos antiespasmódicos, anticonvulsivantes, anestésicos locais, analgésicos não-narcóticos, quimioterápicos e hipnóticos atualmente usados foram produtos desse modelo.

Outro modelo de pesquisa é identificar, isolar e purificar compostos de misturas biologicamente ativas. A determinação da estrutura de uma molécula biologicamente ativa fornece um duplo benefício para a farmácia e para a medicina, tornando possível a pesquisa levando à síntese e à modificação da estrutura. As mudanças na estrutura são, em geral, acompanhadas por mudanças nas atividades biológicas, e ocasionalmente uma grande melhora é conseguida. Por exemplo, nosso presente conhecimento dos corticoesteróides adrenais começou com o estudo dos vários componentes do extrato do córtex adrenal. Os componentes foram caracterizados estruturalmente e as ações biológicas foram avaliadas. Por fim, a cortisona foi sintetizada a partir dos ácidos biliares. Hoje, alguns análogos sintéticos da cortisona disponíveis são superiores, do ponto de vista terapêutico, aos esteróides de ocorrência natural.

Um segundo exemplo vem das tetraciclinas, um grupo de antibióticos clinicamente importante. O primeiro deles, a 7-clorotetraciclina, foi isolada em 1948 a partir de *Streptomyces aureofaciens*. Logo em seguida, um grupo de cientistas isolou a 5-hidroxitetraciclina a partir de *Streptomyces rimosus*, e, em 1953, sua estrutura foi estabelecida. Uma vez que a estrutura química desse antibiótico foi conhecida, estava aberto o caminho para a variação sistemática do núcleo básico para se obter novas drogas com propriedades melhoradas. Especificamente, a remoção catalítica do cloreto da 7-clorotetraciclina resultou na tetraciclina, que se mostrou superior a todos os outros compostos acima mencionados, e os substituiu em larga medida. Embora a tetraciclina subseqüentemente tenha sido isolada de espécies de *Streptomyces*, esse útil antibiótico é preparado mais facilmente pelo método semi-sintético.

Estudos sobre a estrutura e a síntese das penicilinas levaram ao desenvolvimento das penicilinas semi-sintéticas, e mais tarde às cefalosporinas e monobactâmicos. Esses novos compostos têm fornecido grandes avanços na terapia antibiótica. A síntese total é possível pelo conhecimento de estruturas químicas e, em muitos exemplos, é importante economicamente em reduzir o custo da droga. O cloranfenicol, que pode ser obtido da cultura de *Streptomyces venezuelae*, combate a disenteria da febre tifóide e a febre maculosa das Montanhas Rochosas. Uma síntese química comercialmente possível vem substituindo o processo de fermentação para a produção do antibiótico.

Muitas vitaminas hidrossolúveis são produzidas comercialmente em grande quantidade graças à síntese química.

Microbiologia

Desde a descoberta e o desenvolvimento da penicilina durante a Segunda Guerra Mundial, a procura por novos antibióticos entre os produtos metabólicos de microrganismos tem constituído um grande esforço de pesquisa na indústria farmacêutica. A comprovada utilidade clínica de antibióticos no tratamento de muitas infecções bacterianas tem justificado esse esforço. Os microbiologistas procuram antibióticos em uma grande variedade de fungos e bactérias. Nessa busca, microrganismos presentes em plantas, fontes animais, o mar, muitos tipos de solo e muitos outros nichos ecológicos foram examinados. Mais de 1.000 substâncias antibióticas foram detectadas e pelo menos parcialmente caracterizadas. Uma combinação de métodos químicos e microbiológicos é necessária para distinguir os novos antibióticos a partir dos hospedeiros, dos mais antigos que já foram descobertos.

Após se descobrir que uma cultura é capaz de produzir um novo antibiótico, os microbiologistas desviam suas atenções para a biossíntese dos compostos, procurando melhorar a produção, a fim de obter quantidades do composto para submetê-lo a testagem e avaliação. Um esforço também é feito para se entender as vias biossintéticas, otimizar a produção e facilitar a produção biossintética do antibiótico radiomarcado para avaliação farmacológica e toxicológica.

Novos antibióticos estão sendo avaliados para aplicação em um número crescente de doenças. Testes são conduzidos para se determinar a atividade de novos antibióticos contra inúmeros fungos, leveduras e protozoários, assim como contra bactérias normais e resistentes a antibióticos. Os antibióticos contribuíram para grandes avanços no controle de doenças bacterianas e outras doenças microbianas. Entretanto, o ímpeto para a pesquisa continuada é reforçado por problemas de resistência às drogas, sensibilidade do paciente e incapacidade para se controlar certas infecções.

Os microbiologistas se preocupam não somente com os microrganismos que produzem os antibióticos mas também com os patógenos microbianos que se espera controlar com os antibióticos. Os modos de transmissão de doenças e a patogenidade, a virulência e o poder invasivo dos organismos infecciosos estão sob investigação. Um sério problema de fármaco-resistência envolve a transferência de resistência entre bactérias gram-negativas por meio de um epissomo, portando um ou mais fatores de resistência ao antibiótico. Agentes que evitam a emergência do fator de resistência ou que evitam a sua transferência estão sob a mira dos investigadores. A pesquisa atual tem sido dirigida para os agentes que aumentam a resistência do hospedeiro.

A integração da pesquisa microbiológica e a química orgânica resultou na produção de uma série de penicilinas e cefalosporinas semi-sintéticas. Esses antibióticos são derivados quimicamente modificados de antibióticos produzidos biossinteticamente, que possuem um espectro de ação aumentado ou outras propriedades químicas e biológicas vantajosas.

Bioquímica e Biologia Celular

A pesquisa em bioquímica e biologia celular inclui a investigação da ação específica de substâncias que afetam os processos celulares — o modo de ação de compostos biologicamente ativos. A bioquímica e a biologia celular focalizam o entendimento dos processos celular e bioquímico subjacentes envolvidos em mecanismos de grande complexidade dos organismos vivos: processos de transdução de sinais, sistemas de geração de energia e sistemas envolvidos na síntese de proteínas, ácidos nucleicos e outras macromoléculas. A comunicação celular normal e os padrões metabólicos são determinados, e esforços são feitos para definir as condições anormais que ocorrem em vários estados mórbidos. Os bioquímicos estão envolvidos também no isolamento, na purificação e na caracterização de pequenas e grandes moléculas biologicamente ativas.

A crescente sofisticação da pesquisa demanda entendimento das bases moleculares das doenças como objetivo primário. Esse conhecimento tem influenciado fortemente a metodologia de testagem de novas drogas e a escolha ou o projeto de compostos a serem testados. Os alvos — locais moleculares onde as drogas agem — são identificados, isolados e caracterizados. Usualmente, isso envolve a clonagem e a expressão do alvo a partir de tecido humano, assim como de várias outras espécies que podem servir como sistemas-modelo na testagem de drogas. Alguns dos sistemas receptores para os quais as drogas foram desenvolvidas incluem aqueles para catecolaminas, opiáceos e esteróides, e vários hormônios peptídios como bradicinina, angiotensina II e endotelina. A descoberta das encefalinas, polipeptídios cerebrais naturais que se ligam a receptores opiáceos, abriu novos horizontes na farmacologia do sistema nervoso central. Essa informação tem sido útil na aquisição de novos conhecimentos sobre a interação entre drogas e seus sítios receptores e no entendimento das demandas para a orientação espacial específica de características estruturais essenciais das drogas. O projeto das drogas deve preocupar-se também com aquelas características que garantirão a absorção, o transporte até o receptor e a eliminação do agente terapêutico.

Os bioquímicos e os biologistas celulares desenvolveram as bases biomédicas que orientam os químicos da área médica no que tange ao projeto de drogas que são mais seletivas para aspectos específicos da doença. Por exemplo, o conhecimento da estrutura e da função bioquímica de coenzimas estimulou os químicos a sintetizar um grande número de análogos de coenzimas, alguns dos quais têm-se mostrado úteis na quimioterapia contra o câncer.

Ênfase crescente tem sido dada ao estudo de processos enzimáticos como aqueles relacionados à biossíntese de colesterol, ácidos graxos, triglicerídios; regulação e controle da síntese de proteínas e ácidos nucleicos; processos de absorção e mecanismos bioquímicos envolvidos na isquemia e outros processos no sistema nervoso central. O significado dos elevados níveis sangüíneos do colesterol e de certos outros lipídios na aterosclerose tem focalizado a atenção em drogas que afetam o metabolismo do colesterol. Atualmente existem várias dessas substâncias, como a pravastatina (Pravacol), da Bristol-Myers Squibb. Essas drogas geraram grande impacto na redução do colesterol sérico, e mais pode ser esperado.

Problemas agudos associados à aterosclerose com freqüência são causados por trombos. As abordagens trombolíticas atuais são dirigidas para a inibição da agregação plaquetária através da varfarina (cumarínico); heparinas, aspirina; Integrilina (eptifibatide) ou o ReoPro (abciximab) — inibidores da gpIIb/IIIa; ou a ticlopidina. A inibição direta da enzima da coagulação, trombina, é também um alvo farmacológico. Essa abordagem envolve a investigação da inibição do receptor da trombina. Enzimas que são capazes de dissolver um coágulo sangüíneo recém-formado, como a estreptoquinase, o ativador do plasminogênio tissular (tPA) e a uroquinase, foram aprovadas e são úteis em circunstâncias específicas de atendimento primário.

Grandes avanços foram feitos no campo da fisiologia gastrointestinal; muitos novos hormônios polipeptídios gastrointestinais foram isolados e caracterizados, e suas funções primárias foram determinadas. Evidências de muitos anos apontaram para a existência de receptores gástricos para a histamina, além dos receptores da vasculatura. Recentemente, novas drogas foram projetadas para bloquear especificamente o receptor H_2 e foram muito bem-sucedidas no tratamento da úlcera péptica.

A pesquisa em biologia molecular tem alavancado muitas áreas da descoberta de drogas. Digno de nota é o uso da expressão genética recombinante como uma fonte de obtenção de escassas e valiosas proteínas humanas como o hormônio do crescimento, anticorpos, interferon e insulina.

Um dos grandes objetivos da pesquisa biológica é o projeto de sistemas — modelos satisfatórios em animais, culturas de células e outros meios inovadores para fornecer previsões confiáveis a respeito da segurança e da eficácia de novas drogas em seres humanos. A redução do número de animais usados na pesquisa de drogas também tem sido uma prioridade na indústria. Testes para avaliar a atividade biológica sobre o alvo molecular são realizados primeiro *in vitro*, e só então se realizam testes com animais, já então padronizados como infecções controladas, por exemplo.

Virologia e Imunologia

A procura por drogas antivirais, que dependia do desenvolvimento de metodologia para propagação e ensaio dos vírus em cultura tecidual, levou a procedimentos de análise de compostos mais precisos em relação à atividade antiviral. Técnicas de cultura tecidual têm tornado possível a produção de grandes quantidades de vírus para a produção de vacinas. Vacinas novas e aperfeiçoadas representam um objetivo principal da pesquisa biológica. Novos métodos de separação desenvolvidos em bioquímica e química da área médica foram aplicados no isolamento e na purificação de vírus, e levaram à preparação de vacinas altamente purificadas e concentradas. Essas vacinas são mais eficazes e produzem muito menos efeitos colaterais.

A descoberta do HIV e suas implicações epidemiológicas abriram novas avenidas de pesquisa para o desenvolvimento de terapias adequadas. A descoberta de que quimiocinas e receptores de quimiocinas estão envolvidos como co-receptores para o HIV definiu novas estratégias farmacêuticas na direção da descoberta de pequenas moléculas para uso como droga. Pode-se esperar progresso nessa área nos próximos anos.

Recentes descobertas na área imunológica chamaram a atenção para várias doenças importantes com um componente auto-imune, como a artrite e a esclerose múltipla. Para essas doenças, a supressão de fenômenos imunes ou a indução de tolerância imune podem ser muito importantes. Um conhecimento mais detalhado da base molecular de diferenciação de células B e T, transdução de sinal e quimiotaxia permitiu a procura por drogas que ampliam ou inibem essas respostas imunes. Além disso, um quadro mais claro das bases moleculares da alergia, o papel dos eosinófilos, a ativação de citocinas e quimiocinas como a eutaxina aumentaram a probabilidade de se encontrarem novas drogas capazes de aliviar as reações alérgicas.

A pesquisa imunológica também foi dirigida para o câncer. A existência de antígenos tumor-específicos, assim como novas evidências para reações do hospedeiro ao tumor, aumentam as possibilidades de uma abordagem imunológica útil para o câncer. Um dos mais importantes avanços na última década foi o isolamento e a produção de anticorpos monoclonais. Esses agentes podem ser usados para identificar antígenos tumor-específicos e assim funcionam como ferramentas diagnósticas e terapêuticas importantes. A técnica pode ser aplicada a outros antígenos também. Essas substâncias estão sendo desenvolvidas como sistemas portadores para drogas em virtude da sua capacidade de liberar o complexo anticorpo-droga diretamente para a célula ou o tecido do antígeno.

Farmacologia

O papel da pesquisa farmacológica na descoberta das drogas evoluiu muito nos últimos anos. Tradicionalmente, a farmacologia contribui em várias áreas:

1. O projeto e a operação de sistemas-modelo para detectar e avaliar a atividade de compostos.
2. Determinação de dose, toxicidade, modo de ação, metabolismo e destino metabólico no organismo de um candidato a droga.

Mais recentemente, o farmacologista molecular está envolvido na descoberta e na validação de novos ensaios, *in vivo* e *in vitro*. Enquanto animais, órgãos e tecidos isolados tendiam a ser usados há 5 anos, sistemas enzimáticos e de receptores purificados ou recombinantes são utilizados na moderna farmacologia.

Métodos farmacológicos clássicos evoluíram para métodos automatizados e orientados do ponto de vista molecular. Novas e potentes drogas são examinadas quanto à especificidade contra outros alvos moleculares, um meio de reduzir os efeitos colaterais das drogas. O médico e o farmacologista clínico trabalham juntos para programar doses das drogas com efeitos colaterais mínimos e monitorar qualquer forma de efeito tóxico que apareça, ou quais condições do paciente poderiam contra-indicar o uso da droga.

A farmacocinética é o estudo da absorção, distribuição e excreção das drogas. A terapia racional com drogas requer um completo conhecimento da cinética desses processos após administração oral e intravenosa da droga. Estudos iniciais em animais são freqüentemente realizados com formas radioativas da droga para determinar as quantidades de droga e seus metabólitos que aparecem no sangue, na urina e nos tecidos. Modelos animais podem ser usados para determinar a maneira pela qual um organismo vivo assimila uma droga; entretanto, estudos farmococinéticos em humanos são essenciais para determinar o destino do composto no homem: ele é acumulado em órgãos específicos, é excretado na bile ou urina e é metabolizado?

Determinar a concentração de drogas em líquidos ou tecidos requer técnicas especiais de separação, bem como medidas instrumentais sensíveis, acuradas e precisas. A acurada quantificação e identificação exatas da droga e de seus metabólitos freqüentemente exigem o uso de técnicas cromatográficas associadas à espectrometria de massa. Esses métodos sensíveis fornecem dados úteis a respeito de uma molécula, potencial candidata a droga, que influenciam a direção de novas sínteses químicas.

Toxicologia

Para se ter certeza de que uma droga nova é segura, são feitos estudos detalhados dos efeitos de doses variadas e da administração prolongada dessa droga. O farmacologista fornece dados sobre a toxicidade aguda; entretanto, o toxicologista deve refinar as medidas de toxicidade aguda em animais de laboratório e iniciar estudos com toxicidade subaguda e crônica. Esses últimos são conduzidos com várias espécies animais, em vários níveis de dosagens das drogas e em períodos de tempo de até 30 meses. Durante o período de testes, os animais são observados cuidadosamente em relação a todos os possíveis efeitos adversos. No fim desse período, e ocasionalmente durante esse processo, os animais são mortos, e seus tecidos e órgãos (fígado, coração, rins, intestinos, cérebro) são removidos e estudados macroscópica e microscopicamente por um patologista.

Além da patologia macro- e microscópica, as respostas bioquímicas e fisiológicas são medidas como uma indicação das funções hepática, renal ou endócrina. Nos últimos anos, as investigações metabólicas ficaram mais sofisticadas e tornaram possível a comparação dos efeitos das drogas em vários animais e em humanos. Em alguns exemplos, o metabolismo e os efeitos terapêuticos das drogas variam de espécie para espécie. Essa variabilidade pode ser a base para diferenças em toxicidade, assim como em eficácia. Por essas razões, maior ênfase tem sido dada a estudos de metabolismo comparativo em humanos e em animais para determinar quais os animais de laboratório interagem com a droga de forma similar aos humanos. A seleção dessas espécies para exaustivos testes de toxicidade aumenta a confiança de que as reações tóxicas que podem ocorrer no homem serão previstas por testes em animais.

Estudos de reprodução para determinar os potenciais efeitos de uma nova droga sobre os processos reprodutivos e sobre as gerações subseqüentes são realizados, como também estudos teratológicos para determinar se uma droga nova afeta o feto. Testes especiais de toxicidade foram programados para detectar reações tóxicas específicas, como dano neural implicando perda auditiva.

Estudos sobre carcinogenicidade, que são estudos prolongados e com animais que recebem doses humanas máximas toleradas de uma droga, avaliam o potencial dessa droga na indução do câncer em humanos. Vários novos métodos para se avaliar a toxicidade estão sendo desenvolvidos pela indústria da biotecnologia, usando a metodologia da ativação gênica, por meio da qual se pode avaliar se uma candidata a droga é transcripcionalmente ativa sobre vários genes envolvidos no metabolismo hepático. Esses métodos provavelmente transformarão a testagem toxicológica no futuro.

Em 1992, um esforço global objetivou estabelecer padrões uniformes para a testagem toxicológica de novas drogas, sob os auspícios da International Conference on Harmonization (ICH). Publicaram-se diretrizes para a análise toxicológica de drogas já no final de 1992, que não cobriam compostos biológicos. Programas toxicológicos específicos por produto são normalmente requeridos para compostos biológicos. Os estudos toxicológicos estão-se tornando cada vez mais importantes no mundo da medicina e da farmácia. À medida que o conhecimento e as capacidades crescem, a capacidade de avaliar reações tóxicas aumenta, permitindo a garantia de maior segurança e eficácia das novas drogas.

Nos anos 1990 alcançou-se progresso significativo no que diz respeito ao conceito de troca de modelos animais para avaliação toxicológica e de segurança, por sistemas *in vitro* cada vez mais numerosos. Essas são tentativas de se reduzir o número de animais usados e de se refinar a maneira como eles são utilizados. Uma revisão dos relatos anuais de testagem nos Estados Unidos, Reino Unido e Japão mostrou que o número de animais usados foi sendo reduzido, ao longo do tempo, para todas as espécies.[5] De maneira geral, múltiplos sistemas *in vitro* foram desenvolvidos para triagem e testagem, e para irritação ocular e cutânea, sensibilização cutânea, teratologia e outros objetivos; e um consenso científico foi alcançado no que diz respeito a exigências e processos para validação. Entretanto, deve ser notado que o uso desses novos sistemas de testes no lugar da testagem *in vivo* ainda não é uma realidade. Muito progresso e diálogo prosseguiu na década de 1990 sobre a modificação das exigências internacionais e americanas e diretrizes para testagem, e para definir um processo de aprovação para alternativas e inovações.

Físico-química

A moderna pesquisa em medicina e farmácia é apoiada e acelerada pela instrumentação. Modernos instrumentos tornam possível a medição rápida e precisa de propriedades físicas e químicas de moléculas. A separação e a caracterização de moléculas são possíveis, hoje em dia, em uma questão de horas ou dias; há apenas uma ou duas décadas, esse trabalho levava dias, semanas ou meses para ser realizado. Exemplos de métodos computacionais e físico-químicos especializados que são aplicados à pesquisa estrutural são a microscopia eletrônica, a espectroscopia por ressonância nuclear magnética (RNM) e a cristalografia.

A espectroscopia por RNM identifica grupos químicos e indica a natureza dos grupos químicos vizinhos na molécula. A espectrometria de massa permite a determinação do peso molecular e a fórmula empírica de uma molécula orgânica e dos principais fragmentos da molécula. Com essa informação, em geral é possível deduzir-se a estrutura inteira de uma molécula, com rapidez e precisão. A análise cristalográfica pelos raios X possibilita ao profissional físico-químico determinar a posição precisa de cada átomo de uma molécula, tal como ele existe na forma cristalina. A determinação das estruturas dos alvos da droga e de uma potencial droga no sítio ativo de uma enzima foi um passo crítico para a descoberta dos inibidores da protease (IP) do HIV.

Estudos físico-químicos são dirigidos para grupamentos químicos e configuração estereoquímica de moléculas biologicamente ativas; esses estudos podem descrever moléculas em termos de distribuição de energia e elétrons e oferecer uma aproximação da influência do ambiente químico sobre essas distribuições. A conformação eletrônica e espacial de drogas e as mudanças na conformação que ocorrem em vários ambientes regem a absorção, o transporte, a distribuição e a reação com o sítio receptor. Se a descrição de moléculas nesses termos funcionais for alcançada, pode ser possível a correlação de estrutura eletrônica com função, e pode-se alcançar o projeto mais seguro, específico e efetivo das drogas, em bases racionais.

Ciência da Informação

As ciências da informação têm conduzido a geração, a assimilação e a comunicação científica de grande quantidade de dados. Departamentos de divulgação científica são comuns nas áreas acadêmica, governamental e industrial. A quantidade e a sofisticação das informações nas áreas química e biológica tornaram indispensável a presença de computadores na assimilação de dados. A química assistida por computador, a computação gráfica e as bases de dados relacionais acrescentaram uma nova dimensão às relações entre estrutura e atividade. O monitoramento e a análise de estudos animais com base computacional têm-se tornado rotina. O processamento de sinais *on-line* permite aos investigadores interagir mais intimamente com seus experimentos. A automação assistida por computador permite a coleção de mais dados, com um resultante aumento na acurácia; sofisticados pacotes de softwares estão disponíveis comercialmente ou podem ser desenvolvidos mesmo pelo usuário.

A comunicação entre os cientistas e a literatura também evoluiu com a explosão das tecnologias da informação e o acesso à Internet. A atenção prestada e o acesso à literatura científica e patentes têm-se acelerado. Antigamente, um cientista assinava pessoalmente algumas publicações científicas e dependia de uma biblioteca científica para a cobertura das novas descobertas científicas. Com o enorme crescimento da literatura científica e das patentes, e a emergência de investigações interdisciplinares, as buscas são conduzidas individualmente pelo cientista, a fim de ficar em dia com a literatura. A manipulação pessoal da literatura ainda é importante; entretanto, tem-se dado cada vez mais preferência aos vários tipos de ferramentas e serviços, a maioria em bases computacionais, para o acesso ou a procura retrospectiva de informação pertinente.

DESENVOLVIMENTO DE DROGAS

Antes que uma nova candidata a droga possa submeter-se à avaliação clínica e toxicológica, um desenvolvimento químico analítico considerável é necessário para formar as bases para posteriores estudos de controle da qualidade e estabilidade. Os padrões das drogas são estabilizados, e os métodos analíticos para a droga bruta e o produto final proposto são planejados. As especificações químicas, físicas e biológicas da candidata a droga são estabelecidas. Simultaneamente ao desenvolvimento analítico, os químicos e farmacêuticos iniciam estudos de formulação, objetivando um produto estável e aceitável, que libera a quantidade correta da droga de uma maneira efetiva e reprodutível. Às vezes uma nova droga precisa ser modificada quimicamente através de esterificação, gerando uma pró-droga, numa forma farmacêutica aceitável e efetiva. Estudos de estabilidade de curto e longo prazos são conduzidos para estimar as condições nas quais o produto permanecerá estável.

Se um composto tem atividade desejável em um sistema experimental de teste e parece ser seguro ao exame toxicológico, ele se torna um candidato a testes clínicos. Duas propriedades devem ser alcançadas antes de submeter-se a droga a um teste clínico. Primeiro, a candidata a droga deve estar sob uma formulação estável, adequada, e o composto candidato deve estar disponível para a absorção e o transporte até o sítio de ação. A estabilização da droga candidata deve ser capaz de evitar a mudança física ou química (descoloração, precipitação ou decomposição). Esses componentes, ou excipientes, devem preencher os padrões delineados pelo US Pharmacopeia/National Formulary (USP/NF), por farmacopéias européias ou outros compêndios de outras federações nacionais. Em virtude das muitas formas físicas nas quais os produtos farmacêuticos são apresentados, a pesquisa necessária é extensa, e envolve não somente os princípios da ciência farmacêutica médica mas requer também a aplicação de princípios dos campos da química e da biologia.

A segunda tarefa nesse estágio é preencher uma ficha de nova droga em investigação (IND, Investigational New Drug) na FDA. O IND é, de fato, um documento que fornece uma descrição completa da nova droga, onde e como ela foi fabricada, todas as informações e padrões de controle da qualidade, estabilidade, métodos analíticos, farmacologia, toxicologia, documentação de eficácia em animais e os médicos (e suas qualificações) que farão os estudos clínicos com protocolos completos dos estudos clínicos propostos.

Uma nova droga é administrada a seres humanos pela primeira vez por um médico ou por um farmacologista clínico. Esses estudos de Fase I são realizados quase sempre com voluntários do sexo masculino, a fim de estudar a segurança e a farmacocinética de uma nova droga. O primeiro ensaio de uma droga em seres humanos é realizado com grande cautela e em bases muito limitadas.

Quando se estabelecem os limites posológicos adequados e eles são considerados aceitáveis, pode-se disponibilizar uma droga para um maior número de especialistas para os estudos de Fase II, que têm como objetivo a determinação da segurança e da eficácia em pacientes que apresentam determinada doença, onde e para a qual uma droga será testada. A dose mínima efetiva, a dose máxima tolerada e a curva de resposta às doses também devem ser determinadas. Se após os estudos de Fase II a droga ainda se mostra promissora, ela é distribuída mais largamente para médicos selecionados para os estudos de Fase III. O objetivo da Fase III é fornecer dados, a partir de um número grande de pacientes, sobre eficácia e incidência de efeitos colaterais.

Finalmente, antes que uma droga nova possa ser comercializada, um New Drug Application (NDA) deve ser pleiteado, e a aprovação pela FDA deve ser obtida. O NDA contém a maioria dos dados do IND revisados e atualizados, bem como todos os resultados dos estudos clínicos demonstrando a segurança e a eficácia. A maior parte dos dados clínicos, laboratoriais e de história do paciente é processada por computadores. Esses dados médicos são atualizados em sistemas computadorizados e ficam disponíveis como fonte de informação atualizada durante a revisão da FDA. Esses sistemas também funcionam como fontes de pesquisa e informação para questionamentos pré- e pós-comercialização. Somente após a aprovação do NDA pela FDA, a distribuição e a comercialização da nova droga podem ser liberadas.

Dependendo da natureza da doença, e dos resultados clínicos observados durante os estudos, algumas drogas podem requerer estudos longos e caros. Alguns estudos necessariamente monitoram as taxas de mortalidade. Os ensaios clínicos são cuidadosamente projetados com a ajuda de estatísticos, a fim de determinar o número de pacientes e a duração dos estudos. Os ensaios podem custar de 10 a 100 milhões de dólares, ou até mais, ao longo de muitos anos, demandando monitorização completa e cuidadosa.

O esforço da pesquisa clínica com uma droga nova representa o ponto mais alto de muitos anos de esforço por parte de grande número de cientistas de muitas disciplinas e especialidades. É um terreno em que a inteligência, a criatividade e a perseverança de pesquisadores de laboratório dão os seus melhores frutos. Das candidatas a drogas que chegam à pesquisa clínica, apenas umas poucas sobrevivem como drogas seguras e eficazes e são adicionadas ao arsenal terapêutico.

REFERÊNCIAS

1. Spilker B, ed. *Multinational Pharmaceutical Companies: Principles and Practices,* 2nd ed. New York: Raven, 1994.
2. Pharmaceutical Manufacturer's Association. *1987 Annual Report*. Washington, DC: PMA, 1987, p 4.
3. McCoy M. *Chem Eng News* 27 July 1998: 27–32.
4. Hartzema AG. Guide to interpreting and evaluating the pharmacoepidemiologic literature. *Ann Pharmacother* 1992; 26(1): 96–98.
5. Gad SC. Recent developments in replacing, reducing, and refining animal use in toxicologic research and testing. *Fundam Appl Toxicol* 1990; 15(1): 8–6.

BIBLIOGRAFIA

Adv Chem Ser 1971; 108.

Annual Survey Report: Ethical Pharmaceutical Industry Operations. Unpublished. Washington, DC: Pharmaceutical Manufacturer's Association, 1981–1982.

Clarke FH, ed. *How Modern Medicines Are Developed*. Mt Kisco, NY: Futura, 1977.

Frenkel JK. Choice of animal models for the study of disease processes in man. Introduction. *Fed Proc* 1969; 28(1): 160–161.

Reich JW, Hilleman DE. *Clin Res Pract Drug Regul Aff* 1985; 3(1): 1.

Reich JW, et al. *Drug Develop Ind Pharm* 1987; 13: 739.

PARTE 2

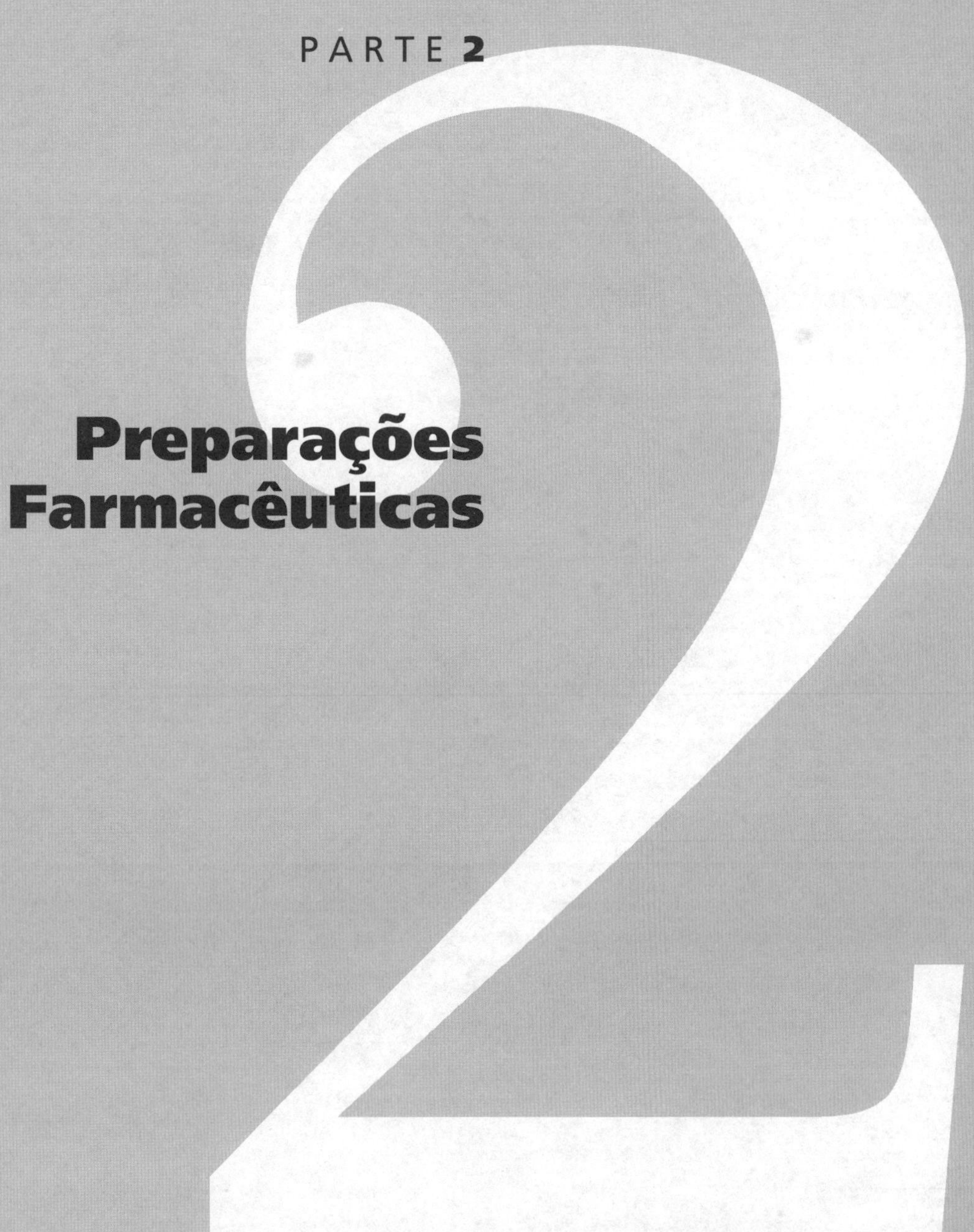

Preparações Farmacêuticas

Roger L. Schnaare, PhD
Professor of Pharmacy
Department of Pharmaceutics
Philadelphia College of Pharmacy
University of the Sciences in Philadelphia
Philadelphia, PA 19104

CAPÍTULO 11

Cálculos Farmacêuticos

Irwin Reich, BSc
Instructor and Manager, Pharmacy Laboratory
Philadelphia College of Pharmacy
University of the Sciences in Philadelphia
Philadelphia, PA 19104

Roger L Schnaare, PhD
Professor of Pharmacy
Department of Pharmaceutics
Philadelphia College of Pharmacy
University of the Sciences in Philadelphia
Philadelphia, PA 19104

Edwin T Sugita, PhD
Professor and Chairman
Pharmaceutics Department
Philadelphia College of Pharmacy
University of the Sciences in Philadelphia
Philadelphia, PA 19104

A primeira manobra técnica que um estudante de farmácia precisa aprender é a manipulação de balanças, pesos e medidas de volume. Isso implica o estudo de vários sistemas de pesos e medidas, suas relações e domínio da matemática envolvida. Este capítulo considera os princípios básicos da metrologia fundamentais da aferição, controle e manipulação de preparações farmacêuticas:

Pesos e Medidas — Existe um conjunto de fatos referentes aos vários sistemas, com quadros de fatores de conversão e práticas equivalentes. As correlações entre os vários sistemas de pesos e medidas são esclarecidas.

Pesando e Medindo — Discutem-se vários tipos de balanças, sobretudo balanças de prescrição e métodos para sua utilização, aferição e proteção. Além disso, são comentados técnicas e métodos sobre sua utilização para medidas de grandes ou pequenos volumes de soluções.

Densidade e Peso Específico — Uma consideração da relação massa/volume de uma substância (densidade) e a relação do peso (massa) de uma substância e o peso (massa) de uma outra substância tomada como padrão (peso específico).

PESOS E MEDIDAS

Peso é a medida da ação da força gravitacional sobre um corpo; o peso é diretamente proporcional à massa do corpo. Como se trata de uma constante baseada na inércia, a massa nunca varia, embora o peso varie discretamente conforme a latitude, a altitude, a temperatura e a pressão. O efeito desses fatores geralmente não é levado em conta, a menos que aferições muito precisas e grandes quantidades estejam envolvidas.

Medida é a determinação do volume ou extensão de um corpo. A temperatura e a pressão refletem um efeito relevante, especialmente em gases ou soluções. Esses fatores, entretanto, são considerados quando são feitas medições precisas.

Todos os padrões de pesos e medidas no Estados Unidos da América são derivados ou baseados no United States National Prototype Standards of the Meter and the Kilogram. Os padrões são feitos de platina-irídio e estão sob a custódia do National Institute of Standards and Technology (NIST) em Washington, DC.

História

Um resumo da origem dos muitos sistemas de pesos e medidas pode ajudar a esclarecer as distinções essenciais entre eles. O peso de um corpo não pode ser expresso de forma compreensível a menos que um meio de comparação seja escolhido. Como o peso é a medida da ação da força gravitacional sobre um corpo, essa força é expressa em termos de padrões de resistência, que equilibram com exatidão o corpo e o mantém em equilíbrio quando se utiliza um aparelho mecânico construído para esse propósito específico. Tais padrões são denominados *pesos*, e os aparelhos mecânicos são chamados de *balanças* ou *escalas*.

Os padrões que foram escolhidos por vários países são arbitrários, e existem exemplos comuns de utilização de diferentes padrões ao mesmo tempo no mesmo país. Muitos dos padrões antigos são claramente referidos a diversas partes do corpo humano, tais como unha, pé, palmo, passo, cúbito (comprimento do antebraço) e braça (extensão dos braços). Na história da metrologia devem ser observados três períodos:

1. O período *Antigo*, durante o qual os velhos padrões clássicos tiveram origem, terminando com a queda do Império Romano. A unidade de distância utilizada por todas as nações para mensurações marítimas, a milha *náutica* ou *meridiana* (1/60 de um grau da circunferência equatorial da Terra), é exatamente igual a 1.000 braças egípcias ou 4.000 cúbitos egípcios. Essas mensurações egípcias, que persistiram por mais de 4.000 anos, foram baseadas em mensurações astrônomas ou de meridianos que foram gravadas eternamente na grande Pirâmide de Gizé, cujo perímetro é exatamente 500 dessas braças, ou ½ milha náutica.
2. O período *Medieval* se estendeu até o século 16. Durante esse período, os velhos padrões foram perdidos, mas seus nomes foram preservados, e países europeus adotaram vários padrões independentes.
3. O período *Moderno* estende-se desde o século 16 até os dias de hoje. Desde o século 17, os países mais esclarecidos tiveram seus esforços direcionados para a simplicidade e a precisão, e ainda hoje em dia para uma uniformidade internacional.

A metrologia histórica, também referida como uma *metrologia de documentação,* está relacionada com o estudo dos monumentos e registros da Antigüidade. A *metrologia indutiva* está relacionada com o acúmulo de dados referentes à mensuração de uma enorme quantidade de objetos que foram adquiridos como padrões mas que não possuem medidas exatas, exceto pelo estatuto de regulação.

OS SISTEMAS INGLESES — Na Grã-Bretanha, em 1266, o 51.º Decreto do reino de Henrique III declarou

> "que com o consentimento de todo o reino da Inglaterra foi feita a medida do Rei — ou seja, uma moeda de prata chamada esterlina, redonda e sem marcas, devendo pesar *trinta e dois grãos de trigo,* bem secos e colhidos do meio da espiga, e vinte pence formam uma onça e doze onças formam uma libra. Oito libras valem um galão imperial, e oito galões imperiais formam um alqueire, que é a oitava parte de um quarto".

A libra de 16 onças (*libra avoirdupois*), sem dúvida de origem romana, foi introduzida nos tempos da primeira civilização da ilha britânica. Entretanto, de acordo com Gray, a palavra *haberdepois* foi usada primeiro nas leis inglesas em 1303. O estatuto de Eduardo I (1304 d.C.) estabelecia "que toda *libra* monetária ou de *medicamentos* teria *vinte xelins de peso,* mas a libra para todas as outras coisas seria de *vinte e cinco xelins de peso.* A *onça de medicamentos* consiste em *vinte pence*, e a *libra* contém doze onças [a Libra *Troy*], mas em outras coisas a libra contém *quinze* onças, mas nos dois casos a onça pesa vinte pence".

Essas leis desdobram a teoria dos antigos pesos e medidas da Grã-Bretanha e revelam os padrões, por exemplo, um objeto natural, grãos de trigo. Existia então uma diferença entre a libra *troy* e a libra inglesa, mas os pesos agora em uso eram 1/16 mais pesados do que aqueles de Eduardo I, devido à mudança subseqüente no valor da moeda feita pelo monarca. Além disso, o padrão verdadeiro do peso da moeda estava perdido, e na revisão seguinte dos pesos e medidas os padrões atuais ingleses e de *troy* foram adotados.

O *peso troy* é de origem ainda anterior. As grandes feiras dos séculos 8 e 9 eram realizadas em várias cidades francesas, incluindo Troyes, o local onde mercadores de todos os países se reuniam. Moedas eram freqüentemente mutiladas, então elas eram vendidas pelo peso, e o padrão de peso de Troyes para venda de moedas foi adotado para metais preciosos e medicamentos em todas as partes da Europa. A onça *troy* e a onça inglesa deveriam originalmente ter o mesmo peso, mas após a revisão foi descoberto que a onça inglesa era mais leve 42½ grãos do que a onça *troy*. A adoção subseqüente do peso *troy* pelo London College of Physicians em 1618, sob a recomendação de Sir Theodore Turquet de la Mayerne, que teve sua primeira farmacopéia compilada, submeteu todos os farmacêuticos que eram regidos pelos costumes britânicos ao grande inconveniente de comprar e vender medicamentos por um sistema de peso (a *libra inglesa*) e manipulá-los por outro (o *farmacêutico* ou *troy*).

No século seguinte, foram feitos esforços no sentido de reformar os padrões, e em 1736 a Royal Society iniciou um trabalho que terminou com a preparação, pelo Sr. Bird, sob a direção da Câmara dos Comuns, do padrão *jarda* e do padrão *libra troy* em 1760. Foram feitas cópias desse material, e nenhuma variação intencional foi feita desde então.

A crescente popularidade do sistema métrico francês — e o desejo de resguardar um padrão que pudesse ser recuperado facilmente em caso de perda ou destruição, e que fosse comensurável com uma simples unidade — inspirou atitudes na Inglaterra para assegurar essas vantagens em 1816. As pesquisas dos cientistas ingleses levaram à adoção dos padrões e medidas *imperiais* que foram legalizados em 1.º de janeiro de 1826; os padrões imperiais estavam agora em uso na Grã-Bretanha, introduzindo assim um outro elemento de confusão no já complicado assunto. Nesse sistema, a *jarda* é equivalente a 36 polegadas, e seu comprimento é determinado pela comparação com o bater dos segundos de um pêndulo em um determinado tempo, no vácuo, à temperatura de 62°F ao nível do mar na latitude de Londres, com o comprimento encontrado sendo de 39,1393 polegadas. A *libra troy* (contendo 5760 grãos) foi determinada pela comparação com uma determinada medida de água destilada sob condições específicas. Assim, uma polegada cúbica de água destilada foi pesada com pesos de bronze no ar a 62ºF, o barômetro a 30 polegadas, e pesou 252,458 grãos. O padrão de medida para capacidades na Grã-Bretanha (tanto seco quanto líquido) é o *galão imperial*, que contém 10 lb inglesas (cada 7000 grãos) de água destilada pesada no ar a 62ºF, com o barômetro a 30 polegadas. O *alqueire* contém 8 desses galões.

Washington, em sua primeira mensagem anual ao Congresso, em janeiro de 1790, recomendou que fosse estabelecida a uniformidade em moeda, pesos e medidas. A ação foi tomada como referência para a moeda, e as recomendações foram feitas por Jefferson, então secretário de Estado, para a adoção ou do sistema inglês em uso ou de um sistema decimal. Entretanto, nada foi concluído até 1819 a 1820, quando novamente foram feitos esforços nos EUA para assegurar a uniformidade nos padrões que estavam em uso em vários estados. Finalmente, depois de uma longa pesquisa, em 14 de junho de 1836 a Secretaria de Tesouro era designada pelo Congresso para suprir cada estado da União com um conjunto completo de padrões revisados, e assim a *libra troy* (5760 grãos), a *libra inglesa* (7000 grãos) e a *jarda* (36 polegadas) ainda eram todas idênticas ao padrão inglês. Entretanto, o *galão* americano é completamente diferente; o velho galão de vinho de 231 polegadas cúbicas — contendo 58.372,2 grãos de água destilada em sua densidade máxima, pesado no ar a 62°F, o barômetro a 30 polegadas — era mantido. O alqueire continha 77,274 libras de águas sob as mesmas condições, tornando assim o quarto seco cerca de 16% maior em volume do que o quarto líquido.

Em 1864 o uso das medidas métricas foi legalizado na Grã-Bretanha, mas não foi considerado obrigatório, e em 1866 os EUA seguiram o mesmo caminho. Pela lei norte-americana de 28 de julho de 1866, todas as distâncias, áreas e medidas cúbicas eram derivadas do metro internacional equivalente a 39,37 polegadas. Desde 1893 o US Office of Standard Weights and Measures foi autorizado a derivar a jarda do metro: 1 jarda equivale a 3600/3937 m, e os pesos comuns eram referidos ao quilograma por uma ordem do Executivo aprovada em 5 de abril de 1893. As capacidades eram baseadas na equivalência; 1 dm^3 equivale a 1 litro, sendo o decímetro igual a 3,937 polegadas. O galão permanece ainda a 231 polegadas cúbicas, e o alqueire contém 2.150,42 polegadas cúbicas. Isso faz o quarto de líquido equivalente a 0,946 litro e o quarto seco equivalente a 1,1013 litro, enquanto o quarto imperial é 1,1359 litro. Os pesos comuns são derivados do quilograma internacional, baseados no valor de que 1 libra inglesa equivale a 453,5924277 gramas e de que 5760/7000 libras inglesas equivalem a 1 libra *troy*.

O peso *avoirdupois* é usado em geral nos EUA para propósitos comerciais, incluindo compra e venda de medicamentos em grande escala e ocasionalmente em prescrições.

O SISTEMA MÉTRICO — A idéia de adotar um padrão científico para as bases da metrologia que pudesse ser reverificado com exatidão foi sugerida por vários indivíduos após a Renascença. Jean Picard, um astrônomo francês do século 17, propôs que fosse tomado como uma unidade o comprimento de um pêndulo batendo por 1 segundo de tempo ao nível do mar na latitude de 45°.

Em 1783, o inventor inglês James Watt sugeriu pela primeira vez a aplicação da notação decimal, e a comensurabilidade do peso, comprimento e volume. A Assembléia Nacional Francesa, em 1790, apontou um comitê para decidir a preferência de um padrão de pêndulo ou algum tipo de medida terrestre como base para o novo sistema. O comitê relatou em 1791 em favor da última e foram apontadas comissões para medir um arco do meridiano e para aperfeiçoar os detalhes da comensurabilidade das unidades e da nomenclatura. Entretanto, certas imprecisões eram inerentes aos padrões iniciais, de modo que não guardaram entre si as correlações exatas pretendidas. Os padrões atuais aceitos são definidos em publicações do NIST.

Em sua concepção original, o metro era a unidade fundamental do sistema métrico, e todas as unidades de comprimento e capacidade eram para ser derivadas diretamente do metro, que seria 1/10.000.000 do quadrante terrestre. Além disso, foi planejado originalmente que a unidade de massa, o quilograma, deveria ser idêntica à massa de 1 dm^3 de água em sua densidade máxima. Hoje em dia, entretanto, as unidades de comprimento e massa são definidas independentemente dessas concepções.

Para todos os propósitos práticos, a calibração de padrões de comprimento na indústria e em laboratórios científicos é aperfeiçoada pela comparação com o material padrão de comprimento: a distância entre duas linhas gravadas numa barra de platina-irídio, o protótipo internacional do metro, o qual é mantido no International Bureau of Weights and Measures.

O *quilograma* é definido independentemente como a massa de um padrão definido de platina-irídio, o *International Prototype Kilogram*, que também é mantido pelo International Bureau of Weights and

Measures. O *litro* é definido como o volume de um quilograma na água, com pressão atmosférica padrão e à temperatura de sua máxima densidade, cerca de 4ºC. O *metro* é, portanto, a unidade fundamental na qual são baseados todos os padrões métricos e medidas de comprimento e de área e de volumes derivados de medidas lineares.

É de interesse científico básico que em 14 de outubro de 1960 a 11.ª Conferência Geral de Pesos e Medidas, realizada em Paris, adotou a nova definição internacional para o padrão de comprimento: o metro é agora definido como o comprimento igual a 1.650.763,73 comprimentos de onda da luz laranja-vermelha do isótopo criptônio-86. Esse padrão será usado nas mensurações atuais apenas quando for necessária extrema precisão.

O quilograma é a unidade fundamental na qual são baseados todos os padrões métricos de massa. O litro é uma unidade de capacidade ou volume derivada ou secundária. O litro é maior cerca de 27 ppm (partes por milhão) que o cubo do décimo do metro (o decímetro cúbico): 1 litro = 1,000027 dm^3.

As tabelas de conversão nessa publicação que envolvem o comprimento relativo da jarda e do metro são baseadas na relação: 1 m = 39,37 polegadas, contido no ato do Congresso de 1866. Dessa relação segue-se que 1 polegada = 25,40005 mm (aproximadamente).

Nos últimos anos, a engenharia e os interesses industriais mundiais incitaram a adoção de uma relação mais simples, 1 polegada = 25,4 mm exatamente, o que difere do valor precedente em apenas 2 ppm. Essa relação mais simples ainda não foi adotada oficialmente nem pela Grã-Bretanha nem pelos EUA, mas está em amplo uso industrial.

Nos EUA, a abreviação *cc* (para centímetro cúbico) ainda persiste para uso geral e é considerada sinônimo de mililitro (mais correto). A US Pharmacopeia (USP) IX e o National Formulary (NF) IV adotaram o termo *mililitro* com sua abreviação *mil*, mas mostrou-se tão impopular na prática que a convenção seguinte da USP optou pelo retorno do termo mais antigo centímetro cúbico (cc). Entretanto, em 1955, a USP XV e o NF X mais uma vez adotaram o termo mililitro com a abreviação mL.

A suspeita nacional e a antipatia natural à mudança dos costumes estabelecidos interferiram bastante com a adoção do sistema métrico durante o início do século 19. Atualmente o sistema métrico está em uso em qualquer grande país do mundo. Nos EUA e Grã-Bretanha, o sistema métrico é legalizado para referência e definição de outros padrões, e é de uso exclusivo por quase todos os cientistas e por segmentos cada vez maiores da indústria e o público. Nos EUA, o sistema métrico foi legalizado em 1866, mas não de forma obrigatória; no mesmo ano, o metro e o quilograma protótipo internacional foram adotados como padrões fundamentais. A moeda de prata americana foi baseada no sistema métrico, o meio dólar sendo de exatamente 12½ g e o quarto de dólar e a moeda de dez centavos com pesos proporcionais.

À medida que as corporações se tornavam mais internacionais, a necessidade de um padrão universal aumentou. Desde 1875, foi estabelecida e mantida uma Agência Internacional de Pesos e Medidas, com sede em Paris. Essa agência é gerenciada por um comitê internacional que desfruta de representação universal. Um objetivo do comitê é criar e prover protótipos do metro e do quilograma para as nações afiliadas; aproximadamente 40 cópias desses devem ser preparadas.

Os padrões do protótipo americano de massa tanto do metro quanto do quilograma, construídos de uma liga de platina-irídio, foram trazidos de Paris em 1890 e estão agora sob custódia do National Institute of Standards and Technology (NIST) em Washington, DC. Eles foram reproduzidos e distribuídos pelo seu próprio governo para vários estados que possuem agências que precisam de tais réplicas. O metro protótipo original dos EUA foi levado de volta a Paris em 1957 para reverificação, e descobriu-se que haviam sido alteradas somente 3 partes em 100.000.000 depois de 67 anos de uso. Assim, não existia mudança demonstrável dentro dos limites de erro experimental.

A adoção da definição de comprimentos de onda de luz de criptônio-86 para o metro dá a diferentes países meios para checar seus protótipos de barras de metro sem retorná-los a Paris a intervalos periódicos para comparação com a barra de metro internacional.

Ortografia e Leitura

ORTOGRAFIA — Existem dois métodos de ortografia para as unidades métricas em uso. Na original francesa, as unidades eram soletradas met*re*, lit*re*, gram*me*; no método proposto pelo American Metric Bureau, as unidades são soletradas met*er*, lit*er* e gram. Durante três décadas depois da adoção original do sistema métrico, a USP e o NF adotaram met*er* e lit*er*, mas usando o francês gram*me*. Agora esses tratados oficiais usam o termo *gram*.

LEITURA — Algumas dificuldades na leitura de quantidades são geralmente experimentadas por aqueles não-familiarizados com o sistema métrico. Nas medidas lineares farmacêuticas, centímetros e milímetros são usados quase que exclusivamente; assim, 0,05 m não deveria ser lido cinco cem avos de um metro, mas sim como 5 centímetros (5 cm); se a coluna milímetro contém uma unidade, como em 0,055 m, então é lido como 55 milímetros (55 mm), em vez de vinte e cinco mil avos de metro.

Frações de um milímetro têm de ser lidas como decimais, como 0,0555 m, cinqüenta e cinco milímetros e cinco décimos (55,5 mm). Em medidas de capacidade, centímetros cúbicos (cm^3) ou mililitros (mL) são usados exclusivamente para volumes menores que um litro. Os termos meio litro, quarto de litro, 100 mililitros e 1 mililitro são denotados por 500 mL, 250 mL, 100 mL e 1 mL; no caso da água, o mililitro é considerado equivalente a um grama.

Em peso, quando a quantidade é relativamente grande e em transações comerciais, o *quilograma* é abreviado para *quilo*. Quando a quantidade é menor que um *quilograma* e maior que um *grama*, é lida com o grama para a unidade. Assim, 2000 g seriam lidos tanto como 2000 gramas quanto 2 quilos, e 543 g seriam lidos como 543 gramas; 2543 g é algumas vezes lido 2 quilos e 543 gramas, embora 2543 gramas sejam a forma geralmente preferida.

Para quantidades abaixo de *grama*, decigrama e centigrama geralmente não são usados, e o *miligrama* tem sido considerado a unidade mais conveniente. Com o aumento do uso de doses extremamente pequenas de drogas muito potentes e a larga aplicação de procedimentos analíticos mais delicados, o termo *micrograma* (mcg, μg ou γ), para milhares de avos de um miligrama, é usado freqüentemente para designar quantidades de até 999 μg (< 1000 mg).

Os sistemas métrico e inglês de pesos e medidas estão em uso nos EUA. Embora o sistema métrico quase tenha substituído o sistema inglês, o farmacêutico deve ter um conhecimento prático de ambos.

PESOS

O Sistema Métrico

A USP de 1890 adotou o sistema métrico de pesos e medidas para a exclusão de todos os outros exceto por doses equivalentes, e a British Pharmacopoeia de 1914 fez o mesmo. Em 1944, o Council on Pharmacy and Chemistry da American Medical Association adotou exclusivamente o sistema métrico. As vantagens do sistema métrico ou decimal, e sua simplicidade, brevidade e adaptabilidade às necessidades do dia-a-dia, são agora admitidas universalmente.

PREFIXOS FRACIONÁRIOS E MÚLTIPLOS — Em muitos procedimentos experimentais, incluindo alguns nas ciências farmacêuticas, quantidades muito pequenas (e ocasionalmente muito grandes) de peso, comprimento, volume, tempo ou radioatividade são medidas. Para evitar o uso de números com muitos zeros em tais casos, o NIST reconhece prefixos a serem usados para expressar frações ou múltiplos do Sistema Internacional de Unidades (SI), que foi estabelecido em 1960 pela Conferência Geral de Pesos e Medidas (veja a discussão anterior). Os prefixos reconhecidos, que quando em uso são unidos a uma unidade apropriada (p. ex., em quantidades como nanograma, picomole, microcurie, microssegundo, ou megavolt), estão definidos no Quadro 11.1.

Quadro 11.1 Prefixos para Frações e Múltiplos das Unidades do Sistema Internacional

FRAÇÃO	PREFIXO	SÍMBOLO	MÚLTIPLO	PREFIXO	SÍMBOLO
10^{-1}	deci	d	10	deca	da
10^{-2}	centi	c	10^{2}	hecto	h
10^{-3}	mili	m	10^{3}	quilo	k
10^{-6}	micro	μ	10^{6}	mega	M
10^{-9}	nano	n	10^{9}	giga	G
10^{-12}	pico	p	10^{12}	tera	T
10^{-15}	femto	f	10^{15}	peta	P
10^{-18}	atto	a	10^{18}	exa	E

Quadro 11.2 Peso no Sistema Métrico

1 micrograma	μg	=	0,000.001	g
1 miligrama	mg	=	0,001	g
1 centigrama	cg	=	0,01	g
1 decigrama	dg	=	0,1	g
grama	g	=	1,0	g
1 decagrama	dag	=	10,0	g
1 hectograma	hg	=	100,0	g
1 quilograma	kg	=	1000,0	g

Nota: A abreviação μg ou mcg para micrograma é usada em farmácia, em vez de gama (γ) na biologia.

O Quadro 11.2 arrola alguns pesos no sistema métrico. Os prefixos, que indicam múltiplos, são derivados do grego: deca, 10; hecto, 100; quilo, 1000. Frações das unidades são expressas em prefixos latinos: deci, 1/10; centi, 1/100; mili, 1/1000.

Apenas algumas das denominações mais convenientes são empregadas no trabalho prático. Os números inteiros de 1 a 1000 geralmente são expressos em termos de gramas, enquanto o quilograma é usado como a unidade para quantidades maiores. Quantidades entre 1 miligrama e 1 grama geralmente são referidas em termos de miligramas; micrograma (μg ou mcg) é usado em análise quantitativa, estudos biológicos e para relatórios de dosagem diminuta.

Os Sistemas Ingleses

Nos EUA, tanto o sistema *avoirdupois* (baseado na libra de 16 onças) como o sistema farmacêutico de mensuração de peso são algumas vezes usados na manipulação de medicamentos. Deve ser enfatizado *que farmacêuticos podem comprar suas drogas por peso de libra inglesa*. Esses dois sistemas diferem:

1 libra *avoirdupois* = 7000 gr e é abreviada lb.
1 libra farmacêutica = 5760 gr e é abreviada ℔.
1 onça *avoirdupois* = 437,5 gr e é abreviada oz.
1 onça farmacêutica = 480 gr e é abreviada ℥.

O *grão avoirdupois* é exatamente o mesmo que o *grão* farmacêutico. A libra farmacêutica é, por conseguinte, 1240 gr *mais leve* do que a libra *avoirdupois*, e a onça farmacêutica é, por conseguinte, 42,5 gr *mais pesada* do que a onça de *avoirdupois*.

As abreviações das denominações de peso do sistema farmacêutico são representadas pelos sinais ℥, onça; ʒ, dracma; ℈, escrópulo; e gr, grão. Essas abreviações são usadas há muito tempo, mas possivelmente podem ser confundidas se a pessoa escrever muito rápido ou sem cuidado. As abreviações ou sinais de peso *avoirdupois* diferem daqueles de peso farmacêutico e deve-se ter cuidado para não os confundir; eles são lb (algumas vezes escrito #), libra: oz, onça: gr, grão. Os Quadros 11.3, 11.4 e 11.5 mostram três sistemas ingleses de peso.

Os joalheiros avaliam pedras preciosas com peso *troy*, que é muito similar ao peso farmacêutico. O grão, a onça e a libra do sistema farmacêutico e do sistema *troy* são idênticos, mas as onças são subdivididas de forma diferente. O *quilate*, usado por joalheiros, é igual a 3,168 grãos *troy* ou 4 grãos quilates. Quando usado para expressar a pureza do ouro, 1 quilate significa 1 parte em 24. Um anel de 14 quilates é um ouro 14/24 puro.

Quadro 11.3 Pesos do Sistema *Avoirdupois*

LIBRAS	ONÇAS	GRÃOS
1 =	16 =	7000
	1 =	437,5

Nota: 2.000 lb = 1 tonelada, e 2240 lb = 1 tonelada inglesa.

Quadro 11.4 Pesos do Sistema Farmacêutico

LIBRAS	ONÇAS	DRACMA	ESCRÓPULOS	GRÃOS
1 =	12 =	96 =	288 =	5760
	1 =	8 =	24	480
		1 =	3 =	60
			1 =	20

Quadro 11.5 Pesos do Sistema *Troy*

LIBRAS	ONÇAS	*PENNYWEIGHTS*	GRÃOS
1 =	12 =	240 =	5760
	1 =	20 =	480
		1 =	24

Quadro 11.6 Medidas Métricas Lineares

1 nanômetro	(nm)	=	0,000.000.001 m (0,001 μm:10^{-9} m:10 Å)
1 micrômetro	(μm)	=	0,000.001 m (0,001 mm: 10^{-6} m:10.000 Å)
1 milímetro	(mm)	=	0,001 m
1 centímetro	(cm)	=	0,01 m
1 decímetro	(dm)	=	0,1 m
1 metro	(m)	=	1,0 m
1 decâmetro	(dam)	=	10,0 m
1 hectômetro	(hm)	=	100,0 m
1 quilômetro	(km)	=	1000,0 m

Nota: Embora o metro (m) seja a unidade inicial, raramente é necessário o uso dessa unidade na prática farmacêutica, e o mesmo vale para várias dessas medidas. O micrômetro (μm), o milímetro (mm) e o centímetro (cm) são empregados na descrição de diversas drogas oficiais. As medidas pertencentes aos testes espectrométricos e colorimétricos e análises de muitas drogas oficiais são gravadas em micrômetros (μm) ou centímetros recíprocos (cm^{-1}) para infravermelho e em nanômetros (nm) para raios ultravioleta e comprimentos de onda visíveis à luz, respectivamente.

Quadro 11.7 Medidas Lineares Equivalentes

UNIDADE	POLEGADAS	mm	μm	nm	Å
1 polegada	1	25,4	25.400	$2{,}54 \times 10^{7}$	$2{,}54 \times 10^{8}$
1 mm (milímetro)	0,0394	1	1000	10^{6}	10^{7}
1 μm (micrômetro)	$3{,}94 \times 10^{-5}$	10^{-3}	1	1000	10.000
1 nm (nanômetro)	$3{,}94 \times 10^{-8}$	10^{-6}	10^{-3}	1	10
1 Å (unidade angstrom)	$3{,}94 \times 10^{-9}$	0^{-7}	10^{-4}	0,1	1

Como indicado no rodapé do Quadro 11.6, várias unidades especiais do sistema métrico são usadas em várias descrições, testes e análises não-oficiais e da farmacopéia de drogas e outras substâncias para expressar medidas lineares de dimensões bem pequenas. Essas unidades e seus símbolos ou abreviações são arrolados no Quadro 11.7, juntamente com seus equivalentes em termos de outras unidades métricas e da polegada.

MEDIDAS

Sistemas

Dois sistemas de medida linear são usados nos EUA: o inglês e o métrico. Dois sistemas de medidas líquidas são usados: o farmacêutico (também chamado de medida americana de líquido) e o métrico. As unidades do sistema inglês de medida linear (polegada, pé, jarda, milha) são bem conhecidas e não precisam ser descritas aqui. As unidades do sistema métrico de medidas líquida e linear e do sistema farmacêutico de medida líquida, com seus respectivos equivalentes, são mostradas nos Quadros 11.6, 11.8 e 11.9.

Farmacêuticos que aviam receitas ou prescrições canadenses ou britânicas devem também familiarizar-se com a diferença substancial no sistema britânico imperial de medida líquida; as unidades, com seus equivalentes, são dadas no Quadro 11.10.

Quadro 11.8 Medidas de Líquidos no Sistema Métrico

1 microlitro	(μL)	=	0,000001	L
1 mililitro	(mL)	=	0,001	L
1 centilitro	(cL)	=	0,01	L
1 decilitro	(dL)	=	0,1	L
1 litro	(L)	=	1,0	L
1 decalitro	(daL)	=	10,0	L
1 hectolitro	(hL)	=	100,0	L
1 quilolitro	(kL)	=	1000,0	L

Nota: O padrão da capacidade é o *litro*, que é o volume de 1 kg de água destilada na densidade máxima (cerca de 4°C). Microlitros (μL) são usados para volumes de solução aplicados aos procedimentos cromatográficos para a separação e a determinação quantitativa de algumas drogas oficiais.

Quadro 11.9 Medidas do Sistema Farmacêutico ou Vinícolo (EUA)

GALÃO	PINTOS	ONÇA LÍQUIDA	DRACMA LÍQUIDO	MÍNIMOS
Cong 1 =	8	128	1024	61.440
	1	16	128	7.680
		f℥ 1	8	480
			fʒ 1	♏60

Nota: Cong é a abreviação da palavra latina *congius*.

Quadro 11.10 Medidas Inglesas

GALÃO	PINTOS	ONÇA LÍQUIDA	DRACMA LÍQUIDO	MÍNIMO
Cong 1 =	8	160	1280	76.800
	1	20	160	9600
		f℥ 1	8	480
			fʒ 1	♏60

Nota: Cong é a abreviação para a palavra latina *congius*. O *gill*, que é ¼ do pinto (*pint*), é obsoleto, mas é encontrado ocasionalmente em velhas receitas de família. Trinta e um galões norte-americanos equivalem a 1 barril.

Os fatos seguintes acerca do sistema de medidas de líquido americano (veja Quadro 11.9) devem ser notados:

1. A onça líquida farmacêutica (f℥) de água destilada pesa 454,6 gr a 25°C.
2. O pinto do sistema farmacêutico (1 pt) contém 16 f℥.
3. O galão americano contém 128 f℥ ou 231 polegadas.[3] Um galão de água destilada a 62°F pesa 8,337 libras *avoir*. O pinto norte-americano pesa, portanto, 1,04 libra *avoir*, e a libra de água destilada tem apenas 0,96 pt. *Uma libra não tem 1 pt.*

Os seguintes fatos acerca do sistema imperial (veja Quadro 11.10) devem ser lembrados:

1. A onça líquida imperial de água destilada a 15,6°C pesa 437,5 gr. Por conseguinte, pesa 1 onça *avoir*.
2. O pinto imperial contém 20 f℥.
3. O galão (gal) imperial contém 160 f℥. Um gal de água destilada pesa 10 libras *avoir*; 16 f℥ nesse sistema pesam, portanto, 1 libra *avoir*.

Com base nos fatos anteriores, podemos deduzir o seguinte:

1. A onça líquida e o mínimo americanos são maiores que a onça líquida e o mínimo (♏) imperiais. Um mínimo americano ou onça líquida é igual a 1,04 mínimo ou onça líquida imperial.
2. O pinto e o galão imperial são bem maiores que o pinto e o galão americanos.

Assim sendo, não é exato usar equipamentos de mensuração calibrados no sistema norte-americano na mensuração de quantidades descritas em prescrições inglesas quando se pretende a medida imperial. Da mesma forma, equipamentos calibrados pelo sistema imperial não devem ser usados para medir quantidades descritas em prescrições norte-americanas quando é pretendida a medida americana. Por exemplo, farmacêuticos canadenses que usam cilindros norte-americanos graduados devem calcular a porcentagem das soluções na base de 454,6 gr de água destilada para a onça líquida. Esse é mais um argumento em favor da adoção, por todos os farmacêuticos do mundo, do sistema métrico de pesos e medidas.

AS RELAÇÕES DE PESOS E MEDIDAS

Quando os sistemas de pesos e medidas em uso nos EUA são examinados, a falta de relação próxima entre as diferentes unidades é apreciada imediatamente. Todavia, se os seguintes pontos são usados cuidadosamente, muitos problemas farmacêuticos seriam bastante simplificados.

1. Farmacêuticos devem pesar eles mesmos, comprar mercadoria, vender no balcão, calcular porte e também usar peso *avoirdupois*, que contém *437,5 gr em 1 oz*.
2. Farmacêuticos podem manipular fórmulas pelo peso farmacêutico, que contém *480 gr em 1*℥.
3. Uma onça líquida farmacêutica de água a 25° pesa *455 gr*. Como 480 ♏ pesa 455 gr, 1 ♏ pesa 455/480 = 0,95 gr.
   1 ♏ *não* pesa 1 gr.
   1 f℥ *não* pesa 1 ℥.

Equivalentes Práticos

Tabelas de pesos e medidas e uma tabela de equivalentes práticos devem ser mantidas em um lugar visível e conveniente no departamento de prescrição, e os seguintes equivalentes, que são dados com precisão prática, devem ser decorados. Outros equivalentes podem ser calculados a partir desses.

Medida Linear

1 metro = **39,4 polegadas**
1 polegada = 2,54 cm = **25,4 mm**
1 micrômetro = **1/1000 mm** = 10^{-6} m = 1/25.400 polegadas

Medida Líquida

1 mililitro	= **16,2 ♏**
1 onça líquida	= **29,6 mL**
1 pinto	= **473 mL**
1 galão	= **3790 mL**

Peso

1 quilograma	= **2,20 lb *avoir***
1 libra *avoir*	= **454 g**
1 onça *avoir*	= **28,4 g**
1 onça do sistema farmacêutico	= **31,1 g**
1 libra do sistema farmacêutico	= **373 g**
1 grama	= **15,4 gr**
1 grão	= **64,8 mg**

A *Tabela de Doses Métricas com Equivalentes Farmacêuticos Aproximados* da USP é reproduzida no Apêndice, juntamente com informação acerca de seus usos permitidos.

Medidas Aproximadas

Em doses apropriadas para um paciente, o clínico geralmente é obrigado a receitar o remédio líquido a ser administrado em certas quantidades que têm sido estabelecidas por padrão, e estimadas como:

MEDIDAS DOMÉSTICAS	NOTAÇÃO DO SISTEMA FARMACÊUTICO	VOLUME MÉTRICO
1 copo	f℥ viii	240 mL
1 xícara de chá	f℥ iv	120 mL
1 taça de vinho	f℥ ii	60 mL
2 colheres das de sopa	f℥ i	30 mL
1 colher das de sopa	f℥ iii	15 mL
1 colher das de sobremesa	f℥ ii	8 mL
1 colher das de chá	f℥ i	5 mL
½ colher das de chá		2,5 mL

Nota: 1 gota é, com freqüência, considerada 1 mínimo, mas isso está incorreto, pois as gotas são variáveis.

Em quase todos os casos, testes cuidadosos encontraram nas modernas xícaras, colheres de sopa, colheres de sobremesa e colheres de chá uma média de 25% de capacidade maior do que a quantidade teórica dada na tabela anterior. O médico e o farmacêutico, conseqüentemente, devem recomendar o uso de conta-gotas precisamente graduados, colheres de chá e instrumentos de medida calibrados, os quais podem ser obtidos a um baixo custo (Fig. 11.1).

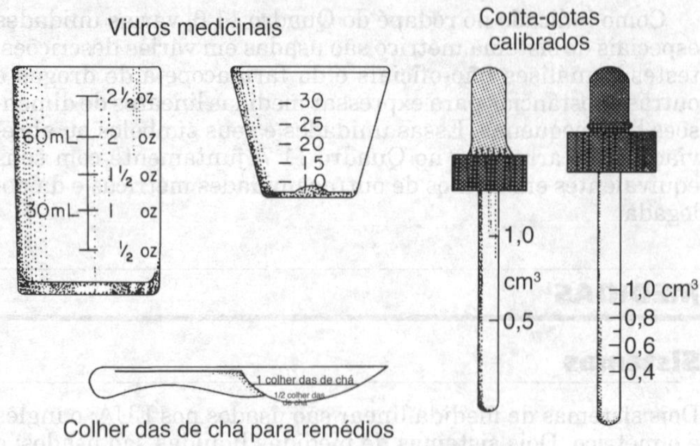

Fig. 11.1

Doses Equivalentes Aproximadas

Por muitos anos, o sistema de pesos e medidas chamado farmacêutico foi usado amplamente por médicos e farmacêuticos quando se consideram as doses de substâncias medicinais, e isso foi usual para traduzir essas doses farmacêuticas em quantidades relativamente exatas quando os equivalentes métricos são mencionados. Hoje, entretanto, um esforço unificado tem sido feito para se estabelecer doses primariamente no sistema métrico e para se selecionar para essas doses a quantidade métrica que produz o efeito terapêutico desejado, sem considerar a relação desses algarismos métricos para as quantidades correspondentes em qualquer outro sistema de pesos e medidas.

Deve-se enfatizar que fórmulas alternativas exatas no sistema *avoirdupois* de pesos e medidas não são obtidas usando-se equivalentes aproximados, mas, para o propósito da manipulação, devem ser calculadas com o uso de equivalentes práticos.

PESANDO E MEDINDO

Tendo estudado os vários sistemas de pesos e medidas, os estudantes podem agora aprender como aplicar seus conhecimentos *pesando* e *medindo* os produtos farmacêuticos. O primeiro processo requer o uso de uma *balança*, ou, para propósitos industriais, *escala*, e isso requer o uso de *medida*, do *graduado*, e da *pipeta*. O desempenho bem-sucedido de muitas das operações na farmácia depende de um conhecimento completo dos princípios da balança e de uma compreensão correta de seus cuidados e uso; como a pesagem é quase sempre o passo preliminar em qualquer manipulação, ela será discutida primeiro.

Existe uma relatividade de exatidão em pesagem (ou mensuração) que não deve ser descuidada, como ilustrado pela seguinte lista graduada: carvão, sal, açúcar, sulfato de magnésio, penicilina G, morfina, digoxina, vitamina B_{12} e rádio. Uma das coisas mais importantes para um farmacêutico aprender é o grau de tolerância ou erro permitido na pesagem ou mensuração de qualquer ingrediente. Obviamente, o item final na lista, rádio, deve ser medido com uma precisão e uma eficácia muito maiores do que com o carvão, o primeiro item.

Os métodos de pesagem e mensuração empíricos da cozinha, embasados em tais conceitos como um punhado, uma pitada ou "açúcar a gosto", não têm lugar na farmácia. O trabalho preciso só pode ser perfeito por meio de equipamento adequado.

PESANDO

Em farmácia, pesagem geralmente se refere a averiguar um peso definido do material a ser usado na manipulação de uma prescrição ou na manufatura de uma forma farmacêutica.

A *balança* pode ser definida como um instrumento para determinar os pesos relativos das substâncias. Isso deve ser *selecionado corretamente* para a tarefa específica à mão, *usado habilmente*, *protegido de dano* e *checado periodicamente*, se resultados precisos são projetados. De maior importância ainda é a sua *construção*. Padrões para balanças são dados pelo NIST.[1]

Construção da Balança

Para consideração sistemática, balanças farmacêuticas podem ser classificadas como se segue: braço único, braços iguais, braços diferentes, alavanca composta e torção.

BALANÇAS DE BRAÇO ÚNICO E DE BRAÇOS IGUAIS — O princípio no qual balanças (ou escalas) de braço único e de braços iguais operam é claramente evidente na construção da clássica balança analítica de dois pratos. Esse tipo tem uma alavanca ou braço metálico dividido em dois braços iguais no centro por um eixo duma balança, no qual ele é sustentado. A distâncias exatamente iguais desse ponto de suporte, e situadas no mesmo plano, são colocadas as extremidades dos eixos da balança; elas sustentam os pratos, que carregam as substâncias a serem pesadas. Uma balança adequadamente construída desse tipo deve atender às seguintes exigências:

1. *Quando o braço está em uma posição horizontal, o centro de gravidade deve estar ligeiramente abaixo do ponto de suporte ou ao centro do eixo da balança e perpendicular a ele.*

A sensibilidade relativa das balanças depende da obediência a esse princípio, o qual pode ser ilustrado grosseiramente forçando-se uma agulha através do centro de um pedaço circular de papelão. Se o centro do papelão é tocado ligeiramente, ele não oscilará, mas, antes, ele roda em torno do centro a um grau correspondente ao impulso que lhe é dado. Nessa posição é ilustrado equilíbrio neutro. Se a agulha é removida e inserida a uma distância bem pequena do centro, e o centro do papelão é tocado como foi feito antes, ele vai oscilar vagarosamente, correspondendo a um braço muito sensível, com o ponto de suporte ligeiramente acima do centro de gravidade como numa balança. Se a agulha é removida de novo e inserida bem acima do centro, e o mesmo impulso aplicado ao centro, o papelão oscilará rapidamente, ilustrando equilíbrio estável característico de um braço que vem para descansar rapidamente e não é particularmente sensível. Equilíbrio instável pode ser ilustrado no balanço do disco de maneira que o ponto de suporte esteja abaixo do centro. O toque mais sutil então causa uma reversão à sua posição completamente e finalmente vem repousar com o centro de gravidade abaixo do ponto de suporte.

2. *As extremidades dos eixos da balança devem ser exatamente eqüidistantes do centro do eixo da balança; eles todos devem estar num mesmo plano, e os eixos absolutamente paralelos um ao outro.*

É muito evidente que as condições de uma boa balança de prescrição não podem ser satisfeitas se existe desigualdade no comprimento dos braços da balança. A distância do centro do eixo da balança para aquele na esquerda deve estar exatamente à mesma distância do centro do eixo da balança para aquele na direita; caso contrário, pesos diferentes podem ser necessários para estabelecer o equilíbrio. Se o centro do eixo da balança é colocado tanto acima quanto abaixo de uma linha desenhada de maneira que conecta a extremidade dos eixos da balança, a carga desses pratos tanto causará o fim do oscilamento do braço como diminuirá a sensibilidade em proporção à carga. Se os eixos da balança não estão paralelos, o peso de um corpo não será constante sobre cada parte do prato, mas será maior se colocado perto do eixo de um lado, e correspondentemente menos em um ponto diretamente oposto.

3. *O braço deve ser flexível, mas o mais leve possível, e os eixos da balança em boas balanças referem-se a pratos de ágata.*

A rigidez do prato é necessária porque qualquer desvio sério causado por uma carga dos pratos baixará os eixos da balança, e assim a exatidão na pesagem seria impossível. O braço da balança não deve ser mais pesado que o necessário, porque a sensibilidade da balança, com isso, seria diminuída; para diminuir a fricção, que constantemente aumenta com a idade e o uso da balança, os pontos de apoio dos eixos da balança devem ser os pratos de ágata, que são peças planas polidas de um mineral muito duro chamado ágata.

Uma balança de braço único e de braços iguais com dois braços que se movem, um graduado a 10 g em incrementos de 0,1 g e o outro a 200 g em incrementos de 10 g é mostrada na Fig. 11.2.

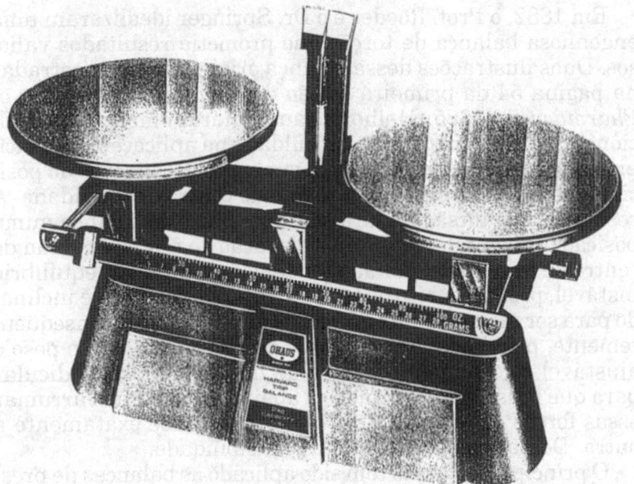

Fig. 11.2 Balança de braços iguais de travessão único. (Cortesia Ohaus.)

BALANÇAS DE BRAÇOS DIFERENTES — A balança de braços diferentes é o tipo preferido para trabalhos de laboratório quando grandes quantidades devem ser pesadas (Fig. 11.3). A alavanca principal na qual essas escalas são construídas é baseada na lei da física segundo a qual em equilíbrio a força aplicada em uma ponta da alavanca multiplicada pelo comprimento do braço (distância do apoio até o ponto onde a força é aplicada) deve ser igual ao produto da força agindo na ponta oposta da alavanca e o comprimento do outro braço. A diferença no comprimento desses braços permite o uso conveniente de pesos móveis sobre o braço graduado mais longo, abrindo assim mão do uso de pesos pequenos, os quais podem ser perdidos. Essa balança é de grande vantagem no trabalho laboratorial ou industrial porque ela é especialmente adaptada para a pesagem de líquidos; a tara deslizante é colocada em um braço para o peso do contêiner, e outro peso deslizante pode ser ajustado ao peso do líquido desejado. Esses tipos estão disponíveis com os braços graduados tanto na libra *avoirdupois* quanto no sistema métrico.

BALANÇAS DE ALAVANCA COMPOSTAS — O princípio da alavanca composta foi primeiramente aplicado na construção de balanças por Robervahl de Paris, em cerca de 1660 dC. Ela foi habilmente adaptada para balanças de prescrição e contador geral e balanças de plataforma. A objeção principal a esse tipo de balança, quando comparada com as balanças de braço único, consiste na multiplicidade dos pontos de contato e suspensão, assim aumentando necessariamente a fricção e o risco de desarranjo; entretanto, sua conveniência geral as tornou popular.

BALANÇAS DE TORÇÃO — Uma simples ilustração do princípio da torção é dada atando-se um forte pedaço de corda em um suporte firme e inserindo-se um lápis no meio da corda entre os fios da corda, em ângulo reto para isso. Se a ponta livre da corda é estirada apertadamente, é oferecida resistência a qualquer esforço a fim de girar o lápis; se o lápis é solto, ele imediatamente voa de volta para sua posição original. *Torção* é o termo aplicado a esse método de torcedura. O princípio de suporte do braço de uma balança num fio apertadamente estirado, com a visão de fora dos eixos da balança e diminuindo a fricção, ocupou a atenção dos inventores por anos.

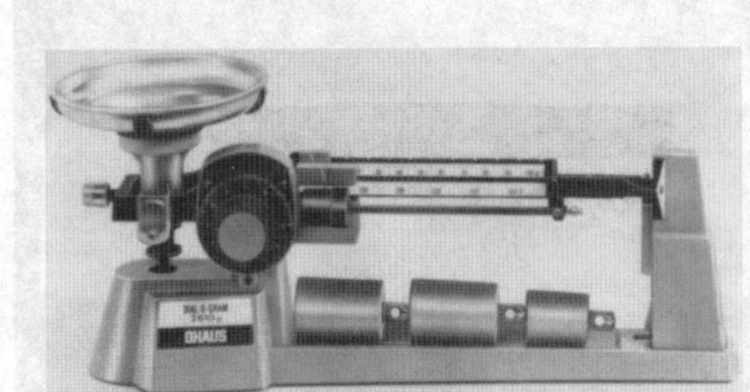

Fig. 11.3 Balança de laboratório da indústria e pesos. (Cortesia Ohaus.)

Em 1882, o Prof. Roeder e o Dr. Springer idealizaram uma engenhosa balança de torção que prometia resultados valiosos. Duas ilustrações dessa balança original foram mostradas na página 54 da primeira edição de *Remington's Practice of Pharmacy* em 1885. Melhorias aumentaram muito a sua eficiência. A mais importante dificuldade na aplicação do princípio da resistência de torção foi a superposição através do posicionamento de um peso logo acima do centro de gravidade. A resistência de torsão tende a manter o braço da balança numa posição horizontal, enquanto a elevação de um peso acima do centro de gravidade, por sua tendência de produzir equilíbrio instável, provoca efeito oposto — o braço da balança é inclinado para ser mais pesado em cima do que embaixo e, conseqüentemente, para inclinar em ambos os lados. Se agora o peso é ajustável colocando-o em cima de uma rosca perpendicular para que possa ser levantado ou abaixado, é possível arrumar essas forças opostas para que uma neutralize exatamente a outra. Dessa maneira é obtida a sensibilidade.

O princípio da torção tem sido aplicado às balanças de prescrição, assim como às balanças analíticas e às balanças projetadas para suportar cargas pesadas. Na balança de prescrição com torção são usados dois braços segurando três estruturas, cada uma das quais tendo uma ligadura metálica achatada esticada com firmeza sobre o seu eixo.

A balança de torção, que tem um braço graduado controlador sobre o eixo superior de 1/8 para 15 g e no seu eixo inferior de 0,01-1,0 g, fornece um significado muito conveniente de pesagem de pequenas quantidades sem ser preciso usar pesos pequenos. A maioria das balanças modernas tem um medidor de leitura direta em vez de um braço controlado, a balança métrica na balança superior e a balança farmacêutica na inferior.

A balança de prescrição pode ser colocada sobre uma base contendo um puxador que pode ser usado para sustentar pesos ou papéis de pó.

Balanças de Prescrição

O tipo moderno da balança de prescrição usa o modelo de fio esticado ou princípio de torção (Fig. 11.4). Tais balanças, fabricadas para obedecer às exigências das balanças NIST Classe III, têm uma manutenção de sensibilidade máxima de 6 mg sem carga alguma e carregada, isto é, a adição de um peso de 6 mg em um dos pratos leva o indicador para o ponto de repouso para ser deslocado apenas uma divisão da placa índice. A balança Classe III é usada para pesar quantidades até 60 g, dependendo da capacidade estabelecida e sujeita ao limite físico da quantidade do material que pode ser colocado no prato. Todos os departamentos de prescrição devem ter uma balança Classe III.

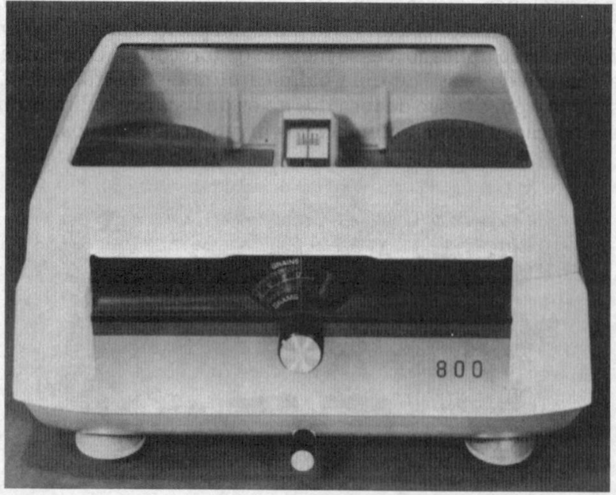

Fig. 11.4 Balança de prescrição Troemner/800. (Cortesia Troemner.)

REQUISITOS — Uma balança de prescrição deve obedecer às seguintes exigências gerais:

1. Ela deve ser construída de modo a suportar sua capacidade máxima sem desenvolver um estresse indevido, e não deve ser desajustada por pesagens repetidas da capacidade de carga. (A capacidade da balança será vista no prato metálico preso a ela.) Se a capacidade não está estabelecida, supõe-se que seja de pelo menos 15 g (½ oz). As balanças Classe III geralmente têm uma capacidade de 60 g (2 oz).
2. Os pratos removíveis de uma balança de prescrição devem ter o mesmo peso. Se os pratos mostrarem alguma diferença no peso, eles devem ser ajustados pelo nivelamento da balança ou usando-se pequenos pedaços de papel. Pratos com qualquer corrosão apreciável ou desgaste devem ser corrigidos ou substituídos.
3. Uma balança de prescrição deve ter um equipamento de nivelamento, geralmente pés ou parafusos de nivelamento, para que a balança possa ser ajustada a uma posição de nível. Uma balança que não tem esse equipamento não é considerada balança de prescrição.
4. A balança que tem um controlador ou medidor graduado deve ter, no fim da graduação, uma parada para o controlador ou medidor no ponto zero de leitura. O ponto de leitura do controlador deve ser paralelo às graduações no braço.
5. Os pontos indicadores, quando existem dois na balança, devem ser aguçados, e suas extremidades não devem ser separadas por mais de 1 mm (0,04 polegada) quando a balança está em equilíbrio. A distância da face do prato de índice para o ponto ou pontos indicadores deve ser pequena (1 mm ou menos) para proteger o operador contra erros resultantes da paralaxe, porque é improvável que o olho do operador esteja exatamente na linha do indicador e a divisão no prato índice. Os elementos indicadores e o sistema nivelador da balança devem ser protegidos contra correntes de ar. A balança deve ter uma tampa que permita uma pesagem quando a tampa estiver fechada.
6. Uma balança de prescrição deve ter meios mecânicos para prender a oscilação do mecanismo.

TESTANDO — Certos testes podem ser usados para satisfazer o usuário em relação à construção e propriedades de uma balança quando a sua origem, história ou condição estão em dúvida. Testes adicionais são levados a cabo pela NIST, fabricantes e agências municipais e estaduais.

Uma balança de prescrição Classe III satisfaz os testes básicos seguintes. Use um conjunto de *pesos de teste* e mantenha o controlador ou indicador graduado em zero exceto se dirigido para mudança de sua posição.

1. **Sensibilidade Exigida** — Nivele a balança, determine o ponto de repouso, coloque um peso de 6 mg em um dos pratos vazios e de novo determine o ponto de repouso. Repita a operação com um peso de 10 mg no centro de cada prato. O ponto de repouso é alterado não menos que uma divisão do prato de índice a cada vez que o peso de 6 mg é adicionado.
2. **Teste de Proporção do Braço** — Esse teste é projetado para checar a igualdade do comprimento de ambos os braços da balança. Determine o ponto de repouso da balança sem nenhum peso nos pratos. Coloque 30 g de peso teste no centro de cada prato e determine o ponto de repouso. Se o segundo ponto de repouso não é igual ao primeiro, coloque um peso de 20 mg no lado mais leve; o ponto de repouso deverá mover-se de volta à posição original localizada na placa índice ou além.
3. **Testes de Mudança** — Esses testes são projetados para checar o braço e os componentes niveladores da balança.
   a. Determine o ponto de repouso do indicador sem nenhum peso nos pratos.
   b. Coloque um dos pesos de 10 g no centro do prato esquerdo e coloque o outro peso de 10 g à direita, à esquerda, à frente e atrás do prato direito sucessivamente, notando o ponto de repouso em cada caso. Se em qualquer caso o ponto de repouso for diferente do ponto de repouso determinado em (*a*), acrescente o peso de 6 mg ao lado mais leve; isso deve levar o ponto de repouso à posição original determinada em (*a*) ou além.
   c. Coloque um peso de 10 g à direita, à esquerda, à frente e atrás do ponto esquerdo sucessivamente, notando o ponto de repouso em cada caso. Se em qualquer caso o ponto de repouso é diferente do obtido sem peso nos pratos, essa diferença deve ser corrigida pela adição de um peso de 6 mg ao lado mais leve.

Uma balança que não se enquadre nesses testes *deve* ser corrigida.

4. **Testes do Controlador e Medidor Graduado** — Determine o ponto de repouso para a balança sem peso nos pratos. Agora coloque no prato esquerdo um peso teste de 500 mg e mova o controlador para o ponto de 500 mg no braço. Agora determine o ponto de repouso. Se esse ponto de repouso é diferente do ponto de repouso zero, adicione um peso de 6 mg ao lado mais leve. Isso deve trazer o ponto de repouso de volta à sua posição original ou além. Repita esse teste, usando o peso teste de 1 g e movendo o controlador ou marcador graduado para a divisão 1 g. Se o ponto de repouso é diferente, ele deve ser trazido de volta para o ponto de repouso zero pela adição de 6 mg ao prato mais leve. Se a balança não obedece a esse teste, o braço graduado ou o controlador deve ser corrigido. Para balanças equipadas com uma escala marcadora, o marcador deve ser corrigido.

PROTEÇÃO — A necessidade de proteger o delicado mecanismo de uma balança é freqüentemente negligenciada, apesar da possibilidade de se ter um equipamento de precisão irreparavelmente danificado por falta de cuidado no uso ou na limpeza ou na sua proteção enquanto repousa. A posição escolhida para a balança deve ser sobre um balcão, estante ou mesa nivelada e firme, onde ela estará sujeita ao menor risco de danos por umidade, poeira ou vapores corrosivos e onde os eixos da balança não estarão sujeitos a se tornarem obsoletos por causa de vibrações.

Na classe analítica das balanças, a proteção é proporcionada pelo envolvimento em caixas de vidro com portas corrediças na frente, nos lados e atrás. Elas são protegidas contra danos das vibrações por um nivelador para a elevação ou o travamento do braço, visto que os eixos da balança não estão em contato com nenhuma superfície quando a balança não está em uso. Para evitar os danos da vibração enquanto a balança está em uso, a queda de um peso sobre o prato ou outro acidente, as balanças mais refinadas são providas com suportes para os pratos, que aparam a queda e servem ao propósito adicional de travar rapidamente o braço, ganhando assim tempo enquanto se pesa.

No uso de uma balança de prescrição, nem os pesos nem as substâncias que são pesadas devem ser colocados nos pratos da balança enquanto o braço da balança estiver livre para oscilar. O peso desejado deve ser colocado sobre um prato (geralmente aquele no lado da mão direita) e a quantidade de substância a ser pesada, aproximadamente o peso desejado, sobre o prato do lado oposto. O braço da balança deve ser solto por meio do nivelador, e, se a substância estiver em excesso, o braço deve ser travado e uma pequena porção removida, o braço então solto novamente e a oscilação observada. Esse procedimento deve ser repetido até que a quantidade correta seja obtida. Em caso de uma deficiência da substância a ser pesada, o procedimento reverso é seguido até que a quantidade correta seja obtida. Com a prática, isso pode ser feito mais habilmente e mais rapidamente e a sensibilidade da balança conservada durante anos.

Substâncias que reagem com metais, como o iodo, e aquelas que são aderentes, como os extratos, não devem ser pesadas diretamente sobre os pratos, exceto se antes contrabalançar sobre cristais ou sobre papel acetinado, tomando-se cuidado para balancear os papéis antes da pesagem das substâncias. Na limpeza das balanças, deve-se ter muito cuidado; pós para polir devem ser usados cautelosamente, pois a porção é muito apta em achar seu caminho por dentro das fendas e a sua detecção escapa até que uma tentativa de ajuste das balanças seja feita, quando o peso aumentado de um dos lados do braço da balança leva à sua descoberta. Uma limpeza freqüente com couro macio geralmente é suficiente para manter a balança em bom estado, mas, uma vez negligenciada, torna-se necessário o uso de medidas mais ativas, alguns simples pós para polir metais, água com sabão para o prato de níquel e uma simples escovada no bronze envernizado são tudo que é necessário.

Como os pratos são sujeitos a mais desgaste do que qualquer outra parte da balança, é econômico usar pratos *sólidos* em vez de pratos *laminados* porque com a constante fricção o laminado se desgasta e o custo adicional para o rápido reparo absorve a diferença de preço. Equipada assim, e com pratos de ágata, uma balança de prescrição é durável e realmente barata porque permanecerá exatamente igual para a maioria dos requisitos de precisão por um longo tempo.

Pesos Usados na Farmácia

Os pesos usados pelos farmacêuticos são muito importantes, e é necessário cuidado em sua seleção e exame. Falsas economias devem ser evitadas, assim como o uso de pesos inexatos e baratos acabam levando a sérias conseqüências. Inspetores oficiais acharam farmácias que usavam pesos de prescrição tão gastos que os caracteres nas suas faces já tinham desaparecido; também foram encontrados pesos com um pouco de extrato endurecido e poeira que obscureciam quase inteiramente seus caracteres. Um conjunto de pesos padrões não-usados deve ser mantido à mão para que pelo menos uma vez ao ano os pesos de uso diário possam ser testados e ajustados ou rejeitados se necessário. Os pesos padrões devem ser usados também quando a balança é testada. O conjunto deve conter os seguintes pesos bem acomodados em uma caixa com pinças: dois pesos de 20 g ou dois de 30 g, dois de 10 g, um de 5 g, dois de 2 g, um de 1 g, um de 500 mg, um de 20 mg e um de 10 mg, todos ajustados às tolerâncias do NIST para pesos analíticos ou de Classe P.

PESOS MÉTRICOS — Para a pesagem de grandes quantidades, estão disponíveis pesos de ferro envernizado. Eles são preferivelmente hexagonais, para distingui-los dos pesos esféricos da *avoirdupois*. Conjuntos de pesos de bronze, geralmente na escala de 10 g a 1000 g, colocados em buracos de tamanho apropriado num bloco de plástico (*bloco de pesos*), são especialmente convenientes para muitas operações de pesagem. Para a prescrição manipulada, conjuntos de pesos exatos de magnésio que variam de 10 mg a 50 g estão disponíveis. Um conjunto contendo tanto pesos métricos quanto farmacêuticos é mostrado na Fig. 11.5.

Para propósitos analíticos, os pesos métricos são usados exclusivamente; em geral, o maior peso é de 100 g, o menor peso é de 1 mg. Os pesos de 1 g ou mais são de bronze finamente envernizado ou de aço inoxidável não-magnético ou de bronze ródio-chapeado. Os pesos menores são feitos de quadrados de platina ou de folha de alumínio, com uma borda virada para cima a fim de permitir que eles possam ser manuseados facilmente com as pinças. Frações de um miligrama são pesadas por meios do controlador no braço graduado da balança.

Em trabalho analítico e usando-se uma balança de Classe III em trabalho de prescrição, os pesos não devem nunca ser manuseados com os dedos, mas sim com as pinças. Nos conjuntos mais caros de pesos, as pinças são fortificadas com osso, marfim ou plástico para prevenir o desgaste dos pesos duran-

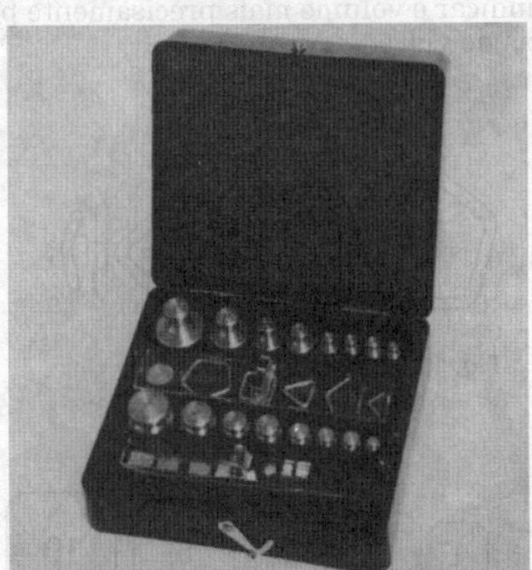

Fig. 11.5 Jogo de pesos dos sistemas farmacêutico e métrico. (Cortesia Troemner.)

te o manuseio. Com o cuidado apropriado a exatidão de um fino conjunto de pesos pode ser mantida durante anos.

PESOS *AVOIRDUPOIS* COMUNS — Pesos *avoirdupois* geralmente são feitos de ferro, e eles são chatos e circulares e envernizados para prevenir a oxidação. Esses pesos formam uma pilha piramidal, e variam de ½ oz até 4 lb; se forem incorretos, eles devem ser ajustados pela adição ou diminuição da quantidade de chumbo que é endurecido numa depressão na base de cada peso. Eles algumas vezes são feitos de bronze dessa forma, e algumas vezes de zinco (os últimos, entretanto, são frágeis e inúteis). Para uso em geral em farmácia, os pesos cilíndricos, conhecidos tecnicamente como bloco de pesos, são preferíveis. As vantagens dos blocos de pesos são que as aberturas deixadas pela falta de pesos são prontamente visíveis, e a maior parte da superfície do peso é protegida da ação de vapores corrosivos quando os pesos não estão em uso.

PESOS FARMACÊUTICOS — Os pesos chamados farmacêuticos podem ser obtidos tanto como *blocos de pesos* ou na forma *chata* que é menos desejada. Os pesos redondos, lisos, de bronze *dracma*, que têm a denominação estampada nas suas faces em caracteres elevados, ainda estão em uso, mas devem ser substituídos. Com pesos chatos, a denominação é geralmente apenas carimbada superficialmente na face e assim pode ser apagada pelo uso constante ou por contato corrosivo.

Sem dúvida, os melhores pesos do chamado grão são os pesos de arame de alumínio. Os pesos de arame são menos suscetíveis à ação corrosiva do que os pesos de bronze. Também, os pesos de arame são distinguidos mais fácil e rapidamente um do outro do que as outras formas de pesos, e assim há menor probabilidade de erros perigosos: o número de lados nos pesos de arame dão a denominação imediatamente (Fig. 11.6).

Pesos de grão de alumínio, que são cortados de placas de alumínio, são também menos sujeitos à corrosão. Eles usualmente podem ser ajustáveis com mais precisão que os pesos de bronze. Os cantos dos pesos de alumínio são podados, e cada peso geralmente é pressionado a uma forma curvada para que ele possa ser retirado facilmente (Fig. 11.7).

MENSURAÇÃO

Na farmácia, *mensuração* geralmente refere-se à determinação exata de um volume definido de líquido. Muitos tipos de equipamentos são usados nessa operação, dependendo do tipo e da quantidade do líquido a ser medido e do grau de exatidão requerido. (O NIST tem requisitos para recipientes graduados.[2])

Grandes Quantidades

Medidores de vidro são preferidos para a mensuração de líquidos. Embora medidores de vidro sejam sujeitos a se quebrar, eles podem indicar o volume mais precisamente por causa da transparência do vidro.

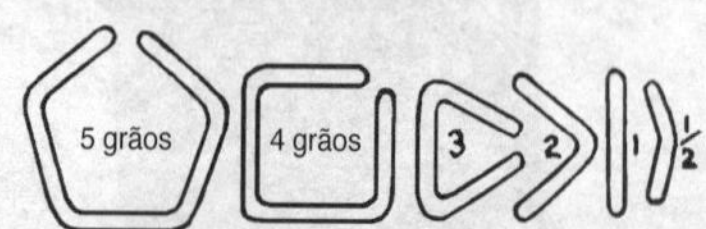

Fig. 11.6 Pesos de arames de alumínio.

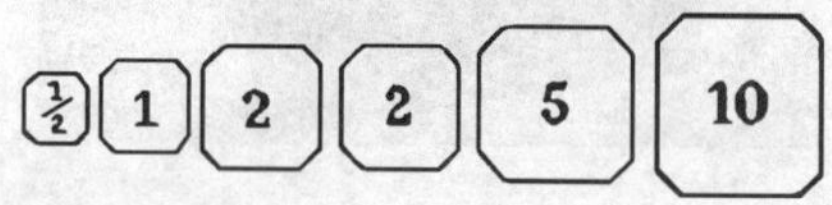

Fig. 11.7 Pesos de alumínio do sistema de grãos.

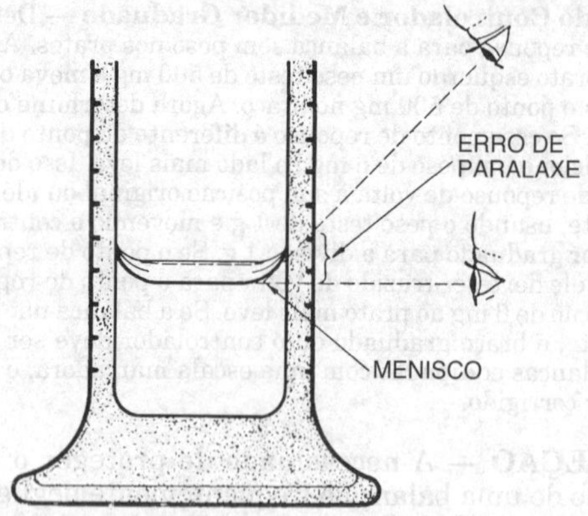

Fig. 11.8 Erro de medida devido à paralaxe.

O MENISCO — Quando um líquido aquoso ou alcoólico é derramado em um recipiente graduado, as forças da superfície fazem com que sua superfície se torne côncava — a porção em contato com o recipiente é arrastada para cima. Esse fenômeno é conhecido como a formação de um *menisco* (Fig. 11.8), e na determinação do volume de um líquido *a leitura deve ser feita no fundo desse menisco*. Essa regulação foi estabelecida pelo NIST, e todos os recipientes de vidro usados para mensuração são graduados com base nisso. Líquidos com grandes ângulos de contato, como o mercúrio, formam um *menisco invertido*, e a leitura então é feita no topo da superfície curvada.

PROCEDIMENTO — Os fabricantes farmacêuticos empacotam preparações líquidas em recipientes de vidro ou plásticos equipados com uma tampa plástica com rosca. Esses recipientes servem como frascos conservadores de onde os líquidos podem ser derramados diretamente em um recipiente graduado. O procedimento para derramar o líquido dos recipientes com tampa plástica em rosca é feito como se segue:

1. Remova a tampa e coloque-a sobre o balcão enquanto faz a transferência do líquido.
2. Enquanto segura o recipiente graduado na mão esquerda, agarre o frasco original com o rótulo numa posição tal que qualquer excesso de líquido não manche o rótulo se escorrer pelo lado do frasco.
3. Levante o recipiente graduado e segure-o de forma que o ponto de graduação a ser lido esteja ao nível dos olhos, e meça o líquido. (A extensão da marca graduante dentro de um círculo que passe inteiramente em torno do recipiente graduado é uma melhoria que evita a necessidade da colocação do recipiente graduado em cima de um lugar nivelado, assim como a marca correspondente em cima do lado oposto pode ser vista através do vidro e o recipiente graduado facilmente nivelado mesmo quando mantido na mão.)
4. Recoloque a tampa e retorne o frasco ao balcão ou à prateleira.
5. Derrame o líquido em um frasco ou almofariz para ser fornecido ou manipulado.

MEDIDAS METÁLICAS — As medidas metálicas têm quase sempre formato cilíndrico, mas são um pouco mais largas no fundo. Elas são geralmente usadas para a mensuração de líquidos quando o volume é superior a um pinto. Um conjunto geralmente é constituído de cinco dessas medidas (galão, meio galão, quarto, pinto e meio-pinto). Medidas feitas de ferro estanhado, ou de ferro de folha esmaltada chamado de cerâmica semelhante à ágata, são muito inferiores àquelas feitas de *cobre estanhado* ou de *aço inoxidável*; medidores de ferro estanhado logo ficam oxidados, e partículas do esmalte podem desprender-se, deixando exposto o ferro para contaminar o líquido medido.

O custo inicial dos medidores de cobre ou de aço inoxidável é maior que o do ferro estanhado, mas eles são bem mais duráveis. Deve-se tomar cuidado para protegê-los dos choques que causarão falhas que podem ser sérias o bastante para diminuir sua exatidão. Existem medidores cilíndricos métricos, feitos geralmente de metal monel (cobre + níquel) ou de aço inoxidável e com um diâmetro de somente a metade da sua altura, em vários tamanhos. Tais recipientes são relativamente caros, mas sua resistência à corrosão e ao desgaste é uma tremenda vantagem. Cobre, naturalmente, não deve ser usado quando é provável a catálise de oxidação.

MEDIDORES GRADUADOS DE VIDRO — Os medidores graduados de vidro quase sempre são usados para volumes ≤ 500 mL ou 1 pt. Existem duas formas, *cônica* e *cilíndrica* (Figs. 11.9, 11.10). O copo graduado cônico é apropriado para algumas medidas por causa da maior facilidade com que pode ser segurado na mão, mas as medidas cilíndricas são mais exatas por causa de seu diâmetro médio uniforme e menor. Em um cilindro graduado, o erro no volume causado por um desvio de ± 1 mm na leitura do menisco permanece constante ao longo da altura da coluna uniforme; o mesmo desvio causa um erro progressivamente maior em um recipiente graduado cônico porque o diâmetro, e assim o volume da coluna de 1 mm, aumenta ao longo de sua linha central vertical. É seguro supor que praticamente todos os recipientes graduados modernos de boa classe obedecem às exigências do NIST para diâmetros internos em volumes estabelecidos.

Um estudo indicou que, para aumentar a exatidão, as porções mais baixas de recipientes graduados não devem ser usadas e, por conseguinte, não devem ser marcadas.[2] Uma tabela (Quadro 11.11) mostra as porções vazias calculadas e não-calculadas do recipiente graduado. A eliminação dos marcadores mais baixos em recipientes graduados foi sugerida, e em 1955 as especificações do NIST para recipientes graduados usaram esse princípio.[1] O Manual do NIST estabelece: "Uma medida graduada deve ter um intervalo inicial que não é subdividido, igual a pelo menos 1/5 e não mais que 1/4 da capacidade do recipiente graduado." Para precisar a medida dos volumes menores que 1,5 mL, pode-se usar uma pipeta graduada ou um conta-gotas graduado.

EFEITO DO LÍQUIDO E DO RECIPIENTE — É difícil medir com exatidão quando se derrama um frasco completamente cheio por causa da desigualdade no fluxo do líquido. Depois que a primeira porção do líquido é removida, a forma do frasco não deve influenciar a facilidade de derramamento de nenhuma forma apreciável, a menos que o gargalo do recipiente seja muito estreito.

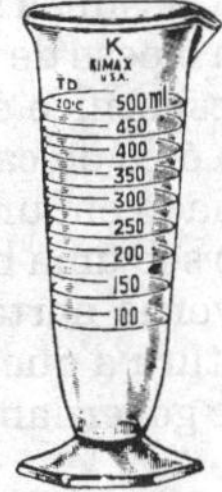

Fig. 11.9 Copo graduado cônico de vidro. (Cortesia Kimble Glass.)

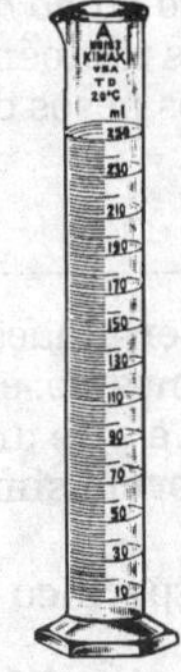

Fig. 11.10 Copo graduado cilíndrico de vidro. (Cortesia Kimble Glass.)

Quadro 11.11 Porções Não-Marcadas (Não-Confiáveis) de Recipientes Graduados

CAPACIDADE DO RECIPIENTE GRADUADO (mL)	ESPAÇOS CALCULADOS (1951)		
	2,5%[a] PERMITIDO (mL)	5%[a] PERMITIDO (mL)	ESPAÇOS (1965) (mL)
5	3,0	1,5	1
10	4,4	2,2	2
25	11,8	5,9	5
50	15,8	7,9	10
100	20,9	10,5	20
250	36,3	18,2	50
500	66,5	33,2	100
1000	—	—	200

[a]Cálculos por Goldstein e Mattocks[2] baseados no desvio de ± 1 mm da marca de graduação e erros toleráveis de 2,5 e 5%.

Líquidos viscosos escoam vagarosamente, mas sua mensuração precisa não é difícil. Experimentos mostraram que, quando a glicerina é derramada em um recipiente graduado sem deixar o líquido escorrer pela superfície interna, a precisão da medida pode ser muito alta. Naturalmente, a chance de se atingir a superfície interna é maior com recipientes graduados menores que com maiores. O aumento do desvio possível é então causado pelo movimento lento dos líquidos viscosos até a marca desejada.

Líquidos viscosos introduzem outro fator: tempo de drenagem. Recipientes graduados são calibrados para conter ou despejar volumes indicados dentro de limites específicos. Líquidos aquosos, alcoólicos e hidroalcoólicos podem ser drenados de um recipiente graduado em 30 segundos tão completamente que os volumes despejado e contido são razoavelmente próximos. Quando 25 mL de glicerina foram medidos nos mesmos cilindros limpos e secos, o volume recebido foi de 23,7 mL após o mesmo período de tempo. Objetos de vidro tratados com silicone, que agora são usados com freqüência, drenam completamente em alguns segundos.

O fator viscosidade pode ser modificado quando outro líquido é misturado com a glicerina para mensuração e misturando-se ambos os líquidos em um recipiente graduado adequado.

Pequenas Quantidades

Para a mensuração de volumes menores de líquidos, tubos graduados de vidro com diâmetro pequeno devem ser usados. O orifício mais estreito permite aumentar as distâncias entre as graduações no aparelho, permitindo assim maior exatidão na hora de fazer-se a leitura. Por exemplo, com uma bureta (conta-gotas) o químico farmacêutico pode estimar volumes próximos de 1/100 mL.

Pipetas e aparelhos similares são mais exatos e convenientes do que recipientes graduados muito pequenos. As graduações em recipientes graduados muito pequenos estão necessariamente na porção muito pequena, mais baixa, de uma medida comparativamente alta. Para medir-se 1 mL ou 10 ♏ de um óleo volátil em um recipiente graduado, a superfície que o óleo precisa transpor quando essa medida é invertida é tão grande que provavelmente restarão 20% do óleo aderidos à medida. Em preparados líquidos nos quais o menor volume de líquido é miscível com o maior volume do líquido diluente, o recipiente graduado pode ser limpo e essa perda recuperada, mas as inconveniências são superadas amplamente e uma maior exatidão assegurada pelo uso de uma pipeta.

Na administração de pequenos volumes de líquidos, a *gota* é muito conveniente e usada quase sempre. Deve ser enfatizado que *1 gota não é equivalente a 1* ♏ e que *60 gotas não são equivalentes a 1 f*ʒ. Essa impressão surgiu, sem dúvida alguma, porque 60 gotas comuns de *água* são aproximadamente iguais a 1 fʒ, mas o volume de uma gota de líquido depende de muitos fatores, incluindo densidade, temperatura, viscosidade, tensão superficial e o tamanho e a natureza do orifício por onde o líquido é derramado. Líquidos densos e viscosos, como mucilagens e xaropes, necessariamente produzem grandes gotas porque a gota adere à superfície do vidro enquanto seu peso não sobrepuja seu poder de adesão, ao passo que o clorofórmio, um líquido móvel que tem uma adesão muito pequena à superfície gotejante, produz gotas muito pequenas. Quanto maior a tensão superficial, maior a gota, e quanto maior a extensão da superfície onde a gota adere, maior, proporcionalmente, é a gota.

Um medidor de gota normal ou padrão foi recomendado pela Conferência de Bruxelas de 1902 para adoção internacional. Esse gotejador (conta-gotas) é reconhecido na USP.

GOTEJADOR DE REMÉDIOS[3]

O gotejador de remédios da Farmacopéia consiste em um tubo feito de vidro ou outro material transparente adequado que geralmente é colocado com um bulbo colapsável e, enquanto varia na capacidade, é constringido na extremidade de administração a uma abertura redonda com um diâmetro externo de aproximadamente 3 mm. O gotejador, quando segurado verticalmente, derrama a água em gotas cada uma pesando entre 45 mg e 55 mg.

Quando gotas são especificadas em uma prescrição, o costume usual tem sido usar um *conta-gotas oftalmológico*, mas agora o conta-gotas padrão deve ser fornecido. Quando a exatidão é requerida, é particularmente importante usar o padrão ou um gotejador especialmente calibrado para a administração de drogas potentes. O erro de volume ocorrido na mensuração de qualquer líquido por meios de um conta-gotas calibrado não deve exceder 15%, em condições normais.[3]

Ainda não existe um consenso universal sobre a *colher de chá padrão*; entretanto, ela é geralmente aceita como equivalente a 5 mL.

COLHER DE CHÁ

Ainda não se chegou a um acordo quanto à colher de chá padrão oficial, apesar da necessidade de uma medida padrão em relação à combinação e à rotulação de drogas líquidas. Para propósitos domésticos, uma Colher de Chá Padrão Americano tem sido estabelecida pelo American National Standards Institute (1430 Broadway, New York, NY 10018) como contendo 4,93 ± 0,24 mL. Tendo em vista a prática universal de empregar as colheres de chá comumente disponíveis nas residências para a administração de medicamentos, a colher de chá pode ser considerada como representando 5 mL.

É preciso lembrar que o volume real de uma colher de chá de qualquer líquido dado está relacionado à viscosidade e à tensão superficial desse último, entre outros fatores influenciadores.

O FATOR HUMANO — O *fator de cuidado humano* é de suprema importância em toda operação farmacêutica que exige exatidão. A medida exata dos líquidos exige equipamento exato, manipulação cuidadosa, boa visão e uma mão firme.

DENSIDADE E PESO ESPECÍFICO

Diversos termos são usados para expressar a massa (peso) de volumes iguais de diferentes substâncias.

Densidade absoluta é a relação de massa de um objeto, determinada ou referida a um vácuo, em uma temperatura específica, ao volume do objeto na mesma temperatura. Essa relação é expressa matematicamente como:

$$\frac{\text{Massa em gramas (no vácuo)}}{\text{Volume em milímetros}} = \text{Densidade absoluta}$$

Densidade aparente difere da densidade absoluta somente no fato de que a massa do objeto é determinada no ar; a massa é influenciada pela diferença no efeito flutuação do ar sobre o objeto que está sendo pesado e nas massas (pesos) padrões usadas para a comparação. Se o objeto e as massas forem feitos do mesmo material, ou tiverem a mesma densidade, não haverá diferença no efeito de flutuação e a densidade aparente será idêntica à densidade absoluta.

Densidade relativa é uma expressão algumas vezes empregada para indicar a massa de 1 mL (não cm^3, que é um pouco diferente) de uma substância padrão, como a água, em uma temperatura especificada, relativa à água a 4ºC medida como unidade. Assim, a densidade relativa da água a 4ºC é de 1,0000, enquanto sua densidade absoluta à mesma temperatura é de 0,999973. A água atinge sua densidade máxima absoluta de 0,999973 a 3,98°C. Para converter uma densidade relativa da água em densidade absoluta, a primeira deve ser multiplicada por 0,999973.

Peso específico pode ser definido como a relação da massa de uma substância para a massa de um volume igual de outra substância tomada como padrão. Para os gases, o padrão pode ser hidrogênio ou ar; para líquidos e sólidos, é a água.

A partir do que foi estabelecido, é óbvio que na determinação do peso específico existirão, em geral, diferenças no resultado se as massas (pesos) forem determinadas no ar ou no vácuo. Se as massas são determinadas ou referidas ao vácuo, o resultado é um *peso específico verdadeiro* (às vezes chamado *peso específico absoluto*); se as massas são determinadas no ar, o resultado calculado é um *peso específico aparente*. A diferença entre esses pesos específicos é, em regra, muito pequena.

Uma variação muito importante nas determinações do peso específico é a temperatura, e ela é duplamente importante porque a temperatura de uma substância sob exame e a temperatura do padrão podem ser diferentes. As temperaturas são comumente mostradas como uma relação, com a temperatura da água sempre sendo indicada no denominador. A prática comum no que diz respeito à determinação do peso específico é aquela definida pela USP: "A menos que estabelecido de outra maneira, a base do peso específico é 25º/25º, ou seja, a relação entre o peso de uma substância no ar em 25º e o volume igual da água na mesma temperatura."

Mas não é sempre conveniente, ou desejado, determinar o peso de ambas as substâncias e a água a 25º, ou mesmo determinar o peso da substância na mesma temperatura que aquela em que a água é pesada. Assim, a substância pode ser pesada a 25º, e comparada com o peso de um volume igual de água a 4º, caso em que o peso específico é relatado como sendo na base de 25º/4º. No caso do óleo de cacau, que é sólido a 25º, o peso específico é determinado em uma base de 100º/25º; para o álcool, ele é determinado sob uma base de 15,56º/15,56º, porque há muitos anos o governo norte-americano adotou 60ºF (15,56ºC) como a temperatura a que medidores alcoólicos são produzidos para o controle governamental de líquidos alcoólicos.

É evidente que uma declaração informativa completa do peso específico deve indicar a temperatura da substância sob exame, assim como aquela do mesmo volume de água. Além disso, deve-se indicar se as determinações de massa (peso) foram feitas com base *a vácuo* ou *no ar*; no último caso, o material da construção dos pesos também deve ser indicado (pois o efeito de flutuação do ar nos pesos depende de seus volumes).

Cálculos

O princípio subjacente à determinação do peso específico de um líquido ou de um sólido é o mesmo: encontrar a relação entre a massa (peso) da substância e a de um mesmo volume de água. Isso pode ser expresso de forma simples:

$$\text{Peso específico} = \frac{W_s}{W_w}$$

onde W_S é o peso da substância e W_w o peso do mesmo volume de água.

DENSIDADE

A *densidade* é definida como a massa de uma substância por unidade de volume. Ela tem as unidades de massa sobre volume. *Peso específico* é a relação do peso de uma substância no ar com o peso de um mesmo volume de água. No sistema métrico, tanto a densidade quanto o peso específico podem ser numericamente iguais, embora os algarismos da densidade tenham unidades. No sistema inglês, a densidade e o peso específicos não são numericamente iguais; p. ex., a densidade da água é 62,4 lb/ft^3, e o peso específico é 1. Isso mostra a conveniência do sistema métrico. As equações para calcular a densidade, o peso e o volume são:

$$\text{Densidade} = \frac{\text{Peso}}{\text{Volume}}$$

$$\text{Peso} = \text{Densidade} \times \text{Volume}$$

$$\text{Volume} = \frac{\text{Peso}}{\text{Densidade}}$$

Fornecidas duas variáveis quaisquer, a terceira pode ser calculada.

Exemplos

1. Um farmacêutico pesou 2 kg de glicerina (densidade, 1,25 g/mL). Qual é o volume da glicerina?

$$\text{Volume} = \frac{2000\ \text{g}}{1{,}25\ \text{g/mL}} = 1600\ \text{mL}$$

2. Qual é o peso de 60 mL de um óleo de densidade 0,9624 g/mL?

$$\text{Peso} = 60\ \text{mL} \times 0{,}9624\ \text{g/mL} = 57{,}7\ \text{g}$$

3. Calcule o peso de 30 mL de ácido sulfúrico (densidade, 1,8 g/mL).

$$\text{Peso} = 1{,}8\ \text{g/mL} \times 30\ \text{mL} = 54\ \text{g}$$

4. Se a prescrição requer 25 g de ácido clorídrico concentrado (densidade, 1,18 g/mL), que volume o farmacêutico deve medir?

$$\text{Volume} = \frac{25\ \text{g}}{1{,}18\ \text{g/mL}} = 21{,}2\ \text{mL}$$

Problemas (Respostas no Final do Capítulo)

1. Qual é o peso em gramas de 1 L de álcool (densidade, 0,816 g/mL)?
2. Qual é o volume (mL) de 1 libra (*avoir*) de glicerina (densidade, 1,25 g/mL)?
3. Qual é o volume (mL) de 65 g de um ácido cuja densidade seja 1,2 g/mL?

CÁLCULOS FARMACÊUTICOS

Os cálculos do fornecimento e da manipulação das formas farmacêuticas utilizam aritmética simples. Os erros podem surgir, freqüentemente, por descuido, por exemplo na colocação inadequada de vírgula decimal, conversão incorreta de um sistema de medida para outro ou incerteza quanto ao sistema de medida a ser utilizado. Antes de realizar qualquer cálculo, é essencial que o problema apresentado (em uma prescrição, um pedido, fórmula, etc.) seja lido cuidadosamente, que a informação proporcionada e necessária seja identificada e o procedimento a ser utilizado no cálculo seja selecionado.

Antes de os alunos lerem esta parte do capítulo e tentarem solucionar os problemas, as informações na parte precedente deste capítulo devem estar bem compreendidas. Com freqüência, são necessárias várias etapas para solucionar os problemas. Atalhos não devem ser utilizados, a menos que se tenha certeza de que sejam adequados. Muitos problemas podem ser resolvidos por mais de um procedimento, como pelo índice e proporção ou pela análise dimensional. Se os estudantes encontrarem um procedimento mais lógico e que lhes dê a resposta correta, ele deve ser utilizado. Assim, as soluções para problemas exemplificados aqui geralmente devem ser consideradas sugestões, e não a única maneira de solucionar determinado tipo de problema.

Princípios Matemáticos

Alguns princípios matemáticos (p. ex., frações decimais ordinárias, expoentes, potências e raízes, números significativos e logaritmos) serão revistos, pois essas áreas são aquelas em que os estudantes freqüentemente se descuidam ou das quais se esquecem. Após isso, vários tipos de problemas farmacêuticos práticos que o farmacêutico talvez seja requisitado a resolver são discutidos, e as soluções são dadas. Sempre que for prático, as regras para solucionar esses problemas são mostradas. Não é feita nenhuma tentativa para elaborar qualquer teoria matemática.

Geralmente, os problemas consistem na determinação da quantidade ou das quantidades de material ou materiais necessários para manipular as prescrições adequadamente e para produzir os produtos utilizados no auxílio da manipulação de prescrições. Os materiais utilizados para manipular os pedidos de prescrição devem ser puros ou misturas de substâncias de concentrações variáveis. As concentrações das misturas podem ser determinadas de modos diferentes. Podem ser necessárias conversões entre sistemas de potências diferentes ou entre sistemas de medidas diferentes. No final de cada seção, são dados exemplos de problemas para o estudante solucionar, cujas respostas se encontram no final do capítulo.

Por causa da importância menor do sistema farmacêutico, o sistema métrico é enfatizado aqui. As substâncias químicas e os preparados químicos mais provavelmente serão comercializados utilizando-se o sistema métrico ou o sistema *avoirdupois*. Os pedidos de prescrição são aviados no sistema indicado no pedido, geralmente os sistemas farmacêutico ou métrico.

O aluno deve familiarizar-se com a terminologia no aviamento de prescrição, como palavras em latim e abreviações utilizadas nas orientações ao farmacêutico e ao paciente (veja Cap. 97). O profissional que prescreve poderá ocasionalmente utilizar algarismos romanos em vez de arábicos, de forma que os alunos precisam estar familiarizados com ambos (embora essa prática esteja declinando).

NÚMEROS SIGNIFICATIVOS

A pesagem e a medição podem ser feitas com apenas um certo grau máximo de exatidão; o resultado sempre é aproximado por causa das muitas fontes de erro, como temperatura, limitações dos instrumentos empregados, fatores pessoais e assim por diante. Os farmacêuticos precisam obter a maior exatidão possível com seu equipamento, mas seria errôneo afirmar que eles pesaram 1 mg de um sólido em uma balança de prescrição de Classe III, que apresenta uma recíproca de sensibilidade de 10 mg, ou que eles mediram 76,32 mL de um líquido em um frasco graduado de 100 mL, que pode ser lido apenas a cada 1 mL. Quando as quantidades são escritas, os números devem conter apenas os dígitos que são *significativos* dentro da precisão do instrumento.

Os *números significativos* são dígitos que apresentam um significado prático. Em alguns casos, os zeros são significativos; em outros, eles meramente indicam a ordem de magnitude dos outros dígitos pela localização da vírgula decimal. Por exemplo, na medida 473 mL, todos os dígitos são significativos, mas na medida 4730 mL o zero pode ou não ser significativo. No peso 0,0316 g, os zeros não são significativos, apenas localizam a vírgula decimal. Em qualquer resultado, o único dígito significativo é apenas aproximado, porém todos os dígitos precedentes são exatos. Quando 473 mL são registrados, pressupõe-se que a medida tenha sido feita dentro de ± 0,5 mL ou algo entre 472,5 e 473,5 mL. O estudante deve parar para considerar as implicações plenas desse fato, especificamente porque a medida está sujeita a um erro máximo de:

$$\frac{0{,}5}{473} \times 100 = \text{(aprox.) } 0{,}1\% \text{ ou 1 parte em 1000}$$

Um zero em um volume como 473,0 mL é um número significativo e implica que a medida tenha sido realizada dentro dos limites 472,95 mL e 473,05 mL ou com um erro possível de:

$$\frac{0{,}05}{473} \times 100 = 0{,}01\% \text{ ou 1 parte em 10.000}$$

Assim, 473 são corretos até o mL mais próximo, e 473,0 são corretos até o 0,1 mL mais próximo.

Regras

1. *Ao adicionar ou subtrair, não mantenha na soma ou no resto um número maior de casas decimais do que o menor número que entra nos cálculos.* Por exemplo,

	11,5 g		11,50 g
	2,65 g		2,65 g
	3,49 g		3,49 g
	17,64 g		17,64 g
Resposta:	17,6 g	*Resposta:*	17,64 g

Na primeira coluna, 11,5 g foram pesados até 0,1 g ou com uma exatidão de ± 0,05 g. Embora as outras duas pesagens tenham sido feitas com uma exatidão de ± 0,005 g, a soma pode ser expressa adequadamente apenas com uma casa decimal.

Na segunda coluna, 11,50 g foram pesados com 0,10 g mais próximos ou com uma precisão de ± 0,005 g. Como todas as pesagens foram feitas com esse grau de exatidão, a soma seria como no exemplo, 17,64 g.

Mantenha todos os dígitos possíveis até que todos os cálculos estejam completos e então mantenha apenas os dígitos significativos para a resposta. As somas ou as subtrações que envolvem tanto pequenas quanto grandes quantidades, cada uma expressa com significância máxima, são freqüentemente inúteis. Por exemplo, se somássemos 1,2 e 0,041 g, a soma física seria 1,2 g, independentemente do fato de os dois números numericamente adicionados chegarem a 1,241. Exprimir a soma física de 1,241 g transmitiria um grau errôneo de exatidão com o qual a quantidade era conhecida.

2. *Ao multiplicar ou dividir, não mantenha na resposta dígitos significativos em número maior do que o menor número que entrar no cálculo.*

O significado dessa regra pode ser ilustrado pelo uso de equivalentes durante conversões de um sistema de medidas para outro. O Quadro 11.12 mostra diferentes valores equivalentes e o número de dígitos significativos até o qual a resposta está correta. Sempre use um equivalente que dará o grau desejado de precisão. A multiplicação repetida de uma aproximação aumenta o erro progressivamente; portanto, retenha todos os dígitos durante os cálculos e despreze dígitos não-significativos na etapa final.

Quadro 11.12

PESO		PESO EQUIVALENTE (gr/g)		PESO EQUIVALENTE (gr)	DÍGITOS SIGNIFICATIVOS
4,522	×	15,432	=	69,78	4
4,522	×	15,43	=	69,77	4
4,522	×	15,4	=	69,6	3
4,522	×	15	=	68	2

FRAÇÕES

Frações Ordinárias

Um exemplo de fração ordinária é 3/8. Ela é lida como "três oitavos" e indica três partes divididas por oito partes da mesma coisa. As unidades com ambos os números têm de ser as mesmas. Os farmacêuticos medem 3/8 de uma onça líquida ou fluida (29,6 cm^3) em um frasco graduado, medem 3 *dracmas líquidos ou fluidos* a partir de 8 *dracmas líquidos ou fluidos* (uma onça fluida contém 8 *dracmas líquidos ou fluidos*).

Os seguintes princípios devem ser aplicados quando se utilizam as frações ordinárias:

1. O valor de uma fração não é alterado ao se multiplicar ou dividir tanto o numerador quanto o denominador pelo mesmo número.
2. Multiplicar o numerador ou dividir o denominador por um número multiplica a fração por esse número.
3. Dividir o numerador ou multiplicar o denominador por um número divide a fração por esse número.
4. Para somar ou subtrair frações, forme frações com o *menor denominador comum*, realize a operação aritmética e reduza até o menor denominador comum.
5. Para multiplicar frações, multiplique todos os números acima da linha para formar um novo numerador e multiplique todos os números abaixo da linha para formar o novo denominador. Se possível, cancele para simplificar e reduza ao menor denominador comum.
6. Para dividir uma fração, multiplique pela recíproca da fração.

Frações Decimais

As frações com a potência de 10 como denominador são conhecidas como *frações decimais* e são escritas omitindo-se o denominador e inserindo-se uma vírgula decimal no numerador a tantas casas decimais do último número à direita conforme existirem cifras de 10 no denominador.

Os seguintes princípios devem ser aplicados ao se utilizarem frações decimais:

1. Ao somar ou subtrair decimais, alinhe as vírgulas decimais abaixo umas das outras.
2. Ao multiplicar decimais, proceda da mesma forma com números inteiros, então coloque a vírgula decimal no produto com quantas casas a partir do primeiro número à direita conforme a soma das casas decimais no multiplicador e no multiplicando.
3. Ao dividir por uma fração decimal, mova a vírgula decimal para a direita, tanto no divisor quanto no dividendo, por tantas casas decimais conforme existam à esquerda no divisor para formar um número inteiro no divisor; proceda como no caso de números inteiros. A vírgula decimal no quociente deve ser colocada imediatamente acima da vírgula decimal no dividendo.
4. Ao converter uma fração ordinária em uma fração decimal, divida o numerador pelo denominador e coloque a vírgula decimal na casa correta.
5. Ao converter uma fração decimal em uma fração ordinária, coloque o número todo, como numerador, sobre a potência de 10 que contém o mesmo número de cifras de 10 que existem como casas decimais. Se possível, cancele para simplificar.

EXPOENTES, POTÊNCIAS E RAÍZES

Na expressão $2^4 = 16$, os seguintes nomes são dados para os termos: 16 é denominado a *potência* da *base 2*, e 4 é o *expoente* da potência. Se o expoente for 1, geralmente é omitido. As seguintes leis devem ser relembradas:

1. O produto de duas ou mais potências da mesma base é igual a essa base com um expoente igual à soma dos expoentes das potências; p. ex., $2^5 \times 2^3 = 2^8$.
2. O quociente de duas potências da mesma base é igual a essa base com um expoente igual ao expoente do dividendo menos o expoente do divisor; p. ex., $2^8 \div 2^3 = 2^5$.

3. A potência de uma potência é encontrada multiplicando-se os expoentes; p. ex., $(2^8)^3 = a\ 2^{24}$
4. A potência de um produto equivale ao produto das potências dos fatores; p. ex., $(2 \times 3 \times 4)^2 = 2^2 \times 3^2 \times 4^2$.
5. A potência de uma fração equivale à potência do numerador dividido pela potência do denominador; p. ex.,

$$\left(\frac{2}{3}\right)^2 = \frac{2^2}{3^2}$$

A raiz de uma potência é encontrada dividindo-se o expoente da potência pelo índice da raiz; p. ex.,

$$\sqrt[3]{3^6} = 3^{6/3} = 3^2$$

Qualquer número diferente de 0 com um expoente 0 equivale a 1; p. ex., $2^0 = 1$. Um número com um expoente negativo equivale a 1 dividido pelo número com um expoente positivo equivalente em valor numérico ao expoente negativo; p. ex.,

$$2^{-4} = \frac{1}{2^4}$$

Logaritmos

Para facilitar a solução de problemas complexos e longos, foram inventados os *logaritmos (log)*. Muitos cálculos que são difíceis pelos processos aritméticos comuns são realizados rápida e facilmente com a ajuda de log. O log de um número é o expoente da potência até a qual uma determinada base precisa ser elevada a fim de equivaler àquele número.

$$Y = a^x$$

$$\log_a Y = x$$

John Napier, da Escócia, que descobriu os logaritmos há mais de três séculos, utilizou o Número Logarítmico Natural, 2,71828+, como base. Henry Briggs, utilizando a descoberta de Napier alguns anos depois, introduziu 10 como base, que é o mais conveniente para fins práticos. O sistema de Napier é denominado logaritmos naturais, e o sistema de Briggs é denominado logaritmos comuns. Nesse último sistema, os números naturais são vistos como potências da base 10 e os expoentes correspondentes são os log; p. ex.,

$$100 = 10^2$$

$$\log_{10} 100 = 2$$

$$2 = 10^{0,3010} \text{ ou } \log_{10} 2 = 0,3010$$

Para log naturais,

$$6 = e^{1,792}$$

$$\ln_e 6 = 1,792$$

LEIS E REGRAS

As seguintes leis, que regem o uso de logs, baseiam-se na lei de expoentes, e portanto são verdadeiras para qualquer sistema logarítmico.

1. O log de um produto equivale à *soma* do log dos números componentes; p. ex., para 25×2:

$$\log(25 \times 2) = \log 25 + \log 2$$
$$= \log 10^{1,3979} + \log 10^{0,3010}$$
$$= 1,3979 + 0,3010 = 1,6989$$

2. O log de um quociente equivale ao log do numerador menos o log do denominador; p. ex., para $25 \div 2$:

$$\log(25 \div 2) = \log 25 - \log 2 = \log 10^{1,3979} - \log 10^{0,3010}$$
$$= 1,3979 - 0,3010 = 1,0969$$

3. O log da potência de um número equivale ao log do número multiplicado pelo expoente da potência; p. ex., para $(25)^{12}$:

$$\log(25)^{12} = 12 \log 25 = 12 \times 1,3979 = 16,7748$$

4. O log da raiz de um número equivale ao log do número dividido pelo índice da raiz; p. ex., para $\sqrt{25}$

$$\log\sqrt{25} = \log 25^{1/2} = \frac{\log 25}{2} = \frac{1,3979}{2} = 0,6990$$

5. O log da potência negativa de um número equivale à recíproca do número multiplicada pelo expoente da potência; p. ex., $(5)^{-2}$:

$$\log(5)^{-2} = -2 \log 5 = -2 \times 0,6990 = -1,398$$

Os logs de 1, 10, 0,01, etc. são inteiros, porém, para os números entre eles, os logs consistirão em duas partes: uma parte integral denominada a *característica* e uma parte fracionária denominada *mantissa*. Dessa forma,

$10^2 = 100$	$\log 100 = 2$
$10^1 = 10$	$\log 10 = 1$
$10^0 = 1$	$\log 1 = 0$
$10^{-1} = 0,1$	$\log 0,1 = -1$
$10^{-2} = 0,01$	$\log 0,01 = -2$

O log de um número entre 100 e 1000 tem 2 para uma característica mais uma fração, o log de um número entre 0,1 e 0,01 tem −2 para característica mais um decimal e assim por diante. A mantissa de um log sempre deverá ser positiva, ao passo que a característica poderá ser positiva ou negativa.

Todo número pode ser visto como o produto de dois números, sendo um 10 com um expoente positivo ou negativo e o outro sendo algum número entre 1 e 10; p. ex.,

$$760 = 10^2 \times 7,6 = 10^2 \times 10^{0,8808}$$
$$\therefore \log 760 = \log 10^2 + \log 10^{0,8808} = 2,8808$$

$$0,076 = 10^{-2} \times 7,6 = 10^{-2} \times 10^{0,8808}$$
$$\therefore \log 0,076 = \log 10^{-2} + \log 7,6 = -2 + 0,8808$$

Esse valor é expresso $\overline{2},8808$ (ou 8,8808 − 10).

A característica é tornada um número positivo subtraindo-se o −2 de 10 para dar uma característica de 8... −10. O −10 é colocado depois da mantissa. Com base na explicação anterior, as seguintes regras são derivadas:

1. A característica de um número maior do que 1 é uma unidade menos aquela do número de dígitos à esquerda da vírgula decimal; p. ex., para 1000 a característica é 3.
2. A característica de um número menor do que 1 é uma unidade a mais do que o número de cifra entre a vírgula decimal e o primeiro dígito significativo; p. ex., para 0,001 a característica é −3.
3. Se a característica de um log for positiva, a parte integral do número correspondente contém um dígito a mais do que o número de unidades na característica; p. ex., se a característica equivale a 2, o número correspondente encontra-se entre 100 e 1000.
4. Se a característica de um log for negativa, o número de zeros entre a vírgula decimal e o primeiro dígito significativo é um a menos do que o número de unidades na característica; p. ex., se a característica for −2, o número correspondente encontra-se entre 0,01 e 0,001.
5. Os números relacionados uns com os outros por meio de alguma potência de 10 possuem logs com a mesma mantissa; p. ex., log 760 = 2,8808 e log 76 = 1,8808.

O Log de um Número

A característica de um log é determinada prontamente pela inspeção do número natural, porém, para se obter a mantissa, deverá ser utilizada uma tabela de logs. Essas tabelas variam em precisão de acordo com o número de casas decimais às quais a mantissa é expandida. Para a maioria dos cálculos, quatro casas são satisfatórias.

Sob o título *Números Naturais* (N) na *Tabela de Logaritmos* (veja Apêndice), os primeiros dois dígitos do número são dados na coluna da esquerda, ao passo que o terceiro dígito (de 0 a 9) é dado na linha superior. A mantissa para números grandes ou os números que caem entre aqueles de três casas decimais pode ser encontrada pelo processo de interpolação; p. ex.,

1. Encontre o log de 273.

Sob N encontre 27 e ao longo da linha superior encontre o terceiro número, 3. Partindo de 27 e sob 3 a mantissa para 273 (4362) é encontrada. Não é necessária interpolação. Por inspeção (veja regra 1) a característica é 2. Então, log 273 = 2 + 0,4362 = 2,4362.

2. Encontre o log de 0,08206.

Sob N encontre 82 e ao longo da linha superior encontre o próximo número, 0. Agora 8206 situa-se entre 820 e 821 (6/10 da diferença). A mantissa para 820 é 9138 e a mantissa para 821 é 9143. A diferença entre essas duas mantissas é 5, e 6/10 de 5 é 3. A mantissa para 8206, portanto, é 9138 + 3 = 9141. Por inspeção (veja regra 2) a característica é −2. Então, log, 0,08206 = −2 + 0,9141 = 8,9141 − 10 ou $\bar{2}$,9141.

O processo de descobrir um número entre dois outros números é conhecido como *interpolação*. Baseia-se na hipótese de que a mantissa varia diretamente com o número, mas nem sempre isso é verdadeiro. Muitas tábuas logarítmicas fornecem as partes proporcionais para facilitar a interpolação.

O Antilogaritmo de um Número

Para encontrar o número correspondente a determinado log, emprega-se o procedimento reverso do que foi discutido anteriormente. A primeira etapa consiste em encontrar números correspondentes à mantissa (a interpolação pode ser necessária). A última etapa consiste em colocar a vírgula decimal na posição correta, seguindo as regras 3 e 4; p. ex.,

1. Encontre o número correspondente ao log 3,8357.

Na tabela de logaritmos, 8357 é encontrado atravessando-se horizontalmente a partir de 68 e sob 5. Os dígitos necessários, portanto, são 685. Como a característica é 3 (regra 3), o log 3,8357 é o número 6850.

2. Encontre o número correspondente ao log 0,4351.

Na tabela de logaritmos, 4351 é encontrado entre 4346 e 4362, sendo a diferença 16,4351, 5 unidades mais do que 4346, ou 5/16 da diferença entre as duas mantissas. A tabela logarítmica fornece 272 como o antilog de 4346, ao qual 5/16 ou 0,31 devem ser somados. Somando-se 0,3 à quarta casa, os números necessários são 2723. Como a característica é 0, o número requerido é 2,723.

O Antilog de um Número Negativo

Encontrar o antilog de um número negativo é fácil quando nos lembramos que a mantissa é sempre *positiva*. Dessa forma, a primeira etapa consiste em converter a mantissa negativa para positiva; p. ex., log de $X = -3{,}523$.

1. Acrescente −1 à característica, de forma que ela se torne −4.
2. Adicione +1 à mantissa, de forma que ela se torne 0,477 (+1,0000 − 0,523 = + 0,477).
1. O resultado é

$$\log X = \bar{4}{,}477$$

Com base na tabela de logaritmos, o antilog de 0,477 é 3,0, de forma que o antilog de $\bar{4}$,477 é $3{,}0 \times 10^{-4}$. Daí, se log de $X = -3{,}523$, $X = 3{,}0 \times 10^{-4}$; p. ex.,

1. Utilizando-se a equação de Henderson-Hasselbalch para uma substância ácida, encontre o índice de droga ionizada em relação à não-ionizada em um pH de 3,0. O pK_a é 7,4.

$$pH = pK_a + \log \frac{[\text{Sal}]}{[\text{Ácido}]}$$

$$pH - pK_a = \log \frac{[\text{Sal}]}{[\text{Ácido}]}$$

$$3{,}0 - 7{,}4 = -4{,}4 = \bar{5}{,}6 = \log \frac{[\text{Sal}]}{[\text{Ácido}]}$$

$$3{,}98 \times 10^{-5} = \frac{[\text{Sal}]}{[\text{Ácido}]}$$

CÁLCULOS LOGARÍTMICOS

Os problemas representativos ilustrados a seguir mostram a rapidez e a simplicidade dos cálculos com logs.

1. Encontre o valor de 8,52 × 36,4 × 0,0056.

Para multiplicar, some os logs dos números.

log 8,52	= 0,9304
log 36,4	= 1,5611
log 0,0056	= $\bar{3}$,7482
número do log	= 0,2397

Para encontrar o número natural correspondente ao log do número 0,2397, veja o antilog.
Resposta: antilog de 0,2397 = 1,737.

2. Encontre a raiz quíntupla de 0,00475.

Para encontrar a enésima raiz de um número, divida o log do número pelo índice da raiz.

$$\log(\sqrt[5]{0{,}00475}) = \tfrac{1}{5}\log 0{,}00475 = \tfrac{1}{5}(\bar{3}{,}6767)$$

$$= \tfrac{1}{5}(7{,}6767 - 10) = 1{,}5353 - 2 \text{ ou } \bar{1}{,}5353$$

Para encontrar o número natural correspondente ao log do número 1,5353, tome o antilog.
Resposta: antilog $\bar{1}$,5353 = 0,343.

3. Descubra o valor de

$$\frac{6{,}062 \times 10^{23}}{0{,}08206 \times 293{,}1 \times 760.000}$$

Lembre-se: Para multiplicar, some os logs dos números; para dividir, subtraia os logs dos números:

log 6,062	= 0,7826	log 0,08206	= $\bar{2}$,9141
log 10^{23}	= 23,0	log 293,1	= 2,4670
log do numerador	= 23,7826	log 760,000	= 5,8808
		log do denominador	= 7,2619

Valor do log: 23,7826 − 7,2619 = 16,5207.
Resposta: antilog 16,5207 = $3{,}32 \times 10^{16}$.

4. O pH de uma solução é um log da recíproca da concentração de íons de hidrogênio. Se a concentração de íons de H+ na solução for $2{,}57 \times 10^{-4}$ g-íon/L, qual é o pH?

$$pH = \log \frac{1}{[H^+]} = \log \frac{1}{2{,}57 \times 10^{-4}} = \log \frac{10^4}{2{,}57}$$

Considerando os logs

$$pH = \log 10^4 - \log 2{,}57 = 4 - 0{,}4099 = 3{,}59$$

Problemas

1. O índice de formação de creme de uma emulsão pode ser calculado pela lei de Stokes:

$$-V = \frac{2gr^2(d_2 - d_1)}{9\eta}$$

Se d_1 = 0,88 g/mL, d_2 = 1,32 g/mL, g = 980,6 cm/s², $r = 10^{-3}$ cm e η = 1,14 em equilíbrio, encontre o índice, V.

2. A tensão superficial (S) de um líquido pode ser encontrada pelo Método de Elevação Capilar utilizando-se a fórmula

$$S = \frac{1}{2} hdgr$$

onde h é a altura do líquido no capilar, d é a densidade do líquido, g é a aceleração da gravidade e r é o raio do capilar. Encontre S quando h = 2,62 cm, d = 2,43 g/mL, g = 980,6 cm/s² e r = 0,021 cm.

3. Utilizando a equação de Henderson-Hasselbalch, descubra o índice da droga não-ionizada-ionizada em um pH de 1,5. O pK_a da droga básica é 9,6.

Problemas Farmacêuticos

O aluno que sabe álgebra, que estudou as seções prévias deste capítulo e reconhece os numerais romanos e as abreviações latinas utilizadas nas prescrições (para instruções ao farmacêutico e ao paciente pela pessoa que prescreve) deve ter conhecimento suficiente para solucionar os problemas de rotina encontrados em uma farmácia. Os diferentes símbolos e abreviações e seus significados devem ser bem entendidos. A explicação de problemas práticos, representativos daqueles encontrados na prática, é apresentada a seguir. Os problemas práticos seguem-se a cada seção, e as respostas para esses problemas são encontradas no final deste capítulo.

Para solucionar cada problema adequadamente, sugere-se o seguinte procedimento:

1. Analise o problema cuidadosamente, de forma que os dados sejam claramente fixados na mente; determine o que é dado e o que é pedido.
2. Selecione o método mais direto para solucionar o problema. Nem todos os problemas podem ser resolvidos adequadamente em uma etapa. Procure doses, equivalentes e abreviações quando você não tiver certeza.
3. Teste ou verifique o resultado.

SOMA

Revise os sistemas de pesos e medidas discutidos anteriormente neste capítulo. A expressão "quantidades pesáveis ou mensuráveis" significa libras, onças, dracmas, pintos, onças fluidas, etc. Por exemplo, não é prático pesar 300 g ou medir 50 onças fluidas porque nem um peso de 300 g nem um frasco graduado de 50 fl oz são comumente disponíveis. Essas unidades são convertidas para 5 dracmas e 1 qt, 1 pt, 2 fl oz, respectivamente, que são quantidades pesáveis e mensuráveis.

Regras

1. Some quantidades semelhantes. Utilizando o sistema métrico, se as quantidades não forem semelhantes, altere-as para uma unidade comum. Utilizando os sistemas farmacêutico ou *avoirdupois*, crie colunas de quantidades semelhantes organizadas em ordem decrescente de magnitude em direção à direita.
2. Nos sistemas farmacêutico ou *avoirdupois*, some as menores quantidades primeiramente, e depois avance até as próximas unidades maiores.
3. Sempre extraia a próxima unidade mais alta, onde possível, para simplificar a resposta, que deve ser dada em quantidades pesáveis ou mensuráveis.
4. Ao somar decimais, mantenha a vírgula decimal diretamente uma abaixo da outra.
5. Ao somar frações, reduza até o mínimo denominador comum (MDC), some os numeradores resultantes e reduza a fração, se possível, por cancelamento.

Exemplos

1. Some 3 kg, 33 g e 433 mg.

Converta para uma unidade comum. O grama é conveniente porque é a unidade de peso.

3 kg	=	3 × 1000 g =	3000 g
33 g		=	33 g
433 mg	=	433 mg ÷ 1000 =	0,433 g
			3033,433 g

2. Some 4 libras, 3 onças, 1 dracma, 59 grãos e 5 libras, 10 onças, 7 dracmas, 2 grãos (farmacêuticos).

lb	℥	ʒ	gr
4	3	1	59
5	10	7	2
9	13	8	61

Explicação:

61 grãos = 1 dracma + 1 grão (60 grãos = 1 ʒ)

Some 1 dracma à próxima coluna:

8 + 1 = 9 dracmas = 1 onça + 1 dracma (8 ʒ = 1 ℥)

Some 1 onça à próxima coluna:

13 + 1 = 14 onças = 1 libra + 2 onças (12 ℥ = 1 ℔)

Some 1 libra à próxima coluna:

9 + 1 = 10 libras.

Resposta: 10 ℔, 2 ℥, 1 ʒ, 1 gr.

3. Some os seguintes volumes: 5 gal, 3 pt, 2 fl oz; e 2 pt, 3 fl oz, 4 fl dr.

Escreva a seqüência adequada das unidades no sistema de medida e organize os números dados no problema uns sob os outros, de acordo com o sistema de medida. Assim,

gal	pt	fl oz	fl dr
5	3	2	
	2	3	4
5	5	5	4

Observação: 5 pt = 2 qt + 1 pt (2 pt = 1qt).
Resposta: 5 gal, 2 qt, 1 pt, 5 fl oz, 4 fl dr.

Problemas

1. Some 25 mg, 25 g, 210 mg, 2 kg, 1,75 g, 215 mg, 454 g e 30 mg.
2. As seguintes quantidades de uma droga foram removidas de um frasco: 31 g, 225 g, 855,6 g e 45,4 g. Qual é o peso total removido do frasco?
3. Qual é o peso do pó formado pela mistura de 1 ℥, 175 gr da Droga A, 87,5 gr da Droga B e 6 ʒ, 55 gr da Droga C? Dê a resposta em quantidades pesáveis.
4. Some ℥xi, ʒvi, ℈ii, gr xiv e ℥vii, ʒv, ℈ii, gr x. Dê a resposta em quantidades pesáveis.
5. Cada unidade de uma mistura contém as seguintes drogas: 1/5 gr da Droga M, 1/90 gr da Droga N, 1/6 gr da Droga P e 2½ gr da Droga Q. Qual é o peso total de cada unidade?
6. O cartão de inventário mostra as seguintes quantidades de um xarope: 3 gal, 2½ qt, 6 pt, 8 fl oz, 19 fl oz. Qual é o volume total em estoque (em quantidades mensuráveis)?

SUBTRAÇÃO

Regras

1. Subtraia apenas quantidades semelhantes. Se as quantidades não forem semelhantes, altere para uma unidade comum (sistema métrico) ou coloque em colunas de quantidades se-

melhantes ou unidades semelhantes organizadas em ordem decrescente de grandeza na direção da direita (sistemas *avoirdupois* e farmacêutico).
2. Nos sistemas farmacêutico e *avoirdupois*, comece com as quantidades menores e avance para a maior.
3. Quando necessário, reduza quantidades maiores até quantidades menores e coloque na coluna adequada.
4. Trate as frações ordinárias e as decimais conforme indicado na seção sobre soma.

Exemplos

1. Subtraia 1 pt, 4 fl oz e 6 fl dr de 2 gal.

O problema pode ser solucionado da seguinte forma: divida 1 gal em 4 qt, deixando 1 gal na sua coluna; divida 1 dos 4 qt em 2 pt, deixando 3 qt; divida 1 pt em 16 fl oz, deixando 1 pt; divida 1 fl oz em 8 fl dr, deixando 15 fl oz.

gal	qt	pt	fl oz	fl dr
1	3	1	15	8
		1	4	6
1	3	0	11	2

Resposta: 1 gal, 3 qt, 0 pt, 11 fl oz, 2 fl dr.

2. Subtraia 285 mL de 1 L. Converta a uma unidade comum.

$$\begin{array}{r} 1000 \text{ mL} \\ -285 \text{ mL} \\ \hline 715 \text{ mL} \end{array}$$

Resposta: 715 mL.

Problemas

1. Quanto resta em um frasco de 5 L após a remoção de 895 mL?
2. A farmacêutica compra 1 oz da Droga C. Em diferentes intervalos, ela utiliza as seguintes quantidades para compor pedidos de prescrição: ʒii, ʒss, ℈ii, 56 gr e 48 gr. Quanto resta da Droga C?
3. Uma garrafa contém 1 pt de um líquido; 8 fl oz e 6 fl dr foram removidos. Quanto do líquido ainda tem na garrafa?
4. Um farmacêutico compra 5 g de uma droga potente e, em momentos diferentes, administra 0,2 g, 0,85 g, 90 mg e 150 mg em pedidos de prescrição. Quanto resta da droga?

MULTIPLICAÇÃO

Regras

1. O produto tem a mesma denominação do multiplicando.
2. Se o multiplicando é composto de diferentes denominações no sistema métrico, forme uma unidade comum antes de multiplicar e reduza o produto até unidades mensuráveis. Nos sistemas farmacêutico ou *avoirdupois*, organize as quantidades em ordem decrescente de grandeza, em direção à direita, e multiplique. Extraia as unidades mais altas seguintes, começando com a unidade menor, e coloque nas colunas adequadas, procedendo para a esquerda.
3. Multiplique frações e decimais como em qualquer problema aritmético, e reduza quantidades fracionárias para unidades mensuráveis ou pesáveis.

Exemplos

1. Multiplique 4 pt, 7 fl oz e 3 fl dr por 4.

Comece com a unidade menor, trabalhando da direita para a esquerda. Quando for necessário, altere o produto para a próxima unidade mais alta, escrevendo apenas o resto, se houver algum, sob a unidade multiplicada como

pt	fl oz	fl dr
4	7	3
		×4
16	28	12

12 fl dr = 1 fl oz + 4 fl dr restantes

28 fl oz + 1 fl oz = 29 fl oz = 1 pt + 13 fl oz restante

16 pt + 1 pt = 17 pt = 2 gal + 1 pt restante

Resposta: 2 gal, 1 pt, 4 fl dr.

2. Qual será o peso total dos ingredientes em um pedido de prescrição para 25 unidades, cada unidade contendo 0,4 g do Sólido F, 0,01 g do Sólido G e 5 mg do Sólido H? Primeiro, converta até uma unidade comum, como gramas.

0,4 g + 0,01 g + 0,005 g = 0,415 g peso total de 1 unidade

0,415 g/unidade × 25 unidades = 10,375 g peso total de todas as unidades

3. Multiplique 22,4 mL por 2,65.

$$\begin{array}{r} 22{,}4 \text{ mL} \\ \times\ 2{,}65 \\ \hline 59{,}36 \text{ mL} \end{array}$$

Problemas

1. Multiplique 48,5 mL por 3,24.
2. Uma certa preparação deve conter 0,0325 g de um produto químico em cada mL da solução. Quanto deverá ser pesado para preparar 5 L da solução?
3. Qual a quantidade de óleo de fígado de bacalhau necessária para fazer 2500 cápsulas, cada uma contendo 0,33 mL?
4. Uma fórmula pede 1 pt, 3 fl oz, 4 fl dr de um óleo. Qual a quantidade necessária para fazer 15 vezes a quantidade da fórmula? Dê os resultados em quantidades mensuráveis.
5. Quantos mg são utilizados para preparar 1500 unidades, cada uma contendo 250 μg de uma droga?

DIVISÃO

Regras

1. O quociente sempre tem a mesma denominação do dividendo.
2. Se o dividendo for composto de diferentes unidades, forme uma unidade comum no sistema métrico antes de dividir e reduza o quociente até quantidades pesáveis ou mensuráveis. Nos sistemas farmacêutico ou *avoirdupois*, organize conforme explicado na seção de multiplicação; comece a divisão com a quantidade maior à esquerda, converta o resto, se houver, até as próximas unidades mais baixas, e some com a próxima coluna antes de continuar com a divisão.
3. Trate frações e decimais conforme explicado na seção de multiplicação.

Exemplos

1. Divida 3 L por 25.

3 L = 3000 mL

$$\frac{3000 \text{ mL}}{25} = 120 \text{ mL}$$

2. Divida 10 gal, 3 pt, 8 fl oz por 8.

	gal	pt	fl oz
8)	10	3	8

$$\frac{10 \text{ gal}}{8} = 1 \text{ gal} + 2 \text{ gal restantes}$$

2 gal = 16 pt

Coloque 16 pt na coluna seguinte.

$$16 \text{ pt} + 3 \text{ pt} = 19 \text{ pt}$$

$$\frac{19 \text{ pt}}{8} = 2 \text{ pt} + 3 \text{ pt restantes}$$

$$3 \text{ pt} = 48 \text{ fl oz}$$

Coloque 48 fl oz na coluna seguinte.

$$48 \text{ fl oz} + 8 \text{ fl oz} = 56 \text{ fl oz}$$

$$\frac{56 \text{ fl oz}}{8} = 7 \text{ fl oz}$$

Resposta: 1 gal, 2 pt, 7 fl oz ou 1 gal, 1 qt, 7 fl oz.

O método alternativo consiste em reduzir todas as quantidades até uma unidade pequena, como fl oz, então dividir e converter por quantidades mensuráveis.

$$(10 \text{ gal} \times 128 \text{ fl oz/gal}) + (3 \text{ pt} \times 16 \text{ fl oz/pt}) + 8 \text{ fl oz} = 1336 \text{ fl oz}$$

$$\frac{1334 \text{ fl oz}}{8} = 167 \text{ fl oz}$$

Extraia as maiores unidades possíveis (converta para quantidades mensuráveis).

$$\begin{array}{r} 167 \text{ fl oz} \\ -128 \text{ fl oz} = 1 \text{ gal} \\ \hline 39 \text{ fl oz restantes} \end{array} \qquad \begin{array}{r} 39 \text{ fl oz} \\ -32 \text{ fl oz} = 2 \text{ pt} = 1 \text{ qt} \\ \hline 7 \text{ fl oz restantes} \end{array}$$

Resposta: 1 gal, 1 qt, 7 fl oz.

3. Um farmacêutico compra um frasco de 8 oz de uma droga. Quantas cápsulas de 5 gr podem ser feitas com o conteúdo do frasco?

a. Geralmente o farmacêutico negocia no sistema *avoirdupois*. A primeira etapa consiste em converter onças a grãos.

$$437{,}5 \text{ gr/oz} \times 8 \text{ oz} = 3500 \text{ gr}$$

b. Como 3500 gr estão disponíveis e cada cápsula contém 5 gr, divida a quantidade total por 5 gr.

$$\frac{3500 \text{ gr}}{5 \text{ gr}} = 700$$

Portanto, podem ser feitas 700 cápsulas de 5 gr.

Problemas

1. Quantas cápsulas de 65 mg podem ser feitas a partir de 50 g de uma droga?
2. Quantas cápsulas de 15 mínimos podem ser preenchidas a partir de 5 fl oz de um óleo?
3. A dose de uma droga é 0,1 mg. Quantas doses estão contidas em 15 mg da droga?
4. A dose de uma droga é 1/150 gr. Quantas drogas podem ser obtidas a partir de 1 gr da droga?
5. Quantas cápsulas de 325 mg de uma droga podem ser preenchidas a partir de uma quantidade total de 454 g?

CONVERSÃO

Desde que o aluno conheça as inter-relações dos diferentes sistemas de pesagem e medida (p. ex., 20 gr = 1 ℈, 3 ℈ = 1 ʒ; 1000 mg = 1 g), existem apenas três conversões necessárias a serem memorizadas a fim de se realizar as conversões entre os sistemas farmacêutico, *avoir* e métrico. Essas conversões são

$$1 \text{ gr } (\textit{avoir}) = 1 \text{ gr (farmacêutico)}$$

$$15{,}4 \text{ gr} = 1 \text{ g}$$

$$16{,}2 \text{ ♏} = 1 \text{ mL}$$

Aprenda-as!

Com apenas essas três conversões, o aluno é capaz de derivar todas as outras conversões necessárias.

Conversões do Sistema Farmacêutico

Várias igualdades dentro do sistema farmacêutico podem ser calculadas. O número de grãos em um dracma, grãos em uma libra etc. pode ser calculado utilizando-se as seguintes etapas.

1.

$$20 \text{ gr/℈} \times 3\text{℈/ʒ} = 60 \text{ gr/ʒ}$$

$$60 \text{ gr/ʒ} \times 8\text{ʒ/℥} \times 12\text{℥/lb} = 5760 \text{ gr/lb}$$

Cancele as unidades. Se não forem canceladas adequadamente, algo foi omitido.

2.

$$1 \text{ gr (farmacêutico)} = 1 \text{ gr } (\textit{avoir})$$

Como 1 gr (farmacêutico) = 1 gr (*avoirdupois*), o número de grãos em um sistema equivale ao número de grãos no outro sistema; p. ex., 480 gr (farmacêutico) = 480 gr (*avoirdupois*).

Converta 1 ℥ (farmacêutico) até quantidades pesáveis no sistema *avoirdupois*

$$20 \text{ gr/℈} \times 3\text{℈/ʒ} \times 8\text{ʒ/℥} = 480 \text{ gr/℥ (farmacêutico)}$$

$$480 \text{ gr (farmacêutico)} = 480 \text{ gr } (\textit{avoir})$$

$$437{,}5 \text{ gr} = 1 \text{ oz } \textit{avoir}$$

$$\begin{array}{r} 480{,}0 \text{ gr} \\ -437{,}5 \text{ gr} \\ \hline 42{,}5 \text{ gr} \end{array}$$

Resposta: 1 ℥ (farmacêutico) = 1 oz, 42,5 gr (*avoirdupois*).

3. As conversões do sistema métrico são feitas da mesma forma.

Converta 1 g a mg.

$$1 \text{ g} \times \frac{1000 \text{ mg}}{\text{g}} = 1000 \text{ mg}$$

Converta 1 g a kg.

$$1 \text{ g} \times \frac{1 \text{ kg}}{1000 \text{ g}} = 0{,}001 \text{ kg}$$

O mesmo procedimento é válido para algumas medidas de volume no sistema métrico.

4. As conversões entre os sistemas de medidas farmacêutico e métrico baseiam-se no fato de que 15,4 gr = 1 g, o que pode ser reafirmado como 15,4 gr/g ou 1 g/15,4 gr.

a. Quantos mg equivalem a 1 gr?

$$\frac{1{,}000 \text{ g}}{15{,}4 \text{ g}} = 0{,}0648 \text{ g/gr} = 64{,}8 \text{ mg/gr ou } 64{,}8 \text{ mg} = 1 \text{ gr}$$

Cancele unidades.

b. Quantos gramas estão contidos em 1 ℥?

$$\frac{1{,}000 \text{ g}}{15{,}4 \text{ gr}} \times 480 \text{ gr/℥} = 31{,}1 \text{ g/℥}$$

c. Quantos gramas existem em 1 oz (*avoirdupois*)? *Lembre-se*: 1 gr (farmacêutico) = 1 gr (*avoirdupois*).

$$\frac{1{,}000 \text{ g}}{15{,}4 \text{ gr}} \times 437{,}5 \text{ gr/oz} = 28{,}4 \text{ g/oz}$$

d. Outras conversões de peso são então encontradas de forma semelhante.

5. As conversões entre os sistemas de medidas farmacêutico e métrico baseiam-se no fato de que 16,2 ♏ = 1 mL, o que pode ser reafirmado como 16,2 ♏/mL ou 1 mL/16,2 ♏.

a. Quantos mL existem em 1 onça líquida (1 fl oz)?

$$60 \text{ ♏/fl dr} \times 8 \text{ fl dr/fl oz} = 480 \text{ ♏/fl oz}$$

$$480 \text{ ♏/fl oz} \times \frac{1 \text{ mL}}{16{,}2 \text{ ♏}} = 29{,}6 \text{ mL/fl oz}$$

ou 29,6 mL = 1 fl oz

Regras

1. A USP afirma que, para se manipular prescrições, utilizam-se equivalentes exatos arredondados até três (3) números significativos.
2. Para calcular quantidades necessárias nas fórmulas farmacêuticas, a USP direciona o uso de equivalentes exatos.
3. Ao converter doses, a USP utiliza equivalentes aproximados. Utilize as tabelas da USP sempre que possível.

Exemplos

1. Converta 1 pt, 4 f℥ em mL.

Primeiro, converta para f℥.

16 f℥/pt + 4 f℥ = 20 f℥

Segundo, converta f℥ para mL.

1 f℥ = 29,6 mL (conforme calculado acima)

20 f℥ × 29,6 mL/f℥ = 592 mL

Resposta: 1 pt, 4 fl oz = 592 mL.

2. Qual é o peso de 1200 g no sistema farmacêutico?

1 g = 15,4 gr

1200 g × 15,4 gr/g = 18.516 gr

Converta para quantidades pesáveis.

480 gr = 1 ℥

480 gr/℥ × 38 ℥ = 18.240 gr

18.516 gr
−18.240 gr (38 ℥), 38 ℥ = 3 ℔, 2 ℥ (12 ℥ = 1 ℔)
276 gr
−240 gr (60 gr = 1 ʒ), (4 ʒ)
36 gr

Resposta: 3 ℔, 2 ℥, 4 ʒ, 36 gr (farmacêutico).

3. Converta uma libra (farmacêutica) em gramas.

$$\frac{1\text{ g}}{15{,}4\text{ gr}} \times 480\text{ gr/℥} = 31{,}1\text{ g/℥}$$

1 ℔ = 12 ℥

12 ℥ × 31,1 g/℥ = 373,3 g/lb

4. Converta 25 gr em gramas.

$$25\text{ gr} \times \frac{1\text{ g}}{15{,}4\text{ gr}} = 1{,}62\text{ g}$$

5. Converta 50 gramas em grãos.

50 g × 15,4 gr/g = 770 gr

Problemas

1. Converta:

a. 6,50 grãos em miligramas.
b. 3/10 grãos em miligramas
c. 3½ onças farmacêuticas em gramas.
d. 2 ʒ em miligramas
e. 3½ onças *avoirdupois* em gramas.
f. 1 lb *avoirdupois* em gramas.

2. Converta:

a. 550 g em quantidades pesáveis no sistema *avoir*.
b. 450 mg em grãos.
c. 550 g em quantidades pesáveis no sistema farmacêutico.
d. 100 μg em grãos.
e. 1 kg em lb (*avoirdupois*).

3. Converta as seguintes doses em pesos métricos:

a. 1/100 gr.
b. 1/320 gr.
c. 1/6 gr.
d. 5 gr.
e. 20 gr.

4. Converta:

a. 200 ♏ em mL.
b. 3 fl dr em mL.
c. 8 fl oz em mL.
d. 1 pt em mL.
e. 5 ♏ em mL.
f. 0,1 mg em gr.
g. 5 mg em gr.

5.

a. Quantos gr há em 1℥?
b. Quantos dracmas há em 1℥?
c. Quantos grãos há em 1 oz (*avoir*)
d. Quantos gr há em ½ lb (farmacêutica)?
e. Converta 250 gr a quantidades pesáveis no sistema farmacêutico.

EQUIVALENTES DOMÉSTICOS

Os equivalentes caseiros comuns são encontrados anteriormente neste capítulo. Eles são utilizados para interpretar, para o paciente, as instruções de quem prescreve. A colher de chá geralmente está indicada pelo símbolo fʒ ou 5 mL, embora 1 fʒ não seja igual a 5 mL. O problema da "colher de chá" foi discutido por Morrell e Ordway.[4] Para fins práticos, uma das de chá equivale a 5 mL, e 1 fʒ nas orientações para o paciente na prescrição significa 1 colher de chá; portanto, há 6 colheres das de chá em uma onça fluida (5 mL × 6 = 30 mL).

A fim de solucionar a maioria dos problemas de manipulação e fornecimento, devem ser utilizados os equivalentes exatos arredondados até três casas significativas.

CÁLCULOS DE DOSAGEM

Nos últimos anos, diferentes regras para o cálculo das dosagens de lactentes e de crianças foram estabelecidas. Todas oferecem apenas dosagens aproximadas porque erroneamente partem da premissa de que a criança é um adulto pequeno; algumas delas ainda são utilizadas porque não se encontrou um método absoluto de se calcular a dose para um lactente ou uma criança. Algumas vezes as crianças são mais susceptíveis a certas drogas do que os adultos. As doses para lactentes e crianças, onde são conhecidas, podem ser encontradas na USP e no livreto da APhA intitulado *Pediatric Dosage Handbook* e em livros sobre pediatria.[5-7] As doses não devem ser calculadas quando é possível se obter a dose real para o lactente ou a criança.

Regras para Doses Aproximadas para Lactentes e Crianças

1. *Regra de Young* (para crianças com 2 anos de idade ou mais).

$$\frac{\text{Idade (anos)}}{\text{Idade (anos)} + 12} \times \text{Dose do adulto} = \text{Dose da criança (aprox.)}$$

2. *Regra de Clark.*

$$\frac{\text{Peso (libras)}}{150} \times \text{Dose do adulto} = \text{Dose da criança (aprox.)}$$

3. *Regra de Fried* (para lactentes de até 2 anos de idade).

$$\frac{\text{Idade (meses)}}{150} \times \text{Dose do adulto} = \text{Dose do lactente (aprox.)}$$

4. *O Método do Metro Quadrado de Área Superficial* relaciona a área superficial dos pacientes com a dose. Acredita-se que seja uma forma mais realista de relacionar as dosagens (veja Crawford et al,[8] Talbot et al[9] e Butler e Richie[10]).

$$\frac{\text{Área corporal superficial da criança}}{\text{Área corporal superficial do adulto}} \times \text{Dose do adulto} = \text{Dose da criança (aprox.)}$$

A área corporal superficial média de um adulto é calculada como 1,73 m²; portanto,

$$\frac{\text{Área corporal superficial da criança (m}^2\text{)}}{1{,}73} \times \text{Dose do adulto} = \text{Dose da criança (aprox.)}$$

Cálculo de Doses para os Pacientes

A área corporal superficial dos indivíduos pode ser encontrada em diferentes fontes de referência, como no livreto da APhA previamente mencionado e em dados sobre dosagens de drogas publicados por Shirkey.[11] Talbot et al[9] incluem um gráfico que relaciona o peso com a área corporal superficial. Wagner[12] apresenta uma discussão sobre dosagem de drogas.

Muitas drogas apresentam doses demonstradas como a quantidade de *droga / m² de área corporal superficial* e podem ser calculadas da seguinte forma:

$$\text{Quantidade de drogas/m}^2 \times \text{Área corporal superficial em m}^2 = \text{Dose do indivíduo}$$

Muitas funções fisiológicas são proporcionais à área corporal superficial, como o índice metabólico e a função renal.

Com freqüência, as doses das drogas são mostradas em *mg / kg de peso corpóreo* e podem ser calculadas como se segue:

$$\text{mg/kg} \times \text{Peso corporal em kg} = \text{Dose do indivíduo}$$

Essa é a forma mais comum de determinar as doses em crianças.

As doses de drogas também podem ser mostradas em *unidades*, como no caso das vitaminas A e D, penicilina e hormônios. Isso significa que uma certa quantidade de atividade biológica daquela droga é denominada 1 unidade. Quando o termo unidade é empregado junto a uma droga, os cálculos envolvidos são os mesmos dos empregados para anotações de peso ou de volume mais familiares. Com freqüência, a USP padroniza a unidade para essas drogas, por isso utiliza-se a expressão *"USP Units"* [Unidades USP]. Isso significa que as unidades são calculadas com base em um procedimento de teste da USP e um padrão de referência.

Exemplos

1. A dose adulta de uma droga é de 5 gr. Qual é a dose para uma criança de 3 anos de idade?

Empregue a regra de Young:

$$\text{Dose da criança (aprox.)} = \frac{3}{3 + 12} \times 5 \text{ gr} = 1 \text{ gr}$$

2. Qual é a dose para uma criança de 40 lb se a dose adulta média do medicamento é de 10 mg?

Empregue a regra de Clark:

$$\text{Dose da criança (aprox.)} \frac{40}{150} \times 10 \text{ mg} = 2{,}67 \text{ mg}$$

3. Qual é a dose para um lactente de 8 meses de idade se a dose adulta média de uma droga é de 250 mg?

Empregue a regra de Fried:

$$\text{Dose do lactente (aprox.)} = \frac{8}{150} \times 250 \text{ mg} = 13{,}3 \text{ mg}$$

4. Se a dose adulta média de uma droga for 50 mg, qual a dose para uma criança com área corporal superficial igual a 0,57 m²?

$$\text{Dose da criança (aprox.)} = \frac{0{,}57}{1{,}73} \times 50 \text{ mg} = 16{,}5 \text{ mg}$$

Problemas

1. Qual a dose de uma droga para um lactente de 9 meses de idade se a dose adulta média é 25 mg?
2. Qual a dose de uma droga para uma criança de 6 anos de idade se a dose adulta média é de 1½ gr?
3. Qual a dose de uma droga para uma criança que pesa 28 lb se a dose adulta média é de 100 mg?
4. Qual a dose de uma droga para um indivíduo que apresenta área corporal superficial de 1,21 m²? A dose adulta média é de 400.000 unidades.
5. Qual a dose de um medicamento para uma criança que pesa 66 lb se a dose é demonstrada como 2,5 mg/kg de peso?
6. Qual a dose de uma droga para um paciente adulto médio se a dose da droga é de 45 mg/m²?

METODOLOGIA PARA A RESOLUÇÃO DE PROBLEMAS

Serão ilustrados dois métodos de resolução de problemas na resolução de problemas farmacêuticos: índice e proporção e análise dimensional. *Índice e proporção* formam a base para quase todos os cálculos e são um conceito que parece estar compreendido e utilizado de forma geral. Contudo, muitos alunos e profissionais de farmácia têm dificuldade na interpretação do problema e na identificação de um ponto de partida. A *análise dimensional* baseia-se em índice e proporção e oferece um modo alternativo para solucionar problemas e superar algumas dificuldades de resolução de problemas.

RAZÃO E PROPORÇÃO

Razão mostra a relação entre uma quantidade e outra e pode ser escrita como uma fração ordinária (significando divisão) ou com dois pontos entre os dois números. Por exemplo, três partes comparadas com quatro partes são escritas como 3/4, 3:4, ou três está para quatro. Quaisquer unidades podem ser substituídas por "partes", mas o valor da razão não se altera. As unidades devem ser as mesmas.

Duas razões iguais que são estabelecidas iguais entre si resultam em uma equação do tipo *proporção.* Por exemplo, 3/4 = 15/20, 3:4::15:20, ou "três está para quatro assim como quinze está para vinte" são modos de escrever e afirmar que três e quatro formam a mesma razão ou fração que 15 e 20.

O primeiro e último termos de uma proporção são denominados *extremos*, e segundo e terceiro termos são denominados *meios*.

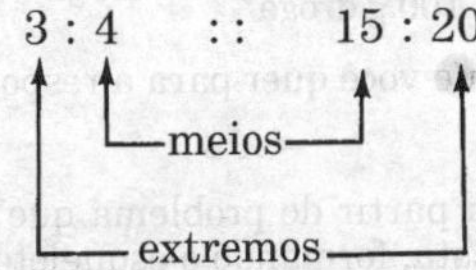

Regras

As seguintes assertivas são verdadeiras em qualquer proporção:

1. O produto dos meios equivale ao produto dos extremos.
2. O produto dos meios dividido por um extremo dá o outro extremo.
3. O produto dos extremos dividido por um meio dá o outro meio. Portanto, se quaisquer três termos de uma proporção são conhecidos, o quarto pode ser encontrado por cálculo simples.

Na solução de problemas que envolvem proporções, o seguinte procedimento pode ser utilizado:

1. Represente a quantidade desconhecida por X, e considere-o o quarto termo.
2. O terceiro termo será o número em questão que expressa o mesmo tipo de valor (unidade) conforme esperado na resposta.
3. Organize as duas quantidades restantes na mesma razão que o terceiro termo e o X. Assim, o primeiro e segundo termos exprimirão o mesmo tipo de valores (unidades) e o terceiro e o quarto exprimirão o mesmo tipo de valores. Se a resposta procurada (X) for maior do que o terceiro termo, o segundo termo será maior do que o primeiro, e vice-versa.
4. Para solucionar X, divida o produto dos meios pelo extremo conhecido. Cancele para simplificar. Como o primeiro e segundo termos formam uma razão, os fatores comuns podem ser removidos sem alterar a razão; o primeiro e terceiro termos são na verdade numeradores de frações iguais, portanto podem ser divididos pelo mesmo número sem alterar a proporção.

Exemplo

Se 100 g de uma droga custam $1,80 quanto custarão 25 g?

Se as três quantidades no problema, a saber, 100 g, $1,80 e 25 g, são consideradas, logo se verá que 100 g têm a mesma relação para 25 que $1,80 tem para uma quantidade desconhecida a ser calculada. Em outras palavras, as quantidades e os preços formam índices iguais. A seguinte proporção pode ser estabelecida:

$$100\text{ g}:25\text{ g}::\$1{,}80:X$$

Existem três termos conhecidos no enunciado, e X é o termo desconhecido. Aritmeticamente, o produto dos meios deve ser igual ao produto dos extremos. Portanto, se um dos extremos for desconhecido, ele poderá ser calculado dividindo-se o produto dos meios pelo extremo conhecido.

$$X = \frac{25\text{ g} \times \$1{,}80}{100\text{ g}} = \$0{,}45$$

A proporção é estabelecida preferivelmente conforme mostrado anteriormente, mas pode ser enunciada em diversos outros modos. Estes são mostrados a seguir meramente para mostrar sua relação com a forma original. A proporção pode ser mostrada como dois índices iguais na forma de equação:

$$\frac{100\text{ g}}{25\text{ g}} = \frac{\$1{,}80}{X}$$

ANÁLISE DIMENSIONAL

A base da análise dimensional é a formação de relações entre quantidades, multiplicação e cancelamento de unidades até que apenas as unidades da resposta desejada permaneçam.

Conforme o exemplo utilizado previamente, se 100 g de uma droga custam $1,80, quanto custarão 25 g?

Comece coletando todas as informações do problema e identifique todas as relações com unidades e rótulos. Nesse problema, sabemos

$$\frac{\$1{,}80}{100\text{ g droga}},\ 25\text{ g droga}$$

Escreva as unidades que você quer para a resposta.

$$= X\ \$$$

Identifique a relação a partir do problema que contém as unidades desejadas para a resposta, formando o esqueleto do processo.

$$\frac{\$1{,}80}{100\text{ g droga}}\ ? = X\ \$$$

Complete o processo acrescentando termos do problema (ou equivalentes) necessários para cancelar unidades até que apenas as unidades da resposta permaneçam no lado esquerdo.

$$\frac{\$1{,}80}{100\text{ g droga}}\ 25\text{ g droga} = X\ \$$$

Resolva matematicamente.

$$X = \$0{,}45$$

A análise dimensional pode ser usada para resolver a maioria dos problemas farmacêuticos, independentemente de complexidade, utilizando-se um procedimento constante:

1. Obtenha todas as informações e relações no problema completo com unidades e classificações.
2. Escreva as unidades e a classificação das respostas.
3. Selecione um ponto de partida correspondente às unidades e à classe da resposta no numerador.
4. Complete o processo empregando relações no problema e conversões conhecidas para cancelar unidades.
5. Resolva o problema matematicamente.

Problemas mais complexos empregam o mesmo procedimento básico; por exemplo, se 100 g de uma droga custam $1,80, qual seria o custo da droga para preparar 4 f℥ de uma solução contendo 5 g da droga por colher de chá?

Obtenha todas as informações e relações:

$$\frac{\$1{,}80}{100\ g\ droga},\ \frac{5\ g\ droga}{1\ colher\ de\ chá},\ 4\text{ f℥}.$$

Apresente as etapas de 2 a 4 juntas:

$$\frac{\$1{,}80}{100\ g\ droga} \times \frac{5\ g\ droga}{1 colher\ de\ chá} \times \frac{1\ colher\ de\ chá}{5\ mL} \times \frac{29{,}6\ mL}{1\text{ f℥}} \times 4\text{ f℥} = x\ \$$$

(O 3.º e 4.º termos são definições conhecidas e equivalentes necessários para cancelar unidades.)

Resolva: $x = \$0{,}53$.

Os problemas no restante deste capítulo serão ilustrados utilizando-se ambos os métodos de resolução de problemas. Os leitores devem avaliar os dois métodos e selecionar aquele que preferirem.

Exemplos

1. Determine a dose de cada ingrediente contido em uma dose da seguinte prescrição.

℞
Sólido A .... 300 mg
Sólido B .... 150 mg
Sólido C .... 200 mg
M ft cápsulas, DTD n.º 12.

As orientações para o farmacêutico são para misturar e enviar 12 cápsulas contendo os três sólidos nas quantidades indicadas. Assim, a dose de cada ingrediente é aquela mostrada na prescrição.

2. Quanto de cada ingrediente é utilizado na composição da seguinte prescrição?

℞
Droga E .... 7,2 g
Droga F .... 0,24 g
Droga G .... 1,2 g
M div cápsulas n.º 24.

Nessa prescrição, são pedidas 24 cápsulas a partir dos três ingredientes. As quantidades dos ingredientes pedidas são consideráveis, e geralmente as drogas não têm doses de 7,2 g ou 1,2 g, de forma que é necessária a divisão das quantidades pelo número de doses (24). O farmacêutico deve verificar em um livro ou um compêndio para confirmar a dose adulta média.

$$\text{Droga E: } \frac{7{,}2\text{ g}}{24\text{ cáps}} \times 1\text{ cáp} = 0{,}300\text{ g}$$

$$\text{Droga F: } \frac{0{,}24\text{ g}}{24\text{ cáps}} \times 1\text{ cáp} = 0{,}01\text{ g}$$

$$\text{Droga G: } \frac{1{,}2\text{ g}}{24\text{ cáps}} \times 1\text{ cáp} = 0{,}05\text{ g}$$

3. Uma prescrição determina 10 unidades de uma droga a ser tomada 3 vezes por dia. Quanto o paciente terá tomado após 7 dias?

$$10\text{ unidades/dose} \times 3\text{ doses/dia} \times 7\text{ dias} = 210\text{ unidades}$$

4. Se 250 unidades de um antibiótico pesam 1 mg, quantas unidades encontram-se nos 15 mg?

$$250 \text{ unidades/mg} \times 15 \text{ mg} = 3750 \text{ unidades}$$

5. Se a dose de uma droga for 0,5 mg/kg de peso corporal/24 horas, quantos gramas um lactente de 33 lb receberá durante 24 horas e por semana?

$$\frac{1 \text{ g}}{1000 \text{ mg}} \times \frac{0{,}5 \text{ mg}}{\text{kg} \times 24 \text{ horas}} \times \frac{1 \text{ kg}}{2{,}2 \text{ lb}} \times 33 \text{ lb} \times 24 \text{ horas} = 0{,}0075 \text{ g}$$

$$\frac{0{,}0075 \text{ g}}{\text{dia}} \times \frac{7 \text{ dias}}{\text{semana}} \times 1 \text{ semana} = 0{,}0525 \text{ g}$$

6. Um paciente deve receber 260 μg de uma droga 4 vezes por dia durante 14 dias. Quantos comprimidos de 1/250 gr precisam ser administrados?

$$\frac{1 \text{ comp.}}{\frac{1}{250} \text{ gr}} \times \frac{1 \text{ gr}}{64{,}8 \text{ mg}} \times \frac{1 \text{ mg}}{1000 \, \mu\text{g}} \times \frac{260 \, \mu\text{g}}{\text{dose}} \times \frac{4 \text{ doses}}{\text{dia}} \times 14 \text{ dias} = 56 \text{ comp.}$$

7. Um antibiótico encontra-se disponível sob a forma de injeção contendo 10 mg de antibióticos/mL. Quantos mL são necessários para um lactente pesando 8 kg, sendo a dose de 1,4 mg/kg de peso corporal?

$$\frac{1 \text{ mL}}{10 \text{ mg}} \times \frac{1{,}4 \text{ mg}}{\text{kg}} \times 8 \text{ kg} = 1{,}12 \text{ mL}$$

8. Um preparado para tosse contém 1,5 g de um expectorante por 100 mL. Quantos gr do expectorante existem em uma colher de chá?

1 colher de chá = 5 mL

$$\frac{15{,}4 \text{ gr}}{1 \text{ g}} \times \frac{1{,}5 \text{ g}}{100 \text{ mL}} \times \frac{5 \text{ mL}}{1 \text{ colher de chá}} \times 1 \text{ colher de chá} = 1{,}16 \text{ gr}$$

Problemas

1. Calcule a dose de cada ingrediente na seguinte prescrição.

℞
Substância química J .... 10 mg
Substância química K........ 50 mg
Substância química L .... 300 g
M ft cápsulas, DTD n.º 14.

2. Calcule a dose de cada ingrediente na seguinte prescrição.

℞
Droga Q .... 10,5 g
Droga R .... 6,3 g
Fazer 21 doses.

3. Uma prescrição de 8 fl oz contém 6 fl dr de uma tintura. Se uma colher de chá 4 vezes por dia for prescrita, qual a quantidade de tintura que o paciente tomará por dose e quanto será tomado diariamente?
4. Quantas doses de 0,3 mL estão contidas em 15 mL de uma solução?
5. Se 1 mg de um hormônio equivale a 22,5 unidades, quantos mg são necessários para se obter 1 unidade?
6. Se uma garrafa contém 80 unidades de uma droga/mL, quantos mL o paciente precisa tomar para conseguir uma dose de 60 unidades? Se o frasco contém 10 mL de volume total da solução da droga, quantos dias de suprimento os pacientes terão se usarem 60 unidades por dia?
7. Uma ampola de 10 mL contém 2,5% de uma droga em solução. Quantos mL são necessários para se administrar uma dose de 150 mg?
8. A dose de um antibiótico é de 75 mg para uma criança. Qual a quantidade da suspensão aromatizada contendo 125 mg de antibiótico/5 mL que precisa ser administrada à criança por dose?
9. Quantos gr de uma droga existem em cada colher de chá de um xarope que contém 0,5% da droga?

REDUZINDO E AUMENTANDO FÓRMULAS

Determine o peso total ou o volume dos ingredientes e converta, se necessário, para o sistema das quantidades desejadas. As quantidades no original e as fórmulas novas terão o mesmo índice.

Exemplos

1. A fórmula de um xarope é

Droga M .... 140 g
Sacarose .... 450 g
Água Destilada, qsp .... 1000 mL

a. Descubra as quantidades necessárias para 100 mL.

$$\text{Droga M:} \frac{140\text{g}}{1000 \text{ mL}} \times 100 \text{ mL} = 14{,}0 \text{ g}$$

$$\text{Sacarose:} \frac{450 \text{ g}}{1000 \text{ mL}} \times 100 \text{ mL} = 45{,}0 \text{ g}$$

Água Destilada: para fazer 100 mL

b. Que quantidades são necessárias para compor 60 mL do xarope?

$$\text{Droga M:} \frac{140 \text{ g}}{1000 \text{ mL}} \times 60 \text{ mL} = 8{,}40 \text{ g}$$

$$\text{Sacarose:} \frac{450 \text{ g}}{1000 \text{ mL}} \times 60 \text{ mL} = 27{,}0 \text{ g}$$

Água Destilada: para fazer 60 mL

2. Calcule as quantidades necessárias para 100 g de pó antiséptico como se segue:

Sólido A .... 2 g
Sólido B .... 1 g
Sólido C .... 7 g
Sólido D .... 25 g
Sólido E .... 115 g
150 g

Sólido A	2 g × 0,667 =	1,33 g
Sólido B	1 g × 0,667 =	0,667 g
Sólido C	7 g × 0,667 =	4,67 g
Sólido D	25 g × 0,667 =	16,7 g
Sólido E	115 g × 0,667 =	76,7 g
		100,067 g

3. Prescrições, onde a instrução ao farmacêutico orienta a feitura de um certo número de doses de um ingrediente ou a mistura de vários ingredientes, são um tipo de aumento de fórmula. A expressão geralmente utilizada é DTD, que significa deixe essas doses serem administradas (veja Quadro 98.1). Por vezes a pessoa que prescreve não usará essa expressão, mas a inspeção de quantidades dos ingredientes indica que isso é o desejado. Por exemplo,

℞
Sólido H .... 50 mg
Sólido K .... 150 mg
Líquido N .... 0,2 mL
M ft cápsulas, DTD n.º 24.

O farmacêutico confere as doses individuais dos ingredientes e percebe que estão ligeiramente abaixo da dose adulta média, confirmando que o profissional que prescreve queria as quantidades relacionadas multiplicadas por 24.

INGREDIENTES	QUANTIDADES	MULTIPLICADOR	NOVAS QUANTIDADES
Sólido H	50 mg	× 24	1200 mg ou 1,2 g
Sólido K	150 mg	× 24	3600 mg ou 3,6 g
Líquido N	0,2 mL	× 24	4,8 mL

Problemas

1. A fórmula para o preparo de um líquido é

Líquido C .... 35 mL
Sólido B .... 9 g
Líquido R .... 2,5 mL
Líquido P .... 20 mL
Água Destilada, qsp .... 100 mL

Calcule as quantidades dos ingredientes para fazer 2,5 L.

2. A fórmula para uma pomada é

℞
Sólido G 1
Líquido D 30
Sólido M 3
Base para pomada, suficiente para fazer 1

Calcule quantidades dos ingredientes para 2 lb.

3. Qual a quantidade de cada um dos três sólidos e quanto de água destilada é necessário para compor adequadamente o seguinte pedido de prescrição?

℞
Sólido N .... 0,1 mg
Sólido Q .... 2,5 mg
Sólido R .... 150,0 mg
Água Destilada, qsp .... 5 mL
M ft solução, DTD n.º 48.

4. Qual a quantidade necessária de cada ingrediente para compor 90 mL do seguinte produto?

Sólido S .... 7,5 g
Sólido T .... 25 g
Óleo C .... 350 mL
Álcool .... 250 mL
Água Destilada, qsp .... 1000 mL

PORCENTAGEM

A porcentagem, escrita como %, significa por cento. Quinze por cento é representado 15% e significa 15/100, 0,15 ou 15 partes em um total de 100 partes. Porcentagem é um tipo de índice e não tem unidades. Dessa forma, 10% de 1500 comprimidos é 10/100 × 1500 comprimidos = 150 comprimidos.

Para alterar uma porcentagem a uma fração, o número percentual se torna o numerador e 100 é o denominador. Para mudar uma fração para porcentagem, coloque a fração na forma de ter 100 como denominador e multiplique por 100 de forma que o numerador se torne a porcentagem.

$$\tfrac{1}{2} = \frac{50}{100};\quad \frac{50}{100} \times 100 = 50\%$$

$$\tfrac{1}{8} = \frac{12{,}5}{100};\quad \frac{12{,}5}{100} \times 100 = 12{,}5\%$$

Cálculos que envolvem porcentagens são encontrados continuamente pelos farmacêuticos. Esses profissionais precisam estar familiarizados não apenas com os princípios aritméticos, mas também com certas interpretações de compêndios dos tipos diferentes de porcentagens que envolvem soluções e misturas.

A USP afirma

As concentrações percentuais de soluções são expressas da seguinte forma:

Percentual de peso em peso — (peso/peso) exprime o número de g de um constituinte em 100 g de solução.

Percentual de peso em volume — (p/v) exprime o número de g de um constituinte em 100 mL de solução, e é empregado independentemente de a água ou outro líquido ser o solvente.

Percentual de volume em volume — (v/v) exprime o número de mL de um constituinte em 100 mL de solução.

O termo *por cento* utilizado sem qualificação significa, para misturas de sólidos, percentual de peso em peso; para soluções ou suspensões de sólidos em líquidos, percentual de peso em volume; para soluções de líquidos em líquidos, percentual de volume em volume; e para soluções de gases em líquidos, percentual de peso em volume. Por exemplo, uma solução de 1 por cento é preparada dissolvendo-se 1 g de um sólido ou 1 mL de um líquido em quantidade suficiente de solvente para fazer 100 mL da solução.

Potência da Razão

A razão é uma outra forma de expressar potência. Frases como "1 em 10" são entendidas como 1 parte por volume de um líquido que deve ser diluída com, ou 1 parte em peso de, um sólido dissolvida em quantidades suficientes da solução para fazer a solução final com 10 partes em volume. Por exemplo, uma solução 1:10 significa 1 mL de um líquido ou 1 g de um sólido dissolvidos em solvente suficiente para formar 10 mL de solução. Pode ser convertida para porcentagem por

$$1\text{ g}: 10\text{ mL}:: X\text{ g}:100\text{ mL}$$

$$X = 10\text{ g em 100 mL de solução a 10\%}$$

ou

$$\frac{1\text{ g}}{10\text{ mL}} \times 100\text{ mL} = 10\text{ g}$$

$$\frac{10\text{ g}}{100\text{ mL}} = 10\%$$

A expressão "partes por mil" (p. ex., 1:5000) sempre significa partes de peso em volume quando se lida com soluções de sólidos em líquidos e é semelhante à expressão anterior. Uma solução de 1:5000 significa 1 g de soluto em solvente suficiente para fazer 5000 mL da solução. Isso pode ser convertido a percentual por meio de

$$1\text{ g}:5000\text{ mL}::X\text{ g}:100\text{ mL}$$

$$X = 0{,}02\text{ g em 100 mL de solução a 0,02\%}$$

ou

$$\frac{1\text{ g}}{5000\text{ mL}} \times 100\text{ mL} = 0{,}02\text{ g}$$

$$\frac{0{,}02\text{ g}}{100\text{ mL}} = 0{,}02\%$$

A expressão "trituração" tem dois significados diferentes em farmácia. Um refere-se ao processo de redução de tamanho das partículas, comumente moendo ou friccionando em um cadinho com o auxílio de um pilão. O outro significado refere-se à diluição de uma droga potente sob a forma de pó com um diluente adequado, também sob a forma de pó em uma proporção definida em peso. É esse segundo significado que é utilizado neste capítulo.

Quando os farmacêuticos referem-se a "1 em 10 de trituração" eles querem dizer uma mistura de sólidos composta de 1 g de droga mais diluente suficiente (um outro sólido) para formar 10 g da mistura de *diluição*. Nesse caso, o "1 em 10 de trituração" é, na verdade, uma diluição sólida de uma droga com um sólido inerte. A potência de uma trituração também pode ser demonstrada como percentual de peso em peso.

Dessa forma, o termo trituração passou a significar uma diluição sólida de uma droga potente com um sólido química e fisiologicamente inerte.

Os significados implícitos pelas informações da USP nesta seção sobre porcentagem são ilustrados a seguir com alguns exemplos dos três tipos de porcentagem.

Percentuais de Peso em Volume

Esse é o tipo de problema com porcentagem mais freqüentemente encontrado nas prescrições. O volume ocupado pelo soluto e o volume do solvente *não* são conhecidos porque solvente suficiente é adicionado para fazer um volume final determinado ou conhecido.

Exemplos

1. Prepare 1 f℥ de uma solução a 10%.

Como essa é uma solução de sólido em um líquido, é uma solução peso/volume.

$$\frac{10\text{ g}}{100\text{ mL}} \times \frac{29{,}6\text{ mL}}{\text{f℥}} \times 1\text{ f℥} = 2{,}96\text{ g}$$

São dissolvidos 2,96 em água destilada suficiente para fazer 29,6 mL de solução.

2. Quanto de uma droga é necessário para compor 4 f℥ de uma solução a 3% em álcool?

$$\frac{3\text{ g}}{100\text{ mL}} \times \frac{29{,}6\text{ mL}}{\text{f℥}} \times 4\text{ f℥} = 3{,}55\text{ g}$$

3. Quanto de uma solução de cloreto de sódio a 0,9% pode ser feito a partir de ½ ℥ de NaCl?

$$\frac{100\text{ mL}}{0{,}9\text{ g}} \times \frac{31{,}1\text{ g}}{1\text{ ℥}} \times \frac{1}{2}\text{ ℥} = 1730\text{ mL}$$

4. Quantos gramas de uma droga são necessários para fazer 120 mL de uma solução a 25%?

$$\frac{25\text{ g}}{100\text{ mL}} \times 120\text{ mL} = 30\text{ g droga}$$

5. Como você prepararia 480 mL de uma solução de 1 em 750 de um anti-séptico?

Lembre-se: está indicado o percentual de peso/volume

1 em 750 significa 1 g do anti-séptico dissolvido em solvente suficiente para fazer 750 mL da solução.

Por meio de razão e proporção,

$$1\text{ g}:750\text{ mL}::U\text{ g}:480\text{ mL}$$

$$U = 1\text{ g} \times 480\text{ mL}/750\text{ mL} = 0{,}64\text{ de anti-séptico necessário}$$

Dissolva 0,64 g de anti-séptico em solvente suficiente para formar 480 mL de solução.

6. Qual a quantidade de uma substância necessária para preparar 1 L de uma solução de 1:10.000?

A razão 1:10.000 significa 1 g de uma substância em 10.000 mL de solução.

$$1\text{ L} = 1000\text{ mL}$$

Por meio de razão e proporção,

$$1\text{ g}:10.000\text{ mL}::V\text{ g}:1000\text{ mL}$$

$$V = 1\text{ g} \times 1000\text{ mL}/10.000\text{ mL} = 0{,}1\text{ g de substâncio necessário}$$

7. Como você prepararia 120 mL de uma solução de sulfato de neomicina a 0,25%? A fonte do sulfato de neomicina é uma solução que contém 1 g de sulfato de neomicina/10 mL.

$$\frac{10\text{ mL solução de estoque}}{1\text{ g de droga}} \times \frac{0{,}25\text{ g de droga}}{100\text{ volumes da solução}} \times 120\text{ mL solução}$$

$$= 3\text{ mL da solução de estoque}$$

Acrescente água destilada suficiente à solução estoque de 3 mL até fazer 120 mL.

Problemas

1. Como você faria 3 fl oz de uma solução a 12,5%?
2. Quantos litros de uma solução a 4% podem ser feitos a partir de 4 oz de um sólido?
3. Quantos litros de uma solução a 8% podem ser feitos a partir de 500 g de um sólido?
4. Quantos gramas de uma droga são necessários para fazer 4 L de uma solução de 1 em 500?

Percentuais de Peso em Peso

A densidade deve ser considerada em alguns desses problemas. Se numa prescrição for pedida uma solução de peso em peso, tanto o soluto quanto o solvente precisam ser pesados, ou o soluto e o solvente podem ser medidos se suas densidades forem consideradas na determinação dos volumes. Como as soluções são feitas com relação a um determinado peso, um determinado volume nem sempre é alcançável.

Exemplos

1. Que pesos de soluto e solvente são necessários para fazer 2 ℥ de uma solução a 3% de peso em peso de uma droga em álcool a 90%?

$$\frac{3\text{ g de soluto}}{100\text{ g de solução}} \times \frac{31{,}1\text{ g de solução}}{1\text{ ℥ de solução}} \times 2\text{ ℥ de solução} = 1{,}87\text{ g de soluto}$$

$$\frac{31{,}1\text{ g de solução}}{1\text{ ℥ de solução}} \times 2\text{ ℥ de solução} = 62{,}2\text{ g de solução}$$

$$62{,}2\text{ g de solução} - 1{,}87\text{ g de soluto} = 60{,}3\text{ g de solvente}$$

2. A solubilidade de ácido bórico é 1 g em 18 mL de água a 25°C. Qual é a potência do percentual de peso em peso de uma solução saturada?

1 g de ácido bórico + 18 mL de água fazem uma solução saturada, 18 mL de água pesam 18 g; portanto, o peso da solução é 19 g. A quantidade de ácido bórico presente é 1 g em 19 g de solução; em conseqüência, a seguinte proporção pode ser estabelecida:

$$1\text{g}:19\text{ g}::X\text{ g}:100\text{ g}$$

$$X = 1\text{ g} \times 100\text{ g}/19\text{ g} = 5{,}26\text{ g } 5{,}26\text{ g}/100\text{ g ou } 5{,}26\%$$

3. Quantos gramas de um produto químico são necessários para preparar 200 g de uma solução a 10% de peso em peso?

10% de peso em peso significam 10 g de soluto em 100 g de solução total. Se 100 g de solução contêm 10 g de soluto, existem 90 g de solvente (100 g da solução − 10 g de soluto = 90 g de solvente). A seguinte proporção pode ser estabelecida:

$$10\text{ g}:100\text{ g}::M\text{ g}:200\text{ g}$$

$$M = 10\text{ g} \times 200\text{ g}/100\text{ g} = 20\text{ g de soluto necessários}$$

4. Como você faria uma solução a 2% de peso em peso de uma droga em 240 mL de álcool? A densidade do álcool é 0,816 g/mL.

a. Primeiro, converta 240 mL a peso. Lembre-se: o álcool é o solvente e tem densidade diferente da da água.

$$\text{Densidade} = \text{Peso/Volume}$$

$$\text{Peso} = \text{Densidade} \times \text{Volume}$$

$$\text{Peso} = 0{,}816\text{ g/mL} \times 240\text{ mL} = 195{,}8\text{ g (196 g)}$$

b. 2% de peso em peso significam 2 g de soluto em 100 g da solução. Neste problema, o peso final da solução não é conhecido; 240 mL (196 g) de álcool representam apenas o solvente. O solvente é 98% de peso em peso da solução total, então a seguinte proporção pode ser estabelecida:

$$2\text{ g}:98\text{ g}::N\text{ g}:196\text{ g}$$

$$N = 2\text{ g} \times 196\text{ g}/98\text{ g} = 4{,}00\text{ g}$$

c. Dissolva 4,00 g da droga em 240 mL de álcool. A solução resultante terá 2% de peso em peso e terá um volume ligeiramente maior do que 240 mL por causa do deslocamento de volume da droga.

5. Quanto de uma solução a 5% de peso em peso pode ser feito a partir de 28,4 g de um produto químico?

$$\frac{100\text{ g de solução}}{5\text{ g de químico}} \times 28{,}4\text{ g de químico}$$

$$= 568\text{ g de solução}$$

6. Quantos mL de uma solução a 70% de peso em peso apresentando densidade de 1,2 g/mL serão necessários para preparar 600 mL de uma solução a 10% de peso em volume?

a. 10 g:100 mL::Z g:600 mL

$$Z = 60 \text{ g de droga necessários}$$

b. 70 g:100 g::60 g:T g.

T = 85,7 g de 70% de solução a 70% de peso em peso necessária.

c. Volume = Peso/Densidade = 85,7 g/1,2 g/mL = 71,4 mL da solução a 70% de peso em peso necessária.

Os problemas de manipulação que envolvem preparados sólidos (como misturas de pós) e preparados semi-sólidos (como pomadas, cremes e supositórios) também são percentuais do tipo peso em peso. Segue-se um exemplo desse tipo.

1. Que quantidade de drogas é necessária para fazer 2 ℥ de uma pomada a 10%?

$$\frac{10 \text{ g de droga}}{100 \text{ g de pomada}} \times \frac{31{,}1 \text{ g de pomada}}{1 \text{ ℥ de pomada}} \times 2 \text{ ℥} = 6{,}22 \text{ g de droga}$$

O mesmo procedimento poderia ser utilizado para misturas como pós e massas para supositório. Em vez de utilizar unidades nos diferentes sistemas de medida, as quantidades podem ser indicadas "por partes". O termo "partes" então pode significar qualquer unidade em qualquer sistema de medida, desde que as unidades sejam mantidas constantes.

2. Quantos gramas de cada um dos seguintes três ingredientes são necessários para fazer 30 g do produto?

℞
Sólido A .... 0,5 parte
Pó B .... 3,0 partes
Pó C, qsp .... 30,0 partes

Como o produto é uma mistura de pós, o percentual de peso em peso está indicado. Nesse pedido de prescrição, o produto total possui 30 partes porque o Pó C é utilizado "qsp" ou "até fazer" 30 partes. Portanto, 0,5 de Pó A e 3,0 g de Pó B são necessários.

Pó A .... 0,5 g
Pó B .... + 3,0 g
3,5 g

Produto total .... 30,0 g
− 3,5 g
26,5 g de Pó C necessário

3.

℞
Sólido D .... 3,0 partes
Sólido E .... 6,0 partes
Pomada de Base Q .... 30,0 partes

Quanto de cada um dos seguintes ingredientes é necessário para fazer 60 g da pomada?

Sólido D .... 3,0 partes
Sólido E .... 6,0 partes
Pomada de Base Q .... 30,0 partes
.... 39,0 partes totais

Como há necessidade de um total de 60 g, podem ser feitas as seguintes proporções:

39 Partes do total:60 g do total necessário
::3,0 partes do Sólido D:X g

X = 60 g × 3,0 partes/39 partes = 4,62 g de Sólido D necessários

39 Partes:60 g::6,0 partes:Y g

Y = 60 g × 6,0 partes/39 partes = 9,23 g do Sólido E necessários

4,62 g do Sólido D 60,00 g
+ 9,23 g do Sólido E − 13,85 g Total
13,85 g 46,15 g de Base Q necessários

A quantidade de base de pomada necessária também pode ser calculada pelo método anterior de razão e proporção.

4. Qual a potência percentual de uma solução de sal obtida diluindo-se 100 g de uma solução a 5% a 200 g?

Represente a solução a 5% como Solução 1
Represente a solução final como Solução 2

$$\frac{5 \text{ g de droga}}{100 \text{ g de Solução 1}} \times \frac{400 \text{ g de Solução 1}}{200 \text{ g de Solução 2}} \times 100 \text{ g de Solução 2} = 2{,}5 \text{ g de droga}$$

$$\frac{2{,}5 \text{ g de droga}}{100 \text{ g de Solução 2}} = 2{,}5\% \text{ de peso em peso}$$

Problemas

1. Qual a quantidade necessária da droga e do solvente para compor a seguinte prescrição?

℞
Composto A .... 6% de peso em peso
Solvente, qsp .... 4 ℥

2. Quantos gramas de soluto são necessários para preparar 240 g de uma solução a 12% de peso em peso?
3. Quantos kg de uma solução a 20% de peso em peso podem ser feitos a partir de 1 kg do soluto?
4. Como você prepararia, empregando 120 mL de glicerina (densidade, 1,25 g/mL), uma solução a 3% de peso em peso com respeito a uma droga?
5. Qual a quantidade necessária de cada substância para preparar um total de 24 g da seguinte massa para supositórios?

Composto K .... 0,3 g
Sólido H .... 0,15 g
Base para supositório, qsp .... 2,0 g

6. Como você prepararia 500 mL de uma solução aquosa a 15% de peso em peso?
7. Qual a quantidade de cada ingrediente necessária para fazer 1 kg da seguinte mistura?

Pó P .... 1 parte
Pó Q .... 8 partes
Pó R .... 12 partes
Pó S .... 15 partes
36 partes

8. Quanto de cada ingrediente é necessário para preparar a seguinte pomada?

℞
Solução de Alcatrão de Hulha 10%
Pomada Hidrofílica, qsp .... 30 g

Percentuais de Volume em Volume

É feito um cálculo direto de porcentagem a partir do volume total. Volumes, diferentemente de pesos, não podem ser adicionados. Contudo, isso não representa um problema porque a solução final é até o volume desejado com o diluente.

Exemplos

1. Quantos mínimos de um líquido são necessários para fazer 6 fl oz de uma loção para as mãos contendo 0,5% de volume em volume do líquido?

$$\frac{16{,}2 \text{ ♏ de líq}}{1 \text{ mL de líq}} \times \frac{0{,}5 \text{ mL de líq}}{100 \text{ mL de loção}} \times \frac{29{,}6 \text{ mL de loção}}{1 \text{ f℥ de loção}} \times 6 \text{ f℥ de loção} = 14{,}4 \text{ ♏ de líq}$$

Acrescente loção suficiente até 14,4 ♏ = do líquido para fazer 6 f℥ do produto.

2. Qual a quantidade de álcool a 90% necessária para manipular 500 mL de uma mistura de álcool a 10%? Nas misturas volume em volume, a porcentagem é diretamente proporcional ao volume.

a. Como o álcool, um líquido, é misturado com a água, está indicado o percentual de volume em volume. Não considere encolhimento.
b. 500 mL da solução a 10% contêm a seguinte quantidade de álcool:

$$10 \text{ mL}:100 \text{ mL}::X \text{ mL}:500 \text{ mL}$$

$$X = 10 \text{ mL} \times 500 \text{ mL}/100 \text{ mL} = 50 \text{ mL de álcool}$$

c. Álcool a 90% contém 90 mL de álcool em 100 mL de solução. 50 mL de álcool puro são necessários; portanto, a seguinte proporção pode ser estabelecida:

$$90 \text{ mL}:100 \text{ mL}::50 \text{ mL}:Y \text{ mL}$$

$$Y = 100 \text{ mL} \times 50 \text{ mL}/90 \text{ mL} = 55{,}5 \text{ mL de álcool a 90\% necessários}$$

Problemas

1. Quantos mínimos de um líquido são necessários para fazer 4 f℥ de uma solução a 12,5% de volume em volume?
2. Que volume de álcool a 50% de volume em volume poderia ser preparado a partir de 1 L de álcool a 95% de volume em volume?
3. Qual é a potência percentual, em peso, de um líquido feito dissolvendo-se 16 g de um sal em 30 mL de água?
4. Que quantidade de droga será necessária para preparar 1 fl oz de uma solução a 2,5%?
5. Qual é o percentual, de peso em peso, de açúcar em um xarope feito dissolvendo-se 5 kg de açúcar em 8 kg de água?
6. Quantos gramas de uma droga são necessários para preparar 120 mL de uma solução aquosa a 12,5%?
7. Que quantidade de droga é necessária para compor um litro de uma solução aquosa a 1:2500?
8. Uma solução contém 37% de ingrediente ativo. Quanto dessa solução é necessário para preparar 480 mL de uma solução aquosa contendo 2,5% do ingrediente ativo?
9. Qual a quantidade necessária de uma droga para fazer 2 qt de uma solução a 1:1200?

SOLUÇÕES DE ESTOQUE

Para facilitar o fornecimento de certas substâncias solúveis, o farmacêutico freqüentemente prepara ou negocia soluções de concentração alta. Porções dessas soluções concentradas são diluídas de forma a proporcionar as soluções necessárias de potência menor. Essas soluções concentradas são conhecidas como *soluções de estoque*. Esse procedimento é satisfatório se as substâncias forem estáveis em solução ou se as soluções forem destinadas a serem utilizadas antes que se decomponham.

No caso de substâncias potentes, uma solução de estoque adequadamente preparada permite que o farmacêutico obtenha, de forma precisa, uma quantidade de sólido que, em caso contrário, seria difícil de ser pesada. No caso de soluções salinas freqüentemente prescritas, uma solução de estoque proporciona prontamente a quantidade de sal necessária sem a necessidade de pesar e dissolver a cada vez.

As soluções de estoque podem ser de concentrações variadas, dependendo das necessidades de uso. As soluções de estoque devem ser rotuladas adequadamente, e as partes fracionárias necessárias para fazer diferentes potências também devem estar relacionadas como uma conveniência a mais.

Existe um tipo de problema de manipulação e fornecimento que envolve o conceito de soluções de estoque. Ele envolve o paciente que dilui a dose a partir de um pedido de prescrição até um determinado volume para obter a solução com a concentração desejada.

Por exemplo, quantos gramas de sal são necessários para fazer 90 mL de uma solução de estoque, 5 mL dos quais formam uma solução de 1:3000 quando diluídos a 500 mL?

a. Determine quantos gramas existem em 500 mL de uma solução de 1:3000.

$$1 \text{ g}:3000 \text{ mL}::X \text{ g}:500 \text{ mL}$$

$$X = 1 \text{ g} \times 500 \text{ mL}/3000 \text{ mL} = 0{,}167 \text{ g}$$

de sal em 500 mL de solução a 1:3000

b. O 0,167 g na solução diluída originou-se dos 5 mL da solução de estoque original (pedido da prescrição). A seguinte proporção pode ser utilizada.

$$0{,}167 \text{ g}:5 \text{ mL}::Y \text{ g}:90 \text{ mL}$$

$$Y = 0{,}167 \text{ g} \times 90 \text{ mL}/5 \text{ mL} = 3{,}01 \text{ g}$$

de sal necessários para fazer a solução de estoque original de 90 mL

Alternativamente,

Chame a solução de estoque de Solução 1
Chame a diluição final de Solução 2

$$\frac{1 \text{ g de sal}}{3000 \text{ mL de Solução 2}} \times \frac{500 \text{ mL de Solução 2}}{5 \text{ mL de Solução 1}} \times 90 \text{ mL de Solução 1} = 3{,}0 \text{ g de sal}$$

Problemas

1. Qual a quantidade necessária de uma droga para compor 120 mL de um pedido de prescrição de forma que, quando uma colher de chá da solução esteja diluída a 1 qt, resulte uma solução de 1:750?
2. Quantos gramas de uma droga são necessários para fazer 240 mL de uma solução de potência tal que, quando 5 mL estejam diluídos até 2 qt, resulte uma solução de 1:2500?
3. A ampola de uma solução contendo uma droga antiinflamatória possui 4 mg da droga/mL. Qual o volume necessário da solução para preparar um litro contendo 2 μg da droga/mL?

PARTES POR MILHÃO

Uma expressão que é ocasionalmente utilizada nas prescrições a serem manipuladas é *partes por milhão* (ppm). Esse é o outro modo de expressar concentração, particularmente concentrações de preparados muito diluídos. Uma solução a 1% pode ser expressa como uma parte/100; uma solução a 0,1% é 0,1 parte/100 ou 1 parte/1000. Uma solução de 1 ppm contém uma parte de soluto/1 milhão de partes de solução; 5 ppm significa 5 partes de soluto/1 milhão de partes de solução, e assim por diante. Lembre-se de que as duas partes precisam ter as mesmas unidades, exceto no sistema métrico, em que 1 g = 1 mL de água.

O fluoreto de sódio é uma droga que pode ser prescrita por um dentista como preventivo para a cárie dentária em crianças. É utilizado apenas em soluções muito diluídas por causa da toxicidade da droga e porque bastam quantidades mínimas. Por exemplo, quanto de fluoreto de sódio seria necessário para preparar a seguinte prescrição?

℞
Fluoreto de sódio, qs
Água destilada, qs 60 mL
Fazer a solução de forma que, quando 1 fʒ estiver diluído em um copo de água, resulte uma solução de 2 ppm.
Dosagens: 1 fʒ em 1 copo de água por dia.

A matemática para resolver esse problema de manipulação é fácil, desde que as etapas para calcular a resposta estão delineadas. Este problema deve ser trabalhado "de trás para a frente".

a. A quantidade de NaF necessária não é conhecida.
b. Um copo de água tem um volume de 240 mL. A concentração de NaF em 240 mL é de 2 ppm.

c. A solução de NaF despejada no copo vem de uma dose correspondente a uma colher de chá (1 ʒ), que equivale a 5 mL.
d. A dose de 5 mL origina-se do frasco do pedido de prescrição contendo uma solução de NaF.

Agora, inserindo os números

a. 240 mL contêm 2 ppm de NaF.

$$2\text{ g}:1.000.000\text{ mL}::X\text{ g}:240\text{ mL}$$

$$X = 2\text{ g} \times 240\text{ mL}/1.000.000\text{ mL} = 0{,}00048\text{ g}$$

b. O 0,00048 g de NaF no copo veio da dose equivalente à colher de chá; portanto, a colher de chá (5 mL) continha 0,00048 g de NaF.
c. Os 5 mL originaram-se do frasco do pedido de prescrição original (60 mL).

$$5\text{ mL}:0{,}00048\text{ g}::60\text{ mL}:Y\text{ g}$$

$$Y = 0{,}00048\text{ g} \times 60\text{ mL}/5\text{mL} = 0{,}00576\text{ g}$$

O farmacêutico pesaria 5,76 mg (na verdade, pesaria uma quantidade maior e pegaria uma alíquota) e qs para 60 mL.

Uma outra variação desse problema é quem prescreve pedir a concentração em termos de íon fluoreto (F^-). Nesse caso, o peso atômico do F^- e o peso molecular do NaF são utilizados no cálculo. Se o pedido fosse de 2 ppm de fluoreto, os cálculos iniciais seriam os mesmos dos anteriores, e uma etapa adicional seria acrescentada ao fim. Os 5,76 mg representariam o peso do íon fluoreto necessário. Esse deve ser convertido a peso de NaF. O peso molecular de NaF é 42 e o peso atômico do flúor é 19. A seguinte proporção pode ser estabelecida.

$$5{,}76\text{ mg}:19::Z\text{ mg}:42$$

$$Z = 5{,}76\text{ mg} \times 42/19 = 12{,}7\text{ mg}$$

Problemas

1. Quantos mg de NaF são necessários na seguinte prescrição?

℞
Fluoreto de Sódio
Água destilada, qs 90 mL
M ft solução de forma que, quando 1 ʒ seja diluído em um copo de água, resulte uma solução de 3 ppm de NaF.

DILUIÇÃO E CONCENTRAÇÃO

As soluções de estoque podem ser diluídas, para formar um produto com uma concentração mais baixa; também as misturas de pós ou de semi-sólidos (p. ex., pomadas) podem ser diluídas, proporcionando um produto de concentração mais baixa da(s) droga(s). O diluente é um sólido ou um semi-sólido ou uma base inertes que não contêm quaisquer ingredientes ativos.

As misturas também podem ser concentradas adicionando-se droga pura ou misturando-se com um produto que contenha uma concentração mais alta da droga. Por exemplo, qual a quantidade de um diluente que precisa ser adicionada a 50 g de uma pomada a 10% para torná-la uma pomada a 5%?

1. Quantos gramas de ingrediente ativo existem em 50 g de uma pomada a 10%?

$$10\text{ g}:100\text{ g}::V\text{ g}:50\text{ g}$$

$$V = 10\text{ g} \times 50\text{ g}/100\text{ g} = 5\text{ g}$$

2. Quantos gramas de uma pomada a 5% podem ser feitos a partir de 5 g de ingrediente ativo?

Identifique a pomada a 10% como Pomada 1
Identifique a pomada a 5% como Pomada 2

$$\frac{100\text{ g de Pomada}}{5\text{ g de droga}} \times \frac{10\text{ g de droga}}{100\text{ g de Pomada 1}} \times 50\text{ g de Pomada 1} = 100\text{ g de Pomada 2}$$

3. Quantos gramas de base precisam ser adicionados aos 50 g da pomada original a 10%?

100 g	5% de Pomada
− 50 g	10% base
50 g	base

O termo *trituração* foi utilizado previamente para significar uma mistura em pó de uma droga. Com freqüência, é necessário diluir mais essa mistura para se obter a quantidade necessária da droga.

1. Quanto de 1 parte em 10 de trituração de uma droga potente contém 200 mg da droga?

1 em 10 de trituração significa 1 g de droga em 10 g de mistura ou 1 g de droga mais 9 g de diluente. *Lembre-se*: as misturas de sólidos estão presentes *em peso em peso*. A proporção a seguir pode ser feita:

$$1\text{ g}:10\text{ g}::0{,}2\text{ g}:T\text{ g}$$

$$T = 10\text{ g} \times 0{,}2\text{ g}/1\text{ g} = 2\text{ g}$$

2. Qual a quantidade de diluente que precisa ser adicionada a 10 g de uma trituração de 1:100 para formar uma mistura que contenha 1 mg de droga em cada 10 g da mistura final?

a. Determine a quantidade da droga em 10 g de trituração.

$$1\text{ g}:100\text{ g}::M\text{ g}:10\text{ g}$$

$$M = 1\text{ g} \times 10\text{ g}/100\text{ g} = 0{,}1\text{ g}$$

b. Determine a quantidade da mistura que pode ser feita a partir de 0,1 g (100 mg) da droga.

$$1\text{ mg}:10\text{ g}::100\text{ mg}:N\text{ g}$$

$$N = 10\text{ g} \times 100\text{ mg}/1\text{ mg} = 1000\text{ g}$$

c. Determine a quantidade de diluente necessário.

	1000 g de mistura total
−	10 g de trituração
	990 g de diluente

Problemas

1. O seguinte pedido de prescrição foi recebido em uma farmácia. Se o único creme *R* disponível encontra-se numa concentração de 10%, quanto do creme a 10% e quanto de diluente são necessários para manipular a prescrição?

℞
R Creme a 3% .... 30 g

2. Quantos gramas de uma trituração a 1:100 contêm 100 μg do ingrediente ativo?
3. Quantos gramas de uma diluição 1:1000 podem ser feitos a partir de 1 g de uma trituração 1:25?

MISTURANDO POTÊNCIAS DIFERENTES

Regras

1. A soma dos produtos obtidos pela multiplicação de uma série de quantidades pelas suas concentrações respectivas equivale ao produto obtido pela multiplicação da concentração pela soma das quantidades. Por exemplo, a soma dos produtos — obtida multiplicando-se os pesos ou volumes individualmente de uma série de preparados pela concentração de um determinado ingrediente contido em cada preparação — é igual ao produto obtido multiplicando-se o peso total da série de preparações pela porcentagem do determinado ingrediente que resulta da mistura homogênea da mesma série de preparações.
2. Quando se misturam produtos de potências diferentes, as unidades e o tipo de porcentagem (peso em peso, peso em volume, volume em volume) devem ser mantidos constantes.

Exemplos

1. Qual a porcentagem de álcool em uma mistura feita misturando-se 5 L de álcool a 25%, 1 L de álcool a 50% e 1 L de álcool a 95%?

a. Determine a quantidade total de álcool nas três soluções e a quantidade total nas três soluções (1 L = 1000 mL). Considere a aditividade dos volumes na mistura.

$$\frac{25 \text{ mL de álc}}{100 \text{ mL}} \times 5000 \text{ mL} = 1250 \text{ mL de álc}$$

$$\frac{50 \text{ mL de álc}}{100 \text{ mL}} \times 1000 \text{ mL} = 500 \text{ mL de álc}$$

$$\frac{95 \text{ mL de álc}}{100 \text{ mL}} \times \frac{1000 \text{ mL}}{7000 \text{ mL}} = 950 \text{ mL de álc}$$

b. Determine o percentual de álcool na mistura. Há um total de 2700 mL de álcool em 7000 mL de solução total.

$$\frac{2700 \text{ mL de álc}}{7000 \text{ mL}} \times 100 \text{ mL} = 38{,}6 \text{ mL de álc}$$

$$\frac{38{,}6 \text{ mL de álc}}{100 \text{ mL}} = 38{,}6\%$$

2. Qual é a potência de uma mistura obtida misturando-se 50 g de uma pomada a 5%, 100 g da pomada a 7,5% e 40 g da pomada a 10%?

a.

5% × 50 g	=	2,5 g
7.5% × 100 g	=	7,5 g
10 % × 40 g	=	4,0 g
190 g		14,0 g

b. Há um total de 14,0 g de ingrediente ativo em 190 g da mistura total.

14 g:190 g:*Peso* g:100 g

Peso = 14 g × 100 g/190 g = 7,37 g

Como há 7,37 g de ingredientes ativos em 100 g, resulta uma preparação com 7,37%.

Problemas

1. Qual o percentual de uma droga contida na mistura de pó consistindo em 0,5 kg, contendo 0,038% de uma droga e 10 kg, contendo 0,043% de uma droga?
2. Qual a potência de uma mistura produzida combinando-se os seguintes lotes de álcool: 2 L a 95%, 2 L a 50% e 7 L a 60%?
3. Qual o percentual de conteúdo da droga na seguinte mistura: 2 kg a 3%, 300 g a 2,5% e 500 g a 4,2% (em resina)?

ALTERNATIVO DE ALIGAÇÃO

Aligação é um método rápido de cálculo que é útil para o farmacêutico. O nome deriva do latin *alligatio*, que significa o ato de aderir, e refere-se às linhas desenhadas durante o cálculo para se juntar quantidades. Esse método é utilizado para encontrar as proporções nas quais as substâncias de diferentes potências ou concentrações devem ser misturadas para produzir uma mistura de potência ou concentração desejada. Quando a proporção é encontrada, pode ser realizado um cálculo para se encontrar as quantidades exatas das substâncias necessárias.

Regras

1. A substância com um valor mais alto do que o necessário é aquela com a quantidade mais baixa.
2. O ganho em valor ou quantidade de uma substância equilibra a perda em valor ou quantidade de uma outra substância.

Exemplos e Procedimento

1. Em que proporção deve um preparado contendo 10% de uma droga ser misturado com um outro contendo 15% da droga a fim de produzir uma mistura com a droga a 12% de potência?

A droga a 10% é 2% mais fraca e a droga a 15% é 3% mais forte. Portanto, o excesso em potência de três partes da mais forte pode ser calculado para apenas equilibrar a deficiência de duas partes da droga mais fraca. Estabeleça o problema dessa maneira:

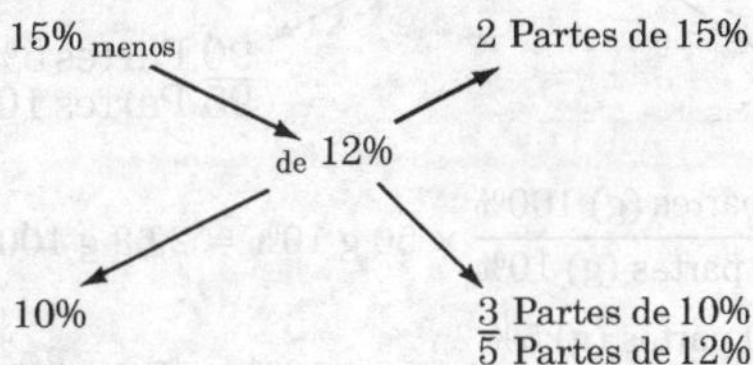

A porcentagem ou concentração desejadas são colocadas no centro, a porcentagem mais baixa é colocada à esquerda, abaixo do centro, e a porcentagem mais alta é colocada à esquerda, acima do centro. O número obtido subtraindo-se 10% de 12% é colocado no lado oposto aos 15% no lado direito, e o número obtido subtraindo-se 12% de 15% é colocado no lado oposto ao número de 10% no lado direito.

Então, misturando-se 2 partes do preparado da droga a 15% com 3 partes do preparado da droga a 10%, produziremos uma mistura da droga com a potência desejada de 12%.

2. Em que proporção precisa o álcool a 30% e a 95% ser misturado para formar 500 mL de álcool a 50%? Estabeleça o problema da seguinte maneira:

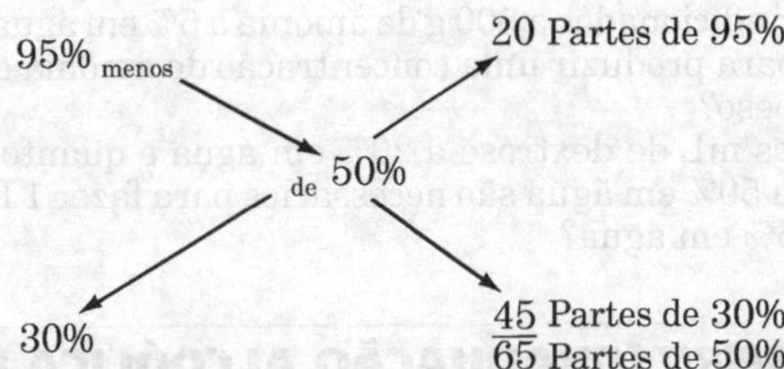

Em um total de 65 partes, 20 partes de álcool a 95% mais 45 partes de álcool a 30% são necessárias. Como as partes totais são proporcionais a 500 mL, pode ser feita a seguinte proporção:

$$\frac{20 \text{ partes (mL) } 95\%}{65 \text{ partes (mL) } 50\%} \times 500 \text{ mL } 50\% = 154 \text{ mL } 95\%$$

Acrescente álcool a 30% em quantidades suficientes para fazer 500 mL.

3. Quantos gramas de uma pomada contendo 0,18% de ingrediente ativo devem ser misturados a 50 g de uma pomada contendo 0,14% de ingrediente ativo para fazer um produto contendo 0,15% de ingrediente ativo?

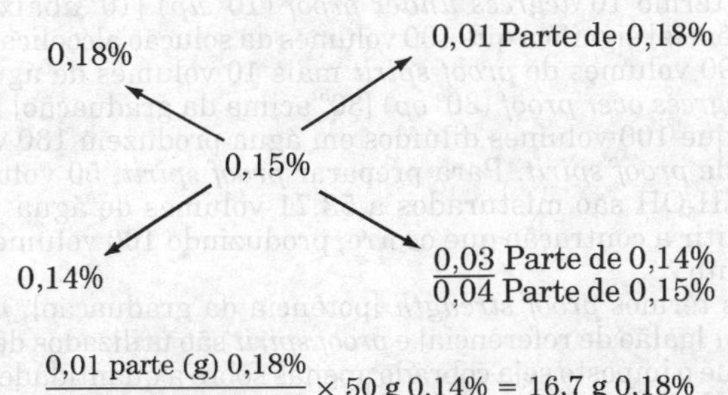

$$\frac{0{,}01 \text{ parte (g) } 0{,}18\%}{0{,}03 \text{ parte (g) } 0{,}14\%} \times 50 \text{ g } 0{,}14\% = 16{,}7 \text{ g } 0{,}18\%$$

4. Ocasionalmente, é necessário que o farmacêutico aumente a potência do produto. Por exemplo, uma prescrição pede 50 g de uma pomada a 10%. O farmacêutico tem apenas uma po-

mada a 5% e o ingrediente puro disponível. Quanto da pomada a 5% e do ingrediente puro é necessário para manipular a prescrição?

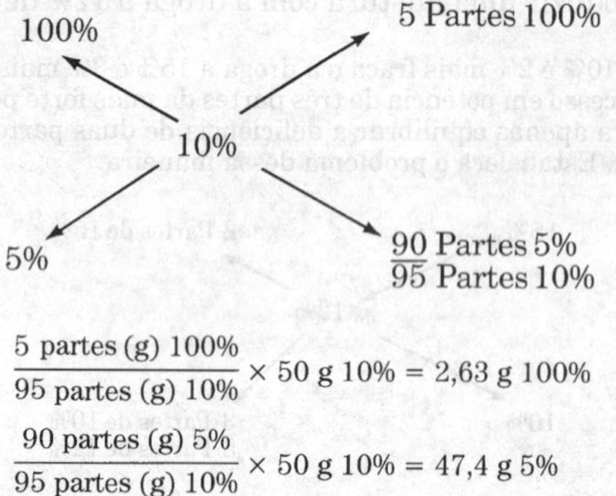

$$\frac{5 \text{ partes (g) } 100\%}{95 \text{ partes (g) } 10\%} \times 50 \text{ g } 10\% = 2{,}63 \text{ g } 100\%$$

$$\frac{90 \text{ partes (g) } 5\%}{95 \text{ partes (g) } 10\%} \times 50 \text{ g } 10\% = 47{,}4 \text{ g } 5\%$$

Problemas

1. Qual quantidade de pomada necessária contendo 12% da droga e qual a quantidade necessária contendo 16% da droga precisam ser utilizadas para fazer 1 kg de um produto contendo 12,5% da droga?
2. Em que proporção álcool a 50% e água destilada devem ser misturados para fazer uma solução de álcool a 35%? (A água destilada tem 0% de álcool.)

Observação: Este problema pode ser solucionado por um outro método que não o de aligação, como foi mostrado anteriormente.

3. Quantos gramas de amônia a 28% em água de peso em peso devem ser adicionados a 500 g de amônia a 5% em água de peso em peso para produzir uma concentração de amônia a 10% de peso em peso?
4. Quantos mL de dextrose a 20% em água e quantos mL de dextrose a 50% em água são necessários para fazer 1 L de dextrose a 35% em água?

PROOF SPIRIT [GRADUAÇÃO ALCOÓLICA DE REFERÊNCIA]

Com a finalidade de fixação de impostos, o governo americano calcula a concentração do álcool puro ou absoluto (daqui por diante representado como C_2H_5OH) por meio de *proof degrees [graduação alcoólica].* Isso significa que 100 *proof spirit* contêm 50% (em volume) ou 42,49% (em peso) de C_2H_5OH, e seu peso específico é 0,93426 a 60ºF. Assim, 2 *proof degrees* equivalem a 1% (em volume) de C_2H_5OH. Um *proof gallon* equivale a 1 galão de 50% (em volume) de C_2H_5OH a 15,56ºC (60ºF). Em outras palavras, um *proof gallon* é um galão que contém ½ gal de C_2H_5OH. Um *proof gallon* corresponde a 100 *proof.*

O termo 10 *degrees under proof* (10º *up*) [10º abaixo da referência] significa que 100 volumes da solução alcoólica contêm 90 volumes de *proof spirit* mais 10 volumes de água, e *30 degrees over proof* (30º *op*) [30º acima da graduação] indicam que 100 volumes diluídos em água produzem 130 volumes de *proof spirit.* Para preparar *proof spirit*, 50 volumes de C_2H_5OH são misturados a 53,71 volumes de água para permitir a contração que ocorre, produzindo 100 volumes do produto.

Os termos *proof strength* [potência da graduação], *proof gallon* [galão de referência] e *proof spirit* são utilizados de forma que o imposto seja cobrado apenas sobre a quantidade real de C_2H_5OH contida em qualquer mistura. Portanto, algumas vezes é necessário que o farmacêutico converta álcool comercializado para *proof strength* para calcular o reembolso de impostos ou converta *proof strength* a uma porcentagem para fins de composição.

Uma quantidade de solução que contém ½ gal de C_2H_5OH é considerada contendo 1 *proof* gal. Os galões de referência podem ser calculados pelas duas seguintes equações:

$$\text{Proof gal} = \frac{\text{gal} \times v/v \text{ potência}}{50\%\, v/v}$$

$$\text{Proof gal} = \frac{\text{gal} \times \text{potência da proof}}{100 \text{ proof}}$$

A segunda equação é a mesma da primeira porque a potência da prova é sempre duas vezes a potência do percentual de volume em volume. Com essas equações, tendo-se quaisquer duas variáveis, a terceira pode ser calculada.

Exemplos

1. Qual é o álcool passível de impostos em 1 pt de Álcool USP?

$$1 \text{ pt} = \tfrac{1}{8} \text{ gal } (8 \text{ pt} = 1 \text{ gal})$$

O Álcool USP é 95% v/v; portanto,

$$\text{Proof gal} = \frac{\text{gal} \times \% \text{ potência}}{50\%} = \frac{\tfrac{1}{8} \text{ gal} \times 95\%}{50\%}$$

$$= 0{,}2375 \text{ proof gal}$$

2. Qual a quantidade de Álcool USP Diluído que pode ser feita a partir de 1 qt de álcool rotulado como ½ *proof gallon*?

O Álcool Diluído USP é 49% v/v; portanto,

$$\text{Proof gal} = \frac{\text{gal} \times \% \text{ potência}}{50\%}$$

$$\text{gal} = \frac{0{,}5 \text{ proof gal} \times 50\%}{49\%} = 0{,}510 \text{ gal}$$

Problemas

1. Quantos galões de referência existem em 1 qt de um preparado rotulado como álcool a 75% de volume em volume?
2. Quantos galões de referência existem em um pinto de um elixir que contém álcool a 14%?
3. Qual a quantidade de Álcool USP Diluído pode ser feita a partir de 1 gal de álcool a 190 *proof*?

SOLUÇÕES SATURADAS

Ocasionalmente, é necessário que o farmacêutico faça soluções saturadas. A solubilidade na USP/NF é expressa como o número de mililitros de um solvente que dissolverão 1 g de um sólido; por exemplo, 1 g se dissolve em 0,5 mL de água. Em outras palavras, se 1 g de um sólido estiver dissolvido em 0,5 mL de água, haverá a formação de uma solução saturada. Segue-se um exemplo para ilustrar esse fato.

Qual a quantidade de uma droga necessária para fazer 120 mL de uma solução saturada se 1 g da droga se dissolve em 7,5 mL de água?

Calcule a quantidade da droga que pode ser dissolvida em 120 mL de água.

$$X = 1 \text{ g} \times 120 \text{ mL}/7{,}5 \text{ mL} = 16 \text{ g}$$

Quando 16 g da droga são dissolvidos em 120 mL de água, resulta uma solução saturada que apresenta um volume maior do que 120 mL porque o sólido assumirá um certo volume. Apenas 120 mL seriam administrados.

Qual é o percentual de peso em peso da solução anterior?

$$120 \text{ g (mL) água} + 16 \text{ g droga} = 136 \text{ g da solução}$$

do peso total da solução. Há 16 g de soluto em 136 g de solução; portanto,

$$16 \text{ g}:136 \text{ g}::P \text{ g}:100 \text{ g}$$

$$P = 16 \text{ g} \times 100 \text{ g}/136 \text{ g} = 11{,}8 \text{ g}$$

em 100 g de solução. Portanto, essa é uma solução a 11,8% de peso em peso.

Problemas

1. Qual a solubilidade de um produto químico se uma solução aquosa saturada é 0,5% de peso em peso?
2. Quantos gramas são necessários para fazer 500 mL de uma solução saturada se 1 g do soluto é solúvel em 14 mL de solvente?

MILIEQUIVALENTES

As quantidades de eletrólitos administrados aos pacientes geralmente são expressas pelo termo *miliequivalentes* (mEq). A razão pela qual as unidades de peso (mg, g) não são utilizadas é porque a atividade elétrica dos íons, que nesse exemplo é importante, pode ser expressa melhor como mEq. (Veja Cap. 17 para discussão adicional sobre equilíbrio eletrolítico.)

Um mEq equivale a 1/1000 de um *equivalente* (Eq). Um Eq é o peso de uma substância que se combina ou que substitui 1 g de peso atômico (peso g-at) de hidrogênio. Na farmácia, os termos equivalente e peso equivalente (peso em Eq) têm sido usados como sinônimos. Para a resolução de problemas, é conveniente identificar o peso molar em termos de mg e mmol e o número de mEq por mmol da seguinte forma:

$$\text{Peso molecular} = \frac{\text{mg}}{\text{mmol}}$$

$$\text{mEq} = \frac{\text{mmol}}{\text{valência}}$$

Por exemplo, KCl tem peso molecular de 74,5; os parâmetros acima seriam 74,5 mg/mmol e 1 mEq/mmol.

A água de hidratação contribui para o peso molecular de um composto, porém *não* para a sua valência, e o peso molecular total é utilizado para calcular mEq.

Exemplos

1. O cálcio (Ca^{2+}) tem um peso atômico de 40,08. Determine o número de mEq/mmol. Como a valência do íon cálcio é 2,

$$\frac{2\ \text{mEq}}{\text{mmol Ca}}$$

2. Uma solução (100 mL) que contém 409,5 mg de NaCl/100 mL tem quantos mEq de Na + e Cl^-?

$$\text{Peso molecular} = 58{,}5\ \text{mg/mmol}$$

$$\text{Há}\ \frac{1\ \text{mEq Cl}^-}{\text{mmol NaCl}}\ \text{e}\ \frac{1\ \text{mEq Na}^+}{\text{mmol NaCl}}$$

$$\frac{1\ \text{mEq Cl}^-}{\text{mmol NaCl}} \times \frac{1\ \text{mmol NaCl}}{58{,}5\ \text{mg NaCl}} \times \frac{409{,}5\ \text{mg NaCl}}{100\ \text{mL}} \times 100\ \text{mL}$$

$$= 7{,}0\ \text{mEq de Na}^+$$

3. Um pedido de prescrição indica 500 mL de uma solução de cloreto de potássio a ser feita de forma que contenha 400 mEq de K^+. Quantos gramas de KCl (peso molecular = 74,5) são necessários?

$$\frac{1\ \text{mEq}}{\text{mmol}}\ \text{e}\ \frac{74{,}5\ \text{mg}}{\text{mmol}}$$

$$\frac{1\ \text{g KCl}}{1000\ \text{mg KCl}} \times \frac{74{,}5\ \text{mg KCl}}{\text{mmol KCl}} \times \frac{1\ \text{mmol KCl}}{\text{mEq K}^+}$$

$$\times\ 400\ \text{mEq K}^+ = 29{,}8\ \text{g KCl}$$

4. Quantos mEq de K^+ estão contidos em um comprimido de fenoximetil-penicilina potássica? (peso molecular: 388,5; valência: 1)?

$$\frac{1\ \text{mEq K}^+}{\text{mmol Pen}}\ \text{e}\ \frac{388{,}5\ \text{mg Pen}}{\text{mmol Pen}}$$

$$\frac{1\ \text{mEq K}^+}{\text{mmol Pen}} \times \frac{1\ \text{mmol Pen}}{388{,}5\ \text{mg Pen}} \times \frac{250\ \text{mg Pen}}{\text{comp.}} \times 1\ \text{comp.}$$

$$= 0{,}644\ \text{mEq K}^+$$

5. Quantos mEq de Mg existem em 10 mL de uma Injeção de Sulfato de Magnésio a 50%? O peso molecular do $MgSO_4 \cdot 7H_2O$ é 246.

$$\frac{2\ \text{mEq Mg}^{2+}}{\text{mmol da droga}}\ \text{e}\ \frac{246\ \text{mg da droga}}{\text{mmol da droga}}$$

$$\frac{2\ \text{mEq Mg}^{2+}}{\text{mmol da droga}} \times \frac{1\ \text{mmol da droga}}{246\ \text{mg da droga}} \times \frac{1000\ \text{mg da droga}}{\text{g da droga}}$$

$$\times \frac{50\ \text{g da droga}}{100\ \text{mL}}$$

$$\times\ 10\ \text{mL} = 40{,}7\ \text{mEq Mg}^{2+}$$

6. Um frasco de Injeção de Cloreto de Sódio contém 3 mEq/mL. Qual é a potência percentual dessa solução? O peso molecular do NaCl é de 58,5.

$$\frac{1\ \text{mEq}}{\text{mmol}}\ \text{e}\ \frac{58{,}5\ \text{mg}}{\text{mmol}}$$

$$\frac{1\ \text{g}}{1000\ \text{mg}} \times \frac{58{,}5\ \text{mg}}{\text{mmol}} \times \frac{1\ \text{mmol}}{1\ \text{mEq}} \times \frac{3\ \text{mEq}}{\text{mL}} \times 100\ \text{mL}$$

$$= 17{,}6\ \text{g}$$

$$\frac{17{,}6\ \text{g}}{100\ \text{mL}} = 17{,}6\%$$

Problemas

1. Qual o peso em mEq de íon ferroso (Fe^{2+}) que possui um peso atômico por grama de 55,85 g?
2. Qual é o peso em mEq do fosfato de sódio ($Na_2HPO_4 \cdot 7H_2O$)?
3. Quantos mEq de Na estão contidos em 60 mL de uma solução de sacarina sódica a 5% (peso molecular por grama: 241 g; valência: 1)?
4. Quantos mEq de Ca^{2+} estão contidos em um comprimido de 600 mg de pentaidrato de lactato cálcico (peso molecular por grama: 308,30 g)?
5. Quantos mEq de sódio existem em um comprimido de 5 gr de bicarbonato de sódio? O peso molecular do $NaHCO_3$ é 84, e a valência é 1.
6. Quantos mEq de Na existem em 500 mL de solução salina ½ normal? A solução salina normal contém 9 g de NaCl/L; o peso molecular do NaCl é 58,5.
7. Qual a quantidade de KCl necessária para fazer um pinto de xarope contendo 10 mEq de K^+ em cada colher das de sopa? O peso molecular do KCl é 74,5.

TEMPERATURA

Regras

A relação entre graus centígrados (C) e Fahrenheit (F) é

$$9(°\text{C}) = 5(°\text{F}) - 160$$

onde °C é o número de graus centígrados e °F é o número de graus Fahrenheit.

Exemplos

1. Converta 77°F em °C.

$$9(°\text{C}) = 5(°\text{F}) - 160$$

$$9(°\text{C}) = 5(77) - 160$$

$$°\text{C} = \frac{385 - 160}{9} = 25°\text{C}$$

2. Converta 10°C em °F.

$$9(°\text{C}) = 5(°\text{F}) - 160$$

$$9(10) = 5(°\text{F}) - 160$$

$$\frac{90 + 160}{5} = °\text{F} = 50°\text{F}$$

Problemas

Converta

a. 30°C em °F
b. 100°C em °F
c. 37°C em °F
d. 120°F em °C

REFERÊNCIAS

1. *Specifications, Tolerances, and Other Technical Requirements for Weighing and Measuring Devices.* NBS Handbook 44. Washington DC:US Department of Commerce, NBS, USGPO, 1989.
2. Goldstein SW, Mattocks AM. *Professional Equilibrium and Compounding Accuracy* (pamphlet). Washington DC: APhA, 1967.
3. USP XXII, 1990.
4. Morrell CA, Ordway EM. *Drug Std 22*: 216, 1954.
5. Shirkey HC. Dosage (posology). In Shirkey HC, ed. *Pediatric Therapy*, 5th ed. St Louis: Mosby, 1975, p 19.
6. Benitz WE, Tatro DS. *The Pediatric Drug Handbook.* 3rd ed. Chicago: St Louis, Mosby 1995.
7. Nelson JD. *Pocketbook of Pediatric Antimicrobial Therapy*, 4th ed. Dallas: Jodane, 1981.
8. Crawford JD, *et al. Pediatrics* 1950; 5: 783.
9. Talbot NB, *et al. Metabolic Homeostasis. A Syllabus for Those Concerned with the Care of Patients.* Cambridge: Harvard University Press, 1959.
10. Butler AM, Richie RH. *N Engl J Med* 1960; 262: 903.
11. Shirkey HC. In Nelson WE, ed. *Textbook of Pediatrics,* 10th ed. Philadelphia: Saunders, 1975, pp 287, 1713.
12. Wagner J. *Drug Intell Clin Pharm* 1968; 2: 144.

RESPOSTAS DOS PROBLEMAS

DENSIDADE

1. 816 g
2. 363 mL
3. 54,2 mL

LOGARITMOS

1. $V = -0{,}000084$ cm/s ou $-8{,}4 \times 10^{-5}$ cm/s
2. $S = 65{,}6$ dinas/cm
3. $\dfrac{[\text{Não-ionizadas}]}{[\text{Ionizadas}]} = 7{,}94 \times 10^{-9}$

SOMA

1. 2481,23 g ou 2,48123 kg
2. 1157 g ou 1,157 kg
3. 2 ℥, 2 ʒ, 3 ℈, 17½ gr
4. 1 ℔, 7 ʒ, 4 ʒ, 2 ℈, 4 gr
5. 2 79/90 gr
6. 4 gal, 2 qt, 11 fl oz

SUBTRAÇÃO

1. 4105 mL ou 4,105 L
2. 143½ gr
3. 7 fl oz, 2 fl dr
4. 3,71 g

MULTIPLICAÇÃO

1. 157 mL
2. 163 g
3. 825 mL
4. 2 gal, 1 qt, 4 fl oz, 4 fl dr
5. 375 mg

DIVISÃO

1. 769 cápsulas + 15 mg residuais
2. 160 cápsulas
3. 150 doses
4. 150 doses
5. 1396 cápsulas + 300 mg residuais

CONVERSÕES

1.

a. 422 mg
b. 19,4 mg
c. 109 g
d. 7780 mg
e. 99,4 g
f. 454 g

2.

a. 1 lb, 3 oz, 173 gr
b. 6,94 gr
c. 1 lb, 5 ʒ, 5 ʒ, 26 gr
d. 0,00154 gr
e. 2,2 lb

3.

a. 0,648 mg
b. 0,203 mg
c. 10,8 mg
d. 0,325 ou 0,324 g
e. 1,299 ou 1,296 g

4.

a. 12,3 mL
b. 11,1 mL
c. 237 mL
d. 473 mL
e. 0,309 mL
f. 0,00154 gr
g. 0,0772 gr

5.

a. 480 gr
b. 8 ʒ
c. 437½ gr
d. 2880 gr
e. 4 ʒ, 10 gr

CÁLCULO DE DOSAGENS

1. 1,5 mg
2. ½ gr
3. 18,7 mg
4. 280.000 unidades
5. 75 mg
6. 77,9 mg

METODOLOGIA PARA A RESOLUÇÃO DE PROBLEMAS

1. DTD N.º 14 significa, envie 14 dessas doses. Tendo certeza de que as doses foram checadas, elas são para os químicos J, K e L (10 mg, 50 mg e 300 mg, respectivamente).
2. Droga Q: 0,5 g
   Droga R: 0,3 g
3. 7,6 ♏/dose: 30,4 ♏/dia
4. 50 doses
5. 0,0444 mg
6. 0,75 mL contém 60 unidades: fornecimento para 13 1/3-dias.

7. 6 mL
8. 3 mL
9. 0,386 gr

REDUÇÃO E AUMENTO

1. Líquido C 875 mL
   Sólido B 225 g
   Líquido R 62,5 mL
   Líquido P 500 mL
2. Sólido G 24 ʒ ou 3 ℥
   Líquido D 720 ♏ = ou 1 f℥, 4 fʒ
   Sólido M 72 ʒ ou 9 ℥
3. Sólido N 4,8 mg
   Sólido Q 120 mg
   Sólido R 7,2 g

Adicione água destilada suficiente para produzir 240 mL de solução.

4. Sólido S 0,675 g
   Sólido T 2,25 g
   Óleo C 31,5 mL
   Álcool 22,5 mL

PORCENTAGEM

Soluções peso em volume

1. Dissolva 11,1 g em solvente suficiente para fazer 3 f℥.
2. 2,84 L
3. 6,25 L
4. 8 g

Produtos peso em peso

1. Composto A 115 gr ou 1 ʒ, 2 ℈, 15 gr
   Solvente 3 ℥, 365 gr
2. 28,8 g
3. 5 kg
4. Dissolva 4,64 g de droga em 120 mL (150 g) de glicerina.
5. Composto K 3,6 g
   Sólido H 1,8 g
   Base 18,6 g
6. Dissolva 88,2 g de solução em 500 mL de água destilada. Administre 500 mL
7. Pó P 27,8 g
   Pó Q 222,2 g
   Pó R 333,3 g
   Pó S 416,7 g
8. 3 g de solução de alcatrão de hulha; 27 g de pomada hidrofílica

PERCENTUAL

(volume em volume, peso em volume e peso em peso)

1. 240 ♏
2. 1900 mL
3. 34,8% de peso em peso
4. 11,4 gr
5. 38,5% de peso em peso
6. 15 g
7. 0,4 g
8. 32,4 mL de uma solução a 37%
9. 1,58 g

SOLUÇÕES DE ESTOQUE

1. 30,3 g
2. 36,3 g
3. 0,5 mL

PARTES POR MILHÃO

1. 13 mg

DILUIÇÃO E CONCENTRAÇÃO

1. 9 g de 10% de creme e 21 g de diluente (base)
2. 0,01 g
3. 40 g

MISTURANDO PRODUTOS DE DIFERENTES POTÊNCIAS

1. 0,0428%
2. 64,5%
3. 3,16%

ALTERNATIVO DE ALIGAÇÃO

1. 875 g de pomada a 12% e 125 g de pomada a 16%
2. 35 partes de álcool a 50% e 15 partes de água destilada
3. 139 g de amônia a 28% em água
4. 500 mL das soluções a 20% e a 50%

TEOR ALCOÓLICO

1. 0,375 de *proof gal*
2. 0,035 de *proof gal*
3. 1,94 gal

SOLUÇÕES SATURADAS

1. 1 g em 199 mL
2. 35,7 g de soluto

MILIEQUIVALENTES

1. 27,925 mg/mEq
2. 89,3 mg/mEq
3. 12,5 mEq
4. 3,9 mEq
5. 3,86 mEq de Na
6. 38,5 mEq de Na
7. 23,5 g

TEMPERATURA

1.

a. 86°F
b. 212°F
c. 98,6°F
d. 48,9°C

CAPÍTULO 12

Estatística

Sanford Bolton, PhD
Visiting Professor
Department of Pharmacy
University of Arizona
Tucson, AZ 85721

Os métodos estatísticos são uma parte integrante do desenvolvimento, avaliação e comercialização dos produtos medicamentosos. Neste capítulo, as definições elementares e algumas aplicações estatísticas comuns aos problemas de interesse farmacêutico são apresentadas e debatidas.

Com freqüência, a estatística é considerada uma coleção de números e médias, como as estatísticas vitais, estatísticas de beisebol ou estatísticas derivadas do censo. Na realidade, este é um importante aspecto do pensamento estatístico, desempenhando tais coleções de dados e contagens realmente um papel na farmácia e na medicina, assim como na comercialização ou dados de incidência de doença. Entretanto, aqui é dada maior ênfase no uso da estatística na apresentação, análise e interpretação de dados que são, com freqüência, mas não necessariamente sempre, derivados das experiências planejadas.

VISÃO GERAL E INTRODUÇÃO

Embora o material deste capítulo seja elementar em sua maior parte, os leitores que tiveram pouco ou nenhum contacto com os métodos estatísticos podem ficar assoberbados pela grande quantidade de informações apresentada em espaço relativamente pequeno. Tal introdução apresenta uma visão geral do capítulo, de modo que o estudante pode ter uma opinião do que está contido aqui. Muitas ilustrações são entremeadas na discussão didática, para demonstrar as aplicações de maneira prática.

A primeira parte do capítulo lida com as *definições introdutórias e métodos*. Uma compreensão deste material é essencial, quando se deseja utilizar as técnicas elementares de maneira inteligente ou se quer prosseguir para tópicos mais avançados. As definições compreendem o jargão estatístico, o *design* (projeto) das experiências científicas (tanto experiências laboratoriais quanto clínicas), o conceito de amostragem (incluindo os métodos de obtenção de amostras para as experiências) bem como o conceito e a definição da distribuição de probabilidades. Tais conceitos formam a base para a compreensão sobre as aplicações práticas da estatística na pesquisa científica. Embora incompleta, uma compreensão deste material introdutório deve permitir que o estudante se sinta confiante a respeito da aplicação dos métodos elementares aos dados reais.

Aqui, são necessárias algumas palavras de cautela. Com freqüência, os exemplos reais apresentam deturpações que não são óbvias para o principiante, o que os diferenciam dos exemplos simples dos livros de texto. A princípio, os estudantes devem tentar procurar o aconselhamento com pessoas mais experientes, de preferência um estatístico, para se assegurar de que estejam utilizando as técnicas da maneira apropriada.

Para aqueles com alguma base em estatística, a parte inicial do capítulo deve servir como rápida revisão e introdução ao material seguinte. As definições elementares incluem as medidas usuais de tendenciosidade central e dispersão, como a média, mediana, desvio-padrão, variância, coeficiente de variação e intervalo. A natureza da *variação* e sua base para o pensamento estatístico é discutida, pois, sem variação, o raciocínio estatístico seria desnecessário. As condutas estatísticas levam em consideração a variabilidade experimental (freqüentemente referida como *erro*) durante a análise.

A "comprovação" estatística difere das comprovações matemáticas. Em estatística, jamais se tem a certeza de uma resposta ou de uma decisão. A decisão apresenta determinada probabilidade de estar correta. As variáveis distintas e contínuas são definidas e debatidas. As variáveis distintas incluem as mensurações dos binômios, que podem ter um resultado de "sim ou não" (p. ex., aceito ou rejeitado). As variáveis contínuas podem ter um número qualquer de resultados e incluem as mensurações típicas (p. ex., peso ou ensaio).

São apresentadas as definições de uma população e de uma amostra; estes são conceitos muito importantes no raciocínio estatístico. São introduzidas as definições e os exemplos de tendenciosidade, precisão e acurácia. Os exemplos são utilizados, para ilustrar o fato de que os dados podem ser precisos, mas não exatos, e vice-versa.

A análise de qualquer grupo de dados depende do *design experimental*, o procedimento experimental detalhado. Neste capítulo, são apresentadas a descrição de alguns *designs* comuns e a maneira pela qual os dados podem ser coletados. A integridade dos dados, a partir de qualquer experiência, é apenas tão boa quanto o *design* e o cuidado que foi tomado para implementar o *design*. Cada experiência é diferente. As considerações de *design* e de amostragem são diferentes para estudos por questionário, censo (amostragem completa) bem como experiências laboratoriais e clínicas. O bom *design* experimental deve resultar em favorabilidade, maior precisão e falta de tendenciosidade. A *seleção ao acaso* de objetos a serem incluídos em um experimento e/ou designados para tratamentos é de vital importância na pesquisa farmacêutica e clínica. Em particular, os estudos clínicos controlados deverão ser idealizados como estudos duplo-cegos, sempre que houver possibilidade. Um *estudo controlado* é um estudo idealizado, incluindo um placebo ou um controle positivo (p. ex., um medicamento ativo conhecido).

A inferência e a estimativa estatísticas são marcos das aplicações estatísticas na pesquisa farmacêutica. A inferência estatística resulta da formulação e testagem de uma hipótese, a *hipótese nula*. Neste procedimento, uma hipótese é formulada com relação aos valores reais, porém desconhecidos, dos parâmetros da distribuição de dados investigados em uma experiência. Por exemplo, a potência média de um lote comercial de comprimidos pode ser de interesse, ou ser avaliada a redução da pressão arterial média de um novo medicamento em comparação a um produto efetivo comercializado. O resultado experimental é observado e analisado. Usando os procedimentos estatísticos, geralmente baseados na distribuição normal de probabilidade, é obtida uma inferência baseada na probabilidade, como se a hipótese proposta fosse verdadeira; p. ex., "A potência média verdadeira é igual a 100 mg?" ou "Os dois medicamentos comparativos são igualmente eficazes?"

Mais uma vez, estas inferências não são provas. Dois tratamentos podem ser declarados iguais, mas apenas com determinado grau de certeza expresso em termos de probabilidade. Por exemplo, dois tratamentos podem ser considerados diferentes, mas pode haver uma chance de 5% de que esta decisão seja errada; o que significa que existe uma possibilidade de 5% de que os tratamentos não sejam realmente diferentes. Tais procedimentos baseiam-se em um conhecimento da distribuição de probabilidade subjacente do resultado experimental. Neste capítulo, algumas propriedades das distribuições binomial e normal são apresentadas como uma base para os procedimentos de inferência.

Quando se estima um parâmetro, como a média, a partir dos dados da amostra, a computação de um *intervalo de confiança* é um meio útil de mostrar a precisão da estimativa. Por exemplo, se uma experiência mostra que um medicamento genérico é absorvido em 90% em relação a um medicamento de referência, um intervalo de confiança de 80 a 100% coloca limites sobre a absorção relativa verdadeira. Tal afirmação sugere que a absorção relativa real se situa, *provavelmente*, entre 80 e 100%. Os conceitos de intervalo de confiança e de testagem de hipótese simples são discutidos após a apresentação das propriedades das distribuições normal e binomial.

O *teste t* é um teste comum e bem-conhecido, empregado para tomar decisões estatísticas. Esse teste é utilizado para determinar o significado, quando se comparam os resultados médios a partir de dois grupos ou tratamentos (um teste *t* com duas amostras), ou se compara um resultado médio com algum valor hipotético (um teste *t* com uma amostra). No último caso, um exemplo é a comparação do tempo de dissolução médio com algum valor padrão compendiado determinado. A *hipótese nula* é a hipótese testada, sendo a *hipótese alternativa* a hipótese aceita, quando a hipótese nula é rejeitada. O teste é considerado significativo, quando a hipótese nula é rejeitada em determinado nível de probabilidade, o *erro alfa* ou o *nível de significância*. Desta maneira, o erro alfa constitui a probabilidade de rejeitar, de forma errônea, a hipótese nula, sendo usualmente considerado como de 5%. Este e outros conceitos importantes, relacionados à inferência estatística, são apresentados em maiores detalhes em outra parte do capítulo.

O teste *t* é apropriado às variáveis normalmente distribuídas. Para resultados experimentais dicotomizados após a distribuição binomial, podem ser empregados outros métodos estatísticos. Com amostras suficientemente grandes, o teste do *qui quadrado* pode ser adequado para comparar a proporção dos que respondem nos dois grupos. Uma discussão sobre esses testes é incluída após os exemplos do uso do teste *t*.

A *distribuição F* é introduzida, quando empregada em um teste para comparar as variâncias das duas amostras independentes. O uso mais freqüente do teste *F* ocorre na *análise da variância* (ANOVA, do inglês "*an*alysis *o*f *va*riance"). A comparação de duas médias que utilizam o teste *t* é a mais elementar das comparações. Nas experiências mais complicadas, em que mais de dois grupos estão sendo comparados, e o *design* experimental é complicado, incluindo muitos fatores, o teste *t* não pode ser empregado. Nestes casos, a ANOVA é indicada.

Uma boa parcela deste capítulo é devotada às aplicações da ANOVA. Em resumo, a ANOVA constitui um método de separar a variância decorrente dos fatores impostos à experiência. Por exemplo, em um *design* cruzado, os indivíduos são tratados em duas ocasiões, período I e período II. Quando os resultados em um período tendem a ser mais altos que no outro, mas as diferenças de tratamento não são afetadas, a variância devido às diferenças nos períodos pode ser substancial, sem afetar a comparação do tratamento. Ao separar a variância que decorre das diferenças no período a partir da variação na experiência, é pequeno o erro residual empregado para testar as diferenças de tratamento, o que resulta em experiência mais sensível — as diferenças são detectadas com maior facilidade. Quando existem as diferenças de período e não são levadas em consideração, a variância torna-se parte do erro residual, aumentado, resultando em teste menos sensível.

Por causa da estrutura mais complexa dos *designs* experimentais analisados com o emprego da ANOVA, surgem diversos problemas que exigem atenção especial. Os procedimentos baseados em comparações múltiplas foram idealizados para comparar as médias de maneira pareada, quando mais de duas médias são comparadas e não fica evidente como identificar os efeitos significativos. Da mesma forma, em *designs* complexos, a escolha do termo erro próprio para um efeito nem sempre é óbvia; *i. e.*, os efeitos diferentes podem nem sempre ter o mesmo denominador do termo do erro para o teste *F*. São abordados vários *designs* comuns às ciências farmacêuticas, como os *designs* cruzados utilizados em bioequivalência e em alguns estudos clínicos, bem como repetidos os *designs* de mensuração usados nos estudos clínicos.

Quando as suposições que fundamentam a ANOVA não são satisfeitas, p. ex., se as distribuições estão altamente desviadas, podem ser utilizados métodos *não-paramétricos* de análise. Estas análises não possuem a mesma flexibilidade da ANOVA paramétrica, mas, em geral, são quase tão eficientes na detecção das diferenças de tratamento quanto a ANOVA. São discutidos vários testes não-paramétricos. Para maiores detalhes e para a descrição de outros testes não-paramétricos, veja a *Nonparametric Statistics* de Siegal.[1]

Um problema permanente na análise de dados é a presença de dados separados do corpo principal, um ou mais valores que parecem estar distantes da massa principal de dados. Quando nenhum motivo óbvio pode ser encontrado para descartar estes dados, a natureza dos dados deve ser investigada cuidadosamente, incluindo a técnica experimental e a história de tais experiências. Se essa pesquisa não desvenda a causa para a presença de dados separados da massa principal, pode ser aplicado um teste estatístico, para determinar se os dados podem ser descartados. Sendo tais procedimentos aplicados, um relato deve incluir descrição do que foi feito. Algumas pessoas recomendam realizar a análise com e sem os dados separados da massa principal. Em qualquer caso, antes de descartar um dado separado da massa principal, devemos avaliar as conseqüências desta ação.

O restante do capítulo considera alguns temas especializados de interesse para os cientistas farmacêuticos. Uma compreensão da estatística básica é necessária, para se aplicar este material. As *Tabelas de Shewhart e de Controle da Fração Imperfeita* são discutidas com exemplos. Com freqüência, essas tabelas não funcionam para processos farmacêuticos, em que o material é heterogêneo (p. ex., formas farmacêuticas sólidas) ou o equipamento de fabricação é variável de um lote para outro. Em tais casos, outras condutas podem fornecer uma análise satisfatória.[1]

A *análise de regressão*, processo familiar à maioria dos cientistas, liga a adaptação dos dados aos modelos lineares, *i. e.*, aos modelos lineares nos parâmetros. Em particular, a adaptação das linhas retas é comum para muitos campos diferentes da pesquisa científica. O processo da adaptação mínima de quadrados e as propriedades estatísticas de inclinação e interseção são discutidos, com aplicações para a estabilidade, relações de dose-efeito, registros de calibragem, cinética e assim por diante. Em particular, uma análise da estabilidade dos dados, para predizer o tempo de armazenamento, é apresentada em alguns detalhes. Esta análise inclui as provas da hipótese para a inclinação e interseção, bem como para os limites de confiança para a linha.

A regressão é utilizada, quando uma das variáveis (X) é medida com pouco ou nenhum erro, sendo a outra variável (Y) medida com erro. A *correlação* é relacionada à regressão linear. Esta análise pode ser apropriada, quando ambas as variáveis estão sujeitas ao erro, desejando-se uma estimativa do grau das suas associações. É calculado o coeficiente de correlação, o qual pode apresentar valores entre +1 e −1. Um coeficiente de correlação de 0 sugere que as variáveis não se correlacionam. Deve-se ter cuidado na interpretação dos coeficientes de correlação. Um valor do coeficiente de correlação próximo a 1 não comprova que as variáveis possuem uma relação linear.

O capítulo conclui com uma discussão sobre as *transformações*, úteis quando as distribuições de dados não ficam de acordo com as assumidas para a análise estatística. Em particular, uma transformação pode ajudar a normalizar os dados que não são normais (p. ex., desviada). A transformação mais comum é a logarítmica, que equaliza as variâncias para os dados que apresentam um desvio-padrão relativo relativamente constante, $S / \overline{X}$.

Este capítulo cobre ampla gama de material em pequeno espaço. Embora os conceitos aqui apresentados devam fornecer uma compreensão básica, é preciso grande esforço para compreender e aplicar a estatística no mundo real. A bibliografia do capítulo deve ajudar os estudantes neste sentido.

VARIABILIDADE E VARIÁVEIS — A principal razão para a necessidade de abordagens estatísticas na análise de dados da vida real é a variabilidade inerente existente nos dados experimentais, em particular no material biológico e nos processos laboratoriais. A variabilidade possui o mesmo significado na estatística como acontece no uso cotidiano. Em seu senso estatístico, a *variabilidade* implica falta de previsibilidade exata de um resultado experimental. Por exemplo, embora 50% das prescrições sejam escritas para comprimidos genéricos de varfarina, não se pode predizer com certeza que uma nova prescrição, feita pelo Dr. Jones, venha a ser para o produto genérico. Por outro lado, as possibilidades de que a nova prescrição seja para o produto genérico são de $^1/_2$ ou 0,50.

Em termos estatísticos, a variabilidade comumente é chamada de *erro*. O erro de mensuração não significa que foi cometido um erro, mas, em vez disso, que a mensuração fornece resultados variáveis de forma inerente.

Uma *variável*, posta simplesmente em jargão estatístico, é uma medida que apresenta variabilidade. Praticamente, todas as mensurações na pesquisa científica e na coleta de dados são variáveis, as quais podem ser convenientemente divididas em duas classes: distinta e contínua.

Os dados *distintos* apresentam quantidade enumerável de possíveis resultados. O número de animais que morrem, quando 12 animais recebem 10 mg/kg de um medicamento experimental, em uma experiência de LD50, ou o número de frascos que perderam um rótulo em uma esteira de embalagem de comprimidos constituem exemplos de variáveis distintas. No primeiro caso, o número de animais que poderiam morrer na experiência poderia ser 0, 1, 2, 3, 4, 5, 6, 7, 8, 9, 10, 11 ou 12. Existem 13 resultados possíveis. O número de animais mortos constitui uma variável distinta. De forma similar, o número de frascos sem rótulos é um número inteiro, o qual pode variar entre 0 e *N*, em que *N* é o número de frascos na esteira.

Uma variável *contínua* é aquela em que existe um número ilimitado (infinito) de possíveis resultados em algum intervalo. O peso de um comprimido pode ser qualquer valor entre 180 e 220 mg, por exemplo. A única limitação sobre a mensuração do peso é a acurácia e a precisão do aparelho de pesagem. A mensuração da pressão arterial é uma variável contínua. Embora a mensuração real possa parecer estar limitada a alguma quantidade enumerável de resultados — números inteiros entre 0 e 300, por exemplo —, isso se deve apenas à natureza aproximada do instrumento de mensuração, o esfigmomanômetro. Com um aparelho mais sofisticado, podemos esperar que uma pressão arterial sistólica seja um valor qualquer, como 160,629837465 torr. Este exemplo exagerado somente tem significado, para ilustrar que o número de decimais é limitado apenas pela precisão do aparelho de mensuração. Para esclarecer mais tal conceito, o Quadro 12.1 fornece exemplos adicionais de dados distintos e contínuos encontrados na farmácia.

Quadro 12.1 Exemplos de Dados Distintos e Contínuos

Mensuração da DL_{50} — Embora o número de animais mortos, em cada uma das séries de doses, seja uma variável distinta, a mensuração da DL_{50} é uma variável contínua. Por exemplo, a DL_{50} pode considerar qualquer valor entre 1 e 100 mg, sendo limitada, talvez, apenas pela precisão dos cálculos analíticos.

Testes de Preferência — Quando 100 consumidores são perguntados sobre sua preferência por um dos dois produtos, a quantidade que prefere um dos produtos é distinta.

Defeitos no Controle de Qualidade — A quantidade de defeitos observada em uma amostra de 200 cápsulas, coletadas para o controle de qualidade, é uma variável distinta.

Teste de Dissolução — O tempo médio, para obter a dissolução de 50% de 12 comprimidos, é uma variável contínua. O tempo de dissolução de 50% é interpolado com base nos dados. O tempo de dissolução dos 12 comprimidos pode ter qualquer número de resultados possíveis de dissolução média, limitado apenas pela sensibilidade dos instrumentos de mensuração, *i. e.*, a mensuração do tempo e a quantidade de medicamento dissolvida.

AMOSTRAS E POPULAÇÕES — Muitas experiências têm como objetivo a definição ou comparação de dois ou mais grupos de dados. Por exemplo, podemos querer comparar a eficácia de dois agentes anti-hipertensivos ou de um novo agente antipsicótico *versus* um placebo. Podemos, também, desejar avaliar o conteúdo medicamentoso médio e a variabilidade de um lote de comprimidos. Em quase todas estas experiências, não é verídica a observação de todas as possíveis unidades experimentais. Na realidade, às vezes a população inteira das observações concebíveis não pode ser identificada por completo. O material experimental potencial para um estudo clínico, comparando um medicamento antipsicótico com um placebo, pode incluir não somente os pacientes mas também pessoas com a doença que ainda não foram diagnosticadas. Todas estas pessoas constituem a população ou universo. Logicamente, não podemos realizar uma experiência que inclua toda a população por muitos motivos.

- Todas estas pessoas não podem ser identificadas.
- Não há disponibilidade de tempo ou recurso financeiro para conduzir esta enorme experiência.
- Incluir tantas pessoas na experiência pode ser perigoso ou aético.

Não é necessário promover uma grande experiência deste tipo, para chegar a uma conclusão razoável em relação à eficácia do medicamento. De fato, em muitos casos, o teste consiste em *amostra* relativamente pequena, obtida de *população* relativamente grande.

Outro exemplo mais concreto é o processo de amostragem no controle de qualidade. Pode ser de interesse estimar a proporção de comprimidos defeituosos ou o conteúdo médio de medicamento e a uniformidade dos comprimidos em um lote de produção. Certamente no último caso, cada comprimido no lote não deve ser examinado, porque o teste é destrutivo, *i. e.*, o comprimido é destruído durante a análise para o conteúdo de medicamento. Em lugar disso, uma amostra de 20 comprimidos pode ser escolhida, para avaliar o conteúdo médio de medicamento de mais de um milhão de comprimidos no lote.

Desta maneira, nas experiências típicas em farmácia pequena amostra da população é examinada, a fim de fazer as inferências sobre a população maior.

A MÉDIA — Suponhamos que uma amostra de *n* objetos é obtida de uma população ou universo, de modo a avaliar alguma característica da população, como a redução média da pressão arterial depois do tratamento medicamentoso, a idade média dos consumidores que compram um produto de venda livre (OTC, do inglês "*over-the-counter*") para acne, ou a taxa de dissolução média do medicamento com base em um comprimido. A amostra de *n* determinações pode ser designada por

$$x_1, x_2, x_3, \ldots, x_n$$

A média da amostra, $\bar{x}$, é calculada como

$$\bar{x} = \frac{x_1 + x_2 + x_3 + \cdots x_n}{n} = \sum x_i/n$$

onde *i* vai de 1 a *n*.

A *média da amostra*, $\bar{x}$, estima a *média real* ou *verdadeira da população*, designada pela letra grega mu (μ). Ou seja, não se espera que a média da amostra seja exatamente igual à média da população μ em determinada experiência qualquer, mas deve igualar-se à média da população na média. A Fig. 12.1 ilustra esta idéia.

Exemplo 1 — Os pesos, em mg, de nove comprimidos são

201	204	200
203	202	207
209	206	207

A média, $\bar{x}$, é $\Sigma x_i/n = 1.839/9 = 204{,}33$ mg.

A *média* é uma medida do centro de um grupo de dados. Outra medida da tendenciosidade central é a mediana. A *mediana* divide o conjunto de dados na metade, isto é, metade dos dados fica abaixo da mediana e a outra metade fica acima. Para uma amostra com um número avulso de observações, a mediana é o número médio — o dado pontual $(n + 1)/2$ —, depois que os dados foram listados em ordem de magnitude.

200, 201, 202, 203, 204, 206, 207, 207, 209

Para os pesos dos comprimidos neste exemplo, a mediana é de 204 mg, o 5.º, $(9 + 1)/2$, valor ordenado.

Para um número uniforme de dados pontuais, a mediana constitui a média dos dois valores médios, depois que os dados foram ordenados.

MEDIDAS DE VARIAÇÃO — A média isolada não é suficiente para descrever um grupo de dados. Quando se descrevem os dados, além do valor médio ou média, alguma medida de variabilidade ou de dispersão dos dados deve ser calculada e reportada. Dois grupos de dados possuem a mesma média, porém podem ter distribuições diferentes.

Exemplo 2 — Os dados no exemplo 1 apresentam uma média de 204,33 mg. Estes dados são reproduzidos adiante.

201	204	200
203	202	207
209	206	207

O grupo de dados a seguir também apresenta uma média de 204,33.

151	154	150
153	202	257
259	256	257

Logicamente, o segundo grupo de dados exibe maior dispersão, *i. e.*, é mais variável que o primeiro conjunto. A diferença entre o maior e o menor valor, em um conjunto de dados, é conhecida como *intervalo*. Para o primeiro conjunto de dados, o intervalo é de $209 - 200 = 9$. No segundo grupo de dados, o intervalo é de $259 - 150 = 109$.

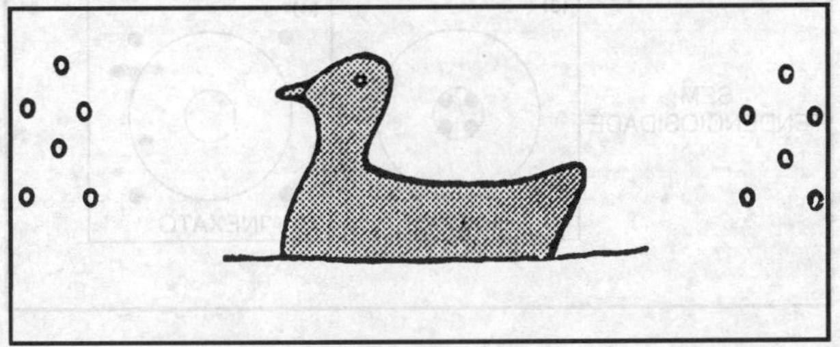

Fig. 12.1 *Na média, o pato estaria morto.* Um caçador disparou os dois cartuchos de uma arma em um pato. O primeiro atingiu 60 cm para a frente, o segundo atingiu 60 cm para trás, e, na média, o pato estaria morto. O que o caçador realmente queria era carne em sua mesa. Na caçada de patos, queremos continuar tentando, até que um único tiro atinja o alvo. Porém, na avaliação da pureza por meio de um teste químico, a melhor estimativa geralmente é a média.

O desvio-padrão é um meio mais comum de expressar a variabilidade dos dados. O *desvio-padrão* de uma amostra de n valores, designado como D ou DP, é calculado como

$$D = \text{DP} = \sqrt{\Sigma(x_i - \bar{x})^2/(n-1)}$$

O desvio-padrão dos números 1, 3, 5, 9 e 12 é

$$\sqrt{\Sigma(x_i - \bar{x})^2/(n-1)}$$
$$= \sqrt{[(1-6)^2 + (3-6)^2 + (5-6)^2 + (9-6)^2 + (12-6)^2]/4}$$
$$= \sqrt{80/4} = \sqrt{20} = 4{,}47$$

Exercício 1 — Calcular o DP dos dois grupos de dados no exemplo 2 linhas atrás.

Resposta: 3,08 e 52,65, respectivamente.

Uma fórmula abreviada, para calcular o DP, é

$$\sqrt{[\Sigma x_i^2 - (\Sigma x_i)^2/n]/(n-1)}$$

Para os números 1, 3, 5, 7, 9 e 12, o cálculo é

$$\sqrt{[1^2 + 3^2 + 5^2 + 9^2 + 12^2 - 30^2/5]/4} = \sqrt{20} = 4{,}47$$

O DP calculado da amostra, conforme demonstrado linhas atrás, é uma estimativa do *DP da população*, designado pela letra grega sigma (σ). Da mesma forma que com a média, o DP da população é usualmente desconhecido. Podemos obter uma estimativa de σ a partir do DP da amostra.

O DP mede a dispersão de um grupo de dados, porém é mais difícil de interpretar que o intervalo. Quando se introduz a distribuição normal, o DP tem uma interpretação mais tangível. Para o momento, podemos dizer que quanto maior for a dispersão dos números em um conjunto de dados, maior será o DP e vice-versa.

O coeficiente de variação ou *o desvio-padrão relativo* (DPR) é definido como DP/$\bar{x}$. Esta maneira de expressar a variabilidade é útil, quando o DP é proporcional à magnitude da mensuração. Com freqüência, tal relação é observada nas mensurações físicas e biológicas. Por exemplo, a análise de grandes quantidades de material freqüentemente tem maior variabilidade que a de pequenas quantidades.

Um conceito muito importante em estatística é o *erro-padrão da média*, designado como $s_{\bar{x}}$. De forma intuitiva, podemos esperar que as médias de n observações sejam menos variáveis que as observações isoladas e individuais. As observações individuais variam desde os extremos do lado inferior (abaixo da média) até valores altos (acima da média). Por exemplo, quando são obtidas as médias de dez observações, as médias tendem a ficar mais próximas do meio verdadeiro, μ, que os valores individuais, o que pode ser compreendido melhor através da percepção do efeito médio da média, fazendo a média dos valores extremos com as outras observações. De fato, a menor variabilidade das médias pode ser provada de forma matemática, o DP das médias de tamanho n é igual a

$$s_{\bar{x}} = s/\sqrt{n}$$

Por exemplo, quando o DP de valores individuais é 10, o erro-padrão das médias de tamanho 25 é $10/\sqrt{25} = 2$. Desta maneira, as médias do tamanho 25 são consideravelmente menos variáveis que os dados pontuais individuais.

Um exame da equação para o erro-padrão da média revela que as médias construídas a partir de tamanhos de amostras muito grandes podem ser muito estáveis, *i. e.,* invariáveis. Quando mensurações individuais são muito variáveis e se deseja uma estimativa precisa da média, tal pode ser conseguido fazendo as observações em grandes amostras. Com certeza, é mais fácil dizer isso que fazer. O tempo e o custo são, em geral, os fatores limitadores na observação e obtenção dos dados. Entretanto, é verdade que quanto maior for o número de observações, mais precisa será a estimativa da média (bem como as estimativas de outros parâmetros, como o DP).

DISTRIBUIÇÕES DE FREQÜÊNCIA — A *distribuição de freqüência* de um conjunto de dados pode ser construída através da contagem do número de dados pontuais que se situam em uma série de intervalos (usualmente de tamanho igual). A distribuição de freqüência e seu gráfico correspondente, um *histograma ou tabela de barras*, mostra a distribuição dos dados, seu valor central (p. ex., média ou mediana) e variabilidade (p. ex., DP ou intervalo). O exemplo 3 demonstra os pesos de 50 ratos em fase de desmame a ser usados em uma experiência.

Exemplo 3 — Os pesos de 50 ratos ao desmame foram os seguintes:

30 g	47 g	37 g	29 g	38 g
32	42	32	30	34
34	32	33	37	36
39	33	45	40	35
43	41	35	32	41
36	27	28	35	30
38	28	41	37	34
41	36	32	30	37
31	31	35	28	25
26	49	34	34	33

O Quadro 12.2 é uma distribuição de freqüência com 13 intervalos derivados dos dados fornecidos no exemplo 3. Uma norma prática consiste em empregar 8 a 20 intervalos, dependendo da quantidade e dispersão dos dados. O histograma, ou tabela de barras destes dados, é mostrado na Fig. 12.2.

TENDENCIOSIDADE, PRECISÃO E ACURÁCIA — A *precisão* refere-se à capacidade de reprodução de uma série de mensurações. Quando os valores estão muito próximos entre si, diz-se que as mensurações são precisas. A *acurácia* refere-se à proximidade das mensurações em relação ao valor real. Por exemplo, quando um comprimido contém exatamente 200 mg do medicamento, e três análises mostram um conteúdo medicamentoso de 205, 205 e 206 mg, pode-se concluir que a análise é precisa, mas não exata. A *tendenciosidade* refere-se a uma diferença sistemática a partir do valor real. A Fig. 12.3 ilustra estes conceitos.

Os três ensaios observados linhas atrás parecem sofrer uma tendenciosidade na parte alta, *i. e.*, os erros no procedimento do ensaio resultam em valores muito elevados. A Fig. 12.3 mostra que os dados "precisos" não precisam ser exatos. De fato, não parece existir qualquer relação ou correlação entre as qualidade da precisão e acurácia. Observe que os dados tendenciosos não podem ser exatos, mas podem ser precisos.

Além do conceito da tendenciosidade na área das mensurações experimentais, ele também aparece no campo do *design* experimental. A tendenciosidade pode ser introduzida em uma experiência, não em decorrência de um erro em uma mensuração experimental, mas por causa do julgamento deficiente. Por exemplo, consideremos uma experiência em que a eficácia da nitroglicerina oral e sublingual deve ser comparada através da administração de ambos os produtos a 20 pacientes em duas ocasiões diferentes, e medindo o tempo até a incidência de uma crise de angina em um teste de esteira. Cada um dos 20 pacientes irá receber as formas oral e bucal. Se cada paciente receber o medicamento bucal na segunda-feira e o medicamento oral no domingo seguinte, uma tendenciosidade poderá ser percebida nos resultados experimentais, mesmo que as mensurações não sejam tendenciosas. Isso pode decorrer do dia da semana em que o teste foi realizado (a segunda-feira triste contra um dia de fim de semana de feriado) ou de um efeito de ordem, em que existe um efeito distinto, dependendo de qual medicamento é administrado em primeiro lugar. Por exemplo, pode haver fatores psicológicos que façam com que a resposta ao medicamento tomado em primeiro lugar seja sistematicamente melhor (ou pior) que se ele for tomado em segundo lugar, ou o tempo no dia pode ser tal que provoque resultados mais positivos na primeira ocasião. No último caso, as diferenças entre as duas formas de dosagem podem ser exageradas (tendenciosas) em favor do medicamento administra-

Quadro 12.2 Distribuição da Freqüência dos Pesos dos Ratos

GRUPO DO PESO	FREQÜÊNCIA
24-25 g	1
26-27	2
28-29	4
30-31	6
32-33	8
34-35	9
36-37	7
38-39	3
40-41	5
42-43	2
44-45	1
46-47	1
48-49	1

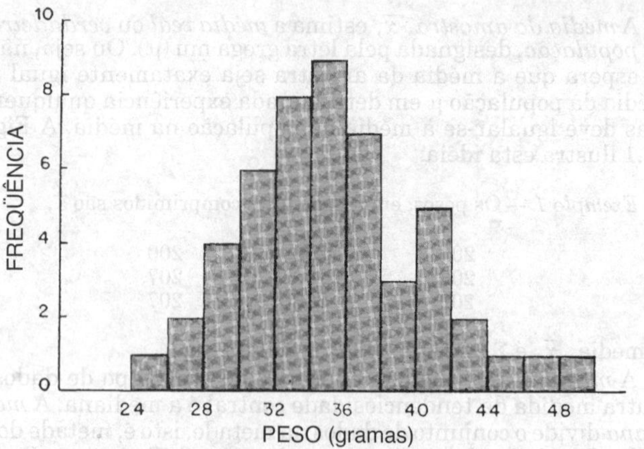

Fig. 12.2 Gráfico de barras que mostra a distribuição da freqüência de pesos de 50 ratos recém-desmamados (dados no exemplo 3).

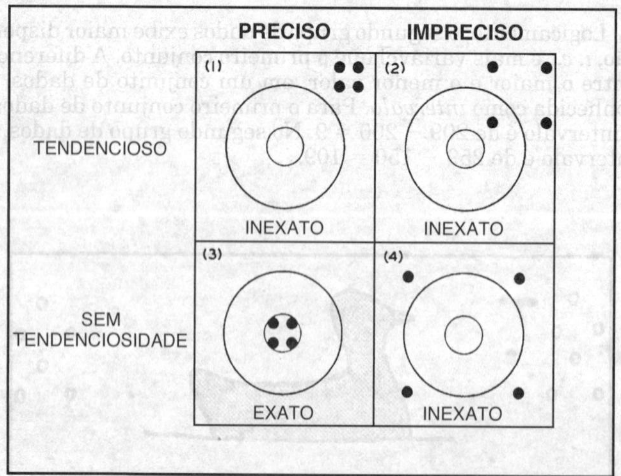

Fig. 12.3 Diagrama que ilustra a tendenciosidade, precisão e acurácia. Os tiros nos alvos 1 e 2 sofreram tendenciosidade; em ambos os casos, os tiros agruparam-se fora do alvo. Os agrupamentos nos alvos 3 e 4 não sofreram tendenciosidade; o centro de cada agrupamento está no alvo. Os tiros nos alvos 1 e 3 são precisos; ambos os conjuntos encontram-se agrupados. Os tiros nos alvos 2 e 4 mostram-se amplamente dispersos, daí serem imprecisos. Apenas os tiros no alvo 3 são exatos — precisos e sem tendenciosidade. (Cortesia da Lilly.)

do pela primeira vez, o medicamento bucal. Para eliminar esta tendenciosidade potencial, podemos fornecer a 10 dos pacientes o medicamento oral em primeiro lugar (segunda-feira) e o medicamento bucal em segundo lugar (domingo). Os outros 10 pacientes podem receber os produtos na ordem inversa. Talvez, uma melhoria neste *design* seja testar os medicamentos no mesmo dia da semana, por exemplo, segunda-feira.

DESIGN DAS EXPERIÊNCIAS E COLETA DE DADOS

A aplicação da estatística à análise de dados é ótima, quando os dados são coletados de maneira planejada ou idealizada. Quando os dados são analisados depois do fato (análise retrospectiva), deve-se ter grande cautela, ao examinar os dados para a possível tendenciosidade. Por exemplo, os dados de prescrição-volume, obtidos durante os anos de 1970 a 1980, podem ser disponíveis apenas de cidades com população superior a 500.000 ou de cidades nos estados do Oeste. Logicamente, as conclusões a partir destes dados não devem ser aplicadas de maneira indiscriminada para todo o país. Da mesma forma, a informação pode ter sido obtida em uma base voluntária; sem o conhecimento das características dos que forneceram e não forneceram as informações, as conclusões podem ser contaminadas.

A maneira pela qual os dados são coletados está ligada ao planejamento e *design* das experiências. Na coleta de dados, pequena amostra é geralmente obtida de população maior ou universo. Às vezes, a amostra é obtida de maneira inadvertida, quando a intenção original era a de obter dados da população. Por exemplo, quando se enviar um questionário para todos os farmacêuticos no estado, sempre existirão algumas pessoas que não responderão ao questionário, constituindo todas as respostas abaixo de 100% uma amostra. Adiante, há a ilustração de uma gama de exemplos de métodos de amostragem.

AMOSTRAGEM POR QUESTIONÁRIO — Suponhamos que os questionários sobre as vendas de determinados medicamentos sejam enviados a todos os farmacêuticos em um estado e apenas 50% sejam devolvidos. Nesse tipo de estudo, os resultados tabulados de uma amostra assim provavelmente podem ser tendenciosos, porque os que não devolveram o questionário não são representados na amostra.

Demonstrou-se que as pessoas que respondem podem ter diferentes características em relação aos que não respondem. Nesse exemplo hipotético, talvez os questionários não-respondidos representem, em grande parte, os farmacêuticos que tenham grandes vendas do medicamento e que estejam muito ocupados para responder. Em outra comunidade, um farmacêutico pode ter pouca ou nenhuma venda dos medicamentos, resultando em não-resposta. O motivo para cada questionário não-respondido é desconhecido. Esses questionários não-devolvidos provocam tendenciosidade, cuja direção e magnitude são desconhecidas.

Os outros erros potenciais, em tal tipo de resposta, que podem introduzir a tendenciosidade são o modo pelo qual a pergunta é formulada, a ordem em que as questões são apresentadas e a interação psicológica entre o entrevistador e a pessoa que responde. As técnicas de questionário e levantamento de dados foram propostas por estatísticos matemáticos, as quais podem ser empregadas para reduzir ou eliminar a tendenciosidade na amostra das respostas.[2]

Por exemplo, as coletas de opinião pública utilizam determinadas técnicas de amostragem estatística que não apenas reduzem a tendenciosidade como também otimizam as informações obtidas. O Census Bureau tem informações sobre os percentuais de homens, mulheres e crianças nos Estados Unidos, em vários grupos de rendimentos e nacionalidade, além de muitas outras categorizações detalhadas. Uma amostra pode ser idealizada para conter a mesma proporção de determinado(s) grupo(s), da mesma forma que acontece na população. Em lugar de enviar os questionários pelo correio, os entrevistadores podem ser recrutados e receber cotas dos tipos de pessoas a serem entrevistadas. Os entrevistadores preenchem o questionário para cada pessoa que responde durante a entrevista, assegurando-se de uma resposta completa.

Neste ponto, não é possível esmiuçar por completo os vários métodos de amostragem. Devemos estar cientes dos problemas na amostragem e que pode ser empregado um *design* de amostragem que forneça os limites de erro da resultante compilação para determinado custo qualquer.[2]

AMOSTRAGEM NO LABORATÓRIO QUÍMICO — O procedimento para a obtenção dos dados no laboratório difere daquele do questionário. Os diferentes tipos de processo de amostragem são a amostragem do material a ser avaliado quimicamente, a amostragem de reagentes e instrumentos analíticos, bem como a amostragem dos analistas, os químicos que irão realizar o ensaio.

Para fins de ilustração, várias amostras podem ser obtidas de um grande lote de folhas de digital para a determinação química dos resíduos minerais insolúveis em ácido. Para que a amostra seja representativa do lote, as amostras devem ser obtidas de diferentes partes do lote, visando garantir que todas as partes do lote sejam representadas. As determinações do resíduo mineral de cinco amostras obtidas da mesma parte do lote (p. ex., a parte mais alta do recipiente) provavelmente irão apresentar valores mais próximos entre si que cinco amostras obtidas de diferentes partes do lote (p. ex., a parte mais alta, a porção média da parte alta, o meio, o meio da parte inferior e o fundo do recipiente). Apesar da boa precisão, as cinco primeiras amostras podem gerar estimativa tendenciosa do valor médio dos resíduos minerais para o lote. Quanto mais heterogêneo for o lote, maior deverá ser o esforço despendido, para se certificar de que todas as partes do lote tenham sido representadas por uma amostra. Pode acontecer que as folhas portadoras do maior resíduo mineral estejam no fundo do lote; as amostras obtidas em sua totalidade da parte alta do lote podem fornecer estimativa muito baixa do conteúdo médio do resíduo mineral do lote neste exemplo.

Outro aspecto de amostragem em uma determinação química é a amostragem dos químicos que realizam a análise química. Quando um único químico faz várias determinações nas porções obtidas da mesma amostra do material completamente misturado, espera-se que os resultados sejam mais precisos que quando vários químicos realizam estas determinações. Provavelmente, a reprodutibilidade verdadeira de um método pode ser indicada apenas em termos de como um analista em um laboratório pode supervisionar, com rigor e exatidão, um analista em outro laboratório a respeito do mesmo material. Desta maneira, devido a distintas diferenças na técnica, um químico sempre pode obter resultados mais elevados que outro químico. Assim, a técnica dos químicos deverá ter um efeito sobre os resultados e a reprodutibilidade do método.

AMOSTRAGEM NAS EXPERIÊNCIAS BIOLÓGICAS E CLÍNICAS — Uma típica experiência com animais pode envolver a determinação da resposta da temperatura dos coelhos aos pirogênios. Os resultados desta experiência constituem uma amostra de todos os possíveis resultados que podem ser obtidos de todos os possíveis coelhos, laboratórios e técnicos. O uso de coelhos, laboratórios e técnicos diferentes proporciona diferentes resultados, todos contribuindo para a variabilidade ou erro na experiência. As diferenças entre os resultados de dois ou mais laboratórios são, em geral, maiores que as diferenças entre os resultados obtidos por dois ou mais técnicos no mesmo laboratório.

As condições concorrentes — como a estação do ano, a temperatura e a umidade — podem, às vezes, contribuir para a variabilidade experimental. Em experiências biológicas, as diferenças entre os animais são relativamente grandes, de modo que as experiências repetidas no mesmo laboratório com diferentes animais, mas sob condições de outra forma idênticas, fornecem resultados diferentes. O uso dos procedimentos estatísticos propicia uma estimativa sobre a quantidade da variação a ser esperada devido às diferenças dos animais.

Os *designs* e procedimentos estatísticos apropriados eliminam ou contribuem para a tendenciosidade potencial nas ex-

Quadro 12.3 Um Quadro Sucinto de Números Aleatórios

39	61	09	51	68	81	26	30	52	20	61	41	25
89	35	48	61	72	10	84	34	10	44	72	94	77
37	98	37	56	40	30	70	31	75	03	68	32	15
20	55	68	05	53	73	60	28	96	48	91	81	18

Quadro 12.4 Esquema de Dosagem Típico para um Ensaio sobre a Epinefrina Usando um *Design* de Quadrado Latino

	PRIMEIRA DOSE	SEGUNDA DOSE	TERCEIRA DOSE	QUARTA DOSE
Primeiro grupo	U_L	S_H	U_H	S_L
Segundo grupo	S_H	S_L	U_L	U_H
Terceiro grupo	U_H	U_L	S_L	S_H
Quarto grupo	S_L	U_H	S_H	U_L

periências. Este ponto pode ser ilustrado por um exemplo extremo, uma ilustração do que não fazer. Um técnico deseja comparar dois medicamentos sobre seus efeitos no crescimento de ratos. São usados 30 ratos de uma única gaiola; os primeiros 15 ratos escolhidos são colocados sob o medicamento 1 e os 15 restantes, sob o medicamento 2. Os 15 primeiros ratos são menos ativos que os 15 últimos, e, por serem menos vívidos, é muito provável que sejam diferentes em tamanho e temperatura que os 15 últimos. Desta maneira, os resultados sofreram a tendenciosidade desde uma fase muito precoce, e um medicamento foi favorecido apenas por causa do método de escolha dos animais utilizados para cada medicamento.

Obviamente, algum método totalmente livre de influências subjetivas (inconsciente ou consciente) deve ser utilizado. Uma tabela dos números ao acaso[3] ou os números produzidos pelo computador aleatoriamente são comumente empregados, para escolher os animais ou pacientes destinados aos tratamentos. O Quadro 12.3 apresenta alguns números ao acaso.

Exemplo 4 (uso da tabela de números ao acaso) — Suponhamos que 10 pacientes devam ser designados para dois grupos de tratamento, cinco em cada grupo. O Quadro 12.3 pode ser utilizado para designar os pacientes ao acaso para os grupos. A princípio, os pacientes são numerados de 1 a 10. Um meio de designar os pacientes para os tratamentos é ler através do Quadro 12.3, sendo os cinco primeiros números distintos designados para o primeiro tratamento. Os pacientes restantes são designados para o segundo tratamento. Um zero corresponde ao paciente de número 10. Os cinco primeiros números são 3, 9, 6, 1 e 0. (Observe que, quando um número se repete, devemos pular o número e prosseguir para o próximo.) Por conseguinte, os pacientes numerados com 3, 9, 6, 1 e 10 são designados para o primeiro tratamento. Quando 100 pacientes devem ser designados para dois tratamentos, são empregados números com dois dígitos; assim, os 50 pacientes designados para o primeiro grupo devem ser numerados com 39, 61, 9, 51 e assim por diante.

Existem muitos meios de usar os números ao acaso, para garantir a aleatoriedade nas experiências estatísticas. O número de maneiras é limitado apenas pela criatividade do experimentador. Por exemplo, a designação ao acaso pode ser realizada inserindo os pacientes nos grupos 1 ou 2, à medida que entram no estudo, de acordo com o aparecimento de um produto cruzado ou de um número uniforme na tabela de números ocasionais.

Em um estudo biológico, é freqüentemente vantajoso idealizar um esquema de dosagem, para ter a vantagem da variação reduzida no animal em relação à variação entre animais. Como mais de uma dose pode ser administrada para um único animal, a ordem de dosagem também deve ser designada, a fim de contribuir para possíveis tendências na resposta a doses consecutivas provocadas por alterações no animal com o tempo ou devido ao sítio de aplicação. Isso pode ser ilustrado por um ensaio de epinefrina (veja *Remington's Practice of Pharmacy*, 14.ª ed., p. 633), em que um único cão recebe 16 doses consecutivas, cuja ordem é determinada por um *design* quadrado latino, ilustrado por

A	D	B	C
D	C	A	B
B	A	C	D
C	B	D	A

Observe que, em um quadrado latino, cada letra acontece apenas uma vez em cada fileira e cada coluna do quadrado. Um *design* quadrado latino foi aplicado a um ensaio envolvendo dois níveis de doses do padrão (doses altas e baixas, S_H e S_L, respectivamente) e dois níveis de doses do desconhecido (u_H e u_L). O esquema de dosagem é fornecido no Quadro 12.4. Nesse tipo de *design*, cada dose ocorre uma vez em cada ordem de administração (p. ex., cada uma das quatro preparações é representada uma vez em cada grupo). Neste ensaio, doses iguais de epinefrina provocam um aumento cada vez menor na pressão arterial com cada dose seguinte. Por isso, a ordem é importante.

Em todas as experiências biológicas, o *design* deve ser planejado de modo que as diferenças no tratamento não coincidam com as diferenças na idade, peso, sexo, datas de administração e assim por diante, o que é conhecido como *perturbador* no jargão estatístico. Por exemplo, quando os homens recebem um tratamento de controle e as mulheres, um tratamento ativo comparativo, diz-se que as diferenças entre os tratamentos são confundidas pelo sexo. Ou seja, não se pode determinar se as diferenças observadas decorrem do tratamento, sexo ou uma combinação desses fatores.

Os animais ou pacientes devem ser designados para doses ou tratamentos ao acaso, levando em conta a vantagem da disponibilidade de *designs* experimentais ótimas. Fisher[4] escreveu um livro excelente sobre planejamento ou idealização de experiências, o que explica plenamente os vários tipos de *design* aqui mencionados. Cochran e Cox[5] detalham os *designs* experimentais úteis e fornecem orientações completas para a análise dos dados empregando estes *designs*. Outro livro de Cox[6] é menos orientado do ponto de vista matemático e compreendido com maior facilidade.

***DESIGN* E CONDUÇÃO DE ENSAIOS CLÍNICOS** — A prova da eficácia e segurança de novos medicamentos ou tratamentos exige a testagem em seres humanos, o que é conseguido melhor através da realização de *ensaios clínicos controlados*. Em geral, faz-se necessário o uso de tratamento com placebo ou de tratamento estabelecido como *controle*, base de comparação. Desta maneira, são comparados os efeitos do tratamento com os de um controle ou placebo testado ao mesmo tempo. O ensaio inclui um número adequado de pacientes, a fim de possibilitar projeção confiável dos resultados para os futuros pacientes. Teoricamente, os resultados não podem ser projetados além dos tipos de gravidade da doença nas idades e sexos dos pacientes incluídos no estudo, embora, na prática, isso nem sempre seja o caso.

A distribuição das variáveis, como a idade, sexo, diferenças no diagnóstico e gravidade inicial da doença entre os tratamentos, pode ser controlada por *estratificação*. Em geral, os pacientes são designados para os tratamentos ao acaso, sendo feitas concessões para os efeitos das variáveis através do uso dos métodos estatísticos apropriados. Um procedimento restrito de randomização é útil, quando se deseja garantir que um número aproximadamente igual de pacientes entre no estudo em cada tratamento. O Quadro 12.5 ilustra um *design* completamente randomizado, no qual 15 pacientes são alocados aleatoriamente, cinco para cada um dos três tratamentos.

Quadro 12.5 Alocação dos Pacientes no *Design* Randomizado

A	B	C
3	1	2
6	5	4
8	9	7
12	10	11
14	13	15

Observe que os pacientes individuais em cada tríade (os grupos de três) são designados ao acaso para um dos três tratamentos. Outro exemplo é mostrado no Quadro 12.6 para um *design* cruzado simples, no qual os pacientes individualizados são designados de maneira aleatória para um dos dois grupos de ordem de tratamento.

O último *design* pode ser mais eficiente que um *design* completamente randomizado, porque cada paciente age como seu próprio controle, eliminando, assim, a variabilidade de um paciente para outro na análise estatística. Entretanto, esta vantagem pode ser compensada, quando estão presentes os efeitos remanescentes do medicamento ou a gravidade da doença diminui no segundo período, até o ponto em que as diferenças de tratamento não possam ser mais demonstradas.

Para certificar-se de que a alocação aleatória é seguida com rigor, e para remover as tendências subjetivas por parte do paciente e do pesquisador clínico na avaliação dos efeitos dos tratamentos, o estudo clínico deve ser realizado às cegas. Um *estudo duplo-cego* é aquele em que nem o paciente nem o pesquisador estão cientes da natureza do tratamento administrado.

Visando garantir que o estudo permaneça cego, todos os tratamentos devem ser embalados como formas farmacêuticas de aspecto idêntico, o que pode exigir grande parcela de criatividade por parte do farmacêutico que embala, principalmente no tocante ao paladar dos produtos líquidos administrados por via oral, a coloração e o formato de comprimidos, e assim por diante. Em alguns casos, os efeitos colaterais característicos dos medicamentos dificultam a manutenção de um estudo cego. Nestas situações, devemos nos fundamentar, de maneira mais intensa, nas medidas objetivas da resposta e, em menor intensidade, nas medidas subjetivas. Contudo, o *efeito placebo* também pode resultar em alterações na chamada medida *objetiva* da resposta.

As regulamentações federais exigem que os medicamentos fornecidos para os pesquisadores clínicos sejam rotulados da forma adequada com o nome do medicamento. Para manter o estudo cego, um procedimento sugerido consiste em usar um rótulo destacado em duas partes.

Uma parte é colada ao frasco e revela apenas o número do estudo do paciente, o número do período e as orientações para tomar o medicamento; a parte destacada mostra a identidade do medicamento. O nome do medicamento é coberto com uma tinta apagável ou lavável com água, de modo a não revelar a identidade do medicamento para o pesquisador. Esta porção do rótulo é destacada e grampeada nas costas do formulário clínico. O pesquisador é instruído a romper o código para cada paciente, quando necessário, por lavagem ou apagamento da tinta superposta.

Em geral, as determinações laboratoriais compreendem algumas medidas, como o hemograma completo, provas da função hepática e análises de amostras urinárias e fecais. A ocorrência dos efeitos adversos pode ser registrada conforme determinado por solicitação ou de maneira voluntária pelo paciente. Também é instrutivo determinar a gravidade bem

Quadro 12.6 *Design* Cruzado

GRUPO	PACIENTE	PERÍODO 1	PERÍODO 2
	1		
	4		
I	5	A	B
	7		
	10		
	2		
	3		
II	6	B	A
	8		
	9		

como a freqüência de ocorrência dos efeitos adversos, e se o pesquisador acha que os efeitos estavam relacionados com o medicamento.

Geralmente, é mais difícil avaliar os dados clínicos que os dados de cobaias. Parte dos fatores contribuintes é constituída por

- falha dos pacientes em tomar o medicamento conforme a orientação e a reportar para o exame em intervalos determinados;
- uso pelo paciente de medicamentos auxiliares ou concomitantes;
- dados incompletos que podem resultar de pacientes que deixam o estudo por vários motivos.

Estes fatores são mais prevalentes entre os pacientes ambulatoriais que entre os hospitalizados. Uma secretária do estudo pode ser de grande valor na garantia da totalidade e acurácia das formas clínicas.

AS DISTRIBUIÇÕES DAS PROBABILIDADES BINOMIAL E NORMAL

As conclusões estatísticas baseiam-se na *probabilidade*. O processo da *inferência estatística* considera, em primeiro lugar, uma suposição a respeito da distribuição dos dados da população. Quando os dados observados da amostra coletada não se adaptam, de maneira razoável, à suposta distribuição, os resultados são considerados *significativos*, *i. e.*, os dados da amostra demonstram diferenças significativas com base na suposta distribuição. Por exemplo, pode-se supor ou fazer a hipótese de que um antibiótico irá curar 80% dos pacientes tratados. Quando três dos seis pacientes são curados com o medicamento, esta é a questão: Qual é a probabilidade de que sejam curados, se três ou menos de seis pacientes são tratados, caso a probabilidade de um único paciente ser curado seja de 80%? Quando esta probabilidade calculada é pequena, a probabilidade de uma cura não é provavelmente de 80%, mas, em vez disso, algum valor inferior.

Para computar estas probabilidades, devem ser conhecidas as propriedades da suposta distribuição das probabilidades. Duas distribuições importantes e freqüentemente utilizadas na teoria estatística são as distribuições binomial e normal, exemplos de distribuição de probabilidade distinta e contínua, respectivamente. A experiência discutida no parágrafo anterior, relacionada à cura de pacientes tratados com um antibiótico, constitui um exemplo de aplicação da distribuição binomial.

A DISTRIBUIÇÃO BINOMIAL — É aplicável aos dados em que um dos dois resultados independentes e mutuamente exclusivos é possível como conseqüência de uma única observação ou ensaio experimental. Um paciente pode ser curado ou não curado. Apenas um destes dois eventos mutuamente exclusivos pode acontecer no momento da observação. A *independência*, em tal contexto, significa que a probabilidade de uma cura para determinado paciente qualquer é de 80% independente do resultado experimental dos outros pacientes no estudo.

O problema a ser solucionado é calcular a probabilidade de que três (ou menos) dos seis pacientes sejam curados, quando a probabilidade de cura para determinado paciente é de 0,8 ou 80%. A solução geral para este problema utiliza a distribuição binomial. Quando dois resultados independentes e mutuamente exclusivos são possíveis como o resultado de um estudo experimental, a probabilidade de x resultados de um tipo (arbitrariamente denominados de *sucessos*) em n estudos binomiais (n pacientes neste exemplo) é de

$$P(x) = \binom{n}{x} p^x q^{n-x}$$

em que $P(x)$ é a probabilidade de exatamente x sucessos, e n o número de estudos binomiais.

$$\binom{n}{x} \text{ é } \frac{n!}{(x!)(n-x)!}$$

(! significa fatorial) Por exemplo 5! = 5 × 4 × 3 × 2 × 1.
0! = 1 por definição
p = probabilidade de sucesso
$q = 1 - p$ = probabilidade de um insucesso
(observe que $p + q = 1$)

Agora é possível calcular a probabilidade de exatamente três sucessos (curas) em seis ensaios (pacientes), quando $P = 0{,}8$; *i. e.*, a probabilidade de um sucesso ou cura é de 0,8.

$$P(3) = \binom{6}{3}\, 0{,}8^3 0{,}2^3$$

$$= \frac{6 \times 5 \times 4 \times 3 \times 2 \times 1}{(3 \times 2 \times 1)\,(3 \times 2 \times 1)} \times 0{,}512 \times 0{,}008$$

$$= 20 \times 0{,}512 \times 0{,}008 = 0{,}082$$

Desta maneira, a probabilidade de exatamente três curas em seis pacientes é de 0,082, o que é interpretado como significando que a possibilidade de observar exatamente três sucessos, em seis ensaios binomiais com $P = 0{,}8$, é aproximadamente de 8 em 100.

Existem sete resultados possíveis para o tratamento de seis pacientes, conforme demonstrado no Quadro 12.7, um exemplo de distribuição de probabilidade binomial definido por $n = 6$ e $P = 0{,}8$. Ele relaciona todos os resultados possíveis com a probabilidade de cada resultado. O somatório de todas as probabilidades é igual a 1. Tal distribuição é mostrada em forma de gráfico na Fig. 12.4. Um conhecimento desta distribuição permite que se tome uma decisão sobre se três ou menos curas em seis pacientes constituem um resultado provável para os pacientes tratados com um medicamento, o qual tem uma taxa de cura de 80%. A probabilidade de observar três ou menos sucessos (0, 1, 2 ou 3 sucessos) é de 0,08192 + 0,01536 + 0,001536 + 0,0000026 = 0,0988 ou cerca de 1/10. Há suficiente evidência para dizer que a real probabilidade de cura para o medicamento é menor que 0,8? Esta questão é discutida, em maiores detalhes, na seção *Inferência Estatística*.

O Quadro 12.8 lista as probabilidades individuais para P = 0,2, 0,5 e 0,8 para N igual a 6 a 10, inclusive. Para as probabilidades não listadas neste quadro, o estudante deve consultar as tabelas de distribuição de probabilidade binomial[7] ou usar um dos *softwares* estatísticos listados no final deste capítulo.

Exercício 2 — Calcular a probabilidade de quatro sucessos em seis estudos para $P = 0{,}8$.

Resposta: 0,246. A média da distribuição binomial pode ser expressa de duas maneiras equivalentes. Em relação à probabilidade (ou às proporções), a média é igual a P, a probabilidade de sucesso. No tocante ao número de sucessos em n estudos, a média é NP. Desta forma, para a distribuição binomial com $P = 0{,}8$ e $N = 100$, a média é $P = 0{,}8$ ou $NP = 80$. Isto é, quando 100 pacientes foram tratados com o antibiótico que possui uma taxa de cura de 80%, podemos esperar observar 80% ou 80 pacientes curados dos 100 tratados na média. O desvio-padrão de uma distribuição binomial é $\sqrt{pq/n}$ ou $\sqrt{npq}$, dependendo de se alguém está observando em p ou NP, respectivamente. O desvio-padrão da proporção de pacientes curados dentre 100 tratados no exemplo linhas atrás é

$$\sqrt{pq/n} = \sqrt{0{,}8 \times 0{,}2/100} = 0{,}04$$

Quadro 12.7 Distribuição Binomial para $n = 6$ e $P = 0{,}8$

NÚMERO DE SUCESSOS	PROBABILIDADE DO RESULTADO
0	0,0000026
1	0,001536
2	0,01536
3	0,08192
4	0,24576
5	0,39322
6	0,262144

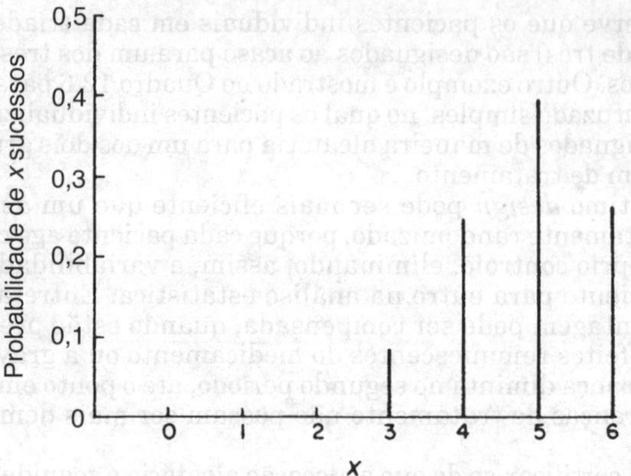

Fig. 12.4 Distribuição binomial para $n = 6$ e $P = 0{,}8$.

O desvio-padrão do número de curados é

$$\sqrt{npq} = \sqrt{100 \times 0{,}2 \times 0{,}8} = 4$$

Isso pode ser interpretado da seguinte maneira. Quando 100 pacientes são tratados, pode-se esperar que 80 sejam curados na média, porém, em determinada experiência, provavelmente não iremos observar exatamente 80 curados. O número de curados varia em torno de 80, a média, com um desvio-padrão igual a 4.

A DISTRIBUIÇÃO NORMAL — A distribuição normal pode ser considerada o fundamento subjacente da teoria estatística e de suas aplicações. É uma distribuição de probabilidade contínua com valores que variam de $-\infty$ a $+\infty$. Cada um dos números infinitos das diferentes distribuições normais é definido por sua média e desvio-padrão. A média pode ser qualquer valor positivo ou negativo, mas o desvio-padrão deve ser um valor positivo. A Fig. 12.5 mostra duas curvas de probabilidade normais. A distribuição normal caracteriza-se pela simetria em torno de sua média; a maioria dos dados aglomera-se em torno da média. Ocorre menor número de valores, à medida que o desvio fica mais distante da média. A distribuição normal é uma distribuição de probabilidade teórica, não exatamente observada em situações práticas. Entretanto, muitos dados colocam a distribuição normal suficientemente próxima, para tornar útil a sua aplicação.

O teorema do limite central (TLC) é, talvez, o teorema mais poderoso em estatística. Ele sustenta o uso difuso e a importância da distribuição normal em análises estatísticas. Em termos simples, o TLC afirma que as médias se aproximam da normalidade como n, tamanho de amostra, aumentos, independente de qual é a distribuição das variáveis individuais. Para os dados próximos ao normal, a média, mesmo com base em uma amostra pequena, é aproximadamente normal. Para os dados que apresentam distribuições distantes do normal, amostras maiores são necessárias, para que as médias fiquem próximas ao normal. O conceito do TLC é ilustrado pelo seguinte exemplo.[8]

O resultado de uma doença depois do tratamento pode ser (1) a morte = 1, (2) não-curado, mas prosseguindo com o tratamento = 2, e (3) curado = 3. A probabilidade destes três resultados é de 0,1, 0,3 e 0,6, respectivamente. Tal distribuição é mostrada na Fig. 12.6, sendo uma distribuição distinta (três resultados possíveis em um único estudo), e, logicamente, não sendo normal. A Fig. 12.7 mostra a distribuição das médias de tamanho 20 ($n = 20$). As médias são obtidas tratando 20 pacientes, designando os resultados de 1, 2 ou 3 de acordo com a definição anterior, e computando a média. A distribuição mostrada na Fig. 12.7 foi construída com base em uma simulação de computador representando os resultados que podem ser esperados em situações reais. Observe que as médias se aglomeram de maneira quase simétrica ao redor de 2,5 (a média) e começam a parecer uma distribuição normal. Também devemos observar a pequena variabilidade dos resultados médios, variando a maioria dos valores aproximadamente entre 2,2 e 2,7. Um resultado isolado varia de 1 a 3.

Quadro 12.8 Quadro Resumido das Probabilidades Binomiais

P = 0,2
Probabilidade de *x* sucessos em *n* estudos

x / *n*	0	1	2	3	4	5	6	7	8	9	10
6	0,262	0,393	0,246	0,082	0,015	0,002					
7	0,210	0,367	0,275	0,115	0,029	0,004					
8	0,168	0,336	0,294	0,147	0,046	0,009	0,001				
9	0,134	0,302	0,302	0,176	0,066	0,017	0,003				
10	0,107	0,268	0,302	0,201	0,088	0,026	0,006	0,001			

P = 0,5
Probabilidade de *x* sucessos em *n* estudos

x / *n*	0	1	2	3	4	5	6	7	8	9	10
6	0,016	0,094	0,234	0,313	0,234	0,094	0,016				
7	0,008	0,055	0,164	0,273	0,273	0,164	0,055	0,008			
8	0,004	0,031	0,109	0,219	0,273	0,219	0,109	0,031	0,004		
9	0,002	0,018	0,070	0,164	0,246	0,246	0,164	0,070	0,018	0,002	
10	0,001	0,010	0,044	0,117	0,205	0,246	0,205	0,117	0,044	0,010	0,001

P = 0,8
Probabilidade de *x* sucessos em *n* estudos

x / *n*	0	1	2	3	4	5	6	7	8	9	10
6		0,002	0,015	0,082	0,246	0,393	0,262				
7			0,004	0,029	0,115	0,275	0,367	0,210			
8			0,001	0,009	0,046	0,147	0,294	0,336	0,168		
9				0,003	0,017	0,066	0,176	0,302	0,302	0,134	
10				0,001	0,006	0,026	0,088	0,201	0,302	0,268	0,107

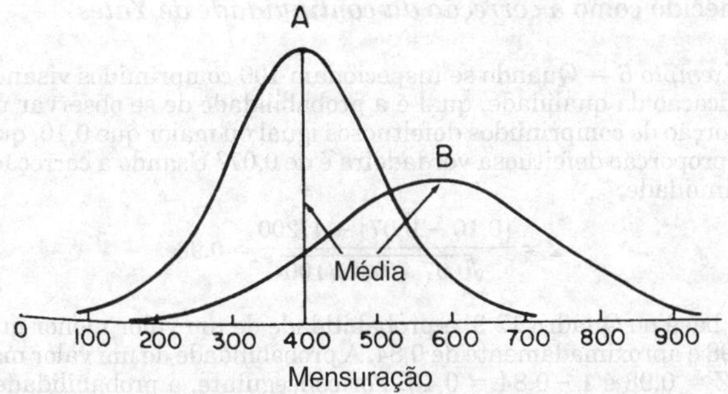

Fig. 12.5 Curva de probabilidade normal.

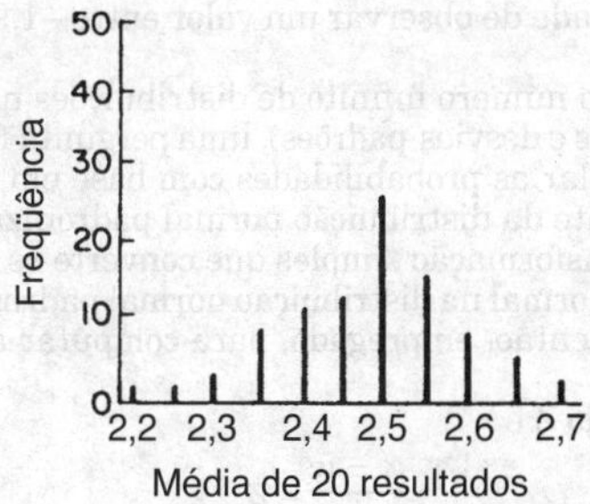

Fig. 12.7 Simulação da distribuição na Fig. 12.6 com a média do tamanho de amostra de 20.

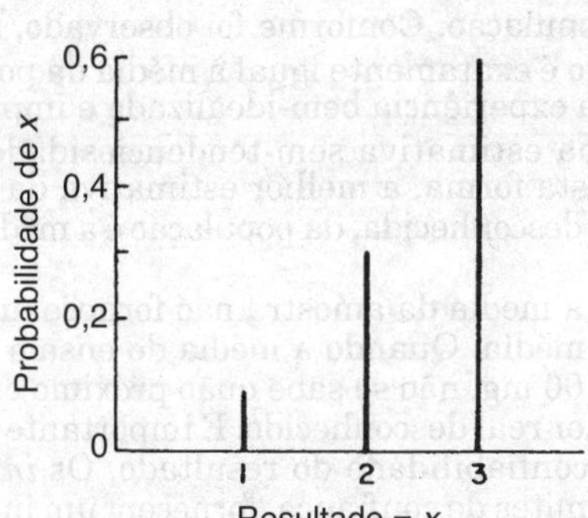

Fig. 12.6 Distribuição de probabilidade de resultados depois dos tratamentos medicamentosos.

O TLC permite a utilização dos métodos estatísticos que supõem uma distribuição normal básica dos dados, quando se lida com as médias dos dados que não se originam de distribuição normal.

COMPUTANDO AS PROBABILIDADES A PARTIR DA DISTRIBUIÇÃO NORMAL — A área sob a curva normal é de 1, e a área representa a probabilidade. A probabilidade de observar um valor isolado, a partir de uma distribuição contínua como normal, é 0. Contudo, podemos calcular a probabilidade de observar valores em qualquer intervalo x_1, x_2 — designado como $P(x_1 \leqslant x \leqslant x_2)$ —, computando a área sob a curva naquele intervalo. O Quadro 12.9 é uma compilação curta das probabilidades cumulativas a partir da curva normal padronizada (Fig. 12.8), que possui uma média 0 e um desvio-padrão de 1. O Quadro 12.9 mostra a probabilidade de observar um valor inferior ou igual a *Z*. Por exemplo, a probabilidade de observar um valor menor ou igual a −1, a partir da distribuição normal padronizada, é de 0,16. A simetria da curva normal indica que a probabilidade de um valor ser maior ou

Quadro 12.9 Quadro Resumido das Áreas para a Distribuição Normal Padronizada (Área para Valores Inferiores a *Z*)

Z	ÁREA	Z	ÁREA	Z	ÁREA
−3	0,0013	−1,28	0,1003	1,2	0,8849
−2,58	0,0049	−1,2	0,1151	1,28	0,8997
−2,3	0,0107	−1,0	0,1587	1,4	0,9192
−2,2	0,0139	−0,84	0,2005	1,5	0,9332
−2,1	0,0179	−0,8	0,2119	1,6	0,9452
−2,0	0,0228	−0,6	0,2743	1,645	0,950
−1,96	0,025	−0,4	0,3446	1,8	0,9641
−1,9	0,0287	−0,2	0,4207	1,9	0,9713
−1,8	0,0359	0,0	0,500	1,96	0,975
−1,7	0,0446	0,2	0,5793	2,00	0,9772
−1,645	0,050	0,4	0,6554	2,1	0,9821
−1,6	0,0548	0,6	0,7257	2,2	0,9861
−1,5	0,0668	0,8	0,7881	2,3	0,9893
−1,4	0,808	1,0	0,8413	2,58	0,9951
				3,00	0,9987

igual a +1 também é de 0,16. Como a área total sob a curva normal é 1, e a área representa a probabilidade, a área menor ou igual a Z = +1 é 1 – 0,16 = 0,84. Esta relação é ilustrada na Fig. 12.8. Em geral, para calcular a área em qualquer intervalo, Z_1, Z_2, devemos considerar as áreas cumulativas correspondentes a Z_1 e Z_2. A diferença das duas áreas é a área entre Z_1 e Z_2 ou a probabilidade de observar um valor naquele intervalo.

Exercício 3 — Calcule a probabilidade de um valor se situar entre –1,96 e +1,28 para a curva normal padronizada.

Resposta: A área que corresponde a $Z = -1{,}96$ é de 0,025. A área correspondente a + 1,28 é de 0,90. A diferença é de 0,875. Desta maneira, a probabilidade de observar um valor entre –1,96 e +1,28 é de 0,875.

Como existe um número infinito de distribuições normais (definidas por suas médias e desvios-padrões), uma pergunta razoável é como alguém pode calcular as probabilidades com base em uma distribuição normal diferente da distribuição normal padronizada. Felizmente, existe uma transformação simples que converte os dados de qualquer distribuição normal na distribuição normal padronizada. O Quadro 12.9 pode ser, então, empregado, para computar as probabilidades.

A transformação Z é

$$\frac{x - \mu}{\sigma} = Z$$

Exemplo 5 — Qual é a probabilidade de que um comprimido pese entre 185 e 210 mg, quando os pesos dos comprimidos têm uma distribuição aproximadamente normal com a média de 200 mg e um desvio-padrão de 10? Usando a transformação *Z*,

$$(185 - 200)/10 = -1{,}5$$

$$(210 - 200)/10 = +1{,}0$$

As áreas cumulativas correspondentes a $Z = -1{,}5$ e $Z = 1{,}0$ são encontradas no Quadro 12.9. Estas áreas são 0,07 e 0,84, respectivamente. Por conseguinte, a probabilidade de encontrar um comprimido pesando entre 185 e 210 mg é de 0,84 −0,07 = 0,77. Observe, cuidadosamente, que a transformação é equivalente a encontrar um valor que fica entre –1,5 e +1,0 desvio-padrão a partir da média (*i. e.*, 185 é −15 mg a partir da média, igual a –1,5 unidade de desvio-padrão).

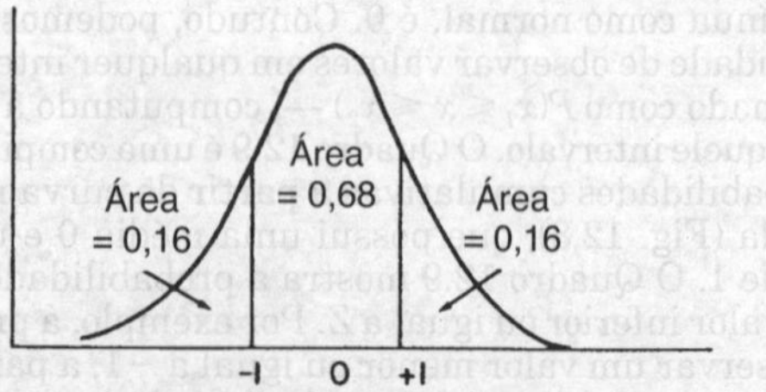

Fig. 12.8 Distribuição normal padronizada.

Qual é a probabilidade de que um comprimido pese menos que 180,4 ou mais de 219,6 mg? A transformação *Z* resulta nos valores −1,96 e +1,96. O estudante pode verificar que 95% dos valores são encontrados neste intervalo.

Vários valores *Z* aparecem com freqüência, quando se testa para a significância estatística:

- 68% dos valores estão dentro de ±1 desvio-padrão do valor da média;
- 80% dos valores estão dentro de ±1,28 desvio-padrão do valor da média;
- 90% dos valores estão dentro de ±1,65 desvio-padrão do valor da média;
- 95% dos valores estão dentro de ±1,96 desvio-padrão do valor da média;
- 99% dos valores estão dentro de ±2,58 desvios-padrão do valor da média.

APROXIMAÇÃO NORMAL PARA A DISTRIBUIÇÃO BINOMIAL — O TLC pode ser aplicado à distribuição binomial, quando *n*, o número de ensaios binomiais, é suficientemente grande. Como regra geral, quando np_0 e nq_0 são iguais ou maiores que 5 (p_0 é a verdadeira probabilidade de sucesso), pode ser utilizada a aproximação normal. Para as distribuições binomiais com p_0 próximo a 0,5, a aproximação é boa em relação a valores de np_0 e nq_0 menores que 5. Sob estas condições, $(p = p_0)/\sqrt{p_0q_0/n}$ é quase normalmente distribuído com a média 0 e o desvio-padrão de 1 (a distribuição normal padronizada). Esta transformação permite o cálculo fácil das probabilidades binomiais. A aproximação é melhorada, quando $1/(2n)$ é subtraído do valor absoluto do numerador, o que é conhecido como a *correção da continuidade de Yates*.

Exemplo 6 — Quando se inspecionam 100 comprimidos visando à verificação da qualidade, qual é a probabilidade de se observar uma proporção de comprimidos defeituosos igual ou maior que 0,10, quando a proporção defeituosa verdadeira é de 0,07? Usando a correção de continuidade,

$$Z = \frac{|0{,}10 - 0{,}07| - 1/200}{\sqrt{0{,}07 \times 0{,}93/100}} = 0{,}98$$

Com base no Quadro 12.9, a probabilidade de um valor menor que *Z* = 0,98 é aproximadamente de 0,84. A probabilidade de um valor maior que *Z* = 0,98 é 1 −0,84 = 0,16. Por conseguinte, a probabilidade de observar uma proporção superior a 0,10, quando se inspecionam 100 comprimidos deste lote, é de cerca de 0,16.

ESTIMATIVA E INFERÊNCIA ESTATÍSTICA

ESTIMATIVA E INTERVALOS DE CONFIANÇA — Depois de obter os dados, por exemplo, de um exame ou experiência, é freqüentemente interessante estimar o valor médio ou média da população. Conforme foi observado, a média da amostra, $\bar{x}$, não é exatamente igual à média da população, μ, porém, em uma experiência bem-idealizada e implementada, $\bar{x}$ deve ser uma estimativa sem tendenciosidade da média verdadeira. Desta forma, a melhor estimativa da média verdadeira, porém desconhecida, da população é a média da amostra $\bar{x}$.

Entretanto, a média da amostra não fornece uma idéia da precisão desta média. Quando a média do ensaio de 10 comprimidos é de 100 mg, não se sabe quão próximo este valor se encontra do valor real desconhecido. É importante ter alguma estimativa da confiabilidade do resultado. Os *intervalos de confiança*, ou limites de confiança, fornecem um intervalo que pode compreender a média com uma probabilidade conhecida, ou seja, um intervalo de confiança de 95% de 97 a 103 mg significa que podemos encontrar um produto cruzado de 19 para

1 de que a média verdadeira se encontra neste intervalo. Não se pode dizer com certeza que a média verdadeira esteja no intervalo, mas, sendo a experiência repetida muitas vezes e construído um intervalo de confiança de 95% a cada vez, então 19 destes 20 intervalos devem conter a média verdadeira. Para determinada experiência, não existe um modo de dizer se a média real se encontra no intervalo, mas se sabe que as possibilidades são de 95% de que a média verdadeira esteja no intervalo.

Na inferência estatística, nenhuma afirmação pode ser feita com segurança. As provas estatísticas não são semelhantes às provas matemáticas. As conclusões estatísticas são expressas em termos de probabilidade. Uma afirmação, como "As médias são muito diferentes", significa que se acredita que as médias são diferentes, porém existe uma possibilidade, embora pequena, de que a conclusão esteja incorreta. Entretanto, a probabilidade de tomar a decisão errada é conhecida.

Limites de confiança simétricos são computados como

$$\overline{x} \pm Z\,(\sigma_{\overline{x}})$$

onde Z é uma constante imprópria, dependendo da afirmação de probabilidade (grau de confiança) associada ao intervalo de confiança. Para uma variável normalmente distribuída com desvio-padrão σ conhecido, o valor de Z é obtido com base no Quadro 12.9. Por exemplo, para obter um intervalo de confiança de 95%, o desvio-padrão de $\pm 1{,}96$ cobre 95% da área. Para um intervalo de confiança de 90%, $Z = 1{,}65$; para um intervalo de confiança de 99%, $Z = 2{,}58$. Observe que, se o desvio-padrão é desconhecido, mas estimado a partir dos dados da amostra, o valor de Z para as variáveis normalmente distribuídas é substituído por t, obtido da distribuição t, introduzidos na próxima seção.

Exemplo 7 — Um medicamento mostra redução da pressão arterial média de 9,8 torr, quando testado em 100 pacientes. Sabe-se que o desvio-padrão é de 8 torr. Um intervalo de confiança de 95%, para a redução da pressão arterial média, é de

$$9{,}8 \pm 1{,}96 \times 8/\sqrt{100} = 9{,}8 \pm 1{,}57$$

Um intervalo de confiança de 99% é de

$$9{,}8 \pm 2{,}58 \times 8/\sqrt{100} = 9{,}8 \pm 2{,}06$$

Observe que, se o intervalo apresenta probabilidade mais elevada de conter a média verdadeira, o intervalo de confiança é mais amplo.

Exemplo 8 — Um exame de 1.000 farmacêuticos mostrou que 30% têm mais de 15 anos de experiência e 70% apresentam menos de 15 anos de experiência. Um intervalo de confiança de 95%, na proporção de farmacêuticos com mais de 15 anos de experiência, é de

$$p \pm 1{,}96\,\sqrt{pq/n} = 0{,}3 \pm 1{,}96\,\sqrt{0{,}3 \times 0{,}7/1000}$$
$$= 0{,}3 \pm 0{,}028$$

Isso significa que a proporção verdadeira está entre 0,272 e 0,328 com probabilidade de 95%.

Em raras ocasiões, um intervalo de confiança *de um ramo* ou *assimétrico* pode ser apropriado. Um uso de um intervalo de ramo é descrito sob regressão linear, quando aplicado à previsão da estabilidade.

INFERÊNCIA ESTATÍSTICA E A DISTRIBUIÇÃO *t* — As estatísticas são usadas, com maior freqüência, como instrumento de tomada de decisão. A frase familiar "a diferença é estatisticamente significativa" resulta da aplicação da inferência estatística aos dados experimentais. O procedimento permite que uma afirmação de probabilidade seja feita em relação aos dados comparativos. As afirmações feitas com o uso desta conduta não podem ter certeza absoluta. Como os resultados experimentais geralmente advêm de dados de amostras, jamais podemos ter certeza das propriedades exatas dos dados populacionais. Entretanto, podem ser tomadas decisões com uma probabilidade conhecida de erro.

Exemplo 9 — Consideremos a estimativa da potência do comprimido de um lote de comprimidos baseada em um ensaio de 10 comprimidos individuais selecionados ao acaso. Os valores do ensaio (mg) são

98,6	99,3	97,9	100,3	99,6
98,0	100,1	97,5	98,4	99,1

A média é de 98,88 mg, e o desvio-padrão, de 0,954. Neste exemplo, uma estimativa da média e do desvio-padrão é obtida a partir de uma amostra de tamanho 10.

Quando o desvio-padrão é desconhecido, sendo, porém, uma estimativa disponível a partir de amostra relativamente pequena, a distribuição t é utilizada para descrever a distribuição das médias. A distribuição t pode ser definida como a distribuição de

$$\frac{\overline{x} - \mu}{\text{DP}/\sqrt{n}} = t$$

Os valores t mostram uma distribuição simétrica centrada em 0; *i. e.*, a média é 0. A distribuição t exibe dispersão maior que a distribuição normal padronizada. Alguns pontos comumente utilizados, a partir da distribuição t, são mostrados no Quadro 12.10. A distribuição t é definida por graus de liberdade (GLs), sendo, no exemplo 9, $n - 1$. Observe que, quando os GLs são grandes (*i. e.*, n é muito grande), os valores no quadro t aproximam-se dos valores correspondentes com base no quadro de curva normal padronizada (veja o Quadro 12.9). Por exemplo, o valor abaixo do qual se encontram 97,5% da área é de 1,96, quando os GLs são infinitos no quadro t.

Quando o DP é desconhecido, os valores com base no quadro t são empregados para construir os intervalos de confiança exatamente da mesma maneira que foi feita ao usar o Quadro 12.9. O Quadro 12.10 mostra os valores t que cortam as áreas da distribuição t em uma extremidade ou simetricamente em ambas as extremidades da distribuição. Por exemplo, os pontos de 5% das duas extremidades cortam 2,5% da área em cada extremidade. Para o GL = 9, os valores t abaixo de $-2{,}262$ e maiores que $+2{,}262$ compreendem 5% da área. De modo contrário, pode-se dizer que a probabilidade de encontrar um valor t entre $-2{,}262$ e $+\ 2{,}262$ é de 95% para GL = 9.

De forma similar, o Quadro 12.10 fornece os valores para as probabilidades com uma extremidade para $P = 0{,}5\%$ e 2,5%. Estes valores correspondem a probabilidades de duas extremidades de 0,01 (1%) e 0,05 (5%). Por exemplo, para o GL de 9, a probabilidade de encontrar um valor t maior que $+2{,}262$ (ou $-2{,}262$) é de 2,5%. Os exemplos por todo o restante deste capítulo devem esclarecer o uso do quadro t. No atual exemplo de ensaios de comprimidos, um intervalo de confiança de 95% pode ser construído com o emprego da distribuição t. A média é de 98,88, e o DP da amostra, de 0,954. O valor t para 95% da área para o GL de 9 é de 2,262. O intervalo de confiança de 95% é de

$$98{,}88 \pm 2{,}262 \times 0{,}954/\sqrt{10} = 98{,}88 \pm 0{,}68$$
$$= 98{,}20 \quad \text{a} \quad 99{,}56$$

Isso pode ser interpretado como significando que a probabilidade é de 95% que a média verdadeira do lote se situe entre 98,20 e 99,56 mg.

Você se surpreendeu com os limites estreitos do intervalo baseados apenas em 10 comprimidos? O motivo para os limites próximos advém do desvio-padrão pequeno. Observe que isso não assegura que a média verdadeira, μ, resida em tal intervalo. Conforme foi enfatizado anteriormente, as afirmações e conclusões estatísticas são de natureza probabilística.

TESTE *t* — Além de estimar a média do ensaio de um lote de 10 comprimidos, os 10 valores dos ensaios foram obtidos para realizar um teste estatístico comparando o resultado médio com o esperado com base na potência rotulada de 100 mg. Se cada um dos 3.000.000 comprimidos neste lote fossem analisados, a potência média seria conhecida. A amostra de 10 ao acaso é representativa de todo o lote, sendo, porém, extremamente improvável que a média da amostra seja exatamente igual à média do lote. A pergunta a ser feita é se, diante da variabilidade dos 10 ensaios e do resultado médio, podemos determinar que estes 10 comprimidos se originam de uma população com uma média de 100 mg. A resposta a esta per-

Quadro 12.10 O Quadro *t*

Distribuição de t Diante da Probabilidade em Sentido Duplo ou de Dois Ramos e a Probabilidade em Sentido Único ou um Ramo de Acordo com os Graus de Liberdade

	UM RAMO							
	$P = 0,4$	$P = 0,3$	$P = 0,2$	$P = 0,1$	$P = 0,05$	$P = 0,025$	$P = 0,01$	$P = 0,005$
	DOIS RAMOS							
GL	$P = 0,8$	$P = 0,6$	$P = 0,4$	$P = 0,2$	$P = 0,1$	$P = 0,05$	$P = 0,02$	$P = 0,01$
1	0,325	0,727	1,376	3,078	6,314	12,706	31,821	63,657
2	0,289	0,617	1,061	1,886	2,920	4,303	6,965	9,925
3	0,277	0,584	0,978	1,638	2,353	3,182	4,541	5,841
4	0,271	0,569	0,941	1,533	2,132	2,776	3,747	4,604
5	0,267	0,559	0,920	1,476	2,015	2,571	3,365	4,032
6	0,265	0,553	0,906	1,440	1,943	2,447	3,143	3,707
7	0,263	0,549	0,896	1,415	1,895	2,365	2,998	3,499
8	0,262	0,546	0,889	1,397	1,860	2,306	2,896	3,355
9	0,261	0,543	0,883	1,383	1,833	2,262	2,821	3,250
10	0,260	0,542	0,879	1,372	1,812	2,228	2,764	3,169
11	0,260	0,540	0,876	1,363	1,796	2,201	2,718	3,106
12	0,259	0,539	0,873	1,356	1,782	2,179	2,681	3,055
13	0,259	0,538	0,870	1,350	1,771	2,160	2,650	3,012
14	0,258	0,537	0,868	1,345	1,761	2,145	2,624	2,977
15	0,258	0,536	0,866	1,341	1,753	2,131	2,602	2,947
16	0,258	0,535	0,865	1,337	1,746	2,120	2,583	2,921
17	0,257	0,534	0,863	1,333	1,740	2,110	2,567	2,898
18	0,257	0,534	0,862	1,330	1,734	2,101	2,552	2,878
19	0,257	0,533	0,861	1,328	1,729	2,093	2,539	2,861
20	0,257	0,533	0,860	1,325	1,725	2,086	2,528	2,845
21	0,257	0,532	0,859	1,323	1,721	2,080	2,518	2,831
22	0,256	0,532	0,858	1,321	1,717	2,074	2,508	2,819
23	0,256	0,532	0,858	1,319	1,714	2,069	2,500	2,807
24	0,256	0,531	0,857	1,318	1,711	2,064	2,492	2,797
25	0,256	0,531	0,856	1,316	1,708	2,060	2,485	2,787
26	0,256	0,531	0,856	1,315	1,706	2,056	2,479	2,779
27	0,256	0,531	0,855	1,314	1,703	2,052	2,473	2,771
28	0,256	0,530	0,855	1,313	1,701	2,048	2,467	2,763
29	0,256	0,530	0,854	1,311	1,699	2,045	2,462	2,756
30	0,256	0,530	0,854	1,310	1,697	2,042	2,457	2,750
40	0,255	0,529	0,851	1,303	1,684	2,021	2,423	2,704
60	0,254	0,527	0,848	1,296	1,671	2,000	2,390	2,660
120	0,254	0,526	0,845	1,289	1,658	1,980	2,358	2,617
∞	0,253	0,524	0,842	1,282	1,645	1,960	2,326	2,576

gunta, um exemplo de inferência estatística, é obtida com o uso de um teste *t* simples, o qual consiste nas seguintes etapas, que podem ser consideradas típicas em muitos *designs* de experiência.

Construir uma Hipótese Nula — Uma hipótese nula é uma suposição sobre o parâmetro sob pesquisa, o valor médio neste exemplo. A hipótese nula constitui uma afirmação supondo que o parâmetro seja igual a algum valor, geralmente um valor nulo, ou seja, considera-se que o valor hipotético representa uma situação de ausência de alteração. Nem sempre fica evidente como construir a hipótese nula, porém alguns exemplos devem esclarecer tal conceito.

Para os ensaios dos comprimidos, nenhuma alteração significa que a média da população, μ, seja igual à potência rotulada, 100 mg. A hipótese nula é da seguinte forma

$$H_0{:}\mu = 100\,\text{mg}$$

O teste estatístico permite que seja tomada uma decisão: a amostra de comprimidos é ou não é representativa de uma população com a média de 100 mg.

Construir uma Hipótese Alternativa — Uma hipótese alternativa faz uma suposição a respeito dos valores alternativos do parâmetro, geralmente englobando valores complementares. Desta maneira, quando H_0 é $\mu = 100$ mg, uma alternativa pode ser incluir todos os valores maiores ou menores que 100 mg. Esta é uma alternativa de dois ramos, representada como $H_a{:}\mu \neq 100$ mg. Em alguns casos, uma alternativa de um ramo pode ser apropriada, o que pode ser expresso como $H_a{:}\mu > 100$ mg ou $H_a{:}\mu < 100$ mg.

O processo de inferência estatística resulta em uma das duas possíveis decisões: aceitar ou rejeitar a hipótese nula. *Rejeição* significa que a alternativa é aceita. Para uma alternativa de dois ramos, prevê-se antecipadamente que, caso a hipótese nula não seja verdadeira, a média verdadeira pode ser maior ou menor que o valor hipotético ou suposto. Uma alternativa de ramo é perceptível, quando a alternativa somente pode assumir um valor menor ou maior que o valor hipotético, ou apenas os valores maiores (ou menores) são de interesse.

Nem sempre é claro qual alternativa (de um ou de dois ramos) é correta ou apropriada a determinada situação. Em geral, as alternativas bilaterais devem ser consideradas, porque, na maioria das situações, valores menores e maiores do parâmetro são possíveis e relevantes. São discutidas algumas situações em que as alternativas unilaterais podem ser melhores.

Escolha do Nível de Significância — O nível de significância também é conhecido como *nível alfa (α)* ou *erro do primeiro tipo.* Esta é a base da afirmação bem-conhecida (p. ex., a diferença é signifitiva no nível de 5%). O erro α é estabelecido antecipadamente e possui o seguinte significado. O nível de significância ou erro α é a probabilidade de afirmar erroneamente que a diferença entre o valor observado do parâmetro (a média neste exemplo) e o valor hipotético é real ou significativa.

O erro α é comumente escolhido como 5%, embora isso não seja obrigatório. Uma conduta mais conservadora é escolher um nível de 1%, o que significaria que um erro do primeiro tipo, *i. e.*, declarar erroneamente uma diferença, é apenas de 1%. Será visto que uma diferença maior é necessária para a significância, quando o erro α é diminuído, ou seja, é mais difícil encontrar uma diferença significativa.

Erro Beta e Potência — Em geral, apenas o erro α é escolhido antecipadamente na experiência. Entretanto, deve ser compreendido que existe um segundo tipo de erro que deve ser considerado, quando se tomam decisões estatísticas. Este erro, o *erro beta (β)*, é a probabilidade de não declarar diferença entre o valor da amostra observado e o suposto valor do parâmetro, quando, de fato, existe uma diferença de tamanho delta (δ). O nível α, o erro β e o tamanho da amostra exibem correlação. A determinação do tamanho da amostra, um tópico importante, é discutida nos livros mais elementares de estatística.[8, 9] Quando se declara que as diferenças são significativas (ou não são), apenas o nível α é considerado, e não o erro β.

Escolher uma Amostra — A escolha de uma amostra adequada e o tamanho da amostra são considerações muito importantes na experimentação estatística e no *design* experimental. O número de objetos a ser incluído na amostra é uma conseqüência dos erros α e β. A maneira pela qual as amostras são escolhidas dita a análise estatística.

Neste exemplo simples, a escolha das unidades experimentais (comprimidos a serem analisados) parece fácil. Entretanto, a consideração adicional revela muitas alternativas. Dez comprimidos devem ser escolhidos de 3.000.000. Alguns possíveis esquemas de amostragem são (1) pegar os 10 primeiros comprimidos do lote, (2) pegar os 10 últimos comprimidos, (3) pegar comprimidos em intervalos regulares durante a fabricação e selecionar 10 destes comprimidos ao acaso, ou (4) pegar 10 comprimidos ao acaso de todo o lote. Amostra simples é aquela em que cada objeto tem uma probabilidade igual de ser escolhido (veja em Amostragem para maiores detalhes). As amostras randomizadas garantem uma análise estatística válida.

A amostragem ao acaso pode ser percebida como um tipo de loteria, na qual todos os comprimidos são misturados e um é selecionado. Em muitos casos, a amostragem ao acaso não é conveniente, ou o *design* pode ser melhorado através do uso de variações dos esquemas de amostragem ao acaso. Embora a análise estatística no exemplo atual suponha uma amostra ao acaso, não é conveniente implementar este procedimento para um lote de 3.000.000 comprimidos. O esquema 3, indicado linhas atrás, constitui um esquema de amostragem mais realista; embora ele não seja realmente ao acaso, podemos proceder como se fosse ao acaso para tal exemplo. Neste caso, uma amostra de 10 comprimidos é escolhida, não por motivos estatísticos, mas porque este número de comprimidos foi inserido no procedimento de controle de qualidade. Um procedimento melhor pode ser basear o número de amostras nos níveis α e β.[8]

Determinar se o Teste Deve Ser de Um ou Dois Ramos — Neste exemplo, um teste bilateral é escolhido, porque a potência média observada pode estar acima ou abaixo do valor hipotético de 100 mg, ou seja, não existe motivo para acreditar, com base no processo de fabricação, que o valor observado deva divergir para um lado, em vez de outro, da potência rotulada.

Fazer Observações e Construir um Teste *t* — Tendo conseguido os comprimidos e realizado os ensaios, o valor de t é computado, o que permite que se tome a decisão, significativa ou não-significativa. Para um teste bilateral, o valor t é computado como

$$t_{n-1} = \frac{|\bar{x} - \mu|}{DP/\sqrt{n}}$$

onde μ é a média hipotética definida pela hipótese nula. Neste exemplo, t é

$$t_{n-1} = \frac{|\bar{x} - \mu|}{DP/\sqrt{n}} = \frac{|98{,}88 - 100|}{0{,}954/\sqrt{10}} = 3{,}71$$

O valor t é, então, comparado aos valores t no Quadro 12.10, no nível α especificado, com GL $n - 1$. Para um teste bilateral, o valor absoluto de t é anotado, porque valores pequenos ou grandes da diferença $(\bar{x} - \mu)$ levam à significância. Quando o valor observado de t é igual ou maior que o valor no quadro, a diferença entre os valores observado e suposto do parâmetro, a média neste exemplo, é estatisticamente significativa. O valor de t para um teste bilateral no nível de 5% para GL de 9 é 2,262, o mesmo valor empregado para o intervalo de confiança de 95%, o que não constitui coincidência, conforme é mostrado adiante. Como o valor absoluto observado de t (3,71) é maior que o valor no Quadro 12.10 (2,262), é declarada a significância. A potência verdadeira é apta a não ser de 100 mg, mas, em vez disso, algum valor menor, com base no valor observado de 98,88.

Um exame da equação para t revela que grandes diferenças entre as médias observada e suposta, juntamente com um pequeno DP da média, levam a grandes valores de t. Isso faz sentido, de um ponto de vista intuitivo, pois as grandes diferenças com pequena variabilidade sugerem que a diferença é real. Da mesma forma, devemos notar que, se o teste tivesse evidenciado diferença não-significativa, não se poderia dizer, com alguma segurança, que a média do lote é de 100 mg. Na realidade, parece extremamente improvável que isso deva ser verdadeiro. Os dados apenas não fornecem evidência suficiente para mostrar que a média é diferente de 100 mg. Neste caso, o intervalo de confiança fornece uma região em que a média provavelmente se localiza.

Quando o teste linhas atrás for realizado no nível de 1%, ainda se poderá concluir que a média do lote não é de 100 mg. O valor de t no nível de 1% com GL de 9, com base no Quadro 12.10, é de 3,25. Como 3,71 é maior que 3,25, podemos declarar a significância. Um teste significativo no nível de 1% propicia maior garantia de que a média verdadeira difere de 100 mg em comparação com um teste significativo no nível de 5%.

Existe uma relação entre o teste t de dois ramos e o intervalo de confiança. Por exemplo, quando o intervalo de confiança de 95% não cobre o valor hipotético definido por H_0, o teste mostra significância e vice-versa, o que sugere que a média verdadeira é diferente da média hipotética. No exemplo discutido linhas atrás, o intervalo de confiança de 95% foi calculado como sendo de 98,2 a 99,56, o qual não cobre o valor hipotético de 100. Por conseguinte, pode-se concluir corretamente que o teste t deve mostrar um resultado significativo no nível de 5%. Fosse o intervalo de confiança incluído de 100, o teste t não seria significativo.

O exemplo descrito linhas atrás é conhecido como um teste t de uma amostra. Nesse teste, o *design* experimental consiste em determinar o valor médio de uma amostra ao acaso com base em uma população única, e comparando a média com algum valor hipotético. Desta maneira, pode ser de interesse comparar o valor médio de um composto analgésico sobre o movimento rápido da cauda em ratos com algum valor que represente a atividade com base em experiências prévias, ou comparar o resultado médio do ensaio de 10 comprimidos com a quantidade rotulada ou com uma média previamente acumulada, que pode ser disponível com base em registros de controle da qualidade.

TESTE *t* DE DUAS AMOSTRAS INDEPENDENTES — Um *design* comum na pesquisa envolve a comparação de dois tratamentos aplicados a dois grupos independentes. Por exemplo, em um estudo clínico, um medicamento é comparado a um placebo usando 20 pacientes para o tratamento medicamentoso e 20 pacientes diferentes para o tratamento com placebo. Da mesma forma, a dissolução dos comprimidos preparados por uma formulação comercializada é comparada com a dissolução dos comprimidos preparados a partir de uma formulação experimental. Observe que este *design* difere do teste de uma amostra pelo fato de que as médias são obtidas dos dois grupos para fins de comparação, e, em um teste de uma amostra, a média de um único grupo é comparada com algum valor hipotético.

Três suposições principais são necessárias, para que o teste t de duas amostras independentes seja válido: (1) cada um dos dois grupos é distribuído normalmente; (2) cada um dos dois grupos é distribuído com a mesma variância; (3) as duas amostras são independentes.

A suposição de independência é muito importante. Amostras independentes significam que os resultados para um indivíduo isolado qualquer não influenciam os resultados de qualquer outro indivíduo. No caso de um estudo clínico, a independência pode significar que o efeito do tratamento para um paciente não influencia o resultado de um tratamento para outros pacientes. Se um paciente discutisse os resultados de sua medicação com outro paciente no estudo, seus resultados não seriam independentes. Sendo os tratamentos aplicados a mais de um rato em uma gaiola, seus resultados não seriam independentes. No último caso, a competição por alimento e outras interações animais podem favorecer o animal mais forte e influenciar o efeito do tratamento.

A uniformidade da variância também constitui uma suposição importante. Quando as variâncias estão razoavelmente próximas, o teste deve ser conduzido da maneira usual. Como regra geral, quando as variâncias não diferem em um fator maior que quatro, não é necessário procedimento especial. Quando as variâncias diferem muito, deve ser empregado um procedimento modificado (o teste de Behrens-Fisher[10]). A suposição de normalidade é menos importante. O TLC resulta em normalidade aproximada das médias de variáveis não-normais.

Este *design* estatístico consiste em dividir ao acaso n objetos em dois grupos de tamanho n_1 e n_2. O tratamento 1 é aplicado ao primeiro grupo (n_1), e o tratamento 2, ao segundo grupo (n_2). A alocação ótima de tratamento neste *design* é ter um número igual de unidades experimentais ($n/2$) em cada grupo, quando o objetivo primário é comparar as médias dos dois grupos. Entretanto, quando n_1 não é igual a n_2, os dados são analisados com facilidade e não se perde muito, se as duas amostras exibem tamanho próximo. Nas experiências com animais e seres humanos, as amostras são freqüentemente perdidas devido a desistências de pacientes e mortes de animais. Uma experiência realizada de acordo com este plano é, às vezes, chamada de *design paralelo* — dois grupos distintos são tratados em paralelo.

O teste é similar ao teste com uma amostra. Em uma experiência típica, para comparar os resultados médios de duas amostras, a hipótese nula é

$$H_o{:}\mu_1 = \mu_2$$

Uma alternativa de dois ramos tem uma hipótese alternativa:

$$H_a{:}\mu_1 \neq \mu_2$$

Quando o nível α (usualmente de 0,05) é especificado, e os dados são obtidos, realiza-se um teste t, o que permite que seja tomada uma decisão sobre a uniformidade das médias da população subjacentes. Como no caso de uma amostra, um valor de t é calculado da seguinte forma:

$$t = \frac{\text{diferença}}{\text{erro - padrão da diferença}}$$

Para fins de cálculo,

$$t = \frac{\bar{x}_1 - \bar{x}_2}{s}\sqrt{\frac{n_1 n_2}{n_1 + n_2}}$$

onde

$\bar{x}_1$ = média da primeira amostra de n_1 observações.

$\bar{x}_2$ = média da segunda amostra de n_2 observações.

e

$$s^2 = \frac{\Sigma\, x_{1i}^2 - (\Sigma\, x_{1i})^2/n_1 + \Sigma\, x_{2i}^2 - (\Sigma\, x_{2i})^2/n_2}{n_1 + n_2 - 2}$$

onde

$\Sigma\, x^2_{1i}$ é o somatório dos quadrados das observações na primeira amostra.

$\Sigma\, x_{1i}$ é o somatório das observações na primeira amostra.

$\Sigma\, x^2_{2i}$ é o somatório dos quadrados das observações na segunda amostra.

$\Sigma\, x_{2i}$ é o somatório das observações na segunda amostra.

s^2 é a variância agrupada das duas amostras.

Exemplo 10 — Suponhamos que uma amostra de quatro e uma amostra de cinco são obtidas, respectivamente, de cada um dos dois lotes de cápsulas de amobarbital e que a quantidade de amobarbital seja determinada em cada cápsula. Deseja-se determinar se existe diferença significativa entre as duas amostras.

$$H_o{:}\mu_1 = \mu_2$$

onde μ_1 e μ_2 representam as médias verdadeiras dos dois lotes de cápsulas. Esse é um teste bilateral no nível 5%.

Amostra 1	Amostra 2
10,1	9,8
13,6	9,6
12,5	11,4
11,4	9,1
$\Sigma\, x_{1i} = 47{,}6$	$\Sigma\, x_{2i} = 50{,}0$
$\Sigma\, x^2_{1i} = 573{,}18$	$\Sigma\, x^2_{2i} = 502{,}98$
$\bar{x}_1 = 11{,}90$	$\bar{x}_2 = 10{,}00$
$n_1 = 4$	$n_2 = 5$

$$s^2 = \frac{573{,}18 - (47{,}6)^2/4 + 502{,}98 - (50{,}0)^2/5}{4 + 5 \quad 2}$$

$$= \frac{573{,}18 - 566{,}44 + 502{,}98 - 500{,}00}{7} = \frac{9{,}72}{7} = 1{,}3886$$

$$s = 1{,}18$$

$$t = \frac{\bar{x}_1 \quad \bar{x}_2}{s}\sqrt{\frac{n_1 n_2}{n_1 + n_2}}$$

$$= \frac{11{,}90 - 10{,}00}{1{,}18}\sqrt{\frac{4(5)}{4 + 5}}$$

$$= 1{,}61(1{,}49) = 2{,}40$$

Os graus de liberdade envolvidos no desvio-padrão acumulado são de 7, GL = $(n_1 - 1) + (n_2 - 1)$. Na tabela t (veja o Quadro 12.10), para $P = 0{,}05$ e GL = 7 (dois ramos), o valor de t dado é de 2,365. O valor de t calculado é maior que isso. Por conseguinte, como a probabilidade dessas duas amostras ser coletada da mesma população é menor que 0,05, concluímos que foram obtidas de populações diferentes. (Tal conclusão pode estar errada em 5 ocasiões em 100.) Podemos afirmar que existe uma diferença estatisticamente significativa entre as duas amostras.

Os exemplos ilustrados até aqui utilizaram um teste bilateral. Um teste unilateral pode ser usado, quando a diferença pode ocorrer apenas em uma direção, ou quando apenas uma direção é relevante.

Exemplo 11 — Um medicamento é formulado para ser dissolvido mais rapidamente, ao substituir, com a lactose, a parte do lubrificante lipóide no produto de liberação regular. O formulador está convicto de que tal mudança na formulação apenas pode aumentar a velocidade de dissolução do medicamento. Um teste com um ramo no nível de 5% é proposto, quando se compara a dissolução do medicamento a partir dos dois produtos. O intervalo de tempo até a dissolução de 50% para seis comprimidos de cada produto (minutos) é

Produto original: 25, 22, 29, 30, 26, 24
Produto modificado: 18, 23, 24, 22, 19, 16

Para esse teste, H_0 e H_a são definidos como

$$H_o{:}\mu_1 = \mu_2$$

$$H_a{:}\mu_1 > \mu_2$$

onde μ_1 é o tempo de dissolução de 50% para o produto original.

Quando o teste indica a rejeição da hipótese nula, deve-se concluir que a nova formulação apresenta um tempo de dissolução mais rápido. Se o teste mostra uma diferença não-significativa, conclui-se que os dados são insuficientes para mostrar que a nova formulação reduz o tempo de dissolução. Observe que, se os dados mostram um tempo de dissolução mais longo para a nova formulação, não se realiza um teste, mas se conclui que a nova formulação não diminui o tempo de dissolução. Os resultados médios e o desvio-padrão para os dois grupos de dados são

$$\bar{x}_1 = 26 \quad \bar{x}_2 = 20{,}33$$

$$\text{DP}_1 = 3{,}033 \quad \text{DP}_2 = 3{,}141$$

$$t = \frac{|26 - 19{,}17|}{3{,}087/\sqrt{3}} = 3{,}18$$

Observe que o desvio-padrão agrupado é igual a

$$\sqrt{\frac{\text{DP}_1^2 + \text{DP}_2^2}{2}}$$

quando os tamanhos de amostra são iguais nos dois grupos.

Para um teste unilateral, refira para uma extremidade da distribuição t. Para 10 graus de liberdade (6 + 6 − 2), o valor t, deixando 5% da área na extremidade superior, é 1,812 (veja o Quadro 12.10). Por conseguinte, conclui-se que a nova formulação causa a dissolução mais rápida do medicamento. Observe que é mais fácil obter a significância com um teste unilateral. Fosse o teste bilateral, o t devia ter superado 2,228 no nível de 5% para a significância, de acordo com o Quadro 12.10.

TESTE *t* PAREADO — Em muitas situações, o cientista está interessado em comparar as médias de dois tratamentos experimentais usando um *design* de amostras pareadas, o que difere do *design* de duas amostras independentes pelo fato de que cada um dos dois tratamentos diferentes é aplicado a um único grupo de unidades experimentais (p. ex., pacientes). Em um estudo de biodisponibilidade, um medicamento genérico é comparado a um medicamento padrão em cada um dos 20 pacientes. Um novo método analítico é comparado a um método previamente utilizado, comparando os resultados dos ensaios sobre diferentes concentrações do mesmo material dividido em duas partes.

O *design* pareado apresenta certas vantagens sobre o *design* de duas amostras independentes ou de grupos paralelos. Observa-se que a significância é determinada pela relação da diferença das médias dividida pelo erro-padrão. Esta proporção pode ser aumentada reduzindo o erro-padrão. Um meio consiste em aumentar o tamanho da amostra. Outro meio de aumentar o valor de t é reduzir a variabilidade.

Em um teste com duas amostras independentes, a variabilidade é um resultado das diferenças entre diferentes unidades experimentais (diferenças entre as respostas dos pacientes para um medicamento, por exemplo). No teste pareado, a variabilidade resulta das diferenças dentro das unidades experimentais. A variabilidade dentro do indivíduo deve ser menor que a variabilidade entre indivíduos. (Teoricamente, a variação entre indivíduos medida inclui a variação dentro do indivíduo, portanto a variação entre os indivíduos é maior que a variação dentro do indivíduo.) Por conseguinte, o *design* da amostra pareada apresenta a vantagem da variabilidade reduzida.

O teste com amostras pareadas também precisa de menor quantidade de material experimental. No *design* de duas amostras independentes, comparando a resposta de dois medicamentos, podemos utilizar 24 pacientes em cada um dos dois grupos. Em um *design* pareado, cada paciente recebe ambos os medicamentos em duas ocasiões diferentes, quando necessário. Desta maneira, existe a necessidade de recrutar 24 pacientes em lugar de 48. Por exemplo, quando se testa uma preparação cutânea, os produtos podem ser aplicados de forma aleatória para cada ramo de 24 pacientes.

O *design* pareado pode ser utilizado apenas quando existe um meio natural ou fácil de parear as unidades experimentais. Comparando a dissolução de duas formulações diferentes, não parece haver um meio evidente de parear os comprimidos de duas formulações diferentes, como é o caso de aplicar dois tratamentos ao mesmo indivíduo. Nas experiências com animais, as ninhadas de casais podem ser pareadas. O pareamento implica que as unidades pareadas são mais semelhantes que duas unidades diferentes. Em estudos clínicos, as unidades de teste podem ser pareadas ou compatibilizadas com base em determinadas características, como sexo, idade ou gravidade da doença. Então, cada indivíduo no par é indicado para um dos tratamentos experimentais.

Uma desvantagem do *design* pareado é que, se os tratamentos não podem ser aplicados de maneira concomitante, como no caso em que dois medicamentos administrados por via oral devem ser comparados, o momento para completar a experiência pode ser prolongado. No caso dos estudos clínicos, isso pode ser um obstáculo importante, porque o tempo é geralmente essencial. Da mesma forma, à medida que tais estudos são prolongados, aumentam as possibilidade de desistência do paciente.

No *design* pareado, um valor ausente significa que o dado isolado não-pareado não tem valor. Neste *design*, cada unidade experimental (p. ex., cada paciente) age essencialmente como seu próprio controle, ou seja, a comparação é feita dentro de cada unidade experimental. Quando um dos dois valores pareados está ausente, não pode ser feita uma comparação.

Outra desvantagem potencial é que pode estar presente o *efeito de transporte*, o que significa que os efeitos decorrentes de um tratamento podem afetar os resultados do outro. Por exemplo, em um estudo de biodisponibilidade, quando o primeiro medicamento administrado não é eliminado por completo, antes que o segundo medicamento seja fornecido, os níveis sangüíneos do segundo medicamento são contaminados. Ou, em um estudo clínico, o primeiro medicamento administrado pode modificar a condição da doença, de modo que o efeito do segundo medicamento não é comparável diretamente ao do primeiro medicamento.

Em qualquer evento, existem muitas situações em que as vantagens do *design* de amostra pareada sugerem fortemente seu emprego. Para fins de computação, a fórmula é

$$t = \frac{\overline{d}}{s}\sqrt{n}$$

onde

$\overline{d}$ = média das diferenças, $x_1 - x_2$, de n pares de observações

$$s^2 = \frac{\Sigma\, d_i^2 - (\Sigma\, d_i)^2/n}{n-1}$$

onde

$\Sigma\, d^2_i$ = o somatório dos quadrados das n diferenças
$\Sigma\, d_i$ = o somatório das n diferenças
n = o número de diferenças ou pares de observações

Exemplo 12 — A duração da perda do reflexo postural (minutos) foi medida em 16 camundongos após o tratamento com um barbitúrico. O medicamento foi administrado pela manhã e à tarde, em duas ocasiões distintas; a ordem de administrar a dose matinal ou vespertina foi randomizada em cada camundongo. Desejava-se testar a hipótese nula de que a duração da perda do reflexo postural é idêntica pela manhã e à tarde (Quadro 12.11).

$$s^2 = \frac{354 - (40)^2/16}{16-1} = \frac{354 - 100}{15} = 16{,}9333$$

$$s = 4{,}11$$

$$t = \frac{\overline{d}}{s}\sqrt{n} = \frac{2{,}5}{4{,}11}\sqrt{16} = \frac{2{,}5(4)}{4{,}11} = 2{,}43$$

$$GL = n - 1 = 16 - 1 = 15$$

No quadro t (veja o Quadro 12.10), para $P = 0{,}05$ e GL = 15 (dois ramos), o valor de t é de 2,131. O valor de t calculado é maior que isso. Por conseguinte, como a probabilidade de os valores matutino e vespertino serem idênticos é menor que 0,05, concluímos que são diferentes. Aparentemente, a duração da perda do reflexo postural em camundongos testados com o barbitúrico pela manhã foi mais longa que quando testada à tarde.

Observe a semelhança do teste t com uma amostra e o teste t pareado. O teste é idêntico depois que as diferenças entre os pares foram calculadas no teste pareado. A hipótese nula no teste pareado quase sempre é da forma $H_0{:}\delta = 0$, onde δ é a suposta diferença das médias verdadeiras. Foi feita a hipótese de que os resultados médios dos dois tratamentos são idênticos.

TESTES PARA AS PROPORÇÕES — O teste t é aplicável para dados contínuos que se distribuem normalmente. Grande parte dos dados observados em experiências farmacêuticas é dicotômica, ou seja, as respostas para um questionário, em relação ao preenchimento de prescrição para medicamento específico, podem ser sim ou não, ou um frasco de comprimidos pode ser aceitável ou não-aceitável, ou, ainda, um paciente pode ser curado ou não-curado. Os testes similares ao teste t podem ser construídos para dados binomiais. O princípio

Quadro 12.11 Perda do Reflexo Postural em 16 Camundongos

NÚMERO DO CAMUNDONGO	AM X_1	PM X_2	DIFERENÇA $d = X_1 - X_2$
1	75	73	2
2	86	89	−3
3	93	89	4
4	87	79	8
5	91	95	−4
6	87	81	6
7	76	77	−1
8	83	89	−6
9	87	82	5
10	95	91	4
11	91	87	4
12	86	86	0
13	83	78	5
14	76	69	7
15	82	78	4
16	93	88	5
			$\Sigma d_i = 40$
			$\Sigma d_i^2 = 354$
			$\overline{d} = 2{,}5$
			$n = 16$

Quadro 12.12 O Quadro do Qui Quadrado[a]
Probabilidade

GL	P = 0,20	P = 0,10	P = 0,05	P = 0,01
1	1,64	2,71	3,84	6,64
2	3,22	4,61	5,99	9,21
3	4,64	6,25	7,82	11,34
4	5,99	7,78	9,49	13,28
5	7,29	9,24	11,07	15,09
6	8,56	10,64	12,59	16,81
7	9,80	12,02	14,07	18,48
8	11,03	13,36	15,51	20,09
9	12,24	14,68	16,92	21,67
10	13,44	15,99	18,31	23,21
20	25,04	28,41	31,41	37,57
30	36,25	40,26	43,77	50,89

[a]Adaptado de Fisher e Yates.[3]

consiste em calcular as proporções prováveis com base na proporção da amostra. Quando as proporções prováveis não incluem a proporção hipotética, a hipótese nula é rejeitada.

Para as amostras de grandes tamanhos (n grande), estes cálculos podem ser tediosos e difíceis. Por isso, a aproximação normal para o binômio é empregada sempre que possível. Felizmente, na maioria dos casos práticos, a aproximação normal é aplicável. Quando se comparam as proporções de duas amostras independentes, quando a aproximação normal não é claramente aplicável, pode ser empregado o teste exato de Fisher.[8] Em geral, deve-se usar a regra de que np e nq são iguais ou maiores que 5, a fim de utilizar a aproximação normal. Na prática, esta regra pode ser algo relaxada. Quando em dúvida, deve ser consultado um profissional da estatística.

Os testes estatísticos simples para as proporções são análogos aos testes t. Para um teste de uma amostra, em que o valor hipotético definido por H_0 é P_0, a proporção

$$Z = \frac{p - P_o}{\sqrt{P_o Q_o / n}}$$

pode ser calculada, onde p é a proporção observada, e n o número de experiências binomiais, o tamanho da amostra.

O valor calculado de Z é comparado com a distribuição normal padronizada em lugar da distribuição t. Refira-se ao Quadro 12.9 ou à última linha no quadro t, Quadro 12.10. Para um teste com dois ramos no nível de 5%, o teste estatístico, Z, deve exceder a 1,96, para que a diferença seja considerada significativa.

Exemplo 13 — Um teste de uma amostra para as proporções. Um questionário foi enviado aos farmacêuticos perguntando quais dois medicamentos para resfriado o farmacêutico recomendaria aos consumidores. Um teste estatístico foi proposto, para decidir qual produto era mais recomendado. A hipótese nula era de que os dois produtos, A e B, eram igualmente recomendados: H_0:$p_A = p_B = 0{,}50$. O teste tem dois ramos no nível de 5%. Duzentos e cinqüenta farmacêuticos responderam que o produto A havia sido recomendado 145 vezes e o produto B, 105 vezes.

A cientista que conduziu a experiência enviou 400 questionários e ficou legitimamente preocupada a respeito dos que não responderam. Contudo, decidiu que não havia motivo para suspeitar de tendenciosidade, por causa da ausência de 100% das respostas, e passou a analisar os dados. A proporção observada de sucessos (sendo A um sucesso) é de 145/250 = 0,58 (ou a proporção observada também podia ter sido de 0,42). O valor absoluto do numerador do valor estatístico Z é o mesmo para $p = 0{,}42$ ou $p = 0{,}58$.

$$Z = \frac{|0{,}58 - 0{,}50|}{\sqrt{0{,}5 \times 0{,}5/250}} = 2{,}53$$

Como 2,53 superam o valor tabulado para α de 5% (1,96), concluiu-se que o produto A é o produto mais recomendado. A aproximação normal é melhorada, quando $1/(2n)$ é subtraído do valor absoluto do numerador, embora o efeito da correção de continuidade fique mais evidente para pequenos tamanhos de amostra. No exemplo atual, o valor corrigido de Z é de 2,47. Intervalo de confiança de 95% para a proporção que recomenda o produto A também foi relatado.

$$0{,}58 \pm 1{,}96\sqrt{0{,}58 \times 0{,}42/250} = 0{,}519 \text{ a } 0{,}641$$

Exercício 4 — Calcule Z com e sem a correção de continuidade, quando 141 dos 250 farmacêuticos recomendaram o produto A. Determine se o resultado é significativo através do uso de um teste com dois ramos no nível de 5%.

TESTE DO QUI QUADRADO — Para testar as diferenças de duas proporções a partir de duas amostras independentes, utiliza-se o teste do qui quadrado. O qui quadrado (χ^2) é uma distribuição de probabilidade derivada do somatório dos quadrados das variáveis normais. A distribuição do qui quadrado não é simétrica e pode ter apenas valores positivos. O Quadro 12.12[3] é um quadro curto das probabilidades do qui quadrado, sendo utilizado da mesma forma que os quadros normal e t: primeiro, devemos calcular um valor estatístico do qui quadrado e, quando o valor excede o valor tabelado, deve ser declarado um efeito significativo.

O qui quadrado é calculado como

$$\chi^2 = \sum \frac{(\text{Freqüência observada} - \text{Freqüência esperada})^2}{\text{Freqüência esperada}}$$

Exemplo 14 — Ao disputar a sorte com uma moeda, espera-se 50% de cara e 50% de coroa. Suponhamos que uma moeda seja arremessada 40 vezes e 25 caras e 15 coroas sejam obtidas, embora tenham sido esperadas 20 caras e 20 coroas. A moeda apresenta tendência ou peso de alguma forma?

$$\chi^2 = \frac{(25 - 20)}{20} + \frac{(15 - 20)^2}{20} = 2{,}5$$

Os graus de liberdade (GL) associados a χ^2 são menores que o número de categorias. Aqui, $\chi^2 = 2{,}5$ com GL de 1. Quanto maior for a discordância entre o esperado e o observado, maior será o χ^2. Veja o Quadro 12.12 para as probabilidades de obter este valor ou mais. Para GL de 1, a probabilidade de conseguir um valor maior que 2,5 é algo entre $P = 0{,}20$ e $P = 0{,}10$. Para dizer que existe um desvio estatisticamente significativo a partir dos valores esperados, o χ^2 deve ter sido maior que 3,84, o qual é o valor para $P = 0{,}05$ em GL de 1. Um valor de χ^2 maior que 6,64 para o GL de 1 indica um desvio altamente significativo ($P < 0{,}01$), do ponto de vista estatístico, entre os valores observado e esperado.

O teste do qui quadrado é comumente utilizado para comparar dois percentuais em um quadro de contingência de 2 × 2 ou de quatro vezes (Quadro 12.13).

Exemplo 15 — O Quadro 12.13 fornece as taxas de sobrevida para porcos tratados com medicamento e de controle com disenteria suína. As taxas de sobrevida para os porcos tratados com medicamentos e de controle são $p_D = 25/39 = 64\%$ e $p_C = 21/43 = 49\%$, respectivamente. Para testar a hipótese nula de que não existe diferença nas taxas de sobrevida dos porcos tratados com medicamento e de controle, χ^2 é calculado:

$$\chi^2 = \frac{(\text{Freqüência observada} - \text{Freqüência esperada})^2}{\text{Freqüência esperada}}$$

Os valores esperados em cada uma das quatro células podem ser obtidos multiplicando o total da coluna pelo total da fileira e dividindo este resultado pelo total geral. O valor esperado para a célula a é 46 × 39/82 = 21,9. As freqüências esperadas para as células b, c e d são de 17,1, 24,1 e 18,9, respectivamente. Observe que o somatório das freqüências esperadas através de qualquer coluna se iguala aos totais da

Quadro 12.13 Taxas de Sobrevida na Disenteria Suína

TRATAMENTO	SOBREVIVENTES	MORTOS	TOTAL
Medicamento	$a = 25$	$b = 14$	$a + b = 39$
Controles	$c = 21$	$d = 22$	$c + d = 43$
Totais	$a + c = 46$	$b + d = 36$	$N = 82$

fileira ou da coluna. Por exemplo, as freqüências esperadas para b e d são 17,1 e 18,9, que somam 36, o número total que morreu. O cálculo do qui quadrado é

$$\frac{(25-21{,}9)^2}{21{,}9}+\frac{(14-17{,}1)^2}{17{,}1}+\frac{(21-24{,}1)^2}{24{,}1}+\frac{(22-18{,}9)^2}{18{,}9}=1{,}91$$

O GL associado com um quadro de contingência $R \times C = (R-1)(C-1)$, de modo que, para um quadro de contingência de 2×2, temos GL de 1. O Quadro 12.12 mostra que, para o GL de 1, a probabilidade de obter um valor de χ^2 maior que o valor calculado de 1,91 é maior que $P = 0{,}10$. Como P não é igual ou menor que 0,05, concluímos que existe evidência insuficiente para indicar que as taxas de sobrevida para os porcos tratados com medicamento e de controle são diferentes.

O teste do qui quadrado, visando comparar dois percentuais correlacionados para os dados pareados, toma uma forma um pouco diferente.

Exemplo 16 — Dois tipos diferentes de penicilina foram administrados a cada um dos 22 pacientes em uma ordem aleatória, em ocasiões sucessivas, e a presença ou ausência de um nível sangüíneo detectável foram determinadas (Quadro 12.14). Os percentuais dos pacientes com níveis sangüíneos detectáveis para as duas formas de penicilina são $p_I = 16/22 = 73\%$ e $p_{II} = 8/22 = 36\%$. Para testar a hipótese nula de que não há diferença no percentual de pacientes com níveis sangüíneos detectáveis para as duas formas de penicilina, calculamos

$$\chi^2=\frac{(|b-c|-1)^2}{b+c}=\frac{(|10-2|-1)^2}{10+2}=\frac{49}{12}=4{,}08$$

No Quadro 12.13, para $P = 0{,}05$ e GL = 1 o valor de χ^2 fornecido é de 3,84. O valor de χ^2 calculado é maior que isso. Por conseguinte, como a probabilidade de os percentuais para a penicilina dos tipos I e II serem idênticos é inferior a 0,05, concluímos que são diferentes.

Observe que esse teste compara o número de pacientes positivos em um teste e negativos no outro.

A distribuição do qui quadrado é uma aproximação da distribuição distinta representada pelo quadro de quatro vezes. A aproximação pode ser melhorada aplicando um *fator de correção* para os valores observado – esperado. Quando a diferença absoluta é um número inteiro exato (p. ex., 4,0), deve-se subtrair 0,5 da diferença absoluta; 4,0 transformar-se em 3,5. Se a diferença absoluta possui uma decimal entre 0,5 e 0 (p. ex., 3,8), deve-se mudar o decimal para 0,5; 3,8 transformar-se em 3,5. Estando a decimal entre 0 e 0,5, deve-se reduzir a diferença absoluta para seu valor inteiro; 4,1 torna-se 4. No exemplo 15, a diferença absoluta do observado – esperado pode ser reduzida para 3,0. O qui quadrado corrigido é de 1,79.

Exercício 5 — Calcule o qui quadrado corrigido para o exemplo 15. *Resposta:* 1,79.

A DISTRIBUIÇÃO *F* E OS TESTES DE SIGNIFICÂNCIA — A distribuição t é apropriada a um teste estatístico que compara duas médias. A distribuição F é empregada para comparar duas variâncias, sendo F definido pela relação das variâncias, tendo $n_1 - 1$ GL no numerador e $n_2 - 1$ GL no denominador da relação

$$F_{n_1-1,n_2-1} = s_1^2/s_2^2$$

Semelhante à distribuição do qui quadrado, a distribuição F consiste apenas em valores positivos, sendo uma distribuição desviada. A relação das duas variâncias é comparada aos valores no quadro F (Quadro 12.15[11]) com o GL apropriado

Quadro 12.14 Dados para o Exemplo 16

		TIPO II +	−	Totais
TIPO I	+	a 6	$b = 10$	16
	−	$c = 2$	$d = 4$	6
Totais		8	14	22

no numerador e no denominador, a fim de testar para a verificação da significância estatística. Quando a relação calculada excede o valor no quadro em determinado nível α, as variâncias diferem no nível α de significância. Os dois exemplos a seguir descrevem a utilização do teste F visando à comparação das variâncias para amostras independentes e dependentes.

O exemplo 17 mostra um teste para comparar as variâncias de duas amostras independentes empregando o teste F. O exemplo 18 mostra o teste para comparar as variâncias em amostras relacionadas ou pareadas, o qual utiliza o termo estatístico t, a fim de determinar a significância. Para comparar as variâncias das amostras de duas populações independentes, o cálculo é

$$F = s_1^2/s_2^2 \quad \text{com } s_1^2 > s_2^2$$

onde

$$s_1^2=\frac{\Sigma x_{1i}^2-(\Sigma x_{1i})^2/n_1}{n_1-1}=\text{variância maior}$$

$$s_2^2=\frac{\Sigma x_{2i}^2-(\Sigma x_{2i})^2/n_2}{n_2-1}=\text{variância menor}$$

Para testar para a significância, a relação F é referida ao quadro F (veja o Quadro 12.15), sendo $f_1 = n_1 - 1$ e $f_2 = n_2 - 1$ GL. A hipótese nula de que as duas variâncias são idênticas é rejeitada no nível $2P$ de significância.

Exemplo 17 — São mostrados os resultados de dois tratamentos no Quadro 12.16. Entrando no Quadro 12.15 com $f_1 = 6$ e $f_2 = 5$ GL, descobrimos que os valores tabulados de F são 4,95 e 6,98 para $P = 2\,(0{,}05) = 0{,}10$ e $P = 2\,(0{,}025) = 0{,}05$, respectivamente. Desta maneira, a probabilidade de obter um valor de F maior que o valor calculado de 5,75 fica entre $P = 0{,}05$ e $P = 0{,}10$. Como P não é igual ou menor que 0,05, concluímos que existe evidência insuficiente para indicar que as duas variâncias são diferentes.

Quando se deseja comparar as variâncias a partir de dados pareados, o teste F descrito linhas atrás é impróprio. Em vez disso, deve-se proceder conforme exemplificado adiante.

Exemplo 18 — Uma característica foi medida antes e depois do envelhecimento para cada um dos 10 itens (Quadro 12.17). A variabilidade modificou-se com o envelhecimento?

$$\Sigma x_B^2 = 2.393{,}81 \qquad \Sigma x_A^2 = 2.252{,}72$$

$$\Sigma x_B x_A = 2.298{,}92$$

$$[x_B]^2 = 2.393{,}81 - (148{,}5)^2/10 = 188{,}59$$

$$[x_A^2] = 2.252{,}72 - (147{,}2)^2/10 = 85{,}94$$

$$[x_B x_A] = 2.298{,}92 - (148{,}5)(147{,}2)/10 = 113{,}00$$

$$t=\frac{([x_B^2]-[x_A^2])\sqrt{n-2}}{2\sqrt{[x_B^2][x_A^2]-[x_Bx_A]^2}}=\frac{(188{,}59-85{,}94)\sqrt{8}}{2\sqrt{(188{,}59)(85{,}94)-(113{,}00)^2}}=2{,}476$$

$$GL = n - 2 = 10 - 2 = 8$$

No quadro t (veja o Quadro 12.10), para $P = 0{,}05$ e GL = 8 (dois ramos), o valor de t fornecido é de 2,306. O valor de t calculado é maior que isso. Por conseguinte, como a probabilidade de as variâncias, antes e depois do envelhecimento, serem idênticas é menor que 0,05, concluiu-se que elas são diferentes. Aparentemente, a variabilidade diminuiu depois do envelhecimento.

A distribuição F é utilizada com maior freqüência para a comparação de mais de duas médias através da análise de variância, sendo equivalente ao teste t, quando empregada para comparar duas médias.

ANÁLISE DE VARIÂNCIA (ANOVA) E *DESIGN* EXPERIMENTAL — Quase sempre existe mais de um modo de conduzir uma experiência, para alcançar determinado objetivo. Observou-se que, quando se comparam as médias de dois

Quadro 12.15 O Quadro F[a]
Pontos de 10%, 5%, 2,5% e 1% para a Distribuição de F

		GRAUS DE LIBERDADE f_1 (PARA QUADRADOS DA MÉDIA MAIORES)														
f_2	*P*	1	2	3	4	5	6	7	8	9	10	20	30	40	60	120	∞
5	0,10	4,06	3,78	3,62	3,52	3,45	3,40	3,37	3,34	3,32	3,30	3,21	3,17	3,16	3,14	3,12	3,10
	0,05	6,61	5,79	5,41	5,19	5,05	4,95	4,88	4,82	4,77	4,74	4,56	4,50	4,46	4,43	4,40	4,36
	0,025	10,01	8,43	7,76	7,39	7,15	6,98	6,85	6,76	6,68	6,62	6,33	6,23	6,18	6,12	6,07	6,02
	0,01	16,26	13,27	12,06	11,39	10,97	10,67	10,45	10,27	10,15	10,05	9,55	9,38	9,29	9,20	9,11	9,02
10	0,10	3,28	2,92	2,73	2,61	2,52	2,46	2,41	2,38	2,35	2,32	2,20	2,16	2,13	2,11	2,08	2,06
	0,05	4,96	4,10	3,71	3,48	3,33	3,22	3,14	3,07	3,02	2,98	2,77	2,70	2,66	2,62	2,58	2,54
	0,025	6,94	5,46	4,83	4,47	4,24	4,07	3,95	3,85	3,78	3,72	3,42	3,31	3,26	3,20	3,14	3,08
	0,01	10,04	7,56	6,55	5,99	5,64	5,39	5,21	5,06	4,95	4,85	4,41	4,25	4,17	4,08	4,00	3,91
15	0,10	3,07	2,70	2,49	2,36	2,27	2,21	2,16	2,12	2,09	2,06	1,92	1,87	1,85	1,82	1,79	1,76
	0,05	4,54	3,68	3,29	3,06	2,90	2,79	2,71	2,64	2,59	2,54	2,33	2,25	2,20	2,16	2,11	2,07
	0,025	6,20	4,76	4,15	3,80	3,58	3,41	3,29	3,20	3,12	3,06	2,76	2,64	2,58	2,52	2,46	2,40
	0,01	8,68	6,36	5,42	4,89	4,56	4,32	4,14	4,00	3,89	3,80	3,36	3,20	3,12	3,05	2,96	2,87
20	0,10	2,97	2,59	2,38	2,25	2,16	2,09	2,04	2,00	1,96	1,94	1,79	1,74	1,71	1,68	1,64	1,61
	0,05	4,35	3,49	3,10	2,87	2,71	2,60	2,51	2,45	2,39	2,35	2,12	2,04	1,99	1,95	1,90	1,84
	0,025	5,87	4,46	3,86	3,51	3,29	3,13	3,01	2,91	2,84	2,77	2,46	2,35	2,29	2,22	2,16	2,09
	0,01	8,10	5,85	4,94	4,43	4,10	3,87	3,71	3,56	3,45	3,37	2,94	2,77	2,69	2,61	2,52	2,42
25	0,10	2,92	2,53	2,32	2,18	2,09	2,02	1,97	1,93	1,89	1,87	1,72	1,66	1,63	1,59	1,56	1,52
	0,05	4,24	3,39	2,99	2,76	2,60	2,49	2,40	2,34	2,28	2,24	2,01	1,92	1,87	1,82	1,77	1,71
	0,025	5,69	4,29	3,69	3,35	3,13	2,97	2,85	2,75	2,68	2,61	2,30	2,18	2,12	2,05	1,98	1,91
	0,01	7,77	5,57	4,68	4,18	3,86	3,63	3,46	3,32	3,21	3,13	2,70	2,54	2,45	2,36	2,27	2,17
30	0,10	2,88	2,49	2,28	2,14	2,05	1,98	1,93	1,88	1,85	1,82	1,67	1,61	1,57	1,54	1,50	1,46
	0,05	4,17	3,32	2,92	2,69	2,53	2,42	2,33	2,27	2,21	2,16	1,93	1,84	1,79	1,74	1,68	1,62
	0,025	5,57	4,18	3,59	3,25	3,03	2,87	2,75	2,65	2,57	2,51	2,20	2,07	2,01	1,94	1,87	1,79
	0,01	7,56	5,39	4,51	4,02	3,70	3,47	3,30	3,17	3,06	2,98	2,55	2,38	2,29	2,21	2,11	2,01
40	0,10	2,84	2,44	2,23	2,09	2,00	1,93	1,87	1,83	1,79	1,76	1,61	1,54	1,51	1,47	1,42	1,38
	0,05	4,08	3,23	2,84	2,61	2,45	2,34	2,25	2,18	2,12	2,08	1,84	1,74	1,69	1,64	1,58	1,51
	0,025	5,42	4,05	3,46	3,13	2,90	2,74	2,62	2,53	2,45	2,39	2,07	1,94	1,88	1,80	1,72	1,64
	0,01	7,31	5,18	4,31	3,83	3,51	3,29	3,12	2,99	2,88	2,80	2,37	2,20	2,11	2,02	1,92	1,81
60	0,10	2,79	2,39	2,18	2,04	1,95	1,87	1,82	1,77	1,74	1,71	1,54	1,48	1,44	1,40	1,35	1,29
	0,05	4,00	3,15	2,76	2,53	2,37	2,25	2,17	2,10	2,04	1,99	1,75	1,65	1,59	1,53	1,47	1,39
	0,025	5,29	3,93	3,34	3,01	2,79	2,63	2,51	2,41	2,33	2,27	1,94	1,82	1,74	1,67	1,58	1,48
	0,01	7,08	4,98	4,13	3,65	3,34	3,12	2,95	2,82	2,72	2,63	2,20	2,03	1,93	1,84	1,73	1,60
120	0,10	2,75	2,35	2,13	1,99	1,90	1,82	1,77	1,72	1,68	1,65	1,48	1,41	1,37	1,32	1,26	1,19
	0,05	3,92	3,07	2,68	2,45	2,29	2,18	2,09	2,02	1,96	1,91	1,66	1,55	1,50	1,43	1,35	1,25
	0,025	5,15	3,80	3,23	2,89	2,67	2,52	2,39	2,30	2,22	2,16	1,82	1,69	1,61	1,53	1,43	1,31
	0,01	6,85	4,79	3,95	3,48	3,17	2,96	2,79	2,66	2,56	2,47	2,03	1,86	1,76	1,66	1,53	1,38
∞	0,10	2,71	2,30	2,08	1,94	1,85	1,77	1,72	1,67	1,63	1,60	1,42	1,34	1,30	1,24	1,17	1,00
	0,05	3,84	3,00	2,60	2,37	2,21	2,10	2,01	1,94	1,88	1,83	1,57	1,46	1,39	1,32	1,22	1,00
	0,025	5,02	3,69	3,12	2,79	2,57	2,41	2,29	2,19	2,11	2,05	1,71	1,57	1,48	1,39	1,27	1,00
	0,01	6,64	4,60	3,78	3,32	3,02	2,80	2,64	2,51	2,41	2,32	1,87	1,69	1,59	1,47	1,32	1,00

[a]Adaptado de Snedecor e Cochran.[11]

grupos de tratamento, podem ser utilizados dois grupos independentes ou um *design* pareado. Por exemplo, em um estudo clínico, dois tratamentos podem ser aplicados a dois grupos distintos e independentes de pacientes, ou cada paciente pode receber ambos os tratamentos.

Na experiência pareada, um refinamento adicional pode ser acrescentado em relação à ordem de tratamento. Por exemplo,

Quadro 12.16 Dados para o Exemplo 17

	A	B
	6	15
	4	4
	3	10
	7	10
	6	5
	4	11
		9
Σx_i	30	64
Σx_i^2	162	668
n_i	6	7
s_i^2	2,40	13,81
f_i	5	6

$F = s_1^2/s_2^2 = 13,81/2,40 = 5,75$

$$f_1 = n_1 - 1 = 7 - 1 = 6$$
$$f_2 = n_2 - 1 = 6 - 1 = 5$$

se os medicamentos não podem ser administrados de forma concomitante, a ordem de administração de medicamentos pode ser balanceada. Metade dos pacientes recebe o medicamento A na primeira administração e a outra metade recebe-o na segunda administração. Os pacientes que recebem o A na primeira ocasião recebem o B na segunda ocasião e vice-versa, o que é conhecido como *design cruzado*.

Um *design* alternativo é atribuir a cada paciente uma ordem de administração aleatória. No último caso, é provável que uma alocação balanceada não seja atingida, como no *design* cruzado. Na realidade, sempre existe uma possibilidade, embora pequena, de que todos os pacientes recebam um e o mesmo tratamento em primeiro lugar e o outro tratamento em segundo lugar, situação intencionalmente evitada no *design* cruzado.

Quando mais de dois tratamentos devem ser empregados em uma experiência, é possível uma variedade de *designs*. Nestes casos, um *design* geralmente é ótimo, dependendo da natureza da experiência, dos tratamentos e das unidades experimentais ou indivíduos. Um aspecto comum da maioria dos bons *designs* é a *simetria*, o que não quer dizer que todos os bons *designs* sejam simétricos. Em alguns casos especiais, um *design* assimétrico pode ser ótimo, mas isso não ocorre nas circunstâncias usuais.

A análise mais simples do *design* de variância é conhecida como a *análise de variância em sentido único* (ANOVA em sentido único) ou *design* completamente randomizado. Esta é a analogia da ANOVA de dois testes *t* de amostras independentes. No *design* da ANOVA, existe interesse em comparar as médias de dois ou mais grupos de tratamento. Conforme foi

Quadro 12.17 Mensuração Antes e Depois do Envelhecimento

NÚMERO DO ITEM	ANTES DO ENVELHECIMENTO	DEPOIS DO ENVELHECIMENTO
1	8,3	9,3
2	8,4	10,9
3	14,9	13,2
4	12,2	12,8
5	12,5	16,0
6	15,0	15,2
7	17,1	16,8
8	19,2	16,2
9	22,0	17,9
10	18,9	18,9
	$\Sigma x_B = 148{,}5$	$\Sigma x_A = 147{,}2$

notado anteriormente, no jargão dos estudos clínicos, este *design* é, com freqüência, um de classe conhecida como *design* de grupos paralelos.

Na descrição a seguir, é utilizado um exemplo extraído de estudos clínicos. Entretanto, devemos compreender que os comprimidos, frascos ou consumidores podem ser substituídos pelos pacientes, e o processo é idêntico: n pacientes são disponíveis para a experiência com t tratamentos. Por exemplo, 150 pacientes devem ser designados para três grupos de tratamento, um com placebo e dois ativos. Os n pacientes são designados de maneira aleatória para os três grupos (veja a discussão sobre a designação ao acaso). A designação ótima nos exemplos discutidos neste capítulo resulta em quantidades iguais em cada grupo, n/t unidades por grupo. Observe que se escolhe um número n divisível por t. Quando existem três tratamentos e $n = 150$, podemos atribuir aleatoriamente 50 unidades por tratamento. Uma perda de observações não invalida a análise, o que, da mesma forma, ocorre no teste t com dois grupos independentes. São feitas as observações, e a hipótese nula de que todas as médias t são iguais é testada por um procedimento ANOVA.

A ANOVA separa o somatório total dos quadrados, $\Sigma(x_i - \bar{x})^2$, em partes determinadas pela estrutura experimental. Para a ANOVA em sentido único, a soma dos quadrados consiste na soma dos quadrados inter (entre) e intra. A soma dos quadrados inter (BSS, do inglês = "*b*etween *s*um-of-*s*quares") representa as diferenças entre tratamentos, indicando os grandes valores acentuadas diferenças de tratamento (p. ex., quando as médias do tratamento são idênticas, o BSS é 0 na média). A soma dos quadrados intra (WMS, do inglês "*w*ithin *m*ean *s*quare") representa as diferenças dentro dos tratamentos ou erro, *i. e.*, as diferenças entre os objetos dentro de um tratamento é uma medida da variabilidade das observações.

Um quadro ANOVA é preparado, consistindo na fonte de variação, graus de liberdade, somatórios dos quadrados e quadrado médio. Na ANOVA em sentido único, as fontes consistem nos termos inter, intra e total. A soma dos quadrados dividida pelo GL é conhecida como quadrado médio, quadrado médio inter (BMS, do inglês = "*b*etween *m*ean *s*quare") e quadrado médio intra (WMS) na ANOVA de sentido único (Quadro 12.18).

Para uma ANOVA de sentido único, o GL para os tratamentos é $t - 1$. O GL para o erro (dentro dos tratamentos) é $n - t$, em que n é o número total de observações. O somatório total dos quadrados (SS, do inglês = "*s*um-of-*s*quares") consiste exatamente na soma dos quadrados inter e intra. O erro do quadrado médio (WMS) corresponde à variância para o teste e, no caso de dois tratamentos, à variância agrupada no teste t.

A relação BMS/WMS tem uma distribuição F sob a hipótese nula, com $(t - 1)$ GL no numerador e $(n - t)$ GL no denominador. Quando a relação excede o valor F apropriado, encontrado no quadro, então pelo menos dois dos tratamentos testados são significativamente diferentes. Os cálculos consistem em aritmética simples, somando os valores individuais e seus quadrados. O exemplo numérico a seguir ilustra os cálculos e deve esclarecer estes conceitos. Embora sempre seja útil praticar alguns cálculos, são disponíveis programas de computador que devem ser utilizados para a maioria das situações práticas.

Quadro 12.18 ANOVA para o Exemplo 19

ANÁLISE DE VARIÂNCIA				
FONTE DE VARIAÇÃO	GRAUS DE LIBERDADE	SOMATÓRIO DOS QUADRADOS	QUADRADOS DA MÉDIA	RELAÇÃO F
Entre os regimes	$t - 1 = 9$	160,54	17,81	8,22
Dentro dos regimes	$\Sigma\,(n_i - 1)^a = 20$	43,33	$s^2 = 2{,}17$	
Total	$N - 1 = 29$	203,87		

[a] $\Sigma\,(n_i - 1) = N - t$.

Exemplo 19 — Grupos de três pessoas receberam cada qual um dos 10 regimes alimentares e mostraram ganhos de peso (em libras) no Quadro 12.19. Estes são dados não-pareados, sendo tal tipo de estudo referido como experiência completamente randomizada. Existem apenas duas fontes de variação; a variação entre os regimes e a variação dentro dos regimes, conforme indicado no Quadro 12.18. As somas dos quadrados são obtidas da seguinte forma:

$$\text{SQ total} = \Sigma\, x^2 - (\Sigma\, x)^2/N = 934 - (148)^2/30 = 203{,}87$$

$$\text{SQ inter-regimes} = \frac{(\Sigma\, x_1)^2}{n_1} + \frac{(\Sigma\, x_2)^2}{n_2} + \cdots + \frac{(\Sigma\, x_{10})^2}{n_{10}} - \frac{(\Sigma\, x)^2}{N}$$

$$= \frac{(7)^2}{3} + \frac{(3)^2}{3} + \cdots + \frac{(16)^2}{3} - \frac{(148)^2}{30}$$

$$= 160{,}54$$

$$\text{SQ intra-regimes} = 203{,}87 - 160{,}54 = 43{,}33$$

Os quadrados médios são obtidos dividindo as somas dos quadrados por seus GLs correspondentes. O quadrado médio dentro dos regimes, s^2, é a variância agrupada para as 10 amostras. Como esta é a única variância que pode ser identificada como erro de amostragem aleatória (o quadrado médio entre os regimes possui, além disso, um componente decorrente da variabilidade entre os regimes), ele transforma-se no denominador na relação F, de modo que

$$F = \frac{\text{Quadrado da média inter regimes}}{\text{Quadrado da média intra-regimes}} = \frac{17{,}81}{2{,}17} = 8{,}22$$

Para testar visando à verificação da significância, a relação F é referida ao quadro F (veja o Quadro 12.15) com $f_1 = t - 1 = 9$ e $f_2 = \Sigma(n_i - 1) = 20$ GL. Mostramos que o valor calculado de 8,22 é maior que o valor tabulado de 3,45 para $P = 0{,}01$. Portanto, como a probabilidade de tais 10 amostras ser obtida da mesma população é menor que 0,05 (na realidade, é menor que 0,01), concluiu-se que não são idênticas (*i. e.*, nem todas as médias são iguais).

MÚLTIPLAS COMPARAÇÕES NA ANOVA — Quando o teste F é significativo e mais de dois tratamentos são incluídos na experiência ($t > 2$), pode não ficar evidente, de imediato, quais tratamentos são diferentes. Alguns ou todos os tratamentos podem ser diferentes. Foram propostos vários procedimentos de múltiplas comparações, para solucionar este problema. Nem sempre fica evidente quando um determinado teste é melhor, diante da variedade de procedimentos disponíveis. Vários desses testes são descritos aqui com a discussão das suas aplicações. O procedimento geral é listar as médias classificadas da menor para a maior e sublinhar as médias que não são estatisticamente muito diferentes entre si. Às vezes, chaves ou parênteses são empregados em lugar de um sublinhado. O procedimento é realizado calculando uma concessão de 5%, definida como a diferença crítica entre as médias, o que possibilita que uma rejeite a hipótese nula ($\mu_i \neq \mu_j$) e aceite a hipótese alternativa ($\mu_i \neq \mu_j$) para duas médias de amostras quaisquer $\bar{x}_i$ e $\bar{x}_j$ em $P = 0{,}05$. Para calcular a concessão de 5%, necessita-se dos seguintes dados:

Quadro 12.19 Ganhos de Peso em Dez Regimes Alimentares

	REGIME ALIMENTAR										
	A	*B*	*C*	*D*	*E*	*F*	*G*	*H*	*I*	*J*	(t = 10 REGIMES)
	2	1	2	4	9	3	6	7	4	4	
	3	2	4	8	8	8	5	6	4	6	
	2	0	1	7	11	6	6	6	7	6	
											Somatórios
Σx_i	7	3	7	19	28	17	17	19	15	16	$\Sigma x = 148$
Σx_i^2	17	5	21	129	266	109	97	121	81	88	$\Sigma x^2 = 934$
n_i	3	3	3	3	3	3	3	3	3	3	$N = 30$
$n_i - 1$	2	2	2	2	2	2	2	2	2	2	$\Sigma(n_i - 1) = 20$
$\bar{x}_i$	2,3	1,0	2,3	6,3	9,3	5,7	5,7	6,3	5,0	5,3	

s^2 = variância agrupada da análise de variância;
GL = graus de liberdade para a variância agrupada a partir da análise de variância;
n_i, n_j = número de observações a partir das quais as médias x_i e $\bar{x}_j$ foram determinadas, respectivamente;
t = valor crítico em $P = 0{,}05$ que depende do GL e do grau de conservadorismo desejado conforme exemplificado pelos procedimentos de comparação múltipla descritos adiante.

Procedimento com Diferença Significativa Mínima — Para tal procedimento

$$\text{concessão de } 5\% = t\sqrt{s^2(1/n_i + 1/n_j)}$$

onde t é o valor de t com base no Quadro 12.10 (dois ramos). Este é o procedimento conservador mínimo, garantindo que a probabilidade de que uma comparação qualquer seja considerada significativa apenas ao acaso é de 5%. Entretanto, a probabilidade de uma ou mais comparações serem consideradas significativas é maior que 5%. Aplicado aos resultados do exemplo 19,

$$s^2 = 2{,}17$$
$$n_i, n_j = 3{,}3$$
$$GL = 20$$

e $t = 2{,}086$ com base no Quadro 12.10 para 20 GL e $P = 0{,}05$ (dois ramos).

$$\text{Concessão de } 5\% = t\sqrt{s^2(1/n_i + 1/n_j)} = 2{,}086\sqrt{2{,}17(1/3 + 1/3)} = 2{,}51$$

Desta maneira, duas médias quaisquer que diferem em 2,51 ou mais são consideradas diferentes.

Médias Classificadas

B	*A, C*	*I*	*J*	*F, G*	*D, H*	*E*
1,0	2,3	5,0	5,3	5,7	6,3	9,3

ou, (*BAC*) (*IJFGDH*) (*E*).

Duas médias quaisquer, sublinhadas pela mesma linha (ou inclusas entre os mesmos parênteses), não diferem estatisticamente em $P = 0{,}05$.

Duas médias quaisquer não sublinhadas pela mesma linha (ou não-inclusas entre os mesmos parênteses) são significativamente diferentes do ponto de vista estatístico, em $P \leqslant 0{,}05$.

Procedimento do Intervalo Pesquisado — Para este método,

$$\text{concessão } 5\% = \frac{Q}{\sqrt{2}}\sqrt{s^2(1/n_i + 1/n_j)}$$

onde Q é o valor do intervalo pesquisado para κ tratamentos com base no Quadro 12.20.[12] Este é um dos procedimentos mais conservadores, assegurando que a probabilidade de uma ou mais comparações serem consideradas significativas apenas ao acaso é de 5%. Aplicado aos resultados do exemplo 19,

$Q = 5{,}01$ com base no Quadro 12.20 para $k = 10$ tratamentos, 20 GL e $P = 0{,}05$

$$\text{concessão } 5\% = \frac{Q}{\sqrt{2}}\sqrt{s^2(1/n_i + 1/n_j)} = \frac{5{,}01}{\sqrt{2}}\sqrt{2{,}17(1/3 + 1/3)} = 4{,}26$$

Desta maneira, duas médias quaisquer, diferindo em 4,26 ou mais, são consideradas diferentes.

Quadro 12.20 O Quadro Q[a]

Pontos 5% Superiores, Q, no Intervalo Pesquisado

	k (NÚMERO DE TRATAMENTOS)																		
GL	2	3	4	5	6	7	8	9	10	11	12	13	14	15	16	17	18	19	20
10	3,15	3,88	4,33	4,66	4,91	5,12	5,30	5,46	5,60	5,72	5,83	5,93	6,03	6,12	6,20	6,27	6,34	6,41	6,47
11	3,11	3,82	4,26	4,58	4,82	5,03	5,20	5,35	5,49	5,61	5,71	5,81	5,90	5,98	6,06	6,14	6,20	6,27	6,33
12	3,08	3,77	4,20	4,51	4,75	4,95	5,12	5,27	5,40	5,51	5,61	5,71	5,80	5,88	5,95	6,02	6,09	6,15	6,21
13	3,06	3,73	4,15	4,46	4,69	4,88	5,05	5,19	5,32	5,43	5,53	5,63	5,71	5,79	5,86	5,93	6,00	6,06	6,11
14	3,03	3,70	4,11	4,41	4,64	4,83	4,99	5,13	5,25	5,36	5,46	5,56	5,64	5,72	5,79	5,86	5,92	5,98	6,03
15	3,01	3,67	4,08	4,37	4,59	4,78	4,94	5,08	5,20	5,31	5,40	5,49	5,57	5,65	5,72	5,79	5,85	5,91	5,96
16	3,00	3,65	4,05	4,34	4,56	4,74	4,90	5,03	5,15	5,26	5,35	5,44	5,52	5,59	5,66	5,73	5,79	5,84	5,90
17	2,98	3,62	4,02	4,31	4,52	4,70	4,86	4,99	5,11	5,21	5,31	5,39	5,47	5,55	5,61	5,68	5,74	5,79	5,84
18	2,97	3,61	4,00	4,28	4,49	4,67	4,83	4,96	5,07	5,17	5,27	5,35	5,43	5,50	5,57	5,63	5,69	5,74	5,79
19	2,96	3,59	3,98	4,26	4,47	4,64	4,79	4,92	5,04	5,14	5,23	5,32	5,39	5,46	5,53	5,59	5,65	5,70	5,75
20	2,95	3,58	3,96	4,24	4,45	4,62	4,77	4,90	5,01	5,11	5,20	5,28	5,36	5,43	5,50	5,56	5,61	5,66	5,71
24	2,92	3,53	3,90	4,17	4,37	4,54	4,68	4,81	4,92	5,01	5,10	5,18	5,25	5,32	5,38	5,44	5,50	5,55	5,59
30	2,89	3,48	3,84	4,11	4,30	4,46	4,60	4,72	4,83	4,92	5,00	5,08	5,15	5,21	5,27	5,33	5,38	5,43	5,48
40	2,86	3,44	3,79	4,04	4,23	4,39	4,52	4,63	4,74	4,82	4,90	4,98	5,05	5,11	5,17	5,22	5,27	5,32	5,36
60	2,83	3,40	3,74	3,98	4,16	4,31	4,44	4,55	4,65	4,73	4,81	4,88	4,94	5,00	5,06	5,11	5,15	5,20	5,24
120	2,80	3,36	3,69	3,92	4,10	4,24	4,36	4,47	4,56	4,64	4,71	4,78	4,84	4,90	4,95	5,00	5,04	5,09	5,13
∞	2,77	3,32	3,63	3,86	4,03	4,17	4,29	4,39	4,47	4,55	4,62	4,68	4,74	4,80	4,84	4,89	4,93	4,97	5,01

[a]Adaptado de Snedecor e Cochran.[12]

Médias Classificadas

B	A, C	I	J	F, G	D, H	E
1,0	2,3	5,0	5,3	5,7	6,3	9,3

ou, (*BACI*) (*ACIJFGDH*) (*JFGDHE*).

Procedimento do Novo Intervalo Múltiplo de Duncan — Para este método,

$$\text{concessão de } 5\% = \frac{t_k}{\sqrt{2}}\sqrt{s^2(1/n_i + 1/n_j)}$$

onde t_k são valores para 2, 3,..., κ tratamentos obtidos com base no Quadro 12.21.[13] Os valores críticos são A_2, A_3,..., A_κ, dependendo de quantas médias são incluídas no intervalo das médias classificadas a ser comparado, o que é próximo do procedimento conservador mínimo. Aplicado aos resultados do exemplo 19,

$$\text{concessão de } 5\% = \frac{t_k}{\sqrt{2}}\sqrt{s^2(1/n_i + 1/n_j)} = \frac{t_k}{\sqrt{2}}\sqrt{2{,}17(1/3 + 1/3)}$$

Os valores de t_k, com base no Quadro 12.21, para $\kappa = 2$ a 10 tratamentos, 20 GL e $P = 0{,}05$, fornecem as concessões no Quadro 12.22. Desta maneira, a diferença crítica entre E e B é de 2,89, porque o intervalo inclui 10 médias, a diferença crítica entre E e H é de 2,64, porque o intervalo inclui três médias, e assim por diante.

Médias Classificadas

B	A, C	I	J	F, G	D, H	E
1,0	2,3	5,0	5,3	5,7	6,3	9,3

ou, (*BAC*) (*IJFGDH*) (*E*).

Procedimento de Dunnett — Os três procedimentos previamente descritos são apropriados, quando se deseja comparar todos os possíveis pares de médias. Dunnett[14] considerou o problema, quando o objetivo do estudo é comparar vários tratamentos com um padrão ou controle. Em seu método,

$$\text{concessão de } 5\% = t_d\sqrt{s^2(1/n_i + 1/n_j)}$$

onde t_D é o valor t_D de Dunnett para k tratamentos (excluindo o padrão ou controle) obtido com base no Quadro[a] 12.23.

Como o procedimento de intervalo pesquisado, este é um dos procedimentos mais conservadores e garante que a probabilidade de uma ou mais comparações entre os tratamentos e um padrão ou controle serem consideradas significativas apenas ao acaso é de 5%. Os valores de um ramo (listados nos quadros para $P = 0{,}10$) são empregados, quando o objetivo do estudo é selecionar apenas os tratamentos que apresentam médias mais elevadas (ou mais baixas) que o padrão ou controle. Os valores de dois ramos (listados no quadro para $P = 0{,}05$) são empregados, quando o objetivo do estudo é selecionar os tratamentos mais elevados ou mais baixos que o padrão ou controle. Certamente, a decisão de realizar um teste de um ou dois ramos deve ser tomada, antes que o estudo comece.

No exemplo 19, suponhamos que J seja um regime-padrão e que se deseje determinar quais regimes mostram ganhos de peso diferentes de J. Aqui, $t_D = 3{,}07$ com base no Quadro 12.23 para $k = 9$ tratamentos, 20 GL e $P = 0{,}05$ (dois ramos).

$$\text{concessão de } 5\% = t_D\sqrt{s^2(1/n_i + 1/n_j)} = 3{,}07\sqrt{2{,}17(1/3 + 1/3)} = 3{,}68$$

Desta maneira, qualquer regime cuja média seja diferente da média para o regime J em 3,68 ou mais é considerado diferente de J.

Médias Classificadas

B	A, C	I	J	F, G	D, H	E
1,0	2,3	5,0	5,3	5,7	6,3	9,3

Concluímos que B mostrou um ganho de peso menor estatisticamente significativo que J, E mostrou um ganho de peso maior estatisticamente significativo que J, e que houve evidência insuficiente para indicar que outros regimes tenham sido diferentes de J.

No mesmo exemplo, se o regime A é um grupo de controle e sabemos antecipadamente que todos os outros regimes precisam ser, no mínimo, tão bons quanto o controle ou melhores, pode-se desejar selecionar os regimes significativamente melhores do ponto de vista estatístico. Podemos proceder da seguinte forma:

$t_D = 2{,}60$ com base no Quadro 12.23 para $k = 9$ tratamentos, 20 *GL*, e $P = 0{,}10$ (isso corresponde a um P de sentido único $= 0{,}05$)

$$\text{concessão de } 5\% = t_D\sqrt{s^2(1/n_i + 1/n_j)} = 2{,}60\sqrt{2{,}17(1/3 + 1/3)} = 3{,}12$$

Desta maneira, qualquer regime cuja média seja maior que a média para o regime A em 3,12 ou mais é considerado melhor que A.

Quadro 12.22 Valores Críticos Usando o Teste de Duncan para o Exemplo 19

k	t_k	A_k
2	2,95	2,51
3	3,10	2,64
4	3,18	2,70
5	3,25	2,76
6	3,30	2,81
7	3,34	2,84
8	3,36	2,86
9	3,38	2,87
10	3,40	2,89

Quadro 12.21 O Quadro de Intervalos Múltiplos[a]

Valores de t_k para o Novo Teste de Intervalos Múltiplos de Duncan no Nível de 5% de Significância

GL	k (NÚMERO DE TRATAMENTOS) 2	3	4	5	6	8	10	14	20
10	3,15	3,30	3,37	3,43	3,46	3,47	3,47	3,47	3,48
12	3,08	3,23	3,33	3,36	3,40	3,44	3,46	3,46	3,48
14	3,03	3,18	3,27	3,33	3,37	3,41	3,44	3,46	3,47
16	3,00	3,15	3,23	3,30	3,34	3,39	3,43	3,45	3,47
18	2,97	3,12	3,21	3,27	3,32	3,37	3,41	3,45	3,47
20	2,95	3,10	3,18	3,25	3,30	3,36	3,40	3,44	3,47
24	2,92	3,07	3,15	3,22	3,28	3,34	3,38	3,44	3,47
30	2,89	3,04	3,12	3,20	3,25	3,32	3,37	3,43	3,47
60	2,83	2,98	3,08	3,14	3,20	3,28	3,33	3,40	3,47
100	2,80	2,95	3,05	3,12	3,18	3,26	3,32	3,40	3,47
∞	2,77	2,92	3,02	3,09	3,15	3,23	3,29	3,38	3,47

[a]Adaptado de Duncan.[13]

Quadro 12.23 O Quadro t_D[a]
Valores de t_D para o Procedimento de Dunnett, Visando Comparar Vários Tratamentos com um Controle no Nível de 5% de Significância (Usar Valores de P = 0,10 para um Teste Unilateral e Valores de P = 0,05 para um Teste Bilateral.)

		k (NÚMERO DE TRATAMENTOS, EXCLUINDO O CONTROLE)							
GL	P	2	3	4	5	6	7	8	9
10	0,10	2,15	2,34	2,47	2,56	2,64	2,70	2,76	2,81
	0,05	2,57	2,76	2,89	2,99	3,07	3,14	3,19	3,24
11	0,10	2,13	2,31	2,44	2,53	2,60	2,67	2,72	2,77
	0,05	2,53	2,72	2,84	2,94	3,02	3,08	3,14	3,19
12	0,10	2,11	2,29	2,41	2,50	2,58	2,64	2,69	2,74
	0,05	2,50	2,68	2,81	2,90	2,98	3,04	3,09	3,14
13	0,10	2,09	2,27	2,39	2,48	2,55	2,61	2,66	2,71
	0,05	2,48	2,65	2,78	2,87	2,94	3,00	3,06	3,10
14	0,10	2,08	2,25	2,37	2,46	2,53	2,59	2,64	2,69
	0,05	2,46	2,63	2,75	2,84	2,91	2,97	3,02	3,07
15	0,10	2,07	2,24	2,36	2,44	2,51	2,57	2,62	2,67
	0,05	2,44	2,61	2,73	2,82	2,89	2,95	3,00	3,04
16	0,10	2,06	2,23	2,34	2,43	2,50	2,56	2,61	2,65
	0,05	2,42	2,59	2,71	2,80	2,87	2,92	2,97	3,02
17	0,10	2,05	2,22	2,33	2,42	2,49	2,54	2,59	2,64
	0,05	2,41	2,58	2,69	2,78	2,85	2,90	2,95	3,00
18	0,10	2,04	2,21	2,32	2,41	2,48	2,53	2,58	2,62
	0,05	2,40	2,56	2,68	2,76	2,83	2,89	2,94	2,98
19	0,10	2,03	2,20	2,31	2,40	2,47	2,52	2,57	2,61
	0,05	2,39	2,55	2,66	2,75	2,81	2,87	2,92	2,96
20	0,10	2,03	2,19	2,30	2,39	2,46	2,51	2,56	2,60
	0,05	2,38	2,54	2,65	2,73	2,80	2,86	2,90	2,95
24	0,10	2,01	2,17	2,28	2,36	2,43	2,48	2,53	2,57
	0,05	2,35	2,51	2,61	2,70	2,76	2,81	2,86	2,90
30	0,10	1,99	2,15	2,25	2,33	2,40	2,45	2,50	2,54
	0,05	2,32	2,47	2,58	2,66	2,72	2,77	2,82	2,86
40	0,10	1,97	2,13	2,23	2,31	2,37	2,42	2,47	2,51
	0,05	2,29	2,44	2,54	2,62	2,68	2,73	2,77	2,81
60	0,10	1,95	2,10	2,21	2,28	2,35	2,39	2,44	2,48
	0,05	2,27	2,41	2,51	2,58	2,64	2,69	2,73	2,77
120	0,10	1,93	2,08	2,18	2,26	2,32	2,37	2,41	2,45
	0,05	2,24	2,38	2,47	2,55	2,60	2,65	2,69	2,73
∞	0,10	1,92	2,06	2,16	2,23	2,29	2,34	2,38	2,42
	0,05	2,21	2,35	2,44	2,51	2,57	2,61	2,65	2,69

[a]Adaptado de Dunnett.[14]

Médias Classificadas

B	*A, C*	*I*	*J*	*F, G*	*D, H*	*E*
1,0	2,3	5,0	5,3	5,7	6,3	9,3

Podemos concluir que *F, G, D, H* e *E* mostraram um ganho de peso significativamente melhor, do ponto de vista estatístico, que *A*, e que existe evidência insuficiente para indicar que *B, C, I* e *J* tenham sido melhores que *A*.

OUTROS *DESIGNS* DE ANOVA COMUNS AOS PROBLEMAS FARMACÊUTICOS — Um *design* algo mais complexo é a *ANOVA com sentido duplo*. Este *design* é análogo ao teste *t* pareado, porém consiste em mais de dois tratamentos, *i. e.*, mais de um tratamento é aplicado na mesma unidade experimental (p. ex., paciente) ou em unidades relacionadas (p. ex., membros de um grupo, homens entre 50 e 60 anos, etc.). Tal *design* tem as mesmas vantagens e desvantagens que o teste *t* pareado descrito anteriormente neste capítulo. O quadro ANOVA é similar ao quadro de sentido único, mas inclui alguns termos novos. O termo intertratamentos tem a mesma interpretação, como se fosse na análise de sentido único, representando as diferenças entre os tratamentos. Um novo termo, entre fileiras, representa a variabilidade das unidades às quais os tratamentos foram aplicados (p. ex., pacientes). Por fim, o quadro contém um termo erro, às vezes referido como interação fileira × tratamento (paciente × medicamento em um estudo clínico).

O quadrado médio do tratamento é dividido pelo quadrado médio do erro (SEM), visando formar a relação *F*, para fins de execução de um teste estatístico. Algumas complicações podem existir na interpretação deste quadro e das relações *F*. Os exemplos aqui consideram os tratamentos como incluindo todos os tratamentos de interesse e as fileiras como uma seleção aleatória de unidades experimentais obtidas de uma grande população destas unidades.

Por exemplo, para comparar um placebo, um medicamento genérico e um medicamento padronizado (três tratamentos), utilize uma seleção aleatória de pacientes como as unidades experimentais, tomando cada paciente cada um dos três tratamentos. Outro exemplo é a comparação de cinco métodos analíticos (cinco tratamentos), em que 10 analistas, selecionados ao acaso, realizam, cada um, ensaios com cada método.

Exemplo 20 — Três variações de uma preparação para acne e um controle devem ser testadas para a irritação cutânea. Os quatro produtos, *A, B, C* e o controle, são aplicados, cada um, em locais nas costas de oito coelhos. A designação dos quatro produtos para os quatro sítios no coelho é aleatória; *i. e.*, uma designação ao acaso dos tratamentos para os quatro sítios em cada coelho é feita para cada coelho, usando um quadro de números aleatórios. Os produtos são aplicados e, depois de 24 horas, o grau de irritação é determinado avaliando subjetivamente a irritação em uma escala de 1 a 10. Um valor 1 significa nenhuma irritação, e um valor 10, irritação extrema. Os resultados são apresentados no Quadro 12.24.

Os cálculos são semelhantes àqueles para a ANOVA de sentido único. A soma dos quadrados para os tratamentos é obtida da mesma forma que antes. A soma dos quadrados para os coelhos é determinada exatamente da mesma maneira que para os tratamentos, exceto que a operação se faz através das fileiras, o que é o mesmo que rodar o quadro em 90° e tratar as fileiras como colunas na matriz do quadro. O SEM é obtido subtraindo a soma dos quadrados da fileira e coluna

Quadro 12.24 Teste de Irritação Cutânea

COELHO	TRATAMENTO A	B	C	CONTROLE	Σx	Σx^2
1	7	5	5	4	21	115
2	4	3	5	2	14	54
3	8	9	7	6	30	230
4	8	6	4	5	23	141
5	7	7	4	2	20	118
6	6	7	5	4	22	126
7	5	6	4	5	20	102
8	4	7	5	4	20	106
Totais	49	50	39	32	170	992

da soma total dos quadrados. O estudante pode desejar seguir os cálculos para este exemplo, contudo geralmente o uso de um programa de computador estatístico é incentivado, por ser muito mais rápido e eliminar os erros matemáticos.

$$\text{SQ total} = \Sigma\, x_i^2 - (\Sigma\, x_i)^2/n, \text{ onde } (\Sigma\, x_i)^2/n = CT$$
$$= 992 - 170^2/32 = 88{,}875$$
$$\text{SQ intertratamentos} = [49^2 = 50^2 + 39^2 + 32^2]/8 - 170^2/32$$
$$= 27{,}625$$
$$\text{SQ intercoelhos} = [21^2 + 14^2 + \ldots 20^2]/4 - CT\,3705/4 - CT$$
$$= 23{,}125$$
$$\text{Erro} = \text{SQ total} - \text{SQ intertratamentos}$$
$$\text{SQ intercoelhos} = 88{,}875 - 27{,}625$$
$$- 23{,}125 = 38{,}125$$

O Quadro 12.25 mostra a ANOVA. Como a relação F para tratamentos (5,07) supera o valor F tabelado com 3 e 21 GL no nível de 5%, pode-se concluir que pelo menos dois tratamentos diferem. Embora possamos aplicar um dos testes discutidos na ANOVA de sentido único *a posteriori*, a inspeção dos resultados sugere que os resultados para os tratamentos A e B são semelhantes e que ambos são maiores em magnitude que os tratamentos C e de controle.

***DESIGN* CRUZADO** — Um *design* popular na pesquisa experimental é o *design* cruzado, encontrando-se na classe dos *designs* de amostras pareadas ou *designs* em sentido duplo, de modo que todos os tratamentos são aplicados a cada unidade experimental. Por exemplo, praticamente em todos os estudos de bioequivalência humanos, cada indivíduo toma todos os tratamentos, ou seja, quando um medicamento comercializado controlado deve ser comparado a duas novas formulações, cada indivíduo toma os três produtos.

A diferença entre o *design* cruzado e o de sentido duplo (também conhecido como *design* em bloco randomizado) é que, no *design* de sentido duplo, a ordem ou a posição dos tratamentos são designadas aleatoriamente para cada paciente. No *design* cruzado, um fator adicional, *ordem* ou *equilíbrio*, é imposto à experiência. Por exemplo, em um estudo de bioequivalência de três produtos, estes são tomados de maneira seqüenciada, durante três períodos. No *design* cruzado, cada produto aparece em um igual número de vezes em cada período.

Quadro 12.25 ANOVA para os Dados do Quadro 12.24

ANÁLISE DE VARIÂNCIA				
FONTE DE VARIAÇÃO	GL	SOMATÓRIO DOS QUADRADOS	QUADRADO DA MÉDIA	RELAÇÃO F
Entre tratamentos	3	27,625	9,208	5,07
Entre coelhos	7	23,125	3,304	
Erro	21	38,125	1,815	
Total	31	88,875		

O Quadro 12.26 mostra como os três produtos A, B e C, podem ser designados para nove pessoas em um estudo de biodisponibilidade. Observe que os tratamentos A, B e C aparecem exatamente três vezes em cada período, e cada pessoa toma os três produtos. O equilíbrio da ordem de administração compensa os efeitos do período. Quando qualquer variável estranha afeta o resultado de forma diferente em um período na comparação com outro, todos os tratamentos podem ser afetados de maneira igual, o que resulta em comparação razoável de tratamentos diferentes. Em uma designação puramente aleatória dos tratamentos, é improvável que os tratamentos sejam designados em uma ordem equilibrada. Em um *design* não-equilibrado, as diferenças decorrentes dos períodos não afetam por igual os tratamentos, resultando em tendenciosidade potencial e erro experimental maior — o erro experimental inclui as causas usuais da variabilidade mais a variabilidade decorrente dos efeitos do período. Desta maneira, o *design* cruzado pode ser considerado uma melhoria em relação ao *design* de sentido duplo, pelo fato de que o erro foi reduzido e tornou a experiência mais eficiente.

São disponíveis muitos destes *designs*, porém deve-se ter o cuidado de aplicar o *design* adequado a cada situação experimental. O *design* cruzado relaciona-se ao *design* quadrado latino. Diversas referências muito boas são disponíveis sobre os princípios do *design* experimental. Em particular, recomenda-se o livro de Cox,[6] porque não é francamente técnico e pode ser compreendido sem recorrer a muita matemática.

Exemplo 21 — Três formulações de medicamentos foram administradas a nove pessoas em um estudo de biodisponibilidade, de acordo com o *design* cruzado, ilustrado no Quadro 12.26. A área sob as curvas de nível sangüíneo foram calculadas para cada dosagem, sendo os resultados mostrados no Quadro 12.27.

A ANOVA (Quadro 12.28) separa a variância total em quatro partes: pessoas, período (ordem de administração), tratamentos e erro.

$$\Sigma\, x_i = 2.992 \qquad \Sigma\, x_i^2 = 364.720$$
$$\text{SQ total} = \Sigma\, x_i^2 - (\Sigma\, x_i)^2/n = 33.162{,}1$$
$$\text{SQ das pessoas} = \Sigma\,(\text{fileira}^2)/3 - (\Sigma\, x_i)^2/n = 29.834{,}1$$
$$\text{SQ do tratamento} = \Sigma\,(\text{soma dos tratamentos}^2)/9 - (\Sigma\, x_i)^2/n = 1.116{,}5$$
$$\text{SQ da ordem} = [\Sigma\, I^2 + \Sigma\, II^2 + \Sigma\, III^2]/9 - (\Sigma\, x_i)^2/n = 264{,}3$$
$$\text{SQ do erro} = \text{SQ total} - \text{SQ das pessoas} -$$
$$\text{SQ dos tratamentos} - \text{SQ da ordem}$$
$$\text{SS} = 1.947{,}2$$

Nem os tratamentos nem a ordem são significativos (veja o Quadro 12.15). Para 2 e 14 GL, é necessário um valor F de 3,70 para a significância. O tratamento C apresenta um resultado médio mais alto, porém falha em atingir a significância neste estudo. Até recentemente, os estudos de bioequivalência destinavam-se a ter uma força de 0,8, para detectar uma diferença de 20% entre os tratamentos, o que significa que um número suficiente de pessoas deve ser incluído no estudo, de modo que, se existir uma diferença verdadeira de 20% ou mais entre dois tratamentos, haja, pelo menos, uma possibilidade

Quadro 12.26 Exemplo de *Design* Cruzado

PACIENTE	PERÍODO 1	PERÍODO 2	PERÍODO 3
1	B	C	A
2	A	C	B
3	B	A	C
4	C	B	A
5	A	B	C
6	C	A	B
7	B	A	C
8	C	B	A
9	A	C	B

Quadro 12.27 Resultados do Estudo de Biodisponibilidade

PACIENTE	PERÍODO 1	PERÍODO 2	PERÍODO 3	SOMATÓRIO
1	B = 107	C = 102	A = 99	308
2	A = 100	C = 106	B = 89	295
3	B = 98	A = 90	C = 128	316
4	C = 71	B = 54	A = 63	188
5	A = 92	B = 111	C = 107	310
6	C = 113	A = 115	B = 91	319
7	B = 169	A = 187	C = 195	551
8	C = 88	B = 95	A = 77	260
9	A = 122	C = 168	B = 155	445
Somatório do período	I: 960	II: 1.028	III: 1.004	2.992
Somatório do tratamento	A: 945	B: 969	C: 1.078	
Média do tratamento	105	107,7	119,8	

Quadro 12.28 ANOVA para o Estudo de Biodisponibilidade

ANÁLISE DE VARIÂNCIA				
FONTE DE VARIAÇÃO	GL	SOMATÓRIO DOS QUADRADOS	QUADRADO DA MÉDIA	RELAÇÃO F
Entre pessoas	8	29.834,1	3.729,3	
Entre tratamentos	2	1.116,5	558,3	3,15
Ordem	2	264,3	132,1	0,75
Erro	14	1.947,2	177,0	
Total	26	33.162,1		

de 80% de encontrar uma diferença significativa. Este método de avaliar a equivalência foi substituído por uma conduta de intervalo de confiança mais significativa.[8]

Quando o *design* cruzado se torna desequilibrado devido a desistências ou outras condições, pode ser empregada uma análise de computador (p. ex., SAS).

Outro *design* experimental comum nos estudos clínicos é o *design* das medidas repetidas, com freqüência denominado *design de representação gráfica desdobrada*. Por exemplo, dois tratamentos são comparados fazendo observações em dois grupos independentes de pacientes com o passar do tempo. Embora seja desejável um número igual de pacientes em cada grupo, isso não é necessário para a análise dos dados. As observações são realizadas nos mesmos períodos de tempo em ambos os grupos. O exemplo mostra o *design* básico e o quadro ANOVA. Os detalhes dos cálculos não são mostrados. Em geral, um programa de computador é empregado para analisar e resumir os dados. Os detalhes da análise são fornecidos em Bolton[8] e Winer.[15]

Exemplo 22 — Um estudo-piloto, para comparar os efeitos de um medicamento anti-hipertensivo *versus* o placebo, foi idealizado com quatro pacientes sob medicamento e quatro sob placebo. As alterações da pressão arterial a partir da linha de base foram medidas durante seis semanas, em intervalos de duas semanas. Os resultados são exibidos no Quadro 12.29.

Quadro 12.29 Redução na Pressão Arterial Diastólica a Partir da Linha de Base

	SEMANA DO MEDICAMENTO				SEMANA DO PLACEBO		
PLACEBO	2	4	6	PACIENTE	2	4	6
1	10	8	12	2	10	8	12
3	8	6	14	5	6	2	10
4	12	14	8	6	4	0	2
7	10	10	14	8	0	4	10
Média	10,0	9,5	12,0		5,0	3,5	8,5

A ANOVA é mostrada no Quadro 12.30. Os termos de interesse são tratamentos e tratamento × vezes. O primeiro termo mede as diferenças dos resultados médios totais dos dois tratamentos. O termo erro para os tratamentos é o quadrado médio para pacientes. O termo tratamento × vezes compara as tendências de tempo para os dois tratamentos. O termo erro para o efeito tratamento × vezes é paciente × vezes (tratamentos). Quando as tendências são paralelas, esse termo não é significativo. A significância para tal termo indica falta de paralelismo, sugerindo que as diferenças entre os tratamentos depende do período de observação.

Da mesma maneira que com a maioria dos dados experimentais, recomenda-se uma demonstração gráfica. A Fig. 12.9 constitui uma demonstração gráfica dos resultados médios *versus* o tempo. A diferença significativa entre os tratamentos ($P < 0{,}05$) fica evidente com base no gráfico e na ANOVA. As tendências de tempo em ambos os tratamentos são similares e podem ser explicadas pela variabilidade experimental (tratamento × vezes não é significativo).

TESTES NÃO-PARAMÉTRICOS DE SIGNIFICÂNCIA — A validade do teste t para comparar duas médias depende, em parte (principalmente para amostras pequenas), das suposições de que as duas populações amostradas se distribuam de maneira aproximadamente normal e tenham variâncias quase iguais. Um procedimento para a experimentação da igualdade das variâncias foi discutido anteriormente. Os procedimentos estatísticos que não dependem da suposição da normalidade são chamados de testes não-paramétricos. Três procedimentos comumente utilizados são o teste do somatório da classificação para dados não-pareados e os testes do somatório da classificação assinalada e do sinal para os dados pareados.

Teste do Somatório de Classificação da Significância — O teste do somatório da classificação da significância é um análogo não-paramétrico do teste t de duas amostras independentes. As observações n_1 e n_2 são obtidas de dois grupos independentes. Depois, as observações n_1 e n_2 são arranjadas em ordem de tamanho, os valores combinados são classificados de 1 para o mais baixo a $(n_1 + n_2)$ para o mais alto, sendo calculado o somatório das classificações T das observações n_1 na amostra menor. Os valores fixados recebem classificações médias. Da mesma forma, calcule $T' = n_1(n_1 + n_2 + 1) - T$ e entre no Quadro 12.31[16] com n_1, n_2 e T ou T', o que for menor. Quando o T (ou T') calculado é igual ou menor que o valor tabelado, a hipótese nula é rejeitada no nível de significância P.

Exemplo 23 — Eram disponíveis dados sobre a duração da perda do reflexo postural (min) de 10 camundongos que receberam um barbitúrico-padrão e de 11 camundongos que receberam um barbitúrico do teste (Quadro 12.32). Entrando no Quadro 12.31 com $n_1 = 10$, $n_2 = 11$ e $T' = 69{,}5$, achamos que o valor calculado de T' de 69,5 é menor que o valor tabulado de 73 para $P = 0{,}01$. Portanto, como a probabilidade de os valores do medicamento-padrão e do medicamento de teste serem idênticos é menor que 0,05 (na realidade, é inferior a 0,01), concluiu-se que são diferentes. Esse teste compara as medianas das duas populações amostradas. A mediana de um conjunto ordenado de observações é definida como o valor mais médio para um número do produto cruzado das observações e como a média dos dois valores mais médios para um número uniforme de observações. Desta maneira, a mediana para o medicamento-padrão é $(130 + 148)/2 = 139$, e a mediana para o medicamento do teste, 103.

Teste do Somatório da Classificação Assinalada de Significância — O teste do somatório da classificação assinalada de

Quadro 12.30 ANOVA para o Exemplo 22

FONTE	GL	SQ	QM	F
Pacientes	6	109	18,2	
Tratamentos	1	140,2	140,2	7,7
Vezes	2	60,3	30,2	3,5
Tratamento × vezes	2	6,3	3,2	0,4
Paciente × vezes (tratamentos)	12	104	8,7	
Total	23	419,8		

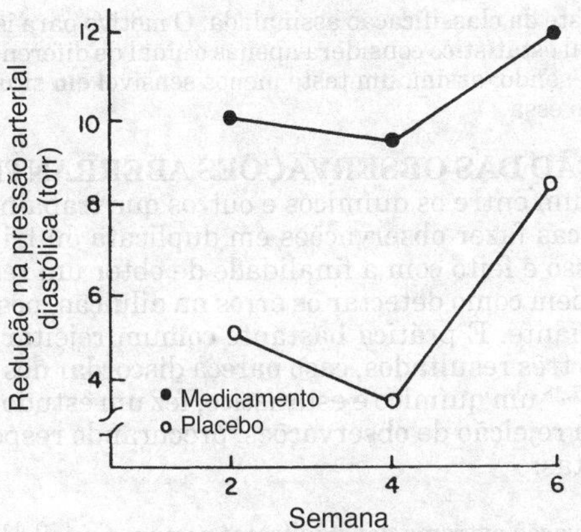

Fig. 12.9 Demonstração gráfica de resultados médios para o exemplo 22.

significância é o análogo não-paramétrico do teste t pareado. As diferenças entre os n valores pareados são classificadas em ordem do tamanho absoluto a partir de 1, para o mais baixo, a n, para o mais elevado, ignorando as diferenças zero. Os valores agrupados recebem a designação de uma classificação média. Depois que as diferenças são classificadas, os sinais das diferenças são ligados às classificações, sendo os somatórios das classificações positivas e das negativas obtidos. Entre no Quadro 12.33 com n = o número de diferenças não-zero e a soma T das classificações positivas ou negativas, a que for menor. Quando o T calculado é igual ou menor que o T tabelado, a hipótese nula é rejeitada no nível de significância P.

Exemplo 24 — O procedimento é ilustrado para os dados exibidos no exemplo 12 (Quadro 12.34). Entrando no Quadro 12.33 com $n = 15$ e $T = 22{,}5$, achamos que o valor de T calculado em 22,5 é menor que o valor tabulado de 25 para $P = 0{,}05$. Portanto, como a probabilidade de os valores matutino e vespertino serem idênticos é menor que 0,05, concluiu-se que são diferentes.

Teste do Sinal — Esse teste também é usado para os dados pareados, não sendo, porém, tão poderoso como o teste da classificação assinalada; é mais difícil encontrar diferenças significativas, quando existem com o teste do sinal. Conte o número de diferenças positivas (b) e o número de diferenças negativas (c), ignorando as diferenças zero, e calcule

$$\chi^2 = \frac{(|b - c| - 1)^2}{b + c}$$

onde $| b - c |$ é a diferença absoluta (*i. e.*, positiva) $b - c$.

Quadro 12.31 O Quadro do Somatório da Classificação[a]

Valores de T ou T', o Que for Menor, Significativo nos Níveis de 10%, 5% e 1%

		n_1 (AMOSTRA MENOR)																
n_2	P	4	5	6	7	8	9	10	11	12	13	14	15	16	17	18	19	20
8	0,10	15	23	31	41	51												
	0,05	14	21	29	38	49												
	0,01	11	17	25	34	43												
9	0,10	16	24	33	43	54	66											
	0,05	14	22	31	40	51	62											
	0,01	11	18	26	35	45	56											
10	0,10	17	26	35	45	56	69	82										
	0,05	15	23	32	42	53	65	78										
	0,01	12	19	27	37	47	58	71										
11	0,10	18	27	37	47	59	72	86	100									
	0,05	16	24	34	44	55	68	81	96									
	0,01	12	20	28	38	49	61	73	87									
12	0,10	19	28	38	49	62	75	89	104	120								
	0,05	17	26	35	46	58	71	84	99	115								
	0,01	13	21	30	40	51	63	76	90	105								
13	0,10	20	30	40	52	64	78	92	108	125	142							
	0,05	18	27	37	48	60	73	88	103	119	136							
	0,01	14	22	31	41	53	65	79	93	109	125							
14	0,10	21	31	42	54	67	81	96	112	129	147	166						
	0,05	19	28	38	50	62	76	91	106	123	141	160						
	0,01	14	22	32	43	54	67	81	96	112	129	147						
15	0,10	22	33	44	56	69	84	99	116	133	152	171	192					
	0,05	20	29	40	52	65	79	94	110	127	145	164	184					
	0,01	15	23	33	44	56	69	84	99	115	133	151	171					
16	0,10	24	34	46	58	72	87	103	120	138	156	176	197	219				
	0,05	21	30	42	54	67	82	97	113	131	150	169	190	211				
	0,01	15	24	34	46	58	72	86	102	119	136	155	175	196				
17	0,10	25	35	47	61	75	90	106	123	142	161	182	203	225	249			
	0,05	21	32	43	56	70	84	100	117	135	154	174	195	217	240			
	0,01	16	25	36	47	60	74	89	105	122	140	159	180	201	223			
18	0,10	26	37	49	63	77	93	110	127	146	166	187	208	231	255	280		
	0,05	22	33	45	58	72	87	103	121	139	158	179	200	222	246	270		
	0,01	16	26	37	49	62	76	92	108	125	144	163	184	206	228	252		
19	0,10	27	38	51	65	80	96	113	131	150	171	192	214	237	262	287	313	
	0,05	23	34	46	60	74	90	107	124	143	163	182	205	228	252	277	303	
	0,01	17	27	38	50	64	78	94	111	129	147	168	189	210	234	258	283	
20	0,10	28	40	53	67	83	99	117	135	155	175	197	220	243	268	294	320	348
	0,05	24	35	48	62	77	93	110	128	147	167	188	210	234	258	283	309	337
	0,01	18	28	39	52	66	81	97	114	132	151	172	193	215	239	263	289	315

quando $n_1 > 20$ e $n_2 > 20$, os valores da significância recebem boa aproximação por

$$n_1(n_1 + n_2 + 1)/2 - z\sqrt{n_1 n_2 (n_1 + n_2 + 1)/12}$$

onde z é 1,64 para o nível de 10%, 1,96 para o de 5% e 2,58 para o 1%. Os dados de probabilidade fornecidos são para um teste com dois ramos. Para um teste unilateral, P é dividido pela metade.

[a]Adaptado de Tate e Clelland.[16]

Quadro 12.32 Dados para o Exemplo 23

MEDICAMENTO-PADRÃO	CLASSIFICAÇÃO	MEDICAMENTO DE TESTE	CLASSIFICAÇÃO
96	4,5	0	1
109	8	91	2
126	13	92	3
130	15	96	4,5
130	15	99	6
148	17	103	7
153	18	117	9
158	19	118	10
169	20	119	11
Morto	21	120	12
		130	15
	$T = 150,5$		$n_2 = 11$
	$n_1 = 10$		

$T' = n_1(n_1 + n_2 + 1) - T = 10(10 + 11 + 1) - 150,5 = 69,5$

Isso é referido ao quadro do qui quadrado (veja o Quadro 12.12) com GL = 1, sendo o teste essencialmente idêntico ao teste do qui quadrado ilustrado no exemplo 16.

Exemplo 25 — O procedimento é ilustrado para os dados fornecidos nos exemplos 12 e 24.

$$b = \text{número de diferenças positivas} = 11$$

$$c = \text{número das diferenças negativas} = 4$$

$$\chi^2 = \frac{(|b - c| - 1)^2}{b + c} = \frac{(|11 - 4| - 1)^2}{11 + 4} = \frac{36}{15} = 2,40$$

O Quadro 12.12 mostra que, para 1 GL, a probabilidade de conseguir um valor de χ^2 maior que o valor calculado de 2,40 fica entre $P = 0,10$ e $P = 0,20$. Como P não é igual ou menor que 0,05, concluiu-se que existe evidência insuficiente para indicar que os valores matutino e vespertino são diferentes. Tal conclusão não está de acordo com a do teste t e do teste da classificação assinalada. O motivo para isso é que o teste do sinal estatístico considera apenas o sinal de diferença, e não a magnitude, sendo, assim, um teste menos sensível em situações limítrofes como essa.

REJEIÇÃO DAS OBSERVAÇÕES ABERRANTES — É prática comum entre os químicos e outros que trabalham nas ciências físicas fazer observações em duplicata ou triplicata. Em geral, isso é feito com a finalidade de obter um resultado mais exato bem como detectar os erros na diluição, pesagem e assim por diante. É prática bastante comum rejeitar o mais extremo dos três resultados, caso pareça discordar dos outros.

Youden,[17,18] um químico e estatístico, fez um estudo sobre o problema da rejeição de observações, procurando responder a três perguntas:

1. Se a observação extrema das triplicatas sempre é rejeitada, quando apenas a variação normal está presente, quão exato é o resultado?
2. A média das duas observações mais próximas é tão boa como estimativa quanto a média das três?
3. Em torno de quanto deve diferir a observação mais extrema das triplicatas em relação às outras duas, a fim de nos certificarmos, com razoável segurança, de que esta diferença decorre de erro grosseiro em lugar de variação normal?

Ele mostrou que a rejeição da observação mais extrema resultava não somente no fato de a variação ser subestimada como também em virtude de a média sofrer tendenciosidade. Quando a observação extrema foi rejeitada para cada amostra em um grupo de 20 amostras de três observações cada uma, a variação entre as médias das 20 amostras foi aumentada.

Caso desejássemos seguir uma regra simples de rejeição[17,18] das observações em amostras de três, de modo que rejeitássemos não mais que 5% das observações extremas a partir da variação normal, uma relação de rejeição de D/d maior que 20 seria necessária.

$$D/d = 20$$

onde

D = diferença entre a observação mais extrema e sua congênere mais próxima.
d = diferença entre as duas observações mais próximas.

Na USP, existe um excelente capítulo sobre o *design* e a análise de ensaios biológicos, no qual são incluídos alguns testes para a rejeição das observações destacadas. Esses e outros testes podem ser aplicados a ensaios químicos e biológicos.[19] Dois critérios são aqui apresentados, um para rejeitar as observações suspeitas isoladas em um grupo e o outro para rejeitar um grupo inteiro de observações.

Para utilizar o primeiro critério, arrume as observações no grupo na ordem de sua magnitude e numere-as de 1 a n, começando com a observação supostamente errônea ou destacada, assim

$$y_1, y_2, y_3, \ldots, y_n$$

onde y é a observação suspeita. Se existirem 3 a 7 observações no grupo, calcule

$$G_1 = \frac{y_2 - y_1}{y_n - y_1}$$

Quando existirem 8 a 13 observações no grupo, e o menor valor parecer suspeito, novamente arrume-as em ordem, da menor para a maior, e calcule

$$G_2 = \frac{y_3 - y_1}{y_{n-1} - y_1}$$

Quando houver 14 a 24 observações, siga o mesmo procedimento, porém utilize a fórmula estatística

$$G_3 = \frac{y_3 - y_1}{y_{n-2} - y_1}$$

Quadro 12.33 O Quadro do Somatório de Classificação Assinalada
Valores de T para o Teste de Classificação Assinalada, Significativo nos Níveis de 10%, 5% e 1%

	P		
n	0,10	0,05	0,01
5	0		
6	2	0	
7	3	2	
8	5	3	0
9	8	5	1
10	10	8	3
11	14	10	5
12	17	13	7
13	21	17	9
14	25	21	12
15	30	25	16
16	35	29	19
17	41	34	23
18	47	40	27
19	53	46	32
20	60	52	37
21	67	58	43
22	75	65	49
23	83	73	55
24	91	81	61
25	100	89	68
26	110	97	75
27	120	106	83
28	130	116	91
29	141	126	100
30	152	136	109

Quadro 12.34 Classificações Assinaladas com Base no Exemplo 24

DIFERENÇAS	CLASSIFICAÇÕES ASSINALADAS
2	2
−3	−3
4	6
8	15
−4	−6
6	12,5
−1	−1
−6	−12,5
5	10
4	6
4	6
0	Ignorar
5	10
7	14
4	6
5	10
	Somatório das classificações positivas = 97,5
	Somatório das classificações negativas = 22,5 = *T*
	n = 15

Se o maior valor é suspeitado como possivelmente aberrante, arrume as observações na ordem da maior para a menor e numere-as rotulando sempre a observação suspeita como y_1.

Quando o valor calculado de G_1, G_2 ou G_3 é maior que o valor tabelado (que fornece a probabilidade de um valor ser tão extremo quanto o observado), pode-se presumir que a observação realmente não pertence ao grupo, e a observação é rejeitada. Na coluna da direita do Quadro 12.35, são fornecidos os valores de G_1, G_2 e G_3 para uma probabilidade $P = 0{,}01$ de que um valor separado do conjunto possa ocorrer em qualquer extremidade (valor alto ou baixo) ou $P = 0{,}02$ de que ele aconteça apenas em uma extremidade. Esse mesmo critério pode ser empregado para a experimentação sobre se a média máxima ou mínima em um grupo de médias difere significativamente do restante das médias.

Quadro 12.35 Critérios para Testar o Valor Extremo

ESTATÍSTICA	*n*, NÚMERO DE OBSERVAÇÕES	VALORES CRÍTICOS
$G_1 = \dfrac{y_2 - y_1}{y_n - y_1}$	3	0,976
	4	0,846
	5	0,729
	6	0,644
	7	0,586
$G_2 = \dfrac{y_s - y_1}{y_{n-1} - y_1}$	8	0,780
	9	0,725
	10	0,678
	11	0,638
	12	0,605
	13	0,578
$G_3 = \dfrac{y_3 - y_1}{y_{n-2} - y_1}$	14	0,602
	15	0,579
	16	0,559
	17	0,542
	18	0,527
	19	0,514
	20	0,502
	21	0,491
	22	0,481
	23	0,472
	24	0,464

Exemplo 26 — Suponhamos que, entre os ganhos no peso de seis ratos depois de uma experiência alimentar, encontramos um peso muito menor que os outros cinco. Pode esta observação ser descartada? Os seis ganhos no peso são 36, 40, 38, 42, 20 e 39.

Rearrume estes valores em ordem do menor para o maior e rotule $y_1, \ldots, y_6$, onde $n = 6$.

y_1	20
y_2	36
y_3	38
y_4	39
y_5	40
y_6	42

$$G_1 = \frac{y_2 - y_1}{y_6 - y_1} = \frac{36 - 20}{42 - 20} = \frac{16}{22} = 0{,}727$$

Referindo-se ao valor de G_1 para $n = 6$ no quadro, $G_1 = 0{,}644$ para $P = 0{,}01$. Como o valor calculado de G_1 é maior que este valor, rejeite o valor de 20 e trabalhe com os cinco valores restantes.

O segundo critério para uma observação aberrante, conforme fornecido na USP, compara a variação ou intervalo entre vários grupos. É um teste para a homogeneidade dos intervalos (o intervalo é, novamente, o valor mais alto em um grupo menos o valor mais baixo) e se faz com a finalidade de localizar valores separados do conjunto dentro de um grupo de valores. Este método e seu quadro acompanhante são apresentados em pormenores consideráveis na USP. A rejeição dos valores separados do conjunto, empregando apenas os critérios estatísticos, é geradora de controvérsia. Deve ser empregado um conhecimento das características ou propriedades dos sistemas químicos ou biológicos a serem estudados, quando se tomam decisões para rejeitar os dados separados do conjunto.

MÉTODOS DE CONTROLE DE QUALIDADE — Aqui, fazemos uma explicação muito resumida em relação aos métodos de controle de qualidade desenvolvidos principalmente pelo Dr. Walter Shewhart do Bell Telephone Laboratories. Uma explicação mais completa pode ser encontrada em duas publicações sucintas da American Standards Association[20, 21] e em muitos textos, incluindo Dixon e Massey.[22]

O método do controle de qualidade para variáveis envolve a demonstração dos dados como pontos em um gráfico com a variável medida no eixo vertical e o tempo (horas, dias, etc.) no eixo horizontal. O *controle* é mantido introduzindo no gráfico a média e os limites de controle calculados com base na experiência acumulada e desenhados no gráfico como linhas horizontais paralelas conforme mostrado na Fig. 12.10. Quando todos os pontos se situam dentro dos limites, diz-se que os resultados se encontram em um estado de controle estatístico. Se um ponto fica fora dos limites, há indicação de problema potencial.

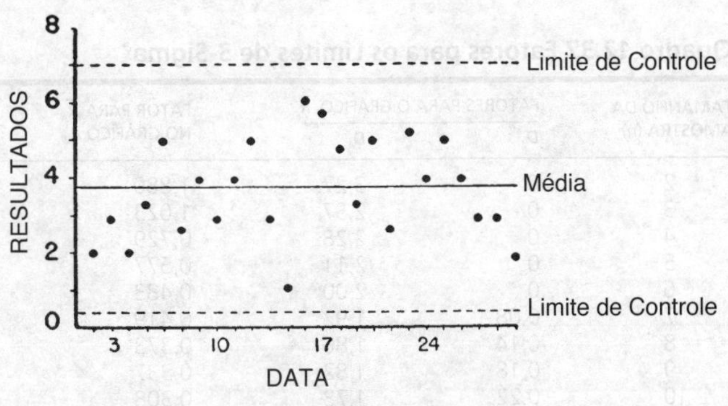

Fig. 12.10 Um típico gráfico de controle de qualidade.

Quadro 12.36 Cálculo do Desvio-padrão com Base no Intervalo

TAMANHO DA AMOSTRA (n)	NÚMERO MÉDIO DE DESVIOS-PADRÕES NO INTERVALO MÉDIO (d)
2	1,128
3	1,693
4	2,059
5	2,326
6	2,534
7	2,704
8	2,847
9	2,970
10	3,078

Em um gráfico de controle, geralmente cada ponto é uma média para uma amostra, consistindo, por assim dizer, em quatro observações. O erro-padrão da média é, então, calculado para cada grupo de quatro observações, obtendo-se um valor médio para o erro-padrão da média, o que é designado como $s_{\bar{x}}$. A média das médias plotadas também é calculada e rotulada como x. Os limites de controle *3-sigma* empregados no gráfico de controle podem ser obtidos com base em

$$\text{Limite superior} = \bar{\bar{x}} + 3s_{\bar{x}}$$

$$\text{Limite inferior} = \bar{\bar{x}} - 3s_{\bar{x}}$$

Desta maneira, pode-se observar que a técnica do gráfico de controle consiste em um meio gráfico de pesquisar se a variação exibida durante um período muito curto de tempo é idêntica à que acontece durante um longo intervalo de tempo. Quando as duas variações são idênticas e todos os pontos demarcados se situam dentro dos limites de controle, diz-se que as experiências ou processos que produziram os dados se encontram em um estado de *controle estatístico*.

Para muitos processos farmacêuticos, principalmente os processos heterogêneos, os típicos gráficos de controle de Shewhart não descrevem adequadamente o processo. Neste caso, devem ser considerados métodos alternativos.[23] Os gráficos de controle constituem um valioso instrumento para a validação do processo.

É possível calcular os limites de controle através do uso do intervalo em cada grupo de quatro, em vez de calcular o desvio-padrão. Isso ocorre, porque, na média, para as amostras com menos de 10 valores o intervalo e o desvio-padrão relacionam-se muito intimamente. Diante do número de observações na amostra, o desvio-padrão pode ser calculado dividindo o intervalo pelo valor apropriado fornecido no Quadro 12.36 para o tamanho da amostra, n. Os fatores para calcular os limites 3-sigma a partir do intervalo são fornecidos na coluna A_2, no Quadro 12.37.

Quadro 12.37 Fatores para os Limites de 3-Sigma[a]

TAMANHO DA AMOSTRA (n)	FATORES PARA O GRÁFICO $\bar{R}$ D_3	D_4	FATOR PARA $\bar{X}$ NO GRÁFICO A_2
2	0	3,27	1,880
3	0	2,57	1,023
4	0	2,28	0,729
5	0	2,11	0,577
6	0	2,00	0,483
7	0,08	1,92	0,419
8	0,14	1,86	0,373
9	0,18	1,82	0,337
10	0,22	1,78	0,308

[a]Este quadro contém partes dos quadros no Apêndice 1 de Z1.3 — 1958.[20]

Os gráficos de controle que utilizam os limites 3-sigma podem ser obtidos pelo emprego dos dados fornecidos no Quadro 12.37. As fórmulas são

$$\text{Limite superior para as médias} = \bar{\bar{x}} + A_2\bar{R}$$

$$\text{Limite inferior para as médias} = \bar{\bar{x}} - A_2\bar{R}$$

$$\text{Limite superior para os intervalos} = D_4\bar{R}$$

$$\text{Limite inferior para os intervalos} = D_3\bar{R}$$

$$\text{Onde } \bar{R} = \text{intervalo médio}$$

Estes limites calculados são desenhados nos gráficos conforme descrito anteriormente.

Exemplo 27 — Um fabricante de medicamentos mantém um registro sobre a uniformidade da máquina que está inserindo determinado peso de um medicamento nas ampolas. Amostras do produto acabado são coletadas em intervalos de tempo definidos. Os dados são acumulados e dispostos em grupos de quatro ampolas, de acordo com a ordem em que são coletados de uma máquina de enchimento. A média e o intervalo são computados para cada grupo de quatro conforme mostrado no Quadro 12.38, de acordo com o momento em que as amostras foram obtidas. Os gráficos de controle de qualidade resultantes são mostrados na Fig. 12.11.

GRÁFICOS DE CONTROLE PARA A FRAÇÃO IMPERFEITA — O gráfico de controle para a fração imperfeita pode ser aplicado aos resultados de uma inspeção que aceita ou rejeita itens individuais de um produto. Ele é idealizado tendo em mente os mesmos objetivos que nos gráficos $\bar{x}$ e $\bar{R}$. Seu uso mais efetivo é na melhoria da qualidade, embora também possa revelar a presença de causas atribuíveis de variação. Ele fornece o controle com uma história de qualidade efetiva. A fração imperfeita, p, pode ser definida como a relação do número de artigos imperfeitos encontrados em qualquer inspeção ou série de inspeções para o número total de artigos realmente inspecionados, o que quase sempre é expresso como uma fração decimal (Fig. 12.12). A fórmula para os limites de controle em um gráfico de fração imperfeita é

$$\bar{p} \pm 3\sqrt{\frac{\bar{p}(1-\bar{p})}{n}}$$

Quadro 12.38 Cálculos para um Gráfico de Controle de Qualidade

Nas Médias e Intervalos para Amostras de 4 com Base em Uma Máquina de Enchimento

TEMPO	MÉDIA (g)	INTERVALO (g)	TEMPO	MÉDIA (g)	INTERVALO (g)
Jan. 6			Jan. 7		
8 AM	38,1	1,5	8 AM	37,6	2,1
9 AM	37,6	2,1	9 AM	39,1	1,4
10 AM	38,3	1,1	10 AM	38,5	1,1
11 AM	36,5	2,4	11 AM	37,7	1,9
12 M	38,9	3,1	12 M	38,1	2,3
1 PM	37,8	2,8	1 PM	38,5	2,4
2 PM	38,5	1,7	2 PM	37,6	1,6
3 PM	39,4	1,6	3 PM	37,9	1,8
4 PM	36,4	2,5	4 PM	38,6	1,0

Média = $\bar{\bar{x}}$ = 38,1
Intervalo médio = $\bar{R}$ = 1,9
Limites de controle[a] para a média = $\bar{\bar{x}} \pm A_2\bar{R}$ = 38,1 ± 0,729(1,9)
Limite superior = 39,49
Limite inferior = 36,71
Os limites de controle[b] para o intervalo são $D_3\bar{R}$ e $D_4\bar{R}$ ou 0(1,9) e 2,28(1,9), iguais a 0 e 4,33, respectivamente

[a]A_2 é o fator para usar o intervalo, visando calcular os limites 3-sigma para a média (*i. e.*, três vezes o erro-padrão da média). Veja o Quadro 12.37 para $N = 4$.
[b]D_3 e D_4 são os fatores para usar o intervalo, visando calcular os limites 3-sigma para o intervalo (*i. e.*, três vezes o erro-padrão do intervalo). Estes valores são obtidos com base no Quadro 12.37. Nos dois casos, as marcações puntiformes nos gráficos situam-se abaixo do limite de controle inferior, indicando um enchimento médio menor que o esperado, *i. e.*, existe falta de controle estatístico.

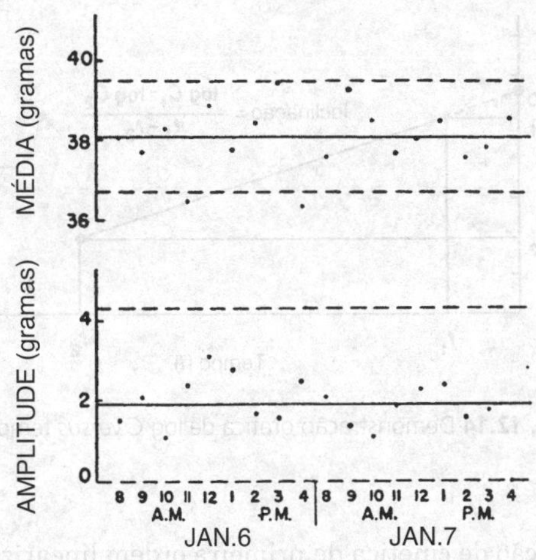

Fig. 12.11 Gráficos de controle de qualidade para os dados do Quadro 12.38.

Exemplo 28 — O chefe do departamento de cápsulas de uma companhia farmacêutica mantém um registro do número de cápsulas imperfeitas encontradas nas seções de grandes lotes de cápsulas (Quadro 12.39). Cada seção consiste aproximadamente em 19.000 cápsulas. No Quadro 12.39 e na Fig. 12.12, onde os pontos se situam acima do limite de controle superior, há a presença de maior número de defeitos que se poderia esperar — existe falta de controle estatístico. Estas seções são cuidadosamente reinspecionadas e se empreende a ação na máquina, para corrigir as causas da qualidade ruim.

O tamanho da amostra, n, com base em cada seção, é de 300 cápsulas, e os dados típicos são mostrados no Quadro 12.39, plotados na Fig. 12.12. Observe que as seções 21 e 29 parecem estar fora de controle. Tais seções estiveram sujeitas à reinspeção de 100%. Aproximadamente 4,5% das cápsulas estavam imperfeitas e foram removidas.

Quadro 12.39 Dados Coletados do Processo no Exemplo 28

NÚMERO DA SEÇÃO	NÚMERO DE IMPERFEITOS	FRAÇÃO IMPERFEITA	NÚMERO DA SEÇÃO	NÚMERO DE IMPERFEITOS	FRAÇÃO IMPERFEITA
1	3	0,01	17	2	0,0067
2	2	0,0067	18	3	0,01
3	3	0,01	19	4	0,0133
4	5	0,0167	20	5	0,0167
5	4	0,0133	21	12	0,04
6	3	0,01	22	5	0,0167
7	3	0,01	23	7	0,0233
8	5	0,0167	24	7	0,0233
9	1	0,0033	25	2	0,0067
10	2	0,0067	26	7	0,0233
11	1	0,0033	27	3	0,01
12	3	0,01	28	4	0,0133
13	2	0,0067	29	13	0,0433
14	2	0,0067	30	9	0,03
15	2	0,0067	31	4	0,0133
16	3	0,01			

$$\bar{p} = \frac{\text{Número total de imperfeitos}}{\text{Número total de inspecionados}} = \frac{131}{31 \times 300} = \frac{131}{9.300} = 0{,}01408$$

$$\text{Limites de controle para } \bar{p} = \bar{p} \pm 3\sqrt{\frac{\bar{p}(1-\bar{p})}{n}}$$

$$= 0{,}01408 \pm 3\sqrt{\frac{0{,}01408(1-0{,}01408)}{300}}$$

Limite superior = 0,0349
Limite inferior = 0

AMOSTRAGEM DE APROVAÇÃO — Tal amostragem transformou-se em um dos principais campos do controle de qualidade estatístico. É empregada em muitas fases da fabricação, como a inspeção dos materiais recebidos, inspeção do processo em vários pontos nas operações de fabricação e inspeção final do produto acabado. A inspeção por amostragem é geralmente utilizada em lugar da inspeção de 100% por diversos motivos:

1. o custo da inspeção de 100% é proibitivo;
2. a inspeção de 100% é fatigante e pode resultar em erros cometidos pelos inspetores;
3. a operação de inspeção pode envolver o teste com destruição;
4. um plano de amostragem estatística bem-aplicado pode fornecer melhor garantia de qualidade que a inspeção de 100%.

Na amostragem, devemos considerar as leis da probabilidade. O risco de rejeitar o material de boa qualidade e o de aceitar a mercadoria ruim devem ser avaliados. Os planos de amostragem podem ser idealizados e aplicados de tal maneira que reduzam estes riscos ao mínimo e, durante um intervalo de tempo, forneçam a garantia da qualidade dos produtos.

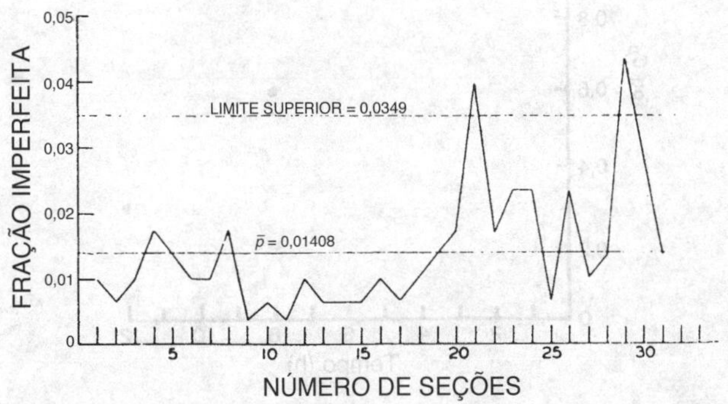

Fig. 12.12 Gráfico de controle para a fração imperfeita. (Cortesia da Lilly.)

O gráfico, ilustrando a realização de um plano de amostragem (*i. e.*, a capacidade de discriminar entre lotes aceitáveis e inaceitáveis), é chamado de *curva característica de operação* (curva CO). Para determinada qualidade do material submetido, é possível determinar a probabilidade de aprovação.

A Fig. 12.13 constitui um exemplo de curva CO para o plano de amostragem descrito no exemplo 29. A publicação do governo MIL-STD-105E[24] fornece muitos planos de amostragem diferentes com suas curvas CO correspondentes. Um plano adequado para um produto é escolhido, dependendo do tamanho do lote e da gravidade do defeito.

Exemplo 29 — Exemplo de um *plano de amostragem estatístico*. Um fabricante farmacêutico recebe frascos vazios de determinado tamanho, de um fornecedor, em lotes de 20.000 frascos cada um. A indústria farmacêutica gostaria que o fornecedor entregasse um material que não apresentasse mais de 1,0% de imperfeição na maioria das vezes ou, especificamente, em 95% das ocasiões. Veja o ponto *A*, Fig. 12.13. Entretanto, a indústria farmacêutica concordou em conceder uma possibilidade em 10 de aceitar um lote com 2,6% de imperfeição. Veja o ponto *B*, Fig. 12.13.

O plano de amostragem de aprovação que se adapta a estas especificações é o seguinte. Pegue uma amostra aleatória de 540 frascos. Inspecione os frascos, para verificar possíveis imperfeições. Quando forem encontrados zero a nove frascos imperfeitos, aceite o lote; se 10 ou mais imperfeições forem encontradas, rejeite o lote. A curva de característica de operação para este plano é ilustrada na Fig. 12.13.[24]

Também podemos observar que, usando tal plano de amostragem, o fornecimento de lotes com 0,5% de imperfeições será aceito em cerca de 99 vezes em 100 (probabilidade de aprovação = 0,99) e, desta maneira, rejeitar-se-ia aproximadamente uma vez em 100. Os lotes fornecidos com 1,75% de imperfeições seriam aceitos em 50 ocasiões em 100 (probabilidade de aprovação = 0,50), e metade seria rejeitada.

ESTATÍSTICA DE LINHA RETA — O uso de linhas retas, para ilustrar e definir relações, ou ajudar a interpretar dados, é comum nas pesquisas. Na pesquisa farmacêutica, as linhas retas podem ser empregadas para fins preditivos em estudos de estabilidade ou para estimar futuros eventos, como os dados de venda em estudos de pesquisa de mercado. As linhas retas são encontradas em muitas relações teóricas na química biológica e na físico-química. As cinéticas de primei-

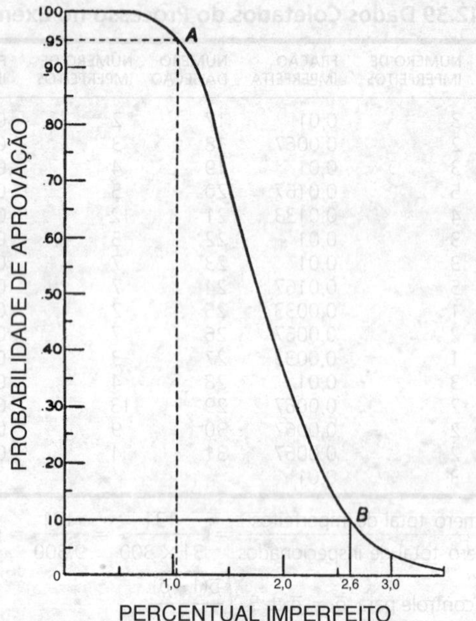

Fig. 12.13 Curva de característica de operação.[24]

ra ordem e de ordem zero podem ser expressas de maneira linear. A cinética de Michaelis-Menten e a relação de Arrhenius podem ser transformadas em uma forma linear. As curvas de dose-resposta são freqüentemente linearizadas, quando a resposta é plotada *versus* o log da dose. Na realidade, é quase sempre desejável expressar uma relação na forma de linha reta, quando possível.

Os motivos para o desejo de relações em linha reta são a facilidade de extrapolação e interpolação, bem como a simplificação da determinação dos parâmetros da linha, da ascendente e da interseção. A linha reta é definida por estes dois parâmetros, os quais, com freqüência, apresentam significância biológica e/ou física. Considere o exemplo de uma relação de cinética de primeira ordem

$$C = C_0e^{-kt}$$

onde

C = concentração no tempo t;
C_0 = concentração no tempo 0;
k = constante da freqüência de primeira ordem.

Esta equação não é linear — um gráfico de C *versus* t não resulta em linha reta. Quando os dados experimentais são obtidos para C como uma função do tempo, geralmente têm interesse na definição da relação de primeira ordem, em particular para avaliar as *constantes* (às vezes, chamadas de parâmetros) k e C_0, o que é feito com maior facilidade linearizando a equação, empregando uma relação logarítmica (log). Usando o log na base 10, obtém-se a seguinte relação linear:

$$\log C = \log C_0 - kt/2{,}3$$

Essa tem a forma de uma linha reta. A equação geral de uma linha reta pode ser expressa como

$$y = a + bx$$

onde

y é a variável dependente;
a é a interseção Y (o valor de y quando $x = 0$);
b é a inclinação da linha;
x é a variável independente.

A Fig. 12.14 mostra esta relação linear e o cálculo dos parâmetros.

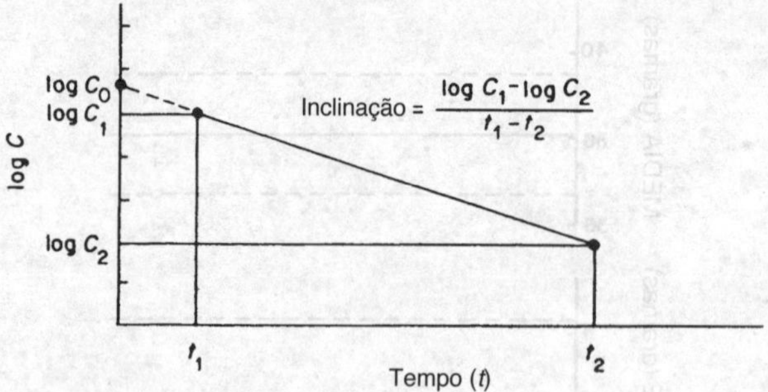

Fig. 12.14 Demonstração gráfica de log C *versus* tempo.

A equação de cinética de primeira ordem linearizada mostra uma linha reta, quando o log C é plotado contra o tempo, com a interseção do log C_0 e inclinação $-k/2{,}3$. A forma linearizada facilita a obtenção dos valores de C_0 e k. C_0 é o antilog da interseção, log C_0 e $k = -2{,}3 \times$ inclinação.

Um dos problemas na estimativa destes valores com base em dados reais é a variabilidade; um traçado gráfico não define claramente uma linha reta. Quando a variabilidade é grande, pode ser muito difícil decidir como desenhar a linha. A Fig. 12.15 mostra dados reais com base em um estudo farmacêutico, em que as concentrações do medicamento no plasma são medidas após uma injeção de dose intravenosa do medicamento (um modelo de compartimento).

Quando confrontada com uma relação que deve ser linear com base em um ponto de vista teórico, mas em que os valores x, y não se situam exatamente sobre uma única linha, a falta de adaptação exata é considerada como causada pela variabilidade (erro) em y (a variável dependente). Na maioria dos casos encontrados, a variável x (a variável independente) tende a ter menos erro em relação à variável y. Por exemplo, em uma relação de dose-efeito, o medicamento é cuidadosamente preparado, de modo que uma dose quase sem erro seja administrada. Entretanto, a resposta é imprevisível devido à variabilidade biológica do material natural (p. ex., cobaias ou bactérias). Em um estudo cinético, a variável x, tempo, pode ser medida com grande exatidão. A variável dependente, concentração, é variável em virtude, por exemplo, do erro analítico. A melhor linha para estes dados variáveis é chamada de linha dos quadrados mínimos (LS, do inglês = "*l*east-*s*quares"). Esta linha é tal que se minimiza o somatório dos quadrados dos desvios de cada ponto a partir da linha, ou seja, quando a dis-

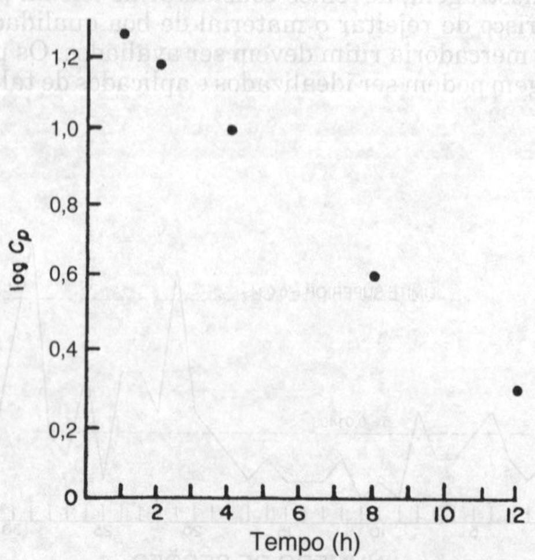

Fig. 12.15 Níveis plasmáticos do medicamento após dose intravenosa de um medicamento.

tância vertical a partir de cada ponto até a linha LS é calculada, e os quadrados destas distâncias são somados, a linha LS minimiza a soma dos quadrados. Usando métodos de cálculo, podemos demonstrar facilmente que a inclinação e a interseção da linha LS são as seguintes.[25]

$$b = \frac{\Sigma x_i y_i - \Sigma x_i \Sigma y_i/n}{\Sigma(x_i - \overline{x})^2}$$

$$a = \overline{y} - b\overline{x}$$

Exemplo 30 — Considere os dados da Fig. 12.15. Veja o Quadro 12.40. A equação da linha LS é

$$\text{Log (Concentração)} = 1{,}345 - 0{,}0886 \text{ (Tempo)}$$

$$k = -2{,}3(-0{,}0886) = 0{,}204$$

$$\therefore C = 22{,}1\ e^{-0{,}204t}$$

Este procedimento pode ser utilizado para adaptar uma linha de acordo com duas variáveis quaisquer. Se os procedimentos de inferência estatística devem ser aplicados à linha, são necessárias certas suposições sobre os dados.

1. A variável x é medida sem erro. Nas situações práticas, o erro x deve ser pequeno em comparação ao erro na variável y.
2. A variável y distribui-se normalmente com uma média verdadeira igual a $A + Bx$ (A e B são os valores verdadeiros da interseção e da inclinação) e com a mesma variância, σ^2, em todos os valores de x.

Com estas suposições, os intervalos de confiança para a linha podem ser calculados e os testes estatísticos realizados nas estimativas de parâmetro, a e b.

Exemplo 31 — Nos procedimentos analíticos para medicamentos, uma curva de calibragem é freqüentemente construída, utilizando as concentrações conhecidas do material a serem analisadas. A relação da concentração do medicamento e a mensuração analítica costuma ser linear. Nos métodos espectrométricos, a absorção costuma ser proporcional à concentração. Os dados no Quadro 12.41 foram obtidos para a construção desta curva de calibragem. Tais dados e a linha LS são colocados em um gráfico na Fig. 12.16. A inclinação LS, b, é

$$(72{,}67 - 2{,}421 \times 100/4)/500 = 0{,}02429$$

A interseção LS, a, é

$$0{,}60525 - 0{,}02429(25) = -0{,}002$$

A estimativa de variância de y, $s^2_{y,x}$ é

$$s^2_{y,x} = \frac{\Sigma y_i^2 - (\Sigma y_i)^2/n - b^2[\Sigma x_i^2 - (\Sigma x_i)^2/n]}{n-2}$$

$$= \frac{1{,}7607 - (2{,}421)^2/4 - 0{,}0249^2[3.000 - (100)^2/4]}{2}$$

$$= [0{,}2954 - (0{,}02429)^2[500]]/2 = 0{,}000208$$

O valor do numerador é o somatório dos quadrados da diferença entre os valores reais de y e o valor de y na linha LS para cada y. O divisor, $n - 2$, é o número de pares de dados menos 2, o GL. Desta maneira, a estimativa da variância de y neste exemplo apresenta 2 GL. A razão pela qual 2 é diminuído do número de pontos de dados, para obter o GL, é que dois parâmetros estão sendo avaliados no caso de uma linha reta.

Nos exemplos anteriores, como o teste t, apenas a média é estimada para um grupo de tratamento, e GL $= n - 1$.

Quadro 12.40 Concentração *Versus* Tempo para o Exemplo 30

Tempo (x)	1 h	2 h	4 h	8 h	12 h
Concentração (μg/ml)	18	15	10	4	2
Log da concentração	1,255	1,176	1,000	0,602	0,301

$$b = \frac{16{,}036 - 27(4{,}334)/5}{229 - 27^2/5} = -0{,}0886$$

$$a = 0{,}8669 + 0{,}0886\ (5{,}4) = 1{,}34534$$

Quadro 12.41 Absorvência *Versus* Concentração

Concentração	10 mg/l	20 mg/l	30 mg/l	40 mg/l
Absorvência	0,241	0,492	0,710	0,978

Com uma estimativa da variância, os procedimentos estatísticos podem ser aplicados a estes dados, caso sejam mantidas as suposições afirmadas anteriormente. A concentração é medida com pouco erro, e as leituras espectrométricas, y, apresentam erro decorrente da variabilidade instrumental, processamento da amostra e manuseio (diluição, pipetagem, etc.) entre outras fontes de variabilidade. Quando se supõe que a variância é a mesma em cada valor de concentração e que os valores das concentrações estão distribuídos normalmente, podem ser empregados procedimentos estatísticos indicados a seguir.

Limites de Confiança e Teste da Inclinação — Como nos procedimentos de testagem da hipótese estatística previamente descritos neste capítulo, um teste de inclinação versus um valor hipotético pode ser efetuado. Da mesma forma, os limites de confiança podem ser colocados na inclinação.

Exemplo 32 — Suponhamos que um valor de 0,025 para a inclinação da linha seja reportado em uma publicação oficial sobre este procedimento de ensaio. Deseja-se determinar se a inclinação na experiência do exemplo 31 é diferente de 0,025 (*i. e.*, $H_0{:}B = 0{,}025$). A estimativa da variância de uma inclinação é

$$s_b^2 = s^2_{y,x}/\Sigma(x_i - \overline{x})^2$$

O teste é um teste t de dois ramos com $n - 2$ GL da seguinte forma:

$$t = \frac{|b - B|}{\sqrt{s_b^2}}$$

$$t = \frac{|0{,}02492 - 0{,}025|}{\sqrt{0{,}000208/500}} = 1{,}10$$

Como t é menor que o valor de t nos quadros com 2 GL no nível de 5% (veja o Quadro 12.10), conclui-se que a inclinação observada não é significativamente diferente de 0,025. Observe que uma diferença relativamente grande de 0,025 pode ser necessária para obter a significância por causa do pequeno GL nesse teste (o teste não é muito forte). Para aumentar o GL, são necessárias mais observações.

Um intervalo de confiança para a inclinação pode ser construído de maneira similar à descrita para as médias. Um intervalo de confiança de 95% é

$$b \pm t\sqrt{s_b^2} = 0{,}02429 \pm 4{,}30\sqrt{0{,}000208/500}$$

$$= 0{,}00243 \pm 0{,}0028 = 0{,}0215 \text{ a } 0{,}0271$$

Limites de Confiança e Teste da Interseção — Os testes para a interseção e limites de confiança são análogos aos apresentados imediatamente antes para a inclinação. A estimativa de variância da interseção é

$$S_a^2 = S^2_{y,x}[1/n + \overline{x}^2/\Sigma(x_i - \overline{x})^2]$$

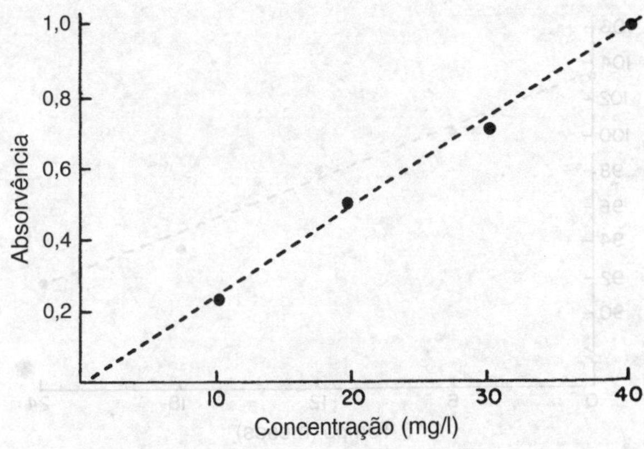

Fig. 12.16 Demonstração gráfica da lei de Beer.

No exemplo 32, a curva de calibragem, um teste razoável é comparar a interseção ao zero, ou seja, descobrir se a concentração zero pode corresponder a uma leitura de zero, o que pode constituir suposição razoável, se nenhuma substância de interferência está presente e se a densidade óptica *versus* a relação da concentração é uma linha reta a partir de 0 até a concentração mais elevada testada.

$$t = \frac{|-0{,}002 - 0|}{\sqrt{0{,}00028(1/4 + 625/500)}} = 0{,}1132$$

Como 0,1132 é menor que o valor tabulado no nível de 5% (veja o Quadro 12.10) com 2 GL, conclui-se que a interseção não é significativamente diferente de zero.

Um intervalo de confiança de 95% para a interseção é

$$-0{,}002 \pm 4{,}3\sqrt{0{,}00028(1/4 + 625/500)} = -0{,}002 \pm 0{,}082$$

Estas idéias, quando aplicadas a dados analíticos, são discutidas em alguns detalhes por Youden.[26]

ADAPTANDO UMA LINHA COM UMA INTERSEÇÃO DE ZERO — Em algumas situações, é desejável forçar para que a linha LS tenha uma interseção y igual a zero.

Exemplo 33 — Na linha da lei de Beer no exemplo 32, quando se sabe que não existem substâncias que interferem e que a relação é linear por toda a região da concentração a ser testada, a suposição de que a linha deve passar através de sua origem é válida. A inclinação desta linha é calculada como

$$b = \Sigma\, x_i y_i / \Sigma\, x_i^2$$
$$= 72{,}67/3.000 = 0{,}02422$$

A inclinação da linha com interseção 0 é muito próxima da obtida anteriormente, em que a interseção foi computada sem restrições sobre o valor da interseção.

INTERVALO DE CONFIANÇA PARA y E x — Aparecem muitas situações em que um intervalo de confiança para y em algum x especificado é de interesse.

Exemplo 34 — Os dados da Fig. 12.17 mostram os resultados de um estudo de estabilidade cinética, em que o conteúdo de medicamento nos comprimidos é medido como uma função do tempo. O conteúdo rotulado é de 100 mg. A linha LS foi calculada como $p = 103{,}3 - 0{,}483t$, onde p é a potência do comprimido e t o tempo. Observe que a interseção é maior que 100 mg, porque um discreto excesso ocorre no processo de fabricação. A estimativa da variância, $S^2_{y,x}$, com 3 GL é igual a 0,367. Nesses estudos de estabilidade, com freqüência é interessante predizer o tempo para que a potência do medicamento alcance 90% da quantidade rotulada, a fim de estimar o período de armazenamento ou um prazo de validade. Substituindo p (potência) por 90 e calculando o tempo,

$$t = \frac{103{,}3 - 90}{0{,}483} = 27{,}54 \text{ meses}$$

Por conseguinte, a melhor estimativa do tempo para 90% da potência é de 27,54 meses.

Quando se estabelece uma data de validade, uma conduta conservadora leva em consideração o erro nos valores estimados. Um intervalo de confiança em sentido duplo pode ser construído para o real valor de y em determinado x, usando

$$y \pm t\sqrt{S^2_{y,x}[1/n + (x - \bar{x})^2/\Sigma(x_i - \bar{x})^2]}$$

onde y é um ponto na linha LS. O valor de t (3 GL) para um intervalo de 95% de sentido duplo é 3,182. A largura do intervalo de confiança depende do valor de x, sendo mínimo, quando $x = \bar{x}$. O valor de y quando $x = \bar{x}$ é

$$y = 103{,}3 - 0{,}483(12) = 97{,}5$$

O intervalo de confiança de 95%, quando $x = \bar{x} = 12$ é

$$97{,}5 \pm 3{,}18\sqrt{0{,}367[1/5 + 0/360]} = 96{,}64 - 98{,}36$$

Exercício 6 — Calcule o intervalo de confiança de 95% para a potência, quando t = 24 meses.
Resposta: 90,21 a 93,19.

A Fig. 12.18 mostra intervalos de confiança de 95% (faixa de confiança) para a linha calculada com base nos dados da Fig. 12.17. Observe a forma de hipérbole, sendo o intervalo mínimo em $\bar{x}$ e mais largo, à medida que x se desvia mais do seu valor médio. O uso da linha inferior do intervalo de confiança, visando calcular o tempo para a potência de 90%, fornece uma estimativa conservadora. No exemplo na Fig. 12.18, uma estimativa razoável da data de validade é de 24,4 meses. Um intervalo em sentido único (abaixo da linha) foi proposto como sendo mais apropriado para os dados de estabilidade, como quando estamos geralmente preocupados com a perda da potência. Para um intervalo de confiança de 95% em sentido único, para 3 GL, o valor de t no Quadro 12.10 é de 2,353. Usando este valor de t para calcular o intervalo de confiança em sentido único, obtém-se a faixa de confiança em sentido único mostrada na Fig. 12.19. Por exemplo, quando x = 12 (meses), o limite inferior tem o valor de 96,86 meses.

Com esta conduta, a data de validade pode ser estabelecida em 25,1 meses (veja a Fig. 12.19).

Um intervalo de confiança pode ser computado para x em determinado valor de y. Este é, às vezes, conhecido como a estimativa inversa. No exemplo da estabilidade, o interesse é em computar um intervalo de confiança para o tempo em que permanece 90% da potência. Esse tempo foi estimado em 27,5 meses. A fórmula para o intervalo de confiança é mais complexa que para y, mas os cálculos são relativamente simples.

$$\frac{(x - c^2\bar{x}) \pm t[s_{y,x}/b]\sqrt{(1 - c^2)/n + (x - \bar{x})^2/\Sigma(x_i - \bar{x})^2}}{1 - c^2}$$

onde

$$c^2 = [t \cdot s]^2/[b^2\Sigma(x_i - \bar{x})^2]$$

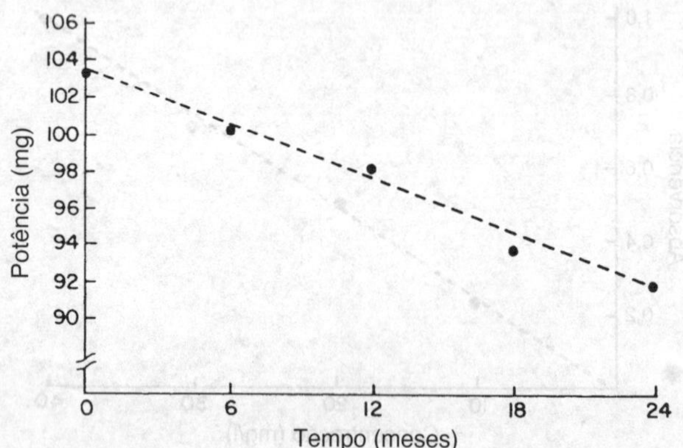

Fig. 12.17 Estudo da estabilidade do comprimido.

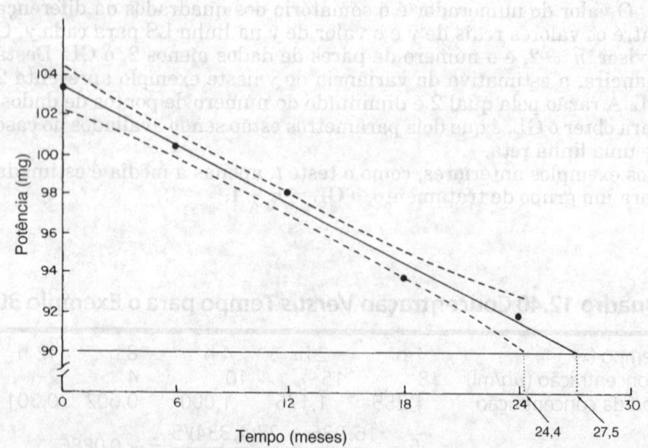

Fig. 12.18 Intervalo de confiança em sentido duplo para os dados de estabilidade.

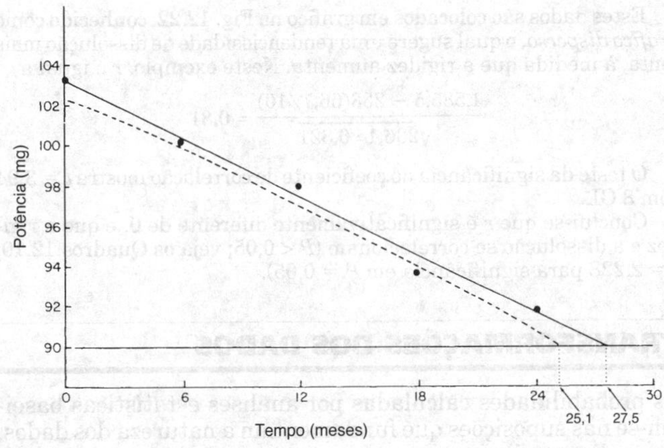

Fig. 12.19 Intervalo de confiança em sentido único para o estudo da estabilidade.

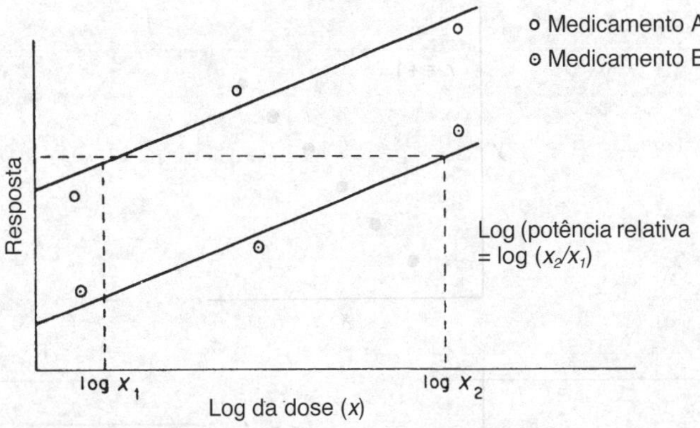

Fig. 12.20 Estimativa de potência relativa usando um ensaio de linhas paralelas. As doses mostradas para log x_1 e log x_2 fornecem a mesma resposta para os produtos *A* e *B*, respectivamente.[23]

Exercício 7 — Use a fórmula indicada anteriormente para mostrar o limite inferior em sentido único para *x* (tempo); 90% da potência correspondem a 25,1.

Resposta: Esta resposta corresponde ao valor do tempo obtido com base na Fig. 12.19.

COMPARAÇÃO DAS INCLINAÇÕES DE DUAS LINHAS — Um teste estatístico pode ser realizado para comparar as inclinações de duas linhas, usando um teste *t*. A hipótese nula é

$$H_0{:}B_1 = B_2 \text{ ou } B_1 - B_2 = 0$$

O teste *t* compara as diferenças das duas inclinações com o erro-padrão da diferença. Supõe-se que as variâncias de *y* para as duas linhas são iguais, sendo as estimativas agrupadas como no teste *t* de duas amostras.

$$s^2 \text{ agrupado} = \frac{s^2_{y,x}(n_1 - 2) + s^2_{y,x}(n_2 - 2)}{(n_1 + n_2 - 4)}$$

Um teste *t* em sentido duplo com $(n_1 + n_2 - 4)$ GL é

$$t = \frac{|b_2 - b_1|}{\sqrt{s^2 \text{ agrupado } (1/x_1^2 + 1/x_2^2)}}$$

onde x^2_1 e x^2_2 são $\Sigma(x_i - \bar{x})^2_1$ e $\Sigma(x_i - \bar{x})^2_2$, respectivamente.

Exemplo 35 — A linha para os dados de estabilidade, mostrada na Fig. 12.17, apresenta uma inclinação de – 0,483, com uma estimativa de variância de 0,367 com 3 GL.

O valor do $\Sigma(x_i - \bar{x})^2$ é 360. Outra formulação foi preparada e testada para a estabilidade. Dez momentos de amostragem foram utilizados para o estudo da estabilidade, e a inclinação foi determinada como sendo de –0,533. A estimativa de variância (8 GL) foi de 0,289, sendo $\Sigma(x_i - \bar{x})^2$ igual a 2.565. O teste para a igualdade das inclinações (velocidade de decomposição) é

$$t = \frac{|0{,}533 - 0{,}483|}{\sqrt{0{,}310(1/2565 + 1/500)}} = 1{,}84$$

Como 1,84 é menor que o valor de *t* tabelado para o nível de significância de 5% com 11 GL, 2,20 (3 para uma linha e 8 para a outra), podemos concluir que as inclinações das duas linhas não são significativamente diferentes.

Em um ensaio biológico, um procedimento comum é determinar a potência relativa de duas ou mais substâncias usando o *ensaio da linha paralela.* Neste procedimento, as linhas com base em um gráfico de resposta *versus* log da dose são forçadas a ficar em paralelo, e a distância entre as linhas é uma medida da potência relativa. Antes de realizar tal procedimento, é feito um teste, para garantir que as linhas estejam em paralelo. As linhas não-paralelas irão se cruzar, sugerindo que, em doses baixas, um produto fornece resposta maior, e, em doses mais elevadas, o outro produto fornece a maior resposta. A Fig. 12.20[23] ilustra o princípio deste ensaio. Os cálculos são tediosos, devendo o livro de Finney[27] ser consultado pelos que desejam obter maiores detalhes sobre o tratamento estatístico deste e de outros métodos de ensaio biológico.

CORRELAÇÃO — A *correlação* é ligada à regressão linear, porém não deve ser confundida com ela. Constitui uma medida da relação linear entre duas variáveis, mas não comprova a linearidade. Na realidade, as fórmulas usuais, para determinar a significância da correlação, pressupõem que as variáveis já estejam relacionadas linearmente. A questão geralmente colocada de maneira indireta, quando se testa a correlação, é se, pode o valor de uma das variáveis ser usado para predizer o valor da segunda variável, o que equivale a testar a inclinação da linha relativa às variáveis *versus* 0. Se a inclinação for significativamente diferente de 0, então as variáveis possuirão *correlação significativa.* A correlação é utilizada, quando ambas as variáveis são sujeitas a erro. Se uma variável não está sujeita a erro (fixa), a conduta da regressão linear, para estabelecer a relação das variáveis, é mais apropriada.

A medida da associação é o coeficiente de correlação, *r*.

$$r = \frac{\Sigma\, x_i y_i \quad \Sigma\, x_i \Sigma\, y_i/n}{\sqrt{\Sigma(x_i - \bar{x})^2 \Sigma(y_i - \bar{y})^2}}$$

O coeficiente de correlação pode variar entre +1 e −1. Um coeficiente de correlação de +1 resulta, se todos os pontos caem exatamente sobre uma única linha com inclinação positiva, ou seja, uma correlação positiva perfeita. De modo semelhante, quando todos os pontos se situam sobre uma linha com inclinação negativa, $r = -1$, observa-se uma correlação negativa perfeita. Se $r = 0$, as variáveis não se correlacionam. Esses três casos são demonstrados na Fig. 12.21.

Nas situações reais, tais resultados extremos raramente são observados, mas, em vez disso, algum valor intermediário de *r* é notado. A questão estatística de interesse geralmente é ligada à significância da correlação — um teste de *r versus* 0. Contudo, devemos levar em conta que o significado da correlação deve ser cuidadosamente considerado. Por exemplo, quando *n*, o número de pares de dados, é grande, os coeficientes de correlação, que são muito pequenos (praticamente insignificantes), parecem ser estatisticamente significativos. Da mesma forma, os dados que não são lineares, mas estão claramente correlacionados, podem mostrar pequenos coeficientes de correlação.

Exercício 8 — Calcule a correlação entre *x* e *y* para $x = -2, -1, 0$ $+1$ e $+2$, para a relação $y = x^2$. *Resposta*: $r = 0$.

O teste do coeficiente de correlação *versus* 0 é

$$t = \frac{r\sqrt{n-2}}{\sqrt{1-r^2}} \text{ (GL} = n - 2)$$

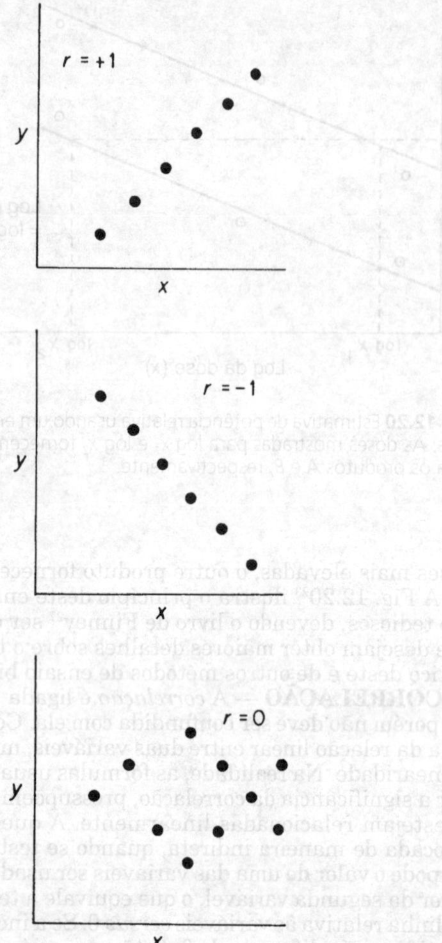

Fig. 12.21 Diagramas de correlação (pontos de gráfico dispersos).

Exemplo 36 — Foi feita uma experiência para examinar a relação da rigidez do comprimido com a dissolução dele. A dissolução foi medida como o tempo (minutos), para que 50% do medicamento se dissolvessem no teste de dissolução da USP. A rigidez foi medida em quilogramas. Os seguintes resultados foram obtidos para 12 comprimidos:

Rigidez:	6,8	5,3	5,8	7,2	6,9	6,0	6,8	8,1	7,5	6,3
Dissolução:	18	17	21	26	28	20	25	29	31	18

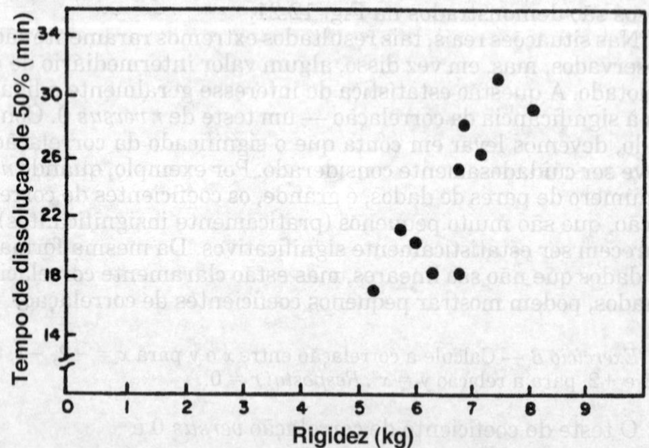

Fig. 12.22 Pontos de gráfico dispersos para os dados de rigidez *versus* dissolução (exemplo 36).

Estes dados são colocados em gráfico na Fig. 12.22, conhecido como *gráfico disperso*, o qual sugere uma tendenciosidade de dissolução mais lenta, à medida que a rigidez aumenta. Neste exemplo, r é igual a

$$\frac{1.585{,}5 - 233(66{,}7/10)}{\sqrt{236{,}1 \cdot 6{,}321}} = 0{,}81$$

O teste da significância do coeficiente de correlação mostra $t = 3{,}94$ com 8 GL.

Conclui-se que r é significativamente diferente de 0, e que a rigidez e a dissolução se correlacionam ($P < 0{,}05$; veja os Quadros 12.10; $t = 2{,}228$ para significância em $P = 0{,}05$).

TRANSFORMAÇÕES DOS DADOS

As probabilidades calculadas por análises estatísticas baseiam-se nas suposições que fundamentam a natureza dos dados. As análises típicas apresentadas neste capítulo freqüentemente supõem a normalidade dos dados e a homogeneidade da variância. Quando lidamos com médias de uma amostra com tamanho suficientemente grande, a suposição de normalidade não é fundamental. Entretanto, tamanhos de amostra pequenos e um grande desvio da normalidade podem resultar em violação suficiente da suposição de normalidade. Quando se comparam amostras de dois ou mais grupos, a falta de homogeneidade da variância (*heteroscadiscity*) constitui importante problema que pode resultar em análise não-confiável. Um modo de superar estes problemas é o uso de *transformações*. Cada dado pontual é transformado, resultando em dados que se adaptam mais intimamente às suposições de normalidade e homogeneidade de variância.[9]

As transformações logarítmicas, de raiz quadrada e seno de arco são aqui apresentadas como exemplos das transformações dos dados mais populares.

TRANSFORMAÇÃO LOGARÍTMICA (Log) — Esta transformação (log na base 10 ou log na base e, 1n, podem ser usados) é mais aplicável a dados assimétricos na forma ilustrada na Fig. 12.23. Estes dados mostram, tipicamente, um coeficiente de variação (CV) relativamente constante, isto é, quanto maior for o valor, maior será o DP; o DP é proporcional à média (DS/$\bar{x}$ é constante). Esta transformação é aplicável aos dados que satisfazem às condições indicadas anteriormente, sendo também maiores que 0; o log de 0 ou de um número negativo é indefinido.

Esta provavelmente constitui a transformação mais comum para os dados nas ciências farmacêuticas. Muitas mensurações físicas e biológicas mostram maior variabilidade, à medida que o tamanho da mensuração aumenta. Isso é lógico para muitos tipos de dados. Por exemplo, pode-se esperar que a mensuração de um grande valor, como o ensaio de solução concentrada, mostre considerável variabilidade em torno de sua média (p. ex., 1.000 mg/ml ± 50 ml, uma variabilidade de 5%). Um ensaio de uma solução diluída não pode mostrar variação muito grande, principalmente no lado inferior, onde zero (0) é o limite inferior. Se o CV fosse de 5% (10 mg/ml ± 0,5), seria ade-

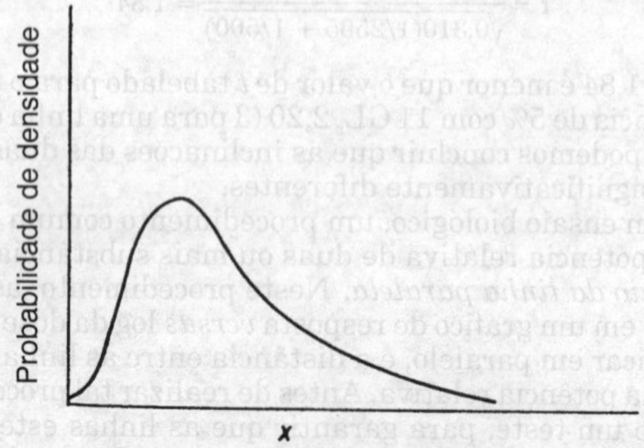

Fig. 12.23 Exemplo de distribuição dispersa.

quada uma transformação logarítmica. Sendo os dados assimétricos (veja Fig. 12.23) e o CV constante, uma transformação logarítmica tende a normalizar a distribuição de dados e equalizar as variâncias.

Quando os dados são apresentados como relações, uma transformação logarítmica é freqüentemente apropriada. A menos que os dados sejam extremamente variáveis, as conclusões, empregando os dados originais ou transformados, devem ser similares. No entanto, as conclusões, usando os dados transformados, serão mais confiáveis, se a transformação for adequada.

Deve-se tomar o cuidado de que a transformação logarítmica não ajude a fortalecer uma suposição, tornando a outra menos válida. Para os dados assimétricos, exibindo, porém, variância constante, a suposição de normalidade pode ficar mais forte, embora cause problemas com a suposição de homogeneidade de variância. Felizmente, a transformação logarítmica, quando indicada, não parece provocar estes problemas difíceis e perturbadores.

Exemplo 37 — As médias de dois grupos de tratamento devem ser comparadas, sabendo-se que grandes valores estão associados a desvios-padrões proporcionalmente maiores. As mensurações são o tempo de dissolução de 50% em minutos (Quadro 12.42).

Um teste t de duas amostras independentes (em sentido duplo), comparando as médias, mostra

$$t = \frac{|43,17 - 61,17|}{19,11\sqrt{1/3}} = 1,75$$

Uma transformação logarítmica resulta nos dados do Quadro 12.43.

Nenhum teste é significativo no nível de 5%, porém os valores transformados em logaritmo neste exemplo resultam em um teste com nível de probabilidade menor.

Exercício 9 — Um estudo de bioequivalência, comparando duas formas farmacêuticas, A e B, com seis pessoas em um *design* pareado, resultou nas seguintes relações AUC_a/AUC_b:

1,27, 1,06, 0,90, 1,30, 1,15, 0,96

Calcule a média, os desvios-padrões e um intervalo de confiança de 95% para os dados, empregando os dados sem transformação e com uma transformação logarítmica. Para a transformação logarítmica, calcule os anti-logs para os limites inferior e superior do intervalo de confiança. Repita os cálculos para a média e o desvio-padrão da relação AUC_b/AUC_a. (Observe que este é o inverso dos dados apresentados linhas atrás.) O que podemos dizer sobre os intervalos de confiança para os dois tipos de relações, A/B e B/A?

Resposta:

Média = 1,107; DP = 0,1627; IC = 1,107 ± 0,171.
Transformação logarítmica: média = 0,0400; DP = 0,0646;
IC = 0,04 ± 0,0678

IC = 0,938 – 1,282
Inverso: média: 0,92; DP = 0,1376
Transformação logarítmica: média = – 0,0400; DP = 0,0646

Para os dados de bioequivalência, uma transformação logarítmica de AUC e $C_{máx}$ é atualmente recomendada.

Quadro 12.42 Tempo de Dissolução de 50% para Duas Formulações

	FORMULAÇÃO A	FORMULAÇÃO B
	27	65
	55	60
	33	98
	69	47
	36	57
	39	43
Média	43,17	61,67
DP	15,75	19,59

Quadro 12.43 Transformação Logarítmica de Dados do Quadro 12.42

	FORMULAÇÃO A	FORMULAÇÃO B
	1,431	1,813
	1,740	1,778
	1,519	1,991
	1,839	1,672
	1,556	1,756
	1,591	1,633
Média	1,613	1,774
DP	0,150	0,126

$$t = \frac{1,613 - 1,774}{0,139\sqrt{1/3}} = 2,01$$

TRANSFORMAÇÃO EM RAIZ QUADRADA — Uma transformação em raiz quadrada é útil para os dados em que as médias das amostras são proporcionais ou iguais às variâncias (s^2). A transformação faz com que os dados tenham variância aproximadamente homogênea. Esta transformação pode ser utilizada para substituir a transformação logarítmica, quando os dados consistem em pequenos números. Sendo os números menores que 10 e estando presentes zeros, $\sqrt{x+1}$ pode ser uma transformação apropriada.[28] Tal transformação, como a transformação logarítmica, tende a normalizar as distribuições assimétricas para a direita (distribuições com número relativamente pequeno de valores muito grandes).

Exercício 10 — Calcule a média e o desvio-padrão dos seguintes dados, antes e depois de aplicar a transformação em raiz quadrada ($\sqrt{x}$). Desenhe um histograma dos valores originais e transformados. Observe a maior simetria dos dados transformados.

0, 11, 7, 3, 0, 15, 4, 2, 6, 9, 3, 0, 12, 5, 3, 6

Resposta:

Dados originais: $\bar{x} = 5,625$ DP = 4,272
Dados transformados: $\bar{x} = 2,00$ DP = 1,206

TRANSFORMAÇÃO EM SENO DE ARCO (SENO INVERTIDO) — A transformação em seno de arco (seno invertido) é empregada para os dados binomiais ou dados expressos como percentuais ou proporções. A transformação é seno de arco $\sqrt{p}$, onde p, a proporção ou probabilidade, é expresso como um decimal. A variância de uma proporção binomial é pq/n, onde p é a proporção de sucessos e q a proporção de insucessos em n observações binomiais. Quando p variar em diferentes grupos de tratamento, a variância irá variar. A transformação em seno de arco, aplicada às proporções, tende a equalizar as variâncias e normalizar os dados.[9] A variância da proporção transformada é $821/n$, quando os dados transformados estão em graus. Tal transformação supõe que todas as proporções transformadas possuam o mesmo valor de n. Quando n é aproximadamente igual para grupos diferentes, a transformação ainda pode ser empregada.

Exemplo 38 — Use um teste normal para comparar a proporção de ratos que desenvolveram tumores em grupos de medicamento ativo e de controle com placebo. No grupo do placebo, 15 dos 100 animais desenvolveram tumores, e, no grupo do medicamento, 22 dos 100 desenvolveram-nos. Os senos de arco de $\sqrt{0,15}$ e $\sqrt{0,22}$ são 22,786 e 27,972, respectivamente. O teste normal é

$$Z = \frac{|27,972 - 22,786|}{\sqrt{(821/100) + (821/100)}} = 1,28$$

As proporções não são significativamente diferentes.

Exercício 11 — Calcule o valor do qui quadrado para o teste destas duas proporções.

Resposta: 1,625. Observe o qui quadrado = Z^2 neste exemplo.

REFERÊNCIAS

1. Siegal S. *Nonparametric Statistics.* New York: McGraw-Hill, 1956.
2. Kish L. *Survey Sampling.* New York: Wiley, 1995.
3. Fisher RA, Yates F. *Statistical Tables for Biological, Agriculture and Medical Research.* New York: Hafner, 1963, p 134 (Table 38).
4. Fisher RA. *The Design of Experiments,* 5th ed. Edinburgh: Oliver & Boyd, 1986.
5. Cochran WG, Cox GM. *Experimental Design,* 2nd ed. New York: Wiley, 1957.
6. Cox DR. *Planning of Experiments.* New York: Wiley, 1958.
7. United States Department of the Army. *Tables of the Binomial Probability Distribution.* Applied Mathematics Series No. 6 Washington, DC: USGPO, 1952.
8. Bolton S. *Pharmaceutical Statistics,* 3rd ed. New York: Marcel Dekker, 1997.
9. Dixon WJ, Massey FJ Jr. *Introduction to Statistical Analysis,* 3rd ed. New York: McGraw-Hill, 1969, p 324.
10. Snedecor GW, Cochran WG. *Statistical Methods,* 8th ed. Ames: Iowa State University Press, 1989, p 97.
11. Snedecor GW, Cochran WG. *Statistical Methods,* 7th ed. Ames: Iowa State University Press, 1980, p 476 (Table A14).
12. *Ibid,* p 480 (Table A15).
13. Duncan DB. *Biometrics II* 1948; 1.
14. Dunnett CW. *Am Stat Assoc J* 1955; 50: 1096.
15. Winer BJ. *Statistical Principles in Experimental Design,* 2nd ed. New York: McGraw-Hill, 1971.
16. Tate MW, Clelland RC. *Nonparametric and Shortcut Statistics.* Danville IL: Interstate Print, 1957: p 137 (Table L).
17. Youden WJ. *Sci Monthly* 1953; 77: 143.
18. Youden WJ. *Natl Bur Std (US) Tech News Bull* 1949: 33 (July).
19. Dixon WJ, Massey FJ Jr. *Introduction to Statistical Analysis,* 3rd ed. New York: McGraw-Hill, 1969, p 328.
20. *Control Chart Method of Controlling Quality During Production (Std Z1.3).* New York: American Standards Association, 1958.
21. *Guide for Quality Control (Std Z1. 3).* New York: American Standards Association, 1958.
22. Dixon WJ, Massey FJ Jr. *Introduction to Statistical Analysis,* 3rd ed. New York: McGraw-Hill, 1969, p 142.
23. Bolton S. *Pharmaceutical Statistics.* New York: Marcel Dekker, 1984, pp 416, 463.
24. *Military Sampling Procedures and Tables for Inspection by Attributes.* MIL-STD-105E. Washington DC: USGPO, 1989.
25. Snedecor GW, Cochran WG. *Statistical Methods,* 8th ed. Ames: Iowa State University Press, 1989, p 151.
26. Youden WJ. *Statistical Methods for Chemists.* New York: Wiley, 1951.
27. Finney DJ. *Statistical Method in Biological Assay,* 4th ed. New York: Hafner, 1980.
28. Steel RGD, Torrie JH. *Principles and Procedures of Statistics.* New York: McGraw-Hill, 1960.

BIBLIOGRAFIA

Design *Experimental*

Cox DR. *Planning of Experiments.* New York: Wiley, 1992.

Fisher RA. *Statistical Methods for Research Workers,* 13th ed. Edinburgh: Oliver & Boyd, 1970.

Montgomery DC. *Design and Analysis of Experiments,* 4th ed. New York: Wiley, 1996.

Chow S-C, Liu J-P. *Statistical Design and Analysis in Pharmaceutical Science:* New York: Dekker, 1995.

Controle de Qualidade Estatístico

Grant EL. *Statistical Quality Control,* 5th ed. New York: McGraw-Hill, 1980.

Mandel J. *The Statistical Analysis of Experimental Data.* New York: Dover, 1984.

Montgomery DC. *Introduction to Statistical Quality Control,* 3rd ed. New York: Wiley, 1996.

Weber RT. *An Easy Approach to Acceptance Sampling: How to Use MIL-STD-105E.* Milwaukee, WI: American Society for Quality Control, 1991.

Amostragem

Cochran WG. *Sampling Techniques,* 3rd ed. New York: Wiley, 1997.

Deming WE. *Some Theory of Sampling.* New York: Wiley, 1984.

Yates F. *Sampling Methods for Censuses and Surveys.* New York: Hafner, 1981.

Ensaio Biológico

Bliss CI. *The Statistics of Bioassay with Special Reference to the Vitamins.* New York: Academic Press, 1952.

Bliss CI. *Am Sci* 1957; 45: 449.

Finney DJ. *Statistical Method in Biological Assay,* 3rd ed. New York: Hafner, 1978.

Finney DJ. *Probit Analysis,* 4th ed. London, Cambridge University Press, 1980.

Geral

Bennett CA, Franklin NL. *Statistical Analysis in Chemistry and the Chemical Industry.* New York: Wiley, 1954.

Bolton S. *Pharmaceutical Statistics.* New York: Marcel Dekker, 1984.

Brownlee KA. *Statistical Theory and Methods in Science and Engineering.* New York: Wiley, 1960.

Buncher CR, Tsay J. *Statistics in the Pharmaceutical Industry.* New York: Marcel Dekker, 1981.

Davies OL. *The Design and Analysis of Industrial Experiments.* New York: Hafner, 1954.

Peace KE. *Biopharmaceutical Statistics for Drug Development.* New York: Marcel Dekker, 1988.

Snedecor GW, Cochran WG. *Statistical Methods,* 8th ed. Ames, Iowa State University Press, 1989.

Conjuntos de Softwares *Estatísticos (Exemplos)*

BMDP, Biomedical Computer Programs, University of California, Los Angeles, CA.

NCSS, NCSS Statistical Software, 329 North 1000 East, Kaysville, Utah 84037 (website: http://www.ncss.com, phone: 800-898-6109).

SAS, SAS Institute Inc, Cary, NC (website: http://www.sas.com/, e-mail: software@sas.com).

CAPÍTULO **13**

Estrutura Molecular, Propriedades e Estados da Matéria

Eric J Lien, PhD
Professor of Pharmacy/Pharmaceutics e Biomedicinal Chemistry
School of Pharmacy
University of Southern California
Los Angeles, CA 90089

Os muitos avanços importantes na farmácia, nos últimos anos, são em grande parte atribuíveis ao acúmulo de conhecimentos sobre a estrutura molecular e as propriedades físico-químicas das drogas, bem como a correlação desses conhecimentos com a natureza das reações biológicas das drogas. Este capítulo discute os princípios fundamentais da estrutura atômica e molecular, além de determinadas propriedades físico-químicas importantes na farmácia, para auxiliar na compreensão sobre ação da droga ao nível molecular.

ESTRUTURA ATÔMICA

ÁTOMOS E PARTÍCULAS ELEMENTARES – Acreditava-se que os átomos (do grego *atomos*, indivisível) eram as diminutas partículas indivisíveis das quais toda a matéria era constituída. A procura pela partícula básica tem sido um esforço contínuo desde o tempo de Demócrito (cerca de 460-370 a.C.). Antes da descoberta dos mésons e híperons, acreditava-se que a estrutura da matéria fosse muito mais simples. Pensava-se que o núcleo era composto de prótons e nêutrons; e, para formar um átomo, precisava-se apenas de elétrons, a fim de serem adicionados às camadas externas. Por isso, os prótons, nêutrons e elétrons eram considerados as partículas elementares. Em teoria, todos os elementos da tabela periódica podem ser constituídos pela divisão de nêutrons em elétrons e prótons, bem como pela combinação dessas partículas em proporções adequadas.

Durante as três últimas décadas, a física nuclear progressivamente investigou os átomos desde sua periferia até o centro. Tal procura pelas partículas elementares da estrutura nuclear, por meio de experimentos que consistem, em grande parte, no bombardeio do núcleo com partículas de alta energia, revelou um espectro de mais de 100 espécies, a maioria delas instável. Algumas dessas partículas estão listadas no Quadro 13.1. O próton não é mais considerado uma partícula elementar, mas se acredita seja feito de partículas chamadas *quarks* (de "*three quarks for Muster Mark*", do livro *Finnigans Wake* de James Joyce). Uma teoria sobre a estrutura do *quark* dos prótons aponta nove tipos de *quark* (junto com *antiquarks*) e oito tipos de *gluon* (análogos aos fótons), para manterem os *quarks* unidos. Se essas e outras partículas elementares são compostas de elementos ainda mais simples, resta ser investigado.[1]

Em 1924, de Broglie levantou a questão de que, se as ondas de luz mostram caráter corpuscular, então as partículas não deveriam mostrar também caráter ondulatório? Agora, é geralmente aceito que, no caso de um fóton, há duas equações fundamentais a serem observadas: $E = h\upsilon$ e $E = mc^2$, onde E é a energia, h a constante de Planck, υ a freqüência e c a velocidade da luz. Combinando as duas equações, obtém-se $h\upsilon = mc^2$ ou $\lambda = c/\upsilon = h/mc = h/p$, quando p é o momento do próton.

De Broglie propôs que uma equação similar deve aplicar-se ao comprimento de onda da onda do elétron. É interessante mostrar que a difração dos raios X é um bom exemplo do uso da propriedade de onda da radiação eletromagnética.

A dispersão dos nêutrons lentos tem sido empregada para proporcionar informações sobre a estrutura e as propriedades dinâmicas das estruturas biológicas, como, por exemplo, a mioglobina e as membranas.[2]

TEORIA ATÔMICA DE DALTON – Em 1808, Dalton propôs sua teoria atômica com base em três generalizações: a lei da conservação da massa, a lei das proporções definidas e a lei das proporções múltiplas. As partes essenciais da teoria podem ser assim resumidas:

1. Todos os elementos são compostos de partículas muito pequenas, bem-definidas e indivisíveis chamadas átomos.
2. Todos os átomos de qualquer elemento são idênticos. A teoria moderna estrutural aponta que podem existir diferenças eletrônicas entre os átomos de um elemento, porém essas diferenças são decorrentes da excitação eletrônica. O estado energético de um átomo mais baixo é mais apropriado aos propósitos de classificação.
3. Os átomos de dois elementos são semelhantes.
4. Os átomos não sofrem mudanças fundamentais durante a reação química. Há mudanças sutis na característica eletrônica dos átomos, embora isso não mude a identidade de um átomo.
5. Os compostos são formados, quando átomos de dois ou mais elementos diferentes combinam-se, para formar uma molécula.
6. Em geral, os átomos combinam-se em simples, proporções totais.

TABELA PERIÓDICA – A classificação periódica dos elementos é um dos avanços mais impressionantes na generalização de vários fatos isolados; além disso, contribui extraordinariamente para o fortalecimento da teoria atômica e se estende a um novo conjunto de fatos. A tabela periódica presta-se como um sumário aprendido facilmente de praticamente ilimitadas informações sobre a natureza química dos elementos, o que é de suma importância para os estudantes de farmácia bem como de química.

Após a publicação das pesquisas independentes de Mendeleyev e Meyer em 1869, a *lei periódica* foi bem estabelecida. A *tabela periódica* é um arranjo de elementos de acordo com a lei periódica (veja Tabela Periódica de Elementos). O arranjo atual é essencialmente o mesmo que o de Mendeleyev, embora agora haja menores variações devido à incorporação de novos elementos e novos dados. Alguns termos devem ser fixados para uma compreensão exata da tabela.

- O *número atômico* (Z) é a carga positiva do núcleo expressado como múltiplos da carga eletrônica e.

Quadro 13.1 Partículas Subatômicas

GRUPO	PARTÍCULAS	MASSA RELATIVA (ELÉTRON = 1)	CARGA ELÉTRICA	TEMPO DE MEIA-VIDA (s)
Partículas pesadas	Partícula α (He^{2+}, α)	7.348	+2	Estável
	Tríton (T, ^3H)	5.451	+1	$3{,}8 \times 10^8$
	Dêuteron (D, d, ^2H)	3.674	+1	Estável
	Nêutron (n)	1.837	0	$7{,}2 \times 10^2$
	Próton (p, ^1H)	1.837	+1	Estável
Híperons	Partícula Λ°	~2.181	0	$2{,}5 \times 10^{-10}$
				Σ^+ $0{,}8 \times 10^{-10}$
	Partícula $\Sigma^\pm$	~2.326	±1	Σ^- $1{,}6 \times 10^{-10}$
	Partícula $\Xi^\pm$	~2.580	±1	$1{,}3 \times 10^{-10}$
Mésons	Méson K ($K^\pm$)	966	±1	$1{,}2 \times 10^{-8}$
	Méson (K°)	974	0	10^{-9} – 10^{-10}
	Méson Pi ($\pi^\pm$)	273		$2{,}6 \times 10^{-8}$
	Méson Pi (π°)	264	0	$1{,}9 \times 10^{-16}$
Léptons	Mu ($\mu^\pm$)	209 ± 2	±1	$2{,}2 \times 10^{-6}$
	Elétrons (e^-, β^-)	1	−1	Estável
	Pósitron (e^+, β^+)	1	+1	Estável
	Neutrino (ν)	0,01	0	Estável
	Fótons (γ)	0	0	Estável

- O *peso atômico* é o peso médio expressado em unidades de peso atômico dos átomos naturais de um elemento existindo como uma mistura de isótopos na mesma proporção que ocorrem na natureza. Uma unidade de peso atômico, usada em química, é exatamente 1/16 da massa média dos isótopos de oxigênio coletados na mesma relação com que ocorrem na natureza. Uma unidade de peso atômico é equivalente a 1,000272 unidade de massa atômica.
- Um *isótopo* é um nuclídeo de um grupo do mesmo elemento (*Z* igual), possuindo o mesmo número de prótons no núcleo, mas divergindo no número de nêutrons, resultando em diferentes números de massa.
- Um *nuclídeo* é qualquer uma das mais de 1.000 espécies de átomos, sendo caracterizado pelo número de prótons e nêutrons no núcleo.

TEORIA DA ESTRUTURA ATÔMICA DE BOHR – Em 1913, Bohr propôs uma teoria da estrutura atômica para a interpretação dos espectros atômicos. Sua representação do átomo apresentou os elétrons extranucleares girando ao redor do núcleo em órbitas definidas. Essas órbitas foram determinadas por números quânticos principais 1, 2, 3,..., *n*, contando a partir do núcleo para o exterior.

Quando um elétron absorve um aumento definido (*quantum*) de energia, é promovido a uma órbita de energia mais alta (estado excitado), e, quando recai na órbita original, emite energia de radiação. A energia dos vários níveis no átomo pode ser relacionada à freqüência da radiação emitida ou absorvida pelo átomo. Essa relação é expressada por

$$\Delta E = E_2 - E_1 = h\nu \quad (1)$$

onde ΔE é a diferença da energia em erg entre dois níveis, *h* a constante de Planck ($6{,}624 \times 10^{-27}$ erg s) e υ a freqüência. Como a freqüência é equivalente à velocidade da luz (*c*) dividida pelo comprimento de onda, a equação 1 pode ser escrita como

$$\Delta E = hc/\lambda \quad (2)$$

Quando os elétrons possuem a menor energia possível, diz-se que o átomo se encontra em seu *estado fundamental*.

A energia de um elétron em uma órbita é dada por

$$E = \frac{-2\pi^2 Z^2 me^4}{n^2h^2} \quad (3)$$

onde *Z* é o número atômico, *m* a massa do elétron ($9{,}1 \times 10^{-28}$ g), *e* a carga do elétron em unidades eletrostáticas ($4{,}8 \times 10^{-10}$ esu), *n* o número quântico principal e *h* a constante de Planck. É possível calcular a energia da radiação emitida, quando um elétron decai da órbita n_2 para a órbita n_1 por

$$E_2 - E_1 = \frac{2\pi^2 Z^2 me^4}{h^2}\left(\frac{1}{{n_1}^2} - \frac{1}{{n_2}^2}\right) \quad (4)$$

Quando n_2 é ∞, a equação 4 fornece a energia exigida para a ionização; por exemplo, o potencial de ionização do átomo de hidrogênio pode ser calculado com

$$E_\infty - E_1 = \frac{2 \times (3{,}14)^2 \times (1)^2 \times 9{,}1 \times 10^{-28} \times (4{,}8 \times 10^{-10})^4}{(6{,}624 \times 10^{-27})^2} \times \left(\frac{1}{(1)^2} - \frac{1}{(\infty)^2}\right)$$

$$= 2{,}18 \times 10^{-11}\ \text{erg}$$

$$= \frac{2{,}18 \times 10^{-11}\ \text{erg}}{1{,}60 \times 10^{-12}\ \text{erg/elétron-volt (ev)}}$$

$$= 13{,}6\ \text{ev}$$

É interessante notar que a teoria quântica baseia-se no princípio de que a energia do átomo ou molécula não muda continuamente, mas apenas por alguma unidade de número inteiro definida de energia denominada *quantum*.

MODELO MODERNO DE ESTRUTURA ATÔMICA – Após Bohr publicar sua teoria, houve um período de intensa atividade dos físicos teóricos e experimentais. Com base em princípios matemáticos e dados experimentais consideráveis, emergiu uma estrutura, uma representação mais definida da estrutura atômica. A moderna interpretação do átomo é mais elaborada que a idéia original de Bohr. Quatro números quânticos são utilizados para descrever os níveis de energia ou orbitais de cada elétron.

O *número quântico principal*, *n*, é uma medição aproximada do tamanho da nuvem de elétrons – a ordem de magnitude do potencial de energia. Possui os valores 1, 2, 3,..., 7, correspondendo às camadas K, L, M,..., Q de elétrons.

O *número quântico azimutal*, *l*, é relacionado ao formato da nuvem de elétrons, indicando se é esférica, em formato de haltere ou com geometria mais complexa. Pode possuir valores de 0, 1, 2,..., (*n* − 1), correspondendo, respectivamente, aos termos *s, p, d* ou *f* usados pelos espectroscopistas; por exemplo, um elétron 4*d* deve ter um *n* de número 4 e um *l* de valor 2.

O *número quântico magnético*, m_l, é relacionado à orientação da nuvem de elétrons no espaço. Possui valores de 0, ±1, ±2,..., ±*l*. Para uma nuvem esférica, existe apenas uma orientação. Entretanto, o orbital em formato de haltere, por exemplo, pode estar orientado em três diferentes direções correspondentes aos eixos *x*, *y* e *z* do grupo das coordenadas cartesianas.

O *número quântico de spin, s* (ou m_s), fornece a orientação do componente magnético de um elétron. Existem apenas duas maneiras distintas com que um elétron pode interagir com um campo magnético interno. Como um pequeno ímã, ele tanto pode alinhar-se na direção do campo como orientar-se na direção oposta. O momento magnético do elétron foi primeiramente representado como sendo devido à rotação do elétron no seu eixo, e, por essa razão, o elétron foi dito exibir o *spin*. Os dois números quânticos de *spin*, $s = +1/2$ e $s = -1/2$, foram usados para descrever os dois estados de *spin* observáveis.

Um progresso considerável foi alcançado anos recentes, na aplicação da mecânica quântica e teorias orbitais moleculares ao estudo das interações dos receptores de drogas e à estrutura química relacionada às atividades farmacológicas das drogas (veja o Cap. 27).

CONFIGURAÇÃO ELETRÔNICA DOS ELEMENTOS – Duas regras são de extrema importância na explicação sobre a construção de camadas eletrônicas dos elementos (Fig. 13.1 e Quadro 13.2).

O *princípio da exclusão de Pauli* estabelece que um átomo não pode existir em um estado em que dois elétrons no mesmo nível de energia ou orbital têm o mesmo grupo de quatro números quânticos, o que é análogo ao princípio na física clássica de que dois corpos não podem ocupar o mesmo lugar no espaço ao mesmo tempo. Por isso, dois elétrons na camada K

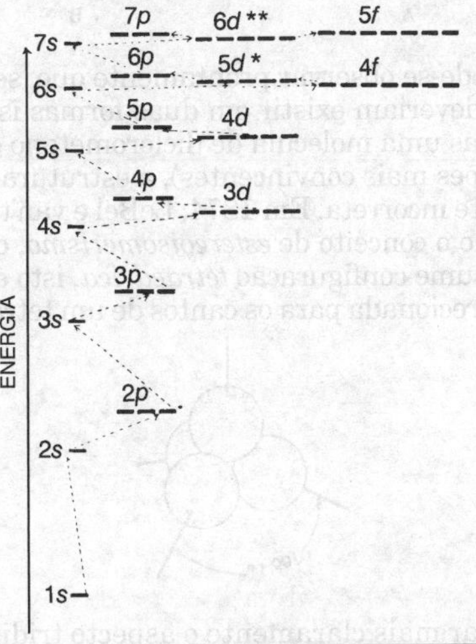

Fig. 13.1 Níveis de energia atômica e a ordem do preenchimento dos orbitais: (*) um elétron 5*d* simples é adicionado, antes que os orbitais 4*f* possam ser preenchidos; (**) um ou mais elétrons 6*d* têm de ser adicionados, antes que os orbitais 5*f* possam ser preenchidos.

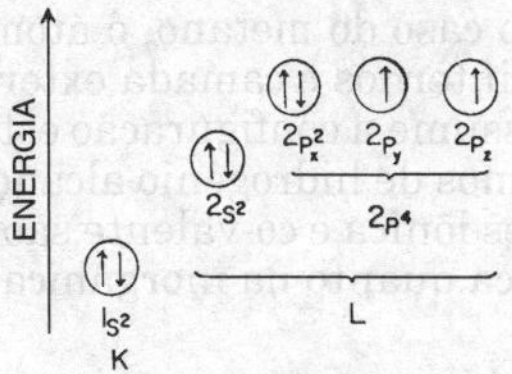

Fig. 13.2 Configuração eletrônica de um átomo de oxigênio.

podem ter o mesmo número quântico principal, azimutal e magnético ($n = 1$, $l = 0$, $m_1 = 0$), mas diferentes números quânticos de *spin* ($s = +1/2$ e $-1/2$).

A *regra de máxima multiplicidade de Hund* estabelece que, quando os orbitais são da mesma energia, os elétrons distribuem-se um em cada orbital, assim como para manter *spins* paralelos; por exemplo, o oxigênio, com um número atômico oito, possui oito elétrons. Dois elétrons estão na camada K ($1s^2$) e seis na camada L. Na camada L, dois elétrons preenchem os orbitais 2*s* ($2s^2$), e os quatro restantes os orbitais 2*p* ($2p^4$).

De acordo com a regra de Hund, três elétrons ocupam os orbitais $2p_x$, $2p_y$ e $2p_z$, bem como o *spin* na mesma direção (veja a direção da seta na Fig. 13.2); o quarto elétron pode emparelhar-se com qualquer um desses três elétrons (diga $2p_x$). A configuração eletrônica para o átomo do oxigênio pode ser expressa como $1s^2\ 2s^2\ 2p_x{}^2\ 2p_y\ 2p_z$.

ESTRUTURA MOLECULAR

Uma molécula é a menor quantidade possível de uma substância, sendo composta de dois ou mais átomos, como, por exemplo, N_2, O_2, $CHCl_3$ ou H_2SO_4. Existe uma ligação química entre os átomos, quando as forças atuantes entre eles são fortes o suficiente para fornecer um agregado com estabilidade suficiente para levar o químico a considerá-lo uma espécie molecular independente. Os diferentes tipos de ligação química são discutidos nas seções seguintes.

LIGAÇÕES CO-VALENTES – Quando dois elétrons de dois átomos estão pareados e localizados no espaço entre dois átomos, ocorre uma *ligação co-valente*. Os elétrons pareados (com *spins* opostos) ocupam, então, o novo orbital molecular, circundando os dois átomos. Deve ser notado que o par eletrônico mantido junto pelos dois átomos é considerado para fazer um trabalho duplo, completando uma configuração eletrônica estável de cada átomo.

Quadro 13.2 Configuração Eletrônica de Alguns Elementos nos Seus Estados Fundamentais

	n =	1	2		3			4			
	CAMADA	*K*	*L*		*M*			*N*			
	l =	0	0	1	0	1	2	0	1	2	3
	SUBCAMADA	1*s*	2*s*	2*p*	3*s*	3*p*	3*d*	4*s*	4*p*	4*d*	4*f*
N.º ATÔMICO	ELEMENTO										
1	H	1									
2	He	2									
3	Li	2	1								
4	Be	2	2								
5	B	2	2	1							
6	C	2	2	2							
7	N	2	2	3							
8	O	2	2	4							
9	F	2	2	5							
10	Ne	2	2	6							
11	Na				1						
12	Mg				2						
13	Al				2	1					
14	Si	Cerne de néon			2	2					
15	P				2	3					
16	S				2	4					
17	Cl				2	5					
18	Ar				2	6					

Por exemplo, no caso do metano, o átomo de carbono, com seus dois elétrons internos e camada externa de oito elétrons compartilhados, assume a configuração estável de 10 elétrons do neônio; e os átomos de hidrogênio alcançam a configuração do hélio. As ligações iônica e co-valente são encontradas tanto na química orgânica quanto na inorgânica.

A UNICIDADE DO CARBONO

Desde que a química orgânica foi concebida principalmente com o carbono e seus compostos, atenção mais minuciosa foi dispensada aos tipos de ligações exibidas pelo átomo de carbono.

A classe do carbono (e, bem menos, boro e berílio) é especial. Embora seja apenas o décimo segundo elemento mais abundante na Terra, seus compostos ultrapassam em número os que restaram na tabela periódica combinados. O número exato de compostos de carbono existentes é provavelmente desconhecido, sendo o número teórico infinito. Essas particularidades provêm do simples fato de o carbono ser capaz de ligar-se consigo em diversos modos não-convencionais.

Ligação Carbono-carbono

Geralmente, considera-se o carbono como tendo valência quatro. Desta maneira, ele pode combinar-se com quatro outros átomos ou grupamentos monovalentes, ou, ainda, com quatro outros átomos de carbono de modo linear ou cíclico, com ou sem ramificações, ou qualquer combinação disso.

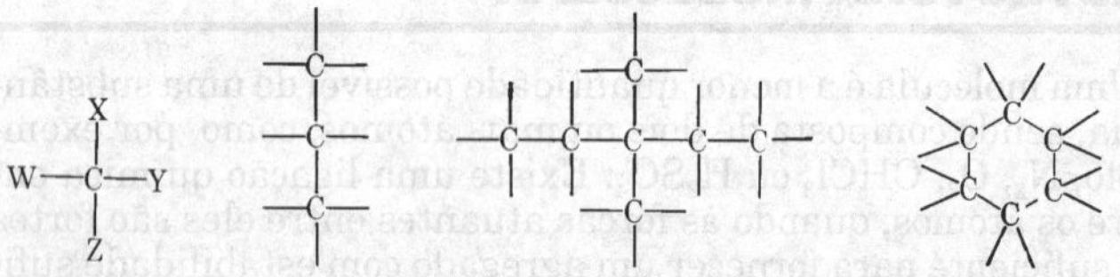

Além disso, os átomos de carbono podem unir-se uns aos outros ou a outros átomos, como o nitrogênio, oxigênio ou enxofre, por meio de múltiplas ligações.

Para compor a nova situação, os diagramas estruturais apresentados não são objetos planos, mas tridimensionais. Por exemplo, um anel de carbono com seis átomos pode ter diversas configurações, tais como

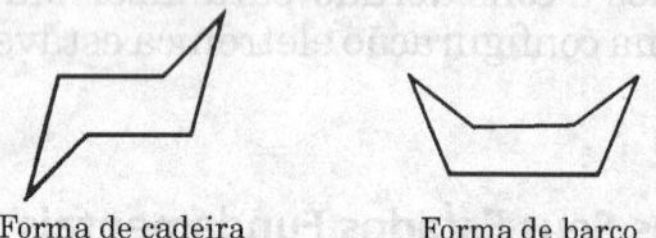

Tal característica sozinha pode, essencialmente, dobrar o número de possíveis compostos do referido tipo.

HIBRIDIZAÇÃO – O que é tão incomum sobre a constituição do átomo de carbono que leva a tantos componentes diversos? Grosso modo, a razão é a *hibridização*, sendo exigida a revisão da configuração eletrônica do átomo, para explicar o que é a hibridização e como é conseguida. A configuração extranuclear de um átomo de carbono isolado é $1s^2\,2s^2\,2p_x^{\,1}\,2p_y^{\,1}\,2p_z^{\,0}$, o que significa que há dois elétrons no nível 1*s*, dois no nível 2*s* e dois no nível 2*p*, mas depois os dois elétrons 2*p* residem em diferentes subcamadas (p_x e p_y), não estando pareados. Como apenas elétrons de valência não-pareada são capazes de realizar ligação, seria esperado que o carbono exibisse valência 2. Entretanto, em todo caso (exceto, possivelmente, para o monóxido de carbono), o carbono combina-se com quatro átomos ou grupamentos monovalentes.

A formação de uma ligação é um processo estabilizante (exotérmico), havendo tendência a formar quantas ligações forem possíveis, mesmo se os orbitais moleculares resultantes se assemelharem um pouco aos orbitais atômicos que existem no estado isolado ou *fundamental* de um átomo. O átomo de carbono deve ser elevado ou *excitado* (energeticamente), para assumir um estado de valência 4; para tanto, quatro elétrons não-pareados devem ser criados. Tal feito pode ser realizado promovendo um elétron do nível 2*s* para o nível $2p_z$ livre; desta maneira, a configuração eletrônica extranuclear torna-se $1s^2 2s^1 2p_x^{\,1} 2p_y^{\,1} 2p_z^{\,1}$. Energia mais do que suficiente está disponível durante o processo de formação da ligação, para excitar o elétron 2*s*. Quatro elétrons não-pareados estão agora disponíveis para propósitos de ligação.

Pode ser esperado que o carbono devesse formar dois diferentes tipos de ligação, como, por exemplo, três ligações de um tipo utilizando o orbital *p* ($2p_x$, $2p_y$, $2p_z$) e uma quarta ligação utilizando o orbital 2*s*, mas isso é contrário ao fato conhecido – as quatro ligações são equivalentes até aqui com a energia da ligação e a distância da ligação interessada.

A representação bidimensional simplificada de um átomo de carbono, como mostrado no diagrama da molécula de diclorometano, CH_2Cl_2, deveria ser como em **A**.

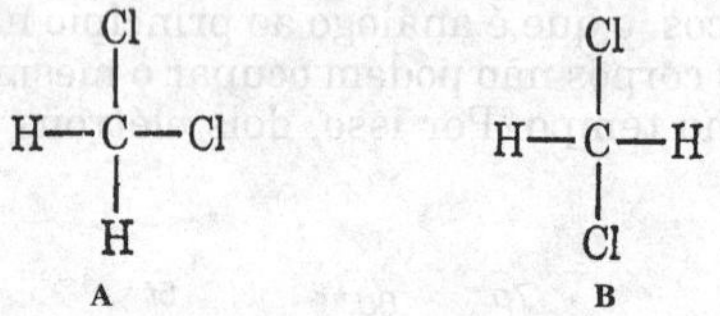

Entretanto, pode-se observar prontamente que, se as moléculas eram planas, deveriam existir em duas formas isoméricas, **A** e **B**. Como apenas uma molécula de diclorometano é conhecida (e por outras razões mais convincentes), a estrutura representada é espacialmente incorreta. Em 1874, LeBel e van't Hoff demonstraram, usando o conceito de *estereoisomerismo*, que um átomo de carbono assume configuração *tetraédrica*, isto é, cada ligação co-valente é direcionada para os cantos de um tetraedro regular.

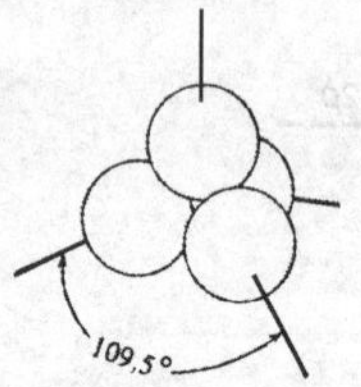

Para ilustrar mais claramente o aspecto tridimensional do referido arranjo, o diagrama bidimensional usual é mostrado melhor por

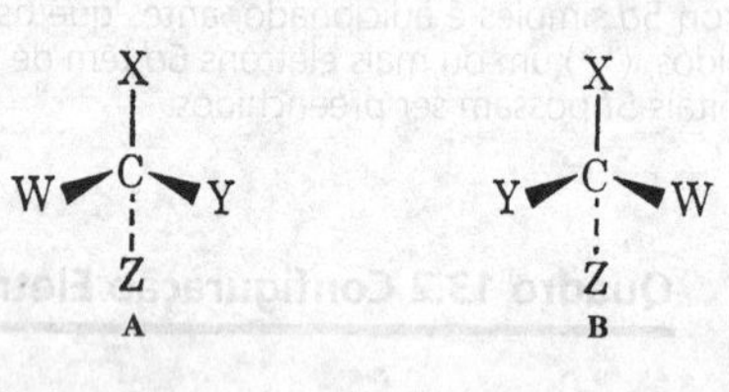

no qual uma linha contínua é percebida como estando no plano do papel, uma linha pontilhada estende-se para trás do plano, e as pontas de flechas contínuas estendem-se para a frente do plano.

O estudo dos diversos tipos de modelo orgânico tridimensional é muito útil à compreensão do referido conceito. Uma rápida olhada em tais modelos (ou diagramas) indica que **A** e **B** não são idênticos (não podem ser sobrepostos), mas, melhor dizendo, na realidade são *isômeros*. Tal situação, *estereoisomerismo*, é um fenômeno que essencialmente dobra o número de possíveis compostos desse tipo particular.

Desde que a ligação resultante seja composta de um elétron *s* e três *p*, nem seja de configuração esférica *s* ou linear *p*, mas antes alguma combinação disso, é dita estar *hibridizada*. Tal hibridização tetraédrica ou sp^3 pode ser explicada pela tendência de elétrons não-compartilhados afastarem-se o mais possível uns dos outros (o princípio de *exclusão* de Pauli); para quatro ligações, a configuração tetraédrica satisfaz a essa exigência. Ligações co-valentes, além de terem ligações de comprimento e energia características, também são associadas à direção no espaço.

Outra peculiaridade é associada à ligação carbono-carbono. Juntamente com a hibridização tetraédrica supramencionada, ou sp^3, duas outras possibilidades podem ocorrer na ligação de dois átomos de carbono: trigonal ou sp^2 e linear (diagonal) ou hibridização *sp*.

LIGAÇÕES SIGMA (σ) E PI (Π) – Os alcenos são exemplos de ligação carbono-carbono tipo sp^2: os orbitais híbridos são direcionados à frente dos cantos de um triângulo equilátero, o que permite que o orbital híbrido fique o mais longe possível de outro. Também existe um orbital *p* não-hibridizado perpendicular ao plano dos orbitais sp^2.

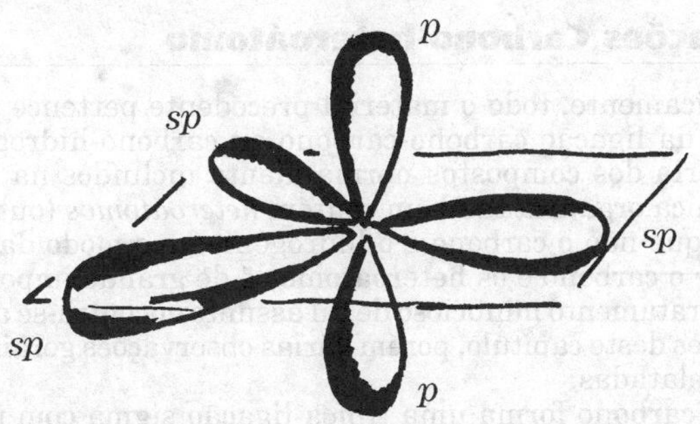

A união de dois átomos de carbono desse tipo produz uma ligação múltipla que envolve dois pares de elétrons (uma ligação dupla), como mostrado na próxima série de figuras. A superposição dos orbitais sp^2 forma uma ligação sigma (σ), e o orbital *p* superposto produz uma ligação pi (π). Uma ligação dupla carbono-carbono não é composta de duas ligações iguais, como poderia ser interpretado da notação usual C=C usada. Melhor dizendo, cada ligação é uma entidade distinta e separada, e muitas propriedades físicas e químicas confirmam esta característica.

Todas as ligações sigma estão sobre o mesmo plano, mas as ligações pi projetam-se acima e abaixo do plano, como é evidente no diagrama prévio. Como poderia ser esperado, devido à adição de propriedades "cimentantes" de elétrons extra, os átomos de carbono de ligação múltipla são mantidos mais próximos. Desta maneira, a distância da ligação carbono-carbono para uma dupla ligação é 1,34 Å no etileno em comparação a 1,54 Å para a ligação simples carbono-carbono do etano.

Outra situação ocorre devido à configuração da ligação dupla sigma-pi. A referência à ilustração seguinte da molécula completada mostra que os grupamentos *a, b, c* e *d* estão no mesmo plano, e, pela reversão dos dois grupamentos substituintes em cada final de molécula (como em **B** e **C**), um isômero é gerado – um isômero *geométrico*.

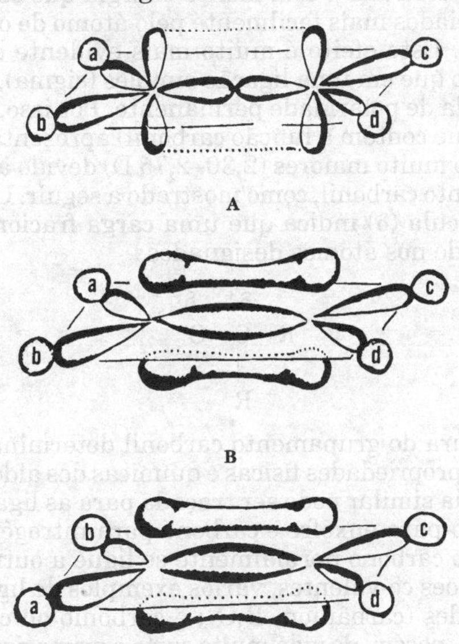

Novamente, tal fenômeno leva à duplicação do número de compostos possíveis desse tipo particular.

Um terceiro tipo de hibridização que existe envolve a coalizão de um elétron *s* e um *p* (*sp*). Os dois orbitais *sp* resultantes produzidos são direcionados axialmente, separados 180° e 90° em afastamento do plano dos orbitais *p* não-hibridizados.

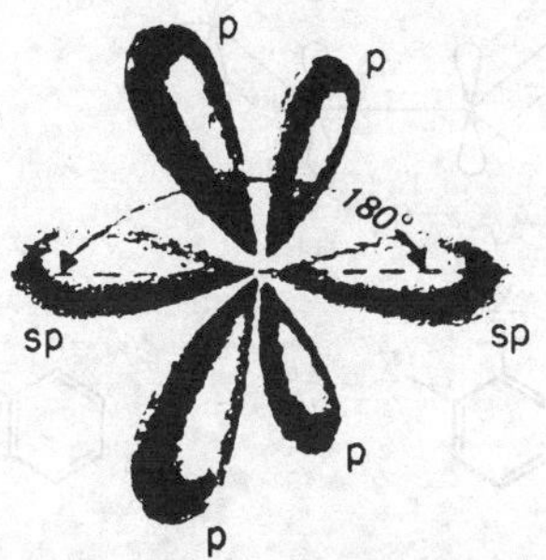

Uma combinação de dois átomos de carbono que exibem hibridização *sp* ao longo do eixo *sp* produz ligação tripla carbono-carbono.

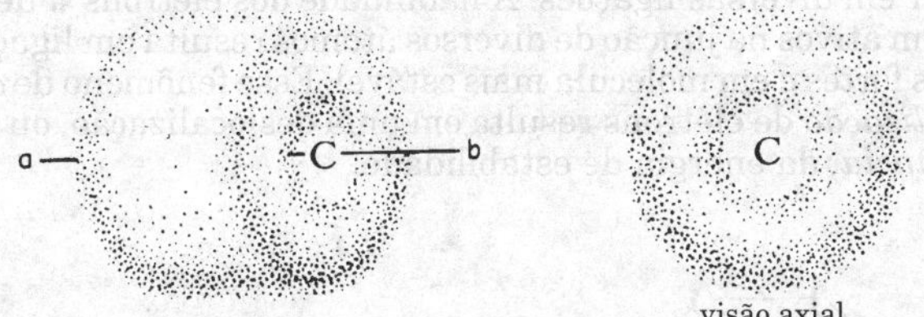

visão axial

Os orbitais *p* formam uma bainha cilíndrica sobre a ligação sigma. Para uma ligação tripla carbono-carbono, a distância interatômica é menor que a ligação dupla ou a simples, sendo 1,20 Å. O isomerismo (geométrico ou estereoisomerismo) não é possível com a ligação tripla, porque os substituintes **a** e **b** estão localizados axialmente.

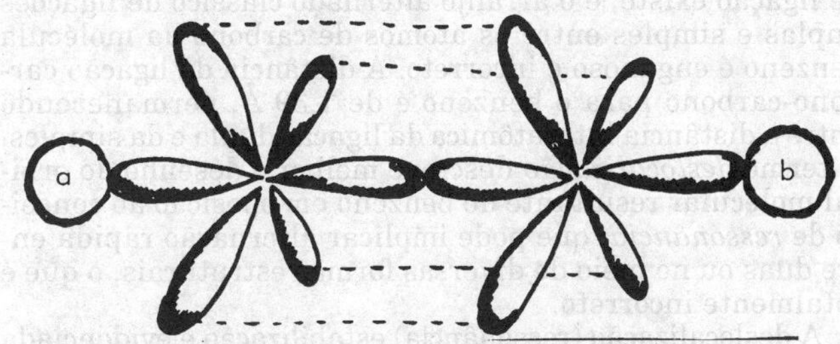

DESLOCALIZAÇÃO E RESSONÂNCIA – O benzeno representa uma grande série de compostos que apresentam um tipo de ligação que é talvez o único e diferente dos tipos de ligação carbono-carbono usuais, como é o carbono do resto da tabela periódica. Embora os seis átomos de carbono do anel estejam ligados entre si via orbitais sp^2 (como etileno), a molécula resultante não se comporta como um composto insaturado. O composto é representado como tendo um sistema conjugado de três duplas ligações (**B**, **C** e **D**).

A

B

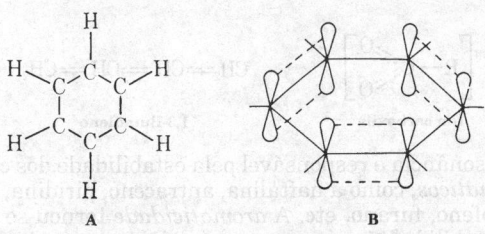

Entretanto, a molécula de benzeno não se comporta quimicamente como um trieno conjugado simples. As reações normalmente ocorrem pela substituição de um átomo de hidrogênio em vez da esperada adição à dupla ligação. Além disso, dois produtos dissubstituídos simples podem ser esperados.

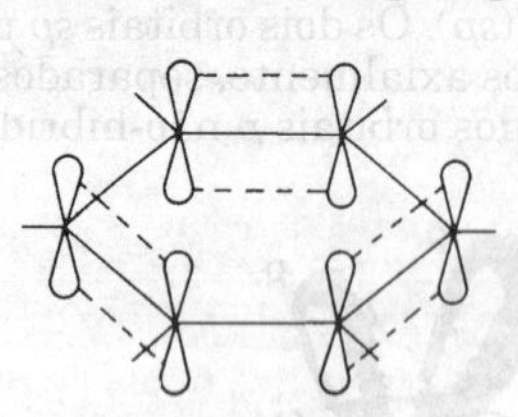

C 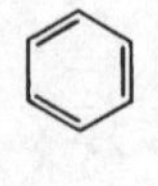 D

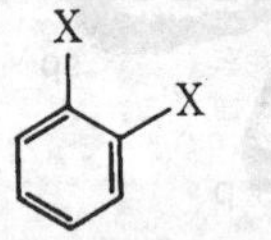

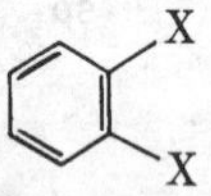

Mas, apenas um produto dissubstituído é conhecido. Portanto, o benzeno deve apresentar um tipo totalmente diferente de ligação em relação às anteriormente discutidas. Acredita-se que os orbitais *p*, acima e abaixo do plano do anel benzênico, ultrapassem em ambas as direções, e cada elétron pode participar em diversas ligações. A habilidade dos elétrons π de estarem ativos na junção de diversos átomos resulta em ligações mais fortes e em molécula mais estável. Esse fenômeno de *deslocalização* de elétrons resulta em uma deslocalização, ou *ressonância*, da energia de estabilidade.

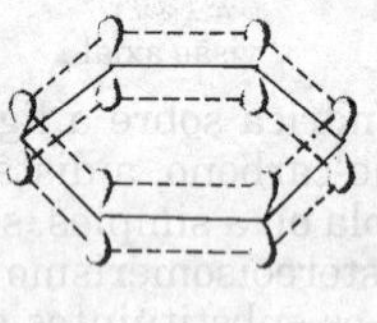

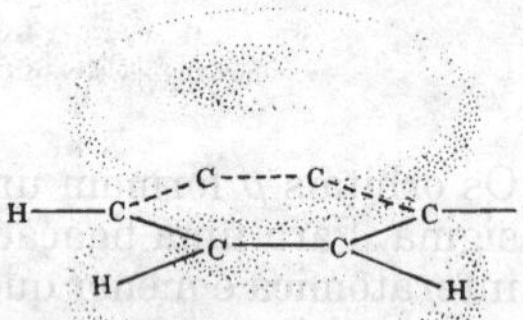

Por causa da deslocalização dos elétrons, apenas um tipo de ligação existe, e o arranjo alternado clássico de ligações duplas e simples entre os átomos de carbono da molécula benzeno é enganoso e incorreto. A distância da ligação carbono-carbono para o benzeno é de 1,39 Å, permanecendo entre a distância interatômica da ligação dupla e da simples. O termo *deslocalização* descreve melhor o desenho do orbital molecular resultante do benzeno em oposição ao conceito de *ressonância*, que pode implicar alternação rápida entre duas ou no meio de diversas formas estruturais, o que é totalmente incorreto.

A deslocalização (ressonância) estabilização é evidenciada por vários compostos orgânicos que contêm múltiplas ligações. Apenas uma diminuição da energia resulta da formação dos orbitais moleculares; como os elétrons são associados com dois núcleos positivos, resulta nova diminuição, se o orbital molecular é formado pelo uso de vários núcleos; a diminuição adicional na energia aumenta a estabilidade de um composto; a diferença da energia da rede deriva do somatório das energias da ligação; e a do calor de combustão da molécula é denominada *ressonância* ou *energia de deslocalização*.

Diversos compostos, além do benzeno, apresentam *ressonância*.

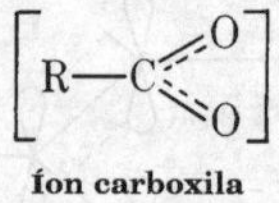

Íon carboxila **1,3-Butadieno**

$CH_2{=}CH{=}CH{=}CH_2$

A ressonância é responsável pela estabilidade dos compostos *aromáticos*, como a naftalina, antraceno, piridina, pirimidina, tiofeno, furano, etc. A *aromaticidade* tornou-se sinônimo de estabilidade incomum e comportamento químico de compostos da família do benzeno. Um tratamento mecânico quântico de sistemas conjugados cíclicos indica que a aromaticidade ocorre nesses anéis associados com elétrons π $(4n + 2)$, onde n é um número inteiro. Assim, anéis que possuem seis, 10 ou 14 elétrons π podem ser aromáticos (se forem planos), uma vez que aqueles com quatro, oito ou 12 elétrons π não podem ser. A teoria matemática de apoio encontra-se além do âmbito deste capítulo, mas evidências químicas facilmente sugerem que compostos, como a piridina, tiofeno ou furano, comportam-se como o benzeno, e os ciclooctatetraenos – apesar do sistema conjugado cíclico – comportam-se simplesmente como um alceno conjugado simples e não apresentam a estabilidade excepcional de um composto aromático.

Ligações Carbono-heteroátomo

Praticamente, todo o material precedente pertence à estrutura da ligação carbono-carbono ou carbono-hidrogênio. A maioria dos compostos normalmente incluídos na área da química orgânica também contém *heteroátomos* (outros átomos que não o carbono e o hidrogênio), e o modo da ligação entre o carbono e os heteroátomos é de grande importância. Um tratamento minucioso de tal assunto encontra-se além dos limites deste capítulo, porém várias observações gerais podem ser relatadas.

O carbono forma uma típica ligação sigma com não-metais monovalentes (halogênios) e com outros elementos polivalentes eletronegativos, como o oxigênio, nitrogênio, enxofre e fósforo. Devido à diferença de eletronegatividade em cada lado da ligação sigma, a ligação não é completamente simétrica, e a distribuição ligeiramente desigual dos elétrons da ligação causa uma assimetria que leva a maiores valores dos momentos de dipolo com aumento na diferença da eletronegatividade.

Também podem existir ligações múltiplas entre os elementos polivalentes e o carbono. Típica desse grupo é a função carbonil (=C=O), exemplo de hibridização sp^2. O átomo de carbono é unido a dois outros átomos e ao átomo de oxigênio por ligações sigma; o orbital *p* restante do carbono ultrapassa o orbital *p* do oxigênio, para formar uma típica ligação pi. Dessa maneira, o carbono e o oxigênio são unidos por uma ligação dupla. Cada uma das três ligações sigma provenientes do átomo de carbono encontra-se em um ângulo de 120°, e a porção carbonil e dois átomos, nos quais é inserida, situam-se no mesmo plano.

Os elétrons da ligação dupla do carbonil juntam dois elementos de eletronegatividade bastante diferentes e, portanto, não são compartilhados igualmente; a nuvem eletrônica é puxada mais fortemente para o átomo de oxigênio eletronegativo. Como os elétrons π têm menos energia que os elétrons σ, são influenciados mais facilmente pelo átomo de oxigênio eletronegativo. Este efeito é muito mais evidente em ligações múltiplas do que em uma ligação simples (sigma), resultando na ocorrência de polaridade permanente. Por isso, os aldeídos e cetonas (que contêm a função carbonil) apresentam momentos de dipolo muito maiores (2,30–2,75 D) devido à polaridade do grupamento carbonil, como mostrado a seguir. Um delta em letra minúscula (δ) indica que uma carga fracional de sinal próprio reside nos átomos designados.

$$\overset{\delta^+}{\text{R—C}}\overset{\delta^-}{\text{=O}}$$
$$|$$
$$\text{R}$$

A estrutura do grupamento carbonil determina, em grande parte, as propriedades físicas e químicas dos aldeídos e cetonas. Analogia similar pode ser traçada para as ligações múltiplas carbono-para-enxofre e carbono-para-nitrogênio.

Embora o carbono normalmente se ligue a outros elementos por ligações co-valentes, vários exemplos de ligação iônica são conhecidos (carbânion, R_3C^-; e carbônio ou carbocátion, R_3C^+), sendo, porém, de vida muito curta e primariamente úteis na explicação do *mecanismo* de várias reações orgânicas via intermediários de existência transitória.

Ligações Não-carbônicas

A magnitude do número de compostos orgânicos não é devida somente às complicadas ligações carbono-carbono e carbono-hidrogênio. Os elementos eletronegativos, especialmente o nitrogênio e oxigênio, em parte pelas suas individualidades, como uma ligação carbono-para-oxigênio ou carbono-para-nitrogênio, podem participar em novos tipos de ligação não discutidos anteriormente. Como exemplo, a *ligação* ou *ponte hidrogênica* pode causar associação intermolecular que pode levar a um aparente aumento do peso molecular. A ligação hidrogênica também pode ser a razão para a ligação de drogas em certos sítios de atividade. A formação de *quelatos, clatratos*, complexos coordenados e outros aumenta o número de compostos que podem ser possíveis, se apenas tipos clássicos de ligação existirem entre os elementos. O Cap. 14 trata, em profundidade, dos conceitos mencionados neste parágrafo.

As distâncias interatômicas diminuem consideravelmente, a fim de alcançar a sobreposição necessária para formar ligações pi entre os átomos. A distância da ligação é característica dos átomos envolvidos e do tipo de ligação entre eles. O Quadro 13.3 fornece a energia da ligação e a distância da ligação para algumas ligações co-valentes.

LIGAÇÕES POLARES: LIGAÇÃO IÔNICA PARCIAL E LIGAÇÃO IÔNICA – Existem vários tipos diferentes de ligação iônica parcial entre os dois extremos de uma ligação co-valente e uma ligação iônica. A tendência de um par de átomos formar uma ligação iônica ou ligação iônica parcial é medida pela diferença na sua capacidade de atrair um elétron ou na sua *eletronegatividade*.

Se a molécula atua como se tivesse um pólo negativo e um pólo positivo (isto é, tem uma separação parcial de cargas elétricas), é chamada de *dipolo*. Molécula com ligação dipolar é denominada *polar*, e molécula eletricamente simétrica, designada *não-polar*.

Os valores da eletronegatividade para alguns elementos comuns estão listados no Quadro 13.4. A relação entre as diferenças de eletronegatividade e o caráter iônico parcial é mostrada no Quadro 13.5. É interessante destacar que o flúor, o

Quadro 13.3 Energia da Ligação Co-valente

LIGAÇÃO	ENERGIA DA LIGAÇÃO, ΔH kcal/mol	DISTÂNCIA DA LIGAÇÃO (Å)
H—H	103,2[a]	0,74[c]
H—Cl	102,1[a]	1,27[c]
O—H	109,4[a]	0,96[b]
N—H	92,2[a]	1,01[b]
C—H	98,2[a]	1,09[b]
C—Cl	78,0[a]	1,77[b]
Cl—Cl	57,8[a]	1,99[c]
C—C	80,0[a]	1,54[b]
C=C	130,0[a]	1,33[b]
C≡C	193,0[a]	1,20[b]
C=O	152,0[b]	1,21[b]

[a]De Pitzer.[3]
[b]De Fieser e Fieser.[4]
[c]De Pauling.[5]

Quadro 13.4 Valores da Eletronegatividade de Alguns Elementos[a]

F	4,0	I	2,4	Be	1,5
O	3,5	P	2,1	Mg	1,2
N	3,0	H	2,1	Li	1,0
Cl	3,0	B	2,0	Ca	1,0
Br	2,8	Si	1,8	Na	0,9
S	2,5	Sn	1,7	K	0,8
C	2,5	Al	1,5	Cs	0,7

[a]Adaptado de Pauling,[6] dispostos em ordem decrescente.

Quadro 13.5 A Diferença das Eletronegatividades e Caráter Iônico de Algumas Ligações Químicas[a]

LIGAÇÃO	DIFERENÇA DE ELETRONEGATIVIDADE, $X_a - X_b$	CARÁTER IÔNICO PARCIAL, %
C—H	0,4	4
I—Br	0,4	4
I—Cl	0,6	9
O—H	1,4	30
C—F	1,5	44
Si—F	2,2	70
Be—F	2,5	79
K—F	3,2	92

[a]De Pauling,[7] dispostos em ordem crescente.

mais eletronegativo dos elementos, não tem apenas qualidades químicas mas também importantes propriedades fisiológicas. Em doses muito baixas, os fluoretos podem reduzir o número de cáries dentárias em mais de 50%, e, em doses excessivas, podem resultar em esmalte manchado durante o período da formação do dente. O lítio, um metal de eletronegatividade muito baixa, tem sido usado no tratamento de distúrbios maníaco-depressivos; tanto o carbonato quanto o citrato são as formas salinas utilizadas clinicamente (veja os Caps. 24 e 82).

MOMENTO DO DIPOLO – O processo pelo qual o dipolo se forma é conhecido como *polarização*. A polarização total P pode ser representada como

$$P = P_i + P_0 + P_a \qquad (5)$$

A indução ou polarização eletrônica, P_i, representa a elevação da nuvem eletrônica devido à influência de um campo elétrico ou onda eletromagnética, como a luz. A polarização molar induzida P_i pode ser determinada por meio de medições da refração molar, usando a linha D de uma lâmpada de sódio, porque um dipolo permanente não pode seguir uma onda eletromagnética desta freqüência alta.

$$P_i = \frac{n_D^2 - 1}{n_D^2 + 2} \times \frac{M}{d} = RM \qquad (6)$$

A equação 6 é conhecida como a equação de Lorentz-Lorenz, em que n_D é o índice refrativo do líquido medido com a linha D da lâmpada de sódio, M é o peso molecular, d a densidade e RM a refração molar (refratividade).

Além disso, pode-se calcular a polarização molar induzida a partir das refrações do grupo eletrônico dadas por Smyth, ou das refratividades atômicas compiladas por Fajans (veja Fajans[8] e Quadro 13.6). Por exemplo, a refração molar do metil acetato,

$$CH_3—\underset{\underset{O}{\|}}{C}—O—CH_3$$

pode ser calculada como

$$\begin{aligned} & & Na_D \\ 3 \times C &= 3 \times 2{,}42 &= 7{,}26 \\ 6 \times H &= 6 \times 1{,}10 &= 6{,}60 \\ 1 \times {=}O &= 1 \times 2{,}21 &= 2{,}21 \\ 1 \times {-}O{-} &= 1 \times 1{,}64 &= 1{,}64 \\ & \text{Total} &= 17{,}71 \end{aligned}$$

ou

$$RM = \frac{n_D^2 - 1}{n_D^2 + 2} \times \frac{M}{d}$$

$$= \left[\frac{(1{,}3593)^2 - 1}{(1{,}3593)^2 + 2}\right] \times \left[\frac{74{,}08}{0{,}928}\right] \text{ (em 20°)}$$

$$= 17{,}57$$

Quadro 13.6 Refrações Atômicas e de Grupo da Luz de Sódio D

ELEMENTO	Na_D cc	ELEMENTO	Na_D cc
C	2,42	N em	
H	1,10	Oximas alifáticas	3,93
O em OH	1,52	R—$CONH_2$	2,65
O em éster OR	1,64	R—CONHR′	2,27
O=	2,21	R—CONR′R″	2,71
F	1,22	Grupamento NO_2 em	
Cl	5,96	Nitratos de acila	7,59
Br	8,86	Nitritos de acila	7,44
I	13,90	Nitroparafinas	6,72
S em SH	7,69	Compostos nitroaromáticos	7,30
S em RS	7,97		7,30
S em RCNS	7,91	Nitraminas	7,51
S em RS	8,11	Grupamento NO em	
N em		Nitritos	5,92
Hidroxilaminas	2,48	Nitrosaminas	5,37
Hidrazinas	2,47	Unidades estruturais	
RNH_2	2,32	Ligação dupla	1,73
RNHR″	2,49	Ligação tripla	2,40
RNR′R″	2,84	Anel com três elementos	0,71
$ArNH_2$	3,21	Anel com quatro elementos	0,48
ArNHR	3,59	Oxirano	
ArNRR′	4,36	Terminal	2,02
R—C≡N	3,05	Não-terminal	1,85
Ar—C≡N	3,79	Conjugação – (veja a Ref. 6)	

Aparente correlação entre a atividade dos análogos cloranfenicol, determinada pela cinética microbiana, e a refração do grupo dos seus elementos aromáticos tem sido relatada.[9]

Na equação 5, P_0 é a orientação da polarização devido ao dipolo permanente e P_a a polarização atômica, que pode ser negligenciada para fins práticos, porque é apenas de 5 a 10% de P_i. A orientação da polarização, P_0, provém da separação de cargas devido à diferença de eletronegatividade dos átomos.

Usando uma nuvem eletromagnética de freqüência muito menor que a da luz, como uma onda de rádio, pode-se medir a polarização total, porque o dipolo permanente bem como a nuvem eletrônica conseguem seguir a alternância de direção da onda de rádio. Em outras palavras, pode-se calcular P a partir da medição da constante elétrica e do volume molar (M/d).

$$P = \frac{\epsilon - 1}{\epsilon + 2} \times \frac{M}{d} \qquad (7)$$

Combinando as equações 5 e 7, a equação de Debye (equação 8) para um composto puro e a equação de Clausius-Mossotti (equação 9), e negligenciando P_a, tem-se a equação 10:

$$P = \frac{4}{3}\pi N_A\left(\alpha + \frac{\mu^2}{3kT}\right) \qquad (8)$$

$$P_i = \frac{4}{3}\pi N_A \alpha \qquad (9)$$

$$P_o = P - P_i = \frac{4}{3}\pi N_A \frac{\mu^2}{3kT} \qquad (10)$$

onde N_A é o número de Avogrado, α a polarizabilidade induzida (medida da facilidade de polarização por um campo elétrico), μ o momento de dipolo (esu · cm), k a constante de Boltzmann e T a temperatura absoluta. Deve ser notado que a refração molar é uma propriedade molar e a polarizabilidade induzida uma propriedade molecular.

A equação 8 pode ser escrita como

$$P = a + b/T \qquad (11)$$

onde $a = 4\pi N_A \alpha/3 = P_i$ e $b = 4\pi N_A \mu^2/9k$. Como a equação 11 é uma equação linear, através da extrapolação dos valores de P em várias temperaturas (calculado com base em medições da constante dielétrica) *versus* $1/T$, podem-se computar α e P_i do interceptado e do momento do dipolo permanente (μ) de um composto a partir do coeficiente angular, b. Esse procedimento é geralmente aplicado aos gases.

Para os líquidos puros, pode-se calcular a polarização total, P, de acordo com a equação 7, e a polarização induzida, P_i, a partir do índice de refração e medições do volume molar em temperatura constante (equação 6). Seja qual for a maneira de obter P_i, a equação final para o cálculo do momento do dipolo, geralmente expressado em unidades Debye, é a mesma (equação 12). Uma unidade Debye (D) equivale a 10^{-18} × esu · cm.

$$\begin{aligned}\mu = \sqrt{\frac{9kb}{4\pi N_A}} &= 0{,}0128 \times 10^{-18}\sqrt{b}\\ &= 0{,}0128 \times 10^{-18}\sqrt{(P-P_i)T}\ (\text{esu}\cdot\text{cm})\\ &= 0{,}0128\sqrt{(P-P_i)\,T}\ (\text{Unidades Debye}) \qquad (12)\end{aligned}$$

Existem outras equações para calcular os momentos do dipolo com base em valores medidos da constante dielétrica, no índice de refração e na densidade dos líquidos. Entretanto, para os líquidos puros os resultados não são muito satisfatórios. O momento do dipolo de substâncias medicinais geralmente é medido em um solvente não-polar (p. ex., benzeno, cicloexano ou heptano) ou em um solvente com alguma polaridade, mas sem momento resultante (p. ex., dioxano).

Sugere-se que, para eliminar a falta de acurácia decorrente do tratamento do solvente de forma diferente que as soluções, apenas os resultados de medições em soluções diluídas devem ser usados.

Correlações da atividade biológica com o momento do dipolo têm sido relatadas para a atividade inseticida dos isômeros de clorofenotano (DDT), a atividade inibitória das amidas substituídas *N*-alcil colinesterase e a atividade de estimulação respiratória da uréia cíclica e tiouréias cíclicas. Investigações mostraram que o momento alto do dipolo reforça a atividade estimulatória ou a toxicidade do sistema nervoso central (SNC), e um momento dipolo baixo favorece a atividade anticonvulsiva ou depressora do SNC. O uso do momento do dipolo como parâmetro na interação droga-receptor e estudos quantitativos da relação estrutura-atividade foram examinados por Lien *et al.*[10-12]

Quando as eletronegatividades dos átomos ligados são muito diferentes, não pode mais existir ligação formal do par de elétrons. O par de elétrons de ligação (par ligante) é agora associado exclusivamente ao átomo mais eletronegativo, e um *ânion* é formado. O átomo que perdeu seu elétron torna-se positivamente carregado, e um *cátion* é formado.

LIGAÇÕES CO-VALENTES COORDENADAS – Uma *ligação co-valente coordenada* é formada, quando apenas um átomo doa dois elétrons; por exemplo, o par de elétrons não-compartilhado, no átomo de nitrogênio de uma amina (uma base de Lewis), pode servir para formar uma ligação com um próton ou o trimetil boro (um ácido de Lewis).

$$\text{R}'\text{—}\underset{\text{R}}{\overset{\text{R}''}{\text{N}}}\text{:} + \text{H}^{\oplus} \rightarrow \left[\text{R}'\text{—}\underset{\text{R}}{\overset{\text{R}''}{\text{N}}}\text{:H}\right]^{\oplus}$$

$$\text{R}'\text{—}\underset{\text{R}}{\overset{\text{R}''}{\text{N}}}\text{:} + \underset{\text{CH}_3}{\overset{\text{CH}_3}{\text{B}}}\text{—CH}_3 \rightarrow \left[\text{R}'\text{—}\underset{\text{R}}{\overset{\text{R}''}{\text{N}}}\text{ : }\underset{\text{CH}_3}{\overset{\text{CH}_3}{\text{B}}}\text{—CH}_3\right]$$

Como o nitrogênio sofre a perda de carga elétrica negativa e o átomo de boro ganha uma carga negativa equivalente, é mais realista representar a molécula complexa como o *aduto*.

$$R'—\overset{R''}{\underset{R}{N^{\delta+}}}—\overset{CH_3}{\underset{CH_3}{B^{\delta-}}}—CH_3$$

Óxidos de aminas são outros exemplos de compostos co-valentes coordenados.

$$R'—\overset{R''}{\underset{R}{N}}\rightarrow O \quad \text{ou} \quad R'—\overset{R''}{\underset{R}{N^{\oplus}}}—O^{\ominus}$$

Como o oxigênio é muito mais eletronegativo que o boro (veja o Quadro 13.4), o caráter iônico do óxido N é mais pronunciado que na ligação N–B, o que é evidenciado pelo ponto de fusão relativamente alto, alta hidrossolubilidade e baixa solubilidade em solventes apolares dos óxidos de aminas. Também pode interferir no caráter por uma comparação dos momentos dipolo: 6,2 D para o KCl (par de íons), 5,02 D para o óxido de trimetilamina e 3,92 D para o complexo trimetilamina-trimetilboro.

QUELATOS – O termo quelato (do grego *chela*, pinça) descreve essa classe de compostos adequadamente. Os *quelantes* consistem em um anel parcial de átomos que segura intimamente um átomo doado, normalmente um metal, em uma "pinça molecular". Os compostos capazes de formar uma estrutura de anel com um metal são denominados *ligantes* (veja o Cap. 14 para uma discussão sobre a formação do complexo).

A cisplatina, um composto de coordenação da prata com grupamentos amina na posição *cis*, tem sido usada no tratamento de tumores ovarianos e testiculares em combinação com outras drogas anticâncer (veja o Cap. 86).

Alguns compostos importantes biologicamente (p. ex., clorofila, hemoglobina, peroxidases, citocromos oxidases, oxidase do ácido ascórbico, tirosinase, polifenol-oxidase, lactase, fosfatase, carboxilases, insulina e cianocobalamina) são quelatos que ocorrem naturalmente. As tetraciclinas também são capazes de formar quelatos com os metais. Agentes quelatos podem ser usados para um sem-número de propósitos, tais como o seqüestro de metais, estabilização de preparados de drogas vulneráveis à oxidação na presença de oligometais e tratamento de envenenamento por metais pesados.

LIGAÇÕES MOLECULARES – Diversas classes de compostos contêm *ligações co-valentes coordenadas intramoleculares* (p. ex., compostos *sanduíche*, complexos que transferem cargas elétricas e compostos de adição molecular). Esses tipos de ligação são denominados *ligações moleculares*.

METALOCENOS – Em 1951, Kealy e Pauson descobriram, acidentalmente, o ferroceno por oxidação do brometo de ciclopentadienomagnésio com cloreto férrico anidro em solução de éter. O ferroceno tem caráter aromático, sendo um produto de cor laranja e contendo ferro incomumente estável (fórmula $C_{10}H_{10}Fe$) que se funde a 174° e entra em ebulição a 249°; é solúvel em solventes orgânicos comuns, mas insolúvel em água. A estrutura geralmente aceita do ferroceno foi proposta pela primeira vez por Woodward *et al.* em 1952. Estudos com raios X e difração de elétrons têm demonstrado que o ferro está acondicionado entre dois anéis de ciclopentadienil paralelos como um *sanduíche* (**I**, abaixo).

A solubilidade, a volatilidade e outras propriedades dos metalocenos devem-se ao caráter co-valente das ligações moleculares, o que indica que cada íon ciclopentadienil doa um par de elétrons para o íon metal. O ferroceno é diamagnético, visto que os seis elétrons $3d$ do ferro estão pareados, para disponibilizar dois orbitais $3d$ abertos. Numerosos metalocenos têm sido preparados e estudados desde a descoberta do ferroceno.

Fe

I
Ferroceno

Fe

• =B—H
○ =C—H

II
Estrutura do $(\pi\text{-}C_5H_5)Fe(\pi(3)\text{-}1,2\text{-}B_9C_2H_{11})$

Co

○ =C—H
• =B—H

III

Vários anéis aromáticos diferentes (p. ex., indeno, azuleno e benzeno) também formam metalocenos. Em diversos metalocenos, moléculas de CO ou NO foram encontradas no lugar de um anel aromático, e o metal pode ser o Cr ou o Mn, bem como o Fe. Os metalocenos sofrem a maioria das reações aromáticas típicas.

Já foi constatado que a administração diária de ferroceno oral provoca hemossiderose com acúmulo de ferro dose-relacionada anormalmente alta em cães. Redução da hemoglobina, do hematócrito e da contagem dos eritrócitos ocorreu em quatro semanas nos cães que receberam 300 mg/kg de ferroceno. Isso e a dose mais alta resultaram em cirrose, o que foi considerado um efeito da porção hidrocarboneto.

Existe um campo de pesquisa que combina carborano poliédrico e química do metal de transição. Diversas famílias de espécies poliédricas agora são conhecidas, nas quais o metal está na superfície do poliedro (**II**, **III**).

COMPLEXOS DE TRANSFERÊNCIA DE CARGA ELÉTRICA – Certas substâncias combinam-se em uma proporção molar de 1:1, para formar produtos de adição cristalinos. O composto de adição molecular é mantido unido por forças fracas, como de van der Waals (dipolo-dipolo, dipolo dipolo-induzido, dipolo dipolo-induzido induzido), íons dipolo e, até mesmo, pontes de hidrogênio. Os compostos polinitroaromáticos, como o trinitrobenzeno e ácido pícrico, são bem-conhecidos pela sua capacidade de formar complexos de transferência de carga elétrica (complexos pi) (veja o Cap. 14).

Os complexos de cafeína formam-se com várias drogas, como o benzoato de sódio, salicilato de sódio, sulfonamidas, barbitúricos e ácido 5-clorossalicílico.

COMPLEXOS DE LIGAÇÃO SIGMA (σ) AROMÁTICOS – Os compostos aromáticos reagem com o $HCl \cdot AlCl_3$ ou $HF \cdot BF_3$, para produzir sais que se ionizem em solventes não-aquosos altamente polares, como, por exemplo, fluoreto de hidrogênio líquido ou ácido sulfúrico.

R ——(+ $HAlCl_4$)——→ [R⊕ H H ←→ R ⊕ H H] $AlCl_4^{\ominus}$

Utilizando a espectometria RMN, Olah *et al.*[13] detectaram os íons *p*-anisonium e 2,4,6-trimetilfenônio, produzidos por ionização do cloreto de β-*p*-anisiletil e do cloreto de β-mesitiletil, respectivamente, em $SbF_5 - SO_2$ em $-70°$ para $-60°$.

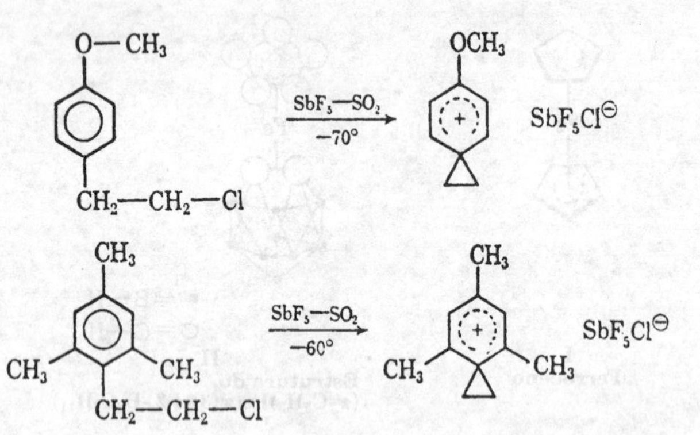

Os complexos sigma são complexos moleculares que resultam da ruptura da ligação sigma (p. ex., H—$AlCl_4$, $ArCH_2CH_2$—Cl); eles também ocorrem nas reações de Friedel-Crafts. Como são reativos para a água, não se tem feito uso farmacêutico prático desses complexos. Veja o Cap. 14, para saber mais detalhes sobre a formação dos complexos.

ESTEREOISOMERIA – Prematuramente, em 1874, van't Hoff previu uma ligação dupla pela junção de dois tetraedros em dois cantos e corretamente predisse que substitutos não simetricamente derivados do etileno deveriam existir em duas formas estereoquímicas ou como um par de isômeros *cis* e *trans*.

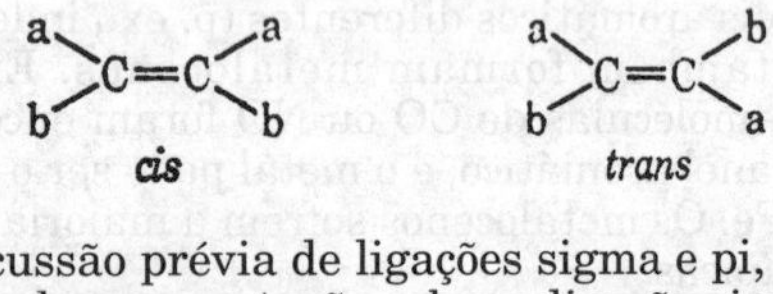

cis **trans**

Como a discussão prévia de ligações sigma e pi, foi mostrado que, em um alceno, a rotação sobre a ligação sigma é restrita pela superposição de orbitais *p* que compreende a ligação pi.

A estereoisomeria, como resultado de configuração rígida sobre a ligação dupla, ou outra estrutura rígida, como um anel, é conhecida como *isomeria geométrica*. É interessante notar que, no caso dos estrogênios sintéticos, o isômero *cis* do dietilestilbestrol é instável e tem menos de um décimo da atividade do isômero *trans*. Deve-se notar a similaridade estrutural entre o *trans*-dietilestilbestrol e o estradiol.

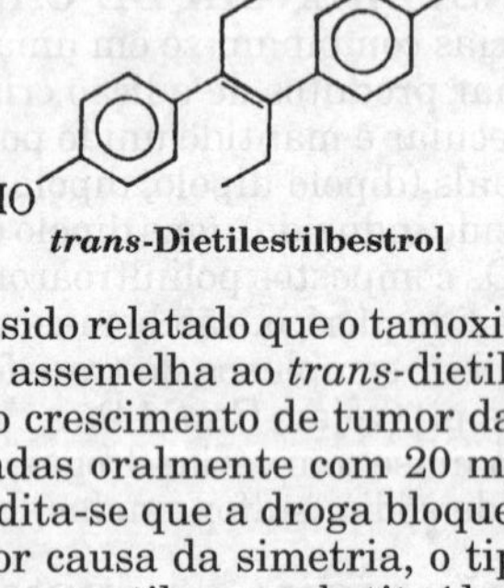

***trans*-Dietilestilbestrol** 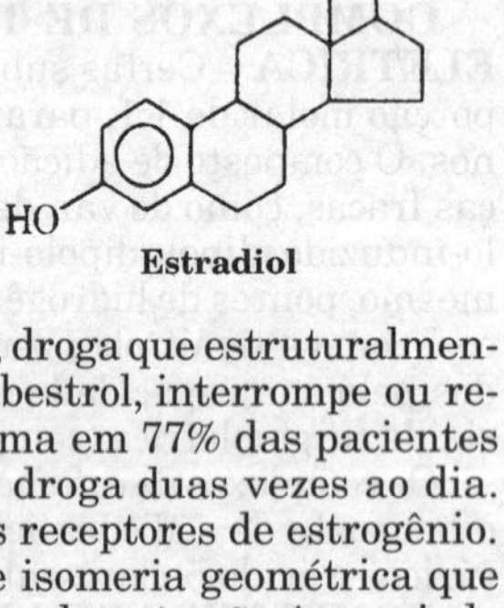 **Estradiol**

Tem sido relatado que o tamoxifeno, droga que estruturalmente se assemelha ao *trans*-dietilestilbestrol, interrompe ou reduz o crescimento de tumor da mama em 77% das pacientes tratadas oralmente com 20 mg da droga duas vezes ao dia. Acredita-se que a droga bloqueie os receptores de estrogênio.

Por causa da simetria, o tipo de isomeria geométrica que ocorre em etilenos substituídos normalmente não é associado à atividade óptica; alguns outros sítios na molécula ordinariamente dão acréscimo ao isomerismo óptico.

Outro tipo de isomeria geométrica é encontrado nos compostos do anel, o anel que toma o lugar da ligação dupla rígida. Por exemplo, a *trans*-2-fenilciclopropilamina é mais estável que seu isômero *cis*, sendo um potente inibidor da monoamina oxidase.

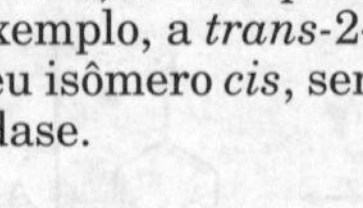

***trans*-2-Fenilciclo-propilamina (tranilcipromina)** ***cis*-2-Fenilciclo-propilamina**

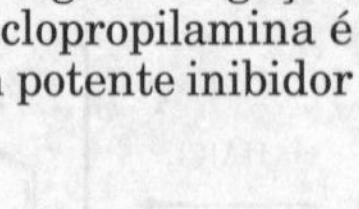

Uma substância que gira o plano de luz polarizada é denominada *opticamente ativa*. A *rotação óptica* pode ser considerada conseqüência do fenômeno da refração dupla circular na qual um feixe de raios polarizados é resolvido em dois raios polarizados circulares, um girando no sentido horário e outro no sentido anti-horário com o avanço dos raios. Em um meio opticamente ativo, esses raios têm diferentes velocidades, e, na recombinação, vibram em um plano diferente daquele do raio incidente. Veja o Cap. 35 para uma discussão mais completa.

A condição necessária e suficiente para uma molécula apresentar atividade óptica é que a molécula seja assimétrica (isto é, a molécula não pode ser superposta à sua imagem refletida em um espelho); em outras palavras, deve ser *quiral* (do grego *cheir*, mão; desta maneira, canhoto ou destro). Embora muitos compostos opticamente ativos tenham átomos de carbono assimétrico (átomos de carbono que possuem quatro diferentes grupamentos), nem todos os compostos que possuem átomo de carbono assimétrico são opticamente ativos; por exemplo, o ácido *meso*-tartárico tem dois átomos de carbono assimétrico, mas é opticamente inativo devido à presença de um plano de simetria dentro da molécula (*compensação interna*).

A isomeria óptica em virtude da rotação restringida (tetra-*orto*-bifenil substituídos e polifenil assimétrico) é bem-documentada no livro de Eliel (veja a Bibliografia). Outros átomos que não o carbono podem servir de centro de assimetria. Por exemplo, óxidos *N* opticamente ativos, compostos de amônio quartenários, sais de selênio e enxofre, bem como sulfóxidos e ésteres sulfínicos foram resolvidos. Como os organismos vivos são feitos de numerosas macromoléculas quirais, a estereosseletividade é comumente observada para os estereoisômeros. Começa-se a dar maior ênfase ao uso de mais enantiômeros ativos (eutômeros) no lugar da mistura racêmica (quantidades iguais de eutômero e distômero) como o agente terapêutico (veja Ariëns *et al.* na Bibliografia).

ENANTIÔMEROS – As moléculas cujas imagens especulares não são superponíveis denominam-se *enantiomorfas, enantiômeros* ou *antípodas ópticos*. Os enantiômeros têm propriedades físico-químicas idênticas em meio opticamente inativo – eles giram o plano de luz polarizada no mesmo grau, mas em direções opostas. A medição da rotação óptica é útil para o propósito de identificar e/ou analisar uma substância opticamente ativa. A *rotação específica* é definida como

$$[\alpha]^t_D = \frac{\alpha}{l(g/v)}$$

onde D é a linha D da lâmpada de vapor de sódio, *t* a temperatura, α a rotação observada em graus, *l* o comprimento da célula em decímetros (1 dm = 10 cm) e *g*/*v* a concentração em g/100 ml de solvente.

Quando quantidades iguais de isômeros *dextrógiros* (+) e *levógiros* (−) são misturadas, surge uma *modificação racêmica*. Denominam-se *d, l* (não mais usada para designar a direção de rotação da luz) ou ±. As modificações racêmicas são os produtos da maioria das sínteses orgânicas que envolvem um centro quiral; podem, também, ser obtidas pela racemização de um enantiômero puro. Em uma modificação racêmica, a substância solta não é opticamente ativa, a despeito do fato de uma molécula individual ser opticamente ativa. A rotação resultante é zero como a concentração das moléculas que giram a luz para a esquerda é igual às que giram a luz para a direita.

DIASTEREOISÔMEROS – Os estereoisômeros que não são imagens especulares um do outro chamam-se *diastereoisômeros* ou *diastereômeros*. O diastereoisomerismo ocorre, quando uma fórmula estrutural tem pelo menos dois átomos assimétricos. Os diastereoisômeros devem ter propriedades físico-químicas diferentes, como ponto de fusão, solubilidade e rotação óptica.

CHO	CHO	CHO	CHO
H—C—OH	HO—C—H	HO—C—H	H—C—OH
H—C—OH	HO—C—H	H—C—OH	HO—C—H
CH_2OH	CH_2OH	CH_2OH	CH_2OH
(−) Eritrose	**(+) Eritrose**	**(−) Treose**	**(+) Treose**
I	**II**	**III**	**IV**

Para o exemplo indicado linha atrás, os compostos **I** e **II** ou **III** e **IV** são enantiômeros; os compostos **I** e **III**, **I** e **IV**, **II** e **III** ou **II** e **IV** são diastereômeros.

CONFIGURAÇÕES ABSOLUTAS – As designações (+), (−), *d* e *l* referem-se à rotação do plano de luz polarizada por uma molécula, mas o arranjo tridimensional real no espaço de átomos em uma molécula quiral pode não ter relação com esses aspectos. Mesmo com os carboidratos, as letras maiúsculas pequenas D ou L referem-se à configuração de menos uma porção da molécula relativa para um composto de referência, gliceraldeído. Felizmente, a seleção de configurações de referência para configurações assumidas e absolutas aconteceu por coincidência.

Com o aperfeiçoamento das técnicas cristalográficas de raios X nos anos 50 do século XX, tornou-se possível revelar o real arranjo tridimensional dos átomos, e a configuração absoluta do ácido tartárico (+) foi determinada, o que se tornou o ponto de referência para que outras moléculas quirais possam ser relacionadas por conversões químicas, previamente demonstradas para reter ou inverter a configuração.

A partir desses estudos, o *R* e o *S*, ou sistema Cahn-Ingold-Prelog (denominado pelo nomes dos químicos que inventaram o método), foram desenvolvidos. Séries de *regras de seqüência* foram promulgadas, o que se encontra além da abrangência deste capítulo. Tais regras acomodaram as estruturas geométricas *cis* (*zusammen* ou *Z*) e *trans* (*entgegen* ou *E*), bem como *R* (*rectus* ou direita) e *S* (*sinister* ou esquerda). Os símbolos *R* e *S* referem-se apenas à tendência do eixo direito ou esquerdo de centros quirais, e não à direção de rotação do plano de luz polarizada.

DISPERSÃO ROTATÓRIA ÓPTICA (DRO) – A *DRO* envolve a medição do ângulo da rotação óptica da luz polarizada linearmente em vários comprimentos de onda. Normalmente, os maiores ângulos rotacionais são obtidos nos menores comprimentos de onda. A fonte de energia de um arco xenônio e um monocromador são usados para isolar o comprimento de onda desejado na região ultravioleta. Um fotomultiplicador e um fotômetro são utilizados para medir a intensidade, depois de a luz ter passado pelo polarímetro.

Como o comprimento de onda da luz polarizada é variado, o valor absoluto da rotação pode aumentar continuamente, de modo que a extrapolação de [α] *versus* λ é uma curva simples (linha A, Fig. 13.3). Por outro lado, a rotação pode mudar a direção tanto da esquerda para a direita quanto da direita para a esquerda, e mostrar uma ou mais máximas e mínimas.

O aparecimento de uma máxima e uma mínima num gráfico de rotação específica *versus* o comprimento de onda é denominado *efeito de Cotton simples* (linha B, Fig. 13.3), uma vez que o aparecimento de várias máximas e várias mínimas se denomina *efeito de Cotton múltiplo*. Se, na abordagem da região do efeito de Cotton de grande comprimento de onda, um passa primeiro através da máxima e, a seguir, através da mínima, o efeito de Cotton é chamado *positivo*. Sendo a mínima alcançada primeiro e, em seguida, a máxima em comprimentos de onda mais curtos, denomina-se efeito de Cotton *negativo*.

O efeito de Cotton deve-se à presença de um centro assimétrico próximo a um grupamento cromofórico, tal como =C=O, na molécula opticamente ativa que possui absorção desigual da luz polarizada circularmente esquerda e direita. O conceito de DRO é útil para o estudo da estereoquímica dos produtos naturais, cetoesteróides, bem como à análise das configurações helical e globulares das cadeias polipeptídicas.

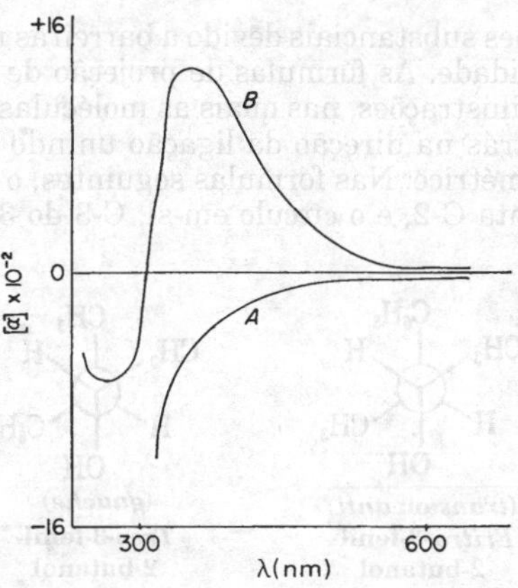

Fig. 13.3 Curvas de dispersão rotatória: (*A*) curva simples levorrotatória, (*B*) efeito de Cotton simples positivo.

DICROÍSMO CIRCULAR (DC) – Uma *curva dicróica* circular é um diagrama da elipse molecular [θ] *versus* o comprimento de onda λ. O efeito do DC resulta do fato de que o raio polarizado circularmente direito é *absorvido* de forma diferente do que do feixe polarizado circularmente esquerdo de luz. A elipse é definida como

$$[\theta] = 3.300 \cdot \Delta\varepsilon, \Delta\varepsilon = \varepsilon_L - \varepsilon_R$$

onde Δε é a diferença de absorção dicróica e ε_L e ε_R são os coeficientes de extinção molar para raios direitos e esquerdos.

Se, em um dicrógrafo, o cristal oscilante está orientado corretamente, o feixe do plano polarizado passado pelo instrumento pode ser resolvido nos componentes esquerdo e direito, passados pelo meio opticamente ativo. Quando estes componentes circulares absorvidos desigualmente são recombinados na região de absorção eletrônica, fornecem luz polarizada elipticamente. Medições envolvendo o DC têm sido usadas para estudar a ligação droga-proteína com 52 drogas analgésicas, sedativas e antidepressivas.[14] Com base nestes estudos, foi sugerido que o sistema plano-anel com alta densidade eletrônica (p. ex., derivados da benzodiazepina e dibenzazepina) aparenta ser um fator para a forte ligação na albumina sérica humana.

CONFIGURAÇÃO E CONFORMAÇÃO – O arranjo espacial dos grupos sobre o átomo central refere-se à *configuração* do átomo. Devem ser usados modelos tridimensionais, suas projeções ou desenhos em perspectiva, para ilustrar a diferença entre estereoisômeros. O formato particular que a molécula assume por rotação livre sobre ligações simples é denominado *conformação*.

Uma molécula de etano pode ter um número infinito de conformações devido à rotação sobre a ligação C—C; entretanto, apenas algumas conformações são possíveis de produzir a mínima energia molecular. As preferências conformacionais de alguns diastereoisômeros têm sido determinadas a partir de estudos de ressonância magnética nuclear (RMN).

Para uma série de diastereoisômeros que envolvem um esqueleto de feniletil substituído, quando os grupamentos alcila fixados a cada centro assimétrico são pequenos (p. ex., metil), *gauche*- e *trans*-conformistas (rotâmeros)

$$CH_3-\overset{2}{C}H(OH)-\overset{3}{C}H(CH_3)-C_6H_5$$

H; CH_3, H; CH_3, C_6H_5; OH	C_6H_5; CH_3, H; CH_3, H; OH
(gauche)	*(trans ou anti)*

têm populações substanciais devido a barreiras rotacionais de baixa relatividade. As fórmulas de projeção de Newman são usadas para ilustrações, nas quais as moléculas são vistas de frente para trás na direção da ligação unindo os átomos de carbono assimétrico. Nas fórmulas seguintes, o centro do círculo representa C-2, e o círculo em si, C-3 do 3-fenil-2-butanol.

C_6H_5, CH_3, H, H, CH_3, OH — **(*trans* ou *anti*)** ***Eritro*-3-fenil-2-butanol**

CH_3, CH_3, H, H, C_6H_5, OH — **(*gauche*)** ***Treo*-3-fenil-2-butanol**

Quando os grupamentos acila são "volumosos" (p. ex., isopropil), as interações estéricas levam esses grupos a preferir orientação *trans*; os hidrogênios vicinais são, então, *trans* nos isômeros *eritro*, mas *gauche* nos isômeros *treo*.

C_6H_5, H, $CH(CH_3)_2$, $(CH_3)_2CH$, H, OH — **(*trans* ou *anti*)**

H, H, $CH(CH_3)_2$, $(CH_3)_2CH$, C_6H_5, OH — **(*gauche*)**

2,5-Dimetil-4-fenil-3-hexanol

Para uma discussão mais detalhada sobre as barreiras de energia potencial em vários sistemas, consulte o livro de Eliel (veja a Bibliografia).

A conformação preferencial da serotonina tem sido calculada utilizando a teoria orbital molecular. Características complementares do receptor da serotonina são postuladas, e a relação da serotonina na sua conformação preferencial para o antagonista da serotonina, dietilamina do ácido lisérgico (LSD), é apresentada como explicação do antagonismo do LSD.

FORÇAS DE LIGAÇÕES INTERMOLECULARES

Uma compreensão sobre as forças de ligação inter- e intramoleculares é muito importante em vários aspectos da farmácia, tais como a manufatura de várias preparações, nos estudos de estabilidade e no desenvolvimento de novas drogas. Um conhecimento dessas forças não apenas é essencial para predizer algumas propriedades físico-químicas de várias formas farmacêuticas, mas também indispensável à interpretação da ação da droga em níveis moleculares e correlação entre estrutura e atividade. A classificação de Martin[15] para vários tipos de força é usada na discussão seguinte.

FORÇAS ATRATIVAS E REPULSIVAS – As forças repulsivas intermoleculares existem, quando duas moléculas dipolares são trazidas para perto *cabeça a cabeça* ou *cauda a cauda*, ou quando quaisquer duas moléculas são trazidas tão perto que suas nuvens eletrônicas não-ligantes interpenetram-se. De outra forma, duas moléculas que possuem cargas elétricas opostas mais próximas que as cargas atraem uma à outra. Quando as forças repulsivas e atrativas são iguais, a energia potencial das duas moléculas é uma mínima, e um equilíbrio se estabelece. Forças similares podem existir na mesma molécula (intramoleculares) bem como entre moléculas diferentes (intermoleculares). Apenas as forças intermoleculares são discutidas aqui.

FORÇAS DE VAN DER WAALS – Devido à atração eletrostática, moléculas dipolares tendem a se alinhar com moléculas vizinhas, de modo que o pólo negativo de uma molécula aponte para o pólo positivo da molécula seguinte, como, por exemplo,

$$\overleftarrow{O{=}C} < \ldots . \overleftarrow{NR_3}$$

Esse tipo de atração é conhecido como interação *dipolo-dipolo* e tem uma força de 1 a 7 kcal/mol. As forças dipolo-dipolo variam inversamente de acordo com a quarta potência da distância entre as moléculas, F α ($1/d^4$).

A importância das atrações dipolo permanentes na estabilização de uma α-hélice é realçada. Os dipolos elétricos em uma α-hélice acrescentam alguma outra força ao longo da direção do eixo. Duas hélices que giram na mesma direção repelem uma à outra, e duas que giram em direções opostas atraem-se, como no DNA.

Os dipolos permanentes podem induzir a um dipolo elétrico transitório em moléculas não-polares e produzirem forças *dipolo-dipolo induzidas* ou *forças de Debye*. Essas interações envolvem uma energia de 1 a 3 kcal/mol.

Quando dois átomos quaisquer, que pertencem a moléculas diferentes, são trazidos suficientemente próximos, surgem *atrações dipolo-dipolo induzidas* ou *London*. Nesse caso, a energia é de cerca de 0,5 a 1 kcal/mol. Tais forças originam-se de vibrações internas moleculares. Os dipolos temporários que a referida vibração cria nos átomos componentes induzem aos dipolos em átomos vizinhos de outras moléculas, processo que resulta em uma rede de atração. Esse tipo de força é responsável pela liquefação dos gases não-polares. As forças de London variam inversamente com a sétima potência da distância entre as moléculas, F α ($1/d^7$).

LIGAÇÕES DO HIDROGÊNIO – Quando um átomo de hidrogênio segura dois outros átomos, uma *ligação de hidrogênio* (ponte de hidrogênio ou ligação H) é formada. As duas ligações presas ao mesmo hidrogênio não podem ser ambas ligações co-valentes. A ponte hidrogênica deve ser, em parte, iônica. De fato, a ligação de hidrogênio normalmente é formada apenas entre o hidrogênio e átomos eletronegativos. Além disso, os átomos capazes de formar pontes de hidrogênio têm pelo menos um par de elétrons não-compartilhados.

Sem as pontes hidrogênicas, esse mundo seria muito diferente, porque a água ferveria em uma temperatura bem inferior a 0°. O surpreendentemente alto ponto de ebulição da H_2O (100°), comparado ao H_2S (−60,7°) e H_2Se (−41,5°), pode ser atribuído à maior capacidade do oxigênio em formar pontes de hidrogênio, o que se deve ao seu menor volume e maior densidade eletrônica, se comparada a S e Se.

Os átomos mais comuns, capazes de formar pontes de hidrogênio, são F, O, N e, em menor grau, Cl e S. Há também alguma evidência de que o hidrogênio, preso a uma tripla ligação de carbono (p. ex., HCN, HC≡CH, $CHCl_3$), forma pontes de hidrogênio. A força da maioria das pontes de hidrogênio varia de 1 a 7 kcal/mol.

PONTE-H	FORÇA DA LIGAÇÃO (kcal/mol)
F—H... F	7
O—H... O	4,5–7,6
O—H... N	4–7
C—H... elétrons π	2–4
C—H... O	2–3
N—H... O	2–3
N—H... N	1,3

A força da ponte de hidrogênio depende do solvente bem como do estado. Por exemplo, a força da ponte de hidrogênio de O—H... O para $(CH_3COOH)_2$, na forma de vapor, é de 7,64 kcal/mol, e a força da ponte de hidrogênio para $(CH_3COOH)_2$ no benzeno é de 4,85 kcal/mol. Na água, calcula-se que a ponte de hidrogênio possui energia de 4,5 kcal/mol; no gelo, a força da ligação é de 6 kcal/mol. As pontes de hidrogênio são responsáveis pelo maior ponto de ebulição de um ácido carboxílico comparado ao seu éster, porque no ácido livre a dimerização pode ocorrer por ponte de hidrogênio, sendo tal impossível no éster.

As pontes de hidrogênio são também responsáveis pela alta solubilidade dos compostos de poliidróxido, tais como os açúcares, na água. Durante a replicação das moléculas de DNA, as pontes de hidrogênio entre os pares de bases são rompidas e recombinadas.

Vários métodos físicos podem ser usados para estudar as pontes de hidrogênio, tais como a determinação do peso molecular e a espectometria com infravermelho (IV) e RMN.

FORÇAS DIPOLO ÍON-INDUZIDAS E ÍON-DIPOLO – Pares de íons em estado sólido têm forças de ligação comparáveis ou até maiores que ligações co-valentes (100-200 *versus* 50-150 kcal/mol). Entretanto, em um sistema biológico, devido à hidratação e grande quantidade de sais inorgânicos presentes para a troca de íons, a força da ligação pode ser enfraquecida substancialmente para perto de 5 kcal/mol.

Quando uma ligação iônica é reforçada pela existência simultânea de outras forças, como a ponte de hidrogênio, a ligação torna-se mais forte (10 kcal/mol).

```
      H          O
      |          ⋰
   —N⊕         ⊖C—
    / \          ⋱
   H   H·····O
```

Um par iônico pode atrair um dipolo ou induzir a um dipolo nas redondezas de uma molécula não-polar. A força de uma ligação *íon-dipolo* (p. ex., $R_4\overset{\oplus}{N}...\overleftarrow{NR_3}$) é de cerca de 1 a 7 kcal/mol, e a de um dipolo *íon-induzida* (p. ex., $\overset{\oplus}{K}—\overset{\ominus}{I}$... I—I) deve ser um tanto mais fraca.

INTERAÇÕES HIDROFÓBICAS – A associação de grupos não-polares com outros em soluções aquosas aparece devido à tendência das moléculas de água a excluir moléculas não-polares, o que é conhecido como *interação hidrofóbica* ou *ligação hidrofóbica*. A palavra *hidrofóbica* é, na verdade, termo errôneo, porque implica que a molécula não-polar não gosta de água – de fato, é a água que não gosta da molécula não-polar.

A formação de ligações hidrofóbicas é favorecida por um efeito de entropia. Antes da formação de uma ligação hidrofóbica, as moléculas de água mostram-se arrumadas de modo ordenado em volta de grupos não-polares expostos. Quando ocorrem interações hidrofóbicas, a ordem é rompida, resultando em favorável mudança de entropia, grande o suficiente para ultrapassar a entalpia para a interação dos grupamentos não-polares; por isso, a energia livre é negativa, e o processo, espontâneo. A potência das interações hidrofóbicas é descrita como sendo de 0,37 kcal/mol por grupamento CH_2.

Uma cadeia de 14 átomos de carbono que se liga com outra cadeia similar não-polar deve ter uma força de ligação de 5,2 kcal/mol. Esta ligação, sendo mais forte que uma ligação iônica ou outra força fraca no sistema biológico, pode controlar o modo de ligação de uma molécula complicada de droga. A importância das interações hidrofóbicas na estabilização das proteínas, na ligação proteína-droga, transporte e armazenamento de drogas, bem como na interação receptor-droga foi observada em anos recentes. Um sumário dos tipos diferentes de forças intermoleculares e reconhecimento molecular é apresentado no Quadro 13.7.[10-12]

PROPRIEDADES FÍSICAS ADITIVAS

A divisão das propriedades físicas em aditivas, constitutivas e coligativas pode ser encontrada em muitos livros. As propriedades aditivas dependem do número e tipo dos átomos em uma molécula. A aditividade possibilita calcular vários valores moleculares com base em poucas constantes fundamentais. O melhor exemplo é o cálculo dos pesos moleculares com base nos pesos atômicos. A natureza aditiva das refrações molares é usada para o cálculo da polarização induzida (veja a discussão sobre o momento do dipolo no Cap. 15).

VOLUME MOLAR – Esse termo é auto-explicativo, sendo definido como o peso molecular dividido pela densidade de um líquido (volume molar = MW/d). Pelo uso da análise estatística, tem sido mostrado que a aditividade do volume molar é preenchida melhor em temperaturas comuns (20°) que no ponto de ebulição de cada substância, o que é um interessante resultado, como a partir do *princípio dos estados correspondentes* pode ser esperado que a aditividade deve manter-se melhor no ponto de ebulição.

Nas séries homólogas dos derivados primários não-ramificados, a acurácia do cálculo do volume molar é relativamente boa. Os desvios aumentam gradualmente com os derivados polissubstituídos, 1,1-biderivados, derivados *orto* e isômeros ramificados; todavia, o esquema de aditividade pode servir como aproximação primária.

Quadro 13.7 Forças Intermoleculares e Reconhecimento Molecular

Princípios

I. Semelhante dissolve semelhante (polar *versus* não-polar) — II. Cargas opostas atraem-se (ácidos e bases; cátions e ânions)

PROCESSOS		FORÇAS ENVOLVIDAS (TODAS AS FORÇAS INTERMOLECULARES SÃO ELETROSTÁTICAS NA ORIGEM)	
Inespecíficos	Difusão Dispersão Solução Mistura Transferência de fase Absorção passiva Excreção Separação cromatográfica não-quiral	Não-estereoespecíficas em geral	Iônica, íon-dipolo, dipolo íon-induzida Dipolar (dipolo-dipolo, forças de Keesom; dipolo dipolo-induzido, forças de Debye; dipolo induzido-dipolo induzido; forças de London (forças de *van der Waals*) Pontes de hidrogênio Interações hidrofóbicas
Auto-associação	Cristalização Formação da estrutura protéica 4°, DNA, RNA	Todas acima, o tamanho, formato, complementaridade e assimetria do grupo são importantes	
Específicos	Enzima-substrato Droga-receptor Antígeno-anticorpo Replicação do DNA Transcrição (DNA/RNA) Tradução Transporte ativo Transporte facilitado Secreção ativa Separação cromatográfica quiral	Estereoespecíficas em geral	Todas acima Complementaridade é envolvida O formato, simetria do grupo bem como o tamanho são importantes

COEFICIENTE DE PARTIÇÃO E A CONSTANTE π – Na primeira teoria da narcose, a solubilidade lipídica foi considerada como o mais importante fator para inibição da atividade celular. No início do século XX, Meyer e Overton propuseram que a eficiência narcótica era paralela ao coeficiente para a partição de uma droga entre o óleo e a água. Embora essa teoria não possa explicar o mecanismo da ação narcótica, explica o papel do transporte para os tecidos nervosos.

É mais lógico usar os coeficientes de partição que a solubilidade em um solvente simples para correlações entre estrutura e atividade, desde que, em um sistema biológico, esteja de acordo com um sistema heterogêneo antes que em uma solução simples. Os coeficientes de partição são usados no estudo da absorção, distribuição, metabolismo, toxicidade e correlação estrutura-atividade de drogas.

Demostrou-se que os coeficientes de partição para um composto dado em dois sistemas de solventes diferentes (p. ex., éter/água, octanol/água) estão relacionados como se segue:

$$\log P_1 = a \log P_2 + b$$

onde a e b são constantes, o que sugere que se podem usar os resultados obtidos de outra série de solventes, para prever resultados em uma segunda série.

O grupo de Hansch[16-20] ampliou, sistematicamente, o uso dos coeficientes de partição, medidos a partir do octanol/água, para servir como medida da facilidade da passagem das moléculas orgânicas através de várias barreiras de lipoproteínas e/ou como medida da ligação hidrofóbica com a proteína (tal como a albumina sérica bovina). Com base nos coeficientes de partição de uma variedade de derivados do tipo $X—C_6H_4OCH_2COOH$, $X—C_6H_5$ e $C_6H_5(CH_2)_n—X$, as constantes substitutas (π) para a função aromática e alifática (X) foram determinadas.

A constante π é definida como

$$\pi = \log P_X - \log P_H$$

onde P_X é o coeficiente de partição de um derivado e P_H o do composto-mãe. Embora π varie continuamente para uma função dada, dependendo do seu meio ambiente eletrônico, a variação geralmente é pequena; por isso, é chamado *aditivo-constitutivo*.

Aplicação log P e a natureza aditivo-constitutiva das constantes para a correlação da atividade biológica com a estrutura química são mostradas em diversos casos (veja o Cap. 28 para uma discussão sobre a equação de Hansch). O Quadro 13.8 arrola as constantes para alguns grupos funcionais importantes.[16-18, 21, 22] É possível calcular muitos valores do log P com base em algumas constantes. O método de cálculo pode ser mostrado com a difenidramina.

$(C_6H_5)_2CH—O—CH_2—CH_2—N(CH_3)_2$

$\Sigma\pi = +4{,}26$ | $+0{,}30$ | $-0{,}98$ | $+0{,}50$ | $-0{,}32$

$3{,}76$ = calc log P

$3{,}40$ = obs log P

O Quadro 13.9 mostra as forças intermoleculares comuns, graças às quais vários neurotransmissores podem ligar-se aos seus receptores. Todos têm um átomo de nitrogênio com carga elétrica positiva (em condições fisiológicas), sendo separados de uma função dipolar por átomos de carbono (veja o Cap. 28). Para a análise da relação estrutura-atividade quantitativa de estereoisômeros, os valores π diferentes de elementos diferentes em um centro quiral devem ser usados como *variáveis independentes*, porque os grupamentos substitutos estão ligados a um meio assimétrico. Lien fornece exemplos específicos (veja a Bibliografia).

Quadro 13.8 Constantes π para Alguns Grupos Funcionais[a]

FUNÇÃO X	SISTEMA AROMÁTICO[b]	SISTEMA ALIFÁTICO
H—	0	0
F—	0,13	−0,17
Cl—	0,76	0,39
Br—	0,94	0,60
I—	1,15	1,00
CH3—	0,50	0,50
$CH\equiv C—$		0,48
$CH_2\equiv CH—$		0,70
$C_2H_5—$	1,00	1,00
$CH_2{=}CCH_3$ (com ligação vertical)		1,00
$CH_2{=}CHCH_2—$		1,20
n-$C_3H_7—$	1,50	1,50
i-$C_3H_7—$	1,30	1,30
n-$C_4H_9—$	2,00	2,00
sec-$C_4H_9—$	1,80	1,80
t-$C_4H_9—$	1,68	1,68
ciclo-$C_3H_5—$		1,21
ciclo-$C_5H_9—$	2,14	2,14
ciclo-$C_6H_{11}—$	2,51	2,51
Adamantil	3,30	
$C_6H_5—$	2,13	2,13
$—(CH_2)_3$	1,04	
$—(CH_2)_4—$	1,39	
$—CF_3$	1,07	
$—CH_2OH$	−1,03	−0,66
$—CH_2COOH$	−0,72	−0,76
—COOH	−0,32	−1,26
—COO—	−4,36	
$—CONH_2$	−1,49	−1,71
$—COOCH_3$	−0,01	−0,27
$—COCH_3$	−0,55	−0,71
—CN	−0,57	−0,84
—OH	−0,67	−1,16
$—OCH_3$	−0,02	−0,47
$—OCH_2COOH$	−0,86	
$—OCOCH_3$	−0,64	−0,91
$CH{=}NNHCONH_2$	−0,85	
$CH{=}NNHCSNH_2$	−0,27	
—O-β-glicose	−2,84	
$—NH_2$	−1,23	−1,19
$—N(CH_3)_2$	−0,18	−0,32
—NO	−0,12	
$—NO_2$	−0,28	−0,82
$—NHCOCH_3$	−0,97	
$—NHCOC_6H_5$	0,72	
$—N{=}NC_6H_5$	1,69	
$—NHCONH_2$	−1,01	
$—N(CH_3)_3^+$	−5,96	
$—SCH_3$	0,62	
$—SCF_3$	1,58	
$—SO_2CH_3$	−1,26	
$—SO_2CF_3$	0,93	
—SF5	1,50	
$—SO_2NH_2$	−1,82	

[a]Hansch e Anderson,[16-18] Fujita *et al.*,[21] Iwasa *et al.*[22]

[b]Oriundo do sistema $X–C_6H_5$ ou $X–C_6H_4OCH_2COOH$. No trabalho original, foram descritos valores um pouco diferentes para posições diferentes no último sistema.[21] Quando pode ocorrer forte interação entre duas funções (p. ex., nas séries fenol ou anilina), devem ser usados valores diferentes.

ANÁLISES COM RAIOS X

Em anos recentes, o número de compostos de valor médico que têm sido isolados de fontes animais e vegetais, e preparados apenas por meios sintéticos aumentou consideravelmente. Além dos muitos compostos isolados, as técnicas de isolamento mais sofisticadas agora disponíveis têm tornado maior a capacidade de exploração das moléculas biológicas que antes se pensava serem muito difíceis de entender ou investigar. A química farmacêutica enfrenta a tarefa de identificar a estrutu-

Quadro 13.9 Os Grupamentos Funcionais Comuns Presentes em Diferentes Neurotransmissores

NEUROTRANSMISSOR	DIPOLO E/OU PONTE DE HIDROGÊNIO	VAN DER WAALS E/OU HIDROFÓBICOS	IÔNICA
Acetilcolina (Ach)	$CH_3—C(=O)—O—CH_2—CH_2—\overset{\oplus}{N}(CH_3)_3$		
Epinefrina	$(HO)_2C_6H_3—CH(OH)—CH_2—\overset{\oplus}{N}H_2CH_3$		
Dopamina	$(HO)_2C_6H_3—CH_2—CH_2—\overset{\oplus}{N}H_3$		
Serotonina	HO–indol–$CH_2—CH_2—\overset{\oplus}{N}H_3$		
Histamina	imidazol (N, NH)–$CH_2—CH_2—\overset{\oplus}{N}H_3$		
Ácido γ-amino-butírico (GABA)	$\overset{\ominus}{O}—C(=O)—CH_2—CH_2—CH_2—\overset{\oplus}{N}H_3$		

ra química de numerosos materiais complexos, a fim de entender suas funções biológicas.

Para muitos dos compostos, o químico pode contar com métodos espectrométricos padrões (ou seja, infravermelho [IV], ultravioleta [UV], RMN [ressonância magnética nuclear] e dispersão rotatória óptica [DRO]), juntamente com outras medições químicas, para elucidar a estrutura molecular. Métodos mais modernos, sobretudo a espectrometria de massa, têm emergido como proveitosos para a elucidação das estruturas dos materiais orgânicos complexos. Em muitos casos, essas abordagens possuem falhas, porque proporcionam apenas evidências fragmentárias sobre várias partes da molécula, que precisam ser reunidas, para se obter uma imagem do composto inteiro. Veja, também, o Cap. 34.

Uma das mais poderosas de todas as técnicas, quando aplicável, é a da análise cristalográfica com raios X. Utilizando tal método, a estrutura tridimensional de uma molécula pode ser determinada, sem precisar de outra informação química.

A resolução máxima que pode ser obtida através do microscópio óptico comum, sob as condições mais favoráveis, é de cerca de 2.000 Å. Essa limitação é imposta basicamente pelo comprimento de onda da iluminação. Entretanto, existem outras formas de radiação capazes de fornecer resolução atômica ($\leq$ 1 Å), a saber, feixes de elétrons, nêutrons e raios X. Foram construídas lentes apenas para o primeiro destes tipos de radiação, tendo, na melhor das hipóteses, um poder de resolução de 6 Å. Tal resolução é insuficiente para medir as distâncias entre os átomos. Entretanto, é possível estudar os detalhes das moléculas sem lentes, graças aos experimentos de difração. Desses três tipos de radiação, os raios X têm-se mostrado os mais úteis e produtivos para as estruturas moleculares estudadas.

Estado Cristalino

Os átomos e moléculas tendem a organizar-se em seu estado termodinâmico mais favorável, que, sob certas condições, resulta no seu aparecimento como cristais. Essa forma caracteriza-se por um arranjo altamente ordenado das moléculas, associado com o que constitui uma periodicidade tridimensional. A repetição dos padrões tridimensionais, idealmente representados como *redes*, é essencial para a análise estrutural com raios X.

Difração dos Raios X

Em 1912, von Laue e dois dos seus estudantes, Friedrich e Knipping, executaram uma experiência com raios X que permitiu a análise estrutural cristalográfica. Eles fizeram um feixe de raios X não-homogêneo passar através de um cristal de sulfato de cobre pentaidratado; gravaram, por meio de chapas fotográficas, o feixe de raios X difratado. Um diagrama do experimento é mostrado na Fig. 13.4.

O resultado mostrou que os raios X, descobertos por Roentgen há menos de duas décadas, tinham características de onda (comprimento de onda: aproximadamente 1 Å). Como um cristal é composto de formação regular com separações interatômicas na faixa dos ângstrons (Å), eles conseguiram mostrar que o padrão de difração obtido nas chapas era devido à ação do cristal como uma grade de difração tridimensional voltada para os raios X.

Essa descoberta levou Bragg a fazer uso dos raios X para o estudo das estruturas internas dos cristais. Ele considerou que os raios X eram refletidos dos planos dos átomos dentro da rede cristalina. Os reflexos de determinada família de planos ocorrem apenas em certo ângulo de incidência e reflexão. A condição essencial para a reflexão é mostrada na Fig. 13.5. Nessa figura, as *cristas* das duas ondas incidentes permanecem em fase, se a porção espessada da trajetória (como mostrado no diagrama) de uma onda é um múltiplo integral (n) do comprimento de onda (λ). A condição para a reflexão é dada pela bem-conhecida equação de Bragg:

$$\frac{\lambda}{2} = d_{nh,nk,nl}\ \text{sen}\theta$$

A equação é satisfeita apenas se n = 1, 2, 3,... Se n não for um número inteiro, haverá interferência destrutiva entre as ondas difratadas.

Em qualquer cristal, existe um número infinito de famílias de planos que podem ser construídos. Estes planos geralmente são determinados pelos seus índices de Miller (*hkl*), como mostrado na Fig. 13.6. Tais índices ditam o espaçamento en-

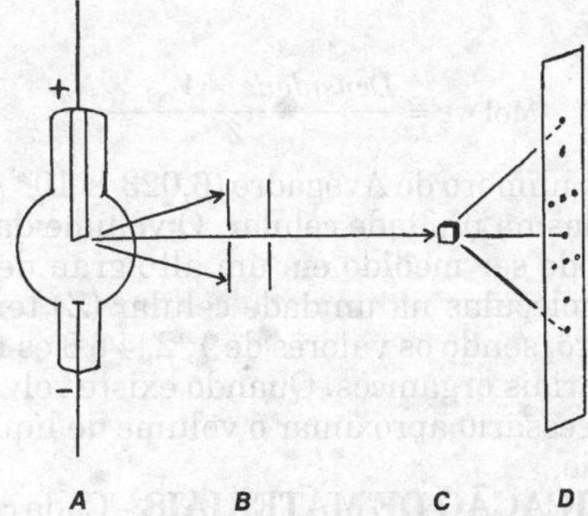

Fig. 13.4 Diagrama do experimento de Laue: (*A*) tubo de raios X, (*B*) fenda de chumbo, (*C*) cristal, (*D*) chapa fotográfica.

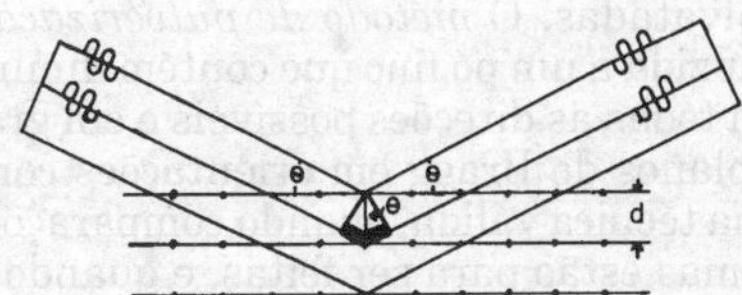

Fig. 13.5 Condição de Bragg para a reflexão.

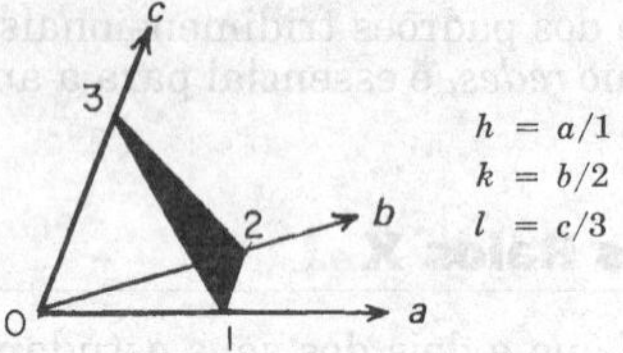

Fig. 13.6 Eixos do cristal interceptados por um plano de cristal.

tre os planos (d_{hkl}) para um cristal particular. Como o mais alto valor de θ, que é teoricamente possível medir, é de 90° (o raio refletido retorna ao longo do trajeto do raio incidente), o número de planos (ordem mais elevada), que se é capaz de orientar em uma posição de difração, é limitado pelo comprimento de onda da radiação.

Os planos acessíveis a determinado comprimento de onda (raios X) podem ser trazidos para uma posição de difração pela orientação apropriada do cristal em relação ao raio colimado. Muitos conjuntos de planos podem ser gravados em uma chapa fotográfica pela movimentação do cristal, quando cada um dos planos vai para sua posição de difração. Em fotografias de difração, nas quais o cristal foi oscilado em torno de um eixo relativo à radiação incidente, os vários pontos no filme decorrem de reflexões de diferentes planos; cada ponto pode ser indexado, de acordo com os índices de Miller do plano respectivo, segundo sua localização no filme. O espaçamento entre os vários pontos permite o cálculo das distâncias e ângulos entre as translações primitivas, isto é, as dimensões da unidade celular.

Na maioria dos casos, pouco se consegue descobrir com base apenas nas dimensões da unidade celular. Para conhecer a estrutura cristalina e molecular, é necessário levar em conta as intensidades das reflexões de Bragg.

Aplicações da Difração com os Raios X

PESO MOLECULAR – A medição dos parâmetros da unidade celular proporciona um meio de determinar corretamente o peso molecular dos compostos. A densidade de um cristal pode ser obtida por meio da flotação em misturas de líquidos apropriados, podendo tal densidade ser alterada pela diluição, até igualar com a do cristal.

A densidade (g/cm³) é proporcional ao peso molecular do material na unidade celular.

A relação é

$$\text{Mol wt} = \frac{Densidade \times V_{\text{cel.}} \times N_a}{Z}$$

na qual N_a é o número de Avogadro ($6{,}023 \times 10^{23}$), e Z o número de moléculas na unidade celular. O volume da unidade celular ($V_{\text{cel.}}$) pode ser medido em um alto grau de acurácia. O número de moléculas na unidade celular (Z) tem de ser um número inteiro, sendo os valores de 1, 2, 4 e 8 os mais comuns entre os materiais orgânicos. Quando existe solvatação significativa, é necessário aproximar o volume de líquido limitado por outro meio.

IDENTIFICAÇÃO DE MATERIAIS – Cada composto cristalino fornece um padrão de difração dos raios X característico. Esses padrões podem ser muito úteis para propósitos de identificação e análise quantitativa de misturas sólidas (veja o Cap. 34), sendo também muito usados pela indústria farmacêutica para a identificação e classificação das formas de drogas polimórficas e solvatadas. O *método de pulverização*, no qual a amostra é reduzida a um pó fino que contém diminutos cristais orientados em todas as direções possíveis e em grande número com os seus planos de Bragg em orientações corretas para a reflexão, é uma técnica válida, quando comparações rápidas de diferentes formas estão para ser feitas, e quando um trabalho quantitativo é feito. Um exemplo de comparação entre as formas hidratada e anidra da teofilina é mostrado na Fig. 13.7.

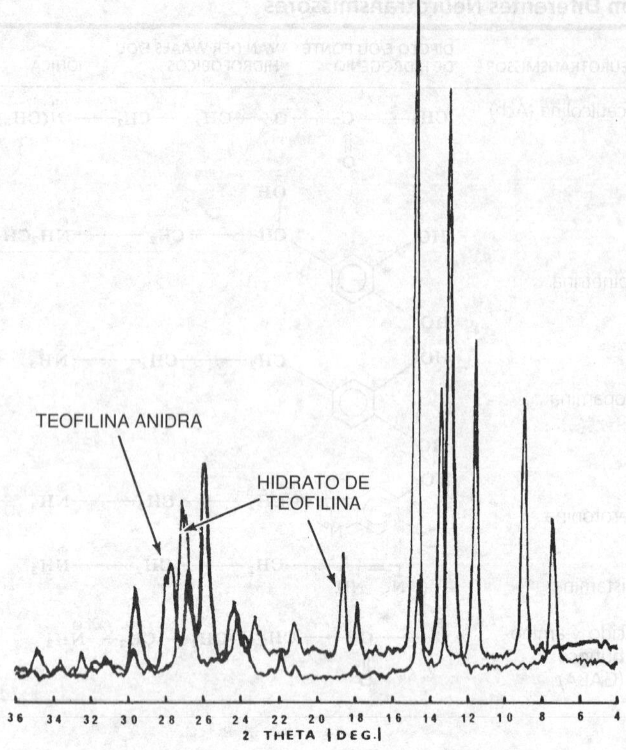

Fig. 13.7 Traçado dos padrões de difração de pó do monoidrato de teofilina e de uma forma anidra.

A obtenção de informações quantitativas com base nos diferentes padrões de difração permite a medição da estabilidade física e química das formulações sólidas. A cinética das transformações de fase é facilmente obtida pelo acompanhamento do desaparecimento e/ou aparecimento de várias máximas de difração que correspondem a determinados estados sólidos como uma função do tempo. Podemos perceber facilmente como isso pode ser alcançado para o hidrato de teofilina, olhando os padrões na Fig. 13.7.

DETERMINAÇÃO DA ESTRUTURA – O número de substâncias de valor medicinal, cujas estruturas foram elucidadas primariamente por técnicas de difração dos raios X, é bastante grande. Elas variam, em tamanho molecular, da penicilina à vitamina B_{12} até proteínas globulares. Na maioria dos casos, as determinações estruturais tiveram um papel importante na descoberta dos segredos associados às funções biológicas de várias moléculas. Uma fotografia da molécula de ribonuclease, como determinada pelos estudos de raios X de Kartha, Bello e Harker, é mostrada na Fig. 13.8. Essa enzima catalisa a hidrólise das ligações fosfodiéster nas cadeias de RNA.

Há também grande número de macromoléculas de importância biológica que não formam cristais tridimensionais no sentido convencional, mas constituem fibras. Os feixes de moléculas na fibra estão alinhados em relação a um outro de uma forma um tanto cristalina. Esses materiais fornecem padrões de difração dos raios X que têm provado ser muito úteis na obtenção de informações moleculares. Por adequação dos modelos para o padrão dos raios X, muitos polímeros biológicos de valor têm seus segredos expostos. Os dois maiores exemplos são a α-hélice da queratina e dupla hélice do ácido desoxirribonucléico.

Em anos recentes, os estudos de raios X têm-se associado a gráficos de computador, e a relação estrutura-atividade quantitativa (REAQ) aborda o planejamento de drogas auxiliado por computador (PDAC). (Veja o Cap. 28 para uma discussão mais detalhada.)

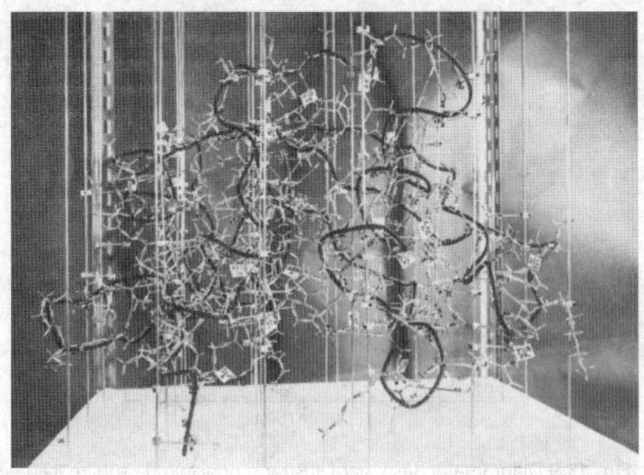

Fig. 13.8 Modelo da ribonuclease bovina obtido de estudos com raios X. O tubo serpentiforme marca o arcabouço da proteína. (Cortesia do Dr. G. Kartha.)

LIGAÇÕES INTRAMOLECULARES E CONFIGURAÇÕES – A determinação precisa de uma estrutura cristalina possibilita a estimativa acurada das distâncias entre as ligações e dos ângulos entre vários átomos. Essa informação é extremamente valiosa na compreensão de como os vários componentes químicos influenciam os estados de valência e as configurações de uma molécula. Com tal conhecimento, as relações entre estrutura e atividade, de fundamental interesse para a química medicinal, têm muito mais profundidade. As ordens de ligação observadas também servem como critérios experimentais pelos quais os modelos teóricos podem ser julgados. É também possível comparar cálculos de mecânica quântica relacionando a interação medicamentosa com as observações reais.

Os efeitos estéricos intramoleculares, que tendem a distorcer as moléculas, são elucidados facilmente pelo cuidadoso exame das suas estruturas. É possível distinguir os efeitos repulsivos e atrativos dos componentes. Os ângulos torcionais de várias ligações podem ser calculados a partir das posições atômicas e são extremamente úteis na correlação dos dados de RMN com a estrutura.

Em anos recentes, a combinação dos estudos com os raios X e difração de nêutrons permitiu a delineação clara dos dados sobre os elétrons ligantes e não-ligantes dentro de uma molécula. As experiências com a difração dos nêutrons possibilitam que o núcleo atômico em um cristal seja posicionado corretamente; por outro lado, os raios X localizam as nuvens eletrônicas. Os dois tipos de informação podem ser combinados, para calcular os mapas de densidade eletrônica tridimensional com os elétrons do centro interno em volta de cada átomo deduzido, o que torna os pares não-compartilhados e os elétrons ligantes claramente visíveis. As posições atômicas, obtidas com base nos dados sobre os nêutrons, são usadas para fases no cálculo dos mapas de densidade eletrônica juntamente com os dados sobre os raios X.

Veja, no Cap. 34, informações adicionais sobre os métodos físicos discutidos neste capítulo.

ESTADOS DA MATÉRIA

O propósito desta seção é discutir tanto os aspectos gerais como específicos, a maioria deles não relacionada claramente às formulações, por serem discutidas em outros capítulos. Deve ser útil lembrar alguns dos princípios, quando as formulações e sua manufatura, bem como o processamento são estudados por farmacêuticos que desenvolvem produtos. Deve ser mencionado que, devido à faixa de assuntos coberta pelo título da seção, é necessária uma abordagem eclética no desenvolvimento das discussões basicamente qualitativas. O objetivo não foi criar uma seção profunda e de difícil compreensão, mas apresentar uma visão basicamente macroscópica dos estados significativos da matéria.

Normalmente, a matéria existe em um de três estados: sólido, líquido ou gasoso. Embora não sejam farmaceuticamente importantes, existem dois outros estados da matéria: o estado de plasma, no qual a matéria existe como uma nuvem gasosa quente de átomos e elétrons, e um estado mais especulativo, possivelmente com uma existência apenas momentânea, que tem características de um supermetal superdenso. Esse estado transitório é produzido quando o material é submetido a pressões muito altas, como as usadas para fazer diamantes, ao se comprimir a grafite.

Para evitar erros de semântica, não há necessidade de chamar a atenção para outros sistemas de classificação, porque para todos os propósitos práticos é conveniente pensar apenas nos três estados mais óbvios. Esses estados são, na verdade, um *continuum*, com dois fatores comuns determinando a posição na *escala dos estados*.

O primeiro fator é a *intensidade das forças intermoleculares* de todos os tipos: os sólidos têm as forças mais fortes e os gases as mais fracas. O outro fator comum é a *temperatura*. Obviamente, à medida que a temperatura de uma substância é aumentada, esta tende a passar do sólido ao líquido e depois ao gás. Quando a frase "à medida que a temperatura aumenta" é usada, deve ser lembrado que constitui uma frase relativa. Mesmo no que chamamos de temperatura ambiente, existem alguns dos efeitos de um aumento de temperatura, porque a temperatura ambiente é muito superior ao zero absoluto.

SOLVATOS E HIDRATOS – Durante o processo de cristalização, alguns compostos tendem a reter uma relação molar fixa de moléculas de solvente no estado cristalino (sólido), sendo chamados de *solvatos*. Quando a água é usada como solvente, *hidratos* podem ser formados. Alguns exemplos farmacêuticos recentes são o nitrato de gálio ($Ga(NO_3)_3 \cdot 9H_2O$) e acetato de nafarelina, no qual cada decapeptídeo contém de 1–2 moléculas de ácido acético e 2–8 moléculas de água.

Como um ponto de interesse histórico, note que Lavoisier, o grande "pai da química moderna", pensou que o calor fosse um tipo de matéria; mesmo no século XVIII, considerava-se que os três estados de agregação diferiam apenas em quanto calor continham. Desta forma, embora nem todos fiquem satisfeitos com essa terminologia, o termo *entalpia* (ou *conteúdo de calor*) ainda é usado em termodinâmica.

Retornando aos antigos filósofos gregos e seus quatro elementos originais (terra, ar, fogo e água), observe novamente a grande importância dada ao calor. Embora os conceitos dos filósofos antigos a respeito da natureza da matéria não fossem corretos, eles reconheceram o calor como parte essencial do plano das coisas, e não poderiam estar mais certos. O calor, forma vital de energia, o espelho do movimento molecular, é *a* forma de energia de maior importância para a humanidade.

Como já dito, não existe uma linha clara de separação entre os estados da matéria, mas as seguintes divisões arbitrárias podem tornar mais coerente a abordagem desta seção.

Mudanças de Estado

À medida que um sólido se torna líquido e depois gasoso, o calor é absorvido, e a *entalpia* (*conteúdo de calor*), aumenta à proporção que o material passa por essas mudanças de fase. Assim, a entalpia de um líquido é maior que a da sua forma sólida, e a de um gás é maior que a da sua forma líquida devido ao calor absorvido, quando a fusão e a vaporização ocorrem. A *entropia* (uma medida do grau de aleatoriedade molecular total) também aumenta, à medida que os materiais passam do estado sólido para o líquido e depois para o gasoso.

É o equilíbrio entre entalpia, entropia e temperatura que determina se as mudanças irão ocorrer espontaneamente.

Obviamente, se os sistemas tendem a fixar-se em estados de energia mais baixa, isso significa que a entalpia e a entropia podem contrapor-se. Muito da termodinâmica preocupa-se com a explicação e a quantificação das mudanças que os sistemas sofrem.

O calor latente é o calor absorvido, quando uma mudança de estado ocorre sem uma mudança de temperatura, como quando o gelo se torna água a 0°. Nesse exemplo, o calor necessário para produzir a mudança de estado é denominado *calor de fusão*. A contraparte, o *calor de vaporização,* é usada, quando ocorre uma mudança do estado líquido para o gasoso.

À medida que as moléculas de um líquido em um recipiente fechado e em vácuo deixam a superfície e vão para o espaço livre acima delas, algumas moléculas retornam para a superfície, dependendo da sua concentração no vapor. Por último, uma condição de *equilíbrio* é estabelecida, e a velocidade de escape iguala-se à de retorno. O vapor é, então, saturado, sendo a pressão conhecida como *pressão de vapor*.

A pressão de vapor depende da temperatura, mas não do volume de líquido ou vapor, desde que o equilíbrio seja estabelecido e existam tanto líquido quanto vapor. O calor é absorvido no processo de vaporização, por isso a pressão de vapor aumenta com a temperatura. À medida que a temperatura aumenta, a densidade do vapor torna-se maior, e a densidade do líquido diminui. Por último, as densidades igualam-se, e líquido e vapor não podem ser distinguidos. A temperatura na qual isso ocorre é chamada de *temperatura crítica*, acima da qual não pode haver fase líquida.

Um processo muito importante, que envolve uma mudança do estado do líquido para o vapor e de volta para o líquido, é a *destilação*.

Os sólidos também têm pressão de vapor que depende da temperatura. Quando um sólido é convertido diretamente em gás, diz-se que houve *sublimação*. As pressões de sublimação dos sólidos são muito mais baixas que as dos líquidos em qualquer temperatura dada. Quando um sólido é transformado em líquido, dois tipos de fusão (liquefação, fundição) podem ser distinguidos. No primeiro tipo, *fusão cristalina*, um sólido rígido torna-se um líquido, procedimento durante o qual ocorrem duas fases – a maior parte do sólido ou a sua porção mais interna não estão realmente mudando. O segundo tipo é a *fusão amorfa*, a qual envolve uma condição intermediária semelhante a um plástico que engloba toda a massa; a viscosidade diminui, e segue-se o estado líquido. A fusão cristalina envolve pontos de fusão e calor latente mais definidos que a fusão amorfa.

Sublimação

Todos os sólidos têm alguma tendência a passar diretamente para o estado de vapor. Em determinada temperatura, cada sólido possui uma pressão de vapor definida, embora geralmente pequena; a pressão de vapor aumenta com a elevação da temperatura. *Sublimação* é o termo aplicado ao processo de transformação de um sólido em vapor sem passagem intermediária pelo estado líquido. Na manufatura farmacêutica, o processo comumente inclui também a condensação do vapor de volta ao estado sólido.

Um sólido é sublimado apenas quando a pressão fica abaixo do ponto tríplice para essa substância. O *ponto tríplice* é o ponto, tendo pressão e temperatura definidas, no qual as fases sólida, líquida e gasosa de uma entidade química conseguem coexistir indefinidamente. Se a pressão do vapor sobre o sólido é acima daquela do ponto tríplice, a fase líquida é produzida, antes que a transformação para vapor possa ocorrer.

A Fig. 13.9 representa um diagrama de fase que ilustra o princípio envolvido. A linha *OA* indica o ponto de fusão da forma sólida de uma substância em várias pressões; apenas ao longo dessa linha, conseguem coexistir as formas líquidas e sólidas em equilíbrio. À esquerda, apenas a forma sólida é estável; à direita, somente a forma líquida é permanente. A linha *OB* mostra a pressão de vapor da forma líquida da substância em várias temperaturas. É chamada de *curva pressão de vapor* do líquido e representa as condições de temperatura e pressão de vapor para a coexistência das fases líquida e de vapor. Acima dessa linha, apenas a fase líquida ocorre permanentemente; abaixo dela, verifica-se apenas vapor. A linha *OC* representa a pressão de vapor do sólido em várias temperaturas. É denominada *curva de sublimação* do sólido e representa as condições de temperatura e pressão de vapor para a coexistência das fases sólida e gasosa. À esquerda dessa linha, apenas pode existir sólido; à direita, somente a forma de vapor é estável. A interseção das três linhas, ponto *O*, é o ponto tríplice. É evidente, com base no diagrama, que em pressões do vapor abaixo do ponto tríplice é possível passar diretamente do vapor para o estado sólido e vice-versa simplesmente pela mudança de temperatura.

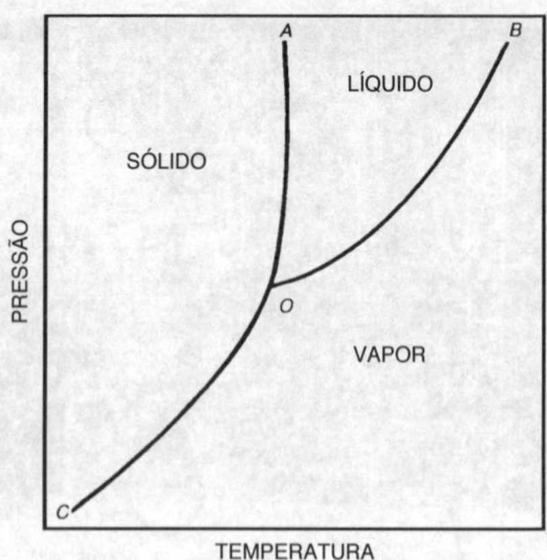

Fig. 13.9 Diagrama de fase, para ilustrar o princípio da sublimação.

Em pressões acima do ponto tríplice, a fase líquida tem de ocorrer em transformações entre as fases gasosa e sólida, em um sistema fechado. Como o ponto de fusão de um sólido é determinado em 1 atm (atmosfera) de pressão, é evidente que, se a pressão no ponto tríplice for menor que 1 atm, a fusão da forma sólida ocorrerá no aquecimento de um recipiente fechado. Se, por outro lado, a pressão do ponto tríplice for maior que 1 atm, a forma sólida não poderá ser fundida pelo aquecimento à pressão atmosférica.

Entretanto, em uma corrente de ar, as condições são um tanto diferentes; alguns sólidos que se fundem, quando aquecidos em um sistema fechado, sofrem sublimação considerável mesmo em temperaturas comuns, porque a pressão de vapor de um sólido não atinge a pressão do ponto tríplice. Por isso, cânfora, naftaleno, *p*-diclorobenzeno e iodo, todos com uma pressão do ponto tríplice < 1 atm, vaporizam em uma corrente de ar, mas fundem, quando aquecidos em um sistema fechado.

Ponto Crítico

O ponto crítico é expressado como um determinado valor de temperatura ou pressão (ou volume molar) acima ou abaixo do qual certas mudanças físicas não acontecem ou certos estados de ser não ocorrem. Nesses pontos, algumas propriedades são constantes, denominando-se temperatura, pressão ou volume crítico. No ponto crítico normal, as propriedades do líquido e do gás são idênticas, e a curva do diagrama de fase de *P versus T* acaba. (O diagrama de fase é discutido mais tarde.) Quando um líquido muda para vapor, resulta em aumento do distúrbio e da aleatoriedade – e, portanto, da entropia. Na temperatura crítica, a entropia de vaporização é zero, como é a entalpia de vaporização, já que gás e líquido são indistinguíveis.

Embora o ponto crítico gás-líquido seja o mais discutido, ocorrem outros. Cada ponto crítico marca o desaparecimento do estado. Note que a maioria dos líquidos se comporta similarmente não apenas em suas temperaturas críticas mas também em frações iguais das suas temperaturas críticas. Por exemplo, os pontos de ebulição normal de diversos líquidos são aproximadamente de frações iguais (cerca de 60%) das suas temperaturas críticas (em graus de temperatura absolutos).

Fluido Supercrítico

Quando a temperatura e a pressão de um líquido vão além do ponto crítico, pode-se formar um *fluido supercrítico*. Nessas condições, os compostos polares e não-polares são completamente miscíveis. Por exemplo, constatou-se que solventes fluidos densos, como o CO_2 supercrítico (T_c = 31,1°, P_c = 73,8 bar) e o etano (T_c = 32,3°, P_c = 48,8 bar) oferecem vantagens para a solubilização dos aminoácidos. Outras aplicações dos fluidos supercríticos são a cromatografia de drogas polares e a eliminação dos resíduos tóxicos.[23,24]

Visualização das Mudanças de Estado

Esta seção serve como introdução à seção seguinte sobre eutéticos. Quando uma substância pura se resfria e é transformada de líquido em sólido, um gráfico (Fig. 13.10) do decaimento da temperatura *versus* o tempo é contínuo. Nas temperaturas nas quais os sólidos se cristalizam (isto é, o *ponto de fusão*), a curva de resfriamento torna-se horizontal. O mesmo é verdadeiro para o *ponto de ebulição* – a temperatura de um líquido na qual a contínua aplicação de calor não mais aumenta a temperatura de um líquido, mas novamente converte o líquido em vapor. É o ponto no qual a pressão de vapor do líquido (ou a soma dos seus componentes) iguala-se à da atmosfera sobre o líquido.

O progressivo aumento da pressão sobre o líquido ou a adição de solutos aumentam o ponto de ebulição e *vice-versa*. Esses platôs observados em certas temperaturas específicas decorrem da liberação do calor de fusão ou calor de vaporização. Da mesma forma, quando as soluções são resfriadas, a inclinação da *curva de resfriamento* (Fig. 13.11) muda, quando um dos componentes começa a se cristalizar. Embora um platô verdadeiramente horizontal não possa ser formado, como no caso dos materiais puros, a mudança na inclinação indica a precipitação de um dos componentes. Se os mesmos platôs são formados, quando soluções binárias de composições variadas são resfriadas, isso indica que os dois componentes da solução binária estão aparecendo juntos. A temperatura na qual isso ocorre é a *temperatura eutética*, sendo a composição geralmente chamada de *eutética*.

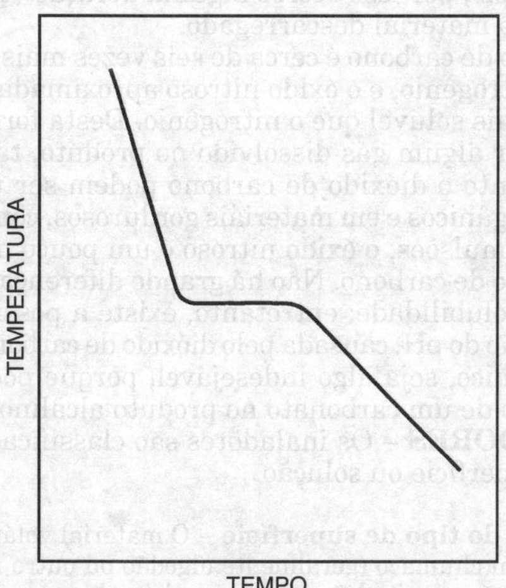

Fig. 13.10 Mudança simples de estado evidenciada pelo alentecimento da taxa de resfriamento.

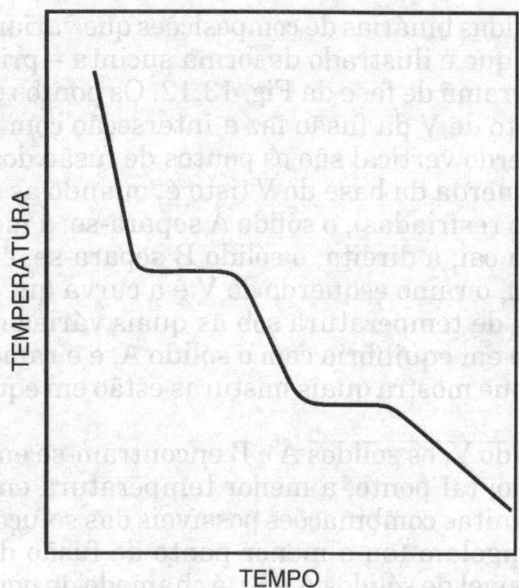

Fig. 13.11 Duas mudanças de estado com resultante diminuição temporária na taxa de resfriamento.

Normalmente, as curvas de resfriamento em si são convertidas em diagramas de fase, para facilitar a visualização das inter-relações, à medida que ocorrem as mudanças de fase. Se, em vez de um ponto mínimo ou eutético, é observado um ponto máximo, isso indica que os componentes estão reagindo, para formar um composto sólido que pode existir em equilíbrio com a fusão em uma faixa de compostos.

É, sem dúvida, verdadeiro que muitos equilíbrios de fase desconhecidos existem. Assim, quando as condições são modificadas (p. ex., quando um processo é aumentado em um processo de manufatura), diferentes mudanças de fase podem ocorrer e produzir produtos finais diferentes. O uso farmacêutico de materiais heterogêneos, como ceras e gorduras, certamente proporciona ampla oportunidade para essas mudanças ocorrerem.

Eutéticos

Embora sejam necessários muitos diagramas bastante complexos e complicados, incluindo alguns modelos tridimensionais, para caracterizar determinados sistemas, o mais interessante para a farmácia são os diagramas (Fig. 13.12) que indicam a formação de eutéticos. Esta seção descreve, de forma sucinta, tal área de tecnologia.

Os diagramas de fase são construídos pela determinação dos pontos de fusão e o padrão de resfriamento de uma série de

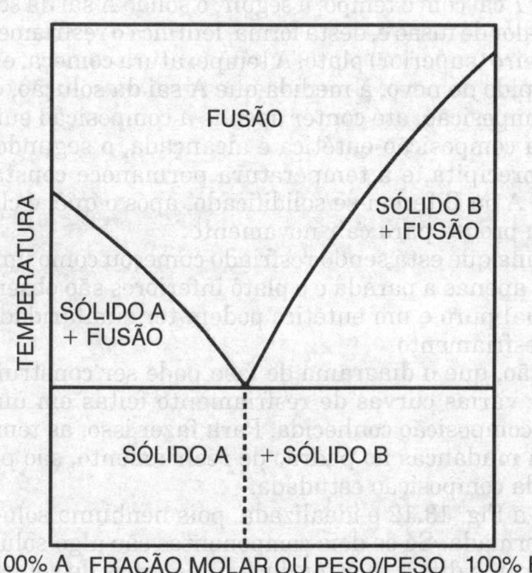

Fig. 13.12 Diagrama de fase simples do sistema que mostra o ponto eutético.

soluções líquidas binárias de composições que variam do A puro ao B puro, o que é ilustrado de forma sucinta – primeiro, considere o diagrama de fase da Fig. 13.12. Os pontos onde o limite em formato de V da fusão faz a interseção com os eixos direito e esquerdo vertical são os pontos de fusão dos materiais puros. À esquerda da base do V (isto é, quando as soluções ricas em A são resfriadas), o sólido A separa-se, à medida que a temperatura cai; à direita, o sólido B separa-se, como é mostrado. Assim, o ramo esquerdo do V é a curva que representa as condições de temperatura sob as quais várias misturas líquidas estão em equilíbrio com o sólido A, e o ramo direito do V é a curva que mostra quais misturas estão em equilíbrio com o sólido B.

No ponto do V, os sólidos A e B encontram-se em equilíbrio com o líquido; tal ponto, a menor temperatura em que qualquer das infinitas combinações possíveis das soluções líquidas de A e B congelam (ou o menor ponto de fusão de qualquer mistura possível de sólidos A e B), é chamado de *ponto eutético*. Apenas nesse ponto, a composição do sólido é igual à da solução da qual está se separando, o que *não* significa, necessariamente, que a composição de um eutético seja um composto químico de A e B. Assim, no ponto eutético, A e B aparecem juntos em proporção constante.

Essa composição eutética é uma mistura simples de duas fases, porém, quando feita *in situ*, apresenta uma estrutura finamente granulada que pode conferir-lhe diferentes propriedades (p. ex., solubilidade ou velocidade de absorção gastrintestinal), comparada a uma mistura bruta da mesma composição. A estrutura é finamente granulada, porque a cristalização é muito próxima, já que os cristais das duas fases são formados simultaneamente, situação bastante diferente daquela em que apenas um dos componentes é separado. É importante lembrar que um elemento só pode estar em um lugar no diagrama de fase em qualquer momento, ou seja, o diagrama descreve o que *determinado* sistema é em certa temperatura, cujos componentes se encontram no estado sólido e ou líquido, bem como as proporções de cada um.

Os diagramas são construídos com base em informações obtidas nos padrões de resfriamento de soluções binárias. Considere de novo a análise da curva de resfriamento na qual a temperatura *versus* o tempo estão traçados. As curvas mudam a inclinação, para formar platôs, quando alguma fase sólida se separa; os platôs tendem a tornar-se mais horizontais, à medida que as temperaturas absolutas ficam mais baixas, porque a intensidade da radiação e condução é diminuída. Um platô final resulta, quando toda a massa do líquido (ou a última parte) se solidifica. Assim, se um líquido fundido que tem uma composição *entre*, por exemplo, A puro e o eutético foi resfriado, o seguinte deve ser observado em um traçado de temperatura *versus* tempo (veja a Fig. 13.11):

Primeiro, T cai com o tempo; a seguir, o sólido A sai da solução, liberando o seu calor de fusão e, desta forma, lentifica o resfriamento, produzindo o primeiro (superior) platô. A temperatura começa, então, a cair bem mais rápido de novo, à medida que A sai da solução, e o sistema muda sua composição, até conter apenas a composição eutética.

Quando a composição eutética é alcançada, o segundo sólido (B) também se precipita, e a temperatura permanece constante (platô inferior), até A ou B terem-se solidificado, após o quê, é claro, a temperatura fica pronta para cair novamente.

Se o sistema que está sendo resfriado começou como uma composição eutética, apenas a parada e o platô inferiores são observados, isto é, um material puro e um eutético podem ter similaridades nos diagramas de resfriamento.

Note, então, que o diagrama de fase pode ser construído através do estudo de várias curvas de resfriamento feitas em uma série de misturas de composição conhecida. Para fazer isso, as temperaturas, nas quais há mudanças no padrão de resfriamento, são plotadas em relação a cada composição estudada.

Note que a Fig. 13.12 é idealizada, pois nenhuma solução de sólido-sólido é formada. Se os dois componentes são algo solúveis um no outro, o diagrama difere, por ter duas finas áreas de solução ao longo dos eixos direito e esquerdo, o que está parcialmente em evidência na Fig. 13.13.

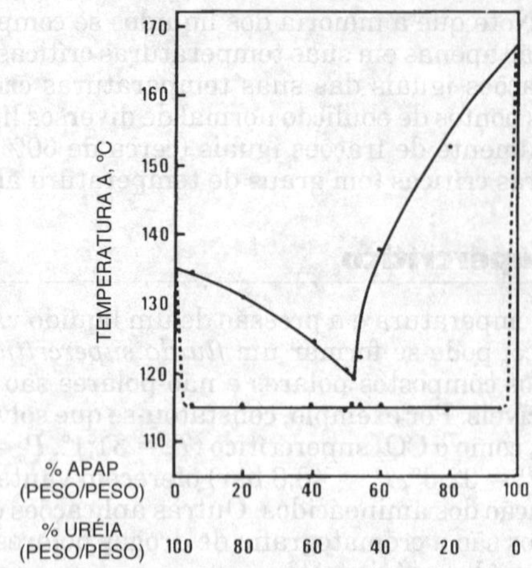

Fig. 13.13 Diagrama de fase da fusão eutética da uréia:acetaminofeno (APAP) (46%:54%) na faixa de 110 a 115°. (Cortesia de Goldberg *et al.*[25])

Dois exemplos farmacêuticos de formação eutética são:

1. Uma mistura comum de dois compostos analgésico-antipirético: aspirina e acetaminofeno. Existe sempre algo "mágico" associado à formação eutética; de fato, como a composição binária realmente funde-se em temperaturas mais baixas que outras combinações, o eutético provavelmente possui forças de ligação mais fracas, se tiver. E, sendo finamente granular, dissolve-se mais rapidamente. É sabido que muitos fármacos formam eutéticos, e a aspirina-acetaminofeno (APAP) eutética (37% de APAP por peso) dissolve-se mais rapidamente que uma mistura simples dos dois da mesma composição. Como o eutético formado é criado sob condições de equilíbrio de mistura próxima conforme observado, o contato dos dois compostos é muito mais próximo que o alcançado pela simples mistura de pó seco. O aumento na taxa de dissolução obtida pelo uso de eutéticos pode resultar em rápida absorção fisiológica.

2. Esse exemplo é ilustrado na Fig. 13.13. Foi descoberto que a uréia e o acetaminofeno formavam um eutético contendo aproximadamente 46% de uréia e 54% de acetaminofeno (por peso) que se fundiram na faixa de 110 a 115°.

Gases

AEROSSÓIS – Os gases são usados diretamente em aerossóis. Embora esse assunto, que inclui o uso dos chamados propelentes liquefeitos, seja abordado em outro local, observe que os pacotes de pressão freqüentemente utilizam nitrogênio, óxido nitroso ou dióxido de carbono, para expelir o conteúdo do seu compartimento. Esses dois últimos gases são muito mais hidrossolúveis, por isso ocorre alguma aeração (que pode ser desejada) do material descarregado.

O dióxido de carbono é cerca de seis vezes mais hidrossolúvel que o nitrogênio, e o óxido nitroso aproximadamente quatro vezes mais solúvel que o nitrogênio. Desta forma, quando se deseja ter algum gás dissolvido no produto, tanto o óxido nitroso quanto o dióxido de carbono podem ser usados. Em solventes orgânicos e em materiais gordurosos, como os encontrados em emulsões, o óxido nitroso é um pouco mais solúvel que o dióxido de carbono. Não há grande diferença nas propriedades de solubilidade; entretanto, existe a possibilidade de que a redução do pH, causada pelo dióxido de carbono formando ácido carbônico, seja algo indesejável, porque pode causar a precipitação de um carbonato no produto alcalino.

INALADORES – Os inaladores são classificados em dois tipos: de superfície ou solução.

Inalador do tipo de superfície – O material volátil fica na superfície de um chumaço (geralmente algodão ou outro material com celulose). Esta é uma situação convencional de adsorção; é fácil apreciar o fato de que quanto maior a área de superfície do chumaço, maior a área de superfície do material exposta ao fluxo de ar e maior a oportunidade de volatilização. Por isso, um chumaço de dimensões maiores ou acondicionado de forma mais frouxa faz com que maior dose emane do inalador (em comparação com um chumaço menor ou bem-acondicionado).

É conveniente utilizar esse tipo de inalador, se o material volátil é um líquido. As doses produzidas permanecem relativamente elevadas, porque a carga é depletada segundo um esquema de ordem zero, o que é razoável, porque o material volátil forma uma camada multimolecular (em vez de monomolecular) nas superfícies do chumaço. Assim, embora as moléculas sejam retiradas, a área de superfície – e, portanto, a dose – permanecem relativamente inalteradas. Todavia, como algumas áreas do chumaço estão "desnudas", a área total exposta do material volátil diminui, e, desta forma, também a dose durante usos sucessivos.

Inalador do tipo solução – O material volátil é dissolvido em um solvente não-volátil adequado, sendo esta solução colocada no chumaço. A situação pode ser considerada um exemplo da operação das leis de Raoult e Henry, ou seja, as pressões do vapor dos componentes são algo proporcionais às suas concentrações. Para conservar baixa a contribuição da pressão do vapor do solvente (com o propósito de aumentar a pressão de vapor do soluto), um solvente de pressão de vapor muito baixa é utilizado como veículo.

Nesse tipo de inalador, a área de superfície exposta do material não se modifica, enquanto o inalador é empregado; o que realmente muda é a concentração do material volátil no solvente. Por conseguinte, a dose diminui gradativamente segundo um esquema de primeira ordem, à medida que a concentração da droga diminui. Obviamente, a natureza do chumaço e do corpo do inalador também exerce algum efeito: se o fluxo de ar através do inalador e do chumaço não permitir a volatização do material, o resultado será doses baixas, insignificantes.

Sendo a substância farmacológica um sólido volátil, o inalador do tipo solução deve ser utilizado, porque não é fácil a recarga do inalador com sólidos voláteis, mesmo que seja empregado um solvente volátil (p. ex., éter), para aplicá-los ao chumaço durante a manufatura.

Uma amplificação adicional e clarificação adicional da classificação dos inaladores (de superfície e solução) podem ser conseguidas, se considerarmos a analogia existente com os sistemas cromatográficos. O inalador de superfície corresponde à cromatografia de adsorção, sendo o material adsorvido inicialmente a um carreador, depois dessorvido por uma corrente de líquido ou gás. O inalador de solução corresponde à cromatografia de partição, na qual o material em um solvente é sustentado por algum meio, fracionado entre seu solvente original e uma corrente de gás ou líquido, e, depois, removido.

Outro ponto importante é a correlação entre o ingrediente ativo volátil e o solvente. Deve ocorrer um aumento da dose, quando o ingrediente ativo é dissolvido em solventes que fazem com que ele se desvie mais positivamente da lei de Raoult. Assim, quanto menor a interação soluto-solvente e maior a interação soluto-soluto, mais acentuada a tendência à volatização do soluto. Sendo usada a solubilidade relativa como parâmetro dessa interação, pode-se esperar a administração de doses maiores de um sólido volátil com base no dibutil ftalato (se o soluto for menos solúvel nele) do que no benzil salicilato (se for mais solúvel no benzil salicilato) nas mesmas concentrações.

Embora se possa imaginar que a pressão de vapor da droga e dos aditivos seja muitíssimo importante, esse não parece ser o caso. Os valores da pressão de vapor representam uma situação de equilíbrio; o que ocorre no inalador é um processo controlado por fatores que afetam as taxas de volatização.

Embora seja verdade que os materiais voláteis geralmente têm pressões de vapor apreciáveis, não costuma ser verdadeiro que um composto com um valor de pressão de vapor que é o dobro da pressão de vapor de um outro composto volatize duas vezes mais rápido. Além disso, os tempos de recuperação do inalador podem ser essencialmente zero, não sendo necessário qualquer tempo de equilíbrio. Além disso, nenhuma redução da dose pode ser percebida com o inalado de superfície, e nenhuma queda adicional (ou seja, linear com a concentração) da dose pode ser observada com o inalador de solução, se a pressão de vapor é o fator controlador.

Infelizmente (do ponto de vista da ausência de um sistema mais direto de análise), os conceitos de equilíbrio e velocidade são inextricáveis no presente momento, o que pode facilmente levar à tendência basicamente incorreta de tentar prever dados cinéticos com base em valores termodinâmicos. Todavia, como a vaporização é relativamente não afetada pela entropia e pela orientação, as taxas de volatização são relativamente proporcionais às propriedades de equilíbrio dos materiais envolvidos.

Quantidades equimolares dos seguintes compostos, deixados para evaporar à temperatura ambiente sob as mesmas condições, completam o processo de evaporação na seguinte ordem: éter, acetona, clorofórmio, tetracloreto de carbono, acetato de etila e água. Essa ordem corresponde às pressões de vapor dos materiais e seus pontos de ebulição.

Para mascarar, ainda mais, a relação causa e efeito, a magnitude dos números (as concentrações em frações molares) é tal que a pressão parcial de vapor de um sólido volátil pode aumentar proporcionalmente à fração molar. Assim, embora os conceitos de pressão de vapor não devam ser negligenciados no desenvolvimento de um inalador, são as taxas de volatização que têm de ser controladas ou modificadas. Para obter mais informações e dados experimentais sobre os inaladores, procure Kennon e Gulesich.[26] Já existem no mercado vários sistemas de aplicação de droga para uso com inaladores com dosímetro (MDI, do inglês "*m*etered-*d*ose *i*nhalers"), elaborados para administrar a medicação em aerossol oral dos MDI para os pulmões.

UMIDADE RELATIVA – Ao fabricar produtos efervescentes, um dos fatores mais importantes é o uso de condições com controle de umidade. É um fato bem-conhecido que o controle efetivo da umidade está intimamente relacionado ao sucesso ou não das tentativas de produzir substâncias efervescentes.

Vale a pena comentar algumas das facetas dessa área tecnológica. Dois fatores predominam, quando se encara a situação: a concentração efetiva de água no ar e a temperatura. Nas reações químicas, sobretudo as aqui envolvidas, o efeito da temperatura em uma condição de equilíbrio não é muito significativo, quando comparado ao efeito exercido pela concentração. Obviamente, a água de hidratação, cristalização ou adsorção simples (mantida com tenacidade à temperatura ambiente) não desaparece em temperaturas < 100°F. Todavia, o que *é realmente* efetivo e influente, na manutenção e aumento dessa umidade adicional nos sólidos, é a *concentração* de água no ar.

O conceito aqui proposto é que são infrutíferas as considerações baseadas apenas na umidade relativa. Para fins de ilustração, o Quadro 13.10 mostra a quantidade de água encontrada nas condições de desenvolvimento dos produtos efervescentes. Os seguintes pontos podem ser extraídos. Uma umidade relativa (UR) de 10% a 36°F equivale a 25% da UR à temperatura ambiente. As duas representam um dia razoavelmente seco, mas não um dia muito seco. Assim, embora o aquecimento do ar reduza, com certeza, a umidade relativa, provavelmente não diminui a capacidade de a água existente no ar causar problemas. Seja qual for a temperatura das salas de processamento, a experiência tem mostrado que, para as concentrações de água existentes a 72°F, a variação de 10 a 15% de umidade relativa não deve ser excedida, caso se desejem poucas dificuldades.

Quadro 13.10 Umidade (g/m^3) Existente nas Condições Citadas

	UMIDADE RELATIVA (%)			
TEMPERATURA	10	15	25	40
Temperatura ambiente (22°C ou 72°F)	1,9	2,9	4,8	7,7
Calor (36°C ou 97°F)	4,1	6,2	10,3	16,5

Líquidos

O estado líquido pode ser considerado um intermediário nas transições de fase de sólido para gasoso. Os líquidos não têm as poderosas forças de coesão dos sólidos nem as forças de coesão mínimas dos gases. Os líquidos também são intermediários, porque não apresentam nem a ordem dos cristais nem a aleatoridade dos gases. Poderiam ser considerados gases muito comprimidos ou um sólido de arranjo "frouxo".

Tendo em vista o conceito de movimento molecular, deve existir espaço livre nos líquidos. Além disso, se o movimento for totalmente aleatório, alguns espaços poderão ser maiores do que outros em determinado momento. Por isso, os líquidos têm "buracos", conceito que explica fenômenos, como a expansão de volume que os materiais sofrem durante a fusão (são criados "buracos"), a difusão nos líquidos, a redução da viscosidade (movimento dos "buracos" na direção oposta do fluxo viscoso) e da densidade, à medida que a temperatura se eleva (a solubilidade dos buracos aumenta). Pode-se dizer que os líquidos são soluções de buracos no material, e os gases soluções de matéria em espaço livre.

No tocante à mecânica do fluido, um fluido pode ser considerado um material que não consegue suportar as forças de cisalhamento, quando se encontra em equilíbrio estático. Tal é o fator que diferencia os sólidos dos fluidos, e estes podem ser gases ou líquidos. Tal movimento sob o estresse mais leve é, às vezes, denominado "ausência de fricção lateral", podendo ocorrer quando um marinheiro está a postos próximo à prancha de desembarque de um barco ancorado e consegue pisar no cabo de amarração, fazendo o barco se mover em direção ao cais.

Os líquidos, como os gases, adquirem a forma de seu recipiente, mas apenas a porção inferior dele, porque os líquidos ocupam um volume definido. Os gases, por outro lado, expandem-se e preenchem todo o recipiente. Os espaços intermoleculares são maiores em um gás do que em um líquido, por isso podem ser comprimidos. Em comparação com os gases, os sólidos e líquidos são algo incompressíveis, podendo ser considerados já comprimidos devido às forças intermoleculares mais fortes.

Após um fluido ser colocado em movimento, ele volta ao estado de repouso graças ao atrito interno causado pelas moléculas que deslizam umas sobre as outras; essa resistência ao fluxo é denominada *viscosidade* e pode ser quantificada. Para uma boa quantificação com viscômetros, é necessário um fluxo laminar. Se houver muita turbulência, na chamada *velocidade crítica*, o fluido tornar-se-á turbulento e serão difíceis as medidas por instrumentos. À medida que a temperatura dos fluidos aumenta, a viscosidade diminui. De modo geral, à proporção que a pressão aumenta, a viscosidade também se torna maior.

Como os fluidos têm alguma estrutura, podem modificar-se com a mudança de posição, por isso, ao avaliar o comportamento viscoso, a história recente da amostra pode ter repercussões importantes. *Tixotropia* é o termo empregado para os líquidos que fluem livremente, se abalados recentemente, mas gel é o termo que se utiliza, quando não são perturbados. Os sólidos também fluem, porém mais lentamente, mesmo sob estresse mínimo (inclusive o produzido pelo próprio peso). A superfície ondulada das estradas pavimentadas com piche, sobretudo nas colinas, é um resultado do fenômeno de fluxo.

Além disso tudo, é muito interessante a teoria do *agrupamento* dos líquidos. O conceito principal é que existe uma ordem localizada, mas não muito extensa. Uma propriedade explicada por essa teoria é que, à medida que a temperatura aumenta, os agrupamentos se desintegram, e a viscosidade diminui. Outra propriedade é que o *momentum* transmitido através de um líquido se deve não apenas ao movimento molecular mas também à transmissão de ondas elásticas através dos conjuntos de agrupamentos semi-estacionários. É possível que essa teoria nos forneça uma outra maneira de encarar os complexos farmacêuticos em solução.

Complexos

Além da textura em solventes, também é possível para os solutos criar uma estrutura de algum tipo no solvente. Assim, constatou-se que a benzocaína em solução aquosa com cafeína exibe uma velocidade de hidrólise bastante reduzida. Em um modo algo semelhante, verificou-se que os sais diferentes do mesmo composto (p. ex., cloridrato *versus* nitrato) podem exibir diferentes características de estabilidade. Da mesma forma, apurou-se que a sacarina, em determinadas soluções de cloridrato de clorpromazina, aumenta a fotoestabilidade da droga. Aparentemente, essas alterações ocorrem, porque o meio iônico formaria uma "capa" molecular protetora ou um complexo frouxo de "atmosfera iônica" em torno da droga.

Cristais Líquidos

Os lipídios, quando aquecidos, não passam, de modo geral, diretamente de uma estrutura cristalina para uma isotrópica, adotando, em vez disso, fases intermediárias (cristais líquidos). Do ponto de vista fisiológico e farmacêutico, o conceito mais importante é o de que essas estruturas estão, sem dúvida alguma, envolvidas intimamente na estrutura e, portanto, na função das membranas e células.

Todos os sistemas biológicos são basicamente aquosos, o que é particularmente verdadeiro nos sistemas em que ocorre mesomorfismo liotrópico (a formação de fases de cristal líquido na presença de água), ou seja, as fases lipídicas sofrem transformações envolvendo cristais, cristais líquidos e formas líquidas. Essas modificações medeiam as várias funções das células (absorção fisiológica, armazenamento, transporte e excreção). Muitos estudos *in vitro* de lipídios biologicamente significativos têm sido realizados, numa tentativa de elucidar os mecanismos de sua interação e propriedades comportamentais nos sistemas aquosos.

Os cristais líquidos diferem dos sólidos e gases, porque exibem alguma liberdade de movimento e adotam muitas formas diferentes, mantendo um grau elevado de ordem em distâncias relativamente grandes. No laboratório, os cristais líquidos podem ser preparados a partir de um elemento através de tratamento com calor (sistemas termotrópicos) ou de um ou mais elementos pelo acréscimo de volumes controlados de água ou de outros solventes polares (mesomorfismo liotrópico). Observe, também, que as únicas moléculas importantes são assimétricas e têm uma direção longitudinal definida, de modo que sua orientação tridimensional é essencial, o que deve ser lembrado ao longo da discussão.

Para os propósitos atuais, três tipos de fases de cristal líquido são descritos sucintamente, de modo que se obtenha algum conhecimento sobre esse estado da matéria. De modo geral, as fases caracterizam-se como nemáticas, esméticas ou colestéricas.

Fase nemática – As moléculas nemáticas (Fig. 13.14) estão em arranjos paralelos e têm rotação limitada em torno pelo menos de um eixo. As moléculas encontram-se em paralelo ou quase. Pode-se imaginá-las como uma caixa comprida cheia de lápis que conseguem rolar. No todo, o sistema pode ser comparado com uma caixa de junção ou distribuição de dados. Um outro exemplo seria um grupo de troncos avançando por um cano. Existe certa superposição dos lápis, como ocorre com carros em uma corrida.

Fase esmética – O cristal esmético ou "bidimensional" (Fig. 13.15) tem suas moléculas arranjadas em camadas com seus eixos longitudinais essencialmente normais (ou seja, em ângulos retos) em relação ao plano das camadas. Seus centros de gravidade movem-se em duas direções no seu plano, e as moléculas conseguem girar em torno de um eixo. No todo, pode-se considerar esse arranjo semelhante a uma camada, com o grau de ordem que acabamos de descrever em cada camada.

O arranjo esmético é semelhante ao nemático, porque existe essencialmente um único eixo de rotação, exceto quando não há superposição. Os "troncos" avançam ao longo do tubo como membro de um grupo – seria como uma corrida de carros por um trecho reto de estrada na qual ninguém ganha e todos estão ligados. Cada grupo sucessivo,

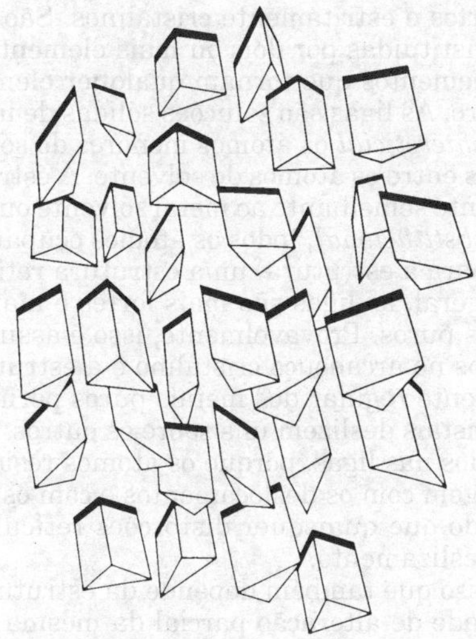

Fig. 13.14 A fase nemática de um cristal líquido. (Com base em Fergason e Brown.[27])

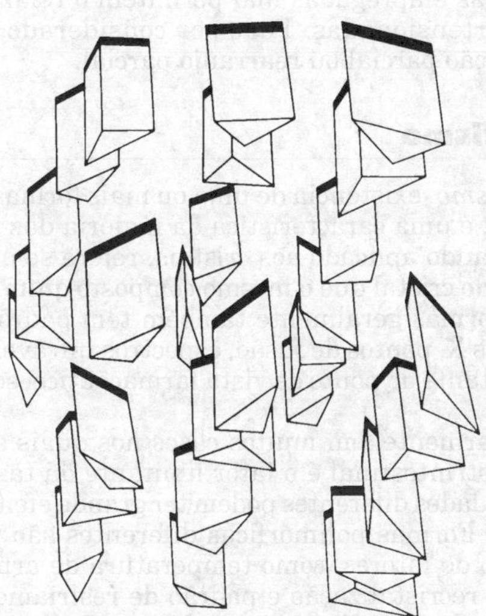

Fig. 13.15 Fase esmética de um cristal líquido. (Com base em Fergason e Brown.[27])

entretanto, não segue as mesmas vias dos outros; em dado grupo, pode ou não haver espaçamentos iguais laterais entre os eixos longitudinais. Observe, também, que a espessura das camadas é quase igual ao comprimento das moléculas.

Fase colestérica – O arranjo colestérico (Fig. 13.16) é, até certo ponto, uma combinação dos arranjos nemático e esmético; as camadas são nemáticas, sendo, porém, incorporadas determinadas formações que se assemelham à fase esmética. Em suma, o resultado é uma repetição helicoidal da fase nemática que, de forma semelhante a um saca-rolha, modifica lentamente a direção da cabeça (p. ex., a ponta de chumbo de um lápis), à medida que se examinam as camadas subjacentes de moléculas. O arranjo colestérico é, no todo, mais espesso que uma camada esmética.

As três estruturas estão envolvidas na "construção" das células, e cada tipo consegue (quando vistos no todo) formar superfícies curvas, membranas ou quaisquer outras formas semelhantes a micelas necessárias. Alguns pesquisadores construíram modelos celulares, usando essas estruturas, e mostraram como a mecânica de muitas funções celulares pode ser percebida usando as propriedades conhecidas dos cristais líquidos.

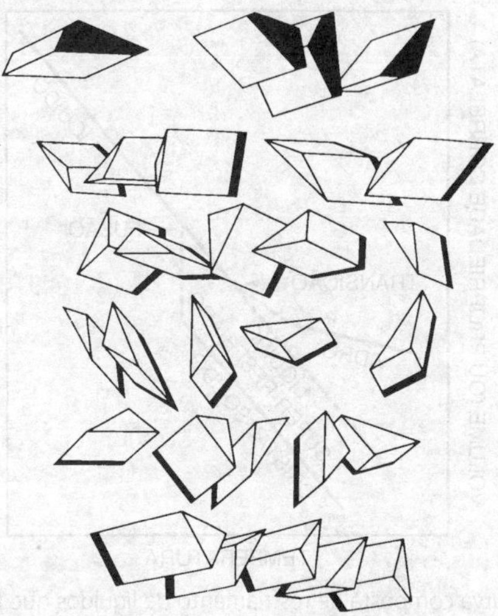

Fig. 13.16 Uma volta de 180° das moléculas na fase colestérica de um cristal líquido. (Com base em Fergason e Brown.[27])

O Estado Vítreo

Embora o vidro seja, de modo geral, considerado um sólido transparente, não-condutor e específico, na verdade trata-se de matéria sólida. O vidro não pode ser considerado um sólido típico nem um líquido típico. Os átomos da maioria dos estados sólidos apresentam uma estrutura estritamente ordenada, e os materiais vítreos apresentam substancial desorganização. Entretanto, os vidros podem apresentar alguma ordenação de amplitude curta, da mesma forma que os polímeros. Outra característica dos vidros é que não apresentam pontos de fusão específicos, tornando-se, em vez disso, lenta e gradativamente líquidos, quando aquecidos. Algumas vezes, os vidros são considerados líquidos super-resfriados, mas isso não é estritamente acurado.

Um gráfico de volume *versus* temperatura da maioria das substâncias mostra que o volume de um líquido diminui, à medida que se aproxima a temperatura de cristalização. Se a cristalização leva à solidificação, o volume diminui agudamente no ponto de congelamento, após o qual continua a diminuir gradativamente, dependendo do seu coeficiente de expansão térmica. Esse tipo de comportamento não ocorre, quando a solidificação é seguida pela formação de vidro.

A singularidade do estado vítreo é mostrada em sua curva de resfriamento. Como se vê na Fig. 13.17, à medida que o formador de vidro é resfriado, ele não sofre subitamente uma redução significativa do volume (ou densidade ou índice de refração) em determinada temperatura ou quando ultrapassa o ponto de fusão, nem seu volume diminui tão rapidamente como o de um líquido super-resfriado, embora acompanhe a curva deste inicialmente durante o resfriamento. No caso dos líquidos super-resfriados, a curva de congelamento é uma simples continuação da curva do próprio líquido, sem pontos de fusão ou transição.

Em termos atômicos, a estrutura do estado vítreo caracteriza-se por uma seleção aleatória de moléculas poliédricas ligadas por suas laterais. Determinados materiais são fáceis de colocar em um estado vítreo; outros podem tornar-se vítreos com grande dificuldade; e outros aparentemente não o conseguem. No presente momento, não parece haver uma teoria específica que ajude a prever esse comportamento. Todavia, materiais que realmente formam vidros parecem ter uma viscosidade extremamente elevada em seu ponto de fusão, o que inibe a formação de uma estrutura ordenada. Além disso, os não-formadores de vidro tendem a exibir grandes diferenças de energia entre a forma ordenada do sólido e o líquido não-ordenado. Por conseguinte, a forma ordenada, de baixa ener-

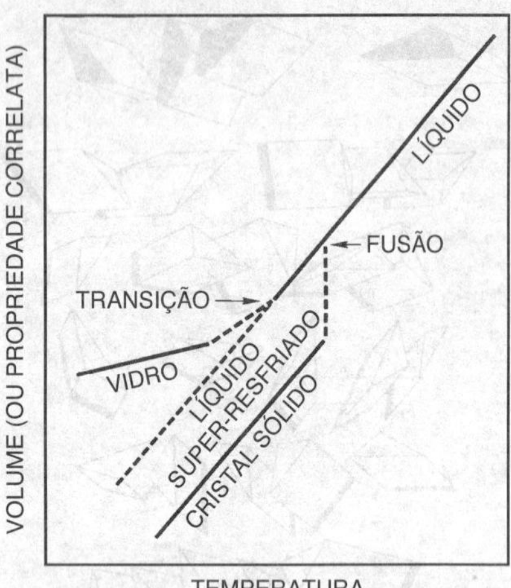

Fig. 13.17 Curva composta de resfriamento de líquidos que formam vidro, líquido super-resfriado e estados de cristal sólido.

gia, do sólido tende a ser desenvolvida. Obviamente, as tendências energéticas aqui são equilibradas por fatores de entropia, que tendem a favorecer estados de ordem mínima.

Embora os formadores de vidro mais conhecidos sejam os óxidos metálicos, muitos outros materiais podem existir no estado vítreo ou cristalino. Até mesmo o aço pode ser moldado dessa forma, se resfriado muito rapidamente. Essa técnica produz vidro, porque o material se torna sólido, antes de ter uma chance de desenvolver uma estrutura cristalina. No tocante à formação de cristal, em um processo de cristalização, quando soluções concentradas do material a ser cristalizado são resfriadas lentamente, formam-se cristais maiores e mais perfeitos.

A cristalização incompleta ou imperfeita, em decorrência da técnica ou da natureza do próprio material (p. ex., polímeros altamente sintéticos e naturais), provoca, muitas vezes, a formação de cristalitos, vidros ou cristais líquidos. Os cristalitos não exibem um padrão regular reconhecível de cristal; na verdade, são, de certa forma, cristais incipientes. Muitos formatos e arranjos são possíveis, como, por exemplo, globulares, cordões ou nuvens de glóbulos, filamentos, cilindros ou bastões.

Sólidos

A propriedade física mais significativa do estado sólido é o elevado grau de ordem no qual existem substâncias, como metais e minerais. A estrutura pode ser cristalina e em rede, ou não-cristalina, como no plástico, vidro ou gel, que não são em rede ou o são apenas parcialmente. Esses últimos materiais têm muito mais ordem do que os líquidos e gases. Também apresentam, em graus variáveis, algumas propriedades plásticas e elásticas, quando existe alguma resistência aos estresses aplicados; todavia, quando o estresse atinge determinada intensidade, ocorre fratura ou fluxo.

Embora existam classificações diferentes, quatro tipos principais de ligação mantêm os sólidos juntos; as ligações fortes conferem pontos de fusão mais elevados às substâncias. Em ordem decrescente de potência, os tipos de ligação são: *metálicas, iônicas* (sais)*, valência* (diamante) e *moleculares* (muitos compostos orgânicos). Assim, em alguns sólidos os átomos ou as moléculas podem estar dispostos em um padrão regular de repetição (estado cristalino), e outros sólidos são considerados não-cristalinos ou amorfos, se não apresentam essa característica de regularidade. Os limites entre tais divisões não são bem definidos, mas, de modo geral, metais, minerais, rochas e ligas são exemplos do estado cristalino, sendo o vidro, madeira, cerâmica e plásticos exemplos do estado não-cristalino.

As *ligas* são um exemplo de um sólido misto com características de regularidade, mas sendo intermediário entre os estados amorfos e estritamente cristalinos. São substâncias metálicas constituídas por dois ou mais elementos, sem contar os oligoelementos que tornam qualquer elemento menos que 100% puro. As ligas são soluções sólidas de um de dois tipos. No tipo *intersticial* os átomos menores do soluto ocupam os interstícios entre os átomos do solvente. A estrutura global é extremamente semelhante ao metal solvente ou original. No outro tipo, *substitucional*, todos os átomos ocupam (ou sejam, contribuem para a estrutura) uma estrutura reticulada.

De modo geral, as ligas são mais fortes e mais rígidas do que os metais puros. Provavelmente, isso é assim, porque os deslocamentos no arcabouço cristalino e a estrutura cristalina perfeitamente regular dos metais puros permitem que os planos dos cristais deslizem uns sobre os outros. Tais processos são inibidos nas ligas, porque os átomos residentes ou do soluto interagem com os deslocamentos e com os cortes regulares, de modo que quaisquer distorções reticulares podem dificultar o deslizamento.

Um processo que também depende da estrutura interna e da possibilidade de alteração parcial da mesma é a *têmpera (ou recozimento)*. Este baseia-se no conceito de que um metal dúctil (maleável) se torna mais rígido e menos flexível, quando se trabalha a frio com ele. Por fim, é atingido um ponto no qual a rachadura é iminente. Para restaurar a ductibilidade original, o metal é aquecido e depois resfriado lentamente. As temperaturas empregadas mal permitem o relaxamento das áreas supertensionadas. Pode ser considerado um tipo de recristalização parcial ou rearranjo parcial.

Polimorfismo

O *polimorfismo*, existência de uma ou mais formas cristalinas ou amorfas, é uma característica da maioria das substâncias sólidas. Quando aplicado aos cristais, refere-se às diferentes estruturas do cristal que o mesmo composto químico pode ter. As várias formas geralmente também têm padrões de difração dos raios X, pontos de fusão, espectros infravermelhos e, o mais importante do ponto de vista farmacêutico, solubilidades diferentes.

Particularmente, em muitos casos nos quais a dissolução no trato gastrintestinal é o fator limitante da taxa de absorção, solubilidades diferentes podem ter grande efeito tanto bom como ruim. Formas polimórficas diferentes são produzidas, dependendo de fatores, como temperatura de armazenagem, solvente de recristalização e padrão de resfriamento (e, portanto, a taxa de cristalização) do solvente. Parece que todos os materiais orgânicos existem em várias formas polimórficas, dependendo o número de formas encontradas do esforço dedicado à pesquisa.

Já foram encontrados polimorfos de moléculas tão diversas como cortisona, prednisolona e aspirina. Como um exemplo do último caso, duas diferentes formas polimorfas da aspirina, conforme o material ser cristalizado a partir do álcool a 95% ou *n*-hexano. As duas formas têm pontos de fusão diferentes, contudo a forma produzida a partir do hexano dissolve-se na água muito mais rapidamente. Toscani *et al.*[28] relataram a hierarquia de estabilidade de três formas polimórficas da sufanilamida.

REFERÊNCIAS

1. Feynman RP. *Science* 1974; 183: 601.
2. Schoenborn BP. *Chem Eng News* 31, Jan 24, 1977.
3. Pitzer KS. *J Am Chem Soc* 1948; 70: 2140.
4. Fieser LF, Fieser M. *Introduction to Organic Chemistry*. Boston: DC Heath, 1957, inside back cover.
5. Pauling LC. *The Nature of the Chemical Bond*, 3rd ed. Ithaca, NY: Cornell Univ Press, 1960, pp 225–226
6. *Ibid*, p 93.
7. *Ibid*, Chapter 3.
8. Fajans K. *Physical Methods of Organic Chemistry*, 2nd ed. Vol 1, Part II. New York: Wiley Interscience, 1949, 1162.
9. Cammarata A. *J Med Chem* 1967; 10: 525.

10. Lien EJ, *et al.* (a) *J Pharm Sci* 1982; 71: 641.
11. Lien EJ, *et al. J Pharm Sci* 1984; 73: 553.
12. Lien EJ, *et al. Prog Drug Res* 1997; 48: 9.
13. Olah GA, *et al. J Am Chem Soc* 1967; 89: 711.
14. Sjoholm I, Szodin T. *Biochem Pharmacol* 1972; 21: 3041.
15. Martin AN, *et al. Physical Pharmacy,* 3rd ed. Philadelphia: Lea & Febiger, 1983, 58–61.
16. Hansch C, Anderson SM. *J Org Chem* 1967; 32: 2583.
17. Hansch C, Anderson SM. *J Med Chem* 1967; 10: 745.
18. Hansch C, *et al. J Med Chem* 1973; 16: 1207.
19. Hansch C, *et al. J Med Chem* 1977; 20: 304.
20. Hansch C. *Farmaco Sci* 1968; 23: 293.
21. Fujita T, *et al. J Am Chem Soc* 1964; 86: 5175.
22. Iwasa J, *et al. J Med Chem* 1965; 8: 150.
23. Lemert RM, *et al. J Phys Chem* 1990; 94: 6021.
24. Crowther JB, Henion JD. *Anal Chem* 1985; 57: 2711.
25. Goldberg AH, *et al. J Pharm Sci* 1966; 55: 482.
26. Kennon L, Gulesich JJ. *J Pharm Sci* 1962; 51: 278.
27. Fergason JL, Brown GH. *J Am Oil Chem Soc* 1968; 45: 120.
28. Toscani S. *Pharm Res* 1996; 13: 151.

BIBLIOGRAFIA

Ariëns EJ, *et al. Stereochemistry and Biological Activity of Drugs.* Boston: Blackwell, 1983.

Eliel EL. *Stereochemistry of Carbon Compounds.* New York: McGraw-Hill, 1962.

Hansch C, Leo A. Exploring QSAR. *Fundamentals and Applications in Chemistry and Biology.* Washington DC, ACS Professional Reference Book, 1995.

Hansch C, *et al.* Exploring QSAR. Hydrophobic, Electronic and Steric Constants, *ibid,* 1995.

Leo JA. *Chem Rev* 1993; 93: 1281.

Lien EJ. *SAR Side Effects and Drug Design.* New York: Dekker, 1987.

CAPÍTULO **14**

Formação de Complexos

Kenneth A Connors, PhD
Professor Emeritus of Pharmaceutics
School of Pharmacy
University of Wisconsin
Madison, WI 53706

A palavra *complexo* tem muitos significados na química, sendo necessário inicialmente descrever os tipos de sistemas que estão incluídos neste capítulo. Um complexo é uma espécie formada pela associação de duas ou mais moléculas ou íons que interagem entre si. Para tornar mais claro esse conceito, fornecemos as seguintes definições:

- Um *substrato, S*, é o reagente cujas propriedades químicas ou físicas são observadas experimentalmente.
- Um *ligante, L*, é o segundo reagente cuja concentração pode ser modificada independentemente num estudo experimental.
- Um *complexo* é uma espécie de estequiometria substrato-para-ligante definida que pode ser formada em um processo de equilíbrio em solução, e também pode existir no estado sólido.

É óbvio que o complexo precisa possuir algumas propriedades diferentes daquelas encontradas nos seus constituintes, senão não haveria evidências da sua existência. Entre as propriedades que podem ser modificadas na formação do complexo estão a solubilidade, a absorção de energia, a condução, o comportamento de partição e a reatividade química. É estudando cada propriedade do substrato, bem como a função da concentração do ligante, que a formação do complexo pode ser reconhecida e descrita quantitativamente. Os termos *formação de complexo, ligação* e *associação* são sinônimos no contexto deste capítulo. Como a formação do complexo é um processo de equilíbrio, os métodos de termodinâmica podem ser aplicados para descrevê-lo no estado de equilíbrio. Além disso, os métodos de cinética química podem ser usados para estudar a taxa em que o equilíbrio é atingido. Finalmente, pode haver interesse na determinação da estrutura e das propriedades do complexo.

Essas definições estão expressas sucintamente na seguinte equação química para a formação de complexo S_mL_n.

$$mS + nL \rightleftharpoons S_mL_n$$

Isso mostra que a distinção entre substrato e ligante é arbitrária, e é feita somente para conveniência experimental. A definição omite qualquer consideração sobre as forças que atuam entre o substrato e o ligante no complexo; assim essa equação é muito geral. Portanto, o fenômeno de interesse deve ser ainda mais restrito pela especificação de que os complexos não são formados com ligações covalentes clássicas.

TIPOS DE COMPLEXOS — A definição de um complexo leva à classificação de dois grupos baseados no tipo de ligação química.

Complexos Coordenados — Esses complexos são formados por ligações coordenadas nas quais um par de elétrons é, em algum grau, transferido de um reagente para outro. Os exemplos mais importantes são os complexos coordenados de íons metálicos entre íons metálicos e bases. Tais complexos podem ser visualizados como produtos de reações ácido-básicas de Lewis. Ácidos protonados constituem então um caso especial desse tipo.

Complexos Moleculares — Essas espécies são formadas por interações não-covalentes entre substrato e ligante. As forças não-covalentes surgem das interações eletrostática, de indução e de dispersão. Estas incluem, ou originam, ligações de hidrogênio, transferência de carga e efeitos hidrofóbicos. Entre os tipos de espécies de complexos que estão incluídos nessa classe estão os complexos pequenas moléculas-pequenas moléculas, as espécies pequenas moléculas-macromoléculas (p. ex., os complexos droga-proteína e enzima-substrato), os pares de íons, os dímeros e outras espécies auto-associadas, os complexos de inclusão, as interações intramoleculares (como as interações base-base na hélice de DNA) e os complexos de inclusão reticulados, nos quais a estrutura cristalina de um reagente engloba as moléculas do segundo reagente.

As seções seguintes ampliam essas breves descrições de complexos coordenados e complexos moleculares.

COMPLEXOS COORDENADOS DE ÍONS METÁLICOS

QUÍMICA COORDENADA DESCRITIVA — Os complexos coordenados consistem em um íon metálico central (o substrato) ligado a um doador de par de elétrons (uma base, o ligante). O ligante pode ser uma base de Brønsted convencional como a amônia, um íon como o íon cloreto ou até um composto aromático. O complexo pode ser neutro ou com carga elétrica. Complexos coordenados também são chamados de compostos coordenados.

O número de ligações do íon metálico com o ligante (ou ligantes) é chamado de *número de coordenação* do complexo, e o número de coordenação máximo é evidentemente o maior número possível dessas ligações. O número de coordenação máximo é determinado pela estrutura eletrônica do íon metálico; números de 4 e 6 são os mais comuns, mas outros números de coordenação são possíveis. Em soluções de Cu(II) na presença de amônia, esses complexos coordenados podem formar: $Cu(NH_3)^{2+}$, $Cu(NH_3)_2^{2+}$, $Cu(NH_3)_3^{2+}$, $Cu(NH_3)_4^{2+}$. O número de coordenação máximo do Cu(II) é 4.

Um ligante, como a amônia que tenha um único grupamento básico capaz de ligar-se ao íon metálico é um ligante *unidenteado*. Um ligante que tenha mais de um sítio de ligação básico acessível é *multidenteado*; p. ex., a etilenodiamina, $H_2NCH_2CH_2NH_2$, é um ligante bidenteado. Se um íon metálico se liga a dois ou mais sítios de um ligante multidenteado, um complexo cíclico é formado necessariamente; este complexo cíclico é um *quelato*. Portanto, a etilenodiamina forma um quelato com Cu(II):

NH₂ H₂N / Cu²⁺ / NH₂ H₂N

1

O Quadro 14.1 mostra vários ligantes multidenteados, e o Quadro 14.2 lista a abreviação de alguns ligantes. Então, o

Quadro 14.1 Alguns Ligantes Multidenteados Importantes[a]

Ligante	Nome
$H_2NCH_2CH_2NH_2$	Etilenodiamina
N N	2,2′-Bipiridina
N N	1,10-Fenantrolina
N OH	8-Hidroxiquinolina (oxina)
$CH_3C{=}NOH$ / $CH_3C{=}NOH$	Dimetilglioxima
$(HO_2CCH_2)_2NCH_2CH_2N(CH_2CO_2H)_2$	Ácido etilenodiaminotetraacético

[a]Grupos ácidos protonados nesses ligantes são convertidos em grupos básicos sob a dissociação do próton.

complexo mostrado na Estrutura **1** deve ser escrito $Cu(en)_2^{2+}$. Obviamente, esse complexo iônico deve ser associado a um número apropriado de ânions.

A nomenclatura dos complexos coordenados é bastante complicada, e apenas as características mais simples serão revistas aqui.[1]

1. Se o complexo for um íon, o cátion é escrito primeiro e depois o ânion.
2. Ligantes (nomes): ligantes neutros são nomeados como a molécula, exceto H_2O (água) e NH_3(amina). Ligantes positivos terminam em –io (p. ex., hidrazínio, $H_2NNH_3^+$) e ligantes negativos em –o (p. ex., acetato). Algumas exceções são cloro, fluoro, ciano, oxo e hidroxo (OH^-).
3. Ligantes (outros): a ordem é aniônico, neutro e catiônico. Existem outras regras nessas categorias; p. ex., íons simples geralmente precedem íons poliatômicos, e íons orgânicos aparecem por último.
4. Nomes complexos (terminações): complexos aniônicos terminam em –ato ou –ico (se nomeado como o ácido). Complexos catiônicos e neutros não têm terminações características.
5. Átomo ou íon central (estado de oxidação): dado por um numeral romano entre parênteses; nenhum sinal positivo é usado para estados de oxidação, mas o sinal negativo indica um estado de oxidação negativo.

Exemplos:

$[Pt(en)(NH_3)_2NO_2Cl]SO_4$	Cloronitrodiamina etilenodiamina-platínio(IV) sulfato
$NH_4[Cr(SCN)_4(NH_3)_2]$	Amônio tetratiocianatodiamina-cromato(III)
$[Co(en)_3]_2(SO_4)_3$	Tris(etilenodiamina)cobalto(III)sulfato
$K_4[Fe(CN)_6]$	Hexacianoferrato de potássio (II)
$K[CrOF_4]$	Oxotetrafluorocromato de potássio (V)

Nem todos os complexos de coordenação podem ser formados simplesmente pela mistura de reagentes em solução. É considerado conveniente classificar os complexos de coordenação tanto como complexos *lábeis* ou *inertes*:

Um complexo lábil é aquele cujas taxas de formação e de dissociação são mais rápidas que, ou semelhantes ao, o tempo característico de associação das soluções reagentes.

Claramente, a classificação entre lábil ou inerte é arbitrária, mas tem utilidade experimental porque complexos inertes podem ser investigados por técnicas químicas convencionais, já que esses persistem como espécies isoladas por tempo suficiente para serem estudados. No entanto, complexos lábeis tendem a dissociar-se por perturbação do sistema químico. Num nível mais fundamental, a labilidade ou inércia de um complexo pode ser relatada por sua configuração eletrônica.[2]

É importante notar que a classificação lábil ou inerte é cinética e geralmente distinta da consideração de estabilidade do complexo, que é um conceito termodinâmico (a ser tratado subseqüentemente). Para expressar essa distinção mais concretamente, considere o exemplo de formação do complexo

$$S + L \underset{k_{-1}}{\overset{k_1}{\rightleftharpoons}} SL$$

onde k_1 é a velocidade constante de associação e k_{-1} é a velocidade constante de dissociação. Então, aproximadamente, se $(k_1[L] + k_{-1})$ for maior do que a taxa de mistura, o complexo é lábil. A estabilidade do complexo, no entanto, é descrita como a constante de equilíbrio para a sua formação, o que é igual à razão k_1/k_{-1}.

Embora os complexos lábeis se formem e dissociem rapidamente, mesmo complexos inertes podem experimentar reações em que um ou mais ligantes são substituídos, formando então um novo complexo. Tais reações são chamadas reações de substituição, e, porque os ligantes são bases, essas são substituições nucleofílicas. Um nucleófilo, ou *amante de núcleo,* é uma espécie rica em elétrons que reage com um sítio eletrofílico. Nucleofilia refere-se à reatividade, isto é, cinética. Basicidade refere-se ao comportamento de equilíbrio. A equação seguinte é uma reação de substituição nucleofílica típica (uma reação de hidrólise) em que a água é o nucleófilo.

$$Co(NH_3)_5Cl^{2+} + H_2O \rightarrow Co(NH_3)_5(H_2O)^{3+} + Cl^-$$

ISOMERIA E ESTEREOQUÍMICA — Da química orgânica sabe-se que a geometria de ligação entre um carbono saturado é aquela do tetraedro regular (sendo 4 o número de coordenação do carbono). Como conseqüência, existe apenas uma substância com a fórmula CA_2B_2, em que C é o carbono e A ou B representam átomos ou grupos ligados ao carbono. Por exemplo, existe apenas um composto (cloridrato de metileno) com a fórmula CH_2Cl_2.

Ocorre de outra maneira com complexos de coordenação de íons metálicos que possuam número de coordenação 4, para os quais tem-se evidenciado que existem dois compostos da estrutura MA_2B_2, em que M representa o íon metálico. Esses dois compostos são geometricamente isômeros, e a sua existência significa que eles têm uma estrutura planar quadrada. Por exemplo, os dois isômeros de diclorodiaminaplatino (II) têm essas estruturas:

Cl / Cl—Pt—NH_3 / NH_3 — *cis*

NH_3 / Cl—Pt—Cl / NH_3 — *trans*

No isômero *cis*, dois ligantes semelhantes estão adjacentes. No isômero *trans*, esses estão opostos um ao outro. O metal e os quatro ligantes estão todos no mesmo plano. A Fig. 14.1 mostra representações alternativas da estrutura do complexo planar quadrado. A demonstração da isomeria geométrica pelos métodos químicos foi baseada no isolamento de ambos os isômeros, o que é possível se esses complexos forem inertes.

Quadro 14.2 Abreviações Comuns de Alguns Ligantes

LIGANTE	ABREVIAÇÃO
Piridina	*py*
Tiouréia	*tu*
Etilenodiamina	*en*
Glicina	*gly*
Oxalato	*ox*
2,4-Pentanodiona (acetilacetona)	*acac*
1,10-Fenantrolina	*phen*
2,2′-Bipiridina	*bipy*
Etilenodiaminotetraacetato	*EDTA, Y*

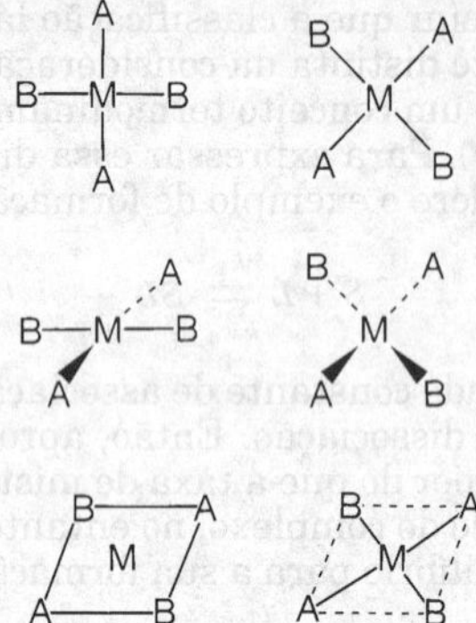

Fig. 14.1 Representações equivalentes do complexo planar quadrado *trans*-MA_2B_2.

Ainda existe também a possibilidade de isomeria *cis* e *trans* na estrutura do complexo planar quadrado $M(AB)_2$, em que AB é um ligante bidenteado assimétrico, como o glicinato.

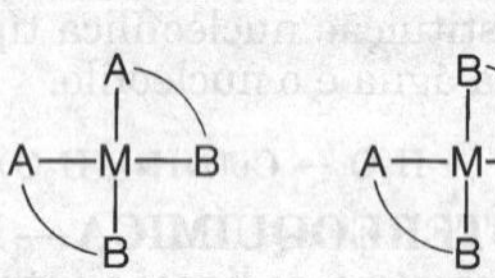

Muitos complexos com coordenação de número 4 têm a estrutura planar quadrada, mas alguns são tetraédricos. Aproximadamente todos os compostos de número de coordenação 6 são octaédricos; isto é, as ligações coordenadas estão ao longo dos eixos x, y, e z do sistema coordenado cartesiano com o íon metálico na sua origem. Essa estrutura é coerente com as observações experimentais de que apenas dois isômeros experimentais podem ser isolados de cada estrutura MA_4B_2 e MA_3B_3. Os isômeros *cis* e *trans* do cloridrato de diclorotetraminocobalto (III) octaédrico têm essas estruturas:

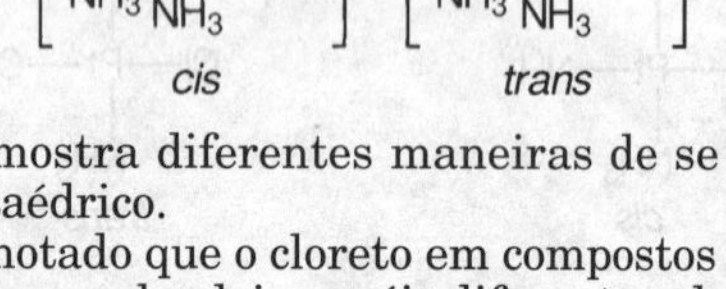

A Fig. 14.2 mostra diferentes maneiras de se desenhar um complexo octaédrico.

Deve ser notado que o cloreto em compostos que envolvem o cobalto desempenha dois papéis diferentes; dois cloretos são ligantes, sendo ligados coordenadamente ao cobalto, enquanto o outro cloreto serve como contra-íon para o complexo catiônico.

Complexos octaédricos podem exibir isomeria óptica quando duas estruturas são relacionadas como imagens especulares não-superpostas. Tais isômeros são chamados de *enantiômeros.* Os isômeros ópticos de $M(AA)_3$, em que AA é um ligante bidenteado simétrico, são mostrados na Fig. 14.3, que também mostra o exemplo específico de $[Pt(en)_3]^{4+}$.

A existência de isômeros ópticos e geométricos de complexos de coordenação tem fornecido conhecimento valioso sobre possíveis estruturas de complexos, como notado anteriormente; mas, além disso, esses isômeros, quando sujeitos a reações de substituição, levaram a inferências importantes no que diz respeito a mecanismos dessas reações. Por exemplo, reações de substituição nucleofílicas de complexos planares quadrados são conhecidas por serem processos de deslocamento bimolecular, na base (em parte) de retenção completa da configuração; reagentes *cis* geram produtos *cis*, e reagentes *trans* geram produtos *trans.*[3] Isso exclui um mecanismo de dissociação (S_N1). A reação que se acredita acontecer através de uma estrutura

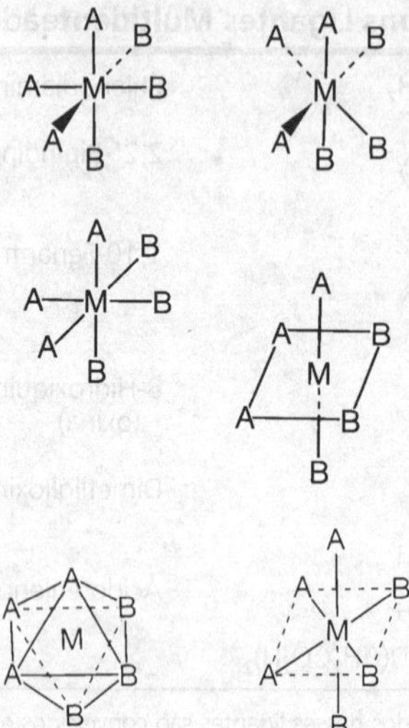

Fig. 14.2 Representações equivalentes do complexo octaédrico *cis*-MA_3B_3.

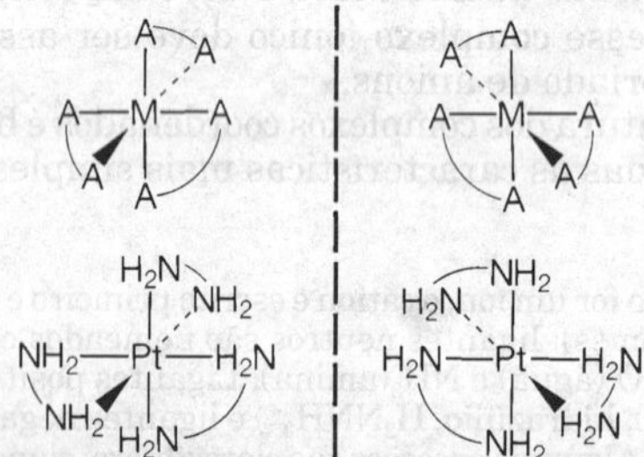

Fig. 14.3 Isômeros ópticos de $M(AA)_3$ (par superior) e $[Pt(en)_3]^{4+}$ (par inferior). Cada enantiômero é uma imagem especular não-superposta do outro quando refletida no plano central vertical.

bipiramidal trigonal, em que o número de coordenação de íon metal está aumentado, é mostrada a seguir.

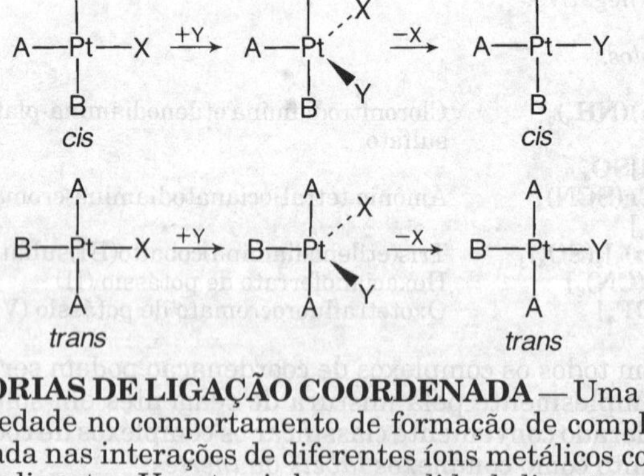

TEORIAS DE LIGAÇÃO COORDENADA — Uma grande variedade no comportamento de formação de complexo é observada nas interações de diferentes íons metálicos com diferentes ligantes. Uma teoria bem-sucedida de ligação coordenada deve estar apta a descrever e prever a química dos complexos de coordenação quando são dadas as identidades dos íons metálicos e do ligante. Progressos nesse campo relacionaram-se particularmente com os elementos de transição, que são definidos como elementos que possuem os orbitais *d* ou *f* parcialmente preenchidos em qualquer dos seus estados de oxidação comuns.[4] Com essa definição, um pouco mais da metade de todos os elementos são elementos de transição. Além disso, obviamente, alguns elementos do grupo principal devem formar complexos.

Uma teoria de formação de complexo coordenada deve ser capaz de considerar os números de coordenação dos íons e a estequiometria de seus complexos. Deve explicar as regularidades observadas comumente na estabilidade do complexo, como o *efeito quelato*: quanto maior o número de sítios de ligação de cada ligante ao íon metálico, maior é a estabilidade do complexo. Outro padrão é aquele dos complexos com certos íons metálicos divalentes, cuja estabilidade varia na ordem Mn < Fe < Co < Ni < Cu > Zn. O espectro de absorção eletrônico (isto é, as transições eletrônicas permitidas) dos complexos é uma propriedade imediatamente observada que a teoria deve descrever. Muitos complexos de coordenação metálicos absorvem fortemente na região visível. Íons metálicos e seus complexos também podem ter propriedades magnéticas que podem ser consideradas teoricamente. Substâncias que possuem elétrons pareados são diamagnéticas, enquanto substâncias que possuem elétrons não-pareados são paramagnéticas. Estas propriedades são facilmente distinguidas experimentalmente. Assim, uma teoria deve ser capaz de prever o número de elétrons não-pareados num complexo de coordenação.

Muitas teorias foram desenvolvidas, e elas são todas essencialmente diferentes no conceito. Não é possível aqui tratar de todas elas detalhadamente, mas as suas abordagens básicas serão esboçadas.

A teoria *eletrostática* é completamente clássica (isto é, mecânica não-quântica).[5] Íons são descritos como cargas esféricas, e moléculas são tratadas como dipolos; a energia de um complexo é calculada como a soma dos termos carga-carga, carga-dipolo, e carga-dipolo induzido e forças repulsivas. São empregados nesses cálculos valores experimentais de momentos dipolares e distâncias intermoleculares, o que produz resultados de energias de ligação exatamente de acordo com valores experimentais para muitos complexos. Todavia, a teoria é necessariamente uma aproximação, porque não inclui efeitos mecânicos quânticos e simplifica excessivamente as diferenças estruturais entre íons metálicos e ligantes.

A teoria de *ligação de valência* de Pauling[6] é uma teoria mecânica quântica. Uma ligação coordenada é formada quando um par de elétrons num ligante é doado para o orbital vago no íon metálico. O número de coordenação é determinado pelo número de orbitais disponíveis, e a geometria do complexo é determinada pelas propriedades direcionais dos orbitais híbridos formados pela combinação de orbitais atômicos (o arranjo tetraédrico dos orbitais sp^3 do carbono).

Essa teoria tem sido bem-sucedida no que diz respeito à estereoquímica do complexo. Isso também pode incorporar observações nos tipos magnéticos, como ilustrado pelas configurações eletrônicas do Quadro 14.3.[7] Dos orbitais atômicos não-preenchidos de Fe^{2+} e do Fe^{3+} podem ser formados seis orbitais híbridos equivalentes de composição $3d^2 4s 4p^3$; assim, complexos octaédricos são previstos. Cada ligante contribui com dois elétrons para um orbital híbrido, resultando, no caso do $Fe(CN)_6^{4-}$, num complexo que não possui elétrons não-pareados e, portanto, diamagnético. $Fe(CN)_6^{3-}$, por outro lado, possui um elétron não-pareado, de acordo com as conclusões experimentais.

A teoria de ligação de valência é útil principalmente nessa via qualitativa ilustrada. Em tese, energias de ligação podem ser calculadas. Na prática, isto é extremamente difícil.

Como as ligações coordenadas têm sido tratadas até aqui, elas consistem inteiramente num par de elétrons doados pelo ligante para um orbital metálico não-preenchido. Outro tipo de doação é algumas vezes possível (como no caso de dois complexos hexacianatos mostrados no Quadro 14.3). Se o ligante possuir orbitais não-preenchidos, o metal irá fornecer elétrons do seu orbital d para o orbital p ou d vago do ligante, produzindo assim uma ligação com caráter de ligação dupla. Esse fenômeno é chamado de *ligação retrógrada* (*back-bonding*).

Quadro 14.3 Configurações Eletrônicas de Algumas Espécies de Ferro de Acordo com a Teoria de Valência de Ligação[a]

ESPÉCIES	3d					4s	4p		
Fe^0	↑↓	↑	↑	↑	↑	↑↓	—	—	—
Fe^{2+}	↑↓	↑	↑	↑	↑	—	—	—	—
Fe^{3+}	↑	↑	↑	↑	↑	—	—	—	—
$Fe(CN)_6^{4-}$	↑↓	↑↓	↑↓	↑↓	↑↓	↑↓	↑↓	↑↓	↑↓
$Fe(CN)_6^{3-}$	↑↓	↑↓	↑	↑↓	↑↓	↑↓	↑↓	↑↓	↑↓

[a]Elétrons em camadas completas não são mostrados; assim, a configuração eletrônica do Fe^0 é $1s^2 2s^2 2p^6 3s^2 3d^6 4s^2$.

A teoria da *repulsão de íons pareados da órbita de valência* é uma abordagem muito simples para prever a geometria do complexo. Ela é baseada no princípio de que os elétrons da órbita de valência do metal são direcionados no espaço de forma a minimizar sua energia repulsiva total. Assim, se existirem dois pares de elétrons, eles se distribuirão em lados opostos em relação ao íon central, e um complexo linear será formado. Essa teoria não é capaz de calcular a energia de ligação.

A teoria do *campo de cristal* tem sido muito frutífera no estudo de complexos coordenados. (A palavra "cristal" nesse contexto é um acidente histórico. A teoria é aplicada a complexos tanto em solução quanto no estado sólido.) As bases dessa teoria são vistas prontamente com o exemplo de um complexo octaédrico de um íon metálico, como o ferro. Os cinco orbitais $3d$ são iguais em energia (eles são chamados de quíntuplos degenerados). De acordo com a teoria do campo de cristal, o arranjo de ligantes colinearmente com orbitais d requer mais energia (devido à repulsão elétron-elétron) do que requer a aproximação de ligantes entre orbitais d. Dois orbitais d (d_z e $d_{x^2-y^2}$) têm lóbulos ao longo das três coordenadas cartesianas que definem a geometria de um complexo octaédrico; assim, o campo elétrico dos ligantes desestabiliza (atinge a energia de) esses dois orbitais. Os outros três orbitais (d_{xy}, d_{yz}, d_{xz}) são direcionados entre os eixos, portanto eles são estabilizados pelo campo dos ligantes. Então, a degeneração quíntupla é quebrada para produzir dois orbitais duplamente degenerados (classificados como e_g) e três orbitais triplamente degenerados (classificados como t_{2g}), sem nenhuma modificação energética da rede. Essa partição campo-cristal é mostrada na Fig. 14.4. A diferença total de energia Δ é convencionalmente chamada de $10D_q$. Conclui-se, portanto, que orbitais e_g são desestabilizados pelo $6D_q$ e que orbitais t_{2g} são estabilizados pelo $4D_q$.[8]

Agora, os primeiros orbitais a serem preenchidos na formação do complexo tenderão a ser os orbitais t_{2g} de menor energia, a menos que a estabilização seja insignificante, no caso normal em que o comportamento segundo a *regra de Hund* será observado, os elétrons tendem a permanecer não-pareados. Então, grandes divisões levarão à formação de elétrons pareados (complexos de baixa rotação), enquanto pequenas divisões levarão a mais elétrons não-pareados (complexos de alta rotação).

Pode ocorrer sutilmente uma modificação em que a distorção da geometria octaédrica regular toma o lugar da menor energia total do sistema. Isso é conhecido como o *efeito Jahn-Teller*, tendo como resultado que, para muitos complexos octaédricos, há quatro ligantes que são coplanares com os íons metálicos e eqüidistantes deles. Os outros dois ligantes estão a uma maior distância do íon metálico.

A teoria do campo de cristal tem-se desenvolvido em grande detalhamento, e muitas explicações e previsões têm sido realizadas com sucesso. Isso é especialmente útil para a explicação do espectro de absorção do complexo, e as medidas espectrais podem ser usadas para se obterem valores da divisão do campo de cristal, Δ.

A teoria de *orbital molecular* (que também é chamada de teoria de *campo ligante*) é uma descrição mecânica quântica em que orbitais moleculares são construídos matematicamente pela combinação linear de orbitais atômicos (MO-LCAO). O número de orbitais moleculares (MOs) formados é igual ao número de orbitais atômicos (AOs) to-

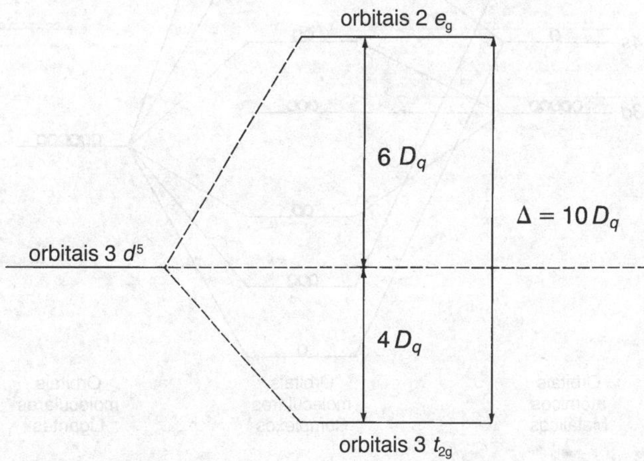

Fig. 14.4 Diagrama de níveis energéticos separados pela degeneração quíntupla dos orbitais 3d do íon metálico num complexo octaédrico.

mados, mas os MOs são formados em pares; um membro de cada par é MO ligante, simétrico, de baixa energia, e outro é um antiligante MO, assimétrico, de alta energia. A configuração eletrônica do complexo é estabelecida pelos elétrons cedidos aos MOs ligantes.

Esse conceito está ilustrado na Fig. 14.5, que mostra um diagrama de MO sistemático para um complexo octaédrico em que os ligantes formam apenas ligações coordenadas simples (não ligações do tipo ligação retrógrada).[9] A combinação de AOs deve ocorrer de acordo com certas regras da mecânica quântica. Por exemplo, o orbital metálico s combina-se com um ligante orbital σ para gerar uma ligação orbital σ e uma antiligação orbital σ^*. Os nove AOs metálicos combinam-se com seis ligantes AOs para produzir 15 MOs. O complexo octaédrico é formado utilizando-se seis ligações MOs (os MOs de menor energia).

A teoria MO é a mais poderosa das teorias de ligações coordenadas, embora cálculos quantitativos sejam extremamente difíceis de realizar. Basolo e Pearson[10] apresentaram uma comparação de várias teorias.

Outra visão que se mostrou útil para esse poder explanatório e preditivo é o conceito *ácido-base forte ou fraco* (ABFF). O *ácido forte* é definido como aquele em que o átomo receptor de par eletrônico é pequeno em tamanho, com alta densidade de carga positiva e baixa polaridade. Um *ácido fraco* é grande e polarizável. Uma base forte tem alta eletronegatividade e baixa polaridade, enquanto uma base fraca é facilmente polarizada. Exemplos dessas classes estão listados no Quadro 14.4. Polarizabilidade é uma medida de equilíbrio em que a nuvem eletrônica pode ser deformada sob a influência de um campo. As qualidades de força e fraqueza estão inversamente relacionadas.

O princípio ABFF estabelece que os ácidos fortes preferem coordenar-se a bases fortes e os ácidos fracos a bases fracas. Essa generalização empírica pode explicar qualitativamente muita química do complexo coordenado. O conceito ABFF tem sido ampliado pela introdução da definição quantitativa da força[11] como

$$\eta = \frac{(I - A)}{2}$$

onde η é a força, I é o potencial de ionização (uma medida de equilíbrio em que um elétron pode ser perdido) e A é a afinidade eletrônica, que mede o equilíbrio em que o elétron se combina com as espécies. Pearson relatou a força na teoria MO e desenvolveu os aspectos quantitativos da teoria ABFF.[11]

No início deste capítulo foi especificado que complexos não são formados por ligações covalentes, mas no caso de complexos coordenados é percebido que uma ligação coordenada tem características covalentes ampliadas, mesmo que ambos os elétrons sejam doados por um dos reagentes. Um dos objetivos da teoria é ser capaz de calcular as frações de características iônica e covalente da ligação coordenada. Muito grosseiramente, pode-se esperar que quando a ligação estiver

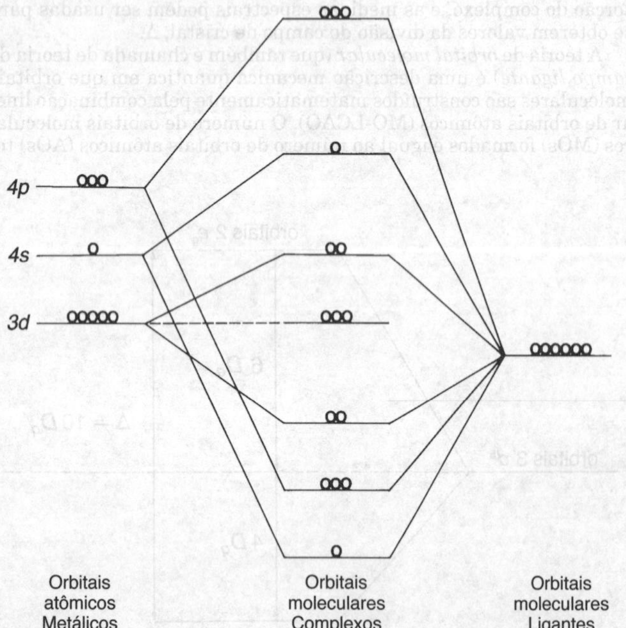

Fig. 14.5 Diagrama orbital molecular esquemático para um complexo octaédrico. A distância vertical representa energia. Cada círculo denota um orbital.

Quadro 14.4 Exemplos da Classificação de Lewis de Ácidos e Bases (em Fortes e Fracos)

	ÁCIDOS	BASES
Fortes	H^+, Li^+, Na^+, K^+, Mg^{2+}, Ca^{2+}, Mn^{2+}, Al^{3+}	H_2O, OH^-, F^-, Cl^-, PO_4^{3-}, SO_4^{2-}, ClO_4^-, NO_3^-, NH_3
Fracos	Cu^+, Ag^+, Au^+, Hg_2^{2+}, Pd^{2+}, Pt^{2+}	I^-, SCN^-, CN^-

entre átomos que diferem muito em suas eletronegatividades (propensão a atrair carga negativa), a ligação será em grande parte iônica, enquanto, se os átomos possuírem eletronegatividades semelhantes, a ligação será na sua maioria covalente.

COMPLEXOS MOLECULARES

FORÇAS NÃO-COVALENTES INTERMOLECULARES— Moléculas em sistemas condensados (líquidos e sólidos) experimentam forças mútuas de atração, motivo pelo qual o sistema é condensado. Essas forças são muito mais fracas do que aquelas ligações denominadas "químicas" (p. ex., covalentes), como mostrado pela facilidade com que elas podem ser quebradas, como por vaporização ou dissolução. Essas são as forças não-covalentes intermoleculares.[12]

Dois tipos diferentes de moléculas ou íons solúveis devem ser notados, chamados S (substrato) e L (ligante), num solvente que é pensado convenientemente (mas um tanto artificialmente) como um contínuo homogêneo. Isto é, para o presente, negligenciar a natureza molecular do solvente. As forças intermoleculares entre S e L são de interesse. A força de interação F é relacionada com a energia potencial da interação V por

$$F = -\frac{dV}{dr}$$

em que r é a distância entre as espécies em interação. É convencional expressar as forças intermoleculares em termos de energias correspondentes. As mais importantes funções de energia potencial não-covalente, como estabelecidas por argumentos teóricos, estão listadas no Quadro 14.5.

Quadro 14.5 Funções de Energia Potencial para Interações Não-covalentes[a]

TIPO DE INTERAÇÃO	FUNÇÃO DE ENERGIA POTENCIAL
Eletrostática	
Carga-carga	$+\ \dfrac{C_S C_L}{r}$
Carga-dipolo	$-\ \dfrac{1}{3kT}\cdot\dfrac{C_S^2\cdot\mu_L^2}{r^4}$
Dipolo-dipolo	$-\ \dfrac{2}{3kT}\cdot\dfrac{\mu_S^2\cdot\mu_L^2}{r^6}$
Indução	
Dipolo carga-induzido	$-\ \dfrac{C_S^2\cdot\alpha_L}{2r^4}$
Dipolo dipolo-induzido	$-\ \dfrac{\mu_S^2\cdot\alpha_L}{r^6}$
Dispersão	
Dipolo induzido-dipolo induzido	$-\ \dfrac{3}{4}\left[\dfrac{\epsilon_S\cdot\epsilon_L}{\epsilon_S+\epsilon_L}\right]\dfrac{\alpha_S\cdot\alpha_L}{r^6}$

[a] C é a carga de um íon, μ é o momento dipolo permanente, α é a polarizabilidade, r é a distância intermolecular, ε é um termo energético específico, T é a temperatura absoluta e k é a constante de Boltzmann, em que $k = R/N_A$.

As forças não-covalentes são de três tipos amplos:

- As forças *eletrostáticas* entre íons e moléculas que possuem momentos dipolo.
- As forças de *indução* (ou polarização) entre um íon e uma molécula não-polar ou uma molécula polar e uma molécula não-polar.
- A força de *dispersão* (London), que atua entre todas as moléculas.

As forças *eletrostáticas* são conseqüência da atração clássica e de efeitos de repulsão entre as cargas. Nos termos de energia potencial no Quadro 14.5 as magnitudes das cargas são acompanhadas por seus sinais; um valor negativo para energia é atrativo, enquanto um valor positivo é repulsivo. Note que cargas e momentos dipolo sempre aparecem com quantidades quadradas.

As forças *de indução* surgem como resultado de um íon ou molécula polar induzindo um dipolo numa molécula vizinha. Assim, sua força depende da carga iônica ou do momento dipolar da indução de espécies e da polarizabilidade (uma medida da deformabilidade da nuvem eletrônica) das espécies induzidas.

A força *de dispersão* é não-clássica na sua origem, isto é, ela é um efeito mecânico quântico. Em qualquer momento a distribuição eletrônica de uma molécula, como o *S*, deve resultar na produção de um momento dipolo em *S*, mesmo se for uma molécula apolar. Esse dipolo instantâneo pode então induzir um dipolo em *L*. A força de dispersão, portanto, é geral e atua em todas as moléculas, tanto polares quanto apolares. (O termo *força de van der Waals* algumas vezes é usado para descrever a força de dispersão, mas alguns autores usam esse termo para incluir todas as forças não-covalentes.)

É importante notar que, para moléculas neutras, os termos de eletrostática, indução e de energia-dispersão possuem todos uma distância intermolecular dependente de r^{-6}. Quando duas moléculas se aproximarem uma da outra, elas experimentarão uma força de atração que varia de acordo com a distância como r^{-7}. Elas não poderão continuar aproximando-se indefinidamente porque no final elas experimentarão forças repulsivas, desde que suas nuvens eletrônicas tendem a repelir-se uma à outra. Numa distância ainda mais próxima existe uma força de repulsão internuclear. A rede de força entre moléculas é um equilíbrio de forças repulsivas e atrativas. Isso é quase sempre descrito pela equação de energia-potencial a seguir, que é chamada de potencial Lennard-Jones 6-12,

$$V = 4V_{min}\left[\left(\frac{r_0}{r}\right)^{12} - \left(\frac{r_0}{r}\right)^{6}\right] \quad (1)$$

em que V_{min} é o valor de V no mínimo no "potencial satisfatório", isto é, em que $r = r_{eq}$, o equilíbrio da distância intermolecular. Essa é a distância em que as forças repulsivas e atrativas estão equilibradas. O termo r^{-12} é um termo repulsivo, enquanto r^{-6} é um termo atrativo, e r_0 é o valor de r quando V é igual a 0. A Fig. 14.6 mostra um gráfico de um potencial Lennard-Jones 6-12 para um sistema hipotético para ilustrar as qualidades qualitativas de um interação não-covalente. Valores de V_{min} são tipicamente 5 kcal/mol, ou menos, o que é muito menor do que as típicas energias de ligação covalentes.

Embora o Quadro 14.5 inclua as interações não-covalentes mais importantes, são quase sempre invocados tipos adicionais de ligação quando se está descrevendo a formação de complexos. Um desses é a *ligação de hidrogênio.* A formação de uma ligação de hidrogênio (ligação-H) entre um doador HA e um receptor de próton B pode ser representada formalmente como

$$\text{A}-\text{H} + \text{B} \rightleftharpoons \text{A}-\text{H}\cdots\text{B}$$

A força de uma ligação de hidrogênio é controlada, em parte, pela força ácida de HA e pela força básica de *B*, mas o solvente também é muito importante. A ligação A—H é principalmente covalente, e a ligação de hidrogênio H ··· B é predominantemente eletrostática.[13] A Estrutura **2** mostra ligação de hidrogênio intermolecular num dímero de ácido acético, e a Estrutura **3** mostra uma ligação de hidrogênio intramolecular do ânion ácido salicílico.

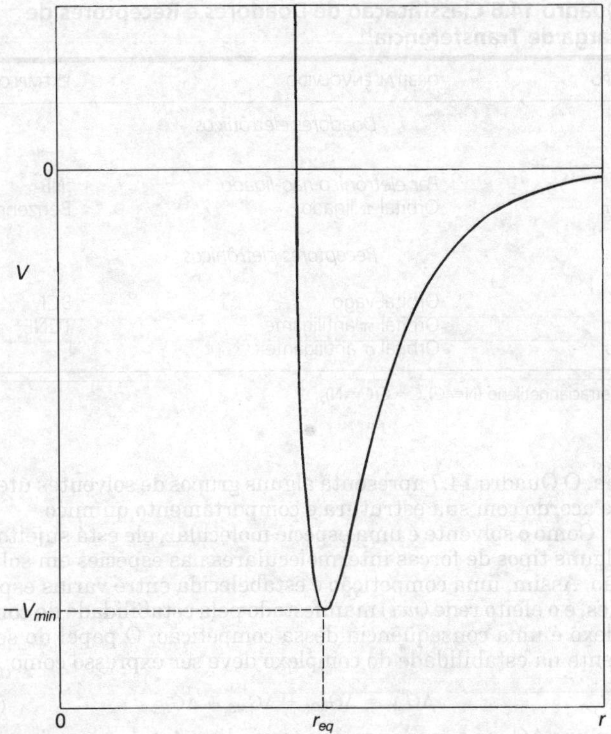

Fig. 14.6 Diagrama de energia potencial de acordo com a Equação 1, o potencial de Lennard-Jones; r_{eq} é a distância intermolecular do equilíbrio, que minimiza a energia potencial do sistema.

2 **3**

Outro tipo de ligação é a *ligação de transferência de carga*, que é uma conseqüência da transferência de um elétron de um orbital molecular de uma molécula elétron-doadora para um orbital numa molécula elétron-receptora. Como a transferência de cargas resulta em mudança de configuração eletrônica, isso produz uma mudança nos níveis energéticos eletrônicos e, portanto, no espectro de absorção visível ultravioleta das moléculas reagentes. O aparecimento de uma nova banda de absorção quase sempre é citado como evidência para a ligação de transferência de carga.

Desde que uma transferência eletrônica esteja envolvida nesse tipo de ligação, a ligação resultante pode ter algumas características covalentes. Além disso, as forças não-covalentes usuais do Quadro 14.4 também estão presentes, e a contribuição do fenômeno de transferência de carga para estabilidade geral do complexo depende de moléculas particulares envolvidas. Uma classificação dos tipos de doadores e receptores de elétrons, com alguns exemplos, é dada no Quadro 14.6.[16]

PAPEL DO SOLVENTE — A discussão anterior de forças intermoleculares focou as interações entre duas moléculas ou íons que devem ser vistos como substrato e ligante numa reação de formação de complexo. O solvente foi ignorado nessa abordagem, que é estritamente aplicável ao estado vapor. Entretanto, nesta discussão, o interesse em complexos surge grandemente de sua ocorrência em soluções e sólidos, por isso o solvente deve ser introduzido como um componente do siste-

Quadro 14.6 Classificação de Doadores e Receptores de Carga de Transferência[14]

TIPO	ORBITAL ENVOLVIDO	EXEMPLO
	Doadores eletrônicos	
n	*Par eletrônico não-ligado*	$:NR_3$
bπ	Orbital π ligado	Benzeno
	Receptores eletrônicos	
v	Orbital vago	BCl_3
aπ	Orbital π antiligante	TCNE[a]
aσ	Orbital σ antiligante	I_2

[a]Tetracianoetileno $(N{\equiv}C)_2C{=}C(C{\equiv}N)_2$.

ma. O Quadro 14.7 apresenta alguns grupos de solventes úteis de acordo com sua estrutura e comportamento químico.

Como o solvente é uma espécie molecular, ele está sujeito a alguns tipos de forças intermoleculares nas espécies em solução. Assim, uma competição é estabelecida entre várias espécies, e o efeito rede (*net*) manifestado pela estabilidade do complexo é uma conseqüência dessa competição. O papel do solvente na estabilidade do complexo deve ser expresso como

$$\Delta G_{\text{net}} = \Delta G_{MM} + \Delta G_{MS} + \Delta G_{SS} \quad (2)$$

em que ΔG_{net} é a mudança de energia livre total para a formação do complexo, ΔG_{MM} é uma contribuição das interações entre meios (p. ex., solvente-solvente), ΔG_{MS} descreve interações meio-soluto e ΔG_{SS} inclui todas as interações soluto-soluto. O valor de ΔG_{SS} é determinado pelas interações intermoleculares substrato-ligante, mas a Equação 2 mostra que a estabilidade da rede do complexo também pode ser influenciada pela solvente. O termo ΔG_{MS} representa a contribuição do solvente, e o seu efeito pode ser tanto estabilizador (se o complexo é mais solvatado que os reagentes) ou desestabilizador (se o inverso é aplicável). O termo ΔG_{MM} representa outra maneira pela qual o solvente pode influenciar a estabilidade do complexo.

Considere um solvente apolar, em que as interações *MM* sejam fracas (surgindo apenas da força de dispersão). Em tal solvente o termo ΔG_{MS} provavelmente também será pequeno, e então o termo ΔG_{SS} fará a maior contribuição para o ΔG_{net}. Se, por outro lado, o solvente for polar (como a água, em particular), a interação solvente-solvente deve ser o principal contribuinte para o ΔG_{net}. O termo ΔG_{MM} na água deve ser identificado como *efeito hidrofóbico*, que será considerado em mais detalhes. Existem dois pontos de vista em que o efeito hidrofóbico pode ser discutido.

Uma dessas teorias toma como característica-chave a estrutura da água, isto é, a rede intermolecular de moléculas de água gerada pelas suas ligações de hidrogênio mútuas.[15] Quando um soluto apolar se dissolve em água, nenhuma ligação-H da água para o soluto pode formar-se. Então a estrutura da água nas proximidades do soluto deve ser modificada para compensar as ligações-H entre as moléculas de água que foram quebradas com a inserção do soluto na água. O número de orientações possíveis das moléculas da água é diminuído na presença do soluto, de modo que essa dissolução é desfavorável entropicamente. Esse é o porquê de compostos apolares terem baixas solubilidades aquosas, de acordo com esse ponto de vista.

Quando duas moléculas de soluto dissolvidas entram em contato, alguma água *estruturada* ao redor delas deve ser liberada no meio da massa, resultando num aumento da entropia, que (através da sua contribuição para o termo ΔG_{MM}) é a principal força motriz das interações hidrofóbicas de moléculas apolares na água. Embora essa descrição seja aceita para solutos apolares, ela deve ser modificada para solutos polares, para os quais a principal força motriz deve ser uma mudança de entropia favorável ou uma mudança de entalpia favorável.[16]

A segunda teoria do efeito hidrofóbico é um modelo cavitário, que trata o solvente como um contínuo. A tensão de superfície γ de um solvente é uma medida de sua energia de superfície, e, em água, cuja tensão de superfície não é usualmente alta (72 dinas/cm), existe uma grande força motriz para a minimização da área de superfície. Para que se dissolva uma molécula de soluto num solvente, uma cavidade deve ser criada no solvente, e então o soluto é inserido na cavidade. Isso pode ser pensado como "cavar um buraco no solvente", e utiliza uma energia igual ao produto da área de superfície da cavidade (que é determinada pelo tamanho da molécula de soluto) e da tensão de superfície do solvente. Parte do custo energético deve ser compensada pela energia de interação subseqüente, através da solvatação, da molécula com o solvente.

Quando duas moléculas dissolvidas se unem para formar um complexo, as duas cavidades contendo as espécies separadas coalescem numa única cavidade contendo o complexo. Existe uma diminuição global na área de superfície (ΔA) nesse processo, e o produto $\Delta A\gamma$ é a força motriz para a formação do complexo. A Fig. 14.7 é uma representação desse modelo cavitário do efeito hidrofóbico.

Pode-se agora antecipar que, se o efeito hidrofóbico realiza uma contribuição importante para a estabilidade de um complexo na água, a incorporação de um co-solvente orgânico no meio (resultando numa menor tensão de superfície) irá diminuir a estabilidade do complexo. Por outro lado, se o interesse é em um complexo (num solvente não-hidroxílico) cuja estabilidade é derivada grandemente de uma forte ligação intermolecular do tipo ligação-H substrato-ligante, então a incorporação da água ou de um álcool irá reduzir a estabilidade do complexo devido à competição realizada pelo solvente hidroxílico.

Assim, é sabido que os efeitos do solvente na formação de complexos podem ser variados e complicados, mas que seu estudo pode oferecer visões sobre a natureza das interações intermoleculares responsáveis pela formação do complexo. Foi desenvolvida uma teoria quantitativa de efeitos do solvente na formação de complexos.[17]

EXEMPLOS DE COMPLEXOS MOLECULARES — Não existe nenhuma classificação sistemática de complexos moleculares, nem existe um sistema de nomenclatura que tenha sido desenvolvido para descrever complexos. Tipos particulares devem ser classificados de acordo com os tipos de interações envolvidos na sua formação, os tipos de reagentes envolvidos, ou de acordo com os tipos de complexos formados. O Quadro 14.8 nos dá um perfil de complexos moleculares de acordo com essa classificação.

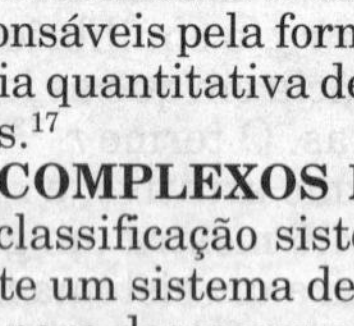

Quadro 14.7 Classificação de Solventes

CLASSE DE SOLVENTE	EXEMPLOS
Hidroxílico	Água, alcoóis, glicóis
Doadores de ligação-H	Água, alcoóis, glicóis, ácidos carboxílicos, amidas, imidas, clorofórmio
Receptores de ligação-H	Aminas, éteres, aldeídos, cetonas
Aprótico dipolar[a]	Acetonitrila, dimetilsulfóxido, acetona, *N,N*-dimetilformamida
Apolar	Hidrocarbonetos, hidrocarbonetos halogenados

[a]Esses são solventes com grandes momentos dipolo e sem prótons facilmente doados.

M

[S] ⇌ [S][L]

[L] M

Fig. 14.7 Representação de formação de complexos entre *S* e *L* (moléculas planares visualizadas na seção cruzada através dos planos moleculares) para formar o complexo *SL*. A área de superfície total exposta ao solvente *M* é menor para o complexo do que para as espécies separadas.

Quadro 14.8 Classificação de Complexos Moleculares

I. *Tipo de interação ou ligação*
- Transferência de carga
- Ligação de hidrogênio
- Interação hidrofóbica
- Interação de empilhamento

II. *Tipo de estrutura ou reagentes*
- Complexo pequena molécula-pequena molécula
- Ligante pequena molécula-macromolécula
- Ligação droga-proteína
- Complexo enzima-substrato
- Complexo droga-receptor
- Complexo antígeno-anticorpo

III. *Tipo ou estrutura do complexo*
- Agregado auto-associado
- Micela
- Complexo de inclusão
- Clatrato

Como complexos moleculares são formados por interações não-covalentes, sua ligação é menos localizada do que a observada com ligações covalentes e coordenadas, que são altamente direcionadas. Como conseqüência, para muitos desses complexos não é possível identificar uma estrutura de complexo específica. Complexos com ligações de hidrogênio são exceções porque os requisitos para a existência da ligação de hidrogênio e de muitas das estruturas formadas por ligações de hidrogênio são conhecidas.

Estudos realizados pela difração de raios X nos complexos cristalinos podem revelar as orientações mútuas de reagentes no estado sólido, mas seu conhecimento não indica a natureza ou a localização da ligação não-covalente diretamente. Cálculos teóricos têm sido úteis na sugestão de como o substrato e o ligante estão posicionados no complexo, e sua abordagem tem sido utilizada para criar novas drogas que podem ligar-se especificamente a receptores biológicos.

Alguns exemplos de complexos, ou de substratos e ligantes que formam complexos, se seguirão, usando-se o resumo do Quadro 14.8 como guia.

Complexos de transferência de carga (TC), também chamados de complexos do tipo receptor-doador eletrônico (RDE), pode ser formados quando um reagente pode agir como doador de elétrons e o outro reagente como receptor de elétrons. O aparecimento de uma nova banda de absorção eletrônica, não atribuída nem ao doador nem ao receptor, é quase sempre tomado como evidência para a formação de complexos de transferência de carga. Um exemplo clássico é fornecido por soluções de iodo em solventes orgânicos. Quando I_2 é dissolvido em hidrocarbonetos alifáticos ou tetracloreto de carbono, a solução tem uma coloração violeta característica do iodo, mas soluções em hidrocarbonetos aromáticos, alcoóis ou éteres são marrons. Infere-se que, nesses últimos solventes, um complexo é formado e, devido à mudança de coloração (espectral), a transferência de carga está envolvida. Em solventes nos quais o iodo forma um complexo (solventes "marrons"), o solvente é o doador de elétron e o iodo é o receptor. Assim, no Quadro 14.6, o complexo iodo-benzeno pode ser descrito como um complexo TC $b\pi$-$a\sigma$, em que o complexo iodo-etanol é um complexo n-$a\sigma$. A investigação do complexo brometo-benzeno pela cristalografia com raios X mostra que no estado sólido o eixo da molécula halogenada é perpendicular ao plano do anel aromático, como na Estrutura **4**. A estrutura do complexo em solução pode, no entanto, ser diferente disso.

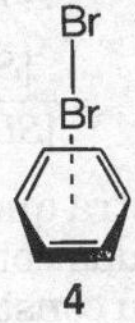

4

Referindo-se ao Quadro 14.8, nota-se que doadores eletrônicos de tipo n serão encontrados entre aminas, éteres, alcoóis e sulfetos, enquanto os doadores $b\pi$ incluem os alquenos, alquinos e hidrocarbonetos aromáticos. Substituição nos doadores pelos grupos alquil (que são liberadores de elétrons) aumenta suas propriedades doadoras, a menos que o tamanho do substituto leve a obstáculo estérico. Hexametilbenzeno é um bom doador eletrônico. Ácidos de Lewis são receptores eletrônicos, mas entre compostos orgânicos os receptores mais importantes são compostos aromáticos e insaturados substituídos por grupos puxadores de elétrons, exemplificados por tetracianoetileno, Estrutura **5**, ácido pícrico, Estrutura **6**, e dianidrido piromelítico, Estrutura **7**.

Estruturas **2** e **3** mostram interações por ligações de hidrogênio. Complexos H-ligados são observados prontamente em solventes que não competem com doadores ou receptores H-ligante. O complexo entre fenol e piridina em solventes inertes é um complexo H-ligado. Talvez os complexos formados por ligações de hidrogênio mais famosos sejam aqueles de adenina a timina e guanina a citosina, que, como constituintes do ácido desoxirribonucleico, são responsáveis pela estrutura de dupla hélice da molécula de DNA. A Estrutura **8** mostra as ligações de hidrogênio unindo a citosina de uma cadeia polinucleotídia à guanina de uma segunda cadeia.[18]

Qualquer complexo em solução aquosa pode receber alguma porção de sua estabilidade do efeito hidrofóbico, e para os reagentes apolares a contribuição do efeito hidrofóbico provavelmente é a principal. De acordo com o modelo cavitário (veja Fig. 14.7), outros solventes que não a água também podem levar à formação de complexos através desse efeito superfície-energia, embora menos efetivamente que a água porque as tensões de superfície são menores; em outros solventes que não a água, isso é chamado de *efeito solvofóbico*.

Quando duas moléculas planares sofrem uma associação hidrofóbica primária, a área de superfície total do complexo exposta ao solvente pode ser minimizada se duas moléculas estão em contato plano a plano, como sugerido na Fig. 14.7. Essa orientação plano a plano é chamada de *interação de empilhamento*. A ligação de hidrogênio purina-pirimidina em pares de bases de DNA (Estrutura **8**) são reuniões planares que sofrem interações de empilhamento com pares adjacentes.

Além das interações especificamente mencionadas no Quadro 14.8, a formação de complexos também pode ser o resultado de vários tipos de interações não-covalentes descritas no Quadro 14.5, e muitos complexos provavelmente envolvem uma combinação de interações.

A terceira classe listada no Quadro 14.8 não é descrita tão facilmente como a segunda classe. *Auto-associação* é um tipo de formação de complexo em que a molécula forma complexos com outras de sua própria espécie. Se S representa uma molécula capaz de auto-associação, então S_2 é chamado de seu dímero, S_3 de seu trímero, S_4 de seu tetrâmero e assim por diante. A Estrutura 2 mostra uma ligação de hidrogênio em dímero de ácido acético, que pode existir na fase de vapor e em solventes inertes. O benzeno forma dímeros em solução aquosa, assim como faz a cafeína. Essas moléculas planares provavelmente sofrem interações de empilhamento hidrofóbicas em água.

Uma *micela* é uma forma especial de complexo de auto-agregação em que o reagente é um surfactante, uma molécula possuindo tanto uma porção apolar quanto polar. Veja o Cap. 20 para uma abordagem mais profunda sobre micelas.

Complexos de inclusão são formados quando um composto macrocíclico, possuindo uma cavidade intramolecular de dimensões moleculares, reage com uma pequena molécula que pode entrar na cavidade. A molécula macrocíclica é chamada de *hospedeiro*, a pequena molécula incluída é o *hóspede*, e o processo de inclusão dá origem à *química hóspede-hospedeiro*. Tanto os hospedeiros sintéticos quanto os que ocorrem naturalmente são conhecidos, e a Fig. 14.8*A* e *B* mostra um exemplo de cada. Éteres em coroa, como o mostrado na Fig. 14.8*A*, apresentam uma superfície molecular externa apolar, mas o interior da cavidade é relativamente polar. Como conseqüência, hóspedes polares como íons podem entrar na cavidade e, porque a sua polaridade está agora mascarada pelo hospedeiro ao redor, exibem química não-usual. Por exemplo, permanganato de potássio, que não é solúvel em solventes apolares, pode ser extraído de solventes orgânicos da água na presença de éter em coroa.

As ciclodextrinas são hospedeiros macrocíclicos que são formados pela ação de certas enzimas bacterianas no amido. Estas consistem em unidades de α-D-glicose ligadas por ligações glicosídicas (éter). O interior da cavidade é forrado com essas ligações glicosídicas e, portanto, é relativamente apolar (p. ex., em relação à água), enquanto o exterior da molécula é relativamente polar devido ao grande número de grupos hidroxila. As três ciclodextrinas comercialmente disponíveis são chamadas de α-, β- e γ-ciclodextrinas (ou, alternativamente,

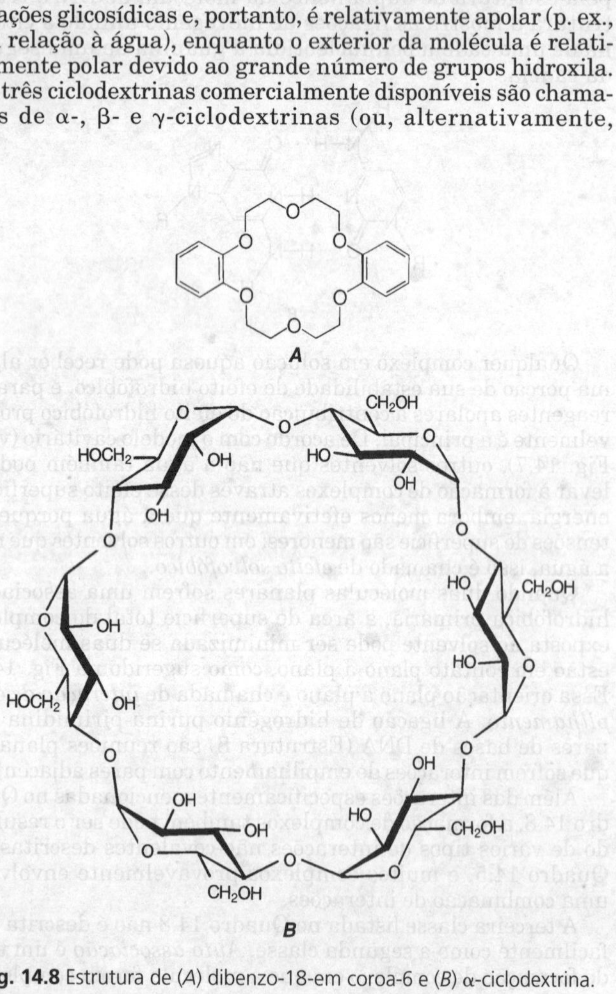

Fig. 14.8 Estrutura de (*A*) dibenzo-18-em coroa-6 e (*B*) α-ciclodextrina.

cicloexamilose, cicloeptamilose e ciclooctamilose), e são formadas por 6, 7 e 8 unidades de glicose, respectivamente. Os diâmetros das cavidades das ciclodextrinas são de aproximadamente 5Å (para α), 6 a 7Å (para β) e 8 a 9Å (para γ). Assim, pequenas moléculas hóspedes ou partes de moléculas podem entrar na cavidade hospedeira para formar complexos de inclusão, cujas estabilidades são em parte resultado do efeito hidrofóbico. Muitas propriedades de uma molécula hospedeira podem ser alteradas pela inclusão numa ciclodextrina;[19] estas incluem volatilidade, solubilidade e estabilidade química, e são numerosas as aplicações práticas que têm sido sugeridas.[20] As estabilidades dos complexos de ciclodextrina têm sido discutidas.[21]

Existe um tipo especial de composto de inclusão, chamado *clatrato* (em forma de teia), em que as moléculas hospedeiras formam uma treliça de cristal contendo espaços em que moléculas hóspedes podem encaixar-se.[22] Em clatratos em forma de jaula, a cavidade é um espaço completamente rodeado por uma rede de moléculas hospedeiras. Alguns hidratos "gasosos" são exemplos deles. Nessas estruturas, uma rede de ligação de hidrogênio com moléculas de água, análogos ao gelo, cerca pequenas moléculas gasosas como argônio, metano ou nitrogênio. A estequiometria não é integral, mas pode ser explicada através das bases de estrutura de cristal hidrato e do tamanho das jaulas.[23]

Clatratos de canal são formados quando o cristal hospedeiro possui canais contínuos nos quais o hóspede pode ser incluído. Uréia, $(H_2N)_2C{=}O$, forma clatrato de canal com muitas moléculas de cadeia longa como hóspedes. Tais formações em teia têm sido usadas para isolar moléculas hóspedes de misturas pela cristalização na forma de teia.

A literatura sobre complexos moleculares agora usa freqüentemente o termo *reconhecimento molecular*, que pode ser utilizado para medir a interação não-covalente em que características complementares de dois reagentes (exemplificados pelos sítios de ligação de hidrogênio na Estrutura **8**) resultam na especificidade significativa no processo de formação de complexos.

ESTABILIDADE DO COMPLEXO

Constantes de Ligação e Modelos Estequiométricos

Para o equilíbrio geral da formação de complexo

$$mS + nL \rightleftharpoons S_mL_n$$

a *constante de ligação geral*, β_{mn}, é definida

$$\beta_{mn} = \frac{[S_mL_n]}{[S]^m[L]^n} \tag{3}$$

em que os colchetes significam concentrações moleculares. Na verdade, o complexo provavelmente forma-se num padrão passo a passo pela união de duas espécies reagentes ao mesmo tempo. Por exemplo, o complexo SL_2 1:2 é formado nesses dois passos consecutivos.

$$S + L \rightleftharpoons SL$$

$$SL + L \rightleftharpoons SL_2$$

Portanto, definem-se as constantes de ligação de cada passo como

$$K_{11} = \frac{[S]}{[S][L]} \tag{4}$$

$$K_{12} = \frac{[SL_2]}{[SL][L]} \tag{5}$$

A substituição algébrica mostra que $\beta_{12} = K_{11}K_{12}$. Constantes de ligação também são conhecidas como constantes de estabilidade, constantes de formação ou constantes de associação. A quantidade recíproca é uma constante de dissociação ou uma constante de instabilidade. Essas constantes obviamente dependem das identidades do substrato, S, e do ligante, L; elas também dependem do solvente e da temperatura. Na maior parte desta discussão o exemplo mais simples será utilizado, aquele de formação de complexos 1:1, para ilustrar conceitos e métodos, mas em muitas situações deve ser também necessário considerar a possibilidade de outras razões estequiométricas.[24]

A constante de ligação é uma medida importante da estabilidade do complexo, e é relacionada à energia livre padrão de formação de complexo por

$$\Delta G^0_{11} = -RT \ln K_{11} \tag{6}$$

em que R é a constante gasosa e T é a temperatura absoluta. A variação de energia livre padrão está relacionada à variação de entalpia padrão ΔH^0_{11} e a variação de entropia padrão ΔS^0_{11} por

$$\Delta G^0_{11} = \Delta H^0_{11} - T\Delta S^0_{11} \tag{7}$$

ΔH^0_{11} pode ser determinado por medidas de K_{11} em várias temperaturas. De

$$\log K_{11} = \frac{\Delta H^0_{11}}{2{,}303RT} + \text{constante} \tag{8}$$

um gráfico linear do $\log K_{11}$ contra $1/T$ (um gráfico de van't Hoff) dá ΔH^0_{11} da inclinação. Da Equação 7, ΔS^0_{11} pode ser então calculado. A estabilidade do complexo é comumente discutida em termos de K_{11}, $\log K_{11}$, ΔG^0_{11} ou (menos comum) ΔH^0_{11}.

Antes de uma constante de ligação experimentalmente medida poder ser aceita como uma medida válida de estabilidade de complexo, deve existir uma base firme para acreditar-se que a estequiometria tenha sido corretamente identificada. Isso é alcançado através da formulação e então da experimentação de uma hipótese. Essa hipótese é simplesmente um relato ou uma equação que dá a estequiometria presumida. Por exemplo,

$$S + L \rightleftharpoons SL$$

que expressa a hipótese da estequiometria 1:1. O teste desse modelo consiste em mostrar que K_{11} é uma constante que todas as concentrações alcançam.

Esse procedimento está supersimplificado acima porque ignora efeitos não-ideais que levam a diferenças entre concentrações e atividades. Uma discussão mais rigorosa é dada em outros textos.[24]

Isso deve ser ilustrado pela construção e teste de um modelo 1:1. O primeiro passo é definir K_{11} como na Equação 4. O segundo passo é escrever a razão balanço-material para o substrato.

$$S_t = [S] + [SL] \tag{9}$$

Aqui, S_t é a concentração total do substrato. Também f_{11} é definido como a fração de substrato na forma de complexo.

$$f_{11} = [SL]/S_t \tag{10}$$

A combinação algébrica das Equações 4, 9 e 10 resulta em

$$f_{11} = \frac{K_{11}[L]}{1 + K_{11}[L]} \tag{11}$$

A Equação 11 é a *ligação isotérmica* para esse modelo; este mostra como f_{11} depende da concentração de ligantes livres. A forma matemática da Equação 11 é muito importante em todos os equilíbrios 1:1. O modelo é testado medindo-se f_{11} (ou alguma variável experimental que seja proporcional a f_{11}) e mostrando-se que esse é quantitativamente relacionado a $[L]$ pela Equação 11.

Esse procedimento é de importância suficiente para ser ilustrado como um exemplo hipotético. Suponha que $K_{11} = 10\ M^{-1}$; através de valores razoáveis atribuídos a $[L]$ os valores correspondentes de f_{11} podem ser calculados com a Equação 11. O resultado é plotado na Fig. 14.9. Várias características são de

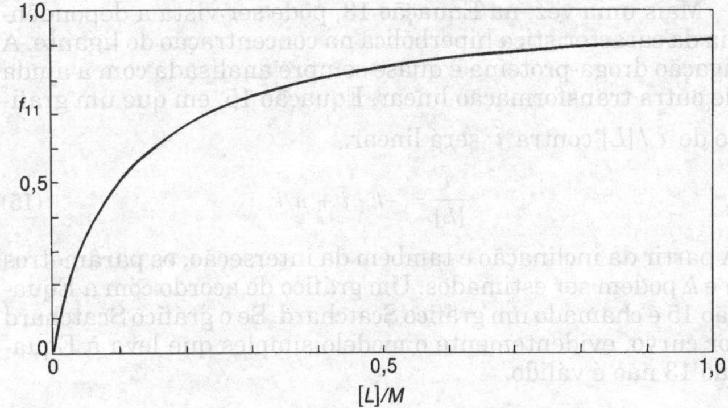

Fig. 14.9 Gráfico da ligação isotérmica 1:1, Equação 11, com $K_{11} = 10\ M^{-1}$.

interesse. A ligação isotérmica não é linear; na verdade, é uma hipérbole retangular. Em valores muito baixos de concentração de ligantes livres a fração limite aumenta acentuadamente (a inclinação é relativamente exagerada), mas em altos valores de $[L]$ a curva se aplaina e se aproxima do valor $f_{11} = 1$, assintoticamente. Essa mudança de um valor muito baixo de inclinação em $[L]$ alto é chamada de um *efeito de saturação*. A interpretação física é aquela em que nessa região a maioria das moléculas de substrato está realmente ligada aos ligantes, de modo que mais ligantes não podem criar complexos adicionais tão eficientemente como em baixos valores de f_{11}. Note, também, que quando $f_{11} = 1/2$, $[L] = 1/K_{11}$, como pode ser visto na Equação 11. Essa condição é familiar no contexto de química ácido-básica, já que para a condição de meia-neutralização, $[H^+] = K_a$ ou $pH = pK_a$, em que K_a é definida como a constante de dissociação.

Um caminho para se testar um modelo presumido contra dados experimentais é realizar uma regressão de mínimos quadrados não-linear de f_{11} em $[L]$ de acordo com a Equação 11, observando os bons resultados de encaixarem-se na linha de regressão para os pontos de dados. Outro caminho é reorganizar a Equação 11 numa forma linear e plotar os dados de acordo. Por exemplo, a Equação 11 é facilmente transformada para a forma "duplo-recíproco":

$$\frac{1}{f_{11}} = \frac{1}{K_{11}[L]} + 1 \tag{12}$$

Isso prediz que um gráfico de $1/f_{11}$ contra $1/[L]$ será linear se o modelo for válido. Outras transformações lineares também são possíveis, como mostrado adiante. Note que K_{11} pode ser avaliado pela inclinação da curva no gráfico duplo-recíproco.

A *equação de Michaelis-Menten* de cinética enzimática tem a mesma forma matemática que a Equação 11, porque esta é baseada na formação de um complexo do tipo enzima-substrato 1:1. Outro exemplo importante surge no estudo da ligação entre drogas e proteínas. O modelo mais simples desse processo supõe que a proteína possui um n idêntico, sítios de ligação independentes para a droga L, cada sítio possuindo uma constante de ligação chamada k. A relação matemática desse modelo faz da Equação 13 uma isoterma.

$$\bar{i} = \frac{nk[L]}{1 + k[L]} \tag{13}$$

em que $\bar{i}$ é definido como a média numérica de moléculas de drogas ligadas por molécula de proteína numa concentração de droga livre $[L]$; $\bar{i}$ é definido como

$$\bar{i} = \frac{L_t - [L]}{S_t} \tag{14}$$

em que L_t é a concentração total da droga e S_t é a concentração total da proteína. O quociente $\bar{i}/n = \theta$ é chamado de grau de saturação.

Mais uma vez, na Equação 13, pode ser vista a dependência da característica hiperbólica na concentração do ligante. A ligação droga-proteína é quase sempre analisada com a ajuda de outra transformação linear, Equação 15, em que um gráfico de $\bar{i}$ / [L] contra $\bar{i}$ será linear.

$$\frac{\bar{i}}{[L]} = -k \cdot \bar{i} + n/k \tag{15}$$

A partir da inclinação e também da interseção, os parâmetros n e k podem ser estimados. Um gráfico de acordo com a Equação 15 é chamado um gráfico Scatchard. Se o gráfico Scatchard for curvo, evidentemente o modelo simples que leva à Equação 13 não é válido.

Medida de Estabilidade do Complexo

Se uma propriedade do substrato é alterada na formação de complexo com o seu ligante, a medida da característica como uma função de concentração de ligante fornece uma medida para se estimar a constante de ligação. Muitas características são sujeitas a esse propósito. Para demonstrar o método, uma formação de complexo 1:1 será usada como modelo, para apenas poucos desses.

ESPECTROMETRIA — Suponha que o espectro de absorção de um substrato esteja mudado significativamente na ligação. A Fig. 14.10 mostra um exemplo típico em que o espectro ultravioleta do *p*-nitrofenol muda sob a formação de complexo com α-ciclodextrina. A presença de pontos equivalentes bem-definidos é compatível com a hipótese de estequiometria 1:1. Selecionando-se o comprimento de onda em que uma mudança substancial na absorção ocorre e presumindo-se que a lei de Beer é obedecida por todas as espécies, então, na concentração total de substrato S_t na ausência de um ligante, a absorvência da solução é

$$A_0 = \varepsilon_S b S_t \tag{16}$$

em que b é o comprimento de onda e ε_S é a absortividade molar. Na presença do ligante a absorvência é

$$A_L = \varepsilon_s b[S] + \varepsilon_L b[L] + \varepsilon_{11} b[SL] \tag{17}$$

em que ε_{11} é a absortividade do complexo. Combinando a Equação 17 com os balanços de massa $S_t = [S] + [SL]$ e $L_t = [L] + [SL]$ temos

$$A_L = \varepsilon_S b S_t + \varepsilon_L b L_t + \Delta\varepsilon_{11} b[SL] \tag{18}$$

em que $\Delta\varepsilon_{11} = \varepsilon_{11} - \varepsilon_S - \varepsilon_L$. Se a absorvência da solução é medida contra uma solução de referência contendo a mesma concentração total de ligante, L_t, a medida de absorvência é

$$A = \varepsilon_S b S_t + \Delta\varepsilon_{11} b[SL] \tag{19}$$

A Equação 19 é combinada com a Equação 4 e resulta na Equação 20, a ligação isotérmica, em que $\Delta A = A - A_0$.

$$\frac{\Delta A}{b} = \frac{S_t K_{11} \Delta\epsilon_{11}[L]}{1 + K_{11}[L]} \tag{20}$$

A Equação 20 é idêntica na forma à Equação 11, e pode ser analisada da mesma maneira. Os dois parâmetros desconhecidos K_{11} e $\Delta\varepsilon_{11}$ são obtidos dessa análise. Dos dados mostrados na Fig. 14.10 os valores $K_{11} = 256\,M^{-1}$ e $\Delta\varepsilon_{11} = -1.726\,M^{-1}$ cm^{-1} (a 317nm) foram obtidos.

Existe uma maneira adicional de se considerar esse tratamento dos dados. A Equação 20 é expressa em termos de concentração de ligantes livres [L], mas apenas quando a concentração total de ligantes L_t é conhecida. Da relação $L_t = [L] + [SL]$ encontra-se

$$L_t = [L] + \frac{S_t K_{11}[L]}{1 + K_{11}[L]} \tag{21}$$

A suposição de que $[L] = L_t$ é amplamente utilizada, porém, quando essa aproximação não é justificada, [L] deve ser estimado com a ajuda da Equação 21. Foram planejados métodos para resolver esse problema.[25]

Esse método espectrométrico é aplicável nas regiões ultravioleta, visível e infravermelho. A espectrometria de ressonância nuclear magnética (RNM) pode ser usada de uma maneira semelhante, mas com RNM uma mudança na *transferência química* é medida.

REATIVIDADE QUÍMICA — Se a taxa de uma reação química (como a hidrólise) submetida ao substrato é ou aumentada ou diminuída pela ligação com o ligante, a constante de estabilidade pode ser medida. Considere esse esquema cinético:

$$S + R \xrightarrow{k_S} P$$

$$SL + R \xrightarrow{k_{11}} P$$

Aqui, R é um reagente que reage com S e SL, mas não forma complexos, P é o produto da reação, e k_S, k_{11} são medidas de velocidade constante de segunda ordem. O desenvolvimento matemático é semelhante àquele do tratamento espectrométrico, e o resultado é

$$\frac{k_S - k'_S}{k_S} = \frac{q_{11} K_{11}[L]}{1 + K_{11}[L]} \tag{22}$$

em que $q_{11} = 1 - k_{11} / k_S$ e k'_S é a medida de velocidade constante de segunda ordem em uma solução tendo concentração de ligante, [L]. Se a velocidade de ligação é diminuída sob ligação, então $k'_S < k_S$, e q_{11} estará entre 0 e 1. A Equação 22 tem a forma hiperbólica usual, e é tratada como descrito anteriormente para funções semelhantes.

POTENCIOMETRIA — Se a atividade de um íon for mudada na formação de complexos, pode ser possível utilizar a medida do potencial elétrico, E, de acordo com a *equação de Nernst*:

$$E = \text{constante} + \frac{RT}{nF} \ln a$$

em que a é a atividade iônica, n é o número de elétrons no processo de oxidação-redução, e F é a unidade Faraday. Potenciometria é o método mais amplamente utilizado para o estudo de complexos de coordenação do tipo íon metálico, em que a atividade do íon metálico, o ligante, ou do íon hidrogênio, pode ser medida.[26]

A potenciometria é também aplicável a estruturas que são ácidos fracos ou bases fracas. Se HA e A^- são ácidos conjuga-

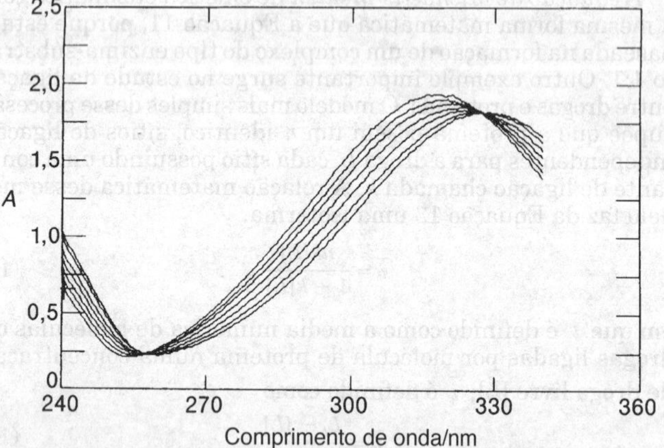

Fig. 14.10 Espectro de absorção ultravioleta de *p*-nitrofenol na presença de concentrações variadas de α-ciclodextrina. A concentração de *p*-nitrofenol é de $1{,}99 \times 10^{-4}$ *M*, e a concentração de ciclodextrina varia de zero (espectro superior) a 0,01 *M*.

dos e base de tal substrato, respectivamente, sendo L o ligante, dois complexos possíveis podem ser formados:

$$HA + L \overset{K_{11a}}{\rightleftharpoons} HAL$$

$$A^- + L \overset{K_{11b}}{\rightleftharpoons} AL^-$$

O experimento consiste na medida da aparente constante de dissociação ácida K'_a de HA na presença do ligante. A relação matemática dá a Equação 23 como a ligação isotérmica $\Delta pK'_a = pK'_a - pK_a$, e pK_a é o valor quando $L_t = 0$.

$$\Delta pK'_a = \log \frac{(1 + K_{11a}[L])}{(1 + K_{11b}[L])} \qquad (23)$$

Assim, se $\Delta pK'_a \neq 0, K_{11a} \neq K_{11b}$ significa que o ácido conjugado e a forma básica do substrato têm diferentes afinidades com o ligante. O sinal de $\Delta pK'_a$ indica que forma do substrato dá origem ao complexo mais forte, e K_{11a} e K_{11b} podem ser avaliados pela dependência de $\Delta pK'_a$ na $[L]$.

SOLUBILIDADE — Nessa técnica, a solubilidade total aparente, S_t, do substrato é medida como uma função da concentração do ligante total, L_t. Como o sistema é preparado para conter excesso (sólido) de substrato, a concentração de substrato livre é mantida constante na sua solubilidade molar intrínseca, s_0. Portanto, o equilíbrio da massa do substrato pode ser escrito como

$$S_t = s_0 + [SL]$$

que, combinado com a Equação 4 e $L_t = [L] + SL$, produz

$$S_t = s_0 + \frac{K_{11}s_0L_t}{1 + K_{11}s_0} \qquad (24)$$

A Equação 24 prevê que S_t seja uma função linear de L_t. A constante de ligação é obtida com

$$K_{11} = \frac{\text{inclinação}}{s_0(1 - \text{inclinação})} \qquad (25)$$

A Fig. 14.11 é um gráfico de acordo com a Equação 24 para o sistema naftaleno (substrato)–teofilina (ligante). A constante de equilíbrio avaliada com a Equação 25 é $K_{11} = 64\ M^{-1}$.

Será notado que no método de solubilidade a isotermia é linear, em vez de hiperbólica. Isso porque o $[S]$ é mantido constante nesse método, enquanto nos métodos anteriormente discutidos S_t é constante e $[S]$ é variável.

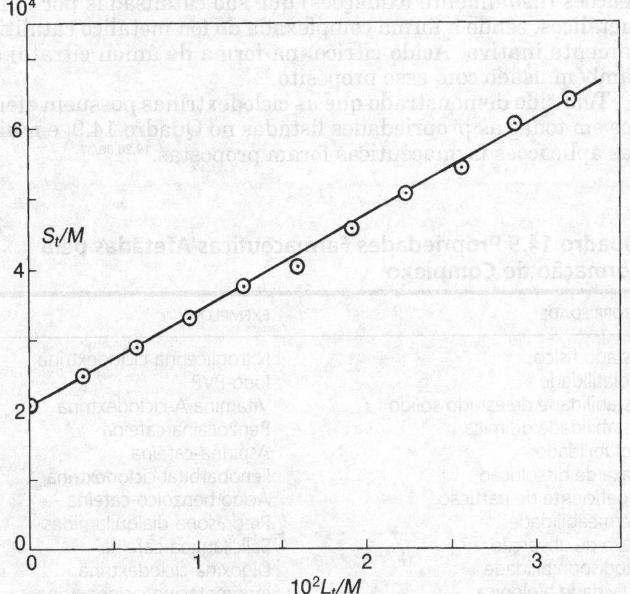

Fig. 14.11 Solubilidade (S_t) do naftaleno como uma função de concentração (L_t) de teofilina, em água a 25°.

Existem outros métodos que, como o método de solubilidade, envolvem uma distribuição entre duas fases. O coeficiente de partição aparente de um soluto em dois solventes imiscíveis pode ser uma medida de formação de complexos. Vários métodos cromatográficos são baseados em princípios semelhantes, sendo o volume de retenção, ou tempo, de um substrato medido como uma função da concentração de ligantes.

DIÁLISE — Essa é uma técnica aplicável quando um reagente, tal como o substrato, é uma molécula extremamente grande, e o outro, o ligante, é uma molécula pequena. Portanto, é amplamente utilizada no estudo de ligação entre drogas e proteínas.

Na diálise, dois compartimentos contendo solventes são separados por uma membrana semipermeável, por exemplo, uma membrana cujos poros permitem passagem livre das pequenas moléculas do ligante mas não permitem a passagem das grandes moléculas do substrato. Em um compartimento (No 1) esse substrato não-difusível é colocado, e no outro (No 2) o ligante difusível é colocado. É permitido então que o sistema entre em equilíbrio.

No equilíbrio, a concentração de ligante livre $[L]$ é igual nos dois compartimentos. As soluções nos dois compartimentos têm suas concentrações totais de ligantes analisadas.

Com as designações de números de compartimento acima, podemos escrever

$$(L_t)_1 = [L]_1 + [L \text{ ligado}]_1$$

$$(L_t)_2 = [L]_2$$

e a condição de equilíbrio é $[L]_1 = [L]_2$. Portanto, $\bar{i}$ pode ser calculado para o compartimento No 1 utilizando-se a Equação 14, porque S_t, a proteína total ou a concentração de macromolécula, é conhecida. O experimento é repetido com diferentes concentrações de ligante para se obter $\bar{i}$ como uma função de $[L]$. Os dados são então analisados nos termos da equação modelo.[25]

Fatores que Afetam a Estabilidade do Complexo

Esse é tema tão grande e tão pouco compreendido que qualquer relação pode ser precipitada. Muito das discussões anteriores sobre ligação e forças intermoleculares é pertinente aqui.

Considere um efeito geral que funciona em todos os sistemas tendo equilíbrios múltiplos. No exemplo mais simples existe um substrato, S, com n sítios de ligação independentes idênticos, que podem formar complexos $SL, SL_2, SL_3, \ldots, SL_n$, com constantes de ligação correspondentes $K_{11}, K_{12}, K_{13}, \ldots, K_{1n}$. Mesmo que os sítios de ligação sejam idênticos, será descoberto que $K_{11} > K_{12} > K_{13}, \ldots, > K_{1n}$. Esse é um resultado de um *efeito estatístico*. A origem do efeito estatístico pode ser demonstrada prontamente para o caso de $n = 2$. A formação do complexo 1:1 é favorecida em relação à formação do complexo 1:2 pelo fator de 2, porque existem dois sítios disponíveis para ligação do reagente S, enquanto existe apenas um sítio disponível no reagente SL. Além disso, a dissociação de SL_2 é favorecida pela dissociação de SL por um fator de 2, porque SL_2 tem o dobro de ligantes para resgatar. A combinação desses fatores estatísticos leva ao resultado $K_{11} = 4K_{12}$, apenas como uma conseqüência do efeito estatístico. Esse argumento foi generalizado por Jones.[27]

Considerando a estabilidade do complexo de coordenação de íon metálico, quando são formados complexos sucessivos, dois fatores adicionais podem funcionar além do efeito estatístico.

Um desses é o *efeito estérico,* que é resultado da natureza volumosa do ligante (relativa à água que ele substitui). Como sucessivos ligantes são adicionados ao íon metálico, os grupamentos desses ligantes inibem a adição no ligante seguinte, resultando numa diminuição do valor das constantes de ligação.

Um segundo fator é o *efeito eletrostático*, que desempenha uma função quando o cátion central complexa-se com um ligante aniônico. Então, como os sucessivos ligantes vão-se aproximando do íon central, esses experimentam diferentes campos eletrostáticos, porque a carga do íon central muda com a adição de cada ligante.[26]

O *efeito quelato* foi mencionado anteriormente neste capítulo. A formação de um complexo cíclico sob ligação de um íon metálico a um ligante multidenteado leva a uma maior estabilidade do complexo do que quando o mesmo íon metálico se liga com ligantes unidenteados análogos. A estabilidade do complexo é favorecida especialmente pela formação de anéis com 5 e 6 componentes. Um ligante multidenteado que é também um macrocíclico (tal como éter em coroa) pode formar complexos particularmente fortes. Isso é chamado de *efeito macrocíclico*.[28]

Uma abordagem útil na compreensão da estabilidade de complexos é procurar correlações de estabilidade com outras propriedades do reagente. Por exemplo, a *ordem de Irving-Williams* de estabilidade de complexos de cátions divalentes com um ligante comum,

$$Mn^{2+} < Fe^{2+} < Co^{2+} < Ni^{2+} < Cu^{2+} < Zn^{2+}$$

pode ser correlacionada com os potenciais de ionização (correspondentes ao último elétron perdido) dos íons. De forma semelhante, para complexos de um íon metálico comum, com uma série de ligantes de basicidade de Brønsted moderada estruturalmente relacionados, as estabilidades dos complexos (representadas como logaritmos das constantes de ligação) estão quase sempre linearmente correlacionadas com os valores pK_a das bases.[29] Bases são classes estruturais diferentes (p. ex., aminas primariamente alifáticas ou piridinas substituídas) que normalmente dão origem a diferentes ramos, mostrando que a basicidade não é a única característica controladora. O conceito anteriormente descrito de ácido-base forte e fraco fornece visões adicionais aos efeitos que propriedades como polarizabilidade, eletronegatividade, potencial de ionização, afinidade eletrônica e basicidade podem ter em afetar a estabilidade do complexo.

Em complexos moleculares, é útil começar com a Equação 2 em que ΔG_{net} corresponde a ΔG^0_{11} na Equação 6. O valor de ΔG_{net} é determinado pelos três termos ΔG_{MM}, ΔG_{MS} e ΔG_{SS}. Se um desses termos predominar amplamente sobre os outros, então correlações bastante simples podem ser esperadas entre ΔG^0_{11} e uma propriedade molecular relacionada ao termo dominante. Se, no entanto, dois ou três termos contribuem significativamente para ΔG_{net}, eles podem combinar-se em vias complicadas, talvez até se opondo um ao outro, e relações tão claras podem não ser observadas. Quase sempre os experimentos mais frutíferos são aqueles em que um reagente é mantido como uma característica constante, e mudanças na estrutura do outro reagente são feitas.

O Quadro 14.5 fornece alguns guias teóricos. Se as interações entre duas moléculas do soluto do tipo dipolo ou do tipo dipolo induzido são importantes, elas devem antecipar correlações com o momento dipolo do reagente ou polarizabilidade. Em formação de complexo do tipo transferência de carga elétrica, deve-se esperar que efeitos substituintes que aumentam a densidade eletrônica no doador ou a diminuem no receptor (Estruturas **5**, **6** e **7** são exemplos desse último tipo) aumentem a estabilidade do complexo. Tais efeitos foram observados.[30,31]

Se a interação hidrofóbica realiza uma importante contribuição à estabilidade do complexo, a incorporação de um solvente orgânico irá reduzir a estabilidade. De acordo com a teoria cavitária do efeito hidrofóbico, a estabilidade do complexo está relacionada à mudança na área de superfície sob a formação de complexo. Então, pode-se antecipar que, para tais sistemas, a estabilidade do complexo é relacionada ao tamanho dos reagentes. Uma dependência semelhante tem sido observada, mas ela é complicada pela presença de efeitos adicionais.[32] Outra previsão do modelo cavitário é que, para um dado complexo, a estabilidade deve ser determinada primeiramente pela tensão de superfície do solvente, e existem alguns suportes experimentais para essa previsão.[17,21,33]

COMPLEXOS EM FARMÁCIA

APLICAÇÃO EM ADMINISTRAÇÃO DE DROGAS — Algumas das propriedades de uma droga são tão pertinentes à forma farmacêutica e à administração da droga que é razoável identificá-las como propriedades farmacêuticas ou biofarmacêuticas. A formação de complexos deve afetar essas propriedades, algumas vezes beneficiando e outras vezes adversamente. Muitas dessas propriedades, com exemplos correspondentes de complexos de drogas, estão apresentadas no Quadro 14.9.[34]

Uma forma farmacêutica deve ser preparada com os componentes *S* separados (o substrato ou a droga) e *L* (o ligante ou o agente complexante) ou com o complexo sólido pré-formado.

Numa forma farmacêutica de solução, o método de preparação não faz diferença, porque o equilíbrio de formação de complexo imediatamente estabelece a composição de equilíbrio. Deve ser lembrado que a fração da droga na forma complexada é dada pela Equação 11, de modo que a concentração de ligante livre é uma variável crítica e o excesso de ligante deve ser adicionado no sentido de "alcançar o equilíbrio" em favor da forma ligada (complexada).

Numa forma farmacêutica sólida pode ser preferível incorporar o complexo sólido do que a mistura física da droga e do agente complexante. Para muitos sistemas, tem sido demonstrado que o complexo fornece dissolução mais rápida e maior biodisponibilidade do que a mistura física. As características do processo (estado físico, estabilidade, fluidez etc.) do complexo também devem ser melhores do que aquelas encontradas na droga livre.

Nem toda formação de complexo é intencional e desejada, e algumas formas farmacêuticas *incompatíveis* podem ser resultado de reações de formação de complexo não-desejadas. Por exemplo, alguns poliéteres amplamente utilizados (Tweens, Carbowaxes e PEGs) podem formar precipitados com doadores de ligações-H tais como fenóis e ácidos carboxílicos.

Uma substância amplamente utilizada na forma líquida como um complexador de íons metálicos é o EDTA (ácido etilenodiaminotetraacético). O objetivo dessa aplicação de formação de complexo é aumentar a estabilidade da droga inibindo reações (usualmente oxidações) que são catalisadas por íons metálicos, sendo a forma complexada do íon metálico cataliticamente inativa. Ácido cítrico (na forma de ânion citrato) é também usado com esse propósito.[35]

Tem sido demonstrado que as ciclodextrinas possuem efeitos em todas as propriedades listadas no Quadro 14.9, e muitas aplicações farmacêuticas foram propostas.[19,20,36,37]

Quadro 14.9 Propriedades Farmacêuticas Afetadas pela Formação de Complexo

PROPRIEDADE	EXEMPLO[a,b]
Estado físico	Nitroglicerina-ciclodextrina
Volatilidade	Iodo-PVP
Estabilidade de estado sólido	Vitamina A-ciclodextrina
Estabilidade química	Benzocaína-cafeína
Solubilidade	Aspirina-cafeína
Taxa de dissolução	Fenobarbital-ciclodextrina
Coeficiente de partição	Ácido benzóico-cafeína
Permeabilidade	Prednisona-dialquilamidas
Taxa de absorção	Salicilamida-cafeína
Biodisponibilidade	Digoxina-ciclodextrina
Atividade biológica	Indometacina-ciclodextrina

[a]Arrolado em ordem de agente de formação de complexo com a droga.
[b]Citações da literatura original serão encontradas na Ref. 34.

COMPLEXOS EM ANÁLISES FARMACÊUTICAS — A formação de um complexo de coordenação de íon metálico fornece as bases para muitos métodos analíticos para a determinação de metais. A titulação de íons metálicos divalentes e trivalentes com solução de EDTA é um procedimento padrão chamado de titulação complexométrica ou quelatométrica.[38] A curva de titulação teórica é calculada prontamente, e pode-se demonstrar que o ponto de equivalência "rompido" muito grande é resultado da estequiometria 1:1 entre o íon metálico e o tetraânion multidenteado EDTA. O ponto de equivalência pode ser detectado visualmente com indicadores metalocromáticos ou, potenciometricamente, com eletrodos de membrana íon-seletivos.

Concentrações muito baixas de íons metálicos podem ser determinadas espectometricamente pela formação de complexo com um ligante que produza uma mudança espectral. Se o complexo absorve na região visível do espectro, isso é chamado de análise colorimétrica. Milhares de tais métodos foram desenvolvidos.[39] Dois exemplos são a determinação de Fe(III) pela formação de complexo com 1,10-fenantrolina (veja o Quadro 14.1), e Hg(II) pela formação de complexo com ditizona (difeniltiocarbazona), $S{=}C(NHNHC_6H_5)_2$. A análise gravimétrica de íons metálicos pode ser efetuada através da precipitação desses em complexos de coordenação insolúveis. Por exemplo, Ni(II) forma um complexo bi(dimetilglioxima) planar quadrado insolúvel, e muitos íons metálicos originam complexos insolúveis com 8-hidroxiquinolona (veja o Quadro 14.1 para a estrutura desses ligantes).

Em alguns casos a situação analítica pode ser revertida para fazer o íon metálico servir como reagente analítico e o ligante orgânico como a amostra. O método de *hidroxamato férrico* para detecção e determinação de derivados de ácido carboxílico é um bom exemplo, em que um derivado de ácido carboxílico tal como um éster, amida ou anidrido reage com hidroxilamina para formar o ácido hidroxâmico correspondente.

$$R{-}C({=}O){-}X + NH_2OH \longrightarrow R{-}C({=}O){-}NHOH + HX$$

Um excesso de Fe(III) é adicionado, e isso forma um complexo de coordenação vermelho-violeta com o ácido hidroxâmico. A concentração do complexo é determinada espectrometricamente.

Análises colorimétricas também podem ser baseadas na formação de complexos moleculares. Lembre-se de que a formação de complexo de transferência de carga é quase sempre acompanhada pelo desenvolvimento de uma intensa banda de absorção de transferência de carga, e isso pode ser determinado espectrometricamente pela formação de complexo com tetracianoetileno (Estrutura **5**).

Muitas reações de formação de complexos são usadas em conjunto com, ou como base para, uma separação, tanto pela extração líquido-líquido como pela cromatografia. Um método clássico para aminas, o *método ácido-corante*, é baseado na formação de complexos entre uma amina e uma molécula corada. O complexo é extraído de uma fase aquosa em que está formado num solvente orgânico, onde a concentração do corante é medida espectrometricamente.

O sucesso do método é baseado na condição de que apenas uma forma complexada do corante pode ser extraída, então cada molécula de amina resulta na formação de complexo de uma molécula de corante, e este é extraído de uma fase orgânica, em que a sua concentração é uma medida indireta da quantidade de amina. No sentido de assegurar a não-extração do excesso de corante (não-complexado), um corante é usado como um ácido fraco neutro, e o pH aquoso é controlado em um nível acima do pK_a do corante, convertendo-o então para a sua forma aniônica.[40] O princípio pode ser revertido para determinar compostos ácidos com corantes básicos.[41] De maneira semelhante, íons metálicos podem ser extraídos de solventes orgânicos na formação de complexo com ligantes hidrofóbicos.

Separações cromatográficas podem fazer uso desse mesmo princípio, notadamente com uma técnica chamada de *cromatografia de par iônico*. Numa aplicação de grande importância farmacêutica, uma amostra de amina em sua forma catiônica é complexada com um ânion hidrofóbico (p. ex., sulfonato de alquila, RSO_3^-), e a fase reversa da cromatografia líquida é realizada. A fase móvel é polar (quase sempre aquosa), e a fase estacionária é apolar (p. ex., um empacotamento C-18-ligado). Embora a amina protonada tenha baixa afinidade com a fase estacionária apolar, seu complexo (chamado de *par iônico*) formado com o ligante hidrofóbico mascara sua natureza polar, e o par iônico pode dividir-se entre as duas fases cromatográficas.

Várias outras formas de cromatografia aproveitam-se da formação de complexos entre uma amostra de soluto numa entidade molecular na fase estacionária para gerar cromatografia seletiva de comportamento de retenção. Veja o Cap. 33.

Na *cromatografia hidrofóbica* a interação hidrofóbica fornece a força motriz para a associação.

A *cromatografia de afinidade* é baseada nas interações bastante específicas entre o soluto migrante e o ligante que está quimicamente ligado à fase estacionária. Por exemplo, uma enzima pode ser isolada por afinidade cromatográfica numa coluna preparada com um inibidor dessa enzima. A formação do complexo inibidor-enzima na coluna remove a enzima de uma amostra mista. De maneira semelhante, as interações extremamente específicas antígeno-anticorpo podem ser utilizadas para isolar anticorpos.

Outro tipo de cromatografia baseada em formação de complexos é a *cromatografia quiral*, usada para separar isômeros ópticos, baseada nas interações entre os isômeros e a fase estacionária que possui os sítios de ligação quirálicos. Por exemplo, fases estacionárias foram preparadas com ciclodextrinas ligadas de forma covalente, que são capazes de separações quirálicas efetivas.

LIGAÇÃO PROTEICA DE DROGAS — Drogas distribuídas sistematicamente estão disponíveis nos tecidos e órgãos do corpo através do sangue, que é uma complicada mistura de substâncias, algumas das quais são capazes de formar complexos com drogas. Como é amplamente aceito que a resposta farmacológica a uma droga é determinada pela concentração da droga "livre" (p. ex., não-ligada, não-complexada) em vez de pela concentração total da droga, a ligação da droga aos constituintes do sangue tem implicações práticas importantes.

De todos os constituintes do sangue que podem fazer parte da formação de complexos, a mais importante e mais estudada é a proteína albumina sérica (HSA para albumina sérica humana, BSA para albumina estreitamente relacionada à albumina sérica bovina). A concentração HSA normal no sangue é bastante alta, estando entre 3,5 a 4,5g/100mL, e a concentração pode variar com a idade, o exercício, o estresse e a doença.[42] É uma proteína muito solúvel, muito estável, e é formada de 585 radicais de aminoácidos, tendo um peso molecular calculado de 66.439 e uma carga líquida de −15 unidades em pH 7. A seqüência de aminoácidos é conhecida.[43]

A albumina sérica é um notável agente de formação de complexo indiscriminado, tendo afinidade significativa por vários compostos, incluindo drogas. A molécula parece ser apreciavelmente flexível e capaz de adaptar sua forma para que a forma molecular do ligante possa ligar-se a ela. Existem múltiplos sítios de ligação, mas o número de sítios acessíveis parece depender do ligante em particular. Além disso, nem todos os sítios são equivalentes.[42] A força impulsionadora para a formação de complexo é a interação hidrofóbica, e compostos hidrofóbicos, como ácidos graxos de cadeia longa (na verdade como seus ânions em pH fisiológico) ligam-se avidamente à HSA. Constantes típicas de ligação a sítios são 10^4 a 10^8 M^{-1}. Certos íons metálicos também podem ligar-se à HSA, e o complexo com Cu(II) é particularmente estável.

Obviamente, como os sítios de ligação de HSA não são idênticos, o modelo de ligação simples exemplificado pela Equação 13 não é aplicável precisamente, mas essa equação amiúde forma a base das discussões dos equilíbrios de ligação. Desde que essa supersimplificação seja reconhecida, alguns conceitos úteis podem ser adquiridos. O simbolismo é reformulado como segue: seja P = proteína, P_t = concentração proteica total, D = droga (ligante), D_t = concentração total da droga e $[D]$

= concentração da droga livre (não-ligada). Então $\bar{i} = (D_t - [D])/P_t$ é o número médio de moléculas de droga ligadas por molécula de proteína na concentração de droga livre $[D]$. A Equação 13 é agora escrita

$$\bar{i} = \frac{nk[D]}{1 + k[D]} \quad (26)$$

No contexto de ligação droga-proteína, os pesquisadores quase sempre fazem uso de conceitos *fração de droga ligada* (f_b) e *fração de droga não-ligada* (f_u). Obviamente, $f_b + f_u = 1$. Pode-se escrever as definições $f_u = [D]/D_t$ e $f_u = (D_t - [D])/D_t$. A combinação algébrica dessas expressões leva a

$$f_b = \frac{nkP_t}{1 + k[D] + nkP_t} \quad (27)$$

e

$$f_u = \frac{1 + k[D]}{1 + k[D] + nkP_t} \quad (28)$$

As Equações 27 e 28 mostram que f_b e f_u dependem da concentração tanto da proteína quanto da droga. Claramente, no entanto, quando $k[D] << 1$ (isto é, em concentrações muito baixas de droga livre), f_b e f_u se tornam essencialmente independentes da concentração da droga, mas essa condição não deve permanecer sempre numa situação terapêutica. Além disso, como f_b aumenta proporcionalmente ao aumento de P_t, mudanças na concentração proteica sérica como resultado de estados fisiológicos ou patológicos podem provocar alterações significativas nos níveis de droga livre. Outra implicação é a de que para uma droga fortemente ligada (k alto) os sítios de ligação proteicos podem tornar-se saturados de drogas, de modo que em doses mais altas uma grande fração de droga está na forma livre.

Existem várias conseqüências farmacológicas e farmacocinéticas de ligação droga-proteína.[44] Além da ligação a proteínas no sangue, as drogas também podem ligar-se a constituintes dos tecidos nos órgãos perfundidos pelo suprimento sanguíneo. Se a capacidade de ligação do sangue (que deve ser medida aproximadamente pelo produto nk) for maior que a dos tecidos, a droga tenderá a ser retida no sangue, enquanto a retenção tecidual poderá ocorrer na situação oposta. Assim, a distribuição da droga pode ser afetada por suas características de ligação.

A depuração da droga também pode ser afetada. Se a razão de extração de um tecido for alta, a depuração é primeiramente medida pelo fluxo sanguíneo. Se a extração tecidual for baixa, a depuração depende da ligação, e apenas a droga livre será depurada.[44]

Os parâmetros farmacocinéticos, o volume de distribuição e a constante de taxa de eliminação deverão ser dose-dependentes se a proteína pode ser saturada pela droga. Uma alta dose de ataque deve ser apropriada em tal caso de saturação da proteína, seguida pelas baixas doses de manutenção. É geralmente prudente realizar estudos experimentais (p. ex., pela diálise) que permitam que a concentração de droga livre, assim como a concentração de droga total, sejam determinadas. Tais estudos podem detectar dependências não-lineares de $[D]$ em D_t (p. ex., a não-constância de f_b e f_u) e podem, portanto, ser úteis no desenvolvimento de sistemas de dosagem para otimizar a resposta terapêutica e minimizar os efeitos colaterais indesejáveis.

COMPLEXOS NA TERAPÊUTICA — Complexos ocorrem amplamente nos sistemas biológicos, de modo que a aplicação dos processos de formação de complexos na terapia é uma abordagem razoável para o projeto da droga. Entre as manifestações biológicas mais óbvias e importantes da formação de complexo estão muitos complexos de coordenação de íons metálicos, cujo estudo neste contexto constitui uma grande parte da química bioinorgânica. Exemplos desses complexos, com metais envolvidos, são hemoglobina (ferro), citocromo (ferro), carboxipeptidase A (zinco), anidrase carbônica (zinco), superóxido dismutase (zinco e cobre), vitamina B_{12} (cobalto), clorofila (magnésio) e urease (níquel). A formação de complexo molecular nos sistemas biológicos também ocorre, como notado anteriormente no pareamento de bases de DNA e nas interações de empilhamento. A dobra das proteínas é uma conseqüência das interações intramoleculares não-covalentes. Interações de transferência de carga elétrica podem desempenhar um papel em processos fisiológicos, e alguns processos de transporte de membrana podem envolver o fenômeno de inclusão.

Acredita-se que numerosos agentes antimicrobianos e antineoplásicos exercem sua ação através da formação de complexos com pares de bases de DNA. Essas moléculas são grandes compostos aromáticos planares, e podem ser inseridas entre a estrutura de pares de bases na dupla hélice do DNA. Esse tipo de interação molecular inserida é chamada de *intercalação*. Drogas de intercalação incluem o etídio, a quinacrina, a proflavina, a daunorrubicina, a adriamicina (doxorrubicina) e a actinomicina D.[45]

A estrutura do *cis*-diclorodiaminaplatino (II) (cisplatina, Estrutura **9**) é incomum para uma droga.

Cl
H_3N—Pt—Cl
NH_3
9

Essa droga antineoplásica é um complexo planar quadrado de Pt(II). Sua atividade biológica provavelmente surge de sua geometria *cis*.

Muitos efeitos tóxicos de excessivas concentrações de íons metálicos podem ser tratados com agentes que formam fortes complexos de coordenação, via quelação, ajudando assim na excreção do metal. Entre os metais cujas intoxicações podem ser tratadas por *quelação* estão o ferro, o chumbo, o cobre, o cobalto, o níquel, o mercúrio e o zinco. Os agentes quelantes padrões para esse objetivo são o sal dissódico monocálcio de EDTA, o dimercaprol (BAL, Estrutura **10**), a e D-penicilamina (Estrutura **11**).

CH_2—CH—CH_2OH (SH, SH) **10**

$(CH_3)_2C$—CHCOOH (SH, NH_2) **11**

O envenenamento por ferro é tratado com o seu quelante, a deferoxamina, Estrutura **12**.

$H_2N(CH_2)_5N$—C$(CH_2)_2$CNH$(CH_2)_5$N—C$(CH_2)_2$CNH$(CH_2)_5$N—CCH_3 (HO, O, O, HO, O, O, HO, O)
12

REFERÊNCIAS

1. Basolo F, Pearson RG. *Mechanisms of Inorganic Reactions*, 2nd ed. New York: Wiley, 1967, Chap 1.
2. *Ibid*, p 141.
3. *Ibid*, p 375.
4. Cotton FA, Wilkinson G. *Advanced Inorganic Chemistry*, 4th ed. New York: Wiley-Interscience, 1980, p 619.
5. Basolo, Pearson, *Mechanisms of Inorganic Reactions*, p 60.
6. Pauling L. *The Nature of the Chemical Bond*, 3rd ed. Ithaca, NY: Cornell University Press, 1960, Chap 5.
7. Jones MM. *Elementary Coordination Chemistry*. Englewood Cliffs, NJ: Prentice-Hall, 1964, p 133.
8. *Ibid*, p 144.
9. Hanzlik RP. *Inorganic Aspects of Biological and Organic Chemistry*. New York: Academic Press, 1976, p 97.
10. Basolo, Pearson, *Mechanisms of Inorganic Reactions*, p 104.
11. Pearson RG. *J Chem Educ* 1987; 64: 561.
12. Israelachvili JN. *Intermolecular and Surface Forces*. New York: Academic Press, 1985, Chap 2.
13. *Ibid*, p 98.
14. Mulliken RS, Person WB. *Molecular Complexes*. New York: Wiley-Interscience, 1969, Chap 1.
15. Tanford C. *The Hydrophobic Effect*, 2nd ed. New York: Wiley-

Interscience, 1980.
16. Jencks WP. *Catalysis in Chemistry and Enzymology.* New York: McGraw-Hill, 1969, p 417.
17. Connors KA, Mulski MJ, Paulson A. *J Org Chem* 1992; 57: 1794.
18. Watson JD. *Molecular Biology of the Gene*, 2nd ed. New York: WA Benjamin, 1970, p 132.
19. Szejtli J. *Cyclodextrins and Their Inclusion Complexes.* Budapest: Akademiai Kiado, 1982.
20. Duchene D, ed. *Cyclodextrins and Their Industrial Uses.* Paris: Editions de Santé, 1987.
21. Connors KA. *Chem Rev* 1997; 97: 1325.
22. Hagan M. *Clathrate Inclusion Compounds.* New York: Reinhold, 1962.
23. Tsoucaris G. In: Duchene D, ed. *Cyclodextrins and Their Industrial Uses.* Paris: Editions de Santé, 1981, Chap 1.
24. Connors KA. *Binding Constants: The Measurement of Molecular Complex Stability.* New York: Wiley-Interscience, 1987.
25. *Ibid,* Chap 2.
26. Hartley FR, Burgess C, Alcock RM. *Solution Equilibria.* Chichester: Ellis Horwood/Halsted Press, 1980.
27. Jones, *Elementary Coordination Chemistry,* p 333.
28. Cotton, Wilkinson, *Advanced Inorganic Chemistry*, p 73.
29. Hanzlik, *Inorganic Aspects of Biological and Organic Chemistry,* p 118.
30. Andrews LJ, Keefer RM. *Molecular Complexes in Organic Chemistry.* San Francisco: Holden-Day, 1964, Chap 4.
31. Gur'yanova EN, Gol'dshtein IP, Romm IP. *Donor-Acceptor Bond.* New York: Wiley, 1975, Chap 5.
32. Cohen JL, Connors KA. *J Pharm Sci* 1970; 59: 1271.
33. Connors KA, Sun S. *J Am Chem Soc* 1971; 93: 7239.
34. Connors KA. *Pharm Mfg* 1985; 2(9): 23.
35. Connors KA, Amidon GL, Stella VJ. *Chemical Stability of Pharmaceuticals*, 2nd ed. New York: Wiley-Interscience, 1987, p 100.
36. Pitha J, Szente L, Szejtli J. In: Bruck SD, ed. *Controlled Drug Delivery*, Vol I. Boca Raton, FL: CRC Press, 1983, Chap 5.
37. Duchene D, Vaution C, Glomot F. *Drug Develop Ind Pharm* 1986; 12: 2193.
38. Connors KA. *A Textbook of Pharmaceutical Analysis*, 3rd ed. New York: Wiley-Interscience, 1982, Chap 4.
39. Sandell EB. *Colorimetric Determination of Traces of Metals*, 3rd ed. New York: Interscience, 1959.
40. Higuchi T, Bodin JI. In: Higuchi T, Brochmann-Hansen E, eds. *Pharmaceutical Analysis.* New York: Interscience, 1961.
41. Pesez M, Bartos J. *Colorimetric and Fluorometric Analysis of Organic Compounds and Drugs.* New York: Dekker, 1974, 139.
42. Bridges JW, Wilson AGE. *Prog Drug Metab* 1978; 1: 193.
43. Peters T Jr. *Adv Protein Chem* 1985; 37: 161.
44. Tillement J-P, *et al. Adv Drug Res* 1984; 13: 59.
45. Wilson WD, Jones RL. *Adv Pharmacol Chemother* 1981; 18: 177.

CAPÍTULO **15**

Termodinâmica

Timothy S. Wiedmann, PhD
Assistant Professor
College of Pharmacy
University of Minnesota
Minneapolis, MN 55455

A termodinâmica fundamenta-se em três leis básicas, que levaram 500 anos para se estabelecer. Embora a mecânica quântica tenha definido os limites de seu espectro, os conceitos estabelecidos neste capítulo permaneceram inalterados por mais de um século. Por conseguinte, o leitor é encorajado a apreciar não somente os muitos anos de esforço despendidos na definição das leis da termodinâmica, como também o provável fato de que o conteúdo será relevante durante uma vida inteira de aplicações.

A abordagem envolverá o desenvolvimento dos conceitos dentro da estrutura de exemplos muito específicos, desde que o grande valor da termodinâmica repousa em sua aplicabilidade geral. Os exemplos simples serão utilizados para introduzir os conceitos que constituem a base de uma descrição termodinâmica.

Um *sistema* é aquela parte do universo sob consideração e, como tal, é separado da *circunvizinhança* ou, de maneira equivalente, do restante do universo. O foco da análise será centralizado sobre como as propriedades de um sistema são alteradas através de uma interação com a circunvizinhança. A interação se dá no limite que separa o sistema da circunvizinhança.

Quando um número suficiente de propriedades do sistema possui valores fixos e específicos, então o sistema está em equilíbrio. Determinados sistemas em equilíbrio apresentam uma equação simples, a qual fornece uma relação entre os valores das propriedades. Por exemplo, um sistema que constitui um gás ideal tem as propriedades de pressão, P, volume, V, número de moles, n, e a temperatura (K), T, relacionadas por

$$PV = nRT \tag{1}$$

em que R é a constante da lei dos gases. Essa relação é referida como uma *equação de estado*, porque ela especifica a relação entre as propriedades de um sistema em um estado definido. Além disso, quando o sistema está em equilíbrio, apenas três desses valores acima para as propriedades precisam ser especificados, pois o quarto pode ser deduzido a partir da equação de estado.

A PRIMEIRA LEI

A primeira lei da termodinâmica é uma afirmação do princípio de conservação da energia; isto é, a energia não pode ser criada, nem destruída. É matematicamente escrita da seguinte forma

$$dE = \delta q - \delta W \tag{2}$$

em que dE é a alteração diferencial na energia interna, δq é a alteração diferencial no calor absorvido e δW é a alteração diferencial no trabalho despendido.

A alteração na energia interna de um sistema que vai do estado A para o estado B é fornecida por

$$\Delta E = \int_A^B dE \tag{3}$$

A partir dessa equação, observa-se que a energia interna é uma função do estado, pois d representa uma diferencial exata.

A implicação é que a alteração na energia interna depende apenas dos estados inicial e final, não dependendo de como foi conseguida a alteração no estado. Como a alteração na energia não depende da trajetória, não existe alteração final na energia de qualquer sistema que sofra uma alteração cíclica. A expressão é

$$\oint dE = 0 \tag{4}$$

Esse fato é útil quando se considera um sistema que sofre uma alteração cíclica, conforme será encontrado com a discussão de uma máquina de calor. Finalmente, a equação fornece apenas uma relação para a alteração na energia interna e não fornece um valor absoluto da energia interna do sistema em determinado estado.

Na primeira lei, a alteração na energia interna está relacionada ao fluxo de calor e ao trabalho realizado. Os conceitos de trabalho e calor serão agora definidos de forma exata, fornecendo assim a estrutura para o uso da primeira lei, bem como para as outras leis. Ao contrário da energia interna, a alteração diferencial no calor e trabalho são diferenciais inexatas. Isso significa que nem o calor nem o trabalho são funções de estado do sistema; dessa maneira, a integral da diferencial depende do trajeto empreendido. Para elaborar esse ponto, considere a alteração ao sair do estado A para o estado B. O calor e o trabalho são dados como

$$q = \int_A^B \delta q \quad \text{e} \quad W = \int_A^B \delta W \tag{5}$$

o que dependerá de qual trajetória foi empreendida ao ir do estado A para o estado B. O trabalho e o calor podem ser determinados apenas quando mais informações são fornecidas em relação a como a alteração no estado do sistema foi alcançada.

TRABALHO — O conceito de *trabalho* em termodinâmica pode ser expresso como um produto de um *fator de intensidade* e um *fator de capacidade*; por exemplo, o trabalho mecânico é fornecido como

$$\delta W = Fdl \tag{6}$$

em que a quantidade diferencial do trabalho realizado, δW, é o produto da força, F (fator de intensidade) e uma distância diferencial, dl (fator de capacidade). Outros tipos de trabalho incluem o *gravitacional* (massa e potencial gravitacionais), *elétrico* (diferença de potencial e a quantidade de eletricidade ou carga), *aumento de superfície* (tensão superficial e área) e, mais importante para os nossos propósitos, a *expansão de volume* ou trabalho *PV* (pressão e volume).

Algumas peculiaridades do trabalho são que ele aparece apenas no limite e, dessa maneira, pode ser creditado como fluindo para dentro ou para fora do sistema. O trabalho pode ser gerado apenas através de uma alteração no estado do sistema, sendo ele uma quantidade algébrica que pode ser positiva ou negativa. A convenção escolhida é que, se o sistema trabalha sobre a circunvizinhança, o trabalho é uma quantidade positiva; ao contrário, quando a circunvizinhança atua sobre o sistema, o trabalho é uma quantidade negativa.

Conforme aludido acima, o trabalho *PV* é fornecido por

$$\delta W = PdV \tag{7}$$

Sob a condição de que o sistema é mantido sob uma pressão externa constante, P_{ext}, a pressão pode ser deduzida sob a integral

$$\delta W = P_{ext} \int dV \tag{8}$$

com a expressão integrada sendo

$$W = P_{ext}(V_f - V_i) \tag{9}$$

em que V_f e V_i são os volumes final e inicial do sistema. Portanto, fica evidente que, se o sistema se expande ($V_f > V_i$) contra uma pressão externa constante, o sistema age sobre a circunvizinhança, e $W > 0$. Ao lidar com o trabalho *PV*, é feita uma diferenciação em relação à natureza do limite. O limite pode ser rígido e não permitir o trabalho *PV* ou pode ser móvel, possibilitando assim alterações no volume do sistema. Quando não há fluxo de calor para dentro ou para fora do sistema, $\delta q = 0$, a alteração na energia interna pode ser calculada a partir do trabalho.

$$\int dE = -W \tag{10}$$

ou

$$\Delta E = -P_{ext}(V_f - V_i) \tag{11}$$

o que indica que, com a expansão de um sistema contra uma pressão constante e sem fluxo de calor, há uma diminuição na energia interna do sistema. Essa convenção concorda com a intuição: o trabalho é feito pelo sistema à custa de sua energia interna.

CALOR — A outra quantidade que aparece na primeira lei é o *calor*. Ele compartilha muitas propriedades com o trabalho. De maneira específica, ele, também, aparece apenas no limite e apenas com uma alteração no estado do sistema. Por definição, o fluxo de calor para dentro do sistema, que é considerado uma quantidade positiva, resulta em um aumento na energia interna do sistema. Para um sistema em que não há trabalho executado, $\delta W = 0$, a alteração na energia interna é fornecida por

$$\int dE = \int \delta q \tag{12}$$

$$\Delta E = q \tag{13}$$

Dessa maneira, *q* é freqüentemente referido como uma transferência da energia térmica.

Os limites são classificados como *diatermais*, possibilitando assim a livre troca de calor, ou, de forma contrária, *adiabáticos*, em que não se permite nenhum fluxo de calor. Como exemplo, considere a alteração na energia interna para um sistema em que apenas é possível o trabalho *PV*. A primeira lei é escrita

$$\int dE = \int \delta q - \int PdV \tag{14}$$

em que $\int PdV$ substitui o termo de trabalho.

Posteriormente, estipulando-se que o limite é rígido, ou $dV = 0$, a alteração na energia interna é igual ao fluxo de calor, ou, de maneira equivalente,

$$\Delta E = q_v \tag{15}$$

em que o subscrito *v* foi acrescentado ao termo do calor para refletir a restrição do volume constante. Assim, o acréscimo de uma quantidade de calor ao sistema aumenta a energia interna.

P — Qual é a alteração na energia interna e calor para um sistema que realiza 1,0 kcal de trabalho sobre a circunvizinhança? Suponha um sistema fechado em que não há troca de matéria através do limite.

R — O limite adiabático impede a transferência do calor, $q = 0$ e $\Delta E = 0 - 1{,}0$ ou $\Delta E = -1{,}0$ kcal.

P — Qual é o trabalho realizado por um sistema que se expande de 2 L para 8 L contra uma pressão externa constante de 2 atm?

R — $W = \int PdV = P_{ext} \int dV = P_{ext}(Vf - Vi) = 2$ atm (8 L – 2 L) = 8 L atm.

É desejável quantificar a alteração na energia térmica para os propósitos de determinação do fluxo calórico associado às reações químicas ou alterações físicas. A pressão seria constante, conforme determinado pela atmosfera. Como as reações são freqüentemente realizadas sob essas condições, é comum definir outro estado de função, a *entalpia*, *H*.

$$H \equiv E + PV \tag{16}$$

A definição é fornecida em relação às propriedades do estado do sistema; contudo, para determinar a alteração no sistema, o diferencial é considerado, resultando em

$$dH = dE + d(PV) \tag{17}$$

A expansão do último termo fornece

$$dH = dE + PdV + VdP \tag{18}$$

mas, como a pressão é constante, $VdP = 0$, a alteração na entalpia torna-se

$$dH = dE + PdV \tag{19}$$

Contudo, a partir da primeira lei, a alteração na energia dos sistemas restrita ao trabalho *PV* é

$$dE = \delta q_p - PdV \tag{20}$$

em que δq_p é o calor absorvido sob pressão constante. A combinação das duas últimas equações revela

$$dH = \delta q_p \tag{21}$$

ou com a integração

$$\Delta H = q_p \tag{22}$$

o que implica que a entalpia não é mais o calor absorvido pelo sistema sob a condição de pressão constante.

A capacidade calórica na pressão constante pode ser definida como

$$C_p \equiv (dq_p/dT) \tag{23}$$

ou, supondo que a capacidade calórica é constante durante o intervalo de ΔT, fornecido como

$$\int dq_p = \int C_p dT \tag{24}$$

e a forma integrada

$$q_p = C_p \Delta T = \Delta H \tag{25}$$

Dessa maneira, conhecendo-se a capacidade calórica, a alteração na entalpia do sistema com uma alteração na temperatura pode ser determinada.

De uma maneira análoga, a capacidade calórica em volume constante pode ser definida como

$$C_v \equiv dq_v/dT$$

com a forma integrada sendo

$$q_v = C_v \Delta T$$

supondo que a capacidade calórica é constante durante o intervalo de ΔT.

Antes de prosseguir para a aplicação desses conceitos a problemas específicos, os dois tipos dos processos envolvidos com uma alteração no estado do sistema exigem elaboração. Um processo é *reversível* se, e somente se, a diferença entre a força direcionadora e a de oposição é infinitesimal; um processo é *irreversível* se as forças não exibem diferença infinitesimal. O ponto importante é que se um sistema é deslocado do equilíbrio por alguma pequena força que tende para zero, o equilíbrio pode ser restaurado pela aplicação de uma força igual na direção oposta. Isto é, a força de restauração aplicada é igual em magnitude, porém está no sentido inverso da força originalmente aplicada. Então, diz-se que o processo é reversível. Qualquer processo que ocorre de uma maneira diferente é irreversível, e o estado original do sistema pode não ser restaurado sem alguma modificação na circunvizinhança. Como as pequenas forças que tendem para zero não podem ser alcançadas de maneira experimental, todos os processos reais são irreversíveis, embora possa se chegar muito próximo de um processo reversível. Apesar disso, a reversibilidade é um conceito importante para estabelecer o valor máximo do trabalho associado a um processo. Se acontece uma transformação específica que produz trabalho, a realização do processo fornece, de maneira reversível, o trabalho máximo que pode ser obtido, enquanto o processo real deve exigir menos trabalho.

P — Suponha que um sistema contendo 1 mole de um gás ideal a 300 K sofre uma compressão isotérmica reversível de 4 para 2 litros. Quais são os valores de ΔE, q, W, ΔH e a pressão final se, a partir da teoria da cinética molecular, sabe-se que a energia interna de um gás ideal é uma função apenas da temperatura?

R — Embora $W = \int PdV$ seja correto, a expressão não pode mais ser integrada de maneira direta, porque a pressão não é constante. Entretanto, a equação do estado para um gás ideal fornece a pressão em relação ao volume, isto é, $P = nRT/V$; dessa forma, após a substituição

$$\int \delta W = \int nRTdV/V$$

e com a integração

$$W = nRT \ln (V_f/V_i)$$

$$= (1 \text{ mol})(0{,}082 \text{ L atm/mol K})(300 \text{ K}) \ln (2/4) = -17{,}1 \text{ L atm}$$

Para todos os processos isotérmicos que envolvem gases ideais, $\Delta E = 0$. Usando esse fato, o fluxo calórico para fora do sistema é

$$\Delta E = 0 = q - W$$

ou

$$q = W = 17{,}1 \text{ L atm}$$

A alteração na entalpia é encontrada a partir da relação

$$\Delta H = \Delta E + \Delta(PV)$$

e, notando que $\Delta(PV) = P_fV_f - P_iV_i = nRT - nRT = 0$, e, a partir da equação acima, $\Delta E = 0$, então, $\Delta H = 0$.

Para a parte final do problema, o cálculo da pressão final pode ser feito, novamente, através do uso da equação de estado

$$P_f = nRT/V = (1 \text{ mol})(0{,}082 \text{ L atm/mol K})(300 \text{ K})/(4) = 6{,}15 \text{ atm}$$

TERMOQUÍMICA — O tema que lida com os efeitos calóricos associados às reações químicas e a determinados processos físicos é conhecido como *termoquímica*. Um aspecto desse tópico já foi introduzido com a definição da capacidade calórica. Lembre-se de que a capacidade calórica relaciona o fluxo do calor à resultante alteração de temperatura no sistema. É instrutivo determinar a relação entre a capacidade calórica em pressão constante e aquela em volume constante, para um gás ideal. A conduta mais direta é considerar a diferença algébrica; isto é,

$$C_p - C_v = (\partial H/\partial T)_p - (\partial E/\partial T)_v \quad (26)$$

e a expansão do primeiro termo, com o uso da definição de entalpia, fornece

$$= [\partial(E + PV)/\partial T]_p - (\partial E/\partial T)_v \quad (27)$$

$$= (\partial E/\partial T)_p + [\partial(PV)/\partial T]_p - (\partial E/\partial T)_v \quad (28)$$

e, como a energia é unicamente uma função da temperatura,

$$(\partial E/\partial T)_p = (\partial E/\partial T)_v = [\partial(PV)/\partial T]_p \quad (29)$$

que pode ser simplificado por notar que $PV = nRT$ e completando o diferencial

$$= \partial(nRT)/\partial T \quad (30)$$

ou

$$C_p - C_v = nR \quad (31)$$

em que as capacidades calóricas molares são fornecidas como C_i/n, assim

$$C_p - C_v = R \quad (32)$$

Embora a capacidade calórica de um gás dependa de se a determinação é realizada em pressão constante ou volume constante, para líquidos e sólidos $C_p \approx C_v$. Isso pode ser deduzido a partir da observação de que a alteração no volume ou na pressão com a temperatura é muito pequena. Dessa maneira, o termo $\partial(PV)/\partial T \approx 0$, o que, quando substituído na equação, fornece $C_p - C_v = 0$.

CALOR DA REAÇÃO — Considere a seguinte reação, que representa uma equação de massa e energia equilibrada,

$$H_2(g, 1 \text{ atm}) + \tfrac{1}{2}O_2(g, 1 \text{ atm}) = H_2O(1)$$

$$\Delta H_{298} = -68.300 \text{ cal}$$

em que ΔH_{298} é definido como o calor da reação. Essa quantidade demonstra a alteração na entalpia da reação acima, conforme escrito na temperatura especificada de 298 K. A implicação é de que, quando um mole de H_2 combina-se com 1/2 mol de O_2 a 298 K, são liberadas 68.300 cal de calor nessa reação exotérmica, e a entalpia do sistema é reduzida pelo mesmo valor. De forma alternativa, uma reação é endotérmica quando o calor é absorvido pelo sistema a partir da circunvizinhança, o que resultaria em um aumento na entalpia do sistema. Como essa é uma equação de energia balanceada, a reação inversa da ruptura da água em seus respectivos componentes de H_2 e O_2 é um processo endotérmico que exige 68.300 cal de calor. A escolha da temperatura de 298 K é arbitrária, embora, por convenção, seja considerada a típica temperatura ambiente de 25°. É importante observar que, em geral, a alteração da entalpia seria diferente se a reação fosse realizada em outra temperatura.

O conceito termodinâmico da alteração da entalpia do sistema pode ser estendido para incluir as reações acopladas. Como a entalpia é uma função do estado, apenas a diferença entre os estados inicial e final é importante na determinação da alteração na entalpia para todo o processo. Essa é apenas a lei de Hess, que afirma que a alteração da entalpia de uma reação é a mesma, quer ela ocorra em uma ou em várias etapas. Por conseguinte, as equações de energia podem ser algebricamente manipuladas da mesma forma que as correspondentes equações de massa balanceadas.

Considere as duas equações a seguir:

$$C(s) + O_2(g) = CO_2(g) \text{ —— } \Delta H = -94.052 \text{ cal}$$

$$CO(g) + \tfrac{1}{2}O_2(g) = CO_2(g) \text{ —— } \Delta H = -67.636 \text{ cal}$$

A partir dessas equações, a alteração da entalpia associada à reação

$$C(s) + O_2(g) = CO(g) + \tfrac{1}{2}O_2$$

pode ser calculada como

$$\Delta H = (-94.052 - (-67.636 \text{ cal}) = -26.416 \text{ cal}$$

CALOR DE FORMAÇÃO — O *estado padrão* de um composto é definido como seu estado normal de agregação em uma temperatura e pressão especificadas. Por exemplo, o estado normal de agregação do hidrogênio é um gás na temperatura especificada de 298 K e na pressão de 1 atm, enquanto o zinco elementar é um sólido sob as mesmas condições. Além disso, a entalpia molar padrão é definida como sendo zero, para cada elemento em seu estado padrão. Assim, a entalpia molar padrão do hidrogênio e do zinco possui o mesmo valor de zero. A liberdade de supor-se o valor da entalpia origina-se do fato de que apenas a alteração na entalpia pode ser determinada. Assim escolhida, a entalpia da formação de qualquer composto, no estado padrão, iguala-se então apenas ao calor da reação para a formação do composto a partir dos reagentes, os quais são os elementos constituintes em seu estado padrão.

Considere a formação da água no estado padrão a partir dos elementos oxigênio e hidrogênio também em seus estados padrões. A entalpia padrão da formação da água pode ser calculada como

$$\Delta H°_f = \overline{H}°_{H_2O(1)} - [\overline{H}°_{H_2(g)} + \overline{H}°_{O_2(g)}] \qquad (33)$$

Nota: O uso da barra serve para indicar que a entalpia se refere especificamente a 1 mol. Como a quantidade nos colchetes já foi definida como sendo zero, a entalpia molar da reação é igual à entalpia molar padrão da formação da água, ou, matematicamente,

$$\Delta H°_f = \overline{H}°_{H_2O(1)} \qquad (34)$$

A importância de estabelecer as entalpias molares padrões fica evidente no fato de que a entalpia associada para qualquer reação que envolve compostos em seus estados padrões pode ser calculada pela seguinte equação, que é exatamente uma extensão da lei de Hess

$$\Delta H° = \Sigma\, \Delta H°_{f,\text{produtos}} - \Sigma\, \Delta H°_{f,\text{reagentes}} \qquad (35)$$

em que $\Delta H°_f$ representa o calor de formação. Assim, o calor de outras reações pode ser determinado a partir de valores numéricos da entalpia das formações encontradas nas tabelas e do esquema de reação apropriado. Por exemplo, a formação de ácido acético pode ser escrita da seguinte maneira

$$CH_4(g) + CO_2(g) = CH_3CO_2H(1)$$

A entalpia de reação pode ser calculada a partir dos valores listados no Quadro 15.1 como

$$\Delta H° = [(-116.400)] - [(-17.889) + (-94.052)]$$

$$\Delta H° = -4{,}459 \text{ cal/mol}$$

CALOR DE REAÇÃO COMO UMA FUNÇÃO DA TEMPERATURA — Nesse ponto, a informação apresentada é útil quando toda reação foi realizada sob as condições padrões de 298 K e pressão de 1 atm; entretanto, muitas reações não o são. Contudo, o calor de reação pode ser calculado em qualquer outra temperatura por dependência de temperatura da capacidade de calor.

Considere o problema do calor de reação para o congelamento da água a −10° (263 K). Devemos notar que uma alteração de fase simples pode ser tratada de uma maneira análoga a uma reação química para os propósitos de cálculo da alteração de entalpia.

A abordagem para o problema é calcular a alteração de entalpia associada à alteração de temperatura do reagente (água) de 0° até −10° e o produto (gelo) a partir de −10° a 0°, e, em seguida, utilizar o valor para a alteração da entalpia no ponto de fusão. O esquema a seguir ilustra a conduta e, também, fornece a visão sobre o conceito da independência do trajeto das funções de estado.

Quadro 15.1 Calor de Formação

COMPOSTO	(cal/mol)
CH_4 (g)	− 17.889
$CO_{2\,(g)}$	− 94.052
H_2O (l)	− 68.315
CH_3CO_2H	− 116.400

$$H_2O(1, -10°) \text{ ----?----}\rightarrow H_2O(s, -10°)$$

$$\Delta H_I \downarrow \qquad \uparrow \Delta H_{III}$$

$$H_2O(1, 0)° \text{ --- } \Delta H_{II} \text{ --}\rightarrow H_2O(s, 0°)$$

Especificamente, a entalpia molar para a reação a −10° é fornecida por

$$\Delta H(-10°) = \Delta H_I + \Delta H_{II} + \Delta H_{III} \qquad (36)$$

com

$$\Delta H_I = \int c_p(H_2O, 1)dT = c_p(1)\Delta T$$

$$\Delta H_I = (8{,}7)(263 - 273) = \underline{-87 \text{ cal/mol}}$$

$$\Delta H_{II} = \underline{-1.436 \text{ cal/mol}} \text{ (encontrado em quadros)}$$

$$\Delta H_{III} = \int c_p(H_2O, s)dT = c_p(s)\Delta T$$

$$\Delta H_{III} = (18)(273 - 263) = \underline{180 \text{ cal/mol}}$$

Dessa maneira, a entalpia para a conversão da água em gelo a −10° é fornecida pelo somatório ou

$$\Delta H(-10°) = -87 - 1.436 + 180 = \underline{-1.343 \text{ cal/mol}}$$

Conforme demonstrado, a direção ao redor do círculo dita os limites de integração (final menos inicial), embora se deva ter cuidado para não os confundir. Supôs-se que a capacidade calórica é independente da temperatura, o que, nesse caso, é razoável para uma alteração pequena de temperatura (10°) como essa. Entretanto, em geral, a capacidade calórica é uma função da temperatura, a qual não apresentará dificuldades graves quando a relação funcional é conhecida. Nesse caso, a dependência de temperatura pode ser substituída na equação e, então, integrada com os limites apropriados. Por exemplo, a capacidade calórica molar de oxigênio durante o intervalo de 300 a 1.500 K foi determinada experimentalmente e é muito aproximada por

$$c_p = 6{,}0954 + 3{,}2533 \times 10^{-3}T - 10{,}171 \times 10^{-7}T^2 \qquad (37)$$

A alteração no calor molar de formação para o oxigênio a partir da temperatura T_1 para T_2 seria fornecida, então, por

$$\int dH = \int (6{,}0954 + 3{,}2533 \times 10^{-3}T - 10{,}171 \times 10^{-7}T^2)dT \qquad (38)$$

$$\Delta H = [6{,}0954(T_2 - T_1) + (½)(3{,}2533 \times 10^{-3})T_2^2 - T_1^2]$$
$$+ (\mu)(-10{,}171 \times 10^{-7})(T_2^3 - T_1^3) \qquad (39)$$

CALOR DA SOLUÇÃO — Quando um composto é dissolvido em um solvente, a resultante alteração de entalpia do sistema é referida como o *calor da solução*. O calor produzido ou absorvido reflete a energia necessária para romper as forças de coesão do sólido e a energia gerada a partir da interação das moléculas de soluto com as moléculas de solvente. Existem duas maneiras de expressar a alteração de entalpia por mol de material dissolvido: os calores integral e diferencial da solução. As duas convenções originam-se da dependência do calor de solução na quantidade de solvente utilizada para dissolver o soluto. Dessa maneira, o *calor integral da solução* descreve a alteração de entalpia quando 1 mol de soluto é dissolvido para fornecer uma concentração especificada, talvez 1 molar da solução, enquanto o *calor diferencial da solução* fornece um valor da alteração de entalpia quando a quantidade de soluto dissolvida é desprezível.

Um meio de compreender a diferença entre essas representações, e também um meio de se lembrar, é o seguinte:

- O calor integral da solução fornece a alteração de entalpia para uma alteração distinta ou integral na concentração da solução.
- O calor diferencial da solução fornece a alteração de entalpia de quase zero ou a alteração diferencial (dC) na concentração.

P — Quando o calor diferencial da solução de duas formas polimórficas de uma substância foi medido na temperatura e na pressão padrões (STP) e a forma A teve um calor maior que a forma B, qual é a mais estável nas condições padrões de temperatura e pressão?

R — Maior quantidade de energia é necessária para dissolver a forma A; portanto, ela deve ser o polimorfo mais estável nas STP.

ENTROPIA E A SEGUNDA LEI

Embora a primeira lei forneça a estrutura para calcular a alteração na energia associada com as reações químicas ou alterações físicas no estado, não existe informação suficiente para possibilitar a predição da probabilidade de ocorrer a alteração. Considere um sistema composto de duas partes que estão em diferentes temperaturas, T_1 e T_2, separadas por uma partição adiabática e impermeável. Quando a separação é retirada, o calor fluirá da parte com uma temperatura mais elevada para a parte em uma temperatura mais baixa. De acordo com a primeira lei, a energia do sistema todo, o somatório das partes um e dois, não se modificou.

De forma intuitiva, sabe-se que a alteração acima ocorrerá independentemente do fato de que a primeira lei não proporciona um método de predizer a ocorrência. Algumas alterações são descritas como *espontâneas*, já que fica óbvio que elas acontecem sem estimulação adicional. Deve-se notar que essa alteração espontânea envolveu um aumento no distúrbio ou, se você desejar, a aleatoriedade do sistema. Dessa maneira, o sistema era inicialmente separado em duas partes em temperaturas diferentes, mas, depois do contato térmico, foi alcançada uma temperatura uniforme. A *entropia*, *S*, é a função que fornece uma descrição quantitativa da aleatoriedade ou distúrbio do sistema e é fundamental para predizer a espontaneidade das reações químicas e alterações físicas. A entropia é uma função de estado que depende apenas dos estados inicial e final do sistema.

A definição da alteração da entropia é fornecida pela fórmula aparentemente surpreendente

$$dS = \delta q_{\text{rev}}/T \qquad (40)$$

em que o subscrito *rev* indica que o fluxo de calor ocorre de uma maneira reversível. Ao realizar a integração, a alteração na entropia para uma alteração isotérmica e reversível do estado 1 para o estado 2 é dada por

$$\Delta S = \int \delta q_{\text{rev}}/T = q_{\text{rev}}/T \qquad (41)$$

Com a introdução da entropia, a segunda lei pode ser enunciada da seguinte maneira:

> Para qualquer processo espontâneo em um sistema isolado, existe um aumento no valor da entropia. De forma alternativa, a primeira e a segunda leis podem ser combinadas com a clássica assertiva termodinâmica, "a energia do universo é constante, a entropia é crescente".

CICLO DE CARNOT — Antes de fornecer exemplos específicos para o cálculo da entropia, é instrutivo fornecer os fundamentos que levam à definição acima. Os conceitos de calor e trabalho já foram desenvolvidos e, dessa forma, podem ser utilizados para mostrar a origem da função da entropia. Ao permitir o fluxo de calor para dentro de um sistema, o trabalho pode ser feito pelo sistema. O instrumento hipotético que é capaz de converter o calor em trabalho é referido como uma *máquina calórica* (veja a Fig. 15.1). A segunda lei afirma que nem todo o calor pode ser convertido em trabalho, mesmo quando todas as alterações ocorrem de uma maneira reversível. Na realidade, o trabalho máximo, W_{max}, que pode ser obtido é especificado pelo fluxo de calor para dentro do sistema e a diferença de temperatura sobre a qual a máquina de calor está operando; isto é,

$$W_{\text{max}} = q_1(T_1 - T_2)/T_1 \qquad (42)$$

em que $T_1 > T_2$.

Em 1824, Carnot estabeleceu essa equação, a qual, talvez, possa ser melhor compreendida ao demonstrar-se o *ciclo de Carnot*. Considere o sistema, conforme indicado na Fig. 15.1, contendo um gás ideal que pode realizar o trabalho *PV* devido às suas conexões com dois reservatórios de calor. Um *reservatório de calor* é um sistema que apresenta uma temperatura constante, e a temperatura não é afetada pela transferência do calor para dentro e para fora do reservatório. Pegue um ponto de partida em alguma pressão e volume e deixe o sistema empreender uma alteração cíclica e reversível, envolvendo três outros pontos sobre um diagrama de pressão e volume, conforme mostrado na Fig. 15.2. A primeira etapa é uma expansão isotérmica; a segunda é uma expansão adiabática; a terceira é uma compressão isotérmica; e, finalmente, a quarta é uma compressão adiabática. A prova da Equação 42 é fornecida por calcular o calor e o trabalho para cada etapa e obser-

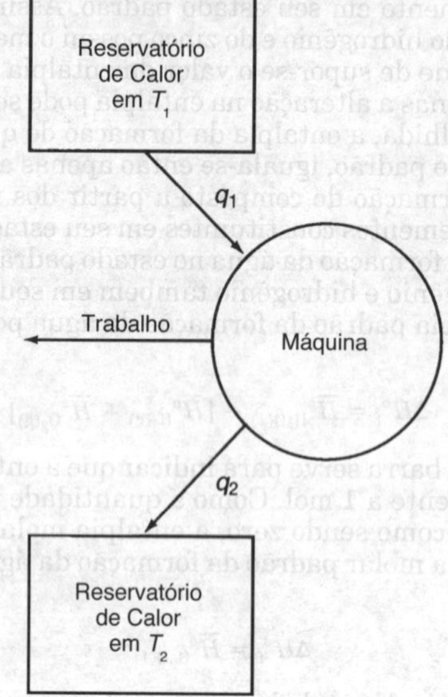

Fig. 15.1 Esquema de uma possível máquina de calor.

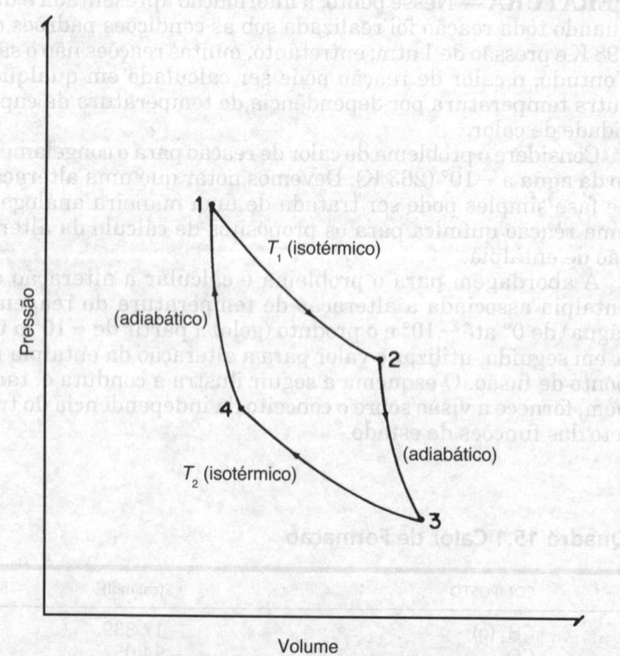

Fig. 15.2 As quatro etapas envolvidas no término do ciclo de Carnot, indicando a relação entre pressão, volume e temperatura.

vando que nem toda a energia calórica pode ser convertida em trabalho.

Como essa é uma alteração cíclica, a alteração da energia total em um ciclo completo, ΔE_{tot}, é zero. A alteração na energia, juntamente com o calor e o trabalho em cada etapa, pode ser determinada com o uso da primeira lei. Para a primeira etapa do ciclo, consistindo em uma expansão isotérmica, a energia é mostrada como

$$\Delta E_1 = q_1 - W_1 \quad (43)$$

Como a alteração de energia para um processo isotérmico que envolve um gás ideal é zero, o calor é igual ao trabalho:

$$q_1 = W_1 = \int PdV \quad (44)$$

Substituindo para a pressão, visando a permitir a integração entre os limites dos volumes inicial e final, V_1 e V_2:

$$q_1 = \int nRTdV/V \quad (45)$$

$$q_1 = nRT \ln (V_2/V_1) \quad (46)$$

A segunda etapa é uma expansão adiabática. O fluxo de calor é zero, e, assim,

$$\Delta E_2 = -W_2 \quad (47)$$

A alteração de energia pode ser obtida a partir da definição da capacidade calórica em volume constante, ou, matematicamente,

$$\int C_v dT = -W_2 \quad (48)$$

que é igual ao seguinte, para um gás ideal.

$$C_v(T_2 - T_1) = -W_2 \quad (49)$$

A terceira etapa é uma compressão isotérmica, que é essencialmente o inverso da primeira etapa, com os limites de volume modificados de acordo:

$$q_3 = nRT \ln (V_4/V_3) \quad (50)$$

A etapa final é uma compressão adiabática, com a qual se lida de uma maneira similar à segunda etapa, ao notar que $q_4 = 0$, fornecendo,

$$C_v(T_1 - T_2) = -W_4 \quad (51)$$

Somando-se os resultados para cada etapa individual, de modo a se obter o trabalho total para o ciclo, W_{tot},

$$W_{tot} = nRT \ln (V_2/V_1) - C_v(T_2 - T_1) + nRT \ln (V_4/V_3) - C_v(T_1 - T_2) \quad (52)$$

o que pode ser simplificado por cancelar os termos, fornecendo

$$W_{tot} = nRT_1 \ln (V_2/V_1) + nRT_2 \ln (V_4/V_3) \quad (53)$$

O fluxo de calor para dentro do sistema acontece com a primeira etapa, assim

$$q_1 = nRT_1 \ln (V_2/V_1) \quad (54)$$

A eficiência de uma máquina, ε, é fornecida pela quantidade do trabalho extraído dividida pelo fluxo de calor para dentro do sistema,

$$\varepsilon = W_{tot}/q_1 \quad (55)$$

em que $W_{tot} = W_{max}$ para as alterações reversíveis ou, de maneira equivalente,

$$\varepsilon = [nRT_1 \ln (V_2/V_1) + nRT_2 \ln (V_4/V_3)]/[nRT_1 \ln (V_2/V_1)] \quad (56)$$

Embora isso não fique óbvio, pode ser demonstrado que $V_3/V_4 = V_2/V_1$, então

$$\varepsilon = (T_1 - T_2)/T_1 \quad (57)$$

A eficiência é proporcional à diferença na temperatura entre os reservatórios de calor. Além disso, não há realização de trabalho, a menos que exista uma diferença na temperatura entre os reservatórios de calor. Finalmente, a eficiência de 100% somente é obtida quando $T_2 \to 0$, o que, como será depreendido a partir da terceira lei, é impossível.

A análise anterior elucida a conexão entre a entropia e o fluxo de calor. A segunda lei fornece o limite quantitativo sobre a quantidade de trabalho que pode ser feita com uma operação cíclica realizada de uma maneira reversível. Esse resultado tem a poderosa implicação de que é impossível construir uma máquina de moto-contínuo. O último é um dispositivo hipotético que, uma vez colocado em movimento, continua a interconverter o trabalho e o calor, sem exaurir sua fonte finita de energia. Nenhuma máquina exibe eficiência de 100%; por conseguinte, não pode haver nenhuma máquina de moto-contínuo!

ALTERAÇÕES DE ENTROPIA PARA PROCESSOS REVERSÍVEIS E IRREVERSÍVEIS — Diante dos fundamentos mencionados acima, podem ser determinadas as alterações de entropia associadas aos vários processos reversíveis. Considere a liquefação do gelo no ponto de fusão sob a pressão de 1 atm, em que ΔH_{fus} = 1.436 cal/mol (calor de fusão). A entropia da fusão, ΔS_{fus}, é fornecida por

$$\int dS = \int \delta q/T \quad (58)$$

que pode ser determinada a partir de $\int \delta q = q_p = \Delta H$, porque a pressão é constante e a temperatura é o ponto de fusão. Assim,

$$\int dS = \Delta H_{fus}/T_m \quad (59)$$

$$S_2 - S_1 = \Delta H_{fus}/T_m \quad (60)$$

$$\Delta S = 1.436/273 = 5{,}275 \text{ cal/mol K}$$

A alteração positiva na entropia também confirma a intuição pertinente a esse evento; os líquidos encontram-se em um estado de maior distúrbio que os sólidos, portanto a entropia também é maior no estado líquido.

P — Qual é a alteração de entropia para uma expansão reversível e adiabática de um gás ideal?

R — Como $q = 0$ para uma alteração adiabática, $\Delta S = 0$.

P — Qual é a relação para a alteração de entropia de uma expansão reversível de um gás ideal, diante do fato de que a pressão (condição isobárica) e a capacidade calórica são constantes durante o intervalo de T_1 para T_2?

R — Embora $\Delta S = \int \delta q/T$, T não é mais uma constante e, por conseguinte, não pode ser obtido fora da integral. Entretanto, observe que

$$\Delta S = \int dH/T = \int (C_p/T)dT \quad (61)$$

$$\Delta S = C_p \ln (T_2/T_1) \quad (62)$$

A discussão, até aqui, tem sido limitada aos processos reversíveis que são estritamente impossíveis de se conseguir no laboratório (ainda que esse processo possa ser repetido de forma muito aproximada). A questão é, qual é a alteração de entropia para uma alteração irreversível? Aqui a alteração da entropia é fornecida por

$$dS > \delta q_{irr}/T \quad (63)$$

Dessa maneira, todos os processos reais podem ser escolhidos como

$$dS \geq \delta q/T \quad (64)$$

Esse conceito pode ser estendido para determinar a condição de espontaneidade. Considere um sistema que é transformado de maneira irreversível do estado 1 para o estado 2, e, em seguida, de maneira reversível do estado 2 de volta para o estado 1. A alteração global é fornecida por

$$\int_{\text{Estado 1}}^{\text{Estado 2}} \delta q_{irr}/T + \int_{\text{Estado 1}}^{\text{Estado 2}} \delta q_{rev}/T < 0 \quad (65)$$

$$\int_{\text{Estado 1}}^{\text{Estado 2}} \delta q_{irr}/T + \int_{\text{Estado 1}}^{\text{Estado 2}} dS < 0 \quad (66)$$

que pode ser rearranjada, com a modificação dos limites de integração, para fornecer

$$\int_{\text{Estado 1}}^{\text{Estado 2}} \delta q_{irr}/T < \int_{\text{Estado 1}}^{\text{Estado 2}} dS \quad (67)$$

ou, de maneira equivalente, para alterações infinitesimais

$$\delta q_{irr}/T < dS \quad (68)$$

Isso é conhecido como *desigualdade de Clausius*. Para sistemas isolados, em que os limites não permitem a passagem de energia ou matéria, $\delta q_{irr} = 0$, o resultado é fornecido por

$$dS > 0 \quad (69)$$

Isto é, para toda alteração espontânea em um sistema isolado, existe um aumento na entropia.

A segunda lei pode ser generalizada de outra forma. A entropia total para qualquer processo é fornecida pelo somatório da entropia do sistema e da circunvizinhança; isto é,

$$dS_{tot} = dS_{sis} + dS_{cir} \quad (70)$$

Para processos reversíveis, a alteração de entropia em um sistema é a negativa da alteração da entropia produzida na circunvizinhança. Por conseguinte, a entropia total é zero. Para os processos irreversíveis, a entropia total, sistema mais circunvizinhança, aumenta. A afirmação matemática dessa relação é

$$\Sigma\ \Delta S_{tot} = 0 \text{ processo reversível} \quad (71)$$

$$\Sigma\ \Delta S_{tot} > 0 \text{ processo irreversível} \quad (72)$$

A TERCEIRA LEI

A terceira lei da termodinâmica apenas define o ponto zero da escala de entropia. A entropia de uma substância puramente cristalina e pura é zero no zero absoluto. De forma intuitiva, na mais baixa temperatura possível, um sistema que apresenta ordem tridimensional perfeita não deve ter entropia. A definição de um zero para a entropia é improvável para as funções do outro estado introduzidas anteriormente. Dessa maneira, pode ser calculado, em princípio, o valor da entropia, S, de um sistema em qualquer estado.

Qual seria a entropia de um sólido cristalino a 150 K, S_{150}? Este pode ser calculado como

$$\Delta S = S_{150} - S_0 \quad (73)$$

$$= \int (c_p/T)dT - 0 \quad (74)$$

ou

$$\Delta S = S_{150} \quad (75)$$

Se a capacidade calórica em um intervalo de 0 a 150 K é conhecida, o valor da entropia pode ser calculado.

Com as entropias absolutas dos compostos disponíveis, pode ser determinada a alteração na entropia de um sistema como conseqüência de uma reação química. A conduta é análoga à discussão prévia dos cálculos envolvendo as alterações da entalpia. A alteração da entropia de uma reação química que ocorre a 298 K é fornecida por

$$\Delta S^\circ_{298} = \Sigma\ (nS^\circ_{298})_{\text{produtos}} - \Sigma\ (nS^\circ_{298})_{\text{reagentes}} \quad (76)$$

em que os somatórios são realizados em relação aos produtos e reagentes, respectivamente. Conforme foi determinado com a entalpia, a alteração da entropia de uma reação, que ocorre em condições diferentes da temperatura ou pressão, pode ser calculada se a dependência da entropia em relação à alteração da temperatura ou pressão é conhecida.

Energia Livre

O conceito de *energia livre* é, provavelmente, o aspecto mais útil da termodinâmica. Os critérios para a determinação da espontaneidade da alteração de uma reação química ou fase foram apresentados anteriormente; entretanto, ela envolvia a realização da alteração em um sistema isolado. Podemos imaginar quão inconveniente e, com freqüência, impossível seria aplicar essa restrição a um ambiente de laboratório. Por causa disso, foram definidas funções de estado adicionais para permitir a predição da espontaneidade de uma alteração no estado. A justificativa para o desenvolvimento de outras funções foi permitir a flexibilidade máxima em sua aplicação. As duas funções introduzidas são a *energia livre de Helmholtz, A*, e a *energia livre de Gibbs, G*. As funções de predizer a espontaneidade são

1. Sistema isolado: $dS > 0$
2. Sistema isotérmico e isocórico: $dA < 0$
3. Isotérmico e isobárico: $dG < 0$
4. Volume e entropia constantes: $dE < 0$

A energia livre de Helmholtz é definida como

$$A \equiv E - TS \quad (77)$$

Pode ser demonstrado por que a energia livre de Helmholtz também é referida como a função do trabalho ao se observar, em primeiro lugar, a diferencial,

$$dA = dE - TdS - SdT$$

e em seguida substituir a energia interna como um dado da primeira lei, $dE = \delta q - \delta W$, gerando

$$dA = \delta q - \delta W - TdS - SdT \quad (78)$$

Reconhecendo que $\delta q = TdS$,

$$dA = -\delta W - SdT \quad (79)$$

o que fornece a expressão final por impor a restrição da temperatura constante; assim,

$$dA = -\delta W \quad (80)$$

ou

$$\Delta A = -W \quad (81)$$

A energia livre de Helmholtz é a energia disponível para fazer o trabalho de pressão-volume para os processos isotérmicos reversíveis; uma diminuição na energia livre de Helmholtz é igual à capacidade do sistema para realizar o trabalho. Uma visão alternativa é que, para os sistemas em volume e temperatura constantes, uma alteração no estado é espontânea se, e somente se, existe uma diminuição na energia livre de Helmholtz. Dessa maneira, com a introdução de ΔA, pode ser predita a espontaneidade das alterações que acontecem em volume e temperatura constantes.

Como a maioria das reações realizadas no laboratório está sob condições de pressão e temperatura constantes, a energia livre de Gibbs é a função mais útil e é definida como

$$G \equiv E + PV - TS \quad (82)$$

que pode ser convertida em uma forma mais utilizável por um método análogo ao empregado com a função de Helmholtz. Obtendo-se o diferencial e aplicando-se as restrições de pressão e temperatura constantes, obtemos

$$dG = dE + PdV - TdS \quad (83)$$

mas $dE = \delta q - \delta W = TdS - \delta W$; assim, após a substituição,

$$-dG = \delta W - PdV \quad (84)$$

Uma diminuição na energia livre de Gibbs é igual ao trabalho não-PV feito pelo sistema ou, de maneira equivalente,

$$dG = -\delta W_{(\text{não-}PV)} \quad (85)$$

que também fornece as condições de uma alteração espontânea sob as restrições de temperatura e pressão constantes. Uma aplicação direta da relação entre a energia livre de Gibbs e o trabalho não-PV é empregada na potenciometria.

Essas relações para predizer a espontaneidade são freqüentemente expressas em uma forma de diferencial, que apresenta as funções do estado de uma maneira concisa, bem como ao facilitar seu uso para problemas específicos. As quatro equações diferenciais são

$$dE = TdS - PdV \quad (86)$$

$$dH = TdS + VdP \quad (87)$$

$$dA = -SdT - PdV \quad (88)$$

$$dG = -SdT + VdP \quad (89)$$

Essas expressões representam as quatro equações fundamentais da termodinâmica, que, na realidade, são os quatro meios de se olhar uma equação fundamental que descreve as condições da espontaneidade.

P — Um mol de água em estado líquido é vaporizado de maneira reversível a 100° e 1 atm de pressão. O calor molar de vaporização é 9,725 kcal/mol; quais são q_p, ΔH, ΔE, ΔA, ΔG e ΔS?

R — O valor de q_p é realmente fornecido na questão, já que o calor necessário para vaporizar 1 mol de líquido é a definição do calor molar de vaporização; assim, q_p = 9,725 kcal. Reconhecendo que a pressão é constante, $\Delta H = q_p$ = 9,725 kcal. Para calcular ΔE, o primeiro trabalho deve ser determinado. O trabalho é fornecido por

$$W = \int PdV = P\Delta V \quad (90)$$

$$= P(V_g - V_1) \quad (91)$$

Entretanto, o volume do gás, V_g, é muito maior que o volume do líquido, V_1, o que implica o fato de que o trabalho é fornecido por

$$W \approx PV_g \quad (92)$$

Supondo que o gás é ideal, o trabalho é

$$W = nRT = (1 \text{ mol})(1{,}987 \text{ cal/mol K})(373 \text{ K}) = 741 \text{ cal}$$

Da equação acima, ΔE pode ser calculado a partir de

$$\Delta E = q - w = 9.725 - 741 = 8.984 \text{ cal}$$

A alteração na entropia é um cálculo direto, uma vez que a entalpia é conhecida:

$$\Delta S = \Delta H/T_m = 9.725/373 = 26 \text{ cal/K}$$

A energia livre de Helmholtz é fornecida por

$$\Delta A = \Delta E - T\Delta S = 8.984 - (373)(26{,}0) = -741 \text{ cal}$$

que também pode ter sido obtida por se reconhecer que

$$\Delta A = -W_{\text{rev}} = -741 \text{ cal}$$

Finalmente, a alteração na energia livre de Gibbs é determinada a partir de

$$\Delta G = \Delta E + P\Delta V - T\Delta S = 8.984 + 741 - (373)(26{,}0) = 0 \text{ cal}$$

que, também, pode ter sido obtida por reconhecer a ausência do trabalho não-PV.

ENERGIA MOLAR PADRÃO LIVRE DE GIBBS — A equação fundamental para a energia livre de Gibbs é fornecida como

$$dG = -SdT + VdP \quad (93)$$

Considere a alteração na energia livre com a pressão em temperatura constante. Podemos começar por definir uma energia livre padrão, *G°(T)*, que corresponde à energia livre do gás ideal sob uma pressão de 1 atm. Como a temperatura é constante, a alteração na energia livre é fornecida por

$$\int dG = \int VdP \quad (94)$$

entre os limites de 1 atm e a pressão, *P*. Para um gás ideal, o volume é uma função forte da pressão; assim, com a substituição, e depois da integração, o resultado é

$$G(T, P) - G°(T) = \int (nRT/P)dP \quad (95)$$

A simplificação fornece

$$G = G° + nRT \ln P \quad (96)$$

A divisão pelo número de moles fornece

$$G/n = G°/n + RT \ln P \quad (97)$$

A energia molar livre, G/n, é encontrada com tanta freqüência que recebe um símbolo especial, μ, e a Equação 102 é escrita como

$$\mu = \mu° + RT \ln P \quad (98)$$

A energia livre molar também é referida como o *potencial químico.*

NÃO-IDEALIDADE — A Equação 98 descreve a energia livre molar de um gás ideal, mas, para os gases reais, a energia livre molar não está relacionada diretamente com a pressão. Dessa forma, uma função, a *fugacidade*, *f*, é introduzida, o que propicia a mesma forma funcional da equação para um gás real:

$$\mu = \mu° + RT \ln f \quad (99)$$

A fugacidade está relacionada à pressão através da seguinte equação, a qual é fornecida sem derivação:

$$\ln f = \ln P + (1/nRT) \int (V - V_{\text{id}})dP \quad (100)$$

em que V_{id} representa o volume de um gás ideal. Essa equação pode ser justificada ao se considerar as suposições de um gás ideal, que são as de que as moléculas são partículas puntiformes sem volume e nenhuma força de atração ou repulsão intermolecular. Ambos os efeitos apresentam um impacto direto sobre o volume medido; dessa maneira, a fugacidade pode ser concebida como uma função que corrige as inexatidões dessas suposições. Logicamente, a fugacidade aproxima a pressão, já que o volume real se aproxima do volume ideal.

Uma abordagem similar é aplicada quando se lida com misturas. Considere a energia molar livre de uma mistura de gases. A partir da lei de Raoult, a pressão parcial, P_i, de um gás é fornecida por

$$P_i = x_i P \quad (101)$$

em que x_i é a fração de mol do *i* – ésimo componente e *P* é a pressão total. A energia molar livre é

$$\mu = \mu°(T) + RT(\ln P + \ln x_i) \quad (102)$$

Para as finalidades de avaliar as misturas, geralmente é mais conveniente definir um novo estado padrão, μ°(*T*, *P*), que consiste simplesmente no gás puro a 1 atm, gerando assim

$$\mu_i = \mu°_{i(\text{pura})}(T, P) + RT \ln x_i \quad (103)$$

Na realidade, essa equação é aplicável não somente ao estado gasoso mas a qualquer estado ideal de agregação. Isso se torna mais evidente por deixar que a fração mol se dirija para a unidade (isto é, uma substância pura), enquanto o termo logarítmico se direciona para zero e a energia molar livre é igual à energia molar livre no estado padrão.

Para soluções, existe um termo de correspondência que descreve a partida para uma mistura ideal, a *atividade*, *a*. A Equação 103 aplica-se somente para misturas ideais. Entretanto, com a introdução da atividade, *a*, a expressão anterior pode ser escrita da seguinte maneira, que é geral para todas as misturas:

$$\mu_i = \mu_i°(T, P) + RT \ln a_i \quad (104)$$

Para as soluções, $\mu_i°(T, P)$ é a energia molar livre do líquido no estado puro.

Equilíbrios

O *equilíbrio* está intimamente relacionado com a espontaneidade, e, dessa maneira, as funções usadas acima para predizer a espontaneidade também podem ser empregadas para estabelecer as condições de equilíbrio. Em essência, quando nenhuma alteração espontânea é predita, o sistema está em equilíbrio. Considere a seguinte reação química para um gás ideal:

$$aA \rightleftharpoons bB$$

Para essa reação, a constante de equilíbrio é escrita da seguinte maneira

$$K = P_B^b/P_A^a \quad (105)$$

Deixe a energia molar livre de cada componente para a condição de equilíbrio ser definida como G_A e G_B, e como G'_A e G'_B para o estado de desequilíbrio. As alterações na energia livre em equilíbrio e em um estado de não-equilíbrio são fornecidas como

$$\Delta G = bG_B - aG_A \quad (106)$$

$$\Delta G' = bG'_B - aG'_A \quad (107)$$

A alteração na energia livre entre esses dois estados é fornecida pela diferença entre as alterações na energia livre; isto é,

$$\Delta G' - \Delta G = b(G'_B - G_B) - a(G'_A - G_A) \quad (108)$$

A diferença entre G'_B e G_B pode ser calculada para um gás ideal com o emprego da equação fundamental fornecida acima:

$$dG = VdP - SdT \quad (109)$$

a qual se relaciona, sob a condição de temperatura constante, como

$$dG = VdP \quad (110)$$

$$\Delta G = \int VdP \quad (111)$$

$$\Delta G = \int (nRT/P)dP \quad (112)$$

Depois da integração entre os limites dos dois estados, ela gera

$$\Delta G = nRT \ln (P'_B/P_B) \quad (113)$$

Substituindo na Equação 108, para encontrar a alteração total em ΔG:

$$\Delta G' - \Delta G = bRT \ln (P'_B/P_B) - aRT \ln (P'_A/P_A) \quad (114)$$

A quantidade sob o logaritmo recebe uma definição especial, porque ela pode ser generalizada para outros casos que não abrangem os gases ideais; dessa maneira, o quociente de reação é definido como

$$Q = [B']^b/[A']^a \quad (115)$$

em que a Equação 114 pode ser rearranjada para fornecer

$$\Delta G' - \Delta G = RT \ln Q - RT \ln K \quad (116)$$

Sob as condições de pressão e temperatura constantes, dG e $\Delta G = 0$; assim,

$$\Delta G' = RT \ln Q - RT \ln K \quad (117)$$

De uma maneira similar para as entalpias padronizadas da formação de compostos específicos, uma energia livre de Gibbs padrão, $\Delta G°$, para a reação acima, pode ser definida como a energia livre associada à conversão de a moles dos reagentes em b moles dos produtos, quando a pressão e a temperatura são mantidas constantes, ou $\Delta G' = \Delta G°$ e $\ln Q = 0$. As concentrações (ou, neste exemplo, as pressões) são iguais à unidade, assim

$$\Delta G° = -RT \ln K \quad (118)$$

Essa equação é de grande importância porque ela fornece a energia por mol de qualquer reação química, desde que a constante de equilíbrio seja conhecida sob as condições padrões. De maneira alternativa, a constante de equilíbrio pode ser calculada quando a energia livre é conhecida. A aplicabilidade universal da termodinâmica também é demonstrada na Equação 118. Embora ela seja derivada para um gás ideal, ela é igualmente aplicável às reações conduzidas em solução ou, até mesmo, no estado sólido.

DEPENDÊNCIA DA CONSTANTE DE EQUILÍBRIO EM RELAÇÃO À TEMPERATURA — Um aspecto correlato é a questão da dependência da constante de equilíbrio em relação à temperatura ou, a partir de uma perspectiva diferente, a dependência da alteração na energia livre em relação à temperatura. Usando as equações fundamentais, pode-se demonstrar que a energia livre de Gibbs está relacionada com as seguintes funções de estado:

$$\Delta G° = \Delta H° - T\Delta S° \quad (119)$$

A determinação da dependência da temperatura é obtida através da equação de Gibbs-Helmholtz, a qual é obtida da seguinte maneira. A princípio, ambos os lados são divididos pela temperatura:

$$\Delta G°/T = \Delta H°/T - \Delta S° \quad (120)$$

em seguida, obtém-se a derivada em relação à temperatura:

$$\partial(\Delta G°/T)/\partial T = \partial(\Delta H°/T)/\partial T \quad (121)$$

$$= -\Delta H°/T^2 \quad (122)$$

Isso é referido como a *equação de Gibbs-Helmholtz*, a qual fornece a relação entre a alteração na energia livre de Gibbs com a temperatura e a alteração na entalpia. Contudo, a alteração na energia livre padrão também está relacionada à constante de equilíbrio, que, em geral, também é dependente da temperatura, como

$$\partial(\Delta G°/T)\partial T = -\partial(R \ln K)\partial T \quad (123)$$

A combinação das Equações 122 e 123 fornece

$$-\partial(R \ln K)/\partial T = -\Delta H°/T^2$$

que pode ser rearrumada e integrada dentro dos limites de T_1 e T_2, supondo-se que $\Delta H°$ não é uma função da temperatura, que constitui uma aproximação razoável para um pequeno intervalo de temperatura:

$$\int \partial(\ln K) = -\int (\Delta H°/RT^2)\partial T \quad (124)$$

Dessa forma, a dependência da temperatura da constante de equilíbrio é fornecida como

$$\ln [K_2/K_1] = \Delta H°/R[(1/T_1) - (1/T_2)] \quad (125)$$

em que K_1 e K_2 são as constantes de equilíbrio nas temperaturas T_1 e T_2, respectivamente. Isso é conhecido como a *equação de van't Hoff*; essa equação é extremamente importante por causa de sua ampla aplicabilidade, não somente para as constantes de equilíbrio das reações químicas, mas também a outros fenômenos, como solubilidade, formação de complexos, dissociação e pressão de vapor.

P — Se uma constante de equilíbrio é de 13,6 na STP, em qual temperatura ela seria de 20, caso a entalpia padrão para a reação seja de 8,3 kcal/mol?

R — Usando a seguinte equação:

$$(-R/\Delta H°) \ln (K_2/K_1) + 1/T_1 = 1/T_2$$

$$1/T_2 = (-1{,}987/8.300) \ln (20/13{,}6) + 1/298$$

$$T_2 = 3{,}26 \times 10^{-3} = 306 \text{ K} = \underline{33°}$$

EQUAÇÃO DE CLAPEYRON — Um caso especial da equação de van't Hoff é conhecido como a *equação de Clapeyron*. O aspecto interessante é que a alteração da energia livre com a temperatura, em conexão com as alterações de fase, é aproximada de uma maneira diferente, com o mesmo resultado. Considere um líquido em equilíbrio com um vapor, de tal modo que a energia livre associada a cada fase, líquido e vapor, pode ser escrita a partir de equações fundamentais como

$$dG_l = -S_l dT + V_l dP \quad (126)$$

$$dG_v = -S_v dT + V_v dP \quad (127)$$

Entretanto, como as fases estão em equilíbrio, $dG_l = dG_v$, ou equacionando as relações anteriores,

$$-S_l dT + V_l dP = -S_v dT + V_v dP \quad (128)$$

essas podem ser rearrumadas para fornecer

$$(S_v - S_l)dT = (V_v - V_l)dP \quad (129)$$

ou com a separação da diferencial com as alterações de aumento para gerar

$$dP/dT = (S_v - S_l)/(V_v - V_l) \quad (130)$$

ou equivalente a

$$dP/dT = \Delta S/\Delta V \quad (131)$$

O aspecto interessante dessa equação é que a derivada, dP/dT, está relacionada com as alterações descontínuas que ocorrem com uma alteração de fase. Embora essa relação fosse derivada para um equilíbrio líquido-vapor, ela é geral e pode ser aplicada a qualquer alteração de fase.

A relação pode ser ainda manipulada por lembrar que $\Delta S = \Delta H/T$, em que T é a temperatura no ponto de equilíbrio. Dessa maneira, por substituição, obtém-se o seguinte:

$$dP/dT = \Delta H/T\Delta V \quad (132)$$

Pode ser feita uma aproximação, como antes, ao notar que $V_v - V_l - V_v$, que para 1 mol de um gás ideal é $V_v = RT/P$ e produz

$$dP/dT = P\Delta H/RT^2 \quad (133)$$

A expressão pode ser rearrumada, fornecendo, assim, um meio para medir a alteração na entalpia e entropia:

$$dP/P = (\Delta H/RT^2)dT \quad (134)$$

Isso é conhecido como a *equação de Clausius-Clapeyron*. Supondo que ΔH é constante no pequeno intervalo de temperatura entre T_2 e T_1, essa expressão pode ser integrada, fornecendo

$$\ln (P_2/P_1) = (\Delta H/R)[(1/T_1) - (1/T_2)] \quad (135)$$

P — Se a constante de equilíbrio é $1{,}3 \times 10^{-2}$ a 25° e de $1{,}7 \times 10^{-1}$ a 150°, quais são $\Delta H°$, $\Delta G°$ e $\Delta S°$?

R — A temperatura de 25° é considerada a temperatura padrão; a energia livre de Gibbs é fornecida por

$$\Delta G° = -RT \ln K(298)$$
$$= -(1{,}987)(298) \ln (1{,}2 \times 10^{-2}) = 2{,}62 \text{ kcal/mol}$$

A alteração da entalpia padrão pode ser calculada a partir da dependência da temperatura da seguinte maneira:

$$\Delta H° = R \ln [K(423)/(K(298)]/[(1/T_1) - (1/T_2)] = 5{,}15 \text{ kcal/mol}$$

Finalmente, o $\Delta S°$ pode ser calculado, sabendo-se a energia livre e as alterações da entalpia, a partir de

$$\Delta S° = -(1/T)(\Delta G° - \Delta H°)$$
$$= -(1/298)(2.620 - 5.150) = 8{,}48 \text{(unidades de entropia)}$$

P — Justifique a seguinte expressão da dependência da temperatura da pressão de vapor de um gás liquefeito:

$$\ln P = -\Delta H_{vap}/RT + C$$

em que C é uma constante.

R — Tomando-se a integral indefinida da Equação 134,

$$\int dP/P = \int (\Delta H_{vap}/RT^2)dT$$

o resultado é obtido diretamente:

$$\ln P = \frac{-\Delta H_{vap}}{RT} + C$$

FIXAÇÃO ÀS PROTEÍNAS — Como um exemplo final dos equilíbrios, devemos mencionar a ligação dos medicamentos às proteínas. Considere o caso em que uma proteína possui um único sítio de ligação para um medicamento. Uma equação de massa balanceada pode ser escrita da seguinte forma:

$$[P] + [D] = [PD] \quad (136)$$

em que $[P]$ é a concentração da proteína livre, $[D]$ é a concentração do medicamento livre e $[PD]$ é a concentração do complexo medicamento-proteína. A constante de equilíbrio pode ser escrita para essa reação como

$$K_a = [PD]/[P][D] \quad (137)$$

em que K_a é a constante de associação. Supondo-se a forma ideal, a energia livre padrão para o equilíbrio acima pode ser imediatamente identificada como

$$\Delta G° = -RT \ln (K_a) \quad (138)$$

Com freqüência, esse conceito recebe uma etapa posterior, a fim de caracterizar a natureza do sítio de ligação do medicamento. Isso tem aplicação nas relações de estrutura-atividade utilizadas para predizer a atividade farmacológica.

Suponha que as constantes de associação de dois medicamentos estruturalmente relacionados, K_a' e K_a'' tenham sido experimentadas em caráter experimental. A energia livre padrão de cada associação é mostrada como $\Delta G°'$ e $\Delta G°''$. O efeito da alteração na estrutura química sobre a energética da associação pode ser então calculado a partir das constantes de associação como

$$\Delta\Delta G° = \Delta G°'' - \Delta G°' = RT \ln (K_a'/K_a'') \quad (139)$$

em que $\Delta\Delta G°$ é a alteração da energia livre padrão da ligação proteica associada à modificação química específica.

P — Na temperatura ambiente e a uma concentração proteica de 2 μM, demonstrou-se que a fração da penicilina G e da penicilina V ligada é de 0,65 e 0,80, respectivamente. Calcule a alteração na energia livre padrão da ligação associada com a substituição do grupamento benzila na penicilina G pela molécula de fenoxi na penicilina V.

R — A fração ligada pode estar relacionada à constante de equilíbrio por supor que existe apenas um sítio de ligação em cada molécula de proteína. A fração do medicamento ligado, F, é definida como

$$F = [DP]/([D] + [DP])$$

e, como a concentração do complexo medicamento-proteína é fornecida por

$$[PD] = K_a[P][D]$$

isso pode ser substituído na equação acima, fornecendo

$$F = K_a[P][D]/([D] + K_a[P][D])$$

Depois de cancelar os termos e resolver K_a, a expressão desejada é obtida:

$$K_a = F/[P](1 - F)$$

As constantes de associação para cada medicamento são, então, calculadas:

$$K_a\{G\} = (0{,}65)/[2\ \mu M](1 - 0{,}65) = 0{,}93\ \mu M^{-1}$$

$$K_a\{V\} = (0{,}80)/[2\ \mu M](1 - 0{,}80) = 2{,}0\ \mu M^{-1}$$

A partir das constantes de associação, a alteração na energia livre padrão associada com a substituição do grupamento benzila por uma molécula fenoxi é

$$\Delta\Delta G° = \Delta G°(V) - \Delta G°(V) = RT \ln (0{,}93/2{,}0)$$

$$\Delta\Delta G° \ \underline{-453 \text{ cal/mol K}}$$

A alteração na energia livre padrão é negativa, em concordância com o conceito de que a ligação do grupamento fenoxi é mais favorável que o grupamento benzila.

BIBLIOGRAFIA

Introdução

Alberty RA, Silbey RJ. *Physical Chemistry A Basic Theory and Methods,* 2nd ed. New York: Wiley, 1996.

Klotz IM, Rosenber RM. *Chemical Thermodynamics,* 5th ed. Menlo Park, CA: Benjamin/Cummings, 1994.

Levine IN. *Physical Chemistry,* 4th ed. New York: McGraw-Hill, 1995.

Reiss H. *Methods of Thermodynamics.* New York: Dover, 1997.

Geral

Glasstone S. *Thermodynamics for Chemists,* New York: Van Nostrand, 1946.

Lewis GN, Randall M. *Thermodynamics.* Revised by Pitzer KS, Brewer L. New York: McGraw-Hill, 1961.

Kondepudi DK, Prigogine I. *Modern Thermodynamics: From Heat Engines to Dissipative Structures.* New York: Wiley, 1996.

CAPÍTULO **16**

Soluções e Equilíbrios de Fases

Pardeep K Gupta, PhD
Associate Professor
Philadelphia College of Pharmacy
University of the Sciences in Philadelphia
Philadelphia, PA 19104

SOLUÇÕES E SOLUBILIDADE

Uma solução é uma mistura química e fisicamente homogênea de duas ou mais substâncias. Em geral, o termo *solução* indica uma mistura homogênea que é líquida, ainda que seja possível ter misturas homogêneas que sejam sólidas ou gasosas. Dessa forma, é possível ter soluções de sólidos em líquidos, líquidos em líquidos, gases em líquidos, gases em gases e sólidos em sólidos. As três primeiras dessas são mais importantes em farmácia, e as discussões seguintes se preocuparão principalmente com elas.

Em farmácia, são utilizados diferentes tipos de formas farmacêuticas de líquido, e todos consistem na dispersão de alguma substância ou substâncias em uma fase líquida. Dependendo do tamanho da partícula dispersa, eles são classificados como *soluções verdadeiras, soluções coloidais* ou *sistemas dispersos*. Quando o açúcar é dissolvido em água, supõe-se que a partícula final de açúcar tenha dimensões moleculares e que se forma uma solução verdadeira. Por outro lado, quando a areia muito fina é misturada em água, obtém-se uma suspensão com partículas relativamente grandes, cada qual consistindo em muitas moléculas. Entre esses dois extremos se situam as soluções coloidais, cujas partículas dispersas são maiores que as das soluções verdadeiras, porém menores que as partículas presentes em suspensões. Neste capítulo, apenas as soluções verdadeiras serão discutidas.

É possível classificar amplamente todas as soluções como um dos dois tipos.

No primeiro tipo, embora possa existir maior ou menor interação entre a substância dispersa (o soluto) e o meio de dispersão (o solvente), a fase de solução contém a mesma entidade química conforme encontrado na fase sólida; dessa maneira, após a remoção do solvente, o soluto é recuperado na forma inalterada. Um exemplo seria o açúcar dissolvido na água, em que, na presença do açúcar em excesso de sua solubilidade, existe um equilíbrio entre as moléculas de açúcar na fase sólida com moléculas de açúcar na fase de solução. Um segundo exemplo seria a dissolução de cloreto de prata em água. Reconhecidamente, a solubilidade desse sal em água é baixa, porém é finita. Nesse caso, o solvente contém íons prata e cloreto, e a fase sólida contém o mesmo material. A remoção do solvente fornece o soluto inicial.

No segundo tipo, o solvente contém um composto que é diferente daquele na fase sólida. A diferença entre o composto na fase sólida e na solução deve-se, em geral, a alguma reação química que ocorreu no solvente. Um exemplo seria a dissolução da aspirina em um solvente aquoso contendo algum material básico capaz de reagir com a aspirina ácida. Agora, a espécie na solução não seria a aspirina não-dissociada, mas a aspirina também em seu ânion, enquanto a espécie na fase sólida é a aspirina apenas em sua forma ácida não-dissociada. Nessa situação, quando o solvente for removido, parte da substância obtida (o sal da aspirina) seria diferente daquela que estava presente inicialmente no sólido.

Soluções de Sólidos em Líquidos

SOLUBILIDADE REVERSÍVEL SEM REAÇÃO QUÍMICA — A partir de um ponto de vista farmacêutico, as soluções de sólidos em líquidos, com ou sem a reação química acompanhante no solvente, são da máxima importância, e estão disponíveis muitos dados quantitativos sobre o comportamento e as propriedades dessas soluções. Esta discussão estará relacionada com as definições da solubilidade, com a velocidade em que as substâncias entram em solução e com a temperatura e outros fatores que controlam a solubilidade.

SOLUBILIDADE — Quando um excesso de um sólido é colocado em contato com um líquido, as moléculas do primeiro são removidas de sua superfície até que o equilíbrio seja estabelecido entre as moléculas que deixam o sólido e aquelas que retornam a ele. Diz-se que a solução resultante está saturada na temperatura da experiência, e a extensão em que o soluto se dissolve é referida como sua *solubilidade*. A extensão da solubilidade das diferentes substâncias varia desde quantidades quase imperceptíveis até quantidades relativamente grandes, mas, para um determinado soluto qualquer, a solubilidade apresenta um valor constante em uma determinada temperatura constante.

Sob certas condições, é possível preparar uma solução contendo uma quantidade maior de soluto do que é necessário para formar uma solução saturada. Isso pode ocorrer quando uma solução está saturada em uma temperatura, o excesso de soluto sólido é então removido e a solução é resfriada. O soluto presente na solução, ainda que possa ser menos solúvel na temperatura mais baixa, nem sempre se separa da solução e aí é produzida uma solução supersaturada. Essas soluções, formadas por tiossulfato de sódio ou acetato de potássio, por exemplo, podem vir a depositar seu excesso de soluto através de agitação vigorosa, arranhando o lado do vaso em contato com a solução ou introduzindo um pequeno cristal de soluto na solução.

MÉTODOS DE EXPRESSAR A SOLUBILIDADE — Quando estão disponíveis os dados quantitativos, as solubilidades podem ser expressas de muitas maneiras. Por exemplo, a solubilidade do cloreto de sódio em água a 25° pode ser definida como

1. 1 g de cloreto de sódio dissolve-se em 2.786 mL de água. (Uma aproximação desse método é utilizada pela USP.)
2. 35,89 g de cloreto de sódio dissolvem-se em 100 mL de água.
3. 100 mL de uma solução saturada de cloreto de sódio em água contêm 31,71 g de soluto.
4. 100 g de solução saturada de cloreto de sódio em água contêm 26,47 g de soluto.
5. 1 L de uma solução saturada de cloreto de sódio em água contêm 5.425 moles de soluto. Isso também pode ser declarado como uma solução saturada de cloreto de sódio em água tem 5.425 molares em relação ao soluto.

A fim de calcular o item 3 acima a partir dos itens 1 ou 2, é necessário saber a densidade da solução, no caso 1,198 g/mL. Para calcular o item 5, o número de gramas de soluto em 1.000 mL da solução (obtido através da multiplicação dos dados no item 3 por 10) é dividido pelo peso molecular do cloreto de sódio, a saber, 58,45.

Várias outras expressões de concentração são usadas. A molalidade é o número de moles do soluto em 1.000 g de solvente e pode ser calculada a partir dos dados no item 4 subtraindo-se os gramas do soluto a partir dos gramas de solução para se obter os gramas do solvente, relacionando isso a 1.000 g de solvente e dividindo-se pelo peso molecular para se obter os moles.

A fração de mol é o número de moles de um componente dividido pelo número total de moles naquela solução. O % de mol pode ser obtido multiplicando-se a fração de mol por 100. A normalidade refere-se ao número do equivalente em gramas do peso do soluto dissolvido em 1.000 mL da solução.

Em farmácia, também se utilizam três outras expressões de concentração. O percentual por peso (% *w*/*w*) é o número de gramas do soluto por 100 g da solução e é exemplificado pelo item 4 anterior. O peso percentual em volume (% *w*/*v*) é o número de gramas do soluto por 100 mL da solução e é exemplificado pelo item 3 anterior. O percentual por volume (% *v*/*v*) é o número de mililitros do soluto em 100 mL da solução, referindo-se às soluções de líquidos em líquidos. A USP indica que o termo *percentual*, quando não-qualificado, significa o percentual de peso em volume para soluções de sólidos em líquidos e o percentual por volume para as soluções de líquidos em líquidos.

Nos textos farmacopeicos, quando não é possível ou, em alguns casos, não é desejável indicar a solubilidade exata, emprega-se um termo descritivo. O Quadro 16.1 indica o significado desses termos.

TAXA DE SOLUÇÃO — É possível definir quantitativamente a taxa em que um soluto participa na solução. O tratamento mais simples baseia-se em um modelo demonstrado na Fig. 16.1. Uma partícula sólida dispersa em um solvente é circundada por uma fina camada de solvente, exibindo uma espessura finita, l, em centímetros. A camada é uma parte integrante do sólido e, assim, é referida, de maneira característica, como a *camada estagnante*. Isso significa que, independentemente de com que rapidez a massa da solução é agitada, a camada estagnante permanece como parte da superfície do sólido, movendo-se sempre que a partícula se movimenta. A espessura dessa camada pode tornar-se menor à medida que a agitação da massa da solução aumenta, porém é importante reconhecer que essa camada sempre terá uma espessura finita, por menor que ela possa ficar.

Usando-se a Primeira Lei de Difusão de Fick, a taxa de solução do sólido pode ser explicada, no caso mais simples, como a taxa em que uma partícula de soluto dissolvida se difunde através da camada estagnante para a massa da solução. A força de direcionamento por trás do movimento da molécula de soluto através da camada estagnante é a diferença na concentração que existe entre a concentração do soluto, C_1, na camada estagnante na superfície do sólido e sua concentração, C_2, no lado mais distante da camada estagnante. Quanto maior

Quadro 16.1 Termos Descritivos para a Solubilidade

TERMOS DESCRITIVOS	PARTES DO SOLVENTE PARA 1 PARTE DE SOLUTO
Muito solúvel	Menos de 1
Livremente solúvel	De 1 a 10
Solúvel	De 10 a 30
Pouco solúvel	De 30 a 100
Levemente solúvel	De 100 a 1.000
Muito discretamente solúvel	De 1.000 a 10.000
Praticamente insolúvel, ou insolúvel	Mais de 10.000

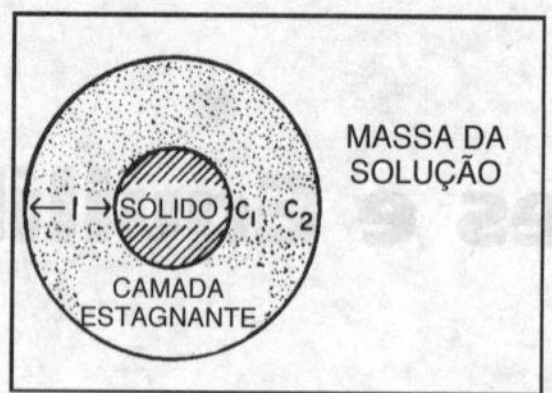

Fig. 16.1 Modelo físico que representa o processo de dissolução.

for essa diferença na concentração ($C_1 - C_2$), mais rápida será a taxa de dissolução.

De acordo com a Lei de Fick, a taxa de solução também é diretamente proporcional à área de superfície do sólido. A em cm^2, exposta ao solvente e inversamente proporcional ao comprimento do trajeto através do qual a molécula de soluto dissolvida deve-se difundir.

Então, do ponto de vista matemático, a taxa de solução do sólido é fornecida por

$$\text{Taxa de solução} = \frac{DA}{l}(C_1 - C_2) \quad (1)$$

em que D é uma constante de proporcionalidade chamada de *coeficiente de difusão*, em cm^2/s. Ao medir-se a taxa de solução experimentalmente, a concentração C_2 é mantida em um valor baixo comparado a C_1 e, daí, é considerada como tendo um efeito desprezível sobre a taxa. Além disso, mais freqüentemente, C_1 é a solubilidade de saturação do soluto. Portanto, a Equação 1 é simplificada para

$$\text{Taxa de solução} = \frac{DA}{l}\text{(solubilidade de saturação)} \quad (2)$$

A Equação 2 explica quantitativamente muitos dos fenômenos comumente observados que afetam a taxa com que os materiais se dissolvem.

1. As pequenas partículas participam na solução com maior rapidez que as grandes partículas. Para uma determinada massa de soluto, à medida que o tamanho da partícula se torna menor, aumenta a área de superfície por unidade de massa do sólido; a Equação 2 mostra que, à medida que a área aumenta, a taxa deve aumentar de maneira proporcional. Daí, quando um farmacêutico deseja aumentar a taxa de solução de um medicamento, seu tamanho da partícula deve ser diminuído.
2. Agitar uma solução aumenta a taxa em que um sólido se dissolve. Isso ocorre porque a espessura da camada estagnante depende da rapidez com que a massa da solução é agitada; à medida que a taxa de agitação aumenta, o comprimento do trajeto difusional diminui. Como a taxa de solução é inversamente proporcional ao comprimento do trajeto difusional, quanto mais rapidamente a solução é agitada, mais rapidamente o soluto entrará na solução.
3. Quanto mais solúvel for o soluto, mais rápida é sua velocidade de solução. Mais uma vez, a Equação 2 prediz que, quanto maior for a solubilidade de saturação, mais rápida será a taxa.
4. Com um líquido viscoso, a taxa de solução é diminuída. Isso ocorre porque o coeficiente de difusão é inversamente proporcional à viscosidade do meio; quanto mais viscoso for o solvente, mais lenta será a taxa de solução.

TAXA DE SOLUÇÃO E DEPENDÊNCIA DA TEMPERATURA — Afastando-se dos aspectos cinéticos da dissolução, esta discussão se preocupará com a situação em que há equilíbrio termodinâmico entre o soluto em sua fase sólida e o soluto na solução. (Presume-se que existe uma quantidade de material sólido superior à quantidade que pode entrar em solução; portanto, uma fase sólida sempre está presente.) Conforme definido anteriormente, a concentração do soluto na solução em equilíbrio é a solubilidade de saturação da substância.

Quando um sólido (Soluto A) se dissolve em algum solvente, podemos considerar que ocorrem duas etapas: o sólido absorve a energia para se transformar em um líquido, em seguida o líquido dissolve.

$$A_{(\text{sólido})} \rightleftharpoons A_{(\text{líquido})} \rightleftharpoons A_{(\text{solução})}$$

Para a dissolução total, o equilíbrio existente entre as moléculas de soluto no sólido e as moléculas de soluto em solução pode ser tratado como um equilíbrio. Dessa maneira, para o Soluto A em equilíbrio com sua solução,

$$A_{(\text{sólido})} \rightleftharpoons A_{(\text{solução})}$$

usando-se a Lei de Ação das Massas, um equilíbrio constante para esse sistema pode ser definido, da mesma forma que qualquer equilíbrio constante pode ser escrito, como

$$K_{\text{eq}} = \frac{a_{(\text{solução})}}{a_{(\text{sólido})}}$$

em que a indica a atividade do soluto em cada fase. Como a atividade de um sólido é definida como a unidade,

$$K_{\text{eq}} = a_{(\text{solução})}$$

Como a atividade de um composto em solução diluída é aproximada por sua concentração, e como essa concentração é a solubilidade de saturação, K_S, pode ser utilizada a equação de van't Hoff (para um tratamento mais completo, veja Martin *et al*[1]), que define a relação entre uma constante de equilíbrio (aqui, a solubilidade) e a temperatura absoluta.

$$\frac{d \log K_S}{dT} = \frac{\Delta H}{2{,}3RT^2} \tag{3}$$

em que $d \log K_S / dT$ é a alteração do log K_S com uma alteração unitária da temperatura absoluta, T; ΔH é uma constante que, nessa situação, é o calor da solução para o processo total (sólido $\rightleftharpoons$ líquido $\rightleftharpoons$ solução); e R é a constante gasosa, 1,99 cal/mol/grau. A Equação 3, um diferencial, pode ser solucionada para fornecer

$$\log K_S = -\frac{\Delta H}{2{,}3RT} + J \tag{4}$$

em que J é uma constante. Uma forma mais útil dessa equação é

$$\log \frac{K_{S,T_2}}{K_{S,T_1}} = \frac{\Delta H(T_2 - T_1)}{2{,}3RT_1T_2} \tag{5}$$

em que $K_{S,\,T1}$ é a solubilidade de saturação na temperatura absoluta T_1 e $K_{S,T2}$ é a solubilidade na temperatura T_2. Através do uso da Equação 5, se são conhecidos o ΔH e a solubilidade em uma temperatura, a solubilidade em outra temperatura qualquer pode ser calculada.

EFEITO DA TEMPERATURA — Conforme fica evidenciado a partir da Equação 4, a solubilidade de um sólido em um líquido depende da temperatura. No processo da solução, quando o calor é absorvido (conforme demonstrado por uma redução na temperatura), o ΔH é, por convenção, positivo, e a solubilidade do soluto aumentará com a temperatura crescente. Esse é o caso para a maioria dos sais, como é exibido na Fig. 16.2, na qual a solubilidade do soluto é colocada em gráfico como a ordenada e a temperatura como a abscissa, e a linha que une os pontos experimentais representa a curva de solubilidade para aquele soluto.

Quando um soluto emite calor durante o processo de solução (conforme evidenciado por um aumento na temperatura), o ΔH é, por convenção, negativo, e a solubilidade diminui com um aumento na temperatura. Esse é o caso com o hidróxido de cálcio e, em temperaturas mais elevadas, com o sulfato de cálcio. (Por causa da discreta solubilidade dessas substâncias, suas curvas de solubilidade não estão incluídas.) Quando o calor não é absorvido nem emitido, a solubilidade não é afetada pela variação da temperatura, como é quase o caso com o cloreto de sódio.

Em geral, as curvas de solubilidade são contínuas enquanto a composição química da fase sólida em contato com a solução permanece inalterada, mas se existe uma transição da fase sólida, de uma forma para outra, será mostrada uma ruptura

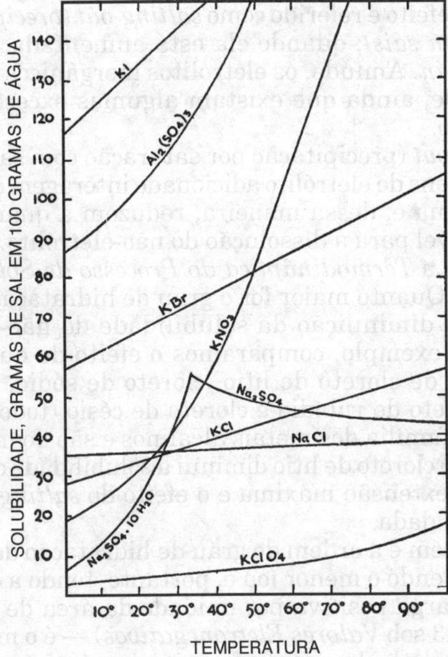

Fig. 16.2 Efeito do calor sobre a solubilidade.

na curva. Esse é o caso com o $Na_2SO_4 \cdot 10H_2O$, que se dissolve com a absorção do calor até uma temperatura de 32,4°, em cujo ponto existe uma transição da fase sólida para o sulfato de sódio anidro, Na_2SO_4, que se dissolve com a evolução do calor. Essa alteração é evidenciada pela solubilidade aumentada do sal hidratado até 32,4°, mas, acima dessa temperatura, a solubilidade diminui.

Esses efeitos de temperatura são aqueles que seriam previstos a partir da Equação 4. Quando o calor da solução é negativo, significando que a energia é liberada durante a dissolução, a relação entre logK_S e $1/T$ é tipificada na Fig. 16.3 (Curva A), onde, quando $1/T$ aumenta, o log K_S aumenta. Podemos observar que, com a temperatura crescente (o próprio T, na realidade, aumenta, prosseguindo à esquerda na Fig. 16.3A), existe uma diminuição na solubilidade. Por outro lado, quando o calor da solução é positivo — a relação entre log K_S e $1/T$ é tipificada na Fig. 16.3B. Portanto, à medida que a temperatura aumenta ($1/T$ diminui), a solubilidade aumenta.

EFEITO DOS SAIS — A solubilidade de um não-eletrólito em água é geralmente ou diminuída ou aumentada pela adição de um eletrólito; apenas raramente é que a solubilidade não se altera. Quando a solubilidade de um não-eletrólito é

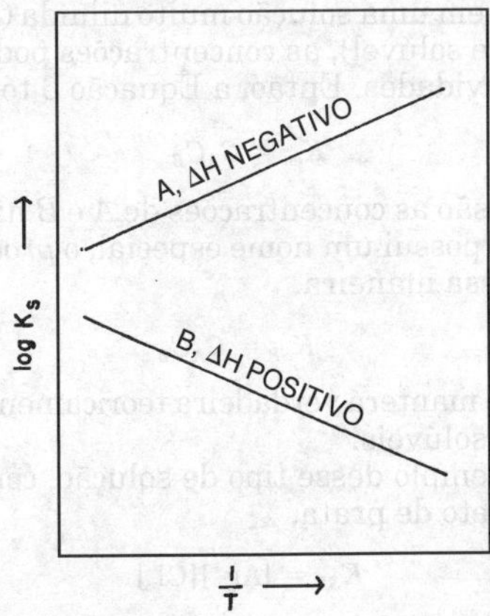

Fig. 16.3 Relação tipificada entre o logaritmo da solubilidade de saturação e o inverso da temperatura absoluta.

diminuída, o efeito é referido como *salting-out (precipitação por saturação com sais)*; quando ela está aumentada, é descrita como *salting-in*. Amiúde, os eletrólitos inorgânicos diminuem a solubilidade, ainda que existam algumas exceções para a generalização.

O *salting-out* (precipitação por saturação com sais) acontece porque os íons do eletrólito adicionado interagem com as moléculas de água e, dessa maneira, reduzem a quantidade de água disponível para a dissolução do não-eletrólito. (Consulte a seção sobre a *Termodinâmica do Processo de Solução* para outra visão.) Quanto maior for o grau de hidratação dos íons, maior será a diminuição da solubilidade do não-eletrólito. Quando, por exemplo, comparamos o efeito de quantidades equivalentes de cloreto de lítio, cloreto de sódio, cloreto de potássio, cloreto de rubídio e cloreto de césio (todos os quais pertencem à família dos metais alcalinos e são do mesmo tipo de valência), o cloreto de lítio diminui a solubilidade de um não-eletrólito na extensão máxima e o efeito do *salting-out* diminui na ordem dada.

Essa também é a ordem do grau de hidratação dos cátions; o íon lítio — sendo o menor íon e, portanto, tendo a densidade máxima de carga positiva por unidade da área de superfície (veja o Cap. 13 sob *Valores Eletronegativos*) — é o mais extensamente hidratado dos cátions, enquanto o íon césio é o minimamente hidratado. O *salting-out* é freqüentemente encontrado em operações farmacêuticas.

Em geral, o *salting-in* acontece quando os sais de vários ácidos orgânicos ou sais de amônio substituídos com compostos orgânicos são acrescentados às soluções aquosas de não-eletrólitos. No primeiro caso, o efeito solubilizante está associado ao ânion; no segundo, ele está associado ao cátion. Em ambos os casos, a solubilidade aumenta à medida que a concentração do sal adicionado é aumentada. O aumento da solubilidade pode ser relativamente grande, perfazendo, por vezes, várias vezes a solubilidade do não-eletrólito em água.

SOLUBILIDADE DOS SOLUTOS CONTENDO DUAS OU MAIS ESPÉCIES — Nos casos em que a fase de soluto consiste em duas ou mais espécies (como em um sal inorgânico ionizável), quando o soluto entra na solução, a fase de solução freqüentemente contém cada uma dessas espécies como entidades distintas. Para algumas dessas substâncias, *AB*, pode ser escrita a seguinte relação para o processo de solução.

$$AB_{(\text{sólido})} \rightleftarrows A_{(\text{solução})} + B_{(\text{solução})}$$

Como existe um equilíbrio entre as fase de soluto e de solução saturada, a Lei de Ação das Massas define uma constante de equilíbrio, K_{eq}

$$K_{eq} = \frac{a_{A(\text{solução})} \cdot a_{B(\text{solução})}}{a_{AB(\text{sólido})}} \qquad (6)$$

em que $a_{A(\text{solução})}$, $a_{B(\text{solução})}$ e $a_{AB(\text{sólido})}$ são as atividades de *A* e *B* na solução e de *AB* na fase sólida. Lembre-se, a partir da discussão anterior, que a atividade de um sólido é definida como unidade, e que, em uma solução muito diluída (p. ex., para um sal ligeiramente solúvel), as concentrações podem ser substituídas pelas atividades. Então, a Equação 6 torna-se

$$K_{eq} = C_A C_B$$

em que C_A e C_B são as concentrações de *A* e *B* na solução. Nessa situação, K_{eq} possui um nome especial, o *produto de solubilidade*, K_{SP}. Dessa maneira,

$$K_{SP} = C_A C_B \qquad (7)$$

Essa equação se manterá verdadeira teoricamente apenas para sais levemente solúveis.

Como um exemplo desse tipo de solução, considere a solubilidade do cloreto de prata,

$$K_{SP} = [Ag^+][Cl^-]$$

em que os colchetes [ ] designam as concentrações molares.

A 25°, o produto de solubilidade possui um valor de 1,56 × 10^{-10}, com a concentração dos íons prata e cloreto sendo expressas em mol/litro. O mesmo valor numérico aplica-se também às soluções de cloreto de prata que contêm um excesso de íons prata ou cloreto. Quando a concentração do íon prata é aumentada através da adição de um sal de prata solúvel, a concentração do íon cloreto deve diminuir até que o produto das duas concentrações seja, mais uma vez, numericamente igual ao produto de solubilidade. Para efetuar a diminuição na concentração do íon prata, o cloreto de prata é precipitado e, portanto, sua solubilidade é diminuída. De uma maneira similar, um aumento na concentração do íon cloreto pela adição de um cloreto solúvel gera uma diminuição na concentração de íon prata até que o valor numérico do produto de solubilidade seja atingido. Mais uma vez, essa diminuição na concentração de íon prata é gerada pela precipitação do cloreto de prata. Esse fenômeno da diminuição na solubilidade devido à presença de um dos íons em solução é conhecido como o *efeito do íon comum*.

A solubilidade do cloreto de prata em uma solução aquosa saturada do sal pode ser calculada supondo-se que a concentração do íon prata é idêntica à concentração do íon cloreto, ambas expressas em mol/litro, e que a concentração do cloreto de prata dissolvido é numericamente idêntica, já que cada molécula de cloreto de prata origina um íon prata e um íon cloreto, porque

$$[\text{AgCl dissolvido}] = [Ag^+] = [Cl^-]$$

a solubilidade do AgCl é igual a que é de 1,25 × 10^{-5} mol/litro. Multiplicando-se isso pelo peso molecular do cloreto de prata (143), obtemos uma solubilidade de aproximadamente 1,8 mg/litro.

Para um sal do tipo $PbCl_2$, a expressão do produto de solubilidade toma a forma

$$[Pb^{2+}][Cl^-]^2 = K_{SP}$$

enquanto, para o As_2S_3, ela seria

$$[As^{3+}]^2[S^{2-}]^3 = K_{SP}$$

porque, a partir da Lei de Ação das Massas

$$PbCl_{2(\text{sólido})} \rightleftharpoons Pb^{2+}{}_{(\text{solução})} + 2Cl^-{}_{(\text{solução})}$$

e

$$As_2S_{3(\text{sólido})} \rightarrow 2As^{3+}{}_{(\text{solução})} + 3S^{2-}{}_{(\text{solução})}$$

Para maiores detalhes dos métodos de emprego dos cálculos do produto de solubilidade, veja os livros-texto sobre as análises qualitativas ou quantitativas ou de físico-química.

Lembre-se de que o princípio do produto de solubilidade é válido para soluções aquosas de sais levemente solúveis, desde que a concentração do sal adicionado não seja muito grande. Onde as concentrações são altas, ocorrem desvios da teoria, e estes foram explicados ao se supor que, nessas soluções, a natureza do solvente é modificada. Com freqüência, os desvios também podem ocorrer como conseqüência da formação de complexos entre os dois sais. Um exemplo da solubilidade aumentada, em virtude da formação de íon complexo, é observado no efeito das soluções de iodetos solúveis sobre o iodeto de mercúrio. De acordo com o princípio do produto de solubilidade, se poderia esperar que os iodetos solúveis diminuiriam a solubilidade do iodeto mercúrico, mas, por causa da formação do sal complexo mais solúvel K_2HgI_4, que se dissocia como

$$K_2HgI_4 \rightarrow 2K^+ + (HgI_4)^{2-}$$

o íon iodeto não mais funciona como um íon comum.

É possível formular algumas regras gerais em relação ao efeito da adição de sais solúveis a sais levemente solúveis, onde o sal adicionado não tem um íon comum ao sal levemente solúvel. Quando os íons do sal solúvel adicionado não são altamente hidratados (veja a seção anterior, *Efeito dos Sais*), o produto de solubilidade do sal levemente solúvel aumentará porque os íons do sal adicionado tendem a diminuir a atração interiônica entre os íons do sal levemente solúvel. Por outro lado, se os íons do sal solúvel adicionado são hidratados, as moléculas de água tornam-se menos disponíveis e a atração interiônica entre os íons do sal levemente solúvel aumenta com uma resultante diminuição no produto de solubilidade. Outro meio de considerar esse efeito é discutido mais adiante (veja *Termodinâmica do Processo de Solução*).

Em geral, o efeito da temperatura é aquele que se esperaria: o aumento da temperatura da solução resulta em um aumento no produto de solubilidade.

SOLUBILIDADE APÓS UMA REAÇÃO QUÍMICA — Até o momento, a discussão tem sido relacionada com a solubilidade que ocorre por causa da inter-relação de forças totalmente físicas. A dissolução de alguma substância resultou da superação das interações físicas entre as moléculas de soluto e as moléculas de solvente pela energia produzida quando uma molécula de soluto interagiu fisicamente com uma molécula de solvente. Entretanto, o processo de solução pode ser facilitado também por uma reação química. Quase sempre, a estimulação química da solubilidade em sistemas aquosos deve-se à formação de um sal após uma reação ácido-básica.

Uma base alcaloídica, ou qualquer outra base nitrogenada de peso molecular relativamente alto, geralmente é ligeiramente solúvel em água, mas, quando o pH do meio é reduzido pela adição de ácido, a solubilidade da base é consideravelmente aumentada, já que o pH continua a ser reduzido. O motivo para esse aumento na solubilidade é que a base é convertida em um sal, que é relativamente solúvel em água. De modo contrário, a solubilidade de um sal de um alcalóide ou de outra base nitrogenada é reduzida à medida que o pH é aumentado pela adição de álcali.

A solubilidade de substâncias ácidas levemente solúveis é, por outro lado, aumentada quando o pH é aumentado pela adição de álcali, com o motivo sendo, mais uma vez, que se forma um sal relativamente solúvel em água. Os exemplos de substâncias ácidas cuja solubilidade é assim aumentada são a aspirina, a teofilina e as penicilinas, cefalosporinas e barbitúricos. De modo contrário, a solubilidade dos sais da mesma substância é diminuída quando o pH diminui.

Entre alguns compostos inorgânicos, observa-se um comportamento algo similar. O fosfato de cálcio tribásico, $Ca_3(PO_4)_2$, por exemplo, é quase insolúvel em água, mas, quando um ácido é acrescentado, sua solubilidade aumenta rapidamente com uma diminuição no pH. Isso ocorre porque os íons hidrogênio apresentam uma forte afinidade pelos íons fosfato, formando ácido fosfórico não-ionizado em que o fosfato de cálcio é dissolvido, a fim de liberar os íons fosfato. Ou, dito de outra maneira, a solubilização é um exemplo de uma reação em que um ácido forte (a fonte dos íons hidrogênio) desloca um ácido fraco.

Em todos esses exemplos, a solubilização ocorre em conseqüência de uma interação do soluto com um ácido ou uma base, sendo que, dessa maneira, a espécie em solução não é a mesma que o soluto não-dissolvido. Os compostos que não reagem com ácidos ou bases são ligeiramente, ou não de todo, influenciados em sua solubilidade aquosa por variações do pH. Esses efeitos, quando observados, devem-se geralmente aos *efeitos do sal* iônico.

É possível analisar quantitativamente a solubilidade após uma reação ácido-básica por considerá-la um processo de duas etapas. O primeiro exemplo consiste em um ácido orgânico, designado *HA*, que é relativamente insolúvel em água. Sua dissolução em duas etapas pode ser representada como

$$HA_{(sólido)} \rightleftarrows HA_{(solução)}$$

seguida por

$$HA_{(solução)} \rightleftarrows H^+_{(solução)} + A^-_{(solução)}$$

A constante de equilíbrio para a primeira etapa é a solubilidade do *HA* ($K_S = [HA]_{solução}$), exatamente como foi desenvolvido anteriormente quando não ocorreu nenhuma reação química, e a constante de equilíbrio para a segunda etapa é a constante de dissociação do ácido

$$K_a = \frac{[H^+][A^-]}{[HA]}$$

Como a quantidade total do composto *em solução* é o somatório das formas não-ionizada e ionizada do ácido, a solubilidade total pode ser designada $S_{t(HA)}$, ou

$$S_{t(HA)} = [HA] + [A^-] = [HA] + K_a\frac{[HA]}{[H^+]} \tag{8}$$

e como $K_S = [HA]$, a Equação 8 torna-se

$$S_{t(HA)} = K_S\left(1 + \frac{K_a}{[H^+]}\right) \tag{9}$$

A Equação 9 é muito útil porque ela iguala a solubilidade total de uma substância ácida com a concentração de íon hidrogênio do solvente. Se a solubilidade em água, K_S, e a constante de dissociação, K_a, são conhecidas, a solubilidade total do ácido pode ser calculada em várias concentrações de íon hidrogênio.

A Equação 9 demonstra quantitativamente como a solubilidade total do ácido aumenta quando a concentração de íon hidrogênio diminui (i.e., à medida que o pH aumenta).

É possível desenvolver uma equação similar à Equação 9 para a solubilidade de uma substância básica *B*, tal como uma base nitrogenada relativamente insolúvel (p. ex., um alcalóide), em várias concentrações de íon hidrogênio. A solubilidade da base em água pode ser representada em duas etapas como

$$B_{(sólido)} \rightleftarrows B_{(solução)}$$

$$B_{(solução)} \rightleftarrows BH^+_{(solução)} + OH^-_{(solução)}$$

Mais uma vez, quando K_S é a solubilidade da base livre em água e K_b é sua constante de dissociação,

$$K_b = \frac{[BH^+][OH^-]}{[B]}$$

a solubilidade total da base em água $S_{t(B)}$ é fornecida por

$$S_{t(B)} = [B] + [BH^+] = [B] + \frac{K_b[B]}{[OH^-]} = K_S\left(1 + \frac{K_b}{[OH^-]}\right) \tag{10}$$

É conveniente reescrever a Equação 10 em termos de concentração de íon hidrogênio por fazer uso da constante de dissociação para a água

$$K_W = [H^+][OH^-] = 1 \times 10^{-14}$$

Então, a Equação 10 transforma-se em

$$S_{t(B)} = K_S\left(1 + \frac{K_b}{K_W/[H^+]}\right) = K_S\left(1 + \frac{K_b[H^+]}{K_W}\right) \tag{11}$$

A Equação 11 mostra quantitativamente como a solubilidade total da base aumenta à medida que a concentração de íon hidrogênio do solvente aumenta. Quando K_S e K_b são conhecidas, é possível calcular a solubilidade total de um medicamento básico em várias concentrações de íon hidrogênio empregando essa equação.

As Equações 9 e 11 supuseram que o sal formado após uma reação química é infinitamente solúvel. Isso, certamente, não é uma suposição aceitável, conforme sugerido e demonstrado por Kramer e Flynn.[2] Em vez disso, para um medicamento ácido ou básico, deve haver um pH no qual ocorra a solubilidade máxima, em que essa solubilidade permanece como o somatório das concentrações de solução das formas livre e sal do medicamento naquele pH. Usando-se um medicamento básico *B* como exemplo, isso significaria que uma solução de *B*, em valores de pH maiores que o pH da solubilidade máxima, estaria saturada com a forma de base livre, mas não com a forma de sal, e o uso da Equação 11 seria válido para a predição da solubilidade. Por outro lado, em valores de pH menores que o pH da solubilidade máxima, a solução seria saturada com a forma sal e a Equação 11 não é mais realmente válida. Como nessa situação a solubilidade da base, $S_{t(B)}$, é

$$S_{t(B)} = [B] + [BH^+]_s$$

onde o subscrito s designa uma solução saturada com sal, seria correto usar a equação em valores de pH menores que o pH máximo,

$$S_{t(B)} = [BH^+]_s\left(1 + \frac{[OH^-]}{K_b}\right) = [BH^+]_s\left(1 + \frac{K_W}{K_b[H^+]}\right) \quad (12)$$

Uma relação semelhante à Equação 12 pode, da mesma forma, ser desenvolvida para um medicamento ácido em um pH maior que seu pH de solubilidade máxima.

EFETUANDO-SE A SOLUÇÃO DE SÓLIDOS NO LABORATÓRIO DE PRESCRIÇÃO — Em geral, o método empregado pelo farmacêutico quando os compostos solúveis devem ser dissolvidos em água na composição de uma prescrição exige o uso de gral e pilão. A prática comum consiste em esmagar a substância em fragmentos no gral com o pilão e derramar o solvente sobre ela, enquanto agita com o pilão, até que a solução seja efetuada. Quando quantidades definidas são usadas e é necessário que a totalidade do solvente dissolva um determinado peso do sal, apenas uma parcela da solução deve ser acrescentada em primeiro lugar e, quando esta estiver saturada, a solução é derramada e uma porção fresca do solvente é adicionada. Essa operação é repetida até que o sólido seja totalmente dissolvido e todas as porções combinadas. Outros métodos de afetar a solução são a agitação do sólido com o líquido em um frasco ou garrafa ou a aplicação de calor às substâncias em um vaso adequado.

As substâncias variam muito na taxa em que elas se dissolvem; algumas são capazes de produzir rapidamente uma solução saturada, outras exigem várias horas para atingir a saturação.

Com as substâncias higroscópicas como a pepsina, os compostos de proteína e prata e algumas outras substâncias, o melhor método de se efetuar a solução em água é colocar a substância diretamente sobre a superfície da água e, então, agitar vigorosamente com um bastão de vidro. Se o procedimento comum, como usar um gral e um pilão, é empregado com essas substâncias, formam-se grumos que são muito difíceis de se dissolver.

A *solubilidade* das substâncias químicas e a *miscibilidade* dos líquidos são fatores físicos importantes para o conhecimento do farmacêutico, já que eles freqüentemente comportam um significado sobre o aviamento inteligente e adequado das prescrições. Para as informações do farmacêutico, a USP fornece dados tabulares que indicam o grau de solubilidade ou miscibilidade de muitas substâncias oficiais.

DETERMINAÇÃO DA SOLUBILIDADE — Para o farmacêutico e o químico farmacêutico, a questão da solubilidade é de importância primordial. Não somente é necessário saber as solubilidades quando se preparam e administram medicamentos como também essa informação é necessária para efetuar a separação das substâncias em análise qualitativa e quantitativa. Além disso, a determinação exata da solubilidade de uma substância é um dos melhores métodos para se determinar sua pureza.

Os detalhes da determinação da solubilidade são acentuadamente afetados pelas características físicas e químicas do soluto e do solvente e, também, pela temperatura em que a solubilidade deve ser determinada. Dessa maneira, não é possível descrever um método com aplicação universal, mas, em geral, as seguintes regras devem ser observadas nas determinações de solubilidade.

1. A pureza da substância dissolvida e do solvente é essencial, porque as impurezas em ambos afetam a solubilidade.
2. Uma constância da temperatura deve ser mantida com exatidão durante o curso da determinação.
3. A saturação completa deve ser atingida.
4. A análise precisa da solução saturada e a correta expressão dos resultados são primordiais.

Deve-se considerar também as velocidades variadas de dissolução dos diferentes compostos e o acentuado efeito do grau de finura das partículas sobre o tempo necessário para a saturação da solução.

A REGRA DA FASE E A ANÁLISE DA SOLUBILIDADE DE FASE — A análise da solubilidade de fase constitui um método útil e exato para a determinação da pureza de uma substância. Ela envolve a aplicação de métodos precisos de solubilidade ao princípio de que a constância da solubilidade, da mesma maneira que a constância do ponto de fusão, indica que um material é puro ou está livre de misturas estranhas. É importante reconhecer que a técnica pode ser utilizada para se obter a solubilidade exata da substância pura sem a necessidade de o próprio material de experimentação ser puro.

O método baseia-se nos princípios termodinâmicos dos equilíbrios heterogêneos, que estão entre os mais razoáveis entre os conceitos teóricos da química. Dessa maneira, ele não depende de quaisquer suposições em relação à cinética ou estrutura da matéria, porém é aplicável a todas as espécies de moléculas e é suficientemente sensível para diferenciar entre os isômeros ópticos. Os requisitos para uma análise são simples, o equipamento necessário é básico para a maioria dos laboratórios, e as quantidades das substâncias necessárias são pequenas.

O método de solubilidade padronizado consiste em cinco etapas:

1. Mistura, em sistemas separados, de quantidades crescentes de uma substância com as quantidades medidas de um solvente.
2. Estabelecimento do equilíbrio para cada sistema em temperatura e pressão constantes e idênticas.
3. Separação da fase sólida a partir das soluções.
4. Determinação da concentração do material dissolvido nas várias soluções.
5. Colocação em gráfico da concentração do material dissolvido de interesse por unidade de solvente (eixo y, ou concentração da solução) contra a massa do material total por unidade do solvente (eixo x, ou concentração do sistema).

O método de solubilidade foi estabelecido sobre princípios teóricos razoáveis da regra de fase de Gibbs: $F = C - P + 2$, a qual relaciona C, o número de componentes; F, os graus de liberdade (pressão, temperatura e concentração); e P, o número de fases para um equilíbrio heterogêneo.

As análises de solubilidade são realizadas em temperatura e pressão constantes, de modo que um sólido puro na solução mostraria apenas um grau de liberdade, porque apenas uma fase está presente nas concentrações abaixo da saturação. Isso é representado pela seção *AB* na Fig. 16.4. Para um sólido puro em uma solução saturada em equilíbrio (Fig. 16.4, *BC*), duas fases estão presentes, sólido e solução; não existem variação na concentração e, dessa maneira, em temperatura e pressão constantes, nenhum grau de liberdade.

A curva *ABC* da Fig. 16.4 representa o tipo de diagrama de solubilidade obtido para: (1) um material puro, (2) quantidades iguais de dois ou mais materiais que possuem solubilidades idênticas, ou (3) uma mistura de dois ou mais materiais presentes na relação única de suas solubilidades. Esses dois últimos casos são raros e, com freqüência, podem ser detectados por uma alteração no sistema do solvente.

O segmento de linha *BC* da Fig. 16.4 indica a pureza porque ele não apresenta nenhuma inclinação. Quando, no entanto, essa seção exibe uma inclinação, seu valor numérico indica a fração da impureza presente. O segmento de linha *BC*, extrapolado para o eixo y em D, é a solubilidade real da substância pura.

Um tipo representativo da curva de solubilidade, que é obtida quando uma substância contém uma impureza, está ilustrado na Fig. 16.5. Aqui, em B, a solução torna-se saturada com um componente. De B para C, existem duas fases presentes: uma solução saturada com o Componente I (usualmente o componente principal) contendo também algum Componente II (geralmente, o componente menor), e uma fase sólida do Componente I. O grau um de liberdade revelado pela inclinação do segmento de linha *BC* é a concentração do Componente II, que é a impureza (usualmente o componente menor). Uma mistu-

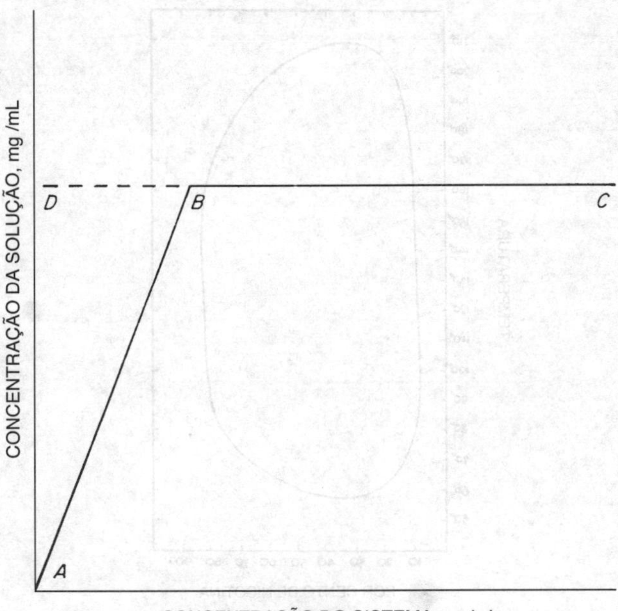

Fig. 16.4 Diagrama da solubilidade de fase para uma substância pura.

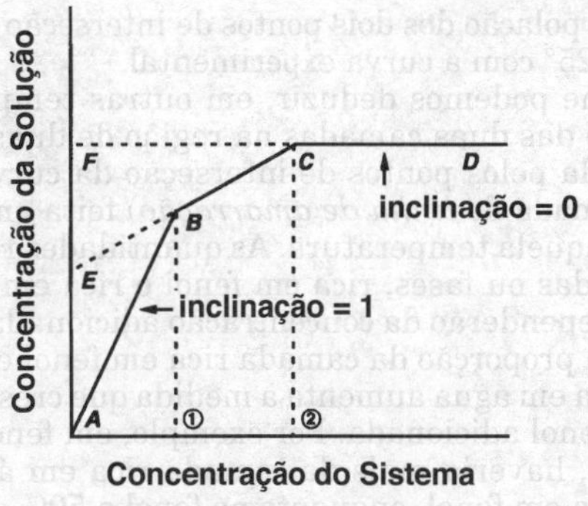

Fig. 16.5 Tipo de curva de solubilidade obtida quando uma substância contém uma impureza.

ra dos isômeros *d* e *l* pode ter uma curva dessas, como ocorreria em qualquer mistura simples em que as solubilidades são independentes entre si.

A seção *CD* indica que o solvente está saturado com ambos os componentes da mistura dos dois componentes. Aqui, três fases estão presentes: uma solução saturada com ambos os componentes e as duas fases sólidas. Nenhuma variação da concentração é possível; portanto, nenhum grau de liberdade é possível (indicado pela falta de inclinação da seção *CD*). A distância *AE* na ordenada representa a solubilidade do principal componente, e a distância *EF* representa a solubilidade do componente menor.

O processo de equilíbrio consome tempo, exigindo até 3 semanas em determinados casos, mas isso é contrabalançado pelo fato de que toda a amostra pode ser recuperada depois de uma determinação. Isso auxilia a utilidade geral do método, principalmente nos casos em que a substância é dispendiosa ou difícil de obter. Um uso para o método diferente da determinação da pureza ou da solubilidade é obter amostras particularmente puras ao se recuperar os resíduos sólidos na concentração do sistema, correspondendo aos pontos na seção *BC* na Fig. 16.5. Dessa maneira, o método é útil não somente como um instrumento analítico quantitativo, mas também para a purificação.

Soluções de Líquidos em Líquidos

SISTEMAS BINÁRIOS — Os seguintes tipos de pares líquidos podem ser reconhecidos como sistemas binários.

1. Aqueles que são completamente solúveis entre si em todas as proporções. Exemplos: álcool e água, glicerina e água, álcool e glicerina.
2. Aqueles que são solúveis entre si em proporções definidas. Exemplos: fenol e água, éter e água, nicotina e água.
3. Aqueles que são imperceptivelmente solúveis entre si em qualquer proporção. Exemplos: óleo de rícino e água, petrolato líquido e água.

A solubilidade mútua dos pares líquidos do Tipo 2 tem sido extensamente estudada e mostrou regularidades interessantes. Quando uma série de tubos contendo percentuais variados, porém conhecidos, de fenol e água é aquecida (ou resfriada, se necessário) exatamente até o ponto de formação de uma solução homogênea, e as temperaturas nesses pontos são observadas após a colocação dos resultados em um gráfico, obtém-se uma curva semelhante àquela na Fig. 16.6. Nesse gráfico, a área dentro da curva representa a região onde as misturas de fenol e água irão se separar em duas camadas, enquanto, na região fora da curva, as soluções homogêneas serão obtidas. A temperatura máxima nessa curva é chamada de *temperatura de solução crítica*, isto é, a temperatura acima da qual ocorre uma solução homogênea, independentemente da composição da mistura. Para o fenol e a água, a temperatura de solução crítica ocorre em uma composição de 34,5% de fenol em água.

As curvas de temperatura *versus* composição, conforme demonstrado na Fig. 16.6, fornecem muitas informações úteis na preparação das misturas homogêneas das substâncias que mostram comportamento de solubilidade mútua. Na temperatura ambiente (aqui presumida como sendo de 25°), ao fazer uma linha paralela à abscissa em 25°, achamos que realmente podemos preparar dois grupos de soluções homogêneas, um contendo de 0% a cerca de 7,5% de fenol e o outro contendo fenol de 72% a cerca de 95% (seu limite de solubilidade). Nas composições entre 7,5% e 72% de fenol a 25°, as duas camadas ou fases líquidas irão se separar. Nos tubos de ensaios que contêm uma concentração de fenol nessa região de duas camadas a 25°, uma camada sempre será rica em fenol e sempre contém fenol a 72%, enquanto a outra camada será rica em água e sempre conterá o fenol a 7,5%. Esses valores são obtidos atra-

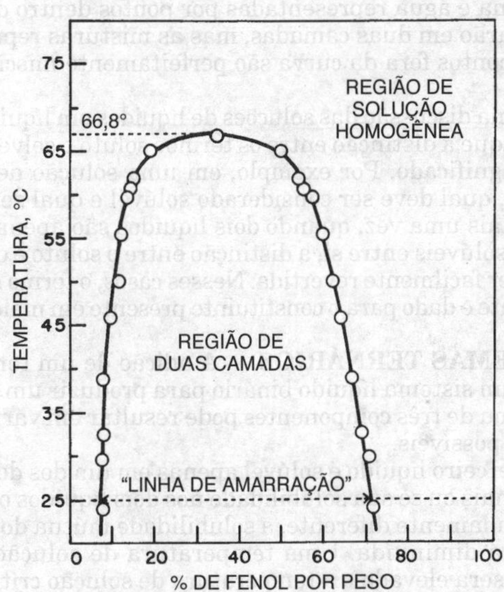

Fig. 16.6 Solubilidade de fenol-água.[3]

vés da interpolação dos dois pontos de interseção da linha desenhada a 25° com a curva experimental.

Conforme podemos deduzir, em outras temperaturas, a composição das duas camadas na região de duas camadas é determinada pelos pontos de interseção da curva com uma linha (chamada de *linha de amarração*) feita em paralelo à abscissa naquela temperatura. As quantidades relativas das duas camadas ou fases, rica em fenol e rica em água nesse exemplo, dependerão da concentração adicionada. Conforme esperado, a proporção da camada rica em fenol em relação à camada rica em água aumenta à medida que cresce a concentração de fenol adicionada. Por exemplo, em fenol a 20% em água a 25°, haveria mais da camada rica em água que da camada rica em fenol, enquanto no fenol a 50% em água haveria mais da camada rica em fenol. A porção relativa de cada camada pode ser calculada a partir dessas linhas de amarração em quaisquer temperatura e composições, bem como a quantidade de fenol presente em cada uma das duas fases. Para determinar como esses cálculos são feitos e para discussão adicional desse tópico, o estudante deve consultar Martin, *et al.*[1]

Uma vantagem simples e prática no uso de diagramas de fase é apontada por Martin, *et al.*[1] Com base em diagramas como a Fig. 16.6, eles apontaram que a solução de fenol de armazenamento mais concentrada que, talvez, deva ser usada por farmacêuticos é aquela que contém fenol a 76% w/w em água (equivalente a 80% w/v). Na temperatura ambiente, essa mistura é uma solução homogênea e permanecerá homogênea até em torno de 3,5°, em cuja temperatura ocorre o congelamento. Deve ser notado que o Fenol Liquidificado USP contém fenol a 90% w/w e congela a 17°C. Isso significa que se a área de armazenagem na farmácia cai até cerca de 17°C, a preparação congelará, resultando em uma solução de armazenagem não mais conveniente para o uso.

No caso do fenol e água, a solubilidade mútua aumenta com um aumento na temperatura e a temperatura de solução crítica ocorre em um ponto relativamente alto. Entretanto, em um determinado número de casos, a solubilidade mútua aumenta com a diminuição na temperatura, e a temperatura de solução crítica ocorre em um valor relativamente baixo. Grande parte das substâncias que mostram temperaturas de solução crítica mais reduzidas são aminas, como, por exemplo, a trietilamina com água.

Além dos pares de líquidos que mostram temperaturas de solução crítica *quer* superiores quer inferiores, existem outros pares que mostram temperaturas de solução crítica *tanto* superiores quanto inferiores e a curva de solubilidade mútua é do tipo fechada. Um exemplo desse tipo de par líquido é encontrado no caso da nicotina e água (Fig. 16.7). As misturas de nicotina e água representadas por pontos dentro da curva se separarão em duas camadas, mas as misturas representadas por pontos fora da curva são perfeitamente miscíveis entre si.

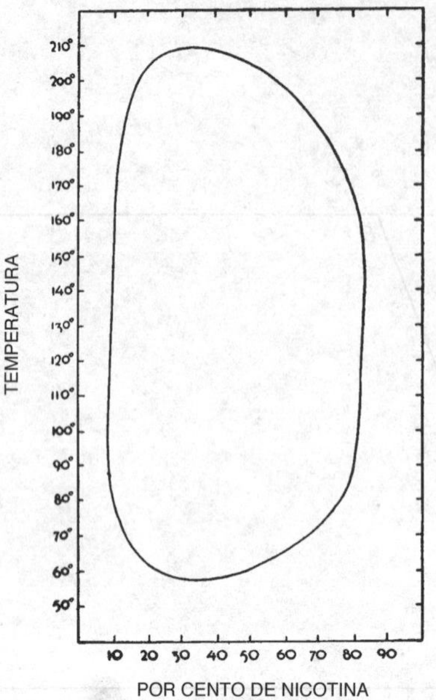

Fig. 16.7 Solubilidade de nicotina-água.

Em uma discussão das soluções de líquidos em líquidos, fica evidente que a distinção entre os termos soluto e solvente perde seu significado. Por exemplo, em uma solução de água e glicerina, qual deve ser considerado solúvel e qual será o solvente? Mais uma vez, quando dois líquidos são apenas parcialmente solúveis entre si, a distinção entre o soluto e o solvente pode ser facilmente revertida. Nesses casos, o termo solvente geralmente é dado para o constituinte presente em maior quantidade.

SISTEMAS TERNÁRIOS — A adição de um terceiro líquido a um sistema líquido binário para produzir um sistema ternário ou de três componentes pode resultar em várias combinações possíveis.

Se o terceiro líquido é solúvel apenas em um dos dois líquidos originais ou se sua solubilidade nos dois líquidos originais é acentuadamente diferente, a solubilidade mútua do par original será diminuída. Uma temperatura de solução crítica superior será elevada e a temperatura de solução crítica inferior diminuída. Por outro lado, a adição de um líquido que tem, grosseiramente, a mesma solubilidade em ambos os componentes do par original resultará em um aumento em suas solubilidades mútuas. Uma temperatura de solução crítica superior será, então, diminuída, e uma temperatura de solução crítica inferior será elevada.

Um gráfico de triângulo eqüilátero pode ser utilizado para representar os sistemas ternários. Nesse tipo de gráfico, cada lado do triângulo representa 0% de um dos componentes, e o ápice oposto àquele lado representa 100% daquele componente. Isso é ilustrado ao se usar um sistema ternário particularmente comum envolvendo dois sistemas que são completamente miscíveis e um terceiro que é miscível com apenas um dos dois. Na Fig. 16.8, a água e o álcool são os solventes miscíveis, e o óleo de rícino é o terceiro solvente que é solúvel em álcool, mas não em água. Esses diagramas poderiam ser aplicados, por exemplo, aos sistemas de surfactante/óleo/água, aos sistemas de flavorizante/água/álcool, aos sistemas de mistura de propelentes/medicamento, aos sistemas de medicamento/água/propilenoglicol ou a qualquer outro sistema desse tipo que se possa imaginar daquele que se adaptaria nessa categoria.

Os dados na Fig. 16.8 foram obtidos através da determinação da quantidade de água necessária para apenas turvar as soluções de óleo em álcool em diferentes concentrações e na temperatura ambiente. O percentual de cada solvente que apenas turva o sistema foi, então, calculado e colocado em gráfico, conforme demonstrado na figura. Por exemplo, uma solução turva desenvolveu-se em uma mistura de aproximadamente 67% de álcool, 27% de óleo e 6% de água. Observe que os percentuais dos três componentes sempre devem igualar-se a 100%. Na região rotulada *miscível*, qualquer combinação dos três componentes resultaria em uma solução. O farmacêutico deve selecionar qualquer combinação nessa região por motivo de sabor, segurança, estabilidade ou custo. A Fig. 16.8 é construída para a temperatura ambiente; qualquer outra temperatura teria seu próprio diagrama de fase. A inclusão da temperatura como uma variável criaria uma relação tridimensional com os diagramas ternários, como a Fig. 16.8 marcada no plano x-y como uma função da temperatura no eixo z.

Existem outras possibilidades nos sistemas líquidos ternários — por exemplo, aquelas em que dois componentes são completamente miscíveis e o terceiro é parcialmente miscível entre eles, e aquelas em que todas as combinações de dois dos três componentes são apenas parcialmente miscíveis.

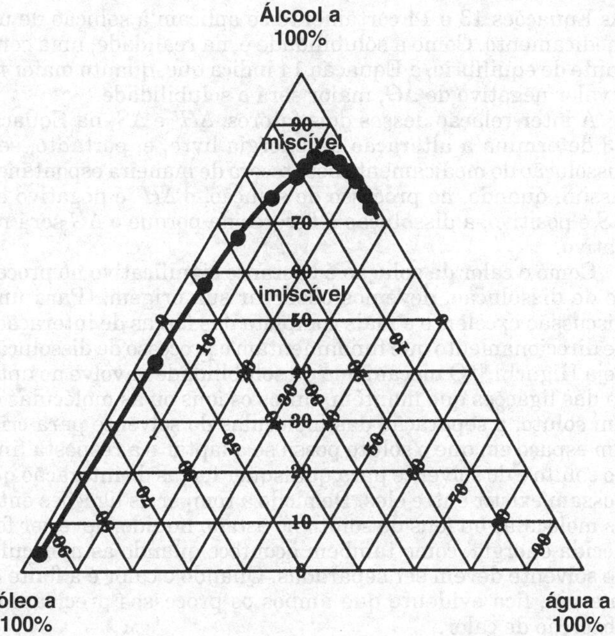

Fig. 16.8 Diagrama de fase em temperatura constante para um sistema ternário: dois líquidos completamente miscíveis entre si com um terceiro líquido solúvel em apenas um dos dois. (Construído a partir dos dados em Loran e Guth.[4])

Soluções dos Gases em Líquidos

Quase todos os gases são mais ou menos solúveis em líquidos. Assim, devemos lembrar a solubilidade do dióxido de carbono, sulfeto de hidrogênio ou ar em água como exemplos comuns.

A quantidade de gás dissolvida em um líquido segue, em geral, a *lei de Henry*, que afirma que o peso do gás dissolvido por uma determinada quantidade de um líquido em uma determinada temperatura é proporcional à sua pressão. Assim, se a pressão for duplicada, uma quantidade duas vezes maior de gás será dissolvida em relação à pressão inicial. A extensão em que um gás é dissolvido em um líquido, em uma determinada temperatura, pode ser expressa em relação ao coeficiente de solubilidade, que é o volume do gás medido sob as condições da experiência que é absorvido por um volume de líquido. O grau de solubilidade também é expresso, por vezes, em termos de *coeficiente de absorção*, que é o volume de gás, reduzido às condições padrões, dissolvido por um volume de líquido sob a pressão de uma atmosfera.

Embora a lei de Henry expresse com quase total exatidão a solubilidade dos gases discretamente solúveis, ela desvia-se consideravelmente no caso de gases muito solúveis, como o cloreto de hidrogênio e amônia. Mais amiúde, esses desvios são decorrentes da interação química do soluto e solvente.

A solubilidade dos gases em líquidos diminui com um aumento na temperatura e, em geral, também quando os sais são adicionados ao solvente, sendo o último efeito referido como o *salting-out* do gás.

As soluções dos gases são potencialmente perigosas quando expostas a temperaturas quentes, por causa da liberação e expansão do gás dissolvido, o que pode causar a explosão do recipiente. Os frascos que contêm essas soluções (p. ex., solução de amônia forte) devem ser resfriados antes da abertura, se for prático, e a tampa deve ser coberta com um tecido antes de se tentar sua remoção.

Soluções de Sólidos em Sólidos

Várias misturas de um sólido em outro estão sendo consideradas nas ciências farmacêuticas, principalmente como um meio de aumentar a biodisponibilidade. Por exemplo, as liquefações de misturas de sólidos de medicamentos com excipientes e as misturas eutéticas estão sendo pesquisadas (veja Cap. 13). É possível ter uma solução verdadeira de um sólido em outro para originar um contínuo de um sólido disperso em outro, conforme mostrado na Fig. 16.9. Esse sistema é referido como uma dispersão *contínua*; ele é encontrado de forma muito rara. Conseguir isso significaria que dois materiais precisariam ter tamanho, estrutura e energia de interação similares, de modo que eles pudessem entrar e ocupar uma estrutura cristalina mútua no nível molecular. Portanto, essas soluções sólidas somente podem ocorrer entre misturas racêmicas de compostos quirais. Se fosse possível formar uma solução sólida de um medicamento em um excipiente miscível em água, a biodisponibilidade poderia aumentar dramaticamente porque o medicamento iria se transferir para a água como moléculas individuais.

Existem três tipos de dispersões contínuas mostradas na Fig. 16.9: [1] mostra uma dispersão *ideal* de ponto de fusão constante, enquanto [2] e [3] (soluções *não-ideais*) mostram dispersões que possuem um máximo e um mínimo, respectivamente. Cada uma dessas últimas dispersões mostra uma *linha líquida* ou superior e uma *linha sólida* ou inferior que poderiam ser vistas como representativas da direção (resfriamento ou aquecimento) usada para chegar à temperatura de fusão ou solidificação em cada mistura. A composição das fases líquida e sólida na região entre as duas linhas pode ser quantificada de uma maneira que se relaciona com o tratamento da linha de amarração para os sistemas de fenol-água, embora de maneira mais complicada.

Mais comuns são as dispersões sólidas *descontínuas* ilustradas na Fig. 16.10, onde duas soluções sólidas verdadeiras,

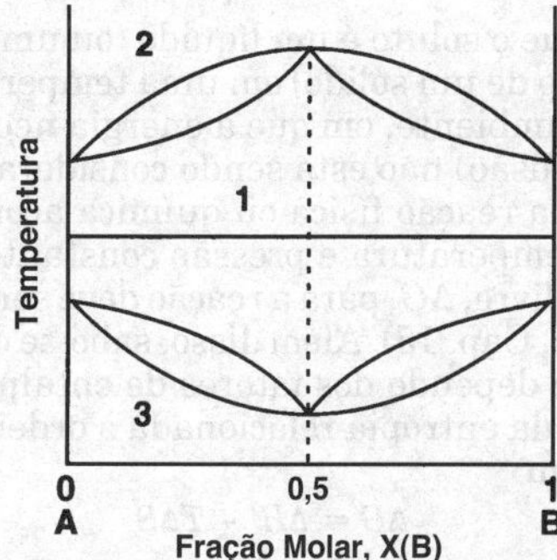

Fig. 16.9 Diagrama de fase para uma solução contínua de um Sólido *A* em um Sólido *B* (ou de *B* em *A*: [1] é uma solução ideal, [2] e [3], soluções não-ideais. (Adaptado de Duddu.[7])

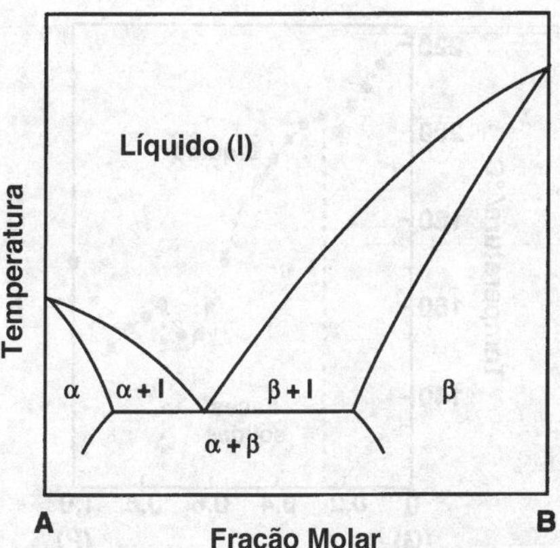

Fig. 16.10 Diagrama de fase para uma solução sólida descontínua para Sólido *A* e Sólido *B*: as soluções sólidas verdadeiras α e β são separadas por uma fase eutética. (Adaptado de Grant e Abougela.[5])

α e β, estão separadas por uma fase eutética. Esse sistema é encontrado para a uréia/acetaminofen; que existe como soluções sólidas em regiões muito pequenas na concentração de uréia muito alta e na concentração de acetaminofen muito alta.

Neste ponto, é aconselhável considerar, de maneira resumida, os complexos sólidos. A interação de um medicamento com um excipiente para formar uma nova fase sólida através da formação de ligações de hidrogênio fortes pode originar uma fase sólida, a qual não é exatamente uma solução sólida, mas que, contudo, é potencialmente importante em seus efeitos sobre a biodisponibilidade — tanto em um sentido positivo quanto em um sentido negativo. O diagrama de fase na Fig. 16.11 foi obtido através da fusão e resfriamento de misturas de griseofulvina (G) e fenobarbitona (P). Quando um complexo é estável até seu ponto de fusão, a curva líquida mostra um pico referido como um *ponto de fusão congruente*. Dois complexos com fusões congruentes, PG_3 e P_3G (em x = 0,25 e 0,75 na Fig. 16.11), são encontrados para o sistema da griseofulvina-fenobarbital.

Termodinâmica do Processo de Solução

Nesta discussão da termodinâmica do processo de solução, presume-se que o soluto esteja no estado líquido e, por conseguinte, o calor da solução ($\Delta H'$) é um termo diferente daquele encontrado na Equação 3 (ΔH). O calor de solução para um estado sólido que entra em solução, conforme definido na Equação 3, é o efeito calórico total para a dissolução total

$$A_{(\text{sólido})} \rightleftarrows A_{(\text{líquido})} \rightleftarrows A_{(\text{solução})}$$

Considerando apenas o processo,

$$A_{(\text{líquido})} \rightleftarrows A_{(\text{solução})}$$

e, supondo-se que o soluto é um líquido (ou um líquido superresfriado no caso de um sólido) em uma temperatura próxima à temperatura ambiente, em que a energia necessária para a fusão (calor de fusão) não está sendo considerada.

Para que uma reação física ou química aconteça espontaneamente em temperatura e pressão constantes, a alteração total da energia livre, ΔG, para a reação deve ser negativa (veja *Termodinâmica*, Cap. 15). Além disso, sabe-se que a alteração da energia livre depende dos fatores de entalpia relacionada ao calor ($\Delta H'$) e da entropia relacionada à ordem (ΔS), conforme observado em

$$\Delta G = \Delta H' - T\Delta S \tag{13}$$

em que T é a temperatura. Lembre-se também de que a relação entre a energia livre e a constante de equilíbrio, K, para uma reação é fornecida por

$$\Delta G = -1\, RT \ln K \tag{14}$$

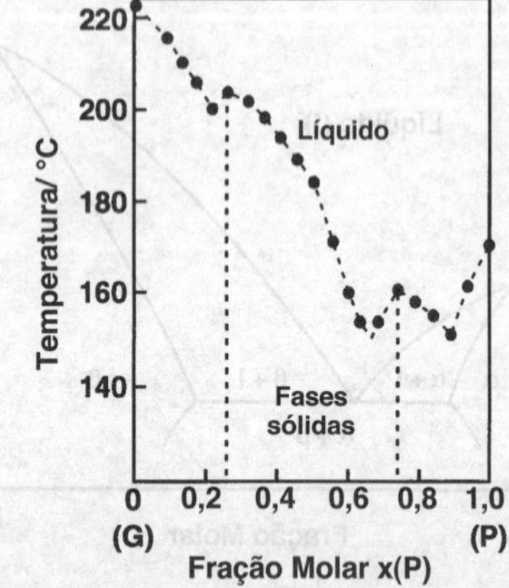

Fig. 16.11 Relação de concentração-temperatura para misturas fundidas de griseofulvina (G) e fenobarbital (P). (Adaptado de Grant e Abougela.[5])

As Equações 13 e 14 certamente se aplicam à solução de um medicamento. Como a solubilidade é, na realidade, uma constante de equilíbrio, a Equação 14 indica que, quanto maior for o valor negativo de ΔG, maior será a solubilidade.

A inter-relação desses dois fatores, $\Delta H'$ e ΔS, na Equação 13 determina a alteração da energia livre, e, portanto, se a dissolução do medicamento acontecerá de maneira espontânea. Assim, quando, no processo de solução, o $\Delta H'$ é negativo e o ΔS é positivo, a dissolução é favorecida porque o ΔG será negativo.

Como o calor da solução é bastante significativo no processo de dissolução, devemos observar sua origem. (Para uma discussão excelente e mais completa das forças de interação e de direcionamento que fundamentam o processo de dissolução, veja Higuchi.[6]) O mecanismo da solubilidade envolve a ruptura das ligações que mantêm juntos os íons ou as moléculas de um soluto, a separação das moléculas do solvente para criar um espaço em que o soluto possa se adaptar e a resposta final do soluto e do solvente para quaisquer forças de interação que possam existir entre eles. De modo a romper as ligações entre as moléculas ou íons do soluto no estado líquido, deve ser fornecida energia, como também acontece quando as moléculas de solvente devem ser separadas. Quando o calor é a fonte de energia, fica evidente que ambos os processos precisam da absorção de calor.

A interação soluto-solvente, por outro lado, geralmente é acompanhada pela evolução do calor à medida que o processo acontece de maneira espontânea. Na efetuação da solução, existem, assim, um efeito de absorção de calor e um efeito de liberação de calor que devem ser considerados, além daquele necessário para fundir um sólido. Se não houver interação entre soluto e solvente, ou esta for muito pequena, o único efeito será o de absorção de calor para produzir as necessárias separações entre moléculas ou íons de soluto e solvente. Quando há uma interação significativa entre soluto e solvente, é liberada a quantidade de calor que excede aquela necessária para superar as forças de soluto-soluto e de solvente-solvente. Quando os efeitos calóricos opostos são iguais, não haverá alteração da temperatura.

Quando o $\Delta H'$ é zero e não há alteração de volume, diz-se que existe uma *solução ideal*, porque as interações soluto-soluto, solvente-solvente e soluto-solvente são idênticas. Para essa solução ideal, a solubilidade de um sólido pode ser predita a partir de seu calor de fusão (a energia necessária para fundir o sólido) em temperaturas inferiores a seu ponto de fusão. O estudante é encaminhado a Martin *et al*[1] para ver como é feito esse cálculo.

Quando o calor de solução apresenta um calor positivo (energia absorvida) ou negativo (energia liberada), diz-se que a solução é uma *solução não-ideal*. Um calor negativo da solução favorece a solubilidade, enquanto um calor positivo trabalha contra a dissolução.

A magnitude das várias forças de atração envolvidas entre soluto, solvente e moléculas de soluto-solvente pode variar muito e, assim, pode levar a diversos graus de alterações de entalpia positivas ou negativas no processo de solução. O motivo para isso é que a estrutura molecular dos vários solutos e solventes que determinam as interações podem, *per se*, variar muito. Para uma discussão desses efeitos, veja Martin *et al.*[1]

A interação soluto-soluto que deve ser superada pode variar desde a forte interação íon-íon (como em um sal) até a fraca interação dipolo-dipolo (como em quase todos os medicamentos orgânicos que não são sais), até a mais fraca interação dipolo induzido-dipolo induzido (como no petrolato líquido).

As forças de atração no solvente que precisam ser sobrepujadas são, muito freqüentemente, as interações dipolo-dipolo (como a encontrada na água ou acetona) e dipolo induzido-dipolo induzido (como no petrolato líquido).

As interações soluto-solvente liberadoras de energia que devem ser levadas em consideração podem ser de um dos quatro tipos. Na energia decrescente de interação, essas são as interações íon-dipolo (p. ex., um íon sódio interagindo com a água), as interações dipolo-dipolo (p. ex., um ácido orgânico dissolvido em água), a interação dipolo-dipolo induzido, a ser discutida mais adiante (p. ex., um ácido orgânico dissolvido em tetracloreto de carbono), e as interações dipolo induzido-dipolo induzido (p. ex., naftaleno dissolvido em benzeno).

Como a interação soluto-solvente liberadora de energia deve aproximar-se da energia necessária para superar as interações soluto-soluto e solvente-solvente, deve ficar evidente por que não é possível dissolver um sal, como o cloreto de sódio, em benzeno. A interação entre os íons e o benzeno não fornece energia suficiente para superar a interação entre os íons e o soluto e, portanto, dá origem a um calor de solução positivo. Por outro lado, a interação dos íons sódio e cloreto com as moléculas de água fornece uma quantidade de energia que se aproxima da energia necessária para separar os íons no soluto e as moléculas no solvente.

Em seguida, devemos considerar os efeitos da entropia nos processos de dissolução. A entropia é um indicador do distúrbio ou da aleatoriedade de um sistema. Quanto mais positiva for a alteração da entropia (ΔS), maior será o grau de aleatoriedade ou do distúrbio do sistema de reação e mais favoravelmente disposta será a reação. Diferentemente de $\Delta H'$, a alteração da entropia (uma entropia da mistura) em uma solução ideal não é zero, mas apresenta algum valor positivo, pois existe um aumento na desordenação ou entropia do sistema na dissolução. Assim, em uma solução ideal com $\Delta H'$ de zero e ΔS positivo, o ΔG teria um valor negativo e o processo, portanto, seria espontâneo.

Em uma solução não-ideal, por outro lado, em que o $\Delta H'$ não é zero, o ΔS pode ser igual, maior ou menor que a entropia da mistura encontrada para uma solução ideal. Uma solução não-ideal com uma entropia de mistura igual à da solução ideal é chamada de uma *solução regular*. Em geral, essas soluções ocorrem com solutos e solventes não-polares ou fracamente polares. Essas soluções são acompanhadas por uma alteração positiva da entalpia, implicando o fato de que a interação molecular soluto-solvente é menor que as interações moleculares soluto-soluto e solvente-solvente. As soluções regulares são passíveis de análise físico-química rigorosa, a qual não será coberta neste capítulo, mas que pode ser encontrada na forma de esboço em Martin *et al.*[1]

Em uma solução não-ideal, existe a possibilidade de que a alteração da entropia seja maior que para uma solução ideal. Esta solução ocorre quando há uma associação entre as moléculas do soluto ou do solvente. Em essência, o processo de dissolução ocorre quando se começa em um estado relativamente ordenado (baixa entropia) e se progride para um estado altamente desordenado (alta entropia).

A alteração total da entropia é positiva, maior que a do caso ideal, e favorável à dissolução. Como se pode esperar, a alteração da entalpia nessa solução é positiva, porque a associação em um soluto ou solvente deve ser superada. A solubilidade facilitada do ácido cítrico (uma molécula assimétrica), quando comparada ao inositol (uma molécula simétrica), pode ser explicada com base em uma alteração de entropia favorável.[6]

A solubilidade do ácido cítrico é maior que a do inositol, embora, com base em seus calores de solução, o inositol deva ser mais solúvel. Podemos considerar esse fenômeno de outra maneira. O motivo para a maior solubilidade do ácido cítrico se deve ao fato de que, embora não exista obstáculo na transferência de uma molécula de ácido cítrico quando ela vai do soluto para a fase de solução, quando o ácido cítrico estruturalmente assimétrico tenta retornar à fase de soluto a partir da solução, ele deve assumir uma orientação que permitirá a imediata interação com os grupamentos polares já orientados. Quando ele não possui a orientação necessária, ele não retorna prontamente ao soluto, porém, em vez disso, permanecerá em solução, gerando assim uma solubilidade maior que a esperada com base no calor de solução.

Por outro lado, o inositol estruturalmente simétrico, quando deixa a fase de solução, pode interagir com a fase de soluto sem precisar de uma orientação definida; todas as orientações são equivalentes. Por conseguinte, o inositol pode entrar na fase de soluto sem obstáculo, e, por isso, não se observa nenhuma facilitação de sua solubilidade. Em geral, as moléculas assimétricas tendem a ser mais solúveis que as simétricas.

Outro tipo de solução não-ideal ocorre quando existe uma alteração de entropia menor que a esperada de uma solução ideal.

Esse comportamento não-ideal pode ocorrer com os solutos e solventes polares. Em uma solução não-ideal desse tipo, existe interação significativa entre o soluto e o solvente. Como se pode esperar, a alteração da entalpia ($\Delta H'$) nessa solução é negativa e favorece a dissolução, porém esse efeito é contrabalançado pela alteração de entropia desfavorável que ocorre ao mesmo tempo. O motivo para a alteração de entropia menor que a ideal pode ser visualizado onde o sistema em equilíbrio é mais ordenado e apresenta uma entropia menor que a esperada para uma solução ideal. A alteração total da entropia seria, assim, menor e não favorável à dissolução.

Podemos racionalizar a solubilidade menor que a esperada do fluoreto de lítio na base desse fenômeno. Comparado a outros halóides alcalinos, ele apresenta uma solubilidade menor que a esperada com base unicamente nas alterações de entalpia. Por causa do pequeno tamanho dos íons nesse sal, pode haver considerável ordenamento das moléculas de água na solução. Esse efeito deve, certamente, levar a uma entropia diminuída e a um efeito desfavorável sobre a solubilidade. O efeito dos sais solúveis sobre a solubilidade dos não-eletrólitos pode ser considerado uma conseqüência de um efeito de entropia desfavorável (veja *Solubilidade dos Solutos Contendo Duas ou Mais Espécies,* anteriormente).

SOLVENTES FARMACÊUTICOS

A discussão irá focalizar-se agora nos solventes disponíveis para os farmacêuticos e nas propriedades desses solventes. Os farmacêuticos devem conseguir uma compreensão das possíveis diferenças na solubilidade de um determinado soluto em vários solventes, porque eles são freqüentemente solicitados a selecionar um solvente que dissolverá o soluto. Um conhecimento das propriedades dos solventes possibilitará a seleção inteligente dos solventes adequados.

Com base nas forças de interação que ocorrem nos solventes, podemos classificar amplamente os solventes como um dos três tipos:

1. *Solventes polares* — aqueles constituídos de fortes moléculas bipolares que apresentam ligação de hidrogênio (água ou peróxido de hidrogênio).
2. *Solventes semipolares* — aqueles também constituídos de fortes moléculas bipolares mas que não formam ligações de hidrogênio (acetona ou álcool pentílico).
3. *Solventes apolares* — aqueles constituídos de moléculas que possuem um pequeno caráter bipolar ou nenhum caráter bipolar (benzeno, óleo vegetal ou óleo mineral).

Naturalmente, existem muitos solventes que podem adaptar-se em mais de uma dessas amplas classes; por exemplo, o clorofórmio é um composto bipolar fraco, mas, em geral, é considerado de caráter apolar, e a glicerina poderia ser considerada um solvente polar ou semipolar, ainda que ela seja capaz de formar ligações hidrogênicas.

Tipos de Solventes

ÁGUA — A água é um solvente único. Além de ser um líquido altamente associado, dando origem ao seu alto ponto de ebulição, ela apresenta outra propriedade muito importante, uma constante dielétrica alta. A *constante dielétrica* (ε) indica o efeito que uma substância apresenta, quando atua como um meio, sobre a facilidade com que dois íons de cargas opostas podem ser separados. A facilidade de solubilizar os sais em solventes como a água e a glicerina pode ser explicada com base em suas altas constantes dielétricas. Da mesma maneira, em geral, quanto mais polar for o solvente, maior será sua constante dielétrica.

Um importante conceito foi introduzido para os sistemas farmacêuticos: os farmacêuticos estão freqüentemente preocupados em dissolver medicamentos relativamente apolares em solventes aquosos ou aquosos polares mistos.[11] Para compreender o que pode estar ocorrendo nesses casos, devem ser considerados os fatores relacionados com os efeitos entrópicos oriundos das interações que se originam com os solutos apolares. Anteriormente, percebeu-se que o efeito entrópico favorável sobre a dissolução era gerado pela ruptura das associações que ocorriam entre as moléculas de soluto ou de solvente. Agora, considere os efeitos sobre a solubilidade decorrentes das interações do soluto na fase de solução — como os solutos em discussão são relativamente apolares, as interações são do tipo Força de London ou uma *associação hidrofóbica*.

Essa associação hidrofóbica em soluções aquosas pode provocar a estruturação significativa da água com uma ordenada resultante ou um sistema de baixa entropia, que é desfavorável para a solução. Portanto, a solução de uma molécula essencialmente apolar em água não constitui um processo favorável. Deve ser ressaltado que isso se deve não somente a uma alteração de entalpia desfavorável, mas também a uma alteração de entropia desfavorável gerada pela estruturação da água.

Dessa maneira, uma alteração de entropia desfavorável, conhecida como *efeito hidrofóbico*, é bastante significativa no processo de solução. Como exemplo desse efeito, a solubilidade aquosa de uma série de alquil-*p*-aminobenzoatos mostra uma diminuição de 10 milhões de vezes na solubilidade ao sair de um análogo de 1-carbono até o análogo de 12-carbonos. Esses achados demonstram claramente o efeito considerável que as associações hidrofóbicas podem ter.

ALCOÓIS — O *etanol*, como solvente, é o próximo em importância depois da água. Uma vantagem do etanol é que o crescimento de microrganismos não ocorre em soluções portadoras de álcool em uma concentração razoável.

As resinas, óleos voláteis, alcalóides, glicosídios etc. são dissolvidos por álcool, porém muitos princípios terapeuticamente inertes, como gomas, albumina e amido, são insolúveis, o que o torna mais útil como um solvente *seletivo*. As misturas de água e álcool, em proporções variadas para adaptar-se a casos específicos, são utilizadas de maneira extensa. Com freqüência, elas são referidas como *solventes hidroalcoólicos*.

A *glicerina* é um excelente solvente, embora sua faixa não seja tão extensa como a da água ou do álcool. Em concentrações mais elevadas, ela possui uma ação conservante. Ela dissolve os álcalis fixos, um grande número de sais, ácidos vegetais, pepsina, tanino e alguns princípios ativos de vegetais, porém também dissolve gomas, carboidratos solúveis e amido. Ela também tem um valor especial como um solvente simples (como no glicerito de fenol) ou onde uma parcela importante da glicerina é simplesmente acrescentada como um conservante e estabilizador de soluções que foram preparadas com outros solventes (veja *Glicerinas*, Cap. 41).

O *propilenoglicol*, que tem sido amplamente utilizado como um substituto para a glicerina, é miscível em água, acetona ou clorofórmio em todas as proporções. Ele é solúvel em éter e dissolverá muitos óleos essenciais, porém é imiscível em óleos fixos. Avoca-se que ele é tão eficiente quanto o álcool etílico em sua força de inibição do crescimento de fungos e da fermentação.

O *álcool isopropílico* possui propriedades de solvente similares às do álcool etílico e é utilizado em seu lugar em inúmeras operações de fabricação farmacêutica. Ele possui a vantagem de que o produto comumente disponível contém não mais que 1% de água, enquanto o álcool etílico contém cerca de 5% de água, freqüentemente uma desvantagem. O álcool isopropílico é empregado em algumas formulações de linimento e loção. Ele não pode ser usado internamente.

Propriedades Gerais — O álcool poliidróxi e com baixo peso molecular forma estruturas associadas através de ligações de hidrogênio exatamente como na água. Quando o conteúdo de átomos de carbono de um álcool aumenta acima de cinco, geralmente apenas os monômeros estão, então, presentes no solvente puro. Embora os alcoóis possuam constantes dielétricas altas em comparação com outros tipos de solventes, elas são pequenas em comparação com a água. Conforme foi discutido, a solubilidade de sais em um solvente deve fazer paralelo com sua constante dielétrica. Isto é, à medida que a constante dielétrica de uma série de solventes aumenta, a probabilidade de dissolver um sal no solvente também se eleva. Esse comportamento é observado para os alcoóis. O Quadro 16.2, extraído de Higuchi,[6] mostra como a solubilidade dos sais segue a constante dielétrica dos alcoóis.

Conforme mencionado anteriormente, o álcool absoluto raramente é utilizado de modo farmacêutico. Entretanto, as misturas hidroalcoólicas, como elixires e espíritos, são encontradas freqüentemente. Uma generalização muito útil é que as propriedades dielétricas de um solvente misto, como água e álcool, podem ser aproximadas como a média dos pesos das propriedades dos componentes puros. Dessa maneira, uma mistura de 60% de álcool (por peso) em água deve ter uma constante dielétrica aproximada de

$$\varepsilon_{(\text{mistura})} = 0{,}6(\varepsilon_{(\text{álcool})}) + 0{,}4(\varepsilon_{(\text{água})})$$

$$\varepsilon_{(\text{mistura})} = 0{,}6(25) + 0{,}4(80) = 47$$

A constante dielétrica de 60% de álcool em água é encontrada experimentalmente como sendo 43, o que está em íntima concordância com aquela que acabou de ser calculada. A constante dielétrica da glicerina é 46, próximo à da mistura de 60% de álcool. Portanto, esperaríamos que um sal como o cloreto de sódio tivesse aproximadamente a mesma solubilidade em glicerina que em 60% de álcool. A solubilidade do cloreto de sódio em glicerina é de 8,3 g/100 g de solvente e em álcool a 60% é de aproximadamente 6,3 g/100 g de solvente. Essa concordância seria ainda mais próxima se as comparações fossem feitas em uma base de volume em vez de uma base de peso. Pelo menos qualitativamente, podemos dizer que a solubilidade de um sal em um solvente ou em um solvente misto segue de perto a constante dielétrica do meio ou, ao contrário, que a polaridade dos solventes mistos faz paralelo com suas constantes dielétricas, com base na solubilidade do sal.

Embora a constante dielétrica seja útil na interpretação do efeito dos solventes mistos sobre a solubilidade do sal, ela não pode ser aplicada da maneira adequada ao efeito dos solventes mistos sobre a solubilidade dos não-eletrólitos. Anteriormente, observou-se que os efeitos entrópicos desfavoráveis podem ocorrer sobre a dissolução de não-eletrólitos relativamente apolares em água. Esse efeito decorrente da associação hidrofóbica afeta consideravelmente a solubilidade. Yalkowsky[11] estudou a capacidade dos sistemas de co-solventes para aumentar a solubilidade dos não-eletrólitos em solventes polares, em que o sistema de co-solvente realiza essencialmente uma redução na estruturação do solvente. Dessa maneira, ao se aumentar a entropia da solução em um sentido positivo por meio do uso de co-solventes, foi possível aumentar a solubilidade da molécula apolar. Usando-se como exemplo a solubilidade dos

Quadro 16.2 Solubilidades do Iodeto de Potássio e do Cloreto de Sódio em Vários Alcoóis e Acetona[a, 7]

SOLVENTE	g KI/100 g DE SOLVENTE	g NaCL/100 g DE SOLVENTE
Água	148	35,9
Glicerina	. . .	8,3 (20°)
Propilenoglicol	50	7,1 (30°)
Metanol	17	1,4
Acetona	2,9	. . .
Etanol	1,88	0,065
1-Propanol	0,44	0,0124
2-Propanol	0,18	0,003
1-Butanol	0,2	0,005
1-Pentanol	0,089	0,0018

[a]Todas as mensurações ocorrem a 25°, a menos que indicado de outra forma.

alquil p-aminobenzoatos em sistemas de propilenoglicol-água, Yalkowsky reportou que é possível aumentar a solubilidade do não-eletrólito em várias ordens de magnitude por aumentar a fração do propilenoglicol no sistema aquoso.[8] Por vezes, demonstrou-se que, como uma boa primeira aproximação, o logaritmo da solubilidade está linearmente relacionado com a fração do propilenoglicol adicionado através de

$$\log S_f = \log S_{f=0} + \varepsilon f$$

em que S_f é a solubilidade no sistema aquoso misto que contém a fração de volume f do co-solvente não-aquoso, $S_{f=0}$ é a solubilidade em água e ε é uma constante (não a constante dielétrica) característica do sistema sob estudo. De maneira específica, quando uma solução a 50% de propilenoglicol em água é empregada, existe um aumento de 1.000 vezes em solubilidade do dodecil p-aminobenzoato, em comparação à água pura.

Outra equação empírica por vezes usada para estimar a solubilidade de uma substância fracamente hidrossolúvel em um sistema de solvente misto é escrita como

$$\log S_t = \log S_w \times f_w + \log S_1 \times f_1 + \ldots$$

em que S_t é a solubilidade total, S_w e S_1 são as solubilidades em água pura e no co-solvente 1, respectivamente, e f_w e f_1 são as frações de água e co-solvente, respectivamente.

Em uma série de estudos, Martin *et al*[9] fizeram tentativas para predizer a solubilidade em sistemas de solvente misto através de uma extensão da teoria da *solução regular*. As equações são de natureza logarítmica e podem reduzir na forma às equações de Yalkowsky.[8]

ACETONA E MATERIAIS SEMIPOLARES CORRELATOS — Ainda que a acetona apresente um momento de dipolo muito alto ($2{,}8 \times 10^{-18}$ esu), como um solvente puro ela não forma estruturas associadas. Isso fica evidenciado por seu baixo ponto de ebulição (57°) em comparação com o ponto de ebulição da água (100°) e do etanol (79°) com peso molecular mais baixo. O motivo pelo qual ela não se associa é porque a carga positiva em seu dipolo não reside em um átomo de hidrogênio, impedindo a possibilidade de sua formação de uma ligação de hidrogênio. Entretanto, quando alguma substância que é capaz de formar as ligações de hidrogênio, como a água ou álcool, é adicionada à acetona, ocorrerá uma interação muito forte através da ligação de hidrogênio (veja *Mecanismo de Ação do Solvente*, adiante). Algumas substâncias que são semipolares e similares à acetona são aldeídos, ésteres de baixo peso molecular, outras cetonas e compostos portadores do radical nitro.

SOLVENTES APOLARES — A classe apolar dos solventes inclui óleos fixos, como o óleo vegetal, e de petróleo (ligroína), tetracloreto de carbono, benzeno e clorofórmio. Em uma base relativa, existe uma ampla faixa de polaridade entre esses solventes; por exemplo, o benzeno não apresenta momento de dipolo, enquanto o do clorofórmio é de $1{,}05 \times 10^{-18}$ esu.

Deve-se enfatizar que, quando um solvente (como o clorofórmio) apresenta átomos de halogênio altamente eletronegativos presos a um átomo de carbono que contém pelo menos um átomo de hidrogênio, tal solvente será capaz de formar fortes ligações de hidrogênio com os solutos que têm caráter polar. Dessa maneira, através da formação de ligações de hidrogênio, esses solventes dissolverão os solutos polares. Por exemplo, é possível dissolver alcalóides em clorofórmio.

Mecanismo de Ação do Solvente

Um solvente pode funcionar de uma ou mais maneiras. Quando um sal iônico é dissolvido (p. ex., por água), o processo de solução envolve a separação dos cátions e ânions do sal com orientação concomitante das moléculas do solvente sobre os íons. Essa orientação das moléculas do solvente em torno dos íons do soluto — um processo chamado de *solvação* (*hidratação*, se o solvente é água) — somente é possível quando o solvente é altamente polar, por meio da qual os dipolos do solvente são atraídos e mantidos pelos íons do soluto. O solvente também deve possuir a capacidade de manter os íons carregados e solvatados afastados com energia mínima.

Um líquido polar, como a água, pode exibir ação de solvente também por causa de sua capacidade de romper uma ligação covalente no soluto e de gerar a ionização do último. Por exemplo, o cloreto de hidrogênio dissolve-se em água e funciona como um ácido como resultado de

$$HCl + H_2O \rightarrow H_3O^+ + Cl^-$$

Os íons formados por essa reação preliminar de rompimento da ligação covalente são subseqüentemente mantidos em solução pelo mesmo mecanismo como sais iônicos.

Um outro mecanismo pelo qual um líquido polar pode agir como um solvente é aquele envolvido quando o solvente e o soluto são capazes de ficar acoplados através da formação de ligação de hidrogênio.

A solubilidade dos alcoóis de baixo peso molecular em água, por exemplo, é atribuída à capacidade das moléculas de álcool de se tornar parte de um complexo de associação água-álcool.

```
     H          R          H          R
     |          |          |          |
H —O·····H —O·····H —O·····H —O
```

À medida que o peso molecular do álcool aumenta, ele torna-se progressivamente menos polar e menos capaz de competir com as moléculas de água por um lugar no arranjo semelhante a rede formado através da ligação de hidrogênio; por conseguinte, os alcoóis de alto peso molecular são pouco solúveis ou insolúveis em água. Quando o número de átomos de carbono em um álcool normal alcança cinco, sua solubilidade em água é materialmente reduzida.

Quando o número de grupamentos hidroxila no álcool é aumentado, sua solubilidade em água geralmente é muito aumentada; é principalmente, quando não inteiramente, por essa razão que esses compostos de alto peso molecular como açúcares, gomas e muitos glicosídios, e compostos sintéticos, como os polietilenoglicóis, são muito solúveis em água.

A solubilidade de éteres, aldeídos, cetonas, ácidos e anidridos em água e em outros solventes polares também é atribuível, em grande parte, à formação de um complexo de associação entre soluto e solvente por meio da ligação de hidrogênio. As moléculas de éteres, aldeídos e cetonas, diferentemente daquelas dos alcoóis, não se associam entre si, por causa da ausência de um átomo de hidrogênio que é capaz de formar a característica ligação de hidrogênio. Não obstante, essas substâncias são mais ou menos polares por causa da presença de um átomo de oxigênio fortemente eletronegativo, que é capaz de se associar com a água por meio da formação da ligação de hidrogênio.

A acetona, por exemplo, dissolve-se em água, em todas as possibilidades, principalmente por causa do seguinte tipo de associação:

$$(CH_3)_2CO + H_2O \rightarrow (CH_3)_2CO \cdots H\!-\!\underset{|}{\overset{}{O}}\!\!\!\overset{H}{}$$

O número máximo de átomos de carbono que podem estar presentes por molécula que possui um grupo de ligação de hidrogênio, enquanto ainda mantém a solubilidade em água, é aproximadamente idêntico àquele para os alcoóis.

Embora o nitrogênio seja menos eletronegativo que o oxigênio e, dessa maneira, tenda a formar ligações de hidrogênio mais fracas, as aminas são pelo menos tão solúveis quanto os alcoóis que contêm um comprimento de cadeia equivalente. O motivo para isso é que os alcoóis formam duas ligações de hidrogênio com uma interação global de 12 kcal/mol. As aminas primárias podem formar três ligações de hidrogênio; dois prótons de amina são compartilhados com os oxigênios de duas moléculas de água, e o nitrogênio aceita um próton de água. A interação total para a amina primária fica entre 12 e 13 kcal/mol; portanto, ela mostra uma solubilidade igual ou maior em comparação com os alcoóis correspondentes.

A ação de solvente dos líquidos apolares envolve um mecanismo um tanto diferente. Como eles não são capazes de formar dipolos com os quais superem as atrações entre os íons de um sal iônico, ou de quebrar uma ligação covalente para produzir um composto iônico ou de formar complexos de associação com um soluto, os líquidos apolares são incapazes de dissolver os compostos polares. Eles somente podem dissolver, em geral, outras substâncias apolares em que as ligações entre as moléculas são fracas. As forças envolvidas geralmente são do tipo dipolo induzido-dipolo induzido. Esse é o caso em que um hidrocarboneto é dissolvido em outro, ou um óleo ou um lipídio é dissolvido em éter de petrolato.

Por vezes, observa-se que uma substância polar, como o álcool, se dissolve em um líquido apolar, como o benzeno. Essa aparente exceção para a generalização precedente pode ser explicada pela suposição de que a molécula de álcool induz um dipolo temporário na molécula de benzeno que forma um complexo de associação com as moléculas de solvente. Uma força de ligação desse tipo é referida como *força de dipolo permanente-dipolo induzido*.

Algumas Generalizações Úteis — A discussão a seguir indica que se sabe o suficiente a respeito do mecanismo de solubilidade para se ser capaz de formular algumas generalizações sobre essa importante propriedade física das substâncias. Por causa da maior importância das substâncias orgânicas no campo da química medicinal, parte das generalizações mais úteis sobre as substâncias químicas orgânicas é aqui apresentada na forma resumida. Entretanto, devemos lembrar que o fenômeno da solubilidade geralmente envolve diversas variáveis, e podem existir exceções às regras gerais.

Uma máxima geral que é verídica na maioria dos casos é que, quanto maior for a semelhança estrutural entre o soluto e o solvente, maior será a solubilidade. Conforme é freqüentemente dito para o estudante, *semelhante dissolve semelhante*. Dessa maneira, o fenol é quase insolúvel em éter de petróleo, porém é muito solúvel em glicerina.

Os compostos orgânicos portadores de grupos polares capazes de formar ligações de hidrogênio com a água são solúveis em água, desde que o peso molecular do composto não seja muito grande. Demonstra-se facilmente que os grupamentos polares OH, CHO, COH, CHOH, CH_2OH, COOH, NO_2, CO, NH_2 e SO_3H tendem a aumentar a solubilidade de um composto orgânico em água. Por outro lado, os grupamentos apolares ou polares muito fracos, como os vários radicais de hidrocarbonetos, reduzem a solubilidade; quanto maior for o número de átomos de carbono no radical, maior será a diminuição na solubilidade. A introdução de átomos de hidrogênio em uma molécula em geral tende a diminuir a solubilidade por causa de um peso molecular aumentado sem um aumento proporcional na polaridade.

Quanto maior for o número de grupamentos polares contidos por molécula, maior será a solubilidade de um composto, desde que o tamanho do restante da molécula não seja alterado; dessa maneira, o pirogalol é muito mais solúvel em água que em fenol. As *posições relativas* dos grupos na molécula também influenciam a solubilidade; dessa forma, em água, o resorcinol (*m*-diidroxibenzeno) é mais solúvel que o catecol (*o*-diidroxibenzeno), e o último é mais solúvel que a hidroquinona (*p*-diidroxibenzeno).

Os *polímeros* e os compostos de alto peso molecular podem ser pouco solúveis.

Os altos pontos de fusão são freqüentemente indicativos de baixa solubilidade para os compostos orgânicos. Um motivo para os altos pontos de fusão é a associação de moléculas, e essa força de coesão tende a evitar a dispersão do soluto no solvente.

A forma *cis* de um isômero é mais solúvel que a forma *trans*. Veja o Quadro 16.3.

A *solvação*, que é evidência da existência de uma forte força de atração entre o soluto e o solvente, estimula a solubilidade do soluto, desde que não exista uma ordenação acentuada das moléculas do solvente na fase de solução.

Os *ácidos*, especialmente os ácidos fortes, geralmente produzem os sais hidrossolúveis quando reagem com bases orgânicas contendo nitrogênio.

PROPRIEDADES COLIGATIVAS DAS SOLUÇÕES

Até este ponto, nossa preocupação foi com a dissolução de um soluto em um solvente. Quando a dissolução foi produzida, naturalmente a solução tem inúmeras propriedades que são diferentes daquelas de um solvente puro. De importância muito grande são as propriedades coligativas que uma solução possui.

Quadro 16.3 Demonstração das Regras de Solubilidade

COMPOSTO QUÍMICO	SOLUBILIDADE[a]
Anilina, $C_6H_5NH_2$	28,6
Benzeno, C_6H_6	1.430,0
Ácido benzóico, C_6H_5COOH	275,0
Álcool benzílico, $C_6H_5CH_2OH$	25,0
1-Butanol, C_4H_9OH	12,0
Álcool *t*-butílico $(CH_3)_3COH$	Miscível
Tetracloreto de carbono, CCl_4	2.000,0
Clorofórmio, $CHCl_3$	200,0
Ácido fumárico (ácido *trans*-butenedióico)	150,0
Hidroquinona, $C_6H_4(OH)_2$	14,0
Ácido maleico, ácido *cis*-butenedióico	5,0
Fenol, C_6H_5OH	15,0
Pirocatecol, $C_6H_4(OH)_2$	2,3
Pirogalol, $C_6H_3(OH)_3$	1,7
Resorcinol, $C_6H_4(OH)_2$	0,9

[a]O número de mL de água necessário para dissolver 1 g de soluto.

As *propriedades coligativas* de uma solução são aquelas que dependem do número de partículas de soluto em solução, sejam estas moléculas ou íons, grandes ou pequenos. Idealmente, o efeito de uma partícula de soluto de uma espécie é considerada idêntica àquela de um tipo de partícula totalmente diferente, pelo menos em solução diluída. Praticamente, pode haver diferenças que podem tornar-se substanciais à medida que a concentração da solução é aumentada.

As propriedades coligativas que serão consideradas são:

1. Pressão osmótica.
2. Redução da pressão de vaporização.
3. Elevação do ponto de ebulição.
4. Depressão do ponto de congelamento.

Entre estas quatro, todas as quais estão relacionadas, a pressão osmótica tem a maior importância direta nas ciências farmacêuticas. É a propriedade que determina, em grande parte, a aceitabilidade fisiológica de inúmeras soluções usadas para fins terapêuticos.

Elevação da Pressão Osmótica

OSMOSE — O fenômeno da osmose baseia-se no fato de que as substâncias tendem a mover-se ou a difundir-se das regiões de concentração mais elevada para as regiões de menor concentração. Quando uma solução é separada do solvente por meio de uma membrana que é permeável ao solvente, mas não ao soluto (essa membrana é referida como uma membrana *semipermeável*), é possível demonstrar visivelmente a difusão do solvente na solução concentrada, já que acontecerão alterações de volume. De uma maneira similar, quando duas soluções de diferentes concentrações são separadas por uma membrana, o solvente se deslocará da solução de menor concentração de soluto para a solução de maior concentração de soluto. Essa difusão do solvente através de uma membrana é chamada de *osmose*.

Existe uma diferença entre a atividade ou tendência de escape das moléculas de água encontradas no solvente e solução salina separada pela membrana semipermeável. Como a *atividade*, que está relacionada com a concentração de água, é mais alta no lado do solvente puro, a água se move do solvente para a solução a fim de equalizar as diferenças na *tendência de escape*. A diferença na tendência de escape origina o que é referido como a *pressão osmótica* da solução, a qual poderia ser visualizada da seguinte maneira. Uma membrana semipermeável é colocada sobre o final de um tubo e uma pequena quantidade de solução salina é colocada sobre a membrana no tubo.

Em seguida o tubo é imerso em uma tina com água pura, de modo que o nível superior da solução salina esteja, a princípio, no mesmo nível que a água na tina. Com o tempo, as moléculas de solvente se movimentarão do solvente para dentro do tubo. A altura da solução subirá até que a *pressão hidrostática* exercida pela coluna da solução seja igual à *pressão osmótica*.

PRESSÃO OSMÓTICA DE NÃO-ELETRÓLITOS — Estudos quantitativos empregando soluções de concentração variada de um soluto não-ionizável demonstraram que a pressão osmótica é proporcional à concentração do soluto; isto é, a duplicação da concentração de um determinado não-eletrólito produzirá uma duplicação na pressão osmótica em um determinado solvente. (Isso não é estritamente verdadeiro nas soluções com concentração de soluto muito alta, mas adequa-se muito bem para as soluções diluídas.)

Ademais, as pressões osmóticas de soluções com não-eletrólitos diferentes são proporcionais ao número de moléculas em cada solução. Falando de outra maneira, as pressões osmóticas de duas soluções não-eletrolíticas de mesma concentração molal são idênticas. Assim, uma solução contendo 34,2 g de sacarose (peso molar de 342) em 1.000 g de água possui a mesma pressão osmótica que uma solução que contém 18,0 g de glicose anidra (peso molecular de 180) em 1.000 g de água. Diz-se que essas soluções são *iso-osmóticas* (*isosmóticas*) entre si, porque elas possuem pressões osmóticas idênticas.

PRESSÃO OSMÓTICA DE ELETRÓLITOS — Ao discutir as generalizações pertinentes à pressão osmótica de soluções de não-eletrólitos, afirmamos que as pressões osmóticas de duas soluções de mesma concentração molal são idênticas. Contudo, essa generalização não pode ser feita para soluções de eletrólitos — ácidos, bases e sais (veja Cap. 17).

Por exemplo, supõe-se que o cloreto de sódio ionize-se da seguinte maneira

$$NaCl \rightarrow Na^+ + Cl^-$$

Fica evidente que cada molécula de cloreto de sódio que se ioniza produz dois íons; se o cloreto de sódio é completamente ionizado, existirão duas vezes mais partículas que ocorreriam caso ele não se ionizasse. Além disso, se cada íon possui o mesmo efeito sobre a pressão osmótica que uma molécula, se poderia esperar que a pressão osmótica da solução fosse duas vezes maior que a de uma solução que contivesse a mesma concentração molal de substância não-ionizável.

Para as soluções que fornecem mais de dois íons — por exemplo,

$$K_2SO_4 \rightarrow 2K^+ + SO_4^{2-}$$

$$FeCl_3 \rightarrow Fe^{3+} + 3Cl^-$$

espera-se que a dissociação completa das moléculas origine pressões osmóticas que sejam três e quatro vezes, respectivamente, a pressão das soluções que contêm uma quantidade equivalente de um soluto não-ionizado. Dessa maneira, a equação $PV = nRT$, que pode ser empregada para calcular a pressão osmótica de uma solução diluída de um não-eletrólito, também pode ser aplicada às soluções diluídas de eletrólitos, caso ela seja trocada para $PV = inRT$, onde o valor de i se aproxime do número de íons produzidos pela ionização dos eletrólitos mais potentes citados nos exemplos anteriores. Para os eletrólitos fracos, i representa o número total de partículas, íons e moléculas em conjunto na solução, dividido pelo número de moléculas que estariam presentes quando o soluto não se ionizasse. A evidência experimental indica que, pelo menos em soluções diluídas, as pressões osmóticas aproximam-se dos valores previstos. Entretanto, devemos enfatizar que, em soluções mais concentradas de eletrólitos, os desvios a partir dessa teoria simples são consideráveis, devido à atração interiônica, à solvação e a outros fatores.

ASPECTOS BIOLÓGICOS DA PRESSÃO OSMÓTICA— As experiências com a pressão osmótica foram feitas já em 1884 pelo botânico holandês Hugo de Vries em seu estudo sobre a *plasmólise*, o termo aplicado para a contração do conteúdo das células vegetais colocadas em soluções de pressão osmótica comparativamente alta. O fenômeno é causado pela osmose da água para fora da célula através da membrana praticamente semipermeável que circunda o protoplasma. Quando as células adequadas (p. ex., as células epidérmicas da folha da *Tradescanta discolor*) são colocadas em uma solução de maior pressão osmótica que aquela do conteúdo celular, a água flui para fora da célula, fazendo com que o conteúdo se afaste da parede celular. Por outro lado, quando as células são colocadas em soluções com menor pressão osmótica, a água entra na célula, produzindo uma expansão que é limitada pela rígida parede celular. Ao imergir as células em uma série de soluções de concentração de soluto variada, pode ser encontrada uma solução em que a plasmólise é muito pouco detectável ou ausente. A pressão osmótica dessa solução é, então, idêntica ou bastante próxima à do conteúdo celular, e, portanto, se diz que a solução é *isotônica* com o conteúdo celular. As soluções de maior concentração que essa são classificadas como sendo *hipertônicas*, e as soluções de menor concentração são chamadas de *hipotônicas*.

Os eritrócitos, ou hemácias, foram estudados de forma similar através da imersão em soluções de concentração variada de diferentes solutos.[10] Quando introduzidos em água ou em soluções de cloreto de sódio contendo menos de 0,90 g de soluto por 100 mL, os eritrócitos humanos incham-se e, com freqüência, se rompem, por causa da difusão da água para dentro da célula e pelo fato de que a parede celular não é suficientemente forte para resistir à pressão. Esse fenômeno é referido como *hemólise*. Quando as células são colocadas em soluções que contêm mais de 0,90 g de cloreto de sódio por 100 mL, elas perdem água e enrugam. Ao imergir as células em uma solução contendo exatamente 0,90 g de cloreto de sódio em 100 mL, nenhuma alteração no tamanho das células é percebida; como nessa solução as células mantêm seu *tônus*, diz-se que a solução é *isotônica* com os eritrócitos humanos. Pelas razões indicadas, é desejável que as soluções a serem injetadas no sangue devam ser tornadas isotônicas com os eritrócitos. A maneira pela qual isso pode ser feito é descrita no Cap. 18.

DISTINÇÃO ENTRE ISO-OSMÓTICO (ISOSMÓTICO) E ISOTÔNICO — Os termos *isosmótico* e *isotônico* não devem ser considerados equivalentes, embora uma solução possa ser freqüentemente descrita como sendo isosmótica e isotônica. Quando uma célula vegetal ou animal está em contato com uma solução que apresenta a mesma pressão osmótica que o conteúdo celular, não haverá ganho ou perda hídrica global por qualquer solução, já que a membrana celular é impermeável a todos os solutos existentes. Quando o volume do conteúdo celular permanece inalterado, o *tônus*, ou estado normal, da célula é mantido, e a solução em contato com a célula pode ser descrita não somente como sendo isosmótica com a solução na célula mas também como sendo isotônica com ela. Quando, no entanto, um ou mais solutos em contato com a membrana podem atravessar a última, fica evidente que o volume do conteúdo celular irá se alterar, modificando assim o tônus da célula; nesse caso, as duas soluções podem ser isosmóticas, embora não sejam isotônicas.

Redução da Pressão de Vapor

Quando um soluto não-volátil é dissolvido em um solvente líquido, a pressão de vapor do solvente é diminuída. Isso pode ser facilmente descrito de forma qualitativa ao se visualizarem as moléculas do solvente sobre a superfície do solvente, as quais, normalmente, poderiam escapar para dentro do vapor, sendo substituídas por moléculas do soluto, as quais apresentam pouca ou nenhuma pressão de vapor próprio. Para as soluções ideais de não-eletrólitos, a pressão de vapor da solução segue a lei de Raoult

$$P_A = X_A P_A^0 \qquad (15)$$

em que P_A é a pressão de vapor da solução, P_A^0 é a pressão de vapor do solvente puro e X_A é a fração molar do solvente. Essa relação afirma que a pressão de vapor da solução é proporcional ao número de moléculas do solvente na solução. Rearrumando a Equação 15 temos

$$\frac{P^{\circ}_{A} - P_{A}}{P^{\circ}_{A}} = (1 - X_{A})X_{B} \quad (16)$$

em que X_B é a fração molar do soluto. Essa equação afirma que a diminuição da pressão de vapor na solução relativa à pressão de vapor do solvente puro — chamada simplesmente de *redução relativa de pressão de vapor* — é igual à fração molar do soluto. A *redução absoluta* da pressão de vapor da solução é definida por

$$P^0_A - P_A = X_B P^0_A \quad (17)$$

Exemplo — Calcule a redução da pressão de vapor e a pressão de vapor a 20° de uma solução que contém 50 g de glicose anidra (peso molecular de 180,16) em 1.000 g de água (peso molecular de 18,02). A pressão de vapor da água a 20°, na ausência de ar, é de 17,535 mm.

Primeiro, calcule a diminuição da pressão de vapor, usando a Equação 17, em que X_B é a fração molar da glicose, definida por

$$X_B = \frac{n_B}{n_A + n_B}$$

em que n_A é o número de moles do solvente e n_B é o número de moles do soluto. Substituindo os valores numéricos

$$n_B = \frac{50}{180,2} = 0,278$$

$$n_A = \frac{1.000}{18,02} = 55,5$$

$$X_B = \frac{0,278}{55,5 + 0,278} = 0,00498$$

a redução da pressão de vapor é

$$P^0_A - P_A = 0,00498 \times 17,535$$

$$= 0,0873 \text{ mm}$$

A pressão de vapor da solução é

$$P_A = 17,535 - 0,0873$$

$$= 17,448 \text{ mm}$$

Elevação do Ponto de Ebulição

Em conseqüência do fato de que a pressão de vapor de qualquer solução de um soluto não-volátil é menor que a do solvente, o *ponto de ebulição* da solução — a temperatura em que a pressão de vapor é igual à pressão aplicada (comumente 760 mm) — deve ser mais alto que o do solvente. Isso fica claramente evidente na Fig. 16.12.

Depressão do Ponto de Congelamento

O *ponto de congelamento de um solvente* é definido como a temperatura em que as formas sólida e líquida do solvente coexistem em equilíbrio em uma pressão externa fixa, comumente 1 atmosfera (1 atm = 760 mm [torr] de mercúrio). Nessa temperatura, as formas sólida e líquida do solvente devem ter a mesma pressão de vapor, pois, se isso não ocorresse assim, a forma que teria a pressão de vapor mais elevada se transformaria naquela que possuísse a menor pressão de vapor.

O *ponto de congelamento de uma solução* é a temperatura em que a forma sólida do solvente puro coexiste em equilíbrio com a solução em uma pressão externa fixa, mais uma vez geralmente a 1 atm. Como a pressão de vapor de uma solução é menor que a de seu solvente, fica evidente que o solvente sólido e a solução não podem coexistir na mesma temperatura que o solvente sólido e o solvente líquido; apenas em alguma temperatura menor, em que o solvente sólido e a solução apresentam as mesmas pressões de vapor, é que se estabelece o equilíbrio. Um

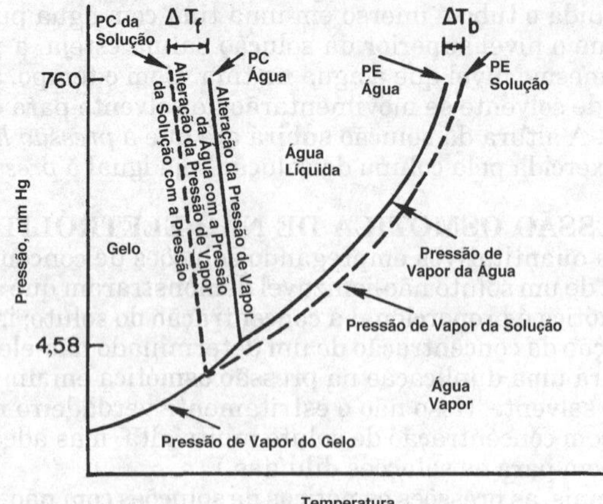

Fig. 16.12 Diagrama de vapor-pressão-temperatura para água e uma solução aquosa, ilustrando a elevação do ponto de ebulição e a diminuição do ponto de congelamento da última.

diagrama esquemático da pressão-temperatura para a água e uma solução aquosa, feito sem escala e exagerado com a finalidade de ser uma ilustração mais eficaz, mostra as condições de equilíbrio envolvidas na depressão do ponto de congelamento e na elevação do ponto de ebulição (veja Fig. 16.12).

A redução do ponto de congelamento de uma solução pode ser quantitativamente predita para as soluções ideais ou para as soluções diluídas que obedecem à lei de Raoult através de operações matemáticas semelhantes (embora um pouco mais complexas que) àquelas usadas na derivação da constante de elevação do ponto de ebulição. A equação para a redução do ponto de congelamento, ΔT_f, é

$$\Delta T_f = \frac{RT_0^2 M_A m}{1.000 \Delta H_{fus}} = K_f m \quad (18)$$

em que

$$K_f = \frac{RT_0^2 M_A}{1.000 \Delta H_{fus}} \quad (19)$$

O valor de K_f para a água, que congela a 273,1°K e apresenta um calor de fusão de 79,7 cal/g, é

$$K_f = \frac{1,987 \times 273,1^2 \times 18,02}{1.000 \times 18,02 \times 79,7} = 1,86° \quad (20)$$

A constante de depressão do ponto de congelamento molal não pretende representar a depressão do ponto de congelamento para uma solução 1 molal, que é muito concentrada para que a premissa do comportamento ideal seja aplicável. Nas soluções diluídas, a depressão do ponto de congelamento, calculada para uma base de 1 molal, aproxima-se do valor teórico quanto mais diluída for a solução, melhor será a concordância entre a experiência e a teoria.

Para calcular o peso molecular do soluto, o ponto de congelamento de uma solução diluída de um soluto não-eletrolítico pode ser utilizado (da mesma forma que acontece com o ponto de ebulição). A equação aplicável é

$$M_B = \frac{K_f 1.000 w_B}{w_A \Delta T_f} \quad (21)$$

O peso molecular das substâncias orgânicas solúveis em cânfora fundida pode ser determinado observando-se o ponto de congelamento de uma mistura da substância com a cânfora. Esse procedimento, chamado de *método Rast*, utiliza a cânfora porque ela apresenta uma constante de depressão do ponto de congelamento molal muito grande, cerca de 40. Como a *constante* pode variar com diferentes lotes de cânfora e com as variações da técnica, o método deve ser padronizado com o emprego de um soluto com peso molecular conhecido.

As determinações do ponto de congelamento dos pesos moleculares apresentam a vantagem da maior exatidão e precisão em relação às determinações do ponto de ebulição, decorrentes da maior magnitude da depressão do ponto de congelamento em comparação com a elevação do ponto de ebulição. Assim, no caso da água, a depressão do ponto de congelamento molal é aproximadamente 3,5 vezes maior que a elevação do ponto de ebulição molal.

Comportamento Ideal e Desvios

Na demonstração para derivar as expressões matemáticas para as propriedades coligativas, certas frases, como para *soluções ideais* ou para *soluções diluídas*, foram usadas para indicar as limitações das expressões. Samuel Glasstone define uma solução ideal como "aquela que obedece à lei de Raoult durante a totalidade do intervalo de concentração e em todas as temperaturas" e fornece, como características específicas dessas soluções, sua formação apenas a partir de constituintes que se misturam no estado líquido sem alteração de calor e sem alteração de volume. Essas características refletem o fato de que a adição de um soluto a um solvente não produz alteração nas forças entre as moléculas do solvente. Dessa maneira, as moléculas apresentam a mesma tendência de escape na solução que no solvente puro e a pressão de vapor acima da solução é proporcional à relação do número de moléculas de solvente na superfície da solução com o número de moléculas na superfície do solvente — o que constitui a base para a lei de Raoult.

Qualquer alteração nas forças intermoleculares produzida ao se misturarem os componentes de uma solução pode resultar no desvio do caráter ideal; esse desvio pode ser esperado principalmente em soluções que contêm uma substância polar e uma apolar. As soluções de eletrólitos, exceto em alta diluição, estão particularmente propensas a fugir do comportamento ideal, ainda que se faça a concessão para as partículas adicionais que resultam da ionização. Quando o soluto e o solvente se combinam para formar os solvatos, a tendência de escape do solvente pode ser reduzida em conseqüência da redução no número de moléculas livres de solvente; dessa maneira, um desvio negativo da lei de Raoult é introduzido. Por outro lado, a tendência de escape do solvente em uma solução do soluto não-volátil pode ser aumentada, porque as forças de coesão entre as moléculas são reduzidas pelo soluto; isso resulta em um desvio positivo da lei de Raoult. O Cap. 17 considera os desvios do caráter ideal em maiores detalhes.

Embora poucas soluções apresentem comportamento ideal em uma ampla faixa de concentração, muitas soluções comportam-se de forma ideal pelo menos em alta diluição, em que os desvios a partir da lei de Raoult são desprezíveis.

PROPRIEDADES COLIGATIVAS DAS SOLUÇÕES ELETROLÍTICAS (veja o Cap. 17) — Anteriormente neste capítulo, a atenção estava dirigida para a pressão osmótica aumentada observada nas soluções de eletrólitos, com o efeito estimulado sendo atribuído à presença de íons, cada um dos quais age, em geral, da mesma maneira que uma molécula no desenvolvimento da pressão osmótica. A ampliação similar da diminuição da pressão de vapor, da elevação do ponto de ebulição e da depressão do ponto de congelamento ocorre em soluções de eletrólitos. Dessa forma, em determinada temperatura constante, o efeito anormal de um eletrólito sobre a pressão osmótica faz paralelo com a diminuição anormal da pressão de vapor; as outras propriedades coligativas estão (sujeitas a variação do efeito com a temperatura) comparativamente intensificadas. Em geral, a magnitude de cada propriedade coligativa é proporcional ao número total de partículas (moléculas e/ou íons) na solução.

Enquanto nas soluções *muito* diluídas a pressão osmótica, a redução da pressão de vapor, o aumento no ponto de ebulição e a depressão do ponto de congelamento das soluções de eletrólitos se aproximariam de duas, três e quatro vezes mais para o $NaCl$, Na_2SO_4 e Na_3PO_4 que nas soluções de mesma molalidade de um não-eletrólito, dois outros efeitos são observados quando a concentração do eletrólito é aumentada. O primeiro efeito resulta em intensificação menor que 2, 3 ou 4 vezes de uma propriedade coligativa. Essa redução é atribuída à atração interiônica entre os íons carregados positivamente e negativamente. Por conseguinte, os íons não se dissociam por completo entre si e não exercem seu efeito pleno na diminuição da pressão de vapor etc. Esse desvio geralmente aumenta com a concentração crescente de eletrólito. O segundo efeito intensifica as propriedades coligativas e é atribuído à atração dos íons para as moléculas de solvente, as quais mantêm o solvente em solução e reduzem sua tendência de escape, com conseqüente estimulação da diminuição da pressão de vapor. A solvação também pode diminuir a atração interiônica e, portanto, diminuir ainda mais a pressão de vapor.

Esses fatores (e possivelmente outros) combinam-se para efetuar uma redução progressiva nos valores molais das propriedades coligativas, já que a concentração do eletrólito é aumentada de 0,5 para 1,0 molal, além do qual as quantidades molais aumentam (por vezes de maneira bastante abrupta) ou permanecem quase constantes.

Atividade e Coeficiente de Atividade

Várias expressões matemáticas são empregadas para relacionar as propriedades dos sistemas químicos (constantes de equilíbrio, propriedades coligativas, pH etc.) à concentração estequiométrica de uma ou mais espécies moleculares, atômicas ou iônicas. Ao derivar essas expressões, afirma-se ou implica-se que elas são válidas apenas enquanto as forças intermoleculares, interatômicas e/ou interiônicas possam ser ignoradas ou permanecer constantes, condições de restrição estas sob as quais se pode esperar que o sistema se comporte de maneira ideal. Porém as forças intermoleculares, interatômicas e/ou interiônicas realmente existem, e não somente elas se modificam como uma conseqüência da reação química como elas também se modificam com a variação na concentração ou pressão das moléculas, átomos ou íons sob observação. Por conseguinte, as expressões matemáticas que envolvem as concentrações estequiométricas ou pressões geralmente possuem aplicabilidade limitada. Os termos de concentração convencionais fornecem uma contagem de moléculas, átomos ou íons por unidade de volume, mas não conferem indicação da atividade química ou física da amostra medida, e é essa atividade que determina as propriedades físicas e químicas do sistema.

Em reconhecimento a isso, GN Lewis introduziu o conceito quantitativo e os métodos para a avaliação da atividade como uma medida verdadeira da atividade física ou química de espécies moleculares, atômicas ou iônicas, quer em estado gasoso, líquido ou sólido, ou quer presentes como uma espécie única ou em uma mistura. A *atividade* pode ser considerada sem rigor como uma concentração ou pressão corrigida que leva em consideração não somente a concentração ou pressão estequiométrica, mas também quaisquer atrações, repulsões ou interações intermoleculares entre o soluto e o solvente em solução, associação e ionização. Dessa maneira, a atividade mede a eficácia total de uma espécie química.

Como apenas os valores relativos da atividade podem ser determinados, um *estado padrão* deve ser escolhido para que as comparações quantitativas sejam feitas. Na realidade, como são necessárias as mensurações de atividade para muitos tipos diferentes de sistemas, devem ser selecionados vários estados padrões. Como esta discussão relaciona-se principalmente com as soluções, o estado padrão para o solvente é o solvente puro, enquanto para o soluto ele é uma solução hipotética com a energia livre correspondendo à unidade de molalidade sob condições de comportamento ideal da solução. A relação da atividade com a concentração é medida em termos de um coeficiente de atividade, o qual é discutido no Cap. 17.

Aplicações Práticas das Propriedades Coligativas

Uma das mais importantes aplicações farmacêuticas das propriedades coligativas se faz na preparação de soluções intravenosas isotônicas e de soluções lacrimais isotônicas, cujos detalhes são debatidos no Cap. 18.

Outras aplicações das propriedades coligativas são encontradas na fisiologia experimental. Uma dessas aplicações é na imersão de tecidos em soluções salinas, as quais são isotônicas com os líquidos do tecido, a fim de evitar as alterações ou lesões que podem originar-se da osmose.

As propriedades coligativas das soluções também podem ser utilizadas na determinação do peso molecular dos solutos ou, no caso de eletrólitos, na extensão da ionização. O método de determinar o peso molecular depende do fato de que cada uma das propriedades coligativas é alterada por um valor constante quando um número definido de moléculas do soluto é acrescentado a um solvente (veja o Cap. 17). Por exemplo, nas soluções diluídas, o ponto de congelamento da água é diminuído na taxa de 1,855 para cada mol de um não-eletrólito dissolvido em 1.000 g de água.

A elevação do ponto de ebulição pode ser usada de forma semelhante para determinar os pesos moleculares. O ponto de ebulição da água é elevado na taxa de 0,52° para cada mol de soluto dissolvido em 1.000 g de água; os valores correspondentes para o benzeno, o tetracloreto de carbono e o fenol são de 2,57°, 4,88° e 3,60°, respectivamente. A diminuição da pressão de vapor e da pressão osmótica observada da mesma maneira pode ser utilizada para calcular os pesos moleculares.

Para determinar a extensão em que um eletrólito é ionizado, é necessário saber seu peso molecular, conforme determinado por algum outro método, e, em seguida, medir uma das quatro propriedades coligativas. O desvio dos resultados a partir de valores similares para os não-eletrólitos é, então, utilizado no cálculo da extensão da ionização.

Tratamento Quantitativo da Solubilidade

O foco da discussão até o momento tem sido nos aspectos qualitativos da solubilidade. Entretanto, é importante compreender algumas relações quantitativas que podem ajudar os cientistas farmacêuticos a predizer a solubilidade de novas entidades medicamentosas em vários solventes e permitir que eles escolham o melhor sistema de solvente para um determinado medicamento. A observação de que entidades químicas estruturalmente semelhantes possuem melhor solubilidade entre si baseia-se no fato de que as forças de coesão atuantes nessas moléculas são da mesma ordem de magnitude. Uma medida dessas forças de coesão é uma quantidade conhecida como pressão interna (P_i). Ela é fornecida por[1]

$$P_i = \left(\frac{\Delta H_v \quad RT}{V}\right) \tag{22}$$

em que ΔH_v é o calor de vaporização de uma substância e V é o volume molar na temperatura T. Como a Equação 22 contém ΔH_v, que depende da quantidade de energia necessária para romper as ligações intermoleculares (de coesão), P_i é uma medida das forças de coesão entre as moléculas. Esse valor é alto nas substâncias polares; por exemplo, a água apresenta um valor de P_i de 550 cal/mL. Por conseguinte, os medicamentos com alta pressão interna mostram solubilidade maior em água. O termo P_i geralmente é reservado para a solubilidade de líquidos em líquidos.

Para uma estimativa quantitativa da solubilidade de sólidos em líquidos, presume-se que, em uma solução ideal, o calor de solução é igual ao calor de fusão (o calor exigido para fundir um mol de sólido em líquido sem mudar sua temperatura). Como a solubilidade ideal não depende da natureza do solvente, ela pode ser expressa por[11]

$$-\log X_2^i = \frac{\Delta H_f}{2{,}303R}\left(\frac{T_0 - T}{T_0 T}\right) \tag{23}$$

em que X_2^i é a solubilidade da fração molar em uma solução ideal, ΔH_f é o calor molar de fusão do soluto, T_0 é o ponto de fusão do soluto e T é a temperatura da solução, de tal modo que $T < T_0$.

Em uma solução não-ideal, a solubilidade da fração molar (X) deve ser substituída pela atividade termodinâmica (a) do soluto. Essa atividade pode ser expressa em termos de solubilidade da fração molar como

$$a_2 = X_2\gamma_2 \tag{24}$$

em que γ_2 é uma constante de proporcionalidade chamada de *coeficiente de atividade*. O valor de γ_2 em solução ideal é igual ao seu valor máximo de 1. Ao tomar o log da equação acima e substituir na Equação 23, obtemos a equação da solubilidade não-ideal como

$$-\log X_2 = \frac{\Delta H_f}{2{,}303R}\left(\frac{T_0 - T}{T_0 T}\right) + \log \gamma_2 \tag{25}$$

Podemos observar que, quando $\gamma_2 = 1$, o log de γ_2 é zero, e a equação reduz-se para a equação da solubilidade ideal.

Em geral, as soluções ideais são raras. As soluções de solutos apolares em solventes apolares geralmente ficam muito próximas de ser ideais. Entretanto, as soluções que envolvem solutos ou solventes polares quase sempre mostram desvio significativo do caráter ideal. O valor de γ_2 é difícil de determinar, e ele varia com a concentração da solução. Contudo, ele pode ser estimado por

$$\log \delta_2 = [(w_{11})^{1/2} - (w_{22})^{1/2}]^2 \frac{V_2\Phi_1^2}{2{,}303RT} \tag{26}$$

em que w_{11} é a quantidade de trabalho envolvida na separação das moléculas de solvente para criar espaço para uma molécula de soluto, w_{22} é o trabalho envolvido na separação de uma molécula de soluto a partir de sua massa, V_2 é o volume molar do soluto na temperatura T, ϕ_1 é a fração de volume do solvente e R é a constante gasosa. Os termos w_{11} e w_{22} são uma medida da energia interna ou das forças de coesão do solvente e soluto, respectivamente. Pode-se observar, da Equação 26, que o desvio a partir do caráter ideal é alto quando os valores de w_{11} e w_{22} são diferentes entre si, ou quando o volume molar do soluto é alto. Os termos w também são conhecidos como os *parâmetros de solubilidade*, indicados como δ. Dessa maneira, a equação da solubilidade não-ideal pode ser escrita como

$$-\log X_2 = \frac{\Delta H_f}{2{,}303R}\left(\frac{T_0 - T}{T_0 T}\right) + \frac{V_2\Phi_1^2}{2{,}303RT}(\delta_1 - \delta_2)^2 \tag{27}$$

As seguintes observações podem ser feitas a partir da Equação 27.

1. Para soluções diluídas, ϕ_1 é aproximadamente igual a 1 e, assim, pode ser desconsiderado na estimativa da solubilidade nas soluções diluídas
2. Quanto mais próximos forem os valores de δ_1 e δ_2, maior será a solubilidade para um determinado par de soluto e solvente. Na realidade, quando $\delta_1 = \delta_2$, a equação reduz-se para a equação para a solução ideal, caso em que a solubilidade está em seu valor máximo e depende apenas do calor molar de fusão do soluto.
3. As soluções de moléculas maiores de soluto (alto valor de V_2) mostram maiores desvios a partir do caráter ideal. Não constitui surpresa, portanto, que as soluções de polímeros e outros compostos de alto peso molecular mostrem um comportamento muito diferente da solução ideal (veja *Soluções de Polímeros*, adiante).

Os parâmetros de solubilidade podem ser medidos com o uso da propriedade do material que envolve as interações moleculares ou de coesão. Estas incluem o calor molar de vaporização, tensão superficial, pressão interna e vários outros. Um método sugerido por Hilderbrand *et al*[12] é usar a expressão para a pressão interna para estimar o valor do parâmetro de solubilidade da seguinte forma

$$\delta = \frac{\Delta H_v - RT}{V})^{1/2} \tag{28}$$

Os significados dos símbolos são idênticos aos definidos anteriormente.

Os valores dos parâmetros de solubilidade estão disponíveis em várias referências para muitos medicamentos comumente utilizados. Como as forças intermoleculares são compostas de muitos tipos de forças, inclusive as forças polares e apolares, a contribuição individual dessas forças pode ser incluída na estimativa quantitativa do parâmetro de solubilidade. Hilderbrand e Scott[13] sugeriram a Equação 29 para essa finalidade.

$$\delta^2 = \delta_D^2 + \delta_P^2 + \delta_H^2 \quad (29)$$

em que δ_D é o parâmetro de solubilidade parcial derivado das interações não-polares, δ_p é o parâmetro de solubilidade parcial derivado das interações polares, e δ_H é o parâmetro de solubilidade parcial da tendência para a ligação de hidrogênio entre as moléculas. O valor de δ_D é bastante constante para todos os tipos de moléculas, polares e não-polares, porque as forças não-polares operam em todas essas moléculas. Esse valor varia de 7 a 10 cal/cc. Como δ_p é decorrente de forças polares, as quais estão essencialmente ausentes nos compostos não-polares, sua faixa de valor é mais ampla, de 0 a 13 cal/cc. O valor de δ_H, por outro lado, apresenta a contribuição máxima, quando presente, e apresenta um intervalo de 0 a 25 cal/cc. Portanto, para compostos não-polares, como os hidrocarbonetos lineares, o valor total de δ é composto totalmente por δ_D, e está próximo de 7. Por esse motivo, a maioria dos hidrocarbonetos mostra um comportamento similar de solubilidade. Nos compostos de não-ligação de hidrogênio que são relativamente polares, δ_p apresenta uma contribuição significativa.

Soluções de Polímeros

Em geral, o comportamento de solubilidade dos polímeros é muito diferente daquele das pequenas moléculas. Embora não exista valor bem-definido do ponto de separação do peso molecular entre polímeros e moléculas regulares, as soluções de polímeros incluídas nesta discussão irão focalizar-se nas moléculas cujos tamanhos se aproximam da faixa coloidal.

Dependendo da maneira pela qual os monômeros são ligados entre si, os polímeros podem ser de diversos tipos. Entretanto, sob o ponto de vista da solubilidade, a natureza dos monômeros é de grande significado. Em geral, o comportamento de solubilidade dos homopolímeros (que consistem em monômeros repetidos *N* vezes) imita o comportamento de solubilidade dos monômeros. Isso implica que os homopolímeros constituídos de monômeros relativamente hidrofóbicos serão pouco solúveis em água. Exemplos desses polímeros incluem o poliestireno e as poliaminas.

Entretanto, quando os monômeros hidrofóbicos formam partes de polímeros em bloco (que consistem em blocos de uma unidade monomérica repetitiva seguidos por um bloco de monômero diferente) ou de heteropolímeros (vários monômeros ligados de uma forma aleatória), suas contribuições para a solubilidade podem não ser tão negativas quanto seria de se esperar a partir de suas estruturas. Isso acontece porque os polímeros são moléculas longas e, em geral, possuem a flexibilidade de se dobrar sobre si mesmos de uma maneira que permite que suas áreas hidrofóbicas sejam dobradas para longe da água, muito na forma com que os anfifílicos se agregam para formar um núcleo hidrofóbico. Esse arranjo permite que os monômeros hidrofílicos permaneçam em contato com a água, possibilitando assim a solubilidade substancial. Exemplos desses polímeros incluem as proteínas (que podem conter radicais de aminoácidos hidrofóbicos).

Muitos dos chamados *polímeros biológicos* consistem em monômeros que comportam uma carga total positiva ou negativa em pH próximo ao neutro. Esses são conhecidos como *polieletrólitos* e, em geral, são muito solúveis em água. Sua solubilidade é direcionada pelas interações eletrostáticas entre a água e os monômeros carregados. Exemplos desses polímeros incluem o DNA, proteínas, determinados polímeros derivados da celulose e as carrageninas. Esses polímeros têm importância significativa em formas farmacêuticas como espessantes, aditivos, estabilizadores e matrizes de liberação controlada.

Existem muitos polímeros biológicos como estruturas helicoidais aleatórias em solução aquosa. Quando a estrutura é tratada como uma esfera aproximada, então seu raio, conhecido como o *raio de rotação* (R_g), é uma função de seu peso molecular. Nos polímeros com peso molecular muito alto (tipicamente 100 kd ou mais), esse raio pode ser tão grande que o polímero em solução se comporta como uma partícula, aproximando-se do tamanho da faixa coloidal. O volume dessa partícula é fornecido por[14]

$$V_{espiral} = \frac{4}{3}\pi R_g^3 \quad (30)$$

em que $V_{espiral}$ é o volume de uma única cadeia de polímero e R_g é o raio de rotação. Quando o valor desse volume é grande, o sistema não se comporta mais como uma solução diluída, mesmo quando a concentração molar é pequena, e as interações entre polímeros são significativas. Dependendo do peso molecular do polímero, a superposição significativa entre as cadeias de polímeros pode acontecer em concentrações tão baixas quanto 0,1%.[14] Na concentração mais elevada, o polímero intumescido e o solvente livre podem ocupar volumes comparáveis na solução.

Diferentemente das soluções regulares, a solubilidade dos polímeros é direcionada principalmente pelas alterações entrópicas. Após misturar um polímero com um solvente, que, em geral, é a água nas soluções farmacêuticas, dois tipos distintos de efeitos entrópicos têm lugar. Um é o aumento na entropia decorrente da mistura de duas espécies moleculares. Esse efeito é pequeno em uma solução diluída. O segundo efeito é que a entropia da configuração do polímero aumenta devido à inchação das moléculas e também devido à maior flexibilidade na solução. Com base nessas alterações entrópicas, Flory[15,16] derivou a Equação 31 para descrever a alteração entrópica total (ΔS_{mix}) em uma solução de polímero.

$$\Delta S_{mix} = -R\,(n_s \ln \Phi_s + n_p \ln \Phi_p) \quad (31)$$

em que n_s e n_p são os números das moléculas de solvente e do polímero, respectivamente, e ϕ_s e ϕ_p representam suas frações do volume, respectivamente. A alteração na energia livre (ΔG_{mix}) no processo de solubilidade pode ser escrita como

$$\Delta G_{mix} = RT\,(n_s \ln \Phi_s + n_p \ln \Phi_p) + (n_s + N_p n_p)\,w\Phi_p\,\Phi_s \quad (32)$$

O primeiro termo no lado direito da Equação 32 é a entropia da mistura, e o segundo termo é a entalpia da mistura. N_p no segundo termo é o grau de polimerização, e w é o parâmetro de interação molar efetivo (com efeito, w é o quadrado da diferença entre os parâmetros de solubilidade do polímero e do solvente, multiplicado pelo número de Avogadro). Está claro, a partir da equação acima, que o valor de ΔG_{mix} e, por conseguinte, a solubilidade do polímero são direcionados principalmente pela fração de volume do polímero em solução.

REFERÊNCIAS

1. Martin AN *et al. Physical Pharmacy: Physical Chemical Principles in Pharmaceutical Sciences.* Philadelphia: Lea & Febiger, 1993, pp 212–237.
2. Kramer SF, Flynn GL. *J Pharm Sci* 1972; 61: 1896.
3. Campbell AN, Campbell AJR. *J Am Chem Soc* 1937; 59: 2481.
4. Loran MR, Guth EP. *J APhA Sci Ed* 1951; 40: 465.
5. Grant DJW, Abougela IKA. *Analytical Proceedings: Proceedings of the Analytical Division of the Royal Society of Chemistry.* Dec 1992, p 545.
6. Higuchi T. In: Lyman R, ed. *Pharmaceutical Compounding and Dispensing.* Philadelphia: Lippincott, 1949, p 159.
7. Duddu S. PhD thesis. University of Minnesota, 1993.
8. Yallowsky SH. *Techniques of Solubilization of Drugs.* New York: Dekker, 1981, p 91.
9. Martin A *et al. J Pharm Sci* 1982; 71: 849.
10. Setnikar I, Temelcou O. *J APhA Sci Ed* 1959; 48: 628.
11. Hilderbrand JH, Wood SE. *J Chem Phys* 1933; 1, 817.
12. Hilderbrand JH *et al. Regular and Related Solutions.* New York: Van Nostrand Reinhold, 1970, pp 22–23.
13. Hilderbrand JH, Scott RL. *Solubility of Nonelectrolytes.* New York: Dover, 1964, Chap 23.
14. Evans DF, Wennerstrom H. *The Colloidal Domain—Where Physics, Chemistry, Biology, and Technology Meet.* New York: VCH Publishers, 1994, pp 289-303.
15. Flory PJ. *Principles of Polymer Chemistry.* Ithaca, NY: Cornell University Press, 1953.
16. Flory PJ. *Statistical Mechanics of Chain Molecules.* New York: Interscience, 1969.

CAPÍTULO **17**

Soluções Iônicas e Equilíbrio Eletrolítico

Paul J Niebergall, PhD
Professor of Pharmaceutical Sciences
Medical University of South Carolina
Charleston, SC 29425

ELETRÓLITOS

O capítulo anterior enfocou as propriedades coligativas dos não-eletrólitos, ou substâncias cujas soluções aquosas não conduzem eletricidade. As substâncias cujas soluções aquosas conduzem eletricidade são conhecidas como *eletrólitos* e dividem-se em ácidos, bases e sais inorgânicos. As soluções de eletrólitos exibem propriedades coligativas irregulares, além da propriedade de condutividade elétrica.

PROPRIEDADES COLIGATIVAS

Uma determinada propriedade coligativa será idêntica, de modo geral, para duas soluções equimolares de substâncias não-eletrolíticas. Todavia, essa generalização não se aplica às soluções eletrolíticas.

Van't Hoff mostrou que a pressão osmótica de uma solução eletrolítica era bem maior do que a pressão osmótica de uma solução não-eletrolítica de mesma concentração molal. Essa anomalia permaneceu sem explicação até 1887, quando Arrhenius propôs uma hipótese, responsável pela base de nossas teorias modernas sobre as soluções eletrolíticas.

Essa teoria postula que os eletrólitos dissolvidos na água separam-se em partículas com cargas elétricas, denominadas *íons.* Cada um desses íons possui uma ou mais cargas elétricas, e o total de íons com cargas elétricas positivas (*cátions*) iguala o total de íons com cargas elétricas negativas (*ânions*). Por conseguinte, embora a solução possa conter partículas com cargas elétricas, ela permanece neutra no seu todo. A elevação da pressão osmótica dessas soluções deve-se ao maior número de partículas formadas durante o processo de ionização. O cloreto de sódio parece dissociar-se da seguinte forma:

$$Na^+Cl^- \xrightarrow{H_2O} Na^+ + Cl^-$$

Verifica-se que a dissociação de cada molécula de cloreto de sódio produz dois íons, e, no caso de dissociação completa, obter-se-á duas vezes mais partículas do que na ausência de dissociação. Além disso, se cada íon produzir o mesmo efeito sobre a pressão osmótica causado pela molécula, pode-se esperar que a pressão osmótica da solução será o dobro da solução contendo a mesma concentração molal de soluto não-ionizante.

Os dados de pressão osmótica indicam que, nas soluções salinas bem diluídas que fornecem dois íons, a pressão é quase o dobro das soluções não-eletrolíticas de concentrações equimolares. Observa-se uma elevação semelhante na redução da pressão de vapor, no aumento do ponto de ebulição e na diminuição do ponto de congelamento nas soluções eletrolíticas diluídas.

Van't Hoff definia um fator, *i*, como a relação entre o efeito coligativo produzido pela concentração, *m*, do eletrólito dividido pelo efeito observado com a mesma concentração do não-eletrólito, ou

$$i = \frac{\pi}{(\pi)_0} = \frac{\Delta P}{(\Delta P)_0} = \frac{\Delta T_b}{(\Delta T_b)_0} = \frac{\Delta T_f}{(\Delta T_f)_0} \qquad (1)$$

em que π, ΔP, ΔT_b, ΔT_f referem-se, respectivamente, à pressão osmótica, à redução na pressão de vapor, ao aumento do ponto de ebulição e à diminuição do ponto de congelamento do eletrólito. Os termos $(\pi)_0$ e assim por diante referem-se ao não-eletrólito de concentração idêntica. O fator de van't Hoff para os eletrólitos fortes (os que se ionizam, pretensamente, em 100%) é, de modo geral, igual ao número de íons produzidos quando o eletrólito fica em solução (2 para o NaCl e $MgSO_4$, 3 para o $CaCl_2$ e Na_2SO_4, 4 para o $FeCl_3$ e Na_3PO_4 etc.).

A pressão osmótica, a diminuição da pressão de vapor, o aumento do ponto de ebulição e a redução do ponto de congelamento nas soluções eletrolíticas *muito* diluídas aproximam-se de valores duas, três, quatro ou mais vezes maior (dependendo do tipo do eletrólito forte) do que o verificado nas soluções não-eletrolíticas de mesma molalidade e, dessa forma, confirmam a hipótese de que o íon tem o mesmo efeito primário que a molécula em relação às propriedades coligativas. Todavia, deve-se ressaltar que se observam dois outros efeitos à medida que se aumenta a concentração do eletrólito.

O primeiro efeito resulta em aumento inferior a 2, 3 ou 4 vezes da propriedade coligativa. Essa redução resulta da atração interiônica entre os íons com carga positiva e negativa, porque eles não se dissociam de forma completa, bem como não exercem o efeito total sobre a pressão de vapor e também em outras propriedades coligativas. Esse desvio aumenta, de modo geral, com a maior concentração do eletrólito.

O segundo efeito intensifica as propriedades coligativas e foi atribuído à atração dos íons por moléculas solventes (denominada *solvação,* ou *hidratação,* quando o solvente é a água), que segura o solvente em solução e reduz a sua tendência de escape, com a subseqüente redução na pressão de vapor. A solvação também diminui a atração interiônica e, dessa forma, reduz ainda mais a pressão de vapor.

CONDUTIVIDADE

A capacidade dos metais de conduzirem a corrente elétrica resulta da mobilidade dos elétrons nos metais. Esse tipo de condutividade é denominado *condutância metálica.* Por outro lado, diversos compostos químicos, notavelmente os ácidos, bases e sais, conduzem a eletricidade mais devido aos íons presentes ou formados do que pelos elétrons. Isso corresponde à *condutância eletrolítica*, e os compostos condutores seriam eletrólitos. O fato de que certos eletrólitos conduzem a eletricidade quando no estado líquido tem grande importância, porém o seu comportamento quando dissolvidos num solvente, em particular a água, é de grande relevância para a ciência farmacêutica.

A condutividade (ou condutância) elétrica de uma solução eletrolítica consiste, simplesmente, na recíproca da resistência da solução. Por conseguinte, a medida da condutividade corresponde, na realidade, à verificação da resistência elétrica, quase sempre com o *aparelho ponte de Wheatstone*, e, então, ao *cálculo* da condutividade. A Fig. 17.1 representa todas as partes desse aparelho.

Coloca-se a solução a ser medida num compartimento (célula) de vidro ou quartzo que possui dois eletrodos inertes, comumente fabricados de platina ou ouro e revestidos com platina porosa para absorver os gases, por onde passa uma corrente alternada gerada por um oscilador numa freqüência de aproximadamente 1.000 Hz. O propósito de usar corrente alternada seria reverter a eletrólise que ocorre durante o fluxo da corrente, capaz de causar polarização dos eletrodos e originar resultados diferentes. O tamanho dos eletrodos, bem como a distância entre eles, pode variar de forma a reduzir resistências muito elevadas ou aumentar resistências muito pequenas, no intuito de melhorar a exatidão e a precisão da medida. Por conseguinte, as soluções de condutância elevada (resistência pequena) são medidas em células com os pequenos eletrodos situados relativamente distantes, enquanto as soluções de condutância baixa (resistência elevada) seriam medidas em compartimentos com eletrodos maiores colocados relativamente perto.

A resistência eletrolítica, como a resistência metálica, varia diretamente com o comprimento do meio condutor e inversamente com o corte transversal de sua área. A resistência conhecida requerida para o circuito é fornecida por um compartimento de resistências contendo espirais calibradas. A ponte fica equilibrada ao se deslizar o contato sobre um fio de resistência uniforme até não se perceber (ou chegar a um mínimo) fluxo de corrente através do circuito, como verificado de forma visual pelo osciloscópio de raios catódicos, ou de forma auditiva com os fones de ouvido.

A resistência, em ohms, é calculada por um método simples, utilizando a ponte de Wheatstone. A recíproca da resistência consiste na condutividade, cujas unidades são medidas em *ohms recíprocos* (também denominados *mho*). O valor numérico da condutividade varia com as dimensões do compartimento de condutância, e assim precisa ser calculado como *condutância específica*, L, que corresponde à condutância num compartimento com eletrodos com corte transversal de sua área de 1 cm^2 e situados a l cm de distância. Pode-se calcular a condutância específica quando se conhecem as dimensões do compartimento utilizado na experiência. Todavia, essa informação não é atualmente requerida, porque consegue-se calibrar o

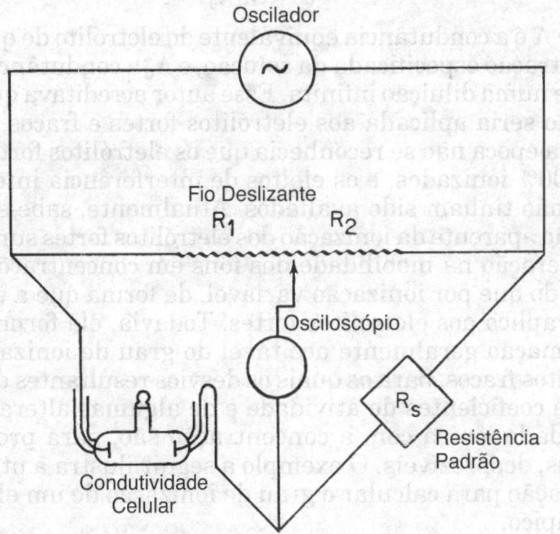

Fig. 17.1 Ponte de Wheatstone, de corrente alternada, para medir a condutividade.

compartimento ao se medir a condutividade de uma solução padrão de condutância específica conhecida — o que é bem mais conveniente — e então calcula-se a *constante celular*. Essa constante constitui função somente das dimensões da célula e, dessa forma, pode ser utilizada para converter todas as medidas nessa célula à condutividade específica. Utilizam-se soluções de concentração conhecida de cloreto de potássio puro como soluções padrões para esse propósito.

CONDUTÂNCIA EQUIVALENTE — O estudo da variação da condutância dos eletrólitos diluídos necessita considerar essa diluição, de forma a se poder comparar a condutância de quantidades idênticas de soluto. Isso é obtido ao se expressarem as medidas de condutância em termos de *condutância equivalente*, Λ, obtida pela multiplicação da condutância específica, L, pelo volume em mililitros, V_e, de uma solução contendo 1 g-eq de soluto. Por conseguinte,

$$\Lambda = LV_e = \frac{1.000L}{C} \tag{2}$$

em que C é a concentração do eletrólito numa solução em g-eq/L, isto é, a normalidade de uma solução. Por exemplo, a condutância equivalente de uma solução de cloreto de potássio 0,01 N, que possui condutância específica de 0,001413 mho/cm, é calculada de duas formas:

$$\Lambda = 0{,}001413 \times 100.000 = 141{,}3 \text{ mho cm}^2/\text{eq}$$

ou

$$\Lambda = \frac{1.000 \times 0{,}001413}{0{,}01} = 141{,}3$$

ELETRÓLITOS FORTES E FRACOS — Os eletrólitos são classificados, de modo amplo, em *eletrólitos fortes* e *eletrólitos fracos*. A primeira categoria inclui os ácidos fortes, as bases fortes e a maioria dos sais, enquanto a segunda compreende os ácidos e bases fracos, principalmente os ácidos orgânicos, as aminas e alguns sais. O grau de *ionização* constitui o principal critério para a diferenciação entre eletrólitos fortes e fracos. O eletrólito encontrado todo ou na maior parte sob a forma de íons é considerado eletrólito forte, enquanto aquele existente em alguma forma molecular juntamente com alguns íons dele derivados é classificado como eletrólito fraco. A classificação dos eletrólitos como fortes ou fracos, para o nosso propósito atual, é baseada em certas características de condutância exibidas numa solução aquosa.

As condutâncias equivalentes de alguns eletrólitos, em concentrações diferentes, são mostradas no Quadro 17.1 e para alguns desses eletrólitos novamente na Fig. 17.2, onde a condutância equivalente é colocada em relação à raiz quadrada da sua concentração. A colocação dos dados dessa forma revela uma relação linear para os eletrólitos fortes, enquanto se observa uma curva de ascensão rápida para os eletrólitos fracos; essa diferença é a característica que distingue os eletrólitos fortes dos fracos. A interpretação da ascensão rápida na condutância equivalente dos eletrólitos fracos é que o grau de ionização aumenta com a diluição, completando-se com a diluição infinita.

Quadro 17.1 Condutâncias Equivalentes[a] a 25°

g-Eq/L	HCl	HOAc	NaCl	KCl	NaI	KI	NaOAc
Inf dil	426,1	390,6[a]	126,5	149,9	126,9	150,3	91,0
0,0005	422,7	67,7	124,5	147,8	125,4	—	89,2
0,0010	421,4	49,2	123,7	146,9	124,3	—	88,5
0,0050	415,8	22,9	120,6	143,5	121,3	144,4	85,7
0,0100	412,0	16,3	118,5	141,3	119,2	142,2	83,8
0,0200	407,2	11,6	115,8	138,3	116,7	139,5	81,2
0,0500	399,1	7,4	111,1	133,4	112,8	135,0	76,9
0,1000	391,3	5,2	106,7	129,0	108,8	131,1	72,8

[a]A condutância equivalente numa diluição infinita de ácido acético, um eletrólito fraco, é obtida pela adição das condutâncias equivalentes do ácido clorídrico e do acetato de sódio e pela subtração da condutância equivalente do cloreto de sódio.

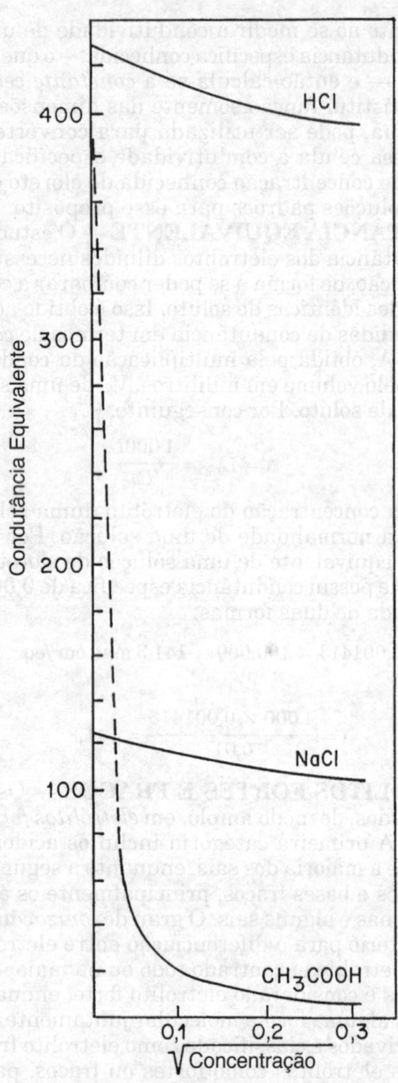

Fig. 17.2 Variação da condutância equivalente com a raiz quadrada da concentração.

Os efeitos da interferência interiônica têm um pequeno efeito na condutividade dos eletrólitos fracos. O aumento na condutância equivalente verificado com os eletrólitos fortes, que se apresentam quase completamente ionizados, resulta da menor interferência iônica à medida que se dilui a solução, o que faz com que os íons tenham maior liberdade de movimento (*i. e.*, maior condutância).

O valor da condutância equivalente extrapolado até a diluição infinita (concentração zero), designado pelo símbolo Λ_0, possui significado especial. Ele representa a condutância equivalente de um eletrólito completamente ionizado cujos íons encontram-se tão distantes uns dos outros que não existe interferência quanto à sua migração, devido às interações interiônicas. Kohlrausch demonstrou que a condutância equivalente de um eletrólito numa diluição infinita corresponde à soma das condutâncias equivalentes de seus íons componentes numa diluição infinita, e que pode ser expressa da seguinte maneira simbólica

$$\Lambda_0 = l_0(\text{cátion}) + l_0(\text{ânion}) \quad (3)$$

O significado da lei de Kohlrausch consiste em que cada íon, numa diluição infinita, possui um valor característico de condutância, independente da condutância do íon de carga oposta a que se associa. Por conseguinte, pode-se calcular a condutância de qualquer eletrólito caso se conheçam as condutâncias

Quadro 17.2 Condutividades Iônicas Equivalentes numa Diluição Infinita, a 25°

CÁTIONS	l_0	ÂNIONS	l_0
H^+	349,8	OH^-	198,0
Li^+	38,7	Cl^-	76,3
Na^+	50,1	Br^-	78,4
K^+	73,5	I^-	76,8
NH_4^+	61,9	AcO^-	40,9
$1/2Ca^{2+}$	59,5	$1/2SO_4^{2-}$	79,8
$1/2Mg^{2+}$	53,0		

equivalentes de diversos íons simplesmente adicionando-se as condutâncias iônicas apropriadas.

As condutâncias iônicas são conhecidas porque a fração de corrente carreada pelos cátions (*número de transferência* de cátions) e pelos ânions (*número de transferência* de ânions) de um eletrólito pode ser prontamente determinada por experiências. O Quadro 17.2 apresenta as condutâncias iônicas equivalentes numa diluição infinita de alguns cátions e ânions. Não se requer o conhecimento dessas informações para o cálculo da condutância equivalente de um eletrólito, porque a lei de Kohlrausch permite a sua verificação pela adição ou subtração de Λ_0 de eletrólitos apropriados. O valor de Λ_0 para o ácido acético pode ser calculado, por exemplo, da seguinte forma

$$\Lambda_0(CH_3COOH) = \Lambda_0(HCl) + \Lambda_0(CH_3COONa) - \Lambda_0(NaCl)$$

que é equivalente a

$$l_0(H^+) + l_0(CH_3COO^-) = l_0(H^+) + l_0(Cl^-) + (l_0(Na^+) + l_0(CH_3COO^-) - l_0(Na^+) - l_0(Cl^-)$$

Esse método é especialmente útil para o cálculo de eletrólitos fracos, como o ácido acético. A Fig. 17.2 expressa muito bem que o valor de Λ_0 para o ácido acético não pode ser determinado com exatidão pela simples extrapolação, devido ao rápido aumento na condutância encontrado nas soluções diluídas. Por outro lado, a extrapolação pode ser utilizada, com exatidão, para os eletrólitos fortes. Por conseguinte, no exemplo acima, os valores para HCl, CH_3COONa e NaCl são determinados, com facilidade, por extrapolação, desde que essas substâncias são eletrólitos fortes. A substituição desses valores extrapolados, como verificado no Quadro 17.2, fornece o número 390,6 como representativo para a Λ_0 do CH_3COOH.

IONIZAÇÃO DOS ELETRÓLITOS FRACOS — Arrhenius, ao introduzir a teoria da ionização, propôs que o grau de ionização, α, de um eletrólito seria medido pela relação

$$\alpha = \Lambda/\Lambda_0 \quad (4)$$

em que Λ é a condutância equivalente do eletrólito de qualquer concentração especificada da solução, e Λ_0 a condutância equivalente numa diluição infinita. Esse autor acreditava que a sua equação seria aplicada aos eletrólitos fortes e fracos, porque naquela época não se reconhecia que os eletrólitos fortes estavam 100% ionizados, e os efeitos de interferência interiônica ainda não tinham sido avaliados. Atualmente, sabe-se que a variação aparente da ionização dos eletrólitos fortes surge mais por alteração na mobilidade dos íons em concentrações diferentes do que por ionização variável, de forma que a equação não se aplica aos eletrólitos fortes. Todavia, ela fornece uma aproximação geralmente aceitável do grau de ionização dos eletrólitos fracos, para os quais os desvios resultantes da omissão dos coeficientes de atividade e de algumas alterações na mobilidade iônica com a concentração são, para propósitos práticos, desprezíveis. O exemplo a seguir ilustra a utilização da equação para calcular o grau de ionização de um eletrólito fraco típico.

Exemplo — Calcule o grau de ionização de ácido acético 1×10^{-3} *N*, de condutância equivalente de 48,15 mho cm²/eq. A condutância equivalente numa solução de diluição infinita é de 390,6 mho cm²/eq.

$$\alpha = \frac{48,15}{390,6} = 0,12$$

$$\% \text{ de ionização} = 100\alpha = 12\%$$

O grau de dissociação também pode ser calculado usando o fator de van't Hoff, i, e

$$\alpha = \frac{i - 1}{v - 1} \quad (5)$$

em que v é o número de íons em que o eletrólito se dissocia.

Exemplo — O fator de van't Hoff de uma solução de ácido acético $1,0 \times 10^{-3}$ N é 1,12. Calcule o grau de dissociação do ácido nessa concentração.

$$\alpha = \frac{i - 1}{v - 1} = \frac{1,12 - 1}{2 - 1} = 0,12$$

Esse resultado concorda com o obtido empregando-se a condutância equivalente e a Equação 4.

TEORIAS MODERNAS

A teoria de Arrhenius explica por que as soluções eletrolíticas conduzem eletricidade, e também por que manifestam propriedades coligativas bem-delineadas. A teoria é satisfatória para as soluções de eletrólitos fracos. Todavia, verificam-se diversas deficiências quando se aplica às soluções de eletrólitos fortes. Ela não explica a incapacidade dos eletrólitos fortes em seguir a lei de ação de massas quando aplicada à ionização; observam-se discrepâncias entre o grau de ionização calculado com o fator de van't Hoff e a razão de condutividade para as soluções de eletrólitos fortes com concentração acima do valor aproximado de 0,5 *M*.

Essas deficiências podem ser explicadas pelas seguintes observações:

1. Os eletrólitos fortes são excelentes condutores de eletricidade no estado líquido. Isso sugere que eles já se encontrariam ionizados no estado cristalino. Essa hipótese seria reforçada pelo estudo dos cristais com os raios X, o qual revelou que os íons são as unidades formadoras da estrutura básica entrelaçada dos eletrólitos fortes.
2. Arrhenius desprezou o fato de que os íons quando em solução, sendo de cargas opostas, tenderiam a se associar através da atração eletrostática. O número de íons nas soluções de eletrólitos fracos não é muito grande, e, assim, não causa espanto que as atrações eletrostáticas existentes provoquem desvios mínimos da teoria. Por outro lado, nas soluções diluídas, onde os eletrólitos fortes encontram-se presumivelmente 100% ionizados, o número de íons é grande, e as atrações interiônicas tornam-se fatores proeminentes na determinação das propriedades químicas dessas soluções. Esses efeitos deveriam ser, e são, mais pronunciados à medida que se aumenta a concentração dos eletrólitos ou a valência dos íons.

Por conseguinte, não constitui surpresa o fato de a teoria de Arrhenius, da ionização parcial envolvendo a lei de ação de massa e negligenciando a carga iônica, não apoiar as propriedades das soluções de eletrólitos fortes. As moléculas neutras dos eletrólitos fortes, caso existam em solução, aparecem mais pela atração interiônica do que pela ionização incompleta.

ATIVIDADE E COEFICIENTES DE ATIVIDADE — A concentração de um íon torna-se cada vez menos eficiente como medida de sua real eficácia, em decorrência do aumento das atrações eletrostáticas à medida que a solução fica cada vez mais concentrada. A determinação da *atividade* de um íon constitui uma medida mais eficiente de sua eficácia química ou física, o que consiste na medida da concentração de um íon relacionado à sua concentração num estado de referência padrão adotado de forma universal. A relação entre a atividade e a concentração de um íon é expressa como

$$a = m\gamma \quad (6)$$

em que m corresponde à concentração molal, γ ao coeficiente de atividade, e a é a atividade. A atividade também é expressa em termos de concentração molar, c, como

$$a = fc \quad (7)$$

em que f corresponde ao coeficiente de atividade numa escala molar. Os dois coeficientes de atividade são idênticos, para propósitos práticos, nas soluções diluídas (inferior a 0,01 *M*).

O coeficiente de atividade pode ser determinado de várias formas, tal como mensurando as propriedades coligativas, a força eletromotriz, a solubilidade ou os coeficientes de distribuição. O coeficiente de atividade iônica médio para o eletrólito forte, $\gamma_{\pm}$ ou $f_{\pm}$, fornece uma medida do desvio do eletrólito do seu comportamento ideal. Os coeficientes de atividade iônica média, numa base molal, de diversos eletrólitos fortes são fornecidos no Quadro 17.2. Os eletrólitos têm como característica uma diminuição inicial dos coeficientes com o aumento da concentração, alcançam um valor mínimo e finalmente crescem com o aumento da concentração do eletrólito.

FORÇA IÔNICA — A força iônica constitui a medida da intensidade do campo elétrico numa solução e pode ser expressa como

$$\mu = \tfrac{1}{2} \Sigma\, c_i z_i^2 \quad (8)$$

em que z_i corresponde à valência do íon i. O coeficiente de atividade iônica médio é função da força iônica, tal como diversos fenômenos tipo solubilidades de substâncias pouco solúveis, taxas de reações iônicas, efeitos de sais sobre o pH de soluções tampões, eletroforese de proteínas e assim por diante.

A grande eficácia de íons com maior carga relativa a determinada propriedade, comparada com a eficácia de número igual de íons com carga única, coincide, em geral, com a força iônica calculada segundo a Equação 8. Deve-se observar a variação da força iônica com a valência (carga) dos íons que formam o eletrólito forte.

A força iônica é idêntica à molaridade para os eletrólitos formados por cátions univalentes e ânions univalentes (denominados *uniunivalentes* ou 1-1). A força iônica mostra-se três vezes maior do que a molaridade no caso de eletrólitos formados por cátion bivalente e ânion univalente (*biunivalentes* ou 2-1), ou eletrólitos compostos por cátion univalente e ânion bivalente (*unibivalentes* 1-2). A força iônica mostra-se quatro vezes maior do que a molaridade no caso de eletrólitos formados por cátion bivalente e ânion bivalente (*bibivalentes*). Essas relações são bem observadas no exemplo a seguir.

Exemplo — Calcule a força iônica de soluções de NaCl, Na_2SO_4, $MgCl_2$ e $MgSO_4$ a 0,1 *M*, respectivamente, para

$$\text{NaCl}\ \mu = \tfrac{1}{2}(0,1 \times 1^2 + 0,1 \times 1^2) = 0,1$$

$$Na_2SO_4\ \mu = \tfrac{1}{2}(0,2 \times 1^2 + 0,1 \times 2^2) = 0,3$$

$$MgCl_2\ \mu = \tfrac{1}{2}(0,1 \times 2^2 + 0,2 \times 1^2) = 0,3$$

$$MgSO_4\ \mu = \tfrac{1}{2}(0,1 \times 2^2 + 0,1 \times 2^2) = 0,4$$

A força iônica de uma solução contendo mais do que um eletrólito corresponde à força iônica das forças de sais individuais que formam a solução. A força iônica de uma solução contendo NaCl, Na_2SO_4, $MgCl_2$ e $MgSO_4$, cada uma na concentração de 0,1 *M*, é de 1,1.

TEORIA DE DEBYE-HUCKEL — As *equações de Debye-Huckel*, de aplicação prática somente nas soluções bem diluídas (aproximadamente 0,02 μ), também podem ser empregadas, de certa forma, em soluções mais concentradas (aproximadamente 0,1 μ), no modo simplificado

$$\log f_i = \frac{-0,51\, z_1^2 \sqrt{\mu}}{1 + \sqrt{\mu}} \quad (9)$$

O coeficiente de atividade iônica médio para as soluções aquosas de eletrólitos, numa temperatura de 25°, pode ser expresso como

$$\log f_{\pm} = \frac{-0{,}51\, z_{+} z_{-} \sqrt{\mu}}{1 + \sqrt{\mu}} \qquad (10)$$

em que z_+ corresponde à valência do cátion e z_- é a valência do ânion. Essas equações ficam inadequadas quando a força iônica da solução aumenta (aproximadamente 0,3 a 0,5), o que requer a adição de um termo linear em μ. O coeficiente de atividade iônica média ficaria da seguinte forma,

$$\log f_{\pm} = \frac{-0{,}51\, z_{+} z_{-} \sqrt{\mu}}{1 + \sqrt{\mu}} + K_s \mu \qquad (11)$$

em que K_s é a constante de *precipitação* (*salting-out*), escolhida de forma empírica para cada sal. Essa equação é válida para soluções de força iônica até aproximadamente 1.

EFEITO DE PRECIPITAÇÃO — A solubilidade aquosa de uma substância orgânica levemente solúvel é bastante afetada, de modo geral, pela adição de um eletrólito. Esse efeito é particularmente observado quando a concentração de eletrólitos chega ou ultrapassa 0,5 *M*. Se a solução aquosa da substância orgânica possui constante dielétrica maior do que a da água pura, a solubilidade diminui e a substância *precipita*, quando a solução aquosa de uma substância orgânica possui constante dielétrica menor do que a da água destilada. A utilização de concentrações elevadas de eletrólitos, tal como o sulfato de amônio ou o sulfato de sódio, para a separação de proteínas pelo diferencial de precipitação é, talvez, o melhor exemplo desse efeito. As soluções aquosas de algumas substâncias como o ácido hidrociânico, a glicina e a cistina possuem constante dielétrica maior do que a da água destilada e, assim, essas substâncias *dissolvem-se*. Esses fenômenos são empiricamente expressos como

$$\log S = \log S_0 \pm K_s m \qquad (12)$$

em que S_0 representa a solubilidade da substância orgânica em água destilada e S é a solubilidade numa solução eletrolítica. A inclinação de uma linha reta obtida pela representação gráfica do log de S versus m é positiva nos casos de precipitação e negativa na dissolução. Essa equação ficaria, em termos de força iônica, como

$$\log S = \log S_0 \pm K'_s\, \mu \qquad (13)$$

em que $K_s' = K_s$ para os sais univalentes, $K_s' = K_s/3$ para os sais unibivalentes, e $K_s' = K_s/4$ para os sais bivalentes. A constante de precipitação depende da temperatura, bem como da natureza da substância orgânica e do eletrólito. O efeito do eletrólito e da substância orgânica pode ser observado no Quadro 17.3. Em todos os casos, mantido o ânion constante, o cátion sódio tem maior efeito de precipitação do que o cátion potássio, talvez em decorrência da maior densidade de carga do primeiro. Parece que nos casos de manutenção do cátion, embora o raciocínio não seja tão evidente, o ânion cloreto tem maior efeito do que o ânion brometo sobre o fenômeno da precipitação.

ÁCIDOS E BASES

Arrhenius definiu ácido como a substância que, ao ser colocada numa solução aquosa, é capaz de fornecer íons hidrogênio, e base como aquela que fornece íons hidroxila quando colocada na mesma solução. As definições de Arrhenius para ácidos e bases mostra nitidamente a falta de relação complementar entre eles (p. ex., aquela entre oxidantes e redutores), e, muito pelo contrário, chega até a enfatizar suas características opostas, exceto pelo fato de que os íons hidrogênio neutralizam os íons hidroxila para formar a água. Além disso, não leva em consideração o comportamento dos ácidos e bases em solventes não-aquosos. Da mesma forma, embora a acidez seja associada com uma partícula elementar como o próton (íon hidrogênio), a basicidade foi atribuída a uma associação relativamente complexa de átomos, como o íon hidroxila. Parece lógico formular um conceito mais simples de base.

CONCEITO DE PRÓTON — Brønsted e Bjerrum na Dinamarca e Lowry na Inglaterra desenvolveram e anunciaram, em 1923, uma teoria mais geral e satisfatória de ácidos e bases, ao levantarem objeções às definições de Arrhenius. O ácido seria, segundo essa teoria, a substância capaz de fornecer um próton (íon hidrogênio), enquanto a base representaria a substância com capacidade de aceitar o próton. Essa relação complementar pode ser indicada por

$$\underset{\textbf{ácido}}{A} \rightleftharpoons H^+ + \underset{\textbf{base}}{B}$$

O par de substâncias assim relacionado, através da capacidade de mútua de ganhar ou perder um próton, foi denominado par conjugado ácido-base. Exemplos específicos desses pares são

Ácido		Base
HCl	$\rightleftharpoons H^+ +$	Cl^-
CH_3COOH	$\rightleftharpoons H^+ +$	CH_3COO^-
NH_4^+	$\rightleftharpoons H^+ +$	NH_3
HCO_3^-	$\rightleftharpoons H^+ +$	CO_3^{2-}
$H_2PO_4^-$	$\rightleftharpoons H^+ +$	HPO_4^{2-}
H_2O	$\rightleftharpoons H^+ +$	OH^-
H_3O^+	$\rightleftharpoons H^+ +$	H_2O
$Al(H_2O)_6^{3+}$	$\rightleftharpoons H^+ +$	$Al(H_2O)_5OH^{2+}$

Observa-se que não somente moléculas, mas também cátions e ânions, funcionam como ácidos ou bases.

A natureza complementar dos pares ácido-base relacionados constitui reminiscência da relação complementar dos pares de oxidantes e redutores em que, contudo, a capacidade de ganhar ou perder um ou mais elétrons — em vez de prótons — constitui a principal característica.

Oxidante		Redutor
$Fe^{3+} + e^-$	$\rightleftharpoons$	Fe^{2+}
$Na^+ + e^-$	$\rightleftharpoons$	Na
$\frac{1}{2}I_2 + e^-$	$\rightleftharpoons$	I^-

Todavia, esses exemplos de pares ácido-base e pares oxidante-redutor representam reações possíveis apenas como hipótese. Os ácidos não liberam, de modo geral, prótons livres, da mesma forma que os redutores não emitem elétrons livres. Isto é, os prótons e elétrons só podem ser, respectivamente, transferidos de uma substância para outra (um íon, átomo ou molécula). Por conseguinte, constitui um fato fundamental da química que a oxidação de uma substância somente acontece caso ocorra, de forma simultânea, a redução de outra substância. Ou, enunciando-se de outra forma, os elétrons só poderiam ser liberados de uma substância redutora (oxidação) no caso da presença de um oxidante com capacidade de aceitá-los (redução). Assim, as reações de oxirredução sempre envolvem dois pares conjugados de substâncias oxidantes-redutoras:

$$\text{oxidante}_1 + \text{redutor}_2 \rightleftharpoons \text{redutor}_1 + \text{oxidante}_2$$

em que o subscrito 1 representa um par conjugado de substância oxidante-redutora e o subscrito 2 representa o outro.

Quadro 17.3 Valores de Algumas Constantes de Precipitação para Diversos Barbituratos a 25°

BARBITURATO	KCl	KBr	NaCl	NaBr
Amobarbital	0,168	0,095	0,212	0,143
Aprobarbital	0,136	0,062	0,184	0,120
Barbital	0,092	0,042	0,136	0,088
Fenobarbital	0,092	0,034	0,132	0,078
Vinbarbital	0,125	0,036	0,143	0,096

Da mesma forma, um ácido não libera próton, exceto na presença simultânea de base capaz de aceitá-lo. Isso significa que qualquer manifestação verdadeira de comportamento ácido-base envolve uma interação entre os dois conjuntos de pares conjugados ácido-base, que seria representada como

$$\underset{\textbf{ácido}_1}{A_1} + \underset{\textbf{base}_2}{B_2} \rightleftharpoons \underset{\textbf{base}_1}{B_1} + \underset{\textbf{ácido}_2}{A_2}$$

Nessa reação, denominada *protólise* ou *reação protolítica*, A_1 e B_1 constituem um par conjugado ácido-base, enquanto A_2 e B_2 representam o outro; o próton doado por A_1 (que se transforma em B_1) é transferido para B_2 (que se transforma em A_2).

Verifica-se uma *reação protolítica* que se dissolve um ácido, como o clorídrico, na água.

$$\underset{\textbf{ácido}_1}{HCl} + \underset{\textbf{base}_2}{H_2O} \rightleftharpoons \underset{\textbf{base}_1}{Cl^-} + \underset{\textbf{ácido}_2}{H_3O^+}$$

A forma iônica H_3O^+, denominada íon *hidrônio* ou *oxônio*, sempre aparece quando se dissolve ácido em água. A prática quase sempre determina a utilização escrita de H^+, denominado íon hidrogênio, embora o íon "isolado" seja praticamente inexistente em solução.

A reação de protólise, no caso de se dissolver uma base (p. ex., amônia) na água, seria a seguinte

$$\underset{\textbf{base}_1}{NH_3} + \underset{\textbf{ácido}_2}{H_2O} \rightleftharpoons \underset{\textbf{ácido}_1}{NH_4^+} + \underset{\textbf{base}_2}{OH^-}$$

A teoria do próton de função ácido-base torna supérfluo o conceito de hidrólise. Quando se dissolve, por exemplo, acetato de sódio na água, verifica-se a seguinte interação ácido-base

$$\underset{\textbf{base}_1}{CH_3COO^-} + \underset{\textbf{ácido}_2}{H_2O} \rightleftharpoons \underset{\textbf{ácido}_1}{CH_3COOH} + \underset{\textbf{base}_2}{OH^-}$$

A reação observada na solução aquosa de cloreto de amônio seria

$$\underset{\textbf{ácido}_1}{NH_4^+} + \underset{\textbf{base}_2}{H_2O} \rightleftharpoons \underset{\textbf{base}_1}{NH_3} + \underset{\textbf{ácido}_2}{H_3O^+}$$

A transferência de prótons (protólise) não é limitada por conjugados diferentes de pares ácido-base. Nos exemplos precedentes, a H_2O comporta-se, algumas vezes, como ácido e em outras ocasiões como base. Essa substância anfotérica foi denominada, na terminologia de Brønsted, *substância anfiprótica*.

CONCEITO DE PAR DE ELÉTRONS — O conceito de próton de ácidos e bases fornece uma definição mais geral dessas substâncias, mas não indica uma reação básica para a transferência de próton, nem explica como substâncias tipo trióxido de enxofre, tricloreto de boro, cloreto estânico ou dióxido de carbono — todos incapazes de doarem prótons — podem atuar como ácidos. As deficiências da teoria do próton são evitadas na definição mais abrangente de ácidos e bases proposta por Lewis em 1923. Esse autor propôs, em 1916, que, quando dois átomos compartilhavam um par de elétrons, estabeleciam uma ligação (covalente) entre eles; por conseguinte, o ácido seria uma substância capaz de compartilhar um par de elétrons, que ficaram disponíveis por outra substância denominada base, formando então uma *ligação covalente coordenada*. A base constitui a substância que doa uma parte no seu par de elétrons para o ácido.

A equação a seguir ilustra como as definições de Lewis explicam a transferência de um próton (íon hidrogênio) para a amônia, de modo a formar o íon amônio.

$$H^+ + :\underset{H}{\overset{H}{N}}:H \rightarrow \left[H:\underset{H}{\overset{H}{N}}:H \right]^+$$

A reação do tricloreto de boro, que, segundo a teoria de Lewis, é um ácido, com a amônia é similar, porque falta ao boro um par de elétrons para alcançar a configuração estável em forma de octeto, enquanto a amônia possui um par de elétrons que pode ser compartilhado, e, assim,

$$Cl:\underset{Cl}{\overset{Cl}{B}} + :\underset{H}{\overset{H}{N}}:H \rightarrow Cl:\underset{Cl}{\overset{Cl}{B}}:\underset{H}{\overset{H}{N}}:H$$

EFEITO NIVELADOR DO SOLVENTE — A dissolução de ácidos fortes, como $HClO_4$, H_2SO_4, HCl ou HNO_3, na água produz soluções – caso apresentem normalidade idêntica e concentração não muito elevada — com aproximadamente a mesma concentração de íon hidrogênio, indicando que os ácidos têm quase a mesma força. A razão disso é que cada um dos ácidos sofre protólise praticamente completa na água.

$$\underset{\textbf{ácido}_1}{HCl} + \underset{\textbf{base}_2}{H_2O} \rightarrow \underset{\textbf{base}_1}{Cl^-} + \underset{\textbf{ácido}_2}{H_3O^+}$$

Esse fenômeno, denominado *efeito nivelador da água*, ocorre sempre que o ácido adicionado for mais forte que o íon hidrônio. Tal reação manifesta a tendência das reações de transferência de prótons de ocorrerem espontaneamente na direção de formar um ácido ou base mais fraco.

Como o ácido mais forte que pode existir num solvente anfiprótico é a forma conjugada ácida do solvente, qualquer ácido mais forte sofre protólise para o ácido solvente mais fraco. $HClO_4$, H_2SO_4, HCl ou HNO_3 são todos ácidos mais fortes que o íon hidrônio, de forma que, ao serem dissolvidos na água, formam o íon hidrônio.

Quando bases fortes do tipo hidreto de sódio, amida de sódio ou etóxido de sódio são dissolvidas na água, cada uma delas reage com a água e forma hidróxido de sódio. Essas reações ilustram o efeito nivelador da água sobre as bases. Qualquer base mais forte que o íon hidróxido sofre protólise e forma hidróxido, porque esse íon é a base mais forte que pode existir na água.

As diferenças intrínsecas na acidez dos ácidos fica evidente quando eles se dissolvem num aceptor de prótons relativamente pobre, como o ácido acético anidro. O ácido perclórico ($HClO_4$), um ácido forte, sofre reação praticamente completa com o ácido acético e forma o íon *acetônio* (ácido$_2$):

$$\underset{\substack{\textbf{ácido}_1\\\textbf{(forte)}}}{HClO_4} + \underset{\substack{\textbf{base}_2\\\textbf{(forte)}}}{CH_3COOH} \rightarrow \underset{\substack{\textbf{base}_1\\\textbf{(fraca)}}}{ClO_4^-} + \underset{\substack{\textbf{ácido}_2\\\textbf{(fraco)}}}{CH_3COOH_2^+}$$

mas o ácido sulfúrico e o ácido clorídrico atuam como se fossem ácidos fracos. O ácido perclórico é um ácido muito forte quando dissolvido em ácido acético glacial e, assim, exerce muitas aplicações importantes em química analítica como titulador de várias substâncias que se comportam como bases no ácido acético. Esse ácido foi denominado *solvente diferenciador para os ácidos* devido à sua capacidade de diferenciar a acidez de diferentes ácidos; essa propriedade resulta de sua tendência em ser um aceptor de prótons relativamente fraco. O solvente capaz de diferenciar a basicidade de bases diferentes precisa ter uma tendência em ser um doador de prótons fraco; ele denomina-se *solvente diferenciador para as bases*. A amônia líquida constitui o solvente típico dessa categoria.

Os solventes que possuem tendências de aceptores e doadores fracos de prótons são denominados *solventes apróticos* e servem como solventes diferenciados de ácidos e bases; eles exercem pequena, ou nenhuma, ação sobre os solutos e servem, principalmente, como meios de dispersão inerte para os solutos. Os solventes apróticos úteis incluem o benzeno, o tolueno e o hexano.

IONIZAÇÃO DOS ÁCIDOS E BASES — Os ácidos e bases são comumente classificados como ácidos fortes e fracos, ou bases fortes e fracas, dependendo de seu grande ou pequeno grau de ionização em soluções aquosas. Ao se comparar, por exemplo, soluções aquosas 1 N de ácido clorídrico e ácido acético, verifica-se que o primeiro conduz melhor a eletricidade, reage muito mais prontamente com os metais, catalisa certas reações de modo mais eficiente e possui um sabor mais ácido que o último. Todavia, as duas soluções neutralizam quantidades idênticas de álcalis. Uma comparação semelhante com soluções 1 N de hidróxido de sódio e amônia revela que o primeiro é muito mais *ativo* que o segundo, embora as duas soluções neutralizem quantidades idênticas de ácido.

As diferentes propriedades dos dois ácidos seriam atribuídas às diferenças na concentração do íon hidrogênio (mais acuradamente ao hidrônio), o ácido clorídrico ionizando-se mais e, por conseguinte, contendo maior concentração do íon hidrogênio que o ácido acético. Da mesma forma, a maioria das diferenças encontradas entre as soluções de hidróxido de sódio e amônia é atribuída à maior concentração do íon hidroxila na primeira.

A ionização incompleta de ácidos ionizados é considerada uma reação reversível do tipo

$$HA \rightleftharpoons H^+ + A^-$$

em que HA é o ácido molecular e A^- o seu ânion. A expressão de equilíbrio baseada na lei de ação das massas pode ser aplicada à reação

$$K_a = \frac{[H^+][A^-]}{[HA]} \quad (14)$$

em que K_a representa a constante de ionização ou dissociação e os parênteses significam concentração. K_a permanece relativamente constante para qualquer ácido, em qualquer solvente especificado e em qualquer temperatura constante, mesmo que se varie a concentração do ácido, desde que ele se ionize fracamente. Todavia, ocorrem desvios progressivamente maiores com ácidos cada vez mais fortes.

A força de um ácido seria definida, de modo geral, pela sua constante de ionização ou dissociação definida na Equação 14, porém o seu processo de ionização nunca é, provavelmente, tão simples como mostrado acima. Um próton não se separa simplesmente de uma molécula, a menos que seja aceito de forma simultânea por outra molécula. Quando o ácido se dissolve na água, esta última atua como base, aceitando prótons (definição de Brønsted de uma base) ao compartilhar um par de elétrons (definição de Lewis de uma base). Essa reação pode ser registrada da seguinte forma

$$\underset{\textbf{ácido}_1}{HA} + \underset{\textbf{base}_2}{H_2O} \rightleftharpoons \underset{\textbf{base}_1}{A^-} + \underset{\textbf{ácido}_2}{H_3O^+}$$

A aplicação da lei de ação das massas a essa reação produz

$$K = \frac{[H_3O^+][A^-]}{[HA][H_2O]} \quad (15)$$

Essa equação pode ser escrita da seguinte forma, porque $[H_2O]$ é uma constante

$$K_a = \frac{[H_3O^+][A^-]}{[HA]} \quad (16)$$

Essa equação é idêntica à Equação 14 porque $[H_3O^+]$ é numericamente igual a $[H^+]$.

Os ácidos capazes de doar mais do que um próton são denominados *polipróticos*. A ionização do ácido poliprótico ocorre em fases, que podem ser ilustradas ao se considerar o equilíbrio envolvido na ionização do ácido fosfórico:

$$H_3PO_4 + H_2O \rightleftharpoons H_2PO_4^- + H_3O^+$$

$$H_2PO_4^- + H_2O \rightleftharpoons HPO_4^{2-} + H_3O^+$$

$$HPO_4^{2-} + H_2O \rightleftharpoons PO_4^{3-} + H_3O^+$$

A aplicação da lei de ação das massas a essa série de reações resulta em

$$K_1 = \frac{[H_2PO_4^-][H_3O^+]}{[H_3PO_4]} \quad (17)$$

$$K_2 = \frac{[HPO_4^{2-}][H_3O^+]}{[H_2PO_4^{-1}]} \quad (18)$$

$$K_3 = \frac{[PO_4^{3-}][H_3O^+]}{[HPO_4^{2-}]} \quad (19)$$

Ao se multiplicar junto as três expressões das constantes de ionização, pode-se obter a constante de ionização total, K,

$$K = K_1K_2K_3 = \frac{[PO_4^{3-}][H_3O^+]^3}{[H_3PO_4]} \quad (20)$$

Cada uma das ionizações sucessivas é suprimida pela formação do íon hidrônio nas fases anteriores, segundo o princípio de Le Chatelier. As sucessivas constantes de dissociação sempre diminuem de valor à medida que os sucessivos prótons são removidos de amostras que sempre estão carregadas mais negativamente. Isso pode ser observado no Quadro 17.4, onde K_1 do ácido fosfórico é aproximadamente 100.000 vezes maior que K_2, que por sua vez é cerca de 100.000 vezes maior que K_3. As constantes de dissociação sucessivas são sempre menores, embora nem sempre a diferença seja tão grande como a observada com o ácido fosfórico. O ácido tartárico, por exemplo, possui $K_1 = 9{,}12 \times 10^{-4}$ e $K_2 = 4{,}27 \times 10^{-5}$.

A ionização de uma base pode ser ilustrada pela utilização de NH_3 como exemplo. Segundo Brønsted e Lewis, quando a base NH_3 se dissolve em água, esta última atua como ácido, doando prótons para o NH_3, que os aceita oferecendo compartilhar o par de elétrons localizado no átomo de nitrogênio. Essa reação é escrita da seguinte forma

$$\underset{\textbf{base}}{NH_3} + \underset{\textbf{ácido}}{H_2O} \rightleftharpoons NH_4^+ + OH^-$$

A expressão de equilíbrio para essa reação é a seguinte

$$K = \frac{[NH_4^+][OH^-]}{[NH_3][H_2O]} \quad (21)$$

Com a constante $[H_2O]$, essa expressão fica

$$K_b = \frac{[NH_4^+][OH^-]}{[NH_3]} \quad (22)$$

IONIZAÇÃO DA ÁGUA — A água pura, embora seja um mau condutor de eletricidade, ioniza-se por um processo denominado *autoprotólise*, da seguinte forma:

$$2H_2O \rightleftharpoons H_3O^+ + OH^-$$

A aplicação da lei de ação das massas a essa reação mostra

$$K = \frac{[H_3O^+][OH^-]}{[H_2O]^2} \quad (23)$$

em que K é a constante de equilíbrio da reação. A concentração de H_2O (água molecular) é muito maior do que a concentração dos íons hidrônio ou hidroxila, e, assim, pode-se considerar constante, e, ao combinar-se com uma nova constante, K_w, conhecida como *produto iônico* da água, a Equação 23 passa a ser

$$K_w = [H_3O^+][OH^-] \quad (24)$$

O valor numérico de K_w varia com a temperatura; o seu valor aproxima-se de 1×10^{-14} aos 25° C.

A autoprotólise de água pura fornece um íon hidrônio para cada íon hidroxila produzido, e, dessa forma, $[H_3O^+]$ iguala $[OH^-]$. Cada um deles vale 1×10^{-7} mol/L ($1 \times 10^{-7} \times 1 \times 10^{-7} = K_w = 1 \times 10^{-14}$) aos 25° C. A solução em que $[H_3O^+]$ é igual a $[OH^-]$ é denominada *solução neutra*.

A concentração de íon hidrônio aumenta e o equilíbrio entre os íons hidrônio e hidroxila fica *momentaneamente* alterado quando se adiciona ácido à água. Para restaurar o equilíbrio, alguns íons hidroxila originalmente presentes na água combinam-se com uma parte dos íons hidrônio adicionados e formam moléculas de água não-ionizada, até que o produto da concentração dos dois íons volte a 10^{-14}. A concentração dos dois íons não volta a ser igual quando se verifica o novo equilíbrio. Se, por exemplo, a concentração do íon hidrônio é de 1×10^{-3} N quando existe equilíbrio, a concentração do íon hidroxila é igual a 1×10^{-11} (o produto das duas concentrações é de 10^{-14}). Como $[H_3O^+]$ é muito maior do que $[OH^-]$, a solução é considerada *ácida*.

Da mesma forma, a colocação de álcali na água pura altera momentaneamente o equilíbrio entre os íons hidrônio e hidroxila. Para restaurar o equilíbrio, alguns íons hidrônio originalmente presentes na água combinam-se com parte dos íons hidroxila adicionados e formam moléculas de água não-ionizadas. O processo continua até que o produto da concentração entre

Quadro 17.4 Constantes de Dissociação na Água a 25°

SUBSTÂNCIA		K
	Ácidos fracos	
Acético		$1{,}75 \times 10^{-3}$
Acetilsalicílico		$3{,}27 \times 10^{-4}$
Ácido etilenodiaminotetracético (EDTA)	K_1	1×10^{-2}
	K_2	$2{,}14 \times 10^{-3}$
	K_3	$6{,}92 \times 10^{-7}$
	K_4	$5{,}5 \times 10^{-11}$
Barbital		$1{,}23 \times 10^{-8}$
Barbitúrico		$10{,}5 \times 10^{-4}$
Benzil penicilina		$1{,}74 \times 10^{-3}$
Benzóico		$6{,}30 \times 10^{-5}$
Bórico	K_1	$5{,}8 \times 10^{-10}$
Cafeína		1×10^{-14}
Carbônico	K_1	$4{,}31 \times 10^{-7}$
	K_2	$4{,}7 \times 10^{-11}$
Cítrico ($1H_2O$)	K_1	$7{,}0 \times 10^{-4}$
	K_2	$1{,}8 \times 10^{-5}$
	K_3	$4{,}0 \times 10^{-7}$
Dicloroacético		5×10^{-2}
Fenobarbital		$3{,}9 \times 10^{-8}$
Fenol		1×10^{-10}
Fórmico		$1{,}77 \times 10^{-4}$
Fosfórico	K_1	$7{,}5 \times 10^{-3}$
	K_2	$6{,}2 \times 10^{-8}$
	K_3	$2{,}1 \times 10^{-13}$
Glicerofosfórico	K_1	$3{,}4 \times 10^{-2}$
	K_2	$6{,}4 \times 10^{-7}$
Glicina	K_1	$4{,}5 \times 10^{-3}$
	K_2	$1{,}7 \times 10^{-10}$
Lático		$1{,}39 \times 10^{-4}$
Mandélico		$4{,}29 \times 10^{-4}$
Monocloroacético		$1{,}4 \times 10^{-3}$
Oxálico ($2H_2O$)	K_1	$5{,}5 \times 10^{-2}$
	K_2	$5{,}3 \times 10^{-5}$
Pícrico		$4{,}2 \times 10^{-1}$
Propiônico		$1{,}34 \times 10^{-5}$
Sacarina		$2{,}5 \times 10^{-2}$
Salicílico		$1{,}06 \times 10^{-3}$
Succínico	K_1	$6{,}4 \times 10^{-5}$
	K_2	$2{,}3 \times 10^{-6}$
Sulfadiazina		$3{,}3 \times 10^{-7}$
Sulfamerazina		$8{,}7 \times 10^{-8}$
Sulfapiridina		$3{,}6 \times 10^{-9}$
Sulfatiazol		$7{,}6 \times 10^{-8}$
Tartárico	K_1	$9{,}6 \times 10^{-4}$
	K_2	$4{,}4 \times 10^{-5}$
Tricloroacético		$1{,}3 \times 10^{-1}$
	Bases fracas	
Acetanilida		$4{,}1 \times 10^{-14}$ (40°)
Amônia		$1{,}74 \times 10^{-5}$
Apomorfina		$1{,}0 \times 10^{-7}$
Atropina		$4{,}5 \times 10^{-5}$
Benzocaína		$6{,}0 \times 10^{-12}$
Cafeína		$4{,}1 \times 10^{-14}$ (40°)
Cocaína		$2{,}6 \times 10^{-6}$
Codeína		9×10^{-7}
Efedrina		$2{,}3 \times 10^{-5}$
Estricnina	K_1	1×10^{-6}
	K_2	2×10^{-12}
Fisostigmina	K_1	$7{,}6 \times 10^{-7}$
	K_2	$5{,}7 \times 10^{-13}$
Morfina		$7{,}4 \times 10^{-7}$
Papaverina		8×10^{-9}
Pilocarpina	K_1	7×10^{-8}
	K_2	2×10^{-13}
Piridina		$1{,}4 \times 10^{-9}$
Procaína		7×10^{-6}
Quinina	K_1	$1{,}0 \times 10^{-6}$
	K_2	$1{,}3 \times 10^{-10}$
Reserpina		4×10^{-8}
Teobromina		$4{,}8 \times 10^{-14}$ (40°)
Tiouréia		$1{,}1 \times 10^{-15}$
Uréia		$1{,}5 \times 10^{-14}$

o íon hidrônio e hidroxila alcança novamente 10^{-14}. Admitindo-se que a concentração final do íon hidroxila seja 1×10^{-4} N, a concentração do íon hidrônio na solução seria de 1×10^{-10}. A solução é considerada *básica* ou *alcalina*, porque o $[OH^2]$ é muito maior que o $[H_3O^+]$.

RELAÇÃO ENTRE K_a E K_b — Verifica-se uma relação particularmente interessante e útil entre a força de um ácido e sua base conjugada, ou entre a base e seu ácido conjugado. Para propósitos de ilustração, considere a força da base NH_3 e seu ácido conjugado NH_4^+ na água. O comportamento do NH_3^+ como base pode ser expresso da seguinte forma

$$NH_3 + H_2O \rightleftharpoons NH_4^+ + OH^-$$

em que o equilíbrio, como já formulado anteriormente, é

$$K_b = \frac{[NH_4^+][OH^-]}{[NH_3]} \qquad (25)$$

O comportamento de NH_4^+ como ácido é representado por

$$NH_4^+ + H_2O \rightleftharpoons NH_3 + H_3O^+$$

A constante de equilíbrio é

$$K_a = \frac{[NH_3][H_3O^+]}{[NH_4^+]} \qquad (26)$$

Multiplicando as Equações 25 e 26

$$K_aK_b = \frac{[NH_3][H_3O^+][NH_4^+][OH^-]}{[NH_4^+][NH_3]} \qquad (27)$$

É evidente que

$$K_w = K_aK_b \qquad (28)$$

em que K_w é o produto iônico da água, como definido pela Equação 24.

A utilidade dessa relação, de natureza geral para qualquer par ácido-base conjugado, é evidente a partir das seguintes deduções: (1) A força de um ácido é expressa em termos de K_a ou de K_b de sua base conjugada, ou *vice-versa*; (2) a K_a de um ácido é calculada ao se conhecer a K_b de sua base conjugada, ou *vice-versa*; e (3) quanto mais forte é o ácido, mais fraca é a sua base conjugada, ou *vice-versa*.

As bases com capacidade de interagir com mais de um próton são denominadas *poliácidas*, e podem ser ilustradas por

$$PO_4^{3-} + H_2O \rightleftharpoons HPO_4^{2-} + OH^-$$

$$HPO_4^{2-} + H_2O \rightleftharpoons H_2PO_4^- + OH^-$$

$$H_2PO_4^- + H_2O \rightleftharpoons H_3PO_4 + OH^-$$

Aplicando a lei de ação das massas a essa série de equações, e usando os conceitos delineados nas Equações 25 a 28, a relação entre os diversos valores de K_a e K_b para o ácido fosfórico é

$$K_w = K_{a1} \times K_{b3} = K_{a2} \times K_{b2} = K_{a3} \times K_{b1} \qquad (29)$$

em que K_{a1}, K_{a2} e K_{a3} referem-se, respectivamente, ao equilíbrio alcançado pelas Equações 17, 18 e 19; K_{b1}, K_{b2} e K_{b3} relacionam-se com a reação, respectivamente, de PO_4^{3-}, HPO_4^{2-} e $H_2PO_4^-$ com a água.

ELETRONEGATIVIDADE E CONSTANTES DE DISSOCIAÇÃO — O Quadro 17.4 mostra as constantes de dissociação de diversos ácidos e bases fracas, na água, a 25°C. Os ácidos e bases fortes não obedecem à lei de ação das massas, de forma que não se podem formular as constantes de dissociação para esses eletrólitos fortes.

O Quadro 17.4 revela que ocorrem grandes variações na força dos ácidos e bases fracas. O efeito dos diversos substituintes sobre a força dos ácidos e bases depende da eletronegatividade do átomo ou radical substituinte. Por exemplo, a substituição de um átomo de cloro na molécula do ácido acético aumenta o grau de ionização do ácido. A substituição de dois átomos de cloro aumenta ainda mais o grau de ionização, e a introdução de três átomos de cloro produz um ácido ainda mais forte. O ácido acético ioniza-se, primariamente, porque o átomo de oxigênio adjacente ao átomo de hidrogênio do grupamento carboxila possui maior afinidade para elétrons do que o átomo de hidrogênio. Por conseguinte, quando se dissolve o ácido acético na água, as moléculas polares da água possuem maior afinidade pelo hidrogênio do ácido acético do que pelos átomos de hidrogênio da água. O ácido acético ioniza-se devido a essas diferenças na afinidade.

Ao se introduzir um átomo de cloro na molécula de ácido acético, formando o $ClCH_2COOH$, os elétrons na molécula são bastante atraídos pelo cloro, devido à sua eletronegatividade relativamente alta; assim, enfraquece-se a ligação entre o hidrogênio e o oxigênio do grupamento carboxila, aumentando o grau de ionização. A introdução de dois ou três átomos de cloro enfraquece ainda mais a ligação, mas aumenta a força do ácido. Por outro lado, a substituição do cloro na molécula de amônia enfraquece a força da base, devido à sua menor afinidade pelo íon hidrogênio.

FORÇA IÔNICA E CONSTANTES DE DISSOCIAÇÃO — A maioria das soluções de interesse farmacológico encontra-se numa faixa de concentração em que a força iônica da solução pode ter um efeito acentuado sobre o equilíbrio iônico e as constantes de dissociação observadas. Um método para corrigir as constantes de dissociação de soluções com força iônica de até aproximadamente 0,3 seria calcular uma constante de dissociação aparente, pK'_a, como

$$pK'_a = pK_a + \frac{0{,}51\,(2Z - 1)\sqrt{\mu}}{1 + \sqrt{\mu}} \qquad (30)$$

em que pK_a é a constante de dissociação termodinâmica tabulada, Z a carga do ácido e μ a força iônica.

Exemplo — Calcule o pK'_2 do ácido succínico, com força iônica de 0,1. Considere pK_2 como 5,63. A carga da amostra de ácido seria −1.

$$pK'_2 = 5{,}63 \frac{0{,}51\,(-2 - 1)\sqrt{0{,}1}}{1 + \sqrt{0{,}1}}$$

$$= 5{,}63 - 0{,}37 = 5{,}26$$

DETERMINAÇÃO DAS CONSTANTES DE DISSOCIAÇÃO — A constante de dissociação de um ácido ou base fraco pode ser obtida de diversas maneiras, inclusive medindo-se a condutividade, a espectrometria de absorção e os coeficientes de partição, porém o método mais amplamente utilizado é a medida potenciométrica do pH (ver *Potenciometria*, adiante). O método mais simples de obter-se a medida potenciométrica do pH baseia-se na avaliação da concentração do íon hidrônio de uma solução contendo concentrações equimolares de um ácido e de uma base forte (sal proveniente do ácido). O princípio desse método fica bem evidente ao se observar a Equação 16; a constante de dissociação, K_a, é numericamente igual à concentração do íon hidrônio (da mesma forma, a pK_a do ácido é igual ao pH da solução), quando existem concentrações equimolares de HA (o ácido) e A^-(o sal). Esse método é simples e rápido, porém a constante de dissociação obtida pode não se mostrar suficientemente exata para alguns propósitos práticos.

Para obter-se a constante de dissociação de um ácido fraco com alto grau de exatidão e precisão, titula-se uma solução ácida diluída (aproximadamente 10^{-3} a $10^{-4}M$) com uma base forte, e verifica-se o pH da solução após cada adição de base. Os dados resultantes podem ser manipulados de várias maneiras, mas talvez a melhor seja o método proposto por Benet e Goyan.[1] A equação de equilíbrio de prótons para um ácido fraco, HA, titulado com uma base forte como KOH, seria

$$[K^+] + [H_3O^+] = [OH^-] + [A^-] \qquad (31)$$

em que $[K^+]$ corresponde à quantidade adicionada de base. A Equação 31 pode ser rearranjada para

$$Z = [A^-] = [K^+] + [H_3O^+] - [OH^-] \qquad (32)$$

Quando se adiciona um ácido monoprótico fraco à água, ele pode existir na forma não-ionizada, HA, e na forma ionizada, A^-. A soma da concentração das duas formas, após obtenção do equilíbrio, precisa ser igual a C_a, a concentração estequiométrica (adicionada) do ácido, ou

$$C_a = [HA] + [A^-] = [HA] + Z \qquad (33)$$

O termo [HA] pode ser substituído utilizando-se a Equação 16

$$C_a = \frac{[H_3O^+]Z}{K_a} + Z \qquad (34)$$

que se transformaria em

$$Z = C_a - \frac{Z[H_3O^+]}{K_a} \qquad (35)$$

Segundo a Equação 35, se Z, que é obtido por dados experimentais a partir da Equação 32, é colocado num gráfico juntamente com $Z[H_3O^+]$, obtém-se uma linha reta com inclinação semelhante a $1/K_a$, enquanto o intercepto corresponde a C_a. Além de se obter uma medida acurada da constante de dissociação, consegue-se também a concentração estequiométrica da substância que está sendo titulada. Isso tem grande importância quando a substância que está sendo titulada não pode ser purificada ou possui grau desconhecido de solvação. Podem-se desenvolver equações semelhantes para se obter a constante de dissociação de uma base fraca.[1]

As constantes de dissociação para os ácidos dipróticos são obtidas pela definição de P como o número médio de prótons dissociados por mol do ácido, ou

$$P = Z/C_a \qquad (36)$$

e

$$\frac{[H_3O^+]^2P}{(2 - P)} = K_1K_2 + \frac{K_1[H_3O^+](1 - P)}{(2 - P)} \qquad (37)$$

O gráfico da Equação 37 fornece uma linha reta com inclinação igual a K_1, enquanto o intercepto corresponde a K_1K_2. A divisão do intercepto pela inclinação produz K_2.

MICROCONSTANTES DE DISSOCIAÇÃO — As constantes de dissociação para os ácidos polipróticos, como determinado pela titulação potenciométrica, são, de modo geral, conhecidas como *macroconstantes*, ou *titulação*. Sabe-se que os grupamentos carboxila são ácidos mais fortes que os grupamentos amino protonados, e, assim, não existe dificuldade em reconhecer K_1 e K_2, como determinado pela Equação 37, na forma, respectivamente, dos grupamentos carboxila e amino de uma substância tipo cloridrato de glicina.

A indicação das constantes de dissociação torna-se mais difícil em outros produtos químicos ou medicamentos, tipo fenilpropanolamina, em que os dois grupamentos ácidos são o grupamento fenólico e o amino protonado. Isso acontece, em geral, porque os dois grupamentos possuem constantes de dissociação de magnitude semelhante. Por conseguinte, existem duas maneiras de perder o primeiro próton e duas maneiras de perder o segundo, resultando em quatro tipos possíveis de solução. Isso é ilustrado pela convenção de se colocar um sinal de + para o grupamento de carga positiva, 0 para o grupamento sem carga elétrica e − para o grupamento de carga elétrica negativa. Por conseguinte, +0 representaria a fenilpropanolamina completamente protonada, +− o íon dipolar, 00 a molécula sem carga elétrica e 0−, o ânion. Por conseguinte, representa-se o esquema total da seguinte forma

$$\begin{array}{ccccc} & k_1 & +- & k_3 & \\ +0 & \rightleftharpoons & & \rightleftharpoons & 0- \\ & k_2 & 00 & k_4 & \end{array}$$

As microconstantes relacionam-se com as macroconstantes como

$$K_1 = k_1 + k_2 \qquad (38)$$

$$K_1K_2 = k_1k_3 = k_2k_4 \qquad (39)$$

Depreende-se da Equação 38 que, a menos que k_1 ou k_2 seja muito menor que o outro, a macroconstante observada seria uma composição dos dois, incapaz de ser atribuída a um ou ao outro grupamento ácido de forma não-ambígua.

Os métodos para determinar k_1 foram propostos por Riegelman *et al*[2] e Niebergall *et al*.[3] A determinação de k_1, K_1 e K_2 permite conseguir todas as outras microconstantes, a partir das Equações 38 e 39.

pH

Os valores numéricos da concentração do íon hidrônio variam bastante; o seu valor é quase 1 para uma solução normal de ácido forte, e aproxima-se de 1×10^{-14} para uma solução normal de base forte; verifica-se uma variação de 100.000.000.000.000 entre os dois extremos. Sørenson propôs, em 1909, que as concentrações do íon hidrônio fossem expressas em termos de logaritmo (log) do seu recíproco devido à inconveniência de se utilizar números tão grandes. Ele atribuiu a esse valor o símbolo pH. A sua fórmula matemática é

$$pH = \log \frac{1}{[H_3O^+]} \tag{40}$$

Como o logaritmo de 1 é zero, a equação pode ser escrita também da seguinte forma:

$$pH = -\log [H_3O^+] \tag{41}$$

da qual se infere que o pH também pode ser definido como o logaritmo negativo da concentração do íon hidrônio. Esse tipo de notação é utilizado, em geral, para indicar o logaritmo negativo do termo precedido por *p*, que dá origem ao seguinte

$$pOH = -\log [OH^-] \tag{42}$$

$$pK = -\log K \tag{43}$$

Dessa forma, tomando-se os logaritmos das Equações 28 e 24, chegamos a

$$pK_a + pK_b = pK_w \tag{44}$$

$$pH + pOH = pK_w \tag{45}$$

As relações entre o pH das concentrações dos íons hidrônio e hidroxila são observadas no Quadro 17.5.

Os exemplos a seguir ilustram a conversão da notação exponencial para a *p*.

1. Calcule o pH correspondente à concentração de íon hidrônio de 1×10^{-4} g-íon/L.

Solução:

$$pH = \log \frac{1}{1 \times 10^{-4}}$$

$$= \log 10.000 \text{ ou } \log (1 \times 10^{+4})$$

$$\log (1 \times 10^{+4}) = +4$$

$$pH = 4$$

2. Calcule o pH correspondente à concentração de íon hidrônio de 0,000036 *N* (ou g-íon/L). (*Nota:* A notação escrita mais freqüente é o número multiplicado por 10, a saber, $3{,}6 \times 10^{-5}$ correspondente a 0,000036.)

Solução:

$$pH = \log \frac{1}{3{,}6 \times 10^{-5}}$$

$$= \log 28.000 \text{ ou } \log (2{,}8 \times 10^{+4})$$

$$\log (2{,}8 \times 10^{+4}) = \log 2{,}8 + 10^{+4}$$

$$\log 2{,}8 = +0{,}44$$

$$\log 10^{+4} = +4{,}00$$

$$pH = 4{,}44$$

Este problema também pode ser resolvido da seguinte forma:

$$pH = -\log (3{,}6 \times 10^{-5})$$

$$\log 3{,}6 = +0{,}56$$

$$\log 10^{-5} = -5{,}00$$

$$= -4{,}44 = \log (3{,}6 \times 10^{-5})$$

$$pH = -(-4{,}44) = +4{,}44 = 4{,}44$$

Os exemplos a seguir ilustram a conversão da notação *p* para a notação exponencial.

1. Calcule a concentração de íon hidrônio correspondente ao pH de 4,44.

Solução:

$$pH = \log \frac{1}{[H_3O^+]}$$

$$4{,}44 = \log \frac{1}{[H_3O^+]}$$

$$\frac{1}{[H_3O^+]} = \text{antilog de } 4{,}44 = 28.000 \text{ (valor arredondado)}$$

$$[H_3O^+] = \frac{1}{28.000} = 0{,}000036 \text{ ou } 3{,}6 \times 10^{-5}$$

Este cálculo também pode ser feito como

$$+4{,}44 = -\log [H_3O^+]$$

$$\text{ou } -4{,}44 = +\log [H_3O^+]$$

Ao encontrar-se o antilog de −4,44, deve ser lembrado que a *mantissa* (o número que fica à direita do ponto decimal) de um log de base 10 (a base do logaritmo comum ou briggsiano) é *sempre positiva* mas que a característica (o número que fica à esquerda do ponto decimal) pode ser *positiva* ou *negativa*. Como todo o log − 4,44 é negativo, é evidente que não se pode procurar o antilog de − 0,44. Todavia, o número − 4,44 também pode ser escrito (−5,00 + 0,56), ou, como se observa com maior freqüência, $\bar{5}{,}56$; o traço através da característica indica que ela é negativa, enquanto o resto do número é positivo. Verifica-se que o antilog de 0,56 é 3,6; da mesma forma que o antilog de −5,00 é 10^{-5}, e, assim, a concentração do íon hidrônio é de $3{,}6 \times 10^{-5}$ mol/L.

Quadro 17.5 Concentrações de Hidrônio-Íon e Hidroxila-Íon

	pH	NORMALIDADE EM TERMOS DO HIDRÔNIO-ÍON	NORMALIDADE EM TERMOS DO HIDROXILA-ÍON
	0	1	10^{-14}
	1	10^{-1}	10^{-13}
	2	10^{-2}	10^{-12}
Acidez	3	10^{-3}	10^{-11}
crescente	4	10^{-4}	10^{-10}
	5	10^{-5}	10^{-9}
	6	10^{-6}	10^{-8}
Ponto neutro	7	10^{-7}	10^{-7}
	8	10^{-8}	10^{-6}
	9	10^{-9}	10^{-5}
	10	10^{-10}	10^{-4}
	11	10^{-11}	10^{-3}
Alcalinidade	12	10^{-12}	10^{-2}
crescente	13	10^{-13}	10^{-1}
	14	10^{-14}	1

2. Calcule a concentração do íon hidrônio correspondente ao pH de 10,17.

Solução:

$$10{,}17 = -\log[H_3O^+]$$

$$-10{,}17 = \log[H_3O^+]$$

$$-10{,}17 = (-11{,}00 + 0{,}83) = \overline{11}{,}83$$

O antilog de 0,83 = 6,8.
O antilog de −11,00 = 10^{-11}.
A concentração do íon hidrônio é, por conseguinte, $6{,}8 \times 10^{-11}$ mol/L.

Na seção *Ionização da Água,* demonstrou-se que a concentração do íon hidrônio na água pura, a 25° C, era de 1×10^{-7} N, correspondendo ao pH de 7.

Esse valor foi designado, então, como ponto neutro, e todos os valores abaixo do pH 7 representam acidez — quanto menor o número, maior a acidez. Os valores acima de 7 representam alcalinidade — quanto maior o número, maior a alcalinidade. A escala de pH vai normalmente de 0 a 14, mas matematicamente não existe razão para não se utilizarem números negativos ou acima de 14. Todavia, na prática, tais valores nunca são encontrados porque as soluções que poderiam apresentar esses valores seriam muito concentradas para se ionizarem de forma extensa, ou, então, a atração interiônica seria tão grande que reduziria, materialmente, a atividade iônica.

O pH da água mais pura do mundo, a denominada "condutividade da água", é 7 quando se mede com todo o cuidado, em condições capazes de excluir o dióxido de carbono e evitar os erros inerentes à técnica de mensuração (como a acidez ou a alcalinidade do indicador). O fato de se agitar a água na presença de dióxido de carbono na atmosfera (água balanceada) faz com que o valor do pH caia rapidamente para 5,7. Esse é o pH de quase toda a água destilada que foi exposta à atmosfera, mesmo que por um curto período de tempo, e denominada, com freqüência, água "balanceada".

Deve-se enfatizar com veemência que as generalizações relativas à neutralidade, acidez e alcalinidade seriam consideradas verdadeiras somente quando (1) o solvente é a água, (2) a temperatura é de 25°C e (3) não existem outros fatores capazes de causar desvio na simples fórmula de equilíbrio empregada na definição do pH, discutida em análise anterior.

CONCENTRAÇÃO DE ESPÉCIES

A colocação de um ácido fraco, H_nA, na água possibilita a ocorrência de $n + 1$ espécies, inclusive o ácido não-ionizado. A soma das concentrações de todas as espécies deve ser igual a C_a, a concentração estequiométrica (adicionada) do ácido após estabelecimento do equilíbrio. Por conseguinte, teríamos para o ácido triprótico H_3A,

$$C_a = [H_3A] + [H_2A^-] + [HA^{2-}] + [A_3^-] \quad (46)$$

Além disso, a concentração de todas as espécies ácidas e básicas varia com o pH, podendo ser representada unicamente em termos das constantes de equilíbrio e da concentração de íon hidrônio. Essas relações expressam-se como

$$[H_nA] = [H_3O^+]^n C_a/D \quad (47)$$

$$[H_{n-j}A^{-j}] = [H_3O^+]^{n-j}K_1, \ldots, K_jC_a/D \quad (48)$$

em que n representa o número total de hidrogênios dissociáveis no ácido relacionado, j corresponde ao número de prótons dissociados, C_a é a concentração estequiométrica do ácido e K representa as constantes de dissociação do ácido. O termo D consiste numa série de potências de $[H_3O^+]$ e K, começando com $[H_3O^+]$ elevado à potência n. O último termo consiste no produto de todas as constantes de dissociação. Os termos intermediários são gerados a partir do último termo pela substituição do $[H_3O^+]$ pelo K_n para obter o penúltimo termo, aí então substitui-se $[H_3O^+]$ por K_{n-1} para se obter o próximo termo e assim por diante, até se chegar ao primeiro termo. Os exemplos a seguir mostram o denominador, D, utilizado para diversos tipos de ácido:

$$H_3A\text{: } D = [H_3O^+]^3 + K_1[H_3O^+]^2 + K_1K_2[H_3O^+] + K_1K_2K_3 \quad (49)$$

$$H_2A\text{: } D = [H_3O^+]^2 + K_1[H_3O^+] + K_1K_2 \quad (50)$$

$$HA\text{: } D = [H_3O^+] + K_a \quad (51)$$

O numerador é, em todos os casos, C_a multiplicado pelo termo proveniente do denominador que tem $[H_3O^+]$ elevado à potência $n - j$. Por conseguinte, para os ácidos dipróticos como o carbônico, succínico e tartárico, e assim por diante, observa-se

$$[H_2A] = \frac{[H_3O^+]^2C_a}{[H_3O^+]^2 + K_1[H_3O^+] + K_1K_2} \quad (52)$$

$$[HA^-] = \frac{K_1[H_3O^+]C_a}{[H_3O^+]^2 + K_1[H_3O^+] + K_1K_2} \quad (53)$$

$$[A^{2-}] = \frac{K_1K_2C_a}{[H_3O^+]^2 + K_1[H_3O^+] + K_1K_2} \quad (54)$$

Exemplo — Calcule as concentrações de todas as espécies de ácido succínico na solução $1{,}0 \times 10^{-3}$ *M* de ácido succínico no pH 6. Suponha $K_1 = 6{,}4 \times 10^{-5}$ e $K_2 = 2{,}3 \times 10^{-6}$.

As Equações 52-54 possuem o mesmo denominador, D, que pode ser calculado como

$$D = [H_3O^+]^2 + K_1[H_3O^+] + K_1K_2$$

$$= 1{,}0 \times 10^{-12} + 6{,}4 \times 10^{-5} \times 1{,}0 \times 10^{-6} + 6{,}4 \times 10^{-5} \times 2{,}3 \times 10^{-6}$$

$$= 1{,}0 \times 10^{-12} + 6{,}4 \times 10^{-11} + 14{,}7 \times 10^{-11}$$

$$= 21{,}2 \times 10^{-11}$$

Por conseguinte,

$$[H_2A] = \frac{[H_3O^+]^2C_a}{D} = \frac{1{,}0 \times 10^{-12} \times 1{,}0 \times 10^{-3}}{21{,}2 \times 10^{-11}} = 4{,}7 \times 10^{-6}\,M$$

$$[HA^-] = \frac{K_1[H_3O^+]C_a}{D} = \frac{6{,}4 \times 10^{-11} \times 1{,}0 \times 10^{-3}}{21{,}2 \times 10^{-11}} = 3{,}0 \times 10^{-4}\,M$$

$$[A^{2-}] = \frac{K_1K_2C_a}{D} = \frac{14{,}7 \times 10^{-11} \times 1{,}0 \times 10^{-3}}{21{,}2 \times 10^{-11}} = 6{,}9 \times 10^{-4}\,M$$

EQUAÇÃO DE EQUILÍBRIO DE PRÓTONS

O número total de prótons liberados pelas espécies de ácidos tem que ser igual ao número total de prótons consumidos pelas espécies de bases no sistema de Brønsted-Lowry. Isso resulta numa relação bastante útil, conhecida como *equação de equilíbrio de prótons* (PBE), em que a soma dos termos da concentração das espécies formadas pelo consumo de prótons iguala a soma dos termos da concentração das espécies formadas pela liberação de prótons. A PBE propicia a base para a abordagem unificada dos cálculos do pH, que representa uma conta exata de todas as transferências de prótons que ocorrem numa solução.

A adição de HCl à água produz, por exemplo, a dissociação do Cl^- para cada espécie formada pela liberação de um próton. Assim, Cl^- é uma espécie formada pela liberação de um próton. Na mesma solução e, na realidade, em todas as soluções aquosas

$$2H_2O \rightleftharpoons H_3O^+ + OH^-$$

em que H_3O^+ é formado pelo consumo de próton e OH^- é formado pela sua liberação. Assim, a PBE é

$$[H_3O^+] = [OH^-] + [Cl^-] \quad (55)$$

De modo geral, a PBE pode ser formada da seguinte maneira:

1. Comece com as espécies adicionadas à água.
2. Coloque todas as espécies que podem ser formadas pela liberação dos prótons no lado direito da equação.
3. Coloque todas as espécies que seriam formadas pelo consumo de prótons no lado esquerdo da equação.
4. Multiplique a concentração de cada espécie pelo número de prótons ganhos ou perdidos para formar a espécie.
5. Adicione $[H_3O^+]$ ao lado esquerdo da equação e $[OH^-]$ ao lado direito da equação. Isso resulta da interação entre duas moléculas de água, como mostrado acima.

Exemplo — A adição de H_3PO_4 à água produz $H_2PO_4^-$ com a liberação de um próton; forma HPO_4^{2-} com a liberação de dois prótons; e forma PO_4^{3-} com a liberação de três prótons, o que acarreta a seguinte PBE:

$$[H_3O^+] = [OH^-] + [H_2PO_4^-] + 2[HPO_4^{2-}] + 3[PO_4^{3-}] \quad (56)$$

Exemplo — O Na_2HPO_4, ao ser adicionado à água, dissocia-se em dois Na^+ e um HPO_4^{2-}. O íon sódio é negligenciado na PBE porque não se forma pela liberação ou consumo de prótons. Todavia, as espécies de HPO_4^{2-} reagiriam com a água e produziriam $H_2PO_4^-$ com o consumo de um próton, H_3PO_4 com o consumo de dois prótons e PO_4^{3-} com a liberação de um próton, o que acarretaria a seguinte PBE:

$$[H_3O^+] + [H_2PO_4^-] + 2[H_3PO_4] = [OH^-] + [PO_4^{3-}] \quad (57)$$

CÁLCULOS

O pH das soluções de ácidos, bases e sais pode ser calculado utilizando-se os conceitos apresentados nas seções anteriores.

Ácidos ou Bases Fortes

Verificam-se as seguintes reações quando se adiciona à água um ácido forte, como o HCl:

$$HCl + H_2O \rightarrow H_3O^+ + Cl^-$$

$$2H_2O \rightleftharpoons H_3O^+ + OH^-$$

A PBE desse sistema seria

$$[H_3O^+] = [OH^-] + [Cl^-] \quad (58)$$

Na maioria dos casos ($C_a > 4{,}5 \times 10^{-7}\,M$), o radical $[OH^-]$ seria desprezível em relação ao Cl^-, e, dessa forma, a equação simplificada ficaria

$$[H_3O^+] = [Cl^-] = C_a \quad (59)$$

Por conseguinte, a concentração do íon hidrônio na solução de ácido forte equivaleria à concentração estequiométrica do ácido. Isso já seria esperado, porque acredita-se que a ionização dos ácidos fortes seja de 100%.

O pH da solução 0,005 M de HCl seria, então, calculado da seguinte maneira

$$pH = -\log 0{,}005 = 2{,}30$$

Da mesma forma, a concentração do íon hidroxila na solução formada com uma base forte, como o NaOH, seria

$$[OH^-] = [Na^+] = C_b \quad (60)$$

e o pH da solução 0,005 M de NaOH seria

$$pOH = -\log 0{,}005 = 2{,}30$$

$$pH = pK_w - pOH = 14{,}00 - 2{,}30 = 11{,}70$$

Ácidos ou Bases Fracos

Diluindo-se um ácido fraco, HA, com água, ele alcançará o equilíbrio com sua base conjugada, A^-, segundo

$$HA + H_2O \rightleftharpoons H_3O^+ + A^-$$

Admitindo-se que a ionização da água forneça a seguinte PBE ao sistema:

$$[H_3O^+] = [OH^-] + [A^-] \quad (61)$$

A concentração de A^- como função da concentração do íon hidrônio pode ser obtida como já mostrado, de modo a obtermos

$$[H_3O^+] = [OH^-] + \frac{K_aC_a}{[H_3O^+] + K_a} \quad (62)$$

A simplificação algébrica fornece

$$[H_3O^+] = K_a \frac{(C_a - [H_3O^+] + [OH^-])}{([H_3O^+] - [OH^-])} \quad (63)$$

Na maioria dos casos, as soluções de ácidos fracos consistem em $[H_3O^+] >> [OH^-]$, e com a simplificação da equação temos

$$[H_3O^+]^2 + K_a[H_3O^+] - K_aC_a = 0 \quad (64)$$

Isso é uma equação quadrática* (biquadrada), que corresponde a

$$[H_3O^+] = \frac{-K_a + \sqrt{K_a^2 + 4K_aC_a}}{2} \quad (65)$$

pois $[H_3O^+]$ nunca pode ser negativo. Além disso, a Equação 64 pode ser simplificada ainda mais, quando $[H_3O^+]$ é menor do que 5% de C_a, dando

$$[H_3O^+] = \sqrt{K_aC_a} \quad (66)$$

De modo geral, é preferível utilizar a equação mais simples para calcular $[H_3O^+]$. Todavia, quando se calcula $[H_3O^+]$, deve-se compará-lo com C_a, no intuito de determinar se é válida a hipótese $C_a >> [H_3O^+]$. A equação quadrática deve ser utilizada em caso negativo.

Exemplo — Calcule o pH de uma solução $5{,}00 \times 10^{-5}\,M$ de um ácido fraco com $K_a = 1{,}90 \times 10^{-5}$.

$$[H_3O^+] = \sqrt{K_aC_a}$$
$$= \sqrt{1{,}90 \times 10^{-5} \times 5{,}00 \times 10^{-5}}$$
$$= 3{,}08 \times 10^{-5}\,M$$

Pode-se utilizar a equação quadrática (Equação 65) porque C_a [(5,00 $\times 10^{-5} M$)] não é muito maior do que $[H_3O^+]$.

$$[H_3O^+] = \frac{-1{,}90 \times 10^{-5} + \sqrt{(1{,}90 \times 10^{-5})^2 + 4(5{,}00 \times 10^{-5})}}{2}$$
$$= 7{,}06 \times 10^{-3}$$
$$pH = -\log(7{,}06 \times 10^{-3}) = 2{,}15$$

Observe que a hipótese $[H_3O^+] >> [OH^-]$ é válida. A concentração do íon hidrônio, calculada a partir da Equação 66, possui um erro relativo de aproximadamente 100% quando comparada com o valor correto obtido da Equação 65.

Quando um sal formado a partir de um ácido forte e uma base fraca — como o cloreto de amônio, o sulfato de morfina ou o cloridrato de pilocarpina — é dissolvido na água, dissocia-se como

$$BH^+X^- \xrightarrow{H_2O} BH^+ + X^-$$

em que BH^+ é a forma protonada da base B, e X^- é o ânion do ácido forte. Como X^- corresponde ao ânion do ácido forte, ele mostra-se

*A solução geral da equação quadrática na forma

$$aX^2 + bX + c = 0 \quad \text{é} \quad X = \frac{-b \pm \sqrt{b^2 - 4ac}}{2a}$$

muito fraco para sofrer qualquer outra reação com a água. Todavia, a base protonada pode atuar como ácido fraco e produz

$$BH^+ + H_2O \rightleftharpoons B + H_3O^+$$

Por conseguinte, as Equações 65 e 66 são válidas, com C_a representando a concentração de sal na solução. Quando se desconhece o K_a da base protonada, pode-se obtê-lo dividindo o K_w pelo K_b da base B.

Exemplo — Calcule o pH da solução 0,026 *M* de cloreto de amônia. Considere que o K_b da amônia é $1{,}74 \times 10^{-5}$ e o K_w é $1{,}00 \times 10^{-14}$.

$$K_a = \frac{K_w}{K_b} = \frac{1{,}00 \times 10^{-14}}{1{,}74 \times 10^{-5}} = 5{,}75 \times 10^{-10}$$

$$[H_3O^+] = \sqrt{K_aC_a}$$

$$= \sqrt{5{,}75 \times 10^{-10} \times 2{,}6 \times 10^{-2}}$$

$$= 3{,}87 \times 10^{-6}\,M$$

$$pH = -\log(3{,}87 \times 10^{-6}) = 5{,}41$$

As hipóteses são consideradas válidas e o valor calculado para o pH reconhecido como suficientemente exato porque C_a é muito maior do que $[H_3O^+]$ e o $[H_3O^+]$ é bem maior do que $[OH^-]$.

Bases Fracas

A base fraca, B, quando dissolvida na água, ioniza-se e origina o ácido conjugado

$$B + H_2O \rightleftharpoons BH^+ + OH^-$$

A PBE desse sistema é

$$[BH^+] + [H_3O^+] = [OH^-] \quad (67)$$

Substituindo-se $[BH^+]$ como função da concentração do hidrônio íon e simplificando, da mesma maneira utilizada com os ácidos fracos, temos

$$[OH^-] = K_b\frac{(C_b - [OH^-] + [H_3O^+])}{([OH^-] - [H_3O^+])} \quad (68)$$

Se $[OH^-]$ $[H_3O^+]$, como se acredita em geral, então

$$[OH^-]^2 = K_b[OH^-] - K_bC_b = 0 \quad (69)$$

que constitui uma equação quadrática com a seguinte solução:

$$[OH^-] = \frac{-K_b + \sqrt{K_b{}^2 + 4K_bC_b}}{2} \quad (70)$$

Se $C_b >> [OH^-]$, a equação quadrática é simplificada para

$$[OH^-] = \sqrt{K_bC_b} \quad (71)$$

O cálculo de $[OH^-]$ permite o do pOH, que, subtraído do pK_w, fornece o pH.

Exemplo — Calcule o pH da solução $4{,}50 \times 10^{-2}$ *M* de uma base fraca com $K_b = 2{,}00 \times 10^{-4}$. Suponha que $K_w = 1{,}00 \times 10^{-14}$.

$$[OH^-] = \sqrt{K_bC_b}$$

$$= \sqrt{2{,}00 \times 10^{-4} \times 4{,}50 \times 10^{-2}}$$

$$= \sqrt{9{,}00 \times 10^{-6}} = 3{,}00 \times 10^{-3}\,M$$

As duas suposições são válidas.

$$pOH = -\log 3{,}00 \times 10^{-3} = 2{,}52$$

$$pH = 14{,}00 - 2{,}52 = 11{,}48$$

A dissociação de sais obtidos a partir de bases fortes e ácidos fracos (*eg*, acetato de sódio, sulfatiazolato de sódio ou benzoato de sódio), quando dissolvidos na água, é

$$Na^+A^- \xrightarrow{H_2O} Na^+ + A^-$$

em que A^- representa a base conjugada do ácido fraco, HA. O Na^+ não reage mais com a água. Todavia, o A^- atua como base fraca, e assim

$$A^- + H_2O \rightleftharpoons HA + OH^-$$

Por conseguinte, as Equações 70 e 71 são válidas, com C_b representando a concentração do sal em solução. O valor de K_b é obtido pela divisão de K_w pelo K_a do ácido conjugado, HA.

Exemplo — Calcule o pH de uma solução 0,05 *M* de acetato de sódio. Suponha que o K_a do ácido acético $= 1{,}75 \times 10^{-5}$ e o $K_w = 1{,}00 \times 10^{-14}$.

$$K_b = \frac{K_w}{K_a} = \frac{1{,}00 \times 10^{-14}}{1{,}75 \times 10^{-5}}$$

$$= 5{,}71 \times 10^{-10}$$

$$OH^- = \sqrt{K_bC_b} = \sqrt{5{,}71 \times 10^{-10} \times 5{,}0 \times 10^{-2}}$$

$$= 5{,}34 \times 10^{-6}\,M$$

As duas são válidas:

$$pOH = -\log(5{,}34 \times 10^{-6}) = 5{,}27$$

$$pH = 14{,}00 - 5{,}27 = 8{,}73$$

Anfólitos (Anfóteros)

As substâncias do tipo $NaHCO_3$ e NaH_2PO_4 são denominadas *anfólitos*, porque são capazes de funcionar como ácidos e bases. A dissolução na água de um anfólito do tipo NaHA acarreta a seguinte série de reações:

$$Na^+HA^- \xrightarrow{H_2O} Na^+ + HA^-$$

$$HA^- + H_2O \rightleftharpoons A^{2-} + H_3O^+$$

$$HA^- + H_2O \rightleftharpoons H_2A + OH^-$$

$$2H_2O \rightleftharpoons H_3O^+ + OH^-$$

A PBE total do sistema é

$$[H_3O^+] + [H_2A] = [OH^-] + [A^{2-}] \quad (72)$$

A substituição de $[H_2A]$ e $[A^{2-}]$ como função de $[H_3O^+]$ (ver Equações 52 e 54) origina

$$[H_3O^+] + \frac{[H_3O^+]^2\,C_s}{[H_3O^+]^2 + K_1[H_3O^+] + K_1K_2}$$

$$= \frac{K_w}{[H_3O^+]} + \frac{K_1K_2C_s}{[H_3O^+]^2 + K_1[H_3O^+] + K_1K_2} \quad (73)$$

Isso produz uma equação de quarta ordem em $[H_3O^+]$, que pode ser simplificada, utilizando-se certos critérios, para

$$[H_3O^+] = \sqrt{\frac{K_1K_2C_s}{K_1 + C_s}} \quad (74)$$

Na maioria dos casos, $C_s >> K_1$, e isso permite simplificar ainda mais a equação para

$$[H_3O^+] = \sqrt{K_1K_2} \quad (75)$$

e $[H_3O^+]$ passa a ser independente da concentração do sal. Uma propriedade especial dos anfólitos é que a concentração das espécies HA^- atinge o seu máximo valor no pH correspondente à Equação 75.

Quando o sal do aminoácido mais simples, cloridrato de glicina, dissolve-se na água, ele atua como ácido diprótico e ioniza-se como

$$^+NH_3CH_2COOH + H_2O \rightleftharpoons {}^+NH_3CH_2COO^- + H_3O^+$$

$$^+NH_3CH_2COO^- + H_2O \rightleftharpoons NH_2CH_2COO^- + H_3O^+$$

A forma, $^+NH_3CH_2COO^-$, é um anfólito porque também atua como base fraca:

$$^+NH_3CH_2COO^- + H_2O \rightleftharpoons {}^+NH_3CH_2COOH + OH^-$$

Esse tipo de substância, que transporta uma metade ácida e uma metade básica com carga na mesma molécula, é denominado *zwitterion*. Como as duas cargas se contrabalançam, a molécula atua, essencialmente, como uma molécula neutra. O pH em que a concentração de zwitterion é máxima é conhecido como *ponto isoelétrico*, que pode ser calculado a partir da Equação 75.

Do lado ácido do ponto isoelétrico, os aminoácidos e proteínas mostram-se como cátions e são incompatíveis com materiais aniônicos, do tipo das gomas de ocorrência natural, utilizados como agentes de suspensão e/ou emulsificação. Do lado alcalino do ponto isoelétrico, os aminoácidos e proteínas apresentam-se como ânions e são incompatíveis com materiais catiônicos, como o cloridrato de benzalcônio.

Sais de Ácidos Fracos e Bases Fracas

Quando um sal como o acetato de amônio (derivado de um ácido fraco e de uma base fraca) é dissolvido na água, ele sofre as seguintes reações:

$$BH^+A^- \xrightarrow{H_2O} BH^+ + A^-$$

$$BH^+ + H_2O \rightleftharpoons B + H_3O^+$$

$$A^- + H_2O \rightleftharpoons HA + OH^-$$

A PBE total desse sistema é

$$[H_3O^+] + [HA] = [OH^-] + [B] \tag{76}$$

Substituindo [HA] e [B] como função de $[H_3O^+]$, temos

$$[H_3O^+] + \frac{[H_3O^+]C_s}{[H_3O^+] + K_a} = [OH^-] + \frac{K'_a C_s}{[H_3O^+] + K'_a} \tag{77}$$

em que C_s representa a concentração do sal, K_a é a constante de ionização do conjugado ácido formado pela reação entre A^- e a água, e K'_a é a constante de ionização da base protonada, BH^+. De modo geral, $[H_3O^+]$, $[OH^-]$, K_a, e K'_a são menores do que C_s e a equação pode ser simplificada para

$$[H_3O^+] = \sqrt{K_a K'_a} \tag{78}$$

Exemplo — Calcule o pH de uma solução 0,01 *M* de acetato de amônio. O íon amônio apresenta K_a igual a $5{,}75 \times 10^{-10}$, que representa K'_a na Equação 78. O ácido acético possui K_a de $1{,}75 \times 10^{-5}$, que representa K_a na Equação 78.

$$[H_3O^+] = \sqrt{1{,}75 \times 10^{-5} \times 5{,}75 \times 10^{-10}}$$

$$= 1{,}00 \times 10^{-7}$$

$$pH = -\log(1{,}00 \times 10^{-7}) = 7{,}00$$

Todas as hipóteses são consideradas válidas.

TAMPÕES

Os termos *tampão*, *solução tampão* e *solução tamponada*, quando usados com relação à concentração de hidrogênio-íon ou pH, referem-se à capacidade do sistema, em particular quando em solução aquosa, de resistir à alteração de pH ao se adicionar ácido ou base ou então ao se procurar diluí-lo com um solvente.

O pH da água altera-se de forma acentuada quando se adiciona ácido ou base, porque a água não tem a capacidade de resistir à variação de pH; a água não tem nenhuma ação tampão. Até mesmo um ácido bem fraco, como o dióxido de carbono, altera o pH da água, que cai de 7 para 5,7 quando se equilibra uma pequena concentração de dióxido de carbono presente no ar com a água pura. Essa suscetibilidade extrema da água destilada de alterar o seu pH mesmo com a adição de quantidades muito pequenas de ácido ou base é, com freqüência, objeto de grande preocupação nas manipulações farmacêuticas. As soluções salinas neutras, como o cloreto de sódio, também não possuem a capacidade de resistir à alteração no seu pH com a adição de ácido ou base; tais soluções são denominadas *não-tampões*.

A característica das *soluções tampões*, que sofrem pequenas alterações no pH quando da adição de ácido ou base, é a presença de um ácido fraco com o sal desse ácido fraco, ou de uma base fraca com o sal dessa base fraca. Um exemplo do primeiro sistema é o do ácido acético e o acetato de sódio, enquanto o do segundo é o hidróxido de amônio e o cloreto de amônio. A partir do conceito de prótons sobre ácidos e bases, já estudado, verifica-se que essa ação tampão envolve o par ácido-base conjugado na solução. Deve-se recordar que o íon acetato representa a base conjugada do ácido acético, enquanto o íon amônio corresponde ao ácido conjugado da amônia (principal constituinte do comumente denominado hidróxido de amônio).

O mecanismo de ação do par tampão ácido acético–acetato de sódio é que o ácido, largamente presente na forma molecular (não-ionizada), combina-se com o íon hidroxila, que pode ser adicionado para formar o íon acetato e água; assim,

$$CH_3COOH + OH^- \rightarrow CH_3COO^- + H_2O$$

O íon acetato, que é uma base, combina-se com o íon hidrogênio (mais exatamente hidrônio), que pode ser adicionado para a forma essencialmente ácido acético não-ionizado e água, representado como

$$CH_3COO^- + H_3O^+ \rightarrow CH_3COOH + H_2O$$

Como será ilustrado mais adiante pelo exemplo, a alteração no pH é mínima, desde que a quantidade adicionada do íon hidrônio ou hidroxila não exceda a capacidade do sistema tampão de neutralizá-lo.

O par amônia–cloreto de amônio funciona como tampão porque a amônia combina-se com o íon hidrônio que, ao ser adicionado, forma o íon amônio e água; assim,

$$NH_3 + H_3O^+ \rightarrow NH_4^+ + H_2O$$

O íon amônio, que é ácido, combina-se com o íon hidroxila adicionado e forma amônia e água, a saber

$$NH_4^+ + OH^- \rightarrow NH_3 + H_2O$$

Novamente, a alteração no pH é mínima, caso a quantidade adicionada de íons hidrônio ou hidroxila não exceda a capacidade de neutralização do sistema.

Além dos dois tipos gerais de tampão, parece existir um terceiro. Esse sistema tampão compõe-se de dois sais, como o fosfato monobásico de potássio, KH_2PO_4, e o fosfato dibásico de potássio, K_2HPO_4. Todavia, isso não representa um novo tipo de tampão; trata-se, na realidade, de um tampão formado por um ácido fraco e sua base conjugada, em que o íon $H_2PO_4^-$ corresponde ao ácido fraco, e HPO_4^{2-} constitui a sua base conjugada. A adição do íon hidroxila a essa substância em solução acarreta a seguinte reação:

$$H_2PO_4^- + OH^- \rightarrow HPO_4^{2-} + H_2O$$

e quando se coloca o íon hidrônio observa-se

$$HPO_4^{2-} + H_3O^+ \rightarrow H_2PO_4^- + H_2O$$

Verifica-se que esse mecanismo de tamponamento é essencialmente igual ao observado com o tampão formado pelo ácido fraco/base conjugada composto pelo ácido acético e acetato de sódio.

CÁLCULOS — O sistema tampão formado pelo par ácido-base conjugado, NaA-HA (tal como o acetato de sódio e ácido acético), teria uma PBE de

$$[H_3O^+] + [HA] = [OH^-] + [A^-] \tag{79}$$

Substituindo-se [HA] e $[A^-]$ como função da concentração do íon hidrônio temos

$$[H_3O^+] + \frac{[H_3O^+]C_b}{[H_3O^+] + K_a} = [OH^-] + \frac{K_a C_a}{[H_3O^+] + K_a} \tag{80}$$

em que C_b é a concentração do sal, NaA, e C_a é a concentração do ácido fraco, HA. Essa equação, ordenada de outra forma, fornece

$$[H_3O^+] = K_a \frac{(C_a - [H_3O^+] + [OH^-])}{(C_b + [H_3O^+] - [OH^-])} \quad (81)$$

De modo geral, C_a e C_b são muito maiores do que $[H_3O^+]$, também bem maior do que $[OH^-]$, o que permite a seguinte simplificação da equação

$$[H_3O^+] = \frac{K_a C_a}{C_b} \quad (82)$$

ou, expressa em termos de pH, como

$$pH = pK_a + \log \frac{C_b}{C_a} \quad (83)$$

Essa equação é, em geral, denominada *equação de Henderson-Hasselbalch*. Aplica-se a todos os sistemas tampões formados a partir de um único par conjugado ácido-base, independentemente da natureza dos sais. Aplica-se, por exemplo, igualmente bem aos seguintes sistemas tampões: amônia – cloreto de amônio, fosfato monossódico – fosfato dissódico e fenobarbital – fenobarbital sódico. No sistema amônia – cloreto de amônio, a amônia representa claramente a base, e o íon amônio o ácido (C_a é igual à concentração de sal). No sistema fostato, o fosfato monossódico representa o ácido e o fosfato dissódico, a base. Já no sistema tampão do fenobarbital, o fenobarbital corresponde ao ácido, enquanto o ânion fenobarbital representa a base (C_a é igual à concentração do fenobarbital sódico).

O exemplo prático de aplicação dessa equação consiste em se calcular o pH de uma solução tampão contendo ácido acético e acetato de sódio, cada uma apresentando a concentração de 0,1 *M*. O K_a do ácido acético, como definido anteriormente, seria $1{,}8 \times 10^{-5}$, a 25° C.

Solução:
Em primeiro lugar, calcula-se o pK_a do ácido acético:

$$pK_a = -\log K_a = -\log 1{,}8 \times 10^{-5}$$
$$= -\log 1{,}8 - \log 10^{-5}$$
$$= -0{,}26 - (-5) = +4{,}74$$

Substituindo-se esse valor na Equação 83:

$$pH = \log \frac{0{,}1}{0{,}1} + 4{,}74 = +4{,}74$$

A equação de Henderson-Hasselbalch afirma que qualquer solução contendo a mesma concentração molar de ácido acético, como o acetato de sódio, possui o mesmo pH. Por conseguinte, a solução de concentração 0,01 *M* cada apresenta o mesmo pH, 4,74, da mesma maneira que a concentração 0,1 *M* de cada componente. Na realidade, verifica-se alguma diferença no pH das soluções, pois o *coeficiente de atividade* dos componentes varia com a concentração. Todavia, para propósitos práticos, os valores aproximados de pH calculados pela equação mostram-se satisfatórios. Deve-se enfatizar que o tamponamento de uma maior concentração de cada componente requereria uma capacidade muito maior de neutralizar a adição de ácido ou base, mas esse ponto será mais detalhado ao se enfocar a capacidade tampão.

A equação de Henderson-Hasselbalch também é valiosa para se calcular a relação de concentrações molares de um sistema tampão requerido para produzir uma solução com pH específico. Um exemplo disso seria como preparar a solução tampão de ácido acético–acetato de sódio com pH 4,5. Qual a relação a ser utilizada entre os componentes da solução tampão?

Solução:
O rearranjo da Equação 83, utilizada para calcular o pH das soluções tampões do tipo ácido fraco – sal, fornece

$$\log \frac{[\text{base}]}{[\text{ácido}]} = pH - pK_a$$
$$= 4{,}5 - 4{,}76 = -0{,}24 = (9{,}76 - 10)$$
$$\frac{[\text{base}]}{[\text{ácido}]} = \text{antilog de } (9{,}76 - 10) = 0{,}575$$

A interpretação disso resulta numa *proporção* de acetato de sódio para ácido acético de 0,575 mol do primeiro, em relação a 1 mol do segundo, para se alcançar um pH de 4,5. A solução contendo 0,0575 mol de acetato de sódio e 0,1 mol de ácido acético por litro alcança tais requisitos, bem como a solução contendo 0,00575 mol de acetato de sódio e 0,01 mol de ácido acético por litro. Na verdade, a concentração escolhida depende, principalmente, da capacidade tampão desejada.

CAPACIDADE TAMPÃO — A capacidade de uma solução tampão de resistir às alterações no pH com a adição de ácido ou álcali pode ser medida em termos de *capacidade tampão.* Verificou-se na análise anterior sobre os tampões que, de modo geral, a concentração de ácido no tampão ácido fraco/base conjugada determina a capacidade de "neutralizar" a base adicionada, enquanto a concentração de sal do ácido fraco determina a capacidade de neutralizar o ácido adicionado. Da mesma forma, no tampão base fraca/ácido conjugado a concentração da base fraca estabelece a capacidade de tamponamento em relação ao ácido adicionado, enquanto a concentração do ácido conjugado da base fraca determina a capacidade em relação à adição de base. Quando o tampão é equimolar nas concentrações de ácido fraco e base conjugada, ou base fraca e ácido conjugado, ele possui capacidade de tampão igual em relação à adição de ácido ou base forte.

Van Slyke, o bioquímico, introduziu uma expressão quantitativa para avaliar a capacidade tampão. Ela pode ser definida como a quantidade, em equivalentes-grama (eq-g) por litro, de um ácido ou base forte que necessita ser adicionado a uma solução de forma a alterar o seu pH em 1 unidade: a solução tem capacidade tampão de 1 quando 1 L dela requer 1 eq-g de ácido ou base forte para alterar o seu pH em 1 unidade. (Na prática, medem-se elevações bem menores, expressas como a relação de ácido ou base adicionada para causar a alteração de pH observada.) Essa definição mostra que, quanto menor for a alteração no pH de uma solução causada pela adição de uma quantidade específica de ácido ou álcali, maior a sua capacidade tampão.

Os exemplos a seguir ilustram certos princípios e cálculos básicos relativos à ação e à capacidade tampão.

Exemplo 1 — Qual é a alteração no pH verificada com a adição de 0,01 mol de NaOH a 1 L de solução 0,10 *M* de ácido acético?

(a) Calcule o pH da solução 0,10 molar de ácido acético:

$$[H_3O^+] = \sqrt{K_a C_a} = \sqrt{1{,}75 \times 10^{-4} \times 1{,}0 \times 10^{-1}} = 4{,}18 \times 10^{-3}$$
$$pH = -\log 4{,}18 \times 10^{-3} = 2{,}38$$

(b) A adição de 0,01 mol de NaOH a um litro dessa solução ocasiona a conversão de 0,01 mol de ácido acético em 0,01 mol de acetato de sódio, diminuindo assim o C_a para 0,09 *M*, e $C_b = 1{,}0 \times 10^{-2}$ M. Utilizando a equação de Henderson-Hasselbalch temos

$$pH = 4{,}76 + \log \frac{0{,}01}{0{,}09} = 4{,}76 - 0{,}95 = 3{,}81$$

Por conseguinte, a alteração no pH seria de 1,43 unidade. A capacidade tampão, como definida acima, seria calculada assim

$$\frac{\text{moles adicionados de NaOH}}{\text{mudança no pH}} = 0{,}011$$

Exemplo 2 — Qual é alteração no pH ao se adicionar 0,1 mol de NaOH a 1 L de solução tampão composta por 0,1 *M* de ácido acético e 0,1 *M* de acetato de sódio?

(a) O pH da solução tampão antes de se colocar o NaOH seria

$$pH = \log \frac{[\text{base}]}{[\text{ácido}]} + pK_a$$
$$= \log \frac{0{,}1}{0{,}1} + 4{,}76 = 4{,}76$$

(b) Ao se adicionar 0,01 de NaOH por litro a essa solução tampão, converte-se 0,01 mol de ácido acético em 0,01 mol de acetato de sódio, diminuindo-se, então, a concentração de ácido para 0,09 *M* e aumentando-se a concentração de base para 0,11 *M*. O pH seria então

$$pH = \log \frac{0{,}11}{0{,}09} + 4{,}76$$

$$= 0{,}087 + 4{,}76 = 4{,}85$$

A alteração do pH nesse caso seria de apenas 0,09 unidade, aproximadamente 1/10 da alteração do exemplo anterior. O cálculo da capacidade tampão seria

$$\frac{\text{moles adicionados de NaOH}}{\text{mudança do pH}} = \frac{0{,}01}{0{,}09} = 0{,}11$$

Por conseguinte, a capacidade tampão da solução tampão ácido acético–acetato de sódio seria aproximadamente 10 vezes a da solução de ácido acético.

Esses exemplos demonstram, e outras evidências podem ser obtidas pelos cálculos de alterações no pH em outros sistemas, que o grau de ação do tampão e, por conseguinte, a capacidade tampão, dependem do tipo e da concentração dos componentes tampões, da região do pH envolvida e do tipo adicionado de ácido ou álcali.

ÁCIDOS E BASES FORTES COMO "TAMPÕES" — A ação tampão, na análise anterior, foi atribuída a sistemas de (1) ácidos fracos e suas bases conjugadas, (2) bases fracas e seus ácidos conjugados e (3) certos pares ácido-base capazes de funcionar como o sistema 1 ou 2.

A capacidade de resistir a alterações no pH pela adição de ácidos ou álcalis também é apresentada por soluções relativamente concentradas de ácidos fortes e bases fortes. A colocação de 1 L de água pura, com pH de 7, em 1 mL de solução 0,01 *M* de ácido clorídrico, abaixa o pH para perto de 5. A adição desse mesmo volume de ácido a 1 L de solução 0,001 *M* de ácido clorídrico, que possui pH aproximado de 3, a concentração de hidrônio-íon aumenta somente 1% e o pH praticamente não diminui. A natureza dessa ação tampão é bem diferente da encontrada nas outras soluções tampões verdadeiras. A explicação mais simples é que, quando se adiciona 1 mL de 0,01 *M* de HCl, que representa 0,00001 eq-g de íons hidrônio, a 0,0000001 eq-g de íons hidrônio em 1 L de água pura, a concentração de hidrônio-íon aumenta 100 vezes (equivalente a duas unidades de pH), mas, quando a mesma quantidade é adicionada a 0,001 eq-g de íons hidrônio existentes em 1 L de 0,001 *M* de HCl, a elevação é de somente 1/100 da concentração já existente. Da mesma forma, ao se adicionar 1 mL de 0,01 *M* de NaOH a 1 L de água pura, o pH eleva-se para 9, enquanto com a colocação do mesmo volume em 1 L de solução 0,001 molar de NaOH a elevação do pH é quase desprezível.

De modo geral, as soluções de ácidos fortes, com pH de 3 ou menos, e as soluções de bases fortes, com pH de 11 ou mais, manifestam esse tipo de ação tampão devido à sua concentração relativamente elevada de íons hidrônio ou hidroxila presentes. A USP inclui entre as suas soluções tampões padronizadas uma série de tampões de ácido clorídrico, com o pH variando entre 1,2 e 2,2, que também contêm cloreto de potássio. O sal não participa no mecanismo de tamponamento, como acontece com os sais de ácidos fracos: em vez disso, atua como constituinte não-reativo, necessário para manter o ambiente eletrolítico apropriado das soluções.

DETERMINAÇÃO DO pH

Colorimetria

Um método relativamente simples e barato de determinar-se o pH aproximado de uma solução depende do fato de que alguns pares ácido-base conjugados (indicadores) possuem uma cor na forma ácida e outra cor na forma básica. Admita que a forma ácida de um determinado indicador seria vermelha, e que a sua forma básica teria a cor amarela. A coloração da solução desse indicador variará do vermelho, quando ela for suficientemente ácida, para o amarelo, no caso de ser adequadamente alcalina.

Na faixa intermediária de pH (o intervalo de transição) a coloração seria uma mistura de vermelho e amarelo, dependendo da relação entre as formas ácida e básica. De modo geral, embora se verifiquem pequenas diferenças entre os indicadores, as alterações na coloração percebidas pelo olho humano não poderiam ser bem discernidas quando a relação entre a forma básica e a ácida, ou vice-versa, ultrapassasse 10:1. A utilização da Equação 83 indica que a faixa de transição da maioria dos indicadores é igual ao pK_a do indicador ± 1 unidade de pH, ou uma variação útil de aproximadamente 2 unidades de pH. Soluções indicadoras padrões podem ser preparadas com valores conhecidos de pH na faixa de transição do indicador, e, assim, o pH de uma solução desconhecida pode ser determinado pela adição do indicador, comparando a coloração resultante com as soluções padronizadas.

Outro método para utilizar esses indicadores é colocá-los em fitas estreitas de papel de filtro. Pinga-se uma gota de qualquer solução desconhecida no papel contendo o indicador e compara-se a coloração obtida com as cores fornecidas pelo fabricante. Esses papéis de filtro existem numa variação ampla de pH.

Potenciometria

Os métodos eletrométricos para a determinação do pH baseiam-se no fato de que a diferença de potencial elétrico entre dois eletrodos adequados colocados numa solução contendo íons hidrônio depende da concentração (ou atividade) dessa última. O desenvolvimento da diferença de potencial não constitui uma propriedade específica dos íons hidrônio. Qualquer solução iônica desenvolverá um potencial proporcional à concentração desse íon, caso se coloque um par adequado de eletrodos na solução.

A relação entre a diferença de potencial e a concentração de um íon em equilíbrio com os eletrodos é explicada adiante. Quando se faz a imersão de um metal numa solução formada por um de seus sais, verifica-se a tendência do metal de formar íons nessa solução. Essa tendência é conhecida como a *pressão da solução* do metal e é comparável à tendência das moléculas de açúcar (p. ex., dissolverem-se na água). Por outro lado, os íons metálicos em solução inclinar-se-iam a se descarregar, formando átomos, sendo esse efeito proporcional à *pressão osmótica* dos íons.

Para que o átomo de um metal colocado em solução fique na forma de íon positivo, seria necessário que os elétrons, com carga em número igual à do íon, ficassem retidos no eletrodo metálico, que se carregaria com carga negativa. Todavia, os íons carregados positivamente na solução precisam se descarregar como átomos capturando elétrons do eletrodo de metal. A carga elétrica do eletrodo, dependendo do efeito que predomine, ficará positiva ou negativa, e a sua expressão quantitativa, segundo a equação proposta por Nernst em 1889, seria:

$$E = \frac{RT}{nF} \ln \frac{p}{P} \qquad (84)$$

em que E corresponde à diferença de potencial ou força eletromotriz, R é a constante gasosa (8,316 joules), T é a temperatura absoluta, n a valência do íon, F é o Faraday da eletricidade (96.500 coulombs), p é a pressão osmótica dos íons, e P constitui a pressão do metal em solução.

Visto que é impossível medir a diferença de potencial entre um eletrodo e a solução com algum grau de certeza, costuma-se utilizar dois eletrodos e medir a diferença de potencial entre eles. Se dois eletrodos, fabricados com o mesmo metal, forem imersos em soluções separadas contendo íons desse metal — respectivamente com pressão osmótica p_1 e p_2 — e forem conectados por um tubo contendo solução salina não-reagente (a denominada *ponte salina*), o potencial que surge entre os dois eletrodos será igual à diferença entre as diferenças de potencial de cada eletrodo, a saber,

$$E = E_1 - E_2 = \frac{RT}{nF}\ln\frac{p_1}{P_1} - \frac{RT}{nF}\ln\frac{p_2}{P_2} \quad (85)$$

Os dois eletrodos são feitos do mesmo material, $P_1 = P_2$, e a equação simplificada ficaria como

$$E = \frac{RT}{nF}\ln p_1 - \frac{RT}{nF}\ln p_2 = \frac{RT}{nF}\ln\frac{p_1}{p_2} \quad (86)$$

No lugar das pressões osmóticas é permitido, para as soluções diluídas, substituir as concentrações c_1 e c_2 que seriam proporcionais a p_1 e p_2 (ver Cap. 16). A equação passa a ser então

$$E = \frac{RT}{nF}\ln\frac{c_1}{c_2} \quad (87)$$

Quando se conhece c_1 ou c_2, torna-se evidente que se pode descobrir o outro valor, desde que se meça a diferença de potencial, E, dessa célula.

Para a determinação da concentração do hidrônio-íon ou do pH, torna-se necessário utilizar um eletrodo em que se estabeleça o equilíbrio entre o gás hidrogênio e o íon hidrônio, em vez dos eletrodos metálicos. Esse eletrodo pode ser construído pela recobertura eletrolítica de uma lâmina de platina, ou outro metal nobre, com platina preta e saturando-a com gás hidrogênio puro. Esse aparelho funciona como um *eletrodo de hidrogênio*. A colocação de dois eletrodos desse tipo pode ser observada na Fig. 17.3.

Nesse diagrama, um eletrodo mergulha na solução A, contendo uma concentração conhecida como hidrônio-íon, enquanto o outro mergulha na solução B, contendo uma concentração desconhecida de hidrônio-íon. Os dois eletrodos e soluções, algumas vezes conhecidos como *meias-células*, são, então, conectados por uma ponte de solução salina neutra, que não exerce efeito significativo sobre as soluções que conecta. A diferença de potencial entre os dois eletrodos é medida por intermédio de um potenciômetro, P. Se a concentração, c_1, do íon hidrônio na solução A é 1 N, a Equação 87 pode ser simplificada para

$$E = \frac{RT}{nF}\ln\frac{1}{c_2} \quad (88)$$

ou, em termos de logaritmo briggsiano,

$$E = 2{,}303\,\frac{RT}{nF}\log_{10}\frac{1}{c_2} \quad (89)$$

A equação, com a substituição do $\log_{10} 1/c_2$ pelo seu pH equivalente, passa a ser

$$E = 2{,}303\,\frac{RT}{nF}\,\text{pH} \quad (90)$$

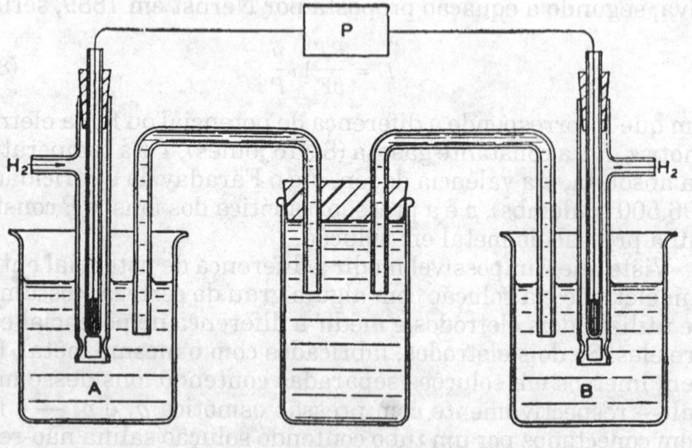

Fig. 17.3 Cadeia de concentração do hidrogênio-íon.

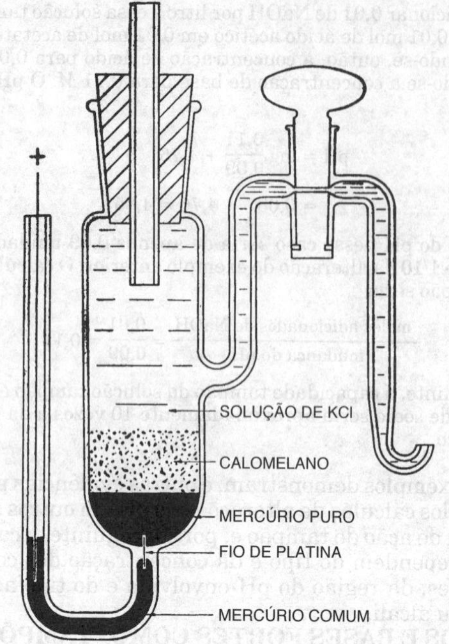

Fig. 17.4 Eletrodo de calomelano.

e finalmente, com a substituição de R, n, T e F por valores numéricos, e supondo-se a temperatura em 20°, obtém-se a seguinte relação simples:

$$E = 0{,}0581\ \text{pH ou pH} = \frac{E}{0{,}0581} \quad (91)$$

O eletrodo de hidrogênio mergulhado na solução de concentração conhecida de hidrônio-íon, denominado *eletrodo de referência*, pode ser substituído por um eletrodo de calomelano, do tipo mostrado na Fig. 17.4. Os elementos do eletrodo de calomelano são mercúrio e calomelano em solução aquosa de cloreto de potássio. O potencial desse eletrodo é constante, independentemente da concentração de hidrônio-íon na solução onde se encontra mergulhado. O potencial depende do equilíbrio estabelecido entre o mercúrio e os íons mercurosos provenientes do calomelano, mas a concentração desse último depende, segundo o princípio da solubilidade do produto, da concentração dos íons cloreto, que deriva, principalmente, do cloreto de potássio em solução. Por conseguinte, o potencial desse eletrodo varia com a concentração de cloreto de potássio no eletrodo.

Como o eletrodo de calomelano sempre indica voltagens (força eletromotriz) acima, embora sejam valores constantes, das verificadas quanto se utiliza cadeia normal do eletrodo de hidrogênio mostrada na Fig. 17.3, torna-se necessário subtrair o potencial decorrente do próprio eletrodo de calomelano da voltagem observada. A magnitude dessa força eletromotriz depende da concentração do cloreto de potássio no eletrólito do eletrodo de calomelano, e, assim, seria necessário conhecer a concentração do primeiro. Emprega-se, na maioria dos casos, uma solução saturada de cloreto de potássio que produz uma diferença de potencial de 0,2488 V. Dessa forma, antes de usar a Equação 86 para o cálculo do pH a partir da voltagem da célula formada pelo eletrodo de calomelano e de hidrogênio mergulhado na solução a ser testada, deve-se subtrair 0,2488 V da diferença de potencial observada. A expressão matemática da Equação 92 é empregada para calcular o pH da diferença de potencial dessa célula.

$$\text{pH} = \frac{E - 0{,}2488}{0{,}0581} \quad (92)$$

Ao se medir a diferença de potencial entre os eletrodos, torna-se imperativo que seja retirada uma pequena quantidade de corrente da célula, pois a voltagem altera-se como fluxo de corrente, devido aos efeitos de polarização no eletrodo. Dessa forma, não é possível conseguir medidas acuradas com um voltímetro que requer uma quantidade apreciável de corrente para funcionar. No seu lugar, utiliza-se um potenciômetro, já que ele não retira corrente da célula em mensuração.

Existem muitas limitações ao uso do eletrodo de hidrogênio:

- Não pode ser utilizado em soluções contendo oxidantes fortes, como ferro férrico, dicromatos, ácido nítrico, peróxido, cloro ou redutores, como o ácido sulfuroso e o sulfeto de hidrogênio.
- É influenciado pela presença de compostos orgânicos capazes de ser reduzidos com facilidade.
- Não pode ser utilizado com sucesso em soluções contendo cátions menores que o hidrogênio nas séries eletroquímicas.
- Esperam-se resultados erráticos na medida das soluções não-tamponadas, a menos que se tomem precauções especiais.
- Há problemas na preparação e manutenção.

O eletrodo de hidrogênio é, na atualidade, pouco utilizado devido ao aparecimentos de outros eletrodos mais convenientes. Todavia, representa o padrão básico para as medidas de pH.

Para evitar algumas das dificuldades causadas pelo eletrodo de hidrogênio, introduziu-se o eletrodo de *quinidrona*, que foi bastante popular durante um certo período, em particular para a medida de soluções ácidas. O aspecto pouco usual desse eletrodo é que ele consiste num filamento ou folha de ouro ou platina mergulhados na solução a ser testada, onde se dissolveu uma pequena quantidade de quinidrona. O eletrodo de calomelano pode ser usado como referência, como nas determinações com o eletrodo de hidrogênio.

A quinidrona consiste em uma mistura equimolecular de quinona e hidroquinona; a relação entre essas substâncias e a concentração do hidrogênio-íon é

$$\text{Quinona} + 2\ \text{Íons hidrogênio} + 2\ \text{Elétrons} \rightleftharpoons \text{Hidroquinona}$$

Numa solução contendo íons hidrogênio, o potencial do eletrodo de quinidrona relaciona-se logaritmicamente com a concentração do hidrônio-íon se a relação entre a concentração de hidroquinona e de quinona for constante e, na prática, igual a 1. Essa relação é mantida numa solução ácida contendo um excesso de quinidrona, indicando-se medidas rápidas e acuradas; todavia, a quinidrona não pode ser utilizada em soluções mais alcalinas do que pH 8.

Um eletrodo que, devido à sua simplicidade de operação e também por ser incapaz de contaminar ou alterar a solução a ser testada, substituiu os eletrodos de hidrogênio e quinidrona, foi o *eletrodo de vidro.* Ele funciona porque, quando uma delgada membrana, formada por uma composição especial de vidro, separa duas soluções de pH diferente, desenvolve-se uma diferença de potencial através da membrana, que depende do pH das duas soluções. Pode-se calcular o pH de uma das soluções, a partir da diferença de potencial, quando já se conhece o pH da outra.

Na prática, o eletrodo de vidro consiste, em geral, num bulbo de vidro especial que se une à extremidade de um tubo de vidro comum. Coloca-se dentro do bulbo uma solução de pH conhecido, em contato com um eletrodo interno de prata –cloreto de prata, ou de outro material. Esse eletrodo de vidro e outro eletrodo de referência são mergulhados na solução a ser testada, e mede-se, então, a diferença de potencial. Utiliza-se um potenciômetro capaz de fazer a amplificação eletrônica da pequena corrente produzida. Os modernos instrumentos disponíveis permitem a leitura direta do pH, bem como compensam as variações de temperatura na faixa de 0° a 50°, além da pequena mas variável potencial assimetria inerente ao eletrodo de vidro.

SIGNIFICADO FARMACÊUTICO

No amplo espectro do conhecimento relacionado com o preparo e a ação de medicamentos, poucas variáveis, talvez nenhuma, seriam tão importantes quanto o pH. Nesta apresentação, analisaremos quatro tipos principais da relação de dependência dos sistemas de medicamentos ao pH: solubilidade, estabilidade, atividade e absorção.

Solubilidade do Medicamento

As reações a seguir ocorrem quando se adiciona o sal, NaA, à água, de forma a obter a concentração C_s:

$$Na^+A^- \xrightarrow{H_2O} Na^+ + A^-$$

$$A^- + H_2O \rightleftharpoons HA + OH^-$$

Quando se diminui o pH da solução, converte-se mais A^- ao ácido não-ionizado, HA, segundo o princípio de Le Chatelier. Eventualmente, chega-se a um pH, em que abaixo dele a quantidade de HA formada excede a sua solubilidade na água, S_0, e verifica-se, então, a precipitação desse ácido: esse pH pode ser designado como pH_p. Neste ponto, em que a quantidade formada de HA iguala S_0, o equilíbrio de massa da quantidade total de medicamento em solução produz

$$C_s = [HA] + [A^-] = S_0 + [A^-] \tag{93}$$

A substituição de $[A^-]$ como função da concentração de hidrônio-íon acarreta

$$C_s = S_0 + \frac{K_a C_s}{[H_3O^+]_p + K_a} \tag{94}$$

em que K_a representa a constante de ionização para o ácido conjugado, HA, e $[H_3O^+]_p$ refere-se à concentração do hidrônio-íon acima da qual ocorre precipitação. Essa equação pode ser rearranjada da seguinte maneira

$$[H_3O^+]_p = K_a \frac{S_0}{C_s - S_0} \tag{95}$$

Utilizando-se logaritmos teríamos

$$pH_p = pK_a + \log \frac{C_s - S_0}{S_0} \tag{96}$$

Por conseguinte, o pH abaixo do qual ocorre precipitação constitui uma função da quantidade de sal adicionada inicialmente, do pK_a, e da solubilidade do ácido livre formado a partir do sal.

A equação análoga para os sais de bases fracas e ácidos fortes (como o cloridrato de pilocarpina, o cloridrato de cocaína e o fosfato de codeína) seria

$$pH_p = pK_a + \log \frac{S_0}{C_s - S_0} \tag{97}$$

em que pK_a refere-se à forma protonada da base fraca.

Exemplo — Abaixo de qual pH o fenobarbital livre começa a se precipitar, quando existente, a princípio, numa solução contendo 1,3 g de fenobarbital sódico/ 100 mL a 25°? A solubilidade molar do fenobarbital é de 0,0050 e o seu pK_a de 7,41. O peso molecular do fenobarbital sódico é de 254.

A concentração molar do sal inicialmente adicionado é

$$C_s = \frac{\text{g/L}}{\text{peso molecular}} = \frac{13}{254} = 0{,}051\ M$$

$$pH_p = 7{,}41 + \log \frac{0{,}051 - 0{,}005}{0{,}005}$$

$$= 7{,}41 + 0{,}96 = 8{,}37$$

Exemplo — Acima de qual pH a cocaína livre começa a se precipitar, quando existente, a princípio, numa solução contendo 0,0294 mol de cloridrato de cocaína por litro? O pK_b da cocaína é de 5,59, e a sua solubilidade molar é de $5{,}60 \times 10^{-3}$.

$$pK_a = pK_w - pK_b = 14{,}00 - 5{,}59 = 8{,}41$$

$$pH_p = 8{,}41 + \log \frac{0{,}0056}{0{,}0294 - 0{,}0056}$$

$$= 8{,}41 + (-0{,}63) = 7{,}78$$

Estabilidade do Medicamento

Uma das áreas mais diversificadas e frutíferas de estudo consiste na investigação do efeito da concentração do íon hidrogênio sobre a estabilidade, ou, em termos mais gerais, a reatividade dos sistemas farmacêuticos. As evidências de que ocorre maior estabilidade dos sistemas quando estes se mantêm numa pequena faixa de pH, bem como de estabilidade progressivamente menor à medida que o pH se afasta de sua faixa ideal, são abundantes. A estabilidade (ou instabilidade) de um sistema pode resultar do ganho ou da perda de um próton (íon hidrogênio) pela molécula substrato — com freqüência acompanhado por rearranjo eletrônico — que reduz (ou aumenta) a reatividade da molécula. A *instabilidade* ocorre quando a substância que desejamos inalterada transforma-se em uma ou mais substâncias indesejáveis. A instabilidade, em solução aquosa, pode ocorrer devido ao efeito catalítico de ácidos ou bases — a primeira por transferência de um próton para a molécula substrato, e o segundo pela aceitação do próton.

As ilustrações específicas do efeito da concentração do íon hidrogênio sobre a estabilidade dos medicamentos são inúmeras; agora, mostraremos, apenas, alguns poucos exemplos, capazes de demonstrar a importância do ajuste do pH nas soluções que requerem esterilização.

As soluções de morfina não se decompõem durante 60 minutos quando expostas a uma temperatura de 100° se o pH for menor que 5,5; todavia, as soluções neutras e alcalinas apresentam grande instabilidade. Verifica-se uma decomposição hidrolítica mínima das soluções de cocaína na faixa de 2 a 5 de pH; um estudo realizado demonstrou que a solução de cloridrato de cocaína, inicialmente no pH de 5,7, permaneceu estável durante 2 meses (embora o pH caísse para 4,2 durante esse período), enquanto outra solução tamponada num pH aproximado de 6 sofreu cerca de 30% de hidrólise no mesmo período de tempo. Da mesma forma, as soluções de cloridrato de procaína contendo uma certa quantidade de ácido clorídrico não mostraram decomposição apreciável; verificou-se hidrólise de 5% do cloridrato de procaína dissolvido apenas em água, ao passo que ocorreu decomposição, por hidrólise, de 19 a 35% quando tamponada no pH de 6,5. As soluções de cloridrato de tiamina podem ser esterilizadas na autoclave sem decomposição apreciável quando o pH encontra-se abaixo de 5; acima disso, o cloridrato de tiamina é instável.

A estabilidade de muitos sistemas diferentes, e em especial de certas emulsões, é, com freqüência, pH-dependente. Os dados relativos a sistemas de emulsão específicos, bem como o efeito do pH sobre eles, podem ser encontrados no Cap. 21.

Atividade Medicamentosa

Os medicamentos que são ácidos ou bases fracas — e assim podem existir na forma ionizada ou não-ionizada (ou numa mistura das duas formas) — apresentam-se *ativos* numa forma mas não na outra; esses medicamentos possuem, com freqüência, uma faixa de pH considerada ideal para a sua atividade máxima. Por conseguinte, o ácido mandélico, o ácido benzóico ou o ácido salicílico apresentam atividade antibacteriana pronunciada quando na forma não-ionizada, mas praticamente nenhuma atividade na forma ionizada. Dessa forma, essas substâncias necessitam de um meio ácido para atuarem efetivamente como agentes antibacterianos. O benzoato de sódio é, por exemplo, eficaz como conservante na concentração de 4% em pH 7, na concentração de 0,06 a 0,1% no pH 3,5 a 4, e na concentração de 0,02 a 0,03% no pH de 2,3 a 2,4. Outros agentes antibacterianos são ativos principalmente, se não integralmente, na forma catiônica. Incluem-se nessa categoria as acridinas e os compostos de amônio quaternário.

Absorção do Medicamento

O grau de ionização e a lipossolubilidade de um medicamento são dois fatores importantes que determinam a taxa de *absorção* dos medicamentos a partir do trato GI e, na verdade, a sua passagem através das membranas celulares em geral. Os medicamentos que são ácidos ou bases orgânicas fracas, e lipossolúveis na forma não-ionizada, sofrem absorção pelas membranas celulares graças, aparentemente, à natureza lipídica dessas membranas. Por outro lado, os medicamentos ionizados por completo são pouco, ou nada, absorvidos. As taxas de absorção de diversos medicamentos relacionam-se com a sua constante de ionização e, em muitos casos, podem até ser previstas, em termos quantitativos, segundo essa relação. Por conseguinte, não é só o grau de acidez ou alcalinidade de um medicamento, mas também o pH do meio fisiológico (p. ex., líquido gástrico ou intestinal, plasma, líquido cefalorraquidiano) onde ele foi dissolvido ou difundido — porque esse pH determina o grau de medicamento que ficará na forma iônica ou não-iônica — que representam parâmetros importantes para a absorção medicamentosa. Maiores informações sobre a absorção medicamentosa serão dadas no Cap. 58.

REFERÊNCIAS

1. Benet LZ, Goyan JE. *J Pharm Sci* 1965; 54: 1179.
2. Riegelman S *et al. J Pharm Sci* 1962; 51: 129.
3. Niebergall PJ *et al. J Pharm Sci* 1972; 61: 232.

BIBLIOGRAFIA

Conway BE. *Ionic Hydration in Chemistry and Biophysics.* Amsterdam: Elsevier, 1980.

Denbigh K. *The Principles of Chemical Equilibrium*, 4th ed. London: Cambridge University Press, 1981.

Freiser H, Fernando Q. *Ionic Equilibria in Analytical Chemistry.* New York: Wiley, 1966.

Harned HS, Owen BB. *The Physical Chemistry of Electrolytic Solutions.* New York, Reinhold, 1958.

CAPÍTULO **18**

Tonicidade, Osmoticidade, Osmolalidade e Osmolaridade

Irwin Reich, BSc
Instructor and Manager, Pharmacy Laboratory
Philadelphia College of Pharmacy
University of the Sciences in Philadelphia
Philadelphia, PA 19104

Cathy Y Poon, PharmD
Assistant Professor of Clinical Pharmacy
Philadelphia College of Pharmacy
University of the Sciences in Philadelphia
Philadelphia, PA 19104

Edwin T Sugita, PhD
Professor and Chairman, Pharmaceutics Department
Philadelphia College of Pharmacy
University of the Sciences in Philadelphia
Philadelphia, PA 19104

DEFINIÇÕES BÁSICAS

Se uma solução for colocada em contato com uma membrana que é permeável a moléculas do solvente, mas que não o seja a moléculas do soluto, o movimento do solvente através da membrana é chamado de *osmose*. Essa membrana é, em geral, denominada *semipermeável*. Como os diversos tipos de membrana do corpo variam em sua permeabilidade, é importante perceber que elas se apresentam *seletivamente* permeáveis. A maior parte das membranas de células vivas normais mantém vários gradientes de concentração de soluto. Uma membrana com permeabilidade seletiva pode ser definida tanto como aquela que não permite difusão livre de todos os solutos presentes quanto como aquela que mantém ao menos um gradiente de concentração de soluto através de si mesma. Osmose é, por conseguinte, a difusão de água através de uma membrana que mantenha, pelo menos, um gradiente de concentração de soluto através de si mesma.

Considere que a Solução A esteja de um lado da membrana, e a Solução B, do mesmo soluto porém com uma concentração maior, esteja do outro lado; o solvente tenderá a passar para dentro da solução de maior concentração até que o equilíbrio tenha-se estabelecido. A pressão necessária para prevenir esse movimento é a pressão osmótica, que é definida como o excesso de pressão, ou pressão maior do que aquela implicada ao solvente puro, que precise ser aplicada à Solução B para evitar a passagem do solvente através de uma membrana semipermeável intacta de A para B. A concentração de uma solução referente ao seu efeito na pressão osmótica é relacionada ao número de partículas (moléculas não-ionizadas, íons, macromoléculas, agregados) de soluto(s) numa solução e, dessa forma, afetada pelo grau de ionização ou agregação do soluto. Veja no Cap. 16 uma revisão das propriedades coligativas das soluções.

Os líquidos corporais, incluindo sangue e a secreção lacrimal, normalmente têm uma pressão osmótica freqüentemente descrita como sendo equivalente a uma solução de cloreto de sódio a 0,9%. O corpo também tenta manter a pressão osmótica do conteúdo do trato gastrintestinal (GI) em torno desse nível, mas ali a faixa normal é muito mais ampla do que na maioria dos líquidos corporais. A solução de cloreto de sódio a 0,9% é referida como *isosmótica* com os líquidos fisiológicos. Na medicina, o termo *isotônico*, que significa de igual tonicidade, é habitualmente usado em permuta com o termo isosmótico. Contudo, termos como isotônico e tonicidade devem ser usados *somente* com referência aos líquidos fisiológicos. Na realidade, isosmótico é um termo físico que compara a pressão osmótica (ou outra propriedade coligativa, tal como depressão do ponto de descongelamento) de dois líquidos, nenhum dos quais pode ser um líquido fisiológico, nem que possa ser um líquido fisiológico sob certas circunstâncias. Por exemplo, uma solução de ácido bórico que é isosmótica com o sangue e a secreção lacrimal é isotônica somente em relação à secreção lacrimal. Essa solução causa lise dos eritrócitos (hemólise) porque as moléculas de ácido bórico passam livremente através da membrana das hemácias independentemente de concentração. Por essa razão, a isotonicidade implica um senso de compatibilidade fisiológica de que a isosmoticidade não necessita. Como outro exemplo, a *dieta elementar quimicamente definida* ou líquido para nutrição enteral pode ser isosmótica em relação ao conteúdo do trato GI, não sendo considerada líquido fisiológico ou satisfatória para uso parenteral.

Uma solução é isotônica em relação a uma célula viva se não existir ganho líquido ou perda de água pela célula, ou outra mudança na célula quando entra em contato com aquela solução. Uma solução fisiológica com uma pressão osmótica menor do que aquela dos líquidos corporais, ou da solução de cloreto de sódio a 0,9% (NaCl 0,9%), é comumente denominada *hipotônica*. As soluções fisiológicas que têm uma pressão osmótica maior são designadas *hipertônicas*.

Tais termos qualitativos têm valor limitado, e tornou-se necessário estabelecer as propriedades osmóticas em termos quantitativos. Para fazer isso, um termo precisa ser usado para representar todas as partículas que podem estar presentes numa dada solução. O termo utilizado é o *osmol*: o peso, em gramas, de um soluto existente numa solução na forma de moléculas (e/ou íons, macromoléculas, agregados etc.), que é osmoticamente equivalente a um mol de um não-eletrólito de comportamento ideal. Por isso, a unidade osmol de peso de um não-eletrólito, numa solução diluída, é geralmente equivalente a seu peso molecular em gramas. Um *miliosmol*, cuja abreviação é mOsm, é o peso estabelecido em miligramas.

Se se for além desse conceito que relaciona um osmol e um mol de um não-eletrólito como termos equivalentes, pode-se definir um osmol das seguintes formas. Trata-se da quantidade de soluto que irá prover 1 número de Avogadro ($6{,}02 \times 10^{23}$) de partículas em solução e é a quantidade de soluto que, dissolvida em 1 kg de água, irá produzir um aumento da pressão osmótica em 17.000 torr a 0° ou 19.300 torr a 37°. Um miliosmol é 1/1.000 de um osmol. Por exemplo, 1 mol de glicose anidra equivale a 180g. Um osmol desse não-eletrólito também é 180 g. Um miliosmol seria 180 mg. Por isso, 180 mg desse soluto dissolvidos em 1 kg de água irão produzir um aumento de 19,3 torr à temperatura corporal.

Para uma solução de um eletrólito como cloreto de sódio, uma molécula de cloreto de sódio representa um íon sódio e um íon cloreto. Portanto, 1 mol representará 2 osmoles de NaCl. Portanto, 1 osmol de NaCl = 58,5 g/2 ou 29,25 g. Isso representa o somatório total de $6{,}02 \times 10^{23}$ íons como o número total de partículas. Deduz-se que as soluções ideais são aquelas muito diluídas ou com diluição infinita.

Contudo, à medida que a concentração aumenta, outros fatores passam a atuar. Com eletrólitos mais fortes, a atração iônica entre eles causará uma redução de seu efeito sobre as propriedades coligativas. Além disso, e, ao contrário, para todos os solutos, incluindo os não-eletrolíticos, a dissolução e possivelmente outros fatores atuam para aumentar seu efeito coligativo. Por isso, é muito difícil, e freqüentemente impossível, predizer com exatidão a osmoticidade de uma solução. Pode ser possível fazê-lo para uma solução diluída de um soluto puro, bem-caracterizado, mas não para a maioria dos líquidos parenterais ou enterais medicinais e/ou nutricionais. Uma determinação experimental provavelmente é necessária.

CONSIDERAÇÕES TERAPÊUTICAS

É geralmente aceito que os efeitos osmóticos ocupam um lugar importante na manutenção da homeostasia (o estado de equilíbrio de um organismo vivo em relação às diversas funções e à composição química dos líquidos e tecidos, p. ex., temperatura, freqüência cardíaca, pressão arterial sistêmica, quantidade de água ou glicemia). Uma grande quantidade desses efeitos ocorre no interior de células ou tecidos ou entre eles, onde não podem ser medidos. Um dos maiores problemas da medicina clínica é a manutenção dos líquidos corporais adequados e o próprio equilíbrio entre os volumes líquidos extra- e intracelulares nos pacientes gravemente enfermos. Deve-se saber, contudo, que as anormalidades hidroeletrolíticas não constituem doenças, mas sim manifestações de uma moléstia.

Os mecanismos fisiológicos que controlam a ingesta e a perda de água parecem responder principalmente à osmoticidade sérica. A regulação renal da perda de água é influenciada por uma variação na taxa de liberação do hormônio antidiurético hipofisário (HAD) e outros fatores em resposta a modificações na osmoticidade sérica. As mudanças osmóticas também funcionam como estímulos capazes de moderar a sensação de sede. Esse mecanismo é suficientemente sensível para limitar as variações da osmoticidade de um indivíduo normal para menos de 1%. Os líquidos corporais continuamente oscilam dentro dessa faixa estreita. Um aumento da osmoticidade plasmática de 1% irá estimular a liberação do HAD, o que resulta em redução do fluxo urinário e, ao mesmo tempo, aumenta a sede e estimula uma ingesta hídrica aumentada. Tanto a reabsorção renal aumentada de água (sem soluto) estimulada pelo HAD circulante quanto a elevada ingesta de água tendem a reduzir a osmoticidade plasmática.

A passagem de água através da membrana plasmática ocorre tão rapidamente que qualquer perda do equilíbrio osmótico entre os dois compartimentos em um tecido qualquer normalmente é corrigida dentro de poucos segundos e, na maioria, num prazo em torno de um minuto. Contudo, essa rápida passagem de água não significa que o equilíbrio completo ocorra entre os compartimentos extra- e intracelular em todo o organismo dentro do mesmo curto período de tempo. A razão é que o líquido habitualmente entra no organismo através da absorção intestinal e, então, precisa ser transportado pelo sistema circulatório a todos os tecidos antes que o equilíbrio completo possa ocorrer. Numa pessoa normal, podem ser necessários 30 a 60 minutos para atingir-se um equilíbrio razoavelmente bom do organismo após a ingesta de água. A osmoticidade é a propriedade que determina largamente a aceitabilidade fisiológica de uma variedade de soluções usadas com propósitos terapêuticos e nutricionais.

As considerações farmacológicas e terapêuticas dos eventos osmóticos têm sido, em grande escala, direcionados no sentido dos efeitos colaterais de fármacos oftalmológicos e parenterais devidos a anormalidades de osmoticidade, seja para criar formulações que evitem tais efeitos ou encontrar métodos de administração que os minimizem. Mais recentemente, essas considerações têm sido estendidas para a nutrição parenteral total (central), para a hiperalimentação enteral (nutrição por cateter) e para fórmulas pediátricas de líquidos concentrados.[1] Também, nos últimos anos, tem-se reconhecido a importância da osmometria sérica e urinária no diagnóstico de diversas condições patológicas.

Há vários exemplos do efeito terapêutico direto da ação osmótica, como a administração *intravenosa* (IV) do manitol como diurético que é filtrado nos glomérulos e que, então, aumenta a pressão osmótica da urina tubular. A água precisa, dessa forma, ser reabsorvida contra um gradiente osmótico maior do que na situação contrária, de maneira que a sua reabsorção é mais lenta e a diurese é observada. O mesmo princípio fundamental é usado na administração de uréia a 30% para alterar a pressão intracraniana no controle do edema cerebral. Os líquidos da diálise peritoneal tendem a ser um pouco hiperosmóticos em relação à água drenada e aos metabólitos nitrogenados. Soluções de NaCl a 2% a 5% ou dispersões em base oleaginosa (Muro, *Bausch & Lomb*) e ungüento de glicose a 40% são usados topicamente para o edema de córnea. Ophthalgan (*Wyeth-Ayerst*) é uma glicerina oftálmica empregada pelo seu efeito osmótico para limpar a córnea edematosa com o objetivo de facilitar uma oftalmoscopia ou exame gonioscópico. As soluções glicerinadas com concentração de 50% como o Osmoglyn (*Alcon*) e a solução de isossorbida Ismotic (*Alcon*) são agentes osmóticos orais utilizados para reduzir a pressão intra-ocular (PI).

O princípio osmótico também se aplica a expansores de plasma tal como a polivinilpirrolidona, e a laxativos salinos como sulfato de magnésio, solução de citrato de magnésio, hidróxido de magnésio (via neutralização gástrica), sulfato de sódio, fosfato de sódio, além da solução oral e enema de bifosfato de sódio (*Fleet*).

Um interessante laxativo osmótico que não é uma solução eletrolítica é a solução de lactulose. A lactulose é um dissacarídio não-absorvível que é específico para o cólon, onde as bactérias colônicas degradam parte de lactulose até a forma de ácido láctico e outros ácidos orgânicos simples. Isso, *in toto*, conduz a um efeito osmótico e laxativo. Uma extensão dessa terapia é ilustrada pela solução de Cephulac (*Marion Merrell Dow*), que utiliza a acidificação do cólon pela degradação da lactulose que funciona como um sifão para a migração da amônia a partir do sangue para dentro do cólon. A conversão da amônia em íon amônio no cólon é por fim unida ao efeito osmótico e laxativo, expelindo, dessa forma, os níveis indesejáveis de amônia sangüínea. Esse produto é empregado para prevenir e tratar a encefalopatia portossistêmica.

O efeito laxativo osmótico é observado com o uso oral ou retal de glicerina ou sorbitol. O sal de Epson tem sido usado em banhos e compressas para reduzir o edema associado a entorses. Outra abordagem é a aplicação indireta do efeito osmótico na terapia por sistemas de liberação de drogas através da bomba osmótica.[2]

OSMOLALIDADE E OSMOLARIDADE

É necessário utilizar vários termos adicionais que definam expressões de concentração, capazes de refletir a osmoticidade das soluções. Os termos incluem *osmolalidade*, a expressão da concentração osmolal, e *osmolaridade*, a expressão da concentração osmolar.

OSMOLALIDADE — Uma solução tem uma concentração osmolal quando contém 1 osmol de soluto/kg de água. Uma solução tem uma osmolalidade de n quando contém n osmol/kg de água. Soluções osmolais, como as soluções molais equivalentes, refletem uma relação peso a peso entre o soluto e o solvente. Como um osmol de qualquer não-eletrólito é equivalente a 1 mol desse componente, então uma solução osmolal de 1 é sinônimo de uma solução molal de 1 para um não-eletrólito típico.

Com uma solução eletrolítica típica como a de cloreto de sódio, 1 osmol é aproximadamente 0,5 mol de NaCl. Por isso, depreende-se que uma solução osmolal de 1 de cloreto de sódio é essencialmente equivalente a uma solução molal de 0,5. Recorde que cada uma solução osmolal de 1 de glicose ou de NaCl conterá a mesma concentração de partículas. Na solução glicosada existirão $6,02 \times 10^{23}$ moléculas/kg de água, e a solução de NaCl apresentará $6,02 \times 10^{23}$ de íons totais por kg de água, metade das quais encerra íons Na^+, e a outra metade, íons Cl^-.

Como em soluções molais, as soluções osmolais são normalmente empregadas onde é necessária precisão quantitativa, como na medida das propriedades físicas e químicas das soluções (*i.e.*, propriedades coligativas). A vantagem da relação peso a peso é que a concentração do sistema não é influenciada pela temperatura.

OSMOLARIDADE — A relação observada entre molalidade e osmolalidade é compartilhada de forma similar entre molaridade e osmolaridade. A solução tem uma concentração osmolar de 1 quando contém 1 osmol de soluto por litro da solução. Da mesma forma, uma solução tem uma osmolaridade *n* quando ela contém *n* osmóis/L da solução. As soluções osmolares, ao contrário das soluções osmolais, refletem a relação peso em volume entre o soluto e a solução final. Uma solução de 1 molar e 1 osmolar seria idêntica para substâncias não-eletrolíticas. Para o cloreto de sódio, uma solução de 1 osmolar conteria 1 osmol de cloreto de sódio por litro que se aproxima de uma solução molar de 0,5. A vantagem do emprego das concentrações osmolares sobre as concentrações osmolais é a capacidade de relacionar um número específico de osmóis ou miliosmóis a um volume, tal como litro ou mililitro. Por isso, o conceito osmolar é mais simples e mais prático. A utilização do volume em vez do peso da solução é mais prática na administração de formas farmacêuticas líquidas.

Muitos profissionais da saúde não têm um conhecimento claro das diferenças entre osmolaridade e osmolalidade. De fato, esses termos têm sido usados de forma intercambiável. Uma solução osmolar de 1 será sempre mais concentrada do que uma solução osmolal de 1. Com soluções diluídas, a diferença pode ser aceitavelmente pequena. Por exemplo, a solução de NaCl a 0,9% em termos de peso-volume em água contém 9 g de NaCl por litro da solução, equivalente a 0,308 osmolar; ou 9 g de NaCl por 996,5 g de água, equivalente a 0,309 osmolal, menos que 1% de erro. Para soluções concentradas, a diferença percentual entre osmolaridade e osmolalidade é muito maior e pode ser bastante significativa; 3,5 a 5% peso-volume na solução de glicose e 25% por 25% peso-volume na solução glicosada. Deve-se estar atento aos consideráveis erros que podem ocorrer com soluções concentradas ou líquidos, tais como aqueles empregados na solução parenteral total, hiperalimentação enteral e líquidos pediátricos de nutrição oral.

Referências foram feitas aos termos hipertônico e hipotônico. Termos análogos são hiperosmótico e hiposmótico. Considerando que a osmolalidade sérica normal é de 285 mOsmol/kg, à medida que a osmolalidade aumenta por causa do déficit de água, os seguintes sinais e sintomas normalmente são encontrados com o acúmulo progressivo a aproximadamente esses valores: 294 a 298 – sede (se o paciente está alerta e comunicativo); 299 a 313 – mucosas secas; 314 a 329 – fraqueza, pele seca; acima de 330 – desorientação, hipotensão postural, fraqueza grave, lipotimia, modificações do SNC, estupor e coma. À medida que a osmolalidade diminui, devido ao excesso de água, os seguintes efeitos colaterais podem ocorrer: 275 a 261 – cefaléia; 262 a 251 – sonolência, fraqueza; 250 a 233 – desorientação, câibras; abaixo de 233 – convulsões, estupor e coma.

Como já foi dito, os mecanismos do organismo combatem ativamente essas alterações importantes pela limitação da variação da osmolalidade para indivíduos normais para menos de 1% (aproximadamente na faixa de 282 a 288 mOsmol/kg, com base na pressuposição anterior).

O valor fornecido para a osmolalidade sérica normal anteriormente foi descrito como uma pressuposição em virtude da variedade de valores encontrados na literatura. A osmolalidade sérica é estabelecida de forma não-rígida como em torno de 300 mOsmol/L. Diversas referências relatam 280 a 295 mOsmol/L, 275 a 300 mOsmol/L, 290 mOsmol/L, 306 mOsmol/L e 275 a 295 mOsmol/kg.

Nos últimos anos, muita atenção tem sido dada à determinação da osmoticidade de soluções de nutrição parenteral total, fórmulas enterais e medicações parenterais e enterais.[3-5] A hiperosmoticidade de fórmulas e medicações parenterais e enterais serve como indicador de riscos potenciais, como tromboflebite, dor no local da injeção, diarréia e dor abdominal. Contudo, os termos osmolalidade e osmolaridade têm sido usados como sinônimos e causado muita confusão para os clínicos gerais. Freqüentemente, quando o termo osmolaridade é usado, não se pode discernir se simplesmente se trata de uma terminologia incorreta ou se a osmolaridade foi, na realidade, calculada a partir da osmolalidade.

Outra prática atual que pode causar confusão é o uso dos termos *normal* e *fisiológico* para a solução de NaCl isotônica (0,9%). A solução é certamente isosmótica. Contudo, por ser fisiológica, a concentração de cada íon é de 154 mEq/L, enquanto o conteúdo sérico é em torno de 140 mEq de sódio e cerca de 103 mEq de cloreto.

O limite de valores de mOsmol encontrados para o plasma levanta a questão do que realmente se pretende pelos termos hipotônico e hipertônico para os líquidos medicinais e nutricionais. Pode-se encontrar a alegação de que líquidos com uma osmolalidade de 50 mOsmol ou acima do normal são hipertônicos; e, se eles são 50 mOsmol ou abaixo do normal, consideram-se hipotônicos. Pode-se também encontrar a alegação de que as infusões periféricas não devem ter uma osmolaridade que exceda 700 a 800 mOsmol/L.[6] Exemplos de concentrações osmolais de soluções usadas em infusões periféricas são soro glicosado a 5% (SG5%), 252 mOsmol/L; soro glicosado a 10% (SG10%), 505 mOsmol/L; glicose a 5% em Ringer Lactato, 525 mOsmol/L. Quando um líquido é hipertônico, os efeitos indesejáveis podem ser reduzidos pelo uso de infusões relativamente lentas e/ou períodos relativamente curtos de infusão. Por exemplo, soro glicosado a 25% (SG25%) – aminoácidos a 4,25% é um exemplo de uma solução de hiperalimentação hiperosmótica. Tem sido declarado que, quando um suprimento osmolal é necessário, uma tolerância segura máxima para um indivíduo normalmente hidratado seria um aumento aproximado de 25 mOsmol/kg de água em 4 horas.[7]

CÁLCULO DA OSMOLARIDADE

Diversos métodos são utilizados para se obterem valores numéricos de osmolaridade. A concentração osmolar, algumas vezes referida como *osmolaridade teórica*, é calculada a partir da relação peso-volume por meio da seguinte equação:

$$\frac{g}{L} \times \frac{mols}{g} \times \frac{osmol}{mol} \times \frac{1000\ mOsmol}{osmol} = \frac{mOsmol}{L} \quad (1)$$

O número de osmóis/mol é igual a 1 para substâncias não-eletrolíticas e é igual ao número de íons por moléculas para eletrólitos fortes.

Esse cálculo omite considerações de fatores tais como dissolução e forças de interação iônica. Por esse método de cálculo, a solução de NaCl a 0,9% tem uma concentração osmolar de 308 mOsmol/L e uma concentração de 154 mOsmol/L para cada íon de sódio e cloreto.

Dois outros métodos calculam osmolaridade a partir de valores de osmolalidade. A determinação da osmolalidade será discutida posteriormente. Um método tem uma base teórica forte de princípios físico-químicos[8] usando valores de volume(s) molal(is) parcial(is) do(s) soluto(s). Uma solução de NaCl a 0,9%, encontrada experimentalmente como tendo uma osmolalidade de 286 mOsmol/kg, foi calculada como tendo uma osmolaridade de 280 mOsmol/L, bastante diferente do valor de 308 mOsmol/L, como calculado anteriormente. O método, usando volumes molais parciais, é relativamente rigoroso, embora muitos sistemas pareçam ser complexos demais e/ou maldefinidos para serem calculados por esse método.

Outro método é baseado no cálculo do peso da água a partir da concentração e da densidade da solução

$$\frac{\text{g água}}{\text{mL solução}} = \frac{\text{g solução}}{\text{mL solução}} - \frac{\text{g soluto}}{\text{mL solução}}$$

então

$$\text{osmolaridade}\left(\frac{\text{mOsmol}}{\text{L solução}}\right)$$

$$= \text{osmolalidade}\left(\frac{\text{mOsmol}}{1.000 \text{ g água}}\right) \times \frac{\text{g água}}{\text{mL solução}}$$

O valor experimental para a osmolalidade da solução de cloreto de sódio a 0,9% foi de 292,7 mOsmol/kg; o valor calculado para osmolaridade foi de 291,4 mOsmol/L. Esse método utiliza valores facilmente obtidos da densidade da solução e de seu soluto e pode ser usado em todos os sistemas. Por exemplo, a osmolalidade de um produto nutricional foi determinada pelo método do ponto de descongelamento como sendo 625 mOsmol/kg;[10] sua osmolaridade foi calculada como 625 × 0,839 = 524 mOsmol/L.

Monografias da farmacopéia dos Estados Unidos propiciam a reposição de líquidos IV, nutrientes e eletrólitos, e, para diuréticos osmóticos como a injeção de manitol, exige que a concentração osmolar seja estabelecida no rótulo em osmol/L; contudo, quando o conteúdo é inferior a 100 ml, ou quando o rótulo estabelece que o componente não se presta a injeção direta, mas é para ser diluído antes de seu uso, o rótulo pode alternativamente estabelecer a concentração osmolar total em mOsmol/mL.

Como exemplo do uso do primeiro método que descrevemos agora é o cálculo da concentração osmolar aproximada (*osmolaridade teórica*) de uma solução de glicose a 5% de Ringer Lactato (*Abbott*), que contém, por litro, glicose (hidro) 50 g, NaCl 6 g, KCl 300 mg, cloreto de cálcio 200 mg e lactato de sódio 3,1 g. Também estabelecido é que a concentração osmolar total da solução é de aproximadamente 524 mOsmol/L, em parte contribuída por 130 mEq de Na^+, 109 mEq de Cl^-, 4 mEq de K^+, 3 mEq de Ca^{2+} e 28 mEq de íon lactato.

A derivação das concentrações osmolares a partir da composição estabelecida da solução pode ser verificada pelos cálculos que utilizam a Equação 1.

Glicose

$$\frac{50\text{ g}}{\text{L}} \times \frac{1\text{ mol}}{198\text{ g}} \times \frac{1\text{ osmol}}{\text{mol}} \times \frac{1.000\text{ mOsmol}}{\text{Osmol}} = 252\text{ mOsmol/L}$$

Cloreto de Sódio

$$\frac{6\text{g}}{\text{L}} \times \frac{1\text{ mol}}{58{,}4\text{ g}} \times \frac{2\text{ osmol}}{\text{mol}} \times \frac{1.000\text{ mOsmol}}{\text{osmol}}$$

$$= 205\frac{\text{mOsmol}}{\text{L}}\begin{cases}(102{,}7\text{ mOsmol Na}^+)\\(102{,}7\text{ mOsmol Cl}^-)\end{cases}$$

Cloreto de Potássio

$$\frac{0{,}3\text{ g}}{\text{L}} \times \frac{1\text{ mol}}{74{,}6\text{ g}} \times \frac{2\text{ osmol}}{\text{mol}} \times \frac{1.000\text{ mOsmol}}{\text{osmol}}$$

$$= \frac{8{,}04\text{ mOsmol}}{\text{L}}\begin{cases}(4{,}02\text{ mOsmol K}^+)\\(4{,}02\text{ mOsmol Cl}^-)\end{cases}$$

Cloreto de Cálcio

$$\frac{0{,}2\text{ g}}{\text{L}} \times \frac{1\text{ mol}}{111\text{ g}} \times \frac{3\text{ osmol}}{\text{mol}} \times \frac{1.000\text{ mOsmol}}{\text{osmol}}$$

$$= \frac{5{,}41\text{ mOsmol}}{\text{L}}\begin{cases}(1{,}80\text{ mOsmol Ca}^{2+})\\(3{,}61\text{ mOsmol Cl}^-)\end{cases}$$

Lactato de Sódio

$$\frac{3{,}1\text{ g}}{\text{L}} \times \frac{1\text{ mol}}{112\text{ g}} \times \frac{2\text{ osmol}}{\text{mol}} \times \frac{1.000\text{ mOsmol}}{\text{osmol}}$$

$$= \frac{55{,}4\text{ mOsmol}}{\text{L}}\begin{cases}(27{,}7\text{ mOsmol Na}^+)\\(27{,}7\text{ mOsmol lactate})\end{cases}$$

A concentração osmolar total dos cinco solutos da solução é de 526, em pleno acordo com a concentração osmolar total descrita no rótulo como sendo de aproximadamente 524 mOsmol/L.

O mOsmol de sódio em 1 L da solução é a soma do mOsmol do íon proveniente do NaCl e do lactato de sódio: 102 + 27,6 = 129,6 mOsmol. Os íons cloreto provêem do cloreto de sódio, cloreto de potássio e cloreto de cálcio, com a concentração osmolar total sendo 102 + 4,02 + 3,61 = 109,6 mOsmol. Os valores de mOsmol do potássio, cálcio e lactato são calculados como sendo 4,02, 1,80 e 27,6, respectivamente.

A osmolaridade de uma mistura de composição complexa, como os líquidos de hiperalimentação enteral, não pode ser calculada com qualquer grau aceitável de certeza; por isso, a *osmolalidade* dessas preparações deve ser determinada experimentalmente.

OSMOMETRIA E O LABORATÓRIO DE ANÁLISES CLÍNICAS

A osmometria sérica e urinária pode auxiliar no diagnóstico de certos distúrbios hidroeletrolíticos. Contudo, os valores de osmometria apresentam pouco significado, a menos que a situação clínica seja conhecida. A osmometria é usada na diálise renal para verificar a composição eletrolítica do líquido. No laboratório de análises clínicas, como já foi dito, geralmente utiliza-se o termo *osmolalidade*, embora normalmente seja divulgado em mOsmol/L. Pode parecer desnecessário mencionar que a osmolalidade não depende do número de partículas do soluto, mas também da quantidade de água na qual elas estão dissolvidas. Contudo, pode ser útil compreender que a faixa normal de osmolalidade urinária é de 50 a 1.400 mOsmol/L, e para uma amostra aleatória é de 500 a 800 mOsmol/L.

Osmoticidade Sérica

O sódio é, sem dúvida, o principal soluto envolvido na osmoticidade sérica. Por isso, a osmoticidade sérica anormal tem mais probabilidade de estar associada a condições que causem concentrações anormais de sódio e/ou volumes anormais de água.

Assim, plasma hiperosmótico é provavelmente causado por aumento do sódio sérico e/ou perda de água. Pode estar associado a diabetes insípido, hipercalcemia, diurese durante hiperglicemia grave, ou com recuperação precoce de insuficiência renal. O etilismo é a causa mais comum de estado hiperosmótico e da coexistência de coma e estados hiperosmóticos. Um exemplo de hiperosmoticidade é o coma diabético com osmoticidade sérica de 365 mOsmol/L.

De forma um pouco análoga, o plasma hiposmótico é provavelmente atribuído à redução do sódio sérico e/ou a excesso de água. Pode estar associado ao estado pós-operatório (especialmente reposição hídrica excessiva), tratamento com diuréticos e dieta hipossódica (como nos pacientes com insuficiência cardíaca, cirrose etc.), doença adrenal (p. ex., doença de Addison, síndrome adrenogenital) ou SIHAD (síndrome da secreção inapropriada de HAD). Existem diversas condições que causam uma liberação inapropriada de HAD (*i.e.*, apesar da osmoticidade sérica e do volume normais inicialmente). Essas incluem carcinoma de células escamosas do pulmão, carcinoma broncogênico, insuficiência cardíaca congestiva, lesões pulmonares inflamatórias, porfiria, hipotireoidismo grave ou doença cerebral (p.ex., tumor, trauma, infecção ou anormalidades vasculares). Também pode ser encontrado em pacientes com uso excessivo de diuréticos. A osmoticidade sérica e urinária são medidas quando se suspeita de SIHAD. Nessa condição, existe uma hiposmoticidade do sangue em associação a relativa hiperosmoticidade urinária. A causa comum é uma disfunção da resposta osmótica normal dos osmorreceptores, um excesso de vasopressina exógena ou produção de hormônio vasopressina-símile que não está abaixo do controle regular da osmoticidade sérica. O diagnóstico é feito pela medida simultânea da osmolalidade sérica e urinária. A osmolalidade sérica será menor que a normal e muito menor que a osmolalidade da urina, indicando secreção inapropriada de urina concentrada na vigência de plasma diluído.

As doenças cardíaca, renal e hepática caracteristicamente reduzem a razão sódio/osmolalidade, sendo parcialmente atribuída aos efeitos da elevação da glicemia, uréia e produtos metabólicos desconhecidos. Os pacientes em choque podem desenvolver uma medida de osmolalidade desproporcionalmente elevada comparada à osmolalidade calculada, que orienta para a presença de produtos metabólicos circulantes.

Existem diversos métodos aproximados para estimar a osmolalidade sérica dos valores laboratoriais clínicos para o íon sódio, que podem ser de valores consideráveis em uma situação de emergência.

1. A osmolalidade sérica pode ser estimada a partir de

$$\text{mOsmol} = (1{,}86 \times \text{sódio}) + \frac{\text{glicemia}}{18} + \frac{\text{uréia}}{2{,}8} + 5$$

(Na em mEq/L, glicemia e uréia em mg/100 mL).

2. Uma breve aproximação é

$$\text{mOsmol} = 2\ \text{Na} + \frac{\text{BS}}{20} + \frac{\text{uréia}}{3}$$

3. A osmolalidade é habitualmente, *mas nem sempre*, muito próxima a duas vezes a leitura do sódio mais 10.

Osmoticidade Urinária

As duas principais funções do rim são a filtração glomerular e a reabsorção tubular. Clinicamente, a função tubular é mais bem medida por testes que determinam a capacidade dos túbulos de concentrar e diluir a urina. Os testes de diluição urinária não são sensíveis na detecção da doença como o são os testes de concentração urinária. Como a concentração de urina ocorre na medula renal (líquidos intersticiais, alças de Henle, capilares da medula e túbulos coletores), os processos patológicos que perturbam a função ou a estrutura da medula produzem prejuízo precoce do poder de concentração do rim. Essas doenças incluem necrose tubular aguda, uropatia obstrutiva, pielonefrite, necrose papilar, cistos medulares, nefropatia hipopotassêmica e hiperpotassêmica e anemia falciforme.

A medida da osmolalidade urinária é um exame preciso para avaliação da capacidade de diluição e concentração dos rins. Na ausência de HAD, o débito urinário diário é provavelmente de 6 a 8 litros ou mais. A osmolalidade urinária normal depende da avaliação clínica; normalmente, com a estimulação máxima do HAD, pode chegar a 1.200 mOsmol/kg, e, com supressão máxima do HAD, a tão baixa quanto 50 mOsmol/kg. A determinação simultânea da osmolalidade sérica e urinária freqüentemente é válida para avaliar a resposta tubular distal ao HAD circulante. Por exemplo, se o plasma do paciente é hiperosmolal, ou encontra-se nos limites máximos das faixas normais, e a osmolalidade urinária do paciente medida ao mesmo tempo é muito menor, sugere-se uma resposta reduzida ao HAD circulante.

A medida da osmolalidade urinária durante a restrição hídrica é um exame preciso e sensível do decréscimo da função renal. Por exemplo, sob as condições de um teste, a osmolalidade normal seria de 800 mOsmol/kg. Com grave prejuízo funcional, o valor seria menor que 400 mOsmol/kg. O conhecimento da osmolalidade urinária pode apontar para um distúrbio mesmo se outros testes forem de valores normais. (p. ex., o teste de concentração de Fishberg, uréia plasmática, excreção de PSP, depuração da creatinina ou pielografia IV). O reconhecimento desse valor pode ser útil especialmente no diabetes melito, na hipertensão essencial e na pielonefrite incipiente. A razão osmolalidade urinária/sérica deve ser calculada e fornecer um valor ≥ 3.

EFEITOS INDESEJÁVEIS DA OSMOTICIDADE ANORMAL

MEDICAÇÃO OFTÁLMICA — É geralmente aceito que as preparações oftálmicas destinadas a instilação no fundo-de-saco do olho deveriam, se possível, ser aproximadamente isotônicas para evitar irritação (ver Cap. 43). Também foi estabelecido que a tonicidade anormal das soluções para lentes de contato pode fazer com que elas se tornem aderentes ao olho e/ou causem queimação ou ressecamento e fotofobia.

MEDICAÇÃO PARENTERAL — A osmoticidade é muito importante nas injeções parenterais, e seus efeitos dependem de fatores tais como o grau de desvio da tonicidade, a concentração, a localização da injeção, o volume injetado, a velocidade de injeção, a rapidez da diluição e da difusão etc. Quando se formulam soluções parenterais, as soluções, por outro lado, hipotônicas normalmente têm sua tonicidade ajustada pela adição de glicose e cloreto de sódio. As soluções parenterais hipertônicas não podem ser ajustadas. As soluções hipotônicas e hipertônicas são, em geral, administradas lentamente em pequenos volumes, ou no interior de uma grande veia como a subclávia, onde a diluição e a distribuição ocorrem rapidamente. As soluções que diferem do plasma em termos de tonicidade geralmente causam irritação tecidual e dor durante a infusão, e a troca de eletrólitos, e o efeito depende do grau de desvio da tonicidade.

A infusão excessiva de líquidos *hipotônicos* pode causar turgência dos eritrócitos, hemólise e invasão das células do organismo por água. Quando isso vai além da tolerância do organismo, a intoxicação hídrica resulta em convulsões e edema, como edema pulmonar.

A infusão excessiva de líquidos *isotônicos* pode causar um aumento do volume extracelular, que resultaria em sobrecarga circulatória.

A infusão excessiva de líquidos *hipertônicos* conduz a uma grande variedade de complicações. Por exemplo, a seqüência de eventos que ocorrem quando o organismo recebe um grande suprimento IV de líquido hipertônico, rico em glicose, é a seguinte: hiperglicemia, glicosúria e desidratação intracelular, diurese osmótica, perda de água e de eletrólitos, desidratação e coma.

Uma causa de diurese osmótica é a infusão de glicose numa velocidade maior do que capacidade do organismo de metabolizá-la (chega talvez a 400 a 500 mg/kg/hora para um adulto em nutrição parenteral total). Uma sobrecarga de glicose não-metabolizável aumenta a osmoticidade do sangue e atua como diurético; a carga aumentada de soluto exige mais líquido para excreção, sendo necessários 10 a 20 mL de água para excretar cada grama de glicose. Soluções tais como aquelas usadas para nutrição parenteral total devem ser administradas por meios de equipamento de infusão constante mensurada (geralmente em mais de 24 horas) para evitar sobrecarga súbita de glicose hiperosmótica. Tais soluções podem causar diurese osmótica; se isso ocorre, o balanço hídrico provavelmente se torna negativo em razão do aumento do volume urinário, e pode ocorrer depleção de eletrólitos por causa da excreção de sódio e potássio secundária a diurese osmótica. Se essa diurese for intensa, o peso corporal cai abruptamente, e surgem sinais de desidratação. A urina deve ser monitorizada pelos sinais de diurese osmótica, como glicosúria e aumento do volume urinário.

Se a infusão IV de soluções hipertônicas for muito rápida, podem ocorrer efeitos deletérios nos sistemas circulatório e respiratório. A pressão arterial (PA) pode cair a níveis perigosos, anormalidades cardíacas e parada cardíaca podem se suceder, a respiração pode se tornar superficial e irregular, e insuficiência cardíaca e edema pulmonar podem ocorrer. Provavelmente o fator precipitante é o bolo de soluto concentrado que subitamente atinge o miocárdio e os quimiorreceptores no arco aórtico e seio carotídeo.[7]

Mudanças abruptas na osmoticidade sérica podem causar hemorragia cerebral. Tem sido demonstrado experimentalmente que as infusões rápidas em doses terapêuticas de soluções salinas hipertônicas com carga osmótica produzem súbita elevação das pressões liquórica e venosa, seguida de queda precipitada da pressão liquórica. Essa particularidade pode levar à hemorragia intracraniana, à medida que a infusão rápida produz um aumento do volume plasmático e pressão venosa, ao mesmo tempo que ocorre queda da pressão liquórica. Durante a elevação da pressão liquórica, existe queda da hemoglobina e do hematócrito, refletindo um notável aumento no volume sangüíneo.

Medicações hiperosmóticas, tais como o bicarbonato de sódio (osmolaridade de 1.560 em 1 mEq/mL), que é administrado via intravenosa, devem ser diluídas previamente e injetadas lentamente para permitir a diluição pelo sangue circulante. Infusões rápidas podem causar um importante aumento da osmoticidade sangüínea.[8]

Como em outras possibilidades, pode haver hemácias crenadas e desidratação celular generalizada. Glicose hipertônica ou solução salina infundida através de uma veia periférica com pequeno volume sangüíneo podem traumatizar a veia e causar tromboflebite. A infiltração pode causar trauma e necrose dos tecidos. A segurança exige, portanto, que todas as injeções IV, especialmente soluções hiperosmóticas, sejam infundidas lentamente, sendo normalmente administradas durante um período não inferior àquele necessário para a completa circulação sangüínea, p. ex., 1 minuto. O ponto de perigo exato varia de acordo com o estado do paciente, a concentração da solução, a natureza do soluto e a velocidade de administração.

As soluções hiperosmóticas também não devem ser descontinuadas subitamente. Em cães, um notável aumento nos níveis de pressão intracraniana ocorre quando a hiperglicemia produzida por infusões de glicose é revertida subitamente pela parada da infusão e a administração de solução salina. Também foi observado que a pressão liquórica em seres humanos elevou-se durante o tratamento da cetoacidose diabética em associação com a queda na concentração plasmática de glicose e queda na osmolalidade plasmática. Essas observações podem ser explicadas pelas diferentes taxas de declínio no conteúdo de glicose do cérebro e do plasma. A concentração de glicose no cérebro pode cair mais lentamente do que no plasma, causando uma troca de líquido a partir do espaço extracelular até o compartimento intracelular do SNC, resultando em elevação da pressão intracraniana.

Aplicações Clínicas

Embora existam várias questões sobre osmoticidade anormal, a maioria dos farmacêuticos está preocupada com a prevenção dos efeitos adversos como tromboflebite e dor no local da injeção. O conhecimento desses riscos potenciais dessas medicações parenterais hiperosmóticas permitiu o aprimoramento das técnicas de administração IV. O local de administração – cateter venoso periférico *versus* central – é importante na determinação da concentração final das medicações parenterais infundidas via intravenosa. Atenção tem sido dada ao estabelecimento da osmolaridade ótima das medicações parenterais administradas via IV através do trajeto venoso periférico que resultará nos menores efeitos adversos.

Desde a introdução dos apoios de nutrição parenteral, a hiperosmoticidade dessas soluções nutritivas gera preocupação. A osmolaridade comumente aceita (< 900 mOsmol/L) para infusão periférica tem sido citada como segura para soluções de nutrição parenteral.[11,12] Todas as tentativas devem ser realizadas para preparar soluções com osmoticidade próxima à do plasma ou inferior a 900 mOsmol/L. Isso pode ser conseguido pela seleção cuidadosa do diluente e pela determinação da concentração final da medicação parenteral. Soro glicosado a 5% e NaCl a 0,9% têm sido usados rotineiramente como diluentes. Quando comparados os dois diluentes, as medicações parenterais diluídas com SG5% têm menor osmolaridade do que soluções diluídas com NaCl 0,9% na mesma concentração final.

Diversos estudos foram feitos para determinar a concentração final ótima das medicações parenterais comumente usadas.[3-5] As concentrações finais publicadas da maioria das medicações parenterais são recomendadas para administração IV tanto por infusão periférica quanto por cateter venoso profundo para pacientes sem necessidades especiais, tal como restrição hídrica. Na situação em que a restrição hídrica é necessária ou a concentração final recomendada não é atingível, a medicação parenteral deve ser administrada via cateter venoso central, onde a diluição imediata e a distribuição são rapidamente alcançadas, fato que irá minimizar a potencial ocorrência de flebite, bem como a dor no local da infusão.

Os problemas de osmoticidade associados a medicações parenterais são igualmente aplicáveis a soluções de *nutrição parenteral total* (NPT), sobretudo na administração venosa periférica. O apoio de nutrição parenteral periférica continua sendo uma parte fundamental das opções terapêuticas para pacientes hospitalizados. A via periférica de administração é freqüentemente preferida para pacientes que necessitam de terapia a curto prazo ou de apoio de nutrição suplementar.

Na prática clínica, todavia, muitas instituições utilizam o macronutriente glicose como único fator determinante da segurança da administração parenteral periférica de nutrientes. Por exemplo, a osmolaridade aproximada da glicose é de 50 mOsmol/% de glicose. Assim, uma solução glicosada a 10% equivale a 500 mOsmol/L. Parte-se do pressuposto de que as proteínas e as necessidades de micronutrientes são *normais*, portanto, a osmolaridade final estimada é de cerca de 900 mOsmol/L. Por isso, as diretrizes da maioria das instituições recomendam que qualquer solução para nutrição parenteral com uma concentração de glicose $\leq$ 10% é segura para administração periférica, independentemente dos outros componentes. Em contrapartida, uma solução de nutrição parenteral com concentração final de glicose $>$ 10% não deve ser administrada por via periférica, e deve-se pensar em cateter venoso central. Embora esse método pareça ser prático e permita que uma decisão rápida seja tomada, ele ignora as contribuições dos outros componentes, restringe sua validade à nutrição parenteral de adultos com proteína *normal* e necessidades de micronutrientes e não se aplica a soluções de nutrição parenteral neonatal e pediátrica. Por causa dos diferentes líquidos e necessidades nutritivas de neonatos e crianças, a concentração final de glicose e de aminoácidos é geralmente maior para suprir as necessidades calóricas e proteicas num volume menor de líquido. Por exemplo, as necessidades proteicas de neonatos são muito maiores que as de um adulto, 3 g/kg/dia *versus* 1 g/kg/dia. Dessa forma, a porcentagem final de aminoácidos na solução de nutrição parenteral de neonatos é geralmente maior. Associados a uma osmolaridade aproximada de aminoácidos igual a 100 mOsmol/%, os aminoácidos podem contribuir igualmente para a osmolaridade final de uma solução de nutrição parenteral. Portanto, os outros componentes além da glicose não podem ser ignorados.

Atualmente, a maioria das instituições utiliza sistemas de manipulação automatizados para preparar soluções de nutrição parenteral. Esses sistemas são freqüentemente computadorizados e incluem programas que calculam a osmolaridade da solução de nutrição parenteral final, fato que tem auxiliado os clínicos a determinar a segurança dessas soluções com diversas combinações entre macronutrientes e micronutrientes que, dessa forma, darão conta de todos os componentes de tais soluções.

OSMOTICIDADE E HIPERALIMENTAÇÃO ENTERAL

Alguns aspectos nutricionais são discutidos aqui resumidamente em razão de seus potenciais efeitos colaterais atribuídos à osmoticidade anormal de soluções de nutrição, e pelo fato de ter aumentado a discussão acerca desse tema entre farmacêuticos, nutricionistas, enfermeiras e médicos. A organização profissional ASPEN (The American Society for Parenteral and Enteral Nutrition), por exemplo, tem uma sociedade aberta para todos os profissionais da saúde citados. Os farmacêuticos devem ser capazes de discutir esse assunto com outros profissionais da saúde em termos de nutrição bem como de medicina.

A osmoticidade tem sido de especial importância na infusão IV de grandes volumes de soluções nutricionais altamente concentradas. Sua hiperosmoticidade tem sido o principal fator na exigência de que elas sejam infundidas centralmente dentro de um grande volume de sangue rapidamente circulante, em vez de usar a via periférica. O uso de tais soluções e o conhecimento de seu valor têm conduzido, mais recentemente, ao uso de formulações similares administradas não pela via parenteral, mas por instilação dentro de alguma parte do trato GI, via oral, pelo cateter nasogástrico, via gastrostomia ou pelo cateter-agulha na jejunostomia. Esse método tem fornecido uma excelente nutrição completa, por um período de tempo, a muitos pacientes, evitando alguns problemas associados às infusões.

As fórmulas de nutrição enteral podem ser moduladas, permitindo o ajuste individual para suplementação de proteínas, carboidratos ou lipídios. Outras fórmulas são denominadas *dietas com fórmulas definidas* e contêm proteínas, carboidratos, gorduras, minerais e vitaminas. Essas formulações nutritivamente completas podem ser monoméricas (ou oligoméricas), baseadas em aminoácidos, peptídios de cadeias curtas e carboidratos simples, ou podem ser poliméricas, baseadas em complexos de proteínas e carboidratos.

Essas dietas são necessariamente de osmoticidade relativamente alta porque suas pequenas moléculas resultam em mais partículas por grama do que em alimentos normais. Um exemplo é um líquido que consiste em L-aminoácidos, glicose, oligossacarídios, vitaminas (incluindo as vitaminas lipossolúveis), lipídios como os óleos de soja e açafrão extrapurificados, eletrólitos, minerais e água. Como contém gordura, esse componente não se encontra em solução e não exerce efeito direto sobre a osmoticidade. Entretanto, o potencial para interações pode causar algumas importantes modificações na concentração total de partículas e, indiretamente, afetar a osmoticidade.[13]

Embora seja facilmente digerida, a glicose fornece mais partículas do que a maioria dos outros carboidratos como o amido e é mais propensa a causar diarréia osmótica, sobretudo se os nutrientes forem infundidos em bolo. A osmoticidade é melhorada (reduzida) pela reposição de glicose com oligossacarídios de glicose (carboidratos produzidos por hidrólise de 2 a 10 monossacarídios). Os aromatizantes também aumentam a osmoticidade de um produto, e diferentes aromas produzem aumentos variáveis.

As dietas comerciais são acondicionadas como líquidos ou como pó para reconstituição, que é feita, normalmente, com água. Esses produtos são categorizados em densidades calóricas, (calorias/mL), conteúdo proteico e osmolalidade (mOsm/kg de H_2O). Os produtos de nutrição parenteral são rotulados, por outro lado, em razão de sua osmolaridade (mOsm/L).

A via entérica para hiperalimentação é freqüentemente negligenciada em muitas doenças ou estados pós-trauma, caso o paciente não responda prontamente à alimentação oral tradicional. Inapetência, náusea crônica, apatia generalizada, sonolência e sedação são manifestações concomitantes comuns em doenças graves. Isso freqüentemente impede a alimentação oral adequada e resulta em progressivo déficit nutricional e energético. Geralmente, as fórmulas altamente nutritivas de alimentação suplementar não são bem toleradas ou são totalmente recusadas. Entretanto, a capacidade digestiva e absortiva do trato GI está freqüentemente conservada, e, quando provocada por líquidos de nutrição adequados, pode ser efetivamente utilizada. Ao utilizar o trato GI para a alimentação, os principais problemas de sepse e distúrbio metabólico relacionados à hiperalimentação IV são evitados, e um adequado apoio nutricional é bastante simplificado. Por causa dessa maior segurança e facilidade de administração, a via entérica para hiperalimentação deve ser usada sempre que possível.[14]

Quando determinados alimentos são ingeridos em grande quantidade ou como líquidos concentrados, suas características osmóticas podem causar um distúrbio no balanço hídrico normal dentro do organismo. Para um dado peso de soluto, a osmolalidade da solução é inversamente proporcional ao tamanho das partículas. Os componentes nutricionais podem ser listados em uma ordem aproximada de diminuição do efeito osmótico por grama, como[15]

1. Eletrólitos tais como cloreto de sódio
2. Moléculas orgânicas relativamente pequenas tais como dextrose (glicose) e aminoácidos
3. Oligossacarídios de glicose
4. Amido
5. Proteínas
6. Gorduras (como não são hidrossolúveis, as gorduras não exercem efeito osmótico)

Assim, em alimentos, as altas proporções de eletrólitos, aminoácidos e açúcares simples apresentam o maior efeito sobre a osmolalidade e, como resultado, na tolerância. A osmolalidade aproximada de algumas comidas e bebidas comuns é:

	mOsmol/kg
Leite integral	295
Suco de tomate	595
Suco de laranja	935
Sorvete	1.150

Quando uma refeição de alta osmoticidade é ingerida, um grande volume de água será transferido para o estômago e intestinos oriundo do líquido circundante desses órgãos, numa tentativa de reduzir a osmoticidade. Quanto maior a osmoticidade, maior o volume de água necessário; um grande volume de água no trato GI pode causar distensão, cólicas, náuseas, vômitos, hipermotilidade e choque. A comida pode mover-se através do trato GI mais rapidamente do que a água a ser reabsorvida, o que resulta em diarréia; diarréia grave pode causar desidratação. Efeitos enterais hiperosmóticos têm sido observados pela administração de medicação oral hipertônica não-diluída.[16-17] O Quadro 1 desse trabalho arrola os valores de osmolalidade média de algumas soluções e suspensões farmacológicas comerciais. Dessa forma, existe alguma analogia com o efeito das infusões IV hiperosmóticas.

Os alimentos hiperosmóticos podem resultar em dano à mucosa do trato GI. Ratos aos quais foi fornecida uma nutrição hiperosmótica apresentaram decréscimo transitório na atividade da dissacaridase. Eles também revelaram alterações morfológicas nas microvilosidades do intestino delgado. Após um período de grave gastroenterite, o intestino pode normalmente se tornar suscetível a fórmulas altamente osmóticas, e seu uso pode aumentar a freqüência de diarréia. As fórmulas hiperosmóticas pediátricas podem afetar adversamente prematuros durante o período neonatal precoce e podem provocar ou predispor os neonatos a enterocolite necrosante quando se liberam essas formas em jejum através de cateter NG. O corpo tenta manter a osmoticidade dos conteúdos do estômago e intestinos aproximadamente ao mesmo nível dos líquidos que os circundam. Como os líquidos de menor osmoticidade necessitam de menos água para diluí-los, devem ser mais bem tolerados do que aqueles de osmoticidade maior.

Como a tolerância, existe uma grande variação de um indivíduo para o outro na sensibilidade à osmoticidade dos alimentos. A maioria dos pacientes que recebem fórmulas nutricionais, seja via oral ou pelo cateter, consegue tolerar alimentos com ampla faixa de osmoticidade quando as fórmulas são administradas lentamente e quando líquidos adicionais adequados são fornecidos. Entretanto, alguns pacientes são mais propensos a desenvolver sinais e sintomas de intolerância quando recebem líquidos de alta osmoticidade. Esses incluem pacientes debilitados, pacientes com distúrbios do trato GI, pacientes pré- e pós-operatórios, pacientes com alimentação por gastrostomia ou jejunostomia e pacientes cujo trato GI não tenha sido provocado por um grande período de tempo. Assim, a osmoticidade sempre deve ser considerada na escolha da fórmula para cada paciente individualmente.

Com todos os produtos, a ingestão de líquido adicional seria indicada para indivíduos com certas condições clínicas. O suprimento freqüente de alimentos em pequeno volume ou uma instilação contínua (bombeada) pode ser inicialmente benéfica no estabelecimento de tolerância à fórmula. Para outras fórmulas, alimentos de concentração reduzida (osmolalidade < 400 mOsmol/kg) também podem ser úteis inicialmente se problemas de tolerância surgem em indivíduos sensíveis. A concentração e a quantidade da alimentação, portanto, podem ser aumentadas gradualmente ao normal à medida que a tolerância for estabelecida.

Um distúrbio comum da ingesta encontrado em idosos caracteriza-se pelo excesso de alimentos sólidos em lugar de reduzida ingesta hídrica. Por exemplo, um idoso vítima de acidente vascular cerebral (AVC) que está sendo alimentado via cateter NG pode receber uma fórmula cuja carga de soluto exige um grande aumento da ingesta de água. Assim, a alimentação pelo cateter contendo 120 g de proteínas e 10 g de sal resultará em excreção de mais de 1.000 mOsmol de soluto. Isso exige uma excreção urinária entre 1.200 e 1.500 mL quando os rins estão com a capacidade de concentração preservada. Os idosos freqüentemente têm diminuição da função renal, e a perda de água pode exceder 2.000 a 2.500 mL por dia. Um indivíduo necessitaria de 3 a 4 litros de água por dia apenas para atender à demanda aumentada criada pelo aporte aumentado de solutos. A falha médica em prover tal paciente com necessidade hídrica aumentada resultará num déficit de água progressivo que se tornará rapidamente crítico. É necessário lembrar sempre a importância do conhecimento da composição completa das formulações de nutrição via cateter usadas para pacientes incapacitados.

DETERMINAÇÃO DA OSMOLALIDADE

A necessidade da determinação experimental da osmolalidade já foi estabelecida. Existem quatro propriedades das soluções que dependem somente do número de *partículas* presentes: *elevação da pressão osmótica*, *elevação do ponto de ebulição*, *diminuição da pressão de vapor* e *depressão do ponto de congelamento*. Tais propriedades denominam-se *propriedades coligativas*, e, se uma delas é conhecida, as outras podem ser calculadas a partir desse valor. A elevação da pressão osmótica é a mais difícil de se medir satisfatoriamente. A elevação do ponto de ebulição pode ser determinada, mas os valores são mais sensíveis a mudanças na pressão barométrica. Igualmente, para uma solução aquosa a elevação do ponto de ebulição molal é consideravelmente menor que a depressão do ponto de congelamento. Dessa forma, é menos precisa que o ponto de congelamento. As determinações da queda da pressão de vapor são muito fáceis, rápidas e convenientes. Um osmômetro de pressão de vapor com uma precisão < 2 mOsmol/kg foi descrito por Dickerson *et al.*[16] Outro método geralmente utilizado é o método da depressão do ponto de congelamento, que pode ser determinado prontamente com razoável grau de exatidão (ver *Depressão do Ponto de Congelamento* no Cap. 16). Deve-se observar que os dados no Apêndice A podem ser prontamente convertidos para redução da pressão de vapor, se desejado.

Os resultados das investigações por *Lund et al.*[18] indicam que o ponto de congelamento do sangue humano saudável e normal é de −0,52°. Embora a água seja o meio no qual os vários constituintes do sangue encontram-se dissolvidos ou em suspensão nesse método, considera-se que *qualquer solução aquosa* que congele a −0,52° é *isotônica em relação ao sangue*. Agora é raro que uma solução aquosa simples de um agente terapêutico a ser infundido via parenteral tenha um ponto de congelamento de −0,52°, e obter esse ponto de congelamento é necessário tanto para adicionar algum outro soluto terapeuticamente inativo se a solução for hipotônica (ponto de congelamento acima de −0,52°) quanto para diluir a solução se ela for hipertônica (ponto de congelamento abaixo de −0,52°). A prática normal consiste em adicionar NaCl e glicose para ajustar as soluções parenterais hipotônicas para que atinjam a isotonicidade. Determinados solutos, incluindo cloreto de amônio, ácido bórico, uréia, glicerina e propilenoglicol, causam hemólise mesmo quando presentes em concentração isosmótica, e tais soluções obviamente não são isotônicas. Ver o Apêndice A.

De forma similar, as soluções que se destinam a uso oftálmico podem ser ajustadas para terem o ponto de congelamento idêntico ao da secreção lacrimal, a saber −0,52°. Soluções oftálmicas com pontos de congelamento mais altos normalmente são feitas isotônicas pela adição de ácido bórico ou cloreto de sódio.

Em laboratórios onde o equipamento necessário se encontra disponível, o método normalmente seguido para ajustar as soluções hipotônicas é determinar a depressão do ponto de congelamento produzido pelos ingredientes de uma dada prescrição ou fórmula, e, então, adicionar uma quantidade de soluto inerte satisfatória para reduzir o ponto de congelamento para −0,52°, caso a solução seja para infusão parenteral ou aplicação oftálmica. Uma determinação final da depressão do ponto de congelamento pode ser para se verificar a exatidão do cálculo. Se a solução for hipertônica, pode ser diluída se uma solução isotônica tiver que ser preparada, mas é preciso lembrar que algumas soluções não podem ser diluídas sem prejuízo de sua atividade terapêutica. Por exemplo, soluções a serem usadas para tratamento de veias varicosas necessitam de uma alta concentração do ingrediente ativo (soluto) para tornar efetiva a solução. A diluição para soluções isotônicas não é indicada em tais casos.

CÁLCULOS DO PONTO DE CONGELAMENTO

Como explicado na seção precedente, os dados a partir do ponto de congelamento amiúde podem ser empregados na resolução de problemas de ajuste da isotonicidade. Obviamente, a utilidade de tais dados é limitada àquelas soluções em que o soluto não penetra na membrana do tecido (p. ex., hemácias) com o qual está em contato. Nesses casos, o Apêndice A, que fornece a depressão do ponto de congelamento de soluções de diferentes concentrações de várias substâncias, provê informações essenciais para a resolução desse problema.

Para a maioria das substâncias listadas no quadro, é dada a concentração de uma solução isotônica (uma que tenha o ponto de congelamento de −0,52°). Se não estiver listada no quadro, a concentração pode ser determinada com suficiente precisão pelo uso da proporção simples, como a base de cálculo, o componente que produz uma solução mais próximo da isotônica. Na realidade, a depressão do ponto de congelamento de uma solução não é absolutamente proporcional à concentração, mas varia de acordo com a diluição; por exemplo, uma solução contendo 1 g de cloridrato de procaína em 100 mL tem uma depressão do ponto de congelamento de 0,12°, enquanto uma solução contendo 3 g do mesmo sal em 100 mL tem uma depressão do ponto de congelamento de 0,33°, *não de* 0,36° (3 × 0,12°). Em razão de o ajuste da isotonicidade não necessitar ser absolutamente exato, podem ser feitas aproximações. Todavia, os ajustes da isotonicidade devem ser tão exatos quanto praticáveis.

EFEITOS DOS SOLVENTES — Além da água, alguns outros solventes são freqüentemente empregados em gotas nasais, auriculares e outras preparações a serem usadas em diversas partes do corpo. Líquidos tais como glicerina, propilenoglicol ou álcool podem compor parte do solvente. Na resolução dos problemas de ajuste da isotonicidade para tais soluções, deve-se saber que esses solventes contribuem para a depressão do ponto de congelamento, mas eles podem ou não ter um efeito na *tonalidade* do tecido no qual são aplicados; assim, uma solução *isosmótica* pode não ser *isotônica*. Nesses casos, é evidente que a utilidade dos métodos descritos anteriormente – ou para esse propósito, de qualquer outro método de avaliação da *tonicidade* – é questionável.

TESTANDO A TONICIDADE PELA OBSERVAÇÃO DAS MODIFICAÇÕES ERITROCÍTICAS

A observação do comportamento dos eritrócitos humanos quando suspensos em uma solução é um procedimento definitivo e direto para determinar se a solução é isotônica, hipotônica ou hipertônica. Se hemólise ou uma notável mudança no aspecto do eritrócito ocorre, a solução não é isotônica com a célula. Caso as células mantenham duas características normais, a solução é isotônica.

A hemólise pode ocorrer quando a pressão osmótica do líquido no eritrócito é maior do que a da solução na qual as células estão suspensas, mas a reatividade química específica do soluto na solução é geralmente mais importante na produção da hemólise do que o efeito osmótico. Não há evidências definidas de que qualquer mecanismo de ação singular possa causar hemólise. O processo parece envolver fatores como pH, solubilidade lipídica, as dimensões moleculares e iônicas das partículas do soluto e a possível inibição da colinesterase nas membranas celulares e ação de desnaturação da proteína da membrana plasmática.

Alguns investigadores testam a tonicidade das soluções injetáveis pela observação das variações do volume eritrocitário produzidas por essas soluções. Esse método parece ser mais sensível na detecção de diferenças de tonicidade do que aqueles baseados na observação do efeito hemolítico. As informações mais úteis pertinentes aos efeitos dos diversos solutos nos eritrócitos têm sido obtidas por esse procedimento.

MÉTODOS DE AJUSTE DA TONICIDADE

Existem diversos métodos de ajuste da tonicidade de uma solução aquosa, contanto que, é claro, a solução seja hipotônica quando a droga e os aditivos estejam dissolvidos. O mais proeminente desses métodos é o método da depressão do ponto de congelamento, o método do cloreto de sódio equivalente e o método do valor V para solução isotônica. Os dois primeiros métodos podem ser usados com um processo de solução de problemas em três etapas baseado no cloreto de sódio.

1. Identificar a solução de referência e o parâmetro de tonicidade associado.
2. Determinar a contribuição da(s) droga(s) e aditivo(s) à tonicidade total.
3. Determinar a quantidade de cloreto de sódio necessária através da subtração da contribuição da solução efetiva a partir da solução de referência.

Esse resultado da terceira etapa também indica se a solução efetiva é hipotônica, isotônica ou hipertônica. Se a solução efetiva contribui menos para a tonicidade total do que a solução de referência, então a solução efetiva é hipotônica. Se, entretanto, a solução efetiva contribui bastante para a tonicidade em relação à solução de referência, a solução efetiva é hipertônica e pode ser ajustada à isotonicidade somente pela diluição. Isso pode não ser possível no campo terapêutico.

A quantidade de cloreto de sódio resultante da terceira etapa também pode ser convertida em outras substâncias, como glicose, para tornar a solução efetiva isotônica.

MÉTODO DA DEPRESSÃO DO PONTO DE CONGELAMENTO — O método do ponto de congelamento utiliza o *valor D* (encontrado no Apêndice A) que tem as unidades de grau centígrado (*x*% da droga). Por exemplo, no Apêndice A, o fosfato sódico de dexametasona tem valores *D* de 0,050°/(0,5% da droga), 0,180°/(2,0% da droga), 0,52°/6,75% da droga) etc. Parece que o valor *D* é proporcionalmente próximo à concentração. Se o valor *D* é necessário para a concentração de uma droga que não se encontra listada no Apêndice A, ele pode ser calculado a partir do apêndice por proporção direta, usando um valor *D* que seja mais próximo à concentração da droga na solução efetiva.

A solução de referência para o método da depressão do ponto de congelamento é NaCl a 0,9%, que tem um ponto de diminuição de $\Delta T_f = 0{,}52°$. Usando as três etapas descritas anteriormente, a solução de fosfato sódico de dexametasona no Exemplo 1 pode ser transformada em isotônica como se segue:

Exemplo 1

Fosfato Sódico de Dexametasona	0,1%
Água Destilada qs	30 mL
Solução isotônica, para fazer a mistura	

Etapa 1—Solução de referência: NaCl a 0,9%.

$$\Delta T_f = 0{,}52°$$

$$D = 0{,}050°/0{,}5\% \text{ (fosfato sódico de dexametasona)}$$

Etapa 2—Contribuição da droga.

$$\frac{0{,}050°}{\text{droga a } 0{,}5\%} \times \text{droga a } 0{,}1\% = 0{,}010°$$

Etapa 3—Solução de referência – Solução efetiva.

$$0{,}52° - 0{,}01° = 0{,}51°$$

Cloreto de sódio necessário.

$$\frac{\text{NaCl a } 0{,}9\%}{0{,}52°} \times 0{,}51° = \text{NaCl a } 0{,}883\%$$

$$\frac{\text{NaCl a } 0{,}883\text{ g}}{100\text{ mL}} \times 30\text{ mL} = \text{NaCl a } 0{,}265\text{ g}$$

A solução acima poderia ser feita isotônica com qualquer outro material apropriado além do cloreto de sódio pelo uso do valor *D* para aquele material. Por exemplo, para fazer uma solução isotônica com a glicose com um valor *D*, $D = 0{,}091°/1\%$;

$$\frac{\text{Glicose a } 1\%}{0{,}091°} \times 0{,}51° = \text{glicose a } 5{,}60\%$$

$$\frac{5{,}60\text{ g de glicose}}{100\text{ mL}} \times 30\text{ mL} = 1{,}68\text{ g de glicose}$$

Exemplo 2

Nafazolina, HCl (N.HCl)	0,02%
Sulfato de Zinco	0,25%
Água Destilada qs	30 mL
Solução Isotônica, para fazer a mistura	

Etapa 1—Solução de referência: NaCl a 0,9%.

$$\Delta T_f = 0{,}52°$$

$$D = 0{,}14°/1\% \text{ (nafazolina, HCl)}$$

$$D = 0{,}086°/1\% \text{ (sulfato de zinco)}$$

Etapa 2—Contribuição das drogas.

$$\frac{0{,}14°}{\text{N.HCl a } 1\%} \times \text{N.HCl a } 0{,}02\% = 0{,}003°$$

$$\frac{0{,}086°}{ZnSO_4 \text{ a } 1\%} \times ZnSO_4 \text{ a } 0{,}25\% = 0{,}022°$$

$$0{,}003° + 0{,}022° = 0{,}025°$$

Etapa 3—Solução de referência – Solução efetiva.

$$0{,}52° - 0{,}025° = 0{,}495°$$

Cloreto de sódio necessário.

$$\frac{\text{NaCl a } 0{,}9\%}{0{,}52°} \times 0{,}495° = \text{NaCl a } 0{,}857\%$$

$$\frac{0{,}857\text{ g de NaCl}}{100\text{ mL}} \times 30\text{ mL} = 0{,}257\text{ g de NaCl}$$

A solução acima poderia ser feita isotônica com qualquer material apropriado além do cloreto de sódio pelo uso do valor *D* para aquele material. Por exemplo, para fazer uma solução isotônica com a glicose com um valor D, $D = 0{,}091°/1\%$;

$$\frac{\text{Glicose a 1\%}}{0{,}091°} \times 0{,}495° = \text{Glicose a 5,44\%}$$

$$\frac{5{,}44 \text{ g de glicose}}{100 \text{ mL}} \times 30 \text{ mL} = 1{,}63 \text{ g de glicose}$$

MÉTODO DO EQUIVALENTE DE CLORETO DE SÓDIO — Um equivalente de cloreto de sódio, *valor E*, é definido como o peso de cloreto de sódio que exercerá o mesmo efeito osmótico que 1 g da droga. Por exemplo, no Apêndice A, o fosfato sódico de dexametasona tem um valor *E* de 0,18 g de NaCl/g da droga em concentração de 0,5%, 0,17 g de NaCl/g da droga em concentração de 1% e um valor de 0,16 g de NaCl/g da droga em concentração de 2%. Essa discreta variação deve-se a mudanças na atração iônica em diferentes concentrações da droga; o valor *E* não é diretamente proporcional à concentração, como acontecia com a depressão do ponto de congelamento.

A solução de referência para o método do equivalente do cloreto de sódio é o NaCl a 0,9%, como era para o método da depressão do ponto de congelamento.

A solução de fosfato sódico de dexametasona no Exemplo 1 pode ser transformada em isotônica utilizando-se o método do equivalente de cloreto de sódio como se segue:

Exemplo 1

Fosfato Sódico de Dexametasona	0,1%
Água Destilada qs	30 mL
Solução Isotônica, para fazer a mistura	

Etapa 1—Solução de referência: NaCl a 0,9%.

$$\frac{0{,}9 \text{ g de NaCl}}{100 \text{ mL}} \times 30 \text{ mL} = 0{,}270 \text{ g de NaCl}$$

$$E = 0{,}18 \text{ g NaCl/g da droga}$$

Etapa 2—Contribuição da droga.

$$\frac{0{,}18 \text{ g de NaCl}}{1 \text{ g da droga}} \times \frac{0{,}1 \text{ g da droga}}{100 \text{ mL}} \times 30 \text{ mL} = 0{,}0054 \text{ g de NaCl}$$

Etapa 3—Solução de referência – solução efetiva.

$$0{,}270 \text{ g de NaCl} - 0{,}0054 \text{ g de NaCl} = 0{,}265 \text{ g de NaCl}$$

A solução acima pode ser feita isotônica com outros materiais que não sejam cloreto de sódio, como a glicose, pelo uso do valor *E* daquele material. Por exemplo, para fazer a solução isotônica com a glicose, $E = 0{,}16$ g NaCl/g de glicose, a quantidade de cloreto de sódio necessária na Etapa 3, pode ser convertida em glicose na forma que se segue:

$$\frac{1 \text{ g de glicose}}{0{,}16 \text{ g de NaCl}} \times 0{,}265 \text{ g de NaCl} = 1{,}66 \text{ g de glicose}$$

Exemplo 2

Nafazolina, HCl (N.HCl)	0,02%
Sulfato de Zinco	0,25%
Água Destilada qs	30 mL
Solução Isotônica, para fazer a mistura	

Etapa 1—Solução de referência: cloreto de sódio a 0,9%.

$$\frac{0{,}9 \text{ g de NaCl}}{100 \text{ mL}} \times 30 \text{ mL} = 0{,}270 \text{ g de NaCl}$$

$$E = 0{,}27 \text{ g de NaCl/g de N.HCL}$$

$$E = 0{,}15 \text{ g de NaCl/g de } ZnSO_4$$

Etapa 2—Contribuição das drogas.

$$\frac{0{,}27 \text{ g de NaCl}}{1 \text{ g N.HCl}} \times \frac{0{,}02 \text{ g de N.HCl}}{100 \text{ mL}} \times 30 \text{ mL} = 0{,}002 \text{ g de NaCl}$$

$$\frac{0{,}15 \text{ g de NaCl}}{1 \text{ g de } ZnSO_4} \times \frac{0{,}25 \text{ g de } ZnSO_4}{100 \text{ mL}} \times 30 \text{ mL} = 0{,}011 \text{ g de NaCl}$$

$$0{,}002 \text{ g de NaCl} + 0{,}011 \text{ g de NaCl} = 0{,}013 \text{ g NaCl}$$

Etapa 3— Solução de referência – solução efetiva.

$$0{,}270 \text{ g de NaCl} - 0{,}013 \text{ g de NaCl} = 0{,}257 \text{ g de NaCl}$$

A solução acima pode ser feita isotônica com outros materiais que não sejam cloreto de sódio, como a glicose, pelo uso do valor *E* daquele material. Por exemplo, para fazer a solução isotônica com a glicose, $E = 0{,}16$ g NaCl/g de glicose, a quantidade de cloreto de sódio necessária na Etapa 3, pode ser convertida em glicose da seguinte forma:

$$\frac{1 \text{ g de glicose}}{0{,}16 \text{ g de NaCl}} \times 0{,}257 \text{ g de NaCl} = 1{,}61 \text{ g de glicose}$$

VALORES *V* DE SOLUÇÕES ISOTÔNICAS — O *valor V* de uma droga é o volume de água a ser adicionada a um peso específico da droga (0,3 g ou 1,0 g, dependendo da tabela usada) para preparar uma solução isotônica. O Apêndice B fornece tais valores para algumas drogas comumente usadas. A razão para o fornecimento de dados para 0,3 g da droga é para conveniência na preparação de 30 mL da solução, um volume normalmente prescrito. O princípio básico que ampara o uso dos valores *V* é preparar uma solução isotônica da droga prescrita e então diluir essa solução ao volume final com um veículo isotônico satisfatório.

As duas soluções nos exemplos anteriores podem ser preparadas na forma que se segue usando o método do valor *V*:

Exemplo 1

Fosfato Sódico de Dexametasona	0,1%
Água Destilada qs	30 mL
Solução Isotônica, para fazer a mistura	

Etapa 1—O valor *V* para o fosfato sódico de dexametasona pode ser calculado a partir do equivalente do cloreto de sódio, *E*, como esboçado na nota de rodapé no Apêndice B.

$$\frac{100 \text{ mL de solução}}{0{,}9 \text{ g de NaCl}} \times \frac{0{,}17 \text{ g de NaCl}}{1 \text{ g da droga}} \times 0{,}3 \text{ g da droga} = 5{,}67 \text{ mL de solução}$$

para uma solução diluída:

$$5{,}67 \text{ mL de solução} \cong 5{,}67 \text{ mL de } H_2O \therefore V = (5{,}67 \text{ mL de } H_2O)/(0{,}3 \textit{ da droga})$$

Etapa 2—Quantidade de droga necessária.

$$\frac{0{,}1 \text{ g da droga}}{100 \text{ mL}} \times 30 \text{ mL} = 0{,}030 \text{ g da droga}$$

Volume de água necessário para preparar uma solução isotônica.

$$\frac{5{,}67 \text{ mL de } H_2O}{0{,}3 \text{ g da droga}} \times 0{,}030 \text{ g da droga} = 0{,}57 \text{ mL de } H_2O$$

Etapa 3—Para preparar a solução, dissolver 0,030 g da droga em 0,57 mL de água e volume suficiente até um veículo isotônico satisfatório tal como a solução de NaCl a 0,9%, glicose a 5,51% ou um tampão fosfato isotônico.

Exemplo 2

Nafazolina HCl (N.HCl)	0,02%
Sulfato de Zinco	0,25%
Água Destilada, em quantidade suficiente	30 mL
Solução Isotônica, para fazer a mistura	

Etapa 1—O valor *V* para o cloridrato de nafazolina pode ser calculado a partir do equivalente do cloreto de sódio, *E*, como esboçado na nota de rodapé do Apêndice B; o valor para o sulfato de zinco é tomado diretamente do Apêndice B.

$$\frac{100 \text{ mL de solução}}{0{,}9 \text{ g de NaCl}} \times \frac{0{,}27 \text{ g de NaCl}}{1 \text{ g de N.HCl}} \times 0{,}3 \text{ g de N.HCl} = 9{,}00 \text{ mL de solução}$$

para uma solução diluída:

$$9{,}00 \text{ mL de solução} \cong 9{,}00 \text{ mL de } H_2O \therefore V = (9{,}00 \text{ mL de } H_2O)/(0{,}3 \text{ g de N.HCl})$$

$$V = 5{,}00 \text{ mL de } H_2O/0{,}3\text{g de } ZnSO_4$$

Etapa 2—Quantidade de droga necessária.

$$\frac{0{,}02 \text{ g de N.HCl}}{100 \text{ mL}} \times 30 \text{ mL} = 0{,}006 \text{ g de N.HCl}$$

$$\frac{0{,}25 \text{ g de } ZnSO_4}{100 \text{ mL}} \times 30 \text{ mL} = 0{,}075 \text{ g de } ZnSO_4$$

Volume de água necessária para preparar uma solução isotônica.

$$\frac{9{,}00 \text{ mL de } H_2O}{0{,}3 \text{ g de N.HCl}} \times 0{,}006 \text{ g da droga} = 0{,}18 \text{ mL de } H_2O$$

$$\frac{5{,}00 \text{ mL de } H_2O}{0{,}3 \text{ g de } ZnSO_4} \times 0{,}075 \text{ g de } ZnSO_4 = 1{,}25 \text{ mL de } H_2O$$

Etapa 3—Para preparar a solução, dissolver 0,006 g de cloridrato de nafazolina e 0,075 g de sulfato de zinco em 1,43 mL de água e volume suficiente de um veículo isotônico satisfatório tal como NaCl a 0,9%, glicose a 5,51% ou um tampão fosfato isotônico.

REFERÊNCIAS

1. Kaminski MV. *Surg Gynecol Obstet* 1976; 143: 12.
2. Theeuwes F. *J Pharm Sci* 1975; 64: 1987.
3. Wermeling DP *et al. Am J Hosp Pharm* 1985; 1739: 42.
4. Crane VS. *Drug Intell Clin Pharm* 1987; 21: 830.
5. Santeiro ML *et al. Am J Hosp Pharm* 1990; 47: 1359.
6. McDuffee L. *IL Council Hosp Pharm Drug Inf Newsl* 1978; 8 (Oct–Nov).
7. Zenk K, Huxtable RF. *Hosp Pharm* 1978; 13: 577.
8. Streng WH *et al. J Pharm Sci* 1978; 67: 384.
9. Murty BSR *et al. Am J Hosp Pharm* 1976; 33: 546.
10. Bray AJ. Personal communication. Evansville, IN: Mead Johnson Nutritional Division, 1978.
11. Payne-James JJ *et al. J Parenter Enter Nutr* 1993; 17: 468.
12. Miller SJ. *Hosp Pharm* 1991; 26: 796.
13. Andrassy RJ *et al. Surgery* 1977; 82: 205.
14. Dobbie RP, Hoffmeister JA. *Surg Gynecol Obstet* 1976; 143: 273.
15. *Osmolality.* Minneapolis: Doyle Pharmaceutical, 1978.
16. Dickerson RN, Melnik G. *Am J Hosp Pharm* 1988; 45: 832.
17. Holtz L, Milton J, Sturek JK. *J Parenter Enter Nutr* 1987; 11: 183.
18. Lund CG *et al. The Preparation of Solutions Iso-osmotic with Blood, Tears, and Tissue.* Copenhagen: Danish Pharmacopoeial Commission, Einar Munksgaard, 1947.
19. Hammarlund ER *et al. J Pharm Sci* 1965; 54: 160.
20. Hammarlund ER, Pedersen-Bjergaard K. *J APhA Sci Ed* 1958; 47: 107.
21. Hammarlund ER, Pedersen-Bjergaard K. *J Pharm Sci* 1961; 50: 24.
22. Hammarlund ER, Van Pevenage GL. *J Pharm Sci* 1966; 55: 1448.
23. Sapp C *et al. J Pharm Sci* 1975; 64: 1884.
24. *British Pharmaceutical Codex.* London: Pharmaceutical Press, 1973.
25. Fassett WE *et al. J Pharm Sci* 1969; 58: 1540.
26. Kagan DG, Kinsey VE. *Arch Ophthalmol* 1942; 27: 696.

BIBLIOGRAFIA

Alberty RA, Daniels F. *Physical Chemistry,* 7th ed. New York: Wiley, 1987.

Cowan G, Scheetz W, eds. *Intravenous Hyperalimentation.* Philadelphia: Lea & Febiger, 1972.

Garb S. *Laboratory Tests in Common Use,* 6th ed. New York: Springer, 1976.

Hall WE. *Am J Pharm Ed* 1970; 34: 204.

Harvey AM, Johns RJ, Owens AH, Ross RS. *The Principles and Practice of Medicine,* 18th ed. New York: Appleton Century Crofts, 1972.

Martin AN, Swarbrick J, Cammarata A. *Physical Pharmacy,* 4th ed. Philadelphia: Lea & Febiger, 1993.

Plumer AL. *Principles and Practice of Intravenous Therapy,* 4th ed. Boston: Little, Brown, 1987.

Ravel R. *Clinical Laboratory Medicine,* 5th ed. St Louis: Mosby, 1988.

Shizgal HM. *Ann Rev Med* 1991; 42: 549.

Tilkian SM, Conover MH. *Clinical Implications of Laboratory Tests,* 4th ed. St Louis: Mosby, 1987.

Turco S, King RE. *Sterile Dosage Forms,* 3rd ed. Philadelphia: Lea & Febiger, 1987.

Wallach J. *Interpretation of Diagnostic Tests,* 4th ed. Boston: Little, Brown, 1986.

Apêndice A—Equivalentes do Cloreto de Sódio, Depressões do Ponto de Congelamento e Efeitos Hemolíticos de Certos Fármacos em Solução Aquosa

	0,5%		1%		2%		3%		5%		Concentração Isosmótica[a]				
	E	D	E	D	E	D	E	D	E	D	%	E	D	H	pH
Acetilcisteína	0,20	0,055	0,20	0,113	0,20	0,227	0,20	0,341			4,58	0,20	0,52	100*	2,0
Acetrizoato de metilglucamina	0,09		0,08		0,08		0,08		0,08	12,12	0,07			0	7,1
Acetrizoato sódico	0,10	0,027	0,10	0,055	0,10	0,109	0,10	0,163	0,10	0,273	9,64	0,09	0,52	0	6,9[†]
Adrenalina, HCl											4,24			68	4,5
Álcool etílico											1,39			100	6,0
Álcool feniletílico	0,25	0,070	0,25	0,141	0,25	0,283									
Álcool *d*-pantotenílico	0,20	0,053	0,18	0,100	0,17	0,193	0,17	0,283	0,16	0,468	5,60	0,16	0,52	92	6,8
Álcool polivinílico (99% hidrol)	0,02	0,004	0,02	0,008	0,02	0,020	0,02	0,035	0,03	0,075					
Alfaprodina, HCl	0,19	0,053	0,19	0,105	0,18	0,212	0,18	0,315			4,98	0,18	0,52	100	5,3
Alume (potássio)			0,18				0,15		0,15		6,35		0,14	24*	3,4
Amantadina, HCl	0,31	0,090	0,31	0,180	0,31	0,354					2,95	0,31	0,52	91	5,7
Amilcaína, HCl			0,22				0,19				4,98	0,18		100	5,6
Aminoacético, ácido	0,42	0,119	0,41	0,235	0,41	0,470					2,20	0,41	0,52	0*	6,2
Aminofilina				0,098[c]											
Aminoipúrico, ácido	0,13	0,035	0,13	0,075											
Amobarbital sódico			0,25	0,143[c]			0,25				3,6	0,25	0,52	0	9,3
Amônio, carbonato de	0,70	0,202	0,70	0,405							1,29	0,70	0,52	97	7,7
Amônio, cloreto de			1,12								0,8	1,12	0,52	93	5,0
Amônio, fosfato dibásico de	0,58	0,165	0,55	0,315							1,76	0,51	0,52	0	7,9
Amônio, lactato de	0,33	0,093	0,33	0,185	0,33	0,370					2,76	0,33	0,52	98	5,9
Amônio, nitrato de	0,69	0,200	0,69	0,400							1,30	0,69	0,52	91	5,3
Amônio, sulfato de	0,55	0,158	0,55	0,315							1,68	0,54	0,52	0	5,3
Amprotropina, fosfato de											5,90			0	4,2
Anfetamina, fosfato de			0,34	0,20			0,27	0,47			3,47	0,26	0,52	0	4,5
d-Anfetamina, HCl											2,64			98	5,7

Apêndice A—Equivalentes do Cloreto de Sódio, Depressões do Ponto de Congelamento e Efeitos Hemolíticos de Certos Fármacos em Solução Aquosa (cont.)

	0,5%		1%		2%		3%		5%		Concentração Isosmótica[a]				
	E	D	E	D	E	D	E	D	E	D	%	E	D	H	pH
Anfetamina, sulfato de			0,22	0,129[c]			0,21	0,36			4,23	0,21	0,52	0	5,9
Anileridina, HCl	0,19	0,052	0,19	0,104	0,19	0,212	0,18	0,316	0,18	0,509	5,13	0,18	0,52	12	2,6
Antazolina, fosfato de											6,05			90	4,0
Antimônio, tartarato potássico de			0,18				0,13		0,10						
Antipirina			0,17	0,10			0,14	0,24	0,14	0,40	6,81	0,13	0,52	100	6,1
Apomorfina, HCl			0,14	0,080[c]											
Arginina, glutamato de	0,17	0,048	0,17	0,097	0,17	0,195	0,17	0,292	0,17	0,487	5,37	0,17	0,52	0	6,9
Ascórbico, ácido				0,105[c]							5,05	0,52[b]	100*	2,2	
Atropina, metilbrometo de			0,14				0,13		0,13		7,03	0,13			
Atropina, metilnitrato de											6,52			0	5,2
Atropina, sulfato de			0,13	0,075			0,11	0,19	0,11	0,32	8,85	0,10	0,52	0	5,0
Azul tripano	0,26	0,075	0,26	0,150											
Bacitracina			0,05	0,03			0,04	0,07	0,04	0,12					
Barbital sódico			0,30	0,171[c]			0,29	0,50			3,12	0,29	0,52	0	9,8
Benzalcônio, cloreto de			0,16				0,14		0,13						
Benzil álcool			0,17	0,09[c]			0,15								
Benzotropina, mesilato de	0,26	0,073	0,21	0,115	0,15	0,170	0,12	0,203	0,09	0,242					
Betanecol, cloreto de	0,50	0,140	0,39	0,225	0,32	0,368	0,30	0,512			3,05	0,30		0	6,0
Bismuto, tartarato potássico de			0,09				0,06		0,05						
Bismuto, tartarato sódico de			0,13				0,12		0,11		8,91	0,10		0	6,1
Bórico, ácido	0,50	0,288[c]									1,9	0,47	0,52	100	4,6
Bromfeniramina, maleato de	0,10	0,026	0,09	0,050	0,08	0,084									
Bupivacaína, HCl	0,17	0,048	0,17	0,096	0,17	0,193	0,17	0,290	0,17	0,484	5,38	0,17	0,52	83	6,8
Butabarbital sódico	0,27	0,078	0,27	0,155	0,27	0,313	0,27	0,470			3,33	0,27	0,52	0	6,8
Butacaína, sulfato de			0,20	0,12			0,13	0,23	0,10	0,29					
Cafeína e benzoato sódico			0,26	0,15			0,23	0,40			3,92	0,23	0,52	0	7,0
Cafeína e salicilato sódico			0,12	0,12			0,17	0,295	0,16	0,46	5,77	0,16	0,52	0	6,8
Cálcio, aminossalicilato de											4,80			0	6,0
Cálcio, anidro de cloreto de			0,68	0,39							1,3	0,69	0,52	0	5,6
Cálcio, cloreto de			0,51	0,298[c]							1,70	0,53	0,52	0	5,6
Cálcio, cloreto de (6 H_2O)			0,35	0,20							2,5	0,36	0,52	0	5,7
Cálcio, edetato dissódico de	0,21	0,061	0,21	0,120	0,21	0,240	0,20	0,357			4,50	0,20	0,52	0	6,1
Cálcio, gluconato de			0,16	0,091[c]			0,14	0,24							
Cálcio, lactato de			0,23	0,13			0,12	0,36			4,5	0,20	0,52	0	6,7
Cálcio, lactobionato de	0,08	0,022	0,08	0,043	0,08	0,085	0,07	0,126	0,07	0,197					
Cálcio, levulinato de			0,27	0,16			0,25	0,43			3,58			0	7,2
Cálcio, pantotenato de											5,50			0	7,4
Canamicina, sulfato de	0,08	0,021	0,07	0,041	0,07	0,083	0,07	0,125	0,07	0,210					
Cânfora			0,12[d]												
Capreomicina, sulfato de	0,04	0,011	0,04	0,020	0,04	0,042	0,04	0,063	0,04	0,106					
Carbacol				0,205[c]							2,82			0	5,9
Carbenicilina sódica	0,20	0,059	0,20	0,118	0,20	0,236	0,20	0,355			4,40	0,20	0,52	0	6,6
Carboximetilcelulose sódica	0,03	0,007	0,03	0,017	0,145										
Cefaloridina	0,09	0,023	0,07	0,041	0,06	0,074	0,06	0,106	0,05						
Cefalotina sódica	0,18	0,050	0,17	0,095	0,16	0,179	0,15	0,259	0,14	0,400	6,80	0,13	0,52	parcial	8,5
Ciclizina, HCl	0,20	0,060													
Ciclofosfamida	0,10	0,031	0,10	0,061	0,10	0,125									
Citarabina	0,11	0,034	0,11	0,066	0,11	0,134	0,11	0,198	0,11	0,317	8,92	0,10	0,52	0	8,0

Apêndice A—Equivalentes do Cloreto de Sódio, Depressões do Ponto de Congelamento e Efeitos Hemolíticos de Certos Fármacos em Solução Aquosa (cont.)

	0,5%		1%		2%		3%		5%		Concentração Isosmótica[a]				
	E	D	E	D	E	D	E	D	E	D	%	E	D	H	pH
Cítrico, ácido			0,18	0,10			0,17	0,295	0,16	0,46	5,52	0,16	0,52	100*	1,8
Clindamicina, fosfato de	0,08	0,022	0,08	0,046	0,08	0,095	0,08	0,144	0,08	0,242	10,73	0,08	0,52	58*	6,8
Cloramina-T											4,10			100*	9,1
Cloranfenicol				0,06[d]											
Cloranfenicol, succinato sódico de	0,14	0,038	0,14	0,078	0,14	0,154	0,13	0,230	0,13	0,382	6,83	0,13	0,52	parcial	6,1
Clordiazepóxido, HCl	0,24	0,068	0,22	0,125	0,19	0,220	0,18	0,315	0,17	0,487	5,50	0,16	0,52	66	2,7
Clorfeniramina, maleato de	0,17	0,048	0,15	0,085	0,14	0,165	0,13	0,220	0,09	0,265					
Clorobutanol (hidratado)			0,24	0,14											
Cloroprocaína, HCl	0,20	0,054	0,20	0,108	0,18	0,210									
Cloroquina, fosfato de	0,14	0,039	0,14	0,082	0,14	0,162	0,14	0,242	0,13	0,379	7,15	0,13	0,52	0	4,3
Cloroquina, sulfato de	0,10	0,028	0,09	0,050	0,08	0,090	0,07	0,127	0,07	0,195					
Clortetraciclina, HCl	0,10	0,030	0,10	0,061	0,10	0,121									
Clortetraciclina, sulfato de			0,13	0,08			0,10	0,17							
Cocaína HCl			0,16	0,090[c]			0,15	0,26	0,14	0,40	6,33	0,14	0,52	47	4,4
Codeína, fosfato de			0,14	0,080[c]			0,13	0,23	0,13	0,38	7,29	0,12	0,52	0	4,4
Colistimetato sódico	0,15	0,045	0,15	0,085	0,15	0,170	0,15	0,253	0,14	0,411	6,73	0,13	0,52	0	7,6
Cúprico, sulfato			0,18	0,100[c]			0,15		0,14		6,85	0,13		traço*	3,9
Deferoxamina, mesilato de	0,09	0,023	0,09	0,047	0,09	-0,093	0,09	0,142	0,09	0,241					
Demecário, brometo de	0,14	0,038	0,12	0,069	0,10	0,108	0,08	0,139	0,07	0,192					
Dexametasona, fosfato sódico de	0,18	0,050	0,17	0,095	0,16	0,180	0,15	0,260	0,14	0,410	6,75	0,13	0,52	0	8,9
Dextroanfetamina, fosfato de			0,25	0,14			0,25	0,44			3,62	0,25	0,52	0	4,7
Dextroanfetamina, HCl	0,34	0,097	0,34	0,196	0,34	0,392					2,64	0,34	0,52		
Dextroanfetamina, sulfato de	0,24	0,069	0,23	0,134	0,22	0,259	0,22	0,380			4,16	0,22	0,52	0	5,9
Diatrizoato de sódio	0,10	0,025	0,09	0,049	0,09	0,098	0,09	0,149	0,09	0,248	10,55	0,09	0,52	0	7,9
Dibucaína, HCl				0,074[c]											
Dicloxacilina sódica (1 H_2O)	0,10	0,030	0,10	0,061	0,10	0,122	0,10	0,182							
Dietanolamina	0,31	0,089	0,31	0,177	0,31	0,358					2,90	0,31	0,52	100	11,3
Difenidol, HCl	0,16	0,045	0,16	0,09	0,16	0,180									
Difenidramina, HCl				0,161[c]							5,70			88*	5,5
Difilina	0,10	0,025	0,10	0,052	0,09	0,104	0,09	0,155	0,08	0,245					
Diidroestreptomicina, sulfato de			0,06	0,03			0,05	0,09	0,05	0,14	19,4	0,05	0,52	0	6,1
Dimetil, sulfóxido	0,42	0,122	0,42	0,245	0,42	0,480					2,16	0,42	0,52	100	7,6
Dimetilpirindeno, maleato de	0,13	0,039	0,12	0,070	0,11	0,120									
Diperodona, HCl	0,15	0,045	0,14	0,079	0,13	0,141									
Doxapram, HCl	0,12	0,035	0,12	0,070	0,12	0,140	0,12	0,210							
Doxiciclina, hiclato de	0,12	0,035	0,12	0,072	0,12	0,134	0,11	0,186	0,09	0,264					
Ecotiofato, iodeto de	0,16	0,045	0,16	0,090	0,16	0,179									
Edetato dissódico	0,24	0,070	0,23	0,132	0,22	0,248	0,21	0,360			4,44	0,20	0,52	0	4,7
Edetato trissódico monoidratado	0,29	0,079	0,29	0,158	0,28	0,316	0,27	0,472			3,31	0,27	0,52	0	8,0
Efedrina, HCl			0,30	0,165[c]			0,28				3,2	0,28		96	5,9
Efedrina, sulfato de			0,23	0,13			0,20	0,35			4,54	0,20	0,52	0	5,7
Emetina, HCl				0,058[c]				0,17		0,29					
Epinefrina, bitartarato de			0,18	0,104			0,16	0,28	0,16	0,462	5,7	0,16	0,52	100*	3,4
Epinefrina, cloridrato de			0,29	0,16[b]			0,26				3,47	0,26			
Ergonovina, maleato de				0,089[c]											
Eritromicina, lactobionato de	0,08	0,020	0,07	0,040	0,07	0,078	0,07	0,115	0,06	0,187					
Escopolamina, HBr			0,12	0,07			0,12	0,21	0,12	0,35	7,85	0,11	0,52	8	4,8
Escopolamina, metilnitrato de			0,16				0,14		0,13		6,95	0,13		0	6,0
Esparteína, sulfato de	0,10	0,030	0,10	0,056	0,10	0,111	0,10	0,167	0,10	0,277	9,46	0,10	0,52	19*	3,5

Apêndice A—Equivalentes do Cloreto de Sódio, Depressões do Ponto de Congelamento e Efeitos Hemolíticos de Certos Fármacos em Solução Aquosa (cont.)

	0,5%		1%		2%		3%		5%		Concentração Isosmótica[a]				
	E	D	E	D	E	D	E	D	E	D	%	E	D	H	pH
Espectinomicina, HCl	0,16	0,045	0,16	0,092	0,16	0,185	0,16	0,280	0,16	0,460	5,66	0,16	0,52	3	4,4
Estreptomicina, HCl			0,17	0,10[c]			0,16	0,16							
Estreptomicina, sulfato de			0,07	0,036[c]			0,06	0,10	0,06	0,17					
Etilenodiamina				0,253[c]							2,08			100*	11,4
Etilmorfina, HCl			0,16	0,088[c]			0,15	0,26	0,15	0,43	6,18	0,15	0,52	38	4,7
Eucatropina, HCl				0,11[d]											
Fenacaína, HCl				0,09[d]											
Fenilefrina HCl			0,32	0,184[c]			0,30				3,0	0,30		0	4,5
Fenilefrina, tartarato de											5,90			58*	5,4
Fenilpropanolamina, HCl			0,38	0,219[c]							2,6	0,35		95	5,3
Feniramina, maleato de			0,09[d]												
Fenobarbital sódico			0,24	0,135[c]			0,23	0,40			3,95	0,23	0,52	0	9,2
Fenol	0,35	0,20									2,8	0,32	0,52	0*	5,6
Fentolamina, mesilato de	0,18	0,052	0,17	0,096	0,16	0,173	0,14	0,244	0,13	0,364	8,23	0,11	0,52	83	3,5
Férrico, citrato amoníaco (verde)											6,83			0	5,2
Fisostigmina, salicilato de			0,16	0,090[c]											
Fisostigmina, sulfato de				0,074[c]											
Floxuridina	0,14	0,040	0,13	0,076	0,13	0,147	0,12	0,213	0,12	0,335	8,47	0,12	0,52	3*	4,5
Flufenazina 2-HCl	0,14	0,041	0,14	0,082	0,12	0,145	0,09	0,155							
Fluoresceína sódica			0,31	0,181[c]			0,27	0,47			3,34	0,27	0,52	0	8,7
d-Frutose											5,05			0*	5,9
Furtretônio, iodeto de	0,24	0,070	0,24	0,133	0,22	0,250	0,21	0,360			4,44	0,20	0,52	0	5,4
Galactose											4,92			0	5,9
Gentamicina, sulfato de	0,05	0,015	0,05	0,030	0,05	0,060	0,05	0,093	0,05	0,153					
Glicerina				0,203[c]							2,6			100	5,9
Glicopirrolato	0,15	0,042	0,15	0,084	0,15	0,166	0,14	0,242	0,13	0,381	7,22	0,12	0,52	92*	4,0
Glicose			0,16	0,091[c]			0,16	0,28	0,16	0,46	5,51	0,16	0,52	0	5,9
Glicose (anidra)			0,18	0,101[c]			0,18	0,31			5,05	0,18	0,52	0	6,0
D-Glicurônico, ácido											5,02			48*	1,6
Hetacilina potássica	0,17	0,048	0,17	0,095	0,17	0,190	0,17	0,284	0,17	0,474	5,50	0,17	0,52	0	6,3
Hexafluorênio, brometo de	0,12	0,033	0,11	0,065											
Hexametileno sódico acetaminossalicilato	0,18	0,049	0,18	0,099	0,17	0,199	0,17	0,297	0,16	0,485	5,48	0,16	0,52	0*	4,0
Hexametônio, tartarato de	0,16	0,045	0,16	0,089	0,16	0,181	0,16	0,271	0,16	0,456	5,68	0,16	0,52		
Hexilcaína, HCl											4,30			100	4,8
Hexobarbital sódico			0,15[c]												
Hialuronidase	0,01	0,004	0,01	0,007	0,01	0,013	0,01	0,020	0,01	0,033					
Hidromorfona, HCl											6,39			64	5,6
Hidroxianfetamina, HBr				0,15[d]							3,71			92	5,0
8-Hidroxiquinolina, sulfato de											9,75			59*	2,5
Hidroxistilbamidina, isetionato de	0,20	0,060	0,16	0,090	0,12	0,137	0,10	0,170	0,07	0,216					
Hiosciamina, hidrobrometo											6,53			68	5,9
Histamina, 2HCl	0,40	0,115	0,40	0,233	0,40	0,466					2,24	0,40	0,52	79*	3,7
Histamina, fosfato de					0,149[c]						4,10	0	4,6		
Histidina, HCl											3,45			40	3,9
Holocaína, HCl			0,20	0,12											
Homatropina, hidrobrometo de			0,17	0,097[c]			0,16	0,28	0,16	0,46	5,67	0,16	0,52	92	5,0
Homatropina, metilbrometo de			0,19	0,11			0,15	0,26	0,13	0,38					
4-Homossulfanilamida, HCl											3,69			0	4,9
Imipramina, HCl	0,20	0,058	0,20	0,110	0,13	0,143									
Indigotinodissulfonato de sódio	0,30	0,085	0,30	0,172											
Intracaína, HCl											4,97			85	5,0
Iodoftaleína de sódio				0,07[c]							9,58			100	9,4

Apêndice A—Equivalentes do Cloreto de Sódio, Depressões do Ponto de Congelamento e Efeitos Hemolíticos de Certos Fármacos em Solução Aquosa (cont.)

	0,5%		1%		2%		3%		5%		Concentração Isosmótica[a]				
	E	D	E	D	E	D	E	D	E	D	%	E	D	H	pH
Isometepteno, mucato de	0,18	0,048	0,18	0,095	0,18	0,196	0,18	0,302			4,95	0,18	0,52	0	6,2
Isoproterenol, sulfato de	0,14	0,039	0,14	0,078	0,14	0,156	0,14	0,234	0,14	0,389	6,65	0,14	0,52	traço	4,5
Láctico, ácido				0,239[c]							2,30			100*	2,1
Lactose			0,07	0,040[c]			0,08		0,09		9,75	0,09		0*	5,8
Levalorfano, tartarato de	0,13	0,036	0,13	0,073	0,13	0,143	0,12	0,210	0,12	0,329	9,40	0,10	0,52	59*	6,9
Levorfanol, tartarato de	0,12	0,033	0,12	0,067	0,12	0,136	0,12	0,203							
Liapolato sódico	0,10	0,025	0,09	0,051	0,09	0,103	0,09	0,157	0,09	0,263	9,96	0,09	0,52	0	6,5†
Lidocaína, HCl				0,13[c]							4,42			85	4,3
Lircomicina, HCl	0,16	0,045	0,16	0,090	0,15	0,170	0,14	0,247	0,14	0,400	6,60	0,14	0,52	0	4,5
Lobelina, HCl				0,09[b]											
Mafenida, HCl		0,27	0,075	0,27	0,153	0,27	0,303	0,26	0,448		3,55	0,25	0,52		
Magnésio, cloreto de				0,45							2,02	0,45		0	6,3
Magnésio, sulfato anidro de	0,34	0,093	0,32	0,184	0,30	0,345	0,29	0,495			3,18	0,28	0,52	0	7,0
Magnésio, sulfato de			0,17	0,094[c]			0,15	0,26	0,15	0,43	6,3	0,14	0,52	0	6,2
Manitol				0,098[c]						5,07			0*	6,2	
Menadiol, difosfato sódico de											4,36			0	8,2
Menadiona, bissulfeto sódico de											5,07			0	5,3
Mentol					0,12[d]										
Meperidina, HCl					0,125[c]						4,80			98	5,0
Mepivacaína, HCl	0,21	0,060	0,21	0,116	0,20	0,230	0,20	0,342			4,60	0,20	0,52	45	4,5
Merbromina				0,08[b]											
Mercúrio, cianeto de			0,15				0,14			0,13					
Mersalil				0,06[b]											
Mesoridazina, besilato de	0,10	0,024	0,07	0,040	0,05	0,058	0,04	0,071	0,03	0,087					
Metacolina, cloreto de				0,184[c]							3,21			0	4,5
Metadona, HCl				0,101[c]							8,59			100*	5,0
Metanfetamina, HCl				0,213[c]							2,75			97	5,9
Metaraminol, bitartarato de	0,20	0,060	0,20	0,112	0,19	0,210	0,18	0,308	0,17	0,505	5,17	0,17	0,52	59	3,8
Metenamina			0,23				0,24				3,68	0,25		100	8,4
p-Metilaminoetanolfenol, tartarato de	0,18	0,048	0,17	0,095	0,16	0,190	0,16	0,282	0,16	0,453	5,83	0,16	0,52	0	6,2
Metildopato, HCl	0,21	0,063	0,21	0,122	0,21	0,244	0,21	0,365			4,28	0,21	0,52	parcial	3,0
Metilergonovina, maleato de	0,10	0,028	0,10	0,056											
Metilfenidato, HCl	0,22	0,065	0,22	0,127	0,22	0,258	0,22	0,388			4,07	0,22	0,52	66	4,3
N-Metilglucamina	0,20	0,057	0,20	0,111	0,18	0,214	0,18	0,315	0,18	0,517	5,02	0,18	0,52	4	11,3
Metilprednisolona, succinato sódico de	0,10	0,025	0,09	0,051	0,09	0,102	0,08	0,143	0,07	0,200					
Metiodal sódico	0,24	0,068	0,24	0,136	0,24	0,274	0,24	0,410			3,81	0,24	0,52	0	5,9
Metitural sódico	0,26	0,074	0,25	0,142	0,24	0,275	0,23	0,407			3,85	0,23	0,52	78	9,8
Metocarbamol	0,10	0,030	0,10	0,060											
Metodilazina, HCl	0,12	0,035	0,10	0,056	0,08	0,080	0,06	0,093	0,04	0,112					
Metotrimeprazina, HCl	0,12	0,034	0,10	0,060	0,07	0,077	0,06	0,094	0,04	0,125					
Metoxifenamina, HCl	0,26	0,075	0,26	0,150	0,26	0,300	0,26	0,450			3,47	0,26	0,52	96	5,4
Minociclina, HCl	0,10	0,030	0,10	0,058	0,09	0,107	0,08	0,146							
Monoetanolamina	0,53	0,154	0,53	0,306							1,70	0,53	0,52	100	11,4
Morfina, HCl			0,15	0,086[c]			0,14								
Morfina, sulfato de			0,14	0,079[c]			0,11	0,19	0,09	0,26					
Nafazolina, HCl			0,27	0,14[d]			0,24				3,99	0,22		100	5,3
Nalorfina, HCl	0,24	0,070	0,21	0,121	0,18	0,210	0,17	0,288	0,15	0,434	6,36	0,14	0,52	63	4,1
Naloxona, HCl	0,14	0,042	0,14	0,083	0,14	0,158	0,13	0,230	0,13	0,367	8,07	0,11	0,52	35	5,2
Neoarsfenamina											2,32		17	7,8	
Neomicina, sulfato de			0,11	0,063[c]			0,09	0,16	0,08	0,232					
Neostigmina, brometo de			0,22	0,127[c]			0,19				4,98			0	4,6
Neostigmina, metilsulfato de			0,20	0,115[c]			0,18		0,17		5,22	0,17			
Nicotinamida			0,26	0,148[c]			0,21	0,36			4,49	0,20	0,52	100	7,0
Nicotínico, ácido			0,25	0,144[c]											
Niquetamida				0,100[c]							5,94			100	6,9
Novobiocina sódica	0,12	0,033	0,10	0,057	0,07	0,073									

Apêndice A—Equivalentes do Cloreto de Sódio, Depressões do Ponto de Congelamento e Efeitos Hemolíticos de Certos Fármacos em Solução Aquosa (cont.)

	0,5%		1%		2%		3%		5%		Concentração Isosmótica[a]				
	E	D	E	D	E	D	E	D	E	D	%	E	D	H	pH
Oleandomicina, fosfato de	0,08	0,017	0,08	0,038	0,08	0,084	0,08	0,129	0,08	0,255	10,82	0,08	0,52	0	5,0
Orfenadrina, citrato de	0,13	0,037	0,13	0,074	0,13	0,144	0,12	0,204	0,10	0,285					
Ouro, tiomalato sódico de	0,10	0,032	0,10	0,061	0,10	0,111	0,09	0,159	0,09	0,250					
Oximetazolina, HCl	0,22	0,063	0,22	0,124	0,20	0,232	0,19	0,335			4,92	0,18	0,52	86	5,7
Oxiquinolina, sulfato de	0,24	0,068	0,21	0,113	0,16	0,182	0,14	0,236	0,11	0,315					
Oxofenarsina, HCl											0,67			traço*	2,3
Papaverina, HCl			0,10	0,061[c]											
Paraldeído	0,25	0,071	0,25	0,142	0,25	0,288	0,25	0,430			3,65	0,25	0,52	97	5,3
Pargilina, HCl	0,30	0,083	0,29	0,165	0,29	0,327	0,28	0,491			3,18	0,28	0,52	91	3,8
Penicilina G potássica			0,18	0,102[c]			0,17	0,29	0,16	0,46	5,48	0,16	0,52	0	6,2
Penicilina G procaína				0,06[d]											
Penicilina G sódica			0,18	0,100[c]			0,16	0,28	0,16	0,46	5,90			18	5,2
Pentazocina, lactato de	0,15	0,042	0,15	0,085	0,15	0,169	0,15	0,253	0,15	0,420					
Pentobarbital sódico				0,145[c]							4,07			0	9,9
Pentolínio, tartarato de											5,95			55*	3,4
Pilocarpina, HCl			0,24	0,138[c]			0,22	0,38			4,08	0,22	0,52	89	4,0
Pilocarpina, nitrato de			0,23	0,132[c]			0,20	0,35			4,84	0,20	0,52	88	3,9
Piperocaína, HCl				0,12[d]							5,22			65	5,7
Piratiazina, HCl	0,22	0,065	0,17	0,095	0,11	0,123	0,08	0,140	0,06	0,170					
Piridostigmina, brometo de	0,22	0,062	0,22	0,125	0,22	0,250	0,22	0,377			4,13	0,22	0,52	0	7,2
Piridoxina, HCl											3,05			31*	3,2
Polietileno glicol 300	0,12	0,034	0,12	0,069	0,12	0,141	0,12	0,216	0,13	0,378	6,73	0,13	0,52	53	3,8
Polietileno glicol 400	0,08	0,022	0,08	0,047	0,09	0,098	0,09	0,153	0,09	0,272	8,50	0,11	0,52	0	4,4
Polietileno glicol 1500	0,06	0,015	0,06	0,036	0,07	0,078	0,07	0,120	0,07	0,215	10,00	0,09	0,52	4	4,1
Polietileno glicol 1540	0,02	0,005	0,02	0,012	0,02	0,028	0,03	0,047	0,03	0,094					
Polietileno glicol 4000	0,02	0,004	0,02	0,008	0,02	0,020	0,02	0,033	0,02	0,067					
Polimixina B, sulfato de			0,09	0,052			0,06	0,10	0,04	0,12					
Polissorbato 80	0,02	0,005	0,02	0,010	0,02	0,020	0,02	0,032	0,02	0,055					
Polivinilpirrolidona	0,01	0,003	0,01	0,006	0,01	0,010	0,01	0,017	0,01	0,035					
Potássio, acetato de	0,59	0,172	0,59	0,342							1,53	0,59	0,52	0	7,6
Potássio, clorato de											1,88			0	6,9
Potássio, cloreto de			0,76	0,439[c]							1,19	0,76	0,52	0	5,9
Potássio, fosfato de			0,46	0,27							2,08	0,43	0,52	0	8,4
Potássio, fosfato monobásico de			0,44	0,25							2,18	0,41	0,52	0	4,4
Potássio, iodeto de			0,34	0,196[c]							2,59	0,34	0,52	0	7,0
Potássio, nitrato de			0,56	0,324[c]							1,62	0,56	0	5,9	
Potássio, sulfato de			0,44								2,11	0,43		0	6,6
Pralidoxima, cloreto de	0,32	0,092	0,32	0,183	0,32	0,364					2,87	0,32	0,52	0	4,6
Prata, nitrato de			0,33	0,190[c]							2,74	0,33	0,52	0*	5,0
Prata, proteína leve			0,17	0,10			0,17	0,29	0,16	0,46	5,51	0,16	0,52	0	9,0
Prata, proteína pesada				0,06[d]											
Prilocaína, HCl	0,22	0,062	0,22	0,125	0,22	0,250	0,22	0,375			4,18	0,22	0,52	45	4,6
Procaína, HCl			0,21	0,122[c]			0,19	0,33	0,18		5,05	0,18	0,52	91	5,6
Procainamida, HCl			0,22	0,13			0,19	0,33	0,17	0,49					
Proclorperazina, edisilato de	0,08	0,020	0,06	0,033	0,05	0,048	0,03	0,056	0,02	0,065					
Promazina, HCl	0,18	0,050	0,13	0,077	0,09	0,102	0,07	0,112	0,05	0,137					
Proparacaína, HCl	0,16	0,044	0,15	0,086	0,15	0,169	0,14	0,247	0,13	0,380	7,46	0,12	0,52		
Propileno glicol											2,00			100	5,5
Propiomazina, HCl	0,18	0,050	0,15	0,084	0,12	0,133	0,10	0,165	0,08	0,215					
Propoxicaína, HCl											6,40			16	5,3
Quinacrina, metanossulfonato de				0,06[c]											
Quinina e uréia, HCl			0,23	0,13			0,21	0,36			4,5	0,20	0,52	64	2,9
Quinina, bissulfato de			0,09	0,05			0,09	0,16							
Quinina, cloridrato de			0,14	0,077[c]			0,11	0,19							
Quinina, diidrocloreto de			0,23	0,130[c]			0,19	0,33	0,18		5,07	0,18	0,52	Traço*	2,5
Resorcinol		0,161[c]									3,30			96	5,0
Rolitetraciclina	0,11	0,032	0,11	0,064	0,10	0,113	0,09	0,158	0,07	0,204					
Rosa-de-bengala	0,08	0,02	0,07	0,040	0,07	0,083	0,07	0,124	0,07	0,198	14,9	0,06	0,52		
Rosa-de-bengala B	0,08	0,022	0,08	0,044	0,08	0,087	0,08	0,131	0,08	0,218					

Apêndice A—Equivalentes do Cloreto de Sódio, Depressões do Ponto de Congelamento e Efeitos Hemolíticos de Certos Fármacos em Solução Aquosa (cont.)

	0,5%		1%		2%		3%		5%		Concentração Isosmótica[a]				
	E	D	E	D	E	D	E	D	E	D	%	E	D	H	pH
Sacarose			0,08	0,047[c]			0,09	0,16	0,09	0,26	9,25	0,10	0,52	0	6,4
Secobarbital sódico			0,24	0,14			0,23	0,40			3,9	0,23	0,52	traço	9,8
Sódica, ampicilina	0,16	0,045	0,16	0,090	0,16	0,181	0,16	0,072	0,16	0,451	5,78	0,16	0,52	0	8,5
Sódica, fenilbutazona	0,19	0,054	0,18	0,104	0,17	0,202	0,17	0,298	0,17	0,488	5,34	0,17	0,52		
Sódica, meticilina	0,18	0,050	0,18	0,099	0,17	0,192	0,16	0,281	0,15	0,445	6,00	0,15	0,52	0	5,8
Sódica, nafcilina	0,14	0,039	0,14	0,078	0,14	0,158	0,13	0,219	0,10	0,285					
Sódica, oxacilina	0,18	0,050	0,17	0,095	0,16	0,177	0,15	0,257	0,14	0,408	6,64	0,14	0,52	0	6,0
Sódico, tioglicolato de bismuto	0,20	0,055	0,19	0,107	0,18	0,208	0,18	0,303	0,17	0,493	5,29			0	8,3
Sódio, acetato de			0,46	0,267							2,0	0,45	0,52		
Sódio, acetazolamida	0,24	0,068	0,23	0,135	0,23	0,271	0,23	0,406			3,85	0,23	0,52		
Sódio, aminossalicilato de				0,170[c]							3,27			0	7,3
Sódio, ascorbato de											3,00			0	6,9
Sódio, benzoato de			0,40	0,230[c]							2,25	0,40	0,52	0	7,5
Sódio, bicarbonato de			0,65	0,375							1,39	0,65	0,52	0	8,3
Sódio, bifosfato de (H_2O)			0,40	0,23							2,45	0,37	0,52	0	4,1
Sódio, bifosfato de (2 H_2O)			0,36								2,77	0,32		0	4,0
Sódio, bissulfito de			0,61	0,35							1,5	0,61	0,52	0*	3,0
Sódio, borato de			0,42	0,241[c]							2,6	0,35	0,52	0	9,2
Sódio, brometo de											1,60			0	6,1
Sódio, cacodilato de			0,32				0,28				3,3	0,27		0	8,0
Sódio, carbonato monoidratado de			0,60	0,346							1,56	0,58	0,52	100	11,1
Sódio, citrato de			0,31	0,178[c]			0,30	0,52			3,02	0,30		0	7,8
Sódio, cloreto de			1,00	0,576[c]			1,00	1,73	1,00	2,88	0,9	1,00	0,52	0	6,7
Sódio, colistimetato de	0,16	0,045	0,15	0,087	0,14	0,161	0,14	0,235	0,13	0,383	6,85	0,13	0,52	0	8,4
Sódio, fosfato de			0,29	0,168			0,27	0,47			3,33	0,27	0,52	0	9,2
Sódio, fosfato dibásico de (2 H_2O)			0,42	0,24							2,23	0,40	0,52	0	9,2
Sódio, fosfato dibásico de (12 H_2O)			0,22				0,21				4,45	0,20		0	9,2
Sódio, hipofosfito de											1,60			0	7,3
Sódio, iodeto de			0,39	0,222[c]							2,37	0,38	0,52	0	6,9
Sódio, iodoipurato de											5,92			0	7,3
Sódio, lactato de											1,72			0	6,5
Sódio, lauril sulfato de	0,10	0,029	0,08	0,046	0,07	0,068	0,05	0,086							
Sódio, mercaptomerina de											5,30			0	8,4
Sódio, metabissulfito de			0,67	0,386[c]							1,38	0,65	0,52	5*	4,5
Sódio, nitrato de			0,68								1,36	0,66		0	6,0
Sódio, nitrito de			0,84	0,480[c]							1,08	0,83		0*	8,5
Sódio, propionato de			0,61	0,35							1,47	0,61	0,52	0	7,8
Sódio, salicilato de			0,36	0,210[c]							2,53	0,36	0,52	0	6,7
Sódio, succinato de	0,32	0,092	0,32	0,184	0,31	0,361					2,90	0,31	0,52	0	8,5
Sódio, sulfato anidro de			0,58	0,34							1,61	0,56	0,52	0	6,2
Sódio, sulfito exsicado			0,65	0,38							1,45			0	9,6
Sódio, sulfobromoftaleína de	0,07	0,019	0,06	0,034	0,05	0,060	0,05	0,084	0,04	0,123					
Sódio, tartarato de	0,33	0,098	0,33	0,193	0,33	0,385					2,72	0,33	0,52	0	7,3
Sódio, tiossulfato de			0,31	0,181[c]							2,98	0,30	0,52	0	7,4
Sorbitol (1/2 H_2O)											5,48			0	5,9
Sulfacetamida sódica			0,23	0,132[c]			0,23	0,40			3,85	0,23	0,52	0	8,7
Sulfadiazina sódica			0,24	0,14			0,24	0,38			4,24	0,21	0,52	0	9,5
Sulfamerazina sódica			0,23	0,13			0,21	0,36			4,53	0,20	0,52	0	9,8
Sulfapiridina sódica			0,23	0,13			0,21	0,36			4,55	0,20	0,52	5	10,4
Sulfatiazol sódico			0,22	0,13			0,20	0,35			4,82	0,19	0,52	0	9,9
Tartárico, ácido				0,143[c]							3,90			75*	1,7
Teofilina				0,02[b]											
Teofilina, glicinato sódico de											2,94			0	8,9
Tetracaína, HCl			0,18	0,109[c]			0,15	0,26	0,12	0,35					
Tetraciclina, HCl			0,14	0,081[c]		0,10									
Tetraidrozolina, HCl											4,10			60*	6,7
Tiamina, HCl				0,139[c]							4,24			87*	3,0
Tietilperazina, maleato de	0,10	0,030	0,09	0,050	0,08	0,089	0,07	0,119	0,05	0,153					
Tiopental sódico				0,155[c]							3,50			74	10,3

Apêndice A—Equivalentes do Cloreto de Sódio, Depressões do Ponto de Congelamento e Efeitos Hemolíticos de Certos Fármacos em Solução Aquosa (cont.)

	0,5%		1%		2%		3%		5%		Concentração Isosmótica[a]				
	E	D	E	D	E	D	E	D	E	D	%	E	D	H	pH
Tiopropazato, diHCl	0,20	0,053	0,16	0,090	0,12	0,137	0,10	0,170	0,08	0,222					
Tioridazina, HCl	0,06	0,015	0,05	0,025	0,04	0,042	0,03	0,055	0,03	0,075					
Tiotepa	0,16	0,045	0,16	0,090	0,16	0,182	0,16	0,278	0,16	0,460	5,67	0,16	0,52	10*	8,2
Tridiexetil, cloreto de	0,16	0,047	0,16	0,096	0,16	0,191	0,16	0,280	0,16	0,463	5,62	0,16	0,52	97	5,4
Trietanolamina	0,20	0,058	0,21	0,121	0,22	0,252	0,22	0,383			4,05	0,22	0,52	100	10,7
Trifluoperazina, 2HCl	0,18	0,052	0,18	0,100	0,13	0,144									
Triflupromazina, HCl	0,10	0,031	0,09	0,051	0,05	0,061	0,04	0,073	0,03	0,092					
Trimeprazina, tartarato de	0,10	0,023	0,06	0,035	0,04	0,045	0,03	0,052	0,02	0,061					
Trimetadiona	0,23	0,069	0,23	0,133	0,22	0,257	0,22	0,378			4,22	0,21	0,52	100	6,0
Trimetobenzamida, HCl	0,12	0,033	0,10	0,062	0,10	0,108	0,09	0,153	0,08	0,232					
Triparsamida				0,11[c]											
Tripelenamina, HCl				0,13[d]							5,50			100	6,3
Trometamina	0,26	0,074	0,26	0,150	0,26	0,300	0,26	0,450			3,45	0,26	0,52	0	10,2
Tropicamida	0,10	0,030	0,09	0,050											
Tubocurarina, cloreto de				0,076[c]											
Uréia			0,59	0,34							1,63	0,55	0,52	100	6,6
Uretano				0,18[b]							2,93			100	6,3
Uridina	0,12	0,035	0,12	0,069	0,12	0,138	0,12	0,208	0,12	0,333	8,18	0,11	0,52	0*	6,1
Valetamato, brometo de	0,16	0,044	0,15	0,085	0,15	0,168	0,14	0,238	0,11	0,324					
Vancomicina, sulfato de	0,06	0,015	0,05	0,028	0,04	0,049	0,04	0,066	0,04	0,098					
Varfarina sódica	0,18	0,049	0,17	0,095	0,16	0,181	0,15	0,264	0,15	0,430	6,10	0,15	0,52	0	8,1
Viomicina, sulfato de			0,08	0,05			0,07	0,12	0,07	0,20					
Xilometazolina, HCl	0,22	0,065	0,21	0,121	0,20	0,232	0,20	0,342			4,68	0,19	0,52	88	5,0
Zinco, fenolsulfonato de											5,40			0*	5,4
Zinco, sulfato de			0,15	0,086[c]			0,13	0,23	0,12	0,35	7,65	0,12	0,52		

[a]Os valores não-identificados foram extraídos de Hammarlund *et al*[19-22] e Sapp *et al.*[23]
[b]Adaptado de Lund *et al.*[17]
[c]Adaptado de *British Pharmaceutical Codex.*[24]
[d]Obtido a partir de diversas fontes.
[e]*E*, equivalentes do cloreto de sódio; *D*, depressão do ponto de congelamento, °C; *H*, hemólise, %, na concentração que é isosmótica com NaCl a 0,9%, baseado na determinação do ponto de congelamento ou no teste de equivalência; pH, pH aproximado da solução estudada para ação hemolítica; *, mudança no aspecto dos eritrócitos e/ou solução[23-25]; †, pH determinado após adição de sangue.
Nota: Ver também Budavari S, ed, *Merck Index*, 11th ed, Rahway, NJ: Merck, 1998: pp MISC 79–103.

Apêndice B—Valores *V* para Soluções Isotônicas[26,a,b]

Droga (0,3 g)	Água Necessária para a Isotonicidade (mL)	Droga (0,3 g)	Água Necessária para a Isotonicidade (mL)	Droga (0,3 g)	Água Necessária para a Isotonicidade (mL)
Álcool	21,7	Epinefrina, cloridrato de	9,7	Prata, nitrato de	11,0
Amobarbital sódico	8,3	Escopolamina,		Prata, proteína leve	5,7
Amônio, cloreto de	37,3	bromidrato de	4,0	Procaína, cloridrato de	7,0
Anfetamina, fosfato de	11,3	Escopolamina,		Procainamida, cloridrato de	7,3
Anfetamina, sulfato de	7,3	metilnitrato de	5,3	Secobarbital sódico	8,0
Antipirina	5,7	Estreptomicina, sulfato de	2,3	Sódio, acetato de	15,3
Apomorfina, cloridrato de	4,7	Etilmorfina, cloridrato de	5,3	Sódio, bicarbonato de	21,7
Ascórbico, ácido	6,0	Fenobarbital sódico	8,0	Sódio, bifosfato anidro de	15,3
Atropina, metilbrometo de	4,7	Fisostigmina, salicilato de	5,3	Sódio, bifosfato de	13,3
Atropina, sulfato de	4,3	Fluoresceína sódica	10,3	Sódio, bissulfito de	20,3
Bacitracina	1,7	Glicerina	11,7	Sódio, borato de	14,0
Barbital sódico	10,0	Glicose anidra	6,0	Sódio, fosfato de	9,7
Bismuto, tartarato		Hiosciamina, sulfato de	4,7	Sódio, iodeto de	13,0
potássico de	3,0	Holocaína, cloridrato de	6,7	Sódio, metabissulfito de	22,3
Bórico, ácido	16,7	Homatropina,		Sódio, nitrato de	22,7
Butacaína, sulfato de	6,7	hidrobrometo de	5,7	Sódio, propionato de	20,3
Cafeína e benzoato		Homatropina, metilbrometo	6,3	Sódio, tiossulfato de	10,3
de sódio	8,7	Neomicina, sulfato de	3,7	Sulfacetamida sódica	7,7
Cálcio, cloreto de	17,0	Oxitetraciclina, cloridrato de	4,3	Sulfadiazina sódica	8,0
Cálcio, cloreto de (6 H_2O)	11,7	Penicilina G potássica	6,0	Sulfamerazina sódica	7,7
Clorobutanol (hidratado)	8,0	Penicilina G sódica	6,0	Sulfapiridina sódica	7,7
Clortetraciclina, sulfato de	4,3	Pentobarbital sódico	8,3	Sulfatiazol sódico	7,3
Cocaína, cloridrato de	5,3	Pilocarpina, cloridrato de	8,0	Sulfito de sódio, exsicado	21,7
Cúprico, sulfato	6,0	Pilocarpina, nitrato de	7,7	Tetracaína, cloridrato de	6,0
Dibucaína, cloridrato de	4,3	Piperocaína, cloridrato de	7,0	Tetraciclina, cloridrato de	4,7
Diidroestreptomicina,		Polimixina B, sulfato de	3,0	Viomicina, sulfato de	2,7
sulfato de	2,0	Potássio, cloreto de	25,3	Zinco, cloreto de	20,3
Efedrina, cloridrato de	10,0	Potássio, fosfato		Zinco, sulfato de	5,0
Efedrina, sulfato de	7,7	monobásico de	14,7		
Epinefrina, bitartarato de	6,0	Potássio, nitrato de	18,7		

[a]Esse quadro de *Valores de Soluções Isotônicas* mostra volumes em mL de água a ser adicionada a 300 mg da droga especificada em água estéril para produzir uma solução isotônica. A adição de um veículo isotônico (normalmente referido como solução diluída) para fazer 30 mL rende uma solução a 1%. Soluções preparadas conforme indicado acima são isosmóticas com a solução de NaCl a 0,9% mas podem não ser isotônicas com o sangue (ver Apêndice A para dados de hemólise).

[b]Os valores *V* para drogas que não aparecem no Apêndice B mas que estão listadas no Apêndice A podem ser calculados a partir do equivalente do cloreto de sódio para a droga a 1%.

Exemplo – Calcular o valor *V* para cloridrato de anileridina (o Apêndice A define $E = 0{,}19$).

$$\frac{100\text{ mL de solução}}{0{,}9\text{ g de NaCl}} \times \frac{0{,}19\text{ g NaCl}}{1\text{ g da droga}} \times 0{,}3\text{ g da droga} = 6{,}33\text{ mL de solução}$$

para solução diluída

$$6{,}33\text{ mL de solução} \cong 6{,}33\text{ mL de água} \therefore V = 6{,}33\text{ mL de água/0,3 g da droga.}$$

CAPÍTULO 19

Cinética Química

Rodney J Wigent, PhD
Associate Professor of Chemistry
Research Associate, Professor of Pharmaceutics
University of the Sciences in Philadelphia
Philadelphia, PA 19104

Os parâmetros termodinâmicos, como ΔG, ΔE, ΔH e ΔS, são estados funcionais que dependem apenas dos estágios inicial e final de um processo químico — substratos e produtos — e não dependem da via para se chegar ao estágio final a partir do estágio inicial. A *cinética química* é a disciplina que trata do mecanismo através do qual os processos químicos atingem seu estágio final a partir de um estágio inicial, bem como da velocidade de processamento dessa reação. Assim sendo, a cinética química envolve o estudo da velocidade de modificação química e a forma através da qual essa velocidade é influenciada pelas condições de concentração dos reagentes, produtos e outras espécies químicas que podem estar presentes, além de fatores tais como solvente, pressão e temperatura. A partir desses estudos, um ou mais mecanismos que envolvem vários processos elementares podem ser postulados a fim de se explicar como os reagentes são convertidos em produtos durante um processo químico. Aplicado à farmácia, essas informações permitem uma abordagem racional para a estabilização de produtos farmacológicos e a previsão de sua validade e condições ótimas de armazenamento.

Este capítulo destina-se a uma introdução generalizada a essa matéria. Uma revisão abrangente das abordagens experimentais e interpretação de dados pode ser encontrada em diversos textos, tais como o livro de House[1] e a compilação de informações relativas a estudos cinéticos de produtos farmacológicos por Garrett.[2]

TAXA DE REAÇÃO

A taxa de reação é a velocidade com que um reagente ou reagentes sofre(m) uma modificação química. Experimentalmente, a taxa de reação pode ser determinada direta ou indiretamente seguindo a mudança na concentração de substratos e produtos em função do tempo. Quando existe mais de um reagente, tais mudanças precisam ser normalizadas de acordo com a estequiometria da reação. Para uma reação do tipo

$$aA + bB + \ldots \rightarrow cC + dD + \ldots$$

na qual as letras maiúsculas representam espécies químicas e as minúsculas representam coeficientes estequiométricos, a velocidade pela qual os reagentes transformam-se em produtos pode ser determinada seguindo-se a velocidade de desaparecimento dos reagentes em função do tempo

$$\text{Taxa} = -\frac{1}{a}\frac{d[A]}{dt} = -\frac{1}{b}\frac{d[B]}{dt} \qquad (1)$$

Os colchetes denotam a concentração (geralmente concentração molar, a não ser que haja outra observação) e d representa a derivada. O sinal negativo significa que a concentração dos reagentes está diminuindo, porque a velocidade sempre é positiva enquanto a reação estiver evoluindo de reagentes para produtos.

A taxa de evolução de uma reação para o tipo de reação mostrado anteriormente pode igualmente ser determinada acompanhando-se o aparecimento dos produtos em função do tempo:

$$\text{Taxa} = +\frac{1}{c}\frac{d[C]}{dt} = +\frac{1}{d}\frac{d[D]}{dt} \qquad (2)$$

na qual o sinal positivo indica que a concentração do produto está aumentando. Observe que essas duas expressões da taxa servem apenas para o tipo de reação em que os reagentes transformam-se irreversivelmente em produtos, sem quaisquer intermediários.

Se $[A]_0$, $[B]_0$, $[C]_0$ e $[D]_0$ representam a concentração inicial (ou seja, $t = 0$) de cada um dos reagentes e produtos, em algum momento t (ou seja, $t = t$), a concentração de A diminui em aX (ou seja, $[A]_t = [A]_0 - aX$) e a concentração de B diminui em bX (ou seja, $[B]_t = [B]_0 - bX$).

Da mesma forma, a concentração dos produtos C e D aumenta em cX e dX, respectivamente (ou seja, $[C]_t = [C]_0 + cX$ e $[D]_t = [D]_0 + dX$). Assim, na normalização, a taxa expressa nas Equações 1 e 2 é reduzida à Equação 3.

$$\text{Taxa} = +\frac{dX}{dt} \qquad (3)$$

A *lei de ação de massa* relaciona essas taxas experimentalmente determinadas à concentração de todas as espécies reagentes. Essa lei estabelece que, em uma dada temperatura, a taxa de reação é, a cada instante, proporcional ao produto da concentração de cada uma das espécies reagentes elevada a uma potência igual ao número de moléculas de cada espécie participante do processo. Conseqüentemente, a lei da ação de massa aplicada à reação acima fornece a seguinte taxa de reação,

$$\text{Taxa} = k[A]^n[B]^m \ldots \qquad (4)$$

na qual a constante de proporcionalidade k (referida como *constante de taxa específica* ou como a *constante de taxa*) deve ser independente das concentrações de todas as espécies químicas. Os expoentes n e m são conhecidos como *ordem da reação* em relação aos componentes A e B, respectivamente; sua soma representa a ordem completa da reação.

É importante notar que, para uma *equação efetiva*, que é a soma de duas ou mais equações elementares, não é necessário que a ordem da reação com respeito a uma espécie química seja idêntica a seu coeficiente estequiométrico na equação final. Ademais, uma taxa de equação própria deve somente consistir em espécies químicas que são reagentes ou produtos e não deve conter nenhuma espécie química que seja um intermediário durante a reação química.

Deve-se perceber que, a menos que o coeficiente estequiométrico do reagente ou do produto que esteja sendo seguido para determinar a taxa de reação seja *unitário* (um), a taxa de reação não é equivalente à mudança nas concentrações das espécies químicas em relação ao tempo. Quando existe apenas um reagente químico, que tenha um coeficiente estequiométrico > 1, autores de artigos e livros de cinética geralmente baseiam a *taxa* de reação somente no desaparecimento do substrato, sem levar em conta a estequiometria. Quando isso acontece, a *constante de taxa* resultante será maior que a constante de velocidade verdadeira por um fator igual ao coeficiente estequiométrico. Assim, é preciso cuidado ao determinar como as taxas de reação foram calculadas quando se compara as constantes de taxa de uma reação.

REAÇÕES DE PRIMEIRA ORDEM

Quando a taxa de reação é proporcional à primeira potência da concentração do reagente, a taxa de reação é dada por

$$\frac{dX}{dt} = k[A]_t = k([A]_0 - aX) \qquad (5)$$

na qual a representa o coeficiente estequiométrico para o reagente A. Quando $a = 1$, o rearranjo da Equação 5 fornece

$$\int \frac{dX}{([A]_0 - X)} = k\int dt \qquad (6)$$

Quando a Equação 6 está integrada aos limites de $t = 0$ (na qual $X = 0$) a $t = t$ (na qual $X = X$), a seguinte taxa de equação integrada de primeira ordem é obtida:

$$[A]_t = [A]_0\, e^{-kt} \qquad (7)$$

A Fig. 19.1 mostra um gráfico típico no qual o reagente A exponencialmente converte-se em produtos de acordo com a Equação 7. A taxa de reação — isto é, o valor negativo da tangente dessa curva em qualquer instante — diminui com o tempo à medida que a concentração do reagente decresce. A Equação 7 pode tornar-se linear por rearranjo, dando origem à Equação 8.

$$\ln [A]_t = -kt + \ln [A]_0 \qquad (8)$$

A Equação 8 sugere que o gráfico do logaritmo natural da concentração do reagente em função do tempo deve fornecer um diagrama linear com inclinação igual a $-k$ e um intercepto y igual ao logaritmo natural da concentração inicial do reagente (Fig. 19.2). Comumente, um gráfico do logaritmo comum da concentração *versus* tempo é encontrado na literatura para as reações de primeira ordem. Nesse caso, segundo a Equação 9, a inclinação dessa linha seria igual a $-k/2{,}303$, e o intercepto y seria igual ao logaritmo comum da concentração inicial do reagente.

$$\log [A]_t = -\frac{kt}{2{,}303} + \log [A]_0 \qquad (9)$$

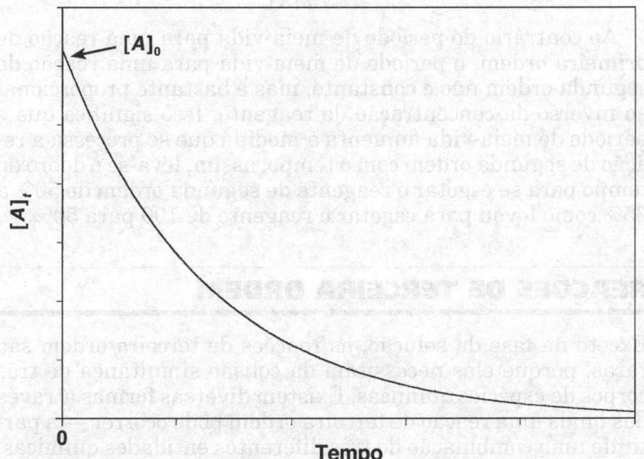

Fig. 19.1 Gráfico da concentração de *A versus* tempo para uma reação de primeira ordem.

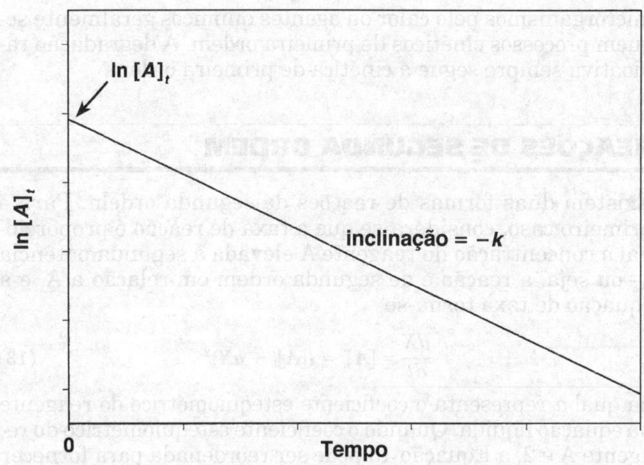

Fig. 19.2 Gráfico do logaritmo natural da concentração de *A versus* tempo para uma reação de primeira ordem.

A constante de taxa, k, para a reação de primeira ordem tem uma unidade de tempo recíproca (p. ex., s^{-1}).

Algumas vezes pode ser necessário determinar a constante de taxa k somente a partir de duas concentrações do reagente, $[A]_1$ e $[A]_2$, obtidas em dois momentos diferentes, t_1 e t_2, situação na qual a Equação 10 pode ser usada.

$$k = \frac{1}{(t_2 - t_1)} \ln \frac{[A]_1}{[A]_2} \qquad (10)$$

Outro método útil para a determinação de k é o método da vida fracionada, do qual o método da meia-vida é o mais comum. O *método da meia-vida* envolve a medida do tempo ($t = t_{1/2}$) que se passa para que metade da concentração inicial do reagente sofra a reação: $[A]_t = [A]_0/2$. Substituindo esses valores na Equação 7 e rearranjando para resolver k, temos

$$k = \frac{\ln 2}{t_{1/2}} \qquad (11)$$

É evidente, a partir da Equação 11, que o período de meia-vida para as reações de primeira ordem é constante e não depende da quantidade de reagentes presentes. Assim, metade da concentração inicial do reagente sofre reação durante o primeiro período de meia-vida, deixando 50% da concentração original sem reagir. Durante o segundo período de meia-vida, cujo tempo é idêntico ao do primeiro período de meia-vida da reação de primeira ordem, metade do substrato remanescente reage, deixando 25% da concentração inicial do reagente sem reagir. Da mesma forma, após o terceiro período de meia-vida, sobrarão 12,5% do reagente inicial. Após 10 períodos de meia-vida de primeira ordem, somente 0,098% do substrato original permanecerá sem reagir. Para estudos precisos, a taxa de desaparecimento do reagente deve ser acompanhada por dois ou três períodos de meia-vida.

Em alguns estudos de estabilidade de drogas, é necessário determinar-se o tempo que se leva para a perda de 10% da droga, deixando 90% de sua concentração original; isto é, $[A]_t = 0{,}90\,[A]_0$ em $t = t_{0,90}$. Esse tempo pode ser determinado com o conhecimento da constante de taxa, substituindo essas expressões na Equação 7 e rearrumando-a para obter

$$t_{0,90} = \frac{\ln 0{,}90}{k} \qquad (12)$$

Os processos da taxa de primeira ordem não são restritos a reações químicas. A difusão passiva de drogas através de membranas biológicas e processos de absorção, distribuição, metabolização e excreção da droga geralmente podem ser vistos ocorrer em taxa proporcional à concentração da droga, e assim podem ser descritos como processos de taxa de primeira ordem. A taxa de crescimento de microrganismos e a taxa de morte de microrganismos pelo calor ou agentes químicos geralmente seguem processos cinéticos de primeira ordem. A degradação radioativa sempre segue a cinética de primeira ordem.

REAÇÕES DE SEGUNDA ORDEM

Existem duas formas de reações de segunda ordem. Para o primeiro caso, considera-se que a taxa de reação é proporcional à concentração do reagente A elevada à segunda potência — ou seja, a reação é de segunda ordem em relação a A, e a equação de taxa torna-se

$$\frac{dX}{dt} = [A]_t^2 = ([A]_0 - aX)^2 \tag{13}$$

na qual a representa o coeficiente estequiométrico do reagente na equação líquida. Quando o coeficiente estequiométrico do reagente A é 2, a Equação 13 pode ser reordenada para fornecer

$$\int \frac{dX}{([A]_0 - 2X)^2} = k \int dt \tag{14}$$

Quando a Equação 14 é integrada aos limites de $t = 0$ (na qual $X = 0$) a $t = t$ (na qual $X = X$), a seguinte taxa de reação integrada de segunda ordem é obtida.

$$\frac{1}{[A]_t} = 2kt + \frac{1}{[A]_0} \tag{15}$$

Deve-se mencionar que a estequiometria foi inserida nessa derivação, portanto o coeficiente estequiométrico, 2, foi incorporado à Equação 15. Se a taxa de reação foi determinada exclusivamente pelo desaparecimento do reagente A sem considerar a estequiometria, então a constante de taxa deverá ser o dobro da real constante de taxa. Isso ocorre muito freqüentemente na literatura, por isso o leitor deve estar atento a essa situação.

A decomposição do iodeto de hidrogênio é uma reação de segunda ordem; no estado gasoso, o iodeto de hidrogênio forma gás hidrogênio e iodo molecular de acordo com a reação

$$2HI \rightarrow H_2 + I_2$$

A expressão da taxa integrada para essa reação segue a forma dada na Equação 15.

A Equação 15 sugere que, para uma reação de segunda ordem, se o inverso da concentração do reagente A está representado graficamente em função do tempo, a inclinação da linha é igual à taxa da constante k, e o intercepto y é o inverso da concentração inicial de A (Fig. 19.3). O rearranjo da Equação 15 e a resolução pelo k fornecem

$$k = \frac{1}{t}\frac{[A]_0 - [A]_t}{[A]_0\,[A]_t} \tag{16}$$

A constante de taxa para as reações de segunda ordem tem unidades de concentração e segundos recíprocas (p. ex., $m^{-1}s^{-1}$).

O segundo tipo de reação de segunda ordem ocorre se a taxa de reação for proporcional ao produto da concentração de dois reagentes, cada um elevado à primeira potência, ou seja, primeira ordem em relação aos dois reagentes. A Equação 17 demonstra a equação da velocidade para tal reação.

$$\frac{dX}{dt} = [A]_t[B]_t = ([A]_0 - aX)([B]_0 - bX) \tag{17}$$

Os coeficientes estequiométricos dos reagentes A e B são representados por a e b. Quando a e b são ambos iguais a 1, a Equação 17 pode ser reordenada, dando o seguinte:

$$\int \frac{dX}{([A]_0 - X)([B]_0 - X)} = k \int dt \tag{18}$$

Quando a Equação 18 é integrada nos limites de $t = 0$ (na qual $X = 0$) até $t = t$ (na qual $X = X$), a seguinte equação da taxa integrada de segunda ordem é obtida:

$$\ln\frac{[A]_t}{[B]_t} = ([A]_0 - [B]_0)kt + \ln\frac{[A]_0}{[B]_0} \tag{19}$$

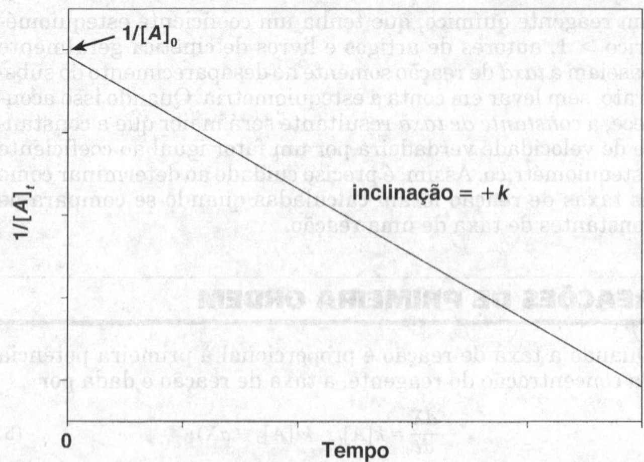

Fig. 19.3 Gráfico do inverso da concentração de *A versus* tempo para uma reação de segunda ordem.

Isso sugere que o lado esquerdo da Equação 19 está representado graficamente contra o tempo, a inclinação da linha deve ser igual a $([A]_0 - [B]_0)k$ e o intercepto y é igual ao logaritmo natural da razão das concentrações iniciais dos reagentes A e B. A Equação 19 não se aplica se a concentração inicial de dois reagentes for igual; nesse caso, a Equação 18 é reduzida à Equação 14 e a equação de taxa integrada para esse sistema reduz-se à Equação 15.

Um exemplo de reação de segunda ordem na qual dois reagentes estão envolvidos é a saponificação de um éster, tal como etil acetato, em solução alcalina:

$$CH_3COOC_2H_5 + OH^{-1} \rightarrow CH_3COO^{-1} + C_2H_5OH$$

O curso dessa reação pode ser seguido pela determinação, através da titulação a instantes específicos, da concentração dos íons hidróxido que permaneceram sem reagir durante o curso da reação. Essa informação e as concentrações iniciais do etil acetato e do hidróxido podem ser usadas para se determinar a constante de taxa na Equação 19.

Os métodos da vida fracionada podem ser prontamente aplicados às reações de segunda ordem para o caso em que a ordem da reação em relação a um reagente é 2, ou para o caso em que as concentrações iniciais de cada um dos dois reagentes sejam iguais quando a ordem em relação a cada reagente é 1. Por exemplo, a meia-vida de uma reação de segunda ordem é dada pela Equação 20.

$$t_{1/2} = \frac{1}{k[A]_0} \tag{20}$$

Ao contrário do período de meia-vida para uma reação de primeira ordem, o período de meia-vida para uma reação de segunda ordem não é constante, mas é bastante proporcional ao inverso da concentração do reagente. Isso significa que o período de meia-vida aumenta à medida que se processa a reação de segunda ordem com o tempo; assim, leva-se o dobro do tempo para se esgotar o reagente de segunda ordem de 50% a 25% como levou para esgotar o reagente de 100 para 50%.

REAÇÕES DE TERCEIRA ORDEM

Exceto na fase da solução, as reações de terceira ordem são raras, porque elas necessitam da colisão simultânea de três corpos de espécies químicas. Existem diversas formas através das quais uma reação de terceira ordem pode ocorrer — a partir de uma combinação de três diferentes entidades químicas, para as quais a ordem da reação em relação a cada uma delas é 1, até o mais simples caso em que três substâncias idênticas reagem, para as quais a ordem da reação em relação às espécies é três. Para o último caso, considera-se que o coeficiente estequiométrico da única entidade reagente A seja 3, e portanto o rearranjo da equação de taxa é fornecido pela Equação 21.

$$\int \frac{dX}{([A]_0 - 3X)^2} = k \int dt \quad (21)$$

Na integração da Equação 21 nos limites de $t = 0$ (no qual $X = 0$) até $t = t$ (no qual $X = X$), a seguinte equação de taxa de terceira ordem é obtida.

$$\frac{1}{[A]_t^2} = 6kt + \frac{1}{[A]_0^2} \quad (22)$$

Novamente, deve-se notar que, se o coeficiente estequiométrico não for incluído no cálculo e a *taxa* for somente determinada pelo desaparecimento do reagente A, então a Equação 22 teria 2 no coeficiente de kt em vez de 6, e o valor para a constante de taxa seria três vezes o valor da constante de taxa na Equação 22.

A equação para o período de meia-vida no caso da Equação 22 é dada por

$$t_{1/2} = \frac{1}{2k[A]_0^2} \quad (23)$$

Outro tipo de reação de terceira ordem ocorre quando a taxa de reação é proporcional ao produto das concentrações de dois reagentes, um elevado à primeira potência e outro elevado à segunda potência; ela é primeira ordem em relação a um reagente e segunda ordem em relação ao outro substrato. A Equação 24 mostra a equação de taxa para essa reação.

$$\frac{dX}{dt} = [A]_t^2[B]_t = ([A]_0 - aX)^2([B]_0 - bX) \quad (24)$$

Se os coeficientes estequiométricos, a e b, são ambos iguais a 1, então a Equação 24 pode ser rearrumada e integrada nos limites de $t = 0$ (no qual $X = 0$) até $t = t$ (no qual $X = X$). A constante de taxa a partir dessa equação resultante é dada por

$$k = \frac{1}{t}\frac{1}{[B]_0 - [A]_0}\frac{[A]_0 - [A]_t}{[A]_0\,[A]_t} + \frac{1}{([B]_0 - [A]_0)^2}\ln\frac{[A]_t[B]_0}{[B]_t[A]_0} \quad (25)$$

Contudo, se os coeficientes estequiométricos forem $a = 2$ e $b = 1$, então quando a Equação 24 for rearrumada e integrada nos limites de $t = 0$ (no qual $X = 0$) até $t = t$ (no qual $X = X$), a constante de taxa é determinada pela Equação 26.

$$k = \frac{1}{t}\frac{1}{2[B]_0 - [A]_0}\frac{[A]_0 - [A]_t}{[A]_0\,[A]_t} + \frac{1}{(2[B]_0 - [A]_0)^2}\ln\frac{[A]_t[B]_0}{[B]_t[A]_0} \quad (26)$$

Por causa dos rigores da matemática, quando se suspeita de uma reação de terceira ordem, as condições experimentais são freqüentemente escolhidas de forma a simplificar os cálculos. Por exemplo, para a reação de terceira ordem na qual os coeficientes estequiométricos de duas espécies reagentes são $a = 2$ e $b = 1$, como aquelas que conduziram ao desenvolvimento da Equação 26, se as condições experimentais forem escolhidas tal que $[A]_0 = 2[B]_0$, isso irá produzir uma equação de taxa integrada muito mais simples.

REAÇÕES DE PSEUDO-ORDEM

Para algumas reações, a taxa de reação pode ser independente da concentração de uma ou mais espécies reagentes sobre um amplo limite de concentrações. Isso pode ocorrer sob essas condições:

1. Um ou mais reagentes são incluídos na equação de taxa em grande excesso quando comparados aos outros.
2. Um dos reagentes é um catalisador.
3. Um ou mais dos reagentes são repostos constantemente durante o curso da reação.

Se isso acontece, os termos de concentração constante na equação de taxa são combinados com a constante de taxa para fornecer a *constante de taxa aparente*. Por exemplo, se a concentração de A na Equação 4 permanece constante, então a Equação 4 pode ser reescrita como

$$\text{Taxa} = (k[A]^n)[B]^m \ldots = k_{app}[B]^m \ldots \quad (27)$$

na qual a constante de taxa aparente, k_{app} (algumas vezes referida como *constante de taxa de pseudo-ordem*) agora depende da concentração de A elevada à sua potência, n. Infelizmente, nenhuma informação sobre n, a ordem de reação a respeito de A, pode ser determinada a partir de um único experimento. Em contrapartida, para se conhecer o n, múltiplos experimentos precisam ser realizados onde a concentração de A seja variável. Um diagrama do logaritmo natural de k_{app} *versus* o logaritmo natural da concentração de A fornecerá uma inclinação que é igual a n.

Em 1850, Wilhelmy realizou o primeiro estudo quantitativo cinético seguindo a taxa de hidrólise (inversão) da sacarose a glicose e frutose, de acordo com a reação

$$\underset{\text{sacarose}}{C_{12}H_{22}O_{11}} + \underset{\text{água}}{H_2O} \rightarrow \underset{\text{glicose}}{C_6H_{12}O_6} + \underset{\text{frutose}}{C_6H_{12}O_6}$$

Wilhelmy descobriu que essa reação seguia a equação de taxa

$$\frac{d\,[C_{12}H_{22}O_{11}]}{dt} = k_{app}[C_{12}H_{22}O_{11}] \quad (28)$$

que, em rearranjo e integração, fornece a Equação 29.

$$\ln\,[C_{12}H_{22}O_{11}]_t = -k_{app}t + \ln\,[C_{12}H_{22}O_{11}]_0 \quad (29)$$

Essa reação é agora conhecida como reação de segunda ordem, como é de primeira ordem em relação aos dois reagentes, sacarose e água. Como para a maioria das soluções aquosas típicas, a concentração molar da água (aproximadamente 55,5 mol de água/L) excede bastante a concentração do soluto sacarose. Por isso, mesmo em concentrações moderadas de sacarose, existe apenas uma pequena mudança na concentração molar da água e a concentração do solvente é praticamente constante no curso da reação. Isso permite que a concentração da água seja incorporada dentro da constante de taxa aparente e a reação parece ser de primeira ordem.

Como outro exemplo, se o componente A reage em solução aquosa para produzir o componente B, de acordo com a equação de velocidade de primeira ordem fornecida pela Equação 5 e o coeficiente estequiométrico a sendo igual a 1 (unitário), então a concentração de A em função do tempo deve seguir a forma exponencial da equação de taxa integrada dada pela Equação 7. Contudo, se essa reação acontece em solução saturada de A (p. ex., $[A]_{sat}$) na presença de A sólido em excesso, e se a taxa de conversão do A sólido em A aquoso é maior do que a taxa de reação na solução, então a taxa de desaparecimento de A é dada por

$$\frac{dX}{dt} = k[A]_{sat} = k_{app} \quad (30)$$

Se a Equação 30 for rearrumada e integrada entre os limites de $t = 0$ (no qual $X = 0$) até $t = t$ (no qual $X = X$) e definindo $[B]_t = X$, a seguinte equação de taxa de ordem zero é obtida,

$$[B]_t = k_{app}t \quad (31)$$

que mostra que, enquanto a solução permanecer saturada com A, a formação de B ocorrerá a uma taxa constante. Como exemplo, se um composto cuja decomposição em solução é de primeira ordem está presente numa concentração acima de sua solubilidade máxima (uma suspensão), a concentração do reagente em solução será invariável enquanto houver excesso de reagente sólido. A cinética desse sistema seguiria então a Equação 30.

As reações de primeira e segunda ordens são, sem dúvida alguma, os tipos mais comuns de processos relacionados à taxa encontrados considerando-se a estabilidade das drogas. Se a reação é de ordem superior à primeira, em geral é conveniente ajustar as condições experimentais de forma que as concentrações de todos menos um dos reagentes permaneçam constantes ao longo de todo o experimento. Se, por exemplo, a concentração do íon hidróxido na saponificação de um éster está em grande excesso de sua concentração, ou se um sistema tampão é empregado para controlar a concentração do íon hidróxido, então a concentração do íon hidróxido é invariável ao longo do experimento. A taxa observada de reação, por isso, depende somente da modificação na concentração do éster, e diz-se que a reação é de *pseudoprimeira ordem*. A aparente constante de taxa de primeira ordem, k_{app}, assim obtida é $k[OH^{-1}]$ e, é claro, é diferente para cada concentração de íon hidróxido. A constante de taxa real, k, pode ser facilmente obtida pela divisão da constante de velocidade experimentalmente determinada, $k[OH^{-1}]$, pela concentração do íon hidróxido mantida ao longo do estudo.

No estudo de reações complexas, com freqüência é desejável empregar-se essa abordagem de manutenção da concentração constante de todos os reagentes (menos um) para facilitar a determinação da dependência da taxa de reação de cada um dos reagentes em troca.

REAÇÕES MAIS COMPLEXAS

Muitas reações químicas não seguem a cinética de reação simples citada anteriormente, consistindo em dois ou mais processos elementares que podem levar a equações de taxa mais complicadas. Por exemplo, a comparação de medidas experimentais da taxa de desaparecimento dos reagentes e aparecimento dos produtos pode indicar que os reagentes precisam gerar um ou mais produtos intermediários antes de processar a formação dos produtos. Freqüentemente, as reações químicas se processam reversivelmente para formar produtos antes que o equilíbrio seja estabelecido. Existem muitos casos nos quais os reagentes simultaneamente procedem através de diferentes mecanismos à formação de dois ou mais produtos. Essas situações podem conduzir a reações de ordem negativa ou não-integrada com respeito aos reagentes e produtos dentro da equação de taxa. Com bastante freqüência, precisam ser realizadas séries de experimentos nos quais certas condições são controladas com o intuito de se estabelecer a ordem da reação das espécies distintas envolvidas na reação química, antes que uma equação de taxa global possa ser estabelecida. As diversas seções subseqüentes irão demonstrar algumas das reações complexas mais comuns.

Reações Reversíveis

Muitas reações são conhecidas como reversíveis pois os reagentes transformam-se em produtos e os produtos convertem-se de novo nos reagentes. O exemplo mais simples dessas reações é o caso em que o reagente A segue a cinética de primeira ordem com uma constante de taxa para a frente, k_f, gerando o produto B.

$$A \xrightarrow{k_f} B$$

Contudo, o produto B então segue um processo de taxa de primeira ordem com uma constante de taxa reversa, k_r, para gerar novamente o reagente A.

$$B \xrightarrow{k_r} A$$

Visto que, durante o curso dessa reação, o reagente A está sendo simultaneamente consumido e produzido, a taxa de desaparecimento de A é relacionada às taxas para a frente e para trás, de acordo com as Equações 32 e 33:

$$-\frac{d\,[A]}{dt} = \frac{d\,[A]_{\text{para a frente}}}{dt} - \frac{d\,[A]_{\text{para trás}}}{dt} \tag{32}$$

ou

$$-\frac{d[A]_t}{dt} = k_f[A]_t - k_r[B]_t \tag{33}$$

Se a concentração inicial de B é zero, então no instante $t = 0$ (inicialmente) a equação de taxa é dada somente pela equação de taxa para a frente. À medida que a reação se processa, a equação de taxa reversa começa a contribuir mais e mais substancialmente para a equação de taxa global. Finalmente, atingir-se-á um ponto no qual a taxa da reação para a frente é igual à taxa de reação reversa e a velocidade global é igual a 0. Isso é definido como *equilíbrio dinâmico*, e a constante de equilíbrio de concentração, K_c, dada pela Equação 34, é igual à razão das constantes de taxa para a frente e reversa, onde

$$K_c = \frac{[B]_{eq}}{[A]_{eq}} = \frac{k_f}{k_r} \tag{34}$$

$[B]_{eq}$ e $[A]_{eq}$ são as concentrações de equilíbrio do produto e do reagente, respectivamente.

A equação de taxa expressa pela Equação 33 pode ser reescrita para fornecer

$$\frac{dX}{dt} = k_f([A]_0 - X) - k_r X \tag{35}$$

No rearranjo e na integração da Equação 35 entre os limites de $t = 0$ (no qual $X = 0$) até $t = t$ (no qual $X = X$) e definindo $[B]_t = X$, a seguinte expressão para a concentração de A em função do tempo é obtida:

$$[A]_t = \frac{k_f[A]_0 \exp[-(k_f + k_r)t] + k_r[A]_0}{(k_f + k_r)} \tag{36}$$

Reações Simultâneas

Outra forma muito comum de reação ocorre quando uma reação de um ou mais substratos conduz à formação de múltiplos produtos através de diferentes caminhos, cada um com taxas características:

$$A \xrightarrow{k_1} B$$

e

$$A \xrightarrow{k_2} C$$

Quando as vias de reação são de primeira ordem, então a taxa de desaparecimento do reagente A é dada pela Equação 37.

$$-\frac{d\,[A]_t}{dt} = k_1[A]_t + k_2[A]_t = (k_1 + k_2)[A]_t \tag{37}$$

O rearranjo e a integração da Equação 37 fornecem

$$[A]_t = [A]_0 \exp\,[-(k_1 + k_2)t] \tag{38}$$

Como a taxa de formação do produto B é dada por

$$\frac{d\,[B]}{dt} = k_1[A]_t \tag{39}$$

então, considerando-se que a concentração inicial de B seja 0, o rearranjo e a integração, bem como a substituição da Equação 38 na Equação 39, geram a seguinte expressão para a concentração de B em função do tempo:

$$[B]_t = \frac{k_1[A]_0}{k_1 + k_2}(1 - \exp\,[-(k_1 + k_2)t] \tag{40}$$

Utilizando-se argumentos similares, a concentração de C em função do tempo é dada pela Equação 41.

$$[C]_t = \frac{k_2[A]_0}{k_1 + k_2}(1 - \exp\,[-(k_1 + k_2)t] \tag{41}$$

É de particular interesse notar que, se a Equação 40 é dividida pela Equação 41, a razão da concentração dos produtos em qualquer instante é dada pela razão das constantes de taxa.

$$\frac{[B]_t}{[C]_t} = \frac{k_1}{k_2} \tag{42}$$

Um exemplo desse tipo de reação simultânea é a reação do fenol com ácido nítrico para formar tanto o orto- quanto o paranitrofenol através de duas reações de primeira ordem simultâneas. As concentrações relativas desses dois produtos são fornecidas pela Equação 42.

É claro que, se um experimento cinético for realizado sem o conhecimento *a priori* de que a reação é simultânea, existe o risco de que somente o desaparecimento de um reagente ou o aparecimento de um dos produtos possa conduzir a uma falsa compreensão de seu mecanismo de reação. É preciso tomar cuidado na identificação e consideração das espécies envolvidas na reação química para assegurar que o mecanismo apropriado de taxa seja obtido.

Reações Consecutivas

Uma das reações complexas mais comuns ocorre quando um reagente se decompõe através de uma série de reações consecutivas, formando um ou mais intermediários antes de formar o produto. Um caso simples de reação consecutiva é aquela em que um reagente A transforma-se através de um processo de primeira ordem em um intermediário B, que, então, se decompõe em produto C através de um outro processo de primeira ordem.

$$\mathrm{A} \xrightarrow{k_1} \mathrm{B} \xrightarrow{k_2} \mathrm{C}$$

Para casos como esse, é conveniente, em geral, considerar a situação na qual as concentrações iniciais de B e C são 0 e a soma das concentrações de A, B e C em qualquer instante é igual à concentração inicial do substrato A. Nesse caso, a taxa de desaparecimento de A é dada pela Equação 43, e a taxa de aparecimento do produto C é dada pela Equação 44.

$$-\frac{d\,[A]_t}{dt} = k_1[A]_t \qquad (43)$$

$$\frac{d\,[C]_t}{dt} = k_2[B]_t \qquad (44)$$

A derivada da concentração do intermediário B em relação ao tempo consiste na taxa de formação de B a partir do produto A e no desaparecimento de B à medida que se converte no produto C, como demonstrado por

$$\frac{d\,[B]_t}{dt} = k_1[A]_t - k_2[B]_t \qquad (45)$$

Com a integração e o rearranjo da Equação 43, a concentração do reagente A em função do tempo pode ser expressa por

$$[A]_t = [A]_0 \exp(-k_1 t) \qquad (46)$$

Deve ser notado que as Equações 44 e 45 não são consideradas equações válidas de taxa porque, por convenção, a concentração de um intermediário pode não aparecer numa equação de taxa final. Por isso, uma expressão para a concentração de B em função do tempo em termos de somente o reagente ou produto precisa ser desenvolvida. Substituindo a Equação 46 na 45, rearranjando-a e integrando-a, gera-se a seguinte expressão para a concentração de B em função do tempo.

$$[B]_t = \frac{k_1[A]_0}{k_2 - k_1}(\exp[-k_1 t] - \exp[-k_2 t]) \qquad (47)$$

A Equação 47 pode ser substituída nas Equações 44 e 45 para fornecer equações apropriadas de taxa. Então, a Equação 45 pode ser rearrumada e integrada para gerar uma expressão para a concentração de C em função do tempo.

$$[C]_t = \frac{[A]_0}{k_2 - k_1}(k_2 - k_2 \exp[-k_1 t]) - (k_1 - k_1 \exp[-k_2 t]) \qquad (48)$$

EFEITOS NA TAXA DE REAÇÃO

Temperatura

A aplicação de calor para aumentar a taxa de reação química é um procedimento laboratorial comum. A taxa da maioria das reações solvolíticas de produtos farmacêuticos é aumentada cerca de 2 ou 3 vezes por uma elevação de 10° próximos à temperatura ambiente. Em 1889, Arrhenius percebeu que a variação com a temperatura de uma constante de taxa de reações químicas podia ser expressa por

$$k = A \exp[-E_a / RT] \qquad (49)$$

onde, de acordo com a teoria da colisão, E_a é a energia de ativação de Arrhenius (ou seja, a diferença entre a energia média de moléculas reativas e a energia mínima necessária aos reagentes para se converterem em produtos); $\exp[-E_a/RT]$ é o fator de Boltzmann, que representa a fração de moléculas que têm energias maiores ou iguais a E_a; o termo pré-exponencial A é uma constante denominada fator de freqüência; R é a constante de gás (8,314 joules/mol-K ou 1,987 cal/mol-K); e T é a temperatura absoluta. A equação de Arrhenius pode ser expressa em uma forma linear de acordo com a Equação 50.

$$\ln k = -\frac{E_a}{R}\frac{1}{T} + \ln A \qquad (50)$$

As Equações 49 e 50 são válidas na medida em que os mecanismos de reação não modifiquem sobre a faixa de temperatura estudada; um gráfico do logaritmo natural da constante de taxa *versus* o inverso da temperatura absoluta na qual as constantes de taxa são determinadas fornece uma inclinação negativa que é equivalente a $-E_a/R$ (Fig. 19.4). Se um diagrama não-linear é obtido, provavelmente ocorreu no mecanismo de reação uma modificação induzida pela temperatura.

A diferenciação da Equação 50 em relação à temperatura e, então, integrando-a entre os limites de k_2 e k_1 em temperaturas entre T_2 e T_1 gera

$$\ln\frac{k_2}{k_1} = \frac{E_a}{R}\frac{T_2 - T_1}{T_2 T_1} \qquad (51)$$

Essa equação permite que o E_a seja calculado para uma reação quando as constantes de taxa são conhecidas em duas temperaturas, ou a constante de taxa em uma temperatura a ser calculada se E_a e a constante de taxa em outra temperatura forem conhecidas.

A maioria das reações solvolíticas de produtos farmacológicos exibe energias de ativação na faixa de 8 a 20 kcal/mol. Utilizando-se a Equação 50 e a energia de ativação apropria-

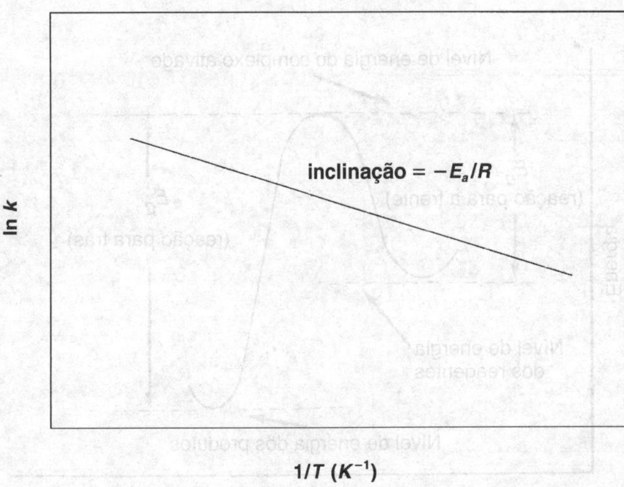

Fig. 19.4 Variação da constante de velocidade com o inverso da temperatura absoluta, ilustrando a equação de Arrhenius.

da, pode-se prontamente calcular que uma reação que tem uma energia de ativação de 8 kcal/mol apresentaria um aumento de aproximadamente 1,5 vezes no k para uma elevação na temperatura de 25 a 35°; uma reação que tem uma energia de ativação de 20 kcal/mol exibiria um aumento de 3 vezes no k para uma elevação térmica similar.

Quando duas moléculas sofrem interação química, é razoável supor que elas primeiro tenham que colidir e, então, se as condições estiverem certas, sofrer um rearranjo de certos elétrons para formar ligações características de novas moléculas. Todavia, nem todas as colisões podem provocar modificações químicas, ou mesmo as reações químicas ocorreriam com grande rapidez pela freqüência muito alta das colisões. Enquanto as moléculas ou átomos precisam primeiro colidir para que ocorra uma reação, as moléculas colidentes podem não ter uma energia maior ou igual à energia de ativação suficiente para superar as repulsões mútuas das moléculas interagentes e possibilitar que elas se aproximem o suficiente umas das outras para efetuar o rompimento de certas ligações e/ou estabelecer novas ligações características dos produtos. Quanto maior a necessidade energética, menor a proporção de moléculas colidentes que irão ter a energia necessária, e mais lenta será a reação. Na equação de Arrhenius, A é o fator relacionado à freqüência de colisões, e o $\exp[-E_a/RT]$ é a probabilidade de que, à temperatura T, a colisão ocorra com energia suficiente para ser bem-sucedida. O conceito de energia de ativação, numa relação com a energia dos reagentes e dos produtos, está ilustrado na Fig. 19.5.

Eyring, em sua teoria do estado de transição, propôs que os reagentes precisam passar por um complexo de ativação antes de atuarem como reagentes. Esse fato está demonstrado pela reação

$$A + B \overset{K^*}{\rightleftarrows} [AB]^* \overset{k'}{\rightarrow} \text{produtos}$$

quando os reagentes são considerados como estando em equilíbrio rápido com o complexo de ativação ou estado de transição, representado por $[AB]^*$, que então se decompõe em produtos pelo processo de primeira ordem, de acordo com a equação de taxa

$$\text{Taxa} = k'[AB]^* \qquad (52)$$

Contudo, como a Equação 52 contém a concentração do complexo de ativação, um intermediário, não é uma equação de taxa válida e uma expressão em termos que incluem somente os reagentes ou os produtos precisa ser substituída por essa expressão. Como o complexo de ativação está em equilíbrio com os reagentes, a concentração do complexo de ativação pode ser dada por

$$[AB]^* = K^*[A][B] \qquad (53)$$

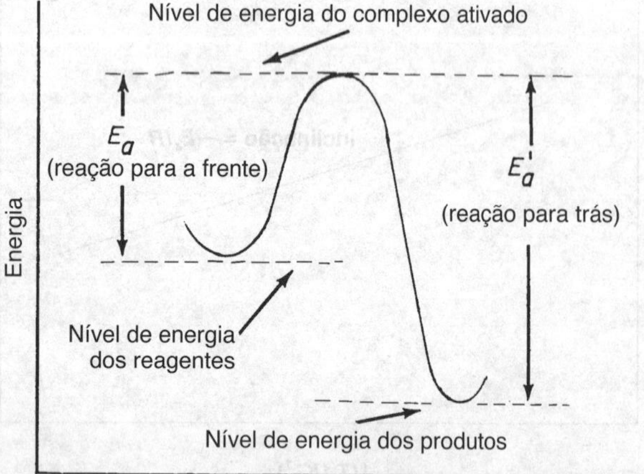

Fig. 19.5 Relação entre energia de ativação e níveis de energia dos reagentes, produtos e complexos de ativação.

onde K^* é a constante de equilíbrio. Substituir a Equação 53 na Equação 52 gera

$$\text{Taxa} = K^*k'\,[A][B] = k\,[A][B] \qquad (54)$$

onde k é igual a K^*k' e a Equação 54 é uma equação de taxa apropriada. Eyring conseguiu demonstrar que a constante de taxa, k', de qualquer reação é dada pela expressão

$$k' = \frac{RT}{N_a h} K^* \qquad (55)$$

onde R é igual a 8,314 erg/mol-K, N_a é o número de Avogadro e h é a constante de Planck, que é igual a $6{,}625 \times 10^{-27}$ erg-s. K^* pode ser relacionado com parâmetros termodinâmicos ΔG^*, ΔH^* e ΔS^* pela equação

$$K^* = e^{-\Delta G^*/RT} = e^{(T\Delta S^* - \Delta H^*)/RT} \qquad (56)$$

Se a Equação 56 é substituída na Equação 55, após sua divisão pela temperatura absoluta, a seguinte equação linear é obtida.

$$\ln\frac{k'}{T} = \ln\frac{R}{N_a h} + \frac{\Delta S^*}{R} - \frac{\Delta H^*}{R}\frac{1}{T} \qquad (57)$$

Assim, a termodinâmica da formação do complexo de ativação pode ser determinada a partir de um diagrama do logaritmo natural da relação entre a constante de taxa para a temperatura absoluta *versus* o inverso da temperatura absoluta.

OUTROS EFEITOS

Catálise de Ácido Específico e Base Específica

Os termos *catálise de ácido específico* e *catálise de base específica* referem-se à catálise pelo hidrônio ou íon hidrogênio, e pelo íon hidróxido, respectivamente. Por exemplo, se a taxa de hidrólise de um éster, tal como o etil acetato, é estudada em pH constante em uma solução fortemente tamponada, a taxa de desaparecimento do éster intacto será uma reação de primeira ordem aparente. Se a reação é estudada em soluções tamponadas em diversos valores diferentes de pH numa reação de pH suficientemente ácido, uma constante de taxa de primeira ordem aparente diferente será observada para cada valor de pH. A taxa observada na verdade depende da concentração tanto do éster como do íon hidrogênio e, por isso, é uma reação de segunda ordem que aparenta ser uma reação de pseudo-ordem na concentração do íon hidrogênio constante no tampão. Portanto, a constante de taxa de primeira ordem observada, k_{obs}, é proporcional à concentração do íon hidrogênio do sistema tampão, como demonstrado pela Equação 58.

$$k_{obs} = k_{ácido}\,[H^+] \qquad (58)$$

Tomando-se o logaritmo da Equação 58, temos

$$\log k_{obs} = \log k_{ácido} + \log [H^+] \qquad (59)$$

que, aplicando-se a definição de pH, gera

$$\log k_{obs} = \log k_{ácido} - \text{pH} \qquad (60)$$

A Equação 60 sugere que um diagrama do log k_{obs} *versus* o pH será linear com uma inclinação de −1 e um intercepto y do log $k_{ácido}$.

De forma similar, se a mesma reação de hidrólise é estudada nas soluções tamponadas em diversos valores de pH numa região suficientemente alcalina da escala de pH, as constantes de taxa de primeira ordem aparente observadas irão variar segundo a concentração do íon hidróxido:

$$k_{obs} = k_{base}\,[OH^-] \qquad (61)$$

e

$$\log k_{obs} = \log k_{base} + \log [OH^-] \qquad (62)$$

Contudo, a concentração do íon hidróxido é relacionada à concentração do íon hidrogênio através da constante de ionização da água, K_w, e a Equação 60 se torna

$$\log k_{obs} = \log k_{base} + \log K_w + pH \quad (63)$$

Por isso, um gráfico do log de k_{obs} *versus* o pH numa solução alcalina fortemente tamponada geraria uma linha reta com uma inclinação de +1 e um intercepto *y* igual ao log k_{base} + log K_w.

Como o equilíbrio que existe entre os íons hidróxido e hidrônio em soluções aquosas, cada um desses íons existe em todos os valores de pH e a constante de taxa observada é na verdade dada pela soma das Equações 58 e 61.

$$k_{obs} = k_{ácido}\,[H^+] + k_{base}\,[OH^-] \quad (64)$$

O logaritmo completo de k_{obs} *versus* o perfil de pH seria similar ao da Fig. 19.6 para os íons hidrogênio e hidróxido (ácido específico e base específica) da hidrólise catalisada do éster atropina.[3] Em valores relativamente baixos de pH, a hidrólise ácido-catalisada predomina; em valores relativamente altos de pH, a hidrólise base-catalisada predomina. O pH no qual a taxa mínima de hidrólise é observada é uma função da magnitude relativa das constantes de taxa específicas $k_{ácido}$ e k_{base}. No exemplo da atropina, a taxa mínima de hidrólise ocorre em pH de 3,7, o que indica que o $k_{base} > k_{ácido}$. Se o k_{base} é igual ao $k_{ácido}$, então, a 25°, a taxa mínima esperada de reação ocorreria em um pH de 7.

Uma reação pode ser catalisada não somente por íon hidrogênio e íon hidróxido, mas também por outros ácidos ou bases de Brönsted, tais como o solvente água. Esse processo é referido como catálise de ácido ou base em geral. Nesse caso, a constante de taxa observada é dada por

$$k_{obs} = k_{água} + k_{ácido}\,[H^+] + k_{base}\,[OH^-] \quad (65)$$

onde $k_{água}$ é uma constante de taxa de pseudo-ordem que tem a concentração da água, que se encontra em grande excesso, incorporada dentro dela. A Fig. 19.7 demonstra como o diagrama do logaritmo do k_{obs} *versus* pH poderia aparecer em tal situação. A região plana, onde a taxa de reação aparentemente não é dependente do pH, é a região onde o solvente é muito mais importante como catalisador do que tanto o íon hidrogênio quanto o hidróxido.

No caso dos compostos que são ácidos fracos ou bases fracas, que podem existir tanto nas formas ionizada como não-ionizada, o perfil da taxa de pH torna-se mais complexo. Em geral, tanto as espécies ionizadas quanto as não-ionizadas são sujeitas a decomposição e catálise pelo íon hidrogênio e o íon hidróxido; mas cada uma dessas espécies pode reagir a diferentes taxas. Por exemplo, a hidrólise da droga procaína fracamente básica pode ser representada por[2]

$$-\,d[Pr]_{total}/dt = k_1[OH^-][Pr] + k_2[OH^-][PrH^+] \quad (66)$$

onde *Pr* é a molécula de procaína não-ionizada e PrH^+ é a forma protonada. A concentração de cada espécie pode ser relacionada com a concentração total de procaína pelas relações

$$[Pr] = \frac{[OH^-]}{K_b + [OH^-]} \cdot [Pr]_{total} \quad (67)$$

e

$$[PrH^+] = \frac{K_b}{K_b + [OH^-]} \cdot [Pr]_{total} \quad (68)$$

onde K_b é a constante de dissociação clássica para a base fraca procaína. A expressão de taxa completa para a hidrólise da procaína é dada pela Equação 69.

$$-\frac{d[Pr]_{total}}{dt} = \left[\frac{k_1[OH^-]^2}{K_b + [OH^-]} + \frac{k_2[OH^-]K_b}{K_b + [OH^-]}\right][Pr]_{total} \quad (69)$$

A dependência do pH da hidrólise da procaína é ilustrada graficamente na Fig. 19.8[4] por um gráfico do logaritmo k_{obs} *versus* pOH para a faixa de pH de 7 a 13.

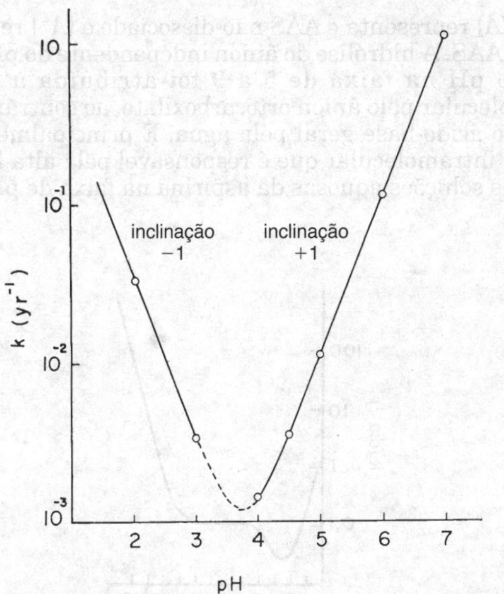

Fig. 19.6 Taxa de primeira ordem aparente da hidrólise da atropina em função do pH à temperatura de 30°C. A reação é uma ilustração da catálise específica pelos íons hidrogênio e hidróxido. (Cortesia de Kondritzer e Zvirblis.[2])

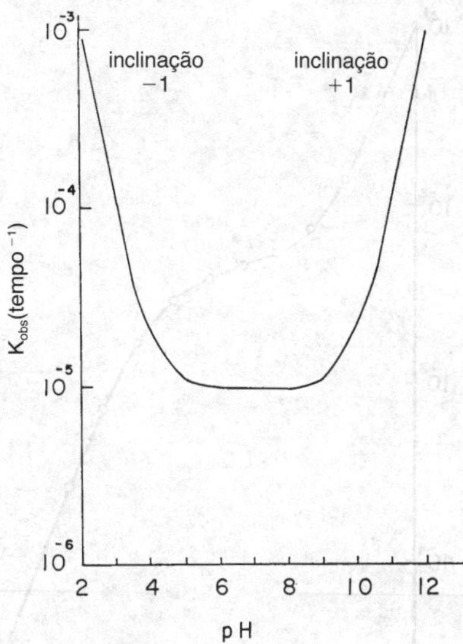

Fig. 19.7 Taxa de primeira ordem aparente da decomposição em função do pH para uma situação hipotética em que $k_{H^+} = k_{OH^-} = 0{,}1$, $k_{H_2O} = 1 \times 10^{-5}$. A reação não-catalisada predomina na faixa de pH de 5 a 9.

Catálise de Ácido ou Base em Geral

A catálise de ácido ou base não é restrita ao efeito do íon hidrogênio e do íon hidróxido. Com freqüência, consegue-se demonstrar que os ácidos e bases não-dissociados provocam um efeito catalítico, e em algumas situações íons metálicos e vários ânions podem servir de catalisadores. A mutarrotação de glicose em tampão acetato é catalisada por íon hidrogênio, íon hidróxido, íon acetato e ácido acético não-dissociado. Também, a taxa de hidrólise de barbiturato em tampões amônia é aumentada pela elevação progressiva da concentração de tampão em pH constante como resultado da catálise por NH_3. A hidrólise da função amida do cloranfenicol exibe, além da catálise do solvente e ácido-básica específica, catálise ácido-básica geral em tampões de fosfato e citrato. A catálise ácido-básica geral deve ser antecipada se houver evidências de importante catálise do solvente, como ilustrado no perfil da taxa de pH da Fig. 19.7.

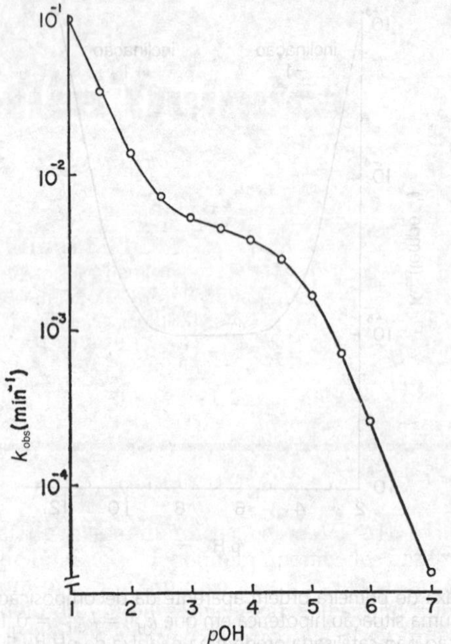

Fig. 19.8 Taxa de primeira ordem aparente da hidrólise da procaína em função da concentração do íon hidróxido à temperatura de 40°C. (Cortesia de Higuchi *et al.*[4])

Força Iônica

Em geral, os efeitos da elevação da concentração de eletrólitos na taxa de reação podem ser previstos pela consideração da influência da força iônica na atração entre os íons. A equação de Debye-Hückel pode ser usada para demonstrar que a força iônica aumentada causaria o decréscimo da taxa de reação entre íons com cargas elétricas opostas, e o aumento da taxa de reação entre íons de carga elétrica igual. Assim, a hidrólise catalisada do íon hidrogênio de ésteres de sulfato é inibida pelo aumento da concentração eletrolítica.

$$ROSO_3^- + H_2O \xrightarrow{H^+} ROH + HSO_4^-$$

As reações entre íons e moléculas dipolares e as reações entre moléculas neutras geralmente são menos sensíveis aos efeitos da força iônica do que são as reações entre compostos iônicos. Contudo, as reações que resultam na formação de íons de carga oposta como produtos podem exibir considerável aumento na taxa com elevação da força iônica.

Constante Dielétrica do Solvente

As reações que envolvem os íons de carga oposta são aceleradas por solventes de constante dielétrica baixa. Por exemplo, a taxa da hidrólise catalisada do íon hidrogênio dos ésteres de sulfato é muito maior em solventes de constante dielétrica baixa, como cloreto de metileno, do que em água. A reação entre espécies igualmente carregadas é favorecida por solventes com constante dielétrica alta. A reação entre moléculas neutras, que produzem um estado de transição polar alto, tal como a reação de trietilamina com o etil iodeto para produzir sal de amônio quaternário, também será aumentada por solventes com constante dielétrica alta.

Hidrólise (Solvólise)

A hidrólise de ésteres, tais como procaína, ácido acetilsalicílico (AAS) ou atropina, representa um dos tipos mais comuns de instabilidade de fármacos. A *hidrólise do éster* é catalisada tanto pelo íon hidrogênio como pelo íon hidróxido, embora a catálise, que é importante do ponto de vista da estabilidade do produto farmacológico, depende da combinação específica e do pH da solução. As amidas são geralmente mais estáveis que os ésteres mas estão sujeitas a catálise pelos íons hidrogênio e hidróxido, e freqüentemente por ácidos e bases em geral. Alguns exemplos de tipos de grupos funcionais sujeitos à clivagem hidrolítica e espécies que atuam como catalisadores para as reações são apresentados a seguir.

Atropina $\xrightarrow{H_2O}$ (álcool tropina) + $HO-C(=O)-CH(CH_2OH)-C_6H_5$

A hidrólise da função éster da atropina é típica da hidrólise de éster na qual somente as catálises pelos íons hidrogênio ou hidróxido são importantes. A Fig. 19.6 ilustra a faixa de pH que poderia ser considerada típica para tal reação. Abaixo do pH 3, a principal reação é a hidrólise catalisada pelo íon hidrogênio da forma protonada da atropina. Acima do pH 5, a principal reação é a hidrólise catalisada pelo íon hidróxido da mesma espécie química. A estabilidade máxima em 30° é no pH de 3,7.

A clivagem hidrolítica do AAS a ácido salicílico e ácido acético foi estudada por Edwards.[5]

Aspirina $\xrightarrow{H_2O}$ ácido salicílico (COOH, OH) + $HO-C(=O)-CH_3$

Edwards obteve a interessante faixa de pH reproduzida na Fig. 19.9. A faixa de pH incomum obtida para o AAS foi atribuída a uma reação da forma

$$-d[Aspirina]_{total}/dt = k_1[H^+][HA] + k_2\,[H^+][A^-] + k_3\,[OH^-][A^-] + k_0\,[A^-] \quad (70)$$

onde $[HA]$ representa o AAS não-dissociado e $[A^-]$ representa o ânion AAS. A hidrólise do ânion independente do pH indicada pelo pH na faixa de 5 a 9 foi atribuída à catálise intramolecular pelo ânion ortocarboxilato, ao contrário da catálise do ácido-base geral pela água. É principalmente essa catálise intramolecular que é responsável pela alta instabilidade das soluções aquosas da aspirina na faixa de pH farma-

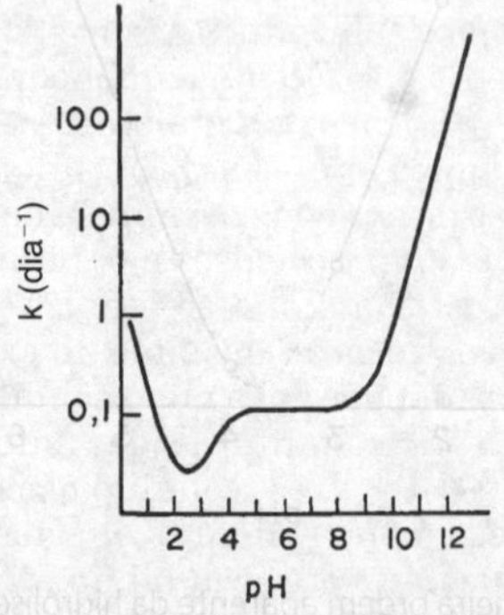

Fig. 19.9 Taxa de primeira ordem aparente da hidrólise da aspirina em função de um pH de 17. (Cortesia de Edwards.[5])

lento

rápido

CH_3COOH

cologicamente útil. Fersht e Kirby[6] representaram a reação do íon carboxilato intramolecular como catálise de base geral de ataque pela molécula da água. Para nucleófilos como o etanol, a hidroxila terminal do polietileno glicol (PEG) e a função lisina Σamino na albumina sérica também podem participar dessa reação da mesma forma que a água. Assim, a partir da solução de AAS em etanol, o etil acetato aparece como produto; em polietileno glicol, um acetato de polietileno glicol é formado; e em solução contendo albumina sérica (tanto *in vitro* quanto *in vivo*), a aspirina produz uma albumina acetilada sérica. Whitworth *et al.*[7] argumentaram que uma solução de AAS preparado em solvente PEG que não contém grupos hidroxila livres produziria uma solução de AAS de estabilidade aumentada. Eles costumavam acetilar PEG 400 como um solvente para o AAS e demonstraram que em tal solvente houve perda de menos de 1% de aspirina após 30 dias à temperatura de 45°.

A decomposição do cloranfenicol abaixo do pH 7 ocorre principalmente através de clivagem hidrolítica da função amida.

Cloranfenicol

+ $Cl_2CHCOOH$

Na presença de um tampão, a reação pode ser representada por

$$-d[Camp]/dt = (k_0 + k_1[H^+] + k_2[OH^-] + k_{HB}[HB] + k_B[B])[Camp] \quad (71)$$

Além da catálise dos íons hidrogênio e hidróxido, existe uma reação não-catalisada (ou água), e pode existir catálise ácido-básica geral, representada acima pelas espécies de tampões HB e B. Em geral, a taxa da hidrólise catalisada do íon hidróxido das amidas é maior que a velocidade de hidrólise catalisada do íon hidrônio.

As amidas geralmente são muito mais estáveis do que os ésteres. As penicilinas e as cefalosporinas são importantes exceções a essa regra, porque a cadeia amida é parte de um anel reforçado de quatro integrantes (ou seja, o β-lactâmico). A decomposição desses compostos em solução aquosa é catalisada por íon hidrogênio, solvente, íon hidróxido, açúcares e muitas espécies de tampão. A estabilidade máxima ocorre em pH 7, mas os antibióticos β-lactâmicos são muito instáveis para serem formulados como soluções. Por exemplo, uma solução aquosa tamponada de penicilina G sob refrigeração tem vida útil de aproximadamente 1 semana. A formação de ácido penicilânico pelo rearranjo catalisado em água em soluções ácidas e neutras é tida como primeira etapa no processo de degradação.[8]

A hidrólise do barbiturato envolve ataque pelo íon hidróxido tanto no ácido não-dissociado, HP, quanto nas espécies ionizadas, P^-.

Barbiturato Não-Ionizado

Produtos Adicionais

Barbiturato Ionizado

A hidrólise catalisada do íon hidrogênio não é observada na faixa de pH de interesse dos produtos farmacológicos.

$$-d[Barb]/dt = k_1[OH^-][HP] + k_2[OH^-][P^-] \quad (72)$$

A hidrólise da cadeia da amida (peptídio) também ocorre em proteínas ou fármacos peptídicos. Isso pode ocorrer pela clivagem da ligação peptídica primária (R-NH-CO-R) entre os aminoácidos adjacentes na cadeia peptídica. A hidrólise das amidas de cadeia lateral livre da asparagina e da glutamina (desaminação) é outro caminho para a degradação de proteínas. A insulina e o hormônio do crescimento humano recombinante sofrem desaminação em solução. Discussões mais aprofundadas de drogas obtidas de biotecnologia podem ser encontradas no Cap. 49.

Racemização

Muitas drogas são quirais, e a racemização é um mecanismo comum de degradação que resulta em perda da atividade biológica. Em proteínas, a mistura de enantiômeros D e L é formada pela reação base-catalisada da configuração L natural. A racemização catalisada por ácido da epinefrina ou a racemização base-catalisada da pilocarpina resultam em perda da atividade farmacológica.

Penicilina G

Ácido Benzilpeniciloico

Ácido Benzilpenicilânico

Oxidação

Compostos como fenóis, aminas aromáticas, aldeídos, éteres e compostos alifáticos insaturados estão sujeitos à oxidação pela exposição ao ar ou a oxidantes químicos. Epinefrina, ácido ascórbico, fenotiazinas e vitamina A são exemplos de importantes produtos farmacológicos que são prontamente oxidados. As proteínas podem sofrer degradação oxidativa pela oxidação da metionina, um tioéter, a seu correspondente sulfóxido. A oxidação dos carbonos com duplas ligações em ácidos lipídicos insaturados (p. ex., o ácido oleico) resulta em gorduras e óleos com sabor rançoso.

De importância particular são as oxidações que ocorrem quando soluções são expostas ao oxigênio atmosférico. Tais reações, denominadas *auto-oxidação*, são reações complexas que se processam através do mecanismo de radical livre. O radical livre é uma espécie altamente instável (altamente reativa) contendo elétrons não-pareados. As reações de auto-oxidação são autocatalíticas na medida em que reações de radical livre geram radicais livres adicionais, produzindo uma reação em cadeia.

A técnica usada para proteger produtos farmacológicos suscetíveis à auto-oxidação consiste em incluir em sua formulação agentes que reagem rapidamente com os radicais livres, mas que irão suspender a propagação da cadeia tanto pela formação de componentes relativamente estáveis, radicais livres razoavelmente estabilizados, ou pela formação de produtos que não incluam radicais livres adicionais.

Decomposição Fotoquímica

Diversos corantes e drogas estão sujeitos à decomposição fotoquímica. As oxidações catalisadas pela luz e as reduções de espécies fotoexcitadas são comuns e são, freqüentemente, reações de mecanismo complexo envolvendo radicais livres intermediários. Produtos farmacológicos tais como riboflavina, nifedipina e as fenotiazinas são exemplos de drogas comuns que são extremamente sensíveis à luz.

Interação entre Componentes

Como os fármacos são freqüentemente combinados em solução com tampões, antioxidantes, aromatizantes, conservantes antimicrobianos e outras drogas, a interação potencial entre os componentes de uma fórmula precisa ser considerada no desenvolvimento da formulação farmacológica. Algumas interações óbvias, tais como a possibilidade de a reação de uma droga ter a função amino primária com um aldeído como a vanilina para produzir a base de Schiff, podem ser previstas; contudo, várias reações interessantes, menos bem-reconhecidas, têm sido encontradas.

Além dos tampões que agem como catalisadores ácido-básicos gerais, como previamente indicado, algumas espécies tampões sofrem interações específicas com as moléculas do fármaco para formar novos compostos químicos. A formação de amidas em soluções aquosas a partir de aminas como a benzocaína e tampões como o ácido cítrico foi observada.

A função aromática da procaína reage com a glicose para formar procaína *N*-glicosídio; igualmente, a feniletilamina reage com o ácido desidroacético para formar um composto tipo base de Schiff. Catecóis comprovadamente atuam como catalisadores da hidrólise da penicilina.

Foi demonstrado que o bissulfito, um agente comumente empregado para proteger a epinefrina contra a decomposição oxidativa, é capaz de induzir a degradação da epinefrina através do ataque à cadeia lateral quiral.

$$\text{HO(HO)C}_6\text{H}_3\text{–CH(OH)–CH}_2\text{–NH–CH}_3 + SO_3^{2-} \longrightarrow \text{HO(HO)C}_6\text{H}_3\text{–CH(SO}_3\text{H)–CH}_2\text{–NH–CH}_3$$

Embora uma solução pura de ácido fólico seja fotoestável, a combinação de riboflavina e ácido fólico demonstrou rápida perda de ácido fólico através da formação do sistema acoplado de oxirredução no qual a riboflavina foi proto-reduzida, com o ácido fólico atuando como agente redutor e sendo, ele mesmo, irreversivelmente oxidado. No escuro e na presença de oxigênio, a riboflavina regenerou-se, e, quando a solução foi novamente irradiada, o ciclo se repetiu, promovendo destruição adicional do ácido fólico. Nesse caso, a riboflavina atua como um fotossensibilizador dentro da reação, e causaria a decomposição não somente do ácido fólico mas também do ácido ascórbico ou de qualquer outro substrato facilmente oxidável.

A presença de surfactantes micelares e certos polímeros de alto peso molecular comumente empregados na farmacêutica também demonstraram conduzir ao decréscimo da estabilidade da droga em alguns casos. Tanto os surfactantes não-iônicos quanto os aniônicos, assim como polímeros tais como a polivinilpirrolidona, aceleram a fotodecomposição da riboflavina em soluções aquosas. Os surfactantes não-iônicos são igualmente capazes de aumentar a taxa de hidrólise dos ésteres de sulfato que podem ser incorporados no interior ou na superfície das micelas.

Instabilidade Física

A introdução de um número crescente de drogas derivadas do desenvolvimento na biotecnologia necessita de uma maior consciência da instabilidade ocorrendo como resultado da perda da atividade do fármaco através de modificações estruturais não-relacionadas ao rompimento de ligações covalentes. As drogas de base proteica podem perder a atividade como resultado de uma modificação na ultra-estrutura (secundária, terciária ou quaternária) que independe de modificações químicas. As mudanças na ultra-estrutura, que podem alterar a atividade das drogas proteicas, incluem desnaturação (desdobramento), agregação, adsorção à superfície e precipitação. Os tratamentos com potencial para indução de tais mudanças incluem alterações de temperatura, extremos de pH e agitação ou a geração de espuma pela agitação. As forças de cisalhamento encontradas em produtos manufaturados ou sistemas de liberação de drogas também podem desnaturar fármacos proteicos. A detecção da instabilidade de natureza física necessita de um ou mais ensaios biológicos, ou de métodos de ensaio físico que sejam sensíveis às mudanças críticas na ultra-estrutura.

ESTABILIZAÇÃO DA DROGA

Algumas reações de decomposição de drogas, como as reações fotolíticas e oxidativas, são relativamente fáceis de se evitar pela proteção dos compostos da ação da luz (fotodecomposição) ou exclusão do oxigênio e pelo uso de reagentes de cadeia terminal ou eliminadores de radicais livres para minimizar as reações mediadas por radicais livres. As reações de solvólise, entretanto, não podem ser paradas por tais processos, mas algumas técnicas podem ser empregadas para retardar as reações o suficiente para permitir a formulação de um produto farmacológico satisfatório. As abordagens a seguir podem ser úteis na tentativa de retardar reações solvolíticas.

Seleção de pH Ótimo, Tampão e Solvente

A consideração do mecanismo de reação e a forma através da qual a taxa de reação é influenciada pelo pH, tampões e solvente permitem a seleção de condições ótimas para a estabilidade do fármaco. Freqüentemente, contudo, condições ideais para estabilidade máxima podem ser inaceitáveis do ponto de vista da formulação farmacologicamente aceitável ou da eficácia terapêutica; assim, pode ser necessário preparar uma formulação com condições menores que a ótima para estabilidade da droga. Se um acordo satisfatório entre as condições para estabilidade máxima e as condições para a constituição de fórmulas farmacologicamente aceitas não pode ser conseguido, técnicas tais como aquelas descritas adiante podem ser úteis no retardamento das reações de solvólise.

Agentes Formadores de Complexo Específicos

A técnica de estabilização pela formação de complexos em solução foi introduzida por Higushi e Lachman,[9] que demonstraram que a taxa de hidrólise da função éster da benzocaína era significativamente retardada na presença de cafeína, um reagente com o qual a benzocaína formou um complexo solúvel. Foi demonstrado adicionalmente que, nesses sistemas, a droga em complexo não hidrolisou completamente, e que a taxa observada de hidrólise podia ser atribuída à concentração da droga livre ou não-envolvida no complexo que estava em equilíbrio com o fármaco em complexo.

A quelação do ácido bórico da função catecol da epinefrina estabiliza a epinefrina contra o ataque pelo bissulfito e sulfito. O complexo da povidona (polivinilpirrolidona) e iodeto tem sido utilizado há muitos anos como anti-séptico tópico por causa de sua alta concentração de iodeto, liberação lenta de iodeto a partir do complexo e menor toxicidade.

Surfactantes

Tem sido demonstrado que a incorporação de benzocaína dentro das micelas do surfactante poderia retardar significativamente a taxa da hidrólise por éster. Os surfactantes não-iônicos e aniônicos retardaram a hidrólise catalisada pelo íon hidróxido, mas os surfactantes catiônicos aumentaram um pouco a taxa da hidrólise catalisada pelo íon hidróxido. Observações similares foram divulgadas para um número de fármacos que são suficientemente lipofílicos para serem estabilizados por micelas de surfactantes.

Suspensões

Se a solubilidade de drogas lábeis é reduzida e a droga é preparada na forma de suspensão, a taxa na qual a droga se degrada será relacionada somente com a concentração da droga dissolvida, e não com a concentração da droga no produto. Assim, foi demonstrado que as suspensões de penicilina G procaína degradaram numa taxa proporcional à baixa concentração de penicilina na solução. Como a penicilina na solução estava em equilíbrio com o excesso de penicilina G procaína sólida, a concentração de penicilina na solução foi constante e a ordem da reação observada foi aparentemente da ordem zero.

Refrigeração

O armazenamento abaixo da temperatura ambiente normalmente retarda reações solvolíticas. O armazenamento no estado de congelamento geralmente é um meio eficaz de retardar as reações de degradação. Alguns antibióticos são vendidos como soluções congeladas em bolsas de plástico flexíveis. Uma exceção é a ampicilina sódica dissolvida em solução glicosada a 5%, que apresentou cerca de 10% de decomposição após 4 horas de armazenamento à temperatura de 5°C e mais de 13% de perda após armazenamento pelo mesmo período no estado de congelamento a −20°C.

Teste de Estabilidade de Produtos Farmacêuticos

Se um produto está para ser comercializado, ele precisa ser estável em tempos de armazenamento relativamente longos à temperatura ambiente ou à temperatura real na qual será transportado e armazenado antes do seu uso definitivo. Assim, a taxa de degradação pode ter que ser estudada em um período indesejavelmente longo de tempo a fim de determinar-se a estabilidade do produto sob condições de armazenamento normais.

Para evitar essa indesejável demora na avaliação de formulações possíveis, o fabricante tenta prever a estabilidade sob condições e temperatura do ambiente ou condições de armazenamento real pelo uso de dados para a taxa de decomposição obtida em diversas temperaturas elevadas. Isso é realizado por um diagrama de Arrhenius para prever, a partir de dados de alta temperatura, a taxa de destruição do produto a ser esperada em condições de armazenamento às temperaturas reais inferiores. Ver Cap. 52.

Uma previsão baseada nos dados obtidos em temperaturas elevadas geralmente é satisfatória para formas farmacêuticas de solução. O sucesso é mais incerto quando produtos não-homogêneos estão envolvidos. Suspensões de drogas podem não fornecer diagramas de Arrhenius lineares porque freqüentemente existe a possibilidade de que a fase sólida, que existe em temperaturas elevadas, pode não ser a mesma fase sólida que existe à temperatura ambiente. Essa diferença na solubilidade de fases sólidas pode invalidar o habitual diagrama de Arrhenius. Essas dificuldades devem ser antecipadas quando formas de cristais polimórficos ou diversos solvatos diferentes existem para um soluto específico. Também, como as formas farmacêuticas sólidas (p. ex., comprimidos) são sujeitas a altas temperaturas, mudanças na quantidade da mistura no produto podem influenciar bastante a estabilidade do produto.

Os diagramas de Arrhenius também apresentam limitações quando aplicados a reações que têm relativamente pouca energia de ativação e, por isso, não são grandemente aceleradas pelo aumento na temperatura. Embora seja desejável normalmente determinar-se a estabilidade da droga pela análise de amostras de quantidades de droga intacta remanescente — em situações em que existe muito pouca decomposição do fármaco e particularmente quando não é conveniente acelerar a reação pelo aumento da temperatura —, algumas vezes é vantajoso determinar a taxa de reação inicial a partir da determinação da quantidade de produto formado.

Utilizando-se modernos métodos de análise, tais como a cromatografia líquida de alto desempenho (HPLC), é geralmente possível medir a taxa de formação do produto de degradação. Pelo uso dessa técnica, quantidades muito pequenas de degradação (menos de 1% de perda do composto original) podem ser detectadas, resultando numa indicação mais sensível da estabilidade do produto do que aquela que poderia ser obtida pela análise da potência.

Como os fabricantes estão interessados primariamente no tempo necessário para produzir apenas uma pequena porcentagem de degradação em seus produtos, não é incomum empregar terminologia como $t_{0,90}$ e $t_{0,95}$, que é o tempo necessário para a decomposição de 90 a 95% da droga, respectivamente, de potência original.

Um diagrama tipo Arrhenius, análogo ao da Fig. 19.4, pode ser obtido pelo formação de um gráfico do logaritmo do tempo necessário para a decomposição fracional específica *versus* o inverso da temperatura absoluta. O tempo necessário para o produto diminuir em potência até 90% da potência original à temperatura ambiente pode então ser obtido diretamente do gráfico.

REFERÊNCIAS

1. House JE. *Principles of Chemical Kinetics.* Dubuque, IA: WC Brown, 1997.
2. Garrett ER. In: Bean HS *et al*, eds. *Advances in Pharmaceutical Sciences*, vol 2. New York: Academic Press, 1967, Chapter 2.
3. Kondritzer AA, Zvirblis P. *J APhA Sci Ed* 1957; 46: 531.
4. Higuchi T *et al. J APhA Sci Ed* 1950; 39: 405.
5. Edwards LJ. *Trans Faraday Soc* 1950; 46: 723.
6. Fersht AR, Kirby AJ. *J Am Chem Soc* 1967; 89: 4857.
7. Whitworth CA *et al. J Pharm Sci* 1973; 62: 1184.
8. Yamana T *et al. J Pharm Sci* 1977; 66: 861.
9. Higuchi T, Lachman L. *J APhA Sci Ed* 1955; 44: 521.

BIBLIOGRAFIA

Carstensen JT. *Drug Stability, Principles and Practices.* New York: Dekker, 1990.

Connors KA *et al. Chemical Stability of Pharmaceuticals*, 2nd ed. New York: Wiley, 1986.

Fung HL. In: Banker GS, Rhodes CT, eds. *Modern Pharmaceutics*, 2nd ed. New York: Dekker, 1990, Chapter 6.

Lachman L, DeLuca P, Akers M. In: Lachman L *et al*, eds. *The Theory and Practice of Industrial Pharmacy*, 3rd ed. Philadelphia: Lea & Febiger, 1986, Chapter 26.

CAPÍTULO **20**

Fenômenos de Interface

Paul M Bummer, PhD
Associate Professor of Pharmaceutical Sciences
College of Pharmacy
University of Kentucky
Lexington, KY 40536

Com muita freqüência, é aconselhável ou necessário, no desenvolvimento das formas farmacêuticas, para produzir as dispersões multifásicas, misturar dois ou mais ingredientes que não são mutuamente miscíveis ou capazes de formar soluções homogêneas. Os exemplos dessas dispersões incluem:

Suspensões (sólidos no líquido)
Emulsões (líquido no líquido)
Espumas (vapor nos líquidos)

Como esses sistemas não são homogêneos e estáveis do ponto de vista termodinâmico, eles mostrarão, com o passar do tempo, alguma tendência para se separar em repouso, de modo a produzir a mínima área de superfície de contato possível entre as fases. Dessa maneira, as partículas suspensas se aglomeram e sedimentam, as gotículas emulsificadas formam creme e coalescem, e as bolhas dispersas nas espumas sofrem colapso para produzirem formas farmacêuticas instáveis e não-uniformes. Um meio de prevenir ou lentificar essa tendência natural para a separação adicional de fase consiste em acrescentar materiais que podem acumular-se na interface para produzir algum tipo de barreira de energia para a agregação e a coalescência. Diz-se que esses materiais apresentam *atividade de superfície* ou atuam como *agentes de superfície ativos.*

Neste capítulo, as propriedades físico-químicas fundamentais das moléculas situadas nas interfaces serão discutidas, de tal modo que o leitor possa obter uma melhor compreensão de como os problemas que envolvem as interfaces podem ser resolvidos na idealização de formas farmacêuticas através do uso de agentes de superfície ativos.

FORÇAS E ENERGÉTICA DA INTERFACE

Na porção de massa de cada fase, as moléculas são atraídas entre si de maneira igual em todas as direções, de tal forma que nenhuma força resultante atue sobre qualquer molécula. A potência dessas forças determina se uma substância existe como vapor, líquido ou sólido em determinada temperatura e pressão.

No limite entre as fases, no entanto, as moléculas sofrem a ação de maneira desigual, porque elas estão em contato com outras moléculas que manifestam forças diferentes de atração. Por exemplo, as forças intermoleculares primárias na água são decorrentes das ligações de hidrogênio, enquanto aquelas responsáveis para a ligação intermolecular nos hidrocarbonetos líquidos, como o óleo mineral, advêm das forças de dispersão de London.

Dessa maneira, as moléculas situadas na interface experimentam forças de interação diferentes daquelas experimentadas em cada massa da fase. Nos sistemas líquidos, essas forças desequilibradas podem ser satisfeitas pelo movimento espontâneo das moléculas a partir da interface para dentro da massa da fase. Isso deixa menos moléculas por unidade de área na interface (maior distância intermolecular) e reduz a área de contato real entre moléculas diferentes.

Qualquer tentativa de reverter esse processo aumentando-se a área de contato entre fases — isto é, trazendo mais moléculas para a interface — faz com que a interface resista à expansão e se comporte como se estivesse sob uma tensão em todos os pontos em uma direção tangencial. A força dessa tensão por unidade de comprimento da interface geralmente é chamada de *tensão interfacial*, exceto quando se lida com a interface ar-líquido, em que os termos *superfície* e *tensão superficial* são utilizados.

Para ilustrar a presença de uma tensão na interface, considere uma experiência em que uma estrutura metálica circular, com um filamento em forma de alça preso frouxamente a ela, é mergulhada dentro do líquido. Quando a estrutura é removida e exposta ao ar, uma película de líquido estará totalmente esticada através da estrutura circular, como quando se utiliza essa estrutura para soprar bolhas de sabão. Nessas condições (Fig. 20.1*A*), o filamento permanecerá colapsado. Quando uma agulha aquecida é utilizada para puncionar e remover a película líquida a partir da parte interna da alça (Fig. 20.1*B*), a alça se esticará espontaneamente em uma forma circular.

O resultado dessa experiência demonstra a redução espontânea do contato interfacial entre o ar e o líquido restante; na realidade, ele ilustra que a tensão que faz com que a alça permaneça estendida existe em paralelo à interface. O formato circular da alça indica que a tensão no plano da interface existe em ângulos retos ou normais com toda parte do filamento em alça. A força total sobre toda a alça dividida pela circunferência do círculo representa, portanto, a tensão por unidade de superfície ou a tensão superficial.

Da mesma forma que há necessidade de trabalho para estender uma mola sob tensão, o trabalho deve ser necessário para reverter o processo observado na Fig. 20.1*A* e *B*, trazendo assim mais moléculas para a interface. Isso pode ser observado de modo quantitativo ao se considerar uma experiência em que a tensão e o trabalho podem ser medidos diretamente. Suponha que temos um fio retangular com um lado móvel (Fig. 20.2). Suponha, além disso, que, ao mergulhar esse fio dentro de um líquido, uma película de líquido irá se formar dentro da estrutura quando ela é removida e exposta ao ar. Conforme observado anteriormente na Fig. 20.1, quando ele entra em contato com o ar, a superfície do líquido tende a contrair-se com uma força, F, à medida que as moléculas deixam a superfície para a massa. Para manter o lado móvel em equilíbrio, uma força igual deve ser aplicada para se opor a essa tensão na superfície. A tensão superficial, γ, do líquido pode ser definida como $F/2l$, onde $2l$ é a distância da superfície sobre a qual F está atuando. O fator 2 origina-se da consideração de duas superfícies, superior e inferior. Na expansão da superfície por uma pequena distância, Δx, o trabalho realizado (W) é

$$W = F\Delta x \quad (1)$$

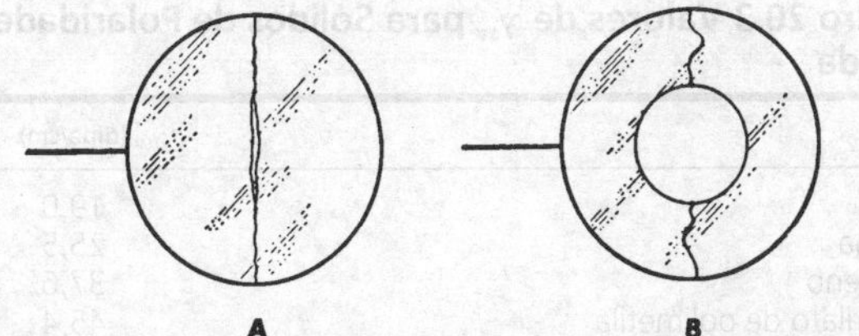

Fig. 20.1 Uma estrutura circular de arame com uma alça de filamento frouxamente presa a ela: (*A*) uma película líquida sobre a estrutura de arame com a alça nela; (*B*) a película dentro da alça é rompida.[1]

e, portanto

$$W = \gamma 2l\Delta x \tag{2}$$

Já que

$$\Delta A = 2l\Delta x \tag{3}$$

onde ΔA é a alteração na área decorrente da expansão da superfície, podendo-se concluir que

$$W = \gamma\Delta A \tag{4}$$

Dessa maneira, o trabalho necessário para criar uma unidade de área de superfície, conhecida como a *energia livre de superfície/unidade de área*, é equivalente à tensão superficial de um sistema líquido — quanto maior for a área de contato interfacial entre as fases, maior será o aumento da energia livre para o sistema total. Como um requisito primário para o equilíbrio é que a energia livre do sistema esteja em um mínimo, não constitui surpresa observar que as fases em contato tendem a reduzir a área de contato de maneira espontânea.

Os líquidos, sendo móveis, podem assumir formatos esféricos (área de interface mínima para um determinado volume), como quando ejetados através de um orifício para o ar ambiente ou quando dispersos em outro líquido imiscível. Quando é formado um grande número de gotas, a redução adicional na área pode acontecer fazendo-se com que as gotas coalesçam, como quando uma espuma colaba ou quando se separam as fases líquidas que formam uma emulsão.

No sistema centímetro-grama-segundo (cgs), a tensão superficial é expressa em unidades de dinas por centímetro (dina/cm), enquanto a energia de superfície livre é expressa em erg/cm^2. Como um erg é uma dina-cm, ambos os grupos de unidades são equivalentes. No sistema SI (unidades internacionais), a tensão superficial é expressa em mN/m, e a energia livre da superfície, em mJ/m^2.

Os valores para a tensão de superfície de vários líquidos são fornecidos no Quadro 20.1, e os valores da tensão interfacial para vários líquidos contra a água são mostrados no Quadro 20.2. Poderiam ser mostradas outras combinações de fases imiscíveis, porém os sistemas mais heterogêneos encontrados em farmácia geralmente contêm água. Os valores para essas tensões são expressos para uma determinada temperatura. Como uma temperatura elevada aumenta a energia térmica das moléculas, o trabalho necessário para trazer as moléculas para a interface deve ser menor e, dessa maneira, a tensão superficial e interfacial será reduzida. Por exemplo, a tensão de superfície da água é de 76,5 dinas/cm a 0° e 63,5 dinas/cm a 75°.

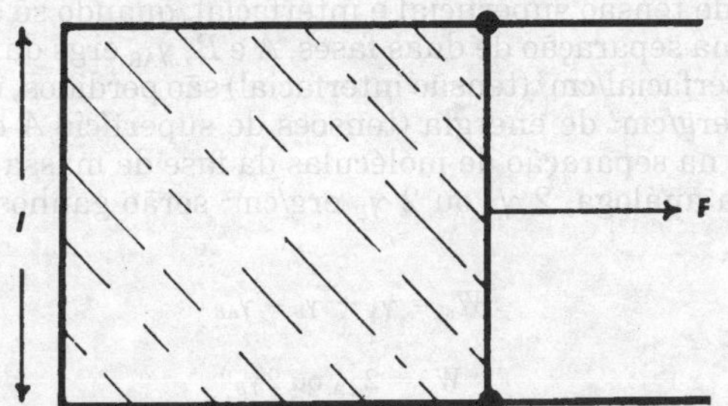

Fig. 20.2 Uma estrutura de arame móvel contendo uma película de líquido sendo expandida com uma força, *F*.

Quadro 20.1 Tensão Superficial de Vários Líquidos a 20°

SUBSTÂNCIA	TENSÃO SUPERFICIAL (dina/cm)
Mercúrio	476
Água	72,8
Glicerina	63,4
Ácido oleico	32,5
Benzeno	28,9
Clorofórmio	27,1
Tetracloreto de carbono	26,8
1-Octanol	26,5
Hexadecano	27,4
Dodecano	25,4
Decano	23,9
Octano	21,8
Heptano	19,7
Hexano	18,0
Perfluoro-heptano	11,0
Nitrogênio (a 75 K)	9,4

Como seria de se esperar a partir da discussão até agora, os valores relativos para a tensão de superfície devem refletir a natureza das forças intermoleculares existentes, daí os valores relativamente maiores para o mercúrio (ligações metálicas) e a água (ligações de hidrogênio) e os valores menores para o benzeno, o clorofórmio, o tetracloreto de carbono e os n-alcanos.

O benzeno, com elétrons π, apresenta uma tensão superficial mais elevada que os alcanos de peso molecular comparável, mas o aumento do peso molecular dos alcanos (e, portanto, a atração intermolecular) coloca sua tensão superficial mais próxima daquela do benzeno. Os valores menores para as substâncias mais apolares, perfluoro-heptano e nitrogênio líquido, demonstram esse dado de modo ainda mais intenso.

Os valores da tensão interfacial devem refletir as diferenças na estrutura química das duas fases envolvidas — quanto maior for a tendência para interagir, menor será a tensão interfacial. A diferença de 20 dinas/cm entre a tensão ar-água e aquela na interface octano-água reflete a interação pequena, porém significativa, entre as moléculas de octano e as moléculas de água na interface. Isso também é observado no Quadro 20.2 ao se comparar os valores para o octano e octanol, ácido oleico e os alcanos, ou clorofórmio e tetracloreto de carbono. Em cada caso, a presença de grupamentos químicos capazes de ligar o hidrogênio com a água reduz acentuadamente a tensão interfacial, presumivelmente por satisfazer as forças desequilibradas na interface. Essas observações sugerem fortemente que as moléculas na interface se arranjam ou orientam de modo a minimizar as diferenças entre as massas das fases.

Quadro 20.2 Tensão Interfacial de Vários Líquidos Contra a Água a 20°

SUBSTÂNCIA	TENSÃO INTERFACIAL (dina/cm)
Decano	52,3
Octano	51,7
Hexano	50,8
Tetracloreto de carbono	45,0
Clorofórmio	32,8
Benzeno	35,0
Mercúrio	428
Ácido oleico	15,6
1-Octanol	8,51

Observa-se que esse fenômeno ocorre mesmo na interface ar-líquido quando notamos os valores de tensão superficial relativamente baixos de estruturas químicas muito diferentes, como os *n*-alcanos, octanol, ácido oleico, benzeno e clorofórmio. Presumivelmente, em cada caso, os grupamentos apolares similares são orientados no sentido do ar, com qualquer grupo polar orientado no sentido da massa da fase. Essa tendência para que as moléculas se orientem na interface é um fator básico nos fenômenos interfaciais e será discutida de forma mais completa nas seções seguintes.

As substâncias sólidas, como metais, óxidos metálicos, silicatos e sais, todos portadores de grupos polares expostos em suas superfícies, podem ser classificadas como *sólidos de alta energia*, enquanto os sólidos apolares, como carbono, enxofre, triestearato de glicerila, polietileno e politetrafluoroetileno (Teflon), podem ser classificados como *sólidos de baixa energia*. É interessante medir a energia livre de superfície dos sólidos; entretanto, a falta de mobilidade das moléculas na superfície dos sólidos evita a observação e a mensuração direta de uma tensão superficial. É possível medir o trabalho necessário para criar nova superfície sólida clivando-se um cristal e medindo-se o trabalho envolvido. Entretanto, esse trabalho não representa apenas a energia livre decorrente de grupos expostos, mas também leva em consideração a energia mecânica associada à fratura do cristal (*i.e.*, deformação plástica e elástica e as energias de esforço devido à estrutura do cristal e às imperfeições nessa estrutura).

O comportamento heterogêneo também contribui para a complexidade de uma superfície sólida em conseqüência da exposição de diferentes faces de cristal, cada uma tendo uma energia livre de superfície/unidade de área diferente. Por exemplo, o ácido adípico, $HOOC(CH_2)_4COOH$, cristaliza-se a partir da água como finas placas hexagonais com três faces diferentes, conforme mostrado na Fig. 20.3. Cada unidade celular desse cristal contém moléculas de ácido adípico orientadas de tal modo que os planos hexagonais (faces) contêm os grupamentos carboxila expostos, enquanto os lados e as bordas (faces A e B) representam a vista lateral dos grupamentos carboxila e alquila e, dessa maneira, são bastante apolares. Na realidade, as interações que envolvem essas faces diferentes refletem as diferentes energias livres de superfície.[2]

Outras complexidades das superfícies sólidas incluem a aspereza e a porosidade.[3] Mesmo na ausência da contaminação química, da maneira que acontece durante a recristalização, as alterações na energia de superfície em um sólido podem ser induzidas por operações unitárias, como a trituração, resultando em um padrão alterado de dissolução do medicamento.[4,5] Em vista de todas essas complicações potenciais que são difíceis de quantificar, os valores da energia livre de superfície para os sólidos, quando reportados, devem ser considerados valores médios, freqüentemente dependentes do método utilizado e não necessariamente os mesmos para outras amostras da mesma substância.

O Quadro 20.3 lista alguns valores médios de γ_{sv} para uma gama de sólidos, variando na polaridade desde o Teflon até o cobre, obtida por várias técnicas indiretas.

FORÇAS DE ADESÃO E DE COESÃO

De vital importância para aqueles que lidam com os sistemas heterogêneos é a questão de como duas fases se comportarão

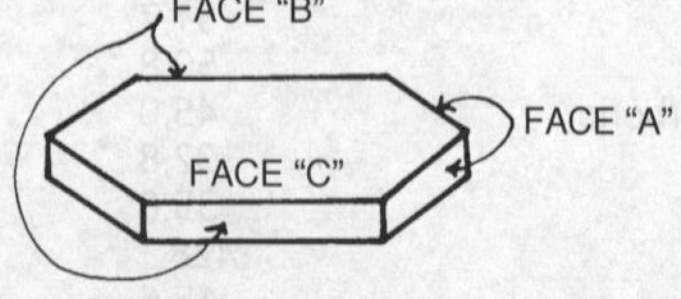

Fig. 20.3 Cristal de ácido adípico mostrando várias faces.[2]

Quadro 20.3 Valores de γ_{sv} para Sólidos de Polaridade Variada

SÓLIDO	γ_{sv} (dina/cm)
Teflon	19,0
Parafina	25,5
Polietileno	37,6
Metacrilato de polimetila	45,4
Náilon	50,8
Indometacina	61,8
Griseofulvina	62,2
Hidrocortisona	68,7
Cloreto de Sódio	155
Cobre	1.300

quando colocadas em contato entre si. É bem conhecido, por exemplo, que alguns líquidos, quando colocados em contato com outras superfícies líquidas ou sólidas, permanecerão retraídos na forma de uma gota (conhecida como uma *lente*), enquanto outros líquidos podem apresentar uma tendência para espalhar-se e cobrir a superfície desse líquido ou sólido.

Com base em conceitos desenvolvidos até este ponto, fica evidente que as fases individuais apresentam uma tendência para minimizarem a área de contato com outras fases, levando, assim, à separação de fases. Por outro lado, a tendência para a interação entre as moléculas na nova interface contrabalança isso em alguma extensão e origina a dispersão espontânea de uma substância sobre a outra.

Em essência, por conseguinte, a afinidade de fases é aumentada à medida que as forças de atração entre as diferentes fases (*forças de adesão*) tornam-se maiores que as forças de atração entre as moléculas da mesma fase (*forças de coesão*). Quando essas forças de adesão se tornam suficientemente grandes, a miscibilidade ocorre e a interface desaparece. A atual discussão está relacionada apenas aos sistemas de afinidade de fases limitada, onde ainda existe uma interface.

Uma conduta conveniente utilizada para expressar quantitativamente essas forças é o trabalho da adesão e o trabalho da coesão. O *trabalho da adesão*, W_a, é definido como a energia livre/cm² necessária para separar as duas fases em seus limites e é igual porém oposta em sinal à energia livre/cm² liberada quando a interface é formada. De maneira análoga, o *trabalho de coesão* para uma substância pura, W_c, é o trabalho/cm² necessário para produzir duas novas superfícies, como quando se separam fases diferentes, mas, agora, ambas as superfícies contêm as mesmas moléculas. Isso é igual e oposto em sinal à energia livre/cm² liberada quando as mesmas duas superfícies líquidas puras são colocadas em conjunto e eliminadas.

Por convenção, quando o trabalho de adesão entre duas substâncias, *A* e *B*, excede o trabalho de coesão para uma substância (p. ex., *B*), a propagação espontânea de *B* sobre a superfície de *A* deve ocorrer com uma perda global de energia livre igual à diferença entre W_a e W_c. Se W_c excede W_a, nenhuma dispersão espontânea de *B* sobre *A* pode acontecer. A diferença entre W_a e W_c é conhecida como o *coeficiente de dispersão*, *S*. Apenas quando *S* é positivo é que acontece a dispersão.

Os valores para W_a e W_c (e daí *S*) podem ser expressos em termos de tensão superficial e interfacial, quando se considera que, na separação de duas fases, *A* e *B*, γ_{AB} ergs da energia livre interfacial/cm² (tensão interfacial) são perdidos, mas que γ_A e γ_B erg/cm² de energia (tensões de superfície *A* e *B*) são ganhos; na separação de moléculas da fase de massa de uma maneira análoga, 2 γ_A ou 2 γ_B erg/cm² serão ganhos. Dessa forma,

$$W_a = \gamma_A + \gamma_B - \gamma_{AB} \qquad (5)$$

e

$$W_c = 2\gamma_A \text{ ou } 2\gamma_B \qquad (6)$$

para *B* disseminando-se sobre a superfície de *A*. Portanto,

$$S_B = \gamma_A + \gamma_B - \gamma_{AB} - 2\gamma_B \qquad (7)$$

ou

$$S_B = \gamma_A - (\gamma_B + \gamma_{AB}) \tag{8}$$

Usando-se a Equação 8 e os valores das tensões de superfície e interfacial fornecidos nos Quadros 20.1 e 20.2, o coeficiente de dispersão pode ser calculado para três substâncias representativas — decano, benzeno e ácido oleico — sobre a água a 20°.

Decano: $S = 72{,}8 - (23{,}9 + 52{,}3) = -3{,}4$

Benzeno: $S = 72{,}8 - (28{,}9 + 35{,}0) = 8{,}9$

Ácido Oleico: $S = 72{,}8 - (32{,}5 + 15{,}6) = 24{,}7$

Conforme esperado, as substâncias relativamente apolares, como o decano, exibem valores negativos do coeficiente de dispersão, enquanto os materiais mais polares fornecem valores positivos — quanto maior for a polaridade da molécula, mais positivo será o valor de S.

A importância da energia de coesão do líquido em dispersão pode ser também observada ao se comparar o coeficiente de dispersão para o hexano sobre a água e da água sobre o hexano.

$$S_{H/W} = 72{,}8 - (18{,}0 + 50{,}8) = 10{,}0$$

$$S_{W/H} = 18{,}0 - (72{,}8 + 50{,}8) = -105{,}6$$

Aqui, apesar do fato de ambos os líquidos serem os mesmos, a coesão e a tensão ar-líquido elevadas da água impedem a dispersão sobre a superfície do hexano de baixa energia, enquanto o valor muito baixo para o hexano permite a propagação sobre a superfície da água. Isso também é percebido quando se compara o coeficiente de dispersão positivo do hexano com o valor negativo para o decano sobre a água.

Para ver se a dispersão acontece ou não, um pó, como talco ou carvão, pode ser borrifado sobre a superfície da água, de tal modo que ele flutue; então, uma gota de cada líquido é colocada sobre essa superfície. Conforme previsto, o decano permanecerá como uma gota intacta, enquanto o hexano, o benzeno e o ácido oleico se espalharão, conforme mostrado pelo rápido movimento das partículas sólidas para longe do ponto em que a gota de líquido foi colocada originalmente.

Uma aparente contradição para essas observações pode ser percebida para o hexano, o benzeno e o ácido oleico quando se acrescenta mais quantidade de cada uma das substâncias; as lentes agora parecem formar-se, ainda que tenha ocorrido a dispersão inicial. Dessa maneira, com efeito, uma substância não parece espalhar-se sobre si mesma.

Agora, está estabelecido que a substância em dispersão forma uma película monomolecular que cria uma nova superfície, a qual apresenta uma energia livre de superfície menor que a da água pura. Isso acontece por causa da aparente orientação das moléculas nessa película, de tal modo que sua porção mais hidrofóbica seja orientada no sentido da fase em dispersão. É a falta de afinidade entre essa porção exposta das moléculas espalhadas e a porção polar das moléculas remanescentes que impede a propagação adicional. Isso pode ser observado ao se calcular um coeficiente de propagação final em que é utilizada a nova tensão de superfície da água mais a película monomolecular. Por exemplo, a presença do benzeno reduz a tensão superficial da água para 62,2 dinas/cm, de modo que o coeficiente de dispersão final é

$$S = 62{,}2 - (28{,}9 + 35{,}0) = -1{,}7$$

A falta de dispersão apresentada pelo ácido oleico deve ser refletida em um coeficiente de dispersão final ainda mais negativo, pois os grupamentos carboxila muito polares devem ter muito pouca afinidade pela cadeia de alquila exposta da película de ácido oleico. A dispersão para formar uma segunda camada com grupamentos polares expostos ao ar também pareceria muito improvável, levando, assim, à formação de uma lente.

FENÔMENOS DE MOLHAGEM

Na experiência descrita anteriormente, observou-se que o talco ou o carvão borrifados sobre a superfície da água flutuam, apesar de suas densidades serem muito maiores que as da água. A fim de ocorrer a imersão do sólido, o líquido deve deslocar o ar e espalhar-se sobre a superfície do sólido; quando os líquidos não conseguem espalhar-se espontaneamente sobre uma superfície sólida e, portanto, S, o coeficiente de dispersão, é negativo, dizemos que o sólido não está molhado.

Um parâmetro importante que reflete o grau de molhagem é o ângulo feito pelo líquido com a superfície sólida no ponto de contato (Fig. 20.4). Por convenção, quando a molhagem está completa, o ângulo de contato é de 0°; nas situações não-molhadas, ele teoricamente pode aumentar até um valor de 180°, onde uma gotícula esférica faz contato com o sólido apenas em um ponto.

Para expressar o ângulo de contato em termos dos equilíbrios entre sólido-líquido-ar, podemos equilibrar as forças paralelas à superfície sólida no ponto de contato entre todas as três fases (veja a Fig. 20.4), conforme expresso em

$$\gamma_{SV} = \gamma_{SL} + \gamma_{LV} \cos\theta \tag{9}$$

onde γ_{SV}, γ_{SL} e γ_{LV} representam a energia livre de superfície/unidade de área das interfaces sólido-ar, sólido-líquido e líquido-ar, respectivamente. Embora difícil de usar quantitativamente por causa das incertezas com as mensurações de γ_{SV} e γ_{SL}, a equação, conhecida como a equação de Young, é, do ponto de vista conceitual, útil porque demonstra que a perda da energia livre decorrente da eliminação da interface ar-sólido pelo ato de molhar é contrabalançada pelo aumento da área de contato sólido-líquido e líquido-ar quando a gota se dispersa.

O termo $\gamma_{LV} \cos\theta$ origina-se como o componente vetorial horizontal da força que age ao longo da superfície da gota, conforme representado por γ_{LV}. Os fatores que tendem a reduzir γ_{LV} e γ_{SL}, portanto, favoreceram o ato de molhar, embora, quanto maior for o valor de γ_{SV}, maior será a probabilidade de que ocorra a molhagem. Isso é notado no Quadro 20.4 para a molhagem de uma superfície de baixa energia, parafina (hidrocarboneto), e uma superfície de energia mais elevada, náilon (poliexametileno adipamida). Aqui, quanto menor for a tensão de superfície de um líquido, menor será o ângulo de contato sobre um determinado sólido, e quanto mais polar for o sólido, menor será o ângulo de contato com o mesmo líquido.

Com a Equação 9 em mente e observando-se a Fig. 20.5, agora é possível compreender como as forças atuantes na interface sólido-líquido-ar podem fazer com que um sólido denso e não-molhado flutue, caso o γ_{SL} e o γ_{LV} sejam suficientemente grandes em relação ao γ_{SV}.

A significância da redução de γ_{LV} foi primeiramente desenvolvida de maneira empírica por Zisman,[6] quando ele colocou em gráfico o cos θ *versus* a tensão superficial de uma série de líquidos e descobriu que, com freqüência, era obtida uma relação linear, dependente do sólido. Quando esses gráficos são

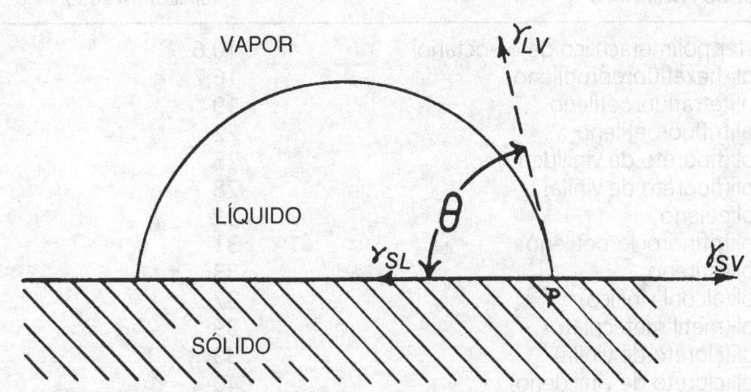

Fig. 20.4 Forças que atuam sobre uma gota de líquido que não se molha exibindo um ângulo de contato de θ.[6]

Quadro 20.4 Ângulo de Contato sobre a Parafina e o Náilon para Vários Líquidos de Diferentes Tensões de Superfície

SUBSTÂNCIA	TENSÃO SUPERFICIAL (dina/cm)	ÂNGULO DE CONTATO (°) PARAFINA	NÁILON
Água	72,8	105	70
Glicerina	63,4	96	60
Formamida	58,2	91	50
Iodeto de metileno	50,8	66	41
α-Bromonaftaleno	44,6	47	16
terc-Butilnaftaleno	33,7	38	dispersa-se
Benzeno	28,9	24	dispersa-se
Dodecano	25,4	17	dispersa-se
Decano	23,9	7	dispersa-se
Nonano	22,9	dispersa-se	dispersa-se

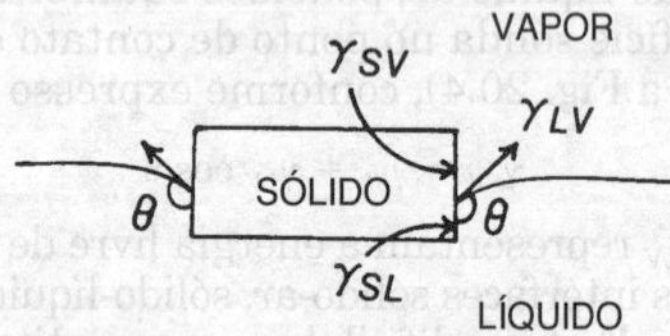

Fig. 20.5 Forças que atuam sobre um sólido que não se molha na interface ar + líquido + sólido; ângulo de contato θ maior que 90°.

extrapolados para o cos θ igual a 1, ou ângulo de contato de 0°, um valor de tensão superficial é necessário para apenas fazer com que a molhagem completa seja conseguida. Fazendo isso para vários sólidos, demonstrou-se que essa tensão superficial (conhecida como a tensão superficial crítica, γ_c) apresenta o paralelo esperado com a energia da superfície sólida γ_{SV} — quanto menor for a γ_c, mais apolar será a superfície.

O Quadro 20.5 indica alguns desses valores γ_c para diferentes grupos de superfície, indicando essa tendência. Assim, a água com uma tensão de superfície de aproximadamente 72 dinas/cm não molha o polietileno (γ_c = 31 dinas/cm), porém o fará no heptano, com uma tensão de superfície de cerca de 20 dinas/cm. Da mesma forma, o Teflon (politetrafluoroetileno) (γ_c = 19) não é molhado pelo heptano, mas é molhado pelo perfluoro-heptano com uma tensão superficial de 11 dinas/cm.

Uma complicação associada à molhagem de superfícies de alta energia é a falta de molhagem depois da formação inicial de uma película monomolecular produzida pela substância em dispersão. Como no caso do ácido oleico que se dispersa sobre a superfície da água, o líquido remanescente se retrai por causa da superfície de baixa energia produzida pela película orientada. Esse fenômeno, freqüentemente chamado de *comportamento autofóbico*, é um fator importante em muitos sistemas de interesse farmacêutico, porque muitos sólidos, que se espera que sejam molhados com facilidade pela água, podem ser transformados em hidrofóbicos, quando outras moléculas dissolvidas na água podem formar essas películas monomoleculares na superfície sólida.

Quadro 20.5 Tensões Superficiais Críticas de Vários Sólidos Poliméricos

SÓLIDO POLIMÉRICO	γ_c (dina/cm TA 20°C)
Éster polimetacrílico de φ′-octanol	10,6
Poli-hexafluoropropileno	16,2
Politetrafluoroetileno	19
Politrifluoroetileno	22
Poli(fluoreto de vinilideno)	25
Poli(fluoreto de vinila)	28
Polietileno	31
Politrifluorocloroetileno	31
Poliestireno	33
Poli(álcool vinílico)	37
Poli(metil metacrilato)	39
Poli(cloreto de vinila)	39
Poli(cloreto de vinilideno)	40
Poli(tereftalato de etileno)	43
Poli(hexametileno adipamida)	46

CAPILARIDADE

Como a água mostra uma forte tendência para se espalhar sobre uma superfície polar, como o vidro limpo (ângulo de contato igual a 0°), esperaríamos observar a formação de um menisco quando a água é contida em um vaso de vidro, como uma pipeta ou bureta. Esse comportamento é dramaticamente acentuado quando um tubo capilar com diâmetro interno pequeno é colocado dentro do líquido (Fig. 20.6). A molhagem do vidro produz não apenas um menisco com uma curvatura mais alta como também o nível do líquido no tubo estará nitidamente mais elevado que o nível da água no béquer.

O movimento espontâneo de um líquido para dentro de um capilar ou tubo estreito devido às forças de superfície é definido como *capilaridade* e é responsável por vários processos importantes que envolvem a penetração de líquidos em sólidos porosos. Em contraste com a água em contato com o vidro, quando o mesmo capilar é colocado em mercúrio (ângulo de contato com o vidro: 130°), não somente o menisco será invertido (Fig. 20.7), mas o nível do mercúrio no capilar será menor que no béquer. Nesse caso, não se espera que o mercúrio ou outros líquidos *não-molhadores* penetrem com facilidade nos poros, a menos que forças externas sejam aplicadas.

Para examinar mais estreitamente os fatores que originam o fenômeno da capilaridade, considere o caso de um líquido que se eleva até uma altura, *h*, acima da massa de líquido em um capilar que tem um raio, *r*. Conforme demonstrado na Fig. 20.6, quando o ângulo de contato da água com o vidro é 0, a força, *F*, atua para cima e verticalmente ao longo do círculo do contato líquido-vidro. Com base na definição da tensão superficial, essa

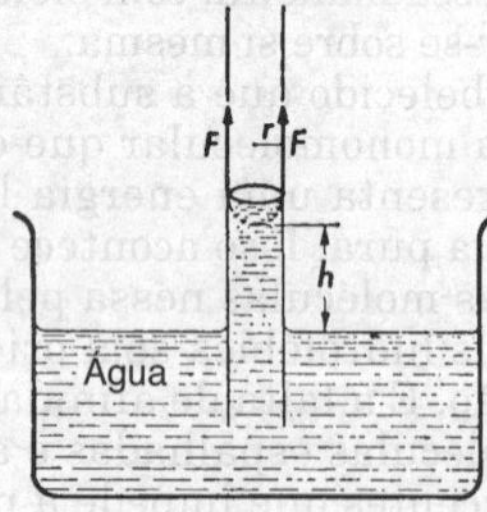

Fig. 20.6 Elevação capilar para um líquido que exibe ângulo de contato de 0°.[1]

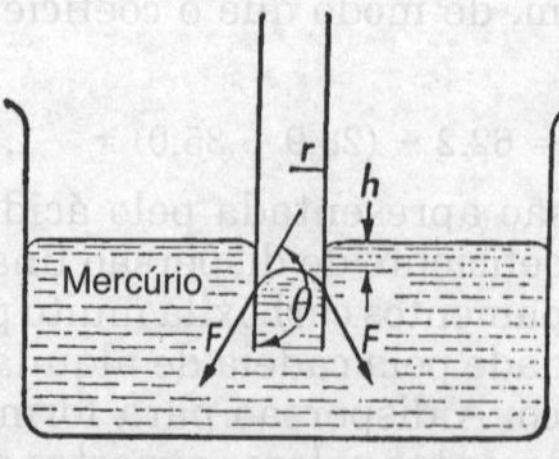

Fig. 20.7 Queda capilar para um líquido que exibe um ângulo de contato, θ, que é maior que 90°.[1]

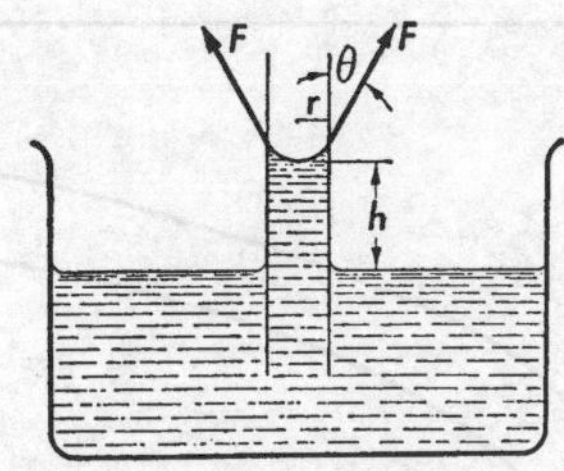

Fig. 20.8 Elevação capilar para um líquido que exibe um ângulo de contato θ, que é maior que 0° mas que é inferior a 90°.[1]

força será igual à tensão superficial, γ, multiplicada pela circunferência do círculo, $2\pi r$. Dessa maneira,

$$F = \gamma 2\pi r \tag{10}$$

Essa força para cima deve suportar a coluna de água, e, como a massa, *m*, da coluna é igual à densidade, *d*, multiplicada pelo volume da coluna, $\pi r^2 h$, a força *W* que se opõe ao movimento para cima será

$$W = mg = \pi r^2 dgh \tag{11}$$

onde *g* é a constante de gravidade.

A equação das duas forças em equilíbrio fornece

$$\pi r^2 dgh = \gamma 2\pi r \tag{12}$$

de modo que

$$h = \frac{2\gamma}{rdg} \tag{13}$$

Assim, quanto maior for a tensão superficial e quanto menor for o raio do capilar, maior será a elevação do líquido no capilar.

Quando o ângulo de contato do líquido não é 0 (Fig. 20.8), a mesma relação pode ser desenvolvida, exceto o componente vertical de *F*, que se opõe ao peso da coluna, é *F* cos θ e, por conseguinte,

$$h = \frac{2\gamma \cos\theta}{rdg} \tag{14}$$

Isso indica o fato muito importante que, se θ é menor que 90°, porém maior que 0°, o valor de *h* diminui com o ângulo de contato crescente até 90° (cos θ = 0°), *h* = 0. Acima de 90°, os valores de *h* serão negativos, conforme indicado na Fig. 20.7 para o mercúrio. Dessa maneira, com base nessas equações, pode ser concluído que a capilaridade ocorre de maneira espontânea em um poro cilíndrico, mesmo quando o ângulo de contato for maior que 0°, mas não ocorre se o ângulo de contato vem a ser de 90° ou mais. Nos sólidos com poros de formato irregular, as relações entre os parâmetros na Equação 14 serão as mesmas, porém elas serão mais difíceis de se quantificar por causa das alterações desiguais no raio do poro por toda a estrutura porosa.

DIFERENÇAS DE PRESSÃO ATRAVÉS DE SUPERFÍCIES CURVAS

A partir da discussão anterior sobre a capilaridade, surge outro conceito importante. A fim de que um líquido em um capilar se eleve de maneira espontânea, ele deve desenvolver uma pressão maior que o nível inferior do líquido no béquer. Entretanto, como o sistema é aberto para a atmosfera, ambas as superfícies estão em equilíbrio com a pressão atmosférica. Para ser elevada acima do nível do líquido no béquer e produzir uma pressão hidrostática igual a *hgd*, a pressão exatamente abaixo do menisco líquido, no capilar, P_1, deve ser inferior àquela exatamente abaixo da superfície líquida plana, P_0, por *hgd*, e portanto

$$P_0 - P_1 = hgd \tag{15}$$

Porque, de acordo com a Equação 14,

$$h = \frac{2\gamma \cos\theta}{rdg}$$

então

$$P_0 - P_1 = \frac{2\gamma \cos\theta}{r} \tag{16}$$

Para o ângulo de contato de 0°, onde o raio do capilar é o raio do hemisfério que constitui o menisco,

$$P_0 - P_1 = \frac{2\gamma}{r} \tag{17}$$

As conseqüências dessa relação (conhecida como a equação de Laplace) são importantes para qualquer superfície curva, quando *r* se torna muito pequeno e γ é relativamente significativo. Por exemplo, uma gotícula esférica de ar formada em uma massa de líquido e tendo um raio *r* terá uma pressão maior sobre a superfície côncava interna que sobre o lado convexo, conforme expresso na Equação 17. A mensuração direta da diferença de pressão, ($P_0 - P_1$), para uma bolha de ar de raio conhecido possibilita a determinação da tensão superficial de um líquido puro ou de uma solução de substância com superfície ativa. Foram empregadas as mensurações estática (raio constante) e dinâmica (raio que se modifica de uma maneira cíclica como uma função do tempo). O último tratamento, conhecido como o método da bolha pulsátil, tem sido muito útil no estudo de algumas das propriedades biofísicas e de estados patológicos associados do surfactante pulmonar, uma mistura ativa de materiais de superfície que reveste as pequenas vias aéreas do pulmão de mamíferos.[7] Uma das vantagens menos apreciadas desse método para medir a tensão superficial é a necessidade de apenas um tamanho de amostra muito pequena, tipicamente da ordem de 50 μL.

Outra conseqüência direta do que a Equação 17 expressa é o fato de que as gotículas muito pequenas de líquido, tendo superfícies muito curvas, apresentam uma pressão de vapor mais elevada, *VP*, que a observada quando estão sobre uma superfície plana do mesmo líquido em *VP'*. A Equação 18, chamada de *equação de Kelvin*, expressa a relação de *VP*/*VP'* para o raio *r* da gotícula e a tensão superficial γ:

$$\log \frac{P}{P'} = \frac{2\gamma M}{2{,}303 RT\rho r} \tag{18}$$

onde *M* é o peso molecular, *R* é a constante do gás em erg/mol/grau, *T* é a temperatura e ρ é a densidade em g/cm³. Os valores para a relação das pressões de vapor são fornecidos no Quadro 20.6 para as gotículas de água de tamanho variado. Tais relações indicam por que é possível que as gotículas de água muito finas em nuvens permaneçam não-condensadas, apesar de sua estreita proximidade entre si.

Esse mesmo comportamento pode ser observado quando se mede a solubilidade das partículas muito finas, pois a pressão de vapor e a solubilidade são as medidas da tendência de escape a partir de uma superfície. Na realidade, demonstrou-se que a solubilidade em equilíbrio de partículas extremamente pequenas é maior que o valor usual observado para partículas

Quadro 20.6 Relação da Pressão de Vapor Observada (*P*) e da Pressão de Vapor Esperada (*P'*) da Água a 25°C Com Tamanho de Gotícula Variado

P/*P'*	TAMANHO DA GOTÍCULA (μm)
1,001	1
1,01	0,1
1,1	0,01
2,0	0,005
3,0	0,001
4,2	0,00065
5,2	0,00060

mais grosseiras; quanto maior for a energia de superfície e menores forem as partículas, maior será esse efeito.

ADSORÇÃO

Adsorção de Vapor sobre Superfícies Sólidas

Foi sugerido anteriormente que uma energia livre de superfície ou interfacial alta pode existir em uma superfície sólida quando as forças desequilibradas na superfície e a área de grupamentos expostos são muito grandes.

Substâncias como metais, óxidos metálicos, silicatos e sais — todos contendo grupamentos polares expostos — podem ser classificadas como sólidos de alta energia ou hidrofílicos; sólidos apolares como carbono, enxofre, polietileno ou Teflon (politetrafluoroetileno) podem ser classificados como sólidos de baixa energia ou hidrofóbicos (veja Quadro 20.3). Enquanto os líquidos satisfazem suas forças de superfície desequilibradas por alterações no formato, os sólidos puros (que exibem mobilidade de superfície desprezível) devem fundamentar-se na reação com moléculas, quer no estado de vapor, quer em uma solução que entra em contato com a superfície sólida, para realizar isso.

A adsorção de vapor é o modelo mais simples que demonstra como os sólidos reduzem sua energia livre de superfície dessa maneira. Dependendo da natureza química do adsorvente (sólido) e do adsorbato (vapor), a força da interação entre as duas espécies pode variar desde a forte ligação química específica até as interações produzidas por forças de dispersão de London mais fracas e mais inespecíficas. Comumente, essas últimas forças são aquelas responsáveis pela condensação de substâncias relativamente apolares, como o N_2, O_2, CO_2 ou hidrocarbonetos.

Quando a reação química ocorre, o processo é chamado de *quimissorção*; quando as forças de dispersão predominam, o termo *fisissorção* é empregado. A fisissorção ocorre em temperaturas que se aproximam da temperatura de liquefação do vapor; para a quimissorção, as temperaturas dependem da reação particular envolvida. A adsorção de vapor de água a vários sólidos polares pode acontecer na temperatura ambiente através da ligação de hidrogênio, com energias de ligação intermediárias para a fisissorção e a quimissorção.

Para estudar a adsorção dos vapores sobre superfícies sólidas, devemos medir a quantidade de gás adsorvido/unidade de área ou unidade de massa do sólido, em diferentes pressões de gás. Como esses estudos geralmente são conduzidos em temperatura constante, os gráficos de volume adsorvido *versus* pressão são conhecidos como *isotermas de adsorção*. Se o processo de adsorção física ou química é monomolecular, a isoterma de adsorção deve parecer similar àquelas demonstradas na Fig. 20.9. A adsorção se eleva significativamente com a pressão crescente, seguida por um nivelamento, que se deve a uma saturação dos grupamentos químicos específicos disponíveis, como na quimissorção, ou ao fato de toda a superfície disponível ser coberta pelas moléculas fisicamente adsorvidas. A redução da adsorção com a temperatura crescente acontece porque o processo de adsorção é exotérmico. No caso de adsorção física em baixas temperaturas (após estabilização da adsorção), amiúde ocorre um aumento significativo da adsorção, presumivelmente por um processo de multicamada. Neste caso, as moléculas de vapor condensam-se, essencialmente, à medida que se aproxima a pressão de liquefação do vapor. A Fig. 20.10 ilustra um tipo de isoterma geralmente observado com a fisissorção de múltiplas camadas.

Para termos uma compreensão quantitativa do processo de adsorção e sermos capazes de comparar os sistemas diferentes, dois fatores devem ser avaliados. É importante saber a capacidade do sólido ou a quantidade máxima de adsorção sob determinado conjunto de condições e a afinidade de determinada substância para a superfície sólida — com que presteza ela adsorve determinada pressão? Com efeito, o segundo termo é a constante de equilíbrio para o processo. Para muitos sistemas, os dados de adsorção de vapor podem adaptar-se a uma equação muito genérica, mas algo empírica, a equação de Freundlich:

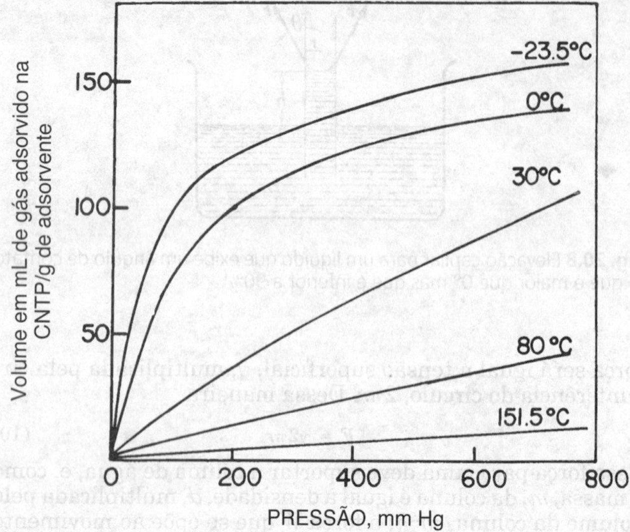

Fig. 20.9 Isotermas de adsorção para amônia sobre o carvão.[8]

$$V_a = kp^n \quad (19)$$

onde V_a é o volume de gás adsorvido, p é a pressão do gás e k e n são constantes que refletem a afinidade e a capacidade de adsorção.

Uma melhoria teórica significativa ao longo dessas linhas foi a teoria da *adsorção monomolecular* proposta por Langmuir. Ele postulou que, para que aconteça a adsorção, um sólido deve conter sítios de adsorção uniformes, com cada um sendo capaz de fixar uma única molécula de gás. As moléculas que colidem com a superfície podem saltar elasticamente ou podem permanecer em contato por um período de tempo. É esse contato durante um período de tempo que Langmuir denominou *adsorção*.

Duas suposições importantes foram feitas na derivação da equação de adsorção:

1. Apenas aquelas moléculas que colidem com um sítio vazio podem ser adsorvidas; portanto, ocorre apenas a adsorção monomolecular.

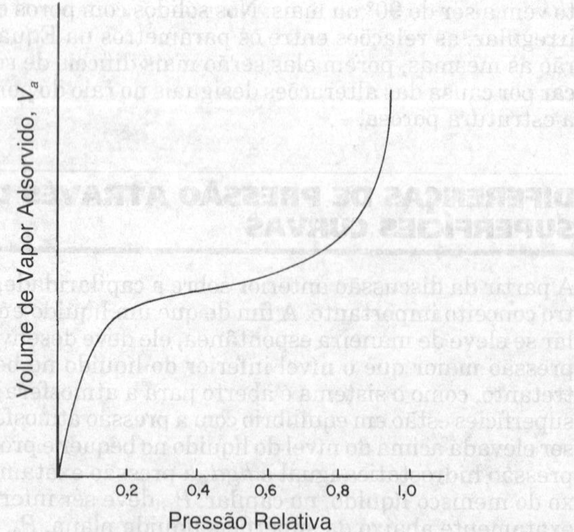

Fig. 20.10 Gráfico típico para a adsorção física de múltiplas camadas de um vapor sobre uma superfície sólida.

2. As forças de interação entre as moléculas adsorvidas são desprezíveis e, por conseguinte, a probabilidade de uma molécula ser adsorvida ou solta a partir de qualquer sítio é independente dos sítios circunvizinhos.

Com essas suposições e aplicando a teoria cinética dos gases, pode ser demonstrado que

$$V_a = (V_m k'p)/(1 + k'p) \quad (20)$$

onde V_m é o volume de gás que cobre todos os sítios de adsorção com uma única camada de moléculas e k' é uma constante que reflete a afinidade do gás pelo sólido.

O teste para adaptar essa equação pode ser feito ao expressá-la na forma linear.

$$\frac{p}{V_a} = \frac{1}{V_m k'} + \frac{p}{V_m} \quad (21)$$

O valor de k' é, com efeito, a constante de equilíbrio e pode ser utilizada para comparar as afinidades das substâncias diferentes com a superfície sólida. O valor de V_m é valioso porque indica o número máximo de sítios disponíveis para a adsorção. No caso da fisissorção, o número máximo de sítios é, na realidade, a área de superfície total do sólido; portanto, o valor de V_m pode ser utilizado para estimar a área de superfície, quando o volume e a área/molécula de vapor são conhecidos.

Como a fisissorção envolve, mais amiúde, alguma adsorção em múltiplas camadas, uma equação baseada na equação de Langmuir, a equação B.E.T., é normalmente utilizada para determinar V_m e as áreas de superfície sólidas. A Equação 22 é a equação B.E.T.:

$$V_a = \frac{V_m c p}{(p_0 - p)[1 + (C - 1)(p/p_0)]} \quad (22)$$

onde c é uma constante e a p_0 é a pressão de vapor da substância em adsorção.[9] Experimentalmente, o vapor mais amplamente utilizado para essa finalidade é o nitrogênio, que se adsorve de maneira inespecífica na maioria dos sólidos próximo a seu ponto de ebulição em $-195°$ e parece ocupar cerca de 16 Å^2/molécula sobre uma superfície sólida.

Adsorção a partir da Solução

Sem dúvida, um dos aspectos mais importantes dos fenômenos interfaciais encontrados nos sistemas farmacêuticos é a tendência para que as substâncias dissolvidas em um líquido se adsorvam a diversas interfaces. A adsorção a partir da solução é, em geral, mais complexa que a partir do estado de vapor por causa da influência do solvente e de quaisquer outros solutos dissolvidos no solvente. Embora essa adsorção geralmente seja limitada a no máximo uma ou duas camadas moleculares, a presença de outras moléculas freqüentemente faz com que a interpretação dos mecanismos de adsorção seja muito mais difícil que com a quimissorção ou fisissorção de um vapor. Como a adsorção monomolecular a partir da solução é tão disseminada em todas as interfaces, discutiremos primeiramente a natureza de películas monomoleculares e, em seguida, retornaremos para uma discussão da adsorção a partir da solução.

Películas Monomoleculares Insolúveis

Foi sugerido anteriormente que se poderia esperar que as moléculas que apresentam tendência para a disseminação em uma interface fossem orientadas de modo a reduzir a energia livre interfacial produzida pela presença da interface. A evidência direta para a orientação molecular foi obtida a partir de estudos que lidam com a disseminação de substâncias polares insolúveis sobre a água contendo longas cadeias de hidrocarbonetos, como os ácidos graxos.

No final do século XIX, Pockels e Rayleigh mostraram que uma quantidade muito pequena de óleo de oliva ou de rícino, quando colocada sobre a superfície da água, espalha-se, conforme discutido anteriormente. Quando a quantidade de material era menor que a que poderia cobrir fisicamente toda a superfície, foi percebida apenas uma pequena redução na tensão superficial da água. Contudo, quando a superfície foi comprimida entre barreiras, conforme mostrado na Fig. 20.11, a tensão superficial foi reduzida de maneira considerável.

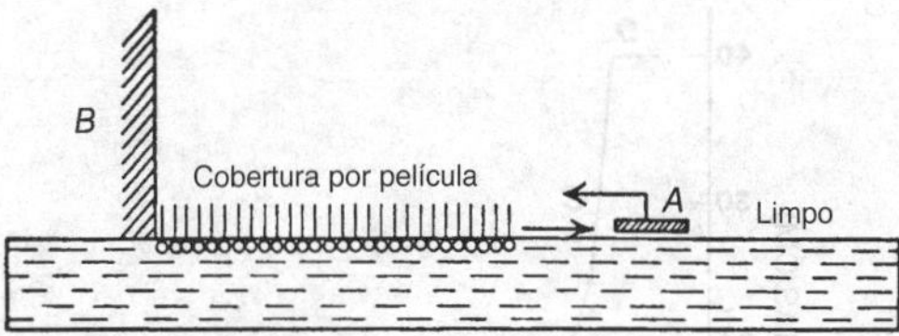

Fig. 20.11 Película monomolecular insolúvel comprimida entre uma barreira fixa *B* e uma barreira móvel *A*.[10]

Devaux estendeu o uso dessa técnica ao dissolver pequenas quantidades de sólido em solventes voláteis e gotejar a solução sobre uma superfície hídrica. Depois de assistir à disseminação das moléculas insolúveis em água, o solvente é evaporado, deixando uma película superficial contendo uma quantidade conhecida de soluto.

A compressão e a mensuração da tensão superficial indicaram que uma redução máxima da superfície foi alcançada quando o número de moléculas/unidade de área foi reduzido para um valor que corresponde à cobertura completa da superfície. Isso sugeriu que uma película monomolecular é formada e que a tensão superficial é reduzida perante a compressão, porque o contato entre o ar e a água é diminuído pela presença das moléculas da película. Além do ponto de envolvimento mais próximo, a película aparentemente sofre um colapso grande, tanto quanto se uma camada de cortiça flutuando sobre a água fosse rompida quando comprimida lateralmente além do ponto do contato físico inicial.

Utilizando uma técnica quantitativa refinada com base nesses estudos, Langmuir[11] espalhou películas de ácidos graxos puros, alcoóis e ésteres sobre a superfície da água. Comparando uma série de ácidos graxos saturados, diferindo apenas no comprimento da cadeia, ele demonstrou que a área/molécula no colapso são independentes do comprimento da cadeia, correspondendo ao diâmetro de uma molécula orientada em uma posição vertical (veja a Fig. 20.11). Ele concluiu ainda que essa orientação molecular envolveu a associação do grupamento carboxila polar com a fase hídrica e a cadeia alquila apolar no sentido da fase de vapor.

Além da evidência para a orientação molecular, o trabalho de Langmuir com as películas de superfície revelou que cada substância exibe propriedades de película que refletem as interações entre as moléculas na película de superfície. Isso é mais bem observado ao se colocar em gráfico a diferença na tensão superficial da superfície limpa γ_0 e aquela da superfície coberta com a película γ, *versus* a área/molécula A produzida pela compressão da película (área total/o número de moléculas). A diferença na tensão superficial é chamada de pressão superficial, π, e assim

$$\pi = \gamma_0 - \gamma \quad (23)$$

A Fig. 20.12 mostra esse gráfico para uma típica película monomolecular de ácidos graxos. Em áreas maiores que 50 Å^2/molécula, as moléculas ficam muito separadas e não cobrem uma superfície suficiente para diminuir a tensão superficial da superfície limpa em qualquer valor e daí a falta de pressão superficial apreciável. Como as moléculas na película são bastante livres para mover-se lateralmente na superfície, diz-se que elas estão em um estado *gasoso* ou *de vapor* bidimensional.

À medida que a distância intermolecular é reduzida sob compressão, a pressão superficial se eleva porque a superfície ar-água está sendo coberta em uma maior extensão. A taxa de modificação em π com A, no entanto, dependerá da extensão

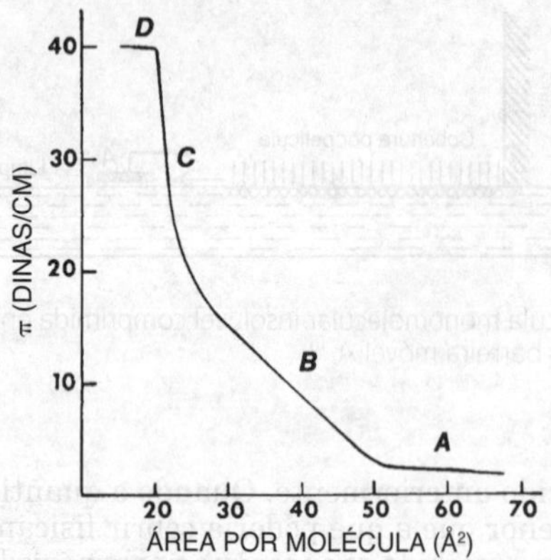

Fig. 20.12 Uma curva de pressão superficial-área para uma película monomolecular insolúvel: Região *A*, película gasosa; Região *B*, película líquida; Região *C*, película sólida; Região *D*, colapso da película.

na interação entre as moléculas da película — quanto maior for a velocidade de alteração, mais "condensado" será o estado da película.

Na Fig. 20.12, a partir de 50 a 30 Å²/molécula, a curva mostra um aumento equilibrado em π, representativo de uma película "líquida" bidimensional, onde as moléculas se tornam mais restritas em sua liberdade de movimento por causa das interações. Abaixo de 30 Å²/molécula, o aumento em π ocorre sobre uma faixa estreita de A, característica do envolvimento mais próximo e de uma película "sólida" bidimensional.

Qualquer fator que tenda a aumentar a polaridade ou a massa da molécula — como carga aumentada, número de grupamentos polares, redução no comprimento da cadeia ou a introdução de anéis aromáticos, cadeias laterais e duplas ligações — deve reduzir as interações moleculares. Por outro lado, quanto mais longa for a cadeia de alquila e menor for a massa do grupo, mais próximo podem-se aproximar as moléculas e mais forte será a extensão da interação na película.

Películas Solúveis e Adsorção a partir da Solução

Quando um ácido graxo apresenta um comportamento de película altamente gasoso sobre uma superfície aquosa, deve ser esperada uma alteração relativamente pequena em π com A sobre um intervalo considerável de compressão. Na realidade, para os compostos com cadeia curta, como o ácido láurico (12 carbonos) ou o ácido decanóico, não somente ocorre alteração em π pequena com o A decrescente, mas, em um ponto exatamente antes da área de envolvimento mais próximo esperada, a pressão de superfície se torna constante sem qualquer colapso.

Se o ácido láurico é convertido no íon laurato, ou quando é utilizado um ácido de cadeia curta, como o ácido octanóico, a disseminação sobre a água e a compressão da superfície não produzem aumento em π. Esses resultados ilustram que, quanto mais polar for a molécula (daí, quanto mais *gasosa* for a película), maior será a área/molécula onde ocorre uma pressão de superfície constante. Esse comportamento pode ser explicado ao se supor que as moléculas polares formam películas monomoleculares quando espalhadas sobre a água, mas que, sob compressão, elas são forçadas a penetrar na massa aquosa da solução em vez de permanecerem como uma película insolúvel intacta. A pressão superficial constante com compressão aumentada aparece porque um número constante de moléculas/unidade de área permanece na superfície em equilíbrio com as moléculas dissolvidas. A extensão desse comportamento será maior para as substâncias que exibem interação intermolecular mais fraca e maior solubilidade em água.

Começando a partir de outra direção, pode-se demonstrar que os ácidos de cadeia curta e alcoóis (quando dissolvidos em água) reduzem a tensão superficial da água, produzindo assim uma pressão superficial, exatamente como acontece com as películas insolúveis (veja a Equação 23). Que essas moléculas dissolvidas estão-se acumulando na interface na forma de uma película monomolecular é sugerido a partir da semelhança no comportamento para os sistemas em que as moléculas discretamente solúveis estão espalhadas sobre a superfície. Por exemplo, a compressão da superfície de uma solução contendo moléculas "ativas na superfície" não tem efeito sobre a pressão superficial inicial, enquanto o aumento na concentração da massa de solução tende a aumentar a pressão superficial, presumivelmente através do deslocamento do equilíbrio entre as moléculas da superfície e da massa.

Neste momento, podemos perguntar por que as moléculas hidrossolúveis deixam uma fase aquosa e se acumulam ou se *adsorvem* em uma interface ar-solução. Como qualquer processo ocorrerá de forma espontânea se ele resulta em uma perda global na energia livre, este deve ser o caso para o processo de adsorção. Inúmeros fatores produzem essa alteração favorável na energia livre.

- A presença da película monomolecular orientada reduz a energia livre da superfície da interface ar-água.
- O grupamento hidrofóbico na molécula está em um estado inferior de energia na interface, onde ele não está mais tão circundado pelas moléculas de água que quando está na fase de massa da solução.
- A interação aumentada entre as moléculas da película também contribui para esse processo.

Uma redução adicional na energia livre acontece após a adsorção por causa do ganho na entropia associada a uma alteração na estrutura da água. As moléculas de água, na presença de cadeias de alquila dissolvidas, estão mais altamente organizadas ou *semelhantes ao gelo* que quando estão em uma fase de massa pura; portanto, a entropia dessa água estruturada é menor que a da água da massa.

O processo de adsorção exige que a estrutura semelhante ao gelo *sofra liquefação*, de modo que as cadeias entrem na interface e, assim, ocorra um aumento na entropia da água. A adsorção de moléculas dissolvidas em óleo pode ocorrer, mas não é influenciada pelas alterações na estrutura da água e, por conseguinte, apenas os primeiros fatores mencionados são importantes aqui.

É muito raro que adsorção significativa possa ocorrer na interface hidrocarboneto-ar, já que ocorre pouca perda na energia livre ao trazer cadeias de hidrocarboneto com grupamentos polares presos para essa interface. Por outro lado, na interface óleo-água, as porções polares da molécula podem interagir com a água na interface, levando a adsorção significativa.

Dessa maneira, enquanto os sais de ácido graxo hidrossolúveis são adsorvidos a partir da água para as interfaces ar-água e óleo-água, suas contrapartes não-dissociadas, os ácidos graxos livres, que são insolúveis em água, formam películas insolúveis na interface ar-água, não são adsorvidas a partir da solução oleosa para uma interface óleo-ar, porém mostram adsorção significativa na interface óleo-água quando dissolvidas em óleo.

A partir dessa discussão, também é possível concluir que a adsorção a partir da solução aquosa requer menor concentração de soluto para obter-se o mesmo nível de adsorção quando o comprimento da cadeia hidrofóbica é aumentado ou quando a porção polar da molécula é menos hidrofílica. Por outro lado, a adsorção a partir de solventes apolares é favorecida quando o soluto é bastante polar.

Como as películas solúveis ou adsorvidas não podem ser comprimidas, não existe meio simples e direto para estimar o número de moléculas/unidade de área que vão para a superfície sob um determinado conjunto de condições. Para sistemas relativamente simples, é possível estimar esse valor através da aplicação da equação de Gibbs, que relaciona a concentração da superfície à modificação da tensão superficial produzida em diferentes atividades do soluto. A derivação dessa equação está além do âmbito dessa discussão, mas origina-se de um tratamento termodinâmico clássico da alteração na energia livre quando as moléculas se concentram no limite entre as duas fases. A equação pode ser expressa como

$$\Gamma = -\frac{a}{RT}\frac{d\gamma}{da} \quad (24)$$

onde Γ é composto pelos moles de soluto adsorvidos/unidade de área, R é a constante gasosa, T é a temperatura absoluta e d_γ é a alteração na tensão superficial com uma alteração na atividade do soluto, da, na atividade a.

Para as soluções diluídas de não-eletrólitos ou para os eletrólitos quando a equação de Debye-Hückel para o coeficiente de atividade é aplicável, o valor de a pode ser substituído pela concentração do soluto, c. Como o termo dc/c é igual a d 1n c, a equação de Gibbs é freqüentemente escrita como

$$\Gamma = -\frac{1}{RT}\frac{d\gamma}{d \ln c} \quad (25)$$

Dessa maneira, a inclinação de um gráfico de γ *versus* 1n c multiplicado por $1/RT$ deve fornecer Γ em um determinado valor de c.

A Fig. 20.13 mostra os gráficos típicos para uma série de agentes hidrossolúveis ativos em superfície que diferem apenas no comprimento da cadeia da alquila. Uma maior redução da tensão superficial acontece em concentrações menores para compostos com comprimentos de cadeia mais longos. Além disso, existem maiores inclinações com a concentração crescente, indicando maior adsorção (Equação 25), e um súbito nivelamento da tensão superficial em concentrações mais elevadas. Esse último comportamento reflete a auto-associação do agente ativo em superfície para formar micelas, as quais não exibem tendência adicional para diminuir a tensão superficial. O tópico das micelas será discutido no Cap. 21.

Quando se faz um gráfico dos valores da concentração superficial, Γ *versus* a concentração c, para as substâncias que se adsorvem a interfaces de vapor-líquido e líquido-líquido, usando os dados como aqueles fornecidos na Fig. 20.13, geralmente obtemos uma isoterma de adsorção com formato semelhante àquele na Fig. 20.9 para a adsorção de vapor. Na realidade, pode ser demonstrado que a equação de Langmuir (Equação 20) pode ser adaptada a esses dados quando escrita na forma

$$\Gamma = \frac{\Gamma_{max} k'c}{1 + k'c} \quad (26)$$

onde Γ_{max} é a concentração máxima de superfície atingida com a concentração crescente e k' está relacionado a k na Equação 20. A combinação das Equações 24 e 26 leva a uma relação amplamente utilizada entre a alteração II da tensão superficial (Equação 23) e a concentração de soluto c, conhecida como equação de Syszkowski.

$$\Pi = \Gamma_{max} RT \ln(1 + k'c) \quad (27)$$

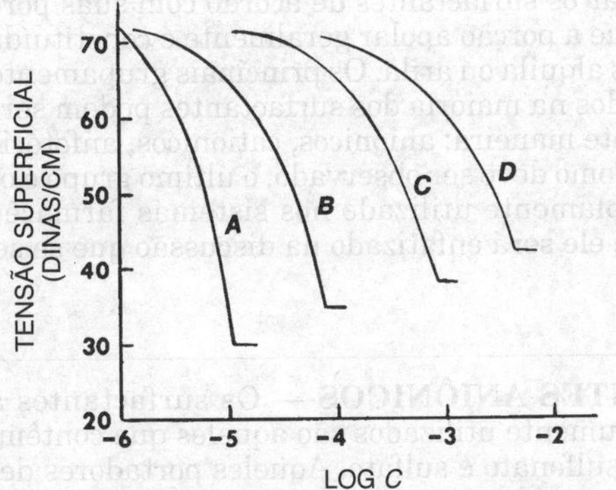

Fig. 20.13 O efeito do comprimento de cadeia crescente sobre a atividade superficial de um surfactante na interface ar-solução aquosa (cada curva difere da anterior e da seguinte por dois grupamentos metileno com *A*, a cadeia mais longa, e *D*, a mais curta).

Películas Mistas

Pareceria razoável esperar que as propriedades de uma película de superfície pudessem ser bastante variadas se uma mistura de agentes ativos em superfície existisse na película. Como exemplo, considere que seria esperado que uma mistura de ácidos graxos de cadeias curtas e longas mostrasse um grau de *condensação* variando desde o estado gasoso, quando a substância de cadeia curta é utilizada em alta quantidade, até um estado altamente condensado, quando a substância de cadeia longa predomina. Dessa maneira, cada componente nesse caso operaria de forma independente ao trazer uma quantidade proporcional do comportamento da película ao sistema.

Mais amiúde, os ingredientes de uma película de superfície não se comportam de forma independente, mas, em vez disso, interagem para produzir uma nova película de superfície. Um exemplo óbvio seria a combinação de aminas e ácidos orgânicos, os quais são carregados de maneira oposta, e se esperaria que interagissem muito. Além dessas interações de grupamentos polares, as interações entre cadeias favorecem fortemente as películas condensadas mistas. Um importante exemplo de um desses casos ocorre quando um álcool de cadeia longa é introduzido juntamente com uma substância de cadeia longa ionizada. Ao mesmo tempo, as moléculas formam uma película altamente condensada, apesar da presença de um alto número de cargas similares. Presumivelmente, isso ocorre como se observa na Fig. 20.14, ao se disporem as moléculas de tal modo que os grupamentos iônicos se alternam com grupamentos alcoólicos; entretanto, quando as interações entre cadeias não são fortes, as espécies iônicas freqüentemente serão deslocadas pelas espécies não-ionizadas mais apolares e serão "desadsorvidas" dentro da massa da solução.

Por outro lado, o agente ativo em superfície mais solúvel por vezes produz pressões de superfície superiores à pressão coloidal da película insolúvel e a desloca da superfície. Isso é um importante conceito porque ele é o princípio subjacente por trás da lise celular através de agentes ativos em superfície e alguns medicamentos, e por trás do importante processo de detergência.

Adsorção a partir da Solução sobre Superfícies Sólidas

A adsorção a superfícies sólidas a partir da solução pode acontecer quando as moléculas dissolvidas e a superfície sólida apresentam grupamentos químicos capazes de interagir. A adsorção inespecífica também ocorre quando o soluto é ativo em superfície e quando a área de superfície do sólido é alta. Esse último caso seria idêntico ao que ocorre nas interfaces vapor-líquido e líquido-líquido. Da mesma forma que com a adsorção às interfaces líquidas, a adsorção às superfícies sólidas a partir da solução geralmente leva a uma camada monomolecular, freqüentemente descrita pela equação de Langmuir na forma

$$x/M = [(x/M)mk^*c]/(1 + k^*c) \quad (28)$$

onde x é a quantidade de soluto adsorvido, M é o peso total do sólido, x/M é a quantidade de soluto adsorvida por unidade

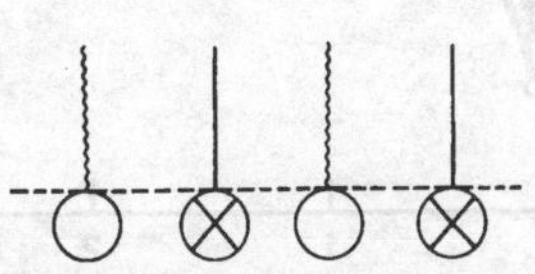

Fig. 20.14 Uma película monomolecular mista, ⊗, um íon de cadeia longa; O, um composto não-iônico de cadeia longa.

de peso do sólido na concentração c, k^* é uma constante e $(x/M)m$ é a quantidade de soluto por unidade de peso que cobre a superfície com uma monocamada completa. Entretanto, como foi apontado por Giles,[12] a gama de combinações de solutos e sólidos, e por conseguinte a variedade de possíveis mecanismos de adsorção, pode levar a diversas isotermas mais complexas. Em particular, a adsorção de surfactantes e polímeros, de grande importância em vários sistemas farmacêuticos, ainda não é bem compreendida em nível fundamental e pode, em algumas situações, ainda ser em múltiplas camadas.

A adsorção a partir da solução pode ser medida separando-se o sólido e o líquido e estimando-se quer a quantidade do adsorbato que adere ao sólido, quer a perda na concentração do adsorbato a partir da solução. Em vista da possibilidade de adsorção de solvente, a última conduta realmente fornece apenas uma adsorção aparente. Por exemplo, quando a adsorção do solvente é suficientemente grande, é possível terminar com uma concentração aumentada de soluto depois do contato com o sólido; aqui, é utilizado o termo *adsorção negativa*.

O solvente não apenas influencia a adsorção por competir pela superfície, como também o solvente determinará a tendência de escape de um soluto, conforme discutido em conjunto com a adsorção em superfícies líquidas; por exemplo, quanto mais polar for a molécula, menor será a adsorção que ocorre a partir da água. Isso é notado na Fig. 20.15, onde a adsorção de vários ácidos graxos a partir da água sobre o carvão aumenta com o crescimento do comprimento da cadeia de alquila ou da apolaridade. É difícil predizer esses efeitos, mas, em geral, quanto maior for a diferença química entre o soluto e o solvente e maior for a semelhança entre os grupamentos da superfície sólida e o soluto, maior será a extensão da adsorção. Outro fator que deve ser mantido em mente é que as superfícies sólidas carregadas, como os polieletrólitos, adsorvem fortemente com os solutos com cargas opostas. Isso é semelhante à forte ligação específica observada na quimissorção gasosa, caracterizando-se por adsorção de monocamada significativa em concentrações muito baixas de soluto. Veja a Fig. 20.16 para um exemplo dessa adsorção.

Demonstrou-se que a adsorção sobre o carvão ativado é extremamente útil no tratamento de emergência da superdose aguda de inúmeros medicamentos pela via oral.[15] A eficácia global das suspensões de carvão ativado comercialmente disponíveis como um antídoto em intoxicações orais parece estar diretamente relacionada à área de superfície total do carvão.[16] A adsorção do medicamento ao carvão tende a seguir o modelo

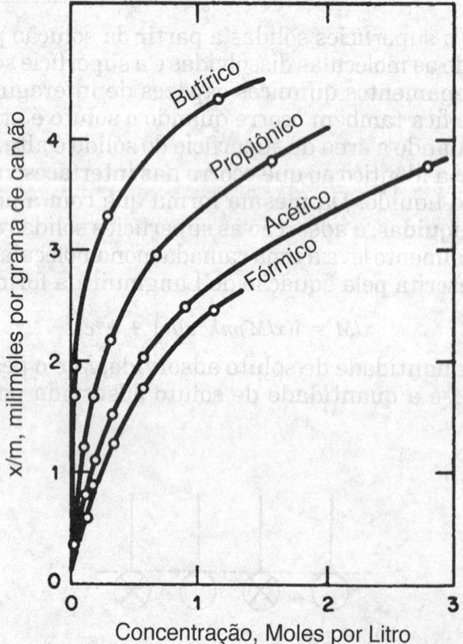

Fig. 20.15 A relação entre adsorção e peso molecular de ácidos graxos.[13]

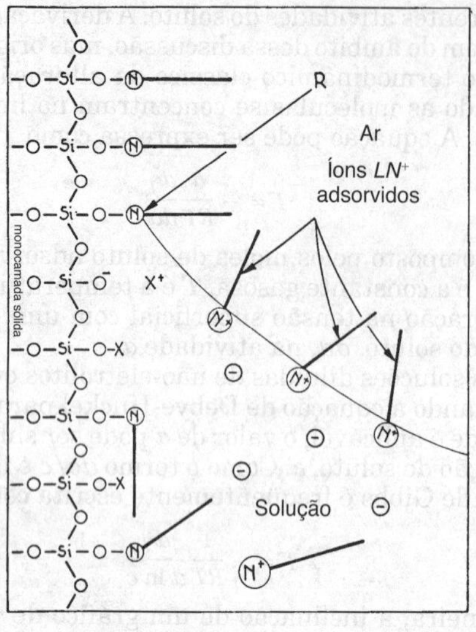

Fig. 20.16 A adsorção de um surfactante catiônico, LN^+, em direção a uma superfície de vidro ou sílica carregada negativamente, expondo uma superfície hidrofóbica à medida que o sólido é exposto ao ar.[14]

de Langmuir, bem como o modelo de Freundlich. Além disso, um medicamento que não é ionizado no pH gástrico adsorve ao carvão em maior extensão que a forma ionizada do medicamento faria, provavelmente por causa das interações menos repulsivas no estado adsorvido das moléculas neutras. Deve-se exercer grande cautela na formulação de suspensões de carvão ativado porque os adjuvantes farmacêuticos empregados nas suspensões têm o potencial de adsorver-se ao carvão e bloquear os sítios para a adsorção dos medicamentos.

AGENTES ATIVOS NA SUPERFÍCIE

Durante toda a discussão até o momento, os exemplos de agentes ativos em superfície (surfactantes) restringiram-se principalmente aos ácidos graxos e a seus sais. Demonstrou-se que uma porção hidrofóbica (cadeia de alquila) e uma porção hidrofílica (grupamentos carboxila e carboxilato) são necessárias para sua atividade em superfície, com o grau relativo de polaridade determinando a tendência para acumular-se nas interfaces. Agora, torna-se importante observar alguns dos tipos específicos de surfactantes disponíveis e olhar quais aspectos estruturais são necessários para as diferentes aplicações farmacêuticas.

A classificação dos surfactantes é bastante arbitrária, porém aquela baseada na estrutura química parece ser melhor como um meio de introduzir o tema. Em geral, é conveniente categorizar os surfactantes de acordo com suas porções polares, porque a porção apolar geralmente é constituída dos grupamentos alquila ou arila. Os principais grupamentos polares encontrados na maioria dos surfactantes podem ser divididos da seguinte maneira: aniônicos, catiônicos, anfotéricos e não-iônicos. Como deve ser observado, o último grupo é o maior e o mais amplamente utilizado nos sistemas farmacêuticos, de modo que ele será enfatizado na discussão que se segue.

Tipos

AGENTES ANIÔNICOS — Os surfactantes aniônicos mais comumente utilizados são aqueles que contêm íons carboxilato, sulfonato e sulfato. Aqueles portadores de íons carboxilato são conhecidos como sabões e, em geral, são preparados pela saponificação de glicerídios de ácidos graxos naturais em solução alcalina. Os cátions mais comuns associados aos sabões são sódio, potássio, amônio e trietanolamina; o comprimento da cadeia de ácidos graxos varia de 12 a 18.

A extensão da solubilidade em água é muito influenciada pelo comprimento da cadeia alquila e pela presença de duplas ligações. Por exemplo, o estearato de sódio é bastante insolúvel em água na temperatura ambiente, enquanto o oleato de sódio sob as mesmas condições é bastante hidrossolúvel.

Os íons multivalentes, como o cálcio e o magnésio, produzem insolubilidade acentuada em água, mesmo nos menores comprimentos de cadeia de alquila; dessa maneira, os sabões não são úteis na água pesada, que é rica no conteúdo desses íons. Os sabões, sendo sais de ácidos fracos, também estão sujeitos à hidrólise e à formação de ácido livre mais íon hidrogênio, principalmente quando em solução mais concentrada.

Para contrabalançar algumas das desvantagens dos sabões, podem ser empregados inúmeros sulfonatos de cadeia alquila longa, bem como sulfonatos de alquila-arila, como o sulfonato sódico de dodecilbenzeno; o íon sulfonato está menos sujeito a hidrólise e precipitação na presença de íons multivalentes. Um grupo popular de sulfonatos, amplamente utilizado em sistemas farmacêuticos, são os dialquil-sulfossuccinatos sódicos, principalmente o bi-(2-etil-hexil)sulfossuccinato sódico, mais conhecido como Aerossol OT ou docusato sódico. Esse composto é único pelo fato de ser solúvel em óleo e em água, e, portanto, forma micelas em ambas as fases. Ele reduz as tensões de superfície e interfacial para valores baixos e atua como um excelente agente de molhagem em muitos tipos de formas farmacêuticas sólidas (Quadro 20.7).

Inúmeros alquil-sulfatos são disponíveis como surfactantes, mas, sem dúvida, o membro mais popular desse grupo é o lauril sulfato de sódio, que é amplamente utilizado como um emulsificador e solubilizador em sistemas farmacêuticos. Diferentemente dos sulfonatos, os sulfatos são suscetíveis à hidrólise dependente de pH, levando à formação do álcool de cadeia longa.

AGENTES CATIÔNICOS — Inúmeros cátions de cadeia longa, como os sais de amina e os sais de amônio quaternário, são freqüentemente utilizados como agentes ativos em superfície quando dissolvidos em água; entretanto, sua utilização em preparações farmacêuticas é limitada à preservação antimicrobiana, e não como surfactantes. Isso ocorre porque os cátions adsorvem-se muito rapidamente às estruturas da membrana celular de uma maneira inespecífica, levando à lise celular (p. ex., hemólise), como fazem os aniônicos em menor grau. É dessa maneira que eles agem para destruir bactérias e fungos.

Como os agentes aniônicos e não-iônicos não são tão eficientes como preservativos, devemos concluir que a carga positiva desses compostos é importante; contudo, demonstrou-se que a extensão da atividade de superfície determina a quantidade de material necessário para dada quantidade de preservação. Os sais de amônio quaternário são preferíveis aos sais de amina livre, já que eles não estão sujeitos a qualquer um dos efeitos do pH; no entanto, a presença de ânions orgânicos, como corantes e polieletrólitos naturais, é uma importante fonte de incompatibilidade, e essa combinação deve ser evitada.

Quadro 20.7 Efeito da Concentração de Aerossol OT sobre a Tensão Superficial da Água e o Ângulo de Contato da Água com Estearato de Magnésio

CONCENTRAÇÃO ($m \times 10^6$)	γ_{ap}	θ (°)
1,0	60,1	120
3,0	49,8	113
5,0	45,1	104
8,0	40,6	89
10,0	38,6	80
12,0	37,9	71
15,0	35,0	63
20,0	32,4	54
25,0	29,5	50

AGENTES ANFOTÉRICOS — Os principais grupos de moléculas que se situam na categoria anfotérica são aqueles que contêm grupamentos de carboxilato ou fosfato como o ânion, e os grupamentos amino ou amônio quaternário como o cátion. O primeiro grupo é representado por diversos polipeptídios, proteínas e as alquil-betaínas; o último grupo consiste em fosfolipídios naturais, como as lecitinas e cefalinas. Em geral, os anfotéricos de cadeia longa, que existem em solução na forma zwitteriônica, são mais ativos em superfície que os surfactantes iônicos que possuem o mesmo grupamento hidrofóbico, porque, na prática, os íons com cargas opostas são neutralizados. Entretanto, quando comparados aos não-iônicos, eles aparecem em algum lugar entre os iônicos e os não-iônicos.

PROTEÍNAS — Considerando-se a importância rapidamente crescente das proteínas como agentes terapêuticos, as características de superfície únicas dessas macromoléculas biológicas merecem alguma atenção especial. Demonstrou-se que as proteínas terapêuticas são extremamente ativas na superfície, e elas se adsorvem às superfícies clinicamente importantes, como o vidro de frascos e seringas, filtros esterilizados e bolsas plásticas de infusão IV e conjuntos de administração dessas soluções; o resultado é a falha do tratamento. Em geral, as proteínas podem adsorver-se a toda uma gama de superfícies, tanto hidrofóbicas quanto hidrofílicas. Do ponto de vista da superfície, a adsorção de proteína parece ser maximizada quando a carga elétrica da superfície é oposta à da proteína ou quando a superfície é extremamente hidrofóbica. Do ponto de vista da proteína, a extensão da adsorção depende do peso molecular, do número de cadeias laterais hidrofóbicas e da distribuição relativa das cadeias laterais catiônicas e aniônicas. O efeito da força iônica geralmente é o de estimular a adsorção, formando um escudo nas proteínas adjacentes contra as interações elétricas repulsivas. A adsorção também é maximizada quando o pH da solução proteica é igual ao pI (ponto isoelétrico) da molécula, mais uma vez em decorrência da repulsão elétrica minimizada.

Quando proteínas diferentes competem por sítios de adsorção em uma única superfície, o efeito do peso molecular torna-se mais evidente. No começo do processo de adsorção, a proteína com o menor peso molecular, que pode difundir-se com maior rapidez até a superfície, ocupa inicialmente a interface. Depois de algum tempo, demonstrou-se que a proteína com maior peso molecular desloca a proteína menor, pois a molécula maior tem mais pontos de possíveis interações com a superfície e, dessa maneira, maior energia total de interação.

A mais importante conseqüência da adsorção da proteína terapêutica é a perda de bioatividade, cujas razões incluem a perda do agente terapêutico por adsorção irreversível com a superfície, possíveis alterações estruturais na proteína induzida pela interface e agregação associada à superfície e precipitação da proteína. Cada uma dessas conseqüências está relacionada com a estrutura adotada pela proteína na região interfacial. A estrutura tridimensional original de uma proteína em solução é o resultado de um complexo equilíbrio entre as forças de atração e repulsão. A superfície pode romper facilmente o equilíbrio das forças nas proteínas que residem na região interfacial e fazer com que a molécula sofra uma alteração, desdobrando-se a partir da configuração original para a estendida. Como é improvável que a configuração estendida volte a se dobrar para o estado nativo após a liberação a partir da interface, a proteína é considerada desnaturada. Como outros polímeros, acredita-se que o desdobramento da proteína na interface minimize o contato de cadeias laterais de aminoácidos apolares com a água.

Além disso, as interações elétricas, tanto dentro da proteína quanto entre a proteína e a superfície, modulam fortemente a configuração assumida na interface. A movimentação da interface, como acontece durante a agitação de uma solução, parece acelerar a desnaturação associada à superfície. Algumas proteínas parecem ser bastante vulneráveis às alterações estruturais induzidas pela superfície, enquanto outras são muito resistentes. Os algoritmos para predizer essas proteínas mais vulneráveis aos efeitos das interfaces lesivos para a estrutura ainda não estão disponíveis. As observações empíricas sugerem que as proteínas facilmente desnaturadas em solução por temperaturas elevadas também podem ser mais sensíveis à desnaturação interfacial.

A melhor defesa contra os efeitos indesejados sobre as estruturas das proteínas induzidos pelas superfícies parece ser a prevenção da adsorção. A pesquisa no campo dos biomateriais demonstrou que as superfícies que são altamente hidrofílicas têm menos probabilidade de servir como sítios para a adsorção proteica. O impedimento estérico da adsorção através da ligação de polímeros hidrofílicos, como o óxido de polietileno, com uma superfície também parece ser bem-sucedido na minimização da adsorção. As formulações de proteínas destinadas à administração parenteral freqüentemente contêm os surfactantes sintéticos para preservar a bioatividade. O mecanismo de proteção molecular específico não é compreendido e pode envolver o bloqueio específico da adsorção à interface ou a remoção estimulada a partir da interface antes que possa ocorrer o desdobramento proteico. Na sustentação do primeiro mecanismo está a observação de que os surfactantes mais bem-sucedidos na proteção das proteínas contra a desnaturação interfacial contêm longas cadeias de óxido de polietileno capazes de bloquear o acesso da proteína à superfície.

FOSFOLIPÍDIOS — Todas as lecitinas contêm o esqueleto de L-α-glicerofosfoilcolina esterificado por duas cadeias de ácidos graxos longos (freqüentemente oleico, palmítico, esteárico e linoleico). Tipicamente, para o uso farmacêutico, as lecitinas são derivadas da gema do ovo ou da soja. Embora possuindo um grupamento *cefálico* zwitteriônico polar, as duas *caudas* de hidrocarbonetos resultam em um surfactante com solubilidade muito baixa em água no estado de monômero. Com exceção da pele, os fosfolipídios constituem uma vasta maioria do componente lipídico das membranas celulares por todo o corpo. Em conseqüência disso, a biocompatibilidade da lecitina é alta, contribuindo para a crescente popularidade do uso nas formulações destinadas a uso oral, tópico e intravenoso. As lecitinas da gema de ovo são extensamente utilizadas como o principal agente emulsificante nas emulsões lipídicas destinadas a uso intravenoso.

A capacidade das lecitinas de formar uma película firme, porém flexível, entre as fases de óleo e água é responsável pela excelente estabilidade física mostrada pelas emulsões lipídicas IV. Em meios aquosos, os fosfolipídios são capazes de agrupar-se em estruturas de dupla camada concêntrica, conhecidas como lipossomos. A vantagem terapêutica desse agrupamento de lipídios para a administração da droga depende da encapsulização do ingrediente ativo, quer dentro do ambiente aquoso interior, quer dentro da região hidrofóbica da dupla camada. A deposição do lipossomo dentro do corpo parece ser dependente de inúmeros fatores, incluindo a composição dos fosfolipídios empregados na dupla camada e o diâmetro do lipossomo.

As propriedades de superfície única dos fosfolipídios são críticas para a função do sistema pulmonar. O surfactante pulmonar é uma mistura de fosfolipídios e outras moléculas associadas secretadas pelos pneumócitos do tipo II. Na ausência de surfactante pulmonar (como no neonato nascido prematuramente), a alta energia de superfície dos alvéolos pulmonares e vias aéreas somente pode ser diminuída por colapso físico dessas estruturas e resultante eliminação da interface ar-água. Como conseqüência do colapso da via aérea, o pulmão falha em atuar como um órgão de troca gasosa. O surfactante pulmonar mantém a morfologia e a função dos alvéolos e das vias aéreas porque diminui acentuadamente a energia de superfície por meio da redução da tensão superficial da interface ar-água.

O componente mais prevalente do surfactante pulmonar, a dipalmitoilfosfatidilcolina (DPPC), é totalmente responsável pela formação de uma película de superfície muito rígida necessária para diminuir a tensão superficial da interface até um valor próximo a 0. Essa redução extrema na tensão superficial é mais crítica durante o processo de expiração do pulmão, em que a área de interface ar-água está diminuindo. Embora a DPPC não forme a película rígida na ausência de aditivos, ela é incapaz de reespalhar-se sobre uma interface em expansão, típica de um pulmão durante a fase de inspiração. Um fosfolipídio aniônico, o fosfatidilglicerol, em conjunto com uma proteína associada ao surfactante, SP-C, parece auxiliar a reexpansão da DPPC e manter a estabilidade mecânica da interface. Um aspecto realmente marcante é que o surfactante pulmonar é capaz de realizar o ciclo de redução da tensão superficial até quase 0 durante a expiração e, em seguida, reexpandir sobre a interface durante a inspiração em qualquer velocidade que seja exigida pelo padrão respiratório.

As preparações de reposição de surfactante pulmonar comercialmente disponíveis contêm DPPC como o ingrediente primário. Os agentes que auxiliam na reexpansão da DPPC podem diferir, dependendo da fonte do material ativo em superfície.

AGENTES NÃO-IÔNICOS — A principal classe de compostos utilizados nos sistemas farmacêuticos são os surfactantes não-iônicos, desde que suas vantagens com relação à compatibilidade, estabilidade e toxicidade potencial sejam bastante significativas. É conveniente dividir esses compostos naqueles que são relativamente insolúveis em água e aqueles que são bastante hidrossolúveis. Os principais tipos de compostos que constituem esse primeiro grupo são os ácidos graxos de cadeia longa e seus derivados insolúveis em água. Estes incluem

- Alcoóis graxos, como alcoóis laurílico, cetílico (16 carbonos) e estearílico.
- Gliceril-ésteres, como os mono-, di- e triglicerídios de ocorrência natural.
- Alcoóis graxos de ésteres de ácidos graxos e outros alcoóis, como o propileno glicol, polietilenoglicol, sorbitan, sacarose e colesterol. Também incluídos nessa classe geral de compostos não-iônicos insolúveis em água estão os alcoóis esteróides livres, como o colesterol.

Para aumentar a solubilidade em água desses compostos e para formar o segundo grupo de agentes não-iônicos, os grupamentos polioxietileno são acrescentados através de uma ligação éter com um dos grupamentos álcool. A lista de derivados disponíveis é muito longa para ser coberta por completo, porém algumas categorias gerais serão mostradas.

Os compostos mais amplamente utilizados são os ésteres de ácido graxo de polioxietileno sorbitan, encontrados em formulações farmacêuticas, que devem ser utilizados em níveis interno e externo. Os compostos intimamente correlatos incluem o polioxietileno gliceril e os ésteres esteróides, bem como os ésteres de polioxipropileno comparáveis. Também é possível ter uma ligação éter direta com o grupo hidrofóbico, como acontece com um polioxietileno-éter estearílico ou um polioxietileno-alquil fenol. Esses éteres oferecem vantagens porque, diferentemente dos ésteres, eles são bastante resistentes à hidrólise ácida ou alcalina.

Além da classificação dos surfactantes de acordo com sua porção polar, é útil ter um método que os categorize de maneira que reflita sua atividade interfacial e sua capacidade de funcionar como agentes molhadores, emulsificantes e solubilizadores. A variação na polaridade relativa ou na não-polaridade de um surfactante influencia significativamente seu comportamento interfacial, de modo que algumas medidas de polaridade ou de não-polaridade devem ser úteis como um meio de classificação.

Uma dessas condutas atribui um número de equilíbrio hidrófilo-liófilo (HLB) para cada surfactante; embora o método fosse desenvolvido por um fabricante comercial de um grupo de surfactantes, ele recebeu ampla aplicação.

O valor HLB, conforme foi originalmente concebido para os surfactantes não-iônicos, é apenas o peso percentual do grupamento hidrofílico dividido por 5, a fim de reduzir a faixa dos valores. Por conseguinte, em uma base molar, uma molécula 100% hidrofílica (polietileno glicol) teria um valor de 20. Dessa maneira, um aumento no comprimento da cadeia de polioxietileno aumenta a polaridade e, portanto, o valor HLB; no comprimento constante da cadeia polar, um aumento no comprimento da cadeia alquila ou no número de grupamentos de ácidos graxos diminui a polaridade e o valor HLB. Uma vantagem imediata desse sistema é que, à primeira vista, podemos comparar qualquer tipo químico de surfactante com outro tipo, quando os grupamentos polares e não-polares são diferentes.

Os valores do HLB para não-iônicos são calculáveis com base na proporção da cadeia de polioxietileno presente; entretanto, para determinar os valores para outros tipos de surfactantes, é necessário comparar as propriedades físico-químicas refletindo a polaridade com os surfactantes que possuem valores HLB conhecidos.

Têm sido utilizadas as relações entre o HLB e fenômenos como a solubilidade em água, a tensão interfacial e a constante dielétrica. Os surfactantes que exibem valores maiores que 20 (p. ex., lauril sulfato de sódio) demonstram comportamento hidrofílico superior ao de grupos polioxietileno isolados. Consulte o Cap. 22 para informações adicionais.

Agradecimento — O autor agradece ao Professor George Zografi por sua contínua orientação e apoio.

REFERÊNCIAS

1. Semat H. *Fundamentals of Physics*, 3rd ed. New York: Holt Rinehart Winston, 1957.
2. Michaels AS. *J Phys Chem* 1961; 65: 1730.
3. Ring TA. *Powder Tech* 1991; 65: 195.
4. Elamin AA *et al. Int J Pharmaceut* 1994; 111: 159.
5. Dirkson JA, Ring TA. *Chem Eng Sci* 1991; 46: 2389.
6. Zisman WA. *Adv Chem Ser* 1964; 43: 1.
7. Putz G *et al. J Appl Physiol* 1994; 76: 1425.
8. Titoff Z. *Z Phys Chem Leipzig* 1910; 74: 641.
9. Brittain HG. *Physical Characterization of Pharmaceutical Solids.* New York: Dekker, 1995.
10. Osipow LI. *Surface Chemistry: Theory and Applications.* New York: Reinhold, 1962.
11. Langmuir I. *J Am Chem Soc* 1917; 39: 1848.
12. Giles CH. In: EH Lucassen-Reynders, ed. *Anionic Surfactants.* New York: Dekker, 1981, Chapter 4.
13. Weiser HB. *A Textbook of Colloid Chemistry*, Elsevier, New York, 1949.
14. Ter-Minassian-Saraga L. *Adv Chem Ser* 1964; 43: 232.
15. Cooney DO. *Activated Charcoal in Medical Applications*, Dekker, New York, 1995.
16. Modi NB *et al. Pharm Res* 1994; 11: 318.

BIBLIOGRAFIA

Adamson AW. *Physical Chemistry of Surfaces*, 5th ed. New York: Wiley Interscience, 1990.

David JT, Rideal EK. *Interfacial Phenomena*, 2nd ed. New York: Academic Press, 1963.

Hiemenz PC. *Principles of Colloid and Surface Chemistry*, 2nd ed. New York: Dekker, 1986.

MacRitchie F. *Chemistry at Interfaces.* San Diego: Academic Press, 1990.

Shaw DJ. *Introduction to Colloid and Surface Chemistry*, 4th ed. London: Butterworths, 1992.

CAPÍTULO **21**

Dispersões Coloidais

Hans Schott, PhD
Professor Emeritus of Pharmaceutics and Colloid Chemistry
School of Pharmacy, Temple University
Philadelphia, PA 19140

O termo *colóide*, derivado da palavra grega para cola, foi usado em cerca de 1850 pelo químico britânico Thomas Graham para polipeptídios, como a albumina e a gelatina, para gomas vegetais, como a goma arábica, o amido e a dextrina, e para compostos inorgânicos, como os hidróxidos metálicos gelatinosos e o azul da Prússia (ferrocianeto férrico). Esses compostos não se cristalizavam e difundiam-se muito lentamente quando dissolvidos ou dispersos em água. Eles podiam ser separados dos solutos comuns, como sais e açúcar, chamados de "cristalóides", pois os últimos difundiam-se através dos finos poros das membranas de diálise, feitas a partir de intestino de animais, as quais retinham os "colóides". Os "cristalóides" cristalizavam-se de imediato na solução.[1-3]

Von Weimarn foi o primeiro a identificar a coloidalidade como um estado de subdivisão da matéria, em vez de uma categoria de substâncias. Muitos dos "colóides" de Graham, principalmente as proteínas, foram cristalizados. Além disso, von Weimarn foi capaz de preparar todos os "cristalóides" pesquisados no estado coloidal. As dispersões coloidais através do método de condensação resultaram da supersaturação relativa alta, a qual produziu um grande número de pequenos núcleos.[1-5] Por exemplo, as geléias solidificadas claras e transparentes foram preparadas através do resfriamento de soluções aquosas de $CaCl_2$, $Ba(SCN)_2$ e $Al_2(SO_4)_3$, e de soluções aquosas-alcoólicas de NaCl, KCl, NH_4Cl, KSCN, NaBr e NH_4NO_3, que estavam quase saturadas à temperatura ambiente.[5]

A química coloidal transformou-se em uma ciência por méritos próprios em torno de 1906, quando Wolfgang Ostwald escreveu o livreto *The World of the Neglected Dimensions*. Nele, ele focalizou os sistemas coloidais como um estado da matéria que possui fases dispersas, com tamanho intermediário entre as pequenas moléculas ou íons em solução e as partículas grandes e visíveis na suspensão. Ostwald tornou-se o primeiro editor do periódico *Kolloid-Zeitschrift* em 1907. Há uma íntima relação entre os estudos dos sistemas coloidais e dos fenômenos de superfície ou interfaciais. As propriedades das dispersões coloidais são regidas, em grande parte, pela natureza da superfície de suas partículas. A divisão da American Chemical Society que se especializa em sistemas coloidais e interfaces é chamada de Division of Colloid and Surface Chemistry, enquanto a seção pertinente das Gordon Research Conferences é denominada Chemistry at Interfaces.

A química de colóides e da superfície lida com uma gama incomumente ampla de sistemas industriais e biológicos. Alguns exemplos são catalisadores, lubrificantes, adesivos, látex para tintas, borrachas e plásticos, saponáceos e detergentes, argilas, tinta, películas de embalagem, fumaça de cigarro, cristais líquidos, membranas celulares, sangue, secreções mucosas e humores aquosos.

DEFINIÇÕES E CLASSIFICAÇÕES

Sistemas Coloidais e Interfaces

As dispersões coloidais consistem em pelo menos duas fases distintas, a saber, uma ou mais fases dispersas, dispersadas ou internas e uma fase contínua ou externa chamada de *meio de dispersão* ou *veículo*. O que diferencia as dispersões coloidais das soluções e das dispersões grosseiras é o tamanho da partícula da fase dispersa. Os sistemas no estado coloidal contêm uma ou mais substâncias que apresentam pelo menos uma dimensão na faixa de 10 a 100 Å (1 unidade de angström = 10^{-8} cm = 10^{-10} m) ou 1-10 nm (1 nanômetro = 10^{-9}m) na extremidade inferior e alguns micrômetros (μm) na extremidade superior (1 μm = 10^4 Å = 10^{-6} m). Dessa maneira, o sangue, as membranas celulares, as fibras nervosas mais finas, leite, látex de borracha, névoa e espuma de cerveja são sistemas coloidais. Alguns tipos de materiais, como muitas emulsões, e suspensões orais da maioria dos medicamentos orgânicos são maiores que os sistemas coloidais verdadeiros, porém exibem comportamento similar. Ainda que a albumina sérica, a goma arábica e a povidona formem soluções verdadeiras ou moleculares na água, o tamanho das moléculas individuais de soluto coloca essas soluções na faixa coloidal (tamanho da partícula > 10 Å ou 1 nm).[1-4,6-10]

Os seguintes aspectos diferenciam as dispersões coloidais das dispersões grosseiras. As partículas dispersas na faixa coloidal são geralmente muito pequenas para serem visíveis em um microscópio óptico, porque pelo menos uma dimensão mede 1 μm ou menos. Com freqüência, elas são perceptíveis no ultramicroscópio e sempre no microscópio eletrônico. As partículas grosseiras suspensas são freqüentemente visíveis a olho nu e sempre no microscópio óptico. As partículas coloidais, em oposição às partículas grosseiras, atravessam o filtro de papel comum, porém ficam retidas em membranas de diálise ou ultrafiltração. Por causa de seus pequenos tamanhos, as dispersões coloidais sofrem pouca ou nenhuma sedimentação ou formam creme: o movimento browniano mantém as partículas dispersas em suspensão (veja adiante).

Exceto para os polímeros elevados, a maioria das substâncias solúveis pode ser preparada como uma solução de baixo peso molecular ou como dispersões coloidais ou suspensões grosseiras, dependendo da escolha do meio de dispersão e da técnica de dispersão.[5,9]

Por causa do pequeno tamanho das partículas coloidais, as frações apreciáveis de seus átomos, íons ou moléculas estão localizadas na camada limítrofe, entre a partícula e o ar (superfície) ou entre uma partícula e um líquido ou sólido (interface). Os íons na superfície de um cristal de cloreto de sódio e as moléculas de água na superfície de uma gota de chuva estão sujeitos a forças de atração desequilibradas, enquanto os íons ou moléculas no interior dos materiais estão circundados por íons ou moléculas semelhantes por todos os lados, com campos de força equilibrados. Dessa forma, um componente de energia livre da superfície é acrescentado à energia livre total das partículas coloidais, o que se torna relativamente mais importante à medida que as partículas ficam menores, isto é, à medida que maiores frações de seus íons, átomos ou moléculas se localizam em sua região superficial ou interfacial. Portanto, a solubilidade de partículas sólidas muito finas e a pressão de vapor de gotas de líquido muito pequenas são maiores que os valores correspondentes das partículas grosseiras e de grandes gotas do mesmo material, respectivamente.

ÁREA DE SUPERFÍCIE ESPECÍFICA — A diminuição do tamanho da partícula aumenta a relação superfície/volume, que é expressa como a área de superfície específica A_{sp}, a saber, a área A (cm^2) por unidade de volume V (1 cm^3) ou por unidade de massa M (1 grama). Para uma esfera, $A = 4\ \pi r^2$ e $V = 4/3\ \pi r^3$. Quando a densidade, d, do material é expressa em g/cm^3, a área de superfície específica é

$$A_{sp} = \frac{A}{V} = \frac{4\pi r^2}{4/3\pi r^3} = \frac{3}{r}\ \text{cm}^2/\text{cm}^3 = \frac{3}{r}\ \text{cm}^{-1}$$

ou

$$A_{sp} = \frac{A}{M} = \frac{A}{Vd} = \frac{4\pi r^2}{4/3\pi r^3 d} = \frac{3}{rd}\ \text{cm}^2/\text{g}$$

O Quadro 21.1 ilustra o efeito da trituração sobre a área de superfície específica de 4 π/3 cm^3 de um material que consiste, a princípio, em uma esfera de 1 cm de raio. À medida que o material é quebrado em um número cada vez maior de esferas crescentemente menores, sua área de superfície específica aumenta de maneira proporcional.

Os adsorventes, carvão ativado e caulim, possuem áreas de superfície específicas de cerca de 6×10^6 cm^2/g e 10^4 cm^2/g, respectivamente. Um grama de carvão ativado, por causa de sua extensa porosidade e lacunas internas, apresenta uma área igual a 1/6 de acre.

Em suma, os sistemas coloidais, por definição, são aqueles sistemas polifásicos em que pelo menos uma dimensão da fase dispersa mede entre 10 a 100 Å (1 ou 10 nm) e alguns micrômetros. O termo "coloidal" designa um estado da matéria caracterizado por dimensões submicroscópicas, em vez de certas substâncias. Qualquer substância dispersa com a dimensão ou dimensões apropriadas está no estado coloidal.

Estados Físicos das Fases Dispersa e Contínua

Uma classificação útil dos sistemas coloidais (sistemas na faixa de tamanho da partícula coloidal) baseia-se no estado da matéria da fase dispersa e no meio de dispersão, isto é, se eles são sólidos, líquidos ou gasosos.[7,8,10] O Quadro 21.2 resume as várias combinações e lista os exemplos. Um *sol* é a dispersão coloidal de um sólido em um meio líquido ou gasoso. Os prefixos designam o meio de dispersão, como hidrossol, alcossol, aerossol para água, álcool e ar, respectivamente. Os sóis são líquidos. Quando as partículas sólidas formam estruturas semelhantes a pontes que possuem alguma força mecânica, o sistema é chamado de um *gel* (hidrogel, alcogel, aerogel).

Quadro 21.1 Efeito da Trituração sobre a Área de Superfície Específica de um Volume de 4 π/3 cm³, Dividida em Esferas Uniformes de Raio R[a]

NÚMERO DE ESFERAS	R	A^{sp}, cm^2/cm^3
1	1 cm	3
10^3	0,1 cm = 1 mm	3×10
10^6	0,1 mm	3×10^2
10^9	0,01 mm = 10 μm	3×10^3
10^{12}	1 μm	3×10^4
10^{15}	0,1 μm	3×10^5
10^{18}	0,01 μm	3×10^6
10^{21}	10 Å = 1 nm	3×10^7
10^{23}	1 Å	3×10^8

[a]A região sombreada corresponde à faixa de tamanho de partícula coloidal.

Interação entre a Fase Dispersa e o Meio de Dispersão

Uma segunda classificação útil das dispersões coloidais, proposta por Ostwald, baseia-se na afinidade ou interação entre a fase dispersa e o meio de dispersão.[2,3,8] Refere-se, em sua maior parte, às dispersões de sólido em líquido. De acordo com essa classificação, as dispersões coloidais são divididas em duas amplas categorias de liofílica e liofóbica. Algumas substâncias solúveis e de baixo peso molecular possuem moléculas com ambas as tendências, formando uma terceira categoria denominada colóides de associação.

DISPERSÕES LIOFÍLICAS — Onde há considerável atração entre a fase dispersa e o veículo líquido, ou seja, solvação extensa, diz-se que o sistema é *liofílico* (que tem atração pelo solvente). Quando o meio de dispersão é a água, diz-se que o sistema é *hidrofílico*. Certos sólidos, como a bentonita, o amido, a gelatina, a goma arábica e a povidona, sofrem inchação, dispersão ou dissolução espontânea na água.

Quadro 21.2 Classificação das Dispersões Coloidais de Acordo com o Estado da Matéria

	MEIO DE DISPERSÃO (VEÍCULO)		
FASE DISPERSA	SÓLIDO	LÍQUIDO	GÁS
Sólido	Pasta de óxido de zinco (óxido de zinco + amido em petrolato). Dentifrício (fosfato dicálcico ou carbonato de cálcio com ligante de carboximetilcelulose sódica aquosa). Plásticos pigmentados (dióxido de titânio em polietileno)	Sóis: Magma de bentonita (NF). Suspensão oral de trissulfapirimidinas (USP). Suspensão oral de magnésio e alumínio (USP). Suspensão oral de tetraciclina (USP). Loção de valerato de betametasona (USP). Suspensão oftálmica de acetato de prednisolona (USP).	Aerossóis sólidos: Fumo, poeira. Aerossol para inalação com bitartarato de epinefrina (USP). Aerossol para inalação com sulfato de isoproterenol (USP).
Líquido	Bases de absorção (meio aquoso em petrolato ou vaselina hidrofílica USP). Bases de emulsão (óleo em pomada hidrofílica USP). Manteiga.	Emulsões: Emulsão de óleo mineral (USP). Loção de benzoato de benzila (USP). Óleo de soja em emulsão aquosa para alimentação IV. Leite. Maionese.	Aerossóis líquidos: Névoa, nuvem. *Spray* de descongestionantes nasais (solução de cloridrato de nafazolina). Aerossol para inalação de mesilato de bitolterol (USP). Solução para Aerossol Tópico de Iodo-Povidona (USP).
Gás	Espumas sólidas (plásticos espumosos e borrachas). Pedra-pomes.	Espumas. Refrigerantes. Sais efervescentes em água.	Nenhuma dispersão coloidal.

NF = National Formulary.

As dispersões coloidais hidrofílicas podem ser subdivididas ainda da seguinte maneira:

Soluções verdadeiras, formadas por polímeros hidrossolúveis (goma arábica e povidona).
Soluções formadoras de gel, géis ou geléias quando os polímeros estão presentes em altas concentrações e/ou em temperaturas em que sua solubilidade em água é baixa. Os exemplos desses hidrogéis são as soluções relativamente concentradas de gelatina e amido, que se transformam em gel ao resfriamento, ou de metilcelulose, que forma gel no aquecimento.
Dispersões particuladas, onde os sólidos não formam soluções moleculares, porém permanecem como partículas distintas, embora pequenas.
Bentonita ou celulose microcristalina formam esses hidrossóis.

As substâncias lipofílicas ou oleofílicas apresentam pronunciada afinidade por óleos. Os óleos são líquidos apolares, consistindo principalmente em hidrocarbonetos, com poucos grupamentos polares e constantes dielétricas baixas. Os exemplos são óleo mineral, benzeno, tetracloreto de carbono, óleos vegetais (óleo de semente de algodão ou de amêndoa) e óleos essenciais (óleo de limão ou de hortelã). As substâncias que formam dispersões coloidais *oleofílicas* incluem os polímeros, como o poliestireno e a goma de borracha ou borracha não-vulcanizada, que se dissolvem de forma molecular no benzeno, estearato de magnésio ou de alumínio, que se dissolvem ou dispersam no óleo de semente de algodão, e carvão ativado, que forma sóis ou dispersões particuladas em todos os óleos.

Por causa da elevada afinidade ou atração entre o meio de dispersão e a fase dispersa, as dispersões liofílicas formam-se de maneira espontânea quando o veículo líquido é colocado em contato com a fase sólida. Elas são termodinamicamente estáveis e reversíveis, isto é, são facilmente reconstituídas mesmo depois que o meio de dispersão foi removido da fase sólida.[1-4,6-10]

DISPERSÕES LIOFÓBICAS — Quando há pouca atração entre a fase dispersa e o meio de dispersão, diz-se que a dispersão é *liofóbica* (tem aversão pelo solvente). As dispersões *hidrofóbicas* consistem em partículas que não são hidratadas, de modo que as moléculas de água interagem ou se atraem entre si em lugar de haver a solvação das partículas. Elas englobam as dispersões aquosas de materiais oleofílicos, como o poliestireno ou a goma de borracha (látex), esteróides e outros medicamentos lipofílicos orgânicos, parafina, estearato de magnésio e óleo de semente de algodão ou de soja (emulsão). Embora os materiais lipofílicos sejam geralmente hidrofóbicos, materiais como enxofre, cloreto de prata e ouro formam dispersões hidrofóbicas sem ser lipofílicos. As emulsões de água-em-óleo são dispersões liofóbicas em veículos lipofílicos.

Por causa da falta de atração entre as fases dispersa e contínua, as dispersões liofóbicas são intrinsecamente instáveis e irreversíveis. A grande energia livre superficial delas não é diminuída pela solvação. O processo de dispersão não acontece de maneira espontânea, e, uma vez separado o meio de dispersão da fase dispersa, a dispersão não é facilmente reconstituída. A linha divisória entre as dispersões hidrofílica e hidrofóbica não é muito nítida. Por exemplo, os hidróxidos gelatinosos de metais polivalentes, como $Al(OH)_3$ e $Mg(OH)_2$, e as argilas, como bentonita e caulim, possuem algumas características de ambas.[2,3,6,8,10]

COLÓIDES DE ASSOCIAÇÃO — Diz-se que os compostos orgânicos que contêm grandes moléculas hidrofóbicas juntas a grupamentos fortemente hidrofílicos na mesma molécula são anfifílicos. Embora as moléculas individuais sejam, em geral, muito pequenas para colocar suas soluções na faixa do tamanho coloidal, elas tendem a associar-se em soluções aquosas ou oleosas em micelas. Como as micelas são suficientemente grandes para qualificar-se como partículas coloidais, esses compostos são chamados de colóides de associação.

DISPERSÕES LIOFÓBICAS

Grande parte da discussão das dispersões liofóbicas lida com as dispersões hidrofóbicas ou hidrossóis (sólidos ou líquidos hidrofóbicos dispersos em meio aquoso) porque a água é o veículo mais amplamente utilizado. Elas compreendem as dispersões aquosas de compostos orgânicos e inorgânicos insolúveis, que, em geral, apresentam baixos graus de hidratação. Os compostos orgânicos, que são principalmente do tipo hidrocarboneto e possuem poucos grupamentos hidrofílicos ou polares, são insolúveis em água e hidrofóbicos.

As dispersões hidrofóbicas são intrinsecamente instáveis. O estado mais estável desses sistemas contém a fase dispersa coalescida em grandes cristais ou gotas, de modo que a área de superfície específica e a energia livre superficial são reduzidas a um mínimo. Por conseguinte, a energia mecânica, química ou elétrica deve ser fornecida para o sistema para quebrar a fase dispersa em pequenas partículas, fornecendo o aumento na energia livre de superfície, resultante do aumento paralelo na área de superfície específica. Além disso, meios especiais devem ser encontrados para estabilizar as dispersões hidrofóbicas, evitando a coalescência espontânea ou a coagulação da fase dispersa depois que ela sofreu dispersão fina.

Preparação e Purificação de Dispersões Liofóbicas

As dispersões coloidais são de tamanho intermediário entre as soluções verdadeiras e as suspensões grosseiras. Elas podem ser preparadas por agregação de pequenas moléculas ou íons até que resultem partículas de dimensões coloidais (métodos de condensação) ou através da redução das partículas grosseiras até as dimensões coloidais através da trituração ou peptização (métodos de dispersão).

MÉTODOS DE DISPERSÃO — O primeiro método, a *desintegração mecânica* de sólidos e líquidos em pequenas partículas e sua dispersão em um veículo líquido, é freqüentemente realizado pela entrada da energia mecânica por meio de cisalhamento ou atrito. A moagem a seco com agentes de diluição inertes e hidrossolúveis também produz dispersões coloidais. Os hidrossóis sulfurados podem ser preparados através da trituração do pó com uréia ou lactose, seguida pela agitação com água.

Os geradores ultra-sônicos fornecem concentrações excepcionalmente altas de energia. A dispersão bem sucedida de sólidos por meio de ondas ultra-sônicas somente pode ser alcançada com materiais comparativamente macios, como muitos compostos orgânicos, enxofre, talco e grafite. Quando as emulsões finas são obrigatórias, como as emulsões de óleo de soja-em-água usadas para a alimentação intravenosa, a emulsificação por ondas de ultra-som constitui o método de escolha.[11]

Devemos reiterar que os hidrossóis de substâncias hidrofóbicas são intrinsecamente instáveis. Embora a desintegração mecânica possa quebrar a fase dispersa em partículas coloidais, as dispersões resultantes tendem para a separação daquela fase. A recristalização, a coagulação ou a coalescência fazem com que as partículas dispersas se tornem cada vez mais grosseiras e em menor número, resultando, por fim, na separação de uma fase macroscópica. Para evitar isso, os agentes estabilizadores devem ser acrescentados durante ou logo depois do processo de dispersão (veja adiante). Por exemplo, a lecitina pode ser empregada para estabilizar as emulsões de óleo de soja.

A *peptização* é um segundo método para preparar as dispersões coloidais. O termo, criado por Graham, é definido como a quebra de agregados ou de partículas secundárias em agregados menores ou em partículas primárias na faixa do tamanho coloidal. As partículas que não são formadas daquelas menores são chamadas de "primárias". A peptização é sinônimo de *defloculação*. Ela pode ser produzida pela remoção dos agentes floculantes, usualmente eletrólitos, ou pela adição de agentes peptizantes ou defloculantes, geralmente surfactantes, polímeros hidrossolúveis ou íons que são adsorvidos na superfície da partícula.[6,8]

Os mecanismos dos exemplos a seguir são explicados em seções subseqüentes. Quando o pó de carvão ativado é acrescentado à água com agitação, os grãos agregados são quebrados apenas de maneira incompleta e a suspensão resultante é acinzentada e translúcida. A adição de lauril sulfato de sódio a 0,1% ou menos ou de octoxinol 9 desintegra os grãos em partículas finamente dispersas, formando uma dispersão negra e opaca. O hidróxido férrico ou de alumínio recentemente precipitado com amônia pode ser peptizado com pequenas quantidades de ácidos, os quais reduzem o pH abaixo dos pontos isoelétricos dos hidróxidos (ver adiante). Mesmo a lavagem do precipitado gelatinoso de $Al(OH)_3$ com água tende a peptizá-lo. Na análise quantitativa, o precipitado é, portanto, lavado com soluções diluídas de sais de amônio que agem como agentes floculadores, em lugar da água.

MÉTODOS DE CONDENSAÇÃO — A preparação dos hidrossóis sulfurados é empregada para ilustrar os métodos de condensação ou agregação. O enxofre é insolúvel em água, porém algo solúvel em álcool. Quando uma solução alcoólica de enxofre é misturada com água, surge uma dispersão coloidal azul esbranquiçado. Na ausência de adição de agentes estabilizadores, as partículas tendem a aglomerar-se e a precipitar em repouso. Essa técnica de dissolver o material em um solvente miscível em água, como álcool ou acetona, e produzir um hidrossol através da precipitação com água é aplicável a muitos compostos orgânicos, e tem sido empregada para preparar hidrossóis de resinas naturais, como mastic, de ácido esteárico e de polímeros (o chamado pseudolátex).

Para o enxofre, outro método físico menos comum é introduzir uma corrente de vapor de enxofre na água. A condensação produz partículas coloidais. De forma alternativa, o pó muito fino produzido pela condensação do vapor de enxofre sobre superfícies sólidas frias (enxofre sublimado ou flores do enxofre) pode ser disperso em água pela adição de um surfactante adequado para produzir um hidrossol.

Os métodos químicos incluem a reação entre o sulfeto de hidrogênio e o dióxido de enxofre, p. ex., borbulhando-se o H_2S em uma solução aquosa de SO_2:

$$2\,H_2S + SO_2 \rightarrow 3\,S + 2\,H_2O$$

A mesma reação acontece quando as soluções aquosas portadoras de sulfeto de sódio e sulfito de sódio são acidificadas com um excesso de ácido sulfúrico ou clorídrico. Outra reação é a decomposição do tiossulfato de sódio por ácido sulfúrico, usando-se soluções muito diluídas ou muito concentradas para obter-se o enxofre coloidalmente disperso:

$$H_2SO_4 + 3\,Na_2S_2O_3 \rightarrow 4\,S + 3\,Na_2SO_4 + H_2O$$

Ambas as reações também produzem ácido pentatiônico, $H_2S_5O_6$, como um subproduto. A adsorção preferencial do ânion pentationato na superfície das partículas de enxofre confere uma carga elétrica negativa sobre as partículas, estabilizando o sol (veja adiante).[2,8,9] Quando o enxofre em pó é fervido com uma pasta de cal, ele se dissolve com a formação de pentassulfeto e tiossulfato de cálcio. A subseqüente acidificação produz o "leite de enxofre" coloidal, o qual, sob lavagem e secagem, fornece o Enxofre Precipitado USP.

Os sóis de óxidos hidrosos ou hidróxidos de titânio, estanho, crômio, de alumínio e férrico são produzidos pela hidrólise dos cloretos ou nitratos correspondentes.

$$AlCl_3 + 3\,H_2O \rightleftharpoons Al(OH)_3 + 3\,HCl$$

A hidrólise é promovida pela fervura da solução e/ou por adição de uma base para neutralizar o ácido formado.[10]

As decomposições duplas produtoras de sais insolúveis podem levar a dispersões coloidais. Um exemplo é o cloreto de prata:

$$NaCl + AgNO_3 \rightarrow AgCl + NaNO_3$$

Compare também a preparação das Loções Brancas, que contêm sulfeto de zinco e enxofre precipitado. Reduzir sais de ouro, prata, cobre, mercúrio, platina, ródio e paládio com formaldeído, hidrazina, hidroxilamina, hidroquinona ou cloreto estanoso produz hidrossóis dos metais. Estes apresentam coloração forte, p. ex., vermelho ou azul.[1,2,6,8]

COLÓIDES RADIOATIVOS — As dispersões coloidais contendo isótopos radioativos encontram uso diagnóstico e terapêutico crescente na medicina nuclear. Os colóides radioativos que se acumulam em tumores e/ou lesões ou êmbolos, indicando sua localização e tamanho, podem ser empregados como auxílios diagnósticos. Os colóides radioativos com um tamanho de partícula de cerca de 300 Å, injetados por via intravenosa, localizam-se principalmente nos sistemas reticuloendoteliais do fígado, baço e outros órgãos, sendo utilizados no imageamento por cintilografia. A radiação emitida pelos colóides é visualizada através de aparelhos fixos ou de varredura, os quais mostram a localização, o tamanho e a forma do órgão que está sendo pesquisado, bem como qualquer tumor dentro dele. Os radiocolóides são úteis na radioterapia contra o câncer por causa de sua baixa solubilidade, características de radiação e sua capacidade de acumularem-se e de permanecerem localizados em determinados órgãos ou tumores-alvo.[12]

O *ouro coloidal Au 198* é feito ao se reduzir uma solução de cloreto de ouro (Au^{198}) quer por tratamento com ácido ascórbico, quer por aquecimento com uma solução de glicose alcalina. A gelatina é acrescentada como um colóide protetor (veja adiante). O tamanho da partícula varia de 5 a 50 nm com uma média de 30 nm. A coloração do sol é vermelho-cereja na luz transmitida. Sóis violeta ou azuis apresentam tamanhos de partícula excessivamente grandes e devem ser descartados. O ouro coloidal é empregado como um auxílio diagnóstico e terapêutico. A meia-vida do Au^{198} é de 2,7 dias.

O *colóide de tecnécio 99m e enxofre* é preparado através da redução do pertecnetato sódico Tc^{99m} com tiossulfato de sódio. O produto, uma mistura de sulfeto de tecnécio e enxofre na faixa de tamanho de partícula coloidal, é estabilizado com gelatina. É empregado principalmente na cintilografia do fígado, baço e osso. Sua meia-vida é de 6 horas.

As *microesferas* de gelatina ou de albumina sérica humana podem ser preparadas em intervalos de tamanho de partícula bastante estreitos, de 100-200 Å até 45-55 μm. Uma variedade de radionuclídeos emissores de β e γ, como I^{131}, Tc^{99m}, In^{113m} ou Cr^{51}, pode ser incorporada para rotular as microesferas. Esses produtos têm sido utilizados para imagear o coração, cérebro, tratos urogenital e gastrintestinal, fígado, e em estudos de inalação e perfusão pulmonar.[12]

Em geral, os compostos orgânicos que são bases fracas, como os alcalóides, são muito mais solúveis em valores de pH inferiores, onde eles são ionizados, que em valores mais elevados de pH, onde eles existem como uma base livre. Aumentar o pH de suas soluções aquosas acima de seus pKa pode provocar a precipitação da base livre. Os compostos orgânicos que são ácidos fracos, como os barbitúricos, geralmente são muito mais solúveis em valores mais elevados de pH, onde são ionizados, que em valores de pH mais baixos, onde se encontram em uma forma ácida não-ionizada. Reduzir o pH de suas soluções bem abaixo de seus pKa pode gerar precipitação do ácido não-ionizado. Dependendo da supersaturação dos ácidos não-ionizados ou bases e da presença de agentes estabilizadores, as dispersões resultantes podem situar-se no intervalo coloidal.

CINÉTICA DA FORMAÇÃO DA PARTÍCULA — Quando a solubilidade de um composto em água é superada, sua solução torna-se supersaturada e o composto pode precipitar ou cristalizar. A velocidade de precipitação, o tamanho da partícula (quer coloidal, quer grosseira) e a distribuição ou uniformidade do tamanho da partícula (seja uma distribuição estreita e partículas quase monodispersas ou homodispersas, ou uma ampla distribuição e partículas polidispersas ou heterodispersas) dependem de dois processos sucessivos e, em grande parte, independentes, a nucleação e o crescimento dos núcleos.

Quando uma solução de um sal ou sacarose é super-resfriada ou quando uma reação química produz um sal em uma concentração que excede seu produto de solubilidade, a separação do sólido excessivo da solução supersaturada está longe de ser instantânea. Grumos de íons ou moléculas denominados núcleos devem superar um tamanho crítico antes que se tornem estáveis e capazes de se transformar em cristais de tamanho coloidal. Essas partículas embriônicas possuem muito mais superfície para um determinado peso de material que cristais grandes e estáveis, resultando em energia livre de superfície mais elevada e maior solubilidade.

A ocorrência da *nucleação* depende da *supersaturação relativa*. Quando C é a concentração real do soluto antes de a cristalização se estabelecer e C_s é seu limite de solubilidade, $C - C_s$ é a supersaturação e $(C - C_s)/C_s$ é a supersaturação relativa. Von Weimarn reconheceu que a taxa ou velocidade de nucleação (número de núcleos formados por litro por segundo) é proporcional à supersaturação relativa. A nucleação raramente acontece em supersaturações relativas abaixo de 3. A afirmação anterior refere-se à nucleação homogênea, em que os núcleos são grumos da mesma composição química, como na fase de cristalização. Quando a solução contém impurezas sólidas, como partículas de poeira em suspensão, estas podem agir como núcleos ou centros de cristalização (nucleação heterogênea).

Uma vez formados os núcleos, começa um segundo processo, a *cristalização*. Os núcleos crescem por acreção de íons ou moléculas a partir da solução, formando partículas coloidais ou mais grosseiras, até que a supersaturação seja aliviada, ou seja, até que $C = C_s$. A velocidade de cristalização ou de crescimento dos núcleos é proporcional à supersaturação. A equação adequada,

$$\frac{dm}{dt} = \frac{A_{sp}D}{\delta}(C - C_s)$$

é similar à equação de Noyes-Whitney que rege a dissolução de partículas, exceto pelo fato de que $C < C_s$ para o último processo, tornando dm/dt negativa. Em ambas as equações, m é a massa de material que cristaliza no tempo t. D é o coeficiente de difusão das moléculas ou íons do soluto, δ é o comprimento do trajeto de difusão ou a espessura da camada líquida que adere às partículas em crescimento e A_{sp} é a sua área de superfície específica. A presença de impurezas dissolvidas pode afetar a velocidade de cristalização e, até mesmo, alterar a forma de cristalização, desde que essas impurezas tenham superfícies ativas e sejam adsorvidas nos núcleos ou nos cristais em crescimento.[2-8] Por exemplo, o polissorbato 80 a 0,005% ou o octoxinol 9 retardam de maneira importante o crescimento de cristais de metilprednisolona em meio aquoso. A gelatina ou a povidona, em concentrações < 0,10%, retardam o crescimento do cristal de sulfatiazol em água.

Von Weimarn descobriu que o tamanho da partícula dos cristais depende fortemente da concentração da substância em precipitação. Em uma concentração muito baixa e em discreta supersaturação relativa, a difusão é bastante lenta porque o gradiente de concentração é muito pequeno. Em geral, formam-se núcleos suficientes para aliviar localmente a discreta supersaturação. O crescimento do cristal é limitado pela pequena quantidade de material dissolvido em excesso disponível para cada partícula. Portanto, as partículas não podem crescer além das dimensões coloidais. Essa condição é representada pelos pontos A, D e G do gráfico esquemático de von Weimarn (Fig. 21.1). Em concentrações intermediárias, a extensão da nucleação é um tanto maior, porém muito mais material está disponível para o crescimento do cristal. Resultam cristais grosseiros, em vez de partículas coloidais (pontos B, E ou H).

Em altas concentrações, os núcleos aparecem com tanta rapidez e em quantidades tão grandes que a supersaturação é aliviada quase de imediato, antes que ocorra difusão apreciável. A alta viscosidade do meio também mostra difusão lenta do excesso de íons ou moléculas dissolvidas, retardando o crescimento do cristal sem afetar de maneira substancial a taxa de nucleação. Sobrevém um grande número de partículas muito pequenas, que, por causa de sua proximidade, tende a ligar-se, produzindo um gel translúcido (pontos C e F). Na diluição subseqüente com água, esses géis geralmente fornecem dispersões coloidais.

Assim, os sistemas coloidais geralmente são produzidos em supersaturações muito baixas e altas. Os valores intermediários de supersaturação tendem a produzir cristais grosseiros.

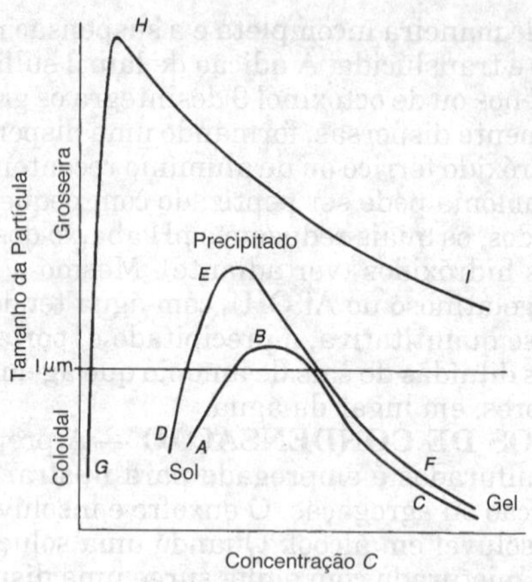

Fig. 21.1 Efeito da concentração do material precipitante e do envelhecimento sobre o tamanho da partícula.[5,13] As curvas *ABC, DEF* e *GHI* correspondem ao envelhecimento crescente. Ambos os eixos estão em escala logarítmica.

A baixa solubilidade é uma condição necessária para produzir dispersões coloidais. Quando a solubilidade do precipitado é aumentada, por exemplo ao aquecer a dispersão, resultará uma nova família de curvas, similar em formato a ABC, DEF e GHI da Fig. 21.1, porém deslocadas para cima (no sentido de tamanhos de partícula maiores) e para a direita (no sentido de concentrações mais elevadas).[5,7-9]

Os métodos de condensação geralmente produzem sóis polidispersos porque a nucleação prossegue enquanto os núcleos estabelecidos crescem. As partículas na dispersão resultante cresceram a partir dos núcleos formados em diferentes momentos e tiveram períodos de crescimento diferentes.

Uma técnica útil para preparar sóis monodispersados no intervalo coloidal por precipitação consiste em formar todos os núcleos em um único surto breve. Quando, no curso do processo de precipitação, a velocidade de nucleação homogênea se torna apreciável, um breve período de nucleação alivia parcialmente a supersaturação até um ponto em que nenhum núcleo novo se forme depois disso. Ao controlar o processo de precipitação, ele é disposto de forma tão lenta que a supersaturação permanece muito pequena para a nucleação adicional. Portanto, os núcleos formados no surto inicial crescem de maneira uniforme por difusão do material precipitante, à medida que o processo de precipitação prossegue de forma lenta. Durante todo o restante da precipitação, a supersaturação nunca alcança novamente valores suficientemente elevados para formar novos núcleos. Ela é atenuada pelo crescimento contínuo dos núcleos existentes.[4,7,13,14]

A hidrólise controlada de sais de cátions di- e trivalentes em solução aquosa em temperaturas elevadas tem sido empregada para produzir dispersões coloidais de óxidos (hidrosos) metálicos de tamanho e formato uniformes, em uma gama de formatos bem-definidos (p. ex., esfera, sarrafo, cubo, disco, hexágono). A formação de complexos de cátions, a concentração e a temperatura controlam a velocidade da hidrólise e, portanto, a composição química, a cristalinidade, o formato e o tamanho da fase dispersa.[13,15]

Um aspecto da Fig. 21.1 é que o envelhecimento aumenta o tamanho da partícula. As curvas ABC, DEF e GHI correspondem aos intervalos de tempo crescentes depois da mistura dos reagentes. As idades típicas são 10-30 minutos, várias horas e semanas ou anos, respectivamente. Esse aumento gradual no tamanho da partícula dos cristais em seu líquido original é um processo de recristalização, denominado *amadurecimento de Ostwald*. Partículas muito pequenas têm uma solubilidade maior que as partículas grandes da mesma substância devido a suas maiores áreas de superfície específicas e maior energia livre de superfície. Em uma solução saturada contendo partículas precipitadas do soluto em uma ampla faixa de tamanhos de partícula, as partículas de menor tamanho dissolvem-se espontaneamente e o material se deposita sobre as partículas maiores. O crescimento dos grandes cristais à custa daqueles muito pequenos ocorre porque esse processo diminui a energia livre da dispersão. Conforme mencionado anteriormente, o sistema mais estável é a suspensão de alguns cristais grosseiros, enquanto a dispersão coloidal de uma grande quantidade de partículas muito finas da mesma substância é intrinsecamente menos estável.

A aspereza espontânea das dispersões coloidais no envelhecimento é acelerada por uma solubilidade relativamente alta do precipitado e pode ser retardada ao diminuir-se a solubilidade ou ao se acrescentarem quantidades residuais de compostos com superfície ativa, os quais são adsorvidos na superfície da partícula. Por exemplo, o sulfato de bário precipitado ao se misturar às soluções concentradas de sulfato de sódio e cloreto de bário fica, em grande parte, no intervalo coloidal e atravessa o papel de filtro. As partículas coloidais crescem gradualmente de tamanho pelo amadurecimento de Ostwald, formando grandes cristais, os quais podem ser quantitativamente removidos por filtração. O aquecimento da dispersão aquosa acelera sua recristalização por aumentar a solubilidade do sulfato de bário na água. A adição de álcool etílico diminui a solubilidade, retardando o amadurecimento de Ostwald, de modo que a dispersão permanece no estado coloidal durante anos.

A relação entre o tamanho da partícula e a solubilidade é fornecida pela equação de Ostwald-Freundlich ou de Kelvin, que, para solutos aniônicos, é[4,8,10]

$$\ln \frac{S}{S_\infty} = \frac{2\gamma M}{rdRT}$$

onde S e S_∞ são a solubilidade das partículas coloidais com um raio r e de grandes partículas planas ($r = \infty$), respectivamente. Para os eletrólitos, a atividade iônica média é incluída. A energia livre interfacial sólido/solvente, γ, é determinada de maneira indireta (por exemplo, por meio dessa equação). A relação do peso molecular do soluto com sua densidade, M/d, é igual a seu volume molar.

Supondo que M = 500 g/mol, d = 1,00 g/mL, γ = 30 erg/cm^2 e usando os valores de 8,314 $\times$ 10^7 erg/mol°K para a constante gasosa, R, e 298°K para a temperatura absoluta, T, resulta em relações S/S_∞ de 3,36, 1,13, 1,012 e 1,0012 para partículas com raio de 1 $\times$ 10^{-6} cm (10 nm), 1 $\times$ 10^{-5} cm (0,1 μm), 1 $\times$ 10^{-4} cm (1 μm) e 1 $\times$ 10^{-3} cm (10 μm), respectivamente. Dessa forma, embora as partículas com tamanhos na extremidade inferior do intervalo coloidal sejam nitidamente mais solúveis que as partículas grosseiras do mesmo composto, a solubilidade do medicamento finamente granulado e dos pós excipientes (r no intervalo de 1-10 μm) é apenas aumentada em $\leq$ 1%.

Duas técnicas são empregadas para aumentar a solubilidade de medicamentos discretamente muito solúveis e, portanto, de suas velocidades de dissolução *in vivo*. Muitos compostos orgânicos existem em várias modificações polimórficas. Por exemplo, corticosterona, testosterona, sulfaguanidina e pentobarbital possuem, cada um, quatro formas polimórficas, com diferentes pontos de fusão e estruturas de cristal. Os três polimorfos metastáveis apresentam solubilidades mais elevadas que a forma estável. Os solvatos de medicamentos sólidos, p. ex., hidratos, possuem estruturas cristalinas diferentes e solubilidades maiores ou menores que as formas anidras. O monoidrato de teofilina é menos solúvel que a forma anidra, enquanto o succinilsulfatiazol é menos solúvel que seu solvato com 1-pentanol. A moagem e a trituração de cristais orgânicos podem produzir proporções significativas de material cristalizado amorfo ou coado, o qual apresenta solubilidade mais elevada que o material cristalino original.[16]

Purificação de Hidrossóis por Diálise ou Ultrafiltração

Muitos hidrossóis contêm impurezas hidrossolúveis de baixo peso molecular. Com freqüência, as dispersões inorgânicas contêm sais formados pela reação que produz a fase dispersa. Os sais são particularmente questionáveis no caso das dispersões hidrofóbicas, porque eles tendem a coagular essas dispersões. Com freqüência, as soluções proteicas contêm sais adicionados como parte do procedimento de separação. O sangue de pacientes com insuficiência renal contém concentrações excessivas de uréia e outros metabólitos e sais de baixo peso molecular. Essas impurezas dissolvidas de pequeno tamanho molecular são removidas das dispersões coloidais por meio de membranas com aberturas de poros menores que as partículas coloidais.

MEMBRANAS — Os filtros de papel convencionais são permeáveis às partículas coloidais, bem como a pequenas moléculas. Entre as primeiras membranas capazes de reter as partículas coloidais, mas que eram permeáveis a pequenas moléculas de soluto, estavam a bexiga de porco e o pergaminho. Muitas membranas em uso atual consistem em celulose, nitrato de celulose preparado a partir do colódio, acetato de celulose ou polímeros sintéticos, e estão disponíveis em diversos formatos, calibragens e tamanhos de poros. O *gel de celofane* é mais amplamente utilizado. Ele consiste em lâminas ou tubos de celulose feitos pela extrusão de soluções de xantato de celulose (viscose) através de corantes anulares ou fendidos em um banho de bissulfato de sódio/ácido sulfúrico, o qual decompõe o xantato, precipitando a celulose regenerada em um estado altamente tumefato ou de gel. Se permitíssemos que a película de celulose secasse depois da purificação e lavagem com água, ela cristalizaria e enrugaria de maneira excessiva, perdendo a maioria de sua extensa estrutura microporosa e se tornando algo quebradiça. Por conseguinte, a película é impregnada com glicerina antes da secagem. A glicerina permanece na película, em vez de evaporar-se como a água. Ela reduz o enrugamento e bloqueia a cristalização. Essa ação impede o colapso da estrutura porosa do gel e plastifica a película, mantendo-a flexível. Um tubo de diálise típico, feito a partir de invólucro de lingüiça, sofre inchação em torno de duas vezes sua espessura em água e apresenta um diâmetro médio de poro de 3-4 nm. Embora a estrutura porosa das películas de celofane usadas em diálise e ultrafiltração provoque a retenção das partículas coloidais, mas permite a passagem de pequenas moléculas do soluto, as membranas osmóticas são apenas permeáveis à água e retêm as pequenas moléculas de soluto, da mesma forma que as partículas coloidais.

DIÁLISE — A dispersão coloidal é colocada dentro do saco de celofane que imerge na água. As pequenas moléculas de soluto difundem-se para a água, enquanto o material coloidal permanece aprisionado dentro do saco, por causa de seu tamanho. A velocidade da diálise é aumentada ao aumentar-se a área da membrana, ao agitar-se e ao manter-se um elevado gradiente de concentração através da membrana. Para a última finalidade, a água é reposta continuamente ou, pelo menos, de maneira freqüente. Uma configuração de membrana que propicie uma área de transferência particularmente extensa para um determinado volume de dispersão é a fibra oca. A fibra típica mede 175 μm de diâmetro interno e 225 μm de diâmetro externo. A dispersão a ser dialisada é circulada dentro de um feixe de fibras paralelas, enquanto a água é circulada fora das fibras por todo o feixe. A diálise das espécies difusíveis acontece através da fina parede da fibra. A diálise é empregada no laboratório para purificar sóis e para estudar a fixação de medicamentos por proteínas, bem como em alguns processos de fabricação.

ELETRODIÁLISE — Quando as impurezas de baixo peso molecular a serem removidas são eletrólitos, a diálise pode ser acelerada aplicando-se um potencial elétrico ao sol, o que produz a eletrólise. Um eletrodialisador (Fig. 21.2) é dividido em três compartimentos por duas membranas de diálise apoiadas por telas. Dois compartimentos externos, em que os dois eletrodos são colocados, são cheios com água, enquanto o sol é colocado no compartimento central. Sob a influência do potencial aplicado, os ânions migram do sol para dentro do compartimento do anódio (direito), enquanto os cátions migram para dentro do compartimento do catódio. Os solutos não-eletrolíti-

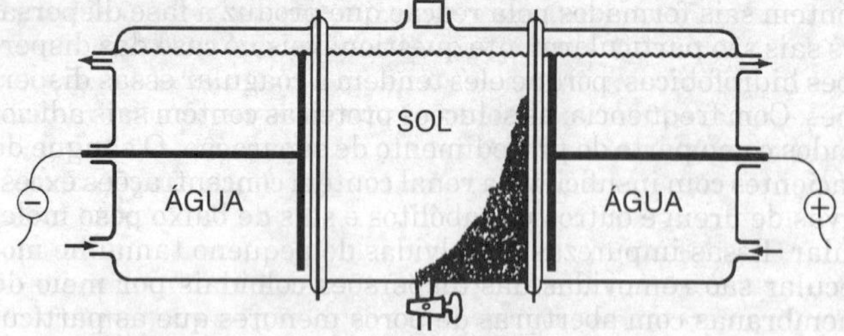

Fig. 21.2 Eletrodialisador mostrando a eletrodecantação.

cos com baixo peso molecular difundem-se para ambos os compartimentos.

Em geral, as partículas coloidais estão carregadas e, por conseguinte, tendem a migrar no sentido da membrana, selando o compartimento com o eletrodo de carga oposta. A combinação da eletroforese (veja adiante) e a sedimentação gravitacional produz o acúmulo de partículas sol negativamente carregadas mostradas na Fig. 21.2. Portanto, o líquido sobrenadante pode ser modificado por decantação. Esse processo, que pode ser empregado para acelerar a eletrodiálise, é chamado de *eletrodecantação*.[1,7,8]

ULTRAFILTRAÇÃO — Quando um sol é colocado em um compartimento fechado por uma membrana de diálise e se aplica a pressão, o líquido e as pequenas moléculas de soluto são forçados através da membrana, enquanto as partículas coloidais são retidas. Esse processo, denominado ultrafiltração, baseia-se em um mecanismo de peneiração, no qual todos os componentes menores que o tamanho do poro da membrana do filtro a atravessam. A diferença de pressão necessária para empurrar o meio de dispersão através do ultrafiltro é fornecida pela pressão gasosa aplicada no lado do sol ou por aspiração no lado do filtrado. Em geral, a membrana é apoiada sobre uma tela de fios finos.[6-10]

Como o ultrafiltrado está sendo removido, o sol torna-se mais concentrado porque uma quantidade constante de partículas dispersas fica confinada a um volume decrescente de líquido. Algumas pequenas moléculas ou íons dissolvidos permanecem no sol, juntamente com a água residual. Para evitar o aumento na concentração das partículas coloidais e remover por completo as impurezas dissolvidas, o ultrafiltrado espremido a partir do sol é reposto continuamente ou de maneira intermitente com um igual volume de água. Durante a ultrafiltração, os sólidos tendem a acumular-se na membrana ou próximo a ela. Para evitar esse acúmulo e manter a composição uniforme por todo o sol, ele é agitado.

Os feixes de fibras ocas são empregados para a ultrafiltração no laboratório e em larga escala. Para suportar pressões mais elevadas, a espessura da parede das fibras utilizadas na ultrafiltração é usualmente maior que aquela das fibras usadas exclusivamente para a diálise. Quando as fibras ocas são entupidas pelo acúmulo excessivo de sólidos na parede interna, elas são limpas por fluxo retrógrado com água ou ultrafiltrado.

HEMODIÁLISE — O sangue de pacientes urêmicos é dialisado periodicamente em "rins artificiais" para remover uréia, creatinina, ácido úrico, fosfato e outros metabólitos e o excesso dos cloretos de sódio e potássio. O líquido dialisante contém sódio, potássio, cálcio, cloro e íons acetato (os últimos são convertidos no corpo em bicarbonato), glicose e outros constituintes na mesma concentração que o plasma normal. Como ele não apresenta uréia, creatinina, ácido úrico, fosfato, nem qualquer um dos outros metabólitos normalmente eliminados pelos rins, esses compostos difundem-se a partir do sangue do paciente para dentro do líquido de diálise até que suas concentrações sejam idênticas no sangue e no líquido. Os cloretos de sódio e potássio difundem-se do sangue para o líquido por causa de suas concentrações iniciais mais elevadas no sangue, e continuam a difundir-se até que a concentração seja equalizada. O volume do líquido dialisante é muito maior que o do sangue. A grande disparidade no volume e a reposição do dialisado com líquido fresco garantem que os metabólitos e o excesso de eletrólitos sejam removidos quase por completo a partir do sangue. A hemodiálise também é empregada nos casos de intoxicação aguda.

As proteínas plasmáticas e as células sangüíneas não atravessam a membrana de diálise por causa de seu tamanho. O edema resultante da retenção hídrica pode ser aliviado por ultrafiltração através da aplicação de uma pressão discreta no lado sangüíneo ou um vácuo parcial no lado do líquido.

As três geometrias usadas para circular o sangue e o líquido dialisante em um sentido de contracorrente são uma mola de tubos de celulose achatados, disposta concentricamente com uma tela em rede de sustentação em torno de um centro, uma haste de lâminas de celulose achatada separadas por placas sulcadas ou com cristas, e fibras ocas. A celulose regenerada empregada nas duas primeiras é precipitada a partir de uma solução de cobre e amônio. As fibras de acetato de celulose ocas possuem um diâmetro externo de cerca de 270 μm e uma espessura de parede de 30 μm.[17] A vantagem das fibras ocas é sua capacidade de compactação. Um feixe de 10.000 fibras de 18 cm de comprimento possui uma área de superfície de 1,4 m^2.

Formato da Partícula, Propriedades Ópticas e de Transporte das Dispersões Liofóbicas

Os materiais hidrofóbicos manuseados por farmacêuticos na dispersão aquosa variam desde condutores metálicos a precipitados inorgânicos e líquidos e sólidos orgânicos, que são isolantes elétricos. Apesar da grande diversidade da fase dispersa hidrofóbica, seus hidrossóis possuem determinadas características comuns.

FORMATO DA PARTÍCULA E DISTRIBUIÇÃO DO TAMANHO DA PARTÍCULA — Essas duas propriedades dependem da natureza química e física da fase dispersa e do método empregado para preparar a dispersão. As partículas primárias existem em uma grande variedade de formatos. Sua agregação produz uma variedade ainda maior de formatos e estruturas. A precipitação e a trituração mecânica geralmente produzem partículas com formato aleatório, a menos que os sólidos precipitantes possuam formas de cristalização pronunciadas ou que os sólidos a serem triturados possuam planos de clivagem fortemente desenvolvidos. Os géis de hidróxido de alumínio precipitados e as partículas micronizadas de sulfonamidas e outros pós orgânicos apresentam formas aleatórias irregulares típicas. Uma exceção é o subnitrato de bismuto. Ainda que sejam precipitadas através da hidrólise de soluções de nitrato de bismuto com carbonato de sódio, suas partículas têm forma de sarrafo. As partículas de cloreto de prata precipitadas apresentam uma formação cúbica, que fica evidente sob o microscópio eletrônico. Os sólidos semelhantes a lamelas ou placas, nos quais a coesão molecular entre as camadas é muito mais fraca que dentro das camadas, freqüentemente preservam seus formatos lamelares durante a trituração mecânica, porque a moagem e a micronização quebram as hastes das placas finas, além de fragmentarem as placas nas dimensões laterais. Os exemplos são o grafite, a mica e o caulim (veja a Fig. 21.3). De maneira similar, as fibras macroscópicas de asbesto e celulose consistem em feixes de fibrilas microscópicas e submicroscópicas. A trituração ou golpes mecânicos desdobram esses feixes nas fibrilas componentes com diâmetros muito pequenos, assim como as cortam em pedaços mais curtos.

A *celulose microcristalina* é um agente espessante fibroso e aditivo de comprimidos produzido por hidrólise seletiva de celulose. O cisalhamento decompõe os feixes agregados em cristalitos individuais de celulose, em formato de agulha ou bastonete, mostrados na Fig. 21.4. Em média, eles têm 0,3 μm de comprimento e 0,02 μm de largura, ou seja, são de dimensões coloidais. Essas partículas primárias atuam como agen-

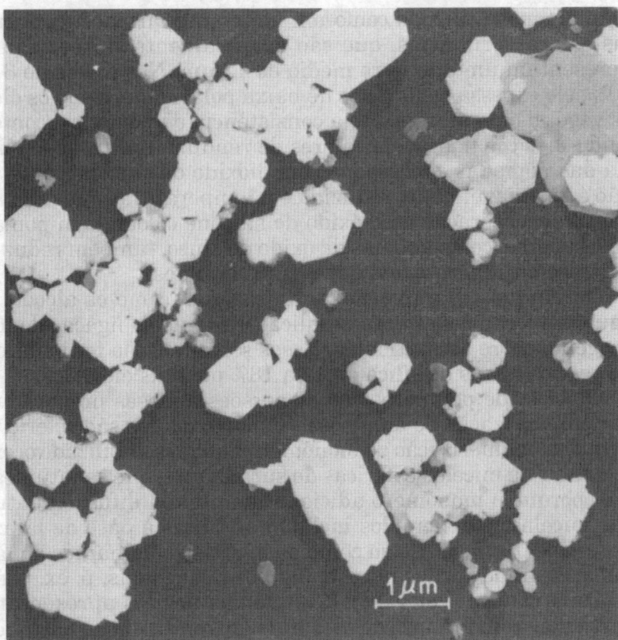

Fig. 21.3 Fotografia de microscopia eletrônica de um caulim de partículas finas e bem cristalizado. Observe o formato hexagonal das plaquetas de argila. (Cortesia, John L. Brown, Engineering Experiment Station, Georgia Institute of Technology.)

tes de suspensão em água, produzindo veículos com estruturação tixotrópica. Nas concentrações acima de 10%, p. ex. 14 ou 15%, os microcristais de celulose mudam a consistência de gel aquoso para pomada através da tumefação e produzem uma rede contínua de bastões, que se estende por todo o veículo. A atração entre as partículas alongadas deve-se, presumivelmente, à floculação no mínimo secundário (veja adiante). O tratamento da massa microcristalina com carboximetilcelulose só-

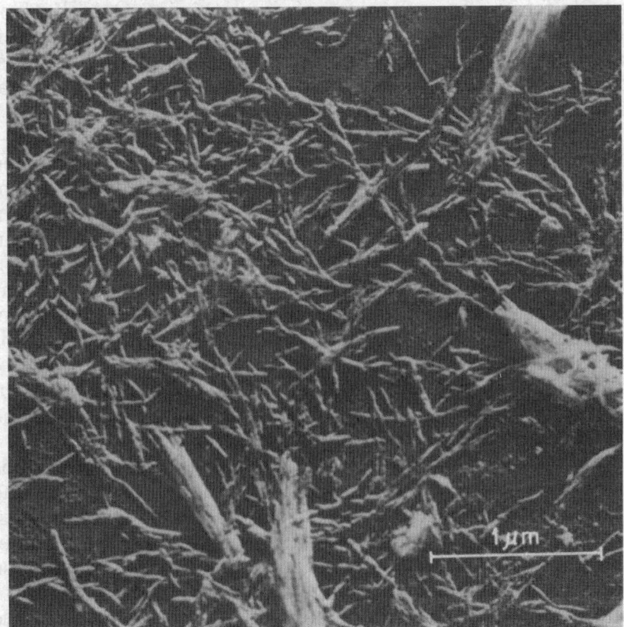

Fig. 21.4 Fotografia de microscopia eletrônica da celulose microcristalina de grau de espessamento Avicel RC-591. As agulhas são cristalitos de celulose individuais; alguns estão agregados em feixes. (Cortesia, FMC Corporation; Avicel é uma marca comercial registrada da FMC Corporation.)

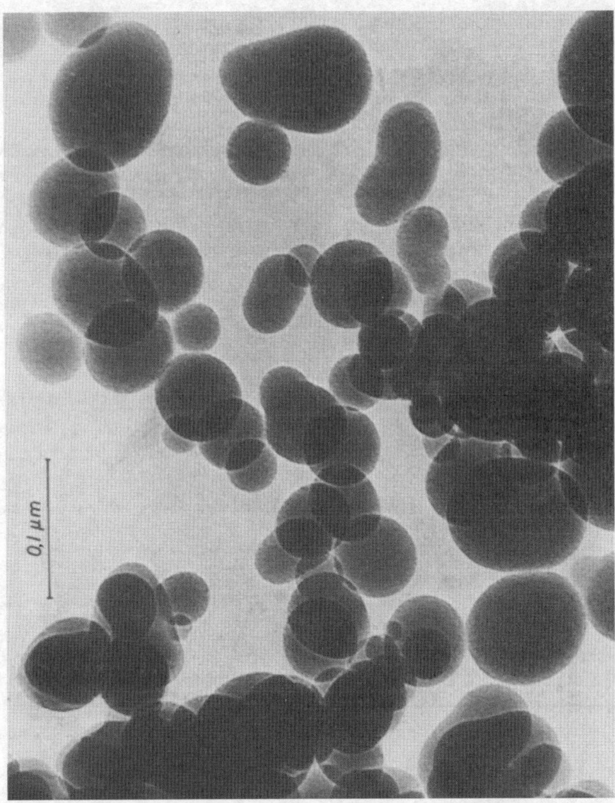

Fig. 21.5 Fotografia de microscopia eletrônica do Aerosil OX 50, triturado e em pó. As esferas são translúcidas ao feixe de elétrons, fazendo com que as porções sobrepostas fiquem mais escuras devido à espessura aumentada. (Cortesia, Degussa AG de Hanau, Alemanha; Aerosil é uma marca registrada da Degussa.) O sufixo 50 indica a área de superfície específica em m²/g.

dica facilita sua desintegração nas partículas primárias em formato de agulha e estimula sua ação de espessamento.

Embora, nos casos especiais de determinadas argilas e celulose, a trituração produza partículas lamelares e fibrilares, respectivamente, como regra, os formatos de partículas regulares são produzidos por métodos de condensação em vez de desintegração. O *dióxido de silicone coloidal* é chamado de sílica pirogênica ou defumada porque é fabricada pela hidrólise em alta temperatura da fase de vapor do tetracloreto de silicone em uma chama de oxi-hidrogênio, isto é, uma chama produzida pela queima de hidrogênio em uma corrente de oxigênio. O pó branco resultante consiste em partículas esféricas submicroscópicas de tamanho bastante uniforme (distribuição estreita de tamanho de partículas). São produzidos diferentes graus por reações químicas diferentes. As partículas esféricas isoladas relativamente grandes são mostradas na Fig. 21.5. Seu diâmetro médio é de 50 nm (500 Å), correspondendo à área de superfície específica comparativamente pequena de 50 m^2/g. Partículas esféricas menores apresentam áreas de superfície específica igualmente maiores; o grau com o menor diâmetro médio, 5 nm, possui uma área de superfície específica de 380 m^2/g. Durante o processo de fabricação, as partículas de grau mais fino tendem a sinterizar ou crescer em conjunto até agregados semelhantes a cadeia, que se assemelham a estreptococos ou colares de pérolas (veja Fig. 21.6).

Como a sílica defumada é amorfa, a inalação de sua poeira não provoca silicose. As esferas de dióxido de silicone coloidal não são porosas. Embora a densidade das partículas esféricas seja de 2,13 g/cm^3, a densidade de massa de seu pó é de apenas 0,05 g/cm^3; o pó é extremamente leve. Isso resulta em duas aplicações cosmética e farmacêutica para o dióxido de silicone coloidal. É utilizado para aumentar a maciez ou o volume de polvilhos. Mais que a celulose microcristalina, a alta porosi-

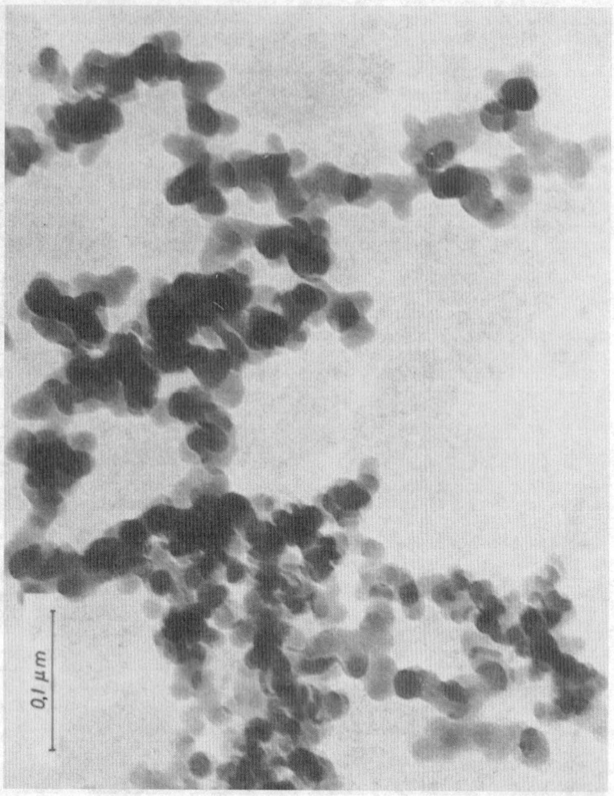

Fig. 21.6 Fotografia de microscopia eletrônica do Aerosil 130, triturado e em pó. As esferas estão fundidas em agregados semelhantes a cadeias. (Cortesia, Degussa AG de Hanau, Alemanha; Aerosil é uma marca registrada da Degussa.) O sufixo 130 fornece a área de superfície específica em m^2/g.

dade da sílica possibilita que ela absorva inúmeros líquidos, desde fragrâncias fluidas até alcatrões viscosos, transformando-os em pós de fluxo livre que podem ser incorporados em comprimidos ou cápsulas. A porosidade no dióxido de silicone coloidal é totalmente decorrente do enorme espaço vazio entre as partículas, as quais, por si sós, são sólidas.

Quando essas partículas ultrafinas são incorporadas em níveis tão baixos quanto 0,1 a 0,5% em um pó composto por partículas grosseiras ou grânulos, elas revestem a superfície do último e agem como finos espaçadores e sustentadores, melhorando a fluidez do pó e eliminando a aglutinação. Essa ação é importante na fabricação de comprimidos. Ademais, o dióxido de silicone coloidal melhora a desintegração do comprimido.

A superfície das partículas contém grupamentos siloxane (Si–O–Si) e silanol (Si–OH). Quando o pó de dióxido de silicone coloidal é disperso em líquidos apolares, as partículas tendem a aderir entre si por meio de ligações de hidrogênio entre seus grupamentos de superfície. Com graus mais finos de dióxido de silicone coloidal, as partículas esféricas são unidas em agregados similares a cadeias curtas, conforme demonstrado na Fig. 21.6, aglomerando-se, dessa maneira, em redes tridimensionais frouxas, as quais aumentam a viscosidade dos veículos líquidos de maneira muito efetiva em níveis tão reduzidos quanto alguns percentis. Essas estruturas ligadas por hidrogênio são desintegradas pela agitação, porém se reconstroem em repouso, conferindo a tixotropia aos líquidos espessados.

Os graus que consistem em partículas esféricas relativamente grandes e livres, como aquelas da Fig. 21.5, são agentes espessantes menos eficientes, pois carecem de uma elevada área de superfície específica e da assimetria dos graus mais finos, que consistem em cadeias curtas de partículas esféricas fundidas. Na última categoria está o Aerosil 200, o grau mais amplamente utilizado como um adjuvante farmacêutico, cujas esferas primárias, que são extensamente sinterizadas, apresentam um diâmetro médio de 12 nm. Nos níveis de 8 a 10%, ele espessa os líquidos de baixa polaridade, como os óleos vegetais e minerais, até a consistência de pomadas, conferindo-lhes consideráveis valores de rendimento. A consistência das pomadas espessadas com dióxido de silicone coloidal não é apreciavelmente reduzida em temperaturas mais elevadas. A incorporação do dióxido de silicone coloidal em pomadas e pastas, como aquelas de óxido de zinco, também reduz a sinérese ou *sangramento* de veículos líquidos.

Os líquidos com ligação de hidrogênio, como os alcoóis e água, solvatam as esferas de sílica, reduzindo a ligação de hidrogênio entre as partículas. Esses solventes são formadores de gel nos níveis de sílica de 12 a 18% ou mais elevados.

Os *látex* de polímeros são dispersões aquosas preparadas por polimerização de emulsões. Suas partículas são esféricas porque a polimerização do monômero líquido solubilizado ocorre dentro de micelas esféricas de surfactante, que se intumescem porque o monômero adicional mantém a difusão dentro das micelas. Os exemplos incluem as tintas à base de látex. Algumas *argilas* crescem como partículas semelhantes a placas, possuindo bordas retas e ângulos hexagonais, p. ex. bentonita e caulim (ver Fig. 21.3). Outras argilas apresentam partículas com formato de sarrafo (nontronita) ou de bastonete (atapulgita).[18]

A emulsificação produz gotículas esféricas para minimizar a área interfacial de óleo-água. O resfriamento da emulsão abaixo do ponto de liquefação da fase dispersa congela-a na forma esférica. Por exemplo, a parafina pode ser emulsificada em água a 80°; o resfriamento até a temperatura ambiente produz um hidrossol com partículas esféricas.

Os sóis de proteínas globulares e virais, que são hidrofílicos, contêm partículas compactas que possuem formas geométricas definidas. O vírus da poliomielite é esférico, o vírus do mosaico do tabaco tem forma de bastonete, enquanto a albumina e as globulinas séricas são elipsóides de revolução (forma de bola de futebol americano).

Os métodos de dispersão produzem sóis com amplas distribuições de tamanho de partícula. Os métodos de condensação *podem* produzir sóis essencialmente monodispersos, desde que se empreguem técnicas especializadas. Os látex de poliestireno monodisperso estão disponíveis para a calibragem de fotografias em microscópio eletrônico. Os polímeros hidrofílicos biológicos, como os ácidos nucleicos e as proteínas, formam, em grande parte, partículas monodispersas, como acontece com as estruturas mais altamente organizadas, como as lipoproteínas e vírus.

DIFUSÃO DA LUZ POR PARTÍCULAS COLOIDAIS— As propriedades ópticas de um meio são determinadas por seu índice de refração. Quando o índice de refração é completamente uniforme, a luz atravessará o meio sem sofrer desvio. Sempre que existem variações discretas no índice de refração causadas pela presença de partículas ou por flutuações de densidade em pequena escala, parte da luz será difundida em todas as direções. Uma propriedade óptica característica dos sistemas coloidais, chamada de *feixe de Tyndall*, é familiar a todos no caso dos aerossóis. Quando um feixe estreito de luz solar é admitido através de um pequeno orifício em um quarto escuro, a presença de pequenas partículas de poeira suspensas no ar é revelada por pontos luminosos brilhosos.

Um feixe de luz que colide com uma partícula polariza os átomos e moléculas daquela partícula, induzindo dipolos que agem como fontes secundárias e reemitem a luz fraca do mesmo comprimento de onda como a luz incidente. Esse fenômeno é chamado de *difusão de luz*. A radiação difusa propaga-se em todas as direções para longe da partícula. Em um quarto luminoso, a luz difundida pelas partículas de poeira é muito fraca para ser perceptível.

As partículas coloidais suspensas em um líquido difundem a luz. Quando um feixe de luz intenso e estreitamente definido atravessa uma suspensão, seu trajeto torna-se visível por causa da difusão da luz pelas partículas no feixe. Esse feixe de

Tyndall torna-se mais visível quando contra um fundo escuro em uma direção perpendicular ao feixe incidente. A magnitude da turbidez ou opalescência depende da natureza, do tamanho e da concentração das partículas. Quando o óleo mineral claro é disperso em um igual volume de uma solução de surfactante aquoso clara, a emulsão resultante é branco-leitosa e opaca devido à difusão da luz. As microemulsões, onde as gotículas emulsificadas têm cerca de 40 nm (400 Å) de diâmetro, ou seja, são muito menores que o comprimento de onda da luz visível, são transparentes e claras a olho nu.

A *microscopia em campo escuro ou ultramicroscopia*, que permite a observação de partículas muito menores que o comprimento de onda da luz, consistia no único meio de detectar as partículas submicroscópicas antes do advento da microscopia eletrônica. Um condensador cardióide especial produz um cilindro oco de luz e o converge para dentro de um cone oco, focalizado na amostra. A amostra está no ápice do cone, onde a intensidade da luz é alta. Depois de atravessar a amostra, o cone de luz desvia e passa fora da objetiva do microscópio. Dessa maneira, uma amostra homogênea fornece um campo escuro. Um efeito semelhante pode ser produzido com um condensador comum de Abbe dotado de um obstáculo central e de uma fonte luminosa intensa. As partículas coloidais difundem a luz em todas as direções. Parte da luz difundida entra na objetiva e evidencia as partículas como máculas brilhosas. Dessa maneira, mesmo as partículas menores que o comprimento de onda da luz podem ser detectadas, desde que seus índices de refração sejam suficientemente diferentes daquele do meio. As moléculas de polímero dissolvidas e as partículas de gel altamente solvatadas não difundem uma quantidade suficiente de luz para que se tornem visíveis. As partículas assimétricas, como as plaquetas achatadas de bentonita, geram efeitos de flash à medida que rodam no movimento browniano, porque elas difundem mais luz com seu plano basal perpendicular ao feixe de luz que com a borda. O movimento browniano, a sedimentação, a mobilidade eletroforética e a progressão da floculação podem ser estudados com o microscópio de campo escuro. A polidispersão pode ser estimada de forma qualitativa porque as partículas maiores difundem mais luz e parecem mais brilhosas. A força de resolução do ultramicroscópio não é maior que a do microscópio óptico comum. As partículas mais próximas que 0,2 μm aparecem como uma única mancha.

A turbidez pode ser empregada para medir, de duas maneiras, a concentração das partículas dispersas. Na *turbidimetria*, um espectrofotômetro ou colorímetro fotoelétrico é empregado para medir a intensidade da luz transmitida na direção incidente. A turbidez, τ, é definida por uma equação análoga à lei de Beer para a absorção da luz (veja o Cap. 33),[6-10] a saber

$$\tau = \frac{1}{l} \ln \frac{I_0}{I_t}$$

onde I_0 e I_t são as intensidades dos feixes luminosos incidente e transmitido, e l é o comprimento da dispersão através da qual a luz passa. Os aspectos teóricos e práticos da determinação do tamanho da partícula das suspensões por *turbidimetria* e a praticabilidade de estimar a sua distribuição de tamanho de partícula são discutidos em dois capítulos por Kourti et al.[19]

Quando a dispersão é menos turva, a intensidade da luz difundida em 90° com o feixe incidente é medida com um *nefelômetro*. Ambos os métodos exigem a cuidadosa padronização com suspensões contendo quantidades conhecidas de partículas similares àquelas a serem medidas. A concentração das dispersões coloidais de compostos inorgânicos e orgânicos e de suspensões bacterianas pode ser, então, medida por sua turbidez.

A turbidez ou efeito Tyndall dos sistemas coloidais hidrofílicos, como as soluções aquosas de gomas, proteínas e outros polímeros, é muito mais fraca que a das dispersões liofóbicas. Essas soluções parecem claras a olho nu. Sua turbidez pode ser medida com uma célula fotoelétrica/tubo fotomultiplicador e serve para determinar o peso molecular do soluto.

A teoria da difusão da luz foi desenvolvida em detalhes por Lord Rayleigh. Para não-condutores ou dielétricos não-absorventes da luz branca, como o enxofre e os compostos orgânicos insolúveis, a equação obtida para as partículas esféricas cujo raio é pequeno em comparação com o comprimento de onda da luz λ é[6-10]

$$I_s = I_0 \frac{4\pi^2 n_0^2 (n_1 - n_0)^2}{\lambda^4 d^2 c} (1 + \cos^2 \theta)$$

I_0 é a intensidade da luz incidente não-polarizada; I_s é a intensidade da luz difundida em uma direção que faz um ângulo θ com o feixe incidente e medido em uma distância d. A luz difundida é muito polarizada. A concentração c é expressa como o número de partículas por unidade de volume. Os índices de refração n_1 e n_0 referem-se à dispersão e ao solvente, respectivamente.

Como a intensidade da luz difundida é inversamente proporcional à quarta potência do comprimento de onda, a luz azul (λ ≅ 450 nm ou 4.500 Å) é difundida de maneira muito mais forte que a luz vermelha (λ ≅ 650 nm ou 6.500 Å). Com a luz branca incidente, as dispersões coloidais de partículas incolores aparecem azuladas quando visualizadas na luz difundida, ou seja, nas direções laterais, como em 90° com o feixe incidente. A perda dos raios azuis devido à difusão preferencial deixa a luz transmitida amarelada ou vermelha. A difusão oblíqua preferencial da radiação azul contribui para a coloração azul do céu, do mar, da fumaça de cigarro e do leite diluído, bem como para a coloração amarelo-avermelhada do sol nascente e do poente em visão frontal.

As partículas nas suspensões farmacêuticas, emulsões e loções são geralmente maiores que o comprimento de onda da luz λ. Quando o tamanho da partícula excede λ/20, a interferência destrutiva entre a luz difundida por porções diferentes da mesma partícula diminui a intensidade da luz difundida e altera sua dependência angular. A teoria de Rayleigh foi estendida a partículas grandes e fortemente absorventes e condutoras por Mie e a partículas não-esféricas por Gans.[1,2,6-10] Ao empregar as precauções adequadas nas técnicas experimentais e na interpretação, é possível determinar um tamanho médio de partícula e, até mesmo, a distribuição do tamanho da partícula de dispersões coloidais e de suspensões mais grosseiras por meio de mensurações da turbidez.

DIFUSÃO E SEDIMENTAÇÃO — As moléculas de um gás ou líquido estão engajadas em um movimento térmico aleatório perpétuo, o que faz com que elas colidam entre si e com a parede do recipiente bilhões de vezes por segundo. Cada colisão altera a direção e a velocidade das moléculas envolvidas. As moléculas dissolvidas e as partículas coloidais suspensas são, contínua e aleatoriamente, fustigadas pelas moléculas do meio de suspensão. Esse bombardeio aleatório confere aos solutos e partículas um movimento errático e igualmente incessante, denominado *movimento browniano*, em homenagem ao botânico Robert Brown, que o observou pela primeira vez sob o microscópio com uma suspensão aquosa de pólen. O movimento browniano das partículas coloidais espelha, em uma escala ampliada, o movimento aleatório das moléculas do meio de suspensão líquido ou gasoso e representa um percurso aleatório tridimensional.

As moléculas do soluto e as partículas coloidais suspensas sofrem movimento browniano rotacional e translacional. Para o último, Einstein derivou a equação

$$\bar{x} = \sqrt{2Dt}$$

onde $\bar{x}$ é o deslocamento médio na direção x no tempo t e D é o *coeficiente de difusão*. Einstein também demonstrou que, para partículas esféricas de raio r sob as condições necessárias para a validade da lei de Stokes e da lei da viscosidade de Einstein (ver Cap. 22),

$$D = \frac{RT}{6\pi\eta r N}$$

onde R é a constante do gás, T a temperatura absoluta, N o número de Avogadro e η a viscosidade do meio de suspensão.

O coeficiente de difusão é uma medida da mobilidade de uma molécula dissolvida ou partícula suspensa em um meio líquido. Valores representativos na temperatura ambiente, em cm^2/s, são de $4,7 \times 10^{-6}$ para a sacarose e $6,1 \times 10^{-7}$ para a albumina sérica em água. Com um coeficiente de difusão de 1×10^{-7} cm^2/s, o movimento browniano faz com que uma partícula se mova por uma distância média de 1 cm em uma direção em 58 dias, de 1 mm em 14 horas e de 1 μm em 0,05 segundo. Partículas menores difundem-se com maior rapidez em um determinado meio. Assumindo o formato esférico, o raio de uma molécula de albumina sérica é de 35 Å, e o de uma molécula de sacarose é de 4,4 Å. A relação dos raios das duas moléculas, 35/4,4 = 7,9, é quase idêntica à relação inversa de seus coeficientes de difusão na água, $4,7 \times 10^{-6}/6,1 \times 10^{-7} = 7,7$, em concordância com a equação anterior. Os coeficientes de difusão dos esteróides e de outras moléculas com tamanho similar dissolvidas em bases de absorção baseadas em petrolato estão geralmente na faixa de 10^{-10} a 10^{-8} cm^2/s. Os esteróides apresentam pesos moleculares apenas um pouco maiores que a sacarose. Seus coeficientes de difusão muito menores são decorrentes da viscosidade muito maior do veículo.

DIFUSÃO DINÂMICA DA LUZ — A difusão dinâmica da luz ou espectroscopia por correlação de fóton baseia-se no fato de que a luz difundida por partículas em movimento browniano sofre um pequeno deslocamento no comprimento de onda pelo efeito Doppler usual. O deslocamento é tão pequeno que somente pode ser detectado para feixes de luz laser, que são estritamente monocromáticos e muito intensos. O deslocamento do comprimento de onda, que aumenta à medida que a linha se alarga, é empregado para determinar o coeficiente de difusão das partículas, o que, por sua vez, fornece seu raio de acordo com a equação anterior.

Esse raio é o raio hidrodinâmico, que compreende a partícula mais sua água de hidratação acoplada. As partículas que são assimétricas, em vez de esféricas, e muito hidratadas apresentam valores r maiores e, portanto, valores D menores que as partículas esféricas não-dissolvidas com o mesmo volume seco. Não é possível separar o efeito da hidratação sobre r e D a partir do efeito de assimetria apenas com a espectroscopia com correlação de fóton; a hidratação ou o formato da partícula devem ser determinados por outros meios. A polidispersão acrescenta uma complicação adicional para o método de determinação do tamanho dessa partícula.[4,9,10]

A *Difusão Luminosa Dinâmica por Fibra Óptica* permite a mensuração direta sobre dispersões concentradas sem a diluição usual da amostra. A extremidade de uma fibra óptica é imersa na dispersão. A luz laser passa através da fibra para dentro da dispersão, e a difusão luminosa reflexa a partir das partículas volta pela mesma fibra até um fotomultiplicador e um correlator.[20] (Ver também o capítulo por J. C. Thomas na Ref. 19.)

O movimento browniano e as correntes de convecção mantêm as moléculas dissolvidas e pequenas partículas coloidais em suspensão de maneira indefinida. À medida que o tamanho da partícula e o r aumentam, o movimento browniano diminui; $\bar{x}$ é proporcional a $r^{-1/2}$. Desde que as densidades da partícula d_P e do veículo líquido d_L sejam suficientemente diferentes, as partículas maiores possuem uma maior tendência para decantar quando $d_P > d_L$ ou para subir até o ápice da suspensão quando $d_P < d_L$ que as partículas menores do mesmo material.

A velocidade de *sedimentação* é expressa pela equação de Stokes, que pode ser escrita como

$$h = \frac{2(d_P - d_L)r^2gt}{9\eta}$$

onde h é a altura através da qual uma partícula esférica decanta no tempo t e g é a aceleração da gravidade. A velocidade de sedimentação é proporcional a r^2. Dessa maneira, com o tamanho crescente da partícula, o movimento browniano diminui enquanto a tendência para sedimentar aumenta. Os dois tornam-se iguais para um raio crítico quando a distância h através da qual a partícula sedimenta é igual ao deslocamento médio $\bar{x}$ devido ao movimento browniano no mesmo intervalo de tempo t.[21] Na maioria das suspensões farmacêuticas, prevalece a sedimentação. As emulsões intravenosas de óleos vegetais não tendem a formar creme, porque o tamanho médio da gotícula, *de cerca de* 0,5 μm, é menor que o raio crítico.

A difusão passiva provocada por um gradiente de concentração e realizada através do movimento browniano é importante na liberação de medicamentos a partir de preparações tópicas e na absorção gastrintestinal de medicamentos.

MÉTODOS ADICIONAIS DE MENSURAÇÃO DE PARTÍCULAS — Novos métodos para determinar o tamanho das partículas e sua distribuição para as dispersões coloidais, incluindo a centrifugação em disco (MJ Devon) e o fracionamento de fluxo de campo de sedimentação (JC Giddings), são revistos em um texto recente.[19] Diversos métodos para avaliar o grau de floculação das suspensões mais grosseiras são descritos nas Refs. 22 e 23.

VISCOSIDADE — Muitas dispersões liofóbicas apresentam viscosidades não muito superiores àquela do veículo líquido. Isso é verdadeiro mesmo em frações de volume comparativamente alto da fase dispersa, a menos que as partículas formem agregados em rede contínua por todo o veículo, em cujo caso são observados os valores fornecidos. Em contraste, as aparentes viscosidades das dispersões liofílicas, principalmente de soluções de polímeros, são várias ordens de magnitude maior que a viscosidade do solvente ou do veículo, mesmo nas concentrações de apenas alguns percentis de sólidos. As dispersões liofílicas também são, em geral, muito mais pseudoplásticas ou sofrem mais adelgaçamento por cisalhamento que as dispersões liofóbicas (veja Cap. 20).

Propriedades Elétricas e Estabilidade das Dispersões Liofóbicas

DIFERENÇA ENTRE AS DISPERSÕES LIOFÍLICAS E LIOFÓBICAS — Os sólidos que têm atração por solvente ou *liofílicos* são chamados de hidrofílicos caso o solvente seja a água. Devido à presença de altas concentrações dos grupamentos hidrofílicos, eles dissolvem-se ou dispersam-se de maneira espontânea em água até o ponto possível, sem romper as ligações covalentes. Entre os grupamentos hidrofílicos estão aqueles ionizados que se dissociam em íons altamente hidratados, como os íons carboxilato, sulfonato ou alquilamônio, e grupamentos funcionais orgânicos, como hidroxila, carbonila, amino e imino, que ligam a água através de ligação de hidrogênio.

A energia livre de dissolução ou dispersão, ΔG_s, dos sólidos hidrofílicos inclui um grande calor negativo (exotérmico) ou entalpia de solvação, ΔH_s, e um grande aumento na entropia, ΔS_s. Como $\Delta G_s = \Delta H_s - T\Delta S_s$, ΔG_s possui um grande valor negativo: a dissolução de macromoléculas hidrofílicas e a dispersão dos sólidos particulados hidrofílicos na água ocorrem de forma espontânea, superando os aumentos paralelos na área de superfície e energia livre de superfície. A dissolução e a dispersão ocorrem de tal modo que a água pode entrar em contato e interagir com os grupamentos hidrofílicos dos sólidos (entalpia de solvação), bem como para aumentar o número das configurações disponíveis das macromoléculas e partículas (aumento da entropia).

As energias de atração de van der Waals entre as macromoléculas dissolvidas ou partículas dispersas de sólido hidrofílico são menores que ΔG_s e são, portanto, insuficientes para causar a separação de uma fase de polímero sólido ou aglomeração através da floculação ou coagulação das partículas dispersas. Além disso, a camada de hidratação que circunda as macromoléculas dissolvidas e as partículas dispersas forma uma barreira que impede sua íntima aproximação.

Os sólidos e líquidos *hidrofóbicos*, como os compostos orgânicos consistindo em grande parte de porções de hidrocarbonetos com poucos ou nenhum grupamento funcional hidrofílico, como o colesterol e outros esteróides, e algumas substâncias inorgânicas não-ionizadas, como o enxofre, hidratam-se muito pouco ou não se hidratam. Portanto, eles não se dispersam ou dissolvem de maneira espontânea em água: ΔG_s é positivo por causa de um termo ΔH_s (endotérmico) positivo, tornando espontâneo o processo inverso (aglomeração). As dispersões aquosas desses sólidos ou líquidos hidrofóbicos podem ser preparadas por meios físicos, os quais suprem a energia apropriada para o sistema (ver anteriormente). Entretanto, eles são instáveis. As forças de atração de van der Waals entre as partículas fazem com que elas se agreguem, pois as forças de solvação, que promovem a dispersão em água, são fracas. Quando as dispersões aquosas de sólidos hidrofóbicos devem resistir à reagregação (coagulação e floculação), elas devem ser estabilizadas. Os fatores estabilizantes incluem as cargas elétricas na superfície da partícula (devido à dissociação de grupamentos ionogênicos do sólido ou pertinente aos íons adsorvidos, como os surfactantes iônicos) e a presença de macromoléculas adsorvidas ou surfactantes não-iônicos. Esses fatores estabilizantes não alteram a instabilidade termodinâmica intrínseca das dispersões liofóbicas; ΔG_s ainda é positivo, de modo que o processo inverso da separação de fase ou agregação é energeticamente favorecida sobre a dispersão. Eles estabelecem as barreiras cinéticas, as quais retardam os processos de agregação de forma quase indefinida; as partículas dispersas não podem agrupar-se o suficiente para que as forças de atração de van der Waals produzam a coagulação.[6,8-10] Esses mecanismos de estabilização são discutidos adiante.

As reduções na área de superfície e a energia livre de superfície que acompanham a floculação ou a coagulação são pequenas porque as partículas sólidas irregulares, sendo rígidas, apenas tocam em alguns pontos na agregação. Os contatos iniciais frouxos podem crescer com o tempo por sinterização ou recristalização. A sinterização consiste na "fusão" das partículas primárias em grandes partículas primárias, as quais se propagam a partir de pequenas áreas iniciais de contato. Esse processo de recristalização é espontâneo porque ele diminui a área de superfície específica do sólido disperso e a energia livre de superfície da dispersão. A sinterização é análoga ao amadurecimento de Ostwald, o processo de cristalização de sólido em transferência a partir de partículas coloidais para grosseiras discutido anteriormente. A baixa solubilidade e a presença de substâncias ativas em superfície retardam ambos os processos.

ORIGEM DAS CARGAS ELÉTRICAS — As partículas podem adquirir cargas a partir de diversas fontes. Nas *proteínas*, um grupamento terminal da cadeia polipeptídica e as unidades de ácido aspártico e glutâmico contribuem para os grupamentos de ácido carboxílico, os quais são ionizados em íons carboxilato em meios neutros para alcalinos. O outro grupamento terminal de cadeia e as unidades de lisina contribuem para os grupamentos amino, as unidades de arginina contribuem para os grupamentos guanidina e as unidades histidina contribuem para os grupamentos imidazol. Os átomos de nitrogênio desses grupos tornam-se protonados em meios neutros para ácidos. Para a eletroneutralidade, esses grupos catiônicos exigem ânions, como o Cl^- quando o ácido clorídrico foi utilizado para tornar o meio ácido e para fornecer prótons. Os íons neutralizantes, chamados de contra-íons, dissociam-se da base ionogênica dos grupamentos funcionais e podem ser substituídos por outros íons de carga similar; eles não constituem uma parte integrante da partícula de proteína, porém estão localizados nas suas vizinhanças imediatas. Os íons alquilamônio, guanidino e imidazólio, que estão presos à molécula da proteína por ligações covalentes, conferem uma carga positiva a ela. Em meios neutros e alcalinos, Na^+, K^+, Ca^{2+} e Mg^{2+} estão entre os contra-íons que neutralizam as cargas negativas dos grupamentos carboxilato. Os últimos estão presos por ligação covalente e constituem uma parte integrante da partícula da proteína, conferindo uma carga negativa a ela.

Em um valor de pH intermediário, que varia de 4,5 a 7 para várias proteínas, os ânions carboxilato e os cátions alquilamônio, guanidino e imidazólio neutralizam-se exatamente entre si. Não há necessidade de contra-íons, pois os grupamentos funcionais ionizados, que fazem parte integrante da molécula de proteína, estão em equilíbrio exato. Nesse valor de pH, chamado de *ponto isoelétrico*, a partícula ou molécula de proteína é neutra; sua carga elétrica não é negativa, nem positiva, mas igual a zero.[2,6,8]

Muitos outros polímeros orgânicos contêm grupamentos iônicos e são, portanto, chamados de *polieletrólitos* (sais ou eletrólitos poliméricos). Os polissacarídios naturais de origem vegetal, como goma arábica, tragacanto, ácido algínico e pectina, contêm grupamentos de ácido carboxílico, os quais são ionizados em meios neutros a alcalinos. O ágar e o musgo-da-irlanda, bem como os polissacarídios animais heparina e condroitino-sulfato, contêm grupamentos hemiéster de ácido sulfúrico, os quais são fortemente ácidos e se ionizam, mesmo em meio ácido. Os polieletrólitos celulósicos incluem a *carboximetilcelulose sódica*, enquanto os polímeros carboxilados sintéticos incluem o *carbômero*, um copolímero do ácido acrílico.

O *hidróxido de alumínio*, $Al(OH)_3$, é dissolvido por ácidos e álcalis, formando íons alumínio, Al^{3+}, e íons aluminato, $[Al(OH)_4]^-$, respectivamente. Em meios neutros ou fracamente ácidos, em concentrações ácidas muito baixas para provocar a dissolução, uma partícula de hidróxido de alumínio apresenta algumas cargas positivas atribuíveis às valências Al^{3+} positivas neutralizadas de forma incompleta. A porção da superfície de uma partícula de hidróxido de alumínio, representada esquematicamente adiante, apresenta uma dessas cargas positivas neutralizada por um contra-íon Cl^-:

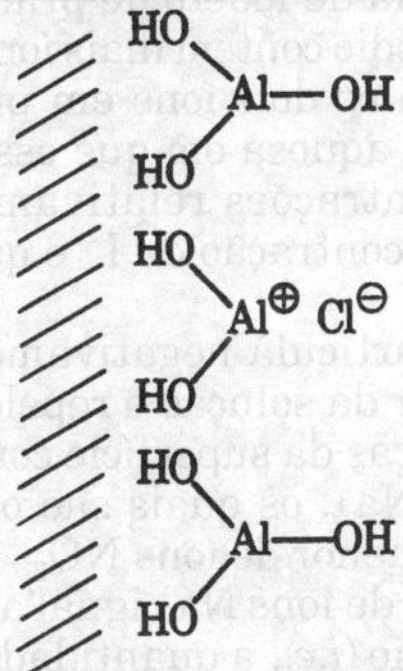

Nos meios fracamente alcalinos, em concentrações básicas muito baixas para transformar por completo as partículas de hidróxido de alumínio e aluminato e dissolvê-las, elas comportam algumas cargas negativas decorrentes da presença de alguns grupamentos aluminato. A porção da superfície da partícula, representada esquematicamente a seguir, possui um desses grupamentos negativos neutralizado por um contra-íon Na^+:

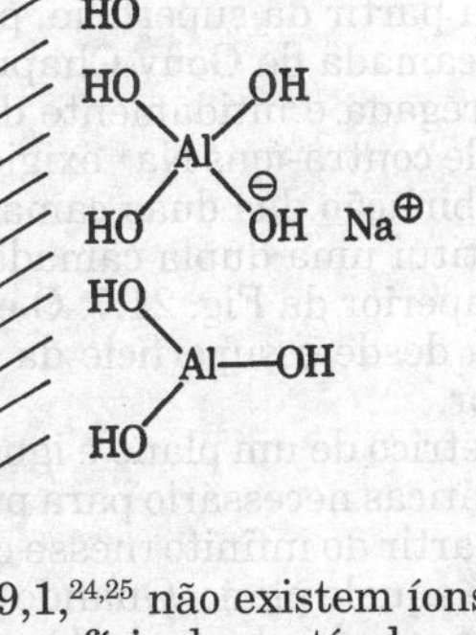

Em um pH de 8,5 a 9,1,[24,25] não existem íons $[Al(OH)_2]^+$ nem íons $[Al(OH)_4]^-$ na superfície da partícula, mas apenas moléculas de $Al(OH)_3$ neutras. As partículas apresentam carga zero e, por conseguinte, não precisam de contra-íons para a neutralização da carga. Esse pH é o ponto isoelétrico. No caso de compostos inorgânicos particulados, como o hidróxido de alumínio, ele também é chamado de *ponto zero da carga*.

A argila *bentonita* é um silicato de alumínio lamelar. Cada camada trançada consiste em uma lâmina de alumina hidratada posicionada entre duas lâminas de sílica. A substituição isomorfa do Al^{3+} por Mg^{2+} ou de Si^{4+} por Al^{3+} confere cargas negativas globais para as finas lamelas de argila na forma de sítios de troca de cátion, assemelhando-se a íons de silicato produzidos na rede. Os contra-íons que produzem eletroneutralidade são, em geral, o Na^+ (bentonita sódica) ou Ca^{2+} (bentonita cálcica).

Os sóis de *iodeto de prata* podem ser preparados através da reação

$$AgNO_3 + NaI \rightarrow AgI(s) + NaNO_3$$

Na massa de partículas de iodeto de prata, existe uma relação estequiométrica de 1:1 de íons Ag^+ e I^-. Quando a reação é realizada com um excesso de nitrato de prata, haverá maior quantidade de íons Ag^+ que de I^- na superfície das partículas. As partículas serão, dessa maneira, positivamente carregadas, e os contra-íons ao redor delas serão NO_3^-. Quando a reação é realizada usando uma relação estequiométrica exata de 1:1 entre nitrato de prata e iodeto de sódio ou com um excesso de iodeto de sódio, a superfície dessas partículas conterá um excesso de íons I^- em relação ao Ag^+.[6-8] As partículas estarão carregadas negativamente, e o Na^+ constituirá os contra-íons que circundam as partículas e que neutralizam suas cargas.

Um outro mecanismo de adsorção através do qual as partículas adquirem cargas elétricas se faz por meio da adsorção dos íons,[7-10] inclusive os surfactantes iônicos.

DUPLAS CAMADAS ELÉTRICAS — A camada superficial de uma partícula de iodeto de prata preparada com um excesso de iodeto de sódio contém mais íons I^- que Ag^+, enquanto sua massa contém os dois íons em proporção exatamente equimolar. A solução aquosa em que essa partícula está suspensa contém concentrações relativamente altas de Na^+ e NO_3^-, uma baixa concentração de I^- e quantidades residuais de H^+, OH^- e Ag^+.

A superfície da partícula negativamente carregada atrai íons positivos a partir da solução e repele os íons negativos: a solução nas vizinhanças da superfície contém uma concentração muito maior de Na^+, os quais são os contra-íons, e uma concentração muito menor de íons NO_3^- que a massa da solução. Uma quantidade de íons Na^+ igual ao número em excesso de íons I^- na superfície (*i.e.*, a quantidade de íons I^- na camada superficial menos o número de íons Ag^+ na camada superficial) e equivalente à carga de superfície negativa total de uma partícula é puxada no sentido de sua superfície. Esses contra-íons tendem a se manter na superfície, aproximando-se o máximo que suas esferas de hidratação permitem (dupla camada de Helmholtz), mas a agitação térmica das moléculas de água tende a dispersá-los por completo na solução. Em conseqüência disso, a camada de contra-íons que circunda a partícula é espalhada. A concentração de Na^+ é mais elevada nas vizinhanças imediatas da superfície negativa, onde eles formam uma camada compacta, denominada camada de Stern, e diminui com a distância a partir da superfície, por toda uma camada difusa chamada camada de Gouy-Chapman: a superfície negativamente carregada e nitidamente definida é circundada por uma nuvem de contra-íons Na^+ exigidos para a eletroneutralidade. A combinação das duas camadas de íons com cargas opostas constitui uma dupla camada elétrica. Ela é ilustrada na parte superior da Fig. 21.7. O eixo horizontal representa a distância desde a superfície da partícula nas partes superior e inferior.

O potencial elétrico de um plano é igual ao trabalho contra as forças eletrostáticas necessário para puxar uma unidade de carga elétrica a partir do infinito (nesse caso, a partir da massa da solução) até aquele plano. Quando o plano é a superfície da partícula, o potencial é chamado de potencial de superfície ou ψ_0, que mede o potencial total da dupla camada. Esse é o potencial termodinâmico que opera nas células galvânicas. Ao se afastar da superfície da partícula no sentido da massa da solução na direção do eixo horizontal, o potencial diminui rapidamente através da camada de Stern porque os íons Na^+ nas vizinhanças imediatas da superfície filtram os íons Na^+ removidos a uma maior distância, na parte difusa da dupla camada, a partir do efeito da carga negativa da superfície. A diminuição no potencial através da camada de Gouy-Chapman é mais gradual. A dupla camada difusa atinge gradualmente uma composição final que se aproxima daquela da massa líquida, onde a concentração do ânion é igual à concentração do

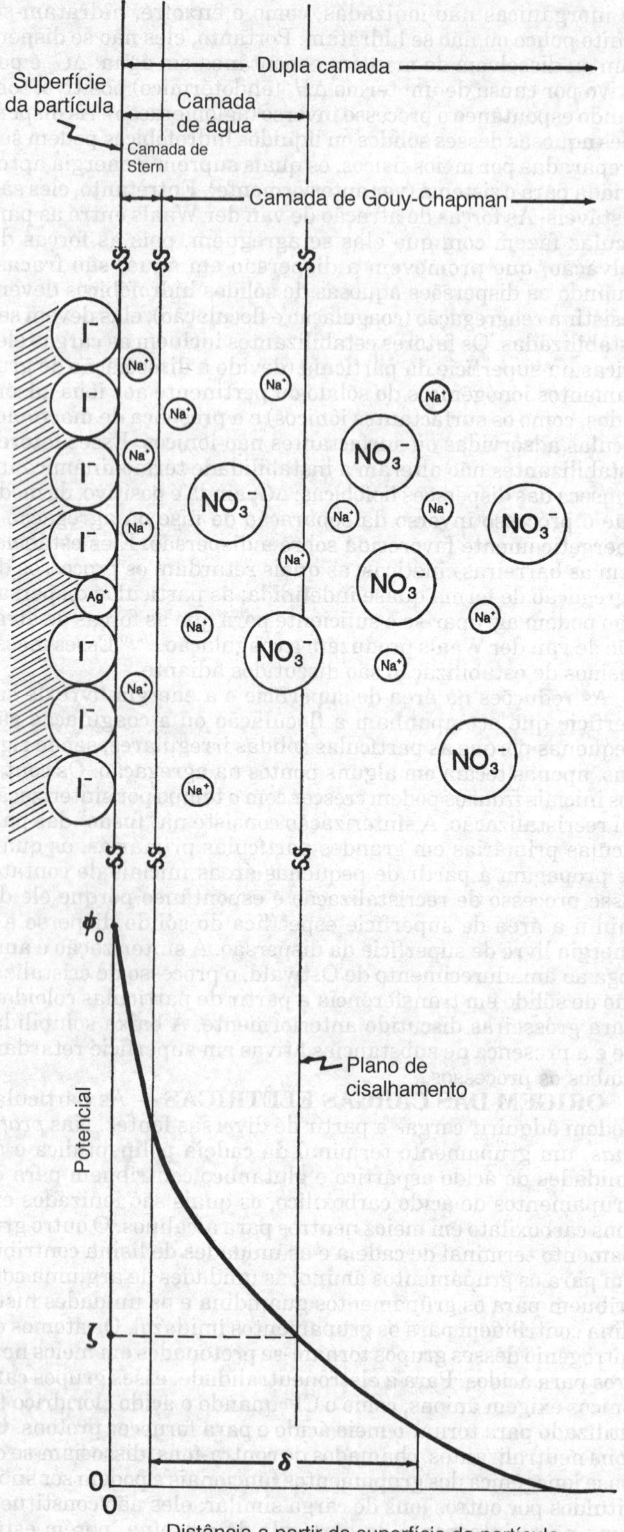

Fig. 21.7 Dupla camada elétrica na superfície de uma partícula de iodeto de prata (parte superior) e os potenciais correspondentes (parte inferior). A distância a partir da superfície da partícula, colocada em gráfico no eixo horizontal, refere-se às partes superior e inferior.

cátion e o potencial se aproxima de zero assintoticamente. Em vista do ponto final indefinido, a espessura δ da dupla camada difusa é arbitrariamente atribuída ao valor da distância sobre a qual o potencial no limite entre as camadas de Stern e Gouy-Chapman cai até $1/e$ = 0,37 de seu valor.[6-10] A espessura das duplas camadas geralmente varia de 10 a 1.000 Å. Ela diminui à medida que a concentração dos eletrólitos em solução aumenta, mais rapidamente para os contra-íons de valência mais elevada. O valor de δ é aproximadamente igual ao inverso do parâmetro da teoria de Debye-Hückel, κ.

De importância prática, porque pode ser medido de maneira experimental, é o potencial eletrocinético ou ζ (zeta). Na dispersão aquosa, mesmo as partículas inorgânicas relativamente hidrofóbicas e as partículas orgânicas contendo grupamentos funcionais polares são circundadas por uma camada de água de hidratação ligada a elas por interação íon-dipolo e dipolo-dipolo. Quando uma partícula se movimenta, esse escudo de água ligada e todos os íons localizados dentro dele se movimentam juntamente com a partícula. De modo contrário, quando a água ou uma solução flui através de um leito fixo dessas partículas sólidas, a camada de hidratação que circunda cada partícula permanece estacionária e ligada a ela. O potencial elétrico no plano de cisalhamento ou fissuração que separa a água ligada da água livre é o potencial ζ. Ele não inclui a camada de Stern e apenas aquela parte da camada de Gouy-Chapman que se localiza fora do escudo de hidratação. Os vários potenciais são mostrados na parte inferior da Fig. 21.7.

ESTABILIZAÇÃO POR REPULSÃO ELETROSTÁTICA — Quando duas partículas hidrofóbicas não-carregadas estão em íntima proximidade, elas se atraem por valências secundárias de van der Waals, principalmente pelas forças de dispersão de London. Para átomos e moléculas individuais, essas forças diminuem com a sétima potência da distância entre elas. No caso de duas partículas, todo átomo de uma atrai todo átomo da outra partícula. Como as forças de atração são quase aditivas, elas diminuem com muito menor rapidez com a distância interpartículas em conseqüência dessa somação, aproximadamente com a segunda ou terceira potência. Como as energias de atração são iguais a força × distância, elas diminuem aproximadamente com a primeira ou segunda potência da distância. Portanto, sempre que duas partículas se aproximam muito entre si, as forças de atração tomam conta e fazem com que elas sofram adesão. A coagulação acontece quando as partículas primárias se agregam em flocos ou partículas secundárias cada vez maiores.

Quando a dispersão consiste em dois tipos de partículas com cargas positivas e negativas, respectivamente, a atração eletrostática entre partículas com cargas opostas é superposta à atração pelas forças de van der Waals, e a coagulação é acelerada. Quando a dispersão contém apenas um tipo, como é de hábito, todas as partículas apresentam cargas superficiais do mesmo sinal e densidade. Nesse caso, a repulsão eletrostática tende a evitar que as partículas se aproximem o suficiente para entrar na faixa efetiva da força de atração de van der Waals da outra, estabilizando assim a dispersão contra as ligações interpartículas ou coagulação. A energia de repulsão eletrostática fica no intervalo da ordem de δ.

Uma teoria quantitativa da interação entre as partículas dispersas liofóbicas foi elaborada de maneira independente por Derjaguin e Landau na União Soviética e por Verwey e Overbeek na Holanda no início dos anos 1940.[1,6-10] A chamada teoria DLVO prediz e explica muitos dados experimentais, mas nem todos. Ainda continua seu aperfeiçoamento para as discrepâncias.

A teoria DLVO é resumida na Fig. 21.8, onde a curva *WA* representa a energia de atração de van der Waals, a qual diminui aproximadamente com a segunda potência da distância interpartículas, e a curva *ER* representa a energia de repulsão eletrostática, que diminui exponencialmente com a distância. Por causa da combinação desses dois efeitos opostos, a atração predomina em pequenas e grandes distâncias, enquanto a repulsão pode predominar em distâncias intermediárias. Os valores negativos da energia indicam a atração, e os valores positivos, a repulsão. A resultante curva *DPBA*, obtida por adição algébrica das curvas *WA* e *ER*, fornece a energia total da interação entre duas partículas.

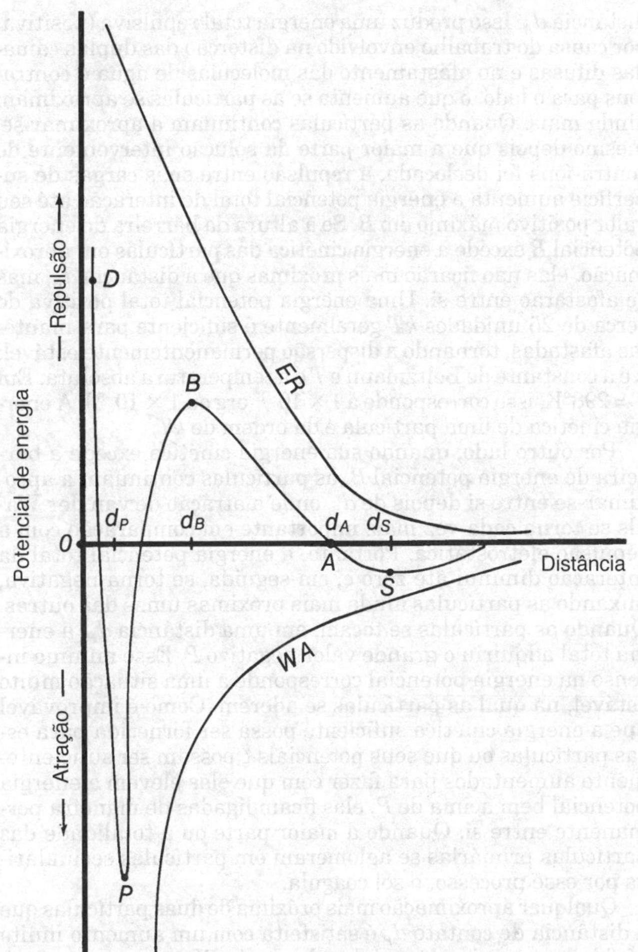

Fig. 21.8 Curvas que representam a energia de atração de van der Waals (*WA*), a energia de repulsão eletrostática (*ER*) e a energia total de interação (*DPBAS*) entre duas partículas com cargas idênticas, como uma função da distância entre partículas.

A atração interpartícula depende principalmente da natureza química e do tamanho da partícula a ser dispersa. Quando essas são selecionadas, a energia de atração é fixada e não pode ser facilmente alterada. A repulsão eletrostática depende de ψ_0 ou da densidade da carga superficial e da espessura da dupla camada, ambas as quais regem a magnitude do potencial ζ. Dessa forma, a estabilidade correlaciona-se, em alguma extensão, com esse potencial.[6] O potencial ζ pode ser ajustado dentro de amplos limites por aditivos, principalmente os surfactantes iônicos, solventes hidromiscíveis e eletrólitos (veja adiante). Quando o valor absoluto do potencial ζ é pequeno, a energia potencial resultante é negativa e a atração de van der Waals predomina sobre a repulsão eletrostática em todas as distâncias. Esses sóis coagulam rapidamente.

As duas partículas idênticas, cuja interação é demonstrada na Fig. 21.8, possuem um grande potencial ζ (positivo ou negativo), resultando em uma apreciável energia potencial positiva ou repulsiva em distâncias intermediárias. Elas estão em rota de colisão por causa do movimento browniano, correntes de convecção, sedimentação ou porque a dispersão está sendo agitada.

À medida que as duas partículas se aproximam entre si, as duas atmosferas de contra-íons que as circundam começam a se interpenetrar ou a se sobrepor no ponto *A*, correspondendo à distância d_A. Isso produz uma energia total repulsiva (positiva) por causa do trabalho envolvido na distorção das duplas camadas difusas e no afastamento das moléculas de água e contra-íons para o lado, o que aumenta se as partículas se aproximam ainda mais. Quando as partículas continuam a aproximar-se, mesmo depois que a maior parte da solução interveniente de contra-íons foi deslocada, a repulsão entre suas cargas de superfície aumenta a energia potencial total de interação até seu valor positivo máximo em B. Se a altura da barreira de energia potencial B excede a energia cinética das partículas em aproximação, elas não ficarão mais próximas que a distância d_B, mas se afastarão entre si. Uma energia potencial total positiva de cerca de 25 unidades kT geralmente é suficiente para mantê-las afastadas, tornando a dispersão permanentemente estável; k é a constante de Boltzmann e T é a temperatura absoluta. Em $T = 298°K$, isso corresponde a 1×10^{-12} erg ou 1×10^{-5}J. A energia cinética de uma partícula é da ordem de kT.

Por outro lado, quando sua energia cinética excede a barreira de energia potencial B, as partículas continuam a aproximar-se entre si depois de d_B, onde a atração de van der Waals se torna cada vez mais importante em comparação com a repulsão eletrostática. Portanto, a energia potencial total da interação diminui até zero e, em seguida, se torna negativa, puxando as partículas ainda mais próximas umas das outras. Quando as partículas se tocam, em uma distância d_P, a energia total adquiriu o grande valor negativo P. Esse mínimo intenso na energia potencial corresponde a uma situação muito estável, na qual as partículas se aderem. Como é improvável que a energia cinética suficiente possa ser fornecida para essas partículas ou que seus potenciais ζ possam ser suficientemente aumentados para fazer com que elas elevem a energia potencial bem acima de P, elas ficam ligadas de maneira permanente entre si. Quando a maior parte ou a totalidade das partículas primárias se aglomeram em partículas secundárias por esse processo, o sol coagula.

Qualquer aproximação mais próxima de duas partículas que a distância de contato d_P é satisfeita com um aumento muito rápido na energia potencial ao longo de PD, porque as partículas sólidas se interpenetrariam, fazendo com que os orbitais atômicos se sobrepusessem (repulsão de Born).

COAGULAÇÃO DE DISPERSÕES HIDROFÓBICAS— A altura da barreira de energia potencial e o intervalo sobre o qual a repulsão eletrostática é efetiva (ou a espessura da dupla camada) determinam a estabilidade das dispersões hidrofóbicas. Ambos os fatores são reduzidos pela adição de eletrólitos. A transição entre um sol em coagulação e um sol estável é gradual e depende do tempo de observação. No entanto, ao se usarem as condições padrões, é possível classificar um sol quer como coagulado, quer como em coagulação, ou como estável ou plenamente disperso.

Para determinar o valor da concentração de coagulação de determinado eletrólito para determinado sol, uma série de tubos de ensaio é cheia com porções iguais do sol. Volumes idênticos de soluções do eletrólito, de concentração crescente, são acrescentados com agitação vigorosa. Depois de algum tempo em repouso (p. ex., 2 horas), as misturas são novamente agitadas. Depois de um período de repouso adicional mais curto (p. ex., 1/2 hora), eles são inspecionados para sinais de coagulação. Os tubos podem ser classificados em dois grupos, um que não mostra sinais de coagulação e o outro que mostra pelo menos alguns sinais, p. ex., flocos visíveis. De maneira alternativa, eles podem ser classificados em um grupo que mostra a coagulação completa e o outro que conta pelo menos com algum colóide defloculado permanecendo no sobrenadante. Em ambos os casos, a separação entre as duas classes é bastante nítida. A agitação intermediária quebra as ligações interpartículas mais fracas e coloca as pequenas partículas em contato com as maiores, aumentando assim a nitidez da separação entre a coagulação e a estabilidade. Depois de repetir a experiência com um intervalo mais estreito de concentrações do eletrólito, o valor da coagulação c_{CV} do eletrólito, *i.e.*, a concentração mínima em que ele coagula o sol, é estabelecido com boa reprodutibilidade.[6-8,10]

Quadro 21.3 Valores de Coagulação para o Sol Negativo de Iodeto de Prata[a]

ELETRÓLITO	c_{CV}, mM/L	ELETRÓLITO	c_{CV}, mM/L
$LiNO_3$	165	$AgNO_3$	0,01
$NaNO_3$	140	$^1/_2(C_{12}H_{25}NH_3)_2SO_4$	0,07
$^1/_2Na_2SO_4$	141	Nitrato de estricnina	1,7
KNO_3	136	Sulfato de morfina $^1/_2$	2,5
$^1/_2K_2SO_4$	138		
$RbNO_3$	126		
Média	141		
$Mg(NO_3)_2$	2,60	Sulfato de quinina	0,7
$MgSO_4$	2,57		
$Ca(NO_3)_2$	2,40		
$Sr(NO_3)_2$	2,38		
$Ba(NO_3)_2$	2,26		
$Zn(NO_3)_2$	2,50		
$Pb(NO_3)_2$	2,43		
Média	2,45		
$Al(NO_3)_3$	0,067		
$La(NO_3)_3$	0,069		
$Ce(NO_3)_3$	0,069		
Média	0,068		

[a]Da Ref. 1 e dados não-publicados.

Típicas c_{CV} para um sol de iodeto de prata preparado com excesso de iodeto estão listadas no Quadro 21.3. As seguintes conclusões podem ser tiradas a partir da metade esquerda do Quadro 21.3:

1. A c_{CV} não depende da valência do ânion, pois o nitrato e o sulfato do mesmo metal têm valores quase idênticos.
2. As diferenças entre as c_{CV}'s dos cátions com a mesma valência são relativamente menores. Entretanto, existe uma tendência leve, porém significativa, de diminuir a c_{CV} com o número atômico crescente nos grupos de álcalis e de metais alcalinos terrosos. Ordenando-se esses cátions na ordem de c_{CV} decrescente, obtém-se a *série de Hofmeister* ou *liotrópica*. Ela rege muitos outros fenômenos coloidais, incluindo o efeito dos sais sobre a temperatura de gelação e a tumefação de géis aquosos e sobre a viscosidade de hidrossóisa, a precipitação por saturação (o *salting out*) dos colóides hidrofílicos, a troca de cátion nas resinas de troca iônica e a permeabilidade das membranas frente aos sais. A série também é observada em muitos fenômenos que envolvem apenas pequenos átomos ou íons e soluções verdadeiras, incluindo o potencial de ionização e a eletronegatividade dos metais, os calores da hidratação dos cátions, o tamanho dos cátions hidratados, a viscosidade, a tensão superficial e os espectros infravermelhos das soluções salinas e a solubilidade dos gases nessas soluções. Para os cátions monovalentes, a série liotrópica é

$$Li^+ > Na^+ > K^+ > NH_4^+ > Rb^+ > Cs^+$$

Uma série liotrópica similar existe para ânions.[1,2,6-10]

O íon lítio possui uma c_{CV} mais elevada que o íon césio porque ele é hidratado de forma muito mais extensa, de modo que Li^+ (aq), incluindo o escudo de hidratação, é maior que Cs^+ (aq). Devido a seu tamanho menor, o íon césio hidratado pode aproximar-se muito mais da superfície de partícula negativa que o íon lítio hidratado. Além disso, por causa de sua maior nuvem de elétrons, o íon Cs^+ é mais polarizável que o íon Li^+. Portanto, é mais fortemente adsorvido na camada de Stern, o que o torna um agente coagulante mais efetivo.

3. Os valores de coagulação dependem principalmente da valência dos contra-íons, diminuindo por uma ou duas ordens de magnitude para cada aumento de um em sua valência (regra de Schulze-Hardy). De acordo com a teoria DLVO, os valores de coagulação variam inversamente com a sexta potência da valência dos contra-íons. Para contra-íons mono-, di- e trivalentes, eles devem estar na relação

$$\frac{1}{1^6} : \frac{1}{2^6} : \frac{1}{3^6} \text{ ou } 100:1{,}6:0{,}14$$

As c_{CV}'s médias do Quadro 21.3 são 141:2,45:0,068, ou 100:1,7:0,05, em concordância satisfatória com a teoria DLVO.

As seguintes conclusões podem ser obtidas a partir da metade direita do Quadro 21.3:

4. Os cátions no lado direito do Quadro 21.3 constituem exceções óbvias aos anteriores. O Ag^+ é o contra-íon determinador do potencial. Os *íons determinadores do potencial* são aqueles cuja concentração determina o potencial de superfície. Quando o nitrato de prata é acrescentado à dispersão de iodeto de prata negativo, parte de seus íons prata é incorporada na superfície negativamente carregada das partículas e diminui a magnitude de suas cargas por reduzir o excesso de íons I^- na superfície. Dessa maneira, os sais de prata são agentes coagulantes excepcionalmente efetivos porque diminuem a magnitude de ψ_0, bem como o potencial ζ. Os sais indiferentes, que reduzem apenas o último, exigem concentrações de sal muito mais altas para reduções comparáveis no potencial ζ. O outro íon determinador de potencial do iodeto de prata é o I^-. Os iodetos alcalinos apresentam c_{CV}'s mais elevadas que 141 milimoles/litro porque eles fornecem íons iodeto que penetram na camada superficial de partículas de iodeto de prata e aumentam seu excesso de I^- em relação aos íons Ag^+, tornando assim o ψ mais negativo. Os íons brometo e cloreto agem de forma similar, porém de maneira menos efetiva.
O principal íon de determinação de potencial para as proteínas é o H^+; para o hidróxido de alumínio são o OH^- (e daí H^+) e Al^{3+}, mas também o Fe^{3+} e o Cr^{3+}, que formam hidróxidos mistos com Al^{3+}.
5. O surfactante catiônico no Quadro 21.3 e os sais alcalóides, que também se comportam como tal, constituem a segunda exceção à regra de Schulze-Hardy. Os compostos ativos em superfície contêm moléculas hidrofílicas e hidrofóbicas, as quais, por si sós, são insolúveis em água. Sua natureza dual faz com que esses compostos se acumulem nas interfaces. O dodecilamônio e os cátions alcalóides deslocam os cátions monovalentes inorgânicos a partir da camada de Stern de uma partícula de iodeto de prata negativamente carregada, porque eles são atraídos para ela não somente pelas forças eletrostáticas, como os íons sódio, mas também por forças de van der Waals entre suas moléculas de hidrocarboneto (cadeias dodecil no caso dos íons dodecilamônio) e o sólido. Como eles são fortemente adsorvidos a partir da solução sobre a superfície e não tendem a dissociar-se dela, os cátions ativos na superfície são muito eficazes na redução do potencial ζ das partículas negativas de iodeto de prata, isto é, elas possuem c_{CV} menor que os cátions puramente inorgânicos de mesma valência.
6. Os surfactantes aniônicos, como aqueles que contêm íons lauril sulfato, também apresentam uma tendência para serem adsorvidos nas interfaces sólido-líquido. Entretanto, por causa da repulsão eletrostática entre a superfície negativamente carregada das partículas de iodeto de prata, cuja camada superficial contém excesso de íons iodeto e os ânions ativos em superfície, a adsorção geralmente não ocorre abaixo da concentração crítica de micelas (ver adiante). Quando tal adsorção realmente acontece, ela aumenta a densidade de cargas negativas na superfície da partícula, aumentando a c_{CV} dos surfactantes aniônicos acima daquela correspondente à sua valência.

Os sólidos iônicos com camadas superficiais que contêm a espécie iônica em equilíbrio estequiométrico quase próprio e a maioria dos compostos orgânicos insolúveis em água apresentam densidades de carga de superfície relativamente baixas. Elas adsorvem surfactantes iônicos de carga semelhante a partir da solução mesmo em baixas concentrações, o que aumenta suas densidades de carga de superfície e a magnitude de seus potenciais ζ, estabilizando suas dispersões aquosas.

A adição de solventes miscíveis em água como álcool, glicerina, propileno glicol ou polietileno glicóis às dispersões aquosas diminui a constante dielétrica do meio. Isso reduz a espessura da dupla camada e, portanto, o intervalo em que a repulsão eletrostática é efetiva, e reduz o tamanho da barreira de energia potencial. A adição de solventes às dispersões aquosas tende a coagulá-las. Em concentrações muito baixas para provocar a coagulação por si só, os solventes tornam as dispersões mais sensíveis à coagulação por eletrólitos adicionados, ou seja, eles diminuem a c_{CV}.

A adição progressiva do sal de um contra-íon de valência elevada reduz o potencial ζ das partículas coloidais gradualmente até zero. Posteriormente, o sinal do potencial ζ pode ser invertido e sua magnitude pode aumentar novamente, mas no sentido oposto. Os potenciais ζ e ψ_0 das suspensões de sulfamerazina aquosa são negativos acima de seus pontos isoelétricos; aqueles do subnitrato de bismuto são positivos. Conforme discutido anteriormente, a adição de Al^{3+} ao primeiro e de PO_4^{3-} ao último em quantidades suficientemente grandes inverte o sinal de seus potenciais ζ; seus potenciais ψ_0 permanecem inalterados. Os íons ativos em superfície de carga oposta também podem produzir essa inversão de carga.

A superposição da energia de atração de van der Waals com sua eficácia de longo alcance e a energia de repulsão eletrostática com sua eficácia de faixa intermediária freqüentemente produzem um mínimo raso (designado S na Fig. 21.8) na resultante curva de energia-distância nas distâncias interpartículas d_S várias vezes maior que δ. Quando esse mínimo na energia potencial é pequeno em comparação com kT, o movimento browniano evita a agregação. Para grandes partículas, como aquelas de muitas suspensões farmacêuticas, e para as partículas que são grandes em uma ou duas dimensões (bastonetes e placas), o *mínimo secundário* pode ser intenso o suficiente para aprisioná-las em distâncias d_S entre si. Isso exige uma profundidade de várias unidades kT. Essa atração fraca e com intervalo razoavelmente grande produz agregados frouxos ou flocos, os quais podem ser dispersos pela agitação ou pela remoção ou redução na concentração dos eletrólitos floculantes.[1,7-10,26] Esse processo de agregação reversível que envolve o mínimo secundário é chamado de *floculação*. Em contraste, a agregação no mínimo primário intenso P, chamada de *coagulação*, é irreversível.

ESTABILIZAÇÃO POR SURFACTANTES ADSORVIDOS — Conforme discutido anteriormente, os surfactantes tendem a acumular-se nas interfaces por causa de sua natureza anfifílica. Esse processo é uma *adsorção física orientada*. As moléculas de surfactante se arranjam na interface entre a água e um sólido ou líquido orgânico de baixa polaridade, de tal maneira que a cadeia de hidrocarboneto fique em contato com a superfície da partícula sólida ou penetre no interior da gotícula oleosa, enquanto o grupamento cefálico polar é orientado no sentido da fase hídrica. Essa orientação remove a cadeia hidrofóbica de hidrocarboneto da massa da água, onde ela não é bem-vinda porque interfere com a ligação de hidrogênio entre as moléculas de água, enquanto deixa o grupamento cefálico polar em contato com a água, de modo que ele possa ser hidratado.

A Fig. 21.9*A* mostra esquematicamente que, em baixa concentração de surfactante e baixa cobertura da superfície, as cadeias de hidrocarboneto das moléculas de surfactante adsorvidas posicionam-se de forma plana contra a superfície sólida. Em concentrações de surfactantes mais elevadas, as moléculas de surfactante são adsorvidas na posição certa para permitir a adsorção de mais surfactante por unidade de área de superfície. A Fig. 21.9*B* mostra uma monocamada de moléculas de surfactante adsorvidas mantidas bastante próximas. Os grupamentos metila terminal de suas caudas de hidrocarboneto estão em contato lateral entre si. As forças de dispersão de London promovem a atração entre ambos os tipos de grupos adjacentes. Os grupamentos cefálicos polares fazem protrusão para dentro da água e são hidratados.

A adsorção de surfactantes iônicos aumenta a densidade de carga e o potencial ζ das partículas dispersas. Esses dois parâmetros são baixos para as substâncias orgânicas que carecem de grupamentos iônicos ou muito polares. O aumento na repulsão eletrostática entre as partículas orgânicas não-polares devido à adsorção de íons ativos em superfície estabiliza a dispersão contra a coagulação. Essa "estabilização pela carga" é descrita na teoria DLVO.

Muitos surfactantes não-iônicos hidrossolúveis são polioxietilados. Cada molécula consiste em uma cadeia hidrofóbica de hidrocarboneto combinada a uma cadeia hidrofílica de polietileno glicol, p. ex., $CH_3(CH_2)_{15}(OCH_2CH_2)_{10}OH$. A hidratação de 10 grupamentos éter e do grupamento hidroxila terminal torna a molécula de surfactante hidrossolúvel. Ela se adsorve na interface entre o sólido hidrofóbico e a água, com a molécula de hidrocarboneto aderindo à superfície sólida e com a molécula de polietilenoglicol fazendo protrusão para dentro da água, onde é hidratada. A superfície da partícula é, dessa maneira, circundada por uma fina camada de cadeias hidratadas de po-

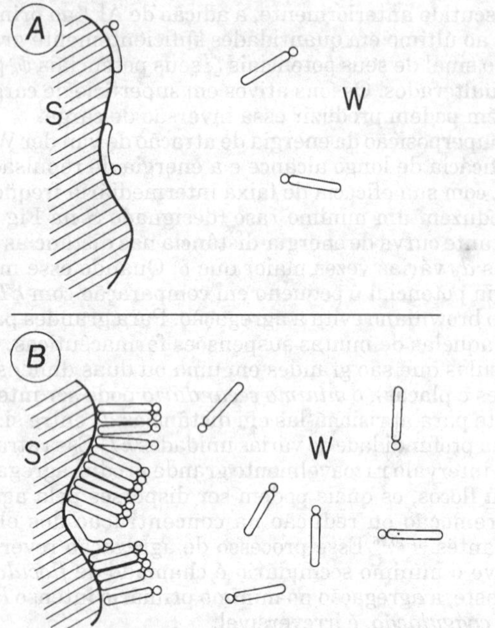

Fig. 21.9 Representação esquemática da adsorção física de moléculas de surfactante em uma interface sólido (S) hidrófobo/água (W). As porções cilíndricas e as esferas representam as cadeias de hidrocarboneto e os grupamentos cefálicos polares das moléculas de surfactante, respectivamente. (*A*) Baixa concentração de surfactante/baixa cobertura da superfície; (*B*) concentração micelar quase crítica/quase saturação da cobertura da superfície.

lietilenoglicol. Esse escudo hidrofílico forma uma barreira estérica, a qual impede o contato próximo entre as partículas e, daí, a coagulação ("estabilização estérica"). Os surfactantes não-iônicos também reduzem a sensibilidade das dispersões hidrofóbicas no sentido da coagulação por sais, ou seja, eles aumentam os valores de coagulação.[27]

Em uma dispersão floculada, os grupos de várias partículas são aglomerados em flocos. Freqüentemente, as partículas de um floco estão em contato físico. Quando um surfactante é acrescentado a um sol floculado, as moléculas de surfactante dissolvidas tornam-se adsorvidas na superfície das partículas. As moléculas de surfactante tendem a afastar os flocos ao cunhá-los entre as partículas em suas áreas de contato. Essa ação abre para o surfactante uma área de superfície adicional para a adsorção, a qual estava previamente bloqueada pela adesão de outra superfície sólida. A ruptura dos flocos ou das partículas secundárias foi definida anteriormente como defloculação ou peptização.

As suspensões oftálmicas devem ser defloculadas porque o grande tamanho da partícula dos flocos provoca irritação ocular. As suspensões parenterais devem ser defloculadas para evitar que os flocos bloqueiem os vasos sangüíneos capilares e as seringas hipodérmicas, bem como para reduzir a irritação tecidual. No entanto, as suspensões defloculadas tendem a aglutinar-se, isto é, o sedimento formado por deposição gravitacional é compacto e pode ser difícil de dispersar por agitação. A aglutinação em suspensões orais é evitada pela floculação controlada, conforme discutido anteriormente.

ESTABILIZAÇÃO POR POLÍMEROS ADSORVIDOS — Os polímeros hidrossolúveis são adsorvidos na interface entre a água e um sólido hidrofóbico, quando eles têm alguns grupamentos hidrofóbicos que limitam sua solubilidade em água e os tornam anfifílicos e, portanto, ativos em superfície. Esses polímeros também tendem a se acumular na interface ar-água e a diminuir a tensão superficial da fase aquosa. Uma alta concentração de grupos iônicos nos polieletrólitos tende a eliminar a atividade de superfície e a tendência para adsorver em interfaces, porque o polímero é excessivamente hidrossolúvel. Um exemplo é a *carboximetil-celulose sódica*. O *álcool polivinílico* é muito hidrossolúvel devido à alta concentração de grupamentos hidroxila e não se adsorve de forma extensa em interfaces. O álcool polivinílico é fabricado pela hidrólise do acetato de polivinila, que é hidrossolúvel. A hidrólise incompleta de apenas 85% dos grupamentos acetila produz um copolímero que é hidrossolúvel, porém também ativo em superfície. Outros polímeros ativos em superfície incluem metilcelulose, hidroxipropil celulose, polietilenoglicóis de alto peso molecular (polietileno óxidos) e proteínas. A atividade de superfície das proteínas deve-se à presença de grupamentos hidrofóbicos nas cadeias laterais em concentrações muito reduzidas para provocar a insolubilidade em água. As proteínas são desnaturadas após a adsorção nas interfaces ar-água e sólido-água.

As longas moléculas de polímero semelhantes a cadeias são adsorvidas a partir da solução sobre as superfícies sólidas na forma de alças que se projetam para dentro da fase aquosa, conforme demonstrado na Fig. 21.10*A*, em lugar de se posicionarem de maneira plana sobre o substrato sólido. Apenas uma pequena parcela dos segmentos de cadeia de uma macromolécula adsorvida está, na realidade, em contato e adere diretamente às superfícies. No entanto, por causa de seu grande comprimento, existe um número suficiente dessas áreas de contato para ancorar firmemente a macromolécula adsorvida sobre o sólido. A Fig. 21.9 é desenhada em uma escala muito mais expandida que a Fig. 21.10.

As partículas sol são circundadas por uma camada que consiste nas cadeias adsorvidas de polímero a água de hidratação associada a elas e a água aprisionada mecanicamente dentro das alças da cadeia. Essa bainha faz parte integrante da superfície da partícula. As camadas do polímero adsorvido impedem que as partículas se aproximem entre si o suficiente para que a atração interpartícula por forças de dispersão de London produza a coagulação. Essas forças são efetivas apenas sobre distâncias interpartículas muito pequenas de menos de duas vezes a espessura da camada de polímero adsorvida.

Os mecanismos de *estabilização estérica*, através dos quais as macromoléculas não-iônicas adsorvidas impedem a coagulação de sóis hidrofóbicos (*ação protetora*), também são operantes na estabilização dos sóis por surfactantes não-iônicos.

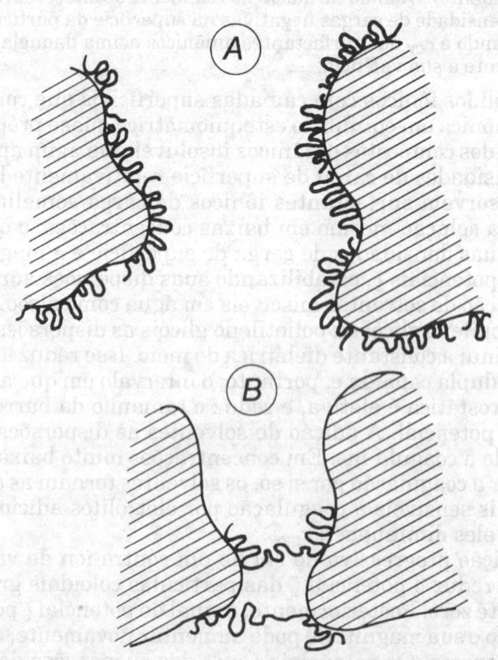

Fig. 21.10 Ação protetora (*A*) e sensibilização (*B*) de sóis das partículas hidrofóbicas por cadeias adsorvidas de polímero.

A diferença entre os surfactantes não-iônicos adsorvidos e os polímeros adsorvidos é que as moléculas hidrofílicas de polietilenoglicol das moléculas adsorvidas de surfactante que fazem protrusão para dentro da água assemelham-se às cadeias terminais das macromoléculas adsorvidas em vez de seus segmentos com alça. Os mecanismos de proteção a seguir são operantes:

1. A camada do polímero adsorvido e a água retida que circunda as partículas formam uma *barreira mecânica* ou *estérica* entre elas, o que impede a íntima aproximação interpartículas necessária para a coagulação. Na densa cobertura da superfície, essas camadas são um tanto elásticas. Elas podem sofrer indentação por uma colisão entre duas partículas, mas tendem a saltar para trás.
2. Quando duas partículas se aproximam tanto que suas camadas de polímero adsorvido se sobrepõem, as alças da cadeia das duas camadas opostas se comprimem e misturam ou se interpenetram. A resultante restrição da liberdade de movimento dos segmentos da cadeia na região da sobreposição produz uma alteração de entropia negativa, o que tende a fazer uma alteração na energia livre para a redução na distância interpartícula necessária para a coagulação positiva. O processo inverso de desembaraço das duas camadas opostas de polímero adsorvido resultante da separação das partículas ocorre porque ele é energeticamente mais favorável. Dessa maneira, as partículas são impedidas de coagular por *repulsão entrópica* através do mecanismo de *estabilização entrópica* do sol. Esse mecanismo predomina quando a concentração do polímero na camada adsorvida é baixa.
3. Como as camadas adsorvidas de polímero sobre duas partículas em aproximação se superpõem e comprimem ou se interpenetram, maior número de segmentos de polímero fica agrupado em determinado volume da região aquosa entre as partículas. A concentração aumentada de polímero na região da superposição provoca um aumento local na pressão osmótica, o que é atenuado por um influxo de água. Esse influxo para diluir as alças de polímero afasta as duas partículas, impedindo a coagulação.
4. Quando o polímero adsorvido apresenta alguns grupos iônicos, a estabilização por repulsão eletrostática ou pela estabilização de carga descrita anteriormente é acrescentada a três mecanismos de estabilização estérica para impedir uma íntima aproximação interpartículas e, portanto, a coagulação.
5. A adsorção de polímeros hidrossolúveis modifica a natureza da superfície das partículas hidrofóbicas em hidrofílica, resultando em uma resistência aumentada do sol à coagulação por sais.[28]

Os polímeros hidrossolúveis, cuja adsorção estabiliza os sóis hidrofóbicos e os protege contra a coagulação, também são chamados de *colóides protetores.* A *gelatina* e a *albumina sérica* são os colóides protetores preferidos para estabilizar as suspensões parenterais por causa de suas biocompatibilidades. Esses dois polímeros, bem como a caseína (proteína do leite), a dextrina (amido parcialmente hidrolisado) e as gomas vegetais, como a goma arábica e o tragacanto, são metabolizados no corpo humano. Os derivados da celulose e a maioria dos colóides protetores sintéticos, como a *povidona*, não são biotransformados. Por causa disso e de seu grande tamanho molecular, os polímeros pertencentes às duas últimas categorias não são absorvidos, mas excretados integralmente quando administrados em uma formulação farmacêutica oral.

A *sensibilização* é o oposto da ação protetora, a saber, uma diminuição na estabilidade dos sóis hidrofóbicos. É produzida por alguns colóides protetores em concentrações bem inferiores àquelas em que eles exercem uma ação protetora. Um colóide protetor pode, em concentrações muito baixas, flocular um sol na ausência de sais adicionados e/ou diminuir os valores de coagulação do sol.

No caso de polímeros não-iônicos ou de polieletrólitos com cargas do mesmo sinal como o sol, a floculação é a conseqüência do mecanismo de formação de pontes ilustrado na Fig. 21.10*B*. Em concentrações muito baixas de polímero, não existem moléculas de polímero presentes em uma distância suficientemente próxima para cobrir por completo cada partícula de sol. Como as superfícies da partícula estão em grande parte desnudas, uma única macromolécula pode ser adsorvida sobre duas partículas, fazendo uma ponte sobre o intervalo entre elas e puxando-as, uma no sentido da outra. Os flocos de várias partículas são formados quando uma partícula tem uma ponte ou conexão com outras duas ou mais partículas por duas ou mais moléculas de polímero adsorvidas, ao mesmo tempo, sobre duas ou até mesmo três moléculas. Em geral, essa floculação acontece sobre uma estreita faixa e em valores muito baixos de concentrações de polímero. Em concentrações mais elevadas, quando uma quantidade suficiente de polímero está disponível para cobrir por completo a superfície de todas as partículas, é improvável que ocorra a formação de pontes e o polímero adsorvido estabiliza ou peptiza o sol.[4,10,28]

O Polímero A não-iônico da Fig. 21.11 estabiliza o sol em todas as concentrações. Nem a sensibilização por formação de ponte nem por neutralização de carga é observada. O motivo pelo qual o Polímero A diminui discretamente o potencial ζ positivo do sol é que quantidades crescentes de cadeias de polímero adsorvido deslocam gradualmente o plano de cisalhamento para fora, afastando-se da superfície positivamente carregada. Se o Polímero A fosse um polieletrólito catiônico, o gráfico do potencial ζ-concentração do colóide protetor aumentaria gradualmente com a crescente adsorção de polímero, em vez de cair.

Quando o polímero apresenta grupamentos iônicos de carga oposta à carga das partículas de sol, a adsorção limitada neutraliza a carga das partículas, reduzindo seu potencial ζ para quase zero. Com a estabilização por repulsão eletrostática e assim inoperante, e a estabilização estérica ineficaz por causa da baixa cobertura de superfície com o polímero adsorvido, o sol se coagula sozinho ou é coagulado por quantidades muito reduzidas de cloreto de sódio. Em concentrações

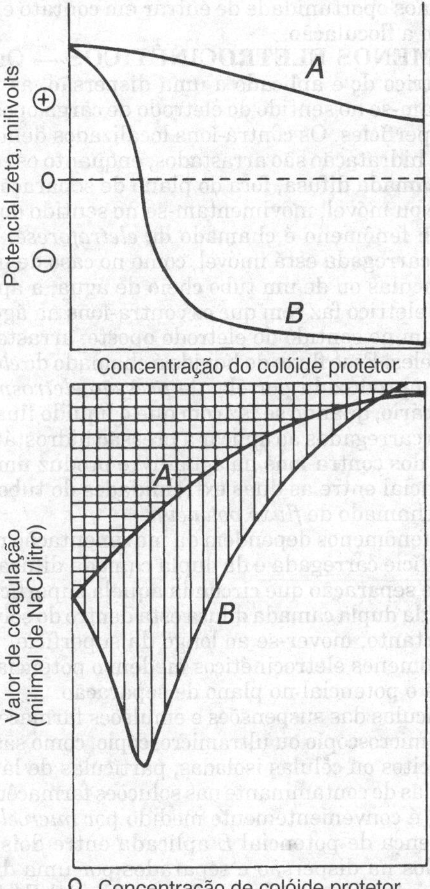

Fig. 21.11 Ação protetora e sensibilização: o Polímero A exerce ação protetora em todas as concentrações, enquanto o Polímero B sensibiliza em baixas concentrações e estabiliza em altas concentrações. O sombreado horizontal e vertical indica a região da floculação para um sol tratado com várias concentrações dos Polímeros A e B, respectivamente. A região clara subjacente indica que o sol está defloculado.

mais elevadas de polímero e com a adsorção mais extensa, a inversão de carga das partículas para o sinal de carga dos polieletrólitos reativa a carga de estabilização e aumenta a estabilização estérica, elevando o valor de coagulação do sol bem acima do valor inicial antes da adição do polímero.

Por exemplo, uma poliacrilamida parcialmente hidrolisada com cerca de 20% de unidades de repetição de acrilato de amônio é um polieletrólito aniônico. No nível do ppm, o polímero flocula os sóis de hidróxido de alumínio em um pH de 6 a 7, onde os sóis são carregados positivamente e o polieletrólito está plenamente ionizado. Em uma concentração de polímero de 1:10.000, o sol torna-se negativamente carregado porque a adsorção extensa de polímero introduz um excesso de grupamentos $-COO^-$ sobre íons $=Al^+$ dentro da superfície da partícula. A estabilização estérica mais a repulsão eletrostática tornam o sol mais estável contra a floculação por sais do que ele era antes da adição da poliacrilamida.

O Polímero B na Fig. 21.11 ilustra esse exemplo. A curva no gráfico inferior indica a sensibilização, com o valor de coagulação do cloreto de sódio diminuído em até 60%. As mensurações do potencial zeta podem diferenciar entre a sensibilização por formação de ponte e por neutralização de carga. A inversão de carga provocada por adsorção do Polímero B, mostrada no gráfico superior, aponta a neutralização da carga como a causa da sensibilização. Se o Polímero B tivesse um gráfico de potencial ζ-concentração de polímero similar ao Polímero A, a sensibilização seria atribuída à formação de ponte.

Mesmo os polímeros hidrossolúveis, que são muito hidrofílicos para serem adsorvidos por partículas hidrofóbicas de sol, podem estabilizar esses sóis. Sua ação de espessamento lentifica o movimento browniano e a sedimentação, dando às partículas menos oportunidade de entrar em contato e, portanto, retardando a floculação.

FENÔMENOS ELETROCINÉTICOS — Quando um campo elétrico dc é aplicado a uma dispersão, as partículas movimentam-se no sentido do eletrodo de carga oposta àquela de suas superfícies. Os contra-íons localizados dentro de seus escudos de hidratação são arrastados, enquanto os contra-íons na dupla camada difusa, fora do plano de separação e no solvente livre ou móvel, movimentam-se no sentido do outro eletrodo. Esse fenômeno é chamado de *eletroforese*. Quando a superfície carregada está imóvel, como no caso de uma camada de partículas ou de um tubo cheio de água, a aplicação de um campo elétrico faz com que os contra-íons na água livre se movimentem no sentido do eletrodo oposto, arrastando o solvente com eles. Esse fluxo de líquido é chamado de *eletrosmose*, e a pressão produzida por ele, de *pressão eletrosmótica*. De modo contrário, quando se faz com que o líquido flua além das superfícies carregadas ao aplicar a pressão hidrostática, o deslocamento dos contra-íons na água livre produz uma diferença de potencial entre as duas extremidades do tubo ou camada, sendo chamado de *fluxo potencial*.

Os três fenômenos dependem da movimentação relativa de uma superfície carregada e da dupla camada difusa para fora do plano de separação que circunda aquela superfície. A principal parte da dupla camada difusa está dentro do solvente livre e pode, portanto, mover-se ao longo da superfície.[6-10,29] Todos os três fenômenos eletrocinéticos medem o potencial ζ idêntico, o qual é o potencial no plano de separação.

As partículas das suspensões e emulsões farmacêuticas são visíveis no microscópio ou ultramicroscópio, como são as bactérias, eritrócitos ou células isoladas, partículas de látex e muitas partículas de contaminante nas soluções farmacêuticas. Seu potencial ζ é convenientemente medido por *microeletroforese*. Uma diferença de potencial E aplicada entre dois eletrodos mergulhados na dispersão e separados por uma distância d produz o gradiente ou campo de força potencial E/d, expresso em v/cm. Para a velocidade média v das partículas, medida com o micrômetro da ocular de um microscópio e um cronômetro, o potencial ζ é calculado pela equação de Smoluchowski

$$\zeta = \left(\frac{4\pi\eta}{D}\right)\left(\frac{v}{E/d}\right) = \left(\frac{4\pi\eta}{D}\right)\mu$$

A mobilidade eletroforética $\mu = v/(E/d)$ é a velocidade em um gradiente de potencial de 1 v/cm. O tamanho e a forma das partículas não afetam o potencial ζ de acordo com a equação anterior. Contudo, se o raio da partícula é comparável a δ ou menor (caso em que as partículas não podem ser detectadas em um microscópio), o fator 4 é substituído por 6. A viscosidade η e a constante dielétrica D referem-se ao meio aquoso na camada dupla e não podem ser medidas diretamente.[30] Usar os valores para a água a 25°, expressando a velocidade em μm/s e a mobilidade eletroforética em (μm/s)(volts/cm), e converter nas unidades apropriadas reduz a equação de Smoluchowski para $\zeta = 12{,}9\ \mu$, com ζ fornecido em milivolts (mV). Quando a superfície da partícula apresenta condutância apreciável, o potencial ζ calculado por essa equação pode ser baixo.[7,29,30] As dispersões das partículas hidrofóbicas com potenciais ζ abaixo de 20-30 mV são freqüentemente instáveis e tendem a coagular. Por outro lado, valores tão elevados quanto ± 180 mV foram reportados para o potencial ζ.[1,6,29]

As principais precauções experimentais nas mensurações de microeletroforese são:

1. A eletrosmose faz com que o líquido flua ao longo das paredes da célula que contém a dispersão. Isso, por sua vez, produz um fluxo de retorno no centro da célula. O microscópio deve ser focalizado sobre o limite estacionário entre as duas camadas de líquido que fluem em direções opostas, a fim de medir a real velocidade das partículas.
2. Apenas em dispersões muito diluídas é que é possível seguir o movimento de partículas isoladas no campo microscópico e medir suas velocidades. Como o potencial ζ depende muito da natureza, da força iônica e do pH do meio de suspensão, as dispersões devem ser diluídas não com água, mas com soluções de composição idêntica às suas fases contínuas, p. ex., com seu próprio soro separado por ultrafiltração ou centrifugação.

Quando as partículas não podem ser observadas individualmente com um microscópio ou ultramicroscópio, outros métodos de eletroforese são empregados.[6,8,29,31,32] Na *eletroforese com limite móvel*, o movimento do limite formado entre um sol ou solução e o meio de dispersão puro em um campo elétrico é estudado. Se a fase dispersa é incolor, o limite é localizado pelo gradiente do índice de refração (aparelho Tiselius, usado freqüentemente com soluções proteicas). Quando estão presentes várias espécies de partículas ou solutos com diferentes mobilidades, cada um formará um limite móvel com uma velocidade característica. Diferentemente da microeletroforese, esse método permite a identificação de diferentes componentes coloidais em uma mistura, a mensuração da mobilidade eletroforética de cada um e uma estimativa das quantidades relativas existentes.

A *eletroforese por zona* permite, teoricamente, a separação completa de todos os componentes eletroforeticamente diferentes, requer amostras muito menores que a eletroforese com limite móvel e pode ser realizada em equipamento mais simples e mais barato. O método evita a convecção ao apoiar a solução em um papel de filtro semelhante a um sólido inerte e poroso, membrana de acetato de celulose, ágar, gel de amido ou poliacrilamida cortado em faixas, ou discos ou colunas de gel de poliacrilamida.

Uma faixa de papel de filtro ou gel é saturada com uma solução-tampão condutora, e alguns microlitros da solução a ser analisada são depositados como uma mancha ou uma faixa estreita. Uma diferença de potencial é aplicada entre as extremidades da faixa que estão em contato com os compartimentos do eletrodo. A mancha ou faixa se espalha e desdobra à medida que cada componente migra no sentido de um ou outro eletrodo em uma velocidade determinada principalmente por sua mobilidade eletroforética. A evaporação da água devido ao efeito do aquecimento da corrente elétrica pode ser minimizada imergindo-se a faixa em um líquido de resfriamento ou fazendo-se um sanduíche dela entre lâminas sólidas impermeáveis. Depois de transcorrido um tempo suficiente para propiciar uma boa separação, a faixa é removida e seca. A posição das manchas ou faixas correspondentes aos componentes individuais é detectada por reações coloridas ou por contagem radioativa.

A eletroforese por zona é aplicada principalmente na análise e para separações de preparações de pequena escala. Ela não permite a mensuração de mobilidade. Como várias amostras podem ser analisadas de forma simultânea (nas faixas em paralelo ou colunas de gel), como apenas pequenas quantidades da amostra são necessárias e como o equipamento é simples e fácil de operar, a eletroforese por zona é amplamente utilizada para estudar as proteínas no soro sangüíneo, eritrócitos, linfa e líquido cefalorraquidiano, saliva, sucos gástrico e pancreático e bile.

A imunodifusão combinada à eletroforese é denominada *imunoeletroforese*.[31,33] As proteínas em um líquido, inclusive os antígenos, são primeiramente separadas por eletroforese em gel. Uma depressão longitudinal é então feita ao longo de um ou ambos os lados da faixa de gel próximo à borda na direção do eixo da eletroforese. A depressão é preenchida com a solução de anticorpo. Ao ficar ereta, as proteínas do anticorpo e do antígeno se difundem em todas as direções, inclusive no sentido um do outro. A precipitação acontece ao longo de um arco elíptico (faixa de precipitina), onde quer que um antígeno encontre seu anticorpo específico. As faixas de precipitina são diretamente visíveis ou podem ser desenvolvidas por coloração. Como as doenças freqüentemente produzem padrões eletroforéticos anormais nos líquidos corporais, a eletroforese por zona e a imunoeletroforese são técnicas diagnósticas convenientes e poderosas.

A *focalização isoelétrica*[32,34] usa a eletroforese para separar as proteínas de acordo com seus pontos isoelétricos. Em valores de pH iguais a seus pontos isoelétricos, as proteínas não migram em um campo elétrico porque suas cargas globais são de zero. Em uma coluna líquida sobre a qual é imposto um gradiente de pH, as diferentes espécies dispõem-se de modo que a proteína com o ponto isoelétrico mais alto estará localizada mais próximo ao catódio, o qual está imerso na solução de uma base forte. A proteína com o ponto isoelétrico mais baixo estará localizada mais próximo ao anódio, o qual está imerso na solução de um ácido forte. As outras proteínas depositam-se em posições intermediárias, onde os valores de pH são intermediários e iguais a seus pontos isoelétricos.

DISPERSÕES HIDROFÍLICAS

Muitos líquidos que dispersam sistemas de interesse farmacêutico são aquosos. Portanto, muitos sistemas coloidais liofílicos discutidos anteriormente consistem em sólidos hidrofílicos dissolvidos ou dispersos em água. Muitos dos produtos mencionados anteriormente são oficiais na USP ou NF, em que descrições mais detalhadas podem ser encontradas, bem como em outros pontos neste texto.

Os colóides hidrofílicos podem ser divididos em materiais particulados ou solúveis. Os últimos são polímeros lineares ou ramificados hidrossolúveis dissolvidos molecularmente em água. Suas soluções aquosas são classificadas como dispersões coloidais porque as moléculas individuais estão na faixa de tamanho de partículas coloidais, excedendo 50 a 100 Å (5 ou 10 nm). As dispersões coloidais hidrofílicas particuladas ou corpusculares são formadas por sólidos que incham e são peptizados em água, mas cujas partículas primárias não se dissolvem ou se rompem em moléculas ou íons individuais. Uma subdivisão dos colóides hidrofílicos particulados é compreendida de dispersões de polímeros de ligação cruzada, cujos análogos lineares, sem ligação cruzada, são hidrossolúveis.

Dispersões Hidrofílicas Particuladas

A fase dispersa desses sóis consiste em sólidos que, em água, incham e se rompem espontaneamente em partículas de dimensões coloidais. As partículas dispersas apresentam elevadas áreas de superfície específica e são, portanto, extensamente hidratadas. Elas apresentam formatos característicos. Quando a atração entre as partículas individuais é forte, as dispersões apresentam valores de rendimento em conteúdo de sólidos relativamente baixos.

A *bentonita* é um silicato de alumínio que se cristaliza em uma estrutura de camada (ver anteriormente), com lamelas individuais de 9,4 Å de espessura. Suas superfícies superior e inferior são lâminas de íons de oxigênio a partir da sílica mais um íon sódio ocasional que neutraliza um sítio de troca de íon silicato. As partículas argilosas consistem em hastes dessas lamelas. A água penetra dentro das hastes entre as lamelas para hidratar os íons oxigênio, provocando extensa inchação. As partículas de bentonita no magma de bentonita consistem em lamelas únicas e envoltórios de algumas lamelas com água intercalada. A área de superfície específica chega ao montante de várias centenas de metros quadrados por grama. O *caulim* também apresenta uma estrutura em camadas, mas não se incha em água porque a água não se intercala entre as camadas individuais da rede. As placas de caulim dispersas em água são, por conseguinte, muito mais espessas que as da bentonita, cerca de 0,04 a 0,2 μm. No caulim, os planos da rede de alumina hidratada alternam-se com planos de sílica. Dessa maneira, uma das duas superfícies externas de uma placa de caulim consiste em uma lâmina de íons oxigênio da sílica, a outra é uma lâmina de íons hidrogênio a partir da alumina hidratada. Ambas as superfícies são bem hidratadas. O *silicato de alumínio e magnésio* é uma argila similar à bentonita, porém contém magnésio; é branco, enquanto a bentonita tem cor de argila. A *atapulgita*, a quarta argila listada como uma monografia na USP/NF, também é um silicato de alumínio e magnésio. Entretanto, em vez de ter uma disposição lamelar, como as outras três argilas, ela cristaliza-se na forma de longas agulhas com aproximadamente 20 nm de diâmetro.[18]

As partículas hidrofílicas adicionais, que produzem dispersões coloidais em água, são listadas adiante. O *dióxido de silicone coloidal* consiste em partículas grosseiramente esféricas cobertas por grupamentos siloxano e silanol. O *dióxido de titânio* é um pigmento branco com excelente poder de revestimento devido a seu alto índice de refração. A *celulose microcristalina* é hidrofílica por causa dos grupamentos hidroxila e éter na superfície dos cristais de celulose. Os precipitados gelatinosos de compostos hidrofílicos, como o *gel de hidróxido de alumínio*, *gel de fosfato de alumínio* e *hidróxido de magnésio*, consistem em flocos grosseiros produzidos por aglomeração das partículas coloidais formadas no estágio inicial da precipitação. Eles possuem grandes áreas de superfície interna, o que é um dos motivos pelos quais os dois primeiros são utilizados como substratos para vacinas e toxóides adsorvidos.

POLÍMEROS COM LIGAÇÃO CRUZADA — Quando polímeros hidrossolúveis lineares exibem ligação cruzada, eles simplesmente incham-se em água, mas não se dissolvem mais. As ligações cruzadas unem as cadeias macromoleculares entre si através de ligações covalentes primárias, transformando cada partícula em uma única molécula gigante. Os grãos tumefatos pela água são permeáveis aos solutos de baixo peso molecular. Os exemplos de polieletrólitos com ligação cruzada são a resina de troca de cátion poliestirenossulfonato de sódio, copolimerizada com divinilbenzeno (ela reduz a hipercalemia por trocar alguns de seus Na^+ por K^+), e as resinas de troca de ânion colestiramina e cloridrato de colestipol (elas reduzem a hipercolesterolemia por ligarem-se aos ânions dos sais biliares). O policarbofil, um polímero do ácido acrílico que exibe ligação cruzada discreta, ioniza-se e intumesce apenas no intestino delgado quase neutro, onde absorve a água e reduz a fluidez das fezes diarreicas. A crospovidona e a croscarmelose sódica são a povidona e a carboximetilcelulose sódica com ligações cruzadas, respectivamente. Como se incham rapidamente e de forma extensa em meio aquoso, elas são utilizadas como desintegradores de comprimidos. O amido realiza a mesma função. Seu principal constituinte, a amilopectina, é insolúvel em água porque ela é altamente ramificada e apenas se intumesce. Os hidrogéis são polímeros hidrofílicos, como o poli(2-hidroxietil-metacrilato), que tem ligação cruzada para permitir a tumefação extensa sem dissolução. Eles são empregados como matrizes para formas de dosagem de liberação controlada.

Polímeros Solúveis como Colóides Liofílicos

Muitos sistemas coloidais hidrofílicos utilizados em formas farmacêuticas são soluções moleculares de polímeros hidrossolúveis de alto peso molecular. Os polímeros são lineares ou pouco ramificados, mas não têm ligações cruzadas.

CLASSIFICAÇÕES — De acordo com sua origem, os polímeros hidrossolúveis são divididos em três classes. *Polímeros naturais* incluem os polissacarídios (goma arábica, ágar, heparina sódica, pectina, alginato de sódio, tragacanto, xanthan gum) e polipeptídios (caseína, gelatina, sulfato de protamina). Desses, o ágar e a gelatina são os únicos solúveis em água quente.

Os *derivados da celulose* são produzidos por modificação química da celulose obtida a partir da polpa da madeira ou do algodão para produzir polímeros solúveis. A *celulose* é um polímero linear insolúvel, de unidades repetidas de glicose na forma de anel ou piranose, unidas por ligações β-1,4-glicosídicas. Cada unidade repetida de glicose (exceto as duas terminais) contém um grupamento hidroxila primário no carbono 6 e duas hidroxilas secundárias nos carbonos 2 e 3. A hidroxila primária é mais reativa. A modificação química da celulose consiste em reações ou substituições de grupamentos hidroxila. A extensão dessas reações é expressa como *grau de substituição* (GS), a saber, o número de grupamentos hidroxila substituídos por resíduo de glicose. O valor máximo é GS = 3,0. Os valores fracionados são a regra, porque o GS é a média de uma multidão de resíduos de glicose. Um valor de GS de 0,6 indica que algumas unidades repetidas de glicose não sofreram substituição, enquanto outras apresentam um ou até mesmo dois substituintes.

Os derivados solúveis de celulose são listados adiante. Os valores GS correspondem aos graus farmacêuticos. Os grupos mostrados são as substituições para os átomos de hidrogênio das hidroxilas da celulose. Os derivados oficiais são a *metilcelulose* (GS = 1,65 – 1,93), $-O-CH_3$ e a *carboximetilcelulose sódica* (GS = 0,60 – 1,00), $-O-CH_2-COO^-Na^+$. *Hidroxietil celulose* (GS ≅ 1,0), $-O-(-CH_2CH_2-O-)_n H$ e *hidroxipropil celulose* (GS ≅ 2,5) são fabricados

$$-O-(-\underset{\displaystyle CH_3}{\underset{|}{CH}}-CH_2-O-)_n-H$$

pela adição de óxido de etileno e óxido de propileno, respectivamente, à celulose tratada com álcali. O valor de *n* é de aproximadamente 2,0 para a primeira e não muito maior que 1,0 para a última. A *hidroxipropil metilcelulose* é preparada através da reação da celulose tratada com álcali primeiramente com cloreto de metila, visando a introduzir os grupamentos metila (GS = 1,1–1,8), e, em seguida, com óxido de propileno para introduzir os grupamentos éter propilenoglicol (GS = 0,1–0,3). Em geral, a introdução de grupamentos hidroxipropil na celulose reduz um pouco a solubilidade em água, enquanto promove a solubilidade em solventes orgânicos polares, como os alcoóis de cadeia curta, glicóis e alguns éteres.

O peso molecular da celulose original é tão elevado que os derivados solúveis com o mesmo grau aproximado de polimerização se dissolveriam muito lentamente, e suas soluções seriam excessivamente viscosas, mesmo em concentrações de 1% ou menos. A degradação controlada é empregada para quebrar as cadeias de celulose em segmentos mais curtos, reduzindo a viscosidade das soluções dos derivados solúveis correspondentes. Os graus comerciais de um determinado derivado da celulose, como a carboximetilcelulose sódica, surgem em vários pesos moleculares ou graus de viscosidade, bem como com vários graus de substituição, oferecendo ao farmacêutico uma ampla seleção.

Os derivados oficiais da celulose, que são insolúveis em água porém solúveis em alguns solventes orgânicos, incluem a *etilcelulose* (GS = 2,2 – 2,7), $-O-C_2H_5$; o *ftalato acetato de celulose* (GS = 1,70 para o acetil e 0,77 para o ftalil); o *hidroxipropil metilcelulose ftalato* e o *polivinil acetato ftalato*. O *colódio*, uma solução a 4,0% (*p*/*v*) de piroxilin (dinitrato de celulose) em uma mistura (*v*/*v*) de 75% de éter e 25% de álcool etílico, constitui um sistema coloidal liofílico.

A terceira classe, os *polímeros sintéticos* hidrossolúveis, consiste principalmente em vinilderivados, inclusive o *álcool vinílico*, *povidona* ou polivinilpirrolidona e *carbômero* (*Carbopol*), um copolímero do ácido acrílico. Os polietilenoglicóis de alto peso molecular também são chamados de *óxidos de polietileno*.

Uma segunda classificação dos polímeros hidrofílicos baseia-se em suas cargas. Os polímeros sem carga ou *não-iônicos* incluem a metilcelulose, hidroetil e hidroxipropil celulose, etilcelulose, piroxilina, óxido de polietileno, álcool polivinílico e povidona. Os polieletrólitos negativamente carregados ou *aniônicos* incluem os seguintes polímeros carboxilados: goma arábica, ácido algínico, pectina, tragacanto, xanthan gum e carbômero em valores de pH que levam à ionização dos grupamentos carboxila; alginato de sódio e carboximetilcelulose sódica; também polipeptídios em valores de pH acima de seus pontos isoelétricos, p. ex., caseinato de sódio. Um grupamento ácido mais forte é o ácido sulfúrico, que existe como um monoéster em ágar e heparina e como monoamida na heparina. Os *polieletrólitos* positivamente carregados ou *catiônicos* são raros. Os exemplos são a quitina, um polissacarídio encontrado na carapaça de crustáceos e besouros, e polipeptídios em valores de pH abaixo de seus pontos isoelétricos. As protaminas são fortemente básicas devido a um alto conteúdo de arginina, com os pontos isoelétricos em torno de pH 12, p. ex., sulfato de protamina.

FORMAÇÃO DE GEL — As cadeias flexíveis de polímeros dissolvidos interpenetram-se e são emaranhadas, por causa do constante movimento browniano de seus segmentos. As cadeias se contorcem e alteram em definitivo suas conformações. Cada cadeia é envolta em uma bainha de moléculas de solvente, que solvatam seus grupamentos funcionais. No caso de soluções aquosas, as moléculas de água são ligadas por hidrogênio aos grupamentos hidroxila do álcool polivinílico, grupamentos hidroxila e ligações éter de polissacarídios, ligações éter do óxido de polietileno ou polietilenoglicol, grupamentos amida de polipeptídios e povidona e grupamentos carboxilato de polieletrólitos aniônicos. O envelope de água de hidratação evita que segmentos de cadeia em muita proximidade se toquem e se atraiam por ligações de hidrogênio entre cadeias e forças de van der Waals, como ocorre no estado sólido. O deslizamento das cadeias solvatadas além da outra ocorre quando o fluxo da solução é lubrificado pelo solvente livre entre suas bainhas de solvação.

Os fatores que diminuem a hidratação das macromoléculas dissolvidas reduzem ou afilam a bainha de hidratação que separa as cadeias adjacentes. Quando a hidratação é baixa, as cadeias contíguas tendem a atrair-se por forças de valência secundária, inclusive as ligações de hidrogênio e forças de van der Waals. A ligação hidrofóbica faz uma importante contribuição para a atração entre cadeias nas cadeias polipeptídicas mesmo em solução. As forças de van der Waals e as ligações de hidrogênio estabelecem, assim, ligações cruzadas fracas e reversíveis entre as cadeias em seus pontos de contato ou emaranhado, causando a separação de fase ou a precipitação.

Muitos polímeros hidrossolúveis apresentam maiores solubilidades em água quente do que na água fria e tendem a precipitar-se no resfriamento, à medida que as bainhas de hidratação que circundam as cadeias adjacentes se tornam muito esparsas para evitar a atração entre as cadeias. Soluções diluídas separam-se em uma fase solvente praticamente isenta de polímero e em uma fase líquida viscosa, contendo praticamente todo o polímero, mas ainda com um grande excesso de solvente. Esse processo é chamado de *coacervação simples* e uma fase líquida rica em polímero de um *coacervado*.[1,36] Quando a solução de polímero é suficientemente concentrada e/ou a temperatura está suficientemente baixa, o resfriamento provoca a formação de uma rede contínua de cadeias precipitantes ligadas entre si por meio de ligações cruzadas fracas, que consistem em ligações de hidrogênio entre cadeias e forças de van der Waals nos pontos de contato mútuo. Os segmentos de cadeias de polímero regularmente seqüenciadas associam-se até mesmo no sentido lateral em feixes cristalinos ou cristalitos. As estruturas de cadeia irregulares, conforme encontrado em copolímeros aleatórios, ésteres e éteres de celulose aleatoriamente substituídos, e polímeros altamente ramificados, como a goma arábica, evitam a cristalização durante a precipitação da solução. Os emaranhados da cadeia fornecem as únicas ligações cruzadas temporárias nesses casos. A rede de cadeias de polímeros associados imobiliza o solvente e faz com que a solução se transforme em um gel. Os precipitados gelatinosos ou flocos altamente tumefatos podem separar-se quando o resfriamento dilui mais as soluções de polímeros.

Além da natureza química do polímero e do solvente, os três fatores mais importantes que provocam a separação de fase, precipitação e gelação de soluções de polímeros são a temperatura, a concentração e o peso molecular. As temperaturas mais baixas, as concentrações mais elevadas e os pesos moleculares maiores promovem a gelação e produzem géis mais fortes.

Para uma *gelatina* típica, as soluções a 10% adquirem valores de rendimento e começam a gelar em torno de 25°, soluções a 20% em torno de 30°, e soluções a 30% em cerca de 32°. A *gelação* é reversível; os géis liquefazem-se quando aquecidos acima dessas temperaturas. A gelação raramente é observada acima de 34°, independentemente da concentração, de modo que as soluções de gelatina não se solidificam a 37°. Ao contrário, a gelatina se dissolve prontamente em água na temperatura corpórea. A temperatura de gelação ou ponto de fusão da gelatina é mais elevado no ponto isoelétrico, onde as ligações entre as cadeias adjacentes por atração coulômbica ou as ligações iônicas entre os íons carboxilato e os grupamentos alquilamônio, guanidino ou imidazólio são mais extensas. Como os grupamentos carboxila não são ionizados em pH gástrico, as ligações iônicas entre cadeias são praticamente inexistentes, e a atração entre cadeias é limitada às ligações de hidrogênio e forças de van der Waals. A temperatura de gelação ou ponto de fusão dos géis de gelatina depende mais intensamente da temperatura e da concentração que do pH.[37,38] A combinação de um pH ácido consideravelmente abaixo do ponto isoelétrico e uma temperatura de 37° impedem completamente a gelação de soluções de gelatina. Pelo contrário, essas duas condições promovem a dissolução rápida de cápsulas de gelatina no estômago. O ágar e as soluções de ácido péptico começam a gelação em apenas alguns percentis de sólidos.

Diferentemente da maioria dos polímeros hidrossolúveis, metilcelulose, hidroxipropil celulose e óxido de polietileno são mais solúveis na água fria que na quente. Portanto, suas soluções tendem a gelar no aquecimento (*gelação térmica*).

Quando se dissolvem polímeros em pó na água, a formação de gel temporário com freqüência lentifica consideravelmente o processo. À medida que a água se difunde dentro dos grumos frouxos do pó, seu exterior freqüentemente se transforma em um gel coeso de partículas solvadas, envolvendo o pó seco. Esses grumos de gel dissolvem-se muito lentamente por causa de sua viscosidade elevada e do baixo coeficiente de difusão das macromoléculas. Principalmente para a dissolução em larga escala, é valioso dispersar o pó do polímero na água antes que ele possa aglomerar-se em grumos de gel. A fim de possibilitar a dispersão para preceder a hidratação e para impedir a formação do gel temporário, os polímeros em pó são dispersos em água em temperaturas em que a solubilidade do polímero é a mais baixa. Muitos polímeros em pó, como a carboximetilcelulose sódica, são dispersos com alto cisalhamento em água *fria* antes que as partículas possam hidratar-se e inchar até que os grãos de gel pegajosos se aglomerem em grumos. Quando o pó está bem disperso, a solução é aquecida com cisalhamento moderado até cerca de 60° para a dissolução mais rápida. Como a metilcelulose hidrata-se mais lentamente em água quente, o pó é disperso com alto cisalhamento em 1/5 a 1/3 da quantidade exigida de água aquecida até 80 a 90°. Quando o pó está finamente disperso, o restante da água é acrescentado a frio ou, até mesmo, como gelo, e a agitação moderada provoca a dissolução imediata. Para uma hidratação mais completa com um máximo de claridade e uma mais alta viscosidade, a solução deve ser resfriada até 0° a 10° por cerca de uma hora.

Os dois métodos a seguir são alternativos para a prevenção da formação de grumos gelatinosos após a adição da água. O pó é pré-molhado com um solvente orgânico miscível em água, como álcool etílico ou propilenoglicol, os quais não incham o polímero, na proporção de três a cinco partes de solvente para cada parte de polímero. Quando outros adjuvantes em pó não-poliméricos devem ser incorporados na solução, eles são misturados a seco com o pó do polímero. O último deve compreender $^{1}/_{4}$ ou menos da mistura para os melhores resultados.

Uma aplicação farmacêutica da *gelação* em um meio não-aquoso é a fabricação de *Plastibase* ou *Jelene* (*Squibb*), que consiste em 5% de um polietileno de baixo peso molecular e 95% de óleo mineral. O polímero é solúvel em óleo mineral acima de 90°, que está próximo do seu ponto de liquefação. Quando a solução é resfriada abaixo de 90°, o polímero precipita e provoca a gelação. O óleo mineral é imobilizado na rede de cadeias de polietileno insolúveis emaranhadas e aderentes, as quais provavelmente associam-se de maneira uniforme em pequenas regiões cristalinas. Diferentemente do petrolato, esse gel pode ser aquecido até cerca de 60° sem perda substancial na consistência.

Grandes aumentos na concentração de soluções de polímeros podem levar a precipitação e gelação. Um meio de aumentar efetivamente a concentração de soluções de polímeros aquosos é acrescentar os sais inorgânicos. Os sais ligarão parte da água da solução de polímero a fim de se tornarem hidratados. A competição pela água de hidratação desidrata as moléculas do polímero e as precipita, provocando a gelação. Esse fenômeno é chamado de *precipitação por saturação*. Por causa de sua alta solubilidade em água, o sulfato de amônio é freqüentemente utilizado por bioquímicos para precipitar e separar proteínas a partir da solução diluída. Para o farmacêutico, a precipitação por saturação geralmente representa um problema indesejável. No entanto, ela é reversível, e a subseqüente adição de água redissolve os polímeros precipitados e liquefaz seus géis. A precipitação por saturação pode fazer com que o polímero se separe como uma solução líquida concentrada e viscosa ou um coacervado simples, em vez de um gel sólido.

A eficácia dos eletrólitos para gerar a precipitação por saturação, a precipitação ou a gelação de sistemas coloidais hidrofílicos depende da extensão em que os eletrólitos são hidratados. A *série de Hofmeister ou liotrópica* dispõe os íons na ordem de hidratação crescente e aumenta a eficácia na precipitação por saturação de colóides hidrofílicos. A série, para cátions monovalentes, é

$$Cs^+ < Rb^+ < NH_4{}^+ < K^+ < Na^+ < Li^+$$

e para cátions divalentes,

$$Ba^{2+} < Sr^{2+} < Ca^{2+} < Mg^{2+}$$

Essa série também dispõe os cátions na ordem decrescente da força de coagulação ou em ordem crescente dos valores de coagulação para sóis hidrofóbicos negativos (veja Quadro 21.3) e de facilidade crescente de seu deslocamento a partir das resinas de troca de cátion: o K^+ desloca o Na^+ e o Li^+. Para os ânions, a série liotrópica na ordem de força de coagulação decrescente e de eficácia decrescente na precipitação por saturação é

$$F^- > \text{citrato}^{3-} > HPO_4^{2-} > \text{tartarato}^{2-} >$$

$$SO_4^{2-} > \text{acetato}^- > Cl^- > NO_3^- > ClO_3^- >$$

$$Br^- > ClO_4^- > I^- > CNS^-$$

Os iodetos e tiocianatos e, em menor extensão, os brometos e nitratos realmente tendem a aumentar a solubilidade dos polímeros na água, precipitando-os.[1,2,6-10] Esses grandes ânions polarizáveis desestruturam a água, reduzindo a extensão da ligação de hidrogênio entre as moléculas de água e, portanto, tornando mais disponível a capacidade de ligação de hidrogênio da água para o soluto. Muitos sais, excetuando-se os nitratos, brometos, percloratos, iodetos e tiocianatos, aumentam a temperatura de precipitação ou gelação da maioria das soluções coloidais hidrofílicas ou seus pontos de fusão do gel. As exceções entre os colóides hidrofílicos são a metilcelulose, a hidroxipropil celulose e o óxido de polietileno, cujas temperaturas de gelação ou pontos de gelação e pontos de liquefação do gel são diminuídos por precipitação por saturação.

As dispersões aquosas hidrofóbicas são coaguladas por eletrólitos em concentrações de 0,0001–0,1 M (veja Quadro 21.3). Além disso, a coagulação é irreversível, isto é, a remoção do sal coagulante não permite que o coágulo seja redisperso, porque os sóis hidrofóbicos são intrinsecamente instáveis. Ao contrário, a maioria dos sóis hidrófilos exige concentrações eletrolíticas de 1 M ou mais elevadas para a precipitação. Sua precipitação ou gelação pode ser revertida, e o polímero é redissolvido por remoção do sal através de diálise ou acrescentando mais água. Os colóides hidrofílicos dispersam-se ou dissolvem-se espontaneamente em água, e seus sóis são intrinsecamente estáveis.

Muitos dos polímeros hidrofílicos e hidrossolúveis mencionados anteriormente são apenas discretamente solúveis ou insolúveis em álcool. A adição de álcool a suas soluções aquosas pode gerar precipitação ou gelação, porque o álcool é um não-solvente ou precipitante, diminuindo a constante dielétrica do meio, e tende a desidratar o soluto hidrofílico. O álcool diminui as concentrações em que os eletrólitos precipitam por saturação os colóides hidrofílicos. A separação de fase através da adição de álcool a uma solução de polímero aquosa pode provocar a coacervação, ou seja, a separação de uma fase líquida viscosa concentrada, em vez da precipitação ou formação de um gel. A sacarose também compete pela água de hidratação com os colóides hidrofílicos, e pode provocar a separação de fase. Entretanto, muitos sóis hidrofílicos toleram concentrações substancialmente mais elevadas de sacarose que de eletrólitos ou álcool. Os graus de viscosidade menores de um determinado polímero são, em geral, mais resistentes aos eletrólitos, álcool e sacarose que os graus de viscosidade mais elevada e pesos moleculares maiores.

Sempre que as dispersões coloidais hidrofílicas sofrem precipitação ou gelação irreversível, as reações químicas estão envolvidas. Nem a diluição com água, nem o aquecimento, nem as tentativas de remover o agente de gelação ou precipitação por lavagem ou diálise irão liquefazer aqueles géis ou redissolverão os precipitados gelatinosos formados em concentrações de polímeros mais elevadas. Os grupamentos carboxílicos não são ionizados em meios fortemente ácidos. Quando um polímero deve sua solubilidade à ionização desses grupamentos fracamente ácidos, a redução do pH de sua solução abaixo de 3 pode levar à precipitação ou gelação. Isso é observado com certos polímeros carboxilados como muitas gomas, carboximetilcelulose sódica e carbômero. A carboximetilcelulose sódica incha e se dispersa, mas não se dissolve em água. A neutralização em valores de pH mais altos retorna os grupamentos carboxila para seus estados ionizados e reverte a gelação ou precipitação.

Apenas os sais de sódio, potássio, amônio e trietanolamina de polímeros carboxilados são bem solúveis na água. No caso da carboximetilcelulose, os sais com cátions de metais pesados (prata, cobre, mercúrio, chumbo) e os cátions trivalentes (alumínio, crômico, férrico) são praticamente insolúveis. Os sais com cátions divalentes, especialmente de metais alcalinos terrosos, possuem solubilidades limítrofes. Em geral, os graus mais elevados de substituição tendem a aumentar a tolerância da carboximetilcelulose aos sais.

A precipitação ou gelação ocorrem em decorrência da metátese, quando os sais inorgânicos de cátions pesados ou trivalentes são misturados com sais de metais alcalinos de polímeros carboxilados na solução. Por exemplo, quando um sal de cobre solúvel é acrescentado a uma solução de carboximetilcelulose sódica, a decomposição dupla pode ser escrita esquematicamente como

$$R_1COO^-Na^+ + R_2COO^-Na^+ + CuSO_4 \longrightarrow$$

$$R_1C(O)_2Cu(O)_2CR_2 + Na_2SO_4$$

com R_1 e R_2 representando as duas cadeias de carboximetilcelulose que exibem ligação cruzada por um íon cobre quelado. A dissociação do carboxilato cúprico complexo é desprezível.

PROPRIEDADES DO SURFACTANTE EM SOLUÇÃO E FORMAÇÃO DE MICELA

A natureza anfifílica ou dual dos surfactantes ou agentes ativos em superfície é discutida mais adiante. A água atrai seus grupamentos cefálicos polares, mas repele suas caudas de hidrocarboneto. Por conseguinte, os surfactantes tendem a se concentrar e adsorver nas interfaces (ar-água, óleo-água e sólido-água). A tensão superficial das soluções aquosas de surfactante diminui com a concentração crescente até um ponto, além do qual ela se torna quase constante (veja Fig. 21.12). As curvas A e B da Fig. 21.12 mostram a tensão superficial (contra o ar) e a tensão interfacial (contra o óleo) de uma solução aquosa de surfactante como uma função da concentração. As impurezas ativas em superfície podem provocar um mínimo na tensão superficial (curva tracejada) em vez de um simples nivelamento.

As alterações repentinas ocorrem não somente nas propriedades de superfície e de interface mas também nas propriedades de massa das soluções de surfactante, como as propriedades coligativas como a pressão osmótica (Curva C), condutividade equivalente (Curva D) e atividades co-íon e contra-íon no caso de surfactantes iônicos, turbidez (mas o aumento é muito mais fraco para ser perceptível a olho nu), índice de refração, espectros UV e NMR, volume molar parcial, viscosi-

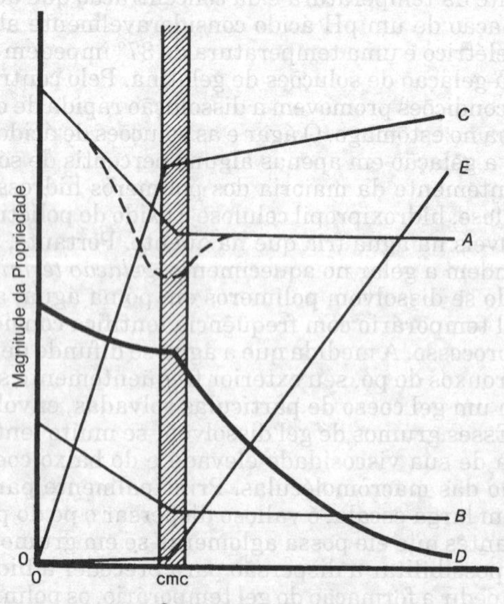

Fig. 21.12 Efeito da concentração do surfactante e da formação de micelas sobre várias propriedades da solução aquosa de um surfactante iônico. *A*: Tensão superficial; *B*: tensão interfacial; *C*: pressão osmótica; *D*: condutividade equivalente; *E*: solubilidade do composto com solubilidade muito baixa em água pura.[21]

dade relativa, coeficiente de difusão e solubilidade de compostos lipossolúveis e insolúveis em água (Curva *E*). Todas as alterações acontecem em uma faixa de concentração muito estreita, mostrada como a faixa sombreada.

À medida que sua concentração de massa é aumentada, as monocamadas de surfactante adsorvido na superfície da solução e sua interface com a parede do recipiente se tornam cada vez mais apinhadas. Quando elas atingem a concentração máxima possível, as tensões superficial e interfacial alcançam valores essencialmente constantes.[39] Nessa concentração, o surfactante pareceria ter alcançado seu limite de solubilidade de massa. Contudo, as moléculas de surfactante em solução começam a se associar em pequenos agregados, chamados de *micelas*. Todo surfactante em excesso nessa concentração associa-se em micelas, enquanto a concentração das moléculas de surfactante não-associadas permanece quase constante. Essa concentração, em que todas as propriedades da solução mudam de forma repentina, é chamada de *concentração crítica de micelas* (*CMC*). Acima da CMC, a concentração do surfactante micelar é igual à concentração total do surfactante menos a CMC. Diluir a solução de surfactante abaixo da CMC faz com que as micelas se dispersem ou se rompam em moléculas de surfactante não-associadas ou isoladas.

As micelas não são agregados estáticos, mas dissociam-se, reagrupam-se e reassociam-se rapidamente. A meia-vida das micelas de surfactantes iônicos na ausência de aditivos é uma pequena fração de um segundo. Ademais, existe um equilíbrio dinâmico (*i.e.*, uma troca incessante) entre as moléculas de surfactante isoladas em solução, micelas e moléculas de surfactante adsorvidas em monocamadas nas interfaces.

O formato das micelas nas soluções de surfactante diluídas é aproximadamente esférico (veja a Fig. 21.13*A*). Os grupamentos cefálicos polares das moléculas de surfactante estão dispostos em um escudo esférico externo, enquanto suas cadeias de hidrocarboneto são orientadas no sentido do centro, formando um núcleo esférico. Essas cadeias de hidrocarboneto são

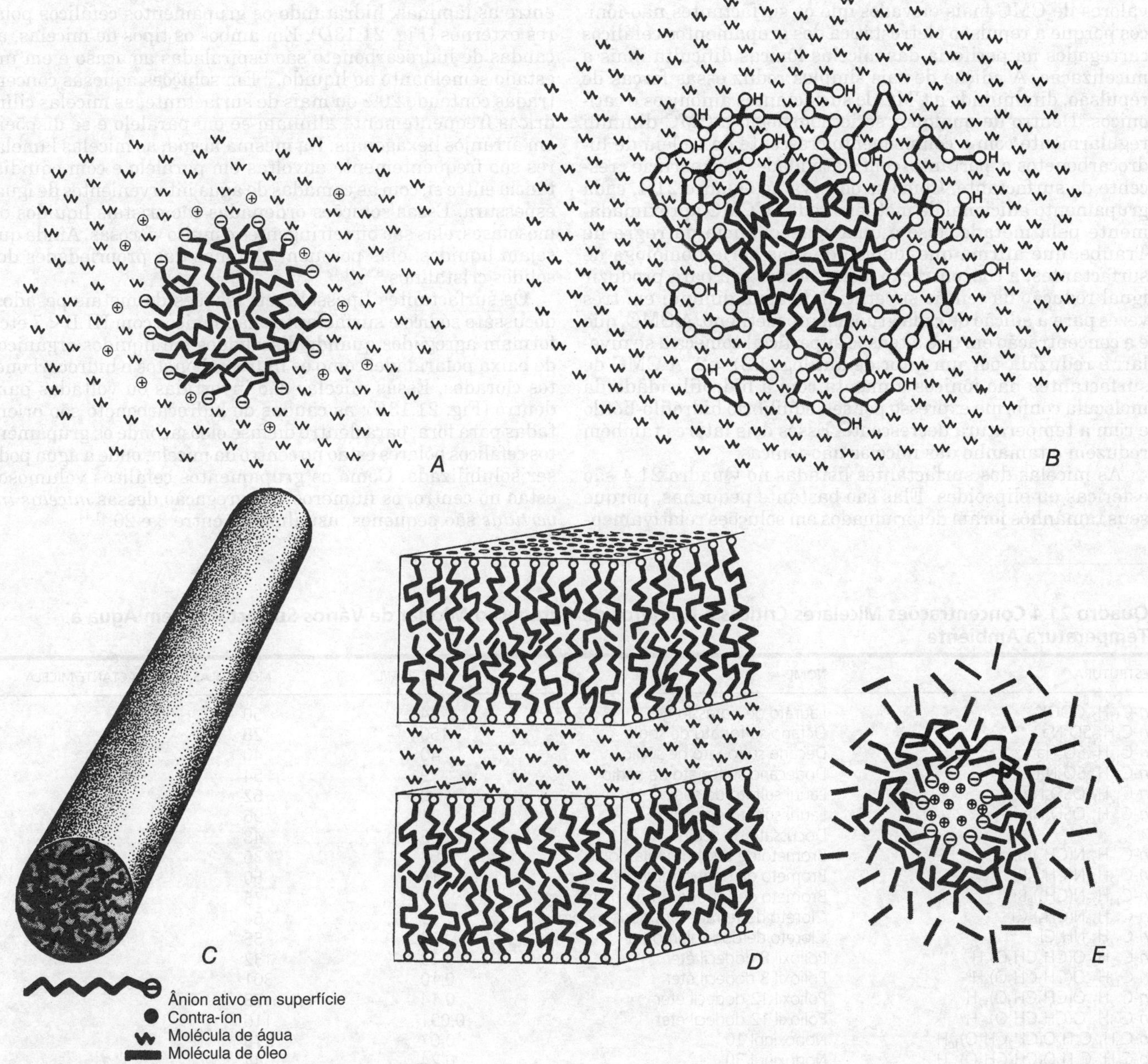

Fig. 21.13 Tipos diferentes de micelas. *A*: Micela esférica de um surfactante aniônico; *B*: micela esférica de um surfactante não-iônico; *C*: micela cilíndrica de um surfactante iônico; *D*: micela lamelar de um surfactante iônico; *E*: micela invertida de um surfactante iônico em óleo.[21]

espiraladas e emaranhadas aleatoriamente; o interior micelar tem um caráter não-polar, semelhante ao líquido, que se assemelha a uma parafina normal líquida, como o dodecano. Nas micelas de surfactantes não-iônicos, as moléculas de polioxietileno são orientadas para fora e permeadas por água, enquanto as moléculas de hidrocarboneto formam um núcleo da "gotícula de óleo" como nas micelas iônicas (veja a Fig. 21.13*B*).

Essa disposição é totalmente favorável do ponto de vista energético. Os grupamentos cefálicos hidrofílicos, localizados externamente, estão em contato com a água e permanecem extensamente hidratados. As moléculas de hidrocarboneto são removidas a partir do meio aquoso e parcialmente protegidas contra o contato com a água pelos grupamentos cefálicos polares. Eles não mais interferem com a ligação de hidrogênio entre as moléculas de água. Essa interferência é o motivo pelo qual as moléculas de surfactante são empurradas do meio aquoso no sentido das interfaces. As caudas de hidrocarboneto das moléculas de surfactante, localizadas no interior micelar, exercem atração entre si por forças de dispersão fracas.[27,40-42]

Os valores representativos da CMC e do número de agregação (número de moléculas de surfactante/micela) estão listados no Quadro 21.4.[42,43] Os surfactantes iônicos apresentam valores de CMC mais elevados que os surfactantes não-iônicos porque a repulsão eletrostática dos grupamentos cefálicos carregados na periferia das micelas iônicas dificulta mais a micelização. A adição de sais simples reduz essas forças de repulsão, diminuindo a CMC de surfactantes aniônicos e catiônicos. Dentro de qualquer série homóloga, a CMC diminui regularmente com o comprimento crescente da cadeia de hidrocarbonetos e, portanto, com a atividade de superfície crescente do surfactante. Como se observa no Quadro 21.4, cada grupamento adicional de metileno reduz a CMC aproximadamente pela metade. Isso é uma conseqüência da regra de Traube, que afirma que, dentro de uma série homóloga de surfactantes, a concentração molar necessária para produzir igual redução da tensão superficial da água diminui em três vezes para a adição de cada grupamento metileno. A CMC, que é a concentração em que a tensão superficial começa a se nivelar, é reduzida por um fator de antilog (1/3) = 2. A CMC de surfactantes não-iônicos aumenta com a hidrofilicidade da molécula conforme expresso por seu equilíbrio hidrófilo-liófilo e com a temperatura decrescente. Esses dois fatores também reduzem o tamanho das micelas não-iônicas.

As micelas dos surfactantes listadas no Quadro 21.4 são esféricas ou elipsóides. Elas são bastante pequenas, porque seus tamanhos foram determinados em soluções relativamente diluídas (contendo apenas alguns percentis de surfactante) e, em sua maior parte, em água pura na temperatura ambiente. Seus diâmetros ficam entre 2 e 8 nm, o que coloca as micelas na extremidade inferior da faixa de tamanho coloidal. Por esse motivo, os surfactantes são por vezes chamados de *colóides de associação*.

O acréscimo de sais aumenta o tamanho das micelas iônicas. O aumento da temperatura aumenta o tamanho das micelas não-iônicas, principalmente quando as temperaturas estão dentro de 20° de seus respectivos pontos de turvação. Esses fatores reduzem a solubilidade em água dos surfactantes iônicos e não-iônicos e, por conseguinte, fazem com que eles sejam mais ativos em superfície. À medida que as micelas ficam maiores, elas também se tornam mais assimétricas. Suas formas se modificam de esférica ou elipsóide para cilíndricas e, mais adiante, para lamelares. Nas micelas cilíndricas, os grupamentos cefálicos polares formam a periferia, e as caudas de hidrocarbonetos preenchem o interior dos cilindros (Fig. 21.13*C*). Nas micelas lamelares, as moléculas de surfactante estão dispostas em lâminas bimoleculares paralelas com uma orientação de cauda-com-cauda, ou seja, as caudas de hidrocarboneto formam a camada interna. A água é extratificada entre as lâminas, hidratando os grupamentos cefálicos polares externos (Fig. 21.13*D*). Em ambos os tipos de micelas, as caudas de hidrocarboneto são espiraladas ao acaso e em um estado semelhante ao líquido.[21] Em soluções aquosas concentradas contendo 20% ou mais de surfactante, as micelas cilíndricas freqüentemente alinham-se em paralelo e se dispõem em arranjos hexagonais. Da mesma forma, as micelas lamelares são freqüentemente envoltas em paralelo e com eqüidistância entre si, com as camadas de água intervenientes de igual espessura. Essas soluções ordenadas são cristais líquidos ou mesofases; elas são birrefringentes e muito viscosas. Ainda que sejam líquidos, elas possuem algumas das propriedades dos sólidos cristalinos.[8,27,41,42]

Os surfactantes lipossolúveis (sabões de metais pesados, docussato sódico e surfactantes não-iônicos com HLB < 7 etc.) formam agregados quando dissolvidos em líquidos orgânicos de baixa polaridade, como os hidrocarbonetos e hidrocarbonetos clorados. Essas micelas são invertidas ou voltadas para dentro (Fig. 21.13*E*): as caudas de hidrocarboneto são orientadas para fora, para dentro da fase oleosa, onde os grupamentos cefálicos polares estão no centro da micela, onde a água pode ser solubilizada. Como os grupamentos cefálicos volumosos estão no centro, os números de agregação dessas *micelas invertidas* são pequenos, usualmente entre 3 e 20.[41,44]

Quadro 21.4 Concentrações Micelares Críticas e Números de Agregação Micelar de Vários Surfactantes em Água à Temperatura Ambiente

ESTRUTURA	NOME	CMC, m*M*/L	MOLÉCULAS DE SURFACTANTE/MICELA
$n\text{-}C_{11}H_{23}COOK$	Laurato de potássio	24	50
$n\text{-}C_8H_{17}SO_3Na$	Octano sulfonato de sódio	150	28
$n\text{-}C_{10}H_{21}SO_3Na$	Decano sulfonato de sódio	40	40
$n\text{-}C_{12}H_{25}SO_3Na$	Dodecano sulfonato de sódio	9	54
$n\text{-}C_{12}H_{25}OSO_3Na$	Lauril sulfato de sódio	8	62
$n\text{-}C_{12}H_{25}OSO_3Na$	Lauril sulfato de sódio[a]	1	96
	Docussato de sódio	5	48
$n\text{-}C_{10}H_{21}N(CH_3)_3Br$	Brometo de deciltrimetilamônio	63	36
$n\text{-}C_{12}H_{25}N(CH_3)_3Br$	Brometo de dodeciltrimetilamônio	14	50
$n\text{-}C_{14}H_{29}N(CH_3)_3Br$	Brometo de tetradeciltrimetilamônio	3	75
$n\text{-}C_{14}H_{29}N(CH_3)_3Cl$	Cloreto de tetradeciltrimetilamônio	3	64
$n\text{-}C_{12}H_{25}NH_3Cl$	Cloreto de dodecilamônio	13	55
$n\text{-}C_{12}H_{25}O(CH_2CH_2O)_8H$	Polioxil 8 dodecil éter	0,13	132
$n\text{-}C_{12}H_{25}O(CH_2CH_2O)_8H$[b]	Polioxil 8 dodecil éter	0,10	301
$n\text{-}C_{12}H_{25}O(CH_2CH_2O)_{12}H$	Polioxil 12 dodecil éter	0,14	78
$n\text{-}C_{12}H_{25}O(CH_2CH_2O)_{12}H$[b]	Polioxil 12 dodecil éter	0,091	116
$p\text{-}C_9H_{19}C_6H_4O(CH_2CH_2O)_{10}H$	Nonoxinol 10	0,07	276
$p\text{-}C_9H_{19}C_6H_4O(CH_2CH_2O)_{30}H$	Nonoxinol 30	0,24	44

[a]Interpolado para soro fisiológico, 0,154 *M* do NaCl.
[b]A 55° em vez de 20°.

Medicamentos como Agentes Ativos na Superfície

Muitos medicamentos hidrossolúveis são ativos em superfície: eles diminuem as tensões superficial e interfacial da água, promovem a formação de espuma e se associam em micelas. Entre os medicamentos que se comportam como surfactantes catiônicos estão os anti-histamínicos (cloridrato de difenidramina, maleato de clorfeniramina), medicamentos antiparkinsonianos (cloridrato de amantadina, mesilato de benztropina), medicamentos antimuscarínicos (sulfato de atropina e seu derivado quaternizado, brometo de ipratrópio, bromidrato de escopolamina, brometo de propantelina, brometo de metantelina), antidepressivos (cloridrato de imiprazol, cloridrato de clordiazepóxido), fenotiazínicos e tioxantenos (cloridrato de clorpromazina, cloridrato de flufenazina, cloridrato de tiotixeno), analgésicos (cloridrato de propoxifeno, sulfato de morfina, fosfato de codeína), antibacterianos (acetato de clorexedina, cloreto de benzalcônio, cloreto de cetilpiridínio, cloridratos de acridinas, azul de metileno), antibióticos (sulfatos de gentamicina, neomicina e estreptomicina), anestésicos locais (cloridrato de dibucaína, cloridrato de tetracaína) e anti-hipertensivos (cloridrato de propranolol).

Entre os medicamentos que atuam como surfactantes aniônicos estão os antibióticos (muitas das penicilinas e cefalosporinas), as prostaglandinas, os agentes antiinflamatórios não-esteroidais (meclofenamato sódico, naproxeno sódico, tolmetina sódica) e os sais dissódicos de ésteres de monofosfato de alguns hormônios da supra-renal (betametasona, dexametasona, hidrocortisona, prednisolona). Grande parte dessas informações deve-se às pesquisas de Attwood.[41]

Os corantes certificados de alcatrão-carvão ácido que se comportam como surfactantes aniônicos incluem os azocorantes, como FD&C No. 40 (Allura Red), corantes de trifenilmetano, como FD&C Green No. 3 (Fast Green FCF), e corantes de fluoresceína, como D&C Red No. 22 (Eosin YS). Os sais biliares são surfactantes aniônicos naturais que agem como emulsificadores e solubilizadores na digestão dos lipídios.

Solubilização Micelar

Os farmacêuticos Engler e Dieckhoff descobriram, no final do século XIX, que os materiais insolúveis em água, semelhantes a alcatrões e fenóis, poderiam ser dissolvidos em soluções saponáceas aquosas concentradas, formando soluções claras, em vez de emulsões opacas leitosas. O mecanismo de solubilização foi elucidado 30 anos depois por Hartley e McBain.[45]

Conforme observado na Fig. 21.13, o interior das micelas de surfactante formadas em meios aquosos consiste nas caudas de hidrocarbonetos em desordem semelhante ao líquido. Por conseguinte, essas micelas assemelham-se a minúsculas coleções de hidrocarboneto líquido circundadas por escudos de grupamentos cefálicos polares. Os compostos que são pouco solúveis em água mas solúveis em solventes de hidrocarbonetos podem ser dissolvidos dentro dessas micelas, isto é, eles são homogeneamente espalhados por todo o meio aquoso.

Sendo hidrofóbicas e oleofílicas, as moléculas solubilizadas estão localizadas principalmente no núcleo de hidrocarboneto das micelas (veja Fig. 21.14*A*). Mesmo os medicamentos insolúveis em água geralmente contêm grupamentos funcionais polares, como hidroxila, carbonila, éter, amino, amida e ciano. Após a solubilização, esses grupos hidrofílicos localizam-se na periferia da micela entre os grupamentos cefálicos polares, a fim de se tornarem hidratados (veja Fig. 21.14*B*). Por exemplo, quando o colesterol ou dodecanol é solubilizado por micelas de lauril sulfato de sódio, seus grupamentos hidroxila penetram entre os íons sulfato e estão até mesmo ligados a eles por ligações de hidrogênio, enquanto suas porções de hidrocarboneto estão imersas entre as caudas de dodecil do surfactante, que constituem o núcleo da micela.

As micelas de surfactantes polioxietilados não-iônicos consistem em um escudo externo de moléculas de polietilenoglicol hidratado e um núcleo de moléculas de hidrocarboneto. Os compostos como o fenol, cresol, ácido benzóico, ácido salicílico e ésteres dos ácidos *p*-hidrobenzóico e *p*-aminobenzóico possuem alguma solubilidade em água e em óleos, mas com considerável solubilidade em líquidos de polaridade intermediária como o etanol, propilenoglicol ou soluções aquosas de polietilenoglicóis. Quando solubilizados em micelas não-iônicas, eles localizam-se no escudo externo de polietilenoglicol hidratado, conforme mostrado na Fig. 21.14*C*. Como esses compostos possuem grupamentos hidroxila ou amino, eles freqüentemente formam complexos com os éteres de oxigênio do surfactante por ligação de hidrogênio.[27,40-42,44]

Em geral, a solubilização é inespecífica: qualquer medicamento que é apreciavelmente solúvel em óleos pode ser solubilizado. Cada um possui um limite de solubilização, comparável a um limite de solubilidade, que depende da temperatura e da natureza e concentração do surfactante. Hartley diferencia duas categorias de solubilizados. A primeira consiste em moléculas comparativamente grandes, assimétricas e rígidas, formando sólidos cristalinos, como os esteróides e corantes. Estes não se misturam com as caudas de parafina normais, que constituem o núcleo micelar; por causa da diferença na estrutura, eles permanecem separados como moléculas do soluto. Eles são moderadamente solubilizados por soluções de surfac-

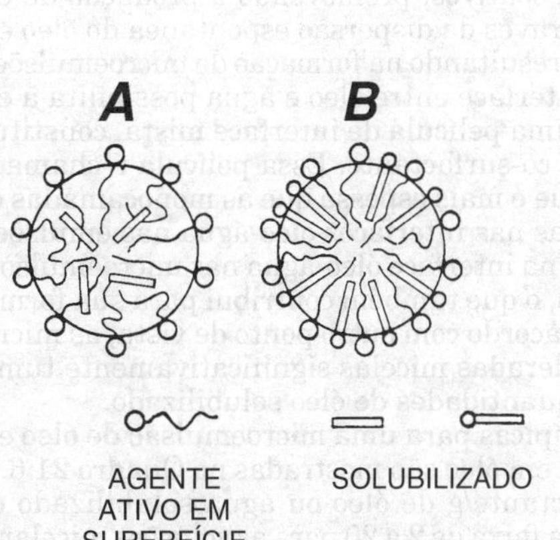

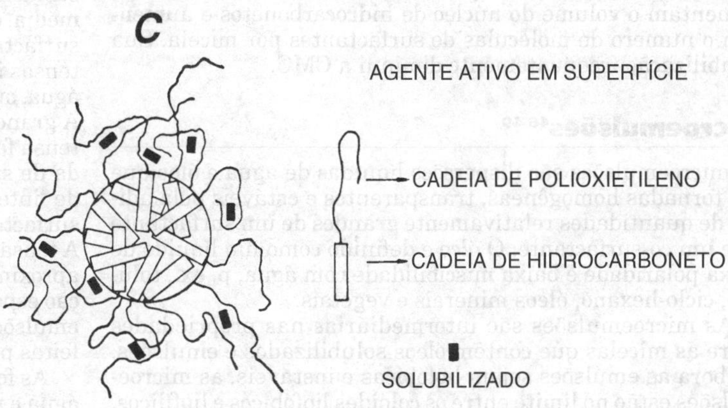

Fig. 21.14 As localizações de solubilizados nas micelas esféricas: *A*: Surfactante iônico (a molécula solubilizada não tem grupamento hidrofílico); *B*: surfactante iônico (a molécula solubilizada tem um grupamento hidrofílico); *C*: surfactante não-iônico (solubilizado polar).[40]

Quadro 21.5 Capacidades de Solubilização Micelar de Diferentes Surfactantes para Estrona[44]

SURFACTANTE	FAIXA DE CONCENTRAÇÃO, MOLARIDADE	TEMP. °C	MOLES DE SURFACTANTE/MOL DE ESTRONA SOLUBILIZADA
Laurato de sódio	0,025-0,23	40	91
Oleato de sódio	0,002-0,35	40	53
Lauril sulfato de sódio	0,004-0,15	40	71
Colato de sódio	0,09-0,23	20	238
Desoxicolato de sódio	0,007-0,36	20	476
Diamil sulfossuccinato de sódio	0,08-0,4	40	833
Dioctil sulfossuccinato de sódio	0,002-0,05	40	196
Brometo de tetradeciltrimetilamônio	0,005-0,08	20	45
Cloreto de hexadecilpiridínio	0,001-0,1	20	32
Polissorbato 20	0,002-0,15	20	161
Polissorbato 60	0,0008-0,11	20	83

tante, por algumas moléculas/micelas na saturação (veja Quadro 21.5). O número de átomos de carbono no núcleo do hidrocarboneto micelar exigido para solubilizar uma molécula de esteróide ou corante na saturação é da mesma ordem de magnitude que o número de átomos de carbono da massa de dodecano ou hexadecano líquido por molécula de esteróide ou corante em suas soluções saturadas nesses líquidos.

Como a solubilização depende da presença de micelas, ela não acontece abaixo da CMC. Portanto, ela pode ser utilizada para determinar a CMC, principalmente quando o solubilizado é um corante ou outro composto fácil de avaliar. A colocação em gráfico da quantidade máxima de um corante insolúvel em água solubilizado por surfactante aquoso, ou a absorvência de suas soluções saturadas, versus a concentração do surfactante produz uma linha reta que faz interseção com o eixo da concentração de surfactante na CMC. Acima da CMC, a quantidade de corante solubilizado é diretamente proporcional ao número de micelas e, portanto, proporcional à concentração total do surfactante. Abaixo da CMC, não ocorre nenhuma solubilização. Esta é representada pela Curva *E* da Fig. 21.12.

A segunda categoria de compostos a serem solubilizados são freqüentemente líquidos na temperatura ambiente e consistem em moléculas relativamente pequenas, simétricas e/ou flexíveis, como muitos constituintes de óleos essenciais. Essas moléculas misturam-se livremente com as porções de hidrocarboneto dos surfactantes no núcleo das micelas, de modo a se tornar indistinguíveis delas. Esses compostos são extensamente solubilizados e, no processo, incham as micelas: elas aumentam o volume do núcleo de hidrocarbonetos e aumentam o número de moléculas de surfactantes por micela. Sua solubilização freqüentemente diminui a CMC.

Microemulsões[46-49]

As microemulsões são dispersões líquidas de água e óleo que são tornadas homogêneas, transparentes e estáveis pela adição de quantidades relativamente grandes de um surfactante e de um co-surfactante. O *óleo* é definido como um líquido de baixa polaridade e baixa miscibilidade com água, p. ex., tolueno, ciclo-hexano, óleos minerais e vegetais.

As microemulsões são intermediárias nas propriedades entre as micelas que contêm óleos solubilizados e emulsões. Embora as emulsões sejam liofóbicas e instáveis, as microemulsões estão no limite entre os colóides liofóbicos e liofílicos. As microemulsões verdadeiras são termodinamicamente estáveis.[50] Portanto, elas se formam espontaneamente quando óleo, água, surfactantes e co-surfactantes são misturados. As emulsões instáveis exigem a adição de considerável energia mecânica para suas preparações, que pode ser fornecida por triturações de colóides, homogeneizadores ou geradores ultrasônicos.

Emulsões e microemulsões podem conter altas frações de volume da fase interna. Por exemplo, alguns sistemas de óleo/água contêm 75% (v/v) de óleo dispersos em 25% de água, embora frações menores de volume da fase interna sejam mais comuns.

Em concentrações baixas de surfactante, isto é, em baixos múltiplos de CMC, as micelas são esferas (Fig. 21.13*A*, *B* e *E*) ou elipsóides. Quando um óleo é solubilizado por micelas em água, ele mistura-se dentro do núcleo micelar formado pelas caudas de hidrocarboneto das moléculas de surfactante (Fig. 21.14*A*) e incha as micelas.

As micelas esféricas ou elipsóides são quase monodispersas, e seus diâmetros médios estão na faixa de 25 a 60 Å. As gotículas das microemulsões também apresentam uma distribuição estreita de tamanho das gotículas, com uma faixa de diâmetro médio de aproximadamente 60 a 1.000 Å. Como os diâmetros da gotícula são menores que $^1/_4$ do comprimento de onda (4.200 Å para a luz violeta e 6.600 Å para a luz vermelha), as microemulsões dispersam pouco a luz e são, portanto, transparentes ou, pelo menos, translúcidas. Em contrapartida, as emulsões apresentam amplas distribuições de tamanho de gotículas. Devido à massa de suas gotículas ser maior que o comprimento de onda da luz e como muitos óleos apresentam índices de refração maiores que a água, muitas emulsões são opacas.

Os três sistemas dispersos — soluções micelares, microemulsões e emulsões — podem ser do tipo O/A (óleo em água) ou A/O. As soluções micelares aquosas de surfactante conseguem solubilizar óleos e medicamentos lipossolúveis no cerne formado por suas cadeias de hidrocarbonetos. Da mesma forma, os surfactantes solúveis em óleo, como o monoleato de sorbitan e o docussato sódico, formam "micelas invertidas" nos óleos (Fig. 21.13*E*), capazes de solubilizar a água no centro polar. O óleo solubilizado nas primeiras micelas e a água solubilizada nas últimas podem, por sua vez, estimular a solubilização micelar dos medicamentos lipossolúveis e hidrossolúveis, respectivamente.

Os medicamentos lipossolúveis têm sido incorporados a emulsões de O/A através de sua dissolução na fase de óleo antes da emulsificação. Da mesma forma, os medicamentos solúveis em óleo estão sendo incorporados a microemulsões tópicas e orais pela dissolução prévia em óleo. A vantagem das microemulsões como formas de dosagem em comparação às emulsões convencionais consiste no menor tamanho de sua gotícula, o que acelera a liberação do medicamento e sua maior estabilidade de armazenamento.

As emulsões e as soluções micelares de óleos solubilizados em soluções aquosas de surfactante consistem em três componentes: óleo, água e surfactante. Em geral, as microemulsões exigem um quarto componente, chamado *co-surfactante*. Os co-surfactantes comumente usados são alcoóis lineares de cadeia média, que são pouco miscíveis em água. O co-surfactante e os surfactantes são tensoativos, promovendo a produção de extensas interfaces através da dispersão espontânea do óleo em água, ou vice-versa, resultando na formação de microemulsões. A grande área de interface entre óleo e água possibilita a extensa formação de uma película de interface mista, constituída de surfactante e co-surfactante. Essa película é chamada de "interfase", porque é mais espessa que as monocamadas de surfactante formadas nas interfaces óleo-água nas emulsões. A tensão interfacial na interface óleo-água nas microemulsões aproxima-se de zero, o que também contribui para sua formação espontânea. De acordo com outro ponto de vista, as microemulsões são consideradas micelas significativamente tumefeitas por grandes quantidades de óleo solubilizado.

As formulações típicas para uma microemulsão de óleo em água e uma de água em óleo são mostradas no Quadro 21.6. A relação, g de surfactante/g de óleo ou água solubilizado ou emulsificado, está na faixa de 2 a 20 para as soluções micelares e de 0,01 a 0,1 para as emulsões. As microemulsões apresentam valores intermediários: as relações para as formulações no Quadro 21.6 são quase unitárias. Nas formulações indus-

Quadro 21.6 Formulações de Microemulsões

COMPOSTO	FUNÇÃO	CONTEÚDO EM MICROEMULSÕES, %	
		O/A	A/O
Lauril sulfato sódico	Surfactante	13	10
1-Pentanol	Co-surfactante	8	25
Xileno	Óleo	8	50
Água		71	15

triais, as relações ficam mais próximas de 0,1 para reduzir os custos. As microemulsões são utilizadas em diversas aplicações como em ceras de assoalhos e pesticidas agrícolas e na recuperação do petróleo terciário. As microemulsões de óleo em água estão sendo formuladas como veículos aquosos para medicamentos lipossolúveis a serem administrados por via percutânea, oral ou parenteral.

REFERÊNCIAS

1. Kruyt HR: *Colloid Science*, vols I and II, Elsevier, Houston, 1952 and 1949.
2. Alexander AE, Johnson P: *Colloid Science*, Oxford Univ Press, Oxford, 1949.
3. Everett DH: *Basic Principles of Colloid Science*, Royal Soc Chem, London, 1988.
4. Ross S, Morrison ID: *Colloidal Systems and Interfaces*, Wiley, New York, 1988.
5. von Weimarn PP. In Alexander J, ed: *Colloid Chemistry*, vol I, Chemical Catalog Co (Reinhold), New York, 1926. See also *Chem Rev* 2: 217, 1926.
6. Mysels KJ: *Introduction to Colloid Chemistry*, Wiley-Interscience, New York, 1959.
7. Shaw DJ: *Introduction to Colloid and Surface Chemistry*, 4th ed, Butterworth-Heinemann, Oxford, 1992.
8. Hiemenz PC: *Principles of Colloid and Surface Chemistry*, 2nd ed, Dekker, New York, 1986.
9. Vold RD, Vold MJ: *Colloid and Interface Chemistry*, Addison-Wesley, Reading, MA, 1983.
10. Hunter RJ: *Foundations of Colloid Science*, vol I, Clarendon Press, Oxford, 1987.
11. Lachman L et al: *The Theory and Practice of Industrial Pharmacy*, 3rd ed, Lea & Febiger, Philadelphia, 1986.
12. Tubis M, Wolf W, eds: *Radiopharmacy*, Wiley-Interscience, New York, 1976.
13. Overbeek JThG: *Adv Colloid Interface Sci* 15: 251, 1982.
14. LaMer VK, Dinegar RH: *J Am Chem Soc* 72: 4847, 1950.
15. Matijevic E: *Acc Chem Res* 14: 22, 1981 and *Ann Rev Mater Sci* 15: 483, 1985.
16. Florence AT, Attwood D: *Physicochemical Principles of Pharmacy*, 2nd ed, Chapman & Hall, New York, 1988.
17. Gutch CF, Stoner MH: *Review of Hemodialysis*, Mosby, St. Louis, 1975.
18. van Olphen H: *An Introduction to Clay Colloid Chemistry*, 2nd ed, Wiley, New York, 1977.
19. Provder T, ed: *Particle Size Distribution II Assessment and Characterization*, ACS Symposium Series 472, American Chemical Society, Washington, DC, 1991.
20. Ross DA et al: *J Colloid Interface Sci* 64: 533, 1978; 76: 478, 1980.
21. Schott H, Martin AN. In Dittert LW, ed, *American Pharmacy*, 7th ed, Lippincott, Philadelphia, Chap 6, 1974.
22. Liao W-C, Zatz JL: *J Soc Cosmet Chem* 31: 107, 1980.
23. Schott H, Royce AE: *Colloids Surfaces* 19: 399, 1986.
24. Parks GA: *Chem Rev* 65: 177, 1965.
25. Schott H: *J Pharm Sci* 66: 1548, 1977.
26. Sonntag H, Strenge K: *Coagulation and Stability of Disperse Systems*, Halstead, New York, 1972.
27. Schick MJ, ed: *Nonionic Surfactants—Physical Chemistry*, Dekker, New York, 1987.
28. Vincent B: *Adv Colloid Interface Sci* 4: 193, 1974.
29. Hunter RJ: *Zeta Potential in Colloid Science*, Academic, New York, 1981.
30. Davies JT, Rideal EK: *Interfacial Phenomena*, 2nd ed, Academic, New York, 1963.
31. Bier M, ed: *Electrophoresis*, vols I and II, Academic, New York, 1959 and 1967.
32. Shaw DJ: *Electrophoresis*, Academic, New York, 1969.
33. Cawley LP: *Electrophoresis and Immunoelectrophoresis*, Little-Brown, Boston, 1969.
34. Catsimpoolas N, ed: *Ann NY Acad Sci* 209 (Jun 15): 1973.
35. Schott H in Martin A: *Physical Pharmacy*, 4th ed, Lea & Febiger, Philadelphia, Chap 20, 1993.
36. Morawetz H: *Macromolecules in Solution*, 2nd ed, Wiley-Interscience, New York, 1975.
37. Veis A: *The Macromolecular Chemistry of Gelatin*, Academic, New York, 1964.
38. Ward AG, Courts A, eds: *The Science and Technology of Gelatin*, Academic, Chap 6, New York, 1977.
39. Schott H: *J Pharm Sci* 69: 852, 1980.
40. Shinoda K, Nakagawa T, Tamamushi B-I, Isemura T: *Colloidal Surfactants*, Academic, New York, 1963.
41. Attwood D, Florence AT: *Surfactant Systems*, Chapman & Hall, London, 1983.
42. Rosen MJ: *Surfactants and Interfacial Phenomena*, 2nd ed, Wiley, New York, 1989.
43. Mukerjee P, Mysels KJ: *Critical Micelle Concentrations of Aqueous Surfactant Systems*, NSRDS-NBS 36, Natl Bur Std, Washington DC, 1971.
44. Shinoda K, ed: *Solvent Properties of Surfactant Solutions*, Dekker, New York, 1967.
45. McBain MEL, Hutchinson E: *Solubilization and Related Phenomena*, Academic, New York, 1955.
46. Prince LM: *Microemulsions—Theory and Practice*, Academic, New York, 1977.
47. Friberg SE, Venable RL. In Becher P, ed: *Encyclopedia of Emulsion Technology*, vol 1, Dekker, Chap 4, New York, 1983.
48. Bellocq AM et al: *Adv Colloid Interface Sci* 20: 167, 1984.
49. Bourrel M, Schechter RS: *Microemulsions and Related Systems*, Dekker, New York, 1988.
50. Ruckenstein E: *Chem Phys Lett* 57: 517, 1978; *J Colloid Interface Sci* 66: 369, 1978.

CAPÍTULO 22

Dispersões Grosseiras

James Swarbrick, DSc, PhD
Vice President for Research and Development
Applied Analytical Industries, Inc
Wilmington, NC 28405

Joseph T Rubino, PhD
Section Head, Chemical Biological Pharmaceutical Development
Wyeth-Ayerst Research
Pearl River, NY 10965

Orapin P Rubino, PhD
Process Development Scientist
Glatt Air Techniques, Inc
Ramsey, NJ 07446

Este capítulo inclui a formação de suspensões e emulsões, bem como os fatores que influenciam sua estabilidade e desempenho como formas farmacêuticas. Para a finalidade da presente discussão, um sistema disperso ou dispersão será considerado um sistema de duas fases, no qual uma fase se distribui como partículas ou gotículas na segunda fase ou fase contínua. Nesses sistemas, a fase dispersa é freqüentemente referida como a fase descontínua ou interna, sendo que a fase contínua é denominada fase externa ou meio de dispersão. A discussão ficará restrita àquelas dispersões de sólido-líquido e líquido-líquido que têm significância farmacêutica, a saber, suspensões e emulsões. Contudo, sistemas de fase mais complicados (p. ex., uma combinação de fases líquida e líquido-cristalina) podem existir em emulsões. Essa situação será discutida na seção que trata das emulsões.

Todas as dispersões podem ser classificadas em três grupos, com base no tamanho das partículas dispersas. O Cap. 21 estuda um desses grupos — dispersões coloidais —, no qual o tamanho das partículas dispersas se encontra na faixa de aproximadamente 1 nm a 0,5 µm. As dispersões moleculares, o segundo grupo nessa classificação, são debatidas no Cap. 20. O terceiro grupo, que consiste nas *dispersões grosseiras*, em que o tamanho da partícula excede 0,5 µm, é o tema deste capítulo. O conhecimento das dispersões grosseiras é essencial para a preparação de suspensões farmacêuticas (dispersões de sólido-líquido) e emulsões (dispersões de líquido-líquido).

A ETAPA DA DISPERSÃO

O formulador farmacêutico está preocupado principalmente com a produção de uma suspensão de fluxo fácil (derramamento ou espalhamento), uniforme e regular ou emulsão em que a dispersão das partículas possa ser efetuada com dispêndio mínimo de energia.

Na preparação de suspensões, as forças de atração entre as partículas precisam ser superadas pela elevada ação de cisalhamento de certos aparelhos, como laminador de colóides, ou pelo uso de agentes ativos em superfície. Os últimos facilitam muito o umedecimento de pós liofóbicos e auxiliam na remoção da superfície aérea que o cisalhamento isolado pode não remover; dessa maneira, a tendência de aglomeração das partículas é reduzida. Além disso, a diminuição da energia livre de superfície pela adsorção desses agentes reduz diretamente a força de direcionamento termodinâmico oposta à dispersão das partículas.

Na emulsificação, as taxas de cisalhamento são freqüentemente necessárias para a dispersão da fase interna em gotículas diminutas. As forças de cisalhamento sofrem a oposição das forças que agem para resistir à distorção e à subseqüente ruptura das gotículas. Mais uma vez, os agentes ativos em superfície ajudam muito ao diminuir a tensão interfacial, que é o principal componente reversível que se opõe à distorção da gotícula. Os agentes ativos em superfície também podem ter um papel importante na determinação de se uma emulsão de óleo-em-água (O/A) ou de água-em-óleo (A/O) resiste preferencialmente à ação de cisalhamento.

Quando o processo de dispersão começa, desenvolve-se simultaneamente uma tendência para que o sistema reverta para um estado energeticamente mais estável, manifestado pelos fenômenos de floculação, coalescência, sedimentação, crescimento do cristal e aglutinação. Se essas alterações físicas não são inibidas ou controladas, as dispersões bem-sucedidas não serão conseguidas ou serão perdidas durante a vida de armazenamento.

PROPRIEDADES INTERFACIAIS

Como suspensões e emulsões são dispersões de uma fase dentro de outra, o processo da dispersão cria um enorme aumento na área interfacial entre as partículas ou gotículas dispersas e o meio de dispersão. Quando se consideram as propriedades interfaciais das partículas dispersas, dois fatores devem ser levados em conta, sem considerar se a fase dispersa é sólida ou líquida. O primeiro relaciona-se com um aumento na energia livre da superfície, desde que o tamanho da partícula seja reduzido e a superfície específica aumentada. O segundo lida com a presença de uma carga elétrica sobre a superfície das partículas dispersas.

ENERGIA LIVRE DE SUPERFÍCIE — Quando materiais sólidos e líquidos são reduzidos em tamanho, eles tendem a se aglomerar ou se manter unidos. Essa aglomeração, que pode acontecer em um meio aéreo ou líquido, é uma tentativa das partículas para reduzir o excesso de energia livre do sistema. O aumento na energia livre de superfície está relacionado com o aumento na área de superfície produzido quando o tamanho médio da partícula é reduzido. Isso pode ser expresso como

$$\Delta F = \gamma \Delta A \tag{1}$$

onde ΔF é o aumento na energia livre de superfície em ergs, ΔA é o aumento na área de superfície em cm^2, e γ é a tensão superficial em dina/cm, entre a partícula ou gotícula dispersa e o meio de dispersão. Quanto menor for o ΔF, maior será a estabilidade termodinâmica da suspensão das partículas. Uma redução em ΔF é freqüentemente efetuada pela adição de um agente umidificador (discutido no Cap. 20), que é adsorvido na interface entre a partícula e o veículo, diminuindo assim a tensão interfacial. Isso faz com que as partículas permaneçam dispersas e se depositem de forma relativamente lenta. Infelizmente, nas suspensões de sólido-líquido, as partículas podem formar um aglomerado rígido no fundo do recipiente quando elas se depositam mais adiante. Esse sedimento, que pode ser extremamente difícil de redispersar-se, pode levar a erros de dosagem, quando o produto é administrado ao paciente.

POTENCIAL DE SUPERFÍCIE — Conforme discutido no Cap. 20, as forças de atração e de repulsão existem entre as partículas em um meio líquido. O equilíbrio entre essas forças opostas determina se duas partículas em aproximação entre si realmente farão contato ou serão repelidas em certa distância de separação. Embora grande parte do trabalho teórico sobre os potenciais elétricos da superfície tenha sido efetuada em colóides liofóbicos, as teorias desenvolvidas nessa área têm sido aplicadas às suspensões e emulsões.

SUSPENSÕES

Uma *suspensão farmacêutica* pode ser definida como uma dispersão grosseira que contém material insolúvel finamente dividido e suspenso em um meio líquido. As formas farmacêuticas de suspensão são fornecidas pela via oral, injetadas por via intramuscular ou subcutânea, instiladas por via intranasal, inaladas para os pulmões, aplicadas à pele como preparações tópicas ou utilizadas para fins oftálmicos no olho. Elas constituem uma classe importante de forma de dosagem. Como alguns produtos são ocasionalmente preparados em uma forma seca para ser colocada em suspensão no momento da preparação pela adição de um veículo líquido apropriado, essa definição é estendida para incluir esses produtos.

Existem determinados critérios que devem ser satisfeitos para uma suspensão bem-formulada. As partículas dispersas devem ser de tamanho tal que elas não se depositem rapidamente no recipiente. Entretanto, no caso em que a sedimentação realmente aconteça, o sedimento não deve formar um aglutinado rígido. Em vez disso, ele deve ser capaz de sofrer redispersão com um mínimo esforço por parte do paciente. Finalmente, o produto deve ser fácil de derramar, ter um sabor agradável e ser resistente ao ataque microbiano.

As três principais preocupações associadas às suspensões são

1. Garantir a dispersão adequada das partículas no veículo.
2. Minimizar a sedimentação das partículas dispersas.
3. Prevenir a aglutinação dessas partículas quando há a formação de sedimento

Grande parte da discussão a seguir trata dos fatores que influenciam esses processos e dos meios pelos quais a sedimentação e a aglutinação podem ser minimizadas.

FLOCULAÇÃO E DEFLOCULAÇÃO — O potencial zeta, φ_z, é uma indicação mensurável do potencial existente na superfície de uma partícula. Quando φ_z é relativamente alto (25 mV ou mais), as forças de repulsão entre duas partículas excedem as forças de atração de London. Dessa maneira, as partículas são dispersas, e se diz que estão *defloculadas*. Mesmo quando colocadas próximas pelo movimento aleatório ou agitação, as partículas defloculadas resistem à colisão devido ao seu elevado potencial de superfície.

A adição de um íon preferencialmente adsorvido, cuja carga seja oposta em sinal àquela da partícula, leva a uma diminuição progressiva do φ_z. Em alguma concentração do íon adicionado, as forças elétricas de repulsão são suficientemente diminuídas e as forças de atração predominam. Nessas condições, as partículas podem aproximar-se muito mais entre si e formar agregados frouxos, denominados *flocos*. Diz-se que esse sistema está *floculado*.

Alguns pesquisadores restringem o termo "floculação" à agregação gerada pela formação de pontes químicas; a agregação que envolve uma redução do potencial de repulsão na dupla camada é referida como *coagulação*. Outros pesquisadores consideram a floculação como agregação no mínimo secundário da curva de energia potencial de duas partículas interatuantes e coagulação como a agregação no mínimo primário. No presente capítulo, o termo *floculação* é utilizado para todos os processos de agregação, independentemente do mecanismo.

A adição continuada do agente floculador pode reverter o processo acima, quando o potencial zeta aumenta o suficiente na direção oposta. Assim, a adsorção de ânions sobre partículas defloculadas e positivamente carregadas em suspensão levará à floculação. A adição de mais ânions pode, mais adiante, gerar uma carga negativa global sobre as partículas. Quando isso atinge a magnitude necessária, a defloculação pode ocorrer novamente. A única diferença a partir do sistema inicial é que a carga total sobre as partículas em seus estados defloculados é negativa em vez de positiva. Algumas das principais diferenças entre as suspensões de partículas floculadas e defloculadas são apresentadas no Quadro 22.1.

CINÉTICA DA FLOCULAÇÃO — A velocidade em que ocorre a floculação é uma consideração na estabilidade das dispersões suspensas. Se a floculação é considerada rápida ou lenta depende da presença de uma barreira repulsiva entre partículas adjacentes. Na ausência dessa barreira, e para um sistema monodisperso, a floculação rápida acontece em uma velocidade fornecida pela equação de Smoluchowski

$$\delta N/\delta t = -4\pi DRN^2 \tag{2}$$

onde $\delta N/\delta t$ é a velocidade de desaparecimento das partículas/mL, R é a distância entre os centros das duas partículas em contato, N é o número de partículas por mL e D é o coeficiente

Quadro 22.1 Propriedades Relativas de Partículas Floculadas e Defloculadas em Suspensão

DEFLOCULADAS	FLOCULADAS
1. As partículas existem na suspensão como entidades distintas.	1. As partículas formam agregados frouxos.
2. A velocidade de sedimentação é lenta, desde que cada partícula sedimenta separadamente e o tamanho da partícula é mínimo.	2. A velocidade de sedimentação é alta, pois as partículas sedimentam como um floco, que é uma coleção de partículas.
3. Um sedimento é formado lentamente.	3. Um sedimento é formado com rapidez.
4. O sedimento torna-se, mais adiante, muito agrupado, devido ao peso das camadas superiores do material em sedimentação. As forças de repulsão entre as partículas são superadas e um agregado rígido é formado, o qual é difícil, se não impossível, de se redispersar.	4. O sedimento é agrupado frouxamente e possui uma estrutura semelhante a um tablado. As partículas não se ligam firmemente entre si e não se forma um agregado duro e denso. O sedimento é fácil de ser redispersado, de modo a se reconstruir a suspensão original.
5. A suspensão tem um aspecto agradável, pois o material suspenso permanece suspenso por um intervalo de tempo relativamente longo. O sobrenadante também permanece turvo, mesmo quando a sedimentação é aparente.	5. A suspensão é algo repugnante, devido à rápida sedimentação e à presença de uma região sobrenadante clara e óbvia. Isso pode ser minimizado quando o volume do sedimento é aumentado. De maneira ideal, o volume do sedimento deve cercar o volume da suspensão.

de difusão. Sob essas condições, a velocidade é proporcional ao quadrado da concentração da partícula. A presença ou ausência de uma barreira de energia é fortemente influenciada pelo tipo e pela concentração de qualquer eletrólito presente. Quando uma barreira de energia existe entre partículas adjacentes, a velocidade de floculação será provavelmente muito menor que o previsto na Equação 2.

DEPOSIÇÃO E SEU CONTROLE

Para controlar a deposição do material disperso em suspensão, o farmacêutico deve estar ciente dos fatores físicos que afetam a velocidade de sedimentação das partículas sob condições ideais e não-ideais. Também são importantes os vários coeficientes empregados para expressar a quantidade de floculação no sistema e o efeito que a floculação terá sobre a estrutura e o volume do sedimento.

Velocidade de Sedimentação

A velocidade em que as partículas em uma suspensão sedimentam está relacionada ao tamanho e densidade das partículas e à viscosidade do meio de suspensão. O movimento browniano pode exercer um efeito significativo, bem como a ausência ou presença de floculação no sistema.

LEI DE STOKES — A velocidade de sedimentação de uma coleção uniforme de partículas esféricas é regida pela *lei de Stokes*, expressa como

$$v = \frac{2r^2(\rho_1 - \rho_2)g}{9\eta} \quad (3)$$

onde v é a velocidade terminal em cm/s, r é o raio das partículas em cm, ρ_1 e ρ_2 são as densidades (g/cm^3) da fase dispersa e do meio de dispersão, respectivamente, g é a aceleração decorrente da gravidade (980,7 cm/s^2) e η é a viscosidade newtoniana do meio de dispersão em poises (g/cm s). A lei de Stokes aplica-se apenas quando o movimento das partículas para baixo não é suficientemente rápido para provocar turbulência. As micelas e as pequenas vesículas de fosfolipídios não se depositam, a menos que elas sejam sujeitadas à centrifugação.

Embora as condições em uma suspensão farmacêutica não estejam em acordo exato com aquelas dispostas para a lei de Stokes, a Equação 3 fornece os fatores que se pode esperar que influenciem a taxa de deposição. Assim, a velocidade de sedimentação será reduzida através da diminuição do tamanho da partícula, desde que as partículas sejam mantidas em um estado defloculado. A velocidade de sedimentação será uma função inversa da viscosidade do meio de dispersão.

Entretanto, uma viscosidade muito alta é indesejável, principalmente quando o meio de suspensão é newtoniano em vez de adelgaçamento por cisalhamento (veja Cap. 23), porque, então, se torna difícil redispersar o material que foi depositado. Também pode ser inconveniente remover uma suspensão viscosa de seu recipiente. Quando o tamanho das partículas que sofrem sedimentação é reduzido até aproximadamente 2 μm, o movimento browniano aleatório é observado e a velocidade de sedimentação desvia-se acentuadamente das predições teóricas da lei de Stokes. O tamanho real em que o movimento browniano se torna significativo depende da densidade da partícula, bem como da viscosidade do meio de dispersão.

EFEITO DE FLOCULAÇÃO — Em um sistema defloculado contendo uma distribuição dos tamanhos das partículas, as partículas maiores sedimentam naturalmente mais rápido que as partículas menores. As partículas muito pequenas permanecem suspensas durante um intervalo de tempo considerável, resultando no fato de que nenhum limite nítido é formado entre o sobrenadante e o sedimento. Mesmo quando um sedimento se torna discernível, o sobrenadante permanece turvo.

Quando o mesmo sistema é floculado (de uma maneira a ser discutida mais adiante), dois efeitos ficam imediatamente aparentes. Em primeiro lugar, os flocos tendem a cair juntos, assim um limite distinto entre o sedimento e o sobrenadante é imediatamente observado; em segundo lugar, o sobrenadante é claro, mostrando que as partículas muito diminutas foram incorporadas nos flocos. A velocidade inicial de sedimentação nos sistemas floculados é determinada pelo tamanho dos flocos e pela porosidade da massa agregada. Sob essas circunstâncias, talvez seja melhor usar o termo *abaixamento*, em vez de sedimentação.

Expressões Quantitativas de Sedimentação e Floculação

Freqüentemente, o farmacêutico precisa avaliar uma formulação em relação à quantidade de floculação na suspensão e comparar esta com aquela encontrada em outras formulações. Os dois parâmetros comumente empregados para essa finalidade são delineados adiante.

VOLUME DE SEDIMENTAÇÃO — O *volume de sedimentação, F*, é a relação do volume do sedimento em equilíbrio, V_u, e o volume total da suspensão, V_0. Dessa maneira,

$$F = V_u/V_0 \quad (4)$$

À medida que o volume de suspensão que parece ser ocupado pelo sedimento aumenta, eleva-se o valor de F, que normalmente varia de quase 0 a 1. No sistema em que $F = 0,75$, por exemplo, 75% do volume total no recipiente são aparentemente ocupados por flocos frouxos e porosos que formam o sedimento. Isso é ilustrado na Fig. 22.1. Quando $F = 1$, nenhum sedimento está aparente, ainda que o sistema esteja floculado. Essa é a suspensão ideal, já que, sob essas condições, não ocorrerá sedimentação. A agregação também estará ausente. Além disso, a suspensão é esteticamente agradável, não existindo sobrenadante claro visível.

GRAU DE FLOCULAÇÃO — Um parâmetro melhor para comparar sistemas floculados é o *grau de floculação, β*, que relaciona o volume de sedimentação da suspensão floculada, F, com o volume de sedimentação da suspensão, quando defloculada, F_∞. É expressa como

$$\beta = F/F_\infty \quad (5)$$

O grau de floculação é, por conseguinte, uma expressão do volume de sedimento aumentado resultante da floculação. Quando, por exemplo, β apresenta um valor de 5,0 (veja a Fig. 22.1), isso significa que o volume de sedimento no sistema floculado é cinco vezes aquele no estado defloculado. Quando uma segunda formulação floculada resulta em um valor para β de 6,5, esta última suspensão obviamente é preferida, quando o objetivo é produzir como floculado um produto, quando possível. À medida que o grau de floculação no sistema diminui, β aproxima-se da unidade, o valor mínimo teórico.

FORMULAÇÃO DE SUSPENSÕES

A formulação de uma suspensão que possui estabilidade física ótima depende de se as partículas em suspensão devem ser

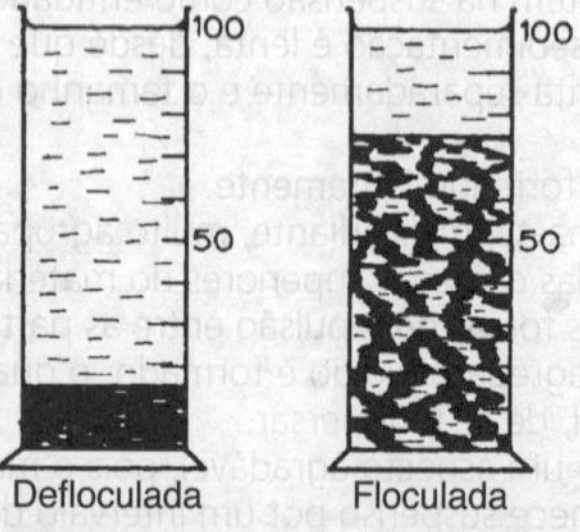

Fig. 22.1 Parâmetros de sedimentação das suspensões. Suspensão defloculada: $F_\infty = 0,15$. Suspensão floculada: $F = 0,75$; $\beta = 5,0$.

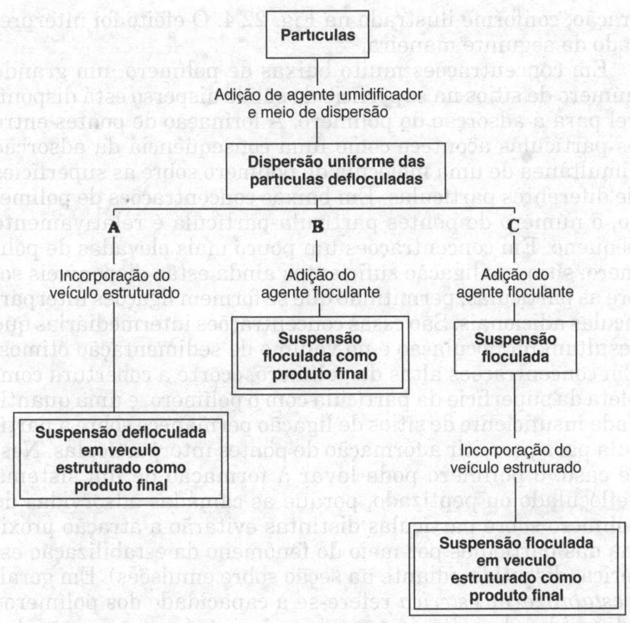

Fig. 22.2 Condutas alternativas para a formulação das suspensões.

floculadas ou permanecer defloculadas. Uma conduta envolve o uso de um veículo estruturado para manter partículas defloculadas em suspensão; uma segunda conduta depende da floculação controlada como um meio de evitar a formação de aglutinação. Uma terceira conduta, uma combinação dos dois métodos anteriores, resulta em um produto com estabilidade ótima. Os vários esquemas estão ilustrados na Fig. 22.2.

DISPERSÃO DE PARTÍCULAS — A etapa da dispersão foi discutida anteriormente neste capítulo. Os agentes ativos em superfície comumente são utilizados como agentes umidificadores; a eficiência máxima é obtida quando o valor HLB se situa dentro do intervalo de 7 a 9. Uma solução concentrada de agente umidificador no veículo pode ser utilizada para preparar uma pasta do pó; esta é diluída com a quantidade necessária do veículo. O álcool e a glicerina podem ser por vezes utilizados nos estágios iniciais para dispersar as partículas, permitindo, assim, que o veículo penetre na massa de pó.

Deve ser empregada apenas a quantidade mínima de agente umidificador, compatível com a produção de uma dispersão adequada das partículas. As quantidades excessivas podem levar à formação de espuma ou conferir um sabor ou odor desagradável ao produto. Invariavelmente, em conseqüência da umidificação, as partículas dispersas no veículo são defloculadas.

VEÍCULOS ESTRUTURADOS — Os *veículos estruturados* são, em geral, soluções aquosas de materiais poliméricos, como os hidrocolóides, que, amiúde, são negativamente carregados em solução aquosa. Os exemplos típicos são metilcelulose, carboximetilcelulose, bentonita e carbômero. A concentração empregada depende da consistência desejada para a suspensão, que, por sua vez, se relaciona ao tamanho da densidade das partículas suspensas. Elas funcionam como agentes de suspensão geradores de viscosidade e, dessa forma, reduzem a velocidade de sedimentação das partículas dispersas.

As propriedades reológicas de agentes de suspensão são consideradas em outro local (Cap. 23). De maneira ideal, essas formam sistemas pseudoplásticos ou plásticos que sofrem adelgaçamento por cisalhamento. Algum grau de tixotropia também é desejável. Os materiais não-newtonianos desse tipo são preferidos em relação aos sistemas newtonianos porque, se as partículas depositarem mais adiante no fundo do recipiente, sua redispersão é facilitada pelo adelgaçamento do veículo quando agitado. Quando a agitação é interrompida, o veículo recupera sua consistência original e as partículas redispersas são mantidas suspensas. Esse processo de redispersão, facilitado por um veículo de diminuição do cisalhamento, pressupõe que as partículas defloculadas ainda não formaram um agregado. Se a sedimentação e o envolvimento prosseguiram até o ponto em que ocorreu agregação considerável, a redispersão é quase impossível.

FLOCULAÇÃO CONTROLADA — Quando se emprega a conduta da floculação controlada (veja a Fig. 22.2*B* e *C*), o formulador toma a dispersão de partículas umidificadas e defloculadas e tenta provocar a floculação através da adição de um agente floculador; mais amiúde, esses são eletrólitos, polímeros ou surfactantes. O objetivo é *controlar* a floculação através da adição da quantidade de agente floculador que resulte no volume de sedimentação máximo.

FLOCULAÇÃO USANDO ELETRÓLITOS — Os *eletrólitos* são, provavelmente, os agentes floculadores mais amplamente utilizados. Eles agem reduzindo as forças elétricas de repulsão entre as partículas, permitindo, assim, que as partículas formem os flocos frouxos tão característicos de uma suspensão floculada. Como a capacidade das partículas de se agrupar e formar um floco depende de suas cargas de superfície, as mensurações do potencial zeta sobre a suspensão, quando se acrescenta um eletrólito, fornecem informações valiosas sobre a extensão da floculação no sistema.

Esse princípio é ilustrado pela referência ao seguinte exemplo, obtido a partir do trabalho de Haines e Martin.[2] As partículas de sulfamerazina em água apresentam uma carga negativa. A adição seriada de um eletrólito adequado, como o cloreto de alumínio, provoca uma redução progressiva no potencial zeta das partículas. Isso se deve à adsorção preferencial do cátion de alumínio trivalente. Eventualmente, o potencial zeta alcançará zero e, em seguida, se tornará positivo à medida que a adição de $AlCl_3$ continua.

Quando os estudos de sedimentação são feitos simultaneamente em suspensões portadoras da mesma faixa de concentrações de $AlCl_3$, observa-se uma relação (Fig. 22.3) entre o volume de sedimentação *F*, a presença ou ausência de agregação e o potencial zeta das partículas. Para obter uma suspensão floculada, não-agregada e com volume de sedimentação máximo, o potencial zeta deve ser controlado, de forma a se situar dentro de um determinado intervalo (geralmente inferior a 25 mV). Isso é conseguido por meio do uso criterioso de um eletrólito. Uma situação comparável é observada quando um íon negativo, como PO_4^{3-}, é adicionado a uma suspensão das partículas carregadas positivamente, como o subnitrato de bismuto.

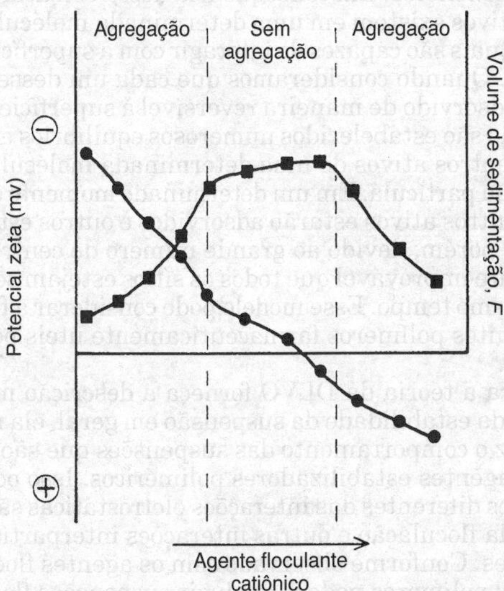

Fig. 22.3 Relação típica entre agregação, potencial zeta e volume de sedimentação, quando um agente floculante positivamente carregado é acrescentado a uma suspensão de partículas negativamente carregadas. ●: potencial zeta. ■: volume de sedimentação.

O trabalho de Matthews e Rhodes[3-5], envolvendo estudos teóricos e experimentais, confirmou os princípios de formulação propostos por Martin e Haines. As suspensões empregadas por Matthews e Rhodes continham griseofulvina a 2,5% *p/v* como um pó fino, juntamente com o surfactante aniônico sulfato de dodecil dioxietilado sódico (10^{-3} molar) como um agente umidificador. Concentrações crescentes de cloreto de alumínio foram acrescentadas, sendo registrados a altura de sedimentação (equivalente ao volume de sedimentação, veja Cap. 21) e o potencial zeta. A floculação aconteceu quando foi alcançada uma concentração de cloreto de alumínio 10^{-3} molar. Nesse ponto, o potencial zeta caiu de −46,4 para −17,0 mV. A redução adicional do potencial zeta, até −4,5 mV através do uso de cloreto de alumínio 10^{-2} molar não aumentou a altura de sedimentação, em concordância com os princípios mostrados na Fig. 22.3.

Em seguida, Matthews e Rhodes prosseguiram para mostrar, por análise de computador, que a teoria DLVO (veja o Cap. 21) predizia os resultados obtidos — a saber, que as suspensões de griseofulvina sob avaliação permaneceriam defloculadas quando a concentração de cloreto de alumínio fosse de 10^{-4} molar ou menos. Apenas em concentrações no intervalo de 10^{-3} e 10^{-2} molar, o cloreto de alumínio forneceu gráficos teóricos mostrando os mínimos primários profundos, indicativos da floculação. Esses ocorreram em uma distância de separação de aproximadamente 50 Å entre as partículas, o que levou Matthews e Rhodes a concluir que a coagulação ocorreu no mínimo primário.

Schneider *et al*[6] publicaram detalhes de uma pesquisa laboratorial (adequada para os estudantes) que combina cálculos, baseados na teoria DLVO e realizados com um programa de computador interativo, com experiências de sedimentação reais realizadas em sistemas simples.

FLOCULAÇÃO POR POLÍMEROS — Os *polímeros* podem desempenhar uma função importante como agentes floculadores em suspensões farmacêuticas. Como tal, os polímeros podem ter uma vantagem sobre os agentes floculadores iônicos, pelo fato de serem menos sensíveis aos eletrólitos adicionados. Isso leva a uma maior flexibilidade no uso de aditivos, como conservantes, flavorizantes e corantes, que poderiam ser necessários para a formulação.

A eficácia de um polímero como um agente estabilizador para as suspensões depende principalmente da afinidade do polímero pela superfície da partícula, bem como da carga, do tamanho e da orientação da molécula do polímero na fase contínua. Muitos polímeros úteis em farmácia contêm grupamentos funcionais polares, que são separados por uma estrutura de hidrocarbonetos. Em conseqüência dessa estrutura, muitos centros ativos existem em uma determinada molécula de polímero, os quais são capazes de interagir com a superfície de uma partícula. Quando consideramos que cada um desses centros ativos é adsorvido de maneira reversível à superfície da partícula, então são estabelecidos numerosos equilíbrios entre cada um dos centros ativos de uma determinada molécula de polímero e uma partícula. Em um determinado momento qualquer, alguns centros ativos estarão adsorvidos e outros estarão sem adsorção, porém, devido ao grande número de centros ativos, é altamente improvável que todos os sítios estejam sem adsorção ao mesmo tempo. Esse modelo pode considerar a forte atração de muitos polímeros farmaceuticamente úteis por sólidos dispersos.

Embora a teoria da DLVO forneça a descrição mais bem-sucedida da estabilidade da suspensão em geral, ela nem sempre prediz o comportamento das suspensões que são formuladas com agentes estabilizadores poliméricos. Isso ocorre porque fatores diferentes das interações eletrostáticas são responsáveis pela floculação e outras interações interpartículas nas suspensões. Conforme observado com os agentes floculadores iônicos, os polímeros podem produzir suspensões floculadas e defloculadas. Acredita-se que o principal mecanismo pelo qual os polímeros agem como floculadores se deve à formação de pontes do polímero entre as superfícies de duas partículas diferentes. O efeito pode ser altamente dependente da concentração, conforme ilustrado na Fig. 22.4. O efeito foi interpretado da seguinte maneira.

Em concentrações muito baixas de polímero, um grande número de sítios na superfície do sólido disperso está disponível para a adsorção do polímero. A formação de pontes entre as partículas acontece como uma conseqüência da adsorção simultânea de uma molécula de polímero sobre as superfícies de diferentes partículas. Em baixas concentrações de polímero, o número de pontes partícula-partícula é relativamente pequeno. Em concentrações um pouco mais elevadas de polímero, sítios de ligação suficientes ainda estão disponíveis sobre as partículas, permitindo que se formem ligações interpartículas adicionais. São essas concentrações intermediárias que resultam na floculação e no volume de sedimentação ótimos. Em concentrações altas de polímero, ocorre a cobertura completa da superfície da partícula com o polímero, e uma quantidade insuficiente de sítios de ligação permanece sobre a partícula para permitir a formação de pontes interpartículas. Nesse caso, o polímero pode levar à formação de um sistema defloculado ou peptizado, porque as camadas adsorvidas de polímero sobre partículas distintas evitarão a atração próxima das partículas por meio do fenômeno da estabilização estérica (discutida adiante na seção sobre emulsões). Em geral, a *estabilização estérica* refere-se à capacidade dos polímeros adsorvidos de evitar a aproximação intensa e a coesão das partículas dispersas, devido ao fato de que a mistura dos polímeros adsorvidos nas superfícies de partículas é energeticamente desfavorável. As suspensões formuladas com concentrações relativamente altas de polímero estariam defloculadas e, portanto, tenderiam a ter pequenos volumes de sedimentação.

Um fator complicador potencial na análise anterior é que o grau de floculação pode depender do intervalo de tempo e da magnitude da mistura durante a formulação. Em alguns casos, a mistura suave poderia resultar em uma suspensão floculada; entretanto, a mistura contínua ou mais vigorosa poderia resultar na reorientação do polímero na superfície da partícula com a formação de menos pontes interpartículas. Também deve ser lembrado que as altas concentrações do polímero podem resultar na formação de um veículo estruturado, cuja vantagem deve ser pesada contra os possíveis efeitos da defloculação. As considerações práticas na formulação de suspensões usando polímeros foram apresentadas por Scheer.[7]

O volume de sedimentação alcançado pela adição de agentes floculadores poliméricos pode concordar, ou não, com a teoria da DLVO. Por exemplo, Kellaway e Najib[8] mostraram que as suspensões de sulfamidina estabilizadas com o polímero aniônico carboximetilcelulose sódica obedeceram à relação esperada entre a mobilidade eletroforética, uma mensuração que é proporcional ao potencial zeta, e o volume de sedimentação em concordância com a Fig. 22.3. Contudo, a estabilização da suspensão com o polímero não-iônico polivinilpirrolidona (PVP) não obedeceu à relação esperada entre a mobilidade eletroforética e o volume de sedimentação. Em altas concentrações de PVP, as partículas exibiram um potencial zeta baixo, mas, ao contrário das predições da Fig. 22.3, observou-se um volume de sedimentação baixo. Embora a adsorção do polímero reduzisse a carga no plano de cisalhamento, a floculação não aconteceu. Acredita-se que isso se deva à estabilização estérica das partículas em altas concentrações de PVP, a qual impede a aproximação suficiente e a ligação das partículas para formar flocos.

A configuração dos polímeros na fase contínua também pode ter um efeito sobre o grau de floculação. Nas concentrações em que ocorre a floculação, os polímeros que possuem uma configuração linear na fase contínua geralmente serão floculadores mais efetivos que os polímeros que estão espiralados na fase contínua.

Em algumas situações, foi utilizada uma combinação de agentes floculadores poliméricos e iônicos. Em geral, a sensibilidade do sólido disperso à floculação pelo eletrólito adicionado é estimulada pela presença do polímero.

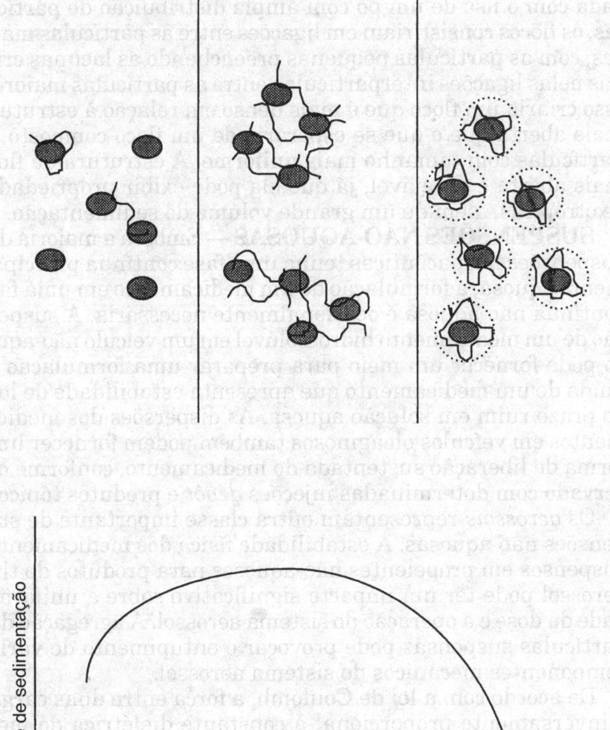

Fig. 22.4 Floculação por polímeros hidrofílicos. O grau ótimo de floculação e de volume de sedimentação ocorre quando se forma um grande número de pontes interpartículas. As altas concentrações do polímero resultam em uma suspensão defloculada por meio da repulsão estérica.

O Quadro 22.2 contém uma lista de agentes suspensores que foram utilizados na formulação de suspensões farmacêuticas. Muitos desses podem servir a funções duplas como agentes floculadores/estabilizadores e de aumento da viscosidade.

FLOCULAÇÃO COM O USO DE DETERGENTES — *Detergentes* iônicos e não-iônicos podem ser empregados para produzir floculação em suspensões. Os detergentes iônicos podem produzir floculação de uma maneira similar a outros eletrólitos; eles podem reduzir o potencial zeta das partículas dispersas. Notou-se, também, que os detergentes não-iônicos reduzem o potencial zeta das partículas dispersas. Podem ocorrer a floculação e a defloculação. Concentrações relativamente altas de detergentes não-iônicos podem formar uma camada hidratada ao redor das partículas que pode levar à defloculação por meio de um mecanismo similar à estabilização estérica descrita para os polímeros. De maneira alternativa, alguns detergentes líquidos podem induzir a floculação através da formação de pontes líquidas entre as partículas. Seria plausível que os detergentes de alto peso molecular se comportassem de forma similar aos polímeros em relação à sua ação como um floculador ou estabilizador de suspensões.

FLOCULAÇÃO EM VEÍCULOS ESTRUTURADOS — A formulação ideal para uma suspensão pareceria existir quando as partículas floculadas são sustentadas em um veículo estruturado. Conforme demonstrado na Fig. 22.2 (em *C*), o processo envolve a dispersão das partículas e sua subseqüente floculação. Por fim, um polímero liofílico é adicionado para formar o veículo estruturado. No desenvolvimento da formulação, deve-se tomar cuidado para garantir a ausência de qualquer incompatibilidade entre o agente floculador e o polímero utilizado para o veículo estruturado. Uma limitação é que quase todos os veículos estruturados de uso comum são colóides hidrofílicos e comportam uma carga negativa. Isso significa que surge uma incompatibilidade quando a carga nas partículas é originalmente negativa. Nesse caso, a floculação exige a adição de um íon ou agente floculador positivamente carregado; na presença desse material, o agente de suspensão negativamente carregado pode coagular-se e perder sua capacidade de suspensão. Essa situação não acontece com as partículas que apresentam uma carga positiva, já que o agente floculador negativo que o formulador deve empregar é compatível com o agente de suspensão com carga similar.

Um método que pode ser utilizado para superar as incompatibilidades entre um agente de suspensão aniônico e um agente floculador catiônico consiste em reverter a carga sobre a partícula através do uso de material ativo em superfície positivamente carregado, como a gelatina. A adsorção de gelatina à superfície de uma partícula negativamente carregada pode reverter a carga da partícula quando a fase contínua é ajustada a um pH relativamente baixo. Isso pode permitir que

Quadro 22.2 Agentes Suspensores Utilizados na Formulação de Suspensões Farmacêuticas

TIPO DE POLÍMERO	EXEMPLOS	ESTRUTURA	NOMES COMERCIAIS
Derivados da celulose			
Aniônicos	Carboximetilcelulose (CMC)	Éter de celulose	
	Misturas de celulose microcristalina	Celulose cristalina + éter de celulose	Avicel
Não-iônicos	Metilcelulose (MC)	Éter de celulose	MC – Methocel, Metocel, Tylopur, Culminol, Celocol, Walsroder
	Etilcelulose (EC)		EC – Ethocel
	Hidroxietilcelulose (HEC)		HEC – Natrasol, Cellocize, Bermocol, Tylose, Blanose
	Hidroxipropilcelulose (HPC)		HPC-Klucel, Lacrisert
	Hidroxipropilmetilcelulose (HPMC)		HPMC – Methocel, Methlose, Pharmacoat, Culminol, Tylose, Celocol
Polímeros naturais			
Aniônicos	Alginatos, carageenan, xanthan gum, goma arábica, tragacanto	Polissacarídio	
Não-iônicos	Goma de alfarroba, goma guar	Polissacarídio	
Polímeros sintéticos			
Aniônicos	Carbômeros	Poliacrilato com ligação cruzada	Carbopol
Não-iônicos	Polivinil pirrolidona (PVP), álcool polivinílico (PVA), poloxâmero		Plasdone, Povidone, Kollidon
Argilas	Silicato de alumínio e magnésio (Veegum), bentonita	Silicato de alumínio hidratado	
	Hectorite	Magnesium hectorite	

a floculação seja alcançada com um agente floculador aniônico, como íon citrato ou íon fosfato. A adição desses agentes floculadores seria compatível com os agentes de suspensão poliméricos, os quais consistem, em grande parte, em moléculas de carga aniônica. Martin *et al*[9] sugeriram que esse efeito também pode ser atingido com o uso de aminas ativas em superfície, desde que sua toxicidade não impeça sua utilização.

TAMANHO DA PARTÍCULA E DISTRIBUIÇÃO — O tamanho da partícula é uma importante consideração para a estabilidade física de uma suspensão. Conforme previsto pela lei de Stokes, as partículas de pequeno diâmetro tendem a sedimentar mais lentamente em comparação com as partículas maiores; entretanto, pequenas partículas terão uma tendência aumentada para se agregar na sedimentação, quando elas não estão floculadas. Além disso, as interações entre partículas também podem ter um efeito significativo sobre a estabilidade da suspensão. Para as suspensões com um percentual relativamente alto de sólidos, as interações entre partículas podem produzir dispersões mais viscosas ou tixotrópicas. As partículas menores terão uma alta relação área de superfície/peso, o que favorece as interações entre as partículas e pode produzir as características reológicas desejáveis.

Além dos efeitos sobre as propriedades físicas de uma suspensão, o tamanho da partícula apresenta importantes implicações sobre o desempenho biofarmacêutico do medicamento. As suspensões aquosas podem servir efetivamente como um meio para liberar medicamentos pouco hidrossolúveis pelas vias enteral, parenteral e tópica. Para os medicamentos cuja solubilidade em água é baixa, a velocidade de dissolução das partículas do medicamento pode ser um fator primário que limita a absorção do medicamento. Nesses casos, a velocidade e a extensão da absorção do medicamento podem ser aumentadas através do uso de partículas de pequeno diâmetro. As pequenas partículas dissolvem-se mais rapidamente que as partículas maiores devido à área de superfície aumentada por unidade de peso do medicamento. Por fim, a uniformidade da dosagem sobre a vida do produto será aumentada por garantir que se alcance um tamanho de partícula relativamente pequeno. Isso é particularmente verdadeiro para as suspensões, cujas doses individuais são retiradas de um recipiente maior, como as suspensões para uso oral. As informações adicionais sobre a biodisponibilidade do medicamento para suspensões são apresentadas no final deste capítulo.

Como a maioria dos pós farmacêuticos é polidispersa em vez de monodispersa, a distribuição dos tamanhos das partículas também pode desempenhar um papel importante na estabilidade física de uma suspensão. Uma distribuição relativamente estreita dos tamanhos da partícula é desejável para a boa estabilidade. Uma distribuição estreita do tamanho da partícula propicia uma velocidade de sedimentação mais uniforme e possibilita a melhor previsibilidade das propriedades da suspensão de um lote para outro da suspensão acabada. Além disso, o fenômeno do amadurecimento de Ostwald será minimizado quando a distribuição das partículas é estreita. O *amadurecimento de Ostwald* é o fenômeno pelo qual as partículas maiores crescem de tamanho devido à dissolução das partículas menores. Esse fenômeno poderia resultar em suspensões farmaceuticamente instáveis (agregantes) e alteraria a biodisponibilidade do produto através de uma modificação na taxa de dissolução. O uso de um polímero adequado com uma afinidade para superfície do sólido disperso reduz ou elimina a cristalização nas suspensões que podem acontecer devido ao amadurecimento de Ostwald ou ao fenômeno de dissolução/cristalização causado por flutuações de temperatura. Esse efeito ocorre em concentrações de polímero que fornecem cobertura completa da superfície das partículas. Dessa maneira, um colóide hidrofílico, como um derivado da celulose, com alta afinidade pela superfície da partícula é freqüentemente adicionado a princípio na formulação da suspensão para propiciar uma ação protetora.

Nas suspensões floculadas, uma distribuição estreita de partículas também tende a resultar em flocos com uma estrutura mais aberta. Quando uma suspensão floculada é preparada com o uso de um pó com ampla distribuição de partículas, os flocos consistiriam em ligações entre as partículas maiores, com as partículas pequenas preenchendo as lacunas criadas pelas ligações interpartículas entre as partículas maiores. Isso criaria um floco que é mais denso em relação à estrutura mais aberta que o que se esperaria de um floco composto de partículas com tamanho mais uniforme. A estrutura de floco mais aberta é desejável, já que ela pode exibir propriedades tixotrópicas, além de um grande volume de sedimentação.

SUSPENSÕES NÃO-AQUOSAS — Embora a maioria das suspensões farmacêuticas tenha uma fase contínua principalmente aquosa, a formulação de um medicamento em uma fase contínua não-aquosa é ocasionalmente necessária. A suspensão de um medicamento hidrossolúvel em um veículo não-aquoso pode fornecer um meio para preparar uma formulação líquida de um medicamento que apresenta estabilidade de longo prazo ruim em solução aquosa. As dispersões dos medicamentos em veículos oleaginosos também podem fornecer uma forma de liberação sustentada do medicamento, conforme observado com determinadas injeções *dépôt* e produtos tópicos.

Os *aerossóis* representam outra classe importante de suspensões não-aquosas. A estabilidade física dos medicamentos suspensos em propelentes não-aquosos para produtos do tipo aerossol pode ter um impacto significativo sobre a uniformidade da dose e a operação do sistema aerossol. A agregação das partículas suspensas pode provocar o entupimento de vários componentes mecânicos do sistema aerossol.

De acordo com a lei de Coulomb, a força entre duas cargas é inversamente proporcional à constante dielétrica do meio entre as cargas:

$$f = \frac{q_1 q_2}{x} \tag{6}$$

onde f é a força entre as partículas, q_1 e q_2 são as cargas das partículas, Dx é a constante dielétrica e x é a distância entre as cargas.

Em geral, muitos líquidos farmacêuticos não-aquosos apresentam uma constante dielétrica que é menor que a da água. Isso resultaria em uma maior atração entre íons ou partículas de carga oposta e em uma repulsão maior entre os íons ou partículas de carga similar. O efeito de uma fase contínua de baixa constante dielétrica pode, portanto, afetar uma formulação de suspensão de diferentes maneiras. O uso de eletrólitos adicionados será menos útil devido ao seu baixo grau de ionização e à baixa solubilidade em alguns meios não-aquosos. Além disso, a densidade de cargas nas superfícies de partículas será reduzida, mas a repulsão entre as partículas pode ser facilitada. O resultado é que a floculação controlada é difícil de conseguir da mesma forma que com as suspensões aquosas, e a agregação pode ocorrer perante a sedimentação. Dessa forma, devem ser empregados meios alternativos de produção de suspensões farmaceuticamente aceitáveis.

Os surfactantes não-iônicos de valores HLB baixos podem ser empregados para melhorar a estabilidade física das suspensões. O ácido esteárico e outros ácidos alifáticos e os sais do tipo estearato, principalmente o monoestearato de alumínio, têm sido empregados como agentes suspensores. Esses materiais aumentam a viscosidade do óleo e produzem um meio estruturado que pode impedir a sedimentação das partículas do medicamento. Alternativamente, os agentes espessantes, como o Avicel, o dióxido de silicone coloidal e alcoóis de cadeia longa, podem ser empregados para diminuir a velocidade de sedimentação em suspensões não-aquosas.

Poucos estudos foram realizados para predizer a formulação e a estabilidade física dos medicamentos em suspensões não-aquosas. Parsons *et al*[10] mostraram que as propriedades de suspensão de inúmeros sólidos em um propelente de aerossol não-aquoso dependiam das propriedades de superfície dos sólidos. Os sólidos que tinham superfícies relativamente polares tendiam a se agregar a extensões maiores que os sólidos com superfícies relativamente apolares.

O conteúdo de umidade do sólido disperso e da fase contínua também pode desempenhar um papel importante na agregação do sólido. A umidade adsorvida sobre o sólido disperso pode ajudar a criar uma ponte líquida entre as partículas quando dispersa em determinados solventes não-aquosos. Quando controlado cuidadosamente, isso pode fornecer um meio para se obter algum grau de floculação em determinados veículos não-aquosos. Os exemplos são discutidos por Hiestand.[1]

ESTABILIDADE QUÍMICA DAS SUSPENSÕES — É improvável que as partículas que são totalmente insolúveis em um veículo líquido sofram muitas reações químicas que levam à degradação. Entretanto, muitos medicamentos em suspensão apresentam uma solubilidade finita, ainda que isso possa ser da ordem de frações de um micrograma por mililitro. Em conseqüência disso, o material em solução pode ser suscetível à degradação. Contudo, Tingstad *et al*[11] desenvolveram um método simplificado para determinar a estabilidade dos medicamentos em suspensão. A conduta baseia-se nas suposições de que

1. A degradação somente acontece na solução e é de primeira ordem.
2. O efeito da temperatura sobre a solubilidade do medicamento e a velocidade da reação se adapta à teoria clássica.
3. A dissolução não limita a velocidade da degradação.

PREPARAÇÃO DE SUSPENSÕES — A preparação em pequena escala de suspensões pode ser prontamente realizada pelo farmacêutico prático com um mínimo de equipamento. A dispersão inicial das partículas é mais bem empreendida por trituração em um gral, e o agente umidificador é acrescentado ao pó em pequenos aumentos. Quando as partículas foram adequadamente umedecidas, a pasta pode ser transferida para o recipiente final. A próxima etapa depende de se as partículas defloculadas devem ser suspensas em um veículo estruturado, floculadas ou defloculadas e depois suspensas. Independentemente de qual dos procedimentos alternativos delineados na Fig. 22.2 seja empregado, as várias manipulações podem ser facilmente efetuadas no frasco, principalmente quando uma solução aquosa do agente suspensor foi preparada com antecipação.

Para a discussão detalhada dos métodos utilizados na produção de larga escala de suspensões, veja a seção relevante no Cap. 39.

EMULSÕES

Uma *emulsão* é um sistema disperso contendo pelo menos duas fases líquidas imiscíveis. A maioria das emulsões convencionais em uso farmacêutico apresenta partículas dispersas que variam em diâmetro desde 0,1 a 100 μm. Da mesma forma que as suspensões, as emulsões são termodinamicamente instáveis em conseqüência do excesso de energia livre associado à superfície das gotículas. Portanto, as gotículas dispersas esforçam-se para permanecer unidas e reduzem a área de superfície. Além desse efeito de floculação, também observado com as suspensões, as partículas dispersas podem coalescer ou se fundir, e isso pode resultar na eventual destruição da emulsão. Para minimizar esse efeito, um terceiro componente, o *agente emulsificador*, é acrescentado ao sistema para melhorar sua estabilidade. A escolha do agente emulsificador é crítica para a preparação de uma emulsão que possua a estabilidade ótima. A eficiência dos atuais emulsificadores permite a preparação de emulsões que são estáveis por muitos meses e, até mesmo, anos, ainda que elas sejam instáveis do ponto de vista termodinâmico.

Nos últimos anos, tem sido reconhecido que complexas combinações de fase múltipla podem existir em emulsões. Dessa maneira, as fases cristalinas líquidas e as estruturas em gel podem formar-se a partir da combinação da mistura dos três componentes básicos água, óleo e surfactante (agente emulsificador). Com freqüência, essas estruturas conferem estabilidade significativa para a emulsão e, por conseguinte, devem ser desejadas. Essas emulsões de fases múltiplas e sua estabilidade foram revistas por Eccleston.[12]

As emulsões são amplamente utilizadas em farmácia e medicina, e os materiais emulsificados podem apresentar vantagens não observadas nas formulações em outras formas farmacêuticas. Por exemplo, determinados agentes medicinais que possuem sabor questionável ficaram mais palatáveis para administração oral quando formulados em uma emulsão. Os princípios da emulsificação têm sido extensamente aplicados na formulação de loções e cremes dermatológicos. As emulsões intravenosas de meios de contraste foram desenvolvidas para auxiliar o médico na realização de exames radiográficos de órgãos corporais enquanto se expõe o paciente ao mínimo de radiação. Considerável atenção tem sido direcionada no sentido do uso de emulsões intravenosas estéreis e estáveis contendo lipídios, carboidratos e vitaminas em uma mesma preparação. Esses produtos são administrados a pacientes incapazes de assimilar esses materiais vitais pela via oral normal. As emulsões também são usadas para fornecer nutrientes por via enteral na forma de suplementos nutricionais.

As emulsões oferecem potencial no *design* de sistemas capazes de fornecer velocidades controladas de liberação de medicamento e de conferir proteção aos medicamentos suscetíveis a oxidação ou hidrólise. Ainda existe uma necessidade de produtos dermatológicos bem-caracterizados com propriedades reprodutíveis, sem se considerar que esses produtos sejam loções, cremes ou pomadas antibacterianas, de liberação prolongada, protetoras ou emolientes. Além disso, as emulsões podem proporcionar um meio útil para liberar medicamentos hidrossolúveis através das vias enteral e parenteral. O princípio da emulsificação também está envolvido em um número crescente de produtos em aerossol.

O farmacêutico deve familiarizar-se com os tipos de emulsões e as propriedades e teorias que fundamentam sua preparação e estabilidade; essa é a finalidade do restante deste capítulo. As microemulsões, que podem ser consideradas sistemas micelares isotrópicos tumefatos, são discutidas no Cap. 39.

TIPO DE EMULSÃO E MEIOS DE DETECÇÃO

Uma emulsão estável deve conter pelo menos três componentes: a *fase dispersa*, o *meio de dispersão* e o *agente emulsificador*. Invariavelmente, um dos dois líquidos imiscíveis é aquoso, e o segundo é um óleo. Para que a fase aquosa ou a oleosa se torna a fase dispersa depende principalmente do agente emulsificador utilizado e das quantidades relativas das duas fases líquidas. Daí, uma emulsão em que o óleo está disperso como gotículas através da fase aquosa é denominada uma *emulsão de óleo-em-água* (O/A). Quando a água é a fase dispersa e um óleo é o meio de dispersão, a emulsão é do tipo *água-em-óleo* (A/O). Muitas emulsões farmacêuticas idealizadas para administração oral são do tipo O/A; as loções e cremes emulsificados são O/A ou A/O, dependendo de seu uso. A manteiga e os cremes de saladas são emulsões A/O.

As chamadas *emulsões múltiplas* foram desenvolvidas com uma finalidade de retardar a liberação de um ingrediente ativo. Nesses tipos de emulsões, as três fases estão presentes: a emulsão possui uma forma A/O/A ou O/A/O. Nessas "emulsões dentro de emulsões", qualquer medicamento presente na fase mais interna deve, agora, atravessar duas fases limitantes para atingir a fase contínua externa.

É importante que os farmacêuticos saibam o tipo de emulsão que eles preparam ou com a qual estão lidando, porque isso pode afetar suas propriedades e desempenho. Infelizmente, os vários métodos disponíveis podem fornecer resultados incorretos, de modo que o tipo de emulsão determinado por um método sempre deve ser confirmado por meio de um segundo método.

TESTE DE DILUIÇÃO — O método de diluição depende do fato de que uma emulsão O/A pode ser diluída em água e uma emulsão A/O em óleo. Quando o óleo é acrescentado a uma emulsão O/A ou a água a uma emulsão A/O, o aditivo não é incorporado na emulsão e a separação fica evidente. O teste é bastante melhorado se a adição de água ou óleo for observada em microscópio.

TESTE DA CONDUTIVIDADE — Pode-se esperar que uma emulsão em que a fase contínua é aquosa possua uma condutividade muito maior que uma emulsão em que a fase contínua é um óleo. Dessa maneira, ocorre freqüentemente que, quando um par de eletrodos, conectado a uma lâmpada e uma fonte elétrica, é mergulhado em uma emulsão de O/A, a lâmpada acende por causa da passagem de uma corrente entre os dois eletrodos. Se a lâmpada não acende, supõe-se que o sistema é de A/O.

TESTE DE SOLUBILIDADE DE CORANTE — O conhecimento de que um corante hidrossolúvel se dissolverá na fase aquosa de uma emulsão, enquanto um corante solúvel em óleo será absorvido pela fase oleosa, propicia um terceiro meio para se determinar o tipo de emulsão. Assim, se o exame microscópico mostra que um corante hidrossolúvel foi absorvido pela fase contínua, estamos lidando com uma emulsão de O/A. Quando o corante não tingiu a fase contínua, o teste é repetido, empregando-se uma pequena quantidade de um corante solúvel em óleo. A coloração da fase contínua confirma que a emulsão é do tipo A/O.

FORMAÇÃO E RUPTURA DE GOTÍCULAS LÍQUIDAS DISPERSAS

Uma emulsão existe como resultado de dois processos competitivos: a dispersão de um líquido por todo outro líquido como gotículas e a combinação dessas gotículas para tornar a formar as massas líquidas iniciais. O primeiro processo aumenta a energia livre do sistema, enquanto o segundo trabalha para reduzir a energia livre. Dessa maneira, o segundo processo é espontâneo e continua até que a ruptura esteja completa — isto é, até que as massas das fases sejam reconstruídas.

Tem pouca utilidade criar uma emulsão bem-dispersa se ela se rompe rapidamente. De modo similar, a menos que a atenção adequada seja dirigida para a obtenção de uma dispersão ótima durante a preparação, a estabilidade de um sistema de emulsão pode ser comprometida desde o início. A dispersão é gerada por maquinário bem-idealizado e bem-operado, capaz de produzir gotículas em um intervalo de tempo relativamente curto. Esse equipamento é discutido no Cap. 39. A reversão novamente para as fases de massa é minimizada pelo emprego dos parâmetros que influenciam a estabilidade da emulsão quando ela está formada.

PROCESSO DE DISPERSÃO PARA FORMAR GOTÍCULAS — Considere duas fases líquidas imiscíveis em um tubo de ensaio. Para dispersar um líquido em gotículas dentro do outro, a interface entre os dois líquidos deve ser conturbada e expandida até um grau suficiente, de modo que as "digitações" ou filamentos de um líquido passam para dentro do segundo líquido e vice-versa. Esses filamentos são instáveis e se tornam varicosos ou em formato de gotas. Essas gotas separam-se e se tornam esféricas, conforme ilustrado na Fig. 22.5. Dependendo da agitação ou da velocidade de cisalhamento utilizada, as gotículas maiores também são deformadas para gerar pequenos filamentos, os quais, por sua vez, produzem gotas menores.

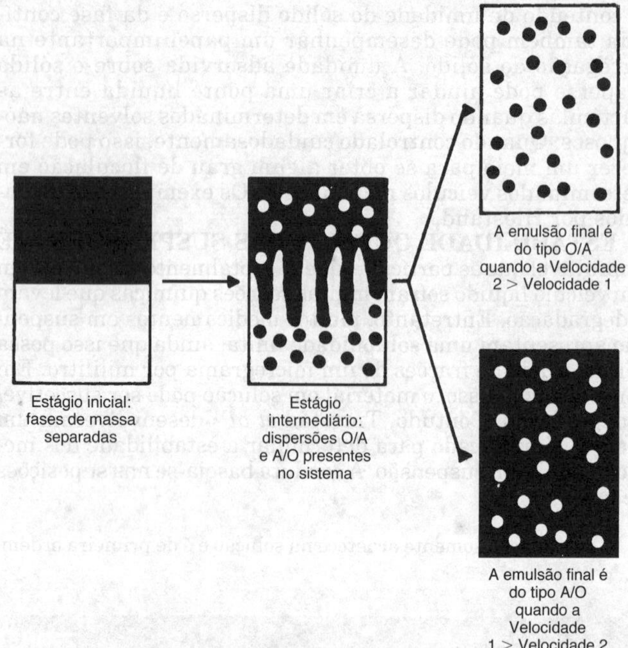
Estágio inicial: fases de massa separadas
Estágio intermediário: dispersões O/A e A/O presentes no sistema
A emulsão final é do tipo O/A quando a Velocidade 2 > Velocidade 1
A emulsão final é do tipo A/O quando a Velocidade 1 > Velocidade 2

Fig. 22.5 Efeito da velocidade de coalescência sobre o tipo de emulsão. Velocidade 1: Velocidade de coalescência O/A. Velocidade 2: Velocidade de coalescência A/O. ●: óleo. ○: água. Para uma explicação das Velocidades 1 e 2, consulte a discussão de Davies.[13]

O tempo de agitação é importante. Assim, o tamanho médio das gotículas diminui rapidamente nos primeiros segundos de agitação. A faixa de limitação do tamanho geralmente é atingida dentro de 1 a 5 min, e os resultados a partir da quantidade de gotículas que coalescem equivalem ao número de novas gotículas a ser formadas. Não é proveitoso continuar a agitação depois disso.

Os líquidos podem ser agitados ou cisalhados. A *sacudida* é comumente empregada, principalmente quando os componentes são de baixa viscosidade. Com freqüência, a sacudida intermitente é mais eficiente que a sacudida contínua, possivelmente porque o curto intervalo de tempo entre as sacudidas permite tempo para que o filamento, que é forçado através da interface, se desdobre em gotas que são, então, isoladas na fase oposta. A agitação contínua e rápida tende a impedir que essa ruptura forme gotas. Um gral e um pilão são freqüentemente empregados na preparação extemporânea de emulsões. Não é uma técnica muito eficiente e não é utilizada em larga escala. As dispersões melhoradas são atingidas pelo uso de misturadores de alta velocidade, liquidificadores, moendas de colóides ou homogeneizadores. As técnicas ultra-sônicas também têm sido empregadas e são descritas no Cap. 39.

O fenômeno da *emulsificação espontânea*, como o nome diz, ocorre sem qualquer agitação externa. Entretanto, existe uma agitação interna que se origina a partir de determinados processos físico-químicos que afetam a interface entre as duas massas líquidas. Para uma descrição desse processo, veja Davies e Rideal na bibliografia.

COALESCÊNCIA DE GOTÍCULAS — A *coalescência* é um processo diferente da floculação (agregação), que comumente a precede. A floculação é o agrupamento das partículas, mas a coalescência é a fusão dos aglomerados em uma gota, ou gotas, maiores. Em geral, a coalescência é rápida quando dois líquidos imiscíveis são agitados em conjunto, pois não existe uma grande barreira energética para evitar a fusão das gotas e a reconstrução das massas das fases originais. Quando um agente emulsificador é acrescentado ao sistema, a floculação ainda pode acontecer, porém a coalescência é reduzida até um ponto, dependendo da eficácia do agente emulsificador para formar uma película interfacial estável e coerente. Portanto, é possível preparar emulsões que estão floculadas, embora não estejam coalescidas. Além da película interfacial ao redor das gotículas que atua como uma barreira mecânica, as gotas também são impedidas de coalescer pela presença de uma fina camada da fase contínua entre as partículas agrupadas. Davies[13] mostrou a importância das velocidades de coalescência na determinação do tipo de emulsão; esse trabalho é discutido em maiores detalhes adiante.

AGENTE EMULSIFICADOR

O processo de coalescência pode ser reduzido a níveis insignificantes pela adição de um terceiro componente — o agente emulsificador ou *emulsificador*. A escolha do agente emulsificador é freqüentemente primordial no desenvolvimento de uma emulsão bem-sucedida, e o farmacêutico deve estar ciente

- Das propriedades desejáveis dos agentes emulsificadores.
- De qual é a diferença de ação dos emulsificadores para otimizar a estabilidade da emulsão.
- De como o tipo e as propriedades físicas da emulsão podem ser afetados pelo agente emulsificador.

Propriedades Desejáveis

Algumas das propriedades desejáveis de um agente emulsificador são que ele deve

1. Ser ativo em superfície e reduzir a tensão superficial até abaixo de 10 dinas/cm.
2. Ser adsorvido rapidamente ao redor das gotas dispersas como uma película condensada e não-aderente que impedirá a coalescência.
3. Conferir um potencial elétrico adequado às gotículas, de modo que ocorra a repulsão mútua.
4. Aumentar a viscosidade da emulsão.
5. Ser efetivo em uma concentração relativamente baixa.

Nem todos os agentes emulsificadores possuem essas propriedades no mesmo grau; na realidade, nem todo bom emulsificador possui necessariamente todas essas propriedades. Além disso, não existe um agente emulsificador ideal porque as propriedades desejáveis de um emulsificador dependem, em parte, das propriedades das duas fases imiscíveis no sistema particular em consideração.

TENSÃO INTERFACIAL — A diminuição da tensão interfacial constitui uma maneira pela qual a energia livre de superfície aumentada associada à formação das gotículas e, por conseguinte, a área de superfície, pode ser reduzida (Equação 1). Supondo que as gotículas são esféricas, pode ser demonstrado que

$$\Delta F = \frac{6\gamma V}{d} \tag{7}$$

onde V é o volume da fase dispersa em mililitros e d é o diâmetro médio das partículas. Dispersar 100 mL de óleo como gotículas de 1-μm (10^{-4}-cm) em água, quando $\gamma_{O/A} = 50$ dinas/cm, requer uma entrada de energia de

$$\Delta F = \frac{6 \times 50 \times 100}{1 \times 10^{-4}} = 30 \times 10^7 \text{ ergs}$$

$$= 30 \text{ joules ou } 30/4{,}184 = 7{,}2 \text{ cal}$$

No exemplo acima, a adição de um emulsificador que reduz γ de 50 para 5 dinas/cm diminui a energia livre de superfície de 7,2 para aproximadamente 0,7 cal. Da mesma forma, quando a tensão interfacial é reduzida para 0,5 dinas/cm (uma ocorrência comum), a energia livre de superfície original é reduzida em cem vezes. Uma redução dessa pode ajudar a manter a área de superfície produzida durante o processo de dispersão.

FORMAÇÃO DA PELÍCULA — O principal requisito de um agente emulsificador potencial é que ele forme imediatamente uma *película* ao redor de cada gotícula do material disperso. A principal finalidade dessa película — que pode ser uma monocamada, uma camada múltipla ou uma coleção de pequenas partículas adsorvidas na interface — consiste em formar uma barreira que impede a coalescência das gotículas que entram em contato entre si. Para que a película seja uma barreira eficiente, ela deve possuir algum grau de elasticidade superficial e não deve se afilar e romper quando aprisionada entre duas gotículas. Caso se rompa, a película deve ter a capacidade de se regenerar rapidamente.

POTENCIAL ELÉTRICO — A origem de um potencial elétrico na superfície de uma gotícula foi discutida anteriormente neste capítulo. No tocante às emulsões, a presença de uma carga bem-desenvolvida na superfície da gotícula é significativa na promoção da estabilidade ao gerar a repulsão entre as gotas em aproximação. É provável que esse potencial seja maior quando se utiliza um agente emulsificador ionizado. Demonstrou-se que o potencial elétrico é um fator significativo para a manutenção da estabilidade das emulsões lipídicas intravenosas que são estabilizadas com lecitina.

CONCENTRAÇÃO DO EMULSIFICADOR — O principal objetivo de um agente emulsificador é formar uma película condensada em torno de gotículas da fase dispersa. Uma concentração inadequada pouco fará para impedir a coalescência. O aumento da concentração do emulsificador acima do nível ótimo traz pouco benefício em termos de estabilidade aumentada. Na prática, o objetivo é usar a quantidade mínima compatível com a produção de uma emulsão satisfatória.

Com freqüência, é valioso ter alguma idéia da quantidade do emulsificador necessário para formar uma película condensada, uma molécula espessa, em torno de cada gotícula. Suponha que você deseje emulsificar 50 g de um óleo, com densidade = 1,0, em 50 g de água. O diâmetro de partícula desejado é de 1 μm. Assim,

Diâmetro da partícula = 1 μm = 1×10^{-4} cm
Volume da partícula = $(\pi d^3/6) = 0{,}524 \times 10^{-12}$ cm³
Número total de partículas em 50 g = $(50/0{,}524 \times 10^{-12}) = 95{,}5 \times 10^{12}$
Área de superfície total de cada partícula = $\pi d^2 = 3{,}142 \times 10^{-8}$ cm²
Área de superfície total = $3{,}142 \times 10^{-8} \times 95{,}5 \times 10^{12} = 300 \times 10^4$ cm²

Se a área que cada molécula ocupa na interface óleo-água é 30 Å² (30×10^{-16} cm²), precisamos de

$$\frac{300 \times 10^4}{30 \times 10^{16}} = 1 \times 10^{21} \text{ moléculas}$$

Um agente emulsificador típico poderia ter um peso molecular de 1.000. Assim, o peso necessário é

$$\frac{1.000 \times 10^{21}}{6{,}023 \times 10^{23}} = 1{,}66 \text{ g}$$

Emulsificar 10 g de óleo exigiria 0,33 g de agente emulsificador.

Embora a conduta seja uma supersimplificação do problema, ela, pelo menos, permite que o formulador faça uma estimativa razoável da concentração necessária de emulsificador.

REOLOGIA DA EMULSÃO — O agente emulsificador e outros componentes de uma emulsão podem afetar o comportamento reológico de uma emulsão de várias maneiras, conforme resumido no Quadro 22.3.[14] Deve-se ter em mente que as gotículas da fase interna são deformáveis sob o cisalhamento e que a camada adsorvida do emulsificador afeta as interações entre as gotículas adjacentes e também entre uma gotícula e a fase contínua. Os meios pelos quais o comportamento reológico das emulsões pode ser controlado foram discutidos por Rogers.[15]

Mecanismo de Ação

Os agentes emulsificadores podem ser classificados de acordo com o tipo de película que eles formam na interface entre as duas fases.

Quadro 22.3 Fatores que Influenciam a Viscosidade da Emulsão

1. Fase interna
   a. Concentração de volume (ϕ); interação hidrodinâmica entre os glóbulos; floculação, levando à formação de agregados de glóbulos.
   b. Viscosidade (η_1); deformação dos glóbulos no cisalhamento.
   c. Tamanho do glóbulo e distribuição do tamanho, técnica utilizada para preparar a emulsão; tensão interfacial entre as duas fases líquidas; comportamento do glóbulo no cisalhamento; interação com a fase contínua; interação do glóbulo.
   d. Constituição química.
2. Fase contínua
   a. Viscosidade (η_0) e outras propriedades reológicas.
   b. Constituição química, polaridade, pH; energia potencial da interação entre glóbulos.
   c. Concentração do eletrólito quando em meio polar.
3. Agente emulsificador
   a. Constituição química; potencial de interação entre os glóbulos.
   b. Concentração, e solubilidade nas fases interna e contínua; tipo de emulsão; inversão da emulsão; solubilização das fases líquidas nas micelas.
   c. Espessura da película adsorvida ao redor dos glóbulos e suas propriedades reológicas, deformação dos glóbulos no cisalhamento; circulação líquida dentro dos glóbulos.
   d. Efeito eletroviscoso.
4. Agentes estabilizadores adicionais
   a. Pigmentos, hidrocolóides, óxidos hidrosos.
   b. Efeito sobre as propriedades reológicas das fases líquidas, e região do limite interfacial.

Fonte: Davies, Rideal 1961.[14]

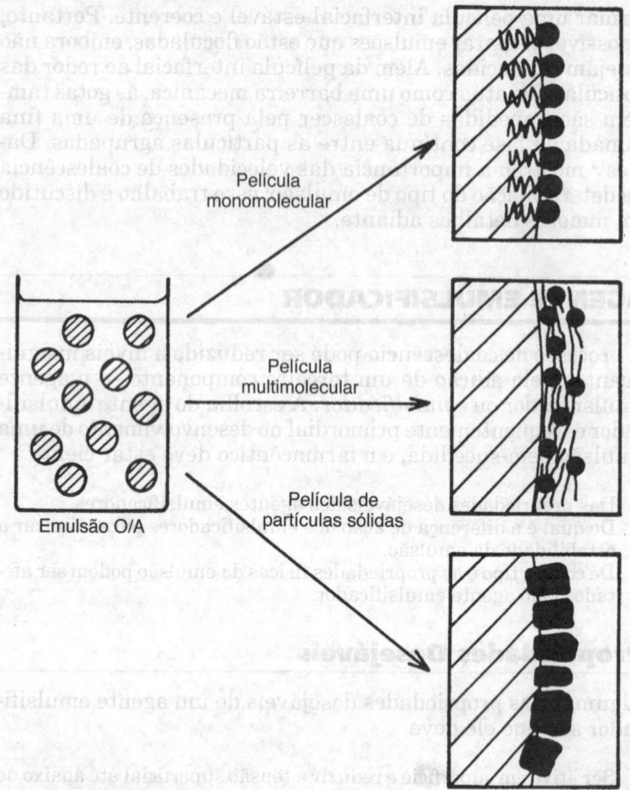

Fig. 22.6 Tipos de películas formadas pelos agentes emulsificadores na interface óleo-água. As orientações são mostradas para emulsões O/A. ▨: óleo. □: água.

PELÍCULAS MONOMOLECULARES — Os agentes ativos em superfície que são capazes de estabilizar uma emulsão o fazem formando uma monocamada de moléculas ou íons adsorvidos na interface óleo-água (Fig. 22.6). De acordo com a lei de Gibbs (Cap. 20), a presença de um excesso interfacial exige uma redução na tensão interfacial. Isso resulta em uma emulsão mais estável por causa de uma redução proporcional na energia livre de superfície. Por si só, essa redução provavelmente não é o principal fator na promoção da estabilidade. Mais significativo é o fato de que as gotículas são circundadas, agora, por uma monocamada coesa, a qual impede a coalescência entre as gotículas em aproximação. Quando o emulsificador que forma a monocamada é ionizado, a presença de gotículas fortemente carregadas e que se repelem mutuamente aumenta a estabilidade do sistema. Com agentes ativos em superfície não-iônicos e não-ionizados, as partículas ainda podem carregar uma carga; esta origina-se a partir da adsorção de um íon ou íons específicos oriundos da solução.

PELÍCULAS MULTIMOLECULARES — Os colóides liofílicos hidratados formam películas multimoleculares ao redor das gotículas de óleo disperso (veja a Fig. 22.6). O uso desses agentes diminuiu nos últimos anos por causa do maior número disponível de agentes sintéticos ativos em superfície, que possuem propriedades emulsificadoras bem-marcadas. Embora esses colóides hidrofílicos sejam adsorvidos em uma interface (e possam ser considerados, portanto, ativos em superfície), eles não causam uma diminuição apreciável na tensão superficial. Em vez disso, sua eficiência depende de sua capacidade de formar películas multimoleculares coesas e fortes. Estas atuam como um revestimento ao redor das gotículas e as tornam altamente resistentes à coalescência, mesmo na ausência de um potencial superficial bem-desenvolvido. Além disso, qualquer hidrocolóide não-adsorvido na interface aumenta a viscosidade da fase aquosa contínua; isso estimula a estabilidade da emulsão.

PELÍCULAS DE PARTÍCULAS SÓLIDAS — As pequenas partículas sólidas, que são umidificadas em algum grau por fases líquidas aquosas e não-aquosas, agem como agentes emulsificadores. Quando são muito hidrofílicas, as partículas permanecem na fase aquosa; quando são muito hidrofóbicas, elas dispersam-se por completo na fase oleosa. Um segundo requisito é que as partículas sejam pequenas em relação às gotículas da fase dispersa (veja a Fig. 22.6).

Tipos Químicos

Os agentes emulsificadores também podem ser classificados em relação às suas estruturas químicas; existe alguma correlação entre essa classificação e aquela baseada no mecanismo de ação. Por exemplo, a maioria dos emulsificadores que formam películas monomoleculares é de materiais orgânicos sintéticos. A maioria dos emulsificadores que formam películas multimoleculares é obtida a partir de fontes naturais e é orgânica. Um terceiro grupo é composto de partículas sólidas, invariavelmente inorgânicas, que formam películas compostas de partículas sólidas finamente divididas.

Dessa maneira, a classificação adotada divide os agentes emulsificadores em *sólidos sintéticos, naturais* e *finamente dispersos* (Quadro 22.4). Um quarto grupo, os *materiais auxiliares* (Quadro 22.5), é composto de emulsificadores fracos. A lista de agentes não pretende ser completa, mas, em vez disso, apenas ilustra os vários tipos disponíveis.

AGENTES EMULSIFICADORES SINTÉTICOS — Os agentes emulsificadores sintéticos, um grupo de agentes ativos em superfície que atua como emulsificadores, podem ser subdivididos em aniônicos, catiônicos e não-iônicos, dependendo da carga exibida pelo surfactante.

Aniônicos — No subgrupo aniônico, o íon surfactante comporta uma carga negativa. Os sais de potássio, sódio e amônio dos ácidos láurico e oleico são solúveis em água e são bons agentes emulsificantes de O/A. Contudo, eles realmente apresentam um sabor desagradável e são irritantes para o trato

Quadro 22.4 Classificação dos Agentes Emulsificadores

TIPO	TIPO DE PELÍCULA	EXEMPLOS	
Sintéticos (agentes ativos em superfície)	Monomolecular	*Aniônicos* Sabões Laurato de potássio Estearato de trietanolamina Sulfatos Lauril sulfato de sódio Polioxietileno sulfatos de alquila Sulfonatos Dioctil sulfossuccinato de sódio	*Catiônicos* Compostos de amônio quaternário Brometo de cetiltrimetilamônio Cloreto de laurildimetilbenzilamônio *Não-iônicos* Éteres de polioxietileno de alcoóis graxos Ésteres de sorbitan ácido graxo Ésteres de polioxietileno sorbitan ácido graxo Copolímeros em bloco de polioxietileno polioxipropileno (poloxâmeros) Alcoóis de lanolina e alcoóis de lanolina etoxilada
Naturais	Multimolecular	*Colóides hidrofílicos* Goma arábica Gelatina	
	Monomolecular	Lecitina Colesterol	
Sólidos finamente divididos	Partícula sólida	*Argilas coloidais* Bentonita Silicato de alumínio e magnésio *Hidróxidos metálicos* Hidróxido de magnésio	

Quadro 22.5 Agentes Emulsificadores Auxiliares

PRODUTO	FONTE E COMPOSIÇÃO	USO PRINCIPAL
Álcool cetílico	Principalmente $C_{16}H_{33}OH$	Agente espessante lipofílico e estabilizador para loções e pomadas de O/A
Monoestearato de gliceril	$C_{17}H_{35}COOCH_2CHOHCH_2OH$	Agente espessante lipofílico e estabilizador para loções e pomadas de O/A
Metilcelulose	Séries de metil éteres de celulose	Agente espessante hidrofílico e estabilizador para emulsões O/A; emulsificador O/A fraco
Carboximetilcelulose sódica	Sal de sódio de ésteres carboximetil de celulose	Agente espessante hidrofílico e estabilizador para emulsões de O/A
Ácido esteárico	Uma mistura de ácidos sólidos a partir de gorduras, principalmente esteárico e palmítico	Agente espessante lipofílico e estabilizador para loções e pomadas de O/A. Forma um emulsificador verdadeiro quando reage com um álcali

gastrintestinal (GI); isso os limita às emulsões preparadas para uso externo. O laurato de potássio, um exemplo típico, tem a estrutura

$$CH_3(CH_2)_{10}COO^-K^+$$

As soluções de *sabões alcalinos* apresentam um pH alto; elas começam a se precipitar na solução abaixo do pH 10, porque o ácido graxo não-ionizado é agora formado, e apresenta uma baixa solubilidade aquosa. Além disso, o ácido graxo livre é ineficaz como emulsificador, de modo que as emulsões formadas a partir de sabões alcalinos não são estáveis em valores de pH inferiores a aproximadamente 10.

Os sais de cálcio, magnésio e alumínio de ácidos graxos, freqüentemente denominados *sabões metálicos*, são insolúveis em água e resultam em emulsões A/O.

Outra classe de sabões são sais formados a partir de um ácido graxo e uma amina orgânica, como a trietanolamina. Esses emulsificadores de O/A também estão limitados a preparações externas, mas sua alcalinidade é consideravelmente menor que a dos sabões alcalinos, e eles são ativos como emulsificadores em pH menores de até aproximadamente 8. Esses agentes são menos irritantes que os sabões alcalinos.

Os alcoóis sulfatados são ésteres de ácido sulfúrico neutralizado desses alcoóis de ácido graxo como os lauril e cetil-alcoóis. Esses compostos constituem um grupo importante de surfactantes farmacêuticos. Eles são usados principalmente como agentes umidificantes, embora tenham algum valor como emulsificadores, principalmente quando utilizados em conjunto com um agente auxiliar.

Os *sulfonatos* constituem uma classe de compostos em que o átomo de enxofre está ligado diretamente ao átomo de carbono, fornecendo a fórmula geral

$$CH_3(CH_2)_nCH_2SO_3^-Na^+$$

Um composto freqüentemente utilizado é o lauril sulfato de sódio. Os sulfonatos apresentam uma tolerância mais elevada aos íons cálcio e não se hidrolisam tão prontamente quanto os sulfatos. Um surfactante desse tipo amplamente utilizado é o dioctil sulfossuccinato de sódio.

Catiônicos — A atividade de superfície no grupamento catiônico reside no cátion positivamente carregado. Esses compostos apresentam acentuadas propriedades bactericidas. Isso os torna desejáveis nos produtos antiinfecciosos emulsificados, como cremes e loções cutâneos. O pH de uma emulsão preparada com um emulsificador catiônico reside em faixas de pH de 4 a 6. Como isso inclui o pH normal da pele, os emulsificadores catiônicos também são vantajosos nesse sentido.

Os agentes catiônicos são emulsificadores fracos e, em geral, são formulados com um agente emulsificador estabilizador ou auxiliar, como o cetoestearil álcool. O único grupo dos agentes catiônicos usado extensamente como agentes emulsificadores é formado por compostos de amônio quaternário. Um exemplo é o brometo de cetiltrimetil-amônio.

$$CH_3(CH_2)_{14}CH_2N^+(CH_3)_3Br^-$$

Os emulsificadores catiônicos não devem ser usados na mesma formulação com emulsificadores aniônicos, porque eles irão interagir. A incompatibilidade pode não ficar imediatamente evidente como um precipitado, mas quase toda a atividade antibacteriana desejada geralmente terá sido perdida.

Não-iônicos — Os surfactantes não-dissociados, não-iônicos, encontram uso disseminado como agentes emulsificadores quando possuem o equilíbrio adequado de grupamentos hidrofílicos e lipofílicos dentro da molécula. Sua popularidade baseia-se no fato de que, diferentemente dos tipos aniônico e catiônico, os emulsificadores não-iônicos não são suscetíveis às alterações do pH e à presença de eletrólitos. O número de agentes não-iônicos disponíveis é enorme; os mais comumente utilizados são os ésteres de glicerila, os ésteres e éteres de polioxietileno glicol e os ésteres do ácido graxo sorbitan e seus derivados polioxietileno. Mais recentemente, os copolímeros em bloco de polioxietileno/polioxipropilenos tornaram-se agentes surfactantes e emulsificadores populares.

Um éster de glicerila, como o monoestearato de glicerila, é muito lipofílico para servir como um bom emulsificador; ele é amplamente utilizado como um agente auxiliar (veja Quadro 22.5) e apresenta a estrutura

$CH_2OOCC_{17}H_{35}$
|
$CHOH$
|
CH_2OH

Os ésteres do ácido graxo sorbitan, como o monopalmitato de sorbitan,

HO, OH, H, $C—CH_2R$, OH

[*R* é $(C_{15}H_{31})COO$]

são emulsificadores não-iônicos solúveis em óleo que promovem as emulsões de A/O. Os ésteres de ácido graxo polioxietileno sorbitan, como o monopalmitato de polioxietileno sorbitan

$HO(C_2H_4O)_w$, $(OC_2H_4)_xOH$, H, $C(OC_2H_4)_yOH$, $H_2C(OC_2H_4)_zR$

[A soma de *w*, *x*, *y* e *z* é 20,
R é $(C_{15}H_{31})COO$]

são derivados hidrofílicos hidrossolúveis que favorecem as emulsões do tipo O/A.

Os ésteres de polioxietilenoglicol, como o monoestearato, $C_{17}H_{35}COO(CH_2OCH_2)_nH$, também são amplamente utilizados. Os copolímeros em bloco de polioxietileno/polioxipropileno,

$$HO(CH_2CH_2O)_a(\underset{\displaystyle CH_3}{\underset{|}{C}}HCH_2O)_b(CH_2CH_2O)_cH$$

também conhecidos como *poloxâmeros*, consistem em cadeias combinadas de oxietileno com oxipropileno, onde a porção de oxietileno confere hidrofilicidade e a porção de oxipropileno confere lipofilicidade. As moléculas são sintetizadas como segmentos longos das porções hidrofílicas combinadas a segmentos longos das porções hidrofóbicas, com cada porção referida como um *bloco*. Essa organização produz domínios hidrofílicos e hidrofóbicos que conferem o caráter ativo em superfície para esses agentes. Os poloxâmeros têm sido utilizados na formulação de emulsões intravenosas e podem conferir estrutura aos veículos e películas interfaciais, as quais podem proteger a fase dispersa contra a coalescência. A natureza polimérica desses surfactantes protege as emulsões contra a coalescência por meio da estabilização estérica na interface da gotícula.

Com muita freqüência, os melhores resultados são obtidos a partir das misturas de emulsificadores não-iônicos. Dessa maneira, um emulsificador de O/A será habitualmente empregado em uma emulsão com um emulsificador de A/O. Quando misturados da maneira adequada, os não-iônicos produzem emulsões estáveis com textura fina.

AGENTES EMULSIFICADORES NATURAIS — Entre os inúmeros agentes emulsificadores derivados de fontes naturais (*i.e.*, vegetais e animais), serão considerados apenas a goma arábica, a gelatina, a lecitina e o colesterol. Muitos outros materiais naturais são apenas suficientemente ativos para funcionar como estabilizadores ou agentes emulsificadores auxiliares.

A *goma arábica* é uma goma de carboidratos que é solúvel em água e forma emulsões de O/A. As emulsões preparadas com goma arábica são estáveis em uma ampla faixa de pH. Como é um carboidrato, ela é necessária para preservar as emulsões de goma arábica contra a agressão microbiana pelo uso de um preservativo adequado.

A *gelatina*, uma proteína, tem sido empregada há muitos anos como um agente emulsificante. A gelatina pode ter dois pontos isoelétricos, dependendo do método de preparação. A chamada gelatina do Tipo A, derivada de um precursor tratado com ácido, possui um ponto isoelétrico entre os pH 7 e 9. A gelatina do Tipo B, obtida a partir de um precursor tratado com álcali, evidencia um ponto isoelétrico com pH de aproximadamente 5. A gelatina do Tipo A age melhor como um emulsificador em torno de 3, onde está positivamente carregado; por outro lado, a gelatina do Tipo B é mais bem utilizada em pH ao redor de 8, onde está negativamente carregada. A questão sobre se a gelatina está positiva ou negativamente carregada é fundamental para a estabilidade da emulsão, quando estão presentes outros agentes emulsificadores. Para evitar uma incompatibilidade, todos os agentes emulsificadores devem ter o mesmo sinal. Dessa forma, quando as gomas (como o tragacanto, a goma arábica ou o ágar) que estão negativamente carregadas são empregadas com a gelatina, então o material do Tipo B deve ser utilizado em um pH alcalino. Sob essas condições, a gelatina é negativamente carregada de maneira similar.

A *lecitina* é um emulsificador obtido a partir de fontes vegetais (p. ex., soja) e animais (p. ex., gema de ovo) e é composta de vários fosfatídios. O principal componente da maioria das lecitinas é a fosfatidilcolina, e o termo "lecitina" é freqüentemente utilizado para descrever amostras purificadas de fosfatidilcolina. Com freqüência, as lecitinas que são utilizadas como emulsificadores também contêm misturas de fosfatídios, inclusive fosfatidilserina, fosfatidilinositol, fosfatidiletanolamina e ácido fosfatídico, além da fosfatidilcolina. Embora a fosfatidilcolina seja um composto zwitteriônico, a presença de outros fosfatídios, como o fosfatidilinositol e ácido fosfatídico, bem como pequenas quantidades de lisofosfatídios resultam em um emulsificador que confere uma carga negativa global às partículas dispersas.

A lecitina pode ser um excelente emulsificador para os óleos de ocorrência natural, como soja, milho ou açafroa. Emulsões de O/A altamente estáveis podem ser formadas com esses óleos. As lecitinas purificadas a partir da soja ou da gema de ovo são os principais emulsificadores para emulsões lipídicas intravenosas. A lecitina fornece emulsões estáveis com tamanhos de gotículas inferiores a 1 μm de diâmetro. É crítico que um tamanho de partícula pequeno e uniforme seja mantido nessas emulsões para eliminar os riscos de embolia gordurosa depois da injeção intravenosa. A excelente estabilidade observada com essas emulsões pode ser uma conseqüência do grande potencial zeta negativo que resulta da pequena quantidade de lipídios carregados presentes na lecitina, bem como da capacidade de formar as mesófases, assemelhando-se a lipossomos. Durante a fabricação das emulsões, a homogeneização produz pequenas gotículas que são circundadas por camadas concêntricas de fosfolipídios. Os últimos podem formar uma camada protetora que impede a coalescência das gotículas. Como um emulsificador, a lecitina produz os melhores resultados em um pH em torno de 8.

Da mesma forma que com qualquer produto natural, o conteúdo de lecitinas varia de uma fonte para outra, e suas propriedades emulsificadoras e toxicidade também podem variar. Para as aplicações muito críticas, como as emulsões intravenosas, a fonte e a composição da lecitina devem ser cuidadosamente controladas e monitoradas.

O *colesterol* é um importante constituinte de alcoóis de lã, obtidos pela saponificação e fracionamento da lanolina. É o colesterol que fornece à lanolina a capacidade de absorver água e formar uma emulsão de A/O.

SÓLIDOS FINAMENTE DISPERSOS — Os sólidos finamente dispersos são emulsificadores que formam películas particuladas em torno de gotículas dispersas, produzindo emulsões que têm grãos grosseiros, mas que possuem considerável estabilidade física. Parece possível que qualquer sólido possa atuar como um agente emulsificador desse tipo, desde que seja reduzido a um pó suficientemente fino. Na prática, o grupo de compostos utilizado com maior freqüência são as argilas coloidais.

A *bentonita* é um pó branco-acinzentado, inodoro e sem sabor, que se incha na presença de água para formar uma suspensão translúcida com um pH em torno de 9. Dependendo da seqüência de mistura, é possível preparar emulsões de O/A e A/O. Quando uma emulsão de O/A é desejada, a bentonita é primeiramente dispersada em água e se permite que ela se hidrate, a fim de formar um magma. A fase oleosa é, então, gradualmente adicionada com titulação constante. Como a fase aquosa sempre está em excesso, é favorecida a emulsão do tipo O/A. Para preparar uma emulsão de A/O, a bentonita é primeiramente dispersa em óleo; a água é, então, gradualmente adicionada.

Embora seja utilizado como um agente emulsificador de partícula sólida, o *Veegum* é empregado de maneira extensa como um estabilizador em cremes e loções cosméticos. As concentrações de Veegum inferiores a 1% estabilizarão uma emulsão contendo agentes emulsificadores aniônicos ou não-iônicos.

AGENTES EMULSIFICADORES AUXILIARES — Os agentes emulsificadores auxiliares incluem os compostos que são normalmente incapazes, por si sós, de formar emulsões estáveis. Seu valor principal reside em suas capacidades de funcionar como agentes espessantes e, portanto, ajudam a estabilizar a emulsão. Os agentes de uso comum estão listados no Quadro 22.5.

Agentes Emulsificadores e Tipo de Emulsão

Para que uma molécula, íon, colóide ou partícula sejam ativos como um agente emulsificador, eles devem ter alguma afinidade pela interface entre a fase dispersa e o meio de dispersão. Com as películas de monocamada e de camadas múltiplas, o emulsificador está em solução e, portanto, deve ser solúvel em alguma extensão em uma ou ambas as fases. Ao mesmo tempo, ele não deve ser francamente solúvel em ambas as fases; de outra forma, ele permanecerá na massa daquela fase e não será adsorvido na interface. Essa afinidade balanceada pelas duas fases também deve ser evidente com as partículas sólidas finamente divididas usadas como agentes emulsificadores. Se a afinidade delas, conforme evidenciado pelo grau em que elas são umedecidas, é predominantemente hidrofílica ou hidrofóbica, elas não funcionarão como agentes umidificadores efetivos.

A grande maioria dos trabalhos sobre a relação entre o emulsificador e o tipo de emulsão tem-se ligado aos agentes ativos em superfície que formam monocamadas interfaciais. Assim, a presente discussão se concentrará nessa classe de agentes.

EQUILÍBRIO HIDRÓFILO-LIPÓFILO — À medida que o emulsificador se torna mais hidrofílico, sua solubilidade em água aumenta e favorece a formação de uma emulsão de O/A. Ao contrário, as emulsões de A/O são favorecidas com os emulsificadores mais lipofílicos. Isso levou ao conceito de que o tipo de emulsão está relacionado ao equilíbrio entre as tendências para soluções hidrofílicas e lipofílicas do agente emulsificador ativo em superfície.

Quadro 22.6 Relação entre Intervalo HLB e Aplicação do Surfactante

INTERVALO HLB	USO
0-3	Agentes antiespumantes
4-6	Agentes emulsificadores A/O
7-9	Agentes umidificadores
8-18	Agentes emulsificadores O/A
13-15	Detergentes
10-18	Agentes solubilizantes

Griffin[16] desenvolveu uma escala baseada no equilíbrio entre essas duas tendências opostas. Essa chamada *escala HLB* é uma escala numérica, estendendo-se desde 1 até aproximadamente 50. Os surfactantes mais hidrofílicos apresentam altos números HLB (acima de 10), enquanto os surfactantes com números HLB de 1 a 10 são considerados lipofílicos. Os surfactantes com um equilíbrio adequado em suas afinidades hidrofílicas e lipofílicas são agentes emulsificadores efetivos, porque eles concentram-se na interface óleo-água. A relação entre os valores HLB e a aplicação do agente ativo em superfície é demonstrada no Quadro 22.6. Alguns emulsificadores comumente utilizados e seus números HLB estão listados no Quadro 22.7. A utilidade do sistema HLB no raciocínio da escolha dos agentes emulsificadores, quando se formula uma emulsão, será discutida em uma seção mais adiante.

VELOCIDADE DE COALESCÊNCIA E TIPO DE EMULSÃO — Davies[13] indicou que o tipo de emulsão produzido nos sistemas preparados por agitação é controlado pelas velocidades de coalescência relativas das gotículas de óleo dispersas no óleo. Assim, quando uma mistura de óleo em água é agitada junto com um agente emulsificador, inicialmente é produzida uma dispersão múltipla que contém óleo disperso em água e água dispersa em óleo (veja a Fig. 22.5). O tipo de emulsão final resultante depende de se a água ou as gotículas de óleo coalescem com maior rapidez. Quando a velocidade de coalescência de O/A (Velocidade 1) é muito maior que a velocidade de coalescência de A/O (Velocidade 2), forma-se uma emulsão de A/O porque as gotículas de água dispersas são mais estáveis que as gotículas de óleo dispersas. Ao contrário, quando a Velocidade 2 é significativamente mais rápida que a Ve-

Quadro 22.7 Valores HLB Aproximados para Vários Agentes Emulsificadores

NOME GENÉRICO OU QUÍMICO	HLB	DISPERSIBILIDADE EM ÁGUA
Trioleato de sorbitan	1,8	Nenhuma dispersão
Diestearato de sacarose	3,0	
Monoestearato de propilenoglicol	3,4	
Monoestearato de glicerol (não-auto-emulsificador)	3,8	Dispersão ruim
Monolaurato de propilenoglicol	4,5	
Monoestearato de sorbitan	4,7	
Monoestearato de gliceril (auto-emulsificador)	5,5	
Monolaurato de sorbitan	8,6	Dispersão leitosa
Polioxietileno-4-lauril-éter	9,5	
Monoestearato de polietilenoglicol 400	11,6	Translúcido a claro
Monolaurato de polioxietileno-4-sorbitan	13,3	Solução clara
Estearato de sacarose	14,5	
Monopalmitato de polioxietileno-20-sorbitan	15,6	
Polioxietileno-40-estearato	16,9	
Oleato de sódio	18,0	
Lauril sulfato de sódio	40,0	

locidade 1, a emulsão final é uma dispersão de A/O porque as gotículas de óleo são mais estáveis.

De acordo com Davies,[13] a velocidade em que os glóbulos de óleo coalescem quando dispersos em água é fornecida pela expressão

$$\text{Velocidade 1} = C_1 e^{-W_1/RT} \quad (8)$$

O termo C_1 é um fator de colisão que é diretamente proporcional ao volume de fase do óleo em relação à água, e é uma função inversa da viscosidade da fase contínua (água). W_1 define uma barreira de energia, constituída de vários fatores contribuintes, que deve ser superada antes que a coalescência possa ocorrer. Em primeiro lugar, ela depende do potencial elétrico das gotículas de óleo dispersas, já que isso afeta a repulsão. Em segundo lugar, com uma emulsão de O/A, a camada hidratada que circunda a porção polar do agente emulsificador deve ser rompida antes que a coalescência possa acontecer. Essa camada hidratada tem, provavelmente, cerca de 1 nm de espessura, com uma consistência de manteiga. Por fim, a barreira de energia total depende da fração da interface coberta pelo agente emulsificador.

A Equação 9 descreve a velocidade de coalescência dos glóbulos de água dispersos em óleo:

$$\text{Velocidade 2} = C_2 e^{-W_2/RT} \quad (9)$$

Aqui, o fator de colisão C_2 é uma função da relação de volume das fases de água-óleo dividida pela viscosidade da fase oleosa. A barreira de energia W_2 está, como anteriormente, relacionada com a fração da interface coberta pelo agente ativo em superfície. Outro fator contribuinte é o número de grupamentos —CH_2— no agente emulsificador; quanto mais longa for a cadeia de alquila do emulsificador, maior será o intervalo que deve ser coberto quando uma gotícula de água deve se combinar com uma segunda gota.

Davies[13] mostrou que o conceito HLB está relacionado às características de distribuição do agente emulsificador entre as duas fases imiscíveis. Um emulsificador com um HLB menor que 7 será preferencialmente solúvel na fase oleosa e favorecerá a formação de uma emulsão de A/O. Os surfactantes com um valor de HLB superior a 7 serão distribuídos em favor da fase aquosa e promoverão as emulsões de O/A.

PREPARAÇÃO DE EMULSÕES

Diversos fatores devem ser levados em consideração na preparação e formulação bem-sucedidas de produtos emulsificados. Em geral, o tipo de emulsão (*i.e.*, O/A ou A/O) é especificado; quando não, ele provavelmente estará implícito a partir do uso previsto do produto. A atenção do formulador focaliza-se principalmente na seleção do agente, ou agentes, emulsificador necessário para se conseguir um produto satisfatório. Nenhuma incompatibilidade deve ocorrer entre os vários emulsificadores e os inúmeros componentes comumente presentes nas emulsões farmacêuticas. Por fim, o produto deve ser preparado de tal modo que não prejudique a formulação.

Seleção dos Agentes Emulsificadores

A seleção do agente ou agentes emulsificadores é de vital importância na formulação bem-sucedida de uma emulsão. O farmacêutico deve assegurar-se de que, além de suas propriedades emulsificadoras, o material escolhido seja atóxico e que o sabor, odor e estabilidade química sejam compatíveis com o produto. Assim, um agente emulsificador que é totalmente apropriado para a inclusão em um creme cutâneo pode ser inaceitável na formulação de uma preparação oral, devido à sua toxicidade potencial. Essa consideração é mais importante quando se formulam emulsões intravenosas.

O SISTEMA HLB — Com o crescente número de emulsificadores disponíveis, principalmente os não-iônicos, a seleção dos emulsificadores para um produto era, em essência, um procedimento de tentativa e erro. Felizmente, o trabalho de Griffin[16,17] forneceu um meio lógico de selecionar agentes emulsificadores. O método de Griffin, baseado no equilíbrio entre as porções hidrofílica e hidrofóbica dos agentes emulsificadores, é amplamente empregado em nossos dias e veio a ser conhecido como o sistema HLB. Ele é mais utilizado na seleção racional das combinações de emulsificadores não-iônicos, e devemos limitar, assim, a nossa discussão.

Conforme mostrado no Quadro 22.6, quando há necessidade de uma emulsão de A/O, o formulador deve usar emulsificadores com um HLB na faixa de 8 a 18. Os emulsificadores com valores HLB no intervalo de 4 a 6 recebem consideração quando se deseja uma emulsão de A/O. Alguns exemplos típicos são fornecidos no Quadro 22.7.

Outro fator é a presença ou ausência de qualquer polaridade no material a ser emulsificado, porque isso afetará a polaridade exigida no emulsificador. Mais uma vez, em conseqüência de extensa experimentação, Griffin desenvolveu uma série de valores "HLB necessários" — isto é, o valor HLB exigido por um material particular que deve ser emulsificado de maneira efetiva. Alguns valores para óleos e materiais correlatos estão contidos no Quadro 22.8. Naturalmente, o valor HLB necessário difere, dependendo de se a emulsão final é de O/A ou A/O.

O fato de que os valores HLB sejam algebricamente aditivos é fundamental para a utilidade do conceito HLB. Dessa maneira, ao usar um surfactante com HLB baixo com um que tenha um HLB alto, é possível preparar misturas que comportam valores HLB intermediários entre aqueles dos dois emulsificadores individualmente. A fórmula a seguir serve como um exemplo

Emulsão de O/A

Petrolato líquido (HLB necessário de 10,5) .... 50 g
Agentes emulsificadores .... 5 g
  Monooleato de sorbitan (HLB 4,3)
  Monooleato de polioxietileno 20 sorbitan (HLB 15,0)
Água, qs .... 100 g

Por álgebra simples, pode ser mostrado que 4,5 partes por peso de monooleato de sorbitan misturadas a 6,2 partes por peso de monooleato de polioxietileno 20 sorbitan resultarão em um agente emulsificador misto que possui o HLB necessário de 10,5. Como a fórmula dita 5 g, os pesos necessários são 2,1 e 2,9 g, respectivamente. O monooleato de sorbitan solúvel em óleo é dissolvido em óleo e aquecido a 75°; o monooleato de polioxietileno 20 sorbitan hidrossolúvel é adicionado à fase aquosa, que é aquecida a 70°. Nesse ponto, a fase oleosa é misturada com a fase aquosa e o conjunto é agitado continuamente até o resfriamento.

O formulador não está restrito a esses dois agentes para produzir uma mistura com um HLB de 10,5. O Quadro 22.9 mostra as várias proporções necessárias, usando outros pares de agentes emulsificadores, para formar uma mistura de HLB 10,5. Quando se realizam pesquisas preliminares com um

Quadro 22.8 Valores HLB Necessários para Alguns Ingredientes Comuns de Emulsão

SUBSTÂNCIA	A/O	O/A
Ácido, esteárico	—	17,0
Álcool, cetílico	—	13,0
Cera, cera de abelha	5	10-16,0
Microcristalina	—	9,5
Parafina	—	9,0
Lanolina, anidra	8	15,0
Óleo, semente de algodão	—	7,5
Óleo mineral, leve	4	10-12,0
Óleo mineral, pesado	4	10,5

Quadro 22.9 Misturas Não-iônicas Portadoras de Valores HLB de 10,5

MISTURA DE SURFACTANTE	HLB	QUANTIDADES NECESSÁRIAS (%) PARA FORNECER HLB = 10,5
Triestearato de sorbitan	2,1	34,4
Monoestearato de polioxietileno 20 sorbitan	14,9	65,6
Monopalmitato de sorbitan	6,7	57,3
Monopalmitato de polioxietileno 20 sorbitan	15,6	42,7
Sesquioleato de sorbitan	3,7	48,5
Polioxietileno lauril éter	16,9	51,5

material particular a ser emulsificado, é aconselhável experimentar diversos pares de agentes emulsificadores. Com base em uma avaliação das emulsões produzidas, torna-se possível escolher a melhor combinação.

Ocasionalmente, o HLB necessário do óleo pode não ser conhecido, caso em que se torna necessário determinar seu parâmetro. Várias misturas são preparadas para fornecer uma ampla gama de misturas HLB, e as emulsões são preparadas de uma maneira padronizada. O HLB da mistura utilizada para emulsificar o melhor produto, selecionado com base na estabilidade física, deve ser o HLB necessário do óleo. A experiência deve ser repetida usando outra combinação de emulsificadores para confirmar o valor do HLB necessário do óleo até dentro de ± 1 unidade HLB.

Existem métodos para encontrar o valor HLB de um novo agente ativo em superfície. Griffin[17] desenvolveu equações simples que podem ser utilizadas para obter uma estimativa com determinados compostos. Demonstrou-se que a capacidade de um composto disseminar-se em uma superfície está relacionada ao seu HLB. Em outra conduta, observou-se uma relação linear entre HLB e o logaritmo da constante dielétrica para inúmeros surfactantes não-iônicos.

Uma conduta interessante, desenvolvida por Davies,[13] está relacionada a seus estudos sobre as velocidades relativas de coalescência das emulsões O/A e A/O (ver anteriormente). De acordo com Davies, os grupamentos hidrofílicos na molécula de surfactante apresentam uma contribuição positiva para o número HLB, enquanto os grupamentos lipofílicos exercem um efeito negativo. Davies calculou essas contribuições e as denominou Números de Grupo HLB (Quadro 22.10). Desde que se conheça a estrutura molecular do surfactante, apenas acrescente os números de vários grupos de acordo com a seguinte fórmula:

$$\text{HLB} = \Sigma \text{ (números de grupos hidrofílicos)} - m \text{ (grupo de número/grupo—CH}_2\text{—)} + 7$$

onde m é o número de grupamentos —CH_2— presentes no surfactante. A concordância ruim é encontrada entre os valores HLB calculados pelo uso de números de grupamentos e os valores HLB obtidos com o uso das equações simples desenvolvidas por Griffin. Entretanto, o aluno deve imaginar que os valores HLB absolutos *per se* têm significado limitado. A utilidade da conduta HLB (empregando valores calculados pelas equações de Griffin ou Davies) é

1. Fornecer ao formulador uma idéia do equilíbrio relativo da hidrofilicidade e lipofilicidade em um determinado surfactante.
2. Relacionar as propriedades emulsificadora e solubilizante daquele surfactante com outros surfactantes. O formulador ainda precisa confirmar experimentalmente que uma determinada formulação produzirá uma emulsão estável.

Mais adiante, Davies e Rideal[18] tentaram relacionar o HLB com o coeficiente de partição $C_{\text{água}} / C_{\text{óleo}}$ e encontraram boa concordância para uma série dos surfactantes de sorbitan. Schott mostrou, no entanto, que o método não se aplica aos surfactantes de octilfenol polioxietilados. Schott concluiu que "até o momento, não foi bem-sucedida a pesquisa por uma correlação universal entre o HLB e outra propriedade do surfactante que pudesse ser determinada com maior presteza que o HLB".[19]

O sistema HLB não fornece informações sobre a *quantidade* do emulsificador necessária. Tendo determinado a mistura correta, o formulador deve preparar outra série de emulsões, todas com o mesmo HLB mas contendo concentrações crescentes da mistura do emulsificador. Em geral, é escolhida a concentração mínima que proporciona o grau desejado de estabilidade física.

Quando se variam as quantidades do emulsificador em uma emulsão, é útil considerar o uso de um diagrama de fase para selecionar a relação adequada de óleo/água/surfactante. O uso do diagrama de fase para ajudar na formulação de emulsões foi discutido por Swarbrick.[20] Essa conduta pode proporcionar um meio sistemático para otimizar a formulação de uma emulsão e ajudar a identificar a existência de fases líquidas cristalinas, que, quando presentes em uma formulação de emulsão, podem aumentar a estabilidade. Como os cristais líquidos exibem birrefringência, a observação das emulsões-protótipo sob microscopia com luz polarizada pode ser um instrumento útil para identificar as combinações de água-óleo e emulsificador que produzem cristais líquidos. Deve-se notar que os cristais líquidos são freqüentemente formados quando concentrações relativamente altas (p. ex., 20% ou mais) de surfactante são utilizadas em uma formulação. A toxicidade do emulsificador para o uso pretendido (p. ex., tópico, oral ou parenteral) deve ser considerada, além das características físicas.

AGENTES EMULSIFICADORES MISTOS — Os agentes emulsificadores são freqüentemente utilizados em combinação, porque geralmente é obtida uma emulsão melhor. Esse aumento pode ser decorrente de vários motivos, dos quais um ou mais podem estar operacionais em um sistema qualquer. Assim, o uso de uma mistura de emulsificadores pode

1. Produzir o equilíbrio hidrofílico-lipofílico necessário no emulsificador.
2. Estimular a estabilidade e a coesão da película interfacial.
3. Afetar a consistência e a sensação do produto.

O primeiro ponto foi considerado em detalhes na discussão prévia do sistema HLB.

Com relação ao segundo ponto, Schulman e Cockbain, em 1940, mostraram que as combinações de determinados anfifílicos formavam películas estáveis na interface ar-água. Postulou-se que o complexo formado por esses dois materiais (um, lipossolúvel; o outro, hidrossolúvel) na interface ar-água também estava presente na interface O/A. Esse complexo

Quadro 22.10 Números de Grupos HLB

	NÚMERO DE GRUPO
Grupamentos hidrofílicos	
—$SO_4^-Na^+$	38,7
—COO^-K^+	21,1
—COO^-Na^+	19,1
N (amina terciária)	9,4
Éster (anel de sorbitan)	6,8
Éster (livre)	2,4
—COOH	2,1
Hidroxila (livre)	1,9
—O—	1,3
Hidroxila (anel de sorbitan)	0,5
Grupamentos lipofílicos	
—CH—	
—CH_2—	
CH_3—	−0,475
=CH—	
Grupamentos derivados	
—(CH_2—CH_2—O)—	+0,33
—(CH_2—CH_2—CH_2—O)—	−0,15

Fonte: Wedderburn 1964.[18]

interfacial foi considerado responsável pela estabilidade melhorada. Por exemplo, o cetil sulfato de sódio, um emulsificador de O/A moderadamente bom, e o álcool elaídico ou colesterol, ambos estabilizadores para emulsões de A/O, mostram evidência de uma interação na interface ar-água. Além disso, uma emulsão de O/A preparada com cetil sulfato de sódio e álcool elaídico é muito mais estável que uma emulsão preparada apenas com cetil sulfato de sódio.

O álcool elaídico é o isômero *trans*. Quando o oleil álcool, o isômero *cis*, é utilizado com o cetil sulfato de sódio, não há evidência de formação de complexo na interface ar-água. De forma significativa, essa combinação não produz uma emulsão O/A estável. Tal achado sugere fortemente que um alto grau de alinhamento molecular é necessário na interface O/A para formar uma emulsão estável. Esse alto grau de alinhamento molecular pode consistir em um evento de pré-requisito para a formação de fases cristalinas líquidas lamelares. Conforme ilustrado na Fig. 22.7, a combinação de determinados ácidos de cadeia longa e alcoóis com água pode resultar na formação de micelas e cristais líquidos. Quando as relações corretas de água, ácido e álcool são mantidas em uma interface de óleo-água, a estabilidade aumentada pode sobrevir a partir da presença da fase cristalina líquida.

Quando se utilizam combinações de emulsificadores, deve-se ter cuidado para garantir sua compatibilidade, já que existe a probabilidade de que agentes emulsificadores carregados com sinais opostos interajam e coagulem, quando misturados.

ESTABILIZAÇÃO ESTÉRICA — Muitos surfactantes não-iônicos úteis consistem em porções hidrofóbicas compostas de ácidos graxos ou outros compostos orgânicos lipofílicos e porções hidrofílicas compostas de cadeias de polioxietileno. Quando usados para preparar emulsões de O/A, as cadeias de oxietileno fazem protrusão para dentro do lado aquoso da interface O/A, enquanto a porção hidrofóbica do emulsificador estará localizada principalmente no lado oleoso. Como no caso das suspensões, a aproximação das gotículas de óleo será influenciada por forças de atração de van der Waals, bem como pelas forças de repulsão. Para uma emulsão que está estabilizada por um surfactante não-iônico, as forças de repulsão consistem nas forças eletrostática e não-eletrostática. As forças de repulsão eletrostáticas são similares àquelas discutidas para suspensões e dependem muito do potencial zeta das gotículas de óleo.

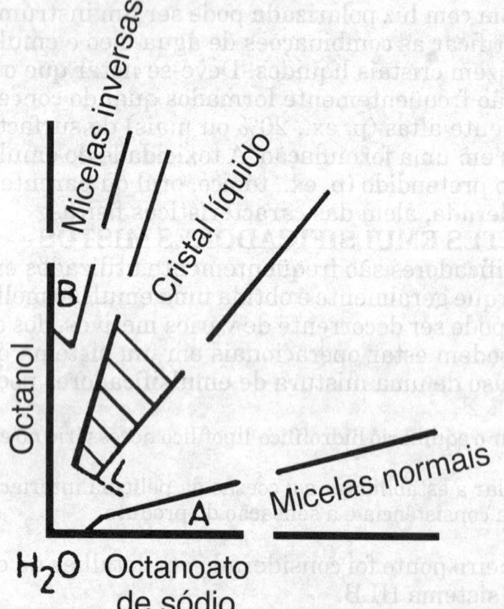

Fig. 22.7 Diagrama de fase ilustrando a formação das fases micelar e cristalina líquida nas misturas de um álcool de cadeia longa, ácido de cadeia longa e água. As composições que formam a fase cristalina líquida lamelar podem fornecer estabilidade aumentada da emulsão. (Reproduzido com permissão.[26])

As forças não-eletrostáticas também podem originar-se a partir de um fenômeno que é freqüentemente descrito como *estabilização estérica*. Esse efeito é explicado da seguinte maneira. Em primeiro lugar, à medida que as gotículas da emulsão se aproximam, as camadas adsorvidas de surfactante sobre cada gotícula começam a se misturar. As cadeias de oxietileno hidrofílicas comportam-se como polímeros solúveis; à medida que sua concentração aumenta na região da mistura interfacial, os segmentos dos polímeros a partir de gotículas separadas competem pelas moléculas de água. Isso resulta em movimento restrito das cadeias de polímero ou em uma perda da entropia. Da mesma forma, um calor positivo da solução (entalpia) pode resultar da mistura dos polímeros nas interfaces. A perda da entropia e/ou o aumento na entalpia resultam em um aumento na energia livre da mistura, significando que a mistura espontânea na região interfacial não é favorável. As partículas tenderão a separar-se, a fim de reverter o aumento temporário na energia livre da mistura.

Um efeito adicional que provoca a repulsão das gotículas pode ser uma conseqüência da pressão osmótica aumentada que resulta na área de contato entre as duas gotículas da emulsão. A concentração dos grupos oxietileno na região de superposição entre as duas gotículas aumenta, exigindo um influxo da água para dentro da região. Esse aumento na pressão osmótica apresenta o efeito de forçar o afastamento das gotículas. Assim, além de seu efeito favorável de redução da tensão interfacial, os surfactantes não-iônicos que possuem cadeias hidrofílicas longas fornecem estabilização adicional da emulsão por meio do resultado energeticamente desfavorável da mistura das cadeias de polímero na interface gotícula-gotícula.

Método de Preparação

Diferentes métodos são empregados, dependendo do tipo de agente emulsificador usado e da escala de fabricação. Tradicionalmente, o pilão e o gral eram empregados para a preparação de pequena escala de emulsões estabilizadas pela presença de certos agentes, como goma arábica e tragacanto. Entretanto, o uso desses agentes diminuiu drasticamente nos últimos anos; em conseqüência disso, o uso do pilão e do gral também diminuiu. (Consulte a 18.ª edição deste livro, para detalhes do método do pilão e do gral.)

Um número crescente de emulsões está sendo formulado com agentes emulsificadores sintéticos, principalmente do tipo não-iônico. Os componentes nessa formulação são separados naqueles que são lipossolúveis e aqueles que são hidrossolúveis. Estes são dissolvidos em seus respectivos solventes através do aquecimento até cerca de 70° a 75°. Quando a solução está completa, as duas fases são misturadas e o produto é agitado até o resfriamento. Esse método, que não exige nada mais que dois béqueres, um termômetro e uma fonte de calor, é necessariamente empregado na preparação de emulsões contendo ceras e outros materiais de alto ponto de fusão que devem ser liquefeitos antes que possam ser dispersados na emulsão. A metodologia relativamente simples envolvida no uso de emulsificadores do tipo surfactante sintético é um fator que levou a seu uso disseminado na preparação de emulsão. Isso, por sua vez, levou a uma diminuição no uso de agentes emulsificadores naturais.

Com homogeneizadores manuais, uma emulsão grosseira inicial é formada por trituração em um gral ou agitação em um frasco. Em seguida, a emulsão grosseira é passada várias vezes através do homogeneizador. Uma redução no tamanho da partícula é conseguida à medida que o material é forçado através de uma abertura estreita sob pressão. Um produto satisfatório resulta invariavelmente do uso de um homogeneizador manual e supera quaisquer deficiências na técnica. Deve-se suspeitar da formulação, em vez da técnica, se o homogeneizador falha em gerar um produto adequado.

Para uma discussão das técnicas e equipamentos utilizados na fabricação de emulsões em larga escala, veja o Cap. 39.

ESTABILIDADE DAS EMULSÕES

Diversos critérios devem ser satisfeitos em uma emulsão bem-formulada. Provavelmente, a exigência mais importante e mais prontamente evidente é que a emulsão possua a estabilidade física adequada; sem isso, qualquer emulsão logo voltará às duas fases de massa separadas. Além disso, quando o produto emulsificado deve ter alguma atividade antimicrobiana (p. ex., uma loção medicamentosa), deve-se ter o cuidado de garantir que a formulação possua o grau de atividade necessário. Com freqüência, um composto exibe menor atividade antimicrobiana em uma emulsão do que, por exemplo, em uma solução. Geralmente, isso ocorre por causa dos efeitos de partição entre as fases de óleo e água, o que provoca uma diminuição da concentração *efetiva* do agente ativo. A partição também deve ser levada em conta quando se consideram os conservantes para impedir a degeneração microbiológica das emulsões. Finalmente, a estabilidade química dos vários componentes da emulsão deve receber alguma atenção, de tal modo que os materiais possam ser mais propensos à degradação no estado emulsificado do que quando eles existem como uma fase de massa.

Na atual discussão, a consideração detalhada será limitada à questão da estabilidade física. Revisões desse tópico foram publicadas por Garrett[21] e Kitchener e Mussellwhite.[22] Para informações sobre o efeito que a emulsificação pode ter sobre a atividade biológica e a estabilidade química dos materiais em emulsões, veja Wedderburn,[23] Burt[24] e Swarbrick.[20]

As teorias da estabilidade da emulsão foram discutidas por Eccleston[25] em uma tentativa de compreender a situação tanto em uma emulsão O/A simples quanto em complexos sistemas comerciais. Uma recente revisão pelo mesmo autor[12] discutiu a estabilidade das emulsões de múltiplas fases e a função dos géis de dupla camada e fases cristalinas líquidas sobre a estabilidade física desses sistemas.

Os três principais fenômenos associados à estabilidade física são

1. O movimento para cima ou para baixo das gotículas dispersas relativas à fase contínua, denominado *formação de creme* ou *sedimentação*, respectivamente.
2. A *agregação* e a possível *coalescência* das gotículas dispersas para reconstruir as fases de massa separadas.
3. A *inversão*, em que uma emulsão de O/A inverte para se transformar em uma emulsão de A/O e vice-versa.

FORMAÇÃO DE CREME E SEDIMENTAÇÃO — A *formação de creme* é o movimento para cima de gotículas dispersas em relação à fase contínua; a *sedimentação*, o processo inverso, é o movimento das partículas para baixo. Em qualquer emulsão, um processo ou outro acontece, dependendo das densidades das fases dispersa e contínua. Isso é indesejável em um produto farmacêutico, em que a homogeneidade é essencial para a administração da dose correta e uniforme. Além disso, a formação de creme, ou a sedimentação, coloca as partículas mais próximas e pode facilitar o problema mais grave da coalescência.

A velocidade em que uma gotícula esférica ou partícula sedimenta em um líquido é regida pela lei de Stokes (Equação 3). Outras equações foram desenvolvidas para os sistemas de massa, mas a equação de Stokes ainda é útil, porque aponta os fatores que influenciam a velocidade de sedimentação ou de formação de creme. Esses são o diâmetro das gotículas suspensas, a viscosidade do meio de suspensão e a diferença nas densidades entre a fase dispersa e o meio de dispersão.

Usualmente, apenas o uso dos dois primeiros fatores é possível de afetar a formação de creme ou a sedimentação. A redução no tamanho da partícula contribui muito no sentido de superar ou minimizar a formação de creme, porque a velocidade do movimento é uma função da raiz quadrada do diâmetro da partícula. Entretanto, existem dificuldades técnicas na redução do diâmetro das gotículas abaixo de aproximadamente 0,1 μm. A conduta mais freqüentemente utilizada consiste em aumentar a viscosidade da fase contínua, embora isso somente possa ser feito até o ponto em que a emulsão ainda pode ser removida com facilidade a partir de seu recipiente e espalhar-se ou ser administrada da forma conveniente.

AGREGAÇÃO E COALESCÊNCIA — Ainda que a formação de creme e a sedimentação sejam indesejáveis, elas não resultam necessariamente na ruptura da emulsão, pois as gotículas dispersas retêm sua individualidade. Além disso, as gotículas podem ser redispersas com a agitação branda. Mais graves para a estabilidade de uma emulsão são os processos de agregação e coalescência. Na *agregação* (floculação), as gotículas dispersas se unem, mas não se fundem. A *coalescência*, a fusão completa das gotículas, leva a uma diminuição no número de gotículas e à separação final das duas fases imiscíveis. A agregação precede a coalescência nas emulsões; no entanto, a coalescência não ocorre necessariamente a partir da agregação. Em parte, a agregação é reversível. Embora não seja tão grave quanto a coalescência, ela acelerará a formação de creme ou a sedimentação, porque o agregado se comporta como uma única gota.

A agregação está relacionada com o potencial elétrico nas gotículas, mas a coalescência depende das propriedades estruturais da película interfacial. Conforme discutido anteriormente, reconheceu-se que as combinações de emulsificadores produzem emulsões mais estáveis que um único emulsificador isolado. Um motivo para essa sinergia, conforme sugerido por Shulman e Cockbain, é que as combinações apropriadas de surfactantes formam películas complexas densamente envelopadas na interface óleo-água. Os efeitos benéficos adicionais das películas emulsificadoras mistas poderiam resultar de um aumento na viscosidade da película de emulsificador interfacial. Uma película interfacial viscosa poderia estimular a estabilidade da emulsão porque o adelgaçamento da película nos pontos de contato entre gotículas seria inibido. Uma explicação adicional para o efeito benéfico dos emulsificadores com película mista sugere que as misturas apropriadas de surfactantes fornecem uma película interfacial mais elástica. Uma película interfacial mais elástica resistiria à ruptura na colisão das gotículas da emulsão.

Também foi notado que, quando os emulsificadores são combinados em determinadas concentrações e proporções, podem ser formadas fases cristalinas líquidas. A preparação das emulsões com surfactantes que formam estados de cristais líquidos pode ter estabilidade maior contra a coalescência na comparação com as emulsões que são formuladas na ausência dos estados cristalinos líquidos. Friberg e Larson[26] explicaram a estabilidade aumentada das emulsões devido aos cristais líquidos em termos de uma atração de van der Waals reduzida entre as gotículas da emulsão. Esse efeito depende da formação das camadas ou lamelas em torno das gotículas da emulsão. Cada camada de cristais líquidos contribui para uma redução adicional na força de atração de van der Waals.

Um efeito adicional dos cristais líquidos pode estar relacionado à alta viscosidade que, com freqüência, é observada na sua formação. Os cristais líquidos possuem uma viscosidade que é da ordem de 100 vezes maior que a maioria das interfaces óleo-água. A elevada viscosidade pode resultar em velocidades reduzidas de coalescência. Um fator primordial que pode ser importante para o efeito estabilizador dos cristais líquidos é a localização da fase cristalina líquida em relação às gotículas dispersas. Para inibir efetivamente a coalescência, os cristais líquidos devem se concentrar na interface entre a gotícula e a fase contínua. Isso pode não ocorrer com todas as combinações de óleo-água-surfactante.

A análise do tamanho da partícula pode revelar a tendência de uma emulsão para se agregar e coalescer muito antes que quaisquer sinais visíveis de instabilidade sejam aparentes. Os métodos disponíveis foram revistos por Groves e Freshwater.[27]

INVERSÃO — Diz-se que uma emulsão *inverte* quando ela muda de uma emulsão O/A para uma A/O, ou vice-versa. Por vezes, a inversão pode ser provocada pela adição de um eletrólito ou pela mudança da relação fase-volume. Por exemplo, uma emulsão de O/A que possui estearato de sódio como emulsificador pode ser invertida pela adição de cloreto de cálcio, porque o estearato de cálcio formado é um emulsificador lipofílico e favorece a formação de um produto A/O.

Com freqüência, a inversão pode ser observada quando uma emulsão, preparada por aquecimento e mistura de duas fases, está sendo resfriada. Isso ocorre presumivelmente por causa das alterações dependentes de temperatura nas solubilidades dos agentes emulsificadores. Shinoda e Kunieda[28] demonstraram que a temperatura de inversão de fase (TIF) dos surfactantes não-iônicos é influenciada pelo número HLB do surfactante — quanto maior for o valor da TIF, maior será a resistência à inversão.

Independentemente do trabalho sobre os valores da TIF, pouco trabalho quantitativo foi realizado sobre o processo de inversão; contudo, pareceria que o efeito pode ser minimizado através do uso do agente emulsificador apropriado em uma concentração adequada. Sempre que possível, o volume da fase dispersa não deve exceder 50% do volume total da emulsão.

BIODISPONIBILIDADE A PARTIR DE DISPERSÕES GROSSEIRAS

Todas as formas farmacêuticas devem ser capazes de liberar o medicamento de uma maneira conhecida e consistente após a administração no paciente. A velocidade e a extensão da liberação são importantes. De forma ideal, a extensão da liberação deve aproximar-se de 100%, enquanto a velocidade de liberação deve refletir as propriedades desejadas da forma de dosagem. Por exemplo, com os produtos destinados a terem um rápido início da atividade, a liberação do medicamento deve ser imediata. Com um produto de ação prolongada, a liberação deve ocorrer durante várias horas ou dias, dependendo do tipo de produto utilizado. A velocidade e a extensão da liberação de medicamento devem ser reprodutíveis de um lote para outro do produto, não devendo se modificar durante a vida de armazenamento.

Os princípios sobre os quais a biofarmacêutica se fundamenta são abordados em algum detalhe nos Caps. 57 a 59. Embora muitos trabalhos publicados nessa área tenham abordado a biodisponibilidade de formas farmacêuticas sólidas administradas pela via oral, a velocidade e a extensão de suspensões e emulsões também são importantes e, assim, devem ser consideradas em algum detalhe.

BIODISPONIBILIDADE A PARTIR DE SUSPENSÕES — Pode-se esperar que as suspensões de um medicamento demonstrem biodisponibilidade melhorada em comparação com o mesmo medicamento formulado como comprimido ou cápsula. Isso ocorre porque a suspensão já contém partículas de medicamento separadas, enquanto as formas em comprimido devem sofrer, invariavelmente, a desintegração a fim de maximizar o processo de dissolução necessário. Com freqüência, as suspensões de antiácido são percebidas como sendo de ação mais rápida e, portanto, mais efetivas que uma dose equivalente na forma de comprimidos. Bates *et al*[29] observaram que uma suspensão de salicilamida exibia biodisponibilidade mais rápida, pelo menos durante a primeira hora após a administração, que duas formas diferentes de comprimido do medicamento; esse estudo também foi capaz de demonstrar uma correlação entre as velocidades de dissolução *in vitro* iniciais para as várias formas de dosagem estudadas e as velocidades iniciais da absorção *in vivo*. Um argumento similar pode ser desenvolvido para cápsulas de gelatina rígidas, em que o invólucro deve romper-se ou dissolver-se antes que as partículas do medicamento sejam liberadas e possam começar o processo de dissolução. Isso foi observado por Antal *et al*[30] em um estudo de biodisponibilidade de vários produtos da doxiciclina, incluindo uma suspensão e cápsulas de gelatina rígidas. Sansom *et al*[31] mostraram que o nível plasmático médio de fenitoína era mais elevado depois da administração de uma suspensão do que quando uma dose equivalente foi administrada como comprimidos ou cápsulas. Sugeriu-se que isso poderia ter sido causado pelo fato de a suspensão ter um menor tamanho de partícula.

Em comum com outros produtos em que o medicamento está presente na forma de partículas sólidas, a velocidade de dissolução e, dessa maneira, em potencial, a biodisponibilidade do medicamento em uma suspensão podem ser afetadas por certos fatores, como o tamanho e a forma da partícula, as características de superfície e o polimorfismo. Strum *et al*[32] conduziram um estudo comparativo de biodisponibilidade envolvendo duas marcas comerciais de suspensão de sulfametiazol (Produto A e Produto B). Após a administração dos produtos para 12 pessoas normais e amostras sangüíneas coletadas em horários predeterminados durante um período de 10 h, o estudo de Strum não encontrou diferença estatisticamente significativa na extensão da absorção do medicamento a partir das duas suspensões. Entretanto, a velocidade de absorção diferiu, e, a partir de estudos *in vitro*, concluiu-se que o Produto A se dissolveu mais rapidamente que o Produto B e que o primeiro continha mais partículas de menor tamanho que o último, diferenças que podem ser responsáveis pela dissolução mais rápida das partículas no Produto A. O Produto A também forneceu níveis séricos mais elevados durante os testes *in vivo* com 0,5 h depois da administração. Os resultados mostraram que a velocidade de absorção do sulfametiazol a partir de uma suspensão dependeu da velocidade de dissolução das partículas suspensas, que, por sua vez, estava relacionada ao tamanho da partícula. Estudos prévios[33,34] mostraram a necessidade de determinar a velocidade de dissolução das suspensões para se conseguir informações sobre a biodisponibilidade dos medicamentos a partir desse tipo de forma de dosagem.

Demonstrou-se que a viscosidade do veículo empregado para suspender as partículas tem um efeito sobre a velocidade de absorção da nitrofurantoína, mas não sobre a biodisponibilidade total. Assim, Soci e Parrott[35] foram capazes de manter uma concentração de nitrofurantoína urinária clinicamente aceitável para um adicional de 2 h ao aumentarem a viscosidade do veículo.

BIODISPONIBILIDADE A PARTIR DE EMULSÕES — Existem indicações de que pode resultar biodisponibilidade melhorada quando um medicamento mal-absorvido é formulado como uma emulsão administrada por via oral. Entretanto, pouca pesquisa parece ter sido feita para comparar diretamente as emulsões e outras formas de dosagem, como suspensões, comprimidos e cápsulas; dessa maneira, não é possível tirar conclusões inequívocas sobre as vantagens das emulsões. Quando um medicamento com baixa solubilidade aquosa pode ser formulado de modo a estar em solução na fase oleosa de uma emulsão, sua biodisponibilidade pode ser aumentada. Entretanto, deve ser reconhecido que o medicamento nesse sistema apresenta várias barreiras a ultrapassar antes que ele atinja a superfície mucosa do trato GI.

Por exemplo, com uma emulsão de A/O, o medicamento deve difundir-se através do glóbulo de óleo e, em seguida, atravessar a interface óleo-água. Esse pode ser um processo difícil, dependendo das características da película interfacial formada pelo agente emulsificador. Apesar dessa desvantagem potencial, Wagner *et al*[36] mostraram que o indoxol, um agente antiinflamatório não-esteróide, era muito mais biodisponível em uma emulsão de A/O do que em uma suspensão ou em uma cápsula de gelatina rígida. Bates e Sequeira[37] demonstraram aumentos significativos nos níveis plasmáticos máximos e na biodisponibilidade total da griseofulvina micronizada quando formulada em uma emulsão de óleo de milho/A. Nesse caso, contudo, o efeito estimulador não foi decorrente da emulsificação do medicamento na fase oleosa *per se*, porém, mais provavelmente, por causa dos ácidos linoleico e oleico presentes, que possuem um efeito específico sobre a motilidade GI.

REFERÊNCIAS

1. Hiestand EN. *J Pharm Sci* 1964; 53: 1.
2. Haines BA, Martin A. *J Pharm Sci* 1961; 50: 228, 753, 756.
3. Matthews BA, Rhodes CT. *J Pharm Pharmacol* 1968; 20 (Suppl): 204S.
4. Matthews BA, Rhodes CT. *J Pharm Sci* 1968; 57: 569.
5. Matthews BA, Rhodes CT. *J Pharm Sci* 1970; 59: 521.
6. Schneider W *et al*. *Am J Pharm Ed* 1978; 42: 280.
7. Scheer AJ. *Drug Cosmet Ind* 1981 (Apr): 40.
8. Kellaway I.W, Najib NM. *Int J Pharm* 1981; 9:59.
9. Martin AN *et al*. *Physical Pharmacy,* 3rd ed. Philadelphia: Lea & Febiger, 1983, p 551.
10. Parsons GE *et al*. *Int J Pharm* 1992; 83: 163.
11. Tingstad J *et al*. *J Pharm Sci* 1973; 62: 1361.
12. Eccleston GM. In *Encyclopedia of Pharmaceutical Technology*, vol 5. New York: Dekker, 1992, p 137.
13. Davies JT. In: *Proceedings of the International Congress on Surface Activity*, 2nd ed. London: Butterworth/Academic, 1957, p 426.
14. Sherman P. In: *Emulsion Science*. New York: Academic Press, 1968, Chap 4.
15. Rogers JA. *Cosmet Toiletries* 1978; 93 (7): 29.
16. Griffin WC. *J Soc Cosmet Chem* 1949; 1: 311.
17. Griffin WC. *J Soc Cosmet Chem* 1954; 5: 249.
18. Davies JT, Rideal EK. *Interfacial Phenomena*. New York: Academic Press, 1961, Chapter 8.
19. Schott J. *J Pharm Sci* 1971; 60: 649.
20. Swarbrick J. *J Soc Cosmet Chem* 1968; 19: 187.
21. Garrett ER. *J Pharm Sci* 1965; 60: 1557.
22. Kitchener JA, Mussellwhite PR. In: *Emulsion Science*. New York: Academic Press, 1968, Chapter 2.
23. Wedderburn DL. In: *Advances in Pharmaceutical Sciences*, vol 1. London: Academic Press, 1964, p 195.
24. Burt BW. *J Soc Cosmet Chem* 1965; 16: 465.
25. Eccleston GM. *Cosmet Toiletries* 1986; 101 (11): 73.
26. Friberg S, Larson K. In: Brown GH, ed. *Advances in Liquid Crystals*, vol 2. New York: Academic Press, 1976, p 173.
27. Groves MJ, Freshwater DC. *J Pharm Sci* 1968; 57: 1273.
28. Shinoda K, Kunieda H. In: *Encyclopedia of Emulsion Technology*. New York: Dekker, 1983, Chapter 5.
29. Bates TR *et al*. *J Pharm Sci* 1969; 58: 1468.
30. Antal EJ *et al*. *J Pharm Sci* 1975; 64: 2015.
31. Sansom LN *et al*. *Med J Aust* 1975; 2: 593.
32. Strum JD *et al*. *J Pharm Sci* 1978; 67: 1659.
33. Bates TR *et al*. *J Pharm Sci* 1973; 62: 2057.
34. Howard SA *et al*. *J Pharm Sci* 1977; 66: 557.
35. Soci MM, Parrott EL. *J Pharm Sci* 1980; 69: 403.
36. Wagner JG *et al*. *Clin Pharmacol Ther* 1966; 7: 610.
37. Bates TR, Sequeira JA. *J Pharm Sci* 1975; 64: 793.

BIBLIOGRAFIA

Adamson AW. *Physical Chemistry of Surfaces*, 4th ed. New York: Wiley-Interscience, 1980.

Attwood D, Florence AT. In: *Surfactant Systems; Their Chemistry, Pharmacy and Biology*. London: Chapman & Hall, 1983, p 469.

Becher P. *Emulsions: Theory and Practice*, 2nd ed. New York: Reinhold, 1965.

Becher P. *Encyclopedia of Emulsion Technology*, vols 1–3. New York: Dekker, 1983–1988.

Davies JT, Rideal EK. *Interfacial Phenomena*. New York: Academic Press, 1963.

Eccleston GM. In: *Encyclopedia of Pharmaceutical Technology*, vol 5. New York: Dekker, 1992, p 137.

Hiemenz PC. *Principles of Colloidal and Surface Chemistry*, 2nd ed. New York: Dekker, 1986.

Matijevic E, ed. *Surface and Colloid Science*, vols 1–4. New York: Wiley, 1971.

Osipow LI. *Surface Chemistry*. New York: Reinhold, 1962.

Parfitt G. *Dispersion of Powders in Liquids*. New York: Applied Science, 1973.

Sherman P. *Emulsion Science*. New York: Academic Press, 1964.

Sherman P. *Rheology of Emulsions*. New York: Macmillan, 1963.

Vold RD, Vold MJ. *Colloid and Interface Chemistry*. Reading MA: Addison-Wesley, 1983.

CAPÍTULO **23**

Reologia

Hans Schott, PhD
Professor Emeritus of Pharmaceutics and Colloid Chemistry, School of Pharmacy
Temple University
Philadelphia, PA 19140

Reologia é o ramo da física que lida com a deformação e o fluxo da matéria. É importante em muitos campos. Para o fisiologista, a reologia rege a circulação do sangue e da linfa através dos capilares e dos grandes vasos, fluxo de muco, curvatura dos ossos, alongamento de cartilagens, contração de músculos e espalhamento da região glútea ao se sentar. Para o médico, a fluidez das soluções a serem injetadas com seringas hipodérmicas ou infundidas por via intravenosa, a flexibilidade de tubos empregados em cateteres, a extensibilidade do intestino, a ação dos emolientes fecais e a força das suturas e ligaduras são propriedades reológicas importantes. Para o farmacêutico, a reologia é importante no fluxo de emulsões através de moendas de colóides e bombas, o trabalho de pomadas em lâminas ou moendas roliças, a trituração de suspensões em pilão e gral e as propriedades mecânicas de recipientes de vidro ou plástico e das tampas de borracha. Para o consumidor, a reologia entra em ação quando se aperta a pasta de dentes a partir de um tubo colabável, espalha loção sobre a pele ou manteiga sobre uma fatia de pão ou tinta sobre uma superfície, escreve com uma caneta, borrifa líquidos a partir de atomizadores ou latas de aerossol, mastiga alimento, golpeia bolas com raquete, remo, bastão ou taco, salta de um trampolim ou de uma prancha de mergulho, nada e deita na cama e comprime a espuma e as molas metálicas no colchão.

Do ponto de vista reológico, os sistemas são sólidos quando eles preservam a forma e o volume, líquidos se eles preservam seus volumes e gasosos quando nem a forma nem o volume permanecem constantes quando são aplicadas forças a eles. Dos três sistemas, as propriedades de transporte dos gases, descritas pela teoria cinética dos gases, são mais bem compreendidas, porém têm menor importância em farmácia.

Os sólidos ideais são deformados quando os estresses são aplicados a eles, porém recuperam completamente seu formato original quando os estresses são liberados. A capacidade de restaurar sua forma é chamada de elasticidade. De maneira similar, os líquidos podem ser comprimidos até volumes algo menores, porém assumem seus volumes originais quando a pressão é retirada. A linha divisória entre sólidos e líquidos não é definida. Conforme explicado adiante, alguns sistemas que se comportam como sólidos elásticos, quando sujeitados a pequenos estresses e/ou a estresses moderados de curta duração, sofrem deformação permanente, assemelhando-se a líquidos muito viscosos, quando os estresses são maiores e/ou aplicados por intervalos de tempo mais prolongados.

FUNDAMENTOS

Os conceitos e os aspectos quantitativos da reologia são descritos nesta seção.

Sólidos Elásticos

Quando uma bola (bola de borracha, bola com sustentação de aço ou de beisebol) cai no chão ou é golpeada com um bastão, ela é temporariamente achatada no ponto de impacto. Depois do impacto, o formato esférico original é restaurado. Quando tracionamos uma faixa de borracha, mola de aço ou músculo, ela se estira ou estende. Na liberação, ela retoma seu comprimento original. Esse comportamento, característico dos sólidos, é chamado de elasticidade.

A força F que produz a deformação, ou a força de restauração igual e oposta no sólido deformado, dividida pela área A sobre a qual F é aplicada, é chamada estresse. No processo de estiramento, A é a área transversal dos filamentos, e diz-se que a deformação está sob tensão. Outras modalidades de deformação são a curvatura ou flexão, torção, compressão e cisalhamento. A deformação ou força dos filamentos estirados, ou seu alongamento, é a diferença entre seu comprimento enquanto sob tensão, L_s, e seu comprimento original, L_o, que é igual ao comprimento depois que o estresse é liberado, expresso como uma fração do comprimento original, a saber, $(L_s - L_o)/L_o$.

Para um sólido elástico ideal, o estresse é diretamente proporcional à força. Na tensão

$$\frac{F}{A} = E\left(\frac{L_s - L_o}{L_o}\right) \tag{1}$$

Essa relação, chamada de *lei de Hooke*, é obedecida por sólidos reais em estresses moderados e tensões sustentadas por curtos intervalos de tempo. A constante de proporcionalidade E, chamada de *módulo de elasticidade* ou *módulo de Young*, é uma medida da rigidez, dureza ou resistência ao alongamento. Também há um módulo de cisalhamento ou de rigidez e um módulo de compressão ou de massa. A *complacência elástica* consiste no inverso do módulo de Young, ou na relação entre a tensão e o estresse.

No sistema CGS, as unidades de estresse são dinas/cm^2 ou, como a força = massa × aceleração, (g-cm/s^2)/cm^2 = g/cm s^2. Para converter dinas/cm^2 em unidade SI, newton/m^2 ou pascal, divida por 10. Como a tensão é adimensional, o módulo de Young tem as mesmas dimensões que o estresse. Os valores do módulo para sólidos importantes nas utilizações, como materiais de embalagem, e na fisiologia são listados no Quadro 23.1.

A Fig. 23.1 mostra as curvas de estresse-tensão representativas na tensão, também chamadas de curvas de carga-alongamento. A área transversa de uma fibra ou cilindro torna-se menor à medida que o sólido é alongado. Portanto, para calcular os estresses tensionais reais ou verdadeiros, as forças são divididas por $A_s = A_oL_o/L_s$; o subscrito *o* designa as dimensões originais, e *s*, aqueles em cada alongamento apropriado. As curvas de estresse-tensão são freqüentemente colocadas em

Quadro 23.1 Valores do Módulo de Elasticidade dos Sólidos Representativos em Temperatura Ambiente

MATERIAL	MÓDULO DE YOUNG dinas/cm²
Aço	$2{,}2 \times 10^{12}$
Vidro	6×10^{11}
Cloreto de potássio	$2{,}3 \times 10^{11}$
Seda, raiom de viscose	$1{,}5 \times 10^{11}$
Celulose microcristalina	$1{,}3 \times 10^{11}$
Poliestireno	$3{,}4 \times 10^{10}$
Polietileno (baixa densidade)	$2{,}4 \times 10^{9}$
Borracha (vulcanizada)	2×10^{7}
Esmalte dentário	$4{,}7 \times 10^{11}$
Osso	$2{,}2 \times 10^{11}$
Tendão	$1{,}3 \times 10^{9}$
Músculo	6×10^{6}
Tecido mole	$7{,}5 \times 10^{4}$
Géis de gelatina	
10% de sólidos	$2{,}4 \times 10^{5}$
20% de sólidos	$1{,}0 \times 10^{6}$
30% de sólidos	$1{,}5 \times 10^{6}$

gráfico, com a tensão ou extensão, a variável dependente, na abscissa,[1-5] enquanto a consistência ou as curvas de fluxo (veja adiante) são usualmente colocadas em gráfico com o estresse, a variável independente, na abscissa.[1, 2, 5-8] A prática seguida aqui é colocar em gráfico o estresse na ordenada para as curvas de estresse-tensão e consistência,[5-9] a fim de tornar o módulo e a viscosidade, respectivamente, as inclinações em vez das inclinações invertidas dessas curvas.

As porções características na curva representativa de estresse-tensão *OLYAHB* na Fig. 23.1 são as seguintes.[2-4] A lei da proporcionalidade de Hooke entre o estresse e a tensão é obedecida por toda a porção linear *OL*. O módulo elástico do sólido é a inclinação de *OL* ou a tangente do ângulo *LOC*. O material comporta-se elasticamente até o ponto de rendimento *Y*, onde o estresse é chamado de *estresse de rendimento*. Quando os estresses abaixo do estresse de rendimento são aplicados à amostra e, em seguida, liberados, ela estira-se e se contrai ao longo da mesma curva *OLY*.

Além de *Y*, o material comporta-se como um plástico, em vez de agir como um sólido elástico. Ao longo da porção (quase) horizontal *YAH*, o material é maleável; ele flui ou se arrasta sob estresse praticamente constante como um líquido viscoso. Quando o estresse é liberado em *A*, a amostra retrai-se ao longo de *AC*. A deformação não-recuperável *OC* é chamada de *conjunto permanente*. Muitos materiais que sofrem esse "fluxo frio" são alongados por alguma alteração na estrutura, provocando uma ascensão *HB* na curva de estresse-tensão. Isso é chamado de trabalho (ou tensão) de enrijecimento. Pode resultar da eliminação de imperfeições,[1] a partir de uma redução no tamanho do cristal como no caso dos metais[2] ou da cristalização reversível ao alongamento, como no caso de elastômeros homopolímeros.[4]

Em *B*, a amostra se rompe; *R* é o alongamento na ruptura ou o alongamento final, e o estresse que corresponde a *B* é o comprimento ou a força elástica final. Esses valores, bem como a curva de carga-alongamento além de *Y*, dependem da velocidade com que a amostra é esticada.

A área *OLYAHBRCO* sob a curva de estresse-tensão é a energia ou trabalho exigido para quebrar ou romper o material. Ela mede sua resistência ou fragilidade. O vidro é duro por causa de seu alto módulo elástico. Devido à ausência de um ponto de rendimento e a um alongamento muito pequeno para se romper, ele é quebradiço em oposição ao aço, o qual sofre um trabalho de enrijecimento, que apresenta um alto alongamento para se romper e é resistente. Os plásticos apresentam dureza média ou são moles. Aqueles que exibem alongamentos comparativamente altos para romper-se, como o polietileno, mas diferente do poliestireno, são resistentes. As borrachas vulcanizadas são resistentes, ainda que sejam moles (módulo elástico baixo), porque seu alongamento para romper-se é muito alto, a saber, 600 a 800%.

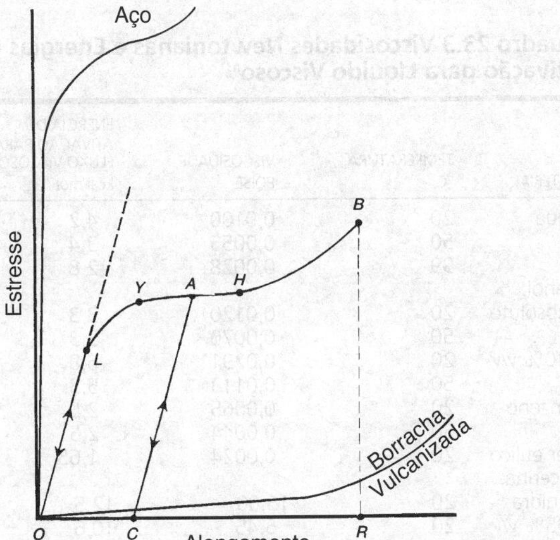

Fig. 23.1 Curvas de estresse-tensão em tensão. As cargas ou estresses elásticos são corrigidos para as áreas transversais reais.

Líquidos

Os estresses de compressão constituem o único tipo de estresse que os líquidos podem suportar e a partir do qual eles se recuperam. Todos os outros estresses produzem deformação infinita quando aplicados por intervalos suficientemente longos, de modo que os módulos elástico e de cisalhamento são zero.

Ao cortar-se uma folha de papel ou de metal com tesoura ou lâminas, a deformação antes do rompimento é chamada de *cisalhamento*. Empurrar lateralmente um baralho de cartas também é deformação no cisalhamento. Na Fig. 23.2, a parte superior de duas lâminas metálicas mantidas juntas por um rebite é puxada por uma força tangencial, *F*, enquanto a parte inferior das lâminas é mantida parada. O *estresse de cisalhamento*, τ, é *F* dividido pela área transversa *A* do rebite paralelo à força. O *estresse de cisalhamento* ou deformação no cisalhamento, γ, é o deslocamento *y* dividido pela altura, *x*, da porção cisalhada ou deformada do rebite, conforme demonstrado na Fig. 23.2*C*. Isso é igual à tangente do ângulo de deslocamento θ que, em valores baixos de θ, é aproximadamente igual a θ expresso em radianos.

$$\gamma = \frac{y}{x} = \tan\theta \cong \theta \qquad (2)$$

Podemos imaginar um líquido contido entre duas placas paralelas muito grandes como sendo dividido por uma haste de camadas paralelas muito finas tal como um baralho de cartas, conforme mostrado na Fig. 23.3. O cisalhamento é aplicado ao líquido ao puxar ou empurrar a parte superior da placa com uma força constante *F*, enquanto se mantém a placa inferior estacionária. As velocidades das camadas de líquido são representadas pelas setas na Fig. 23.3, cujo comprimento mede a magnitude das velocidades e que apontam na direção do flu-

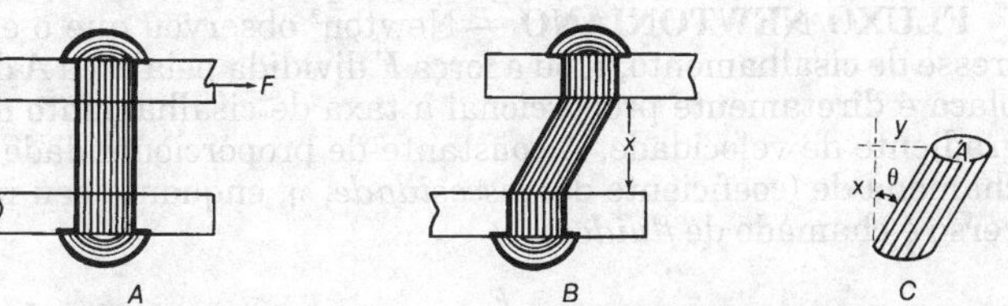

Fig. 23.2 Efeito do cisalhamento sobre um rebite.

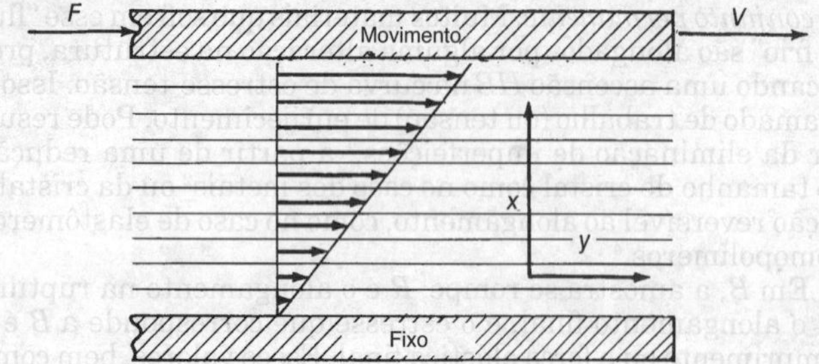

Fig. 23.3 Fluxo laminar de um líquido contido entre duas placas paralelas.

xo (direção y). A parte superior da camada líquida, em contato com a placa em movimento, adere a ela e se move com a mesma velocidade que a placa. A segunda camada, adjacente à do ápice, é arrastada em conjunto através da fricção, mas sua velocidade é algo reduzida pela resistência das camadas abaixo dela. Cada camada é puxada para diante pela camada que se movimenta acima dela, mas é contida pela camada imediatamente inferior a ela, sobre a qual ela se movimenta e que é arrastada em conjunto. Quanto mais distantes as camadas de líquido estiverem da camada em movimento, menores serão suas velocidades. A camada do fundo adere à placa fixa e apresenta velocidade zero. Assim, a velocidade das camadas líquidas aumenta na direção x perpendicular à direção do fluxo y.

No momento exato, todas as camadas, excetuando-se a do fundo, sofrem deformação infinita. O que diferencia um líquido de outro é a velocidade com a qual a deformação aumenta com o tempo. Isso é chamado de *velocidade de* (deformação no) *cisalhamento.* Ela é representada por $\dot{\gamma}$, que é o derivado de γ em relação ao tempo, t. Uma definição equivalente para $\dot{\gamma}$ é como o *gradiente de velocidade*, i.e., a taxa em que a velocidade, v, se altera com a distância, x, perpendicular à direção do fluxo.

$$\dot{\gamma} = \frac{d\gamma}{dt} = \frac{dv}{dx} \tag{3}$$

A taxa de cisalhamento ou gradiente de velocidade, $\dot{\gamma}$, indica com que rapidez o líquido flui quando um estresse de cisalhamento é aplicado a ele. Sua unidade, de acordo com ambas as definições, é s^{-1}, pois γ é adimensional, a velocidade é expressa em cm/s e x está em cm.

A Equação 3 é ilustrada calculando-se a taxa de cisalhamento quando a loção é esfregada na pele. Quando a mão (superfície de movimento) desliza através da pele (superfície fixa) com uma velocidade v = 45 cm/s e se a espessura da película da loção é x = 0,05 cm, a taxa de cisalhamento é $\dot{\gamma}$ = (45 cm/s)/0,05 cm = 900 s^{-1}. Para uma determinada força e uma viscosidade constante, a taxa de cisalhamento é uniforme por toda a camada da loção. Os valores $\dot{\gamma}$ característicos para as operações relacionadas com a farmácia estão listados no Quadro 23.2. Mesmo para uma determinada operação, a taxa de cisalhamento pode variar dentro de limites amplos, dependendo das dimensões do equipamento e da velocidade em que ele é operado.

O fluxo de líquidos por camadas paralelas que se movem umas mais que outras e arrastam em conjunto as camadas adjacentes é chamado de *fluxo laminar* ou *em linha de corrente.* Em velocidades mais altas e/ou quando as placas apresentam superfícies ásperas, desenvolve-se o redemoinho ou turbilhão. Esse fenômeno é chamado de *fluxo turbulento* e é descrito quantitativamente nos textos de engenharia química.

FLUXO NEWTONIANO — Newton[2] observou que o estresse de cisalhamento, τ, ou a força F dividida pela área A da placa é diretamente proporcional à taxa de cisalhamento ou gradiente de velocidade. A constante de proporcionalidade é chamada de (coeficiente de) *viscosidade*, η, enquanto seu inverso é chamado de *fluidez*.

$$\tau = \frac{F}{A} = \eta\dot{\gamma} \tag{4}$$

Quadro 23.2 Níveis Aproximados de Taxa de Cisalhamento para Operações Farmacêuticas

OPERAÇÃO	TAXA DE CISALHAMENTO, s^{-1}
Derramamento a partir de uma garrafa	50
Espalhamento de loção sobre a pele, levigar a pomada sobre uma placa com a espátula	400-1.000
Injeção através de seringa hipodérmica	4.000
Administração de spray nasal a partir de um recipiente plástico compressível	20.000
Processamento em moenda de colóide	10^5–10^6

A viscosidade ou atrito interno é a resistência ao movimento relativo de camadas adjacentes do líquido. De acordo com a Equação 4, ela é calculada como a proporção do estresse de cisalhamento com a taxa de cisalhamento. No sistema CGS, a viscosidade é definida como a força tangencial por unidade de área em dinas/cm², necessária para manter uma diferença na velocidade de 1 cm/s entre duas camadas paralelas de líquido com intervalo de 1 cm. Sua unidade é, por conseguinte, dinas/cm²-s^{-1} ou g/cm-s, que é chamada de um *poise*. Como muitos líquidos comuns que incluem água têm viscosidades da ordem de 1/100 de um poise, sua viscosidade é freqüentemente expressa em *centipoises*. No sistema SI, a unidade de viscosidade é newton/m²-s^{-1} ou pascal s, que é igual a 10 poises. Os valores representativos estão listados no Quadro 23.3.

O fluxo através de tubos cilíndricos ou capilares é laminar em baixas velocidades e/ou para pequenos raios do tubo e/ou líquidos viscosos. As camadas líquidas são cilindros muito finos concêntricos com o duto.[2] Durante o fluxo, elas se encaixam uma além da outra, conforme demonstrado na Fig. 23.4*A*.[10] As setas na Fig. 23.4*B* representam a velocidade v de cada camada cilíndrica de raio r; v é máxima no centro do tubo e diminui na direção radial, *i.e.*, na direção r (anteriormente x) perpendicular à direção do fluxo y. A velocidade é zero na camada líquida mais superior adjacente e que adere à parede, cujo raio é igual ao raio interno do tubo R. No centro do tubo, onde v é máxima, o gradiente de velocidade $dv/dr = \dot{\gamma}$ é zero. Isso é mostrado na Fig. 23.4*C*, onde as setas representam $\dot{\gamma}$ e o gradiente de velocidade é máximo na parede.

Quando V é o volume de líquido que flui através de um tubo cilíndrico de raio R no tempo t, a taxa de fluxo volumétrico é V/t, e a taxa de cisalhamento na parede é

$$\dot{\gamma}_{parede} = \frac{4}{\pi R^3}\left(\frac{V}{t}\right) \tag{5}$$

Quadro 23.3 Viscosidades Newtonianas e Energias de Ativação para Líquido Viscoso[a]

MATERIAL	TEMPERATURA, °C	VISCOSIDADE, POISE	ENERGIA DE ATIVAÇÃO PARA O FLUXO VISCOSO, kcal/mol
Água	20	0,0100	4,2
	50	0,0055	3,4
	99	0,0028	2,8
Etanol:			
absoluto	20	0,0120	3,3
	50	0,0070	3,3
40% *v/v*	20	0,0291	6,8
	50	0,0113	5,3
Benzeno	20	0,0065	2,5
	50	0,0044	2,5
Éter etílico	20	0,0024	1,65
Glicerina:			
anidra	20	15,00	12,5
95% *v/v*	20	5,45	10,6
Óleo de rícino	20	10,3	13,2

[a] À pressão de 1 atm.

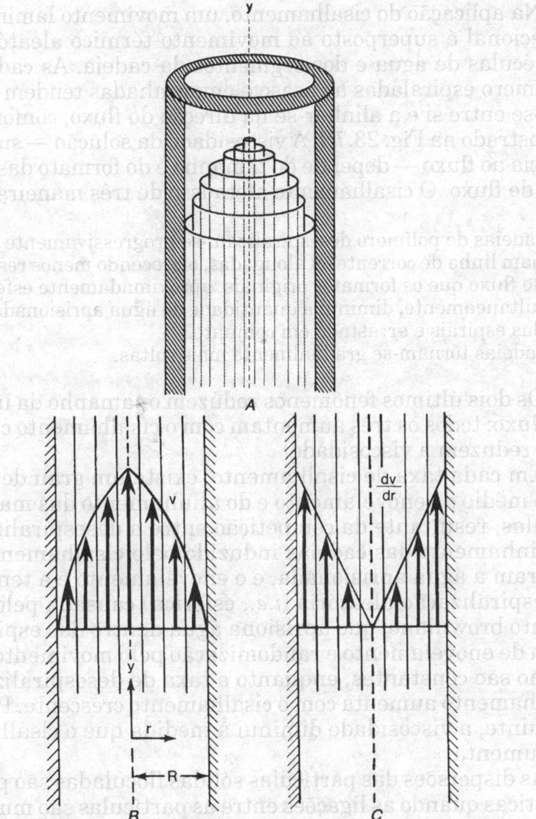

Fig. 23.4 Fluxo laminar de um líquido através de um duto cilíndrico. *A*: Visão tridimensional das camadas em arranjo de telescópio;[10] *B*: corte transversal mostrando a distribuição radial da velocidade; *C*: corte transversal mostrando a distribuição radial do gradiente de velocidade.

O estresse de cisalhamento é zero no centro do tubo e o máximo na parede.

$$\tau_{max} = \frac{R\Delta P}{2L} \tag{6}$$

O líquido é instado a fluir através do tubo por pressão, quer provocada por seu próprio peso (hidrostática), quer produzida por uma bomba. Essa pressão é usada para superar o atrito viscoso do líquido e é convertida em calor. A queda da pressão ao longo de um comprimento L do tubo, ΔP, é a diferença na pressão no início e no final desse comprimento.

A viscosidade é o estresse de cisalhamento dividido pela taxa de cisalhamento. Como ambos variam na direção x perpendicular à direção do fluxo, ambos devem ser obtidos no mesmo local. Usando os valores na parede de um tubo cilíndrico, dividindo a Equação 6 pela Equação 5 e rearrumando, encontramos

$$\frac{V}{t} = \frac{\pi R^4 \Delta P}{8L\eta} \tag{7}$$

Essa é a *lei de Poiseuille*, encontrada experimentalmente por esse físico francês enquanto estudava o fluxo dos líquidos através de tubos capilares representativos dos vasos sangüíneos. O poise também recebe esse nome em sua homenagem. No sistema CGS, a pressão é expressa em dinas/cm^2 e V/t em cm^3/s; 10 dinas/cm^2 são iguais a 1 newton/m^2, ou pascal.

No corpo humano, a ação de bombeamento do coração fornece a força de direcionamento para o fluxo do sangue, o qual é a diferença entre as pressões arterial e venosa.[11] O digitálico aumenta a força de contração do músculo cardíaco e torna o coração uma bomba mais eficiente. Isso aumenta o ΔP e, daí, a velocidade do fluxo sangüíneo V/t. Os medicamentos vasodilatadores, como a nitroglicerina ou o cloridrato de hidralazina, aumentam o raio dos vasos sangüíneos relaxando os músculos lisos vasculares. Como a velocidade do fluxo varia com a quarta potência do raio do vaso sangüíneo, um simples aumento de 5% no raio provoca um aumento de 22% na velocidade do fluxo em pressão arterial constante, porque $(1{,}05)^4 = 1{,}22$.

A viscosidade de líquidos simples, *i.e.*, líquidos puros que consistem em pequenas moléculas e soluções, em que o soluto e o solvente são pequenas moléculas, depende apenas da composição, temperatura e pressão. Ela aumenta lentamente com a pressão crescente e rapidamente com a temperatura decrescente. Para as soluções dos solutos sólidos, a viscosidade geralmente aumenta com a concentração. Os líquidos simples seguem a lei de Newton (Equação 4) de proporcionalidade direta entre o estresse do cisalhamento e a taxa de cisalhamento, de modo que sua viscosidade não depende de cada um desses fatores. Isso é chamado de *comportamento de fluxo newtoniano.* Os líquidos listados no Quadro 23.3 e suas viscosidades são newtonianos.

As curvas de fluxo ou curvas de consistência de líquidos newtonianos, como aqueles da Fig. 23.5, são linhas retas que atravessam a origem. A viscosidade é a inclinação dessa linha ou a tangente do ângulo que ela faz com o eixo horizontal. Entre os dois líquidos mostrados na Fig. 23.5, A possui uma viscosidade maior que B, porque $\alpha > \beta$, de modo que $\eta_A = \tan \alpha > \eta_B = \tan \beta$; $\eta_A = \tau_2/\dot{\gamma}_2 = \tau_1/\dot{\gamma}_1$ e $\eta_B = \tau_1/\dot{\gamma}_3 = \tau_3/\dot{\gamma}_2$. Um determinado estresse de cisalhamento, τ_1, produz uma taxa de cisalhamento maior, $\dot{\gamma}_3$, no Líquido B mais líquido que $\dot{\gamma}_1$ no Líquido A mais viscoso. De maneira alternativa, produzir uma determinada taxa de cisalhamento, $\dot{\gamma}_2$, nos dois líquidos exige um estresse de cisalhamento maior, τ_2, para o Líquido A mais viscoso que τ_3 para o Líquido *B* mais líquido. Alguns textos fazem um gráfico das curvas de consistência com o estresse de cisalhamento no eixo horizontal e a taxa de cisalhamento no eixo vertical.[1, 2, 8] A inclinação desses gráficos representa a fluidez; a viscosidade é a inclinação inversa.

A variação da viscosidade com a temperatura é freqüentemente descrita por uma *equação de Arrhenius*:

$$\eta = Ae^{E/RT}$$

ou

$$\ln \eta = \ln A + E/RT \tag{8}$$

onde A e E são constantes, T é a temperatura absoluta e R, a constante do gás. Os valores de E, a *energia de ativação* para o fluxo viscoso, são listados no Quadro 23.3. Grandes valores de E indicam que a viscosidade diminui rapidamente com o aumento da temperatura. De acordo com a Equação 8, os gráficos de ln η *versus* o inverso da temperatura absoluta devem ser linhas retas com inclinações de E/R. Para os líquidos associados, *i.e.*, ligados ao hidrogênio, esses gráficos são freqüentemente um pouco curvos.

De acordo com a *"teoria do buraco"*, os líquidos contêm lacunas ou orifícios que são essenciais para o fluxo. A energia de ativação é utilizada em grande parte para formar esses orifícios.[12] E tem cerca de 1/3 a ¼ do calor latente de vaporização para líquidos não-associados.

COMPORTAMENTO NÃO-NEWTONIANO INDEPENDENTE DO TEMPO — *Pseudoplasticidade* — Muitos sistemas coloidais, principalmente as soluções de polímeros e as dispersões de sólido/líquido floculadas, tornam-se mais líquidos quanto mais rapidamente eles são agitados. Esse comportamento de adelgaçamento do cisalhamento é chamado de *pseudoplasticidade*.[6, 8, 9, 13-15] É um exemplo do comportamento de fluxo não-newtoniano porque a viscosidade não é constante (em temperatura e composição constantes), conforme exigido pela lei de Newton do fluxo viscoso (Equação 4), porém diminui com o cisalhamento crescente. A taxa de cisalhamento aumenta mais rapidamente que o estresse de cisalhamento, tornando a curva do fluxo da Fig. 23.6 côncava no sentido do eixo da taxa de cisalhamento.

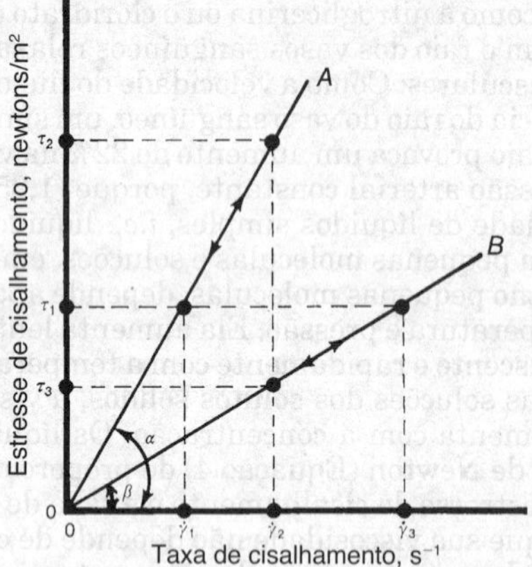

Fig. 23.5 Curvas de consistência ou fluxo de dois líquidos newtonianos.

Existe uma aparente viscosidade para cada valor da taxa de cisalhamento ou do estresse de cisalhamento, que pode ser expressa de duas maneiras diferentes. No ponto P na Fig. 23.6, a viscosidade aparente pode ser considerada a inclinação da secante à curva de fluxo em P, ou tan θ, que é a viscosidade de um líquido newtoniano cuja curva de fluxo passa através de P.[6, 14] Isso é igual à relação $\tau_p/\dot{\gamma}_p$.[8, 9] O segundo método[15] define a viscosidade aparente como a inclinação da tangente para a curva de fluxo em P, *i.e.*, $d\tau_p/d\dot{\gamma}_p = \tan \phi$. Como tanto θ quanto ϕ diminuem com a taxa de cisalhamento ou estresse de cisalhamento crescentes, o mesmo ocorre com a viscosidade.

As causas para o fluxo pseudoplástico são a ruptura progressiva da estrutura no meio líquido através do cisalhamento crescente, e a reconstrução da estrutura pelo movimento browniano. No caso de soluções de polímero, o emaranhado de macromoléculas e a imobilização do solvente pelas macromoléculas emaranhadas propiciam a estrutura. As moléculas flexíveis, semelhantes a filamentos, da metilcelulose ou da polivinilpirrolidina em solução aquosa, por exemplo, são golpeadas constantemente pelas moléculas de água circunvizinhas na agitação térmica. Isso provoca o movimento contínuo dos segmentos da cadeia por translação e por rotação ao redor das ligações entre átomos de carbono e oxigênio, os quais constituem a estrutura básica do polímero. Essas flutuações térmicas são aleatórias, de modo que as cadeias de polímero formam molas frouxas de formato grosseiramente esférico, que são permeadas por água. As macromoléculas espiraladas, em constante movimento segmentar, ficam emaranhadas (veja a Fig. 23.7*A*). As cadeias de polímero são envoltas por bainhas de água de hidratação. A água adicional é mecanicamente aprisionada dentro das espirais abertas.

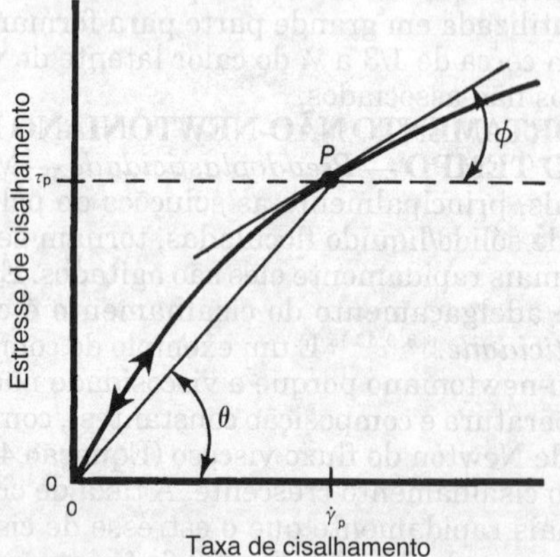

Fig. 23.6 Curva de fluxo de um líquido pseudoplástico.

Na aplicação do cisalhamento, um movimento laminar unidirecional é superposto ao movimento térmico aleatório das moléculas de água e dos segmentos da cadeia. As cadeias de polímero espiraladas ao acaso e emaranhadas tendem a separar-se entre si e a alinhar-se na direção do fluxo, conforme demonstrado na Fig. 23.7*B*. A viscosidade da solução — sua resistência ao fluxo — depende do tamanho e do formato das unidades de fluxo. O cisalhamento afeta isso de três maneiras:

As cadeias de polímero desespiralizam-se progressivamente e se tornam linha de corrente ou alongadas, oferecendo menos resistência ao fluxo que os formatos originais, aproximadamente esféricos.
Simultaneamente, diminui a quantidade de água aprisionada dentro das espirais e arrastada em conjunto.
As cadeias tornam-se gradualmente mais soltas.

Os dois últimos fenômenos reduzem o tamanho da unidade de fluxo; todos os três aumentam com o cisalhamento crescente e reduzem a viscosidade.

Em cada taxa de cisalhamento, existe um grau de equilíbrio médio do enovelamento e do alinhamento das macromoléculas, resultante da competição entre a desespiralização e o alinhamento das cadeias induzido pelo cisalhamento, que liberam a água aprisionada, e o enovelamento e a tendência de espiralização aleatória (*i.e.*, esférica) causada pelo movimento browniano, que aprisiona água dentro das espirais. A taxa de enovelamento e randomização pelo movimento browniano são constantes, enquanto a taxa de desespiralização e alinhamento aumenta com o cisalhamento crescente. Por conseguinte, a viscosidade diminui à medida que o cisalhamento aumenta.

As dispersões das partículas sólidas floculadas são pseudoplásticas quando as ligações entre as partículas são muito fracas para suportar os estresses de cisalhamento aplicados. Isso ocorre quando as partículas são floculadas no mínimo secundário ou no caso das argilas lamelares, como a bentonita e o caulim. As plaquetas dessas argilas apresentam bordas positivamente carregadas e faces negativamente carregadas. As ligações eletrostáticas entre as bordas e as faces de diferentes plaquetas produzem uma estrutura de castelo de cartas em suspensão aquosa, a qual retém e imobiliza grandes quantidades de água. Os agregados das partículas formadas aleatoriamente também retêm água nas lacunas entre as partículas.

O cisalhamento rompe progressivamente esses agregados em uma velocidade que aumenta com o estresse de cisalhamento crescente, liberando quantidades crescentes de água reti-

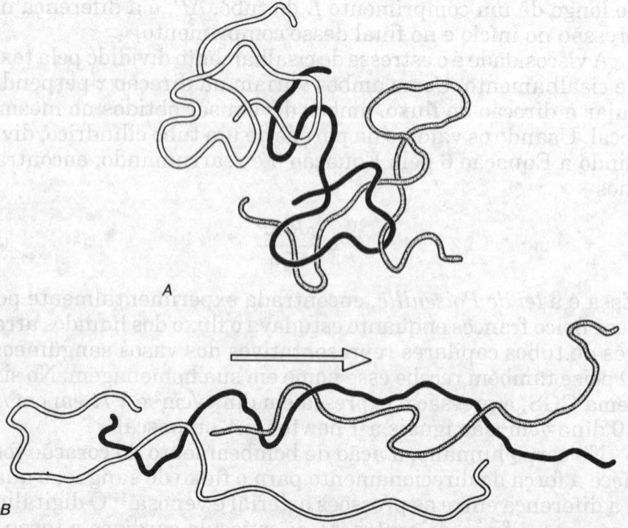

Fig. 23.7 Três cadeias de polímero espiraladas de maneira aleatória em solução. *A*: em repouso; *B*: no campo de cisalhamento.[10]

da. O movimento browniano tende a reconstruir os agregados em uma velocidade que é independente do cisalhamento. Existe um tamanho de equilíbrio médio para os agregados em cada taxa de cisalhamento, o qual diminui com o cisalhamento crescente, resultando em uma diminuição na resistência ao fluxo, ou viscosidade, à medida que o cisalhamento aumenta.

Em taxas de cisalhamento extremamente baixas, bem abaixo de 1 s^{-1}, a taxa de desespiralização e alinhamento das cadeias de polímero e a taxa de ruptura dos agregados de partículas sob a influência do cisalhamento são desprezíveis em comparação com a taxa de enovelamento e randomização das cadeias de polímero e com a taxa de agregação das partículas produzidas pelo movimento browniano, respectivamente. Por conseguinte, as unidades de fluxo não são nitidamente deformadas, nem reduzidas no tamanho pelo cisalhamento, e os sistemas exibem o fluxo newtoniano, com uma viscosidade constante e alta, designada *viscosidade newtoniana inferior* ou *de cisalhamento zero*, η_0.[2,8]

Em taxas de cisalhamento muito altas, as cadeias de polímero dissolvidas são totalmente desespiraladas e bem-alinhadas na direção do fluxo, e os agregados de partículas são quebrados o máximo possível. Não existe estrutura residual restante que possa ser rompida por aumentos adicionais na taxa de cisalhamento: a viscosidade nivela-se em um valor constante denominado *viscosidade newtoniana superior*, η_∞. O fluxo turbulento e a ruptura das cadeias de polímero induzida pelo cisalhamento podem estabelecer-se antes que seja atingido o regime newtoniano. Como pode ser notado na Fig. 23.8, η_∞ é consideravelmente menor que η_0. O valor da viscosidade não-newtoniana observado nas taxas de cisalhamento intermediárias, incluindo aquelas encontradas na maioria das situações práticas, depende da quantidade de estrutura residual. Portanto, é chamada de *viscosidade estrutural*.[1,2,14,15]

Dilatabilidade — O comportamento oposto, *espessamento por cisalhamento* ou um aumento na viscosidade com o cisalhamento crescente, denominado *dilatabilidade*,[2,6-9,13-15] é raro. É demonstrado por dispersões concentradas de partículas que não tendem a agregar-se ou a manter-se unidas, desde que a quantidade de líquido presente não seja muito maior que aquela necessária para preencher as lacunas entre as partículas. Os sedimentos das suspensões a partir das que o líquido sobrenadante foi decantado são, por vezes, dilatantes. Quando essa suspensão concentrada é derramada ou lentamente agitada, existe apenas líquido suficiente para lubrificar o deslizamento da partícula sobre a outra, e a viscosidade é baixa. Quando agitadas com rapidez, as partículas entram no trajeto uma das outras, bloqueiam umas às outras e se aglomeram, em lugar de deslizarem umas sobre as outras. Grandes lacunas se formam entre partículas agrupadas desigualmente, e, como o líquido se imiscui entre elas, a suspensão parece seca — como se os sólidos suspensos tivessem se expandido ou dilatado (veja os esboços nas Refs. 13 e 15). Esse fenômeno, que resulta em aumento progressivo na viscosidade, torna-se mais grave com o cisalhamento crescente. Quando o cisalhamento alto é seguido por cisalhamento baixo ou repouso, as partículas que se tinham agrupado se separam novamente, o volume da lacuna interpartícula diminui e a viscosidade cai, à medida que a suspensão parece novamente molhada. A areia molhada oferece pequena resistência ao fluxo lento ou à penetração, porém enrijece e parece seca quando deformada rapidamente.

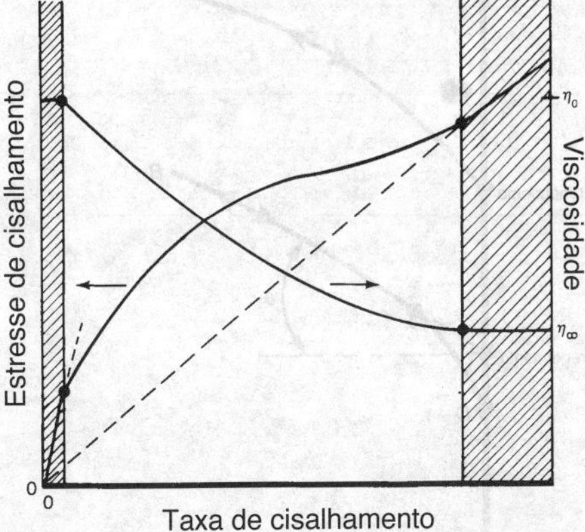

Fig. 23.8 As três regiões de fluxo de um líquido pseudoplástico. As áreas sombreadas referem-se às regiões newtonianas inferior (esquerda) e superior (direita); a área central representa o comportamento pseudo-elástico.

Entre os poucos sistemas reportados[15] que apresentam o fluxo dilatante estão as suspensões de amido em água, glicerina aquosa ou etilenoglicol contendo cerca de 40 a 50% v/v de amido e suspensões concentradas de pigmentos inorgânicos em água e em líquidos não-polares fluidos com surfactante suficiente adicionado para deflocular por completo a fase dispersa, p. ex., óxido de ferro vermelho (12% v/v em água ou 18% v/v em tetracloreto de carbono), óxido de zinco (30% v/v em água ou 33% v/v em tetracloreto de carbono), sulfato de bário (39% v/v em água) e dióxido de titânio (30 a 50% v/v em água).

Os líquidos pseudoplásticos e dilatantes freqüentemente seguem a empírica *lei da potência (equação de Ostwald-de Waele)*[1,2,5,6,8,9] sobre amplos intervalos de taxas de cisalhamento:

$$\dot{\gamma} = K\tau^n$$

ou

$$\log \dot{\gamma} = \log K + n \log \tau \qquad (9)$$

Para os líquidos sob a lei da potência, um gráfico de log $\dot{\gamma}$ *versus* log τ é uma linha reta de inclinação n. Essa equação tem a vantagem de representar o comportamento do fluxo em relação a apenas duas constantes, K e n. Ela tem a desvantagem de todas as leis de potência, a saber, as dimensões de K dependem do valor de n[2]. Além disso, a curva da lei de potência não atravessa sua origem, enquanto as curvas pseudoplástica e de fluxo dilatante sempre o fazem.

O expoente, n, é um índice do desvio a partir do comportamento de fluxo newtoniano. Para $n = 1$, $K = 1/\eta$, e resulta a lei de Newton (Equação 4). Para a pseudoplasticidade, $n > 1$, e para a dilatabilidade, $n < 1$. Quanto mais n difere da unidade, mais não-newtoniano é o comportamento do fluxo, *i.e.*, mais rapidamente diminuirá a viscosidade ou aumentará com o cisalhamento crescente.

Valor de Rendimento, Elasticidade e Plasticidade — Outros materiais, chamados semi-sólidos, não fluem em estresses de cisalhamento baixo, porém sofrem deformação reversível, como os sólidos elásticos. Quando um estresse de cisalhamento característico, chamado de valor de rendimento ou *estresse de rendimento*, é superado, eles fluem como líquidos. Em geral, os estresses de rendimento são causados por redes estruturais que se estendem por todo um sistema. Romper essa rede exige estresses iguais ou superiores ao estresse de rendimento. Estresses menores não produzem fluxo, mas apenas a deformação elástica. Quando o estresse de rendimento é excedido, a rede se rompe parcialmente e o fluxo acontece.

Existem duas classes de materiais semi-sólidos com estresses de rendimento, géis e pastas; a diferença entre os dois não é bem acentuada.

Géis — Os géis ou geléias caracterizam-se por um grau de elasticidade comparativamente alto. Eles sofrem deformações elásticas bastante acentuadas nos estresses de cisalhamento abaixo do valor de rendimento, a partir das quais recuperam seu formato quando os estresses são removidos.[6,14] As deformações recuperáveis de 10 a 30% não são incomuns, principalmente entre os géis de polímeros. Os géis de argila são menos elásticos e mais similares a pastas.

Dois tipos de géis são de importância farmacêutica.

Géis de argilas coloidais, principalmente de bentonita sódica, cujas partículas semelhantes a placas apresentam forte atração entre a borda e a face, são discutidos em primeiro lugar. Sua deformabilidade elástica é limitada. Seu módulo elástico ou rigidez e seu valor de rendimento não são particularmente sensíveis a alterações na temperatura. Entretanto, a presença de agentes floculantes ou defloculantes afeta acentuadamente esses parâmetros. Quando sujeitos a estresses de cisalhamento bem acima de seus valores de rendimento, esses géis rompem-se em sóis de fluxo livre e suave. O segundo tipo compreende os *géis aquosos de polímeros orgânicos*, como a gelatina, o ágar, a pectina, a metilcelulose e o polietilenoglicol de alto peso molecular. Os géis não-aquosos, como a borracha natural em benzeno, têm pouca importância farmacêutica.

As soluções de gelatina em água e/ou glicerina comportam-se como géis no resfriamento e se liqüefazem no aquecimento. A temperatura de gelação e o ponto de fusão para determinado gel estão muito próximos; a gelação é um processo reversível. Os géis de gelatina são utilizados em farmácia como *glicerogelatinas* e como *bases para supositórios*. A temperatura de gelação ou o ponto de fusão dos sistemas de gelatina-água situam-se na faixa de 20 a 40°. Eles aumentam com o conteúdo crescente de gelatina e com o peso molecular crescente da gelatina, assim como a viscosidade da solução acima da temperatura de gelação e a rigidez do gel abaixo dela. Embora o módulo e a força final dos géis aquosos aumentem com o conteúdo crescente de gelatina, o alongamento na ruptura não é muito afetado.[5] A força e a rigidez do gel são mais elevadas no *ponto isoelétrico*, onde a ligação cruzada por pontes salinas entre os grupamentos amino ou guanidino e carboxilato é mais extensa. Enquanto os géis típicos de gelatina aquosa contêm 20 a 45% de sólidos, a pectina e o ágar formam géis fortes em temperatura ambiente, os quais contêm apenas 1 a 4% de sólidos.

A alta viscosidade das soluções de polímero deve-se em grande parte ao emaranhado das longas moléculas filiformes. As cadeias de polímero são circundadas por uma camada de hidratação, *i.e.*, a bainha de moléculas de água atraídas para os grupamentos polares das macromoléculas por ligações de valência secundária. Estar envolto em uma bainha de solvação evita, em grande parte, que uma cadeia de polímero forme ligações com cadeias vizinhas nos pontos de enovelamento através das ligações de valência secundária. Quando a solução é colocada para fluir, as cadeias deslizam umas sobre as outras em vez de livremente e tendem a se desespiralar. Quando a ação do solvente diminui, p. ex., através da diminuição da temperatura ou pela adição de álcool ou de outro não-solvente miscível em água às soluções aquosas de gelatina, pectina ou ágar, a bainha de hidratação ao redor das macromoléculas dissolvidas se torna mais delgada. Portanto, algumas cadeias de polímero emaranhadas entram em contato direto entre si nos pontos de cruzamento, onde formam ligações através de ligações de valência secundária. Essas ligações cruzadas fracas e temporárias entre segmentos das cadeias de polímero adjacentes oferecem alguma resistência para o deslizamento das cadeias de polímero entre si quando se aplica o cisalhamento. Quando um número suficiente dessas ligações entre cadeias é formado para estabelecer uma rede tridimensional por toda a solução, ele estabelece um gel. A metilcelulose e o polietilenoglicol de alto peso molecular são mais solúveis na água fria que na quente. Eles são hidratados de forma menos extensa em temperaturas mais altas. Portanto, suas soluções gelam no aquecimento e se liqüefazem no resfriamento.

Os géis de polímero são fortes e elásticos. Quando sujeitos a estresses de cisalhamento bem acima de seus valores de rendimento, eles tendem a se romper ou a se fragmentar em vez de fluir. Apenas os géis que são fracos, em virtude de estarem muito próximos à sua temperatura de gelação ou de terem conteúdo sólido, liqüefazem-se em sóis e fluem sob o efeito de altos estresses de cisalhamento.

Os géis oficiais (Aluminum Hydroxide Gel e Aluminum Phosphate Gel) são suspensões aquosas de precipitados gelatinosos. Eles não são géis de acordo com o significado reológico da palavra, mas, em vez disso, são líquidos tixotrópicos.

Materiais Plásticos — Quando as suspensões de partículas que tendem a aglomerar-se ou a se manter unidas estão tão concentradas que pontes contínuas das partículas se estendem por todo o volume da suspensão, formando redes tridimensionais, elas adquirem os valores de rendimento. Essas *pastas* apresentam pouca elasticidade. Elas não podem recuperar sua forma, exceto a partir de deformações muito pequenas. Em estresses acima de seus valores de rendimento, as pastas transformam-se em líquidos de fluxo livre. Esse tipo de comportamento é chamado de *plasticidade*; os materiais plásticos são, por vezes, chamados de *corpos* ou *semi-sólidos de Bingham*.[1,2,5-9,13-15]

O movimento browniano constrói as redes em géis e pastas e as restaura quando elas foram rompidas por estresses maiores que seus estresses de rendimento. Com freqüência, a tixotropia é observada. A adição de surfactantes ou de outros agentes defloculantes às pastas ou géis de argila freqüentemente diminui ou elimina o valor de rendimento por reduzir a atração entre as partículas, enfraquecendo assim a estrutura tridimensional. A defloculação também diminui a viscosidade aparente das pastas e suspensões.[15]

Os exemplos de materiais plásticos são pomadas e pastas, incluindo aquelas dos Caps. 52 e 90, cremes, salvas, cataplasmas, ceratos, manteiga e margarina, massa de bolo, massa de vidraceiro e argila de modelagem. São as seguintes as vantagens dos valores de rendimento: pomadas, tiras de argila (argila de oleiro transformada em massa com água) e manteiga não gotejam dos dedos, espátulas e facas, porém mantêm sua forma até que cisalhadas por pressões de espalhamento, as quais excedem seus valores de rendimento, após o que eles se tornam fluidos e se espalham. A pasta de dente não afunda na escova de dentes sob seu próprio peso. A massa de pão e a argila de oleiro preservam seu formato quando colocadas no forno para assar.

A Fig. 23.9 mostra as curvas de fluxo para dois sistemas plásticos. O Sistema *B* possui um menor valor de rendimento que o Sistema *A* e o comportamento newtoniano em estresses superiores ao valor de rendimento; $BC\tau_{\text{rendimento}}$ é uma linha reta de inclinação θ, de modo que a *viscosidade plástica* de *B*, *i.e.*, sua viscosidade acima do valor de rendimento, é a inclinação dessa linha ou tan θ:

$$\eta_{\text{plástico}} = \frac{\tau - \tau_{\text{rendimento}}}{\dot{\gamma}} \qquad (10)$$

Isso é equivalente a mover a origem da curva de fluxo desde o estresse zero até o estresse de rendimento, e tratando o Sistema *B* como um líquido newtoniano em estresses além desse. Os semi-sólidos com altos valores de rendimento são descritos como "duros". Quando sua viscosidade plástica é alta, eles são descritos como "rígidos".[16]

Alguns corpos de Bingham apresentam curvas de fluxo que se desviam das linhas retas em estresses próximos ao estresse de rendimento, como na porção *CD* na curva de fluxo do Sistema *B*, onde o fluxo acontece mesmo abaixo do estresse de rendimento. Esse fenômeno é chamado de *fluxo tampão*, por-

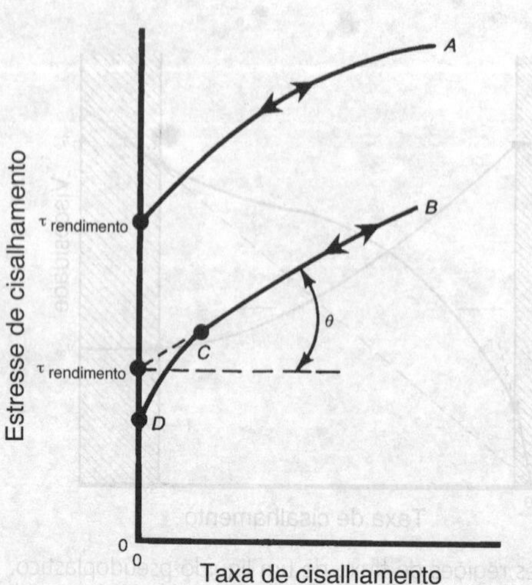

Fig. 23.9 Curvas de fluxo de dois sistemas plásticos.

que o material se move aos pedaços ou como se fosse uma rolha em lugar de fazê-lo por movimento laminar, freqüentemente através do deslizamento na parede do duto. Nesses casos, o valor de rendimento geralmente é obtido por extrapolação da porção linear *BC* para o eixo do estresse.

O Sistema *A* é pseudoplástico acima de seu estresse de rendimento. Esse tipo de comportamento de fluxo é freqüentemente observado com suspensões espessadas com polímeros dissolvidos, onde o próprio veículo é adelgaçador do cisalhamento.

COMPORTAMENTO NÃO-NEWTONIANO DEPENDENTE DO TEMPO — Na discussão anterior, observou-se que os comportamentos pseudoplástico e plástico surgem a partir da competição entre a clivagem das ligações do emaranhado entre as macromoléculas dissolvidas ou pela ruptura das ligações de van der Waals entre as partículas dispersas por cisalhamento, e o restabelecimento dessas ligações por movimento browniano. O equilíbrio entre a ruptura e a restauração das ligações desloca-se cada vez mais no sentido da ruptura à medida que o cisalhamento aumenta. A redução nas ligações intercadeias ou interpartículas resulta em menores unidades de fluxo e menor viscosidade aparente. Supôs-se, tacitamente, que o sistema se adapta "instantaneamente" à mudança no cisalhamento, *i.e.*, tão rápido que, no período em que as condições instrumentais foram mudadas para o cisalhamento maior ou menor e as leituras foram obtidas, o equilíbrio entre a ruptura e a restauração das ligações no novo cisalhamento já foi atingido, produzindo unidades de fluxo do novo tamanho médio do equilíbrio e da nova viscosidade aparente correspondente. Os pontos que representam os pares dos valores de $\dot{\gamma}$, os valores τ determinados nas taxas de cisalhamento ou estresses de cisalhamento crescentes e decrescentes nas Figs. 23.5, 23.6 e 23.9, caem nas mesmas curvas únicas. Não tem valor material se uma determinada taxa de cisalhamento foi alcançada por aumentar ou diminuir a velocidade do viscômetro. Esse é o significado das setas duplas nessas curvas.

Quando a suspensão é viscosa e/ou as partículas são grandes e pesadas, seus movimentos brownianos são muito lentos para restaurarem "instantaneamente" as ligações interpartículas rompidas. Da mesma forma, os emaranhados de cadeias de polímeros são muito lentos para serem restabelecidos pelo movimento browniano, caso sua solução seja viscosa. Quando a velocidade de restauração da ligação pelo movimento browniano é menor que a velocidade de ruptura da ligação pelo cisalhamento, a viscosidade aparente diminui, mesmo enquanto o sistema está sob cisalhamento constante, pois o tamanho dos agregados de partículas ou a extensão do emaranhado de macromoléculas são progressivamente reduzidos. Além disso, a viscosidade aparente em uma determinada taxa de cisalhamento é menor quando o sistema foi agitado recentemente em altas velocidades que se aquela taxa de cisalhamento se aproximasse a partir de velocidades baixas ou a partir do repouso.

O comportamento extremo é uma transformação sol $\rightleftharpoons$ gel reversível isotérmica produzida pelo repouso e pelo cisalhamento, respectivamente. Por exemplo, uma dispersão aquosa de bentonita de sódio a 8% *v*/*v* transforma-se em um gel dentro de uma hora ou duas depois da preparação quando em repouso, porém flui e pode ser derramada dentro de muitos minutos depois que ela foi agitada acima do valor de rendimento. Depois do repouso prolongado, ela reverte para um gel à medida que o movimento browniano reconstrói a estrutura de castelo de cartas por todo o material.

Esses materiais, cuja consistência depende da duração do cisalhamento, bem como da taxa de cisalhamento, são denominados tixotrópicos ou que apresentam *tixotropia*.[1, 5-9, 13-15] Sua viscosidade aparente depende não somente da temperatura, da composição e da taxa de cisalhamento ou estresse de cisalhamento, mas da história prévia de cisalhamento e do tempo sob cisalhamento.

A tixotropia em um líquido adelgaçador do cisalhamento é mostrada na Fig. 23.10. Começar com o sistema em repouso (na origem *O*) e aumentar gradualmente a velocidade do viscômetro produz o ramo "para cima" *ODAB* da curva do fluxo. Depois que foram alcançadas a taxa de cisalhamento

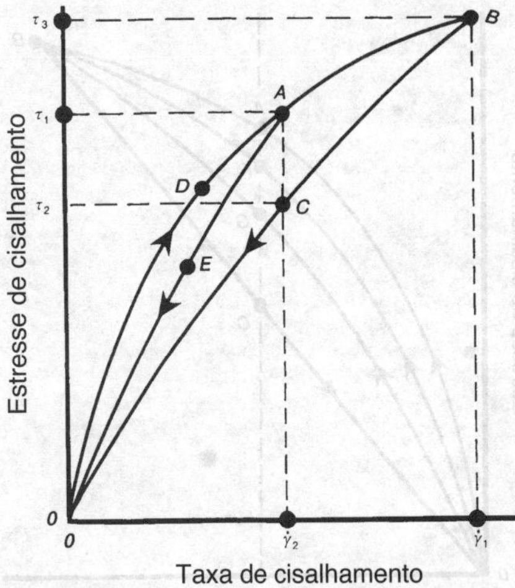

Fig. 23.10 Curvas de fluxo de um líquido de adelgaçamento de cisalhamento que exibe tixotropia.

máximo $\dot{\gamma}_1$ e o estresse de cisalhamento τ_3 correspondendo ao ponto *B*, a velocidade do instrumento é reduzida. Quando não há tempo suficiente para que o movimento browniano regenere completamente a estrutura rompida sob a alta velocidade, o líquido será menos viscoso e o ramo "para baixo" da curva de fluxo, *BCO*, é menor que o ramo "para cima". Dessa maneira, o estresse de cisalhamento exigido para manter a taxa de cisalhamento $\dot{\gamma}_2$ foi reduzido de τ_1 para τ_2, e a viscosidade aparente caiu de $\tau_1/\dot{\gamma}_2$ para $\tau_2/\dot{\gamma}_2$. Isso contrasta com a curva de fluxo da Fig. 23.6, onde os ramos "para cima" e "para baixo" coincidem.

Quando começa a partir do repouso, quando a velocidade não é aumentada em todo o trajeto para cima até $\dot{\gamma}_1$, mas somente até $\dot{\gamma}_2$ correspondendo ao ponto *A* na Fig. 23.10 e, em seguida, diminuída, o ramo "para baixo" é *AEO*: como a velocidade máxima é menos que anteriormente, menor quantidade de estrutura é rompida e a viscosidade aparente não é tão reduzida.

Quando o líquido no instrumento é mantido em repouso por um intervalo de tempo suficiente depois que ele foi sujeitado ao ciclo de cisalhamento *ODABCO*, o movimento browniano reconstrói sua estrutura, restaurando sua alta consistência original. Começando a partir do repouso, a curva de fluxo é novamente *ODABCO*. Quando não se permite nenhum período de repouso e o ciclo de cisalhamento é repetido logo que o ramo "para baixo" é completado, o próximo ramo "para cima" fica abaixo de *ODAB*, por exemplo, *OFB* na Fig. 23.11. Um terceiro ciclo de cisalhamento que sucede imediatamente depois do segundo pode fornecer o ramo "para cima" *OGB*. O ramo "para baixo" *BCO* pode ser curvo, como na Fig. 23.10, ou reto, como na Fig. 23.11. Se a constituição da estrutura é muito lenta, pode não haver estrutura restante depois do terceiro ciclo de cisalhamento. Nesse caso, o ramo "para cima" coincide com o ramo reto "para baixo" *BCO* e o líquido se torna newtoniano. Isso é apenas temporário porque a curva do fluxo reverte para *OABCO* da Fig. 23.11 depois de um período de repouso prolongado.

A tixotropia freqüentemente é superposta ao comportamento de fluxo plástico. O valor de rendimento pode desaparecer depois de um ou mais ciclos de cisalhamento, como na curva *C* da Fig. 23.12; ela pode ser reduzida como na curva *B* (por vezes chamada de comportamento de *corpo falso*[7,9]) ou pode permanecer inalterada como na curva *A*.

A diferença entre os ramos "para cima" e "para baixo" de uma curva de fluxo ilustra um fenômeno comum chamado *histérese*. A área englobada por dois ramos (p. ex., áreas *ODAEO* e *ODABCO* na Fig. 23.10) ou pelos dois ramos e o eixo de estresse (como na Fig. 23.12*B* e *C*) é chamada de *alça de*

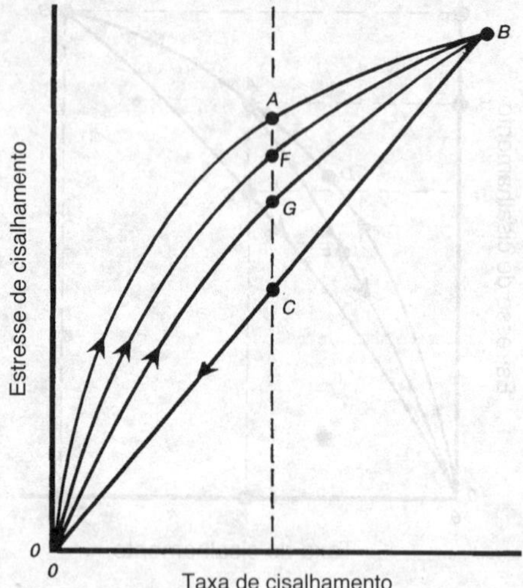

Fig. 23.11 Curvas de fluxo que representam ciclos de cisalhamento sucessivos para um líquido de adelgaçamento de cisalhamento, tixotrópico.

histérese.[5,6,8,13,15] Seu tamanho é uma medida da extensão da ruptura tixotrópica na estrutura do sistema. Na Fig. 23.11, as áreas limitadas pelos dois ramos das curvas de fluxo que representam ciclos sucessivos de cisalhamento tornam-se progressivamente menores: *OABCO* > *OFBCO* > *OGBCO*. Isso faz paralelo a uma diminuição na quantidade de ruptura estrutural do sistema, à medida que cada ciclo deixa intacta menos estrutura residual que pode ser rompida no próximo ciclo. Quando nenhuma estrutura permanece, resulta a curva de fluxo newtoniano *OCBCO* da Fig. 23.11. A ausência de histérese nas curvas de fluxo das Figs. 23.6 e 23.9 deve-se a outra causa: a reconstrução da estrutura pelo movimento browniano é tão ou mais rápida que a ruptura estrutural induzida pelo cisalhamento ou o tempo de resposta do viscômetro.

A tixotropia pode ser representada quantitativamente pela área da alça de histérese,[6,8,13,15] por um coeficiente de ruptura tixotrópica (Equação 12; também Equação 94 da Ref. 6, Equação 25 da Ref. 13 ou Equação 31 da Ref. 15) ou por decaimento do estresse de cisalhamento ou viscosidade aparente como uma função do tempo em taxa de cisalhamento constante.[6,8,9,15] O último método é ilustrado na Fig. 23.13. Quando um sistema é agitado em uma velocidade de cisalhamento constante, ele alcança, mais adiante, valores constantes ou de equilíbrio para o estresse de cisalhamento e aparente viscosidade. Isso é mostrado pelo nivelamento da curva. O equilíbrio em uma determinada taxa de cisalhamento pode levar meia hora ou mais.

A tixotropia é particularmente útil na formulação de suspensões e emulsões farmacêuticas. Estas devem ser derramadas com facilidade a partir dos recipientes, o que implica baixa viscosidade. Entretanto, a baixa viscosidade provoca a acomodação rápida das partículas sólidas em suspensões e a rápida formação de creme das emulsões. De acordo com a equação de Stokes (veja Cap. 20), a velocidade de sedimentação é inversamente proporcional à viscosidade do meio. As partículas sólidas que foram depositadas freqüentemente se mantêm unidas, produzindo um sedimento difícil de se redispersar ("aglomeração" ou "formação de argila"). A formação de creme em emulsões é uma primeira etapa no sentido da coalescência. A tixotropia pode ser usada para solucionar esse dilema. Um agente tixotrópico, como o magma de bentonita sódica, outras argilas coloidais (bentonita de magnésio, atapulgita), dióxido de silicone coloidal ou celulose microcristalina, é incorporado nas suspensões ou emulsões para conferir uma viscosidade aparente alta ou, até mesmo, um valor de rendimento. As viscosidades altas retardam a sedimentação e a formação de creme, enquanto os valores de rendimento também evitam que elas ocorram; como não há fluxo abaixo do estresse de rendimento, a viscosidade aparente no cisalhamento baixo torna-se infinita. Quando se deseja derramar parte da suspensão ou emulsão a partir do recipiente, ela é bem agitada, em estresses de cisalhamento consideravelmente acima do valor de rendimento. A agitação rompe temporariamente a estrutura tixotrópica, como o suporte de castelo de cartas da bentonita, reduzindo o valor de rendimento para zero e diminuindo a viscosidade aparente. Isso facilita o derramamento fácil. Voltando ao armazenamento, a viscosidade aumenta lentamente mais uma vez e o valor de rendimento é restaurado à medida que o movimento browniano reconstrói a estrutura de castelo de cartas da bentonita. Isso evita a sedimentação e a formação de argila das partículas suspensas e a formação de creme das gotículas de emulsão; as partículas dispersas ficam novamente retidas na matriz plástica. A curva de fluxo ótima para essas formulações é aquela da Fig. 23.12*C*.

Quando as ligações entre as partículas suspensas ou os emaranhados entre as cadeias de polímero dissolvidas foram quebradas por cisalhamento, sua restauração pelo movimento browniano é lenta quando as suspensões ou soluções são viscosas. Nesses casos, o fluxo lento, a agitação suave ou a vibração moderada e rítmica pode acelerar a reconstrução da estrutura, *i.e.*, a restauração das ligações entre as partículas ou macromoléculas pelo movimento browniano. As baixas taxas de cisalhamento aceleram, dessa maneira, o reaparecimen-

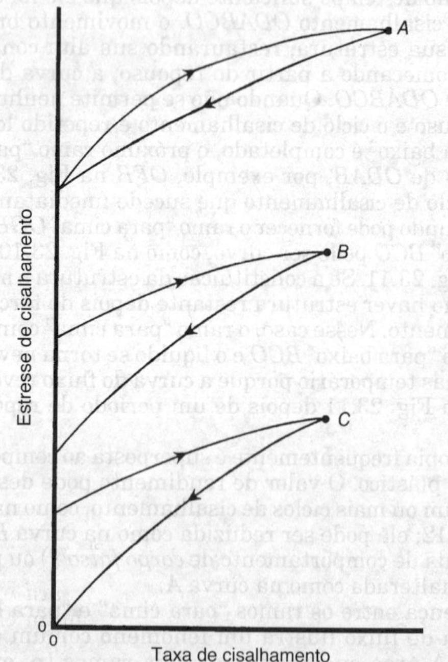

Fig. 23.12 Curvas de fluxo de sistemas plásticos que exibem tixotropia (ver texto).

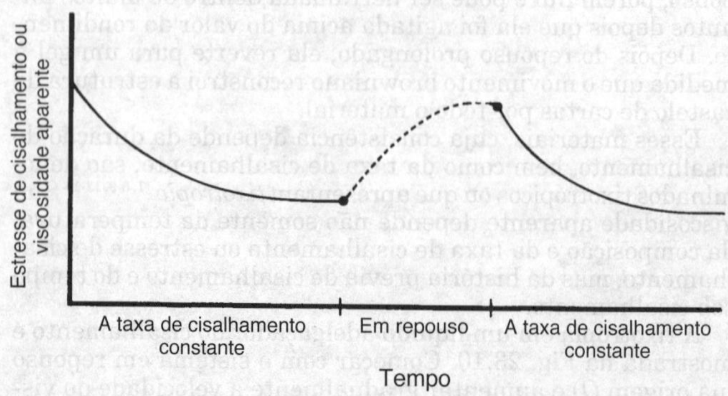

Fig. 23.13 Dependência de tempo do estresse de cisalhamento ou da viscosidade aparente de um sistema tixotrópico.

to das viscosidades aparentes altas ou o início da gelação em sóis tixotrópicos. No caso das dispersões cisalhadas de bentonita, a vibração suave ou a rotação do béquer acelera a reconstrução da estrutura de castelo de cartas. Esse aumento na viscosidade aparente ou o advento de um valor de rendimento por agitação suave é chamado de *reopexia*.[2, 7-9, 14, 15]

Reologia das Dispersões

Muitas preparações farmacêuticas são dispersões de sólidos ou líquidos em veículos líquidos ou semi-sólidos, e sua utilidade depende, com freqüência, de suas propriedades de fluxo. Poucos sistemas dispersos são newtonianos. Muitos apresentam comportamento de fluxo não-newtoniano, parte deles dependente do tempo.

LEI DA VISCOSIDADE DE EINSTEIN — Essa é a equação mais simples derivada para descrever o comportamento de fluxo das dispersões.[1, 2, 5-8, 13-15] Infelizmente, ela aplica-se apenas aos sistemas newtonianos e idealizados.

$$\eta_{espec} = \frac{\eta_{12}}{\eta_1} - 1 = \frac{\eta_{12} - \eta_1}{\eta_1} = 2{,}5\ \phi \qquad (11)$$

As viscosidades newtonianas η_{12} e η_1 são aquelas da dispersão e do solvente ou veículo líquido, respectivamente; η_{espec} representa a viscosidade específica da dispersão, *i.e.*, o aumento na viscosidade da dispersão sobre a do solvente, expressa como um múltiplo da viscosidade do solvente. ϕ é a fração de volume da fase dispersa: o sangue contém 45% *v*/*v* de eritrócitos e 1% *v*/*v* de leucócitos; os valores ϕ correspondentes são 0,45 e 0,01. A viscosidade das dispersões que obedecem à lei de Einstein depende apenas da viscosidade do solvente e do volume do solvente substituído pela fase dispersa, mas não do tamanho de suas partículas.

As seguintes condições foram impostas na derivação da Equação 11:

1. Os efeitos da gravidade e da inércia são desprezíveis, e a turbulência está ausente.
2. As partículas são grandes em comparação com as moléculas do solvente, ou as lacunas entre as moléculas de solvente são desprezíveis em comparação ao tamanho das partículas dispersas: o solvente é um meio contínuo. Essa condição é preenchida por dispersões farmacêuticas.
3. As partículas são pequenas em comparação com as dimensões do viscômetro (hiato entre os cilindros coaxiais ou o diâmetro do capilar).
4. As partículas são esferas rígidas, lisas e não-solvatadas. Os exemplos consistem em contas de vidro, partículas de polímero de látex e muitos esporos e fungos. As gotículas de emulsão são deformáveis, e o líquido dentro delas pode circular. Isso diminui a distorção do padrão de fluxo em torno das gotículas e reduz a constante numérica na Equação 11 abaixo de 2,5. As partículas anisométricas rígidas oferecem resistência aumentada ao fluxo, aumentando a constante acima de 2,5. Quando a camada de solvatação das partículas esféricas solvatadas está incluída em ϕ, suas dispersões podem obedecer à Equação 11. Os exemplos são as soluções de proteínas globulares em seu ponto isoelétrico, onde sua carga elétrica global é zero.
5. As partículas não interagem, *i.e.*, nem se atraem nem se repelem entre si. Muitas dispersões consistem em partículas de carga semelhante. O aumento na viscosidade das dispersões devido à repulsão eletrostática interpartículas é chamado de *efeito eletroviscoso*. Isso pode ser minimizado ou ser reduzido pela adição de sais para as dispersões aquosas.
6. As dispersões estão tão diluídas que a distorção das linhas de corrente laminar do solvente na superfície de uma partícula não se superpõe e reforça as distorções em torno de seus vizinhos. Em concentrações mais elevadas, a perturbação do fluxo laminar produzido por uma partícula alcança os campos de outras partículas. Isso produz resistência adicional ao fluxo e aumenta o η_{espec} e o η_{12} acima dos valores fornecidos pela Equação 11. As dispersões farmacêuticas estão muito concentradas para satisfazer a essa condição.

Todos os desvios a partir dessas condições resultam em viscosidades de dispersão mais elevadas que aquelas calculadas pela lei de Einstein, exceto pelo fato de que, quando a fase dispersa está líquida, a viscosidade calculada é muito elevada. Um exemplo de um desvio positivo extremo é encontrado nas dispersões aquosas de bentonita sódica. Sua viscosidade específica é cerca de 70 vezes maior que aquela calculada a partir da Equação 11. As partículas são placas finas, desviando-se consideravelmente da forma esférica. Elas estão hidratadas, e suas faces negativamente carregadas atraem as bordas positivamente carregadas, mas repelem as faces negativamente carregadas de outras partículas. As soluções de polímero com suas macromoléculas filiformes, altamente solvatadas e emaranhadas, também desviam-se consideravelmente da lei de Einstein. Várias modificações, derivadas para alargar suas condições rigorosas, expressam a viscosidade específica como um polinômio em ϕ. Em uma modificação, o termo 14,1 ϕ^2 é acrescentado ao lado direito da Equação 11 para considerar a resistência aumentada ao fluxo decorrente da superposição e reforçar as distorções da linha de corrente excluídas pela Condição 6. Isso estende o uso da Equação 11 modificada para dispersões mais concentradas.[2, 5-7, 13]

OUTRAS EQUAÇÕES — Muitas teorias, modelos e equações empíricas foram desenvolvidos para descrever o comportamento do fluxo de sistemas não-newtonianos.[17] Duas condutas bem-sucedidas para o fluxo das dispersões pseudoplásticas e de soluções de polímeros são mencionadas adiante. A *teoria do impulso* de Goodeve e Gillespie baseia-se no conceito de Williamson da pseudoplasticidade.[5] Parte do cisalhamento é utilizada para romper as ligações entre as partículas (efeito tixotrópico), enquanto o restante é utilizado para produzir taxas de cisalhamento mais altas por transferência do momento de uma camada em movimento para uma camada adjacente, a qual se desloca com maior lentidão (efeito newtoniano).[18] Cross derivou sua equação ao comparar as taxas de ruptura das ligações interpartículas por cisalhamento e por movimento browniano com a taxa de formação de ligações por movimento browniano para uma dispersão particulada ou solução de polímero em cisalhamento constante.[5, 19] Ambas as condutas resultam em equações que contêm um pequeno número de constantes, as quais podem ser avaliadas a partir de dados experimentais com facilidade comparativa e que possuem significância física. As equações são aplicáveis a uma ampla variedade de sistemas pseudoplásticos e se adaptam aos dados experimentais sobre uma ampla gama de taxas de cisalhamento. Sherman discute a reologia das emulsões em detalhe.[5, 20]

Viscoelasticidade

Os materiais viscoelásticos exibem fluxo viscoso combinado à deformação elástica quando estressados. Eles variam desde molas de metal ou faixas de borracha, que são principalmente elásticas, mas se movem gradativamente ou sofrem fluxo frio sob estresses grandes e prolongados para os líquidos viscosos, os quais se retraem na cessação da agitação de alta velocidade ou na extrusão rápida.

Dois elementos básicos utilizados para representar o comportamento viscoelástico são uma mola helicoidal (que obedece à lei de Hooke e se caracteriza por um módulo E) e um amortecedor (*i.e.*, um recipiente cilíndrico com um pistão com adaptação frouxa cheio com um líquido newtoniano, caracterizado por sua viscosidade, η). Quando a deformação está em cisalhamento em vez de sob tensão, o módulo E de Young é substituído pelo módulo de rigidez ou cisalhamento G. Quando uma mola e um amortecedor são conectados em série, eles formam um elemento Maxwell (Fig. 23.14*A*); quando estão conectados em paralelo, eles formam um elemento de Voigt-Kelvin (Fig. 23.14*B*). Vários elementos de Maxwell e/ou Voigt-Kelvin podem ser combinados em paralelo e/ou em série para representar o comportamento viscoelástico complexo de soluções e liqüefações, borrachas cruas e vulcanizadas, massas, sorvete, manteiga, pomadas, pastas, cremes, asfalto etc. Uma combinação simples é o modelo de Burgers, que consiste em um elemento de Maxwell e de Voigt-Kelvin em série (Fig. 23.14*C*) e se caracteriza por dois módulos elásticos e duas viscosidades.

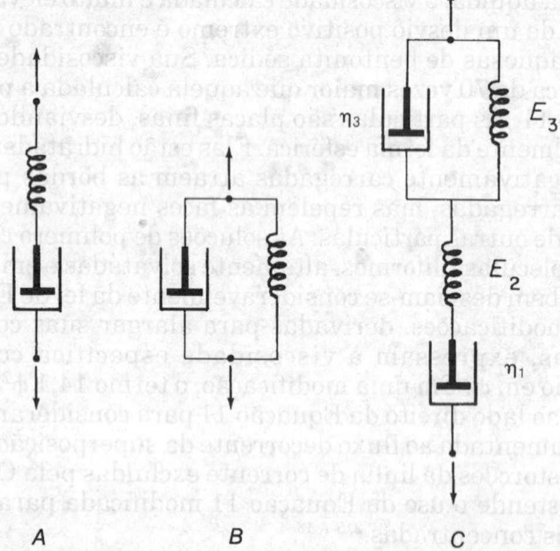

Fig. 23.14 Elementos de modelos mecânicos para o comportamento viscoelástico. *A*: elemento de Maxwell; *B*: elemento de Voigt-Kelvin; *C*: modelo de Burgers. As setas mostram a força ou carga aplicada.

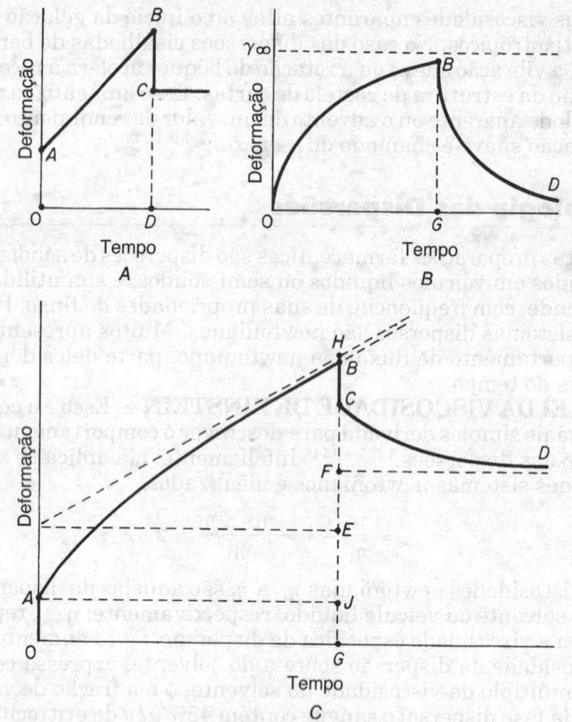

Fig. 23.15 Deformação de três modelos reológicos em estresse constante aplicado. *A*: elemento de Maxwell; *B*: elemento de Voigt-Kelvin; *C*: corpo de Burgers.

Quando uma carga ou estresse constante, τ_0, é aplicada a um elemento de Maxwell, a mola elástica estende-se imediatamente para o alongamento ou tensão recuperável, $\gamma_{el} = OA = \tau_0/E$ (veja a Fig. 23.15*A*). O pistão no amortecedor puxa gradualmente para cima; essa deformação permanente, γ_{vis}, é diretamente proporcional ao tempo, *t*. As duas deformações são aditivas: $\gamma = \gamma_{el} + \gamma_{vis}$. No momento *D*, $\gamma = BD = BC + CD = OA + CD$. Quando o estresse é removido no momento *D* (Ponto *B*), a mola retrai-se imediatamente e por completo, e a amostra se contrai de *B* para *C* por um comprimento, $\gamma_{el} = BC = OA$. A deformação permanente ou não-recuperável, ou movimento lento, é $\gamma_{vis} = CD = \tau_0 t/\eta$.

Nos gráficos como os da Fig. 23.15, a complacência (*i.e.*, a tensão por unidade de estresse) é freqüentemente utilizada em lugar da tensão. A complacência (p. ex., cisalhamento ou elástica) é o inverso do módulo.

Quando o elemento de Maxwell é esticado até uma determinada deformação, γ_0, o estresse necessário para manter essa deformação constante diminui de maneira gradual. À medida que o pistão do amortecedor é puxado gradualmente para cima e o amortecedor é estendido, ele alivia cada vez mais o estresse sobre a mola, a qual se contrai gradualmente. Depois de um longo período, quando $\gamma \rightarrow \gamma_{vis}$, $\tau \rightarrow 0$.

Quando o estresse inicial é τ_0 e o estresse no tempo, *t*, é τ, o relaxamento do estresse é

$$\tau = \tau_0 e^{-(Et/\eta)} = \tau_0 e^{-t/\theta} \quad (12)$$

O expoente Et/η é adimensional, e a relação $\theta = \eta/E$, que tem a dimensão do tempo, é chamada de tempo de relaxamento. É o intervalo de tempo necessário para que o estresse diminua para $1/e = 36{,}8\%$ de seu valor inicial.[2-9]

Quando um estresse constante τ_0 é aplicado a um elemento de Voigt-Kelvin, a mola pode esticar-se apenas tão rapidamente quanto a lenta extensão do amortecedor viscoso permite (veja a Fig. 23.15*B*). Quanto maior for a viscosidade do líquido no amortecedor, maior será esse retardo. O estresse é cisalhado pela mola e pelo amortecedor: $\tau_0 = E\gamma + \eta\dot{\gamma}$. Como τ_0 estica o conjunto mola-amortecedor, a deformação elástica retardada da amostra aumenta com o tempo até que, em $t = \infty$, a mola alcança a extensão plena correspondendo ao estresse aplicado: $\gamma_\infty = \tau_0/E$. Nenhuma deformação adicional ocorre depois disso. Quando o estresse é removido no momento *G*, a amostra retrai-se plenamente para seu formato original onde $\gamma = 0$, por causa da elasticidade da mola, mas o movimento é enfraquecido ao longo da curva exponencial *BD*, que é a imagem espelhada de *OB*, porque o êmbolo é puxado para trás apenas lentamente até sua posição original através do líquido viscoso no amortecedor. Um tempo de retardo, θ_d, análogo ao tempo de relaxamento, é definido como $\theta_d = E/\eta$. Ao longo do ramo da deformação elástica retardada *OB*

$$\gamma = \frac{\tau_0}{E}(1 - e^{-t/\theta d}) = \gamma_\infty(1 - e^{-t/\theta_d}) \quad (13)$$

Quando o estresse é removido, a curva exponencial *CD* é descrita por

$$\gamma = \frac{\tau_0}{E} e^{-t/\theta d} = \gamma_\infty e^{-t/\theta d} \quad (14)$$

Sob carga constante, os elementos de Voigt-Kelvin atingem uma deformação constante; os elementos de Maxwell continuam a se deformar em movimento lento, enquanto a carga está aplicada. Após a retirada da carga, os elementos de Maxwell recuperam-se instantaneamente, mas não por completo, enquanto os elementos de Voigt-Kelvin recuperam-se gradualmente, mas por completo. Muitos materiais exigem mais de um elemento de Maxwell ou de Voigt-Kelvin para caracterizar seu comportamento reológico e para descrever suas curvas de carga-deformação. Os modelos mais adequados freqüentemente apresentam um intervalo ou espectro de tempos de relaxamento ou de retardo.

Um modelo simples, cujo comportamento de estresse-tensão é aproximado por muitos materiais viscoelásticos, como sistemas dispersos e poliméricos, é o corpo de Burgers (veja a Fig. 23.14*C*). Sua curva de deformação lenta-tempo é mostrada na Fig. 23.15*C*.[5,8] A porção *OAB* da curva, correspondendo ao período em que o modelo está sob um estresse constante, τ_0, consiste em dois segmentos. Quando a carga é aplicada, a *mola* 2 estica-se instantaneamente e a amostra é alongada de *O* a *A*. Em um nível molecular, isso corresponde ao alongamento elástico das ligações entre as unidades estruturais primárias, de tal modo que as partículas primárias agregam-se em flocos, ou cristalitos em um polímero semicristalino acima de sua temperatura de transição vítrea. Quando o estresse é removido em *A*, a amostra recuperaria por completo sua estrutura original.

O segundo segmento, *AB*, resulta da combinação da deformação recuperável da *mola* 3 retardada pelo *amortecedor* 3, que estão conectados em paralelo, e o movimento lento não-recuperável do *amortecedor* 1. A deformação recuperável predomina na região inicial, fortemente curva, de *AB*. Nessa região, as ligações interpartículas rompem-se e se reformam. O restante de *AB*, que se aproxima de uma linha reta, representa principalmente o movimento lento do *amortecedor* 1. Aqui, parte das ligações que rompem é muito lenta em sua reconstrução dentro do período de teste. A ruptura dessas ligações interpartículas libera algumas unidades estruturais, as quais fluem além da outra para produzir a deformação permanente.[5]

No momento *G*, a deformação global é o somatório da deformação instantânea da *mola* 2 (*BC* ou *AO* ou *JG*), da *mola* 3 contida pelo *amortecedor* 3 (*CF*) e do *amortecedor* 1 (*HE*). As duas primeiras deformações são completamente recuperáveis; a terceira não é recuperável por completo.

$$\gamma = BG = JG + EJ + BE = \frac{\tau_0}{E_2} + \frac{\tau_0}{E_3}(1 - e^{-t/\theta_d}) + \frac{\tau_0}{\eta_1} t \quad (15)$$

onde o tempo de retardo $\theta_d = \eta_3/E_3$.

A recuperação, *BCD*, segue um padrão semelhante à deformação. Quando o estresse é removido no momento *G*, a *mola* 2 retrai-se instantaneamente, e a amostra contrai-se ao longo de $BC = OA$. A retração da *mola* 3 é retardada pelo *amortecedor* 3 ao longo de *CD*. A parte não-recuperável da deformação, devido ao *amortecedor* 1, é representada por $FG = HE$.

Muitos materiais viscoelásticos apresentam uma faixa de tempos de relaxamento ou de retardo em vez de um valor único em uma temperatura qualquer. Quando o tempo de relaxamento médio do material é muito longo em comparação com a escala de tempo da mensuração, o material comporta-se como um sólido elástico. Quando o tempo de relaxamento médio é muito curto em comparação com o tempo de observação ou de mensuração, ele não pode ser observado, e o material se comporta como um líquido viscoso. Quando o tempo de relaxamento médio e a escala de tempo da mensuração são de ordens comparáveis de magnitude, o material é viscoelástico. A massa de silicone (*Silly Putty*) apresenta um tempo de relaxamento médio comparativamente curto em temperatura ambiente. Ela salta, comportando-se como um sólido elástico quando o tempo de observação ou de aplicação do estresse é curto, porém flui e mostra pouca elasticidade quando esticada lentamente.[14]

A viscoelasticidade é ampla, mesmo entre líquidos e materiais plásticos, que parecem carecer de elasticidade ou viscosidade ao toque, principalmente quando são testados em pequenas deformações. As taxas de deformação ou de cisalhamento mais elevadas próximas utilizam condições que freqüentemente rompem a rede elástica nesses materiais, provocando a perda dos componentes elásticos a partir de suas propriedades reológicas. Por exemplo, as emulsões líquidas são, com freqüência, viscoelásticas em cisalhamento muito baixo devido à floculação das gotículas dispersas e à interligação dos flocos; eles fluem prontamente e perdem todas as propriedades de recuperação sob cisalhamento discretamente mais elevado.[20] Davis determinou as propriedades viscoelásticas de emulsões oleaginosas e bases de pomadas do tipo de absorção através da mensuração do movimento lento.[21] Sob as condições de estresse extremo utilizadas na compactação de comprimidos farmacêuticos, a plasticidade e a viscoelasticidade são observadas nos sólidos quando eles são formados em comprimidos. Os parâmetros viscoelásticos de inúmeros medicamentos e excipientes foram medidos, sob diversas condições, durante a fase de retirada do estresse do ciclo de compactação do comprimido em uma máquina rotativa de comprimidos.[22,23]

Durante a viscosidade, as mensurações do movimento lento e do relaxamento, as amostras de teste geralmente estão sujeitas a grandes deformações que podem romper-se ou rearrumar sua estrutura, alterando suas propriedades reológicas. Esse problema é evitado pela experimentação dinâmica envolvendo pequenas deformações oscilatórias (ver adiante).

BIORREOLOGIA

A importância da reologia na caracterização de líquidos e tecidos fisiológicos e do efeito da doença e dos medicamentos sobre estes é exemplificada por dois periódicos, *Biorheology* e *Clinical Hemorheology*. Dois exemplos da aplicação da reologia aos sistemas biológicos são as propriedades de fluxo do sangue e muco.

HEMORREOLOGIA — O sangue é uma suspensão muito concentrada, cujas propriedades de fluxo são importantes, assim como incomuns. O *efeito de Fahraeus-Lindqvist*[11] consiste em uma diminuição na viscosidade aparente do sangue que flui através dos capilares em comparação com o mesmo sangue que flui através de vasos maiores. Três causas contribuintes possíveis são

1. O valor do hematócrito é menor para o sangue nos capilares. Por exemplo, o sangue que flui através de um capilar de 50 μm de diâmetro apresenta apenas 70% dos eritrócitos do sangue fluindo através dos grandes vasos.
2. Os eritrócitos são discos bicôncavos com um diâmetro médio, *d*, de 7,5 μm. Seu tamanho é, sem dúvida, desprezível em comparação com o raio *R* dos capilares. Isso leva a uma redução na viscosidade aparente por um fator de $(1 + d/R)^2$ de acordo com o chamado *efeito sigma*.[11]
3. O *efeito de pinçamento tubular* consiste em um acúmulo de eritrócitos em uma região anular localizada a uma distância de cerca de 60% do raio do tubo a partir do eixo do tubo durante o fluxo laminar do sangue através de capilares cilíndricos. O plasma quase incolor flui nas vizinhanças da parede capilar.[11] O sangue que flui no centro do tubo também é deficiente em eritrócitos. Esse fenômeno é comumente observado quando as suspensões de partículas esféricas ou assimétricas fluem através de dutos cujo diâmetro é apenas um múltiplo baixo do tamanho da partícula.

O fluxo de sangue através de curvaturas e bifurcações, que constituem uma ocorrência comum no sistema circulatório, é turbulento, porém volta a ser laminar dentro de uma curta distância a jusante. A turbulência resulta em perdas adicionais de pressão e aumentos no trabalho de bomba do coração. A natureza pulsátil do fluxo de sangue, suas características não-newtonianas e a elasticidade dos vasos sangüíneos complicam ainda mais a hemorreologia.[24]

REOLOGIA DO MUCO — O muco é uma secreção viscoelástica, semelhante a gel, pegajosa, produzida por células da mucosa que revestem o trato respiratório (nariz, traquéia, brônquios, bronquíolos), trato gastrintestinal e útero. As glicoproteínas são os principais constituintes poliméricos do muco e são as principais responsáveis por sua consistência. As moléculas de glicoproteína têm ligação cruzada por pontes dissulfeto e são agrupadas ainda por ligações de hidrogênio, ligações eletrostáticas, ligações hidrofílicas e emaranhado de cadeias. A elasticidade e a viscosidade do muco devem-se a uma rede tridimensional de gel dessas cadeias macromoleculares, as quais são por vezes associadas em fibrilas.[25]

As funções normais do muco dependem de suas propriedades reológicas. As condições patológicas refletem-se por alterações nessas propriedades. O *muco brônquico* ou traqueal protege o revestimento do trato respiratório contra as partículas não-próprias ao aprisioná-las e removê-las. O muco apresenta pronunciada pseudo-elasticidade e tixotropia.[26-28] Os cílios das células que revestem a superfície da mucosa oscilam com uma freqüência de cerca de 20 vibrações/s, o que corresponde a uma taxa de cisalhamento de cerca de 100 s^{-1}.[25,29] Essa ação mantém o muco relativamente líquido nas proximidades imediatas da superfície e permite que ele flua. Afastando-se mais da superfície e dos cílios, a viscosidade aparente da película de muco aumenta acentuadamente, possibilitando que ele retenha as partículas contaminantes.

A bronquite e a asma brônquica causam um espessamento anormal do muco, aumentando sua viscosidade e elasticidade. Entre os expectorantes estão os *agentes mucolíticos* (veja Cap. 56), cuja função é liqüefazer ou reduzir a consistência viscoelástica do muco. O iodeto de potássio e o tiocianato de sódio quebram a estrutura da água, reduzindo assim a ligação hidrofóbica entre as cadeias de glicoproteína. A uréia e o cloridrato de guanidina rompem as ligações de hidrogênio entre essas macromoléculas, além de reduzir as interações hidrofóbicas. A *N*-acetilcisteína e o ditiotreitol rompem as pontes dissulfeto que fazem a ligação cruzada das moléculas de glicoproteína por reduzir o dissulfeto em grupamentos tiol. As enzimas proteolíticas, como a quimotripsina e a tripsina, também liqüefazem o muco.[29-32]

A consistência do *muco cervical* modifica-se acentuadamente durante o ciclo menstrual. Durante o período de ovulação, o muco é "fino" e facilmente penetrado pelos espermatozóides. Em outros momentos, o muco forma uma rede tridimensional densa, quase impenetrável para os espermatozóides. Um dos efeitos dos contraceptivos progestogênicos consiste em espessar o muco cervical. Na gestação, o muco cervical é altamente viscoso, o que oclui o canal cervical, proporcionando, assim, uma barreira efetiva contra as bactérias.[25, 29]

Um dos efeitos adversos da *fibrose cística* é o acúmulo de muco espesso nos pulmões, pâncreas e intestino (mucoviscidose).

LÍQUIDO SINOVIAL[33-35] — A sinóvia ou líquido sinovial é um líquido claro contido nas cavidades articulares, bolsas e bainhas tendíneas. Assemelha-se à clara de ovo em consistência. O líquido deve sua alta viscosidade e seu comportamento líquido não-newtoniano em grande parte ao ácido hialurônico, e seu comportamento viscoelástico ao complexo entre o ácido hialurônico e as proteínas solúveis (principalmente albumina). As propriedades reológicas do líquido normal, a partir de articulações saudáveis, são descritas em primeiro lugar.

LÍQUIDO SINOVIAL NORMAL — Em vista da concentração relativamente baixa de ácido hialurônico, a viscosidade de cisalhamento zero, variando de 100 a 1.000 poise, é incomumente alta. Isso indica extenso emaranhado entre cadeias, produzindo uma estrutura de rede por todo o líquido. Dessa maneira, o líquido sinovial se aproxima de um gel altamente hidratado fraco. Existem consideráveis variações entre as propriedades reológicas do líquido sinovial normal entre diferentes seres humanos.

O líquido sinovial é fortemente pseudoplástico. Em uma taxa de cisalhamento de 100 s^{-1}, a viscosidade aparente foi, em média, 160 vezes menor (variando de 70 × a 250 ×) que a viscosidade em cisalhamento zero. A viscoelasticidade do líquido sinovial, representada por sua viscosidade complexa e pelos seus componentes viscoso e elástico, conforme definido pela Equação 25, foram quase independentes da taxa de cisalhamento até, pelo menos, 10 s^{-1} e diminuíram apenas lentamente em taxas mais altas. Em uma freqüência de 2 Hz, uma viscosidade complexa típica foi ligeiramente inferior a 1 poise.

O módulo de cisalhamento, G (análogo ao módulo de elasticidade, E, quando a deformação está em cisalhamento diferente da tensão), do líquido sinovial em taxas de cisalhamento baixas é surpreendentemente baixo. A combinação de uma viscosidade extremamente alta em cisalhamento zero e um módulo extremamente baixo de cisalhamento inicial torna sua relação, o tempo de relaxamento $\theta = \eta/G$ (discutido depois da Equação 12), muito longa: 126 a 300 poise/20 a 40 dinas/cm^2 ≅ 3 a 10 s.

O aumento do cisalhamento afeta o módulo de duas maneiras opostas. O desenrolar progressivo das longas moléculas de ácido hialurônico com as cadeias laterais da proteína ligadas rompe sua rede e tende a diminuir o módulo. Entretanto, à medida que a taxa de cisalhamento aumenta, o tempo de relaxamento não pode ser mantido em concordância com ela. Isso resulta em relaxamento incompleto, o que faz com que as cadeias de polímero se enrijeçam e tendam a aumentar o módulo. Por conseguinte, o módulo de cisalhamento retém um valor quase constante, variando de 20 a 40 dinas/cm^2 entre 0 e 100 s^{-1}, e aumenta moderadamente em taxas de cisalhamento mais elevadas. Como as taxas de cisalhamento crescentes diminuem intensamente a viscosidade aparente do líquido sinovial, porém deixam o módulo de cisalhamento quase inalterado, elas encurtam consideravelmente o tempo de relaxamento; em 100 s^{-1}, tipicamente, $\theta \cong 3/30 = 0{,}1$ s.

A natureza viscoelástica do líquido sinovial também é conhecida por seu *estresse normal* (*i.e.*, perpendicular).

As soluções de polímero viscoelástico exibem o chamado efeito de força normal ou de Weissenberg. Quando fluem em cisalhamento laminar, essas soluções fazem ascender um bastão em rotação parcialmente imerso nelas ou o cilindro interno de um viscômetro coaxial. Em um viscômetro de cone-e-placa (veja adiante), o estresse tangencial que faz com que o cone rode também produz um golpe para cima devido a um componente de estresse perpendicular ao plano horizontal de rotação ou cisalhamento.[36, 37] (Veja Refs. 2, 14 e 38 para fotografias e explicações.) A magnitude do estresse normal em uma determinada taxa de cisalhamento (ou uma determinada freqüência em teste oscilatório, veja adiante) é uma medida da viscoelasticidade do líquido.

Os estresses normais no líquido sinovial podem ser medidos apenas em taxas de cisalhamento altas. Eles aumentam de uma maneira ainda mais rápida com as taxas de cisalhamento crescentes que o que acontece com os estresses tangenciais. Em taxas de cisalhamento comparáveis, o componente do estresse normal do líquido sinovial excede o estresse tangencial em até dez vezes.

As propriedades reológicas do líquido sinovial estão bem adaptadas às suas funções. Sua viscosidade muito elevada em cisalhamento baixo ou zero, combinada à sua viscoelasticidade, possibilita que ele mantenha o espaço ou a depuração entre as superfícies articulares. Sua capacidade de lubrificação é auxiliada por sua pronunciada pseudoplasticidade. Quando uma articulação se movimenta com rapidez e o cisalhamento e a pressão induzidos pelo movimento são altos, a viscosidade aparente é substancialmente diminuída e a quantidade de energia dissipada como calor através do atrito viscoso é reduzida de maneira comparável. Entretanto, a quantidade de energia armazenada elasticamente durante a fase de carga de um ciclo de movimento é quase idêntica ao repouso, porque as propriedades elásticas de líquido sinovial (p. ex., o componente elástico da viscosidade complexa e o módulo de cisalhamento) sofrem apenas pequenas alterações com o cisalhamento crescente. Portanto, a película lubrificante do líquido sinovial entre as superfícies articulares é comprimida apenas muito lentamente pela pressão e protege a cartilagem contra o desgaste.

Como o cisalhamento induzido pelo movimento diminui tão intensamente a viscosidade aparente do líquido sinovial, enquanto deixa seu módulo de cisalhamento quase constante ou um pouco mais elevado, ele encurta seu tempo de relaxamento de maneira apreciável. Os tempos de relaxamento mais curtos permitem que os mecanismos de estresse-relaxamento sejam realizados por completo dentro do ciclo de carga-descarga durante o movimento articular. Dessa maneira, o líquido sinovial pode armazenar elasticamente a energia durante cada nova fase de carga, sem construir excessos mais exorbitantes.

LÍQUIDO SINOVIAL PATOLÓGICO[33-35] — As diferentes doenças articulares reduzem o conteúdo de ácido hialurônico do líquido sinovial em diferentes extensões, abaixo do intervalo normal de 1,5 a 2,9 g/L. As lesões de menisco reduzem até valores de 1,1 a 1,4, as doenças degenerativas até ≈ 0,9, mas as doenças inflamatórias o reduzem até 0,5 ou menos. Além disso, as doenças articulares diminuem o peso molecular do ácido hialurônico, o qual normalmente atinge vários milhões, em até ½ a ¾. Ambos os tipos de redução comprometem as propriedades reológicas/funcionais do líquido sinovial. O conteúdo proteico do líquido sinovial patológico não é inferior ao do líquido normal.

As doenças articulares não-inflamatórias diminuem a viscosidade de cisalhamento zero do líquido sinovial para 0,5 a 20% do valor mediano do líquido sinovial normal e reduzem a viscosidade aparente a 100 s^{-1} para 0,15 a 0,2 poise. As doenças inflamatórias diminuem a viscosidade em cisalhamento zero até 0,1 a 0,4% do valor mediano para o líquido sinovial normal e reduzem a viscosidade aparente em 100 s^{-1} até 0,07 a 0,1 poise. Dessa forma, o líquido sinovial patológico é muito menos pseudoplástico que o líquido normal, porque o último possui essa viscosidade em cisalhamento zero excepcionalmente tão alta que o cisalhamento pode reduzi-lo drasticamente. Como prova disso, os estados patológicos também aumentam a taxa de cisalhamento em que o comportamento do fluxo do líquido sinovial se modifica do newtoniano para o pseudoplástico. A transição aconteceu em $\leq 10^{-2}\ s^{-1}$ para o líquido sinovial normal e em $\approx 1\ s^{-1}$ para o patológico.

A viscoelasticidade do líquido sinovial é consideravelmente reduzida pelas doenças articulares inflamatórias. A artrite reumatóide, especialmente a soropositiva, reduz a viscosidade complexa em ≈ 85% e seus componentes viscoso e elástico em 75 e 95%, respectivamente. Entretanto, os parâmetros correspondentes para o líquido sinovial a partir das articulações com distúrbios degenerativos e traumáticos, principalmente as lesões meniscais, não estão muito abaixo daqueles do líquido sinovial normal.

Os tempos médios de relaxamento em cisalhamento zero para o líquido sinovial de articulações com doenças não-inflamatórias (lesão meniscal, trauma ou artrose) atingiram, em média, 0,52 poise/8,0 dinas/cm² = 0,06 s em cisalhamento zero e 0,12/4,9 = 0,02 s em 100 s^{-1}. Os valores correspondentes para o líquido sinovial de articulações artríticas atingem, em média, 0,18/4,1 = 0,04 e 0,098/3,6 = 0,02 s, respectivamente. Os tempos de relaxamento curtos do líquido sinovial patológico em comparação com o normal são decorrentes do fato de que as viscosidades em cisalhamento zero e as viscosidades aparentes em 100 s^{-1} (os numeradores) diminuíram várias centenas de vezes e 25 × e 30 ×, respectivamente, enquanto os módulos de cisalhamento (os denominadores) diminuíram apenas 4 × a 8 × em comparação com o líquido sinovial normal.

São as seguintes as indicações adicionais de que os estados patológicos comprometem a viscoelasticidade do líquido sinovial.

Durante o movimento articular rítmico em freqüências que correspondem à caminhada e à corrida, os módulos de perda, G'' (definidos pela Equação 23), do líquido sinovial patológico foram muito maiores que os módulos de armazenamento, G'. Por conseguinte, uma parte muito maior da energia mecânica aplicada é dissipada como calor pelo atrito viscoso do que é armazenada elasticamente para ser recuperada. O oposto é verdadeiro para o líquido sinovial normal.

Os estresses normais no líquido sinovial patológico foram menores que aqueles no líquido sinovial normal ou estiveram ausentes. O líquido sinovial originário de dois terços das articulações com doenças inflamatórias, mas apenas um quarto das articulações com doenças não-inflamatórias, careceu de estresses normais mensuráveis. Os estresses normais que eram suficientemente grandes para ser medidos em 574 s^{-1} quantificaram até 9% do valor médio para o líquido sinovial normal (a saber, 2.170 dinas/cm²) para o primeiro e 15% para o último.

Em resumo, as falhas reológicas do líquido sinovial patológico são causadas principalmente pela concentração reduzida e/ou peso molecular diminuído do ácido hialurônico. Apesar das grandes variações individuais do líquido sinovial normal e do líquido de articulações afetadas com a mesma doença, as propriedades reológicas constituem uma ferramenta reológica promissora.

SELEÇÃO DE SISTEMAS FARMACÊUTICOS

Pós e sólidos granulados constituem o único tipo de material omitido neste capítulo, cujas propriedades de fluxo são importantes para as formas farmacêuticas. Martin *et al*[13] e Sherman[5] revisaram a literatura da reologia dos sistemas farmacêuticos tradicionais. A história de caso descrita adiante ilustra alguns problemas importantes e típicos, bem como a complexidade desses sistemas, e mostra como cada ingrediente pode afetar as propriedades de fluxo de toda a formulação.

Efeito dos Aditivos sobre a Reologia das Pomadas

Kostenbauder e Martin[16] determinaram o efeito de vários componentes de pomadas sobre as propriedades reológicas do petrolato. Com a ajuda de um viscômetro de Stormer, eles mediram as curvas para cima e para baixo do petrolato que contém vários ingredientes para duas taxas de cisalhamento máximo diferentes, 125 e 210 s^{-1}. As curvas para baixo eram linhas retas que foram extrapoladas para o eixo de estresse de cisalhamento para obter os valores de rendimento. As viscosidades plásticas foram calculadas a partir de suas inclinações pela Equação 10. Um *índice tixotrópico* foi definido[6, 13, 15, 16] por

$$M = (\eta_{\text{plástico},125\ s^{-1}} - \eta_{\text{plástico},210\ s^{-1}})/\ln(210/125) \quad (16)$$

Quanto maior for o valor de M, mais extensa será a ruptura tixotrópica da estrutura da pomada pelo cisalhamento.

As seguintes conclusões podem ser extraídas dos dados do Quadro 23.4, que resume seus resultados. A incorporação de cera branca tornou o petrolato mais duro (aumentou seu valor de rendimento) e mais rígido. A viscosidade plástica aumentou de maneira logarítmica com o percentual da cera branca. A adição de óleo mineral teve o efeito oposto sobre o petrolato. Quando concentrações crescentes de óxido de zinco sólido particulado foram incorporadas em uma mistura de 70:30 de petrolato e óleo mineral, o valor de rendimento atingiu um mínimo com o óxido de zinco a 10%, enquanto a viscosidade plástica e o índice tixotrópico aumentaram de forma monotônica.

Nas três séries de testes que envolveram a adição de óleo mineral ou cera branca ao petrolato, ou a adição de óxido de zinco a uma mistura de petrolato e óleo mineral, o valor de rendimento foi afetado com mais força pela alteração na composição que a viscosidade plástica ou o índice tixotrópico.

As propriedades reológicas não são mais importantes para nenhuma outra forma farmacêutica que para as pomadas. Em consulta a dermatologistas, Kostenbauder e Martin dividiram as pomadas em três categorias, de acordo com suas consistências. A Classe I consiste em pomadas oftálmicas, que são as mais macias. Suas propriedades de fluxo devem ser similares àquelas das pomadas 5 e 6 do Quadro 23.4. A Classe II inclui as pomadas medicamentosas comuns, que são macias, embora suficientemente rígidas para permanecerem no local após a aplicação na pele. Suas propriedades de fluxo são representadas pelas pomadas 3 e 4 do Quadro 23.4. A Classe III consiste em pomadas protetoras, as quais devem ser duras e rígidas o suficiente para permanecerem no local mesmo quando aplicadas a áreas ulceradas e úmidas. As propriedades de fluxo representativas dessa classe não estão listadas.[16]

Para determinar a viscosidade mais desejável para a dispersão de semi-sólidos sobre a pele, é importante medir sua viscosidade aparente na taxa de cisalhamento apropriada, pois eles são não-newtonianos. Os cremes de *A/O* lipofílicos tinham viscosidades aparentes ótimas mais elevadas que os cremes *O/A* hidrofílicos e géis aquosos.[40] Além da viscosidade,[40-43] outros atributos das pomadas que foram correlacionados à sua dispersibilidade subjetiva incluem viscosidade,[41] firmeza[42] e textura.[43]

Sistemas Adicionais

As suspensões aquosas injetáveis de penicilina G procaína foram suficientemente concentradas para formas de pastas tixotrópicas. As pressões altas encontradas em seringas hipodérmicas as liqüefizeram, de modo que elas fluíram através das agulhas. Minutos depois de serem cisalhadas, elas recuperaram seus valores de rendimento para formar depósitos compactos e coesos no tecido. A consistência desses depósitos retardou sua desintegração e a dissociação do complexo insolúvel, fazendo com que a penicilina G fosse liberada de maneira gradual para dentro da corrente sangüínea.[44]

As emulsões de óleo em água de óleo mineral estabilizadas com surfactantes aniônicos, catiônicos ou não-iônicos tendem a formar creme e a coalescer, por causa de sua baixa viscosidade. A adição de álcool miristílico, cetílico ou cetoestearílico espessou as emulsões até cremes semi-sólidos estáveis.

TÉCNICAS PARA MENSURAÇÕES REOLÓGICAS

Esta seção delineia os aspectos básicos de alguns dos instrumentos mais freqüentemente utilizados. As descrições detalhadas são fornecidas em textos especializados.[3,5,8,13,47,48]

Quadro 23.4 Propriedades Reológicas de Pomadas com Base em Petrolato[16]

	COMPOSIÇÃO, %			PROPRIEDADES REOLÓGICAS				
NO.	PETROLATO BRANCO	ÓLEO MINERAL	CERA BRANCA	$\tau_{rendimento}$[a] dinas/cm²	$\eta_{plástico}$[a] POISE	$\tau_{rendimento}$[b] dinas/cm²	$\eta_{plástico}$[b] POISE	M[c] dinas-s/cm²
1	80	0	20	27.400	120	33.900	66	100
2	90	0	10	14.200	60	14.900	40	40
3	100	0	0	9.900	38	11.600	26	23
4	90	10	0	4.000	30	5.400	20	21
5	80	20	0	900	31	2.500	18	26
6	70	30	0	800	23	2.000	14	17
			ZnO[d]					
7	70	30	0	800	23	2.000	14	17
8	66,5	28,5	5	200	33	1.700	18	29
9	63	27	10	0	36	1.500	21	29
10	59,5	25,5	15	3.700	38	6.600	20	35
11	56	24	20	4.700	43	6.500	24	35

[a]Taxa de cisalhamento máximo 125 s^{-1}.
[b]Taxa de cisalhamento máximo 210 s^{-1}.
[c]Índice tixotrópico, definido pela Equação 16.
[d]O óxido de zinco substitui a cera branca nas Linhas 7 a 11.

Técnicas para Medir as Propriedades Mecânicas dos Sólidos

As propriedades elásticas, como o ponto de rendimento, a força final, o alongamento até a ruptura, o módulo de Young e a energia para a ruptura, são determinadas por testadores elásticos, p. ex., aqueles fabricados pela Instron Corp, Canton MA, ou pela Testing Machines Inc, Amityville NY.

Uma amostra plana, cortada em um formato apropriado (p. ex., sino), é presa a dois grampos. Um grampo é fixo. Está ligado a um transdutor eletromecânico, o qual traduz a força aplicada em um sinal elétrico, p. ex., através de uma alteração na resistência elétrica de um fio com manômetro de pressão. O outro grampo é movido em uma velocidade controlada por um motor, esticando, assim, a amostra. Um instrumento de registro *x-y* coloca em gráfico de estresse *versus* tempo ou tensão, traçando curvas como aquelas na Fig. 23.1. A amostra também pode ser sujeitada a ciclos programados de estresse, mantidos em estresse constante enquanto a tensão ou o arrasto está sendo registrado, ou mantido em alongamento constante enquanto o decaimento do estresse está sendo mensurado.

Com as fixações apropriadas, os aparelhos Instron têm sido usados para mensurações diferentes dos testes elásticos. A resistência de películas poliméricas à punção e ao estresse de cisalhamento além do estresse elástico fornece critérios expandidos para predizer seu desempenho como ligantes de granulação e revestimento de comprimidos.[49] Um reômetro de extrusão capilar operado por êmbolo para polímeros fundidos emprega a capacidade de mensuração da carga-deslocamento do Instron.[8]

Viscômetros para Líquidos e Semi-sólidos

Uma ampla variedade de viscômetros está disponível comercialmente. É necessário selecionar um apropriado para a gama de viscosidades encontradas em uma determinada aplicação. O instrumento deve fornecer a informação reológica necessária sobre o intervalo desejado de cisalhamento, tempo sob cisalhamento e temperatura. Isso deve ser combinado a facilidade de operação, boa reprodutibilidade e custo relativamente baixo.

O perigo inerente na mensuração da viscosidade aparente de um material em uma taxa única de cisalhamento, em lugar de cobrir uma ampla gama,[6] é ilustrado na Fig. 13 da Ref. 13. Um líquido newtoniano e pseudoplástico, bem como dois materiais plásticos de diferentes valores de rendimento e diferentes viscosidades plásticas, apresentam, sem exceção, a mesma viscosidade aparente em 200 s^{-1} e 4.000 dinas/cm², que é o ponto de interseção de suas curvas de consistência. Medir a viscosidade aparente em uma faixa de taxas de cisalhamento, porém mantendo o material por períodos apenas curtos em cada taxa de cisalhamento, também pode fornecer resultados enganosos por desconsiderar os efeitos tixotrópicos. Em geral, os últimos são detectados através da medição do valor máximo desejado, em taxas de cisalhamento decrescentes. Esse ciclo pode ser repetido até que as curvas para cima e para baixo coincidam ou até que elas não sofram mais alterações adicionais. Podem resultar curvas como aquelas das Figs. 23.5, 23.6, 23.9, 23.11 ou 23.12, estabelecendo a diferença entre o comportamento tixotrópico e não-tixotrópico. Uma técnica alternativa é manter o material em uma taxa de cisalhamento constante por um determinado intervalo de tempo e observar o decaimento, quando existente, do estresse de cisalhamento necessário para manter essa taxa de cisalhamento. Isso pode ser interposto com períodos de repouso, conforme mostrado na Fig. 23.13.

Um dos dois principais métodos para medir a viscosidade baseia-se na taxa de fluxo de um líquido através de um orifício ou de um duto de geometria simples. O outro método depende da resistência para a rotação de um corpo metálico em contato com ou imerso no líquido. Um terceiro método, fundamentado na velocidade de uma esfera metálica que rola ou cai através de um líquido sob o efeito da gravidade, ou de uma bolha de ar que sobe através do líquido, não é descrito aqui por causa de seu uso limitado. Seu princípio é fornecido pela equação de Stokes, discutida no Cap. 22.

VISCÔMETRO CAPILAR — Os viscômetros com capilar de vidro Cannon-Fenske, Ubbelohde e Ostwald são os instrumentos mais populares com base no primeiro método. O duto é um capilar cilíndrico, e a força de direcionamento que faz com que o líquido flua através dele é seu peso. Dessa maneira, ΔP na lei de Poiseuille (Equação 7) é substituído pela pressão hidrostática hdG de uma coluna líquida de altura h e densidade d; G é a aceleração da gravidade. Um volume padrão de líquido é transferido para dentro do viscômetro. Em seguida, o líquido é coletado para dentro do reservatório superior do bulbo do instrumento por aspiração (veja a Fig. 23.16). O tempo de efluxo t necessário para que o nível do líquido caia da marca superior até a inferior, esvaziando o reservatório superior, é medido com um cronômetro. A altura h é a diferença entre os níveis de líquido nos dois ramos do viscômetro. Ela diminui à medida que o líquido flui através do capilar, mas seu valor para o tempo médio é constante para um determinado viscômetro que contém um volume constante de líquido.

Depois de substituir ΔP por hdG na Equação 7 e rearrumando-a, uma constante instrumental $K = \pi R^4hG/8LV$ pode ser separada, reduzindo a Equação 7 para

$$\eta = Ktd \qquad (17)$$

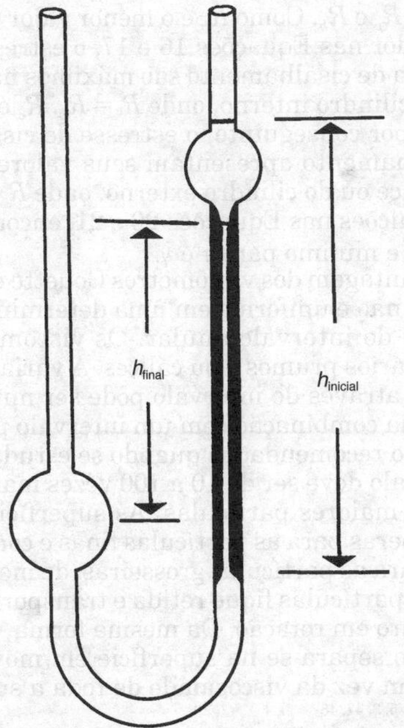

Fig. 23.16 Viscômetro com capilar de vidro.[10]

A calibragem do viscômetro consiste em determinar a constante K com um líquido de viscosidade e densidade conhecidas medindo-se o tempo de efluxo t.

A principal porção da energia potencial representada pela cabeça da pressão hidrostática é dissipada na superação da resistência viscosa contra o fluxo no tubo capilar, *i.e.*, o atrito da camada que desliza além da camada concêntrica. Essa porção é convertida em calor. Entretanto, uma pequena parcela da energia potencial é necessária para acelerar o líquido à medida que ele entra no capilar a partir do reservatório (*correção da energia cinética*). Outra pequena quantidade é utilizada para a convergência das linhas de corrente a partir do amplo reservatório para dentro do capilar estreito e no espalhamento das linhas de corrente na saída do capilar (entrada ou os efeitos terminais, também chamada de *correção de Couette*).[2, 5, 6, 8, 14, 47, 48]

O líquido utilizado para calibrar o viscômetro deve ter aproximadamente o mesmo tempo de fluxo t que o desconhecido, a fim de minimizar essas duas correções, quando se usa a Equação 17. Não é necessário avaliar K. É suficiente medir o tempo de fluxo t_1 para o líquido de referência de viscosidade conhecida η_1 e densidade d_1, e compará-lo com o fluxo de tempo t_2 para o líquido de densidade d_2, cuja viscosidade η_2 deve ser determinada. A equação

$$\eta_2 = \left(\frac{t_2 d_2}{t_1 d_1}\right)\eta_1 \qquad (18)$$

fornece a viscosidade desconhecida.

Uma variedade de viscômetros de capilar de vidro com diferentes diâmetros está disponível para líquidos de diferentes viscosidades. Os tempos de efluxo devem exceder 200 s para minimizar a correção da energia cinética e o possível erro quando dispara e pára o cronômetro. Os viscômetros de capilar de vidro usuais permitem medições de viscosidade apenas em valor de taxa de cisalhamento de tempo médio. Um intervalo das taxas de cisalhamento pode ser coberto quando a pressão externa deve ser aplicada para forçar um líquido viscoso através de um capilar estreito. Vários viscômetros de extrusão capilar que operam sob pressão estão comercialmente disponíveis.[8, 47, 48]

VISCÔMETROS ROTACIONAIS — Esses instrumentos dependem do fato de que um corpo sólido rotacional imerso em um líquido está sujeito a uma força de retardo devido ao arrasto viscoso, que é proporcional à viscosidade do líquido. As vantagens dos viscômetros rotacionais são que a taxa de cisalhamento pode ser variada através de uma ampla faixa de valores, e que as medições contínuas em uma determinada taxa de cisalhamento ou estresse de cisalhamento podem ser feitas para intervalos de tempo estendidos, proporcionando mensurações da dependência do tempo, bem como da dependência do cisalhamento da viscosidade.

A totalidade da amostra líquida fica sob cisalhamento enquanto o viscômetro rotacional está sendo operado. Sua temperatura aumenta progressivamente quando a energia utilizada para superar sua resistência viscosa é transformada em calor. Quanto mais elevada for a viscosidade, maior será o acúmulo de calor. Como a viscosidade dos líquidos depende fortemente da temperatura, o controle exato da temperatura é essencial. Os viscômetros rotacionais apresentam dispositivos para circular a água a partir de um banho em temperatura constante superior à amostra de líquido, p. ex., ao redor de um cálice. Nos viscômetros capilares, apenas uma pequena parcela do líquido de teste é cisalhada em um determinado momento qualquer, e as medições são intermitentes. Apesar do acúmulo calórico mínimo, os viscômetros de capilar de vidro geralmente são operados em banhos de temperatura constante.

VISCÔMETROS DE CILINDRO COAXIAL — Nos viscômetros do tipo Couette ou de cilindro coaxial, o material é contido no intervalo anular entre um prumo ou fuso cilíndrico interno e um cálice cilíndrico concêntrico externo. No *viscômetro de Stormer*, o cálice é estacionário. O prumo ou rotor é dirigido por pesos suspensos no final de uma roldana à qual o corpo do prumo está conectado. O estresse de cisalhamento é variado ao se aplicar pesos diferentes. Os pesos pendem livremente. A taxa de cisalhamento é medida como a velocidade de rotação do prumo: o número de revoluções por minuto (rpm) é determinado por meio de um contador de revoluções ligado ao corpo do prumo, e um cronômetro. O instrumento é parado entre as leituras, enquanto a roldana é rebobinada e os pesos são trocados. Isso faz com que o aparelho seja pouco apropriado para o estudo de materiais tixotrópicos com tempos de recuperação curtos.

No *Haake Rotovisco*, mais avançado e versátil, o cálice também é fixo. O prumo é rodado em uma velocidade constante, porém ajustável, que pode ser variada para abranger quatro dezenas de rpm ou taxas de cisalhamento. O torque sobre o prumo em rotação necessário para manter uma velocidade constante de rotação contra o arrasto viscoso do líquido é medido com um dinamômetro, que consiste em uma mola de torção interposta entre o motor e o prumo. O torque é o produto da força produtora da rotação vezes o comprimento da alavanca ou a distância perpendicular entre o eixo de rotação e a linha ao longo da qual a força atua. A deflexão ou torção da mola gera um sinal elétrico por meio de um potenciômetro. O estresse de cisalhamento é lido como a deflexão de uma agulha sobre a escala de torque ou colocado em gráfico na escala vertical em um registro *x-y*, onde a escala horizontal representa a rpm. Os modernos viscômetros rotacionais fazem interface com computadores, a fim de sujeitar as amostras a programações de taxa de cisalhamento-estresse de cisalhamento pré-selecionados, os quais imprimem uma curva de fluxo e calculam as viscosidades aparentes em taxas de cisalhamento pré-selecionadas, inclusive a viscosidade em cisalhamento zero, e fornecem os estresses.

Em outro viscômetro de cilindro concêntrico, o cálice externo é rodado em uma velocidade constante, embora ajustável. O torque sobre o prumo é medido como a deflexão ou a contorção do fio de torção no qual o prumo é suspenso. Esse é o princípio do *viscômetro de MacMichael*.

A geometria de um viscômetro de cilindro coaxial é mostrada na Fig. 23.17. A viscosidade é calculada[2, 5, 6, 8, 15] por meio da *equação de Margules*,[2, 8]

$$\eta = \frac{\left(\frac{1}{R_b^{\,2}} - \frac{1}{R_c^{\,2}}\right)}{4\pi h}\left(\frac{T}{\Omega}\right) = K\left(\frac{S}{\text{rpm}}\right) \qquad (19)$$

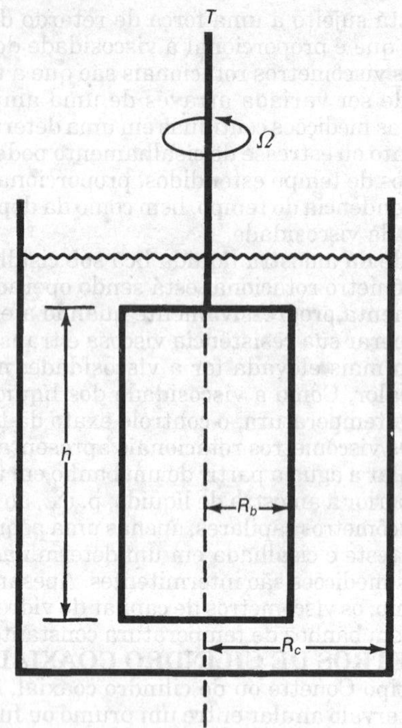

Fig. 23.17 Geometria de um viscômetro de cilindro coaxial.

onde η é a viscosidade newtoniana, ou a viscosidade aparente de um material não-newtoniano, R_b e R_c são os raios do prumo e do cálice, respectivamente; h é a altura do prumo imerso no líquido, T é o torque e Ω é a velocidade angular em radianos/s; Ω vezes 60/2π ou 9,55 se iguala à rpm. Esse fator de conversão e as constantes instrumentais são combinados para fornecer o fator de calibragem K, que pode ser determinado experimentalmente para cada combinação de prumo e cálice por meio de um líquido de calibragem newtoniano de viscosidade conhecida. S é o número de divisões na escala de torque.

A Equação 19 foi derivada de dois cilindros coaxiais de comprimento infinito. O *efeito terminal* é a tração sobre ambas as superfícies terminais do prumo se ele está completamente imerso no líquido ou sobre sua superfície do fundo se ele está apenas parcialmente imerso. É corrigido aproximadamente pelo emprego do fator de calibragem K. A taxa de cisalhamento é menor nas extremidades do prumo que no intervalo entre o cálice e o prumo. Portanto, os líquidos pseudoplásticos apresentam viscosidades aparentes mais elevadas nas zonas terminais, e esse procedimento não é exato para elas. Outra correção aproximada para o efeito terminal consiste em acrescentar um aumento Δh até a altura h do prumo para chegar a uma altura efetiva. Para um prumo parcialmente imerso com um fundo plano, Δh é, com freqüência, da ordem de $0{,}1h$. A altura adicionada pode ser experimentalmente determinada para cada material ao encher o intervalo anular até diferentes profundidades de imersão do prumo. A relação T/Ω é colocada em gráfico contra a altura ou profundidade de imersão h. A interseção negativa dessa linha usualmente reta com o eixo h representa Δh.[5,8]

O estresse de cisalhamento no material em um determinado raio R é expresso pela equação

$$\tau = \frac{T}{2\pi R^2 h} \tag{20}$$

A taxa de cisalhamento é fornecida por

$$\dot{\gamma} = \frac{2\Omega}{R^2\left(\dfrac{1}{R_b{}^2} - \dfrac{1}{R_c{}^2}\right)} \tag{21}$$

R varia entre R_c e R_b. Como R_b é o menor valor de R, e R^2 está no denominador nas Equações 16 e 17, o estresse de cisalhamento e a taxa de cisalhamento são máximos na superfície do prumo ou no cilindro interno, onde $R = R_b$. R_c é o volume máximo de R e, por conseguinte, o estresse de cisalhamento e a taxa de cisalhamento apresentam seus valores mínimos na parede do cálice ou do cilindro externo, onde $R = R_c$. Fazendo essas substituições nas Equações 20 e 21, encontramos os valores máximo e mínimo para τ e $\dot{\gamma}$.

Uma desvantagem dos viscômetros Couette é que a taxa de cisalhamento não é uniforme em uma determinada rpm, mas varia através do intervalo anular. Os viscômetros Couette apresentam vários prumos e/ou cálices. A variação da taxa de cisalhamento através do intervalo pode ser minimizada pela escolha de uma combinação com um intervalo pequeno. Duas precauções são recomendadas quando se estudam as suspensões. O intervalo deve ser de 10 a 100 vezes mais amplo que o diâmetro das maiores partículas. As superfícies do cilindro devem ser ásperas para as partículas finas e com ranhuras ou serrilhadas para as partículas grosseiras, de modo a fazer com que parte das partículas fique retida e transportada em círculo com o cilindro em rotação. Da mesma forma, o meio de suspensão líquido separa-se na superfície em movimento e sua viscosidade, em vez da viscosidade de toda a suspensão, está sendo medida.[5, 8, 47, 48]

Viscômetro Synchro-Lectric de Brookfield — Esse instrumento mede a tração viscosa sobre um fuso que roda no líquido, o qual está contido em um béquer: $1/R_c{}^2$ é essencialmente zero, e a taxa de cisalhamento varia amplamente por toda a amostra. Existem diversos modelos equipados com quatro ou oito velocidades fixas. Cada instrumento possui um conjunto de fusos cilíndricos intercambiáveis ou discos de diâmetros diferentes, a serem utilizados para líquidos de diferentes viscosidades. O fuso é dirigido por um motor sincrônico através de uma mola de torção de berílio-cobre. Diferentes modelos apresentam molas de diferentes graus de rigidez e são adequados para diferentes faixas de viscosidade. O grau em que a mola é girada em uma determinada rpm é indicado por um ponteiro sobre um mostrador calibrado em unidades de torque. Multiplicar a leitura do mostrador pela constante apropriada para o fuso e para a rpm fornece a viscosidade aparente do líquido em centipoises naquela rpm. Um protetor pode ser montado ao redor do fuso para impedir que ele seja defletido lateralmente e, dessa maneira, provoque o alinhamento errôneo da haste. O fuso do viscômetro pode ser inserido não somente dentro de béqueres no laboratório mas também dentro de caldeiras, reatores e tanques de mistura na planta. Assim, o viscômetro pode ser aplicado para as mensurações de viscosidade contínuas *in-line*, bem como para o registro e/ou controle das viscosidades.

Viscômetros de Cone-e-Placa — Esses instrumentos consistem em um cone rotacional com um ângulo muito obtuso e uma placa plana inferior fixa. A placa é elevada até que o ápice do cone apenas toque sua superfície. O líquido preenche o estreito intervalo triangular entre o cone e a placa (veja a Fig. 23.18). Sua tensão superficial impede que ela se espalhe sobre a placa. A placa é mantida em uma temperatura constante através da água circulante. O cone é dirigido em velocidades controladas, as quais podem ser variadas continuamente. O arrasto viscoso sobre o cone em rotação exerce um torque em um dinamômetro que é proporcional ao estresse de cisalhamento. O ângulo θ formado pelo cone e a placa é usualmente menor que 3° e a largura média do intervalo é inferior a 2 mm. Isso resulta em uma taxa uniforme de cisalhamento por toda a amostra, fornecida por Ω/θ. Uma vantagem adicionada do instrumento é que volumes de amostra menores que 0,5 cm^3 são necessários. Para pequenos volumes de θ em radianos, a viscosidade newtoniana, ou a viscosidade aparente para os materiais não-newtonianos, é[5, 8, 9, 47, 48]

$$\eta = \left(\frac{3\theta}{2\pi R_b{}^3}\right)\left(\frac{T}{\Omega}\right) \tag{22}$$

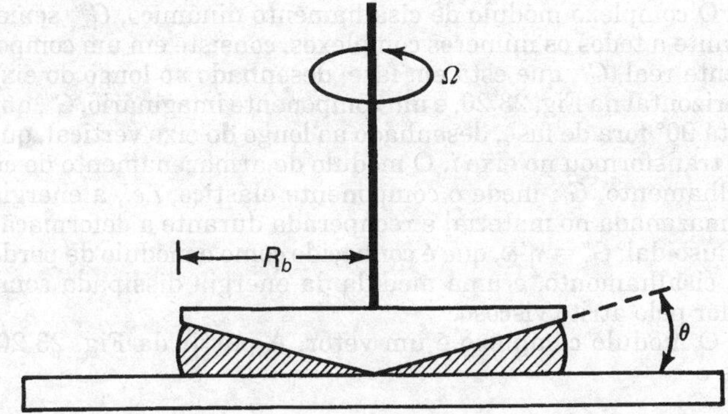

Fig. 23.18 Geometria de um viscômetro de cone-e-placa.

onde T e Ω são idênticos aos definidos na Equação 19 e R_b é o raio máximo do cone. Os viscômetros de cone-e-placa são fabricados por Ferranti Electric Inc (viscômetro de Ferranti-Shirley) e por Brookfield Engineering Laboratories Inc. O Haake Rotovisco também apresenta uma ligação de cone-e-placa.

VISCÔMETROS DE AGULHA OU DE BOLA CADENTE — Com esses instrumentos, as viscosidades são determinadas pela medição da velocidade de uma bola cadente ou deslizante, uma agulha cadente ou a ascensão de bolhas de ar no líquido que está sendo estudado. Esse método é mais apropriado para líquidos newtonianos, porque ele mede as viscosidades em uma única taxa de cisalhamento. Para os líquidos não-newtonianos, uma viscosidade aparente é obtida, a qual depende daquela taxa de cisalhamento.

Quando uma esfera de raio, R, e densidade, d_2, desce verticalmente através de um líquido de densidade, d_1, a força de direcionamento é o peso efetivo da esfera, *i.e.*, o peso da esfera menos o peso do líquido que ela desloca. Isso é igual ao volume da esfera multiplicado pela densidade global $d_2 - d_1$ e pela aceleração da gravidade G, a saber $(4\pi R^3/3)(d_2 - d_1)G$. A resistência viscosa do líquido é fornecida pela lei de Stokes, a saber, $6\pi\eta Rv$. Quando a esfera atinge a velocidade terminal ou constante, v (o que acontece logo depois que ela caiu dentro da coluna líquida), as duas forças opostas são iguais, de modo que a viscosidade é fornecida por

$$\eta = \frac{2R^2(d_2 - d_1)G}{9v} \tag{23}$$

Quando estava derivando sua lei, Stokes supôs que a velocidade de sedimentação era muito baixa e que o meio líquido se estendia em uma distância infinita a partir da bola. Entre os fatores que exigem correção, portanto, está a proximidade da parede.[5, 8, 14, 47, 48]

Em lugar de esferas, as viscosidades podem ser obtidas a partir da velocidade de sedimentação de agulhas metálicas cilíndricas com extremidades hemisféricas que caem verticalmente através de líquidos contidos em capilares de vidro. Os últimos apresentam diâmetros maiores que as agulhas e estão fechados no fundo. Para fazer as medições em diferentes taxas de cisalhamento, são empregadas agulhas ocas e suas densidades são variadas com as diferentes inserções.[50]

Para líquidos muito viscosos, os valores da viscosidade newtoniana ou aparente em uma única taxa de cisalhamento podem ser medidos com um êmbolo em bastão metálico imerso concentricamente em um tubo de vidro cilíndrico vertical cheio com o líquido. O tubo é fechado no fundo e recebe um termostato. O diâmetro do êmbolo de metal é de $\approx$ 68% do diâmetro interno do tubo de vidro. O peso do êmbolo força o líquido para cima através do estreito espaço anular entre o êmbolo e o tubo. A velocidade terminal ou de estado de equilíbrio da descida do êmbolo é proporcional à viscosidade do líquido.[51]

Todos esses instrumentos possuem orientações para garantir que as sondas desçam ao longo do eixo vertical dos recipientes cilíndricos.

PENETRÔMETROS — No caso de semi-sólidos ou de líquidos muito viscosos, um cone ou agulha preso a um bastão de sustentação é liberado e penetra verticalmente dentro da amostra sob a influência do próprio peso ou do peso adicionado. A profundidade de penetração dentro de um determinado intervalo de tempo, p. ex., 10 s, é empregada para quantificar a consistência do material.[5, 8, 13] Os resultados não podem ser traduzidos em valores de viscosidade e rendimento.

COMPARAÇÃO ENTRE INSTRUMENTOS — Quando um material deve ser estudado perante uma ampla faixa de taxas de cisalhamento, mais de um viscômetro pode ser utilizado porque cada instrumento individual pode ter um intervalo bastante limitado. Quando as curvas de fluxo são colocadas em gráfico como estresse máximo de cisalhamento *versus* a taxa máxima de cisalhamento, os instrumentos de diferentes dimensões e, até mesmo, baseados em diferentes princípios produzem uma única curva para um determinado material em uma determinada temperatura. A taxa máxima de cisalhamento e o estresse máximo de cisalhamento são medidos na superfície do prumo em viscômetros cilíndricos coaxiais (Equações 20 e 21 com $R = R_b$) e na parede do capilar em viscômetros de capilar (Equações 5 e 6). Quando se estuda um material com dois viscômetros, é aconselhável usar ambos os instrumentos no intervalo de taxas de cisalhamento sobrepostas para garantir que as curvas de fluxo correspondentes realmente coincidam. Quando as curvas de fluxo são colocadas em gráfico como unidades de torque *versus* rpm, elas dependem da geometria do viscômetro.

Técnicas para Medir as Propriedades Viscoelásticas

O movimento lento e o relaxamento do estresse podem ser medidos com instrumentos que possuem uma geometria de cilindro coaxial ou de cone-e-placa e com testadores elásticos e de torção especialmente adaptados.

TESTE DINÂMICO[2,3,5,7,8,36,47,48] — O teste de materiais viscoelásticos em grandes deformações por intervalos de tempo relativamente longos pode romper ou rearrumar as estruturas responsáveis por suas propriedades reológicas e promover a histérese. Para evitar isso, os materiais viscoelásticos podem ser, em vez disso, testados em pequenas deformações periódicas durante curtos intervalos. Esses testes periódicos, que não são destrutivos, suprem as chamadas propriedades reológicas dinâmicas.

Pequenas deformações harmônicas cíclicas são produzidas em uma configuração de cilindro concêntrico (ou com o cone e placa ou duas placas paralelas), onde se faz com que o cilindro externo oscile alternadamente no sentido horário e anti-horário em uma pequena amplitude fixa. As oscilações forçadas do cilindro externo e as oscilações responsivas do cilindro interno são sinusoidais. O curso de tempo da tensão aplicada (estímulo) e do estresse resultante (débito) é mostrado na Fig. 23.19. O cilindro interno oscila com a mesma freqüência que o cilindro externo, mas pode haver um hiato de fase, dependendo da natureza do material de teste entre os cilindros.

Para materiais puramente elásticos, o módulo de cisalhamento, $G = \tau/\gamma$, é constante, de modo que as máximas na curva de estresse ocorrem ao mesmo tempo que as máximas na curva de tensão; não existe deslocamento de fase, as duas curvas sinusoidais estão em fase, e o ângulo de fase, δ, entre as curvas de tensão e estresse é zero. Para líquidos newtonianos viscosos, o torque no cilindro interno depende da viscosidade, $\eta = \tau/\dot{\gamma}$, e da *taxa* de cisalhamento. (A tensão entre os cilindros coaxiais está em cisalhamento.) Em valores de tensão máxima, a taxa de cisalhamento é zero porque a rotação oscilatória modifica a direção. Como η é constante, o estresse então também é zero. Por conseguinte, as máximas na curva de tensão coincidem com o estresse zero, e as curvas de tensão e estresse estão exatamente fora de fase (δ = 90°). Dessa maneira, o ângulo de fase, δ, varia de 0° para os materiais elásticos até 90° para os líquidos viscosos. Um material viscoelástico apresenta um valor δ intermediário característico. A fase dessa curva de estresse é intermediária entre aquela das duas curvas de fundo da Fig. 23.19.

Em um material viscoelástico, parte da energia aplicada para produzir uma oscilação dos cilindros é armazenada elasticamente e é recuperada na contra-oscilação. Essa parte é medida pelo módulo elástico. A energia restante é dissipada como calor de atrito. Ela é representada pela viscosidade.

Dois problemas surgem quando se acrescentam os componentes elástico e viscoso.

1. De acordo com a Equação 1, os módulos elásticos apresentam as dimensões de força/área ou $ML^{-1}T^{-2}$ (M = massa, L = comprimento e T = tempo), enquanto, de acordo com a Equação 4, a viscosidade apresenta as dimensões de força/área/tempo invertido ou $ML^{-1}T^{-1}$. Esse problema é solucionado pela multiplicação da viscosidade pela freqüência das oscilações, v, em hertz ou $\omega = 2\pi v$ em radianos (dimensões T^{-1}), o que resulta nas mesmas dimensões como um módulo.
2. Os componentes elástico e viscoso estão fora de fase. Esse problema é manuseado de uma maneira similar à representação das correntes elétricas alternantes ao se introduzir o operador $i = \sqrt{-1}$ (um número "imaginário" porque não podemos extrair a raiz quadrada de um número negativo). A operação representada por i é uma rotação anti-horária através de 90°. Duas rotações sucessivas, desde 0° até 90° e desde 90° até 180°, significam uma alteração do sinal porque $\sqrt{-1} \times \sqrt{-1} = -1$.

O complexo módulo de cisalhamento dinâmico, G^*, semelhante a todos os números complexos, consiste em um componente real, G', que está em fase, desenhado ao longo do eixo horizontal na Fig. 23.20, e um componente imaginário, G'', que está 90° fora de fase, desenhado ao longo do eixo vertical, que se transformou no eixo i. O módulo de armazenamento de cisalhamento, G', mede o componente elástico, *i.e.*, a energia armazenada no material e recuperada durante a deformação sinusoidal; $G'' = \eta'\omega$, que é conhecido como o módulo de perda de cisalhamento, é uma medida da energia dissipada como calor pelo atrito viscoso.

O módulo complexo é um vetor. A partir da Fig. 23.20, ele é

$$G^* = G' + i\,G'' \tag{24}$$

A perda de tangente, tan δ, é um parâmetro útil porque mede a relação da energia dissipada como calor para a energia armazenada elasticamente durante a deformação sinusoidal. A partir da Fig. 23.20

$$\tan \delta = G''/G' \tag{25}$$

Para um material puramente viscoso, $G' = 0$, $\delta = 90°$ e $\tan \delta = \infty$. Um material puramente elástico não possui hiato de fase: $\delta = 0°$, $\tan \delta = 0$ e $G'' = 0$.

Três equações adicionais são obtidas a partir da Fig. 23.20:

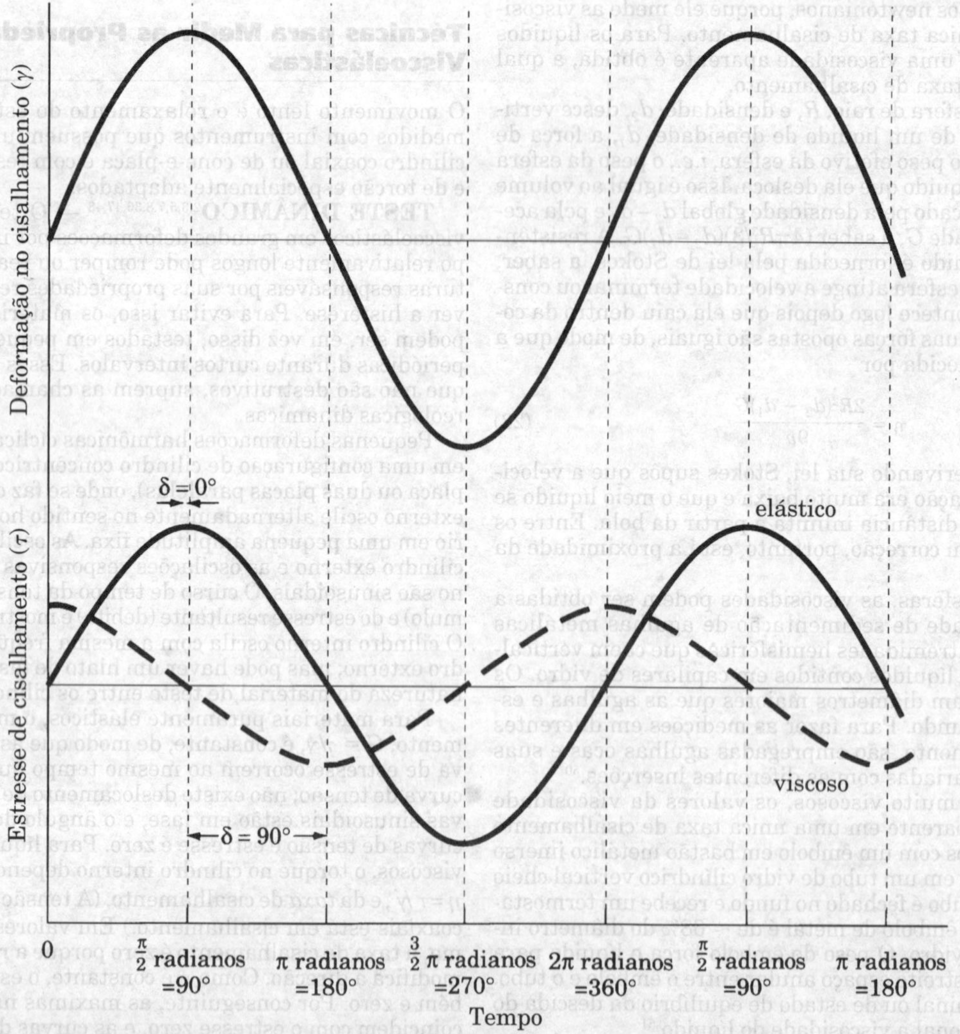

Fig. 23.19 Curvas de estresse e tensão sinusoidais. A curva superior representa a tensão aplicada ao cilindro externo de um viscômetro de Couette; as curvas inferiores representam o estresse responsivo imposto ao cilindro interno por um material puramente elástico (—) e um material puramente viscoso (- - -). A escala do eixo vertical representa a amplitude da tensão (curva superior) e estresse (curvas inferiores); δ é o ângulo de fase.

$$|G^*| = \sqrt{G'^2 + G''^2} = \tau_{max}/\gamma_{max}$$

$$G' = |G^*| \cos \delta = (\tau_{max}/\gamma_{max}) \cos \delta$$

e

$$G'' = |G^*| \operatorname{sen} \delta = (\tau_{max}/\gamma_{max}) \operatorname{sen} \delta$$

onde $|G^*|$ representa o comprimento ou a magnitude do vetor G^* e τ_{max} e γ_{max} representam a amplitude máxima de estresse e tensão de cisalhamento, respectivamente.

Para soluções de polímero, é habitual subtrair a contribuição do solvente de viscosidade newtoniana η_s, a saber, $\omega\eta_s$, a partir do módulo de perda observado; dessa maneira, $G'' - \omega\eta_s$ representa a contribuição do polímero dissolvido em G''. Certamente, o solvente não tem contribuição para G'.

Em lugar de descrever o comportamento viscoelástico pelo módulo complexo (Equação 24), ele pode ser descrito pela viscosidade de cisalhamento dinâmica complexa, expressa em unidade de poise ou kg/m s:[52]

$$\eta^* = G^*/i\omega = \eta' - i\eta'' \quad (26)$$

onde η' é a relação do estresse em fase com a taxa de tensão e a taxa de tensão, e η'' é a relação do estresse 90° fora de fase com a taxa de tensão e a taxa de tensão. Dessa maneira, as relações de fase são o inverso daquelas para G^*. O componente fora de fase ou imaginário é $\eta'' = G'/\omega$. O componente real ou em fase, $\eta' = G''/\omega$, para líquidos viscoelásticos como as soluções de polímero aproxima sua viscosidade em cisalhamento zero e fluxo constante quando ω se aproxima de zero.[36]

As equações para as funções de cisalhamento dinâmicas de um elemento de Maxwell e de Voigt estão listadas nas Refs. 5, 8 e 36. Por exemplo, a perda de tangente iguala-se a $1/\omega\theta$ para a primeira e $\omega\theta$ para a última. Qualitativamente, a situação pode ser ilustrada compararando-se o tempo de relaxamento, θ, com o inverso da freqüência 1/ω. Em freqüências altas, o cisalhamento oscilatório faz com que as molas elásticas se estendam e se contraiam em uníssono, enquanto os amortecedores viscosos possuem pouco tempo para se movimentar; $1/\omega \ll \theta$ e o sistema comporta-se essencialmente como um sólido elástico de módulo G. Em freqüências muito baixas, onde $1/\omega \gg \theta$, as molas e os amortecedores estendem-se e contraem-se,

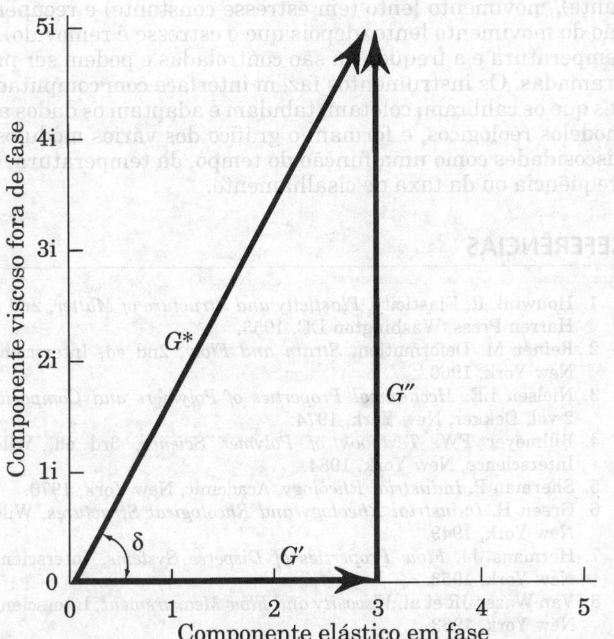

Fig. 23.20 Resolução do vetor que representa o módulo de cisalhamento dinâmico complexo, G^*, em seu componente imaginário viscoso G'' (módulo de perda de cisalhamento) e seu componente elástico real, G' (módulo de armazenamento de cisalhamento).

e mesmo os amortecedores podem manter-se com as oscilações. Como os amortecedores estendem-se consideravelmente mais que as molas, a energia aplicada é quase completamente dissipada e o sistema age principalmente como um líquido viscoso. A viscoelasticidade é observada em freqüências intermediárias, onde $1/\omega \approx \theta$.

A dependência de freqüência das respostas elástica e viscosa dos materiais viscoelásticos fornece importantes informações sobre suas estruturas. O teste oscilatório de alta freqüência é particularmente útil para líquidos viscoelásticos que possuem tempos de relaxamento curtos. Para as soluções, géis e os produtos fundidos de polímeros sem ligação cruzada,[3, 36] a viscosidade dinâmica, representada por η', é usualmente grande em baixas freqüências, porém diminui com a freqüência crescente (veja a Fig. 23.21). A elasticidade, representada por G', é usualmente pequena em baixas freqüências, ω. Ela aumenta acentuadamente com o ω crescente até um ponto, além do qual ela tende a se nivelar. Nessa região de platô em freqüências intermediárias, G' é, com freqüência, ainda mais próxima da horizontal que o demonstrado na Fig. 23.21. Em freqüências altas, G' vira-se novamente.

A diminuição de G' com ω decrescente em freqüências baixas indica a ausência de ligações cruzadas permanentes entre as cadeias de macromoléculas. A região do platô deve-se aos emaranhados entre cadeias, e, por causa de sua flexibilidade e mobilidade segmentar, as cadeias de polímeros em solução ou no estado liqüefeito estão emaranhadas. Sua grande viscosidade em fluxo constante e pseudoplasticidade pronunciada são causadas por esses emaranhados temporários. Em taxas de cisalhamento crescentes, os emaranhados intercadeias são desfeitos gradualmente pelo deslizamento, à medida que as cadeias são afastadas, tornando-se cada vez mais destacadas e alinhadas na direção do fluxo. O movimento browniano dos segmentos da cadeia volta a emaranhar as cadeias.

Conforme demonstrado na Fig. 23.21, a região de platô de G' corresponde aos mínimos em G'' e na tan δ. Nessa região de freqüências intermediárias, o período de oscilação é muito curto para promover o rearranjo dos emaranhados (formação ou ruptura), porém muito longo para promover o movimento dos segmentos de cadeia curta entre os emaranhados. Em conseqüência disso, as perdas por atrito atravessam um mínimo nessas freqüências intermediárias, enquanto o componente elástico sofre pouca alteração. As soluções de polímero e as liqüefações de peso molecular mais alto apresentam platôs mais estendidos e mais pronunciados para G' e mínimos mais profundos para G'' e tan δ que aquelas de menor peso molecular. A densidade dos emaranhados temporários entre as cadeias de polímeros, *i.e.*, o comprimento médio dos segmentos de cadeia entre pares de pontos de emaranhado adjacentes, pode ser estimada a partir de gráficos semelhantes à Fig. 23.21.

Informações estruturais igualmente úteis podem ser obtidas quando o teste dinâmico ou oscilatório é aplicado a semi-sólidos, como a lanolina[53] e cremes,[45, 54, 55] em lugar de sistemas poliméricos. Devido à sua pequena amplitude, as mensurações oscilatórias são particularmente úteis para sistemas dispersos líquidos e para cremes macios, porque alguns aspectos estruturais importantes para os usos terminais, como a floculação e os baixos valores de rendimentos devido à interação fraca entre as partículas, são frágeis e prontamente destruídos por deformações maiores e pelo fluxo em estado de equilíbrio.

Experimentalmente, um viscômetro de cilindro concêntrico pode ser empregado para medir as propriedades viscoelásticas. A freqüência e a amplitude da tensão para o cilindro externo são controladas pelo operador. As oscilações sinusóides impostas sobre o cilindro externo são transmitidas para o cilindro interno pelo material viscoelástico entre os dois. O cilindro interno oscila com a mesma freqüência que o cilindro externo, porém com uma diferença de fase. O módulo complexo ou a viscosidade complexa e seus componentes real e imaginário são determinados através da mensuração do torque responsivo sobre o cilindro interno e o ângulo de fase entre os dois, usando as Equações 24 e 26. Em outros instrumentos, um estresse sinusoidal conhecido aplicado ao cilindro externo for-

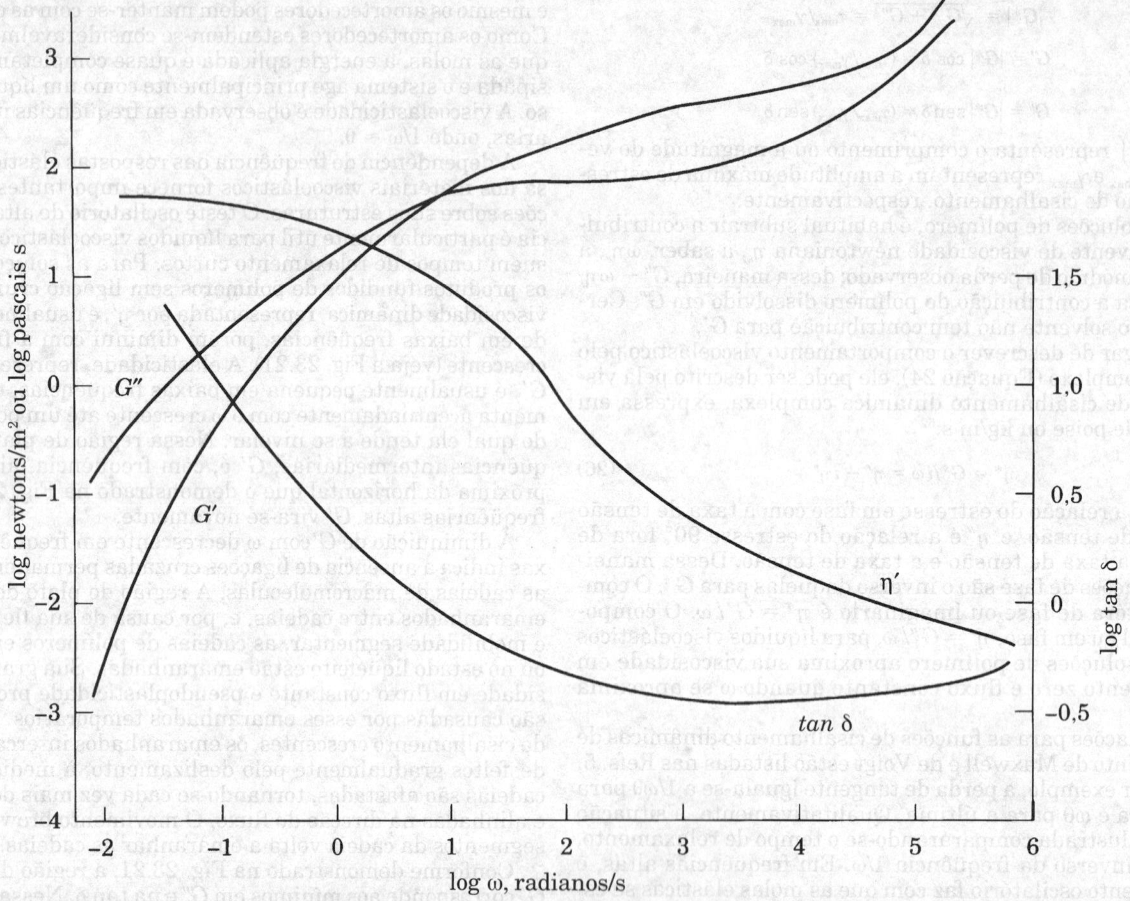

Fig. 23.21 Gráfico típico do módulo de armazenamento, G', e do módulo de perda, $G'' - \omega\eta_s$ no cisalhamento (dinas/cm²), viscosidade dinâmica η' (poise) e perda de tangente de uma solução de polímero diluída como uma função da freqüência ω. Por causa da grande amplitude dos valores, todas as três escalas são logarítmicas; os números representam potências de 10.

ça a amostra a sofrer oscilações em uma amplitude e freqüências controladas pelo operador, enquanto a tensão responsiva e o intervalo de fase do cilindro interno estão sendo medidos.

Uma alternativa para aplicar oscilações forçadas em freqüências controladas é o método das oscilações ressonantes livremente decrescentes: o sistema é colocado em oscilação e continua a oscilar livremente em sua freqüência ressonante constante característica, enquanto a amplitude diminui gradualmente. Os parâmetros viscoelásticos são calculados a partir da freqüência ressonante e da velocidade de decaimento da tensão sinusóide. Em outros instrumentos, em vez de vibrações de decaimento livre, a amostra é colocada para oscilar com uma amplitude de tensão fixa em sua freqüência ressonante.

Entre os instrumentos comerciais, a Rheometrics Inc fornece dois para líquidos viscoelásticos com várias geometrias intercambiáveis como placas paralelas, cone e placa, cilindros concêntricos e cones com diminuição progressiva. Um instrumento possui controle de tensão dinâmico e mede o estresse responsivo como na Fig. 23.19, o outro apresenta controle de estresse dinâmico e mede a tensão responsiva. Ele compensa automaticamente para os efeitos inerciais. A Rheometrics Inc e a T A Instruments Inc (originalmente Du Pont) fabricam equipamentos de teste oscilatório para sólidos que variam desde borrachas macias até a cerâmica rígida. No último instrumento, os líquidos viscoelásticos podem ser pesquisados por apoiá-los em fitas de fibra de vidro. Embora esse arranjo não forneça valores absolutos de G', G'' ou η', ele detecta alterações nessas propriedades causadas, por exemplo, por cura ou transição vítrea.

Esses instrumentos podem ser operados em várias modalidades: oscilação (em freqüências forçadas ajustáveis que abrangem um intervalo de quatro ou mais dezenas, bem como na freqüência ressonante), relaxamento do estresse (em tensão constante), movimento lento (em estresse constante) e recuperação do movimento lento (depois que o estresse é removido). A temperatura e a freqüência são controladas e podem ser programadas. Os instrumentos fazem interface com computadores que os calibram, coletam, tabulam e adaptam os dados aos modelos reológicos, e formam o gráfico dos vários módulos e viscosidades como uma função do tempo, da temperatura, da freqüência ou da taxa de cisalhamento.

REFERÊNCIAS

1. Houwink R. Elasticity, *Plasticity and Structure of Matter*, 2nd ed, Harren Press, Washington DC, 1953.
2. Reiner M. Deformation, *Strain and Flow*, 2nd ed, Interscience, New York, 1960.
3. Nielsen LE. *Mechanical Properties of Polymers and Composites*, 2 vol, Dekker, New York, 1974.
4. Billmeyer FW. *Textbook of Polymer Science*, 3rd ed, Wiley-Interscience, New York, 1984.
5. Sherman P. *Industrial Rheology*, Academic, New York, 1970.
6. Green H. *Industrial Rheology and Rheological Structures*, Wiley, New York, 1949.
7. Hermans JJ. *Flow Properties of Disperse Systems*, Interscience, New York, 1953.
8. Van Wazer JR et al. *Viscosity and Flow Measurement*, Interscience, New York, 1963.
9. Wilkinson WL. *Non-Newtonian Fluids*, Pergamon, New York, 1960.
10. Schott H, Martin AN, in Dittert L, ed. *American Pharmacy*, 7th ed, Lippincott, Philadelphia, Chapt 6, 1974.
11. Ruch TC, Patton HD. *Physiology and Biophysics*, Saunders, Philadelphia, 1965.

12. Ree T, Eyring H, in Eirich FR, ed. *Rheology*, vol 2, Academic, New York, 1958.
13. Martin AN et al. In Bean HS et al, eds. *Advances in Pharmaceutical Sciences*, vol 1, Academic, London and New York, 1964.
14. Mysels KJ. *Introduction to Colloid Chemistry*, Wiley-Interscience, New York, 1959.
15. Fischer EK. *Colloidal Dispersions*, Wiley, New York, 1950.
16. Kostenbauder HB, Martin AN. *J APhA Sci Ed* 43: 401, 1954.
17. Chaffey CE. *J Colloid Interface Sci* 56: 495, 1976.
18. Gillespie T. *Ibid* 15: 219, 1960 and 22: 554, 1966.
19. Cross MM. *Ibid* 20: 417, 1965 and 33: 30, 1970.
20. Sherman P. *Emulsion Science*, Academic, London and New York, 1968.
21. Davis SS. *J Pharm Sci* 58: 412 and 418, 1969.
22. Rippie EG, Danielson DW. *Ibid* 70: 476, 1981.
23. Danielson DW, Morehead WT, Rippie EG. *J Pharm Sci* 72: 342, 1983.
24. Liepsch DW. *Biorheology* 23: 395, 1986.
25. Litt M et al. *Ibid* 13: 37, 1976.
26. Gilboa A, Silberberg A. *Ibid* 13: 59, 1976.
27. Puchelle E et al. *Ibid* 22: 415, 1985.
28. Zahm JM et al. *Eur Resp J* 4: 311, 1991.
29. Davis SS et al. *Biorheology* 12: 225, 1975.
30. Mariott C et al. *Ibid* 20: 71, 1983.
31. Shimura S et al. *Ibid* 20: 677, 1983.
32. Ziment I. In Braga PC, Allegra L, eds. *Drugs in Bronchial Mucology*, Raven, New York, 59, 137, 251, 293, 1989.
33. Ribitsch V, Schurz J. *Rheol Acta* 18: 139, 1979; 21: 81, 1982.
34. Altmann S, Zeidler H. *Ibid* 16: 378, 1977; 18: 151, 1979; 19: 642, 1980.
35. Anadere I, Chmiel H, Laschner W. *Biorheology* 16: 179, 1979. In Astarita G et al, eds. *Rheology-III*, Plenum, New York, 741, 1980.
36. Ferry JD. *Viscoelastic Properties of Polymers*, 3rd ed, Wiley, New York, 1980.
37. Scott Blair GW. *Elementary Rheology*, Academic, New York, 1969.
38. Lodge AS. *Elastic Liquids*, Academic, London, 231, 1964.
39. Neumann BS. In Bean HS et al, eds. *Advances in Pharmaceutical Sciences*, vol 2, Academic, London and New York, 1967.
40. Barry BW et al. *J Pharm Sci* 61: 335, 1972; 62: 1349, 1973.
41. DeMartine ML, Cussler EL. *Ibid* 64: 976, 1975.
42. Morosawa K et al. *J Soc Cosmet Chem* 25: 481, 1974.
43. Boyd JV. *Ibid* 27: 247, 1976.
44. Ober SS et al. *J APhA Sci Ed* 47: 667, 1958.
45. Eccleston GM et al. *J Pharm Sci* 62: 1954, 1973 and previous publications listed as references.
46. Talman FAJ, Rowan EM. *J Pharm Pharmacol* 22: 338, 1970 and previous publications listed as references.
47. Walters K. *Rheometry—Industrial Applications*, Wiley, New York, 1980.
48. Whorlow RW. *Rheological Techniques*, Halsted/Wiley, New York, 1980.
49. Radebaugh GW et al. *Int J Pharm* 45: 39, 1988.
50. Park NA, Irvine TF. *Rev Sci Instrum* 59: 2051, 1988.
51. Bikerman JJ. *J Colloid Sci* 3: 75, 1948.
52. Thurston GB et al. *J Pharm Sci* 67: 1499, 1978 and *J Non-Newtonian Fluid Mechanics* 9: 69, 1981.
53. Radebaugh GW, Simonelli AP. *J Pharm Sci* 72: 415 and 422, 1983.
54. Davis SS. *Ibid* 60: 1351, 1971.
55. Barry BW, Eccleston GM. *J Pharm Pharmacol* 25: 244, 1973.

PARTE 3

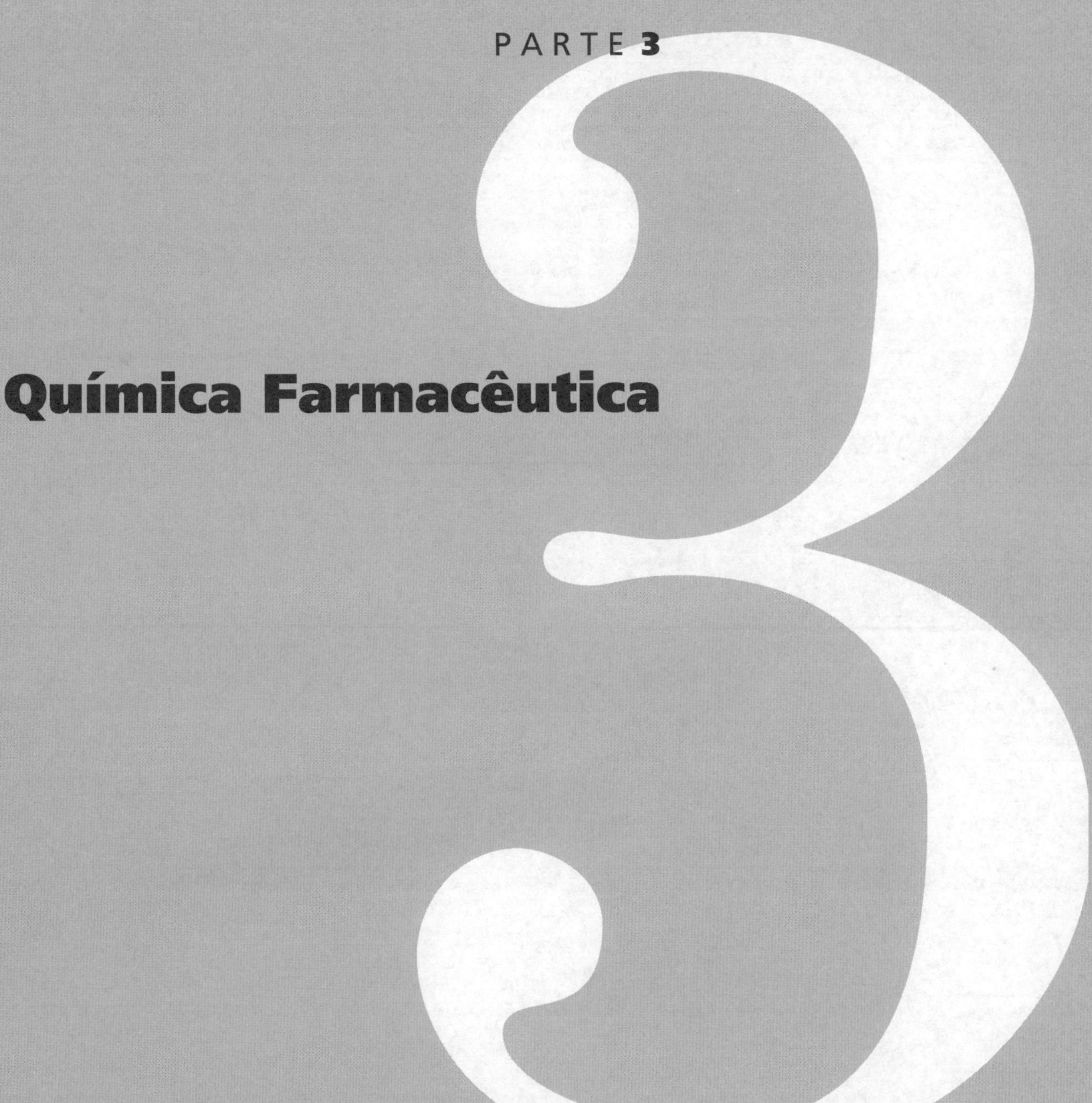

Química Farmacêutica

Thomas Medwick, PhD
Professor Emeritus
Department of Pharmaceutical Chemistry
Rutgers University College of Pharmacy
Piscataway, NJ 08854

CAPÍTULO **24**

Química Farmacêutica Inorgânica

Clarence A Discher, PhD*
Professor Emeritus
Rutgers University
New Brunswick, NJ 08903

Thomas Medwick, PhD
Professor Emeritus
Department of Pharmaceutical Chemistry
Rutgers University College of Pharmacy
Piscataway, NJ 08855

As substâncias químicas inorgânicas têm sido utilizadas em farmácia e medicina por muitas razões, desde agentes terapêuticos a suplementos nutricionais e produtos farmacêuticos. Neste capítulo, uma revisão de alguns princípios químicos e propriedades dos elementos é seguida por uma discussão da grande variedade de substâncias químicas inorgânicas úteis.

BASE DAS REAÇÕES QUÍMICAS

Embora muitas partículas subatômicas tenham sido identificadas, apenas os prótons e nêutrons do núcleo de um átomo e os elétrons extranucleares serão considerados aqui.

Cada átomo de um elemento é descrito unicamente por dois números puros: o seu número atômico e o seu peso atômico. O número atômico fornece o número de prótons presentes no núcleo e, assim, sua carga positiva. Como o átomo em estado fundamental tem de ser neutro, isso por sua vez define o número de elétrons extranucleares. A diferença entre o número atômico e o peso atômico de um dado *isótopo* de um elemento define o número de nêutrons no núcleo. (Os pesos atômicos nas tabelas não são números inteiros porque eles representam a média ponderada dos pesos atômicos de todos os isótopos presentes.)

Os elétrons são arranjados em grupos quânticos principais (níveis de energia ou orbitais) que ocupam o espaço próximo ao núcleo. Cada elétron recebe quatro números quânticos:

O número quântico principal, *n*, descreve a posição relativa de um nível de energia em relação aos outros níveis de energia presentes.
O número subquântico, *l*, descreve as diferentes distribuições de elétrons possíveis para um dado valor de *n*.
O número quântico magnético, m_l, é mais bem descrito como a contribuição magnética para o momento angular devido ao movimento do elétron no espaço.
O número quântico spin magnético, m_s, é o componente magnético fornecido pelo spin do elétron.

Os valores permitidos para *n* são 1, 2, 3, ..., para 1 são 0, 1, 2, ... $(n - 1)$, para m_l são -1, ... 0, ... +1, e para m_s $\pm$ 1/2. Retornando ao número subquântico *l*, quando *l* é 0 os elétrons que ocupam o suborbital são conhecidos como elétrons *s*; quando *l* é 2, eles são conhecidos como elétrons *p*; quando *l* é 3, eles são conhecidos como elétrons *d*; e quando *l* é 4, eles são conhecidos como elétrons *f*. Logo, se dois elétrons ocupam o suborbital 0 do grupo quântico principal 3, eles são representados como $3s^2$.

Ao determinar elétrons para o átomo, o Princípio Au é usado. Ele é uma aplicação da teoria quântica, das regras de Hund e do princípio de exclusão de Pauli. Exposto de forma simples, um dado elétron que esteja entrando tem de ocupar o nível de energia desocupado mais baixo do átomo. Em outras palavras, cada elétron tem de ter um grupo único de números quânticos.

Como resultado do processo acima, todos os átomos, exceto o hidrogênio e os gases inertes, têm um ou mais grupos quânticos principais mais baixos completamente ocupados, e têm o suborbital do seu grupo quântico principal mais alto apenas parcialmente preenchido. Os elétrons desse nível de energia mais externo, parcialmente preenchido, dão a cada elemento suas propriedades químicas distintas. Esses são os *elétrons de valência*.

As reações químicas acarretam a remoção de elétrons de valência, adicionando elétrons a uma órbita de valência parcialmente preenchida, ou partilhando um par de elétrons de valência entre dois átomos. A maioria dos átomos tenta obter uma rara órbita externa de gás (ns^2 ou ns^2np^6) por esses processos. A energia necessária para a remoção do elétron de menor energia é conhecida como o *primeiro potencial de ionização*. Ele é único para cada elemento. Os metais têm baixos potenciais de ionização e, assim, formam cátions prontamente. Os não-metais têm altos potenciais de ionização.

A atração de um núcleo para os elétrons é chamada de *eletronegatividade*. Os metais têm eletronegatividades baixas (eles são eletropositivos), enquanto os não-metais (especialmente os halogênios) têm eletronegatividades altas. Isso permite que os últimos atraiam elétrons adicionais para formar ânions.

Quando átomos com eletronegatividades muito diferentes reagem, tais como o sódio, 0,93, e o cloro, 3,98, ocorre uma transferência de elétrons. O elétron de sódio de uma valência ($3s^1$) entra na órbita de valência incompletamente preenchida ($3s^23p^5$) do cloreto. O sódio agora tem uma estrutura eletrônica de gás inerte (Ne), com uma carga de +1. O cloro obtém a estrutura do argônio, com uma carga de -1. Não há qualquer ligação formal de par de elétrons entre as duas entidades. Um cristal de cloreto de sódio consiste em números iguais de íons cloreto e sódio mantidos em posição pela interação do campo catiônico positivo esfericamente simétrico e do campo aniônico negativo esfericamente simétrico. Esses compostos iônicos (eletroestáticos) são caracterizados por pontos de ebulição e de fusão altos, e a maioria é hidrossolúvel.

Se dois átomos reagentes têm eletronegatividades semelhantes, tais como dois átomos de hidrogênio, um compartilhamento de elétrons tem lugar. Um elétron é doado para a ligação a partir de um suborbital incompletamente preenchido de cada átomo. Uma ligação covalente é formada pela sobreposição dos dois orbitais atômicos envolvidos. Com a formação da ligação, resulta uma molécula. Os elétrons que se ligam não estão mais restritos aos seus orbitais atômicos. Eles agora são livres para se moverem em um orbital molecular entre os dois átomos, no que é conhecido como orbital molecular σ.

*Falecido.

Quando as eletronegatividades dos dois átomos envolvidos na formação de uma ligação covalente não são idênticas, o átomo com a eletronegatividade mais alta tende a atrair os elétrons da molécula mais fortemente do que o seu par. Isso leva à polarização da molécula, o que resulta em um *dipolo*. A extensão da polarização é diretamente proporcional à diferença nas eletronegatividades. Diz-se que tais ligações têm caráter iônico parcial.

Na prática, apenas os átomos mais eletropositivos reagindo com os átomos mais eletronegativos resultam em compostos puramente eletrostáticos, e apenas átomos com eletronegatividades iguais formam ligações puramente covalentes. Essas ligações formadas a partir de elementos entre esses extremos têm caráter covalente parcial ou eletrostático parcial.

Átomos com orbitais ocupados por um par de elétrons não-compartilhado podem compartilhar esse par de elétrons com um átomo sem dois ou mais elétrons em sua órbita de valência. Diz-se que a ligação formada é uma *ligação covalente coordenada*. Uma vez que essa ligação tenha sido formada, ela não pode ser distinguida de uma ligação covalente ordinária; a diferença reside apenas na maneira de formação.

A formação do íon amônio a partir de uma molécula de amônia, que tem um par de elétrons não-compartilhado, e de íon hidrogênio, que tem um orbital *s* vazio, ilustra esse tipo de reação.

Os compostos covalentes têm pontos de fusão e de ebulição baixos, e geralmente são insolúveis em água. A solubilidade na água pode ser induzida através da introdução de um grupo ácido ou básico na molécula. A reação com base ou ácido irá agora fornecer um sal solúvel.

Existem outros tipos de ligação. Aquelas de interesse são fracamente ligadas; os compostos formados se decompõem mais prontamente do que os tipos eletrostático e covalente. A ligação de hidrogênio (ponte) é bastante comum. A ligação dipolo-dipolo também é possível; resultam associações muito fracas.

Complexos são compostos ou íons formados quando uma *unidade central* de um átomo ou cátion atua como um centro ao redor do qual ânions ou moléculas, ligantes, se organizam. Diz-se que a unidade central tem um número de coordenação igual ao número de ligantes que formam complexos. O número máximo de ligantes que podem se organizar ao redor da unidade central é conhecido como o seu *número de coordenação máximo,* e é uma função do tamanho da unidade central. Os números de coordenação máximos usuais são 2, 4, 6 ou 8. O número de ligantes que podem coordenar-se com a unidade central também é uma função do tamanho do ligante. Logo, embora o número de coordenação máximo do alumínio seja 6, apenas quatro dos íons cloreto, relativamente grandes, podem ser acomodados como ligantes, por exemplo, $[AlF_6]^{3-}$ *versus* $[AlCl_4]^{1-}$ (veja Cap. 14).

A ligação envolvida na formação de complexos pode ser covalente coordenada ou eletrostática. Ligações que dependem de dipolos permanentes também são comuns, tais como com os hidratos.

NOMENCLATURA

Os grandes avanços na química durante as várias últimas décadas tornaram necessária uma revisão constante dos sistemas de nomenclatura, projetados para fornecer informações precisas sobre a composição dos compostos químicos. Embora óleo de vitriol e cáustico lunar tenham sido nomes úteis em uma determinada época, hoje eles devem ser vistos como triviais.

NOMENCLATURA CLÁSSICA — Antes da elucidação da estrutura dos complexos de coordenação, a denominação dos compostos era razoavelmente bem manuseada pela utilização de prefixos e sufixos não-numéricos e prefixos numéricos latinos ou gregos. Em geral, a função principal desses prefixos e sufixos era indicar o estado de oxidação de elementos de valência variável, embora alguns tivessem a intenção de conotar características estruturais.

A nomenclatura sistemática precisa levar em conta dois problemas: ordem de citação e estequiometria. A ordem de citação é geralmente bem definida; no caso de sais e compostos semelhantes a sais, o elemento mais eletropositivo é denominado primeiro, por exemplo, cloreto de sódio. Para não-metais, a International Union of Pure and Applied Chemistry (IUPAC) recomenda a seguinte ordem de citação: B, Si, C, Sb, As, P, N, H, Se, S, I, Br, Cl, O, F.

Cátions com um único estado de oxidação são denominados simplesmente o elemento. Se um cátion tem dois estados de oxidação, o sufixo *-oso* é usado para indicar o estado de oxidação mais baixo; por exemplo, mercur*oso*; o sufixo *-ico* indica um estado de oxidação mais alto: mercúr*ico*. (Obviamente, esse sistema deixa de ser útil quando um elemento existe em mais de dois estados de oxidação.) Os ânions simples são denominados utilizando-se o sufixo *-eto*. Embora o sistema de nomenclatura mais recente de Stock use apenas os nomes dos elementos em inglês, a nomenclatura clássica usa as raízes dos nomes latinos na identificação dos cátions do cobre, ouro, estanho, chumbo e ferro.

Para os ânions oxigenados, um sistema de prefixos e sufixos foi desenvolvido para indicar o estado de oxidação do átomo central. Esses estão ilustrados no Quadro 24.1, usando os ânions do cloro.

Algumas vezes, um ou mais átomos de oxigênio do ânion são substituídos por um outro elemento. A raiz do nome do elemento de substituição é usada como um sufixo para o nome do ânion totalmente oxigenado, por exemplo, $Na_2S_2O_3$ é tiossulfato de sódio, ou Na_3AsS_4 é tioarsenato de sódio (tetratioarsenato de sódio).

Além dos números de oxidação variáveis, os ácidos oxigenados (e os seus sais) apresentam dois outros problemas de nomenclatura: (1) uma variação no grau de hidratação do anidrido ácido original e (2) a denominação dos diversos sais que se originam da neutralização parcial de ácidos polipróticos. O Quadro 24.2 mostra os prefixos usados para denominar os diversos ácidos fosfóricos (P^{5+}).

Para sais de ácidos dipróticos, o sal que resulta da neutralização de apenas um próton por molécula de ácido é denominado pela utilização do prefixo *bi-* ou das palavras *hidrogênio* ou *ácido* com o ânion; por exemplo, o $NaHCO_3$ é o bicarbonato de sódio, carbonato ácido ou carbonato de hidrogênio. A última forma é a preferida. Vários métodos foram criados para os ácidos tripróticos. Esses são mostrados no Quadro 24.3. Tendo em vista a reação muito fortemente básica das soluções de Na_3PO_4 e de outros fosfatos terciários, o farmacêutico precisa

Quadro 24.1 Nomenclatura para Ácidos e Sais Oxigenados

ESTADO DE OXIDAÇÃO DO CI	FÓRMULA DO ÁCIDO	NOME DO ÁCIDO	NOME DO ÂNION
−1	HCl	Ácido clor*ídrico*	Clor*eto*
+1	HClO	Ácido *hipo*clor*oso*	*Hipo*clor*ito*
+3	$HClO_2$	Ácido clor*oso*	Clor*ito*
+5	$HClO_3$	Ácido clór*ico*	Clor*ato*
+7	$HClO_4$	Ácido *per*clór*ico*	*Per*clor*ato*

Quadro 24.2 Nomenclatura para os Ácidos Fosfóricos

MOLÉCULAS DE ÁGUA	ÁCIDO RESULTANTE	NOME
$H_2O + 1/2P_2O_5$	HPO_3	Ácido *meta*fosfórico
		Ácido *piro*fosfórico
$2H_2O + P_2O_5$	$H_4P_2O_7$	Ácido *di*fosfórico
$3H_2O + P_2O_5$	H_3PO_4	Ácido *orto*fosfórico
		Ácido fosfórico[a]
$5H_2O + 3P_2O_5$	$H_5P_3O_{10}$	Ácido *tri*fosfórico

[a]O ácido fosfórico do comércio e da ciência é o ácido ortofosfórico.

Quadro 24.3 Nomenclatura dos Sais de Fosfato

FÓRMULA	NaH_2PO_4	Na_2HPO_4	Na_3PO_4
Nome preferido	Fosfato diidrogênio de sódio	Fosfato monoidrogênio de sódio	Fosfato de sódio
Outros nomes	Fosfato de sódio monobásico	Fosfato de sódio dibásico	Fosfato de sódio tribásico
	Fosfato de sódio primário	Fosfato de sódio secundário	Fosfato de sódio terciário
USP 23	Fosfato de sódio monobásico	Fosfato de sódio dibásico	

estar alerta, especialmente quando estiver utilizando recipientes rotulados como fosfato de sódio.

É evidente, a partir do Quadro 24.3, que os prefixos numéricos gregos hemi-, mono-, sesqui-, di-, tri-, tetra-, penta-, hexa-, hepta-, octa-, enea- (nona-) e deca- também são usados na denominação de compostos. De fato, há compostos tais como o N_2O_4, tetróxido de dinitrogênio, que têm de ser denominados com a utilização de prefixos numéricos, porque os sistemas modernos de nomenclatura são incapazes de identificá-los com precisão.

NOMENCLATURA DE STOCK — A nomenclatura clássica é satisfatória para compostos mais simples que envolvem átomos com um ou dois estados de oxidação. Ela não pode indicar a estequiometria apropriada quando átomos que possuem três ou mais estados de oxidação estão envolvidos. O sistema de nomenclatura de Stock tenta superar o problema.

No sistema de Stock, os cátions simples são denominados como o elemento seguido pelo seu estado de oxidação, expresso em algarismos romanos entre parênteses — por exemplo, Fe^{2+} é ferro(II), Fe^{3+} é ferro(III) e Fe^{6+} é ferro(VI). Os ânions simples usam o sufixo *-eto* como antes. Entretanto, os ânions complexos são denominados usando-se a raiz do nome da unidade central e o sufixo *-ato* seguido pelo seu estado de oxidação, em numerais romanos entre parênteses. Os ligantes envolvidos são citados antes da unidade central do complexo. Se existem dois ou mais ligantes diferentes, eles são citados em ordem alfabética, ignorando os prefixos gregos. O número de cada um dos ligantes individuais envolvidos é indicado pelo uso de prefixos numéricos gregos. Essas últimas regras também regem a citação de ligantes associados a cátions complexos. A nomenclatura preferida para os ligantes comuns é dada no Quadro 24.4.

Os nomes de Stock não são usados para ânions complexos com nomes clássicos bem-estabelecidos. Esses incluem o sulfato, o sulfito, o nitrato, o nitrito, o carbonato, o fosfato, o tiossulfato, o cianato e o tiocianato.

SISTEMA DE EWENS-BASSETT — Algumas vezes, é vantajoso citar a carga elétrica em um íon complexo, em vez do estado de oxidação da unidade central. O sistema de Ewens-Bassett fornece a carga elétrica do íon complexo em algarismos arábicos entre parênteses, após o nome. Fora isso, as regras para denominar um composto são similares às do sistema de Stock. Logo, o íon ferrocianeto comum, $[Fe(CN)_6]^{4-}$, se torna hexacianoferrato(II) utilizando-se a nomenclatura de Stock, e hexacianoferrato(−4) utilizando-se o sistema de Ewens-Bassett. O Quadro 24.5 fornece alguns exemplos da nomenclatura moderna.

Quadro 24.4 Nomenclatura para Ligantes Comuns

LIGANTE	PREFIXO PREFERIDO	LIGANTE	PREFIXO PREFERIDO
H_2O	Aqua	HS^-	Mercapto
NH_3	Amino	S^{2-}	Tio (sulfo)[a] (sulfido)
CO	Carbonil	S_2^{2-}	Dissulfido
F^-	Fluoro	SO_3^{2-}	Sulfito
Cl^-	Cloro	SO_4^{2-}	Sulfato
Br^-	Bromo	$S_2O_3^{2-}$	Tiossulfato
I^-	Iodo	NO^-	Nitrosil
O^{2-}	Oxo (oxy)	ONO^-	Nitrito
O_2^{2-}	Peroxo (peroxi)	NO_2^-	Nitro
OH^-	Hidroxo (hidroxi)	CN^-	Ciano
$C_2O_4^{2-}$	Oxalato	SCN^-	Tiocianato
$NH_2CH_2CH_2NH_2$	Etilenodiamino, ou *en*	NCS^-	Isotiocianato

[a]Formas entre parênteses também são usadas.

Uma revisão mais completa da nomenclatura inorgânica pode ser encontrada em Discher *et al*[1] ou Huheey, Keiter e Keiter.[2] Um relato abrangente sobre o assunto será encontrado em Report of the Commission on Nomenclature of Inorganic Chemistry, publicado pela IUPAC.[3]

A TABELA PERIÓDICA E AS FAMÍLIAS DE ELEMENTOS

A tabela periódica é uma ferramenta valiosa que sistematiza as propriedades físicas e químicas dos elementos. Uma Tabela Periódica dos Elementos pode ser encontrada no final deste livro.

A utilidade da tabela periódica reside na sua capacidade de fornecer indícios do comportamento físico e químico dos elementos e dos seus compostos. Mendeleyev, o químico que pela primeira vez organizou os átomos sistematicamente, pôde prever a existência e o comportamento de elementos desconhecidos durante sua época, tais como o eca-silício, atualmente conhecido como germânio. Um conhecimento das relações periódicas permitiu aos cientistas atômicos postular as propri-

Quadro 24.5 Exemplos de Nomenclatura Moderna

FÓRMULA	NOME CLÁSSICO	NOME DE STOCK	EWENS-BASSETT[a]
$K_2[HgI_4]$	Iodeto mercúrico de potássio	Tetraiodomercurato de potássio (II)	(−2)
$[Ag(NH_3)_2]^+$	Íon de amônia de prata	Íon diaminoprata (I)	(+1)
$Na_3[Au(S_2O_3)_2]$	Tiossulfato de ouro de sódio	Ditiossulfatoaurato de sódio (I)	(−3)
$[Fe(H_2O)_6]Cl_3$	Cloreto férrico hidratado	Cloreto de hexaaquairon (III)	(+3)
BiOCl	Cloreto de bismutil	Óxido de cloreto de bismuto (III)	[c]
$[Ni(CO)_4]$	Carbonil de níquel	Níquel tetracarbonil (O)	[c]
$[(NH_3)_5CoO_2Co(NH_3)_5]^{4+}$	—	Íon decamino-μ-peroxodicobalto (III)[b]	(+4)
$Na_2[Fe(CN)_5(NO)] \cdot 2H_2O$	Nitroprussiato de sódio	Diidrato de pentacianonitrosilferrato de sódio (III)	(−2)

[a]Esse número, conforme mostrado, substitui o numeral romano do nome de Stock.
[b]Esse íon ilustra o uso de μ para indicar uma estrutura de ponte, nesse caso o grupo peroxo.
[c]Não aplicável.

edades de elementos pós-urânicos desconhecidos de forma bem-sucedida, de modo que procedimentos puderam ser projetados para sua recuperação a partir de produtos de reações atômicas.

Baseada na lei periódica, a tabela periódica organiza os elementos em filas horizontais, com os mesmos grupos quânticos principais mais externos, parcialmente preenchidos, e em colunas verticais que têm elementos com as mesmas estruturas de elétrons de valência. Como resultado, em qualquer grupo vertical dado (*família*) os membros exibem padrões de comportamento semelhantes. Diferenças são uma questão de grau, dependendo do raio atômico e do tipo de órbita fechada subjacente aos elétrons de valência.

A maneira preferida de designar colunas na tabela periódica é controversa. Neste capítulo, os grupos verticais da tabela periódica são identificados pelos algarismos romanos I a VIII, exceto para os gases inertes, que são designados como Grupo 0. Cada grupo se divide em duas subfamílias, A e B. Neste capítulo, os *elementos típicos* serão designados como subgrupo A — assim, I-A são os metais alcalinos; os membros da família de elementos de transição serão designados como subgrupo B. O grupo VIII não é dividido em subgrupos A e B. Ele consiste em três tríades de elementos. Os membros de uma determinada tríade são muito semelhantes tanto nas propriedades físicas quanto químicas, tais como a primeira tríade do cobalto, do níquel e do ferro.

O hidrogênio ($1s^1$) e o hélio ($1s^2$) constituem a primeira fila da tabela periódica. Embora o hélio seja claramente o primeiro membro do Grupo 0, o hidrogênio é colocado costumeiramente no início tanto do Grupo I-A, dos álcalis, quanto do Grupo VII-A, dos halogênios. Como os metais alcalinos, ele existe como o cátion monovalente H^+, mas, como os halogênios, ele também pode existir como o ânion monovalente H^-, o íon hidreto.

Muitos dos grupos verticais da tabela periódica têm nomes comuns. Aqueles já identificados são o Grupo 0, dos gases inertes; o Grupo I-A, dos metais alcalinos; o Grupo II-A, das terras alcalinas; e o Grupo VII-A, dos halogênios. Os grupos adicionais denominados são o Grupo VI-A, dos calcógenos; o Grupo I-B, dos elementos de cunhagem; e o Grupo II-B, dos elementos voláteis.

Os elementos nos quais um orbital *d* é preenchido parcialmente, iniciando-se no Grupo III-B e terminando no Grupo II-B, são conhecidos como os *elementos de transição.* Existem similaridades horizontais em grau variável nos elementos de transição, especialmente nos estados de oxidação mais baixos. Como um exemplo, o elemento paládio, à esquerda da prata, forma um cloreto insolúvel, $PdCl_2$, que é solúvel em amônia.

Os lantanídeos e os actinídeos (elementos de transição internos) são quatorze famílias de membros nas quais os orbitais *f* têm 1 a 14 elétrons. Cada família tem similaridades horizontais muito fortes, porque os elétrons nos orbitais externos parcialmente preenchidos, *s, p* e *d*, são idênticos para a maioria.

Devido a os níveis de energia dos elétrons nos orbitais *d* e *f* dos elementos de transição e dos elementos de transição internos, respectivamente, diferirem apenas discretamente, esses elementos dão origem a componentes coloridos. A energia emitida quando um elétron excitado cai para um nível vago mais baixo dentro dos orbitais *d* ou *f* é aquela da radiação na extensão visível da luz.

Iniciando no canto superior direito da tabela periódica, à medida que se prossegue para baixo e para a esquerda, os elementos assumem caráter crescentemente metálico; eles se tornam mais básicos e menos eletronegativos (mais eletropositivos). Os ânions simples se tornam menos estáveis, e os cátions simples, mais estáveis. Logo, pode ser dito que os não-metais ocupam a área superior direita da tabela periódica, e que os elementos metálicos são encontrados à esquerda e na direção da base. Os chamados *metais pesados* são encontrados nas duas filas inferiores. Os elementos metálicos, em sua maior parte, são *precipitantes de proteínas*, e a exceção principal são os metais alcalinos. Sendo precipitantes de proteínas, os metais, especialmente os metais pesados, são tóxicos. Por exemplo, o Ba, o Tl, o Pb e o Hg são venenos violentos.

Pelo exposto anteriormente, é óbvio que tem de haver uma área na tabela periódica em que os elementos são igualmente ácidos e básicos, ou seja, *anfóteros.* Se uma linha for desenhada diagonalmente através do hidrogênio e do berílio e através do alumínio, germânio, antimônio e polônio, os elementos na linha e alguns adjacentes a ela são anfóteros. Logo, como uma base, o alumínio forma compostos tais como o cloreto de alumínio; como um ácido, ele forma aluminato de sódio igualmente bem.

Em toda família de elementos *típica*, o primeiro membro da família pode ser bastante diferente dos outros membros. Ele lembra mais aproximadamente o segundo membro do grupo adjacente à direita. Esses elementos diagonalmente relacionados são conhecidos como elementos *diagonais* ou *ponte.* São eles

IA	IIA	IIIA	IVA	VA	VIA	VIIA
Li ↘	Be ↘	B ↘	C ↘	N ↘	O ↘	F
Na	Mg	Al	Si	P	S	Cl

O berílio e o alumínio constituem um par de pontes. O fluoreto de berílio é solúvel em água (mas fracamente ionizado), enquanto os fluoretos de magnésio e as outras terras alcalinas são escassamente solúveis. Ao contrário do magnésio e das terras alcalinas, o berílio age prontamente como o íon central de complexos, tanto no estado sólido quanto em solução. Como o alumínio, o berílio é anfótero, dá origem a alumes, catalisa a reação de Friedel-Craft e assim por diante.

Os Quadros 24.6 a 24.17 resumem algumas propriedades e fatos úteis relacionados aos grupos da tabela periódica. As *tríades* da segunda e terceira filas do Grupo VIII e os lantanídeos e os actinídeos não estão incluídos nesses quadros, porque eles não apresentam quaisquer aplicações úteis em farmácia e medicina.

Os *elétrons dos orbitais* são importantes porque predizem os possíveis estados de oxidação, a proteção da carga nuclear e a polarizabilidade para cada elemento. Os estados de oxidação que foram identificados para cada elemento também estão listados.

O *raio atômico* e os *raios iônicos* fornecem uma indicação do tamanho relativo dos membros de uma família. Os íons negativos de um elemento são sempre maiores do que o átomo neutro; os íons positivos são sempre menores. Devido à carga nuclear efetiva crescente para um dado elemento, cátions de carga mais alta são sempre menores do que aqueles com uma carga menor. Isso é importante porque fornece uma indicação do número de coordenação efetivo de cátions e átomos como unidades centrais de complexos.

O *potencial de ionização* é uma medida da energia necessária para remover um elétron através da superação da força de atração do núcleo. *Nota:* Esse uso da palavra *potencial* é impróprio; o potencial de ionização é uma medida de energia. Ele está relacionado ao tamanho atômico; a remoção do primeiro elétron do berílio e do bário exige 9,3 ev e 5,2 ev, respectivamente. Como a remoção de um elétron efetivamente aumenta a carga nuclear em uma unidade, o segundo potencial de ionização é aproximadamente o dobro do primeiro, 18,2 ev e 9,95 ev para o berílio e para o bário, respectivamente.

A *eletronegatividade,* discutida previamente, fornece uma indicação do tipo de ligação que resulta quando dois átomos reagem. Ela fornece uma indicação da extensão de polarização em compostos covalentes. Ela também é usada para determinar a ordem de citação na denominação de compostos binários (veja anteriormente).

ELEMENTOS DO GRUPO 0

Como os gases inertes não eram conhecidos na época, Mendeleyev não os considerou em sua tabela atômica proposta. Com a sua descoberta subseqüente, Grupo 0 parecia a designação mais apropriada. O grupo se encaixa muito satisfatoriamente na organização de Mendeleyev. Sua presença explica a extrema transição de propriedades ao se ir da família dos halogênios, muito eletronegativa, à família dos metais alcalinos, muito eletropositiva. Essa mudança nas propriedades ao se caminhar do halogênio para o gás inerte e deste para o metal alcalino é mostrada claramente pela mudança nas estruturas dos elétrons de valência:

$$(n-1)s^2(n-1)p^5 \rightarrow (n-1)s^2(n-1)p^6 \rightarrow (n-1)s^2(n-1)p^6ns^1$$

Todos os elementos do Grupo 0, exceto o radônio, ocorrem na atmosfera. O hélio também ocorre em quantidades comerciais em certos gases naturais no sudoeste dos Estados Unidos. O argônio, o neônio, o criptônio e o xenônio são produzidos a partir de ar líquido por destilação fracionada. O hélio é produzido de maneira semelhante a partir dos gases naturais denominados acima. O radônio é recuperado dos produtos de deterioração naturais do rádio.

Os gases inertes são monoatômicos, e são gases incolores e inodoros sob condições ordinárias de temperatura e pressão. Eles variam amplamente em massa atômica e em volume atômico. Essas diferenças estão refletidas nos valores de suas constantes físicas (Quadro 24.6).

Cada gás inerte, exceto o hélio, é caracterizado por uma órbita de elétrons mais externa da estrutura do *gás inerte*, ns^2np^6 (ver Quadro 24.6). O hélio tem a estrutura $1s^2$; a estrutura ns^2 é obtida em muitos cátions estáveis, por exemplo, Pb^{2+}.

Pelo fato de todos os elétrons serem emparelhados, a inércia química do grupo é predizível e é refletida em termos de potenciais de ionização de pico e várias outras características. Entretanto, em condições de reação não-usuais, há evidência de formação de hidrato. Alguns fluoretos relativamente estáveis, tais como o XeF_2, o XeF_4 e o XeF_6, um perxenato de sódio cristalino e possivelmente um percriptato, são conhecidos.

Entretanto, em comparação com outros elementos, aqueles do Grupo 0 ainda são classificados logicamente como quimicamente inertes.

O hélio, devido à sua baixa densidade e baixa solubilidade no sangue, é usado para preparar atmosferas sintéticas (veja adiante).

O argônio é relativamente abundante, desde que é um subproduto do fracionamento de ar líquido para a produção de oxigênio e nitrogênio. Ele é usado como uma atmosfera inerte para processos industriais nos quais o nitrogênio, a atmosfera inerte usual, reage com os materiais presentes.

O criptônio e o xenônio têm sido investigados para possível uso como anestésicos. Entretanto, a escassez desses elementos na natureza impõe sérias limitações a tal uso. O Xe^{133} é usado para exames diagnósticos tanto por via inalatória quanto por injeção intravenosa.

O radônio é usado no lugar do rádio no tratamento de certos tipos de câncer. Tubos selados contendo o gás são implantados nos tecidos a serem tratados. Tanto o rádio quanto o radônio emitem partículas alfa no primeiro estágio de sua deterioração radioativa. O radônio é de interesse em saúde pública, porque tem sido encontrado no subsolo de alguns prédios residenciais.

Quadro 24.6 Os Elementos do Grupo 0[a]

ELEMENTO	HÉLIO	NEÔNIO	ARGÔNIO	CRIPTÔNIO	XENÔNIO	RADÔNIO
Símbolo	He	Ne	Ar	Kr	Xe	Rn
Número atômico	2	10	18	36	54	86
Peso atômico[b]	4,003	20,18	39,95	83,80	131,3	(222)[d]
Elétrons de orbital	$1s^2$	$[He]2s^2p^6$	$[Ne]3s^23p^6$	$[Ar]3d^{10}4s^24p^6$	$[Kr]4d^{10}5s^25p^6$	$[Xe]4f^{14}5d^{10}6s^26p^6$
Raio atômico (Å)	1,80	1,60	1,92	2,00	2,20	2,29
Potencial de ionização,[c] ev	24,6	21,6	15,8	14,0	12,1	10,7
% por volume no ar	5×10^{-4}	15×10^{-4}	0,94	11×10^{-5}	9×10^{-6}	–

[a]Os dados físicos são da referência 4. Os raios atômico e iônico são de Pauling[5] e modificados pelo trabalho de Shannon e Prewitt.[6] Veja também a referência 7.
[b]Dado para quatro algarismos significativos.
[c]Primeiro potencial de ionização, a não ser que seja especificado de outra forma.
[d]Os pesos atômicos entre parênteses são agora conhecidos com exatidão.
Nota: O acima se aplica aos Quadros 24.6 a 24.17.

ELEMENTOS DO GRUPO I

Os elementos do Grupo I (Quadros 24.7 e 24.8) são caracterizados por terem apenas um elétron de valência, ns^1. Os subgrupos diferem sob o aspecto de que o Grupo I-A tem uma órbita de gás subjacente estável e inerte, $(n-1)s^2(n-1)p^6ns^1$, enquanto no Grupo I-B essa foi substituída por uma órbita d completa, $(n-1)d^{10}ns^1$.

Esses elementos são fortemente metálicos, dando origem a cátions, M^+. Pelo fato de os elétrons poderem ser removidos da órbita d subjacente, os elementos do Grupo I-B podem exibir estados de oxidação positiva mais altos, M^{2+} e M^{3+}.

Elementos do Grupo I-A

O Grupo I-A compreende os mais reativos de todos os elementos metálicos, e a atividade aumenta com o número atômico. Os cátions desses elementos são quimicamente estáveis; os elementos livres não são encontrados na natureza. A carga positiva única do núcleo é rastreada efetivamente pela órbita de gás inerte. Logo, esses cátions têm pouco ou nenhum efeito polarizador em ânions e moléculas e, assim, não formam complexos.

Os hidróxidos fornecem soluções alcalinas, e a alcalinidade aumenta com o número atômico. Os sais de metais alcalinos dos ácidos inorgânicos e orgânicos comuns são iônicos, são geralmente incolores e, com poucas exceções, são imediatamente solúveis em água. As soluções aquosas dos sais são neutras a fortemente básicas, dependendo da força do ânion como uma base de Brønsted (veja adiante). A maioria das propriedades distintas dos sais e das suas soluções se deve ao ânion presente, em vez de ao cátion; se eles são coloridos, o ânion é responsável.

Quadro 24.7 Elementos do Grupo I-A

ELEMENTO	HIDROGÊNIO	LÍTIO	SÓDIO	POTÁSSIO	RUBÍDIO	CÉSIO	FRÂNCIO
Símbolo	H	Li	Na	K	Rb	Cs	Fr
Número atômico	1	3	11	19	37	55	87
Peso atômico	1,008	6,94	22,99	39,10	85,47	132,91	(223)
Elétrons de orbital	$1s^1$	$[He]2s^1$	$[Ne]3s^1$	$[Ar]4s^1$	$[Kr]5s^1$	$[Xe]6s^1$	$[Rn]7s^1$
Estados de oxidação	−1, +1	+1	+1	+1	+1	+1	+1
Raio atômico (Å)	0,37	1,50	1,86	2,31	2,44	2,62	–
Raio iônico (Å)	1,36(−1)[a]	0,60(+1)	0,95(+1)	1,33(+1)	1,48(+1)	1,69(+1)	1,76(+1)
Raio iônico (hidratado) (Å)	–	3,40	2,76	3,32	2,28	2,28	–
Potencial de ionização	13,527	5,39	5,14	4,34	4,18	3,89	–
Eletronegatividade,[b] ev	2,1	0,98	0,93	0,82	0,82	0,79	0,7
% da crosta terrestre	0,127	$6{,}5 \times 10^{-3}$	2,8	2,6	$3{,}1 \times 10^{-2}$	7×10^{-4}	–

[a]Íon hidreto; o algarismo entre parênteses é o estado de oxidação.
[b]Escala de Pauling.[5]

Quadro 24.8 Os Elementos dos Grupos I-B e II-B

ELEMENTO	COBRE	PRATA	OURO	ZINCO	CÁDMIO	MERCÚRIO
Símbolo	Cu	Ag	Au	Zn	Cd	Hg
Número atômico	29	47	79	30	48	80
Peso atômico	63,54	107,87	196,97	65,38	112,4	$200{,}5_9$
Elétrons de orbital	$[Ar]3d^{10}4s^1$	$[Kr]4d^{10}5s^1$	$[Xe]4f^{14}5d^{10}6s^1$	$[Ar]3d^{10}4s^2$	$[Kr]4d^{10}5s^2$	$[Xe]4f^{14}5d^{10}6s^2$
Estados de oxidação	+1, +2	+1, +2	+1, (+2), +3	+2	+2	+1, +2
Raio atômico (Å)	1,40	1,70	1,70	1,40	1,60	1,50
Raios iônicos	0,96(+1)	1,26(+1)	1,37(+1)	–	–	1,27(+1)
(cristal) (Å)	0,72(+2)	0,89(+2)	0,99(+3)	0,88(+2)	1,09(+2)	1,16(+2)
Potencial de ionização, ev	7,724	7,574	9,223	6,92	8,99	10,42
Eletronegatividade	1,90	1,93	2,54	1,65	1,69	2,00
% da crosta terrestre	10^{-4}	10^{-8}	10^{-9}	$1{,}3 \times 10^{-2}$	$1{,}5 \times 10^{-5}$	ca 10^{-6}

Os cátions se hidratam em meios aquosos; o grau de solvatação diminui com o aumento do número atômico. No estado cristalino, apenas o lítio e o sódio formam hidratos regularmente. Os sais de potássio e amônio (a seguir) raramente são hidratados; se forem hidratados, a água geralmente está associada ao ânion.

SÓDIO E POTÁSSIO

Exceto por aquelas propriedades devidas à massa e ao grau de hidratação, os compostos de sódio e potássio são muito semelhantes. Os sais de sódio são selecionados mais freqüentemente para uso em uma base estritamente econômica. Além disso, devido ao peso atômico mais baixo do sódio, há geralmente mais unidades reativas por grama quando são usados sais de sódio. (Entretanto, a maior hidratação do sódio em relação aos sais de potássio pode apagar parcialmente ou totalmente essa última vantagem.)

Apesar dos fatores anteriores, diferenças sutis freqüentemente favorecem o uso do sal de potássio. Geralmente, um dado sal de potássio é mais solúvel em solventes não-polares. Os sais de potássio geralmente são menos deliqüescentes do que o sal de sódio correspondente; por exemplo, o permanganato de potássio é usado no lugar do permanganato de sódio deliqüescente. Finalmente, a célula viva diferencia entre os dois cátions; o sódio é o cátion dos líquidos extracelulares, enquanto o potássio é o cátion dos líquidos intracelulares.

Os compostos de sódio são usados amplamente em farmácia e medicina. Com algumas exceções, tais como o cloreto de sódio em produtos para reposição de eletrólitos, a atividade terapêutica é referente ao componente aniônico do sal. O sódio é comumente o cátion de escolha para otimizar a utilidade farmacêutica de medicamentos orgânicos, como no metiodal sódico, no fenobarbital sódico ou no citrato sódico.

Devido à propensão do íon sódio em promover retenção de água nos tecidos, os sais de sódio são usados com cautela no tratamento de condições cardíacas e renais nas quais o edema é um problema. Algumas drogas, tais como a hidroclorotiazida (HCTZ), promovem a excreção de íons potássio a tal ponto que exigem aporte extra de potássio na dieta, geralmente como o cloreto ou gluconato. O íon potássio tem um efeito diurético. As tiazidas também causam a excreção do íon magnésio.

RUBÍDIO E CÉSIO

O rubídio e o seu cátion têm comportamento muito semelhante ao potássio. Nem o rubídio nem o césio encontram aplicação em farmácia e medicina no momento.

LÍTIO

Por ser um elemento ponte, o comportamento do elemento lítio e dos seus compostos com freqüência é decididamente diferente daquele dos outros membros da família álcali. À temperatura ambiente, o metal livre é muito menos reativo com a água; na combustão, ele forma o óxido normal, em vez do peróxido. Os carbonatos e fosfatos de lítio são apenas discretamente hidrossolúveis. Seu cloreto é solúvel em solventes orgânicos. Os sais de lítio são altamente hidratados. Em todas essas propriedades o lítio se assemelha ao magnésio e, até certo ponto, ao cálcio mais estreitamente do que ao sódio.

O lítio não tem papel fisiológico normal. Em suas aplicações terapêuticas passadas (p. ex., brometo de lítio), a atividade era inerente no ânion. Entretanto, devido ao caráter tóxico do íon lítio, conforme revelado pelo uso de cloreto de lítio em substitutos de sais, o uso continuado desses compostos de lítio não é justificado. O Carbonato de Lítio USP e o Citrato de Lítio USP têm-se mostrado úteis no tratamento de estados hipomaníacos e maníacos. Entretanto, esses pacientes precisam ser monitorados cuidadosamente quanto aos níveis sanguíneos de lítio, devido à toxicidade do cátion.

AMÔNIA E COMPOSTOS DE AMÔNIO

A amônia $[NH_3]$ se coordena imediatamente com um próton para formar o íon amônio $[NH_4]^+$. Esse íon apresenta muitas das propriedades dos íons de metais alcalinos. Seus sais mostram uma semelhança admirável com os sais de potássio e rubídio, com os quais eles são comumente isomorfos. A relação se estende às solubilidades, conforme é evidenciado pela solubilidade geral na água dos sais de amônio dos ácidos inorgânicos e orgânicos, mas pela baixa hidrossolubilidade de sais como bitartarato, cloroplatinato e perclorato.

Entretanto, há diferenças importantes. O *hidróxido de amônio* (essencialmente uma solução de moléculas de amônia em água) é fracamente básico. O equilíbrio

$$NH_3 + H_2O \rightleftharpoons NH_4^+ + OH^-$$

encontra-se fortemente à esquerda, a não ser que o íon hidroxila seja removido por neutralização. As soluções de sais de amônio são ácidas em vez de básicas.

Os sais de amônio comumente usados terapeuticamente incluem o carbonato (veja adiante), o cloreto e o brometo. O brometo é usado como um depressor central. Tanto o cloreto quanto o carbonato são ingredientes comuns em preparações expectorantes.

Na forma de solução aquosa, a amônia é usada em farmácia como um alcalinizador suave. Ela é freqüentemente preferida às bases alcalinas devido à sua volatilidade, e qualquer excesso é detectado pelo seu odor, e é removida imediatamente pelo calor. A amônia para uso doméstico contém 10% de NH_3 e é conhecida como amônia a 16° (graus Baumé, um termo de concentração).

Elementos do Grupo I-B

Os elementos do Grupo I-B são conhecidos desde a antigüidade. Por ocorrerem no estado metálico livre, serem relativamente fáceis de recuperar-se de seus minérios e serem muito maleáveis, eles têm sido usados através da história para fazer vasos decorativos e jóias. Eles têm sido empregados há séculos como uma medida de riqueza e para a fabricação de moedas, daí o nome de família de *metais de cunhagem.*

Esses elementos e os seus compostos são notavelmente diferentes daqueles do Grupo I-A. Os compostos coloridos são numerosos. Os hidróxidos e muitos dos sais simples são insolúveis em água. Todos agem imediatamente como a unidade central de complexos. Os compostos solúveis desses elementos são tóxicos. Um resumo de suas características importantes é fornecido no Quadro 24.8.

COBRE

Dos compostos monovalentes, o óxido de cobre(I), Cu_2O, e o cloreto de cobre(I), Cu_2Cl_2, são os usados mais freqüentemente. Sais de cobre(II) (cúpricos) importantes são o óxido, CuO, e o sulfato, $CuSO_4 \cdot 5H_2O$. Os compostos de cobre são tóxicos.

O cobre é um oligoelemento essencial. Pequenas quantidades acentuam a utilização fisiológica de ferro. Ele ocorre no pigmento respiratório hemocianina, em muitas enzimas, e encontra-se distribuído amplamente nos alimentos.

Os compostos de cobre têm sido utilizados em várias aplicações medicinais. O gluconato de cobre, o diidrato de cloreto cúprico e o pentaidrato de sulfato cúprico são os compostos de cobre oficialmente citados no momento. O isótopo radioativo Cu^{64} tem sido empregado em estudos do metabolismo mineral. O sulfato de cobre(II) é a base para as Soluções de Fehling e de Benedict, as soluções de teste clássicas para a redução de açúcares. Vários compostos de cobre encontram aplicação comercial como fungicidas e inseticidas, e são destruidores de algas particularmente eficazes.

PRATA

Com a exceção do nitrato e do fluoreto, os sais comuns da prata no estado de oxidação +1 são insolúveis ou apenas discretamente solúveis em água. Muitos, incluindo o óxido, reagem com e se dissolvem em água de amônia; o iodeto e o sulfeto são exceções importantes. A prata também forma uma série +2 de sais. A prata tem uma ação oligodinâmica. A água destilada em contato com a prata metálica permanece estéril por longos períodos de tempo.

Graças à capacidade do íon prata de precipitar proteína e cloreto no tecido afetado, compostos de prata tais como o nitrato de prata são empregados para fornecer ação germicida local. A sulfadiazina de prata é usada topicamente como um germicida. A prata é liberada lentamente desses precipitados *in situ* para fornecer ação germicida duradoura. Problemas cosméticos podem resultar devido à descoloração causada pela fotossensibilidade do íon prata.

Preparações que contêm prata ou compostos de prata em solução coloidal eram utilizadas amplamente como anti-sépticos tópicos; por ex.: Proteína Suave da Prata, pela qual há um interesse renovado em oftalmologia. Aumentando-se sua concentração, os íons da prata podem ser usados para levar à precipitação de proteínas. Para reduzir a friabilidade, uma certa quantidade de cloreto de prata (5%) é formada no nitrato de prata pela adição de ácido hidroclórico ou cloreto de potássio; o produto, Nitrato de Prata Duro, é moldado em bastões e usado como hemostático.

A redutibilidade imediata do íon prata a prata elementar leva a vários problemas de instabilidade e incompatibilidade. Pelo fato de os compostos de prata serem sensíveis à luz, eles têm de ser protegidos pelo uso de recipientes resistentes à luz. Os sais de prata solúveis são tóxicos. Entretanto, a toxicidade geralmente é limitada, devido à precipitação local de camadas aderentes de proteína de prata e de cloreto de prata.

OURO

Existem duas séries de compostos de ouro: por exemplo, AuCl, cloreto de ouro(I) (cloreto auroso); e $AuCl_3$, cloreto de ouro(III) (cloreto áurico). O ouro age imediatamente como o centro para a formação de complexos, por exemplo, $Na_3[Au(S_2O_3)_2]$, ditiossulfatoaurato de sódio(I), ditiossulfatoaurato de sódio(−3), tiossulfato de sódio de ouro.

Quimicamente, os sais de ouro são caracterizados por instabilidade ao calor, à luz e mesmo a agentes redutores muito suaves. Os sais de ouros simples(I) podem sofrer *auto-oxidação*, dando origem a metal finamente dividido e ao composto de ouro(III) correspondente. A estabilidade dos íons de ouro é melhorada pela complexação. Isso é particularmente verdadeiro se houver uma ligação de enxofre disponível. Devido à facilidade de redução, os compostos de ouro têm de ser manuseados com cuidado excepcional e, se possível, fornecidos separadamente.

Atualmente, os compostos de ouro são empregados no tratamento do lúpus eritematoso e da artrite reumatóide. A aurotioglicose e o tiomalato de sódio de ouro estão relacionados na USP. Como esses compostos de ouro são mal absorvidos quando administrados oralmente, é necessária a administração parenteral.

O dimercaprol é usado como um antídoto se o paciente mostra sinais de intoxicação pelo ouro. A auranofina [(2,3,4,6-tetra-*O*-acetil-1-tio-β-d-glicopiranosato)(trietilfosfina)ouro] está disponível em uma apresentação em comprimido e está mostrando algum sucesso no tratamento oral da artrite reumatóide.

O isótopo radioativo Au^{198} é empregado terapeuticamente no tratamento de certas doenças malignas (Cap. 104).

ELEMENTOS DO GRUPO II

Cada elemento do Grupo II é caracterizado pela presença de dois elétrons *s* no orbital mais externo. Os elementos do subgrupo II-A têm uma estrutura eletrônica externa $(n-1)s^2(n-1)p^6ns^2$, exceto pelo pequeno átomo de berílio, cuja estrutura é $1s^22s^2$. O subgrupo II-B difere sob o aspecto de que a estrutura eletrônica subjacente é o orbital *d* preenchido, $(n-1)d^{10}ns^2$.

Elementos do Grupo II-A

Embora o Grupo II-A seja chamado de *grupo das terras alcalinas,* há algum questionamento sobre se o magnésio, e especialmente o berílio, deveriam ser incluídos sob esse título. Exceto pelo berílio anfótero, esses elementos são estritamente metálicos. Como os metais alcalinos, devido à reatividade química, eles não ocorrem livres na natureza. Eles funcionam uniformemente no estado de oxidação +2 (Quadro 24.9).

A semelhança que existe entre o cálcio, o estrôncio e o bário é especialmente notável. O cálcio, o estrôncio e o bário reagem imediatamente com a água para formar hidróxidos com desprendimento simultâneo do hidrogênio. O magnésio reage de forma semelhante, mas apenas a temperaturas elevadas. Os hidróxidos do berílio e do magnésio são insolúveis em água; o do berílio é anfotérico. Embora menos solúveis do que hidróxidos alcalinos, os hidróxidos de cálcio, estrôncio e bário fornecem soluções fortemente básicas. Os carbonatos, os fosfatos, os sulfatos e os fluoretos são insolúveis; eles são importantes em trabalho analítico.

Exceto pela formação de hidratos, os três membros mais pesados da família não formam íons complexos. O magnésio forma alguns complexos cristalinos do tipo K_2MgF_4.

BERÍLIO

Sendo anfótero, o elemento berílio aparece tanto como sais simples quanto como berilatos. O cátion forma complexos imediatamente, como em $[Be(H_2O)_4]^{2+}$ ou $[Be(NH_3)_4]^{2+}$. Como um *elemento ponte,* o berílio se assemelha ao alumínio em seu comportamento. Essa semelhança é tão notável que muitos estudiosos antigos consideravam o berílio um membro mais leve da família do alumínio, antes que Mendeleyev corretamente o colocasse no Grupo II. Embora o seu diâmetro iônico seja consideravelmente maior do que o do berílio, a carga +3 mais alta no íon alumínio resulta em uma capacidade de polarização semelhante à do berílio. Ambos os elementos se dissolvem em álcalis cáusticos e ambos formam uma camada protetora em sua superfície quando colocados em ácido nítrico. Os halóides de ambos os elementos têm solubilidades semelhantes em solventes orgânicos. Ambos os elementos agem como ácidos de Lewis e dão origem a alumes.

O berílio metálico e os seus compostos são extremamente tóxicos quando ingeridos, inalados ou absorvidos através da pele. Nenhum dos compostos é empregado como agente terapêutico.

MAGNÉSIO

O magnésio é um elemento relativamente abundante que é quimicamente ativo. O cátion, Mg^{2+}, é estável sob todas as condições habitualmente encontradas na prática farmacêutica. Compostos de magnésio são empregados com vários propósitos em terapêutica. Muitos dos seus compostos insolúveis são usados como antiácidos gástricos (veja adiante). O hidróxido e o sulfato são usados como catárticos (veja adiante), e o sulfato, como anticonvulsivante. Uma solução concentrada do sulfato é com freqüência aplicada topicamente por sua ação antiinflamatória.

Manifestações tóxicas após a administração de magnésio são relativamente raras; o gluconato de cálcio por via IV é um antídoto eficaz. O estearato é empregado como lubrificante na preparação de comprimidos. O isótopo radioativo artificial Mg^{27} tem sido empregado em pesquisas que envolvem fotossíntese.

Há uma conscientização crescente da importância crítica dos íons magnésio em bioquímica humana. Como a potenciometria de eletrodos íon-específica permite atualmente a medição de íons magnésio livres e não-ligados, as concentrações plasmáticas podem ser medidas e a concentração no citosol pode ser inferida. Como o segundo cátion mais abundante dentro da célula e um bloqueador natural dos canais de cálcio, os íons magnésio são importantes em muitas doenças cardiovasculares. A absorção bem-sucedida a partir do trato gastrointestinal (GI) parece depender da natureza do sal de magnésio que é usado.

CÁLCIO

O cálcio é um metal relativamente reativo cujo cátion é estável. Entretanto, sais de cálcio solúveis sofrem metátese com boratos, carbonatos, citratos, oxalatos, fosfatos, sulfatos e tartaratos solúveis para produzir compostos de cálcio insolúveis. Essas reações freqüentemente levam a incompatibilidades farmacêuticas.

O cálcio é indispensável à vida. O cálcio e, em um grau muito menor, o magnésio são os cátions da hidroxiapatita, o principal constituinte (98%) dos ossos e dos dentes. O cálcio é essencial a muitos processos fisiológicos. As categorias te-

Quadro 24.9 Os Elementos do Grupo II-A

ELEMENTO	BERÍLIO	MAGNÉSIO	CÁLCIO	ESTRÔNCIO	BÁRIO	RÁDIO
Símbolo	Be	Mg	Ca	Sr	Ba	Ra
Número atômico	4	12	20	38	56	88
Peso atômico	9,012	24,31	40,08	87,62	137,3	226,03
Elétrons de orbital	$[He]2s^2$	$[Ne]3s^2$	$[Ar]4s^2$	$[Kr]5s^2$	$[Xe]6s^2$	$[Rn]7s^2$
Estados de oxidação	+2	+2	+2	+2	+2	+2
Raio atômico (Å)	0,90	1,70	1,74	1,92	1,98	
Raio iônico (cristal) (Å) (número de coordenação 6)	0,31(+2)[a]	0,65(+2)	0,99(+2)	1,13(+2)	1,35(+2)	1,43(+2)
Potencial de ionização, ev (II)[b]	9,3 18,2	7,6 15,0	6,1 11,9	5,7 11,0	5,2 9,95	5,252 10,099
Eletronegatividade	1,57	1,31	1,00	0,95	0,89	0,9
% da crosta terrestre	6×10^{-4}	2,1	3,6	0,03	0,025	$1,3 \times 10^{-10}$

[a]Número de coordenação 4.
[b]Segundo potencial de ionização.

rapêuticas representadas por compostos de cálcio oficiais incluem: antiácidos (veja adiante) e produtos para reposição de cálcio.

O cálcio é freqüentemente o cátion de escolha para carrear ânions terapeuticamente ativos, tais como o aminossalicilato de cálcio e o ciclobarbital de cálcio. Em algumas circunstâncias, isso é atribuível a melhores características físicas do composto de cálcio; em outras, é uma tentativa deliberada para evitar uma ingestão desnecessária de sódio. O isótopo radioativo artificial Ca^{45} tem sido empregado em estudos que envolvem metabolismo mineral.

ESTRÔNCIO

O comportamento do elemento estrôncio é muito semelhante ao do cálcio. Ingerido, sua distribuição é semelhante àquela do cálcio. Atualmente, ele não tem aplicação em farmácia ou medicina. No passado, foi usado como o cátion carreador de ânions terapeuticamente ativos, como no brometo de estrôncio.

BÁRIO

Quimicamente, o bário é o mais ativo do Grupo II-A. Seu cátion é estável sob todas as condições ordinárias. O hidróxido de bário é solúvel e é uma base forte. Por causa disso, freqüentemente é aplicado em operações analíticas e sintéticas.

Em nítido contraste com os membros mais leves do Grupo II-A, todos os compostos de bário que são solúveis em água ou em ácido diluído são venenosos. O antídoto mais imediatamente disponível para a ingestão de bário é o sulfato de magnésio (Sal de Epsom).

Com a exceção do sulfato de bário, que encontra uso como um radiopaco (veja adiante), os compostos de bário não são empregados como agentes medicinais. A cal do hidróxido de bário é empregada como um absorvente de dióxido de carbono (veja adiante). Isótopos radioativos artificiais do bário têm sido empregados em investigações farmacocinéticas.

Elementos do Grupo II-B

Como o zinco, o cádmio e o mercúrio (veja Quadro 24.8) têm pontos de ebulição comparativamente baixos (907°, 768° e 357°, respectivamente) são chamados freqüentemente de *metais voláteis*. O estado de oxidação comum é +2, mas o mercúrio também existe no estado +1. Esse último estado é obtido pela formação de um covalente, dois elétrons ligados entre dois átomos de mercúrio. Logo, o íon mercúrio(I) (mercuroso) é sempre escrito Hg_2^{2+}. O orbital $(n-1)d^{10}$ preenchido é estável nessa família. Ao contrário do Grupo I-B, não há estados de oxidação envolvendo perda do elétron *d*. Há caráter covalente crescente nos sais desses elementos; por exemplo, o cloreto de zinco fundido conduz, enquanto os cloretos de mercúrio não o fazem. Esses elementos imediatamente formam complexos com a maioria dos ligantes comuns, e as soluções concentradas apresentam autoformação de complexos. Apenas o zinco é suficientemente anfotérico para formar um complexo de oxigênio estável, ZnO_2^{2-}, o íon zincato.

ZINCO

Todos os sais solúveis de zinco mostram algum grau de hidrólise,

$$Zn^{2+} + 2H_2O \rightleftharpoons [Zn(OH)]^+ + H_3O^+$$

Logo, todos os sais de zinco de bases de Brønsted fracas mostram uma reação ácida.

O zinco tem muitas aplicações terapêuticas no tratamento de várias superfícies externas do corpo (veja adiante) e no tratamento de feridas e acuidade gustativa. Solução forte de sulfato de zinco é usada como um emético; sua ação emética é tão rápida que pouco ou nenhum sal de zinco é absorvido. O zinco é encontrado em todos os organismos vivos; ele está distribuído amplamente nos alimentos. É um oligoelemento essencial e um componente essencial da anidrase carbônica e de muitas outras enzimas.

Os compostos de zinco solúveis em água ou no suco gástrico (p. ex., ZnO) podem ser venenosos. Há uma margem de segurança relativamente ampla entre a ingestão necessária e a ingestão tóxica. O antídoto mais imediatamente disponível é o bicarbonato de sódio.

Isótopos radioativos artificiais do zinco têm sido empregados em estudos do metabolismo mineral.

CÁDMIO

O cádmio é verdadeiramente um intermediário em termos de propriedades entre o zinco e o mercúrio. Os compostos solúveis de cádmio são adstringentes; o $CdSO_4$ tem sido utilizado tanto como adstringente tópico quanto para infecções oculares. O sulfeto de cádmio foi introduzido para o tratamento da dermatite seborreica. No Japão, acredita-se que a doença Itai-Itai seja causada pela ingestão de água contaminada com cádmio.

MERCÚRIO

O mercúrio é um metal verdadeiro. Como já foi dito, ele é o único da família a ter duas séries de sais. O mercúrio e os seus compostos são extremamente tóxicos. O mercúrio metálico, devido ao seu baixo ponto de ebulição, tem uma pressão de vapor apreciável mesmo à temperatura ambiente.

Todos os sais de mercúrio comuns são venenosos. O melhor antídoto para o envenenamento por mercúrio, particularmente pelo bicloreto, é o Sódio Formaldeído Sulfoxilato NF (veja Cap. 55). A clara de ovo pode ser usada em uma emergência se o envenenamento é descoberto logo após a ingestão. A clara de um ovo deve ser administrada para cada 250 mg de cloreto mercúrico ingerido. A êmese deve ser induzida logo depois. Se o mercúrio for derramado, ele deve ser recuperado imediatamente. O mercúrio que cai em rachaduras e outros locais de difícil limpeza é mais bem removido cobrindo-o com enxofre em pó, aguardando-se vários dias para a conversão a sulfeto e, então, removendo-se por aspiração.

Antigamente, o mercúrio metálico era importante terapeuticamente como catártico e parasiticida, mas foi substituído em grande parte por medicamentos mais eficazes e menos tóxicos. A FDA divulgou agora diretrizes para o uso livre de compostos de mercúrio. O *Federal Register* de 22 de abril de 1998 da FDA continha uma publicação da FDA sobre a venda livre desses compostos, cujo resumo vem a seguir.

> "Desde 1980, a FDA vem instituindo regras progressivamente mais restritivas sobre produtos medicamentosos de venda livre contendo mercúrio. Atualmente, na ausência de quaisquer compostos ou dados de fabricantes justificando o uso desses produtos, a FDA declarou todas as drogas que contêm mercúrio em produtos de venda livre como 'não sendo geralmente reconhecidas como seguras e eficazes' ou como 'registradas equivocadamente'. Efetiva a partir de 19 de outubro de 1998, a nova regra proscreve produtos bem conhecidos, tais como o mercurocromo (merbromina), o calomelano (cloreto mercuroso) e o timerosal em todos os anti-sépticos de primeiros socorros de venda livre, produtos para assaduras de fraldas e contraceptivos vaginais."

Monografias referentes ao Mercúrio Amoniado (pomada e pomada oftálmica) e ao Nitromersol (e solução tópica) são encontradas na USP.

Os radionuclídeos Hg^{197} e Hg^{203} são usados em clínicas de diagnóstico (Cap. 104).

ELEMENTOS DO GRUPO III

O Grupo III da tabela periódica inclui cerca de 36 elementos, os quais, com base na estrutura eletrônica externa, dividem-se no Grupo III-A usual (Quadro 24.10), com cinco elementos, e no Grupo III-B, com 31 elementos. O subgrupo III-B é subdividido nos elementos de transição usuais (veja Quadro 24.11), os *lantanídeos* (14 elementos) e os *actinídeos* (14 elementos). (Veja a Tabela Periódica dos Elementos no final deste livro.) O lantanídeo cério, como o cério(IV), é um reagente analítico amplamente usado. Como os lantanídeos e os actinídeos não têm aplicações em farmácia, não é necessária uma discussão mais extensa.

Os membros dessa família são muito reativos, e não aparecem na natureza no estado livre. Eles não têm qualquer papel biológico conhecido.

Elementos do Grupo III-A

Nessa família de elementos, um elétron aparece no orbital *p* da órbita de valência pela primeira vez; cada elemento tem a estrutura ns^2np^1. Teoricamente, dois estados de oxidação são possíveis. O primeiro, +1, surge pela perda de um único elétron *p*. A estrutura em hélice, ns^2, tem estabilidade suficiente para dar origem a íons estáveis, tais como o Ga^+, o In^+ e o Tl^+. O alumínio tem esse estado de oxidação apenas em temperaturas elevadas, e ele não é evidente com o B, o Sc, o Y e o La.

Com a perda de todos os três elétrons de valência, o estado de oxidação +3 aparece em todos os elementos da família. Com o aumento do número atômico, o estado +3 se torna de caráter mais eletrovalente. O tricloreto de boro é um composto covalente, o cloreto de alumínio é covalente para propósitos práticos, e o cloreto de gálio(III) tem algum caráter covalente. Por não se obter um octeto normal nesses compostos, resulta uma estrutura com déficit de elétrons. Como só há três pares de elétrons na órbita de valência, as forças repulsivas dos pares de elétrons são mais fracas, e as moléculas se tornam aceitadores de pares de elétrons.

Por causa das forças repulsivas mais fracas, essas moléculas MX_3 dão origem a estruturas triangulares com orbitais híbridos sp^2. O metal ocupa o centro do triângulo. Pela aceitação de um quarto par de elétrons, o octeto é completado, e híbridos sp^3 se formam. Os adendos se rearranjam para fornecer estruturas tetraédricas, com o íon metálico no centro do tetraedro.

Como os compostos iniciais, tais como o $AlCl_3$, são deficientes em pares de elétrons, eles são ácidos de Lewis. Como tais, agem como catalisadores para a síntese de Friedel-Crafts.

Membros dessa família dão origem a uma série interessante de sais duplos, os *alumes*. A fórmula comum é $M^+{}_2M^{3+}{}_2(SO_4)_4 \cdot 24H_2O$, onde M^+ é um íon monovalente (p. ex., Na^+, K^+, Rb^+, NH_4^+, Tl^+) e M^{3+} é um íon trivalente (p. ex., Al^{3+}, Tl^{3+}, Cr^{3+} ou Fe^{3+}). O protótipo desses sais duplos é o alume, $K_2Al_2(SO_4)_4 \cdot 24H_2O$.

Quadro 24.10 Os Elementos do Grupo III-A

ELEMENTO	BORO	ALUMÍNIO	GÁLIO	ÍNDIO	TÁLIO
Símbolo	B	Al	Ga	In	Tl
Número atômico	5	13	31	49	81
Peso atômico	10,81	26,98	69,72	114,8	204,3$_7$
Elétrons de orbital	$[He]2s^22p^1$	$[Ne]3s^23p^1$	$[Ar]3d^{10}4s^24p^1$	$[Kr]4d^{10}5s^25p^1$	$[Xe]4f^{14}5d^{10}6s^26p^1$
Estados de oxidação	+3	(+1), +3	+1, +2, +3	+1, +3	+1, +3
Raio atômico (Å)	0,82	1,25	1,26	1,44	2,0
Raio iônico (cristal) (Å)	—	—	1,90(+1)	1,90(+1)	1,64(+1)
(número de coordenação 6)	0,20(+3)[a]	0,675(+3)	0,76(+3)	0,94(+3)	1,03(+3)
Potencial de ionização, ev	8,30	5,95	6,0	5,8	6,1
(II)[b]	25,15	18,82	20,4	18,8	20,3
(III)[b]	37,92	28,44	30,6	27,9	29,7
Eletronegatividade	2,04	1,61	1,81	1,78	1,62
% da crosta terrestre	3×10^{-4}	8,13	$1,5 \times 10^{-3}$	10^{-5}	ca 10^{-4}

[a]Número de coordenação 4.
[b]Segundo e terceiro potenciais de ionização.

BORO

O boro aparece apenas no estado de oxidação +3, e é um não-metal. Vários oxiácidos são conhecidos. O ácido metabórico, $(HBO_2)_n$, e o íon metaborato não existem como monômeros. O ácido ortobórico, $(H_3BO_3)_n$, existe como uma estrutura em camadas ligada pelo hidrogênio, o que explica a forma escamosa na qual ele está disponível. Existem moléculas distintas de H_3BO_3 no estado gasoso e em solução. Ele é um ácido fraco, ionizando-se em solução.

$$H_3BO_3 + 2H_2O \rightleftharpoons H_3O^+ + [B(OH)_4]^-$$

O pH de uma solução de 0,1*M* é 5,3. Além disso, há um tetraborato, disponível como bórax, geralmente formulado como $Na_2B_4O_7 \cdot 10H_2O$. Na água, o íon tetraborato reage como

$$[B_4O_5(OH)_4]^{2-} + 5H_2O \rightleftharpoons 2[B(OH)_3] + 2[B(OH)_4]^-$$

A forte alcalinidade das soluções de todos os boratos se deve à reação

$$[B(OH)_4]^- \rightleftharpoons [B(OH)_3] + [OH]^-$$

O ácido bórico é solúvel em compostos poliidrox, tais como o glicerol. Em meios anidrosos, a esterificação tem lugar para formar *gliceroborato.* Em meio aquoso, o ácido glicerobórico forma um ácido que é útil na determinação analítica do ácido bórico.

Por ser um elemento ponte, certas propriedades do boro se assemelham às do silício, o seu vizinho diagonal no Grupo IV-A. Os hidretos e boranos do boro se assemelham aos silanos (veja adiante). O íon boroidrido, $[BH_4]^-$, está disponível comercialmente como sal sódico, que é um agente redutor valioso.

O boro e seus compostos são tóxicos, tanto pela ingestão quanto pela absorção através de pele lesionada ou inflamada. Têm ocorrido numerosas mortes; especialmente deprimentes são as mortes de lactentes como resultado do uso de pós para limpeza que contêm ácido bórico. Entretanto, alguns suplementos nutricionais incluem boro em alguma forma, tal como o quelato de aminoácidos, porque o boro parece estar envolvido no metabolismo ósseo.

O ácido bórico e os boratos não têm qualquer atividade germicida e, na melhor das hipóteses, são fracamente bacteriostáticos. Com base em sua toxicidade e em seu valor anti-séptico insignificante, o uso desses compostos é injustificado.

O ácido bórico em várias formas farmacêuticas é empregado como um antiinfeccioso tópico; em solução, é usado como um líquido de higiene ocular. O borato de sódio é bacteriostático, e é um ingrediente freqüente de cremes para resfriados, de

Quadro 24.11 Elementos de Transição

	GRUPO III-B			GRUPO IV-B		
ELEMENTO	ESCÂNDIO	ÍTRIO	LANTÂNIO	TITÂNIO	ZIRCÔNIO	HÁFNIO
Símbolo	Sc	Y	La	Ti	Zr	Hf
Número atômico	21	39	57	22	40	72
Peso atômico	44,96	88,91	138,9	47,90	91,22	178,5
Elétrons de orbital	$[Ar]3d^14s^2$	$[Kr]4d^15s^2$	$[Xe]5d^16s^2$	$[Ar]3d^24s^2$	$[Kr]4d^25s^2$	$[Xe]4f^{14}5d^26s^2$
Estados de oxidação	3+	3+	3+	2+, 3+, 4+	2+, 4+	(2+), 4+
Raio atômico (Å)	1,51	1,8	1,87	1,36	1,45	1,44
Raios iônicos (Å) (número de coordenação 6)	0,81(3+)	0,93(3+)	1,15(3+)	1,00(2+) 0,75(4+)	– 0,86(4+)	– 0,85(4+)
Potencial de ionização, ev	6,7	6,5	5,6	6,82	6,84	ca 5,5
Eletronegatividade	1,54	1,53	1,3	–	–	–
% da crosta terrestre	0,44	0,022	$4,5 \times 10^{-4}$	0,629	0,028	–

produtos para higiene ocular e de produtos para higiene bucal. O perborato de sódio é um tipo de antiinfeccioso local oxidativo. Vários tampões de borato são usados em colírios. Uma incompatibilidade comum no uso desses tampões é a precipitação de boratos insolúveis a partir de tampões neutros e alcalinos. Todos os metais comuns, exceto os álcalis, se precipitam como boratos insolúveis.

O Ácido Bórico e o Borato de Sódio (bórax) são citados no NF.

ALUMÍNIO

O alumínio é o mais abundante dos metais e o terceiro elemento mais abundante, e é excedido em ocorrência natural apenas pelo oxigênio e pelo silício. O metal e o seu hidróxido são anfóteros, mas apenas aqueles compostos nos quais ele age como uma base são importantes farmaceuticamente. Como resultado da sua alta carga elétrica, pequeno diâmetro e deficiência de pares de elétrons, o íon alumínio(III) é incapaz de existência independente em solventes polares. Por causa da força de campo muito alta que circunda esse íon, sempre ocorre a formação de complexos.

Muitos compostos de alumínio insolúveis encontram uso como antiácidos gástricos (veja adiante). Por causa de sua adstringência, os sais de alumínio solúveis são usados para várias condições dermatológicas e em antiperspirantes e desodorantes (veja adiante). O caulim é usado como adsorvente e emoliente, e a bentonita é útil como um agente de suspensão (veja adiante). Em forma de pasta, o alumínio elementar é empregado topicamente como protetor (veja adiante).

Há alguma preocupação em relação à toxicidade do alumínio e ao seu efeito no encéfalo, possivelmente manifestando-se no idoso. O uso de sulfato de alumínio em níveis muito baixos na purificação da água e a presença de alumínio no fermento em pó estão sendo questionados.

GÁLIO, ÍNDIO E TÁLIO

Os elementos remanescentes do Grupo III-A — gálio, índio e tálio — não são de interesse em farmácia, exceto pelo uso dos seus isótopos radioativos como auxiliares diagnósticos (Ga^{67}, In^{111}, In^{113} e Tl^{201}) (veja Cap. 104).

Os compostos de tálio estão entre os mais tóxicos e são absorvidos do intestino e através da pele a partir de pomadas e cremes. Sua ação é um pouco semelhante à do arsênico. Têm sido registradas mortes por uso cosmético de tálio. Os compostos de tálio têm sido usados em inseticidas, especialmente venenos para formiga. O tálio(I) é semelhante ao íon potássio sob o aspecto de que o TlOH é uma base forte e os seus sais são isomorfos. O tálio(III) é semelhante em comportamento ao alumínio(III) e ao ouro(III).

O gálio é interessante porque, exceto pelo mercúrio, tem o ponto de fusão mais baixo dos metais (29,75°). Ele também não é usual pelo seu estado de oxidação +2. Como necessita de um elétron ímpar é difícil de explicar, porque os compostos de gálio(II) não são paramagnéticos. Tem sido postulado que números iguais de íons de gálio(I) e de gálio(III) podem existir nesses compostos, para fornecer uma fórmula $M^+[MX_4]^-$. O gálio(III) tem propriedades muitos semelhantes ao ferro(III). De fato, o gálio(III) se liga à transferrina, uma proteína de transporte de ferro, e parece ser útil no tratamento da hipercalcemia relacionada ao câncer.

O índio é bastante semelhante tanto ao alumínio quanto ao gálio. Também ele, em condições muito especiais, existe como um cloreto divalente.

Elementos do Grupo III-B

Algumas propriedades dos elementos do Grupo III-B são fornecidas no Quadro 24.11. Esses três elementos apresentam apenas o estado de oxidação +3, e são bastante semelhantes. As diferenças são em sua maior parte de grau, dependentes do raio atômico crescente. Como o escândio é o menor, ele tem o maior poder de polarização e mais prontamente forma complexos do tipo K_3ScF_6. O ítrio tem propriedades situadas aproximadamente a meio caminho entre o escândio e o lantânio. Essa gradação de propriedades é bem demonstrada com os três hidróxidos: $Sc(OH)_3$ é uma base fraca, o $Y(OH)_3$ é mais forte e o $La(OH)_3$ é uma base muito forte.

ELEMENTOS DO GRUPO IV

Os elementos desse grupo são semelhantes sob o aspecto de que cada um tem quatro elétrons de valência, dois dos quais são elétrons *s*. Entretanto, os dois elétrons de valência restantes entram em orbitais diferentes para fornecer a estrutura ns^2np^2 para o Grupo IV-A e $(n-1)d^2ns^2$ para o Grupo IV-B. Por causa disso, há uma forte tendência para todos os membros da família, exceto o carbono e o silício, formarem íons de *par inerte*. Exceto pelos átomos maiores, muitos dos compostos são covalentes ou predominantemente covalentes. Todos os elementos da família mostram o estado de oxidação +4. Características importantes desses elementos são encontradas nos Quadros 24.11 e 24.12.

Quadro 24.12 Os Elementos do Grupo IV-A

ELEMENTO	CARBONO	SILÍCIO	GERMÂNIO	ESTANHO	CHUMBO
Símbolo	C	Si	Ge	Sn	Pb
Número atômico	6	14	32	50	82
Peso atômico	12,01	28,08	$72,5_9$	$118,6_9$	207,2
Elétrons de orbital	$[He]2s^2p^2$	$[Ne]3s^23p^2$	$[Ar]3d^{10}4s^24p^2$	$[Kr]4d^{10}5s^25p^2$	$[Xe]4f^{14}5d^{10}6s^26p^2$
Estados de oxidação	4− a 4+	4− a 4+	2+, 4+	2+, 4+	2+, 4+
Raio atômico (Å)	0,77	1,17	1,22	1,41	1,54
Raios iônicos (cristal)	2,60(4−)	2,71(4−)	0,87(2+)	0,93(2+)	1,20(2+)
(número de coordenação 6)	0,30(4+)[a]	0,54(4+)	0,67(4+)	0,83(4+)	0,91(4+)
Potencial de ionização, ev	11,264	8,149	8,09	7,30	7,38
Eletronegatividade	2,55	1,90	2,01	1,58	1,87
% da crosta terrestre	$2,7 \times 10^{-2}$	27,7	7×10^4	6×10^{-4}	1×10^{-3}

[a]Número de coordenação 4.

Elementos do Grupo IV-A

Dos elementos do Grupo IV-A (Quadro 24.12), o carbono e o silício são geralmente considerados separadamente do germânio, do estanho e do chumbo, devido ao seu caráter não-metálico e à sua propriedade de concatenação. O boro, com o qual o silício forma um par de elementos de ponte, é bastante similar ao silício. O estado de oxidação +2 raramente é encontrado no carbono e no silício. A ligação no carbono é covalente; ligações de silício correspondentes têm um caráter eletrovalente um pouco maior. Compostos de carbono simples são lineares (CO_2), triangulares planares (CO_3^{2-}) ou tetraédricos (CCl_4). Como o raio do átomo de carbono é pequeno, e ele não possui orbitais *d* para expandir a sua órbita de valência, o carbono nunca aumenta o seu número de coordenação além de quatro. Diferentemente do carbono, devido aos seus orbitais *d* disponíveis, o silício pode obter hibridização sp^3d^2, e aparece na configuração octaédrica, SiF_6^{2-}, com um número de coordenação máximo de seis. Da mesma forma, o germânio, o estanho e o chumbo têm um número de coordenação máximo de seis.

O carbono é exclusivamente não-metálico. As propriedades metálicas aparecem com o silício e o germânio, e se tornam predominantes no estanho e no chumbo. Os óxidos de carbono e silício são ácidos, enquanto aqueles dos outros elementos do grupo são anfóteros. As características tais como configuração eletrônica, tamanho atômico e eletronegatividade do átomo de carbono se combinam para fornecer à química do carbono uma originalidade que é a base para a divisão clássica do campo da química nas disciplinas de química inorgânica e orgânica.

O silício também é único pela extensa gama de aluminossilicatos complexos e insolúveis que ele forma (veja adiante).

CARBONO

O carbono aparece distribuído amplamente na natureza, tanto no estado combinado quanto no estado livre. O elemento livre é produzido em várias formas, tais como coque, negro-de-fumo ou carvão. Os carvões ativados são preparados a partir de materiais lenhosos (algumas vezes pré-tratados com um agente desidratante) por carbonização na ausência de ar. Isso é seguido por tratamento pelo calor ou químico para aumentar a área de superfície e a porosidade. O carvão ativado encontra-se disponível em duas formas: pó fino (rede de 300 a 350) para uso em meio líquido; e partículas grosseiras, duras e porosas para absorção de gás. A forma fina é oficial na USP, e é usada como adsorbente no tratamento da diarréia.

O dióxido de carbono geralmente é obtido como subproduto da produção de álcool por fermentação ou por recuperação dos gases de chaminé de usinas de força. Ao contrário do monóxido de carbono, sua toxicidade não se deve à interação com a hemoglobina, mas através da sufocação. O dióxido de carbono é um estimulante respiratório eficaz (veja adiante), citado na USP.

Em condições apropriadas, o carbono forma muitos compostos binários, tais como o cianogênio, o dissulfeto de carbono, o tetracloreto de carbono e numerosos carbonetos. Seus ácidos inorgânicos importantes são os ácidos carbônico, percarbônico (peroxocarbônico) e hidrociânico, que é pseudobinário (HCN). Todos são ácidos fracos e estão disponíveis primariamente na forma de sais.

O bicarbonato de sódio e os carbonatos ou carbonatos básicos de cálcio, magnésio e alumínio, discretamente solúveis, são muito usados como antiácidos gástricos. O bicarbonato de potássio é usado como uma fonte de íon potássio em soluções para reposição de eletrólitos. O subcarbonato de bismuto é um adstringente e protetor (veja adiante). O carbonato de amônio é um estimulante reflexo (veja adiante) e expectorante (veja adiante) eficaz.

SILÍCIO

Depois do oxigênio, o silício é o elemento mais abundante da terra. Ele não aparece livre na natureza. O silício forma um óxido inerte, o dióxido de silício (sílica), que ocorre abundantemente na natureza tanto no estado amorfo quanto cristalino, tais como areia, quartzo, opala ou terras silíceas.

A *terra silícea* (terra diatomácea, terra de Fuller, Kieselguhr, Celite) e a *terra infusorial* são os restos esqueléticos silíceos de diátomos e infusórios. Os depósitos são na forma de espículas, bastões e estrelas de sílica. Devido aos seus formatos, esses materiais agem como excelentes auxiliares de filtro inertes e não-adsorventes. Devido à sua dureza moderada, eles são usados como abrasivos suaves. A Terra Silícea Purificada é oficial no NF.

As sílicas amorfas sintéticas são manufaturadas por dois métodos. O *vapor de sílica* é preparado pela condensação de sílica a partir de sua fase de vapor. O *gel de sílica* é preparado por hidrólise de ortossilicatos inorgânicos ou orgânicos. Estruturalmente, ambas as formas podem ser consideradas polímeros de condensação de ácidos silícicos. Elas estão disponíveis em vários graus comerciais, diferindo em variáveis tais como tamanho das partículas, grau de hidratação, tipo de superfície (silanol e/ou siloxano), porosidade e dureza. Pela seleção do produto que tenha as propriedades desejadas, sílicas amorfas são usadas como adsorventes de gás, dessecantes, carreadores, preenchedores, espessantes e abrasivos. O Dióxido de Silício Coloidal (forma de vapor) é oficial no NF; o Dióxido de Silício, um título monográfico mais geral, substitui o título Gel de Sílica e agora serve para ambas as formas de SiO_2, gel de sílica e sílica precipitada.

A silicose, uma condição pulmonar semelhante à tuberculose crônica, se desenvolve após exposição prolongada (sete anos ou mais) à *poeira respirável* (partículas de sílica de 5 μm ou menos de diâmetro médio).

O silício forma numerosos ácidos silícicos, tais como o ácido metassilícico [H_2SiO_3], ácido ortossilícico [H_4SiO_4] ou ácido dissilícico [$H_6Si_2O_7$]. Esses e outros ocorrem na natureza como silicatos. Exceto pelos sais de álcalis, os silicatos são insolúveis em água ou ácidos, mas eles são atacados imediatamente pelo ácido fluorídrico, formando tetrafluoreto de silício gasoso. Os silicatos alcalinos não ocorrem na natureza, e são preparados pela fusão de sílica finamente dividida com a base de álcali ou carbonato desejado.

Os silicatos *insolúveis* têm arranjos estruturais dominados pelo íon óxido, grande e difuso. Como os cátions de alta carga, tais como o Si^{4+} ou o Al^{3+}, são pequenos e compactos, eles têm apenas um papel secundário na determinação das estruturas. As propriedades físicas, tais como densidade, dureza e índice de refração, são determinadas quase completamente pela disposição de *acondicionamento de oxigênio*.

Há duas disposições de íons óxido *de acondicionamento fechada*, cúbica e hexagonal. Em cada uma delas, o oxigênio se dispõe em camadas idênticas; a diferença surge da colocação das camadas umas em relação às outras. Dois tipos de aberturas são possíveis entre esferas vizinhas. As aberturas menores são ocupadas por cátions pequenos, tais como o Si^{4+}, resultando em uma disposição tetraédrica de quatro íons óxido ao redor de cada cátion. As aberturas maiores entre íons óxido adjacentes são ocupadas por cátions um pouco maiores, tais como o Li^+, o Mg^{2+} ou o Fe^{3+}. Seis íons óxido circundam cada cátion em uma disposição octaédrica. O íon alumínio, que tem tamanho intermediário, pode ocupar tanto os espaços tetraédricos quanto os octaédricos.

Quando existem cátions muito grandes para ocupar qualquer dos dois espaços de íons interóxidos, tais como o NH_4^+, o Na^+, o K^+ e o Ca^{2+}, a estrutura de óxido se abre de uma de duas formas. Grupos das camadas de íons óxido se separam para fornecer uma estrutura totalmente em camadas, com os cátions grandes formando uma nova camada entre elas. As argilas têm essa estrutura. Ou os íons óxido podem espalhar-se de maneira tridimensional para dar origem a cavidades dentro da estrutura. As cavidades são ocupadas pelos cátions grandes. Os feldspatos e as zeolitas têm essa última estrutura.

Um problema persistente que impedia os pesquisadores antigos de elucidar com sucesso estruturas de silicato era a sua incapacidade de reconhecer que íons da estrutura ideal podem ser substituídos em algum grau por outros íons do mesmo raio, independentemente da carga elétrica. Esse fenômeno, *substituição isomórfica*, é muito comum entre os silicatos. Por causa disso, fórmulas empíricas baseadas em dados analíticos não fazem sentido. As fórmulas ilustrativas usadas nas discussões seguintes são fórmulas *ideais*. Por causa da substituição isomórfica, a fórmula real de determinado silicato pode diferir um pouco da ideal.

Antes de discutir silicatos insolúveis específicos, é preciso mencionar que todos são quimicamente inertes. As propriedades que os distinguem e determinam o seu uso são estruturais ou relacionadas a fenômenos de superfície.

Silicatos *de cadeia* são disposições unidimensionais de tetraedros de silicato compartilhando dois oxigênios por tetraedro; com efeito, cada cadeia é um macroânion. Como essas cadeias consistem em ligações Si-O que têm caráter covalente em 50%, elas são difíceis de serem quebradas. A neutralidade elétrica é mantida pela colocação de um número suficiente de cátions, geralmente K^+ e/ou Ca^{2+}, entre as cadeias. Como as forças eletrostáticas são mais fracas do que as forças covalentes, esses cristais se fragmentam imediatamente para dar origem à estrutura fibrosa típica do asbesto, tal como o asbesto em serpentina, $(HO)_6Mg_6(Si_4O_{11})\cdot H_2O$. Essas cadeias de asbesto são úteis como auxiliares de filtro e como insulamento. *Nota:* A asbestose é uma condição pulmonar semelhante à silicose.

A atapulgita, $Mg_5(Si_8O_{20})(OH)_2\cdot 8H_2O$, é uma estrutura de cadeia dupla com espaços bastante grandes entre as cadeias. Esses espaços são ocupados por moléculas de água, que fornecem ligações de hidrogênio para manter as cadeias unidas. Ela tem propriedades adsortivas semelhantes ao caulim.

Os silicatos de camadas incluem o talco (talcum, pedra-sabão), as micas, os cloritos (nenhuma relação com ClO^{2-}) e os três minerais de argila, as montemorilonitas (bentonitas), os caulins (caulinita) e as ilitas.

O talco, $Mg_3(OH)_2Si_4O_{10}$, é o mais macio dos minerais conhecidos. Não há cátions de cimentação ou moléculas entre as camadas de silicato; elas são mantidas unidas pelas forças de van der Waals. Conseqüentemente, as camadas de talco se clivam facilmente para fornecer a sensação lisa e untuosa característica. O talco adere imediatamente à pele, é quimicamente inerte e tem propriedades adsortivas mínimas. Ele é usado em pós de limpeza como protetor e lubrificante, para prevenir irritação devido à fricção. Ele também é usado em pós medicinais e é amplamente utilizado em aplicações cosméticas. Não há problemas no seu uso na pele intacta, mas o talco não pode ser usado em pele com solução de continuidade, em ferimentos ou em incisões cirúrgicas. Isso impede o seu antigo uso como pó de limpeza e lubrificante para luvas cirúrgicas.

Por causa de sua neutralidade e de seu caráter não-adsortivo, o talco é um dispositivo de filtro útil. Apenas partículas que são passadas por uma peneira No. 80, mas retidas por uma peneira No. 100, devem ser usadas. Partículas mais finas ficam em suspensão e não são removidas facilmente por filtração subseqüente. O talco é oficial na USP.

Na mica, $Al_2[(OH)_2(Si_3O_{10})]K$, e no cloreto, $Mg_3[(OH_2)(Si_4O_{10})]$, camadas de silicato com carga elétrica negativa são ligadas umas às outras por cátions. Logo, esses silicatos se fragmentam imediatamente ao longo da camada de cátions, porque as forças eletrostáticas são mais fracas do que as ligações covalentes dentro da camada de silicato. Nenhum dos dois tem aplicações farmacêuticas.

As argilas — a montemorilonita (Smectite), $Al_4[(OH)_4(Si_8O_{20})]\cdot 3_nH_2O$, e a caolinita, $[(OH)_6Al_4](OH)_2(Si_4O_{10})]$ — são estruturas em camadas construídas de camadas alternadas de óxido de alumínio (hidrargilita) e silicato. As montemorilonitas têm raios SiO_2:Al_2O_3 com muita substituição isomórfica de alumínio. O magnésio nunca está presente nos caulins.

A característica distintiva das argilas de bentonita (montemorilonita) é a inserção de até três camadas distintas de moléculas de água ligadas por pontes de hidrogênio entre as camadas de aluminossilicato. Não são necessários todos os hidrogênios da água para ligar as moléculas de água dentro da sua camada; os hidrogênios não-usados ligam as camadas umas às outras e às camadas de aluminossilicato. Essas camadas de água podem ser removidas, uma de cada vez, pelo calor. A espessura dos cristais individuais diminui em etapas à medida que cada camada de água é removida. Tratando-se com água, as camadas de água são restauradas, uma de cada vez, com um retorno à espessura original. Isso pode ser repetido indefinidamente. Devido a esse fenômeno, as argilas de bentonita são conhecidas como *argilas de intumescimento*.

As bentonitas têm propriedades de gelificação que as tornam agentes de suspensão úteis, assim como possuem propriedades de troca de íons e propriedades detergentes. A Bentonita e o Magma de Bentonita são oficiais no NF, como o é a Bentonita Purificada, uma montemorilonita coloidal.

Os caulins são encontrados sempre na forma de microcristais de dimensões coloidais. As propriedades são um pouco semelhantes às da bentonita. Eles são usados como agentes clarificadores e são bons excipientes para sais inorgânicos. Encontram emprego como adsorventes e protetores intestinais. Externamente, são usados como pós de limpeza. O Caulim é oficial na USP.

Os *silicatos tridimensionais* ou *em treliça* foram descritos previamente. No feldspato, $KAlSi_3O_8$, a rocha mais comum, os cátions grandes (p. ex., K^+) são encarcerados em cavidades aumentadas dentro da rede de aluminossilicato. Por outro lado, nos zeolitos, $CaAl_2Si_4Ol_2\cdot 6H_2O$, e nas *peneiras moleculares* sintéticas, essas cavidades possuem aberturas de conexão, ou corredores, entre elas e para o exterior do cristal. Assim, os cátions (e as moléculas de água) nessas cavidades são livres para moverem-se à vontade dentro do cristal e podem ser trocados por cátions externos. Esses últimos silicatos são úteis como trocadores de íons, como dessecantes, como carreadores para catalistas e para a separação de gases orgânicos, como o etileno e o etano. Certas formas de peneiras moleculares têm sido tentadas como antiácidos. Ver *Clatratos*, Cap. 14.

O pome é uma rocha porosa de origem vulcânica, geralmente encontrada no estado vítreo. Sendo um aluminossilicato tridimensionalmente ligado, é um material duro, quimicamente inerte e não-adsortivo. Na forma em pó, é usado como um meio de filtragem e como um agente de dispersão. É encontrado em preparações dentais como um abrasivo.

O trissilicato de magnésio é preparado por precipitação, usando-se um silicato solúvel e um sal de magnésio solúvel. Embora tenha uma composição analítica que se aproxima do dissilicato, ele é, na realidade, uma mistura de hidróxido de magnésio, óxido de magnésio hidratado e gel de sílica. Os compostos de magnésio insolúveis são responsáveis pela ação antiácida; o gel de sílica age como um protetor. O trissilicato de magnésio também é empregado como um agente de suspensão.

VIDRO — *Vidro* é um termo genérico usado para identificar materiais de silicato vítreos preparados fundindo-se uma base, tal como Na_2CO_3 e $CaCO_3$, com sílica pura. Ao resfriamento, resulta uma massa vítrea clara. Não há nenhum ponto de fusão claramente definido; um amolecimento gradual tem lugar ao aquecimento, como um resultado da disposição um pouco casual das ligações silício-oxigênio.

Certos outros cátions podem ser incluídos, tais como o dióxido de manganês, para esconder a cor azul-esverdeada do ferro geralmente presente na sílica; boratos, para reduzir o coeficiente de expansão; e íon potássio, para fornecer um vidro marrom e resistente à luz.

Como a superfície do vidro é uma trama de óxido exposta, ela pode ser reativa. Ao permanecer em contato com soluções aquosas, o álcali será removido dele. Essa remoção é acelerada pelo calor, como ocorre na esterilização. A superfície do vidro também tem poderes de adsorção, mas isso pode ser um problema apenas em soluções extremamente diluídas. Os compêndios geralmente especificam o tipo de recipiente de vidro a ser usado para certos materiais, e incluem testes para quatro tipos de vidro.

SILANOS E SILOXANOS — A estreita relação entre o carbono e o silício despertou muito interesse na *química orgânica do silício*. Os compostos envolvidos são análogos de compostos de carbono ou compostos nos quais o silício funciona no lugar de um mais dos átomos de carbono. Silanos simples e seus derivados, tais como o silano [SiH_4], o silanol [SiH_3OH] e o dissiloxano [$H_3SiOSiH_3$], são conhecidos há um longo tempo. O interesse atual é em compostos complexos que contêm tanto carbono quanto silício. Os silicones (alquilsiloxanos), polímeros de condensação de vários tipos de alquilsilanóis, representam um campo que encontra extensa aplicação comercial. A Simethicone USP, um dimetilssiloxano polimérico, é empregada como um agente antiespuma. Ela encontra uso como antiflatulento no intumescimento gástrico e na distensão gasosa pós-operatória no trato gastrointestinal. Veja também a discussão dos silicones no Cap. 65.

GERMÂNIO

As propriedades do elemento germânio são intermediárias àquelas do silício e do estanho. O germânio, encontrado em bis-β-carboxietil germânio sesquióxido, é considerado como tendo efeitos de reforço do sistema imunológico e antitumorais. O germânio também tem propriedades elétricas notáveis, o que o torna útil na manufatura de semicondutores e outras partes microeletrônicas.

ESTANHO

O estanho forma compostos tanto no estado de oxidação +2 quanto no estado de oxidação +4. O estado de oxidação mais baixo é um pouco eletrostático, mas o estado mais alto é de caráter largamente covalente. Ambos os óxidos são anfóteros, dando origem aos íons estanato(II) (estanita) $[SnO_2]^{2-}$ e estanato(IV) (estanato) $[SnO_3]^{2-}$.

O único composto oficial é o fluoreto de estanho de fluoreto estanoso(II), aplicado topicamente como um profilático dentário. Evidências experimentais demonstram a superioridade desse fluoreto sobre outros fluoretos solúveis para essa aplicação. A susceptibilidade imediata do fluoreto de estanho(II) à decomposição oxidativa e eletrolítica causa problemas no preparo e no armazenamento de formas farmacêuticas apropriadas. Várias preparações de dióxido de estanho[óxido de estanho(IV)] têm sido usadas externamente pelo seu efeito germicida, particularmente contra organismos estafilocócicos que são freqüentemente resistentes a outros germicidas.

CHUMBO

O chumbo é o elemento mais metálico do grupo. Entretanto, algum caráter anfotérico residual está presente, particularmente no estado de oxidação +4. Em certa época, os compostos de chumbo encontravam emprego em farmácia e medicina, geralmente como adstringentes. Entretanto, devido à sua natureza altamente tóxica como um *veneno cumulativo*, ele não é mais utilizado. Ele é absorvido imediatamente no trato intestinal e nas soluções de continuidade da pele, e é depositado nos ossos.

Elementos do Grupo IV-B

Devido à sua importância reduzida, um tratamento detalhado dos elementos do Grupo IV-B é desnecessário. Algumas características importantes são dadas no Quadro 24.11. Todos os membros do grupo ocorrem na natureza apenas no estado combinado. Os estados de oxidação +2 e +4 são comuns a todos. Todos os membros do grupo possuem propriedades anfotéricas, e seus cátions formam complexos imediatamente.

TITÂNIO

O titânio forma três óxidos (TiO, Ti_2O_3 e TiO_2) e sais binários correspondentes. Os sais solúveis do titânio divalente e trivalente são violeta ou vermelhos e são agentes redutores poderosos.

O composto mais importante é o dióxido, TiO_2, que é oficial na USP. Ele é usado como um protetor contra raios solares. Como tal, é um ingrediente popular em várias loções e cremes para a prevenção de queimaduras solares. Essa ação é o resultado do seu alto poder de cobertura como um pigmento branco, uma conseqüência do seu alto índice de refração.

ZIRCÔNIO E HÁFNIO

O háfnio ocorre em pequenas quantidades em minérios de zircônio. Como uma conseqüência, a não ser que sejam altamente purificados, os compostos de zircônio incluem várias porcentagens de háfnio. O zircônio como o óxido hidroso ou carbonato tem sido usado como uma loção ou creme para dermatite de contato. Há vários compostos de alumino-zircônio básicos usados como antiperspirantes. Entretanto, a proibição contra o uso de zircônio em aerossóis em que é possível a inalação ainda está em vigor.

ELEMENTOS DO GRUPO V

Os elementos desse grupo têm quatro elétrons de valência. Dois desses elétrons ocupam orbitais *s*. Os três elétrons restantes estão em orbitais diferentes nos subgrupos A e B, fornecendo as estruturas ns^2np^3 e $(n-1)d^3ns^2$, respectivamente.

Elementos do Grupo V-A

Esse grupo mostra gradações surpreendentemente regulares nas propriedades, variando do nitrogênio, exclusivamente não-metálico, ao bismuto, quase exclusivamente metálico (Quadro 24.13). Os estados de oxidação de +3 e +5 são comuns a todos. O bismuto funciona primariamente no estado +3. Todos os membros exceto o bismuto também existem em um estado de oxidação −3. Os hidretos são do tipo MH_3 covalente, caracterizados por um par de elétrons não-compartilhado. Isso permite que esses hidretos formem ligações covalentes coordenadas. Os óxidos de nitrogênio e de fósforo são ácidos. Aqueles do arsênico e do antimônio são anfóteros, mas são suficientemente ácidos para que os elementos sejam classificados como não-metais. O óxido comum de bismuto, Bi_2O_3, é básico; o pentóxido, menos importante, é ácido.

NITROGÊNIO

O nitrogênio ocorre livremente na atmosfera (78%) e combinado em nitratos e compostos orgânicos. Ele é um gás inerte incolor, insípido e inodoro. É não-inflamável e não mantém combustão. Devido à sua estrutura estável de tripla ligação, a molécula de N_2 mostra pouca reatividade com outros elementos. O átomo de nitrogênio é muito reativo.

A inércia do nitrogênio é o resultado da ligação existente na molécula. Há uma ligação σ entre os átomos e duas ligações π, que se fundem para formar uma nuvem de elétrons (*doughnut*) envolvendo toda a molécula. Essa nuvem de elétrons efetivamente evita a quebra da ligação σ para reação com outros elementos. O íon cianeto e o monóxido de carbono têm estruturas eletrônicas semelhantes àquelas da molécula de nitrogênio e também mostram uma estabilidade extraordinária.

O nitrogênio é preparado primariamente pela destilação fracionada de ar líquido. Na temperatura do arco elétrico, ele se combina com oxigênio, formando óxido de nitrogênio(V), que é convertido em ácido nítrico. Na presença de catalisadores e a grande pressão e temperatura elevada, ele se combina com hidrogênio para formar amônia.

Diferentemente do fósforo e dos outros membros da família, o nitrogênio não expande a sua esfera de coordenação além de três. O ácido nítrico da química é o meta-ácido. Não há nenhum orto-ácido (hipoteticamente H_3NO_4). O nitrogênio no estado +5 é muito pequeno para acomodar quatro átomos de oxigênio.

Terapeuticamente inativo, o Nitrogênio NF elementar é empregado farmaceuticamente como uma atmosfera inerte em ampolas e outros recipientes de substâncias que poderiam ser afetadas adversamente por ar. O Óxido de Nitrogênio(I) (óxido nitroso) USP é um anestésico geral inalatório (veja adiante). O Nitrito de Sódio USP é usado como um antídoto para o envenenamento pelo cianeto; ele é também um vasodilatador, mas tem ação mais lenta do que o nitrito orgânico e os ésteres de nitrato comumente usados com esse propósito. O íon nitrato é usado freqüentemente como um ânion para cátions medicinalmente ativos, tais como o nitrato de prata e o mononitrato de tiamina.

Trabalhos muito significativos têm mostrado que o óxido nítrico (NO), uma molécula paramagnética simples, é um importante neurotransmissor produzido por neurônios e outras células, causando respostas tais como vasodilatação, pela sua ação como um ligante para o ferro em um grupo heme, resultando em redução da pressão arterial. Esse conhecimento racionaliza a ação de drogas tais como os nitritos orgânicos e o nitroprussiato de sódio.

O íon nitrito é tóxico; ele reage com a hemoglobina para formar metemoglobina. Os nitritos são também potencialmente perigosos porque podem formar derivados *N*-nitrosos de aminas e amidas, que podem ser carcinogênicos. O íon nitrato é redutível a nitrito no intestino, e pode causar metemoglobinemia. Pelas razões citadas, o uso de nitratos e nitritos como preservativos de alimentos tem sido questionado.

FÓSFORO

O fósforo existe em duas formas alotrópicas comuns, amarela e vermelha. O fósforo amarelo (fósforo branco) tem um odor específico e desagradável, semelhante ao do ozônio. Com a exposição ao ar, ou quando aquecido a cerca de 50°, ele se inflama espontaneamente. É quase insolúvel em água, mas é solúvel em clorofórmio, benzeno ou dissulfeto de carbono. É venenoso e causa queimaduras graves e de cicatrização lenta na pele. O sulfato de cobre(II) é usado como um antídoto.

O fósforo vermelho é um pó amorfo marrom a vermelho. Ele não é venenoso e não é inflamável no ar, exceto a altas temperaturas. É insolúvel em qualquer solvente comum.

O uso de compostos de fósforo inorgânico na medicina moderna é restrito primariamente aos ortofosfatos. Os fosfatos de cálcio, magnésio e alumínio tribásicos são usados como antiácidos gástricos, e os fosfatos alcalinos monobásicos são acidificadores urinários efetivos. O fosfato de sódio dibásico é o ingrediente ativo em vários catárticos e enemas fisiológicos.

O Ácido Fosfórico NF é usado para formar sais solúveis de bases medicinais insolúveis. O sistema diidrogênio fosfato-monoidrogênio fosfato é um tampão valioso em faixas fisiológicas. O Ácido Hipofosforoso NF é um antioxidante, usado primariamente com sais de iodo e ferro(II). O isótopo radioativo, P^{32}, é empregado terapeuticamente (Cap. 104).

O fósforo é essencial para a vida animal e vegetal. Um fosfato de cálcio básico complexo constitui o componente inorgânico principal dos ossos e dos dentes. Os íons diidrogênio fos-

Quadro 24.13 Os Elementos do Grupo V-A

ELEMENTO	NITROGÊNIO	FÓSFORO	ARSÊNICO	ANTIMÔNIO	BISMUTO
Símbolo	N	P	As	Sb	Bi
Número atômico	7	15	33	51	83
Peso atômico	14,01	30,97	74,92	$121{,}7_5$	208,98
Elétrons de orbital	$[He]2s^22p^3$	$[Ne]3s^23p^3$	$[Ar]3d^{10}4s^24p^3$	$[Kr]4d^{10}5s^25p^3$	$[Xe]4f^{14}5d^{10}6s^26p^3$
Estados de oxidação	3−, 1+, 3+, 5+	3−, 3+, 5+	3−, 3+, 5+	3−, 3+, 5+	3−, 3+, 5+
Raio atômico (Å)	0,70	1,06	1,21	1,41	1,5
Raios iônicos (cristal) (Å)	1,32(3+)	0,58(3+)	0,72(3+)	0,90(3+)	1,17(3+)
(número de coordenação 6)	0,27(5+)	0,52(5+)	0,60(5+)	0,74(5+)	0,90(5+)
Potencial de ionização, ev	14,48	11,10	10,5	8,5	8,0
Eletronegatividade	3,04	2,19	2,18	2,05	2,02
% da crosta terrestre	$4{,}6 \times 10^{-8}$	0,12	5×10^{-4}	10^{-4}	2×10^{-5}

fato e monoidrogênio fosfato constituem o par de íons de um dos sistemas tampão do sangue e dos líquidos corporais. A fração fosfato tem papéis importantes no metabolismo de vários materiais orgânicos, tais como os carboidratos.

ARSÊNICO

Compostos de arsênico inorgânicos raramente são empregados na medicina moderna. Não há mais compostos oficiais; o trióxido de arsênico e a arsenita de potássio foram os últimos; eles eram usados como alternativos, tônicos e antileucêmicos. Tem havido interesse renovado no valor da Solução de Arsenito de Potássio (Solução de Fowler) como um agente antileucêmico. O arsenato de sódio (As^{74}) tem sido usado como um auxiliar diagnóstico.

Os compostos de arsênico são venenosos. Se eles ainda se encontram no trato gastrointestinal, uma mistura recém-preparada de hidróxidos de ferro(III) e magnésio é administrada oralmente como antídoto. Se o arsênico já tiver sido absorvido, o dimercaprol por injeção intramuscular é eficaz.

ANTIMÔNIO

Os compostos de antimônio têm reações fisiológicas semelhantes àquelas do arsênico. Os compostos são potencialmente tóxicos. Exceto pelo Tartarato de Potássio de Antimônio (tartarato de potássio de antimônio, tártaro emético) USP e pelo Tartarato de Sódio de Antimônio USP, os compostos de antimônio não se encontram mais em uso médico comum. Tanto o tartarato de potássio de antimônio quanto o tartarato de sódio de antimônio são usados no tratamento da esquistossomose, uma doença parasitária que envolve trematódeos.

BISMUTO

Com a exceção do bismutato de sódio, $[NaBiO_3]$, no qual o bismuto funciona anionicamente no estado de oxidação +5, os compostos de bismuto importantes do comércio são a variedade Bi^{3+}. Os sais básicos — subcarbonato de bismuto, subgalato de bismuto e subnitrato de bismuto — são empregados por suas propriedades adstringentes, levemente germicidas e antiácidas.

O Subnitrato de Bismuto, o Subgalato de Bismuto e o Leite de Bismuto são oficiais na USP. O Leite de Bismuto deve suas propriedades antiácidas aos íons hidroxil e carbonato presentes. Devido às propriedades aderentes, ele fornece ação protetora. A pequena quantidade de íon bismutil dissolvido presente exerce um leve efeito anti-séptico. O subcitrato de bismuto coloidal é usado clinicamente no tratamento da úlcera péptica.

O sulfeto de hidrogênio, a partir da degradação de proteínas no intestino, reage com o íon bismutil para formar o sulfeto de bismuto(III), insolúvel e marrom-escuro. Como resultado, as fezes aparecem pretas. Os compostos de bismuto solúveis são venenosos; o dimercaprol intramuscular é um antídoto eficaz.

Elementos do Grupo V-B

Diferentemente dos elementos de transição prévios, a estrutura dos elétrons de valência dos elementos do Grupo V-B não é idêntica. O vanádio e o tântalo têm uma estrutura $(n-1)d^3ns^2$, enquanto o nióbio tem a estrutura $(n-1)d^4ns^1$ (Quadro 24.14). A diferença não tem qualquer efeito aparente na sua química. Além dos estados de oxidação do Grupo V, +3 e +5, esses elementos também aparecem em um estado de oxidação +2 e +4. O estado de oxidação −3 não ocorre. Há uma estreita semelhança entre o nióbio e o tântalo. O tântalo, devido ao seu tamanho, tem um número de coordenação máximo de oito, e os compostos desses elementos são coloridos.

Os elementos do Grupo V-B são de pouca importância farmacêutica; apenas o tântalo metálico é empregado terapeuticamente. Como o tântalo não é afetado pelos líquidos corporais, ele é usado em forma de folha para o reparo cirúrgico de ossos. O tecido muscular irá se fixar ao tântalo como se ele fosse osso.

Quadro 24.14 Elementos de Transição

	GRUPO V-B			GRUPO VI-B		
ELEMENTO	VANÁDIO	NIÓBIO	TÂNTALO	CROMO	MOLIBDÊNIO	TUNGSTÊNIO
Símbolo	V	Nb	Ta	Cr	Mo	W
Número atômico	23	41	73	24	42	74
Peso atômico	50,94	92,91	180,95	52,00	95,94	$183{,}8_5$
Elétrons de orbital	$[Ar]3d^34s^2$	$[Kr]4d^45s^1$	$[Xe]4f^{14}5d^36s^2$	$[Ar]3d^54s^1$	$[Kr]4d^55s^1$	$[Xe]4f^{14}5d^46s^2$
Estados de oxidação	2+, 3+, 4+, 5+	2+, 3+, 4+, 5+	2+, 3+, 4+, 5+	2+, 3+, 4+, 6+	2+... 6+	2+... 6+
Raio atômico (Å)	1,22	1,34	1,34	1,18	1,30	1,30
Raios iônicos (cristal) (Å) (número de coordenação 6)	0,40(5+)	0,70(5+)	0,73(5+)	0,76(3+) 0,58(6+)	0,79(4+) 0,73(6+)	0,80(4+) 0,74(6+)
Potencial de ionização, ev	6,71	6,79	ca 6	6,77	7,38	7,98
Eletronegatividade	_	_	1,33	1,66	2,2	2,36
% da crosta terrestre	0,021	_	_	2×10^{-2}	ca 5×10^{-4}	ca $1{,}5 \times 10^{-4}$

ELEMENTOS DO GRUPO VI

Os membros do Grupo VI têm seis elétrons de valência. Embora teoricamente um estado de oxidação −2 seja possível para todos, −2 e −1 aparecem apenas nos elementos do subgrupo A. Os estados de oxidação positivos comuns são +4 e +6; também existem +1 e +2.

Elementos do Grupo VI-A

Há uma gradação muito clara de propriedades na família do Grupo VI-A (os calcogênios). O oxigênio é de caráter não-

Quadro 24.15 Os Elementos do Grupo VI-A

ELEMENTO	OXIGÊNIO	ENXOFRE	SELÊNIO	TELÚRIO	POLÔNIO
Símbolo	O	S	Se	Te	Po
Número atômico	8	16	34	52	84
Peso atômico	16,00	32,06	78,9$_6$	127,6	(209)
Elétrons de orbital	[He]$2s^2 2p^4$	[Ne]$3s^2 3p^4$	[Ar]$3d^{10} 4s^2 4p^4$	[Kr]$4d^{10} 5s^2 5p^4$	[Xe]$4f^{14} 5d^{10} 6s^2 6p^4$
Estados de oxidação	2−, 1−	2−, 2+, 6+	2−, 4+, 6+	2−, 4+, 6+	4+, 6+
Raio atômico (Å)	0,66	1,04	1,16	1,37	1,53
Raios iônicos (cristal) (Å)					
(ânion simples)	1,26(2−)	1,70(2−)	1,84(2−)	2,07(2−)	1,08(4+)
(número de coordenação 6)	—	0,43(6+)	0,56(6+)	0,57(6+)	0,81(6+)
Potencial de ionização, ev	13,61	10,36	9,75	9,0	
Eletronegatividade	3,44	2,58	2,55	2,1	2,0
% da crosta terrestre	46,6	0,052	10^{-7}	10^{-7}	10^{-14}

metálico, enquanto o polônio é metálico; os outros membros mostram ambas as características. O polônio é distinguido ainda por sua radioatividade natural.

A tríade enxofre-selênio-telúrio exibe relações familiares especialmente fortes. Variedades alotrópicas de cada elemento na tríade são numerosas. Embora haja diferenças quantitativas, cada um funciona geralmente nos estados de oxidação −2, +4 e +6, formando muitos compostos análogos. Algumas das propriedades características mais importantes dos elementos do Grupo VI-A são apresentadas no Quadro 24.15.

OXIGÊNIO

Na forma livre, o oxigênio constitui cerca de um quinto do ar, por peso. A atmosfera primitiva da Terra provavelmente não tinha oxigênio. Na forma combinada, ele constitui cerca de sete oitavos, por peso, de água e partes fracionais importantes de minerais tais como $CaCO_3$ ou Fe_2O_3. O processo industrial para a preparação de oxigênio é a destilação fracionada de ar líquido. Quando se permite que o ar líquido evapore sob condições controladas, o nitrogênio e os gases inertes escapam inicialmente, seguidos por oxigênio quase puro.

A massa atômica ponderada da mistura de isótopos de oxigênio de ocorrência natural anteriormente era o padrão para todos os pesos atômicos químicos. Esse padrão foi substituído pelo isótopo de carbono C^{12}, mais abundante. Os isótopos do oxigênio foram separados e introduzidos em moléculas específicas como elementos traçadores.

O Oxigênio USP é empregado como gás terapêutico no tratamento de condições que envolvem hipóxia. O ozônio, O_3, uma forma alotrópica de oxigênio, é um agente oxidante poderoso. Ar ozonizado (ar tratado para converter uma parte do seu oxigênio a ozônio) é usado em várias operações de anti-sepsia e branqueamento.

Quimicamente, o oxigênio é muito reativo, combinando-se diretamente, sob condições apropriadas, com todos os elementos, exceto o mercúrio, a prata, o ouro e membros da família da platina. Ele é eletronegativo em relação a todos os elementos exceto o flúor. Os óxidos dos elementos não-metálicos são ácidos, enquanto aqueles dos metais são básicos. Os óxidos de muitos elementos, tais como o antimônio e o telúrio, são anfóteros. Em todos, o oxigênio tem o número de oxidação −2.

O peróxido de hidrogênio e os peróxidos são uma série de compostos de oxigênio nos quais o oxigênio tem um número de oxidação de −1. Eles são agentes oxidantes e redutores valiosos.

O peróxido de hidrogênio é preparado pela eletrólise de uma solução concentrada de ácido sulfúrico ou sulfato de amônio. O persulfato, $[S_2O_8^{2-}]$, se forma no compartimento anódico. Após eletrólise, o analisado é colocado para reagir com água, e o peróxido de hidrogênio formado é separado por destilação sob pressão reduzida.

O peróxido de hidrogênio concentrado puro é estável. Entretanto, preparações comerciais têm de ser estabilizadas; geralmente, um preservativo é adicionado, tal como a acetanilida. Traços de ácido mineral (p. ex., ácido fosfórico) freqüentemente são adicionados, já que a estabilidade aumenta em meio ácido.

O peróxido de hidrogênio está disponível em soluções de 3, 6, 30, 70 e 90%. A concentração também é expressa como força de volume, que é o volume de oxigênio gasoso que é liberado de um volume da solução; dez volumes são iguais a 3%. O Concentrado de Peróxido de Hidrogênio USP é a solução a 30%. Ele é um oxidante poderoso e não deve ser usado na pele. A Solução Tópica de Peróxido de Hidrogênio USP é a solução a 3%. Ela é um germicida oxidante suave e de ação rápida que destruirá a maioria das bactérias patogênicas. O peróxido de hidrogênio, 6%, é o único alvejante comum suave o suficiente para uso nos cabelos.

O peróxido de hidrogênio encontra-se disponível como solução em glicerina anidra (1,5%) e como peróxido de uréia, um composto cristalino estável a 1:1, geralmente em solução a 4 a 10% em glicerina anidra. Uma monografia para o Peróxido de Carbamida é encontrada na USP, e a monografia para a Solução Tópica de Peróxido de Carbamida USP tem uma declaração genérica de especificação de pureza. Essas preparações são preferíveis ao peróxido de hidrogênio no tratamento de infecções orais e otológicas. O peróxido de zinco e o perborato de sódio, um composto que tem uma molécula de peróxido de hidrogênio em seu complemento de hidratação, foram listados em compêndios anteriores.

ENXOFRE

O enxofre é um elemento que existe em várias formas alotrópicas. À temperatura ambiente, o α-enxofre (enxofre rômbico) é a forma estável. No ponto de equilíbrio, 96, o β-enxofre (enxofre monoclínico) se torna a forma estável. Outros alótropos existem. O Enxofre Sublimado USP, comercial, e o Enxofre Precipitado USP são α-enxofres. O enxofre precipitado tem um tamanho de partícula menor do que o sublimado; logo, ele é mais reativo.

Em forma de pomada, o enxofre precipitado é usado como escabicida. Pomadas e loções de enxofre são usadas em aplicações dermatológicas como ceratolíticos. O enxofre elementar também tem ação fungicida. O enxofre sublimado é usado como catártico.

O enxofre aparece em três séries de compostos. A primeira, baseada no estado de oxidação −2, dá origem ao sulfeto de hidrogênio e aos sulfetos. A segunda e terceira séries, baseadas nos estados de oxidação +4 e +6, dão origem aos dois óxidos de enxofre e aos seus ácidos e sais.

O sulfeto de hidrogênio e os sulfetos solúveis em solução reagem imediatamente com enxofre suspenso e finamente dividido para dar origem a misturas de polissulfetos, S_2^{2-}, S_3^{2-}, S_4^{2-}, S_5^{2-}, geralmente escritas S_n^{2-}.

A Potassa Sulfurada USP consiste em grande parte em polissulfetos, sulfato e tiossulfato de potássio. Ela é preparada pelo aquecimento cuidadoso de uma mistura de carbonato de potássio e enxofre sublimado. O composto é muito solúvel em água, fornecendo uma reação alcalina. O componente polissulfeto é solúvel em etanol. A potassa sulfurada é usada na forma de loções, pomadas e soluções aquosas para o tratamento da psoríase e de outras condições dermatológicas crônicas, e tem atividade parasiticida.

A potassa sulfurada tem de ser armazenada em recipientes hermeticamente fechados, para evitar reação com o dióxido de carbono e com o oxigênio. Ela é incompatível com ácido.

A Loção Branca USP é preparada adicionando-se solução de potassa sulfurada recém-preparada e filtrada a uma solução de sulfato de zinco. A ordem de mistura é importante. Ela é um adstringente e protetor.

O Sulfeto de Selênio (e Loção) USP é empregado como uma suspensão a 2,5% no tratamento tópico da dermatite seborreica (caspa). É essencial ter cuidado para evitar a introdução nos olhos ou na boca. Além disso, as mãos têm de ser enxaguadas completamente após o uso, porque o selênio é tóxico. O sulfeto de cádmio também é usado no tratamento da dermatite seborréica. Embora seja menos irritativo, ele exige as mesmas precauções que o sulfeto de selênio.

O Dióxido de Enxofre NF geralmente é preparado industrialmente pela queima de enxofre. Ele é o anidrido ácido do ácido sulfuroso e seus sais, os sulfetos. Todos são usados na prática farmacêutica como antioxidantes e preservativos.

Tentativas para cristalizar o bissulfeto de sódio produzem, em vez disso, cristais normais de sulfeto de sódio. Se a cristalização for levada a efeito sob uma atmosfera de dióxido de enxofre, formam-se cristais do metabissulfeto, $Na_2S_2O_5$. Dissolvendo-se metabissulfeto em água, uma solução de bissulfeto resulta

$$S_2O_5^{2-} + H_2O \rightarrow 2HSO_3^-$$

O Metabissulfeto de Sódio NF deve ser usado quando é especificado bissulfeto de sódio. Ele é usado como antioxidante. Uma monografia para o Metabissulfeto de Potássio está incluída no NF.

O Tiossulfato de Sódio USP é preparado a partir do sulfeto pela reação com o enxofre. Como o íon sulfeto tem um par de elétrons não-compartilhado e o enxofre elementar precisa de um par de elétrons para a complementação de um octeto estável, uma ligação covalente coordenada se forma facilmente, originando o íon tiossulfato. Ele é usado como antídoto para o envenenamento pelo cianeto. Ele é um reagente analítico valioso para a determinação de iodo.

No estado de oxidação 6+, o enxofre dá origem ao ácido sulfúrico e aos sulfatos. O ácido sulfúrico é um ácido importante, e está listado no NF. Vários sulfatos são citados oficialmente, mas, com exceção do sulfato de sódio (catártico salino), todas as aplicações são atribuídas mais apropriadamente ao cátion presente, tais como o sulfato de bário ou o sulfato de bleomicina.

SELÊNIO E TELÚRIO

Em geral, os compostos de selênio e telúrio são análogos aos de enxofre. As diferenças observadas são em grande parte aquelas a serem esperadas em termos de tamanho atômico relativo e eletronegatividade.

Embora o selênio seja tóxico em grandes doses, ele é um oligoelemento importante. Ele é absorvido muito lentamente através da pele. A toxicidade geralmente não é um problema, se ele for aplicado em pequenas áreas de pele sem solução de continuidade e sem irritações. O contato prolongado com a pele resulta em dermatite de contato. O uso de sulfeto de selênio, o único composto oficial, é descrito na seção sobre sulfetos. A Selenometionina Injetável Se 75 USP é usada no diagnóstico de tumores e crescimentos pancreáticos.

O telúrio não tem aplicações medicinais atualmente.

Elementos do Grupo VI-B

Os elementos do Grupo VI-B têm comportamento metálico. Os óxidos de estado de oxidação mais baixo são básicos, enquanto aqueles dos estados de oxidação mais altos são ácidos, dando origem aos cromatos, molibdatos e tungstatos. Os cátions de números de oxidação altos têm uma tendência a se unirem com o oxigênio para fornecer cátions *-il* estáveis, tais como o CrO^{2+} cromil. Esses elementos mostram grande semelhança de comportamento com os seus vizinhos horizontais nos Grupos V-B e VII-B. Algumas propriedades são fornecidas no Quadro 24.14.

O cromo e o molibdeno são oligoelementos essenciais. Monografias para o Cloreto Crômico (e Injeção) e para o Molibdato de Amônio (e Injeção) são encontradas na USP. O cromo tem uma ampla margem de segurança entre as doses geralmente ingeridas e aquelas que têm efeitos adversos. O isótopo radioativo, Cr^{51}, é empregado como marcador biológico em certos procedimentos hematológicos (Cap. 104). Seus compostos são importantes em operações farmacêuticas analíticas.

ELEMENTOS DO GRUPO VII

Os elementos do Grupo VII se subdividem em Grupo VII-A (Quadro 24.16), cujos membros têm uma configuração dos elétrons externos ns^2np^5, e Grupo VII-B (Quadro 24.17), com a configuração de elétrons de valência $(n-1)d^5ns^2$.

Os halogênios têm caráter não-metálico; os elementos de transição da família são metálicos. Exceto pelos estados de oxidação mais altos +5 e especialmente +7, os elementos dos subgrupos e os seus compostos são bastante dessemelhantes. Os halogênios livres são coloridos, mas quase todos os seus compostos não o são.

Elementos do Grupo VII-A

O exame da estrutura de elétrons de valência dos elementos do Grupo VII-A sugere −1, +1, +3, +5 e +7 como possíveis estados de oxidação. O flúor, que é o elemento mais eletronegativo, aparece apenas como o íon fluoreto simples (que age imediatamente como um ligante). Apenas o cloro forma compostos em todos os cinco estados de oxidação.

Os compostos binários de halogênio podem ser iônicos e/ou covalentes, dependendo das diferenças de eletronegatividade. Todos os halogênios se unem com o hidrogênio para formar halóides de hidrogênio gasoso covalentes. Esses gases são extremamente solúveis em água, dando origem a ácidos muito fortes, tais como o ácido clorídrico. Os compostos binários iônicos mostram uma série de deslocamento: um halogênio de peso atômico mais baixo irá deslocar um íon halóide de peso atômico mais alto,

$$2I^- + Cl_2 \rightarrow 2Cl^- + I_2$$

Assim, dos halogênios, o flúor é o agente oxidante mais forte, e o iodo é o mais fraco. Inversamente, o iodeto é o agente redutor mais forte, e o fluoreto é o mais fraco. De fato, o íon fluoreto é o mais estável de todos os ânions simples.

O cloro, o bromo e o iodo formam óxidos bem-definidos, oxiácidos, e seus sais na maior parte dos estados de oxidação

Quadro 24.16 Os Elementos do Grupo VII-A

ELEMENTO	FLÚOR	CLORO	BROMO	IODO	ASTATÍNIO
Símbolo	F	Cl	Br	I	At
Número atômico	9	17	35	53	85
Peso atômico	19	35,45	79,90	126,90	(210)
Elétrons de orbital	$[He]2s^22p^5$	$[Ne]3s^23p^5$	$[Ar]3d^{10}4s^24p^5$	$[Kr]4d^{10}5s^25p^5$	$[Xe]4f^{14}5d^{10}6s^26p^5$
Estados de oxidação	1−	1−, 1+, 3+, 5+, 7+	1−, 1+, (3+), 5+	1−, 1+, (3+), 5+, 7+	–
Raio atômico (Å)	0,64	0,99	1,14	1,33	-
Raios iônicos (cristal) (Å)					
(ânion halóide)	1,19	1,67	1,82	2,06	-
(número de coordenação 6)	0,022(7+)	0,41(7+)	0,53(7+)	0,67(7+)	0,76(7+)
Potencial de ionização, ev	17,42	13,01	11,84	10,44	-
Eletronegatividade	3,98	3,16	2,96	2,66	2,2
% da crosta terrestre	8×10^{-2}	3×10^{-2}	$1,6 \times 10^{-4}$	3×10^{-5}	-

Quadro 24.17 Elementos de Transição

	GRUPO VII-B			GRUPO VIII - PRIMEIRA TRÍADE		
ELEMENTO	MANGANÊS	TECNÉCIO	RÊNIO	FERRO	COBALTO	NÍQUEL
Símbolo	Mn	Tc	Re	Fe	Co	Ni
Número atômico	25	43	75	26	27	28
Peso atômico	54,94	(98)	186,2	55,85	58,93	58,71
Elétrons de orbital	$[Ar]3d^54s^2$	$[Kr]4d^55s^2$	$[Xe]4f^{14}5d^56s^2$	$[Ar]3d^64s^2$	$[Ar]3d^74s^2$	$[Ar]3d^84s^2$
Estados de oxidação	2+, 3+, 4+, 6+, 7+	2+, 3+, 4+, 6+, 7+	3+, 4+, 5+, 6+, 7+	2+, 3+	2+, 3+	2+, 3+
Raio atômico (Å)	1,17	1,27	1,25	1,17	1,16	1,15
Raios iônicos (cristal) (Å)	0,81(2+)	–	0,81(3+)	0,75(2+)	0,79(2+)	0,83(2+)
(número de coordenação 6)	0,40(6+)	0,56(7+)	0,69(5+)	0,69(3+)	0,69(3+)	0,70(3+)
Potencial de ionização, ev	7,43	7,23	7,87	7,83	ca 8,5	7,6
Eletronegatividade	1,55	1,9	1,9	1,85	1,88	1,91
% da crosta terrestre	0,085	zero (?)	10^{-7}	5	$2,3 \times 10^{-3}$	8×10^{-3}

positivos. A estabilidade dos estados de oxidação mais altos aumenta com o aumento do peso atômico. (Para a nomenclatura desses ácidos e sais, veja Quadro 24.1.)

FLÚOR

O flúor é o mais reativo dos elementos eletronegativos. Com a exceção do ouro e da platina, ele ataca todos os metais a temperaturas ordinárias. Ele se combina diretamente com todos os não-metais, incluindo os outros halogênios. O fluoreto de berílio é um dos muito poucos fluoretos não completamente ionizados. O flúor é um elemento essencial, e é encontrado nos dentes e nos ossos.

O Fluoreto de Sódio, os Comprimidos de Fluoreto de Sódio, a Solução Oral de Fluoreto de Sódio, o Fluoreto Estanhoso (Fluoreto de Estanho(II)), o Gel de Fluoreto Estanhoso, o Gel de Fluoreto de Sódio e de Ácido Fosfórico, a Solução Tópica de Fluoreto de Sódio e de Ácido Fosfórico e o Monofluorofosfato de Sódio estão listados na USP.

O fluoreto estanhoso é oxidado facilmente pelo oxigênio do ar para fornecer o íon estanho(IV), que é ineficaz como profilático dental. Por essa razão, soluções desse sal têm de ser preparadas no momento do uso. Uma turvação progressiva da solução indica que a oxidação está ocorrendo, visto que o íon estanho(IV) formado é precipitado como o hidróxido insolúvel.

Além do seu uso por várias décadas como um profilático dental, o flúor também encontrou uso, em doses maiores, no tratamento da osteoporose. Entretanto, apesar da sua adição oficialmente sancionada a algumas águas potáveis, persiste a controvérsia sobre se é recomendável e seguro ingerir flúor no nível de 1 ppm por longos períodos.

O uso do flúor para evitar, deter ou reverter a osteoporose é questionável, porque foram relatados estudos nos quais existe uma correlação positiva entre o uso de água fluorada e um risco elevado de fratura de quadril.

CLORO

O cloro elementar é um elemento não-metálico muito reativo. A maior parte dos cloretos comuns é solúvel em água, e as principais exceções são o AgCl, o Hg_2Cl_2 e o Cu_2Cl_2. Alguns, por exemplo, o $PbCl_2$, são discretamente solúveis. Os compostos de cloro oxigenados são em sua maior parte solúveis em água.

O ácido clorídrico NF é uma necessidade farmacêutica para propósitos tais como neutralizar, estabilizar ou solubilizar outras substâncias. Na forma diluída, ele é um acidificante gástrico, mas outros compostos, mais prontamente acessíveis à administração, são geralmente preferidos. Os cloretos de sódio, potássio e cálcio são empregados em soluções de reposição eletrolítica; o primeiro que foi citado é o único ingrediente da solução salina fisiológica. O cloreto de amônio é um expectorante e um agente acidificante sistêmico. O íon cloreto é freqüentemente o carreador de escolha para outros cátions metálicos, tais como os do zinco, alumínio e mercúrio, mas com esses o valor medicinal é referente ao metal em vez do cloreto.

A Solução de Hipoclorito de Sódio USP é um germicida, viricida e desodorante eficaz, devido ao poder oxidante do ácido hipocloroso. O íon hipoclorito é reduzido rapidamente por matéria orgânica.

A Solução de Hipoclorito de Sódio Tópica contém 0,025% de hipoclorito de sódio, tem um pH de 8 (próximo ao pH de 7,4 do plasma) e, com o uso de um sistema tampão fosfato, tem uma osmolalidade que é muito próxima àquela do plasma humano. Essa solução permite a regeneração tissular, conforme observado através de estudos de cultura de tecidos, como quando queimaduras estão cicatrizando, mas ela também é antiviral e antimicrobiana.

O hipoclorito de sódio é preparado por eletrólise de soluções de cloreto de sódio sob condições tais que o cloro formado no anodo reage com o íon hidroxila resultante da remoção de íon hidrogênio como gás hidrogênio no catodo

$$Cl_2 + 2OH^- \rightarrow ClO^- + H_2O + Cl^-$$

O cloreto de sódio é sempre uma impureza na solução resultante. Para melhorar sua estabilidade, o pH é ajustado a 10 ou mais.

Pó alvejante, hipoclorito de sódio, é um dos desinfetantes mais eficazes e mais baratos. O produto é formado passando-se gás de cloro sobre cal úmida e caldeada. Sua composição é variável, mas existem íons hidróxido, hipoclorito e cloreto na mistura.

O clorato de potássio está ocasionalmente presente em produtos para lavagem da boca, duchas vaginais e outros preparados para enxágüe local; entretanto, o seu valor anti-séptico é muito fraco para ter algum valor.

BROMO

O bromo é um líquido marrom-escuro avermelhado, com emanação de vapor e um odor sufocante. Os vapores são muito irritantes para as mucosas, e eles queimam e produzem bolhas na pele. Ele ataca a maioria dos metais e tecidos orgânicos. Quimicamente, o bromo lembra o cloro, com discretas diferenças referentes ao tamanho comparativo dos dois átomos e suas eletronegatividades.

O bromo é um cáustico e germicida poderoso, mas não é empregado como tal. Ele é um reagente químico comum.

Cuidado extremo deve ser exercido no manuseio do bromo. Todo trabalho com bromo deve ser feito sob condições ideais de ventilação. Se a pele for exposta ao bromo, a área deve ser lavada imediatamente com uma solução de bicarbonato de sódio e tratada com glicerina. *Cuidado*: Recipientes de bromo devem ser abertos apenas depois de terem sido completamente resfriados.

O bromo não tem nenhum papel biológico conhecido. Na dose apropriada, o íon brometo provoca ação depressora central. Os brometos de sódio, potássio e amônio são empregados comumente. A dosagem excessiva contínua pode levar a uma condição tóxica, o bromismo.

IODO

Com exceção do astatínio, o iodo é o mais metálico dos halogênios. Os seus oxossais são muito estáveis, enquanto o ânion simples é oxidado lentamente pelo oxigênio do ar. Quando reage com os outros halogênios, ele assume o papel catiônico, tal como o ICl_3. Muitos pesquisadores consideram o IOH o hidróxido de iodo. O iodo é um antimicrobiano eficaz.

As soluções de iodo incluem iodeto de potássio ou sódio para aumentar a solubilidade do iodo pela formação de íons poliiodeto. A perda do elemento para o ar é reduzida grandemente, porque as soluções de poliiodeto têm uma pressão de vapor de iodo mais baixa. Iodo, Iodeto de Potássio, Iodeto de Sódio e várias soluções de iodo são citadas na USP, assim como a Iodo-Povidona e suas formas farmacêuticas. A povidona é um polímero sintético que tem uma afinidade especial por moléculas de iodo. As vantagens da iodo-povidona são a volatilidade reduzida do iodo e uma irritação diminuída à aplicação. O iodo também está disponível na forma de sais ativos de superfície catiônicos e não-iônicos, usados em produtos de limpeza.

O iodo é essencial para o funcionamento apropriado da tireóide, e é utilizado fisiologicamente ou na forma elementar ou como iodeto de potássio ou de sódio. Na dosagem apropriada, o íon iodeto exerce ação expectorante; exemplos são o iodeto de hidrogênio (como xarope de ácido hidriódico) e o iodeto de potássio. O iodeto de potássio (em solução) é usado para proteger a tireóide quando a possibilidade de exposição acidental ao I^{131} é prevista, como, por exemplo, em uma avaria em uma usina nuclear. Os isótopos radioativos, I^{125} e I^{131}, têm aplicações diagnósticas e terapêuticas (Cap. 104).

O iodo elementar é tóxico; o amido de milho e o tiossulfato de sódio são antídotos químicos eficazes.

ASTATÍNIO

O astatínio é um elemento radioativo sintético. Ele se assemelha ao iodo, mas é mais metálico. Ele não tem aplicações farmacêuticas.

PSEUDO-HALOGÊNIOS (HALOGENÓIDES)

Ânions inorgânicos tais como o CN^-, o CNO^-, o CNS^-, o N_3^- e o $[Fe(CN)_6]^{3-}$ assemelham-se aos íons halóides e são conhecidos como *pseudo-halogênios*. A semelhança do íon cianeto especialmente é marcante; ele tem propriedades intermediárias àquelas dos íons cloreto e brometo. Semelhanças incluem sais de prata insolúveis solúveis em amônia, preparo de HX pela adição de ácido sulfúrico concentrado ao sal de sódio, preparo de X_2 pela adição de MnO_2 e ácido sulfúrico concentrado ao sal de sódio, formação de poliíons etc.

A diferença mais acentuada é o caráter ácido muito fraco dos hidretos de pseudo-halogênios; por exemplo, o pK_a do HCN é 8,9, enquanto o do HCl é de cerca de -10.

Os pseudo-halogênios não têm aplicações farmacêuticas.

Elementos do Grupo VII-B

Os elementos do Grupo VII-B são de caráter metálico. Os óxidos mais altos dão origem a oxissais muito estáveis com os estados de oxidação +6 e +7, tais como o manganato (MnO_4^{2-}) e o pertecnetato (TeO_4^-). Um resumo de propriedades importantes aparece no Quadro 24.17. Os compostos desses elementos são coloridos.

MANGANÊS

Em termos farmacêuticos, o manganês é o elemento mais importante desse grupo. O Permanganato de Potássio USP é categorizado como antiinfeccioso local do tipo oxidante, e é também um adstringente e um poderoso desodorante e purificador. É usado na forma de soluções diluídas (0,01 a 1,00%). À medida que o composto reage, o óxido de manganês(IV) se precipita na pele, causando um escurecimento temporário da superfície. A lavagem gástrica com o uso de soluções de permanganato diluídas é um antídoto para vários alcalóides e outras substâncias tóxicas que tenham sido ingeridas em pequenas quantidades e que são imediatamente susceptíveis à oxidação.

Deve-se ter o cuidado de manter o permanganato fora do contato com compostos orgânicos ou outros que sejam facilmente oxidados, tanto no estado seco quanto em solução. Explosões perigosas podem ocorrer.

O manganês é um oligoelemento essencial, sendo necessário para a ativação de várias enzimas, tais como a piruvato carboxilase. O Cloreto de Manganês, o Gluconato de Manganês e o Sulfato de Manganês estão arrolados na USP. Ele é incluído nos suplementos minerais, mas não há qualquer estado de deficiência bem-definido em seres humanos.

TECNÉCIO

O tecnécio (do grego *technetos*, significando "artificial") foi assim denominado porque foi o primeiro elemento produzido artificialmente. O tecnécio radioativo, Tc^{99}, é usado para fins diagnósticos em várias formas (Cap. 104).

RÊNIO

O rênio é um elemento muito raro, e encontra poucas aplicações técnicas. Isolado ou em combinação com outros metais, tem sido empregado como um catalisador para desidrogenação.

ELEMENTOS DO GRUPO VIII

O Grupo VIII de elementos representa aqueles nos quais o elétron único já presente em cada um dos cinco orbitais *d* está sendo emparelhado com um segundo elétron de spin oposto. O grupo consiste em três elementos (tríades) em cada uma das fileiras longas, e preenche o espaço entre os elementos dos Grupos VII-B e I-B.

A primeira tríade segue o manganês, e inclui o ferro, o cobalto e o níquel (ver Quadro 24.17), conhecidos como *metais ferrosos*. Eles são caracterizados pelo seu forte ferromagnetismo. A segunda tríade segue o tecnécio, e inclui o rutênio, o ródio e o paládio. A terceira tríade segue o rênio, e inclui o ósmio, o irídio e a platina. Os elementos dessas últimas duas tríades são conhecidos como *metais platinados*; o termo *metais nobres* também é usado. Os metais platinados são caracterizados por sua inércia extrema à reação química.

Esses elementos são definitivamente metálicos, e todos participam imediatamente na formação de complexos de coordenação. Os compostos da tríade da primeira fileira são estáveis sob a maior parte das condições, enquanto aqueles da segunda tríade são moderamente estáveis. Entretanto, os compostos de ósmio, irídio e platina são instáveis e facilmente revertem ao elemento livre. Todos formam compostos coloridos.

Nenhum dos elementos da segunda tríade tem compostos de valor medicinal, mas a platina, um membro da terceira tríade, é usada na quimioterapia do câncer como cisplatina, *cis*-diaminadicloroplatina(II); monografias para a Cisplatina e para a Cisplatina Injetável são encontradas na USP. A carboplatina, *cis*-diamina (1,1-ciclobutanodicarboxilato)platina, é um outro composto usado na terapia do câncer.

Elementos da Primeira Tríade

Os estados de oxidação importantes são o +2, obtido pela perda de dois elétrons *s*, e o +3, no qual um elétron *d* adicional é perdido (veja Quadro 24.17). A estabilidade do estado de oxidação +2 aumenta do ferro para o níquel. Os metais livres e os cátions +2 são agentes redutores importantes. Os cátions têm uma tendência a formar tanto íons complexos catiônicos quanto aniônicos de alta estabilidade.

FERRO

O ferro encontra-se distribuído largamente na natureza. Ele funciona nos estados divalente e trivalente para formar compostos de ferro ferroso(II) e de ferro férrico(III), respectivamente. Os compostos de ferro(II) são geralmente verdes no estado hidratado e brancos no estado anidroso. Os sais de ferro(III) são geralmente amarelos a marrons no estado hidratado, mas variam de cor quando anidrosos. As soluções aquosas de sais de ferro(III) se hidrolisam fortemente para dar origem a soluções ácidas. Os sais de ferro(II) sofrem hidrólise ligeira e são oxidados facilmente em solução. O comportamento do íon ferro(III) é semelhante ao do alumínio(III).

O ferro, em ambos os estados de oxidação, forma imediatamente complexos de coordenação solúveis com ligantes tais como fosfato, citrato, tartarato e aminas. O ferro não se precipita de muitos desses complexos com os precipitantes usuais do ferro.

O ferro é um oligoelemento essencial. Ele é o elemento importante no transporte de oxigênio pela hemoglobina. Funciona em vários citocromos, que são enzimas oxidativas essenciais das células corporais.

Um estudo realizado na Finlândia lançou dúvidas sobre se seria aconselhável o uso rotineiro de hematínicos, porque descobriu-se que homens com níveis mais altos de ferritina (uma proteína de armazenamento de ferro) eram mais sensíveis a ataques cardíacos. A interpretação dos resultados incluiu especulações sobre a capacidade do ferro em dar origem a radicais livres após reação com o oxigênio. A recomendação que persiste é que os níveis de ferritina têm de ser medidos e deve ser constatado que estão baixos antes que uma deficiência de ferro esteja pronunciada, exigindo o uso de um hematínico. O uso de hematínicos sem necessidade comprovada não é aconselhável.

Numerosos compostos, complexos e soluções de ferro(II) e ferro(III) foram utilizados como hematínicos no passado. Entretanto, devido à sua maior irritação gastrointestinal e à sua pouca absorção, os compostos de ferro(III) e os seus preparados são utilizados raramente hoje em dia. O Fumarato Ferroso (Comprimidos e, juntamente com o Docusato de Sódio, Comprimidos de Liberação Prolongada), o Gluconato Ferroso (Comprimidos, Cápsulas e Elixir), o Sulfato Ferroso (Solução Oral, Xarope e Comprimidos) e o Sulfato Ferroso Seco são oficiais na USP. A Injeção de Dextrana de Ferro, um hidróxido de ferro coloidal(III) com dextrana parcialmente hidrolisada, e a Injeção de Sorbitex de Ferro, um complexo de ferro com sorbitol e ácido cítrico, são citadas na USP como formas injetáveis para pacientes com pouca tolerância gastrointestinal ou pouca absorção de ferro. O ferro reduzido era usado antigamente como um hematínico; sobrevive hoje na fortificação de alimentos tais como a farinha.

Os compostos de ferro(III) são adstringentes (veja adiante). O nitroprussiato de sódio USP, $Na_2[Fe(CN)_5(NO)]\cdot 2H_2O$, é um vasodilatador. Uma monografia para a Solução Estéril de Nitroprussiato é fornecida na USP.

COBALTO

Os sais de cobalto importantes para o comércio são aqueles do cobalto(II). A maioria contém água de hidratação e é de cor vermelha, mas quando tornados anidrosos eles são azuis. Devido a essa mudança de cor, o cloreto de cobalto(II) anidro é incluído em agentes desidratantes para gases para indicar quando eles são utilizados.

Há evidência de que a presença de traços de cobalto pode catalisar a utilização fisiológica do ferro. Isso levou à introdução de especialidades farmacêuticas contendo ferro em associação com cobalto, projetadas para o uso no tratamento das anemias por deficiência de ferro. A cianocobalamina (vitamina B_{12}) é o único composto de cobalto oficialmente citado. Os isótopos radioativos, Co^{57} e Co^{60}, são usados diagnóstica e terapeuticamente (Cap. 104).

NÍQUEL

Os compostos de níquel importantes estão no estado de oxidação +2. Não há compostos de níquel de importância médica.

ÁGUA

A água é onipresente. Cerca de 75% da superfície da terra é coberta com água líquida. Massas de terra nas regiões polares são cobertas com espessas camadas de gelo. Na forma de vapor, a água é um constituinte importante da atmosfera terrestre. Em forma combinada, a água ocorre abundantemente em muitos minerais, tais como o gesso ($CaSO_4\cdot 2H_2O$). Além disso, a água ocorre em todos os tecidos animais e vegetais; ela constitui cerca de 70% do corpo humano e mais de 90% de vegetais como o pepino e a melancia.

Juntamente com a amônia e o fluoreto de hidrogênio, a água se distingue de outros hidretos covalentes pelas fortes ligações de hidrogênio existentes entre moléculas adjacentes. Apesar da capacidade do íon fluoreto para formar ligações hidrogênicas mais fortes do que o óxido, a ligação hidrogênica atinge o seu pico na água, porque dois prótons estão disponíveis por molécula. O fluoreto de hidrogênio tem apenas um próton disponível por molécula, e a amônia tem apenas um sítio aberto por molécula para as ligações de hidrogênio.

Devido às extensas ligações hidrogênicas, as propriedades físicas da água são únicas entre os outros hidretos. O mais óbvio é a existência da água como um líquido sob condições normais. Todos os outros hidretos covalentes são gases. O calor de fusão e o ponto de fusão, o calor de vaporização e o ponto de ebulição, o calor específico, a tensão de superfície, a viscosidade e a constante dielétrica da água são todos muito mais altos em valores absolutos do que aqueles dos outros hidretos covalentes. O mundo como o conhecemos seria impossível sem essas propriedades não-usuais da água.

A água é um composto quimicamente estável. Mesmo a 2.000 K, menos de 1% é dissociado em seus elementos. O K_W para a água é de apenas 10^{-14}. Apesar da sua não-reatividade relativa, ela age como um solvente, especialmente para compostos iônicos, como um ligante, como um ácido ou base, e como um agente oxidante ou redutor. Em baixas concentrações, a água é freqüentemente um catalisador. As propriedades ácido-básicas são discutidas posteriormente.

Devido ao seu forte dipolo permanente, a água freqüentemente age como um ligante em substâncias complexas. Quase todos os cátions formam um ou mais hidratos, e os cátions divalentes são mais altamente hidratados do que os monovalentes, devido aos seus campos eletrostáticos mais fortes. Tendo forças de campo reduzidas devido ao seu tamanho maior, os cátions grandes (p. ex., césio) não se hidratam. Muitos ânions se hidratam; por exemplo, $CuSO_4{\cdot}5H_2O$ é, na realidade, $[Cu(H_2O)_4][SO_4{\cdot}H_2O]$.

A água age como solvente para um número incomum de substâncias. Essa ação solvente resulta de uma ou mais de suas propriedades: tamanho pequeno, dipolo forte permanente, constante dielétrica alta e disponibilidade de prótons para ligações hidrogênicas.

ÁGUAS NATURAIS

As águas de ocorrência natural contêm minerais dissolvidos nativos à região. Tais águas são descritas de formas diversas como águas minerais, águas de sais de lítio, águas sulfurosas e assim por diante. Proprietários de fontes ou de outras origens de tais águas freqüentemente alegam efeitos terapêuticos fantásticos, mas, de maneira geral, essas alegações não foram comprovadas.

As águas naturais contêm quantidades variadas de matéria em suspensão, tais como argila, areia, microorganismos e fragmentos de plantas e animais. Comumente, elas são uma solução muito diluída (partes por milhão ou ppm) de íons cálcio, magnésio, ferro(III), sódio e potássio, tendo bicarbonato, sulfato e cloreto como contra-íons.

O bicarbonato dissolvido constitui dureza *temporária*, enquanto o sulfato e o cloreto constituem dureza *permanente*. Além disso, a água natural contém traços de gases atmosféricos dissolvidos, amônia e produtos de decomposição metabólica. As águas nas áreas habitadas freqüentemente incluem minerais dissolvidos, assim como nitrato, fosfato e compostos orgânicos de casas, indústrias e fazendas. Detergentes e traços dissolvidos de inseticidas e herbicidas vêm se mostrando especialmente preocupantes. A Environmental Protection Agency (EPA) tem critérios para a qualidade da água para vários poluentes prioritários.

ÁGUA POTÁVEL

Água potável é a água *apropriada para beber*. O fornecimento de água potável é uma das funções mais importantes das comunidades modernas. O processo total envolve a remoção de matéria insolúvel através de processos apropriados de coagulação, sedimentação e filtração; destruição dos microorganismos patogênicos por aeração, cloração ou outros métodos; e melhoria da palatabilidade através de aeração e filtração através de carvão vegetal.

O carvão vegetal ativado também remove algumas impurezas vestigiais danosas (p. ex., trialometanos) que não tenham sido removidas ou destruídas por operações prévias. Em regiões onde a água é excessivamente dura, o *amolecimento* é obtido pela adição de cal ou amônia para remover parcialmente sais dissolvidos por precipitação como carbonatos (Ca^{2+} e Mg^{2+}) e hidróxido [ferro(III)]. Para assegurar uma provisão adequada do elemento essencial flúor, a fluoretação é realizada pela adição de fluossilicato de sódio. Nos EUA, padrões para a água potável são divulgados pela EPA.

Em casos de emergência, a água pode ser purificada (tornada livre de microorganismos) pela fervura por 15 a 20 minutos, ou pelo tratamento com halazona ou iodo.

ÁGUA PURIFICADA E OUTRAS ÁGUAS USADAS EM FARMÁCIA

A água purificada é preparada por destilação, por troca de íons (desionizada, desmineralizada), por osmose reversa ou por outros métodos. A água potável, estando de acordo com os padrões da EPA, é usada na sua preparação. O objetivo é a remoção de sólidos dissolvidos. A troca de íons e a osmose reversa são particularmente efetivas na remoção de eletrólitos. A destilação não é efetiva na remoção de eletrólitos e não-eletrólitos fracos se eles forem voláteis.

A água purificada pode ser tornada estéril e livre de pirogênios por destilação repetida.

Primariamente devido aos seus poderes como solvente e à sua inércia fisiológica, a água é um agente farmacêutico extremamente importante. Ela é oficial em seis monografias diferentes: Água Purificada, Água Purificada Estéril, Água para Injeção, Água Bacteriostática Injetável, Água Estéril para Inalação, Água Estéril Injetável e Água Estéril para Irrigação. O Cap. Geral 123 na USP é um excelente resumo das várias águas e um guia para o seu uso.

ÁGUA PESADA

Os isótopos do hidrogênio são denominados deutério (dois nêutrons) e trício (três nêutrons). A presença de três nêutrons no trício resulta em um núcleo instável. Entretanto, como o hidrogênio, o deutério é estável e dá origem ao óxido de deutério, D_2O. Esse composto ocorre na água ordinária em algumas partes por milhão. Devido ao seu maior peso molecular, as propriedades físicas do óxido de deutério diferem daquelas da água (p. ex., pe 101,4°, gr esp 1,10).

O óxido de deutério não tem nenhum papel terapêutico conhecido. Ele tem sido usado como uma ferramenta de pesquisa em investigações biológicas e farmacológicas. O uso do óxido de deutério como bebida tem causado retardo ou parada do crescimento em mamíferos de experimentação. Ele está disponível comercialmente e encontra uso como moderador em reatores nucleares e como solvente em estudos de ressonância magnética nuclear.

ÁCIDOS, BASES E TAMPÕES

ÁCIDOS E BASES

As teorias ácido-básicas vão desde a teoria limitada e clássica de Arrhenius à teoria abrangente de Lewis. Entre elas, encontram-se o sistema de solventes de ácidos e bases de Franklin e a teoria do doador de prótons de Brønsted.

Como o corpo funciona com meios aquosos, e as substâncias farmacêuticas freqüentemente são fornecidas em solução aquosa, a teoria de Brønsted é conveniente para uso em farmácia. Uma molécula ou íon que pode fornecer um próton (doador de prótons) é um *ácido*; uma que pode aceitar um próton (aceitador de prótons) é uma *base*. Aceitando um próton, uma base se torna um ácido; perdendo o seu próton, o ácido se torna uma base. Um ácido e sua base estão relacionados pela presença ou ausência de um próton, e são conhecidos como *par conjugado*. A transferência de um próton do ácido de um par conjugado para a base de um outro par conjugado é chamada de *neutralização*. Alguns pares conjugados de interesse farmacêutico são fornecidos no Quadro 24.18. É evidente que ácidos e bases podem ser cátions, moléculas neutras ou ânions. Algumas estruturas podem ser membros de dois pares conjugados diferentes, como um ácido em um e uma base no outro.

Um ácido forte é um ácido que perde o seu próton facilmente; um *ácido fraco* mantém o seu próton tenazmente. A base conjugada de um ácido forte é uma *base fraca*, enquanto aquela de um ácido fraco é uma *base forte*. Na neutralização, o próton vai para a mais forte das bases presentes. A porcentagem de ionização e a constante de ionização são medidas da força de um determinado ácido.

Ácidos e bases são usados em farmácia para procedimentos analíticos, como sistemas tampão, e para dissolver medicamentos insolúveis. Para alcançar o último objetivo, o composto insolúvel tem de ter um grupo funcional capaz de agir como uma base forte ou como um ácido. O Cloridrato de Lidocaína Injetável USP e a Niacina Injetável USP são exemplos. O primeiro é preparado através da reação da lidocaína com ácido clorídrico; o grupo dietilamino é uma base mais forte do que tanto a molécula de água quanto o íon cloreto. A lidocaína vai à solução como um cátion. A Niacina Injetável é preparada pela reação da niacina com carbonato de sódio ou hidróxido de sódio; o grupo carboxila perde o seu próton para o íon carbonato ou hidroxila, e a niacina vai à solução como um ânion.

Na neutralização, como acima, o farmacêutico tem de estar ciente de duas exigências que não são importantes em neutralizações químicas ordinárias. O contra-íon que está sendo introduzido — íon cloreto e íon sódio, respectivamente, nos exemplos anteriores — tem de ser compatível fisiologicamente com os líquidos corporais. Além disso, como ácidos ou bases fortes estão sendo utilizados, não pode haver qualquer excesso de ácido ou base, devido à natureza corrosiva desses reagentes.

Os ácidos e bases também são necessários para o preparo de misturas efervescentes, uma forma farmacêutica algumas vezes útil para tornar um medicamento mais palatável para administração oral. O bicarbonato de sódio é usado como a fonte de dióxido de carbono. Ácidos sólidos tais como o ácido cítrico, o ácido tartárico ou o fosfato de diidrogênio sódico são usados, freqüentemente em combinação. A taxa de reação é muito importante nessas formulações. O bicarbonato de sódio tem de ter o tamanho de partícula correto; se muito fino, a reação é muito violenta, e, se muito grosseiro, a reação é muito lenta. Para baixar a atividade do ácido, um sal normal do ácido é incluído na mistura como um diluente.

Alguns ácidos e bases relacionados nos compêndios atualmente são o Hidróxido de Cálcio, o Bicarbonato de Potássio, o Hidróxido de Potássio, o Bicarbonato de Sódio, o Carbonato de Sódio, o Hidróxido de Sódio, a Solução Forte de Amônia, o Ácido Acético, o Ácido Clorídrico e o Ácido Clorídrico Diluído, o Ácido Nítrico, o Ácido Sulfúrico, o Ácido Fosfórico e o Ácido Fosfórico Diluído.

Problemas com a estabilidade e o armazenamento desses compostos têm de ser considerados. Todas as bases fortes estão sujeitas a reação com dióxido de carbono se não forem mantidos fechamentos apropriados. Compostos voláteis, tais como a amônia e o cloreto de hidrogênio, têm de ser selados firmemente em todos os momentos, assim como os compostos higroscópicos como o hidróxido de sódio.

Quadro 24.18 Pares Ácido-Base Conjugados

ÁCIDO	BASE	ÁCIDO	BASE
H_2O	OH^-	H_2SO_4	HSO_4^-
H_3O^+	H_2O	HSO_4^-	SO_4^{2-}
NH_4^+	NH_3	H_3PO_4	$H_2PO_4^-$
RNH_3^+	RNH_2	$H_2PO_4^-$	HPO_4^{2-}
HCl	Cl^-	$[A](H_2O)_6]^{3+}$	$[A](H_2O)_5(OH)]^{2+}$
H_2CO_3	HCO_3^-	$[A](H_2O)_5(OH)]^{2+}$	$[A](H_2O)_4(OH)_2]^+$
HCO_3^-	CO_3^{2-}	$H_3BO_3 \cdot H_2O$	$[B(OH)_4]^-$

TAMPÕES

Os tampões são usados para manter o pH de um medicamento em um valor ótimo. Um *tampão* é uma solução de um ácido fraco com a sua base conjugada, sendo a base fornecida por um dos seus sais solúveis. Consulte o Cap. 17 para uma discussão extensa sobre pH e tampões.

CONTROLE FISIOLÓGICO DO pH

Os ácidos e bases de Brønsted têm sido usados há muitos anos para manter e ajustar o pH dos líquidos corporais. Indubitavelmente, o maior interesse tem sido no desenvolvimento de antiácidos gástricos. Entretanto, um número adequado de reagentes apropriados está disponível para ajustes do pH sistêmico.

ANTIÁCIDOS GÁSTRICOS

Os antiácidos oficiais atuais à base de magnésio incluem o Hidróxido de Magnésio, o Leite de Magnésia, os Comprimidos de Magnésia, a Suspensão Oral de Alumínio e Magnésio (e Comprimidos), o Carbonato de Magnésio, o Carbonato de Magnésio e Bicarbonato de Sódio para Suspensão Oral, o Óxido de Magnésio, o Fosfato de Magnésio e Trissilicato de Magnésio (e Comprimidos). Os antiácidos de alumínio oficiais incluem o Gel de Hidróxido de Alumínio, o Gel de Hidróxido de Alumínio Seco (e Cápsulas e Comprimidos), o Gel de Fosfato de Alumínio, o Aminoacetato de Diidroxialumínio (e Magma, e Cápsulas, e Comprimidos), o Carbonato de Sódio de Diidroxialumínio (e Comprimidos), a Suspensão Oral de Alumínio, Magnésia e Carbonato de Cálcio (e Comprimidos), a Suspensão Oral de Trissilicato de Alumínio e Magnésio (e Comprimidos) e os preparados de Alumínio e Magnésio já relacionados. Os antiácidos de cálcio incluem o Carbonato de Cálcio Precipitado (e Comprimidos), os Comprimidos de Carbonato de Cálcio e Magnésia e os Comprimidos de Cálcio e

Carbonato de Magnésio. O Magaldrato, um sulfato de hidróxido de magnésio de alumínio, é oficial, assim como a sua Suspensão e Comprimidos. Antiácidos oficiais diversos incluem o Leite de Bismuto, o Bicarbonato de Sódio e o Bicarbonato de Potássio.

Há outras monografias de formas farmacêuticas de antiácidos gástricos, algumas incluindo a simeticona, um antiflatulento, e elas são as Cápsulas de Óxido de Magnésio (e Comprimidos); o Gel de Carbonato de Alumínio Básico; as Cápsulas de Gel de Carbonato de Alumínio Básico Seco (e Comprimidos); a Suspensão Oral de Alumínio e Carbonato de Magnésio (e Comprimidos); os Comprimidos de Alumínio, Carbonato de Magnésio e Óxido de Magnésio; a Suspensão Oral de Alumínio, Magnésia e Simeticona (e Comprimidos); a Suspensão Oral de Carbonato de Cálcio; e a Suspensão Oral de Magaldrato e Simeticona (e Comprimidos). Uma monografia para a Pasta de Hidróxido de Alumínio, que contém cerca de 31 g de hidróxido de magnésio por 100 g, descreve uma suspensão que é um intermediário na manufatura do Leite de Magnésia e de outras suspensões de hidróxido de magnésio.

ALCALINIZANTES E ACIDIFICANTES SISTÊMICOS

O Bicarbonato de Sódio USP e o Bicarbonato de Potássio USP são usados como alcalinizantes sistêmicos. Como os bicarbonatos são instáveis ao calor, problemas químicos surgem na esterilização de soluções de bicarbonato,

$$2HCO_3^- \rightleftharpoons CO_3^{2-} + CO_2 + H_2O$$

Para deprimir a reação para a frente, a solução pode ser saturada com dióxido de carbono. Para evitar a perda de gás, que poderia resultar na formação permanente da base carbonato forte, as ampolas usadas têm de ser seladas firmemente antes da esterilização, e têm de ser feitas de vidro suficientemente forte para suportar a pressão de gás desenvolvida durante a esterilização. No resfriamento, a reação reversa se torna dominante.

O Cloreto de Amônio USP, o Fosfato de Sódio Monobásico USP e o Cloreto de Cálcio USP são empregados como acidificantes sistêmicos. Consulte o Cap. 66 para uma discussão sobre alcalinizantes e acidificantes.

ELETRÓLITOS E OLIGOELEMENTOS ESSENCIAIS

Os papéis e o comportamento dos elementos inorgânicos nas categorias dos eletrólitos e dos oligoelementos essenciais são discutidos em outra parte deste livro (Cap. 67), mas é instrutivo rever as propriedades físicas e químicas que tornam possíveis os seus respectivos papéis. O exame das estruturas eletrônicas das órbitas, dos raios iônicos, dos estados de oxidação etc., conforme fornecido nos Quadros 24.7 a 24.17, pode fornecer pistas valiosas para o seu comportamento.

Os elementos de transição têm órbitas externas de 18 elétrons preenchidas incompletamente, e cada um deles pode existir em vários estados de oxidação diferentes. Na maioria dos casos, o deslocamento entre dois estados eletrônicos é relativamente fácil; por exemplo,

$$Fe^{2+} \rightleftharpoons Fe^{3+} + e^-$$

Como resultado, os elementos de transição podem agir como cubas de elétrons, e são ativos naqueles sistemas envolvidos em reações de oxidação ou redução.

Por outro lado, um elemento tal como o zinco obtém uma órbita externa de 18 elétrons completamente preenchida ao se tornar o íon zinco. No estado de oxidação 2+ essa órbita se torna estável. Diferentemente da órbita esférica de 8 elétrons, firmemente segura, a órbita de 18 elétrons é *mole* e deformada ou polarizada facilmente por campos externos. Por sua vez, ela pode causar polarização de outras frações. Esse íon não é encontrado em sistemas redox, mas sim em sistemas tais como a anidrase carbônica, que auxilia na cisão ou formação de moléculas.

Diferentemente das órbitas incompletamente preenchidas dos elementos de transição ou da órbita de 18 elétrons do íon zinco, os íons de órbita de 8 elétrons são ordinariamente estáveis e não são deformados facilmente por campos externos. Esses íons com órbita externa de 8 elétrons com uma alta carga (p. ex., cálcio) têm densidades de carga intensas no volume que circunda o íon. Isso resulta em interações fortes com os campos de outras frações para formar associações permanentes e fortes. Entretanto, uma órbita de 8 elétrons efetivamente rastreia a carga única de íons tais como o sódio. Eles são, assim, quimicamente inertes, com interações muito fracas com outros íons. Isso explica os seus papéis simples nos líquidos corporais como reguladores osmóticos etc.

Há várias monografias para infusões parenterais que pretendem suprir eletrólitos, água e carboidratos como nutrientes. Além de novas monografias na USP para a Injeção de Ringer e Dextrose, e para a Injeção de Ringer-Lactato e Dextrose (com as variações a Meia-Força e Modificada), uma série de monografias foi introduzida com a designação Eletrólitos Múltiplos em cada título; essas monografias oferecem escolhas de cátions a partir de Na^+, K^+, Ca^{2+}, Mg^{2+} e NH_4^+; de ânions a partir do cloreto, do acetato, do citrato, do lactato, do gluconato, do fosfato e do sulfato; mais uma escolha de nutriente carboidrato a partir de açúcar invertido e dextrose. Essas monografias indicam uma consciência da importância dos cátions inorgânicos (incluindo o magnésio) e fornece várias escolhas para permitir o tratamento de pacientes de forma individualizada.

Além de fornecer padrões oficiais para várias infusões usadas como soluções de reidratação parenteral ou soluções de reposição de eletrólitos, a USP tem uma monografia genérica para Sais de Reidratação Oral, uma mistura seca de cloreto de sódio, bicarbonato de sódio (ou citrato de sódio), cloreto de potássio e dextrose para ser dissolvida e usada para tratar diarréia crônica.

Em anos recentes, tem havido uma consciência aumentada da importância dos minerais na dieta e do valor dos suplementos minerais. Geralmente, os gluconatos, como outros sais orgânicos, são menos irritantes para o trato gastrointestinal. Assim, os seguintes gluconatos metálicos são encontrados na USP: Zinco, Sódio, Cobre, Magnésio e Manganês. A USP inclui uma monografia para a Injeção de Ácido Selenioso, que pode fornecer uma fonte de selênio como suplemento mineral.

Em uma nova seleção da USP intitulada Suplementos Nutricionais encontram-se monografias para Cápsulas Minerais e Comprimidos Minerais. Os minerais presentes nessas formas farmacêuticas são o potássio, o cálcio, o magnésio, o fósforo, o zinco, o ferro, o manganês, o cobre, o molibdênio, o flúor, o cromo, o iodo e o selênio.

Quando é necessário administrar oligoelementos parenteralmente, a monografia intitulada *Oligoelementos USP* descreve uma solução estéril que pode ser usada para administrar zinco, cobre, cromo, manganês, selênio, iodo e molibdênio.

AGENTES TÓPICOS

GERMICIDAS OXIDANTES

O Peróxido de Hidrogênio, o Hipoclorito de Sódio, o Iodo e/ou suas várias soluções são citados na USP. Os usos desses preparados são discutidos no Cap. 87. O ácido hipocloroso, que é a fração ativa na solução de hipoclorito de sódio, deve a sua atividade germicida tanto à atividade oxidante quanto à atividade clorante.

GERMICIDAS PRECIPITANTES

O Nitrato de Prata, a Solução Oftálmica de Nitrato de Prata e o Nitrato de Prata Reforçado são listados na USP, assim como o Mercúrio Amoniado (e suas pomadas). O Acetato de Zinco, o Cloreto de Zinco, o Sulfato de Zinco e o Undecilenato de Zinco também são oficiais. Apenas dois compostos de boro são citados: o Ácido Bórico e o Borato de Sódio. Os compostos de antimônio relacionados são o Tartarato de Potássio de Antimônio USP e o Tartarato de Sódio de Antimônio USP. As aplicações desses compostos são discutidas no Cap. 87.

ADSTRINGENTES

O íon alumínio em solução é um excelente adstringente local através de largas faixas de concentração. Ele é também levemente anti-séptico. O Cloreto de Alumínio USP já foi usado nessa aplicação, mas a alta acidez de suas soluções causava problemas. A acidez resulta da ionização do íon hexaquo

$$[Al(H_2O)_6]^{3+} + H_2O \rightleftharpoons [Al(OH)(H_2O)_5]^{2+} + H_3O^+$$

e é aproximadamente aquela do ácido acético. Atualmente, é utilizada a mistura de dois compostos (hidróxido de alumínio, cloridrato de alumínio, cloridrol de alumínio), obtida pela neutralização parcial do cloreto de alumínio.

$$[Al(H_2O)_6]^{3+} + OH^- \rightarrow [Al(OH)(H_2O)_5]^{2+} + H_2O$$

$$[Al(OH)(H_2O)_5]^{2+} + OH^- \rightarrow [Al(OH)_2(H_2O)_4]^+ + H_2O$$

A reação é interrompida antes da conversão completa ao hidrato diidroxi. A solução resultante (ou produto seco) retém as excelentes propriedades adstringentes (e desodorantes) do íon alumínio, mas o pH das soluções se aproxima da neutralidade (5 a 6).

A Solução Tópica de Subacetato de Alumínio USP é essencialmente uma solução dos íons acima preparada a partir do sulfato de alumínio usando-se íon carbonato ($CaCO_3$) como base. O Sulfato de Alumínio, o Alume de Amônio e o Alume de Potássio são encontrados na USP e também são usados como adstringentes. O alume pode ser na forma de potássio ou de amônio. Ele é modelado na forma de um lápis para ser usado como um hemostático.

Os íons ferro(III) e alumínio são muito semelhantes. O ferro(III) é adstringente, e preparados de sais férricos para tal uso eram reconhecidos anteriormente. Embora seja eficiente na sua capacidade, a sua propriedade de enferrujar é uma desvantagem importante. A água de cal, que é uma solução saturada de hidróxido de cálcio fresco, é usada como um adstringente local. O subnitrato de bismuto e os outros subsais do bismuto são usados como adstringentes e protetores.

PROTETORES

Para que possuam boas propriedades de adesão, os protetores têm de estar em forma finamente pulverizada. Eles também têm de ser compostos relativamente inertes e insolúveis. Uma grande variedade de compostos é apropriada como protetores. Eles são geralmente usados externamente, mas algumas aplicações envolvem o trato gastrointestinal. Alguns são discretamente solúveis (p. ex., ZnO) e fornecem alguma ação adstringente; outros (p. ex., caulim) têm ação adsorvente.

O Óxido de Zinco, a Calamina (e Loção de Calamina e Loção de Calamina Fenolada) e o Estearato de Zinco (todos USP) são usados por suas propriedades protetoras e discretamente adstringentes. A calamina é o minério de óxido de zinco natural calcinado. A impureza do óxido de ferro dá à calamina uma cor de carne que é cosmeticamente mais atraente. O estearato de zinco, que é uma mistura de sabões de zinco ácidos gordurosos, tem uma consistência untuosa. A Loção Branca USP é usada pelos seus poderes adstringentes e protetores.

O trissilicato de magnésio, o carbonato de alumínio básico e o giz são usados como protetores, assim como os vários subsais insolúveis do bismuto. O talco é usado devido à sua consistência acetinada e untuosa. O caulim e a bentonita são usados por também terem algumas propriedades absorventes; o dióxido de titânio é usado como protetor solar.

PIGMENTOS INORGÂNICOS

Os pigmentos inócuos mais importantes são os óxidos de ferro. Eles fornecem cores através do espectro visível. Três variáveis estão envolvidas: tamanho da partícula, estado de oxidação e grau de hidratação.

APLICAÇÕES INORGÂNICAS VARIADAS

ATMOSFERAS ARTIFICIAIS

Cinco gases são oficiais: o nitrogênio, o oxigênio, o hélio, o dióxido de carbono e o óxido de nitrogênio(I) (óxido nitroso ou gás hilariante). O nitrogênio é usado como um diluente para o oxigênio, e pode ser usado como uma atmosfera protetora para medicamentos facilmente oxidáveis.

O hélio, devido à sua baixa densidade em comparação ao nitrogênio, é usado para preparar uma mistura gasosa composta de 20% de oxigênio e hélio. Essa mistura é usada para aliviar dificuldades respiratórias. Por causa da baixa solubilidade do hélio no sangue, a mesma mistura é usada como uma atmosfera para quem atua sob altas pressões atmosféricas (mergulhadores de águas profundas, trabalhadores em caixas pneumáticas). Quando é usado ar comum, a descompressão rápida leva à formação de bolhas de nitrogênio gasoso no sangue; a condição resultante, dolorosa e algumas vezes fatal, é conhecida como mal dos mergulhadores.

O oxigênio é usado quando existem problemas respiratórios. Comumente, ele é diluído com nitrogênio ou hélio; oxigênio a 100% não deve ser usado continuamente. Na terapia com oxigênio hiperbárico, o oxigênio é respirado dentro de um tanque até 3 atm (atmosferas) de pressão. Embora a quantidade de oxigênio carreado pela hemoglobina seja pouco afetada, a maior pressão de oxigênio aumenta a quantidade de oxigênio dissolvido no plasma (lei de Henry).

É possível produzir oxigênio que seja medicinalmente útil no local, como em um hospital ou em uma clínica de repouso, através do uso de concentradores de oxigênio. Há dois tipos de membrana que são usados nos concentradores: membranas plásticas permeáveis e peneiras moleculares. A monografia para o Oxigênio a 93% USP estabelece padrões para o oxigênio produzido pelo processo de peneira molecular.

O óxido de nitrogênio(I) geralmente exige oxigênio a 20 a 25% durante a administração. Ele é usado para operações cirúrgicas de curta duração. O xenônio tem uma ação anestésica geral, mas é muito raro para uso. O íon magnésio tem ação anestésica; entretanto, a dose anestésica e as doses tóxicas de magnésio estão muito próximas para uso como anestésico geral. A Injeção de Sulfato de Magnésio USP é usada como anticonvulsivante e depressor central.

ABSORVENTES DE DIÓXIDO DE CARBONO

Quando, como ocorre na anestesia geral, um paciente reinspira ar, níveis perigosos de dióxido de carbono se formam. Para evitar que isso ocorra, são usados *absorventes de dióxido de carbono*. A Cal de Soda NF é preparada pela fusão de hidróxido de cálcio com hidróxido de sódio e/ou hidróxido de potássio com terra diatomácea para dar origem a um produto duro e não-friável. Para a Cal de Hidróxido de Bário USP, o hidróxido alcalino é substituído pelo hidróxido de bário. As partículas formadas têm de ser grandes o suficiente para permitirem a livre passagem de ar, mas pequenas o suficiente para fornecerem uma grande área de superfície para absorção. As partículas têm de ser duras para evitar formação de poeira ao manuseio. O carreamento de poeira de absorvente no ar respirado poderia causar queimaduras graves por álcali no trato respiratório. Um indicador colorido é incluído no preparo para indicar quando a capacidade de dióxido de carbono encontra-se depletada.

ESTIMULANTES RESPIRATÓRIOS

O dióxido de carbono é usado como estimulante respiratório, geralmente com oxigênio a 5 a 7%. Por ser o estimulante respiratório normal, ele não tem valor quando o centro respiratório já se encontra deprimido. O dióxido de carbono também é usado como um gás inerte no espaço superior sobre medicamentos em recipientes lacrados.

O Carbonato de Amônio NF é usado como estimulante respiratório. O nome é equivocado, desde que ele é uma mistura de bicarbonato de amônio e carbamato de amônio. À temperatura ambiente, ele se decompõe em amônia e dióxido de carbono, dois estimulantes respiratórios.

$$NH_4HCO_3 + NH_2CO_2NH_4 \rightarrow 3NH_3 + 2CO_2 + H_2O$$

A substância tem de ser armazenada em recipientes firmemente lacrados.

A Solução Alcoólica de Amônia Aromática USP é preparada a partir do carbonato de amônio, solução forte de amônia, vários óleos aromáticos, álcool e água. Recipientes resistentes à luz têm de ser usados.

EXPECTORANTES

O vapor d'água, um excelente expectorante, é atualmente considerado o melhor. O cloreto e o carbonato de amônio e os iodetos de amônio e potássio são usados comumente como expectorantes. O xarope de ácido iodódrico já foi considerado oficial. Se os iodetos forem usados em solução, eles têm de ser protegidos por um antioxidante como o tiossulfato de sódio.

LAXANTES, ENEMAS E SOLUÇÕES DE IRRIGAÇÃO

Os catárticos são divididos em classes de acordo com o modo de ação. Com exceção do enxofre, os catárticos inorgânicos são laxativos salinos (osmóticos, de volume). Para que haja ação laxativa, um ou ambos os íons do sal não podem ser absorvidos, ou têm de ser absorvidos com dificuldade. Isso determina um desequilíbrio osmótico no trato intestinal, que o corpo tenta corrigir secretando água para a luz intestinal. O grande volume de líquido no intestino age como um estímulo mecânico para a peristalse.

Os sais comumente usados dos íons do fosfato de monoidrogênio, do tartarato de monoidrogênio, do tartarato e do citrato são absorvidos lentamente, mas em doses laxativas a sua ação osmótica é rápida e efetiva. Eles são eliminados do trato GI antes que uma absorção apreciável possa ter lugar. O íon sulfato é relativamente não-absorvível, e é usado como o sal de magnésio ou de sódio (Sal de Epsom e Sal de Glauber, respectivamente).

Os laxativos insolúveis, como o Leite de Magnésia, têm de ser dissolvidos no estômago antes que possam exercer efeito laxativo. O sulfato de magnésio e o citrato de magnésia, que são solúveis, são usados amplamente como laxativos. Entretanto, os sais solúveis de magnésio freqüentemente não são recomendados como laxativos, devido ao perigo de se absorver íon magnésio livre. O Fosfato Sódico Dibásico, a Solução Oral de Fosfatos de Sódio, a Solução Oral de Citrato de Sódio e Ácido Cítrico, o Tartarato de Sódio Potássico, o Leite de Magnésia e o Sulfato de Sódio são citados oficialmente.

O PEG 3350 e Eletrólitos para Solução Oral USP (Polietilenoglicol 3350, $NaHCO_3$, NaCl, Na_2SO_4 e KCl) é uma mistura seca que deve ser dissolvida no momento do uso e então consumida dentro de um tempo prescrito para que funcione como um catártico e realize lavagem colônica oral em preparação para um enema baritado ou um exame colonoscópico.

O enxofre, quando ingerido, tem um efeito laxativo irritante. Acredita-se que o elemento seja reduzido a sulfeto de hidrogênio por agentes redutores presentes no líquido intestinal. O sulfeto de hidrogênio é um irritante intestinal suave.

O Enema de Fosfatos de Sódio USP é uma mistura de fosfatos sódicos dibásicos e monobásicos ou de fosfato de sódio dibásico e ácido fosfórico em água para fornecer um pH de 5 a 5,8.

Algumas soluções são usadas para irrigar várias partes do corpo. Por exemplo, a irrigação com Ácido Cítrico, Óxido de Magnésio e Carbonato de Sódio USP é definida como uma solução estéril que, depois que as reações químicas entre o ácido cítrico e os outros dois compostos é completada e a solução resultante é esterilizada, é apropriada para uso como um irrigador da bexiga urinária; o seu pH ácido é um facilitador da dissolução de qualquer cálculo vesical em pacientes tais como aqueles em uso de cateter vesical de demora.

RADIOPACOS E AGENTES PARA OBTENÇÃO DE IMAGENS

Os compostos radiopacos são capazes de interferir com a passagem dos raios X. Essa interferência é diretamente proporcional ao número atômico. Os tecidos moles do corpo são compostos de átomos de número atômico muito baixo (1, 6, 7, 8, 15 e 16), que não interferem suficientemente para serem discernidos. Para fazer com que os tecidos moles, a luz de órgãos e os canais corporais se mostrem, átomos de número atômico alto têm de ser usados.

Por causa da toxicidade desses elementos, as escolhas são limitadas. Apenas dois, o bário e o iodo, de números atômicos 56 e 53, se mostraram úteis. O Sulfato de Bário USP e o Sulfato de Bário para Suspensão USP são usados para estudos do trato intestinal. O iodo é incorporado a moléculas orgânicas projetadas para se concentrar no órgão ou cavidade a ser estudada, tais como o Ácido Iopanóico USP, projetado para a visualização da vesícula biliar. Cada molécula do ácido tem três átomos de iodo.

A introdução e o desenvolvimento da obtenção de ressonância magnética (RM) (Cap. 104) como um meio de se obter imagens do corpo por métodos não-invasivos têm tornado os diagnósticos clínicos mais simples e mais científicos. O uso do gadolínio (elemento 64) como um complexo catiônico de ácido dietilenotriaminopentacético com um ânion meglumina tem facilitado dramaticamente a visualização de lesões intracranianas através de realce paramagnético.

REPAROS ESTRUTURAIS

Ocasionalmente, a substituição temporária ou permanente de estruturas de suporte é necessária. Os materiais usados devem ser cronicamente inertes e insolúveis nos líquidos orgânicos, têm de ser atóxicos e precisam suportar qualquer estresse físico ao qual sejam submetidos. O tântalo tem sido usado como reposição óssea para imobilizações temporárias de ossos longos e para fechar aberturas no crânio. A prata tem aplicações semelhantes. Ela reage discretamente com líquidos corporais, mas, como cloreto de prata insolúvel é o principal produto, essa não é uma ameaça séria. Amálgamas de mercúrio de ouro e prata são usados para obturações dentárias, mas esse uso venerável do mercúrio está sendo questionado devido à possível toxicidade crônica. O cimento de zinco-eugenol também é usado para obturações dentárias.

O gesso é usado para estruturas de suporte temporário, especialmente para ossos fraturados. A fórmula, $CaSO_4 \cdot 1/2H_2O$, sugere um hemiidrato, mas há evidências experimentais indicando a existência de núcleos de gesso locais ($CaSO_4 \cdot 2H_2O$) no sulfato de cálcio anidro.

O gesso também é usado para se obterem impressões dentárias; como se expande discretamente ao se acomodar, ele preenche todos os espaços completamente, fornecendo uma réplica de superfície verdadeira.

EPÍLOGO

Por questões de espaço, muitos medicamentos menos importantes e mais antigos foram omitidos. A química fornecida é necessariamente abreviada. Para maiores detalhes da química básica e de usos e produtos omitidos, veja Discher *et al.*[1] Para discussões mais completas sobre etiologias e tratamentos envolvendo substâncias inorgânicas, veja os capítulos apropriados deste livro ou de Block *et al.*[8] Para a química e o uso de muitos produtos que não mais se encontram em uso geral ou que foram completamente abandonados, consulte uma das edições mais antigas de Rogers, Soine e Wilson.[9]

Um texto excelente de Rayner-Canham[10] considera as propriedades básicas e os aspectos descritivos de muitos compostos inorgânicos, e inclui algumas informações bioquímicas e biológicas.[10]

REFERÊNCIAS

1. Discher CA, Medwick T, Bailey LC. *Modern Inorganic Pharmaceutical Chemistry,* 2nd ed. Prospect Heights, IL: Waveland Press, 1985.
2. Huheey HE, Keiter EA, Keiter RL. *Inorganic Chemistry: Principles of Structure and Reactivity,* 4th ed. New York: Harper Collins, 1993.
3. Leigh GJ, ed. *Nomenclature of Inorganic Chemistry, IUPAC,* 3rd ed. Oxford: Blackwell Science, 1990.
4. Bailar JC, ed. *Comprehensive Inorganic Chemistry.* New York: Pergamon, 1973.
5. Pauling L. *Nature of the Chemical Bond,* 3rd ed. Ithaca, NY: Cornell University Press, 1960.
6. Shannon RD, Prewitt CT. *Acta Crystallogr* 1969; B25: 925.
7. Lide DR, ed. *Handbook of Chemistry and Physics,* 71st ed. Boca Raton, FL: CRC Press, 1990.
8. Block JH *et al. Inorganic Medicinal and Pharmaceutical Chemistry.* Philadelphia: Lea & Febiger, 1974.
9. Rogers CH, Soine TO, Wilson CO. *A Textbook of Inorganic Pharmaceutical Chemistry.* Philadelphia: Lea & Febiger, 1952.
10. Rayner-Canham G. *Descriptive Inorganic Chemistry.* New York: WH Freeman, 1996.

CAPÍTULO **25**

Química Orgânica Farmacêutica

Joseph E Rice, PhD
Associate Professor of Medicinal Chemistry
Rutgers University College of Pharmacy
Piscataway, NJ 08855

Alfonso R Gennaro, PhD
Professor of Chemistry
University of the Sciences in Philadelphia
Philadelphia, PA 19104

O objetivo deste capítulo não é fornecer uma abordagem básica em química orgânica.[1] Espera-se que o leitor tenha feito os cursos básicos de química orgânica e esteja familiarizado com diversos textos de níveis mais avançados e outras publicações como referências. Assim, este capítulo se restringe basicamente à listagem dos tipos estruturais mais importantes de compostos orgânicos e a uma breve apresentação dos diversos sistemas de nomenclaturas e das principais classes químicas dos fármacos oficiais (USP), seguidas de discussões na identificação de grupamentos orgânicos funcionais e do registro de um valor apropriado de ácido, base ou neutro. Abordagens detalhadas dos fármacos individualmente são descritas em outros capítulos deste livro.

TIPOS DE COMPOSTOS ORGÂNICOS

Uma compreensão abrangente da química orgânica seria extremamente difícil se não fosse pelo fato de que centenas de milhares de compostos conhecidos recaem convenientemente em um grupamento muito menor de tipos gerais com base em suas estruturas moleculares. As semelhanças e diferenças nas propriedades físicas e químicas de diversos compostos tornam-se, assim, mais evidentes e compreensíveis. Isso é útil tanto para prover explicações para os fenômenos observados como para fazer previsões para as possíveis aplicações dos compostos conhecidos e compostos projetados para síntese.

Compostos orgânicos podem ser classificados em tipos de diversas formas, dependendo o aspecto desejado de determinado modelo do propósito de classificação. Com isso, para determinado propósito, é suficiente a criação de uma classe mais ampla de compostos hidroxilados, enquanto para outros propósitos de classificação é mais eficiente a subdivisão desse grupamento amplo em alcoóis, fenóis e talvez ainda em uma outra divisão em subclasses de alcoóis e fenóis. O mais indicado para uma referência conveniente é a listagem dos compostos mais comumente utilizados e encontrados no estudo sistemático de química orgânica e exibir suas fórmulas gerais. Os tipos de compostos que são pertinentes, especialmente os utilizados em farmácia, são tratados com riqueza de detalhes mais adiante neste capítulo onde há exemplos de drogas oficiais e suas respectivas classes químicas.

Com o objetivo de tornar este capítulo um guia de referência, a lista do Apêndice A está em ordem alfabética e não por classificação química. Notas explicativas são dadas a seguir.

A menos que haja alguma anotação específica, as fórmulas aqui mostradas são para compostos contendo apenas um grupamento funcional dos aqui envolvidos. Fórmulas para compostos contendo mais de um mesmo grupamento funcional podem ser derivadas facilmente.

As classes de compostos que ocorrem naturalmente como carboidratos, proteínas, alcalóides, glicosídios ou lipídios não são tratadas como tipos de compostos nessa classificação. Uma apresentação mais detalhada sobre esse assunto é dada no Cap. 26.

Embora alguns tipos heterocíclicos como iminas (azacíclicos), anidridos de ácidos dibásicos (oxacíclico) e lactídios (dioxacíclico) automaticamente entrem nessa lista, verificar-se-á que heterocíclicos da mesma família em geral (p. ex., tiofeno, piridina, dioxano) não são incluídos. Heterocíclicos representados em fármacos oficiais são arrolados mais adiante neste capítulo.

Nas fórmulas do tipo daquelas apresentadas no Apêndice A, o símbolo R é empregado por convenção para denotar um radical hidrocarboneto. A menos que haja uma observação em contrário, o R pode ser alifático, alicíclico ou aromático, e sua valência varia para atender aos requisitos de sua ligação com o resto da molécula. O grau de saturação em R não entra no esquema de classificação. Quando a fórmula contiver mais de um R, os radicais poderão ser iguais ou diferentes. Em algumas ocasiões isso é possível, mesmo que dois R monovalentes sejam substituíveis por um simples R divalente, o mesmo tipo de composto é mantido, assim como as cetonas alifáticas (RCOR) e cetonas cíclicas (RCO).

As fórmulas típicas assumem um sentido mais amplo e útil quando se permite que o R, em vez de ser restrito a designar apenas um radical *hidrocarboneto* (1) seja um radical de heterocíclico e (2) transporte grupamentos substituintes. Os últimos aumentam a listagem para abranger compostos polifuncionais, mas também introduzem a característica complicadora da ordem de procedência dos grupamentos funcionais. Esse assunto será discutido mais adiante neste mesmo capítulo.

A menos que haja uma observação em contrário, o símbolo X é utilizado para elementos da família dos halogênios.

Além das fórmulas, um ou mais exemplos específicos de cada tipo de composto também são fornecidos, mostrando como as fórmulas geralmente aparecem em uma forma algo condensada e ilustrando a maneira como os nomes dos tipos químicos se tornam parte do nome do composto. No entanto, vale lembrar que, embora corretos, esses nomes nem sempre são as denominações preferidas na nomenclatura moderna prática.

Uma fórmula linear com uma linha horizontal acima dos símbolos indica uma estrutura em anel; a linha é uma ligação entre os dois átomos de cada ponta. Por exemplo, $\overline{CH_2CH_2CH_2CH_2COO}$ é δ-valerolactona. O átomo de oxigênio à direita é ligado ao átomo de carbono da esquerda, formando um anel de 5 membros.

As únicas fórmulas e estruturas apresentadas são as de interesse farmacêutico.

NOMENCLATURA DE COMPOSTOS ORGÂNICOS

Nas primeiras décadas da química orgânica, os compostos recém-descobertos comumente recebiam denominações que indicavam a fonte ou alguma propriedade notável do composto. Com isso surgiram nomes como gás do pântano, álcool de madeira, ácido salicílico, cadaverina, morfina, clorofila e milhares de outros nomes. À medida que mais e mais compostos eram isolados ou sintetizados, tornou-se evidente a necessidade de regras para a nomenclatura de compostos orgânicos a partir de suas estruturas químicas. Os primeiros sistemas de nomenclatura eram adequados para a época, mas logo foram necessárias modificações à medida que o número de novos compostos aumentava. O resultado tem sido que o sistema (ou a combinação de sistemas) utilizado atualmente representa uma evolução ao longo de muitas décadas.

Um sistema verdadeiramente efetivo de nomenclatura é destinado a ser complexo quando se destina não apenas a discriminar, inequivocamente, aproximadamente os sete milhões de compostos atualmente conhecidos, mas também a permitir a classificação adequada de novos compostos que surgem numa média de 95.000 por ano. Com isso, a discriminação para cada nome específico criado pelo sistema deve explicar (1) a composição elementar quantitativa (fórmula molecular) e (2) todas as características de apenas um único composto.

Sistemas de Nomenclatura IUPAC e CAS

Entre os muitos sistemas propostos e utilizados, os dois mais amplamente utilizados, e atualizados constantemente, são os criados pela International Union of Pure and Applied Chemistry (IUPAC) e pelo Chemical Abstracts Service (CAS). Cada um desses sistemas representa uma implementação de regras criada pela IUPAC Commission on the Reform of the Nomenclature of Organic Chemistry, a qual tem-se engajado ativa e continuamente nessa área há muitas décadas.

Os dois sistemas são muito semelhantes em muitos aspectos. O sistema CAS parte dos mesmos princípios de regras da IUPAC, desde que todo princípio contribua para o objetivo principal do *Chemical Abstracts* — catalogar toda a literatura química mundial. Com o desejo de manter a compatibilidade dos dois sistemas, o CAS identifica cada substância com seu respectivo equivalente classificado pela IUPAC.

Devido à dificuldade de converter diferentes fórmulas estruturais em um único sistema de classificação, o CAS registra cada composto com um número de registro (orgânico ou inorgânico). Todas as edições da USAN (veja Cap. 27) e inicialmente com as USP XIX e a NF XIV, todas as monografias para entidades de química pura levam o número de registro CAS, o qual identifica individualmente cada composto. Também nas mesmas edições da USP e do NF, os "New Chemical Abstracts Names" foram registrados. O CAS tem revisado completamente o sistema antigo (que classifica com base nas normas IUPAC) de modo que para pesquisa em computadores têm-se usado nomenclaturas, em vez de características topológicas, para localizar fragmentos ou moléculas completas.

É totalmente inapropriado e não teríamos espaço para incluir discussões acerca de multiplicidade de detalhes entre os dois sistemas. Do ponto de vista estrutural, vale ressaltar que cada sistema deve descrever para cada composto o seguinte:

Composição e configuração do esqueleto de carbono.
Interrupções do esqueleto de carbono no heteroátomo.
Estado de hidrogenação do esqueleto.
Presença e localização de substitutos, átomos ou grupamentos de átomos (radicais) funcionando em lugar de hidrogênio.
Características de estereoisomerismo.

O leitor que estiver desejoso por mais detalhes sobre os sistemas, deve consultar as séries contínuas de relatórios editados pela IUPAC Commission on the Nomenclature of Organic Chemistry, e as publicações CAS intituladas *The Naming and Indexing of Chemical Compounds from Chemical Abstracts,* onde sua versão mais recente apareceu como introdução de índice do volume 56 do *Chemical Abstracts,* apresentando uma extensa revisão e atualização. A introdução ao índice de conteúdo do volume 66 fornece um resumo bastante útil. A publicação *The Ring Index,* da American Chemistry Society, também oferece uma apresentação sistemática e detalhada de sistemas de cadeias fechadas identificadas na literatura desde 1963.

Devido às grandes mudanças nos procedimentos de nomenclatura e classificação, a maioria devido a armazenamentos de dados em computadores e por estruturas bidimensionais, cada edição qüinqüenal do índice do *Chemical Abstracts* vem acompanhada de um guia que permite ao usuário seguir a transição entre a antiga e a nova (ou modificada) nomenclatura.

Três características comuns em ambos os sistemas merecem um comentário especial, especificamente quanto ao emprego de nomes triviais, à ordem de prioridade dos grupamentos funcionais e à ambigüidade permissível.

NOMES TRIVIAIS (nomenclatura vulgar) — *O nome vulgar* (ou *trivial*) é aquele que não descreve o composto absolutamente em termos de notação estrutural incorporado ao sistema, mas é reconhecido mundialmente como sendo o nome específico para aquele composto. Ácido acético (por ácido etanóico), purina (por 7*H*-imidazo[4,5-*d*]-pirimidina), e pregnano (por 10β,13β-dimetil-17β-etil-9α,14α,5β,8β-peridrociclopenta-[α]fenantreno) são exemplos mais comuns. Sem a prudência de permitir a utilização de tais nomes vulgares, qualquer regra de nomenclatura seria demasiado complexa e de pouco uso prático. Por outro lado, a intensa e indiscriminada admissão de nomes vulgares seria igualmente desastrosa.

A chegada a um meio-termo entre esses dois extremos certamente requer uma detalhada reflexão, e a posição de compromisso tomada pela IUPAC também adotada pelo CAS: nomes triviais admitidos pela IUPAC também são admitidos pelo CAS. No entanto, com o advento de técnicas de computação, nomes extensos ou complicados puderam ser tratados com certa facilidade. Assim, nomes vulgares e sistemáticos estão assumindo igual importância, porque um índice com nomes vulgares não pode ser útil em uma pesquisa computadorizada por fragmentos de estruturas bidimensionais já que esses fragmentos não estão evidentes no nome vulgar. Porém com o nome sistemático, cada porção de uma molécula original, substituinte, grupamento funcional etc. está aparente no nome e irá guiar uma pesquisa detalhada no computador.

ORDEM DE PRIORIDADE DE GRUPAMENTOS FUNCIONAIS — A *ordem de prioridade de um grupamento funcional* é necessária para orientar sistematicamente um composto com diversos grupamentos funcionais. Como exemplo, na ausência de um método sistemático, o composto $CH_2(NH_2)CH_2CH_2OH$ pode ser chamado ou de aminopropanol ou de hidroxipropilamina. Mas, segundo a ordem de prioridade, hidroxila é maior que amino, porque o sistema requer apenas a função daquele de maior prioridade, e que será representado pelo sufixo do nome, e com isso o nome sistemático será 3-amino-1-propanol. A ordem de prioridade é descrita claramente (ver Quadro1 do índice do *Chemical Abstracts* volume 66, ou a 11.ª edição do índice coletivo, volumes 96 a 105, Apêndice IV, *Chemical Substance Index Names*) e é idêntica nos sistemas IUPAC e CAS.

AMBIGÜIDADE PERMISSÍVEL — *Ambigüidade* (falta de especificidade estrutural completa) é permitida até o ponto em que reflete as características estruturais de um composto que ou seja desconhecido ou ainda não tenha sido classificado pelo sistema. A proibição de tal ambigüidade leva a uma restrição de catalogação de uma percentagem significativa de compostos conhecidos, especialmente entre aqueles que envolvem características de estereoisomerismo.

Nomenclatura Compendiada

A falta de adesão aos princípios de nomenclatura sistemática, tanto no mundo comercial como no meio acadêmico, tem levado a uma multiplicidade nos tipos de nomes químicos de uso real. Não é raro encontrarmos um composto específico conhecido por diversos nomes diferentes, e cada nome é quimicamente correto. Isso certamente leva a uma enorme confusão, que, se persistir na literatura de catalogação, sempre leva a nomenclaturas difíceis e freqüentemente impossíveis de serem encontradas. Por essa razão, sempre que possível, *Chemical Abstracts* traduz uma nomenclatura não-sistemática dada por algum autor para seu CAS equivalente.

Reconhecendo as vantagens em aderir à nomenclatura sistemática padrão, os compêndios oficiais (USP e NF) resolveram adotar os nomes utilizados pelo CAS. O princípio de operação é simplesmente que tanto o título como um dos subtítulos de um produto químico oficial pode ser escolhido como nome

CAS. É importante observar que as relações estruturais foram firmadas com base no principal grupamento funcional e automaticamente escondem as relações que envolvem grupamentos funcionais de menor prioridade (p. ex., a anfetamina é denominada um derivado de fenetilamina, enquanto a hidroxianfetamina se torna um termo derivado de fenol; da mesma forma, a sulfamerazina denomina um derivado de sulfanilamida, enquanto a ftalilsulfacetamida se torna derivado de ácido ftalanílico). Iniciando na USP XIX e NF XIV cada monografia contém o "novo nome CAS" e o nome escolhido pelo CAS continua em uso.

Sílabas Químicas

Além dos algarismos, sílabas numéricas e letras gregas e inglesas necessários na nomenclatura sistemática, os nomes químicos sistemáticos são constituídos por uma coleção de sílabas, cada uma com uma conotação química. Muitos prefixos, como cloro-, hidroxi- e metil-, indicam claramente elementos ou radicais específicos.

Muitos outros prefixos, como andro- (do grego, "homem"), tauro- (do latim, "touro"), neo- (do grego, "novo") ou pseudo- ou Ψ (do grego, "falso"), não têm importância química do ponto de vista estrutural, porém amiúde são muito úteis na formação do chamado nome vulgar ou trivial para moléculas complexas como androsterona, ácido taurocólico, neoantergan, pseudoglobulina — cujos nomes corretos são quase sempre extremamente complicados. Todavia, por causa de sua ausência de importância química estrutural, esses não serão discutidos mais profundamente aqui.

O terceiro grupamento de sílabas consiste em inúmeros prefixos e sufixos, e sua importância é suficiente para justificar um tratamento abreviado, pois, assim como os do primeiro grupamento, esses têm importância estrutural e, com freqüência, constituem uma parte necessária e importante nos nomes químicos sistemáticos. Uma lista dos sufixos e prefixos mais utilizados se encontra nos Apêndices B e C. Muitos desses têm múltiplos significados, e as definições apresentadas aqui representam os significados mais utilizados em química orgânica. Os apresentados em itálico são geralmente utilizados em itálico e/ou entre parênteses quando usados em nomenclatura orgânica. Além disso, é preciso lembrar que os significados precisos mostrados aqui nem sempre são aplicados a nomes triviais (p. ex., o significado de -eno ou de -ileno não se aplica a acetileno; da mesma forma, o significado de -ol não se aplica a benzol). É preciso ter sempre muito cuidado com nomes vulgares a fim de evitar a interpretação errada de certas partes desses nomes levando a erro.

A nomenclatura sistemática para sistemas cíclicos usa uma enorme mistura de sílabas com significados específicos; para a listagem e outras informações, consultar o *Ring Index*.

RADICAIS E GRUPAMENTOS EM QUÍMICA ORGÂNICA

Através do conceito e do uso de radicais e grupamentos, é possível uma classificação lógica e muito útil de um imenso número de compostos orgânicos. Além disso, o conhecimento das propriedades químicas dos radicais individuais mais utilizados torna possível a previsão ou uma explicação das propriedades químicas dos compostos, porque geralmente as propriedades químicas de um composto são total ou parcialmente associadas às propriedades dos radicais presentes nas moléculas.

Várias centenas de diferentes radicais já foram reconhecidas, nomeadas e classificadas. Uma lista abrangente segundo nomes e fórmulas é publicada periodicamente como parte do *Collective Index* to *Chemical Abstracts*, como o Apêndice IV, *Chemical Substance Index Names* do guia de índice para os volumes 96 a 105 do *Chemical Abstracts*.

Para fins de referência, uma lista de radicais e grupamentos freqüentemente encontrados em química farmacêutica é dada no Apêndice D. A classificação em classes químicas foi substituída pela ordem alfabética. Incluídos na lista estão muitos radicais inorgânicos que estão freqüentemente presentes em combinação orgânica.

Sistemas de Notação Química

A complexidade e a natureza trabalhosa da nomenclatura química orgânica moderna têm encorajado o desenvolvimento de "expressões abreviadas" que se referem a notações, cifras, códigos e alfanuméricos, os quais têm certos usos muito mais convenientes que o nome químico. Diversos sistemas têm sido propostos (p. ex., o NAS-NCR provê uma revisão abrangente da história de diversos sistemas[2]), e o que tem mais sobrevivido é o de Wiswesser.[3] Geralmente, eles envolvem a atribuição de significado químico aos caracteres geralmente disponíveis, prontamente adaptados aos teclados de máquinas de escrever e computadores, e promovem regras para o uso e a construção dessas notações. Uma recente adição à nomenclatura/notação é a SMILES, um acrônimo de *S*implified *M*olecular *L*ine *E*ntry *S*pecification. Esse é um modelo de valência de estrutura, e não uma estrutura de programa de dados de computador, e é relativamente simples de montar. (Existe um tutorial disponível em http://www.daylight.com/.)

Uma importantíssima contribuição, entre todas, para a utilidade das notações acaba de ser feita; por causa de sua brevidade (comparada com a nomenclatura descritiva ilustrada no Quadro 25.1), aumenta em muito a capacidade de armazenamento e eficiência em índices impressos e memória de computadores, além de facilitar a busca nos mesmos. Além disso, elas automaticamente evitam a possibilidade de erros e incômodos em pesquisas a partir de "características de nomes vulgares" encontrados na nomenclatura prática vulgar. No entanto, elas não são palavras pronunciáveis e não eliminam a necessidade de uma nomenclatura química descritiva para escrita e fala.

Muitas dessas notações têm sido úteis para restaurar compostos em bases estruturais de arquivos especializados de compostos arquivados em computadores em algumas notações. A extensão de quais técnicas para a realização de tal restauração deve ser aplicada de forma eficiente a um arquivo incluindo o universo dos compostos químicos é objeto de considerável interesse e estudo.

Uma datilografia especial para máquinas de escrever e computadores foi criada, a fim de que fórmulas estruturais possam ser codificadas diretamente em arquivos fixos e também em memórias de computadores na forma de uma matriz que pode ser pesquisada em qualquer época futura, átomo a átomo. Essa técnica permite a criação de compostos em íntima base estrutural que permite não apenas envolver a nomenclatura ou as nomenclaturas acima mencionadas mas também programas de computadores. Dispositivos auxiliares existem para regenerar as atuais fórmulas estruturais e restaurar compostos tanto por impressão de textos como por apresentação em tubo de raios catódicos.

Literatura da Química Orgânica

O alto ritmo de pesquisa e desenvolvimento durante as últimas cinco décadas criou diversos problemas na literatura, não apenas na área de química básica mas também em outros

Quadro 25.1 Exemplos de Notação Abreviada

DESCRITIVA (*CHEMICAL ABSTRACTS*)	NOTAÇÃO DE SMILES	NOTAÇÃO DE WISWESSER
1-cloro-3-metilbutano	ClCCC(C)C	G2Y
Ácido para-aminobenzóico	Nc1ccc(C(=O)O)CC1	ZR-DVQ
1-naftalenometanol	OCc1c2ccccc2cc1	L66J-BLQ

campos da ciência e da tecnologia em que a informação química é diretamente aplicada à medida que é descoberta. A história do *Chemical Abstracts* (*CA*) ilustra a magnitude dessa chamada "explosão de informação". Iniciando em 1906, o Chemical Abstracts Service (CAS) precisou de 32 anos de *CA* para produzir seu primeiro milhão de resumos (1938), mas somente de 17 anos para o segundo milhão (1955), 8 anos para o terceiro milhão (1963), 6 anos para o quarto milhão (1969), 5 anos para o quinto milhão (1974) e menos de 5 anos para o sexto milhão (1979). Em 1983 o sétimo milhão foi superado, e a marca de 8 milhões foi alcançada no início de 1987. Mais de 10 milhões de resumos foram publicados ao final de 1992. A previsão é de que 20 milhões de resumos serão alcançados no ano 2000.

O volume atual de literatura química é tão grande que muitas bibliotecas, muitas de construção recente, simplesmente não têm espaço suficiente em suas prateleiras para acomodar todos os volumes e com isso têm microfilmado ou, ainda mais radicalmente, têm cancelado as assinaturas em favor de revistas eletrônicas. Mais importante é o fato de que a recuperação seletiva de informação da literatura tem-se tornado um trabalho árduo. Como conseqüência, diversas instituições industriais, acadêmicas e governamentais (diversas empresas farmacêuticas têm na verdade sido pioneiras nessa empreitada) desenvolveram sistemas computadorizados de armazenagem e recuperação de informações químicas pertinentes aos seus interesses.

As agências governamentais participantes incluem US Food and Drug Administration, National Library of Medicine, National Science Foundation, US Patent Office, NASA e vários setores do Department of Defense. Com o apoio da National Science Foundation, o CAS tem-se engajado há muitos anos em computadorizar seus extensos arquivos e agora processa todas as informações via computador. Um sistema de busca experimental computadorizado se tornou disponível em 1969 que sonda representações de quadros de conexão de fórmulas estruturais e fornece referências para o *CA* dos compostos contidos em registro numerado superior a 1 milhão de compostos, ao qual os compostos são adicionados numa média de 5.000 por semana.

Atualmente, *CA* pode ser pesquisado via seu índice de arquivo de compostos, CASIA. Esse serviço é oferecido por diversos provedores e permite uma rápida e completa busca do CAS até o momento; as informações atuais tornam-se disponíveis no computador antes mesmo de a cópia impressa chegar ao assinante. Os usuários podem obter fitas magnéticas e conduzir suas próprias pesquisas ou encomendar o serviço de pesquisa ao CAS. O Institute for Scientific Information (ISI), na Filadélfia, também tem computadorizada sua publicação de resumos, o *Index Chemicus,* a qual também contém milhares de compostos em seus registros, e está adicionando novos compostos à razão de cerca de 200.000 por ano. Existem programas de computadores para os usuários que permitem a busca e a recuperação com base ou em características estruturais (através da notação Wiswesser) ou em informações como propriedades físico-químicas, aplicações e bibliografia.

O enorme aumento da literatura publicada também tem sobrecarregado bastante os serviços de criação de resumos (*abstracts*). A magnitude dessa tarefa é ilustrada pela experiência do CA, que mostra que o número aproximado de artigos e patentes resumidas aumentou anualmente de 50.000 em 1950 para 120.000 em 1959; 230.000 em 1968; 400.000 em 1973; mais de 500.000 em 1978; quase 750.000 em 1983 e mais de 1 milhão em 1988. O intervalo de tempo entre a publicação do artigo original e os resumos tem sido grande o suficiente para encorajar a criação de diversos serviços chamados de "ferramentas de conhecimento atual" e publicações especiais como *Index Chemicus, Current Contents of ISI, Chemical Titles, Chemical-Biological Activities* (CBAC), *Polymer Science and Technology* (POST), *Basic Journal Abstracts* (BJA) e *CA Condensates* of CAS; esses também são publicações com base computadorizada.

FÁRMACOS ORGÂNICOS

O contraste entre as drogas de hoje e as de antigamente é drástico em vários aspectos. Há apenas 50 anos, os seres humanos dependiam quase exclusivamente da natureza para produzir as drogas orgânicas de que precisavam, e a contribuição da farmácia era limitada em grande parte à preparação de extratos, tinturas e outras formas farmacêuticas de drogas brutas, e ao isolamento de princípios ativos, especialmente alcalóides e glicosídios.

Drogas sintéticas começaram a aparecer com notável rapidez na década de 1920, e isso geralmente é atribuído à enorme expansão da indústria química norte-americana, fomentada pela Primeira Guerra Mundial. Muitos observadores vêem o advento das sulfas no início da década de 1930 como o início da era moderna das drogas sintéticas.

A grande maioria das drogas básicas de hoje é de compostos orgânicos distintos. A maioria deles é de produtos de síntese orgânica, embora alguns, como a reserpina, o ACTH e a maioria dos antibióticos, sejam produtos naturais. Mesmo no caso de produtos naturais, o químico tem desempenhado um papel importante no processo de produção economicamente viável, não apenas em larga escala, mas também em um estado satisfatório de pureza. Os químicos também têm realizado alterações químicas nos produtos que ocorrem naturalmente, produzindo derivados que são ainda mais potentes ou superiores em outros aspectos (p. ex., ácido desidrocólico, diidroergotamina, fluorocorticóides, penicilinas semi-sintéticas, metiltestosterona).

Essa modificação molecular de compostos farmacodinâmicos conhecidos, tanto naturais como sintéticos, é um dos principais tipos de esforço de pesquisa no campo de quimioterapia. Embora esse esforço freqüentemente resulte em saturação do mercado com novas drogas que podem não ser superiores às imitadas, uma revisão crítica dos resultados arquivados dos últimos 25 anos forneceu abundantes evidências de que o esforço resulta em uma gratificante percentagem de substâncias novas e extremamente benéficas (veja Cap. 28). Muitas dessas novas inclusões aos compêndios oficiais tiveram essa gênese.

Classificações Químicas e Farmacológicas

Nos primeiros anos da era moderna da química orgânica sintética, era comum classificar novas drogas em bases químicas. Isso era uma abordagem lógica, não apenas porque eram fundamentalmente produtos de pesquisa química mas também porque os conhecimentos de farmacologia e bioquímica ainda estavam nos primeiros estágios de desenvolvimento. Na verdade, a necessidade cada vez maior de conhecimentos mais precisos sobre a eficácia e a segurança de novas drogas tem encorajado, de forma significativa, o rápido crescimento dessas ciências até o seu atual e impressionante *status* e, sem dúvida, assim persistirá no futuro. O resultado mais reconfortante é que esses esforços complementares fornecerão continuamente à medicina melhores ferramentas e mais conhecimentos, de modo que a prevenção e o tratamento efetivos das enfermidades fisiológicas e psicológicas humanas estão-se tornando cada vez mais uma ciência e cada vez menos uma arte.

A hipótese subjacente a todos os esforços para classificar fármacos orgânicos em bases químicas é simplesmente que alguma correlação deve existir entre a química dos compostos e suas ações e usos como agentes terapêuticos. Os primeiros esforços em descobrir correlações eram baseados em uma consideração primitiva, com ênfase particular na presença e na localização de grupamentos quimicamente ativos (grupamentos funcionais). Em uma forma mais sofisticada, tais esforços continuam hoje, e o resultado tem sido o acúmulo de fabulosos conhecimentos sobre as ações dos fármacos. Esse conhecimento fortaleceu materialmente o conceito de que a farmacodinâmica das drogas finalmente pode ser explicada a partir de suas características químicas. Isso aponta indiscutivelmente para o fato de que, para a plena compreensão do mecanismo de ação da droga, há um longo caminho para o futuro e que envolve muito mais informações do que as que podem ser visualizadas atualmente a partir de fórmulas e modelos moleculares.

Tem-se tornado claro que as ações farmacológicas dos fármacos devem ser encaradas como funções do *total* de moléculas. Por exemplo, todos os ácidos barbitúricos contêm o fragmento maloniluréia, mas as ações relativas dos diferentes barbituratos variam grandemente em relação à ação de dose quantitativa, tempo de ação e duração, dependendo dos substituintes nas posições 1, 3 e 5 (Cap. 80). Um outro exemplo são as sulfas. A porção antibacteriana, comum a todas as sulfas, é um composto semelhante à sulfanilamida, mas alterações químicas nas posições N^1 e N^4 produzem derivados que diferem de modo importante nas suas ações e aplicações quimioterapêuticas.

A dependência da atividade farmacológica na estrutura molecular *total* é evidente com fármacos que são polifuncionais do ponto de vista químico. As sulfas são um bom exemplo, com a eliminação tanto da porção amino como da porção sulfonamida, ou mesmo uma troca em suas posições relativas, resultando na perda de atividade bacteriostática. Da mesma forma, o ácido acetilsalicílico perde sua ação analgésica se o grupamento carboxila ou o grupamento acetila forem removidos, ou se a relação desses grupamentos for outra além de *orto*.

Uma dependência similar ocorre na área de estereoquímica. Assim, a forma *trans* do dietilestilbestrol é estrogenicamente potente enquanto sua forma *cis* não o é. Este é o remanescente das formas α e β do estradiol, em que a última forma é cerca de dez vezes mais potente que a primeira. Como exemplo envolvendo diasteroisômeros, as grandes diferenças de potências entre efedrina e pseudo-efedrina nas ações midriática e vasopressora podem ser citadas. Diferenças similares em ações fisiológicas também são comumente observadas entre enantiômeros. Assim, a D- e a L-efedrina diferem grandemente em potências de ação midriática e vasopressora; as formas D dos α-aminoácidos são muito inferiores às das formas L como nutrientes, e (−)-epinefrina é mais de 20 vezes mais potente como agente simpatomimético do que a forma (+).

Da discussão precedente fica claro que dificuldades serão encontradas sempre que se tentar classificar quimicamente fármacos orgânicos e obter um sistema que simultaneamente os classifique farmacologicamente. Como será visto a seguir neste texto, fármacos que caem na mesma categoria química geralmente apresentam, coletivamente, diferentes ações, ao mesmo tempo que fármacos com características químicas muito diferentes freqüentemente possuem o mesmo mecanismo de ação quando usados como agentes terapêuticos. Do ponto de vista prático, esses agentes são importantes por causa das ações que eles promovem (independentemente de suas composições químicas); suas monografias são apresentadas em capítulos subseqüentes com bases farmacológicas.

Um tratamento mais extenso na relação entre estrutura molecular e atividade biológica pode ser encontrado no Cap. 28.

HETEROCÍCLICOS PRESENTES EM FÁRMACOS OFICIAIS

Muitos compostos bioquímicos e fármacos de origem natural contêm estruturas de anéis heterocíclicos. Numerosos exemplos ocorrem, em carboidratos, aminoácidos essenciais, vitaminas, alcalóides, glicosídios ou antibióticos. A presença de estruturas heterocíclicas como diversos tipos de compostos é fortemente indicativa de um profundo efeito que exercem na atividade fisiológica, e o reconhecimento disso é refletido no enorme estímulo na busca de novos fármacos. Exemplos incluem pesquisas que levaram a uma enorme variedade de fármacos modernos como clordiazepóxido (tranqüilizante), metazolamida (inibidor da anidrase carbônica), guanetidina (anti-hipertensivo), estanozolol (anabolizante), dapsona (leprostático), ciclofosfamida e tiotepa (antineoplásico), hidroclorotiazida (diurético e anti-hipertensivo), imipramina (antidepressivo), lucantona (antiesquistossômico) e muitos outros.

Como era de se esperar, essa tendência é refletida na mudança de características do conteúdo do compêndio de fármacos oficiais. Intensa pesquisa em diversas áreas heterogêneas continuamente leva a novos fármacos, e o Apêndice E foi redigido para apresentar o espectro de fármacos heterocíclicos apresentados na USP e no NF. A classificação obedece às regras do *Ring Index* e do *Chemical Abstracts*. Os anéis são apresentados em ordem crescente de complexidade. Os números em negrito mostram o número de átomos nos anéis, e o outro número dos números em negrito corresponde ao número de anéis presentes no sistema. Como exemplo, a notação 5, 6 indica um sistema composto de dois anéis, nos quais um contém cinco átomos, enquanto o outro contém seis átomos. As fórmulas como C_3NS-C_6 revelam o tipo e o número de átomos presentes no anel ou anéis. Associados a cada uma dessas fórmulas estão as fórmulas gráficas e os nomes no *Ring Index** de cada heterociclo, e, em itálico, um ou mais exemplos de fármacos oficiais (ou as porções deles) contendo esses heterociclos.

As estruturas e os esquemas de numeração química[†] estão de acordo com o *Ring Index* e desse modo não esboçam nenhuma característica de estereoespecificidade[‡]. Será observado que alguns desses nomes dados para heterociclos são vulgares (p. ex., pirimidina, nortropano), enquanto outros são rigidamente sistemáticos. Nomes vulgares são empregados na tabela sempre que oportuno; por exemplo, sempre que houver uso contínuo, eles se tornam reconhecidos pelos químicos (um reflexo disso é a adoção pela IUPAC e pelo Índice *Chemical Abstracts*) denotando as estruturas a que eles se referem. Em todos os outros casos, nomes sistemáticos devem ser usados para distinguir entre o heterociclo de interesse de suas formas isoméricas.

A apresentação é exclusivamente baseada nos *"sistemas" de anéis mais complexos* contendo hetero átomo ou átomos; o termo "sistema" significa tanto um simples anel como a combinação de anéis dos tipos fundidos, ligados ou espiralados. Por exemplo, a quinina é presente *somente* como um derivado quinolínico e *não* também como um derivado piridínico, ainda que a quinolina seja uma benzopiridina. Da mesma forma, a cafeína é apresentada somente como um derivado purínico, e não como derivado pirimidínico ou um derivado imidazólico, muito embora a purina seja uma imidazopirimidina.

Em uma apresentação completa desse tipo, drogas que contêm dois ou mais sistemas heterocíclicos *separados* devem aparecer sob cada um dos sistemas; p. ex., a quinina deve constar tanto como derivado quinolínico quanto como derivado quinuclidínico.

Sempre que possível, somente uma parte do título oficial é utilizada para abranger o heterociclo; por exemplo, tiamina é usada em vez de cloridrato de tiamina.

O volume final (IV) do *Ring Index* foi publicado em 1964 e novos números de índice não são mais atribuídos a estruturas cíclicas pelo CAS. Identificadores para todos os tipos de compostos (incluindo sistemas cíclicos) foram organizados em um

---

*Estruturas heterocíclicas são realmente ou teoricamente produzidas por reações relativamente simples como condensação e desidrogenação em estruturas alifáticas. Por causa disso, muitos autores preferem dar nomes como heterociclos em uma regra designada para revelar sua relação ao alifático em vez de empregar a nomenclatura do *Ring Index* usada neste Apêndice.

†Cuidado extremo tem de ser tomado ao se interpretarem as posições dos números nos nomes dos compostos em diferentes textos e trabalhos de referência. É comum a situação na qual dois esquemas diferentes de numeração química, através de uso continuado, tornaram-se firmemente estabelecidos para um determinado sistema em anel; e isso leva a diferentes números como locações em um idêntico par de nomes de dado composto. Além disso, autores de textos freqüentemente favorecem a prática de inventar seus próprios esquemas de numeração.

‡*The Ring Index*, 2nd ed, Washington, DC: American Chemical Society, 1960 e suplementos; também cada índice anual, qüinqüenal e decenal de *Chemical Abstracts*.

Parent Compound Handbook, publicado pelo CAS, o qual consiste em sete tipos de categorias de índices.

Nome do Composto Original — Inclui, em ordem alfabética, os nomes de todos os compostos originais e produtos naturais indefinidos. Os nomes originais complexos são permutados de modo que as raízes dos nomes, encobertas nos termos, possam ser localizadas.*

Notação Linear de Wiswesser — Inclui a notação linear de Wiswesser (anteriormente) para todos os compostos originais.*

Fórmulas Originais — Os compostos são dispostos de acordo com o sistema de Hill, mas omitindo os átomos de hidrogênio da fórmula molecular. Sistemas cíclicos são agrupados da mesma maneira que no *Ring Index* (ver Apêndice E) sob sua fórmula molecular apropriada.*

Número de Registro — Esses são arrumados no sentido crescente do número de registro CAS, associado ao *Parent Compound Identifiers.**

Estéreo-original — Este consiste no *Index Parents* do CAS, cujos nomes implicam a estereoquímica e cujas estruturas são conhecidas. O arranjo é em ordem alfabética com referências *CA* para produtos naturais indefinidos ou parcialmente definidos.

Análise Cíclica — Esta inclui somente sistemas cíclicos, organizados pelo sistema do *Ring Index,* e contém a nomenclatura *CA* e o *Parent Compound Identifier.**

Subestrutura Cíclica — Os anéis são arrolados por

Uma *fórmula dos componentes do anel* para cada sistema cíclico listado no *Ring Index*, organizado de acordo com o sistema Hill, mas não incluindo átomos de hidrogênio. Todos os registros de entrada são trocados para permitir a busca a partir de qualquer átomo.

Uma *fórmula de componente de linha* empregando um sistema que identifica cada átomo do ciclo para permitir a busca de subestruturas para seqüenciamento específico do ciclo.

O *nome de índice atual no CA* de uma substância original cíclica e uma substância original estereocíclica: um *Parent Compound Identifier.**

ÁCIDOS E BASES

Fármacos orgânicos são geralmente moléculas complexas que têm vários grupamentos funcionais ácidos e básicos. O comportamento desses grupamentos em ambiente aquoso influenciará a atividade do fármaco, seu transporte através do corpo e sua passagem de algum compartimento corpóreo para outro. Existem duas principais teorias para ácidos e bases, a teoria de Brønsted e a teoria de Lewis. De acordo com a *teoria de Brønsted*, um ácido é um grupamento capaz de doar um próton (íon hidrogênio), e uma base é um grupamento que pode aceitar (fazer uma ligação a) um próton. Como o próton não contém elétrons, a base é capaz de prover o par de elétrons necessário para a formação de uma nova ligação. Um *ácido de Lewis* é um grupamento que pode aceitar um par de elétrons, e para tanto tem que haver nele um orbital vazio. Grupamentos que podem doar um par de elétrons são denominados *bases de Lewis*. Neste capítulo, nosso foco de discussão será a teoria de ácidos e bases de Brønsted. Veja também o Cap. 17, *Soluções Iônicas e Equilíbrio Eletrolítico.*

Grupamentos que atuam como ácidos precisam ter um próton que possa ser removido na presença de uma base. Em laboratório, bases extremamente fortes podem ser utilizadas em solventes não-aquosos para remover prótons de grupamentos alquilas e anéis aromáticos. Embora essas reações sejam extremamente importantes para a síntese de fármacos, o objetivo deste capítulo visa aos fármacos em ambiente aquoso. Na água, a base mais forte existente é o íon OH^-, enquanto o ácido mais forte é o próton hidratado, ou íon oxônio, H_3O^+. Apesar de haver diversas exceções, a maioria dos átomos de hidrogênio ligados a carbono não é suficientemente ácida para ser removida em solução aquosa. Geralmente, átomos de hidrogênio ligados a O, N, S e algumas vezes P (em geral algum átomo eletronegativo) são potencialmente removíveis em solução aquosa. Quando um ácido doa um próton, uma nova espécie, chamada de *base conjugada* a partir do ácido, é formada

$$\underset{\text{ácido}}{CH_3CO_2H} \xrightleftharpoons{K_a} \underset{\text{base conjugada}}{CH_3CO_2^{\ominus}} + H^{\oplus}$$

a qual tem uma carga elétrica a menos do que a do ácido do qual derivou. Desse modo, o ácido acético, que é eletricamente neutro, se dissocia em um próton e sua base conjugada, íon acetato, o qual tem uma carga elétrica de −1. Um equilíbrio é estabilizado entre o ácido e sua base conjugada. A constante de equilíbrio, que é conhecida como constante de dissociação do ácido (K_a), é uma propriedade do ácido em questão. Como os valores de K_a são geralmente números exponenciais, é conveniente utilizar $-\log K_a$, o qual pode ser referido como pK_a do ácido. Na água, a escala de pK_a vai de 0 até 14, onde os menores valores correspondem aos ácidos mais fortes. No Cap. 17, o conceito é estudado mais profundamente.

Grupamentos básicos (ou alcalinos) requerem um par de elétrons, que será utilizado para formar a ligação com um próton. Esse par de elétrons pode ser ou um par não-compartilhado ou uma carga negativa formal. Bases como amônia ou aminas se ligam com prótons utilizando um par de elétrons não-compartilhado do átomo de nitrogênio. Outras bases como hidróxido utilizam um par de elétrons disponível pela dissociação do cátion para ligar-se a um próton. Quando uma base neutra aceita um próton, sua carga aumenta em uma unidade e uma nova espécie é formada, chamada *ácido conjugado* da base.

$$\underset{\text{base}}{:NH_3} + H^{\oplus} \xrightleftharpoons{K_b} \underset{\text{ácido conjugado}}{NH_4^{\oplus}}$$

O íon amônio (carga +1) é o ácido conjugado da amônia; a água (carga 0) é o ácido conjugado do íon hidróxido. A constante de equilíbrio de dissociação de uma base é chamada de K_b da base. Como para valores de K_a, é mais conveniente utilizar $-\log$ de K_b, ou pK_b de uma base. Na água, os valores de pK_b vão de 0 a 14, onde os valores menores representam as bases mais fortes. Essas são as relações entre pK_a de um ácido e o pK_b de sua base conjugada em meio aquoso.‡

$$pK_a(\text{ácido}) + pK_b(\text{base conjugada}) = 14$$

Existe uma relação similar para bases e seus ácidos conjugados.

$$pK_b(\text{base}) + pK_a(\text{ácido conjugado}) = 14$$

Ácidos estão em equilíbrio com suas bases conjugadas. Uma dessas espécies receberá uma carga, e com isso a constante de equilíbrio irá mudar para o lado onde a molécula está ionizada na solução. Isso tem uma profunda implicação em química médica porque a extensão da ionização de um fármaco no corpo irá afetar seu transporte de um compartimento para outro. O exame da expressão da dissociação do ácido mostra a constante de equilíbrio

$$K_a = [A^-][H^+]/[HA]$$

Tomando-se o logaritmo de ambos os lados da equação encontramos

$$\log K_a = \log [A^-] + \log [H^+] - \log [HA]$$

*Um identificador consiste em um código de 5 letras através do qual se encontra um registro no *Parent Compound File.* Cada seção do arquivo recebe uma lista de identificadores através da qual se pode reconhecer o tipo de substância original. As listas são:

BBBBB até BPZZY	Substâncias originais
BQBBR até BZZZP	Substâncias originais estereoacíclicas
CBBBC até DZZZR	Substâncias originais estereocíclicas
FBBBF até ZZZZK	Substâncias originais cíclicas

‡Em química médica, somente os valores de pK_a são usados para minimizar confusões. Os compostos com valores de pK_a maior que pK_b são bases; quanto maior for o pK_a, mais forte será a base.

Multiplicando-se ambos os lados da equação por –1 temos

$$-\log K_a = -\log [A^-] - \log [H^+] + \log [HA]$$

Substituindo pK_a por $-\log K_a$ e pH por $-\log [H^+]$ temos

$$pK_a = pH + \log [HA]/[A^-]$$

É sabido que a equação de Henderson-Hasselbalch nos leva a uma relação entre pK_a de um ácido e à razão da sua forma ácida com sua base conjugada em um determinado pH. *É importante lembrar que, enquanto pK_a é uma propriedade da molécula, pH é uma propriedade do solvente (meio).* Nesse caso (para ácidos eletricamente neutros), a razão $[HA]/[A^-]$ é a razão entre espécies [não-ionizadas]/[ionizadas].

Uma forma mais geral para a equação pode ser expressa como

$$pK_a = pH + \log [\text{forma ácida}]/[\text{base conjugada}]$$

Para ácidos carregados, como ácidos conjugados de aminas, a equação aparece como

$$pK_a = pH + \log [BH^+]/[B]$$

Aqui a razão de $[BH^+]/[B]$ se iguala à razão de espécies [ionizadas]/[não-ionizadas].

A equação de Henderson-Hasselbalch permite o cálculo do percentual de ionização de um ácido em dado pH. Pode ser calculado como

$$\% \text{ de ionização} = 100 \; [\text{ionizado}]/[(\text{ionizado} + \text{não-ionizado})]$$

Um exemplo do cálculo de Henderson-Hasselbalch usando fenol como ácido em pH 7.

$$\text{fenol (PhOH)} \underset{}{\overset{K_a}{\rightleftharpoons}} PhO^{\ominus} + H^{\oplus}$$

fenol

$$pK_a \text{ (fenol)} = 9{,}9$$

$$9{,}9 = 7 + \log [PhOH]/[PhO^-]$$

$$2{,}9 = \log [PhOH]/[PhO^-]$$

$$794 = [PhOH]/[PhO^-]$$

Em outras palavras, a razão entre fenol e o íon fenolato (PhO^-) em pH 7 é 794:1, o composto é acentuadamente não-ionizado. A percentagem de ionização pode ser calculada como

$$\% \text{ ionização} = 100[1/(1 + 794)]$$

$$\% \text{ ionização} = 0{,}126\% \text{ em pH } 7$$

Um segundo exemplo é dado para a extensa ionização da anilina em pH 7. Anilina ($PhNH_2$) é uma base com pK_b de 9,4. No entanto, a equação de Henderson-Hasselbalch utiliza os valores de pK_a, e o cálculo é feito utilizando-se o ácido conjugado da anilina, o íon anilínio, o qual tem $pK_a = 14 - pK_b$. O pK_a do íon anilínio é de 4,6. Utilizando-se a equação de Henderson-Hasselbalch, teremos

$$PhNH_2 + H^{\oplus} \underset{K_a}{\rightleftharpoons} PhNH_3^{\oplus}$$

anilina

$$4{,}6 = 7 + \log [PhNH_3^+]/[PhNH_2]$$

$$-2{,}4 = \log [PhNH_3^+]/[PhNH_2]$$

$$0{,}004 = [PhNH_3^+]/[PhNH_2]$$

A razão entre a anilina ionizada e a não-ionizada em pH 7 é igual a 1:251. O percentual de ionização em pH 7 é de

$$\% \text{ ionização} = 100 \; [1/(1 + 251)]$$

$$\% \text{ ionização} = 0{,}4\% \text{ em pH } 7$$

Alguns compostos têm diversos grupamentos ácidos e básicos, ou uma combinação deles. Nesses casos, o pK_a do ácido mais forte é utilizado na equação de Henderson-Hasselbalch, devido ao fato de esse grupamento se dissociar mais rapidamente. Isso também pode ser reconhecido para compostos que possuem grupamentos amônio quaternário (N ligado a quatro grupamentos alquila ou arila mas não a hidrogênio) que têm uma carga permanente +1, a qual não é afetada pelo pH do meio. Tais compostos *sempre* serão 100% ionizados, e não é preciso calcular a ionização da molécula.

Foi mencionado anteriormente que átomos de hidrogênio em meio aquoso ligados a O, N, S e P podem apresentar caráter ácido, e com isso o equilíbrio é estabilizado entre a forma ácida e sua base conjugada. Grupamentos que estabilizam a base conjugada (abaixando sua energia) irão direcionar o equilíbrio para a direita e com isso aumentar a força do ácido. Tais grupamentos estabilizam a base conjugada ao lhe conferir um mecanismo para dispersar qualquer desenvolvimento de carga negativa. Efeitos eletrônicos dos grupamentos funcionais irão com isso ter um efeito na força dos locais adjacentes ácidos e básicos.

Os efeitos eletrônicos dos grupamentos funcionais podem ser quebrados pelos efeitos de campo, indutivos e de ressonância. A natureza desses efeitos e como eles são equilibrados são um fator decisivo para o tipo de efeito eletrônico expresso por um grupamento funcional individualmente. *Efeitos de campo* são efeitos através do espaço na polarizabilidade a partir de diferenças eletronegativas.

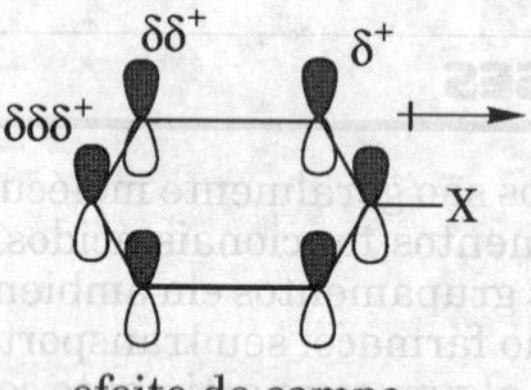

efeito de campo

Polarizabilidade é a facilidade de distorção de uma nuvem eletrônica. A ligação de um átomo altamente eletronegativo a um sistema irá puxar a densidade eletrônica em direção ao átomo, e com isso expor outras porções da molécula que estejam positivamente carregadas. Efeitos de campo tendem a diminuir com o aumento da distância. *Efeitos indutivos* são as polarizações das ligações como resultado de diferenças de eletronegatividade.

$$\underset{\delta\delta\delta^+}{C}—\underset{\delta\delta^+}{C}—\underset{\delta^+}{C}—X$$

efeito indutivo

Assim, um átomo eletronegativo polariza a ligação ligada a ele pelo aumento da densidade eletrônica em sua vizinhança. O lado oposto da ligação adquire o *status* de carga positiva. Com isso a ligação adjacente é polarizada e assim por diante. Esses efeitos, que são transmitidos através das ligações, também diminuem com o aumento da distância em relação ao átomo eletronegativo. *Efeitos de ressonância* envolvem o real movimento dos elétrons pelas ligações π do sistema. As ligações π do sistema atuam como condutores de elétrons, muitos como cabos que conduzem eletricidade, os quais podem ser movidos em ambos os sentidos, dependendo da necessidade do sistema. Isso é especialmente evidente em sistemas conjugados (aqueles que alternam entre ligações duplas e simples). O movimento de elétrons através de uma base conjugada permite que as cargas possam ser dispersas por vários átomos (deslocalização). Essa baixa de energia do sistema é relativa a uma carga isolada. Em contraste com os efeitos indutivos e de campo, os efeitos de ressonância diminuem muito vagarosamente com a distância. A estabilização aumenta à medida que o número de átomos sobre a carga dispersa aumenta. Os efeitos de ressonância geralmente contribuem mais extensamente para o efeito eletrônico total de um grupamento funcional do que os efeitos de campo ou os efeitos indutivos.

Entre os grupamentos funcionais que são classificados como sendo grupamentos "puxadores" de elétrons estão os grupamentos das carbonilas (aldeídos, cetonas, ésteres, ácidos carboxílicos, amidas etc.), nitro, nitrila (ciano), sulfinil, sulfonil, halo, amônio quaternário, trifluorometil, vinil, etinil e fenil. As relativas contribuições dos efeitos de campo, indutivos e de ressonância sobre o efeito eletrônico total desses grupamentos funcionais serão discutidas adiante.

O grupamento carbonila (C═O) é parte integrante de um amplo número de grupamentos funcionais como cetonas, ácidos carboxílicos, amidas, ésteres e carbamatos. Por causa da diferença de eletronegatividade entre o oxigênio e o carbono, o efeito indutivo, o efeito de campo e os sistemas de ligações se tornam mais evidentes. Elétrons nas ligações σ e π são polarizados de tal forma que a maior densidade ocorre perto do oxigênio. O carbono adquire uma carga parcialmente positiva que pode atrair elétrons de grupamentos próximos. Se a carga negativa se posiciona adjacente ao grupamento carbonila, essa carga irá se estabilizar não apenas por efeito eletrostático, mas também por ressonância, que pode deslocalizar a carga negativa para o oxigênio do grupamento carbonila.

Outro grupamento "puxador" de elétrons muito forte é o grupamento nitro (NO_2). Apesar de esse grupamento ser uma molécula aparentemente neutra, o nitrogênio sempre apresenta uma carga elétrica positiva que é equilibrada com a carga elétrica negativa de um dos oxigênios. Duas estruturas de ressonância são possíveis na distribuição da carga negativa sobre os dois oxigênios. A carga elétrica positiva do nitrogênio pode estabilizar uma carga elétrica negativa adjacente por atração eletrostática ou por ressonância.

Uma nitrila apresenta uma tripla ligação entre carbono e nitrogênio. A diferença eletronegativa entre carbono e nitrogênio resulta em uma carga parcialmente positiva no carbono. O maior efeito desse grupamento funcional, no entanto, vem da estabilização de ressonância de uma carga negativa adjacente para o nitrogênio.

A diferença entre os grupamentos sulfinil e sulfonil é tal que o primeiro apresenta uma ligação S═O, enquanto o sulfonil apresenta duas ligações S═O. A principal forma de ressonância do grupamento sulfinil tem uma ligação simples em S—O com uma carga formal positiva no enxofre e uma carga negativa no oxigênio. O sulfonil tem duas estruturas de ressonância. A preferência por essas estruturas sobre as demais com dupla ligação é devida a uma relativa ineficiência do orbital *p* em envolver e encarar a diferença de tamanho entre o enxofre e o oxigênio. Apesar disso, a estabilização de uma carga negativa por ressonância contribui para o efeito "puxador" de elétrons desses grupamentos funcionais.

sulfinil

sulfonil

Os haletos (F, Cl, Br, I) são grupamentos puxadores de elétrons mais fracos do que se imagina. O flúor, que é o elemento mais eletronegativo, exerce um forte efeito de campo e indutivo no carbono adjacente a ele. Não é possível obter um aumento de densidade eletrônica por ressonância porque não há orbitais vazios. O único par de elétrons do flúor pode, no entanto, ser doado por ressonância. Como resultado desse efeito de "empurrar e puxar", os efeitos de campo e de ressonância (+ o indutivo) praticamente se anulam e o flúor exerce apenas um pequeno efeito "puxador" de elétrons.

retirada de elétrons por efeitos indutivo e de campo

doação de elétrons por ressonância

O cloro é o menos eficiente em doar elétrons por ressonância por causa de seu tamanho em relação ao carbono. Ele exerce efeitos de campo e indutivo relativos, e por isso se comporta como um grupamento "puxador" de elétrons. A diferença de eletronegatividade entre o carbono e o bromo é pequena, e a doação de elétrons por ressonância é ineficaz. Como resultado, o bromo geralmente se comporta como um fraco grupamento "puxador" de elétrons. O iodo é ainda mais fraco devido à diminuição do efeito de campo e do efeito indutivo.

Grupamentos funcionais de amônio quaternário e do trifluorometil exercem seus efeitos eletrônicos primariamente através dos efeitos de campo e indutivo. O grupo do amônio quaternário sempre apresenta uma carga positiva permanente no nitrogênio, a qual estabiliza uma carga elétrica negativa adjacente eletrostaticamente. A ausência de pares de elétrons disponíveis ou de orbitais vazios torna a ressonância com esse grupamento impossível. Uma ressonância direta com grupamento trifluorometil não ocorre. Os três átomos de flúor, que são extremamente eletronegativos, exercem múltiplos efeitos indutivo e de campo ao carbono ligado a eles, que pode por isso estabilizar uma carga negativa adjacente da mesma forma.

Grupamentos insaturados como fenil, vinil ou etinil podem atuar como grupamentos "puxadores" de elétrons quando necessário, pela deslocalização de excesso de densidade eletrônica através das ligações π.

Grupamentos funcionais, que são classificados como sendo doadores de elétrons, incluem alcoóis, éteres, aminas e grupamentos alquilas. Cada um desses grupamentos irá estabilizar uma crescente carga positiva e, quando ligados a átomos de caráter básico, tendem a aumentar a constante de associação.

Alcoóis e éteres têm efeitos indutivos similares aos das carbonilas, mas, devido à falta de uma ligação π, têm uma diminuição em seu efeito indutivo. Apesar de grupamentos carbonilas terem a capacidade de deslocalizar excesso de densidade eletrônica para o oxigênio, isso não é possível para alcoóis e éteres. Pares de elétrons não-compartilhados podem no entanto ser deslocados por ressonância para ajudar a estabilizar o aumento de uma carga positiva. No processo uma nova ligação C=O é formada e sua carga é deslocalizada para o oxigênio. Apesar de ser desfavorável colocar uma carga positiva em um átomo eletronegativo, isso é compensado pela formação de uma nova ligação. A predominância do efeito de ressonância sobre os efeitos indutivo e de campo é observada pelo fato de que alcoóis e éteres se comportam como grupamentos doadores de elétrons.

$$R_2\overset{\oplus}{C}-\ddot{O}-R' \longleftrightarrow R_2C=\overset{\oplus}{O}-R'$$

Uma situação similar ocorre nos grupamentos amino onde o par de elétrons sozinho pode ser doado para formar uma ligação C=N e com isso deslocalizar uma carga positiva adjacente para o átomo de nitrogênio. Devido ao fato de o oxigênio ser mais eletronegativo que o oxigênio, o oxigênio pode tolerar a carga mais facilmente. Grupamentos aminos geralmente são fortes substituintes doadores de elétrons do que alcoóis e éteres.

$$R_2\overset{\oplus}{C}-\ddot{N}R'_2 \longleftrightarrow R_2C=\overset{\oplus}{N}R'_2$$

Os grupamentos alquila, diferentemente de alcoóis e grupamentos aminos, não têm pares de elétrons disponíveis para doar. No entanto, os elétrons das ligações σ, especialmente os das ligações C—H, podem ser doados por meio de um processo conhecido como *hiperconjugação*, ou *ressonância sem ligação*. A hiperconjugação permite que uma carga positiva adjacente seja deslocada por ressonância em um próton. Tal efeito é maior para grupamentos metilas, porque a carga pode ser deslocalizada para três hidrogênios diferentes. Grupamentos metileno (CH_2), em contraste, permitem que a carga seja deslocalizada para apenas dois hidrogênios.

$$R_2\overset{\oplus}{C}-CH_2-H \longleftrightarrow R_2C=CH_2 \quad H^{\oplus}$$

hiperconjugação

Tem sido observado que, na ausência de outros fatores, certos grupamentos "puxadores" de elétrons afetam os valores de pK_a e de pK_b dos grupamentos funcionais contendo nitrogênio e oxigênio, de uma forma previsível. O conhecimento de tais efeitos permite previsões de primeira ordem que ocorrerão em um ácido e uma base forte em um amplo espectro de grupamentos funcionais.

Alguns grupamentos funcionais podem ser imaginados como sendo derivados da água e recolocados em um ou em ambos os hidrogênios. Alcoóis, por exemplo, podem ser derivados da água por reposição de um dos hidrogênios por um grupamento alquila. A reposição de hidrogênio por um grupamento arila (anel aromático) leva a um fenol. Quando ambos os hidrogênios são repostos por grupamentos alquila ou arila, um éter é formado. Água e alcoóis simples são neutros (pK_a 14) devido às suas propriedades ácido-básicas. Éteres são neutros em virtude de não haver hidrogênios para serem doados. Em contraste, fenóis não-substituídos se comportam como ácidos moderados a fracos em soluções aquosas com valores de pK_a entre 9 e 10. A reposição de H por um grupamento arila aumenta o relativo caráter ácido da água de 4 para 5 unidades de pK_a. A substituição de um grupamento alquila, no entanto, tem um efeito insignificante no pK_a. Se um dos átomos de hidrogênio da água for recolocado por um grupamento acila (carbonila), um ácido carboxílico é formado. Tais compostos, geralmente, têm valores de pK_a entre 4 a 5. Um grupamento acila com isso baixa o pK_a para entre 9 ou 10 unidades de pK_a. A substituição de um grupamento sulfonila por H aumenta a acidez de 14 para 15 unidade de pK_a. Os compostos resultantes, chamados de ácidos sulfônicos, apresentam uma acidez muito próxima da do ácido sulfúrico em solução aquosa. A seguir temos uma lista dos valores aproximados de valores de pK_a e pK_b para compostos orgânicos.

Composto	Estrutura	Valor	
éter	$H_3C-O-CH_3$	neutro	
álcool	H_3C-O-H	neutro	
água	$H-O-H$	neutro	
fenol	$Ph-O-H$	pK_a 9–10	aumenta a potência do ácido
ácido carboxílico	$CH_3C(=O)-O-H$	pK_a 4–5	
ácido sulfônico	$CH_3S(=O)_2-O-H$	pK_a <1	
amônia	$H-NH_2$	pK_b 5	
amina primária	H_3C-NH_2	pK_b 5*	
amina secundária	$H_3C-NH-CH_3$	pK_b 5*	diminui a potência da base
arilamina	$Ph-NH_2$	pK_b 10*	
dialilamina	$Ph-NH-Ph$	pK_b 12–13	base
			ácido
amida	$CH_3C(=O)-NH_2$	neutro	
N-arilamida	$CH_3C(=O)-NH-Ph$	pK_a 12–13	
imida	$CH_3C(=O)-NH-C(=O)CH_3$	pK_a 9	
sulfonamida	$CH_3S(=O)_2-NH_2$	pK_a 9	aumenta a força do ácido
N-arilsulfonamida	$CH_3S(=O)_2-NH-Ph$	pK_a 6–7	
sulfonimida	$CH_3S(=O)_2-NH-C(=O)CH_3$	pK_a 4	

Substituintes "puxadores" de elétrons, quando ligados a grupamentos de caráter básico, irão diminuir a característica básica, dificultando a doação do par de elétrons disponível ao se ligar a prótons. Alguns grupamentos funcionais que contêm nitrogênio podem ser imaginados como sendo derivados da amônia por reposição de um, dois ou três hidrogênios. Amônia em um valor de pK_a em torno de 5 unidades ($pK_a \sim 9$) se comporta como uma base moderada em solução aquosa. Alquilaminas primárias, secundárias e terciárias podem ser formadas a partir de amônia pela reposição de um, dois ou três hidrogênios, respectivamente. Tais compostos têm aproximadamente o mesmo caráter básico que a amônia em solução aquosa, indicando que grupamentos alquila têm um pequeno efeito sobre pK_b.*

A reposição de um hidrogênio da amônia por um grupamento arila não-substituído leva a uma base fraca com $pK_b \approx 10$.

*Para metilamina o valor de pK_a é de aproximadamente 10,6 para o ácido conjugado, CH_3NH_3. O pK_a para o íon anilina é em torno de 5. Os valores dos pK_a para os grupamentos funcionais se encontram no Quadro 25.2 e no Apêndice F.

Um segundo grupamento arila eleva o pK_b de 12 para 13. Um único substituinte arila tem efeito similar no pK_a e pK_b (5 unidades de pK), enquanto o segundo grupamento apresenta um efeito que é metade (2 a 3 unidades de pK). O efeito de um terceiro grupamento não é facilmente quantificado devido a efeitos não-lineares como impedimento estérico.

A reposição de um hidrogênio da amônia por um grupamento acila leva à formação de uma amida. Tais compostos são praticamente neutros em meio aquoso, sugerindo que o grupamento acila aumenta o pK_b em 9 ou até 10 unidades, a mesma magnitude em que o caráter ácido aumenta no modelo da água. A carbonila, com seu caráter puxador de elétrons, restringe o par de elétrons não-compartilhado do nitrogênio de tal forma que não mais consegue retirar prótons.

A substituição de um segundo grupamento acila na amônia forma uma imida. As imidas se comportam como ácidos em meio aquoso com valores de pK_a em torno de 9. O segundo grupamento puxador de elétrons não somente dificulta a doação de um par de elétrons não-compartilhados mas também enfraquece a ligação N—H a ponto de tornar possível uma dissociação. A base conjugada resultante é estabilizada por duas carbonilas. É importante notar que a segunda acila tem aproximadamente a metade do efeito (5 unidades de pK) da primeira. Um grupamento sulfonil, quando substituído por hidrogênio na amônia, forma uma sulfonamida, a qual é ácida com valor de pK_a de 9 a 10 unidades. Um único grupamento sulfonil, no entanto, altera o pK de 14 a 15 unidades.

Estimar os valores de pK_a e pK_b pode ser feito por grupamentos funcionais derivados de sistemas de água e amônia. Os dados apresentados no Quadro 25.2 mostram que, quando dois substituintes diferentes estão ligados ao nitrogênio, o grupamento que apresenta maior efeito é classificado como o primeiro grupamento, enquanto o de menor efeito é o segundo grupamento. Assim, *N*-metilanilina é calculada para ter um pK_b de 10 (utilizando os valores da arila para primeiro grupamento) e não pK_b 7 a 8, que poderia ser obtido se a metila fosse tomada como primeiro grupamento. *É importante ressaltar, no entanto, que essas estimativas excluem efeitos estéricos e outros efeitos eletrônicos, e que essas estimativas devem variar dos valores reais (experimentais) em várias unidades de pK.*

A hibridização também pode afetar a força de uma base, como pode ser observado nas séries amina, imina, nitrila, onde a hibridização do nitrogênio muda de sp^3 para sp^2 para sp. Apesar de as aminas serem bases moderadamente fortes ($pK_b \approx 5$), as iminas são muito mais fracas com valores de pK_b próximos de 10. Nitrilas são essencialmente neutras (pK_b 14). O efeito de hibridização é diminuir o comprimento de ligação, e o efeito geral é diminuir os comprimentos de ligação e aumentar a eletronegatividade, assim como os percentuais do caráter *s* aumentam (25% para sp^3; 33% para sp^2; e 50% para sp). O encurtamento dos comprimentos de ligação e a alta negatividade associados com o átomo de nitrogênio das nitrilas resultam em um par de elétrons muito mais próximos do nitrogênio do que nas iminas e aminas. Sabendo-se que a basicidade é uma função de quão prontamente um par de elétrons pode ser compartilhado, as aminas serão as bases mais fortes, e as nitrilas as bases mais fracas nessas séries. Nitrogênios aromáticos, como os encontrados em piridinas e pirimidinas, são também sp^2 hibridizados e são similares a iminas devido à sua força básica ($pK_b \approx 10$).

Quadro 25.2 Efeito do pK do Grupamento Funcional como Substituintes em H_2O e NH_3

GRUPAMENTO FUNCIONAL	EFEITO COMO PRIMEIRO GRUPAMENTO, UNIDADES pK	EFEITO COMO SEGUNDO GRUPAMENTO, UNIDADES pK
H, alquil	0	0
Aril, vinil	5	2-3
Acil	10	5
Sulfonil	15	7-8

pK_b 5 — amina; pK_b 10 — imina; pK_b 14 — nitrila

pK_b 10 — piridina; pirimidina

Dois grupamentos funcionais que são comuns em fármacos são amidina e guanidina. O Apêndice D deste capítulo apresenta uma lista com os grupamentos funcionais e seus nomes. Estes podem ser considerados amino derivados de iminas. Amidinas têm um único grupamento amino ligado ao carbono imina e são bases fortes com valores de pK_b próximos de 3. Guanidinas são ainda mais básicas ($pK_b \approx 1$) e têm dois grupamentos amino ligados ao carbono da imina. A alta basicidade desses grupamentos funcionais quando comparados a iminas ocorre por dois fatores: (1) o efeito eletrodoador do(s) nitrogênio(s) do grupamento amino, que pode aumentar a densidade eletrônica no nitrogênio da imina por efeito de ressonância; e (2) o ácido conjugado formado é estabilizado por deslocamento de carga ao longo dos nitrogênios, ainda como resultado da ressonância. Esses efeitos são mais pronunciados para as guanidinas, que têm uma estrutura de ressonância adicional disponível. Nesses grupamentos funcionais são os nitrogênios duplamente ligados que servem como sítios básicos. Um nitrogênio com ligação simples é neutro frente ao efeito "puxador" de elétrons da dupla ligação e à falta de estabilização por ressonância do seu ácido conjugado nesse nitrogênio. É importante notar, no entanto, que se o nitrogênio do grupamento amino tem pelo menos um hidrogênio, estruturas de tautomeria são possíveis, nas quais tanto nitrogênio pode ser ligado a hidrogênio, com o outro se tornando o sítio básico.

Tautômeros são estruturas que se diferenciam na localização de um pequeno grupamento ou átomo, geralmente o hidrogênio. Em amidinas, o hidrogênio pode trocar entre os dois nitrogênios rapidamente (com a subseqüente relocação do par de elétrons), a menos que as características tautoméricas favoreçam uma estrutura específica.

pK_b3 — amidinas; pK_b 1 — guanidinas

tautômeros

Outra situação em que a tautomerização ocorre envolve prótons em carbonos adjacentes a grupamentos carbonila. As cetonas, por exemplo, têm estruturas tautoméricas conhecidas como *ceto* e *enol*. Na forma enol, o hidrogênio de um carbono adjacente migra para o oxigênio da carbonila, com a formação simultânea de uma ligação C=C. A hidroxila resultante é ácida (quando vista como água com um hidrogênio substituído por um grupamento vinil, um pK_a de 9 pode ser esperado). Para cetonas ordinárias, a constante de equilíbrio favorece acentuadamente a forma ceto, e, em soluções aquosas, cetonas se comportam como compostos neutros. Se uma segunda carbonila é ligada a um carbono com pelo menos um hidrogênio, a situação muda. Em tais compostos, a constante de equilíbrio favorece muito mais o tautômero do enol, devido à estabilização por ligação hidrogênica com a carbonila secundária. Os compostos como 1,3-dicarbonil se comportam como ácidos fracos em solução aquosa.

$$CH_3-C(=O)-CH_2-H \rightleftharpoons CH_3-C(OH)=CH_2$$

ceto enol

$$CH_3-C(=O)-CH_2-C(=O)-CH_3 \rightleftharpoons CH_3-C(=O)-CH=C(OH)-CH_3 \quad (pK_a\ 9)$$

ceto enol—estabilizado por ligação intramolecular de hidrogênio

Comparação entre Valores Experimentais e Valores Estimados de pK

Diversas drogas serão examinadas para enfatizar a aplicabilidade da generalização apresentada nessa discussão de pK. O Apêndice F mostra a correlação dos valores gerais de pK para grupamentos funcionais com a literatura.

SUMÁRIO

Com a capacidade da computação de manipular milhões de bits de dados de uma vez, a previsão de muitas constantes físicas e químicas para compostos conhecidos, ou ainda não, baseados em disponibilidade de dados de bibliotecas de informações conhecidas realmente tem que seguir adiante. Existem programas que prevêem com certa precisão valores de pK_a, log P (coeficiente de partição água-octanol), padrões para compostos em espectrômetros de massa, interpretação de IV (infravermelho) e RMN (ressonância magnética nuclear) etc., acoplados a extensas bases de dados de constantes derivadas. (Um tipo desses de programa pode ser visto em http://www.acdlabs.com/.)

BIBLIOGRAFIA

Hart H, Craine LE, Hart DJ. *Organic Chemistry: A Short Course,* 10th ed. New York: Houghton Mifflin College, 1999.

Morrison RT, Boyd RN. *Organic Chemistry,* 8th ed. Boston: Allyn & Bacon, 2000. Also available on CD-ROM.

Survey of Chemical Notation Systems. Publication no 1150. Washington DC: National Academy of Science—National Research Council, 1964.

Chem Eng News 1955; 33: 2838.

Solomons TWG. *Fundamentals of Organic Chemistry,* 6th ed. New York: Wiley, 1998.

Weininger J. *J Chem Inf Comput Sci* 1988; 28: 31.

Apêndices

Apêndice A — Tipos de Compostos Orgânicos

CLASSE	EXEMPLOS
Acetais	
RC(H ou R)(OR)$_2$ (*cf* Cetais)	$CH_3CH(OCH_3)_2$ acetaldeído; dimetilacetal (1,1- dimetoxietano)
	$(CH_3)_2C(OC_2H_5)$ acetona dietil acetal (2,2-dietoxipropano)
Ácidos (Carboxílicos) (outros ácidos são listados sob seus nomes característicos, p. ex., *Ácidos Sulfônicos, Tioácidos* etc.)	
RCOOH	CH_3COOH ácido acético
Ácidos Fosfônicos	
RPO(OH)$_2$	$CH_3PO(OH)_2$ ácido metilfosfônico ou ácido metanofosfônico
Ácidos Hidroxâmicos	
RC(=NOH)OH	$CH_3CH_2C(=NOH)(OH)$ ácido propiono-hidroxâmico
Ácidos Imídicos	
RC(NH)OH	$CH_3C(=NH)OH$ ácidos acetimídicos
Ácidos Sulfâmicos	
RNH (ou R$_2$N)SO$_2$OH	CH_3NHSO_2OH ácido metanossulfâmico
	$(C_2H_5)_2NSO_2OH$ ácido dietilssulfâmico
Ácidos Sulfênicos	
RSOH	C_6H_5SOH ácido benzenossulfênico
Ácidos Sulfínicos	
RSOOH	C_6H_5SOOH ácido benzenossulfínico
Ácidos Sulfônicos	
RSO$_2$OH	$C_6H_5SO_2OH$ ácido benzenossulfônico
Aciloínas (α-Hidroxi Cetona)	
RCOCH(OH)R	$CH_3COCH(OH)CH_3$ acetoína
	$C_6H_5COCH(OH)C_6H_5$ benzoína
Alcoóis	
ROH *onde R é alifático ou alicíclico*	C_2H_5OH álcool etílico (etanol)
	$CH_2(CH_2)_4CHOH$ ciclo-hexil álcool (ciclo-hexanol)
Alcoolatos (Alcóxidos)	
RO Metal *onde R é alifático ou alicíclico*	C_2H_5ONa sódio etilato de sódio etóxido
Alcóxidos (ver *Alcoolatos*)	
Aldeídos	
RCHO	CH_3CHO acetaldeído
Alquil silanos	
R(SiH$_2$)$_n$H *onde um ou mais hidrogênios podem ser substituídos por R adicional*	CH_3SiH_3
	$CH_2H_5SiH_2\ SiH_2C_2H_5$ metilsilano *sim*-dietildissilano
Alquila halossilanos	
R(SiH$_2$)$_n$X *onde um ou mais hidrogênios podem ser substituídos por R ou X (halogênios) adicionais*	CH_3SiH_2Cl metilclorossilano

Apêndice A — Tipos de Compostos Orgânicos (cont.)

CLASSE	EXEMPLOS
Alquilsilanóis Os tipos aqui apresentados são limitados a derivados de silanos; p. ex., (mono)-silano, SiH_4. Existem derivados similares do di-, tri- etc., silanos.	
$RSiH_2OH$ alquilsilanóis	$RSiH(OH)_2$ alquilsilanodióis $RSi(OH)_3$ alquilsilanetrióis
R_2SiHOH dialquilsilanóis	$R_2Si(OH)_2$ dialquilsilanodióis
R_3SiOH trialquilsilanóis	
Alquilsiloxanos Diversos tipos lineares e cíclicos (ver Compostos Contendo Silício adiante). Um tipo comum linear consistindo na condensação de polímeros de dialquilsilanenodióis é apresentado.	$HO(SiR_2O)_nSiR_2OH$
Amidas $RCONH_2$	CH_3CONH_2 acetamida
Amidinas $RC({=}NH)NH_2$	$CH_3C(NH)NH_2$ acetamidina
Aminas tipo RN(H ou R) (H ou R) $RNH_2{=}$Compostos amínicos	CH_3NH_2 metilamina $(C_2H_5)_2NH$ dietilamina $CH_3N(C_2H_5)C_3H_7$ metiletilpropilamina
Aminoácidos (Ácidos aminados) $R(NH_2)COOH$	$CH_2(NH_2)COOH$ ácido aminoacético
Anidridos Ácidos 1. Dos Ácidos Monocarboxílicos RCOOCOR	$(CH_3CO)_2O$ (ácido) acético anidro
2. Dos Ácidos Dicarboxílicos $\overline{RCOOCO}$	$\overline{CH_2CH_2COOCO}$ (ácido) succínico anidro
Anilidas RCONHR' *onde NHR' é derivado da anilina*	$CH_3CONHC_6H_5$ acetanilida
Nota — se NHR' for derivado de:	Compostos são denominados:
toluidina	toluididas
xilidina	xilididas
anisidina	anisididas
fenetidina	fenetididas
Anilinas (bases de Schiff) $RCH{=}NR$	$C_6H_5CH{=}NC_6H_5$*N*-Benzilidenoanilina
Azidas (Azidas de Acila) $RCON{=}N^+{=}N^-$	$CH_3CON{=}N^+{=}N^-$ acetilazida
Azinas $R_2C{=}NN{=}CR_2$	$(CH_3)_2C{=}NN{=}C(CH_3)_2$ acetona de azina
Benzis (α-Dicetonas Aromáticas) RCOCOR *onde R é aromático*	p-$CH_3C_6H_4COCOC_6H_4CH_3$-p *p,p'*- dimetilbenzil
Benzoínas (Cetonas α-Hidroxi Aromáticas) RCH(OH)COR *onde R é aromático*	p-$CH_3C_6H_4CH(OH)CO$-$C_6H_4CH_3$-p *p,p'* dimetilbenzoína ou paratoluoína
Betaínas $R_3N^+(CH_2)_nCOO^-$	$(CH_3)_3N^+CH_2CH_2COO^-$ *β*-alanina, trimetilbetaína
Boratos (ver *Ésteres*)	
Carbilaminas (ver Isocianidas; Isonitrilas) RNC	C_6H_5NC fenil { carbilamina / isocianida ou / isonitrila
Carbonatos (ver *Ésteres*)	
Cetais $R_2C(OR)_2$ (Comumente tratado como *Acetais*, ver anteriormente)	$(CH_3)_2C(OC_2H_5)_2$ acetona dietilcetal (2,2-dietoxipropano)
Cetenos RC(H ou R) $=C=O$	$(CH_3)_2C{=}C{=}O$ dimetil ceteno
Cetoácidos (monobásicos) $H(CH_2)_nCO(CH_2)_nCOOH$ *onde n = zero ou maior e qualquer ou todos os hidrogênios podem ser R. Podem também ser polibásicos.*	CH_3COCH_2COOH ácido 3-oxibutírico, ou ácido acetoacético $HOOCCH_2COCOOH$ ácido cetossuccínico ou ácido oxaloacético
Cetonas RCOR *onde radicais são alifáticos ou alicíclicos. Se um dos dois R for aromático, os compostos serão denominados Fenonas.*	$CH_3COC_2H_5$ etil metil cetona, ou 2-butanona $C_6H_5COCH_3$ acetofenona
Cianidas (ver *Nitrilas*)	
Cianoidrinas RC(CN)(OH)(H ou R)	$CH_3C(CN)(OH)CH_3$ acetona cianoidrina
Cinatos ROCN	C_6H_5OCN fenil cianato
Compostos Azidos $RN{=}N^+{=}N^-$	$C_2H_5N{=}N^+{=}N^-$ azidoetano
Compostos Azo $RN{=}NR$	$C_6H_5N{=}NC_6H_5$ azobenzeno
Compostos Azóxidos $RN{=}N(O)R$	$C_6H_5N{=}N(O)C_6H_5$ azoxibenzeno

Compostos Contendo Silício (*Geral*)

Devido à sua posição no Grupamento IV na Tabela Periódica, não é surpresa nenhuma que o silício entre livremente nas combinações de compostos orgânicos. Tal como o carbono, apesar de ser muito menor, o silício forma compostos estáveis de cadeia, contendo ligações —SiSi—. Compostos que contêm hidrogênio como único outro elemento são denominados silanos: p. ex., SiH_4, silano (silicano, silicometano); Si_2H_6, dissilano (dissilicoetano) e Si_3H_8 trissilano. Ciclossilanos, $SiH_2(SiH_2)_nSiH_2$ também são bem-conhecidos. Esses compostos silício-hidrogênio são análogos aos alcanos e aos cicloalcanos na família dos compostos de carbono. Eles formam diversos tipos de derivados: p. ex., SiH_3OH, H_2SiO, HSiOOH, $HOSiH_2SiH_2OH$, $SiHCl_3$, $H_2Si{=}NH$, $(SiH_3)_2NH$ etc. Essas estruturas são análogas aos compostos de carbono. O silício também mostra uma forte tendência a formar compostos de cadeia estável contendo ligações tipo —SiOSi— que são os siloxanos: p. ex., $H_3SiOSiH_3$, dissiloxano, H_3SiOSi-H_2OSiH_3, trissiloxano etc. Compostos análogos contendo o grupamento imino em vez de oxigênio também são bem-conhecidos. Esses são os silazanos: $H_3SiNHSiH_3$, dissilazano; $H_3SiNHSiH_2$—NH-SiH_3, trissilazano etc.

Vale notar que nenhum dos tipos acima mencionados contém carbono, e, nesse sentido, eles não são compostos orgânicos. No entanto, os derivados alquilas, que são muito numerosos, são orgânicos no mesmo sentido que os derivados alquil de compostos de hidrogênio de outros elementos como nitrogênio e enxofre. Desde que grupamentos alquilas nos derivados também podem conter grupamentos funcionais substituintes, é imediatamente aparente que há um enorme grupamento de compostos orgânicos contendo silício. Somente alguns dos tipos mais conhecidos são apresentados aqui.

CLASSE	EXEMPLOS
Compostos de Diazônio $RN_2^{\ddagger}X^-$ *onde X = OH ou um sal aniônico*	$[C_6H_5N_2^+]OH^-$ hidróxido de benzenodiazônio
Compostos de Iodônio $[R_2I]^+X^-$ *onde X = OH ou um sal aniônico*	$[(C_6H_5)_2I]^+Br^-$ brometo de difeniliodônio

Apêndice A — Tipos de Compostos Orgânicos (cont.)

CLASSE	EXEMPLOS
Compostos de Sulfônio	
$[R_3S]^+X^-$ *onde X é OH ou sal aniônico. Se S é um membro de anel, a nomenclatura específica "io" é empregada para denotar o heterociclo.*	$[(CH_3)_3S]^+I^-$ iodeto de trimetilssulfônio
	$[\overline{CH_2CH_2CH_2CH_2CH_2S^+}-(C_2H_5)]PtCl_6^-$ cloroplatinato de 1-etil-hexaidroxitiapirílio
Compostos de Tiônio (ver *Compostos de Sulfônio*)	
Compostos Diazo	
Tipo "A" RNNX *onde X = OH ou um sal aniônico*	$C_6H_5N{=}NCl$ cloreto de benzenodiazo
Tipo "B" RN=NO Metal (diazoatos)	$C_6H_5N{=}NONa$ benzenodiazoato de sódio
Tipo "C" C(H ou R) (H ou R)- $=N^+=N^-$	$CH_2{=}N^+{=}N^-$ diazometano
Compostos Diazoamino (Derivados Triazênicos)	
RN=NNHR	$C_6H_5N{=}NNHC_6H_5$ diazoaminobenzeno ou 1,3-difeniltriazeno
Compostos Epóxidos	
$\overline{CH_2(CH_2)_nCH_2O}$ *onde n = zero ou maior e qualquer um ou todos os hidrogênios podem ser R*	$\overline{CH_2CH_2O}$ epoxietano
	$\overline{CH_3CHCH_2CH(CH_3)O}$ 2,4- epoxipentano
Compostos Fosfatados	
RPO_2	$C_6H_5PO_2$ fosfobenzeno
Compostos Fosforados (Geral)	
Além dos compostos presentes nesta lista, o fósforo forma um enorme número de tipos de compostos contendo ligações diretas entre o fósforo e halogênio, cianogênio, nitrogênio e enxofre. Muitos desses compostos contêm também ligações entre o fósforo e o oxigênio. Para uma apresentação mais abrangente dos compostos orgânicos contendo fósforo, ver no assunto *Organic Compounds Containing Phosphorus*, o qual se encontra disponível no Chemical Abstracts Service.	
Compostos Guanidínicos	
$NH_2(C{=}NH)NHR$	$NH_2(C{=}NH)NHC_2H_5$ 1-etilguanidina
Compostos Iodosos	
RIO	C_6H_5IO iodosobenzeno
Compostos Iodóxi	
RIO_2	$C_6H_5IO_2$ iodoxibenzeno
Compostos Nitro	
RNO_2	CH_3NO_2 nitrometano $C_6H_5NO_2$ nitrobenzeno
Compostos Nitrosos	
RNO	C_6H_5NO nitrosobenzeno
Compostos Organometálicos (Metalo-orgânicos)	
Nota — Restrição aos compostos tendo uma ligação direta metal-carbono	
Os tipos mais comuns são: MRv e R(v−1)MX *onde* M = metal atuando com valência v	$(CH_3)_2Zn$ dimetil zinco $(C_2H_5)_4Pb$ tetraetil chumbo
R = radical hidrocarboneto não-substituído ou substituído *univalente* *X = ânion univalente*	CH_3MgBr brometo de metilmagnésio
	$C_6H_5HgNO_3$ nitrato de fenil mercúrio Ag_2C_2 acetilida de prata

CLASSE	EXEMPLOS
Compostos Oxo (ver *Aldeídos, Cetonas, Quinonas, Cetoácidos*)	
Compostos Quaternários de Amônio	
$[R_4N]^+X^-$ *onde X = OH ou um sal aniônico*	$[(CH_3)_4N]^+Cl^-$ cloreto de tetrametilamônio
Derivados de Amônio	
$[RH_3N]^+X^-$ *onde X = OH ou um sal aniônico, ou todos os hidrogênios podem ser radicais. Se N for membro do anel, a nomenclatura específica "io" é empregada para denotar o heterociclo.*	$[(CH_3)_4N]^+I^-$ Iodeto de tetrametilamônio
	$[(C_2H_5)_2N^+H_2]Cl^-$ cloreto de dietilamônio (cloridrato de dietilamina)
	$[\overline{CH{=}CHCH{=}CHCH{=}N^+}-(CH_3)]Br^-$ brometo de 1-metil-piridínio
Dicloretos de Isocianida (Cloretos de Imidocarbonil)	
$RN{=}CCl_2$	$C_2H_5NCCl_2$ etil isocianida dicloreto etilimidocarbonil cloreto
Ésteres (de Ácidos Carboxílicos)	
RCOOR	$CH_3COOC_2H_5$ acetato de etila
Ésteres (de Ácidos Inorgânicos)	
A lista aqui apresentada é intencionalmente limitada a ésteres de um dos mais importantes oxiácidos de nitrogênio, fósforo, enxofre, boro, silício e carbono. Em cada caso, o tipo de fórmula apresentado é para o éster, o qual resulta da reposição de todos os hidrogênios ácidos por R. Onde houver mais de um R presente, ésteres ácidos (p. ex., ésteres que ainda contêm um ou mais hidrogênios não-substituídos) são possíveis.	
Nitratos $RONO_2$	$C_2H_5NO_3$, nitrato de etila
Nitritos RONO	C_2H_5ONO, nitrito de etila
(Orto)fosfatos $(RO)_3PO$	$(C_2H_5)_3PO_4$, (tri)etil fosfato
Metafosfatos $ROPO_2$	$C_2H_5PO_3$, etil metafosfato
Pirofosfatos $(RO)_2PO{-}O{-}PO(OR)_2$	$(C_2H_5)_4P_2O_7$, pirofosfato de tetraetila
Ortofosfitos $P(OR)_3$	$(C_2H_5)_3PO_3$, trietil fosfito
Hipofosfitos *cf Ácidos Fosfônicos* $H_2P(O)(OR)$	$C_2H_5H_2PO_2$, etil hipofosfito
Sulfatos $(RO)_2SO_2$	$(C_2H_5)_2SO_4$, dietil sulfato
Sulfitos $(RO)_2SO$	$(C_2H_5)SO_3$, dietil sulfito
Ortoboratos $B(OR)_3$	$(C_2H_5)_3BO_3$, trietil ortoborato
Metaboratos ROBO	$C_2H_5BO_2$, etil metaborato
Ortossilicatos $Si(OR)_4$	$(C_2H_5)_4SiO_4$, tetraetil ortossilicato
Metassilicatos $(RO)_2SiO$	$(C_2H_5)_2SiO_3$, dietil metassilicato
Ortocarbonatos $C(OR)_4$	$(C_2H_5)_4CO_4$, tetraetil ortocarbonatos
Carbonatos $(RO)_2CO$	$(C_2H_5)_2CO_3$, dietil carbonato
Éteres	
ROR	$CH_3OC_2H_5$ etil metil éter
Fenóis	
ROH *onde R é aromático*	p-$CH_3C_6H_4OH$ *p*-metilfenol (*p*-cresol)
Fenolatos (fenóxidos)	
ROMetal *onde R é aromático*	C_6H_5ONa fenolato de sódio fenóxido de sódio

Apêndice A — Tipos de Compostos Orgânicos (cont.)

CLASSE	EXEMPLOS
Fenonas (ver *Cetonas*)	
Fenóxidos (ver *Fenolatos*)	
Fluorofosfatos (ver *Fosforofluoretos*)	
Fosfatos (ver *Ésteres*)	
Fosfitos (ver *Ésteres*)	
Fosforofluoretos (Fluorofosfatos) $FPO(OR)_2$	$FPO[OCH(CH_3)_2]_2$ diisopropil fosforofluoreto diisopropil fluorofosfato
Gliceridas $RCOOCH_2CH(OCOR)$ $CH_2{-}OCOR$	$C_3H_5(C_2H_3O_2)$ ou $(CH_3COO)_3$ $-C_3H_5$ triacetato de gliceril ou triacetina
Glicóis $HOCH_2(CH_2)_nCH_2OH$ *onde n = zero ou maior*	$CH_2(OH)CH_2OH$ etileno glicol $CH_2(OH)CH_2CH_2OH$ trimetileno glicol
Haletos Ácidos (Haletos de Alquila) $RCOX$	CH_3COCl cloreto de acetila
Haletos de hidrocarbonetos (Alquil, Alquileno, Alquilideno, Alquenil, Arila, Arileno etc. de Halidos) RX_n *onde n = valência de R*	CH_3Cl cloreto de metila (clorometano) $CH_2{=}CHBr$ brometo de vinila CH_3CHCl_2 cloreto de etilideno C_6H_5I iodeto de fenila (iodobenzeno)
Haletos de Sulfenila RSX	C_6H_5SCl cloreto de sulfenilbenzeno
Haletos de Sulfinil $RSOX$	C_6H_5SOCl cloreto de benzenossulfinil
Haletos de Sulfonil RSO_2X	$C_6H_5SO_2Cl$ cloreto de sulfonil benzeno
Haloalquilsilanos $XR(SiH_2)_nH$ *onde um ou mais hidrogênios em R podem ser substituídos por X adicional e um ou mais dos hidrogênios do silício podem ser substituídos para um grupamento RX adicional*	$ClCH_2SiH_3$ (clorometil)silano
Haloidrinas XCH_2CH_2OH *onde tanto ou ambos os CH_2 podem ser CHR ou CR_2*	$ClCH_2CH_2OH$ cloroidrina de etileno
Hemiacetais RC(H ou R)(OR)(OH)	$CH_3CH(OC_2H_5)OH$ acetaldeído etil hemiacetal (1-etoxietanol)
Hidrazidas $RCONHNH_2$	$CH_3CONHNH_2$ ácido acético hidrazina
Hidrazinas RN(H ou R)N(H ou R)-(H ou R)	$C_6H_5NHNH_2$ fenilidrazina
Hidrazonas R_2(ou RH)$C{=}NNH_2$	$(CH_3)_2C{=}NNH_2$ acetonas hidrazona $C_6H_5CH{=}NNH_2$ hidrazona benzaldeído
Hidroxiácidos $RCH(OH)COOH$	$CH_3CH(OH)COOH$ ácido α-hidroxipropiônico ou ácido láctico
Hipofosfitos (ver *Ésteres*)	
Imidas (Carboximidas) $\overline{RCON(H\ ou\ R)CO}$	$\overline{CH_2CH_2CONHCO}$ succinimida; 1,2-etanodicarboximida
Iminas $R{=}NH$	$CH_3CH_2{=}NH$ etilidenoimina CH_2CH_2NH etilenoimina
Isocianatos $RCNO$	C_6H_5NCO fenil isocianato
Isocianidas (ver *Carbilaminas*)	
Isonitrilas (ver *Carbilaminas*)	
Isotiocianatos (Isossulfocianatos; Tiocarbimidas; Óleos de mostarda) $RNCS$	CH_3NCS metil isocianato etc.
Lactâmicos $\overline{CH_2(CH_2)_nCONH}$ *onde n = 2 ou mais e qualquer ou todos os hidrogênios podem ser R*	$\overline{CH_2CH_2CH_2CH_2CONH}$ δ-valerolactâmico (2-piperidona)
Lactidas $\overline{CH_2COOCH_2COO}$ *onde qualquer ou todos os hidrogênios podem ser radicais.*	$\overline{CH_3CHCOOCH(CH_3)COO}$ ácido 2-hidroxipropiônico lactídeo "lactida"
Lactimas assim como lactamias exceto $\overline{CH_2(CH_2)_nCONH}$ se torna $CH_2(CH_{2n}C(OH){=}N$	$CH_2CH_2CH_2CH_2C(OH){=}N$ δ-valerolactima
Lactonas $\overline{CH_2(CH_2)_nCOO}$ *onde n = 2 ou mais e qualquer um ou todos os hidrogênios podem ser R*	$\overline{CH_2CH_2CH_2CH_2COO}$ δ-valerolactona
Mercaptanas (ver *Tióis*)	
Mercaptídeos RSMetal	C_2H_5SNa etil mercaptídeo de sódio
Mercaptóis $R_2C(SR)_2$	$(CH_3)_2C(SC_2H_5)_2$ acetona dietilmercaptol
Morfolidas $RC\overline{ON(CH_2)_2OCH_2CH_2}$	$CH_3CO\overline{NCH_2CH_2OCH_2CH_2}$ acetomorfolidas (4-acetilmorfolídeo)
Nitratos (ver *Ésteres*)	
Nitrilas (Cianidas; Carbonitrilas) ECN	CH_3CH_2CN etil propionitrila cianida
Nitritos (ver *Ésteres*)	
Osazonas [Bis(fenilidrazonas)] (H ou R)C(=NNHPh)-C(=NNHPh)(R ou H) *onde Ph = fenil*	$C_6H_5C({=}NNHPh)C({=}NNHPh)$ C_6H_5 benzil osazonas [benzil bis (fenilidrazona)]
Oximas RC(H ou R)=NOH	$CH_3CH{=}NOH$ acetaldoximas $(CH_3)_2C{=}NOH$ dimetilcetoxima (acetona oxima)
Ozonidas RCH-O-O-CH-R (com ponte –O– entre os CH)	$CH_3CHOOCHCH_3$ (com ponte –O–) 2-butano ozonida

Apêndice A — Tipos de Compostos Orgânicos (cont.)

CLASSE	EXEMPLOS
Peptídios (Polipeptídios)	
$NH_2(RCONH)_nRCOOH$	$NH_2(CH_2CONH)_2COOH$ tripeptídios de glicina – glicilglicilglicina
Peroxiácidos	
$RC(O)OOH$	$CH_3C(O)OOH$ ácido peroxiacético
Peróxidos	
ROO (R ou H)	$C_2H_5OOC_2H_5$ etil peróxido
Piperidinas	
$RCO\overline{N(CH_2)_4CH_2}$	$CH_3CO\overline{NCH_2CH_2CH_2CH_2CH_2}$ acetopiperidina (1-acetilpiperidina)
Quinonas	
O═R═O onde R é um sal ciclo quinóide (metal)	*p*-O═C_6H_4═O *p*-benzoquinona
Sais (Metal)	Fórmulas para todos os ácidos, exceto aquela em que os hidrogênios ácidos são repostos por equivalente metálico.
Semicarbazonas	
RC(H ou R)═$NNHCONH_2$	$(CH_3)_2C$═$NNHCONH_2$ acetona semicarbazona
Silicatos (ver *Ésteres*)	
Sililalcanóis (silicoalcoóis)	
Alcoóis nos quais um (ou mais) dos hidrogênios CH são substituídos por silil (SiH_3) ou grupamentos silil substituídos. Em contraste aos silanóis, compostos desse tipo contêm uma real combinação orgânica. Existem muito subtipos	$(C_2H_5)_3SiCH_2CH_2OH$ 2-(trietilsilil) etanol
Sulfatos (ver *Ésteres*)	
Sulfenamidas	
$RSNH_2$	$C_6H_5SNH_2$ benzenossulfenamida
Sulfimidas	
$\overline{RCONHSO_2}$	*o*-$\overline{C_6H_4CONHSO_2}$ *o*-benzossulfimida (sacarina)
Sulfinamidas	
$RSONH_2$	$C_6H_5SONH_2$ benzenossulfinamida
Sulfitos (Tioésteres)	
RSR	$(CH_3)_2S$ (di)metil sulfito dimetil tioéter
Sulfitos (ver *Ésteres*)	
Sulfonamidas	
RSO_2NH_2	$C_6H_5SO_2NH_2$ benzenossulfonamida
Sulfonas	
RSO_2R	$(C_2H_5)_2SO_2$ dietil sulfona
Sulfóxidos	
RSOR	$(C_2H_5)_2SO$ dietil sulfóxido

CLASSE	EXEMPLOS
Sultamas	
Análogos a Lactamas, com —SO_2— no lugar de —CO—	
Sultonas	
Análogos às Lactonas, com —SO_2— no lugar de —CO—	
Tetinas	
$R_2S^+CH_2COO^-$	$(CH_3)_2S^+CH_2COO^-$ *S,S*-dimetiltetina
Tioácidos	
1. RCOSH tiólico	CH_3COSH ácido tioloacético ácido etanotiólico
2. RCSOH tiônico	CH_3CSOH ácido tionoacético ácido etanoetiônico
3. Tionotiólico RCSSH (Ditióico)	CH_3CSSH ácido tionotiolicoacético ácido etanoditióico
Tioaldeídos	
RCHS	CH_2CHS tioacetaldeído
Tiocianatos (Sulfocianatos; Rodanatos)	
RSCN	C_6H_5SCN feniltiocianato etc.
Tioésteres (ver Sulfitos)	
Tióis (Composto tipo: Mercaptan, Sulfetos Ácidos, Hidrossulfitos; Sulfidril) RSH	C_2H_5SH etanotiol; etil { mercaptan / sulfito ácido / hidroxissulfito
Tionas (tiocetonas)	
RCSR	CH_3CSCH_3 propanetiona dimetil tiocetona
Tioureídas-Ureídas (qv) com oxigênio da uréia susbtituído por enxofre	
Tipos simples de Ftaleínas	
$RC(R'OH)_2\overline{OCO}$ *onde R é orto-fenileno, R' é p-fenileno, e cada um ou ambos podem ser substituídos.*	*o*-$\overline{C_6H_4C(p - C_6H_4OH)_2OCO}$ fenolftaleína
Ureídas, tipos mais simples somente acíclicos	
RCONHCONH(H ou COR)	$CH_3CONHCONH_2$ ácido acético acetiluréia ureída
$\overline{RCONHCONHCO}$ cíclico	$\overline{CH_2CONHCONHCO}$ ureída de ácido malônico (malonilureía) (ácido barbitúrico)
Uretanos (Ésteres de Carbamato)	
NH_2COOR	$NH_2COOC_2H_5$ etil uretano (etil carbamato)

Apêndice B — Prefixos

ald-(ou aldo-)	refere-se a *aldeído* (como aldoxima ou aldo-hexose)
alo-	significa *perto de* (geralmente isomérico) *relacionado,* como alocolesterol (coprosterol) é um isômero do colesterol
anidro-	denota *ausência de água*, como anidro-hidroxiprogestrona
anti-	equivalente a *trans*, qv, em certos isômeros geométricos, p. ex., *anti*benzaldoxima
apo-	geralmente significa *formação do composto* a cujo nome é ligado, como a apomorfina pode ser formada (produzida) a partir da morfina
ar-	abreviação para *aromático*, como arila
as-	abreviação para *assimétrico*
assim- (ou *ass-*)	abreviação para *assimétrico*, como em *assim*-dicloroetano, CH_3CHCl_2; significa especificamente as posições 1,2,4 no benzeno, como *assim*-triidroxibenzeno
bis-	usado no lugar de di-, significa *dois*, antes de expressões complexas, como em bis(*m*-nitrofenil)-
ciclo-	indica uma estrutura *cíclica*, como ciclopropano

Apêndice B — Prefixos (cont.)

cis- — refere-se ao *isômero geométrico* no qual os dois grupamentos estão no *mesmo* lado de um plano produzidos através de ligação rígida, evitando rotação livre (p. ex., insaturação, formação de anel etc.)

C_2H_5 H
C
N
HO

d- — ver *dextro-*

D- — significa uma *relação estrutural* para D-gliceraldeído sem qualquer referência a sentido da rotação óptica, como D-glicose

de- (ou des-) — denota *ausência* ou *remoção de algo*, como hidrogênio em ácido desidrocólico, e oxigênio em desoxiefedrina

Δ (letra grega *delta* maiúscula) — usada para indicar ou focar a atenção em *ligações duplas*, como em Δ^2-buteno [$CH_3CH{=}CHCH_3$]

desidro- — ver *de-*

desoxi- — ver *de-*

dextro- [ou *d-* ou (+)-] — significa a forma *rotatória dextro*, como *d*-glucose;

dl- (ou *d,l-*) — ver *racêmico*

E e *Z* — *E* (entgegen), *Z* (zusammen); usados para distinguir estereoisômeros que diferem na distribuição espacial dos grupamentos na dupla ligação de par atômico. *E* significa que o grupamento é de maior prioridade (segundo a seqüência de Cahn-Ingold-Prelog) em um dos átomos e o grupamento de maior prioridade no outro átomo está em lados opostos da dupla ligação. *Z* significa que os grupamentos de maior prioridade estão do mesmo lado da dupla ligação. Para informações complementares ver *J Am Chem Soc 90:* 509, 1968. Exemplos:

$C_2H_5(CH_3)C{=}CH(COOH)$ — (*E*)-3-metil-2-ácido pentenóico

$C_2H_5(CH_3)C{=}C(COOH)H$ — (*Z*)-3-metil-2-ácido pentenóico

epi- (ou ep-) — conota a *diferença em configuração estérica*, como o epicolesterol é o epímero 3α-hidroxi do colesterol; também usado para significar uma ponte, como em epicloridrina e 1,3-epoxibutano.

epoxi- — ver *epi-*

gem- — refere-se a *dois grupamentos ligados ao mesmo átomo de carbono*, como *gem*-dimetil agrupado em 2,2-dimetilpropano ou cânfora

hetero- — significa *diferente*, ou *nem todos iguais*, como em heterocíclico

hidro- (ou hidr-) — refere-se a *hidrogênio*, como em hexaidrobenzeno e ácido hidracrílico

hipo- — significa *baixo estado de oxidação* em relação a outro composto, como em hipoxantina

hom- (ou homo-) — indica *homólogo* a um outro composto, como em homatropina

i- — algumas vezes utilizado no lugar de iso-

iso- (raramente, *i-*) — significa um *isômero* de outro composto, como isobutano e álcool isopropílico

L- — significa uma *relação estrutural*, como em L-gliceraldeído, sem nenhuma referência à direção de rotação óptica, como em L-glucose

levo [ou *l-* ou (−)-] — significa a forma *rotatória levo*, como em *l*-efedrina

m- — ver *meta-*

meso- — significa *inatividade óptica devido a uma compensação interna, como ácido mesotartárico*

meta- (ou *m-*) — indica as *posições 1,3- no benzeno*, como em *m*-diidroxibenzeno

n- — abreviação de *normal*, como em *n*-butil álcool

N- — um substituinte, indicando a substituição em um átomo de nitrogênio, como em *N*-metilanilina

H
N
CH_3

nor- — indica uma *relação, geralmente por meio de alquilação ou isomerização*, entre o composto cujo nome leva o prefixo e o composto que não leva. Exemplos: efedrina é uma *N*-norefedrina metilada; camfano é um norcanfano trimetilado; leucina (ácido 2-amino-4-metilpentanóico) é um isômero da forma normal representada por norleucina (ácido 2-amino-hexanóico).

o- — ver *orto-*

orto- (ou *o-*) — significa as *posições 1 e 2 no benzeno*, como em ácido *o*-hidroxibenzóide

p- — ver *para-*

para- (ou *p-*) — significa as *posições 1 e 4 no benzeno*, como em ácido *p*-aminobenzóico

per- — significa *o estado máximo de substituição ou adição*, como em percloroetano, C_2Cl_6; percloroetileno, $Cl_2C{=}CCl_2$; per-hidrobenzeno, C_6H_{12}. Algumas vezes usado como sinônimo de peroxi, qv

poli- — indica a *união de várias* moléculas idênticas ou fragmentos moleculares, como em polímeros e polissacarídios

R e *S* — *R* (rectus), *S* (sinistere); notações usadas na convenção de Cahn-Ingold-Prelog para descrever uma configuração a partir de seu centro quiral. Esse sistema utiliza algumas regras para estabelecer índices de prioridades para os grupamentos substituintes ligados ao grupamento quiral. Diferentemente do sistema D-L, essa convenção não envolve comparações com compostos de referências. Para maiores informações, veja *J Chem Ed 41* (*Mar*): 116, 1964.

racêmico [ou dl- ou (±)-] — significa *inatividade óptica devido a uma mistura equimolecular das formas* (+)- e (−)-

s- — ver *sim-*

S e *R* — ver *R* e *S*

sec- — abreviação para *secundário*, como em *sec*-butil álcool e *sec*-aminas

sim- (ou *s-*) — abreviação para *simétrico*, como em *sim*-dicloroetano, $ClCH_2CH_2Cl$; significa especificamente as posições 1,3,5 no benzeno, como em *sim*-trinitrobenzeno

Apêndice B — Prefixos (cont.)

sin- equivalente a *cis*, qv, em certos isômeros geométricos, p. ex., *cis*-benzaldoxima

sub- denota um *sal básico*, como em subacetato de alumínio

t- ver *terc-*

terc- (ou *t-*) abreviação para *terciário*, como em *ter*butil álcool e *terc*-aminas

tetrakis usado no lugar de tetra, significa *quatro*, antes de expressões complexas (ver bis-)

trans-(ou *anti*) refere-se ao *isômero geométrico* em que dois grupamentos estão em lados *opostos* ao eixo (ver *cis*)

tris- usado no lugar de tri-, significa *três*, antes de expressões complexas (ver *bis-*)

uns- ver *assim-*

v- ver *vic-*

vic- (ou *v-* ou *adj-* ou *a-*) significa as *posições 1,2,3 no benzeno* como *vic*-trimetilbenzeno

Z e *E* ver *E* e *Z*

Apêndice C — Sufixo

-al indica um *aldeído*, como em metanal, HCHO

-ano indica um *hidrocarbono saturado* ou *heterocíclico saturado*, como etano androstano ou furano

-ase terminação característica para *enzimas*, como zimase, amilase, polipeptidase etc.

-ato terminação característica para *sais* e *ésteres de ácido*, como acetato, fosfato etc.

-eno significa *uma ligação dupla*, como eteno, butadieno etc. (ver também *-ileno*)

-il indica um *grupamento* ou *radical* especialmente, um *radical hidrocarbono univalente*, como metil, fenil etc.

-ileno significa um *radical hidrocarbono bivalente* ou um *grupamento* com ligações livres em *diferentes* átomos de carbono, como em etileno [$—CH_2CH_2—$] e *o*-fenileno ; usado também para indicar uma *dupla ligação* em hidrocarbonos de olefina, como no etileno [$CH_2{=}CH_2$]

-ilideno significa um *radical hidrogênio bivalente* ou *grupamento* com ligações livres no mesmo átomo de carbono, como no etilideno [$CH_3CH{=}$] e no benzilideno

-ina terminação característica para vários *compostos nitrogenados básicos como as aminas ou alcalóides*, como histamina, epinefrina, morfina etc.

-ino denota uma *tripla ligação*, como no etino [CH≡CH], no etinil [CH≡C—] etc.

-ito terminação característica para *sais e ésteres de ácidos*, como fosfito, nitrito etc.

-óico refere-se ao *grupamento —COOH*, como em ácidos etanóico, benzóico etc.

-oil terminação característica para os radicais *acil*, como etanoil (para acetil), carbamoil etc.

-ol terminação característica de alcoóis, fenóis, naftóis etc., como em etanol, ciclo-hexanol etc.

-ona indica uma *cetona*, como em propanona, acetofenona etc.

-ose terminação característica para *carboidratos*, especialmente para *açúcares*, como dextrose, sacarose etc.

-oses terminação genérica para *polissacarídios*, como pentoses, hexoses etc.

-osídio terminação genérica para *glicosídios*, como glicosídio, raminosídio etc.

Apêndice D — Grupamentos Orgânicos e Radicais

acetamida $CH_3CONH—$

acetato $CH_3COO—$ ou $C_2H_3O_2^-$

acetil $CH_3CO—$

acetonil $CH_3COCH_2—$

acetóxi ver *acetato*

ácido sulfônico $—SO_2OH—$

acil termo genérico referente a um ácido menos o grupamento OH ou grupamentos como *acetil*, CH_3*-CO—* ou *carbonila*, $=CO$

acrinidil $C_{13}H_8N—$ (5 isômeros)

adipoil $—CO(CH_2)_4CO—$

alanil $CH_3CH(NH_2)CO—$

alcóxi termo referente a um radical que consiste em um alquil ligado ao oxigênio como *metóxi*, $CH_3O—$ e *etóxi*, $C_2H_5O—$

alil $CH_2{=}CHCH_2—$

alquil termo genérico referente a um radical alquila saturado com valência 1 como *metil*, $CH_3—$ ou *etil*, $C_2H_5—$

alquilamina termo genérico referente a RNH—, onde R é um *alquil*

amida (amido) $—CONH_2$—, ver carbamoil

amidino $H_2NC({=}NH)—$

n-amil (amil) ver *pentil*

terc-amil ver *terc-pentil*

amina (amino) $—NH_2$

aminoacetato $H_2NCH_2COO—$

aminobenzoato $H_2NC_6H_4COO—$ (isômeros *o-*, *m-* e *p-*)

aminonitrato $O_2NNH—$

anilina $C_6H_5NH—$

antril $C_{14}H_9—$, do antraceno (3 isômeros)

aril termo genérico referente ao radical aromático como o fenil ; *o*-tolil ; etc.

Apêndice D — Grupamentos Orgânicos e Radicais (cont.)

auro	Au—
azida	—$N{=}N^+{=}N^-$
azo	—N=N—
azóxi	—N(O)=N—
benzal	ver *benzilideno*
benzamida	C_6H_5CONH—
benzenossulfonamida	$C_6H_5SO_2NH$—
benzenossulfonil	$C_6H_5SO_2$—
benzidril	ver *difenilmetil*
benzil	$C_6H_5CH_2$—
benzilideno	C_6H_5CH=
benzoato	C_6H_5COO— ou $C_7H_5O_2^-$
benzoil	C_6H_5CO—
benzoxi	ver *benzoato*
bifenilil	$C_6H_5C_6H_4$— (3 isômeros)
bissulfato	$HOSO_2O$= ou SO_4H^-
bissulfeto	—SH; ver *tiol*
bissulfito	HOSOO– ou SO_3H^-
borato (ortoborato)	B(—O—)(—O—)(—O—) ou BO_3^{3-}
bromo (brometo)	Br—
brosil	*p*-bromobenzenossulfonil
n-butil (butil)	$CH_3(CH_2)_3$—
sec-butil	$CH_3CH_2CH(CH_3)$—
terc-butil	$(CH_3)_3C$—
butirato (butanoato)	$CH_3CH_2CH_2COO$— ou $C_4H_7O_2^-$)
cacodil	ver *dimetilarsênio*
carbamato	H_2NCOO—
carbamoil	H_2NCO–, ver amida
carbetóxi	ver *etoxicarbonil*
carbometóxi	ver *metoxicarbonil*
carbonil	=CO
carboxil (carbóxi)	—COOH
cetil	ver *hexadecil*
ceto	ver *ox*
cianato	N≡C—O—
cianeto	—CN
ciclo-hexil	C_6H_{11}—
ciclopentil	C_5H_9—
ciclopropil	C_3H_5—
cinamil	$C_6H_5CH{=}CHCH_2$—
cinamoil	$C_6H_5CH{=}CHCO$—
citrato	—$OOCCH_2C(OH)(COO—)CH_2COO$— ou $C_6H_5O_7^{3-}$
cloro (cloreto)	Cl—
cloromercúrio	ClHg—
cresil	$CH_3C_6H_4O$—(3 isômeros)
n-decil (decil)	$CH_3(CH_2)_9$— ou $C_{10}H_{21}$—
dialquilamina	R_2N—, onde os R são *alquis*
diazo	—N(≡N) —
diazoamino	—N=N—NH—
diazônio	N^+(≡N) —
difenilmetil	$(C_6H_5)_2CH$—
dimetilamina	$(CH_3)_2N$—
dimetilarsênio	$(CH_3)_2As$—
dióxi de metileno	—OCH_2O—
dioxietileno	—OCH_2CH_2O—
dodecil	$CH_3(CH_2)_{11}$—
epóxi	—O— oxigênio ligado a dois átomos diferentes ainda que unidos de outra maneira
estearato	$CH_3(CH_2)_{16}COO$— ou $C_{18}H_{35}O_2^-$
estibo	O_2Sb—
estiril	$C_6H_5CH{=}CH$—
etenil	ver *vinil*
etil	C_2H_5—
etilamina	C_2H_5NH—
etileno	—CH_2CH_2—
etilideno	CH_3CH=
etilsulfeto	CH_3CH_2S—
etinil	HC≡C—
etoxi	C_2H_5O—
etoxicarbonil	C_2H_5OCO—
fenetil	$C_6H_5CH_2CH_2$—
fenil	C_6H_5—
fenileno	C_6H_4= (isômeros *o*-, *m*- e *p*-)
fenilsulfonil	ver *benzenossulfonil*
fenoxi	C_6H_5O—
fluoreto	F—
fluorofosfato	ver *fosforofluoridato*
formamida	HC(=O)NH—
formato	HCOO— ou CHO_2^-
formil	—CHO
fosfato (ortofosfato)	PO_4^{3-}
fosfino	H_2P—
fosfo	—PO_2
fosfono	$(HO)_2OP$—
fósforo	—PP—
fosforofluoridato	
fosforoso	—PO
ftalato	*o*-$C_6H_4(COO—)_2$
ftalidil	$\overline{o\text{-}C_6H_4COOCH}$—
ftaloil	*o*-$C_6H_4(CO—)_2$
furfuril	$\overline{OCH{=}CHCH{=}C}CH_2$— (dois isômeros, mas que não são usados para se referir especificamente à forma 2)
furfurilideno	$\overline{OCH{=}CHCH{=}C}CH$= (dois isômeros, mas que não são utilizados para se referir especificamente à forma 2)
furil	C_4H_3O— (2 isômeros)
gliceril	—CH_2—CH(—)—CH_2— ou C_3H_5≡
glicil	NH_2CH_2CO—
glicinato	NH_2CH_2COO—
glucosil	$C_6H_{11}O_5$
guanidina	$H_2NC(=NH)NH691$
n-heptil (heptil)	$CH_3(CH_2)_6$—
hexadecil	$CH_3(CH_2)_{15}$—
hexametileno	—$CH_2(CH_2)_4CH_2$—
n-hexil (hexil)	$CH_3(CH_2)_5$— ou C_6H_{13}—
hidrazina	H_2NNH—
hidrazo	—NHNH—
hidroxi (hidroxil)	—OH
hidroxiamina	HONH—
hidroximetil (metilol)	$HOCH_2$—
hidroximina	HON=
imida	=NH, como em succinimida (cíclico)
imina	HN=
indolil	C_8H_6N— (vários isômeros)
iodo (iodeto)	I—
isoamil	ver *isopentil*
isobutil	$(CH_3)_2CHCH_2$—
isocianato	O=C=N
isociano	—NC
isonitrila	ver *isociano*
isopentil	$(CH_3)_2CHCH_2CH_2$—
isopropil	$(CH_3)_2CH$—
isopropoxi	$(CH_3)_2CHO$—
isotiociano (isotiocianato)	S=C=N— ou NCS^-
lactato	$CH_3CH(OH)COO$— ou $C_3H_5O_3^-$
malonil	—$COCH_2CO$—
mandelato	$C_6H_5CH(OH)COO$—
mentil	$C_{10}H_{19}$— (vários isômeros)
mercapto (mercaptano)	—SH; ver *tiol*
mercúrio	—Hg—
mesitil	2,4,6-$(CH_3)_3C_6H_2$—
metenil	ver *metilideno*
metil	CH_3—
metileno	CH_2=
metilideno	—CH_2—
metilidina	HC≡
metilol	ver *hidroximetil*
metilsulfonil	CH_3SO_2—
metíltio	CH_3S—
metoxi	CH_3O—
metoxicarbonil	CH_3OCO—
metoxifenil	$CH_3OC_6H_4$— (isômeros *o*-, *m*- e *p*-)
morfolino	$\overline{CH_2CH_2OCH_2CH_2N}$—
naftil	$C_{10}H_7$— (de naftaleno; isômeros α e β)
neopentil	$(CH_3)_3CCH_2$—
nitrato	—ONO_2
nitrila	ver *ciano*
nitrilo	≡N

Apêndice D — Grupamentos Orgânicos e Radicais (cont.)

Nome	Grupamento
nitrito	—ONO
nitro	$—NO_2$
nitroso	—NO
n-nonil	$CH_3(CH_2)_8—$
n-octil (octil)	$CH_3(CH_2)_7—$
oleato	$CH_3(CH_2)_7CH{=}CH(CH_2)_7COO—$ ou $C_{18}H_{33}O_2^-$
oxalato	—OOCCOO— ou $C_2O_4^{2-}$
oxalil	—COCO—
oxi	—O— como um conectivo
oxo	O=
palmitato	$CH_3(CH_2)_{14}COO—$ ou $C_{16}H_{31}O_2^-$
n-pentil (pentil)	$CH_3(CH_2)_3CH_2—$
terc-pentil	$CH_3CH_2C(CH_3)_2—$ (1,1-dimetilpropil)
perclorato	$O_3Cl—O—$ ou ClO_4^-
perclórico	$O_3Cl—$
peroxi	—O—O—
picrato	2,4,6-$(NO_2)_3C_6H_2O—$
picril	2,4,6-$(NO_2)_3C_6H_2—$
piperidil	2-,3-, ou 4-$C_5H_{10}N—$
piperidina	$CH_2CH_2CH_2CH_2CH_2N—$
piranil	$C_5H_5O—$ (3 isômeros)
pirazolidinil	$C_3H_7N_2—$ (muitos isômeros)
piridil	$C_5H_4N—$ (3 isômeros)
pirimidinil (pirimidil)	$C_4H_3N_2—$ (3 isômeros)
pivaloil	$(CH_3)_3CCO—$
propenil	$CH_3CH{=}CH—$
n-propil (propil)	$CH_3CH_2CH_2$
propileno	$CH_3—CH—CH_2—$
propionato (propanoato)	$CH_3CH_2COO—$ ou $C_3H_5O_2—$
propionil	$CH_3CH_2CO—$
propóxi	$CH_3CH_2CH_2O—$
quinolil	$C_9H_6N—$ (7 isômeros)
salicil	*o*-$C_6H_4(OH)CO—$
salicilato	*o*-$C_6H_4(OH)COO—$ ou $C_7H_5O_3^-$
silil	$—SiH_3$
succinato	$—OOCCH_2CH_2COO—$ ou $C_4H_4O_4^{2-}$
succinoil	$—OCCH_2CH_2CH_2CO—$
sulfamoil	$H_2NSO_2—$
sulfanilamida	*p*-$H_2NC_6H_4SO_2NH—$
sulfanilil	*p*-$H_2NC_6H_4SO_2—$
sulfato	$—OSO_2O—$ ou SO_4^{2-}
sulfeto	—S—; característica de tioéteres como *(di)etil sulfito* (etil tioéter), $C_2H_5—S—C_2H_5$
sulfidrila	ver *tiol*
sulfinil	—SO—
sulfito	—OSOO— ou SO_3^{2-}
sulfo	ver *ácido sulfônico*
sulfona	ver *sulfonil*
sulfonamida	$—SO_2NH—$
sulfonato	$—SO_2O—$
sulfonil (sulfona)	$—SO_2—$
sulfóxido	ver *sulfinil*
sulfuril	ver *sulfonil*
tartarato	—OOCCH(OH)CH(OH)COO— ou $C_4H_4O_6^{2-}$
tenil	$C_4H_3SCH_2—$ (2 isômeros)
tetradecil	$CH_3(CH_2)_{12}CH—$
tetrametileno	$—CH_2(CH_2)_2CH_2—$
tetrazolil	$CHN_4—$ (isômeros)
tiazolil	$C_3H_2NS—$ (3 isômeros)
tienil	$C_4H_3S—$ (2 isômeros)
tio	ver *sulfito*
tiocarbonil	=CS
tiociano (tiocianato)	—SCN
tiol (mercapto)	—SH
tionil	ver *sulfinil*
tolil	$CH_3C_6H_4—$ (isômeros *o-*, *m-* e *p-*)
toloxi (toliloxi)	$CH_3C_6H_4O—$ (isômeros *o-*, *m-* e *p-*)
toluenossulfonil	$CH_3C_6H_4SO_2—$ (formas *o-*, *m-* e *p-*)
tosil	= *toluilsulfonil*, qv
trimetileno	$—CH_2CH_2CH_2—$
tritil	$(C_6H_5)_3C—$
ureído	$H_2NCONH—$
valerato (pentanoato)	$CH_3(CH_2)_3COO—$ ou $C_5H_9O_2^-$
vinil	$CH_2{=}CH—$
xantenil (xantil)	$C_{13}H_9O—$ (5 isômeros)
xenil	ver *bifenilil*
xilil	$(CH_3)_2C_6H_3—$ (6 isômeros)

Apêndice E — Heterociclos em Drogas Oficiais

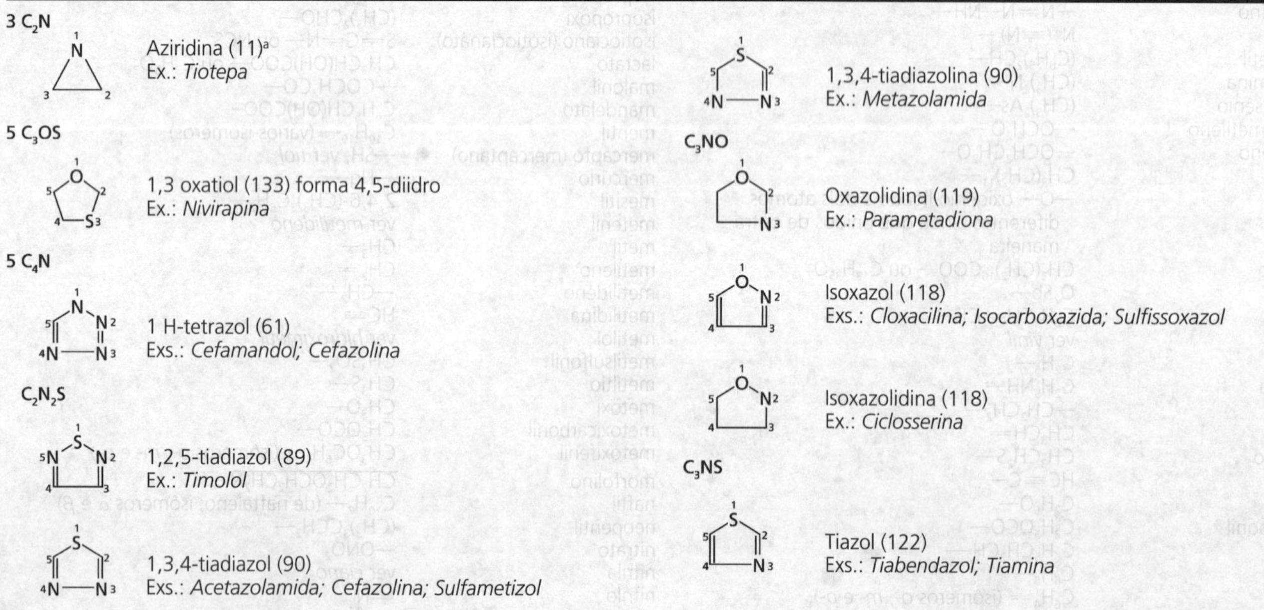

3 C_2N
Aziridina (11)[a]
Ex.: *Tiotepa*
5 C_3OS
1,3 oxatiol (133) forma 4,5-diidro
Ex.: *Nivirapina*
5 C_4N
1 H-tetrazol (61)
Exs.: *Cefamandol; Cefazolina*
C_2N_2S
1,2,5-tiadiazol (89)
Ex.: *Timolol*
1,3,4-tiadiazol (90)
Exs.: *Acetazolamida; Cefazolina; Sulfametizol*
1,3,4-tiadiazolina (90)
Ex.: *Metazolamida*
C_3NO
Oxazolidina (119)
Ex.: *Parametadiona*
Isoxazol (118)
Exs.: *Cloxacilina; Isocarboxazida; Sulfissoxazol*
Isoxazolidina (118)
Ex.: *Ciclosserina*
C_3NS
Tiazol (122)
Exs.: *Tiabendazol; Tiamina*

Apêndice E — Heterociclos em Drogas Oficiais (cont.)

C_3N_2

Imidazol (127)
Exs.: *Azatioprina; Histamina; Pilocarpina.*

2-imidazolina (127)
Ex.: *Fenitoína*

Imidazolina (127)
Ex.: *Nitrofurantoína*

3-pirazolina (124)
Ex.: *Antipirina*

Pirazolidina (124)
Exs.: *Fenilbutazona; Sulfimpirazona*

C_3O_2

1,3-dioxolano (136)
Exs.: *Cetoconazol; Carbonato de Propileno*

C_4N

Pirrole (142)
Ex.: *Pamoato de Pirvínio*

Pirrolidina (142)
Ex.: *Metilsuximida*

C_4O

Furano (145)
Ex.: *Nitrofurantoína*

2,5-diidrofurano (145)
Exs.: *Ácido Ascórbico; Digitoxina*

Tetraidrofurano (145)
Exs.: *Polissorbato; Sorbitan; Estreptomicina; Sacarose*

C_4S

Tiofeno (149)
Ex.: *Cefoxitina*

6 C_3NOP

Tetraidro -2*H*-1,3,2 -oxazafosforina (7746)
Ex.: *Ciclofosfamida*

C_3O_3

s-Trioxano (222)
Ex.: *Paraldeído*

C_4NO

Morfolina (239)
Exs.: *Pramoxina; Timolol*

C_4N_2

Pirimidina (249)
Ex.: *Pirimetamina*

1,2,3,4-tetraidropirimidina (249)
Ex.: *Propiltiouracil*

Forma 1,4,5,6-tetraidro (249)
Ex.: *Oxifenciclimina*

Hexaidropirimidina (249)
Exs.: *Todos os ácidos barbitúricos e tiobarbitúricos; Primidona*

Pirazina (250)
Ex.: *Amilorida*

Piperazina: Hexaidropirazina (250)
Ex.: *Proclorperazina*

C_5N

Piridina (277)
Exs.: *Cloreto de cetilpiridínio; Niacinamida*

1,4-diidropiridina (4*H*-piridina) (277)
Ex.: *Propiliodona*

Piperidina; Hexaidropiridina (277)
Ex.: *Meperidina*

Tetraidropirano (278)
Ex.: *Lactose; Estreptomicina*

7 C_6N

Hexaidroazepina (355)
Ex.: *Tolazamida*

8 C_7N

Octaidroazocina (414)
Ex.: *Guanetidina*

14 $C_{13}O$

$CH_2(CH_2)_{11}CH_2$

Oxaciclotetradecano (534)
Ex.: *Eritromicina*

15 $C_{13}NO$

1-oxa-6-azaciclopentadecano
Ex.: *Azitromicina*

Apêndice E — Heterociclos em Drogas Oficiais (cont.)

16 $C_{11}N_5$

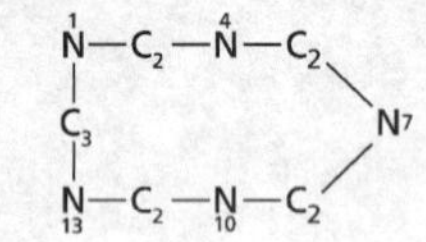

1,4,7,10,13-penta-azocicloexadecano
Ex.: *Capreomicina*

23 $C_{16}N_7$

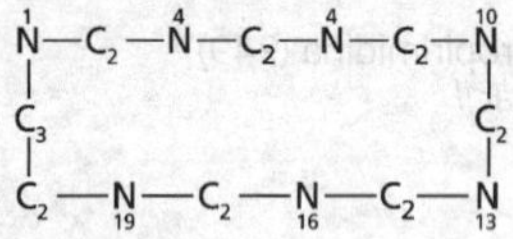

1,4,7,10,13,16,19-hepta azociclotricosano (11705)
Exs.: *Colistina; Colistimetato de Sódio*

3,5 C_3-C_4N

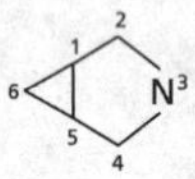

3-Azabiciclo[3.1.0]hexano (690)
Ex.: *Trovafloxacina*

4,5 C_3N-C_3NO

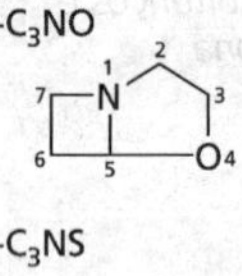

4-oxa-1-azabiciclo[3.2.0]heptano
Ex.: *Clavulanato de Potássio*

C_3N-C_3NS

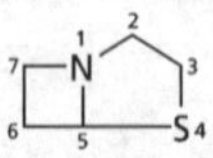

4-tio-1-azabiciclo[3.2.0]heptano (774)
Ex.: *Penicilinas*

C_3N-C_5N

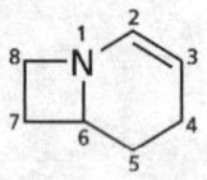

1-azabiciclo[4.2.0]octano forma $\Delta^{2,3}$
Ex.: *Loracarbef*

C_3N-C_4NS

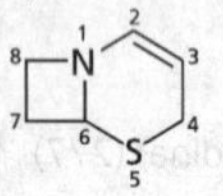

5-tia-1-azabiciclo[4.2.0]oct-2-eno (11757)
Ex.: *Cefotaxina*

5,5 C_3N_2-C_4S

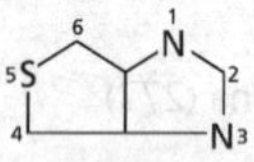

1*H*-tieno[3,4-*d*]imidazol, forma hexaidro (945)
Ex.: *Biotina*

C_5O-C_5O

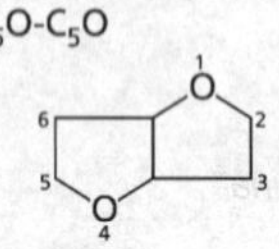

furo[3,2-*b*]furano, forma hexaidro (996)
Ex.: *Dinitrato de Isossorbida*

C_3NS-C_6

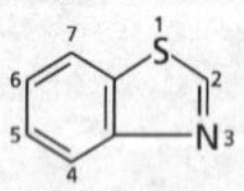

Benzotiazol (1152)
Ex.: *Etoxzolamida*

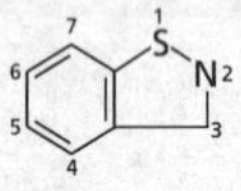

1,2-benzisotiazol, forma 2,3-diidro (1150)
Ex.: *Sacarina*

C_3N_2-C_4N_2

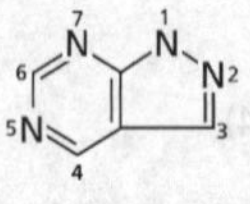

1*H*-pirazol[3,4-*d*]pirimidina (1174)
Ex.: *Alopurinol*

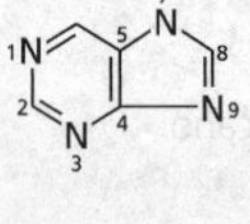

Purina[b] (1179)
Exs.: *Cafeína; Dimetil-hidrinato*

C_3N_2-C_6

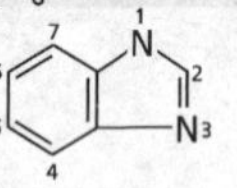

Benzimidazol (1213)
Exs.: *Cianocobalamina; Droperidol; Tiabendazol*

C_3O_2-C_6

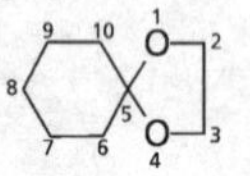

1,4-dioxaspino[4,5]decano (1238)
Ex.: *Guanadrel*

C_3OS-C_6

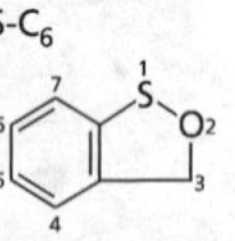

3*H*-2,1-benzoxatiol (1222)
Ex.: *Fenolsulfonaftaleína*

C_4N-C_5N

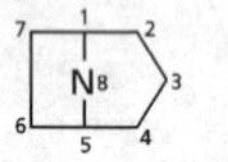

Nortropano (1281) ou 8-azabiciclo [3.2.1]octano
Exs.: *Atropina; Cocaína*

C_4NC_6

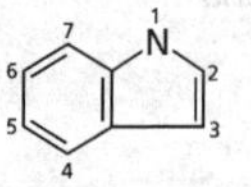

Indol (1286)
Ex.: *Indometacina*

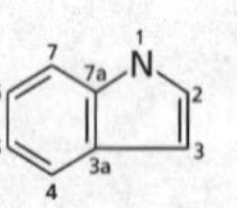

Indolina (1286)
Ex.: *Indigotindissulfonato de Sódio*

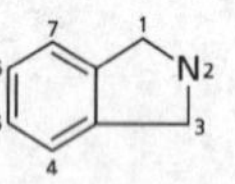

Isoindolina (1290)
Ex.: *Clortalidona*

C_4O-C_6

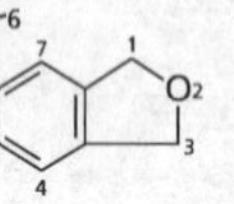

Ftalano; (1,3-diidroisobenzofurano) (1330)
Ex.: *Fenolftaleína*

6,6 C_3N_2S-C_6

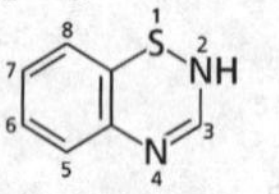

2*H*-1,2,4-benzotiadiazina (8074)
Ex.: *Clorotiazida*
Forma 3,4-diidro (8074)
Exs.: *Hidroclorotiazida; Politiazida*

C_4N_2-C_4N_2

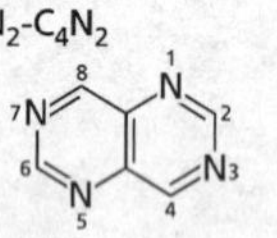

Pirimido [5,3-*d*]pirimidina (1585)
Ex.: *Dipirimidamol*

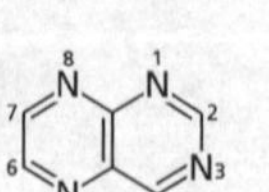

Pteridina (1587)
Ex.: *Metotrexato*
Forma 1,4,5,6,7,8-hexaidro
Ex.: *Leucovorina*

C_1N_2-C_6

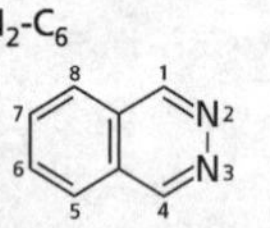

Ftalazina (1628)
Ex.: *Hidralazina*

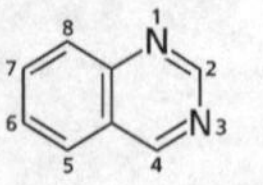

Quinazolina (1626)
Ex.: *Metaqualona*

C_4NS-C_6

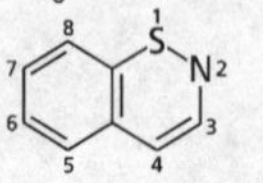

2*H*-1,2-benzotiazina (1577)
Ex.: *Piroxicam*

Apêndice E — Heterociclos em Drogas Oficiais (cont.)

C_5N-C_5N

1,8-naftiridina, forma 1,4-diidro (1683)
Ex.: *Ácido Nalidíxico*

Quinuclidina (1690)
Exs.: *Brometo de Clidínio; Quinina*

C_5N-C_6

Quinolina (1707)
Ex.: *Cloroquina; Quinina*

Isoquinolina (1708)
Ex.: *Papaverina*
Forma 1,2,3,4-tetraidro
Ex.: *Emetina*

C_5O-C_6

2*H*-1-benzopirano (1727)
Exs.: *Dicumarol; Varfarina*

Cromano (Diidrobenzenopirano) (1727)
Ex.: *Vitamina E*

6,7 C_6-C_5N_2

3*H*-1,4-benzodiazepina (1829)
Ex.: *Clordiazepóxido*

2*H*-1,4-benzodiazepina, forma 1,3-diidro (12067)
Exs.: *Diazepam; Oxazepam*

C_5-C_5NS

1,5-benzotiazepina
Forma 1,2,3,4-tetraidro
Ex.: *Diltiazem*

6,36 C_5O-$C_{34}O_2$

14,39-dioxabiciclo [33.3.1] nonatriacontano
Ex.: *Anfotericina*

3,5,6 C_2O-C_4N-C_5N

3-oxa-9-azatriciclo[3.3.1.0^{2,4}] nonano (2072)
Exs.: *Brometo de metil-escopolamina; Escopolamina*

3,6,24 C_2O-C_5O-$C_{22}O_2$

6,11,28-trioxatriciclo [22.3.1.0^{5,7}] octacosano
Ex.: *Natamicina*

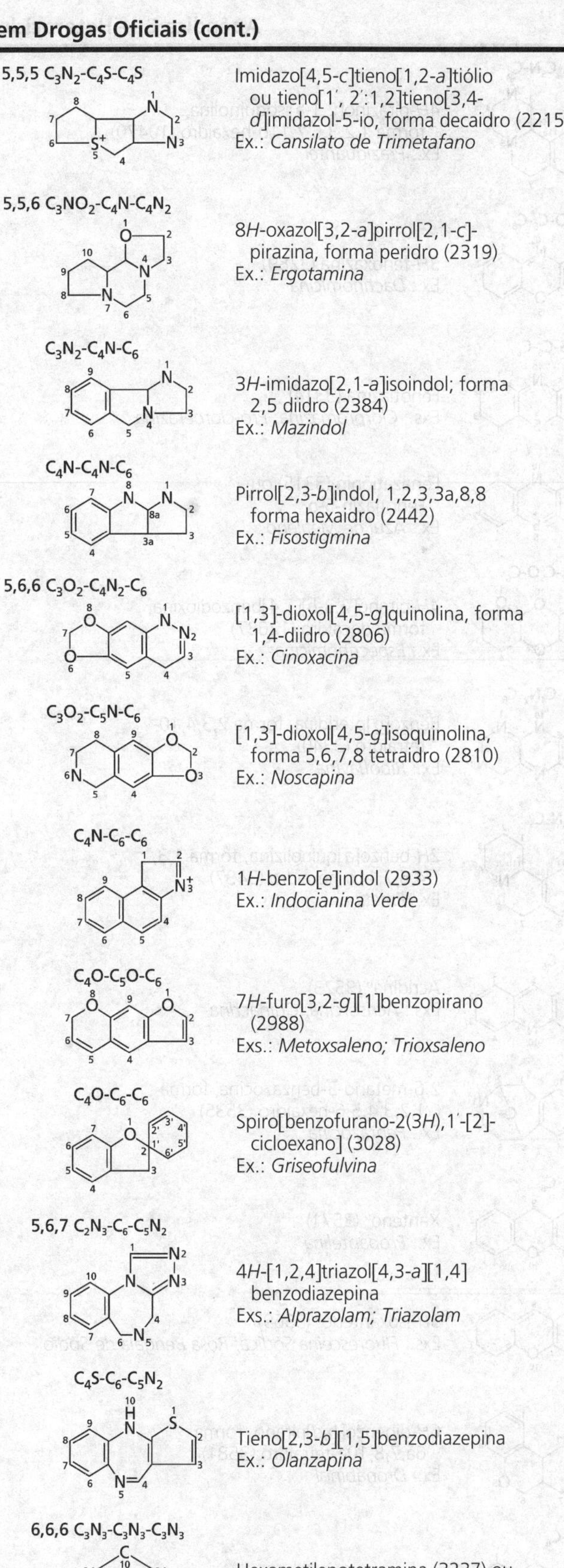

5,5,5 C_3N_2-C_4S-C_4S

Imidazo[4,5-c]tieno[1,2-*a*]tiólio ou tieno[1′, 2′:1,2]tieno[3,4-*d*]imidazol-5-io, forma decaidro (2215)
Ex.: *Cansilato de Trimetafano*

5,5,6 C_3NO_2-C_4N-C_4N_2

8*H*-oxazol[3,2-*a*]pirrol[2,1-c]-pirazina, forma peridro (2319)
Ex.: *Ergotamina*

C_3N_2-C_4N-C_6

3*H*-imidazo[2,1-*a*]isoindol; forma 2,5 diidro (2384)
Ex.: *Mazindol*

C_4N-C_4N-C_6

Pirrol[2,3-*b*]indol, 1,2,3,3a,8,8 forma hexaidro (2442)
Ex.: *Fisostigmina*

5,6,6 C_3O_2-C_4N_2-C_6

[1,3]-dioxol[4,5-*g*]quinolina, forma 1,4-diidro (2806)
Ex.: *Cinoxacina*

C_3O_2-C_5N-C_6

[1,3]-dioxol[4,5-*g*]isoquinolina, forma 5,6,7,8 tetraidro (2810)
Ex.: *Noscapina*

C_4N-C_6-C_6

1*H*-benzo[e]indol (2933)
Ex.: *Indocianina Verde*

C_4O-C_5O-C_6

7*H*-furo[3,2-*g*][1]benzopirano (2988)
Exs.: *Metoxsaleno; Trioxsaleno*

C_4O-C_6-C_6

Spiro[benzofurano-2(3*H*),1′-[2]-cicloexano] (3028)
Ex.: *Griseofulvina*

5,6,7 C_2N_3-C_6-C_5N_2

4*H*-[1,2,4]triazol[4,3-*a*][1,4] benzodiazepina
Exs.: *Alprazolam; Triazolam*

C_4S-C_6-C_5N_2

Tieno[2,3-*b*][1,5]benzodiazepina
Ex.: *Olanzapina*

6,6,6 C_3N_3-C_3N_3-C_3N_3

Hexametilenotetramina (3237) ou 1,3,5,7-tetraazatriciclo [3.3.1^{3,7}] decano
Ex.: *Metanamina*

Apêndice E — Heterociclos em Drogas Oficiais (cont.)

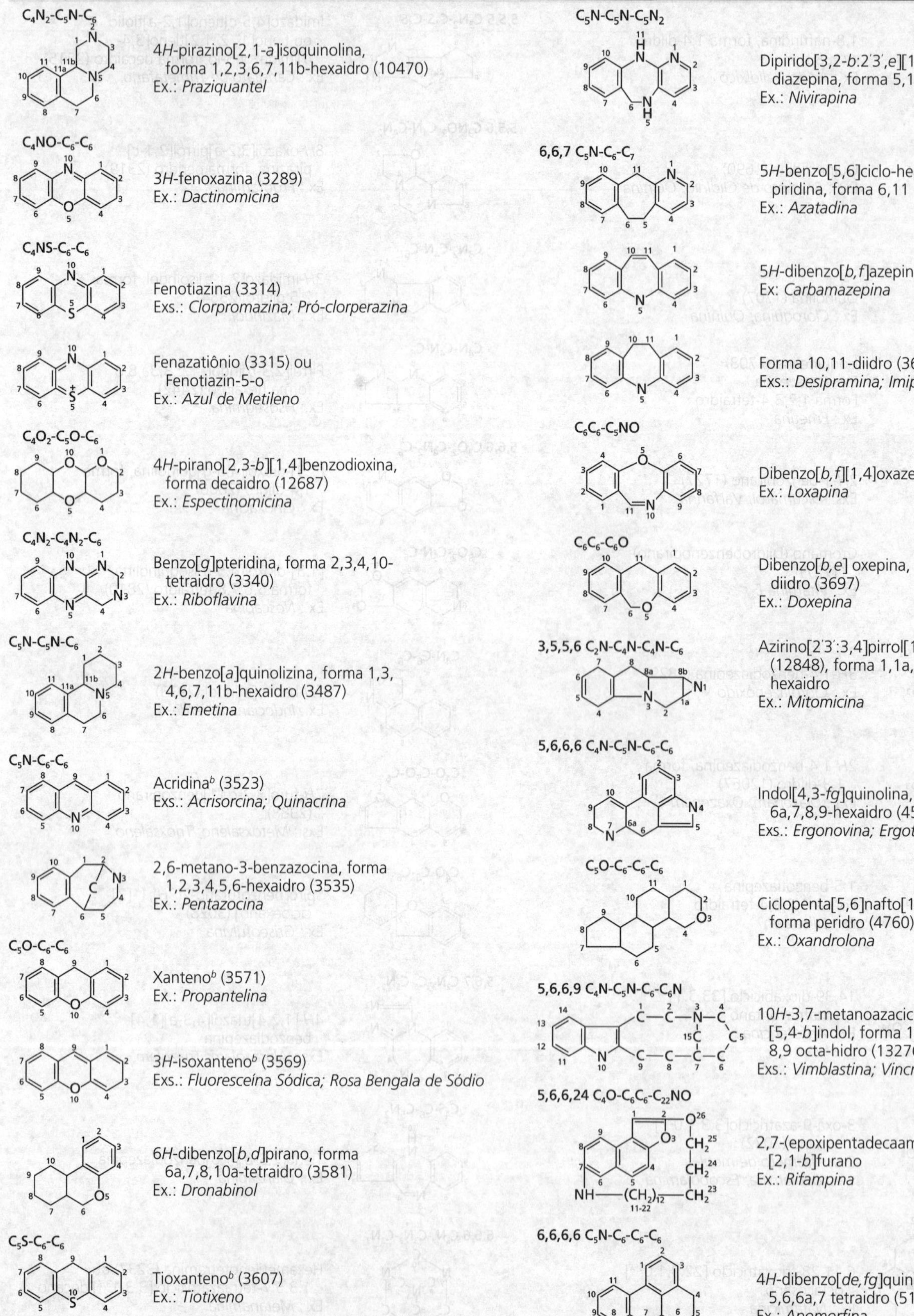

C_4N_2-C_5N-C_6
4*H*-pirazino[2,1-*a*]isoquinolina, forma 1,2,3,6,7,11b-hexaidro (10470)
Ex.: *Praziquantel*

C_4NO-C_6-C_6
3*H*-fenoxazina (3289)
Ex.: *Dactinomicina*

C_4NS-C_6-C_6
Fenotiazina (3314)
Exs.: *Clorpromazina; Pró-clorperazina*

Fenazatiônio (3315) ou Fenotiazin-5-o
Ex.: *Azul de Metileno*

C_4O_2-C_5O-C_6
4*H*-pirano[2,3-*b*][1,4]benzodioxina, forma decaidro (12687)
Ex.: *Espectinomicina*

C_4N_2-C_4N_2-C_6
Benzo[*g*]pteridina, forma 2,3,4,10-tetraidro (3340)
Ex.: *Riboflavina*

C_5N-C_5N-C_6
2*H*-benzo[*a*]quinolizina, forma 1,3,4,6,7,11b-hexaidro (3487)
Ex.: *Emetina*

C_5N-C_6-C_6
Acridina[b] (3523)
Exs.: *Acrisorcina; Quinacrina*

2,6-metano-3-benzazocina, forma 1,2,3,4,5,6-hexaidro (3535)
Ex.: *Pentazocina*

C_5O-C_6-C_6
Xanteno[b] (3571)
Ex.: *Propantelina*

3*H*-isoxanteno[b] (3569)
Exs.: *Fluoresceína Sódica; Rosa Bengala de Sódio*

6*H*-dibenzo[*b,d*]pirano, forma 6a,7,8,10a-tetraidro (3581)
Ex.: *Dronabinol*

C_5S-C_6-C_6
Tioxanteno[b] (3607)
Ex.: *Tiotixeno*

C_5N-C_5N-C_5N_2
Dipirido[3,2-*b*:2′3′,*e*][1,4] diazepina, forma 5,11-diidro
Ex.: *Nivirapina*

6,6,7 C_5N-C_6-C_7
5*H*-benzo[5,6]ciclo-hepta[1,2-*b*]-piridina, forma 6,11 diidro
Ex.: *Azatadina*

5*H*-dibenzo[*b,f*]azepina (3689)
Ex: *Carbamazepina*

Forma 10,11-diidro (3689)
Exs.: *Desipramina; Imipramina*

C_6C_6-C_5NO
Dibenzo[*b,f*][1,4]oxazepina
Ex.: *Loxapina*

C_6C_6-C_6O
Dibenzo[*b,e*] oxepina, forma 6,11-diidro (3697)
Ex.: *Doxepina*

3,5,5,6 C_2N-C_4N-C_4N-C_6
Azirino[2′3′:3,4]pirrol[1,2-*a*]indol (12848), forma 1,1a,2,8,8a,8b-hexaidro
Ex.: *Mitomicina*

5,6,6,6 C_4N-C_5N-C_6-C_6
Indol[4,3-*fg*]quinolina, forma 4,6,6a,7,8,9-hexaidro (4550)
Exs.: *Ergonovina; Ergotamina*

C_5O-C_6-C_6-C_6
Ciclopenta[5,6]nafto[1,2-c]pirano, forma peridro (4760)
Ex.: *Oxandrolona*

5,6,6,9 C_4N-C_5N-C_6-C_8N
10*H*-3,7-metanoazacicloundécino [5,4-*b*]indol, forma 1,2,4,5,6,7,8,9 octa-hidro (13276)
Exs.: *Vimblastina; Vincristina*

5,6,6,24 C_4O-C_6C_6-$C_{22}NO$
2,7-(epoxipentadecaamino)nafto [2,1-*b*]furano
Ex.: *Rifampina*

6,6,6,6 C_5N-C_6-C_6-C_6
4*H*-dibenzo[*de,fg*]quinolina, forma 5,6,6a,7 tetraidro (5171)
Ex.: *Apomorfina*

Apêndice E — Heterociclos em Drogas Oficiais (cont.)

2*H*-10,4a-iminoetanofenantreno[b], forma *cis*-1,3,4,9,10,10a-hexaidro; morfino (5180)
Exs.: *Dextrometorfano; Levorfanol*

6,6,6,7

Pirazino[2,1-*a*]pirido[2,3-*c*] [2] benzazepina, forma 1,2,3,4,10, 14*b*-hexaidro
Ex.: *Mirtizapina*

5,5,5,5,15 C_4N-C_4N-C_4N-C_4N-$C_{11}H_4$

Corrina[b] (5475)
Ex.: *Cianocobalamina*

5,5,6,6,6 C_3NO-C_6-C_6-C_6-C_6

1*H*-ciclopental[7,8]fenantrol [3,2-*d*]-isoxazol, forma 2,3,3*a*,3*b*,4,5,10,10*a*,10*b*,11.12, 12*a*-duodecaidro (11036)
Ex.: *Danazol*

C_3N_2-C_5-C_6-C_6-C_6

8*H*-ciclopenta[7,8]fenantro[3,2-*c*] -pirazol, forma 1,2,3,3*a*,3*b*,4,5, 5*a*,6,7,10,10*a*,10*b*,11,12,12*a*-tetradecaidro **(FKRBA)**
Ex.: *Estanozolol*

C_4N-C_4N-C_5N-C_6-C_6

1*H*-indolizino[8,1-*cd*]carbazol, forma 3a,4,5,5a,6,11,12,13a-octaidro (11065)
Exs.: *Vimblastina; Vincristina*

5,6,6,6,6 C_4N-C_5N-C_5N-C_6-C_6

Benzo[*g*]indol[2,3-*a*]quinolizina, forma 1,2,3,4,4a,5,7,8,13, 13b,14,14a-duodecaidro (5784)
Ex: *Reserpina*

C_4O-C_5N-C_6-C_6-C_6

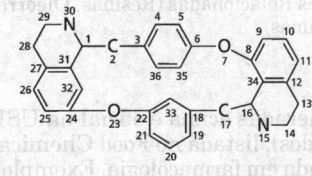

4a*H*-8,9c-iminoetanofenantro-[4,5-*bcd*]furano (5922)
forma 5,7a,8,9 tetraidro
Ex.: *Codeína; Morfina; Nalorfina*
Forma 5,6,7,7a,8,9-hexaidro (anel A marcado saturado)
Exs.: *Hidrocodona; Hidromorfona*

C_4O-C_5O-C_5O-C_6-C_6-C_6

Espiro[ftalano-1,9'-xanteno] (5935) ou Espiro [isobenzofurano 1-(3*H*), 9'] 9*H*] xanteno]
Ex.: *Fluoresceína*

6,6,6,6,6,6,18 C_5N-C_6-C_6-C_6-C_6-C_{16}-O_2

Forma octaidro do Ring Index n.º 7408.
Exs.: *Tubocurarina; Metocurina*

CAPÍTULO **26**

Produtos Naturais

Vincent S Venturella, PhD
Director, Pharmaceutical Consulting
Ventura Associates
Wayne, NJ 07470

Este capítulo apresenta uma discussão sobre as características fundamentais, essencialmente químicas, das seguintes classes de produtos naturais existentes.

Carboidratos
Glicosídios
Lipídios (Óleos Fixos, Gorduras, Ceras, Esteróis e Fosfolipídios)
Proteínas (Incluindo Peptídios e Polipeptídios)
Alcalóides
Óleos Voláteis
Exsudatos de Plantas e Substâncias Relacionadas (Resinas, Oleorresinas, Resinas de Látex e Bálsamos)
Prostaglandinas
Medicamentos Herbáceos

Cada uma das classes enumeradas acima é oficial na USP (Farmacopéia dos Estados Unidos), listada no Food Chemical Codex (FCC) ou geralmente usada em farmacologia. Exemplos são fornecidos na conclusão de cada seção. O tratamento de todas as monografias individuais é apresentado nos locais apropriados em outra parte do texto, sendo a distribuição feita com base farmacológica. Para a localização de outras classes de produtos naturais, consulte o índice geral.

CARBOIDRATOS

Composição

Essa importante classe de compostos orgânicos compreende (A) alcoóis alifáticos poliídricos nos quais a função primária do álcool tem sido oxidar-se a aldeído, ou a função secundária do álcool tem sido oxidar-se a cetona, e (B) produtos de condensação desses polialcoóis parcialmente oxidados. As unidades estruturais fundamentais são, dessa maneira, os alcoóis-aldeídos e alcoóis-cetonas que constituem (A). Essas são freqüentemente denominadas *monossacarídios* (ocasionalmente somente *sacarídios*) e são subclassificadas em *aldoses* e *cetoses* de acordo com seu conteúdo de um grupamento aldeído ou cetona. (A sílaba *ose* é muitas vezes usada no lugar de *ide* nos nomes dos sacarídios.)

Os produtos de condensação que constituem (B) são ocasionalmente denominados *anidridos sacarídios*; eles são subclassificados em dissacarídios, trissacarídios e daí em diante, de acordo com o número de unidades monossacarídias presentes. *Polissacarídios*, por outro lado, contêm muitas unidades monossacarídias unidas em longas cadeias lineares ou ramificadas. A maioria dos polissacarídios contém unidades monossacarídias recorrentes de um mesmo tipo ou de tipos alternados. Polissacarídios possuem duas funções biológicas principais: a de estocagem de combustível e a de elemento estrutural. O termo *polissacarídio* é usado diferentemente por diferentes autores, alguns usando-o extensamente para abranger todos os polímeros incluindo os dissacarídios e outros restringindo-o de modo a excluir os dissacarídios, e ocasionalmente também os tri- e os tetrassacarídios. Os di-, tri- e assim por diante até os decassacarídios ocasionalmente são agrupados sob o termo *oligossacarídios* (do grego *oligo*, *alguns*).

O termo *açúcar* também é usado com vários significados. Ocasionalmente é empregado como sinônimo para o termo *carboidrato*. Provavelmente, de modo mais convencional, esse termo é usado em referência apenas àqueles carboidratos que são solúveis e possuem gosto adocicado; e os nutricionistas freqüentemente o restringem aos carboidratos que são assimilados fisiologicamente. Os monossacarídios ocasionalmente são chamados de *açúcares simples*.

Classificação e Estrutura

O espaço permite pouco mais que um relato sobre os aspectos essenciais desse assunto complexo, cuja elucidação constituiu um brilhante capítulo na química orgânica.

Monossacarídios possuem a fórmula empírica $(CH_2O)_n$, onde $n = 2$ no caso dos aldeídos e 3 no caso das cetonas, no mínimo. É desfeita a ramificação do esqueleto carbônico dos monossacarídios comuns, e cada átomo de carbono, exceto um, contém um grupamento hidróxi; no carbono remanescente, há um oxigênio carbonílico que, como será visto, freqüentemente é combinado com uma ligação *acetal* ou *cetal*. Desse modo, combinando-se o tipo de monossacarídio com o número de carbonos na unidade esquelética, pode-se classificar os carboidratos em *dioses*, *trioses*, *tetroses* e daí em diante, de acordo com o número de átomos de carbono que contêm, e então em aldoses ou cetoses, dependendo de a carbonila funcional principal ser um aldeído ou uma cetona. Dessa maneira, na terminologia descritiva, xilose é uma aldopentose (contém a função aldeído e um total de cinco átomos de carbono); similarmente, a frutose é uma *ceto-hexose* (contém a função cetona e um total de seis átomos de carbono).

Enquanto a aldose mais simples é a diose, glicolaldeído (Quadro 26.1), os monossacarídios mais simples são as trioses de três carbonos como o gliceraldeído e a diidroxiacetona (veja Quadro 26.1). O gliceraldeído é uma aldotriose; a diidroxiacetona é uma cetotriose. Todas as aldoses mais complexas podem ser previstas e visualizadas através da inserção de grupos —(CHOH)— adicionais na fórmula do glicolaldeído, um de cada vez e sempre adjacente ao grupamento $—CH_2OH$ terminal, passando desse modo sucessivamente por trioses, tetroses e daí em diante. O mesmo pode ser dito a respeito das cetoses em relação à previsão e à visualização, lembrando que a adição de cada grupamento —CH(OH)— também ocorre adjacente ao grupamento $—CH_2OH$ terminal, no entanto; e, nos mais simples, a adição é feita no lado de baixo do carbono carbonílico.

O esquema completo para as aldoses e cetoses é mostrado no Quadro 26.1, sendo os grupamentos intermediários —CH(OH)— representados pelas linhas horizontais desenhadas para o lado em que o grupamento OH é ligado. Assim, será observado que, começando-se com as aldotrioses, a inserção de

Quadro 26.1 Monossacarídios[a]

ALDOSES

DIOSE	TRIOSES	TETROSES	PENTOSES	HEXOSES
Gliceraldeído (Molécula originária das aldoses)[c]	D-Gliceraldeído	D-Eritrose	D-Ribose	D-Alose
				L-Talose
			L-Lixose	D-Gulose
				L-Manose
		L-Treose	D-Xilose	D-Glicose
				L-Idose
			L-Arabinose	D-Galactose
				L-Altrose
	L-Gliceraldeído	D-Treose	D-Arabinose	D-Altrose
				L-Galactose
			L-Xilose	D-Idose
				L-Glicose
		L-Eritrose	D-Lixose	D-Manose
				L-Gulose
			L-Ribose	D-Talose
				L-Alose

CETOSES[b]

TRIOSE	TETROSES	PENTOSES	HEXOSES
Diidroxiacetona (Molécula originária das cetoses)[d]	D-Eritrulose	D-Ribulose	D-Psicose
			L-Tagatose
		L-Xilocetose	D-Sorbose
			L-Frutose
	L-Eritrulose	D-Xilocetose	D-Frutose
			L-Sorbose
		L-Ribulose	D-Tagatose
			L-Psicose

[a]O esquema é terminado com hexoses, embora alguns membros maiores sejam conhecidos.
[b]O esquema é limitado a 2-ceto-hexoses. Outras cetoses não são usualmente tratadas na química dos carboidratos.
[c]Em todas as representações das aldoses, a linha vertical representa CHO–CH_2OH. Desse modo, p. ex., a representação ├ do D-Gliceraldeído na verdade retrata CHO, H—C—OH, CH_2OH; a representação ┤├ para L-Treose na verdade retrata CHO, H—C—OH, HO—C—H, CH_2OH; etc.
[d]Em todas as representações das cetoses, o símbolo ⊨O representa CH_2OH—C=O—CH_2OH. Desse modo, por exemplo, a representação ⊨O da D-Eritrulose na verdade retrata CH_2OH, C=O, H—C—OH, CH_2OH; a representação ┤⊨O para a L-Xilocetose na verdade retrata CH_2OH, C=O, H—C—OH, HO—C—H, CH_2OH; etc.

cada grupamento —CH(OH)— automaticamente introduz um centro quiral (átomo assimétrico de carbono), dando início a um número crescente de estereoisômeros. Os enantiomorfos de cada par estereoisomérico são distinguidos pelas notações *configuracionais* D e L, em referência respectivamente à última inserção do OH —CH(OH)— se à direita ou à esquerda do eixo vertical quando as fórmulas são desenhadas na configuração de bastão como mostrado no quadro. É importante lembrar que as notações D e L não têm relação com a direção da rotação óptica e também que a verdadeira identificação de um dado estereoisômero, se D ou L, é uma questão de extensa experimentação laboratorial. Deve-se também notar que os prefixos D e L se referem ao átomo assimétrico mais afastado de carbono removido do átomo carbonílico de carbono.

Dois açúcares diferindo apenas na configuração ao redor do átomo de carbono adjacente ao grupamento carbonílico são chamados de *epímeros*, um em relação ao outro. Logo, a D-glicose e a D-manose são epímeros com relação ao átomo 2 de carbono.

A cetose mais simples é a triose, diidroxiacetona. O esquema no Quadro 26.1 mostra os membros mais complexos da mesma maneira descrita anteriormente para as aldoses.

ESTRUTURAS CÍCLICAS — Medições de várias características (propensão a funcionar como redutor, capacidade de formar derivados acetais, mutarrotação etc.) mostraram conclusivamente que as fórmulas das cadeias abertas mostradas anteriormente não representam a verdadeira estrutura de pelo menos os maiores monossacarídios, as pentoses e hexoses. Por exemplo, em soluções aquosas, muitos dos maiores monossacarídios se comportam como se um centro quiral adicional estivesse presente; um além dos descritos pelas fórmulas de cadeias abertas. Em vez disso, as estruturas são cíclicas e podem ser vistas como hemiacetais internos (Cap. 25) formados pela condensação do átomo de oxigênio carbonílico e uma das hidroxilas alcoólicas. Embora essa reação possa envolver qualquer dos grupamentos hidroxila, considerações teóricas sugerem que os grupamentos hidroxila γ e δ estejam idealmente situados para participar na ciclização, dando, desse modo, origem às estruturas furanose (contendo um anel furano) e piranose (contendo um anel pirano). Evidências experimentais indicam que as aldo-hexoses, em seus estados de monossacarídios normais, existem amplamente na forma piranósica.

Desse modo, por exemplo, a fórmula de cadeia aberta (**A**) para a D-glicose dá às estruturas cíclicas correspondentes (**B**):

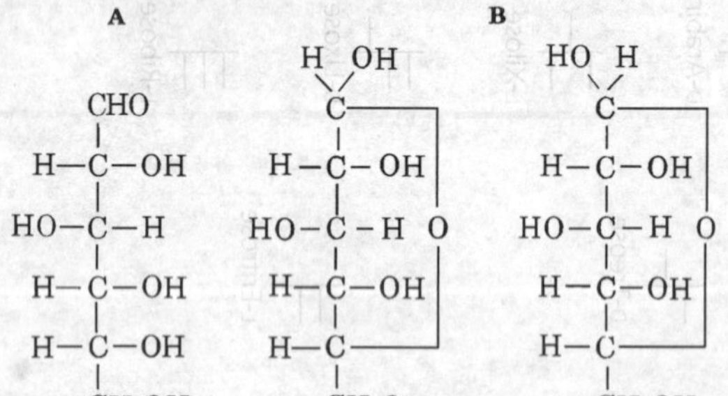

A **B**

forma α forma β

As duas formas estereoisoméricas de (**B**), convencionalmente distintas pela nomenclatura de tipos α e β, foram originadas porque a ciclização automaticamente traduz o antigo átomo assimétrico de carbono aldeídico, conforme mencionado previamente. A alteração ou isomerização mostrada pelas fórmulas de Fischer, anteriormente, ocorre espontaneamente em solução aquosa, causando a rotação específica para alcançar um valor final de equilíbrio. Esse processo é denominado *mutarrotação*. Incidentalmente, as formas α e β da D-glicose são bem conhecidas; a D-glicose (dextrose) disponível no comércio é a variedade α. Formas isoméricas de monossacarídios, que diferem uma da outra apenas na configuração do átomo de carbono quiral derivado do grupamento carbonílico, são *anômeras*, e o átomo de carbono assimétrico recém-formado é denominado *carbono anomérico*.

As representações bidimensionais das estruturas cíclicas como em (**B**) foram amplamente substituídas pelos modelos da Projeção de Haworth. Nesses modelos, o anel é usualmente representado de modo plano (embora estrita planicidade não esteja implicada), e a disposição dos átomos de hidrogênio e substituintes é retratada pela disposição vertical para cima e para baixo a partir do plano do anel. As estruturas de Haworth para algumas hexoses selecionadas são mostradas a seguir, juntamente com a numeração convencional dos anéis. Note que o limite do anel mais próximo do leitor é representado por linhas fortes; assim, o plano do anel é perpendicular à página. Para fins de comparação, as estruturas de furanose e piranose são mostradas para a α-D-glicose. Note também que, no caso da sacarose, a conformação estável do furano é mostrada como sendo dominante para a porção de frutose da molécula.

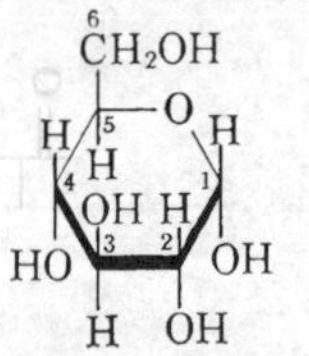

α-D-Glicose (α-D-Glicopiranose)

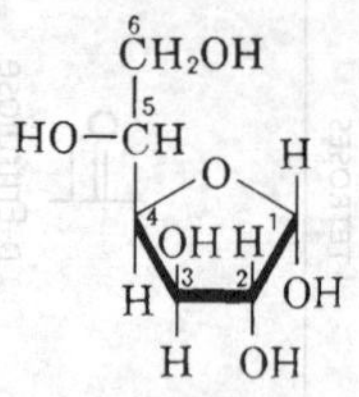

α-D-Glicose (α-D-Glicofuranose)

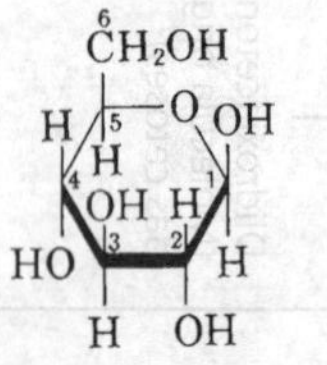

β-D-Glicose (β-D-Glicopiranose)

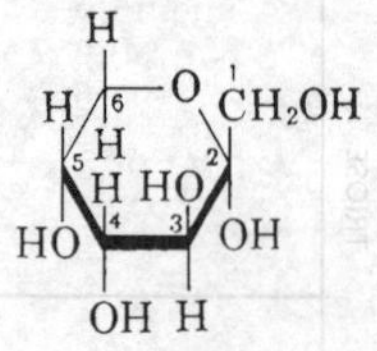

α-D-Frutose (α-D-Frutopiranose)

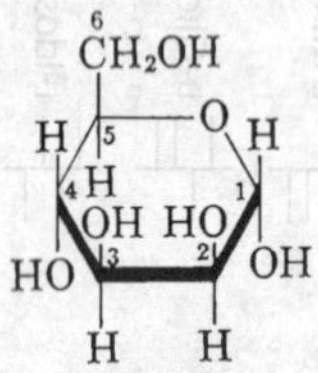

α-D-Manose (α-D-Manopiranose)

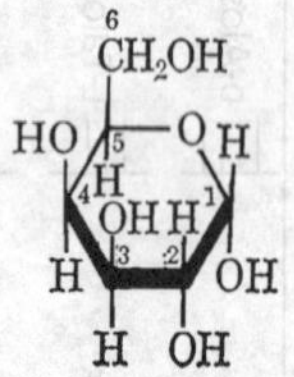

α-D-Galactose (α-D-Galactopiranose)

As estruturas e nomes sistemáticos dos quatro dissacarídios mais bem conhecidos são mostrados a seguir. Será observado que os nomes sistemáticos entre parênteses identificam precisamente a localização dos terminais de encontro das pontes de oxigênio com os dois radicais de monossacarídios.

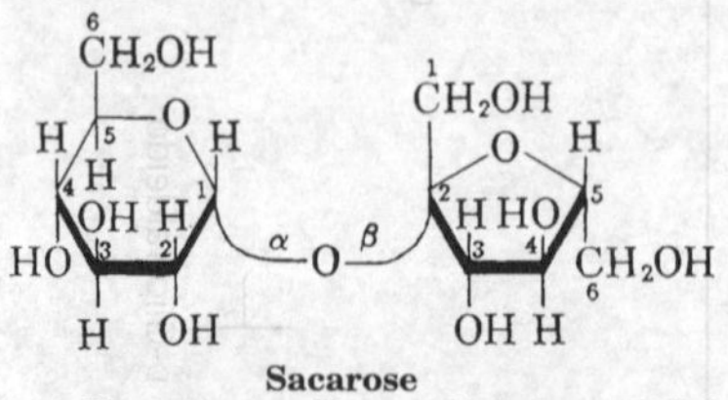

Sacarose
[β-D-Frutofuranosil-α-D-glicopiranosídio]

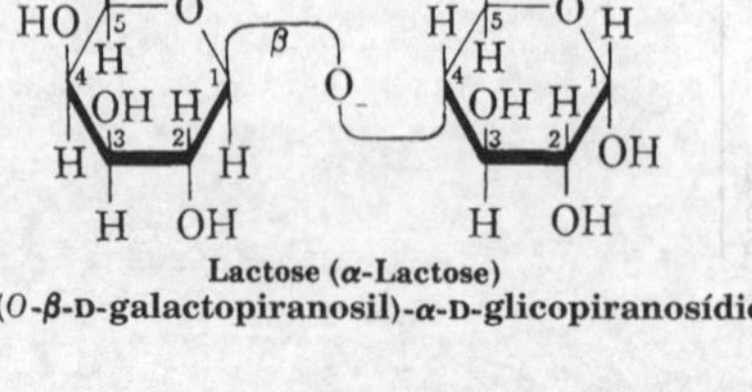

Lactose (α-Lactose)
[4-(O-β-D-galactopiranosil)-α-D-glicopiranosídio]

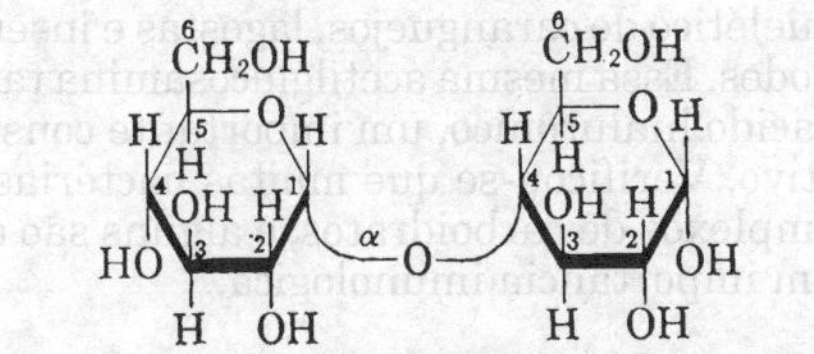

Maltose
[4-(*O*-α-D-glicopiranosil)-α-D-glicopiranosídio]

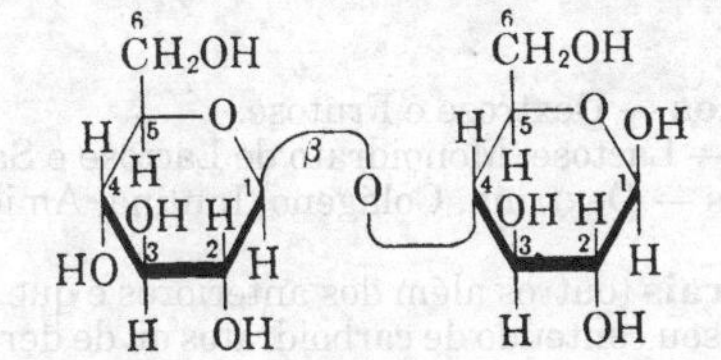

Celobiose
[4-(*O*-β-D-glicopiranosil)-β-D-glicopiranosídio]

As projeções de Haworth são algo enganosas, no entanto, pois sugerem que os anéis cinco e seis de furanose e piranose são planos, o que não é o verdadeiro caso. Os anéis de piranose existem em duas conformações, a forma de *cadeira* e a forma de *barco*. A forma de cadeira do anel de piranose, que é relativamente rígida e muito mais estável que a forma de barco, predomina em soluções aquosas de hexoses. Os grupamentos substituintes na forma de cadeira não são equivalentes geométrica ou quimicamente; eles caem em duas classes, *axial* e *equatorial*.

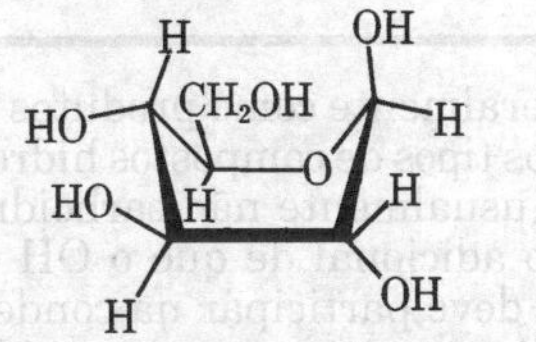

Barco 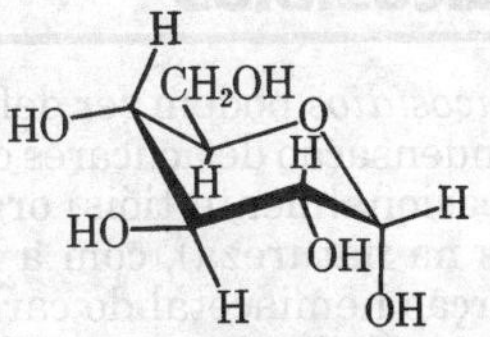 **Cadeira**

Os grupamentos equatoriais de hidroxila das piranoses são esterificados mais prontamente que os grupamentos axiais.

Será também observado que os nomes completamente sistemáticos são ineficientes e conseqüentemente encontram pouco uso na prática química comum. Reconhecendo isso, tanto a IUPAC quanto o *Chemical Abstracts* admitem os nomes triviais comumente usados. Um panfleto descrevendo as regras detalhadas para a nomenclatura sistemática dos carboidratos e de seus derivados está disponível através do Chemical Abstracts Service.

Os polissacarídios de ocorrência natural (p. ex., os amidos, celulose, glicogênio e inulina), embora todos classificados geralmente como polímeros de condensação de monossacarídios com alto peso molecular, variam consideravelmente entre si em tamanho e estrutura. Assim, a inulina parece ser um polímero relativamente pequeno composto de umas 30 unidades de frutose (frutofuranose), ao passo que a celulose parece ser um polímero relativamente grande provavelmente contendo não menos de 1.000 unidades de glicopiranoses. Em alguns polissacarídios, como a celulose, é forte a evidência de que os polímeros sejam puramente lineares; em outros, como o glicogênio, uma explicação satisfatória para dados experimentais observados exige que considerável ramificação ocorra ao longo da cadeia.

Polissacarídios muitas vezes são classificados com base em seus monômeros; por exemplo, hexosanos são polímeros de hexoses, e pentosanos são polímeros de pentoses. Essa classificação também se torna freqüentemente específica; por exemplo, a celulose é um glicosano (a unidade da hexose é a D-glicose), e a inulina é um frutosano (a unidade da hexose é a D-frutose).

Propriedades Físicas

Os monossacarídios comuns, a saber, pentoses e hexoses, são sólidos brancos e cristalinos que usualmente se fundem bastante nitidamente mas com decomposição simultânea. Eles são facilmente solúveis em água, muito menos solúveis em metanol ou etanol, e relativamente insolúveis em éter. Os dissacarídios comuns, todos hexabioses, também apresentam essas características. No entanto, os maiores polissacarídios — como amido, celulose e inulina — são amorfos, não se fundem nitidamente e são muito menos solúveis em água. Os carboidratos solúveis de peso molecular mais baixo são caracterizados por seu gosto doce, mas a relativa doçura varia consideravelmente. Isso forma a razão fundamental para o uso de substitutos caracteristicamente similares ao açúcar que possuam menor valor calórico com base no peso. Assim, a lactose possui apenas 1/6, a maltose cerca de 1/3, e a glicose cerca de 3/4 da doçura da sacarose; a frutose, por outro lado, possui cerca de 1,7 vez a doçura da sacarose e, por isso, é usada como adoçante artificial (de valor calórico mais baixo) e é comercializada dessa maneira; é a substância de escolha na fabricação de balas. Existem substâncias (alguns carboidratos) que são muito superiores em seu poder adoçante se comparadas à sacarose ou à frutose, mas o substituto mais comum do açúcar para todos, menos para os fenilcetonúricos, é o aspartame (*Equal*).

Todos os carboidratos são opticamente ativos, e sua rotação específica serve como meio de diferenciação. Muitos apresentam o fenômeno da *mutarrotação* — uma mudança contínua no valor da rotação até que um valor final fixo seja obtido. O exemplo clássico é o da α-D-glicose, uma solução aquosa fresca preparada que possui um $[\alpha]_D^{20}$ + 113°, mas que gradualmente muda para um valor final de +52. Esse valor final de equilíbrio é derivado da solução aquosa contendo cerca de 1/3 da forma α-D ($[\alpha]_D^{20}$ = + 112,2°) e cerca de 2/3 da glicose β-D ($[\alpha]_D{}^{20}$ = + 18,7°). A elucidação desse fenômeno constitui um dos pontos mais altos na química estrutural dos carboidratos. Foi amplamente demonstrado que essas alterações na rotação são devidas a mudanças estruturais, e o valor final é quantitativamente característico dos componentes presentes na mistura em equilíbrio. No caso da glicose, por exemplo, o valor final da rotação é aquele a ser esperado de uma mistura em equilíbrio contendo tanto a forma α quanto β da D-glicose.

A obtenção do estado de equilíbrio é acelerada por ácido ou base, centenas de vezes mais pela última. No entanto, a aceleração da ação de equilíbrio deve ser feita com cautela e com soluções muito diluídas de ácidos e soluções muito diluídas de bases fracas, desde que os ácidos que são concentrados formem outros compostos como o 5-hidroximetilfurfural a partir da D-glicose. Além disso, altas concentrações de álcalis ou os próprios álcalis fortes levam a D-glicose a formar D-frutose ou D-manose através de estruturas enedióis em uma reação equilibrada. O alcance de equilíbrio rápido, através da adição de base a soluções de carboidratos para equilíbrio na medição da rotação óptica, deve ser feito apenas pela adição de soluções diluídas de amônia.

A capacidade de muitos polissacarídios de absorver água é uma propriedade física que encontrou numerosos usos. Por exemplo, a pectina e o ágar são usados como agentes formadores de géis, e a dextrana é usada como extensor de volume plasmático e matriz para cromatografia de coluna.

Propriedades Químicas

As propriedades químicas dos carboidratos são, em geral, aquelas a serem esperadas com base em seus aspectos estruturais previamente descritos. O tratamento aqui é necessariamente limitado a uma breve menção às reações mais características.

Eles se comportam como compostos que possuem função de álcool e carbonila, exibindo todas as reações químicas características desses grupos. O grupamento aldeído de uma aldose e um grupamento hidroxila terminal são, cada um deles, capazes de ser oxidados para os ácidos correspondentes mono- ou dicarboxílico. A função carbonila também pode ser submetida à redução em alcoóis primário e secundário. Aldoses e cetoses exibem as reações adicionais usuais típicas de uma função carbonila.

Para fins de identificação, as funções carbonila e álcool adjacentes formarão derivados fenilidrazina conhecidos como *osazonas*, que têm pontos de fusão característicos e exibem estrutura cristalina definida. Deve-se notar que glicose, frutose e manose formam a mesma osazona, desde que as diferenças na estrutura e na configuração no que diz respeito aos átomos de carbono 1 e 2 sejam abolidas. Além disso, a reação típica com íon de cobre e prata, em condições adequadas, na qual o íon metal é reduzido em valência e o carboidrato é oxidado, é empregada para distinguir açúcares *reduzidos* de *não-reduzidos* (assim como na reação de ácido forte/substituto furfural acima).

Os grupamentos hidroxila podem ser esterificados ou eterificados (um processo muitas vezes usado para diminuir a polaridade e desse modo aumentar a volatilidade para fins de identificação e separação, especialmente na cromatografia líquida ou a gás e na espectrometria de massa).

Todos os polissacarídios podem ser hidrolisados em seus componentes de monossacarídios. Procedimentos químicos ou enzimáticos podem ser empregados, com os últimos mostrando maior especificidade. Em alguns casos é possível hidrolisar apenas ligações α, ou até mesmo clivar em uma ligação monossacarídica específica na cadeia.

Os complexos de dextrana-ferrosa e sulfato de dextrana provaram ser de importância médica.

Muitos microrganismos possuem a capacidade de hidrolisar carboidratos a simples alcoóis, cetonas ou ácidos, usualmente com a produção de dióxido de carbono, por um processo conhecido como *fermentação*. Etanol, ácido acético, ácido cítrico, 2-butanona e álcool butílico são alguns dos produtos derivados da sacarose por esse procedimento. Existem microrganismos específicos usados nos processos de fermentação para transformar um derivado da glicose, a 1-sorbose, em ácido ascórbico (vitamina C), que é na verdade a γ-lactona de um ácido hexanóico que possui uma estrutura enediol nos átomos de carbono 2 e 3. Esse processo é bastante eficiente.

Ocorrência

Os carboidratos são abundantes na natureza. Na verdade, estima-se que ocorra, na natureza, maior quantidade de material de carboidratos em comparação com todos os outros materiais orgânicos combinados. Embora os carboidratos sejam preponderantemente importantes no reino vegetal, eles também ocorrem abundantemente e representam papéis biológicos muito importantes no mundo animal.

Glicose e frutose são os únicos monossacarídios que ocorrem em estado livre em qualquer extensão importante. Eles estão presentes nos sucos de muitas frutas maduras. Entre os dissacarídios, apenas a sacarose (açúcar de cana ou beterraba) e a lactose (açúcar do leite) ocorrem em quantidades importantes. Proeminentes e de ocorrência natural, os polissacarídios hexosanos incluem a celulose (o material estrutural básico no mundo vegetal), o amido (a principal reserva de carboidrato no mundo vegetal) e o glicogênio, muitas vezes apelidado de amido animal (a principal reserva de carboidrato no mundo animal). Polissacarídios pentosanos ocorrem abundantemente em cereais de palha e grãos (p. ex., em espigas de milho); eles se distinguem pelo fato de formarem o furfural, importante industrialmente após tratamento adequado com ácido sulfúrico.

Derivados de carboidratos (combinações químicas com substâncias não-carboidratos ou carboidratos levemente alterados quimicamente) ocorrem amplamente na natureza. O papel dos ésteres de fosfato de monossacarídios no uso fisiológico já foi mencionado; as pentoses D-ribose e α-desoxirribose são constituintes monossacarídicos de RNA e DNA, respectivamente. Uma classe especial de derivados, os *glicosídios*, é discutida na próxima seção. Outras classes incluem as *gomas*, *pectinas*, *mucilagens*, *glicoproteínas* e *glicolipídios* (cerebrosídios). A quitina, um polímero de condensação de *N*-acetil-D-glucosamina (que contém NH_2 em vez de OH na posição 2), constitui o material esquelético de caranguejos, lagostas e insetos da classe dos artrópodes. Essa mesma acetilglucosamina também está presente no ácido hialurônico, um importante constituinte do tecido conectivo. Verificou-se que muitas bactérias elaboram materiais complexos de carboidratos, e alguns são conhecidos por possuírem importância imunológica.

CARBOIDRATOS OFICIAIS

Exemplos de carboidratos oficiais nas várias classes de carboidratos são os seguintes.

Monossacarídios — Dextrose e Frutose.
Dissacarídios — Lactose, Monoidrato de Lactose e Sacarose.
Polissacarídios — Dextrina, Colágeno, Inulina, Amido e Amido de Arroz.
Produtos naturais (outros além dos anteriores e que são importantes devido ao seu conteúdo de carboidratos ou de derivados desses) — Acácia, Ágar, Pectina, Semente de Plantago e Tragacanto.
Derivados dos carboidratos (outros além dos anteriores) — Ácido Algínico, Aurotioglucose, Hidroxipropilmetilcelulose, Piroxilina, Carboximetilcelulose, Octacetato de Sacarose, Celulose Oxidada, Dextrana 40, Dextrana 70, Pó Absorvível, Acetato de Butirato de Celulose, Monooleato de Sorbitano, Trioleato de Sorbitano, Sesquioleato de Sorbitano, Maltitol, Lactitol, Manitol e Sorbitol.

Radicais de carboidratos são componentes essenciais dos glicosídios (adiante) e estão freqüentemente presentes em antibióticos (p. ex., eritromicina, estreptomicina e novobiocina) e em várias outras substâncias biologicamente ativas (p. ex., enzimas, coenzimas, glicoproteínas e vitaminas).

GLICOSÍDIOS

Glicosídios podem ser definidos geralmente como produtos de condensação de açúcares com vários tipos de compostos hidróxi (ocasionalmente tióis) orgânicos (usualmente não-carboidratos na natureza), com a restrição adicional de que o OH da porção hemiacetal do carboidrato deve participar na condensação. É óbvio que os polissacarídios também são abrangidos nessa definição geral. A porção não-açúcar é denominada uma *aglicona* (ou *aglicon*), ou uma *genina*. Do ponto de vista estrutural, os glicosídios podem ser vistos como acetais internos (ver adiante).

A propriedade química mais característica dos glicosídios é sua susceptibilidade à hidrólise, pela qual se formam porções de açúcar e não-açúcar. Na verdade, é através da identificação dos produtos de decomposição hidrolítica que a composição dos glicosídios é comumente revelada. Em geral, a hidrólise é catalisada energeticamente por prótons e feita em laboratório por digestão com ácido diluído.

A hidrólise ácida dos glicosídios ocorre quer a ligação glicosídica seja *alfa* ou *beta*. No entanto, a natureza produz muitas enzimas que também catalisam a hidrólise; essas são muitas vezes bastante específicas em suas ações. Nesse ponto é instrutivo dizer que as enzimas de ocorrência natural hidrolisam apenas os glicosídios beta. Embora se possa discutir a especificidade das enzimas que ocorrem na natureza em relação à hidrólise dos glicosídios, deve-se notar que existem duas enzimas, chamadas de emulsina do cerne de amendoeiras e mirosina de sementes de mostarda preta, que possuem a capacidade de hidrolisar um número considerável de glicosídios. Glicosídios que são derivados de ramnose exigem, para sua hidrólise, uma enzima especial conhecida como ramnase. As enzimas freqüentemente ocorrem na mesma planta juntamente com os glicosídios, mas usualmente em células diferentes. Quando a estrutura da planta é destruída por trituração ou por outros meios, a enzima entra em contato com o glicosídio e rapidamente exerce sua ação hidrolítica. É, portanto, necessário destruir qualquer enzima que esteja presente antes de tentar isolar os constituintes glicosídicos.

CLASSIFICAÇÃO — Na terminologia moderna, os glicosídios usualmente são classificados de acordo com a identidade de sua porção de açúcar. Desse modo, nos glicosídios, a porção açúcar é a glicose; nos frutosídios, é a frutose; nos galactosídios, é a galactose, e assim por diante. Na literatura antiga, o termo *glucosídio* é usado com sentido genérico e é então sinônimo do termo moderno *glicosídio*.

Classificação de acordo com a complexidade da porção açúcar é freqüentemente empregada; por exemplo, *monosídios* são os açúcares monossacarídios, *biosídios* são os dissacarídios, e *triosídios* são os trissacarídios. A classificação total com base nas agliconas, embora viável, é intricada devido à ampla variação das agliconas; no entanto, com certas classes de glicosídios (como os cardiotônicos), essa subclassificação ocasionalmente é encontrada na literatura.

OCORRÊNCIA — Glicosídios são amplamente distribuídos no reino vegetal. Muitas frutas e outras partes (p. ex., sementes, cascas e folhas) de plantas os contêm. Os pigmentos das flores (antocianinas) são de caráter glicosídico. Glicosídios de origem animal são relativamente raros. As agliconas da maioria dos glicosídios são de estrutura cíclica, e freqüentemente aromática. Agliconas esteróides são muito comuns.

Muitos compostos de ocorrência natural não classificados usualmente como glicosídios na verdade contêm ligações glicosídicas em suas estruturas. Exemplos incluem gentamicina, amicacina, netilmicina, tobramicina, novobiocina e estreptomicina entre os antibióticos, solanina e vários outros alcalóides (glicoalcalóides) e nucleosídios (consistem em uma base purina ou pirimidina ligada com D-ribose ou D-2-desoxirribose).

O Quadro 26.2 lista vários glicosídios selecionados parcialmente com base no interesse farmacêutico e parcialmente por serem compostos por uma variedade de agliconas e açúcares.

ESTRUTURA — Duas séries de glicosídios estereoisoméricos são conhecidas, os glicosídios α e β. Tomando-se o metil-D-glicosídio como um exemplo simples, eles são representados por

```
     1                                   1
   HC—OCH3   ┐                  CH3O—CH   ┐
     |2      |                       |2   |
   HCOH      |                    HCOH    |
     |3      |                       |3   |
   HOCH      O                    HOCH    O
     |4      |                       |4   |
   HCOH      |                    HCOH    |
  6  |5      |                   6   |5   |
HOCH2—CH     ┘                HOCH2—CH    ┘
```

α-Metil-D-glicosídio **β-Metil-D-glicosídio**

Quadro 26.2 Glicosídios Selecionados

NOMES E FÓRMULAS MOLECULARES[a]	FONTES[b]	AGLICONA (GENINA)	PORÇÕES DE AÇÚCAR[c]
Amigdalina $C_{20}H_{27}NO_{11}$	Sementes de *Amigdalaceae*, *Drupaceae* e *Pomaceae*; principalmente de amendoeiras	D-Mandelonitrila → Benzaldeído + HCN	Gentiobiose → 2 D-Glicose
Arbutina (Ursina) $C_{12}H_{16}O_7$	Folhas de plantas de *Ericaceae* e *Rosaceae*	Hidroquinona	D-Glicose
Cimarina $C_{30}H_{44}O_9$	Várias espécies de *Apocynum*	Estrofantidina (um esteróide)	Cimarose (3-Metildigitoxose)
Coniferina (Abietina; Laricina) $C_{16}H_{22}O_8$	Plantas das *Coniferae*, p. ex., pinheiro, espruce e abeto	Álcool coniferil [álcool 4-Hidróxi-3-metoxicinamil]	D-Glicose
Dafnina $C_{15}H_{16}O_9$	Casca e flores de variedades de *Daphne*	7,8-Diidroxicumarina	D-Glicose
Digitoxina $C_{41}H_{64}O_{13}$	Folhas de *Digitalis purpurea* ou *Digitalis lanata*	Digitoxigenina (um esteróide)	3 Digitoxose (Digitoxose é uma 2,6-bidesoxialdo-hexose)
Digoxina $C_{41}H_{64}O_{14}$	Folhas de *Digitalis lanata* ou *Digitalis orientalis*	Digoxigenina (12-Hidroxidigitoxigenina) (um esteróide)	3 Digitoxose
K-Estrofantina-β $C_{36}H_{54}O_{14}$	Sementes de *Strophanthus Kombé*	Estrofantidina (um esteróide)	Estrofantobiose → Cimarose + D-Glicose
Florizina (Flor-hizina; Floridzina) $C_{21}H_{24}O_{10}$	Raízes e folhas de várias plantas *Rosaceae*	Floretina [β-(ρ-Hidroxifenil)-2,4,6-triidroxipropiofenona]	D-Glicose
Frangulina $C_{21}H_{20}O_9$	Sementes e cascas de várias espécies de *Rhamnus*, especialmente amieiro	4,5,7-Triidroxi-2-metilantraquinona	Ramnose
Lanatosídio A $C_{49}H_{76}O_{19}$	Folhas de *Digitalis lanata*	Digitoxigenina (um esteróide)	2 Digitoxose + Acetildigitoxose + D-Glicose
Lanatosídio B $C_{49}H_{76}O_{20}$	Folhas de *Digitalis lanata*	Gitoxigenina (16-Hidroxidigitoxigenina) (um esteróide)	2 Digitoxose + Acetildigitoxose + D-Glicose
Lanatosídio C $C_{49}H_{76}O_{20}$	Folhas de *Digitalis lanata*	Digoxigenina (um esteróide)	2 Digitoxose + Acetildigitoxose + D-Glicose
Ouabaína (G-Estrofantina) $C_{29}H_{44}O_{12}$	Sementes de *Strophanthus gratus* e diversas variedades de *Acokanthera*	Ouabagenina (um esteróide)	Ramnose
Prunasina $C_{14}H_{17}NO_6$	Várias partes de muitas plantas *Prunus*	D-Mandelonitrila → Benzaldeído + HCN	D-Glicose
Rutina (Melina, Eldrina e outras) $C_{27}H_{30}O_{16}$	Ocorre em muitas plantas. A principal fonte é o trigo-sarraceno, *Fagopyrum esculentum*	Quercetina [3,3′,4′,5,7-Pentaidroxiflavona]	Rutinose → L-Ramnose + D-Glicose
Salicina $C_{13}H_{18}O_7$	Várias plantas *Salix* e *Populus*, especialmente a partir da casca	Saligenina [álcool *o*-Hidroxibenzil]	D-Glicose
Scilarena A $C_{36}H_{52}O_{13}$	Bulbos de *Urginea maritima*	Scilaridina A (um esteróide)	Scilabiose → L-Ramnose + D-Glicose
Sinigrina (Mironato de Potássio) $C_{10}H_{16}KNO_9S_2$	Sementes de *Brassica nigra*, *Brassica juncea* e outras plantas *Cruciferae*	$CH_2{=}CHCH_2N{=}C(SH)OSO_3K$ → $CH_2{=}CHCH_2NCS + KHSO_4$	D-Glicose

[a]Mostrados nas formas anidros. Quando isolados, muitos glicosídios são hidratados.
[b]Típicas e bem conhecidas, mas não exclusivas.
[c]Produzidos na hidrólise completa conforme indicado de outro modo.

A ligação glicosídica é formada pela diidração envolvendo o grupamento hidroxila da aglicona (aqui, metanol) e o grupamento hidroxila no carbono hemiacetal do açúcar, formando dessa maneira uma estrutura do tipo acetal. Se o grupamento OR (no caso anterior, OCH_3) estiver no mesmo sentido estérico do grupamento CH_2OH em C-5 (para a família D dos açúcares), a configuração do glicosídio será β; se estiver no sentido estérico oposto, designa-se α. Para ilustrar como essa relação se reflete nas fórmulas do tipo Haworth, veja adiante a amigdalina, um típico glicosídio β. A grande maioria dos glicosídios de ocorrência natural é da variedade β.

A mesma enzima é freqüentemente capaz de hidrolisar diferentes glicosídios, mas os estereoisômeros α e β do mesmo glicosídio usualmente não são hidrolisados pela mesma enzima. A *emulsina*, por exemplo, hidrolisa todos os β-glicosídios; desse modo, os glicosídios que são atacados pela emulsina são considerados β-glicosídios. A maltase hidrolisa apenas α-glicosídios.

O açúcar em um grande número de glicosídios é a D-glicose, daí a antiga designação de *glucosídios*, mas muitos glicosídios importantes contêm outras porções de açúcar (veja Quadro 26.2).

O carboidrato em união condensada com a aglicona é freqüentemente um di- ou polissacarídio, como a amigdalina, a digitoxina e a rutina (veja Quadro 26.2). Em muitos casos é possível, sob hidrólise cuidadosamente controlada, clivar apenas uma fração da porção de aglicona do glicosídio natural (primário), resultando desse modo uma substância derivada que ainda é glicosídica. A amigdalina, por exemplo, hidrolisa sob a influência da enzima amigdalase, resultando em glicose e prunasina (veja Quadro 26.2). Esses derivados de glicosídios são muitas vezes denominados *glicosídios secundários*.

A síntese da amigdalina foi anunciada em 1924. Ela possui a seguinte estrutura:

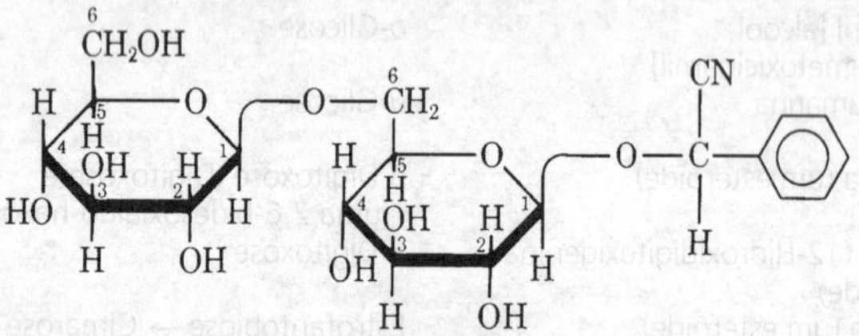

Amigdalina

A ligação glicosídica é considerada como β pois é hidrolisada pela emulsina; logo, a fórmula é escrita como mostrado anteriormente com a ligação de oxigênio no mesmo lado do plano do anel como o grupamento CH_2OH em C-5. Esse composto, como todos os glicosídios, contém diversos átomos assimétricos de carbono opticamente ativos devido ao carbono assimétrico ao qual estão ligados o radical fenila, nitrila, hidrogênio e gentiobiose. A salicina é outro β-glicosídio.

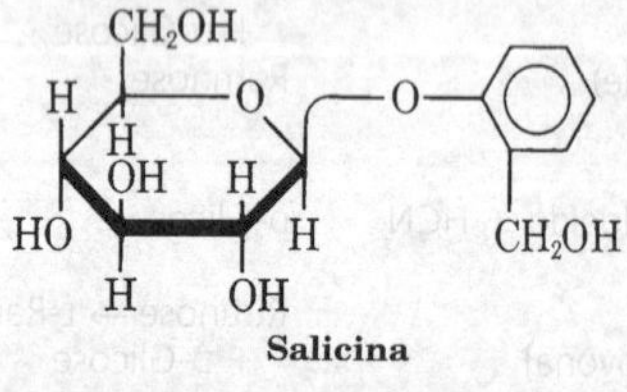

Salicina

Não há testes simples para identificar os glicosídios. O teste definitivo envolve a caracterização dos produtos de degradação hidrolítica. Os métodos para a detecção de glicosídios e para sua determinação quantitativa envolvem a estimativa de açúcares redutores antes e após a hidrólise através de fervura com ácidos diluídos ou da ação de enzimas.

SAPONINAS — As saponinas são um grupo de glicosídios coloidais amorfos que são facilmente solúveis em água e que produzem espuma quando a solução aquosa é agitada. Elas são excelentes agentes emulsificantes, e as soluções aquosas de algumas delas, como a casca de *quillaja*, eram usadas antigamente como detergentes para substituir o sabão. Elas têm sabor acre e na forma pulverizada causam espirros. Muitas se ajustam à fórmula geral $C_nH_{2n-8}O_{10}$.

As agliconas, usualmente preparadas por hidrólise catalisada por ácido, são chamadas de *sapogeninas*. Dois tipos gerais são bem conhecidos, a saber, os *esteróides*, como na digitonina, e o *triterpenóide*, como na aesculina.

Muito da pesquisa conduzida nas plantas que contêm saponinas foi motivado pela tentativa de descobrir precursores para a cortisona. Pareceria que os esteróides derivados de plantas mais excepcionais para a produção de cortisona são diosgenina e botogenina do gênero *Dioscorea*; e hecogenina, manogenina e gitogenina de uma espécie de *Agave*.

Muitas das saponinas são marcadamente tóxicas. Essas são chamadas de *sapotoxinas*. As saponinas usualmente exercem uma poderosa ação hemolítica nos corpúsculos vermelhos do sangue. Elas têm sido usadas como veneno para peixe.

As saponinas são distribuídas amplamente no reino vegetal. O produto comercial de saponina é preparado a partir da planta yucca ou da *quillaja*.

PROPRIEDADES — A maior porção dos glicosídios conhecidos, quando puros, é incolor ou branca, opticamente ativa e solúvel em álcool ou álcool diluído. Eles são extraídos de material de planta pela água, álcool ou uma mistura dos dois. Os glicosídios ocorrem na planta em pequenas quantidades, e seu isolamento em estado puro é usualmente difícil e trabalhoso. Os processos usados para sua produção e purificação variam de acordo com a natureza do material e do glicosídio.

GLICOSÍDIOS OFICIAIS

Exemplos de glicosídios oficiais são Deslanosida, Digitoxina e Digoxina. As ações fisiológicas de muitas drogas de origem vegetal têm sua referência nos constituintes glicosídicos. Exemplos incluem aloé, cáscara, digitais, genciana e sena.

LIPÍDIOS

Os *lipídios*, conhecidos também por *lipinas* ou *lipóides*, são as gorduras e as substâncias similares à gordura que ocorrem em plantas e animais. Como os carboidratos e as proteínas, os lipídios constituem um grupo muito importante de substâncias orgânicas do ponto de vista do uso fisiológico. Diferentemente dos carboidratos e das proteínas, os lipídios abrangem um grupo bastante heterogêneo de substâncias em termos de composição química. Eles são agrupados principalmente com base nas características de solubilidade; em geral, eles são solúveis nos solventes usuais de gordura como o éter e o clorofórmio e são insolúveis em água. Os lipídios podem ser divididos em cinco classes de acordo com sua estrutura química:

Óleos fixos e gorduras — Ésteres de glicerol e ácidos graxos. Um exemplo é o óleo de oliva. Óleos fixos que são sólidos em temperatura ambiente comumente são chamados de *gorduras*. Um exemplo é a banha de porco.

Ceras — Ésteres de alto peso molecular, alcoóis monoídricos e ácidos graxos de alto peso molecular. Um exemplo é o espermacete.

Esteróis — Alcoóis contendo o núcleo ciclopentanofenantreno (esteróide) (veja adiante). Exemplos típicos incluem colesterol e ergosterol familiares.

Fosfolipídios (Fosfatídios) — Ésteres consistindo em glicerol em combinação com ácidos graxos, ácido fosfórico e certos compostos nitrogenados. Do ponto de vista farmacêutico, os membros mais importantes desse grupo são as lecitinas.

Glicolipídios (Cerebrosídios) — Substâncias isoladas do cérebro e de várias outras fontes que, na hidrólise, formam ácidos graxos, galactose e o composto nitrogenado *esfingosina* (2-amino-4-octadeceno-1,3-diol). Exemplos são frenosina e querasina. Como a porção de açúcar é usualmente galactose, os glicolipídios ocasionalmente são denominados galactolipídios. Atualmente, os glicolipídios não possuem aplicações farmacêuticas e não serão mais discutidos.

Óleos Fixos e Gorduras

Óleos fixos e *gorduras* são misturas de ésteres de glicerila dos denominados ácidos graxos elevados, chamados ácidos alifáticos de alto peso molecular, especialmente os ácidos palmítico, esteárico e oleico. Os ésteres de glicerila individuais são, eles mesmos, freqüentemente denominados *glicerídios*.

A diferença de consistência entre óleos fixos e gorduras é causada pela proporção relativa de ésteres de glicerila líquidos e sólidos presentes. Óleos fixos contêm uma proporção relativamente alta de glicerídios líquidos (glicerídios poliinsaturados), como o oleato de glicerila, ao passo que as gorduras são relativamente ricas em glicerídios sólidos (predominantemente saturados), como o estearato de glicerila.

Glicerídios de ácidos graxos insaturados possuem pontos de fusão mais baixos em comparação com os ácidos saturados que possuem o mesmo número de átomos de carbono. Embora a maioria dos óleos vegetais seja líquida na temperatura ambiente e a maioria dos óleos animais seja sólida, existem exceções notáveis, como a manteiga de cacau (sólida) e o óleo de fígado de bacalhau (líquido).

Óleos fixos são nitidamente distintos dos *óleos voláteis*. Fisicamente, os primeiros não são voláteis sob condições normais (daí o nome *óleos fixos*), em contraposição aos últimos, que, como diz o nome, são voláteis. Do ponto de partida da composição, os óleos voláteis diferem acentuadamente uns dos outros; como grupo, eles diferem dos óleos fixos por não conterem ésteres de glicerila. Óleos voláteis também são conhecidos como *óleos essenciais* ou *etéreos*.

PREPARAÇÃO — A maioria dos óleos fixos e gorduras é obtida por *expressão* a partir de plantas ou tecidos animais nos quais ocorrem. Geralmente o material é primeiramente triturado e subseqüentemente submetido à pressão hidráulica, e ao calor quando necessário.

Os óleos obtidos pela primeira expressão usualmente são de alto valor comercial, como, por exemplo, o óleo de oliva no qual os produtos das primeiras pressões são chamados de *óleo de oliva virgem*. Entretanto, ocasionalmente o óleo espremido de tecidos de plantas é de qualidade insatisfatória e exige purificação subseqüente, como no caso do óleo de caroço de algodão. Óleos fixos e gorduras freqüentemente são alvejados por tratamento com terra de fuller ou argilas semelhantes, e filtração subseqüente.

Alguns óleos usados para fins técnicos não são obtidos por expressão e sim por extração a partir de tecidos de plantas pelo uso de *solventes voláteis*, que são depois recuperados. Gorduras e óleos animais usualmente são separados dos tecidos por um processo conhecido como *derretimento*, que consiste em aquecimento dos tecidos até que a gordura seja derretida e separada mecanicamente.

CARACTERÍSTICAS ANALÍTICAS — Os fatores analíticos de maior importância na identificação dos óleos fixos e no julgamento de sua qualidade são:

Valor do Iodo (o número de gramas de monocloreto de iodo, expresso pelo iodo, absorvido por 100 g da amostra sob condições prescritas)

Valor da Saponificação (o número de miligramas de hidróxido de potássio necessário para neutralizar os ácidos livres e saponificar os ésteres em 1 g de amostra)

Valor Ácido (o número de miligramas de hidróxido de potássio necessário para neutralizar os ácidos livres em 1 g da amostra).

O índice refrativo, a densidade, a cor, o odor e o ponto de congelação são de pouco valor na determinação da pureza ou da qualidade. Alguns óleos, como o de caroço de algodão e sésamo (gergelim), são identificáveis por testes específicos, mas a identificação de um óleo fixo é apenas possível como regra após se levar em conta muitos fatores físicos e químicos.

A cromatografia a gás (os métodos de FAME) é um meio útil pelo qual a identificação de óleos fixos pode ser concluída. Existem muitos métodos de cromatografia a gás que fazem a separação dos ácidos graxos livres ou dos metil ésteres de ácidos graxos, e, a partir do padrão da cromatografia, a identidade do óleo fixo pode ser deduzida.

PROPRIEDADES — Óleos fixos e gorduras são bastante distintos em suas propriedades físicas. Eles são oleosos ao contato e deixam uma mancha oleosa permanente no filtro de papel. Eles são todos mais leves que a água e insolúveis em relação a ela, mas são solúveis em éter, clorofórmio e em alguns outros solventes imiscíveis em água. Alguns deles, como o óleo de rícino, são solúveis em álcool.

Quando purificados, eles são quase incolores e possuem odor e sabor suaves com muito pouca distinção. A coloração amarelada das gorduras usualmente é devida à presença de caroteno, que é uma das pró-vitaminas A.

Quando moderadamente aquecidos, as gorduras são liquefeitas e os óleos se tornam menos viscosos. Quando fortemente aquecidos, são submetidos à decomposição com produção de vapores inflamáveis acres; quando inflamados, queimam com uma chama suja de fuligem. A acridez de um óleo fixo ou gordura superaquecida é devida principalmente à formação de *acroleína* (*propenal*).

A propriedade comum a todas as gorduras e óleos fixos é sua propensão a submeter-se à hidrólise e a produzir glicerol e ácidos graxos representativos da gordura ou óleo. Não-catalisada, a reação prossegue muito lentamente; usualmente é acelerada pelo emprego de altas temperaturas e altas pressões e pela presença de ácidos ou álcalis. Se álcalis forem empregados, os ácidos liberados são automaticamente convertidos em seus sais metálicos correspondentes. Devido ao fato de esses sais comumente serem denominados sabões, a hidrólise de gordura e óleos fixos catalisada por álcalis é conhecida como *saponificação*. O termo é também usado em referência à hidrólise de todos os tipos de ésteres, qualquer que seja seu tipo. Muitas enzimas de ocorrência natural também catalisam hidrólise de gordura e óleos fixos. Essas enzimas são denominadas *lipases*. Esteapsina do suco pancreático humano é um importante exemplo.

CONSTITUINTES — Três glicerídios, *oleína*, *palmitina* e *estearina*, são comuns a muitos óleos fixos.

Oleína é o *trioleato de glicerila* $[C_3H_5(C_{18}H_{33}O_2)_3]$, um líquido em temperatura ambiente. É o constituinte predominante no óleo de amêndoa, óleo de banha de porco e em muitos dos óleos animais mais líquidos e naqueles de origem vegetal. É separada e purificada através de expressão a frio, sendo os outros constituintes retidos por sua falta de fluidez em baixas temperaturas.

Palmitina é o *tripalmitato de glicerila* $[C_3H_5(C_{16}H_{31}O_2)_3]$. É sólida em temperatura ambiente (ponto de fusão a 60°C). Predomina no óleo de palmeira e no óleo de coco.

Estearina é o *triestearato de glicerila* $[C_3H_5(C_{18}H_{35}O_2)_3]$. Funde-se a 71°C. Predomina em muitas das gorduras sólidas e pode ser separada por expressão sob condições de temperatura controladas, removendo a oleína e a palmitina.

Oleína e os ésteres de glicerila de outros ácidos insaturados podem ser convertidos em estearina por *hidrogenação* na presença de um agente catalítico, como níquel finamente dividido. Óleos líquidos, como o de caroço de algodão, milho, semente de soja e amendoim, são comercialmente transformados (enrijecidos) por esse processo em gorduras sólidas. A gordura de cozinha Crisco (pertencente à *Procter & Gamble*) é um exemplo bem-conhecido. Através de hidrogenação parcial, a consistência desses óleos duros pode variar entre limites amplos. No entanto, o pensamento atual é de que esse processo, usado na preparação de muitas margarinas, tem vantagem enganosa, pois produz algumas gorduras insaturadas *trans*, que não cumprem inteiramente a ação desejada em dietas de baixo colesterol e baixa gordura para hipercolesterolemia.

Os glicerídios em um óleo fixo podem ser simples ou mistos. Em *glicerídios simples*, como a oleína, palmitina ou estearina, todos os grupamentos de ácidos graxos são idênticos. Nos *glicerídios mistos* mais comuns, existe mais de um ácido graxo. Devido às diversas combinações possíveis nos glicerídios mistos, diferentes gorduras que possuem propriedades físicas inteiramente diferentes muitas vezes mostram a mesma análise química. A fórmula seguinte ilustra um glicerídio misto.

$$\begin{array}{ll} C_{15}H_{31}COOCH_2 & \alpha' \\ | & \\ C_{17}H_{35}COOCH & \beta \\ | & \\ C_{17}H_{33}COOCH_2 & \alpha \end{array}$$

α-Óleo-α',β-palmitoestearina (ou 1-óleo-3-palmito-2-estearina

Mono-, di- e triglicerídios, contendo, respectivamente, uma, duas ou três moléculas de ácido graxo esterificado com uma molécula de glicerol, foram preparados sinteticamente, mas apenas os triglicerídios ocorrem comumente na natureza. Os ácidos graxos naturais são quase todos de cadeia retilínea e contêm número par de átomos de carbono (C_4 a C_{26}).

De todos os ácidos graxos, o esteárico, o palmítico e o oleico são os mais amplamente distribuídos. O ácido esteárico é encontrado principalmente em gorduras animais, mas é ocasionalmente um importante constituinte nos óleos vegetais. Os ácidos graxos saturados menores de C_{12} são encontrados no leite de mamíferos, embora gordura da manteiga contenha todos os ácidos graxos de número igual de C_4 a C_{18}, assim como o ácido oleico.

Óleos e gorduras, quando submetidos à pressão em certas temperaturas, podem ser fracionados em alguma extensão até os glicerídios que os compõem. Com o envelhecimento, óleos fixos desenvolvem um precipitado de estearina que será novamente liquefeito com o aquecimento.

ÓLEOS QUE SECAM E QUE NÃO SECAM — Óleos fixos são classificados em óleos que secam e que não secam. Os *óleos que secam*, quando expostos ao ar, são oxidados com a formação de uma camada dura, rígida. Óleo de linhaça é um exemplo dessa classe de óleos que secam que encontram seu maior uso na fabricação de tintas e vernizes. Os *óleos que não secam*, quando expostos ao ar, permanecem pegajosos ao contato por um período indefinido e, portanto, não podem ser usados em tintas e vernizes. Óleo de oliva e óleo de amêndoa espremida são exemplos. A qualidade de secagem é causada pela presença de ácidos graxos insaturados de caráter distinto, como os ácidos linoleico e linolênico.

USOS — Gorduras e óleos fixos contêm certos ácidos graxos insaturados essenciais na nutrição humana. Sua ausência na dieta produz condições eczematosas na pele e, em animais experimentais, forma pele escamosa, emaciação, necrose e morte prematura. Existe evidência para apoiar o ponto de vista de que as gorduras (óleos), como de açafrão, milho, caroço de algodão e semente de soja, que são ricas em ácido linoleico e em outros ácidos insaturados, têm um importante papel na mobilização e utilização do colesterol sérico. Foi levantada a hipótese de que o óleo de oliva e o óleo de colza são ainda mais efetivos no fornecimento de uma razão favorável entre HDL/LDL. Combinados com a ingestão controlada de gordura na dieta, esses óleos podem fornecer uma eficiente combinação de colesteróis com HDL e LDL para garantir uma razão favorável de colesterol sérico total/HDL-colesterol. Isso possui particular interesse na hipercolesterolemia, que é observada comumente na aterosclerose. Óleos de amendoim e de sésamo (gergelim) são muito usados na preparação de injeções intramusculares. Alguns óleos são usados medicinalmente; o óleo de rícino é usado como catártico, o óleo de fígado de bacalhau como anti-raquítico e o óleo de oliva como emoliente. Vários fosfolipídios (p. ex., lecitinas) são usados como auxiliares farmacêuticos em emulsões parenterais.

Sais de diversos ácidos graxos são fungicidas, como o undecilenato de zinco. Outros derivados de glicerídios são sabões e vários compostos relacionados à atividade de superfície, que são empregados como detergentes e germicidas.

Ceras

Ceras, como os óleos fixos e gorduras, são ésteres de ácidos graxos. Eles diferem, no entanto, no fato de o álcool representado *não* ser glicerol. No lugar desse álcool triídrico é encontrado um dos esteróis (adiante) ou um dos alcoóis monoídricos maiores, igualmente numerados, de C_{16} a C_{36}. Ceras freqüentemente contêm esses alcoóis e ácidos graxos (C_{24} a C_{36}) no estado livre, muitas vezes como componente principal; algumas das ceras obtidas de plantas também contêm hidrocarbonetos parafínicos. Os ésteres nas ceras são usualmente muito mais resistentes à saponificação que os glicerídios das gorduras e óleos fixos.

Esteróis

Os *esteróis* são alcoóis estruturalmente relacionados aos *esteróides*, aqueles componentes de ocorrência natural obtidos de plantas e animais que contêm parcial ou completamente o núcleo hidrogenado 17*H*-ciclopento[*a*]fenantreno. Além dos esteróis, os esteróides de ocorrência natural incluem várias outras substâncias, como compostos de origem adrenal, certos alcalóides, vitaminas anti-raquíticas, ácidos biliares, glicosídios cardíacos, saponinas, hormônios sexuais e venenos de sapo. A fórmula geral da estrutura básica desses compostos pode ser representada da seguinte forma:

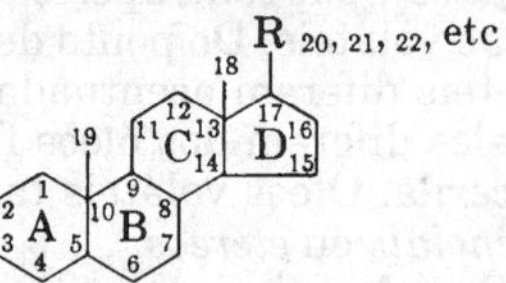

Fórmula geral dos esteróides

Na conformação verdadeira, no entanto, a estrutura não é plana.

Os anéis são nomeados e numerados convencionalmente conforme indicado. Existem diversos centros de assimetria devido a um ou mais anéis estarem completamente saturados; isso, além das rotações restritas devido a fusões de anéis, resulta em relações estereoquímicas complexas. Nos compostos de ocorrência natural, substituições nos anéis ocorrem mais freqüentemente em C-3, C-17 e C-11, e C-18/C-19 podem ou não estar presentes (isto é, CH_3).

Seguindo a convenção mais ou menos padronizada, a direção da projeção do plano do sistema de anéis de grupos substitutos localizados nos centros de assimetria comumente é indicada pelo uso das letras α e β. Um substituinte α é visto projetando-se abaixo do plano do anel e é representado por uma linha quebrada; um substituinte β é visto projetando-se acima do plano do anel e é representado por uma linha sólida. Veja os exemplos fornecidos a seguir.

Os prefixos *cis* e *trans* muitas vezes são empregados (mas *não* na nomenclatura padronizada) para distinguir os membros α e β de um par de compostos que são, por outro lado, estereoquimicamente idênticos. No entanto, isso exige a seleção de um grupo substituinte para servir como ponto de referência na molécula esteróide; uma *regra* freqüentemente usada é que o grupamento metil angular mais próximo (ramificado na fusão do anel) é então selecionado. No caso dos esteróis, por exemplo, o grupamento angular metil mais próximo ao grupamento 3-hidroxila é aquele em C-10 e é representado como possuidor da configuração β. Desse modo, o 3-β-hidroxicolestano torna-se *cis*-3-hidroxicolestano e o 3-α-hidroxicolestano passa a ser *trans*-3-hidroxicolestano. A maioria dos esteróis de ocorrência natural possui um grupamento 3-hidroxila na posição β ou *cis*. O prefixo *epi* é empregado muitas vezes para designar especificamente os epímeros correspondentes, nos quais esse OH é α, ou *trans*; exemplos são o epicolesterol e o epicoprosterol.

CLASSIFICAÇÃO DOS ESTERÓIDES — Diferentes investigadores usam métodos levemente diferentes de classificação dos esteróides. Um método é dividi-los em cinco classes de acordo com o tipo de grupamento substituinte no carbono 17, isto é, o grupamento R. Uma classificação comumente usada é:

Esteróis — R é uma cadeia alifática lateral. Eles contêm um ou mais grupamentos OH ligados a uma ligação alicíclica.

Hormônios Sexuais — C-17 apresenta um grupamento cetônico ou hidroxila e freqüentemente carrega uma cadeia lateral de dois carbonos.

Glicosídios Cardíacos — R é um anel lactônico. Os glicosídios também contêm açúcares ligados através de oxigênio a outras partes da molécula. Hidrólise forma esse açúcar e a *aglicona cardíaca*.

Ácidos Biliares — R é uma cadeia lateral de cinco carbonos terminando em um grupamento de ácido carboxílico. Os ácidos biliares são tratados no Cap. 66.

Sapogeninas — R contém um sistema de anel oxacíclico (etéreo).

DESCRIÇÃO E PROPRIEDADES — O hidrocarboneto original dos esteróis naturais é o colestano, que existe em duas formas dependendo da configuração do átomo de hidrogênio em C-5. Esses são desenhados a seguir e descritos com seus nomes padronizados (IUPAC) e, em parênteses, seus nomes triviais:

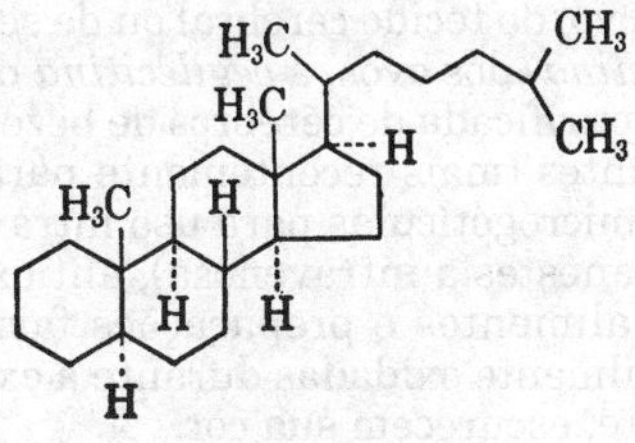

5α-Colestano
(Colestano)

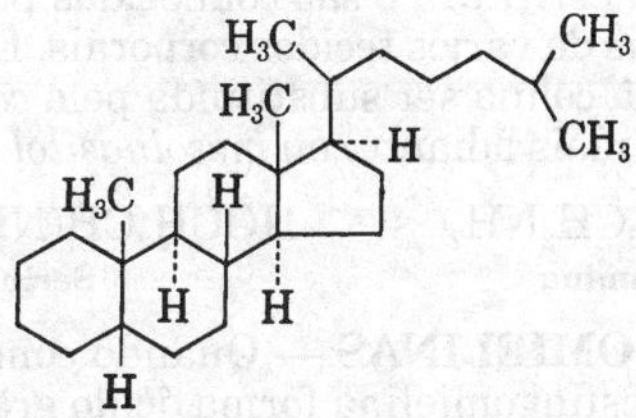

5β-Colestano
(Coprostano)

A função característica dos esteróis naturais é a 3-hidroxila em orientação *beta*. Desse modo, 5α-colestano-3β-ol e 5β-colestano-3β-ol são vistos como esteróis originais. Outros esteróis podem ser nomeados como derivados desses, embora a maioria tenha comumente aceitado nomes triviais como colesterol, ergosterol e estigmasterol. Esses esteróis originais são mostrados a seguir juntamente com seus vários nomes. Os dois colesteróis também são ilustrados. Na notação trivial, o prefixo *epi-* é empregado para denotar a orientação *alfa* não-natural da 3-hidroxila. Note que nos colest-5-enóis não há H em C-5 e desse modo nenhum α ou β acompanha o numeral 5.

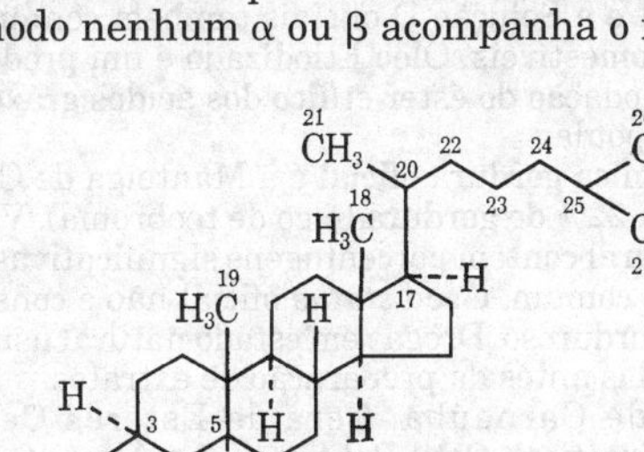

5α-Colestan-3β-ol
3β-Hidroxi-5α-colestano
(Colestanol)

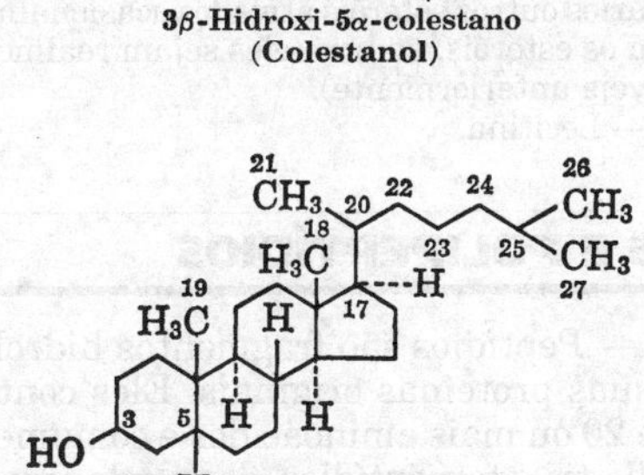

5β-Colestan-3β-ol
3β-Hidroxi-5β-colestano
(Coprostanol)

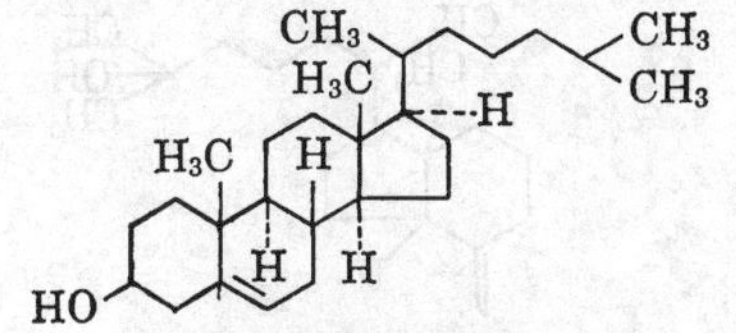

Colest-5-en-3β-ol
3β-Hidroxicolest-5-eno
(Colesterol)

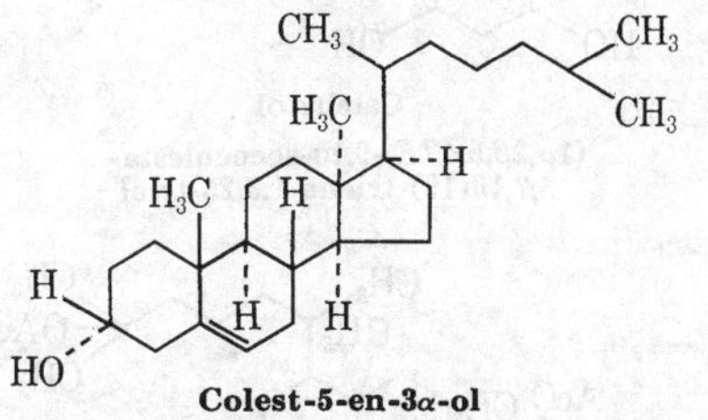

Colest-5-en-3α-ol
3α-Hidroxicolest-5-eno
(Epicolesterol)

Esteróis ocorrem abundantemente na natureza e muitas vezes constituem uma fração bastante grande de toda a porção não-saponificável da substância lipídica extraída de tecido animal e vegetal.

Diversas reações empíricas de coloração foram desenvolvidas e são úteis na química esteróide para fins de identificação. As mais freqüentemente citadas são as reações de Salkowski, Liebermann-Burchard e Rosenheim. Para discussão dessas, consulte textos de referência em bioquímica.

Os 3β-hidroxiesteróides formam facilmente complexos moleculares moderadamente solúveis com o glicosídio digitonina. Esses complexos são denominados *digitonidas*, e encontram extensa aplicação em várias operações de pesquisa envolvendo isolamento e caracterização de esteróides individuais.

Diversos esteróis sofrem rearranjo intramolecular sob a influência de radiação ultravioleta controlada, formando compostos que apresentam atividade anti-raquítica (vitamina D). Desse modo, por exemplo, o ergosterol, um micosterol que existe abundantemente nas leveduras e no esporão do centeio, é convertido facilmente com bons resultados em ergocalciferol (vitamina D_2). A estrutura mostrada a seguir enfatiza o local de cisão do núcleo cíclico.

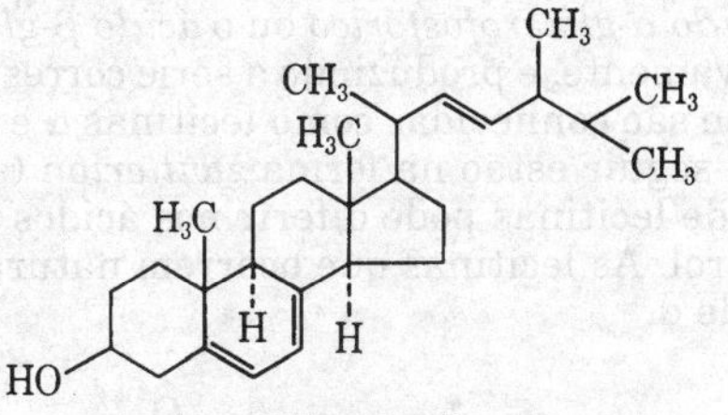

Ergosterol
5,7,22*E*-Ergostatrien-3β-ol

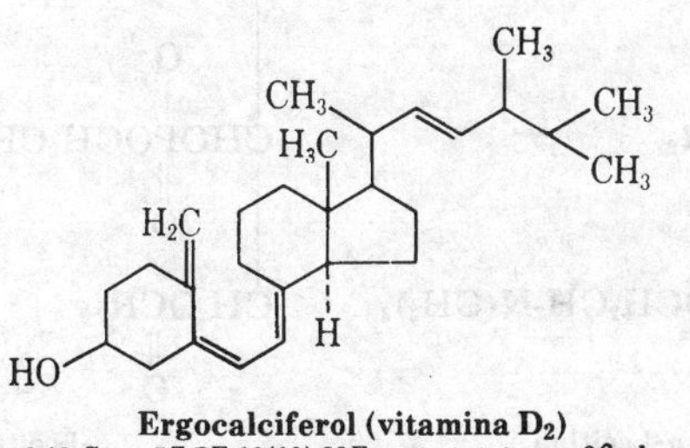

Ergocalciferol (vitamina D_2)
9,10-Seco-5*Z*,7*E*,10(19),22*E*-ergostatetraen-3β-ol

De modo similar, o metabólito natural da vitamina D_3, 1α,25-diidroxicolecalciferol (calcitriol), é formado por conversão ultravioleta, hidrólise e isomerização pelo calor a partir do 1α,25-diacetoxi-7-diidrocolesterol. Calcitriol (Rocaltrol, *Roche)* é usado para a hipocalcemia associada com diálise renal crônica. Até recentemente, apenas a forma oral estava disponível.

Calcitriol
(1α,2β,5Z,7E)-9,10-secocolesta-5,7,10(19)-trieno-1,3,25-triol

1α,25-diacetoxi-7-desidrocolesterol

Fosfolipídios (Fosfatídios)

Os *fosfolipídios* incluem todos os constituintes lipídicos que contêm fósforo em suas moléculas. Eles parecem ser componentes essenciais de todas as células vegetais e animais, e foram classificados como lecitinas, cefalinas e esfingomielinas. A composição química em todos os casos é revelada através de medição quantitativa dos produtos resultantes de hidrólise sob várias condições. Os únicos fosfolipídios com aplicações farmacêuticas são as lecitinas.

AS LECITINAS — Quando completamente hidrolisada, cada molécula de lecitina forma duas moléculas de ácidos graxos e uma molécula de glicerol, uma de ácido fosfórico e um composto nitrogenado básico (usualmente colina).

Os ácidos graxos obtidos das lecitinas na hidrólise usualmente são os ácidos oleico, palmítico e esteárico. O ácido fosfórico pode ser ligado ao glicerol na posição α ou β, formando o *ácido α-glicerofosfórico* ou o *ácido β-glicerofosfórico*, respectivamente, e produzindo a série correspondente de lecitinas que são conhecidas como lecitinas α e β. As representações a seguir estão na forma *zwitterion* (sal interno). Cada série de lecitinas pode diferir nos ácidos graxos ligados ao glicerol. As lecitinas que ocorrem naturalmente são da variedade α.

α-Lecitina — CH_2OCOR_1 / $CHOCOR_2$ / $CH_2OP(O)(O^-)OCH_2CH_2\overset{+}{N}(CH_3)_3$

β-Lecitina — CH_2OCOR_1 / $CHOP(O)(O^-)OCH_2CH_2\overset{+}{N}(CH_3)_3$ / CH_2OCOR_2

Colina, uma base muito forte, é um membro do complexo da vitamina B (ver Cap. 106). Sua função no corpo é a de prevenir o acúmulo de gordura no fígado; além disso, da mesma maneira que o derivado acetilado *acetilcolina*, é liberada nas terminações nervosas parassimpáticas quando esses nervos são estimulados e, desse modo, controla a transmissão de impulsos através das sinapses colinérgicas.

$$\left[HOCH_2CH_2-\overset{+}{N}(CH_3)_3\right]OH^-$$

Colina

$$\left[CH_3COCH_2CH_2-\overset{+}{N}(CH_3)_3\right]OH^-$$

Acetilcolina

Comercialmente, a lecitina é obtida por processos de extração da gema do ovo, do tecido cerebral ou de sementes de soja. *Ovolecitina* (*vitelina*) dos ovos, a *vegilecitina* das sementes de soja e a lecitina purificada de cérebros de bezerros são usadas como emulsificantes (mais recentemente para estabilizar as preparações de microgotículas para uso intravenoso e subcutâneo, como na anestesia intravenosa), antioxidantes e estabilizadores em alimentos e preparações farmacêuticas. As lecitinas são facilmente oxidadas durante a exposição ao ar e, simultaneamente, escurecem sua cor.

AS CEFALINAS — As cefalinas, que são associadas com o processo de coagulação sangüínea, são intimamente relacionadas à lecitina na estrutura e são conhecidas por serem constituintes essenciais de vários tecidos corporais. Elas diferem das lecitinas devido à colina ser substituída pela *colamina* (etanolamina), *serina* (mais adiante) ou *mesoinositol* (Cap. 106).

$HOCH_2CH_2NH_2$ **Colamina** — $HOCH_2CH(NH_2)COOH$ **Serina**

AS ESFINGOMIELINAS — Quando completamente hidrolisada, uma esfingomielina forma ácido graxo, ácido fosfórico, colina e uma segunda substância nitrogenada, *esfingosina*, que é um aminoálcool insaturado, 2-amino-4-octadeceno-1,3-diol $CH_3(CH_2)_{12}CH{=}CHCH(OH)CH(NH_2)CH_2OH$. Esfingomielinas são encontradas em íntima associação com as lecitinas e cefalinas na fração fosfolipídica dos tecidos cerebrais.

LIPÍDIOS OFICIAIS

Os seguintes são exemplos de artigos oficiais nas várias classes de lipídios.

Óleos fixos — Óleo de Rícino, Óleo de Fígado de Bacalhau, Óleo de Milho, Óleo de Caroço de Algodão, Óleo de Oliva, Óleo de Amendoim, Óleo de Sésamo e Óleo de Açafrão.

A Oleovitamina A e a Solução D oficiais também contêm óleos fixos inespecíficos comestíveis. Óleo Etiodizado é um produto sintético resultante de iodação do éster etílico dos ácidos graxos do óleo de semente de papoula.

Gorduras — A única gordura oficial é a Manteiga de Cacau. Cacau contém de 10 a 22% de gordura (óleo de teobroma). Várias drogas em estado natural contêm porcentagens significativas de gordura, mas isso não é comum, e seu *status* oficial não é conseqüência de seu conteúdo gorduroso. Drogas em estado natural usualmente são desengorduradas antes da preparação de extratos.

Ceras — Cera de Carnaúba, Cera de Ésteres Cetílicos (um espermacete sintético), Cetil Palmitato, Lanolina, Cera Branca e Cera Amarela.

Esteróis — O único esterol oficial é o Colesterol. Ergocalciferol, colecalciferol e vários outros esteróis ativados ocasionalmente são classificados com os esteróis, embora eles sejam realmente derivados de esteróis (veja anteriormente).

Fosfolipídios — Lecitina.

PEPTÍDIOS E POLIPEPTÍDIOS

PEPTÍDIOS — Peptídios são fragmentos hidrolíticos muito pequenos de suas proteínas originais. Eles contêm de 2 até possivelmente 20 ou mais aminoácidos e comumente são subdivididos em di-, tri- etc. peptídios, de acordo com o número de radicais de aminoácidos que contêm. Coletivamente, os membros maiores são freqüentemente denominados *polipeptídios*.

Vários peptídios individuais foram isolados de proteínas hidrolisadas. Muitos também foram sintetizados, como a ocitocina (veja Cap. 77). Os peptídios são facilmente solúveis em água. Eles são incoaguláveis pelo calor e não são precipitados de suas soluções pela saturação com sulfato de amônio.

Peptídios e polipeptídios, como as proteínas que os seguem, são produtos de condensação de aminoácidos (que ocasionalmente podem ter outros substituintes naturais não-aminoácidos), ocorrendo a condensação através de ligações amida (ou peptídicas), isto é, R (ou Ar)-CO_2-NH-R′ (ou Ar′). Com relação à classificação ou categorização, não há uma linha clara de distinção entre peptídios e polipeptídios, exceto que os últimos usualmente são referidos como compostos que carregam vários radicais de aminoácidos, mas usualmente não envolvem um limite superior definido de radicais. Por exemplo, o hormônio polipeptídico prolactina se compõe de 199 radicais. Os peptídios mais simples de ocorrência natural são os dipeptídios *penicilinas* e *cefalosporinas*.

HORMÔNIOS POLIPEPTÍDICOS — Os octapeptídios parcialmente cíclicos ocitocina, vasopressina, argitocina, argipressina e lipressina são produzidos no hipotálamo de mamíferos e são armazenados na hipófise posterior (veja Cap. 77). Os polipeptídios ACTH (*hormônio adrenocorticotrófico*), *lipotropina*, *prolactina* e *somatotropina* originam-se na hipófise. O hipotálamo produz os hormônios ou fatores polipeptídicos corticoliberina (CRF), gonadorrelina (GnRH), protirrelina (THR) e fator de liberação da somatotropina (GHF), que são transportados para a hipófise anterior.

Outros peptídios (não-hormonais) na rede hipotalâmica são neurotensina (anorexígeno), um tridecapeptídio, e substância P, um undecapeptídio. O peptídio gene-relacionado calcitonina (CGRP) prevalente no tecido nervoso (37 resíduos) é 1.000 vezes mais potente que a acetilcolina ou a substância P.

Peptídios anorexígenos — Calcitonina (Calcimar, Cibacalcin), glucagon e somatostatina.

Polipeptídios antibióticos — Bacitracina, Bleomicina, Capreomicina, Colistina, Colistimetato, Gramicidina, Polimixina B (veja Cap. 87).

PROTEÍNAS

O reconhecimento da ocorrência universal das proteínas em todas as formas de substâncias vegetais e animais e dos importantes papéis que elas representam nos processos fundamentais de formação tecidual, regeneração e função trouxe para essa classe de substâncias a distinção de ser o componente principal de toda matéria viva — daí o termo *proteína* (do grego, *primeiro*). Em nítido contraste com os carboidratos e gorduras, que também são essenciais para a vida e cuja função basicamente é servir como fonte de energia, as proteínas variam amplamente em composição, não apenas de uma espécie para outra mas também entre os vários tecidos e líquidos celulares dentro da mesma espécie. Desse modo, por exemplo, as albuminas de diferentes fontes variam em composição, e as proteínas características dos tecidos epiteliais, músculos, cérebro, rins e outros tecidos humanos diferem umas das outras. Essas diferenças na composição levam a diferenças nas propriedades físicas e químicas que, por outro lado, são refletidas nas diversas biofunções nas quais as proteínas participam.

Ocorrência e Isolamento

Embora as proteínas estejam presentes em todas as matérias vivas, diferenças importantes na distribuição são claramente evidentes. Com as plantas, nas quais as partes estruturais são essencialmente carboidratos na natureza, a concentração proteica é usualmente muito mais alta na semente que em qualquer outra parte da planta. Nenhuma variação gritante similar é observada no mundo animal, mas diferentes tecidos variam consideravelmente na porcentagem aproximada de proteína que contêm (p. ex., pele, 27; músculo esquelético, 21; cérebro, 11; tecido adiposo, 5).

Proteínas insolúveis usualmente são isoladas simplesmente pela remoção do material contaminante através de uma variedade adequada de solventes. O desbridamento é freqüentemente facilitado pelo uso apropriado de enzimas. Proteínas solúveis usualmente são obtidas primeiramente como extratos crus em soluções aquosas; após submeter a solução à diálise para remover solutos contaminantes, a proteína é obtida por precipitação em soluções salinas ou por solventes orgânicos ou através de técnicas de liofilização.

Quando inicialmente isoladas, as proteínas são freqüentemente misturadas. A separação em componentes individuais antigamente era conseguida apenas por tediosas operações de precipitação fracionada; atualmente isso é conseguido de modo muito mais conveniente e completo através de procedimentos de cromatografia usando resinas de troca de íons ou vários derivados de celulose, e HPLC preparatório.

Composição e Estrutura

Todas as proteínas contêm carbono, hidrogênio, oxigênio e nitrogênio. Geralmente enxofre também está presente, fósforo é freqüentemente encontrado e outros elementos como iodo, cobre, ferro e ocasionalmente zinco podem estar presentes. O nitrogênio é o elemento de distinção. Ele constitui aproximadamente 16% da maioria das proteínas e, desse modo, leva ao fator aproximado de 6,25 geralmente empregado para nitrogênio de conversão proteica encontrado pela análise de proteínas.

As unidades estruturais fundamentais das proteínas são os α-aminoácidos, cerca de 20 dos quais (Quadro 26.3) participam eminentemente na formação proteica. Essas moléculas construtoras contêm ao menos um grupamento carboxila e um grupamento α-amina, mas diferem em estrutura da molécula restante. Todas, com exceção da mais simples, glicina, são capazes de existir nas configurações D e L em relação aos seus carbonos α, mas as proteínas contêm apenas enantiômeros L. A verdadeira molécula de proteína consiste em polímeros de cadeia longa que podem ser vistos como sendo resultantes de condensação de aminoácidos, produzindo desse modo ligações amídicas (comumente chamadas de peptídicas):

etc [H]–N(H)–C(R)(H)–C(=O)–[OH] [H]–N(H)–C(R)(H)–C(=O)–[OH] etc

Além dos 20 aminoácidos padrão fornecidos, diversos outros de ocorrência relativamente rara foram isolados de hidrolisados de alguns tipos especializados de proteína. Todos são derivados de algum aminoácido padrão. Entre eles está a hidrolisina, o derivado 5-hidróxi da lisina, presente no *colágeno* (tal como a hidroxiprolina). *Desmosina* e *isodesmosina* ocorrem na fibroproteína *elastina*. Conforme visto em suas estruturas, a *desmosina* e a *isodesmosina* podem ser visualizadas como sendo formadas a partir de quatro moléculas de lisina com suas porções de cadeia lateral unidas para formar um anel piridínico substituto. Descobriu-se que certas proteínas musculares contêm diversos análogos de ε-*N-metilados de lisina* e *histidina*. *β-alanina, ácido α-aminobutírico, homocisteína, homosserina, citrulina, ornitina, canavinina, ácido djencólico* e *β-cianoalanina* são alguns aminoácidos de ocorrência na natureza que não são encontrados em proteínas.

4-Hidroxiprolina

$NH_2CH_2CH(OH)CH_2CH_2CH(NH_2)COOH$

5-Hidroxilisina

$CH_3NHCH_2CH_2CH_2CH_2CH(NH_2)COOH$

ε-*N*-Metilisina

3-Metil-histidina

Desmosina

Isodesmosina

O número de moléculas de aminoácidos condensadas dessa maneira varia amplamente entre as diferentes proteínas, variando talvez de poucas como 30 até dezenas de milhares. Logo, as proteínas são macromoléculas que diferem basicamente umas das outras em número e tipo de radicais de aminoácidos presentes e na seqüência desses na cadeia polimérica.

A estrutura proteica é dividida em quatro níveis:

Primário — A seqüência de aminoácidos, conforme determinado pelas técnicas de seqüenciamento.

Secundário — O dobramento das cadeias de polipeptídios em estruturas espiraladas conforme determinado pela difração dos raios X, dispersão rotatória (veja Cap. 34) e fotomicrografia eletrônica.

Terciário — O arranjo das cadeias em camadas específicas e/ou fibras.

Quaternário — Um quarto nível de organização no qual muitas unidades monoméricas, cada uma apresentando arquiteturas primária, secundária, e terciária, associam-se para formar uma estrutura quaternária.

Finalmente, um quinto nível é considerado, pelo qual agregados de diferentes proteínas, cada agregado sendo composto por quatro ordens estruturais fundamentais, formam complexos macromoleculares que parecem estar envolvidos na síntese de ácidos graxos e transporte de elétrons.

Como em outros tipos de macromoléculas, os pesos moleculares são menos significativos que o usual. Determinados por vários métodos — como difusão, sedimentação, viscosidade, análise com raios X, dispersão da luz, ultracentrifugação, microscopia eletrônica ou permeação no gel —, valores para diferentes faixas de proteínas variam desde cerca de 10^4 até em torno de 10^7; o valor encontrado para uma dada proteína muitas vezes varia dependendo do método usado.

Conteúdo e Seqüência de Aminoácido

Os dois problemas fundamentais na elucidação da composição de uma proteína são o teste quantitativo dos aminoácidos individuais presentes e a determinação da seqüência de todos os aminoácidos contidos na cadeia. Cada um é um campo altamente especializado do campo de estudo. Antes do advento das técnicas modernas baseadas na adsorção seletiva (cromatografia de troca de íons, papel, camada fina, líquido de alta performance e de gás-líquido), eletroforese, distribuição contracorrente e métodos de diluição de isótopos, o progresso era desanimadoramente lento. O fato de esse progresso ser emocionantemente rápido atualmente é bastante evidente nos relatos que aparecem regularmente na literatura bioquímica.

A composição de aminoácidos de várias proteínas selecionadas é apresentada no Quadro 26.4.[1] Em vista dos diversos métodos analíticos empregados, distintas variações nos valores relatados são esperadas e são encontradas na literatura. Com proteínas simples (não-conjugadas), a massa total de aminoácidos excede a massa da fonte proteica devido à água que se torna fixa durante a clivagem hidrolítica das ligações dos peptídios.

A seqüência precisa dos radicais de aminoácidos agora é conhecida para um considerável número de proteínas, entre as quais estão a insulina, a ribonuclease, o vírus do mosaico do tabaco e muitas das hemoglobinas, imunoglobulinas, e outras proteínas especializadas. Um exemplo digno de nota do progresso atual é a elucidação da seqüência de cada uma das duas cadeias gama idênticas (cada uma contém 146 resíduos de 18 diferentes aminoácidos) da globina na hemoglobina fetal humana e a identificação de 39 diferenças na seqüência entre cada uma dessas cadeias e seus análogos na hemoglobina adulta humana.

Como um exemplo adicional de proteínas naturais em ação, tem havido sucesso (registro de IND) na albumina recombinante humana (rHA), realizada pelo *S. cerevisiae*, que possui a vantagem da pureza final da proteína. Albumina especialmente desnaturada também tem sido formulada como um meio de contraste para ecocardiografia transesofágica (ECGTE).

Classificação

Uma classificação satisfatória prática das proteínas com base única na composição ou estrutura não foi obtida, em parte devido à sua ampla diversidade e em parte devido ao conhecimento incompleto. Classificações em termos de ocorrência e função são encontradas freqüentemente na literatura, mas essas são designadas para fins especiais e usualmente não abrangem todo o campo das proteínas. Uma classificação com alguma utilidade prática tem sido desenvolvida gradualmente através dos anos e é apresentada a seguir. A divisão em classes é baseada principalmente nas características de solubilidade, coagulabilidade, conjugação, desnaturação e hidrólise.

Proteínas simples são proteínas de existência natural que formam apenas alfa-aminoácidos ou seus derivados na hidrólise. Elas podem ser de diversos tipos e incluem:

Albuminas, que são solúveis em água e coagulam pelo calor, como a ovalbumina na clara do ovo e a albumina sérica no sangue.

Globulinas, que são insolúveis na água mas são solúveis em soluções diluídas de sais e coagulam pelo calor, como as globulinas séricas do sangue.

Glutelinas, que são insolúveis na água ou solução diluída de sal mas são solúveis em álcali ou ácido diluído, como a glutenina do trigo.

Prolaminas, que são insolúveis em soluções neutras mas são solúveis em álcool a 80%, como a zeina no milho e a gliadina no trigo.

Quadro 26.3 Aminoácidos Proteicos Proeminentes

Alifáticos Neutros

Glicina Gly — $CH_2(NH_2)COOH$
ácido aminoacético

Alanina Ala — $CH_3CH(NH_2)COOH$
ácido 2-aminopropanóico

Serina Ser — $CH_2(OH)CH(NH_2)COOH$
ácido 2-amino-3-hidroxipropanóico

Treonina Thr — $CH_3CH(OH)CH(NH_2)COOH$
ácido 2-amino-3-hidroxibutanóico

Valina Val — $CH_3CH(CH_3)CH(NH_2)COOH$
ácido 2-amino-3-metilbutanóico

Leucina Leu — $CH_3CH(CH_3)CH_2CH(NH_2)COOH$
ácido 2-amino-4-metilpentanóico

Isoleucina Ile — $CH_3CH_2CH(CH_3)CH(NH_2)COOH$
ácido 2-amino-3-metilpentanóico

Tioalifáticos Neutros

Cisteína CySH — $CH_2(SH)CH(NH_2)COOH$
ácido 2-amino-3-mercaptopropanóico

Cistina CyS-SCy — $[—SCH_2CH(NH_2)COOH]_2$
3,3′-ditiodi(ácido 2-aminopropanóico)

Metionina Met — $CH_2(SCH_3)CH_2CH(NH_2)COOH$
ácido 2-amino-4-(metiltio)butanóico

Aromáticos Neutros

Fenilalanina Phe — (anel benzênico)$—CH_2CH(NH_2)COOH$
ácido 2-amino-3-fenilpropanóico

Tirosina Tyr — HO—(anel benzênico)$—CH_2CH(NH_2)COOH$
ácido 2-amino-3-(*p*-hidroxifenil)propanóico

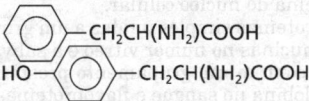

Heterocíclicos Neutros

Prolina Pro — (anel pirrolidina: N–H, —COOH)
ácido 2-pirrolidinecarboxílico

Hidroxiprolina Hyp — (anel pirrolidina: N–H, —COOH, HO)
ácido 4-hidroxi-2-pirrolidinecarboxílico

Triptofano Trp — (anel indol: N–H)$—CH_2CH(NH_2)COOH$
ácido α-aminoindol-3-propanóico

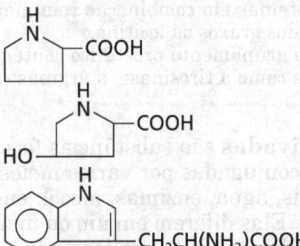

Ácidos

Ácido Aspártico Asp — $HOOCCH_2CH(NH_2)COOH$
ácido aminossuccínico

Ácido Glutâmico Glu — $HOOCCH_2CH_2CH(NH_2)COOH$
ácido 2-aminoglutárico

Básicos

Histidina His — (anel imidazol: N–H)$—CH_2CH(NH_2)COOH$
ácido α-amino-4-imidazolpropanóico

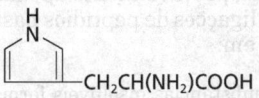

Lisina Lys — $CH_2(NH_2)CH_2CH_2CH_2CH(NH_2)COOH$
ácido 2,6-diamino-hexanóico

Arginina Arg — $NH_2C({=}NH)NH—CH_2CH_2CH_2CH(NH_2)COOH$
ácido 2-amino-5-guanidinopentanóico

Quadro 26.4 Composição de Aminoácidos de Proteínas Selecionadas[a]

	ABREVIAÇÃO IUPAC	GELATINAS	LEITE: PROTEÍNAS MISTURADAS	CASEÍNA	ALBUMINA SÉRICA*	γ-GLOBULINA	HEMOGLOBINA: CAVALO	INSULINA	TOXINA DE *Clostridium Botulinum*
Ácido Aspártico	Asp	6,3		7,1	10,3	8,8	10,6	6,8	20,1
Ácido Glutâmico	Glu	11,7	21,5	22,4	17,0	11,8	8,2	18,6	15,6
Alanina	Ala	9,2		3,0	6,2		7,4	4,5	3,9
Arginina	Arg	8,8	4,2	4,1	6,0	4,8	3,7	3,1	4,6
Cistina	CyS-SCy	0,1	1,0	0,3	6,5	3,1	1,0	12,5	0,8
Fenilalanina	Phe	2,1	5,5	5,0	7,0	4,6	7,7	8,1	1,2
Glicina	Gly	30,5	2,3	2,7	2,0	4,2	5,6	4,3	1,4
Hidroxiprolina	Hyp	14,5	...	0	0	0?	0?	0?	
Histidina	His	0,7	2,8	3,1	4,0	2,5	8,7	4,9	1,0
Isoleucina	Ile	1,9	7,5	6,1	3,0	2,7	0?	2,8	11,9
Leucina	Leu	3,2	11,0	9,2	12,0	9,3	15,2	13,2	10,3
Lisina	Lys	5,1	8,7	8,2	12,7	8,1	8,5	2,5	7,7
Metionina	Met	0,9	3,2	3,4	1,3	1,1	1,0	0	1,1
Prolina	Pro	16,3		11,3	5,1	8,1	8,5	2,5	2,6
Serina	Ser	3,8	4,3	6,3	7,0	11,4	5,8	5,2	4,4
Tirosina	Tyr	0,7	6,0	6,3	5,5	6,8	3,0	13,0	13,5
Treonina	Thr	2,2	4,7	4,9	7,1	8,4	4,4	2,1	8,5
Triptofano	Trp	0	1,5	1,2	0,2	2,9	1,7	0	1,9
Valina	Val	3,1	7,0	7,2	6,0	9,7	9,0	7,8	5,3

[a]Os dados neste quadro foram tirados de um quadro mais completo feito por Hawk *et al*,[1] com a gentil permissão dos editores.
Todos os valores estão em g/100 g de proteína, com exceção daqueles marcados com *, os quais estão em g/16 g de nitrogênio total.

Albuminóides, que são dissolvidos apenas pela fervura com ácidos fortes, como as queratinas no cabelo e tecidos córneos, as elastinas nos tendões e artérias e os colágenos na pele e tendões.
Histonas, que são básicas em sua reação, solúveis em água mas insolúveis em amônia diluída, e dificilmente coagulam pelo calor; elas incluem a histona tímica e a hemoglobina.
Protaminas, que são fortemente básicas em sua reação e solúveis em água, amônia e ácido diluído; exemplos são a salmina e a esturina no esperma do peixe. Elas precipitam muitas outras proteínas.

Proteínas conjugadas são aquelas proteínas que são combinadas na natureza a algumas substâncias não-proteicas. Elas são classificadas de acordo com a natureza do grupamento prostético (não-proteico). As classes, que não são mutuamente excludentes, incluem:

Fosfoproteínas — contêm uma porção de ácido fosfórico como grupamento prostético, como a caseína do leite e a ovovitelina na gema do ovo.
Nucleoproteínas — a porção não-proteica é um ácido nucleico, por exemplo, a nucleína do núcleo celular.
Glicoproteínas — proteínas simples unidas a um grupamento carboidrato, como as mucinas no humor vítreo e a saliva.
Cromoproteínas — contêm um grupamento prostético colorido, por exemplo, hemoglobina no sangue e flavoproteínas.
Lipoproteínas — proteínas em combinação com materiais lipídicos, como esteróis, ácidos graxos ou lecitina.
Metaloproteínas — o grupamento prostético contém um metal; por exemplo, enzimas como a tirosinase, a arginase e a xantina oxidase.

Proteínas derivadas são substâncias formadas por proteínas simples ou conjugadas por vários meios como ação do calor, ácidos, álcalis, água, enzimas, álcool, energia radiante e choque mecânico. Elas diferem em um ou mais aspectos das proteínas a partir das quais foram formadas, e, em geral, a extensão dessa diferença, conforme refletido pelas alterações em várias propriedades físicas e químicas, constitui a base para a classificação descrita abaixo.

Proteínas derivadas primárias são referidas como *proteínas desnaturadas*. Elas diferem apenas levemente das proteínas das quais são derivadas, provavelmente apenas na conformação, permanecendo as ligações de peptídios bastante intactas. Elas são subdivididas em:

Proteanos — Essas são substâncias insolúveis formadas durante os estágios iniciais da ação da água, enzimas ou ácido diluído na proteína original. Eles por vezes resultam meramente de agitação mecânica da solução proteica. Exemplos são a fibrina do fibrinogênio e o miosano da miosina.
Metaproteínas — Essas são substâncias formadas durante os estágios iniciais da hidrólise proteica através de meios ácidos ou alcalinos. Em geral, elas são facilmente solúveis em álcalis e ácidos diluídos; isso é um indicativo de alguma clivagem hidrolítica das ligações entre peptídios na proteína original. Elas são insolúveis em solventes neutros e, como a maioria das proteínas naturais, são coaguláveis. Exemplos são os albuminatos ácidos e alcalinos.
Proteínas coaguladas — Essas são substâncias insolúveis formadas a partir de proteínas usualmente pela ação do calor ou álcool. Elas também podem ser produzidas a partir de soluções de proteínas pela irradiação actínica, choque mecânico ou aplicação de alta pressão. Albumina coagulada do ovo e carne cozida são exemplos familiares.

Proteínas derivadas secundárias são substâncias formadas durante a hidrólise progressiva das proteínas; desse modo, em comparação com as proteínas derivadas primárias, elas diferem muito mais de suas proteínas originais. As proteínas derivadas secundárias cobrem uma ampla faixa de pesos moleculares; o peso em cada caso depende da extensão da clivagem hidrolítica da proteína original. Elas são subclassificadas nas seguintes categorias amplas:

Proteoses — Essas constituem o grupo de maior peso molecular e dessa maneira representam o estado menos hidrolisado da proteína original. Elas geralmente são mais facilmente solúveis em água que a proteína original, e são de complexidade suficientemente reduzida para serem incoaguláveis pelo calor. A saturação de suas soluções aquosas com sulfato de amônio leva à precipitação das mesmas.
Peptonas — Essas são de menor peso molecular que as proteoses e desse modo representam um estágio de maior degradação hidrolítica da proteína original. Como as proteoses, elas são facilmente solúveis em água e incoaguláveis pelo calor. Devido à sua menor complexidade molecular, elas não são precipitadas (não formam sal) a partir de soluções aquosas pela saturação com sulfato de amônio. Elas são precipitadas como complexos, no entanto, pelo ácido fosfotúngstico.
Peptídios — Esses são fragmentos muito pequenos de suas proteínas originais. Eles contêm de 2 até possivelmente 20 ou mais aminoácidos unidos através de ligações amídicas, e comumente são subdivididos em di-, tri- etc. peptídios de acordo com o número de radicais de aminoácidos que contêm; ver seção anterior sobre peptídios e polipeptídios.

Propriedades Físicas e Químicas

Em geral, proteínas puras são relativamente inodoras e insípidas. Em seu ambiente biológico normal, elas são altamente hidratadas. A coloração varia. No calor, elas são decompostas com ou sem liquefação simultânea, e emitem o odor característico de cabelo chamuscado. Como as proteínas são macromoléculas polieletrolíticas com grupamentos multifuncionais, não é improvável que elas difiram grandemente em suas propriedades físicas, isto é, suas solubilidades em alguns solventes como água, soluções de sais, alcoóis monoídricos e poliídricos, e ácidos e bases diluídos, formando soluções coloidais das quais o calor muitas vezes precipita a proteína na forma coagulada. Precipitação na forma inalterada freqüentemente é concluída, especialmente em seu ponto isoelétrico, mediante soluções como cloreto de sódio e sulfato de amônio, e etanol diluído. Muitas proteínas têm sido obtidas na forma cristalina, mas, diferentemente das substâncias cristalinas em geral, isso não é necessariamente uma evidência de homogeneidade, à medida que algumas têm sido mais adiante separadas em dois ou mais componentes através de cromatografia, eletroforese e de outros procedimentos.

A excepcional vulnerabilidade das proteínas em geral ao ataque químico muitas vezes exige controle cuidadoso das condições da reação; no entanto, suas características químicas estão bastante de acordo com aquelas esperadas dos grupamentos funcionais presentes.

TESTES PARA PROTEÍNAS E AMINOÁCIDOS — Além da cromatografia, da eletroforese e de outros modernos procedimentos mencionados previamente, muitos métodos mais antigos de testagem ainda encontram aplicação útil.

Antes de alongar o assunto que diz respeito aos métodos antigos de testagem que apresentam aplicação útil, vale a pena dizer que a tecnologia atual é tanta que os procedimentos de cromatografia líquida de alta performance estão-se tornando mais e mais úteis para separação e determinação não apenas dos próprios componentes de aminoácidos, mas também muitos dos menores peptídios. Isso se torna possível com o advento das técnicas de derivação pós-coluna com as quais os peptídios e aminoácidos se tornam cromofóricos pelo uso de derivados fluorescentes tais como o derivado da fluorescamina, os derivados dos aminoácidos PTH, o derivado formado pela reação com o método do ortofitaldeído e os derivados *dansil* e *dapsil*.

O advento desses derivados fluorescentes e altamente sensíveis torna possível determinar a concentração dos aminoácidos individuais e pequenos peptídios em misturas na faixa de *nanomoles* e de *picomoles*. A hidrólise de proteínas resulta em aminoácidos que, no caso do *ácido nitroso*, liberam nitrogênio. Essa reação, juntamente com outras técnicas, forma a base do método de distribuição do nitrogênio de Van Slyke, que possui importante utilização na química clínica. Aminoácidos e os grupamentos amina livres nas proteínas reagem com ninidrina. A presença de ligações de peptídios pode ser mostrada pelo teste de *Biuret*.

Numerosos testes de coloração estão disponíveis para aminoácidos individuais, incluindo os testes de *Ehrlich* e de *Hop-*

kins-Cole para triptofano, o teste de *Sakaguchi* para arginina, o teste do *nitroprussiato* para cistina e cisteína, o teste de *Millon* para tirosina, o teste *xantoproteico* para tirosina e fenilalanina, o teste de *Pauly diazo* para histidina e tirosina e o teste básico do chumbo para os ácidos contendo enxofre.

Precipitados são formados com aminoácidos após a adição de vários reagentes como sais de metais pesados e certos ácidos como o pícrico, fosfotúngstico, tricloroacético ou sulfossalicílico. A diluição com acetonitrila é, muitas vezes, suficiente para precipitar proteína a partir de amostras extraídas do soro.

Tem-se mostrado que, com o uso de fases móveis contendo agentes ativos de superfície como o lauril sulfato de sódio ou a cetrimida, em concentrações acima da *concentração crítica de micelas*, amostras séricas podem ser diretamente analisadas pelo HPLC sem precipitação prévia de proteína. A proteína é solubilizada como micela sem nenhuma potência de partição. Esse método é superior ao da *técnica da precipitação do material proteico* prévia ao uso do HPLC, pois mesmo o procedimento com ácido tricloroacético ou acetonitrila ainda deixa uma quantidade suficiente de proteína para atrapalhar a análise de traços da maioria dos medicamentos no plasma ou soro.

Funções Precursoras dos Aminoácidos

Além do seu papel na formação das proteínas, os aminoácidos são precursores de muitas outras biomoléculas importantes, incluindo vários hormônios, vitaminas, coenzimas, alcalóides e porfirinas. Os aminoácidos aromáticos são particularmente versáteis como precursores; a partir deles são feitos muitos alcalóides, como a morfina, a codeína e a papaverina e inúmeros hormônios. Embora os hormônios sejam mencionados em outros locais, deve ser dito aqui que, com respeito àqueles que estão envolvidos na biotransformação a partir dos aminoácidos, são incluídos os hormônios como o hormônio tireoidiano, tiroxina; o hormônio vegetal, ácido indolacético; e um hormônio adrenal, epinefrina.

Usos para Aminoácidos e Proteínas

NUTRIÇÃO — O valor nutricional das proteínas em nossa dieta envolve o reconhecimento da qualidade bem como da quantidade da proteína. Seres humanos não têm capacidade para sintetizar todos os aminoácidos necessários para a saúde normal. Aqueles cujo suplemento é exigido através de dieta são chamados de *aminoácidos essenciais* e incluem leucina, isoleucina, lisina, metionina, fenilalanina, treonina, triptofano e valina; a histidina é essencial apenas em crianças. Em geral, é recomendado que um adulto deva ingerir 1,5 g de proteína/kg diariamente. Crianças exigem cerca de duas a três vezes essa quantidade. Obviamente, isso leva em conta que a proteína na dieta possui uma quantidade adequada de todos os aminoácidos essenciais e não-essenciais. Considera-se que as proteínas encontradas em ovos, carne vermelha e leite possuam o melhor valor nutricional. Ironicamente, esses alimentos são aqueles que devem ser limitados devido ao seu efeito nos níveis séricos de colesterol em pessoas que são hipercolesterolêmicas.

USOS CLÍNICOS — Adequada nutrição proteica exige a ingesta de proteína suficiente para as exigências diárias. Essa proteína deve possuir a *qualidade* suficiente, isto é, deve suprir os aminoácidos essenciais. Deficiência de proteína, desse modo, pode ser causada por uma ingesta diminuída ou pelo uso de proteína de baixa qualidade.

Obviamente, a verdadeira ingesta proteica pode ser influenciada por fatores como uma alta excreção encontrada em condições como lesão renal ou perda de sangue, ou por necessidade aumentada associada a tireotoxicose ou febre alta. Sintomas de deficiência incluem perda de peso, edema nutricional e alterações de pele e são associados a condições como nefrose, espru e colite. Deficiência também pode resultar em resistência reduzida a infecções, pois uma ingesta proteica adequada é necessária para a formação de fagócitos, leucócitos e anticorpos. Estresse, como o causado por trauma acidental ou cirúrgico, gestação e lactação, também pode causar uma deficiência de aminoácidos, e maiores ingestas são exigidas nessas condições. Tem sido demonstrado que a doença kwashiorkor responde à suplementação adequada de proteínas.

Para o tratamento da deficiência proteica, diversos tipos de produtos estão disponíveis. Alimentos naturais com alta taxa proteica devem ser usados quando possível. Concentrados proteicos como leite em pó desnatado ao qual podem ser adicionadas caseína e lactalbumina são também disponíveis. Quando o volume de alimentos altamente proteicos é indesejável ou quando o paciente é incapaz de digerir a proteína inteira, hidrolisados ou misturas de aminoácidos cristalinos podem ser indicados (para descrição, veja Cap. 106).

AMINOÁCIDOS OFICIAIS — Os α-aminoácidos que possuem *status* oficial incluem alanina, arginina, cisteína, cistina, histidina, isoleucina, leucina, lisina, prolina, serina, triptofano, tirosina, valina e metionina.

ALCALÓIDES

Documento de Sertüner de 1817, "Morfis, uma Nova Substância Formadora de Sal, e Ácido Mecônico, como Principais Constituintes do Ópio", abriu uma nova era de descoberta na química orgânica de plantas. O isolamento do primeiro alcalóide logo foi seguido pelo isolamento de narcotina por Robiquet e de estricnina por Pelletier e Caventou. Esses compostos básicos primeiramente foram chamados de álcalis vegetais; mais tarde, eles foram renomeados de *alcalóides*, significando similares ao álcali. É de especial interesse notar que muitos dos alcalóides mais importantes foram descobertos por farmacêuticos.

Alcalóides, assim como os princípios ativos de muitos plantas, foram isolados e anunciados em rápida sucessão por vários investigadores. Vários gêneros das 158 famílias botânicas forneceram compostos com propriedades alcaloidais. Alguns foram obtidos de criptógamos (plantas sem flores), mas a maioria foi extraída de fanerógamos (plantas com flores), a maioria dos quais era dicotilédone. Os monocotilédones não estão excluídos, pois alguns alcalóides úteis são encontrados em espécies das famílias *Amaryllidaceae* e *Liliaceae*.

Fitoquímicos estimam que menos de 5% das plantas com flores conhecidas tenham sido investigadas para possível conteúdo alcaloídico. Alcalóides específicos de estruturas complexas são confinados usualmente em famílias específicas de plantas (*hiosciamina* nas *Solanaceae*, e *colchicina* nas *Liliaceae*). Nicotina, que é encontrada em várias famílias de plantas amplamente dispersas, não é uma exceção a essa regra devido à simplicidade biossintética de sua estrutura. No entanto, a ocorrência de alcalóides de esporão do centeio nos fungos *Claviceps purpurea* e certas espécies de *Ipomoea* (*Convolvulaceae*) é uma exceção definida e pode ser atribuída à evolução paralela ou transformadora de certas vias bioquímicas complexas.

Não obstante os muitos agentes antibióticos e medicinais sintéticos extremamente valiosos que têm sido adicionados à lista de armas contra doenças, os alcalóides ainda constituem um indispensável e o mais potente grupo de substâncias para o tratamento e a mitigação de distúrbios funcionais e alívio de padecimentos. É por essa razão que algumas das maiores firmas farmacêuticas mantêm programas continuados para controle farmacológico dos alcalóides, novos e antigos.

Reserpina, muito valiosa atualmente por suas ações anti-hipertensivas e psicoterápicas, emergiu de tal programa nos anos 1950, e um esforço intenso com os alcalóides de *Vinca* (*Catharanthus*) resultou em algumas drogas oncolíticas valiosas no tratamento de certos tipos de câncer.

Vários alcalóides que existem na natureza são feitos sinteticamente, e há também diversas drogas sintéticas com caráter alcaloidal que não existem na natureza. Deve ser feita distinção entre *síntese total*, na qual o produto final é o resultado de processos químicos que empregam apenas materiais que podem ser feitos a partir de elementos (carbono, hidrogênio, oxigênio etc.), e *síntese parcial*, na qual o produto final é produzido a partir de substância complexa de ocorrência natural que já é intimamente relacionada estruturalmente com o produto final desejado (p. ex., a síntese da ergonovina a partir do ácido lisérgico).

Em seu ambiente natural, os alcalóides usualmente existem na forma de sais, freqüentemente de ácidos orgânicos simples como o lático, málico, tartárico ou cítrico. Ácidos incomuns, muitas vezes característicos, também são encontrados, como o quínico com os alcalóides de cinchona, e o mecônico com os alcalóides de ópio. Além de sua porção básica de nitrogênio, os alcalóides usualmente contêm um ou mais grupamentos quimicamente funcionais. Desse modo, a cocaína contém dois ésteres funcionais, a quinina contém tanto a função do álcool secundário quanto do metóxi aromático, a ergonovina contém uma função amida substituída e assim por diante. Alguns alcalóides como a solanina e a tomatina na verdade ocorrem como glicosídios.

Talvez os alcalóides devam ser vistos como produtos de experimentação metabólica que refletem os estágios intermediários de evolução agora obtidos com plantas. A formação de alcalóides deve ser mais bem descrita como um processo metabólico envolvendo seqüências longas ou curtas reacionais que são iniciadas com substâncias normais e essenciais para o metabolismo da planta e terminam com compostos que não necessariamente servem para esse propósito. Esse processo é controlado geneticamente, e, dessa forma, uma planta produtora de alcalóide é meramente aquela na qual a reação metabólica adicional evoluiu por mutação de um ou mais genes. A prova de que essas alterações ocorrem, independentemente da utilidade dos produtos do material, é dada por milhares de pigmentos, taninos, polissacarídios, glicosídios, óleos voláteis e resinas para os quais não se pode atribuir nenhum papel essencial no metabolismo das plantas.

Logo, esse suposto *erro metabólico* provavelmente será eliminado quando as plantas alcançarem os estágio de adaptação final e eliminarem todos os aspectos e processos redundantes. Eles são, desse modo, o tipo de produto desperdiçado retido no interior do organismo que o produz. Ao contrário de muitas substâncias com as quais estamos familiarizados, os alcalóides são produtos finais estruturalmente complexos de energia necessitando de seqüências reacionais.

CLASSIFICAÇÃO — Alcalóides podem ser classificados de várias maneiras — por exemplo, de acordo com a fonte, a estrutura química ou a ação farmacológica. Qualquer tentativa de classificação quimiotaxonômica compreensível está muito além do objetivo deste texto; para tal tratamento, consulte o trabalho enciclopédico continuado de Brossi (veja a bibliografia). Uma classificação parcial que inclua a maioria dos alcalóides farmacêuticos mais importantes é apresentada no Quadro 26.5. Como em todas as classificações condensadas, cautela deve ser exercitada na interpretação dos registros sob *Núcleo*. Diferentes formas hidrogenadas de um dado núcleo muitas vezes estão presentes em diferentes alcalóides; desse modo, nicotina contém o anel piridínico, ao passo que a piperina contém o anel hexaidropiridina (piperidina). Além disso, alguns alcalóides contêm mais de um núcleo; dessa maneira, a quinina contém tanto quinolina quanto quinuclidina. Em muitos casos, o núcleo mostrado no Quadro 26.5 é meramente o fragmento mais conhecido de todo o sistema de anel fusionado verdadeiramente presente no alcalóide. Assim, por exemplo, embora seja verdade que cada um dos alcalóides de esporão do centeio contém um anel indol em seu núcleo, o indol é, na realidade, apenas um fragmento do sistema fusionado do anel tetracíclico, indol[4,3-*fg*]quinolina, que constitui o núcleo total. Os heteronúcleos completos representados nos alcalóides oficiais estão incluídos no quadro de heterociclos no Apêndice E, Cap. 25.

PROPRIEDADES — Os aspectos característicos mais importantes dos alcalóides são:

Além do carbono e do hidrogênio, todos os alcalóides contêm nitrogênio e geralmente também oxigênio. O nitrogênio, que usualmente está contido em todo ou em parte do heteronúcleo, confere aos alcalóides as propriedades similares ao álcali.

A maioria dos alcalóides não-voláteis é sólida; os voláteis são principalmente líquidos, e estes muitas vezes não contêm oxigênio.

Eles são basicamente cristalizáveis, embora alguns sejam amorfos. Alguns, como a nicotina, são líquidos (como os alcalóides livres) sob condições comuns.

Quadro 26.5 Uma Classificação Parcial dos Alcalóides

NÚCLEO	GÊNEROS DE PLANTAS	ALCALÓIDES
Benzazuleno	Aconitum, Delphinium	Aconitina, delfinina, delsolina
Diterpenóide Pentadeceno	Taxus	Cefalomanina, β-hydroxibaccatin, taiwanxan, taxagafina, taxina, taxol
Espirobenzilisoquinolina	Fumaria, Corydalis	Corpaína, fumaricina, fumarilina, fumaritina, ocrobirina, ocrotensimina, ocrotensina, sibiracina
Esteróide[b]	Solanum, Veratrum, Lycopersicon, Holarrhena, Schoenocaulon	Cevadina, cevina, conessina, jervina, rubijervina, solanidina, solanina, tomatidina, veratramina, veratridina
Fenilalquilamina	Ephedra, Lophophora	Efedrina
Imidazol	Pilocarpus	Pilocarpina, pilocarpidina, pilosina, *pseudo*pilocarpina, *pseudo*jaborina, *iso*pilocarpina
Indol	Peganum, Psilocybe, Stropharia, Evodia, Corynanthe, Claviceps, Physostigma, Strychnos, Rauwolfia	Brucina, ergonovina, ergotamina, harmina, fisostigmina, psilocibina, reserpina, estricnina, ioimbina
Isoquinolina	Hydrastis, Papaver, Corydalis, Berberis, Chondodendron, Ipecacuanha, Sanguinaria	Analonina, beberina, berberina, cefaelina, codeína, coridalina, cloreto de cotarnina, emetina, eritramina, eritroidina, hidrastina, menispermina, morfina, papaverina, sanguinarina, cloreto de tubocurarina
Piridina	Anabasis, Areca, Conium, Lobelia, Piper, Punica, Ricinus, Nicotiana	Anabasina, afilina, arecaidina, arecolina, conina, guvacina, lobelina, nicotina, peletierina, piperina, ricinina, trigonelina
Purina	Guarana, Cola, Coffea, Thea, Theobroma	Cafeína,[a] teobromina,[a] teofilina[a]
Quinolina	Cinchona, Cusparia	Cinchonina, cinchonidina, cusparina, etil-hidrocupreína, quinacrina, quinina, quinidina
Quinolizina	Anagyris, Laburnum, Lupinus, Sophora	Anagirina, citisina, lupanina, lupinina, matrina, esparteína
Tropano	Erythroxylon, Atropa, Datura, Hyoscyamus, Scopola	Atropina, benzoilecgonina, cocaína, eucatropina, homatropina, higrina, hiosciamina, escopolamina

[a]Alguns autores não classificam esses compostos básicos relativamente fracos como alcalóides.

[b]Vários núcleos são representados nesse grupo. Em geral, eles possuem alguma semelhança com o núcleo esteróide (ciclopentanofenantreno).

Eles são geralmente brancos, embora a berberina seja amarela; a sanguinarina, que por si só é incolor, forma sais vermelhos.

Eles são insolúveis ou escassamente solúveis em água (com algumas exceções, como a colchicina), mas são solúveis em álcool, clorofórmio ou benzeno, sendo alguns solúveis em um ou outro, e alguns em éter petróleo. Seus sais comportam-se contrariamente no quesito da solubilidade.

A maioria deles é fisiologicamente ativa, e alguns são extremamente venenosos. Na maioria dos casos, eles são substâncias medicinalmente importantes de plantas das quais derivam.

Alcalóides unem-se com ácidos para formar sais substituídos de amônio. A estabilidade desses sais com relação à hidrólise varia com a força básica do alcalóide e com a natureza do ácido utilizado. Com exceção do grupo da xantina, os alcalóides mais comuns possuem valores de pK menores que 7. Os alcalóides são liberados de seus sais por adição de álcali.

Eles são precipitados por um ou mais dos seguintes reagentes; com alguns, eles formam compostos químicos definidos que são usados para sua identificação: iodeto mercúrico-potássico (reagente de Mayer), iodeto de potássio-cádmio (reagente de Marme), iodeto de potássio-bismuto (reagente de Dragendorff), ácido fosfomolíbdico (reagente de Sonnenschein), uma solução de iodo com iodeto de potássio (reagente de Wagner), ácido fosfotúngstico (reagente de Scheibler), cloreto de ouro, ácido tânico e ácido pícrico.

IDENTIFICAÇÃO — Vários tipos de testes foram planejados para identificar alcalóides conhecidos. Seu uso efetivo, no entanto, usualmente exige algum conhecimento relevante da história da amostra sob avaliação. Em geral, esses testes envolvem combinações de dois ou mais dos seguintes: pontos de dissolução do alcalóide e de no mínimo um dos seus sais ou seus derivados, rotação específica, solubilidade em vários solventes, reações de cor com reagentes específicos e exame microscópico dos cristais obtidos pela ação dos precipitantes convenientes sob condições controladas.

Alcalóides intimamente relacionados como a morfina e a codeína não diferem suficientemente em sua absorção de luz ultravioleta para permitir diferenciação com base em seus respectivos espectrogramas. No entanto, o espectro infravermelho de um alcalóide é individual; se um espectro de referência estiver disponível, a identificação pode ser feita com certeza. Técnicas modernas com alta resolução de RMN tornam possível identificação ainda mais definitiva.

EXTRAÇÃO — Em um tipo representativo de processo, a droga triturada em estado natural é umedecida com um álcali aquoso como carbonato de sódio, bicarbonato de sódio ou cal — para liberar os alcalóides de seus sais — e percolada com benzeno, éter ou algum outro solvente adequado imiscível em água. A camada de solvente é extraída com ácido diluído a fim de converter os alcalóides em sais e trazê-los para a fase aquosa. Os alcalóides livres, substancialmente sem outros materiais de plantas, são precipitados pela adição de álcali e então separados pelos meios apropriados. As operações envolvidas são baseadas nas propriedades físicas e químicas dos alcalóides. Purificação usualmente é concluída pela cristalização dos sais alcaloídicos, mas destilação e outros procedimentos também são empregados.

Em alguns casos, quando o conteúdo alcaloídico de uma droga é baixo e grandes volumes de soluções aquosas diluídas são obtidos, é vantajoso adsorver os alcalóides em resinas de troca de íons. Se os vários alcalóides adsorvidos em uma resina diferirem suficientemente em basicidade, pode ser possível efetuar no mínimo uma separação parcial dos alcalóides no curso da eluição da resina.

Um excelente exemplo dos problemas encontrados e de algumas técnicas modernas empregadas na separação de uma complexa mistura de alcalóides é fornecido pela revisão[2] dos pesquisadores dos alcalóides de *Vinca*.

SÍNTESE — Esta seção apresenta de modo resumido os aspectos significativos dos papéis diversos e bastante ativos da química orgânica sintética no campo dos alcalóides. Por um lado, a síntese total de um alcalóide complexo como a estricnina (Cap. 85), mesmo que não haja provável importância prática futura em sua fabricação, é reconhecida como uma aquisição monumental. Por outro lado, a emergência do que parecia um simples substituto efetivo da morfina (metadona) causou agitação da atividade nos laboratórios em todo o mundo, e resultou na publicação de centenas de relatos individuais de pesquisa química e dos resultados de numerosas investigações farmacológicas. Cada tipo de desenvolvimento indubitavelmente continuará a afetar o status das drogas alcaloídicas.

As sínteses totais usualmente são empreendidas com o objetivo puramente científico de aumentar nosso conhecimento. A estrutura molecular de um alcalóide é deduzida a partir de experimentos nos quais a identidade de seus grupos quimicamente funcionais é estabelecida, e/ou o alcalóide é degradado a fragmentos mais simples. A natureza desses grupos funcionais e dos fragmentos e suas próprias reações levam a uma hipótese em relação à estrutura do material original. O artigo de revisão dos alcalóides de *Vinca* fornece uma boa ilustração da elucidação estrutural.[2] Essa hipótese é expressa na forma de uma fórmula estrutural escrita ou de outro modelo, que deve explicar adequadamente as propriedades químicas e físico-químicas (espectro, análise de raios X, ressonância nuclear magnética etc.) do alcalóide. A confirmação final da hipótese pode ocorrer apenas a partir da síntese total que, passo a passo, emprega reações inequívocas e em cada estágio das quais produz intermediários de estrutura provada.

Como os produtos finais usualmente possuem diversos centros quirais, as sínteses são complicadas ainda pela exigência de que eles passem por estágios que levarão ao produto com a configuração estereoquímica correspondente à do produto natural. Essa exigência impõe a necessidade de inventar, nas etapas apropriadas, meios estereoespecíficos de caminhar ao passo seguinte ou, alternativamente, escolher, em uma dada etapa e entre uma mistura de produtos intermediários, apenas aquele que é conveniente para as transformações adicionais consideradas.

A obtenção de uma síntese total é o resultado da imaginação, do intelecto e da capacidade experimental. O fato de os métodos usados para alcançar o objetivo levarem eles mesmos à exploração tecnológica não é usualmente pertinente ao caso. É, portanto, freqüentemente muito improvável que a síntese química total concorra economicamente com os processos para derivar os alcalóides mais complexos de fontes naturais. É compreensível que uma combinação de meios químicos e biológicos (uso de enzimas etc.) possa em certos casos levar à síntese prática de alcalóides, mas essa não é a verdadeira síntese total.

No entanto, a perspectiva de análogos sintéticos e substitutos dos alcalóides é diferente. A procaína substituiu a cocaína em notável extensão; similarmente, para muitos usos, as quinolinas sintéticas substituíram a quinina, e os derivados sintéticos da morfina estão substituindo alguns alcalóides do ópio. Do ponto de vista de longo alcance, parece provável que muitos dos alcalóides de ocorrência natural hoje em uso eventualmente sejam no mínimo em parte suplantados pelos produtos sintéticos.

Usando-se a fórmula estrutural de um alcalóide como protótipo, esforços têm sido feitos para determinar a porção *farmacodinamicamente* importante da molécula, isto é, o arranjo estrutural dos átomos ou grupos principalmente responsáveis pela ação fisiológica básica do composto. Uma vez que isso já tenha sido determinado (muitas vezes de modo bastante empírico), variantes sintéticas da estrutura fundamental são preparadas e testadas até que um único composto, ou família de compostos, é encontrado, de modo a oferecer maior promessa de estudos farmacológicos adicionais.

A semelhança estrutural entre diversos alcalóides e seus respectivos análogos ou substitutos pode ser vista nos quadros apresentados em todo este capítulo. Muitas vezes no passado essa semelhança era notada apenas após a descoberta da efetividade terapêutica de um sintético. Atualmente, mais e mais substitutos de alcalóides são *talhados* através de projetos. Será também notado que, em alguns casos, grandes seções da molécula alcaloídica não são reproduzidas na molécula sintética por não estarem fundamentalmente envolvidas no efeito fisiológico produzido. Além disso, muito freqüentemente a complicada estereoquímica do produto natural não é seguida em detalhes na construção do produto sintético; a morfina possui diversos centros de assimetria, ao passo que a meperidina possui apenas um.

Especulações no que diz respeito à *biogênese* dos alcalóides têm rendido resultados no aumento de nossa compreensão da natureza e na estimulação da invenção de novos processos sintéticos. Uma *teoria biogenética* tenta deduzir como a planta, usando intermediários que notoriamente estão presentes nela, e em condições conhecidas de temperatura, pH e assim por diante (*condições fisiológicas*), é capaz de elaborar todo um grupo de alcalóides e ocasionalmente diversas classes químicas de alcalóides. Um esforço pode então ser feito para reproduzir essas condições *in vitro*.

Supõe-se que os blocos de construção dos alcalóides são aminoácidos e seus produtos de degradação metabólica. Fontes de formaldeídos (p. ex., ácidos glioxílico e fórmico) também estão disponíveis, e processos biológicos de desaminação, descarboxilação e oxidação são operativos. O modo como a planta efetua a síntese é mais bem determinado por um estudo da própria química da planta, mas *in vitro* os experimentos muitas vezes fornecem fortes evidências.

INCOMPATIBILIDADES — A maioria dos alcalóides é solúvel em álcool e em outros solventes orgânicos e insolúvel em água; eles reagem com ácidos para formar sais que usualmente são solúveis em água e apenas levemente solúveis em álcool. Logo, a adição de uma *base* a uma solução aquosa de um sal alcalóide geralmente precipitará o alcalóide livre. Da mesma maneira, *sais alcalinos* como os *acetatos, carbonatos, citratos, benzoatos, salicilatos* ou *fosfatos básicos* de sódio, potássio ou amônio precipitam o alcalóide livre de uma solução ou, em alguns casos, convertem o alcalóide livre a um sal menos solúvel.

Como regra geral, alcalóides são incompatíveis com *agentes oxidantes*, e alguns sofrem facilmente oxidação na exposição ao ar. Vários antioxidantes, como metabissulfito de sódio, são efetivos em retardar essa deterioração. Oxidação é mais rápida em solução alcalina, e tampões que mantenham a solução em um pH designado para retardar essa oxidação são comumente usados. A faixa de hidrólise de alcalóides glicosídicos e éster é pH-dependente.

CLASSIFICAÇÃO — Os alcalóides podem ser classificados de várias maneiras, por exemplo, com base em botânica, química ou farmacologia. Vários sistemas são empregados, dependendo da natureza do interesse primário dos vários autores. Cada sistema tem suas vantagens e desvantagens, e uma avaliação realista da presente situação aponta para a firme conclusão de que é preciso aprender muito mais sobre a ocorrência, a composição e as ações fisiológicas dos alcalóides antes que uma classificação compreensível, que possua máxima utilidade prática, possa ser produzida. As classificações químicas usuais levam em conta os núcleos cíclicos e o número, a localização e os tipos de grupos funcionais substituintes; embora seja abundantemente evidente que essas classificações tenham levado ao mapeamento de vias de pesquisa que resultaram em drogas sintéticas muito úteis, é igualmente claro que o presente estado de correlação entre as ações farmacológicas e os vários aspectos da arquitetura molecular deixa muito a desejar. Isso levou ao renascimento do interesse em vários aspectos estereoquímicos dos alcalóides na tentativa de resolver as muitas anomalias, e são altas as expectativas para que investigação suficientemente intensa nessa área de empenho resulte em informações úteis.

Para o propósito da apresentação abreviada aqui, os alcalóides são classificados sob os seguintes tópicos:

Alcalóides de Ópio
Alcalóides de Cinchona
Alcalóides de Tropano
Alcalóides de Xantina
Alcalóides de Esporão do Centeio
Alcalóides de Rauwolfia
Alcalóides de Vinca
Alcalóides Mistos

A discussão a seguir é limitada estritamente aos alcalóides *naturais* e derivados destes que podem ser produzidos por efetivas operações químicas relativamente simples. Esta seção evita deliberadamente qualquer tentativa de incluir compostos sintéticos como a meperidina, a metadona e os diversos derivados sintéticos da morfina, os quais freqüentemente são incluídos em outros textos no grupo do ópio; cloroquina, hidroxicloroquina e outros antimaláricos sintéticos, que muitas vezes são apresentados com os alcalóides do grupo da *Cinchona*; e a eucatropina, a procaína e outros sintéticos, que muitas vezes são apresentados com os alcalóides do grupo dos tropanos.

FÓRMULAS ESTRUTURAIS E NOMENCLATURA — As fórmulas estruturais para todos os alcalóides neste texto são apresentadas no estilo adotado pelo *Chemical Abstracts*. Esse estilo retrata os alcalóides na forma em que foi nomeada sua *configuração absoluta* — retratando a estereoquímica de todos os centros assimétricos — e é empregado quando a configuração estereoquímica for definitiva e puder ser expressa de forma não-ambígua pela seqüência de convenção de Cahn-Ingold-Prelog.

O tratamento dos alcalóides dado pelo *Chemical Abstracts* freqüentemente abandona os nomes sistemáticos (*Ring Index*) em favor de nomes triviais estereoespecíficos como aporfina, morfina e ioimbina. Ele também freqüentemente diverge da orientação e numeração do *Ring Index* em favor de esquemas mais comumente usados na literatura relatada. Como é de se esperar, essas diferenças na orientação e na numeração também se refletem em diferenças de nomenclatura e assim podem complicar pesquisas literárias posteriores e comparações estruturais dos compostos. Os nomes preferíveis do *Chemical Abstracts* para todos os alcalóides oficiais e sais alcalóides são fornecidos como subtítulos às legendas da monografia em outras localizações do texto.

Para uma listagem detalhada do método de nomeação, estruturação e chamada dos alcalóides do *Chemical Abstracts*, ver o *Ring System Handbook* (1988) e suplementos do *Chemical Abstracts* (1991).

Alcalóides de Ópio

Ópio é oficial como tal, e sua monografia, juntamente com os itens oficiais que o contêm, é apresentada no Cap. 83. Os muitos alcalóides obtidos a partir da papoula de ópio, *Papaver somniferum*, freqüentemente são divididos nos cinco *grupos* químicos aproximados seguintes: *Benzilisoquinolina*, *Fenantreno*, *Tetraidroisoquinolina*, *Criptopina* e *Alcalóides de Estrutura Desconhecida*. A classificação mostrada no Quadro 26.6, que dá o nome trivial, o nome sistemático e a designação do *Ring Index*, tem essa base. Um grupo adicional é fornecido para acomodar os importantes derivados semi-sintéticos da morfina e da codeína. Os heteronúcleos específicos presentes são identificados por notas de rodapé; o número entre parênteses em seguida ao nome é o número do *Ring Index* (2.ª ed.).

Será observado que os alcalóides farmaceuticamente importantes mostrados no Quadro 26.7 derivam dos grupamentos denominados benzilisoquinolina e fenantreno. O heterociclo original do grupo fenantreno dos alcalóides é o 4a*H*-8,9*c*-iminoetanofenantro[4,5-*bcd*]furano. No estado hexaidro característico da codeína e da morfina, sua orientação no *Ring Index* (IUPAC) e numeração são mostradas a seguir. O estereoisômero específico presente nesses alcalóides é mostrado à direita no formato do *Chemical Abstracts*, que trata isso como 4,5α-epoximorfina e o numera através da familiar seqüência de Cahn-Robinson.

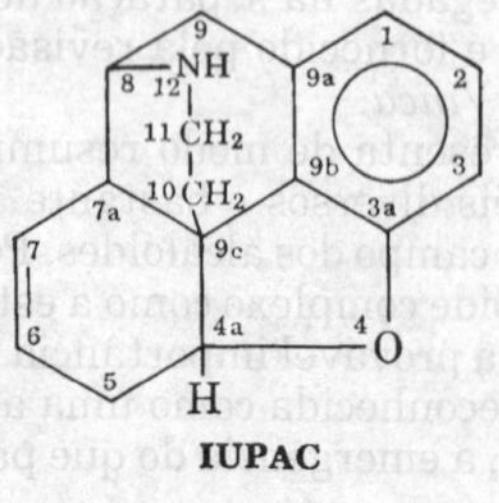

IUPAC 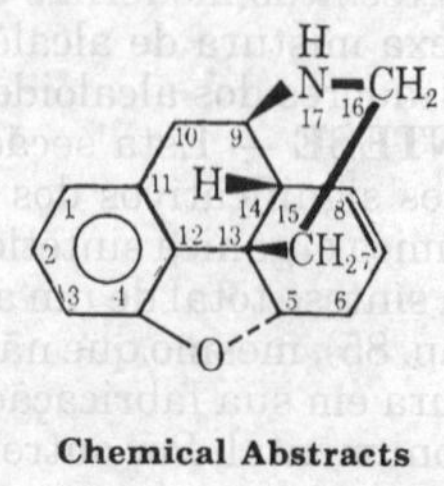 **Chemical Abstracts**

Quadro 26.6 Classificação dos Alcalóides de Ópio

Grupo Benzilisoquinolina

- Codamina $[C_{20}H_{25}NO_4]$[d]
- Gnoscopina $[C_{22}H_{23}NO_7]$[e,b]
- Laudanidina $[C_{20}H_{25}NO_4]$[d]
- *dl*-Laudanina $[C_{20}H_{25}NO_4]$[d]
- Laudanosina $[C_{21}H_{27}NO_4]$[d]
- Narceína $[C_{23}H_{27}NO_8]$[a]
- Narcotoitina $[C_{21}H_{21}NO_7]$ c, b
- *l*-Narcotina $[C_{22}H_{23}NO_7]$[e,b]
- *Oxinarcotina* $[C_{22}H_{23}NO_8]$[e,b]
- Papaverina $[C_{20}H_{21}NO_4]$[c]
- Xantalina $[C_{20}H_{19}NO_5]$[c]

Grupo Fenantreno

- Codeína $[C_{18}H_{21}NO_3]$[h]
- Morfina $[C_{17}H_{19}NO_3]$[h]
- ψ-Morfina $[(C_{17}H_{18}NO_3)_2]$[h]
- Neopina $[C_{18}H_{21}NO_3]$[g]
- Tebaína $[C_{19}H_{21}NO_3]$[f]

Grupo Tetraidroisoquinolina

- Hidrocotarnina $[C_{12}H_{15}NO_3]$[e]

Grupo Quinolina

- Aporeína $[C_{18}H_{17}NO_2]$[l]

Grupo Criptopina

- Criptopina $[C_{21}H_{23}NO_5]$[i]
- Protopina $[C_{20}H_{19}NO_5]$[f]

Alcalóides de Estrutura Desconhecida

- Lantopina $[C_{23}H_{25}NO_4]$
- Meconidina $[C_{21}H_{23}NO_4]$
- Papaveramina $[C_{21}H_{25}NO_6]$
- Roeadina $[C_{21}H_{21}NO_6]$

Derivados de Alcalóides Naturais

- Apomorfina[k]
- Hidrocodona (diidrocodeinona)
- Hidromorfona (diidromorfinona)
- Dionina (etilmorfina)
- Heroína (diacetilmorfina)
- Metopon (metildiidromorfinona)
- Nalorfina (*N*-alilnormorfina)
- Naloxona
- Oximorfona
- Oxicodona

[a] 2,3-diidrobenzofurano (cumarano); (1328).
[b] 1,3-diidroisobenzofurano (ftalano); (1330).
[c] isoquinolina; (1708).
[d] 1,2,3,4-tetraidroisoquinolina; (1708).
[e] 5,6,7,8-tetraidro-1,3-dioxol[4,5-g]isoquinolina; (2810).
[f] 8,9-diidro-4a*H*-8,9c-iminoetanofenantro[4,5-*bcd*]furano; (5922).
[g] 5,6,8,9-tetraidro-4a*H*-8,9*c*-iminoetanofenantro[4,5-*bcd*]furano; (5922).
[h] 5,7a,8,9-tetraidro-4a*H*-8,9*c*-iminoetanofenantro[4,5-*bcd*]furano; (5922).
[i] 6,7,12,13,14,15-hexaidrobenzo[*e*]-1,3-dioxol[4,5-*l*][2]benzazecina; (4874).
[j] 4,5,6,7,13,14-hexaidrobis[1,3]benzodioxol[4,5-c:5′,6′-*g*]azecina; (5777).
[k] 4*H*-dibenzo[*de, g*]quinolina; (5171).
[l] 6,7,7a,8-tetraidro-5*H*-benzo[*g*]-1,3-benzodioxol[6,5,4-*de*]quinolina; (5846).

Quadro 26.7 Alcalóides de Ópio e Derivados

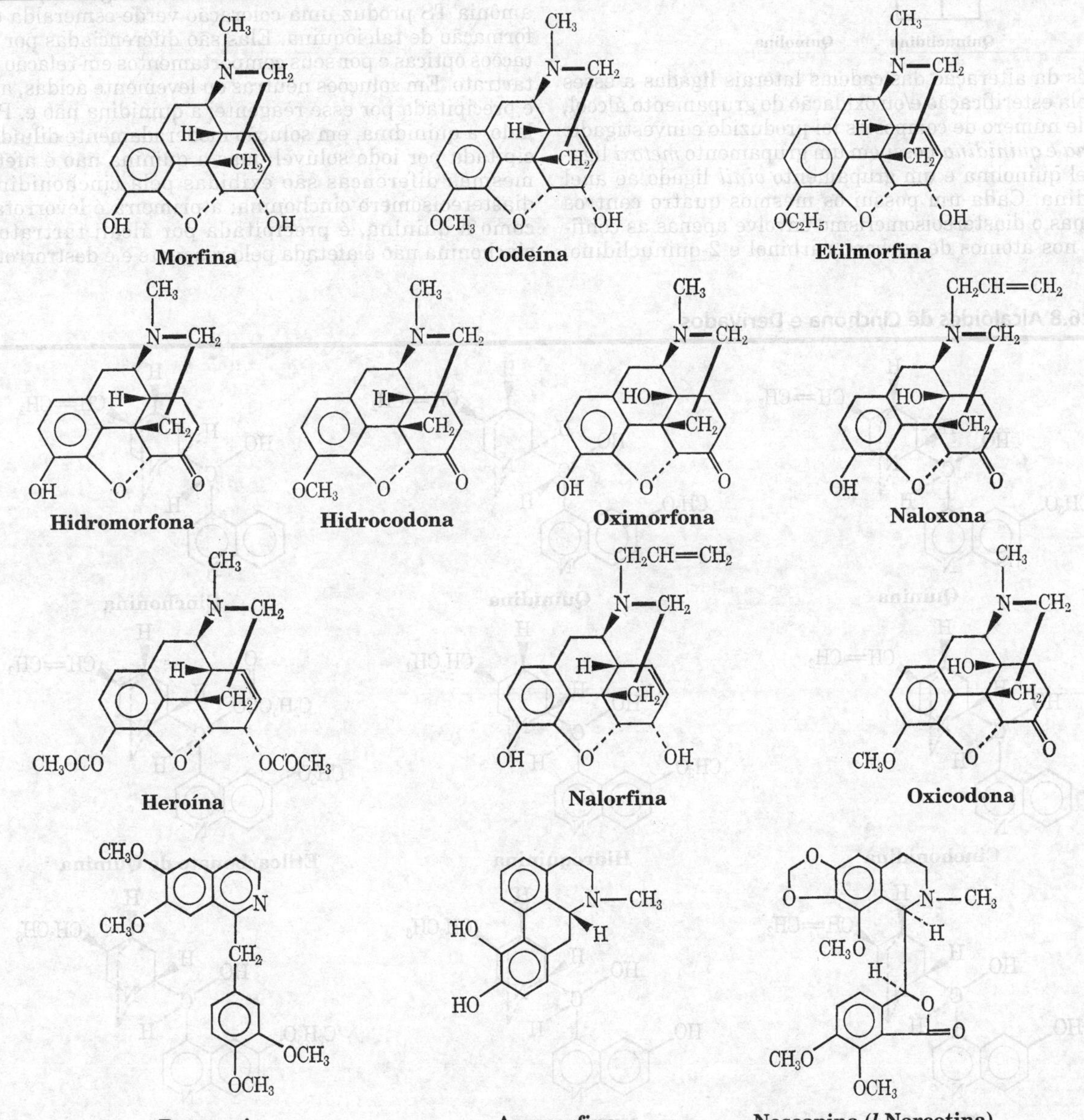

ALCALÓIDES OFICIAIS DE ÓPIO E DERIVADOS
Alcalóides do ópio e derivados, oficiais como tal e/ou como sais, incluem Apomorfina, Codeína, Hidrocodona, Hidromorfona, Morfina, Nalorfina, Naloxona, Cloridrato de Oxicodona, Oximorfona e Papaverina.

Alcalóides de *Cinchona*

Existem mais de 20 alcalóides obtidos a partir da casca de várias espécies de *Cinchona* e *Remijia* (*Cuprea*), e muitos desses são convertidos, através de processos químicos, em derivados sintéticos úteis, intimamente relacionados.

Os mais importantes alcalóides de *Cinchona* são o par de diastereoisômeros *quinina* e *quinidina*, e seus análogos 6-dimetoxi, *cinchonina* e *cinchonidina*. As fórmulas estruturais no Quadro 26.8 indicam as relações estreitas entre os vários membros desse grupo de alcalóides.

O exame das fórmulas desses compostos mostra que todos eles contêm um anel *quinolina* ligado através do grupamento hidroximetileno a um anel *quinuclidina*.

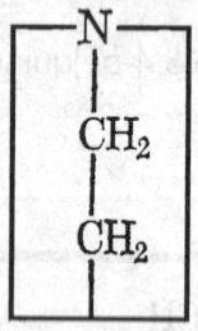

Quinuclidina 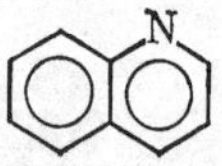 Quinolina

Através da alteração das cadeias laterais ligadas a esses anéis e pela esterificação e/ou oxidação do grupamento álcool, um grande número de compostos foi produzido e investigado.

Quinina e *quinidina* possuem um grupamento *metoxi* ligado ao anel quinolina e um grupamento *vinil* ligado ao anel quinuclidina. Cada um possui os mesmos quatro centros quirais, mas o diastereoisomerismo envolve apenas as configurações nos átomos de carbono carbinol e 2-quinuclidino.

Cinchonina e *cinchonidina* diferem desses dois alcalóides por não possuírem um grupamento metoxi no anel quinolina. A quinidina e a cinchonina são destrorrotatórias, ao passo que a quinina e a cinchonidina são levorrotatórias. *Hidroquinina*, obtida da quinina pela redução com hidrogênio e um catalítico, possui a mesma estrutura da quinina, exceto que o grupamento vinil é reduzido a um grupamento etil. *Cupreína*, outro alcalóide de *Cinchona* que existe naturalmente, possui um grupamento OH no lugar do grupamento metoxi, e a *hidrocupreína* é a cupreína com um grupamento etil em vez de um grupamento vinil. Dessa forma, a quinina é o éter 6-metil da cupreína e a hidroquinina é o éter correspondente da hidrocupreína. A quinina foi sintetizada pela primeira vez em 1944 por Woodward e Doering, mas o processo tem custo muito alto para uso comercial.

Os sais dos alcalóides são típicos sais de amina. Como existem dois átomos de nitrogênio presentes nas moléculas dos alcalóides de *Cinchona*, é possível formar sais contendo um ou dois equivalentes de ácido, como mono- e diidrocloretos.

IDENTIFICAÇÃO — A quinina e seu diastereoisômero, quinidina, são caracterizados pela fluorescência azul de suas soluções em ácido sulfúrico diluído ou em outros oxiácidos, e pela *reação de taleioquina*. A adição de duas gotas de bromo TS a 5 mL de uma solução saturada de quinina ou quinidina ou uma solução 1:1.000 de seus sais, seguida por 1 mL de amônia TS produz uma coloração verde-esmeralda devido à formação de taleioquina. Elas são diferenciadas por suas rotações ópticas e por seus comportamentos em relação ao álcali tartrato. Em soluções neutras ou levemente ácidas, a quinina é precipitada por esse reagente; a quinidina não é. Por outro lado, a quinidina, em solução moderadamente diluída, é precipitada por iodo solúvel, mas a quinina não é afetada. As mesmas diferenças são exibidas pela cinchonidina e seu diastereoisômero cinchonina; a primeira é levorrotatória e, como a quinina, é precipitada por álcali tartrato, mas a cinchonina não é afetada pelo reagente e é destrorrotatória.

Quadro 26.8 Alcalóides de Cinchona e Derivados

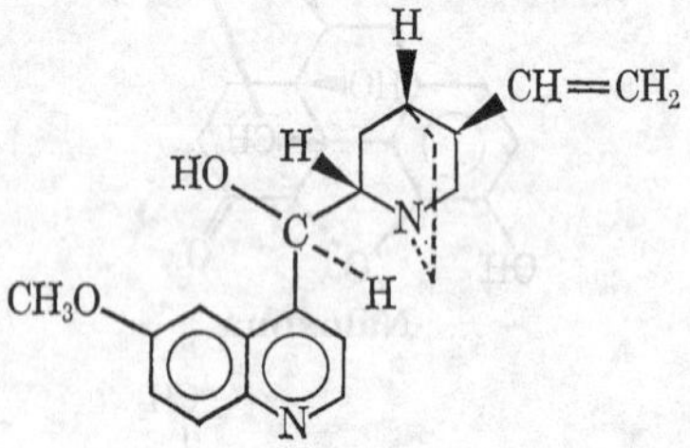

Quinina 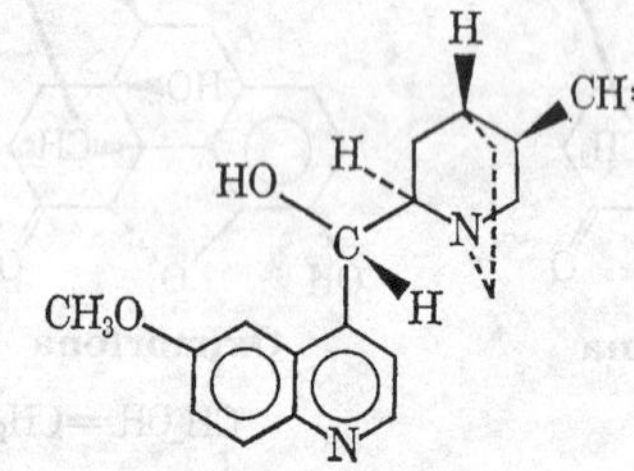 Quinidina 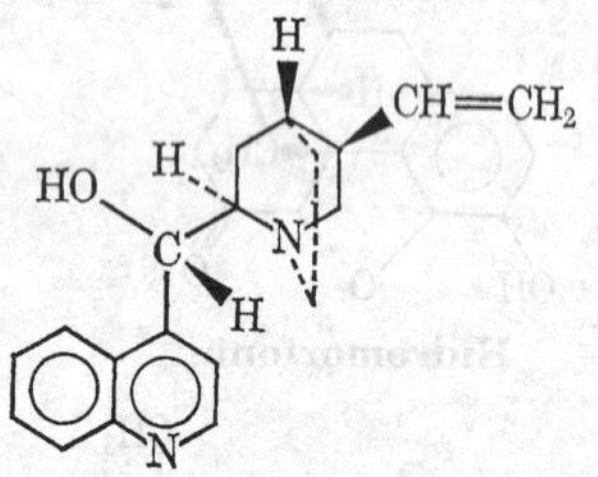 Cinchonina

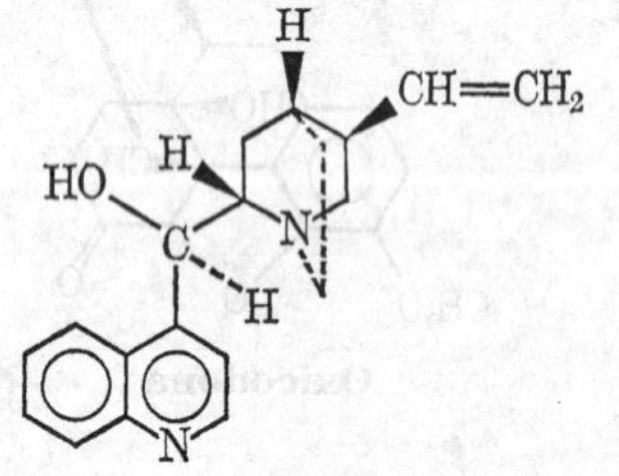

Cinchonidina 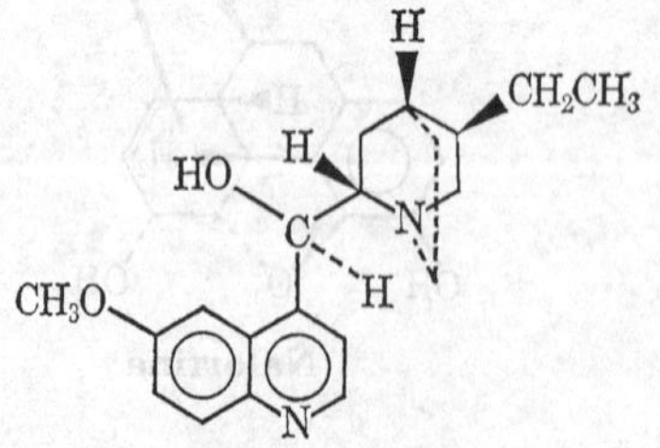 Hidroquinina 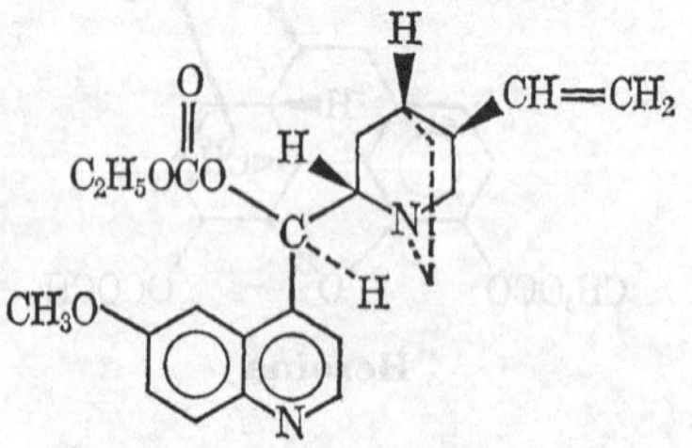 Etilcarbonato de Quinina

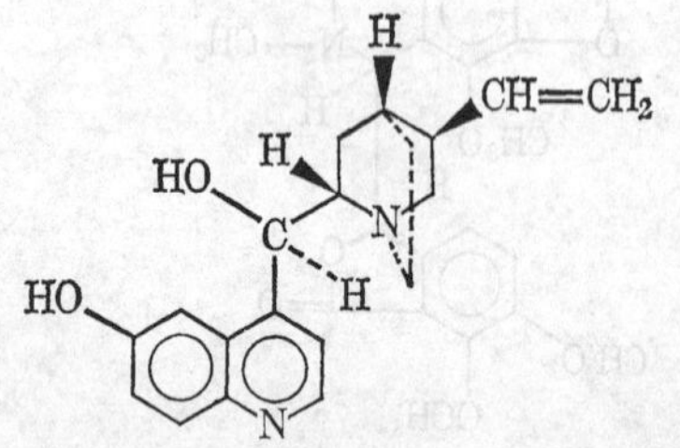

Cupreína 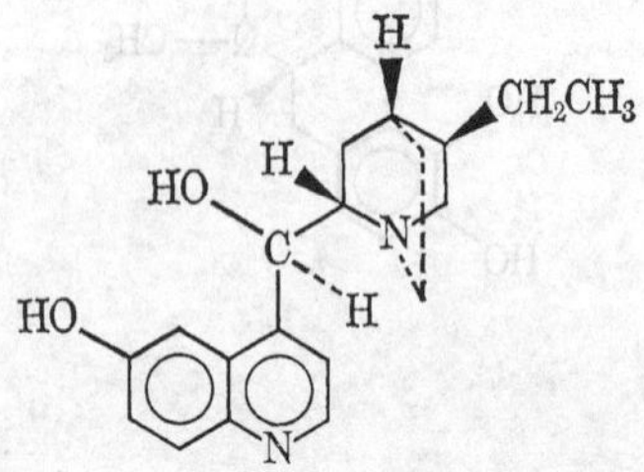 Hidrocupreína 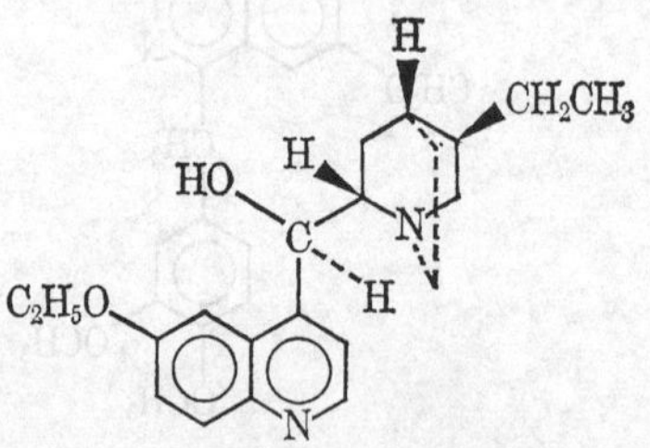 Etil-hidrocupreína

CINCHONA

Casca de Cinchona; Casca Peruana

A casca seca do caule ou raiz de *Cinchona succirubra* Pavon e Klotzsch ou seus híbridos (conhecidos no comércio como Cinchona Vermelha), ou de *Cinchona Ledgeriana* (Howard) Moens e Trimen, *Cinchona Calisaya* Weddell ou híbridos dessas com outras espécies de *Cinchona* (conhecidas no comércio como Casca de Calisaya ou como Cinchona Amarela) (família *Rubiaceae*). Ela fornece 5% dos alcalóides de *Cinchona*. A droga em estado natural não mais é oficial.

História — Essa droga tem seu nome derivado do Condado de Cinchon, que foi um instrumento na sua introdução na prática médica européia em 1640. Era também chamada de Casca do Jesuíta, em reconhecimento ao fato de ser usada por membros dessa ordem eclesiástica no tratamento da febre e do calafrio. Sua adoção como remédio oficial valioso seguiu a aquisição por Luís XIV, em 1680, do segredo de um remédio patenteado e venda feita por um inglês balconista de farmácia chamado Robert Talbor, que continha a *Cinchona* como base. O romance da *Cinchona* foi publicado em vários livros e é digno de leitura cuidadosa.

Constituintes — Além da quinina, da quinidina, da cinchonina e da cinchonidina, outros 18 alcalóides foram isolados de cascas de cinchona. Alguns desses, como a cupreína, são encontrados apenas em um tipo de casca de árvore, e alguns são, sem dúvida, produtos de divisão, isto é, não existem naturalmente na casca, mas resultam da ação de agentes químicos sobre ela.

Os ácidos presentes são o *ácido quínico* (*hexaidro-1,3,4,5-tetraidroxiácido benzóico*), *ácido quinotânico* e *ácido quinóvico* (*3β-hidroxiurs-12-eno-27,28-ácido dióico*). Estão também presentes *α-quinovina* (um glicosídio), *cinchona vermelha*, outras substâncias colorantes e um óleo volátil.

A quinina e o conteúdo alcalóide total são mais elevados na casca proveniente da variedade cultivada. Na casca proveniente de planta não-cultivada, a cinchonina e a cinchonidina predominam. A casca de árvore Java, representando a planta altamente cultivada, contém 7 a 10% dos alcalóides totais, dos quais cerca de 70% são de quinina.

Comentários — É de pequeno uso nas terapêuticas modernas nos Estados Unidos, mas é empregada em outros locais como substituto barato da quinina. Compartilha as ações *antipiréticas*, *analgésicas* e *antimaláricas* da quinina, mas os sais alcaloídicos são preferíveis em relação às preparações galênicas.

Uma das principais dificuldades na preservação das preparações galênicas origina-se da alteração e precipitação a que se submetem o ácido cinchotânico e seus compostos durante a estocagem. A glicerina provou ser muito útil por dissolver e manter esses compostos em solução, e por isso está presente em quase todas as preparações.

ALCALÓIDES OFICIAIS DE *CINCHONA*

Alcalóides oficiais de *Cinchona* dessa forma e/ou como sais incluem Quinidina, Quinina e Cinchonina.

Alcalóides de Tropano

Esses alcalóides serão considerados em dois grupos: (1) atropina e alcalóides relacionados e (2) cocaína. Eles são agrupados por serem formalmente derivados do tropano.

ATROPINA E ALCALÓIDES RELACIONADOS

Os alcalóides do grupo da atropina (Quadro 26.9) são intimamente relacionados do ponto de vista químico. A maioria dos alcalóides na-

Quadro 26.9 Atropina e Alcalóides Correlatos e Derivados

CH_3N … O–C(=O)–CHPh–CH_2OH

Atropina
(Tropina(±)-Tropato)

CH_3N … O–C(=O)–C(H)(Ph)–CH_2OH

Hiosciamina
(Tropina(−)-Tropato)

CH_3N … OCH(Ph)Ph

Benztropina

CH_3N … O–C(=O)–C(Ph)(H)–OH

Homatropina

[CH_3–N^+(CH_3) … O–C(=O)–C(Ph)(H)–OH] Br^-

Novatropina
(Metilbrometo de Homatropina)

CH_3N … O–C(=O)–C(H)(Ph)–CH_2OH

Escopolamina
(6β,7β-Epóxi-hiosciamina)

[CH_3–N^+(CH_3) … O–C(=O)–C(H)(Ph)–CH_2OH] Br^-

Brometo de
Metescopolamina

turais é formada por ésteres do *ácido mandélico* ou do *ácido trópico* com *tropina* ou *escopina*. (Ésteres da tropina são denominados *tropeínas*; por exemplo, mandelato de tropina é mandeliltropeína.) Atropina é a variedade racêmica do tropato de tropina, hiosciamina é o enantiomorfo levorrotatório do mesmo composto, e a escopolamina é o tropato de escopina. Escopina é epoxitropina, e a única diferença é a ponte de oxigênio 6,7.

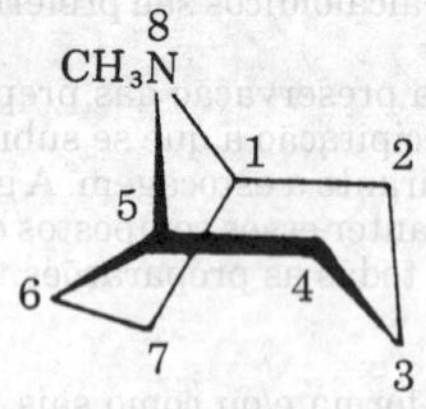

Tropano

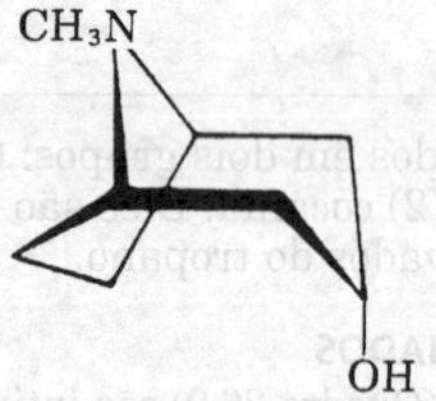

Tropina (*endo*-8-Metil-8-azabiciclo[3,2,1]octano-3-ol)

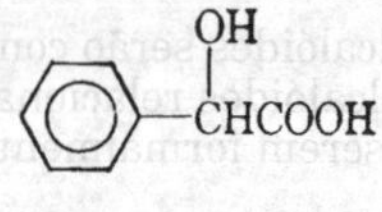

Ácido Mandélico

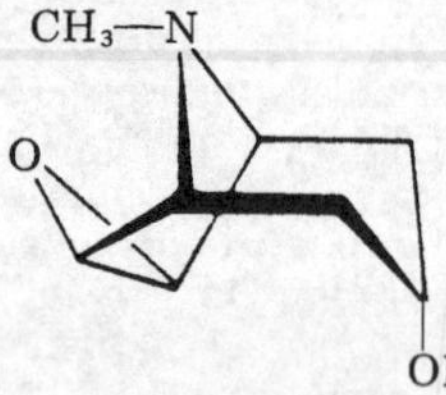

Escopina [7(*S*)-(1α,2β,4β,5α,7β)]-9-Metil-3-oxa-9-azatriciclo[3,3,1,0[2,4]]nonan-7-ol)

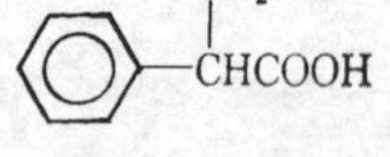

Ácido Trópico

É portanto esperado que esses três alcalóides apresentem reações de coloração similares. Eumidrina também é intimamente relacionada; é um nitrato 8-metilatropina, um sal quaternário de amônio. A homatropina é o mandelato de tropina, e a novatropina é bromido 8-metil-homatropina. Benztropina é o éster benzidril da tropina. Veja o Quadro 26.9.

Belladonna (Cap. 73) *hyoscyamus* e o estramônio produzem alcalóides midriáticos, característicos da família *Solanaceae*. Há também muitas outras plantas desse grupo que estão sendo amplamente utilizadas na fabricação de vários alcalóides.

Atropina raramente ocorre dessa forma em quaisquer plantas, mas é sempre o produto da racemização do levoisômero hiosciamina, que é convertida em atropina através da ação de álcalis fracos. Essa racemização envolve a conversão de (−)-porção do ácido trópico da hiosciamina para (±) ácido trópico.

Nos Estados Unidos, o estramônio é a principal fonte da hiosciamina usada na fabricação de atropina. Escopolamina (hioscina) é produzida em larga extensão a partir de elixires originais remanescentes após a cristalização da hiosciamina. Outros alcalóides de menor importância presentes em vários membros da família *Solanaceae* incluem *atropamina, beladonina, meteloidina* e vários outros.

Atropina, assim como várias outras tropeínas que não ocorrem naturalmente, tem sido preparada por síntese total. Das diversas sínteses clássicas da tropina, a mais interessante é a de Robinson[3] em 1917. Variações desse processo são empregadas comercialmente. Ácido trópico racêmico foi sintetizado e caracterizado.

A propriedade fisiológica mais característica dos alcalóides solanáceos é seu efeito midriático (dilatação da pupila ocular). Essa propriedade é a base para o mais sensível teste para sua identificação. Apenas uma pequena gota de uma solução de 1 em 25.000 causa dilatação nítida da pupila ocular de um gato.

COCAÍNA E ALCALÓIDES RELACIONADOS

O grupo da cocaína dos alcalóides tropânicos é quimicamente distinto do grupo da atropina pela presença de uma *exo*-carboxila (ou carboxila esterificada) na posição 2 e pela configuração *exo* (em vez da configuração *endo*) da função 3-éster. Eles, dessa maneira, se tornam derivados da ecgonina ([1R-(*exo,exo*)]-3-hidróxi-8-metil-8-azabiciclo [3,2,1]octano-2-ácido carboxílico), possuindo a estrutura geral:

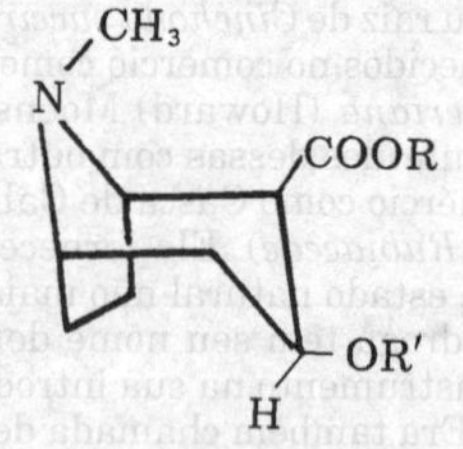

O Quadro 26.10 retrata as identidades de R e R′ dos derivados comuns da ecgonina. Discussão adicional sobre cocaína é encontrada no Cap. 79.

ALCALÓIDES OFICIAIS DE TROPANO E DERIVADOS

Alcalóides tropânicos e derivados oficiais nessa forma e/ou como sais incluem Atropina, Benztropina, Cocaína, Homatropina, Hiosciamina, Escopolamina e Metescopolamina.

Alcalóides de Xantina

Os alcalóides com base purínica, mais conhecidos como alcalóides de xantina, possuem três agentes medicinais importantes. Esses três abrangem a grandeza do grupo. Esses alcalóides são a cafeína, a teofilina e a teobromina. Esses três agentes são bases que são derivados metilados da 2,6-dioxipurina (xantina). A relação estrutural dos alcalóides de xantina ou alcalóides de purina é retratada no Quadro 26.11. A molécula de origem de cada um é uma purina. A prática comum de retratar a estrutura bidimensional em forma de caixa ainda é a principal. Por exemplo, a estrutura da xantina pode ser representada por:

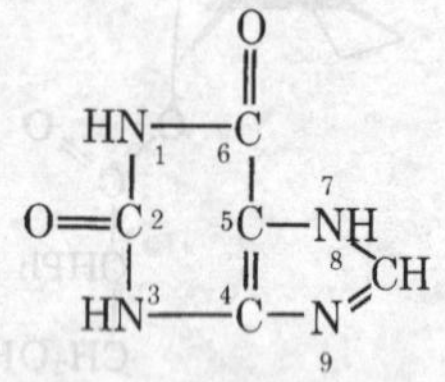

Outras bases intimamente relacionadas à purina são *hipoxantina, adenina* e *guanina*, todas encontradas normalmente nos tecidos animais. A significância principal das duas últimas bases é o fato de que elas são constituintes dos ácidos nucleicos e nucleoproteínas encontrados no núcleo celular, e o fato de a hipoxantina ser produzida no corpo durante o primeiro estágio da oxidação da adenina. Oxidação subseqüente resulta em *xantina* e, finalmente, em *ácido úrico*. Em seres humanos, o produto final do metabolismo proteico é a *uréia*. Em alguns animais, o produto final é a *alantoína*, que é formada pela oxidação adicional do ácido úrico. As estruturas bidimensionais desses compostos estão ilustradas no Quadro 26.11. Os compostos contendo oxigênio são descritos aqui na forma ceto, mas eles freqüentemente são mostrados nos livros na forma enol, conforme ilustrado adiante com a xantina. Como já dito, a presença de oxigênio em diversas dessas estruturas também causa uma leve alteração na posição da insaturação devido à tautomerização que pode ocorrer. As formas enóis freqüentemente são nomeadas especificamente para refletir os grupamentos hidroxila, como a purina-2,6,8-triol ou 2,6,8-trioxipurina para o ácido úrico.

Quadro 26.10 Derivados da Ecgonina

R	R′	NOME DO DERIVADO
H	H	Ecgonina
CH_3	C_6H_5CO-(benzoil)	Cocaína
H	CH_3	Metilecgonina
H	$C_6H_5CH{=}CHCO$-(cinamoil)	Cinamoilecgonina
H	C_6H_5CO	Benzoilecgonina

Quadro 26.11 Alcalóides de Xantina

Xantina (3,7-Diidro-1*H*-purina-2,6-diona)	**Teofilina (1,3-Dimetilxantina)**	**Teobromina (3,7-Dimetilxantina)**	**Cafeína (1,3,7-Trimetilxantina)**

1*H*-Purina	**Adenina (1*H*-Purina-6-amina)**	**Hipoxantina (1,7-Diidro-6*H*-purina-6-ona)**	**Guanina (2-Amino-1,7-diidro-6*H*-purina-6-ona)**	**Ácido Úrico (7,9-Diidro-1*H*-purina-2,6,8(3*H*)-triona)**	**Alantoína (2,5-Dioxo-4-imidazolidinil) uréia**

PROPRIEDADES — As xantinas são bases muito fracas, possuindo um pK_b de aproximadamente 13 a 14. Elas formam sais com os ácidos mais fortes que, é claro, são facilmente hidrolisados. Através da substituição tautomérica do hidrogênio a partir do nitrogênio para ceto oxigênio (enolização), um H fracamente ácido (pK_a em torno de 9) é formado no grupamento OH resultante. Assim, a xantina, juntamente com várias outras oxipurinas e seus derivados, forma sais com bases fortes. Não possuindo nenhum grupamento NH para participar da enolização, a cafeína é uma exceção.

OH^- / H^+

Estrutura ceto — **Estrutura enol**

As xantinas são caracterizadas pela reação murexida, que envolve a evaporação de uma solução de ácido nítrico da amostra teste para secar e tratar o resíduo com amônia, depois do que uma coloração purpúrea-avermelhada se desenvolve. A cor se deve a formação de murexida, um sal amônio do ácido purpúrico. O ácido úrico e vários outros derivados purina também respondem ao teste.

ALCALÓIDES OFICIAIS DE XANTINA E DERIVADOS

Alcalóides de xantina e derivados oficiais e/ou sais incluem Aminofilina [Composto Teofilina Etilenodiamina (2:1)], Cafeína e Teofilina.

Alcalóides de Esporão do Centeio

ESPORÃO DO CENTEIO

Esporão do centeio é um crescimento patológico formado quando o fungo *Claviceps purpurea* se desenvolve em várias plantas das famílias *Gramineae* (grama) e *Cyperaceae* (carriço) como centeio, trigo, aveia, cevada e arroz. Se a infestação da planta ocorrer naturalmente, o esporão do centeio resultante é chamado de esporão do centeio *natural*; se a infestação for causada artificialmente (isto é, por intervenção humana parcial ou completa), o esporão do centeio resultante é referido no comércio como esporão do centeio *cultivado*. Esporões do centeio de diferentes plantas variam em composição e não são, desse modo, equivalentes medicinalmente. É por essa razão que o centeio é estipulado como a fonte do esporão do centeio oficial.

Constituintes — O esporão do centeio contém vários carboidratos, glicídios, esteróis (p. ex., ergosterol e fungisterol), aminoácidos (p. ex., histidina, leucina e tirosina), aminas (p. ex., histamina e tiramina), compostos quaternários de amônio (p. ex., colina e betaína) e princípios de coloração. O grupo do ácido lisérgico dos alcalóides contém os importantes constituintes medicinais, e tratamento adicional aqui é limitado a eles. Eles são todos derivados amídicos do ácido lisérgico, que é mostrado adiante juntamente com os compostos oficiais e com a importante, mas não oficial, dietilamida.

Um entendimento dos alcalóides de esporão do centeio exige conhecimento do isomerismo do ácido lisérgico, que existe em duas formas diastereoisômeras dependendo da configuração espacial do grupamento carboxila relacionado ao do 5β-hidrogênio. No ácido lisérgico *normal* (comumente chamado de ácido lisérgico), essa configuração relativa possui a variedade *cis* (carboxila na configuração β); no ácido *iso*lisérgico, ocorre o tipo *trans* (carboxila na configuração α). O *Chemical Abstracts* trata os compostos do ácido lisérgico e do isolisérgico como derivados da ergolina, que é a forma 4,6,6aβ,7,8,9,10,10aα-octaidro da indol[4,3-*fg*]quinolina, *Ring Index* No 4550.

O esporão do centeio produziu 12 alcalóides diferentes e bem-definidos, cada um dos quais é uma amida *N*-monossubstituída do ácido lisérgico ou do ácido isolisérgico. O grupamento substituto no nitrogênio da amida é comumente denominado *porção peptídica* do alcalóide, pois sempre contém um ou mais peptídios (amidas) unidos.

A **ergonovina**, muito mais simples que qualquer outro alcalóide do esporão do centeio, é comercialmente disponível tanto como alcalóide natural quanto como um composto sintético (veja Cap. 76). O ácido lisérgico em estado natural exigido para síntese é preparado facilmente, sujeitando-se toda a fração do alcalóide de esporão do centeio à hidrólise alcalina e depois à acidificação. O próprio ácido lisérgico foi sintetizado iniciando-se com o comercialmente disponível ácido indol-3-propiônico derivado do alcatrão de hulha, mas a síntese é extensa e o custo, desfavorável. Uma síntese microbiológica usando-se *Claviceps paspali*, apropriada para fabricação em relativamente larga escala, foi patenteada.

Ácido Lisérgico
(9,10-Didesidro-6-metilergolina-8β-Ácido carboxílico)

Ergonovina (R = CH_3)
Metilergonovina (R = CH_2CH_3)

A **metilergonovina** não é um alcalóide natural do esporão do centeio. É sintetizada a partir do ácido lisérgico através do mesmo procedimento empregado para a *ergonovina*, exceto que (+)-2-amino-1-butanol é usado para fornecer a porção peptídica.

A **metisergida**, outro alcalóide não-natural, é o homólogo 1-metil da metilergonovina.

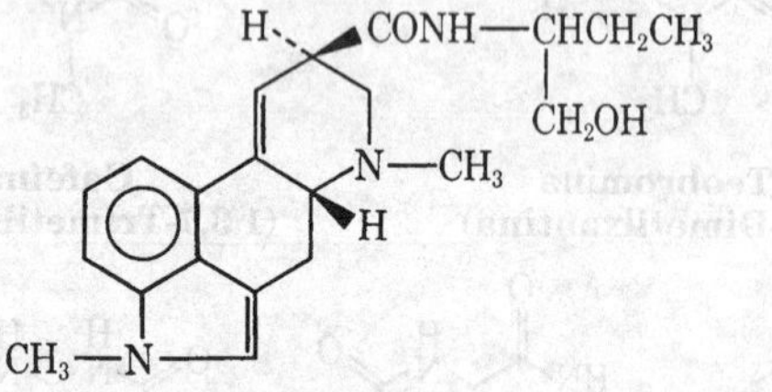

Metisergida

***N,N*-dietil-D-lisergamida**, um composto de considerável interesse, não existe na natureza. O isômero fisiologicamente ativo é o (+)-enantiomorfo da *N,N*-dietilamida do ácido lisérgico normal e comumente é denominado LSD-25, ou simplesmente LSD. Métodos para sua síntese a partir do ácido lisérgico foram desenvolvidos. Em indivíduos normais, o LSD evoca uma combinação temporária de efeitos fisiológicos e psicológicos que coletivamente mimetizam síndromes características de estados psicóticos como a esquizofrenia. O LSD tem sido objeto de intensa investigação clínica desde meados da década de 1960. Não existem aplicações terapêuticas estabelecidas no momento, mas encontrou-se alguma aplicação como ferramenta na psicofarmacologia e em diagnósticos psiquiátricos (veja Cap. 76). A descoberta de atividade psicotogênica do LSD levou à intensa pesquisa com vários tipos de derivados do ácido lisérgico. Também deu origem a sérios problemas sociais.

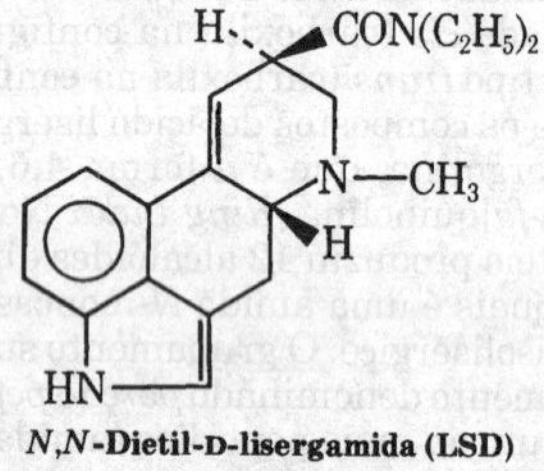

***N,N*-Dietil-D-lisergamida (LSD)**

Análogos diidro do ácido lisérgico e de seus derivados formam-se facilmente através da hidrogenação catalítica, ocorrendo a adição à custa da ligação dupla 9:10. Essa hidrogenação dos alcalóides de esporão do centeio resulta em alterações marcantes em suas ações fisiológicas (veja a discussão da *diidroergotamina* no Cap. 76). Diidro-LSD é relativamente destituído de ação psicotogênica.

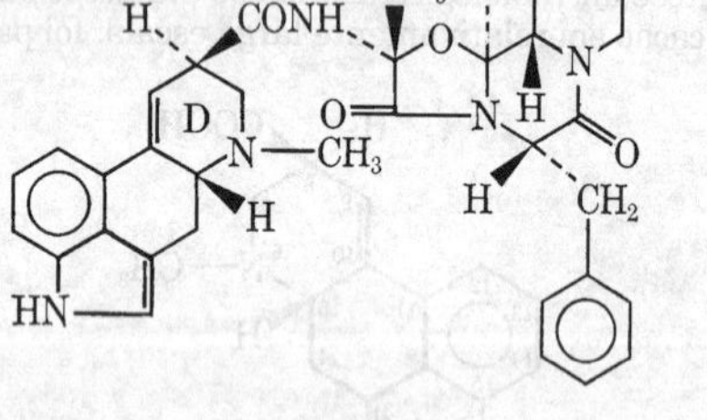

Ergotamina
Diidroergotamina—ligação dupla no anel saturado

ALCALÓIDES OFICIAIS DO ESPORÃO DO CENTEIO

Alcalóides do esporão do centeio oficiais como sais incluem Ergonovina, Ergotamina, Metilergonovina (sintética), Ergolóide (misto) e Metisergida (sintética).

Alcalóides de Rauwolfia

A reserpina, obtida de várias espécies de *Rauwolfia*, foi o primeiro alcalóide desse grupo a ser reconhecido oficialmente. O interesse nas notáveis propriedades terapêuticas desses poderosos agentes tornou-se tão intenso que injeção e pastilhas do alcalóide reserpina foram autorizadas na *USP XV* (através do suplemento de 1959). Rescinamina logo seguiu na *NF XI* em 1960, e a sirosingopina ganhou reconhecimento em 1965 através da *NF XII*. Atualmente, apenas a reserpina possui situação oficial.

A estrutura geral desses três alcalóides é mostrada a seguir. *Chemical Abstracts* usa a numeração familiar de Barger-Scholz. Observar-se-á que esses alcalóides são ésteres do metil reserpato, e a única diferença ocorre na diferenciação do acil representado no grupamento éster no ponto 18 do heteronúcleo. Pelo sistema do *Chemical Abstracts*, o metil reserpato é o metil éster do 18β-hidroxi-11, 17α-dimetoxi-3β,20α-ioimbina-16β-ácido carboxílico. A ioimbina é o 4aβ,13bα,14aα estereoisômero do 1,2,3,4,4a,5,7,8, 13,13b,14,14a-dodecaidro de *Ring Index* No 5874, benz[*g*]indol[2,3-*a*]quinolizina. A reserpina e a rescinamina ocorrem naturalmente; a sirosingopina é sintética.

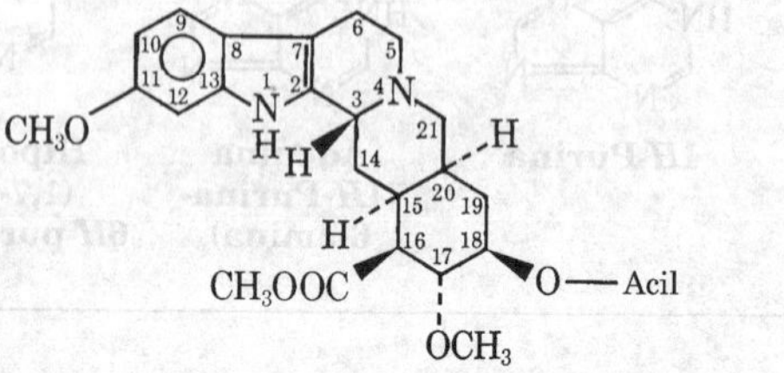

Alcalóide	Acil
Reserpina	3,4,5-trimetoxibenzoil
Rescinamina	3,4,5-trimetoxicinamoil
Sirosingopina	carbetoxissiringoil

HISTÓRICO — O gênero *Rauwolfia*, natural da ordem *Apocynaceae*, contém quase 50 espécies que crescem nas regiões tropicais e semitropicais (Índia, Birmânia, Ceilão, Java etc.). O nome do gênero é uma homenagem a um médico e botânico alemão do século 16, Leonard Rauwolf, que fez um estudo das plantas medicinais na Ásia e África. As espécies mais investigadas são *Rauwolfia serpentina* Benth, *R canescens* Linn, *R vomitoria* Afzel e *R heterophylla* Roem.

Na literatura antiga, é feita menção ao uso de *Rauwolfia* como remédio para picadas de cobras e escorpiões, como antitérmico e para a cura de disenteria. A ação sedativa da droga também foi notada, pela qual foi considerada útil na *doença da lua* (loucura), na indução do sono em crianças e na hipocondria.

A despeito dessa longa história, muito poucos estudos farmacológicos e químicos foram feitos com *Rauwolfia* até que os investigadores indianos Bose e Sen relataram ensaios clínicos bem-sucedidos com a droga em 1941; os químicos indianos Siddiqui e Siddiqui isolaram o primeiro alcalóide cristalino de uma planta em 1931. Até o momento, no mínimo 25 substâncias foram relatadas a partir da *R serpentina* sozinha, a qual, quando testada de modo direcionado, contém não menos de 0,15% do grupo alcalóide da reserpina-rescinamina, calculado como reserpina.

PREPARAÇÕES — Preparações de *Rauwolfia* (conhecidas coletivamente como Rauwolfia) estão disponíveis para fabricação farmacêutica na forma de pó de toda a raiz, extratos, frações alcaloídicas selecionadas, os alcalóides cristalinos puros *reserpina* e *rescinamina*, e o sintético *sirosingopina*. Para discussões posteriores da droga oficial em estado natural, Rauwolfia, veja Cap. 72.

USOS — As ações mais proeminentes desses alcalóides são sobre o sistema cardiovascular e o sistema nervoso central. Eles são amplamente empregados como *agentes anti-hipertensivos* e como *adjuvantes na psicoterapia*.

Alcalóides de *Vinca*

Investigações farmacológicas durante o fim da década de 1950 sobre o significado da atividade anti-hiperglicêmica dos princípios contidos na planta apocinácea, *Vinca rosae* Linn, levaram à descoberta inicial de que dois dos constituintes alcalóides, vincaleucoblastina e leurosina, possuíam certos tipos demonstráveis de atividade oncolítica (antitumor). O resultado global dessas descobertas fez com que a planta se tornasse objeto, por várias décadas, de um dos estudos fitoquímicos mais extensos já registrados. Mais de 70 diferentes alcalóides se mostraram presentes, e mais da metade desses é reconhecida como novos compostos químicos. A estrutura completa foi determinada para a maioria dos compostos que foram isolados.

A eficácia terapêutica da vincaleucoblastina e da leurocristina como agentes antineoplásicos tem sido estabelecida. As estruturas desses dois alcalóides intimamente relacionados são retratadas a seguir. O heterossistema de quatro anéis é uma forma hidrogenada estereoespecífica do 10*H*-3,7-metanoazacicloundecino[5,4-*b*]indol, *Ring Index* No 13276, e o sistema de cinco anéis é uma forma similar do 1*H*-indolizino[8,1-*cd*]carbazol, *Ring Index* No 11065.

OH, CH_2CH_3, N, H, $COOCH_3$, CH_2CH_3, H, $OCOCH_3$, CH_3O, N, R, OH, $COO\,CH_3(R'')$

Vimblastina (vincaleucoblastina), R = CH_3
Vincristina (leurocristina), R = CHO
Vinglicinato, R = CH_3, R′ = $OCOCH_2N(CH_3)_2$
Vindesina, R = CH_3, R′ = OH, R″ = $CONH_2$

O elevado custo da vimblastina e da vincristina estimulou interesse aumentado na produção sintética desses derivados. O sistema indolina de cinco anéis é conhecido por ser disponível em outras fontes naturais de alcalóides. Vinglicinato e vindesina são adições pelas quais a estrutura tem sido modificada sinteticamente.

Uma excelente revisão das realizações durante os primeiros 7 anos de intensa pesquisa nos alcalóides de *Vinca* com extensa bibliografia está disponível.[2] Para discussão posterior dos artigos oficiais, ver monografias em Sulfato de Vimblastina e Sulfato de Vincristina em outros locais deste livro.

ALCALÓIDES OFICIAIS DE VINCA (SAIS)

Sulfato de Vimblastina e Sulfato de Vincristina.

Alcalóides Mistos

Diversos alcalóides oficiais e não-oficiais, como Arecolina, Colchicina, Emetina, Efedrina, Iodeto de Metocurina, Fisostigmina, Pilocarpina e Tubocurarina, não se incluem nas classes de alcalóides apresentadas neste capítulo. Para localização da discussão desses, consulte o índice geral.

ÓLEOS VOLÁTEIS

Óleos voláteis, ou *essenciais*, são encontrados em diversos organismos e tecidos vegetais. Em alguns países eles são chamados de *olea aethera*. Em alguns casos, são chamados de *essência*, nome que conflita com o nosso uso comum da palavra para designar uma solução alcoólica de um óleo volátil. Eles usualmente constituem os princípios de sabor e odor das plantas nas quais existem, e são preexistentes em tecidos ou são produzidos pela reação de certos constituintes quando os tecidos são colocados em contato com a água. Óleos voláteis ocasionalmente são formados através de destilação destrutiva, como no caso dos óleos de alcatrão e âmbar, os quais algumas vezes são denominados *óleos pirófilos* ou *empireumáticos*.

Constituintes

Em alguns óleos voláteis, como o de tomilho, uma separação em porções sólida e líquida ocorre durante a permanência em local frio. A porção sólida freqüentemente é conhecida pelo nome de *estearopteno*, e a porção liquida é chamada de *eleopteno*. Alguns dos estearoptenos possuem importância comercial (p. ex., tomilho, cânfora e mentol).

Os seguintes grupos de compostos ocorrem nos óleos voláteis: hidrocarbonetos, alcoóis, ácidos, ésteres, aldeídos, cetonas, fenóis e fenóis éteres, lactonas e vários compostos orgânicos nitrogenados e sulfurados.

Os hidrocarbonetos de maior importância são os *terpenos* ($C_{10}H_{16}$) e os *sesquiterpenos* ($C_{15}H_{24}$; literalmente, *um e meio terpenos*). Os terpenos possuem a fórmula C_nH_{2n-4} e podem ocorrer teoricamente nas seguintes configurações:

Três ligações duplas e nenhum ciclo, como no *mirceno* (encontrado no Óleo de Mírcia) e *ocimeno* (encontrado no óleo volátil feito de folhas de *Ocimum gratissimum*)
Duas ligações duplas e um ciclo, como no *limoneno* (de ocorrência ampla, mas especialmente nos óleos cítricos)
Uma ligação dupla e dois ciclos, como no *α-pineno* ou *β-pineno* (o primeiro é de ocorrência ampla; juntos, esses dois terpenos somam no mínimo 90% do volume dos óleos de terebintina).
Três ciclos.

Não se conhecem exemplos de terpenos que possuam a última estrutura.

Terpenos

α-Pineno **β-Pineno**

Limoneno

$$CH_3-C=CH-CH_2-CH_2-C(=CH_2)-CH=CH_2$$ (com CH_3 no segundo carbono)

Mirceno

Alcoóis

$$CH_3-C(CH_3)=CH-CH_2-CH_2-C(OH)(CH_3)-CH=CH_2$$

Linalol

$$CH_3-C(CH_3)=CH-CH_2-CH_2-CH(CH_3)-CH_2-CH_2OH$$

Citronelol

Borneol

Os sesquiterpenos possuem a fórmula C_nH_{2n-6} e teoricamente podem, desse modo, ocorrer em configurações ainda mais variadas. Embora diversos membros desse grupo de hidrocarbonetos tenham sido isolados, em muitos casos a estrutura não é conhecida definitivamente. Entre os de estrutura conhecida podem ser mencionados o *zingibereno* (do óleo de gengibre) e o *bisaboleno* (do óleo de mirra de Bisabol).

Outros hidrocarbonetos que não do tipo terpeno estão ocasionalmente presentes. Um exemplo é o hidrocarboneto saturado *n*-heptano (C_7H_{16}), que ocorre no óleo volátil obtido de óleo-resina de *Pinus Sabiniana* e *P Jeffreyi* e dos frutos de *Pittosporum resiniferum* (a chamada *noz de petróleo* de uma árvore que cresce nas Filipinas).

Os terpenos e sesquiterpenos, em geral, são praticamente insolúveis em água, mas solúveis em álcool, éter, clorofórmio, benzeno, benzina de petróleo e em óleos fixos e voláteis.

Muitos dos óleos essenciais, no entanto, possuem seu caráter e valor em constituintes diferentes dos hidrocarbonetos. Entre esses serão encontrados *ácidos* orgânicos, como acético, benzóico, cinâmico e fenilacético; *alcoóis* como álcool benzílico, borneol, álcool de cinamil, citronelol, geraniol, linalol, mentol, álcool feniletílico e terpineol; *aldeídos* como anisaldeído, cinamonaldeído, benzaldeído, citral, piperonal ou heliotrofina, salicilaldeído e vanilina; *cetonas* como carvona, cânfora, tujona e pulegona; *ésteres* como acetato de bornila, metil salicilato, benzoato de benzila, acetato de geranila e acetato de linalila; *fenóis* como timol, carvacrol e chavicol; *fenóis éteres* como anetol, eugenol e safrol; e muitos outros compostos complexos como cumarina e indol. Muitos desses produtos são encontrados em óleos florais e são usados na produção de perfumes sintéticos.

Está além do objetivo deste livro fazer uma exaustiva apresentação da química dos inúmeros constituintes presentes nos óleos voláteis. No caso dos compostos que são oficiais, as fórmulas estruturais são dadas nas respectivas monografias. Em alguns outros casos, substâncias como *carvona*, *borneol* e *acetato de linalila* são mencionadas no texto oficial; e, já que suas estruturas não são fornecidas, algumas das estruturas mais importantes são dadas aqui.

Propriedades

COR — A maioria dos óleos voláteis é incolor quando pura e fresca, ou eles podem tornar-se incolores por redestilação. Na exposição ao ar eles adquirem várias cores, tornando-se verdes, como no óleo de absinto; amarelos, como no óleo de hortelã-pimenta; vermelhos, como no óleo de orégano; e marrons, como no óleo de canela. A coloração azul do óleo de camomila é uma propriedade inerente do óleo mesmo quando recém-destilado e é devida ao hidrocarboneto *chamazuleno* ($C_{15}H_{18}$) altamente insaturado.

ODOR — O odor dos óleos voláteis é extremamente variável. É seu aspecto mais característico. O odor de um óleo é sensivelmente modificado pela exposição ao ar. Óleo de terebintina pode ser retificado pela redestilação em uma atmosfera de dióxido de carbono, ou em vácuo, de modo que será quase inodoro, ou terá um odor aromático agradável. Uma exposição muito leve ao ar é suficiente, no entanto, para restaurar o odor desagradável bem-conhecido. Outros óleos contendo terebintina são oxidados rapidamente, e a delicadeza e fineza de seu sabor e odor são seriamente prejudicadas. Isso é especialmente verdadeiro nos óleos de laranja e limão.

SABOR — O sabor dos óleos voláteis é quase tão variável quanto seu odor. Alguns são doces, outros possuem um sabor suave, acre, apimentado, cáustico, picante ou ardente.

Aldeídos

$$CH_3-\underset{\displaystyle CH_3}{\underset{|}{C}}=CH-CH_2-CH_2-\underset{\displaystyle CH_3}{\underset{|}{C}}=CH-CHO$$

Citral
(*cis*-Neral)
(*trans*-Geranial)

$$CH_3-\underset{\displaystyle CH_3}{\underset{|}{C}}=CH-CH_2-CH_2-\underset{\displaystyle CH_3}{\underset{|}{CH}}-CH_2-CHO$$

Citronelal

CHO, OH — **Salicilaldeído**

O—CH₂, O, CHO — **Heliotropina (Piperonal)**

Cetonas

Carvona (CH₃; =O; C; H₃C, CH₂)

Tujona (CH₃; =O; CH; H₃C, CH₃)

Pulegona (CH₃; =O; C; H₃C, CH₃)

DENSIDADE — A densidade dos óleos oficiais voláteis também varia (de 0,842 a 1,172). Na maioria, eles são mais leves que a água.

ATIVIDADE ÓPTICA — Essa propriedade é usada na determinação da pureza de muitos óleos.

ÍNDICE REFRATIVO — Essa propriedade serve como um delicado teste tanto para a identidade quanto para a pureza de óleos e gorduras.

FAIXA DE EBULIÇÃO — Como a maioria dos óleos consiste em uma complexa mistura de muitos tipos de compostos, o ponto de ebulição é de pouca importância.

Fenóis e Fenóis Ésteres

Carvacrol (CH_3; OH; CH; H_3C, CH_3)

Chavicol (OH; $CH_2CH=CH_2$)

***O*-Metilchavicol** (OCH_3; $CH_2CH=CH_2$)

Safrol (O—CH_2; O; $CH_2CH=CH_2$)

SOLUBILIDADE — Água é um solvente ruim para os óleos voláteis, embora adquira odor e sabor determinados quando colocada em contato com o óleo em um bom estado de divisão, como no preparo de águas com medicamentos. Álcool, éter, clorofórmio, ácido acético glacial, éter do petróleo, benzeno e muitos outros solventes orgânicos dissolvem óleos voláteis. Álcool é um solvente melhor para óleos oxigenados que para os de terpenos. É exigido que muitos óleos oficiais apresentem, em testes de solubilidade específicos, 70, 80 ou 95° de álcool. Óleos voláteis dissolvem livremente óleos fixos, gorduras, resinas, cânforas e usualmente enxofre e fósforo.

DETERIORAÇÃO — A exposição à luz e ao ar prejudica a qualidade e destrói a fragrância dos óleos voláteis. Peróxidos freqüentemente se desenvolvem em óleos contendo terpenos, e, após exposição prolongada, esses óleos engrossam e tornam-se resinados, ou depositam compostos cristalinos. O branqueamento de rolhas de cortiça, inseridas por longos períodos em garrafas contendo alguns óleos voláteis, é causado pela ação alvejante dos peróxidos que são produzidos gradualmente durante sua decomposição. Isso é verdadeiro apenas em óleos contendo quantidades notáveis de terpenos. Óleos voláteis devem ser mantidos em garrafas de cor âmbar, cheias, firmemente fechadas, em local fresco. Uma sugestão tem sido substituir o ar por nitrogênio nas embalagens originais a fim de prevenir oxidação. Estocagem em recipientes metálicos causa deterioração pronunciada no odor e desenvolvimento de coloração.

Preparação

Óleos voláteis geralmente são obtidos de plantas por destilação com vapor, destilação *per se*, expressão e extração. Ver a 18.ª edição deste livro para uma discussão mais detalhada.

ÓLEOS VOLÁTEIS OFICIAIS

Óleos voláteis das seguintes fontes botânicas são oficiais: Anis, Cominho, Cardamomo, Canela, Cravo-da-índia, Coentro, Eucalipto, Erva-doce, Alfazema, Limão, Noz-moscada, Laranja, Flor de Laranja, Hortelã-pimenta, Agulha de Pinheiro, Rosa e Hortelã.

PROSTAGLANDINAS

Em 1933, o sueco laureado com o prêmio Nobel, Ulf von Euler, detectou a primeira prostaglandina.[4,5] Independentemente, ele e Maurice Goldblatt, na Inglaterra, descobriram que uma ou mais substâncias no líquido seminal humano não apenas estimulavam a contração de vários músculos lisos mas também afetavam a pressão sanguínea de animais quando injetadas neles. Foi em um artigo em 1935 que von Euler sugeriu o nome *prostaglandina* para o novo fator, pois encontrou traços deste no tecido glandular prostático. As prostaglandinas formam uma classe de produtos naturais com atividades biológicas diversas e potentes. Elas estão envolvidas na agregação plaquetária, pressão sanguínea, motilidade gastrointestinal, secreção de ácido gástrico e *citoproteção*, alívio do glaucoma, dor e inflamação, condução nervosa, desenvolvimento fetal, contração uterina, termorregulação e produção de febre, ingesta alimentar, vasodilatação e vasoconstrição, broncodilatação e broncoconstrição, vasodilatação tópica, calvície e na movimentação de líquido e de eletrólitos através das membranas. Somente após 1949 a pesquisa e o conhecimento acerca das prostaglandinas começaram a caminhar a passos rápidos. As prostaglandinas naturais são ácidos graxos insaturados, hidroxilados, todos derivados do composto de origem chamado de *ácido prostanóico*. Na verdade, as prostaglandinas estão associadas à maioria dos tecidos de mamíferos e estão implicadas em um crescente número de sistemas fisiológicos.

Nomenclatura

O composto de origem das prostaglandinas é o ácido prostanóico, e nove grupos principais ou séries de modificações são reconhecidos, conforme listados no Quadro 26.12.

Ácido prostanóico
Ácido 5-Octilciclopentano-heptanóico

As abreviações no Quadro 26.12 são muitas vezes diminuídas até a última letra, excluindo o prefixo PG.

Um subscrito após a abreviação está relacionado à prostaglandina descrita no Quadro 26.12 ou às seguintes modificações:

Quadro 26.12 Prostaglandinas

ABREV	SUBSTITUINTES C=C	>C=O	—OH	—O—O—	—OOH	—O—
PGA_1	10, 13*E*	9	15*S*	—	—	—
PGB_1	8(12), 13*E*	9	15*S*	—	—	—
PGC_1	11, 13*E*	9	15*S*	—	—	—
PGD_1	13*E*	11	9α, 15*S*	—	—	—
PGE_1	13*E*	9	11α, 15*S*	—	—	—
PGF_1	13*E*	—	9α, 11α, 15*S*	—	—	—
PGG_1	13*E*	—	—	9α, 11α	15*S*	—
PGH_1	13*E*	—	15*S*	9α, 11α	—	—
PGR	veja série PGH	—	—	—	—	—
PGI_2	5*Z*, 13*E*	—	11α, 15*S*	—	—	6.9α

- Subscrito 2 — Ligação dupla adicional em C-5 (*Z*)
- Subscrito 3 — Duas ligações duplas adicionais, em C-5 (*Z*) e C-17 (*Z*)
- Os subscritos α ou β indicam a configuração em C-9, e é empregada a mesma designação usada para os esteróides; α significa *embaixo* e β significa *em cima*. Em C-15 a convenção de Cahn-Prelog-Ingold define a quiralidade, e a configuração *S* (α ou uma linha pontilhada) é encontrada na maioria das substâncias naturais.

Logo, o composto $PGF_{2\alpha}$, ou simplesmente $F_{2\alpha}$ (dinoprost, Prostin F_2 alfa), é:

$PGF_{2\alpha}$

O subscrito 2 descreve uma configuração *trans* (E) em C-13 e *cis* (Z) em C-5, alfa-hidroxila em C-9, e uma configuração diol *cis* (α) em C-9 e C-11.

Ocorrência

As prostaglandinas são conhecidas por estarem amplamente distribuídas nos mamíferos. Elas podem ser extraídas da maioria dos tecidos animais. O líquido seminal humano contém a mais alta concentração e o maior número da prostaglandinas. Mais de 31 prostaglandinas já foram isoladas do líquido seminal humano.[5] Existem em menor concentração em inúmeros órgãos e líquidos, como a íris do olho, o cérebro, timo, brônquios, pâncreas, pulmões, plasma seminal humano, ovário e útero. Após estimulação apropriada, prostaglandinas também são encontradas no intestino, glândulas adrenais, estômago, rins, tecidos nervosos e assim por diante. No entanto, a produção total de prostaglandinas no adulto humano é da ordem de apenas 1 a 2 mg/24 horas. Metabolismo ocorre por hidroxilação, oxidação e/ou degradação da cadeia de ácido carboxílico. As prostaglandinas são talvez as substâncias mais versáteis, poderosas e ubíquas encontradas nos seres humanos. Muitas prostaglandinas são caracterizadas por sua multiplicidade de efeitos e por sua meia-vida geralmente curta.

Já foi sugerido que a atividade biológica da molécula de prostaglandina esteja associada a uma quiralidade à direita, mais bem visualizada como uma cunha à direita, na qual todos os grupamentos funcionais hidrofílicos são orientados para um lado e os grupamentos hidrofóbicos para o outro lado da molécula, embora ambas as extremidades sejam hidrofílicas.

A *Plexaura homomalla* (Espers), um coral caribenho (mar da Flórida) contém de 0,2 até 1,3% de 15*R*-PGA_2. Apesar da baixa atividade biológica, o composto 15*R* pode ser facilmente convertido quimicamente para a variedade ativa 15*S*.

Biossíntese

As prostaglandinas são formadas a partir da cadeia reta de carbono-20, ácido carboxílico, ácido araquidônico e a partir dos ácidos graxos intimamente relacionados como o ácido di-homo-γ-linoleico. O processo enzimático usando extratos vesiculares de carneiros ou touros resulta principalmente na série E. Empregando-se homogeneizados pulmonares como fonte enzimática, compostos F_α são formados por processo similar.

Síntese Química

Durante os estágios iniciais do desenvolvimento da prostaglandina, estudos farmacológicos eram o principal consumidor dos materiais naturais. As pequenas quantidades exigidas eram fornecidas bastante rapidamente através de biossíntese. A necessidade de encontrar compostos que expressassem mais seletivamente os diversos efeitos produzidos pelas prostaglandinas, e que fossem mais estáveis à metabolização do que os materiais naturais, levou a uma esmagadora explosão de atividade sintética no fim da década de 1960 que continua até hoje. O número exato de sínteses é agora essencialmente impossível de determinar devido às vias e aos intermediários sobrepostos de uma síntese até outra.

Um processo conhecido por ter importância industrial foi desenvolvido por Elias J Corey *et al* na Universidade de Harvard, que relatou um marco da síntese total em 1969. Essa síntese foi particularmente notável em vários aspectos. Ela controla a estereoquímica em cada centro exceto C-15, resulta em excelente produção e envolve um intermediário conhecido atualmente como lactona aldeído de Corey. Esse intermediário foi elaborado para as prostaglandinas naturais e tem sido usado por outros para a criação de um grande número de análogos que possuem cadeias superiores e inferiores modificadas. Essa via foi definida e modificada em graus variáveis pelo grupo de Corey e por outros[9] e parece ser a base do processo de preparação de prostaglandinas em diversas companhias farmacêuticas.

Outro importante processo industrial foi desenvolvido na Upjohn pelo grupo de Robert C Kelly.[8] Esse processo leva à enona similar àquela elaborada pelo processo de Corey e também atravessa um núcleo intermediário a partir do qual muitos análogos de cadeia superior e inferior foram preparados. Ele tem sido graduado para produzir o equivalente a mais de 50 kg/ano de $PGF_{2\alpha}$ e tem reduzido o custo da preparação de prostaglandinas para menos de 1/100 em comparação com o da biossíntese.

Atividade

A principal atividade farmacológica das várias prostaglandinas, em que dados comparativos são disponíveis, inclui a estimulação da musculatura lisa gastrointestinal e reprodutiva, relaxamento e contração da musculatura lisa respiratória, atividade hipotensora, inibição da lipólise dos ácidos graxos, secreção de ácido gástrico e agregação plaquetária. A relação estrutura-atividade das moléculas de prostaglandinas tem sido caracterizada apenas parcialmente, e muita atividade cruzada é evidente.

Atualmente, as prostaglandinas (PG) estão no mercado ou estão sob investigação clínica para aplicações potenciais no tratamento de problemas de fertilidade, como agentes ocitócicos, na terapia gástrica ou cardiovascular, como broncodilata-

Quadro 26.13 Estruturas das Prostaglandinas Representativas

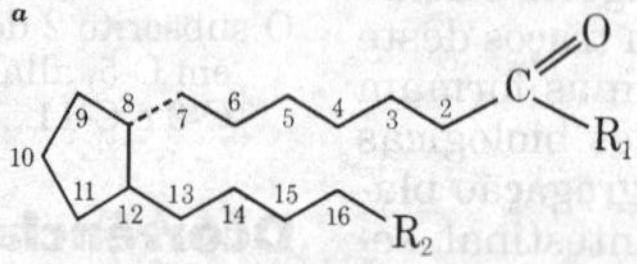

NOME	FÓRMULA	OH	LIGAÇÕES DUPLAS	R_1	R_2	OUTROS
Alprostadil[a]	$C_{20}H_{34}O_5$	11α, 15α	13-14	—OH	n-C_4H_9	9-oxo
Carboprost (Prostin/15 M) (Sal de Trometamina[a])	$C_{21}H_{35}O_5$	9α, 11α, 15α	5-6 *cis*, 13-14	—OH	n-C_4H_9	15β-CH_3—
Cloprostenol Sódico	$C_{22}H_{28}ClNaO_6$	9α, 11α, 15α	5-6, 13-14	—OH	m-ClC_6H_4O	—
Dinoprost (Prostin F_2) (Trometamina[a])	$C_{20}H_{34}O_5$	9α, 11α, 15α	5-6, 13-14	—OH	n-C_4H_9—	—
Dinoprostona[a] (Prostin E_2)	$C_{20}H_{32}O_5$	9α, 15α	5-6, 13-14	—OH	n-C_4H_9—	9-oxo
Emprostil	$C_{23}H_{28}O_6$	11α, 15α	4-5-6-(aleno), 13-14	—OCH_3	—O · C_6H_5	9-oxo
Epoprostenol Sódico (Prostaciclina)	$C_{20}H_{31}NaO_5$	11α, 15α	13-14[b]	—ONa	n-C_4H_9—	15β-CH_3
Latanoprost	$C_{26}H_{40}O_5$	9α, 11α, 15α	5,6-*cis*	$OCH(CH_3)_2$	$CH_2C_6H_5$	—
Misoprostil	$C_{22}H_{38}O_5$	11α, 16β	13-14	—OCH_3	n-C_4H_9	9-oxo, 16β-CH_3
Nocloprost	$C_{22}H_{37}ClO_4$	11α, 15α	5-6 *cis*, 13-14	—OH	n-C_4H_9	9β-Cl, 16-di-CH_3
Rioprostil	$C_{21}H_{38}O_4$	11α, 16β (1-OH)[c]	13-14	(nota de rodapé[c])	n-C_4H_9	9-oxo
Rosoprostol Sódico	$C_{18}H_{33}NaO_3$	9β	—	—ONa	—C_2H_5	—
Vapiprost HCl	$C_{30}H_{39}NO_4$ · HCl	11β	4-5	—OH		Nota de rodapé *d*
Viprostol	$C_{23}H_{36}O_5$	11α, 16β	5-6 *cis*, 13-14	—OCH_3	n-C_4H_9	9-oxo, 16β-vinil

[a]Denota status oficial.

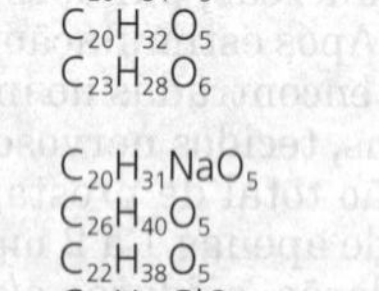

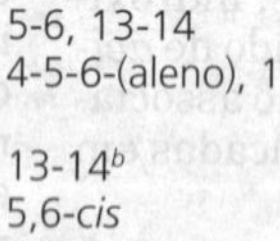

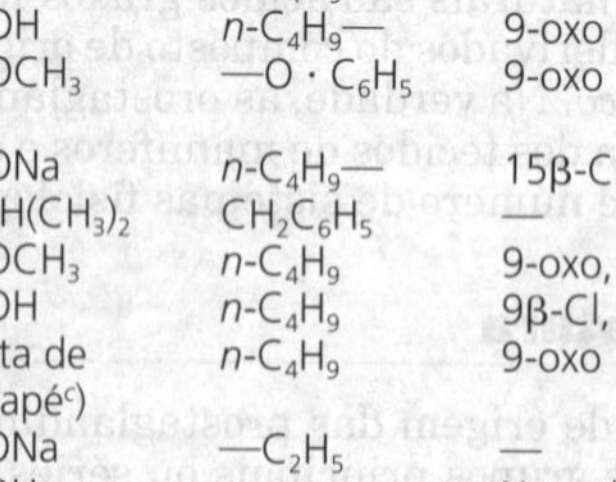

Quadro 26.14 Medicamentos Herbáceos Populares, Suas Bases[a] e Fontes

ERVA	FONTE	PRINCÍPIO ATIVO	USOS HISTÓRICOS	COMENTÁRIOS	NOTAS OFICIAIS E ESPECÍFICAS
Alfafa			Alergia, colesterol alto, úlceras, fadiga diurna/insônia noturna.	Nenhuma evidência de utilidade humana. Agride o sistema imune.	Não recomendada.
Equinácea	*Echinacea purpurea* (comercial), *E augustifolia* (comum)		Picadas de animais peçonhentos; estimula o sistema imune; gripes/ resfriados/ antiinfecção	Muito útil, apoiada pela boa ciência.	Usada como chá. Dosagem em cápsulas muito variável.
Confrei	*Symphytum officinale*		Cura tópica de feridas.	Banido na Inglaterra. Causa câncer em ratos. Hepatotóxico.	USP: "NÃO RECOMENDADO"
Matricária (camomila)	*Matricaria recutita; Chamaemelum nobile*	(−)-α-bisabolol e seus óxidos A e B; matricin	Cura tópica de feridas diabéticas; insônia; nervosismo; irritabilidade; cólicas; cólicas menstruais.	Bem-conhecida, uso estabelecido como carminativo (antiespasmódico) e antiinflamatório.	PF 24(1)[b] Relaxa o útero; evitar durante a gestação.
Monsenhor-amarelo	*Tanacetum parthenium*	Partenolida	Enxaqueca; resfriado; dor menstrual.	Como tratamento de manutenção da enxaqueca, e não apenas na fase aguda; contra-indicada na gestação e na lactação.	PF 23 (6) Aprovada no Canadá com ≥ 0,2% de partenolida; a padronização do princípio ativo é necessária.
Gengibre (NF)	*Zinziber officinale*	Gingeróis; Shogaol	Previne náuseas de movimentação; tosse; dor de estômago; doenças da vesícula biliar.	Utilidade substantiva em náuseas matutinas do 1.° trimestre.	Presente no NF 18 Supl 7. Uso não-científico para fins pulmonares e cardíacos. Vários resultados positivos na Europa.
Gingko biloba	*Gingko biloba*	Flavonol e glicosídios da flavona (p. ex., da quercetina e kaempferol); rutina	Zumbidos; espasmo arterial (claudicação intermitente); perda temporária da memória.	Antioxidante. Remoção de radicais livres. Inibidor da agregação plaquetária.	PF 23(5) Aprovado na Europa. Ação retardada (6 semanas para melhora).
Ginseng asiático	*Panax ginseng*	Ginsenosídios (glicosídios saponinos triterpenóides)	Tônico e adaptogênico. Estimula o sistema imune; inibe a agregação plaquetária. Afrodisíaco.	Vasta amplitude de qualidades; uma raiz muito cara; investigadores dos EUA sugerem a necessidade de maior estudo humano.	PF 23(5) Apenas toda a raiz ou o extrato conc. é potente.
Alho (NF)	*Allium sativum*	Aliina[(+)-S-alil-L-sulfóxido de cisteína]	Anti-hiperlipidêmico, antibiótico, atividade antiplaquetária.	Exige liberação enzimática de alicina. Necessita de doses muito altas.	NF 18 Suplemento 8. 800 mg em pó/dia para ação anti-hiperlipidêmica são efetivos; senão >5 dentes de alho/dia.
Erva-de-são-joão	*Hipericum perforatum*	Hipericina, ψ-hipericina e naftodiantronas relacionadas	Antidepressivo (inibidor da MAO); insônia; relatos informais de uso como diurético e para gastrite.	Ação provavelmente causada pelos flavonóides. Fotorreações em altas doses ou com o uso prolongado.	PF 23(6) Sancionada e muito popular na Alemanha; usar 1-2 xícaras de chá feito a partir de 2-4 g de erva.
Valeriana (NF)	*Valeriana officinalis*	Valepotriatos, ácido valerênico, valeranona	Tranqüilizante leve; usada como calmante e na histeria. Empírico: cólicas menstruais e estomacais.	Produto de boa qualidade produzido a partir da raiz fresca ou da raiz ressecada a <40°C. Pode ser usada como chá ou tintura. Óleo com odor ruim.	NF 18, Suplemento 8. Toxicidade inicialmente presumida, um mito.
Palmito	*Serenoa repens*	β-sitosterol-3-D-glicosídio; outros lipofílicos dos óleos voláteis e gordurosos	Prostático (HPB); cistite; atividade antiandrogênica parcial; antiinflamatória, antiedemigênica.	Pequeno valor a partir do chá. Não abaixa falsamente o PSA.	PF 23(6) Oficial — 1906-1950. 320 mg ao dia; retardo no efeito máximo (>6 semanas).
Cardo nariano	*Silybum marianum*	Silimarinas (flavanolignassibilina, isossibilina, deidrossibilina, silidianina e silicristina)	Apoio nos casos de inflamação hepática e cirrose.	Os chás não são eficazes.	PF 24(1) Principalmente como suplemento alimentar nos EUA em cápsulas com dose de 200 mg devido à má absorção.

Quadro 26.14 Medicamentos Herbáceos Populares, Suas Bases[a] e Fontes (cont.)

ERVA	FONTE	PRINCÍPIO ATIVO	USOS HISTÓRICOS	COMENTÁRIOS	NOTAS OFICIAIS E ESPECÍFICAS
Pilriteiro	*Crataegus laevigata*	Procianidinas oligoméricas (epicatecina) (flavonóides)	Cardiotônico; dilatação direta da musculatura lisa dos vasos coronarianos; efeito inotrópico positivo.	Não usado na angina aguda; perigo de automedicação! Não é tóxico mas necessita de melhor padronização.	PF 24(1) Dose mínima diária baseada em concentrações padronizadas da erva.
Extrato de arando	*Vaccinium macrocarpon*	Antiadesinas UTI (frutose + um inibidor polimérico de alto peso molecular)	Antibacteriano (UTI). Inflamação renal crônica.	Ação não a partir da acidificação. Grãos crus amargos.	PF 24(3) 90 mL como protetor; 10 × para tratamento.

[a]O primeiro uso listado é o prevalente ou a recomendação comercial. Outros usos tradicionalmente reivindicados.
[b]PF é *Pharmacopeial Forum.*

dores e em vários usos de aplicação animal. Entre os usos ativos das prostaglandinas, por exemplo, está o uso da prostaciclina para prevenção da coagulação sanguínea nas cirurgias de derivação cardiovascular e para proteção da mucosa gástrica contra ulceração conseqüente ao uso de agentes antiinflamatórios não-esteróides (AINE) para o tratamento de artrite.

Pensou-se por um longo tempo que o mecanismo de ação das prostaglandinas na terapia antiúlcera era a inibição da secreção ácida gástrica. No entanto, um estudo recente mostra que o efeito antiúlcera pode resultar das propriedades anti-secretórias e citoprotetoras das prostaglandinas.

A PGE_1 foi introduzida para uma aplicação rara, mas que freqüentemente salva vidas. Em certas situações de doença cardíaca congênita, o fechamento normal do canal arterial é indesejado até que uma cirurgia corretiva tenha garantido a passagem de sangue aos pulmões. Essa cirurgia é mais provavelmente bem-sucedida se PGE_1 for infundida no sangue do recém-nascido a fim de prevenir o fechamento do duto até que a cirurgia tenha sido bem-sucedida.

Embora a implicação geral seja de que as prostaglandinas sejam muito irritantes para serem usadas como potentes agentes oculares hipertensivos para glaucoma por aplicação ocular direta, algum sucesso tem sido obtido com latanoprost.[10] O Quadro 26.13 mostra as estruturas de alguns derivados representativos de prostaglandina atualmente comercializados e sob investigação.

FITOTERÁPICOS

Herbáceos são definidos de várias maneiras. No contexto do uso médico ou farmacêutico, eles são definidos como drogas em estado natural de origem vegetal, as partes ou extratos dos quais são usados para aliviar sintomas ou para tratamento de estados doentios. Claramente, isso não é muito diferente da definição de qualquer droga em uso rotineiro. Há, na maioria dos casos, uma distinção clara entre medicamentos herbáceos e farmacêuticos; no estado natural do herbáceo, existe um significativo problema dilucional, ao passo que nos produtos farmacêuticos o ingrediente ou princípio ativo está presente na concentração efetiva. Ervas são classificadas como alimentares (ou suplemento alimentar), drogas ou ambas.

O recente ressurgimento do verdadeiro interesse em medicamentos herbáceos foi iniciado na década de 1980 e tem toda a indicação de continuar através de várias décadas e além. Fitoterápicos e outros produtos naturais têm desempenhado um grande papel na busca das pessoas para sentirem-se melhor. Não é difícil averiguar que o movimento teve sua origem mais recente na desilusão em relação à incapacidade da medicina moderna em tudo curar e no seu alto custo.[11] Os fitoterápicos nesse ramo dos produtos naturais são em sua maioria os envolvidos na categoria de venda livre que não exigem prescrição médica, e, mesmo que alguns sejam benéficos, são cobertos sob o programa DESI histórico da FDA, que surgiu após a "tragédia da talidomida" em 1962 em uma das 17 "Lista de Eficácia de Drogas". Simplificando, isso significa que os Medicamentos Herbáceos de maior popularidade (embora nem todos os de interesse) no momento não podem incluir pretensões de eficácia em seus rótulos, mas apenas na literatura de orientação.

Mesmo considerando nossa (EUA) visão *oficial* dos botânicos limitada, mais de 80% do mundo continua a confiar na medicina popular (isto é, na fitoterapia) porque muitos países não possuem nem instituições de pesquisa do ocidente, nem dinheiro para apoiar o uso de prescrições de medicamentos modernos.[12] Mesmo com a posição anterior presumida da *agência reguladora/oficial*, os americanos gastam mais de 1 bilhão de dólares anualmente em 600 produtos naturais diferentes para a saúde (excluindo chás e preparações homeopáticas).[12] Surgem várias questões sobre eficácia, segurança, produção não-regulada (e usualmente inconsistente) de ervas e sobre se as ervas não-testadas devem realmente ser auto-administradas. As incongruências estão sendo avaliadas com o recente interesse da USP com o processamento e revisões em *Pharmacopeial Forum* (ver adiante e Quadro 26.14).

Chás de ervas medicinais são distinguidos dos *chás* como tais, por exemplo, o alto uso de *chás verdes* pelos japoneses. Os chás medicinais são aqueles como os de Gengibre e Camomila (Matricaria), ambos úteis (e oficiais) e não-perigosos, mas efedra (ma huang) não é, já que se converte no estimulante efedrina e pseudo-efedrina. Quanto a isso, maior uso tem sido atualmente atribuído ao *Herbal Phen-Fen* como preparação dietética, uso esse que tem sido recebido negativamente pela comunidade médica. Em relação à composição e ao uso, muitos chás dietéticos possuem laxantes como ingredientes, um modo de perder peso que deve ser deplorado. Ingredientes ou combinações desses que podem ser encontrados em alguns chás dietéticos são sena, óleo de rícino, babosa e uva ursi que contém o tóxico suspeito arbuin. Outros chás que são potencialmente tóxicos incluem canigre, guaraná, mate, foti e confrei (discutido adiante). Chás de ervas são preparados a partir da erva por ebulição, maceração ou infusão. No início de 1998,[13] uma junta consultiva especialista da USP determinou que o consumo de confrei pode ser danoso devido à ausência de evidência científica na literatura médica que apóie seu uso seguro ou de qualquer dado que afaste a informação sobre a hepatotoxicidade.

Não obstante o vasto número de fitoterápicos para os quais têm sido relatados usos históricos, tradicionais e não-científicos (dos quais cerca de 30 ou mais são os mais usados), o final da primavera de 1998 presenciou um renovado interesse de parte das juntas de revisão de compêndios (após o 7.º e o 8.º suplementos para o NF 18 listarem gengibre, valeriana e alho) para iniciar um processo de inclusão de várias outras ervas para padronização. Essas, juntamente com as suplementações do NF 18, são reunidas com informações pertinentes em suas fontes, usos e dose/complexidades no Quadro 26.14.

REFERÊNCIAS

1. Hawk PB, *et al. Practical Physiological Chemistry,* 13th ed. New York: Blakiston, 1954.
2. Svoboda GH, *et al. J Pharm Sci* 1962; 51: 707.
3. Robinson R. *J Chem Soc (London)* 1917: 762.
4. Morgan KJ, Baldrop JA. *Quart Rev* (London) 1958; 12: 34.
5. Klohs MV, *et al: J Am Chem Soc* 1952; 74: 5107.
6. Nash HA, Booker RM. *Ibid* 1953; 75: 1942.
7. *Med Sci Bull* 1982: 5(5).
8. Nelson NA, *et al. Chem Eng News* 30; Aug 16, 1982.
9. Newton RF, Roberts SM. *Tetrahedron* 1980; 36: 2163.
10. Stjernschantz J, Bahram R. *Drugs of the Future* 1992; 17(8): 691.
11. Varro ET. *The Honest Herbal,* 3rd ed. New York: Haworth Press, 1993, pp xi–xvi.
12. Rosenfeld I. *Dr. Rosenfeld's Guide to Alternative Medicine.* New York: Fawcett Columbine, 1996, p 166.
13. USP. *The Standard,* January/February 1998, p 3.

BIBLIOGRAFIA

Armstrong FB. *Biochemistry,* 3rd ed. New York: Oxford University Press, 1989.

Briggs MH, ed. *Advances in Steroid Biochemistry and Pharmacology.* New York: Academic Press, 1970.

Brossi A. *The Alkaloids,* vols 22, 38, 39. New York: Academic Press, 1983, 1990.

Crabbe P, ed. *Prostaglandin Research.* New York: Academic Press, 1977.

Cuthbert MF, ed. *The Prostaglandins: Pharmacologic and Therapeutic Advances.* Philadelphia: Lippincott, 1973.

Devlin TM. *Textbook of Biochemistry,* 3rd ed. New York: Wiley-Liss, 1992.

Drugs of the Future, vols. 11–17. Barcelona, Spain: JR Prous, 1986–1992.

Guenther E. *The Essential Oils,* 6 vols. New York: Van Nostrand, 1949–1952.

Gunstone F. *An Introduction to the Chemistry and Biochemistry of Fatty Acids and Their Glycerides,* 2nd ed. London: Chapman & Hall, 1968.

Hesse M. *Alkaloid Chemistry.* New York: Wiley-Interscience, 1981.

Honeyman J, Guthrie RD. *An Introduction to the Chemistry of Carbohydrates.* 3rd ed. Oxford: Clarendon, 1968.

Karim SSM, ed. *Prostaglandins: Chemical and Biochemical Aspects.* Baltimore: University Park Press, 1976.

Korolkovas A. *Essentials of Medical Chemistry,* 2nd ed. New York: Wiley,1988.

Leach SJ, ed. *Physical Properties and Techniques of Protein Chemistry.* New York: Academic Press, (Part A) 1969, (Part B) 1970, (Part C) 1973.

Oesterling TO, *et al. J Pharm Sci* 1972; 61: 1861.

Pelletier SW, ed. *Chemistry of the Alkaloids.* New York: Van Nostrand, 1970.

Putnam FW. *The Plasma Proteins,* 2nd ed, 3 vols. New York: Academic Press, 1975.

Rafauf R. *Handbook of Alkaloids and Alkaloid Containing Plants.* New York: Wiley, 1970.

Roberts SM, Newton RF. *Prostaglandins and Thromboxanes.* Boston: Butterworths, 1982.

Rosenfeld I. *Dr. Rosenfeld's Guide to Alternative Medicine.* New York: Fawcett Columbine, 1996.

Shamma M. *The Isoquinoline Alkaloids: Chemistry and Pharmacology.* New York: Academic Press, 1972.

Tyler VE. *Herbs of Choice.* New York: Haworth Press, 1994.

Tyler VE. *The Honest Herbal,* 3rd ed. New York: Haworth Press, 1983.

Wolff, M. *Burger's Medicinal Chemistry and Drug Discovery,* 5th ed. vols 1, 4, 5. New York: Wiley, 1995, 1997.

Zubay G. *Biochemistry.* Reading, MA: Addison-Wesley, 1983.

CAPÍTULO 27

Nomenclatura das Drogas — Nomes Adotados nos EUA

Ruta Freimanis, PharmD, RPh
Secretary
United States Adopted Names Council
Chicago, IL 60610

Os avanços nas disciplinas científicas continuam a ocorrer tão rapidamente que o processo de informações tornou-se, por si só, uma disciplina separada e distinta. A terminologia precisa e atual é um instrumento importante da ciência e em parte alguma é mais importante que na medicina e na farmácia. A nomenclatura das drogas, particularmente, tornar-se-ia confusa, sem sentido e incompreensível sem um sistema de regras bem-desenvolvido.

Não é incomum o fato de cada droga ser conhecida por vários nomes químicos, mais de um número de código, várias designações triviais, um nome genérico formalmente selecionado e uma ou mais marcas registradas. Portanto, é essencial que haja um sistema de nomenclatura genérica bem-definida e lógica para facilitar a troca de informações sobre a droga.

Este capítulo descreve os mecanismos utilizados na criação de nomes genéricos para as substâncias nos EUA. Esses mecanismos incluem a história, o escopo, a função e a operação do sistema de nomenclatura delineado pelo United States Adopted Names (USAN) Council. Uma breve introdução das normas do programa International Nonproprietary Name (INN) da Organização Mundial de Saúde (OMS) e sua relação com o USAN Council foi adicionada.

TIPOS DE NOMES DE DROGAS

A expressão *nomenclatura das drogas* indica que as substâncias podem ter vários tipos de nomes, cada um com sua própria função, e, na verdade, esse é o caso. Embora alguns nomes sejam cientificamente precisos, outros podem ser ambíguos ou enganosos.

O primeiro tipo de nome, em geral aplicado aos compostos de composição conhecida, é o *nome químico.* Entre as várias convenções que existem para a criação de nomes químicos, a mais amplamente estabelecida é o sistema de nomeação Chemical Abstracts Services (CAS) Index da American Chemical Society. O uso desse sistema resulta na criação de nomes sistemáticos (CAS Index) para as entidades químicas que servem como código para a literatura química no mundo. O sistema CAS é utilizado pelo programa USAN.

Para as substâncias de origem de plantas ou animais que não podem ser classificadas como compostos químicos puros, a identificação científica é dada em termos de *nomes bioquímicos, botânicos ou zoológicos* precisos. Essas designações também são cientificamente exatas, mas, assim como suas contrapartes químicas, tendem a ser complexas, canhestras e, em geral, inúteis para o médico, o farmacêutico e outros usuários da nomenclatura das drogas.

A maioria das drogas em desenvolvimento, enquanto estão sendo pesquisadas, recebem uma *designação em código*, que é um método conveniente de se referir ao composto antes de ele ser nomeado com um nome genérico ou com uma marca registrada. Esses códigos são, em geral, formados pela combinação de uma letra e um número, p. ex., SC-40230 (bidisomida, *Searle*), Ro 4-3780 (isotretinoína, *Roche),* ou RP 56976 (docetaxel, *Rhone-Poulenc Rorer*). A(s) letra(s) representa(m), em geral, uma abreviatura do nome do laboratório de pesquisa; os números são atribuídos pela firma de maneira arbitrária ou após alguma convenção criada internamente. Os códigos podem ser acrônimos ou combinações de letras derivadas de porções do nome químico ou comum (p. ex., AZT para azidotimidina ou TPA para ativador do plasminogênio tecidual).

As designações dos códigos são consideradas "rótulos de laboratório" convenientes e são feitas para serem suprimidas quando um nome mais adequado é escolhido. Entretanto, muitos desses códigos aparecem na literatura científica antiga que lida com trabalho de pesquisa antes da seleção do nome genérico. Freqüentemente são utilizadas em estudos clínicos na ausência de um nome genérico que identifique a entidade química. Portanto, as designações dos códigos precisam ser consideradas parte da nomenclatura da droga, mas não são aceitáveis para uso geral. Esses códigos, por si sós, não fornecem informações sobre o composto que representam.

O uso de acrônimos em lugar dos nomes genéricos adequados também pode ser perigoso, porque muitas contrações são extremamente semelhantes, como DDI (didanosina) e DDC (zalcitabina). Da mesma forma, o AZT é comumente utilizado para zidovudina antiviral (derivado de *azidotimidina,* seu nome químico encurtado). Entretanto, AZT pode facilmente representar o imunossupressor azatioprina. Erros de medicação decorrentes do uso de acrônimos foram reportados pelo Institute for Safe Medication Practices e pelo USP Medication Errors Reporting Program.

Ocasionalmente, os *nomes triviais* são determinados para um composto novo, em geral pelos pesquisadores que estão trabalhando nele. As agências de nomenclatura desencorajam fortemente o uso de nomes triviais, pois geralmente eles são inventados ao acaso e, em geral, não são adequados como nomes genéricos oficiais. Com muita freqüência, os nomes triviais são confusamente semelhantes aos já existentes, o que pode provocar confusão com os nomes genéricos estabelecidos.

Quando um novo agente passa com sucesso pelos sucessivos estágios de pesquisa e testes a ponto de tornar-se um produto vendável, uma *marca registrada* é desenvolvida pelo fabricante. As marcas adequadamente registradas tornam-se propriedade legal de seus proprietários e não podem ser utilizadas livremente no domínio público. As marcas registradas, escolhidas por sua concisão e facilidade de lembrança, em geral fornecem pouca, ou nenhuma, informação científica sobre a droga.

Portanto, cada tipo de nome descrito visa a servir a seu propósito específico; entretanto, nenhum deles preenche a necessidade de uma designação informativa, simples e única disponível para o uso irrestrito do público. O *nome genérico* é o único nome planejado para atuar em sua capacidade. A denominação de nome genérico não é, em geral, exata, pois cada nome genérico é específico para um determinado composto, embora possa possuir um radical que seja comum a um grupo de drogas relacionadas.

Neste capítulo, a expressão *nome genérico* aplica-se aos nomes que foram selecionados pelo processo de negociação formal entre o fabricante da droga e o USAN Council.

USAN COUNCIL

A agência responsável pela seleção dos nomes genéricos para drogas com uma única entidade comercializada nos EUA é o United States Adopted Names (USAN) Council. Esse comitê técnico especializado em nomenclatura de drogas é patrocinado conjuntamente pela American Medical Association (AMA), pela United States Pharmacopeial Convention Inc (USPC) e pela American Pharmaceutical Association (APhA). Durante muitos anos, essas três agências estiveram envolvidas na seleção dos nomes das drogas antes do estabelecimento do USAN Council, na década de 1960.

A *United States Pharmacopeia* (USP) tem fornecido padrões para as apresentações farmacêuticas desde o aparecimento da primeira edição em 1820. Como havia a necessidade de títulos para as monografias incluídas na USP que descreviam as drogas para as quais os padrões estavam sendo preparados, a USP foi uma das primeiras publicações a reconhecer a necessidade de um sistema de nomenclatura de drogas padronizado e a primeira a trabalhar para estabelecer esse sistema.

A American Pharmaceutical Association publicou um segundo compêndio, o *National Formulary* (NF), em 1888 e estabeleceu padrões de qualidade para as drogas incluídas no NF. O editor do NF rapidamente envolveu-se no fornecimento de nomes genéricos para as monografias publicadas no NF.

Em 1906, o governo norte-americano reconheceu legalmente a importância do trabalho que estava sendo realizado pela USP e pelo NF, declarando ambas as publicações compêndios *oficiais*. Desde então, os títulos das monografias assumiram a condição de nomes genéricos oficiais.

À medida que o número de novos produtos farmacêuticos aumentava, outras organizações reconheceram a necessidade dos nomes formalmente aprovados enquanto a droga ainda estava em estágio de pesquisa. O AMA Council on Pharmacy and Chemistry (CPC), mais tarde conhecido como Council on Drugs, foi criado em 1905 como corpo consultivo do Board of Trustees para encorajar o uso racional das drogas pelos médicos. Juntamente com o rastreamento e a avaliação dos novos medicamentos, o CPC iniciou um programa de nomenclatura para fornecer nomes genéricos para drogas individuais disponíveis comercialmente sob mais de uma marca registrada. Essa atividade continuou até o início da década de 1940, quando o Council on Drugs começou a exigir um nome genérico para cada composto ativo relacionado em todas as publicações da AMA.

Em 1938, o Food, Drug and Cosmetic (FD&C) Act estipulou que o *nome comum ou usual* devia ser utilizado como parte do rótulo da substância para identificar a droga. Na falta desse nome (ou até que o nome atingisse essa condição), utilizava-se um nome químico.

Os Drug Amendments de 1962 substituíram a terminologia "comum ou usual" pela exigência mais significativa de que os nomes genéricos precisam ser "simples e úteis". Além disso, pela primeira vez, o Commissioner of Food and Drug Administration (FDA) foi autorizado a designar o nome oficial da droga se essa ação fosse necessária ou desejável.

Apesar das atividades de nomenclatura da AMA, USP e APhA, muitas drogas não se tornaram tópicos das monografias do NF, da USP ou do Council on Drugs e continuaram a ser identificadas por seus nomes químicos, nomes triviais ou marcas registradas selecionados pelo fabricante. À medida que ocorriam os avanços na medicina e na farmácia e as drogas se tornavam mais específicas em suas ações e estruturalmente mais complexas, foram reconhecidas outras necessidades relacionadas à nomenclatura que tornavam evidente a necessidade de escolher-se um nome genérico para cada droga no início de seu desenvolvimento. Uma abordagem sistemática para assegurar a adequação e a aceitabilidade do nome da droga pela AMA, USP e NF e pelo fabricante da droga agora tornou-se mais evidente. Cada nova droga também necessitava de um *nome global* — um nome utilizado e aceito no mundo todo.

Uma etapa importante para o atendimento dessa necessidade foi realizada em junho de 1961, com a formação do Comitê de Nomenclatura AMA-USP. Os nomes adotados por esse comitê foram considerados aceitos como potenciais títulos de monografia de compêndios, e o acrônimo *USAN* (United States Adopted Name) foi criado para designar os nomes formalmente processados e aprovados por esse comitê. A APhA participou do programa desde seu começo, mas só se tornou um patrocinador completo e oficial em janeiro de 1964, ocasião em que o nome do comitê foi trocado para USAN Council.

A FDA e o USAN Council firmaram uma ligação não-oficial até o início de 1967, quando se determinou que um esforço cooperativo formal para o desenvolvimento de nomes genéricos seria mais benéfico para ambos. Em junho de 1967, foi assinado um acordo oficial entre os patrocinadores do USAN Council e a FDA que exigia que a FDA indicasse anualmente um membro votante para o USAN Council. Esse contrato estipulou que a FDA aceitaria como nome "oficial ou estabelecido" qualquer nome de fármaco que o USAN Council adotasse. Nesse acordo, o membro da comissão da FDA reservou-se o direito de escolher o nome oficial nos casos em que o USAN Council não conseguisse chegar a um consenso. Deve-se observar que a designação de um nome como *nome oficial* ou *estabelecido* pela FDA não ocorreu automaticamente, mas em vez disso foi realizado por publicação, sujeito a comentário público, no *Federal Register*. Todas as partes apoiaram esse acordo até sua modificação, 17 anos mais tarde.

Em 26 de novembro de 1984, o Commissioner of Food and Drugs e o Secretário de Serviços Humanos e de Saúde publicaram no *Federal Register* uma emenda ao decreto do FD&C que declarava que

> "a Food and Drug Administration concorda com o 'Guiding Principles for Coining US Adopted Names of Drugs', publicado no USAN e no USP Dictionary of Drug Names… [, e que] o nome estabelecido… geralmente será o nome de compêndio da droga ou, se este não existir, o nome comum ou habitual da droga. As pessoas interessadas, na falta de designação de um nome oficial, podem basear-se no mencionado no USAN e no USP Dictionary of Drug Names como sendo o nome estabelecido de acordo com o Federal Food, Drug and Cosmetic Act".

Hoje em dia o USAN Council é composto por cinco membros: um membro é indicado por cada uma das três organizações patrocinadoras, um é um membro de ligação proveniente da FDA e o outro é um membro especial que precisa ser aprovado pelas três organizações patrocinadoras. Anualmente, os membros do Conselho são nomeados por suas organizações patrocinadoras. Todos os anos a nomeação precisa ser aprovada pelo corpo de diretores das outras organizações patrocinadoras, que também aprovam os indicados para as posições de ligação da FDA e do membro especial. Os membros do conselho podem atuar por até 10 anos consecutivos. Os membros do conselho de 1998 são

Daniel L Boring, PhD (FDA)
Everett Flanigan, PhD (USP)
William M Heller, PhD (Membro Especial)
John E Kasik, MD, PhD (AMA)
Alice J Matuszak, PhD (APhA)

A secretaria do USA Council está localizada na sede da AMA em Chicago, Illinois. Ruta Freimanis, PharmD, RPh, atua no conselho como secretária; Sophia V Fuerst é a secretária associada, e Sandra Van Laan atua como assistente técnica. A Dra. Freimanis e sua equipe lideram as negociações necessárias entre o Conselho, os fabricantes farmacêuticos, a FDA e outros comitês de nomenclatura, como International Nonproprietary Names (INN), da Organização Mundial de Saúde (OMS). Kurt L Loening, PhD; *Topterm*; e a equipe do Chemical Abstracts Service fornecem apoio na área química para o USAN Council durante o processo de negociação. O USAN Council conduz sua atividade de negociação por correspondência. Duas vezes ao ano, USAN Council reúne-se para discutir normas de nomenclatura, atividade de ligação e novas estratégias de nomenclatura.

No início do desenvolvimento do USAN Council, antecipou-se que poderiam surgir divergências entre o órgão e um fabricante sobre a escolha de um determinado nome genérico. Na maioria desses casos, o USAN Council e a firma podem, a tempo, chegar a um acordo aceitável; entretanto, em raros casos, pode haver um impasse que exija um julgamento por alguém que não esteja diretamente envolvido com o USAN Council ou com o fabricante farmacêutico. O USAN Review Board foi estabelecido como árbitro final das disputas de nomenclaturas quando os procedimentos normais fracassaram. Anualmente, cada organização patrocinadora nomeia dois membros para o Review Board; as nomeações precisam ser aprovadas pelo Corpo de Diretores das outras organizações patrocinadoras. Não foram estabelecidos limites na participação dos membros no Review Board. Os membros do Review Board de 1998 são

Donald R Bennett, MD, PhD
Stuart Feldman, PhD
Alan H Kaplan, JD
Charles O Rutledge, PhD
Lawrence C Weaver, PhD
Lauren A Woods, MD, PhD

O secretariado do USAN Review Board é patrocinado pela USP. Joseph G Valentino, JD, atua no Conselho como secretário. Nos casos de apelação no Conselho, os representantes da firma envolvida em um caso específico podem participar nas deliberações, mas sem privilégio de voto. O secretário do USAN Council torna-se o porta-voz do Conselho. A determinação do USAN Review Board é final e não está sujeita a apelação.

PROCEDIMENTO PARA OBTER UM USAN

A negociação de um USAN começa com um fabricante farmacêutico, um licenciado dessa firma ou seu representante legal. Em raros casos uma solicitação formal para um nome genérico será iniciada pelo indivíduo que desenvolveu uma substância de potencial utilidade terapêutica até chegar ao ponto de existir uma possibilidade distinta de o composto ser comercializado nos EUA. Ocasionalmente, a iniciativa para obter um USAN é assumida pela FDA ou pela USP. Os critérios estabelecidos pelo USAN Council para iniciar o processo de negociação declaram que o desenvolvimento da droga precisa ter evoluído desde o ponto em que os estudos clínicos começaram. Nessa ocasião, um requerimento ao Investigational New Drug (IND) precisa ser aprovado pela FDA.

O formulário de requerimento do USAN foi padronizado no início da década de 1970. Atualmente, cada solicitação de nomenclatura precisa ser apresentada nesse formulário acompanhada por informações químicas, farmacológicas e do fabricante detalhadas e por reproduções impressas de estudos clínicos ou outras informações publicadas. O uso desse formulário facilita a manipulação dos dados e assegura que itens importantes não foram omitidos. Espera-se que as solicitações para USAN se adaptem aos Princípios de Orientação estabelecidos para a Seleção de Nomes Genéricos para Drogas e que não apresentem conflitos com outros nomes, incluindo marcas registradas e nomes genéricos. Os formulários podem ser obtidos escrevendo-se para USAN Secretariat, AMA Headquarters, 515 N State Street, Chicago, IL, 60610, ou por fotocópia dos formulários existentes na edição atual do *USAN Handbook*.

Cada requerimento do USAN é suplementado por comentários e resumos de pesquisas realizadas pela equipe do Conselho e enviados para os membros do USAN Council para avaliação e votação. As opiniões e decisões dos membros do USAN relativas à lista de nomes genéricos propostos são compartilhadas até que um nome seja escolhido por unanimidade. Nessa ocasião, o requerente é notificado da decisão do Conselho e pode aceitar ou rejeitar a recomendação do USAN Council.

Se o nome recomendado for aceito pelo requerente, esse *nome aprovado experimentalmente* é transmitido para o International Nonproprietary Name (INN) Committee da Organização Mundial de Saúde (OMS) para avaliação adicional e revisão lingüística. Quando a recomendação do Conselho é rejeitada pelo patrocinador, a negociação continua até que seja encontrado um nome mutuamente aceito.

Durante todo o processo de negociação, os USAN propostos são rotineiramente publicados no *Trademark Bulletin* do Pharmaceutical Research and Manufacturers of America (PhRMA) e na publicação da USP, *Pharmacopeial Forum.* Cada registro publicado consiste no nome proposto e na categoria terapêutica fornecida pelo requerente. Essa etapa da publicação serve como um meio de suscitar comentários e objeções dos fabricantes farmacêuticos, profissionais de saúde e cientistas. Os registros publicados nos EUA são enviados para o Comitê INN da OMS, para a Espanha e outros países para comentários sobre a composição lingüística dos nomes propostos.

O processo de revisão do INN da OMS do *nome aprovado experimentalmente* dura cerca de 22 semanas. Ao final desse processo, e na ausência de conflitos significativos com marcas registradas e nomes genéricos existentes ou problemas de lingüística, o *nome aprovado experimentalmente* é adotado como USAN. As aprovações do USAN são marcadas para a terceira quarta-feira de cada mês. O requerente é, então, formalmente notificado por uma carta de aprovação e uma Declaração de Nomenclatura de que o processo de negociação foi completado e que um USAN foi determinado para o composto.

Depois que a Declaração de Nomenclatura foi revista pelo requerente, o USAN é enviado para publicação na coluna "Novos Nomes" no periódico do *Clinical Pharmacology and Therapeutics,* o *USP DI Update* ("Designações USAN") e para o *Pharmacopeial Forum* ("Coluna de Nomenclatura"). Reproduções das colunas "Novos Nomes" são distribuídas para a imprensa farmacêutica norte-americana.

O registro USAN publicado na coluna *Novos Nomes* para cada substância química definível é identificado por dois nomes químicos: o primeiro nome é o nome do Índice *Chemical Abstracts* (CA); o segundo é um nome sistemático desenvolvido de acordo com as regras delineadas pela International Union of Pure and Applied Chemistry (IUPAC). Ocasionalmente, um terceiro nome químico pode ser adicionado, um que se tornou firmemente estabelecido através do uso extenso. Juntamente com o uso da nomenclatura CA, é incluído um número do registro CA no registro publicado. Fórmulas estruturais e moleculares e o peso molecular são mostrados onde aplicável. A classificação terapêutica pretendida é fornecida pelo fabricante. O nome do fabricante, a marca registrada, a designação do código e o nome trivial antes utilizados são incluídos para identificar ainda mais o USAN novo. Reproduções das colunas mensais de *Novos Nomes* podem ser solicitadas ao USAN Council Secretariat.

Em 1986, o USAN Council Secretariat publicou o primeiro *USAN Handbook* para ajudar os fabricantes farmacêuticos, os patrocinadores e/ou representantes legais na preparação de uma solicitação de nomenclatura. O *USAN Handbook 4*, publicado em janeiro de 1995, está sendo submetido a uma revisão extensa. Esse número fornece informações detalhadas sobre o procedimento para se obter um USAN. Além disso, contém o *Guiding Principles for Coining Nonproprietary Names* do USAN Council, a última lista de radicais oficiais para a criação de novos nomes e os nomes aprovados para radicais e aduções.

Antes de explicar a filosofia da nomenclatura do USAN Council, o programa INN da OMS e sua relação com USAN precisam ser explicados.

NOMES GENÉRICOS INTERNACIONAIS

Em uma época em que os fabricantes de drogas comercializam seus produtos em muitos países e a literatura médica e farmacêutica é amplamente traduzida ao redor do mundo, a necessidade de cooperação nas atividades de nomenclatura entre os principais países produtores de drogas é nitidamente evidente. Além do USAN Council, existem agências de nomenclatura na Grã-Bretanha, França, Itália, Japão, países nórdicos, Espanha e Suíça. Cada uma dessas agências atua com graus variados de autoridade e coopera com os fabricantes farmacêuticos dentro de suas áreas de jurisdição para selecionar os nomes genéricos adequados. Essas agências mantêm ligação entre si para assegurar a adoção da designação mais adequada para cada droga.

Para evitar confusão quando vários nomes genéricos são utilizados para uma única droga, seja no mesmo país ou em vários países diferentes, a Organização Mundial de Saúde (OMS) assumiu a responsabilidade de coordenar a nomenclatura das drogas internacionalmente. Através de seu Comitê para Nomes Genéricos, cujos membros são escolhidos basicamente pelos representantes das agências de nomenclatura nacionais, a OMS desenvolveu procedimentos e preparou princípios de orientação para a seleção dos Nomes Genéricos Internacionais (INN — International Nonproprietary Names). As agências de nomenclatura nacionais atuam, em geral, como agentes para os fabricantes que submetem designações mutuamente selecionadas (em geral, antes de serem adotadas nacionalmente) à OMS com suas solicitações para que esses nomes sejam escolhidos como INN.

Um fabricante localizado em um país que não possui agência de nomenclatura pode requerer diretamente um nome genérico à OMS ou, em alguns casos, a uma agência de um outro país, de preferência um onde provavelmente a droga será comercializada.

O PROGRAMA DE NOMENCLATURA DA OMS

Em 1915, a International Pharmaceutical Federation estabeleceu um Comitê de Nomenclatura Internacional e tornou-o responsável pela identificação de cada substância farmacêutica através de um nome genérico único e globalmente disponível. A Constituição da OMS em 1946 relegou a tarefa da nomenclatura das drogas para a OMS. Em 1953, a OMS iniciou a seleção e a publicação dos Nomes Genéricos Internacionais (INN) para substâncias farmacêuticas. O programa atual do INN é administrado pelo Secretariado (Dra. Sabine Kopp-Kubel) localizado em Genebra, Suíça. Os nomes genéricos são selecionados semestralmente por membros do Expert Advisory Panel on International Pharmacopoeia and Pharmaceutical Preparations, Nomenclature Section. Esse painel consultivo é composto por representantes de grupos de nomenclatura nacional; o USAN Council Secretary; o British Approved Names (BAN) Committee Secretary; o French, Japanese and Spanish Secretariat de nomenclatura; e representantes da Nigéria, Indonésia e Polônia.

Sob essa concessão, a OMS está autorizada simplesmente a recomendar ações ou procedimentos específicos para seus países-membros. O INN Committee inicialmente publica no *WHO Drug Information* os nomes selecionados como *Nomes Genéricos Internacionais propostos.* A partir da data de publicação, os países-membros ou as partes interessadas têm 4 meses para apresentar comentários ou objeções a qualquer das propostas. Em geral, uma objeção reflete a crença de que o nome proposto está bem próximo a um já existente.

Se não houver objeções, o INN proposto atingirá a condição de INN *recomendado.* Posteriormente, a OMS publicará listas semestrais dos INN recomendados, que muitos países membros então reconhecem como nome genérico único ou preferido para uso em seus respectivos países.

Uma lista cumulativa do INN e os parâmetros para a criação do INN podem ser obtidos da OMS em Genebra, Suíça. Atualmente, o *INN Cumulative List* contém mais de 7.000 nomes para drogas propostos desde a publicação da primeira lista INN. Todos os anos, o INN Committee adiciona 120 a 150 novas designações.

Recentemente foi disponibilizada para distribuição pública a primeira edição do *Guidelines on the Use of International Nonproprietary Names (INN) for Pharmaceutical Substances.*

FILOSOFIA DO PROGRAMA USAN

Um exame mais minucioso dos nomes genéricos para drogas provavelmente resultará na compreensão não-precisa das práticas atuais de nomenclatura. Muitos nomes de drogas para os produtos no comércio foram inventados antes da criação dos procedimentos de nomenclatura sistematizados, princípios e classificações das drogas. Na verdade, muitos dos nomes antigos mostram a óbvia necessidade de escolher nomes genéricos úteis, simples e adequados para as drogas. Portanto, os nomes existentes refletem uma mistura de práticas e filosofias antigas e novas de nomenclatura. Em muitos casos, a nomeação deficiente das drogas se deve à prática atualmente não mais utilizada de condensar o nome químico completo em um nome genérico quimicamente orientado, p. ex., (1) anfetamina foi atribuída ao estimulante central original, e metanfetamina a seu análogo metil; e (2) a grande série de antipsicóticos perazina — butaperazina, proclorperazina [Compazine], trifluoperazina [Stelazine] — tem nomes muito próximos, representados pela clorpromazina [Thorazine] e triflupromazina [Vesprin]. Os nomes para cada novo membro nas séries perazina ou promazina foram planejados adicionando-se um prefixo baseado na estrutura, como *but-* (grupo butil), *proclor-* (*propil-* e *cloro-*), *trifluo-* (*trifluoro-*), ao nome base *-perazina.* Na ocasião em que essa prática surgiu, a química da maioria das drogas não era tão complexa, nem existiam tantas drogas no comércio. A confusão na nomenclatura diminuiu porque cada um desses agentes foi comercializado com uma marca registrada memorável curta. Entretanto, com o avanço na complexidade química das drogas, os nomes genéricos derivados dessa forma tornaram-se cada vez mais longos e difíceis de soletrar, pronunciar ou lembrar. Utilizando as séries mencionadas da *perazina* como exemplo, pode-se observar que se tornou cada vez mais difícil diferenciar uma *perazina* das outras.

Além dos problemas causados pela complexidade da própria palavra, os nomes quimicamente derivados foram criticados porque não forneciam informações úteis para ninguém, exceto para o cientista envolvido no seu desenvolvimento.

A nomenclatura genérica visa basicamente aos médicos, aos farmacêuticos e a outros profissionais de saúde. Um médico não está preocupado com a manipulação estrutural sutil das moléculas que produzem uma potencial nova droga. Sua principal preocupação é compreender as propriedades farmacológicas e terapêuticas da droga. Portanto, é necessário enfatizar mais uma vez que os nomes genéricos devem ser criados de forma a serem mais úteis para os profissionais de saúde, que são seus usuários básicos.

Um nome genérico bem-criado deve ser diferenciador. Quantas centenas de nomes de drogas começam com os familiares *di-*, *tri-*, *clor-*, *oxi-* ou *fen-*? O uso repetido de prefixos químicos cria nomes semelhantes, que parecem iguais e que soam igual, de modo que atualmente essa prática foi descartada. Ao abandonar a adesão rigorosa aos antecedentes químicos, os nomes tornaram-se não apenas mais simples, mas também únicos.

Para atribuir nomes genéricos significativos a um composto novo, é necessário indicar através do nome qualquer relação que exista entre a nova entidade e as drogas estabelecidas. Em contrapartida, nomes inadequados que sugerem relações inexistentes são confusos e precisam ser evitados. O USAN Council utilizou prefixos, infixos ou sufixos padronizados nos nomes genéricos para classificar e relacionar novas entidades químicas às famílias de drogas existentes. Essas sílabas padronizadas coletivamente são denominadas *radicais,* e podem enfatizar um núcleo químico especial, uma propriedade farmacológica ou uma combinação desses dois atributos.

Radicais quimicamente derivados
- cef- (cefalosporinas)
  - *cef*otetano, *cef*metazol, *cef*ixima
- -nab- (ca*nab*inóis)
  - dro*nab*inol, ti*nab*inol
- -conazóis (imidazóis antifúngicos)
  -ceto*conazol*, flu*conazol*, cis*conazol*

Radicais farmacologicamente derivados
- -stat- (inibidores de enzimas)
  - alre*stat*ina, lova*stat*ina
- -vir- (antivirais)
  - aciclo*vir*, riba*vir*ina, *vir*oxima
- -astina (anti-histamínicos)
  - acriv*astina*, temel*astina*, zep*astina*

Radicais de Combinação
- -olol (beta-bloqueadores do tipo propranolol)
  - tim*olol*, aten*olol*
- -profeno (antiinflamatórios/analgésicos tipo ibuprofeno)
  - ibu*profeno*, flurbi*profeno*
- -tecan (antineoplásicos camptotecina)
  - topo*tecan*, irino*tecan*

A lista de radicais recomendada pelo USAN (Apêndice B) é revisada e atualizada regularmente para acompanhar as mudanças na natureza química e farmacológica das novas drogas.

Mais uma vez, um levantamento randomizado dos nomes das drogas atualmente em uso revelará uma mistura de práticas "antigas" e "novas" de nomenclatura. Na verdade, esse levantamento, mostrado a seguir, deve ilustrar de forma efetiva os princípios que fundamentam a mais nova abordagem da nomenclatura.

A Fig. 27.1 mostra dois compostos nomeados há muitos anos, meprobamato e carisoprodol, que estão relacionados química e farmacologicamente; apesar dessas semelhanças, as drogas têm nomes diferentes.

A situação oposta é mostrada na Fig. 27.2; a relação entre fluorometolona e oximetolona está limitada à classificação dos dois agentes como esteróides: fluorometolona é um corticosteróide antiinflamatório, e oximetolona é um derivado da testosterona 17 α-alquilado anabólico utilizado como um eritropoético. Entretanto, essa classe de compostos é tão grande e tão diversa, que apenas o núcleo em anel comum dificilmente será suficiente para justificar o uso de um radical comum (*-metolona*).

Os esteróides são, na verdade, típicos de vários grandes grupos de compostos que (dentro de cada grupo) exibem propriedades químicas e farmacológicas um tanto semelhantes. Entretanto, devido à diversidade desse grupo, é desejável estabelecer subséries de nomes baseados na natureza dos grupos substituintes e na colocação desses substituintes. Nos últimos anos, o USAN Council desenvolveu cada vez mais esse princípio, que é exemplificado na Fig. 27.3.

A Fig. 27.3 mostra uma estrutura básica de glicocorticóide (os glicocorticóides, eles mesmos, sendo uma divisão da categoria mais ampla de esteróides) na qual os grupos R indicam as posições nas quais ocorrem as principais diferenças nas subséries. Não existe sufixo comum para todas as séries de glicocorticóides, mas os sufixos *-olona, -sona* e *-onida* são indicativos dessas séries e são utilizados nos radicais de várias subséries.

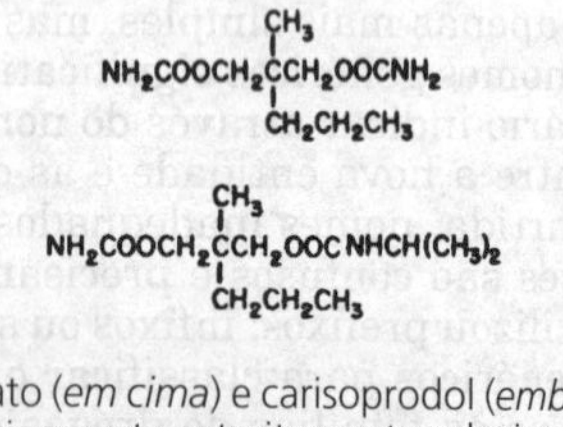

Fig. 27.1 Meprobamato (*em cima*) e carisoprodol (*embaixo*) são compostos química e farmacologicamente estreitamente relacionados; entretanto, os nomes determinados não indicam essa relação.

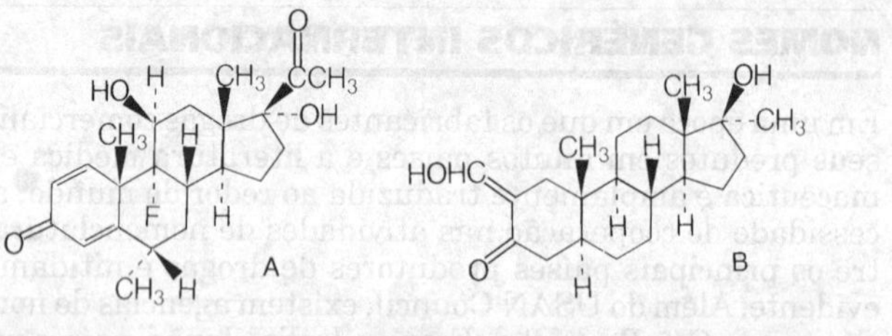

Fig. 27.2 Ilustrativo da prática deficiente na nomenclatura são os compostos fluorometolona (A) e oximetolona (B). Os compostos não são tão estreitamente relacionados conforme os nomes sugerem.

Um exemplo mais recente de subdivisão de radical é representado pelos vários subgrupos formados com base no radical *vir:* o radical *vir* representa drogas com propriedades antivirais, que foi subdividido para formar a subclassificação *-amivir* para antivirais capazes de inibir a enzima neuraminidase, *-ciclovir* para antivirais do tipo aciclovir, *-virsen* para antivirais anti-senso, *-navir* para antivirais inibidores da HIV protease, mais outras subclasses menos conhecidas de antivirais.

O uso de radicais comuns para indicar determinadas classes de drogas é reexaminado constantemente pelo USAN Council. O desenvolvimento da nomenclatura para séries de drogas da tetraciclina (Fig. 27.4) mostra a revisão e os processos de revisão através dos quais os princípios do USAN Council são avaliados para assegurar sua validade na vigência das exigências atuais da nomenclatura. As primeiras drogas nessa série foram clortetraciclina e oxitetraciclina, ambas as quais podem ser quimicamente convertidas no composto original, tetraciclina. Pesquisa adicional levou ainda a outra variante, demetilclortetraciclina, que, mantendo a prática padrão da época, foi denominada de acordo estrito com sua derivação química para representar a variante desmetil da clortetraciclina. O próximo membro dessa série a exigir um nome genérico foi caracterizado por um grupo pirrolidina distinto, e, seguindo os padrões tradicionais, o nome poderia ter-se tornado pirrolidinotetraciclina. Em vez disso, foi tomada a primeira medida para simplificar nomes nessa série diminuindo o prefixo, e o nome resultante foi rolitetraciclina. A próxima etapa lógica tomada pelos membros do USAN Council foi a retirada das sílabas *tetra* dos sufixos dos nomes genéricos mais novos para as drogas desse grupo, simplificando portanto e tornando mais úteis as designações.

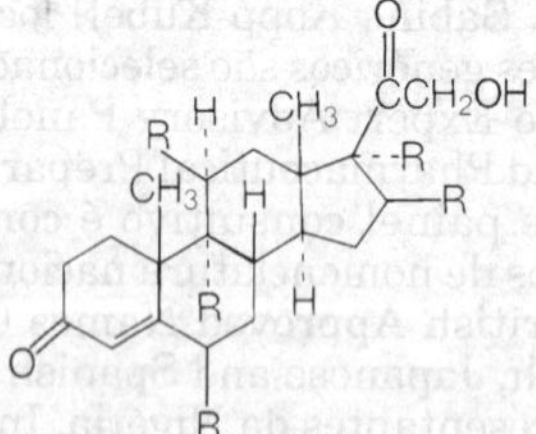

Fig. 27.3 Os grupos R indicam a posição do núcleo glicocorticóide onde ocorrem as principais modificações. Essas modificações dão origem a várias subséries estruturalmente definidas através dos seguintes radicais:

-olona	
-cilonona	triancinolona
	fluocinolona
-cortolona	fluocortolona
	clocortolona
-sona	
-sona	cloticasona
	ticabesona
-metasona	dexametasona
	mometasona
-onida (16,17-acetal)	
-cinonida	ancinonida
	fluocinonida

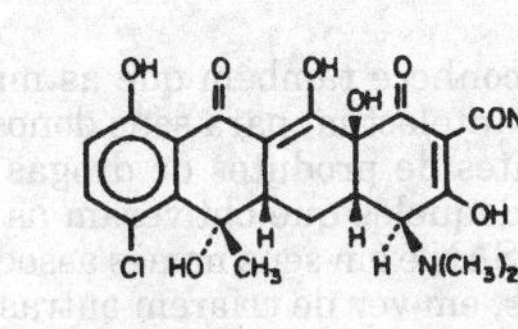

Fig. 27.4 Clortetraciclina. Outros nomes nessa série incluem rolitetraciclina, meclociclina e amiciclina.

Exemplos dessas designações são amiciclina, sanciclina e doxiciclina; o radical da série tornou-se *-ciclina.*

Embora isso seja muito difícil de realizar por vários motivos válidos, ocasionalmente a necessidade e a oportunidade surgem para voltar e mudar o nome errado de uma droga bem-estabelecida. Esse foi o caso com demetilclortetraciclina. O nome desse composto, que foi comercializada como sal do ácido clorídrico, foi mudado para cloridrato de demeclociclina.

Captopril e os posteriormente denominados inibidores da enzima conversora de angiotensina (enalapril, spirapril, quinapril etc.) foram nomes definidos utilizando o radical *pril* derivado de *prolina,* uma característica estrutural comum presente nos membros dessa série (Fig. 27.5). O segundo membro, enalapril, um derivado tripeptídico, é um substituto do éster alaniletil. Mais tarde, quando a forma di-ácida do enalapril tornou-se disponível, o radical *pril* foi modificado para *prilat* (p. ex., enalaprilat) para acomodar essa mudança estrutural decorrente do éster etil para o ácido.

O radical *stat* tem sido utilizado para identificar vários inibidores de enzima. À medida que a série era desenvolvida, tornou-se evidente que a subdivisão era necessária para agrupar os agentes quimicamente relacionados inibindo uma enzima específica. Dois subgrupos muito proeminentes nessa série são (1) *-vastatina* inibidores da HMG-CoA redutase (mevastatina, lovastatina, sinvastatina, pravastatina) e (2) *-restat-* para os inibidores da aldose-redutase (alrestatina, tolrestat), conforme mostrado na Fig. 27.6.

Esses exemplos ilustram as normas desenvolvidas pelo USAN Council para criar nomes genéricos significativos. Seu objetivo é escolher nomes únicos e curtos que sejam informativos e úteis para os profissionais de saúde primária, médicos e profissionais de saúde afins. Esses exemplos mostram também as normas do USAN para estabelecer classificações de radicais baseadas em semelhanças químicas e/ou farmacológicas e subdividir classificações de radicais adicionando, em geral, infixos estruturalmente baseados para criar uma taxonomia de nomenclatura das drogas útil para o alvo primário pretendido desse sistema de nomenclatura, os vários profissionais de saúde.

captopril

enalapril

enalaprilat

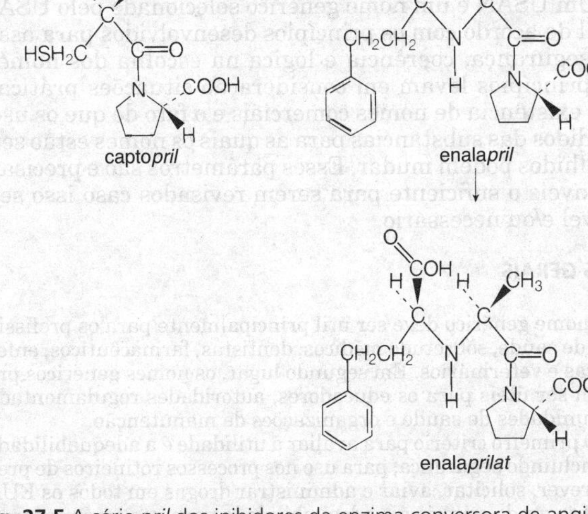

Fig. 27.5 A série *pril* dos inibidores da enzima conversora de angiotensina afins. A hidrólise do éster etil do enalapril produziu a modificação de *pril* para *prilat.*

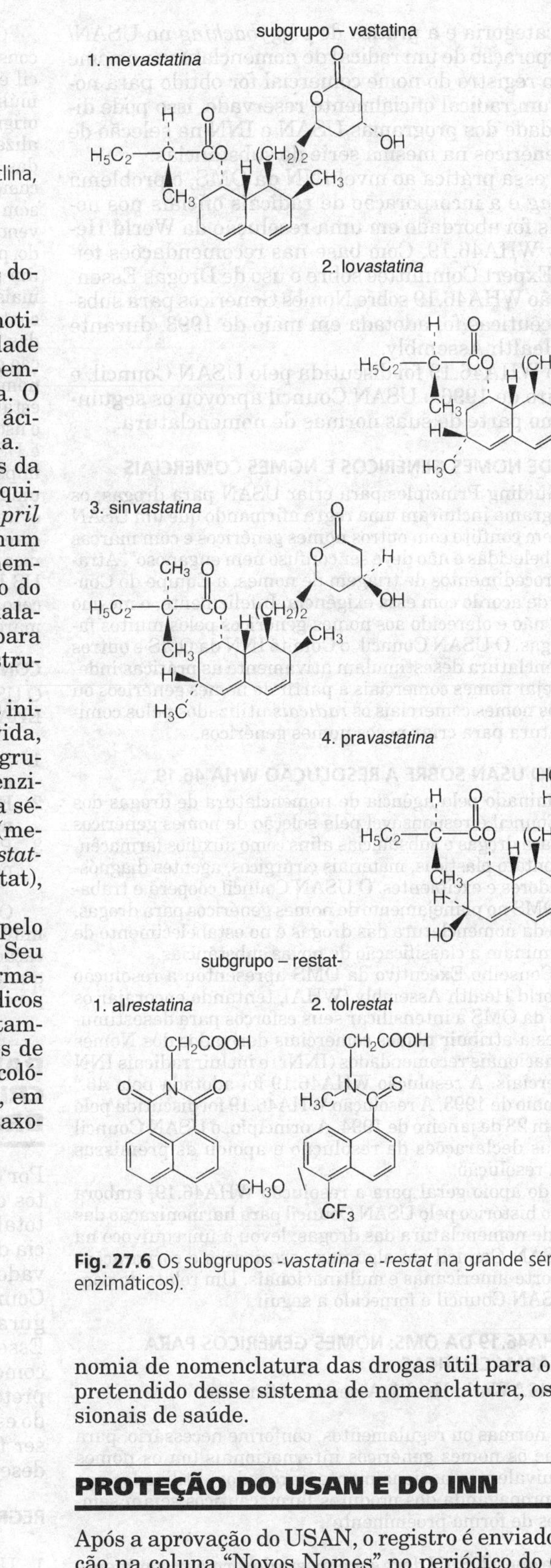

subgrupo – vastatina

1. me*vastatina*

2. lo*vastatina*

3. sin*vastatina*

4. pra*vastatina*

subgrupo – restat-

1. al*restatina*

2. tol*restat*

Fig. 27.6 Os subgrupos *-vastatina* e *-restat* na grande série stat (inibidores enzimáticos).

PROTEÇÃO DO USAN E DO INN

Após a aprovação do USAN, o registro é enviado para publicação na coluna "Novos Nomes" no periódico do *Clinical Pharmacology and Therapeutics* e é transmitido para a USP para publicação no *USP Dictionary of USAN and International Drug Names,* publicado anualmente. A 35.ª edição do dicionário da USP tinha 8.713 registros de nomes genéricos de drogas, com mais de 4.115 marcas registradas.

Com o número cada vez maior de USAN/INN e nomes comerciais, a possibilidade de conflitos entre nomes genéricos, entre nomes comerciais e entre nomes comerciais e nomes genéricos aumentou consideravelmente. Uma fonte freqüente de conflito nessa última categoria é a prática de *piggybacking* no USAN/INN ou a incorporação de um radical de nomenclatura no nome comercial. Se o registro do nome comercial for obtido para nomes contendo um radical oficialmente reservado, isso pode diminuir a liberdade dos programas USAN e INN na seleção de mais nomes genéricos na mesma série de substâncias.

Para inibir essa prática ao nível INN da OMS, o problema de *piggybacking* e a incorporação de radicais oficiais nos nomes comerciais foi abordado em uma resolução da World Health Assembly WHA46.19. Com base nas recomendações feitas pelo OMS Expert Committee sobre o uso de Drogas Essenciais, a resolução WHA46.19 sobre Nomes Genéricos para substâncias farmacêuticas foi adotada em maio de 1993, durante a 46.ª World Health Assembly.

A resolução WHA46.19 foi discutida pelo USAN Council, e em 22 de janeiro de 1996 o USAN Council aprovou os seguintes tópicos como parte de suas normas de nomenclatura.

COEXISTÊNCIA DE NOMES GENÉRICOS E NOMES COMERCIAIS

Ao planejar o Guiding Principles para criar USAN para drogas, os criadores do programa incluíram uma regra afirmando que um USAN "não deve estar em conflito com outros nomes genéricos e com marcas registradas estabelecidas e não deve ser confuso nem enganoso". Através dos vários procedimentos de triagem de nomes, a Equipe do Conselho tenta agir de acordo com essa exigência. Infelizmente, o mesmo tipo de proteção não é oferecido aos nomes genéricos pelos muitos fabricantes de drogas. O USAN Council, o Comitê INN da OMS e outros comitês de nomenclatura desestimulam ativamente as práticas indesejáveis de planejar nomes comerciais a partir de nomes genéricos ou de incorporar aos nomes comerciais os *radicais* utilizados pelos comitês de nomenclatura para criar novos nomes genéricos.

DECLARAÇÃO DO USAN SOBRE A RESOLUÇÃO WHA 46.19

Conforme determinado pela agência de nomenclatura de drogas dos EUA, o USAN Council é responsável pela seleção de nomes genéricos simples e úteis para drogas e substâncias afins como auxílios farmacêuticos, lentes de contato plásticas, materiais cirúrgicos, agentes diagnósticos, transportadores e excipientes. O USAN Council coopera e trabalha junto com a OMS no planejamento de nomes genéricos para drogas, na padronização da nomenclatura das drogas e no estabelecimento de regras que determinam a classificação de novas substâncias.

Em 1993, o Conselho Executivo da OMS apresentou a resolução WHA46.19 à World Health Assembly (WHA), tentando encorajar os países-membros da OMS a intensificar seus esforços para desestimular os fabricantes a atribuir nomes comerciais derivados dos Nomes Genéricos Internacionais recomendados (INNr) e incluir radicais INN nos nomes comerciais. A resolução WHA46.19 foi adotada pela 46.ª WHA em 12 de maio de 1993. A resolução WHA46.19 foi discutida pelo USAN Council em 28 de janeiro de 1994. A princípio, o USAN Council concordou com as declarações da resolução e apoiou as premissas mencionadas na resolução.

A expressão do apoio geral para a resolução WHA46.19, embora mantendo o apoio histórico pelo USAN Council para harmonização das normas globais de nomenclatura das drogas, levou a um equívoco na percepção do USAN Council em algumas associações e corporações farmacêuticas norte-americanas e multinacionais. Um relato do ponto de vista do USAN Council é fornecido a seguir.

RESOLUÇÃO WHA46.19 DA OMS: NOMES GENÉRICOS PARA SUBSTÂNCIAS FARMACÊUTICAS

Os membros da 46.ª World Health Assembly afirmam:

> "...sancionar normas ou regulamentos, conforme necessário, para assegurar que os nomes genéricos internacionais (ou os nomes genéricos equivalentes nacionalmente aprovados) utilizados nos rótulos e na propaganda dos produtos farmacêuticos sejam sempre mostrados de forma proeminente".

O princípio de que o USAN deve ser exposto de forma proeminente não é um problema nos EUA, pois isso foi exigido pelo FD&C Act há mais de três décadas. A seção 502(E) exige para rotulagem que

> "o nome estabelecido... seja impresso de forma proeminente e em tamanho, pelo menos, 50% daquele utilizado daí por diante para qualquer nome comercial ou designação para essa droga... para encorajar os fabricantes a contar com seu nome corporativo e nomes genéricos internacionais, em vez de marcas registradas, para promover e comercializar produtos de múltiplas fontes introduzidos após expiração da patente".

O USAN Council reconhece também que as marcas registradas constituem propriedade intelectual para seus donos. O USAN Council encoraja os fabricantes de produtos de drogas de prescrição de múltiplas fontes, além daqueles que obtiveram as aprovações NDA originais, a confiar no USAN e em seus nomes associados na comercialização desses produtos, em vez de criarem outras marcas registradas. Não obstante, o USAN Council reconhece que o uso de nomes comerciais é comum e valioso na comercialização de drogas vendidas sem receita médica e é, amiúde, útil em casos especiais com produtos vendidos com receita médica. Esses casos especiais podem surgir quando, por exemplo, (1) existem diferenças entre a biodisponibilidade entre um produto comercializado por uma firma inovadora e uma versão mais tardia introduzida pela mesma firma ou por outra e (2) drogas contendo a mesma substância mas com usos diferentes são introduzidas "para desenvolver parâmetros para normas sobre o uso e a proteção dos nomes genéricos internacionais e para desestimular o uso de nomes derivados do INN e, sobretudo, nomes incluindo radicais INN estabelecidos como nomes comerciais". O USAN Council desencoraja o uso em nomes comerciais de porções significativas de radicais USAN e USAN estabelecidos. Essa prática é uma violação do USAN e um impedimento ao seu trabalho no estabelecimento de novos USAN em uma classe de drogas. Deve-se observar que o USAN Council tenta evitar estabelecer USAN que entrem em conflito com os nomes comerciais norte-americanos e de outros países, bem como com outros nomes genéricos de drogas. Além disso, o USAN Council está ciente do US FD&C Act, Seção 508(A), que afirma, em parte, "... em nenhum caso ... a secretaria deve estabelecer um nome oficial que infrinja uma marca registrada válida".

CONCLUSÃO

O USAN Council foi fundado para servir os profissionais de saúde nos EUA

1. Selecionando nomes genéricos simples, informativos e únicos para as drogas.
2. Estabelecendo uma classificação de nomenclatura lógica baseada nas relações farmacológicas e/ou químicas.
3. Preparando regras de nomenclatura para a escolha de nomes genéricos adequados para as drogas.

O USAN Council, outros grupos de nomenclatura nacionais e o Comitê de Nomenclatura da OMS visam à padronização global e à unificação da nomenclatura das drogas e de regras afins para assegurar que as informações sobre as mesmas sejam comunicadas de forma precisa e clara.

PARÂMETROS ESTABELECIDOS PARA A CRIAÇÃO DOS NOMES ADOTADOS PARA AS DROGAS NOS EUA

Por definição, os nomes genéricos não estão sujeitos aos direitos de marca registrada dos nomes comerciais, mas existem totalmente no domínio público. Essa característica os diferencia dos nomes comerciais que foram registrados para uso privado. Um USAN é um nome genérico selecionado pelo USAN Council de acordo com os princípios desenvolvidos para assegurar segurança, coerência e lógica na escolha dos nomes. Esses princípios levam em consideração situações práticas, como a existência de nomes comerciais e o fato de que os usos pretendidos das substâncias para as quais os nomes estão sendo escolhidos podem mudar. Esses parâmetros são e precisam ser flexíveis o suficiente para serem revisados caso isso seja desejável e/ou necessário.

REGRAS GERAIS

1. Um nome genérico deve ser útil principalmente para os profissionais de saúde, sobretudo médicos, dentistas, farmacêuticos, enfermeiras e veterinários. Em segundo lugar, os nomes genéricos precisam ser úteis para os educadores, autoridades regulamentadoras, unidades de saúde e organizações de manutenção.
   a. O primeiro critério para avaliar a utilidade é a adequabilidade, incluindo segurança, para uso nos processos rotineiros de prescrever, solicitar, aviar e administrar drogas em todos os EUA.
   b. O segundo critério é a adequabilidade para uso em programas educacionais para professores e estudantes de profissões na área médica e para uso em publicações científicas e leigas.

c. O terceiro critério é a adequabilidade para uso internacional para a identificação da droga, para troca de informações e para tradução para línguas diferentes.
2. Os atributos que contribuem para a utilidade são simplicidade (pronúncia breve e fácil), eufonia, reconhecimento imediato e lembrança.
a. O nome para a porção ativa da droga deve ser uma única palavra, de preferência com não mais de quatro sílabas.
b. O nome da porção ativa pode ser modificado por um termo único, de preferência com não mais de quatro sílabas, para mostrar uma modificação química, como formação de sal ou de éster (p. ex., acetato de cortisona a partir de cortisona, cefamandol sódico a partir de cefamandol, ou acistrato de eritromicina a partir de eritromicina).
c. Apenas em circunstâncias especiais um nome com mais de um termo modificador é aceito (p. ex., fármacos contendo isótopos radioativos, as diferentes classes de interferons).
d. Acrônimos, iniciais e abreviaturas podem ser aceitos em uma terminologia de outra forma adequada.
3. Um nome deve refletir as características e as relações que serão úteis para os usuários.
a. Uma palavra comum e simples (um *radical*) deve ser incorporada aos nomes de todos os membros de um grupo de drogas afins quando podem ser identificadas características comuns pertinentes (p. ex., ação farmacológica semelhante). Quando a semelhança farmacológica é encontrada em drogas de natureza química distintamente diferentes, os radicais devem ser diferentes (p. ex., antipsicóticos, promazina e haloperidol; antiinflamatórios não-esteróides [AINE], ibuprofeno, etodolac e isoxicam).
b. Uma terminologia distinta deve ser utilizada para drogas ou grupos específicos (p. ex., insulina I 131, dextrana 40, interferon alfa-2a e interferon alfa-n-1; licrifilcon A e licrifilcon B; epoetina alfa e epoetina beta).
4. Um nome não deve entrar em conflito com outros nomes genéricos ou com nomes comerciais estabelecidos, e não deve ser confuso ou enganoso. Prefixos que implicam "melhor, mais novo, mais eficaz", ou que evoquem o nome do fabricante, forma de dosagem, duração da ação ou velocidade de liberação da droga ou que apresentam conotação anatômica não são aceitos.
5. Deve-se dar preferência aos nomes de uso estabelecido, desde que estejam de acordo com os princípios para orientação e não entrem em conflito com nomes genéricos ou nomes comerciais existentes.
6. Negociações idênticas apresentadas por dois ou mais fabricantes serão conduzidas de acordo com a prática do USAN Council de manter o sigilo. Os requerentes envolvidos não serão notificados das múltiplas fontes submetidas a apreciação. Entretanto, o nome selecionado pelo USAN Council terá de ser aceito por cada fabricante envolvido no processo de negociação.
7. A solicitação para obter um USAN deve ser apresentada depois que o fabricante ou patrocinador da droga tiver entregue uma aplicação do Investigational New Drug (IND) para a Food and Drug Administration (FDA) para obter permissão para iniciar os estudos em seres humanos.
8. Negociações adiadas:
a. O secretariado do USAN Council adiará uma negociação em andamento por 6 meses mais um período adicional de 3 meses até receber a solicitação por escrito do fabricante. Se o USAN Council tiver selecionado um nome candidato e tiver recomendado esse nome para o fabricante, o adiamento máximo é por um período de 6 meses.
b. A negociação será cancelada após um adiamento máximo de 9 meses.
c. Se a negociação for reiniciada mais tarde, ela receberá um arquivo com novo número USAN e será tratada como uma nova solicitação. O fabricante encaminhará um novo formulário USAN, para atualizar as informações e para pagar os honorários adequados do usuário.

REGRAS ESPECÍFICAS

1. Devido à troca internacional de informações sobre drogas, parâmetros específicos foram preparados para assegurar a tradução adequada dos nomes genéricos para outras línguas. As seguintes regras de soletrar preferidas devem ser utilizadas quando se criam designações USAN.
a. A letra *f* deve ser utilizada em vez de *ph*.
b. A letra *t* deve ser utilizada em vez de *th*.
c. A letra *e* deve ser utilizada em vez de *ae* ou *oe*.
d. A letra *i* deve ser utilizada em vez de *y*.
e. Deve-se evitar a letra *h*.
f. Deve-se evitar a letra *k*.
2. Letras isoladas, números ou hifens são restritos aos grupos de substâncias para os quais tal uso preenche um propósito claramente demonstrado (p. ex., interferon alfa-2b, paflufocon A, tecnécio Tc 99m siboroxima).
3. Relações de grupos em um nome devem ser indicados, de preferência, pelo uso de sílabas ou radicais. Em contrapartida, o uso de radical em outro grupo, além do adequado, precisa ser evitado. Quando existem múltiplos radicais, deve-se utilizar aquele que fornece mais informações.
4. Ésteres, sais, quelantes ou complexos geralmente exigem um nome composto de duas palavras para indicar a porção inativa e a ativa.
5. A ordem preferida para o nome de um sal inorgânico é ânion-cátion (p. ex., brometo de sódio). A mesma ordem é preferida para os sais bem-conhecidos de ácidos orgânicos simples (p. ex., lactato de sódio, citrato de magnésio, acetato de potássio.) Entretanto, para os compostos orgânicos mais complexos, a porção farmacologicamente ativa deve ser identificada primeiro (p. ex., oxacilina sódica, ibuprofeno piconol, dexibuprofeno lisina).
6. Um nome para um sal ou éster deve, em geral, ser derivado do nome da porção farmacologicamente ativa ou ácido correspondente (p. ex., acetato de sódio ou etil acetato, derivado do ácido acético). Quando um sufixo não-ácido é utilizado, como nas séries de penicilina, um sal deve ser nomeado sem modificação do nome do ácido original (p. ex., oxacilina sódica, derivado de oxacilina). Nomes para sais ou ésteres diferentes da mesma porção ativa devem diferir apenas no nome da porção ativa; exceções são permissíveis quando as formas do sal e do éster possuem atividade farmacológica.
7. Um nome para a forma de sal da porção farmacologicamente ativa é específico para o número de moléculas utilizadas para reagir com a porção ativa (p. ex., balsalazida dissódica, tricloridrato de gusperima). Se apenas uma molécula for utilizada para regir com a porção ativa, a designação para o nome do sal é utilizada sem referência ao prefixo *mono-* (p. ex., cloridrato de besipirdina, cloridrato de afovirsen).
8. Um nome para uma substância de amônio quaternária deve designar o cátion e o ânion separadamente (p. ex., brometo de octônio, não metilbrometo de octonina). O nome fornecido ao cátion precisa conter o radical sufixo *-io*).
9. Um nome para um complexo com dois ou mais componentes deve relacionar o nome do principal ingrediente ativo seguido por uma designação para o segundo componente terminando com o sufixo *-ex* para indicar *complexo* (p. ex., bisacodil tannex, doxiciclina fosfatex). Complexos formados a partir de dietenilbenzeno sulfonado-copolímeros de etienilbenzeno e um ingrediente ativo devem mostrar o nome do principal ingrediente ativo seguido por *polistirex* (p. ex., clorfeniramina polistirex, codeína polistirex).
10. Um nome para uma droga contendo um átomo radioativo deve exibir, na seguinte ordem: (1) o nome da droga contendo o átomo radioativo, (2) o símbolo do elemento, (3) o número do isótopo e (4) o nome do agente carreador, se houver: rosa-bengala sódica I^{131}, cianocobalamina Co^{60}, brometo de potássio Br^{82}, tecnécio Tc^{99m} butilfenina, tecnécio Tc^{99m} medronato, índio In^{111} oxiquinolina, índio In^{111} satumomab pendetida).
11. O nome genérico para uma substância não deve, em geral, indicar o estado de hidratação, a morfologia ou o modo de preparação. Referências sobre a água para hidratação estão contidas nas informações químicas (nomes químicos, fórmulas, peso), mas são excluídas do nome genérico. O grau de hidratação torna-se uma parte da entidade química identificada pelo USAN.
12. Segundo o Orphan Drug Act de 1983, o desenvolvimento e a comercialização dos produtos de drogas que têm aplicação comercial limitada, mas que são potencialmente úteis em condições mórbidas raras, são encorajados. A seleção de um USAN para um produto órfão pode basear-se em considerações especiais. Portanto, quando o nome de um produto órfão parece seguir um estilo de terminologia mais quimicamente orientada que o habitual para a nomenclatura da droga, isso não é considerado uma base ou precedente para uma seleção futura do USAN.
13. Um USAN criado para uma nova entidade química rotineiramente não identifica a forma estereoisomérica da molécula no nome genérico. Se a configuração estereoquímica tiver sido determinada, essa informação é apresentada no(s) nome(s) químico(s) e é refletida na fórmula estrutural. Portanto, um USAN pode identificar a mistura racêmica (p. ex., carnitina, ibuprofeno, tetramisol), o isômero levo (p. ex., remoxiprida, quadazocina) ou a forma dextro (p. ex., butopamina). Se for necessário um USAN para um enantiômero diferente ou para a forma racêmica, os seguintes prefixos devem ser adicionados ao nome existente:
a. Para o racemato, utiliza-se o prefixo *rac-* / *race-* (p. ex., racemetionina, racepinefrina, ractopamina).

b. Para a forma rotatória levo, adiciona-se o prefixo *lev-/levo-* (p. ex., levocarnitina, levamisol, levcromacalima, levdobutamina).
c. Para a forma rotatória dextro, utiliza-se o prefixo *dex-/dextro-* (p. ex., dexamisol, dexibuprofeno, dextroanfetamina, dexverapamil, dexfosfosserina, dexniguldipina).

14. Nomes oficiais foram selecionados para vários radicais e reações utilizados para formar sais ou ésteres da porção farmacologicamente ativa. Na maioria dos casos, esses nomes representam contrações do nome químico determinado para o radical ou reação. Em quatro casos específicos, o nome oficial identifica uma adução de múltiplos componentes:

acistrato identifica o 2′-acetato (éster) e octadecanoato (sal) (p. ex., acistrato de eritromicina)
probutato identifica o duplo éster 1-oxobutoxi e 1-oxopropoxi (p. ex., probutato de hidrocortisona)
estolato identifica o duplo sal propanoato e sulfato de dodecil (p. ex. estilato de eritromicina).
hiclato identifica o sal monocloridrato, hemietanolato, combinação hemi-hidrato (p.ex., hiclato de doxiciclina).

A lista completa dos nomes oficiais para radicais é apresentada no Apêndice A.

REGRAS DE NOMENCLATURA ESPECÍFICAS PARA MATERIAIS DE LENTES DE CONTATO

O envolvimento do USAN Council na área de nomenclatura de polímeros começou em 1971 e preparou as primeiras regras de nomenclatura para determinar nomes genéricos para materiais de lentes de contato em 1972. Com base na tecnologia de polímeros então disponível e em discussões com a FDA, os polímeros de lentes foram divididos em séries de *filcon* e *focon*, respectivamente, para materiais hidrofílicos e hidrofóbicos.

As seguintes regras de nomenclatura representam várias expansões e revisões dos parâmetros iniciais; foram aprovadas pelo USAN Council em junho de 1994.

Com propósitos de nomenclatura, os materiais de lentes de contato são divididos em grupos hidrofílicos e hidrofóbicos, dependendo de seu teor de água. Os materiais de lentes de contato com teor de água igual ou superior a 10% pelo peso à temperatura ambiente (2°C)(23°F) são denominados por nomes *-filcon*; os nomes *-focon* são dados ao material de lentes hidrofóbico com teor de água <10%.

Além do teor de água, a nomenclatura dos materiais para lentes de contato depende basicamente da composição polimérica, isto é, as unidades de monômeros repetidas no material das lentes. Essas unidades repetidas incluem monômeros lineares e monômeros de ligação cruzada. Iniciadores, catalisadores, conta-gotas e aditivos coloridos quimicamente ligados ou fisicamente retidos ou absorventes ultravioleta são excluídos no estabelecimento da composição polimérica do material de lentes de contato com objetivos de nomenclatura.

O primeiro membro de uma série recebe um nome genérico único contendo o radical sufixo *-filcon* ou *-focon* adequado. Uma letra maiúscula separada A é adicionada após cada designação original. Designações subseqüentes para polímeros consistindo em monômeros idênticos recebem o mesmo nome original, mas uma letra em anexo diferente (*B, C, D* etc.). Essas letras são necessárias para diferenciar entre os polímeros de unidades monoméricas idênticas, mas com relações diferentes de unidades com propriedades fisioquímicas diferentes conforme determinado pelo teor de água, valor de permeabilidade ao oxigênio [DK], gravidade específica, índice refratário, carga elétrica da superfície, ângulo umedecedor, elasticidade e rigidez das lentes.

O material de lentes de contato com as mesmas unidades monoméricas repetidas como uma substância nomeada, mas feita através de um processo de manufatura diferente (p. ex., torneada mecanicamente *versus* feita sob medida), não necessita de novo USAN se o material das lentes apresentar o mesmo teor de água e permeabilidade ao oxigênio do polímero inicialmente nomeado.

A adição de tratamento da superfície a um material de lentes existente que recebeu um USAN não necessita de novo USAN.

Um novo USAN não será atribuído aos materiais de lentes de contato contendo aditivos de coloração quimicamente ligados ou retidos fisicamente. O USAN Council transfere para a FDA as regras de rotulagem para identificar aditivos coloridos utilizados nas lentes coloridas.

Um novo USAN não será atribuído a materiais de lentes de contato contendo absorventes ultravioleta quimicamente ligados ou fisicamente retidos. O USAN Council transfere para a FDA as regras de rotulagem para identificar o absorvente UV utilizado na fabricação dessas lentes.

A publicação do USAN para materiais para lentes de contato é essencial para a proteção de designações criadas recentemente. Cada USAN atribuído a um material de lentes de contato é identificado enumerando-se as unidades repetidas de monômeros, o nome índice CA correspondente, o nome químico IUPAC e a fórmula molecular para cada monômero. O secretariado do USAN Council atenderá uma solicitação para adiamento da publicação pelo fabricante de até 4 meses com uma extensão não superior a 2 meses após o recebimento de uma justificativa razoável para a solicitação do adiamento. Ao final desse período, as informações serão marcadas para publicação na coluna "Novos Nomes" no *Journal of Clinical Pharmacology and Therapeutics.*

Os materiais para lentes de contato não recebem nomes genéricos pelo Comitê INN da Organização Mundial de Saúde (OMS). Nomes para polímeros de lentes de contato têm apenas condição USAN.

REGRAS DE NOMENCLATURA ESPECÍFICAS PARA PRODUTOS BIOLÓGICOS

O USAN Council esteve envolvido na criação de nomes para vários produtos biológicos: as insulinas, interferons (INF), interleucinas (IL), hormônios do crescimento (GH), fatores estimulantes de colônia, citocinas e anticorpos monoclonais. Com o desenvolvimento cada vez maior de extratos biológicos altamente purificados e materiais recombinantes, o USAN Council espera participar cada vez mais no desenvolvimento de regras de nomenclatura para esses agentes.

Relacionados a seguir estão parâmetros específicos criados pelo USAN Council, juntamente com a FDA, o US FDA Center for Biologics Evaluation and Research (CBER) e o Comitê INN da OMS.

Interferons – O seguinte estilo de múltiplas séries para a criação de nomes genéricos para novos interferons foi adotado pelo USAN Council:

1. A palavra *interferon* é o primeiro elemento no nome. O interferon é definido como o nome da classe para uma família de proteínas (ou glicoproteínas) espécie-específicas que são produzidas de acordo com as informações codificadas pelas espécies de genes do interferon, e exercem efeitos imunomodulantes, antivirais e antineoplásicos complexos. As três principais formas de interferon utilizadas em terapia são interferon alfa (outrora interferon linfoblastóide ou leucócito), interferon beta (outrora interferon fibroblasto) e interferon gama (outrora interferon imune).
2. A letra grega adequada (decifrada) é a segunda palavra do nome: alfa, beta, gama.
3. Um numeral arábico e letra adequados são anexados à letra grega através de um hífen (sem espaço) para definir subcategorias. Os números obedecem às recomendações do Interferon Nomenclature Committee. A letra em caixa baixa é determinada pelas agências de nomenclatura para diferenciar um fabricante de interferon do outro. Exemplos de substâncias de interferon puro são

   interferon alfa-2a
   interferon alfa-2b
   interferon beta-1a
   interferon beta-1b
   interferon gama-1a

4. No caso de misturas de interferons que ocorrem naturalmente, a letra *n* em caixa baixa precede o número. Exemplos de nomes de misturas de interferon obtidas de uma fonte natural, seja o percentual exato da mistura conhecido ou não, são

   interferon alfa-n1
   interferon alfa-n2

Interleucinas – O sufixo *-leucina* é utilizado para nomear substâncias do tipo interleucina-2 (IL-2), p. ex.,

aldesleucina
celmoleucina
teceleucina

Somatotropinas – Os seguintes parâmetros foram desenvolvidos para os análogos da somatotropina:

1. O prefixo *som-* é utilizado para derivados do hormônio do crescimento, p. ex.,

   somatropina para hormônio do crescimento humano
   somatrem para hormônio do crescimento humano metionil

2. O prefixo *som-* e o sufixo *-bove* são necessários para os derivados da somatotropina bovina, p. ex.,

   somidobove
   sometribove
   somagrebove

3. O prefixo *som-* e o sufixo *-por* são necessários para os derivados da somatotropina suína, p. ex.,

somalepor
somenopor
sometripor
sonfasepor

Fatores Estimulantes de Colônias – Os seguintes parâmetros foram selecionados para os fatores estimulantes de colônia recombinantes:

1. O sufixo *-grastrima* é utilizado para fatores estimulantes de colônias de granulócitos (FEC-G), p. ex.,

lenograstrima
filgrastrima

2. O sufixo *-gramostima* é utilizado para fatores estimulantes de colônias de granulócitos macrófagos (FEC-GM), p. ex.,

molgramostima
regramostima
sargramostima

3. O sufixo *-mostima* é utilizado para fatores estimulantes de colônias de macrófagos (FEC-M), p. ex.,

mirimostima

4. O sufixo *-plestima* é utilizado para fatores de interleucina 3(IL-3) classificados como fatores estimulantes de colônias pleiotrópicos, p. ex.,

muplestima
daniplestima

Eritropoetinas – A palavra *epoetina* é utilizada para eritropoetina humana recombinante, seguida pela palavra grega adequada (decifrada). A palavra *epoetina* descreve preparações de eritropoetina que têm uma seqüência de aminoácidos idêntica à citocina endógena; as palavras *alfa, beta, gama* são adicionadas para designar as preparações com composição e natureza das porções de carboidrato diferentes. As eritropoetinas determinadas pelo USAN são

epoetina alfa
epoetina beta
epoetina gama

Anticorpos Monoclonais – Os seguintes parâmetros foram delineados para os anticorpos monoclonais:

1. O sufixo *-mab* é utilizado para fragmentos e anticorpos monoclonais.
2. A identificação da fonte animal do produto é um fator de segurança importante baseado no número de produtos que podem causar o desenvolvimento de anticorpos fonte-específicos nos pacientes. As seguintes letras foram aprovadas como identificadores da fonte do produto: *u* = humano, *e* = hamster, *o* = camundongo, *i* = primata, *a* = rato, *xi* = mosaico e *zu* = humanizado. Esses identificadores são utilizados como infixos precedendo o radical sufixo *-mab,* p. ex.,

-umab (humano)
-omab (camundongo)
-ximab (mosaico)
-zumab (humanizado)

3. A subclasse geral da condição mórbida precisa ser incorporada ao nome através de uma sílaba código. As seguintes subclasses de condições mórbidas foram aprovadas com base nos produtos disponíveis apresentados ao USAN Council. Subclasses adicionais serão acrescentadas conforme necessário.

Doença ou Classe-Alvo

Viral	*-vir-*
Bacteriana	*-bac-*
Imune (imunomodulador)	*-lim-*
Tumores	
cólon	*-col-*
melanoma	*-mel-*
mamário	*-mar-*
gônadas	
testículos	*-got-*
ovário	*-gov-*
próstata	*-pr(o)-*
outros	*-tum-*
Cardiovascular	*-cir-*

4. Para criar um nome singular, deve-se selecionar uma sílaba distinta compatível como prefixo iniciante.
5. Seqüência de radicais – a ordem dos elementos críticos é a seguinte:
   a. Infixo que representa a condição mórbida alvo, a fonte do produto.
   b. A raiz monoclonal *-mab* utilizada como um sufixo (p. ex., bi*ci*romab, sat*u*momab, neb*a*cumab, sevir*u*mab e tuv*i*rumab).
   c. Ao combinar o radical infixo alvo ou da condição mórbida com o radical fonte para anticorpo monoclonal quimérico (*xi*) ou humanizado (*zu*), a última consoante da sílaba específica alvo/doença cai, p. ex.,

alvo	fonte	radical *-mab*	USAN
-cir-	*-xi-*	*-mab*	abcix*imab*
-lim-	*-zu-*	*-mab*	dacliz*umab*

Essas modificações foram consideradas necessárias para facilitar a pronúncia da designação resultante.

6. Se o produto for radiomarcado ou conjugado a outra substância química, como uma toxina, a identificação desse conjugado será realizada utilizando uma segunda palavra separada ou outra designação química aceitável. Para os monoclonais conjugados a uma toxina, o radical *-tox* precisa ser incluído como parte do nome selecionado para a toxina (p. ex., em zolimomab aritox, a designação aritox foi selecionada para a cadeia A de ricina). Para os produtos radiomarcados, a ordem das palavras é: o nome do isótopo, o símbolo do elemento, o número do isótopo e o nome do anticorpo monoclonal, p. ex., tecnécio Tc^{99m} biciromab, índio In^{111} altumomab pentetato.
7. Um nome distinto separado precisa ser determinado para qualquer ligante/quelante utilizado para conjugar o anticorpo monoclonal a uma toxina, isótopo, ou para anticorpos monoclonais pegilados, p. ex., telimomab aritox, índio In^{111} satumomab, pendetida e enlimomab pegol. Para que o USAN Council inicie a seleção de um nome para fragmento ou anticorpo monoclonal, a aplicação da nomenclatura precisa fornecer as seguintes informações relevantes:

1. A classe e a subclasse de imunoglobulina e o tipo de cadeia leve associada. Identificação do fragmento da imunoglobulina utilizado (se adequado).
2. Identificação do fragmento da imunoglobulina utilizado (se aplicável).
3. Fontes de espécies da quais se originou a região codificadora para a imunoglobulina e a origem completa de todas as partes das imunoglobulinas quimérica, humanizada ou semi-sintética.
4. A especificidade do antígeno da imunoglobulina, incluindo sua fonte.
5. A designação do clone (especificar se vetor ou combinação vetor-célula).
6. Para anticorpos monoclonais conjugados, a identificação de quaisquer ligantes, quelantes, toxinas e/ou isótopos presentes no produto.
7. Identificação de outras modificações para o anticorpo, p. ex., redução de ligações dissulfeto, glicosilação ou desglicosilação, substituição ou modificação de aminoácidos.

BIBLIOGRAFIA

Guidelines on the Use of International Nonproprietary Names (INNs) for Pharmaceutical Substances. Geneva, Switzerland: WHO, 1998.
International Nonproprietary Names (INN) for Pharmaceutical Substances (Cummulative List No 9). Geneva, Switzerland: WHO, 1996.
SAN Handbook 4. Chicago: AMA, 1995.
Trademark Bulletin. Washington, DC: PhRMA, published monthly.
USAN Council: New Names. *J Clin Pharmacol Therap,* published monthly.
USP Dictionary of USAN and International Drug Names 1998. Rockville, MD: USPC.

Apêndice A — Contrações para Radicais e Derivados

CONTRAÇÃO	NOME QUÍMICO E FÓRMULA GRÁFICA
aceturato	*N*-acetilglicinato $CH_3CONHCH_2COO^-$
acistrato	2'-acetato(éster) e octadecanoato (sal) $CH_3—CO—$ (C=O) e $CH_3—(CH_2)_{16}—CO—$ (C=O)
axetil	1-acetoxietil $CH_3COCH—$ (C=O; CH com CH_3)
besilato	benzenossulfonato $C_6H_5—SO_3^-$
cansilato	canforsulfonato $CH_2SO_3^-$ (anel canfórico com O e $CH_3—C—CH_3$)
caproato	hexanoato $CH_3(CH_2)_4COO^-$
ciclotato	4-metilbiciclo[2.2.2] oct-2-eno-1-carboxilato CH_3—(biciclo)—COO^-
cipionato	ciclopentanopropionato (ciclopentil)—$CH_2CH_2COO^-$
closilato	*p*-clorobenzenossulfonato Cl—C_6H_4—SO_3^-
dapropato	*N,N*-dimetil-β-alanina H_3C—N(CH_3)—CH_2CH_2—CO_2
diolamina	dietanolamina $HN(CH_2CH_2OH)_2$
edamina	etilenodiamina $H_2N—CH_2CH_2—NH_2$
edetato*	etilenodiaminotetracetato $(NaOOCCH_2)_2NCH_2CH_2N(CH_2COONa)_2$ (Todos os ânions derivados do ácido edético; edetato sódico é mostrado aqui.)
edisilato	1,2-etanodissulfonato $CH_2SO_3^-$—$CH_2SO_3^-$
enantato	heptanoato $CH_3(CH_2)_5COO^-$
epolamina	1-pirrolidinoetanol (pirrolidin-1-il)—$CH_2—CH_2—OH$
erbumina	2-metil-2-propanamina $H_2NC(CH_3)_3$
esilato	etanossulfonato $CH_3CH_2SO_3^-$
estolato	propanoato e sulfato de dodecil (sal) $CH_3CH_2COO—$ na ligação éster mais $C_{12}H_{23}OSO_3^-$
etabonato	(etoxicarbonil)oxi $CH_3CH_2OCO—$ (C=O)
fenpropionato	3-fenilpropionato C_6H_5—$CH_2CH_2COO^-$
fostedato	tetradecil hidrogênio fosfato H_3C—$(CH_2)_{13}$—O—P(=O)(OH)—O^-
gluceptato	gluco-heptonato COO^-—HCOH—HCOH—HCOH—HOCH—HCOH—HCOH—CH_2OH
hibenzato	o-(4-hidroxibenzoil)benzoato (COO^-)C_6H_4—C(=O)—C_6H_4—OH
hiclato	monocloridrato, hemi-hidrato de hemietanolato $HCl \cdot 1/2C_2H_5OH \cdot 1/2H_2O$
isotionato	2-hidroxietanossulfonato $CH_2CH_2SO_3$ (com OH)
meglumina	*N*-metilglucamina $HOCH_2—CH(OH)—CH(OH)—CH(OH)—CH(OH)—CH_2NHCH_3$
mesilato	metanossulfonato $CH_3SO_3^-$

Apêndice A — Contrações para Radicais e Derivados (cont.)

CONTRAÇÃO	NOME QUÍMICO E FÓRMULA GRÁFICA
mofetil	2-(4-morfolinil)etil
napsilato	2-naftalenossulfonato
olamina	etanolamina $H_2NCH_2CH_2OH$
pamoato	4-4′-metilenobis[3-hidroxi-2-naftoato]
pendetida	N^6-[*N*-[2-[[2-[bis(carboximetil)-amino]etil](carboximetil)amino]-etil]-*N*-(carboximetil)glicil]-N^2-(*N*-glicil-L-tirosil-L-lisina-tirosil)
pivalato	trimetilacetato $(CH_3)_3C—COO^-$
pivoxetil	1-(2-metoxi-2-metil-1-oxopropoxi)etil $CH_3OC(CH_3)_2—COCH(CH_3)—$
pivoxil	(2,2-dimetil-1-oxopropoxi)metil $CH_3—C(CH_3)_2—COCH_2—$
probutato	(1-oxobutoxi)(éster) e (1-oxopropoxi) (éster) $—OC(=O)CH_2CH_2CH_3$ e $—OC(=O)CH_2CH_3$
proxetil	1-[(isopropoxicarbonil)oxi]etil $H_3C—CH(CH_3)—O—C(=O)—O—CH(CH_3)—$
tebutato	acetato butil *terciário* $CH_3C(CH_3)_2—CH_2COO^-$
tosilato	*p*-toluenossulfonato $CH_3—C_6H_4—SO_3^-$
triflutato	trifluoroacetato $—OC(=O)CF_3$
trolamina	trietanolamina $HOCH_2CH_2N(CH_2CH_2OH)_2$
xinafoato	1-hidroxi-2-naftalenocarboxilato

Os sais de sódio são denominados da seguinte forma: edetato monossódico (1 íon Na); edetato dissódico (2 íons Na); edetato trissódico (3 íons Na); edetato sódico (4 íons Na). [NOTA: "edetato" substituiu o nome "edatamil", outrora utilizado.]

Apêndice B — Radicais Utilizados pelo USAN Council

EXEMPLOS DE RADICAL	DEFINIÇÃO	
-ac	agentes antiinflamatórios (derivados do ácido acético)	bronfen*ac*
ácido fenâmico	antiinflamatório (derivados do ácido antranílico)	ácido flu*fenâmico*
-adol ou -adol-	analgésicos (grupo indefinido)	taz*adol*eno
		espir*adol*eno
		levonantr*adol*
-adox	antibacterianos (derivados de dióxido quinolina)	carb*adox*
-afenona	antiarrítmicos (propafenonas)	alpr*afenona*
-aj	antiarrítmicos (derivados de ajmalina)	lor*aj*rnina
-aldrato	sais de antiácido de alumínio	mag*aldrato*
-alol	bloqueadores alfa e beta combinados ($Ar\text{-}CH(OH)\text{-}CH_2\text{-}NH\text{-}R$)	labet*alol*
		medrox*alol*
-andr-	androgênios	n*andr*olona
-anserina	antagonistas do receptor $5\text{-}HT_2$ serotonina	alt*anserina*
		trop*anserina*
-antel	anti-helmínticos (grupo indefinido)	carb*antel*
-arabina	antineoplásicos (derivados de arabinofuranosil)	faz*arabina*
		flud*arabina*
-aril, -aril-	antivirais (derivados de arildona)	plecon*aril*
		*aril*dona
		fos*aril*ato
-arit	anti-reumáticos (lobenzarit)	labcnz*arit*
		clobuz*arit*
-arol	anticoagulantes (tipo dicumarol)	dicum*arol*
-arot-	arotinóides	et*arot*eno
		sum*arot*eno
		taz*arot*eno
arte-	antimaláricos (derivados de artemisina)	*arte*fleno
-ase	enzimas	algucer*ase*
		alfa dorn*ase*
-ast	antiasmáticos/antialergênicos; inibidores da biossíntese dos leucotrienos	quazol*ast*
		eclazol*ast*
-astina	anti-histamínicos (antagonistas do receptor da histamina H_1)	eb*astina*
-atadina	antiasmáticos tricíclicos	olop*atadina*
		lor*atadina*
-atida	corticotropinas sintéticas	scr*atida*
-azenil	agonistas/antagonistas do receptor benzodiazepínico	bret*azenil*
		flum*azenil*
-azepam	ansiolíticos (tipo diazepam)	lor*azepam*
-azepida	antagonistas do receptor da colecistocinina	dev*azepida*
-azocina	antagonistas/agonistas narcóticos relacionados ao 6,7-benzomorfano	quad*azocina*
		cet*azocina*
-azolina	anti-histamínicos ou vasoconstritores locais do grupo antazolina	ant*azolina*
-azosina	anti-hipertensivo (tipo prazosina)	dox*azosina*
-bactam	inibidores da beta-lactamase	sul*bactam*
-bamato	tranqüilizantes dos grupos propanodiol e pentanodiol	mepro*bamato*
		fel*bamato*
-barb ou -barb-	derivados do ácido barbitúrico	feno*barb*ital
		seco*barb*ital
		etero*barb*
-bendazol	anti-helmínticos (tipo tibendazol)	cam*bendazol*
bol- ou -bol-	esteróides anabólicos	*bol*andiol
		mi*bol*erona
-butazona	analgésicos antiinflamatórios do tipo fenilbutazona	oxifen*butazona*
-cacina	antibióticos obtidos de *Streptomyces kanamyceticus* (relacionados à canamicina)	ami*cacina*
-caína	anestésicos locais	dibu*caína*
-calante	antagonistas dos canais de potássio	almo*calante*
		teri*calante*
calci- ou -calci-	análogos da vitamina D	*calci*potriol
		ta*calci*tol
-calima	agonistas dos canais de potássio	croma*calima*
		apri*calima*
cansule	derivados do ácido canforsulfônico utilizados como filtros solares UVA	e*cansule*
-carbef	antibiótico (derivados de carbacefen)	lora*carbef*
cef-	cefalosporinas	*cef*azolina
-cef-	agonistas da encefalina (várias indicações)	caso*cef*amida
		met*cef*amida
-cept	receptores	alvir*cept*
		lener*cept*
-cic	hepatoprotetores (tipo timonácico)	limazo*cic*
-ciclina	antibióticos (derivados de tetraciclina)	mino*ciclina*
-cidina	antibióticos naturais (grupo indefinido)	grami*cidina*
-cilina	penicilinas	ampi*cilina*

Apêndice B — Radicais Utilizados pelo USAN Council (cont.)

EXEMPLOS DE RADICAL	DEFINIÇÃO	
-cina	substâncias do tipo interleucina	oprelve*cina*
		telceleu*cina*
		emocta*cina*
-cinra	antagonistas do receptor de interleucina	ana*cinra*
-cireno	inibidores da renina	dite*cireno*
		terla*cireno*
-citabina	antivirais/antineoplásicos nucleosídicos	gen*citabina*
		fia*citabina*
		zal*citabina*
-clidina	agonistas muscarínicos	veda*clidina*
-clona	hipnóticos/tranqüilizantes	pago*clona*
-cog	fatores da coagulação sanguínea	epta*cog* alfa
		moroctoco*g* alfa
		nona*cog* alfa
		octo*cog* alfa
-conazol	antifúngicos sistêmicos (tipo miconazol)	flu*conazol*
		oxi*conazol*
-cort-	derivados de cortisona	hidro*cort*isona
-crina	derivados de acridina	ansa*crina*
		quina*crina*
-crinat	diuréticos (derivados do ácido etacrínico)	bro*crinat*
-cromil	antialérgicos (tipo ácido cromoglícico)	nedo*cromil*
-cúrio (também -curônio)	agentes bloqueadores neuromusculares (compostos de amônio quaternário)	atra*cúrio*
		al*curônio*
		pipe*curânio*
-dan	agentes inotrópicos positivos (tipo pimobendan)	prinoxo*dan*
		indoli*dan*
-dapsona	antimicobacterianos (derivados de diaminodifenil 1 sulfona)	ace*dapsona*
-dar	inibidores da resistência a múltiplos agentes	elacri*dar*
-dil, dil- ou -dil-	vasodilatadores (grupo indefinido)	foste*dil*
		*dil*tiazem
-dipina	vasodilatadores fenilpiridina (tipo nifedipina)	daro*dipina*
		felo*dipina*
-dismase	atividade superóxido dismutase	su*dismase*
-ditan	agonistas do receptor-$5HT_1$ antienxaquecoso	alni*ditan*
-dopa	agonistas do receptor de dopamina	levo*dopa*
-dralazina	anti-hipertensivo (hidrazina-ftalazinas)	hi*dralazina*
		en*dralazina*
-dronato	reguladores do metabolismo de cálcio	eti*dronato*
-ectina	antiparasitários (tipo ivermectina)	dorame*ctina*
		moxide*ctina*
		averme*ctina*
-entan	antagonistas do receptor da endotelina	bos*entan*
erg-	derivados dos alcalóides do esporão do centeio	p*erg*olide
-eridina	analgésicos (grupo meperidina)	anil*eridina*
-ermina	fatores do crescimento (citocinas)	murod*ermina*
		ersof*ermina*
		mecas*ermina*
estr- ou -estr-	estrogênios	*estr*ona
		fen*estr*el
-etanida	diuréticos (grupos piretanida)	bum*etanida*
-ezolida	antibacterianos oxazolidinona	eper*ezolida*
-fenamato	ésteres ou sais do ácido fenâmico	eto*fenamato*
-fenin	auxílios diagnósticos (fenil carbamoil) derivados do ácido metiliminodiacético	arclo*fenin*a
-fenina	analgésicos (subgrupo do grupo ácido fenâmico)	floc*tafenina*
-fentanil	analgésicos narcóticos	al*fentanil*
-fiban	antagonistas do receptor de fibrinogênio	la*mifiban*
-fibrato	compostos do tipo clofibrato	beza*fibrato*
-filcon	material de lentes de contato hidrofílicas	an*filcon A*
		xilo*filcon A*
-filina	derivados de teofilina	empro*filina*
		bami*filina*
-fingol	esfingosinas	cede*fingol*
		sa*fingol*
-flapon	inibidores da proteína ativadora de 5-lipoxigenase	qui*flapon*
-flurano	anestésicos gerais para inalação (derivados de alcano halogenado)	eu*flurano*
-focon	material de lentes de contato hidrofóbicas	pasi*focon B*
		tri*focon A*
-formina	agentes hipoglicêmicos orais (tipo fenformina)	bu*formina*
-fradil	bloqueadores dos canais de cálcio atuando como vasodilatadores	mibe*fradil*
-fungina	antibióticos antifúngicos (grupo indefinido)	cala*fungina*
-gab-	gabamiméticos	fen*gab*ina
-gado-	derivados de gadolínio (principalmente para uso diagnóstico)	*gado*diamida
		*gado*teridol
-ganan	derivados de magainina antibacteriana	pexi*ganan*

Apêndice B — Radicais Utilizados pelo USAN Council (cont.)

EXEMPLOS DE RADICAL	DEFINIÇÃO	
-gatran	inibidores de trombina	efe*gatran*
		napsa*gatran*
-gest-	progestinas	me*gest*rol
-gilin	antibióticos produzidos por cepas de *Aspergillus*	mito*gilina*
-gilina	inibidores do MAO, tipo B	sele*gilina*
gli-	agentes hipoglicêmicos orais (tipo glipizida)	*gli*flumida
-glitazona	antidiabéticos (derivados de tiazolidina)	engli*tazona*
-gramostima	fatores estimulantes de colônia de granulócitos-macrófagos (FEC-GM)	mol*gramostima*
		re*gramostima*
		sar*gramostima*
-grastima	fatores estimulantes de colônias de granulócitos (FEC-G)	fil*grastima*
		leno*grastima*
-grel- ou -grel	antiagregantes plaquetários (grupo indefinido)	itazi*grel*
		dimeta*grel*
		fure*grel*ato
guan-	substâncias anti-hipertensivas (tipo guanidina)	*guan*octina
-icam	agentes antiinflamatórios (grupo isoxicam)	enol*icam*
		tenox*icam*
-ifen(o)	antiestrogênios dos grupos clomifeno e tamoxifeno	nitromi*feno*
		ralox*ifeno*
-ilida	antiarrítmicos de classe III (tipo sematilida)	ibut*ilida*
		risot*ilida*
-imex	imunoestimulantes	forfen*imex*
		roquin*imex*
		uben*imex*
-imib	acil-CoA: inibidores do colesterol acetiltransferase (ACAT)	eldac*imiba*
		lec*imib*ida
		oct*imib*ato
-imo	imunossupressivos	tacrol*imo*
		napir*imo*
-imod	imunomoduladores	ivar*imod*
io-	contraste contendo iodo	*io*damida
		pidot*imod*
-io (também -ônio)	derivados de amônio quaternário	clidín*io*
		disqui*ônio*
-irudina	anticoagulantes (tipo hirudina)	des*irudina*
-isomida	antiarrítmicos (tipo disopiramida)	bid*isomida*
-lazad	inibidores da peroxidação de lipídios	tiri*lazad*
-leucina	compostos do tipo interleucina-2	tece*leucina*
		aldes*leucina*
-lubante	antagonistas de leucotrienos	tico*lubante*
-lucast	antagonistas do receptor de leucotrieno (para uso antiasmático)	tome*lucast*
		su*lucast*
-lutamida	antiandrogênio	bica*lutamida*
		f*lutamida*
-mab	anticorpos monoclonais (ver definição e esquema expandido)	inciro*mab*
-mantadina ou -mantina	derivados de adamantano; antivirais ou antiparkinsonianos	ri*mantadina*
		dopa*mantina*
-melina	agonistas colinérgicos (derivados de arecolina utilizados no tratamento da doença de Alzheimer)	xano*melina*
-mer	polímeros	cadexo*mer*
		carbeti*mer*
-mesina	ligantes do receptor sigma	ig*mesina*
		pana*mesina*
-mestano	antineoplásicos (inibidores da aromatase)	plo*mestano*
-metacina	substâncias antiinflamatórias (tipo indometacina)	zido*metacina*
-micina	antibióticos aminoglicosídios (cepas *Micromonospora*)	madura*micina*
-micina	antibióticos produzidos por cepas de *Streptomyces*	linco*micina*
		genta*micina*
- monam	antibióticos monobactâmicos	gloxi*monam*
		oxi*monam*
-mostima	fatores estimulantes de colônias de monócito macrófago (FEC-M)	miri*mostima*
-motina	antiviral (derivados de quinolina)	fa*motina*
-moxina	inibidores de monoamina oxidase	ben*moxina*
		do*moxina*
-mustina	agentes antineoplásicos (derivados de [β-cloretil]amina)	car*mustina*
-nab ou -nab-	derivados de canabinol	*nab*azenil
		dro*nab*inol
nal-	agonistas/antagonistas narcóticos relacionados à morfina	*nal*mefeno
-nidap	antiinflamatórios não-esteróides (tipo tenidap)	te*nidap*
-nidazol	substâncias antiprotozoários (tipo metronidazol)	ti*nidazol*
nifur-	derivados de 5-nitrofurano	*nifur*ato
-nixina	antiinflamatórios (derivados do ácido anilinonicotínico)	clo*nixina*
-olol	beta-bloqueadores	tim*olol*
-olona	esteróides (NÃO derivados de prednisolona)	minax*olona*
-onida	esteróides para uso tópico (derivados de acetal)	ancin*onida*

Apêndice B — Radicais Utilizados pelo USAN Council (cont.)

EXEMPLOS DE RADICAL	DEFINIÇÃO	
-orex	anorexiantes	flud*orex*
-orfano	morfinanos que são antagonistas ou agonistas narcóticos	dextromet*orfano*
-oxacina	agentes antibacterianos derivados de quinolona (tipo ácido nalidíxico)	difl*oxacina*
		cipro*floxacina*
-oxanida	análogos antiparasitários tipo salicilanilida	brom*oxanida*
-oxano	antagonistas alfa-adrenorreceptores (derivados de benzodioxanc)	imil*oxano*
-oxef	antibiótico (derivados do ácido oxacefalosporânico)	flom*oxef*
-oxetina	antidepressivos (tipo fluoxetina)	dap*oxetina*
		ser*oxetina*
-pafant	antagonistas do fator ativador de plaquetas	a*pafant*
		daco*pafant*
		tulo*pafant*
-pamida	diuréticos (derivados do ácido sulfamoilbenzóico)	ali*pamida*
-pamil	vasodilatadores coronarianos (tipo verapamil)	tia*pamil*
-pamina	dopaminérgicos (tipo butopamina)	ibo*pamina*
-parcil	antitrombóticos	beci*parcil*
		ili*parcil*
-parcina	antibióticos glicopeptídicos	avo*parcina*
-parina	derivados de heparina e heparinas de baixo peso molecular (ou despolimerizadas)	arde*parina*
		dalte*parina*
		he*parina*
		tinza*parina*
-paróide	substâncias tipo heparinóide	sul*paróide*
		dana*paróide*
-penem	antibióticos modificados no quinto membro do anel (tipo carbapenem)	imi*penem*
perfl(u)-	derivados per-fluoroquímicos utilizados como substitutos e/ou diagnósticos sanguíneos	*perflu*bron
		*perflu*nafeno
		*perfl*isopent
-peridol	antipsicóticos (tipo haloperidol)	halo*peridol*
-perona	derivados de 4'-fluoro-4-piperidinobutirofenona; agentes ansiolíticos;	duo*perona*
-pirox	derivados antimicóticos de piridona	ciclo*pirox*
-plact	derivados e análogos do fator de plaqueta 4	iro*plact*
-planina	antibacterianos (cepas *Actinoplanes*)	mide*planina*
-platina	antineoplásicos (derivados de platina)	cis*platina*
-plon	ansiolíticos não-benzodiazepínicos, sedativos, hipnóticos	ocina*plon*
-poetina	eritropoetinas	e*poetina* alfa
-porfina	derivados de benzoporfirina	verte*porfina*
-pramina	antidepressivos tipo imipramina	lofe*pramina*
-prazol	antiúlcera (derivados de benzimidazol)	ome*prazol*
		dissu*prazol*
pred-, -pred- ou -pred	derivados de prednisona e prednisolona	*pred*nicarbato
		*pred*cloprednol
		oxiso*pred*
-pressina	vasoconstritores (derivados de vasopressina)	desmo*pressina*
-pride	antipsicóticos	remoxi*prida*
		zaco*prida*
-pril	agentes anti-hipertensivos (tipo captopril)	pento*pril*
		quino*pril*
		fosino*pril*
		enala*pril*
-prilat	agentes anti-hipertensivos, pró-droga dos inibidores da ECA (análogos diácido da entidade -pril)	enala*prilat*
		espira*prilat*
-prim	substâncias antibacterianas do grupo trimetoprim	ormeto*prim*
-profeno	antiinflamatórios/substâncias analgésicas (tipo ibuprofeno)	su*profeno*
-prost- ou -prost	derivados da prostaglandina	rio*prost*il
		dino*prost*
-quesida	seqüestrantes de colesterol (glicosídios)	pama*quesida*
-racetam	substâncias nootrópicas (tipo piracetam)	pi*racetam*
-relina	pré-hormônios ou peptídios estimulantes da liberação de hormônio	nafa*relina*
-relix	peptídios inibidores da liberação de hormônio	det*irelix*
-renona	antagonistas da aldosterona (tipo espironolactona)	can*renona*
-retina-	derivados do retinol	et*retina*to
-ribina	derivados do ribofuranil (tipo pirazofurina)	loxo*rribina*
rifa-	antibióticos (derivados de rifamicina)	*rifa*pentina
		*rifa*mpina
-rinona	agentes cardiotônicos (tipo anrinona)	mil*rinona*
-rozol	inibidores da aromatase (derivados de imidazol/triazol)	fad*rozol*
-rubicina	antibióticos antineoplásicos (tipo daunorrubicina)	eso*rrubicina*
		ida*rrubicina*
-sal-, -sal ou sal-	derivados do ácido salicílico	me*sal*amina
		diflunisal
-sartan	antagonistas do receptor de angiotensina II	lo*sartan*
-semida	diuréticos (grupo furosemida)	azo*semida*
-serpina	derivados dos alcalóides de *Rauwolfia*	re*serpina*

Apêndice B — Radicais Utilizados pelo USAN Council (cont.)

EXEMPLOS DE RADICAL	DEFINIÇÃO	
-setron	antagonistas de serotonina (5-HT3)	ondan*setron*
		grani*setron*
-sidomina	antianginosos (derivados de sidnona)	pir*sidomina*
som-	derivados do hormônio do crescimento	*som*atrem
		*som*atropina
som-, -bove	derivados de somatotropina bovina	sometri*bove*
som-, -por	derivados de somatotropina suína	sometri*por*
-spirona	ansiolíticos (tipo buspirona)	zalo*spirona*
		tio*spirona*
-sporina	imunossupressivos (tipo ciclosporina)	gecle*sporina*
-stat ou -stat-	inibidores de enzima	
-mastat	antineoplásicos (inibidores de matriz metaloproteinase)	bati*mastat*
-restat- ou -restat	inibidores aldose redutase	ponal*restat*
-vastatina	anti-hiperlipidêmicos (inibidores da HMG-CoA)	ator*vastatina*
-ster-	esteróides (androgênios, anabólicos)	te*ster*osterona
-sterida	inibidores da testosterona redutase	epri*sterida*
-stigmina	anticolinesterásicos (tipo fisostigmina)	quilo*stigmina*
-stinel	antagonistas do receptor NMDA (local de reconhecimento da glicina)	lico*stinel*
sulfa-	sulfonamidas antimicrobianas	*sulfa*ssalzina
-sulfan	agentes alquilantes, antineoplásicos (grupo metanossulfonato)	bu*sulfan*
-tant	antagonistas do receptor tachicinina (neuroiinina)	sareduta*nt*
		lanipi*tant*
		dapi*tant*
-tecan	antineoplásicos (derivados de camptotecina)	topo*tecan*
		irino*tecan*
-tepa	antineoplásicos (derivados de tiotepa)	aze*tepa*
-teplase	ativadores de plasminogênio tecidual	al*teplase*
-terol	broncodilatadores (derivados de fenetilamina)	albu*terol*
-tesind	inibidores da timidilato sintetase	me*tesind*
-tiapina	antipsicóticos (derivados de dibenzotiazepina)	que*tiapina*
-tiazem	bloqueadores dos canais de cálcio (derivados de diltiazem)	clen*tiazem*
-tiazida	diuréticos (derivados de tiazida)	cloro*tiazida*
-tibant	antiasmáticos (antagonistas da bradicinina)	ica*tibant*
-tida	peptídios	octreo*tida*
-tidina	antagonistas do receptor H_2 (tipo cimetidina)	lupi*tidina*
		done*tidina*
-tocina	derivados de oxitocina	oxi*tocina*
-toína	antiepilépticos (derivados de hidantoína)	albu*toína*
-trexato	análogos do ácido fólico utilizados como antimetabólicos	meto*trexato*
-trexed	inibidores de timidilato sintetase antineoplásicos	peme*trexed*
		nola*trexed*
		rali*trexed*
-tricina	antibióticos (derivados de polieno)	mepar*tricina*
-triptano	antidepressivos (derivados de dibenzo [*a,d*])	nara*triptano*
-triptilina	antidepressivos (derivados de dibenzo [*a,d*] ciclo-heptano)	ami*triptilina*
-troban	antitrombóticos (antagonistas do receptor tromboxano A_2)	dal*troban*
-trodast	antagonistas do receptor tromboxano A_2	sera*trodast*
-trolina	antipsicóticos (antagonistas da dopamina D_2)	carvo*trolina*
trop- ou -trop-	derivados de atropina	benz*trop*ina
-udina	antineoplásicos, antivirais (grupo zidovudina)	estav*udina*
		edox*udina*
-uplase	ativadores de plasminogênio tipo uroquinase	sar*uplase*
-uracil	derivados do uracil utilizados como antagonistas da tireóide e como antineoplásicos	fluoro*uracil*
-uridina	derivados de uridina utilizados como agentes antivirais e como antineoplásicos	idox*uridina*
-verina	agentes espasniolíticos com ação semelhante à da papaverina	mebe*verina*
vin- ou -vin-	alcalóides *vinca*	*vin*epidina
		apo*vin*camina
-vir-, -vir ou vir-	substâncias antivirais (grupo indefinido)	gancilo*vir*
-amivir	inibidores da neuraminidase	zan*amivir*
-navir	inibidores da HIV protease	indi*navir*
		saqui*navir*
-virsen	anti-senso	afo*virsen*
-vudina	antineoplásicos/antivirais (tipo zidovudina)	esta*vudina*
-xanox	drogas antialérgicas para o trato respiratório do grupo do ácido xanóxico	ti*xanox*
-zolamida	inibidores da anidrase carbônica	brin*zolamida*
		dor*zolamida*
-zolast	antiasmáticos benzoxazol	onta*zolast*

Esta lista representa os radicais comuns para os quais foram estabelecidos parâmetros químicos e/ou farmacológicos. Esses radicais e suas definições foram aprovados pelo USAN Council e são recomendados para uso na criação de novos nomes genéricos que pertencem a uma série estabelecida de agentes afins. A lista não é completa porque não inclui todos os radicais utilizados pelo USAN Council e por outros grupos nacionais ou internacionais de nomenclatura. Faz parte do processo de nomenclatura que novos radicais potenciais estejam sendo criados constantemente e que definições de radicais mais antigos possam necessitar de modificações à medida que surgem novas informações.

CAPÍTULO **28**

Relação Estrutura-Atividade e Projeto da Droga

Duane D Miller, PhD
Van Vleet Professor
Department of Pharmaceutical Sciences
College of Pharmacy
The University of Tennessee
Memphis, TN 38163

Durante séculos os seres humanos observaram não apenas que as substâncias naturais poderiam ser usadas por seu valor nutricional e para tratamento de doenças mas que poderiam também causar efeitos tóxicos ou letais. O imperador chinês Sheng Nang, em 2735 antes da era cristã, compilou um livro de ervas e utilizou *Chang Shan* no tratamento da malária. Embora a maioria das drogas usadas da antigüidade até o século 19 tivessem fontes naturais, no século passado uma nova era foi iniciada pelo tratamento de doenças com drogas sintéticas. Além disso, a modificação de produtos naturais através de vários processos sintéticos tem fornecido drogas semi-sintéticas úteis.

O campo da química medicinal desenvolveu-se da ênfase na síntese, no isolamento e na caracterização das drogas para maior informação da bioquímica dos estados mórbidos e o projeto de drogas para a prevenção de doenças. Um aspecto importante da química médica tem sido estabelecer uma relação entre estrutura química e atividade biológica. Um estudo crescente nos últimos anos tem sido correlacionar a estrutura química com reatividade química ou propriedades físicas, e essas correlações podem, por sua vez, ser relacionadas com suas ações terapêuticas.

Embora tenha havido grande parcela de sucesso no entendimento da relação entre estrutura química e atividade biológica em várias áreas, especialmente para drogas antibacterianas, ainda existem muitas doenças humanas que requerem novas e melhores drogas. Câncer, infecções virais, doenças cardiovasculares e doença mental precisam de novos agentes e de alternativas de tratamento e prevenção. À medida que mais informações são adquiridas sobre os fatores causais das diferentes doenças, a tendência será passar da abordagem empírica para o projeto racional de novas drogas. Princípios gerais de projeto de droga foram e estão sendo continuamente desenvolvidos na química médica.

No desenvolvimento de drogas com atividades específicas, várias abordagens são utilizadas. Os efeitos de produtos naturais ou de drogas sintéticas são determinados por vários sistemas biológicos (ou triagens) levando a atividades biológicas específicas. Uma vez conhecido o efeito da droga, o químico médico e o farmacologista trabalham juntos para aperfeiçoar a atividade de uma molécula ativa conhecida ou "molécula guia". Esse processo habitualmente passa por um ciclo de síntese — teste biológico — síntese — teste biológico, até que seja obtida uma droga com a atividade desejada. Hoje, a estrutura dos receptores e a função de enzimas, que podem estar envolvidas na patogenia das doenças, são mais bem entendidas. Essas moléculas, por sua vez, são usadas como alvos para o projeto de drogas que agem como agonistas ou antagonistas de receptores ou inibidores das enzimas. Logo, essa informação acrescenta uma nova fase ao ciclo que agora é projeto da droga — síntese — atividade biológica — projeto de droga, e assim por diante.

ABORDAGEM POR ANÁLOGOS

A abordagem mais freqüente para se obter drogas para tratar uma doença específica é sintetizar análogos das drogas que são sabidamente efetivas no tratamento da doença. O *farmacóforo* é um segmento químico de uma molécula que é responsável pela atividade biológica. Habitualmente, descobre-se que um tipo específico de atividade biológica de uma molécula depende de mais de um grupamento funcional. Conseqüentemente, a adição de um único grupamento funcional a uma substância orgânica inerte geralmente não confere à molécula uma atividade biológica específica, porque habitualmente é necessário mais de um grupamento funcional para atividade potente.

A atividade da droga depende do tamanho, da forma e do grau de ionização de sua molécula. Esses parâmetros são estudados fazendo-se análogos ou modificações moleculares em uma molécula inicial. Nessas circunstâncias, quando uma molécula tem uma ação biológica conhecida, essa substância serve como um protótipo ou "molécula guia" para a síntese de análogos para outro teste biológico. No passado, esse processo produziu um número maior de análogos ativos que moléculas preparadas e testadas por um processo randomizado. Além disso, estudos de relação entre estrutura e atividade freqüentemente são usados para determinar o farmacóforo e também para obter drogas com potência aumentada, maior seletividade, maior ou menor duração de ação, baixa toxicidade e estabilidade aumentada.

Finalmente, a economia pode ser uma razão principal para a busca de análogos, se um produto natural é muito difícil de ser obtido ou se uma molécula sintética é muito cara para ser preparada nas quantidades necessárias para o processo de fabricação.

Homólogos

Série homóloga refere-se a uma série de análogos que difere em estrutura por um simples incremento na fórmula molecular. Esses análogos podem ser produzidos por alteração química seqüencial que inclui aumentar ou diminuir o tamanho de uma cadeia de carbono. Uma série de homólogos é usada para prover subsídios para o entendimento da relação da atividade biológica e alterações químicas que envolvem apenas grupamentos metilenos. Esse tipo de determinação tem fornecido informações valiosas sobre a importância do coeficiente de partição e atividade biológica. Freqüentemente, as pequenas cadeias alquílicas têm baixa atividade; à medida que o tamanho da cadeia aumenta, a atividade biológica aumenta para um ponto ótimo; e quanto mais grupamentos metilênicos são adicionados, mais a atividade diminui. Um exemplo interessante desse fenômeno é a atividade de *n*-alquilresorcinóis nos quais a atividade biológica é ótima, quando medida por coeficientes de fenol contra *B. typhosus,* no hexilresorcinol (**1**)

hexilresorcinol (n = 5)
1

com seis átomos de carbono ($n = 5$) na cadeia lateral. Se a cadeia alquílica é aumentada ou diminuída, uma diminuição de atividade é observada em relação ao hexilresorcinol.

Há algumas vezes em que alterar o número de grupamentos metilênicos pode levar a uma alteração no tipo de atividade biológica mais importante que na sua intensidade. Por exemplo, é sabido que análogos de alquiltrimetilamônio (**2**)

alquiltrimetilamônio
2

possuem diferentes tipos de atividades dependendo do tamanho do grupamento alquílico.

Se o grupamento alquílico tem até 6 carbonos ($n = 5$), como em 2, os compostos são agonistas muscarínicos. Logo, esses compostos têm atividade similar à acetilcolina (**3**)

cloreto de acetilcolina
3

nos receptores muscarínicos. Com sete carbonos ($n = 6$) a oito carbonos ($n = 7$), esses compostos são agonistas parciais; quando o tamanho é maior que nove carbonos ($n = 8$), esses compostos são antagonistas muscarínicos.

Fragmentação Molecular

A síntese e a evolução biológica de fragmentos moleculares de um "composto *guia*" freqüentemente são usadas em estudos de estrutura-atividade. Esse processo também pode ser chamado de *simplificação molecular, dissociação* ou *disjunção molecular*. Freqüentemente, esse processo é usado quando a estrutura de um produto natural é elucidada e a molécula tem, possivelmente, uma ação biológica nova importante. Quando o produto natural pode ser muito difícil ou caro de ser obtido para ser usado como droga, o processo de tentativa e erro é usado para determinar que porção da molécula é necessária para a atividade biológica desejada. Várias ilustrações de abordagem por fragmentação molecular serão dadas nas quais o ponto inicial é um produto natural.

A cocaína (**4**),

cocaína
4

um alcalóide obtido de *Erythroxylon coca*, tem servido como molécula protótipo para o desenvolvimento de vários anestésicos locais. O grupamento carbometoxi da cocaína não é necessário para ação anestésica local, como pode ser visto com tropococaína, na qual falta esse grupamento (**5**).

tropococaína
5

A síntese de β-eucaína (**6**)

β-eucaína
6

e teste biológico subseqüente mostraram que um sistema de anel tropânico também não era pré-requisito para atividade anestésica local.

A síntese de procaína (**7**)

procaína
7

mostrou que a parte crítica da molécula necessária para atividade era o segmento amínico hidrofílico ligado a uma cadeia intermediária que por sua vez estava ligada a uma função éster lipofílica. Muitos análogos de procaína possuem atividade anestésica local potente. A parte amina da procaína pode ser removida para produzir benzocaína (**8**),

benzocaína
7

uma substância conhecida por possuir atividade anestésica local. No entanto, o mecanismo de ação da benzocaína na produção de anestesia local é diferente do da procaína. Logo, deve-se ter cautela ao se relacionarem alterações químicas à atividade, particularmente porque a droga pode reter atividade, mas o mecanismo pelo qual a atividade é produzida pode ser outro.

A vitamina K_1 (**9**)

vitamina K_1
9

é um produto natural (fitonadiona) composto de uma naftoquinona ligada a um grupamento 2-metil e a uma cadeia lateral do grupamento fitila na porção 3. É sabido que a vitamina K é útil na prevenção de hemorragia, e esforços têm sido feitos para desenvolver drogas que fossem menos complexas, mas mantivessem a atividade da vitamina K. A menadiona (**10**)

menadiona
10

é similar à vitamina K e pode ser preparada pela oxidação de 1-metilnaftaleno com ácido crômico. Esse é um análogo da vitamina K que não tem a cadeia lateral fitílica na posição 3. Um produto da adição de bissulfato, bissulfato sódico de menadiona (**11**),

bissulfeto sódico de menadiona
11

está disponível como um anticoagulante hidrossolúvel. Sabe-se que a substância se decompõe em condições apropriadas para liberar menadiona, a quinona livre (**10**).

Outra área na qual a fragmentação molecular levou ao desenvolvimento de várias drogas úteis é a de analgésicos relacionados à morfina. A estrutura da morfina foi determinada em 1925; subseqüentemente, muitos análogos foram preparados e examinados para atividade analgésica. Na maioria das vezes, novos análogos foram preparados com o objetivo de possivelmente separar os efeitos analgésicos dos efeitos indesejáveis de sensibilidade a dependência, náusea, constipação e depressão respiratória.

Pode ser visto que, através da fragmentação molecular, pode-se reduzir o número de sistemas de anéis do pentacíclico morfina (**12**)

morfina
12

para o tetracíclico levorfenol (**13**),

levorfanol
13

e um tricíclico pentazocina (**14**),

pentazocina
14

um bicíclico meperidina (**15**),

meperidina
15

metadona e para (**16**)

metadona
16

o qual tem apenas o anel A remanescente da morfina, mas ainda retém potente ação analgésica. Certamente, a amina e o anel aromático têm papéis importantes na atividade analgésica. Os átomos de carbono intermediários entre a amina e o anel fenílico não precisam ter uma configuração específica para a molécula possuir atividade analgésica.

Adição de Grupamentos Funcionais

Outra abordagem freqüentemente usada nas relações estrutura-atividade é adicionar grupamentos funcionais a uma molécula com atividade biológica conhecida. Essa abordagem foi usada por Bently e Hardy[1] para ver se uma molécula mais complexa que a morfina poderia ser sintetizada e interagiria com o receptor analgésico mas, por causa de uma estrutura complexa, não interagiria com os receptores que produzem efeitos colaterais. Um dos análogos, etorfina (**17**),

etorfina
17

é 1.000 vezes mais potente que a morfina e é usada basicamente em medicina veterinária para imobilizar grandes animais. O fato de maior importância é que etorfina e agentes relacionados têm potência aumentada, sugerindo que a etorfina pode ligar-se a um sítio adicional que aumenta drasticamente a atividade analgésica da morfina.

Sabe-se também que a substância do grupamento *N*-metílico pelo grupamento maior *N*-fenetílico para produzir *N*-fenetilnormofina (**18**)

N-fenetilnormorfina
18

gera um composto seis vezes mais potente que a morfina. Uma observação importante é que não apenas uma alteração quantitativa pode ser feita modificando-se o grupamento *N*-metil da morfina, mas também uma alteração qualitativa na atividade é observada se é alterada para grupamento *N*-alil como mostrado em **19**,

nalorfina
19

para produzir *N*-alilnormorfina (nalorfina), um antagonista da morfina. Esse achado estimulou muito estudo sobre as relações estrutura-atividade com os *N*-substituintes para encontrar agonistas potentes, antagonistas e agonistas-antagonistas mistos dos receptores opióides.

Em outras categorias de drogas, foi demonstrado que a tolazolina (**20**)

tolazolina
20

é um antagonista de receptores α-adrenérgicos, enquanto a adição de outro anel fenil produz nafazolina (**21**),

nafazolina
21

o qual é um agonista α-adrenérgico. Essa é uma transformação bastante rara de um antagonista em agonista pela adição de um grupamento funcional.

Substituições Isostéricas

O conceito de *isosterismo* e *bioisosterismo* tem sido usado há vários anos na busca de novas drogas. Essa tem sido uma abordagem extremamente importante no projeto de antimetabólitos. Em 1919, Langmuir[2,3] definiu pela primeira vez *isósteros* como as moléculas ou grupamento de átomos que têm o mesmo número e tipos de elétrons. Por exemplo, N_2 e CO ou N_3^- e NCO^- são exemplos de isósteros. Essas substâncias têm propriedades físicas similares. Mais tarde, Friedman[4] introduziu o conceito de *bioisósteros*, compostos que se ajustam às definições mais abrangentes de isósteros e têm um tipo de atividade biológica similar. Esse conceito incluiu drogas com atividade agonista ou antagonista. Quando uma substância é encontrada e possui atividade terapêutica promissora, os químicos médicos vão tentar preparar compostos estritamente relacionados, com propriedades aperfeiçoadas, como maior potência ou menos efeitos colaterais. No passado, muita intuição foi usada pelos químicos médicos ao selecionar substitutos bioisostéricos. Os substitutos isostéricos padrões são divididos em cinco classes, como ilustra o Quadro 28.1.

Uma variedade de substitutos bioisostéricos não-clássicos também é conhecida e inclui exemplos parecidos como H e F, —CO_2H e —SO_3H e —CO— e —SO_2—.

Alguns desses exemplos de substituição isotérica que fornece drogas úteis são uma substituição do hidrogênio pelo flúor na uracila (**22**)

uracil **22** | 5-fluoruracila **23** | hipoxantina **24**

para dar 5-fluoruracila (**23**), uma droga anticâncer muito útil; e a troca do OH na hipoxantina (**24**) para dar 6-mercaptopurina (**25**),

6-mercaptopurina **25** | clorpromazina **26**

um potente antimetabólito antitumoral. A substituição de oxigênio por enxofre na clorpromazina (**26**) para dar o isóstero do oxigênio (**27**)

Quadro 28.1 Substituições Isostéricas

CLASSE 1 (MONOVALENTE)	2 (DIVALENTE)	3 (TRIVALENTE)	4 (TETRAVALENTE)	5 (ANÉIS)
F, Cl, Br, I	—O—	—N=	=C=	—CH=CH—
OH, SH	—S—	—P=	=Si=	—S—
NH_2, PH_2	—Se—	—As=	$=N^+=$	—O—
CH_3	—Tc—	—Sb=	=P=	—NH—
		—CH=	=As=	
			$=Sb^+=$	

isóstero oxigenado de clorpromazina
27

produziu um composto com 1/10 da atividade tranqüilizante da molécula inicial.

A substituição da função éster da procaína (**7**), um anestésico local, com uma função amido produziu procainamida (**28**),

procainamida
28

a qual tem papel importante no tratamento de arritmias cardíacas. Uma diferença importante entre as duas drogas é que a função amido, que permite uma atividade biológica similar, é mais estável fisicamente, pode ser dada via oral, e não é afetada pelas esterases que catalisam a hidrólise da procaína.

O antibiótico puromicina (**29**),

puromicina
29

que tem atividade antibacteriana, antitumoral e antitripanossômica, inibe a síntese proteica, interferindo com a utilização de RNA de transferência. Puromicina é o análogo isostérico do aminoacil-*t*-RNA (**30**);

término do RNA-*t*-tirosinil
30

após puromicina ser captada, ela bloqueia a síntese de proteína subseqüente.

A substituição isostérica de grupamentos éster nem sempre produz compostos com atividade biológica significativa, como a modificação do éster de acetilcolina (**3**) com uma função amido, resultando no análogo amídico (**31**)

análogo amídico de acetilcolina
31

que não mostra atividade agonista ou antagonista significativa. Uma das mais antigas substituições isostéricas não-clássica que forneceu uma importante classe de agentes antibacterianos foi a substituição do grupamento ácido carboxílico do ácido *p*-aminobenzóico (PABA, **32**)

ácido *p*-aminobenzóico **32** | sulfanilamida **33**

com o grupamento sulfonamida para dar sulfanilamida (**33**).

Uma ilustração final da substituição isostérica no projeto de droga é a substituição do grupamento funcional tiouréia de metiamida (**34**),

X=S, metiamida
34
X=NCN, cimetidina
35

um bloqueador histamínico H_2, pelo grupamento cianoguanidina para produzir a droga cimetidina (**35**). Essa substituição bioisostérica superou o efeito tóxico de granulocitopenia que tinha sido observado com a metiamida, produzindo assim a cimetidina, popular droga antiulcerosa.

Estereoquímica

Uma consideração importante nas interações droga-receptor é a estereoquímica da droga e o posicionamento adequado dos grupamentos funcionais para que eles possam interagir da melhor forma possível com a enzima ou receptor. Quatro tipos de drogas isoméricas vão ser considerados: isômeros posicionais, isômeros geométricos, isômeros ópticos e diastereoisômeros.

Com *isômeros posicionais* ou *constitucionais*, os compostos têm a mesma fórmula empírica, mas os átomos das moléculas estão remanejados numa ordem diferente. Para ilustrar isômeros posicionais, pode-se considerar a relação do pentobarbital (**36**)

pentobarbital
36

amobarbital
37

e do amobarbital (**37**), ambos pertencentes à família dos barbituratos. Esses isômeros posicionais diferem apenas na disposição da cadeia lateral de 5 carbonos presa ao sistema de anel do barbiturato. O composto precedente tem uma duração de ação menor, enquanto o último tem uma duração de ação intermediária.

Outro exemplo de isômeros posicionais é *N*-(*terc*-butil)- norepinefrina (**38**)

N-terciária-butil norepinefrina
38

terbutalina
39

e terbutalina (**39**). A posição resorcinol de 39 serviu como um substituto biológico efetivo do grupamento catecol em 38. O análogo resorcinol (39), ao contrário do catecol (38), não é um substrato para catecol-*O*-metiltransferase (COMT), uma enzima metabólica importante; portanto, tem uma duração de ação mais longa. Terbutalina é um estimulante β_2-adrenérgico seletivo, útil para o tratamento da asma brônquica e de condições relacionadas, e pode ser administrado por via oral.

Isômeros geométricos são um outro importante conjunto de moléculas nas quais pode existir uma possível diferença na atividade biológica. O *trans*, ou *E*, isômeros da triprolidina (**40**)

(*trans* ou *E*-isômero)
tripolidina
40

(*cis* ou *Z*-isômero)
triprolidina
41

é 1.000 vezes mais potente que o *cis*, ou *Z* isômero (**41**) como um antagonista histamínico H_1. Outro exemplo de um conjunto de isômeros geométricos são os iodetos do *cis* e *trans*-2-acetoxiciclopropiltrimetil amônio (**42** e **43**),

(*cis*-isômero (*Z*)
cis-2-acetoxiciclopropiltrimetil iodeto de amônio
42

(*trans*-isomero) (*E*)
trans-2-acetoxiciclopropiltrimetil iodeto de amônio
43

respectivamente. O isômero *trans* é muito mais potente como um agonista muscarínico que o isômero *cis* e também é um bom substrato para a enzima acetilcolinesterase.

O termo *configuração absoluta* refere-se à disposição de átomos no espaço de um composto quiral. Em algumas circunstâncias, há uma diferença distinta na atividade biológica de *isômeros ópticos* (enantiômeros). Por exemplo, o isômero *R*(−) da epinefrina (**44**)

isômero *R* (−)
epirefrina
44

isômero *S* (+)
epinefrina
45

epinina
46

é mais potente nos os receptores tanto α- quanto β-adrenérgicos que o isômero *S* (+) (**45**). A ligação de isômeros da epinefrina e da epinina (**46**) (o análogo desóxi da epinefrina) é ilustrada. Os três pontos de ligação do receptor são o sítio de ligação catecol (*A*), o sítio de ligação hidróxi (*B*) e o sítio de ligação aniônica (*C*).

De acordo com a teoria de Easson–Stedman,[5] a ordem relativa de atividade dos isômeros dos receptores adrenérgicos é $R > S\sim$ desóxi. Apenas o isômero *R* pode ligar-se com todos os três sítios, enquanto tanto o isômero *S* quanto o isômero desóxi, que mostram atividade similar, podem ligar-se apenas em dois dos sítios. Consulte o Cap. 13 para uma discussão de isomerismo.

Embora enantiômeros tenham as mesmas propriedades físicas e químicas, exceto pela direção de rotação da luz polarizada, diastereoisômeros têm propriedades físicas diferentes. *Diastereômeros* são compostos com dois ou mais centros quirais. Enquanto 1*R*,2*S* (−)-efedrina (**47**)

1*R*,2*S* (−)-efedrina
47

1*R*,2*R*(−)-ψ-efedrina
48

tem atividade direta nos receptores adrenérgicos tanto α quanto β, a 1*R*,2*R* (−)-ψ-efedrina (**48**) mostra atividade bloqueadora α-adrenérgica. Os dois diastereômeros mostram atividade adrenérgica indireta.

Uma estratégia importante freqüentemente utilizada em projeto de droga é tomar uma molécula com conformação flexível e convertê-la numa molécula de conformação rígida, com o objetivo de encontrar a conformação ótima para a ligação de um receptor da droga. Essa abordagem pode ser usada para introduzir seletividade para receptores, eliminar efeitos colaterais indesejáveis e aprender sobre as relações espaciais dos grupamentos funcionais para receptores.

A dopamina (**49A**)

A D

θ=60° B θ=180° C

dopamina
49

pode existir num número infinito de conformações sobre a ligação carbono-carbono da cadeia lateral. Duas conformações são ilustradas [$\theta = 60°$ *à esquerda* e $\theta = 180°$ conformação *trans* (49B e C)].

A apomorfina (**50**)

apomorfina
50

agonista D_1
51

e a 6,7-diidroxi-2-aminotetralina (ADTN) (**52**)

6,7-diidroxi-2-aminotetralina (ADTN)
52

são dois potentes agonistas D_1 e D_2 da dopamina que existem na conformação *trans*, enquanto o agonista seletivo D_1 SKF 38393 (**51**) não existe em uma conformação similar. Apomorfina, uma molécula com conformação rígida, pode ligar-se aos receptores de dopamina.

Em outras circunstâncias, uma molécula da droga pode precisar de uma conformação flexível para ligar-se adequadamente ao receptor e produzir atividade biológica num modelo de receptor adequado. Logo, flexibilidade conformacional pode, em alguns casos, ser um pré-requisito para atividade agonista da droga.

Ionização

Muitas das substâncias usadas como medicamentos são ácidos fracos ou bases fracas. Portanto, uma questão importante é se a forma carregada ou descarregada da droga se liga ao receptor. Também são importantes o grau de ionização e o efeito que ela pode ter sobre absorção e distribuição. Em geral, a ionização pode ser demonstrada como

$$\text{[Ácidos Fracos]}\quad \underset{\text{(droga não-ionizada)}}{AH} \rightleftharpoons \underset{\text{(droga ionizada)}}{A^- + H^+}$$

$$\text{[Bases Fracas]}\quad \underset{\text{(droga ionizada)}}{BH^+} \rightleftharpoons \underset{\text{(droga não-ionizada)}}{B + H^+}$$

É muito difícil saber qual forma molecular da droga é ativa, se a forma carregada ou descarregada de uma droga está em equilíbrio na solução fisiológica; por exemplo, com dopamina o pKa da amina é ~ 10. Assim, embora a maior parte da droga em solução esteja na forma ionizada (49D), a forma não-ionizada da molécula da droga ainda pode ser a forma ativa.

O sal quaternário da dopamina (**53**)

sal quaternário de dopamina
53

tem sido preparado e apresenta atividade agonista nos receptores D_2, indicando que a forma ionizada da droga é uma espécie molecular ativa. Contudo, é quase impossível determinar se uma amina primária, secundária ou terciária é ativa na forma não-ionizada da droga porque essas aminas estão sempre em equilíbrio em condições fisiológicas.

Tem sido mostrado que o análogo permanentemente carregado dimetilsulfônio (**54**)

análogo dimetilsulfônio
54

sulfeto permanentemente descarregado
55

é ativo como um agonista D_2 da dopamina, enquanto o sulfeto permanentemente descarregado (**55**) é inativo como um agonista D_2 da dopamina.[6] Isso sugere que a forma descarregada do agonista da dopamina tem pouca chance de produzir atividade D_2 da dopamina. Isso também foi verificado usando-se a abordagem na qual tanto agonistas quanto antagonistas carregados são responsáveis por ligar e ativar os receptores D_2 da dopamina. Esse trabalho, juntamente com observações feitas usando agentes que interagem com grupamentos carboxila que bloqueiam receptores dopaminérgicos, indica uma atração iônica entre agonistas dopaminérgicos D_2 e antagonistas D_2, e ilustra que o receptor da dopamina é crítico para ligação com o receptor.

A fim de melhorar a atividade farmacológica da droga e aumentar a estabilidade metabólica, várias substituições de grupamentos ácidos e básicos têm sido tentadas. Uma das substituições bioisostéricas de um grupamento ácido funcional freqüentemente empregada é aquela do grupamento tetrazol, que tem um pK_a ~ 4,9. Foi verificado que o análogo tetrazol (**56**)

análogo tetrazol de ácido nicótico
56

ácido nicótico
57

do ácido nicotínico (**57**) foi mais ativo como um anti-hiperlipidêmico que a molécula inicial, ácido nicotínico.

Disposição da Droga

Deve ser reconhecido que vários fatores podem afetar a interação da droga com o receptor, incluindo distâncias interatômicas, forma, tamanho, configuração absoluta, rigidez, flexibilidade e distribuição da carga. Alguns ou todos esses fatores desempenham uma parte na consideração de um projeto de drogas. Habitualmente, iniciando-se um processo de projeto de droga no nível de receptores ou enzimas, as variáveis como absorção, transporte, metabolismo e excreção são deixadas de lado temporariamente a fim de otimizar afinidade e potência. Sem levar em conta como o químico médico escolhe modificar a estrutura, o processo de desenvolvimento de uma droga é muito complexo, e os fatores adicionais que devem ser considerados para obter uma droga útil serão discutidos a seguir.

ABSORÇÃO — A maioria das drogas é administrada por via oral e passa pelo estômago, intestino delgado e cólon; elas podem ser absorvidas em qualquer local. Durante sua passagem pelo trato gastrointestinal (TGI), as drogas vão experimentar variação do pH iniciando-se em aproximadamente 1,5 no estômago e alcançando valores tão altos quanto pH 8 no cólon. Além disso, as drogas são submetidas a uma variedade de enzimas e agentes complexos, todos eles tendendo a reduzir a concentração efetiva do composto.

Para uma droga ser absorvida (através das membranas lipídicas), ela deve apresentar-se na forma lipossolúvel e não-ionizada. O pK_a da droga e o pH do local de absorção determinam a facilidade de absorção. Drogas ácidas (por exemplo, aspirina) são mais bem absorvidas no estômago, enquanto compostos básicos (por exemplo, efedrina) são absorvidos preferencialmente no intestino delgado. Moléculas permanentemente ionizadas (por exemplo, sais quaternários do amônio) não têm lipossolubilidade e geralmente são pouco absorvidos em qualquer região do trato gastrointestinal.

TRANSPORTE — O sangue é o carreador principal das drogas pelo organismo. Independentemente do método de administração, a droga passa através de várias membranas em seu caminho para o sítio ativo. Solubilidade, grau de ionização e outras propriedades coligativas, todos afetam o processo de transporte. Outros fatores que complicam o processo de transporte incluem formação de complexos ou ligação com proteína. A maioria das drogas atravessa a membrana por mecanismo de difusão simples (transporte passivo); alguns compostos que se assemelham a substratos normais do organismo podem ligar-se a moléculas de transporte e são carregados via processo de transporte ativo no qual drogas podem mover-se contra um gradiente de concentração – isto é, elas podem ser transportadas de um compartimento de baixa concentração para um de mais alta concentração.

METABOLISMO — Assim que a droga entra no organismo, ela se torna suscetível a uma variedade de processos metabólicos que geralmente *desintoxicam* a substância estranha. Além disso, através de oxidação, redução, hidrólise, esterificação ou conjugação, a droga geralmente se torna mais hidrossolúvel, para aumentar sua excreção do organismo. Entretanto, há circunstâncias em que um metabólito da droga realmente pode ser um composto ativo, tendo atividade similar ao composto original. Geralmente, após várias biotransformações, a forma modificada é excretada.

O fígado é o principal local de desintoxicação, mas o processo enzimático também ocorre no estômago, intestino e outras áreas do organismo. As reações metabólicas que ocorrem no fígado são tradicionalmente separadas em duas categorias.

1. A droga passa pelo que pode ser chamado de *alterações de grupamento funcional*, como hidroxilação de anel ou cadeia lateral, redução de nitrogrupo, oxidação de aldeído, desalquilação ou desaminação.
2. A droga passa pelo que é chamado de *conjugação*, na qual o composto metabolizado combina-se com grupamentos solubilizantes como ácido glicurônico ou glicina para formar conjugados excretáveis.

Como as drogas podem passar por uma extensa variedade de alterações químicas no organismo, e suas características são imprevisíveis, o químico médico deve pelo menos estar ciente desses processos metabólicos. Em algum ponto do desenvolvimento de uma nova droga, a estrutura molecular da droga pode ter que ser alterada para modificar o caminho pelo qual ela é metabolizada.

INTERAÇÃO COM SÍTIOS ATIVOS — Ehrlich[7] foi o primeiro a introduzir o conceito de que a droga deve primeiro combinar-se com um *receptor* (sítio ativo) para produzir um efeito. Um receptor é considerado uma substância celular na qual a droga age para produzir seus efeitos. Um receptor pode ser composto de proteínas, RNA ou DNA. Proteínas são um conjunto importante de receptores, e a ação da droga pode ser uma conseqüência da influência da droga sobre uma enzima. Freqüentemente, as drogas usadas no câncer e em doenças virais interagem com DNA.

Um *sistema enzimático* é composto de uma *coenzima*, geralmente não-proteica na natureza; uma *apoenzima* (a porção proteica), que também pode influir num grupamento prostético não-proteico; e *co-fatores*, freqüentemente íons metálicos não-orgânicos e o substrato sobre o qual a enzima age. O *sítio ativo* na enzima pode consistir em um sítio aniônico, catiônico, ácido, básico e/ou neutro. Além disso, a forma física do sítio é tal que o contorno da molécula que interage com o receptor deve ter uma forma própria para assegurar o *encaixe* no receptor.

LIGAÇÃO E ARMAZENAMENTO — Sabe-se que outras substâncias, incluindo mucinas e proteínas, ligam drogas. Se a força de ligação é forte, a droga pode-se combinar rapidamente com as macromoléculas, e então ser removida do sistema de transporte, metabolizada e excretada. Ao lado de combinação com macromoléculas, também pode ocorrer armazenamento dividindo-se nos lipídios do organismo ou sendo queladas pelo tecido ósseo. Em qualquer caso, a localização e o grau de armazenamento são fatores que influenciam a potência, a toxicidade e a duração de ação da droga. Por exemplo, pensa-se que a ação curta dos barbituratos está relacionada à sua ligação muito rápida pelos tecidos do organismo, e assim a espécie ativa é removida rapidamente do sistema de transporte e sua ação cessa. Entretanto, a suramina sódica tem uma meia-vida biológica extremamente longa, com concentrações evidentes meses após a interrupção do uso da droga.

EXCREÇÃO — O processo de excreção é estritamente relacionado com o metabolismo e resulta na remoção da droga do organismo. Eliminação pode ocorrer pelo rim, fígado, pele, pulmões ou trato gastrointestinal. A via de excreção utilizada é, em grande parte, determinada pela droga; os compostos voláteis (éter, álcool) são excretados pelos pulmões, substâncias pouco absorvidas ou insolúveis pelo trato GI com as fezes, e muito poucas pela pele. A principal via de eliminação é pelo rim. Os aspectos bioquímicos relacionados com a complexidade do biossistema a que a droga deve sobreviver são complicados e pouco entendidos.

RELAÇÕES QUANTITATIVAS ENTRE ESTRUTURA E ATIVIDADE

Há muito o objetivo de pesquisadores na área de relações quantitativas entre estrutura e atividade (RQEA) tem sido o desenvolvimento de métodos quantitativos para determinar as atividades de uma série de compostos. Uma das primeiras hipóteses que tentaram relacionar atividade a um parâmetro físico-químico foi a teoria de narcose de Meyer-Overton.[8] Em 1901, os dois homens, trabalhando independentemente, observaram que, para anestésicos gerais, a atividade estava relacionada ao coeficiente de partição lipídio/água; o ciclopropano com um valor de 65 foi mais efetivo que o óxido nitroso com um coeficiente de 2,2.

No campo da química teórica, Hammett[9] foi o primeiro a demonstrar que os valores de pK_a de ácidos benzóicos substituídos poderiam ser previstos como uma função dos vários substituintes presos ao anel e de suas capacidades de doar ou receber elétrons do grupamento carboxila. Esses resultados então foram estendidos a outras reações e a outras séries de compostos usando-se as mesmas constantes de substituição derivadas da série de ácido benzóico. Na equação de Hammett,

$$\log k/k_0 = \rho\sigma \qquad (1)$$

onde k é a taxa constante para a reação de um composto aromático substituído, k_0 é a taxa constante para o composto aromático não-substituído, p é a constante da reação e σ é a constante de substituição. Mais tarde, o trabalho levou a constantes de substituintes nas quais o efeito eletrônico é separado em termos indutivos e ressonantes; na equação de Taft, o termo E_S é definido como uma medida de requisitos estéricos de um substituinte.

Em tempos mais recentes, tem havido várias tentativas matemáticas para correlacionar estrutura molecular com atividade da droga. Muitas dessas tentativas foram destinadas ao fracasso porque supersimplificaram grosseiramente o que é conhecido agora como um problema muito complexo, ainda mais que uma *simples* reatividade química. Sucesso moderado tem sido alcançado com limites restritos de tipo de droga, mas uma equação universal ainda tem que encontrar expressão.

Um dos investigadores de maior sucesso nesse campo é Hansch,[10] que derivou uma equação geral baseada nas considerações lineares livres de energia. Inerente nessa equação é a capacidade de incorporar parâmetros que cercam todo o arranjo de requisitos biológicos para a atividade da droga. Entre esses existem termos para transporte biológico, energia de ligação droga/enzima, efeitos de substituição (tanto eletrônico quanto estérico) e densidades eletrônicas de possíveis sítios ativos na molécula da droga.

A forma mais geral da equação de Hansch geralmente é escrita do seguinte modo:

$$\log 1/C = -a(\log P)^2 + b \log P + p\sigma + c \qquad (2)$$

A atividade é expressa como $1/C$, onde C é a concentração da droga necessária para obter uma determinada reação e P é o coeficiente de partição octanol/água, que é uma medida da força hidrofóbica de ligação da droga. Sua magnitude é indicativa da constante, p, a qual é característica de um determinado tipo molecular; e σ é a constante de substituição de Hammett, que é uma medida do efeito eletrônico na taxa de reação.

A equação também é expressa como

$$\log 1/C = -a\pi^2 + b\pi + p\sigma + c \qquad (3)$$

onde $\pi = \log P_x - \log P_H$. P_x é o coeficiente de partição da molécula substituída, e P_H é o coeficiente de partição da molécula original não-substituída. O benefício particular do termo π é a observação por Hansch de que os valores de π são aditivos, e assim muitos coeficientes de partição podem ser calculados sem a necessidade de sintetizar e medir P_x do composto verdadeiro. Um exemplo foi o cálculo dos valores de P_x de uma série de substitutos de ácidos benzenoborônicos. Os valores de π foram obtidos da série conhecida de substitutos do ácido benzóico e, quando somados ao $\log P_H$ para ácido benzenoborônico, deram valores de $\log P_x$ para ácidos borônicos substituídos (**58**).

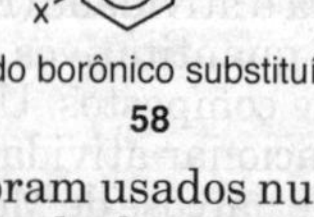

ácido borônico substituído
58

Quando esses valores foram usados numa equação de Hansch para prever a penetração da droga no tecido cerebral, foi obtida uma correlação excelente com valores experimentais.

Um outro aspecto do trabalho de Hansch é o uso da técnica de análise de regressão. Buscando-se correlação estrutura–atividade, freqüentemente não é necessário incluir todos os parâmetros definidos na equação para se obter bons resultados. Na verdade, o que tem sido feito é adequar os dados de várias formas da equação usando-se o método dos mínimos quadrados para determinar qual equação é estatisticamente a melhor. Assim, se boa correlação pode ser obtida incluindo-se apenas valores de π, é provável que o efeito eletrônico do substituinte não seja crítico para a atividade da droga nessa série.

Quando se encontra uma dependência na atividade, ou a falta da mesma, para um dado parâmetro, pode-se então fazer postulados para mecanismos específicos de ação da droga. Expansões ulteriores da equação também permitem considerações sobre mecanismos a serem formuladas. O termo $p\sigma$ (na verdade um termo $\log k$) pode ser expandido para incluir um parâmetro estérico (E_S) ou parâmetros de densidade eletrônica para várias partes da molécula. Assim, se a inclusão de uma constante de substituição estérica levar à melhora da correlação, os requisitos estéricos da interação droga/enzima podem ser mais bem entendidos. Vários exemplos são dados adiante para equações derivadas nas quais excelente correlação com resultados experimentais é encontrada quando um ou mais parâmetros são omitidos.

Para os efeitos antibacterianos sobre bactérias gram-negativas de uma série de diguanidinas, cujas estruturas são mostradas em **59**,

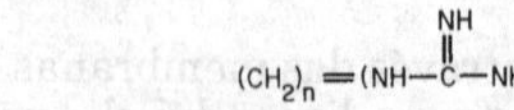

diguanidinas
59

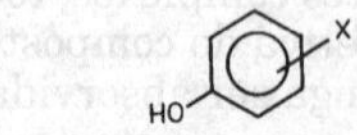

fenóis substituídos
60

a equação

$$\log 1/C = -0{,}081\ \pi^2 + 1{,}483\pi - 1{,}578 \qquad (4)$$

prevê atividade quantitativa de forma bastante precisa. Efeitos dos substituintes são negligenciados aqui porque a modificação molecular envolve apenas uma alteração no número de grupamentos metilênicos.

Para a atividade antibacteriana de fenóis substituídos da estrutura indicada em **60**, a equação

$$\log 1/C = 0{,}684 \log P - 0{,}921\sigma + 0{,}268 \qquad (5)$$

se adapta melhor aos dados.

Seria de se esperar que substituintes que doam elétrons (valores $-\sigma$) tivessem a maior atividade, mas, na série estudada, esses compostos tiveram valores de $\log P$ relativamente baixos, e isso compensa muito do efeito substituinte. Assim, os compostos mais ativos são aqueles que têm o melhor equilíbrio entre coeficiente de partição e efeito eletrônico.

Para uma série de ésteres fosfonados conhecidos como inibidores da colinesterase (**61**),

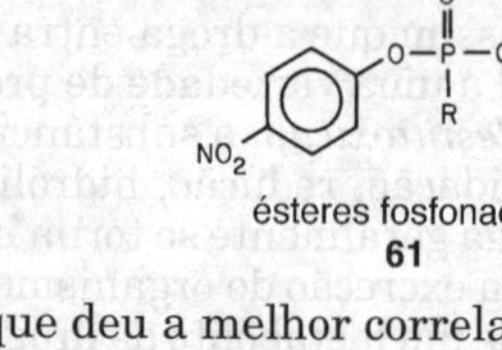

ésteres fosfonados
61

a equação que deu a melhor correlação foi

$$\log K = -0{,}152\pi - 1{,}68\sigma + 4{,}053\ E_s + 7{,}212 \qquad (6)$$

onde K é a constante de inibição, σ é a constante do substituinte para sistemas alifáticos e E_S é a constante estérica de Taft. Aqui está uma série na qual o efeito estérico dos substituintes tem um papel importante. Os grupamentos de maior volume causam uma diminuição na inibição de colinesterase.

Essas são apenas algumas das muitas correlações estrutura–atividade que Hansch foi capaz de formular. Um estudo das equações que melhor se ajustam também pode dar uma indicação de como modificar uma estrutura para afetar a atividade biológica. Num estudo de derivados da tiroxina, foi previsto (e confirmado) que a substituição do iodo por um grupamento *t*-butil deve levar a uma molécula mais ativa. Até agora, a equação de Hansch é uma das tentativas mais ambiciosas de explicar atividade da droga em termos de variações estruturais.

Para obter uma boa correlação estatística adequando dados para uma equação que deve levar à previsão do composto mais ativo numa série, quanto mais compostos são preparados, melhores os resultados. Pelo menos cinco compostos devem ser preparados para cada variável no lado direito da equação; e quanto maior o número de compostos sintetizados, mais chance de um composto ótimo ser encontrado.

Topliss[11] inventou um esquema operacional (**62**)

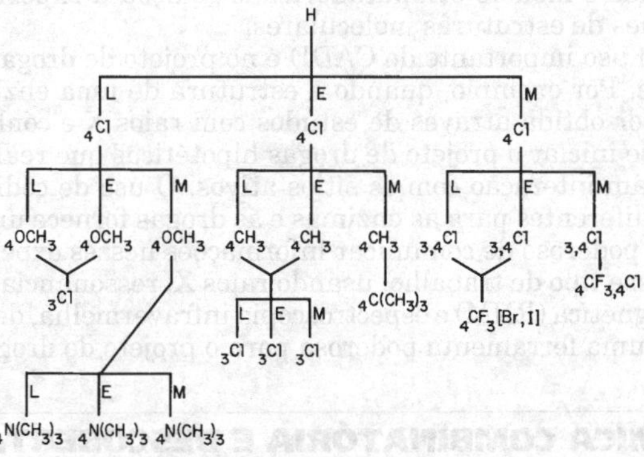

abordagem pela árvore de decisão de Topliss
62

que mostra os passos iniciais na árvore de decisão (abordagem) para a otimização de compostos usando constantes de substituição π e valores σ usados no método de Hansch. Contudo, essa abordagem evita as exigências matemáticas e estatísticas da equação de Hansch. Para uma substituição aromática ótima, um análogo *p*-cloro é preparado; se esse é mais (*M*) ativo que o original, um composto original não-substituído do (*H*), π positivo e valor σ é considerado importante, e o próximo tipo de substituição seria um análogo 3,4-dicloro. Se o análogo *p*-cloro é menos ativo (*L*), um substituinte 4-metóxi seria o próximo composto a ser preparado e testado; se igualmente ativo (*E*), um substituinte 4-metil deveria ser tentado. Usando-se essa abordagem de grade-seleção, o composto ótimo normalmente pode ser encontrado com um número menor de compostos sintetizados do que com a abordagem de Hansch. Um tipo similar de esquema foi inventado por Topliss para substituições de cadeias laterais.

PROJETO DE DROGA BASEADO NO MECANISMO

Teorias de projeto de droga foram desenvolvidas a partir do conceito das interações droga-receptor. Sabe-se que num biossistema viável vários substratos são metabolizados através da intervenção de sistemas de enzimas. Acredita-se que uma grande proporção de drogas age alterando a capacidade do substrato de interagir com a enzima ou receptor. Sem tentar sermos completos, discutiremos ampliações do conceito droga-receptor que têm alguma verificação experimental.

A teoria do *antagonista metabólito*, ou *antimetabólitos*, ganhou crédito. Um antimetabólito pode, através de similaridade estrutural ou funcional com grupamento, competir com um metabólito bloqueando um local em uma enzima na qual o metabólito usualmente age. Esse último mecanismo, *inibição enzimática*, provavelmente tem sido mais estudado que qualquer outro mecanismo. Na sua versão mais recente, a teoria postula que existem locais de conformação particular na superfície da enzima. As afinidades espacial e química são tais que somente a molécula que tem uma forma que é a imagem especular da superfície da enzima e tem os grupamentos químicos corretos pode interagir com a enzima.

O exemplo clássico de antagonismo do metabólito por droga é da sulfanilamida (**33**) e seus derivados. Num trabalho desenvolvido por Woods,[12] a sulfanilamida mostrou ser antagonista ao ácido *p*-aminobenzóico (PABA), um precursor biológico do ácido diidrofólico. Um aspecto fascinante desses estudos foi a demonstração de que o PABA reverteria o efeito da sulfanilamida em uma cultura bacteriana, um exemplo de antagonismo do metabólito reversível. Como os dois compostos são isostéricos, é fácil perceber por que eles são antagônicos de forma recíproca.

O metabólito e seu antagonista podem fixar-se na área crítica da superfície da enzima diidrofolato de síntese. Se o primeiro ocorre, o PABA inicia sua transformação em ácido diidrofólico, mas se o último acontece, o processo metabólico cessa, e, no caso da bactéria, a multiplicação é inibida. O grau de inibição depende das concentrações relativas do substrato e do inibidor. Toxicidade seletiva é mostrada para as bactérias pois os mamíferos não precisam sintetizar ácido diidrofólico, porque o obtém em suas dietas.

Outra forma de ação da droga envolve a desativação da enzima sem competição verdadeira. Aqui, a droga pode reagir com a enzima ou até mesmo com o complexo enzima-substrato e, de alguma maneira, impedir o metabolismo do substrato. As mostardas nitrogenadas, e outros agentes alquilantes utilizados para a quimioterapia contra o câncer, atuam dessa forma. Essas drogas são inibidores relativamente não-específicos que agem formando ligações irreversíveis com moléculas de enzima e ácido nucleico. Agindo assim, elas podem não necessariamente bloquear um determinado local mas sim muitos locais ativos; desse modo, elas inativam enzimas que reagem com radicais básicos de DNA para formar ligações cruzadas. Mostardas nitrogenadas podem impedir duplicação e assim impedir a divisão celular.

Um dos avanços recentes no tratamento da hipertensão veio através do melhor conhecimento do mecanismo da angiotensão. O sistema renina-angiotensina (SRA) (**63**),

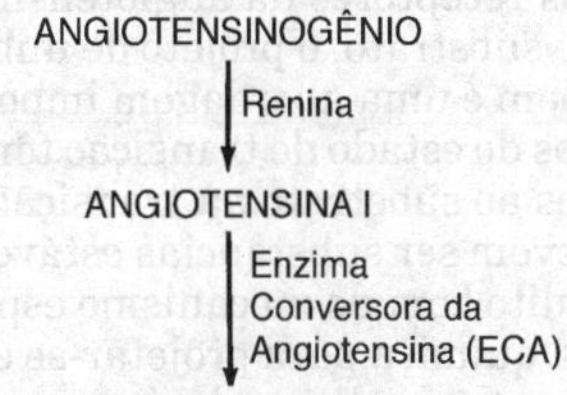

ANGIOTENSINOGÊNIO → Renina → ANGIOTENSINA I → Enzima Conversora da Angiotensina (ECA) → ANGIOTENSINA II → ALDOSTERONA → Vasoconstrição, Retenção de Na^+

sistema renina-angiotensina
63

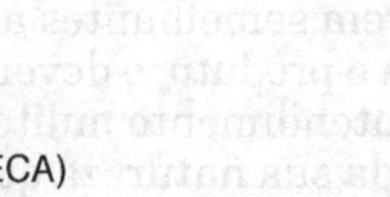

captopril
64

tem um papel-chave na manutenção do volume de sódio e de líquido, resultando na regulação da pressão sangüínea. O sistema é composto de duas enzimas importantes: renina e enzima conversora da angiotensina (ECA). A renina converte angiotensinogênio no decapeptídio angiotensina I; a ECA age

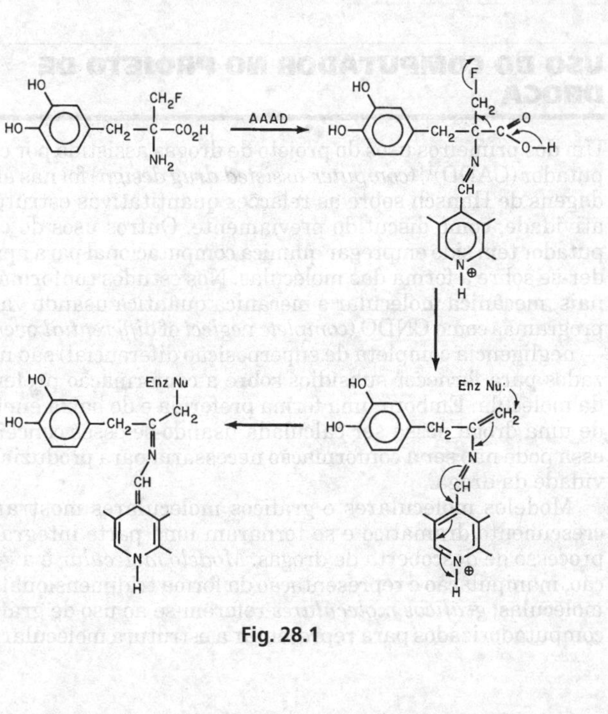

Fig. 28.1

sobre a angiotensina I para dar o octapeptídio angiotensina II, que é responsável pelos efeitos periféricos que provocam elevação da pressão sangüínea.

Embora a ECA tenha sido identificada em meados da década de 1950, só em 1977 Cushman e Ondetti[13] relataram uma nova droga, o captopril (**64**), que poderia inibir competitivamente a ECA. Isso forneceu um grande avanço no tratamento da hipertensão.

Com base nos conceitos adquiridos a respeito dos pontos de ligação do captopril — que o grupamento mercapto se liga a um íon Zn, a carbonila amídica a um sítio de ligação de hidrogênio e o carboxilato a um centro positivo na enzima —, novos inibidores foram sintetizados. Um dos mais bem-sucedidos desses novos análogos é o enalaprilato (**65**),

enalaprilato

65

que tem a vantagem da atividade oral e não tem efeitos centrais. Abordagens modernas na preparação de novas drogas que vão afetar o SRA incluem inibidores da renina e a preparação de antagonistas dos receptores da angiotensina.

Ao lado de análogos de substrato, o projeto de inibidores de estado de transição também é uma abordagem importante no projeto da droga. Análogos do estado de transição têm a intenção de serem semelhantes ao substrato na transição do substrato para o produto, e devem ser substâncias estáveis. É preciso um entendimento muito bom do mecanismo específico da enzima e da sua natureza química para projetar-se esse inibidor. Outra abordagem que tem sido usada é preparar k_{cat} ou inibidores de substrato suicidas. Para projetar esse tipo de inibidor o mecanismo da enzima deve ser conhecido, e é importante gerar um intermediário reativo, que, por sua vez, passará por uma reação irreversível com a enzima.

Enzimas que utilizam fosfato piridoxal têm sido muito usadas com essa abordagem. Um exemplo é monofluorometil diidroxifenilalanina (Fig. 28.1), que inibe a enzima aminoácido aromático descarboxilase (AAAD). A inibição da enzima é mostrada com o co-fator na Fig. 28.1. Existem muitos exemplos de inibidores k_{cat}, mas neste momento as classes de drogas mais usadas terapeuticamente são os derivados de propargilamina, os quais inibem a monoamina oxidase (MAO). Os inibidores formam uma ligação covalente com a porção flavina da MAO.

USO DO COMPUTADOR NO PROJETO DE DROGA

Um dos primeiros usos do projeto de drogas assistido por computador (CADD)[14] (*computer-assisted drug design*) foi nas abordagens de Hansch sobre as relações quantitativas estrutura-atividade, como discutido previamente. Outros usos do computador têm sido empregar química computacional para aprender-se sobre a forma das moléculas. Nos estudos conformacionais, mecânica molecular e mecânica quântica usando vários programas como CNDO (*complete neglect* of *differential overlap* — negligência completa de superposição diferencial) são utilizados para fornecer subsídios sobre a conformação preferida da molécula. Embora uma forma preferida e de baixa energia de uma droga possa ser calculada usando-se esses conceitos, essa pode não ser a conformação necessária para produzir atividade da droga.

Modelos moleculares e gráficos moleculares mostraram crescimento dramático e se tornaram uma parte integral do processo de descoberta de drogas. *Modelo molecular* é a geração, manipulação e representação da forma tridimensional das moléculas; *gráficos moleculares* referem-se ao uso de gráficos computadorizados para representar a estrutura molecular. No passado, químicos sintetizadores usaram modelos moleculares, mas o modelo computadorizado realçou a exposição de detalhes de estruturas moleculares.

Um uso importante do CADD é no projeto de drogas hipotéticas. Por exemplo, quando a estrutura de uma enzima ou receptor obtida através de estudos com raios X é conhecida, pode-se iniciar o projeto de drogas hipotéticas que realmente mostram interação com os sítios ativos. O uso de códigos de cores diferentes para as enzimas e as drogas fornece um meio muito poderoso de comunicar informações nesses experimentos. Esse tipo de trabalho, usando raios X, ressonância nuclear magnética (RNM) e espectroscopia infravermelha, deve fornecer uma ferramenta poderosa para o projeto de drogas.

QUÍMICA COMBINATÓRIA E DESCOBERTA DE DROGAS

Os meios de descoberta de drogas obtiveram uma evolução maior na década de 1990. Essas alterações revolucionárias são evidentes para aqueles envolvidos no processo da descoberta de drogas. A necessidade de meios mais eficientes e efetivos de encontrar novas moléculas de drogas é um dos vários fatores que levam a essa nova abordagem. A química combinatória tem-se mostrado efetiva e eficiente na orientação da geração e na otimização de uma nova molécula de droga. Uma parte importante desse processo é a introdução de novos processos computadorizados e de automação química, juntamente com a incorporação da química combinatória como uma via biológica completamente segura.

Dois processos combinatórios básicos são hoje utilizados.[15]

Síntese Paralela — Esse processo foi inventado nos anos 1980 por H. Mario Geysen. Ele usou inicialmente essa abordagem para encontrar o pequeno segmento de uma proteína que se ligava aos anticorpos. Na síntese paralela, reações são executadas separadamente, porém simultaneamente, usando-se materiais iniciais diferentes e reagentes, com essas reações produzindo um único produto. Assim, usando-se uma arrumação 8 × 12 recipientes de reação e 20 materiais iniciais diferentes, pode-se obter uma biblioteca de 96 compostos diferentes. Avanços na robótica têm permitido total automação da rotina química envolvida. Companhias farmacêuticas estão-se expandindo sobre esse processo e atualmente estão gerando milhares de novos compostos todos os dias.

Síntese Dividida e Misturada — Esse metódo[15] foi usado no final da década de 1980 por Arpad Furka. A síntese paralela produz um único produto por recipiente de reação, porém uma síntese dividida e misturada produz uma mistura de compostos em cada recipiente de reação. Isso reduz o número de recipientes necessários por número de compostos, tornando possível preparar milhões de compostos para uma biblioteca. A síntese dividida e misturada tem várias complicações comparada com a síntese paralela; por exemplo, é difícil acompanhar os compostos num dado recipiente. Além disso, a deconvolução da mistura para identificar o(s) componente(s) ativo(s) também é difícil e demorada.

O ritmo de descoberta de novas drogas tem sido muito acelerado, quase difícil de se acreditar, por essas novas tecnologias químicas. Assim, a química combinatória deve aumentar a pesquisa interdisciplinar, e já deu início a uma era agitada na descoberta de novas drogas.

REFERÊNCIAS

1. Bently KW, Hardy DG. *J Am Chem Soc* 1967.; 89: 3269.
2. Langmuir I. *J Am Chem Soc* 1919; 41: 868.
3. Langmuir I. *J Am Chem Soc* 1919; 41: 1543.
4. Friedman HL. National Academy of Sciences-National Research Council Publ No 206. Washington, DC: USGPO, 1951, p 295.
5. Patil PN, Miller DD, Trendelenberg U. *Pharmacol Rev* 1974; 26: 232.
6. Miller DD, *et al. TIPS* 1988; 9: 282.
7. Ehrlich P: *Lancet* 1913; 2: 445.
8. Doerge RF, ed. *Wilson and Gisvold's Textbook of Organic Medicinal Chemistry and Pharmaceutical Chemistry*, 8th ed. Philadelphia: Lippincott, 1982, p 15.

9. Hammett LP. *Physical Organic Chemistry*. New York: McGraw-Hill, 1940, p 184.
10. Hansch C, Fujita T. *J Am Chem Soc* 1964; 86: 1616.
11. Topliss JG. *J Med Chem* 1972; 15: 1006.
12. Woods DD. *Brit J Exp Pathol* 1940; 21: 74.
13. Cushman DW, Ondetti MA. *TIPS* 1980; 1: 260.
14. Hopfinger AJ. *J Med Chem* 1985; 28: 1133.
15. Plunkett MJ, Ellman JA. *Sci Am* 1997; 276(4): 69.

BIBLIOGRAFIA

Delgado JN, Remers WA, eds. *Wilson and Gisvold's Textbook of Organic Medicinal and Pharmaceutical Chemistry*, 9th ed. Philadelphia: Lippincott, 1991.

Foye WO. *Principles of Medicinal Chemistry*, 3rd ed. Philadelphia: Lea & Febiger, 1988.

Korolkovas A, Burckhalter JH. *Essentials of Medicinal Chemistry*. New York: Wiley Interscience, 1976.

Lien EJ. *SAR Side Effects and Drug Design*. New York: Dekker, 1987.

Martin YC. *Quantitative Drug Design*. New York: Dekker, 1978.

Natoff IL, Redshaw S. *Drugs Future* 1987; 12: 475.

Nogrady T. *Medicinal Chemistry. A Biochemical Approach*, 2nd ed. New York: Oxford University Press, 1988.

Roberts GCK, ed. *Drug Action at the Molecular Level*. Baltimore: University Park Press, 1977.

Roberts SM, Price BJ, eds. *Medicinal Chemistry. The Role of Organic Chemistry in Drug Research*. New York: Academic Press, 1985.

Silverman RB. *The Organic Chemistry of Drug Design and Drug Action*. New York: Academic Press, 1992.

Smith HJ, Williams H, eds. *Introduction to the Principles of Drug Design*. Boston: Wright, PSG, 1983.

Vallotton MB. *TIPS* 1987; 8: 69.

Williams M, Malick JB. *Drug Discovery and Development*. Clifton, NJ: Humana Press, 1987.

Wolff ME, ed. *The Basis of Medicinal Chemistry, Burger's Medicinal Chemistry*, 4th ed. New York: John Wiley. Part 1, 1980; Part 2, 1979; Part 3, 1981.

CAPÍTULO 29

Fundamentos dos Radionuclídeos de Uso Medicinal

William B Hladik III, MS
Associate Professor
College of Pharmacy
University of New Mexico Health Sciences Center
Albuquerque, NM 87131

Jeffrey P Norenberg, Phd
Assistant Professor of Pharmacy Practice
College of Pharmacy
University of New Mexico Health Sciences Center
Albuquerque, NM 87131

Durante muitos anos, os alquimistas procuraram sem sucesso o segredo da *transmutação*. Hoje em dia, esse processo nuclear — de transformar um elemento em outro — é comum, mas o conhecimento acerca dos processos nucleares é de origem recente. Somente em 1896 foi que Becquerel observou o embaçamento de suas placas fotográficas por um sal de urânio. Sua observação suscitou a curiosidade dos Curies referente ao minério de urânio, uranita, do qual isolaram os elementos polônio e rádio. As pesquisas subseqüentes realizadas pelos Curies, por Becquerel, Schmidt, Debierne e outros logo resultaram na descoberta e no isolamento de outros elementos ainda novos a partir de minérios de urânio e tório. Observou-se que esses elementos também embaçavam placas fotográficas.

Era notório que o embaçamento das placas fotográficas era causado por alguma espécie de radiação. Em 1899, Rutherford concluiu que essa radiação era de dois tipos, aos quais chamou *alfa* e *beta*. No ano seguinte, Pierre Curie e Villard observaram um terceiro tipo de radiação, muito penetrante, a que eles chamaram *gama*.

A *teoria da desintegração radioativa* foi proposta por Rutherford e Soddy em 1903. Eles sugeriram que átomos de elementos radioativos emitem espontaneamente partículas alfa e beta, acabando na formação de átomos de um novo elemento. Essas deduções foram impressionantes quando se leva em consideração o estágio do conhecimento atômico naqueles dias.

O *elétron*, mais tarde estabelecido como fisicamente idêntico à partícula beta, tinha sido descoberto por Thomson em 1897. Em 1909, Rutherford e Royds identificaram a partícula alfa como sendo um núcleo do hélio; em 1911, dados acerca da disseminação da partícula alfa ofereceram as evidências necessárias para que Rutherford propusesse a *teoria nuclear* do átomo, ou seja, que a carga positiva de um átomo está concentrada num *núcleo* localizado centralmente em vez de estar dispersa entre os elétrons carregados negativamente.

Dois anos mais tarde, Bohr publicou a sua teoria da estrutura atômica, baseada na teoria nuclear de Rutherford e na teoria quântica de Planck. No mesmo ano (1913), Soddy propôs o nome *isótopo* (do grego, "mesmo lugar"), pois Aston acabara de separar dois isótopos de néon através da difusão fracional confirmando a descoberta de Thomson dessas duas formas de néon em 1912.

Rutherford foi o mais importante cientista nuclear de sua época. Em 1919, foi ele que pela primeira vez observou e identificou a *transmutação* de um elemento em outro. Isso foi obtido através do bombardeio de nitrogênio por partículas alfa. Nesse processo, o nitrogênio foi transformado num isótopo de oxigênio com uma massa de 17. Rutherford morreu em 1937 acreditando que a energia nuclear nunca poderia ser obtida. Ela o foi somente 5 anos mais tarde, quando Fermi construiu o primeiro reator nuclear em Chicago.

A pesquisa construtiva sobre o núcleo do átomo tinha fornecido não somente uma maneira de controlar essa tremenda força para a produção de eletricidade e outras formas de energia como também ofereceu aos cientistas mais de 2.500 espécies diferentes de átomos. Estes têm inúmeras aplicações na indústria, na medicina, em farmácia, na agricultura e em outras disciplinas em que o átomo é usado para o benefício da humanidade.

A finalidade deste capítulo é rever algumas propriedades fundamentais dos radionuclídeos, inclusive sua natureza e fonte, bem como métodos para sua detecção e mensuração. Essas informações básicas devem facilitar a melhor compreensão de como e quando eles podem ser aplicados às disciplinas de medicina e farmácia.

APLICAÇÕES DOS RADIONUCLÍDEOS EM MEDICINA E FARMÁCIA

O rádio tem a característica de ser o primeiro radionuclídeo utilizado na medicina, sendo empregado desde 1901. Esse nuclídeo foi o mais importante para uso medicinal até cerca de 1946, quando ficaram disponíveis radionuclídeos produzidos artificialmente e em grande quantidade. Desde aquela época, o crescimento das aplicações medicinais dos radionuclídeos tem sido muito rápido à medida que sua utilidade se tornou mais e mais visível no diagnóstico, na terapia e pesquisa médicas e à medida que maior número de médicos e outros cientistas se tornaram treinados no seu uso. Os procedimentos medicinais atuais empregam mais de 50 radionuclídeos numa ampla variedade de formas físicas e químicas.

Os radionuclídeos são usados em medicina e farmácia de duas maneiras diferentes: como fonte de radiação ou como traçador radioativo.

Como fonte de radiação, os seus principais usos estão (1) na terapia e (2) na calibração de instrumentos de detecção de radiação. Para terapia, a escolha do nuclídeo para determinada aplicação é orientada em grande parte pelas propriedades da radiação necessária ao tratamento; o tipo e a energia da radiação e amplitude nos tecidos são as primeiras considerações. Exceto em casos especiais, em que o radionuclídeo se encontra combinado com uma molécula química ou com um anticorpo ou peptídio que o concentra num tecido particular, as propriedades químicas ou a forma química de um determinado nuclídeo são relativamente sem importância. Da mesma forma, para finalidades de calibração, a natureza da radiação emitida geralmente é pertinente, ao passo que as propriedades químicas não são.

Como traçador radioativo, a identidade e forma químicas do nuclídeo são muito importantes porque, com poucas exceções, o traçador precisa ser isotópico com o elemento que está sendo traçado ou capaz de ser incorporado como parte de determinada molécula. A natureza da radiação emitida por um radionuclídeo traçador é importante principalmente por sua facilidade de detecção. Os traçadores radioativos, disponíveis na forma de elementos radioativos terapêuticos, são usados em medicina principalmente para finalidades diagnósticas.

Um *agente farmacêutico radioativo* é um preparado destinado a uso *in vivo* e que contém um radionuclídeo na forma de um elemento, um sal simples ou um complexo. Ele pode existir na forma de sólido, líquido ou gás. Os agentes farmacêuticos radioativos são usados para diagnóstico e terapia. Para aplicações diagnósticas, o agente farmacêutico radioativo não deve ser farmacologicamente ativo no sentido de que ele não deve produzir um efeito fisiológico. Ele é administrado em quantidades extremamente pequenas (*traçador*) de modo a não alterar aquela quantidade que está sendo medida. Para terapia, o agente farmacêutico radioativo contém radioatividade suficiente para produzir alterações específicas esperadas no tecido.

O desenvolvimento, a avaliação, o preparo, o teste e o uso clínico de agentes farmacêuticos radioativos levaram à introdução de especialidades conhecidas como *medicina nuclear* e *farmácia nuclear*. Nos EUA somente, os praticantes dessas especialidades são responsáveis pelo cuidado de aproximadamente 40.000 a 50.000 pacientes a cada dia em média.

RADIOATIVIDADE E RADIAÇÃO

A *radioatividade* é definida como o fenômeno através do qual um nuclídeo é espontaneamente transformado em outro com emissão de energia na forma de radiação. Portanto, um nuclídeo que passa por uma reação nuclear espontânea é chamado de *radioativo*. Tais elementos são radioativos porque a configuração dos prótons e nêutrons no núcleo produz uma estrutura instável. Durante o processo de transformação espontânea (*decaimento),* há uma alteração na relação entre nêutrons e prótons. Depois de um ou mais processos de decaimento, é formado um núcleo estável. Por causa da sua especial importância na farmácia e medicina nucleares, o decaimento radioativo é discutido em detalhe numa sessão subseqüente. Há vários tipos de radiação que podem ser emitidos pelos radionuclídeos, cada um com utilidade em algum aspecto médico.

RADIAÇÃO DE NÚCLEOS RADIOATIVOS

Três tipos de radiação são emitidos mais freqüentemente pelos núcleos radioativos: alfa, beta e gama.

As *partículas alfa,* que constituem a radiação alfa, são partículas compostas por dois prótons e dois nêutrons. A partícula alfa é idêntica ao núcleo do hélio — ou seja, um átomo de hélio, menos dois elétrons orbitais. À medida que a partícula alfa perde energia, a sua velocidade diminui. Ela então atrai elétrons para a sua *camada K* e se torna num átomo comum de hélio. A faixa de partículas alfa no ar é cerca de 5 cm; a faixa é menos que 100 μm no tecido.

Existem dois tipos de *radiação beta* porque há duas espécies de elétrons, o *elétron negativo* (ou *négatron*) e o *elétron positivo* (ou *pósitron*). O pósitron é idêntico ao négatron em todos os aspectos, exceto pela sua carga +1 em vez de −1. O pósitron também é conhecido como *antipartícula* do elétron. Quando esses elétrons são emitidos por núcleos radioativos, eles são chamados de *partículas beta*. Ou seja, as duas partículas $\beta-$ e $\beta+$ são as mesmas que $e-$ e $e+$, respectivamente, exceto por sua origem. As partículas beta podem ter uma faixa de mais de 3 m no ar e de até cerca de 1 mm no tecido (algumas até mais de 1 mm), dependendo da energia específica da partícula beta.

Como as partículas alfa e beta liberam grandes quantidades de energia numa curta distância (*trajeto*), elas são localmente destrutivas ao tecido. Como resultado, os radionuclídeos que emitem essas partículas são úteis como agentes terapêuticos se depositados internamente ou colocados estrategicamente em proximidade de lesões (por ex., agentes farmacêuticos radioativos ou fontes de braquiterapia). Até o momento, em medicina, os radionuclídeos que emitem partículas beta têm sido usados mais comumente que os emissores de partículas alfa, embora vários agentes farmacêuticos radioativos contendo essas últimas partículas estejam atualmente sendo pesquisados.

A *radiação gama* é diferente das radiações alfa e beta. A radiação gama é eletromagnética, ao passo que as radiações alfa e beta são particuladas. Os raios gama são irradiados na forma de fótons ou quanta de energia, a uma velocidade *c* de $3{,}0 \times 10^{12}$ m/s. Eles muitas vezes são emitidos em decorrência de *desexcitação nuclear*, que é necessária quando núcleos produzidos em reações nucleares estão num *estado excitado* em vez de no *estado basal*. Quando excitados, os núcleons ocupam níveis quânticos de alta energia. Eles tendem a perder a energia excessiva, voltando ao estado quântico basal por *emissão de raios gama*. A radiação gama é diferente dos raios X, raios ultravioleta e luz visível somente quanto ao comprimento de onda (ou freqüência), conforme mostra a Fig. 29.1.

Os raios gama são os mais penetrantes entre todos os tipos de radiação emitida por radionuclídeos (exceto os neutrinos) e conseguem facilmente passar através de mais de 25 cm de tecido ou vários centímetros de chumbo, dependendo da energia específica do raio gama. Os radiotraçadores tipicamente contêm radionuclídeos que emitem raios gama. Os radionuclídeos que emitem raios gama são particularmente úteis nos agentes farmacêuticos radioativos diagnósticos; uma vez distribuído o agente farmacêutico radioativo no interior do corpo, os fótons conseguem penetrar nos tecidos e ser detectados externamente através de equipamentos de imagem especialmente desenvolvidos.

RADIACÃO EXTRANUCLEAR

Existe uma certa probabilidade de, em vez de emitir um raio gama durante a desexcitação nuclear, o núcleo excitado poder transferir a sua energia de excitação para um elétron numa órbita de elétrons de seu próprio átomo. Nesse caso, o elétron é ejetado de sua órbita desde que a energia de excitação exceda a energia de ligação do elétron. O elétron ejetado é chamado de *elétron de conversão*, e esse processo todo é denominado *conversão interna*. Quando um elétron é emitido de sua órbita de elétrons, a vacância é preenchida por um elétron de uma órbita mais superior. A diferença de energia entre as duas órbitas mostra-se como um raio X. Como esse processo pode resultar em múltiplas vacâncias de elétrons nas órbitas, um efeito cascata pode induzir a emissão de múltiplos raios X.

A *desexcitação atômica* é um processo que necessariamente tem de seguir uma alteração na identidade de um núcleo. O filho produzido num processo de decaimento radioativo é um elemento diferente. Elétrons orbitais encontram-se em estado de excitação e prosseguem perdendo energia, seja na forma de radiação *fluorescente* ou de *elétrons de Auger*, até ser atingida uma configuração estável.

Os elétrons de conversão e os elétrons de Auger são radiação particulada e assim são úteis para uso terapêutico; os raios X são radiação eletromagnética e daí são mais aplicáveis em metodologias com radiotraçadores.

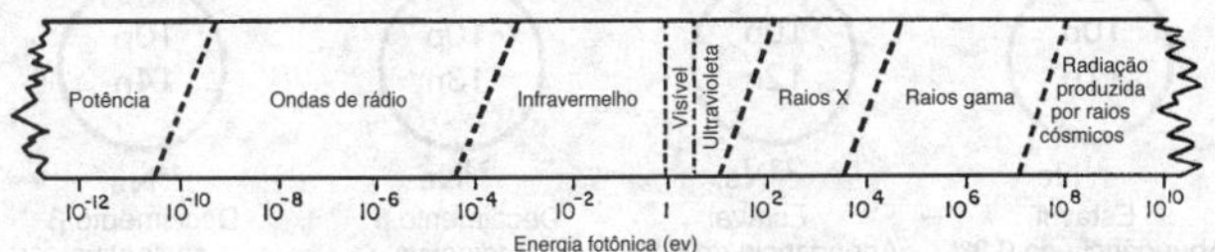

Fig. 29.1 Espectro eletromagnético.

O ÁTOMO

Para entender-se melhor os conceitos de radioatividade e radiação, é necessário fazer uma revisão de determinadas propriedades do átomo.

ESTRUTURA ATÔMICA

Um átomo neutro consiste em um núcleo com carga positiva (composto de prótons e nêutrons) com o qual estão associados elétrons orbitais. O número de elétrons orbitais é igual ao número de prótons no núcleo, e o número de prótons no núcleo define o *número atômico, Z.* O *número de nêutrons, N,* é a quantidade de nêutrons no núcleo, e o *número de massa, A,* é igual à soma dos prótons e nêutrons. Assim, $A = Z + N$.

O raio de um átomo é de aproximadamente 10^{-10} m ou 1 Å. O núcleo tem aproximadamente 1/100.000 do tamanho do átomo. Por exemplo, o raio do núcleo do oxigênio tem cerca de 3×10^{-15} m, e o do núcleo do chumbo tem cerca de 7×10^{-15} m. Para se ter uma idéia da pequenez do núcleo, suponhamos que o núcleo do oxigênio seja aumentado até parecer ter o tamanho de uma bola de golfe. A bola de golfe, aumentada de tamanho de modo semelhante, teria um diâmetro de cerca de 169 milhões de quilômetros, ou aproximadamente a distância entre a terra e o sol.

Os átomos são bastante *vazios.* O núcleo e os elétrons orbitais ocupam uma fração muito pequena de espaço na matéria. Ademais, a maior parte da massa da matéria está concentrada no núcleo, o qual tem uma densidade de $2,4 \times 10^{14}$ g/ml. Por exemplo, 1 ml da substância da qual são feitos os núcleos pesaria mais de 200 milhões de toneladas. É com esse material bastante incomum do núcleo que estamos preocupados nas reações nucleares e radioatividade.

NUCLÍDEOS E ISÓTOPOS

Em 1912, Thomson desenvolveu um processo analítico conhecido como *análise positiva do raio* através do qual ele conseguiu medir a massa de partículas como os átomos. Quando ele tentou determinar a massa do átomo de néon, surgiram duas linhas na tela de seu equipamento, indicando dois tipos de átomos de néon com massas de 20 e 22, respectivamente. Usando um processo que seria o precursor da espectrometria de massa, Thomson demonstrou a existência de núcleos com o mesmo número de prótons (daí, do mesmo elemento químico) mas um número diferente de nêutrons (daí, de massa diferente). Soddy mais tarde chamou esses elementos de *isótopos.*

O número atômico, Z, do néon é 10. A partir da relação $A = Z + N$, podemos deduzir que a diferença entre essas duas formas de néon está no número de nêutrons, N, no núcleo.

$$A = 20 = 10 + N \therefore N = 10$$
$$A = 22 \ 10 + N \therefore N = 12$$

Hoje em dia, são conhecidos pelo menos oito isótopos do néon. Eles estão ilustrados na Fig. 29.2.

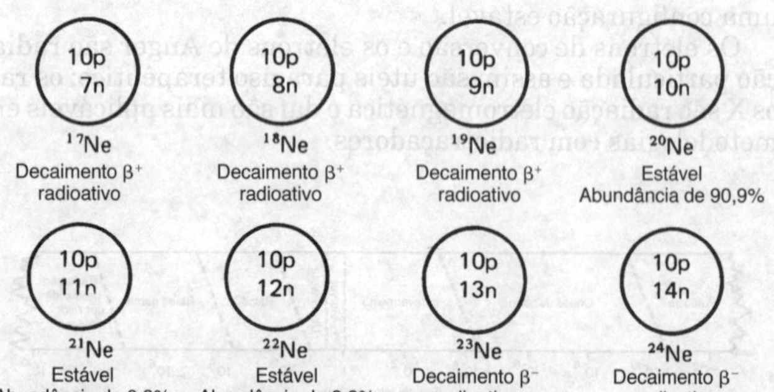

10p 7n
¹⁷Ne
Decaimento β⁺ radioativo
10p 8n
¹⁸Ne
Decaimento β⁺ radioativo
10p 9n
¹⁹Ne
Decaimento β⁺ radioativo
10p 10n
²⁰Ne
Estável
Abundância de 90,9%
10p 11n
²¹Ne
Estável
Abundância de 0,3%
10p 12n
²²Ne
Estável
Abundância de 8,8%
10p 13n
²³Ne
Decaimento β⁻ radioativo
10p 14n
²⁴Ne
Decaimento β⁻ radioativo

Fig. 29.2 Isótopos do néon.

Os isótopos são espécies de nuclídeos com o mesmo número de prótons mas com um número diferente de nêutrons. Ou seja, isótopos são nuclídeos do mesmo elemento químico e, portanto, têm as mesmas propriedades químicas, mas são diferentes quanto à massa. Eles também podem ser diferentes quanto à estabilidade. Certos números de massa podem representar núcleos estáveis, ao passo que outros números de massa podem representar núcleos radioativos. Um *nuclídeo* é qualquer uma das mais de 2.500 espécies conhecidas de átomos e é caracterizado pelo número de prótons e número de nêutrons no núcleo. Os nuclídeos que têm a mesma massa são chamados *isóbaros*. Os nuclídeos com o mesmo número de nêutrons são chamados de *isótonos*. Os nuclídeos ilustrados na Fig. 29.3 — ^{1}H, ^{2}H (deutério) e ^{3}H (trício) — são isótopos; ^{3}He e ^{4}He são também isótopos. Por outro lado, ^{3}H e ^{3}He são isóbaros, e ^{3}H e ^{4}He são isótonos.

EQUAÇÕES NUCLEARES

Uma equação nuclear constitui a representação de uma reação nuclear. Uma reação nuclear ocorre quando existe uma mudança na configuração do núcleo de um átomo. As reações nucleares podem ocorrer espontaneamente, como ocorre durante o decaimento de um radionuclídeo, ou podem ser induzidas, como ocorre durante a produção de radionuclídeos artificiais. A equação nuclear que expressa a primeira transmutação artificial observada por Rutherford é expressa pela notação

$$^{14}_{7}\text{N} + {}^{4}_{2}\text{He} \rightarrow {}^{1}_{1}\text{H} + {}^{17}_{8}\text{O}$$

Nessa reação, a massa 14 do nitrogênio é bombardeada por uma massa 4 de hélio (isto é, uma partícula alfa) com a produção de oxigênio de massa 17 e um próton. Ao escrever o símbolo de um nuclídeo, o número atômico é representado subscrito precedendo o símbolo do elemento, e o número de massa é representado sobrescrito. Assim, o símbolo ${}_{7}^{14}$N descreve o núcleo do nitrogênio cujo número atômico, Z, é 7 e cuja massa, A, é 14.

Deve-se observar que as equações nucleares devem se equilibrar. A soma das massas à esquerda $(14 + 4 = 18)$ tem de ser igual à soma das massas à direita $(1 + 17 = 18)$. Também, a soma dos números atômicos à esquerda $(7 + 2 = 9)$ tem de ser igual à soma dos números atômicos à direita $(1 + 8 = 9)$. Essa mesma reação nuclear também pode ser representada por uma notação *abreviada*

$$^{14}\text{N}(\alpha, \text{p})^{17}\text{O}$$

DECAIMENTO RADIOATIVO

ESTATÍSTICA

Conforme mencionado anteriormente, núcleos instáveis submetidos a uma reação nuclear espontânea são chamados de radioativos. Se um único átomo radioativo pudesse ser separado para observação, não haveria maneira de se prever em qual momento o decaimento de seu núcleo iria ocorrer. Se, por outro lado, um grande número de átomos radioativos similares for levado em consideração, será possível prever quantos irão decair em determinado intervalo de tempo. Esse problema pode ser compreendido se for feita uma comparação à situação semelhante que existe com o seguro de vida. Embora a companhia de seguros não possa prever quando determinado segurado irá falecer, a fração de um grande grupo de segurados que irá morrer em determinado intervalo de tempo pode ser prevista. Quanto maior o grupo considerado, mais precisa a previsão. Tal é o caso com os núcleos — quanto maior o número de núcleos considerados, mais precisa será a medida do ritmo de decaimento.

É extremamente importante levar em conta a influência do decaimento aleatório sobre os resultados analíticos. Quando a radioatividade é medida, é preciso conhecer o valor da contagem verdadeira μ. Como o decaimento da radioatividade é ale-

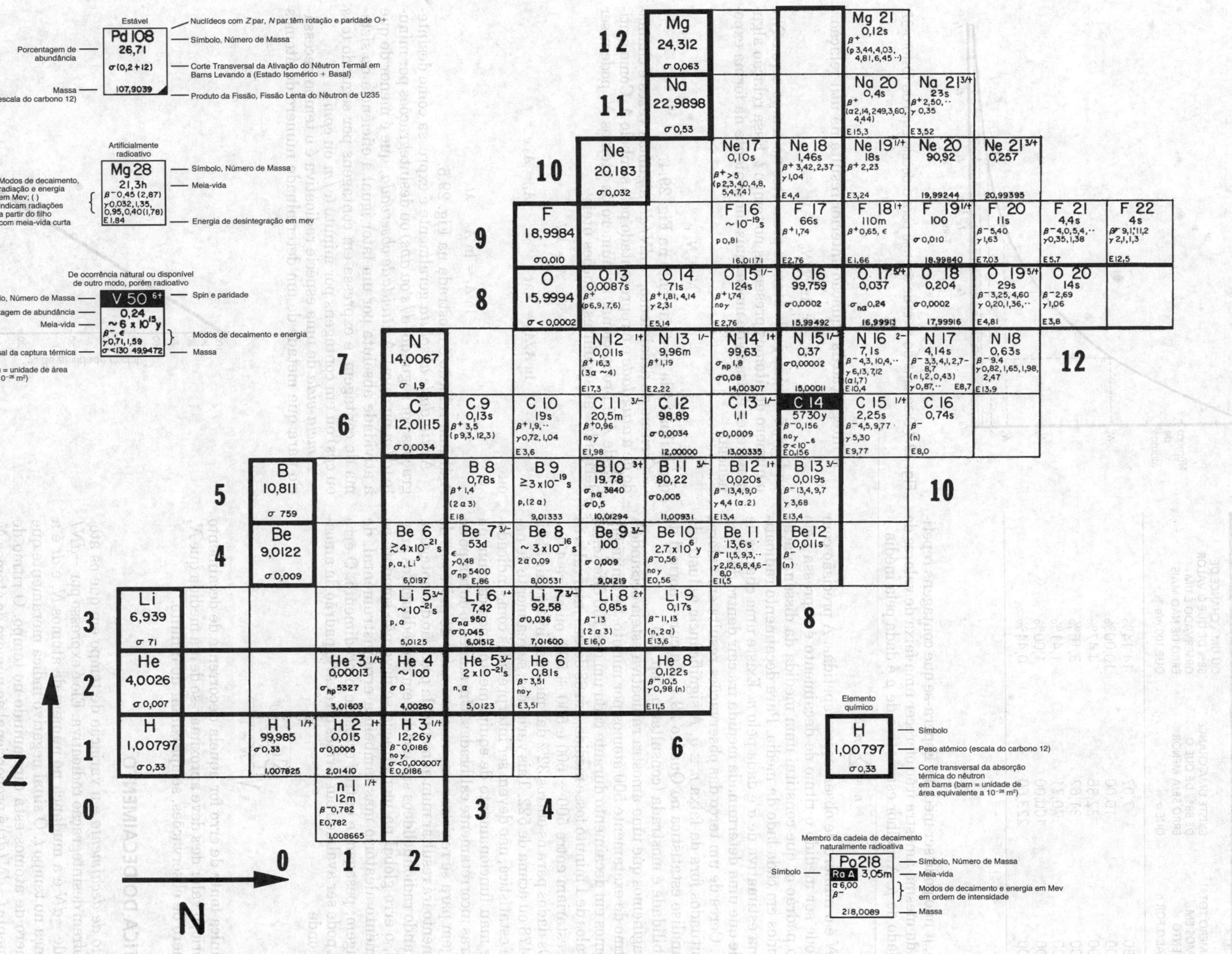

Fig. 29.3 Gráfico dos nuclídeos — até o número de massa 21. Hoje em dia os nuclídeos conhecidos são cerca de 2.500. (Cortesia da General Electric.)

Quadro 29.1

SE O NÚMERO TOTAL DE ÁTOMOS EM DECAIMENTO OBSERVADO FOR n	EXISTE UMA CHANCE DE 68% DE QUE O ERRO SEJA MENOR QUE σ =	OU UMA CHANCE DE 68% DE QUE O VALOR OBSERVADO É UM ERRO DE NÃO MAIS QUE 100 σ/n %
50	7,07	14,14%
100	10,00	10,00%
500	22,36	4,47%
1.000	31,62	3,16%
5.000	70,71	1,41%
10.000	100,00	1,00%
50.000	223,60	0,44%

atório, μ não pode ser medido. Espera-se que contagens repetidas n_i da mesma amostra irão oferecer uma faixa de valores de cada lado de μ. A melhor estimativa de μ é dada pela média

$$n = \sum_i n_i/N$$

onde N é o número de observações repetidas. A precisão com que pode ser medido o ritmo de decaimento é expressa pelo desvio padrão σ, que constitui uma medida da disseminação dos dados em cada lado da média. Para decaimento radioativo, uma estimativa de σ é dada pelo n. Existe uma chance de 68% de que uma determinada medida irá cair dentro da faixa $n \pm \sigma$. Cerca de um terço das observações resulta em valores de n situados fora da faixa $n \pm \sigma$. A significância é ilustrada pela análise estatística no Quadro 29.1, e a curva normal de probabilidade é mostrada (consultar o Cap. 12).

Imaginemos que uma amostra radioativa esteja decaindo a um ritmo de exatamente 500 átomos por minuto. Se o número de átomos em decaimento durante cada um dos 100 diferentes intervalos de 1 minuto fosse medido, em 68 desses intervalos os dados estariam entre 500 − 500 e 500 + 500, ou entre 478 e 522. Os dados para os outros 32% das medidas iriam cair abaixo de 478 ou acima de 522. Tais variações, se realmente de natureza estatística, não devem ser interpretadas como indicadoras de mau funcionamento de equipamento, técnica ruim ou amostras incorretamente calibradas. Um aumento do tempo de contagem para se registrar um número maior de processos de decaimento irá resultar num aumento da precisão da contagem.

Quando radionuclídeos são usados em procedimentos analíticos, o erro global na mensuração se deve não somente ao decaimento aleatório mas também a erro instrumental, de pipetagem, pesagem e outros erros de procedimento. O erro global pode ser avaliado em termos do desvio padrão da amostra, s, onde

$$s = \sqrt{\frac{\sum_i (n_i - \bar{n})^2}{N - 1}}$$

Se a única fonte de erro for aquela decorrente de decaimento aleatório, o valor de s deve aproximar-se de σ à medida que N, o número de observações, se aproximar do infinito.

CINÉTICA DO DECAIMENTO

O *ritmo de decaimento* é a variação de tempo em que os átomos sofrem desintegração radioativa. Ele é expresso por $-dN/dt$, onde $-dN$ é a mudança no número de átomos N, e dt é a mudança no tempo t. O sinal negativo indica meramente que o número de átomos está diminuindo no tempo. O ritmo de decaimento ($-dN/dt$) é proporcional ao número de átomos N, presente em qualquer tempo t. Portanto,

$$-dN/dt = \lambda N$$

onde λ é uma constante de proporcionalidade geralmente chamada de *constante de decaimento*. O decaimento dos átomos radioativos, portanto, é uma reação de primeira ordem.

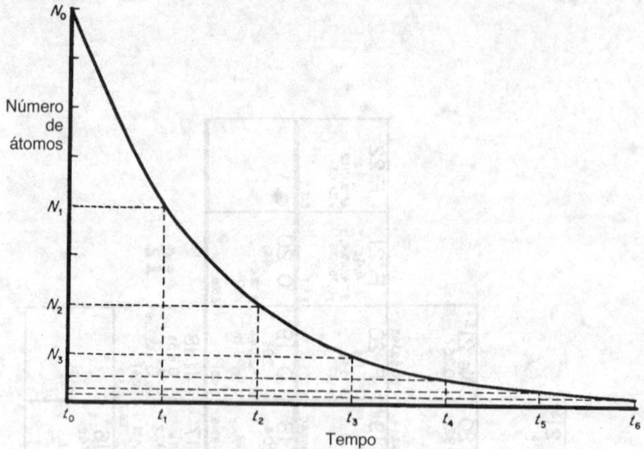

Fig. 29.4 Diagrama do nível de energia para o decaimento do fósforo-32.

A integração da equação anterior resulta na útil relação

$$\ln N_t/N_0 = -\lambda t$$

onde N_0 é o número de átomos presentes no tempo zero e N_t é o número de átomos presentes no tempo t. Essa relação algumas vezes é usada de modo mais conveniente na forma exponencial

$$N_t = N_0\, e^{-\lambda t}$$

que é ilustrada graficamente na Fig. 29.4.

O ritmo de decaimento, $-dN/dt$, algumas vezes é chamado de a *atividade* e é representado pelo símbolo A. Como a atividade A é proporcional ao número de átomos N, podem ser derivadas as seguintes relações úteis:

$$A = \lambda N$$

$$\ln A_t/A_0 = -\lambda t \qquad \text{ou} \qquad A_t = A_0\, e^{-\lambda t}$$

ou

$$\ln A_t = \ln A_0 - \lambda t$$

A última relação é mostrada na Fig. 29.5.

A *atividade absoluta* geralmente é expressa como desintegrações por segundo (d/s ou dps) ou desintegrações por minuto (d/m ou dpm). A *atividade observada,* que é menor do que a atividade absoluta por um fator igual à eficiência do sistema de contagem, é expressa em contagens por segundo (c/s ou cps) ou em contagens por minuto (c/m ou cpm).

A *meia-vida* de uma espécie radioativa é o tempo necessário para que metade de um determinado número de átomos

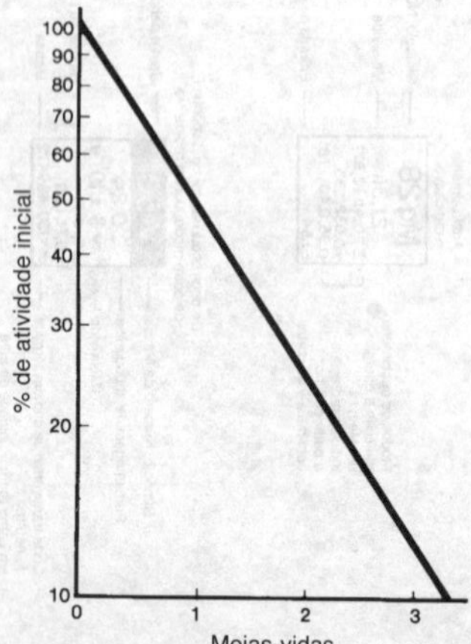

Fig. 29.5 Curva de decaimento radioativo.

sofra decaimento. A meia-vida, $t_{1/2}$, está relacionada com a constante de desintegração, λ, do seguinte modo

$$t_{1/2} = 0{,}693/\lambda$$

onde 0,693 = 1n2.

O *decaimento consecutivo, seqüencial* ou *seriado* resulta quando um nuclídeo pai sofre decaimento e produz um *filho* ou *progênie B*, que, por sua vez, sofre decaimento para C:

$$A\ \lambda_A \rightarrow B\ \lambda_B \rightarrow C$$

Se inicialmente somente átomos de A estiverem presentes, o número de átomos de B presentes no tempo *t* é dado por

$$N_B = \lambda_A / \lambda_B - \lambda_A N_{Ao} (e^{-\lambda At} - e^{-\lambda Bt})$$

De particular interesse na medicina nuclear são combinações em que o nuclídeo A tem uma meia-vida relativamente longa e o nuclídeo B uma meia-vida curta, por exemplo,

$$^{99}\text{Mo } 67\text{ h} \rightarrow {}^{99m}\text{Tc } 6{,}0\text{ h} \rightarrow {}^{99}\text{Tc}$$

Depois de um tempo igual a muitas meias-vidas do filho, diz-se que um estado de *equilíbrio secular* ou *equilíbrio transitório* é atingido. Nesse momento o *crescimento interno* do filho atingiu um ponto máximo. Esse processo de decaimento seriado é usado em *geradores radionuclídicos* como fonte de radionuclídeos de vida curta. Esse tópico é discutido mais adiante na seção sobre a produção de radionuclídeos.

UNIDADES DE RADIOATIVIDADE

Um grama de rádio foi escolhido como a unidade de radioatividade, que foi chamada de *curie*. Tem sido extremamente difícil medir o ritmo absoluto de decaimento (dps) de um curie de rádio, embora a média de muitas medidas, usando uma variedade de métodos, é de aproximadamente $3{,}7 \times 10^{10}$ dps. Em vista dessas discrepâncias, a International Radium Standards Commission recomendou o uso do valor arbitrário de exatamente $3{,}7 \times 10^{10}$ até que um terceiro número significativo seja aceito. Embora originalmente definido em termos de rádio, o curie tem sido usado como padrão para o ritmo de desintegração de qualquer radionuclídeo. Por exemplo, 1 curie de carbono 14 indica a quantidade de carbono 14 necessária para produzir $3{,}7 \times 10^{10}$ dps. Apesar do seu uso continuado, mas limitado, nos EUA, o curie foi substituído pelo *becquerel,* Bq, em homenagem a Henri Becquerel, que é igual à atividade de um átomo que se desintegra por segundo. Para facilidade de uso numa faixa ampla de unidades, foram estabelecidos múltiplos do becquerel (Quadro 29.2).

MODOS DE DECAIMENTO RADIOATIVO

Quando se deseja medir o ritmo absoluto de decaimento de determinada espécie nuclear, é necessário estabelecer o seu modo de decaimento, ou *esquema de decaimento*, para determinar-se a relação entre o número de partículas ou raios gama emitidos e o número de átomos que na verdade sofrem decaimento. Há vários modos importantes de decaimento.

O *decaimento alfa* é ilustrado pelo decaimento do polônio-210 em chumbo-206.

$$^{210}_{84}\text{Po} \rightarrow {}^{4}_{2}\text{He} + {}^{206}_{82}\text{Pb}$$

Quadro 29.2 Unidades Becquerel

UNIDADES	SÍMBOLO	RADIOATIVIDADE (dps)	EQUIVALENTE EM CURIE
Becquerel	Bq	1	$2{,}7 \times 10^{-11}$ Ci
Quilobecquerel	kBq	10^3	$2{,}7 \times 10^{-8}$ Ci
Megabecquerel	MBq	10^6	$2{,}7 \times 10^{-5}$ Ci
Gigabecquerel	GBq	10^9	$2{,}7 \times 10^{-2}$ Ci
Terabecquerel	TBq	10^{12}	27 Ci

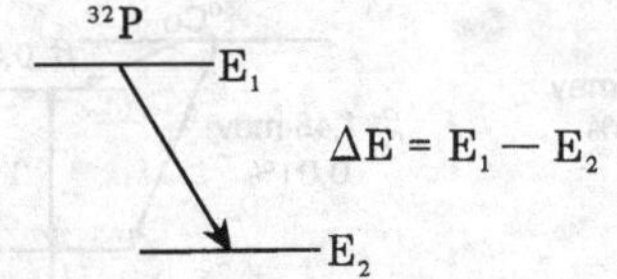

Fig. 29.6 Diagrama do nível de energia.

Nesse exemplo, o núcleo do chumbo-206, que contém 82 prótons e 124 nêutrons, é estável e não sofre mais decaimento. A maioria dos nuclídeos que sofrem decaimento alfa tem números atômicos acima de 82.

Há três tipos de *decaimento isobárico*: *emissão de négatron, emissão de pósitron* e *captura de elétrons*. Se a relação entre os nêutrons e os prótons for muito *alta* para estabilidade, um núcleo pode sofrer decaimento por emissão de négatron (decaimento por négatron). O decaimento por emissão de négatron é ilustrado pelo decaimento do fósforo-32 em enxofre-32 (Fig. 29.6):

$$^{32}_{15}\text{P} \rightarrow {}^{32}_{16}\text{S} + \beta^- + \nu$$

Observe que o número atômico do *filho*, enxofre-32, é maior do que o do *pai*, fósforo-32. Nesse processo, foi produzido um próton, mas, como um nêutron foi consumido, não há mudança no número de massa, e assim a reação é isobárica. Isso é explicado pela *reação de partícula*

$$^{1}_{0}\text{n} \rightarrow {}^{1}_{1}\text{p} + e^- + \nu$$

que mostra o decaimento de um nêutron num próton, num elétron negativo e num neutrino.

Nem todas as partículas beta emitidas durante o decaimento de uma dada espécie radioativa possuem a mesma energia, mas são emitidas com uma distribuição contínua de energia que se estende de 0 até um valor máximo específico, E_{max}. Isso criou um enigma durante certo tempo. O decaimento do fósforo-32 de energia E_1 em enxofre-32 de energia E_2 deveria estar associado à liberação de energia igual a ΔE, onde $\Delta E = E_1 - E_2$ (ver Fig. 29.6). Uma nova partícula, o *neutrino*, foi postulada para explicar a mudança de energia não associada com a partícula beta. Assim, a soma das energias da partícula beta e seu neutrino associado é igual a ΔE ou E_{max} (Fig. 29.7).

Se a relação entre nêutrons e prótons for demasiadamente *baixa* para estabilidade, o núcleo pode sofrer decaimento por *emissão de pósitron* (ou seja, *decaimento por pósitron*):

$$^{11}_{6}\text{C} \rightarrow {}^{11}_{5}\text{B} + \beta^+ + \nu$$

Nesse caso a reação de partícula que ilustra a mudança é

$$^{1}_{1}\text{p} \rightarrow {}^{1}_{0}\text{n} + e^+ + \nu$$

Novamente, não ocorre mudança alguma no número de massa (ou seja, a reação é isobárica), pois o decaimento de ^{11}C para

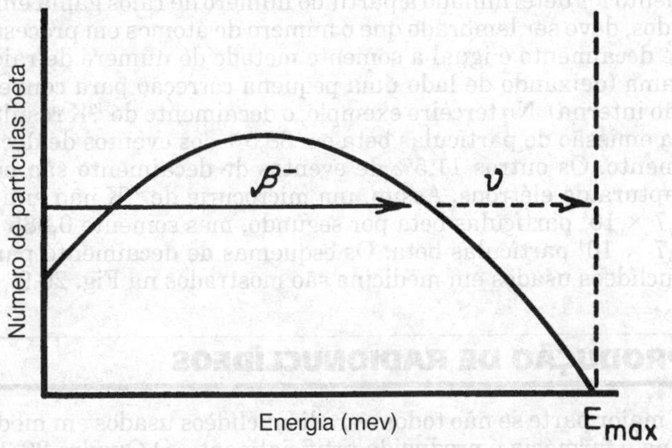

Fig. 29.7 Espectro beta típico.

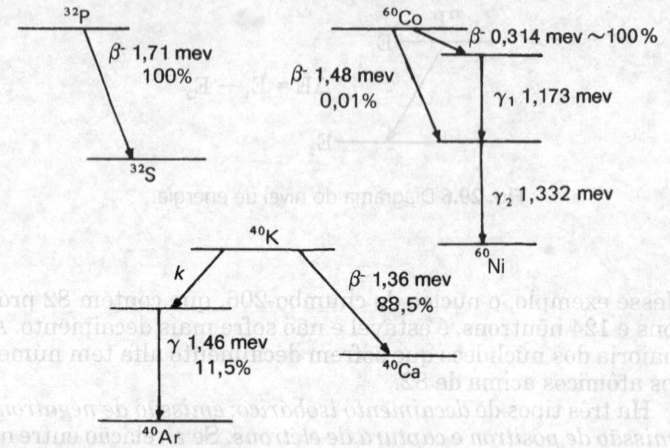

Fig. 29.8 Modos de decaimento. Os átomos radioativos podem sofrer decaimento por qualquer um entre numerosos processos. O decaimento por négatron é mostrado por uma seta inclinada para a direita, captura de elétrons ou captura *K*, por uma seta se inclinando para a esquerda e emissão gama por uma seta vertical.

^{11}B é acompanhado pela mudança de um próton em um nêutron. As energias dos pósitrons se estendem de zero até E_{max} de uma maneira análoga à distribuição de energia das partículas beta negativas porque o neutrino é necessário para estabelecer o equilíbrio da energia.

Uma alternativa à emissão de pósitron para aumentar a relação nêutron/próton para uma condição mais estável é um processo conhecido como *captura de elétrons*. Nesse processo, um elétron orbital é capturado pelo núcleo. Um exemplo é o decaimento do ^{201}Tl em ^{201}Hg

$$^{201}_{81}\text{Tl} + e^- (K) \rightarrow {}^{201}_{80}\text{Hg}$$

A reação de partícula correspondente é

$$e^- + {}^{1}_{1}\text{p} \rightarrow {}^{1}_{0}\text{n}$$

A captura de elétrons também é chamada de *captura K* porque o elétron capturado no processo geralmente é da órbita *K*. Entretanto, o elétron pode ter origem na órbita *L* ou *M*.

O modo de decaimento muitas vezes é representado por um diagrama de nível de energia (Fig. 29.8). Três diferentes modos de decaimento estão ilustrados. O primeiro é o decaimento beta simples do fósforo-32. Nesse caso, cada átomo de ^{32}P em processo de decaimento emite uma partícula beta. Assim, se for medido o número de partículas beta, o número de átomos em processo de decaimento também é conhecido. O decaimento de um átomo de cobalto-60 também resulta essencialmente na emissão de uma única partícula beta, mas também são emitidos dois raios gama. Assim, se o ritmo de decaimento for medido contando-se o número de partículas beta emitidas, existirá uma relação 1:1. Se, por outro lado, o ritmo de decaimento for determinado a partir do número de raios gama emitidos, deve ser lembrado que o número de átomos em processo de decaimento é igual a somente metade do número de raios gama (deixando de lado uma pequena correção para conversão interna). No terceiro exemplo, o decaimento do ^{40}K resulta na emissão de partículas beta em 88,5% dos eventos de decaimento. Os outros 11,5% de eventos de decaimento são por captura de elétrons. Assim, um microcurie de ^{40}K não emite $3{,}7 \times 10^4$ partículas beta por segundo, mas somente $0{,}885 \times 3{,}7 \times 10^4$ partículas beta. Os esquemas de decaimento para nuclídeos usados em medicina são mostrados na Fig. 29.9.

PRODUÇÃO DE RADIONUCLÍDEOS

A maior parte se não todos os radionuclídeos usados em medicina e farmácia é produzida artificialmente. O Quadro 29.3 é uma compilação de radionuclídeos medicinais juntamente com suas propriedades físicas. Esses radionuclídeos são produzidos através de três métodos gerais: (1) num reator nuclear como um subproduto de fissão, (2) como produto de uma reação de nêutrons — seja por ativação ou transmutação, e (3) pelo uso de um acelerador como um ciclotron.

SUBPRODUTOS DA FISSÃO

A *fissão* é um processo radioativo através do qual um núcleo relativamente pesado se divide em dois novos núcleos de tamanhos aproximadamente iguais e com emissão simultânea de dois ou três nêutrons. A fissão pode ser espontânea, mas normalmente a reação é induzida pelo bombardeio do núcleo pai por um nêutron:

$$^{235}_{92}\text{U} + {}^{1}_{0}\text{n} \rightarrow X + Y + 2{,}5\ \text{n}$$

onde *X* e *Y* são produtos da fissão (núcleos novos) com um valor de *Z* entre cerca de 30 e 65 e uma soma de 92. As reações de fissão podem ser auto-sustentadas. Para cada nêutron consumido, uma média de 2,5 novos nêutrons é produzida e que pode iniciar a fissão de outros núcleos. Tal reação é chamada de *reação em cadeia*. Se pelo menos um dos 2,5 nêutrons produzidos for usado para manter a reação, a reação é chamada de *crítica*.

A seguinte equação ilustra somente uma das muitas combinações de reações de fissão que são possíveis:

$$^{238}_{92}\text{U} + {}^{1}_{0}\text{n} \rightarrow {}^{131}_{50}\text{Sn} + {}^{106}_{42}\text{Mo} + {}^{1}_{0}\text{n} + {}^{1}_{0}\text{n}$$

O ^{131}Sn e o ^{106}Mo são muito radioativos e têm meias-vidas muito curtas. Eles imediatamente sofrem decaimento através de uma série de processos de decaimento beta:

$$^{131}_{50}\text{Sn} \rightarrow {}^{131}_{51}\text{Sb} \rightarrow {}^{131}_{52}\text{Te} \rightarrow {}^{131}_{53}\text{I}$$

$$^{106}_{46}\text{Mo} \rightarrow {}^{106}_{43}\text{Tc} \rightarrow {}^{106}_{44}\text{Ru} \rightarrow {}^{106}_{45}\text{Rh}$$

Tanto o ^{131}I como o ^{106}Ru são disponíveis comercialmente como radionuclídeos produzidos por fissão, embora o ^{106}Ru não seja usado de rotina em aplicações médicas.

Antes de ser usado, o radionuclídeo tem de ser separado quimicamente de um grande número de outros radionuclídeos produzidos por fissão. Para muitos radionuclídeos produzidos por fissão, o isolamento do nuclídeo desejado da mistura de produtos de fissão é muito difícil ou dispendioso.

REAÇÕES DOS NÊUTRONS

Muitos nuclídeos radioativos usados em agentes farmacêuticos radioativos são preparados por reações de ativação (n, γ) ou transmutação (n, p) de nêutrons colocando-se um material apropriado dentro de um reator nuclear onde ele é bombardeado por nêutrons. Através das reações (n, γ) e (n, p), os reatores produzem radionuclídeos com uma relação alta nêutron/próton e que tipicamente sofrem decaimento por emissão de um négatron. Por exemplo, o fósforo radioativo (^{32}P) pode ser preparado a partir do fósforo estável (^{31}P) pela *captura de nêutrons:*

$$^{31}_{15}\text{P} + {}^{1}_{0}\text{n} \rightarrow {}^{32}_{15}\text{P} + \gamma$$

A desvantagem desse método é que o fósforo radioativo (^{32}P) é diluído altamente com o ^{31}P estável. O fósforo-32 de atividade específica baixa pode ser usado para certas finalidades, tais como na investigação de fertilizantes fosfatados, mas seria menos útil para muitas aplicações biológicas e médicas.

O fósforo radioativo pode ser feito através de transmutação se forem necessárias altas atividades específicas:

$$^{32}_{16}\text{S} + {}^{1}_{0}\text{n} \rightarrow {}^{32}_{15}\text{P} + {}^{1}_{1}\text{p}$$

Nesse caso, o fósforo radioativo pode ser separado do enxofre que não passou por uma reação através de procedimentos químicos. Separações químicas em que o ^{32}P é obtido a partir do ^{31}P não são práticas.

A transmutação é útil para o preparo de muitos nuclídeos radioativos, especialmente aqueles de número atômico baixo.

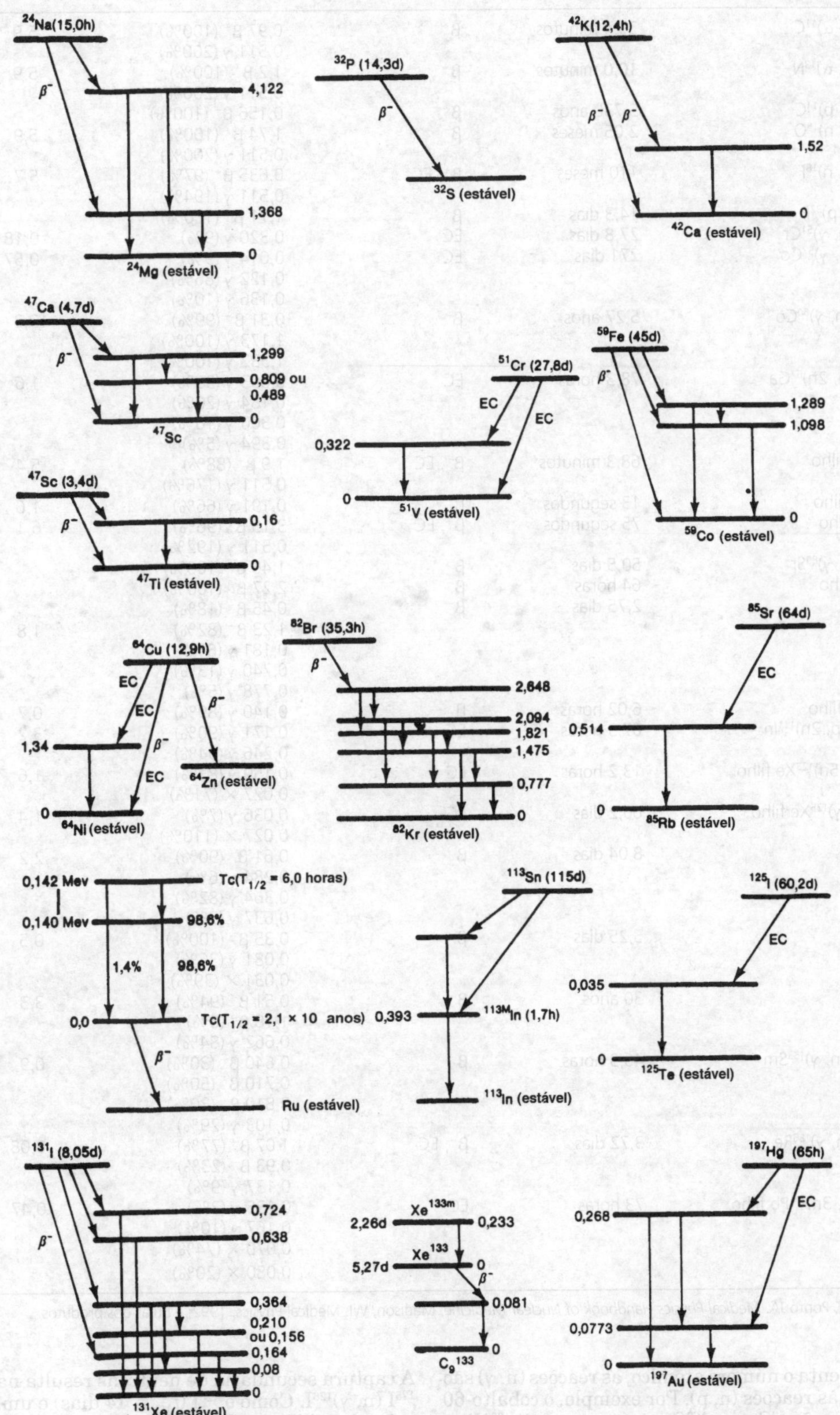

Fig. 29.9 Esquemas de decaimento para nuclídeos comumente usados em medicina.

Quadro 29.3 Características Físicas de Radionuclídeos Comumente Usados em Medicina

NUCLÍDEO	PRODUÇÃO COMUM	MEIA-VIDA	MODO DE DECAIMENTO	EMISSÕES PRINCIPAIS (MeV)	CONSTANTE DO RAIO GAMA (R/mCi-HORA EM 1 cm)
^{11}C	$^{14}N(p, \alpha)^{11}C$	20,4 minutos	β^+	0,97 β^+ (100%) 0,511 γ (200%)	5,9
^{13}C	$^{16}O(p, \alpha)^{13}N$	10,0 minutos	β^+	1,2 β^+ (100%) 0,511 γ (200%)	5,9
^{14}C	$^{14}N(n, p)^{14}C$	5.730 anos	β^-	0,156 β^- (100%)	
^{15}O	$^{14}N(d, n)^{15}O$	2,05 meses	β^+	1,74 β^+ (100%) 0,511 γ (200%)	5,9
^{18}F	$^{18}O(p, n)^{18}F$	110 meses	β^+, EC	0,635 β^+ (97%) 0,511 γ (194%)	5,7
^{32}P	$^{31}S(n, p)^{32}P$	14,3 dias	β^-	1,71 β^- (100%)	
^{51}Cr	$^{50}Cr(n, \gamma)^{51}Cr$	27,8 dias	EC	0,320 γ (9%)	0,18
^{57}Co	$^{56}Fe(p, \gamma)^{57}Co$	271 dias	EC	0,014 γ (9%) 0,122 γ (86%) 0,136 γ (10%)	0,57
^{60}Co	$^{59}Co(n, \gamma)^{60}Co$	5,27 anos	β^-	0,31 β^- (99%) 1,173 γ (100%) 1,332 γ (100%)	13,2
^{67}Ga	$^{68}Zn(p, 2n)^{67}Ga$	78,3 horas	EC	0,093 γ (38%) 0,184 γ (20%) 0,300 γ (16%) 0,394 γ (5%)	1,6
^{68}Ga	^{68}Ge filho	68,3 minutos	β^+, EC	1,9 β^+ (88%) 0,511 γ (176%)	5,4
^{81m}Kr	^{81}Rb filho	13 segundos	IT	0,191 γ (66%)	1,6
^{82}Rb	^{82}Sr filho	75 segundos	β^+, EC	3,15 β^+ (96%) 0,511 γ (192%)	6,1
^{89}Sr	$^{88}Sr(n, \gamma)^{89}Sr$	50,5 dias	β^-	1,46 β^- (100%)	
^{90}Y	^{90}Sr filho	64 horas	β^-	2,27 β^- (100%)	
^{99}Mo	Fissão	2,75 dias	β^-	0,45 β^- (18%) 1,23 β^- (82%) 0,181 γ (6%) 0,740 γ (13%) 0,778 γ (5%)	1,8
^{99m}Tc	^{99}Mo filho	6,02 horas	IT	0,140 γ (89%)	0,7
^{111}In	$^{112}Cd(p, 2n)^{111}In$	67,3 horas	EC	0,171 γ (90%) 0,246 γ (94%)	3,2
^{123}I	$^{127}I(p, 5n)^{123}Xe$ filho	13,2 horas	EC	0,159 γ (83%) 0,027 $\times$ (71%)	1,6
^{125}I	$^{124}(n, \gamma)^{125}Xe$ filho	60,2 dias	EC	0,036 γ (7%) 0,027 $\times$ (110%)	1,4
^{131}I	fissão	8,04 dias	β^-	0,61 β^- (90%) 0,284 γ (6%) 0,364 γ (82%) 0,637 γ (7%)	2,2
^{133}Xe	fissão	5,25 dias	β^-	0,35 β^- (100%) 0,081 γ (36%) 0,031 $\times$ (39%)	0,5
^{137}Cs	fissão	30 anos	β^-	0,51 β^- (94%) 1,18 β^- (6%) 0,662 γ (84%)	3,3
^{153}Sm	$^{152}Sm(n, \gamma)^{153}Sm$	46,3 horas	β^-	0,640 β^- (30%) 0,710 β^- (50%) 0,810 β^- (20%) 0,103 γ (29%)	0,9
^{186}Re	$^{185}Re(n, \gamma)^{186}Re$	3,72 dias	β^-, EC	1,07 β^- (77%) 0,93 β^- (23%) 0,137 γ (9%)	0,08
^{201}Tl	$^{203}Tl(p, 3n)^{201}Pb$ filho	73 horas	EC	0,135 γ (3%) 0,167 γ (10%) 0,070 $\times$ (74%) 0,080 $\times$ (20%)	0,47

Adaptado de Madsen MT, Ponto JA. *Medical Physics Handbook of Nuclear Medicine*, Madison, WI: Medical Physics, 1992; e bulas dos produtos.

À medida que aumenta o número atômico, as reações (n, γ) são favorecidas frente às reações (n, p). Por exemplo, o cobalto-60 é produzido pela reação $^{59}Co(n, \gamma)^{60}Co$ porque a reação $^{60}Ni(n, p)^{60}Co$ não ocorre com freqüência suficiente para tornar o processo exeqüível comercialmente.

$$^{125}I(t_{1/2} = 60\ d) \text{ é produzido a partir de } ^{124}Xe$$

$$^{124}Xe(n, \gamma)^{125}Xe \text{ EC} \rightarrow {}^{125}I$$

A captura secundária de nêutrons resulta na reação colateral $^{125}I(n, \gamma)^{126}I$. Como o ^{126}I ($t_{1/2}$ = 14 dias) é uma impureza indesejável no ^{125}I, ele é removido por decaimento.

RADIONUCLÍDEOS PRODUZIDOS EM CICLOTRON

Certos radionuclídeos são produzidos em ciclotron. O ciclotron e *aceleradores de partículas* semelhantes podem ser usados

Quadro 29.4 Geradores Selecionados de Radionuclídeos

ISÓTOPO PAI	MEIA-VIDA	ISÓTOPO FILHO	MEIA-VIDA	MODO DE DECAIMENTO
^{68}Ge	271 d	^{68}Ga	68 m	β^+
^{81}Rb	4,7 h	^{81m}Kr	13 s	I.T.
^{82}Sr	25 d	^{82}Rb	1,3 m	β^+
^{87}Y	80 h	^{87m}Sr	2,8 h	I.T.
^{90}Sr	28 a	^{90}Y	64 h	β
^{99}Mo	67 h	^{99m}Tc	6,0 h	I.T.
^{109}Cd	453 d	^{109m}Ag	39,2 s	I.T.
^{113}Sn	118 d	^{113m}In	1,7 h	I.T.
^{115}Cd	53,4 h	^{115m}In	4,5 h	I.T.
^{122}Xe	20 h	^{122}I	3,6 m	β^+
^{132}Te	3,2 d	^{132}I	2,3 h	β^-
^{137}Cs	30 a	^{137m}Ba	2,6 m	I.T.
^{144}Ce	285 d	^{144}Pr	17,3 m	β^-
^{178}W	21,5 d	^{178}Ta	9,4 m	β^+
^{191}Os	16 d	^{191m}Ir	4,9 s	I.T.
^{195m}Hg	41 h	^{195m}Au	30,6 s	I.T.

somente com partículas carregadas como os elétrons, prótons, partículas alfa e dêuterons porque o funcionamento de tais máquinas depende da interação de campos magnéticos e/ou eletrostáticos com a carga (+ ou −) da partícula que sofre aceleração. Quando as partículas são aceleradas a uma alta velocidade, até mesmo aproximando-se da velocidade da luz e representando energias enormes, elas são atiradas de encontro ao alvo que contém os átomos a serem bombardeados. O sódio-22 é preparado dessa maneira, pela interação de dêuterons de alta velocidade com o magnésio. A equação nuclear é

$$^{24}\mathrm{Mg}(d, \alpha)^{22}\mathrm{Na}$$

Os ciclotrons produzem isótopos deficientes em nêutrons; ou seja, a relação nêutron/próton é baixa. Esses nuclídeos geralmente sofrem decaimento pela emissão de pósitron ou captura de elétrons. Os radionuclídeos produzidos em ciclotron geralmente são livres de transportadores porque eles são normalmente produzidos por transmutação.

As reações seguintes são típicas para a produção em ciclotron de alguns nuclídeos medicamente úteis:

^{10}B (d, n) ^{11}C
^{11}B (p, n) ^{11}C
^{11}B (d, 2n) ^{11}C
^{14}N (p, α) ^{11}C
^{10}B (α, n) ^{13}N
^{12}C (d, n) ^{13}N
^{16}O (p, α) ^{13}N
^{14}N (d, n) ^{15}O
^{15}N (p, n) ^{15}O
^{16}O (p, pn) ^{15}O
^{18}O (p, n) ^{18}F
^{20}Ne (d, α) ^{18}F
^{70}Zn (p, α) ^{67}Cu
^{66}Zn (d, n) ^{67}Ga
^{68}Zn (p, 2n) ^{67}Ga
^{69}Ga (p, 2n) ^{68}Ge
^{82}Kr (p, 2n) ^{81}Rb → ^{81m}Kr
^{111}Cd (p, n) ^{111}In
^{112}Cd (p, 2n) ^{111}In
^{203}Tl (p, 3n) ^{201}Pb → ^{201}Tl

Geralmente um nuclídeo pode ser fabricado por mais de uma reação. Por exemplo, o ^{123}I pode ser preparado direta ou indiretamente. As reações diretas incluem***

^{123}Te (p, n) ^{123}I
^{121}Sb (^{4}He, 2n) ^{123}I
^{122}Te (d, n) ^{123}I
^{124}Te (p, 2n) ^{123}I
^{122}Te (^{4}He, 3n) ^{123}Xe → ^{123}I
^{122}Te (^{3}He, 2n) ^{123}Xe → ^{123}I
^{123}Te (^{3}He, 3n) ^{123}Xe → ^{123}I
^{127}I (p, 5n) ^{123}Xe → ^{123}I
^{124}Xe (p, 2n) ^{123}Cs → ^{123}Xe → ^{123}I

Indiretamente, é preparado ^{123}Xe (ou ^{123}Cs, que sofre decaimento para ^{123}Xe) intermediário, que então sofre decaimento para ^{123}I.

GERADORES DE RADIONUCLÍDEOS

Quando os procedimentos clínicos exigem a administração de um radionuclídeo internamente, é vantajoso usar um nuclídeo com uma meia-vida curta para minimizar a dose de radiação recebida pelo paciente. Contudo, é evidente que, quanto mais curta a meia-vida, maior o problema de oferta. Uma resposta a esse problema é o gerador de radionuclídeos que usa o fenômeno de *decaimento seqüencial*. Um gerador de radionuclídeo oferece um mecanismo para separar um nuclídeo filho, de meia-vida curta e clinicamente útil, de um nuclídeo pai, de meia-vida longa. O decaimento radioativo do nuclídeo pai, de meia-vida longa, resulta na produção de um nuclídeo filho radioativo de meia-vida curta que é *eluído* ou *ordenhado* no gerador através de um eluidor apropriado. As características de vários sistemas pai-filho usados em geradores de radionuclídeos são encontradas no Quadro 29.4.

O gerador de molibdênio-99/tecnécio-99m (Fig. 29.10) consiste em uma coluna de alumina (Al_2O_3) na qual o molibdênio-99 é adsorvido na forma de molibdato de amônio. O decaimento radioativo do ^{99}Mo produz ^{99m}Tc, que é eluído da coluna com soro fisiológico normal estéril e apirogênico. Durante a eluição, o ^{99m}Tc encontra-se na forma de pertecnetato de sódio ($\mathrm{Na}^{99m}\mathrm{TcO_4}$). A eluição repetida a cada 24 horas oferece um equilíbrio satisfatório entre concentração e quantidade do ^{99m}Tc eluído. Se não for necessária uma alta atividade de ^{99m}Tc, o gerador pode ser eluído mais freqüentemente. Uma típica curva de eluição para um gerador de ^{99}Mo/^{99m}Tc é mostrada na Fig. 29.11. Normalmente, o gerador tem de ser substituído cerca de uma vez na semana em decorrência do decaimento do ^{99}Mo.

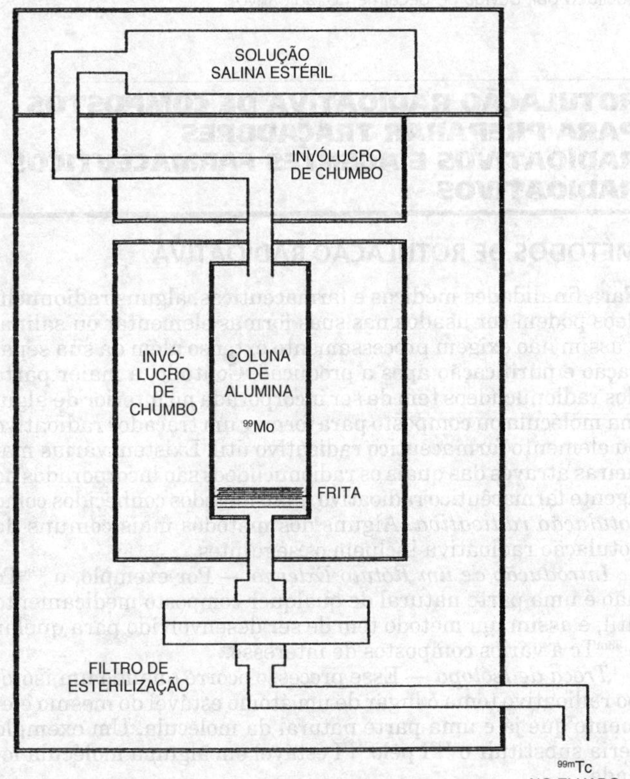

Fig. 29.10 Diagrama esquemático de um gerador de radionuclídeo para produção do tecnécio-99m por eluição a partir do molibdênio-99 absorvido sobre uma coluna de alumina.

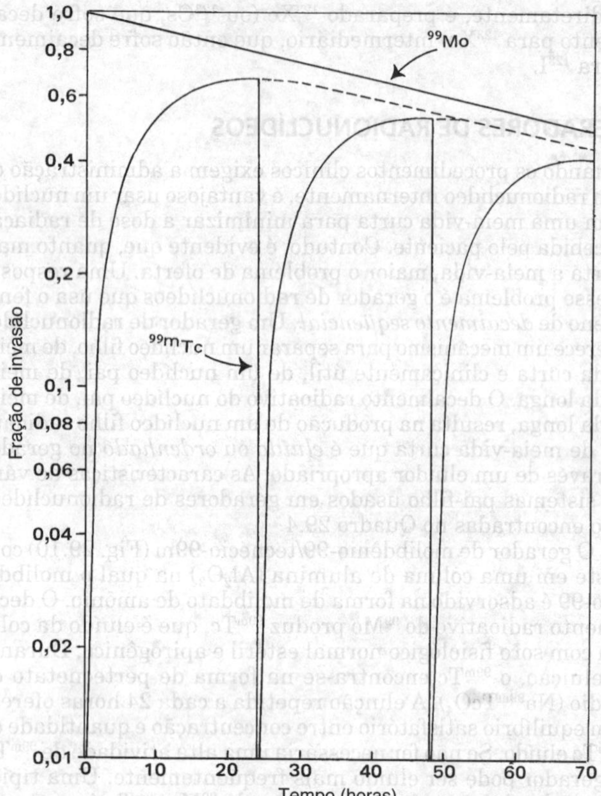

Fig. 29.11 Curva de eluição. As linhas cheias inferiores mostram a atividade teórica do ^{99m}Tc no gerador como resultado da adsorção seguida pela eluição do ^{99m}Tc a intervalos de 24 horas. Se o gerador não fosse eluído, a adsorção seguiria a linha tracejada e um equilíbrio transitório seria estabelecido. A linha cheia superior representa a diminuição da atividade do ^{99}Mo, o nuclídeo pai, devida ao decaimento radioativo.

ROTULAÇÃO RADIOATIVA DE COMPOSTOS PARA PREPARAR TRAÇADORES RADIOATIVOS E AGENTES FARMACÊUTICOS RADIOATIVOS

MÉTODOS DE ROTULAÇÃO RADIOATIVA

Para finalidades médicas e farmacêuticas, alguns radionuclídeos podem ser usados nas suas formas elementar ou salina, e assim não exigem processamento extenso além da sua separação e purificação após a produção. Contudo, a maior parte dos radionuclídeos tem de ser incorporada no interior de alguma molécula ou composto para formar um traçador radioativo ou elemento farmacêutico radioativo útil. Existem várias maneiras através das quais os radionuclídeos são incorporados ao agente farmacêutico radioativo final, métodos conhecidos como *rotulação radioativa*. Alguns dos métodos mais comuns de rotulação radioativa incluem os seguintes.

Introdução de um Rótulo Externo — Por exemplo, o ^{99m}Tc não é uma parte natural de qualquer composto medicamente útil, e assim um método tem de ser desenvolvido para quelar o ^{99m}Tc a vários compostos de interesse.

Troca de Isótopo — Esse processo ocorre quando um isótopo radioativo toma o lugar de um átomo estável do mesmo elemento que já é uma parte natural da molécula. Um exemplo seria substituir o ^{123}I pelo ^{127}I estável em alguma molécula iodada.

Rotulação com Quelatos Bifuncionais — Um *quelato bifuncional* é uma molécula usada para ligar uma outra a um radionuclídeo. Um exemplo seria ligar o ^{90}Y a um peptídio sem ligação direta a ele usando-se um composto como o (DOTA).

Biossíntese — Essa reação ocorre quando um radionuclídeo é incorporado a uma molécula através de algum processo biossintético. Um exemplo é quando o ^{57}Co radioativo é colocado em meio de crescimento de bactérias que produzem cianocobalamina, vitamina B_{12}, como um subproduto metabólico, liberando vitamina B_{12} radioativa para uso no teste de Schilling.

DESENVOLVIMENTO DE AGENTES FARMACÊUTICOS RADIOATIVOS

Nem todos os agentes farmacêuticos radioativos usam átomos metálicos como radionuclídeo, mas muitos o fazem. Quando uma molécula é rotulada radioativamente com um átomo de metal, algumas vezes esse átomo não muda as propriedades biológicas da molécula na qual ele foi incorporado; no entanto algumas vezes ele altera consideravelmente as propriedades biológicas. O resultado da primeira situação é algumas vezes chamado de agente farmacêutico radioativo *marcado com metal*, e o resultado da segunda situação é chamado agente farmacêutico radioativo *metal essencial*. No caso dos agentes farmacêuticos radioativos metal essenciais, o átomo do metal radioativo é absolutamente essencial para determinar onde aquela molécula se distribui no corpo. Portanto, ao desenvolver um agente farmacêutico radioativo, tem-se de estar consciente de como a adição de um átomo de metal (como o ^{99m}Tc) irá afetar a molécula em questão.

No desenvolvimento de agentes farmacêuticos radioativos, é obviamente importante selecionar compostos que provavelmente irão se distribuir pelos órgãos ou tecidos de interesse. Tal como com os medicamentos não-radioativos, um modelo computadorizado pode muitas vezes ajudar. Nem sempre é fácil casar um radionuclídeo que tem propriedades físicas apropriadas com um determinado composto para uma finalidade diagnóstica ou terapêutica em particular. É importante ter certeza de que as químicas são compatíveis e de que a molécula resultante tem o padrão de biodistribuição desejado.

Com agentes diagnósticos radioativos, as relações estrutura-distribuição (RED) são usadas para desenvolver moléculas candidatas. As RED são similares ao uso de relações estrutura-atividade para desenvolver medicamentos farmacologicamente ativos. O objetivo das RED é otimizar o local alvo para oferta do agente farmacêutico radioativo candidato. Isso envolve prever, investigar e determinar as alterações na biocinética de um agente farmacêutico radioativo candidato realizando-se pequenas alterações na sua estrutura, como através da adição de grupos funcionais ao composto. O candidato recém-alterado é testado quanto ao seu comportamento farmacocinético e comparado com o protótipo. Eventualmente, o agente candidato farmacêutico radioativo mais efetivo é selecionado para teste em animais e humanos.

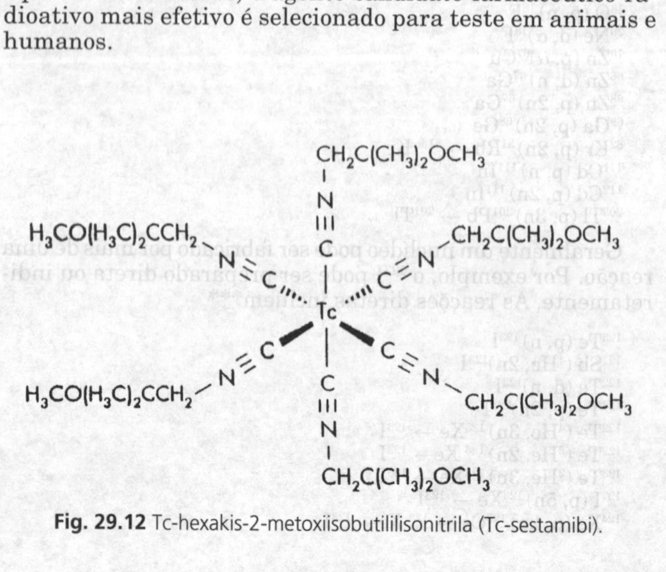

Fig. 29.12 Tc-hexakis-2-metoxiisobutilisonitrila (Tc-sestamibi).

Quadro 29.5 Nomes de Agentes Farmacêuticos Radioativos

USAN/ NOME GENÉRICO	LIGANTE; NOME QUÍMICO COMUM	OUTROS NOMES OU ABREVIAÇÕES COMUNS	NOMES COMERCIAIS COMUNS
Acetato de sódio ^{11}C[a]		acetato ^{11}C	
Ácido Iocanlídico ^{123}I[a]	ácido iodobenzenopentadecanóico; ácido (*p*-iodofenil)pentadecanóico		
Agregado de albumina com tecnécio ^{99m}Tc	albumina macroagregada	^{99m}Tc MAA	Pulmolite; Macrotec
Água ^{15}O		^{15}O H_2O	
Albumina com tecnécio ^{99m}Tc		^{99m}Tc HSA	
Albumina, soro cromado ^{51}Cr[a]		^{51}Cr HSA	Tomatope
Albumina, soro iodado ^{125}I	albumina sérica radioiodada; albumina sérica humana iodada	^{125}I RISA; ^{125}I IHSA	Albumotope ^{125}I; Jeanatope ^{125}I
Albumina, soro iodado ^{131}I	albumina sérica radioiodada; albumina sérica humana iodada	^{131}I RISA: ^{131}I IHSA	Albumotope ^{131}I; Megatope ^{131}I
Albumina, soro iodado ^{131}I agregado[a]	albumina macroagregada	^{131}I MAA	Albumotope-LS; Macroscan-131
Amônia ^{13}N[a]		^{13}N NH_3	
Anticorpo monoclonal B1 radiorrotulado com ^{131}I[a]	anticorpo monoclonal murino IgG anti-B1# iodado	^{131}I anti-B1	Bexxar
Apciteto de tecnécio ^{99m}Tc	peptídio do receptor GP IIb/IIIa	^{99m}Tc P280	Accutech
Arcitumomab com tecnécio ^{99m}Tc	Fab IgG monoclonal murina IMMU-4 [fragmento do anticorpo monoclonal anti-CEA]	^{99m}Tc anti-CEA Fab	CEA-Scan
Bectumomab com tecnécio ^{99m}Tc[a]	Fab IgG monoclonal murina IMMU-LL2 [fragmento do anticorpo monoclonal antilinfoma não-Hodgkin	^{99m}Tc IMMU-LL2	ImmuRaid-LL2
Biciromab com tecnécio ^{99m}Tc[a]	Fab IgG monoclonal murina T2G1s [fragmento do anticorpo monoclonal antifibrina]	Fab antifibrina com tecnécio 99m	Fibroscint
Bicisato de tecnécio ^{99m}Tc	dímero do etil cisteinato	^{99m}Tc ECD	Neurolite
Cianocobalamina ^{57}Co	vitamina B_{12}	^{57}Co B_{12}	Rubratope
Cianocobalamina $^{58/57}Co$[b]	vitamina B_{12}/fator intrínseco	^{58}Co B_{12}/^{57}Co B_{12}-IF	Dicopac
Citrato de gálio ^{67}Ga		^{67}Ga citrato	Neoscan
Citrato ferroso ^{59}Fe[a]		citrato ^{59}Fe	Ferrutope
Cloreto de estrôncio ^{89}Sr		^{89}Sr	Metastron
Cloreto de índio ^{111}In		^{111}In Cl_3	Indiclor
Cloreto de rubídio ^{82}Rb		^{82}Rb	Cardiogen-82
Cloreto taloso ^{201}Tl		^{201}Tl	
Cloridrato de iofetamina ^{123}I[a]	*N*-isopropil-*p*-iodoanfetamina	^{123}I IMP	Spectamine
Colóide de albumina com tecnécio ^{99m}Tc[a]		^{99m}Tc AC	Microlite
Colóide de trissulfeto de antimônio com tecnécio ^{99m}Tc[a]	Sb_2S_3	^{99m}Tc ASC	Lymph-Scan
Colóide sulfúrico de tecnécio ^{99m}Tc		^{99m}Tc SC	TechneColl; Tesuloid; TSC
Criptônio ^{81m}Kr		^{81m}Kr	
Cromato de sódio ^{51}Cr		^{51}Cr Na_2CrO_4	Chromitope
Disofenina de tecnécio ^{99m}Tc	ácido iisopropilacetanililidoiminodiacético	^{99m}Tc DISIDA	Hepatolite
Etidronato de rênio ^{186}Re[a]	etileno hidroxidifosfonato	^{186}Re EHDP	
Etidronato de tecnécio ^{99m}Tc[a]	etileno-hidroxidifosfonato	^{99m}Tc EHDP	
Exametazima de tecnécio ^{99m}Tc	hexametilpropilenoamineoxima	^{99m}Tc HMPAO	Ceretec
Fibrinogênio ^{125}I[a]		fibrinogênio ^{125}I	Ibrin
Fludesoxiglicose ^{18}F[a]	2-flúor-2-desoxi-D-glicose	^{18}F fluordesoxiglicose; FDG	
Fluoreto de sódio ^{18}F[a]		^{18}F NaF	
Fluorodopa ^{18}F[a]	flúor-levodopa	^{18}F fluorodopa	
Fosfato crômico ^{32}P		colóide ^{32}P	Phosphocol
Fosfato de sódio ^{2}P		^{32}P Na_3PO_4/Na_2HPO_4	
Fosfatos (piro- e trimeta-) de tecnécio ^{99m}Tc		^{99m}Tc PYP	Pyrolite
Furifosmina de tecnécio ^{99m}Tc[a]	etilenobis(nitrilometilidino)bis-(diidrotetrametilfuranonato)-bis(tris[metoxipropil])-fosfina)	^{99m}Tc Q-12	TechneScan Q-12
Gluceptato de tecnécio ^{99m}Tc	glico-heptonato	^{99m}Tc GH; GHA	GlucoScan; TechneScan Gluceptate
Hemácias marcadas com tecnécio ^{99m}Tc		^{99m}Tc RBC [*in vitro*]	Ultra Tag RBC
Iodeto de sódio ^{123}I		^{123}I NaI	
Iodeto de sódio ^{131}I		^{131}I NaI	Iodotope
Iodocolesterol ^{131}I[a]	19-iodocolest-5-en-3β-ol	iodocolesterol ^{131}I	
Iodo-hipurato sódico ^{123}I[a]	*orto*-iodo-hipurato	^{123}I OIH	Nephroflow
Iodo-hipurato sódico ^{131}I	*orto*-iodo-hipurato	^{131}I OIH	Hippuran ^{131}I; Hipputope
Iodometilnorcolesterol ^{131}I[a,b]	6-β-iodometil-19-norcolesto-5(10)en-3β-ol	^{59}NP	
Iotalamato sódico ^{125}I		iotalamato ^{125}I	Glofil
Lidofenina de tecnécio ^{99m}Tc	ácido dimetilacetanilidoiminodiacético	^{99m}Tc HIDA	TechneScan HIDA
Mebrofenina de tecnécio ^{99m}Tc	ácido trimetilbromoacetanilidoiminodiacético	^{99m}Tc BRIDA	Choletec
Medronato de tecnécio ^{99m}Tc	metilenodifosfonato	^{99m}Tc MDP	Osteolite; TechneScan MDP

Quadro 29.5 Nomes de Agentes Farmacêuticos Radioativos (cont.)

USAN/ NOME GENÉRICO	LIGANTE; NOME QUÍMICO COMUM	OUTROS NOMES OU ABREVIAÇÕES COMUNS	NOMES COMERCIAIS COMUNS
Merpentan nofetumomab de tecnécio ^{99m}Tc	fab IgG monoclonal murina NR-LU-10 [fragmento de anticorpo monoclonal anticâncer pulmonar de células pequenas]	^{99m}Tc NR-LU-10	Verluma
Mertiateto de tecnécio ^{99m}Tc	mercaptoacetiltriglicina	^{99m}Tc MAG_3	TechneScan MAG3
Mesiperona ^{11}C[a]	*N*-metilespiperona	^{11}C NMSP	
Metionina ^{11}C[a]		metionina ^{11}C	
Monóxido de carbono ^{11}C[a]		^{11}C CO	
Oxidronato de tecnécio ^{99m}Tc	hidroximetildifosfonato	^{99m}Tc HDP; HMDP	Osteoscan-HPD
Oxiquinolina de índio ^{111}In	8-hidroxiquinolina	oxina ^{111}In	
Pendeteto de capromab índio ^{111}In	7E11-C5.3 monoclonal murino IgG1 conjugada com DTPA [anticorpo monoclonal anticarcinoma de próstata]	^{111}In ^{356}CYT	ProstaScint
Pendeteto de satumomab de índio ^{111}In[a]	B72.3 IgG1 monoclonal murina conjugada com DTPA [anticorpo anticarcinoma colorretal e ovariano]	^{111}In ^{099}CYT; ^{103}CYT	OncoScint OR/OV
Pentetato de imciromab de índio ^{111}In[a]	Fab R11D10 monoclonal murino IgG 2a conjugado com DTPA [anticorpo monoclonal antimiosina]	antimiosina ^{111}In	Myoscint
Pentetato de índio ^{111}In	ácido dietilenotriaminopentaacético	^{111}In DTPA	
Pentetato de tecnécio ^{99m}Tc	ácido dietilenotriaminopentaacético	^{99m}Tc DTPA	Techneplex
Pentetato estânico ^{117}Sn[a,b]	estanho (IV) ácido dietilenotrisaminopentaacético	^{117}Sn DTPA	
Pentetato intravenoso de globulina imune índio ^{111}In[a]	imunoglobulina G (humana policlonal), dissulfeto com cadeia leve, dímero, conjugado de *N,N*-bis[2-[bis(carboximetil)amino]-etil] glicina	^{111}In IgG	Macroscint
Pentetreoteto de índio ^{111}In	octreotida-D-Phe-DTPA	octreotida ^{111}In	OctreoScan
Pertecnetato de sódio ^{99m}Tc	produto do gerador de Mo-99/Tc-99m	Na^+ TcO_4^-	geradores: Minitec; Technelite; Ultra-TechneKow
Pirofosfato de tecnécio ^{99m}Tc		^{99m}Tc PYP	Phosphotec; TechneScan PYP
Racloprida ^{11}C[a]		raclоprida ^{11}C	
Samário ^{153}Sm lexidronam pentassódico	ácido fosfônico etilenodiamina tetrametileno	^{153}Sm EDTMP	Quadramet
Selenometionina ^{75}Se[a]		selenometionina ^{75}Se	
Sestamibi com tecnécio ^{99m}Tc	hexakis (metoxiisobutil)isonitrila	^{99m}Tc MIBI; hexamibi; RP 30A	Cardiolite; Miraluma
Succímer de tecnécio ^{99m}Tc	ácido dimercaptossuccínico	^{99m}Tc DMSA	
Sulesomab de tecnécio ^{99m}Tc[a]	Fab IgG monoclonal murina IMMU-MN3 [fragmento de anticorpo monoclonal anti-antígeno celular granulocítico NCA-90]	^{99m}Tc IMMU-MN3	LeukoScan
Sulfato de iobenguano ^{123}I[a]	*meta*-iodobenzilguanidina	^{123}I MIBG	
Sulfato de iobenguano ^{131}I	*meta*-iodobenzilguanidina	^{131}I MIBG	
Teboroxima de tecnécio ^{99m}Tc[a]	produto de adição do ácido borônico da tecnécio dioxima; bis-ciclo-hexanodiona dioxima-metilborato-clorotecnécio	SQ-30217; CDO-MEB; BATO	Cardiotec
Tetrofosmina de tecnécio ^{99m}Tc	1,2-bis[bis(2-etoxietil)fosfino]etano	^{99m}Tc P53	Myoview
Uréia de carbono ^{14}C		uréia ^{14}C	PYtest
Xenônio ^{127a}Xe		^{127}Xe	
Xenônio ^{133}Xe		^{133}Xe	

[a] Não disponível comercialmente (em investigação, suspenso ou composto extemporaneamente).
[b] Nome genérico oficial ainda não estabelecido.
Fonte: Quadro cortesia de James A Ronto.

AGENTES FARMACÊUTICOS RADIOATIVOS COM TECNÉCIO

O tecnécio 99m (^{99m}Tc) é o átomo metálico mais comumente usado em agentes farmacêuticos radioativos; provavelmente 75% de todos os agentes farmacêuticos radioativos incluem o ^{99m}Tc como radionuclídeo. O tecnécio-99m tem propriedades físicas desejáveis para fins de obtenção de imagens. Ele tem uma meia-vida de 6 horas e um fóton gama de 140 keV que é emitido com grande abundância. Ele também tem uma química versátil que permite que ele seja quelado com muitos compostos (mas certamente nem todos os compostos).

O tecnécio-99m tem origem no decaimento do ^{99}Mo. Como o ^{99}Mo sofre decaimento para ^{99m}Tc, ele é quimicamente separado e usado para fazer vários agentes farmacêuticos radioativos contendo ^{99m}Tc. Esse processo de separação ocorre no que é conhecido como um sistema de gerador de radionuclídeo ^{99}Mo/^{99m}Tc, conforme foi discutido na seção anterior. O ^{99m}Tc é eluído do gerador na forma de pertecnetato de sódio no estado +7 de oxidação. Como tal, ele não é muito reativo quimicamente e não se combina com outros compostos. O estado de oxidação do tecnécio tem de ser reduzido a um valor mais baixo para torná-lo quimicamente reativo. Isso é feito tipicamente usando-se o íon estanoso.

Os fabricantes desenvolvem compostos que podem ser marcados com ^{99m}Tc e usados para a obtenção de imagens de vários sistemas ou tecidos orgânicos. Esses compostos são freqüentemente disponíveis no que é conhecido como *kits de reagentes*. Os kits de reagentes são ampolas que contêm o composto em particular, geralmente na forma seca congelada, juntamente com o íon estanoso e qualquer outro ingrediente necessário como substâncias-tampão ou conservantes. O ^{99m}Tc radioativo, na forma de pertecnetato, é adicionado à ampola do kit reagente e o íon estanoso reduz o tecnécio, permitindo a sua quelação com o composto. A combinação ocorre através de ligações covalentes coordenadas com certos componentes sobre a molécula do composto, conhecidas como *ligantes*. Alguns dos ligantes mais comuns que se combinam com o tecnécio são $—NH_2$, $—NH_3^+$, —CN, —SH, —COO—, —CO— e —OH, entre outros.

O tecnécio, nos seus vários estados de oxidação, tem vários números de coordenação. Os compostos irão fazer complexos com o tecnécio de maneiras específicas, dependendo do estado de oxidação do tecnécio e do número de coordenação associado. A Fig. 29.12 ilustra como as moléculas de isonitrilo fazem complexos com o ^{99m}Tc no estado +1 de oxidação.

PREPARO DE AGENTES FARMACÊUTICOS RADIOATIVOS

Alguns agentes farmacêuticos radioativos são preparados em sua forma final no local de fabricação, ao passo que outros são preparados numa farmácia nuclear ou departamento de medicina nuclear. Existem vários níveis de sofisticação no preparo desses agentes, variando desde a simples adição do radiopertecnetato ao frasco do kit reagente, até a radiorrotulação de células sangüíneas autólogas, radiorrotulação específica de peptídios e anticorpos e preparo químico rápido laboratorial de agentes farmacêuticos radioativos de meia-vida curta emissores de pósitrons. Diferentes necessidades diagnósticas e terapêuticas exigem o uso de diferentes técnicas de preparação. O Quadro 29.5 inclui uma lista de agentes farmacêuticos radioativos em uso atual.

BIBLIOGRAFIA

Baum S, et al. *Atlas of Nuclear Medicine,* New York: Appleton & Lange, 1993.

Merrick MV. *Essentials of Nuclear Medicine,* 2nd ed. New York: Springer-Verlag, 1997.

Emram AM. *New Trends in Radiopharmaceutical Synthesis and Quality Assurance and Regulatory Control.* Baltimore, 1991.

Theobald AE. *Radiopharmaceutical and Radiopharmacy Practice.* Taylor and Francis, 1985.

PARTE **4**

Exame, Análise e Controle Farmacêuticos

Thomas Medwick, PhD
Professor Emeritus
Department of Pharmaceutical Chemistry
Rutgers University College of Pharmacy
Piscataway, NJ 08854

CAPÍTULO 30

Análise de Medicamentos

Karen B Main, PhD
Associate Manager
Director of Product Development
Pharmaceutical and Analytical R&D
AstraZeneca
Wilmington, DE 19850

Thomas Medwick, PhD
Professor Emeritus
Department of Pharmaceutical Chemistry
Rutgers University College of Pharmacy
Piscataway, NJ 08854

Desde o tempo dos antigos boticários, que trabalhavam com equipamento escasso em pequenos laboratórios, os farmacêuticos fizeram importantes contribuições no campo da química medicinal, tanto na descoberta ou no isolamento de novos agentes terapêuticos quanto no desenvolvimento de métodos para a padronização e o controle de medicamentos. Hoje em dia, essa atividade raramente constitui uma função do laboratório de prescrição, mas, em laboratórios de fabricação, os farmacêuticos freqüentemente realizam análises físicas e químicas, quer no curso do desenvolvimento de formas farmacêuticas de novos produtos, quer no controle de padrões de produtos. Em pequenos laboratórios, a responsabilidade de realizar as análises pode ser totalmente delegada aos membros titulares da equipe de farmacêuticos. Porém quer os farmacêuticos tenham, ou não, a oportunidade de realizar análises, eles devem, pelo menos, compreender os princípios básicos envolvidos na padronização e no controle dos agentes medicamentosos fornecidos.

VALIDAÇÃO DOS MÉTODOS ANALÍTICOS

O uso de um método analítico somente é justificado depois que se demonstrou que ele é válido (foi *validado*). A FDA e a USP estão vitalmente interessadas na validação formal do método de ensaio para certificar-se de que os métodos são aquilo que eles propõem ser. Em uma seção intitulada *Validação dos Métodos de Compêndio*, a USP descreve os parâmetros de desempenho analítico que devem ser medidos para validar um procedimento analítico. Esses parâmetros são de precisão (reprodutibilidade); acurácia (exatidão); limite de detecção (concentração que fornece a menor resposta perceptível, p. ex., teste de limite); limite de quantificação (concentração mais baixa mensurável com boa precisão e acurácia); seletividade (capacidade de medir o analisado na presença de quaisquer impurezas possíveis, como no ensaio indicativo de estabilidade); intervalo e linearidade (a faixa de concentração na qual a concentração e a resposta estão linearmente relacionadas); e dissonância (grau de reprodutibilidade de resultados quando obtidos por análise da mesma amostra sob várias condições normais, p. ex., instrumentos diferentes, analistas diferentes, laboratórios diferentes).

BALANÇAS ANALÍTICAS

A balança analítica é um requisito indispensável para qualquer procedimento analítico, quer o método seja uma análise clássica ou estequiométrica, quer seja um método instrumental moderno de uma natureza não-estequiométrica. Quando a determinação de massa não é absolutamente confiável, o resultado analítico final é inaceitável.

Presume-se que existam balanças disponíveis que são suficientemente sensíveis para servir aos procedimentos analíticos. Uma balança analítica difere de uma balança de prescrição de classe superior na questão da sensibilidade. Uma balança analítica estatística é sensível à decima parte de um miligrama e nunca deve ser usada para pesar uma carga total maior que a especificada.

A balança analítica eletrônica é do tipo nula, mas o torque de restauração não é aplicado ao se acrescentar ou remover pesos, mas, em vez disso, por variar uma corrente aplicada a uma espiral em um campo magnético. A grande vantagem do princípio eletromagnético é a liberdade de vaguear ou mudar na sensibilidade. As balanças possuem um mostrador digital e capacidade de ser tarada, bem como teste e rotinas de calibragem internamente programados. Algumas balanças possuem uma capacidade máxima pequena (cerca de 0,1 a 1,0 g). Outras balanças analíticas eletrônicas, usando células de carga, estão disponíveis com capacidades de até 200 g e uma capacidade de leitura de ± 0,10 mg ou ± 0,01 mg e possuem débitos de dados que as tornam capazes de incorporação dentro de sistemas automatizados. Algumas balanças podem registrar continuamente as variações no peso com o tempo.

FONTES DE INFORMAÇÃO

Os trabalhos de referência necessários em um laboratório analítico dependem totalmente do escopo do trabalho. Para a experimentação farmacêutica de substâncias oficiais, a USP-NF recebe, certamente, consideração primária. Dentre os adjuntos indispensáveis da biblioteca do analista estão os seguintes.

Analytical Profiles of Drug Substances and Excipients, Florey K, ed.
Budavari S, *et al*, eds. *The Merck Index: An Encyclopedia of Chemicals, Drugs, and Biologicals,* 12th ed. Whitehouse Station, NJ: Merck & Co, 1996.
Connors KA. *Textbook of Pharmaceutical Analysis,* 3rd ed. New York: Wiley, 1982.
Cunniff P, ed. *Official Method of Analysis of the Association of Official Analytical Chemists,* 16th ed. Arlington, VA: AOAC International, 1998.
Feigl F. *Spot Tests in Organic Analysis,* 7th ed. Amsterdam/New York: Elsevier, 1966.
Hadjiioannou TP, *et al. Quantitative Calculations in Pharmaceutical Practice and Research.* New York: VCH, 1993.
Kibbe AH, ed. *Handbook of Pharmaceutical Excipients,* 3rd ed. Washington, DC: American Pharmaceutical Association, 2000.
Knevel AM, DiGangi FE, Byrn SR. *Quantitative Pharmaceutical Chemistry,* 7th ed. Prospect Heights, IL: Waveland Press, 1982. (Reprint of Knevel AM, DiGangi FE, Byrn SR. *Jenkins' Quantitative Pharmaceutical Chemistry,* 7th ed. New York: McGraw-Hill, 1977).
Kolthoff IM, Elving PJ, *et al*, eds. *Treatise on Analytical Chemistry,* New York: Wiley, 1959–.
Mills T, Roberson JC. *Instrumental Data for Drug Analysis,* 2nd ed.
Moffat AC, *et al*, eds. *Clarke's Isolation and Identification of Drugs in*

Pharmaceuticals, 2nd ed. London: The Pharmaceutical Press, 1986.
Munson JW, ed. *Pharmaceutical Analysis: Modern Methods,* New York: Dekker, part A, 1981; part B, 1984.
Pfleger K, Maurer HH, Weber A. *Mass Spectral and GC Data of Drugs, Poisons, Pesticides, Pollutants, and Their Metabolites,* 2nd ed. Weinheim, Germany/New York: VCH, 1992.
Reagent Chemicals, 9th ed. Washington, DC: American Chemical Society, 1999.
Schirmer RE. *Modern Methods of Pharmaceutical Analysis,* 2nd ed, vols 1, 2. Boca Raton, FL: CRC Press, 1991.
Food Chemicals Codex, 4th ed. Washington, DC: National Academy Press, 1996. Loose-leaf supplements issued by the US National Research Council, Committee on Food Protection.

Muitas publicações inestimáveis podem ser obtidas a partir de vários departamentos do governo norte-americano.

Métodos Analíticos e Equipamentos Especializados

Na seção seguinte, são discutidos alguns métodos analíticos importantes empregados por fabricantes farmacêuticos. Como regra, os farmacêuticos praticantes não necessitam desse aparelho sofisticado como é utilizado para a análise, mas eles devem, no mínimo, estar familiarizados com os tipos de análises realizadas com esse aparelho.

Alguns dos produtos medicinais ainda estão sendo analisados por tradicionais procedimentos de análise gravimétrica e titulométrica, embora, aqui também, o uso de balanças eletrônicas e o titulador de registro tenham melhorado consideravelmente esses procedimentos clássicos.

Os exemplos familiares dos métodos analíticos que são de natureza puramente física incluem aqueles que envolvem a utilização do microscópio, do polarímetro ou do refratômetro. A identidade e a pureza relativa de muitas substâncias são freqüentemente determinadas por exame microscópico. Há muito se reconhece que o polarímetro, que também é referido como polariscópio, é útil na avaliação de certos líquidos ao determinar-se sua capacidade de curvar ou rodar o plano da luz polarizada. Estão disponíveis polarímetros que medem a rotação da luz polarizada nos comprimentos de onda que ultrapassam a linha D do sódio (589 nm). Em geral, os refratômetros dos tipos Abbé e de imersão ou afundamento são utilizados para determinar a pureza de uma substância com base em seu índice de refração.

A determinação do conteúdo de umidade em várias substâncias envolve diversos tipos de mensuração analítica. Esses métodos incluem a secagem em um dessecador ou em um forno aquecido, quer sob condições atmosféricas comuns, quer a vácuo sob pressão reduzida. Uma inovação é a *balança de umidade*, em que o prato da amostra é diretamente aquecido por uma lâmpada infravermelha, eliminando, assim, a remoção da amostra a partir da balança. Os outros procedimentos envolvem a destilação de medicamentos vegetais com tolueno ou com benzeno, observando-se, em seguida, o volume da água que separa em um tubo graduado que contém o destilado. Um procedimento mais específico e conveniente para a determinação da água em muitas substâncias é o método titulométrico de Karl Fischer. Nesse procedimento, a água é medida quantitativamente por titulação sob condições anidras através do uso de um reagente contendo iodo, dióxido de enxofre, piridina e metanol. O ponto final pode ser detectado visualmente ou, de modo preferível, pelo uso de um conjunto de titulação eletrométrica e automática. Alguns instrumentos utilizam a titulação coulométrica para gerar o reagente em uma superfície de eletrodo. Os métodos elétricos para determinar a água estão sendo atualmente aplicados a vários produtos industriais, em alguns casos durante operações de processamento contínuo. Estes baseiam-se no princípio de que, se uma substância é colocada entre duas placas condensadoras, a capacitância irá variar com a constante dielétrica do meio entre as placas. Como a constante dielétrica da água é maior que a de outras substâncias, a capacitância irá variar com a quantidade de umidade existente.

A determinação e o ajuste do pH ou da concentração do íon hidrogênio (atividade) tornam-se uma importante função na análise de controle de produtos medicinais. Para uma discussão da determinação do pH, veja o Cap. 33.

As técnicas de separação, principalmente métodos cromatográficos, são necessárias e valiosas na análise de produtos farmacêuticos. A partição de um soluto entre dois solventes imiscíveis é utilizada muitas vezes para isolar um medicamento de outros componentes em uma mistura. Os métodos cromatográficos de coluna aberta são também usados na separação de um medicamento de uma dosagem da matriz ou de um medicamento de um ambiente biológico natural. As separações como a extração solvente-solvente, a cromatografia em coluna aberta ou a cromatografia em camada fina podem ser necessárias como uma etapa preparatória quando deve ser seguida por análise espectrométrica na região ultravioleta. Esse tratamento preliminar introduz a especificidade por fornecer o isolamento do medicamento a partir de suas circunvizinhanças, antes de sua mensuração por um meio relativamente inespecífico.

A cromatografia a gás (CG) e a cromatografia líquida de alto desempenho (alta performance — CLAD — high-performance liquid chromatography — HPLC) representam dois métodos não-estequiométricos que alcançaram muita popularidade por causa de suas capacidades. Na CG, qualquer composto pode ser analisado, diretamente ou com derivatização, se ele apresenta uma pressão de vapor perceptível e se pode ser encontrada uma coluna adequada. O uso de vários detectores ajuda outro elemento da seletividade para o procedimento. Mais recentemente, a CLAD tem sido rapidamente desenvolvida com a introdução de novos métodos de bombeamento, colunas mais confiáveis e vários detetores. Porém, a grande atração das técnicas cromatográficas para o laboratório industrial é a possibilidade de automação. O procedimento cromatográfico e a instrumentação podem ser assim idealizados de modo que o método possa ser, em grande parte, automatizado, envolvendo a amostragem automatizada, a separação, a detecção, o registro e, finalmente, o cálculo e a impressão dos resultados, deixando apenas que a preparação das soluções da substância medicamentosa ou da forma farmacêutica seja feita pelo analista. A eletroforese capilar oferece muitas vantagens para a análise dos medicamentos. O assunto da cromatografia é discutido no Cap. 32.

O espectrômetro moderno, que incorpora aspectos tais como o controle por microprocessador e detectores do grupo diodo, torna-se um instrumento particularmente útil para a análise, já que ele possibilita que os analistas procurem as respostas para seus problemas analíticos com os *olhos* que não enxergam apenas na faixa visível, mas por todo o espectro eletromagnético. As possibilidades analíticas nesse sentido podem ser mais prontamente compreendidas quando consideramos que as moléculas e átomos finais constituintes de um material transmitem, absorvem e disseminam a radiação de acordo com suas naturezas individuais. Os métodos de ensaio baseados na absorção nas porções ultravioleta, infravermelho e visível do espectro são usados de forma extensa. Os princípios subjacentes a essas determinações são discutidos no Cap. 33. Em alguns procedimentos analíticos espectrométricos, uma substância incolor que deve ser analisada é convertida em um derivado portador de cor, sendo a intensidade da coloração medida em um espectrômetro adequado e comparada com aquela desenvolvida por uma quantidade conhecida de um grau de *padrão de referência* da mesma substância.

Outros instrumentos amplamente utilizados bastante adequados para as mensurações colorimétricas rotineiras são o colorímetro e o nefelocolorímetro de combinação, que são de considerável valor na realização de mensurações turbidimétricas quantitativas.

Outro instrumento importante dos instrumentos espectrométricos é o fluorômetro, que fornece a mensuração da fluorescência, que pode estar presente na amostra ou, mais amiúde, pode ser desenvolvida na amostra. Esse método proporciona um meio de se avaliar a potência de muitos produtos farmacêuticos, quando, por exemplo, estes contêm cloridrato de tiamina. Uma solução em que a tiamina foi convertida quantitativamente em tiocromo é colocada no fluorômetro, onde é estimulada a fluorescer perante a exposição à luz. A intensidade dessa fluorescência é comparada com as leituras obtidas nas amostras de controle de padrão preparadas e observadas sob condições exatamente iguais. Essa comparação serve como uma base em que a potência da amostra de vitamina desconhecida possa ser prontamente calculada. Na extremidade oposta do espectro eletromagnético estão as radiações infravermelhas. Estas são raios calóricos, e sua utilização marca outra importante contribuição para a pesquisa analítica. A espectrometria com infravermelho envolve colocar a amostra em uma célula que é atravessada por radiação a partir de uma fonte de infravermelho. A radiação transmitida ao passar no espectrômetro é dispersa em um espectro por um prisma de cloreto de sódio, ou outro sal, ou por uma grade de difração. A intensidade de radiação é sentida por um bolômetro, um aparelho capaz de detectar alterações excessivamente pequenas na temperatura; com o auxílio de um amplificador eletrônico, a intensidade da radiação assim medida é registrada por um registrador do tipo caneta ou outro dispositivo que envolva uma impressora. Estão disponíveis espectrômetros de infravermelho de transformação de Fourier que podem adquirir muito rapidamente um espectro de infravermelho (veja Cap. 33). Uma importante aplicação da espectrometria infravermelha na USP é a impressão digital de compostos orgânicos, através da qual elas podem ser identificadas. As técnicas de reconhecimento de padrão e o uso de redes neurais para comparar os espectros são muito impressionantes.

A capacidade de detectar e medir os elementos em um sistema de forma farmacêutica complexa é muito importante, porque alguns elementos, como os metais pesados, são tóxicos e devem ser monitorados. O espectrógrafo de emissão é utilizado para a identificação e para a mensuração quantitativa de muitos elementos por fornecer registros fotográficos de seus espectros de emissão. Esses elementos incluem a maioria dos metais e alguns não-metais, como boro, sílica e fósforo. Ao determinar os comprimentos de onda das linhas, os diversos elementos presentes na amostra podem ser determinados através de referência aos quadros de comprimentos de onda. Por meio do uso do densitômetro, que mede a escuridão relativa das linhas, é feita a avaliação quantitativa.

Uma técnica de emissão, que se baseia em grande parte em solução e é mais moderna que a espectrografia de emissão, é a espectrometria de emissão óptica indutivamente acoplada ao plasma (ICP-OES). Nessa técnica, a solução da amostra é aspirada para dentro do plasma indutivamente acoplado (gás argônio), um meio cuja temperatura é cerca de 10.000 K, uma condição que resulta em atomização e excitação mesmo dos elementos mais refratários (p. ex., enxofre). Os resultados fornecem dados qualitativos e quantitativos de uma maneira rápida e eficiente, identificando e medindo múltiplos elementos a partir de uma única amostra. A desvantagem dessa técnica é seu elevado custo de instrumental e seu custo de operação.

O espectrômetro de chama serve a um propósito útil em alguns laboratórios industriais e hospitalares para fazer as determinações de emissão rotineiras, principalmente de metais alcalinos e metais alcalinos terrosos. O espectrômetro de massa e o espectrômetro de raios X estão entre os instrumentos mais sofisticados que são úteis como instrumentos analíticos.

Os métodos eletroquímicos oferecem um nível de seletividade que algumas análises espectroscópicas não fazem. A potenciometria com eletrodo íon-específico mede as espécies livres não-ligadas em vez da quantidade total do íon metálico em uma solução. O polarógrafo fornece uma análise qualitativa e quantitativa rápida por registro automático das curvas de corrente-voltagem. Na operação desse instrumento, os íons redutíveis e os compostos orgânicos são reduzidos no eletrodo de gotejamento de mercúrio, proporcionando polarografias que servem como registros da análise. A polarografia estabelece a identidade da substância por seu potencial de metade de onda, enquanto a altura da inclinação na curva é obtida como uma medida direta da concentração. As variações da polarografia, como a polarografia de diferencial de pulso, aumentam a sensibilidade da análise quantitativa, enquanto a voltametria cíclica proporciona um meio pelo qual o comportamento qualitativo de oxidação-redução de uma espécie pode ser examinado.

Os métodos não-estequiométricos utilizados na análise de medicamentos são discutidos nos Caps. 31, 32 e 34, e as análises estequiométricas são tratadas neste capítulo, à medida que elas se aplicam a substâncias medicamentosas específicas e a formas farmacêuticas específicas.

ENSAIOS FÍSICOS E QUÍMICOS OFICIAIS

Parece haver uma concepção errônea por parte de alguns indivíduos em relação aos procedimentos de ensaio dos compêndios oficiais. Um material pode situar-se bem dentro dos limites do ensaio determinados na monografia individual para uma determinada substância, embora *não* seja de qualidade adequada para se adequar às especificações completas indicadas para o composto, ainda que o ensaio seja executado com a exatidão indicada no método oficial. Então, é essencial imaginar que, ainda que uma substância satisfaça às especificações de pureza de uma monografia oficial, conforme estabelecido por um procedimento de ensaio químico ou físico, *não* é de qualidade USP, a menos que ela se adapte a *todas* as especificações contidas na monografia para aquele material. Da mesma forma, algumas substâncias oficiais não possuem um procedimento de ensaio, em si, listado na monografia para o medicamento básico. Um método analítico quantitativo não é necessário nesses casos, porque outras especificações na monografia servem para caracterizar a substância, tanto de maneira quantitativa como qualitativa.

Nas seções seguintes, são considerados vários aspectos das análises medicamentosas oficiais. Os clássicos métodos titulométrico e gravimétrico são considerados em algum pormenor e, ainda que os indivíduos sejam tratados nos Caps. 32 e 33, alguns aspectos dos procedimentos instrumentais são examinados. Os Quadros 30.3 e 30.4 contêm os indicadores e outros reagentes; alguns exemplos das várias classes de análises são apresentados, juntamente com uma explicação dos princípios químicos ou outros detalhes pertinentes. Uma tabulação abrangente de todos os ensaios químicos, os quais utilizam a classificação delineada no Apêndice A, é encontrada no Apêndice B, no final deste capítulo.

Por causa da seletividade, especificidade e sensibilidade que podem ser alcançadas pelos métodos CLAD, tem havido uma nítida tendência para selecionar os procedimentos CLAD para a análise de muitas substâncias, como pode ser percebido nas análises USP-NF no Apêndice B. O Cap. 32 apresenta uma consideração detalhada da CLAD.

A PREPARAÇÃO DE SOLUÇÕES

A preparação de uma solução de uma substância medicamentosa é vital para qualquer método de análise. A natureza do sistema escolhido para expressar a concentração do soluto é importante, principalmente nos métodos estequiométricos, porque a natureza de uma reação química é empregada para calcular o resultado analítico. Os sistemas de concentração úteis, molaridade, formalidade, molalidade, normalidade e título são definidos aqui.

Molaridade = Moles do soluto/litro = milimoles do soluto/mililitro.
Formalidade = Número de pesos da fórmula/litro.
Peso da fórmula = Peso molecular em gramas.
Molalidade = Moles do soluto/1.000 gramas do solvente.

O sistema de concentração mais útil é a normalidade, porque a capacidade de reação de um reagente ou analisado é levada em consideração quando as soluções são preparadas.

Normalidade = Número de equivalentes/litro.
Equivalente = Gramas da substância ou reagente utilizado/peso equivalente.
Miliequivalentes = Gramas da substância ou reagente utilizado/peso em miliequivalentes.
Peso equivalente = Peso molecular em gramas/*n*.
Peso em miliequivalentes = Peso equivalente/1.000.
n = Número de entidades reagentes por agregado de reagente.

O número de entidades reagentes por agregado reagente para ácidos é o número de prótons acessíveis. Para bases, é o número de ânions básicos disponíveis ou pares de elétrons não-compartilhados que podem aceitar um próton. Para agentes oxidantes ou redutores, é o número de elétrons que um agregado pode perder ou ganhar em uma reação de transferência de elétrons, como é observado a partir de uma meia-reação; por exemplo, $MnO_4^- + 5\,e^- + 8\,H_3O^+ = Mn^{2+} + 12\,H_2O$. Os livros de texto que fornecem quadros de potenciais de oxidação ou redução padronizados podem ser consultados para as meias-reações. Os valores de *n* para os reagentes são mostrados no Quadro 30.1.

Inúmeras equações são úteis quando são necessários cálculos na análise volumétrica.

$$(\text{mililitros}_{\text{reagente}})\,(\text{normalidade}_{\text{reagente}}) = \frac{\text{gramas}_{\text{analisado}}}{\text{peso de miliequivalente}_{\text{analisado}}}$$

$$\frac{\text{gramas}_{\text{analisado}}}{\text{gramas}_{\text{amostra}}} \times 100 = \%\ \text{do analisado na amostra}$$

Quadro 30.1 Valores de Capacidade de Reação (*n*) para Reagentes Selecionados

ÁCIDOS	BASES	TRANSFERÊNCIA DE ELÉTRON
HCl – 1	NaOH – 1	$KMnO_4$ – 5 (MnO_4^- – Mn^{2+})
H_2SO_4 – 2	NH_3-H_2O – 1	I_2 – 2 (I_2 – $2I^-$)
H_3PO_4 – 2	Ba $(OH)_2$ – 2	$Na_2S_2O_3$ – 2 ($2S_2O_3^{2-}$ – $S_4O_6^{2-}$)
HOAc – 1	$CH_3CH_2NH_2$ – 1	$Na_2Cr_2O_7^{2-}$ – 6 ($Cr_2O_7^{2-}$ – $2Cr^{3+}$)

Quadro 30.2 Valores de Títulos para Produtos Farmacêuticos Selecionados

ANALISADO	NATUREZA DA REAÇÃO ANALÍTICA	n	TITULANTE	TÍTULO (1,00 ml =), mg
Ácido ascórbico, pm = 176,13	ET[a]	2	0,1*N* I_2	8,806
Clorpromazina, pm = 318,87	NAB[b]	1	0,1*N* $HClO_4$	31,89
Concentrado de peróxido de hidrogênio, pm = 34,01	ET	2	0,1*N* $KMnO_4$	1,701
Cloridrato de betaína, pm = 153,61	NAB	1	0,1*N* $HClO_4$	15,36
Butabarbital, pm = 224,26	P[c]	1	0,1*N* $AgNO_3$	22,43
Acetato de cálcio, pm = 158,17	Complexo[d]	1	0,05 *N* EDTA	7,909
Solução de hipoclorito de sódio, pm =74,44	ET	2	0,1 *N* $Na_2S_2O_3$	3,722
Sulfabenzamida, pm = 276,32	NAB	1	0,1 *N* NaOMe	27,63
Óxido de zinco, pm = 81,39	AB[e]	2	1 *N* H_2SO_4	40,69

[a]ET indica transferência de elétron.
[b]NAB indica ácido-básico não-aquoso.
[c]P indica precipitação.
[d]Complexo indica a formação de complexo.
[e]AB indica ácido-básico aquoso.

O conceito de título é muito útil, porque possibilita que um titulante seja rotulado em relação ao analisado e simplifica os cálculos.

$$título = \frac{\text{miligramas do analisado}}{\text{mililitro do titulante}}$$

Para um titulante cuja normalidade é 0,1000, o cálculo é

(1,00) (0,1000) (peso miliequivalente do analisado) = título

A USP-NF emprega o título em ensaios titulométricos. Alguns exemplos são mostrados no Quadro 30.2.

Métodos de Ensaio Titulométrico

O procedimento do ensaio titulométrico é um dos mais freqüentemente encontrados pelo químico farmacêutico na padronização de produtos oficiais. Todo ensaio titulométrico baseia-se na determinação do volume de uma solução de força conhecida necessário para completar uma reação química com a substância que está sendo analisada. Essa solução é chamada de *solução-padrão* ou *volumétrica* e é comumente referida pela abreviatura *VS*.

Indicadores para Determinar os Pontos Finais

É imperativo evitar o erro de usar-se quantidade insuficiente de uma solução volumétrica, falhando, assim, em completar uma reação; é igualmente necessário proteger contra ultrapassar uma reação acrescentando-se muita quantidade da solução volumétrica. Para satisfazer essa situação, emprega-se um grupo de substâncias químicas conhecidas como *Indicadores*. Essas são substâncias que mostram quando o ponto final de uma reação foi atingido, quer por uma mudança na coloração, quer pela formação de um precipitado.

SOLUÇÕES INDICADORAS

As soluções de indicadores usados para determinações volumétricas são referidas como *Soluções de Teste* (ST), e aquelas utilizadas para a determinação da concentração de íon hidrogênio são denominadas *indicadores de pH*.

Os indicadores usados para determinações colorimétricas do pH são fracamente ácidos ou fracamente básicos. Entretanto, muitos indicadores usados para essa finalidade, como as ftaleínas e as ftaleínas sulfonadas, comportam-se como ácidos fracos.

A concentração usual da solução indicadora é de 0,05%. Entre 0,1 a 0,2 ml da solução indicadora são geralmente utilizados para 10 ml do líquido a ser examinado.

As soluções indicadoras do tipo básico e de ftaleínas são preparadas por dissolução delas em álcool. Na preparação de soluções de indicadores contendo um grupamento ácido, esse grupamento deve ser primeiramente neutralizado com hidróxido de sódio.

A não ser quando determinado em contrário, cada solução indicadora ácido-básica é ajustada de tal modo que, quando 0,15 ml da solução indicadora é acrescentado a 25 ml da água livre de dióxido de carbono, cerca de 0,25 ml de ácido ou álcali 0,02 *N* desenvolverá as características alterações de coloração, respectivamente.

As soluções devem ser mantidas em frascos de vidro tampados e devem ser protegidas da luz.

Indicadores para Reações que Envolvem Neutralização

Na USP, os indicadores são utilizados para indicar o término de uma reação química nas análises volumétricas ou para indicar a concentração de íon hidrogênio (pH) das soluções. A maioria dos indicadores para as titulações ácido-básicas e para a mensuração do pH é composta de ácidos. Eles contêm um grupamento carboxila, sulfônico ou fenólico. Em muitos casos, o mesmo indicador é aplicável para as titulações ácido-básicas ou para as determinações do pH, com a diferença estando apenas na preparação da solução indicadora. São os seguintes os indicadores de pH na Pharmacopeia; em cada caso, são utilizadas as Soluções de Teste (ST) dos seguintes indicadores.

Amarelo de Metila (*p-Dimetilaminoazobenzeno*) — Intervalo de transição: do pH 2,9 para 4,0. Alteração de coloração: de vermelho para amarelo.

Azul de Bromofenol (*Tetrabromofenolsulfonftaleína*) — Intervalo de transição: do pH 3,0 para 4,6. Alteração de coloração: de amarelo para azul.

Azul de Bromotimol (*Dibromotimolsulfonftaleína*) — Intervalo de transição: do pH 6,0 para 7,6. Alteração da coloração: de amarelo para azul.

Azul de Timol (*Timolsulfonftaleína*). *Ácido* — Intervalo de transição: do pH 1,2 para 2,8. Alteração de coloração: de vermelho para amarelo. *Alcalino* — Intervalo de transição: do pH 8,0 para 9,2. Alteração de coloração: de amarelo para azul.

Fenolftaleína — Usar a *Fenolftaleína USP*. Intervalo de transição: do pH 8,0 para 10,0. Alteração de coloração: do incolor para vermelho. Útil na titulação dos ácidos com bases fortes.

Laranja de Metila (*Heliantina* ou *Tropaeolina D*) — O sal de sódio do ácido dimetilaminoazobenzenossulfônico ou sulfonato sódico de dimetilaminoazobenzeno. Intervalo de transição: do pH 3,2 para 4,4. Alteração de coloração: de rosa para amarelo. Útil na titulação de bases fracas.

Púrpura de Bromocresol (*Dibromo-o-cresolsulfonftaleína*) — Intervalo de transição: do pH 5,2 para 6,8. Alteração de coloração: de amarelo para púrpura. Essa solução e a de azul de bromofenol e a de azul de bromotimol são satisfatórias na titulação de bases fracas.

ST de Vermelho Cresol-Azul de Timol — Intervalo de transição: do pH 7,7 para 9,1. Alteração de coloração: de amarelo para violeta.

ST de Vermelho de Metila-Azul de Metileno — Intervalo de transição: do pH 4,8 para 6,2. Alteração de coloração: do vermelho-violeta para verde.

Timolftaleína — Intervalo de transição: do pH 9,3 para 10,5. Alteração de coloração: de incolor para azul.

Verde de Bromocresol (Azul de Bromocresol: *Tetrabromo-m-cresolsulfonftaleína*) — Intervalo de transição: do pH 4,0 para 5,4. Alteração de coloração: de amarelo para azul.

Verde Malaquita — Emprega-se o sal oxalato. Intervalo de transição: do pH 0,0 para 2,0. Alteração de coloração: do amarelo para o verde.

Vermelho Cresol (*o-Cresolsulfonftaleína*) — Intervalo de transição: do pH 7,2 para 8,8. Alteração de coloração: de amarelo para vermelho.

Vermelho de Metila (*Ácido dimetilaminoazobenzeno-o-carboxílico; o-carboxi-benzenoazodimetilanilina*) — Intervalo de transição: do pH 4,2 para 6,2. Alteração de coloração: de vermelho para amarelo. Útil na titulação de bases fracas.

Vermelho de Quinaldina (*Iodeto de 5-Dimetilamino-2-estiriletilquinolínio*) — Intervalo de transição: do pH 1,4 para 3,2. Alteração da coloração: do incolor para o vermelho.

Vermelho Fenol — Usar a Fenolsulfonftaleína USP. Intervalo de transição: do pH 6,8 para 8,2. Alteração de coloração: de amarelo para vermelho.

Indicadores para as Reações que Envolvem Precipitação

ST de Alizarinsulfonato de Sódio.

ST de Cromato de Potássio — 10% em água. Esse indicador fornece um precipitado vermelho de cromato de prata em uma solução neutra ou levemente alcalina, depois que halóides de prata foram completamente precipitados pela titulação com nitrato de prata padronizado.

ST de Diclorofluoresceína.

ST de Eosina Y (Tetrabromofluoresceína sódica).

ST de Éster Etílico de Tetrabromofenolftaleína.

ST de Sulfato de Amônio Férrico — 8% em água. Esse indicador, bem conhecido como *Alume Férrico*, geralmente é utilizado quando se titula com tiocianato de amônio padronizado na presença de nitrato de prata. Uma coloração avermelhada do complexo de tiocianato férrico forma-se de imediato, quando o tiocianato de prata foi completamente precipitado.

ST de Tetrabromofenolftaleína.

Indicadores para Titulações Não-Aquosas

Azo-violeta.

Azul de Timol — Usar ST de Azul de Timol.

***p*-Naftolbenzeína** — 4-[α-(4-hidroxi-1-naftil)benzilideno]-1-(4*H*) [naftalenona].

Verde de Malaquita — Usar ST de Verde de Malaquita.

Vermelho de Metila — Usar ST de Vermelho de Metila.

Vermelho de Quinaldina — Usar ST de Vermelho de Quinaldina.

Vermelho Fenol — Usar ST de Vermelho Fenol.

Violeta Cristal (ST) — 1% em ácido acético glacial.

Violeta de Metila — Usar ST de Violeta de Metila.

Indicadores para Titulações Complexométricas

Azul de Hidroxinaftol.

Murexida (*Purpurato Ácido de Amônio*).

Usado como um pó; geralmente misturado com um transportador interno (sulfato de potássio) para facilitar o manuseio.

1-(2-Piridilazo)-2-naftol.

ST de Difenilamina.

ST de Ditizona (*Difeniltiocarbazona*).

ST de Negro de Eriocromo — Solução aquosa a 0,05% (deve ser preparada recentemente, porém pode ser estabilizada).

ST de Verde de Naftol.

Indicadores para Reações que Envolvem Alterações na Valência

2,6-Dicloroquinona-clorimida (*Diclorofenolindofenol*) — Em geral, utilizado como o sal sódico em uma solução contendo bicarbonato para titular as formas farmacêuticas de ácido ascórbico. Na forma oxidada, é azul em solução alcalina e rosa-rosa em solução ácida; quando reduzido, é incolor.

Difenilamina — Empregada em titulações que envolvem o dicromato de potássio como titulante. Na forma reduzida, é incolor; em uma reação de oxidação reversível, produz um derivado difenilbenzidina violeta brilhante.

Diidrato de dicianobis(1,10-fenantrolina)ferro II — Um indicador que reage de maneira similar à *orto*-fenantrolina.

Iodo — O iodo livre serve como seu próprio indicador em ensaios onde é liberado e determinado volumetricamente por titulação com iodato de potássio padronizado. O ponto terminal é o desaparecimento da coloração violeta do iodo no clorofórmio adicionado à mistura a ser titulada com a finalidade de dissolver e concentrar o iodo.

Laranja de Metila — Usado como uma solução de teste nas titulações com bromato de potássio; a coloração desse indicador externo é fornecida pelo excesso de titulante.

Nitrofenantrolina — Um indicador que reage de forma similar à *orto*-fenantrolina.

***Orto*-fenantrolina** — Usada em concentração de 1,5% em solução de sulfato ferroso a 1,5% como um indicador nas titulações que envolvem a solução-padrão de sulfato cérico. As alterações de coloração do vermelho para o verde pálido surgem quando o excesso mínimo de sulfato cérico é acrescentado à solução oxidada.

ST de Amido — Uma suspensão de araruta a 0,5% em água, recentemente preparada. Uma coloração azul é produzida pelo amido na presença de iodo livre.

ST de Iodeto de Potássio-Amido — ST de Amido em KI a 0,5%. Deve ser preparado recentemente.

ST de Pasta de Iodo e Amido — A solução de amido de batata a aproximadamente 5% em iodeto de potássio a 0,75% com o conservante cloreto de zinco. Pode ser utilizada como um indicador externo para as titulações com SV de nitrito de sódio. A solução de teste de pasta de iodo e amido deve mostrar uma nítida faixa azul quando um bastonete de vidro, mergulhado em uma mistura de 1 ml de nitrito de sódio a 0,1 *M*, 500 ml de água, e 10 ml de ácido clorídrico, é passado em faixa sobre uma amostra da pasta.

SV de Ácido Oxálico — Em geral, essa solução padronizada é utilizada sem um indicador, porque a maioria das reações em que ele toma parte depende da descoloração do permanganato de potássio.

SV de Permanganato de Potássio — Essa solução intensamente colorida é descolorada ao ser reduzida, de modo que não há necessidade de um indicador separado.

Tiocianato de Potássio — Usado em conjunto com a solução volumétrica de cloreto férrico, um composto vermelho é produzido no ponto final.

PAPÉIS INDICADORES

O papel de filtro branco e forte é tratado com ácido clorídrico e lavado com água até que as lavagens não mostrem mais uma reação ácida ao vermelho de metila. Em seguida, é tratado com ST de amônia e novamente lavado com água, até que as lavagens não sejam mais alcalinas no sentido da fenolftaleína. Então, ele é seco por completo.

O papel seco é saturado com a solução indicadora de força adequada e cuidadosamente seco ao suspender-se o papel em um espaço livre de fumos ácidos ou de álcali.

Os papéis assim preparados são mantidos em frascos de vidro tampados, devendo ser protegidos da luz e da umidade.

Papel de Fenolftaleína — Preparado a partir de uma solução de fenolftaleína a 0,1% em álcool diluído.

Papel de Iodato de Amido — Faixas de papel de filtro branco impregnadas com uma mistura de volumes iguais de ST de amido e solução de iodato de potássio (1 em 20).

Papel de Iodato de Potássio-Amido — Faixas de papel de filtro branco impregnadas com uma solução preparada através da mistura de uma solução de iodato de potássio a 5% com um igual volume de ST de amido recentemente preparada.

Papel de Iodeto de Amido — Faixas de papel de filtro branco impregnadas com uma solução de 500 mg de iodeto de potássio em 100 ml de ST de amido recentemente preparada.

Papel de Teste de Acetato de Chumbo — Preparado a partir da ST de acetato de chumbo.

Papel de Teste de Brometo de Mercúrio — Preparado a partir da ST de brometo de mercúrio alcoólica.

Papel Litmus, Azul — Usualmente na forma de faixas de cerca de 50 mm de comprimento e 6 mm de largura.

Papel Litmus, Vermelho — Geralmente na forma de faixas com cerca de 50 mm de comprimento e 6 mm de largura.

Papel Turmérico — Faixas de papel de filtro branco impregnadas com solução turmérica preparada conforme orientado na USP.

Determinação Potenciométrica dos Pontos Finais

A detecção do ponto final nos ensaios titulométricos através do uso dos indicadores colorimétricos pode, por vezes, ser difícil, principalmente quando a solução a ser titulada é colorida ou turva. Em alguns casos, a titulação para a equivalência ou ponto final verdadeiro é essencial, sendo um requisito que não é satisfeito de forma conveniente quando se emprega um indicador. Nesses casos, o ponto final pode ser indicado de maneira potenciométrica, empregando-se, mais amiúde, a escala de milivolt de um medidor de pH. A determinação potenciométrica dos pontos terminais depende do fato de que, na maioria das titulações, o potencial através de dois eletrodos imersos na solução a ser titulada sofre uma súbita alteração no ponto final verdadeiro (ponto de equivalência); essa alteração corresponde ao ponto em que um indicador sofre uma acentuada modificação da coloração. Em algumas titulações, nem a alteração da coloração nem a alteração do potencial são agudas no ponto final, em cujo caso é necessária a titulação até uma voltagem ou deflexão de voltagem predeterminada. Como, em geral, é mais conveniente fazer isso de forma potenciométrica em vez de colorimétrica, esse método eletroquímico é empregado. Os eletrodos adequados, como uma combinação de vidro-calomelano, servem como um meio de *detectar* o ponto final sentindo as atividades iônicas.

Aqui, pode ser apontado que a alteração de outras propriedades elétricas, como a resistência ou a quantidade da corrente que flui, pode ser usada para indicar o ponto final de uma titulação. O termo geral *titulações eletrométricas* por vezes é aplicado a essas titulações; as titulações específicas nessa categoria são referidas como *titulações amperométricas, condutométricas e de alta freqüência*.

Procedimentos Titulométricos

O Quadro 30.3 contém as abreviaturas de indicadores utilizados nestas seções. Veja o Apêndice A para a explicação das abreviaturas entre parênteses que aparecem no final dos títulos usados durante o restante deste capítulo.

REAÇÕES ÁCIDO-BÁSICAS

TITULAÇÃO DIRETA OU RESIDUAL DE UM ÁCIDO POR UMA BASE (IA1a, IA2a)

Nessa categoria, um ácido livre é titulado diretamente com o uso do método indicado na monografia para determinar o ponto final.

Ácido Fosfórico — Titulado em água com NaOH 1 *N* até o ponto final TP.

Ácido Bórico — O uso de glicerina aumenta a força ácida do ácido bórico através da formação de um complexo glicero-borato de acordo com a equação aqui fornecida.

$$H_3BO_3 + 2\ H{-}\underset{CH_2OH}{\overset{CH_2OH}{\underset{|}{\overset{|}{C}}}}{-}OH = H_3O^{\oplus} + 2H_2O + \left[\begin{array}{ccccc} CH_2OH & & & & HOH_2C \\ | & & & & | \\ H{-}C{-}O & & & & O{-}C{-}H \\ | & \diagdown & B & \diagup & | \\ H_2C{-}O & \diagup & & \diagdown & O{-}CH_2 \end{array}\right]^{\ominus}$$

Citrato de Sódio e **Solução Oral de Ácido Cítrico** — Para o ácido cítrico, a titulação até um ponto final de fenolftaleína.

Enxofre — O enxofre é oxidado em ácido sulfúrico pela *técnica de frasco de oxigênio*, e em seguida titulado. Na *técnica do frasco de oxigênio*, a amostra é queimada em um frasco de iodo com parede espessa em uma atmosfera de oxigênio, na presença de uma solução absorvente (cuja natureza depende da amostra a ser analisada). Depois da combustão, o frasco é agitado para absorver qualquer produto gasoso e tratado conforme orientado na monografia específica.

Fosfato de Potássio, Monobásico — Ver *Fosfato Sódico*, a seguir.

Fosfato Sódico Dibásico — O tratamento do sal com ácido clorídrico forma ácido fosfórico, e o ponto final é determinado potenciometricamente a partir das leituras de pH. Apenas um hidrogênio de ácido fosfórico é titulado nesse procedimento.

Ftalato de Acetato de Celulose — Conteúdo de ftalil.

Oxifembutazona — Embora seja um fenol, é suficientemente forte para ser titulado de maneira direta.

Solução Oral e **Enema de Fosfatos de Sódio** — Depois da adição de uma base-padrão, a solução é titulada potenciometricamente, com o ácido-padrão, até dois pontos de inflexão na curva de titulação.

Sulfimpirazona — O grupamento sulfonil ($-SO_2-$) torna o alfa-hidrogênio suficientemente ácido, de modo que ele pode reagir com base.

TITULAÇÃO DE UM ÁCIDO LIBERADO POR UMA BASE (IA1ai)

Celulose, Oxidada — A amostra é agitada com solução de acetato de cálcio, para trocar o íon cálcio pelo íon hidrogênio dos grupamentos carboxila livres. O íon hidrogênio liberado é, em seguida, titulado com a base-padrão.

Fenacetamida (e **Comprimidos**) — A amida é hidrolisada pelo ácido fenacético, extraída com clorofórmio, evaporada, e o ácido livre é titulado.

TITULAÇÃO COM FORMOL DE SØRENSEN (IA1aii)

Injeção de Hidrolisado Proteico — Para o alfa-amino nitrogênio.

Meprobamato (e **Suspensão Oral**) — Depois da hidrólise do éster.

Quadro 30.3 Indicadores, Reagentes que Desenvolvem Cor e Técnicas[a]

AAP	4-aminoantipirina	MDB	Metadinitrobenzeno
AAPF	4-aminoantipirina e ferricianeto de potássio	MeB	Azul de metileno
AC	Tricloreto de antimônio	MeO	Laranja de metila
ACBD	4-amino-6-cloro-1,3-benzenodissulfonamida (diazotizada)	MeP	Púrpura de metila, ST
ACT	Cobaltotiocianato de amônio	MeR	Vermelho de metila, ST
AMDB	Metadinitrobenzeno alcalino	MeY	Amarelo de metila (*p*-dimetilaminoazobenzeno)
ANB	Alfa-nitroso-beta-naftol (diazotizado)	MP	Molibdofosfotungstato, ST
ANS	Ácido 1,2,4-aminonaftolsulfônico	MRB	Vermelho de metila — azul de metileno, ST
AP	Picrato alcalino, ST	MV	Violeta de metila, ST
AS	Molibdato de amônio e cloreto estanoso		
AT	Tiocianato de amônio	Nb	Para-naftoilbenzeína
AV	Azovioleta	NiB	Cloridrato de azul do Nilo
		Np	Nitrofenantrolina, ST
BcB	Azul de bromocresol		
BcG	Verde de bromocresol	ON	Solução de nitroprussiato oxidado
BcP	Púrpura de bromocresol	ONA	Orto-nitroanilina
BF	Fucsina básica	Op	Orto-fenantrolina, ST
BM	Reagente de Bratton-Marshall; *N*-(1-naftil)etilenodiamina adicionada à solução diazotizada	PAN	1-(2-piridilazo)-2-naftol
BnF	Formaldeído de beta-naftoquinona sulfonato	PBA	Para-bromoanilina
BpB	Azul de bromofenol	PC	Cromato de potássio, ST
BPy	2,2′-bipiridina	PDA	Para-dimetilaminoazobenzeno
BT	Azul de tetrazólio	PDB	Para-dimetilaminobenzaldeído
BtB	Azul de bromotimol	PdC	Cloreto de paládio
		PDS	Ácido fenoldissulfônico
CAN	Nitrato de amônio cérico	PH	Cloridrato de fenil-hidrazina
C-S	Brometo de cianogênio — ácido sulfanílico	Phth	Fenolftaleína
CR	Vermelho cresol, ST	Poten	Determinação potenciométrica do ponto final
CRTB	Vermelho cresol — azul timol, ST	PR	Vermelho fenol
CrV	Violeta cristal, ST	PTB	Fenolftaleína — azul de timol
CTA	Ácido cromotrópico	PTC	Tiocianato de potássio
		PyA	Piridina-anidrido acético
DCF	Diclorofluoresceína		
DC	Difenilcarbazona, ST	QR	Vermelho de quinaldina
DBP	Diidrato de dicianobis(1,10-fenantrolina)ferro II		
DBQ	Clorimida de 2,6-dibromoquinona	R	Sal de Reinecke
DcD	Clorimida de 2,6-dicloroquinona		
DNP	2,4-dinitrofenilidrazina	SA	Ácido sulfúrico em metanol
DP	Difenilamina, ST	SAF	Ferricianeto de potássio-acetato de sódio
DT	Ditizona	SAS	Alizarinsulfonato de sódio, ST
		SD	Sudan IV
EBT	Negro de eriocromo T	SN	Nitrito de sódio em solução ácida
EY	Eosina Y, ST	SNF	Nitroferricianeto sódico, ST
		SaO	Safranin O
FAS	Sulfato de amônio férrico, ST	SPI	Amido-iodeto de potássio, ST, ou papel ou pasta
FC	Cloreto férrico, ácido, ST	ST	Amido, ST
FCiT	Reagente de ferrocitrato		
FCP	Folin-Ciocalteau-Phenol, ST	TB	Azul de timol
FEH	Cloreto férrico e hidroxilamina	TBP	Tetrabromofenolftaleína, ST
FEN	Nitrato férrico	TBPE	Tetrabromofenolftaleína, éster etílico, ST
FET	Reagente de tartarato ferroso	TNP	Trinitrofenol (ácido pícrico)
		TP	Timolftaleína
HDA	Hexanitrodifenilamina	TTC	Cloreto de trifeniltetrazólio
HNB	Azul de hidroxinaftol		
HQ	8-hidroxiguinolina	UV	Radiação ultravioleta
IN	Reagente de isoniazida	VS	Sulfato de vanadila
IP	Reagente de ferro-fenol		
MaG	Verde de malaquita, ST	XyO	Laranja de xilenol

[a]Esses são codificados na última coluna do Apêndice B. Em geral, são empregados como soluções e, com freqüência, são Soluções de Teste (ST) oficiais.

Em cada caso, o aminoácido livre é tratado com formaldeído para formar o derivado metilimino ou metilol, reduzindo a basicidade do grupamento amino, de modo que o grupamento carboxila livre possa ser titulado.

$$RCH(NH_2)COOH + HCHO$$
$$= RCH(NHCH_2OH)COOH \text{ ou } RCH(N{=}CH_2)COOH$$

TITULAÇÃO RESIDUAL DO EXCESSO DE BASE DEPOIS DA INTERAÇÃO COM ÁCIDO (IA2b)

Nesse tipo de ensaio, um excesso medido da base-padrão é acrescentado à amostra preparada e o excesso titulado com ácido-padrão. Com bastante freqüência é feita uma titulação com papel branco, por meio do qual o mesmo volume de base que foi acrescido à amostra é titulado com o ácido-padrão. A diferença no volume de titulante utilizado para a titulação com papel branco e a amostra é o volume de titulante equivalente à amostra.

Hidrato de Cloral (e **Cápsulas** e **Xarope**) — Os compostos portadores de cloral são tratados com o excesso de hidróxido de sódio padrão, o qual hidrolisa o cloral em clorofórmio e formato de sódio. O excesso de base é titulado com ácido-padrão.

$$CCl_3CHO \cdot H_2O + NaOH = CHCl_3 + HCOONa + H_2O$$

Com o Xarope de Hidrato de Cloral, deve ser feita uma correção para a acidez original por uma titulação preliminar da amostra com base.

Cloreto de Etila — Para o cloreto de etila, o halogênio é hidrolisado com o excesso de álcali alcoólico padrão e o excesso titulado com ácido.
Concentrado de Glutaral — Para uma solução de cloridrato de hidroxilamina, neutralizado a BpB com trietanolamina, um excesso medido de trietanolamina é adicionado, seguido pela amostra. O HCl liberado na reação seguinte combina-se com a trietanolamina e o excesso é titulado com o ácido sulfúrico padrão. Uma folha de papel branca é corrida sobre os reagentes.

$$OHC(CH_2)_3CHO + 2NH_2OH \cdot HCl$$
$$= HON = CH(CH_2)_3CH = NOH + 2H_2O + 2HCl$$

Metenamina e **Comprimidos de Fosfato de Sódio Monobásico** — Para o bifosfato de sódio.
Solução de Formaldeído — O formaldeído é oxidado em ácido fórmico com peróxido na presença de excesso de base-padrão, e o excesso é titulado.

Todos os fosfatos acima são analisados, a princípio, pela precipitação de fosfomolibdato de amônio a partir de uma solução de ácido nítrico diluído da amostra:

$$AlPO_4 + 12(NH_4)_2MoO_4 + 24HNO_3 = (NH_4)_3PO_4 \cdot 12MoO_3$$
$$+ 21NH_4NO_3 + Al(NO_3)_3 + 12H_2O$$

O molibdato amarelo precipitado é filtrado, lavado livremente do ácido nítrico aderente e dissolvido em um excesso de álcali padrão:

$$(NH_4)_3PO_4 \cdot 12MoO_3 + 23NaOH = 11Na_2MoO_4$$
$$+ NaNH_4HPO_4 + (NH_4)_2MoO_4 + 11H_2O$$

Em seguida, o excesso de álcali padrão é titulado com ácido-padrão.

TITULAÇÃO DIRETA DA BASE POR ÁCIDO (IA1b)

Hidróxido de Potássio — Para o hidróxido de potássio, usando Phth, e para o conteúdo de carbonato de potássio, usando MeO.
Oxtriptilina — Para colina, usando MeB.
Trometamina (e para **Injeção**) — Para a trometamina, usar o BcP.

TITULAÇÃO DAS BASES VOLÁTEIS DEPOIS DA DESTILAÇÃO (IA2ai, IA1c)

Em geral, os compostos dessa categoria são hidrolisados por fervura com álcali forte, e a amônia e as aminas são destiladas em excesso de ácido padrão ou em uma solução de ácido bórico saturada. Em ambos os casos, o excesso de ácido padrão é titulado com a base padrão, ou o complexo de amônia-ácido bórico é titulado com ácido; o vermelho de metila é o indicador para ambos os métodos.

Quando apenas o conteúdo de nitrogênio é determinado, o procedimento de Kjeldahl é empregado. O procedimento geral para o método Kjeldahl envolve a digestão da amostra com uma mistura de ácido sulfúrico e sulfato de potássio na presença de um catalisador. Como catalisadores têm sido empregados os sais de cobre, selênio ou mercúrio. Depois da conversão do nitrogênio orgânico em amônia (íon amônio em meio ácido), o álcali é adicionado e a amônia liberada é destilada e coletada em ácido sulfúrico padrão ou em ácido bórico. A titulação do ácido sulfúrico residual ou do íon amônio na solução de ácido bórico permite o cálculo do conteúdo de nitrogênio (IA1c).

Glucagon — Conteúdo de nitrogênio pelo método Kjeldahl.
Ictamol (e **Pomada**) — Para a amônia; tornar alcalino e destilar em excesso de ácido-padrão.
Metilsulfato de Neostigmina — Dimetilamina destilada.
Pantotenato de Cálcio — Conteúdo de nitrogênio pelo método Kjeldahl.
Pirazinamida — Amida hidrolisada e amônia destilada.

TITULAÇÃO DE SAIS METÁLICOS COM ÁCIDO (IA1bi)

Injeção de Cafeína e Benzoato de Sódio — A cafeína é extraída com clorofórmio, éter é adicionado à solução aquosa residual, e a mistura é titulada com ácido, agitando-se vigorosamente. À medida que o ácido benzóico livre é liberado pela titulação com ácido clorídrico, ele é imediatamente extraído para dentro da fase éter. Quando o ponto final é superado, o titulante em excesso faz com que o indicador (MeO) se altere.

TITULAÇÃO RESIDUAL DO EXCESSO DE ÁCIDO DEPOIS DA INTERAÇÃO COM BASE (IA2a)

Para essa categoria, uma substância básica é titulada com um excesso conhecido de ácido padrão, e o excesso de ácido é titulado com a base-padrão.

Espírito de Amônia, Aromática — Para o ensaio total de amônia, a amostra é fervida com excesso de ácido padrão e o excesso é titulado com hidróxido de sódio. O carbonato de amônio é convertido em uma quantidade equivalente do carbonato de sódio.
Trissilicato de Magnésio — Para o óxido de magnésio (MeO).
Undecilenato de Zinco — O excesso de ácido sulfúrico padrão é fervido com o sal, o ácido undecilênico é liberado com o hexano e a fase aquosa é titulada com a base-padrão (MeO).

TITULAÇÃO RESIDUAL DO EXCESSO DE ÁCIDO APÓS A LIBERAÇÃO DE UMA BASE POR UMA BASE MAIS FORTE (IA2a)

Os ensaios desse tipo também se aplicam às extrações feitas de substâncias vegetais portadoras de princípios alcalóides e a preparações farmacêuticas delas obtidas.

Todos os ensaios fundamentam-se no princípio de que bases orgânicas relativamente fracas são prontamente deslocadas de seus sais por uma base mais forte, como o hidróxido de sódio, o carbonato de sódio ou o hidróxido de amônio. O último composto é empregado de forma mais geral para liberar alcalóides de seus sais. As bases livres liberadas são, então, extraídas para dentro de um solvente orgânico (éter ou clorofórmio) e a fase orgânica separada evaporada.

TITULAÇÃO DOS RESÍDUOS DE CARBONATO A PARTIR DOS SAIS INFLAMADOS (IA2aii)

Em geral, a ignição de um sal de metal alcalino de um ácido carboxílico forma carbonato de sódio, dióxido de carbono e água, conforme exemplificado pelo citrato de sódio:

$$2Na_3C_6H_5O_7 + 9O_2 = 3Na_2CO_3 + 9CO_2 + 5H_2O$$

O ácido-padrão em excesso é acrescentado ao resíduo da ignição e o resíduo é titulado com base. O volume do ácido-padrão consumido é multiplicado pelo fator de conversão adequado para determinar a quantidade de sal alcalino na amostra obtida.

Solução Oral de Citrato de Magnésio — Para o ácido cítrico (Phth), depois da precipitação do citrato de cálcio e da ignição do sal filtrado.

TITULAÇÃO RESIDUAL ENVOLVENDO A SAPONIFICAÇÃO DE UM ÉSTER (IA2bi)

Em geral, os ésteres são determinados por um procedimento de saponificação da fervura da amostra em álcali alcoólico padrão em excesso, o qual age como um solvente mútuo. O excesso de álcali é determinado com o ácido-padrão. Em geral, um papel branco é corrido sobre o mesmo volume de álcali utilizado para o procedimento de saponificação.

Álcool Polivinílico — Grau de hidrólise.
Bálsamo de Tolu — Valor da saponificação.
Estoraque — Valor da saponificação.
Óleo de Hortelã-Pimenta — Para o conteúdo total de mentol. O primeiro mentol livre é acetilado com o anidrido acético para formar o éster, acetato de mentil. Depois da purificação para remover o excesso de ácido acético e de água, o éster é sujeito ao procedimento de saponificação.
Oxandrolona — O éster está presente na forma de lactona.
Polissorbatos — Valor da saponificação.

TITULAÇÃO RESIDUAL APÓS UMA REAÇÃO DE ACILAÇÃO (IA2aiii)

O método geral envolve o tratamento de um álcool com um reagente acilador, geralmente anidrido acético ou anidrido ftálico em piridina. Qualquer excesso de anidrido remanescente depois da reação de esterificação é convertido em ácido livre com água, e o ácido é titulado com a base padrão. Em geral, um papel em branco é passado, empregando todos os reagentes, exceto a amostra. A diferença no título entre o papel em branco e a amostra é o volume da base equivalente ao conteúdo de álcool da amostra obtida.

Polietilenoglicol — Para o peso molecular médio, usando o anidrido ftálico em piridina.

TITULAÇÃO RESIDUAL APÓS A HIDRÓLISE DE GRUPAMENTOS ALCOXIL (IA2bii)

Uma amostra previamente neutralizada é saponificada com excesso de base-padrão, e o excesso é determinado da maneira usual.

Pectina — Para grupamentos metoxila (ácido galacturônico).

REAÇÕES DE PRECIPITAÇÃO

TITULAÇÃO DO ÁCIDO NÍTRICO LIBERADO (IB1e)

Nos ensaios desse tipo, o nitrato de prata reage com a substância a ser analisada para formar um derivado de prata insolúvel, liberando simultaneamente uma quantidade equivalente de ácido nítrico, que é titulado com o álcali padrão.

Oxtriptilina — Para a teofilina. A solução do ensaio da colina é tratada com nitrato de prata e o método anterior é seguido.

TITULAÇÃO DIRETA DE UM COMPLEXO DE TEOFILINA-PRATA (IB1bi)

O complexo de teofilina-prata é separado por filtração, dissolvido em ácido nítrico, e o íon prata liberado é titulado com tiocianato (indicador FAS).

Aminofilina — Algumas formas de dosagem, para a teofilina.

TITULAÇÃO RESIDUAL DE UM COMPLEXO DE TEOFILINA-PRATA (IB2ai)

O complexo de prata insolúvel é precipitado a partir de uma solução amoniacal da amostra através do aquecimento com nitrato de prata padrão em excesso. Depois da filtração, o íon prata em excesso é determinado no filtrado por meio de titulação com tiocianato (indicador FAS).

Dimenidrato — Para a 8-cloroteofilina.

TITULAÇÃO DIRETA DO HALOGÊNIO (IB1a)

Esses ensaios podem envolver a conversão do halogênio orgânico em íon halóide (quando ligado de maneira covalente) antes da titulação. O nitrato de prata é o titulante em todos os casos.

As soluções a seguir são tituladas sem tratamento prévio:

Solução de Heparina Anticoagulante e **Solução de Lavagem de Torneira de Heparina** — Para o NaCl.

Os seguintes exigem hidrólise com álcali:

Melfalan.

Meticlotiazida — Embora dois átomos de cloro ocorram na molécula, apenas o halogênio benzílico é suficientemente ativo para ser hidrolisado e, em seguida, titulado com o nitrato de prata.

Os seguintes exigem o refluxo com zinco e álcali para liberar o halogênio:

Ácido Diatrizóico.
Ácido Iocetâmico (e **Comprimidos**).
Ácido Iopanóico.
Ácido Iotalâmico.
Diatrizoato de Meglumina (e **Injeção**).
Diatrizoato de Meglumina e **Injeção de Diatrizoato Sódico** — O ensaio fornece compostos e uma correção é feita para o Diatrizoato de Meglumina.
Diatrizoato Sódico (e **Injeção** e **Solução**).
Injeção de Iodipamida de Meglumina.
Injeção de Iotalamato de Meglumina.
Injeção de Iotalamato Sódico.
Iodipamida.
Iotalamato de Meglumina e **Injeção de Iotalamato Sódico.**
Ipodato de Cálcio (e para **Suspensão Oral**).
Ipodato de Sódio (e **Cápsulas**).

TITULAÇÃO RESIDUAL DE HALOGÊNIO (IB2aii)

O nitrato de prata padrão em excesso é acrescentado a uma solução da amostra preparada que contém halogênio iônico. O nitrato de prata em excesso é, então, titulado com o tiocianato de amônio padrão. Esse método é conhecido como o procedimento de Volhard. O nitrobenzeno é acrescentado na titulação, envolvendo o cloreto de prata, para evitar sua interação com o tiocianato. O Alume Férrico (FAS) é o indicador usual. Com bastante freqüência, o halogênio iônico deve ser liberado a partir de um composto orgânico.

Clorobutanol — Depois da hidrólise com base.
Comprimidos de Cloreto de Sódio e **Glicose** — Para o cloreto de sódio.
Injeção de Manitol em Cloreto de Sódio — Para o cloreto de sódio.

TITULAÇÃO COM TIOCIANATO (IB1b)

O íon prata ou o íon mercúrio (II) é titulado com tiocianato. Com a prata, é formado o tiocianato de prata insolúvel; com o mercúrio (II) não-ionizado, o tiocianato de mercúrio é produzido. O Alume Férrico (FAS) é o indicador usual.

Acetato Fenilmercúrico e **Nitrato Fenilmercúrico** — Ambos são decompostos com ácido fórmico para liberar mercúrio, que é depurado com zinco metálico e, em seguida, dissolvido em ácido nítrico.

Nitromersol (e **Solução**) — A amostra é digerida com peróxido e ácido sulfúrico, e oxidada com permanganato para formar o íon mercúrio.

TITULAÇÃO COM TÓRIO(IV) (IB1d)

Monofluorofosfato Sódico — A amostra, acidificada com o ácido sulfúrico, é destilada, e o destilado contendo flúor é titulado com solução de nitrato de tório, usando o indicador alizarinsulfonato de sódio. O tetrafluoreto de tório insolúvel é formado na solução ácida, e, quando todo o íon fluoreto é precipitado, forma-se o sal de tório vermelho-rosa.

REAÇÕES REDOX

TITULAÇÕES ENVOLVENDO A OXIDAÇÃO DIRETA DO SULFATO CÉRICO (IC1a)

O sulfato cérico é valioso na titulação dos sais de ferro(II) nas misturas que contêm excipientes ou diluentes que possuem uma ação redutora sobre o permanganato, mas não tem efeito sobre o sulfato cérico. A equação que se aplica é:

$$2FeSO_4 + 2Ce(SO_4)_2 = Fe(SO_4)_3 + Ce_2(SO_4)_3$$

Bromidrato de Homatropina — Após hidrólise com base, o ácido mandélico assim liberado é oxidado pelo titulante.

Fumarato Ferroso — Antes da titulação com sulfato cérico, o cloreto estanoso é acrescentado para garantir que todo o ferro está em estado reduzido; o excesso de estanho é removido por precipitação com íon mercúrico.

Menadiona — Os grupamentos quinona são reduzidos com zinco e ácido em hidroquinona e, em seguida, reoxidado com o titulante.

TITULAÇÃO DIRETA COM PERMANGANATO DE POTÁSSIO (IC1b)

A amostra é oxidada diretamente pelo titulante permanganato. Nenhum indicador é necessário, pois um discreto excesso de permanganato impõe uma nítida coloração rósea, indicando o ponto final.

Concentrado de Peróxido de Hidrogênio (e **Solução Tópica**).

TITULAÇÃO USANDO ALUME FÉRRICO E PERMANGANATO (IC1bi)

Nessa categoria de reação, um excesso de sulfato de amônio férrico é acrescentado à amostra, o que reduz o íon férrico a ferro(II), e o último é titulado com permanganato.

Dióxido de Titânio — A amostra é dissolvida por aquecimento com ácido sulfúrico e sulfato de amônio; o titânio (IV) é reduzido a titânio(III) com amálgama de zinco, e o alume férrico é acrescido para reoxidar o titânio, com a formação simultânea de uma quantidade equivalente de íon ferroso, que é titulado com permanganato.

TITULAÇÃO RESIDUAL USANDO ÁCIDO OXÁLICO E PERMANGANATO (IC2e)

Nitrito de Sódio — O nitrito é primeiramente oxidado em nitrato com um excesso de permanganato padrão e o permanganato não-reagido é reduzido com um excesso de ácido oxálico, o qual é titulado com mais permanganato padrão. O motivo para usar um excesso de permanganato na primeira etapa é evitar a perda de ácido nitroso na acidificação do nitrito de sódio; a adição de um excesso de ácido oxálico é garantir a redução do permanganato no íon manganoso em lugar de um intermediário de valência mais elevada.

Permanganato de Potássio — Um excesso de ácido oxálico padrão é reagido com uma solução acidificada e aquecida da amostra; o excesso de ácido oxálico é, então, titulado com permanganato.

TITULAÇÃO COM DICLOROFENOL-INDOFENOL (IC1c)

O ácido ascórbico na Injeção de Ácido Ascórbico pode ser oxidado quantitativamente por titulação com solução volumétrica de diclorofenol-indofenol, que também serve como seu próprio indicador. Durante a titulação, a coloração azul da solução de diclorofenol-indofenol é liberada através da ação redutora do ácido ascórbico; quando o ponto final é alcançado, uma coloração avermelhada permanente é sobreposta pelo mais diminuto excesso de titulante. A reação é explicada como

2,6-diclorofenolindofenol
(azul em solução alcalina — vermelho em solução ácida)

indicador reduzido
(incolor)

TITULAÇÃO DE TETRAFENILBORO SÓDICO (IE1)

Os sais de amônio quaternário são capazes de formar compostos solúveis em clorofórmio com o azul de bromofenol como

$+ 2RCl$

azul de bromofenol **sal quaternário** **produto solúvel em clorofórmio**

O produto é extraído a partir de soluções alcalinas em clorofórmio. A titulação com tetrafenilboro sódico remove o sal quaternário do produto, alterando a coloração a partir da camada de clorofórmio. Nesse ensaio, o sal quaternário e o azul de bromofenol, em uma mistura de clorofórmio e água, são titulados com a solução de tetrafenilboro sódica.

ENSAIOS ENVOLVENDO A TITULAÇÃO DE SURFACTANTE COM AMINA DIFÁSICA (IE2 E 3)

Docussato de Cálcio — Ver *B*, adiante (TBA).
Docussato de Potássio — Ver *B*, adiante (TBA).
Docussato Sódico — Ver *B*, adiante (TBA).
Formas de Dosagem de Cloreto de Metilbenzetônio — Ver *A*, adiante.
Pastilhas de Cloreto de Cetilpiridínio — Veja *A*, adiante.

A. — Nesse tipo de ensaio, o sal de amina é dissolvido em clorofórmio, o indicador é adicionado e a mistura é agitada. O indicador dissolve na fase orgânica. A titulação desse sistema de duas fases (com a agitação adequada) com uma solução de surfactante, como o lauril sulfato de sódio, produz um complexo hidrossolúvel entre a amina e o surfactante. Quando esse ponto final é excedido, o surfactante em excesso reage com o corante básico (na camada orgânica) e a cor do indicador se modifica do amarelo pálido para vermelho (MeY), azul (BpB) ou rosa (SaO). A padronização do titulante é efetuada com o uso de uma amostra pura da substância a ser analisada como o padrão.

B. — Nessa modificação, o surfactante é a substância a ser analisada e é acrescentado à mistura de clorofórmio-água-indicador. A titulação é agora realizada usando-se uma solução de uma amina quaternária (cloreto de cetalcônio-CAC ou iodeto de tetrabutilamônio-TBA), e o ponto final é alcançado quando a cor *desaparece* da camada de clorofórmio.

TITULAÇÃO DIRETA COM TRICLORETO DE TITÂNIO (IC1f)

Essas titulações dependem da redução da amostra colorida e subseqüente mudança da coloração no ponto final.

TITULAÇÃO RESIDUAL COM TRICLORETO DE TITÂNIO (IC2d)

A amostra é aquecida com excesso de tricloreto de titânio padrão, em uma atmosfera inerte. O reagente em excesso é determinado pela titulação com sulfato de amônio férrico; como o indicador, o íon tiocianato fornece um ponto final vermelho.

TITULAÇÃO DO IODO LIBERADO A PARTIR DO IODETO DE POTÁSSIO (IC1iii)

Os ensaios nessa categoria envolvem a adição da substância a ser analisada a uma solução acidificada de iodeto de potássio, conforme exemplificado pela equação com sulfato cúprico:

$$2CuSO_4 + 4KI = 2CuI + I_2 + 2K_2SO_4$$

O iodo liberado é titulado com tiossulfato; o amido é empregado como o indicador:

$$I_2 + 2Na_2S_2O_3 = 2NaI + Na_2S_4O_6$$

Em muitos casos, a amostra requer um tratamento especial inicial.

Comprimidos de Fumarato Ferroso — A amostra é decomposta com ácidos nítrico e perclórico. A adição de KI à solução de ferro (III) provoca a redução do ferro e a liberação do iodo livre, que é titulado com tiossulfato.
Etilcelulose — Para etoxil, pelo procedimento alcóxi de Zeisel.
Injeção de Óleo Etiodizado — Ver *A*, adiante.
Iodoquinol (e **Comprimidos**) — Ver *A*, adiante.
Iofendilato e **Injeção** — Tratamento com o bifenil sódico em tolueno libera o íon iodeto, que é extraído no ácido fosfórico diluído. A adição de hipoclorito libera, então, o iodo livre.
Óxido Férrico — Da mesma forma que para os Comprimidos de Fumarato Ferroso, substituindo o ácido nítrico por ácido clorídrico.
Propiliodona (e formas de dosagem) — Ver *A*, adiante.
Solução Oral e **Solução Oftálmica de Metilcelulose** — Metoxil; ver *Etilcelulose*, anteriormente.
Sulfeto de Selênio (e **Loção**) — Depois do tratamento com o fumo de ácido nítrico para formar o ácido selenioso. Então, o iodeto de potássio reduz o selênio, liberando o iodo:

$$H_2SeO_3 + 4KI + 4H^+ = Se + 2I_2 + 4K^+ + 3H_2O$$

A. — As substâncias nessa categoria são, a princípio, decompostas usando-se o *Método de Combustão em Frasco de Oxigênio*, e a amostra é tratada com bromo, conforme orientado para *B*, adiante.

B. — A amostra é fundida com carbonato de potássio, acidificada e oxidada com bromo para formar os íons iodato e brometo; a solução é fervida para expulsar o bromo; o fenol ou o ácido fórmico é acrescentado para depurar qualquer halogênio remanescente; então, KI é acrescentado, e o íon iodato libera o iodo livre, que é titulado.

TITULAÇÕES COM IODATO DE POTÁSSIO (IC1n)

Quando a solução de iodato de potássio é titulada em uma solução acidificada de um iodeto de metal alcalino, o iodo livre é liberado de acordo com

$$5KI + KIO_3 + 6HCl = 6KCl + 3I_2 + 3H_2O$$

Quando essa etapa da reação é completada, e quando uma concentração suficientemente alta de ácido clorídrico está presente, o iodo liberado é convertido em monocloreto de iodo, como é mostrado por

$$KIO_3 + 2I_2 + 6HCl = KCl + 5ICl + 3H_2O$$

Combinando ambas as reações,

$$KIO_3 + 2KI + 6HCl = 3KCl + 3ICl + 3H_2O$$

O ponto final dessa titulação é o desaparecimento da cor do iodo a partir de alguns mililitros de clorofórmio, acrescentados para servirem como um indicador.

Cloreto de Benzalcônio (e **Solução**) — Cada equivalente do cloreto quaternário fornece um equivalente de íon iodo, que é titulado de acordo com a reação anterior.
Injeção de Cloridrato de Hidralazina — O grupamento hidrazino da hidralazina é oxidado pelo iodato de potássio em nitrogênio e é substituído por um grupamento hidroxila no anel ftalazina, de acordo com

$$+ KIO_3 + 2HCl =$$

hidralazina

$$KCl + ICl + \quad + N_2 + 2H_2O$$

1-ftalazinol

Solução Tópica de Iodo — Para o iodeto sódico; o iodo livre é primeiramente reduzido por titulação com arsenito.
Solução de Iodeto Forte — Para o iodeto de potássio; como para a *Solução Tópica de Iodo*.

Tintura de Iodo, Tintura Forte de Iodo — Para o iodeto sódico e o iodeto de potássio; da mesma forma que para a *Solução Tópica de Iodo*.

Fluoreto Estanoso — Para o estanho(II); na solução de HCl, o KI é adicionado e o iodeto é convertido em iodo, que é titulado com iodato.

REAÇÃO DE KI COM EXCESSO DE PERIODATO (IC1liii)

Injeção de Manitol — Uma solução acidificada da amostra preparada é aquecida com periodato e ácido, oxidando o manitol como

$$C_6H_{14}O_6 + 5HIO_4 = 2HCHO + 4HCOOH + 5HIO_3 + H_2O$$

O excesso de periodato e o iodato formado na reação reagem com o KI para liberar o iodo

$$HIO_3 + HIO_4 + 12HI = 7I_2 + 7H_2O$$

Um hiato é formado, e a diferença nos volumes do titulante tiossulfato é equivalente ao manitol na amostra.

Injeção de Manitol em Cloreto de Sódio — Para a Injeção de Manitol, conforme anteriormente.

TITULAÇÃO DIRETA DE IODO COM TIOSSULFATO (IC1l)

Nenhuma preparação preliminar da amostra é necessária, pois o iodo está presente no estado livre.

Povidona Iodada — Para o iodo disponível.

TITULAÇÃO RESIDUAL DO IODO APÓS A PRECIPITAÇÃO COM DICROMATO (IC2ai)

Esses ensaios baseiam-se na insolubilidade do precipitado de dicromato a partir de uma solução aquosa da amostra na adição de excesso de dicromato de potássio padrão. Depois da remoção do precipitado, o excesso de dicromato no filtrado é determinado pela adição do KI em excesso, que libera o iodo livre e é titulado com tiossulfato.

$$Cr_2O_7^{2-} + 14H^+ + 6I^- = 3I_2 + 2Cr^{3+} + 7H_2O$$

TITULAÇÃO RESIDUAL DO IODO PADRÃO EM EXCESSO (IC2a,f)

Uma amostra do material de ensaio é oxidada ou convertida em um periodeto ou produto de substituição de iodo com iodo padrão, e o excesso de iodo é determinado pela titulação com tiossulfato.

Sulfato de Fenelzina — A hidrazina é oxidada pelo iodo, conforme indicado por

$$C_6H_5CH_2NHNH_2 \cdot H_2SO_4 + 2I_2 + 5NaHCO_3 = C_6H_5CH_2I + 3NaI + Na_2SO_4 + 5CO_2 + 5H_2O + N_2$$

DETERMINAÇÃO IODIMÉTRICA DOS FENÓIS (IC2a,c)

Nesses ensaios, um derivado bromofenol é precipitado ao se acrescentar uma solução volumétrica de bromo (bromato de potássio-brometo de potássio) a uma solução da amostra e acidificando-se para liberar o bromo livre, de acordo com

$$5KBr + KBrO_3 + 6HCl = 6KCl + 3Br_2 + 3H_2O$$

O bromo livre reage imediatamente com a substância fenólica, como na equação seguinte, usando-se o fenol como um exemplo:

$$C_6H_5OH + 3Br_2 = C_6H_2Br_3OH + 3HBr$$

Em seguida, o iodeto de potássio é adicionado, e o excesso de bromo libera o iodo livre:

$$2KI + Br_2 = 2KBr + I_2$$

É titulado com o tiossulfato. Um papel branco é corrido sobre a mesma quantidade dos reagentes, omitindo a amostra.

TITULAÇÃO DIRETA COM O IODO PADRÃO (IC1k)

A amostra é titulada diretamente; a ST de amido é usualmente empregada como o indicador.

Ácido Ascórbico — Uma titulação direta. Quando o ácido ascórbico está presente em uma preparação multivitamínica, emprega-se o procedimento de diclorofenol-indofenol.

Dióxido de Enxofre — Uma absorção no hidróxido de sódio, o íon bissulfeto é produzido e, em seguida, titulado com iodo.

Iodeto de Ecotiofato (e para **Solução Oftálmica**) — O éster é primeiramente hidrolisado com tampão de pH 12 para fornecer o mercaptano livre, o qual, então, é oxidado, por titulação com iodo, em dissulfeto. Qualquer mercaptano livre na amostra original é corrigido por uma titulação preliminar. As seguintes equações se aplicam:

$$\underset{\text{Ecotiofato}}{[(C_2H_5O)_2(PO){-}S{-}CH_2CH_2N(CH_3)_3]^+I^-} + H_2O = [HSCH_2CH_2N(CH_3)_3]^+I^- + (C_2H_5O)_2(PO)OH$$

$$\underset{\text{mercaptan}}{2[HSCH_2CH_2N(CH_3)_3]^+I^-} + I_2 = 2[{-}SCH_2CH_2N(CH_3)_3{}^+]I^- + 2HI$$

TITULAÇÃO RESIDUAL COM EXCESSO DE TIOSSULFATO COM IODO (IC2b)

Cloridrato de Mecloretamina e Cloridrato de Mecloretamina para Injeção — O tiossulfato reage com os átomos de cloro ativos de acordo com

$$CH_3N(CH_2CH_2Cl)_2 \cdot HCl + NaHCO_3 + 2Na_2S_2O_3 = CH_3N(CH_2CH_2S_2O_3Na)_2 + 3NaCl + CO_2 + H_2O$$

TITULAÇÃO DIRETA DO IODO COM ARSENITO (IC1m)

O iodo livre ou liberado é titulado com uma solução padrão de arsenito de sódio.

Solução Tópica de Iodo — Para o iodo.
Solução de Iodo, Forte — Para o iodo livre.
Tintura de Iodo e **Tintura Forte de Iodo** — Para o iodo livre.

TITULAÇÃO DIRETA COM CLORETO FÉRRICO (IC1g)

Os artigos nessa categoria são titulados com cloreto férrico, usando o tiocianato como indicador.

TITULAÇÃO DIRETA COM BROMO PADRÃO (IC1h)

Timol — Uma solução quente da amostra é titulada para produzir um bromoderivado, análogo à determinação dos fenóis. Entretanto, um excesso não é empregado, porque o laranja de metila, cuja coloração é esbranquiçada à medida que o ponto de equivalência é excedido, é utilizado como um indicador.

TITULAÇÕES ENVOLVENDO SOLUÇÃO DE NITRITO DE SÓDIO (IC1j)

Muitos compostos nesse grupo, por serem aminas aromáticas primárias ou derivados que podem ser convertidos nessas aminas, são capazes de sofrer diazotização quantitativa do grupamento amino substituído no anel aromático, conforme ilustrado pela seguinte equação, usando o ácido *p*-aminobenzóico.

$$H_2NC_6H_4COOH + NaNO_2 + 2HCl = ClN_2C_6H_4COOH + NaCl + 2H_2O$$

A titulação com o nitrito de sódio é realizada de maneira potenciométrica em uma solução contendo gelo picado (para evitar a decomposição do sal de diazônio), ou até que uma gota da solução titulada produza uma coloração azul imediata com a pasta de iodeto de amido empregada como um indicador externo. As sulfonamidas em que o grupamento amino reativo é acilado devem ser primeiramente hidrolisadas para liberar a forma amino livre da sulfonamida antes da diazotização.

Cloridratos de Procaína e **Tetracaína, Cloridratos de Procaína e Tetracaína,** e **Injeção de Levonordefrina** — Para a procaína e a tetracaína, depois da remoção como o tiocianato.

Fosfato de Primaquina (e **Comprimidos**) — Essa substância contém um grupamento amino secundário e ocorre nitrosação, em vez de diazotização, com o grupamento =NH sendo convertido em =N — NO (*N*-nitroso).

REAÇÕES DE COMPLEXAÇÃO

DIRETO COM O ÁCIDO ETILENODIAMINOTETRACÉTICO (EDTA) (ID1a, IDib)

O EDTA forma complexos com muitos metais polivalentes para formar um quelato não-dissociado. Uma solução tamponada da amostra é titulada com EDTA (como o sal dissódico). O indicador empregado é um corante que forma um quelato fraco com o metal analisado. No ponto final, a cor modifica-se quando o complexo indicador-metal não mais existe.

Ácido Edético — O carbonato de cálcio (padrão primário) é titulado com uma solução da *Preparação de Ensaio*.

Edetato Dissódico (e **Injeção**) — O carbonato de cálcio padrão primário, depois da preparação adequada, é titulado com uma solução da *Preparação de Ensaio*.
Edetato Dissódico de Cálcio (e **Injeção**) — O nitrato de mercúrio(II) é o titulante.
Magaldrato (e **Suspensão Oral** e **Comprimidos**) — Para o hidróxido de magnésio.
Pantotenato de Cálcio (e **Comprimidos**) — Para o conteúdo de cálcio.
Pantotenato de Cálcio, Racêmico — Para o conteúdo de cálcio.
Suspensão Oral de Alumina e **Magnésia** (e **Comprimidos**) — Para o hidróxido de magnésio, usando o hidróxido de amônio e o tampão de cloreto de amônio (EBT).
Suspensão Oral de Magnésia e **Alumina** (e **Comprimidos**) — Para o hidróxido de magnésio.

TITULAÇÃO RESIDUAL ENVOLVENDO EDTA (ID2a)

Para analisar o alumínio, em muitas combinações que contêm magnésio e alumínio, emprega-se um método residual. O EDTA em excesso é adicionado a uma amostra adequadamente tamponada, e o excesso é determinado pela titulação com solução padrão de sulfato de zinco. Através do uso dos tampões apropriados e de agentes mascaradores (materiais que formam complexos fracos), é freqüentemente possível determinar misturas de cálcio e alumínio, cálcio e magnésio ou zinco e alumínio sem separação preliminar.

Magaldrato (e **Suspensão Oral** e **Comprimidos**) — Para o hidróxido de alumínio (DT).
Solução Tópica de Acetato de Alumínio — Para o óxido de alumínio (DT).
Solução Tópica de Subacetato de Alumínio — Para o óxido de alumínio (DT).
Suspensão Oral de Alumina e **Magnésia** (e **Comprimidos**) — Para o hidróxido de alumínio (DT).
Suspensão Oral de Magnésia e **Alumina** (e **Comprimidos**) — Para o hidróxido de alumínio (DT).

Reações Ácido-Básicas em Solventes Não-Aquosos

Os métodos titulométricos que empregam solventes não-aquosos são extensamente utilizados para o ensaio de determinados materiais que não podem ser facilmente titulados nos sistemas aquosos. A água é um solvente nivelador, e muitos ácidos ou bases fracas não fornecem uma ruptura suficientemente aguda na curva de titulação para evidenciar um ponto final distinto. Entretanto, em um solvente não-aquoso, como o ácido acético glacial, as bases orgânicas fracas e seus sais podem ser titulados com uma solução de ácido perclórico em ácido acético. O ácido mais forte disponível no meio aquoso é o íon oxônio, H_3O^+, em ácido acético, mas o próton do ácido perclórico forma o íon acetacídio, $CH_3C(OH)_2^+$.

$$CH_3COOH + HClO_4 = CH_3C(OH)_2^+ + ClO_4^-$$

A reação entre o íon acetacídio e uma amina (uma base fraca) é ilustrada pela seguinte equação, formando o íon amônio e o ácido acético.

$$CH_3C(OH)_2^+ + RNH_2 = CH_3COOH + RNH_3^+$$

Nenhuma dificuldade é experimentada na titulação dos sais de amina diferentes dos sais de ácidos de halogênios. No último caso, o acetato de mercúrio(II) é adicionado para formar o halóide de mercúrio(II) não-dissociado, evitando assim a interferência pelo ácido do halogênio, que seria liberado em sua ausência (método de Pifer-Wollish).

Os ácidos orgânicos fracos, como os ácidos carboxílicos, fenóis, barbitúricos, sulfonamidas ou enóis, também podem ser titulados no meio não-aquoso usando-se uma base forte. Estas incluem os sais de sódio ou lítio do metanol ou etanol, e a reação é do tipo de neutralização comum, conforme ilustrado adiante para um ácido orgânico com etóxido de sódio.

$$RCOOH + C_2H_5ONa = RCOONa + C_2H_5OH$$

Em ambos os tipos de titulação, ácida ou básica, o ponto final pode ser determinado com indicadores ou de maneira potenciométrica, conforme demonstrado na tabela que acompanha (Quadro 30.4), obtida a partir da USP.

TITULAÇÃO DE SUBSTÂNCIAS BÁSICAS (IA1bii)

Acetato de Potássio — Titulação de um sal de um ácido carboxílico.
Cloridrato de Difenoxilato e **Comprimidos** e **Solução Oral de Sulfato de Atropina** — Para o cloridrato de difenoxilato.
Cloridrato de Mepivacaína e **Injeção de Levonordefrina** — Para a mepivacaína.
Dimenidrinato — Para a difenidramina (poten).
Subacetato de Potássio — Veja Acetato de Potássio.

TITULAÇÃO DE SUBSTÂNCIAS ÁCIDAS (IA1aiii)

Uma base forte é utilizada para titular os ácidos muito fracos. Precauções especiais devem ser empregadas para excluir o dióxido de carbono atmosférico, que interfere com a titulação. Os titulantes usados freqüentemente são indicados. Os titulantes empregados são:

1 — Solução de metóxido de lítio.
2 — Solução de metóxido de sódio.

Quadro 30.4 Sistemas de Titulações Não-Aquosas

TIPO DE SOLVENTE	ÁCIDO (PARA TITULAÇÃO DE BASES E SEUS SAIS)	NEUTRO RELATIVO (PARA TITULAÇÃO DIFERENCIAL DAS BASES)	BÁSICO (PARA TITULAÇÃO DE ÁCIDOS)	NEUTRO RELATIVO (PARA A TITULAÇÃO DIFERENCIAL DE ÁCIDOS)
Solvente[a]	Ácido acético glacial Anidrido acético Ácido fórmico Ácido propiônico Cloreto de sulfurila	Acetonitrila Alcoóis Clorofórmio Benzeno Clorobenzeno Acetato de etila Dioxano	Dimetilformamida *n*-Butilamina Piridina Etilenodiamina Morfolina	Acetona Acetonitrila Metil etil cetona Metil isobutil cetona Álcool *terc*-butílico
Indicador	Violeta cristal Vermelho de quinaldina *p*-Naftolbenzeína Alfazurina 2-G Verde de malaquita	Vermelho de metila Laranja de metila *p*-Naftolbenzeína	Azul de timol Timolftaleína Azo violeta *o*-Nitroanilina *p*-Hidroxiazobenzeno	Azo violeta Azul de bromotimol *p*-Hidroxiazobenzeno Azul de timol
Eletrodos	Vidro-calomelano Vidro-prata-cloreto de prata Mercúrio-acetato mercúrico	Vidro-calomelano Calomel-prata-cloreto de prata	Antimônio-calomelano Antimônio-vidro Antimônio-antimônio[b] Platina-calomelano Vidro-calomelano	Antimônio-calomelano Vidro-calomelano Vidro-platina[b]

[a]Solventes relativamente neutros de constante dielétrica baixa, como o benzeno, o clorofórmio ou o dioxano, podem ser utilizados em conjunto com qualquer solvente ácido ou básico para aumentar a sensibilidade dos pontos finais de titulação.
[b]No titulante.

3 — Solução de hidróxido de tetrabutilamônio.
4 — Solução de hidróxido de tributiletilamônio.

MÉTODOS GRAVIMÉTRICOS

Nos métodos de análise gravimétricos, os resultados do exame são geralmente obtidos através da determinação do peso de uma substância na amostra, ou do peso de alguma outra substância derivada a partir da amostra, cujo peso equivalente serve como a base para o cálculo do resultado. A separação da substância finalmente pesada é realizada com freqüência por métodos puramente físicos. Por outro lado, existem muitos casos em que se faz necessário usar uma reação química para converter a substância em uma quantidade correspondente de alguma outra substância que possa ser separada, purificada e pesada. Os vários tipos de ensaios gravimétricos oficiais podem ser agrupados de maneira conveniente nas seguintes categorias.

PESAGEM DO INGREDIENTE ATIVO DEPOIS DA SEPARAÇÃO (IIA)

O princípio ativo é separado, seco e pesado.

Colódio — A piroxilina é precipitada por água, seca e pesada.
Injeção de Cafeína e Benzoato de Sódio — Para cafeína, depois da solução do benzoato de sódio em água.
Injeção de Estrona — Um elaborado procedimento de purificação é envolvido, por meio do qual a estrona é convertida em um derivado hidrossolúvel, utilizando cloreto de amônio trimetilacetidrazida (reagente de Girard para compostos carbonila); o extrato aquoso contém apenas material cetônico, pois o reagente reage apenas com os compostos carbonila. Em seguida, o extrato aquoso é decomposto com ácido para regenerar a estrona, que é extraída no clorofórmio; o solvente é removido e o resíduo pesado.

PRECIPITAÇÃO E PESAGEM DE UM DERIVADO DO INGREDIENTE ATIVO (IIB)

Alcoóis de Lanolina — O conteúdo de colesterol é determinado por precipitação como digitonida.
Espírito de Cânfora — Para a cânfora, como a 2,4-dinitrofenilhidrazona.
Ésteres de Sorbitan — A amostra é saponificada, o ácido graxo é separado a partir da solução aquosa acidificada, e é pesado. A fase aquosa é concentrada e extraída com o etanol; o extrato é concentrado para fornecer os *polióis*, que são pesados.
Ictamol (e **Pomada**) — Para o enxofre total como sulfato de bário depois da oxidação com ácido nítrico e perclorato (ver *Pomada de Enxofre*).
Paraclorofenol, Canforado — Para o *para*-clorofenol: o cloreto de prata é precipitado depois da liberação do cloreto por oxidação com permanganato quente. Para a cânfora: como a 2,4-dinitrofenilhidrazona.
Pomada de Enxofre — A amostra é oxidada com ácido nítrico para converter o enxofre em sulfato, que é precipitado e pesado como sulfato de bário.
Potassa, Sulfurada — Para o enxofre por tratamento com sulfato de cobre(II) para precipitar o sulfeto de cobre(II), que é inflamado para oxidar e pesado.
Solução Anticoagulante de Citrato Fosfato e Glicose — Para a glicose, um precipitado de Cu_2O, a partir da reação com a solução de Fehling, é pesado.
Solução de Citrato de Magnésio — Para MgO como o 8-hidroxiquinolato.
Sulfato de Bário — A amostra é fundida com carbonato de sódio, formando carbonato de bário, que é dissolvido em ácido; o bário é precipitado como cromato, e é pesado.

PESAGEM DO RESÍDUO DEPOIS DA IGNIÇÃO DA AMOSTRA (IIC)

Dióxido de Silício,
Coloidal — A sílica é determinada por diferença; a amostra é pesada antes e depois do tratamento com ácido fluorídrico, que converte a sílica no tetrafluoreto de silício volátil. A diferença no peso representa o conteúdo de sílica da amostra.
Gel de Sílica — Veja *Dióxido de Silício, Coloidal*.
Monoestearato de Alumínio — Como óxido de alumínio.
Óxido de Zinco e **Pasta de Ácido Salicílico** — Para o zinco total, como o óxido.

MÉTODOS ESPECTROMÉTRICOS

A *análise fotométrica* depende da medição da quantidade de luz absorvida por uma solução (*espectrofotometria*). Uma suspensão (*turbidimetria*), a quantidade de luz dispersa por uma suspensão (*nefelometria*) ou a intensidade da luz emitida por um elemento quando sujeita a altas temperaturas (*fotometria de chama*). A mensuração da luz na região visível (*colorimetria*) pode ser feita com o uso de um colorímetro ou espectrômetro ou, de maneira menos exata, por comparação visual com padrões de cor. Veja o Cap. 33 para um tratamento mais detalhado.

As ondas de energia radiante que são importantes para a espectrometria variam de 200 a 400 nm no ultravioleta, de 400 a 750 nm no intervalo visível, e de 750 a 25.000 nm nas regiões próximas ao infravermelho e infravermelha. O número relativamente grande de ensaios espectrométricos que são atualmente descritos nos compêndios oficiais testemunha o amplo desenvolvimento e a aceitação geral dos métodos analíticos que pertencem a essa categoria.

ENSAIOS DE ABSORÇÃO VISÍVEL (COLORIMETRIA) (IIIA)

Quando uma análise de absorção espectrométrica é especificada na USP-NF, é fornecida uma fórmula para garantir a acurácia no cálculo do resultado analítico. Na maioria dos casos, encontra-se uma constante numérica na fórmula, e ela pode ser deduzida da seguinte forma. Como a lei de Beer comporta soluções para o analisado (A) e padrão (S), as Equações 1 e 2 podem ser escritas

$$A_A = abc_A \quad (1)$$

$$A_S = abc_S \quad (2)$$

onde A_A é a absorbância da solução analisada, cuja concentração é C_A; A_S é a absorbância da solução padrão, cuja concentração é C_S; a é a capacidade de absorção da substância do medicamento, e b é o comprimento da trajetória ou espessura celular. Quando as células da mesma espessura são utilizadas, a Equação 1 pode ser dividida pela Equação 2 e a expressão resultante solucionada para C_A para fornecer

$$C_A = \frac{A_A}{A_S} C_S \quad (3)$$

Para que uma solução tenha uma concentração adequada, de tal modo que a absorbância possa estar no intervalo do espectrômetro, uma amostra inicial do analisado, de tamanho suficiente para minimizar os erros de pesagem, é escolhida, e a solução inicial é, então, realizada através de uma série de diluições para produzir a concentração final desejada da solução. A mensuração analítica final deve estar relacionada novamente à amostra inicial do analisado, W_A, em miligramas; dessa maneira, a Equação 4 pode ser escrita para indicar o volume total V_A, em litros da solução de concentração, C_A, em miligramas por litro, o que resultaria se toda a quantidade W_A fosse diluída diretamente.

$$W_A = V_A C_A \quad (4)$$

A Equação 4 pode ser dissolvida para C_A e substituída na Equação 3 para fornecer a Equação 5. Dessa maneira, a constante V_A é a constante numérica que é encontrada nas análises espectrométricas e representa o volume total da solução de concentração C_S que poderia ser formada a partir de toda a amostra inicial do analisado, W_A.

$$W_A = V_A \frac{A_A}{A_S} C_S \quad (5)$$

Deve-se observar cuidadosamente que a mensuração espectrométrica possibilita o cálculo da massa do material absorvente, W_A. Quando a amostra original não é uma substância medicamentosa pura, mas uma diluição, como a substância medicamentosa mais o diluente, deve ficar claro que o percentual do analisado na amostra obtida, $W_{amostra}$, é fornecido pela Equação 6.

$$\frac{W_A}{W_{amostra}} \times 100 \quad (6)$$

Sob esse título são considerados aqueles ensaios que dependem do desenvolvimento da coloração ou da coloração da substância que está sendo analisada. As absorbâncias são medidas da forma correta nos comprimentos de onda que estão dentro do intervalo visível do espectro. Em geral, esses ensaios colorimétricos consistem na adição de um reagente à preparação do ensaio ou à substância a ser testada, visando a produzir uma cor que é comparada com aquela de uma preparação padrão que foi preparada ao mesmo tempo e que contém uma quantidade aproximadamente igual de um padrão de referência. Quando se mostra que a absorbância de uma substância freqüentemente analisada se adapta à lei de Beer em um intervalo razoável de concentração, ela é considerada permissível para usar uma curva padrão, preparada com o respectivo padrão de referência, para a interpolação dos dados obtidos com a preparação do ensaio.

Em alguns casos, as cores características são desenvolvidas nos *fotômetros de chama* ao sujeitar um elemento inorgânico ou seu composto em solução a uma chama intensamente quente. A intensidade das cores (radiações) é comparada por meios fotométricos em um espectrômetro adequado com as soluções padrões que contêm o mesmo elemento.

Os vários modelos de espectrômetros disponíveis são apropriados para fazer essas mensurações colorimétricas. Os colorímetros fotoelétricos do tipo filtro, em que a absorção da luz é medida por células fotoelétricas sensíveis, também são muito usados para fazer essas determinações, e muitos deles estão comercialmente disponíveis.

MÉTODO DO CORANTE-COMPLEXO (IIIA2)

Os sais quaternários e muitas aminas são capazes de formar complexos solúveis em clorofórmio com os indicadores, como o azul de bromofenol. O procedimento usual consiste em agitar uma mistura da preparação do ensaio, clorofórmio e um tampão contendo o indicador. As partições corante-complexo na camada orgânica, que é separada e filtrada para remover qualquer fase aquosa aderente; a absorbância é, então, determinada.

COLORIMETRIA QUE ENVOLVE UM REAGENTE CROMOGÊNICO (IIIA1,4)

Quando se fornece um número de três dígitos seguidos por um código de letra, isso indica o comprimento de onda analítico e o reagente empregado que desenvolve a cor.

Cloridrato de Mepivacaína e Injeção de Levonorfedrina — Para a levonorfedrina; 530, FCiT.
Cloridratos de Procaína e Tetracaína e Injeção de Levonorfedrina — Para a levonorfedrina; 530, FCiT.
Cloridratos de Propoxicaína e Procaína e Injeção de Bitartarato de Norepinefrina — Para a norepinefrina; 530, FCiT.
Cloridratos de Propoxicaína e Procaína e Injeção de Levonorfedrina — Para a levonorfedrina; 530, FCiT.
Comprimidos de Metenamina e Fosfato Monobásico de Sódio — Para a metenamina; 570, CTA.
Comprimidos de Norgestrel e Etinil Estradiol — Para o etinil estradiol; 536, H_2SO_4.
Hidrato de Terpina e Elixir de Bromidrato de Dextrometorfan — Para o dextrometorfan; 420, BcG.
Injeções de Cloridratos de Procaína e Fenilefrina — Para a fenilefrina; 500, AAP.
Napsilato de Propoxifeno e Comprimidos de Aspirina — Para a aspirina; 530, FEN.
Reserpina, Cloridrato de Hidralazina e Comprimidos de Hidroclorotiazida — Para a reserpina; 390, SN. Para o cloridrato de hidralazina; 510, FAS-Op.
Solução Anticoagulante de Citrato, Fosfato e Glicose — Para o fosfato monobásico de sódio; 660, ANS. Para o citrato; 425, PyA.
Solução Oftálmica de Carbacol — O hipoclorito é empregado para formar a *N*-cloramida, e esse derivado com o KI forma o iodo livre, o qual reage com a ST de amido, 590.

ENSAIOS ESPECTROMÉTRICOS NA ULTRAVIOLETA (IIIB)

Os ensaios espectrométricos em que as absorbâncias são medidas diretamente na faixa do ultravioleta são descritos nas monografias oficiais.

Aplicada às soluções, a espectrometria é mais específica que a colorimetria, porque a absorção depende do comprimento de onda de uma maneira complicada, a qual é geralmente característica da composição química da substância absorvente. A mensuração da absorção em vários comprimentos de onda pode permitir a identificação do soluto, bem como a determinação de sua concentração. Os testes desse tipo geralmente são feitos em soluções, raramente em sólidos ou líquidos puros.

Os solventes usados para a diluição geralmente exigem purificação especial, que, com freqüência, é exata e diferente das exigências para outros usos. Alguns ensaios orientam que papéis brancos podem correr sobre o solvente e os reagentes utilizados para se obter uma correção para suas absorbâncias inerentes.

Os espectrômetros usados nos ensaios oficiais devem ser cuidadosamente calibrados com o auxílio de vidros padrões ou soluções padrões.[1]

PADRÕES DE REFERÊNCIA

Em praticamente todos os casos, um *padrão de referência* é utilizado em conjunto com a amostra sob ensaio. A preparação padrão é preparada e observada da mesma maneira que a amostra de teste. A finalidade dessa especificação é evitar os erros decorrentes da variação do comprimento de onda ou da largura da fenda entre os diversos espectrômetros, bem como evitar os erros que se originam das diferenças na transmitância e na posição das células.

ENSAIOS COM INFRAVERMELHO (IIIC)

A estimativa quantitativa dos compostos por métodos infravermelhos é bastante similar às técnicas empregadas nas regiões ultravioleta e visível. Entretanto, devido às dificuldades envolvidas na mensuração da absorbância absoluta em um determinado máximo de absorbância, a técnica *basal* é freqüentemente utilizada. Nesse método, uma *linha de base* sintética é construída entre os mínimos nos lados da absorção máxima, e uma linha vertical, que faz interseção com o pico do máximo, é erguida perpendicularmente à abscissa. O comprimento da linha vertical, medida desde a interseção da linha de base sintética e o máximo da absorção máxima, é usado como a absorbância em cálculos quantitativos, conforme ilustrado na Fig. 30.1. Para uma discussão adicional da teoria envolvida na absorção de infravermelho, veja o Cap. 33.

ENSAIOS QUE ENVOLVEM A FOTOMETRIA DE CHAMA (IIID)

O *método da fotometria de chama* lida com a emissão da energia de um determinado comprimento de onda, quando uma solução diluída de um íon metálico é borrifada em uma chama incolor. A intensidade da radiação emitida é determinada por um espectrômetro adequado e comparada aos padrões. O sódio, em 588 nm, e o potássio, em 766 nm, são determinados por essa técnica para as substâncias oficiais indicadas adiante.

Citrato de Potássio e **Solução Oral de Ácido Cítrico** — Para o potássio.
Irrigação e **Injeções de Solução de Ringer** — Para o potássio e o sódio.

MÉTODOS DE ENSAIO FLUOROMÉTRICO (IIIE)

A riboflavina é analisada quantitativamente ao se medir seu grau de fluorescência. A tiamina também é analisada por um método fluorométrico, com a principal diferença para o ensaio da riboflavina, e a tiamina é oxidada em primeiro lugar em tiocromo, cuja fluorescência é medida de maneira quantitativa em solução de álcool isobutílico. A intensidade da fluorescência é medida em ângulos retos, com a radiação monocromática incidente em um instrumento conhecido como um fluorímetro, ou em determinados espectrômetros equipados com os acessórios necessários. A avaliação quantitativa dos dados de fluorescência é conseguida através da comparação com dados similares obtidos a partir das soluções que contêm quantidades conhecidas do padrão de referência do cloridrato de tiamina.

ANÁLISE DE ABSORÇÃO ATÔMICA (IIIF)

A análise de absorção atômica é similar à fotometria de chama, exceto pelo fato de que o fotômetro determina a diminuição na intensidade de um feixe de energia que passa através de uma chama, na qual o íon metálico sob teste é borrifado. A radiação incidente é gerada por uma lâmpada, cujo catodo é do mesmo metal dos íons da solução que está sendo avaliada. Ver comentários detalhados no Cap. 33.

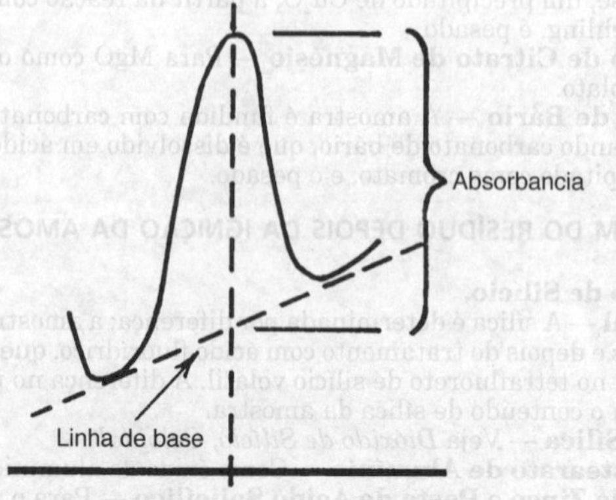

Fig. 30.1 Ilustração da técnica de linha de base.

MÉTODOS COM RESSONÂNCIA MAGNÉTICA (IIIG)

Com o NF XIV foi empregada uma nova técnica espectrométrica para o ensaio de agentes farmacêuticos orgânicos. Como esta técnica é um processo absortivo, a área sob o pico de ressonância está relacionada com a concentração dessa substância. Os métodos são semelhantes às técnicas de infravermelho ou ultravioleta, e um *padrão interno* é freqüentemente empregado. Veja o Cap. 33 para discussão adicional.

Nitrito de Amila (e **Inalante**) — Padrão interno de benzoato de benzila.

ANÁLISE POLAROGRÁFICA (IVA1)

Os métodos de análise polarográficos quantitativos são especificados para diversas substâncias oficiais. A *corrente de difusão*(i_d) é proporcional à concentração da espécie eletroativa sob teste, enquanto a *metade do potencial de onda* ($E_{1/2}$) é característica do tipo da espécie eletroativa e é independente da concentração. Nos métodos de ensaio oficiais, a corrente de difusão de uma amostra e uma solução padrão de referência são medidas em condições idênticas, e a concentração da amostra é calculada a partir da relação das correntes de difusão da amostra com o padrão de referência. Uma revisão da teoria da polarografia pode ser encontrada no Cap. 33.

MÉTODOS MISTOS

MÉTODOS DE ENSAIO GASOMÉTRICO (VIA)

Os métodos gasométricos de análise dependem da mensuração do volume de um gás liberado sob as condições que são descritas no ensaio, ou de uma diminuição no volume de um gás quando o reagente adequado é utilizado para remover um dos gases presentes. Essas determinações geralmente são conduzidas em uma bureta de gás ou nitrômetro, que é provido de uma torneira de dois ramos e de uma saída dupla e que é adequadamente conectado a um tubo de equilíbrio.

Ciclopropano — A amostra é absorvida pelo ácido sulfúrico concentrado, e o volume residual é medido.

Dióxido de Carbono — A amostra é absorvida em hidróxido de potássio a 50%, e o volume de gás residual é medido.

Oxigênio — A amostra de gás é exposta à ação de uma solução de cobre amoniacal, que reage com o oxigênio. O volume residual é uma medida das impurezas existentes.

ENSAIOS QUE ENVOLVEM AS MEDIDAS VOLUMÉTRICAS (VIB)

Os ensaios que dependem da separação e da mensuração de camadas oleosas ou aquosas imiscíveis são considerados aqui. Em geral, essas medidas volumétricas são possibilitadas como o resultado dos processos que envolvem separações de solventes, destilações por vapor ou alterações químicas, nas quais um constituinte importante da substância oficial (*i.e.*, óleo volátil), como um aldeído, uma cetona ou um fenol, é convertido propositalmente em uma substância hidrossolúvel. No último caso, o volume do óleo residual é medido, e o resultado do ensaio é, então, determinado por diferença.

Espírito de Hortelã-Pimenta — Para óleos mistos; os óleos são separados em um frasco de Babcock depois de se misturar, primeiramente, e centrifugar com querosene e uma solução de cloreto de cálcio saturada e acidificada. Uma correção no volume medido é feita para o querosene utilizado.

ENSAIOS DEPENDENTES DA MENSURAÇÃO DA ROTAÇÃO ÓPTICA (VIC)

Muitas substâncias orgânicas, ou suas soluções, possuem a propriedade de girar o plano da luz polarizada, quer para a direita, quer para a esquerda; essa propriedade é referida como a atividade óptica ou rotação daquela substância. A determinação dessa força rotatória serve como a base para determinar a pureza, bem como a identidade, de inúmeras substâncias oficiais, pois a atividade óptica é uma função de sua constituição química, bem como sua concentração. Quando a rotação é para a direita, diz-se que a substância dissolvida é dextrorrotatória, enquanto as substâncias levorrotatórias são aquelas que rodam o plano da luz polarizada para a esquerda. A extensão da rotação observada é medida e expressa em termos de graus, e o instrumento utilizado na realização dessas medições é chamado de *polariscópio* ou *polarímetro*.

O termo *rotação óptica*, quando usada nas monografias oficiais, refere-se à *rotação angular*, e esta representa o número de graus que uma substância ou sua solução rodará o plano de polarização sob as condições especificadas de comprimento de onda da luz polarizada, concentração, temperatura e comprimento do tubo.

A *rotação específica*, [α], de um líquido é definida como a rotação angular em graus através da qual o plano de polarização da luz monocromática polarizada é rodado durante a passagem através de 1 decímetro (100 mm) de líquido, calculado com base em uma densidade específica de 1. No caso de soluções de uma substância opticamente ativa, a rotação específica é calculada com base em uma concentração de 1 g do soluto em 1 ml da solução.

Para calcular a força rotatória específica de uma substância líquida opticamente ativa, ou a solução de um sólido opticamente ativo, as seguintes fórmulas aplicam-se em geral:

$$\textit{Para substâncias líquidas,}\ [\alpha]_D^t = \frac{a}{ld}$$

$$\textit{Para soluções,}\ [\alpha]_D^t = \frac{100a}{lpd}$$

$$\text{ou } [\alpha]_D^t = \frac{100a}{lc}$$

onde

a = a rotação observada em graus do líquido em uma temperatura t, usando-se uma luz de sódio.
l = o comprimento do tubo em decímetros.
d = a densidade específica do líquido ou solução na temperatura de observação.
p = a concentração da solução expressa como o número de gramas da substância ativa em 100 g da solução.
c = a concentração da solução expressa como o número de gramas da substância ativa em 100 ml da solução.
t = temperatura da medição.
D = linha D do sódio (fonte luminosa).

Comprimidos de Cloreto de Sódio e Glicose — Para a dextrose.
Diatrizoato de Meglumina e Injeção de Diatrizoato Sódico — Para o diatrizoato de meglumina.
Injeção de Glicose e Cloreto de Sódio — Para a dextrose.
Iotalamato de Meglumina e Injeção de Iotalamato Sódico — Para o iotalamato de meglumina.
Solução Anticoagulante de Citrato e Glicose — Para a dextrose.
Solução de Inalação de Epinefrina, Suspensão Oleosa Estéril, Solução Nasal — Rotação do derivado triacetil.
Solução Oftálmica de Borato de Epinefrila — Da mesma forma que para a Solução Nasal de Epinefrina.
Suspensão Oleosa Estéril de Epinefrina.

DENSIDADE ESPECÍFICA (VID)

Muitas substâncias são misturas de diversos compostos e podem ter composição variada. Um procedimento de ensaio simples não estabelecerá a pureza ou a eficácia desse material; portanto, elas são caracterizadas com muita freqüência por meio de métodos físicos, um dos quais pode ser a densidade específica.

ENSAIOS QUE ENVOLVEM A MEDIÇÃO DA RADIOATIVIDADE (VIE)

Nesse tipo de ensaio, as radioatividades de uma amostra e de um padrão radioativo calibrado são determinadas ao mesmo tempo e sob condições geométricas idênticas, conforme delineado no Cap. 29.

A pureza radioquímica de muitas substâncias radioativas oficiais é determinada, em primeiro lugar, por meio da cromatografia da substância em uma tira de papel, determinando-se, em seguida, a distribuição radioativa na cromatografia desenvolvida.

ENSAIOS DE SUBSTÂNCIAS PORTADORAS DE ENZIMA (VIF)

Os ensaios enzimáticos oficiais dependem da capacidade das enzimas para catalisar as reações de determinado tipo sob as condições que são descritas no ensaio. Essas enzimas que provocam a conversão do amido em açúcares hidrossolúveis são conhecidas como enzimas diastáticas. Outras substâncias oficiais que contêm enzima são aquelas que digerem proteínas e peptídios, transformando-os em peptonas e, mais adiante, em aminoácidos. Estas são chamadas de enzimas proteolíticas. Um terceiro tipo de enzima encontrado nos ensaios oficiais é aquele que causa ou impede a coagulação do soro. Em todos esses ensaios, a atividade enzimática da amostra é determinada pela comparação com aquela de um padrão de referência.

Heparina Sódica (e **Injeção, Solução Anticoagulante de Heparina, Injeção de Heparina Cálcica** e **Solução de Lavagem de Cateter**) — A atividade anticoagulante da heparina sódica é determinada por sua capacidade de inibir a coagulação do plasma de carneiro *in vitro*. As preparações do ensaio são comparadas a um padrão de referência, e o cálculo da potência se baseia na determinação da extensão da coagulação, a qual ocorreu 1 hora depois da adição da heparina e do cloreto de cálcio às amostras de plasma citratado.

Injeção de Hialuronidase (e **para Injeção**) — A atividade da hialuronidase é avaliada com base na capacidade das preparações da enzima para diminuir a turbidez de suspensões coloidais de um substrato, consistindo em hialuronato de potássio e proteína *in vitro*. As preparações de ensaio são comparadas a um padrão de referência, e o cálculo da potência é baseado nas mensurações da absorbância das soluções que contêm hialuronidase, hialuronato de potássio, gelatina hidrolisada, tampão de fosfato e soro.

Pancrealipase (e **Cápsulas** e **Comprimidos**) — A atividade de amilase é medida por hidrólise de amido, depois da qual o substrato de amido reage com o iodo. A atividade de lipase é determinada pela digestão do óleo de oliva e a concomitante produção de ácido. A atividade de protease é determinada pela digestão da caseína, depois da qual os produtos de hidrólise são medidos por meios espectrofotométricos.

Pancreatina (e **para Cápsulas e Comprimidos**) — A *força digestiva de amido* (atividade da amilase) é determinada em uma amostra preparada por experimentação de sua capacidade quantitativa de hidrolisar o amido até um ponto em que nem a coloração azul nem a avermelhada se desenvolvam na adição de iodo. A *força digestiva da caseína* (atividade de protease) é determinada ao se colocar uma solução de caseína adequadamente preparada em cada um dos dois tubos. Em um tubo é acrescentada uma solução de Pancreatina, e no outro tubo é acrescentada uma quantidade similar do Padrão de Referência de Pancreatina. Ambas as misturas são diluídas e incubadas a 40°C por 1 hora. A adição da solução alcoólica de ácido acético não produz maior turbidez no tubo que contém Pancreatina que naquele que contém o Padrão de Referência, indicando que a atividade proteolítica do primeiro é, pelo menos, tão grande quanto da última. A *força digestiva de lipídios* (atividade de lipase) é determinada em um substrato de óleo de oliva por titulação do ácido graxo liberado com base. A atividade é determinada a partir de uma curva padrão na *acidez média liberada* por minuto.

Quimotripsina — Uma solução de cloridrato diluída da amostra é incubada com o éster etílico da *N*-acetil-L-tirosina tamponado em uma célula de espectrômetro com o instrumento marcado em 237 nm. Observa-se a alteração na absorbância com relação ao tempo. Uma Unidade de Quimotripsina é a atividade que provoca uma alteração na absorbância de 0,0075/min sob as condições do ensaio.

Sulfato de Protamina (e **Injeção** e **para Injeção**) — A atividade da Injeção de Sulfato de Protamina é analisada com base em sua capacidade para anular a ação anticoagulante da heparina sódica *in vitro*. Concentrações variadas de heparina sódica são acrescentadas a uma série de tubos de ensaio que contêm quantidades uniformes de plasma de carneiro citratado, solução de cloreto de cálcio-tromboplastina e Injeção de Sulfato de Protamina. O cálculo da potência baseia-se naquela quantidade de heparina sódica que resulta em um tempo de coagulação que se aproxima muito do tempo de coagulação observado no tubo de controle.

Sutilains (e **Pomada**) — Usando um substrato de caseína e um padrão de referência de tirosina, a quantidade de tirosina depurada por unidade de tempo, medindo a absorbância em 275 nm, relaciona-se com a atividade enzimática.

Tripsina, Cristalizada (e **para a Inalação de Aerossol**) — O método é similar àquele utilizado para a *Quimotripsina*; o cloridrato de éster etílico de *N*-benzoil-L-arginina é o substrato medido em um comprimento de onda de 253 nm. Uma Unidade de Tripsina é a atividade que causa uma alteração na absorbância de 0,003/min sob as condições do ensaio.

ENSAIOS APROXIMADOS (VIG)

Em um momento, o uso extenso de medicamentos vegetais, extratos e outros galênicos em farmácia exigiu que o analista estivesse ciente de um grande número de *ensaios aproximados*. Atualmente, medicamentos mais específicos e bem-definidos, geralmente de origem sintética, estão em uso comum, de modo que o ensaio aproximado é necessário em um grau muito menor. Por ensaio aproximado compreende-se a determinação da quantidade de qualquer constituinte orgânico que pode estar presente em qualquer medicamento vegetal ou de ervas, ao qual é atribuído seu valor ou atividade terapêutica. As separações dependem principalmente do uso de inúmeros solventes selecionados depois de pesquisa minuciosa e esmerada. Soluções ácidas e alcalinas, clorofórmio, éter, álcool ou muitos outros solventes orgânicos desempenham uma importante função nos ensaios aproximados.

Embora largamente associados ao conteúdo de alcalóide de medicamentos vegetais, os ensaios aproximados também incluem a determinação dos constituintes hidrossolúveis, solúveis em éter ou solúveis em álcool de vários medicamentos através da extração de solvente.

ENSAIOS DE MEDICAMENTOS ALCALÓIDES (VIG1)

Os ensaios de alcalóides comportam a mais importante aplicação dos métodos de ensaio aproximado com os quais um químico farmacêutico deve lidar. As experiências quantitativas devem ser necessariamente feitas com grande cuidado, e na condução de ensaios aproximados de medicamentos alcalóides deve-se exercer cuidadosa atenção a todos os detalhes. As substâncias alcalóides a serem separadas são compostos químicos orgânicos que são difíceis de separar do medicamento. Eles estão presentes em quantidades comparativamente pequenas e, em muitos casos, são facilmente destruídos pela manipulação imprópria.

Esses ensaios são conduzidos em grande parte por meio do uso de solventes imiscíveis, como clorofórmio, éter ou álcool de amila, exceto onde as propriedades do alcalóide pesquisado precisam de um método especial, como para a morfina no ópio. A vantagem é obtida do fato de que os alcalóides livres são praticamente insolúveis em água (exceto a colchicina, efedrina, esparteína, nicotina e alguns outros), enquanto são muito solúveis em um ou mais dos solventes imiscíveis, como o clorofórmio ou éter. Os sais dos alcalóides comportam-se de maneira inversa, sendo praticamente insolúveis em solventes imiscíveis e solúveis em água. Existem várias exceções, como os sais de cafeína, teobromina ou colchicina; suas bases são fracamente básicas, e os sais hidrolisam prontamente com a liberação do alcalóide livre.

Três etapas gerais são necessárias para a separação e a estimativa dos alcalóides nos medicamentos vegetais.

1. Extração do medicamento.
2. Subseqüente separação e purificação do alcalóide.
3. Determinação da quantidade de alcalóide obtida, quer por meios gravimétricos ou por titulométricos.

Extração do Medicamento Cru

Depois da redução para o tamanho apropriado através da moagem, o medicamento pode ser *desengordurado* através da extração da benzina de petróleo, ou diretamente tratado com um solvente para extrair o constituinte ativo. Dependendo do alcalóide presente, o medicamento é tratado por um dos seguintes métodos:

1. Extração com um solvente orgânico, depois da adição de amônia para garantir a liberação completa do alcalóide básico (beladona e ipeca).
2. Extração com água (morfina em ópio).
3. Extração com água acidulada, quando o alcalóide está presente ou na forma de sais orgânicos fracamente combinados.

O procedimento de extração geralmente é realizado pelo uso de funis de separação (separadores) com agitação mecânica ou em um aparelho de extração Soxhlet.

Os processos de ensaio para os extratos, extratos fluidos, tinturas e extratos em pó de um medicamento alcalóide são, em geral, semelhantes àqueles descritos para o medicamento cru. Em geral, os *extratos em pó e pílulas* são liqüefeitos pelo uso de um solvente apropriado e, em seguida, extraídos de maneira direta. Os *extratos fluidos* são freqüentemente diluídos com água, e as *tinturas* são concentradas em um pequeno volume por meio de uma evaporação preliminar. Depois que a mistura é tornada alcalina, ele é extraído, diretamente, com o solvente mais adequado.

Aparelho de Extração Automática — A necessidade de um aparelho de extração automática para uso no ensaio de galênicos alcalóides levou de imediato ao projeto de um aparelho melhorado. O tipo simples é construído com facilidade, requer apenas uma pequena quantidade de solvente e praticamente nenhuma atenção, além de fornecer uma clara extração em uma operação.

No tipo simples do aparelho (Fig. 30.2), o mesmo envoltório, condensador e frasco de fervura são usados para solventes leves e pesados. Para os solventes leves, o tubo em funil, contendo pequenas aberturas em sua extremidade inferior, é utilizado no envoltório, conforme mostrado em *B*. Para solventes pesados, como mostrado em *A*, utiliza-se o tubo largo aberto nas duas extremidades.

A ilustração mostra a maneira pela qual funcionam os extratores. Em ambos os casos, o solvente de extração é devolvido de maneira contínua e reutilizado. Em *A*, o clorofórmio volta para o frasco de fervura sob o fundo e ao redor do envoltório interno; em *B*, a camada não-aquosa está sempre no ápice e é devolvida por fluxo excessivo.

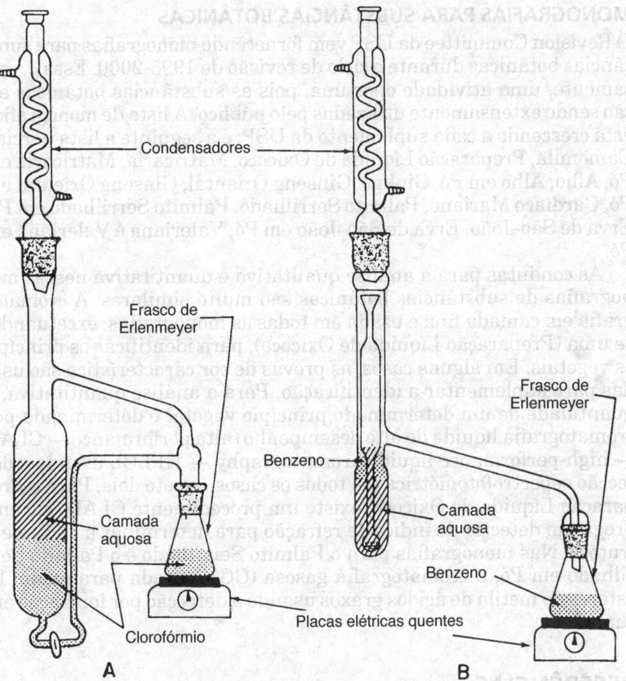

Fig. 30.2 Aparelho de extração automática para alcalóides.

Separação e Purificação do Alcalóide

O extrato do medicamento cru ou galênico geralmente contém impurezas que podem interferir com o método final do ensaio, principalmente no caso da extração com solventes imiscíveis, por meio do qual os óleos, taninos e matéria de coloração solúvel podem obscurecer o ponto final em uma titulação ou acrescentar para o peso de um método gravimétrico. Por esses motivos, a purificação do extrato alcalóidico é realizada por cristalização (como no caso da morfina no ópio), remoção dos alcalóides associados por métodos químicos ou pelo uso dos solventes imiscíveis. Esse último método é mais freqüentemente empregado e envolve a extração repetida do alcalóide a partir do solvente aquoso e orgânico. Por exemplo, o extrato original do solvente orgânico que contém o alcalóide básico é agitado com o ácido diluído, transferindo assim o alcalóide para a camada aquosa devido à formação do sal ácido mais polar. A camada ácida aquosa é, então, tornada básica com amônia (ou uma base mais forte, quando necessário) e, mais uma vez, extraída para dentro do solvente orgânico imiscível como a base livre. Esse processo é repetido até que o alcalóide esteja suficientemente puro para o ensaio final.

Estimativa do Alcalóide

A determinação final do alcalóide é realizada por um procedimento gravimétrico ou volumétrico quantitativo, sendo o último preferido. Em métodos gravimétricos, a totalidade ou uma fração definida (alíquota) da solução contendo o extrato é evaporada para a secagem em um recipiente demarcado, com o aumento no peso do recipiente representando o peso (ou alguma fração dele) do alcalóide na amostra.

No método volumétrico, o solvente é evaporado cuidadosamente até um pequeno volume e um excesso de ácido padrão, mais uma pequena quantidade de álcool, é acrescido, e a evaporação continua. O método de titulação residual é usado, porque o ácido, por converter o alcalóide em sal, evita a perda de alguns alcalóides que são bastante voláteis na forma de base livre.

MÉTODOS DE ENSAIO MISTOS OU TESTES FUNCIONAIS (VIK,M)

Alginato de Sódio — O dióxido de carbono, liberado quando a amostra é aquecida com ácido clorídrico em um aparelho especial para ensaio de alginato, é puxado para dentro de um excesso de base padrão e o excesso titulado com ácido (IA2b).

Cal de Soda — Veja *Soda de Hidróxido de Bário*, adiante.

Carvão Ativado — A força adsortiva com relação aos alcalóides (estricnina) e corantes (azul de metileno) é determinada por medir a quantidade (quando existente) de material não-adsorvido.

Cloridrato de Mecamilamina — A análise da solubilidade de fase é aplicada a porções de 50 e 250 mg da amostra por equilíbrio com álcool isopropílico e determinação das concentrações de solução das porções. A partir de um gráfico dessas concentrações *versus* as concentrações do sistema, a pureza da amostra pode ser calculada (veja Cap. 16).

Soda de Hidróxido de Bário — O peso do dióxido de carbono absorvido sob condições específicas da velocidade do fluxo de gás e o tempo é determinado.

ENSAIOS BIOLÓGICOS (VIH)

As substâncias nessa categoria podem não precisar ser analisadas por um método químico ou físico. Quando um ensaio biológico é exigido, as informações relativas a ele podem ser encontradas no Cap. 31. Algumas dessas substâncias precisam de certificação de lote pela US Food and Drug Administration ou pelos National Institutes of Health.

FORMAS FARMACÊUTICAS DE MULTIVITAMINAS E MULTIMINERAIS (VIL)

A análise de vitaminas em uma mistura de vitaminas pode ser diferente dos procedimentos utilizados quando as vitaminas ou minerais individuais ficam isolados. Os seguintes métodos são utilizados em misturas de multivitaminas e multiminerais.

Vitaminas

Vitamina A	HPLC; VB1a, 325 nm.
Vitamina D	HPLC; VB1a, 265 nm.
Vitamina E	HPLC; VB1b, 254 nm.
Vitamina K	HPLC; VB1b, 325 nm.
β-Caroteno	Espectrometria; III A4, 452 nm.
Vitamina C	Titulação; ICIK.
Biotina (1)	HPLC; VB1b, 200 nm.
Biotina (2)	Microbiano: VIL.
Vitamina B_{12} (1)	HPLC; VB1b, 280 nm.
Vitamina B_{12} (2)	Microbiano; VIL.
Ácido Fólico	HPLC; VB1b, 280 nm.
Pantotenato de Cálcio (1)	HPLC; VB1b, 210 nm.
Pantotenato de Cálcio (2)	Microbiano; VIL.
Dexpantenol ou **Pantenol**	Microbiano, VIL.
Niacina ou **Niacinamida**	HPLC; VB1b, 280 nm.
Piridoxina	HPLC; VB1b, 280 nm.
Riboflavina	HPLC; VB1b, 280 nm.
Tiamina	HPLC; VB1b, 280 nm.

Minerais

Metais — Espectroscopia de Absorção Atômica, III F1, em um determinado λ, em nanômetros: Ca 422,7; Cr 357,9; Cu 324,7; Fe 248,3; Mg 285,2; Mn 279,5; Mo 313; K 766,5; Zn 213,8. Mo adicional: espectroscopia, III A4, 465 nm.

Não-Metais — F, potenciometria, IVB1; I, titulação, IC10; P, espectroscopia, IIIA4, 650 nm; Se, (1) Espectroscopia de Absorção Atômica, III, F1, 196 nm, (2) espectroscopia, III, B1, 380 nm, (3) fluorescência, III, E2, excitação 366 nm, emissão 525 nm.

Formas Farmacêuticas

Cápsulas e Comprimidos de Minerais
Injeção de Oligoelementos
Cápsulas e Comprimidos de Vitamina Solúveis em Óleos
Cápsulas e Comprimidos de Vitaminas Hidrossolúveis
Cápsulas e Comprimidos de Vitamina Solúveis em Óleo e Água
Vitaminas Solúveis em Óleo e Água com Cápsulas e Comprimidos de Minerais
Vitaminas Hidrossolúveis com Cápsulas e Comprimidos de Minerais

ÓLEOS E CERAS FIXOS (VII1)

Os óleos fixos (milho, semente de algodão, oliva) e as ceras são compostos em grande parte de misturas de ésteres de ácido graxo, e é possível que cada componente tenha um limite de concentração relativamente amplo, sem sacrificar a qualidade do óleo. É por esse motivo que um ensaio de uma única substância é de pouco valor; muitos parâmetros são necessários para estipular a qualidade do óleo. Parte dos muitos tipos de testes realizados nos materiais dessa categoria inclui o valor de saponificação, número ácido, valor de acetil, número de iodo, densidade específica e intervalo de fusão dos ácidos graxos.

ENSAIOS DE ANTIBIÓTICOS DA CLASSE DAS PENICILINAS (VIN2,3)

Determinação da Penicilina G

A determinação da penicilina G é um procedimento de HPLC em fase invertida que pode medir o conteúdo de penicilina G em uma substância antibiótica por medir as respostas dos principais picos na cromatografia.

Ensaio Iodométrico — Antibióticos

O tratamento das penicilinas com álcali ou penicilinase faz com que o anel β-lactâmico se abra, gerando um derivado com uma função ácida e uma amina (p. ex., a penicilina fornece ácido peniciloico). O derivado consome iodo, enquanto o antibiótico penicilina intacto inicial não o faz. Esse comportamento forma a base para o ensaio iodométrico.

Ensaio de Hidroxilamina (Ácido Hidroxâmico) — Antibióticos

Quando as penicilinas reagem com a hidroxilamina, o β-lactâmico é aberto e forma um derivado de ácido hidroxâmico. O derivado reage com o ferro III para produzir uma coloração cuja intensidade é usada como uma medida das penicilinas. Esse método é específico, porque o anel β-lactâmico deve ficar intacto para formar o derivado de ácido hidroxâmico. Esse ensaio foi automatizado.

MONOGRAFIAS PARA PREPARAÇÕES COMPOSTAS

Durante o período de revisão de 1995-2000, a USP realizou o desenvolvimento de monografias para preparações compostas. Estas preparações compostas representam as formas de dosagem que não estão comercialmente disponíveis mas para as quais existe uma necessidade de demonstrada. O conceito de um ensaio de complacência foi introduzido, e um ensaio é incluído na monografia. Não é necessário que o farmacêutico que está compondo a preparação analise a preparação; contudo, espera-se que a preparação composta, cujos resultados quando as orientações de composição são seguidas, satisfaça os requisitos da rubrica pureza, conforme determinado pelo ensaio de complacência. O ensaio de complacência é utilizado nos estudos de estabilidade da preparação composta e fornece os dados a partir dos quais uma data de validade é especificada na monografia.

Um exemplo de uma preparação composta é a Solução Tópica de Hipoclorito de Sódio. O ensaio de complacência é da classe IcIii e a data de validade é de 7 dias depois do dia em que a preparação foi composta. Os Cloridratos de Cocaína e Tetracaína e Solução Tópica de Epinefrina, a Solução Oral de Cloridrato de Hidralazina e a Suspensão Oral de Rifampicina são outras preparações compostas cujas monografias ainda não especificam um ensaio, mas cada uma delas possui uma data de validade de 30 dias. Outras monografias serão acrescentadas.

MONOGRAFIAS PARA SUBSTÂNCIAS BOTÂNICAS

O Revision Committee da USP vem fornecendo monografias para substâncias botânicas durante o ciclo de revisão de 1995-2000. Essa é, certamente, uma atividade oportuna, pois as substâncias botânicas estão sendo extensamente utilizadas pelo público. A lista de monografias está crescendo a cada suplemento da USP; é a seguinte a lista parcial: Camomila, Preparação Líquida de Oxicoco, Matricária, Matricária em Pó, Alho, Alho em Pó, Ginkgo, Ginseng Oriental, Ginseng Oriental em Pó, Cardíaco Mariano, Palmito Serrilhado, Palmito Serrilhado em Pó, Erva de São-João, Erva de São-João em Pó, Valeriana e Valeriana em Pó.

As condutas para a análise qualitativa e quantitativa nessas monografias de substâncias botânicas são muito similares. A cromatografia em camada fina é usada em todas as monografias, excetuando-se uma (Preparação Líquida de Oxicoco), para identificar os princípios vegetais. Em alguns casos, as provas de cor característica são usadas para suplementar a identificação. Para a análise quantitativa, a quantidade de um determinado princípio vegetal é determinada por cromatografia líquida de alto desempenho (alta performance — CLAD — high-performance liquid chromatography — HPLC), usando a detecção espectrofotométrica em todos os casos, exceto dois. Para a Preparação Líquida de Oxicoco, existe um procedimento CLAD que emprega um detector do índice de refração para determinar a glicose e a frutose. Nas monografias para o Palmito Serrilhado e o Palmito Serrilhado em Pó, a cromatografia gasosa (CG) é usada para medir 11 ésteres de metila de ácidos graxos usando a detecção por ionização em chama.

REFERÊNCIAS

1. "Standards for Checking the Calibration of Spectrophotometers (200–1000 μm)," Letter Circular LC-1017. Washington, DC: National Bureau of Standards, January 1955.
2. USP 23—NF 18 and Supplements.

Classificação Usada para Ensaios Oficiais — APÊNDICE A

Para o propósito deste capítulo, os métodos de ensaio químicos, físico-químicos e físicos oficiais foram classificados em uma forma delineada. As duas primeiras classes são análises estequiométricas; as três seguintes são análises modernas ou não-estequiométricas; a última classe engloba métodos mistos, incluindo muitos procedimentos antigos e alguns mais modernos.

I. Métodos Titulométricos
  A. Reações Ácido-Básicas
    1. Titulações Diretas
      a. Titulação de um ácido por uma base
        i. Titulação de um ácido liberado
        ii. Titulação de Sørenson-Formol
        iii. Titulação não-aquosa
      b. Titulação de uma base por um ácido
        i. Titulação de sais metálicos
        ii. Titulação não-aquosa
        iii. Titulação não-aquosa — reagente de Pifer-Wollish
      c. Determinação de Kjeldahl
    2. Titulações Residuais
      a. Titulação de excesso de ácido por uma base
        i. Depois da destilação de uma base volátil
        ii. Depois da adição a resíduos de carbonato
        iii. Depois de reações de acilação
        iv. Titulação não-aquosa
      b. Titulação de excesso por um ácido
        i. Depois da saponificação de um éster
        ii. Depois da hidrólise de um grupamento alcoxil
        iii. Depois da destilação de uma base volátil
  B. Reações de Precipitação
    1. Titulações Diretas
      a. Com nitrato de prata
      b. Com tiocianato
        i. Do composto de teofilina-prata
        ii. Do halogênio
        iii. Do mercúrio
        iv. Da prata
      c. De um halogênio com íon mercúrico
      d. De um halogênio com tório (IV)
      e. Do ácido nítrico liberado
      f. Do tiol com íon mercúrico
    2. Titulações Residuais
      a. Com tiocianato
        i. Do composto teofilina-prata
        ii. Da prata
  C. Reações Redox
    1. Titulações Diretas
      a. Envolvendo sulfato cérico ou nitrato de amônio cérico
      b. Envolvendo permanganato de potássio
        i. Usando alume férrico e permanganato de potássio
      c. Envolvendo diclorofenol-indofenol
      d. Envolvendo dicromato de potássio
      e. Envolvendo sulfato de amônio ferroso
      f. Envolvendo tricloreto de titânio
      g. Envolvendo cloreto férrico
      h. Envolvendo bromo padrão
      i. Envolvendo o ferricianeto de potássio
      j. Envolvendo nitrato de sódio
      k. Com iodo
      l. Envolvendo iodo e tiossulfato
        i. Determinação iodométrica de fenóis
        ii. Titulação do iodo liberado a partir do iodeto de potássio

iii. Reação do iodeto de potássio com excesso de periodato
m. De iodo com arsenito
n. Envolvendo iodato de potássio
o. Com tiossulfato
2. Titulações Residuais
a. Do excesso de iodo padrão
i. Titulação do iodo após a reação de dicromato
b. Do excesso de tiossulfato com iodo
c. Do iodo gerado com tiossulfato
d. Do titânio residual com ferro (III)
e. Do ácido oxálico residual por permanganato de potássio
f. Do iodo residual por tiossulfato de sódio
D. Reações de Complexação
1. Titulações Diretas
a. Com EDTA
b. Com titulante misto
2. Titulações Residuais
a. Com EDTA
b. Com íon metálico
E. Reações de Reagente de Ânion Grande e Cátion Grande
1. Titulações com tetrafenilboro sódico
2. Titulação com lauril sulfato de sódio
3. Titulação com iodeto de *tetra-n*-butil amônio
4. Titulação com sulfossuccinato de dioctil sódico
II. Métodos Gravimétricos
A. Pesagem do Medicamento depois da Separação
B. Pesagem de um Derivado depois da Separação
C. Pesagem de um Resíduo após a Ignição
III. Métodos Espectrométricos
A. Absorção Visível (Colorimetria)
1. Esteróide
2. Corante-complexo
3. Direto
4. Formação de derivado
5. Reação de amido-iodo
B. Absorção de Ultravioleta (UV)
1. Direta
2. Formação de derivado
3. Anfetamina
C. Absorção de Infravermelho (IV)
1. Direta
2. Formação de derivado
D. Emissão Fotométrica de Chama
E. Emissão Fluorométrica
1. Fluorescência original
2. Formação de derivado fluorescente
F. Absorção Atômica (AA)
1. Chama
2. Uso de forno
G. Absorção de Ressonância Magnética Nuclear (RMN)
1. Método absoluto
2. Método relativo
IV. Métodos Eletroquímicos
A. Voltametria
1. Polarografia
2. Polarografia de pulso diferencial
3. Uso de eletrodos diferentes da PPD
B. Potenciometria
1. Eletrodos íon-seletivos
V. Métodos Cromatográficos
A. Cromatografia Gasosa (CG)
1. Ensaio direto
2. Formação de derivado
B. Cromatografia Líquida de Alto Desempenho (CLAD)
1. Ensaio direto
a. Fase normal
b. Fase inversa
2. Formação de derivado
a. Fase normal
b. Fase inversa
C. Cromatografia em Camada Fina (TLC)
1. Fase móvel
a. Normal
b. Inversa
VI. Métodos Mistos
A. Ensaio Gasométrico
B. Ensaios que Envolvem Medidas de Volume Líquido
C. Ensaios que Envolvem Rotação Óptica
1. Diretos
2. Formação de derivados para o ensaio
D. Ensaios que Envolvem a Densidade Específica
E. Ensaios de Radioatividade
F. Ensaios Enzimáticos
G. Ensaio Aproximado
1. Ensaio de alcalóide
H. Ensaio Biológico
I. Mistos
1. Óleos e ceras fixos
J. Destilação
K. Teste Funcional
L. Ensaios de Vitaminas
M. Solubilidade de Fase
N. Ensaios de Antibióticos
1. Microbianos
2. Iodométricos
3. Hidroxilamina
O. Veja os componentes individuais

Índice de Ensaio das Substâncias Oficiais da USP-NF

APÊNDICE **B**

Este apêndice apresenta uma classificação dos ensaios para a maioria dos medicamentos oficiais obtidos a partir da USP23-NF18. Na coluna 1, é listada a substância do medicamento ou forma de dosagem. A coluna 2 fornece a categoria de ensaio cuja interpretação pode ser obtida a partir do Apêndice A. A coluna 3 fornece o comprimento de onda analítico para as análises espectrométricas (Classe III) em nanômetros para regiões visíveis e ultravioleta e em micrômetros para o infravermelho; também fornece o tipo de detector que é usado para os métodos cromatográficos (Classe V). Por exemplo, para os métodos CG, o FID-P representa um detector de ionização por chama — modalidade de temperatura programada, enquanto TC-I significa o detector de condutividade térmica — modalidade isotérmica. Para a CLAD, UV-280 significa o detector UV utilizado em 280 nm, RI indica o índice de refração e EC, os detectores eletroquímicos. Finalmente, a coluna 4 lista o indicador empregado nos procedimentos de titulação ou o padrão interno, quando usados, para os procedimentos cromatográficos e para as análises NMR quantitativas.

Apêndice B—Índice de Ensaio dos Medicamentos Oficiais da USP-NF

MEDICAMENTO	CATEGORIA DE ENSAIO	COMPRIMENTO DE ONDA ANALÍTICO E/OU DETECTOR	INDICADOR OU PADRÃO INTERNO
Abenzofenona	VB1b	UV-276	
Acetaminofeno	IIIB1	244	
Cápsulas	VB1b	UV-243	
para Solução Oral Efervescente	VB1b	UV-243	
Solução Oral	VB1b	UV-243	
Suspensão Oral	VB1b	UV-243	
Supositórios	VB1b	UV-243	
Comprimidos	VB1b	UV-243	
e Aspirina, Comprimidos	VB1b	UV-280	ácido benzóico
Aspirina e Cafeína, Cápsulas	VB1b	UV-275	ácido benzóico
Aspirina e Cafeína, Comprimidos	VB1b	UV-275	ácido benzóico
e Fosfato de Codeína, Solução Oral	VB1b	UV-280	
Suspensão	VB1b	UV-220	
e Fosfato de Codeína, Cápsulas	VB1b	UV-280	
e Fosfato de Codeína, Comprimidos	VB1b	UV-280	
e Citrato de Difenidramina, Comprimidos	VB1b	UV-254, 265	guafenesina, xilometazolina
e Pseudo-efedrina, Comprimidos	VB1b	UV-214	
Acetato de Betametasona	VB1b	UV-254	progesterona
Acetato de Cálcio	ID1a		HNB
Comprimidos	ID1a		HNB
Acetato de Cortisona	VB1b	UV-254	metilparabeno
Suspensão Injetável	VB1b	UV-254	prednisona
Comprimidos	VB1b	UV-254	metilparabeno
Acetato de Desoxicorticosterona	IIIA1	525	
Injeção	IIIA1	525	
Glóbulos	IIIA1	525	
Acetato de Dexametasona	VB1b	UV-254	
Suspensão Injetável	VB1b	UV-254	
Acetato de Etila	IA2b		Phth
Acetato de Flecainida	IA1aiii		Poten
Comprimidos	VB1b	UV-254	
Acetato de Fludrocortisona	IIIA1	525	
Comprimidos	VB1b	UV-254	noretindrona
Acetato de Guanabenz	IAbii		Poten
Comprimidos	VB1b	UV-254	
Acetato de Hidrocortisona	VB1b	UV-254	
Creme	VB1b	UV-254	
Loção	VB1b	UV-254	fluoximesterona
Pomada	VB1b	UV-254	fluoximesterona
Pomada Oftálmica	IIIA1	525	
Suspensão Oftálmica	IIIA1	525	
Suspensão Injetável	IIIA1	525	
Acetato de Lisina	IA1bii		Poten
Acetato de Mafenida	IIIB1	267	

MEDICAMENTO	CATEGORIA DE ENSAIO	COMPRIMENTO DE ONDA ANALÍTICO E/OU DETECTOR	INDICADOR OU PADRÃO INTERNO
Ácido Acético	IA1a		Phth
Glacial	IA1a		Phth
Irrigação	IA1a		Phth
Solução Auditiva	IA1a		Phth
Ácido Acetoidroxâmico	IIIA4	502	
Comprimidos	IIIA4	502	
Ácido Aminobenzóico	IC1j		Poten
Gel	VB1b		ácido salicílico
Solução Tópica	IC1j		Poten
Ácido Aminocapróico	VB1b	UV-210	
Injeção	VB1b	UV-210	
Xarope	IA1bii		CrV
Comprimido	IA1bii		CrV
Ácido Aminoipúrico	IA1a		Poten
Ácido Aminossalicílico	VB1b	UV-254	acetaminofeno
Comprimidos	VB1b	UV-254	sulfanilamida e acetaminofeno
Ácido Arsanílico	IC1b		
Ácido Ascórbico	IC1k		ST
Injeção	VB1b	UV-245	
Solução Oral	IC1c		
Comprimidos	IC1c		
Ácido Benzóico	IA1a		Phth
e Ácido Salicílico, Pomada	IIIB1	311, 275	
Ácido Bórico	IA1a		Phth
Ácido Cítrico	IA1a		Phth
Óxido de Magnésio e Carbonato de Sódio Irrigação	VB1b, IIB, IIARI		
Ácido Clorídrico	IA1a		MeR
Diluído	IA1a		MeR
Ácido Deidrocólico	IA1a		Phth
Comprimidos	IA1a		Phth
Ácido Diatrizóico	IB1a		TBP
Ácido Edético	ID1a		HNB
Ácido Esteárico	VA2	FID-I	
Purificado	VA2	FID-I	
Ácido Etacrínico	VB1b	UV-254	
Comprimidos	IVA1		
Ácido Fólico	VB1b	UV-280	
Injeção	VIL		
Comprimidos	VIL		
Ácido Fosfórico	IA1a		TP
Diluído	IA1a		TP
Ácido Fumárico	IA1a		Phth
Ácido Hipofosforoso	IA1a		Phth
Ácido Iocetâmico	IB1a		Poten
Comprimidos	IB1a		Poten
Ácido Iopanóico	IB1a		TBP
Comprimidos	IA1a		TB
Ácido Iotalâmico	IB1a		Poten
Ácido Ioxáglico	IC1k		Poten
Ácido Lático	IA2b		Phth

Creme	IIIB1	267	
Acetato de	VB1a	UV-254	progesterona
Medroxiprogesterona			
Suspensão Injetável	VB1a	UV-254	progesterona
Comprimidos	VB1a	UV-254	progesterona
Acetato de Megestrol	VB1b	UV-280	propilparabeno
Comprimidos	VB1b	UV-280	propilparabeno
Acetato de	VB1b	UV-254	prednisona
Metilprednisolona			
Creme	IIIA1	525	
para Enema	VB1b	UV-254	prednisona
Suspensão Injetável	VB1b	UV-254	prednisona
Acetato de Noretindrona	IIIB1	240	
Comprimidos	IIIB1	240	
Acetato de Noretindrona e	VB1b	UV-220	valerofenona
Etinil Estradiol,			
Comprimidos			
Acetato de Parametasona	IIIB1	242	
Comprimidos	IIIC1	6,04	
Acetato de Potássio	IA1bii		CrV
Injeção	IIIF1	766,5	
Acetato de Prednisolona	VB1b	UV-254	betametasona
Suspensão Oftálmica	VB1b	UV-254	
Suspensão Injetável	VB1b	UV-254	
Acetato de Sódio	IA1bii		Nb
C 11, Injeção	VB1b, VIE	UV-210	
Injeção	IIID	589	
Solução	IA1bii		Nb
Acetato de Trembolona	VB1b	UV-344	
Acetato de Zinco	ID1a		EBT
Acetato Fenilmercúrico	IB1b		FAS
Acetazolamida	IIIC1	7,38	
Comprimidos	IVA1		
Acetazolamida para Injeção	IIIB1	265	
Acetilcisteína	VB1b	UV-214	(±)-fenilalanina
Solução	VB1b	UV-214	(±)-fenilalanina
e Cloridrato de	VB1b	UV-214, 280	(±)-fenilalanina,
Isoproterenol, Solução			acetaminofen
de Inalação			
Acetoexamida	IA1aiii		TB
Comprimidos	IIIB1	247	
Acetona	VA1	FID-P	
Acetonida de Fluocinolona	VB1b	UV-254	
Creme	VB1b	UV-254	
Pomada	VB1b	UV-254	noretindrona
Solução Tópica	VB1b	UV-254	noretindrona
Acetonida de Triancinolona	VB1b	UV-254	fluoximesterona
Aerossol Tópico	VB1b	UV-254	fluoximesterona
Creme	VB1b	UV-254	fluoximesterona
Loção	VB1b	UV-254	fluoximesterona
Pomada	VB1b	UV-254	fluoximesterona
Pasta Dental	VB1b	UV-254	fluoximesterona
Suspensão Injetável	VB1b	UV-254	fluoximesterona
Aciclovir	VB1b	UV-254	
Cápsulas	VB1b	UV-254	
para Injeção	VB1b	UV-254	
Pomada	VB1b	UV-254	
Suspensão Oral	VB1b	UV-254	
Comprimidos	VB1b	UV-254	

Ácido Málico	IA1a		Phth
Ácido Mandélico	IA1a		Poten
Ácido Mefenâmico	VB1b	UV-279	
Cápsulas	VB1b	UV-279	
Ácido Nalidíxico	IA1aiii		TP
Suspensão Oral	VB1b	UV-254	
Comprimidos	VB1b	UV-254	
Ácido Nítrico	IA1a		MeR
Ácido Pentético	IC1		
Ácido Propiônico	IA1a		Phth
Ácido Salicílico	IA1a		Phth
Colódio	IA1a		BtB
Gel	IA1a		Phth
Emplastro	IC2c		ST
Espuma Tópica	VB1b	UV-280	ácido benzóico
Ácido Selenioso	IC2c		ST
Injeção	IIIF1		
Ácido Sórbico	IA1a		Phth
Ácido Sulfúrico	IA1a		MeO
Ácido Undecilênico	IA1a		Phth
Pomada Composta	IIIF1, VA2	214, FID-I	ácido tridecanóico
Ácido Valpróico	VA1	FID	ácido nonanóico
Cápsulas	VA1	FID-I	bifenila
Xarope	VA1	FID-I	bifenila
Açúcar Compressível	VIC1		
Açúcar, Invertido, Injeção	IIB		
Adenina	IAbii		Poten
Alanina	IA1bii		Poten
Albendazol	IA1bii		OB
Suspensão Oral	VB1b	UV-308	
Comprimidos	VB1b	UV-254	
Albumina Iodada I125, Injeção	VIE		
Albumina Iodada I131, Injeção	VIE		
Agregada	VIE		
Albuterol	IA1bii		CrV
Comprimidos	IA1bii		Nb
Alcoóis de Lanolina	IIB		
Álcool Benzílico	IA1a		Phth
Álcool Cetílico	VA1	FID-I	
Álcool Colestearílico	VA1	FID-I	
Álcool Estearílico	VA1	FID-I	
Álcool Isopropílico	VA1	TC-I	
Fricção	VID		
Álcool Metílico	VA1	FID-I	
Álcool Mirístico	VA1	FID-I	
Alginato de Sódio	IA2b		Phth
Alil Isotiocianato	IC11		FAS
Aloe	VIG		
Alopurinol	VB1b	UV-254	hipoxantina
Comprimidos	IIIB1	250	
Alprostadil	VB1b	UV-254	etilparabeno
Injeção	VB1b	UV-254	etilparabeno
Alteplase	VIH		
para Injeção	VIH		
Altretamina	VB1b	UV-227	
Cápsulas	VB1b	UV-227	
Alume	ID2a		DT
de Amônio	ID2a		DT
Potássico	ID2a		DT

Apêndice B—Índice de Ensaio dos Medicamentos Oficiais da USP-NF

MEDICAMENTO	CATEGORIA DE ENSAIO	COMPRIMENTO DE ONDA ANALÍTICO E/OU DETECTOR	INDICADOR OU PADRÃO INTERNO
Alumínio Cloroidex	IC2a		DT
Propilenoglicol			
Alumínio Zircônio	ID1a		DT
Solução de Octacloroidrex			
Glicosado			
Solução de Pentacloridrato	ID1a		DT
Solução de	ID1a		DT
Pentacloridrato Glicosado			
Solução de Tetracloridrato	ID1a		DT
Solução de	ID1a		DT
Tetracloridrex Glicosado			
Solução de Tricloridrato	ID1a		DT
Solução de Tricloridrex	ID1a		DT
Glicosado			
Amcinonida	VB1b	UV-254	
Creme	VB1b	UV-254	
Pomada	VB1b	UV-254	Dibutil ftalato
Amicacina	VB2b	UV-340	
Aminoacetato de	ID2a		DT
Diidroxialumínio			
Cápsulas	ID2a		DT
Magma	ID2a		DT
Comprimidos	ID2a		DT
Aminobenzoato Potássico	IC1j		Poten
Cápsulas	IIIB1	270	
para Solução Oral	IC1j		Poten
Comprimidos	IIIB1	270	
Aminobenzoato Sódico	IC1j		Poten
Aminofilina	VB1b	UV-254	
Comprimidos de Liberação	IB1bi		
Prolongada			
Enema	IIIB1	270	
Injeção	VB1b	UV-254	
Solução Oral	VB1b	UV-254	
Supositórios	IB1bi		FAS
Comprimidos	IB1bi		FAS
Aminoglutetimida	VB1b	UV-240	
Comprimidos	VB1b	UV-240	
Aminossalicilato Sódico	VB1b	UV-254	sulfanilamida e
			acetaminofeno
Comprimidos	VB1b	UV-254	sulfanilamida e
			acetaminofeno
Amitraz	VA1	FID	esqualeno
Concentrado para Imersão	VA1	FID	esqualeno
Amobarbital Sódico	IIA		
para Injeção	IIA		
Amodiaquina	IIIB1	342	
Amoxapina	IA1bii		CV
Comprimidos	VB1b	UV-254	
Amoxicilina	VB1b	UV-230	
Dose Única	VB1b	UV-230	
Cápsulas	VB1b	UV-230	
Infusão Intramamária	VIN1		

MEDICAMENTO	CATEGORIA DE ENSAIO	COMPRIMENTO DE ONDA ANALÍTICO E/OU DETECTOR	INDICADOR OU PADRÃO INTERNO
Efervescentes para			
Solução Oral			
Comprimidos de Liberação	VB1b	UV-280	
Estendida			
Supositórios	IIIB1	280	
Comprimidos	VB1b	UV-280	
Comprimidos de Alumina e	VB1b, ID2a	UV-280	fenacetina
Magnésia			
Comprimidos de Alumina	VB1b, ID2b,	UV-205	ditizona, EBT
e Óxido de Magnésio	ID1a		
Comprimidos Tamponados	VB1b	UV-280	
Cafeína e Diidrocodeína	VB1b	UV-215	
Bitartraica, Cápsulas			
e Fosfato de Codeína,	VB1b	UV-280	fenacetina
Comprimidos			
e Fosfato de Codeína,	VB1b, ID2b,		fenacetina, DT, EBT
Alumina e Magnésia,	ID1c		
Comprimidos			
Fosfato de Codeína	VB1b	UV-216	
e Cafeína, Cápsulas			
Fosfato de Codeína	VB1b	UV-216	
e Cafeína, Comprimidos			
Astemizol	VB1b	UV-220	
Comprimidos	VB1b	UV-220	
Atenolol	VB1b	UV-226	
Injeção	VB1b	UV-275	
Comprimidos	VB1b	UV-226	
e Clortalidona,	VB1b	UV-275	
Comprimidos			
Atropina	IA1bii		CrV
Aurotioglicose	IIB		
Suspensão Estéril	IIB		
Azaperona	VB1b	UV-243	
Injeção	VB1b	UV-230	
Azatioprina	IA1aiii		TB
Comprimidos	VB1b	UV-254	TB
Azatioprina Sódica para	IVA1		
Injeção			
Azitromicina	VB1b	EC	
Cápsulas	VB1b	EC	
para Suspensão Oral	VB1b	EC	
Azlocilina para Injeção	VB1b	UV-210	
Azlocilina Sódica	VB1b	UV-210	
para Injeção	VB1b	UV-210	
Aztreonam	VB1b	UV-270	
Injeção	VB1b	UV-206	
para Injeção	VB1b	UV-206	
Azul de Metileno	IIIA3	663	
Injeção	IIIA3	663	
Bacitracina			
Pomada	VIN1		
Pomada Oftálmica	Nenhum		

para Suspensão Oral	VB1b	UV-230	
para Suspensão Injetável	VB1b	UV-230	
Suspensão Oral	VIN2		SPI
Comprimidos	VB1b	UV-230	
e Clavulanato de Potássio para Suspensão Oral	VB1b	UV-220	
e Clavulanato de Potássio, Comprimidos	VB1b	UV-220	
Ampicilina	VB1b	UV-254	
Dose Única	VIN2		SPI
Cápsulas	VIN2		SPI
para Suspensão Oral	VIN2		SPI
Pó Solúvel	VIN2		SPI
para Injeção	VB1b	UV-254	
para Óleo Injetável	VIN2		SPI
para Suspensão Injetável	VIN2		SPI
Comprimidos	VIN2		SPI
Sódica	VB1b	UV-230	
Sódica e Sulbactam Sódico	VB1b	UV-230	
e Probenecida, Cápsulas	VIN2, VB1b	UV-254	
e Probenecida para Suspensão Oral	VIN2, IIIB1	257	SPI
Amprólio	VB1b	UV-254	
Solução Oral	VB1b	UV-254	
Pó Solúvel	VB1b	UV-254	
Amrinona	IA1b		Poten
Injeção	VB1b	UV-313	
Andinocilina	VB1b	UV-220	
para Injeção	VB1b	UV-220	
Anfotericina B	VIN1		
Creme	VIN1		
Injeção	VIN1		
Loção	VIN1		
Pomada	VIN1		
Anileridina	IA1bii		CrV
Injeção	IIIA4	560	
Anticoagulante de Citrato Fosfato			
Solução de Dextrose	IIIA4, IA1a, IIB	425, 660	Phth
Solução de Adenina	IIIA4, IA1a, IIB, VB1b, 425, 660	UV-254	Phth
Antipirina	IC11		ST
Antralina	VB1a	UV-354	*o*-nitroanilina
Creme	VB1a	UV-354	*o*-nitroanilina
Pomada	VB1a	UV-354	*o*-nitroanilina
Ar, Medicinal	VI		
Arginina	IA1bii		Poten
Ascorbato de Cálcio	ID1a		HNB
Ascorbato de Sódio	IC1k		ST
Aspartame	IA1aiii		TB
Aspirina	IA2b		Phth
Dose Única	VB1b	UV-254	
Cápsulas	IIIB1	280	
Cápsulas de Liberação Prolongada	VB1b	UV-280	
Comprimidos de Liberação Prolongada	VB1b	UV-280	
Comprimidos	VB1b	UV-280	

Dissalicilato de Metileno Solúvel	VN1		DT
Pó Solúvel	VN1		DT
e Sulfatos de Polimixina B	VIN1		
Aerossol Tópico			
para Injeção	Nenhuma		
Zinco	Nenhuma		
Pomada de Zinco	VIN1		
Zinco Estéril	Nenhuma		
Pó Solúvel de Zinco	VIN1		
Pomada Oftálmica de Zinco e Polimixina B	Nenhuma		
Baclofeno	IA1bii		Poten
Comprimidos	VB1b	UV-265	ácido benzóico
Behenato de Glicerila	Nenhuma		
Bendroflumetiazida	IA1aiii		AV
Comprimidos	VB1b	UV-270	
Benzaldeído	IA1ai		BpB
Benzoato de Benzila	IA2bi		Phth
Loção	IA2bi		Phth
Benzoato de Betametasona	VB1b	UV-254	dipropionato de beclometasona
Gel	VB1b	UV-236	metiltestosterona
Benzoato de Denatônio	IA1bii		CrV
Benzoato de Potássio	IA1bii		CrV
Benzoato de Sódio	IA1bii		CrV
Benzocaína	IC1j		SPI
Creme	IC1j		Poten
Gel	VB1b	UV-294	
Pastilhas	VB1b	UV-280	
Pomada	IC1j		Poten
Solução Auditiva	IC1j		Poten
Aerossol Tópico	IC1j		Poten
Solução Tópica	IC1j		Poten
e Mentol, Aerossol Tópico	VA1	FID	n-hexano
Benzoína	VIG		
Benzonatato	IA2bi		Btb
Cápsulas	IIIA4	500	
Benztiazida	IIIB1	283	
Comprimidos	IIIB1	295	
Besilato de Mesoridazina	IA1bii		Poten
Injeção	IIIB1	262	
Solução Oral	IIIB1	267	
Comprimidos	VB1b	UV-265	
Beta Ciclodextrina	VB1b	RI	glicerol
Beta-caroteno	IIIA3	455	
Cápsulas	IIIA4	452	
Betadex	VB1b	RI	
Betametasona	VB1b	UV-240	propilparabeno
Creme	VB1b	UV-240	propilparabeno
Xarope	IIIA1	525	
Comprimidos	VB1b	UV-254	beclometasona
Bicarbonato de Potássio	IA1b		MeR
Comprimidos Efervescentes para Solução Oral	IIIF1	766,5	
e Cloreto de Potássio para Solução Oral Efervescente	IB2aii, IIIF1	766,5	FAS

Apêndice B—Índice de Ensaio dos Medicamentos Oficiais da USP-NF

MEDICAMENTO	CATEGORIA DE ENSAIO	COMPRIMENTO DE ONDA ANALÍTICO E/OU DETECTOR	INDICADOR OU PADRÃO INTERNO
e Cloreto de Potássio,	IB2aii, IIIF1	766,5	FAS
Comprimidos			
Efervescentes para			
Solução Oral			
Bicarbonato de Sódio e	IIID, IA1a		Ph
Ácido Cítrico,			
Comprimidos			
Efervescentes para			
Solução Oral			
Bicarbonato de Potássio	IIIF1, IB2aii	766,5	FAS
e Citrato de Potássio,			
Comprimidos Efervescentes			
para Solução Oral			
Bicarbonato de Sódio	IA1b		MeR
Injeção	IA1b		MeR
Pó Oral	IA1b		MeO
Comprimidos	IA1b		MeR
Biotina	IA1b		Phth
Biperiden	IA1bii		CrV
Bisacodil	IA1bii		Nb
Suspensão Retal	VB1b	UV-254	
Supositórios	VB1b	UV-265	
Comprimidos de Liberação	VB1b	UV-265	
Prolongada			
Bissulfato de Clortetraciclina	VIN1		
e Bissulfatos de	VIN1, IC1j		
Sulfametazina, Pó Solúvel			
Bitartarato de Diidrocodeína	VB1b	UV-280	
Bitartarato de Epinefrina	IA1bii		CrV
Aerossol de Inalação	IIIA4	530	
para solução Oftálmica	VIC2		
Solução Oftálmica	VB1b	UV-280	
Bitartarato de	IA1bii		CrV
Fenilpropanolamina			
Bitartarato de Hidrocodona	VB1b	UV-280	
Comprimidos	IA1bii		Poten
e Acetaminofeno,	VB1b	UV-280	
Comprimidos			
Bitartarato de Metaraminol	IA1bii		CV
Injeção	VB1b	UV-264	
Bitartarato de Norepinefrina	IA1biii		CrV
Injeção	VB1b	UV-280	
Bitartarato de Potássio	IA1a		Phth
Borato de Sódio	IA1b		MeR
Brometo de Clinídio	IA1biii		Poten
Cápsulas	IIIA2	410	
Brometo de Demecário	IA1biii		CrV
Solução Oftálmica	IIIB1	292	
Brometo de Mepenzolato	IA1aiii		Poten
Comprimidos	IIIA4	620	
Brometo de Neostigmina	IA1bii		CV
Comprimidos	IIIA4		

MEDICAMENTO	CATEGORIA DE ENSAIO	COMPRIMENTO DE ONDA ANALÍTICO E/OU DETECTOR	INDICADOR OU PADRÃO INTERNO
e Benzoato de Sódio,	IIA, IA1b		MeO
Injeção			
Cal de Soda	VIK		
Calamina	IA2a		MeO
Calcifediol	VB1a	UV-254	testosterona
Cápsulas	VB1a	UV-254	testosterona
Camsilato de Trimetafan	IA1bii		Poten
Injeção	IIIA2	420	
Canamicina	VIN1		
Cápsulas	VIN1		
Injeção	VIN1		
Sulfato	VIN1		
Caproato de	IIIB1	240	
Hidroxiprogesterona			
Injeção	IIIB2	380	
Capsaicina	VB1b	UV-281	
Cápsulas de Minerais	VIN1		
Comprimidos	VIL		
Cápsulas de Vitaminas	VIL		
Hidrossolúveis			
Captopril	IC1n		ST
Comprimidos	Vb1b	UV-220	
e Hidroclorotiazida,	VB1b	UV-210	
Comprimidos			
Carbacol	IA1bii		CV
Solução Intra-ocular	IIIA5	590	
Solução Oftálmica	IIIA5	590	
Carbacol	IA1biii		CrV
Solução Intra-ocular	IIIA5	590	
Solução Oftálmica	IIIA5	590	
Carbamazepina	VB1b	UV-230	
Suspensão Oral	VB1b	UV-254	
Comprimidos	IIIB1	285	
Carbenicilina Dissódica	VIN1		
para Injeção	VIN1		
Carbenicilina Indanil Sódica	VB1b	UV-210	
Comprimidos	VB1b	UV-210	
Carbidopa	VB1b	UV-280	
e Levodopa, Comprimidos	VB1b	UV-280	
Carbômero 934P	IA1a		Poten
Carbonato de Alumínio,	ID2b		DT
Gel, Básico			
Seco, Cápsulas	ID2b		DT
Secos, Comprimidos	ID2b		DT
Carbonato de Amônio	IA2a		MeO
Carbonato de Cálcio	ID1a		HNB
Pastilhas	IIIF		
Comprimidos	ID1a		HNB
e Aspirina, Comprimidos	VB1b	UV-214	
e Magnésia, Comprimidos	ID1a		HNB, EBT
Magnésia e Simeticona	IIIF1	251.6, 422.7,	HNB
		285.2	
Comprimidos			

Brometo de Piridostigmina	IA1biii		QR
Injeção	IIIB1	269	
Xarope	IIIA2	415	
Comprimidos	VB1b	UV-270	
Brometo de Propantelina	IA1biii		Poten
Estéril	IA1biii		Poten
Comprimidos	VB1b	UV-254	
Bromidrato de Dextrometorfan	VB1b	UV-280	
Xarope	VB1b	UV-280	
Bromidrato de Escopolamina	IA1biii		CrV
Injeção	VA1	TC-I	bromidrato de homatropina
Pomada Oftálmica	VA1	TC-I	bromidrato de homatropina
Solução Oftálmica	VA1	TC-I	bromidrato de homatropina
Comprimidos	VA1	TC-I	bromidrato de homatropina
Bromidrato de Hidroxianfetamina	IA1biii		CrV
Solução Oftálmica	IIB		
Bromidrato de Hiosciamina	IA1biii		CrV
Bromidrato de Homatropina	IC1a		Np
Solução Oftálmica	IIIB2	242	
Bumetanida	IA1a		PhR
Injeção	VB1b	UV-254	etilbenzaldeído
Comprimidos	VB1b	UV-254	
Bussulfan	IA1ai		Phth
Comprimidos	IA1ai		Phth
Butabarbital	IIIB1	240	
Butabarbital Sódico	IIIB1	240	
Cápsulas	VA1	FID-I	secobarbital
Elixir	VA1	FID-I	secobarbital
Comprimidos	VA1	FID-I	secobarbital
Butalbital	VA1	FID-I	tetracosano
Suspensão Oral	ID1a		HNB
Acetaminofeno, e Cápsulas de Cafeína	VB1b	UV-254	
Acetaminofeno, e Comprimidos de Cafeína	VB1b	UV-216	fenacetina
Aspirina e Cafeína, Cápsulas	VB1b	UV-277, 210	
Aspirina e Cafeína, Comprimidos	VB1b	UV-277, 210	
Aspirina, Cafeína e Fosfato de Codeína, Cápsulas	VB1b	UV-277, 210	
Butamben, e Cloridrato de Tetracaína, Aerossol Tópico	VB1b	UV-254	
Butamben, e Cloridrato de Tetracaína, Solução Tópica	VB1b	UV-254	
Butambeno	IC1j		SPI
Butano	VA1	TC-I	
Butilparabeno	IA2b		Poten
Butirato de Hidrocortisona	VB1b	UV-254	
Creme	VB1b	UV-254	
Cafeína	VB1b	UV-275	

e Carbonatos de Magnésio	ID1a		HNB, EBT
Suspensão Oral			
e Carbonatos de Magnésio, Comprimidos	ID1a		HNB, EBT
com Vitamina D, Comprimidos	VB1a	UV-265	
Carbonato de Diidroxialumínio Sódico	ID2a		DT
Comprimidos	ID2a		DT
Carbonato de Lítio	IA2a		MeO
Cápsulas	IIID	671	
Comprimidos de Liberação Prolongada	IIIF1	671	
Comprimidos	IIID	671	
Carbonato de Magnésio	IA2a		MeO
e Ácido Cítrico para Solução Oral	ID1a		EBT
e Bicarbonato de Sódio para Suspensão Oral	ID1a, IIIF1	589	EBT
Carbonato de Potássio	IA1b		MeO
Carbonato de Propileno	IA1b		Phth
Carbonato de Sódio	IA1b		MeR
Carbonato de Zinco	IA2a		MeO
Carboplatina	VB1b	UV-230	
Injeção	VB1b	UV-230	
Carboprost Trometamina	VB2b	UV-254	guaiafenesina
Injeção	VB2b	UV-254	guaiafenesina
Carboximetilcelulose Sódica	IA1bii		Poten
Pasta	IA1bii		Poten
Comprimidos	IA1bii		Poten
Carisoprodol	IA2b		Phth
Comprimidos	VB1b	RI	
e Aspirina, Comprimidos	VB1b	RI	
Aspirina e Fosfato de Codeína, Comprimidos	VB1b	RI, UV-254	
Carragenina	Nenhuma		
Carvão Ativado	VIK		
Casantranol	IC1g, IIIA	515	
Cáscara Sagrada	IIIA4	515	
Extrato	IIIA4	515	
Cáscara Sagrada			
Extrato Fluido Aromático	IIA		
Comprimidos	IIIA4	515	
Cefaclor	VB1b	UV-265	
Cápsulas	VB1b	UV-265	
para Suspensão Oral	VB1b	UV-265	
Cefadroxil	VB1b	UV-230	
Cápsulas	VB1b	UV-230	
para Suspensão Oral	VB1b	UV-230	
Comprimidos	VB1b	UV-230	
Cefalexina	VB1b	UV-254	1-hidroxibenzotriazol
Cápsulas	VB1b	UV-254	1-hidroxibenzotriazol
para Suspensão Oral	VB1b	UV-254	1-hidroxibenzotriazol
Comprimidos	VB1b	UV-254	1-hidroxibenzotriazol
Cefalotina Sódica	VB1b	UV-254	
para Injeção	VB1b	UV-254	
Injeção	VB1b	UV-254	
Cefamandol Nafato	IVA2		

Apêndice B—Índice de Ensaio dos Medicamentos Oficiais da USP-NF

MEDICAMENTO	CATEGORIA DE ENSAIO	COMPRIMENTO DE ONDA ANALÍTICO E/OU DETECTOR	INDICADOR OU PADRÃO INTERNO
para Injeção	IVA2		
Cefamandol Sódico Estéril	IVA1		
Cefapirina Benzatina	VIN		
Infusão Intramamária	VIN		
Cefapirina Sódica	VB1b	UV-254	
para Injeção	VB1b	UV-254	
Cefapirina Sódica Intramamária, Infusão	VIN		
Cefazolina Sódica	VB1b	UV-254	ácido salicílico
Injeção	VB1b	UV-254	ácido salicílico
para Injeção	VB1b	UV-254	ácido salicílico
Cefixima	VB1b	UV-254	
para Suspensão Oral	VB1b	UV-254	
Comprimidos	VB1b	UV-254	
Cefmenoxima para Injeção	VB1b	UV-254	ftalimida
Cloridrato	VB1b	UV-254	ftalimida
Cefmetazol	VB1b	UV-214	
Injeção	VB1b	UV-214	
Cefmetazol Sódico	VB1b	UV-214	
para Injeção	VB1b	UV-214	
Cefonicid, Sódico	VB1b	UV-254	
para Injeção	VB1b	UV-254	
Cefoperazona Sódica	VB1b	UV-254	
Injeção	VB1b	UV-254	
para Injeção	VB1b	UV-254	
Ceforanide	VB1b	UV-254	
para Injeção	VB1b	UV-254	
Cefotaxima Sódica	VB1b	UV-235	
Injeção	VB1b	UV-235	
para Injeção	VB1b	UV-235	
Cefotetano	VB1b	UV-254	
Injeção	VB1b	UV-254	
para Injeção	VB1b	UV-254	
Cefotetano Dissódico	VB1b	UV-254	
Cefoxitina	VB1b	UV-254	
Injeção	VB1b	UV-254	
para Injeção	VIN3	480	
Cefpiramida	VB1b	UV-254	
para Injeção	VB1b	UV-254	
Cefprozil	VB1b	UV-280	
para Suspensão Oral	VB1b	UV-280	
Comprimidos	VB1b	UV-280	
Cefradina	VB1b	UV-254	
Cápsulas	VB1b	UV-254	
para Injeção	VB1b	UV-254	
para Suspensão Oral	VB1b	UV-254	
Comprimidos	VB1b	UV-254	
Ceftazidima	VB1b	UV-254	
para Injeção	VB1b	UV-254	
Injeção	VB1b	UV-254	
Ceftizoxima Sódica	VB1b	UV-254	ácido salicílico
Injeção	VB1b	UV-254	ácido salicílico
para Injeção	VB1b	UV-254	ácido salicílico

MEDICAMENTO	CATEGORIA DE ENSAIO	COMPRIMENTO DE ONDA ANALÍTICO E/OU DETECTOR	INDICADOR OU PADRÃO INTERNO
Injeção	VB1b	UV-280	benzoato de testosterona
Cipionato de Testosterona	VA1	FID-I	colesteril caprilato
Injeção	VA1	FID-I	colesteril caprilato
Ciprofloxacina	VB1b	UV-278	
Injeção	VB1b	UV-278	
Solução Oftálmica	VB1b	UV-280	
Comprimidos	VB1b	UV-278	
Cisplatina	VB1b	UV-310	
para Injeção	VB1b	UV-310	
Citarabina	VB1b	UV-254	
para Injeção	VB1b	UV-254	
Citrato de Cálcio	ID1a		HNB
Citrato de Clomifeno	VB1b	UV-233	
Comprimidos	VB1b	UV-233	
Citrato de Dietilcarbamazina	IA1bii		NB
Comprimidos	IA1bii		TB
Citrato de Difenidramina	IA1bii		Poten
Citrato de Fentanil	IA1bii		Nb
Injeção	VB1b	UV-230	
Citrato de Galamina Ga 67, Injeção	VIE		
Citrato de Lítio	IIID	671	
Xarope	IIID	671	
Citrato de Magnésio	ID1a		EBT
Solução Oral	IA2a, IIB		Phth
para Solução Oral	ID1a		EBT
Citrato de Orfenadrina	IA1bii		CrV
Injeção	IIIA4	410	
Citrato de Piperazina	IA1bii		CrV
Xarope	IIB		
Comprimidos	IIB		
Citrato de Potássio	IA1bii		CrV
e Ácido Cítrico, Solução Oral	IIID, IA1a	766	Poten, Phth
Comprimidos de Liberação Prolongada	IIIA4	425	
Citrato de Sódio	IA1bii		Poten
e Ácido Cítrico, Solução Oral	IIID, IA1a		Phth
Citrato de Sufentanil	IA bii		NPB
Injeção	VB1b	UV-240	
Citrato de Tamoxifeno	IA1bii		Poten
Comprimidos	VB1b	UV-254	
Citrato de Trietila	IB2b		Phth
Citrato de Tripelenamina	IA1bii		CrV
Elixir	IIIB1	313	
Claritromicina	VB1b	UV-210	
para Suspensão Oral	VB1b	UV-210	
Comprimidos	VB1b	UV-210	
Clavulanato de Potássio	VB1b	UV-220	
Clindamicina, Injeção	VB1b	UV-210	
para Injeção	VB1b	UV-210	

Ceftriaxona	VB1b	UV-270	
Injeção	VB1b	UV-270	
para Injeção	VB1b	UV-270	
Cefuroxima Axetil	VB1b	UV-278	acetanilida
Comprimidos	VB1b	UV-278	acetanilida
Cefuroxima Sódica	VB1b	UV-254	orcinol
Injeção	VB1b	UV-254	orcinol
para Injeção	VB1b	UV-254	orcinol
Cefuroxima, Injeção	VB1b	UV-254	orcinol
para Injeção	VB1b	UV-254	orcinol
Celulose de Hidroxipropila	IC11		ST
Pouco Substituída	VA2	TC-I	tolueno
Sistema Ocular	IIIa2	620	
Celulose em Pó	IC1e		OP
Celulose Microcristalina	IC1e		
e Carboximetilcelulose Sódica	IA1bii		Poten
Celulose Oxidada	IA1ai		Phth
Regenerada	IA2b		Phth
Cetoconazol	IA1bii		Poten
Comprimidos	VB1b	UV-225	terconazol
Cetoprofeno	VB1b	UV-215	
Cetorolac Trometamina	VB1b	UV-313	
Injeção	VB1b	UV-254	naproxeno
Comprimidos	VB1b	UV-254	naproxeno
Cianocobalamina	IIIB1	361	
Injeção	IIIB1	361	
Cianocobalamina Co 57, Cápsulas	VIE		
Solução Oral	VIE		
Cianocobalamina Co 60, Cápsulas	VIE		
Solução Oral	VIE		
Ciclacilina	VIN2		SPI
Comprimidos	VIN2		SPI
Ciclizina	IA1bii		CrV
Ciclofosfamida	VB1b	UV-195	etilparabeno
para Injeção	VB1b	UV-195	etilparabeno
Comprimidos	VB1b	UV-195	etilparabeno
Ciclometicona	VA1	TC	
Ciclopirox Olamina	IIIA4	440	
Creme	IIIA4	440	
Suspensão Tópica	IIIA4		
Ciclopropano	VIA		
Ciclosporina	VB1b	UV-210	
Cápsulas	VB1b	UV-210	
Injeção	VB1b	UV-210	
Solução Oral	VB1b	UV-210	
Ciclosserina	VIN1		
Cápsulas	VIN1		
Cilastatina Sódica	IA1a		Poten
Cimetidina	VB1b	UV-220	
Comprimidos	VB1b	UV-220	
Cinoxacina	VB1b	UV-254	ácido sulfanílico
Cápsulas	IIIB1	352	
Cinoxato	IA2b		Phth
Loção	IIIB1	308	
Cipionato de Estradiol	VB1b	UV-280	benzoato de testosterona

Clioquinol	VA1	FID-I	pireno
Creme	VA1	FID-I	pireno
Pomada	VA1	FID-I	pireno
Pó Tópico Composto	IIIB1	267	
e Hidrocortisona, Creme	VA1, VB1b	FID, UV-254	pireno
e Hidrocortisona, Pomada	VA1, VB1b	FID, UV-254	pireno
Clofazimina	IA1b		Poten
Cápsulas	IIIA1	491	
Clofibrato	IIIB1	226	
Cápsulas	IIIB1	226	
Clonazepam	VB1b	UV-254	
Comprimidos	VB1b	UV-254	
Clorambucil	IA1a		Phth
Comprimidos	VB1b	UV-254	propilparabeno
Cloranfenicol	VB1b	UV-280	
Cápsulas	VB1b	UV-280	
Creme	VB1b	UV-280	
Injeção	VB1b	UV-280	
Solução Oral	VIN1		
Pomada Oftálmica	VB1b	UV-280	
Solução Oftálmica	VB1b	UV-280	
para Solução Oftálmica	VB1b	UV-280	
Solução Auditiva	VB1b	UV-280	
Comprimidos	VB1b	UV-280	
e Acetato de Hidrocortisona para Suspensão Oftálmica	VB1b	UV-280	
e Sulfato de Polimixina B, Pomada Oftálmica	VB1b	UV-280	
Sulfato de Polimixina B e Acetato de Hidrocortisona, Pomada Oftálmica	VB1b	UV-280	
e Prednisolona, Pomada Oftálmica	VB1b	UV-280	
Clorazepato Dipotássico	IA1bii		Poten
Comprimidos	VB1b	UV-232	
Clordiazepóxido	VB1b	UV-254	sulfanilamida
Comprimidos	VB1b	UV-254	sulfanilamida
e Cloridrato de Amitriptilina, Comprimidos	VB1b	UV-254	sulfanilamida
e Brometo de Clindínio, Cápsulas	VB1b	UV-212	
Cloreto Crômico	IC1lii		ST
Injeção	IIIF1	357,9	
Cloreto Cúprico	IC1lii		ST
Injeção	IIIF1	324,8	
Cloreto de Acetilcolina	IA2b		Phth
para Solução Oftálmica	VB1b	RI	
Cloreto de Alumínio	ID2a		DT
Cloreto de Amônio	IB1a		EY
Injeção	IA1c		FAS
Comprimidos, Liberação Prolongada	IA1c		FAS
Cloreto de Benzalcônio	IC1n		
Solução	IC1n		
Cloreto de Benzetônio	IE1	BpB	

Apêndice B—Índice de Ensaio dos Medicamentos Oficiais da USP-NF

MEDICAMENTO	CATEGORIA DE ENSAIO	COMPRIMENTO DE ONDA ANALÍTICO E/OU DETECTOR	INDICADOR OU PADRÃO INTERNO
Tintura	IIB		
Solução Tópica	IE1		BpB
Cloreto de Cetilpiridínio	IE1		BpB
Pastilhas	IE2		MeY
Solução Tópica	IE1		BpB
Cloreto de Edrofônio	IA1biii		CrV
Injeção	IIIB1	273	
Cloreto de Estrôncio Sr 89, Injeção	IIIF1		
Cloreto de Etila	IA2b		Phth
Cloreto de Magnésio	ID1a		EBT
Cloreto de Manganês	ID1a		EBT
Injeção	IIIF1	279	
Cloreto de Metacolina	IA1biii		CrV
Cloreto de Metilbenzetônio	IC1n		
Loção	IE4		SaO
Pomada	IE4		SaO
Pó Tópico	IE4		SaO
Cloreto de Metileno	VA1	TC-I	
Cloreto de Oxibutinina	IAbii		CrV
Xarope	IIIA2	415	
Comprimidos	VB1b	UV-203	
Cloreto de Potássio	IB1a		EY
Cápsulas de Liberação Prolongada	IIIF1	766,5	
Comprimidos de Liberação Prolongada	IIIF1	766,5	
para Concentrado de Injeção	IIIF1	766,5	
Solução Oral	IIIF1	766,5	
para Solução Oral	IIIF1	766,5	
em Dextrose, Injeção	VIC1, IB1a		DCF
em Dextrose e Cloreto de Sódio, Injeção	IIIF1, IB1a		DCF
em Lactato de Ringer e Dextrose, Injeção	IC1a, IIID, IB1a		
em Cloreto de Sódio, Injeção	IIIF1		nitrato de lítio
Cloreto de Pralidoxima	IIIB1	336	
para Injeção	IIIB1	336	
Comprimidos	IIIB1	336	
Cloreto de Rubídio Rb 82, Injeção	VIE		
Cloreto de Sódio	IB1a		DCF
Solução de Inalação	IB1a		DCF
Injeção	IB1a		DCF
Injeção Bacteriostática	IB1a		DCF
Irrigação	IB1a		DCF
Pomada Oftálmica	IB1a		DCF
Solução Oftálmica	IB2aii		FAS
Comprimidos	IB2aii		FAS
Comprimidos para Solução	IB2aii		FAS
e Dextrose, Comprimidos	IB2aii, VIC1		FAS

MEDICAMENTO	CATEGORIA DE ENSAIO	COMPRIMENTO DE ONDA ANALÍTICO E/OU DETECTOR	INDICADOR OU PADRÃO INTERNO
Solução Oftálmica	VB1b	UV-252	
Comprimidos	VB1b	UV-252	
Cloridrato de Cefalexina	VB1b	UV-254	1-hidroxibenzotriazol
Cloridrato de Cefotiam	VB1b	UV-254	
Injeção	VB1b	UV-254	
para Injeção	VB1b	UV-254	
Cloridrato de Cetamina	IA1biii		CrV
Injeção	IIIB1	269	
Cloridrato de Ciclizina	IA1biii		Poten
Comprimidos	IIIB1	264	
Cloridrato de Ciclobenzaprine	IA1biii		Poten
Comprimidos	VB1b	UV-290	
Cloridrato de Ciclopentolato	VB1b	UV-220	
Solução Oftálmica	VB1b	UV-220	
Cloridrato de Ciprofloxacina	VB1b	UV-278	
Cloridrato de Cipro-heptadina	IA1biii		CrV
Xarope	VB1b	UV-285	
Comprimidos	VB1b	UV-285	
Cloridrato de Cisteína	IC1lii		ST
Injeção	IVA1		
Cloridrato de Clindamicina	VB1b	RI	álcool feniletílico
Cápsulas	VB1b	RI	álcool feniletílico
Cloridrato de Clonidina	IA1biii		Poten
Comprimidos	VB1b	UV-220	
e Clortalidona, Comprimidos	VB1b	UV-220	
Cloridrato de Clordiazepóxido	VB1b	UV-254	sulfanilamida
Cápsulas	IIIB1	245	
para Injeção	IA1biii		CrV
Cloridrato de Cloroprocaína	VB1b	UV-278	
Injeção	VB1b	UV-278	
Cloridrato de Cloroquina, Injeção	IIIB1	343	
Cloridrato de Clorpromazina	IA1bii		Poten
Injeção	IIIB1	254, 277	
Concentrado Oral	IIIB1	277, 254	
Xarope	IIIB1	254, 277	
Comprimidos	IIIB1	254, 277	
Cloridrato de Clortetraciclina	VIN1		
Cápsulas	VIN1		
Pomada	VIN1		
Pomada Oftálmica	VIN1		
Pó Solúvel	VIN1		
Comprimidos	VIN1		
Cloridrato de Cocaína	IA1biii		QR
Comprimidos para Solução Tópica	IA2a		MeR
Cloridrato de Daunorrubicina	VB1b	UV-254	ácido 2-naftaleno-sulfônico

Cloreto de Succinilcolina	VB1b	UV-214	
Injeção	VB1b	UV-214	
para Injeção	VB1b	UV-214	
Cloreto de Tubocurarina	VB1b	UV-220	
Injeção	VB1b	UV-220	
Cloreto de Zinco	ID1a		EBT
Injeção	IIIF1	213,8	
Cloreto Taloso Tl 201, Injeção	VIE		
Cloridrato de Acebutolol	VB1b	UV-254	
Cloridrato de Alfentanil	Iabii		Nb
Injeção	VB1b	UV-235	
Cloridrato de Alumínio	ID1a		DT
Solução	ID1a		DT
Cloridrato de Amantadina	IA1biii		Poten
Cápsulas	VA1	FID	naftaleno
Xarope	VA1	FID	naftaleno
Cloridrato de Amilorida	IA1biii		CrV
Comprimidos	VB1b	UV-286	
e Hidroclorotiazida, Comprimidos	VB1b	UV-286	
Cloridrato de Amitriptilina	IA1biii		CrV
Injeção	VB1b	UV-254	
Comprimidos	IIIB1	265	
Cloridrato de Amodiaquina	IIIB1	342	
Comprimidos	IIIB1	342	
Cloridrato de Anileridina	IA1biii		CrV
Comprimidos	IIIA4	560	
Cloridrato de Apomorfina	IA1biii		CrV
Comprimidos	IA2a		MeR
Cloridrato de Apraclonidina	IAibii		Poten
Solução Oftálmica	VB1b	UV-254	
Cloridrato de Arginina	IA1biii		Poten
Injeção	IIIA4	520	
Cloridrato de Bacampicilina	VB1b	UV-254	
para Suspensão Oral	VIN2		SPI
Comprimidos	VB1b	UV-254	
Cloridrato de Benoxinato	IA1bii		Poten
Solução Oftálmica	IIIB1	308	
Cloridrato de Betaína	IA1biii		CrV
Cloridrato de Betanecol	IA1biii		CrV
Injeção	IIB		
Comprimidos	IIIA4	590	
Cloridrato de Betaxolol	IA1bii		Poten
Solução Oftálmica	VB1b	UV-280	
Comprimidos	VB1b	UV-273	
Cloridrato de Biperiden	IA1biii		CrV
Comprimidos	IIIA2	408	
Cloridrato de Bromodifenidramina	IA1biii		CrV
Cápsulas	IA2a		MeR
Elixir	IA2a		MeR
Cloridrato de Bupivacaína	IA1biii		CrV
em Injeção de Glicose	VB1b	UV-263	dibutil ftalato
Injeção	VB1b	UV-263	dibutil ftalato
Cloridrato de Buprenorfina	IA1bii		CrV
Cloridrato de Buspirona	VB1b	UV-254	propilparabeno
Comprimidos	VB1b	UV-254	
Cloridrato de Carteolol	VB1b	UV-252	

para Injeção	VB1b	UV-254	ácido 2-naftaleno-sulfônico
Cloridrato de Demeclociclina	VIN1		
Cápsulas	VIN1		
Comprimidos	VIN1		
e Nistatina, Cápsulas	VIN1		
e Nistatina, Comprimidos	VIN1		
Cloridrato de Desipramina	IA1biii		Poten
Cápsulas	IIIB1	251	
Comprimidos	IIIB1	255	
Cloridrato de Dibucaína	IA1biii		CrV
Injeção	IIIB1	247	
Cloridrato de Diciclomina	IA1biii		CrV
Cápsulas	VA1	FID	fenacetina
Injeção	VA1	FID	fenacetina
Xarope	VA1	FID	fenacetina
Comprimidos	VA1	FID	fenacetina
Cloridrato de Diclonina	VB1b	UV-254	
Gel	VB1b	UV-254	
Solução Tópica	VB1b	UV-254	
Cloridrato de Dietilpropion	VB1b	UV-254	
Comprimidos	VB1b	UV-254	
Cloridrato de Difenidramina	VB1b	UV-254	
Cápsulas	VB1b	UV-254	
Elixir	VB1b	UV-254	
Injeção	VB1b	UV-254	
e Pseudo-efedrina, Cápsulas	VB1b	UV-254	
Cloridrato de Difenoxilato	IA1biii		Poten
e Sulfato de Atropina, Solução Oral	IA1biii, VA1	FID-I	Poten, bromidrato de homatropina
e Sulfato de Atropina, Comprimidos	VB1b	UV-206, 254	
Cloridrato de Diltiazem	VB1b	UV-240	
Cápsulas de Liberação Prolongada	VB1b	UV-240	
Comprimidos	VB1b	UV-240	
Cloridrato de Dipivefrina	VB1b	UV-254	
Solução Oftálmica	VB1b	UV-254	
Cloridrato de Dobutamina	VB1b	UV-280	
Injeção	VA2	FID-I	n-tricontance
para Injeção	VB1b	UV-280	
Cloridrato de Dopamina	IA1biii		Poten
Injeção	VB1b	UV-280	
e Injeção de Glicose	VB1b	UV-280, RI	
Cloridrato de Doxapram	IA1biii		CrV
Injeção	VB1b	UV-254	difenidramina
Cloridrato de Doxepina	VB1b	UV-254	
Cápsulas	VB1b	UV-254	
Solução Oral	IIIB1	292	
Cloridrato de Doxorrubicina	VB1b	UV-254	ácido 2-naftaleno-sulfônico
Injeção	VB1b	UV-280	
para Injeção	VB1b	UV-254	ácido 2-naftaleno-sulfônico
Cloridrato de Efedrina	IA1biii		CrV
Cloridrato de Emetina	IA1biii		CrV
Injeção	IA2a		MeR
Cloridrato de Epitetraciclina	VIN1		

Apêndice B—Índice de Ensaio dos Medicamentos Oficiais da USP-NF

MEDICAMENTO	CATEGORIA DE ENSAIO	COMPRIMENTO DE ONDA ANALÍTICO E/OU DETECTOR	INDICADOR OU PADRÃO INTERNO
Cloridrato de Espectinomicina	VA2	FID-I	trifenilantimônio
para Suspensão Injetável	VA2	FID-I	trifenilantimônio
Suspensão Injetável	VA2	FID-I	trifenilantimônio
Cloridrato de Etambutol	IA1biii		CrV
Comprimidos	IA1biii		CrV
Cloridrato de Etopropazina	IA1biii		MeO
Comprimidos	VB1b	UV-254	
Cloridrato de Eucatropina	IA2a		MeR
Solução Oftálmica	IIIB2	242	
Cloridrato de Fenazopiridina	IIIA3	390	
Comprimidos	VB1b	UV-220	
Cloridrato de Fenilefrina	IC2c		ST
Injeção	VB1b	UV-280	
Geléia Nasal	VB1b	UV-280	
Solução Nasal	VB1b	UV-280	
Solução Oftálmica	VB1b	UV-280	
Cloridrato de Fenilpropanolamina	IA1biii		CrV
Cápsulas	VB1b	UV-254	teofilina
Cápsulas, Liberação Prolongada	VB1b	UV-254	teofilina
Comprimidos, Liberação Prolongada	VB1b	UV-254	
Solução Oral	VB1b	UV-254	teofilina
Comprimidos	VB1b	UV-254	teofilina
Cloridrato de Fenmetrazina	IIIB1	256	
Comprimidos	IIIB1	256	
Cloridrato de Fenoxibenzamina	IA1aiii		Poten
Cápsulas	IIIB1	275	
Cloridrato de Fentermina	IA1biii		Poten
Cápsulas	VB1b	UV-254	
Comprimidos	VB1b	UV-254	
Cloridrato de Flufenazina	VB1b	UV-254	
Elixir	VB1b	UV-254	
Injeção	IIIA4	485	
Solução Oral	IIIA4	485	
Comprimidos	VB1b	UV-254	
Cloridrato de Fluoxetina	VB1b	UV-227	
Cápsulas	VB1b	UV-227	
Cloridrato de Flurazepam	IA1bii		Poten
Cápsulas	VB1b	UV-239	
Cloridrato de Guanafacina	VB1b	UV-220	
Comprimidos	VB1b	UV-220	butilparabeno
Cloridrato de Hidralazina	VB1b	UV-230	
Injeção	IC1n		
Comprimidos	VB1b	UV-230	
Cloridrato de Hidromorfona	IA1biii		CrV
Injeção	IIIA4	440	
Comprimidos	IIIA4	440	
Cloridrato de Hidroxizina	IA1biii		Poten
Injeção	VB1b	UV-254	

MEDICAMENTO	CATEGORIA DE ENSAIO	COMPRIMENTO DE ONDA ANALÍTICO E/OU DETECTOR	INDICADOR OU PADRÃO INTERNO
Suspensão Oral	VIN1	UV-280	
Cloridrato de Metadona	IA1biii		CrV
Injeção	VA1	FID-I	procaína
Concentrado Oral	VB1b	UV-254	
Solução Oral	VB1b	UV-254	maleato de pirilamina
Comprimidos	VB1b	UV-254	
Cloridrato de Metanfetamina	VB1b	UV-254	
Comprimidos	VB1b	UV-257	
Cloridrato de Metdilazina	IIIB1	252, 275	
Xarope	IIIA4	460	
Comprimidos	IIIA4	460	
Cloridrato de Metildopato	VB1b	UV-280	
Injeção	IIIB1	283	
Cloridrato de Metilfenidato	IA1biii		Nb
Comprimidos	VB1b	UV-210	
Comprimidos, Liberação Prolongada	VB1b	UV-210	
Cloridrato de Mexiletina	VB1b	UV-254	
Cápsulas	VB1b	UV-254	
Cloridrato de Minociclina	VB1b	UV-280	
Cápsulas	VB1b	UV-280	
para Injeção	VB1b	UV-280	
Suspensão Oral	VB1b	UV-280	
Comprimidos	VB1b	UV-280	
Cloridrato de Mitoxantrona	VB1b	UV-254	
Injeção	VB1b	UV-254	
Cloridrato de Molindona	VB1b	UV-254	butilparabeno
Comprimidos	VB1b	UV-254	butilparabeno
Cloridrato de Moricizina	VB1b	UV-254	butamben
Comprimidos	VB1b	UV-254	butamben
Cloridrato de Nafazolina	IA1biii		CrV
Solução Nasal	VB1b	UV-280	
Solução Oftálmica	VB1b	UV-285	
Cloridrato de Naftifina	VB1b	UV-270	
Creme	VB1b	UV-270	
Gel	VA1	FID	álcool n-propílico
Cloridrato de Nalorfina	IIIB1	285	
Injeção	IIIB1	285	
Cloridrato de Naloxone	IA1biii		MV
Injeção	VB1b	UV-229	
Cloridrato de Naltrexona	VB1b	UV-280	
Comprimidos	VB1b	UV-280	
Cloridrato de Nortriptilina	IA1biii		Poten
Cápsulas	VB1b	UV-239	
Solução Oral	IIIB1	239	
Cloridrato de Oxicodona	VB1b	UV-206	
Solução Oral	VB1b	UV-280	
Comprimidos	IIIB1	281	
e Aspirina, Comprimidos	VB1b	UV-300, 280	
Cloridrato de Oximetazolina	VB1b	UV-280	
Solução Nasal	VB1b	UV-280	
Solução Oftálmica	VB1b	UV-280	
Cloridrato de Oximorfona	IA1biii		MV

Xarope	VB1b	UV-232	
Comprimidos	VB1b	UV-232	
Cloridrato de Idarrubicina	VB1b	UV-254	
para Injeção	VB1b	UV-254	
Cloridrato de Imipramina	IA1biii		CrV
Injeção	IIIB1	250	
Comprimidos	IIIB1	250	
Cloridrato de Isoetarina	VB1b	UV-278	
Solução de Inalação	VB1b	UV-278	
Cloridrato de Isoproterenol	VB1b	UV-278	
Aerossol de Inalação	IIIA4	530	
Solução de Inalação	VB1b	UV-278	
Injeção	VB1b	UV-280	
Comprimidos	VB1b	UV-280	
e Bitartarato de Fenilefrina, Aerossol de Inalação	IIIA4	495, 530	
Cloridrato de Isoxuprina	IIIB1	269, 300	
Injeção	IIIB1	275	
Comprimidos	IIIB1	275	
Cloridrato de Labetalol	VB1b	UV-230	
Injeção	VB1b	UV-254	
Comprimidos	VB1b	UV-230	
Cloridrato de Levamisol	IA1a		Poten
Comprimidos	VB1b	UV-215	
Cloridrato de Levobunolol	VB1b	UV-254	
Solução Oftálmica	VB1b	UV-254	
Cloridrato de Lidocaína	VB1b	UV-254	
Injeção	VB1b	UV-246	
Geléia	IA2a		Poten
Solução Tópica	VB1b	UV-254	bitartarato de norepinefrina
Solução Tópica, Oral	VB1b	UV-254, EC	bitartarato de norepinefrina
e Dextrose, Injeção	VB1b, VIC1	UV-261	
e Epinefrina, Injeção	VB1b	UV-254, EC	bitartarato de norepinefrina
e Bitartarato de Epinefrina, Injeção	VB1b	UV-261, EC	bitartarato de norepinefrina
Cloridrato de Lisina	IA1biii		Poten
Cloridrato de Loperamida	IA1biii		Nb
Cápsulas	IIIA4	410	
Comprimidos	VB1b	UV-214	
Cloridrato de Maprotilina	IA1biii		Poten
Comprimidos	VB1b	UV-272	
Cloridrato de Mecamilamina	VIM		
Comprimidos	IA2a		MR
Cloridrato de Meclizina	IA1biii		Poten
Comprimidos	VB1b	UV-340	
Cloridrato de Mecloretamina	IC2b		ST
para Injeção	IC2b		ST
Cloridrato de Meperidina	VB1b	UV-230	
Injeção	VB1b	UV-230	
Xarope	IA1bii		CrV
Comprimidos	VB1b	UV-230	
Cloridrato de Mepivacaína	IA1biii		CrV
Injeção	IA1bii		MeR
e Levonorfedrina, Injeção	IA1bii, IIIA4	530	MeR
Cloridrato de Metaciclina	VIN1		
Cápsulas	VIN1		
Injeção	IIIB1	282	
Supositórios	VB1b	UV-254	cloridrato de procaína
Cloridrato de Oxitetraciclina	VIN1		
Cápsulas	VIN1		
para Injeção	VIN1		
e Hidrocortisona, Pomada	VIN1, VB1b	UV-254	
e Acetato de Hidrocortisona, Suspensão Oftálmica	VIN1, VB1b	UV-254	
e Cloridratos de Fenazopiridina e Sulfametizol, Cápsulas	VIN1, IIIB1, IIIA4	398, 450	
e Sulfato de Polimixina B, Pomada			
e Sulfato de Polimixina B, Pomada Oftálmica	VIN1		
e Polimixina B, Pó Tópico	VIN1		
e Polimixina B,	VIN1		
Comprimidos Vaginais	VIN1		
Cloridrato de Oxprenol	IA1bii		Poten
Comprimidos de Liberação Prolongada	IIIB1	274, 300	
Comprimidos	IIIB1	274, 300	
Cloridrato de Palmitato de Clindamicina	VA1	FID-I	colesteril benzoato
para Solução Oral	VA1	FID-I	colesteril benzoato
Cloridrato de Papaverina	IA1biii		CrV
Injeção	IIIB1	251	
Comprimidos	IIIB1	251	
Cloridrato de Pentazocina	IA1biii		CrV
Comprimidos	IIIB1	278	
e Aspirina, Comprimidos	IIIB1	278, 296	
e Naloxone, Comprimidos	VB1b	UV-229	
Cloridrato de Pilocarpina	VB1b	UV-220	
Solução Oftálmica	VB1b	UV-220	
Cloridrato de Piridoxina	VB1b	UV-280	ácido *p*-hidroxibenzóico
Injeção	IIIA4		
Comprimidos	IIIA4		
Cloridrato de Pramoxina	IA1biii		CrV
Creme	VB1b	UV-224	dibutil ftalato
Geléia	IIIB1	286	
Cloridrato de Prazosin	VB1b	UV-254	
Cápsulas	VB1b	UV-254	
Cloridrato de Prilocaína	IA1biii		CrV
Injeção	VB1b	UV-254	
e Epinefrina, Injeção	VB1b	UV-254, EC	
Cloridrato de Procaína	IC1j		Poten
Injeção	IIIB1	280	
Estéril	IC1j		Poten
e Epinefrina, Injeção	IIIB1	280	
e Cloridrato de Fenilefrina, Injeção	IIIB1, IIIA4	272, 500	
Cloridrato de Tetracaína e Levonorfedrina, Injeção	IC1j, IIIA4	530	SPI
Cloridrato de Procaína e Bitartarato de Norepinefrina, Injeção	IIIB1, IIIA4	272, 296, 530	
Cloridrato de Procainamida	VB1b	UV-254	cloridrato de procaína

Apêndice B—Índice de Ensaio dos Medicamentos Oficiais da USP-NF

MEDICAMENTO	CATEGORIA DE ENSAIO	COMPRIMENTO DE ONDA ANALÍTICO E/OU DETECTOR	INDICADOR OU PADRÃO INTERNO
Cápsulas	VB1b	UV-254	cloridrato de procaína
Injeção	VB1b	UV-254	cloridrato de procaína
Comprimidos	VB1b	UV-280	
Comprimidos, Liberação Prolongada	VB1b	UV-280	
Cloridrato de Procarbazina	IA1a		Poten
Cápsulas	IVA1		
Cloridrato de Prociclidina	IA1biii		Poten
Comprimidos	IIIA2	405	
Cloridrato de Promazina	IIIB1	301	
Injeção	IIIB1	301	
Solução Oral	IIIB1	301	
Xarope	IIIB1	301	
Comprimidos	IIIB1	301	
Cloridrato de Prometazina	IA1biii		CrV
Injeção	IIIA4	470	
Supositórios	IIIA4	470	
Xarope	IIIB1	298	
Comprimidos	IIIA4	470	
Cloridrato de Propafenona	IA1b		Poten
Cloridrato de Proparacaína	IA1biii		CrV
Solução Oftálmica	VB1b	UV-270	
Cloridrato de Propoxicaína	IC1j		SPI
Cloridrato de Procaína e Levonordefrina, Injeção	IIIB1, IIIA4	272, 296, 530	
Cloridrato de Propoxifeno	IA1biii		CrV
Cápsulas	VB1b	UV-220	
e Acetaminofen, Comprimidos	IIIB1, VA1	249, FID-I	*n*-tricosano
Aspirina e Cafeína, Cápsulas	IIIA4, VA1	530, FID-I	*n*-tricosano
Cloridrato de Propanol	VB1b	UV-290	
Cloridrato de Propanolol,	VB1b	UV-220	
Cápsulas de Liberação Prolongada			
Injeção	VB1b	UV-290	
Comprimidos	VB1b	UV-290	
e Hidroclorotiazida, Cápsulas de Liberação Prolongada	VB1b	UV-220	
e Hidroclorotiazida, Comprimidos	VB1b	UV-270	
Cloridrato de Protriptilina	IA1biii		CrV
Comprimidos	IIIB1	292	
Cloridrato de Pseudo-efedrina	IA1biii		CrV
Xarope	VB1b	UV-254	
Comprimidos	VB1b	UV-214	
Cloridrato de Ranitidina	VB1b	UV-230	
Injeção	VB1b	UV-322	
Comprimidos	VB1b	UV-322	
Solução Oral	VB1b	UV-322	
em Cloreto de Sódio,	VB1b, IB1a	UV-322	Poten
Cloridrato de Trifluoperazina	IA1biii		CrV
Injeção	IIIB1	255	
Xarope	IIIB1	255	
Comprimidos	VB1b	UV-262	
Cloridrato de Triflupromazina	IA1biii		CrV
Injeção	IIIB1	255	
Comprimidos	IIIB1	255	
Cloridrato de Trimetobenzamida	IA1biii		Poten
Cápsulas	IIIB1	258	
Injeção	IIIB1	258	
Cloridrato de Tripelenamina	IA1biii		CrV
Comprimidos	IIIB1	313	
Cloridrato de Triprolidina	IA1biii		Poten
Xarope	VB1b	UV-254	
Comprimidos	VB1b	UV-254	
e Cloridrato de Pseudo-efedrina, Xarope	VB1b	UV-254	
e Cloridrato de Pseudo-efedrina, Comprimidos	VB1b	UV-254	
Cloridrato de Verapamil	IA1biii		Poten
Comprimidos de Liberação Prolongada	VB1b	UV-278	
Injeção	VB1b	UV-278	
Comprimidos	VB1b	UV-278	
Cloridrato de Xilometazolina	IA1biii		Poten
Solução Nasal	IIIA4	565	
Cloridrato de Zolazepam	IA1bii		Poten
Clorobutanol	IB2aii		Poten
Clorocresol	IC2f		ST
Cloroquina	IA1bii		CrV
Clorotiazida	VB1b	UV-254	
Suspensão Oral	IIIB1	292	
Comprimidos	VB1b	UV-254	
Clorotiazida Sódica para Injeção	IIIB1	292	
Clorotrianiseno (USP23)	IB2aii		FAS
Cápsulas	IIIB1	310	
Pomada	VB1b	UV-240	dipropionato de beclometasona
Solução Tópica	VB1b	UV-240	dipropionato de beclometasona
Cloroxazona	IIIB1	282	
Comprimidos	VB1b	UV-280	fenacetina
e Acetaminofeno, Cápsulas	VB1b	UV-280	fenacetina
Cloroxilenol	VA1	FID-I	p-clorofenol
Clorpromazina	IA1bii		CrV
Supositórios	IIIB1	254, 277	
Clorpropamida	VB1b	UV-240	
Comprimidos	VB1b	UV-240	
Clorprotixeno	IA1bii		MeR
Injeção	IIIB1	324	

Injeção			
Cloridrato de Ritodrina	VB1b	UV-254	
Injeção	VB1b	UV-275	
Comprimidos	VB1b	UV-275	
Cloridrato de Selegilina	VB1b	UV-205	
Comprimidos	VB1b	UV-205	
Cloridrato de Tetracaína	IC1j		Poten
Creme	IIIB1	310	
Injeção	VB1b	UV-305	
Solução Oftálmica	IIIB1	310	
Solução Tópica	IIIB1	310	
para Injeção	IIIB1	310	
em Dextrose, Injeção	VIC1		
Cloridrato de Tetraciclina	VB1b	UV-280	
Cápsulas	VB1b	UV-280	
para Injeção	VB1b	UV-280	
Injeção	VB1b	UV-297	
Pomada	VB1b	UV-280	
Pomada Oftálmica	VIN1		
para Solução Tópica	IIIB1	366	
Pó Solúvel	VIN1		
para Injeção	VB1b	UV-280	
Suspensão Oftálmica	VB1b	UV-280	
Comprimidos	VB1b	UV-280	
e Novobiocina Sódica, Comprimidos	VIN1		
Novobiocina Sódica e Prednisolona, Comprimidos	VIN1, VB1b	UV-254	betametasona
e Nistatina, Cápsulas	VIN1		
Cloridrato de Tetraidrozolina	IA1biii		QR
Solução Nasal	IIIA4	570	
Solução Oftálmica	VB1b	UV-280	
Cloridrato de Tiamina	VB1b	UV-254	metilbenzoato
Elixir	VB1b	UV-254	metilparabeno
Injeção	VB1b	UV-254	metilparabeno
Comprimidos	IIIE2	365	
Cloridrato de Tiletamina	IA1bii		CrV
Cloridrato de Tioridazina	IA1bii		Poten
Solução Oral	IIIB1	265	
Comprimidos	VB1b	UV-265	
Cloridrato de Tiotixeno	VB1b	UV-254	
Injeção	VB1b	UV-254	
para Injeção	VB1b	UV-254	
Solução Oral	VB1b	UV-254	
Cloridrato de Tocainida	IA1bii		Poten
Comprimidos	VB1b	UV-254	
Cloridrato de Tolazolina	IA1biii		Poten
Injeção	IIIA4	568	
Cloridrato de Trazodone	VB1b	UV-254	butilparabeno
Comprimidos	VB1b	UV-254	
Cloridrato de Trientina	IAb		
Cápsulas	IIIA4	580	
Cloridrato de Triexifenidil	VB1b	UV-210	
Cápsulas, Liberação Prolongada	VB1b	UV-210	
Elixir	VB1b	UV-210	
Comprimidos	VB1b	UV-210	

Suspensão Oral	IIIB1	324	
Comprimidos	IIIB1	324	
Clorsulon	VB1b	UV-254	
Clortalidona	VB1b	UV-254	2,7-naftalenediol
Comprimidos	VB1b	UV-254	2,7-naftalenediol
Clotrimazol	VB1b	UV-254	propionato de testosterona
Creme	VB1b	UV-254	propionato de testosterona
e Dipropionato de Betametasona, Creme	VB1b	UV-254	progesterona
Loção	VB1b	UV-254	testosterona
Pastilhas	VB1b	UV-215	trifenilmetano
Solução Tópica	VB1b	UV-254	propionato de testosterona
Comprimidos Vaginais	VB1b	UV-254	propionato de testosterona
Cloxacilina Benatina	VIN1		
Infusão Intramamária	VIN1		
Cloxacilina Sódica	VB1b	UV-225	
Cápsulas	VB1b	UV-225	
para Solução Oral	VB1b	UV-225	
Infusão Intramamária	VIN1		
Cocaína	IA1bii		CrV
Codeína	IA2a		MeR
Colchicina	VB1b	UV-254	
Injeção	VB1b	UV-254	
Comprimidos	VB1b	UV-254	
Colecalciferol	VB1a	UV-254	
Solução	VB1b	UV-254	
Colestiramina para Suspensão Oral	IIIB2	318	
Colistimetato Sódico	VIN1		
para Injeção	VIN1		
Colódio	IIA		
Complexo de Fosfato de Tetraciclina	VB1b	UV-280	
Cápsulas	VB1b	UV-280	
para Injeção	VB1b	UV-280	
Estéril	VB1b	UV-280	
e Novobiocina Sódica, Cápsulas	VIN1		
Comprimidos de Alumina e Carbonato de Magnésia	IIIF1		
Suspensão Oral	IIIF1		
e Óxido de Magnésio, Comprimidos	ID1a, IIB, ID2a		
Comprimidos de Alumina, Magnésia, Carbonato de Cálcio e Simeticona	ID2b, IIIF1, ID1a	285,2	ditizona
Comprimidos de Magnésia	ID1a		EBT
Comprimidos de Vitaminas Hidrossolúveis	VIL		
Concentrado de Benzilpeniciloil Polilisina	IIIB2	282	
Injeção	IIIB2	282	
Concentrado de Glutaral	IA2b		BpB
Solução Desinfetante	IA2b		Poten
Concentrado de Isosorbida	VA1	TC-I	trietilenoglicol

Apêndice B—Índice de Ensaio dos Medicamentos Oficiais da USP-NF

MEDICAMENTO	CATEGORIA DE ENSAIO	COMPRIMENTO DE ONDA ANALÍTICO E/OU DETECTOR	INDICADOR OU PADRÃO INTERNO
Solução Oral	VA1	TC-I	trietilenoglicol
Concentrado de Lactulose	VB1b	RI	
Solução	VIF		
Concentrado de Peróxido	IC1b		
de Hidrogênio			
Solução Tópica	IC1b		
Concentrado de Plaquetas	Nenhuma		
Co-polímero de Ácido	IA1a		Phth
Metacrílico			
Dispersão	IA1A		Phth
Co-polímero de Metacrilato	IA1aiii		Poten
de Amônio			
Corticotropina, Injeção	VIII		
para Injeção	VIII		
Creatinina	IA1c		
Criptônio Kr 81m	VIE		
Cromato de Sódio Cr51,	IIIB1, VIE	370	
Injeção			
Cromolin Sódico	IIIB1	326	
para Inalação	IIIB1	326	
Solução de Inalação	IIIB1	326	
Solução Nasal	IIIb1	326	
Crotamiton	IIIB1	242	
Creme	VB1b	UV-254	butil benzoato
Dacarbazina	IIIB1	323, 329	
para Injeção	IIIB1	323	
Dactinomicina	VB1b	UV-254	
para Injeção	VB1b	UV-254	
Danazol	IIIB1	285	
Cápsulas	VB1b	UV-270	
Dapsona	VB1a	UV-254	
Comprimidos	VB1a	UV-254	
Decanoato de Flufenazina	IAbiii		CV
Injeção	VB1b	UV-254	
Decanoato de Nandrolona	VB1a	UV-238	dimetil-ftalato
Injeção	IIIB2	380	
Decoquinato	IAbii		CrV
Pré-misturado	IIIB1	265	
Deidroacetato de Sódio	IA1bii		Nb
Demeclociclina	VIN1		
Desflurano	VA1	FID	halotano
Deslanosida	IIIA1		FC
Injeção	IIIA1		FC
Desoximetasona	VB1b	UV-254	
Creme	VB1b	UV-254	etilparabeno
Gel	VB1b	UV-254	
Pomada	VB1b	UV-254	
Dexametasona	VB1b	UV-254	
Aerossol Tópico	IIIA1	525	
Elixir	VB1b	UV-254	
Gel	IIIA1	525	
Suspensão Oftálmica	VB1b	UV-254	
Comprimidos	VB1b	UV-254	

MEDICAMENTO	CATEGORIA DE ENSAIO	COMPRIMENTO DE ONDA ANALÍTICO E/OU DETECTOR	INDICADOR OU PADRÃO INTERNO
Comprimidos	VB1b	UV-254	
Dietiltoluamida	IIIC1	14,1	
Solução Tópica	IIIC1	14,1	
Difilina	IA1bii		SD
Elixir	VB1b	UV-254	
Injeção	VB1b	UV-254	
Comprimidos	VB1b	UV-254	
e Guaiafenesina, Elixir	VB1b	UV-230	
e Guaiafenesina,	VB1b	UV-230	
Comprimidos			
Diflunisal	VB1b	UV-254	
Comprimidos	VB1b	UV-254	
Difosfato de Dietilstilbestrol	IIIB1	241	
Injeção	IIIB1	241	
Difosfato Sódico de	IC1a		Poten
Menadiol			
Injeção	IC1a		Poten
Comprimidos	IC1a		Poten
Digital	VIH		
Pó	VIH		
Cápsulas	VIH		
Comprimidos	VIH		
Digitoxina	VB1b	UV-218	
Injeção	VB1b	UV-218	
Comprimidos	VB1b	UV-218	
Digoxina	VB1b	UV-218	
Elixir	VB1b	UV-218	
Injeção	VB1b	UV-218	
Comprimidos	VB1b	UV-218	
Diidroestreptomicina	VIN1		
Dose Única	VIN1		
Injeção	VIN1		
Sulfato	VIN1		
Diidrogesterona	VB1b	UV-280	
Comprimidos	VB1b	UV-280	
Diidrotaquisterol	VB1b	UV-254	
Cápsulas	VB1b	UV-254	
Solução Oral	VB1b	UV-254	
Comprimidos	VB1b	UV-254	
Diidroxiacetona	IC1M		ST
Dimenidrinato	IA1bii, IB2aii		Poten, FAS
Injeção	VB1b	UV-254	álcool 2-hidroxibenzílico
Xarope	VB1b	UV-254	álcool 2-hidroxibenzílico
Comprimidos	VB1b	UV-254	álcool 2-hidroxibenzílico
Dimercaprol	IC1k		
Injeção	IC1k		
Dimeticona	IIIC1		
Dimetil Sulfóxido	Nenhuma		
Gel	VA1	FID	dimetilformamida
Irrigação	VA1	FID-P	

Dexpantenol	IA2aiv		CrV
Preparação	IA2aiv		CrV
Dextrometorfan	IA1bii		CrV
Diacetato de Diflorasona	VB1b	UV-254	acetato de isoflupredona
Creme	VB1b	UV-254	acetato de isoflupredona
Pomada	VB1b	UV-254	acetato de isoflupredona
Diacetato de Etinodiol	VB1b	UV-200	
e Etinil Estradiol, Comprimidos	VB1b	UV-210	
e Mestranol, Comprimidos	VB1b	UV-204	
Diacetato de Triancinolona	VB1b	UV-254	
Suspensão Injetável	VB1b	UV-254	
Xarope	VB1b	UV-254	
Diatrizoato de Meglumina	IB1a		TBP
Injeção	IB1a		TBP
e Diatrizoato Sódico, Injeção	VIC1, IB1a		TBP
e Diatrizoato Sódico, Solução	IC1liii, IB1a		ST, TBP
Diatrizoato Sódico	IB1a		TBP
Injeção	IB1a		TBP
Solução	IB1a		TBP
Diazepam	IA1bii		Poten
Cápsulas	VB1b	UV-254	etilparabeno
Cápsulas, Liberação Prolongada	VB1b	UV-254	etilparabeno
Injeção	VB1b	UV-254	tolualdeído
Comprimidos	VB1b	UV-254	etilparabeno
Diazóxido	VB1b	UV-254	hidroclorotiazida
Cápsulas	VB1b	UV-254	hidroclorotiazida
Injeção	VB1b	UV-254	hidroclorotiazida
Suspensão Oral	VB1b	UV-254	hidroclorotiazida
Dibucaína	IA1bii		CrV
Creme	IIIB1	247	
Pomada	IIIB1	247	
Diclofenaco Sódico	IA1bii		Poten
Comprimidos de Liberação Prolongada	VB1b	UV-254	
Dicloralfenazona	IAb, IC2a		ST
Diclorfenamida	VB1b	UV-280	
Comprimidos	IVA1		
Dicloridrato de Alumínio	ID1a		DT
Solução	ID1a		DT
Polietilenoglicol	ID1a		DT
Propilenoglicol	ID1a		DT
Diclorodifluorometano	VA1	FID	
Diclorotetrafluoroetano	VA1	FID	
Dicloxacilina Sódica	VB1b	UV-225	
Cápsulas	VB1b	UV-225	
para Suspensão Oral	VIN1		
Dienestrol	VB1b	UV-254	metiltestosterona
Creme	VB1b	UV-254	metiltestosterona
Dietanolamina	IA1b		BcG
Dietilftalato	IA2b		Phth
Dietilstilbestrol	VB1b	UV-254	
Injeção	IIIA4	418	

Solução Tópica	VA1	FID	dimetilformamida
Dinitrato de Isosorbida, Diluído	VB1b	UV-220	nitroglicerina
Cápsulas, Liberação Prolongada	VB1b	UV-220	nitroglicerina
Comprimidos	VB1b	UV-220	nitroglicerina
Comprimidos, Mastigáveis	VB1b	UV-220	nitroglicerina
Comprimidos, Liberação Prolongada	VB1b	UV-220	nitroglicerina
Comprimidos, Sublingual	VB1b	UV-220	nitroglicerina
Dinoprost Trometamina	VB1b	UV-254	guaiafenesina
Injeção	VB1b	UV-254	guaiafenesina
Dioxibenzona	IIIA3	325	
e Oxibenzona, Creme	VC1b		
Dióxido de Carbono	VIA		
Dióxido de Enxofre	IC1k		ST
Dióxido de Silício	IIC		
Dióxido de Silício Coloidal	IIC		
Dióxido de Titânio	IC1bi		
Dipiridamol	IA1bii		Poten
Comprimidos	VB1b	UV-288	Poten
Dipropionato de Alcometasona	VB1b	UV-254	dipropionato de betametasona
Creme	VB1b	UV-254	dipropionato de betametasona
Pomada	VB1b	UV-254	dipropionato de betametasona
Dipropionato de Beclometasona	VB1b	UV-254	propionato de testosterona
Dipropionato de Betametasona	VB1b	UV-254, 240	dipropionato de beclometasona
Aerossol Tópico	VB1b	UV-254, 240	dipropionato de beclometasona
Creme	VB1b	UV-254, 240	dipropionato de beclometasona
Loção	VB1b	UV-254, 240	dipropionato de beclometasona
Pomada	VB1b	UV-254, 240	dipropionato de beclometasona
Dissulfiram	VB1b	UV-250	
Comprimidos	VB1b	UV-250	
Docussato Cálcico	IE3		BpB
Cápsulas	IIIA2	545	
Docussato Potássico	IE3		BpB
Cápsulas	VB1b	RI	
Docussato Sódico	IE3		BpB
Cápsulas	VB1b	UV-214	
Solução	VB1b	UV-214	
Xarope	IIIA2	650	
Comprimidos	VB1b	UV-210	
Doxiciclina	VB1b	UV-270	
Cápsulas	VB1b	UV-270	
para Injeção	VB1b	UV-280	
para Suspensão Oral	VB1b	UV-270	
Doxiciclina Cálcica, Suspensão Oral	VB1b	UV-270	
Dronabinol	VB1b	UV-228	
Cápsulas	VB1b	UV-228	
Droperidol	IA1bii		Nb

Apêndice B—ndice de Ensaio dos Medicamentos Oficiais da USP-NF

MEDICAMENTO	CATEGORIA DE ENSAIO	COMPRIMENTO DE ONDA ANALÍTICO E/OU DETECTOR	INDICADOR OU PADRÃO INTERNO
Injeção	VB1b	UV-280	
Pó Absorvível	ID1a		EBT
Edetato Cálcio Dissódico	ID1b		DC
Injeção	ID1b		DC
Edetato Dissódico	ID1a		HNB
Injeção	ID1a		HNB
Efedrina	IA2a		MeR
Elixir Paregórico	IIIB1	285	
Enalaprilat	VB1b	UV-210	
Enantato de Flufenazina	IA1bii		CrV
Injeção	IA1bii		CrV
Enantato de Testosterona	IIIA4	380	
Injeção	IIIA4	380	
Enema de Fosfatos de Sódio	IA1a		Poten
Injeção	IA1a, b		Poten
Solução Oral	IA1a		Poten
Enflurano	VA1	TC-P	
Enxofre, Precipitado	IA1a		Phth
Pomada	IIB		
Sublimado	IA1a		Phth
Epinefrina	IA1bii		CrV
Solução de Inalação	VIC2		
Aerossol de Inalação	VIC2		
Injeção	VB1b	UV-280	
Solução Nasal	VIC2		
Solução Oftálmica	IIIB1	280	
Suspensão Oleosa Injetável	VIC2		
Epinefrina Racêmica	IIIA4	530	
Solução de Inalação	VB1b	UV-280	
Cloridrato	VB1b	UV-278	
Equilin	VB1b	UV-280	fenol
Ergocalciferol	VB1a	UV-254	
Cápsulas	VB1a	UV-254	
Solução Oral	VB1a	UV-254	
Comprimidos	VIL		
Eritromicina	VB1b	UV-215	
Cápsulas, Liberação Prolongada	VIN1		
Infusão Intramamária	VIN1		
Injeção	VIN1		
Pomada	VIN1		
Pomada Oftálmica	VIN1		
Compressas Pequenas	VIN1		
Comprimidos	VIN1		
Comprimidos, Liberação Prolongada	VIN1		
Gel Tópico	VIN1		
Solução Tópica	VIN1		
Lactobionato Estéril	VIN1		
e Peróxido de Benzoíla, Gel Tópico	VIN1, VB1b	UV-254	etil benzoato
Espírito de Cânfora	iiB		

MEDICAMENTO	CATEGORIA DE ENSAIO	COMPRIMENTO DE ONDA ANALÍTICO E/OU DETECTOR	INDICADOR OU PADRÃO INTERNO
Etoposida	VB1b	UV-254	
Cápsulas	VB1b	UV-254	
Injeção	VB1b	UV-254	
Etossuximida	IA1aiii		AV
Cápsulas	VB1b	UV-225	
Etotoína	VB1b	UV-210	
Comprimidos	VB1b	UV-254	etilparabeno
Eucaliptol	VA1	FID	
Eugenol	Nenhuma		
Extrato de Beladona	VA1	TC-I	bromidrato de homatropina
Comprimidos	VA1	TC-I	bromidrato de homatropina
Famotidina	IAbii		Poten
Comprimidos	VB1b	UV-254	
Fempropionato de Nandrolona	IIIA1		
Injeção	IIIA4		
Fenacemida	IA1ai		Phth
Comprimidos	IA1ai		Phth
Fenilalanina	IA1bii		Poten
Fenilbutazona	VB1b	UV-254	desoxicorticosterona
Dose Única	VB1b	UV-254	desoxicorticosterona
Cápsulas	VB1b	UV-254	desoxicorticosterona
Injeção	VB1b	UV-254	desoxicorticosterona
Comprimidos	VB1b	UV-254	desoxicorticosterona
Fenitoína	IA1aiii		AV
Suspensão Oral	VB1b	UV-229	
Comprimidos	VB1b	UV-254	
Fenitoína Sódica	VB1b	UV-220	
Cápsulas Estendidas	VB1b	UV-254	
Injeção	VB1b	UV-254	
Cápsulas Imediatas	VB1b	UV-254	
Fenobarbital	VB1b	UV-254	cafeína
Elixir	VB1b	UV-254	cafeína
Comprimidos	VB1b	UV-254	cafeína
Fenobarbital Sódico	VB1b	UV-254	cafeína
Injeção	VB1b	UV-254	cafeína
para Injeção	IIIB1	240	
Fenol	IC2c		ST
Liquefeito	IC2c		ST
Fenolftaleína	VB1b	UV-280	
Comprimidos	VB1b	UV-280	
Solução oral (amarela)	VB1b	UV-280	
Fenoprofeno Cálcico	VB1b	UV-272	
Cápsulas	VB1b	UV-272	
Comprimidos	VB1b	UV-272	
Fensuximida	IIIB1	258	
Cápsulas	VB1b	UV-254	
Fisostigmina	IA1bii		Poten
Fitonadiona	VB1a	UV-254	benzoato de colesteril
Injeção	VB1b	UV-254	
Comprimidos	VB1b	UV-254	

Espironolactona	VB1b	UV-254	
Comprimidos	VB1b	UV-254	
Estanozolol	IA1bii		CrV
Comprimidos	IIIB1	235	
Estearato de Cálcio	ID1a		HNB
Estearato de Eritromicina	VIN1		
Comprimidos	VIN1		
Estearato de Magnésio	ID2a		EBT
Estearato de Sódio	VA2	FID-I	
Estearato de Zinco	ID1a		EBT
Estearil Fumarato de Sódio	IA1a		QR
Estolato de Eritromicina	VIN1		
Cápsulas	VIN1		
Suspensão Oral	VIN1		
Comprimidos	VIN1		
e Sulfisoxazol Acetil, Suspensão Oral	VIN1, VB1b	UV-254	benzanilida
Estradiol	VB1b	UV-205	etilparabeno
Glóbulos	VA2	FID-I	dotriacontano
Suspensão Injetável	IIIA4	520	
Comprimidos	VB1b	UV-205	etilparabeno
Creme Vaginal	VB1b	UV-280	diidrogesterona
Estriol	IIIB1	281	
Estrogênios Conjugados	VA2	FID-I	3-*o*-metilestrona
Comprimidos	VA2	FID-I	testosterona
Estrogênios Esterificados	IIIA4	635, 515	
Comprimidos	IIIA4	635, 515	
Estrona	VB1b	UV-280	
Injeção	IIA		
Suspensão Injetável	VB1b	UV-268	
Estropipato	VB1b	UV-213	*p*-nitroacetofenona
Comprimidos	VB1b	UV-213	*p*-nitroacetofenona
Creme Vaginal	VB1b	UV-213	*p*-nitroacetofenona
Etacrinato Sódico para Injeção	VB1b	UV-254	
Etanolamida do Ácido Gentísico	IIa		Poten
Etclorvinol	VA1	TC-I	
Cápsulas	IA1ai		MRB
Etidronato Dissódico	ID1b		XyO
Comprimidos	ID1b		XyO
Etil Vanilina	IA1aiii		TB
Etilcelulose	IC1lii		ST
Dispersão Aquosa	IC11		
Etilenodiamina	IA1b		BpB
Etilparabeno	IA2b		BtB
Etilsuccinato de Eritromicina	VIN1		
Injeção	VIN1		
Estéril	VIN1		
Suspensão Oral	VIN1		
para Suspensão Oral	VIN1		
Comprimidos	VIN1		
e Sulfisoxazolacetil para Suspensão Oral	VIN1, VB1b	UV-254	benzanilida
Etinil Estradiol	VB1b	UV-280	etilparabeno
Comprimidos	VB1b	UV-280	etilparabeno
Etionamida	IIIB1	290	
Comprimidos	IIIB1	290	
Etopabato	VB1b	UV-268	

Floxuridina	IA1a		Poten
para Injeção	IIIB1	268	
Flucitosina	IA1bii		Poten
Cápsulas	IIIB1	285	
Fludeoxiglicose F18, Injeção	VIE		
Flunisolida	VB1b	UV-254	
Solução Nasal	VB1b	UV-254	noretindrona
Flunixin Meglumina	IAbii		Poten
Grânulos	IIIA3	283	
Injeção	IIIA3	327	
Pasta	VB1b	UV-254	benzoato de sódio
Fluocinonida	VB1b	UV-254	noretindrona
Creme	VB1b	UV-254	noretindrona
Gel	VB1b	UV-254	noretindrona
Pomada	VB1b	UV-254	noretindrona
Solução Tópica	VA1	FID-P	álcool isopropílico
Fluoresceína	IIIE1	515	
Injeção	IIIE1	515	
Fluoresceína Sódica	IIIE1	515	
Tiras Oftálmicas	IIIE1	515	
e Cloridrato de Benoxinato, Solução Oftálmica	VB1b	UV-254	
e Cloridrato de Proparacaína, Solução Oftálmica, Fluorodopa F 18, Injeção	VIE		
Fluoreto de Sódio	IVB1		
Solução Oral	IVB1		
Comprimidos	IVB1		
e Fosfato Acidulado, Solução Tópica	IVB1		
e Ácido Fosfórico, Gel	IVB1		
e Ácido Fosfórico, Solução Tópica	IVB1		
Fluoreto Estanoso	IC1n, IVB1	590	
Gel	IVB1		
Fluorometolona	VB1b	UV-254	
Creme	VB1b	UV-254	fluoximesterona
Suspensão Oftálmica	VB1b	UV-254	
Fluorouracila	VB1b	UV-254	TB
Creme	VB1b	UV-254	
Injeção	VB1b	UV-254	
Solução Tópica	VB1b	UV-254	
Fluoximesterona	VB1b	UV-254	metilprednisolona
Comprimidos	VB1b	UV-254	metilprednisolona
Flurandrenolida	VB1b	UV-240	prednisona
Creme	VB1b	UV-240	testosterona
Loção	VB1b	UV-240	testosterona
Adesivo	VB1b	UV-240	testosterona
Flurbiprofeno	IA1a		Phth
Comprimidos	VB1b	UV-254	
Flurbiprofeno Sódico	VB1b	UV-280	
Solução Oftálmica	VB1b	UV-280	
Flutamida	VB1b	UV-240	
Cápsulas	VB1b	UV-254	testosterona
Folha de Beladona	VA1	TC-I	bromidrato de homatropina
Tintura	VA1	TC-I	bromidrato de homatropina

Apêndice B—Índice de Ensaio dos Medicamentos Oficiais da USP-NF

MEDICAMENTO	CATEGORIA DE ENSAIO	COMPRIMENTO DE ONDA ANALÍTICO E/OU DETECTOR	INDICADOR OU PADRÃO INTERNO
Formaldeído Sulfoxilato Sódico	IC1k		ST
Fosfato Crômico P32, Suspensão	VIE		
Fosfato de Amônio	IA1b		Poten
Fosfato de Antazolina	IA1bii		Poten
Fosfato de Cálcio Dibásico	ID1a		HNB
Comprimidos	ID1a		HNB
Fosfato de Clindamicina	VB1b	UV-210	hidroxiacetofenona
Gel	VB1b	UV-210	
Injeção	VB1b	UV-210	
para Injeção	VA2	FID-I	hexacosano
Solução Tópica	VA2	FID-I	hexacosano
Suspensão Tópica	VB1b	UV-210	
Creme Vaginal	VB1b	UV-210	
Fosfato de Cloroquina	IIIB1	343	
Comprimidos	IIIB1	343	
Fosfato de Codeína	IA1bii		Poten
Injeção	IA1b		MeR
Comprimidos	IA1b		MeR
Fosfato de Disopiramida	IA1bii		Poten
Cápsulas	IIIB1	268	
Cápsulas, Liberação Prolongada	IIIB2	261	
Fosfato de Histamina	IA1a		TP
Injeção	IIIA4	460	
Fosfato de Magnésio	IA2b		Phth
Fosfato de Primaquato	IC1j		Poten
Comprimidos	IC1j		Poten
Fosfato de Sódio P32, Solução	VIE		
Fosfato Dibásico de Potássio	IA2a		Poten
Fosfato Dibásico de Sódio	IA2a		Poten
Fosfato Monobásico de Potássio	IA1a		Poten
Fosfato Monobásico de Sódio	IA1b		Phth
Fosfato Sódico de Betametasona	VB1b	UV-254	
Injeção	VB1b	UV-254	butilparabeno
e Acetato de Betametasona, Suspensão	VB1b	UV-254	betiltestosterona
e Acetato de Betametasona, Suspensão Injetável	VB1b	UV-254	metiltestosterona
Fosfato Sódico de Dexametasona	VB1b	UV-254	
Aerossol Inalante	IIIB1	239	
Creme	VB1b	UV-254	
Injeção	VB1b	UV-254	
Pomada Oftálmica	VB1b	UV-254	
Solução Oftalmica	VB1b	UV-254	
Fosfato Sódico de	IIIB2	239	

MEDICAMENTO	CATEGORIA DE ENSAIO	COMPRIMENTO DE ONDA ANALÍTICO E/OU DETECTOR	INDICADOR OU PADRÃO INTERNO
Gentamicina, Infusão Uterina	VIN1		
Gliburida	VB1b	UV-254	progesterona
Comprimidos	VB1b	UV-254	
Glicerina	IC1iii		ST
Solução Oftálmica	IC1m		ST
Solução Oral	IC1m		ST
Solução Auditiva	IIIB1, IIIA4	266, 544	
Supositórios	Nenhuma		
Glicina	IA1bii		CrV
Irrigação	IA1a		Phth, TB
Glicinato Sódico de Teofilina	VB1b	UV-280	teobromina
Elixir	VB1b	UV-280	teobromina
Comprimidos	IB2ai		FAS
Glicolato de Amido Sódico	IA1bii		Poten
Glicopirrolato	IA1biii		CrV
Injeção	VB1b	UV-222	
Comprimidos	IIIA2	410	
Glipizida	VB1b	UV-225	
Comprimidos	VB1b	UV-225	
Glucagon para Injeção	VIH		
Gluceptato de Cálcio	ID1a		HNB
Injeção	ID1a		HNB
Gluceptato Estéril de Eritromicina	VIN1		
Gluconalactona	IA2bii		Phth
Gluconato de Cálcio	ID1a		HNB
Injeção	ID1a		HNB
Comprimidos	ID1a		HNB
Gluconato de Cobre	IC2f		ST
Gluconato de Magnésio	ID1a		EBT
Comprimidos	ID1a		EBT
Gluconato de Manganês	ID1a		EBT
Gluconato de Potássio	IIIF1	766,5	
Elixir	IIIF1	766,5	
Comprimidos	IIIF1	766,5	
e Citrato de Potássio, Solução Oral	IIIF1		
e Cloreto de Amônio, Solução Oral	IIIF1, IVB1		
e Cloreto de Potássio, Solução Oral	IIIF1, IVB1		
e Cloreto de Potássio, Solução Oral	IIIF1, IVB1		
Gluconato de Quinidina	IA1bii		Nb
Comprimidos de Liberação Prolongada	VB1b	UV-235	
Injeção	VB2b	UV-235	
Gluconato de Zinco	ID1a		EBT
Gluconato Ferroso	IC1a		Op
Cápsulas	IIIA4	522	
Elixir	IC1a		Op
Comprimidos	IIIA4	522	
Gluconato Sódico	IA1bii		QR

Hidrocortisona			
Injeção	IIIA4	410	
Fosfato Sódico de Prednisolona	IIIB1	241	
Injeção	IIIB1	241	
Solução Oftálmica	IIIB1	241	
Fosfato Tribásico de Cálcio	ID1a		HNB
Fosfatos de Potássio, Injeção	IA1a, b		Poten
Fração da Proteína Plasmática	Nenhuma		
Fricção com Álcool em Injeção de Glicose	IIIA2, IA2bi VIJ, VIC	410	Phth
Frutose	VIC1		
Injeção	VIC1		
e Cloreto de Sódio, Injeção	VIC1, IB1a		DCF
Ftalato Acetato de Polivinila	IIIB1		
Fucsina Básica	IC1f		
Fumarato de Clemastrina	IA1bii		Poten
Comprimidos	VB1b	UV-220	
Fumarato de Metoprolol	IA1bii		Poten
Fumarato Ferroso	IC1a		Op
Comprimidos	IC1lii		ST
e Docussato Sódico, Comprimidos de Liberação Prolongada	IIIF1, VB1b	248,3, UV-214	
Furazolidona	IIIB1	367	
Suspensão Oral	IIIB1	367	
Comprimidos	IIIB1	367	
Furoato de Mometasona	VB1b	UV-254	dipropionato de beclometasona
Creme	VB1b	UV-254	dipropionato de beclometasona
Pomada	VB1b	UV-254	dipropionato de beclometasona
Solução Tópica	VB1b	UV-254	dipropionato de beclometasona
Furosemida	IA1a		
Injeção	VB1b	UV-254	
Comprimidos	VB1b	UV-254	
Gadopentato de Dimeglumina, Injeção	VB1b	UV-195	
Galato de Propila	IIIB1	273	
Gaze Absorvente	Nenhuma		
Gaze com Petrolato	Nenhuma		
Gel de Butamben e Cloridrato de Tetracaína	VB1b	UV-254	
Gel de Fosfato de Alumínio	IA2b		Phth
Gel de Hidróxido de Alumínio	ID2a		DT
Seco	ID2a		DT
Seco, Cápsulas	ID2a		DT
Comprimidos Secos	ID2a		DT
Gelatina	Nenhuma		
Película Absorvível	Nenhuma		
Esponja Absorvível	Nenhuma		
Gelatina Farmacêutica	IIA		
Gemfibrozil	VB1b	UV-276	
Cápsulas	VB1b	UV-276	
Comprimidos	VB1b	UV-276	

Glutamato Monossódico	IA1bii		Poten
Glutetimida	VB1b	UV-254	
Cápsulas	IIIB1	257	
Comprimidos	VB1b	UV-254	
Gonadotropina Coriônica	VIH		
para Injeção	VIH		
Gramicidina	VIN1		
Griseofulvina	VB1b	UV-254	3-fenilfenol
Cápsulas	VB1b	UV-254	3-fenilfenol
Suspensão Oral	VB1b	UV-254	3-fenilfenol
Comprimidos	VB1b	UV-254	3-fenilfenol
Comprimidos Ultramicronizados	VB1b	UV-254	3-fenilfenol
Guaiacolsulfonato de Potássio	IIIB1	279	
Guaiafenesina	VB1b	UV-276	
Cápsulas	VB1b	UV-276	
para Injeção	IIIA1	276	
Xarope	VB1b	UV-276	
Comprimidos	VB1b	UV-276	ácido benzóico
e Fosfato de Codeína, Xarope	VA1	FID-I	bitartarato de hidrocodona
e Cloridrato de Pseudo-efedrina, Cápsulas	VB1b	UV-263, 276	ácido benzóico, cloridrato de dextrometorfan
Cloridrato de Pseudo-efedrina e Bromidrato de Dextrometorfan, Cápsulas	VB1b	UV-263, 276	ácido benzóico, cloridrato de dextrometorfan
Halazone	IC1lii		ST
para Solução	IC1lii		ST
Halicinonida	IIIB1	239	
Creme	VB1b	UV-254	progesterona
Pomada	VB1b	UV-254	butilparabeno
Solução Tópica	VB1b	UV-254	progesterona
Haloperidol	IA1bii		Nb
Injeção	IIIB1	245	
Solução Oral	IIIB1	245	
Comprimidos	VB1b	UV-254	
Haloprogina	IC1n		
Creme	IIIB1	298, 320	
Hélio	VA1	TC-I	
Hemissuccinato de Hidrocortisona	VB1b	UV-254	fluorometolona
Hemissuccinato de Metilprednisolona	VB1a	UV-254	fluorometolona
Hemissuccinato de Prednisolona	IIIB1	243	
Heparina Cálcica	VIH		
Injeção	VIH		
Heparina Sódica	VIH		
Injeção	VIH		
Hetacilina Potássica	VIN1		
Infusão Intramamária	VIN1		
Suspensão Oral	VIN1		
Comprimidos	VIN1		
Hexacetonida de Triancinolona	VB1b	UV-254	
Suspensão Injetável	VB1b	UV-254	fluoximesterona

Apêndice B—Índice de Ensaio dos Medicamentos Oficiais da USP-NF

MEDICAMENTO	CATEGORIA DE ENSAIO	COMPRIMENTO DE ONDA ANALÍTICO E/OU DETECTOR	INDICADOR OU PADRÃO INTERNO
Hexaclorofeno	IA1a		Poten
Emulsão de Limpeza	IIIB1	299	
Sabão Líquido	IIIB1	299	
Hexilresorcinol	IC2c		ST
Pastilhas	VB1b	UV-280	hexafenona
Hialuronidase, Injeção	VIF		
para Injeção	VIF		
Hiclato de Doxiciclina	VB1b	UV-270	
Cápsulas	VB1b	UV-270	
Cápsulas, Liberação Prolongada	VB1b	UV-280	
para Injeção	VB1b	UV-280	
Estéril	VIN1		
Comprimidos	VB1b	UV-280	
Hidrato de Amileno	VA1	TC-I	
Hidrato de Cloral	IA2b		Phth
Cápsulas	IA2b		Phth
Xarope	IA2b		Phth
Hidrato de Terpina	VA1	FID-I	bifenil
Elixir	VA1	FID-I	bifenil
e Codeína, Elixir	VA1	FID-I	bifenil, *N*-fenilcarbazol
e Bromidrato de Dextrometorfan, Elixir	VA1, IIIA2	FID-I, 420	álcool dodecílico
Hidroclorotiazida	VB1b	UV-254	
Comprimidos	VB1b	UV-254	
Hidrocortisona	VB1b	UV-254	prednisona
Creme	VB1b	UV-254	
Enema	VB1b	UV-254	acetaminofen
Gel	VB1b	UV-254	
Loção	VB1b	UV-254	
Pomada	VB1b	UV-254	
Suspensão Injetável	IIIA1	525	
Comprimidos	VB1b	UV-254	prednisona
e Ácido Acético, Solução Auditiva	VB1b, VA1	UV-254, FID-P	anisol
Hidroflumetiazida	IIIB1	273	
Comprimidos	IIIB1	273	
Hidroquinona	IC1a		DP
Creme	IIIB1	293	
Solução Tópica	VB1b	UV-280	
Hidroxianisol Butilado	VA1	FID-I	4-*terc*-butilfenol
Hidroxicobalamina	VIE, IIIB2	361	
Injeção	IIIB2	361	
Hidróxido de Cálcio	ID1a		HNB
Solução Tópica	IA1b		Phth
Hidróxido de Corticotropina Zíncica, Suspensão Injetável	VIII		
Hidróxido de Lítio	IA1b		Phth
Hidróxido de Magnésio	IA2a		MeR
Pasta	ID1a		EBT
Hidróxido de Potássio	IA1b		Phth, MeO
Hidróxido Sódico	IA1b		Phth

MEDICAMENTO	CATEGORIA DE ENSAIO	COMPRIMENTO DE ONDA ANALÍTICO E/OU DETECTOR	INDICADOR OU PADRÃO INTERNO
Injeção de Elementos Residuais	IIIF1, IC1lii, VB1b 213,8, 357,9, 279, ST	UV-226	
Injeção de Ferro Dextrana	IIIA4	510	
Injeção de Ferro Sorbitex	IIIA4	510	
Injeção de Iotalamato de Meglumina	IBla		Poten
e Injeção de Iotalamato Sódico	VIC1, IBla		Poten
Injeção de Iotalamato Sódico	IBla		Poten
Injeção 125	IB1a		Poten
Injeção de Ioxaglato de Meglumina e Ioxaglato Sódico	VIC1		
Injeção de Lactato de Biperideno	IIIA2	408	
Injeção de Lactato de Sódio	IA1bii		Poten
Solução	IA1bii		Poten
Injeção de Múltiplos Eletrólitos e Dextrose, Tipo 1	VIO		
Injeção de Múltiplos Eletrólitos e Dextrose, Tipo 2	VIO		
Injeção de Múltiplos Eletrólitos e Dextrose, Tipo 3	VIO		
Injeção de Múltiplos Eletrólitos e Dextrose, Tipo 4	VIO		
Injeção de Múltiplos Eletrólitos e Glicose Invertida, Tipo 1	VIO		
Injeção de Múltiplos Eletrólitos e Glicose Invertida, Tipo 2	VIO		
Injeção de Múltiplos Eletrólitos e Glicose Invertida, Tipo 3	VIO		
Injeção de Múltiplos Eletrólitos Tipo 1	VIO		
Injeção de Múltiplos Eletrólitos Tipo 2	VIO		
Injeção de Ringer	IIID, IB1a	766	DCF
Injeção de Lactato	IC1a, IIID, IB1a, VB1b	766, UV-210	HNB, DCF
Injeção de Lactato e Dextrose	IC1a, IIID, IB1a	766	HNB, DCF
Irrigação e Injeção de Dextrose			
Lactato modificado e Injeção de Dextrose	VIO		
Lactato pela metade e Injeção de Dextrose	VIO		
Injeção Oleosa Etiodizada	IC1lii		ST
Insulina	VB1b	UV-214	
Injeção	VB1b	UV-214	
Humana	VB1b	UV-214	

Hidroxiuréia	VB1b	UV-214	uracil
Cápsulas	VB1b	UV-214	uracil
Hiosciamina	IA1biii		CrV
Comprimidos	VA1	TC-I	bromidrato de homatropina
Hipófise Posterior, Injeção	Nenhuma		
Hipurato de Metenamina	IA1bii		Poten
Comprimidos	IA1a		TP
Histidina	IA1bii		Poten
Hortelã-Pimenta			
Óleo	IA2bi		Phth
Espírito	VIB		
Ibuprofeno	VB1b	UV-254	valerofenona
Suspensão Oral	VB1b	UV-220	
Comprimidos	VB1b	UV-254	valerofenona
e Cloridrato de Pseudo-efedrina, Comprimidos	VB1b	UV-254	butilparabeno
Ictamol	IA2a, IIB		MeR
Pomada	IA2a		MeR
Idoxuridina	IA1aiii		TB
Pomada Oftálmica	IIIB1	320, 283	
Solução Oftálmica	IIIB1	320, 283	
Ifosfamida	VB1b	UV-195	etilparabeno
para Injeção	VB1b	UV-195	etilparabeno
Imiduréia	Nenhuma		
Imipenem	VB1b	UV-300	
Imipenem e Cilastatina	VB1b	UV-254	
Sódica			
para Injeção	VB1b	UV-254	
Imunoglobulina para Raiva	Nenhuma		
Vacina	Nenhuma		
Imunoglobulina para Varicela-Zoster	Nenhuma		
Indapamida	VB1b	UV-254	p-cloro-acetanilida
Comprimidos	VB1b	UV-242	2-cloro-acetofenona
Indigotinsulfonato Sódico	IIIA3	610	
Injeção	IIIA3	610	
Indometacina	VB1b	UV-254	
Cápsulas	IIIB1	318	
Cápsulas, Liberação Prolongada	VB1b	UV-240	
Suspensão Oral	VB1b	UV-240	
Supositórios	IIIB1	320	
Indometacina Sódica	VB1b	UV-254	
para Injeção	VB1b	UV-240	
Injeção de Aminoipurato Sódico	IC1j		Poten
Injeção de Cefoperazona	VB1b	UV-254	
para Injeção	VB1b	UV-254	
Injeção de Citrato Ferroso Fe59	VIE		
Injeção de Cloridrato de Bupivacaína e Epinefrina	VB1b	UV-263, EC	dubitil ftalato
Injeção de Dextrose e Cloreto de Sódio,	VIC1		
Injeção	VIC1, IB1a		DCF
Humana, Injeção	VB1b	UV-214	

Suspensão Isófana	VB1b	UV-254	
Suspensão Zíncica	VB1b	UV-254	
Suspensão Zíncica Estendida	VB1b	UV-254	
Suspensão Zíncica Imediata	VIH		
Inulina	IIIA4	435	
em Injeção de Cloreto de Sódio	IIIA4, IB1a	435	DCF
Iobenguane I 123, Injeção	VIE		
Injeção 131	VIE		
Iodeto de Ecotiofato	IC1k		Poten
para Solução Oftálmica	IC1k		Poten
Iodeto de Isopropamida	IA1biii		CrV
Comprimidos	IIIB1	280, 258	
Iodeto de Metocurina	VB1b	UV-220	
Injeção	VB1b	UV-220	
Iodeto de Potássio	IB1a		Poten
Comprimidos de Liberação Prolongada	IB1a		Poten
Solução Oral	IB1a		Poten
Comprimidos	IB1a		Poten
Iodeto de Sódio	IC1n		
Iodeto de Sódio I123, Cápsulas	VIE		
Solução	VIE		
Iodeto de Sódio I131, Cápsulas	VIE		
Solução	VIE		
Iodipamida Meglumina	IB1a		TBPE
Injeção	IB1a		TBPE
Iodo	IC11		ST
Solução Tópica	IC1l		ST
Solução Forte	IC1l		ST
Tintura	IC1l		ST
Tintura Forte	IC1l		ST
Iodoipurato Sódico I123, Injeção	VIE		
Iodoipurato Sódico I131, Injeção	VIE		
Iodoquinol	IC1ii		ST
Comprimidos	IC1ii		ST
Iofendilato	IC11ii		ST
Injeção	IC1iii		ST
Iohexol	IBk		TBPh
Injeção	IBk		TBPh
Iopamidol	IA1b		Poten
Injeção	IIb1	240	
Ioversol	IA2ai		Poten
Injeção	IA2ai		Poten
Ioxilan	IB1a		TBP
Injeção	VB1b	UV-245	
Ipeca	VIG1, IIIB1	283, 350	MeR
Pó	VIG1, IIIB1	283, 350	MeR
Xarope	VIG1, IIIB1	283, 350	MeR
Ipodato de Cálcio	IB1a		EY
para Suspensão Oral	IB1a		EY
Ipodato Sódico	IB1a		EY
Cápsulas	IB1a		EY

Apêndice B—Índice de Ensaio dos Medicamentos Oficiais da USP-NF

MEDICAMENTO	CATEGORIA DE ENSAIO	COMPRIMENTO DE ONDA ANALÍTICO E/OU DETECTOR	INDICADOR OU PADRÃO INTERNO
Isobutano	VA1	TC-I	
Isocarboxazida	IC1j		Poten
Comprimidos	IIIA4	420	
Isoflurano	VA1	TC-P	
Isoflurofato	VA1	FID-I	ciclo-hexanona
Pomada Oftálmica	VA1	FID-I	ciclo-hexano
Isoleucina	IA1bii		Poten
Isometepteno Mucato	IC1lii		ST
Dicloralfenazona, e Acetaminofen, Cápsulas	VB1b	UV-280	
Isoniazida	IC1j		Poten
Injeção	IC1j		Poten
Xarope	IC1j		Poten
Comprimidos	VB1b	UV-254	
Isotretinoína	IA1iii		TB
Isradipina	VB1b	UV-326	
Lactato de Cálcio	ID1a		HNB
Comprimidos	ID1a		HNB
Lactato de Ciclizina, Injeção	IIIC1	14,2	
Lactato de Pentazocina, Injeção	IIIB1	278	
Lactitol	VB1b	RI	
Lactobionato de Cálcio	ID1a		HNB
Lactobionato de Eritromicina para Injeção	VIN1		
Lauril Sulfato de Sódio	Nenhuma		
Leite de Bismuto	IIC		
Leite de Magnésia	ID1a		EBT
Leucina	IA1bii		Poten
Leucovorina Cálcica	VB1b	UV-254	
Injeção	IIIB1	284	
Comprimidos	VB1b	UV-254	
Levocarnitina	IA1bii		CrV
Injeção	VB1b	UV-205	
Solução Oral	VB1b	UV-225	ácido p-aminobenzóico
Pó Oral	VB1b	UV-225	
Levodopa	IA1bii		Poten
Cápsulas	IIIB1	280	
Comprimidos	IIIB1	280	
Levometanfetamina	IA1bii		CrV
Levonordefrina	IA1bii		CrV
Levonorgestrel	IIIB1	241	
e Etinil Estradiol Comprimidos	VB1b	UV-215	
Levotiroxina Sódica	VB1b	UV-225	
Comprimidos	VB1b	UV-225	
Levulinato de Cálcio	ID1a		HNB
Injeção	ID1a		HNB
Lidocaína	VB1b	UV-254	
Aerossol Tópico	IA1bii		CrV
Pomada	IA2a		Poten
Solução Tópica Oral	IA1bii		CrV
e Epinefrina, Injeção	VB1b	UV-254, EC	

MEDICAMENTO	CATEGORIA DE ENSAIO	COMPRIMENTO DE ONDA ANALÍTICO E/OU DETECTOR	INDICADOR OU PADRÃO INTERNO
Maleato de Dexclorfeniramina	IA1bii		CrV
Xarope	IIIB1	264	
Comprimidos	IIIB1	264	
Maleato de Enalapril	VB1b	UV-210	
Comprimidos	VB1b	UV-215	
e Hidroclorotiazida, Comprimidos	VB1b	UV-215, 310	
Maleato de Ergonovina	IIIA4	550	
Injeção	VB1b	UV-312	
Comprimidos	VB1b	UV-312	
Maleato de Feniramina	IA1bii		CrV
Maleato de Metilergonovina	VB1b	FI	
Injeção	VB1b	UV-240	
Comprimidos	VB1b	FI	
Maleato de Metissergida	IA1bii		CrV
Comprimidos	VB1b	UV-318	
Maleato de Pirilamina	IA1bii		CrV
Comprimidos	IIIB1	312	
Maleato de Proclorperazina	IA1biii		Poten
Comprimidos	VB1b	UV-254	trifluoperazina
Maleato de Timolol	IA1bii		Poten
Solução Oftálmica	VB1b	UV-295	
Comprimidos	VB1b	UV-295	
e Hidroclorotiazida, Comprimidos	VB1b	UV-295	
Maleato de Trietilperazina	IA1bii		Poten
Injeção	VB1b	UV-265	
Supositórios	VB1b	UV-265	
Comprimidos	VB1b	UV-265	
Mandelato de Metenamina	IB1a		Poten
Comprimidos de Liberação Prolongada	IB1A		Poten
para Suspensão Oral	IB1a		Poten
Suspensão Oral	IB1a		Poten
Comprimidos	IB1a		Poten
Manitol	VB1b	RI	
Injeção	VB1b	RI	
em Cloreto de Sódio, Injeção	IC1iii		ST, FAS
Mazindol	IA1bii		CrV
Comprimidos	VB1b	UV-254	cloridrato de amitriptilina
Mebendazol	IA1bii		Poten
Suspensão Oral	IIIB1	247	
Comprimidos	VB1b	UV-247	
Mebrofenina	IA1a		TB
Meclofenamato Sódico	IA1a		Phth
Cápsulas	IIIB1	336	
Mefenitoína	IIIB1	257	
Comprimidos	VB1b	UV-257	
Mefobarbital	IA1aiii		TP
Comprimidos	IIA		

Lincomicina	VB1b	UV-210	
Cápsulas	VB1b	UV-210	
Injeção	VB1b	UV-210	
Cloridrato	VA2	FID-I	*n*-dotriacontano
Xarope	VB1b	UV-210	
Lindane	IB2aii		FAS
Creme	VA1	FID-I	cloreto de metileno
Loção	VA1	FID-I	cloreto de metileno
Xampu	VA1	FID-I	cloreto de metileno
Liotironina Sódica	VB1b	UV-225	
Comprimidos	VB1b	UV-225	
Liotrix, Comprimidos	VB1b	UV-225	
Lisinopril	VB1b	UV-210	
Comprimidos	VB1b	UV-215	
Loracarbef	VB1b	UV-265	
Cápsulas	VB1b	UV-265	
para Suspensão Oral	VB1b	UV-265	
Lorazepam	IA1biii		Poten
Injeção	VB1b	UV-240	
Concentrado Oral	VB1a	UV-240	
Comprimidos	VB1b	UV-240	
Lovastatina	VB1b	UV-238	
Comprimidos	VB1b	UV-238	
Magaldrato	IA2a		Poten
Suspensão Oral	IA2a		Poten
Comprimidos	IA2a		Poten
e Simeticona, Suspensão Oral	IA2a, IIIC1		Poten
Malathion	VB1b	UV-254	
Loção	VA1	FID-I	parathion
Maleato de Acepromazina	VB1b	UV-280	
Injeção	VB1b	UV-280	
Comprimidos	VB1b	UV-280	
Maleato de Acetofenazina	IA1bii		CrV
Comprimidos	IIIB1	278	
Maleato de Azatadina	IA1bii		CrV
Comprimidos	III1	283	
Maleato de Bromofeniramina	IA1bii		CrV
Elixir	IA1bii		CrV
Injeção	IIIB1	262	
Comprimidos	IIIB1	264	
e Sulfato de Pseudo-efedrina, Xarope	VB1b	UV-254	nafazolina IIC1
Maleato de Carbinoxamina	IA1bii		CrV
Comprimidos	IA1bii		CrV
Maleato de Clorfeniramina	IA1bii		CrV
Cápsulas de Liberação Prolongada	VB1b	UV-261	
Injeção	IIIB1	264	
Xarope	IIIB1	264	
Comprimidos	IIIB1	264	
e Cloridrato de Pseudo-efedrina, Solução Oral	VB1b	UV-261	
Maleato de Dexbromofeniramina	IA1bii		CrV
e Sulfato de Pseudo-efedrina, Solução Oral	VB1b	UV-254	

Meglumina	IA1a		MeR
Melfalan	IB1a		Poten
Comprimidos	VB1b	UV-254	
Menadiona	IC1a		Op
Injeção	IIIA4	635	
Menotropinas	VIH		
para Injeção	VIH		
Meprednisona	IIIB1	238	
Meprobamato	IA1aii		Phth
Suspensão Oral	IA1aii		Phth
Comprimidos	VB1b	UV-200	
Mercaptopurina	IA1aiii		TB
Comprimidos	IIIB1	325	
Mercúrio Amoniado	IA1bi		MeR
Pomada	IIB		
Pomada Oftálmica	IIB		
Mesalamina	VB1b	UV-254	
Cápsulas de Liberação Prolongada	VB1b	UV-240	benzoato de sódio
Suspensão Retal	VB1b	UV-254	
Mesilato de Benztropina	IA1bii		MeR
Injeção	VB1b	UV-259	
Comprimidos	VB1b	UV-259	
Mesilato de Bromocriptina	IA1bii		Poten
Cápsulas	VB1b	UV-300	
Comprimidos	VB1b	UV-300	
Mesilato de Deferoxamina	IIIA4	485	
para Injeção	IIIA4	485	
Mesilato de Diidroergotamina	IIIA4	585	
Injeção	IIIA4	585	
Mesilato de Fentolamina	IA1aiii		Poten
para Injeção	IIIA4	410	
Mesilato de Isoetarina	VB1b	UV-254	
Aerossol Inalado	VB1b	UV-254	
Mesilatos de Ergolóide	VB1b	UV-280	
Cápsulas	VB1b	UV-280	m-cloroaetamilida
Solução Oral	VB1b	UV-280	
Comprimidos	VB1b	UV-280	cloridrato de papaverina
Mespiperona C 11, Injeção	VIE		
Mestranol	IIIA4	547	
Metabissulfito de Potássio	IC2a		ST
Metabissulfito de Sódio	IC2a		ST
Metacresol	IC2c		ST
Metafosfato de Potássio	IA2b		Phth
Metazolamida	VB1b	UV-265	
Comprimidos	VB1b	UV-252	
Metdilazina	IIIB1	252, 275	
Comprimidos	IIIA4	460	
Metenamina	IA2a		MeR
Elixir	IIIA4	570	
Comprimidos	IIIA4	570	
e Fosfato Sódico Monobásico, Comprimidos	IIIA4, IA2b	570	Phth
Meticilina para Injeção	VB1b	UV-225	
Sódica	VB1b	UV-225	
Meticlotiazida	IB1a		EY

Apêndice B—Índice de Ensaio dos Medicamentos Oficiais da USP-NF

MEDICAMENTO	CATEGORIA DE ENSAIO	COMPRIMENTO DE ONDA ANALÍTICO E/OU DETECTOR	INDICADOR OU PADRÃO INTERNO
Comprimidos	IIIB1	268	
Metilbrometo de Homatropina	IA1biii		CrV
Comprimidos	IIIA4	525	
Metilcelulose	VA2	TC-I	tolueno
Solução Oftálmica	IC1lii		ST
Solução Oral	IC1lii		ST
Comprimidos	IIA		
Metilcelulose de Hidroxipropila	VA2	TC-I	tolueno
2208	VA2	TC-I	tolueno
2908	VA2	TC-I	tolueno
2910	VA2	TC-I	tolueno
Solução Oftálmica	IIIA4	635	
Metildopa	IA1bii		CrV
Suspensão Oral	VB1b	UV-280	
Comprimidos	IIIA4	520	
e Clorotiazida, Comprimidos	VB1b	UV-280	
e Hidroclorotiazida, Comprimidos	VB1b	UV-270	
Metilparabeno	IA2b		Poten
Sódico	IC2f		ST
Metilprednisolona	VB1b	UV-254	prednisona
Comprimidos	VB1b	UV-254	prednisona
Metilsulfato de Neostigmina	IA1c		MP
Injeção	IIIA4		
Metiltestosterona	VB1b	UV-241	
Cápsulas	IIIB1	241	
Comprimidos	IIIB1	241	
Metimazol	IA1a		BtB
Comprimidos	IA1a		BtB
Metionina	IA1bii		Poten
C 11, Injeção	VB1b, VIE	UV-254	
Metirapona	IIIB1	260	
Comprimidos	IIIA4	450	
Metirosina	IA1bii		Poten
Cápsulas	IIIB1	274	
Metocarbamol	IIIB1	274	
Injeção	VB1b	UV-274	cafeína
Comprimidos	VB1b	UV-274	cafeína
Metoclopramida, Injeção	VB1b	UV-215	
Solução Oral	VB1b	UV-270	
Metoexital	IIIC1	5,93	
Sódico para Injeção	VA1	FID-I	aprobarbital
Metolazona	IIIB1	343	
Comprimidos	IIIB1	343	
Comprimidos	VB1b	UV-215	
Cloridrato	IA1bii		Poten
Metotrexato	VB1b	UV-302	
Comprimidos	VB1b	UV-302	
Injeção	VB1b	UV-302	
para Injeção	VB1b	UV-302	

MEDICAMENTO	CATEGORIA DE ENSAIO	COMPRIMENTO DE ONDA ANALÍTICO E/OU DETECTOR	INDICADOR OU PADRÃO INTERNO
e Bendroflumetiazida, Comprimidos	VB1b	UV-270	
Nafcilina	VB1b	UV-254	
Cápsulas	VIN1		
para Injeção	VB1b	UV-254	
Injeção	VB1b	UV-254	
para Solução Oral	VIN1		
Comprimidos	VIN1		
Naproxeno	IA1a		Phth
Suspensão Oral	VB1b	UV-254	etilparabeno
Comprimidos	VB1b	UV-254	butirofenona
Naproxeno Sódico	IA1bii		Nb
Comprimidos	VB1b	UV-254	butirofenona
Napsilato de Propoxifeno	IA1bii		CrV
Suspensão Oral	VA1	FID-I	*n*-tricosano
Comprimidos	VA1	FID-I	*n*-tricosano
e Acetaminofen, Comprimidos	VB1b	UV-210, 245	
e Aspirina, Comprimidos	VA1, IIIA4	FID-I, 530	*n*-tricosano
Narasin Granular	VB2b	520	
Pré-misturado	VB2b	520	
Natamicina	VIN1		
Suspensão Oftálmica	VIN1		
Niacina	IIIB1	262	
Injeção	IIIA4	450	
Comprimidos	VB1b	UV-262	
Niacinamida	VB1b	UV-254	
Injeção	IIIA4	450	
Comprimidos	IIIA4	450	
Nicotina	IA1bii		Poten
Sistema Transdérmico	VB1b	UV-260	
Nicotina Poliacrilex	VB1b	UV-254	
Goma	VB1b	UV-254	
Nifedipina	VB1b	UV-235	
Cápsulas	VB1b	UV-235	
Nistatina	VIN1		
Creme	VIN1		
Loção	VIN1		
Pastilhas	VIN		
Pomada	VIN1		
Pó Tópico	VIN1		
Suspensão Oral	VIN1		
para Suspensão Oral	VIN1		
Comprimidos	VIN1		
Supositórios Vaginais	VIN1		
Comprimidos Vaginais	VIN1		
e Iodocloroidroxiquina, Pomada	VIN1, IIIA4	650	
e Acetonida de Triancinolona, Creme	VIN1, VB1b	UV-254	fluoximesterona
Pomada	VIN1, VB1b	UV-254	fluoximesterona
Nitrato de Butoconazol	VB1b	UV-229	
Creme de Nitrato	VB1b	UV-225	1-benzilimidazol

Metotrimeprazina	IA1bii		CrV
Injeção	VB1b	UV-254	
Metoxiflurano	VA1	TC-I	
Metoxsalen	VB1b	UV-254	trioxsalen
Cápsulas	VB1b	UV-254	trioxsalen
Solução Tópica	VB1b	UV-254	trioxsalen
Metronidazol	IA1bii		
Gel	VB1b	UV-254	MaG
Injeção	VB1b	UV-320	Poten
Comprimidos	IA1bii		
Metsuximida	IIIB1	247	
Cápsulas	VB1b	UV-254	
Mezlocilina Sódica	VB1b	UV-210	
para Injeção	VB1b	UV-210	
Miconazol	IA1bii		Nb
Injeção	VB1b	UV-230	
Nitrato, Creme	VA1	FID-I	
Nitrato, Pó Tópico	VA1	FI	colestano
Minoxidil	VB1b	UV-254	medroxiprogesterona
Comprimidos	VB1b	UV-254	medroxiprogesterona
Solução Tópica	VB1b	UV-254	medroxiprogesterona
Miristato de Isopropila	VA1	FID-P	
Mitomicina	VB1b	UV-365	
para Injeção	VB1b	UV-365	
Mitotano	IIIB1	268	
Comprimidos	IIIB1	268	
Molibdato de Amônio	IIB		
Injeção	IIIF1		
Monensina	VB2b	520	
Granulada	VB2b	520	
Pré-misturada	VB2b	520	
Sódica	VB2b	520	
Mono e Diglicerídios	VA1	FID-I	hexadecanoato de hexadecila
Monobenzona	IIIB1	290	
Creme	IIIB1	290	
Monoestearato de Alumínio	IIC		
Monoestearato de Glicerila	VA2	FID-I	hexadecanoato de hexadecila
Monoetanolamina	IA1b		BcG, MeR
Monofluorofosfato de Sódio	IB1d		SAS
Monolaurato de Sorbitan	IIA, IIA		
Monooleato	IIA, IIA		
Monopalmitato	IIA, IIA		
Monoestearato	IIA, IIA		
Mononitrato de Tiamina	VB1b	UV-254	metilbenzoato
Elixir	VB1b	UV-254	metilparabeno
Monossulfato de Guanetidina	IIIA4	500	
Comprimidos	IIIA4	412	
Monotioglicerol	IC1k		ST
Monóxido de Carbono C11	VIE		
Morruato Sódico, Injeção	IA2a		MeO
Moxalactam Dissódico para Injeção	VB1b	UV-254	
Mupirocina	VB1b	UV-229	
Pomada	VB1b	UV-229	
Nadolol	IA1bii		CrV
Comprimidos	VB1b	UV-220	

Nitrato de Econazol	IA1bii		Poten
Nitrato de Pilocarpina	VB1b	UV-220	
Solução Oftálmica	VB1b	UV-220	
Nitrato de Potássio	IA1a		Phth
Solução	IA1a		Phth
Nitrato de Prata	IB1b		FAS
Solução Oftálmica	IB1b		FAS
Espessado	IB1b		FAS
Nitrato de Sulconazol	VB1b	UV-230	
Nitrato Fenilmercúrico	IB1b		FAS
Nitrito de Amila	IIIG1		benzoato de benzila
Inalante	IIIG1		benzoato de benzila
Nitrito de Sódio	IC2e		
Injeção	IC2e		
Nitrofurantoína	VB1b	UV-254	teofilina
Cápsulas	VB1b	UV-254	teofilina
Suspensão Oral	VB1b	UV-254	teofilina
Comprimidos	VB1b	UV-254	teofilina
Nitrofurazona	IIIB1	375	
Creme	IIIB1	375	
Pomada	VB1b	UV-365	
Solução Tópica	VB1b	UV-365	
Nitrogênio	VA1	TC-I	
Nitrogênio a 97 por cento	VA1	TC-I	
Nitroglicerina, Comprimidos	IIIA4	410, 600	
Diluída	VB1b	UV-220	tetranitrato de pentaeritritol
Injeção	VB1b	UV-220	tetranitrato de pentaeritritol
Pomada	VB1b	UV-220	tetranitrato de pentaeritritol
Nitromersol	IB1biii		FAS
Solução Tópica	IB1biii		FAS
Nitroprussiato de Sódio	IB1a		Poten
para Injeção	VB1b	UV-210	
Nizatidina	VB1b	UV-254	
Cápsulas	VB1b	UV-230	fenol
Nonoxinol 9	VB1b	UV-280	
Noretindrona	IIIB1	240	
Comprimidos	IIIB2	380	
e Etinil Estradiol, Comprimidos	IIIB2, IIIE2	375, 556	
e Mestranol, Comprimidos	VB1b	UV-200	
Noretinodrel	IIIB1	240	
Norfloxacina	IA1bii		Poten
Comprimidos	VB1b	UV-275	
Norgestrel	IIIB1	241	
Comprimidos	IIIB2	380	
e Etinil Estradiol, Comprimidos	IIIB1, IIIA4	241, 536	
Noscapina	IA1bii		CrV
Novobiocina Sódica	VIN1		
Cápsulas	VIN1		
Infusão Intramamária	VIN1		
Novobiocina, Creme	VIN1		
Ocitocina	VB1b	UV-220	
Injeção	VB1b	UV-220	
Solução Nasal	VB1b	UV-220	
Octaacetato de Sacarose	IA2b		Phth

Apêndice B—Índice de Ensaio dos Medicamentos Oficiais da USP-NF

MEDICAMENTO	CATEGORIA DE ENSAIO	COMPRIMENTO DE ONDA ANALÍTICO E/OU DETECTOR	INDICADOR OU PADRÃO INTERNO
Octildodecanol	VA1	FID-I	
Ofloxacina	VA1bii		Poten
Oleato de Etila	Nenhuma		
Óleo de Fígado de Bacalhau	VIL		
Óleo de Rícino			
Aromático	VA1	FID-I	bis(2-etil hexil)-ftalato
Emulsão	VA1	FID-I	bis(2-etil hexil)-ftalato
Oleorresina de Capsicum	VB1b	UV-280	
Oleovitamina A e D	VIL		
Cápsulas	VIL		
Omeprazol	VB1b	UV-280	
Ópio	IIIB1	285	
Pó	IIIB1	285	
Tintura	IIIB1	285	
Oxacilina	VB1b	UV-225	
Cápsulas	VB1b	UV-225	
para Injeção	VB1b	UV-225	
Injeção	VB1b	UV-225	
para Solução Oral	VB1b	UV-225	
Oxamniquina	IIIB1	251	
Cápsulas	IIIB1	251	
Oxandrolona	IA2bi		Phth
Comprimidos	VA1	FID-I	*n*-octacosano
Oxazepam	IA1aiii		Poten
Cápsulas	IIIB1	229	
Comprimidos	IIIB1	229	
Oxibenzona	IIIB1	285	
Oxicodona e Acetaminofen,	VB1b	UV-214	
Cápsulas			
Comprimidos	VB1b	UV-280	
Óxido de Magnésio	IA2a		MeO
Cápsulas	ID1a		EBT
Comprimidos	ID1a		EBT
Óxido de Zinco	IA2a		MeO
Pomada	ID1a		EBT
Pasta	IIC		
e Ácido Salicílico, Pasta	IA1aiii		TB, PR
Óxido Férrico	IIC		
Óxido Nitroso	VA1	TC-I	
Oxifenilbutazona	IA1a		Poten
Comprimidos	IIIB1	254	
Oxigênio	VIA		
93 por cento	VIA		
Oximetolona	IIIB1	315	
Comprimidos	IIIB1	315	
Oxitetraciclina	VB1b	UV-254	
Injeção	VB1b	UV-254	
para Injeção	VB1b	UV-254	
Comprimidos	VB1b	UV-254	
e Nistatina, Cápsulas	VIN1		
e Nistatina para	VIN1		
Suspensão Oral			
Oxitetraciclina Cálcica	VIN1		

MEDICAMENTO	CATEGORIA DE ENSAIO	COMPRIMENTO DE ONDA ANALÍTICO E/OU DETECTOR	INDICADOR OU PADRÃO INTERNO
Penicilina G Procaína	VIN2		SPI
e Sulfato de	VIN1		
Diidroestreptomicina,			
Infusão Intramamária			
Infusão Intramamária	VIN1		
Sulfato de	VIN2, VIN1,		bromofeniramina,
Diidroestreptomicina,	VA1, VB1b		beclometasona
Maleato de			
Clorfeniramina e			
Dexametasona,			
Suspensão			
Suspensão Injetável	VIN2, VIN1		
e Prednisolona, Suspensão	VIN2, VIN1,	525	
	IIIA2		
Sulfatos de Neomicina e	VIN1, VB1b	UV-254	fluoximesterona
Polimixina B e Acetato			
de Hidrocortisona,			
Suspensão Tópica			
Suspensão Injetável	VIN2		SPI
para Suspensão Injetável	VIN2		SPI
com Estearato de	VIN2		SPI
Alumínio, Suspensão			
Penicilina G Sódica	VB1b	UV-220	
para Injeção	VB1b	UV-220	
Penicilina V	VIN2		SPI
para Suspensão Oral	VIN2		SPI
Comprimidos	VIN2		SPI
Penicilina V Benzatina	VIN2		SPI
Suspensão Oral	VIN2		SPI
Penicilina V Potássica	VIN2		SPI
para Solução Oral	VIN2		SPI
Comprimidos	VIN2		SPI
Pentazocina	IA1bii		CrV
Pentobarbital	IA1aiii		Poten
Elixir	VA1	FID-I	*n*-tricosano
Pentobarbital Sódico	IIIB1	240	
Cápsulas	VA1	FID-I	*n*-tricosano
Injeção	IIA		
Perfenazina	IA1bii		CrV
Injeção	IIIA4	480	
Solução Oral	VB1b	UV-254	
Xarope	IIIA4	480	
Comprimidos	IIIA4	480	
e Cloridrato de	VB1b	UV-254	
Amitriptilina,			
Comprimidos			
Permanganato de Potássio	IC2e		
Peróxido de Benzoíla	IC11ii		SPI
Hidratada			
Gel	VB1b	UV-254	etil benzoato
Loção	VB1b	UV-254	etil benzoato
Peróxido de Carbamida	IC2c		AM
Solução	IC1lii		ST

Suspensão Oral	VIN1		
Oxitrifilina, Comprimidos	VB1b	UV-275	
Oxtrifilina	IB1e		MeB
Comprimidos de Liberação Prolongada	VB1b	UV-275	
Solução Oral	VB1b	UV-275	
Comprimidos, Liberação Prolongada	VB1b	UV-275	
Palmitato de Ascorbila	IC1k		
Palmitato de Cloranfenicol	VB1b	UV-280	
Suspensão Oral	VB1b	UV-280	
Palmitato de Isopropila	VA1	FID-P	
Pamabron	VB1b, IA1b	UV-280	cafeína, MeO
Pamoato de Hidroxizina	VB1b	UV-230	
Cápsulas	VB1b	UV-232	
Suspensão Oral	VB1b	UV-232	
Pamoato de Pirantel	VB1b	UV-288	
Suspensão Oral	VB1b	UV-288	
Pamoato de Pirvínio	IIIA3	505	
Suspensão Oral	IIIA3	505	
Comprimidos	IIIA3	505	
Pancreatina	VIF		
Cápsulas	VIF		
Comprimidos	VIF		
Pancrelipase	VIF		
Cápsulas	VIF		
Cápsulas de Liberação Prolongada	VIF		
Comprimidos	VIF		
Pantenol	IA2aiv		CrV
Pantotenato de Cálcio			
Comprimidos	VIII		
Papaína	VIF		
Comprimidos para Solução Tópica	VIF		
Paraclorofenol	IC2c		ST
Canforado	IIB, IIB		
Pastilhas de Mentol	VA1	FID	anetol
Pectina	IA2b, IA1a		Phth
PEG 3350 e Eletrólitos para Solução Oral	VB1b	RI	
Penicilamina	VB1b	UV-210	
Cápsulas	VB1b	UV-210	
Comprimidos	VB1b	UV-210	
Penicilina G Benzatina	VIN2		SPI
Suspensão Oral	VIN2		SPI
Suspensão Injetável	VIN2		SPI
Comprimidos	VIN2		SPI
e Penicilina G Procaína, Suspensão	VIN2		SPI
Penicilina G Potássica	VB1b	UV-220	
Cápsulas	VIN2		SPI
para Injeção	VIN2		SPI
para Solução Oral	VIN2		SPI
Injeção	VB1b	UV-225	
para Injeção	VB1b	UV-220	
Comprimidos	VIN2		SPI

Comprimidos para Solução Oral	VIN2		SPI
Pilocarpina	VB1b	UV-215	
Sistema Ocular	VB1b	UV-215	
Pimozide	IA1bii		Poten
Comprimidos	VB1b	UV-280	3,4-dimetil-benzofenona
Pindolol	VB1b	UV-219	
Comprimidos	VB1b	UV-254	nortriptilina
Piperacilina	VB1b	UV-220	
Piperacilina Sódica	VB1b	UV-220	
para Injeção	VB1b	UV-220	
Piperazina	IA1bii		Poten
Pirazinamida	IA1c		MeR
Comprimidos	VB1b	UV-270	
Pirimetamina	IA1bii		QR
Comprimidos	IIIB1	273	
Piroxicam	VB1b	UV-254	
Cápsulas	VB1b	UV-254	
Pivalato de Clocortolona	IIIA4	405	
Creme	IIIA4	390	
Pivalato de Desoxicorticosterona	VB1b	UV-254	desoxicorticosterona
Suspensão Injetável	VB1b	UV-254	desoxicorticosterona
Pivalato de Flumetasona	IIIA1	520	
Creme	IIIB2	390	
Plicamicina	VB1b	UV-278	
Injeção	VB1b	UV-278	
para Injeção	VB1b	UV-278	
Podofilum	VIG		
Poliacrilina Potássica	IIID		766
Politiazida	IIIB1	268	
Comprimidos	IIIB1	268	
Poloxaleno	IIIA2		630
Pomada de Butamben e Cloridrato de Tetracaína	VB1b	UV-254	
Pomada Oftálmica Lubrificante Suave	Nenhuma		
Potassa Sulfurada	IIB		
Povidona Iodada	IC11		ST
Pomada	IC11		Poten
Solução de Aerossol Tópico	IC11		Poten
Solução de Limpeza Tópica	IC11		Poten
Solução Tópica	IC11		Poten
Prazepam	IA1bii		CrV
Cápsulas	VB1b	UV-254	
Comprimidos	VB1b	UV-254	
Praziquantel	VB1b	UV-210	
Comprimidos	VB1b	UV-210	
Prednisolona	VB1b	UV-254	betametasona
Creme	IIIA4	410	
Comprimidos	VB1b	UV-254	betametasona
Xarope	VB1b	UV-254	betametasona
Prednisona	VB1a	UV-254	acetanilida
Solução Oral	VB1b	UV-254	
Xarope	VB1b	UV-254	
Comprimidos	VB1a	UV-254	acetanilida

Apêndice B—Índice de Ensaio dos Medicamentos Oficiais da USP-NF

MEDICAMENTO	CATEGORIA DE ENSAIO	COMPRIMENTO DE ONDA ANALÍTICO E/OU DETECTOR	INDICADOR OU PADRÃO INTERNO
Preflubron	VA1bii	FID	
Primidona	IIIB1	257	
Suspensão Oral	VA1	FID-I	androsterona
Comprimidos	IIIB1	257	
Probenecida	VB1b	UV-254	
Comprimidos	IIIB1	257	
e Colchicina, Comprimidos	IIIB1	244, 350	
Probucol	VB1b	UV-242	
Comprimidos	VB1b	UV-242	
Proclorperazina	IA1bii		CrV
Supositórios	IIIB1	254, 278	
Proclorperazina	IA1bii		CrV
Edisilato, Injeção	VB1b	UV-254	
Solução Oral	IIIB1	254, 278	
Xarope	VB2b	UV-254	
Progesterona	VB1b	UV-254	metiltestosterona
Injeção	VB1b	UV-254	metiltestosterona
Sistema Contraceptivo Intra-uterino	IIIB1	241	
Suspensão Injetável	VB1b	UV-254	metiltestosterona
Prolina	IA1bii		CrV
Propano	VA1	TC-I	
Propilenoglicol	VA1	TC-P	
Alginato	IA2bi		Phth
Diacetato	IA2b		Phth
Propilexedrina	IA1b		MeR
Inalante	IA2a		MeR
Propilidona	IC1lii		ST
Suspensão Oleosa Injetável	IC1lii		ST
Propilparabeno	IA2b		BtB
Propilparabeno Sódico	IC2f		ST
Propiltiouracila	IA1ai		BtB
Comprimidos	VB1b	UV-272	
Propionato de Clobetazol	VB1b	UV-240	dipropionato de beclometasona
Creme	VB1b	UV-240	dipropionato de beclometasona
Propionato de Testosterona	IIIA4	380	
Injeção	IIIA4	380	
Propionato Sódico	IA1bii		CrV
Quazepam	IA1B		Poten
Comprimidos	VB1b	UV-254	etilparabeno
Quimotripsina	VIF		
para Suspensão Oftálmica	VIF		
Raclopride C 11, Injeção	VIE		
Rauwolfia Serpentia	IIIA4	390	
Pó	IIIA4	390	
Comprimidos	IIIA4	390	
Reserpina	VB1b	UV-268	
Elixir	IIIA4	390	
Injeção	IIIA4	390	
Comprimidos	VB1b	UV-268	
e Clorotiazida,	IIIE2, IIIB1	292	

MEDICAMENTO	CATEGORIA DE ENSAIO	COMPRIMENTO DE ONDA ANALÍTICO E/OU DETECTOR	INDICADOR OU PADRÃO INTERNO
Comprimidos	IIIE2	505	
Serina	IA1bii		Poten
Sesquicloridrato de Alumínio	ID1a		DT
Solução	ID1a		DT
Polietilenoglicol	ID1a		DT
Propilenoglicol	ID1a		
Silicato de Cálcio	ID1a, IIC		HNB
Silicato de Magnésio	IA2a, IIC		MeO
Silicato de Magnésio e Alumínio	IIIF1	309, 285	
Simeticona	IIIC1	7,9	
Cápsulas	IIIC1	7,9	
Emulsão	IIIC1	7,9	
Suspensão Oral	IIIC1	7,9	
Comprimidos	IIIC1	7,9	
Sinvastatina	VB1b	UV-238	
Comprimidos	VB1b	UV-238	
Soda	ID1a		HNB
Soda de Hidróxido de Bário	VIK		
Solução Alcoólica de Amônia Aromática	IA2a, IA1b		MeR, MeO
Solução Anticoagulante de Citrato de Sódio	IA1bii		Poten
Solução Anticoagulante de Citrato e Dextrose	IIIA4, IA1a, VIC1	425	Phth
Solução Anticoagulante de Heparina	VIF, IB1a		PC
Solução Auditiva de Cloridrato de Fenilefrina, Antipirina e Benzocaína	VB1b	UV-272	
Solução de Cloreto de Índio In 111	VIE		
Solução de Injeção de Pentetatel	VIE		
Injeção de Pentetreotida	VIE		
Injeção de Satumomab Pendetide	VIE		
Solução de Formaldeído	IA2b		BtB
Solução de Hipoclorito de Sódio	IC1lii		ST
Solução de Lavagem de Cateter Heparinizado	VIH, IB1a		PC
Solução de Maltitol	VB1b	RI	
Solução de Octacloridrato de Alumínio e Zircônio	ID1a		DT
Solução de Oxiquinolina e Índio In-111	VIE		
Solução Forte de Amônia	IA2a		MeR
Solução Nasal de Lipressina	VIII		
Solução Oftálmica de Borato de Epinefrila	VIC2		
Solução Tópica	IB1biii		FAS
Solução Tópica de	ID2a, IA2b		DT, Phth

Comprimidos			
Cloridrato de Hidralazina	IIIA4, IIIB1,	390, 271, 510	
e Hidroclorotiazida,	IIIA4		
Comprimidos			
e Hidroclorotiazida,	IIIA4, IIIB1	500, 274	
Comprimidos			
Resorcinol	IC2c		ST
e Loção Sulfurosa	IC1k, VB1b	UV-280	ST, cafeína
Ribavirin	VB1b	UV-207	
para Solução de Inalação	VB1b	UV-207	
Riboflavina	IIIE1	530	
Injeção	IIIE1	530	
Comprimidos	IIIE1	530	
5'-Fosfato de Sódio	IIIE1	530	
Rifabutina	VB1b	UV-254	
Cápsulas	VB1b	UV-254	
Rifampina	VB1b	UV-254	
Cápsulas	VB1b	UV-254	
para Injeção	VB1b	UV-207	
e Isoniazida, Cápsulas	VIN1, IC1h		Poten
Rimexolona	VB1b	UV-242	
Suspensão Oftálmica	VB1b	UV-242	
Rosa Bengala Sódico I131,	IIIA3, VIE	550	
Injeção			
Roxarsona	VB1b	UV-280	
Sacarato de Cálcio	ID1a		HNB
Sacarina	IA1a		Phth
Sacarina Cálcica	IA1ai		Phth
Sacarina Sódica	IA1ai		Phth
Solução Oral	VB1b	UV-257	
Comprimidos	IIIB1	269	
Sais de Reidratação, Oral	VIC1, IIIF1,		
	121a		
Salicilamida	IA1aiii		TB
Salicilato de Fisostigmina	IA1bii		Poten
Injeção	VB1b	UV-254	
Solução Oftálmica	VB1b	UV-254	
Salicilato de Magnésio	IIIB1	296	
Comprimidos	IIIB1	296	
Salicilato de Metila	IA2b		Phth
Salicilato Sódico	IA1bii		CrV
Comprimidos	IA1b		BpB
Salsalato	VB1b	UV-263	
Cápsulas	VB1b	UV-263	
Comprimidos	VB1b	UV-263	
Sargramostim	VIE		
para Injeção	VIE		
Sebacato de Dibutila	VA1	FID-NI	
Secobarbital	IA1aiii		TB
Elixir	VA1	FID-I	butabarbital
Secobarbital Sódico	IIB		
Cápsulas	VA1	FID-I	butabarbital
Injeção	IIIB1	260	
para Injeção	IIB		
e Amobarbital Sódico,	VA1	FID-I	aprobarbital
Cápsulas			
Selenometionina	IA1bii		CrV
Semente de Plantago	Nenhuma		
Senosídeos A e B	IIIE2	505	

Acetato de Alumínio			
Solução Tópica de	ID2a, IA2b		DT, Phth
Subacetato de Alumínio			
Sorbato de Potássio	IA1aii		CrV
Sorbitol	VB1b	RI	
Solução Não-Cristalizante	VB1b	RI	
Solução	VB1b	RI	
Subcarbonato de Bismuto	D1a		XyO
Subgalato de Bismuto	IIC		
Subnitrato de Bismuto	ID1a		XyO
Subsalicilato de Bismuto	ID1a, IIIA4	525	XyO
Succinato de Doxilamina	IA1bii		CrV
Xarope	IIIB1	262	
Comprimidos	VB1b	UV-262	
Succinato de Loxapina	IA1bii		Poten
Cápsulas	VB1b	UV-254	
Succinato Sódico de	IIIB1	276	
Cloranfenicol			
para Injeção	VB1b	UV-275	
Succinato Sódico de	IIIA1	525	
Hidrocortisona			
para Injeção	VB1b	UV-254	fluorometolona
Succinato Sódico de	IIIA1	525	
Metilprednisolona			
para Injeção	VB1a	UV-254	fluorometolona
Succinato Sódico de	IIIA1	525	
Prednisolona para Injeção			
Sucralfato	VB1b	RI	
Comprimidos	VB1b	RI	
Sulbactam Sódico	VB1b	UV-230	
Sulfa Tríplice, Creme Vaginal	VB1b	UV-280	sulfapiridina
Comprimidos Vaginais	VB1b	UV-280	sulfapiridina
Sulfabenzamida	IA1aiii		TB
Sulfacetamida	IC1j		Poten
Sulfacetamida Sódica	IC1j		Poten
Pomada Oftálmica	VB1b	UV-254	
Solução Oftálmica	VB1b	UV-254	
Acetato de Prednisolona,	VB1b	UV-254	noretindrona
Pomada Oftálmica			
e Acetato de Prednisolona,	VB1b	UV-254	
Suspensão Oftálmica			
Sulfaclorpiridazina	VB1b	UV-265	
Sulfadiazina	VB1b	UV-254	
Comprimidos	VB1b	UV-254	
Sulfadiazina de Prata	VB1b	UV-254	
Creme	VB1b	UV-254	sulfamerazina
Sulfadiazina Sódica	IC1j		Poten
Injeção	IC1j		Poten
Sulfadoxina	IC1j		Poten
e Pirimetamina,	VB1b	UV-254	fenacetina
Comprimidos			
Sulfamerazina	IC1j		Poten
Comprimidos	IC1j		SPI
Sulfametazina	IC1j		Poten
Granulada	VB2b	450	
Sulfametizol	IC1j		Poten
Suspensão Oral	IC1j		Poten
Comprimidos	IC1j		Poten
Sulfametoxazol	IC1j		Poten

Apêndice B—Índice de Ensaio dos Medicamentos Oficiais da USP-NF

MEDICAMENTO	CATEGORIA DE ENSAIO	COMPRIMENTO DE ONDA ANALÍTICO E/OU DETECTOR	INDICADOR OU PADRÃO INTERNO
Suspensão Oral	IC1j		Poten
Comprimidos	IC1j		Poten
e Trimetoprim para Injeção	VB1b	UV-254	
e Trimetoprim, Suspensão Oral	VB1b	UV-254	
e Trimetoprim, Comprimidos	VB1b	UV-254	
Sulfapiridina	IC1j		Poten
Comprimidos	IC1j		Poten
Sulfaquinoxalina	VB1b	UV-254	
Solução Oral	VB1b	UV-254	
Sulfasalazina	IIIB1	359	
Comprimidos de Liberação Prolongada	IIIB1	359	
Comprimidos	IIIB1	359	
Sulfatiazol	IC1j		Poten
Sulfato Cúprico	IC1iii		ST
Injeção	IIIF1	324,8	
Sulfato de Albuterol	IA1bii		OrB
Sulfato de Alumínio	ID2a		DT
e Acetato de Cálcio, Comprimidos para Solução Tópica	ID1a		DT, EBT
Sulfato de Amicacina	VB2b	UV-340	
Injeção de Sulfato	VB2b	UV-340	
Sulfato de Anfetamina	IIIB3	257, 280	
Comprimidos	IIIB3	257, 280	
Sulfato de Atropina	IA1bii		Poten
Injeção	VB1b	UV-218	
Pomada Oftálmica	VA1	TC-I	bromidrato de homatropina
Solução Oftálmica	VA1	TC-I	bromidrato de homatropina
Comprimidos	VA1	TC-I	bromidrato de homatropina
Sulfato de Bário	IIB		
Sulfato de Bleomicina	VIN1		
para Injeção	VIN		
Sulfato de Cálcio	ID1a		HNB
Sulfato de Capreomicina	VIN		
para Injeção	VIN		
Sulfato de Codeína	IA1bii		Poten
Comprimidos	IA2a		MeR
Sulfato de Colistina	VIN1		
para Suspensão Oral	VIN1		
e Sulfato de Neomicina e Acetato de Hidrocortisona, Suspensão Auditiva	VIN1, IIIA4	410	
Sulfato de Dextroanfetamina	IA1bii		Poten
Cápsulas	VB1b	UV-254	
Elixir	IIIB1	257, 280	
Comprimidos	VB1b	UV-254	

MEDICAMENTO	CATEGORIA DE ENSAIO	COMPRIMENTO DE ONDA ANALÍTICO E/OU DETECTOR	INDICADOR OU PADRÃO INTERNO
Sulfato de Metaproterenol	VB1b	UV-278	
Aerossol de Inalação	IIIB1	276	
Solução de Inalação	VB1b	UV-278	
Xarope	VB1b	UV-278	
Comprimidos	VB1b	UV-278	
Sulfato de Morfina	VB1b	UV-284	
Injeção	VB1b	UV-284	
Sulfato de Neomicina	VIN1		
Dose Única	VIN		
Creme	VIN1		
Pomada	VIN1		
Pomada Oftálmica	VIN1		
Solução Oral	VIN1		
para Injeção	VIN1		
Comprimidos	VIN1		
e Bacitracina, Pomada	VIN1		
e Bacitracina Zíncica, Pomada	VIN1		
e Fosfato Sódico de Dexametasona, Creme	VIN1, IIIA1	525	
e Fosfato Sódico de Dexametasona, Pomada Oftálmica	VIN1, IIIA1	525	
e Fosfato Sódico de Dexametasona, Solução Oftálmica	VIN1, VB1b	525, UV-254	
e Acetonida de Fluocinolona, Creme	VIN1, VB1b	UV-238	
e Fluorometolona, Pomada	VIN1, VB1b	UV-254	fluoximesterona
e Flurandrenolida, Creme	VIN1, VB1b	UV-240	
e Flurandrenolida, Pomada	VIN1, VB1b	UV-240	
e Gramicidina, Pomada	VIN1		
e Hidrocortisona, Creme	VIN1, VB1b	UV-254	
e Hidrocortisona, Pomada	VIN1, VB1b	UV-254	
e Acetato de Hidrocortisona, Creme	VIN1, VB1b	UV-254	fluoximesterona
e Acetato de Hidrocortisona, Pomada	VIN1, VB1b	UV-254	fluoximesterona
e Acetato de Hidrocortisona, Pomada Oftálmica	VIN1, VB1b	UV-254	fluoximesterona
e Acetato de Hidrocortisona, Suspensão Oftálmica	VIN1, VB1b	UV-254	fluoximesterona
e Acetato de Metilprednisolona, Creme	VIN1, IIIA1	525	
Sulfato de Neomicina e Acetato de Prednisolona			
Suspensão Oftálmica	VIN1, VB1b	UV-254	betametasona
Pomada	VIN1, VB1b	UV-254	betametasona
Pomada Oftálmica	VIN1, VB1b	UV-254	betametasona
Sulfato de Neomicina e Creme de Acetonido de	VIN1, VB1b	UV-254	fluoximesterona

Sulfato de Efedrina	IA1bii		MeR
Cápsulas	IIIB2	242	
Injeção	IA1bii		MeR
Solução Nasal	IIIB2	242	
Xarope	IIIB2	242	
Comprimidos	IIIB2	242	
e Fenobarbital, Cápsulas	IIIB1, 2	240, 242	
Sulfato de Estreptomicina	VIN1		
para Injeção	VIN1		
Sulfato de Fenelzina	IC2f		ST
Comprimidos	VB2b	UV-254	
Sulfato de Fisostigmina	IA1bii		Poten
Pomada Oftálmica	VB1b	UV-254	
Sulfato de Gentamicina	VIN1		
Creme	VIN1		
Injeção	VIN1		
Pomada	VIN1		
Pomada Oftálmica	VIN1		
Solução Oftálmica	VIN1		
e Acetato de Betametasona, Solução Oftálmica	VIN1, VB1b	UV-254	*o*-fenil-fenol
e Valerato de Betametasona, Pomada	VIN1, VB1b	UV-254	dipropionato de beclometasona
e Valerato de Betametasona, Solução Auditiva	VIN1, VB1b	UV-254	dipropionato de beclometasona
e Valerato de Betametasona, Solução Tópica	VIN1, VB1b	UV-254	dipropionato de beclometasona
e Acetato de Prednisolona, Suspensão Oftálmica	VIN1, VB1b	UV-254	
e Acetato de Prednisolona, Pomada Oftálmica	VIN1, VB1b	UV-254	acetato de fluorometolona
Sulfato de Guanadrel	VB1b	RI	etilparabeno
Comprimidos	VB1b	Ri	etilparabeno
Sulfato de Hidroxicloroquina	IIIB1	343	
Comprimidos	VB1b	UV-254	
Sulfato de Hiosciamina	IA1bii		Poten
Elixir	VA1	TC-I	bromidrato de homatropina
Injeção	VA1	TC-I	bromidrato de homatropina
Solução Oral	VA1	TC-I	bromidrato de homatropina
Comprimidos	VA1	TC-I	bromidrato de homatropina
Sulfato de Isoproterenol	VB1b	UV-278	
Aerossol de Inalação	IIIA4	530	
Solução de Inalação	VB1b	UV-278	
Sulfato de Magnésio	ID1a		EBT
Injeção	ID1a		EBT
em Dextrose, Injeção	ID1a, VIC		EBT
Sulfato de Manganês	ID1a		EBT
Injeção	IIIF1	279	
Sulfato de Mefentermina	IA1bii		Nb
Injeção	IA1bii		Nb

Triancinolona			
Pomada	VIN1, VB1b	UV-254	fluoximesterona
Sulfato de Neomicina e Fosfato Sódico de Prednisolona, Pomada Oftálmica	VIN1, IIIA1	525	
Sulfato de Neomicina, Gramicidina e Creme de Acetonido de Triancinolona	VIN1, VB1b	UV-254	fluoximesterona
Sulfato de Neomicina, Gramicidina e Pomada de Acetonido de Triancinolona	VIN1, VB1b	UV-254	fluoximesterona
Tiostrepton e Creme de Acetonido de Triancinolona,	VIO		
Pomada	VIO		
Sulfato de Neomicina, Sulfacetamida Sódica e Acetato de Prednisolona, Pomada Oftálmica	VIN1, IC1j, IIIA1525		
Sulfato de Netilmicina	VIN1		
Injeção	VIN1		
Sulfato de Oxiquinolina	IC2f		ST
Sulfato de Paromomicina	VIN1		
Cápsulas	VIN1		
Xarope	VIN1		
Sulfato de Pembutolol	VB1b	UV-271	3,4-dimetil-benzofenona
Comprimidos	VB1b	UV-270	
Sulfato de Polimixina B	VIN1		
para Injeção	VIN1		
e Bacitracina Zíncica, Aerossol Tópico	VIN1		
Pó Tópico	VIN1		
e Hidrocortisona, Solução Auditiva	VIN1, VB1b	UV-254	
Sulfato de Protamina	VIF		
Injeção	VIF		
para Injeção	VIF		
Sulfato de Pseudo-efedrina	IA1bii		Poten
Sulfato de Quinidina	IA1bii		Nb
Cápsulas	VB2b	UV-235	
Comprimidos	VB2b	UV-235	
Comprimidos de Liberação Prolongada	VB2b	UV-232	
Sulfato de Quinina	IA1bii		Nb
Cápsulas	VB2b	UV-235	
Comprimidos	VB2b	UV-235	
Sulfato de Sisomicina	VIN1		
Injeção	VIN1		
Sulfato de Sódio	IIB		
Injeção	IIB		
Sulfato de Terbutalina	VB1b	UV-280	
Injeção	VB1b	UV-280	
Aerossol de Inalação	VB1b	UV-280	
Comprimidos	VB1b	UV-280	

Apêndice B—Índice de Ensaio dos Medicamentos Oficiais da USP-NF

MEDICAMENTO	CATEGORIA DE ENSAIO	COMPRIMENTO DE ONDA ANALÍTICO E/OU DETECTOR	INDICADOR OU PADRÃO INTERNO
Sulfato de Vimblastina	VB1b	UV-262	
para Injeção	VB1b	UV-262	
Sulfato de Vincristina	VB1b	UV-297	
para Injeção	VB1b	UV-297	
Sulfato de Zinco	ID1a		EBT
Injeção	IIIF1	213,8	
Solução Oftálmica	ID1a		PAN
Sulfato Ferroso	IC1a		Op
Solução Oral	IC1a		Op
Xarope	IC1a		Op
Comprimidos	IC1a		Op
Seco	IC1a		Op
Sulfatos de Neomicina e Polimixina B, Solução para Irrigação	VIN1		
Creme	VIN1		
Pomada Oftálmica	VIN1		
Solução Oftálmica	VIN1		
e Bacitracina, Pomada	VIN1		
e Bacitracina, Pomada Oftálmica	VIN1		
Bacitracina e Acetato de Hidrocortisona, Pomada	VIN1, VB1b	UV-254	fluoximesterona
Bacitracina e Acetato de Hidrocortisona, Pomada Oftálmica	VIN1, VB1b	UV-254	fluoximesterona
e Bacitracina Zíncica, Pomada	VIN1		
e Bacitracina Zíncica, Pomada Oftálmica	VIN1		
Bacitracina Zíncica e Hidrocortisona, Pomada Oftálmica	VIN1, VB1b	UV-254	
Bacitracina Zíncica e Hidrocortisona, Suspensão Oftálmica	VIN1, VB1b	UV-254	
Bacitracina Zíncica e Lidocaína, Pomada	VIO		
Bacitracina Zíncica e Lidocaína, Creme	VIO		
e Dexametasona, Pomada Oftálmica	VIN1, VB1b	UV-254	
e Dexametasona, Suspensão Oftálmica	VIN1, VB1b	UV-254	
e Flurandrenolida, Loção	VIN1, VB1b	UV-240	testosterona
e Gramicidina, Creme	VIN1		
e Gramicidina, Solução Oftálmica	VIN1		
e Acetato de Hidrocortisona, Creme	VIN1, VB1b	UV-254	fluoximesterona
e Acetato de Hidrocortisona, Loção	VIN1, VB1b	UV-254	fluoximesterona

MEDICAMENTO	CATEGORIA DE ENSAIO	COMPRIMENTO DE ONDA ANALÍTICO E/OU DETECTOR	INDICADOR OU PADRÃO INTERNO
Injeção	VB1b	UV-280	propilparabeno
Tartarato de Ergotamina	IA1bii		CrV
Aerossol Inalante	IIIA4	546	
Injeção	IIIA4	545	
Comprimidos	VB1b	UV-254	maleato de ergonovina
e Cafeína, Supositórios	VB1b	UV-244, F-239	
e Cafeína, Comprimidos	VB1b	UV-254, F-325	
Tartarato de Fendimetrazina	IA1bii		CrV
Cápsulas	VB1b	UV-256	salicilamida
Comprimidos	VB1b	UV-256	salicilamida
Tartarato de Levorfanol	IA1bii		MeR
Injeção	IA1bii		MeR
Comprimidos	IA1bii		MeR
Tartarato de Metoprolol	IA1bii		Poten
Injeção	VB1b	UV-254	
Comprimidos	VB1b	UV-254	
Tartarato de Metoprolol e Hidroclorotiazida,	VB1b	UV-254, 270	oxiprenolol, sulfanilamida
Comprimidos			Poten
Tartarato de Trimeprazina	VB1b	UV-254	
Xarope	VB1b	UV-254	
Comprimidos	VB1b	UV-254	
Tartarato Sódico de Potássio	IA2aii		MeB
Tebutato de Prednisolona	VB1a	UV-254	
Suspensão Injetável	IIIB1	254	
Tecnécio Tc 99m (Todos)	VIE		
Temazepam	VB1b	UV-220	
Cápsulas	VB1b	UV-254	benzofenona
Teofilina	VB1b	UV-280	teobromina
Cápsulas, Liberação Prolongada	VB1b	UV-280	teobromina
em Dextrose, Injeção	VB1b, VIC1	UV-280	teobromina
Comprimidos	VB1b	UV-280	teobromina
Cloridrato de Efedrina e Fenobarbital, Comprimidos	VB1b	UV-241	butabarbital sódico
e Guaiafenesina, Cápsulas	VB1b	UV-280	cafeína
e Guaiafenesina, Solução Oral	VB1b	UV-280	
Tereftalato de Oxicodona	VB1b	UV-280	etilparabeno
Terfenadina	IA1bii		Poten
Comprimidos	VB1b	UV-235	
Testolactona	IIIA4	415	
Comprimidos	IIIA4	415	
Testosterona	IIIB1	241	
Suspensão Injetável	IIIB1	241	
Tetracaína	IC1j		SPI
Pomada	IIIB1	310	
Pomada Oftálmica	IIIB1	310	
e Mentol, Pomada	VA1, IIIB1	FID-I, 310	1-decanol
Tetraciclina	VB1b	UV-280	
Dose Única	VIN1		
Suspensão Oral	VB1b	UV-280	

e Hidrocortisona, Suspensão Oftálmica	VIN1, VB1b	UV-254	
e Hidrocortisona, Solução Auditiva	VIN1, VB1b	UV-254	
e Hidrocortisona, Suspensão Auditiva	VIN1, VB1b	UV-254	
Bacitracina e Lidocaína, Pomada	VIN1, VB1b	UV-230	
Sulfeto de Selênio	IC1lii		ST
Loção	IC1lii		ST
Sulfimpirazona	IA1a		Phth
Cápsulas	VB1b	UV-235	ácido benzóico
Comprimidos	VB1b	UV-235	ácido benzóico
Sulfisoxazol	IA1aiii		TB
Comprimidos	IA1aiii		TB
Sulfisoxazol Acetil	IC1j		Poten
Suspensão Oral	IC1j		Poten
Sulfisoxazol Diolamina	IA1aiii		TB
Injeção	IA1aiii		TB
Pomada Oftálmica	IIA4	540	
Solução Oftálmica	IA1aiii		TB
Sulfonato de Poliestireno Sódico, Suspensão	VB1b	RI	
Sulfossalicilato de Meclociclina	VB1b	UV-340	
Creme	VB1b	UV-340	
Sulindac	IA1a		Poten
Comprimidos	VB1a	UV-332	
Suprofen	VB1b	UV-254	
Solução Oftálmica	VB1b	UV-254	
Suspensão de Sulfato de Bário	IIB		
para Suspensão	IIB		
Suspensão Oral de Alumina e Magnésia	ID2a, ID1a		DT, EBT
Comprimidos	ID2a, ID1a		DT, EBT
Suspensão Oral de Alumina e Trissilicato de Magnésio	ID2a, ID1a		DT, EBT
Comprimidos	ID2a, IIIF1		DT
Suspensão Oral de Alumina, Magnésia e Carbonato de Cálcio	ID2a, ID1a, ID1a		DT, EBT, HNB
Comprimidos	ID2a, ID1a, ID1a		DT, EBT, HNB
Suspensão Oral de Alumina, Magnésia e Simeticona	IC2b, ID1a, IIIC1		DT, EBT
Comprimidos	IC2b, ID1a, IIIC1		DT, EBT
Suspensão Oral de Magnésia e Alumina	ID1a, ID2b		EBT, DT
Comprimidos	ID1a, ID2b		EBT, DT
Sutilains	VIF		
Pomada	VIF		
Tartarato de Antimônio Potássico	IC1k		ST
Tartarato de Antimônio Sódico	IC1k		ST
Tartarato de Butorfanol	IA1bii		CrV

Tetranitrato de Pentaeritritol Diluído	IIIA4	409	
Comprimidos	IIIA4	409	
Tetranitrila de Eritritila,	IIIA4	405	
Comprimidos Diluídos	IIIA4	405	
Tiabendazol	IA1biii		CrV
Suspensão Oral	VB1b	UV-254	
Comprimidos	VB1b	UV-254	
Tiacetarsamida	VB1b	UV-232	
Injeção Sódica	VB1b	UV-232	
Tiamilal	VB1b	UV-289	
Tiamilal Sódico para Injeção	VB1b	UV-289	
Ticarcilina Dissódica	VB1b	UV-220	
para Injeção	VB1b	UV-220	
e Ácido Clavulânico, Injeção	VB1b	UV-220	
e Ácido Clavulânico para Injeção	VB1b	UV-220	
Ticarcilina Monossódica	VB1b	UV-220	
Tiletamina e Zolazepam para Injeção	VA1	FID	tetrafeniletileno
Tilmicosina	VB1b	UV-280	
Injeção	VB1b	UV-280	
Tilosina	VIN		
Granulada	VIN		
Timerosal	IIIF1	254	
Aerossol Tópico	IIIF1	254	
Solução Tópica	IIIF1	254	
Tintura	IIIF1	254	
Timol	IC1h		MeO
Tioconazol	VB1b	UV-219	
Creme	VB1b	UV-219	
Tioguanina	IIIB1	348	
Comprimidos	IIIB1	348	
Tiomalato Sódico de Ouro	IIC		
Injeção	IIC		
Tiopental Sódico	IIIB1	304	
para Injeção	IIIB1	304	
Tioridazina	IA1bii		Poten
Suspensão Oral	IIIB1	265	
Tiossulfato de Sódio	IC1k		ST
Injeção	IC1k		ST
Tiostrepton	VB1b	UV-254	benzofenona
Tiotepa	VB1b	UV-215	
para Injeção	IIIC1	10,75	
Tiotixeno	VB1b	UV-254	
Cápsulas	VB1b	UV-254	
Tireóide	VB1b	UV-230	
Comprimidos	VB1b	UV-230	
Tiropanoato Sódico	IB1a		TBPE
Cápsulas	IIIB1	237	
Tirosina	IA1bii		Poten
Tirotricina	VIN1		
Tobramicina	VB2b	UV-365	
Injeção	VIN1		
para Injeção	VIN1		
Pomada Oftálmica	VB2b	UV-365	
Solução Oftálmica	VB2b	UV-365	
e Dexametasona,	VB2b, VB1b	UV-365, 206	

Apêndice B—Índice de Ensaio dos Medicamentos Oficiais da USP-NF

MEDICAMENTO	CATEGORIA DE ENSAIO	COMPRIMENTO DE ONDA ANALÍTICO E/OU DETECTOR	INDICADOR OU PADRÃO INTERNO
Pomada Oftálmica			
e Dexametasona,	VIN1, VB1b	UV-254	
Suspensão Oftálmica			
e Acetato de Fluoro-	VB2b	UV-365	
metolona, Suspensão			
Oftálmica			
Estéril	VB2b	UV-365	
Tocoferóis, Excipiente	VA1	FID-I	hexadecil hexadecanoato
Tolazamida	VB1a	UV-254	tolbutamida
Comprimidos	VB1a	UV-254	tolbutamida
Tolbutamida	VB1a	UV-254	tolazamida
Comprimidos	VB1a	UV-254	tolazamida
Tolbutamida Sódica	VB1a	UV-254	tolazamida
para Injeção			
Tolmetina Sódica	IA1bii		Poten
Cápsulas	VB1b	UV-254	
Comprimidos	VB1b	UV-254	
Tolnaftato	IIIB1	258	
Pó para Aerossol Tópico	VB1b	UV-254	progesterona
Creme	IIIB1	258	
Gel	IIIB1	258	
Pó Tópico	VB1b	UV-254	progesterona
Solução Tópica	IIIB1	258	
Tosilato de Bretílio	IA1bii		CrV
Injeção	VB1b	UV-220	
em Injeção de Glicose	VB1e, IIIC	UV-220	
Treonina	IA1bii		Poten
Tretinoína	IA1aiii		TB
Creme	VB1b	UV-365	
Gel	IIIB1	365	
Solução Tópica	IIIB1	352	
Triacetina	IA2bi		Phth
Triancinolona	VB1b	UV-254	hidrocortisona
Comprimidos	VB1b	UV-254	hidrocortisona
Triantereno	IA1bii		Poten
Cápsulas	VB1b	UV-280	
e Hidroclorotiazida,	VB1b	UV-280	
Cápsulas			
e Hidroclorotiazida,	VB1b	UV-280	
Comprimidos			
Triazolam	VB1b	UV-254	alprazolam
Comprimidos	VB1b	UV-254	alprazolam
Tricitratos, Solução Oral	IA1a, b, IIID	766	Phth
Triclorfon	IB1a		Poten
Triclormetiazida	VB1b	UV-254	
Comprimidos	VB1b	UV-254	metilparabeno
Tricloromonofluorometano	VA1	FID	
Triclosan	VA1	FID	
Triflupromazina	IA1bii		CrV
Suspensão Oral	IIIB1	255	
Trifluridina	VB1b	UV-254	
Triiodeto de Galamina	VB1b	UV-200	
Injeção	VB1b	UV-200	

MEDICAMENTO	CATEGORIA DE ENSAIO	COMPRIMENTO DE ONDA ANALÍTICO E/OU DETECTOR	INDICADOR OU PADRÃO INTERNO
Ursodiol	VB1b	RI	epiandrosterona
Cápsulas	VB1b	RI	epiandrosterona
Vacina da Peste	Nenhuma		
Vacina para o Vírus Influenza	Nenhuma		
Vacina Polissacarídica			
Meningocócica			
Grupo A	Nenhuma		
Grupo B	Nenhuma		
Grupo C	Nenhuma		
Grupos A e B Combinados	Nenhuma		
Valerato de Betametasona	VB1b	UV-254	dipropionato de beclometasona
Creme	VB1b	UV-254	dipropionato de beclometasona
Loção	VB1b	UV-254	dipropionato de beclometasona
Pomada	VB1b	UV-254	dipropionato de beclometasona
Valerato de Estradiol	VB1b	UV-280	benzoato de testosterona
Injeção	VB1b	UV-280	benzoato de testosterona
Valerato de Hidrocortisona	VB1b	UV-254	etil benzoato
Creme	VB1b	UV-254	etil benzoato
Valina	IA1bii		Poten
Vancomicina	VIN1		
Cápsulas	VIN1		
para Injeção	VIN1		
para Solução Oral	VIN1		
Cloridrato	VIN1		
Vanilina	IIIB1	308	
Vasopressina	VB1b	UV-220	
Verde de Indocianina	IIIA3	785	
para Injeção	IIIA3	785	
Vidarabina	VB1b	UV-262	
Concentrado para Injeção	VB1b	UV-254	
Pomada Oftálmica	VB1b	UV-254	
Violeta de Genciana	IC2d		FAS
Creme	IIIA3	435	
Solução Tópica	IC2d		FAS
Vitamina A	VIL		
Cápsulas	VIL		
Vitamina E	VA1	FID-I	hexadecanoato de hexadecila
Preparação	VA1	FID-I	hexadecanoato de hexadecila
Cápsulas	VA1	FID-I	hexadecanoato de hexadecila
Vitaminas Hidrossolúveis	VIL		
com Minerais, Cápsulas			
Vitaminas Hidrossolúveis	VIL		
com Minerais,			
Comprimidos			

Trikates, Solução Oral	IIIF1	766,5	
Trimetadiona	VA1	FID-I	1-decanol
Cápsulas	VA1	TC-I	cicloexanol
Solução Oral	VA1	TC-I	cicloexanol
Comprimidos	VA1	TC-I	cicloexanol
Trimetoprim	IA1bii		Poten
Comprimidos	VB1b	UV-254	
Trioxsaleno	VB1b	UV-254	
Comprimidos	IIIB1	252	
Tripsina Cristalizada	VIF		
para Aerossol de Inalação	VIF		
Triptofano	IA1bii		Poten
Trissilicato de Magnésio	IA2a		MeO
Comprimidos	ID1a		EBT
Trissulfapirimidinas,	VB1b	UV-254	
Suspensão Oral			
Comprimidos	VB1b	UV-254	
Trolamina	IA1b		MeR
Troleandomicina	VIN1		
Cápsulas	VIN1		
Suspensão Oral	VIN1		
Trometamina	IA1b		BcP
para Injeção	IA1b		BcP
Tropicamida	IA1bii		CrV
Solução Oftálmica	IIIB1	253	
Undecilenato de Cálcio	IA2a		MeO
Undecilenato de Zinco	IA2a		MeO
Uréia para Injeção	IA1c		MrB
Vitaminas Lipossolúveis	VIL		
e Hidrossolúveis			
Cápsulas			
Comprimidos	VIL		
com Minerais, Cápsulas	VIL		
com Minerais, Comprimidos	VIL		
Vitaminas Lipossolúveis,	VIL		
Cápsulas			
Vitaminas Lipossolúveis,	VIL		
Comprimidos			
Warfarin Sódico	VB1b	UV-280	propilparabeno
para Injeção	VB1b	UV-280	propilparabeno
Comprimidos	VB1b	UV-280	propilparabeno
O 15, Injeção	VIE		
Xantham Gum	IA2b		Phth
Xarope de Glubionato	ID1a		HNB
de Cálcio			
Xenônio Xe 127	VIE		
Xenônio Xe 133	VIE		
Injeção	VIE		
Xilitol	VA1		eritritol
Xilose	IIIA4	520	
Zalcitabina	VB1b	UV-270	
Comprimidos	VB1b	UV-280	
Zidovudina	VB1b	UV-265	
Cápsulas	VB1b	UV-265	
Injeção	VB1b	UV-265	
Solução Oral	VB1b	UV-265	

CAPÍTULO **31**

Testes Biológicos

Gail G Snitkoff, PhD
Associate Professor
Division of Basic and Pharmaceutical Sciences
Albany College of Pharmacy
Albany, NY 12208

O teste biológico inclui o ensaio quantitativo das drogas por meio de métodos biológicos, bem como pela aplicação de testes biológicos qualitativos. Esse tipo de avaliação usa animais íntegros, preparados à base de animais, células e tecidos vivos isolados, ou microrganismos.

As experiências práticas da Farmacopéia dos Estados Unidos (USP, *United States Pharmacopeia*) fornecem um bom índice do estado dos testes biológicos. Atualmente, a tendência é usar cada vez menos animais tanto nas pesquisas como nos testes biológicos, dando preferência a métodos alternativos como células e microrganismos em cultura. A diminuição do uso de animais pode ser observada pela diminuição da exigência de testes com animais pela USP, como se vê em suas monografias. Além disso, os testes biológicos são uma exigência para materiais plásticos que serão usados como recipientes ou fechos de formulações oftálmicas e parenterais ou que serão usados como implantes, dispositivos ou outros sistemas correlatos. Sempre que possível, procedimentos *in vitro* devem ser usados para complementar ou substituir os testes *in vivo* na avaliação da conveniência dos materiais plásticos.

A maioria dos agentes terapêuticos atualmente disponíveis é formada por substâncias de composição química conhecida que podem ser testadas por análises quantitativas químicas ou físicas. Entretanto, há um número limitado de drogas úteis que não podem ser analisadas de forma satisfatória por meios químicos ou físicos. Essas drogas, de origem essencialmente natural, são testadas por meio de métodos biológicos. Os procedimentos de padronização biológica são, em geral, menos precisos, são mais demorados e têm um custo maior do que os meios químicos de análise; por isso, são geralmente reservados para as seguintes situações:

1. Se a identidade química do princípio ativo não tiver sido completamente elucidada.
2. Se não houve o planejamento de um ensaio químico adequado para o princípio ativo, embora sua estrutura química já tenha sido estabelecida (p. ex., a insulina).
3. Se a droga é composta por uma mistura complexa de substâncias de estruturas e atividades variadas (p. ex., digitálicos, hipófise posterior).
4. Se a purificação da droga bruta, suficiente para a realização de um ensaio químico, não for possível nem prática (p. ex., a separação da vitamina D de certos óleos irradiados).
5. Se o ensaio químico não tiver indicação válida de atividade biológica, em decorrência, por exemplo, da falta de diferenciação entre isômeros ativos e inativos.

Existem várias situações nas quais determinados fatores, como especificidade, sensibilidade ou praticidade, tornam obrigatório o uso de um ensaio biológico em vez de um procedimento de análise químico.

Um ensaio químico determina quantitativamente a porção de um composto específico ou da porção estrutural presente em determinada amostra. Assim que a concentração é determinada, faz-se uma hipótese em relação à atividade biológica da amostra. O ensaio biológico, por outro lado, mede a atividade biológica real de determinada amostra, que pode representar a soma algébrica da interação de vários fatores químicos e físico-químicos. Por exemplo, os dados obtidos de um ensaio químico não informam qual a contribuição para a atividade biológica final de traços de substâncias que não influenciam a análise química. Essas substâncias podem produzir variações qualitativas na atividade biológica que podem ser responsáveis por efeitos colaterais inesperados ou reações tóxicas. Além disso, as influências amplificadoras ou inibitórias das variações do estado físico do princípio ativo não se refletem nos resultados de um ensaio químico. A segurança, a eficácia e a confiabilidade da dose das drogas dependem de padronização, e os ensaios biológicos devem ser empregados em algumas situações, mesmo quando as identidades químicas dos princípios ativos dos preparados são conhecidas.

TESTES COM ANIMAIS

Como os animais são um importante fator *desconhecido* na maioria dos ensaios biológicos, fica evidente a necessidade de uma seleção conveniente e cuidadosa. A maioria dos laboratórios busca uma fonte confiável de animais que possam suprir suas necessidades, a partir de colônias mantidas justamente com esse objetivo. Em qualquer teste, o ideal é usar animais de uma única linhagem. Na verdade, os bioanalistas podem adotar uma linhagem em particular para qualquer trabalho de determinado tipo. Dessa forma, ganha-se experiência que é beneficiada no que se refere às variações normais que podem ser esperadas. Para alguns tipos de ensaio, é preciso empregar animais de um sexo específico (p. ex., testes estrogênicos); em outros tipos de ensaio, podem-se empregar os dois sexos, mas não se deve omitir o efeito que o sexo possa produzir na resposta. O crescimento do rato macho, por exemplo, é mais rápido do que o da fêmea; dessa forma, deve-se evitar o uso indiscriminado de machos e fêmeas num teste de crescimento que usa ratos. As diferenças na resposta dos sexos podem se estender para outras categorias, como a resposta a materiais tóxicos. Os animais usados nesses ensaios biológicos devem ser manuseados de acordo com parâmetros dos National Institutes of Health (NIH).[1]

PROCEDIMENTOS PARA O BIOENSAIO

Os bioensaios são realizados determinando-se a quantidade necessária de um preparado de potência desconhecida para produzir um efeito definido em animais ou órgãos adequados ao teste, em condições padronizadas.

PADRÕES DE REFERÊNCIA

Em certos procedimentos de bioensaio, empregam-se preparados padronizados como fator de referência para minimizar as fontes de erros resultantes da variação dos animais. O princípio do padrão consiste em testar sucessivamente os preparados desconhecidos e os padronizados em dois grupos de animais semelhantes, ou, em alguns casos (p. ex., epinefrina, hipófise posterior) no mesmo animal ou órgão. A quantidade necessária do preparado desconhecido para produzir um efeito igual ao produzido por uma quantidade definida do preparado padronizado será inversamente proporcional às suas potências relativas. A potência do desconhecido, portanto, pode ser expressa em termos de porcentagem da potência do padronizado.

Em algumas análises, é necessário adotar métodos precisos de cálculo da potência baseados em observações dos efeitos relativos, mas não necessariamente iguais. Do mesmo modo, métodos de computação vêm sendo criados para determinar a confiabilidade estatística dos resultados. Esses procedimentos são discutidos no Cap. 12. A seção sobre *Análises e Testes Biológicos* na USP também tece considerações detalhadas sobre os fatores intimamente relacionados com o *Projeto e Análise dos Ensaios Biológicos.*

Os padrões de referência destinados aos ensaios, quando há necessidade de usá-los, podem ser obtidos no endereço USP-NF Reference Standards, 12601 Twinbrook Parkway, Rockville, MD 20852. Eles são padronizados em termos dos padrões internacionais em uso atualmente.

DESVANTAGENS DOS BIOENSAIOS

Os ensaios biológicos deixam muito a desejar em vários aspectos. Embora alguns deles sejam extremamente sensíveis na detecção de pequenas diferenças de concentração, sua precisão quantitativa costuma cair muito abaixo daquela que pode ser obtida com a maioria dos ensaios químicos. As técnicas e interpretações envolvidas podem muitas vezes variar com diferentes operadores, mesmo com as rígidas exigências especificadas pelas publicações oficiais; dessa forma, existe um considerável elemento subjetivo que deve ser levado em conta.

Além disso, o efeito medido nos animais do teste amiúde não é o pretendido para tratar pacientes. A importância dessa discrepância foi minimizada anteriormente, mas recentes estudos mostraram que, quando vários princípios ativos estão presentes numa droga bruta, aqueles que produzem o máximo efeito terapêutico não são necessariamente os efeitos principais responsáveis pela ação medida no ensaio. Como resultado, as amostras que, pelo ensaio, mostraram ter a mesma força podem mostrar potências diferentes quando empregadas clinicamente. Um exemplo dessa situação encontra-se na discussão sobre digital.

CLASSIFICAÇÃO DOS PROCEDIMENTOS PARA BIOENSAIO

Os bioensaios são classificados em três grupos, dependendo de se o efeito produzido for total ou nenhum (como na morte), se muda gradativamente (como na elevação da pressão arterial) ou se é caracterizado pela evolução dentro de um período de tempo determinado (como na resposta curativa da tiamina). Deve-se observar que nos três tipos, com pouquíssimas exceções, os cálculos da potência são baseados nas quantidades das doses necessárias para produzir aproximadamente efeitos iguais, e não na intensidade das respostas. Além disso, *os resultados originados de todos são quantitativos,* já que a potência do desconhecido é expressa em termos do preparado padronizado.

ENSAIOS COM ANIMAIS

Na seção seguinte, serão considerados os procedimentos para ensaio biológico envolvendo o uso de animais intactos, preparados à base de animais ou órgãos ou tecidos isolados de animais que sobreviveram. A apresentação limita-se em grande parte aos princípios gerais e abordagens experimentais básicas envolvidos em cada um dos vários tipos representativos de métodos de ensaio biológico. Para maiores detalhes dos procedimentos oficiais, o leitor deve consultar a monografia dos compêndios correspondentes oficiais.

DROGAS DIGITÁLICAS

O grupo digitálico de drogas inclui a digital (a folha desidratada de *Digitalis purpurea*), usada em pó com fins medicinais na forma de cápsulas ou comprimidos. Esses produtos de origem natural contêm, além dos glicosídios cardioativos *digitoxina* e *gitoxina*, um glicosídio semelhante à saponina, denominado *digitonina*, que é destituído em grande parte dos efeitos cardíacos da digital, e uma mistura complexa de constituintes incluindo digitoflavina, digitofilina, lipídios, carboidratos e outros componentes inespecíficos da planta. Embora sejam semelhantes na estrutura química e na atividade farmacodinâmica, os glicosídios cardioativos diferem distintamente na potência por miligrama, na eficiência da absorção gastrointestinal (GI), na rapidez do início da ação e no tempo de duração da ação. Além disso, há uma considerável variação entre os diferentes lotes da droga no estado bruto, no que se refere ao conteúdo total de glicosídios ativos e à concentração relativa de cada princípio ativo.

Fica claro que os procedimentos para ensaio *químico*, como a determinação dos glicosídios totais ou agliconas totais, não podem medir adequadamente a atividade farmacodinâmica da droga bruta ou do preparado galênico da digital. Essas drogas, compostas de uma mistura complexa de substâncias de estrutura e atividade variadas, devem ser submetidas a um ensaio *biológico*.

O ensaio biológico da digital é baseado na determinação da quantidade de material de teste necessária para causar a morte por parada cardíaca num pombo anestesiado, em relação à quantidade de um preparado padronizado necessária para produzir o mesmo efeito.

Como regra, o ideal é que os parâmetros de um ensaio biológico simulem, o mais aproximadamente possível, as condições geralmente associadas com o uso clínico da droga em questão. Com respeito a essa questão, o procedimento de ensaio biológico atualmente empregado para a digital tem várias desvantagens e limitações. Por exemplo, o preparado a ser analisado é dado por meio de injeções intravenosas fracionadas e intermitentes, enquanto no tratamento feito com pacientes com alterações cardíacas as drogas digitálicas são amiúde administradas oralmente. Portanto, os procedimentos do ensaio não levam em conta as variações na eficácia clínica entre os diferentes membros desse grupo medicinal que pode ser atribuída às diferenças na velocidade e no término da absorção no trato GI. Além disso, o cálculo da potência é baseado na quantidade de droga necessária para produzir a morte do animal do teste em decorrência de parada cardíaca. Assim, o ponto final do ensaio corresponde a um evento tóxico, e não a uma ocorrência terapeuticamente desejável.

Entretanto, pode-se afirmar que os efeitos tóxicos da digital no coração constituem extensões das alterações cardiodinâmicas que são benéficas em certas alterações cardíacas. Pelas limitações do método com o pombo, houve várias tentativas para se desenvolver um procedimento de bioensaio mais satisfatório. Nenhuma das alternativas criadas até o momento apresenta uma vantagem segura sobre o método oficial vigente.

A separação e a identificação dos princípios ativos das drogas no estado bruto dotados de efeitos característicos semelhantes à digital no coração resultaram na viabilidade, para uso terapêutico, de produtos que consistem essencialmente em um único glicosídio cardiotônico relativamente puro. Esses novos membros do grupo digitálico de drogas incluem as substâncias acetildigitoxina, deslanosídio, digoxina e lanatosídio C (todos derivados do *Digitalis lanata*), digitoxina (um constituinte glicosídico tanto da *Digitalis purpurea* como da *Digitalis lanata*) e ouabaína (um glicosídio obtido das sementes da *Strophanthus gratus*). Os preparados que contêm esses glicosídios são analisados quantitativamente por métodos de espectrometria descritos no Cap. 28.

Os procedimentos de ensaio químico permitem a determinação precisa da quantidade de glicosídios presentes em determinada forma farmacêutica. Entretanto, deve-se enfatizar que a resposta às drogas digitálicas varia consideravelmente entre os pacientes cardíacos. Cada paciente deve, portanto, ser submetido a uma avaliação clínica, independentemente de o preparado digitálico que está sendo usado ter sido padronizado por ensaio químico ou biológico.

O ensaio biológico pelo método com pombo é especificado para os seguintes preparados oficiais: *Digital, Digital em Pó, Cápsulas de Digital* e *Comprimidos de Digital*.

INSULINA

A insulina é um hormônio sintetizado e secretado pelas células beta das ilhotas pancreáticas e armazenado em grânulos intracelulares. A insulina humana tem peso molecular de 5807 e é composta de duas cadeias polipeptídicas unidas entre si por pontes dissulfeto. A cadeia A mais curta é composta por 21 aminoácidos, e a cadeia B mais longa é composta por 30 aminoácidos. Nas células beta, a insulina é sintetizada a partir de um precursor composto de uma única cadeia longa chamado de pró-insulina. Por meio de proteólise, 35 aminoácidos (cadeia de conexão) são removidos da pró-insulina, resultando na molécula da insulina composta de duas cadeias.

Embora a estrutura da insulina varie segundo cada espécie, essas variações são mínimas. O peso molecular da insulina bovina é de 5733, e da insulina porcina é de 5777. A maior parte da insulina usada com fins medicinais é a insulina humana preparada por meio de tecnologia que recombina o DNA ou por meio da modificação enzimática da insulina isolada de pâncreas porcino.

A insulina é usada para controlar os níveis sangüíneos da glicose nas pessoas com diabetes melito. O diabetes melito, que resulta da secreção inadequada de insulina pelo pâncreas, caracteriza-se por hiperglicemia, cetoacidose, hiperlipemia, azotúria e cetonemia.

É essencial que haja uma padronização precisa dos preparados à base de insulina porque uma discrepância de cerca de 10% da dose necessária pode resultar em graves reações adversas no paciente diabético. A terapia inadequada de reposição de insulina pode estar associada com o aparecimento de qualquer um dos sintomas característicos do diabetes melito, incluindo cetoacidose e coma diabético; as doses excessivas podem provocar reações acentuadas de hipoglicemia.

Os preparados de insulina são divididos em três categorias: tipo de efeito rápido, intermediário e de longa duração. A Insulina Injetável e a Suspensão de Insulina-Zinco de Efeito Imediato são classificadas como do tipo com efeito rápido, com tempo aproximado de 1 hora para iniciar sua ação. Os preparados de efeito intermediário incluem Suspensão de Insulina Isofane, que tem um tempo para início do efeito de aproximadamente 2 horas. A Suspensão de Insulina Protamina-Zinco e a Suspensão de Insulina-Zinco de Efeito Prolongado são classificadas como preparados de longa duração, com tempo de início de aproximadamente 4 horas.

Existem oito monografias oficiais diferentes com abordagens diversas sobre a padronização da insulina. As monografias sobre a insulina e a insulina injetável especificam com ensaio biológico (coelho) da insulina e o ensaio baseado na cromatografia líquida de alta performance (HPLC), mas usam os resultados do ensaio biológico para a definição da rubrica da potência. O ensaio biológico tem importância porque reflete com precisão a atividade do preparado no paciente diabético. Em resumo, o ensaio é baseado numa comparação entre as potências do preparado desconhecido com as do preparado padronizado quanto à capacidade que apresentam em diminuir o nível de açúcar no sangue de coelhos saudáveis após injeção subcutânea. O ensaio é necessário para a validação de novos preparados de insulina e para a determinação da atividade de análogos da insulina. Deve-se observar que as monografias sobre insulina humana e insulina humana injetável têm apenas um ensaio baseado na cromatografia líquida de alta performance e definem a potência em termos de unidades de insulina humana baseada na cromatografia; entretanto, as duas monografias usam uma especificação de *potência biológica*, o que requer um ensaio biológico cujos resultados não se refletem na declaração da rubrica.

As outras quatro monografias restantes – Suspensão de Insulina Isofane, Suspensão de Insulina Zinco, Suspensão de Insulina Zinco com Efeito Prolongado e Suspensão de Insulina Zinco com Efeito Imediato – não especificam um ensaio, mas definem a potência nas suas declarações de rubrica baseadas nos preparados apropriados de insulina. Entretanto, a monografia sobre a Suspensão de Insulina Isofane requer a especificação *atividade biológica do supernadante*. As oito monografias envolvem a exigência de um teste de *endotoxinas bacterianas*. Os aspectos dessas características sobre insulina estão resumidos no Quadro 31.1.

Os preparados de insulina são submetidos às regulamentações do Federal Food, Drug and Cosmetic (FD&C) Act, que exige o certificado expedido pela Food and Drug Administration (FDA) de cada lote colocado à venda no mercado. Muitos dos testes e critérios empregados pela FDA seguem os testes e critérios especificados pelos compêndios oficiais. Além dos ensaios biológicos, determinados testes químicos e bacteriológicos devem ser realizados para atender as exigências de certificação da FDA. A Lei (particularmente a Seção 506) e as regulamentações nela contidas devem ser consultadas para detalhes específicos sobre os passos a serem seguidos para obter-se essa certificação.

A Insulina Injetável encontra-se disponível na forma de soluções contendo 40, 100 e 500 Unidades USP de Insulina por ml. A Suspensão de Insulina Zinco de Efeito Prolongado, a Suspensão de Insulina Zinco de Efeito Imediato, as Suspensões de Insulina Isofane e de Insulina Zinco fornecem 40, 80 ou 100 unidades/ml. Permite-se uma variação da potência afixada em não mais do que 5%.

GLUCAGON

O glucagon é um hormônio com uma cadeia direta de polipeptídios composta de 29 aminoácidos e com um peso molecular de 3482,78. A estrutura do polipeptídio do glucagon humano é idêntica à estrutura de glucagon bovino ou porcino.

O glucagon, que é sintetizado e secretado pelas células alfa das ilhotas de Langerhans no pâncreas, age aumentando as concentrações de glicose no sangue por meio do estímulo do processo de glicogenólise no fígado. O glucagon aumenta a síntese do monofosfato cíclico de adenosina (AMPc) no fígado, o que por sua vez ativa a fosforilase, a enzima reguladora da taxa da conversão do glicogênio em glicose no fígado. O Glucagon Injetável contém cloridrato de glucagon e um ou mais diluentes desidratados apropriados.

O glucagon é usado para o tratamento de reações hipoglicêmicas agudas, especialmente em pacientes diabéticos com hipoglicemia induzida por insulina. A administração subcutânea, intramuscular ou intravenosa de 1 mg de glucagon permite um rápido aumento na concentração de glicose no sangue. O glucagon também tem um efeito espasmolítico sobre o trato GI e, dessa forma, é usado em investigações radiográficas para relaxar o trato intestinal.

No bioensaio do Glucagon Injetável, gatos anestesiados recebem injeções de glucagon para o teste e do Glucagon Padronizado, em concentrações especificadas, e as subseqüentes elevações da glicose sangüínea são monitoradas durante um intervalo de tempo estabelecido. Nesse procedimento, gatos submetidos a jejum durante 16 horas são anestesiados com um

Quadro 31.1 Resumo dos Procedimentos de Ensaios Biológicos

PRODUTO COMPENDIADO	ATIVIDADE TESTADA	ANIMAL EMPREGADO	VIA DE ADMINISTRAÇÃO DO MATERIAL DO TESTE	PONTO FINAL DO ENSAIO	DOSE	TESTES BIOLÓGICOS ADICIONAIS NECESSÁRIOS
Digitálicos	Cardíaca (ação cardiotônica)	Pombo	Infusão IV	Parada cardíaca (morte)	100 mg equivalem a não menos do que 1 Unidade USP de digitálico	
Insulina injetável	Hipoglicêmica	Coelho	Injeção SC	Redução do nível de glicose no sangue	1 ml equivale a 40, 100 ou 500 Unidades USP de insulina (potência não inferior a 95% e não superior a 105% em relação à potência declarada no rótulo)	Endotoxinas bacterianas
Insulina	Hipoglicêmica	Coelho	Injeção SC	Redução do nível de glicose no sangue	Cada mg tem uma potência biológica não inferior a 26,0 unidades USP de insulina	Endotoxinas bacterianas
Insulina Humana Insulina Humana Injetável	—	—	—	—	—	Potência biológica (usa ensaio de insulina, mas a definição da rubrica usa HPLC) Endotoxinas bacterianas
Suspensão de Insulina Isofane	—	—	—	—	—	Atividade biológica do líquido sobrenadante (usa ensaio de insulina, com modificações) Endotoxinas bacterianas
Glucagon injetável	Hiperglicêmica	Gato (que recebeu injeção IP com glicose 16 horas antes do ensaio)	Injeção IV	Elevação da glicose sangüínea	—	—
Ocitocina injetável Solução nasal de Ocitocina	Atividade vasodepressora em frangos anestesiados como um índice da atividade ocitócica	Frango	Injeção IV intermitente	Redução da pressão arterial	1 ml possui atividade ocitócica equivalente a não menos que 85% e não mais que 120% da atividade declarada no rótulo em Unidades USP de Hipófise Posterior	Atividade pressora – a injeção de ocitocina não deve conter atividade vasopressora em excesso, que é determinada pela elevação da pressão arterial após injeção IV da amostra do teste em ratos pré-tratados com fenoxibenzamina
Vasopressina injetável	Vasopressora	Rato (pré-tratado com fenoxibenzamina)	Injeção IV intermitente	Elevação da pressão arterial	1 ml possui um efeito pressor equivalente a não menos do que 85% e não mais do que 120% do efeito declarado no rótulo em unidades USP de Hipófise Posterior	Atividade ocitócica – a vasopressina injetável não deve conter atividade ocitócica excessiva, que é determinada pela contração do músculo liso uterino isolado de cobaias

Quadro 31.1 Resumo dos Procedimentos de Ensaios Biológicos (cont.)

PRODUTO COMPENDIADO	ATIVIDADE TESTADA	ANIMAL EMPREGADO	VIA DE ADMINISTRAÇÃO DO MATERIAL DO TESTE	PONTO FINAL DO ENSAIO	DOSE	TESTES BIOLÓGICOS ADICIONAIS NECESSÁRIOS
Hipófise posterior injetável	Vasodepressora e vasopressora (Cada mg do Padrão de Referência USP de Hipófise Posterior representa 2,4 unidades USP de atividade ocitócica e 2,1 unidades USP de atividade vasopressora.)	Consulte os ensaios para Ocitocina Injetável e Vasopressina Injetável	—	—	1 ml possui atividade de Hipófise Posterior USP equivalente a não menos do que 85% e não mais do que 120% da atividade ocitócica e da atividade da vasopressina em Unidades USP de Hipófise Posterior declaradas no rótulo	—
Corticotropina injetável Corticotropina injetável de depósito Suspensão estéril de corticotropina hidróxido de zinco Corticotropina para injeção	Estimulação do córtex supra-renal	Ratos hipofisectomizados	Injeção SC	Redução do conteúdo de ácido ascórbico de glândulas supra-renais	—	Atividade da vasopressina – a corticotropina injetável não deve conter atividade vasopressora em excesso, que é determinada pela elevação da pressão arterial após injeção IV da amostra sendo testada, em ratos pré-tratados com fenoxibenzamina (este não é exigido com Suspensão Estéril de Corticotropina Hidróxido de Zinco) Endotoxinas bacterianas
Gonadotropina coriônica Gonadotropina coriônica para injeção	Gônada-estimulante	Ratos fêmeas	Injeção SC diária por 3 dias	Aumento de peso do útero	1 mg equivale a não menos do que 1500 Unidades USP de Gonadotropina Coriônica	Atividade estrogênica – a gonadotropina coriônica não deve conter atividade estrogênica excessiva, que é determinada pelo exame citológico de esfregaço vaginal colhido de ratas ooforectomizadas que receberam injeções SC da amostra a ser testada Endotoxinas bacterianas Toxicidade aguda (determinada pela toxicidade mínima em camundongos que receberam injeção IV com 1000 Unidades USP de Gonadotropina Coriônica)

Quadro 31.1 Resumo dos Procedimentos de Ensaios Biológicos (cont.)

PRODUTO COMPENDIADO	ATIVIDADE TESTADA	ANIMAL EMPREGADO	VIA DE ADMINISTRAÇÃO DO MATERIAL DO TESTE	PONTO FINAL DO ENSAIO	DOSE	TESTES BIOLÓGICOS ADICIONAIS NECESSÁRIOS
Heparina sódica Heparina sódica injetável Solução anticoagulante de heparina Heparina cálcica Heparina cálcica injetável	Anticoagulante	Carneiros	Adição *in vitro* de heparina sódica em plasma sangüíneo	Inibição da formação de coágulo	1 mg equivale a não menos que 140 Unidades USP de heparina quando derivada da mucosa intestinal ou outros tecidos de animais domesticados que servem para alimento	Endotoxinas bacterianas
Solução de Heparina *Lock Flush* Mesilato de diidroergotamina, Heparina sódica e cloridrato de lidocaína injetável	—		—		—	
Sulfato de protamina Sulfato de protamina injetável Sulfato de protamina para injeção	Neutralização da heparina	Carneiros	Adição *in vitro* de sulfato de protamina em plasma sangüíneo contendo quantidades conhecidas de heparina sódica	Redução do tempo de coagulação de plasma heparinizado	1 mg neutraliza não menos do que 100 Unidades USP da atividade da heparina em tecido pulmonar ou não menos do que 100 Unidades USP de heparina derivada da mucosa intestinal	Endotoxinas bacterianas
Óleo de fígado de bacalhau	Anti-raquitismo (vitamina D)	Ratos raquíticos	VO (metade da dose total no dia 1; metade no dia 3 ou no dia 4)	Calcificação da metáfise raquítica do rádio e da tíbia	1 g contém não menos do que 2,125 µg (85 Unidades USP) de vitamina D	1 g também contém não menos que 255 µg (850 Unidades USP) de vitamina A (analisada através de espectrofotometria)

barbitúrico de longa duração e as duas veias femorais ficam expostas para procedimento cirúrgico. As amostras de glucagon são injetadas em uma veia femoral e amostras de sangue são coletadas da veia no lado oposto para determinação do nível de glicose.

Uma hora depois de cada gato receber a injeção com uma quantidade especificada do Glucagon Padronizado, retira-se de cada gato uma primeira amostra de sangue e cada animal é randomizado para avaliações posteriores de acordo com um regime de duas doses segundo a técnica estatística dos quadrados latinos 4 × 4. Os procedimentos específicos empregados nesse bioensaio e o método para cálculo da potência estão detalhados na United States Pharmacopeia/National Formulary (USP-NF).

PARATIREÓIDE

O hormônio da paratireóide é responsável por manter as concentrações extracelulares do íon cálcio constantes no organismo. Os hormônios da paratireóide porcinos, bovinos e humanos consistem em cadeias lineares de polipeptídios compostas de 84 aminoácidos com peso molecular de aproximadamente 9500. Os aminoácidos de número 1 a 27 da porção *N*-terminal do peptídio estão associados com atividade biológica.

O bioensaio da Paratireóide Injetável, encontrado na USP XXI, embora não esteja incluído na USP XXIII, é baseado na medição do aumento do cálcio sérico em cães. Nesse ensaio, os níveis séricos de cálcio são determinados imediatamente antes e 16 a 18 horas depois de uma injeção subcutânea da dose de Paratireóide Injetável. Cada ml de Paratireóide Injetável possui uma potência não inferior a 100 Unidades USP de Paratireóide. Uma unidade USP de Paratireóide representa 1/100 da quantidade de Paratireóide Injetável necessária para elevar em 1 mg o cálcio contido em 100 ml de sangue de cães normais, dentro de 16 a 18 horas depois da administração.

A Paratireóide Injetável não mais se encontra disponível para uso clínico. O hormônio da paratireóide foi usado extensamente para elevar os níveis plasmáticos de cálcio em pacientes com hipocalcemia. Atualmente, pode-se obter o mesmo resultado com a administração de cálcio e/ou vitamina D.

HIPÓFISE POSTERIOR, OCITOCINA E VASOPRESSINA

Extratos do lóbulo posterior da neuro-hipófise, quando injetados em animais suscetíveis, podem exercer uma variedade de efeitos farmacodinâmicos, incluindo a elevação da pressão arterial, a contração dos músculos lisos uterinos (efeito ocitócico), uma maior atividade de reabsorção de água pelos túbulos renais (antidiurese) e ejeção de leite (galactocinesia) nas glândulas mamárias responsáveis pela lactação. Embora não haja um acordo conclusivo sobre o número de hormônios diferentes elaborados pela neuro-hipófise, dois princípios ativos distintos foram isolados a partir de extratos dessa estrutura. São eles a *ocitocina*, que possui basicamente atividades ocitócicas e galactocinéticas, e a *vasopressina*, que mostra principalmente atividades pressora e antidiurética. Esses dois hormônios são nonapeptídios; as seqüências dos aminoácidos dessas frações obtidas a partir de várias espécies de animais foram determinadas e as amidas de nonapeptídios correspondentes foram sintetizadas.

A Injeção da Hipófise Posterior, que é preparada a partir do lóbulo posterior da glândula hipófise de animais domésticos usados como alimentos pelo homem, contém os princípios ocitócicos e vasopressores em quantidades variáveis. Como a ocitocina e a vasopressina se encontram disponíveis numa forma purificada, a Injeção de Hipófise Posterior, que representa uma mistura dos princípios ativos, não é usada com muita freqüência.

A potência da Ocitocina Injetável é determinada monitorando-se as quedas da pressão arterial em frangos anestesiados após administração intravenosa da Injeção de Ocitocina. A atividade vasodepressora da amostra é comparada com a atividade observada de um preparado de Hipófise Posterior Padronizada USP. Cada miligrama do preparado padronizado contém 2,4 Unidades USP de Hipófise Posterior de atividade ocitócica. A Solução Nasal de Ocitocina, avaliada pelo mesmo método biológico da Injeção, encontra-se disponível para uso como um estimulante da lactação.

Atualmente, todos os preparados de ocitocina disponíveis no mercado são preparados sinteticamente. A Injeção de Ocitocina para administração intravenosa ou intramuscular contém 10 unidades USP de Hipófise Posterior por mililitro. A Ocitocina Injetável é usada para induzir o trabalho de parto, controlar a hemorragia uterina pós-parto e tratar o aborto incompleto.

A vasopressina, também conhecida como hormônio antidiurético, exerce atividade antidiurética e é um potente vasopressor. A Injeção de Vasopressina é preparada pela extração do lóbulo posterior da glândula hipófise de animais domésticos ou por síntese. A potência da Injeção de Vasopressina é determinada monitorando-se as elevações da pressão arterial em ratos machos após sua administração intravenosa. As elevações da pressão arterial são monitoradas e comparadas com os índices obtidos com a Injeção de Vasopressina, para determinar a potência da amostra do ensaio em relação a um Padrão de Referência USP de Hipófise Posterior. Em relação à unidade, a atividade antidiurética da Vasopressina é idêntica à atividade pressora.

A Injeção de Vasopressina contém 20 Unidades USP e não mais do que 1,2 Unidade USP de atividade ocitócica da Hipófise Posterior por mililitro de solução. O Tanato de Vasopressina encontra-se disponível no mercado e é usado para prevenir ou controlar os sintomas e complicações do diabetes insípido causados pela deficiência do hormônio antidiurético endógeno.

CORTICOTROPINA

A corticotropina (ou ACTH, hormônio adrenocorticotrópico) é um hormônio polipeptídico sintetizado e secretado pelos basófilos da adeno-hipófise. Esse hormônio é um polipeptídio com cadeia linear composta de 39 aminoácidos. A corticotropina estimula a liberação do cortisol, da corticosterona e da aldosterona pelo córtex supra-renal. A estimulação da eminência média do hipotálamo causa a liberação de um polipeptídio chamado fator de liberação da corticotropina (CRF) no sistema circulatório. O CRF estimula a liberação de corticotropina pela adeno-hipófise. Os corticosteróides endógenos influenciam a secreção de corticotropina através de um efeito de *feedback* negativo. O aumento dos níveis circulantes de corticosteróides exerce uma influência negativa sobre a adeno-hipófise e diminui a secreção de corticotropina.

A Injeção de Corticotropina é uma solução estéril do hormônio polipeptídico obtido das glândulas hipófises de mamíferos usados para alimentos. Possui a capacidade de estimular a liberação de corticosteróides pelo córtex supra-renal. A Corticotropina para Injeção é o material estéril e desidratado do hormônio polipeptídico e posto em solução com diluentes adequados, substância neutralizadora do meio e um agente antimicrobiano. A Injeção de Corticotropina e a Corticotropina para Injeção podem ser administradas pelas vias subcutânea, intramuscular e intravenosa. A Injeção de Corticotropina de Depósito é a corticotropina numa solução de gel parcialmente hidrolisado para uso subcutâneo e intramuscular. A Suspensão Estéril de Corticotropina-Hidróxido de Zinco é uma suspensão de corticotropina adsorvida em hidróxido de zinco para administração intramuscular.

O Terceiro Padrão Internacional do uso da Corticotropina[2] foi adotado como o padrão de referência da corticotropina. No ensaio biológico[3] da corticotropina, ratos receberam injeção subcutânea com soluções de diluições especificadas e padronizadas e soluções de corticotropina a serem testadas, 16 a 48 horas depois de terem sido submetidos à remoção da hipófise. Três horas depois da injeção, os ratos foram anestesiados, e as duas glândulas supra-renais de cada rato foram removidas, limpas dos tecidos aderidos, pesadas e analisadas para verificação da quantidade de ácido ascórbico nelas contida. A metodologia envolvida na preparação das soluções padronizadas e das soluções a serem testadas, bem como o procedimento exato do bioensaio, determinação e cálculo do ácido ascórbico estão detalhados na USP. O bioensaio da Injeção de Corticotropina e da Corticotropina para Injeção, designadas para administração intravenosa, é idêntico ao procedimento esquematizado anteriormente, com exceção de que os preparados são injetados nos ratos por via intravenosa. Para o bioensaio da Suspensão Estéril de Corticotropina-Hidróxido de Zinco, acrescenta-se ao preparado ácido clorídrico 0,1 *N* suficiente para sua solubilização antes de ser submetido ao ensaio com ratos, através do método subcutâneo.

A Injeção de Corticotropina e a Injeção de Corticotropina de Depósito são submetidas a ensaio para análise da atividade da vasopressina, de acordo com o procedimento para Injeção de Corticotropina e do ensaio de Injeção de Vasopressina da USP. Ratos anestesiados recebem injeção com dose especificada do Padrão de Referência USP de Hipófise Posterior em intervalos de 12 a 15 minutos, e as elevações da pressão arterial são monitoradas e registradas. No ponto médio das injeções de acordo com o Padrão de Referência, diluições especificadas de Injeção de Corticotropina são injetadas no rato, e a resposta da pressão arterial é registrada. As elevações da pressão arterial observadas com a Injeção de Corticotropina não devem exceder a elevação média observada com o Padrão de Referência antes e depois da Injeção de Corticotropina.

GONADOTROPINA CORIÔNICA

A gonadotropina coriônica é um princípio estimulante das gônadas, de origem placentária, preparado a partir da urina de mulheres grávidas. A atividade biológica da gonadotropina coriônica é essencialmente idêntica à do hormônio luteinizante (hormônio estimulante das células intersticiais) da hipófise anterior. A gonadotropina coriônica é usada em seqüência com menotropinas (gonadotropinas humanas presentes durante a menopausa) no tratamento da infertilidade em mulheres, nas quais a ausência de ovulação é decorrente da diminuição ou ausência de produção das gonadotropinas endógenas. O crescimento e a maturação do folículo são promovidos pelo tratamento inicial com menotropinas, seguido pela administração de gonadotropina coriônica para induzir a ovulação, pela simulação do surgimento normal pré-ovulatório do hormônio luteinizante.

A gonadotropina coriônica também é usada no tratamento do criptorquidismo, em casos em que não há nenhuma obstrução anatômica aparente para a descida dos testículos. A terapia combinada desse hormônio com menotropinas pode produzir a espermatogênese em pacientes com eunuquismo hipogonadotrópico. Sob o ponto de vista diagnóstico, a gonadotropina coriônica é usada para avaliar a capacidade de resposta das células de Leydig.

A Gonadotropina Coriônica para Injeção é uma mistura estéril desidratada da gonadotropina coriônica com diluentes apropriados e substâncias estabilizantes do meio. A análise biológica do preparado é baseada no aumento de peso do útero retirado de ratos fêmeas jovens sacrificadas 2 dias depois da última de três injeções subcutâneas de diluições da amostra para teste. A resposta é comparada com o resultado obtido em uma série de animais tratados de forma semelhante com um Padrão de Referência USP de Gonadotropina Coriônica. Os efeitos uterotrópicos dependem da elaboração dos hormônios ovarianos em resposta ao estímulo das gônadas produzido pela gonadotropina coriônica. A Gonadotropina Coriônica para Injeção é satisfatória se não contiver menos de 80% e não mais do que 125% da potência declarada no rótulo.

Também é preciso averiguar, biologicamente, se a Gonadotropina para Injeção satisfaz as exigências do teste de atividade estrogênica. Isso é realizado através de exames de esfregaço vaginal de ratas ovariectomizadas feitos diariamente por 3 dias seguidos após injeção subcutânea de 0,25 ml de solução da gonadotropina coriônica do teste duas vezes por dia (pela manhã e à tarde) por 2 dias. As exigências do teste são cumpridas se os elementos celulares no esfregaço consistirem em leucócitos e em algumas células epiteliais nucleadas, mas com ausência de células epiteliais cornificadas.

HEPARINA

A heparina é uma cadeia linear composta de mucopolissacarídios chamados glicosaminoglicanos, e possui peso molecular médio de 15.000. O produto disponível no mercado consiste em polímeros com duas unidades de dissacarídios alternantes, isto é, ácido D-glicosamina-D-glicurônico e ácido D-glicosamina-L-idurônico. É um anticoagulante que prolonga o tempo de coagulação do sangue e inibe a formação de filamentos de fibrina *in vivo* e *in vitro*. Exerce sua atividade formando um complexo com o fator antitrombina III para acelerar a inativação da trombina e inibir outras proteases da coagulação como o fator Xa, que é responsável pela conversão da protrombina em trombina.

O ensaio biológico da heparina sódica consiste em comparar a atividade da amostra de heparina com um Padrão de Referência USP de Heparina Sódica no que diz respeito à capacidade que apresenta de evitar a formação de coágulos de plasma de ovelhas submetido a sais de ácido cítrico. A unidade USP de heparina é a concentração de heparina capaz de inibir a coagulação de 1,0 ml de plasma citratado de ovelhas durante 1 hora após a adição de 0,2 ml de solução de $CaCl_2$ (1:100). Pelo fato de a potência de heparina variar conforme diferentes preparados, a heparina sempre deve ser expressa e prescrita em unidades, em vez de peso.

A Injeção de Heparina Sódica USP é usada na profilaxia e no tratamento da trombose venosa e da embolia pulmonar, na fibrilação atrial com embolização e na prevenção da formação de trombos durante cirurgias arteriais e cardíacas. Os preparados de Injeção de Heparina Sódica disponíveis no mercado são obtidos a partir do pulmão bovino e da mucosa intestinal de porcos. A Solução de Heparina *Lock Flush* é preparada a partir da mucosa intestinal porcina e é um preparado estéril de Injeção de Heparina Sódica que contém cloreto de sódio numa quantidade capaz de tornar a solução isotônica com o sangue. Esse preparado de heparina é usado para clarificar infusões intermitentes. A Heparina Cálcio e a Heparina Cálcio para Injeção também se encontram disponíveis no mercado e são obtidas a partir da mucosa intestinal porcina.

SULFATO DE PROTAMINA

O sulfato de protamina é um composto de proteínas simples de baixo peso molecular ricas em arginina. São encontradas no esperma ou nos testículos do salmão adulto e em várias outras espécies de peixes. Em virtude do alto teor de arginina, as protaminas são francamente básicas. Na ausência de heparina, a administração intravenosa de protamina exerce um efeito anticoagulante através de sua interação com as plaquetas e com o fibrinogênio. Na presença de heparina, a protamina e a heparina interagem para formar um sal estável que resulta na perda da atividade anticoagulante das duas drogas.

O ensaio biológico do sulfato de protamina depende da capacidade da protamina de neutralizar a atividade anticoagulante da heparina em plasma citratado de ovelhas. Nesse tipo de análise, diferentes quantidades de heparina são acrescentadas ao plasma contendo uma concentração constante de protamina. Uma solução de cloreto de cálcio contendo tromboplastina é acrescentada às amostras, e os tempos de coagulação são monitorados. Pode-se encontrar uma descrição detalhada dessa análise na USP. Cada miligrama de sulfato de protamina desidratada neutraliza não menos do que 100 Unidades USP da atividade da heparina originada de tecido pulmonar ou mucosa intestinal. O Sulfato de Protamina para Injeção é uma mistura estéril de sulfato de protamina com um ou mais diluentes desidratados apropriados. A Injeção de Sulfato de Protamina, uma solução isotônica estéril de sulfato de protamina, é usada no tratamento de dosagem excessiva de heparina.

VITAMINAS

Os procedimentos para ensaio químico ou espectrométrico são especificados para todos os preparados de vitamina A, vitamina B_1 (tiamina) e vitamina D. Um método biológico para investigar a vitamina D foi recentemente aprovado pela USP (4.º Suplemento, USP 23-NF18). Esse ensaio calcula a capacidade da vitamina D de estimular a calcificação de metáfise raquítica em ratos. Pelo fato de a calcificação depender de quantidades adequadas de vitamina D, os ratos alimentados com uma dieta deficiente em vitamina D desenvolvem raquitismo; a complementação da dieta com quantidades adequadas de vitamina D resulta na recalcificação do osso. Resumidamente, o ensaio usa ratos jovens (menos de 55 dias) que desenvolveram raquitismo por uma *dieta raquitogênica*. Esses ratos são divididos em grupos e alimentados com dieta raquitogênica complementada com Colecalciferol Padronizado USP, ou com a substância desconhecida, ou ainda sem complementação dietética (controle). Metade da dose de vitamina D, tanto do Colecalciferol Padronizado USP como da substância desconhecida, é dada aos ratos nos dias 1 e 3 (ou 4) do período do ensaio. No final do período estabelecido (entre 7 a 10 dias), os ratos são pesados e sacrificados. Todos os ratos que perderam peso são removidos para outros tipos de análise. Os ossos da perna dos ratos remanescentes são dissecados e analisados para avaliação da proporção da recalcificação dos ossos. A atividade da vitamina D pode ser determinada pela taxa de recalcificação em relação aos padrões de referência.

Além disso, um ensaio biológico para determinar a atividade da vitamina D do Óleo de Fígado de Bacalhau, Óleo de Fígado de Bacalhau Não-Destilado, Oleovitamina A e D e descrições de métodos oficiais para ensaio biológico anteriormente feitos para vitaminas A e B_1 serão encontrados na 13.ª edição deste livro (*RPS*-13, pp 1600-1604).

QUADRO DE RESUMOS

Os principais aspectos dos procedimentos de ensaio biológico para vários artigos oficiais estão resumidos no Quadro 31.1.

ENSAIOS MICROBIANOS

Como se pôde observar neste capítulo, o *ensaio biológico* refere-se à medição da potência ou atividade relativa dos compostos por meio da especificação da quantidade necessária para produzir um efeito específico e definido sobre um animal ou órgão adequados para o teste sob condições padronizadas. Os animais experimentais mencionados em alguns dos procedimentos de testes descritos na seção anterior incluem ratos, camundongos, cobaias de laboratório, coelhos, gatos, cães e pombos. Como se observou anteriormente, um ensaio biológico pode envolver observações ou medições dos efeitos obtidos em qualquer forma de matéria viva, planta ou animal. O termo *ensaio microbiano* designa um tipo específico de ensaio biológico, ou seja, um ensaio biológico realizado com *microrganismos*, como bactérias, leveduras e mofo.

De forma geral, os princípios envolvidos nos ensaios microbianos são os mesmos aplicados aos ensaios que usam formas mais evoluídas de vida vegetal ou animal. Uma diferença notável envolve o tamanho relativo da população experimental. Nos bioensaios descritos anteriormente, a resposta de cada animal testado é observada isoladamente, e os resultados são obtidos quando uma série de animais é sujeita à análise estatística para calcular a atividade média, os erros padrões e assim por diante. Num típico ensaio microbiano, cada avaliação é realizada com uma cultura de microrganismos, e a medição representa a resposta média de uma população extremamente grande de organismos testados. No caso da maioria dos bioensaios, existe uma relação linear entre a *dose log* (logarítmica) e a resposta, enquanto na maioria dos ensaios microbianos existe uma relação linear entre a *dose* e a resposta (dentro de certos limites). A importância dessa relação na avaliação dos ensaios microbianos é considerada no Cap. 12.

VITAMINAS

Existem os procedimentos microbiológicos para o ensaio de atividade de Pantotenato de Cálcio, Niacina ou Niacinamida e de Vitamina B_{12} em Cápsulas e em Solução de Cianocobalamina Co 57 e também em Cápsulas e Solução de Cianocobalamina Co 60.

Uma exigência fundamental no ensaio microbiano para testar a atividade de uma vitamina ou de um aminoácido (fator) é que o organismo usado no teste seja incapaz de sintetizar o fator a ser analisado. Além disso, os organismos sob teste devem precisar do fator a ser investigado para seu crescimento normal, e devem ser sensíveis a quantidades mínimas desse fator necessário. Para esses tipos de ensaios microbianos, preparam-se meios especiais completos em todos os aspectos quanto à nutrição, com exceção do fator sob estudo. Exemplos desses meios podem ser encontrados na seção (81) da USP. Tubos de controle contendo os meios adequados inoculados com a espécie em teste exibem ausência de crescimento ou apenas um crescimento mínimo. Se as exigências básicas do organismo do teste forem satisfeitas, a resposta do crescimento do organismo testado é, dentro de certos limites, proporcional à quantidade do fator acrescentado ao meio.

A taxa da resposta de crescimento pode ser determinada por turbidimetria, espectrometria ou por titulação do ácido produzido como resíduo metabólico. A turbidez da cultura é proporcional ao crescimento microbiano; o desenvolvimento de acidez também reflete quantitativamente a resposta de crescimento. Níveis suficientes de padrões de referência estão incluídos para capacitar a construção de uma curva de resposta para cada ensaio. A atividade do fator (ou diluição do fator) testado é determinada pela interpolação com a curva padrão.

Niacina ou Niacinamida

As técnicas e os procedimentos usados no ensaio microbiológico para a niacina são comuns a muitos métodos microbiológicos, e uma descrição do método da niacina servirá como o padrão geralmente empregado.

O MICRORGANISMO

No caso da niacina, já ficou bem demonstrado que os microrganismos empregados no ensaio metabolizam apenas as formas de niacina que estão disponíveis no hospedeiro em que crescem. O fato de alguns microrganismos serem mais limitados do que o animal hospedeiro em sua capacidade de usar derivados da niacina serve como base para diferenciar esses compostos entre os materiais biológicos. Por exemplo, além da niacina livre, o *Lactobacillus plantarum* consegue usar niacinamida, ácido nicotinúrico, cozimase e niacinamida nucleosídio.

Embora vários microrganismos precisem de niacina para seus processos metabólicos e não consigam sintetizar a substância para o próprio uso, o microrganismo *L. plantarum*, formador de ácido, é usado amplamente em ensaios. Não é patogênico, é fácil de cultivar e pouquíssimo afetado por substâncias estimulantes ou inibitórias normalmente encontradas em alimentos ou preparados farmacêuticos que contêm niacina. Pode crescer em um simples meio de cultura contendo gel, extrato de levedura e glicose, e é cultivado para aplicação nos tubos de ensaio por transferência direta ao meio líquido que consiste no meio básico do ensaio que contém uma quantidade ideal de niacina acrescentada.

Uma importante vantagem dos procedimentos microbiológicos é que se necessita apenas de uma pequena quantidade de vitamina para obter-se uma resposta mensurável. Por exemplo, a niacina acrescentada às séries de tubos padronizados varia de 0,05 a 0,50 μg/tubo. Dessa forma, a niacina contida em quantidades mínimas de materiais biológicos pode ser medida prontamente. Existem descrições de modificações que usam dispositivos de análise microscópica e de taxas ainda menores de quantidades acrescentadas de vitaminas para análise de sangue e de tecidos.

A SOLUÇÃO-TESTE

O primeiro passo no procedimento de um ensaio é a preparação da solução própria para o material a ser analisado. Se a amostra consistir em material desidratado ou semi-sólido, a niacina é extraída aquecendo-se a amostra num volume calculado de H_2SO_4 diluído em uma autoclave durante 30 minutos. Os preparados líquidos são submetidos à autoclave por 30 minutos depois do acréscimo de H_2SO_4 para dar uma concentração de 1 *N* de H_2SO_4. Embora a niacina seja hidrossolúvel, certos precursores, encontrados sobretudo em cereais, só ficam viáveis para o organismo em teste se estiverem hidrolisados. Os fatores ácidos ou alcalinos são igualmente eficazes para a extração, mas os ácidos são preferíveis, devido à possibilidade de hidrólise da trigonelina em solução alcalina. A preparação da solução do teste é completada pela neutralização feita com solução de NaOH forte, e em seguida procedendo-se a diluição até alcançar um volume que contenha 0,1 μg de niacina/mililitro. A purificação adicional da solução do teste não é habitualmente muito importante, porque de certa forma *L. plantarum* é relativamente imune às substâncias que inibem ou estimulam outros microrganismos usados nos testes.

O MEIO

O meio básico empregado num ensaio com a niacina é simples de ser preparado e, com um hidrolisado de caseína adequadamente tratado, fica completo do ponto de vista nutricional. Tanto o meio completo desidratado como também o hidrolisado desidratado de caseína estão disponíveis no mercado e parecem ser completamente satisfatórios para fins de ensaio.

Para preparar um meio conveniente de investigar aminoácidos, o hidrolisado de caseína pode ser substituído por uma mistura de aminoácidos, que omite apenas o aminoácido a ser investigado.

Detalhes do procedimento para ensaio microbiano para a niacina (incluindo um preparado de solução padronizada de niacina, determinação espectrométrica da densidade celular e cálculo da quantidade de niacina das amostras do teste) são fornecidos no compêndio oficial.

Pantotenato de Cálcio

No ensaio de pantotenato de cálcio, prepara-se um meio completo complementado com hidrolisado de caseína e outras vitaminas, da forma como está descrito na USP. Conjuntos de tubos são complementados com Pantotenato de Cálcio padronizado ou com a solução para o teste. Preparam-se inoculações de *L. plantarium* em caldos a partir de cultura em ágar. Uma gota do caldo com *L. plantarium* é usada para inocular 10 ml do caldo para fins de investigação. A taxa do crescimento da cultura de *L. plantarium* é determinada medindo-se a transmissão de luz em um espectrofotômetro após 16 a 24 horas da incubação. Traça-se um gráfico da resposta de crescimento em relação à concentração, fazendo-se um diagrama da transmissão para cada nível da solução padronizada em relação às concentrações dos respectivos tubos. A quantidade de Pantotenato de Cálcio contida na solução do teste é determinada pela interpolação adequada dos valores observados em relação à curva padronizada.

Atividade da Vitamina B_{12}

A determinação da atividade da vitamina B_{12} requer tratamento especial do material a ser submetido a ensaio, de forma que a vitamina fique disponível ao organismo do teste, que consiste numa cultura de *Lactobacillus leichmannii*. O meio de cultura básico usado é bastante complexo, preparado na forma de uma mistura em solução de inúmeros nutrientes essenciais. Acrescentam-se quantidades medidas do material que será submetido ao ensaio em um conjunto de tubos que contêm esse meio e quantidades medidas da Solução de Cianocobalamina Padronizada em um segundo conjunto de tubos. Os tubos são inoculados com uma pequena quantidade da cultura do microrganismo do teste e em seguida incubados durante toda a noite. O grau do crescimento dos microrganismos é medido determinando-se a transmissão de luz através de um espectrômetro. Traça-se um gráfico da resposta em relação à concentração, da mesma forma como foi descrito para o Pantotenato de Cálcio, e a quantidade de vitamina B_{12} contida na solução do teste é determinada pela interpolação adequada dos valores observados na curva padronizada.

ANTIBIÓTICOS

O termo *antibiótico*, da forma como é usado pelos compêndios oficiais, designa um preparado medicinal contendo quantidade significativa de uma substância química produzida naturalmente por um microrganismo, ou artificialmente por síntese, e dotado da capacidade de inibir ou destruir microrganismos em soluções diluídas. Sob os termos do Federal Food, Drug and Cosmetic Act de 1938, o certificado de lote para os antibióticos, independentemente de ser para uso humano ou veterinário, foi introduzido em estágios: 1945, penicilina; 1948, estreptomicina; 1949, aureomicina, bacitracina e cloranfenicol. Em 1962, como parte da emenda da lei de Kefauver-Harris, o certificado de lotes foi aplicado a todos os antibióticos destinados a uso em seres humanos. Em 1982, a FDA emitiu normas que isentavam os antibióticos das exigências para o certificado de lote, desde que os artigos obedecessem a determinados padrões; entretanto, a Seção 507 (Certificação dos Antibióticos) permanece inalterada.

Os padrões de potência e de pureza para os antibióticos são estabelecidos pela FDA na forma de regulamentações publicadas de tempos em tempos no *Federal Register*. Como todos os antibióticos reconhecidos estão sujeitos às cláusulas dessas normas, são esses fatores que determinam os padrões oficiais. As normas federais que regem todos os aspectos dos testes com antibióticos são extremamente detalhadas e são submetidas a atualizações periódicas; elas devem ser consultadas em relação aos métodos recomendados para o ensaio de antibióticos e suas apresentações.

Na avaliação da potência das substâncias antibióticas, o efeito medido é a inibição do crescimento de uma raça apropriada de microrganismos – ou seja, a prevenção da multiplicação dos microrganismos do teste. Os procedimentos empregados no ensaio microbiano de antibióticos podem ser divididos em duas amplas classificações: o *Método do Cilindro e Placa* e o *Método Turbidimétrico*.

Método do Cilindro e Placa

O Ensaio do Cilindro e Placa para testar a potência do antibiótico é baseado no cálculo do diâmetro das zonas de inibição do crescimento microbiano ao redor de cilindros que contêm várias diluições do composto do teste, que são colocados na superfície de um meio de cultura sólido com nutrientes e previamente inoculado com uma cultura de um microrganismo apropriado. A inibição produzida pelo composto do teste é comparada com a inibição produzida pela concentração conhecida de um Padrão de Referência.

Método Turbidimétrico

O ensaio turbidimétrico da potência do antibiótico é baseado na inibição do crescimento microbiano indicada pelo cálculo da turbidez (transmitância) das suspensões de um microrganismo apropriado em um meio líquido ao qual foram acrescentadas quantidades variáveis do composto a ser testado. As alterações na transmitância produzidas pelo composto a ser testado são comparadas com as produzidas pelas concentrações conhecidas do material de referência.

As descrições detalhadas de ensaios microbianos adequados para antibióticos específicos (p. ex., método do cilindro e placa ou método turbidimétrico) podem ser encontradas no Quarto, Quinto, Sexto e Oitavo Suplementos da USP-23NF 18. Esses suplementos também catalogam os microrganismos a serem usados para teste com cada antibiótico.

TESTES BIOLÓGICOS

Dentro do contexto do *bioensaio*, um teste biológico tem como objetivo a determinação qualitativa de uma característica específica de um produto biológico ou do recipiente no qual esse produto foi fornecido (p. ex., conjunto de transfusão). Esses testes são projetados para determinar com o máximo grau de segurança a ausência ou presença de um tipo de atividade (tais como atividade antibacteriana ou atividade pressora), ou a qualidade (como ausência de antigenicidade ou toxicidade), ou os componentes (como substâncias depressoras ou pirogênios). Em alguns testes, empregam-se animais, e em outros, microrganismos.

TESTE PIROGÊNICO

O Teste Pirogênico USP exige coelhos saudáveis e adultos para determinar a ausência ou presença de pirogênios em produtos que podem ser tolerados pelos coelhos. Três coelhos são usados; cada um recebe 10 ml da solução de teste/kg por injeção numa veia da orelha, completando-se a injeção em 10 minutos. Registra-se a temperatura retal em 1, 2 e 3 horas após a injeção. As Decision Statements especificam um limite no aumento da temperatura permitido para qualquer um dos coelhos em 0,6° e o total para três coelhos em 1,4°. Se esses limites forem excedidos, o teste é ampliado para incluir cinco outros coelhos; após isso, as exigências para a ausência de pirogênio afirmam que não mais do que três coelhos exibem, cada um, uma temperatura de menos de 0,6°, e o total do aumento da temperatura para todos os oito coelhos é de 3,7° ou menos.

TESTE DE ENDOTOXINA BACTERIANA

Desde a USP 21-NF 15, existe uma alternativa para o teste pirogênico com coelhos, na forma do Teste de Endotoxina Bacteriana (TEB). Nesse procedimento *in vitro*, o extrato aquoso dos amebócitos circulantes do caranguejo-ferradura, *Limulus polyphemus*, chamados de Lisado de Amebócito de Límulus (LAL), é usado porque causa a formação de um coágulo gelatinoso se o pirogênio (endotoxina bacteriana) estiver acima de determinada concentração. Em resumo, uma amostra aquosa é misturada com o LAL e incubada a 37°. O ponto final do ensaio é determinado à espectrometria por um aumento da turbidez em decorrência da formação de um gel ou pela presença de um coágulo. Esse procedimento exige um Padrão de Referência USP (potência definida de 10.000 Unidades USP de Endotoxina por frasco, endotoxina obtida da *Escherichia coli*) e propicia uma detecção mais apurada de pirogênio (endotoxina) do que o teste com coelhos. Outra vantagem do TEB é que se pode detectar a presença de pirogênios em drogas dotadas de efeitos fisiológicos definidos e para as quais a resposta clássica de coelhos não poderia ser usada.

O procedimento com o TEB vem sendo amplamente adotado; por exemplo, 216 monografias que usaram o teste pirogênico em coelhos estão atualmente solicitando o procedimento com o TEB em substituição àquele. Em 164 casos em que o teste pirogênico com coelhos não foi confiável, encontram-se agora as exigências para o TEB. O TEB é um ensaio ideal para garantir que a água usada para fins farmacêuticos esteja livre de substâncias pirogênicas.

Pode-se encontrar uma discussão sobre os pirogênios no Cap. 40. Esta seção discute a natureza, as fontes e os meios de destruição dos pirogênios. Além disso, há algumas considerações sobre o teste do pirogênio.

TESTE DE SUBSTÂNCIAS DEPRESSORAS

No teste de substâncias depressoras, uma gata adulta não-grávida é anestesiada, e a carótida ou outra artéria apropriada fica exposta, separada do tecido circundante e monitorada para averiguação constante da pressão arterial. Uma artéria femoral é exposta como meio de facilitar as injeções intravenosas de drogas padronizadas e drogas a serem testadas. Nesse procedimento, as respostas depressoras da substância sob teste são comparadas com as respostas evocadas por várias doses de uma Solução Padronizada de Histamina. A substância a ser testada é dissolvida em um diluente próprio para dar a concentração requerida especificada na monografia em questão. Procure referências sobre Testes Biológicos na USP para os passos específicos necessários para o procedimento do Teste de Substâncias Depressoras.

TESTES DE REATIVIDADE BIOLÓGICA, *IN VITRO* E *IN VIVO*

Para se encontrar procedimentos *in vitro* que substituam de forma conveniente os procedimentos com animais, a Convenção da Farmacopéia dos Estados Unidos estabeleceu em 1985 um grupo permanente, o Subcomitê sobre Avaliações de Toxicidade *in Vitro*, que tem feito um impressionante progresso em reunir informações sobre o assunto, bem como em estimular as pesquisas para que sejam feitas com métodos *in vitro*. O trabalho do Subcomitê resultou em dois capítulos propostos, os Testes *in Vitro* de Reatividade Biológica e os Testes *in Vivo* de Reatividade Biológica. A reatividade biológica é a resposta de um sistema biológico ou dos produtos de um sistema biológico, como células a partir de cultura de tecidos, a um estímulo imposto.

Nos Testes de Reatividade Biológica *in Vitro*, três testes chamados de *Teste de Difusão em Ágar*, *Teste de Contato Direto* e *Teste de Eluição* são usados para avaliar a conveniência de elastômeros e outros polímeros destinados a estar em contato direto ou indireto com o paciente. A escolha do teste depende do material, do produto final e do objetivo de uso.

Testes de Difusão em Ágar e de Contato Direto

O teste de difusão em ágar é designado para avaliar fechos de elastômero. Nesse ensaio, uma camada de ágar protege as células cultivadas do tecido de contato com o material, mas permite a difusão das substâncias químicas solúveis dos polímeros para atingir as células. Para realizar o teste, promove-se o crescimento de monocamadas de células cultivadas até uma confluência de 80% em placas com diâmetro de 60 mm e o meio de cultura é substituído por meio que contém não mais do que 2% de ágar. Após a solidificação do ágar, depositam-se filtros de papel sobre o mesmo, aos quais foram aplicados extratos de polímeros.

O teste do contato direto é elaborado para avaliar materiais com várias formas e também usa células cultivadas em tecidos com 80% de confluência. No teste de contato direto, as monocamadas são incubadas em contato direto com as amostras. Tanto para o teste de difusão em ágar como para o teste de contato direto, as células são incubadas com preparados de amostra ou com Plásticos RS de Controle Negativo USP ou Sólidos RS de Biorreação Positiva USP. Depois de 24 horas da cultura, a monocamada é examinada microscopicamente e as observações feitas de acordo com as normas recomendadas. A resposta é definida em termos de vários graus de reatividade.

Teste de Eluição

O teste de eluição avalia os efeitos dos extratos de materiais poliméricos em células cultivadas. Os materiais são extraídos para um meio de cultura celular (com ou sem complementação de soro), podendo permanecer numa temperatura fisiológica ou não-fisiológica. Quando as monocamadas estiverem 80% confluentes, o meio de cultura é substituído por um meio contendo os extratos do polímero e as células são incubadas por mais 48 horas a 37°. A avaliação novamente é baseada no surgimento microscópico de células após a incubação.

Teste de Injeção Sistêmica

O teste de injeção sistêmica usa camundongos que recebem uma injeção intravenosa (IV) ou intraperitoneal (IP) de uma quantidade definida de extratos do material plástico. Os camundongos são, então, observados imediatamente depois das injeções e depois de 4, 24, 48 e 72 horas. A resposta do animal à injeção da amostra é comparada com a resposta do animal à injeção de uma substância sem extratos (mesma quantidade do mesmo meio da extração tratado da mesma forma). A amostra passa no teste apenas se os animais não mostrarem reatividade biológica significativamente maior do que a observada com a injeção da substância estéril.

Teste Intracutâneo

O teste intracutâneo determina as respostas locais aos extratos de polímero após injeção intracutânea em coelhos. A avaliação é baseada no eritema e formação de escara e na produção de edema, e usa um valor definido de reação que classifica a intensidade da reatividade biológica. A diferença entre a amostra e a substância estéril deve ser menor do que um para que as exigências do teste sejam satisfeitas.

Teste de Implantação

O teste de implantação é um procedimento que avalia a conveniência de materiais de polímero destinados para recipientes ou para acessórios de recipientes para uso em dispositivos parenterais ou dispositivos médicos, implantes e outros sistemas relacionados que possam vir a entrar em contato direto com o tecido vivo. Esse teste usa coelhos adultos que receberam faixas não menores do que 10 × 1 mm implantadas na musculatura paravertebral. Os animais são mantidos por um período mínimo de 120 horas após o implante, depois do qual são sacrificados e o tecido ao redor do implante é examinado macro- e microscopicamente para verificar as reações ao implante. Para servir de controle, existe um padrão de referência de material chamado Plástico RS de Controle Negativo USP.

Testes de Segurança – Derivados Biológicos

Os testes de segurança – derivados biológicos são procedimentos usados para determinar a aceitabilidade, em termos de segurança, dos produtos biológicos e derivados da biotecnologia. Uma dose de 0,5 ml de uma solução de teste contendo o produto biológico é injetada IP em camundongos e cobaias de laboratório, os quais em seguida ficam sendo observados por 48 horas ou 7 dias, dependendo do teste.

Pelo fato de os produtos biológicos derivados da biotecnologia poderem incluir substâncias contaminadas a partir de linhagens celulares bem como agentes infecciosos adventícios, o governo federal americano projetou uma série de *Pontos a Considerar* para uso na caracterização de anticorpos monoclonais e na caracterização de linhagens celulares usadas para produzir derivados biológicos. A atual abordagem é concentrar-se na produção, identificação e caracterização das células que são usadas para produzir os derivados biológicos, na valida-

Quadro 31.2 Resumo dos Procedimentos de Testes Biológicos

PRODUTO COMPENDIADO	ATIVIDADE TESTADA	ANIMAL OU SISTEMA DE TESTE EMPREGADO	VIA DE ADMINISTRAÇÃO DO MATERIAL DE TESTE	PONTO FINAL DO PROCEDIMENTO DO TESTE
Ferro dextrana injetável	Absorção de composto de ferro	Coelho	IM	Ausência de depósito escuro de ferro não-absorvido 7 dias depois da injeção
Toxóide diftérico, toxóide tetânico e combinações com a vacina da coqueluche	Antigenicidade	Cobaias	SC	Sobrevida não inferior a 80% (durante no mínimo 10 dias) de animais imunizados injetados com as doses de toxina para teste
Proteína hidrolisada injetável	Complementação nutricional	Ratos	VO	Ganho de peso sendo mantido com o produto do teste e com uma dieta deficiente em nitrogênio
Ungüento oftálmico de isofluorofato	Miótica	Coelhos	Instilação ocular	Constrição da pupila
Produtos com insulina	Diminuição do nível de açúcar no sangue	Coelhos	SC	Análise da glicose
Compostos de tecnécio (Tc^{99m})	Distribuição da radioatividade	Ratos ou camundongos	IV	Radioatividade residual em tecidos especificados
Toxóide diftérico, toxóide tetânico	Envenenamento pela toxina	Cobaias	SC	Ausência de sintomas de envenenamento pela toxina em 21 dias
Muitos produtos	Teste de pirogênio ou teste de endotoxinas bacterianas (TEB)	Coelhos (Pirogênio)	IV (Pirogênio)	Aumento da temperatura retal não superior a 0,6° (Pirogênio)
		LAL	*In vitro*	Aumento da turbidez por espectrofotometria ou formação de coágulo
Fechos de elastômero, recipientes de plástico, conjuntos de transfusão	Toxicidade sistêmica de extratos	Camundongo	IP, IV	Ausência de reação tóxica dentro de 72 horas
	Toxicidade intracutânea do extrato	Coelho	Intracutânea	Ausência de irritação significativa em comparação a um tecido íntegro
	Toxicidade por implantação de um material designado	Coelho	Implante asséptico	Ausência de encapsulamento significativo em comparação a uma parte íntegra
	Testes de difusão em ágar, de eluição, de contato direto	Cultura de tecido	*In vitro*	Dano mínimo às células da monocamada
Derivados biológicos e produtos de biotecnologia	Toxicidade	Camundongos Cobaias	IV, IP	Toxicidade anormal ou refratária ou morte

Nota: Esses testes estão detalhados na USP/NF e nos Suplementos Oficiais.

ção do processo de fabricação e no teste do produto a granel e final para segurança. Em relação à segurança, os *Pontos a Considerar* recomendam o teste para bactérias, fungos e micoplasmas, bem como testes para vírus adventícios incluindo o vírus da coriomeningite linfocítica, o vírus Epstein-Barr, o citomegalovírus e o vírus da hepatite B e C. Se as linhagens de células que são usadas forem linhagens não-humanas, a recomendação inclui o ensaio para vírus apropriado para aquela linhagem celular. Além disso, amostras devem ser testadas para retrovírus. Se por acaso for encontrada alguma contaminação viral, o fabricante deve incluir etapas para inativar ou remover o vírus, e essas etapas devem ser regulamentadas.

Os dispositivos médicos classificados como não-pirogênicos que fazem contato direto ou indireto com o sistema cardiovascular ou com outro tecido mole do organismo devem cumprir as especificações para esterilidade, não-pirogenicidade e segurança, na forma como estão designadas sob o título *Regulamentações sobre Transfusão e Infusão* na USP. O procedimento para pirogênio usa o Teste de Endotoxina Bacteriana (TEB) usando Lisado de Límulus Amebócito (LAL) e, quando adequado, o teste do pirogênio com coelho. Os testes de segurança com ratos referidos anteriormente são usados para extratos do plástico.

O material plástico para uso em preparados parenterais, fechos de elastômero para injeções e recipientes de plástico para artigos oftalmológicos está sujeito aos Testes de Reatividade Biológica *in vitro* e *in vivo*. O material plástico das três categorias é testado para analisar a reatividade biológica *in vitro* no Teste de Difusão em Ágar, Teste do Contato Direto e Teste de Eluição. Materiais plásticos para uso em preparados parenterais e fechos de elastômero para injeções que cumprem as exigências dos testes *in vitro* não precisam passar pelos testes *in vivo*. Os materiais nos plásticos para uso na categoria de preparados parenterais que não cumprirem as exigências dos testes *in vitro* são submetidos aos Testes de Injeção Sistêmica, Intracutânea e de Implante. Os materiais nos fechos de elastômero para a categoria de injeções que não cumprirem com as exigências dos testes *in vitro* são submetidos aos Testes de Injeção Sistêmica, Intracutânea e de Pirógeno. Os materiais destinados para uso em recipientes de plástico para artigos oftalmológicos que não cumprirem com as exigências dos testes *in vitro* são testados pelos Testes de Injeção Sistêmica e Intracutânea. Os materiais não podem ser usados para recipientes para preparados oftalmológicos se não cumprirem com as exigências dos Testes de Injeção Sistêmica e Intracutânea.

A busca da USP para testes alternativos *in vivo* é uma atividade constante. Há trabalho em andamento para reposição seletiva para o procedimento da Irritação do Olho: métodos envolvendo a irritação da membrana corioalantóica (do ovo de galinha), o deslocamento ascendente do pigmento vermelho neutro por lisossomas celulares vivos, o ensaio completo da proteína celular e a cicatrização da célula epitelial de coelho, além de outras características. Dois testes bacterianos encontram-se em estudo para determinar seu valor potencial, *v12*, o teste de bioluminescência bacteriana, um procedimento de toxicidade aplicável não apenas para extratos de plástico mas também para soluções de produtos farmacêuticos a granel, e o teste colorimétrico bacteriano, um procedimento baseado na medida da β-galactosidase e com valor potencial na determinação da reatividade biológica de substâncias químicas e extratos de plástico.

QUADRO DE RESUMOS

Linhas gerais dos produtos compendiados submetidos a testes de identificação, atividade ou toxicidade de natureza biológica estão apresentadas no Quadro 31.2.

REFERÊNCIAS

1. *Guide for the Care and Use of Laboratory Animals.* NIH Publ No 86-23. Bethesda, MD: US Department of Health and Human Services, 1985.
2. Bangham DR, Mussett MV, Stack-Dunne MP. *Bull WHO* 1962; 27: 395.
3. Sayers MA, Sayers G, Woodbury LA. *Endocrinol* 1948; 42: 379.

REFERÊNCIA GERAL

USP 24/NF 19. Rockville, MD: USP Convention, 1999; and supplements.

CAPÍTULO **32**

Análise Clínica

Christopher J Perigard, BS MT (ASCP), MBA
Department of Pathology
Pharmaceutical Research Institute
Bristol-Myers Squibb Company
Syracuse, NY 13221

A caracterização e a quantificação dos vários componentes do sangue, da urina e de outros líquidos corporais são as funções principais do laboratório de análises clínicas. As divisões mais importantes da análise clínica são bioquímica clínica, hematologia, tecnologia de banco de sangue, histopatologia, imunologia e microbiologia. O diagnóstico preciso da doença e a determinação de um esquema terapêutico potencial freqüentemente são baseados na análise laboratorial de sangue, urina, fezes, secreções gástricas ou líquido cerebroespinhal. A prática médica moderna está tendendo a depositar uma maior confiança nos resultados laboratoriais como medidas definitivas de estados patológicos ou normais.

Os farmacêuticos devem estar familiarizados com os princípios básicos envolvidos na coleta de amostras, análise e significância diagnóstica dos vários parâmetros clínicos. A atuação dos farmacêuticos na saúde da comunidade exige a compreensão da metodologia e do valor diagnóstico dos procedimentos laboratoriais clínicos. A influência de várias drogas e da interação medicamentosa nesses parâmetros tem de ser levada em conta tanto em situações clínicas quanto no caso de abuso de drogas.

HEMATOLOGIA

A determinação das propriedades morfológicas, fisiológicas e bioquímicas do sangue periférico e dos órgãos produtores de sangue (sistema hematopoético) é função do laboratório hematológico. As categorias funcionais da hematologia são (1) análise dos elementos celulares, e parâmetros específicos bioquímicos e fisiológicos do sangue periférico e sistema hematopoético, (2) análise da coagulação sangüínea e (3) tecnologia de banco de sangue.

O sangue periférico é um sistema bifásico líquido tecidual de elementos celulares suspensos na fase plasmática líquida. A fase celular compreende cerca de 45% do volume sangüíneo e contém eritrócitos (hemácias), leucócitos e trombócitos (plaquetas). A fase plasmática é basicamente composta por água (90 a 92%) e proteína (7%).

A análise hematológica do sangue visa basicamente à enumeração e à diferenciação dos vários elementos celulares. Uma análise do sistema hematopoético (p. ex., medula óssea e tecido linfóide) determina a situação dos precursores das células sangüíneas nesses tecidos. Determinações de parâmetros bioquímicos (hemoglobina) e fisiológicos (volume de sangue ou plasma) específicas são realizadas em uma avaliação completa do sistema eritrocitário (hemácias no sangue e na medula óssea e seus precursores). Os valores hematológicos normais no adulto estão apresentados no Quadro 32.1.[1]

ERITRÓCITOS E HEMOGLOBINA

O sistema eritrocitário é composto por eritrócitos maduros no sangue periférico e seus precursores na medula óssea. Os precursores dos eritrócitos, conforme encontrado no sistema eritropoético (medula óssea vermelha), são classificados segundo o grau de nucleação e as características dos constituintes citoplasmáticos. A seqüência de formação do eritrócito na medula óssea — baseada na desnucleação gradual da célula, geração da estrutura da cromatina e alterações na estrutura nucleolar e constituintes citoplasmáticos — é

pró-normoblasto → normoblasto basofílico →
normoblasto policromático → normoblasto ortocromático →
eritrócito policromatofílico → eritrócito

Os primeiros quatro tipos são nucleados e normalmente são vistos apenas na medula óssea. Na formação normal do eritrócito essas células imaturas da medula óssea são designadas como *normoblásticas* ou *normocíticas*. Na anemia perniciosa e condições correlatas elas se tornam anormalmente grandes e são designadas *megaloblásticas* ou *megalocíticas*. Na anemia por deficiência de ferro, essas células tornam-se anormalmen-

Quadro 32.1 Valores Hematológicos Normais no Homem[1]

	VALOR NORMAL	FAIXA NORMAL DE VALORES
Eritrócitos ($10^6/\mu l$)		
Homem	5,2	4,2-6,1
Mulher	4,6	3,7-5,5
Reticulócitos ($10^3/\mu l$)	50	25-75
Hemoglobina (g/dl)		
Homem	15,6	13,0-18,2
Mulher	13,6	11,0-16,3
Hematócrito (%)		
Homem	45,0	36,5-52,0
Mulher	40,0	33,0-47,0
Volume corpuscular médio (fl)	88	75-100
Hemoglobina corpuscular média (pg)	30	27-35
Concentração de hemoglobina corpuscular média (%)	34	31-37
Leucócitos ($10^3/\mu l$)	7,0	3,9-10,9
Leucócitos, contagem diferencial (%)		
Neutrófilos	58	50-75
Bastões	4	2-6
Eosinófilos	2	1-5
Basófilos	1	0-2
Linfócitos	30	20-40
Monócitos	5	8-38
Plaquetas ($10^3/\mu l$)	300	150-450
Velocidade de hemossedimentação (Westergren) (mm em 1 hora)		
Homem	4	0-10
Mulher	10	0-20

te pequenas e são designadas *microblásticas* ou *microcíticas*, do tipo da deficiência de ferro.

O sangue normal contém 0,5 a 1,5% de eritrócitos circulantes como reticulócitos. Essas células contêm uma fina rede de retículo basofílico que é demonstrável na coloração com pigmento vital como o cresil azul brilhante. O número dessas células no sangue é uma medida da eritropoese efetiva. Valores altos de reticulócitos circulantes são um indicador da atividade eritropoética e são encontrados nos primeiros dias de vida, após hemorragia e após tratamento das anemias por deficiência de ferro ou de vitamina B_{12}.

O *eritrócito* normal (normócito) é uma estrutura flexível, elástica, bicôncava e enucleada com um diâmetro médio de 7,3 µm e uma espessura próxima a 2,2 µm. Os constituintes químicos da hemácia incluem água (63%), lipídios (0,5%), glicose (0,8%), minerais (0,7%), proteína não-hemoglobina (0,9%), metemoglobina (0,5%) e hemoglobina (33,6%). A função principal do eritrócito é transportar oxigênio e dióxido de carbono. A membrana da hemácia, um componente dinâmico e semipermeável da célula, é associada ao metabolismo energético na manutenção das características de permeabilidade da célula a vários cátions (Na^+, K^+) e ânions (Cl^-, HCO_3^-). O estroma do material insolúvel que permanece após a rotura da hemácia (hemólise) constitui 2 a 5% do peso líquido da célula; é composto basicamente por proteína (40 a 60%) e lipídio (10 a 12%). A membrana inclui estromatina (uma proteína estrutural ou fibrosa) e mucopolissacarídios associados às substâncias dos grupos sangüíneos A, B e O. As frações lipídicas incluem fosfatídios (lecitina, cefalina), colesterol, ésteres de colesterol, gorduras neutras, cerebrosídios e glicoproteínas do ácido siálico.

Os eritrócitos podem ser enumerados por procedimentos visuais ou eletrônicos. Nos procedimentos visuais, um volume determinado de sangue é diluído com um líquido que é isotônico em relação ao sangue e que evitará sua coagulação. O sangue diluído é então colocado em uma câmara de contagem (hemocitômetro), e o número de células em uma área circunscrita é enumerado microscopicamente. A solução de Hayem (sulfato de sódio, 2,5 g; cloreto de sódio, 0,25 g; cloreto de mercúrio, 0,25 g; água destilada, 100 ml), líquido de Toison (sulfato de sódio, 8 g; cloreto de sódio, 1 g; metil violeta, 0,025 g; glicerina, 30 ml; água destilada, 180 ml) ou cloreto de sódio a 0,9% são usados como líquidos de diluição. O erro global desse método é de cerca de 8%.

Um maior grau de precisão e de reprodutibilidade pode ser alcançado pela enumeração eritrocitária em um contador eletrônico, como o Contador Coulter ou vários aparelhos de citometria de fluxo. O método de Coulter (Fig. 32.1) determina o número e o tamanho das partículas suspensas em um líquido eletricamente condutivo. As células sangüíneas atravessam uma pequena abertura e deslocam seu próprio volume no diluente a fim de produzirem uma alteração na resistência entre os eletrodos; a magnitude do pulso de voltagem é proporcional ao volume celular, e os pulsos resultantes são então amplificados, graduados e automaticamente contados.

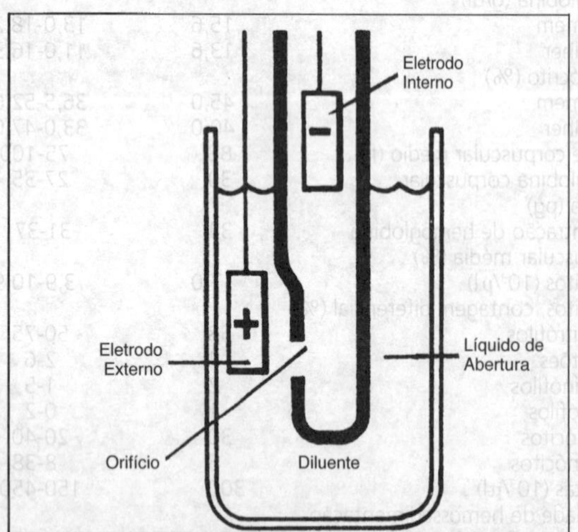

Fig. 32.1 Contagem de células (Coulter) através de impedância eletrônica. (Cortesia, Beckman Coulter.)

Em aparelhos como o Bayer ADVIA 120 (Fig. 32.2), os princípios da citometria de fluxo a laser são usados para contar células. A focalização hidrodinâmica e o fluxo laminar são combinados no sistema para contar um grande número de células individuais. A luz focalizada por um diodo de laser é dispersada pelas células à medida que estas passam através do canal de fluxo. A luz dispersada é monitorizada por um sensor fotoelétrico e transfere os pulsos elétricos que são processados pelo circuito dos sistemas. Além de elevar a velocidade da contagem, o erro global dos procedimentos eletrônicos é reduzido para cerca de 1%.

O *valor do hematócrito* é também uma medida da porção eritrocitária do sangue. Uma amostra do sangue contendo anticoagulante é colocada em um tubo capilar graduado de hematócrito, centrifugada, e o coeficiente de volume das hemácias compactadas (valor do hematócrito) é determinado. A amostra centrifugada aparece como uma camada vermelha de eritrócitos comprimidos sobre a qual se encontra uma camada quase branca de leucócitos e plaquetas compactados, e uma fase plasmática sobrenadante. O valor do hematócrito é um indicador do número e do tamanho das hemácias.

Hemoglobina, uma hemoproteína conjugada com um peso molecular (PM) aproximado de 67.000 daltons, contém proteínas básicas, as globinas, e ferroprotoporfirina (heme). É essencialmente um tetrâmero, consistindo em quatro cadeias de peptídios, cada qual ligada a um grupamento heme. O heme, que constitui cerca de 4% do peso molecular, consiste em um átomo bivalente de ferro no centro de estrutura pirrol-porfirina. Quatro cadeias distintas de polipeptídios (α, β, γ, δ) podem estar incorporadas na hemoglobina. A hemoglobina normal do adulto é a $HbA = \alpha_2{}^A\beta_2{}^A$. A hemoglobina fetal contém 2 cadeias α e 2 cadeias γ e é designada como $HbF = \alpha_2{}^A\gamma_2{}^F$.

Diferenças nas seqüências estruturais dos aminoácidos na porção peptídia das moléculas de hemoglobina são controladas geneticamente e são responsáveis pelos diferentes tipos de hemoglobina. Com base na mobilidade característica da hemoglobina, em um campo elétrico (eletroforese) no amido, papel, acetato de celulose, ágar ou gel de acrilamida, muitos tipos de hemoglobina têm sido reconhecidos (veja Cap. 33). Apenas os tipos P, F e $A_1 - A_4$ são considerados normais. Anemia falciforme e a β-talassemia são anemias hemolíticas associadas a hemoglobinas anormais (isto é, Tipo S na anemia falciforme e produção anormal de cadeia β na β-talassemia). Na *doença HbS* homozigota, o afoiçamento das hemácias se deve à baixa solubilidade da hemoglobina anormal em seu estado reduzido, com produção de corpos semicristalinos (tactóides) que distorcem e alongam as células. No traço falcêmico (heterozigose), o esfregaço de sangue não mostra células em forma de foice. Na condição homozigota, a HbS representa quase a totalidade das hemoglobinas com pequenas quantidades de HbF. Na condição heterozigota, HbS constitui 50% ou menos das hemoglobinas, balanceada com a HbA.

A detecção da doença falciforme é realizada por observação microscópica da indução do afoiçamento das hemácias na presença de um agente redutor como metabissulfito de sódio, ou através da determinação quantitativa da turbidez dispersível com uréia induzida por ditionito, após redução da HbS a desoxi-HbS nas hemácias lisadas. O procedimento microscópico detecta apenas homozigotos, enquanto a HbAS e a HbS e sua variante estrutural HbC-Harlem são detectadas na técnica da uréia-ditionito. Kits comerciais de teste qualitativo estão disponíveis para detectar o traço falcêmico e a anemia através de determinações de solubilidade. Todas as hemoglobinas positivas ao teste do ditionito devem sofrer eletroforese (acetato de celulose, citrato de ágar ou gel de amido) para diferenciar HbS de HbC e traço talassêmico. Drogas que causam hemólise na

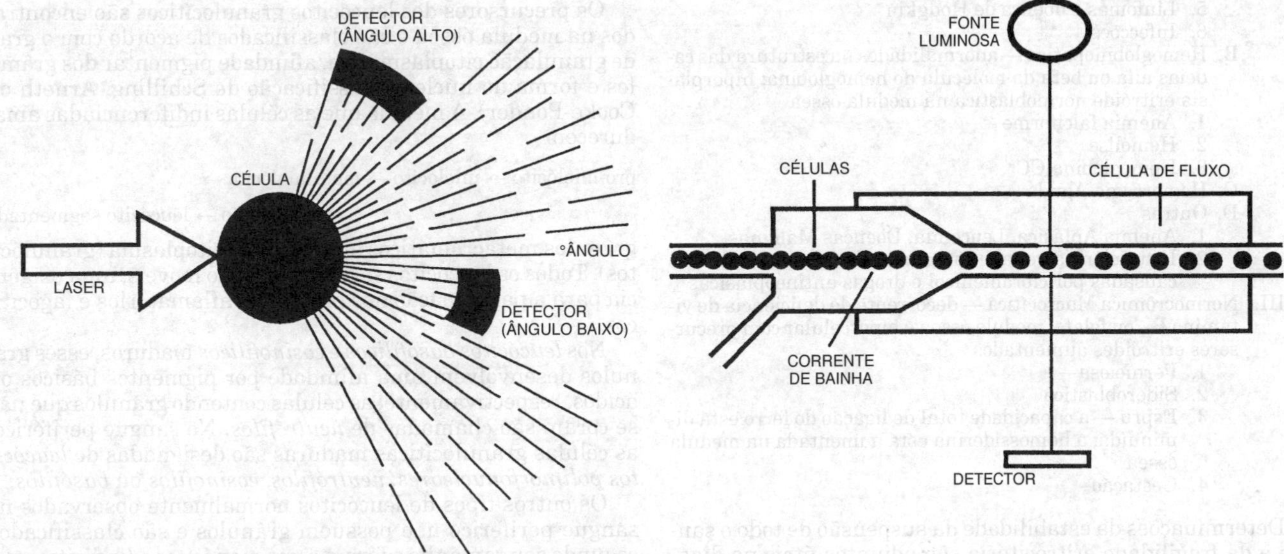

Fig. 32.2 Célula de fluxo de corrente embainhada executa a focagem hidrodinâmica, na qual as células passam em fila indiana através da área de detecção. Sensores detectam raio laser disperso em alto e baixo ângulo. (Cortesia, Bayer.)

deficiência de glicose 6-fosfato desidrogenase (G6PD) incluem sulfonas, nitrofuranos, cloroquina, dimercaprol, ácido nalidíxico e probenecida.

A concentração de *hemoglobina* é medida por espectrofotometria após lise de todo o sangue e conversão da hemoglobina a hematina, oxiemoglobina ou cianometemoglobina. A adição de uma base forte (NaOH) em pH 10 converte oxiemoglobina, carboxiemoglobina ou metemoglobina em hematina, que pode ser estimada por fotometria. Bases mais fracas (Na_2CO_3 ou NH_4OH) convertem hemoglobina em oxiemoglobina para análise.

A hemoglobina total é medida também pela conversão em cianometemoglobina usando reagente alcalino de cianureto de sódio — ferricianeto de potássio. Padrões de hemoglobina certificados pelo Clinical Standards Committee do College of American Pathologists são usados nesses procedimentos, e todos os resultados são expressos em "gramas de hemoglobina por 100 ml (g/dl) de sangue".

No estado normal, o consumo de oxigênio da hemácia é baixo e está envolvido na conversão da hemoglobina em metemoglobina (HbM) oxidada (Fe^{3+}), que não pode ligar-se ao oxigênio. O equilíbrio normal de HbM (<0,5%) é mantido por dois sistemas de enzimas: metemoglobina redutases NADH e NADPH. Uma deficiência hereditária da enzima da hemácia, G6PD, eleva a taxa de redução de glutationa e metemoglobina, tornando a célula mais vulnerável ao ataque oxidativo, e resultando em suscetibilidade fármaco-induzida ou em anemia hemolítica não-esferocítica imunomediada. Deficiência de G6PD é encontrada predominantemente em pessoas de ascendência mediterrânea, do Sudeste asiático, africanos e afro-americanos. A enzima pode ser quantificada por espectrofotometria ou por fluoronefelometria através da medição da taxa de redução da nicotinamida adenina dinucleotídeo fosfato (NADP) na presença de G6PD. Testes de triagem presuntivos baseados no conteúdo de glutationa reduzida (GSH) no sangue antes e após incubação com acetilfenil-hidrazina também são usados.

A contagem de eritrócitos, o conteúdo de hemoglobina e o valor do hematócrito são usados para determinar vários índices sangüíneos no diagnóstico e no tratamento da anemia. Essas medidas são:

Volume corpuscular médio [VCM(fL)]

$$= \frac{\text{Hematócrito }(\%) \times 10}{\text{Contagem de eritrócitos }(10^6/\mu l)}$$

Hemoglobina corpuscular média [HCM(pg)]

$$= \frac{\text{Hemoglobina }(g/dl) \times 10}{\text{Contagem de eritrócitos }(10^6/\mu l)}$$

Concentração de hemoglobina corpuscular média [CHCM(%)]

$$= \frac{\text{Hemoglobina }(g/dl) \times 100}{\text{Hematócrito }(\%)}$$

Outros parâmetros usados para caracterizar a variação das células vermelhas incluem o índice de anisocitose (RDW). O RDW é calculado diretamente pelo desvio padrão e coeficiente de variação a partir de um histograma de tamanho e distribuição de hemácias. A diferença no tamanho da célula pode ser usada para monitorar os pacientes com anemia perniciosa ou hemorrágica.

As *anemias* são classificadas em relação ao volume das hemácias e à concentração de hemoglobina. *Macrocitose* (célula aumentada: VCM > 94), *normocitose* (célula normal: VCM, 82 a 92) ou *microcitose* (célula pequena: VCM < 80) são as classificações de acordo com o volume celular. A concentração de hemoglobina celular categoriza as células como *hipercrômicas* (CHCM > 38), *normocrômicas* (CHCM = 32 a 36) ou *hipocrômicas* (CHCM < 30). Exemplos de anemias são:

I. Hipocrômica Microcítica — anemia eritróide normoblástica na medula óssea
   A. Deficiência de Ferro — hemácias e hemoglobina baixas (Hbg), ferro sérico diminuído, capacidade total de ligação de ferro aumentada, hemossiderina ausente
      1. Dietética — baixa ingestão de ferro
      2. Problemas intestinais — absorção diminuída de ferro
      3. Gestação, crianças — necessidades aumentadas de ferro
      4. Perda de ferro — decorrente de hemorragia crônica, infecções parasitárias, lesões do trato GI, sangramento menstrual excessivo
   B. Sideroblástica Hereditária — defeito na síntese do heme, uma incapacidade em utilizar o ferro ingerido
   C. Talassemia — anormalidade genética que produz HbgF e/ou $HbgA_2$ normal ou aumentada
II. Normocrômica Normocítica
   A. Hemolítica — destruição aumentada dos eritrócitos
      1. Hemolítica auto-imune
      2. Hemolítica por crioaglutinina
      3. Destruição mecânica das hemácias
      4. Hemoglobinúria paroxística noturna

5. Linfomas e doença de Hodgkin
6. Infecções

B. Hemoglobinopatias — anormalidades na estrutura das cadeias alfa ou beta da molécula de hemoglobina; hiperplasia eritróide normoblástica na medula óssea
1. Anemia falciforme
2. Hemólise
3. Hemoglobina CC

C. Hemorragia Aguda

D. Outras
1. Anemia Aplásica, Leucemia, Doenças Malignas
2. Insuficiência renal e anemias relacionadas a drogas causadas por cloranfenicol e drogas antineoplásicas

III. Normocrômica Macrocítica — decorrente de deficiência de vitamina B_{12} ou folato; medula óssea é hipercelular com precursores eritróides aumentados
1. Perniciosa
2. Sideroblástica
3. Espru — a capacidade total de ligação do ferro está diminuída; a hemossiderina está aumentada na medula óssea
4. Gestação

Determinações da estabilidade da suspensão de todo o sangue e da fragilidade eritrocitária são adjuntos úteis no diagnóstico de várias doenças.

A *velocidade de hemossedimentação* (VHS) é uma estimativa da estabilidade da suspensão das hemácias no plasma; é relacionada com o número e o tamanho das hemácias e com a concentração relativa das proteínas plasmáticas, especialmente fibrinogênio e as α- e β-globulinas. Esse teste é realizado pela determinação da velocidade de sedimentação das hemácias em um tubo padronizado. A VHS normal está entre 0 e 15 mm/h. Aumentos são uma indicação de processos de doença ativa mas obscura, como tuberculose e espondilite anquilosante. A VHS é afetada pela anemia e não responde linearmente às alterações nas macromoléculas assimétricas como o fibrinogênio e globinas.

A técnica da *velocidade de sedimentação zeta* (ZRS) supera essas desvantagens. É baseada na medição da proximidade com a qual as hemácias se aproximarão umas das outras após ciclos padronizados de dispersão e compactação.

O *teste da fragilidade eritrocitária* é baseado na resistência das células à hemólise em concentrações decrescentes de salina hipotônica.

A fragilidade osmótica aumentada das hemácias está associada a vários tipos de esferocitose e anemia hemolítica adquirida; resistência aumentada tem sido observada na talassemia, na anemia falciforme e na anemia hipocrômica. O teste pode ser feito manualmente através de estimativa colorimétrica da hemoglobina liberada pela rotura celular hipotônica ou automaticamente em um instrumento que registra continuamente o aumento na transmissão de luz através de uma suspensão de hemácias, em um gradiente salino continuamente decrescente durante diálise.

LEUCÓCITOS

Leucócitos maduros no sangue periférico e seus precursores no osso e tecido linfóide constituem o sistema leucocitário. Vários tipos de leucócitos são encontrados no sangue normal. A diferenciação entre tipos leucocitários linfocítico, monocítico e granulocítico é baseada no tamanho, cor, estrutura cromatina e constituintes citoplasmáticos da célula.

A função principal dos leucócitos é o desenvolvimento de vários mecanismos de defesa e processos de reparo nos mecanismos inflamatórios e na resposta imune. A migração de leucócitos para o local da inflamação está associada à liberação ou à ativação de várias substâncias bioquímicas (5-hidroxitriptamina, histamina, complemento, imunoglobulinas, prostaglandinas, enzimas lisozimas). O histiócito ou monócito (macrófago) tecidual também pode fagocitar e destruir partículas estranhas pelo processo de endocitose, e certos tipos de leucócitos pelo processo de fagocitose.

A composição química do leucócito inclui água (82%), nucleoproteína, fosfolipídios e oligominerais. Conteúdo enzimático, glicogênio e níveis de histamina variam nos diferentes tipos de células brancas. Deficiência das enzimas associadas a metabolismo glicolítico (hexoquinase) e aumento nas hidrolases fosfomonoésteres (fosfatase alcalina) têm sido observados nos leucócitos de alguns pacientes com leucemia.

Os precursores dos leucócitos granulocíticos são encontrados na medula óssea e são classificados de acordo com o grau de granulação citoplasmática, afinidade pigmentar dos grânulos e forma do núcleo (Classificação de Schilling, Arneth ou Cooke-Ponder). À medida que as células indiferenciadas amadurecem

pró-mielócito → mielócito → metamielócito →

bastão → leucócito segmentado

grânulos metacromáticos aparecem no citoplasma (granulócitos). Todos os leucócitos segmentados são móveis, uma exigência para a participação nos processos inflamatórios e fagocíticos.

Nos *leucócitos basofílicos* e *eosinofílicos* maduros, esses grânulos desenvolvem uma afinidade por pigmentos básicos ou ácidos, respectivamente; as células contendo grânulos que não se coram são chamadas de *neutrófilos*. No sangue periférico, as células granulocíticas maduras são designadas de *leucócitos polimorfonucleares*: *neutrófilos, eosinófilos* ou *basófilos*.

Os outros tipos de leucócitos normalmente observados no sangue periférico não possuem grânulos e são classificados segundo seu tamanho e forma como *monócitos* e *linfócitos*, que são formados no tecido linfóide. O pequeno linfócito é derivado do timo e é encontrado na circulação e em centros germinativos de tecido linfóide. A origem do grande linfócito está em uma célula-tronco linfóide associada ao intestino, que pode ainda diferenciar-se em plasmócito produtor de imunoglobulina. A interação entre os linfócitos tímicos (T) e da medula óssea (B) é a base para o desenvolvimento e a manutenção dos mecanismos imunes humorais e celulares.

Os leucócitos são contados por procedimentos similares àqueles utilizados para os eritrócitos. Nos procedimentos visuais, o sangue é diluído com líquido (3% *v/v* de ácido acético) que lisa as hemácias, e a contagem total de leucócitos é determinada microscopicamente. Eosinófilos também podem ser analisados diferencialmente com um líquido diluente que faz com que as hemácias não sofram refração e se tornem invisíveis, e lisa os leucócitos lábeis à base, deixando intactos os eosinófilos estáveis em relação à base. Um líquido diluente adequado para esse fim é o Líquido de Pilot (propileno glicol, 50 ml; água destilada, 40 ml; floxina a 1%, 10 ml; carbonato de sódio a 10%, 1 ml; e heparina sódica, 100 unidades). Procedimentos eletrônicos de contagem são similares àqueles usados para os eritrócitos com as vantagens adicionais de velocidade, precisão e reprodutibilidade.

O valor normal de leucócitos no adulto é de 5.000 a 10.000/μl^3. Valores maiores que 10.000 (*leucocitose*) são encontrados no recém-nascido, crianças pequenas, leucemia, câncer, crises epilépticas convulsivas e após exercício extremo. Valores menores que 5.000 (*leucopenia*) são observados em certas infecções microbianas (p. ex., febre tifóide, sarampo, malária, septicemia grave), cirrose hepática, anemia perniciosa, lesão por radiação e ocupação da medula por células malignas.

Uma *contagem diferencial de leucócitos* fornece informações quanto aos números relativos de cada tipo. Uma fina película de sangue é preparada em uma lâmina de microscópio, é feita coloração com preparação policromática como a coloração de Leishman, Wright ou Giemsa, e é feita a análise microscópica. A coloração de Wright contém os pigmentos azul de metileno policromado e eosina; os eritrócitos são tingidos de rosa; os núcleos dos leucócitos, de azul purpúreo; grânulos neutrofílicos, de rosa-violeta; os grânulos eosinofílicos, de vermelho; os grânulos basofílicos, de azul; e as plaquetas, de azul.

A introdução de sistemas automatizados para contagem diferencial de leucócitos reduziu os erros inerentes à natureza subjetiva do procedimento de contagem visual. A diferenciação entre os vários tipos pode ser feita com base nas propriedades citoquímicas e de coloração das enzimas específicas para cada tipo celular. Os grânulos dos neutrófilos e eosinófilos são tingidos pela ação de suas peroxidases no 4-cloro-1-naftol para formar uma quinona colorida na presença de uma peroxidase, com diferenciação posterior entre esses dois tipos celulares, em pH ótimo para a atividade da peroxidase. A lipase monocítica é usada como marcador específico através da reação da fucsina básica com o α-naftol liberado pela lipase no substrato α-naftilbutirato. Os linfócitos não sofrem coloração nesse procedimento mas são avaliados através de medição eletrônica.

A contagem diferencial automatizada dos leucócitos também é obtida em sistemas que contam grandes populações de células por medição simultânea de duas propriedades ópticas (perda axial da luz e/ou dispersão em ângulo estreito e/ou fluorescência com múltiplos comprimentos de onda). Raio laser também é usado para diferenciar o tamanho celular, a granularidade e o volume das células. A luz controlada, medida por dispersão dianteira *versus* ângulo reto, é convertida em um histograma dando a porcentagem de linfócitos, monócitos e granulócitos. Outro tipo de sistema utiliza processamento computadorizado de imagens bidimensionais de vários tipos celulares após coloração, empregando um microscópio automático de exame.

Leucócitos neutrofílicos polimorfonucleares (neutrófilos, PMN) normalmente compreendem 62% (50 a 67%) da contagem total de leucócitos. Essas células são irregulares em sua forma (10 a 15 μm de diâmetro) e usualmente contêm um núcleo multilobulado com grânulos citoplasmáticos delgados, levemente corados. Uma forma imatura ou jovem de neutrófilos, com um núcleo não-segmentado em forma de bastão, constitui 3 a 5% dos leucócitos do sangue periférico. Aumentos na porcentagem relativa dessas células (neutrofilia) são observados em infecções microbianas agudas (p. ex., meningite, varíola, poliomielite), distúrbios metabólicos (acidose diabética, gota), intoxicação medicamentosa (digitálicos, epinefrina), vacinação, trombose coronariana e neoplasias malignas.[2]

Leucócitos eosinofílicos polimorfonucleares (eosinófilos) normalmente abrangem cerca de 1 a 3% do total dos leucócitos circulantes. Em aparência, são similares aos neutrófilos, com exceção dos grânulos citoplasmáticos grandes, corados em vermelho. Os eosinófilos têm sido observados em certas doenças de pele (psoríase, eczema), infestações parasitárias (triquinose), certas reações de hipersensibilidade, e na escarlatina e anemia perniciosa. Cristais de Charcot-Leyden, que são encontrados em secreções brônquicas de asmáticos, são derivados de produtos de desintegração de nucleoproteínas de eosinófilos.

Leucócitos basofílicos polimorfonucleares (basófilos) possuem grandes grânulos citoplasmáticos que são corados em azul escuro. Essas células, que são basicamente fontes de heparina e histamina sangüínea, constituem menos de 1,0% dos leucócitos. Leucocitose basofílica é vista na leucemia mielocítica crônica, na anemia hemolítica e na doença de Hodgkin. Leucopenia basofílica ocorre após radiação ou terapia com glicocorticóides.

Os *linfócitos* possuem um diâmetro celular de 7 a 10 μm (pequeno) a 10 a 18 μm (grande). Eles têm um núcleo circular ou discretamente entalhado, que se cora intensamente, e normalmente abrangem 25 a 33% dos leucócitos. Linfocitose é encontrada na mononucleose infecciosa, na leucemia linfocítica, no raquitismo e na maioria das condições associadas à leucopenia neutrofílica (neutropenia).

Os *monócitos* constituem 3 a 7% dos leucócitos. Eles são maiores (12 a 20 μm) que os outros leucócitos e possuem um citoplasma claro e abundante, corado em azul-violáceo, com uma estrutura cromatina delgada e reticulada no núcleo. Os monócitos (macrófagos) fagocitam bactérias, protozoários parasitas, partículas estranhas e até mesmo eritrócitos. Monocitose é vista em certas infecções microbianas (tuberculose, tifo, malária), doença de Hodgkin e leucemia monocítica.

A terapia medicamentosa freqüentemente causa disfunção neutrofílica, que pode ser caracterizada por um número decrescente de neutrófilos maduros ou um defeito na função celular resultando na incapacidade do corpo de se defender contra infecções. Drogas como mostarda de nitrogênio e cloranfenicol degeneram as células-tronco da medula óssea, e a síntese de DNA é prejudicada por antimetabólitos como o metotrexato e a fluorouracil. A despolimerização do DNA é causada por procarbazina e agentes alquilantes. A mitose é inibida pela colchicina e pelos alcalóides de vinca. As drogas nas listas esquematizadas a seguir causam granulocitopenia.[2]

Não-quimioterapêuticas
- rifampicina
- ristocetina
- benzeno
- óxido nitroso
- etanol

Antitireoidianas
- carbimazol
- metimazol
- tiouracil

Diuréticos
- acetazolamida
- clortalidona
- clorotiazida
- ácido etacrínico
- hidroclorotiazida
- mercuriais

Anti-histamínicos
- tenildiamina
- tenalidina
- piribenzamina

Fenotiazinas
- clorpromazina
- mepazina
- metotrimeprazina
- proclorperazina
- tioridizina

Antibióticos
- cloranfenicol
- carbenicilina
- griseofulvina
- isoniazida
- novobiocina

Cardiovasculares
- diazóxido
- procainamida
- metildopa
- quinidina
- propranolol

Como alterações qualitativas e quantitativas nos leucócitos do sangue periférico e em seus precursores na medula óssea e no tecido linfático estão associadas a vários tipos de *leucemia*, essa doença tem sido classificada com base no tipo predominante de leucócito, isto é, mielocítica (granulocítica), linfocítica, monocítica ou plasmocítica. Leucemia pode ser aguda ou crônica e envolve a substituição dos elementos da medula óssea por células malignas, infiltração do sistema reticuloendotelial, anemia, trombocitopenia e hemorragia. Leucemia usualmente está associada a uma contagem elevada de leucócitos e a aumento da célula específica e seus precursores no sangue periférico, mas em certas situações existe um quadro sangüíneo não-leucêmico, sem evidências de leucocitose. Leucócitos na leucemia aguda são mais imaturos (células do tipo "blasto") que aqueles encontrados no tipo crônico.

Em muitas doenças do sistema hematopoético, é necessário examinar a medula óssea para determinar as taxas de formação, maturação e liberação das células sangüíneas para a circulação periférica. Usando-se uma agulha de biopsia por punção, amostras da *medula óssea* podem ser obtidas do esterno, da crista ilíaca ou da extremidade proximal da tíbia. Esfregaços de medula são então preparados, corados (coloração de Wright ou procedimento histopatológico especializado) e examinados microscopicamente. A razão entre leucócito mielóide e hemácias nucleadas na medula óssea, a presença de células anormais (*não-mielóides*), o número de precursores plaquetários (*megacariócitos*), os sinais de interrupção da maturação celular e a presença de lesões focais são importantes fatores no diagnóstico de vários estados de doença.

O *lúpus eritematoso sistêmico* (LES) é uma doença caracterizada por numerosas manifestações clínicas e patológicas associadas a vários órgãos. Embora a doença afete especialmente o sistema linfático, os sistemas cardíaco, renal e articular também estão envolvidos. O diagnóstico dessa doença é baseado na presença de um fator celular do LES na fração gamaglobulina do sangue. Esse fator dissolve os núcleos de leucócitos através de despolimerização do ácido desoxirribonucleico para formar o corpo-LES. Se o soro dos pacientes com LES for incubado com leucócitos, os PMN fagocitarão os corpos-LES liberados e formarão a típica célula-LES com a perda progressiva característica dos detalhes nucleares. Drogas que causam LES e produzem um preparado-LES positivo incluem hidralazina, procainamida, isoniazida e fenitoína.

Esses anticorpos contra nucleoproteína também podem ser detectados por técnicas imunológicas. Na técnica do duploanticorpo, o soro testado contendo anticorpos contra nucleoproteína é incubado com fragmento de rim de rato (antígeno). O segundo anticorpo é uma imunoglobulina (IgG) anti-humana de cabra marcada com fluoresceína que se liga à IgG humana, que por sua vez também se une ao local antigênico em um teste positivo. A fluorescência é estimada por imunomicroscopia. A microscopia óptica normal pode ser usada se a IgG anti-humana de cabra estiver marcada com peroxidase.

TROMBÓCITOS

As principais funções dos *trombócitos* (plaquetas sangüíneas) são a manutenção da hemostasia (interrupção do fluxo sangüíneo de um vaso) e a coagulação do sangue (formação de coágulo). Plaquetas são ovais a esféricas em seu formato e possuem um diâmetro médio de 2 a 4 μm. Elas se originam de uma célula imatura (megacariócito) na medula óssea; variações de 140.000 a 450.000 μl têm sido relatadas no sangue normal.

Adesividade, agregação e aglutinação são as principais propriedades físicas das plaquetas responsáveis pelas reações hemostáticas e coaguladoras. Quimicamente, elas contêm proteína (60%), lipídios (15%) e carboidratos (8,5%). Seu conteúdo de serotonina, epinefrina e norepinefrina ajuda na promoção da constrição no local da lesão. A liberação de "tromboplastina plaquetária", um fosfatídio do tipo cefalina, e de difosfato de adenosina (ADP) é importante na coagulação sangüínea.

Métodos manuais de contagem de plaquetas sangüíneas são notoriamente imprecisos por causa do tamanho e das propriedades físicas das plaquetas. Métodos indiretos de análise são baseados na proporção de plaquetas em relação aos eritrócitos em um esfregaço sangüíneo corado. Amostras de sangue obtidas diretamente por punção na ponta do dedo são diluídas com um líquido anticoagulante que simultaneamente cora as plaquetas. A razão entre as plaquetas e as hemácias é então determinada microscopicamente, e o número é calculado a partir de contagem predeterminada de hemácias (normal entre 3 a 8 plaquetas/100 hemácias). Nos procedimentos diretos, uma amostra de sangue é obtida por punção venosa, colocada em um tubo siliconizado, diluída e subseqüentemente analisada através da contagem de plaquetas em uma câmara microscópica de contagem usando-se dispositivo convencional ou microscópio de fase. Líquidos diluentes adequados são o Líquido de Rees-Ecker (citrato de sódio, 3,8 g; formaldeído, 0,22 ml; azul cresil brilhante, 0,05 g; água, qs 100 ml) ou Líquido de Brecker (oxalato de amônio a 1%). Procedimentos automatizados para contagem de plaquetas têm aumentado a precisão em ± 5 a 10%. Sangue é coletado em um anticoagulante especial, é diluído e centrifugado em velocidades especificadas para se obter um líquido sobrenadante "rico em plaquetas", que é então contado em um aparelho automatizado de contagem, similar ao utilizado para a contagem de hemácias.

Métodos para a contagem de plaquetas no sangue total incluem instrumentos de impedância eletrônica e contadores ópticos a laser usando focalização hidrodinâmica.[3] Esses analisadores hematológicos com multiparâmetros fornecem grande acurácia, precisão e velocidade maior de análise realizada em um pequeno volume de sangue. Os instrumentos automatizados fornecem medições precisas das plaquetas para monitoração da trombocitopenia induzida por quimioterapia e terapia transfusional.

Aumentos persistentes na contagem de plaquetas (*trombocitemia* ou *piastrenemia*) têm sido observados na leucemia mielocítica crônica, policitemia, hiperplasia megacariocítica e atrofia esplênica. Aumentos agudos ou temporários nos valores plaquetários (*trombocitose*) ocorrem no trauma e na asfixia.

Trombocitopenia, ou uma diminuição nas plaquetas a valores inferiores a 60.000/μl, ocorre em várias púrpuras ou estados hemorrágicos (púrpura trombocitopênica idiopática ou sintomática). Defeitos hereditários nas plaquetas incluem trombastenia de Glanzmann, que se caracteriza por tempo de sangramento prolongado e pouca retração do coágulo, enquanto na síndrome de Bernard-Soulier e na doença de von Willebrand a adesividade plaquetária está defeituosa. Defeitos na reação de liberação incluem "deficiência de armazenamento" e "síndrome aspirina-símile".

Uma anormalidade estrutural e funcional rara, hereditária, das plaquetas é a *síndrome da plaqueta cinzenta*, caracterizada por grandes plaquetas sem grânulos alfa e parecendo acinzentadas nos esfregaços de sangue periférico com coloração de Wright. Os pacientes se queixam de sangramento, petéquias, contusões constantes e epistaxe. O diagnóstico é confirmado por procedimentos de radioimunoensaio para detectar os níveis das proteínas dos grânulos alfa, específicas das plaquetas.

Leucemia, queimaduras extensas, distúrbios esplênicos e agentes tais como quinidina, sulfonamidas, hidroclorotiazida (HCTZ), diuréticos, antiepiléticos e agentes neurofarmacológicos têm sido implicados na etiologia da trombocitopenia sintomática. Diminuições na contagem de plaquetas também são acompanhadas por alterações morfológicas no tamanho, na forma e na granulação citoplasmática dessas células e por alterações na adesividade e na função normal na hemostasia e na coagulação.

Os estudos de *agregação plaquetária* têm sido muito importantes no estudo das anormalidades plaquetárias e de seu papel nas doenças. A taxa e a extensão da resposta de agregação e coagulação à adrenalina, ADP, colágeno e trombina têm sido medidas através da observação de alterações na densidade óptica do plasma rico em plaquetas com a adição desses agentes ou de outras substâncias-teste. Pequenas quantidades de ADP resultam em agregação reversível, enquanto o padrão de agregação bifásica ocorre com concentrações intermediárias de ADP ou com epinefrina. A segunda fase é a liberação do ADP endógeno das plaquetas. Altas concentrações de ADP resultam em agregação irreversível. A aspirina age como um inibidor do ADP intrínseco das plaquetas e da reação do colágeno.

RETICULÓCITOS

No sangue periférico normal 0,5 a 1,5% dos eritrócitos possuem um delgado retículo no citoplasma. Nos esfregaços sangüíneos preparados pelo método de Wright, de Giemsa e por outro método Romanowsky, ocorre pontilhado basofílico dos eritrócitos no envenenamento com chumbo (*plumbismo*). Isso não deve ser confundido com a coloração basofílica do reticulócito, que pode ser vista apenas quando as células são coradas através de procedimentos supravitais (mistura de pigmentos com sangue úmido antes de preparar um esfregaço sangüíneo seco no ar). Os filamentos granulares observados ou o retículo desses eritrócitos imaturos são um resultado de coagulação endoplasmática através de pigmentos lipofílicos usados nos procedimentos supravitais. *Reticulócitos* podem ser contados manualmente por coloração supravital do sangue fresco com uma solução anticoagulante pigmentada.

O método usual de expressão é

$$\%\text{Reticulócitos} = \frac{\text{N.º de reticulócitos / 1.000 hemácias}}{10} \quad (1)$$

A contagem "corrigida" de reticulócitos é calculada para uma abordagem clínica mais significativa do grau de anemia através da expressão da porcentagem de reticulócitos por microlitro de sangue total.

$$\begin{matrix}\text{Contagem}\\ \text{corrigida de}\\ \text{reticulócitos}\end{matrix} = \begin{matrix}\text{Contagem de}\\ \text{reticulócitos}\end{matrix} \times \frac{\text{(Hematócrito do paciente)}}{\text{(Hematócrito normal)}}$$

Nos métodos indiretos de contagem, uma fina película da mistura de sangue-pigmento é preparada em uma lâmina de microscópio, é feita nova coloração pelo método de Wright e os reticulócitos são contados em proporção a uma contagem predeterminada de eritrócitos. Nos procedimentos diretos, os reticulócitos são enumerados em esfregaços sem nova coloração. Corantes adequados são o azul cresil brilhante, o azul de metileno e o verde Janus. Esses métodos estão sujeitos a uma alta taxa de erro na contagem.

A citometria de fluxo usando pigmentos fluorescentes para corar o RNA melhorou muito a precisão e a acurácia da contagem de reticulócitos. Analisadores consagrados como o Analisador de Reticulócitos Sysmex R-3000 (*TOA Medical Instruments*) examinam centenas de milhares de células durante um ciclo de contagem de 45 segundos e podem subclassificar os reticulócitos pela idade.

Um aumento no número dos reticulócitos é um indicador de hematopoese acelerada e é observado na hemorragia aguda ou no tratamento adequado da anemia perniciosa ou ferropriva. Há diminuição dos reticulócitos nos casos de perda crônica de sangue ou de depressão da medula óssea.

VOLUME SANGÜÍNEO E MECANISMOS ERITROPOÉTICOS

A massa eritrocitária média em homens normais é de 2.095 ± 384 ml (30 ml/kg), o volume plasmático médio é de 2.766 ± 459 ml (40 ml/kg) e o volume total de sangue é de 4.861 ± 795 ml (70 ml/kg). A determinação específica da *massa eritrocitária* é estimada acuradamente através da marcação dos eritrócitos com Cr^{51} *in vitro* ou com Fe^{59} *in vivo*. Esses isótopos são incorporados ao β-polipeptídio (Cr) ou à porfirina (Fe) da hemoglobina na hemácia e subseqüentemente é feita diluição do isótopo no sangue após injeção dos eritrócitos marcados a fim de calcular a massa eritrocitária. Na anemia hemolítica há também diminuição da vida média normal (108 a 120 dias) do eritrócito conforme indicado pelo tempo diminuído de sobrevida das hemácias marcadas com Cr^{51} no sangue (veja Cap. 104.)

O *volume plasmático* é estimado pela medição da hemodiluição da albumina sérica humana I^{125} ou I^{131} injetada por via intravenosa. A atividade da albumina marcada diminui de forma constante após injeção devido à perda da albumina para o espaço extravascular. Estimativas dos níveis de radioatividade no momento zero podem ser feitas através da extrapolação de uma típica curva declinante de nível sangüíneo de primeira ordem. Corantes (Azul de Evans) e outros isótopos são menos satisfatórios para avaliação precisa do volume plasmático. O volume sangüíneo total é a soma da massa eritrocitária e do volume plasmático.

Expansão crônica da massa eritrocitária é vista na policitemia primária e secundária associada a eritrocitose decorrente de hipóxia, tumores e doença renal. Nessas condições, há um aumento da hemoglobina e do hematócrito (Ht) e um aumento absoluto da massa eritrocitária. Na policitemia relativa, o alto hematócrito é devido à contração do volume plasmático. *Expansão crônica do volume sangüíneo*, com resultante diminuição do valor do Ht e, em alguns casos, anemia "hemodilucional", ocorre na insuficiência cardíaca, gestação normal, cirrose hepática, esplenomegalia e fístula arteriovenosa.

O defeito metabólico na *anemia perniciosa*, caracterizada por absorção gastrointestinal inadequada de vitamina B_{12}, é diagnosticado facilmente através da monitoração da radioatividade urinária após administração oral de cianocobalamina-Co^{57} com e sem fator intrínseco. A porcentagem de recuperação do isótopo nos pacientes normais é de 3 a 25%, e na anemia perniciosa é de 0 a 2,5%.

Eritrócitos marcados com Cr^{51} também são usados no estudo dos efeitos de vários compostos, como os antiinflamatórios não-esteróides, no *sangramento gastrointestinal* (*GI*). As células sangüíneas do paciente são marcadas com Cr^{51}, e o agente sob teste é administrado. Se ocorrer sangramento GI, há um aumento no conteúdo de Cr^{51} nas amostras fecais como resultado de perda sangüínea para a luz do trato GI.

A avaliação da absorção do ferro radioativo (^{59}Fe), sua distribuição tecidual (fígado, baço, precórdio, medula óssea sacral), eliminação plasmática e excreção urinária estabelecem vários *parâmetros ferrocinéticos*. O ferro é mais absorvido na forma de sal ferroso na parte superior do intestino delgado. A absorção diminui na sobrecarga de ferro, na eritropoese e em várias doenças malignas, inflamatórias e infecciosas. O ferro é transportado no plasma ligado à transferrina, uma proteína específica de ligação do ferro. Alterações no ferro plasmático e na capacidade de ligação do ferro são vistas na gravidez, na talassemia major e na anemia por deficiência de ferro ou ferropriva (hipocrômica). O ferro é armazenado no fígado, na medula óssea, no músculo esquelético e no baço como ferritina e hemossiderina. A renovação diária de ferro é de cerca de 35 mg, basicamente a partir do "reservatório eritropoético lábil" da medula óssea.

A *hemossiderose* é simplesmente um aumento do armazenamento de ferro, enquanto *hemocromatose* denota aumento no armazenamento de ferro com dano tecidual associado. Os dois estados podem resultar de sobrecarga de ferro oral ou transfusão/medicinal parenteral. A excreção do ferro é limitada e ocorre através da descamação das células contendo ferro do intestino, da pele e do trato urinário. A anemia por deficiência de ferro é um sinal e não uma doença. O tratamento é baseado na avaliação dos parâmetros ferrocinéticos, na correção da hemoglobina e da deficiência tecidual de ferro e no reconhecimento da causa subjacente (p. ex., perda crônica de sangue).

COAGULAÇÃO SANGÜÍNEA

A *hemostasia*, a interrupção do fluxo sangüíneo em um vaso, é regulada por mecanismos extravasculares (músculos, pele e tecido subcutâneo), vasculares (vasos sangüíneos) e intravasculares (adesão plaquetária, retração do coágulo e coagulação sangüínea). A discussão seguinte será limitada aos processos relacionados ao mecanismo de coagulação sangüínea. Quando o sangue pode coagular, o líquido de fluxo livre é convertido em um firme coágulo celular circundado por soro. Se um anticoagulante é adicionado ao sangue, a coagulação não ocorre e as células do sangue ficam suspensas em uma fase líquida — plasma. O mecanismo de coagulação envolve três estágios: a formação de *tromboplastina* plasmática, a conversão de *protrombina* em *trombina* e a conversão de *fibrinogênio* em *fibrina*.

O International Committee on Nomenclature of Blood Clotting Factors designou numericamente os fatores da coagulação (Quadro 32.2). O fibrinogênio e os Fatores V e VIII estão ausentes no soro normal do sangue como resultado do processo de coagulação. As características absortivas de certos fatores da coagulação sangüínea sobre fosfato de cálcio ou sulfato de bário são usadas na análise diferencial de fatores específicos. A interação dos fatores da coagulação pode ser iniciada através das vias intrínseca ou extrínseca. No sistema intrínseco, todos os fatores estão presentes no sangue, enquanto o sistema extrínseco é ativado pela liberação da tromboplastina tecidual. A Fig. 32.3 mostra as atividades das duas vias para formar um coágulo estável de fibrina.

No Estágio 1 do processo de coagulação, o contato do tecido lesionado com o sangue resulta na ativação do Fator XII, que reage com cálcio, antecedente da tromboplastina plasmática (PTA, Fator XI), componente da tromboplastina plasmática (PTC, Fator IX), globulina anti-hemofílica (AHG, Fator VIII) e com Fatores

Quadro 32.2 Fatores da Coagulação Sangüínea

FATOR	SINÔNIMO
I	Fibrinogênio
II	Protrombina
III	Tromboplastina (tecidual)
IV	Cálcio
V	Fator lábil, pró-acelerina, globulina Ac
VI	Acelerina
VII	Fator estável, pró-convertina, acelerador da conversão da protrombina sérica (SPCA)
VIII	Globulina anti-hemofílica
IX	Fator de Christmas, componente da tromboplastina plasmática (PTC)
X	Fator de Stuart-Prower
XI	Antecedente da tromboplastina plasmática (PTA)
XII	Fator de Hageman
XIII	Fator de estabilização da fibrina (FSF)

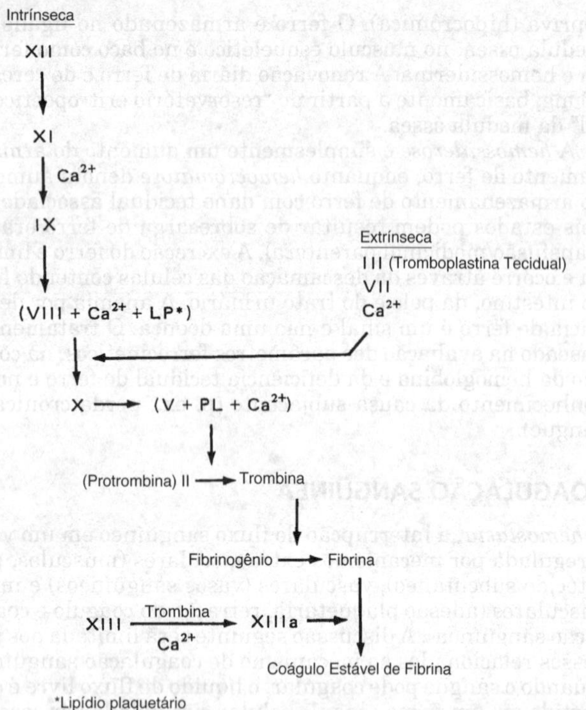

Fig. 32.3 Processo de coagulação sangüínea.

III, V e X, resultando em tromboplastina intrínseca ou sangüínea. Esse estágio normalmente é completado em 3 a 5 minutos. A tromboplastina extrínseca ou tecidual é formada rapidamente (<12 segundos) em vários tecidos corporais, como pulmão e cérebro, na presença de cálcio e dos Fatores V, VII e X.

No Estágio 2, a tromboplastina catalisa a conversão da protrombina em trombina (8 a 15 segundos) na presença dos Fatores V, VII, X e cálcio.

No Estágio 3, a trombina rapidamente converte o fibrinogênio em fibrina, que forma então uma rede de fibras que aprisiona as hemácias e desse modo forma o coágulo sangüíneo.

Embora a natureza exata das seqüências enzimáticas no processo da coagulação não esteja clara, esse é definitivamente um processo de amplificação biológica que se inicia em uma pequena reação de contato tecidual e vai até a rápida conversão de fibrinogênio em fibrina.

O sangue contém inibidores naturais da coagulação como a antitrombina, a heparina e a antitromboplastina, que podem evitar uma reação particular na seqüência da coagulação. A dissolução dos coágulos de sangue ocorre através da ação da enzima proteolítica sangüínea — plasmina ou fibrinolisina. A plasmina é formada a partir de seu precursor, o plasminogênio, após ativação tecidual e pelos líquidos corporais ou substâncias de origem bacteriana (estreptoquinase).

Os testes realizados rotineiramente na avaliação laboratorial da coagulação são indicadores da função vascular (fase vascular e adesividade plaquetária) ou dos mecanismos intrínsecos da coagulação. Determinações do *tempo de sangramento* e da *fragilidade capilar* fornecem estimativas da coagulação sangüínea na presença de plaquetas e de fatores teciduais ou vasculares. No método de Ivy para determinação do *tempo de sangramento capilar*, um manguito de pressão sangüínea é posicionado no antebraço e inflado a 40 torr; é feita uma punção, e é anotado o tempo necessário para que o sangramento seja interrompido. *Tempo de sangramento* é um teste de triagem para os distúrbios da função plaquetária ou para defeitos vasculares, mas está usualmente normal nos distúrbios da coagulação. O teste é útil no diagnóstico diferencial entre a doença de von Willebrand (redução do Fator VIII, com tempo de sangramento normal) e hemofilia leve. O tempo normal de sangramento, como determinado por esse método, é de 1 a 9 minutos. Dextrana, álcool pantotenil e derivados, penicilina G, drogas antiinflamatórias não-esteroidais e estreptoquinase-estreptodornase podem causar um tempo de sangramento prolongado. O *Simplate 11* (General Diagnostics) é um dispositivo padronizado para tempo de sangramento, descartável, carregado com mola, que serve para avaliar a função plaquetária. Esse teste usa duas lâminas que são liberadas automaticamente a fim de produzir duas incisões uniformes de 6 mm de comprimento × 1 mm de profundidade, tornando o procedimento confiável e reprodutível.

A *fragilidade capilar* ou teste do *torniquete* é baseada na incidência de formação de petéquias (pequenos pontos vermelhos) após insuflação de um manguito de pressão sangüínea por um período de 5 minutos. Normalmente, algumas petéquias diminutas podem aparecer. A causa mais comum de anormalidades nos testes de função vascular e de adesividade plaquetária é a trombocitopenia.

Uma análise do *mecanismo intrínseco da coagulação* se preocupa com a determinação dos níveis dos fatores específicos da coagulação no sangue total. Em estudos preliminares de um distúrbio hemorrágico suspeito, são usualmente realizadas as determinações do *tempo de coagulação, retração do coágulo, contagem de plaquetas, tempo de sangramento* e *fragilidade capilar*.

No procedimento de Lee-White, o tempo de coagulação do sangue total é determinado em tubos comuns ou siliconizados. Valores normais variam de 8,5 a 15 minutos nos tubos de vidro e de 19 a 60 minutos nos tubos siliconizados. Anticoagulantes e tetraciclinas podem causar tempos elevados, enquanto corticosteróides e epinefrina causam valores diminuídos. A siliconização dos tubos de vidro evita a agregação plaquetária e desse modo retarda a coagulação. As amostras usadas na análise do tempo de coagulação são então inspecionadas após 0,5, 1,0, 2,0, 4,0 e 24 horas após a coagulação a fim de determinar o tempo necessário para as várias fases da retração do coágulo. Os tubos também são observados a fim de evidenciar lise ou dissolução do coágulo. O coágulo normalmente começará a retrair-se em 30 minutos, estará completamente retraído em 24 horas e não mostrará evidência de lise em um período de 72 horas. Tempos prolongados de coagulação estão associados com hemofilia, hipofibrinogenemia e deficiência de Fator IX. Anormalidades em qualquer desses testes indicam a necessidade de estudos adicionais da coagulação.

O *teste do tempo de protrombina* é uma medida dos níveis de todos os fatores de coagulação, com exceção dos Fatores III, IV e VII, e é um indicador da capacidade do plasma de formar trombina. No teste do "Estágio Um", a amostra de plasma é misturada com cloreto de cálcio e tromboplastina tecidual, e é determinado o tempo necessário para a formação do coágulo de fibrina. Resultados são comparados com o plasma normal de controle, e o tempo de protrombina é registrado em segundos ou em porcentagem de protrombina calculada a partir da curva padrão de atividade. Estudos de correção usando soro normal, plasma adsorvido normal ou plasma total normal adicionados ao soro teste indicam deficiências dos Fatores VII e X, Fator V e Fator II, respectivamente. Se nenhum desses aditivos encurtar o tempo de protrombina, pode-se suspeitar de um problema anticoagulante na circulação.

Uma modificação dessa técnica (o *procedimento protrombina-proconvertina*) usando uma diluição de 1:10 de plasma do paciente e do controle na presença de plasma sem protrombina como fonte dos Fatores I e V é um indicador mais sensível de deficiências específicas de protrombina, Fatores VII, IX e X.

O *tromboteste* de Owren, como feito em sangue total, é sensível a alterações nos mecanismos intrínsecos e extrínsecos da coagulação, incluindo Fator IX. A dose de drogas anticoagulantes, como o dicumarol, é ajustada de acordo com as determinações do tempo de protrombina; pacientes são mantidos usualmente na faixa terapêutica de 20 a 40% da atividade de protrombina (faixa normal, 80 a 130%). Níveis reduzidos de protrombina, com tempos prolongados de protrombina, são observados na deficiência de vitamina K, doença hemorrágica do recém-nascido, terapia anticoagulante excessiva e doenças hepáticas e biliares. A interação de outras drogas com os anticoagulantes pode causar tempos prolongados de protrombina. Drogas como salicilatos, fenilbutazona, oxifembutazona, indometacina e algumas sulfonamidas aumentam a quantidade da atividade do anticoagulante ativo. Outras drogas diminuem a quantidade de vitamina K produzida pelas bactérias intestinais, incluindo cloranfenicol, canamicina, neomicina, estreptomicina e as sulfonamidas.

O teste de *consumo de protrombina* é um indicador da eficiência da conversão de protrombina em trombina no processo da coagulação. Permite-se que a amostra de sangue coagule sob condições padronizadas e então a quantidade do complexo da protrombina removida do soro é determinada na presença de fibrinogênio extrínseco. Ao menos 80% da protrombina é normalmente consumida. Consumo reduzido de protrombina (<80%) é observado nas deficiências da coagulação (hemofilia) relacionadas à geração da tromboplastina.

Outros tipos de teste da coagulação detectam deficiências no *mecanismo de geração da tromboplastina*. O *teste do tempo de geração da tromboplastina* (TGT) fornece um meio de detectar deficiências específicas nos Fatores V, VIII, IX, X, XI ou XII. Na fase inicial desse procedimento, o tempo de coagulação do plasma adsorvido do paciente é determinado na presença de um fator reagente plaquetário padronizado, cloreto de cálcio, reagente de substrato do plasma (Fatores I, II e V) e soro do paciente. Se o tempo de coagulação for anormal (>16 segundos), testes adicionais são realizados com o plasma ou soro do paciente. A adsorção da amostra de plasma no sulfato de bário remove os Fatores II, VII, IX e X e facilita a diferenciação entre uma deficiência de Fatores IX a X e de V a VIII nos mecanismos de geração de tromboplastina. A geração de tromboplastina é reduzida na hemofilia e na trombocitopenia.

O *teste para determinar o tempo de tromboplastina parcial ativada* (PTT) é baseado na observação de que o plasma hemofílico possui um tempo normal de coagulação na presença de uma tromboplastina completa (extrato extrínseco-salino de tecido cerebral), conforme usado nas determinações de protrombina, mas apresentará um tempo de coagulação marcadamente prolongado com uma tromboplastina incompleta (cefalina). Cefalina é um fator fosfolipídico tromboplástico, solúvel em éter, com atividade semelhante à da plaqueta. Nesse teste, o tempo de coagulação do plasma do paciente é determinado na presença de cloreto de cálcio e cefalina ativada. Esse teste é usado basicamente para detectar deficiências no Estágio 1 do mecanismo da coagulação e é bastante sensível a alterações nos Fatores VIII e IX, como visto na hemofilia clássica e na deficiência de Fator IX (Hemofilia B ou doença de Christmas).

No Estágio 3 do processo de coagulação, é crítica a presença de níveis adequados de fibrinogênio e trombina. Os *níveis de fibrinogênio* são analisados semiquantitativamente através da determinação do tempo de coagulação de uma amostra de plasma diluído na presença de tromboplastina extrínseca. Esse teste é basicamente independente dos níveis de protrombina. Concentrações de fibrinogênio de 125 mg/dl ou maiores são adequadas; deficiências (hipofibrinogenemia) foram observadas nas doenças hepáticas, na carcinomatose e em certas complicações da gestação.

Níveis aumentados de *produtos de degradação do fibrinogênio* (PDF) têm sido demonstrados no soro devido à ativação primária do sistema fibrinolítico (fibrinólise patológica) ou através da ativação secundária seguindo-se à coagulação sangüínea aumentada (coagulação intravascular disseminada). Fibrinogênio (peso molecular de $3,4 \times 10^5$ daltons) é degradado seqüencialmente em fragmentos X, Y, D e E com pesos moleculares respectivos de 2,7, 1,65, 0,85 e $0,55 \times 10^5$ daltons. Os fragmentos X e Y são anticoagulantes mais potentes que os fragmentos D e E, e são responsáveis pelos estados hemorrágicos na desfibrinação. Complexos entre monômeros de fibrina, fragmento X e outros PDF interferem com a geração de tromboplastina e a formação plaquetária. PDF podem ser medidos por técnicas imunológicas envolvendo aglutinação no látex de partículas sensibilizadas com anticorpos específicos contra os PDF ou através de teste de inibição da hemaglutinação. O nível sérico normal de PDF é de $4,9 \pm 2,8$ μm/ml. Níveis elevados são vistos em infarto agudo do miocárdio, menstruação, complicações da gestação, recém-nascidos hipóxicos, doenças malignas e doença renal.

Deficiências nos mecanismos de coagulação usualmente podem ser corrigidas parcial e temporariamente por transfusão de sangue ou plasma normais. Quando isso falha, a presença de *anticoagulantes circulantes* (antitrombina, antitromboplastina, heparina) deve ser considerada. A heparina age indiretamente por meio da antitrombina III, que neutraliza diversos fatores ativados da coagulação (XIIa, fator de Fletcher ativado, XIa, IXa, Xa, IIa e XIIIa). O efeito farmacológico de um anticoagulante oral é a inibição da coagulação sangüínea através da interferência nos fatores da coagulação II, VII, IX e X, dependentes de vitamina K. Anticoagulantes circulantes são detectados pela determinação do efeito do plasma normal no tempo de coagulação (*tempo de recalcificação*) do plasma oxalado do paciente, na presença de cloreto de cálcio. Se a adição do plasma normal não encurtar o tempo prolongado de recalcificação, pode-se notificar a presença de anticoagulante circulante.

É vital que os analistas padronizem rigidamente seus conceitos de formação de fibrina nos procedimentos de avaliação visual, pois o objetivo final de todos os testes de coagulação é a conversão de fibrinogênio em fibrina. O uso de instrumentação mecânica na detecção da formação de coágulo tem aumentado significativamente a padronização, a precisão e a reprodutibilidade dos procedimentos de coagulação. Estes instrumentos medem e registram o processo de formação de fibrina através da turbidez aumentada (detecção fotométrica de coágulo ou coagulograma) ou alterações na condutância elétrica nas misturas reacionais. Enquanto realizam testes rotineiros de coagulação simultaneamente ou seqüencialmente, sistemas avançados podem realizar ensaios de Fibrinogênio e Fator, alcançando rápida finalização e precisão. Novos aspectos do desempenho estão disponíveis com muitos dos instrumentos automatizados de coagulação. Estes incluem regulação precisa da temperatura, exibição digital, diluição automática das amostras dos pacientes e a capacidade de medir fatores específicos da coagulação usando substratos cromogênicos.

Hemofilia é uma clássica deficiência de AHG (Fator VIII), doença de Christmas é a deficiência de PTC (Fator IX) e o traço de Hageman diz respeito ao Fator XII. Deficiências adquiridas dos Fatores II, V, VII, X e XI também estão associadas a estados doentios. O processo da coagulação sangüínea, a análise de fatores da coagulação e a interpretação dos resultados abrangem um sistema altamente complexo. O laboratório da coagulação e o médico atuam juntos no diagnóstico e no tratamento das doenças de deficiência de coagulação.

TECNOLOGIA DE BANCO DE SANGUE

A tecnologia de banco de sangue no laboratório moderno é parte do serviço de transfusão sangüínea. Visto que o sangue total e seus componentes são substâncias terapêuticas biologicamente ativas, uma análise completa de suas características químicas e biológicas é vital para assegurar efeitos terapêuticos bem-sucedidos. O serviço de transfusão é responsável por:

1. Recebimento e exame do doador.
2. Coleta, processamento e armazenamento do sangue.
3. Tipagem do receptor e do doador para o grupo sangüíneo ABO e fator Rh.
4. Teste de compatibilidade (prova cruzada) antes da transfusão.
5. Distribuição do sangue para transfusão e circulação extracorpórea.
6. Avaliação das complicações transfusionais.
7. Realização de testes sorológicos específicos pertinentes aos grupos sangüíneos e outros fatores.

Nesta seção será apresentada uma discussão dos fatores pertinentes relacionados às várias fases do serviço de transfusão.

RECEBENDO E EXAMINANDO O DOADOR

Um completo registro[4] dos doadores potenciais deve ser mantido, com referência específica em relação a idade, sexo, peso, endereço, ocupação e número de telefone. O implemento da computação nos bancos de sangue aumentou a eficiência desses serviços. Doadores devem preferivelmente ter entre 21 e 60 anos de idade e não devem pesar menos de 50 quilos. O doador pode ser rejeitado com base na incidência prévia ou ativa de certas doenças microbianas (malária recorrente, sífilis, hepatite infecciosa ou por soro homólogo, tuberculose), anormalidades de sangramento, convulsões, síndromes alérgicas, doenças de pele ou coração, diabetes, dependência alcoólica ou de drogas, gestação, câncer, imunização recente com produtos vacinais vivos, síndrome da imunodeficiência adquirida (AIDS) ou anormalidades da pressão sangüínea (pressão sangüínea aceitável: entre 100/50 e 200/100; freqüência cardíaca: 60 a 120/minuto). A triagem do sangue para exposição ao vírus da imunodeficiência humana (HIV) é crucial para redução do risco de infecção a partir de transfusão. Testes de triagem ELISA (ensaio imunossorvente ligado à enzima) para detecção de anticorpos contra o HIV estão disponíveis pelos fabricantes. Testes mais sensíveis estão disponíveis para detectar DNA viral em líquidos corporais.

Um período de no mínimo 8 semanas deve ser transcorrido desde a coleta do sangue e o nível sangüíneo de hemoglobina deve ser de 12,5 a 13,5 g/dl ou maior. Os níveis séricos de bilirrubina e transaminases devem também ser avaliados nos doadores com história prévia de icterícia.

COLETA, PROCESSAMENTO E ARMAZENAMENTO DO SANGUE

Um torniquete é aplicado no braço do doador para ocluir o retorno venoso, a área da pele é esterilizada e o sangue é coletado por punção venosa (flebotomia). Fórmula A ou B ACD (Ácido-Citrato-Dextrose) do NIH ou soluções ACD-fosfato são usadas como anticoagulantes nos recipientes estéreis para coleta de sangue. Os recipientes vazios devem ser de vidro normal ou siliconizado; recipientes de plástico desmontáveis oferecem muitas vantagens nos procedimentos de doação, armazenamento do sangue e transfusão.

A preservação das hemácias no sangue é aumentada através de remoção completa do ar aprisionado no dispositivo de coleta de sangue, esfriamento rápido após coleta e armazenamento a 4°. Sangue total adequadamente coletado é usualmente estável por 21 dias em 1° a 6°. A deterioração do sangue total é relacionada a aumento da fragilidade celular (K^+ plasmático aumentado) e diminuição da utilização da glicose. O sangue que é usado para correção de qualquer tendência ao sangramento ou defeito na coagulação deve ser o mais fresco possível. Leucócitos, plaquetas e Fatores V e VIII deterioram-se no plasma ou sangue total estocados.

CLASSIFICAÇÃO DO GRUPO SANGÜÍNEO ABO[5]

Hemácias humanas podem ser classificadas em vários grupos ou tipos com base na reatividade de certos fatores sangüíneos (*aglutinogênios*) localizados na membrana eritrocitária. O sistema de Landsteiner (Quadro 32.3) para os quatro grupos sangüíneos é baseado na presença ou ausência dos aglutinogênios A ou B na superfície celular (Grupo A, B, AB ou O, respectivamente).

O soro não contém o anticorpo (*aglutinina* do tipo IgM) contra o antígeno presente nas próprias hemácias do indivíduo, mas contém a isoaglutinina (p. ex., anti-B no grupo sangüíneo A) devido à exposição, cedo na vida, a antígenos animais e vegetais com estruturas similares às dos antígenos A-B. A agregação ou aglutinação das hemácias por reação de aglutinogênio com aglutinina é usada nas técnicas de tipagem sangüínea. Em certos casos, anticorpos hemolisina, presentes no soro contendo aglutininas anti-A ou anti-B, causam a rotura das células e a liberação de hemoglobina (hemólise).

Quadro 32.3 Sistemas de Grupos Sangüíneos

GRUPO SANGÜÍNEO	AGLUTINOGÊNIO NA CÉLULA	AGLUTININA NO SORO	REAÇÃO[a] COM SORO ANTI-A	REAÇÃO[a] COM SORO ANTI-B	FREQÜÊNCIA (%) EM CAUCASIANOS
A	A	Anti-B	+	−	41
B	B	Anti-A-A_1	−	+	10
AB	AB	Nenhuma	+	+	4
O	Nenhum	Anti-A e B	−	−	45

[a]Aglutinação.

Hemácias humanas são agrupadas por duas reações separadas: agrupamento celular ou "frontal" e agrupamento do soro ou *reverso*. O grupo sangüíneo usualmente é determinado pela testagem das hemácias do indivíduo com soro padronizado anti-A ou anti-B (certificado pelo Bureau of Biologics, FDA). A confirmação do grupo sangüíneo (tipagem reversa) é concluída por uma análise da titulação de aglutininas do indivíduo. Nesse procedimento, o soro do indivíduo é aquecido a 56° por 10 minutos a fim de destruir as hemolisinas, e então é misturado com hemácias conhecidas do Subgrupo A_1 ou B_1 (Rh-negativo) no teste de aglutinação. Esses dois testes devem estar em concordância antes da liberação do sangue para transfusão.

Embora as hemácias humanas do Grupo B reajam uniformemente com soro anti-B, as células dos Grupos A e AB mostram uma ampla faixa de reatividade com os soros anti-A ou anti-A_1B. O grupo sangüíneo A pode ainda ser categorizado em subgrupos A_1, $A_{int.}$, A_2, A_3, A_0 e A_x, com base na reação com soro absorvido anti-A, anti-A_1-lectina, anti-H-lectina, anti-$A_{1,2}$, e anti-AB e na presença de anti-A_1 no soro. Certos indivíduos do Grupo O possuem anti-H em seu soro e são subcategorizados em fenótipo Bombay ou O_h. Testes para A, B e H na saliva conseguem estabelecer o genótipo de um indivíduo, que seja, A e H na saliva do grupo sangüíneo A; B e H em B; H e O e A, B, H em AB. É útil nos casos de antígenos eritrocitários fracamente desenvolvidos ou de perda do antígeno celular em alguns pacientes com leucemia.

Como as células sangüíneas humanas contêm muitos antígenos com propriedades bioquímicas e imunoquímicas algo complexas, os fatores sangüíneos têm sido classificados em vários subsistemas. Os sistemas de fatores sangüíneos de Kell (K), Lutheran (Lu), Lewis (Le), Duffy (Fy), Kidd (Jk), MNS, Sutter (Js), Diego (Di) e P são baseados na detecção de um antígeno específico sobre ou no interior das hemácias, por meio de reações de anticorpos (*isoemaglutinina*) com anti-soro ou grupos específicos de hemácias reagentes. Alguns desses fatores (p. ex., Kidd, Kell e Lewis) foram implicados em reações de transfusão.

O SISTEMA RH-HR E A TESTAGEM DE ANTIGLOBULINA HUMANA

A existência ou não do *antígeno* Rh_0 no sangue humano é de suma importância nas reações transfusionais, disputas de paternidade e fenômeno de isossensibilização. Existem oito fenótipos para Rh sangüíneo que são determinados por suas reações com três aglutininas específicas do soro (Anti-Rh_0, Anti-rh′e Anti-rh″): rh, rh′, rh″, rh′rh″, Rh_0, Rh_0′, Rh_0″ e Rh_0′Rh_0″. Os grupos rh não contêm o fator Rh_0 na superfície celular e são designados "Rh-negativos". A terminologia do sistema de Wiener (Rh, rh) é comparável à de Fisher-Race (CDE) como mostrado a seguir: rh′(C), Rh_0(D), rh″(E). O sistema de Rosenfeld usa uma classificação numérica: RH1 = Rh_0.

A ausência do antígeno Rh em cerca de 15% da população não exclui a presença de outros fatores; o uso de anti-soro específico (Anti-hr′e Anti-hr″) tem demonstrado a existência de fatores Hr (Hr_0, hr′, hr″). Por exemplo, a célula Rh-negativa (rh″) possui antígenos rh″hr′Hr_0. O antígeno Rh_0(D) é o imunógeno mais potente de todos os antígenos Rh.

Os anticorpos Rh são *aglutininas salinas* (completas) ou anticorpos "bloqueadores" (incompletos). Os últimos são do tipo IgG. São usados nos procedimentos de testagem Rh e são produzidos mais comumente, e em títulos mais elevados, na isossensibilização humana ou em reações de auto-anticorpo. Não aglutinam suspensões salinas de hemácias Rh-positivas normais exceto na presença de altas concentrações de albumina, soro ou conglutinina (soro AB com albumina) em uma temperatura de 35° a 37°.

Nos procedimentos rotineiros de testagem Rh, uma amostra de sangue (com oxalato ou heparina), ou uma suspensão de células no soro ou albumina, é misturada com soro anti-Rh_0 em uma lâmina ou em um tubo a 37° até 47°. A agregação indica que o sangue possui antígeno Rh_0. A confirmação de um teste Rh-negativo pode ser realizada através de nova testagem com soro Anti-rh′Rh_0rh″.

Nos procedimentos de testagem Rh, as hemácias dos pacientes com anemia hemolítica adquirida estão parcialmente revestidas com auto-anticorpo humano, e as células de recém-nascidos com eritroblastose são cobertas com globulinas (anticorpos) maternas e podem ser falsamente agregadas pelo soro de tipagem Rh contendo uma alta concentração de proteínas, ou podem parecer Rh-positivas no teste da suspensão salina celular. A demonstração de anti-Rh_0(D) em um eluato dessas células cobertas por anticorpos pode ajudar a estabelecer o verdadeiro tipo de Rh.

Anticorpos anti-Rh não existem normalmente no soro humano; eles podem ser adquiridos por isossensibilização. A transfusão de sangue Rh-positivo para um receptor Rh-negativo, ou a transfusão de células de feto Rh-positivo através da barreira placentária para a mãe Rh-negativa, resultará na formação de anticorpos contra os aglutinogênios Rh ausentes nas células do receptor ou da mãe, respectivamente.

As reações hemolíticas por transfusão sangüínea e a doença hemolítica do recém-nascido (eritroblastose fetal) envolvem *fenômenos de isossensibilização* usualmente relacionados ao antígeno Rh_0. Os antígenos Hr e ABO também podem ser responsáveis pela doença hemolítica do recém-nascido. Se a gestante for Rh-negativa e o pai for Rh-positivo, o genótipo Rh do pai deve ser determinado. Se o pai for homozigoto, os eritrócitos conterão um par de fatores Rh_0 e os descendentes herdarão o fator Rh_0; se o pai for heterozigoto, haverá um fator Rh_0 e um fator Hr_0, e seu filho pode ou não herdar o fator.

Se o feto for Rh-positivo, a mãe pode ser sensibilizada pelo antígeno Rh e, nas gestações subseqüentes, o desenvolvimento de altos títulos de anticorpos anti-Rh_0 resultará na doença hemolítica fetal. Esses anticorpos penetram na circulação fetal através da barreira placentária, revestem as hemácias do feto e causam destruição eritrocitária excessiva, hiperbilirrubinemia e dano cerebral potencial associado, hidropisia fetal (edema) e anemia congênita do recém-nascido. Essa doença relacionada ao Rh pode ser evitada atualmente através do uso terapêutico apropriado de Imunoglobulina Humana Rh_0(D) (Rh_0-GAM, *Ortho*) para prevenir a formação (após o parto) de anticorpos ativos na mãe Rh_0(D)-negativa, D^u-negativa, que deu à luz um recém-nascido Rh_0(D)-positivo ou D^u-positivo.

O *teste antiglobulina de Coombs* é um método de detectar os anticorpos bloqueadores, globulinas e complemento que estão ligados aos antígenos eritrocitários nos fenômenos de isossensibilização.

No procedimento *direto* de testagem, uma suspensão salina de hemácias lavadas é misturada com soro antigamaglobulina humana e aglutinação é indicativa da combinação de anticorpo humano com antígeno eritrocitário, como o isoanticorpo incompleto materno nas hemácias da criança na doença hemolítica do recém-nascido, auto-imune, fármaco-induzida, anemia hemolítica induzida por aloanticorpos e após transfusão de hemácias incompatíveis.

Um procedimento *indireto* é usado para demonstrar a existência de anticorpos bloqueadores no soro de gestantes Rh-negativas e nas reações transfusionais. Nesse procedimento, o soro da paciente é incubado com uma suspensão de hemácias Rh-positivas do Grupo O; as células são lavadas e então é adicionado soro antiglobulina humana a fim de detectar o revestimento das hemácias com anticorpo globulina no soro do paciente através do fenômeno da aglutinação. Se ocorrer aglutinação na primeira parte do procedimento, uma aglutinina salina também está presente.

Soros anticomplemento (soro contra não-gamaglobulina) são usados para detectar reações envolvendo anti-JK.

O alelo Du é uma variante clinicamente importante do fator Rh_0 e está usualmente associado a rh′(C) e rh″(E). Indivíduos com este fator são considerados Rh-positivos; as hemácias não reagem com anti-Rh_0 no método do tubo com salina, mas reagem com anti-Rh_0(D) incompleto por outras técnicas em lâmina ou tubos. Doadores Rh-negativos devem ser testados para o fator Du. Se positivos, seu sangue deve ser dado apenas para receptores Rh-positivos.

PROBLEMAS RELACIONADOS A DROGAS

Anormalidades hematológicas podem ser causadas pela administração de drogas que podem causar um teste antiglobulina direto positivo e anemia hemolítica imune, como a cefaloridina, cefalotina (*Keflin*), metildopa (*Aldomet*), penicilina, L-dopa, quinidina, fenacetina e insulina.

TESTAGEM DE COMPATIBILIDADE

Os procedimentos de prova cruzada visam a detectar incompatibilidades entre o sangue de doadores e receptores. O teste é projetado para evitar reação transfusional e garantir benefício máximo ao paciente. Embora a classificação ABO errônea usualmente resulte em uma prova cruzada incompatível, não existe tal proteção no sistema Rh. Um sangue de doador incorretamente caracterizado como Rh-positivo pode resultar em imunização primária contra o antígeno Rh_0(D) se for transfundido para um receptor Rh-negativo. Para cada transfusão, devem-se realizar uma *prova cruzada principal* e uma *menor*.

Na *prova cruzada principal* (1) uma suspensão salina de células do doador é misturada com soro do receptor e (2) as células do doador são suspensas no soro do receptor ou em soro com albumina adicionada. A prova cruzada da salina é uma avaliação adicional na tipagem ABO e pode detectar incompatibilidades causadas por anticorpos dos subgrupos M, N, S, P e Lu. A prova cruzada com alto teor protéico ou com albumina pode demonstrar anticorpos no sistema Rh. A ocorrência de aglutinação ou hemólise indica incompatibilidade.

A *prova cruzada menor* inclui o soro do doador e as células do receptor, e é útil para avaliação da tipagem ABO e para indicar a possibilidade de reações transfusionais causadas por um antígeno raro nas células do receptor ou por anticorpos incomuns direcionados contra um antígeno no soro do doador. A prova cruzada menor tem sido substituída em muitos casos pela triagem no soro do doador contra um painel ou reservatório de hemácias de antigenicidade conhecida.

O procedimento *indireto de antiglobulina humana* também precisa ser realizado com o soro do receptor e com as células do doador com ou sem albumina (maior parte) e pode ser testado com o soro do doador e células do receptor (menor parte). O uso de enzimas proteolíticas (bromelaína) intensifica a aglutinação das hemácias na presença de baixos títulos de anticorpos Rh-Hr ou de reação fraca desses anticorpos, provavelmente por remover ácido siálico da superfície das hemácias. As hemácias usadas no teste de Coombs indireto são tratadas com a enzima antes da absorção de anticorpos e da adição do reagente antiglobulina.

As técnicas usuais de prova cruzada envolvem (1) um procedimento em temperatura ambiente ou 30°, preferivelmente com a adição de albumina, (2) um procedimento com alto teor proteico e (3) um procedimento antiglobulina.

A presença de *auto-anticorpos* inespecíficos, *crioaglutininas* e *aglutinação bacteriogênica* ocasionalmente complica o procedimento de prova cruzada. Se o soro do receptor reagir mais fortemente com suas próprias células do que com as do doador, deve-se suspeitar de auto-anticorpos. Crioaglutininas usualmente aglutinarão todo o sangue, independentemente do tipo, em baixas temperaturas, mas não reagirão em 37°. A aglutinação como resultado de contaminação bacteriana do sangue é chamada de pan-aglutinação.

TESTAGEM PARA HEPATITE

Hepatite pós-transfusional está associada à transmissão de partículas vírus-símiles denominadas *antígeno Austrália* ou *antígeno sérico da hepatite* ou ainda de *antígeno associado a hepatite* (AAH). Todo doador de sangue precisa ser testado para a presença de AAH. Procedimentos de difusão em gel ágar (DGA), contra-eletroforese (CEP), fixação do complemento (FC) e reoforese podem ser usados.[6] O procedimento de reoforese usa uma técnica modificada de difusão em gel para detecção de AAH através de reação de precipitação com anticorpo AAH. Ele oferece a sensibilidade dos procedimentos de CEP e FC com a simplicidade do procedimento de DGA. Outros testes para AAH são baseados na técnica de radioimunoensaio (RIA) para detecção de antígeno através de hemaglutinação (HA) ou inibição da HA pela presença de anticorpo AAH. Na técnica de RIA, o soro do doador é adicionado ao tubo de teste revestido com anticorpo AAH (RIA sólido). Se o soro contiver AAH, este se ligará ao anticorpo. I^{125}-AAH é então adicionado ao tubo. Se o sítio de ligação do anticorpo estiver ocupado previamente com AAH proveniente do soro do doador, o I^{125}-AAH não se ligará e a determinação do I^{125} ligado *versus* livre é um indicador do conteúdo de AAH no soro do doador.

DISTRIBUIÇÃO DO SANGUE E AVALIAÇÃO DAS REAÇÕES TRANSFUSIONAIS

Sangue total, suspensões de hemácias ou leucócitos, plasma, plasma enriquecido com plaquetas, concentrados de plaquetas, sangue pobre em leucócitos, AHF, complexo do Fator IX, frações proteicas plasmáticas e RhoGAM são produtos do serviço de transfusão.[7] As reações transfusionais são relacionadas ao fenômeno de anticorpo ou transmissão de doença. A reação hemolítica resultante da transfusão de células incompatíveis é o problema mais sério. A transfusão de sangue contaminado por micróbios pode resultar em uma reação pirogênica ou na transmissão de doenças infecciosas, como malária, sífilis, AIDS/SIDA ou hepatite. Reações alérgicas (urticária, crises asmáticas), sobrecarga circulatória, complicações embólicas (coágulo sangüíneo, embolia gasosa) também podem ser encontradas. Anticorpos contra plaquetas e leucócitos se desenvolvem após transfusões repetidas e nos pacientes transplantados. O serviço de transfusão é uma unidade integral na avaliação dessas complicações.

TÉCNICAS DE ANÁLISES

Esta seção descreverá os princípios dos procedimentos usados na análise de várias substâncias no sangue, plasma ou urina. Exemplos da significância desses testes no diagnóstico clínico serão apresentados. Para uma descrição completa dos aspectos fisiológicos e farmacológicos desses constituintes sangüíneos, veja a *Bibliografia*.

INSTRUMENTAÇÃO

O desenvolvimento da instrumentação tem apresentado progresso acelerado na química clínica. Uma excelente revisão dos princípios e das aplicações na química clínica da automação, espectroscopia de absorção atômica, espectroscopia, espectrofotometria ultravioleta e visível, fluorometria, fosforimetria, espectroscopia infravermelha e Raman, microondas e nucleônicos e espectroscopia com ondas de rádio foi preparada por Broughton e Dawson.[8] Técnicas de controle da qualidade são uma parte vital de qualquer laboratório clínico. Materiais de referência padronizados,[9,10] padronização das quantidades e unidades[11] e avaliação contínua da precisão e acurácia de várias determinações[12] são incorporados aos procedimentos de todos os laboratórios clínicos confiáveis. A fabricação de padrões e reagentes registrados e a certificação dos químicos clínicos e dos laboratórios clínicos estão sob a supervisão da Food and Drug Administration (FDA), do National Institutes of Health (NIH), da Pharmaceutical Manufacturers Association (PMA), da American Association for Clinical Chemistry, do College of American Pathologists e do National Committee for Clinical Laboratory Standards (NCCLS).

INTERAÇÃO DAS DROGAS COM TESTES LABORATORIAIS CLÍNICOS

Drogas podem interferir com a interpretação de testes laboratoriais por meio de três classes de mecanismos:

1. Interferência *química ou bioquímica* devido à reação da droga ou de seu metabólito nos líquidos biológicos com os reagentes do teste nos procedimentos analíticos. Exemplos da interferência de Classe 1 incluem resultados falso-positivos de glicose urinária devidos às propriedades redutoras das drogas ou de seus metabólitos como o ácido ascórbico, ácido *p*-aminossalicílico, tetraciclina, cefaloridina e levodopa, que são excretados na urina. A espironolactona provoca uma elevação de certos cetoesteróides na urina por reação cruzada da droga no procedimento analítico.
2. Interferência *farmacológica* devida às alterações normais induzidas pela droga em vários parâmetros fisiológicos. Exemplos da interferência de Classe 2 incluem a diminuição dos níveis séricos de potássio nos pacientes em uso de diuréticos tiazídicos, a alteração do ácido úrico sérico com probenecida e a elevação de várias proteínas plasmáticas e dos testes de função tireoidiana com combinações de estrogênio-progesterona. A interação droga-droga também pode resultar em alterações nesses parâmetros. Guanetidina intensifica o efeito dos anticoagulantes cumarínicos. Os barbitúricos induzem a síntese da enzima microssomial hepática, subseqüentemente aumentando o metabolismo e reduzindo os efeitos terapêuticos de drogas, como o warfarin, mesmo após essas drogas terem terminado.
3. Interferência *toxicológica* como conseqüência da toxicidade de uma droga. Exemplos da interferência de Classe 3 incluem alterações nos testes de função renal e hepática e nos parâmetros hematológicos (anemia, agranulocitose, leucopenia) devido à toxicidade induzida por drogas e testes LE e ANA positivos devido à síndrome "lúpus-símile" induzida por hidralazina.

Está além do objetivo deste capítulo incluir uma listagem completa das interações de drogas nos testes laboratoriais. O leitor deve se referir a uma revisão computadorizada anual, facilmente disponível, dos efeitos das doses terapêuticas normais das drogas, assim como da dosagem excessiva, nos testes laboratoriais clínicos[13] e a outros artigos de revisão.[14]

Sangue

COLETA E PREPARAÇÃO PARA ANÁLISE QUÍMICA

Usando técnica asséptica, uma amostra de sangue é obtida por venopunção e usualmente é colocada diretamente em tubos vazios de vidro. A escolha do anticoagulante, o tipo de espécime, a estabilidade do componente do teste e o uso de preservativos dependem do tipo de análise solicitada e do procedimento analítico específico envolvido. Se o soro for desejado, permite-se que a amostra de sangue coagule, e o soro é separado por centrifugação. Quando sangue total ou plasma forem usados na análise, um anticoagulante é adicionado ao tubo coletor.

As concentrações seguintes dos anticoagulantes específicos são usadas rotineiramente por 10 ml de sangue: oxalato de lítio, potássio ou sódio (15-25 mg), citrato de sódio (40-60 mg), heparina sódica (2 mg), etileno-diaminotetraacetato dissódico ou tripotássico (EDTA-Na_2, 10-30 mg) ou solução ACD-Fórmula B (1,0 ml).

A heparina evita a coagulação sangüínea através da inibição da conversão, catalisada por trombina, do fibrinogênio em fibrina. Os outros anticoagulantes precipitam o cálcio do sangue ou convertem o cálcio ionizado em sua forma não-ionizada (quelada) que não funciona na reação coaguladora. A heparina e o EDTA não alteram significativamente os elementos celulares do sangue. Fluoreto de sódio e timol são usados como conservantes ou inibidores enzimáticos a fim de evitar a deterioração de várias substâncias na amostra de sangue; por exemplo, glicose → ácido láctico. Os conservantes e anticoagulantes podem interferir com alguns testes enzimáticos. O soro usualmente é empregado para esses procedimentos.

A separação do plasma ou soro e análise química usualmente são realizadas o mais precocemente possível após a coleta da amostra. A adição de grânulos de poliestireno à amostra de sangue antes da centrifugação facilita o isolamento do soro ou plasma. A hemólise interfere com os procedimentos analíticos para bilirrubina, albumina, nitrogênios não-proteicos, pH, fósforo, potássio e várias enzimas. O soro também deve ser observado quanto à presença de lipemia. Alterações na taxa de CO_2, cloreto e eletrólitos nas células e no plasma, conversão glicolítica de glicose em ácido lático, hidrólise do éster fosfato em fosfato inorgânico livre, conversão bacteriana de uréia em amônia e conversão de piruvato em lactato são exemplos das alterações que podem ocorrer nos espécimes sangüíneos contaminados, inadequadamente preservados ou não-refrigerados.

O primeiro estágio em muitas das determinações químicas manuais clássicas é a remoção da proteína sangüínea e preparação do *filtrado sangüíneo sem proteínas*. A proteína é precipitada com ácido túngstico, ácido tricloroacético, hidróxido de zinco ou solventes orgânicos como álcool e acetona, e então é realizada filtração ou centrifugação para remoção do coágulo proteico. A precipitação com ácido túngstico é realizada pela mistura de 1 volume de sangue ou 2 volumes de plasma com 9 volumes de reagente de ácido túngstico estabilizado. O filtrado obtido nesse procedimento deve possuir um pH na faixa de 3,0 a 5,1 a fim de assegurar a remoção adequada das proteínas (< 2 mg/dl no filtrado).

O filtrado de Somogyi é preparado pela mistura de 1 volume de sangue com 5 volumes de água, 2 volumes de sulfato de zinco a 5% e 2 volumes de hidróxido de bário a 0,3 *N*. O sulfato de bário é precipitado e o hidróxido de zinco formado na reação precipita as proteínas sangüíneas. O ácido tricloroacético (10%), em uma razão de 9:1 com sangue, resulta em volumes maiores de filtrado devido à formação mais completa de aglomerados proteicos.

GLICOSE SANGÜÍNEA

Métodos para a determinação da glicose sangüínea são baseados na utilização da glicose como agente redutor ou na oxidação enzimática da glicose em ácido glicônico. Na técnica de Folin-Wu, a glicose é determinada em um filtrado sangüíneo isento de proteínas, através da redução do sulfato cúprico alcalino e da subseqüente reação com reagentes de ácido fosfomolíbdico ou arsenomolíbdico a fim de formar um complexo azul que pode ser estimado por colorimetria. O método de Nelson-Somogyi usa um filtrado sangüíneo isento de proteínas preparado com hidróxido de zinco a fim de remover a maior parte das substâncias redutoras interferentes.

A presença de um aldeído terminal na molécula de glicose é a base para a determinação colorimétrica com reagentes de hidroxila fenólica (fenol no 1,3-diidroxibenzeno fosforilado ou metil salicilato aquoso) na presença de ácido sulfúrico potente e calor. O procedimento da *o*-toluidina é uma reação de coloração específica para as hexoses — glicose, manose e galactose. Os resultados obtidos por esse método se aproximam do valor real da glicose, pois as outras aldo-hexoses que não a glicose estão normalmente presentes em concentrações muito pequenas. A *o*-toluidina é condensada com glicose em ácido acético glacial a fim de produzir um cromógeno verde através da formação de uma mistura equilibrada de uma glicosilamina e uma base de Schiff.

Nas técnicas precedentes, as substâncias interferentes, como a lactose, a galactose e o glutation, são medidas e o valor é registrado sob o termo inespecífico de "açúcar". A determinação enzimática com glicose oxidase é o único teste específico para glicose sangüínea. A glicose sangüínea é convertida em ácido glicônico e peróxido de hidrogênio pela glicose oxidase; o peróxido é então estimado por procedimentos iodimétricos ou pela oxidação de um cromógeno (*o*-dianisidina ou 2,2′-azino[ácido dietilbenzotiazolinossulfônico]) na presença de uma peroxidase a fim de formar um produto colorido. Drogas que causam um discreto aumento nos valores da glicose incluem o ACTH, corticosteróides, D-tiroxina, diazóxido, epinefrina, estrogênios, indometacina, contraceptivos orais, carbonato de lítio, fenotiazinas, fenitoína, tiabendazol e diuréticos. Interferências por drogas com os métodos de *o*-toluidina, que causam um discreto aumento, incluem o ácido ascórbico, dextrana, frutose, galactose, manose, ribose, xilose e bilirrubina.

Outro procedimento enzimático usa a conversão catalisada por hexoquinase da glicose em glicose 6-fosfato (G6P), e então em 6-fosfogluconato e nicotinamida-adenina-dinucleotídeo fosfato (NADPH) na presença de NADP e G6P desidrogenase. O NADPH formado é equivalente à concentração de glicose presente e é estimado por espectrometria em 340 ou 366 nm.

Níveis sangüíneos normais de glicose em jejum para adultos variam de 80 a 120 mg/dl; a glicose real é de 65 a 100 mg/dl. Quando os valores de glicose sangüínea excedem 120 (hiperglicemia), deve-se suspeitar de diabetes melito, e a confirmação pode ser feita através da constatação da tolerância diminuída aos carboidratos. O efeito dos carboidratos ingeridos sobre o açúcar sangüíneo pode ser determinado pelo *teste de tolerância à glicose*; administram-se por via oral 100 g de glicose (1,75 g/kg) em água ou uma bebida saborosa, e as determinações da glicose são realizadas em amostras de sangue e urina em intervalos horários por 3 horas. Valores acima de 160 na 1.ª hora e de 110 na 2.ª hora nas amostras sangüíneas são anormais. O limiar renal para glicose é de 180 a 200 mg/dl de sangue, e, por isso, o açúcar não deve aparecer na urina de indivíduos normais no teste de tolerância.

Hiperglicemia e tolerância diminuída à glicose ocorrem no diabetes melito (até 500 mg/dl) e na hiperatividade das glândulas supra-renais, hipófise e tireóide. *Hipoglicemia*, com valores de glicose no sangue < 60 mg/dl e aumento da tolerância à glicose, é encontrada com uso excessivo de insulina, deficiência de glucagon e na hipoatividade de várias glândulas endócrinas. Estudos intravenosos de tolerância à glicose são usados para evitar a absorção defectiva de glicose pelo trato GI, por exemplo, na esteatorréia.

O monitoramento da hemoglobina A_{1c} é outra maneira de acompanhar os pacientes com hiperglicemia. Esse procedimento é mais específico para diagnosticar diabetes melito mas menos sensível que o teste de tolerância à glicose.[15] Normalmente, a hemoglobina A_{1c} compreende apenas 3 a 6% do total de hemoglobinas, enquanto nos diabéticos ela representa 6 a 12%. A concentração de Hgb A_{1c} no sangue reflete a condição do carboidrato do paciente em um período de tempo, fornecendo um marcador para hiperglicemia. Os *testes de função pancreática* incluem estudos de tolerância intravenosa e oral à glicose, ao glucagon e à tolbutamida. As células β das ilhotas pancreáticas secretam insulina, e as células alfa secretam glucagon, uma substância antagonista da insulina e que possui um efeito hiperglicemiante induzido por sua ação glicogenolítica. Nos *estudos de tolerância ao glucagon*, o efeito da administração parenteral de glucagon sobre os valores sangüíneos de açúcar é útil no diagnóstico da função pancreática e hepática. *Estudos de tolerância à glicose e à tolbutamida* são usados no diagnóstico de distúrbios endócrinos, na diferenciação dos diabéticos resistentes à insulina e na determinação dos tumores de células das ilhotas e hipoglicemia funcional.

Galactosemia, a presença de galactose (> 4,5 mg/dl) no sangue, é usualmente devida a um erro inato do metabolismo da galactose. Deficiências congênitas na galactoquinase ou na galactose 1-fosfato uridil transferase resultam em metabolismo inadequado da galactose com acúmulo de galactose 1-fosfato no fígado. Administração oral de galactose na galactosemia leva a uma diminuição na glicose sangüínea e a um aumento nas concentrações de galactose na urina e no sangue. A galactose é medida pela estimativa do NADH liberado na conversão da galactose em galactonolactona na presença de nicotinamida-adenina-dinucleotídeo (NAD) e de galactose desidrogenase. Deficiências nas dissacaridases intestinais como a lactase impedem a conversão eficiente da lactose em galactose e glicose, e a administração oral de lactose não causará aumento da galactose sangüínea e usualmente produzirá diarréia. Estudos com carga de galactose são úteis no diagnóstico de condições tóxicas e inflamatórias do fígado. Na cirrose hepática, há uma diminuição na capacidade de metabolização da galactose pelo fígado devido à inibição da difosfogalactose-4-epimerase hepática.

O *ácido láctico* é um produto do metabolismo da glicose; é convertido em ácido pirúvico e NADH pela enzima desidrogenase láctica (LDH) na presença de NAD. O ácido láctico sangüíneo é estimado através da reação com LDH a fim de formar piruvato e NADH; o nível de NADH é determinado por espectrofotometria a 340 nm e é uma função da concentração de ácido láctico. Está elevado (> 20 mg/dl) após exercício, anestesia e certos tipos de acidose. A razão entre *lactato sangüíneo / piruvato sangüíneo* deve ser calculada para determinar a presença de excesso de ácido láctico no sangue na acidose, na deficiência de tiamina e na cardiopatia descompensada.

O ácido pirúvico sangüíneo é determinado pelo procedimento reverso, que é a conversão do piruvato em lactato na presença de LDH e NADH. A faixa de normalidade do ácido pirúvico sangüíneo varia de 0,6 a 1,3 mg/dl por métodos químicos e de 0,3 a 0,7 mg/dl por procedimentos enzimáticos.

COMPOSTOS NITROGENADOS NÃO-PROTEICOS

A expressão compostos nitrogenados não-proteicos (NPN) engloba todos os compostos contendo nitrogênio nos líquidos biológicos, exceto as proteínas. Os NPN englobam o nitrogênio proveniente de aminoácidos, peptídios de baixo peso molecular, uréia, nucleotídios, ácido úrico, creatinina, creatina e amônia. Os NPN do sangue usualmente são determinados pela digestão de um filtrado sangüíneo isento de proteínas por ácido sulfúrico na presença de um agente catalítico (SeO_2) a fim de converter o nitrogênio em sulfato de amônio (digestão de Kjeldahl — ver Cap. 30); o ácido excessivo é neutralizado e a amônia é determinada por nesslerização ou reação com hipoclorito alcalino.

O valor normal de NPN no sangue é de 25 a 45 mg/dl (48% de uréia N, 14% de aminoácido N, 4% de creatina N, 1% de creatinina N, 3% de ácido úrico N e 30% de N residual). Na lesão renal, os NPN estão elevados a valores que variam de 60 a 500 mg/dl (*azotemia*). Como as variações de NPN refletem basicamente as alterações do nitrogênio uréico sangüíneo, as determinações da uréia são mais sensíveis e preferíveis como indicadoras da função renal.

A via primária do metabolismo do nitrogênio nos seres humanos é a síntese de uréia a partir da amônia no fígado e, depois, a rápida excreção renal da uréia. Na doença renal (*nefrite*), a excreção da uréia está diminuída, e os níveis sangüíneos de NPN e de uréia estão aumentados. Na análise do nitrogênio uréico sangüíneo, a *uréia* é convertida enzimaticamente em amônia pela urease; a seguir, a amônia é determinada por nesslerização, reação com hipoclorito alcalino-fenol, aeração em ácido padronizado e subseqüente titulação ou reação com nitroprussiato-salicilato em pH 12 na presença de dicloroisocianurato alcalino a fim de formar um cromógeno verde que pode ser estimado por colorimetria. A amônia também pode ser estimada por determinação espectrofotométrica do NAD produzido na conversão da amônia e do α-cetoglutarato em glutamato através da NADH-L-glutamato desidrogenase. As determinações químicas diretas da uréia são baseadas na reação com 2,3-butanediona em um meio ácido (reação de Fearon).

O nitrogênio uréico sangüíneo (normal = 5-25 mg/dl) está aumentado na nefrite aguda e crônica, envenenamento por metais e insuficiência cardíaca; níveis reduzidos ocorrem na desidratação aguda ou após diurese. Na lesão hepática grave a formação de uréia diminui, com conseqüente aumento da amônia sangüínea e diminuição do nitrogênio uréico sangüíneo. O débito urinário de uréia (6 a 17 g/dia) é um indicador da *taxa de filtração glomerular* (TFG) e da *função renal*. O maior consumo de proteína e a hemorragia gastrointestinal elevam a uréia urinária. A diminuição da excreção de uréia envolve defeitos da reabsorção tubular ou da secreção.

O *balanço nitrogenado* representa o equilíbrio entre o aporte ou a produção nitrogenada (N_{in}) e o nitrogênio excretado (N_{out}); em indivíduos normais $N_{in} = N_{out}$. N_{out} é regulado pela TFG renal; na doença renal a TFG está diminuída, $N_{in} > N_{out}$ e o nitrogênio uréico sangüíneo está aumentado. A taxa de excreção urinária de contrastes (fenolsulfonaftaleína), inulina sódica, *p*-amino-hipurato e manitol, administrados por via parenteral, são indicadores sensíveis da TFG nos *estudos de depuração renal*.

A *creatina* (ácido metilguanidoacético) e a *creatinina* (anidrido creatina) estão envolvidas na fisiologia da contração muscular. A creatina fosfato é uma fonte intracelular de ligações altamente energéticas de fosfato através da reação da adenosina trifosfato (ATP) e creatinoquinase. A creatinina é o produto residual do metabolismo da creatina e é o composto normalmente excretado.

A creatinina sérica é determinada pela reação com picrato alcalino a fim de formar um cromógeno vermelho. Esses valores usualmente representam 20 a 30% das substâncias interferentes não-creatininas. Determinações absolutas podem ser feitas pela absorção da creatinina a partir de filtrados sangüíneos isentos de proteínas em silicato de alumínio antes da determinação final. Drogas que causam nefrotoxicidade provocam um discreto aumento na creatinina, e aquelas que interferem na formação de coloração na reação incluem bromossulfoftaleína (BSP), fenolsulfonoftaleína (PSP), acetoacetato, ácido ascórbico, levodopa, metildopa, glicose e frutose. A creatina é determinada após conversão hidrolítica em creatinina com ácido pícrico aquoso ou hidroclórico ferventes.

A depuração renal da creatinina endógena é relacionada à TFG e normalmente varia de 1 a 2 g/dia (coeficiente de creatinina = 20-26 mg/kg/24 horas). Creatinina sérica normal é de 1 a 2 mg/dl; creatina é de 0,2 a 1,0 mg/dl. Valores mais altos (5 mg/dl) indicam dano glomerular ou insuficiência cardíaca.

Ácido úrico é um catabólito do metabolismo da purina derivada dos ácidos nucleicos ou co-fatores nucleotídios. Métodos diretos para determinação do ácido úrico envolvem a reação com ácido fosfotúngstico alcalino a fim de formar um "tungstênio azul", que é estimado por colorimetria. Em outro método, NaOH alcoólico é adicionado a um filtrado isento de proteínas a fim de eliminar substâncias redutoras interferentes (ácido ascórbico, glutation) antes da redução do ácido úrico com quelato ácido de cobre para formar um complexo cromógeno cúprico.

Nos procedimentos indiretos, o ácido úrico é hidrolisado pela enzima uricase; a diminuição na absorbância em 290 a 293 nm é uma função das concentrações iniciais de ácido úrico. O valor sangüíneo normal é de 1,5 a 6,0 mg/dl. Está elevado na doença renal, na gota devido aos concentrados metabólicos aumentados de ácido úrico, e na leucemia como resultado da renovação aumentada das nucleoproteínas celulares.

As *determinações de aminoácidos* no sangue são realizadas através de técnicas colorimétricas de ninhidrina convencionais ou por reação com β-naftoquinona-4-sulfonato alcalino. Valores plasmáticos normais variam de 3,9 a 7,8 mg/dl. Diversos distúrbios metabólicos podem ser detectados pela análise dos níveis aumentados de aminoácidos específicos na urina ou no sangue. Aminoácidos totais urinários são determinados pela titulação em formol; formaldeído reage com grupos amino básicos e dessa maneira permite subseqüente titulação dos grupos ácidos dos aminoácidos. A excreção diária de nitrogênio em aminoácido varia de 100 a 400 mg, constituindo 1 a 2% do nitrogênio urinário total.

A identificação e a quantificação de aminoácidos específicos em sangue e urina são realizadas por separação eletroforética e cromatográfica em papel, camada fina (TLC), coluna e troca iônica, das amostras de sangue e urina que sofreram remoção eletrolítica dos sais. Veja Cap. 33.

Metabolismo anormal dos aminoácidos (*aminoacidopatias*) usualmente resulta na presença de quantidades anormais de aminoácidos específicos na urina (aminoacidúria). As aminoacidúrias são divididas em dois grupos principais:

1. *Aminoacidúria primária por hiperfluxo*, na qual os aminoácidos sangüíneos estão elevados: fenilcetonúria (PKU), doença da urina de xarope de bordo (MSUD), tirosinose e alcaptonúria.
2. Aminoacidúrias caracterizadas por níveis urinários elevados de aminoácidos e níveis sangüíneos normais: *doenças do transporte* com um defeito no túbulo renal (p. ex., cistinúria) e aminoacidúria "sem limite" na qual o rim não possui mecanismo de reabsorção do aminoácido envolvido (p. ex., homocistinúria).

Fenilcetonúria, uma doença caracterizada por deficiência mental, é associada à presença de ácido fenilpirúvico na urina e níveis séricos elevados de fenilalanina devido à deficiência hereditária (autossômica recessiva) da fenilalanina hidroxilase hepática, que converte a fenilalanina em tirosina. A disponibilidade de tratamento através da ingesta dietética é baseada na detecção precoce. Muitos estados aprovaram legislação para a triagem em massa de fenilcetonúria em todas as crianças. O teste de Guthrie é realizado pela colocação de discos de filtro de papel impregnados com soro ou sangue na superfície de um meio de cultura ágar contendo β-(2-tienil)alanina em concentração suficiente para inibir o crescimento de *Bacillus subtilis*. A fenilalanina reverterá essa inibição, e o Ensaio de Inibição Bacteriana (BIA) é uma medida direta desse aminoácido. Determinações séricas de fenilalanina também podem ser realizadas pela estimativa da fluorescência de um complexo de ninhidrina e cobre na presença de L-leucil-L-alanina.

A *doença da urina de xarope da planta chamada bordo* (MSUD) é caracterizada pelo odor da urina e é rapidamente fatal para os bebês. Está associada a uma deficiência na descarboxilação oxidativa dos α-cetoácidos, levando a um acúmulo dos cetoácidos e dos aminoácidos no sangue e na urina (valina, leucina, isoleucina). Os ensaios TLC e BIA podem ser usados para detectar a doença.

Alcaptonúria é uma doença hereditária rara na qual o ácido homogentísico não pode ser metabolizado devido à ausência de ácido homogentísico oxidase. Isso causa excreção urinária de ácido homogentísico, ocronose e artrite.

Na *doença de Hartnup*, indol e triptofano aparecem na urina devido à absorção renal e intestinal defectiva de triptofano. Triptofano é um metabólito intermediário na síntese de *serotonina* (5-hidroxitriptamina) e do ácido 5-hidroxiindolacético (HIAA). A produção excessiva de *serotonina* e a presença de seu *metabólito HIAA* na urina estão associadas com tumores carcinóides metastáticos. HIAA é medido após a remoção de cetoácidos interferentes com dinitrofenilidrazina, extração e avaliação com reagente nitrosonaftol.

Testes rotineiros de triagem para defeitos metabólicos congênitos e a substância sob teste nos recém-nascidos incluem PKU (fenilalanina), MSUD (leucina), tirosinemia (tirosina), homocistinúria (metionina), histidinemia (histidina), valinemia (valina), galactosemia (galactose ou galactose uridiltransferase), acidúria orótica (orotidina-1-fosfato descarboxilase), arginossuccinúria (liase arginossuccínica), edema angioneurótico hereditário (inibidor da C^1-1-estearase) e doença falciforme (hemoglobina S).

A análise dessas substâncias é baseada no BIA, ensaio de inibição bacteriana de metabólito (MIA), ensaio enzimático auxotrófico bacteriano (ENZ-Aux), testes de ponto fluorescente ou TLC e eletroforese.

PROTEÍNAS

As *proteínas plasmáticas* (albuminas, globulinas e fibrinogênio) estão envolvidas na nutrição, balanço eletrolítico e ácido-básico, mecanismos de transporte, coagulação, imunidade e atividade enzimática. As *proteínas totais do plasma* podem ser determinadas pelos procedimentos de Kjeldahl, nesslerização, pareamento específico de íons (pigmento verde bromcresol acrescido de albumina) ou biureto. A última técnica é baseada na reação dos grupamentos —CONH— unidos por ligações de carbono ou nitrogênio na proteína com sulfato de cobre alcalino a fim de resultar no complexo biureto que pode ser estimado por colorimetria. A proteína total também pode ser estimada por densidade, ou pelos métodos refratométricos ou de espectrometria UV. Esses métodos são sujeitos a grandes erros na presença de uma patologia envolvendo o aumento de glicose, lipídio, uréia e concentrações anormais de proteínas.

A *razão albumina-globulina* (A/G) é determinada pelo método do biureto após precipitação das globulinas com reagente sulfato-sulfito de sódio. A faixa normal é de 5,5 a 8,0 g/dl de proteína total com uma razão A/G de 1,4 a 2,4. Alterações nas proteínas totais e na razão A/G ocorrem nas doenças renais e hepáticas, hemorragia, desidratação, artrite reumatóide e mieloma múltiplo. Perda gastrointestinal de albumina, como visto no sangramento GI, colite ulcerativa, espru e enterite, podem ser detectadas através do monitoramento da radioatividade fecal após injeção intravenosa de albumina sérica humana marcada com Cr^{51}.

As propriedades físicoquímicas das proteínas plasmáticas — (peso molecular de 68.000 a 300.000 daltons) e ponto isoelétrico (pH de solubilidade mínima e neutralidade iônica) — fornecem a base para a separação eletroforética das proteínas plasmáticas (Fig. 32.4). A amostra de plasma é salpicada em uma tira de papel ou de acetato de celulose, ou em um gel de poliacrilamida (eletroforese em disco ou gel) em pH de 8,6. Nesse pH, as proteínas são eletroaniônicas e, sob a influência da corrente elétrica, migram para o anodo em uma velocidade dependente de seus pontos isoelétricos e, no caso da eletroforese em gel ou acetato de celulose, de seus tamanhos moleculares. As tiras são então coradas com um pigmento proteico (bromofenol azul, Amido negro ou Ponceau S), e as concentrações de várias proteínas são estimadas por varredura densiométrica.

Os valores normais das principais proteínas são (em g/dl): albumina, 3,8 a 5,0; globulina total, 2,0 a 3,9; α_1-globulina, 0,1 a 0,5; α_2-globulina, 0,5 a 0,9; β-globulina, 0,5 a 1,2; γ-globulina, 0,7 a 1,6.

A eletroforese usual não identifica os subgrupos de *imunoglobulinas* IgA, IgM, IgG e IgE. Isso é conseguido por imunoeletroforese, um processo envolvendo eletroforese e imunodifusão.

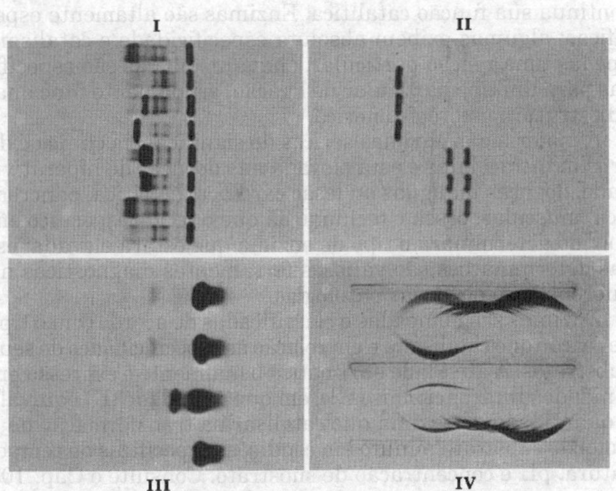

Fig. 32.4 Separação eletroforética das proteínas (I), isoenzimas (II), hemoglobinas (III) séricas e imunoeletroforese das proteínas plasmáticas (IV). (Cortesia, Spinco.)

fusão. A amostra sofre eletroforese em um gel ágar (zona de eletroforese) e então o anti-soro contra a Ig específica ou contra as globulinas totais é posicionado em uma cuba alinhada paralelamente ao eixo da eletroforese original. As proteínas séricas e os anti-soros se difundem uns em direção aos outros e formam fileiras de precipitina (complexo antígeno-anticorpo). Eletroforese usual em acetato de celulose ou em gel permitirá o reconhecimento da elevação difusa e policlonal das imunoglobulinas séricas vista em infecções crônicas, picos isolados de proteína M na macroglobulinemia e mieloma múltiplo, e ausência do componente gama na hipogamaglobulinemia ou agamaglobulinemia. Imunoeletroforese indicará anormalidades específicas de Ig ou, por notar a presença de qualquer alteração, encurvamento ou alargamento da banda de precipitina ajudarão no diagnóstico das doenças monoclonais para-imunoglobulinas como mieloma múltiplo, macroglobulinemia ou leucemia linfática crônica.

Imunodifusão radial é um processo simples que também pode ser usado para quantificação de IgA, IgM e IgG.[16] É realizada através da incorporação do anticorpo em um gel ágar e então se faz a introdução do antígeno ou soro-teste em poços perfurantes no ágar. O antígeno se difunde radialmente para fora do poço no meio de gel circundante, e uma fileira de precipitina visível se forma no local em que o antígeno e o anticorpo reagiram. As quantificações de IgA, IgM e IgG ajudam no diagnóstico e na diferenciação das doenças do colágeno, infecções crônicas e doença hepática. IgE é mais bem quantificada por imunoeletroforese ou RIA (ver seção em Imunologia para base e princípios do RIA e Cap. 104).

Técnicas nefelométricas detectam constituintes imunológicos através da medição das propriedades de dispersão luminosa de vários complexos antígeno-anticorpo em uma solução-teste. O sistema de Hyland mede a quantidade de deflexão do raio laser em um ângulo através do emprego de um tubo fotomultiplicador que seja sensível na região vermelha do espectro. Os resultados são calculados por um sistema de triagem eletrônica e são lidos em porcentagem relativa de luminosidade dispersa em um leitor digital. Instrumentação automatizada de eletroforese oferece uso de amostra controlado por computador, opções de coloração, densitometria e interpretação padrão para as isoenzimas e proteínas séricas.

ENZIMAS

Enzimas são proteínas cuja função biológica é a catálise de reações químicas nos sistemas vivos. Enzimas combinam com as substâncias nas quais atuam (substratos) para formar um complexo intermediário de enzima-substrato, que é então convertido em um produto reacional e na enzima liberada que continua sua função catalítica. Enzimas são altamente específicas; algumas exibem absoluta especificidade e catalisam apenas uma reação particular, enquanto outras são específicas para um tipo particular de ligação, grupamento funcional ou estrutura estereoisomérica.

A maioria das enzimas séricas de significância clínica é de origem intracelular e está elevada nas doenças de hiperatividade, doenças malignas ou lesão cardíaca, hepática, pancreática, muscular, óssea e tecidual. Já que o tecido específico envolvido determinará o tipo de enzima que estará elevada, essas determinações são valiosas ferramentas diagnósticas na diferenciação de várias patologias.

Enzimas são nomeadas e classificadas de acordo com o tipo de reação que catalisam, e em relação às especificidades de seus substratos. A atividade enzimática usualmente é expressa em Unidades Internacionais (UI), em que 1 unidade (U) equivale à quantidade de enzima que catalisará a transformação de 1 μmol de substrato/minuto em condições específicas de temperatura, pH e concentração de substrato. Consulte o Cap. 105 para uma discussão mais completa das enzimas.

Transferases são enzimas que catalisam a transferência dos grupamentos amino ou fosfato de um composto para outro. Aspartato aminotransferase (AST) e alanina aminotransferase (ALT) são importantes no diagnóstico clínico. Essas enzimas catalisam a transferência do grupamento amino do ácido glutâmico para os cetoácidos (oxalacético ou pirúvico) a fim de formar os ácidos aspártico e α-cetoglutárico com AST (aspartato aminotransferase) e alanina e ácido α-cetoglutárico com ALT (alanina aminotransferase).

Métodos colorimétricos são baseados em uma estimativa dos produtos reacionais (ácido oxalacético ou pirúvico) com dinitrofenilidrazina, ou do substrato (ácido α-cetoglutárico) através do pareamento com cloreto de 6-benzamido-4-metoxi-*m*-toluidinediazônio.

Métodos espectrométricos são baseados na reação do produto piruvato com a desidrogenase lática e NADH, ou do oxaloacetato com desidrogenase málica e NADH. A taxa de utilização do NADH é medida pela diminuição da absorbância em 340 a 360 nm e é diretamente proporcional à atividade da transaminase.

Níveis normais de AST e ALT são <40 U/l. AST está presente em grandes quantidades no fígado, na musculatura cardíaca e esquelética, enquanto a ALT é encontrada basicamente no tecido hepático. AST está elevada no infarto do miocárdio e na distrofia muscular de Duchenne; AST e ALT estão aumentadas na doença hepática, hepatite aguda tóxica ou viral, mononucleose infecciosa, icterícia obstrutiva e cirrose hepática.

Creatinoquinase (CK) é uma transferase encontrada no tecido muscular e cerebral. Catalisa a transferência dos grupamentos fosfato da creatina fosfato para a ADP a fim de formar ATP. Atividade da CK ativada é medida através do acompanhamento do aumento de ATP na reação de creatinina-fosfato-ADP, na presença de ativadores do glutation ou cisteína tiol. ATP pode ser medido por determinação fluorométrica da luz emitida pela conversão, catalisada pela luciferinase, da luciferina em adenil-oxiluciferina na presença de ATP. Níveis séricos normais são <50 U/l; ocorre elevação no infarto do miocárdio e na distrofia muscular de Duchenne, mas permanece em níveis normais na doença hepática.

Ornitina transcarbamilase (OTC) no soro é a única enzima do ciclo da uréia que tem sido usada na investigação clínica da doença hepática. Ela catalisa a conversão da ornitina a citrulina. O valor sérico normal é de 0 a 0,4 U/l.

Oxidorredutases ou *desidrogenases* são enzimas que catalisam a transferência de hidrogênio nos processos de oxidação celular. As *desidrogenases lática* (*LDH*), *α-hidroxibutírica* (*HBDH*), *málica* (*MDH*), *glutâmica* (*GLDH*), *isocítrica* (*ICDH*) e *sorbitol* (*SDH*) são de importância diagnóstica na doença hepática e miocárdica.

LDH catalisa a conversão reversível do ácido pirúvico em láctico na presença de NADH. A atividade pode ser estimada por colorimetria através da formação de hidrazona de ácido pirúvico com 2,4-dinitrofenilidrazina; estimativa espectrométrica ou fluorométrica do NADH nessa reação também é usada para avaliar a atividade enzimática. O valor sérico normal de LDH é <200 U/l (pirúvico → láctico) e <50 U/l (lactato → piruvato). LDH aumenta de forma mais importante e por tempo mais prolongado que a AST ou CK no infarto do miocárdio; está também aumentada, em graus variáveis, em certos tipos de doença hepática, doenças malignas disseminadas, anemia perniciosa e distrofia muscular.

Avanços recentes na química proteica e na metodologia técnica levaram ao fracionamento das enzimas, que eram previamente consideradas homogêneas, em frações heterogêneas. Essas formas enzimáticas com múltiplas moléculas (*isoenzimas*) possuem especificidade similar de substrato mas diferem em suas propriedades biofísicas. LDH, MDH, CK, fosfatases e leucina aminopeptidase existem nas formas de isoenzimas.

As isoenzimas de CK são importantes na detecção precoce de dano miocárdico. Duas subunidades moleculares de CK, M e B, produzem três isoenzimas: CK-MM, encontrada principalmente nos músculos esqueléticos, CK-MB, encontrada no miocárdio, e CK-BB, basicamente proveniente do cérebro. Após infarto agudo do miocárdio (IAM), CK-MB aparece no soro em aproximadamente 4 a 6 horas, alcança o pico de atividade em

18 a 24 horas e pode desaparecer dentro de 72 horas. Testagem diagnóstica do IAM inclui as isoenzimas de CK e LDH. Detecção precoce de CK-MB permite o manejo dos infartos do miocárdio com agentes como a estreptoquinase ou ativador do plasminogênio tissular (tPA). Os métodos de avaliação incluem eletroforese, cromatografia em coluna e imunoinibição.

O soro contém cinco isoenzimas de LDH, cada uma um tetrâmero composto por um ou dois monômeros. LDH 1 e 2 são encontradas preponderantemente no coração, rins e hemácias; enquanto o fígado e a musculatura esquelética contêm vastamente LDH 4 e 5. Formas intermediárias prevalecem nos tecidos linfáticos e em muitas doenças malignas. O fracionamento das isoenzimas de LDH é importante no diagnóstico diferencial de doença cardíaca, muscular e hepática. Pode ser feito por cromatografia em DEAE-celulose, eletroforese, inibição de específicas isoenzimas por sulfito ou uréia, estabilidade térmica e exigências de concentração de substrato.

HBDH reduz o ácido α-cetobutírico em ácido α-hidroxibutírico na presença de NADH; a estimativa do ácido α-ceto através da formação de hidrazona ou NADH é a base da medição da atividade. O nível sérico normal de HBDH é < 140 U/l; está elevado no infarto do miocárdio. LDH 1 está alta na atividade da HBDH. A razão entre LDH total/HBDH é muitas vezes usada no lugar da determinação da isoenzima de LDH. Razões $> 0,8$ são vistas no infarto do miocárdio e $< 0,6$ no dano hepático agudo.

MDH e *SDH*, na presença de NAD, catalisam a conversão de malato ou sorbitol em oxaloacetato ou frutose, respectivamente. Elas possuem valor diagnóstico no IAM (MDH > 48 U/l) e na injúria hepática aguda (SDH > 96 U/l).

ICDH oxida o isocitrato, na presença de NADP ou NAD, em α-cetoglutarato; está elevada ($> 5,0$ U/l) na hepatite aguda.

Hidrolases são enzimas que catalisam a adição dos elementos da água através da ligação que é clivada.

Amilases, lipases, fosfatases, 5'-nucleotidase, γ-glutamil transferase e *leucina aminopeptidase* são exemplos específicos de hidrolases clinicamente importantes.

Amilases salivar e pancreática hidrolisam o substrato amido em maltose e dextrinas. A atividade da amilase pode ser medida por procedimentos baseados na perda de certas propriedades do amido à medida que esse é hidrolisado (*aminoclástico*), ou através da geração de substâncias redutoras (*sacarogênico*). O método aminoclástico usa a diminuição na viscosidade e na turbidez dos substratos hidrolisados de amido solúveis em água, ou a reação do amido com o iodo, como método estimativo. Um procedimento mais novo usa um substrato aperfeiçoado, o etilideno-G_7PNP, que evita hidrólise indesejada do substrato pela α-glicosidase. Isso resulta em maior precisão na testagem da amilase. Nível sérico normal usando esta metodologia é ≤ 88 U/l; elevações são notadas na pancreatite aguda, em condições abdominais agudas (úlcera péptica perfurada, obstrução do ducto biliar comum) e em doença das glândulas salivares.

Lipases catalisam a conversão dos triglicerídios em glicerol e ácidos graxos. Determinação clínica clássica foi baseada na análise por titulação dos ácidos graxos liberados a partir de um substrato de óleo de oliva emulsificado, uma metodologia lenta e tediosa que exige diversas horas de incubação. Métodos modernos são baseados na hidrólise, pela lipase pancreática, do 1,2-diglicerídio em 2-monoglicerídio e ácido graxo. O 2-monoglicerídio é então medido por reações com enzimas emparelhadas catalisadas por lipase monoglicerídio, glicerolquinase, glicerolfosfato oxidase e peroxidase. Esse ensaio é de realização simples e pode ser adaptado facilmente para análise automatizada. A medição da lipase sérica é usada amplamente para o diagnóstico de pancreatite aguda, na qual um aumento de 10 vezes acima do limite superior de referência (60 U/l) é sugestivo de pancreatite, injúria pancreática ou inflamação de órgãos contíguos ao pâncreas.

Fosfatases catalisam a hidrólise dos ésteres do ácido ortofosfórico, e são classificadas, de acordo com o pH da atividade ótima, em fosfatases alcalina ou ácida. A atividade (alcalina, pH de 8 a 10; ácida, pH de 4 a 6) é medida com substratos de fenil fosfato, glicerofosfato, *p*-nitrofenil fosfato ou timolftaleína monofosfato. Com os dois últimos substratos cromogênicos, a quantidade de *p*-nitrofenol ou timolftaleína liberada por hidrólise catalisada pela fosfatase é estimada por colorimetria em um meio alcalino. Com um substrato de glicerofosfato ou fenil fosfato, o fósforo liberado é determinado pela formação do molibdênio azul com os ácidos fosfomolíbdico-fosfotúngstico; o fenol também pode ser estimado com reagente 4-aminoantipirina ou Folin-Ciocalteau.

Atividade da *fosfatase ácida* pode ser diferenciada pelo uso de inibidores na mistura do ensaio; formaldeído não possui efeito na fosfatase ácida de origem prostática, mas inibe outras fosfatases ácidas, enquanto o tartarato é um inibidor seletivo da enzima prostática. *Fosfatase ácida* possui valor diagnóstico principal no carcinoma metastático de próstata. Valores normais para atividade da *fosfatase alcalina* dependem do substrato usado; elevações na osteomalácia e nos tumores ósseos dependem do grau de atividade osteolítica ou osteoblástica. A enzima (isoenzima) também está elevada na icterícia obstrutiva e na doença óssea e hepática.

A enzima *5'-nucleotidase* é uma fosfomonoesterase alcalina que hidrolisa nucleotídios com um radical fosfato ligado à posição 5'da pentose (p. ex., adenosina monofosfato). O valor sérico normal é 17 U/l; está elevado na doença hepática.

Leucina aminopeptidase (LAP) é uma exopeptidase que hidrolisa a ligação peptídia adjacente a um grupamento amino livre. Ela libera aminoácidos a partir do grupamento *N* terminal das proteínas e polipeptídios nos quais o grupamento amino livre é um resíduo L-leucina. A atividade é determinada por estimativa espectrofotométrica após hidrólise da ligação amida de um substrato leucina-amida em 238 nm. Estimativas clínicas usualmente são realizadas nos substratos sintéticos, e, visto que não há correlação entre clivagem de leucinamida e esses substratos, a atividade similar à da LAP é designada como *leucina arilamidase*. Uma determinação fluorométrica da naftilamina liberada a partir de um substrato leucil-β-naftilamida ou a determinação colorimétrica da *p*-nitroanilina liberada a partir do substrato da leucina-*p*-nitroanilida também têm sido usadas. O valor normal é 8 a 22 U/l; está elevado no último semestre de gestação, na doença hepatobiliar e no carcinoma pancreático.

A *γ-glutamil transferase* (γGT) sérica está aumentada nas doenças do fígado, ductos biliares e pâncreas. Juntamente com a fosfatase alcalina, LAP e 5'-nucleotidase, a γGT usualmente é testada no grupo das enzimas indicadoras de colestase. O ensaio é baseado na hidrólise da γ-glutamil-*p*-nitroanilida.

A atividade da *lisozima sérica* (muramidase) está aumentada em certos tipos de leucemia. Arginase sérica, uma enzima que hidrolisa arginina em ornitina e uréia, e a guanase sérica são indicadores sensíveis de necrose hepática.

Liases são enzimas que quebram as ligações C—C sem transferência de grupamentos. *Aldolase* é uma liase glicólica que catalisa a quebra reversível da frutose 1,6-difosfato a fim de formar diidroxiacetona fosfato e gliceraldeído 3-fosfato. Na avaliação da atividade, os produtos de reação da triose fosfato são hidrolisados com álcali e as trioses resultantes reagem com 2,4-dinitrofenilidrazina para formar hidrazonas cromogênicas para análise colorimétrica. Uma avaliação espectrofotométrica é feita pelo pareamento dos produtos reacionais da aldolase com uma desidrogenase agindo em uma das trioses fosfatos e pela medição concomitante das alterações no NADH. O valor normal é < 8 U/l; está elevada na distrofia muscular, polimiosite e hepatite aguda.

A significância das alterações enzimáticas séricas na hepatite é vista na Fig. 32.5 e a atividade enzimática após um infarto miocárdico está na Fig. 32.6.

LIPÍDIOS

As principais classes de lipídios sangüíneos são *ácidos graxos, colesterol, triglicerídios, fosfolipídios* e *lipoproteínas*. Hiperlipidemia não é uma aberração única e existem vários estados

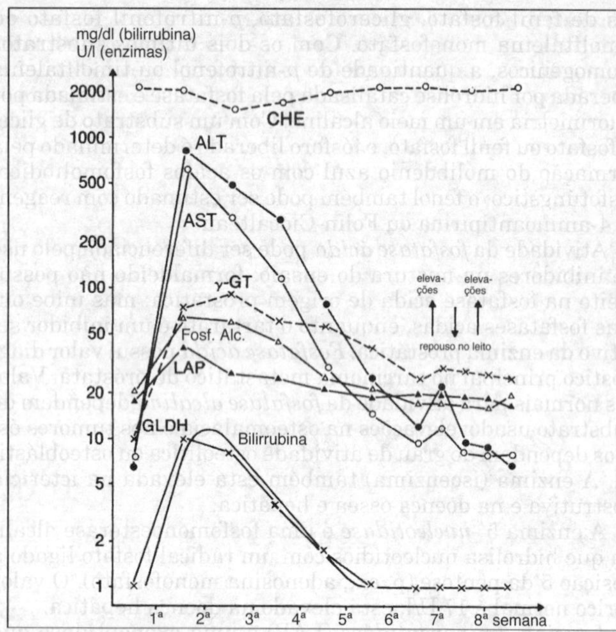

Fig. 32.5 Curso típico das alterações na atividade das enzimas séricas na hepatite viral aguda. (Cortesia, com alterações, Schmidt E, Schmidt FW *Med Welt* 1970; 21:805.)

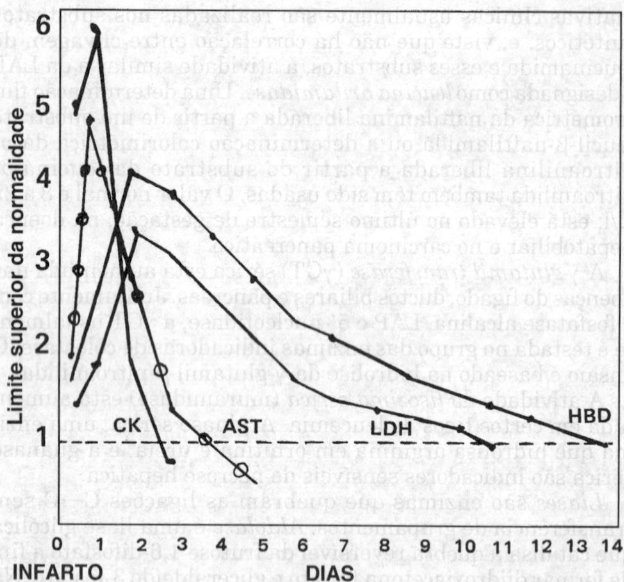

Fig. 32.6 Enzimas séricas após infarto do miocárdio, AST, CK, LDH e HBD são comparadas.

hiperlipidêmicos diferentes. Testes de perfil lipídico incluem medidas do colesterol, triglicerídios, fosfolipídios e determinação dos fenótipos das lipoproteínas.

Colesterol, uma molécula esterol, é uma substância essencial na síntese de hormônios esteróides pelo córtex adrenal e na produção hepática de ácidos biliares. Existe no sangue como esteróis livres e como ésteres de colesterol dos ácidos graxos.

Na determinação do *colesterol total*, o soro é extraído com uma mistura de álcool-éter e o colesterol é estimado colorimetricamente após reação com reagente ácido anidrido sulfúrico acético (reação de Liebermann-Burchard). A precipitação do colesterol livre com digitonina diferenciará o colesterol livre do esterificado. Também tem sido usada a separação cromatográfica do colesterol, a partir de seus ésteres, em colunas de alumina, ácido silícico ou sulfato de magnésio com solventes orgânicos.

Procedimentos cromatográficos a gás têm resultado na separação e quantificação do colesterol, seus metabólitos e precursores; esse é um tipo de cromatografia por separação na qual uma amostra volatilizada é separada em uma fase líquida estacionária e em uma fase gasosa móvel. O nível sérico normal de colesterol total em um adulto varia de 150 a 270 mg/dl; está elevado na hiperlipemia e especificamente na hiper-β-lipoproteinemia, nefrose, diabetes melito e mixedema, e está diminuído no hipertireoidismo e na doença hepática. O colesterol livre abrange 20 a 40%, e a fração éster, 60 a 80% do colesterol sérico total.

Fosfolipídios são "compostos" ou "heterolipídios" que contêm fósforo, uma base nitrogenada e um ácido graxo de cadeia longa. Lecitina (fosfatidilcolina) e cefalina (fosfatidiletanolamina ou serina) são os principais fosfolipídios plasmáticos, que normalmente abrangem um terço dos lipídios plasmáticos totais. Eles usualmente estão ligados a lipoproteínas. Esses lipídios séricos são extraídos em uma mistura de álcool-éter, digeridos com ácido sulfúrico-peróxido de hidrogênio, e o fósforo liberado é determinado por técnicas colorimétricas. O fósforo lipídico normal é de 6 a 11 mg/dl; cerca de metade é lecitina. A razão média entre colesterol e fósforo lipídico, quando o colesterol está normal, é de 21. Alterações nos fosfolipídios usualmente são associadas a alterações no colesterol e possuem interesse nas doenças arteriais coronarianas e hepáticas e nas hiperlipoproteinemias.

Esfingolipídios diferem das lecitinas e cefalinas. Eles são ésteres fosfato da esfingosina ligados a colina ou etanolamina e são basicamente encontrados no tecido cerebral (p. ex., esfingomielina, galactolipina). A *razão entre lecitina e esfingomielina* (L/S) no líquido amniótico ou líquido amniótico ressuscitado proveniente da cavidade oral do recém-nascido fornece uma avaliação precisa da maturidade fetal e da síndrome de angústia respiratória. Alterações na biossíntese de fosfolipídios durante a gestação refletem o envelhecimento dos pulmões fetais, à medida que a razão L/S normalmente aumenta.

A *doença de Tay-Sachs* é uma doença de armazenamento lipídico na qual o sistema nervoso central degenera devido ao acúmulo intraneuronal de quantidades excessivas de esfingolipídio gangliosídio GM_2. Mostrou-se que o acúmulo de GM_2 na doença de Tay-Sachs é causado pela ausência da enzima hexosaminidase A. Logo, a avaliação da *hexosaminidase A* no soro, nos leucócitos ou no líquido amniótico é importante para se avaliar a condição de portador e o diagnóstico da doença de Tay-Sachs no feto.

As hexosaminidases A (lábil ao calor) e B (estável no calor) podem catalisar a conversão de 4-metilumbeliferil-*N*-acetilgalactosamina (um substrato sintético) em *N*-acetilgalactosamina e 4-metilumbeliferona. O produto de clivagem 4-metilumbeliferona fluoresce sob radiação ultravioleta, e a intensidade da fluorescência é uma medida da atividade enzimática. Em não-portadores, 50 a 75% da atividade total da hexosaminidase é do tipo lábil ao calor (hexosaminidase A), e em portadores 20 a 45% da atividade total da hexosaminidase é do tipo estável ao calor.

Os ácidos graxos sangüíneos ocorrem em formas esterificadas (EFA) e não-esterificadas (NEFA). Determinações de *triglicerídios* possuem valor na diferenciação dos estados hiperlipidêmicos, ou seja, hipertrigliceridemia essencial (induzida pela dieta) da hipocolesterolemia familiar com ou sem trigliceridemia. Após a separação preliminar dos fosfolipídios, os triglicerídios mais freqüentemente são determinados em termos de suas partículas de glicerol. O glicerol liberado por saponificação é oxidado em formaldeído, e este último é determinado por procedimentos fluorimétricos ou colorimétricos. Triglicerídios também podem ser determinados pelo pareamento do glicerol, liberado pelo tratamento do soro com lipase/α-quimotripsina, com o sistema glicerolquinase-piruvatoquinase-LDH e estimativa espectrométrica do NADH. Níveis normais de triglicerídios variam de 110 a 140 mg/dl. Um aumento nos triglicerídios produzirá uma aparência leitosa no soro (lipêmica). Análise de EFA é baseada também na reação da hidroxilamina alcalina com ésteres de ácidos graxos a fim de formar ácidos hidroxâmicos, que produzem uma coloração vermelha com o cloreto de ferro.

Procedimentos de cromatografia a gás têm sido usados para quantificar os vários *ácidos graxos*, que são os ácidos palmítico, esteárico, oleico, linoleico e linolênico. Mono-, di- e triglicerídios também podem ser separados em classes e quantificados por cromatografia em coluna ou camada fina, e por espectrometria infravermelha. Os ácidos graxos totais do plasma variam de 200 a 450 mg/dl em jejum; eles são derivados dos glicerídios, ésteres de colesterol e fosfolipídios.

Todos os lipídios plasmáticos circulam em combinação com proteína. Os ácidos graxos livres são ligados à albumina e os lipídios agregam-se com outras proteínas para formar as *lipoproteínas*. Eletroforese e ultracentrifugação são os principais métodos usados para separar e identificar as famílias de lipoproteínas. *Quilomícrons* ($S_f > 400$), *pré-β-lipoproteínas* (S_f 20 – 400), *β-lipoproteínas* (S_f 0 – 20) e *α-lipoproteínas* são as quatro classes principais em ordem crescente de densidade e migração na eletroforese em acetato de celulose. Quilomícrons representam basicamente os triglicerídios exógenos ou dietéticos, as pré-β-lipoproteínas dizem respeito aos triglicerídios endógenos, as β-lipoproteínas representam o colesterol e seus ésteres, e as α-lipoproteínas são representativas do colesterol e fosfolipídios. Lipoproteínas anormais podem aparecer no plasma, incluindo β-lipoproteínas flutuantes, lipoproteína X e complexos lipoproteicos normais com proteínas do mieloma IgA e IgG (hiperlipoproteinemia auto-imune). Idade, sexo, dieta, jejum, mudanças posturais e trauma podem alterar o perfil lipídico.

As classes de lipoproteínas usualmente são separadas por eletroforese em papel, agarose e acetato de celulose. As faixas são coradas com corantes solúveis em gordura (Sudan Negro ou Óleo Vermelho O) e quantificadas por varredura densiométrica. Hiperlipoproteinemias primárias são classificadas como normais ou em cinco tipos anormais, com base nos níveis de colesterol e de triglicerídios e na análise de lipoproteínas. Hiperquilomicronemia (tipo I), hiper-β-lipoproteinemia (tipo II), banda larga β (tipo III), hiper-pré-β-lipoproteinemia (tipo IV) e hiper-pré-β-lipoproteinemia e quilomicronemia (tipo V) são as principais classes. Estudos de tolerância aos carboidratos e gorduras, atividade da lipase pós-heparina e sintomatologia clínica também estão integrados no diagnóstico das várias subclasses. A presença ou a predisposição para doença arterial coronariana e outros estados patológicos estão associados com os vários tipos.[17]

ESTERÓIDES E OUTROS HORMÔNIOS

Os esteróides possuem uma estrutura comum, o núcleo peridrociclopentanofenantreno, e incluem o colesterol, ácidos biliares, andrógenos e os hormônios adrenocortical, adrenomedular, estrogênico e progestacional.

Androsterona, desidroepiandrosterona, etiocolan-3α-ol-17-ona, 11-cetoandrosterona, 11-cetoetiocolanolona, 11β-hidroxiandrosterona e 11β-hidroxietiocolanolona são os principais *17-cetosteróides urinários* (*17KS*). Esses hormônios androgênicos são derivados da função adrenal e, nos homens, da testicular. Os principais metabólitos esteróides urinários nesse grupo de andrógenos são encontrados tanto na forma livre quanto na forma conjugada de glicuronídios, sulfatos ou acetatos. Suas determinações na urina envolvem hidrólise ácida dos conjugados, extração com solvente orgânico, reação com *m*-dinitrobenzeno alcalino (reação de Zimmerman) e avaliação colorimétrica do cromógeno. Os 17KS individuais podem ser separados por TLC antes da análise a fim de obter informação adicional sobre os esteróides individuais. Os valores urinários normais no adulto são: homem, 9 a 24 mg/dia; mulher, 5 a 17 mg/dia. Excreção diminuída é vista na doença de hipoatividade da hipófise, gônadas e supra-renais. Excreção aumentada é vista na hiperplasia, câncer ou tumores das supra-renais.

Testosterona é o andrógeno mais potente no sangue. A medida da testosterona urinária e sérica é útil para distinguir homens normais e hipogonádicos, e no tratamento do hirsutismo feminino. Esse hormônio é determinado por procedimentos de cromatografia a gás, ligação competitiva da proteína, diluição de isótopo ou RIA. Testosterona sérica normal é de 0,2 a 1,1 μg/dl no homem e < 0,1 μg/dl na mulher.

Os *hormônios estrogênicos* naturais são estradiol, estrona e estriol, produzidos nas gônadas, supra-renais e placenta. As quantidades relativas dos três estrógenos aumentam e caem concomitantemente durante o ciclo menstrual. Excreção urinária materna total de estrogênios, especialmente estriol, é um indicador indireto da integridade e viabilidade da unidade fetoplacentária. A análise envolve hidrólise ácida ou de glicuronidase-arilsulfatase dos conjugados, remoção da glicose urinária, se presente, extração e análise colorimétrica ou fluorométrica. Na determinação, após hidrólise ácida e extração do éter da urina, os estrógenos são metilados com dimetil sulfato e separados por cromatografia antes da reação com ácido fenolsulfúrico, a fim de produzir um cromógeno vermelho para análise colorimétrica. A produção normal de estrogênio é de 4 a 60 μg/24 horas na mulher e de até 25 μg no homem. A deficiência de estrogênio pode ser relacionada a falha ovariana e deficiência da hipófise.

Progesterona é um hormônio progestacional que é secretado pelo corpo lúteo ovariano e também pelo córtex adrenal. A determinação da progesterona sérica possui valor na detecção da ovulação e é uma medida da atividade secretora da placenta durante a gestação. A progesterona é determinada no soro por RIA, derivação do duplo isótopo, cromatografia líquido-gás ou por técnicas de competição da ligação proteica. Níveis séricos normais de progesterona durante o ciclo menstrual variam entre 0 e 1,6 μg/dl.

Pregnanediol é o principal metabólito da progesterona. A determinação urinária da excreção de pregnanediol é um indicador indireto dos níveis de progesterona, mas está sujeita a variações devidas a diferenças individuais no metabolismo hepático desse hormônio e não é representativa da produção total de progesterona endógena.

Os esteróides do córtex adrenal incluem os glicocorticóides, androgênios, estrogênios, progesterona e mineralocorticóides. Os glicocorticóides podem ser determinados como cortisol plasmático (17-OH corticosteróides plasmáticos), urinário livre (cortisol não-conjugado) ou *17-OH corticosteróides* urinários totais. Os últimos são determinados na urina como *17-esteróides cetogênicos* (17KGS). Os 17KS na urina são reduzidos com boroidrido a alcoóis; os 17-OH esteróides são oxidados, com bismutato ou periodato de sódio, a 17KS e quantificados por método do dinitrobenzeno alcalino. Os 17-OH esteróides podem ser quantificados diretamente pela reação do ácido sulfúrico-fenilidrazina, após hidrólise dos conjugados glicurônicos e purificação cromatográfica. A análise dos 17-OH esteróides apenas determina compostos com a cadeia lateral diidroxiacetona, como o tetraidrocortisol ou a tetraidrocortisona; a análise dos 17KGS inclui os 17-OH corticosteróides com a cadeia lateral diidroxiacetona e o tipo pregnanediol de composto. Excreção urinária diária normal de 17KGS varia de 5 a 23 mg no homem e de 3 a 15 mg na mulher. Eles estão significativamente reduzidos no mixedema e na insuficiência adrenal ou na hipófise anterior. Cortisol plasmático usualmente é medido através de procedimentos fluorométricos ou cromatográficos.

Aldosterona é o membro mais ativo do grupo dos mineralocorticóides. A determinação da aldosterona urinária é valiosa na diferenciação entre hipertensão essencial e aldosteronismo primário (síndrome de Conn), que é causado por adenoma adrenal e é acompanhado por hipertensão. É utilizada técnica de derivação com duplo isótopo. Aldosterona urinária é acetilada com anidrido acético-^{3}H; aldosterona-^{14}C-diacetato padronizada é adicionada precocemente no procedimento. A atividade específica $^{3}H/^{14}C$ do produto final é avaliada após purificação cromatográfica e é uma medida direta da aldosterona. Os níveis normais de aldosterona de cerca de 10 μg/dia estão elevados na síndrome de Conn e usualmente estão associados a potássio sérico baixo, retenção de sódio e urina alcalina com concentração baixa.

A hipófise anterior secreta três substâncias (*gonadotrofinas*) que regulam a atividade gonadal: *hormônio folículo-estimulante* (*FSH*), *hormônio luteinizante* (*LH*) ou *hormônio celular intersticial* (*ICSH*) e *luteotrofina* (*LTH*). As gonadotrofinas são glicoproteínas. Métodos de bioensaio podem ser usados para determinar a atividade gonadotrófica. Após fracionamento e isolamento, o extrato urinário é experimentado em animais de teste para avaliar o crescimento folicular dos ovários em animais hipofisectomizados ou o aumento no peso testicular, ovariano ou uterino em vários modelos animais. Técnicas de RIA têm sido desenvolvidas para essas gonadotrofinas e representam o método de avaliação mais sensível e preciso, embora os imunoensaios com enzima não-isotópica (EIA) rapidamente estejam se tornando populares devido à sua capacidade analítica igual ou superior à dos procedimentos de RIA e aos elevados custos dos dispositivos isotópicos.

Análise sérica ou urinária do *hormônio lactogênio placentário* (*HPL*) e da *gonadotrofina coriônica* (*HCG*), um hormônio proteico derivado da placenta, é útil no diagnóstico de ameaça de aborto, mola hidatiforme e coriocarcinoma. HCG, pregnanediol e progesterona, assim como os estrogênios totais e fracionados, são úteis no teste de gravidez. HCG e HPL são facilmente medidos por RIA ou EIA, e baixos valores são vistos na ameaça de aborto e na morte fetal intra-uterina.

O aumento do HCG no soro ou na urina da gestante é a base para o *teste de gravidez* rotineiro. Os componentes do teste consistem em um antígeno na forma de partícula de látex de HCG e em um anti-soro HCG. Quando o anti-soro é misturado com urina contendo um nível detectável de HCG, ele é neutralizado e não ocorre aglutinação das partículas de látex-antígeno (*teste de inibição da aglutinação*). A aplicação comercial do ensaio de HCG fornece uma testagem rápida e precisa para gravidez, obtendo vantagem da especificidade do anticorpo monoclonal e da sensibilidade. Um procedimento monoclonal com lâmina, Duoclon (*Organon Diagnostics*), usa dois diferentes anticorpos monoclonais, um contra HCG e um contra a subunidade HCG_B a fim de obter especificidade máxima. Aglutinação indica um teste positivo com um nível de sensibilidade de 500 mil HCG/ml, detectando a gestação alguns dias após a concepção.

Hormônio do crescimento humano e insulina são proteínas que possuem valor diagnóstico nos estudos de taxa de crescimento e diabetes. Eles são mais bem quantificados por RIA.

Epinefrina e *norepinefrina* são catecolaminas biologicamente ativas derivadas da medula adrenal e terminações nervosas simpáticas. As catecolaminas são medidas no sangue e na urina após fracionamento em colunas de alumina ou de troca de íons, oxidação em pH de 3,5 ou 6 e análise fluorométrica subseqüente. Catecolaminas urinárias estão aumentadas para > 350 μg/24 horas nos tumores da medula adrenal (feocromocitoma). O nível plasmático normal é de 2,1 a 6,5 μg/l com cerca de 80% na forma de norepinefrina.

Ácido vanililmandélico (*VMA*) é o metabólito urinário dessas duas catecolaminas. Sua quantificação na urina reflete a secreção endógena das catecolaminas. VMA pode ser determinado colorimetricamente, após extração da urina com etil acetato, e diazotização com *p*-nitroanilina e etanolamina na presença do íon carbonato. VMA também pode ser medido por espectrometria após oxidação com periodato para extração de vanilina e solvente. A produção normal varia de 0 a 12 mg/24 horas.

Ácido homovanílico (*HVA*) não é um metabólito da epinefrina ou da norepinefrina, mas é produzido a partir de um precursor comum, dopamina. Excreção elevada de HVA é diagnóstica nos casos de neuroblastoma.

A biossíntese de *serotonina* (5-hidroxitriptamina) e a excreção urinária de seu metabólito, ácido 5-hidroxindolacético (5-HIAA), estão aumentadas nos tumores argentafins. Estes têm uma capacidade muito grande de metabolizar os estoques de triptofano em serotonina. 5-HIAA urinário aumenta de 1 a 7 mg/24 horas para 1 g/24 horas nesse tipo de tumor.

Bilirrubina, um tetrapirrol derivado da degradação senescente das hemácias, normalmente ocorre em baixas concentrações no sangue. Na bile, está presente como o acildiglicuronídio conjugado solúvel em água. No sangue, bilirrubina é ligada fortemente à albumina plasmática. A redução da bilirrubina no intestino resulta em urobilinogênio, que é, por outro lado, oxidado em um pigmento marrom — urobilina.

Bilirrubina sérica é determinada pelo pareamento com ácido sulfanílico diazotizado a fim de formar azobilirrubina para análise colorimétrica. O teste da *bilirrubina direta* ou *conjugada* é realizado em meio aquoso; a análise da *bilirrubina indireta* ou *livre* é feita em solução de metanol ou benzoato de sódio-cafeína. Valores séricos normais são: direta, 0 a 0,3 mg/dl; total, 0 a 1,5 mg/dl.

Icterícia clínica é a coloração amarelada dos tecidos associada a hiperbilirrubinemia; na doença hemolítica do recém-nascido devida a incompatibilidades Rh e ABO, a bilirrubina indireta sérica está elevada, enquanto a hepatite aguda resulta em aumento no tipo direto.

ELETRÓLITOS

O nível plasmático normal de eletrólitos é de 154 mEq/l de cátions e 154 mEq/l de ânions. Os efeitos osmóticos do cloreto, bicarbonato, sódio e potássio são importantes na manutenção da contração muscular normal e da distribuição de água entre as células, plasma e líquido intersticial.

Fotometria em chama, espectrometria com absorção atômica, análise com ativação de nêutron, fluorescência em raios X, eletrodos íon-específicos e técnicas colorimétricas são usados na identificação e determinação dos cátions ou ânions nos líquidos biológicos. Avanços na tecnologia têm desenvolvido sistemas multifásicos capazes de medir não apenas sódio e potássio, mas também cloreto, dióxido de carbono e cálcio simultaneamente.

As concentrações séricas de *sódio* e *potássio* são facilmente medidas por fotometria em chama ou pela espectrometria com absorção atômica altamente sensível e específica. A última técnica é similar à fotometria com emissão de chama, exceto que ela mede energia à medida que é absorvida pelos átomos e não quando essa é emitida pelos átomos. Ambas as técnicas são baseadas na absorção ou emissão características de comprimentos de onda dos cátions. Eletrodos íon-específicos também são usados para determinações de Na^+ e K^+, eliminando o uso de chama ou gás combustível, e podem ser utilizados em sangue total, plasma ou soro.

Níveis de *cloreto* no soro ou urina são determinados por titulação com solução de nitrato de mercúrio, na presença do indicador *s*-difenilcarbazona. Eles também podem ser determinados por potenciometria com uma montagem de eletrodo de pH de cloreto de prata-prata. Os valores séricos normais são de 135 a 155 mEq de Na/l; 3,9 a 5,6 mEq de K/l; e 95 a 106 mEq de Cl/l; níveis urinários variam de 150 a 197 mEq de Na/dia; 20 a 64 mEq de K/dia; e 180 a 270 mEq de Cl/dia.

Determinações de *sódio, potássio, cloreto e bicarbonato séricos* são indicadores úteis na insuficiência cortical adrenal, insuficiência renal e cardíaca, anúria, desidratação, doenças do trato alimentar associadas com diarréia e vômitos e excreção renal aumentada de eletrólitos (terapia com diuréticos).

A determinação do excesso de *cloreto* (> 50 mEq/l) no suor dos pacientes com *fibrose cística* pancreática é uma ferramenta diagnóstica precisa. A transpiração é estimulada pela colocação da mão do paciente em um saco plástico por 15 a 20 minutos ou, preferivelmente, por uma técnica de iontoforese na qual íons de nitrato de pilocarpina são transportados através de pequenas áreas de pele até produzirem transpiração local. O conteúdo de cloreto pode ser quantificado com papéis impregnados com nitrato de prata-cromato de potássio ou com eletrodos íon-seletivos.

As concentrações de bicarbonato, fosfatos, sódio, potássio e cloreto são relacionadas à manutenção do equilíbrio ácido-básico corporal. O pH do corpo reflete o estado do equilíbrio ácido-básico e está relacionado matematicamente à concentração de HCO_3^- e à pressão parcial de CO_2 ($_PCO_2$) no sangue através da equação de Henderson-Hasselbalch.

$$pH = 6,1 + \log \frac{[HCO_3^-]}{[H_2CO_3]} \qquad (2)$$

O *pH sangüíneo*, medido eletrometricamente, possui uma faixa normal de 7,36 até 7,40 nas amostras venosas e 7,38 a 7,42 nas amostras arteriais. O nível de pCO_2 no sangue é determinado pela medição do pH em três diferentes concentrações de pCO_2— uma natural do sangue e as outras duas obtidas por equilíbrio com misturas gasosas de pCO_2 conhecido. Os níveis séricos de bicarbonato também podem ser determinados pela medição da quantidade de ácido neutralizado pelo plasma ou soro e pCO_2 calculado pela Equação 2. A relação entre pCO_2 e concentração de ácido carbônico é

$$\underset{mM/l}{[H_2CO_3]} = 0,03 \times \underset{torr}{pCO_2} \qquad (3)$$

O papel do oxigênio e da hemoglobina na respiração foi previamente discutido. Medidas do pH e do conteúdo de CO_2 sangüíneo são usadas na diferenciação entre acidose respiratória (pH baixo, CO_2 alto) e acidose metabólica (pH baixo, CO_2 baixo).

Oxigênio sangüíneo (pO_2) e *saturação percentual de oxigênio* são medidos por um método polarográfico; a amostra de sangue é colocada em uma câmara e separada de um eletrodo combinado de platina e cloreto de prata-prata por uma membrana de polipropileno. Por difusão através da membrana, um equilíbrio é estabelecido entre a pO_2 do sangue e uma película de solução em contato com o eletrodo. Uma corrente, que é proporcional à pO_2 sangüínea, é gerada após a aplicação da voltagem polarizante.

Cálcio e *fósforo* são minerais importantes nos processos de calcificação óssea, irritabilidade nervosa, contração muscular e coagulação sangüínea. O cálcio está presente no plasma em uma forma ultrafiltrada (iônica e não-iônica) e em uma fração ligada à proteína. O fósforo sangüíneo consiste em fósforo inorgânico, éster fosfato orgânico (G6P, ATP) e fosfolipídios.

Os níveis séricos e urinários de cálcio são rotineiramente determinados por titulação com EDTA ou EGTA utilizando-se um indicador fluorescente calceína ou calcicromo. Outros métodos são baseados na análise colorimétrica do complexo cálcio-azul de metiltimol na presença de 8-quinolinol para evitar a interferência do magnésio. Bis-(*o*-hidroxifenilimino) etano forma um complexo colorido com cálcio; na presença de polivinilpirrolidona para inibir a interferência do fosfato, esse é um método sensível e específico para o cálcio. O cálcio total é mais bem determinado por espectrometria com absorção atômica. Como em todos os cátions, o cálcio pode ser determinado por fotometria com emissão ou absorção de chama ou com eletrodos íon-específicos.

Os níveis de fósforo inorgânico são determinados pela reação com reagente molibdato ácido para formar ácido fosfomolíbdico, que, por sua vez, é reduzido com ácido aminonaftolsulfônico ou com sulfato de *p*-dimetilaminofenol para gerar um complexo azul que é estimado colorimetricamente. Níveis séricos normais variam de 2,5 a 4,5 mg de P/dl e de 9 a 11 mg de Ca/dl.

Níveis de cálcio estão diminuídos e os de fósforo estão elevados no hipoparatireoidismo; o efeito oposto é visto na hiperatividade dessa glândula. No raquitismo e na osteomalácia, as concentrações de ambos os elementos estão diminuídas. No estabelecimento do hiperparatireoidismo primário e em outras causas de hipercalcemia, medidas diárias de cálcio ionizado (Ca^{2+}) estão substituindo as medidas do Ca total através de tecnologia de ISE.

O magnésio é um eletrólito essencial que age como um bloqueador natural do canal de cálcio. Esse íon está envolvido com contração da musculatura lisa vascular e cardíaca. Hipomagnesemia pode trazer um risco aos seres humanos em termos de doença cardiovascular aumentada (como arritmias cardíacas e acidente vascular cerebral), enquanto a hipermagnesemia pode resultar em bradicardia, assistolia ou insuficiência respiratória. Um analisador químico (*Nova Biomedical*) é capaz de medir, em 1 minuto, Na, K, Ca, Mg e o hematócrito em menos de 200 μl de sangue. Usando um eletrodo íon-específico, a atividade do magnésio livre, não-ligado, é medida e pode ser relacionada aos níveis intracelulares dos íons magnésio.

Cobre, zinco e ferro são elementos encontrados em quantidade muito pequena no sangue. Eles são quantificados facilmente por técnicas fotométricas com chama, colorimétricas ou com absorção atômica.

TESTES DE FUNÇÃO ORGÂNICA

A análise de vários constituintes do sangue e da urina, a determinação das taxas de excreção metabólica de compostos exógenos ou de metabólitos endógenos, e o efeito dos estímulos exógenos nesses parâmetros são usados para avaliação da atividade *in situ* e da função de vários órgãos. Estudos de função orgânica são realizados nas doenças associadas com fígado, rim, glândula paratireóide, tireóide e hipófise, trato gastrointestinal, pâncreas, supra-renais e gônadas. Os princípios e a significância da análise usada nessas avaliações foram descritos também em outras seções deste capítulo.

Testes de *função hepática* são baseados no metabolismo e na excreção da bilirrubina, no metabolismo dos carboidratos (teste de tolerância à galactose), na alteração nas proteínas plasmáticas (teste de floculação da cefalina e razão A/G), no metabolismo anormal das gorduras, nos mecanismos de desintoxicação (síntese do ácido hipúrico), na excreção de substâncias injetadas (BSP), na formação de protrombina e nos níveis enzimáticos previamente discutidos.

Doenças hepáticas são devidas a alterações celulares (hepatocelulares) ou a obstruções no fluxo da bile (icterícia obstrutiva). Doença hepática hepatocelular pode ser crônica (cirrose pós-necrótica, carcinoma) ou aguda (hepatite viral, alcoolismo, induzida por toxinas ou química).

O teste de *floculação da cefalina* é baseado na floculação do colesterol emulsificado com cefalina pela γ-globulina. No soro normal, uma proteína similar à albumina inibirá esta reação; nas doenças hepáticas, que produzem γ-globulina anormal ou níveis reduzidos de albumina, a floculação ocorrerá.

Os *mecanismos de desintoxicação do fígado* podem ser avaliados pela administração intravenosa de benzoato de sódio e avaliação do metabólito do ácido benzóico, ácido hipúrico, na urina. Na doença parenquimatosa hepática, observa-se uma capacidade reduzida do fígado em formar o ácido hipúrico pela conjugação da glicina com o ácido benzóico.

A capacidade do fígado de excretar um corante injetado é determinada pelo *teste de BSP*; o soro é analisado quanto à concentração do corante em um intervalo de tempo adequado após a administração intravenosa de 2 a 5 mg de BSP/kg. O corante Rosa-Bengala sódico Radiomarcado (I^{131}) também tem sido usado nos estudos de excreção com estimativa isotópica dos níveis urinários de corante.

Os *testes de função renal* são baseados na determinação do nitrogênio sangüíneo não-protéico (uréia, ácido úrico e creatinina), eletrólitos, equilíbrio ácido-básico sangüíneo, análise urinária de rotina e na depuração na urina dos compostos administrados. A maioria dos *estudos de depuração* é realizada com substâncias que não são reabsorvidas ou secretadas pelos túbulos renais: inulina, manitol, *p*-amino-hipurato de sódio ou I^{125}-iotalamato de sódio (5-acetamido-2,4,6-triiodo-*N*-metilisoftalamato de sódio). Esses são administrados por via intravenosa, e estimam-se a taxa de depuração urinária e a filtração glomerular através da análise da urina. A capacidade de excretora do epitélio tubular renal pode ser determinada pela medição da taxa de depuração de PSP. O corante é injetado por via intravenosa e é determinada a taxa de depuração na urina. PSP é ligado fracamente à albumina sérica e é removido rapidamente do sangue pelos túbulos renais.

O iodoipurato-(I^{125}) de sódio, que é extraído quase completamente do sangue em uma única passagem pelo rim, também tem sido usado nos estudos de função renal; realiza-se um *renograma* ou uma cintigrafia de ambos os rins. O teste fornece dados sobre a secreção tubular renal, a competência vascular renal e a evacuação renal, e é basicamente útil como uma fonte de comparação da função renal individual. É importante notar que 50% da função renal pode estar comprometida sem que haja qualquer alteração significativa nos parâmetros rotineiros de função renal.

As *provas de função tireoidiana* usualmente medem os níveis de hormônios tireoidianos circulantes, e não o efeito final do órgão. A glândula tireóide converte iodo inorgânico em *tiroxina* (T_4) e *triiodotironina* (T_3). T_3 e T_4 são armazenadas na parte colóide da glândula como parte da molécula de tireoglobulina. O *hormônio liberador da tireotrofina* (*TRH*) hipotalâmico intervém na liberação da tireotrofina pela hipófise (*hormônio tireoestimulante, TSH*). Níveis excessivos de T_4 circulantes deprimem, e baixos níveis de T_4 aumentam, a liberação de TSH. O TSH estimula a degradação proteolítica da tireoglobulina a fim de liberar T_4 e T_3, e aumenta a organificação do iodo. T_4 abrange 90% dos hormônios tireoidianos secretados e permanece no sangue ligada à *globulina ligadora de tiroxina* (*TBG*) ou *pré-albumina ligadora de tiroxina* (*TBPA*) ou à albumina. T_3 não fica ligada à proteína e possui 5 a 10 vezes a potência biológica de T_4 em termos de peso. Logo, T_4 representa a maior parte do iodo ligado à proteína (PBI). O nível de *tiroxina livre* (*FT_4*), a fração ativa no sangue, é regulado pela liberação de T_4 e T_3 e pelos níveis de proteínas ligadoras no sangue e nos tecidos.

A captação, pela glândula tireóide, de preparações de Na I^{131} administradas oralmente pode ser estimada por cintigrafia da glândula 24 horas após a administração de I^{131} e é um indicador da função glandular (hiperativa, > 50% de captação; hipoativa, < 15%).

Determinações da *PBI* são baseadas na precipitação da tiroxina ligada à proteína, na remoção do iodo inorgânico por cromatografia com troca de base ou ânion, na incineração alcalina a fim de converter a tiroxina em iodo inorgânico e finalmente na quantificação do iodo através de reação com ácido arsênico e sulfato cérico de amônio. PBI é um bom avaliador do iodo hormonal total circulante. A faixa normal é de 4 a 8 μg/dl de soro.

A T_4 pode ser determinada por cromatografia em coluna na qual é separada e isolada por cromatografia com troca de íon e então analisada colorimetricamente. Ensaios tireoidianos não-isotópicos têm sido desenvolvidos usando métodos de polarização fluorescente para índices de T_4 e tiroxina livre. No ensaio de competição da proteína ligadora, a T_4 sérica compete com T_4-I^{125} pelos locais de ligação em uma quantidade conhecida de TBG. A razão entre o I^{125} ligado e livre é determinada pela adsorção do T_4-I^{125} não ligado à TBG em uma resina de troca de ânions embebida em uma esponja de poliuretano ou em um gel de dextrana porosa, e é um indicador direto dos níveis de T_4. A presença de mercuriais, iodo inorgânico ou compostos radiográficos iodados no soro interfere nos procedimentos em coluna e de PBI para T_4. O procedimento de ligação competitiva é afetado pela presença de drogas com forte ligação com as proteínas ou por alterações nos níveis de TBG no soro. A faixa normal de T_4 sérica é de 2,9 a 6,4 μg/dl pelo ensaio em coluna e de 3,0 a 7,0 μg/dl pelo ensaio de ligação. T_4 e PBI estão aumentadas no hipertireoidismo e nos estágios iniciais de hepatite. T_4 e PBI estão diminuídas no hipotireoidismo e na nefrose.

FT_4 também é determinada em um ensaio competitivo de ligação de proteína no qual T_4-I^{125} e soro são incubados e depois dialisados para determinar a porcentagem dialisável da T_4-I^{125}. A análise de FT_4 é usada nas anormalidades das globulinas ligadoras de proteína. A capacidade de ligação de T_4 da TBG sérica, da albumina e da pré-albumina pode ser determinada após separação eletroforética dessas proteínas.

A análise de *T_3* é determinada pelo teste de captação de resina. A captação de T_3-I^{125} por uma resina é determinada na presença do soro-teste. No hipertireoidismo, os sítios primários de ligação da TBG são saturados e o complexo T_3-I^{125} é aprendido pela resina. A captação da resina está diminuída no hipotireoidismo, e a maioria dos T_3-I^{125} está ligada à TBG no soro. Um *índice de tiroxina livre* pode ser obtido pela multiplicação de T_3 (resina) por T_4 (ligação competitiva) $\times$ 0,01. Esse produto desvia do normal na mesma direção de T_3 e T_4 no hiper- e no hipotireoidismo. Esse produto é estável durante o eutireoidismo apesar das alterações nas proteínas ligadoras; por exemplo, um paciente no estado de eutireoidismo e em uso de fenitoína mostrará uma diminuição na TBG e na T_4 e um aumento na T_3, mas ($T_4 \times T_3$) está normal. A indicação de hiper- ou hipotireoidismo na presença de quantidades anormais de TBG é observada no produto de ($T_4 \times T_3$).

A determinação de *TSH* por RIA ou EIA parece ser o teste mais útil na discriminação de pacientes com hipertireoidismo primário daqueles com eutireoidismo ou hipotireoidismo secundário a doenças da hipófise. TSH sérico está aumentado na doença primária.

A *taxa de conversão de PBI* é uma estimativa da taxa de conversão do iodo inorgânico em PBI. Iodo radioativo (I^{131}) é administrado ao indivíduo; após 24 horas, uma amostra de sangue é obtida e a conversão de I^{131} em PBI^{131} é estimada através de procedimentos radiocromatográficos com resinas de troca de íons (conversão normal, 13 a 42%).

A *função adrenocortical* é avaliada por medição sérica ou urinária de 17-cetosteróides (17-KS) e 17-hidroxicorticosteróides (17-OH-CS) (metabolismo de androgênio e corticosteróide), dos eletrólitos séricos (metabolismo da aldosterona) e dos níveis séricos do hormônio adrenocorticotrófico (ACTH) no estado basal, após estimulação com ACTH intramuscular ou intravenoso, ou após inibição adrenal com dexametasona. No indivíduo normal, o ACTH aumentará o cortisol plasmático e 17-OH-CS da urina, e a dexametasona suprimirá o cortisol plasmático. Metapirona, um inibidor da 11β-hidroxilase, causará secreção seletiva do composto S (11-desoxicortisol) pelas supra-renais no lugar do cortisol. O composto S não inibirá o mecanismo de *feedback* supra-renal-hipófise; a hipófise secretará mais ACTH e as supra-renais secretarão mais composto S. A determinação de 17-OH-CS ou tetraidro-composto S (THS) na urina após a administração de metapirona é um bom indicador da integridade funcional do eixo hipófise-supra-renal; pacientes com hiperplasia supra-renal virilizante excretam THS excessivamente devido a um defeito na 11β-hidroxilase.

Valores de referência comuns na química clínica estão arrolados no Quadro 32.4.[18]

ANÁLISE AUTOMATIZADA

A automatização das técnicas analíticas usadas na química do sangue e urina, hematologia, tipagem sangüínea e imunologia aumentou a produtividade e a precisão do laboratório clínico.[19] A *informatização* dos sistemas analíticos automatizados também aumentou a rapidez da notificação dos resultados dos testes, reduziu os erros de transcrição e garantiu uma notificação unificada e modernizada dos testes laboratoriais para cada paciente.

Em um dos primeiros analisadores químicos multicanais amplamente usados, o Auto-Analisador SMA-6 (Análise Seqüencial Múltipla) (*Technicon*), uma bomba continuamente operante, com proporção em múltiplos canais, movia as correntes das amostras, diluentes e reagentes. Bolhas de ar segmentavam as correntes de fluxo das amostras e reagentes, que então fluíam através de dialisadores para remover as substâncias interferentes e/ou se moviam diretamente para câmaras previamente montadas nas temperaturas desejadas; elas finalmente chegavam nos dispositivos de detecção (colorímetros, fluorômetros, fotômetros de chama, espectrofotômetros). Um soro padrão corria simultaneamente com as amostras. Os resultados podiam então ser lidos diretamente em um gravador ou eram, mais tarde, acoplados a um computador para produ-

Quadro 32.4 Valores de Referência[a, 18]

Eletrólitos		
Cálcio	9,0-10,6 mg/dl	2,25-2,65 mmol/l
Cloreto		98-109 mmol/l
Conteúdo de CO_2		23-30 mmol/l
Fósforo	2,5-5,0 mg/dl	0,81-1,62 mmol/l
Magnésio	1,2-2,4 mEq/l	0,6-1,2 mmol/l
Potássio		3,7-5,3 mmol/l
Sódio		138-146 mmol/l
Metabólitos		
Ácido úrico	2-5-7,0 mg/dl	0,15-0,41 mmol/l
Bilirrubina	0,1-1,2 mg/dl	1,7-20,5 μmol/l
Colesterol	150-250 mg/dl	3,9-6,5 mmol/l
Creatinina	0,7-1,5 mg/dl (adultos)	62-123 μmol/l
Ferro	50-165 μg/dl	9,0-29,5 μmol/l
Glicose	60-95 mg/dl	3,33-5,28 mmol/l
Triglicerídios	20-180 mg/dl	0,22-1,98 mmol/l
Uréia	8-26 mg/dl	2,9-9,3 mmol/l
Proteínas e enzimas		
Alanina aminotransferase	(ALT, TGP)	5-40 U/l a 37°
Albumina	3,5-5,0 g/dl	35-50 g/l
Amilase	60-180 unidades Somogyi	110-330 U/l
Antígeno carcinoembrionário (CEA)	< 2,5 ng/dl	< 2,5 μg/l
Aspartato aminotransferase	(AST, TGO)	8-40 U/l a 37°
Creatina quinase (CK)		10-180 U/l a 37°
Desidrogenase láctica (LDH)	60-220 U/l a 37°	(lactato → piruvato)
Fosfatase alcalina	35-120 U/L a 37° (adultos)	50-400 U/l a 37° (crianças)
γ-Glutamil transferase (GGT)		5-40 U/l a 37°
Proteína total	6,0-8,0 g/dl	60-80 g/l
Hormônios		
Ácido vanililmandélico (VMA) na urina	< 6,8 mg/24 h	
17-Cetosteróides na urina	5-15 mg/24h	(mulheres adultas)
	8-20 mg/24h	(homens adultos)
	0,1-3,0 mg/24h	(crianças na fase pré-puberal)
Cortisol (livre) na urina	20-90 μg/24 h	55-248 nmol/24h
Cortisol no plasma	7-20 μg/dl (às 8:00 da manhã) (200-500 mmol/l)	3-13 μg/dl (às 16:00 h) (80-360 mmol//l)
17-Hidroxicorticosteróides na urina	3-10 mg/24h	
Hormônio folículo-estimulante (FSH)	(homens adultos)	(mulheres adultas)
	2-15 mUI/ml	Fase folicular 3-15 mUI/ml
		Pico ovulatório 10-50 mUI/ml
		Fase lútea 3-15 mUI/ml
		Pós-menopausa 30-200 mUI/ml
Hormônio luteinizante (LH)	(homens adultos)	(mulheres adultas)
	5-25 mUI/ml	Fase folicular 5-30 mUI/ml
		Pico ovulatório 50-150 mUI/ml
		Fase lútea 5-40 mUI/ml
		Pós-menopausa 30-200 mUI/ml
Metanefrina na urina	< 1,3 mg/24h	
Prolactina	1-20 ng/ml (homens) (1-20 μg/l)	1-25 ng/ml (mulheres) (1-25 μg/l)
Tiroxina (Ty)	5,5-12,5 g/dl (adultos) (72-163 nmol/l)	7,8-16,0 μg/dl (recém-nascidos) (101-208 nmol/l)

[a]Amostras de soro, a menos que esteja indicado o contrário.

ção numérica. Análise seqüencial, múltipla, no SMA-12, um modelo mais recente com 12 parâmetros de análise, foi conseguida pela distribuição de amostras em 12 correntes diferentes de análise, de modo que todas as 12 análises eram feitas ao mesmo tempo. O *perfil do SMA-12* usualmente determina cálcio, fósforo inorgânico, glicose, uréia, ácido úrico, colesterol, proteína total, albumina, bilirrubina total, fosfatase alcalina, LDH e AST. Os analisadores SMA introduziram a era da automatização no laboratório químico clínico, gerando uma indústria de alta tecnologia que resultou finalmente em tremendos ganhos de produtividade, em intensificação da acurácia e precisão dos testes e na capacidade de medir numerosos constituintes a partir de microamostras em um período de tempo muito curto.

Analisadores químicos típicos de alta produção usando metodologias padronizadas com reagentes *líquidos* em combinação com eletrodos íon-específicos (*ISE*) incluem os analisadores Synchron CX (*Beckman Coulter*), os analisadores BM/Hitachi e o COBAS (*Roche Diagnostics*) e os analisadores Dimension (*Dade Behring*). As porções não-ISE desses instrumentos basicamente são espectrômetros automatizados, com pipetar robótico de reagentes carregados para tubos laváveis ou descartáveis, utilizados para reação, cujos produtos são monitorados continuamente em um ou mais comprimentos de onda. Calibração estável, monitoramento sofisticado com controle da qualidade, manutenção pré-programada *off-hour* e autodiagnóstico são aspectos comuns nesses analisadores.

Analisadores vitros em série (*Ortho Clinical Diagnostics*) têm implementado com sucesso o uso de tecnologia de "lâmina-seca" na qual almofadas com múltiplas camadas são impregnadas com reagentes, eliminando a necessidade de manejo de reagentes líquidos e de colocação dos componentes em tubos de ensaio. Os produtos finais da reação são medidos através de espectrometria de refletância nesses analisadores, e o desempenho analítico rivaliza ou supera o dos instrumentos mais "convencionais" listados anteriormente.

Inovações tecnológicas na química clínica têm permitido que o laboratório forneça testes de monitoramento de drogas terapêuticas, testagem nos casos de abuso de drogas e todas as formas de análise hormonal rotineira. O advento da reação da cadeia de polimerase (PCR) automatizada e de outras tecnologias para amplificação do ácido nucleico promete o desenvolvimento de novos ensaios para a detecção altamente sensível de seqüências de ácido nucleico, que fornecerão ao médico um amplo espectro novo de informações diagnósticas.

O laboratório de hematologia manteve o passo nos avanços na automatização. Analisadores com múltiplos canais fazem amostragem diretamente a partir dos tubos de sangue após identificação de sua origem por varredura do código de barra da etiqueta. Essa abordagem de "amostra fechada" minimiza a exposição do operador a agentes infecciosos que possam existir no sangue. Além de realizar a contagem sangüínea completa padronizada com oito parâmetros, esses aparelhos executam contagens diferenciais e de reticulócitos e fornecem extensas produções gráficas do tamanho e da complexidade celular, enquanto sinalizam resultados fora da faixa esperada. Exemplos desses aparelhos incluem o Sysmex SE 9500 (*TOA Medical*), o Coulter GEN-S (*Beckman Coulter*), o ADVIA 120 (*Bayer*) e o Abbott Cell-DYN 4000 (*Abbott*). Novos analisadores de coagulação colhem amostras de plasma diretamente dos tubos de ensaio com sangue centrifugados e oferecem listas completas de testes, incluindo ensaio de fator. Um terminal de trabalho automatizado para análise urinária (Yellow IRIS) combina análise padronizada de densidade e teste semiquantitativo com videomicroscopia em tempo real de fluxo dos elementos formados no espécime urinário, permitindo que o operador identifique e quantifique células, cilindros e bactérias rapidamente e de modo preciso. Nessa era de contenção de custos da assistência de saúde, as inovações na automatização laboratorial continuarão a desempenhar um papel fundamental na maximização da efetividade diagnóstica.

Urina

A formação de urina e sua excreção são atividades fisiológicas fundamentais do corpo que fornecem um mecanismo para a manutenção de um ambiente interno constante para todas as células, tecidos e órgãos. Essa ecologia interna do corpo é bem-detectada e conhecida como homeostase. Visto que a urina reflete o que está ocorrendo no interior do corpo, ela oferece um líquido que é uma importante fonte de informação, mais útil como um auxílio na definição dos estados de saúde e doença. Mais especificamente, os rins, através da formação da urina, realizam as seguintes funções:

1. Regulam a água corporal.
2. Excretam escórias metabólicas, muitas delas de natureza nitrogenada.
3. Excretam substâncias tóxicas de origem endógena e exógena.
4. Regulam o equilíbrio eletrolítico do corpo através da excreção ou da retenção de cada íon específico.
5. Mantêm o delicado equilíbrio do pH no interior do corpo pela excreção do excesso de ácidos ou de bases.
6. Fornecem importante via para a eliminação corporal de agentes farmacêuticos e de seus produtos de decomposição.

A urina normal contém milhares de compostos distintos, a maioria dos quais ocorre em quantidades diminutas. O Quadro 32.5 identifica alguns dos constituintes da urina normal que são especialmente importantes.

A urina é muito estudada como um meio de identificar anormalidades associadas a doenças. A importância de tal estudo é enfatizada pelo fato de que o número de testes realizados na urina é muito superior ao número de exames realizados em todos os outros líquidos corporais combinados. A urina não apenas é importante no fornecimento de dados sobre a doença renal, mas pode fornecer informações sobre muitas outras atividades corporais. As informações obtidas em estudos da urina têm valor diagnóstico nas doenças funcionais dos rins, fígado, pâncreas, sangue, osso, músculos e nos sistemas urinário, gastrointestinal e cardiovascular. Estudos urinários fornecem informação clínica vital sobre o equilíbrio hidroeletrolítico, equilíbrio ácido-básico, metabolismo intermediário, erros inatos do metabolismo, abuso de drogas, intoxicação, gestação e balanço hormonal. A maioria desses parâmetros já foi discutida, e esta seção será dedicada à análise urinária de rotina.

É importante reconhecer que os dados obtidos dos exames de urina, como todos os outros dados laboratoriais, ajudam a fornecer um quadro de todo o corpo, mas qualquer resultado individual exige interpretação para que seja mais significativo. Deve-se também reconhecer que resultados negativos podem ser essencialmente tão úteis quanto resultados positivos em grande parte dos casos. A disponibilidade imediata de urina é uma vantagem que a torna prática como matéria-prima para monitorar o curso do tratamento de uma doença, assim como para seu reconhecimento e definição.

Quadro 32.5 Elementos Normais da Urina

ELEMENTO	g/DIA	ELEMENTO	g/DIA
Água	1400	Aminoácidos	2,1
Sólidos totais	60	Bases purinas	0,01
Uréia	30	Fenóis	0,03
Ácido úrico	0,4	Proteínas (totais)	0,025
Ácido hipúrico	0,9	Cloreto (como NaCl)	12
Creatinina	1,2	Sódio	5
Indican	0,01	Potássio	2
Ácido cítrico	0,8	Cálcio	0,2
Ácido láctico	0,2	Magnésio	0,15
Ácido oxálico	0,03	Enxofre (total)	1
Ácido nicotínico	0,00025	Fosfato (como P)	1,1
Alantoína	0,04	Amônia	0,7

A maioria dos exames de urina inclui observações com relação a: cor, odor, turbidez, pH, proteína, glicose (ou substâncias redutoras), corpos cetônicos (acetona), sangue oculto, bilirrubina, urobilinogênio, bactérias (cultura ou testes químicos), densidade e exame microscópico do sedimento, incluindo eritrócitos, leucócitos, cilindros, células epiteliais, cristais, bactérias, parasitas e citologia esfoliativa. Uma *análise de urina* "rotineira" varia nas diferentes instituições, mas geralmente envolve a inclusão da maioria dos testes citados.

A urina para estudo laboratorial deve ser coletada em recipientes limpos — de preferência em uma unidade descartável (tubo de poliestireno) com uma capacidade para 15 ml que pode ser usada para coleta, transporte, centrifugação e avaliação. A refrigeração é desejável para qualquer espécime que não seja testado em 1 a 2 horas.

Se a urina for transportada pelo correio ou se for mantida por um tempo significativo em temperatura ambiente, é aconselhável que seja adicionado um preservativo de urina (formalina, metenamina, timol, tolueno) que interferirá no crescimento bacteriano do espécime. Existem no mercado diversos comprimidos conservantes de urina. Se for permitido que a urina permaneça em temperatura ambiente, bactérias crescerão no espécime e causarão a degradação de muitos constituintes. Freqüentemente, as bactérias decompõem uréia em carbonato de amônio com aumento resultante na alcalinidade urinária. Elementos formados, sobretudo cilindros e hemácias, desintegram-se em solução alcalina.

A maioria dos testes urinários é feita em espécimes colhidos ao acaso, mas em certas ocasiões é necessário ter uma amostra de 24 horas para determinadas análises especializadas. Para pesquisa de açúcar urinário na detecção do diabetes, é desejável usar um espécime de urina pós-prandial (isto é, após uma refeição). Para pesquisa de proteína, assim como nos testes químicos ou culturas para bacteriúria, prefere-se a primeira amostra de urina da manhã. A maioria dos laboratórios usa tiras ou comprimidos (*Bayer*) impregnados com reagente, comercialmente disponíveis e padronizados, para a análise urinária de rotina. Veja também a discussão no Cap. 64, *Drogas e Reagentes Diagnósticos*.

INSTRUMENTAÇÃO EM ANÁLISE URINÁRIA

Sistemas automatizados de exame de urina, leitores semi-automatizados de tiras reagentes e um sistema que realiza o procedimento completo de análise urinária já foram desenvolvidos. O leitor de tiras reagentes é um fotômetro de refletância que mede pH, proteína, glicose, cetonas, sangue, bilirrubina, nitrato e urobilinogênio da urina. O Yellow IRIS (International Remote Imaging Systems) mede a densidade da urina por refratometria em um canal e mede o sedimento urinário em outro canal por coloração, passando os elementos formados através de uma célula de fluxo e armazenando imagens individuais usando videomicroscopia e processamento de imagens. Um terceiro canal incorpora um leitor automatizado de tiras para quantificar os elementos analisados, arrolados antes, pelas "tiras reagentes". Esses sistemas obtêm resultados mais acurados e precisos para a análise urinária que os métodos manuais ou semi-automatizados.

VOLUME

O volume normal de urina excretada durante um período de 24 horas está usualmente na faixa de 1.000 a 1.500 ml. É possível para uma pessoa saudável modificar o volume através de significativa restrição de líquido ou pelo consumo exagerado de líquido. Em certos distúrbios, há uma alteração no volume urinário. Aumentos no volume urinário são identificados como poliúria e são encontrados no diabetes melito, no diabetes insípido e em certos estágios da doença renal crônica. O volume urinário está aumentado durante a terapia com diuréticos e com a ingestão ou a injeção de grandes volumes de líquido. Uma diminuição no volume urinário usualmente ocorre na desidratação, na restrição de água e na doença renal terminal ou aguda. Perda substancial de água por vômitos ou diarréia grave causa oligúria ou diminuição do volume urinário. Insuficiência renal aguda precipitada por choque, envenenamento ou reação transfusional pode resultar em uma completa ausência de excreção urinária, ou anúria. Na maioria dos casos, o estudo da urina não exige medições de volume, mas essas são decisivas nas pessoas em estado grave quando há oligúria ou anúria.

DENSIDADE – OSMOLALIDADE

A densidade urinária está relacionada à quantidade de sólidos excretados em um dado volume de urina. Na maioria dos casos, em pessoas saudáveis a densidade varia entre 1,010 e 1,030, e está relacionada ao consumo de líquidos e alimentos e, secundariamente, à perda de líquido por outras vias, como suor excessivo. A medida da densidade urinária é uma parte da "análise urinária rotineira" e, dessa maneira, fornece informações sobre a renovação corporal de água e de sólidos. A informação isolada sobre a densidade é muito menos importante do que a associada a outras observações. Logo, na suspeita de desidratação, uma densidade na faixa média de 1,015 lançaria dúvidas sobre a desidratação, a menos que haja disfunção renal simultânea.

O rim possui uma capacidade notável de formar urina concentrada ou muito diluída, variando de uma densidade de 1,001 até 1,032. A capacidade de concentrar ou diluir está diminuída nos casos de perda da função renal. Na verdade, um dos testes mais sensíveis para avaliação da função renal envolve o chamado teste de diluição-concentração, no qual líquido é administrado ou suspenso e a densidade da urina é medida. Com uma grave perda da função renal, o rim não consegue excretar uma urina com densidade superior a 1,020 mesmo com restrição importante de líquidos. Na doença renal avançada, a densidade da urina pode se tornar "fixa" ou constante na faixa de 1,010 até 1,012, com toda a urina possuindo essa densidade, independentemente de desidratação ou hidratação excessiva.

A densidade é facilmente medida com um hidrômetro especial, denominado urinômetro. Existe uma correlação entre a densidade urinária e seu índice refrativo, e um refratômetro especial foi desenvolvido para fornecer leituras em unidades de densidade em uma única gota de urina.

Certos constituintes anormais da urina, como glicose e proteína, quando presentes em altas concentrações, causam aumento significativo na densidade. Certos contrastes usados para radiografias, quando excretados na urina, também causam aumentos marcantes na densidade.

A densidade da urina é apenas um indicador indireto da concentração de solutos; ou seja, 1 mol de uréia produzirá uma densidade mais baixa que 1 mol de glicose. A osmolalidade é uma medida direta da concentração de moles de solutos na solução, independentemente de seu peso molecular; 1 mol de NaCl dissocia-se em 1 mol de íon cloreto e 1 mol de íon sódio. A osmolalidade é determinada em um osmômetro de leitura direta através da comparação do ponto de congelamento da urina com o de uma solução padronizada de cloreto de sódio. Veja também o Cap. 18.

Os rins normalmente excretam 800 a 1.400 mOsm/kg (um osmol é o peso de qualquer substância quando dissolvida em água que baixa o ponto de congelamento em 1,86° de solutos / dia). Seres humanos concentram urina e eliminam a carga diária de soluto em um volume máximo de 1.200 mOsm/kg de água. A osmolalidade urinária é uma função inversa do volume urinário no estado catabólico normal. O volume urinário é regulado pelo hormônio antidiurético (HAD), e a excreção de sódio, pelo hormônio aldosterona. A osmolalidade aumentada dos líquidos corporais estimula, e a diluição aumentada inibe, a liberação de HAD. O principal determinante da osmolalidade dos líquidos corporais é o sódio. A conservação do sódio é mediada pelo eixo renina-angiotensina-aldosterona. Determinações do sódio plasmático e urinário, e osmolalidade e volume urinário, são valiosas no diagnóstico na doença de Addison, nefropatia vasomotora (necrose tubular aguda), depleção inaparente de volume, obstrução incompleta do trato urinário e doença hepatorrenal.

pH

A urina recém-eliminada usualmente possui um pH levemente ácido. A faixa normal varia de 5 a 8, e essencialmente essa também é a faixa anormal de pH. Os rins, por excretarem a urina com pH variável, fornecem um mecanismo regulador para que o corpo fique livre de produtos residuais excessivos ácidos ou alcalinos. Devido ao fato de as faixas de pH normal e anormal serem comparáveis, a medida isolada do pH é pouco útil, mas, quando associada a outras informações, é um parâmetro urinário muito útil. Nos casos de acidose, a urina está bastante ácida; nos casos de alcalose, o pH da urina está acima de 7. Quando se suspeita de acidose metabólica ou respiratória, um resultado alcalino para o pH urinário praticamente afasta a possibilidade de acidose. Inversamente, se a suspeita for de alcalose respiratória ou metabólica, a excreção de urina ácida indica que provavelmente não há alcalose.

Testes de imersão-e-leitura são amplamente usados para avaliação de pH; medidas com pHmetro são menos usadas. Em certas situações envolvendo susceptibilidade para cálculo renal, é bastante importante manter uma estreita faixa de pH urinário. Por exemplo, na cistinúria um pH alcalino é mantido a fim de conservar a cistina solubilizada e para evitar o quanto possível a cristalização da cistina em cálculos renais. A manutenção do pH urinário é também importante para resultados ótimos em certos tipos de terapia com drogas.

COR

A urina normalmente possui uma coloração amarela, principalmente devido ao urocromo; a cor varia desde palha clara até âmbar escuro. Amostras mais escuras usualmente possuem uma densidade mais alta. Ocasionalmente, tanto as urinas normais quanto as anormais podem mostrar uma coloração diferente do amarelo. A bilirrubina pode fazer com que a urina fresca tenha uma cor mais escura. Além disso, quando se permite que a urina fique parada, ela escurece devido à oxidação do urobilinogênio em urobilina. Urina vermelha, marrom-avermelhada ou "enfumaçada" usualmente se deve à presença de hemoglobina (hemoglobinúria), mioglobina (mioglobinúria) ou hemácias (hematúria). A porfiria é uma causa incomum de coloração vermelha. A urina negra pode ser causada por melanina, que pode ocorrer na urina de pacientes com melanoma maligno muito avançado. Um erro inato do metabolismo, alcaptonúria, é caracterizado pela excreção urinária de ácido homogentísico, que faz com que a urina se torne marrom-escura ou negra quando parada. Muitas das cores incomuns ocasionalmente encontradas na urina são derivadas de fontes exógenas, incluindo alimentos e drogas. Entre essas estão a cor vermelha causada por beterrabas, particularmente em crianças pequenas, a cor amarelo-ouro ou vermelho-alaranjada dos metabólitos das drogas similares a fenazopiridina ou drogas azo, e a cor verde ou azul do azul de metileno.

ODOR

A urina normal, recém-eliminada, possui um característico odor aromático tênue, que é mais intenso nas amostras concentradas. Se a urina permanecer parada, o odor se torna fortemente amoniacal e desagradável devido à destruição bacteriana da uréia. Urina recém-eliminada com odor fétido indica infecção grave. Um odor doce, de frutas, pode ser decorrente de cetonas.

APARÊNCIA

A urina recém-eliminada é usualmente clara. Se permanecer parada, pode se formar um precipitado que usualmente consiste em uratos amorfos se a urina for ácida, ou em fosfatos de cálcio e magnésio se a urina for alcalina. A formação de precipitado é mais provável se a urina estiver refrigerada. A maioria dos espécimes se tornará clara novamente se for gentilmente aquecida até a temperatura ambiente. Grande quantidade de muco, células, leucócitos ou bactérias pode causar turvamento. Proteína usualmente não causa turvamento.

PROTEÍNA

Uma pequena quantidade de proteína é encontrada na urina obtida de indivíduos saudáveis, embora a quantidade não seja suficiente para dar uma reação positiva nos testes comumente usados para o reconhecimento de proteína na urina. A maioria dos 25 a 50 mg de proteína excretada diariamente é microproteína (polipeptídios de baixo peso molecular), com propriedades bastante diferentes daquelas da albumina e da globulina, que são as principais proteínas do soro sangüíneo. Albuminas e globulinas ocorrem na urina em concentrações mínimas.

Proteínas plasmáticas, hemoglobina, proteínas anormais de Bence-Jones e proteínas (nucleoproteínas, fosfoproteínas e glicoproteínas) derivadas dos leucócitos e do muco podem ser encontradas na urina na nefrite, na nefrose, em lesões do trato urinário, na desidratação GI e na congestão renal. Concentrações anormais de proteína na urina podem ser reconhecidas por testes colorimétricos ou de precipitação. A precipitação depende de coagulação da proteína pelo calor ou de precipitação química da proteína. O mais popular dos testes de precipitação pelo calor é o teste do calor-ácido acético, no qual um tubo de urina é aquecido até ferver após adição de uma ou duas gotas de ácido acético. Ácido sulfossalicílico é comumente empregado nos testes de precipitação química; nesse teste, volumes iguais de ácido sulfossalicílico a 3% e urina são misturados em um tubo de teste, e a mistura é examinada à procura da turbidez indicativa de precipitação proteica.

Testes colorimétricos para proteína envolvem o tipo *imersão-e-leitura* de sistemas e são baseados nos indicadores de *erro proteico*. Certos indicadores possuem um ponto de mudança de cor que é diferente na presença de proteína em comparação ao mesmo sistema na ausência de proteína. Assim, através do tamponamento do indicador azul de tetrabromofenol nesse bastão em um pH específico, é possível obter uma coloração amarela na ausência de proteína, e uma cor verde ou azul na presença de proteína. Esse teste, Albustix (*Bayer*), não apenas indica a presença ou ausência de proteína na urina, mas também pode ser feito para indicar a quantidade aproximada de proteína. Urinas fermentadas ou fortemente alcalinas fornecerão resultados falso-positivos. A sensibilidade do método colorimétrico é tal que 10 a 20 mg de albumina/dl de urina podem ser reconhecidos com confiança.

Um teste positivo para proteína na urina pode ter diversos significados, e é apenas quando essa informação é relacionada a outras observações que possui um valor ótimo. A proteinúria pode ser benigna e aparecer após exercícios extenuantes ou simplesmente como resultado da permanência em pé (proteinúria ortostática). Proteína freqüentemente está presente na urina durante a gestação e em alguns casos isso é benigno, mas em outros casos indica complicações renais. Proteinúria transitória pode ocorrer após infecções graves, febre alta, exposição ao frio e na insuficiência cardíaca congestiva. Proteinúria pode ser um indicador precoce e sensível de doença renal e pode indicar uma anormalidade antes de outros sinais e sintomas de deterioração renal nos glomérulos ou túbulos. Na maioria dos casos existe uma correlação entre a quantidade de proteína na urina e a gravidade da doença renal.

Os pacientes com nefrose grave podem perder até 25 g de proteína/dia. Tal perda marcante de proteína causa uma diminuição na concentração de proteína plasmática com edema associado. Na glomerulonefrite aguda ou crônica existe proteína na urina. Pacientes com tumores renais e infecção renal usualmente terão proteinúria associada. A proteína de Bence-Jones é uma proteína singular que ocorre na urina em cerca de 50% dos pacientes com mieloma múltiplo. Ela possui a propriedade incomum de precipitar entre 50° e 60° e dissolver em altas temperaturas.

GLICOSE (SUBSTÂNCIAS REDUTORAS)

A glicose normalmente ocorre na urina em concentrações tão baixas que escapa à detecção pelos métodos de teste usuais. A urina de pacientes diabéticos não-tratados ou malcontrolados caracteristicamente contém quantidades facilmente detectáveis de glicose. Um teste positivo para glicose na urina usualmente sugere hiperglicemia e o diagnóstico de diabetes melito; estudos adicionais, como o teste de tolerância à glicose para confirmar o diagnóstico, são indicados. Glicosúria também pode ocorrer quando os túbulos renais não reabsorvem a glicose normalmente, e a glicose aparece na urina a despeito dos níveis normais de glicose no sangue, em contraste com o verdadeiro diabetes.

A glicose é o açúcar quase sempre encontrado na urina; no entanto, lactose, galactose, levulose, sacarose e pentoses podem ser encontrados. Esses outros açúcares são identificados por cromatografia em papel, fermentação seletiva, polarimetria, testes químicos especiais ou através da sua formação de osazonas. Outras substâncias redutoras ocorrem na urina e podem causar reações redutoras falso-positivas para glicose. Exemplos são ácido ascórbico, glicuronídeos, muitas drogas, ácido homogentísico e os conservantes formalina e clorofórmio.

O teste de Benedict, o teste tradicional para glicose na urina, é baseado na redução dos íons cúpricos, em solução alcalina, a óxido cuproso insolúvel laranja-avermelhado. O cobre é reduzido totalmente por grandes quantidades de glicose e resulta em um sedimento vermelho-tijolo, sem a coloração azul remanescente. Concentrações menores formam soluções de cor verde a ferrugem com algum sedimento vermelho. Uma modificação desse teste, Clinitest (*Bayer*), está disponível na forma de comprimido. O comprimido contém sulfato de cobre, hidróxido de sódio anidro, ácido cítrico e carbonato de sódio. Quando adicionado a urina diluída, o comprimido se dissolve e gera calor e efervescência suficientes para produzir resultados comparáveis aos do teste de Benedict.

Um teste enzimático específico mas extremamente simples para glicose está disponível — Tes-Tape (*Lilly*), Clinistix (*Bayer*) e Multistix (*Bayer*). Tiras reagentes são impregnadas com glicose oxidase, peroxidase e ortotolidina. Quando a tira é imersa em uma solução de glicose, ocorre oxidação e peróxido de hidrogênio é formado, o qual oxida a ortotolidina em coloração azul. Esse teste é mais sensível que o Clinitest, mas não é tão confiável para estimar a concentração de glicose. O teste enzimático é específico e assim é útil para determinar se uma substância redutora é a glicose. Diastix (*Bayer*) é um teste específico para glicose urinária e usa glicose oxidase, que também indica a quantidade de glicose presente.

CORPOS CETÔNICOS

Os corpos cetônicos acetona, ácido acetoacético e ácido β-hidroxibutírico são encontrados na urina quando as gorduras são metabolizadas incompletamente. Cetonúria é vista mais comumente no diabetes malcontrolado e indica cetonemia e acidose diabética. Outras causas de cetonúria são inanição, febre, vômitos prolongados e doença de von Gierke. Cetonúria também ocorre após anestesia. Ácido acetoacético e acetona produzem uma coloração purpúrea distinta quando recebem tratamento com uma mistura de nitroprussiato de sódio, sulfato de amônio e hidróxido concentrado de amônio. Um reagente similar está disponível na forma de comprimido (Acetest, *Bayer*). Uma gota de urina é colocada no comprimido; se houver cetonas, desenvolve-se uma coloração alfazema até roxo escuro em 30 segundos. A intensidade da cor indica a concentração de cetonas. A tira reagente Ketostix (*Bayer*), usada como teste de imersão-e-leitura na urina ou no soro, contém os mesmos reagentes, que estão disponíveis no Multistix (*Bayer*) e também em outros reagentes múltiplos. Esses testes detectarão 5 a 10 mg de ácido acetoacético/dl de urina.

ÁCIDO FENILPIRÚVICO

A fenilcetonúria (PKU) é um erro inato do metabolismo no qual a conversão normal de fenilalanina em tirosina no corpo não ocorre e existe um acúmulo de fenilalanina no sangue. Esse distúrbio metabólico causa retardo mental. Parte da fenilalanina é excretada pelos rins na urina e nesse processo é convertida em ácido fenilpirúvico (fenilcetona). Se este distúrbio genético for precocemente descoberto após o nascimento, é possível colocar o bebê em uma dieta com quantidades muito baixas de proteína contendo fenilalanina e, desse modo, minimizar o acúmulo corporal de fenilalanina, evitando o grave retardo mental que usualmente é visto nos pacientes fenilcetonúricos não-tratados.

O reconhecimento da PKU pode ser feito por um teste para o ácido fenilpirúvico usando uma composição reagente de imersão-e-leitura contendo íons férricos. Esse teste, Phenistix (*Bayer*), pode ser usado na urina de todos os recém-nascidos. Uma reação positiva fornece uma coloração verde, enquanto a urina de um bebê normal dará uma coloração marfim clara ou amarela na tira. PKU também pode ser reconhecida pelo emprego de um teste químico ou microbiológico para fenilalanina elevada no soro, como discutido em Aminoácidos.

BILIRRUBINA

Bilirrubina é encontrada na urina de pacientes com hepatite ou com icterícia obstrutiva, mas não em pacientes com icterícia hemolítica. Testes para bilirrubina e urobilinogênio são combinados para fornecer excelente informação no diagnóstico diferencial de icterícia. Os testes para bilirrubina são de dois tipos: testes oxidativos, que formam uma coloração verde de biliverdina proveniente da bilirrubina usualmente utilizando cloreto de ferro como reagente oxidativo, e os testes de diazotização, que formam compostos coloridos quando a bilirrubina reage com sais de diazônio em um meio fortemente ácido. A maioria dos testes de oxidação adsorve a bilirrubina em sulfato de bário ou material similar antes de se adicionar o reagente de Fouchet. O teste do comprimido Ictotest (*Bayer*) é o teste diazo mais sensível e usa uma superfície de absorção para concentrar a bilirrubina proveniente de 5 gotas de urina. Um comprimido reagente é adicionado à mancha úmida na superfície e 2 gotas de água são adicionadas para dissolver o reagente efervescente e o tirar do comprimido, jogando-o na superfície onde a reação ocorre. Uma coloração azul ou roxa na superfície ao redor do comprimido, em 30 segundos, indica a presença de bilirrubina. Além disso, um teste de imersão-e-leitura também baseado na reação diazo foi incorporado nas tiras reagentes de análise urinária múltipla Bili-Labstix e Multistix (*Bayer*). É menos sensível que o teste do comprimido, mas sua conveniência permite que ele seja usado bastante facilmente nas análises urinárias rotineiras. Têm sido relatadas incidências de cerca de 0,1% de positivos nos grupos populacionais saudáveis de triagem, 0,2% nos pacientes clínicos e 0,9% nos pacientes hospitalizados.

UROBILINOGÊNIO

A bilirrubina biliar é reduzida a urobilinogênio por bactérias na porção inferior do intestino. Parte do urobilinogênio é reabsorvida do intestino para o sangue. Parte desse urobilinogênio é excretada na urina pelos rins, e o restante é novamente excretado através da bile para o intestino. Embora o teor de urobilinogênio na urina seja muito pequeno, é um importante indicador da função hepática e do catabolismo das hemácias sangüíneas.

Se houver obstrução no fluxo da bile como na icterícia obstrutiva, a quantidade de urobilinogênio formado e reabsorvido pelo sangue e excretado na urina diminui. Com a deterioração da função hepática, a excreção de urobilinogênio na bile diminui, a concentração sangüínea aumenta, e ocorre um aumento correspondente na excreção urinária de urobilinogênio. Na verdade, o aumento no urobilinogênio urinário é um dos testes mais sensíveis para detectar deterioração da função hepática, e esse teste pode indicar uma anormalidade quando todos os outros testes de função hepática permanecem inalterados.

Nas doenças hemolíticas nas quais há aumento na velocidade de degradação das hemácias, a formação de bilirrubina está aumentada com um aumento correspondente na formação e excreção urinária de urobilinogênio. A concentração de urobilinogênio na urina pode ser estabelecida através do uso de um teste de imersão-e-leitura que utiliza a interação do urobilinogênio e de *p*-dimetilaminobenzaldeído (Urobilistix, *Bayer*).

HEMATÚRIA, HEMOGLOBINÚRIA E MIOGLOBINÚRIA

A hematúria é uma condição na qual hemácias intactas aparecem na urina. Essa condição é indicativa de um defeito específico na unidade funcional microscópica (o néfron) renal ou pode ser indicativa de sangramento no rim, ureter, bexiga ou uretra. Na mulher, pode haver um número variável de hemácias na urina durante a menstruação.

Hemoglobinúria é uma condição na qual hemoglobina livre está presente na urina, sem hemácias. Isso pode ser causado por hemólise intravascular como resultado de uma reação transfusional ou por envenenamento ou toxinas. A hemoglobina livre no plasma é excretada pelos rins na urina. Em alguns casos, a verdadeira hemólise total das hemácias ocorre após elas terem entrado na urina. Isso ocorre particularmente com as urinas alcalinas.

A mioglobina é o pigmento respiratório vermelho do músculo. Esse pigmento é inteiramente comparável à hemoglobina em sua composição e reações químicas. A mioglobina pode ser liberada das células musculares em certos tipos de injúria, e, nesses casos, circulará no plasma e será excretada na urina. Existem também certos distúrbios musculares genéticos nos quais a mioglobina é perdida a partir dos músculos e aparece no plasma e subseqüentemente na urina.

Testes químicos para hemácias, hemoglobina livre e mioglobina são baseados na atividade similar à da peroxidase presente na hemoglobina ou na mioglobina. Quando uma mistura cromógena, como ortotolidina e peróxido, é exposta a essa atividade de peroxidase, ela interagirá rapidamente a fim de gerar uma coloração azul intensa. Existe um sistema de imersão-e-leitura em estado sólido, chamado Hemastix (*Bayer*). Essa composição específica usa hidroperóxido de cumene como peróxido. O mesmo teste de imersão-e-leitura para sangue oculto está incorporado como uma parte componente dos testes múltiplos de urina de imersão-e-leitura como o Multistix (*Bayer*).

EXAME MICROSCÓPICO

Usualmente, a urina contém vários elementos formados ou estruturas sólidas de dimensões microscópicas. Estas são facilmente estudadas por centrifugação de 10 a 15 ml de urina, extração do sobrenadante e nova suspensão do sedimento na gota, ou coisa que o valha, de urina que permaneceu no tubo. Essa suspensão de sedimento é colocada em uma lâmina de microscópio e visualizada com amplificação de baixa capacidade. Estruturas específicas podem ser estudadas com maior amplificação. Os sedimentos urinários podem ser classificados em constituintes não-organizados (substâncias químicas) e organizados (células e cilindros).

Na urina alcalina, cristais amorfos ou cristalinos de fosfato de amônio-magnésio, de carbonato ou oxalato de cálcio e uratos de amônio podem ocorrer normalmente. Uratos amorfos ou cristalinos, ácido úrico e oxalatos de cálcio são vistos em urina ácida. O achado de cristais de tirosina, leucina ou cistina está associado a várias doenças. Cristais químicos são identificados pela solubilidade em ácido e/ou álcali, por reações colorimétricas e pela estrutura cristalina.

O sedimento urinário usualmente contém resíduos de células epiteliais, cristais e uma hemácia ou leucócito ocasionais. Números elevados de eritrócitos são vistos quando há sangramento no trato urinário. Se as hemácias estão formadas dentro de um cilindro hemático, isso é sugestivo de que o sangramento ocorreu em nível glomerular. Um número elevado de leucócitos é sugestivo de infecção e inflamação do rim. Cilindros são concreções microscópicas que têm a forma de um túbulo; possuem uma matriz de proteína precipitada e, dependendo de sua aparência, podem ser identificados como cilindros hialinos, granulares, céreos ou hemáticos. Cilindros da insuficiência renal são maiores e estão associados a necrose grave do rim.

Numerosos cristais, fibras de muco, bactérias, leveduras, espermatozóides e parasitas (como *Trichomonas vaginalis*) podem ser identificados no sedimento urinário. A maioria desses cristais não é importante, mas em certos distúrbios podem ser indicativos de deposição de cristais no tecido renal ou de predisposição à formação de cálculos.

Células teciduais podem ser reconhecidas no sedimento urinário. Isso fornece um meio excelente de detectar e diagnosticar um câncer no trato urinário inferior quando o sedimento é fixado em álcool e corado pelo procedimento de Papanicolaou. Citologia esfoliativa da urina pode ser aplicada de rotina em todos os pacientes urológicos. Em uma grande clínica, o número de casos positivos encontrados em pacientes com problemas urológicos foi de quase 5%, que é um retorno muito mais alto de resultados positivos que os obtidos com coloração de rotina dos esfregaços cervicais.

BACTÉRIAS

Espécimes recém-colhidos de urina usualmente contêm alguns microrganismos, que representam basicamente as bactérias captadas da genitália externa. Há um menor número de microrganismos contaminantes em um espécime *higienicamente colhido*, que envolve lavagem extensa da genitália externa antes da coleta do espécime. Um espécime coletado no jato médio da urina, ou espécime do "jato médio", usualmente possui mais organismos que um espécime higienicamente colhido, mas possui um menor número que um espécime colhido ao acaso.

Quando existe uma infecção renal ou do trato urinário, o número de microrganismos na urina está marcadamente elevado. Usualmente, se a urina contém 100.000 ou mais microrganismos/ml, esse resultado sugere fortemente uma infecção ativa. Infecção do trato urinário com bacteriúria associada é relativamente comum em mulheres e garotas jovens. Bastante freqüentemente a condição é assintomática e é reconhecida apenas como o resultado de um estudo da urina. Se a bacteriúria não for tratada, ela pode levar à lesão renal grave.

Se houver um número muito grande de bactérias na urina, o espécime pode, na verdade, estar turvo. Isso pode ser reconhecido através da inspeção visual grosseira da urina. A bacteriúria também pode ser reconhecida por exame microscópico do sedimento urinário, particularmente se houver um grande número de microrganismos presentes. O procedimento mais empregado para reconhecimento de bactérias envolve a colocação de um espécime de urina diluída em uma placa de cultura, incubando-a e contando o número de colônias. Uma abordagem mais conveniente a essa mesma medição envolve o uso de lâmina de microscópio coberta com ágar nutriente. Essa lâmina, quando imersa em um espécime de urina e então incubada, indicará a presença ou ausência de bacteriúria e também a contagem aproximada.

Métodos para determinar a presença de um número significativo de bactérias em amostras de urina têm sido desenvolvidos e incorporados a vários sistemas automatizados.[20] O sistema Bac-T-Screen (*Marion*) era um sistema de distribuição e filtração usado com um processo de filtração para detectar a presença de bactérias em cartões filtráveis especiais através da percepção da mudança de cor no cartão. Análise no Abbott MS-2 era realizada por monitoramento fotométrico do crescimento bacteriano, que alterava a luz transmitida em um caldo de cultura durante um período de tempo. Uma diminuição na transmissão luminosa devido à turbidez ou à cor identificava um espécime positivo.

O Lumac Biocounter M2010 media o ATP bacteriano na urina através da bioluminescência produzida em um sistema luciferina-luciferase. Uma vez realizadas essas rápidas técnicas para determinar quais espécimes apresentavam bactérias elevadas, testes adicionais para identificação e avaliação da sensibilidade eram realizados. Testes químicos para atividade metabólica da bactéria têm sido usados nos estudos de bacteriúria. O teste químico mais popular é o usado para o nitrito. Usualmente, todos os espécimes urinários contêm nitrato, mas não contêm nitrito. Se houver um número suficiente de *Escherichia coli* ou alguns outros microrganismos, eles reduzirão o nitrato a nitrito.

Um sistema avançado automatizado amplamente usado, o VITEK System (*bioMérieux*), possui um cartão de teste de identificação urinária que pode não só detectar e contar as bactérias contidas nas amostras de urina mas também consegue identificar seletivamente o microrganismo ou microrganismos presentes usando componentes nutricionalmente seletivos e indicadores metabólicos singulares.

CÁLCULOS

O conhecimento da composição dos cálculos renais e de bexiga, ou "pedras", é essencial no planejamento do regime terapêutico dessas doenças. Cálculos mistos de oxalato e fosfato de cálcio ocorrem em toda a faixa de pH urinário. Cálculos de ácido úrico, cistina e fosfato hidrogenado de cálcio geralmente estão associados a urinas ácidas, enquanto cálculos de fosfato de amônio magnésio usualmente ocorrem em urinas alcalinas. Hiperexcreção de um dos componentes do cálculo, pH, obstrução renal e a presença de corpos estranhos no trato urinário são os fatores causais mais prováveis na formação de cálculos renais. Cálculos de oxalato de cálcio são o tipo mais comum. O conteúdo químico dos cálculos é estabelecido pela análise qualitativa de rotina para cálcio, magnésio, amônio, fosfato, carbonato, oxalato, ácido úrico e cistina. Confirmação subseqüente por cristalografia óptica, difração em raios X e espectroscopia infravermelha é também usada na caracterização das propriedades físicas dos cálculos.

Fezes

As fezes normais consistem em remanescentes de alimentos não-digeridos, produtos de digestão, bactérias e secreções do trato GI. Determinações *macroscópicas, químicas* e *microscópicas* são realizadas rotineiramente. O volume normal de fezes é de cerca de 200 g/dia. A cor marrom é um resultado da redução de bilirrubina em urobilinogênio e então em urobilina (estercobilina); a bilirrubina não está presente normalmente nas fezes, mas porfirinas e biliverdinas (um componente do mecônio) são excretadas nos primeiros dias de vida. A bilirrubina pode ser detectada pelos testes previamente descritos para os pigmentos biliares.

As alterações na cor da evacuação podem ser o resultado da ingesta dietética ou podem ser diagnósticas na obstrução biliar e no sangramento gastrointestinal.[21] Pacientes com esteatorréia e má absorção podem apresentar fezes amareladas e volumosas contendo gordura e gás. As fezes são cor de argila quando a bile é impedida de entrar no intestino. Fezes vermelhas ou enegrecidas podem ocorrer quando são ingeridas doses excessivas de anticoagulantes, fenilbutazona ou salicilatos, produzindo sangramento no trato GI. Substâncias que interferem com a coloração das fezes incluem antiácidos (esbranquiçada ou manchada), sais de bismuto (negra), sais de ferro (negras), fenazopiridina (laranja), sena (amarela a marrom) e tetraciclinas (vermelha).

O *urobilinogênio fecal* pode ser determinado colorimetricamente por redução da urobilina em urobilinogênio com sulfato ferroso alcalino, e então pela reação com *p*-dimetilaminobenzaldeído acidificado (reagente de Ehrlich). Está aumentado a partir de uma faixa normal de 40 a 280 mg/dia, para 400 até 1.400 mg na icterícia hemolítica (fezes marrom-escuras), e está diminuído na icterícia obstrutiva (fezes cor de argila).

Porfirinas e *porfirinogênios* não se originam do catabolismo da hemoglobina, como a bilirrubina, mas são subprodutos da síntese do heme. Aumentos na eliminação fecal e urinária de coproporfirina, uroporfirina e protoporfirina são valiosos auxílios diagnósticos na distinção entre as várias porfirias hepáticas e eritropoéticas. Coproporfirinas fecais (CP) e coproporfirinogênios (CPP) são determinados após extração e conversão do CPP em CP através de estimativa espectrométrica de ponto triplo com iodo em 380, 401 e 430 nm a fim corrigir substâncias interferentes (ver também seção sobre análise urinária).

Sangue oculto nas fezes é detectado facilmente por testes com *o*-toluidina, benzidina, guáiaco ou difenilamina; isso é válido apenas se o paciente obedeceu a uma dieta sem carnes por 3 dias. Guáiaco e difenilamina são preferidos devido ao potencial carcinogênico dos outros dois químicos.

O *kit* Seracult de testagem (*Propper*) usa uma lâmina de papel impregnada com guáiaco para detectar o sangue oculto, que é um teste muito útil de triagem para câncer de cólon. Duas lâminas são preparadas cada dia por 3 dias a partir de diferentes partes da mesma evacuação, enquanto o paciente está seguindo uma dieta volumosa e sem carnes. Substâncias interferentes incluem aspirina (ácido acetilsalicílico), indometacina e corticosteróides, pois podem produzir sangramento, e vitamina C, que interfere com a reação oxidativa do teste. Se ocorrer sangramento no trato GI alto, o sangue será digerido e convertido em hematina ácida; 50 ml de sangue nas fezes causarão melena (fezes negras). Sangramento no trato GI baixo apresenta-se como raias de sangue nas fezes. Além disso, eritrócitos marcados com Cr^{51} têm sido usados para quantificar e localizar a fonte do sangramento GI. As hemácias do indivíduo são misturadas com uma solução isotônica contendo Cr^{51} e, então, são reinjetadas por via intravenosa. Se ocorrer sangramento, o conteúdo fecal do isótopo Cr^{51} estará elevado. A localização da área hemorrágica pode também ser aproximada através de uma cintigrafia da região abdominal.

A presença de quantidades excessivas de *muco* é usualmente indicativa de disenteria, colite ou outros processos inflamatórios da mucosa intestinal. Reação fortemente alcalina ou ácida nas fezes indica excesso de proteína ou carboidrato na dieta, respectivamente.

A determinação quantitativa do *nitrogênio fecal* é útil na análise da função pancreática. Na doença pancreática, ocorrerão aumentos no nitrogênio fecal em decorrência de secreção diminuída das enzimas proteolíticas pancreáticas. O indivíduo normal excretará nas fezes 4 a 13% do nitrogênio ingerido; na pancreatite crônica, 9 a 30% serão excretados. O nitrogênio fecal pode ser determinado pelo procedimento de digestão de Kjeldahl.

A *gordura fecal* está presente na forma de triglicerídios de ácidos graxos (gordura neutra), ácidos graxos livres (FFA) e sabões. As determinações de gordura são baseadas na solubilidade da gordura neutra e FFA no éter; os sabões são insolúveis em éter e têm de ser hidrolisados por ácido em seus respectivos FFA antes da extração. A gordura neutra liberará FFA apenas em hidrólise alcalina. Os FFA, isolados das frações citadas anteriormente, são então determinados por procedimentos colorimétricos, por cromatografia a gás ou por titulação.

Determinações de I^{125} no sangue, na urina e nas fezes, após administração oral de uma preparação de trioleato gliceril iodado ou de ácido oleico I^{125}, são indicadores da *função absortiva intestinal pancreática* e *biliar* e são correlacionadas com a *excreção de gordura fecal*. A bile deve emulsificar os triglicerídios-I^{125} antes da hidrólise enzimática pela lipase pancreática a fim de resultar em FFA-I^{125}, que será subseqüentemente absorvido e metabolizado. Uma quantidade aumentada de I^{125} nas fezes está associada a doenças pancreáticas (fibrose cística com aquilia), icterícia obstrutiva, síndrome de má absorção (espru, doença celíaca) e esteatorréia. Essa última entidade pode ser diferenciada de um defeito intestinal absortivo ou de lipase pancreática. Na "doença absortiva", vê-se excreção elevada de I^{125} após a administração de trioleína-I^{125} ou ácido oleico. No defeito pancreático, ocorre absorção adequada do ácido oleico-I^{125}, mas o I^{125} fecal está aumentado após uma refeição com trioleína.

Um *exame microscópico* das fezes emulsificadas inclui análise da presença de cristais, resíduos alimentares, células corporais, bactérias e parasitas. Cristais de triplo fosfato, oxalato de cálcio, gordura e colesterol, grânulos de amido, fibras vegetais e glóbulos de gordura neutra estão normalmente presentes. Cristais octaédricos em forma de agulha (cristais de Charcot-Leyden) são encontrados na infestação parasitária e na colite mucosa. Quantidades excessivas de gordura ou amido ocorrem na doença de má absorção.

Parasitas adultos, larvas ou ovos podem ser encontrados nas fezes. As infestações parasitárias mais comuns são causadas por *cestódeos* (teníase), *trematódeos*, *nematódeos* e *protozoários* (ameba) (ver a seção sobre microbiologia).

Toxicologia

A determinação da concentração de drogas ou substâncias químicas nos líquidos biológicos é um aspecto importante no diagnóstico e no tratamento da síndrome tóxica induzida por vários agentes em casos de abuso agudo ou crônico de drogas ou no envenenamento químico.

Barbituratos, glutetimida, metaqualona, clordiazepóxido, diazepam, difenidramina, eticlorvinol, morfina, fenotiazinas e salicilatos são encontrados nos casos de abuso de drogas. A triagem preliminar de amostras de soro ou urina para drogas é concluída pelo uso de técnicas homogêneas de ensaio EMIT (técnica imunológica imunomediada) ou FPIA (imunoensaio de polarização fluorescente), ou menos comumente por TLC. A análise dos níveis séricos ou urinários da droga intacta ou de seus metabólitos usualmente é realizada por extração da amostra com um solvente orgânico, por separação por cromatografia gás-líquido (GLC) ou cromatografia líquida de alta performance (HPLC), e por quantificação através de técnicas espectrométricas, fluorimétricas ou eletroquímicas. A técnica da metodologia de GC-MS (cromatografia a gás-espectrometria de massa) tem-se tornado o "padrão ouro" devido à sua grande sensibilidade e confiabilidade. A interpretação dos dados séricos de concentração em relação à importância clínica e toxicológica não deve se limitar a números.

Na superdose aguda de drogas, o momento da ingestão da droga, o momento da amostragem de sangue ou de urina e a gravidade dos sintomas clínicos ou momento da morte devem ser interpretados em relação aos dados sobre a absorção, distribuição tecidual, metabolismo e eliminação da droga e de seus metabólitos. A especificidade do ensaio químico deve ser considerada em relação à interferência por outras drogas ou metabólitos da droga original. O uso de GC-MS confirma a identidade de drogas específicas nas matrizes biológicas. A absorção de muitas drogas não está relacionada diretamente à dose, quando doses elevadas de uma droga são ingeridas, em comparação com a dose terapêutica.

A distribuição tecidual e as taxas metabólicas podem ser afetadas por grandes superdoses de drogas quando há insuficiência renal ou hepática. A velocidade de eliminação plasmática também pode ser afetada, e é importante reconhecer a mudança na cinética da eliminação e estar atento à natureza da eliminação plasmática, como definida pela curva de eliminação mono-, bi- ou poliexponencial. A superdose de drogas usualmente envolve diversas substâncias, e os aspectos químicos, metabólicos e farmacológicos da interação da droga devem ser considerados.

A metodologia para a análise de drogas nos líquidos biológicos ou tecidos pode ser encontrada nos livros listados na *Bibliografia*. Análises clássicas para níveis séricos de *barbiturato* serão descritas nesta seção como um exemplo específico da metodologia analítica.

Soro é extraído em pH 6,5 com clorofórmio; o extrato do clorofórmio é lavado com um tampão fosfato de pH 7 e extraído com NaOH 0,45*N*. O espectro ultravioleta (UV) da camada alcalina aquosa é determinado em pH 13 e 10,5. Os espectros UV são característicos e distinguem os barbituratos, ácidos *N*-metilbarbitúricos e tiobarbituratos. Os barbituratos também podem ser detectados por acidificação da camada alcalina, pela extração com clorofórmio e pelo pontilhamento desse extrato orgânico em uma placa de gel-sílica para TLC. A pulverização seqüencial da placa com $KMnO_4$, $HgSO_4$ e difenilcarbazona mostrará valores de R_f e reações de cor típicas de vários barbituratos.

Barbituratos sangüíneos podem ser determinados mais acuradamente por GLC no qual os tempos de retenção são usados para identificar os barbituratos específicos. O grau de gravidade dos sintomas clínicos tem sido correlacionado com os níveis sangüíneos de barbituratos. Arreflexia em pacientes comatosos ocorre em 5,0 mg% de amobarbital, 2,0 mg% de pentobarbital, 8,0 mg% de fenobarbital e 1,5 mg% de secobarbital.

Opiáceos, anfetaminas, barbituratos e metadona podem ser detectados rapidamente por *imunoensaio "homogêneo"*.[22] Nesse procedimento, a adição de anticorpos de drogas contra um conjugado de droga e lisozima resulta na inibição da atividade da lisozima. A adição de droga livre a essa mistura reacional aumenta a atividade enzimática na proporção da quantidade da droga livre adicionada. A sensibilidade desse tipo de ensaio é de 0,1 μg/ml de anfetamina e de barbituratos, 0,5 μg/ml de metadona, 0,3 μg/ml de opiáceos e 1,0 μg/ml de benzoilecgonina, um metabólito da cocaína. Esse ensaio é aplicável a grandes programas de triagem de drogas.

Técnicas de *rotulação da rotação do elétron* também podem ser empregadas em larga escala em programas de triagem de drogas. Nesse procedimento, quantidades conhecidas de anticorpos contra drogas são misturadas com drogas marcadas com um radical estável nitróxido (marcação-giratória) e com o espécime a ser analisado. Por causa da competição pelo anticorpo entre a droga rotulada e a droga no espécime, a droga rotulada se desliga do anticorpo e pode ser detectada por espectroscopia com ressonância de rotação de elétron. Esse procedimento é 1.000 vezes mais sensível que o TLC.

Níveis *sangüíneos de álcool* podem ser determinados por aeração, destilação, cromatografia a gás ou análise enzimática específica com álcool desidrogenase. Nas técnicas químicas, a amostra de sangue é oxidada ou destilada em uma mistura de dicromato-ácido sulfúrico; o dicromato excedente é então determinado por titulação com soluções de iodeto de potássio ou de sulfato ferroso-metil laranja ou por análise colorimétrica. A cromatografia a gás e os procedimentos enzimáticos são específicos para o etanol, enquanto as técnicas químicas são influenciadas por outras substâncias voláteis ou oxidáveis no sangue. O método enzimático é baseado na reação do etanol e NAD, na presença da enzima álcool desidrogenase, a fim de formar acetaldeído e NADH; o acetaldeído é removido com semicarbazida e o NADH formado na reação é estimado por espectrofotometria a 340 nm. Níveis de etanol > 0,10% são indicativos de intoxicação e aparente distúrbio psicomotor. Níveis de 0,40 a 0,50% estão associados a distúrbios bulbares e diencefálicos como tremores, coma, depressão respiratória, colapso periférico e morte.

Análise específica de metais pesados é mais bem realizada por espectroscopia com absorção atômica. Análise para arsênico, berílio, bismuto, cobre, ferro, chumbo, lítio, mercúrio, níquel, tálio e zinco é realizada freqüentemente no laboratório toxicológico. O *chumbo sangüíneo* é determinado pela formação de um quelato de ditiocarbamato-chumbo na presença de pirrolidineditiocarbamato de amônio e pela extração do quelato em metil isobutil cetona por análise de absorção atômica subseqüente. Uma concentração de chumbo > 60 μg/ml em crianças usualmente reflete absorção e acúmulo significativos de chumbo e é interpretada como um indicador da toxicidade do chumbo (plumbismo).

A exposição aumentada ao chumbo resulta em uma diminuição na conversão do *ácido delta-aminolevulínico* (*ALA*) em porfobilinogênio pela ALA desidrogenase na síntese do heme. Os níveis sangüíneos de ALA aumentarão até o ponto em que o ALA será excretado pela urina. A determinação do ALA na urina é realizada através da remoção do porfobilinogênio e uréia urinários por cromatografia com troca de íon, reagindo ao ALA com *p*-dimetilaminobenzaldeído e determinando o cromógeno colorimetricamente. Níveis urinários de ALA > 2,5 mg/dl são inaceitáveis em crianças e em trabalhadores da indústria do chumbo. Níveis urinários de ALA não são tão sensíveis como indicadores da toxicidade do chumbo quanto aos níveis sangüíneos de chumbo, mas podem ser usados para monitorar procedimentos terapêuticos profiláticos.

Determinações de *colinesterase* são valiosas no diagnóstico dos casos suspeitos de intoxicação por pesticidas carbamatos ou organofosforados. Dois tipos de colinesterase são encontrados nos tecidos. A verdadeira colinesterase é encontrada nas hemácias e no tecido nervoso e exibe uma especificidade pelo substrato acetilcolina. A pseudocolinesterase é encontrada no plasma e possui uma grande afinidade pela butirilcolina hidrolisada e por outros ésteres. Os inseticidas organofosforado e carbamato inibem as duas enzimas. A atividade da enzima plasmática é inibida mais rapidamente que a da colinesterase eritrocitária e recupera-se mais rapidamente devido à síntese de novas enzimas pelo fígado. A recuperação da enzima eritrocitária é lenta e é comandada pela velocidade de degradação das hemácias. A atividade da colinesterase usualmente é determinada por espectrometria usando acetiltiocolina como substrato. As colinesterases dividem esse substrato em ácido acético e tiocolina que reage com o 5,5′-ditiobis(ácido 2-nitrobenzóico) (reagente de Ellman) para formar o ácido 2-nitro-5-mercaptobenzóico amarelo. O aumento da intensidade da cor é diretamente proporcional à atividade da colinesterase. Valores esperados vão de 3.167 até 6.333 U/l (soro), de 1.667 até 5.833 U/l (plasma) e de 6.000 até 9.167 U/l no sangue total por essa metodologia.

Análise Gástrica

Os principais constituintes do suco gástrico são o ácido clorídrico, proteases gástricas (pepsina e gastricsina), fatores hematopoéticos (fator intrínseco e ligadores da vitamina B_{12}), hormônios gástricos e mucossubstâncias (aminopolissacarídios, mucopoliuronídios, mucóides e mucoproteínas). As provas de *função gástrica*[23] usualmente são realizadas em amostras de suco gástrico coletadas por intubação direta do estomago. O conteúdo gástrico em jejum (normal, < 100 ml) é removido, e a secreção gástrica é coletada no estado basal, ou após estimulação pela administração oral de benzoato-cafeína ou álcool, ou pela administração parenteral de histamina, insulina ou do hormônio pentagastrina. Amostras são colhidas por aspiração contínua e analisadas em relação à acidez e à atividade da protease gástrica em vários intervalos de tempo. A extensão da recuperação do suco total pode ser estimada por indicadores orais não-absorvíveis (polietileno glicol-C^{14}, fenol vermelho e I^{125}-HSA) instilados no estômago antes da aspiração. A recuperação e a concentração específica desses indicadores no suco gástrico são indicativas do volume de secreção gástrica, da plenitude do acúmulo e da taxa de esvaziamento gástrico.

Suco gástrico é uma mistura heterogênea entre suco claro e muco claro e floculado. A *cor* do suco deve ser notada assim como o aparecimento de sangue, bile e quantidades excessivas de muco. A *acidez* pode ser determinada por uma simples medição do pH e conversão em mEq de H^+ ou pela titulação do suco gástrico centrifugado para pH de 3,5, 4,5 e 7,4, os respectivos pontos de alcance para o ácido livre (HCl), atividade da protease e neutralidade fisiológica. A *produção basal de ácido* é de cerca de 1 mEq/hora em indivíduos normais e de 2 a 4 mEq/hora nos pacientes com úlcera duodenal. O *pico de produção ácida* (*PAO*), após estimulação com histamina, é de 10 a 20 mEq/hora nos indivíduos normais e de 40 a 50 mEq/hora nos ulcerosos duodenais; PAO após estimulação com pentagastrina é similar ao da histamina. A secreção de ácido gástrico está diminuída na gastrite atrófica, carcinoma gástrico e em certos tipos de úlcera gástrica. Hipersecreção ocorre na úlcera duodenal, síndrome de Zollinger-Ellison (ZE) e hiperparatireoidismo.

Medidas *in situ* do pH podem ser feitas com o *aparelho capsular de Heidelberg*. Nessa técnica, o indivíduo engole uma pequena cápsula pH-sensível (transmissor); ondas de rádio são transmitidas a partir da cápsula para um dispositivo sensível (receptor), e os sinais são gravados como uma função do pH. O pH normal do estômago é de 1,2 a 1,8.

As principais proteases gástricas são a *pepsina* e a *gastricsina*; o pepsinogênio é um precursor que é convertido em pepsina ativa pelo HCl livre e por um processo autocatalítico. A *atividade total da protease gástrica* é determinada em substratos de hemoglobina ou de albumina sérica humana radioiodizada (RISA) em pH de 1,8 a 3,1 (RISA-I^{125}); a atividade da protease na hemoglobina liberará tirosina, que pode ser estimada por espectrometria a 280 nm. Com RISA, a tirosina-I^{125} liberada, estimada por procedimentos isotópicos, é um indicador da atividade proteolítica.

A atividade da *pepsina* pode ser distinguida da atividade total de protease pela medição da 3,5-diiodotirosina liberada do substrato *N*-acetil-1-fenilalanil-3,5-diiodotirosina em pH de 2,1. A pepsina reagirá nesse substrato; a gastricsina não o fará. A atividade normal da protease do suco gástrico varia de 200 a 1.200 μg de atividade total de protease/ml e de 50 a 300 μg de pepsina/ml. A presença de bile, sangue, saliva ou muco excessivo na amostra diminuirá a acidez e a atividade da protease gástrica.

Gastrina, colecistoquinina, secretina e *pancreozimina* são hormônios gastrointestinais.[24] O papel da gastrina e sua interação com outros hormônios gastrointestinais na etiologia e proliferação da doença ulcerosa é de interesse recente. Técnicas precisas de RIA foram desenvolvidas para gastrina e secretina-6-tirosina devido à disponibilidade de um polipeptídio sintético puro. Ensaios biológicos baseados no efeito dessas substâncias na secreção gástrica, pancreática e biliar também têm sido usados.

Gastrina é encontrada em várias espécies em duas formas, G-I e G-II. A única diferença é na sulfatação do resíduo 12-tirosil das amidas heptadecapeptídio em G-II. A gastrina é encontrada basicamente nas células produtoras de gastrina (células G) da mucosa antral. O tetrapeptídio terminal C representa a parte biologicamente ativa da molécula. Infusão de gastrina estimulará a secreção de ácido gástrico, pepsina e fator intrínseco. Possui um efeito discreto similar ao da secretina e um poderoso efeito similar ao da pancreozimina na secreção pancreática. Gastrina também estimula o fluxo de bile. A instilação de HCl no estômago inibe a liberação de gastrina; estimulação protéica e prandial aumentará a gastrina sérica.

O RIA da gastrina sérica possui valor diagnóstico na síndrome de ZE, anemia perniciosa e úlcera duodenal. Níveis séricos basais de gastrina no indivíduo normal são de 20 a 30 μg/ml e aumentam cerca de duas vezes após estimulação com refeição proteica.

Níveis séricos basais de gastrina na úlcera duodenal são normais ou discretamente elevados, mas aumentam quatro ou cinco vezes após estímulo com refeição proteica. Níveis séricos basais de gastrina estão elevados na síndrome de ZE de 500 a 4.000 pg/ml devido à presença de um tumor produtor de gastrina. O paciente com ZE é singularmente sensível à estimulação intravenosa com cálcio, o que aumentará a secreção de ácido gástrico e de gastrina sérica nessa síndrome. Níveis séricos basais de gastrina também estão elevados na hipossecreção gástrica, vista na anemia perniciosa e na gastrite Tipo A, e na insuficiência renal crônica devido à reciclagem metabólica reduzida da gastrina nos rins.

O RIA da gastrina sérica é baseado na competição da gastrina na amostra teste com a I^{125}-gastrina pelos sítios de ligação do anticorpo contra gastrina. Os anticorpos usados nesse procedimento são usualmente co-específicos para G-I e G-II. No entanto, eles detectam todas as formas de gastrina circulante: Big-Big Gastrina (G-39), Big Gastrina (peso molecular de 7.000; G-33), gastrina heptadecapeptídio (G-17, peso molecular de 2.200), G-13 e G-8 (minigastrina). Os componentes Big podem ser convertidos em gastrina através de hidrólise por tripsina. A importância das mudanças na relação entre as gastrinas circulantes não é conhecida, mas tem sido sugerido que a G-39 e a G-33 predominam no estado basal e são clivadas em G-17, que é a principal forma sérica após uma refeição proteica.

Outros Líquidos Corporais

Exames físico, químico e microscópico do líquido cefalorraquidiano, líquido seminal, líquido sinovial, leite humano, transudatos e exsudatos também são realizados pelo laboratório clínico. Os princípios das várias determinações são similares aos descritos para o sangue e a urina.

MICROBIOLOGIA

A microbiologia médica clínica é uma ciência referente ao isolamento e à identificação dos microrganismos causadores de doença: bactérias, fungos (incluindo leveduras), vírus, riquétsias e parasitas. As técnicas empregadas no isolamento e na identificação dos organismos suspeitos envolvem a propagação em meio primário de cultura adequado, uso de material adequado de hospedeiro vivo (rato, ovo embrionado, cultura de tecido etc.), determinação das características morfológicas e, quando conveniente, das características de coloração do organismo, e confirmação por análise bioquímica e/ou imunoquímica. Inoculação animal adequada, quando aplicável, pode ser empregada para determinar a patogenicidade. Local, duração, técnica (asséptica), instrumentação e transporte dos espécimes clínicos (sangue, urina, fezes, líquido cerebroespinhal etc.) são variáveis primordiais envolvidas no processo de confirmação e diferenciação final.

Kits manuais rápidos enzimáticos e imunológicos foram introduzidos para identificação de patógenos na análise do líquido cerebroespinhal. O teste de aglutinação no látex cobre um anticorpo específico em partículas de látex, e, quando o antígeno está presente, as partículas de látex ficam visíveis.[25] No teste de co-aglutinação, o anticorpo específico é ligado à proteína A na superfície de uma célula estafilocócica e a presença do antígeno produz aglutinação.[25]

Staphylococcus aureus (*Micrococcus pyogenes* var *aureus*) é um coco gram-positivo freqüentemente encontrado na pele e mucosas normais dos seres humanos, e freqüentemente associado a abscessos, septicemia, endocardite e osteomielite. Algumas variedades elaboram uma exotoxina capaz de causar intoxicação alimentar. O isolamento primário é feito em ágar sangue e em caldo de tioglucolato. Com fezes e outros espécimes muito contaminados, ágar álcool feniletil e/ou ágar de manitol-sal devem ser inoculados para suprimir o crescimento de outras bactérias. A identificação do estafilococo patogênico é baseada na morfologia da colônia (pigmentação) e na morfologia microscópica (semelhante a cachos de uvas), na produção positiva de catalase, na produção positiva de coagulase (fator de coagulação estafilocoagulase-plasmático) e na fermentação positiva do manitol.

Streptococcus pyogenes é outro coco gram-positivo freqüentemente associado a tonsilite ou faringite, erisipela, pioderma e endocardite. Ágar neopeptona contendo 5% de sangue desfibrinado de carneiro é preferido para o isolamento primário e para demonstrar a produção característica de hemolisina, através da observação de uma zona de hemólise clara (beta) ao redor das colônias no ágar sangue. Grupos de estreptococos são identificados pelos testes de precipitina com anti-soro grupo-específico para A, B, C, D, F e G. Streptex (*Diagnostic Product Corp.*) usa um sistema de aglutinação no látex para identificar o grupo estreptocócico de Lancefield. Outros grupos usualmente não estão associados a materiais clínicos humanos.

A identificação de *Legionella pneumophila* inclui culturas de espécime de tecido pulmonar ou de líquidos corporais estéreis (p. ex., líquido pleural ou líquido pericárdico). Método direto de anticorpo fluorescente é um teste para *L pneumophila*. Os microrganismos são mais bem vistos no estágio agudo da doença. Como o anti-soro é espécie-específico, anti-soros polivalentes são necessários para identificação.

Neisseria gonorrhoeae é um diplococo gram-negativo associado à doença venérea gonorréia. A identificação é baseada no isolamento primário do gonococo a partir de exsudatos uretrais no meio de ágar chocolate ou Thayer-Martin (TM). A observação microscópica de diplococos intracelulares gram-negativos semelhantes ao gonococo constitui um diagnóstico presuntivamente positivo de gonorréia. A confirmação da atividade da enzima oxidase dos gonococos é realizada por uma reação com *p*-dimetilaminoanilina, que torna negras as colônias oxidase-positivas. Um teste oxidase-positivo para diplococos gram-negativos isolados no meio de TM constitui um teste presuntivamente positivo para *N gonorrhoeae*. A identificação final apóia-se na típica fermentação do açúcar ou coloração específica (anticorpo fluorescente).

Neisseria meningitidis é a principal causa de meningite bacteriana e septicemia. O isolamento primário é baseado na cultura de um espécime (sangue, líquido espinhal ou secreções nasofaríngeas) em um meio de Mueller-Hinton ou ágar-chocolate contendo uma mistura antibiótica de vancomicina, colistimetato e nistatina. A confirmação do microrganismo isolado através de reações bioquímicas (oxidase positiva, catalase positiva etc.) e aglutinação sorológica com o anti-soro grupo-específico (A, B e C) é usada na diferenciação. Culturas novas dos grupos A e C podem mostrar aumento capsular (reação de intumescimento celular) na presença de um anti-soro específico.

Os bacilos entéricos (*Enterobacteriaceae*) são bastões não-esporulados gram-negativos associados a disenteria (*Shigella* spp), febre tifóide (*Salmonella typhi*), infecções teciduais e do trato urinário (*Escherichia coli, Proteus* spp e *Pseudomonas* spp) e infecções pulmonares (*Klebsiella* spp). O isolamento primário dos bacilos entéricos é feito por infusão seletiva e diferencial em ágar como MacConkey e azul de metileno-eosina (EMB), e o enriquecimento do meio é feito com caldo de selenita e caldo de tetrationato. O isolamento primário de *Salmonella* spp é feito no ágar citrato desoxicolato de Leifson (LDC) ou no ágar de *Salmonella-Shigella* (SS); se se suspeitar de *Salmonella typhi*, ágar verde brilhante (BG) e ágar de sulfito de bismuto (BS) podem ser usados, e constituiriam um diagnóstico presuntivamente positivo de *S typhi*.

A confirmação e a identificação dos bacilos entéricos podem ser realizadas por testes sorológicos e reações bioquímicas: produção de H_2S (ágar ferro-triplo-açúcar), produção de indol, produção de acetilmetilcarbinol, utilização do citrato, urease, atividade da lisina e arginina descarboxilase e fenilalanina desaminase. Enterotube (*Roche Diagnostics*) emprega meio convencional para realizar 11 testes bioquímicos padronizados que podem ser inoculados simultaneamente em um tubo compartimentalizado, com uma única colônia bacteriana. A identificação sorológica de *Salmonella* e *Shigella* spp é baseada na aglutinação de antígenos que caem em três categorias: capsular "K" (*Klebsiella* spp e *Shigella* spp), "O" (*Salmonella* spp, *Arizona* spp, *E coli, Shigella* spp etc.) e flagelar "H" (*Salmonella* spp).

Outros bastonetes gram-negativos de importância médica são os bacilos hemofílicos (*Bordetella pertussis*, coqueluche; e *Haemophilus influenzae*, meningite bacteriana), os bacilos hemorrágicos (*Pasteurella pestis*, peste bubônica; e *P tularensis*, tularemia) e bacilos pirogênicos (*Brucella melitensis*, febre ondulante).

Os bastonetes gram-positivos formadores de esporos importantes do ponto de vista médico pertencem ao gênero *Clostridium*, associados com tétano (*C tetani*), gangrena gasosa (*C perfringens* ou *welchii*) e botulismo (*C botulinum*). O isolamento desses microrganismos exige condições de anaerobiose. Após a cepa a ser identificada ser obtida em cultura pura através de seleção de colônia única, suas características morfológicas são conhecidas; a cepa então cresce em vários meios definitivos a fim de se determinar a atividade da catalase, a decomposição do peróxido de hidrogênio e a fermentação ou hidrólise de carboidratos ácidos orgânicos. A análise dos produtos de fermentação (cromatografia a gás) também é usada para identificação dos organismos patogênicos anaeróbicos *Clostridia*. O principal tipo de exotoxina clostrídia pode ser determinado pela tipagem com soro antitoxina específica. Um microrganismo gram-positivo aeróbico, formador de esporos, de importância médica é *Bacillus anthracis*, responsável pelo antraz, uma doença de animais que é transmissível aos humanos.

As micobactérias são bacilos álcool-ácido-resistentes (BAAR) associados a tuberculose no homem (*Mycobacterium tuberculosis*) e no gado bovino (*Mycobacterium bovis*) e a lepra (*Mycobacterium leprae*). Os bacilos da tuberculose nos seres humanos são isolados do escarro submetido a cultura em um meio, com ovo, em tubo ou garrafa (Lowenstein-Jensen) após digestão enzimática e concentração dos espécimes. Um diagnóstico provisório usualmente é feito pela demonstração microscópica dos BAAR, diagnóstico por radiografia e teste cutâneo positivo para tuberculina.

Outros bacilos fraca e parcialmente álcool-ácido-resistentes, importantes do ponto de vista médico, são membros dos Actimomicetos, *Nocardia asteroides* e *Nocardia brasiliensis*, que são responsáveis por graves infecções pulmonares e abscessos cutâneos e subcutâneos.

Bacteriófagos (fagos) são um grupo especial de vírus que são hospedados pelas bactérias. Qualquer fago possui alta especificidade de hospedeiro e, quando em contato, ocorre lise do hospedeiro (tipagem do fago). Eles são usados basicamente como ferramentas epidemiológicas na subtipagem de cepas de *E coli*, estafilococos ou *Salmonella* spp, que estão presumivelmente inter-relacionadas epidemiologicamente. Fagos também fornecem o material ideal para o estudo das relações entre hospedeiro e parasita e da multiplicação viral.

As doenças fúngicas medicamente importantes incluem as micoses superficiais — a invasão fúngica é restrita às camadas mais externas da pele ou raiz do cabelo (como *Microsporum audouini, Trichophyton* spp, *Epidermophyton floccosum*) — e fungos patogênicos sistêmicos (*Blastomyces dermatitidis, Coccidioides immitis, Histoplasma capsulatum, Candida albicans*). O diagnóstico do agente causal é baseado no isolamento dos microrganismos no ágar dextrose de Sabouraud ou ágar de soja tripticase com ou sem cicloeximida ou cloranfenicol para suprimir o crescimento de bactérias e fungos saprofíticos, exame macroscópico das características morfológicas e exame microscópico usando hidróxido de potássio (KOH) ou coloração algodão-azul lactofenol. Reações bioquímicas usualmente são limitadas a *Candida* spp. Reações imunológicas incluem testes cutâneos, quando aplicáveis; testes de aglutinação, como o de aglutinação da partícula de látex para histoplasmose; e testes de fixação de complemento e do tubo com precipitina.

Um *teste de sensibilidade a antimicrobianos* (antibiograma) é uma determinação da quantidade mínima de um agente quimioterápico antimicrobiano que inibirá o crescimento de um microrganismo *in vitro*, usando um método de tubodiluição, ágar ou método de difusão em disco. O teste pode ajudar o médico na escolha do agente quimioterápico. Além disso, a concentração de agentes antimicrobianos nos líquidos corporais pode ser determinada por ensaio biológico com um organismo de susceptibilidade conhecida para o agente específico.

O diagnóstico laboratorial das *infecções virais* é baseado em:

1. Exame dos tecidos infectados à procura de alterações patognomônicas ou da presença de material viral.
2. Isolamento e identificação do agente viral.
3. Demonstração de um aumento significativo dos títulos de anticorpos contra um dado vírus durante o curso da doença.
4. Detecção dos antígenos virais em lesões, usando anticorpos marcados com fluoresceína.
5. Exame por microscopia eletrônica de líquidos vesiculares ou extratos tissulares.

Sangue é usado para testagem sorológica, mas raramente para isolamento viral. Espécimes sangüíneos da fase aguda e convalescente devem ser examinados em paralelo para determinar se houve aparecimento de anticorpos ou aumento nos títulos durante o curso da doença. Alguns exemplos de infecções virais humanas são infecções respiratórias (grupo dos Adenovírus); doenças do sistema nervoso, como os vírus Coxsackie e da pólio do grupo dos picornavírus; varíola (grupo dos poxvírus); sarampo (grupo dos paramixovírus); varicela (grupo dos herpesvírus) e influenza (grupo dos mixovírus).

Membros dos microrganismos pleuropneumonia-símile *Mycoplasmataceae* (PPLO) são de uma faixa de tamanho similar à dos maiores vírus. Eles são muito pleomórficos, pois não possuem uma parede celular rígida, podem se reproduzir em meio acelular e não se tornam formas bacterianas originárias como as formas L. Espécimes (escarro, secreções brônquicas, sedimento urinário etc.) para o isolamento primário dos micoplasmas (*Mycoplasma pneumoniae, M hominis* etc.) devem ser submetidos a cultura em ágar contendo peptona, soro, líquido ascítico, sangue total ou gema de ovo. A identificação das espécies pode ser feita por inibição do crescimento em ágar contendo anti-soro de coelho tipo-específico. Variantes ou subespécies antigênicas podem ser detectadas por imunodifusão. Vários PPLO são patogênicos, parasitas ou saprófitos. Micoplasmas possuem uma predileção por mucosas e estão associados a pneumonia atípica primária e bronquite.

A *parasitologia clínica* é uma ciência que diz respeito aos protozoários parasitas (ameba), helmintos (cestódeos, tênia; trematódeos, nematódeos) e aos artrópodes. A identificação dos ovos dos protozoários é baseada na morfologia microscópica detalhada (núcleos e assim por diante) usando esfregaços a fresco (salina ou iodo) ou preparações coradas (como hematoxilina de ferro) obtidas a partir de espécimes fecais (frescos ou preservados com álcool polivinílico), que são concentradas por técnicas de sedimentação, centrifugação ou flutuação. Os estágios de trofozoítas e/ou cistos podem ser detectados nos espécimes fecais associados com protozoários intestinais como na disenteria amebiana causada por *Entamoeba histolytica*.

Os helmintos comumente encontrados são *Necator americanus* (ancilóstomo), *Trichuris trichiura* (tricocéfalo) e *Enterobius vermicularis* (oxiúro); eles são identificados pelos ovos característicos. A caracterização dos segmentos (proglotes) ou da cabeça (escólex) de tênia em um espécime fecal diferenciará a *Taenia saginata* (tênia do boi) da *Taenia solium* (tênia do porco). Ovos de *T. solium* e de *T. saginata* não podem ser diferenciados em termos morfológicos.

Trematódeos adultos depositam ovos característicos que podem ser eliminados na urina, no escarro ou nas fezes. Os ovos de *Schistosoma japonicum* possuem uma espinha pequena e indistinta; os de *S mansoni* têm uma espinha lateral distinta e grande; e os de *S haematobium*, uma espinha terminal distinta.

Arthropoda são o maior filo animal; os artrópodes são caracterizados por um corpo segmentado, com os segmentos usualmente agrupados em duas ou três regiões corporais distintas; possuem um esqueleto de quitina; diversos pares de prolongamentos articulares e órgãos internos característicos. A maioria dos artrópodes pode ser conservada em álcool a 70%. Eles possuem importância médica, pois infestam seres humanos e causam traumatismo mecânico ou produzem hipersensibilidade devido à exposição repetida (p. ex., *Cimex lectularius*, o percevejo) ou pela injeção de toxina (p. ex., *Latrodectus mactans,* a aranha viúva-negra), por invasão cutânea (p. ex., *Sarcoptes scabiei*, a escabiose) e por transmissão de doença (p. ex., mosquitos *Anopheles* e a malária; pulgas e *Yersinia pestis* ou peste).

O diagnóstico sérico das doenças parasitárias inclui os seguintes testes imunodiagnósticos: fixação de complemento (triquinose), teste da precipitina (esquistossomose), floculação com bentonita (ascaridíase), hemaglutinação (equinococose), aglutinação no látex (triquinose), floculação do colesterol (esquistossomose), anticorpo fluorescente (malária) e teste com corante azul de metileno (toxoplasmose).

IMUNOQUÍMICA

A imunopatologia[26] clínica inclui *imunologia geral* (imunofluorescência, imunodifusão, imunoeletroforese e testes de aglutinação), *radioimunoensaio* (RIA — hormônios, vitaminas, drogas, imunoglobulinas), *tipagem tissular* (testes de histocompatibilidade em órgãos para transplantes), *imunologia celular, imunologia do câncer* e *imuno-hematologia*. Exemplos de cada uma dessas disciplinas são discutidos nesta seção e em outras partes deste capítulo.

O ELISA, *ensaio imunossorvente ligado à enzima*, detecta anticorpos através de uma técnica indireta usando anticorpos ligados à enzima para marcar substâncias antigênicas nos tecidos ou líquidos corporais. O antígeno se liga a uma matriz sólida e reage com um espécime que pode conter um anticorpo complementar. A antiglobulina humana, que é conjugada com a enzima, é adicionada e o antígeno reage com o anticorpo ligado do paciente. Através da adição da molécula do substrato, a enzima é detectada. Esse sistema analítico de testagem tem sido usado para identificar anticorpos contra vírus, parasitas, produtos bacterianos, e para quantificar algumas drogas.

Resposta de anticorpos é um processo complexo que envolve a resposta do sistema celular linfóide a estímulos ou antígenos estranhos. Células hematopoéticas do saco vitelino fetal, fígado ou medula se desenvolvem em células-tronco linfóides que, por sua vez, são diferenciadas em linfócitos T, com origem tímica, e linfócitos B, com origem na medula óssea. As células T se diferenciam ainda em linfoblastos, que são responsáveis pela *imunidade celular mediada por células* (reação enxerto *versus* hospedeiro, rejeição de tecido transplantado, teste cutâneo da tuberculina, *hipersensibilidade do tipo tardio*). As células B se diferenciam em células plasmáticas, que são responsáveis pela imunidade humoral que é mediada por imunoglobulinas séricas circulantes (*hipersensibilidade do tipo imediata*).

Os macrófagos podem cooperar na apresentação do antígeno para os linfócitos T ou B. A cooperação entre as células T e B, a memória imunológica, o desenvolvimento de tolerância imune aos antígenos e o controle genético da resposta imune são propriedades integrais do sistema imune e são relacionadas ao desenvolvimento de imunodeficiência e doença auto-imune.

A identificação e a determinação das *imunoglobulinas* (IgG, IgM, IgA) por imunodifusão radial e imunoeletroforese foram discutidas na seção sobre proteínas. *IgM* (γM) é o primeiro anticorpo encontrado na resposta imune primária e cai rapidamente após o início da síntese de anticorpo IgG. *IgG* (γG) é a principal classe de anticorpos tanto na resposta imune primária quanto na secundária. IgG pode cruzar a placenta a fim de fornecer ao recém-nascido as formas precoces de proteção por anticorpos. IgG e IgM podem participar na reação de fixação de complemento. *IgA* (γA) é encontrada predominantemente na saliva e secreções dos tratos gastrointestinal e respiratório. Em contraste com IgM e IgG, apenas uma pequena porção da IgA total é encontrada no sangue. IgA atua na proteção contra patógenos que penetram no hospedeiro através do trato respiratório ou gastrointestinal. *IgD* (γD) é encontrada em concentrações muito pequenas no soro, e sua função não é conhecida. *IgE* (γE) é provavelmente o anticorpo mais importante nas reações agudas alérgicas ou de hipersensibilidade. Reação dos mastócitos ou basófilos ligados à IgE com o antígeno inicia a liberação de histamina, substância de reação lenta (SRS), serotonina e bradicinina e a resposta alérgica subseqüente. IgE é mais bem quantificada por RIA. Níveis séricos médios (mg/dl) em adultos saudáveis são IgG 1.200 ± 500, IgA 210 ± 140, IgM 140 ± 70, IgD 3 e IgE < 0,1.

Anticorpos heterófilos são aglutininas que são capazes de reagir com antígenos inteiramente não-relacionados com aqueles que estimularam sua produção. Esses anticorpos, que ocorrem no soro de pacientes com mononucleose infecciosa ou doença do soro, aglutinarão eritrócitos de cavalo tratados com formol. Para distinguir as *aglutininas específicas da mononucleose infecciosa*, a amostra de soro é misturada com tecido renal de cobaia ou com estroma de eritrócito bovino; o anticorpo da mononucleose infecciosa será absorvido e inativado pelas células bovinas, mas não pelo tecido renal, e a subseqüente aglutinação com eritrócitos de cavalo ocorrerá apenas no sistema utilizando tecido renal. Esse teste é usado para detectar mononucleose infecciosa mesmo antes dos sintomas clínicos. Os títulos de anticorpos heterófilos não se correlacionam com o curso ou a gravidade da doença.

Duas proteínas constituintes do plasma humano, *fator reumatóide* (FR) e *proteína C reativa* (PCR), possuem valor no diagnóstico diferencial das doenças reumatóides. A PCR é uma proteína presente no soro de pacientes com estágios agudos de infecções bacterianas e virais, doenças do colágeno e outros processos inflamatórios. A presença desse antígeno no soro é detectada por aglutinação de partículas de látex de poliestireno sensibilizadas por anticorpo globulina específico contra PCR. No tratamento da febre reumática, diminuições nos níveis sangüíneos de PCR são usadas para medir a efetividade da terapia.

A artrite reumatóide é caracterizada por um grupo reativo de macroglobulinas conhecidas como FR (fator reumatóide) no sangue e no líquido sinovial. O FR é uma proteína da fração globulina IgM, e é considerado um auto-anticorpo contra determinantes antigênicos de IgG. A análise do FR é baseada nos procedimentos de aglutinação empregando partículas de látex de poliestireno revestidas com uma camada de gamaglobulina humana adsorvida. A reação FR-anticorpo causa aglutinação visível das partículas inertes de látex. A PCR não está elevada na artrite reumatóide.

Estreptococos β-hemolíticos, o agente causal da febre reumática, produzem estreptolisina O e S, hialuronidase, desoxirribonuclease e NADase no corpo. O crescimento tecidual estreptocócico com elaboração dessas proteínas serve como estímulo antigênico para evocar a produção de anticorpos específicos (p. ex., *antiestreptolisina O, ASO*). A quantificação dos títulos de anticorpos contra essas enzimas é um indicador da intensidade do estímulo antigênico e da magnitude da infecção estreptocócica. Esses anticorpos podem ser detectados pela aglutinação no látex (ASO) ou por testes dependentes da inibição da atividade enzimática pelo anticorpo (inibição, pela anti-hialuronidase, da despolimerização do ácido hialurônico pela hialuronidase).

O diagnóstico laboratorial de *sífilis* (doença treponêmica) e a avaliação da abordagem quimioterápica são baseados nos testes sorológicos. A demonstração da substância similar a anticorpo *reagina*, ou do verdadeiro anticorpo antitreponema no soro dos indivíduos infectados, é conseguida por fixação de complemento ou por testes de floculação para reagina, ou por técnicas de imunofluorescência para anticorpos treponêmicos.

Nos testes de *fixação de complemento* (FC de Kolmer), a reagina reage com um complexo de antígeno de ácido fosfatídico (cardiolipina) e complemento; o complemento está ligado e não lisará as hemácias sensibilizadas com hemolisina, que foram adicionadas na segunda fase do teste. No soro normal o complexo reagina-cardiolipina não se forma e o complemento está livre para reagir com a hemolisina e lisar os eritrócitos.

Testes de floculação para determinação da sífilis usam um antígeno cardiolipina-colesterol que se agrega na presença da reagina sérica existente na sífilis e doenças não-treponêmicas (*Venereal Disease Research Laboratory, VDRL; reagina rápida plasmática, RPR*).

Anticorpo treponêmico pode ser detectado também pela reação do soro do paciente com antígeno treponêmico e a subseqüente confirmação com antiglobulina humana marcada com fluoresceína como indicadora da reação primária antígeno-anticorpo (*anticorpo treponêmico fluorescente, teste FTA*). O soro do paciente pode ser tratado com um extrato de treponemas antes do teste FTA a fim de remover anticorpos interferentes e eliminar falso-positivos biológicos (teste FTA-Abs). Falso-positivos ocorrem nas treponematoses relacionadas como bouba, pinta e bejel. Títulos elevados de reagina também ocorrem na malária, lepra, mononucleose infecciosa, artrite reumatóide crônica ou lúpus eritematoso sistêmico e em pacientes tratados com hidralazina.

Anticorpos febris são encontrados no soro de pacientes com certas infecções bacterianas ou por riquétsias (febre eruptiva, tifo ou febre Q). No tifo, o soro do paciente contém um anticorpo febril que aglutinará uma suspensão de bactérias *Proteus OX-19* (reação de Weil-Felix). Antígenos O-H de *Salmonella*, *Pasteurella tularensis* e *Brucella abortus* são usados nas testagens de anticorpos febris para diagnóstico de febre tifóide ou paratifóide, tularemia e brucelose, respectivamente.

A *toxoplasmose* é a principal causa de defeitos ao nascimento. Uma gestante pode se tornar infectada com oocistos na carne não-cozida ou a partir do pêlo do gato, e pode infectar o feto por via transplacentária. A testagem para toxoplasmose é baseada na detecção do anticorpo sérico por procedimento de hemaglutinação. As hemácias sensibilizadas pela exposição ao antígeno da toxoplasmose são aglutinadas pelo anticorpo específico.

Radioimunoensaio (RIA)[27] (veja também o Cap. 104) tem sido mencionado em várias seções deste capítulo como uma ferramenta analítica na avaliação de hormônios, imunoglobulinas, drogas e esteróides. O princípio básico do RIA é

$$Ag^* + Ag + Ac \rightleftharpoons Ag^*Ac + AgAc + Ag^* + Ag$$

RIA não deve ser confundido com o *ensaio reator específico*, que usa antígeno marcado e receptores proteicos não-anticorpos para ensaios com vitamina B_{12}, T^4, T^3 e cortisol.

Todos os procedimentos são baseados na observação de que os antígenos radiomarcados (Ag*) competem com os antígenos não-marcados (Ag) pelos sítios de ligação no anticorpo específico (Ac) na formação dos complexos antígeno-anticorpo (Ag*Ac, AgAc). Quando quantidades crescentes de Ag são adicionadas ao ensaio, os sítios de ligação do Ac ficam saturados progressivamente e o anticorpo consegue ligar menos Ag*. Logo, a razão entre Ag* ligados e não-ligados (L/NL) ou a porcentagem de ligação do Ag* são indicadores diretos da concentração de Ag no ensaio.

Os requisitos para RIA são (1) preparação e caracterização do Ag, (2) marcação radioativa do Ag, (3) preparação do Ac específico e (4) desenvolvimento do sistema e método de ensaio para separar antígenos livres (Ag, Ag*) daqueles ligados a anticorpos (AgAc, Ag*Ac).

Antígenos podem ser preparados a partir de fontes teciduais naturais ou das preferíveis sintetizadas. Antígenos marcados com H^3, C^{14} ou I^{125} são rotineiramente usados no ensaio. A atividade biológica e imunológica do antígeno não deve ser alterada no procedimento de marcação, e a atividade específica do Ag* deve ser extremamente alta, de modo que as quantidades rastreadas possam ser usadas no ensaio. Marcação com trício e iodização (I^{125}) produzem uma atividade altamente específica, mas também aumentam a susceptibilidade do Ag* à degradação interna e à auto-radiólise, em contraste com C^{14}. Em muitos casos, o antígeno original não pode ser iodizado, mas pode ser alterado quimicamente de forma a manter a reatividade cruzada antigênica completa no RIA; por exemplo, monofosfato de adenosina cíclico (AMPc) não possui radical tirosil ou histidil para iodização; o metil éster de AMP-tirosina I^{125}-succinilcíclico mantém reatividade cruzada completa com anticorpos contra AMPc e é usado no ensaio.

Hormônios, esteróides e drogas são *haptenos*. Eles não produzem resposta de anticorpo quando injetados sozinhos, mas produzirão anticorpos específicos para o hapteno quando injetados como conjugado carreador de hapteno-proteína. Gastrina (hapteno) é acoplada à albumina (carreadora de proteína) através do tratamento com carbodiimidas (CCD), que acoplam os grupamentos funcionais carboxila, amino, álcool, fosfato ou tiol. Morfina precisa ser convertida em seu derivado 3-*O*-carboximetil antes do acoplamento, pelo CCD, com albumina a fim de prover um grupamento funcional acoplado no hapteno. O hapteno conjugado usualmente é emulsificado em uma preparação de óleo mineral com *Mycobacterium* mortos (Adjuvante Completo de Freund) e injetado, por via intradérmica, em ratos ou cobaias em diversas ocasiões. O anticorpo sérico deve possuir alta especificidade e afinidade pelos antígenos.

O *sistema de ensaio* contém Ag*, amostra contendo Ag endógeno ou um Ag e anticorpo padronizados, em pH específico (6,5 a 8,5). Após incubação de 5° a 37°, por um período variável de 1 hora até diversos dias, os antígenos livres e ligados ao anticorpo devem ser separados. Isso é obtido pela *técnica do duplo anticorpo, RIA de fase sólida, técnicas de resina* ou *precipitação de sal ou solvente*. Na técnica do duplo anticorpo, soro com antiglobulina (Ac') é adicionado ao sistema de ensaio após incubação. Os complexos Ac-Ag* e Ac-Ag são complexos de antígeno anticorpo-globulina. A antiglobulina reagirá para formar os complexos insolúveis Ac'-Ac-Ag* e Ac'-Ac-Ag, que podem ser removidos por centrifugação. Os Ag* e Ag livres ficam sobrenadantes.

O RIA de fase sólida é realizado através do revestimento de tubos com Ac; Ag e Ag* reagem, competem e se ligam com o Ac na parede do tubo. Os Ag e Ag* que não reagiram são separados por decantação e enxágüe do tubo. Ac pode também se ligar covalentemente com isotiocianato nas partículas de gel dextrana. Ag e Ag* competirão e se ligarão ao Ac nas partículas. Antígeno ligado pode, então, ser separado do antígeno livre por centrifugação.

RIA tem sido aplicado para análise de hormônios (ACTH, angiotensina I e II, gastrina, HCG, FSH, GH, glucagon, HLH, HPL, insulina, tiroxina), hormônios esteróides (aldosterona, androstenediona, glicocorticóides, testosterona, estrona, progesterona), drogas (digoxina, digitoxina, anfetaminas, barbitúricos, morfina, LSD, ouabaína), substâncias endógenas (AMPc, GMP cíclico, prostaglandinas, imunoglobulinas, antígeno da hepatite, antígeno carcinoembrionário — CEA). Exemplos de ensaios específicos são discutidos em outras seções.

CEA e *α-1-fetoproteína* (AFP) são proteínas encontradas nos tecidos fetais. Análise de CEA foi proposta pela primeira vez como teste específico para a detecção precoce de câncer de intestino. Embora o teste não possua especificidade absoluta para essa doença, ele pode ter valor no auxílio diagnóstico e no monitoramento terapêutico. CEA pode ser detectado por RIA. Níveis séricos $>$ 2,5 ng de CEA/ml são encontrados em 60 a 70% dos pacientes com adenocarcinoma de cólon; níveis positivos são também encontrados, em menores porcentagens, em carcinomas de pâncreas, estômago, fígado, mama, endométrio, ovário, rim e brônquios, assim como em outras condições como pólipos gastrointestinais, colite, diverticulite e cirrose. CEA parece estar associado basicamente a tumores de tecidos epiteliais derivados da endoderme. A semelhança entre CEA e glicoproteínas de superfície e ácidos siálicos tem estimulado considerável interesse investigativo em uma nova abordagem para quimioterapia do câncer.

O estudo dos *antígenos de tecidos transplantados* é um importante fator nos estudos sobre transplantes de órgãos e tecidos. Antígenos do grupo sangüíneo ABO estão envolvidos na sobrevivência de enxertos de pele e rim. Devido à presença de anti-A e anti-B, que ocorrem naturalmente, é importante que se evite a incompatibilidade ABO na enxertia clínica. Os *antígenos HL-A* são encontrados nos tecidos e nos leucócitos. Há um *locus* principal de histocompatibilidade, que abrange vários genes alelos ou associados, em um único segmento cromossomial. Cada alelo controla de quatro a cinco grupos de antígenos importantes nos transplantes. Esses isoantígenos HL-A afetam a sobrevivência dos transplantes de órgãos e enxertos teciduais alogênicos. Antígenos HL-A podem ser tipados por um método de leucoaglutinação no qual os leucócitos do paciente ou do doador sofrem reação com anti-soro específico contra HL-A. A tipagem de HL-A também pode ser feita por teste de citotoxicidade no qual os linfócitos são misturados com anti-soro e complemento. O anticorpo pode destruir os linfócitos se houver um antígeno correspondente na superfície celular.

Agradecimento

O autor agradece a assistência do Dr Joseph P Uscavage de Rhone-Poulenc-Rorer na preparação da seção de *Microbiologia*, e ao Dr Alfred H Free, aposentado da Miles (atual Bayer), pela seção de *Análise de Urina*.

REFERÊNCIAS

1. Simmons A. *Hematology—A Combined Theoretical and Technical Approach.* Philadelphia: Saunders, 1989, p 387.
2. Christensen RL, Triplett DA. *Lab Med* 1982; 13(11): 666.
3. Bollinger P, Brailas CD, Drewinko B. *Lab Med* 1983; 14: 492.
4. *Central File for Rare Donors.* Milwaukee: American Association of Blood Banks, nd.
5. Lockyer WJ. *Essentials of ABO-Rh Grouping and Compatibility Testing: Theoretical Aspects and Practical Applications.* Bristol, UK: Wright, 1982, p 56.
6. Berson S, Yalow R. *Gastroenterology* 1972; 62: 1061.
7. *Federal Register* 37FR17419, Aug 26, 1972.
8. Broughton PMG, Dawson JB. *Adv Clin Chem* 1972; 15: 288.
9. Solberg HE, Stamm D. *Clin Chim Acta* 1991; 202(1–2): S5.
10. Meinke W. *Anal Chem* 1971; 43: 28A.
11. Vidall A, *et al. Clin Chim Acta* 1991; 202 (1–2): S23.
12. Fraser CG. *Arch Path Lab Med* 1992; 116(9): 916.
13. Young DS. *Effects of Drugs on Clinical Laboratory Tests*, 4th ed. Washington, DC: AAAC Press, 1995.
14. Linnet K. *Clin Chem* 1988; 34(7): 1379.
15. Peterson CM. *Diagn Med* 1980; 78(Jul/Aug): 73.
16. *Radial Immunodiffusion and Immunoelectrophoreses for Qualitation and Quantitation of Immunoglobulins.* DHEW Publ HSM-72-8102. Washington DC: Department of Health, Education, and Welfare, 1972.
17. Warnick GR. *Scand J Clin Lab Invest* 1990; 198: 9.
18. Statland BE. *Clinical Decision Levels for Lab Tests.* Oradell, NJ: Med Econ, 1983.
19. Godolphin W, *et al. Clin Chem* 1990; 36(9): 1551.
20. Szilagyi G, Aning V, Karmen A. *J Clin Lab Automation* 1983; 3: 117.
21. Bradley GM. *Diagn Med* 1980; 63(Mar/Apr).
22. Rubenstein K, *et al. Biochem Biophys Res Comm* 1972; 47: 846.
23. Baron J. *Scand J Gastroenterol* 1970; 5: 9.
24. Sculkes A. *Aust NZ J Surg* 1990; 60(8): 575.
25. Kuhn PJ. *Mod Lab Observer* 1983; 108 (Sept).
26. Sell S. *Immunology, Immunopathology, and Immunity*, 4th ed. New York: Elsevier, 1987.
27. Patrono C, Peskar BA, eds. *Radioimmunoassay in Basic and Clinical Pharmacology.* New York: Springer-Verlag, 1987.

BIBLIOGRAFIA

Alois RM. *Principles of Immunology and Immunodiagnostics.* Philadelphia: Lea & Febiger, 1988.

Balows A, ed. *Manual of Clinical Microbiology*, 5th ed. Washington, DC: Am Soc Microbiol, 1991.

Beaver PC. *Clinical Parasitology*, 9th ed. Philadelphia: Lea & Febiger, 1984.

Beck WS, ed. *Hematology*, 5th ed. Cambridge: MIT Press, 1991.

Bick RL. *Disorders of Thrombis and Hemostasis: Clinical and Laboratory Practice.* Chicago: ASCP Press, 1992.

Brostoff J, *et al. Clinical Immunology.* New York: Gower Medical, 1991.

Chandrasoma P. *Concise Pathology.* Norwalk, CT: Appleton & Lange, 1991.

Coon JS, Weinstein RS. *Diagnostic Flow Cytometry.* Baltimore: Williams & Wilkins, 1991.

Dacie J, Lewis S. *Practical Hematology*, 5th ed. London: Churchill, 1984.

Davis FA. *Modern Blood Banking and Transfusion Practices.* Philadelphia: Davis, 1983.

Doucet LD. *Medical Technology Review.* Philadelphia: Lippincott, 1981.

Edwards PR, Ewing WH. *Identification of Enterobacteriaceae*, 4th ed. New York: Elsevier, 1986.

Faulkner W, *et al. Handbook Clinical Laboratory Data.* Cleveland: Chem Rubber, 1980.

Graff L. *A Handbook of Routine Urinalysis.* Philadelphia: Lippincott, 1983.

Hawcroft DM. *Diagnostic Enzymology.* London: Wiley, 1987.

Henry JB. *Clinical Diagnosis and Management by Laboratory Methods*, 19th ed. Philadelphia: Saunders, 1996.

Hicks JM, Young DS. *Directory of Rare Analyses.* Washington, DC: AACC Press, 1997.

Kaplan A, Szabo, LL. *Clinical Chemistry: Interpretation and Techniques*, 3rd ed. Philadelphia: Lea & Febiger, 1988.

Kaplan LA, Pesce AJ. *Clinical Chemistry*, 2nd ed. St Louis: Mosby, 1989.

Lamparczyk HK. *Analysis and Characterization of Steroids.* Boca Raton, FL: CRC Press, 1992.

Lee GR. *Wintrobe's Clinical Hematology*, 9th ed. Philadelphia: Lea & Febiger, 1993.

Lynch MJ. *Medical Laboratory Technology*, 4th ed. Philadelphia: Saunders, 1983.

Matsuda M, *et al*, eds. *Fibrinogen No 4: Current Basic and Clinical Aspects* (Proc, 1989 Workshop, Tokyo), New York: Elsevier, 1990.

Melamed MR, *et al. Flow Cytometry and Sorting*, 2nd ed. New York: Wiley-Liss, 1990.

Migle JB. *Laboratory Medicine-Hematology*, 6th ed. St Louis: Mosby, 1982.

Miller LE, *et al. Manual of Laboratory Immunology*, 2nd ed. Philadelphia: Lea & Febiger, 1991.

Moffat AC. *Isolation and Identification of Drugs*, 2nd ed. London: Pharmaceutical Press, 1986.

Narins RG, ed. *Diagnostic Techniques in Renal Disease.* New York: Churchill Livingstone, 1992.

Nyhan WL. *Abnormalities in Amino Acid Metabolism in Clinical Medicine.* Norwalk, CT: Appleton-Century-Crofts, 1984.

Patrono C, Peskar BA, eds. *Radioimmunoassay in Basic and Clinical Pharmacology.* New York: Springer-Verlag, 1987.

Sonnenwirth AC. *Gradwohl's Clinical Laboratory Methods and Diagnosis,* 8th ed. St Louis: Mosby, 1980.

Stahr HM, ed. *Analytical Methods in Toxicology.* New York: Wiley, 1991.

Stockley IH. *Drug Interactions*, 2nd ed. Oxford: Blackwell, 1991.

Tiwari JL, Terasaki PI, eds. *HLA and Disease Associations.* New York: Springer-Verlag, 1985.

Walker RH, ed. *Technical Manual.* Arlington, VA: American Association of Blood Banks, 1990.

Wentworth BB, ed. *Diagnostic Procedures for Mycotic and Parasitic Infections,* 7th ed. Washington, DC: American Public Health Association, 1988.

REVISTAS DE REFERÊNCIA PERTINENTES

Adv Clin Chem
Am J Clin Pathol
Am Clin Prod Rev
Am J Hosp Pharm
Am J Med Technol
Anal Chem
Biotechniques
Clin Chem
Clin Chim Acta
J Clin Lab Automation
J Lab Clin Med
Lab Med
Lab Notes Med Diag
Med Lab Obs
Med Lab Tech
Scand J Clin Lab Invest
Std Methods Clin Chem

CAPÍTULO 33

Cromatografia

Leonard C Bailey, PhD
Professor of Pharmaceutical Chemistry
Rutgers University College of Pharmacy
Piscataway, NJ 08854

As formulações farmacêuticas modernas são misturas complexas que incluem, além de um ou mais ingredientes medicinalmente ativos, vários materiais inertes como diluentes, desintegrantes, corantes e edulcorantes. Para assegurar a qualidade e a estabilidade do produto final, o analista farmacêutico tem de ser capaz de separar dessas misturas os componentes individualmente, antes da análise quantitativa. Ademais, a comparação da eficácia relativa de diferentes formas farmacêuticas da mesma entidade medicamentosa exige análise do ingrediente ativo em matrizes biológicas tais como sangue, urina e tecidos.

Entre as técnicas mais poderosas disponíveis para o analista para a resolução dessas misturas está um grupo de métodos altamente eficientes e coletivamente chamados de *cromatografia* (escrever em cores). Como essa técnica está ligada tão intimamente a todos os aspectos da pesquisa e do desenvolvimento farmacêuticos, o farmacêutico deve possuir um conhecimento razoável dos princípios e técnicas cromatográficos. A eletroforese, uma técnica de separação especialmente útil para identificar misturas de moléculas biológicas, tem algumas similaridades com a cromatografia e também é discutida neste capítulo.

A cromatografia envolve um grupo de métodos para separar misturas moleculares que dependem de afinidades diferenciais dos solutos entre duas fases não-miscíveis. Uma das fases é um leito fixo de grande área superficial, ao passo que a outra é um líquido que se desloca através ou sobre a superfície da fase fixa. Os componentes da mistura têm de ter dimensões moleculares, o que exige que estejam em solução ou no estado de vapor. A afinidade relativa dos solutos para cada uma das fases tem de ser reversível para assegurar transferência de massa durante a separação cromatográfica.

A fase fixa é chamada de *fase estacionária*, e a outra é chamada de *fase móvel*. A fase estacionária pode ser um sólido poroso ou finamente dividido, ou um líquido que tenha sido colocado em fina camada sobre o material inerte de suporte. É necessário que as partículas da fase estacionária sejam tão pequenas e homogêneas quanto possível para oferecer uma grande área de superfície de modo que freqüentemente possam ocorrer a sorção e a dessorção dos solutos. Dependendo do tipo de cromatografia empregado, a fase móvel pode ser um líquido puro ou uma mistura de soluções (por exemplo, substâncias-tampão) ou pode ser um gás (puro ou uma mistura homogênea).

Os métodos cromatográficos podem ser classificados de acordo com a natureza das fases estacionária e móvel. Se a fase estacionária for um sólido, o processo é chamado de *cromatografia de adsorção*, ao passo que, se a fase estacionária for um líquido, ele é chamado de *cromatografia de partição*. A diferença entre a cromatografia de adsorção e a de partição pode ser atribuída à natureza das forças que influenciam a distribuição dos solutos entre as duas fases.

Na cromatografia de adsorção, a fase móvel que contém os solutos dissolvidos passa por sobre a superfície da fase estacionária. A retenção dos componentes e sua conseqüente separação dependem da capacidade dos átomos sobre a superfície de remover os solutos da fase móvel e os adsorver temporariamente através de forças eletrostáticas. Se a fase móvel for um líquido, o processo é chamado de *cromatografia líquido-sólido* (*CLS*), e se for um gás, o método é chamado de *cromatografia gás-sólido* (*CGS*).

Na cromatografia de partição, um material sólido inerte — como um gel de sílica, terra de infusórios ou até mesmo as paredes da própria coluna — serve de suporte para uma fina camada de líquido que é a fase estacionária efetiva. À medida que a fase móvel que contém os solutos passa em íntima proximidade dessa fase líquida, a retenção e a separação ocorrem devido à relativa solubilidade dos analisados nos dois líquidos de acordo com os seus coeficientes de partição. Se a fase móvel for um líquido, o método é chamado de *cromatografia líquido-líquido* (*CLL*), e, se a fase móvel for um gás, o processo é chamado de *cromatografia gás-líquido* (*CGL*).

Três outros modos de cromatografia na qual a fase estacionária é um sólido são classificados de modo diferente da CLS e CGS por causa da peculiar natureza de seus processos de separação. Esses modos são cromatografia por troca de íons, de exclusão por tamanho e de afinidade.

Cromatografia por Troca de Íons — A fase estacionária consiste em uma matriz polimérica sobre cuja superfície grupos funcionais iônicos, como ácidos carboxílicos ou aminas quaternárias, foram combinados quimicamente. À medida que a fase móvel passa sobre essa superfície, solutos iônicos são retidos através da formação de ligações químicas eletrostáticas com os grupos funcionais. As fases móveis usadas nesse tipo são sempre líquidas.

Cromatografia de Exclusão por Tamanho — A fase estacionária é uma substância polimérica que contém numerosos poros de dimensões moleculares. Os solutos cujos tamanhos moleculares são suficientemente pequenos deixam a fase móvel e se difundem no interior dos poros. Moléculas maiores que não servem no interior de suporte permanecem na fase móvel e não são retidas. Esse método é mais apropriado para a separação de misturas nas quais os solutos variam consideravelmente quanto ao tamanho molecular. A fase móvel nesse tipo pode ser líquida ou gasosa.

Cromatografia de Afinidade — Um ligante específico, como um anticorpo, é combinado com a fase estacionária inerte para obter-se uma separação altamente seletiva. Quando uma mistura de solutos que contém uma molécula que preferencialmente se combina com o ligante, como um antígeno, passa através do sistema, o antígeno se combina fortemente com o ligante-anticorpo e é retido, ao passo que os outros solutos eluem. O antígeno então pode ser deslocado e eluído num estado purificado.

As classificações que acabamos de dar para os vários tipos de cromatografia podem ser enganadoras na sua simplicidade. Exceto em casos isolados, raramente ocorre a cromatografia pura de adsorção ou partição. O sucesso derradeiro de uma separação cromatográfica depende da capacidade dos analistas de reconhecer as limitações dos métodos e de ajustar seus experimentos corretamente.

O PROCESSO CROMATOGRÁFICO

Para se ter uma idéia da teoria e das aplicações da cromatografia, vale a pena considerar os eventos que ocorrem num cromatógrafo ideal. Conceitualmente, a cromatografia pode ser considerada semelhante aos processos que ocorrem na destilação fracional ou extração seqüencial com solvente. Na destilação, misturas de líquido são separadas através de uma série de etapas que envolvem a vaporização e subseqüente condensação. Cada etapa envolve um equilíbrio entre o vapor enriquecido com o componente mais volátil e o condensado líquido da mesma composição. Cada equilibração isolada entre as fases é chamada de *placa teórica*, e o comprimento da coluna necessário para uma equilibração é chamado de *altura equivalente a uma placa* (barra) *teórica* (AEPT — height equivalent to a theoretical plate — HETP). A nomenclatura foi adotada pelos cromatografistas para descrever a transferência equivalente de soluto entre as fases móvel e estacionária.

Na extração por solvente, um soluto, comumente dissolvido num veículo aquoso, é parcialmente transferido, numa etapa, para um solvente não-miscível. A quantidade de soluto transferido é determinada pelo seu coeficiente de partição, que é a razão entre a sua concentração (na realidade, atividade) nas fases aquosa e não-aquosa, respectivamente. Após a primeira etapa, as camadas são separadas, o solvente fresco é colocado em contato com a fase aquosa, e, como decorrência, é estabelecido um novo equilíbrio com base no coeficiente de partição e mais soluto é transferido para a fase não-aquosa. Cada uma dessas etapas de extração é equivalente a uma placa teórica e é análoga ao processo de transferência de soluto que ocorre num sistema cromatográfico.

Conforme se pode ver na Fig. 33.1, esses conceitos podem ser aplicados à visualização da passagem de um soluto através de um sistema cromatográfico que contém seis placas teóricas. O processo é iniciado aplicando-se 80 μg de um soluto com um coeficiente de partição de unidade em relação à área da primeira placa teórica. À medida que a fase móvel entra em contato com a fase estacionária, o soluto se distribui por igual em cada fase, de acordo com seu coeficiente de partição. Em seguida, a fase móvel se desloca carregando o seu soluto dissolvido para a área da próxima placa teórica. Agora o soluto retido na fase estacionária na primeira placa se divide por igual na fase móvel fresca, enquanto o soluto na fase móvel da segunda placa se distribui na fase estacionária. Se o processo for continuado através das placas restantes, é estabelecido um equilíbrio tal que quantidades iguais do soluto estarão presentes nas fases móvel e estacionária.

Se o fluxo for interrompido após a última equilibração e a quantidade total do soluto em cada placa for plotada como uma função do número de placas (Fig. 33.2*A*), pode-se ver que o gráfico assume o formato aproximado de uma distribuição de Gauss. Esse formato é característico de uma distribuição por

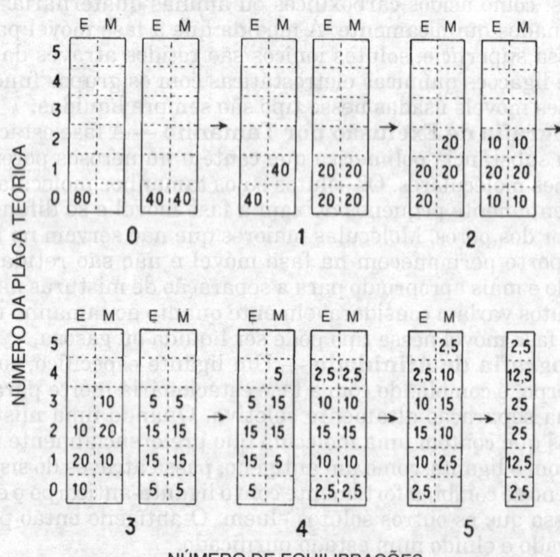

Fig. 33.1 Cromatografia mostrada como um processo descontínuo de equilíbrio. Para fins de ilustração, as fases estacionária (E) e móvel (M) são mostradas em separado. A fase móvel migra através do sistema, fazendo com que um soluto com um coeficiente de partição de unidade se equilibre sucessivamente entre as duas fases.

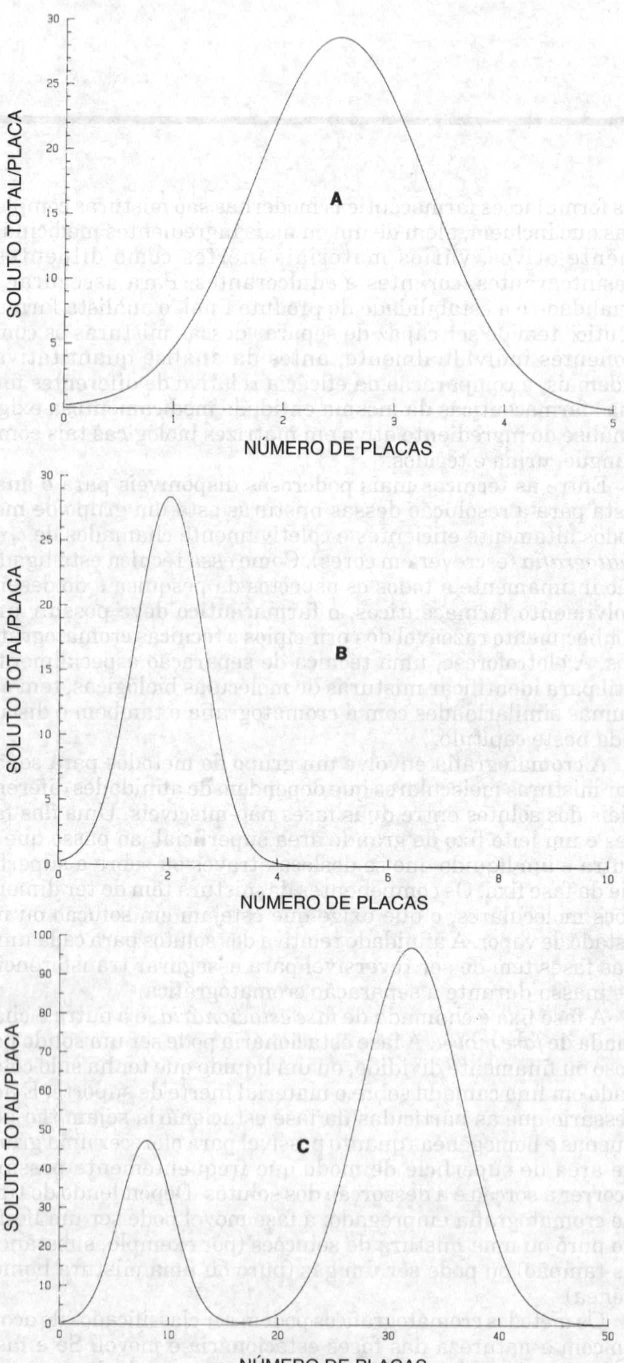

Fig. 33.2 Efeito exercido pelo número de placas teóricas sobre o formato do pico num sistema cromatográfico. **A**. Curva gaussiana típica produzida por um soluto eluindo. **B**. Compressão da curva à medida que a altura da placa é reduzida. **C**. Separação das bandas do soluto à medida que aumenta o número de placas.

eluição, e dele podem-se tirar algumas inferências acerca do comportamento cromatográfico.

1. À medida que um soluto se desloca através de um sistema cromatográfico, ele fica sujeito a um fenômeno denominado *alargamento de banda*. Embora toda a massa do soluto seja introduzida numa placa teórica, ele logo se distribui sobre uma área mais ampla do sistema. Contudo, a maior parte fica concentrada no centro da banda, conforme previsto pela distribuição de Gauss. Se o sistema for alterado (mudando-se as fases móvel ou estacionária, ou ambas) de modo que mais placas teóricas estejam presentes no mesmo comprimento da coluna, a AEPT é reduzida e a banda se torna mais estreita (como na Fig. 33.2*B*). Isso aumenta a eficiência do sistema e assim tornou-se comum comparar as eficiências de diferentes processos cromatográficos declarando-se N, o número de placas teóricas, ou as AEPTs respectivas.
2. A separação de uma mistura de compostos pode ser feita somente se suas bandas puderem deslocar-se a diferentes velocidades através do sistema de modo que eventualmente elas não se sobreponham. Isso é possível somente se os coeficientes de partição dos solutos forem diferentes. Essa condição pode ser demonstrada realizando-se o procedimento idealizado de eluição como anteriormente exceto pela presunção de que o coeficiente de partição do segundo soluto seja 3. Usando-se o mesmo esquema por etapas, conforme a Fig. 33.1, pode-se demonstrar que, após seis equilibrações, a maior massa do segundo soluto estará concentrada na segunda placa, ao passo que o primeiro soluto estará predominantemente na terceira e quarta placas. À medida que são introduzidas mais e mais placas, as bandas se tornam mais estreitas e não mais se sobrepõem. Isso resulta num padrão de eluição similar àquele da Fig. 33.2*C*, no qual cada soluto é concentrado numa área diferente da coluna e se obtém a separação completa.

Embora esse exemplo seja suficiente para oferecer uma compreensão dos processos básicos que ocorrem na cromatografia, deve-se ter em mente que cromatogramas reais podem diferir de modo significativo dessa situação ideal porque o processo não é descontínuo conforme descrito aqui. Pelo contrário, a fase móvel se desloca com uma velocidade mais ou menos constante sobre a fase estacionária. Se a velocidade de transferência do soluto de uma fase para outra não for muito mais rápida do que a velocidade linear da fase móvel, o equilíbrio não será obtido em cada placa. Isso resultará num maior alargamento da banda do que seria previsto pelo tratamento ideal e perda subseqüente da separação. Nos casos mais graves, isso pode resultar em picos *assimétricos* (*distorcidos* ou *caudados*). A eficiência e a sensibilidade do método são reduzidas, e o seu potencial de análise quantitativa é diminuído.

TÉCNICAS DE REVELAÇÃO DA COLUNA

Os processos cromatográficos são classificados de acordo com os estados físicos das fases móvel e estacionária, ou seja, se elas são gasosas, líquidas ou sólidas. Cada uma dessas técnicas pode ser classificada ainda, dependendo do método de revelação da fase móvel, em *análise frontal, análise do deslocamento* e *análise da eluição*.

ANÁLISE FRONTAL

Na análise frontal, um grande volume de uma amostra da mistura se desloca continuamente através de uma coluna cromatográfica. O componente da mistura retido mais fracamente emerge isoladamente primeiro na coluna (Fig. 33.3). Depois de um período de tempo, durante o qual o primeiro componente elui continuamente a um ritmo constante, surge uma nítida frente indicando o aparecimento do segundo componente mais fracamente retido. Esse agora elui como uma mistura com o primeiro componente. O surgimento da próxima frente indica a emergência do terceiro composto mais fracamente retido na mistura com os dois primeiros. Esse processo se continua até que o efluente tenha a mesma composição da amostra que está sendo introduzida na coluna. Depois desse ponto, não mais ocorre separação.

Como somente o componente que elui primeiro pode ser obtido em estado puro, a análise frontal nunca foi usada de modo intenso. Contudo, as pesquisas indicam que ela pode ser útil na análise de misturas complexas que não podem ser resolvidas por outros meios. Se for obtida a primeira derivada do cromatograma frontal, o gráfico resultante se assemelha exatamente a um padrão normal de eluição (veja a Fig. 33.2*C*). O ponto de altura máxima do pico de cada componente corresponde ao ponto de inflexão de cada frente emergente. As porções planas do cromatograma frontal, como são constantes, dão derivadas de zero e assim formam a linha de base. Os cálculos das derivadas podem ser feitos facilmente por um computador.

ANÁLISE DO DESLOCAMENTO

Na análise do deslocamento, a amostra da mistura, dissolvida em um volume pequeno de solvente, é introduzida na coluna na forma de uma faixa estreita na parte superior. A fase móvel, que contém um *agente de deslocamento*, passa então através da coluna. O agente de deslocamento é uma substância que é retida mais fortemente pela fase estacionária do que qualquer um dos componentes da mistura, forçando portanto esses componentes para fora da superfície da fase estacionária e em direção à fase móvel.

À medida que cada um dos solutos deslocados se move através da coluna na fase móvel, eles, por sua vez, agem como agente de deslocamento para compostos menos fortemente retidos. O resultado final é que o soluto que se combina menos firmemente é eluído primeiro, seguido, em ordem, por aqueles mais fortemente ligados e, finalmente, pelo agente de deslocamento. Um cromatograma de deslocamento é ilustrado na Fig. 33.4.

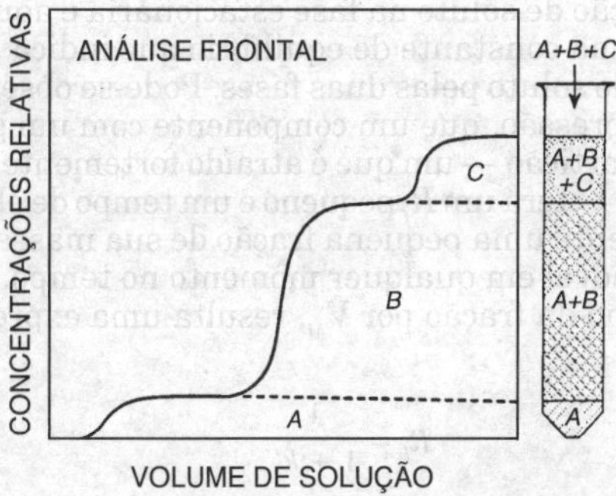

Fig. 33.3 Análise frontal para determinação do número de componentes em uma mistura. Uma solução contendo uma mistura de solutos *A*, *B* e *C* é percolada através da coluna de adsorção à direita. *A* é adsorvido menos e aparece primeiro na solução efluente. É seguido por uma mistura *A* + *B* e, por fim, *A* + *B* + *C*. O diagrama da eluição ilustra a concentração crescente de solutos no efluente.

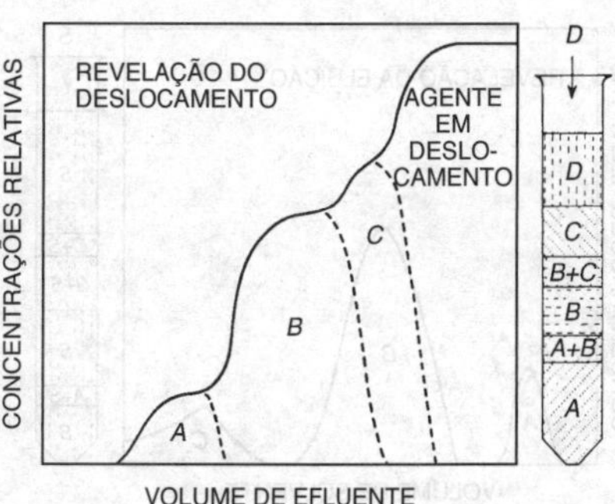

Fig. 33.4 Revelação do deslocamento para determinar o número, a natureza e a concentração dos solutos. Uma amostra contendo solutos *A* + *B* + *C* é aplicada na extremidade superior de uma coluna de adsorção. O cromatograma é revelado com um solvente que contém um agente de deslocamento (*D*) que é adsorvido mais fortemente na coluna do que *A*, *B* ou *C*.

O padrão é semelhante àquele obtido com a análise frontal, exceto que a borda final de cada zona do soluto não se estende para trás através do comprimento da coluna.

Embora a análise de deslocamento não seja usada em estudos quantitativos, ela tem duas vantagens em potencial: é possível isolar num estado puro pelo menos uma porção de cada um dos componentes que elui da coluna e, no curso do processo de separação, a amostra é concentrada em vez de diluída, conforme geralmente ocorre nas análises cromatográficas.

ANÁLISE DA ELUIÇÃO

Essa é a técnica usada mais freqüentemente na revelação cromatográfica. Michael Tswett, um botânico russo que recebeu o crédito pela descoberta inicial desse método quando trabalhava na Universidade de Varsóvia, usou o método para separar pigmentos foliáceos como a clorofila. Em vez de filtrar um grande volume de amostra de uma solução através da coluna, ele aplicou uma pequena quantidade de extrato etéreo de petróleo na extremidade superior de uma coluna de carbonato de cálcio. Ele então *revelou* a coluna com solvente puro e conseguiu separar o extrato em sete bandas coloridas. Ele também recebeu crédito por ter criado os termos *cromatografia* (escrita em cores) para descrever o processo e *cromatograma* para descrever a coluna revelada.

A análise da eluição é realizada introduzindo-se o menor volume possível da amostra na cabeça da coluna. A fase móvel então flui através do sistema. Os componentes com coeficientes maiores de partição então são atrasados na sua passagem através do sistema e "eluem" mais tarde. Um cromatograma típico de eluição é mostrado na Fig. 33.5.

As vantagens da cromatografia de eluição são que cada componente separado de uma mistura pode ser isolado em estado relativamente puro e contaminado somente pela fase móvel e que o método pode ser usado imediatamente para análise quantitativa. Se a composição da fase móvel não se alterar durante o curso da revelação do cromatograma, a técnica é chamada de *análise isocrática da eluição.*

Uma modificação amplamente usada da análise da eluição, que é capaz de sobrepujar as dificuldades de longos períodos de eluição e má resolução de misturas complexas, é chamada de *análise da eluição com gradiente*. Nessa adaptação, dois solventes que eluem, um *fraco* e outro *forte*, são usados para revelar o cromatograma. O solvente *fraco* tem menor afinidade pelos solutos, ao passo que o solvente *forte* tem afinidade maior. A eluição tem início usando-se somente o solvente fraco, e, à medida que a revelação evolui, a concentração do solvente forte é aumentada gradativamente até que a fase móvel final tenha uma composição que se aproxime àquela do solvente forte. A mistura dos dois solventes é feita numa câmara especialmente desenvolvida na parte superior da coluna. O resultado é que a composição e a força da fase móvel se alteram

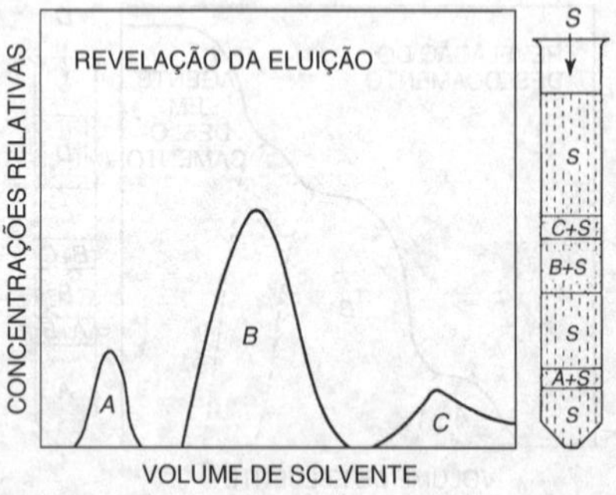

Fig. 33.5 Revelação da eluição para separar componentes de uma mistura. Uma amostra contendo os solutos $A + B + C$ é aplicada na parte superior de uma coluna de absorção, e o cromatograma é revelado pela filtração do solvente puro (S) através da coluna. Os componentes se separam à medida que passam pela coluna e são coletados separadamente no efluente.

constantemente durante a análise. O solutos retidos fracamente são eluídos primeiro pelo solvente fraco, e os solutos fortemente retidos, que não iriam eluir em absoluto com o solvente fraco ou que teriam durações de retenção longas indesejáveis, são eluídos pela fase móvel cada vez mais forte.

TEORIA DA CROMATOGRAFIA

Foram desenvolvidas duas abordagens teóricas para descrever os processos envolvidos na passagem de solutos através de um sistema cromatográfico.

A *teoria da placa*, baseada no trabalho de Martin e Synge,[1] considera o sistema cromatográfico como uma série de camadas isoladas de placas teóricas. Em cada uma delas ocorre a equilibração do soluto entre as fases móvel e estacionária. O movimento do soluto é considerado uma série de transferências gradativas de placa para placa.

A *teoria da velocidade*, discutida no livro de Giddings (ver *Bibliografia*), considera a dinâmica da partícula do soluto à medida que ela passa através de espaços vazios entre as partículas da fase estacionária no sistema bem como a sua cinética à medida que ela é transferida para e da fase estacionária.

Os aspectos de ambas as teorias serão apresentados na discussão a seguir para exemplificar os princípios básicos do processo cromatográfico e introduzir os parâmetros experimentais necessários para entender e interpretar os cromatogramas.

Os sistemas cromatográficos atingem a sua capacidade de separar misturas de agentes químicos através do retardo seletivo da passagem de alguns compostos através da fase estacionária ao mesmo tempo que permitem que outros se desloquem mais livremente. Portanto, o cromatograma pode ser avaliado qualitativamente, pela determinação do R_f ou *fator de retardamento*, para cada uma das substâncias eluídas. O R_f é uma medida da fração do tempo total de eluição que qualquer composto passa na fase móvel. Como a partícula do soluto se desloca ao longo da coluna somente quando está na fase móvel, o R_f se relaciona diretamente com a fração da quantidade total de soluto que está na fase móvel, e pode ser expresso como

$$R_f = \frac{V_M C_M}{V_M C_M + V_S C_S} \tag{1}$$

onde V_M é o volume da fase móvel e V_S é o volume efetivo da fase estacionária — o volume disponível para interação com os solutos. As variáveis C_M e C_S indicam as concentrações do soluto nas respectivas fases a qualquer momento. Dividindo-se cada termo da equação por C_M, ela pode ser simplificada da seguinte maneira

$$R_f = \frac{V_M}{V_M + KV_S} \tag{2}$$

onde K, o coeficiente de partição, é igual a C_S/C_M, a relação entre a concentração de soluto na fase estacionária e aquela na fase móvel, e é uma constante de equilíbrio que indica a afinidade diferencial do soluto pelas duas fases. Pode-se observar, a partir dessa expressão, que um componente com um grande coeficiente de partição — um que é atraído fortemente para a fase estacionária — terá um R_f pequeno e um tempo de eluição longo porque somente uma pequena fração de sua massa total estará na fase móvel em qualquer momento no tempo. Dividindo-se cada termo da fração por V_M, resulta uma expressão alternativa

$$R_f = \frac{1}{1 + k'} \tag{3}$$

onde o *fator de capacidade*, $k' = KV_S/V_M$. O fator de capacidade, que normalmente é constante para amostras pequenas, é um parâmetro que expressa a capacidade de um soluto particular interagir com um sistema cromatográfico. Como os volumes das fases estacionária e móvel são constantes para qualquer experimento cromatográfico, k' é diretamente proporcional ao coeficiente de partição. Portanto, quanto maior o valor de k', mais a amostra é retardada.

Tanto o fator de retardamento quanto o fator de capacidade podem ser usados para identificação qualitativa de um soluto ou para estratégias de revelação para melhorar as separações. Em termos de parâmetros facilmente obtíveis do cromatograma, o R_f é definido como sendo a relação entre a distância, a partir da origem, percorrida pela banda de soluto e a distância percorrida pela fase móvel num tempo determinado.

O R_f é usado mais convenientemente na *cromatografia completa,* como na cromatografia em papel e de camada fina, que ocorre quando se deixa a fase móvel revelar-se até um ponto predeterminado no sistema e então é interrompida. Os solutos então se deslocam somente por uma fração da distância percorrida pela fase móvel. Na *cromatografia contínua*, conforme exemplificado pelas técnicas de coluna a gás e líquida, a revelação da fase móvel é permitida continuar de modo indefinido até que um soluto elua do final da fase estacionária. A medida do fator de capacidade, descrita adiante, é mais útil nestes últimos casos.

O tempo decorrido desde o início da cromatografia até a eluição máxima do soluto é chamado de *tempo de retenção, t_R*, uma função do comprimento da coluna e da velocidade de deslocamento do soluto. A velocidade de deslocamento é determinada por

$$\text{Velocidade} = \mu\, R_f \tag{4}$$

onde μ é a velocidade linear da fase móvel, geralmente expressa em cm/s. Assim,

$$t_R = \frac{Comprimento}{Velocidade} = \frac{L}{\mu}(1 + k') = t_0(1 + k') \tag{5}$$

onde t_0 é o tempo para a eluição de um soluto que não é retido pelo sistema cromatográfico. Daí, uma expressão conveniente para a determinação experimental do fator de capacidade pode ser formulada da seguinte maneira

$$k' = \frac{(t_R - t_0)}{t_0} \tag{6}$$

Os valores de k' idealmente devem estar entre 1 e 10; ou seja, os solutos devem ser retidos de 2 a 11 vezes mais que a duração do composto não-retido. Valores de k' acima de 10 resultam em tempos de retenção mais longos e em picos largos, ao passo que os valores abaixo de 1 levam a uma má separação.

Um outro parâmetro usado para descrever o retardamento de um soluto é o *volume de retenção, V_R*, que é igual ao volume de fase móvel necessário para eluir um composto do sistema. Portanto, o volume de retenção é igual ao produto do tempo de retenção pela velocidade do fluxo da fase móvel, t_RF, ou $t_0(1 + k')F$. Como t_0F é igual ao volume da fase móvel no sistema (V_M, ou *volume vazio*), o volume de retenção pode ser expresso como

$$V_R = V_M(1 + k') = V_M + K\,V_S \tag{7}$$

Portanto, o volume de retenção de um soluto depende dos volumes relativos das duas fases e do coeficiente de partição. Como os volumes das fases são idênticos para cada soluto numa mistura, a influência mais importante sobre a retenção está no coeficiente de partição. Um grande coeficiente de partição resulta numa longa retenção, pois o soluto passa mais tempo na fase estacionária.

O tempo de retenção e o volume de retenção freqüentemente variam discretamente de teste a teste em decorrência de pequenas alterações nos parâmetros presentes tais como temperatura e velocidade de fluxo. Para minimizar os erros causados por essas variações, o tempo e/ou o volume de retenção freqüentemente são medidos em relação a um outro ponto máximo no cromatograma, em vez de na origem. Como o pico de interesse e o pico de referência são afetados de modo semelhante pelas alterações nas condições experimentais, as medidas de retenção são mais precisas. Nestes casos, os parâmetros são chamados de *tempo de retenção relativa, TRR,* e *volume de retenção relativa, VRR*.

O padrão de eluição de um pico ideal cromatográfico é uma curva de formato da curva de Gauss. Assim, ele pode ser descrito por parâmetros derivados da distribuição estatística normal, ou seja, desvio-padrão, σ, e a variância, σ^2. Pode-se observar claramente, a partir da consulta à Fig. 33.6, que a largura do pico em qualquer ponto pode ser expressa como um múltiplo do desvio-padrão. Os pontos de inflexão estão localizados em um desvio-padrão sobre cada lado da média, em um nível que é 60,7% da altura total do pico. A largura nesse ponto portanto é 2σ. Se forem desenhadas tangentes até o pico através dos pontos de inflexão, e prolongadas até a linha de base, a largura da base, W_B, será 4σ. A largura na metade da altura é 2,354σ (W_H).

Duas outras características do pico são a altura e a área. A área é igual à integral da equação que representa a curva a partir do ponto onde ela deixa a linha de base até o ponto onde ela retorna e é proporcional à quantidade ou concentração do soluto. A altura é medida no ponto máximo e, portanto, corresponde à maior concentração na zona. É naquele ponto de altura máxima que são medidos os tempos de volumes e retenção.

Dois parâmetros comumente usados para estimar a efetividade de um sistema cromatográfico são N, o número de placas teóricas, e H, a altura equivalente a uma placa teórica (*AEPT*), que são definidos como L/N, onde L é o comprimento da coluna. Como a largura e o desvio-padrão de um pico podem variar dependendo das condições experimentais, um indicador melhor da agudeza de um pico é seu *desvio-padrão relativo* (*DPR*),σ/t_R. Na prática, N é definido em termos do recíproco de *DPR* pela expressão $N = (t_R/\sigma^2)$. Como seria difícil determinar σ para cada pico, as relações dadas acima ($W_B = 4\sigma$, $W_H = 2{,}354\sigma$) podem ser substituídas para se chegar às equações

$$N = 16(t_R/W_B)^2 \quad \text{e} \quad N = 5{,}545(t_R/W_H)^2 \tag{8}$$

as quais são avaliadas prontamente a partir do cromatograma. Embora essas expressões sejam matematicamente equivalentes, a primeira é usada com mais freqüência. Entretanto, a última é útil particularmente para picos não-ideais, de formato assimétrico e possivelmente deformados ou com uma cauda, pois a assimetria é menos pronunciada na altura média. Em qualquer tempo de retenção em particular, um sistema com um número maior de placas teóricas por comprimento de unidade produzirá um pico mais estreito e, portanto, será capaz de separar misturas mais complexas.

Existem sistemas cromatográficos nos quais N é 50.000/m ou mais. Esses valores são estabelecidos com compostos de testes selecionados, e o analista deve manter em mente que tais níveis não serão obtidos com todas as amostras. Por causa de diferenças intrínsecas nas afinidades de diferentes compostos para com a fase estacionária, todo soluto terá um valor único para N num sistema em particular.

Esses procedimentos possibilitam ao cromatografista extrair de dados experimentais vários parâmetros que caracterizam o comportamento de retenção de compostos individualmente num sistema. Contudo, a maior utilidade da cromatografia está na sua capacidade de separar as misturas de solutos de modo

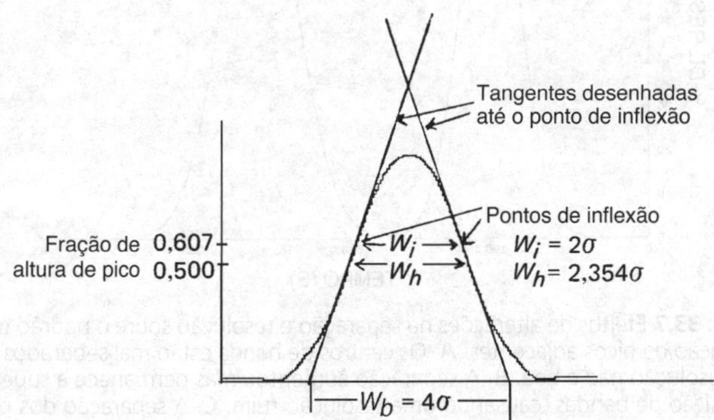

Fig. 33.6 Características da distribuição de um pico do tipo de Gauss.

que as substâncias possam ser individualmente quantificadas ou isoladas em estado de pureza.

Para desenvolver estratégias para se alcançar esses objetivos, devem ser dadas considerações a parâmetros que descrevem os inter-relacionamentos tanto entre as variáveis de retenção quanto entre as de formato de pico para mais de um pico. Os mais significativos desses parâmetros são *separação*, que se preocupa com as posições relativas dos centros de banda, e *resolução*, que descreve a superposição das bordas à frente e atrás de picos sucessivos. Esses dados estão ilustrados na Fig. 33.7. Na Fig. 33.7*A*, um cromatograma com separação e resolução ruins indica a presença de dois picos, mas ele não é útil nem para quantificação nem para isolamento de qualquer das substâncias. Na Fig. 33.7*B*, foi atingida a separação adequada, mas a resolução permanece pobre por causa da superposição da borda final do Pico 1 e a borda inicial do Pico 2. Na Fig. 33.7*C*, a separação permaneceu constante enquanto a resolução foi otimizada para diminuir a superposição de bandas, resultando num cromatograma ideal.

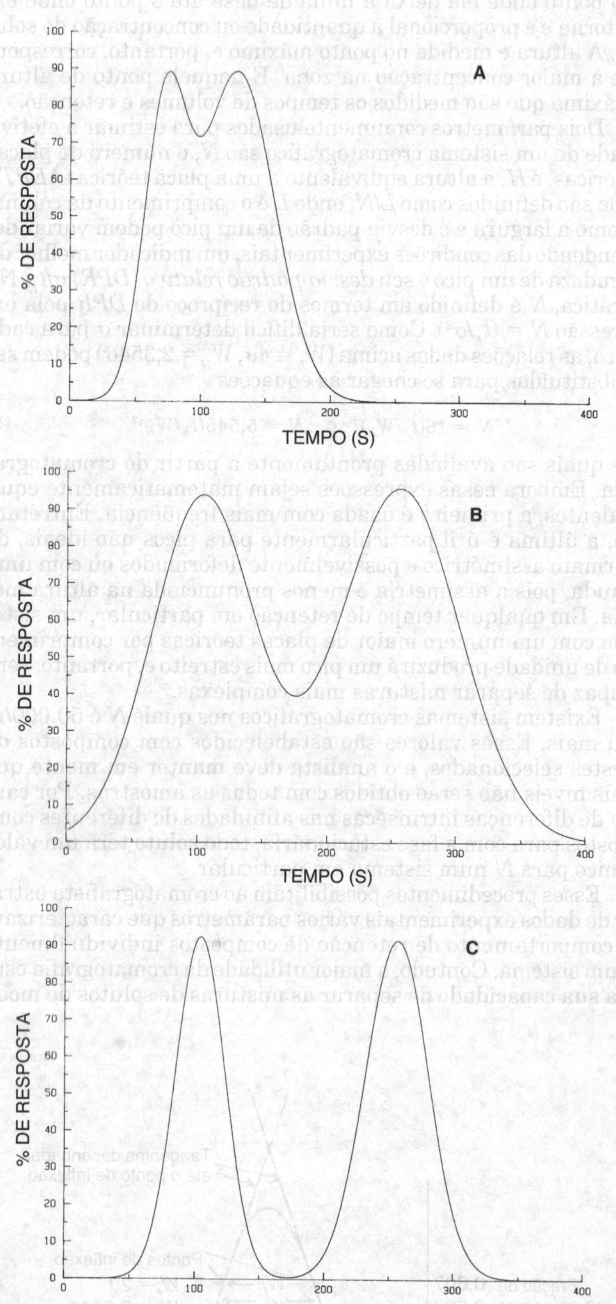

Fig. 33.7 Efeitos de alterações na separação e resolução sobre o padrão de eluição de picos adjacentes. **A**. Os centros de banda estão mal separados e a resolução não é boa. **B**. A separação aumentou mas permanece a superposição de bandas, causando uma resolução ruim. **C**. A separação dos picos é a mesma que em B, mas a superposição está reduzida, oferecendo uma boa resolução.

Para obter-se separação adequada de dois picos adjacentes, é necessário ajustar as variáveis experimentais de modo que os centros de banda ou os pontos máximos dos picos eluam a pontos significativamente diferentes sobre o cromatograma. Isso exige que os coeficientes de partição dos dois solutos sejam suficientemente diferentes de modo que uma substância seja retida com maior intensidade do que a outra. Portanto, α, o *fator de separação* ou *fator de seletividade*, pode ser definido como K_2/K_1, que é a relação entre os coeficientes de partição do soluto que produz a segunda banda e o do soluto que produz a primeira. Como k', o fator de capacidade, é diretamente proporcional a K, o fator de separação também pode ser considerado como sendo a relação entre os valores respectivos de k', k_2'/k_1'. Do ponto de vista experimental, isso é mais útil, porque k' pode ser determinado mais facilmente a partir de parâmetros de retenção de pico do que o K. Portanto, o fator de separação em geral é declarado em termos de *tempos* ou *volumes de retenção ajustados* da seguinte maneira

$$\alpha = \frac{(t_r)_2 - t_0}{(t_r) - t_0} = \frac{(V_R)_2 - V_M}{(V_R)_1 - V_M} \qquad (9)$$

Como ele está baseado em TRR e VRR, o fator de separação também é chamado de *retenção relativa*. Além de ser útil na otimização da separação cromatográfica, α também tem valor na análise qualitativa pela cromatografia. Se, em condições experimentais e idênticas, um composto desconhecido tiver a mesma retenção relativa de uma substância conhecida, a identidade da substância desconhecida pode ser inferida. Contudo, a identificação mais positiva, com maior confiança, exige que a mesma retenção relativa para a substância-teste seja demonstrada em dois sistemas cromatográficos *diferentes*.

Conforme mostra a Fig. 33.7*B*, é possível atingir uma separação adequada dos pontos máximos dos picos e ainda deixar de ter um cromatograma útil por causa da superposição das porções adjacentes dos dois picos. Nesse caso, os coeficientes de partição dos dois compostos são suficientemente diferentes para prover a separação, mas a eficiência do sistema cromatográfico é baixa em termos do número de placas teóricas. Para finalidades de comparação, a *resolução* entre dois picos adjacentes pode ser definida como sendo a distância entre os centros de banda divididos pela largura média de pico

$$R_S = \frac{2(t_{R2} - t_{R1})}{W_1 + W_2} \qquad (10)$$

onde as larguras dos picos na linha de base são medidas desenhando-se tangentes através dos pontos de inflexão e, portanto, consideradas como sendo quatro vezes o desvio-padrão. Para dois picos adjacentes e de tamanhos iguais, quando $R_S = 1{,}00$, haverá uma contaminação de 4% de cada componente pelo outro em decorrência da superposição. Com $R_S = 1{,}25$, a superposição será de 2%, e com $R_S = 1{,}50$ será de 0,3%. O cálculo da resolução é útil especialmente quando a cromatografia está sendo usada para isolar compostos puros, pois oferece ao cromatografista uma indicação de onde começar e terminar a coleção dos picos para atingir a pureza desejada. Uma outra equação que trata a resolução em termos de parâmetros experimentais facilmente mensuráveis é

$$R_S = \left(\frac{N}{4}\right)\left(\frac{\alpha - 1}{\alpha}\right)\left(\frac{k'}{k' + 1}\right) \qquad (11)$$

onde N é o número de placas teóricas, α é o fator de seletividade ou de separação e k' é o fator de capacidade. Usando essa equação, o cromatografista pode desenvolver estratégias para melhorar a resolução alterando as condições experimentais de modo a afetar favoravelmente um ou todos: N, α ou k'. Uma discussão mais detalhada acerca da resolução, especialmente naqueles casos em que os picos adjacentes não são de tamanho e formato iguais, pode ser encontrada no texto de autoria de Snyder, Kirkland e Glajch (ver *Bibliografia.)*

TÉCNICAS DE CROMATOGRAFIA

Os cinco modos básicos de cromatografia — adsorção, partição, troca de íons, exclusão por tamanho e afinidade — podem ser aplicados na análise de sistemas farmacêuticos através de várias técnicas diferentes umas das outras de acordo com a natureza das fases estacionária e móvel e a aparelhagem usada. Embora seja possível analisar uma amostra usando-se mais de um desses métodos, a opção por uma técnica em particular depende de vários fatores, incluindo complexidade da amostra, propriedades químicas e físicas dos compostos a serem separados, resolução exigida, facilidade e velocidade da técnica e sua capacidade de ser automatizada, disponibilidade e custo dos aparelhos, e necessidade de isolar os elementos analisados separados.

Se os materiais forem voláteis e estáveis na fase gasosa, a cromatografia gasosa pode ser a técnica de escolha, pois ela é simples de ser realizada, rápida e capaz de alta resolução. Se for necessário isolar compostos eluídos em quantidade, a partição líquida ou a cromatografia de camadas finas podem ser uma opção mais vantajosa. As colunas de cromatografia gasosa não conseguem lidar com grandes quantidades de material, e é difícil se obter os eluantes a partir de gases quentes efluentes. Se as substâncias tiverem um alto peso molecular, como proteínas, triglicerídios ou polímeros, a cromatografia líquida, usando o modo de exclusão por tamanho, é necessária para obter-se a separação.

Para compostos que se encontram ionizados em solução, como aminoácidos, o modo de troca iônica da cromatografia líquida é particularmente útil. Compostos altamente polares ou hidrofílicos e com peso molecular intermediário, como os açúcares, podem ser separados através de técnicas de partição que envolvem a cromatografia em papel ou de coluna. Substâncias não-ionizáveis, hidrofóbicas ou não-polares são passíveis de separação através de métodos de adsorção líquida. O isolamento altamente seletivo de certas substâncias biológicas, tais como antibióticos ou enzimas, pode ser realizado usando-se a cromatografia por afinidade.

CROMATOGRAFIA A GÁS

Em 1941, no seu trabalho sobre cromatografia de partição que delineou a teoria da placa, Martin e Synge propuseram a técnica da cromatografia a gás com a seguinte declaração:

> A fase móvel não precisa ser um líquido mas pode ser um vapor... Separações muito refinadas de substâncias voláteis seriam portanto possíveis numa coluna na qual um gás permanente passa sobre um gel impregnado por um solvente não-volátil e onde as substâncias a serem separadas obedecem aproximadamente à Lei de Raoult.[1]

Nos 10 anos seguintes, ninguém seguiu essa sugestão, de modo que Martin mesmo voltou a reconsiderá-la e, com James, desenvolveu as primeiras separações usando cromatografia a gás.[2] Uma vez demonstradas a validade e a utilidade do método, outros pesquisadores rapidamente o adotaram, e a cromatografia a gás foi aplicada mais rápida e amplamente na pesquisa científica do que qualquer outra técnica analítica desenvolvida antes dessa época. Dezenas de milhares de trabalhos foram publicados utilizando-a como uma técnica analítica, e milhares de instrumentos estão em uso em laboratórios em todo o mundo.

A metodologia da cromatografia a gás é dividida em duas classes, dependendo somente da natureza da fase estacionária, pois a fase móvel é sempre um gás. Essas duas classes são *cromatografia gás-sólido* (*CGS*), na qual a fase estacionária é um material sólido adsortivo e as partículas do solutos são removidas da fase móvel através de forças eletrostáticas, e a *cromatografia gás-líquido* (*CGL*), na qual a fase estacionária é uma fina camada de líquido, revestindo ou combinado com a superfície de uma partícula inerte ou sobre as paredes da própria coluna. Nesse método, as moléculas do soluto são retidas na fase líquida com base nos seus coeficientes de partição entre ela e a fase móvel gasosa.

TEORIA — Em meados de 1950, um grupo de engenheiros químicos holandeses começou um estudo acerca dos processos que causavam o alargamento das bandas na cromatografia. Eles desenvolveram uma expressão, comumente chamada de equação de van Deemter, relacionando a altura equivalente a uma placa teórica (AEPT) com um número de parâmetros experimentais, incluindo o diâmetro das partículas da fase estacionária, coeficientes de difusão do soluto nas fases estacionária e móvel e a velocidade do fluxo da fase móvel. Para fins descritivos, a complicada equação original freqüentemente é dada de forma simplificada

$$\text{AEPT} = A + B/\mu + C\mu \qquad (12)$$

onde μ é a velocidade linear da fase móvel, em cm/s, e A, B e C são coeficientes que descrevem os vários processos de difusão que ocorrem na cromatografia e que levam ao alargamento da banda.

Coeficiente A é chamado de *difusão circular* ou *coeficiente de múltiplas vias* e se preocupa com as diferentes vias percorridas pelas moléculas de um soluto durante a sua passagem através da coluna. As partículas da fase estacionária, sejam de formato irregular ou esférico, são compactadas o mais intimamente possível, e as moléculas do soluto obrigatoriamente têm de passar ao redor delas para prosseguir ao longo da coluna. Por causa do grande número de vias possíveis, algumas moléculas da mesma espécie atingem o final da coluna antes de outras. Moléculas mais rápidas são encontradas na borda anterior do pico, e as mais lentas formam a borda posterior. O efeito final dessa distribuição é o alargamento da banda. Numa coluna moderna de cromatografia compactada com partículas de tamanho pequeno e uniforme, o valor de A é mínimo, e sua contribuição para aumentar a AEPT é desprezível. Numa coluna capilar de CG, que não contém partículas sólidas, o valor de A é zero.

Coeficiente B na equação de van Deemter é chamado de *coeficiente de difusão longitudinal*. Como a concentração do soluto é menor nas bordas da banda do que no centro, existe um gradiente, e, durante o percurso da banda através da coluna, o soluto se difunde continuamente através da fase móvel para longe do centro da banda. Esse fenômeno ocorre nas bordas anterior e posterior do pico e contribui ainda para o alargamento da banda. Como a equação prevê que a contribuição para a AEPT desse termo é inversamente proporcional à velocidade da fase móvel, o efeito é mais pronunciado em velocidades baixas de fluxo. Os efeitos da difusão são mais intensos na cromatografia a gás do que na cromatografia líquida porque os coeficientes de difusão são de magnitude várias vezes maior no gás. A contribuição da difusão longitudinal para o alargamento da banda pode ser minimizada por um ajuste adequado da velocidade de fluxo e aumentando-se a viscosidade da fase móvel.

Coeficiente C, ou *coeficiente de transferência de massa*, se preocupa com a transferência do soluto entre as duas fases. Como a fase móvel está-se deslocando rapidamente, o equilíbrio entre as duas fases pode não ser atingido. Portanto, algumas moléculas do soluto na fase móvel não são transferidas para a fase estacionária rápido o suficiente e, em decorrência disso, são transportadas à frente do centro da banda. Aquelas na fase estacionária são retidas durante muito tempo e, portanto, ficam atrasadas. Ao contrário da difusão longitudinal, a contribuição desse fator para a altura da placa é diretamente proporcional à velocidade de fluxo; assim, para minimizar o efeito total, é necessário um meio-termo na velocidade do fluxo. Os efeitos da transferência de massa também podem ser amenizados usando-se um revestimento bastante fino da fase estacionária de modo que a área em contato com a fase móvel seja maximizada enquanto a difusão profunda na fase estacionária é reduzida.

Na Fig. 33.8 é mostrado um gráfico da forma simplificada da equação de van Deemter, bem como as contribuições de cada um dos termos através de uma faixa de velocidades de fluxo.

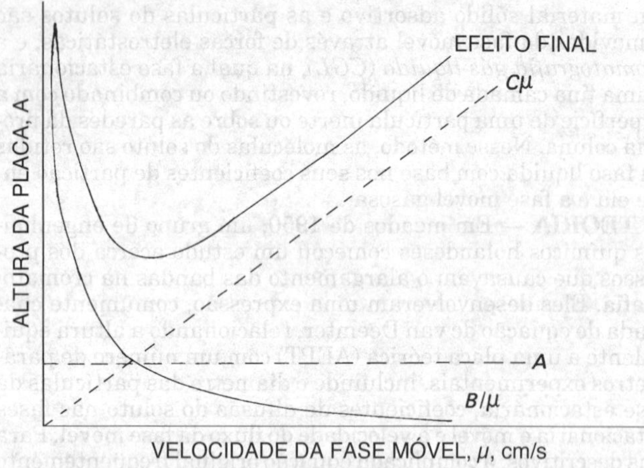

Fig. 33.8 Gráfico da forma simplificada da equação de van Deemter, mostrando a contribuição de cada um dos termos através de uma faixa de velocidades de fluxo.

Pode ser observado um mínimo distinto que corresponde a uma faixa estreita de velocidades de fluxo. Embora não seja possível na prática obter-se essa curva ideal, é possível otimizar uma análise cromatográfica a gás fazendo-se com que o composto-teste percorra várias velocidades de fluxo, determinando os valores respectivos de AEPT, e plotando-se a curva de van Deemter. Dessa forma, pode ser minimizada a AEPT para qualquer soluto sob um conjunto determinado de condições experimentais. Para uma discussão mais detalhada acerca da aplicabilidade da equação de van Deemter tanto na cromatografia a gás quanto na líquida, recomenda-se a revisão feita por Hawkes.[3]

INSTRUMENTAÇÃO BÁSICA

Os componentes essenciais de uma cromatografia a gás são os mesmos, quer o instrumento seja de uso estudantil e de baixo custo quer seja de uso em pesquisas e custando dezenas de milhares de dólares. Os componentes básicos são mostrados no diagrama de bloco da Fig. 33.9.

O *gás transportador*, que serve como fase móvel, é fornecido em tanques de aço sob alta pressão. Para reduzir a pressão a um nível compatível com as exigências do instrumento, um regulador de pressão de duplo estágio e controlado por um diafragma é ajustado ao tanque. O gás transportador, a uma pressão de aproximadamente 40 a 80 psi, passa para um controlador de fluxo que permite ao operador ajustar a velocidade do fluxo até um nível desejado de operação antes de o gás transportador deslocar-se para o interior do próprio instrumento que está colocado dentro de uma câmara controlada por um termostato capaz de atingir temperaturas que variam desde um nível abaixo da temperatura ambiente até 400°.

O componente seguinte no trajeto do fluxo é a porta de injeção da amostra. Esta é uma pequena cavidade, geralmente aquecida separadamente até uma temperatura levemente acima daquela da coluna, na qual a amostra analítica se vaporiza rapidamente antes de entrar na coluna. A amostra é introduzida na corrente gasosa em movimento através de um *septo* de borracha ou silicone autovedante usando-se uma seringa graduada em microlitros. A injeção da amostra da solução pode ser feita manualmente ou usando-se um injetor automático, que oferece resultados mais reproduzíveis. Para minimizar a difusão devido à turbulência, a amostra pode ser injetada no interior da cavidade diretamente no início da coluna. As amostras podem ser líquidos puros, sólidos dissolvidos em solventes líquidos ou gases. A mistura gasosa em seguida entra na coluna, que é um tubo, geralmente de sílica ou de aço inoxidável, com 1 a 300 m de comprimento e com um diâmetro interno de 0,2 a 4,6 mm. A coluna pode ser retilínea, espiralada ou em forma de U.

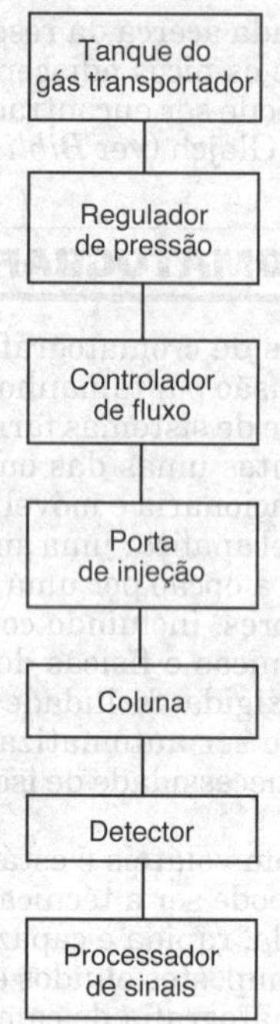

Fig. 33.9 Diagrama em bloco de um cromatógrafo a gás mostrando os componentes essenciais do sistema.

O interior da coluna é preenchido com material adsorvente sólido para CGS, ou, no caso da CGL, uma fase líquida na forma de uma camada delgada revestindo diretamente as paredes ou um aglomerado de partículas sólidas e pequenas inertes. Com base na atração eletrostática pela superfície do sólido ou nos coeficientes de partição entre os dois líquidos, os solutos são retidos temporariamente pela fase estacionária. À medida que o gás transportador continua a deslocar-se, as partículas retidas se difundem de volta para o interior da fase móvel.

No final da coluna, cada um dos solutos separados está presente na forma de uma mistura binária com o gás transportador e se desloca para o interior do detector, que também pode ser aquecido até um nível discretamente acima daquele da coluna para evitar a condensação dos solutos. O detector é um dispositivo que transforma certas propriedades físicas do soluto, tais como condutividade térmica, capacidade de ionizar ou capacidade de capturar elétrons, num sinal elétrico que é proporcional à quantidade de soluto no gás transportador. Este sinal é ampliado e eletronicamente enviado para um processador adequado de sinal que produz um registro do nível de sinal *versus* tempo. Os dados também podem ser enviados simultaneamente para um computador para armazenamento e cálculos.

GÁS TRANSPORTADOR

Como se trata da fase móvel, a escolha do gás transportador é crucial para o sucesso da cromatografia. Teoricamente qualquer gás pode ser usado, mas, por razões práticas, como inércia, pureza, disponibilidade e custo, são empregados geralmente o hélio ou o nitrogênio e, ocasionalmente, o hidrogênio ou o argônio. Uma das considerações mais importantes é a pureza do gás, pois gás transportador contaminado causa uma linha de base instável ou elevada e pode depositar suas impurezas na coluna. Além disso, é essencial que o gás transportador seja inerte com respeito aos componentes da amostra, aos materiais de compactação na coluna e aos componentes do instrumento. A viscosidade também é importante, pois um gás com viscosidade baixa, como o hidrogênio ou o hélio, permite a manutenção de velocidades mais rápidas de fluxo, ao passo que um gás com viscosidade relativamente alta, como o nitrogênio, pode ser útil para a diminuição da difusão longitudinal do soluto e desse modo para a redução do alargamento da banda.

Uma das principais desvantagens da cromatografia a gás é que a escolha de fases móveis é tão limitada que o analista pode influenciar a resolução e a separação somente através da alteração da fase estacionária. Várias colunas com fases estacionárias diferentes obrigatoriamente têm de ser mantidas, e tempo é desperdiçado no resfriamento do instrumento, na instalação de uma nova coluna e no retorno à temperatura de operação.

FASE ESTACIONÁRIA

O interior de uma coluna de CG contém um material sólido não-revestido para a CGS ou um *suporte sólido* inerte revestido por uma fina camada de *fase líquida* para a CGL. As partículas do material de compactação são pequenas (malha de 80 a 120) para minimizar o *volume vazio* (volume total de espaço intersticial entre as partículas) e ao mesmo tempo oferecer uma grande área de superfície para interação com os solutos. Por outro lado, numa coluna de dimensões capilares (< 0,75 mm), a fase líquida pode ser revestida diretamente sobre a parede.

Na CGS, os adsorventes mais freqüentemente usados são carvão ativado, gel de sílica, alumina ou grãos de vidro. Para a análise de compostos de baixo peso molecular, como água ou alcoóis, peneiras moleculares podem ser usadas ou podem ser escolhidas colunas a partir de um grupo de polímeros porosos fabricados a partir de estireno e divinilbenzeno. Elas são fabricadas de tal modo que sua porosidade é cuidadosamente controlada, e sua capacidade de separação é determinada pela combinação de adsorção e exclusão por tamanho.

Para a CGL, o material de suporte sólido mais comumente utilizado é a terra de infusórios, que é tratada com um ácido e base para remover as impurezas e depois calcinada para ativar a superfície. Suportes não-porosos tais como micrograõs de vidro também são usados. A fase líquida é revestida uniformemente sobre a superfície do suporte sólido geralmente a níveis de 1 a 5% por peso. Para a separação de compostos que são retidos só levemente, são usadas quantidades de até 40%. O líquido tem de ser quimicamente estável, ter uma pressão de vapor baixa na temperatura de operação e ter propriedades de solvente específicas frente aos compostos a serem analisados.

Hoje em dia, existem em uso comum cerca de 15 a 20 fases líquidas altamente purificadas que diferem umas das outras na sua polaridade geral e seletividade específica para determinados grupos funcionais nas moléculas e no soluto. A maior parte delas tem como base polímeros de silicone com porções substituídas por fenil, ciano ou trifluoropropil, introduzidos para influenciar a polaridade e a seletividade. Freqüentemente também são usados polímeros de etilenoglicol, principalmente para separação de compostos polares como os alcoóis e as aminas. No caso de fases líquidas não-polares, a eluição de uma mistura de solutos ocorre geralmente na ordem de peso molecular crescente, pois quanto maior for o composto, mais não-polar provavelmente ele será e mais fortemente ele será retido. À medida que aumenta a polaridade da fase líquida, a ordem de eluição se baseia mais nas polaridades relativas dos solutos, sendo as substâncias mais polares retidas mais fortemente.

Vários métodos foram desenvolvidos para facilitar a escolha da fase estacionária mais eficiente para uma determinada análise. O sistema Índice de Retenção de Kovats, uma medida da retenção relativa de um composto com respeito a uma série de *n*-alcanos, foi formulado para catalogar as polaridades relativas das fases líquidas. Se a retenção do composto for determinada numa coluna polar e noutra não-polar, a diferença na retenção relativa é uma medida da polaridade da coluna.

Subseqüentemente, Rohrschneider, e depois McReynolds,[4] desenvolveu métodos mais eficientes para prever a seletividade das fases líquidas. O método de McReynolds é o mais freqüentemente usado, e os fornecedores de materiais de cromatografia indicam as constantes de McReynolds para cada uma das fases líquidas oferecidas nos seus catálogos. Essas constantes estão baseadas na diferença de retenção de uma série de compostos-teste entre uma coluna padrão com fase estacionária de esqualeno a 20% e uma coluna contendo a fase líquida cuja seletividade está para ser determinada. Os compostos-teste — benzeno, 1-butanol, 2-pentanona, nitropropano e piridina — foram escolhidos pois cada um tem um grupo funcional diferente que interage com a fase estacionária. Um número de McReynolds alto indica uma forte interação da fase líquida com o grupo funcional em particular. Consultando os números de McReynolds para várias fases líquidas, o cromatografista consegue fazer uma escolha mais lógica da fase estacionária ideal.

TIPOS DE COLUNA

Colunas Capilares

Por causa da viscosidade relativamente baixa da fase móvel na cromatografia a gás, a contribuição da difusão do soluto para com o alargamento da banda pode ser substancial. Para reduzir-se o volume dentro do qual o soluto pode se difundir, freqüentemente são usadas colunas de diâmetro interno estreito. Uma pequena melhora na eficiência pode ser atingida usando-se tubulação com diâmetro interno de cerca de 1 mm. Entretanto, o maior aumento de eficiência ocorre com o uso de *colunas capilares*. Estas são tubos de vidro ou de sílica fundida altamente purificada e com diâmetros internos de 0,2 a 0,75 mm. A fase líquida é contida dentro dessas colunas por uma de duas maneiras.

Nas colunas *tubulares abertas de parede revestida* (*TAPR*), mais freqüentemente utilizadas, a fase estacionária é depositada, na forma de uma camada extremamente fina, diretamente sobre a superfície interna do tubo. Isso pode ser feito através de um filme, ou, mais freqüentemente, combinando-a quimicamente com a parede da coluna capilar. Esse último método é vantajoso, pois evita *sangramento* ou perda de fase líquida decorrente de sua volatilidade a temperaturas elevadas.

Nas colunas *tubulares abertas com suporte revestido* (*TASR*), a superfície interna do tubo é revestida com uma camada de suporte inerte sobre o qual é colocado o líquido. Por causa da irregularidade das partículas do suporte, a área superficial da coluna TASR é maior, e portanto uma fase estacionária maior é disponível para interagir com os solutos. Contudo, a mecânica da compactação dessas colunas é difícil, e elas não são usadas tão freqüentemente como as do tipo TAPR.

Por causa do diâmetro menor, o volume vazio numa coluna capilar é muito menor do que numa coluna comum compactada, e a relação entre V_S e V_M é alta em comparação com uma coluna de diâmetro maior. Em termos de placas por unidade de comprimento, eficiências quatro a cinco vezes maiores do que as de colunas compactadas podem ser obtidas diminuindo-se a difusão por corrente circular e aumentando-se a transferência de massa (termos A e C na Equação 12). A ausência de partículas no capilar diminui a resistência ao fluxo de gás e permite o uso de colunas de até 300 m de comprimento. Isso resulta em eficiência muito maior, e colunas com várias centenas de milhares de placas teóricas estão disponíveis.

A desvantagem das colunas capilares é que elas têm baixas capacidades devido ao pequeno volume da fase estacionária. Portanto, os volumes de injeção têm de ser muito pequenos (< 0,1 μl) ou as injeções têm de ser feitas através de um divisor que desvia mais de 95% da amostra para fora da coluna. O método também não é útil quando se deseja coletar os solutos eluídos.

Colunas Compactadas

Colunas de grande calibre, com diâmetros internos de 2,0 a 4,6 mm, compactadas com partículas sólidas inertes revestidas por uma fina camada de fase líquida, também são usadas. Elas geralmente são feitas de aço inoxidável ou vidro e variam de tamanho entre 1 a 3 m. Elas são conectadas, pelas extremidades, à porta de injeção e a um detector, usando-se conexões compressivas para se obter vedação gasosa. Como o formato não tem efeito sobre o processo da cromatografia, a coluna é projetada de modo a ajustar-se às dimensões do forno. Colunas mais curtas podem ser retilíneas ou em forma de U, mas as mais longas geralmente têm forma espiral.

Para certos compostos, notadamente os esteróides, que são altamente suscetíveis à degradação e redisposição molecular sobre superfícies metálicas quentes, as colunas de vidro são empregadas amplamente, pois suas superfícies são relativamente inertes. As desvantagens do vidro é que é difícil se obter uma vedação gasosa nos conectores do injetor e do detector, e é frágil e pode quebrar sob pequeno estresse.

CONDIÇÕES DE FUNCIONAMENTO

A maior parte das análises cromatográficas é realizada no modo *isotérmico* no qual a temperatura do instrumento é mantida constante durante todo o processo. Contudo, esse método freqüentemente é insatisfatório para misturas complexas, quando estão presentes tanto solutos voláteis quanto comparativamente não-voláteis. Se para essas misturas a coluna for operada a uma alta temperatura, os solutos de baixa ebulição são eluídos rapidamente mas não resolvidos, ao passo que as substâncias menos voláteis podem ser separadas satisfatoriamente. Com uma temperatura mais baixa de funcionamento, todas as substâncias podem ser resolvidas, mas o tempo de retenção para os compostos menos voláteis será excessivamente longo e os picos podem ser tão amplos a ponto de serem indetectáveis.

Para contornar esses problemas, pode ser usada a técnica de *programação de temperatura*. Através desse método, a temperatura da coluna é elevada a um ritmo preestabelecido começando no momento da injeção da amostra. A programação pode ser constante durante o procedimento, ou, nos instrumentos mais sofisticados, períodos de operação isotérmica podem ser intercalados com elevações de temperatura. O resultado da programação da temperatura é um cromatograma com picos igualmente espaçados e com boas alturas, resultando numa economia geral de tempo. A temperatura inicial deve ser escolhida de modo a minimizar o tempo de retenção para o soluto menos retido, e a temperatura final deve ser suficiente para eluir o composto menos volátil num tempo razoável sem exceder os limites de funcionamento da fase líquida.

DETECTORES

Grande parte do progresso geral da cromatografia a gás é resultado do desenvolvimento de detectores sensíveis a quantidades de soluto na ordem de submicrogramas e com respostas suficientemente rápidas para evitar o alargamento de banda. Esses detectores são agrupados em duas classes gerais, detectores *de velocidade de fluxo de massa*, os quais são sensíveis à velocidade do fluxo do soluto através do detector, e detectores *sensíveis à concentração*, os quais respondem à concentração do soluto na fase móvel no detector.

O *Detector de Condutividade Térmica* (*DCT*), também chamado de *Detector de Fio Quente* (*DFQ*), ou *katarômetro*, é um detector sensível à concentração e é usado amplamente, pois é um detector universal no sentido de que responde a todos os solutos. Esse dispositivo contém uma espiral de fio fino, geralmente feito de uma liga de tungstênio-rênio, dentro de uma câmara por onde corre o efluente da coluna. Na prática, a maior parte dos DCTs consiste em um par de fios compatíveis, um dos quais é colocado na corrente gasosa antes de entrar na coluna, e o outro é colocado no final da coluna. Um potencial elétrico é aplicado através dos filamentos dos fios, e eles se aquecem devido a suas resistências.

A resistência do filamento é uma função de sua temperatura. Quando somente o gás transportador está fluindo através da câmara, os filamentos mantêm uma temperatura estável e determinada pela condutividade térmica do gás; contudo, quando uma mistura binária de soluto e gás transportador emerge da coluna, a mistura tem uma condutividade térmica diferente, e calor é conduzido do filamento da amostra a um ritmo maior ou menor. Essas alterações na resistência do fio e da resistência ou corrente constituem uma medida da concentração do soluto no detector.

As condutividades térmicas do hidrogênio e do hélio são até 10 vezes maiores do que as da maior parte dos compostos orgânicos, de modo que uma pequena quantidade de soluto irá causar uma grande mudança no sinal do detector. Contudo, o nitrogênio tem uma condutividade próxima àquela da maior parte dos compostos orgânicos, de modo que a sensibilidade é menor com esse gás transportador, e, de fato, é possível se obterem picos negativos. Os DCTs são simples, baratos e não-agressivos à amostra. Contudo, eles são relativamente insensíveis em comparação a outros detectores e geralmente não são úteis para análises que necessitam de detecção de baixos níveis de solutos, tais como agentes farmacológicos em líquidos biológicos.

O *Detector de Ionização de Chama* (*DIC*) é um detector de fluxo de massa e é mais freqüentemente usado na CG, pois é altamente sensível, capaz de detectar quantidades de microgramas de solutos, e constitui um detector quase universal. Ele responde bem à maior parte dos compostos orgânicos, mas é insensível à água e à maioria das substâncias inorgânicas. Nesse dispositivo, o hidrogênio e ar ou oxigênio são introduzidos no interior do jato efluente da coluna. A mistura é queimada e, como resultado da energia da chama, elétrons são retirados dos solutos e são formados íons. Essas partículas carregadas migram para um par de eletrodos coletores de cargas opostas na câmara e causam uma pequena corrente elétrica durante o fluxo. A corrente, ampliada para produzir um sinal útil, é proporcional à velocidade do fluxo do soluto através do detector. Além de sua excepcional sensibilidade, os detentores de chama-ionização são úteis por causa de sua grande *faixa dinâmica linear*. Eles respondem de maneira linear a quantidades de soluto que diferem em concentração em várias ordens de grandeza.

Existem outros detectores altamente sensíveis, mas sua resposta é limitada a compostos que contêm certos grupos funcionais específicos, tais como nitrogênio, fósforo ou halogênios. Essa propriedade de seletividade pode ser bastante útil, mas, mesmo se a separação cromatográfica não for ideal, um soluto interveniente não será detectado, a não ser que contenha o grupo funcional para o qual o detector é específico. Dessa maneira, é dado um segundo nível de seletividade ao procedimento.

O *Detector de Captura de Elétrons* (*DCE*) é um dos detectores mais sensíveis, e é capaz de responder a níveis de nanogramas, ou até mesmo picogramas, de materiais com grupos funcionais que possuem alta afinidade ao elétron, tais como os grupos halogênio ou nitro. Nesse dispositivo, uma fonte radioativa, geralmente o Ni^{63}, emite partículas beta que interagem com moléculas do gás transportador formando íons positivos e elétrons. Estes, por sua vez, migram para eletrodos de cargas opostas na câmara detectora produzindo uma *corrente constante*. Quando um soluto detectável elui da coluna, ele é capaz de "capturar" certa quantidade de elétrons, desse modo diminuindo a corrente constante. Essa diminuição da corrente é detectada eletronicamente e é proporcional à quantidade de soluto.

O DCE é extremamente sensível a baixos níveis de compostos halogenados como os pesticidas. Entretanto, sua faixa de resposta linear é estreita e é muito suscetível à saturação permanente se exposto a uma concentração demasiadamente alta de um composto halogenado.

O *Detector Específico Termiônico* (*DET*), também chamado de *Detector de Fósforo e Nitrogênio* (*DFN*), é uma forma modificada do DIC que mostra maior resposta a compostos que contêm nitrogênio e fósforo. Ele consiste num DIC padrão com um grão de um composto metálico alcalino sólido, como o silicato de rubídio, aquecido eletricamente e suspenso na área acima da estrutura de suporte da chama. Na presença de excesso de ar, é formado um plasma na área do grão. Isso produz grandes quantidades de íons a partir dos compostos que contêm nitrogênio e fósforo, que são então detectados nos eletrodos coletores, tal como no DIC. O mecanismo de ação não é amplamente compreendido, mas sua sensibilidade para compostos que contêm nitrogênio e fósforo é 10^3 a 10^4 vezes maior do que para outros compostos orgânicos. Ele também tem aplicações importantes na análise de resíduos de pesticidas.

Uma outra modificação do DIC, com maior seletividade para compostos contendo enxofre e fósforo, é o *Detector Fotométrico de Chama* (*DFC*). Os compostos eluídos são primeiramente queimados na chama usual do DIC, e os produtos da pirólise então passam para uma outra chama onde átomos de enxofre e fósforo são excitados até um estado mais elevado de energia e subseqüentemente detectados pela espectroscopia por emissão. A sensibilidade desse dispositivo ao enxofre e ao fósforo é cerca de 10^5 vezes maior do que aquela para compostos de carbono.

Provavelmente as análises mais sensíveis e úteis possam ser feitas combinando-se cromatografia a gás com espectroscopia de massa. O uso de um separador adequado para remover o gás transportador permite a introdução direta do soluto no interior da câmara de ionização do *Detector Espectral de Massa* (*DEM*) depois de ele sair da coluna. Essa técnica tem a vantagem da sensibilidade extremamente alta (10^{-12} a 10^{-15} g), de modo que geralmente apenas uma injeção da substância desconhecida é necessária. A técnica CG-EM também é útil para análise quantitativa ao usar a monitorização iônica seletiva.

Existem vários outros detectores para uso na cromatografia a gás, mas eles são usados com menor freqüência pois não oferecem vantagens significativas frente aos dispositivos atualmente empregados. Esses incluem detectores cujos princípios de funcionamento estão baseados na coulometria, na condutividade ou na fotoionização.

TÉCNICAS ESPECIAIS

Não é incomum na prática da cromatografia a gás encontrarmos amostras que não podem ser analisadas satisfatoriamente não importa qual a combinação de fases móvel e estacionária utilizada. Por exemplo, frações de petróleo contêm alcatrão e outros hidrocarbonetos de alta ebulição que cromatografam com dificuldade, se é que o fazem. Além disso, muitos agentes que contêm ácido carboxílico ou grupos funcionais aminas primárias são suficientemente voláteis para cromatografar, mas fornecerão picos ruins caudados em decorrência de interações não-ideais dos grupos funcionais com a fase estacionária. Entretanto, para finalidade de pesquisa e controle de qualidade, as indústrias farmacêuticas e químicas exigem que essas substâncias sejam analisadas; para contornar o problema imposto por esses compostos, foram desenvolvidas técnicas especiais tais como a *pirólise* e a *derivação*.

A cromatografia a gás com pirólise é usada freqüentemente para análise de compostos de peso molecular muito alto tais como frações de óleo cru, vedações de borracha de frascos e materiais de embalagem. Por meio dessa técnica, as substâncias de alto peso molecular são decompostas em compostos mais leves e mais voláteis através do aquecimento controlado numa fornalha, que pode ser externa à cromatografia a gás ou fazer parte do instrumento. Os compostos mais leves resultantes em seguida são cromatografados pelo modo usual, freqüentemente com o uso de colunas capilares.

Por causa da natureza dos produtos da decomposição raramente ser conhecida com qualquer certeza, o cromatograma produzido representa uma "impressão digital" da amostra original. Se a duração e a temperatura da pirólise forem controladas cuidadosamente, o método é reproduzível e valioso para se verificar matérias-primas de diferentes fornecedores para determinar se a fonte ou a composição química foi alterada durante um período de tempo.

Vários compostos, como os esteróides, não cromatografam bem porque eles não são suficientemente voláteis ou se decompõem nas temperaturas mais altas necessárias para a CG de sucesso. Outros, tais como os ácidos graxos, produzem picos com mau formato. É freqüentemente possível contornar esses problemas e se obter bons cromatogramas formando-se derivativos dessas substâncias. Muitos dos procedimentos usados para produzir derivativos nesses casos são os mesmos usados na análise orgânica qualitativa, tais como a acilação de alcoóis, a formação de oximas e hidrazonas de carbonils ou a esterificação de ácidos graxos. Contudo, para cromatografia gasosa, uma classe diferente de reagentes derivatizantes chamados de *agentes sililatantes* tem sido usada com maior freqüência. A intenção é que esses agentes reajam com compostos que contêm prótons lábeis como os alcoóis, aminas, ácidos carboxílicos ou tióis para produzir os correspondentes éteres, silil aminas, ésteres ou tioéteres. Por causa da reduzida polaridade, os derivativos têm volatilidade e estabilidade maiores do que os compostos originais. Vários agentes derivatizantes foram usados, dos quais os mais comuns são o *N*-trimetilsililimidazol (*TSIM*), *N,O*-bistrimetilsililtrifluoroacetamida (*BSTFA*) e *N,O*-bistrimetilsililacetamida (*BSA*). Os subprodutos das reações são bastante voláteis e eluem muito rapidamente, de modo que eles não interferem com a cromatografia.

Além de serem bastante úteis como agentes derivatizantes, os compostos sililatantes também são usados para desativar suportes sólidos e as superfícies nas colunas de vidro. Nessas aplicações, eles reagem rapidamente com os grupos silanol sobre a superfície de sílica, bloqueando assim os locais polares que poderiam interferir com o processo de separação.

ANÁLISE QUALITATIVA

Embora a cromatografia a gás seja usada primariamente como técnica quantitativa, ela também é valiosa para análise qualitativa de substâncias desconhecidas. Isso pode ser feito de duas maneiras: comparando-se os parâmetros de retenção dos compostos desconhecidos com os conhecidos ou retendo os efluentes à medida que eles deixam a coluna e submetendo-os aos procedimentos clássicos químicos de identificação espectrométrica.

Em termos de parâmetros derivados do cromatograma, os tempos de retenção ou de retenção relativa ou seus volumes correspondentes são indicadores úteis de identidade quando comparados com os mesmos parâmetros de um composto conhecido. As variáveis relacionadas, o fator de capacidade, k', e o fator separação, α, também podem ser usados. Se houver suspeita de que o composto desconhecido é membro de uma série homóloga e membros suficientes conhecidos da série estão disponíveis, gráficos de log t_R *versus* o número de carbonos ou log t_R numa coluna polar *versus* log t_R numa coluna não-polar irão oferecer uma linha reta para os homólogos.

Também é possível identificar os solutos após a CG coletando-se frações individuais à medida que elas eluem da coluna. Isso pode ser feito manual ou automaticamente usando-se um coletor de fração ativado pelo sinal do detector. Dessa maneira, todo o procedimento pode ser automatizado e realizado sem vigilância durante um período extenso de tempo para assegurar que amostras adequadas sejam coletadas para análise subseqüente.

ANÁLISE QUANTITATIVA

Além de oferecer separações rápidas e eficientes de complexas misturas e informações qualitativas acerca das substâncias eluídas, a cromatografia também pode oferecer ao analista dados quantitativos precisos e corretos.

O parâmetro que é proporcional à concentração de um composto no efluente na GC é a área debaixo do pico de eluição, que é a integral da curva de eluição desde o ponto onde ela deixa a linha de base até o ponto onde ela retorna. Usando-se técnicas de computação, essa integral pode ser determinada com exatidão; contudo, vários métodos de integração manual podem ser empregados. Eles são baseados na presunção de que o formato do pico é do tipo de Gauss; embora eles não mostrem a verdadeira área do pico, os resultados obtidos são proporcionais a ela e podem ser usados com igual confiança. Alguns dos métodos usados para integração são

Triangulação — São feitas tangentes aos pontos de inflexão do pico desde a linha de base até o ponto onde elas se encontram acima do pico. O terceiro lado do triângulo é desenhado ao longo da linha de base, e a área é determinada multiplicando-se a largura da base pela metade da altura. O valor resultante é igual a 96% da área real do pico gaussiano.

Altura vezes Largura na Metade da Altura — As partes do cromatograma na linha de base, antes e depois do pico, são ligadas por uma linha reta. A altura é medida a partir dessa base e multiplicada pela largura na metade da altura. O resultado é igual a 84% da área verdadeira.

Altura — Se as condições de temperatura e velocidade de fluxo forem controladas rigorosamente, a altura do pico produzido por uma determinada quantidade de soluto será constante de etapa a etapa. Ela portanto pode ser usada diretamente como uma estimativa da área.

Integração pelo Computador — O computador, ou integrador, transforma a voltagem analógica produzida pelo detector em digital para cálculo dos resultados. Esse é de longe o método mais preciso, além de ser bem aplicável a picos cujo formato não é idealmente gaussiano.

Uma vez determinadas as áreas relativas dos picos no cromatograma, esses dados, que são proporcionais à concentração de cada uma das espécies, têm de ser usados para determinar concentrações exatas. Isso é realizado numa das três seguintes maneiras:

Normalização da Área — Pressupõe-se que cada substância na mistura injetada produz um pico separado no cromatograma. O peso do material em qualquer pico é encontrado determinando-se a relação entre a sua área de pico e a soma das áreas totais de todos os picos e multiplicando isso pelo peso total do soluto na quantidade injetada. Esse método é usado com menor freqüência porque o pressuposto inicial geralmente não é válido. Ele é no entanto o método padrão substituto em integradores computadorizados e é útil para verificar a reprodutibilidade de injeções repetidas da mesma amostra.

Padronização Externa — Um material padrão puro de referência correspondente à substância a ser determinada é dissolvido num solvente a uma concentração conhecida. Quantidades exatamente medidas dessa solução (1, 2, 3, 4 e 5 μl) são injetadas sucessivamente. As áreas de cada um dos picos produzidos são plotadas *versus* a massa do soluto injetado, e é produzida uma curva de calibração. Em seguida, a substância desconhecida é injetada, é determinada a área de pico, e é encontrada a concentração por interpolação. Esse método é bastante preciso, mas é necessário que o analista seja hábil no uso de seringas em microlitros ou que um injetor automático seja usado, pois os volumes injetados têm de ser conhecidos com exatidão. Também é pressuposto que os parâmetros do instrumento permanecem constantes durante o período durante o qual as amostras são introduzidas, um pressuposto que nem sempre é válido.

Padronização Interna — Para contornar a dificuldade de se colocarem quantidades medidas com precisão na CG, o método de padronização interna pode ser usado. Esse procedimento requer dois padrões: o padrão analítico — uma amostra pura do composto a ser analisado, e o outro — um *padrão interno*. Este normalmente é uma substância que elui numa posição próxima à da substância que está sendo analisada e é bem resolvida ($R_S > 1{,}25$), mas que não pode ser transformada no analisado sob as condições da análise. Uma série de soluções é preparada contendo várias quantidades do padrão analítico e quantidades constantes do padrão interno. Elas são cromatografadas, e é determinada uma curva de calibração plotando-se a relação entre as áreas dos dois picos *versus* as relações entre as suas concentrações. O desconhecido então é dissolvido num solvente apropriado, a mesma quantidade do padrão interno é adicionada, e a mistura é cromatografada. A relação entre as áreas é calculada, e, através da interpolação na curva de calibração, é determinada a quantidade do desconhecido. Esse método é a técnica mais freqüentemente usada para análise quantitativa pela CG, pois não é necessário conhecer a quantidade exata de solução injetada. A prática usual é preparar uma solução do padrão interno no solvente empregado para dissolver os padrões de referência ou amostras, assegurando assim relações não variáveis entre as áreas dos picos padrão ou da mostra e as do padrão interno.

CROMATOGRAFIA LÍQUIDA

Embora em 1906 Michael Tswett tenha publicado um trabalho abrangente sobre cromatografia líquida no qual explicava claramente a natureza do processo, bem como sua opinião acerca de seu potencial, o método não foi adotado amplamente a não ser muitos anos mais tarde. Em 1941, Martin e Synge, que não tinham tido êxito no uso da extração por contracorrente para separação de aminoácidos em amostras de lã, desenvolveram um processo de cromatografia líquida na qual usaram uma coluna compactada contendo gel de sílica saturado de água e uma fase móvel de butanol-clorofórmio. Eles aperfeiçoaram as técnicas experimentais e explicaram os aspectos teóricos do procedimento tão profundamente que a eles foi dado o prêmio Nobel por esse trabalho em 1952.

A partir dessa época, a cromatografia líquida tornou-se uma das técnicas mais versáteis disponíveis ao analista por causa de sua simplicidade e capacidade de separações em alta resolução. Separações podem ser reveladas com base em características tão diversas como a polaridade dos solutos, sua natureza iônica, seu peso molecular, sua capacidade de partição ou sua capacidade de formar complexos por afinidade.

O termo cromatografia líquida é usado hoje em dia para traduzir aqueles métodos através dos quais ocorre a separação dentro de uma coluna compactada. O material de compactação é a fase estacionária e pode ser um sólido com capacidades adsortiva ou de exclusão ou um suporte inerte revestido por uma fase líquida. Uma fase móvel líquida é usada como eluante. Embora a cromatografia de camada fina e a cromatografia em papel usem uma fase móvel líquida e uma fase estacionária sólida, elas são diferentes no sentido de que as separações ocorrem numa superfície planar em vez de numa coluna.

A cromatografia líquida pode ser realizada através de um de dois métodos:

1. O procedimento clássico, desenvolvido por Tswett, chamado de *cromatografia de coluna aberta*, no qual a fase móvel flui através da coluna compactada sob a influência da gravidade ou, no máximo, sob baixa pressão (p. ex., 50 a 100 psi).
2. O procedimento no qual a fase móvel é forçada através da coluna compactada sob alta pressão. Esse método é chamado de *cromatografia líquida de alto desempenho* ou *performance (CLAD* — high-performance liquid chromatography — HPLC) por causa das eficiências extremamente altas atingíveis (até 50.000 placas/m), ou *cromatografia líquida de alta pressão,* por causa das altas pressões necessárias (1.000 a 3.000 psi). Na CLAD, o diâmetro da partícula tipicamente é de 10 μm ou menos, e, em decorrência disso, as colunas são fortemente compactadas e desenvolvem retropressões altas que necessitam de bombeamento da fase móvel através da coluna.

Independentemente de qual método utilizado, CLAD ou de coluna aberta, o modo de separação depende principalmente da natureza da fase estacionária. Existem cinco modos: adsorção, partição, troca iônica, exclusão por tamanho ou afinidade. Cada um deles será discutido em detalhe.

CROMATOGRAFIA DE ADSORÇÃO

Na cromatografia líquida no modo adsorção, como na cromatografia gás-sólido, os solutos são retidos em decorrência da capacidade da fase estacionária de se combinar temporariamente com eles através da sua superfície ativa. As forças envolvidas via de regra são relativamente fracas e efetivas somente ao longo de curtas distâncias. Aí estão incluídas as forças de van der Waals e de London, interações de dipolo e de dipolo induzido com grupos polares sobre a superfície ativa, forças de transferência de cargas e ligações hidrogênicas.

Com esse tipo de ligação, chamada de *adsorção física*, a energia necessária para quebrar as ligações é pequena, e a fase móvel, através de sua capacidade de dissolver e deslocar os solutos efetivamente, pode contrabalançar essas forças de atração. Portanto, um processo cromatográfico eficiente pode ocorrer com base na competição entre a dissolução do soluto na fase móvel e ligação na superfície da fase estacionária. Entretanto, quando há a formação de ligações químicas mais fortes entre os solutos e o adsorvente, como no processo de *quimiossorção*, a fase móvel não consegue oferecer energia suficiente para dessorver os solutos. Nesse caso, não é atingido o equilíbrio entre as duas fases, e os solutos são adsorvidos irreversivelmente ou dão origem a picos de eluição caudados não-satisfatórios.

O Quadro 33.1 mostra algumas das mais comuns dentre a grande variedade de substâncias usadas como adsorventes. Além da adsortividade, a área de superfície, o tamanho de partícula e a atividade da superfície são de grande importância para determinar a utilidade de um adsorvente em potencial. Uma grande área de superfície é necessária para oferecer contato efetivo entre as duas fases e assegurar a troca freqüente do soluto. Embora áreas de 5 a 200 m^2/g sejam mencionadas por fornecedores de adsorventes, esses valores podem ser mais baixos do que a área efetiva real de superfície porque os métodos de medida usados não levam em exata consideração a natureza porosa das partículas do adsorvente ou o verdadeiro formato das moléculas do soluto. O tamanho da partícula é importante não somente como um indicador da área da superfície mas também porque ela determina a resistência da coluna compactada ao fluxo do solvente. Embora partículas muito pequenas possam oferecer uma grande área de interação para o soluto, elas podem se compactar tão fortemente que uma velocidade de fluxo razoável não pode ser atingida sem o uso de técnicas de alta pressão e a perda conseqüente da capacidade de amostragem. Partículas na faixa de 75 a 150 μm ensejam um equilíbrio útil para a cromatografia de coluna aberta, favorecendo uma grande área de superfície com boa permeabilidade. A atividade de superfície se refere à energia do local ativo do adsorvente, e pode variar dependendo da natureza da substância e da quantidade de água adsorvida. Para se ter uma superfície reproduzível, é prática comum ativar um adsorvente aquecendo-o para expulsar a maior quantidade de água e depois desativá-lo até um nível desejado através da exposição a um clima de umidade conhecida, retornando uma quantidade conhecida de umidade ao adsorvente.

Entre os adsorventes mais comumente utilizados, o gel de sílica e a alumina têm superfícies ricas em grupos hidroxílicos e átomos de oxigênio, e, assim eles interagem fortemente com solutos polares. O carvão, ativado a 1.000° para torná-lo não-reativo a compostos polares, tem uma superfície muito porosa que desacelera o processo de adsorção-dessorção e o torna mais sujeito à quimiossorção. As separações feitas em carvão são baseadas principalmente no peso molecular, e os compostos maiores são retidos mais fortemente. O silicato de magnésio tem uma superfície ácida característica dos silicatos insolúveis e é semelhante à alumina quanto às propriedades adsortivas.

Quadro 33.1 Adsorventes Usados na Cromatografia de Coluna

Adsorvente	
Sucrose	(mais fraco)
Amido	
Inulina	
Talco	
Carbonato de cálcio	
Fosfato de cálcio	
Magnésio	
Gel de sílica	
Silicato de magnésio	
Alumina	
Carvão	(mais forte)

O Quadro 33.2 arrola um número de solventes mais comumente usados na cromatografia líquida-sólida catalogados numa ordem de padrão de acordo com a sua energia relativa de adsorção por unidade de área de superfície na alumina. Uma listagem como essa é chamada de *série eluotrópica* e, embora as energias relativas de adsorção sejam levemente diferentes sobre outras superfícies, a escolha de solventes geralmente é feita de acordo com essa série. Uma exceção é feita no caso do carvão; por causa da sua tendência de adsorver substâncias não-polares, a ordem de força do solvente é invertida.

O solvente usado para uma determinada separação tem de ser escolhido de acordo com as propriedades dos solutos, bem como da fase estacionária. Por exemplo, se se for realizar a separação de compostos muito polares usando o gel de sílica, o solvente tem de ser suficientemente polar para sobrepujar a forte atração entre o soluto e a superfície, ou irão ocorrer tempos de retenção muito longos. Se uma mistura de solutos menos polares está para ser analisada, um solvente mais fraco tem de ser usado para permitir um tempo de residência mais longo na coluna e mais equilibrações entre as fases. Para uma discussão mais detalhada dos métodos usados para correlacionar a estrutura dos solutos com o tempo de retenção usando a cromatografia de adsorção, recomenda-se o texto de Snyder (ver *Bibliografia*).

CROMATOGRAFIA DE PARTIÇÃO

Nesse método de cromatografia líquida, as misturas de solutos são separadas de acordo com as relativas tendências de seus componentes de se dividirem entre uma fase móvel e uma fase estacionária consistindo em uma camada de líquido revestindo ou combinada com a superfície do suporte sólido. O líquido está presente na forma de uma camada extremamente fina, de modo que possa ser obtida rapidamente equilibração entre as fases para minimizar a difusão do soluto na fase estacionária. A superfície do suporte sólido freqüentemente é tratada (por exemplo, por sililação) para eliminar os efeitos adsortivos.

Embora tenha ela sido usada para muitas análises bem-sucedidas, a cromatografia de partição líquida-líquida foi, até de certo modo recentemente, um método inconveniente de se usar experimentalmente. A fase líquida tinha de cobrir o suporte sólido através da evaporação de uma solução ou da injeção dela na coluna com a fase móvel fluindo. Num ou noutro

Quadro 33.2 Características de Solventes Usados em Cromatografia

SOLVENTE	VALOR ELUOTRÓPICO, E^0	CONSTANTE DIELÉTRICA	PARÂMETRO DE SOLUBILIDADE
Heptano	0,00	1,92	7,4
Hexano	0,01	1,88	7,3
Isoctano	0,01	1,94	7,0
Ciclo-hexano	0,04	2,02	8,2
Tetracloreto de carbono	0,18	2,24	8,6
Tolueno	0,29	2,38	8,9
Benzeno	0,32	2,27	9,2
Éter etílico	0,38	4,33	7,4
Clorofórmio	0,40	4,81	9,1
Cloreto de metileno	0,42	8,93	9,6
Tetraidrofurano	0,45	7,58	9,1
Acetona	0,56	20,7	9,4
Dioxano	0,56	2,25	9,8
Acetato de etil	0,58	6,02	8,6
Acetonitrilo	0,65	37,50	11,8
Piridina	0,71	12,30	10,4
I-propanolol	0,82	20,33	10,2
Etanol	0,88	24,30	11,2
Metanol	0,95	32,70	12,9
Ácido acético	grande	6,15	12,4
Água	grande	78,54	21,0

caso, era difícil obter fases estacionárias estáveis e reproduzíveis. Além disso, a escolha da fase móvel necessariamente ficava restrita àquelas na qual o revestimento líquido tinha solubilidade limitada. Por exemplo, se fosse usado um polietilenoglicol para oferecer uma fase estacionária muito polar, uma fase móvel de hexano ou algum outro hidrocarbono de polaridade muito baixa tinha de ser usada. Mesmo assim, a fase estacionária líquida seria retirada lenta mas continuamente da coluna, alterando desse modo as características da separação. Para evitar a retirada, ou a fase móvel era saturada com o material da fase líquida ou uma pré-coluna contendo uma alta concentração da fase líquida cobrindo o suporte sólido era inserida no sistema antes da coluna analítica. Num ou noutro caso, a natureza da fase móvel era alterada e os coeficientes de partição se tornavam menos favoráveis.

Recentemente, os problemas apresentados por fases estacionárias instáveis foram resolvidos pelo desenvolvimento da *cromatografia de fase combinada*, na qual a fase líquida é quimicamente e de modo permanente combinada com a superfície do suporte sólido. O gel de sílica, com sua alta população superficial de grupos hidroxílicos, oferece um excelente meio sobre o qual várias substâncias podem ser combinadas usando-se agentes sililantes apropriadamente substituídos. Por exemplo, o cloreto de octadecildimetilsilil reage com o gel de sílica formando uma fase estacionária não-polar estável chamada ODS (octadecilsilil). Por causa de seus efeitos estéricos, nem todos os grupos hidroxílicos do gel de sílica são derivatizados pelo reagente ODS, de modo que o restante reage com o cloreto de trimetilsilil num processo chamado *revestimento* (ou *revestimento final)* para reduzir os efeitos de adsorção. Fases combinadas são vantajosas, pois podem ser reproduzíveis de lote a lote e a superfície não se altera durante o processo cromatográfico. Elas têm as desvantagens de serem dispendiosas e efetivas somente numa faixa de pH dentro da qual a estrutura do gel de sílica é estável, geralmente pH de 2 a 7. Em comparação com as inconveniências do método anterior, contudo, essas desvantagens não são muito restritivas, e o desenvolvimento de novas fases combinadas usando-se um suporte polimérico estável numa faixa de pH de 1 a 13 promete minorar esse problema.

A cromatografia de partição pode ser conduzida por duas maneiras: *fase normal* ou *fase invertida*. No modo de fase normal, a fase estacionária é uma substância polar, como o polietilenoglicol ou a própria superfície de sílica não-tratada, e a fase móvel é não-polar (por exemplo, hexano). Nessas circunstâncias, os compostos polares são atrasados preferencialmente e as substâncias não-polares eluem mais rapidamente. Na cromatografia de fase invertida, a fase estacionária é não-polar (por exemplo, ODS) e a fase móvel é polar, geralmente uma mistura de metanol e/ou acetonitrilo. Os compostos não-polares são retidos mais fortemente por esse sistema, ao passo que os solutos polares eluem primeiramente. As separações de fase invertida são os métodos mais freqüentemente usados na CLAD.

Por causa da eficiência e da disponibilidade de materiais para fase invertida, especialmente tipo ODS ou C-18, têm sido feitas tentativas para usá-los para separar misturas de compostos iônicos tais como os aminoácidos. Normalmente esses compostos não seriam retidos numa compactação de fase invertida porque eles são muito polares para se separarem de modo apreciável sobre a fase estacionária não-polar. Foram desenvolvidas várias técnicas, todas elas envolvendo alteração da fase móvel, para permitir a cromatografia com êxito de compostos iônicos usando-se essas fases estacionárias. Esses métodos são chamados *cromatografia de supressão de íons*, *cromatografia de pareamento de íons* e *cromatografia "sabão"*.

A supressão de íons é usada para substâncias tais como ácidos fracos ($pK_a > 2$) e bases fracas ($pK_a < 8$), os quais somente são parcialmente ionizados em valores neutros de pH característicos das fases móveis usuais. Por exemplo, um ácido carboxílico com $pK_a = 5$ irá, no pH = 7, estar presente tanto na forma ionizada quanto na não-ionizada com carboxilato aniônico predominando numa relação de 100 para 1. Para incrementar a retenção da substância num sistema de fase invertida, o pH da fase móvel pode ser ajustado a um valor suficientemente baixo para suprimir a ionização do ácido, por exemplo, pH < 3. Isso faz com que o ácido livre predomine, e, como ele é muito menos polar do que o ânion, ele será capaz de se separar na fase estacionária.

Para ácidos ou bases mais fortes que permanecem ionizados por toda a faixa de pH (2 a 7) onde a sílica é estável, a cromatografia com pareamento de íons é a técnica de escolha. Nesse método, um reagente que se dissocia para oferecer íons opostos à carga daquela dos solutos é adicionado à fase móvel. Embora o mecanismo de ação ainda não tenha sido totalmente explicado, os íons adicionados podem interagir com solutos carregados de duas maneiras.

Primeiro, eles podem combinar-se diretamente com solutos carregados e formar pares de íons não-polares que irão se separar mais prontamente na fase estacionária.

Por outro lado, a extremidade não-polar do reagente pareador de íons pode por si mesmo se separar na fase estacionária, deixando a sua extremidade polar se estendendo desde a superfície até a fase móvel, onde age como um trocador de íon.

Num ou noutro caso, a retenção de solutos iônicos nos materiais da fase invertida é aumentada. Exemplos de reagentes pareadores de íons são o ácido heptanessulfônico, usado para espécies catiônicas como as aminas protonadas, e o hidróxido tetra-*n*-butilamônio, que faz par com substâncias aniônicas.

O terceiro método, *cromatografia sabão*, constitui na verdade uma forma de pareamento de íons no qual o reagente adicionado é um detergente ou sabão. Exemplo são sulfato lauril sódico para cátions e cloreto de cetiltrimetilamônia para ânions. A cromatografia com sabão é útil especialmente para separação de proteínas, porque o sabão não só neutraliza a carga sobre a molécula como também afeta a conformação da proteína, permitindo que ela interaja mais favoravelmente com a fase estacionária. Os aspectos práticos da cromatografia de pareamento de íons são discutidos em mais detalhe por Gloor e Johnson.[5]

Uma outra técnica especial que pode ser usada com a cromatografia de partição é a *complexação de íon metálico*. Nesse processo, uma quantidade pequena de um íon metálico, como a Ag^+, é adicionada à fase móvel na cromatografia de compostos olefínicos. A prata iônica interage com as ligações duplas, formando complexos de transferência de carga e alterando comportamento da partição do soluto olefínico. Essa técnica é útil para separar mistura de compostos diferentes quanto à extensão e à disposição da insaturação.

CROMATOGRAFIA POR TROCA DE ÍONS

Embora técnicas de pareamento de íons tenham se comprovado úteis, em muitos casos, para a separação de misturas de substâncias iônicas, o método usual para análise desses compostos é a *cromatografia por troca de íons*. Esse método oferece maior grau de seletividade devido ao maior número de combinações de fase móvel e estacionária que pode ser empregado. Ele é especialmente útil para cátions inorgânicos, aminoácidos ou grupos semelhantes de compostos intimamente relacionados.

Os materiais da fase estacionária usados para efetuar essas separações são chamados de *trocadores de íons*, e eles envolvem um grupo de polímeros orgânicos ou inorgânicos sintéticos que são capazes de reversivelmente remover íons de uma solução e, ao mesmo tempo, substituí-los por íons de carga equivalente. Durante todo esse processo de troca, o princípio da eletroneutralidade tem de ser obedecido tanto no trocador de íons quanto na solução. Um trocador de íon contém *íons fixos*, os quais são permanentemente incorporados ao seu esqueleto insolúvel, e *contra-íons* frouxamente combinados que têm carga oposta aos dos íons fixos e podem ser trocados quando espécies carregadas são adsorvidas da solução. Se os contra-íons estiverem carregados positivamente, o material é chamado de *trocador de cátion;* se negativamente, será um *trocador de ânion*.

Os polímeros inorgânicos usados nesse tipo de cromatografia são silicatos de alumínio, os quais contêm estruturas em treliça, ou semelhantes a gaiola. Por causa da predominância de átomos de oxigênio no polímero, ele tem carga negativa, e os contra-íons, geralmente cálcio ou sódio, são positivos. Portanto, eles são trocadores de cátions. Os elementos desse grupo de ocorrência natural são chamados de *zeolitos*, enquanto os sintéticos, que foram desenvolvidos para oferecer estruturas padronizadas com tamanhos constantes de poros, são chamados de *peneiras moleculares*. Por causa de suas baixas capacidades de troca iônica, essas substâncias inorgânicas são usadas primariamente para separação de moléculas de tamanho pequeno.

Os materiais para troca de íons mais freqüentemente usados são co-polímeros orgânicos fabricados a partir do estireno (vinilbenzeno) e divinilbenzeno (DVB). O estireno se polimeriza, resultando em cadeias longas torcidas de átomos de carbono com um anel de benzeno a cada carbono. O divinilbenzeno é adicionado para promover ligações cruzadas dessas cadeias e oferecer uma estrutura tridimensional semelhante à de um colar. As resinas de troca iônica comercialmente disponíveis são identificadas, de acordo com a porcentagem de ligações cruzadas, em $\times 2$, $\times 4$, $\times 6$ etc., correspondendo à porcentagem inicial de DVB na mistura da reação.

Como os polímeros estireno-DVB por si sós não têm propriedades intrínsecas de troca de íons e agem somente como um esqueleto, grupos funcionais carregados têm de ser adicionados. A reação com ácido clorossulfônico coloca um grupo ácido sulfônico em cada um dos anéis de benzeno não-ligados, dando origem a um *trocador forte de cátion,* ou seja, no qual os contra-íons podem ser facilmente removidos dos íons fixos. Se, no lugar do estireno, for usado o ácido metacrílico na polimerização, o co-polímero resultante tem grupos ácidos carboxílicos ligados ao esqueleto e funciona como um *trocador fraco de cátion*, ou seja, no qual os contra-íons não se dissociam em pH baixo. As resinas de *troca de ânion fortes* podem ser fabricadas a partir do mesmo esqueleto com a introdução de grupos funcionais amina quaternários, ao passo que *trocadores de ânions fracos* usam poliaminas como grupos ionizáveis.

Muitas outras substâncias são usadas como componentes esqueléticos e como grupos funcionais para troca de íons. Polímeros de carboidratos, como dextrana e celulose, quando usados como matriz insolúvel, mudam a seletividade de uma resina. Por exemplo, íons de soluto com grupos poliaromáticos combinados, como os ácidos antraquinonessulfônicos, não cromatografam bem em trocadores de íons baseados em poliestireno porque se associam muito fortemente com os anéis de benzeno da resina. Contudo, num trocador baseado em celulose, a separação é possível porque o mecanismo é limitado inteiramente ao processo de troca iônica. O gel de sílica também é usado como matriz de suporte na preparação de trocadores de íons, especialmente na CLAD, onde a força da partícula é importante, pois ela não deve ser esmagada por uma alta pressão de funcionamento do sistema.

Outros grupos funcionais usados freqüentemente são dietilaminoetil (DEAE) e trietilaminoetil (TEAE), que são trocadores de ânions, e o carboximetil (CM), que é usado como resina de troca de cátions. Ligadas às matrizes de celulose ou dextrana, essas substâncias têm sido empregadas amplamente na separação de proteínas e peptídios.

O mecanismo de ação nesse modo de cromatografia depende da substituição dos contra-íons da resina pelas espécies iônicas que estão sendo separadas. Isso pode ser ilustrado pelo procedimento usado na purificação da água fazendo com que ela passe através de uma resina de leito misto. Usando-se o cloreto de sódio como um contaminador, o mecanismo é

$$\text{(1) RESINA—SO}_3\text{H} + \text{Na}^+ = \text{RESINA—SO}_3\text{Na} + \text{H}^+$$

$$\text{(2) RESINA—N(CH}_3)_3\text{OH} + \text{Cl}^- = \text{RESINA—N(CH}_3)_3\text{Cl} + \text{OH}^- \qquad (13)$$

Água de pureza excepcionalmente alta necessária para fazer fases móveis para CLAD é preparada por uma coluna de troca de íons, seguida por passagem através de uma coluna de adsorção de carvão para remover compostos orgânicos não-ionizáveis e depois microfiltrada para excluir outras partículas de materiais e bactérias.

Numa mistura de íons em solução e com cargas diferentes, as espécies mais altamente carregadas são retidas preferencialmente. Assim, numa resina de ácido sulfônico, o alumínio é combinado mais fortemente do que o cálcio, e o cálcio mais fortemente do que o sódio. A ligação de espécies negativamente carregadas com resinas de troca de ânions fortes segue a mesma tendência. Entre as substâncias da mesma carga, a retenção se relaciona com o tamanho dos íons hidratados, e os íons menores são retidos mais fracamente. Como os elementos menores da escala periódica se combinam com mais moléculas de água, os seus íons hidratados são maiores; portanto, para os metais alcalinos, a ordem de retenção é $Cs^+ > Rb^+ > K^+ > Na^+ > Li^+$.

Um outro parâmetro que afeta a retenção é a natureza dos substitutos ligados à porção carregada da espécie de soluto. As resinas de poliestireno mostram preferência pelos íons que contêm grupos aromáticos em comparação a grupos alifáticos porque, além da combinação decorrente de forças eletrostáticas de troca iônica, os grupos aromáticos do soluto interagem diretamente com o esqueleto da resina.

Cromatogramas de troca iônica podem ser revelados pelo método de deslocamento ou de eluição. No primeiro caso, um íon retido mais fortemente do que qualquer dos íons dos solutos desloca estes da resina, resultando numa série contínua de bandas (veja Fig. 33.4). Na revelação da eluição, o agente eluidor é um íon para o qual a resina tem menos seletividade do que para íons do soluto. A transferência dos íons do soluto para e a partir da resina depende do equilíbrio da troca com o íon eluidor. O cromatograma resultante consiste em uma série de picos gaussianos separados, como na Fig. 33.5.

As fases móveis usadas na cromatografia com troca de íons são geralmente soluções salinas aquosas que podem ser tamponadas até um pH desejado ou ajustadas a uma força iônica constante. A escolha da fase móvel depende do conhecimento da seletividade da resina pelos íons do soluto e da influência do equilíbrio da solução decorrente do pH ou complexação. Solventes orgânicos aquosos ou orgânicos misturados podem ser usados se a fase estacionária não for alterada. O gradiente de eluição é usado para separações difíceis.

A *cromatofocalização*, descrita primeiramente em 1978 por Sluyterman e Elgersma,[6] é um método especial de cromatografia de troca iônica de grande utilidade na separação de misturas de proteínas. Nesse caso, uma substância-tampão, ajustada a um pH específico, é adicionada a uma coluna de troca aniônica previamente ajustada a um pH diferente. À medida que as substâncias-tampão se misturam, é formado um gradiente de pH ao longo do comprimento da coluna, variando do pH inicial na extremidade distal até aquele da substância-tampão adicionada na extremidade proximal. Se o pH no início da coluna for menor do que o ponto isoelétrico da proteína a ser analisada, ela portará uma carga positiva e não irá interagir com o trocador de ânion. Em vez disso, ela irá migrar ao longo da coluna até o ponto onde o pH está logo acima do ponto isoelétrico, quando irá adquirir uma carga negativa e se combinar com a resina. Assim, um grupo de proteínas irá se dispor na coluna na ordem dos seus pontos isoelétricos. À medida que o gradiente de pH se desloca para baixo na coluna, as proteínas irão migrar para baixo, de modo a permanecerem negativamente carregadas, até cada uma eluir da coluna no seu ponto isoelétrico. O fracionamento de misturas complexas de proteínas é possível portanto usando-se esse método de separação.

CROMATOGRAFIA DE EXCLUSÃO POR TAMANHO

A *cromatografia de exclusão por tamanho*, também chamada de *cromatografia em gel*, constitui uma técnica eficiente para separar grupos de solutos em solução com base no seu tamanho efetivo. As fases estacionárias usadas para se atingir essas separações são polímeros ligados com ligações cruzadas para oferecerem uma rede aberta com numerosos poros de tamanho consistente. O grau de ligação cruzada é controlado cuidadosamente para produzir uma série de géis contendo diferentes tamanhos de poros e faixas de fracionamento. Quando uma fase móvel, contendo uma mistura de solutos de vários tamanhos, é passada através de uma coluna desses materiais, moléculas demasiadamente grandes para se ajustarem dentro dos poros são "excluídas" e permanecem completamente na fase móvel. Elas são, portanto, eluídas rapidamente próximo do volume vazio. Moléculas de tamanho menor ficam livres para se difundirem dentro dos poros, de modo que, na verdade, o seu caminho através da coluna é mais longo e irão eluir mais tarde, conforme mostra a Fig. 33.10. O grau de retenção depende do tamanho das moléculas incluídas em relação ao tamanho dos poros. Assim, as moléculas menores irão entrar em todos os poros, ao passo que as moléculas de tamanho intermediário, por causa da velocidade da fase móvel, não terão tempo suficiente para se difundirem em todos os poros nos quais elas iriam se ajustar normalmente e portanto serão retidas menos efetivamente. O resultado é um cromatograma que consiste em um pico inicial contendo todas as substâncias totalmente excluídas, seguido por um grupo de picos representando todas as substâncias que foram retidas parcialmente e separadas, e finalmente por um outro pico único causado por todos os solutos totalmente incluídos.

As fases estacionárias usadas nesse modo de cromatografia de partição são de dois tipos.

Os *géis macios* são feitos geralmente a partir de carboibratos com ligações cruzadas, como a dextrana (*Sephadex*), a agarose (*Sepharose*) ou a poliacrilamida (*Bio-Gel*), cujo uso foi descrito inicialmente por Porath e Flodin.[7] Eles são muito hidrofílicos e antes que a coluna possa ser compactada têm de ser misturados com a fase móvel até terem *embebido* líquido suficiente para se tornarem completamente inchados. Após realizada a compactação da coluna, a composição da fase móvel não pode ser alterada, porque isso iria alterar a quantidade de solvente embebido, resultando em encolhimento do leito ou mais inchaço, que poderia explodir a coluna. Esses géis são usados com fases móveis primariamente aquosas, e a técnica é chamada de *filtração em gel*. Por causa da baixa força estrutural dos géis macios, eles não podem ser usados sob alta pressão. Foram desenvolvidos para a CLAD meios para exclusão por tamanho fabricados de gel de sílica com tamanhos de poros controlados; eles não deformam sob pressão e podem ser usados como fases móveis aquosas e não-aquosas.

Os *géis semi-rígidos* ou *rígidos* consistem em materiais tais como poliestireno de ligação cruzada, grãos de vidro de porosidade controlada ou dextrana alquilada. Eles podem ser usados para a separação de polímeros orgânicos insolúveis usando fases móveis não-aquosas como clorofórmio, acetona, piridina ou tetraidrofurano. Essa técnica é chamada de *permeação em gel*, e foi descrita inicialmente em 1964 por Moore.[8]

De modo ideal, o único mecanismo de separação que ocorre na cromatografia de exclusão por tamanho é aquele que depende da difusão dos solutos para dentro e para fora dos poros. Entretanto, dependendo da natureza dos solutos e da fase estacionária, outros mecanismos de retenção como troca de íons, partição hidrofóbica ou ligação com hidrogênio podem ter efeitos sobre certos solutos. Isso pode resultar em longos tempos de retenção, adsorção irreversível ou perda de atividade em moléculas biológicas. Tais dificuldades podem ser minimizadas mudando-se a força iônica ou o pH da fase móvel para reduzir os efeitos de carga ou usando-se aditivos tais como detergentes que modificam a forma e a carga de moléculas biológicas.

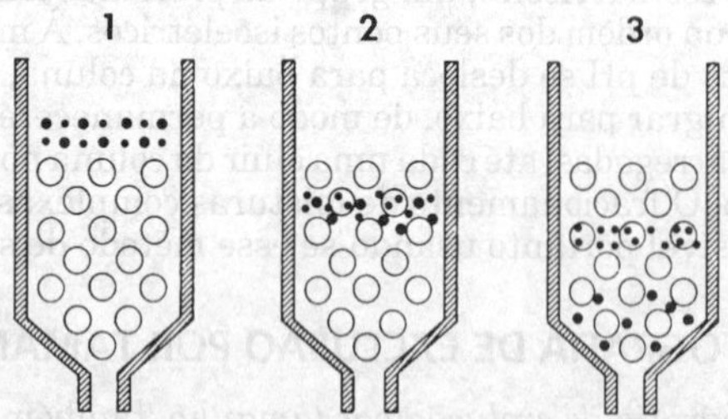

Fig. 33.10 Cromatografia de exclusão por tamanho. Moléculas solúveis pequenas (•) penetram nos poros do gel (○) e são retardadas. Macromoléculas (●) são excluídas da matriz do gel e eluem primeiro.

A cromatografia de exclusão por tamanho é usada com maior freqüência em procedimentos que envolvem grandes moléculas biológicas, como proteínas, ácidos nucleicos e polissacarídios, que não são cromatografados bem por outras técnicas. Entre os procedimentos para os quais esses géis são úteis estão dessalinização, concentração, determinação do peso molecular e fracionamento.

A *dessalinização* é freqüentemente necessária para a purificação de agentes bioquímicos que foram separados de tecido usando-se técnicas que envolvem substâncias-tampão e reagentes precipitantes. Nesse procedimento, é usado um gel com um limite de exclusão bastante baixo (ou seja, equivalente a um peso molecular de 1.000 a 2.000). Por causa das grandes diferenças em peso molecular entre as moléculas biológicas e os sais contaminadores, colunas curtas e altas velocidades de fluxo podem ser usadas. As macromoléculas serão eluídas no volume vazio com pouca diluição, ao passo que os sais são retidos na coluna.

A concentração de soluções diluídas de grandes moléculas pode ser obtida com géis cujo limite de exclusão é menor que o peso molecular das substâncias envolvidas. A solução é misturada com uma pequena quantidade de gel seco que irá absorver 10 a 20 vezes o seu peso em água. Alguns sais e pequenas moléculas também são absorvidos, deixando as macromoléculas numa solução de pH e força iônica quase inalteradas, mas com volume significativamente reduzido.

Talvez o maior valor da cromatografia de exclusão por tamanho esteja no fracionamento e na determinação do peso molecular de macromoléculas. Foi determinado que, como o tamanho de uma molécula é aproximadamente proporcional ao seu peso molecular, M, o volume de eluição, V_E, pode ser expresso por

$$V_E = a + b \log M \tag{14}$$

onde a e b são constantes que dependem das fases móvel e estacionária. Para determinar o peso molecular de uma substância, o sistema tem de ser calibrado usando-se uma molécula extremamente grande, como a dextrana azul, para estabelecer o volume vazio no sistema, e uma substância como o óxido de deutério ou a sucrose para determinar o tempo de retenção para um soluto totalmente incluído. Uma série de proteínas ou polímeros padrões é usada para calibrar a região entre esses limites. A curva típica de calibração de V_E *versus* $\log M$ para uma série de proteínas padrões é mostrada na Fig. 33.11. Uma vez determinado o volume de eluição do composto desconhecido, o peso molecular pode ser estimado por interpolação.

CROMATOGRAFIA POR AFINIDADE

Em situações em que são desejadas separações muito específicas, pode ser empregada a *cromatografia por afinidade*, uma forma altamente especializada de cromatografia de adsorção. Essa técnica lança mão de um ligante específico, o qual foi imobilizado através de ligação química com uma matriz insolúvel, para adsorver de modo reversível uma única espécie molecular a partir de uma mistura de solutos. Esse método difere de outros modos de cromatografia já discutidos no sentido de que, em vez de tentar separar uma mistura de solutos para análise qualitativa ou quantitativa, ele se preocupa somente com a remoção de uma única espécie a partir da mistura. Ele tem a sua maior utilidade como uma técnica altamente específica de purificação de moléculas biológicas.

A cromatografia por afinidade deve seu alto grau de especificidade à natureza das forças de ligação entre o ligante e a substância a ser purificada. Muitas moléculas biológicas, em decorrência da sua singular estrutura de conformação, formam

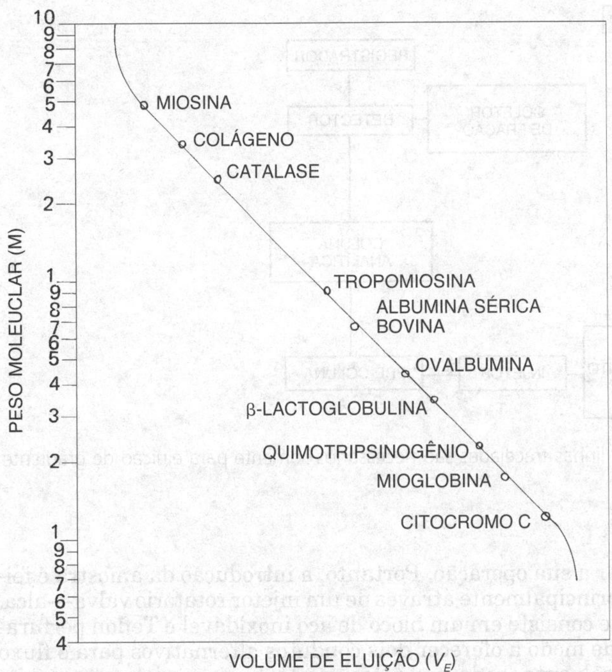

Fig. 33.11 Curva de calibração de exclusão por tamanho típica de volume de eluição, V_E, *versus* log *M* para uma série de proteínas padrões.

fortes ligações não-covalentes com compostos relacionados, como um agente medicamentoso o faria com um receptor celular. Exemplos disso são encontrados na associação de enzimas com coenzimas, antígenos com anticorpos, lectinas com carboidratos ou polinucleotídios com ácidos nucleicos. Se um ou outro membro dos pares anteriormente mencionados estiver ligado permanentemente com uma matriz cromatografica, ele será capaz de remover o outro da solução sem interagir significativamente com qualquer outro soluto na mistura. Como a ligação ligante-molécula alvo é reversível, uma fase móvel adequada pode ser passada através da coluna para dissociar o par e eluir a substância purificada. Um exemplo da utilidade dessa técnica envolve a purificação do interferon A para estudos estruturais e ensaios clínicos.[9]

FATORES EXPERIMENTAIS E INSTRUMENTAÇÃO

CROMATOGRAFIA DE COLUNA CLÁSSICA

Um ambiente experimental para a realização desse tipo de cromatografia é relativamente simples. A coluna dentro da qual a fase estacionária é compactada consiste em um tubo de vidro ou de Teflon, tipicamente com diâmetro de 10 a 50 mm e um comprimento de 5 a 100 cm, embora colunas muito mais compridas e mais largas tenham sido usadas para separações difíceis em trabalho preparatório. Na parte inferior da coluna é ajustada uma torneira ou outro dispositivo de restrição de fluxo para oferecer controle da velocidade de fluxo da fase móvel. O material de compactação é apoiado dentro da coluna por meio de um disco de vidro caldeado ou um pedaço de lã de vidro.

O material de compactação pode ser introduzido dentro da coluna como um pó seco ou um caldo suspenso na fase móvel. Num ou noutro caso, é essencial que o leito seja formado por igual, sem bolhas de ar ou canais que perturbem o fluxo da fase móvel. Se for uma compactação seca, a fase estacionária é introduzida em pequenas quantidades, permitindo-se que ela se acomode com a ajuda de leves batidas ou vibração no lado de fora da coluna. Se for usada uma técnica de compactação por caldo, a torneira é deixada aberta para permitir que o solvente escorra através do material sólido e solvente é adicionado, conforme necessário, para evitar que a coluna resseque enquanto ela está sendo agitada para deslocar as bolhas de ar. Quando o leito tiver atingido a altura desejada, a válvula de retenção é fechada e uma camada de fase móvel é deixada acima do leito. Na compactação com caldo, pressão positiva, vácuo ou um bastão de compressão podem ser usados para assegurar que o material está compactado firmemente.

A amostra é colocada na parte superior da coluna de duas maneiras. Ela pode ser misturada com uma pequena porção da fase estacionária e depois compactada como antes ou ela pode ser dissolvida na fase móvel e depositada sobre o material compactado depois que a fase móvel tiver fluído por uma curta distância no interior da fase estacionária. Mais fase móvel é então adicionada e a valva de retenção é aberta para permitir início do fluxo. O cromatograma então pode ser revelado permitindo-se que o solvente escorra a partir de um reservatório sob a força da gravidade ou através da introdução dele sob baixa pressão usando-se uma bomba peristáltica. O efluente a partir da coluna é coletado em frações em função do tempo ou volume, e os eluados testados para a presença de vários solutos.

CROMATOGRAFIA LÍQUIDA DE ALTO DESEMPENHO

Por causa das pressões relativamente altas necessárias para a realização desse tipo de cromatografia, é necessário um ambiente experimental mais bem elaborado. A Fig. 33.12 mostra um diagrama de blocos de um aparelho completo de CLAD. Todos esses componentes não são necessários para se obter análises com sucesso (veja a legenda).

Os *reservatórios de solvente* são frascos de vidro ou de aço inoxidável capazes de conter até 1 litro de fase móvel, que pode consistir em solventes orgânicos puros ou soluções aquosas de sais ou substâncias-tampão. As substâncias usadas para preparar essas misturas devem ser da mais alta pureza possível, porque contaminadores eventualmente poderão ser depositados na coluna e corromper a cromatografia. As fases móveis devem ser filtradas para remover partículas de materiais que podem entupir o sistema e gás deve ser retirado através de vácuo, ultra-som ou espargimento com hélio para eliminar seu extravasamento na bomba ou no detector.

Como as partículas usadas para compactar colunas de CLAD são suficientemente pequenas ($< 50\ \mu m$) para evitar o fluxo do solvente pela gravidade, são necessárias bombas que desenvolvem pressões de até 5.000 psi para forçar a fase móvel através da coluna. Dois tipos de bomba são disponíveis: mecânico, que oferece velocidade constante de fluxo, e pneumático, que fornece uma pressão constante. Das bombas mecânicas, a mais freqüentemente usada é a do tipo pistão recíproco, no qual um eixo acionado por um motor movimenta um êmbolo de safira para o interior de uma pequena câmara que contém líquido numa extremidade, forçando o solvente para fora. Valvas de verificação controlam o fluxo de saída e entrada do solvente para impedir refluxo. Como há um pulso de fluxo cada vez que o êmbolo se move para dentro e para fora, as variações de pressão podem causar uma linha de base instável; assim, essas bombas geralmente são equipadas com um dispositivo de tamponamento de pulso. Elas podem ter duas câmaras de líquido dispostas de tal maneira que, enquanto uma está se enchendo, a outra está se esvaziando.

As bombas pneumáticas podem ser do tipo de deslocamento de gás, que usa pressões diretas oriundas de gás altamente comprimido que força o solvente para fora de um tubo, ou do tipo pneumático-amplificador no qual gás comprimido a uma pressão mais baixa comprime a extremidade grande de um pistão forçando a extremidade menor a oferecer o líquido. A amplificação da pressão original gás é proporcional à relação entre as áreas das duas extremidades do pistão. As bombas pneumáticas têm a vantagem da operação sem pulsos.

Se for necessária uma análise de gradiente para obter-se determinada separação, a maneira mais comum de formar o gradiente é incluir um segundo reservatório e bomba e um

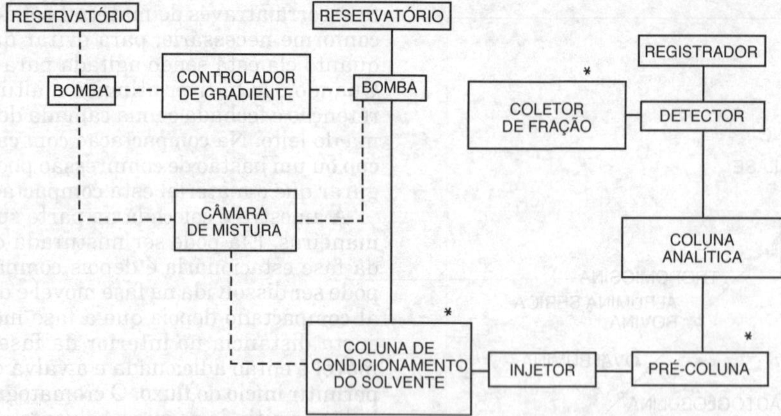

Fig. 33.12 Diagrama de bloco de uma CLAD completa. Os itens conectados por linhas tracejadas são necessários somente para eluição de gradiente. *Esses itens são ideais tanto para análise por gradiente quanto isocrática.

controlador de gradiente. Este é um dispositivo eletrônico que sincroniza a operação das duas bombas oferecendo uma mistura de fase móvel da concentração desejada. Por exemplo, se se desejar uma mistura 50-50 de solventes nos dois reservatórios a uma velocidade geral de fluxo de 1,0 ml/min, o controlador irá ajustar a velocidade de oferta de cada bomba em 0,5 ml/min. Os solventes individuais então são combinados na *câmara de mistura* e ofertados ao cromatógrafo. Os controladores são capazes de proporcionar gradientes lineares, convexos, côncavos ou graduados, resultando assim numa mistura de solvente de força constantemente crescente para tornar possível a resolução de misturas complexas.

Ao contrário desse método de alta pressão de formação de gradientes, uma técnica de baixa pressão também é usada freqüentemente por alguns fornecedores de instrumentos. Nesse método, a câmara de mistura está situada antes de uma bomba única. Até quatro reservatórios são conectados à câmara de mistura, cada um com uma valva controlada remotamente. O controlador de gradiente, seja um dispositivo separado ou um pacote com software residente em computador, abre e fecha as valvas na seqüência apropriada de modo que a câmara de mistura possa gerar a fase móvel de composição desejada.

O próximo componente, uma *coluna de condicionamento de solvente,* é usado somente em circunstâncias especiais. A maior parte dos materiais de compactação de coluna na CLAD é preparada a partir do gel de sílica, que irá se dissolver lentamente em solventes cujo pH estão abaixo de 2 ou acima de 7. Isso resulta num encolhimento do material de compactação, dando origem a espaços vazios nos quais solutos separados se remisturam ou são diluídos, levando desse modo a uma perda de resolução. Portanto, para minimizar essa ocorrência e proteger os materiais caros de compactação com base em sílica, uma pequena coluna (5 a 10 cm) compactada com gel de sílica, de grau usado na CLAD, é introduzida na corrente líquida depois da bomba, mas antes do injetor. O material nessa coluna é dissolvido preferencialmente, saturando a fase móvel e preservando a coluna analítica. Embora exista uma discreta dissolução da sílica mesmo na faixa de pH 2 a 7, colunas de condicionamento não precisam ser usadas sempre e podem constituir uma desvantagem se frações forem coletadas com o objetivo de recuperar os solutos, pois a sílica dissolvida é difícil de ser removida do soluto.

A mistura de soluto é introduzida no cromatógrafo através de um *dispositivo de injeção* adequado. Injetores septais estão disponíveis, nos quais a solução-amostra é injetada através de um disco de borracha ou de Teflon autovedante usando-se uma seringa em microlitros. Isso pode ser feito ao mesmo tempo que a fase móvel está fluindo ou enquanto ela é interrompida momentaneamente. Embora esses dispositivos sejam baratos e fáceis de usar, é difícil obter injeções reproduzíveis e automatizar a sua operação. Portanto, a introdução da amostra é feita principalmente através de um injetor rotatório valva-e-alça. Este consiste em um bloco de aço inoxidável e Teflon perfurado de modo a oferecer dois condutos alternativos para o fluxo do solvente, cada um selecionado por uma valva rotatória. Quando a valva está na posição "encher", o solvente flui através de um conduto diretamente para dentro da coluna. No outro conduto existe uma alça de tubo de aço inoxidável de calibre estreito e volume fixo (10 a 1.000 μl) que é preenchido com a solução-amostra usando-se uma seringa ou sucção. Quando a valva é movida para a "posição" de injeção, o conduto da fase móvel é desviado através da alça e esvazia seu conteúdo para dentro da coluna. Os resultados obtidos são muito reproduzíveis e o injetor pode ser automatizado usando-se um solenóide para mudar a posição da valva.

O componente seguinte no instrumento, chamado de *pré-coluna*, é opcional e pode ser usado por duas razões. Quando as fases estacionárias consistem em uma fina camada de um líquido que reveste um suporte sólido, o líquido lentamente se dissolve na fase móvel, causando uma degradação de resolução. Nesse caso, para saturar a fase móvel e retardar a dissolução, a pré-coluna irá conter o suporte sólido revestido por maior porcentagem de fase líquida do que a coluna analítica. Como grande parte das fases estacionárias usadas atualmente na CLAD é combinada permanentemente e não sujeita a dissolução, a pré-coluna é usada principalmente para proteger a coluna principal ao reter partículas de material e substâncias que poderiam ser irreversivelmente adsorvidas na coluna analítica. Nesse caso ela geralmente é chamada de *coluna guarda*. A coluna guarda é compactada com uma fase estacionária idêntica àquela da coluna principal, exceto que o tamanho de suas partículas pode ser maior de modo a não restringir o fluxo. O material maior é relativamente barato e fácil de compactar, de maneira que o conteúdo da coluna guarda pode ser alterado freqüentemente. Por causa do seu comprimento curto (2 a 10 cm), ela geralmente não afeta a separação.

A *coluna analítica,* na qual ocorre a separação realmente, consiste em um tubo de aço inoxidável, geralmente com 5 a 25 cm de comprimento e diâmetro interno de 2 a 4,6 mm. Ela é compactada com a fase estacionária de duas maneiras.

Para materiais com tamanho maior de partículas (> 30 μm), a compactação seca é introduzida em quantidades pequenas através de um funil enquanto se dá leves batidas ou provoca-se vibrações no lado de fora da coluna para assegurar sedimentação do material sobre um leito firme.

Para as fases estacionárias mais comumente usadas com tamanhos de partículas abaixo de 10 μm, a compactação é dissolvida num solvente ou mistura de solventes de densidade aproximadamente igual e depois forçada para o interior da coluna sob pressão de até 6.000 psi.

Esse método é superior à compactação seca, pois oferece um leito mais firme e mais uniforme.

Os materiais usados para compactar a coluna são de dois tipos: *poroso* ou *pelicular superficialmente* e *totalmente poroso*.

As substâncias peliculares consistem em uma camada de fase estacionária porosa revestindo um núcleo sólido, geralmente um grão de vidro. Moléculas do soluto conseguem penetrar na camada superficial mas não no suporte sólido. Por causa do tamanho do núcleo, as partículas são relativamente grandes (37 a 50 μm) e menos eficientes do que as partículas menores totalmente porosas. Materiais de compactação peliculares são usados principalmente como apoio em pré-colunas e colunas guardas de condicionamento.

Os materiais totalmente porosos são micropartículas disponíveis nos tamanhos 3, 5, 10 e 20 μm e com distribuição de tamanho das partículas precisamente controlada de modo a oferecer um leito uniforme quando compactadas. Elas possuem uma área de superfície muito grande que interage com solutos, e o diâmetro médio de poro de cerca de 8 nm permite que grande parte das substâncias se difunda para o interior dos poros. Materiais com tamanhos de poros maiores (por exemplo, 30 nm) estão disponíveis para moléculas como proteínas que são retidas nas compactações comuns e eluem mal ou não o fazem.

O gel de sílica é o material mais freqüentemente empregado para compactações de coluna com micropartículas. Ele pode ser usado como tal na cromatografia por adsorção, porém mais freqüentemente fases líquidas para cromatografia de partição são combinadas quimicamente à sua superfície. Elas incluem grupos alquil com comprimentos de cadeia de 1, 2, 8 ou 18 (ODS) carbonos, grupos cianopropil, grupos fenil e trocadores de íons. As compactações também estão disponíveis com fases estacionárias quirais para separação de isômeros ópticos.

Um detector satisfatório de uso geral, semelhante ao DIC usado na cromatografia a gás, ainda não foi desenvolvido para a CLAD. Contudo, são usados vários sistemas de detecção sensíveis e específicos baseados em propriedades espectrométricas, refratométricas ou eletroquímicas dos solutos.

O instrumento usado mais freqüentemente é o espectrômetro ultravioleta visível ajustado com uma célula de fluxo de volume bastante pequeno (8 μl). A mais simples delas é fixada a um comprimento de onda, geralmente 254 nm, porque a maior parte dos compostos orgânicos aromáticos absorve fortemente nesse comprimento de onda ou próximo dele, e as lâmpadas de mercúrio de baixa pressão usadas como fontes luminosas têm uma forte linha de emissão nesse ponto. Existem também modelos de comprimento fixo de onda de 280 nm, onde aminoácidos de proteínas e peptídios absorvem, ou de 214 nm, onde ligações duplas isoladas, como o grupo carbonil, absorvem. Os detectores de comprimento fixo de onda têm as vantagens de baixo custo e alta sensibilidade, conseguindo detectar alguns compostos na faixa de nanograma baixo. A sensibilidade algumas vezes pode ser aumentada usando-se um detector de comprimento variável de onda, pois ele pode ser ajustado ao ponto exato de máxima capacidade de absorção para o soluto.

Existem também modelos mais sofisticados, chamados *detectores de varredura com fotodiodo*. Eles podem repetidamente fazer uma varredura de todo o espectro UV durante a eluição de um pico para determinar se mais de uma substância está coeluindo.

Um detector muito mais sensível, mas menos amplamente aplicável, é o espectrômetro de fluorescência. Sensibilidades na ordem de picogramas podem ser obtidas com compostos que fluorescem naturalmente ou podem ser forçados a assim fazê-lo por derivação. Os mais baratos entre esses instrumentos são os fluorímetros de filtro, ao passo que os mais sensíveis usam um prisma ou uma grade para excitação monocromática e radiação de emissão.

O detector mais geralmente aplicável disponível para uso na CLAD é o refractômetro diferencial, que é capaz de medir alterações no índice de refração de 10^{-4} a 10^{-5} unidades IR. Embora esse detector reaja com quase todos os compostos orgânicos e inorgânicos, ele não é tão sensível quanto um espectrômetro. Ademais, alterações na temperatura do ambiente causam intensas correntes de ar e ele não pode ser usado com eluição por gradiente porque em ambos os casos as diferenças no IR são atribuíveis ao solvente e não à solução.

Detectores baseados em medidas eletroquímicas como amperometria, coulometria, polarografia ou fotocondutividade são usados para compostos prontamente oxidáveis ou redutíveis como as catecolaminas. Com o desenvolvimento de interfaces separadoras que removem parte ou toda a fase móvel e o uso concomitante de colunas de calibre (≤ 2 mm), técnicas espectrométricas tais como espectrometria de massa (CL-EM) e infravermelho com transformação de Fourier (CL-IVTF) podem ser usadas como detectores na CLAD. Esses dispositivos são especialmente aplicados na identificação qualitativa de solutos eluídos.

DERIVAÇÃO

Os procedimentos de derivação são usados na CLAD por várias razões:

- Para permitir a cromatografia de compostos que, de outra maneira, não poderiam ser detectados pelos instrumentos atualmente disponíveis, como as aminas alifáticas, alcoóis e ácidos carboxílicos.
- Para melhorar a resolução através da adição de um grupo funcional que intensifica a interação do soluto com a fase estacionária, como a esterificação de ácidos.
- Para melhorar a sensibilidade do método, como a formação de derivativos fluorescentes de aminoácidos.

A maior parte das reações de derivação comumente usada envolve a adição de um grupo fenil substituto para intensificar a detectabilidade em 254 nm. Essas reações incluem a formação de ésteres *p*-bromofenacil de alcoóis, ésteres *p*-nitrobenzil de ácidos carboxílicos e oximas *p*-nitrobenzil de carbonilas. Os derivativos fluorescentes (adicionados fluorescamínicos de aminas primárias) são úteis especialmente porque não somente aumentam muito a sensibilidade como também permitem a detecção seletiva de compostos deriváveis na presença de substâncias coeluentes que não reagem com o reagente.

A derivação pode ser realizada antes de a amostra ser introduzida na coluna ou depois de ela ter sido eluída. Reações pré-coluna fornecem um grupo funcional que pode intensificar a separação dos solutos, bem como sua detectabilidade, por exemplo, a formação de derivativos ftalaldeídos de aminoácidos.[10] A derivação pós-coluna permite a separação dos solutos com base nas suas próprias funcionalidades, mas, para aumentar a sensibilidade, introduz um reagente dentro do efluente da coluna antes de ele atingir o detector. Estão disponíveis partes especiais de equipamento que têm a capacidade de adicionar reagente, aquecer a mistura da reação e oferecer um período de tempo para permitir que a derivação quantitativa ocorra antes da introdução da amostra dentro do detector.

ANÁLISE QUALITATIVA E QUANTITATIVA

Os métodos utilizados para análise qualitativa e quantitativa na CLAD são os mesmos que aqueles usados na cromatografia a gás, e o leitor interessado deve consultar aquela seção para informações relevantes.

DESENVOLVIMENTOS RECENTES NA CLAD

CROMATOGRAFIA IÔNICA (IC)

Trata-se de uma adaptação especial da cromatografia com troca de íons valiosa para a análise de íons orgânicos e inorgânicos em quantidades infinitesimais. Como existem outras técnicas, como a espectrometria de absorção atômica, através das quais baixos níveis de cátions podem ser determinados com precisão, a cromatografia iônica é mais útil para a quantificação de ânions. O equipamento geralmente consiste em um trocador de íons de baixa capacidade baseado em resina ou sílica que permite o uso de substâncias-tampão de baixa força iônica como eluantes. Essa coluna é acoplada a um detector de condutividade. Nos casos nos quais o baixo sinal gerado por quantidades infinitesimais de analisados é abafado pela resposta em decorrência de íons da fase móvel, pode ser usada uma *coluna supressora*. Esta é uma segunda coluna de troca de íons que transforma os íons da fase móvel em espécies moleculares de condutividade menor, revelando desse modo o sinal do analisado. A utilidade da cromatografia iônica tem sido demonstrada em amostras tão diversas quanto água poluída e líquidos biológicos.

CROMATOGRAFIA LÍQUIDA SUPERCRÍTICA

A técnica de cromatografia líquida supercrítica (CLS) se baseia no uso, como fase móvel, de um *líquido supercrítico* mantido na sua temperatura crítica ou acima, ou seja, o ponto em que um gás não pode ser liquefeito, não importa quão elevada seja a temperatura. O líquido resultante tem características de densidade, viscosidade e difusibilidade de meio-termo entre seus estados gasoso e líquido. A densidade e viscosidade menores, quando comparadas com as de um líquido, permitem separações mais rápidas do que na CLAD comum, ao passo que a difusão mais alta que aquela de um gás reduz a disseminação longitudinal da banda.

A instrumentação empregada é comum tanto para a CLAD quanto para a CG. Colunas compactadas com materiais combinados de fase reversa também têm sido usadas, bem como colunas capilares abertas de até 60 m com sílica fundida. Além dos detectores comuns da CLAD, os detectores universais usados na CG tais como DIC também são aplicáveis. A retenção de soluto pode ser influenciada pela programação do gradiente, seja de temperatura seja de pressão. A fase móvel mais comumente utilizada, dióxido de carbono, tem uma temperatura crítica de 31° em 73 atmosferas e é um excelente solvente para muitos compostos orgânicos, além de não ser dispendioso, tóxico nem inflamável. O método tem sido comprovado como útil especialmente para grandes compostos não-voláteis tais como polímeros e moléculas biológicas que se dispersam mais prontamente e são mais estáveis num líquido supercrítico do que num líquido ou num gás.

CROMATOGRAFIA DE INTERAÇÃO HIDROFÓBICA (CIH)

A separação e a purificação de moléculas biológicas ativas, tais como proteínas, através de técnicas normais de fase reversa geralmente levam à desnaturação e à perda da atividade em decorrência de fortes interações hidrofóbicas com os suportes por causa do modificador orgânico (por exemplo, acetonitrila ou metanol) na fase móvel. Na CIH, os suportes geralmente são polímeros hidrofílicos tais como polietilenoglicol, sobre o qual curtos ligantes hidrofóbicos (por exemplo, metil, propil ou butil) foram ligados. As fases móveis são inteiramente aquosas e com retenção controlada pela concentração de sais adicionados tais como o sulfato de amônia ou surfactantes. As altas concentrações do sal favorecem a retenção ao aumentarem as interações hidrofóbicas com a coluna. Assim, o método usual de eluição é a análise de gradiente com concentração decrescente de sal. A fraqueza da interação com a fase estacionária e o uso de fases móveis aquosas intensificam a retenção da atividade biológica.

RESOLUÇÃO DE SUBSTÂNCIAS QUIRAIS

Muitos agentes medicinalmente úteis ocorrem naturalmente como membros de um par racêmico de isômeros quirais. Freqüentemente, a atividade medicinal reside num dos isômeros, e o outro não tem atividade apreciável ou é tóxico. Para reduzir a chance de efeitos desfavoráveis em pacientes, é desejável separar os isômeros constitutivos da mistura. Foram desenvolvidos vários métodos usando a CLAD para se fazer essa separação, e os mais importantes deles são

Aditivos da Fase Móvel — Uma das maneiras clássicas de separar isômeros ópticos é fazer com que eles reajam com um reagente quiral para formar diastereômeros. Esses compostos passam a ter um centro quiral adicional, e sua estrutura geométrica alterada permite a separação através de métodos padrões. Na CLAD, o reagente quiral é adicionado à fase móvel numa baixa concentração, e, em vez de formarem um diastereômero, os isômeros quirais repetidamente interagem com as moléculas do reagente durante o seu percurso através da coluna. Os complexos combinados frouxamente são adsorvidos à fase estacionária com diferentes afinidades e assim são separados. Embora esse método seja eficiente, uma desvantagem é que o isolamento de isômeros puros requer a remoção do reagente quiral.

Fases Estacionárias Especiais — Em vez de adicionar-se um reagente quiral-separador à fase móvel, ele pode ser ligado à fase estacionária. Os isômeros quirais se associam fracamente ao reagente combinado formando diastereômeros dissociáveis com diferentes tempos de retenção. Fases estacionárias quirais (FEQ) combinadas opticamente ativas são derivativos de aminoácidos tais como dinitrobenzoilfenilglicina ou o derivado feniletilamina da valina. Colunas contendo fases estacionárias desse tipo são conhecidas como colunas de *Pirkle*, que foi quem as desenvolveu.[11]

Ciclodextrina — Esse composto consiste em 6, 7 ou 8 moléculas de glicose (ciclodextrina α, β e γ) ligadas numa configuração 1,4 para formar anéis de vários diâmetros. Dependendo da geometria dos isômeros quirais, somente um consegue entrar na cavidade do anel, ao passo que o outro é excluído. Desse modo, é obtida a retenção diferencial. A ciclodextrina pode ser usada como um aditivo à fase móvel, mas ela mais freqüentemente é combinada com um material inerte de suporte.

CROMATOGRAFIA DE MICROCALIBRE

O procedimento de cromatografia de microcalibre, também conhecido como *CLAD capilar*, combina eficiências extremamente altas com velocidade e economia de operação. As colunas usadas nessa técnica são de calibre estreito (1 mm ou menos) de sílica fundida ou de aço inoxidável com revestimento de vidro. Os tubos podem ser revestidos com a fase líquida ou compactados com fases estacionárias de micropartículas dos mesmos tipos usados na CLAD comum. É necessário um equipamento especial para operação nesse modo, inclusive bombas que possam oferecer volumes precisos a velocidades de fluxo de 50 a 200 μl/min, injetores que introduzem amostras de menos de 1 μl e células de fluxo no detector com volumes tão baixos quanto 45 μl.

A principal vantagem desse método está na eficiência das colunas, com AEPTs de menos de 20 μm já relatadas. Ademais, as colunas podem ser conectadas em série para se obter aumentos aditivos de eficiência, um procedimento que não é possível com colunas comuns de CLAD. Outras vantagens incluem a economia significativa de solventes, pois são necessárias velocidades de fluxo abaixo de 50 μl/min, e finalmente a possibilidade de acoplamento direto a um espectrômetro de massa (CL-EM). A principal desvantagem é um resultado da baixa capacidade de soluto das colunas, o que torna impraticável o trabalho preparatório.

CROMATOGRAFIA DE CAMADA FINA

A cromatografia de camada fina (CCF — thin-layer chromatography — TLC) é um método de análise no qual a fase estacionária, um sólido finamente dividido, é espalhada na forma de uma fina camada sobre uma placa rígida de suporte; e a fase móvel, um líquido, migra através da superfície da placa. Ela difere das técnicas previamente discutidas no sentido de que a separação não ocorre numa coluna fechada, mas sobre uma superfície plana; e a fase móvel não flui sob a influência da gravidade ou de alta pressão, mas é atraída através da placa por ação capilar. Embora eficiências de separação equivalentes àquelas obtidas com a cromatografia a gás ou líquida sob alta pressão não possam ser obtidas por esse método, ele tem as vantagens de velocidade, versatilidade e simplicidade. Não é necessário nenhum equipamento delicado ou dispendioso para a realização de separações pela CCF, e o analista pode modificar as condições experimentais fácil e rapidamente. Ela é usada para finalidades tão diversas como testes de ensaio para examinar as fases estacionária e móvel da cromatografia líquida, monitoração do progresso de reações sintéticas, diagnóstico clínico e monitoração de abuso de drogas.

Como a cromatografia líquida, a CCL não foi aceita amplamente na época quando pela primeira vez foram demonstradas a sua utilidade e simplicidade. O trabalho definitivo mais inicial nesse campo, realizado em 1938 por Izmailov e Schraiber[12] no Instituto Ucraniano de Farmácia Experimental, envolveu a pesquisa de alcalóides em materiais vegetais usando finas camadas de alumina sobre lâminas de microscópio. Apesar do êxito desse e de trabalhos subseqüentes, a aceitação ampla da técnica não foi atingida até o final da década de 1950, quando Stahl,[13] que tinha trabalhado na área por vários anos, publicou o método e desenvolveu um kit de equipamento básico, tornado comercialmente disponível. Desde então, a CCF tem permanecido uma ferramenta importante tanto para análises qualitativas quanto quantitativas.

Uma ampla variedade de fases estacionárias estão disponíveis em faixas de tamanho apropriado para uso na CCF. Como o mecanismo desse método é essencialmente o mesmo da cromatografia de coluna líquida, sendo que a única diferença é que a separação ocorre sobre uma superfície plana, os mesmos modos utilizados na cromatografia líquida — adsorção, partição, troca de íons e exclusão por tamanho — são disponíveis para separações em camada fina. Esses processos estão arrolados no Quadro 33.3, juntamente com algumas das fases móveis e estacionárias mais comumente utilizadas.

O gel de sílica, a fase estacionária mais freqüentemente usada, é empregado como tal para CCF de adsorção e modificado para separações de fase reversa com revestimento com uma fina camada de uma substância não-polar, como o óleo de silicone, ou pela combinação de um grupo funcional não-polar a ele, como o octadecilsilil (ODS). A superfície da sílica é ácida devido à presença de muitos grupos hidroxílicos silanol; portanto, ela é mais adequada para a análise de compostos ácidos. Ela também é preferível para compostos polares como aminoácidos e açúcares. A alumina (óxido de alumínio) tem uma superfície básica e é escolhida, em vez do gel de sílica, para a separação de compostos básicos e fracamente polares.

A poliamida (náilon) é um polímero de cadeia longa que, como tem muitos grupos livres de amida e carboxílicos na sua superfície, é um adsorvente com forte capacidade de combinação com o hidrogênio. Ela prontamente irá se combinar com fenóis, ácidos carboxílicos, quinonas e compostos nitro, todos exigindo solventes polares, tais como metanol e dimetilformamida, para os deslocar. Sorventes menos ativos e menos freqüentemente usados são fosfato de cálcio, carbonato de cálcio e terra de infusórios.

A celulose, um polissacarídio, tem numerosos grupos hidroxílicos neutros sobre a sua superfície e pode adsorver água ou solventes polares por combinação com hidrogênio, tornando-a útil para a CCF de partição. A cobertura superficial de água sobre a celulose ou o gel de sílica pode ser controlada secando as placas num forno e depois armazenando-as numa câmara com umidade controlada.

Quadro 33.3 Fases Estacionárias e Móveis Usadas na TLC

TÉCNICA	FASES ESTACIONÁRIAS	FASES MÓVEIS
Adsorção	Gel de sílica Alumina Carvão Poliamida	Solventes não-polares ou orgânicos polares Orgânicos polares
Partição	Celulose Gel de sílica	Aquosos mistos, solventes orgânicos
Partição de fase invertida	Gel de sílica ODS Sílica revestida Celulose acetilada	Aquosos mistos, solventes polares
Troca de íons	Resinas de trocas iônicas DEAE- e CM-celulose	Soluções aquosas tamponadas
Exclusão por tamanho	Géis de dextrana	Tampões aquosos

A CCF de fase reversa é realizada em placas revestidas com o mesmo material que é compactado em colunas de CLAD. Isso a torna uma técnica altamente eficiente e especialmente útil para testes de ensaio em sistemas de solvente para análise pela CLAD. Embora seja muito menos efetiva e prática, a CCF de fase reversa pode ser realizada usando-se gel de sílica, terra de infusórios ou celulose revestida com líquidos não-polares tais como óleos de silicone ou hidrocarbonos de cadeia longa.

As fases estacionárias usadas na CCF com troca de íons e exclusão por tamanho também são idênticas àquelas usadas na cromatografia líquida. Contudo, elas têm de estar no estado finamente dividido para evitar o alargamento da banda. Como a dextrana tem de estar ingurgitada pelo solvente para ser efetiva, as placas de CCF revestidas com géis com exclusão por tamanho são armazenadas "molhadas". A ação capilar através desses géis é baixa, e a revelação leva 10 a 20 vezes mais tempo do que análises comparáveis realizadas com o uso da cromatografia líquida.

Para assegurar uma firme aderência da fase estacionária sobre a placa de apoio e evitar que se desgarre durante a revelação, catalisadores como sulfato de cálcio (gipsita), amido ou carbometilcelulose são adicionados ao adsorvente. Como essas substâncias não são totalmente inertes, é provável que elas influenciem a cromatografia, e o analista tem que levar isso em consideração enquanto revela uma separação. Placas do mesmo tipo comercialmente disponíveis (por exemplo, gel de sílica) podem conter diferentes espécies e quantidades de catalisadores, e portanto uma separação obtida com sucesso sobre placas de um fornecedor pode não funcionar nas de outro.

Os solventes usados como placas móveis na CCF são idênticos àqueles usados na cromatografia líquida, e eles podem ser escolhidos usando-se as séries eluotrópicas mostradas no Quadro 33.2. Eles obrigatoriamente têm de ter alta pureza, pois aditivos tais como metanol em clorofórmio ou antioxidantes em éteres podem afetar a separação e devem ser removidos ou seus efeitos devem ser determinados. Alterações na viscosidade do solvente decorrentes de impurezas alteram a velocidade de fluxo porque quanto mais viscoso o solvente mais lentamente ele será atraído para a placa. Se possível, é preferível usar um único solvente para revelar o cromatograma em vez de uma mistura de múltiplos componentes, porque os solventes são adsorvidos preferencialmente pela fase estacionária, e, à medida que a mistura se desloca pela placa, a composição da fase móvel está sempre se alterando. Compostos que se deslocam por uma distância maior ao longo da placa, portanto, ficarão expostos a uma fase móvel diferente que aqueles que são retidos fortemente. Se tiver de ser usada uma mistura, os componentes devem ser medidos cuidadosamente para que experimentos subseqüentes sejam reproduzíveis; solventes também devem ser voláteis de modo que possam ser evaporados da placa depois de a revelação ter sido terminada.

A escolha do solvente ou mistura ideal para uso como fase móvel depende também da natureza dos solutos e da fase estacionária e em grande parte é empírica. Um procedimento útil para ensaios iniciais é correr duas placas separadas, uma usando um solvente bastante polar (por exemplo, etanol) e a outra empregando um líquido não-polar (por exemplo, hexano). Depois de observar qual tipo de fase móvel desloca os solutos da origem e determinar os seus valores de k' ou R_f, o solvente pode ser modificado para aumentar a seletividade e a resolução de várias maneiras. A polaridade pode ser alterada pela adição de outros solventes escolhidos por consulta a tabelas de força ou constante dielétrica. Substâncias com grupos funcionais semelhantes àqueles dos solutos, tais como éteres, alcoóis ou carboxilas, podem ser adicionadas para aumentar o valor de R_f ao promoverem a solubilidade na fase móvel. Ácidos ou bases (ácido acético ou amônia) podem ser adicionados para afetar as cargas dos solutos para evitar caudamento.

PREPARAÇÃO DAS PLACAS

Uma das maiores vantagens da CCF é que o ambiente experimental é simples e o cromatografista, portanto, pode preparar placas com rapidez e facilidade no laboratório. Embora os revestimentos possam não ser tão reproduzíveis como aqueles sobre placas de fornecedores comerciais, o procedimento é menos dispendioso e se tem a oportunidade de se fazerem placas estacionárias expressamente modificadas para uma separação em particular.

O método mais simples de se produzir uma placa de CCD aceitável é mergulhar uma lâmina de microscópio num caldo de fase de estacionária suspenso num solvente volátil como o clorofórmio. O solvente então é removido por secagem no ar ou num forno, e as placas podem ser usadas diretamente. Embora seja necessária uma certa prática para se obter um revestimento uniforme e reproduzível e as placas sejam pequenas, o tempo de revelação é muito curto. Esse método é usado extensamente para a monitorização do progresso de uma reação sintética ou para avaliação de solventes como fases móveis para uma separação em particular.

Placas maiores com dimensões 5 × 20 cm ou 20 × 20 cm são necessárias para se obter maior eficiência necessária para separações mais difíceis. Elas geralmente são feitas de vidro, mas também podem ser usados plástico, aço inoxidável ou alumínio. O material tem de ser escrupulosamente limpo para evitar a interação de solutos com agentes contaminadores sobre o suporte.

Para reduzir o alargamento da banda, a fase estacionária deve consistir em partículas pequenas e de tamanho uniforme de modo a oferecer uma grande área de interação e um pequeno volume vazio. As partículas são misturadas com água ou com um solvente orgânico para formar um caldo, um agente de combinação apropriado é adicionado, e indicadores fluorescentes, tais como o silicato de zinco, podem ser incluídos para ajudar na detecção do soluto após a revelação. O caldo pode revestir as placas de duas maneiras:

1. Um recipiente para espalhamento, semelhante àquele primeiramente desenvolvido por Stahl, é preenchido com a mistura que é dispersada sobre as placas, depositando uma camada uniforme de gel, cuja espessura é determinada por um dispositivo de ajuste.
2. Duas ou três camadas de fita são colocadas sobre as bordas da placa, o caldo é derramado sobre a área delineada e é nivelado com um bastão de mistura.

Qualquer um desses métodos produz placas satisfatórias, mas o primeiro é preferido pois é tanto mais rápido quanto mais conveniente. Em vez de revestir uma placa com um sorbente, duas substâncias diferentes podem ser aplicadas simultaneamente, de modo que a camada seja feita de uma mistura em gradiente de ambas. Por exemplo, o gel de sílica e a alumina podem ser usados para preparar o gradiente de pH através da largura das placas. Isso pode oferecer separações que de outro modo seriam impossíveis.

A espessura da camada da fase estacionária é importante para o sucesso da cromatografia, pois camadas excessivamente espessas permitem que os solutos se difundam lateralmente e, como na cromatografia de coluna líquida, resultando no alargamento da banda. Camadas de 0,1 a 2,0 mm de profundidade são usadas com mais freqüência, com camadas mais finas (250 μm) sendo mais apropriadas para separações precisas e revestimentos mais espessos para trabalho preparatório, devido à sua maior capacidade de soluto.

Placas disponíveis comercialmente podem diferir em várias maneiras daquelas preparadas artesanalmente. Elas podem ser revestidas com faixas de fase estacionária separadas por divisores não-revestidos para evitar a disseminação e a superposição de bandas adjacentes. Elas também podem conter uma área pré-adsorvente na porção inferior da placa, consistindo em uma camada de 2 a 3 cm de material inerte como a terra de infusórios percorrendo a largura da placa, que não interage com os solutos. Quando a fase móvel se desloca através dessa área, ela irá concentrar os solutos numa faixa estreita e depois transferir para o adsorvente. Isso torna as aplicações da amostra mais fáceis e diminui o alargamento de banda.

APLICAÇÃO E REVELAÇÃO DA AMOSTRA

Depois de secas e condicionadas as placas, se necessário, numa câmara de umidade controlada, as amostras, que podem variar desde alguns μg a mg dissolvidos em 10 a 1.000 μl de um solvente volátil, são aplicadas, geralmente com tubo capilar ou uma seringa em microlitros. As amostras podem ser aplicadas na forma de pontos ou como finos filetes, mas é essencial que todo o solvente seja evaporado entre aplicações repetidas e a área da aplicação da amostra seja mantida a menor possível, porque as bandas irão se alargar à medida que percorrem a placa. Tal cuidado não é necessário ao se usar placas com uma área pré-adsorvente porque o solvente irá comprimir o soluto aplicado dentro de um estreito filete antes de depositá-lo sobre a placa.

Para a revelação ascendente do cromatograma de fina camada, a placa deve ser colocada num jarro retangular que contenha solvente de revelação até uma profundidade de cerca de 0,5 cm. A atmosfera do jarro deve ser saturada completamente com a fase móvel antes da revelação, um processo geralmente realizado revestindo-se o jarro com um pedaço de papel de filtro pré-umedecido com a fase móvel. Em vez dessa disposição, pode ser usada uma câmara em sanduíche, na qual uma segunda placa de vidro é presa firmemente, por pinça, de encontro à placa de CCF, e as bordas vedadas com juntas de vedação e a montagem colocada sobre uma bandeja contendo a fase móvel e deixada para revelar. Como o espaço livre dentro da câmara é bastante limitado, o problema de saturação é minimizado. O solvente se desloca ao longo da placa até ter percorrido uma distância de cerca de 15 cm a partir do ponto de aplicação da amostra, sobre uma placa de 20 cm. A placa então é removida do tanque, a frente da fase móvel é marcada raspando-se a superfície e o solvente é evaporado num forno ou no ar, se a amostra for termolábil. Para aumentar a resolução, são usadas técnicas de *revelação múltipla* ou *revelação bidimensional*.

Na *revelação múltipla*, depois de seca a placa é retornada à câmara e re-revelada na mesma direção, usando-se a mesma fase móvel. O processo pode ser repetido tantas vezes quantas forem necessárias para assegurar a separação efetiva. Essa técnica é usada para aumentar os valores de R_f de compostos que se deslocam somente por uma curta distância desde a origem, porque eles ficam expostos ao deslocamento do solvente durante um tempo mais longo do que as substâncias que eluem mais rapidamente.

Na CCF bidimensional, a amostra é aplicada na forma de uma pequena gota no canto esquerdo inferior da placa, cerca de 2,5 cm de cada borda. Depois de a placa ter sido revelada da maneira usual, ela é seca, rodada 90° no sentido contrário ao dos ponteiros do relógio e colocada em uma outra câmara com um solvente de revelação diferente. Os pontos separados produzidos pela primeira eluição estão agora localizados na origem da segunda. Esse método é útil especialmente para misturas complicadas com muitos componentes ou grupos de substâncias com diferentes funcionalidades, porque os efeitos de seletividade das fases podem ser explorados mais eficientemente usando-se dois solventes.

A CCF bidimensional também ajuda determinar se ocorre degradação de qualquer um dos solventes durante o processo cromatográfico. Se a placa for revelada da maneira bidimensional usual, exceto que a mesma fase móvel é usada em ambas as direções, todos os pontos da amostra original devem se dispor numa linha diagonal correndo a partir do ponto da aplicação inicial até o campo oposto. Os pontos que não estão sobre a linha diagonal não eram componentes da amostra original, e deve-se presumir que sejam produtos de degradação.

MÉTODOS DE DETECÇÃO

Uma vez revelado o cromatograma, os pontos de soluto têm de ser tornados visíveis para determinar seus valores de R_f. Se as substâncias forem muito coloridas (por exemplo, pigmentos de corante), não há dificuldade em detecção visual. A maior parte dos compostos orgânicos, no entanto, especialmente aqueles de origem biológica, não absorve luz visível, e métodos especiais têm de ser usados para sua detecção. Esses métodos devem ser muito sensíveis porque muitas vezes é necessário detectar quantidades de material na ordem de submicrograma, como, por exemplo, na análise de fármacos e seus metabólitos em líquidos biológicos.

O método de detecção usado mais rotineiramente é o exame da placa sob uma luz ultravioleta (UV) para detectar a fluorescência, usando-se fontes luminosas que têm suas linhas de emissão máxima em 254 ou 365 nm. O comprimento de onda mais longo é especialmente útil para induzir a fluorescência em compostos suscetíveis, enquanto o comprimento de onda mais curto é usado para detectar substâncias que absorvem naquela região do espectro UV.

O *apagamento da fluorescência* é uma técnica particularmente útil para a detecção de compostos que absorvem em 254 nm. Através desse processo, uma substância que irá fluorescer a um determinado comprimento de onda (silicato de zinco) mas que não irá afetar a separação é adicionada à fase estacionária antes do preparo das placas. Depois da revelação, quando a placa é irradiada em 254 nm, toda a superfície irá fluorescer, exceto naqueles locais onde um composto que absorve nesse comprimento de onda está localizado. A fluorescência de fundo então é apagada, e os compostos absorventes ficam visíveis como pontos escuros sobre uma superfície clara.

Foram desenvolvidos muitos métodos específicos e não-específicos para a detecção de compostos em placas de CCF usando-se reações químicas. Os dois métodos não-específicos mais freqüentemente empregados envolvem o uso de vapor de iodo e a combustão de compostos orgânicos.

O vapor de iodo é empregado para a detecção de compostos orgânicos colocando-se a placa numa câmara que contém alguns cristais de iodo, os quais sublimam e produzem uma atmosfera saturada de seu vapor. O iodo se associa com praticamente todos os compostos orgânicos, especialmente os compostos não-saturados ou aromáticos, formando complexos de transferência de carga. Em qualquer caso, os solutos irão se tornar visíveis como manchas marrons. As manchas têm de ser marcadas tão logo a placa é removida da câmara, porque a associação entre o iodo e o composto geralmente é fraca, e a cor irá desaparecer rapidamente. Deve-se ter cuidado, pois o vapor de iodo é muito tóxico; entretanto, o método é rápido, amplo na sua aplicação e não-destrutivo, já que o iodo irá se evaporar da placa ou pode ser removido por aquecimento.

A combustão é uma técnica muito empregada para a detecção de compostos que contêm carbono, pois é efetiva para quase todos os compostos orgânicos. O processo envolve borrifar a placa com ácido sulfúrico, geralmente na forma de uma mistura a 50% (*v/v*) com metanol, e depois aquecê-la num forno a 110° durante 10 a 30 minutos. Os compostos orgânicos são destruídos pelo ácido, e um depósito escuro de carbono (carvão) permanece no local. Embora esse método seja efetivo para grande parte dos solutos orgânicos, ele é destrutivo e, portanto, não pode ser usado se os compostos tiverem de ser removidos das placas. Ele também não é aplicável naqueles casos em que uma fase estacionária baseada em carbono, como a celulose ou a dextrana, é usada, porque toda a superfície é degradada.

Os métodos mais específicos de detecção envolvem o borrifamento das placas com reagentes desenvolvidos para reagir com grupos funcionais específicos para produzir derivativos visíveis. Essas reações podem produzir produtos de três tipos:

- Aqueles que são detectados diretamente na luz visível (2,4-dinitrofenil-hidrazonas de carbonilas).
- Aqueles que absorvem UV e apagam a fluorescência (ésteres de benzoato de alcoóis).
- Aqueles que fluorescem diretamente (derivados ftalaldeídicos de aminoácidos).

Alguns dos reagentes de derivação mais comuns, e as classes de compostos com as quais eles reagem, são mostrados no Quadro 33.4.

Quadro 33.4 Agentes Derivantes Comumente Utilizados

CLASSE DO COMPOSTO	REAGENTE	COR PRODUZIDA
Geral	Vapor de iodo	Marrom
Geral	Ácido sulfúrico (50%)	Preta
Ácidos	Verde bromcresol	Amarela
Aldeídos e cetonas	2,4-Dinitrofenil-hidrazina	Amarela-vermelha
Aminas e aminoácidos	Niidrina	Fluorescente
Alcalóides	Nitrato mercúrico	Amarela a marrom
Barbitúricos	Difenilcarbazona	Roxa
Carboidratos	Ftalato de anilina	Cinza-preta
Lipídios	Azul bromtimol	Verde-claro
Esteróides	Tricloreto de antimônio	Várias

A incorporação de elementos radioativos, tais como ^{14}C ou ^{3}H, no soluto oferece um outro método conveniente de detecção, porque existem instrumentos especiais que irão varrer uma faixa da CCF e produzir um gráfico semelhante àquele obtido na cromatografia a gás. Por outro lado, partes adjacentes podem ser raspadas das placas e contadas num contador de cintilação. Também, a placa pode ser presa a um pedaço de filme de raios X, que então fica exposto em áreas que contêm radioatividade, produzindo uma *auto-radiografia*. Esses métodos de detecção radioativa são usados extensamente em estudos metabólicos de novos fármacos, em que o fármaco marcado radioativamente é administrado a animais cuja urina depois é coletada, extraída e cromatografada para se isolar e identificar metabólitos.

ANÁLISE QUALITATIVA

Na cromatografia de camada fina, correlações qualitativas de compostos desconhecidos com padrões são realizadas primariamente comparando-se o valor de R_f, que é a distância desde a origem até o ponto de intensidade máxima na semeadura dividida pela distância total do percurso do solvente. Como a CCF é uma técnica de cromatografia completa, os solutos nunca se deslocam por todo o comprimento da fase estacionária, e portanto todos os valores R_f são menos que 1. Ademais, como menos placas teóricas estão envolvidas que num cromatograma contínuo, os valores de R_f não são tão confiáveis como os tempos de retenção obtidos pela cromatografia a gás ou líquida.

Pode-se ter uma confiança maior numa identificação qualitativa combinando-se o conhecimento do valor de R_f com uma reação específica de detecção. Se um elemento desconhecido tiver um valor de R_f e cor idênticos àqueles de um padrão, a sua equivalência pode ser presumida com um alto grau de confiança se o número total de possibilidades desconhecidas for limitado a alguns relativos poucos. Esse método é usado com grande sucesso no monitoramento de drogas ilícitas na urina de viciados submetidos a tratamento. Mais de 20 drogas narcóticas e estimulantes podem ser detectadas numa única amostra usando-se uma combinação do valor de R_f e várias cores produzidas pelo borrifamento de diferentes reagentes.[14]

ANÁLISE QUANTITATIVA

A quantificação pode ser realizada enquanto o soluto ainda estiver sobre a placa ou quando ele tiver sido removido. O soluto pode ser isolado da placa de várias maneiras. Usando-se a revelação descendente, a fase móvel se desloca continuamente até que o composto de interesse seja eluído na extremidade da placa. Isso raramente é feito e é difícil de controlar devido à rigidez da placa. De outra maneira, a área de adsorvente que contém a substância pode ser removida da placa por raspagem ou por aspiração numa pipeta de Pasteur. O composto então é eluído do adsorvente usando-se um solvente apropriado, e a fase estacionária sólida é removida por centrifugação ou filtração. O soluto então pode ser identificado ou quantificado pelos métodos espectrométricos ou cromatográficos usuais.

Nos casos em que a banda de soluto não pode ser observada exceto por reação química, o soluto não-derivado pode ser obtido correndo porções da mesma amostra em faixas adjacentes ou uma amostra numa faixa e um padrão na próxima. Depois da revelação, a faixa da amostra é marcada com um pedaço de vidro e o restante da placa é borrifado com reagente de revelação para determinar a localização do ponto desejado. A outra faixa é descoberta e o adsorvente é removido na área adjacente ao soluto visibilizado.

Como a ligação entre solutos e adsorventes é freqüentemente bastante forte, a remoção completa da fase estacionária muitas vezes não é obtida. Portanto, a análise quantitativa da substância enquanto ainda sobre a placa é mais confiável. Método manuais têm sido usados, tais como a comparação de tamanhos de semeaduras e intensidades entre o desconhecido e o padrão, usando-se um molde, ou traçando o perímetro da semeadura sobre papel e pesando-o, mas são tediosos e oferecem altos níveis de variabilidade.

Um método automatizado chamado *espectrodensitometria* é muito mais conveniente e capaz de fornecer quantificação na ordem de submicrograma. Nesse método, a placa é colocada sobre um estágio móvel acionado por um motor de modo que a faixa de interesse passa sob um feixe de luz. O comprimento de onda da luz é aquele absorvido pelos compostos sobre a placa e é selecionado usando-se um monocromador. A alteração na intensidade do feixe, que resulta da sua interação com as amostras, é medida como transmitância por um detector colocado abaixo da placa ou como refletância por detector do mesmo lado da placa que a luz incidente. Os resultados são registrados e apresentados num gráfico como uma série de picos gaussianos que podem ser integrados e quantificados. A acurácia e precisão dessa técnica podem ser otimizadas adicionando-se um padrão interno apropriado no cromatograma.

As medidas espectrodensitométricas podem ser feitas em substâncias que são coloridas ou que absorvem UV, aquelas que foram calcinadas, aquelas que apagam a fluorescência, e até mesmo fotografias ou filmes de raios X. Uma discussão mais detalhada dos aspectos quantitativos da densitometria pode ser encontrada no trabalho de Touchstone.[15]

CROMATOGRAFIA EM PAPEL

Embora tenham sido relatadas, até mesmo em meados do século 19, separações bem-sucedidas por cromatografia em papel de corantes, sais e outras substâncias, o método não foi usado amplamente até 1944, quando Consden e colaboradores o redescobriram[16] e o desenvolveram da mesma maneira que tinham feito para a cromatografia líquido-partição e a gás. Eles não só otimizaram o procedimento experimental como também desenvolveram a teoria do processo de separação e formularam equações para descrever os fatores que influenciam a técnica. O trabalho deles levou a uma valorização do método e à sua subseqüente aplicação disseminada.

Nesse tipo de cromatografia, a fase estacionária comumente consiste em uma folha de papel de filtro com textura e espessura controladas. Como o papel é feito a partir da celulose, um polissacarídio altamente hidroxilado, ele tem grande afinidade pela água e por outros solventes polares. A água firmemente ligada é na verdade a fase estacionária real, e, à medida que a fase móvel passa por sobre a superfície do papel, os solutos se distribuem entre a camada combinada de água e o solvente da fase móvel. Portanto, o mecanismo que predomina é a cromatografia líquido-líquido ou de partição, embora também possa ocorrer a absorção à superfície de celulose. Papéis especialmente impregnados para permitir a troca de íons e a cromatografia de fase reversa também estão disponíveis.

FASE ESTACIONÁRIA

O papel usado nesse método é preparado especialmente a partir de fibras de algodão e altamente purificado de modo a ser 99% alfa-celulose, que consiste em polímeros de glicose com pesos moleculares acima de 50.000. As cadeias de celulose são combinadas entre si por ligações de hidrogênio de dois tipos diferentes de ligação cruzada. Em algumas áreas as fibras são mantidas suficientemente compactas para serem altamente estruturadas e quase cristalinas, dando ao papel a sua força. Uma associação mais frouxa das cadeias polímeras no restante da superfície oferece uma estrutura quase amorfa e uma superfície porosa que pode absorver moléculas de água e inchar. Cerca de 6% do peso da celulose consistem em moléculas de água permanentemente combinadas aos grupos hidroxílicos do açúcar, ao passo que outros 10 a 20%, dependendo da umidade, são mantidos mais frouxamente. Por causa da potencial variabilidade do conteúdo de água no papel, a umidade tem de ser controlada cuidadosamente na sua fabricação, armazenamento e uso para se ter resultados reproduzíveis. Alguns dos mais importantes papéis cromatográficos e suas características são mostrados no Quadro 33.5.

Uma outra variável introduzida na fabricação do papel se refere à orientação das fibras na direção da movimentação das máquinas que o formam. Como a fase móvel se desloca através do papel por ação capilar, a orientação física dos canais é importante na determinação da velocidade do movimento e, como resultado, o fluxo é maior na direção da orientação da fibra (*grão*) e mais lentamente perpendicular a ela. Além disso, existe um efeito de distância resultando num fluxo mais lento à medida que aumenta a distância a partir da origem.

Devido aos processos usados durante a fabricação, alguns dos grupos hidroxílicos das moléculas de glicose podem ser oxidados em aldeídos, cetonas ou ácidos carboxílicos. Isso resulta na possibilidade de, além da partição, ocorrer adsorção ou troca de íons. Entretanto, a possibilidade de isso ocorrer é pequena e, na maioria dos casos, não contribui de modo significativo para a separação cromatográfica. Papéis de celulose modificados com um conteúdo mais elevado de carboxila ou grupos funcionais de troca iônica adicionados (dietilaminoetil, DEAE; ou carboximetilcelulose, CM) estão disponíveis para separação de cátions, aminas e aminoácidos. Para as substâncias hidrofóbicas, são usados papéis de celulose-éster ou aqueles impregnados com óleo mineral ou óleo de silicone com solventes orgânicos polares. O papel vidro-fibra (GF/A de Whatman) tem sido usado, e sua principal vantagem é que ele não é afetado por reagentes muito corrosivos para a celulose.

FASE MÓVEL

Os solventes usados para análise cromatográfica em papel são semelhantes àqueles empregados em outras formas de cromatografia de partição. Entretanto, como a superfície do papel se liga fortemente a solutos, as fases móveis tendem a ser mais polares do que as usadas na cromatografia de camada fina.

Quadro 33.5 Tipos e Propriedades de Papéis Cromatográficos Comuns

PAPEL	ESPESSURA (mm)	ASCENSÃO DA ÁGUA[a]	TEMPO DE REVELAÇÃO[b]	CARACTERÍSTICAS
Whatman				
No. 1	0,16	140-220	15-16	Papel padrão
No. 3MM	0,31	140-180	11	Preparatório
No. 4	0,19	70-100	9	Rápido
No. 31ET	0,50	60-120	4	Muito rápido
No. 54	0,17	60-120	6	Lavado, rápido
Schleicher & Schuell				
2040a	0,18	90-140	7	Rápido
2043b (MGI)	0,23	220-260	15	Papel padrão
2045b (GI)	0,16	300-400	45	Lento
2071	0,67	274-290	23	Preparatório

[a]Tempo em minutos para a água ascender 30 cm pelo papel.
[b]Em horas, para o sistema: L-butanol:ácido acético:água (4:1:5).

Misturas de alcoóis, tais como butil ou isopropil, e água são comumente empregadas com amônia ou ácido acético adicionado para controlar a carga sobre os solutos e reduzir o caudamento.

Muitas substâncias orgânicas são insolúveis em água mas solúveis em solventes orgânicos polares. Para esses compostos, papel impregnado com 20 a 40% de formamida em etanol é utilizado. Na maior parte dos casos, o clorofórmio (para substâncias hidrofílicas), o benzeno (para substâncias de polaridade média), o ciclo-hexano (para substâncias hidrofóbicas) ou uma mistura desses solventes são usados como fase móvel. As vantagens desses solventes são boa capacidade de separação e tempos relativamente curtos de revelação, variando de 1 a 4 h.

PREPARAÇÃO E APLICAÇÃO DA AMOSTRA

Agentes químicos são aplicados sobre o papel em solução com solventes voláteis, tais como o etanol, a acetona ou o clorofórmio em quantidades de 0,1 a 1.000 μg, dependendo da sensibilidade do método de detecção e do objetivo da análise. Na determinação de materiais farmacêuticos ou biológicos nos quais ocorrem substâncias-teste em baixas concentrações, geralmente tem de ser empregado um grau de extração, porque substâncias como proteínas, lipídios e ácidos inorgânicos podem ter efeitos indesejáveis quando presentes em grandes quantidades e, portanto, têm de ser removidos antes de a amostra ser aplicada sobre o papel. Para intensificar a separação e a identificação, muitas vezes é vantajoso cromatografar derivativos quando os compostos originais são voláteis.

As amostras são aplicadas numa origem localizada aproximadamente 7 a 9 cm da borda superior do papel para revelação descendente, 3 a 5 cm da borda inferior na revelação ascendente, e num círculo com um raio de 1 a 3 cm para a revelação radial. O tamanho ideal do ponto de semeadura varia de 3 a 8 mm de diâmetro, e pontos adjacentes devem estar 2 a 3 cm uns dos outros. As amostras são aplicadas com pipetas capilares ou seringas em microlitros, usando-se múltiplas aplicações para grandes volumes de amostra e secando cada ponto entre as aplicações.

REVELAÇÃO DO CROMATOGRAMA

A revelação de um cromatograma em papel ocorre numa câmara de vidro ou de aço inoxidável revestido com vidro e tamanho compatível com as dimensões do papel. Isso pode variar desde um tubo de ensaio para um pedaço pequeno até uma caixa ou jarra capaz de conter papéis de até 60 cm de comprimento. A câmara deve ser mantida vedada e saturada com os solventes de fase móvel. Se a fase móvel for uma mistura (por exemplo, butanol-água), os dois reagentes são saturados mutuamente agitando-se num funil separador; as camadas são separadas, e a camada de butanol é transferida para o reservatório da fase móvel na câmara. A camada aquosa é então despejada dentro de um segundo vasilhame que é colocado na câmara; esta é vedada para os vapores dos dois solventes entrarem em equilíbrio. São feitas as semeaduras sobre o papel e este é colocado na câmara mas ainda sem entrar em contato com a fase móvel, permitindo-se que a celulose entre em equilíbrio com os vapores.

O cromatograma é revelado permitindo-se que a fase móvel se desloque sobre a superfície do papel de vários modos: *ascendente, descendente, radial, horizontal linear* ou *espiral*.

No modo ascendente, o papel pode ser suspenso por clipes na parte superior do tanque ou enrolado dentro de um cilindro e grampeado no local. A extremidade do papel mais próxima do ponto da amostra é mergulhada dentro da fase móvel no fundo do tanque, e a fase móvel é atraída pelo papel por ação capilar.

No modo descendente, a fase móvel é contida numa cuba ou placa de Petri, apoiada na parte superior da câmara por pequenas prateleiras fixas na parede de vidro, ou por uma estrutura de aço. A extremidade do papel que contém a amostra é colocada na cuba de solvente e mantida no local por um bastonete de vidro. O solvente se desloca por sobre a borda da cuba e é atraído pelo papel por ação capilar. Na cromatografia descendente, o papel tem de fazer uma alça ao redor de um bastão de vidro (bastão anti-sifão) colocado vários centímetros acima da cuba, senão o fluxo de solvente será errático devido à sifonagem.

Um aparelho simples para revelação radial pode ser construído a partir de duas placas em forma de fatia de torta com diâmetro levemente menor do que o círculo de papel que contém a amostra. Uma das placas é invertida sobre a outra, com o papel fixado entre elas. A fase móvel é colocada na parte inferior da placa e carregada até o papel por um palito. O solvente então se dispersa radialmente a partir do ponto de contato, e o papel é removido da câmara quando a frente do solvente se aproxima da borda da placa.

Os métodos horizontal linear e espiral são usados com bem menos freqüência do que as técnicas anteriores. No modo horizontal linear, uma bandeja plana é usada como câmara de revelação, com os filetes ou folhas de papel de filtro dispostos num suporte de vidro. As bandejas de revelação horizontal ocupam menos espaço do que as câmaras descritas anteriormente, permitindo que a área de trabalho seja usada mais eficientemente.

No *modo espiral*, o papel é enrolado numa folha de Teflon ou uma extremidade é mantida numa cuba por um bastão de vidro. Isso permite que uma grande faixa de papel (47,5 cm) seja revelada numa pequena câmara.

Uma vez tendo o solvente atingido um ponto próximo do final do papel, o processo é interrompido removendo-se a folha da câmara e deixando-se que o solvente evapore. Os pontos de semeadura então são visibilizados por métodos semelhantes àqueles empregados na CCF, com exceção da combustão, que não é útil por causa do papel de celulose.

A análise qualitativa também é realizada da mesma maneira que na CCF. Os valores de R_f são determinados e comparados com padrões, assim como o são os resultados de reações específicas de derivação. Áreas do papel contendo o composto de interesse podem ser recortadas e tratadas com um solvente para eluir as substâncias. Na cromatografia descendente, os pontos de semeadura podem ser eluídos para fora do papel e coletados em pequenos vasilhames no fundo da câmara.

A análise quantitativa pode ser realizada comparando-se o tamanho e a intensidade dos pontos com padrões desenvolvidos sob condições idênticas, por densitometria, ou submetendo o material a métodos espectrométricos padrões após sua eluição do papel.

ELETROFORESE

A eletroforese é definida como a migração de moléculas carregadas sob a influência de um campo elétrico externo. Desde a sua introdução em 1937 por Tiselius para a purificação de proteínas, ela tem sido usada amplamente, sobretudo para a separação de misturas complexas de substâncias biológicas tais como proteínas, ácidos nucleicos e polissacarídios. O nome *eletrocromatografia* tem sido usado para esse processo porque, em alguns casos, como na cromatografia, uma estreita zona de soluto é aplicada a um suporte, e a migração no campo elétrico é influenciada pelas propriedades adsortivas ou estéricas do suporte. A eletroforese é discutida neste ponto pois algumas das técnicas são semelhantes às técnicas cromatográficas com as quais elas são combinadas facilmente.

A migração de partículas num sistema eletroforético depende das propriedades das partículas bem como do sistema instrumental. Com base na Lei de Stokes, a mobilidade de uma partícula, μ, pode ser calculada a partir de

$$\mu = \frac{Q}{6\pi r n} \qquad (15)$$

onde Q é a carga sobre a partícula em esu, μ é em cm^2/volt-s, r é o raio da partícula em cm e n é a viscosidade do meio em poises.

Para os íons e peptídios com peso molecular de pelo menos 5.000 que não obedecem à Lei de Stokes, a Equação 16 é válida:

$$\mu = \frac{Q}{A\pi r^2 n} \qquad (16)$$

onde A tem um valor que varia de 4 a 6 e está relacionado com o formato da partícula.

As condições da solução são variáveis importantes. O pH da solução determina a natureza da espécie. Por exemplo, um pH ácido iria favorecer a protonação de centros básicos de uma proteína, resultando numa molécula carregada positivamente, ao passo que um pH alcalino leva à perda de prótons pela proteína, produzindo uma molécula carregada negativamente. Não é desejável escolher um pH tal que a proteína esteja no seu ponto isoelétrico e exista como zwitterion não-carregado, uma espécie imóvel no campo elétrico imposto.

A mobilidade eletroforética diminui com a força iônica eletrolítica de suporte. Geralmente, as forças iônicas empregadas na eletroforese variam entre 0,01 e 0,10. A temperatura da solução é importante porque a viscosidade da solução varia com a temperatura e a mobilidade aumenta com a temperatura. Como o calor é gerado durante o processo eletroforético, isso deve ser levado em conta na estrutura da aparelhagem e nas condições experimentais.

O fenômeno de eletroendosmose ocorre porque a própria solução migra num campo elétrico. Essa migração, que resulta de cargas superficiais sobre as paredes da aparelhagem, geralmente é aumentada quando um gel é adicionado para estabilizar eletrólitos e evitar a mistura de zonas separadas por causa de gradientes térmicos ou difusão. Os meios estabilizadores desenvolvem uma carga negativa que faz com que o eletrólito e todas as zonas, mesmo os compostos neutros, sejam transportados até o catodo. Os efeitos da endosmose são grandes em géis de ágar mas pequenos em géis de poliacrilamida.

Quando nenhum meio estabilizador está presente ou quando é usado um sistema muito poroso, as separações de espécies fica relacionada com as relações carga-tamanho conforme observado na Equação 15. Na presença de meios estabilizadores, a interação das espécies submetidas a separação com moléculas dos meios introduz uma outra consideração no processo.

A eletroforese comumente é realizada através de uma de duas técnicas.

Na *eletroforese de fronteira móvel* ou de *fronteira livre*, a aparelhagem consiste em um tubo em forma de U com provisão para a introdução de eletrodos catodo e anodo em cada um dos ramos. A solução de amostra é introduzida, e ambos os ramos são preenchidos cuidadosamente com uma solução-tampão. Se a amostra consistir em compostos com mobilidades diferentes, a migração pode ser observada na forma de várias fronteiras em movimento. Esse método oferece informações acerca de pontos isoelétricos e mobilidades dos compostos, mas geralmente não é útil para isolamento dos componentes porque a separação completa raramente é atingida. Vários problemas estão associados com a técnica, inclusive a estabilização das fronteiras iônicas, anomalias de fronteira e a necessidade de equipamento especializado.

A *eletroforese de zona* faz uso de um meio estabilizador para minimizar os problemas associados com a eletroforese de fronteira livre. Muitos tipos de meios estabilizadores estão disponíveis, inclusive papel, géis ou blocos de amido, celulose e géis de ágar ou poliacrilamida.

Um dos procedimentos mais simples na eletroforese envolve a semeadura de uma mistura de solutos no meio de uma tira de papel, umedecendo-se o papel com algum eletrólito e colocando-o entre duas lâminas de vidro. As extremidades da tira do papel que se estendem além das lâminas de vidro são imersas num frasco com eletrólito. Um potencial de aproximadamente 5 V/cm do comprimento de papel é aplicado sobre o sistema, com uma fonte de corrente direta. Permite-se que a eletroforese continue durante um período de várias horas. Geralmente, o movimento suficiente ocorre nesse período de tempo com boas separações, mas algumas vezes são necessários períodos mais longos.

Muitos outros meios de suporte são usados para separações eletroforéticas. Tiras de *acetato de celulose*, que são usadas amplamente em laboratórios clínicos, oferecem excelentes separações de 7 a 9 frações de proteína em poucas horas. Esse material é extremamente fino e homogêneo, e pouco *caudamento* é encontrado devido à absorção desprezível. Ele é especialmente útil para separar α_1-globulinas da albumina e oferece um bom cenário para corar glicoproteínas (veja Cap. 32).

A eletroforese em géis compactos, que depende pelo menos em parte de efeitos de exclusão por tamanho para se obter a separação, é usada freqüentemente para a separação de proteínas e ácidos nucleicos. Embora géis de amido tenham sido usados nessa situação, os géis de ágar e especialmente de poliacrilamida são empregados mais freqüentemente. O grau de ligação cruzada nos feixes individuais do polímero de acrilamida pode ser variado durante o preparo para produzir géis de poros com diferentes tamanhos. Isso permite que as condições de separação sejam variadas de acordo com o tamanho dos solutos na mistura analisada. A migração geral nesses géis é uma combinação entre o movimento sob a influência do campo elétrico e a separação por tamanho pelos poros do gel.

A técnica mais freqüentemente usada de *eletroforese em gel de poliacrilamida* (*PAGE*) é o sistema tampão descontínuo desenvolvido por Laemmli.[17] Nesse procedimento, a amostra é colocada sobre um gel *estacionário* com um baixo nível de ligação cruzada e, portanto, com poros grandes. Durante o movimento através desse gel, a amostra é concentrada numa estreita banda e depois depositada sobre o gel *separador* que tem maior ligação cruzada e tamanho menor de poro. A separação dos solutos ocorre nessa fase.

Numa modificação especial dessa técnica usada para separação de proteínas, um detergente, como o dodecilsulfato de sódio (SDS), é introduzido na substância-tampão. Esta interage com as proteínas produzindo partículas de tamanho consistente e carga negativa uniforme, de modo que a separação ocorre de acordo com o tamanho somente. Isso torna possível a determinação simples de peso molecular porque a distância de migração é proporcional ao logaritmo do peso molecular, como na cromatografia por exclusão de tamanho.

Vários métodos têm sido usados para detecção das bandas da amostra em *eletroforetogramas*. Eles incluem reação com reagentes específicos como o Azul de Coomassie para proteínas ou brometo de etídio para ácidos nucleicos para formar derivativos detectáveis espectralmente, reações gerais tais como coloração com prata, ou auto-radiografia usando marcadores radioativos incluídos.

Num método comum de detecção conhecido como *borramento*, as macromoléculas são transferidas passivamente ou eletroeluídas para um meio adequado, como nitrocelulose ou uma membrana de náilon, seguindo a separação eletroforética. A membrana então é processada para detectar os solutos individuais. Para as separações de ácido nucleico, a membrana é revelada usando sondas nucleotídicas de seqüência complementar. Estas são conhecidas como transferência de Northern (para DNA) e de Southern (para RNA). As proteínas transferidas são detectadas com sondas de anticorpo na técnica de tranferência de Western.

Métodos enzimáticos e imunológicos também são usados para detectar proteínas após a eletroforese em géis. Métodos imunoquímicos dão uma dimensão a mais à identificação de proteínas. Após a eletroforese num gel de ágar apoiado numa lâmina de microscópio, um anticorpo é colocado em uma depressão cortada paralelamente à direção da eletroforese. O anticorpo e os antígenos separados eletroforeticamente se difundem em direção uns aos outros, resultando em arcos de precipitina onde se formam complexos antígeno-anticorpo. Essa técnica é conhecida como *imunoeletroforese*.

Os géis de poliacrilamida também são usados com sucesso para o fracionamento de DNA e RNA. A técnica oferece separações superiores àquelas obtidas pela centrifugação por zona através de gradientes de densidade da sucrose; assim, o tempo de análise é muito reduzido. Colunas maiores de gel de amido, celulose ou sílica são apropriadas para o trabalho preparatório, oferecendo frações altamente purificadas e em quantidade suficiente para análise química.

Uma modificação de uma técnica eletroforética, chamada *focalização isoelétrica*, está-se tornando rapidamente uma importante ferramenta para a separação de anfolitos, especialmente proteínas. Todas as proteínas têm um ponto isoelétrico, pI, que é o valor do pH quando a molécula não tem uma carga líquida. Quando a eletroforese é feita numa solução tamponada com um pH constante, as proteínas com carga líquida irão migrar em direção ao eletrodo oposto desde que haja fluxo de corrente. A presença de um gradiente de pH através do meio de suporte faz com que cada proteína migre para uma área de pH específico. As proteínas são focalizadas no ponto no gradiente onde não carregam carga alguma — o pI da proteína é igual ao pH do gradiente —, resultando assim em bandas proteicas nítidas e bem-definidas.

Enquanto a separação por focalização isoelétrica depende da existência de um gradiente de pH no sistema, a técnica de *isotacoforese* depende do desenvolvimento de um gradiente de potencial. Um eletrólito líder (por exemplo, cloro) com maior mobilidade do que os analisados e um eletrólito caudatário por (por exemplo, glicinato) com uma mobilidade menor são usados. Os analisados são posicionados entre os eletrólitos e, quando a voltagem é aplicada, migram em ordem de mobilidade decrescente. Isso estabelece o gradiente de potencial; a partir desse ponto em diante, todos os analisados se deslocam na mesma velocidade. A isotacoforese tem sido usada para a separação de proteínas, bem como de substâncias inorgânicas.

Uma técnica que compartilha os atributos tanto da cromatografia quanto da eletroforese é chamada de *eletroforese capilar* (CE). Nesse método, a separação é baseada na mobilidade eletroforética dentro de um capilar semelhante àquele usado na cromatografia a gás. O comprimento efetivo do capilar a partir do ponto de injeção até o detector é comumente de 25 a 50 cm, e o eletrólito de suporte ou "fase móvel" geralmente é uma substância tampão, embora um gel como a poliacrilamida possa ser usado.

A aparelhagem usada nessa técnica é bastante simples. As extremidades do capilar são colocadas em reservatórios tampão, e estes são estabilizados como anodo e catodo com uma fonte de corrente direta capaz de oferecer até 30.000 V. Em algum ponto próximo da extremidade catódica do capilar, um detector, geralmente um espectrofotômetro UV visível do tipo usado na CLAD, é colocado, de modo que uma parte do capilar serve como uma célula de fluxo.

A amostra é introduzida na extremidade anódica por eletromigração ou por pressão positiva, e, quando um potencial é aplicado, ocorre migração na direção do catodo. Substâncias homogêneas com carga negativa migram na direção do catodo por causa de um fenômeno chamado de *efeito eletroosmótico.* Como o capilar é feito de sílica, a superfície contém muitos grupos silanol fracamente ácidos. Estes se dissociam na presença do tampão, deixando uma carga negativa na superfície e íons positivos hidratados (H^+) em solução. Quando um potencial é aplicado, o conteúdo do interior do capilar se desloca em direção ao catodo, carregando com ele todos os analisados.

As moléculas neutras se deslocam na mesma velocidade que o fluxo eletroosmótico, ao passo que as espécies carregadas positivamente se movem mais rapidamente, e sua velocidade é a soma do fluxo eletroosmótico e sua mobilidade eletroforética intrínseca. As moléculas carregadas negativamente ainda se movem em direção ao catodo sob a influência do fluxo eletroosmótico, mas elas se atrasam, ficando atrás de outras espécies. Dentro de um grupo de íons de carga semelhante, a separação se dá através de eletroforese.

Os mesmos modos usados na eletroforese comum — zona, gel, focalização isoelétrica e isotacoforese — são usados na CE. Entretanto, nenhum deles é essencial na separação de moléculas neutras, uma classe exemplificada por muitos agentes farmacêuticos. Embora essas substâncias irão migrar sob a influência do fluxo eletroosmótico, elas se deslocam como um grupo e não se separam. Portanto, um modo chamado *cromatografia capilar eletrocinética micelar* (CCEM) é usado no qual um detergente, como o dodecilsulfato de sódio (SDS), numa concentração acima da concentração crítica micelar, é introduzido no fluxo do tampão. À medida que as micelas aniônicas resultantes se deslocam através do capilar, as moléculas neutras se deslocam para dentro e para fora das micelas seletivamente, ocorrendo a separação.

Como a separação combina eletroforese e cromatografia, a EC pode atingir notável eficiência, se aproximando mesmo de 10^6 placas/m. Entretanto, a sensibilidade é menor do que com os métodos cromatográficos devido a dificuldades de detecção. O único detector para uso disseminado é o espectrofotômetro UV visível; entretanto, como o comprimento do trajeto óptico através do capilar é da ordem de 50 μm em vez do usual 1 cm, a sensibilidade a um determinado composto é diminuída por um fator de 200. Contudo, a pesquisa em sistemas mais aperfeiçoados, especialmente EC-EM, está ativamente em progresso, e estão aumentando as aplicações na análise farmacêutica.[18]

Uma técnica relativamente nova que também está passando por intensa pesquisa atualmente é a *eletrocromatografia por eletroforese capilar* (ECC).[19,20] Esse método incorpora alguns dos aspectos da eletroforese capilar — especificamente o uso de colunas capilares de sílica fundida e o emprego de um alto potencial elétrico como força acionadora — e da CLAD, especificamente o uso de materiais de compactação de tamanho pequeno de partículas (cerca de 3 μm). O resultado é um sistema que não só separa com base na mobilidade eletroforética como também pelos mecanismos tradicionais de partição da CLAD.

A aparelhagem é semelhante àquela descrita anteriormente para a EC. Comprimentos de coluna tipicamente são de 35 cm ou mais e diâmetros internos de 50 a 200 μm. Foi descrito o uso de fases estacionárias comuns à CLAD, como o C-18 (ODS), troca de íons e compactações quirais. A compactação da coluna em geral é feita manualmente. A detecção é feita pela espectrometria UV visível.

Entre as vantagens frente à CLAD citadas para esse método estão maior resolução e capacidade de pico, potencial para uso de partículas ainda menores pois o fluxo é eletroosmótico e não acionado por pressão, instrumentação mais simples, já que não é necessária uma bomba, e interface mais fácil com um espectrômetro de massa. As desvantagens são falta de conhecimento dos mecanismos de retenção, variabilidade da coluna e baixa sensibilidade. São necessárias mais pesquisas para determinar o valor dessa nova técnica na análise farmacêutica.

Agradecimento — O autor deseja agradecer, com gratidão, a assistência editorial, de computação e de secretariado de Leonard C Bailey, Jr.

REFERÊNCIAS

1. Martin AJP, Synge RLM. *Biochem J* 1941; 35: 1358.
2. Martin AJP, James AT. *Biochem J* 1952; 50: 679.
3. Hawkes SJ. *J Chem Educ* 1983; 60: 393.
4. McReynolds WO. *J Chromatogr Sci* 1970; 8: 685.
5. Gloor R, Johnson E. *J Chromatogr Sci* 1977; 15: 413.
6. Sluyterman LA, Elgersma O. *J Chromatogr Sci* 1978; 17: 150.
7. Porath J, Flodin P. *Nature* 1959; 183: 1657.
8. Moore JC. *J Polymer Sci (Gen Pap)* 1964; 2: 835.
9. Pestka S. *Sci Am* 1983; 249(2): 36.
10. Jones BN, Paabo S, Stein S. *J Liq Chromatogr* 1981; 4: 565.
11. Pirkle WH, et al. *J Am Chem Soc* 1981; 103: 3964.
12. Izmailov NA, Schraiber MS. *Farmatsiia* 1938; 3: 1.
13. Stahl E. *Chemiker Ztg* 1958; 82: 323.
14. *TLC Toxicology System* (Bull No 502), Clifton NJ: Whatman.
15. Touchstone JC, Levin SS, Murawec T. *Anal Chem* 1971; 43: 858.
16. Consden R, Gordon AH, Martin AJP. *Biochem J* 1944; 38: 224.
17. Laemmli UK. *Nature* 1970; 227: 680.
18. Rabel SR, Stobaugh JF. *Pharm Res* 1993; 10: 171.
19. Majors RE. *LC-GC* 1998; 16(2): 96.
20. Colon LA, Guo Y, Fermier A. *Anal Chem* 1997; 69(11): 461A.

BIBLIOGRAFIA

Deyl Z, ed. *Electrophoresis—A Survey of Techniques and Applications*, Vol 18, *Journal of Chromatography* Library. New York: Elsevier, 1979.

Dilts RV: *Analytical Chemistry*, Van Nostrand, New York, 1974.

Frei RW, Lawrence JF. *Chemical Derivatization in Analytical Chemistry*, vol 1, *Chromatography*. New York: Plenum, 1981.

Fries B, Sherma J. *Thin Layer Chromatography, Techniques and Applications*, 3rd ed. New York: Dekker, 1994.

Giddings JC. *Advances in Chromatography.* New York: Dekker, continuing series starting in 1965.

Giddings JC. *Dynamics of Chromatography*, Part 1. New York: Dekker, 1965.

Grob RL. *Modern Practice of Gas Chromatography*, 3rd ed. New York: Wiley, 1995.

Miller JM. *Separation Methods in Chemical Analysis.* New York: Wiley, 1975.

Reed E, ed. *Assay of Drugs and Other Trace Compounds in Biological Fluids,* vol 5, *Methodological Developments in Biochemistry.* Amsterdam: Elsevier, 1976.

Snyder LR. *Principles of Adsorption Chromatography,* vol 3 of Giddings JC, Keller RA, eds. *Chromatographic Science Series.* New York: Dekker, 1968.

Snyder LR, Kirkland JJ, Glajch JL. *Practical HPLC Method Development.* London: Wiley, 1997.

Snyder LR, Kirkland JJ. *Introduction to Modern Liquid Chromatography*, 2nd ed. New York: Wiley, 1979.

Touchstone JC, Dobbins MF. *Practice of Thin Layer Chromatography*, 2nd ed. New York: Wiley, 1983.

Touchstone J, Sherma J. *Techniques and Applications of Thin Layer Chromatography.* New York: Wiley, 1985.

Zweig G, Sherma J. *CRC Handbook of Chromatography.* Cleveland, OH: CRC Press, 1972.

CAPÍTULO **34**

Métodos Instrumentais de Análise

Hamed M Abdou, PhD
President
Worldwide Pharmaceutical Technical Operations
Bristol-Myers Squibb
Lawrenceville, NJ 08540

Samir Hanna, PhD
Vice President (Retired)
Worldwide Quality Control and Bulk Quality Assurance
Bristol-Myers Squibb
New Brunswick, NJ 08903

Naseem Muhammad, PhD
Director
Technical Services/Beta Lactam and Oncology
Bristol-Myers Squibb
Syracuse, NY 13057-5050

Os contínuos progressos nos métodos instrumentais de análise ajudaram a estabelecer essas técnicas como a rotina do laboratório analítico. Os métodos químicos úmidos convencionais estão se tornando gradualmente obsoletos ou desempenhando um papel secundário na disciplina analítica.

Da mesma forma, uma das principais realizações científicas foi a introdução do computador. A invenção do onipresente microchip em meados dos anos 1970 e a esmagadora disseminação da microeletrônica criaram uma nova revolução no laboratório analítico, cujas proporções ainda não podem ser antevistas por completo. O microcomputador, de uma forma ou de outra, tornou-se uma parte integrante de quase todo instrumento analítico. Desde a balança analítica até o mais sofisticado espectrômetro de massa, ele controla os parâmetros de operação, adquire dados e os manipula, bem como controla seu armazenamento e recuperação. Grandes computadores separados com terminais em muitas localizações podem realizar várias funções sozinhos, como demonstrar o procedimento analítico, preparar a amostra, operar o instrumento, adquirir os dados, calcular os resultados e compará-los com especificações relevantes.

Entretanto, deve-se observar que a ultra-sofisticação dos instrumentos analíticos atuais, combinada ao imenso poder de controle do microcomputador, está criando um novo desafio para o químico analítico. A capacidade de manusear quantidades infinitesimais das amostras com tal exatidão e precisão elevadas está mudando o conceito tradicional do processo analítico. Por conseguinte, hoje em dia, é essencial perceber que a análise química deve ser aplicada somente aos problemas que a amostra representa, em lugar da própria amostra. Portanto, é cada vez mais necessário que o químico analítico compreenda o sistema sob observação, bem como o dispositivo sofisticado de mensuração em uso.

Este capítulo inclui três importantes seções das disciplinas analíticas: métodos espectrométricos, métodos eletrométricos e métodos termométricos. Os métodos cromatográficos de análise são discutidos em separado no Cap. 33, e a medição radioquímica, no Cap. 29. Este capítulo é, de modo geral, um levantamento de muitas técnicas analíticas. Para uma discussão plena de qualquer tópico particular, o leitor é encaminhado ao capítulo *Bibliografia*.

Sob *métodos espectrométricos*, são descritos os instrumentos baseados na absorção ou emissão de radiação eletromagnética (EM), em conseqüência de sua interação com a matéria, assim como são exploradas suas aplicações. Esses métodos compreendem as técnicas de raios X, ultravioleta (UV), visível, infravermelho (IV), ressonância magnética nuclear (NMR), absorção atômica (AA), espectroscopia de massa (MS), fluorescência e de dispersão da luz.

Sob *métodos eletrométricos*, discute-se o comportamento eletroquímico da matéria, caracterizado pela mensuração de diferentes grandezas elétricas, como voltagem, corrente e resistência. Isso engloba potenciometria, polarografia, amperometria e voltametria.

Sob *métodos termométricos*, são monitoradas as alterações termodinâmicas geradas pela elevação da temperatura da amostra em estudo. Esses métodos incluem a termogravimetria (TGA), a análise térmica diferencial (DTA) e a calorimetria por varredura diferencial (DSC).

MÉTODOS ESPECTROMÉTRICOS

Um estudo da teoria e das aplicações dos métodos espectrométricos de análise necessita de uma breve compreensão da teoria eletromagnética (EM). As antigas opiniões de Newton relativas à natureza corpuscular da luz foram abandonadas durante o século 19, porque elas não podiam explicar muitas propriedades de onda observadas, como interferência, difração e refração. O conceito de campo eletromagnético foi primeiramente expresso por Maxwell em 1860. Suas equações teorizaram a existência de ondas que viajam através dos campos eletromagnéticos e cujas propriedades são idênticas àquelas da luz. A oscilação de um elétron origina a radiação EM. Conforme está ilustrado na Fig. 34.1, em cada ponto na direção do feixe, o campo elétrico e o campo magnético, representados por dois vetores, são perpendiculares entre si. O comprimento de onda, λ, é definido como a distância entre dois pontos máximos ou mínimos sucessivos, e é expresso em nanômetros (nm) ou 10^{-9} metros, originalmente angstroms (Å), (um Å = 10^{-8} cm). A freqüência em ciclos por segundo (cps ou Hz) é indicada por ν. A freqüência está relacionada ao λ por $\nu = c/\lambda$, onde c é a velocidade da luz no vácuo. O tempo necessário para o término de 1 ciclo é designado por τ, que está relacionado com ν por $\tau = 1/\nu$. O inverso do comprimento de onda, $1/\lambda$, é referido como número de onda, $\underline{\nu}$, expresso em centímetros inversos, cm^{-1}. O número de onda é empregado principalmente na descrição da posição da máxima para os espectros de IV.

Inicialmente, a atribuição das propriedades de onda para a radiação EM não pareceu encontrar qualquer dificuldade, desde que a luz e as ondas compartilham propriedades idênticas. Ambas são formas de energia e possuem intensidade (amplitude), comprimento de onda e freqüência ou velocidade. Por conseguinte, Maxwell acreditava ter resolvido definitivamente a questão do corpuscular *versus* onda. Entretanto, apenas alguns anos depois (1881 a 1889), Michelson e Morley prova-

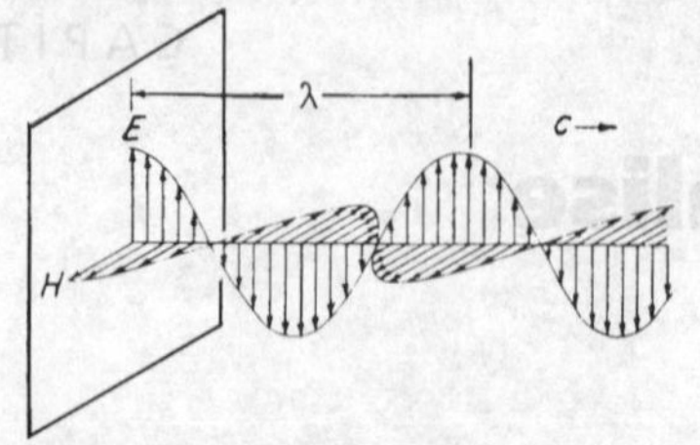

Fig. 34.1 Uma radiação eletromagnética polarizada por plano. *E*, vetor elétrico; *H*, vetor magnético.

ram experimentalmente a aparente ausência de qualquer meio capaz de sustentar as oscilações eletromagnéticas.

Planck, em 1900, formulou seu conceito da restrição do quantum. Ele afirmou que os átomos em oscilação de um corpo aquecido podem ter apenas energias que são múltiplos integrais de $h\ \nu$. Em outras palavras, a energia de um oscilador é descontínua e qualquer alteração na energia pode acontecer apenas por um salto entre dois estados de energia. Planck mostrou que a energia em um fóton de luz está relacionada com a freqüência de onda através da expressão $E = h\ \nu = hc/\lambda$, onde h é a constante de Planck, $6{,}6256 \times 10^{-27}$ ergs/s. Em 1903, Einstein realizou seus experimentos sobre o efeito fotoelétrico da luz. Ele concluiu que os elétrons são emitidos a partir da superfície de um metal específico após sua iluminação com luz de comprimento de onda relativamente baixo, como a luz azul.

A luz vermelha, independentemente de sua intensidade, falha em ejetar um elétron a partir de um metal similar. Esses achados por Michelson e Morley, Planck, Einstein e outros não podiam ser explicados pelas propriedades de onda atribuídas por Maxwell. Considerando esses fatos, o apoio sobre a natureza dual da luz, comportando-se como uma onda e uma partícula, pareceu ser indispensável para a resolução de muitos fenômenos físico-químicos.

INTERAÇÃO ENTRE MOLÉCULAS E RADIAÇÃO EM

A presença da radiação de determinada freqüência é necessária, mas nem sempre suficiente, para induzir uma alteração no nível de energia de uma molécula. As restrições de quantum especificam determinadas condições para a interação da radiação com uma molécula. Em muitas ocasiões, a energia é absorvida apenas se a freqüência da radiação corresponde aos componentes da freqüência molecular. Isso é referido como a absorção por ressonância.

A posição da absorção máxima, λ_{max}, para uma molécula em determinada região do espectro é uma função da estrutura total da molécula com uma energia de transição que corresponde a um determinado comprimento de onda. A intensidade da absorção máxima, ε_{max}, é uma função da probabilidade da interação radiação EM-molécula e da polaridade do estado excitado. Na temperatura ambiente, uma molécula está, normalmente, em seu menor estado de energia, o estado basal. A transição entre E_1 e E_2, os dois estados ou níveis de energia de uma molécula, ocorre por meio da interação da radiação EM com uma molécula. A diferença entre E_1 e E_2 é designada por ΔE, cuja freqüência de radiação é expressa como $\Delta E = h\nu$ ergs.

Energias muito altas ($> 10^8$ cm^{-1}) conturbam e provocam alterações no núcleo do átomo, independentemente de seu ambiente. Contudo, a energia menor provoca uma alteração na distribuição eletrônica ao redor do núcleo.

REGIÕES DO ESPECTRO

A faixa total da radiação EM é dividida arbitrariamente em inúmeras regiões. A interação entre uma molécula e os vários tipos de radiação EM origina uma alteração na energia eletrônica e/ou energia cinética da molécula. Na maioria dos casos, a energia absorvida é rapidamente convertida em energia vibratória, rotacional e translacional. Entretanto, em determinados casos, a emissão acontece quer imediatamente, como na *fluorescência*, quer depois de um curto intervalo de tempo, como na *fosforescência*. Como será depreendido mais adiante, essas alterações específicas na energia de uma molécula resultam na produção de um espectro característico, o qual pode ser empregado pelo químico farmacêutico tanto para a elucidação estrutural quanto para a determinação quantitativa. A Fig. 34.2 mostra uma escala de comprimento de onda e de freqüência para diferentes regiões do espectro da radiação EM.

Uma descrição teórica e prática dos diversos tipos de espectrometria de interesse primário nas ciências farmacêuticas é

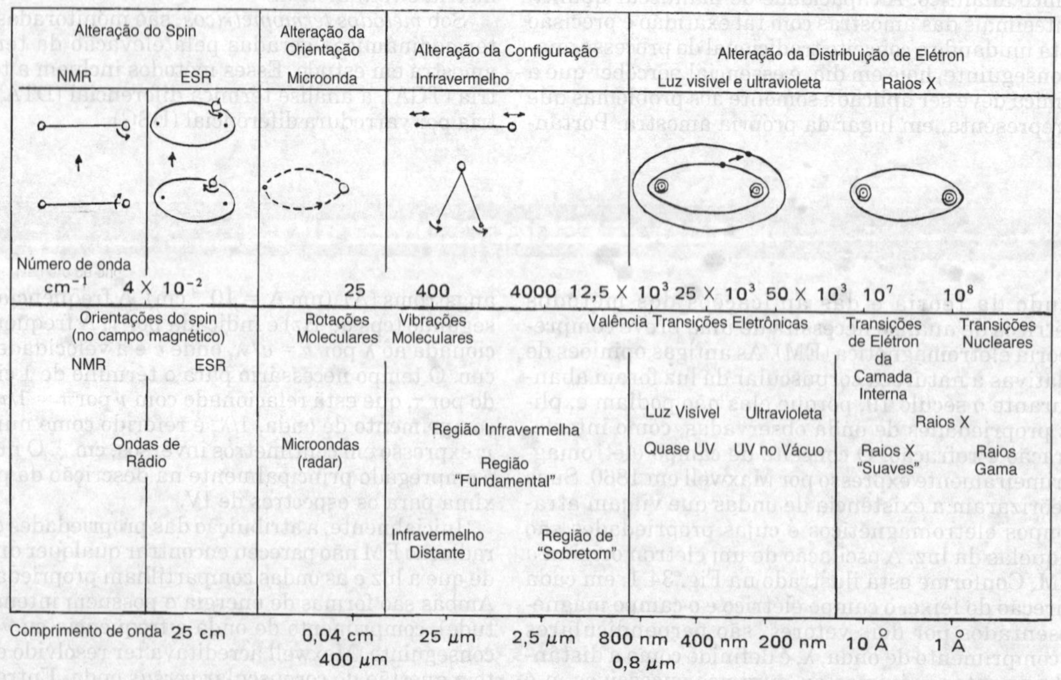

Fig. 34.2 O espectro eletromagnético.

fornecida nas seções seguintes. Uma ordem arbitrária tem sido adotada na organização deste capítulo, começando com os métodos instrumentais que utilizam a radiação EM de freqüência mais elevada (raios X) e prosseguindo no sentido da freqüência mais baixa (microonda, NMR). A extensão do debate de cada tópico baseia-se na extensão da aplicabilidade do método na análise farmacêutica.

MÉTODOS COM RAIOS X

A seção de menor comprimento de onda da radiação EM na qual a alteração de energia dos átomos envolvidos é reversível situa-se entre 0,1 a 1,0 nm, sendo conhecida como a região dos raios X. Quando uma amostra é irradiada com fótons nessa região, os elétrons na camada interna dos átomos são deslocados. À medida que os elétrons retornam a seus estados normais nos átomos, são emitidos os raios X com freqüências que dependem apenas do tipo de átomo, não do estado da ligação química. Essa linha de emissão de raios X (incluindo a fluorescência), por conseguinte, somente poderia ser utilizada para a estimativa quantitativa e a identificação qualitativa dos elementos presentes na amostra. Um segundo tipo de emissão de radiação X, um espectro contínuo, resulta da transferência da energia cinética dos elétrons em colisão para os átomos do alvo. Como nem todos os elétrons perdem toda a sua energia e alguns são menos desacelerados, ocorre uma distribuição da energia ou um espectro. Deve-se perceber que as linhas nítidas características da emissão de raios X estão superpostas na distribuição contínua. A produção do espectro de raios X é provocada pela expulsão de um elétron a partir de um dos menores níveis de quantum do átomo.

Essa lacuna é preenchida por um elétron a partir de uma das camadas superiores, o que resulta na emissão de um fóton que possui energia idêntica àquela que foi perdida pelo elétron original; isto é, $\Delta E = E_1 - E_2$, em que E_1 e E_2 são as energias inicial e final do elétron, respectivamente. Quando a lacuna produzida na camada K é preenchida com um elétron da camada L, a radiação é chamada de Kα; quando ela é preenchida por um elétron da camada M, Kβ. A Fig. 34.3[1] mostra a produção dos raios X, a Fig. 34.4[2] é um diagrama de um espectrômetro de raios X, e a Fig. 34.5 demonstra os picos para o molibdênio.

A freqüência da radiação emitida é fornecida por

$$\nu = Z^2 \frac{2\pi^2 me^4}{h^3}\left(\frac{1}{N_1^2} - \frac{1}{N_2^2}\right) \tag{1}$$

onde Z é o número atômico do átomo, m e e são a massa e a carga do elétron, h é a constante de Planck e N_1 e N_2 são 1 e 2 para as camadas K e L, respectivamente.

Um tubo de raios X consiste em um tubo de vácuo contendo um catódio aquecido e um anódio (alvo). Os elétrons emitidos

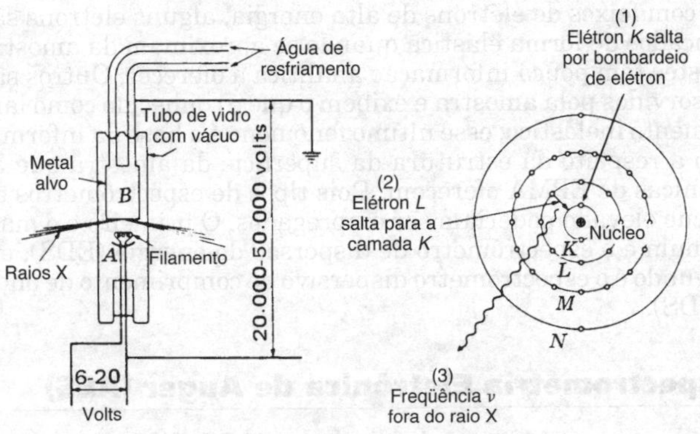

Fig. 34.3 A produção de raios X.[1]

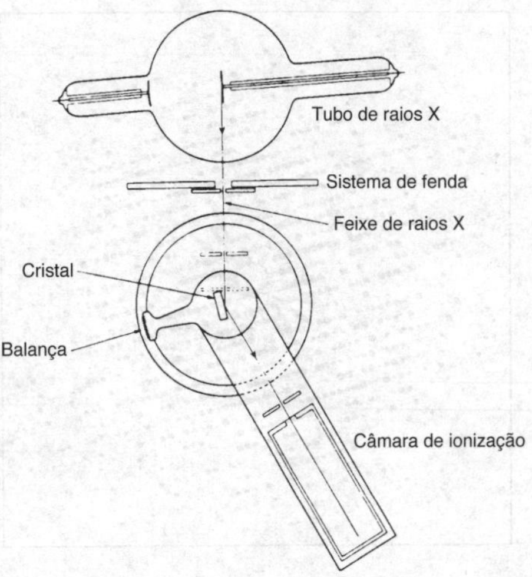

Fig. 34.4 Espectrômetro de raios X de Bragg.[2]

são acelerados até o alvo ao se impor uma alta voltagem através dos eletrodos. Os métodos de raios X usuais para a obtenção de um espectro característico de uma substância são feitos através do uso da amostra como um anódio ou afixando a amostra no anódio-alvo.

O detector é, mais amiúde, o espectrômetro dispersivo de energia (EDS), com um detetor de Si(Li) resfriado por nitrogênio líquido em seu centro. Dois métodos de raios X são descritos: a difração pulverizada e a espectrometria de emissão (incluindo a fluorescência).

DIFRAÇÃO DOS RAIOS X

Em 1912, Max von Laue declarou que, se o comprimento de onda da radiação EM se torna tão pequeno quanto a distância entre os átomos nos cristais, deve resultar um padrão de difração. Posteriormente, demonstrou-se que a região dos raios X possui o comprimento de onda correto e foi obtido um padrão de difração definido para cristais de $CuSO_4$. Em essência, o cristal difrata os raios X de forma similar a uma grade de difração, cujo plano difrata a luz comum. O cristal tridimensional funciona como uma série de grades planas fixadas uma acima da outra. O comprimento de onda dos raios X, λ, está relacionado com o ângulo de incidência, θ, e com a distância interatômica, d, por meio da equação de Bragg:

$$n\lambda = 2d \text{ sen } \theta \tag{2}$$

onde n é a ordem da difração, 1, 2, 3 e assim por diante.

Para um único cristal, os raios X difratados consistem em algumas linhas; com a pulverização, decorrente de uma distribuição aleatória dos cristais, o padrão de difração consiste

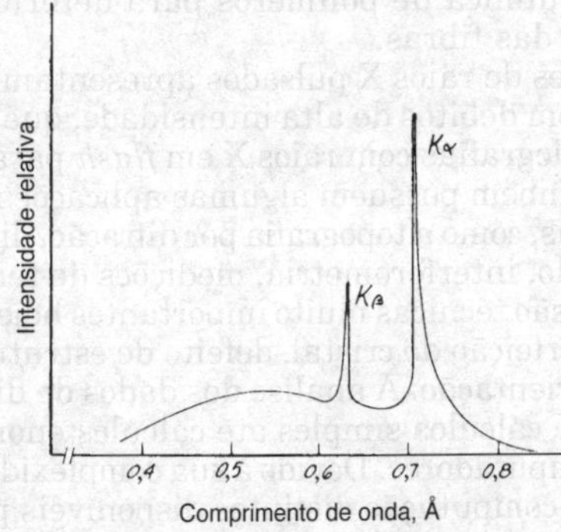

Fig. 34.5 O espectro de emissão de raios X do molibdênio.

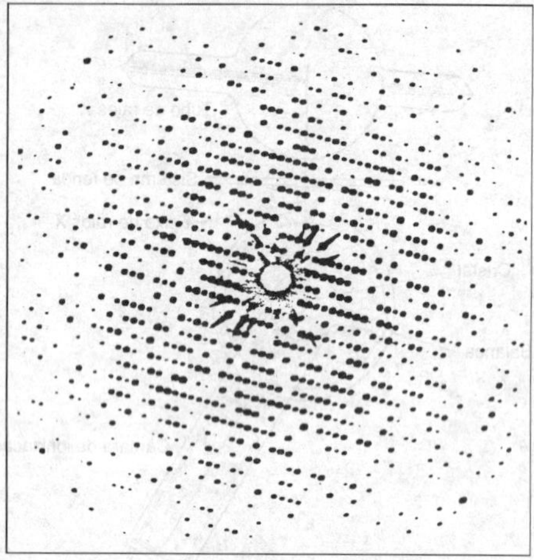

Fig. 34.6 O padrão de difração dos raios X a partir de um cristal da mioglobina de esperma de baleia, usando uma câmera de processamento de Buerger.[2]

em uma série de cones concêntricos com um ápice comum na amostra. Os átomos em um cristal possuem o poder de difração para o feixe de raios X. Cada substância decompõe o feixe em um determinado padrão de difração, produzindo uma impressão digital para cada molécula ou cristal atômico (Fig. 34.6).[2]

Quando uma amostra de pulverização desconhecida deve ser identificada, seu padrão de difração pode ser comparado àqueles de substâncias conhecidas ou seus valores *d* calculados a partir do diagrama de difração e comparados aos valores *d* de compostos conhecidos.

Quando o padrão de difração de um único cristal deve ser determinado, o cristal é posicionado em um capilar de vidro fino e o capilar é preso a um pino de metal. As amostras metálicas são trabalhadas até um formato apropriado, enquanto os plásticos são preparados em um formato desejável através de extrusão. Uma substância na forma de pó pode ser finamente moída e transformada em um pequeno bastão, usando-se o colódio como um ligante, ou mantida em um dispositivo específico com um cálice aberto. A difração dos raios X de cristal único é uma das técnicas mais comumente utilizadas para o estudo da estrutura molecular e das configurações no cristal.

A análise da difração dos raios X com material pulverizado é empregada para a caracterização da estrutura cristalina. Ela tem sido utilizada para determinar a existência de formas polimórficas de muitas substâncias, como o carbono no grafite ou no diamante e em medicamentos. O método também é usado para distinguir entre vários óxidos, como o FeO e o Fe_2O_3, bem como para auxiliar na identificação de napsilato de levopropoxifeno, flurandrenolida e assim por diante. O método da difração dos raios X também é aplicado na química de polímeros para determinar o grau de orientação das fibras.

Novas fontes de raios X pulsados apresentam durações de feixe curtas com débitos de alta intensidade, que são apropriadas para radiografias com raios X em *flash* para eventos rápidos. Elas também possuem algumas aplicações de difração. Outras técnicas, como a topografia por difração, difractometria de cristal duplo, interferometria, medições de tensão e análise de textura, são técnicas muito importantes hoje em dia para o estudo da perfeição do cristal, defeito de estrutura, estrutura do grão e orientação. A análise dos dados de difração varia desde o uso de cálculos simples até cálculos enormes empregando minicomputadores. Devido à sua complexidade, existem programas de computação distintos disponíveis para a análise da estrutura de cristal único e para a análise da difração pulverizada.

ESPECTROMETRIA DA EMISSÃO DOS RAIOS X

A análise espectrométrica dos raios X fornece dados qualitativos e quantitativos a respeito dos elementos em uma amostra. A intensidade dos raios X emitidos por um determinado elemento usado como alvo depende do comprimento de onda. Existe uma emissão ampla e contínua (radiação x branca), e, superpostas a essa, estão as emissões lineares nítidas características do material do alvo. O estudo desses espectros de raios X característicos proporciona uma considerável visão da estrutura atômica da amostra.

FLUORESCÊNCIA PELOS RAIOS X

Quando um elétron K é expulso, quer por bombardeio com elétrons de alta energia quer por absorção dos raios X, ele é substituído por um elétron L ou M. A emissão de energia de um comprimento de onda maior que o comprimento de onda excitado é conhecida como radiação com fluorescência. Na fluorescência pelos raios X, a amostra é um alvo secundário e é irradiada por um feixe produzido através do bombardeio de um alvo primário com elétrons de alta energia. A amostra é rodada para garantir a uniformidade da exposição. As linhas de fluorescência emitidas, que são características de uma determinada substância, são colimadas e direcionadas para a superfície de um cristal analisador. O cristal analisador consiste em uma placa de cristal única e plana. A radiação refletida é direcionada através de uma abertura de saída até o detetor, onde a energia dos raios X é transformada em impulsos elétricos. A fluorescência pelos raios X é aplicável na determinação quantitativa de elementos, principalmente aqueles para os quais não existe nenhum outro método analítico “úmido” confiável, como o nióbio e as terras raras. O método também é complementar da espectrometria por emissão.

Microanálise por Sonda de Elétrons (EPMA)

A emissão de raios X tradicional não mostrou ser muito útil para a microanálise. A atual disponibilidade de microcomputadores de baixo custo levou, no entanto, ao surgimento de uma nova classe de técnicas que apresentam a espectrometria pelos raios X como o seu parceiro dominante e que são muito úteis para a determinação qualitativa e quantitativa de um número extremamente pequeno de átomos de um contaminante específico em matrizes complexas (sensibilidade $\cong 10^{-7}\%$ da amostra). Essas técnicas são conhecidas coletivamente como microanálise por sonda de elétrons (EPMA) ou microscopia eletrônica analítica (AEM) e, atualmente, estão experimentando amplo crescimento na análise de superfície, já que elas apenas escaneiam os primeiros angstrons na espessura da superfície da amostra.

A EPMA, em geral, relaciona-se com a medição das energias de ligação do elétron. Quando uma molécula é bombardeada com feixes de elétrons de alta energia, alguns elétrons são lançados de forma elástica quando se aproximam da amostra e estes têm pouca informação analítica a oferecer. Outros são absorvidos pela amostra e exibem o que é conhecido como lançamento inelástico; esse último fenômeno é a base da informação a respeito da estrutura da superfície da amostra que as técnicas de EPMA oferecem. Dois tipos de espectrômetros de vácuo elevado poderiam ser empregados. O primeiro e o mais comum é o espectrômetro de dispersão de energia (EDS), e o segundo é o espectrômetro dispersivo de comprimento de onda (WDS).

Espectrometria Eletrônica de Auger (AES)

A espectrometria eletrônica de Auger (AES) difere dos outros métodos de EPMA na profundidade de análise utilizada, o que depende do número atômico da amostra. Enquanto a emissão de raios X tradicional penetra entre 100 e 400 nm, a penetração da AES estende-se por apenas aproximadamente 2 nm, uma profundidade muito superficial. Por conseguinte, ela é efetiva para a análise elementar da superfície de uma película e de camadas de amostras metalúrgicas. Contudo, ela não é adequada para um vidro ou polímero, porque destrói esses materiais. A AES emprega um tamanho de amostra de apenas 0,2 μL ou uma pequena área de 10 nm e pode detectar todos os elementos, exceto o hidrogênio.

Espectroscopia com Fotoelétrons de Raios X ou Análise Química por Espectroscopia Eletrônica (ESCA)

Quando uma molécula ou átomo é bombardeado com raios X de energia suficiente, todos os elétrons cujas energias de ligação são menores que a energia dos raios X excitante são ejetados. As energias cinéticas desses fotoelétrons são, então, medidas por um analisador de elétron. A vantagem da análise química por espectroscopia eletrônica (ESCA) é que ela é a técnica mais sensível para determinar os deslocamentos químicos observados nas energias de ligação de elétrons perto do núcleo. Essas energias de ligação são afetadas pela valência dos elétrons e, portanto, pelo estado químico da amostra. Como os deslocamentos químicos são observados para todo elemento na tabela periódica, exceto o hidrogênio, a ESCA é muito mais valiosa e versátil que a NMR a partir da perspectiva da sensibilidade elementar. Devido a essa sensibilidade e à sua excelente capacidade quantitativa, a ESCA atualmente apresenta um crescimento fenomenal como uma técnica analítica.

Espectroscopia por Disseminação de Íons (ISS) e Espectrometria de Massa de Íons Secundários (SIMS)

Essas técnicas iônicas também podem fornecer amostras de cerca de 2 nm ou menos de superfície. Diferentemente da AES, as técnicas da espectroscopia por disseminação de íons (ISS) e da espectrometria de massa de íons secundários (SIMS) não destroem a amostra, porém exigem um tamanho de amostra maior. Na SIMS, o plasma gerado pelos íons primários produz um feixe de íons secundários, o qual é característico de cada elemento. A SIMS pode detectar menos de 1 ppm e, em alguns casos, menos de 1 ppb de determinados elementos, como Cu, Cr e Ba na superfície da amostra. É a única técnica de EPMA que pode detectar e quantificar o hidrogênio na superfície de uma amostra. A única limitação da SIMS é seu custo proibitivo.

Espectrometria por Absorção

A espectrometria por absorção é a medição da absorção seletiva de radiação eletromagnética por átomos, moléculas ou íons que possuem uma faixa definida e estreita de comprimento de onda, aproximando-se da energia monocromática. A espectrometria por absorção engloba as regiões de comprimento de onda; ultravioleta (200 a 380 nm), visível (380 a 780 nm), próxima ao infravermelho (780 nm a 2,5 μm) e infravermelho (2,5 a 40 μm). A região entre 10 nm e 200 nm, conhecida como UV distante ou UV de vácuo (pois ela requer a ausência completa de ar devido à sua interferência), apresenta aplicação mínima na análise farmacêutica. A espectrometria por absorção atômica envolve a medição da radiação absorvida pelos átomos não-excitados de uma substância química que foram aspirados para dentro de uma chama ou de outras fontes de alta energia.

TEORIA

Quando a radiação eletromagnética se propaga através de um meio contendo átomos, moléculas ou íons, inúmeros eventos podem ocorrer.

- A intensidade da energia emergente pode ser idêntica à intensidade da energia incidente. Isso indica que não ocorreu nenhuma absorção de radiação.
- Podem ocorrer reflexão, refração e/ou disseminação.
- A intensidade da energia emergente é inferior àquela da energia incidente.

Essa última condição indica que aconteceu alguma absorção (espectrometria por absorção). Em conseqüência dessa absorção, as espécies envolvidas são ativadas de seu menor estado de energia (estado basal) para estados de energia mais elevados (estados excitados). Para que ocorra a absorção, a energia da radiação excitante deve compatibilizar-se com a diferença de energia quantificada entre o estado basal e um dos estados excitados da espécie. Na absorção atômica, a excitação ocorre apenas através da transição eletrônica. Na espectrometria visível e ultravioleta, a energia da radiação pode excitar apenas os elétrons mais externos ou de valência. Acompanhando a excitação eletrônica (E_e) está uma alteração na energia vibracional (E_v) e na energia rotacional (E_r) da molécula. Para moléculas poliatômicas, as transições vibracional e rotacional podem acontecer além da excitação eletrônica. Em conseqüência disso, o espectro molecular consiste em faixas de absorção intimamente espaçadas, em lugar das linhas agudas, como na absorção atômica. As transições vibracionais puras e algumas transições rotacionais podem ser atingidas pela radiação infravermelha.

O tempo de vida do estado excitado é curto (10^{-8} a 10^{-9} s), e sua existência é encerrada por qualquer um dos vários processos de *relaxamento*. O relaxamento mais comum ocorre com a produção de calor, a qual pode gerar um discreto aumento na temperatura do meio. Outra forma de relaxamento resulta como a decomposição do estado excitado em novas espécies (reações fotoquímicas), de acordo com

$$M + h\nu \rightarrow M^* \text{ (estado excitado)}$$

$$M^* \rightarrow M + \text{calor}$$

$$M^* \rightarrow M' \text{ (novas espécies)}$$

De maneira alternativa, o relaxamento pode resultar na emissão de radiação em comprimentos de onda específicos, característicos das espécies excitadas (espectroscopia por emissão), ou na emissão de radiação em comprimentos de onda mais longos que o feixe incidente, imediatamente (fluorescência) ou depois de um curto período de tempo (fosforescência).

ESPECTROMETRIA DE ABSORÇÃO DE ULTRAVIOLETA E VISÍVEL

Conforme mencionado previamente, as faixas de absorção visível e de ultravioleta são decorrentes de transições de elétrons na região de 200 nm a 780 nm. No caso de moléculas orgânicas, as transições de elétrons poderiam ser atribuídas a uma transição de elétron σ, π ou n a partir do estado basal para um estado excitado (σ^*, π^* ou n^*). Como o elétron σ está firmemente envolvido na construção de uma ligação única, sua transição exige muito mais energia (usualmente no UV distante) que o elétron n (elétrons de não-ligação) ou que os elétrons π menos firmemente ligados.

Existem quatro tipos de faixas de absorção que acontecem devido à transição eletrônica de uma molécula:

Faixas R: $n \rightarrow n^*$, em compostos com grupamentos C=O ou NO_2 $\varepsilon_{max} < 100$

Faixas K: $\pi \rightarrow \pi^*$, em sistemas conjugados $\varepsilon_{max} > 10.000$

Faixas B (faixas benzenóides): devido a sistemas aromáticos e heteroaromáticos, $\varepsilon_{max} < 2000$

Faixas E (faixas etilênicas): em sistemas aromáticos, ε_{max} 2000 a 14.000

LEI DE BEER

Quando a luz incidente com comprimento de onda λ e intensidade I_0 colide em uma solução com concentração c, e um comprimento de trajetória de 1 cm, a energia radiante da luz é diminuída de uma maneira exponencial. Dessa maneira, quando determinada concentração de uma substância absorve 50% da radiação incidente, a duplicação da concentração não absorverá 100% mas sim 75% da luz. A espessura da amostra ou comprimento da trajetória apresenta um efeito similar sobre a absorção. Matematicamente, as relações radiação-concentração e radiação-comprimento da trajetória podem ser expressas por

$$\frac{dI}{dc} = -k_1 I \quad \text{e} \quad \frac{dI}{dl} = -k_2 I \tag{3}$$

A integração da Equação 3 fornece

$$\int_I^{I_0} \frac{dI}{I} = -k_1 \int_0^c dc \quad \text{e} \quad \int_I^{I_0} \frac{dI}{I} = -k_2 \int_0^l dl \tag{4}$$

A evolução das integrais entre os limites, combinando as duas fórmulas, e incorporando o valor 2.303 (para transformar o log natural em um log de base 10) na constante fornece a equação mais familiar usada na espectrometria,

$$\log (I_0/I) = \varepsilon c l \tag{5}$$

onde I_0 é a intensidade da energia incidente, I é a intensidade da energia emergente, c é a concentração, l é a espessura do absorvedor (em cm) e ε é a absortividade molar (originalmente expressa como coeficiente de extinção molar) para a concentração em mol/L.

Quando a concentração é expressa em g/L, a absortividade é designada por a em lugar de ε. O termo $\log I_0/I$ ou $\log (1/T)$ é referido como absorvância, A (originalmente dito como a densidade óptica ou extinção); T é a transmitância ou I/I_0. $E^{1\%}_{1\,\text{cm}}$, que é encontrado com menor freqüência na literatura, representa uma concentração de 1% w/v e uma espessura celular de 1 cm e é utilizado principalmente na pesquisa daquelas substâncias de peso molecular desconhecido ou indeterminado (usualmente produtos naturais impuros).

Um típico espectro de absorção UV, mostrado na Fig. 34.7, é o resultado do traçado em gráfico do comprimento de onda *versus* a absortividade. O comprimento de onda que corresponde à absortividade máxima, ε_{max}, é indicado por λ_{max}.

TERMINOLOGIA UV

Alguns dos termos mais amplamente empregados na espectrometria por absorção são

Cromóforo — A porção de uma molécula responsável pela absorção seletiva da radiação em uma determinada amostra.

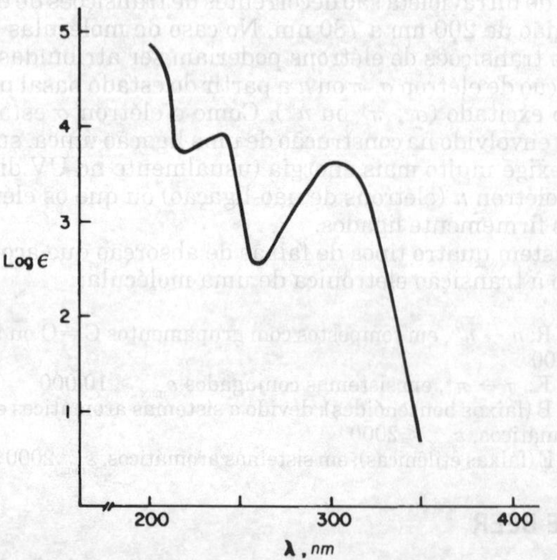

Fig. 34.7 O espectro de absorção UV do ácido salicílico.

Auxocromo — Um grupamento químico que não origina uma faixa de absorção por si mesmo, mas, ao ser ligado a um cromóforo, altera a posição e/ou a intensidade do pico.

Deslocamento Batocrômico — Um deslocamento da posição de pico (λ_{max}) para um comprimento de onda mais elevado devido ao efeito de um substituto ou solvente (deslocamento vermelho).

Deslocamento Hipsocrômico — Um deslocamento de λ_{max} para um comprimento de onda menor (deslocamento azul).

Efeito Hipercrômico e Hipocrômico — Um aumento e diminuição na absortividade, respectivamente.

APLICAÇÕES QUANTITATIVAS DA ESPECTROMETRIA UV E DA LUZ VISÍVEL

Um dos principais usos da espectrometria UV e da luz visível se dá para as medições quantitativas. Uma concentração desconhecida de um composto conhecido, quando ela se adapta à lei de Beer, pode ser determinada pelo uso da Equação 5. Uma curva de calibragem representativa, mostrada na Fig. 34.8, é construída plotando-se a absorvância (A) *versus* a concentração.

Procedimento Analítico — As amostras para a absorção UV podem ser examinadas na forma de um vapor ou de uma solução. Os solventes polares e não-polares podem ser empregados para preparar uma amostra analítica. O ponto de separação de um solvente, no entanto, deve ser reconhecido quando ele torna o solvente inútil em comprimentos de onda abaixo desse valor. Esse é o comprimento de onda em que a absorvância de um solvente se aproxima da unidade, usando a água como referência. Os pontos de separação para muitos solventes podem ser encontrados na literatura e nas tabelas de solventes fornecidas por vários fabricantes de solventes.

Uma compreensão plena das limitações da lei de Beer deve ser levada em consideração. Algumas dessas são de natureza fundamental e constituem uma limitação real da lei. A lei não leva em consideração os efeitos do pH, da temperatura, do comprimento de onda ou de interações soluto-solvente e soluto-soluto, bem como a associação (ligação de hidrogênio intermolecular), dissociação e reação química. Por causa dessas limitações, a lei comumente se aplica apenas a soluções diluídas, em que essas interações são insignificantes. Outra limitação da lei de Beer é a incapacidade da maioria dos instrumentos de fornecer a radiação monocromática.

INSTRUMENTAÇÃO

Um diagrama simplificado de um espectrômetro UV-luz visível é apresentado na Fig. 34.9, e seus principais componentes são descritos adiante.

Fonte de Radiação — A fonte para a faixa UV geralmente é uma lâmpada de descarga de hidrogênio (ou deutério) de alta pressão, que cobre uma faixa de 200 a 375 nm. Um arco de xenônio ou uma lâmpada de vapor de mercúrio fornece uma

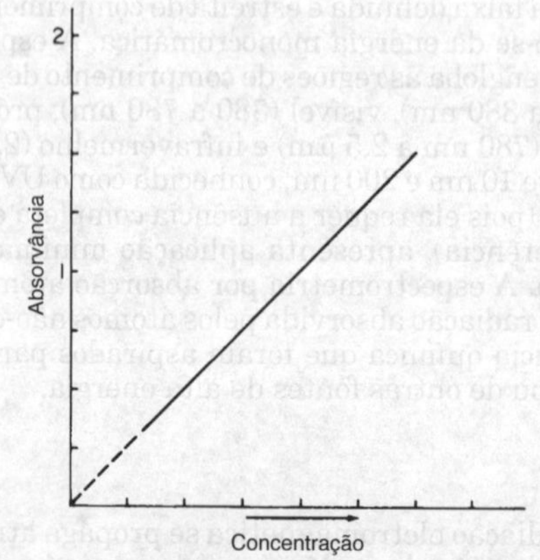

Fig. 34.8 Um gráfico representativo da lei de Beer.

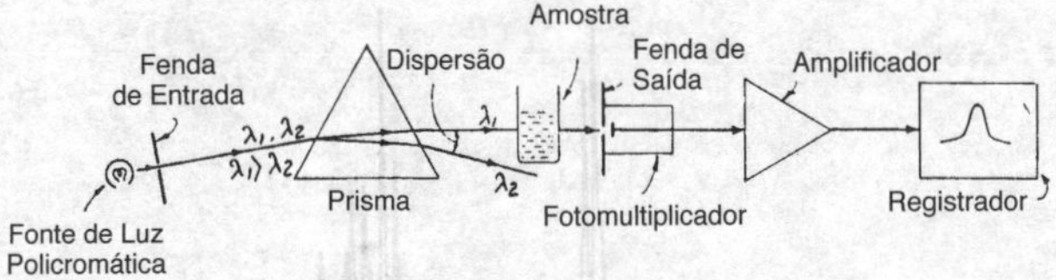

Fig. 34.9 Um clássico espectrômetro de luz UV visível (os instrumentos mais novos usam uma grade em lugar de prismas).

radiação mais intensa. A fonte empregada para a faixa visível é uma lâmpada de tungstênio de 6 ou 12 V.

Monocromador — A função principal de um monocromador é a dispersão da energia policromática por meio de um prisma ou grade. O raio monocromático desejado, cujo comprimento de onda é determinado pela posição angular do prisma ou da grade, é direcionado no sentido do compartimento da amostra.

Compartimento da Amostra — Essa é a seção onde a energia monocromática encontra a amostra. Em um instrumento com feixe duplo, esse compartimento contém um dispositivo de corte de feixe ou um dispositivo de troca de feixe que possibilita que o feixe atravesse alternadamente a amostra e as células de referência (aproximadamente 35 vezes/s). Isso permite que a relação amostra-referência permaneça inalterada por ligeiras alterações na fonte ou na óptica do instrumento.

DETECTOR

Em geral, o detector é um tubo fotomultiplicador. Conforme mostrado na Fig. 34.10, o catódio consiste em uma superfície revestida com uma camada sensível à luz. Quando a energia colide com a camada, ela emite elétrons. Uma série de eletrodos denominada dinodos, que também são revestidos com uma camada sensível à energia, é conectada por uma rede de resistências que divide a voltagem. Os elétrons são atraídos do catódio para o dinodo 1, do dinodo 1 para o 2 e assim por diante, cada qual se chocando com o quantum, produzindo uma avalanche de aproximadamente 10^6 elétrons. A coleção de elétrons no anódio cria alguns miliampères de corrente, que pode ser medida como voltagem através de uma resistência.

O débito do detector é amplificado e observado em um medidor, um registrador ou em um tubo de raios catódicos. Alguns espectrômetros são operados manualmente, enquanto outros são equipados de registros automáticos e contínuos. Os espectrômetros que empregam a última tecnologia podem fazer interface com um computador digital através de um análogo para o conversor digital para a determinação direta dos diferentes espectros de analisados, bem como para o armazenamento dos espectros de referência.

MODERNAS TÉCNICAS ESPECTROMÉTRICAS

Houve um progresso significativo no uso de grades e controle de microprocessador no *design* dos modernos espectrômetros. Os modelos recentes possuem controle automático de todos os parâmetros operacionais, como a seleção do comprimento de onda e calibração, correção da linha de base, varredura programada, espectros de primeira, segunda, terceira e quarta derivações, saída de diodo emissor de luz (LED) de absorvância ou concentração, além da monitoração por tela e impressões em cópias.

Da mesma forma, por causa do advento da microeletrônica estável, além da ampla disponibilidade de espectrômetros controlados por microprocessadores e totalmente automatizados, está surgindo um novo interesse em todas as técnicas de absorção de UV-luz visível que normalmente exigem um controle substancial por instrumentos e manipulação de dados. Essas incluem a análise simultânea de múltiplos componentes, as determinações da velocidade de reação e os derivados de comprimento de onda duplos. Além disso, existe um aumento significativo no uso da *Espectrometria por Diferença* como um meio de aumentar a sensibilidade, melhorar os limites de detecção e diminuir o ruído em comparação com a espectrometria de absorção convencional.

Outras novas técnicas espectrométricas de alta sensibilidade ganharam ampla atenção recentemente, em particular na aplicação e determinação da análise de espectros de resíduos de solventes. Essas novas técnicas compreendem

- As técnicas intracavitárias de absorção de laser baseadas no mecanismo de oscilação do laser de cor, as quais são capazes de medir absorvâncias na faixa de 5×10^{-6} e são mais apropriadas para sistemas aquosos.
- Os métodos de modulação de comprimento de onda (sensibilidade de pico) adequados para medir duas amostras distintas simultaneamente, bem como a derivação dupla da reflexividade, com uma sensibilidade de até 1×10^{-7} g.
- Os métodos colorimétricos para a medição da energia absorvida pela solução usando fontes de laser. Esses métodos apresentam uma faixa de detecção entre 1×10^{-7} a 8×10^{-8} g e incluem a colorimetria termoacoplada, a colorimetria fotoacústica e técnicas de lentes térmicas. Os métodos fotoacústico e de lente térmica sofrem grande perda de sensibilidade em meios aquosos.
- Detectores de feixe de diodo e de contagem de fóton.

Espectrofotometria de UV-Luz Visível de Feixe de Diodo

Os avanços na tecnologia levaram ao desenvolvimento e à implementação de detectores de fotodiodo, os quais, quando colocados em grupos lineares intimamente espaçados, oferecem a análise rápida e exata do espectro. A principal vantagem dos detectores de feixe linear é que eles permitem a análise simultânea de todo um espectro durante um período de alguns segundos. Isso é vantajoso quando se realizam estudos cinéticos envolvendo eventos rapidamente mutáveis. Um diagrama simplificado é mostrado na Fig. 34.11.[3]

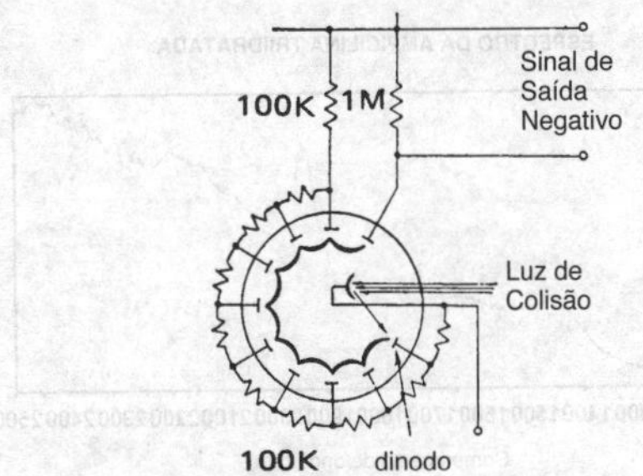

Fig. 34.10 O circuito de um fotomultiplicador.

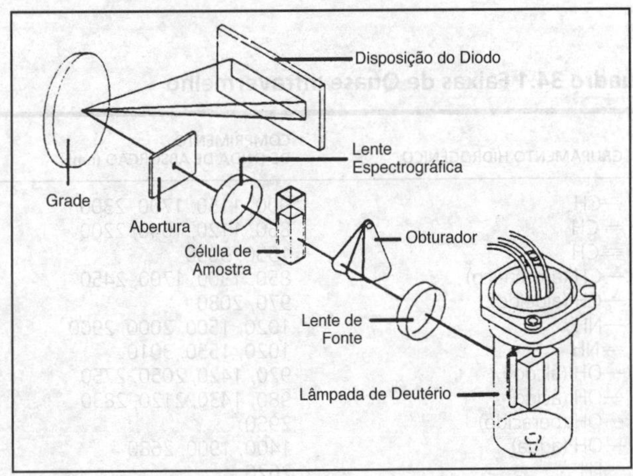

Fig. 34.11 O sistema óptico HP 8452A com lâmpada de deutério.[3]

Os detectores de feixe de diodo apresentam uma vantagem adicional de resolução aumentada de comprimento de onda. A comparação de precisão dos tamanhos de fenda com os fotodiodos individuais e a focalização do espectro em um plano focal podem estimular o poder de resolução de comprimento de onda para 1 a 2 nm.

Espectrometria Próxima do Infravermelho (NIR)

A região próxima ao infravermelho (NIR) compreende a região espectral de aproximadamente 700 a 2500 nm. A NIR engloba faixas de absorção que são o resultado de sobretons ou da combinação de sobretons que se originam da região infravermelha média fundamental, desde 4.000 cm^{-1} a 600 cm^{-1}. As faixas de NIR são amplas e sobrepostas e representam, em sua maior parte, as vibrações de alongamento associadas às modalidades vibracionais R—H. Essas modalidades de alongamento (C—H, O—H, S—H, N—H) são entre 10 a 100 vezes mais fracas que as faixas fundamentais. A discussão dessas modalidades diferentes de vibração e a teoria subjacente são apresentadas mais adiante sob Espectrometria por Infravermelho.

Na realidade, a técnica da NIR está a meio caminho entre a UV, a luz visível e o infravermelho, em que demonstra as excelentes capacidades quantitativas da primeira e as amplas propriedades qualitativas da última. O Quadro 34.1 lista as faixas de absorção dos grupamentos hidrogênio comuns aos vários compostos orgânicos. O espectro do ciclo-hexano pode ser visto na Fig. 34.12.[4] A NIR também possui importantes aplicações na química orgânica, em que tem sido utilizada no estudo de complexos metálicos, compostos com terras raras e compostos de metais de transição. Ela é amplamente empregada na determinação do conteúdo de água em diferentes materiais, usando as faixas de sobretons da —OH em 1400 a 1500 nm e as faixas de combinação em 2000 nm. Outros estudos incluem a ligação e interação água-proteína, a determinação da água em formulações farmacêuticas e estudos estruturais de cristais das proteínas heme. Na indústria farmacêutica, a NIR não foi muito utilizada como uma técnica de análise até os anos 1980. O uso da NIR como um instrumento tanto quantitativo quanto qualitativo resultou de sua facilidade de utilização para a análise de amostras sólidas, empregando técnicas de refletância difusa e programas de software quimiométricos para a análise de dados. A análise da NIR pode ser realizada em uma amostra em 1 a 2 minutos e fornece um resultado quantitativo sobre um constituinte, enquanto um procedimento que emprega os métodos clássicos poderia levar várias horas para uma análise quantitativa.

A NIR tem sido empregada como um substituto para vários métodos de resumo para o triidrato de ampicilina. Plugge e VanDerVlies utilizaram a NIR como uma alternativa para realizar a identificação, conteúdo de água e ensaio na liberação do CQ do triidrato de ampicilina.[5] O teste de identificação pela NIR para o triidrato de ampicilina empregou um valor de comparação espectral (SMV), usando um espectro de referência e calculando o co-seno do ângulo entre os vetores dos espectros de referência e da amostra. O valor de comparação espectral pode variar entre −1 e +1, com +1 indicando uma comparação perfeita. O valor limiar de 0,9980 foi estabelecido como um valor mínimo para uma identificação positiva. Os valores abaixo de 0,9980 foram considerados falhos devido a impurezas ou solventes, baseado em uma história de 16 lotes de triidrato de ampicilina contendo uma mistura de triidrato e a forma anidra ou rica em solventes residuais.

Quadro 34.1 Faixas de Quase Infravermelho

GRUPAMENTO HIDROGÊNICO	COMPRIMENTO DE ONDA DE ABSORÇÃO (nm)
$—CH_3$	900, 1150, 1700, 2300
$=CH_2$	850, 1120, 1640, 2200
≡CH	1550, 3050
—CH (aromático)	850, 1300, 1700, 2450
—CH (aldeído)	970, 2080
$—NH_2$	1020, 1500, 2000, 2900
=NH	1020, 1550, 3010
—OH (álcool)	920, 1420, 2050, 2750
—OH (ácido)	980, 1430, 2120, 2830
—OH (perácido)	2950
—OH (água)	1400, 1900, 2680
—FH	2620
—SH	2000

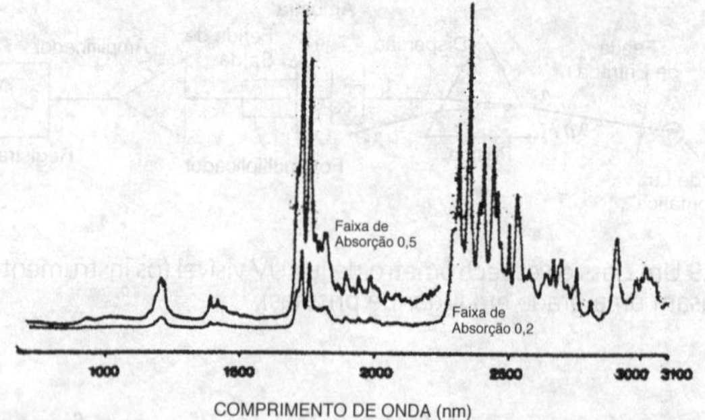

Fig. 34.12 Espectro de absorção de NIR do ciclo-hexano.[4]

Plugge e VanDerVlies também desenvolveram um *Índice de Conformidade* (IC) para a qualidade da ampicilina triidratada. Esse índice de conformidade baseia-se no grau de conformidade de um lote quando comparado ao padrão de qualidade da ampicilina triidratada produzida. O cálculo do IC é baseado na absorvância média e no desvio padrão em cada comprimento de onda para os espectros que representam o espectro de referência. O IC máximo encontrado para aquele espectro pode ser definido como o valor Q_w, em que w é o comprimento de onda, em nanômetros, da amostra. O espectro da amostra é comparado com o espectro de referência em cada comprimento de onda, desde 1134 a 2466 nm. O valor Q_w é calculado dividindo-se o valor absoluto da diferença entre a absorvância em w nm do espectro da amostra e o espectro de referência pelo desvio padrão do espectro de referência no mesmo comprimento de onda. O espectro de refletância difusa da NIR típico da ampicilina triidratada e um segundo espectro derivado são mostrados na Fig. 34.13[6] e na Fig. 34.14.[7]

Também se demonstrou que a NIR é capaz de determinar o percentual de ingrediente ativo, além de identificar formulações de comprimido específicas. Essas possibilidades estendem-se além de apenas analisar para uma determinada relação de mistura durante a fabricação, mas proporcionam a capacidade de atingir a inspeção de 100% de cada comprimido. A NIR também pode assegurar que um comprimido seja colocado no frasco correto. Isso é feito com a aquisição de dados rápida e/ou sistemas de espectrômetro em paralelo.[8]

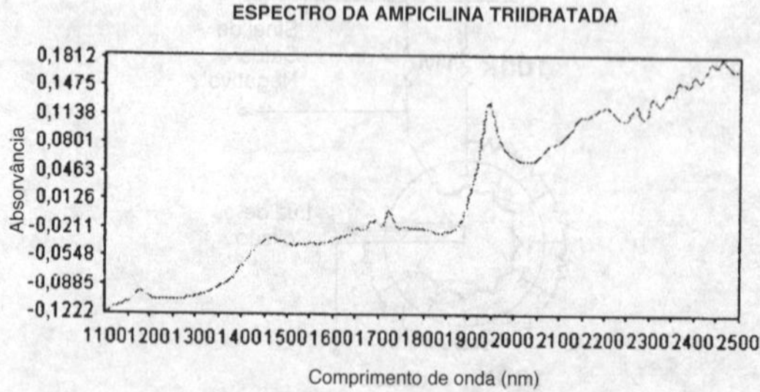

Fig. 34.13 O espectro de refletância difusa de NIR da ampicilina triidratada.[6]

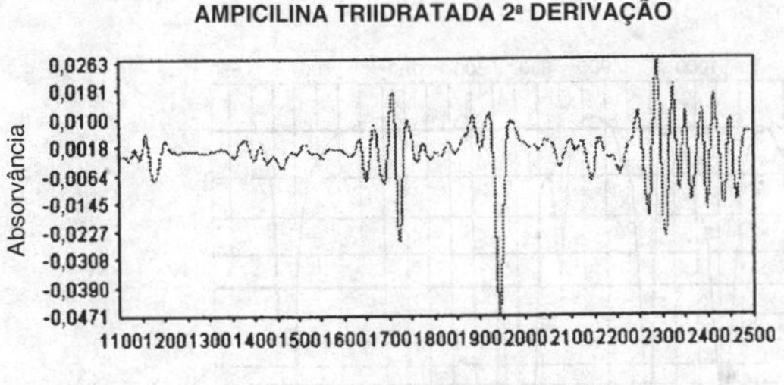

Fig. 34.14 Espectro de refletância difusa NIR do segundo derivado da ampicilina triidratada.[7]

Outro aspecto intrigante reside na capacidade de analisar todo o comprimido por transiluminação. Muitos relatos na literatura mostram os comprimidos analisados por métodos de reflexão, nos quais o comprimido é iluminado e a luz que é refletida de volta é analisada. Em uma configuração de transiluminação, o comprimido é iluminado em um lado e um receptor de fibra óptica é colocado no outro. À medida que a luz atravessa o comprimido, a luz é disseminada ao acaso e uma pequena parcela é captada pela sonda de fibra óptica e transferida para o espectrômetro. Essa técnica garante que os dados coletados são indicativos da totalidade do comprimido e não somente da formulação na superfície iluminada. A transiluminação com NIR pode ajudar a mostrar a equivalência quando se modifica um método tradicional que emprega a análise química úmida padronizada.

A NIR também se deslocou para o campo da biotecnologia. Como a NIR pode ser implementada de forma não-invasiva, os analisados do fermentador podem ser medidos ao se observar através da janela óptica, eliminando assim os problemas associados com a esterilização das sondas de amostra e a retirada de alíquotas para análise.[9]

A NIR apresenta diversas vantagens sobre os outros métodos clássicos de análise. Estes incluem a preparação mínima da amostra, a relação elevada de sinal e ruído para a análise de dados, o uso de instrumentação simples e a análise rápida da amostra.

O desenvolvimento do método da NIR requer a coleta de um conjunto de amostras de treinamento. De maneira ideal, essas amostras duplicam as amostras a serem medidas em consistência e tamanho da partícula, de modo a evitar os problemas potenciais na análise dos dados. O conjunto de treinamento é usado para desenvolver um modelo empregando a química métrica. Quando se desenvolve um método quantitativo, o conjunto de treinamento é inicialmente analisado com o uso de um método primário de análise. Os dados quantitativos são colocados no computador para desenvolver um conjunto de equações baseadas na correlação da intensidade do sinal em diversos comprimentos de onda, ou em um único comprimento de onda, para o analisado ou para a propriedade da amostra. É importante, quando se analisa o conjunto de treinamento, que as amostras representem a faixa do componente a ser medido. Isso proporciona um conjunto de treinamento mais consistente para predizer o analisado ou a propriedade de interesse. Os programas de software de química métrica disponíveis incluem a regressão linear múltipla (MLR), os quadrados mínimos parciais (PLS) e o Principal Component Analysis (PCA). Os procedimentos de calibração multivariados fornecem os programas apropriados para a seleção de dados e para a determinação da parte separada do principal, quando aplicável. As descrições mais detalhadas dos princípios matemáticos estão disponíveis em outro local.[10-12]

O típico instrumento de NIR atual destina-se a fornecer a flexibilidade para diversas vinculações. Um monocromador separado pode ter várias unidades auxiliares a ele acopladas, dependendo do tipo de amostra a ser analisada. Elas podem variar desde uma sonda de fibra ótica, para analisar mate-

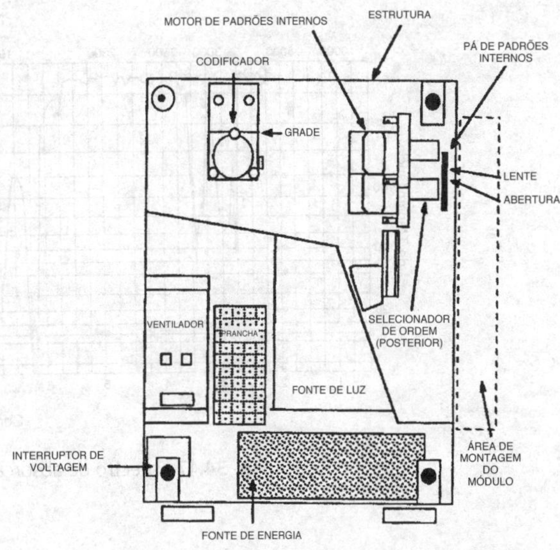

Fig. 34.15 Monocromador, sistemas NIR de varredura de espectrômetro.[13]

riais crus recebidos em tambores, até um analisador destinado a análise de pós secos que emprega a refletância difusa. A Fig. 34.15[13] mostra o monocromador e o módulo da área de montagem para os acessórios. A Fig. 34.16[14] mostra o conjunto de sonda montado no monocromador.

Está previsto que o uso da NIR como um instrumento analítico para o laboratório de CQ na indústria farmacêutica aumente drasticamente no futuro. A técnica de análise rápida e não-destrutiva proporcionará eficiência e produtividade aumentadas para a testagem e a liberação de produtos. A monitoração *online* do processo de fabricação pela NIR fornecerá instrumentos analíticos para o controle do processo que atualmente não estão disponíveis com o emprego dos métodos rotineiros.

Espectrometria por Infravermelho (IV)

A faixa da radiação EM entre 0,8 e 500 μm é referida como a radiação infravermelha. O desenvolvimento de um instrumento IV comercial não se iniciou até o final dos anos 1940. Atualmente, o espectrômetro por IV é um dos instrumentos mais comumente empregados na caracterização de moléculas or-

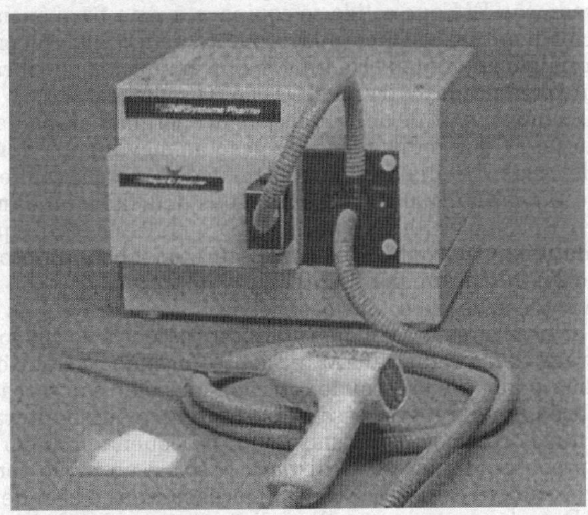

Fig. 34.16 Espectrômetros de varredura de sistemas NIR com pequena sonda acoplada.[14]

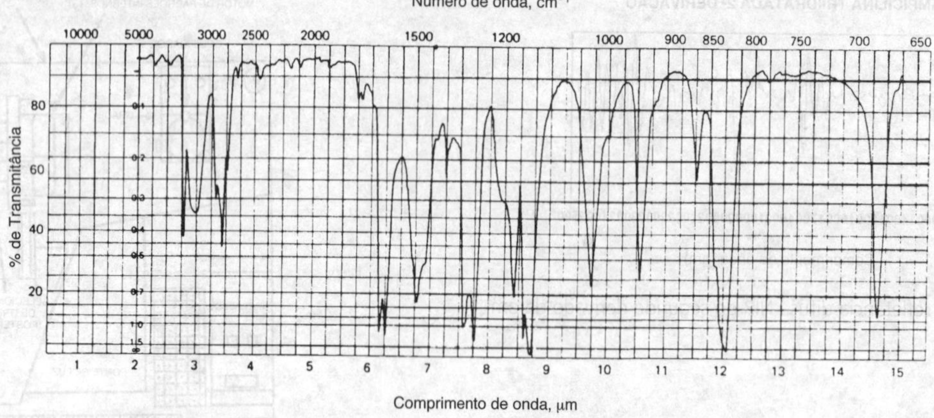

Fig. 34.17 Espectro de absorção de infravermelho do 3,5-dimetilfenol.[15]

gânicas. Diferentemente dos gráficos espectrais da luz visível e UV, o espectro IV geralmente é representado com a transmitância percentual, em lugar de absorvância, como a ordenada. Da mesma forma, é habitual usar a unidade centímetro invertido (cm^{-1}) ou o número da onda para a abscissa em lugar do comprimento de onda. Isso ocorre por causa da proporcionalidade direta entre o número da onda e a energia, bem como a freqüência da radiação; a freqüência pode, por sua vez, estar diretamente relacionada com as freqüências vibracionais moleculares. Um exemplo de um espectro de IV é mostrado na Fig. 34.17.[15] A região mais comumente utilizada do espectro IV na química farmacêutica é a região entre 2,5 μm (4.000 cm^{-1}) e 16 μm (625 cm^{-1}).

A região da luz próxima ao infravermelho (NIR) ou a região de sobretom refere-se ao segmento desde aproximadamente 700 nm (12.500 cm^{-1}) até 2,5 μm (4.000 cm^{-1}); a região do infravermelho distante (FIR) ou a região rotacional fica entre 400 e 20 cm^{-1}.

TEORIA

Para que a radiação IV seja absorvida por uma molécula, dois critérios devem ser satisfeitos: a molécula deve possuir uma freqüência vibracional ou rotacional idêntica àquela da radiação EM que colide, e uma alteração global na magnitude ou direção do momento do dipolo deve ocorrer em conseqüência da interação radiação-molécula. Quando a radiação EM colide em uma molécula na freqüência apropriada, a vibração e/ou a rotação da molécula são alteradas. Quando a freqüência da radiação EM que colide se equipara a uma freqüência vibracional natural da molécula, acontece uma transferência de energia global, a qual cria uma maior amplitude de vibração e, como resultado, ocorre a absorção da radiação.

O comprimento de onda mais longo (energia mais baixa) da radiação IV que induz uma alteração no movimento vibratório de uma molécula origina uma faixa de absorção conhecida como *faixa fundamental*. Existe apenas uma faixa fundamental em uma molécula diatômica, embora múltiplos da freqüência da faixa (ν), conhecidos como sobretons, possam ocorrer como 2ν, 3ν e assim por diante.

A rotação de moléculas assimétricas ao redor de seus centros de massa resulta em uma alteração periódica do dipolo que interage com a radiação EM incidente, fazendo com que ocorra uma maior freqüência de rotação molecular e absorção de radiação. A energia necessária para provocar uma alteração nos níveis rotacionais apenas é muito pequena (100 cm^{-1}) e compreende a região do IV distante (FIR). A absorção por gases nessa região aparece como linhas separadas e bem-definidas. Entretanto, por causa das colisões intramoleculares e interações nos líquidos e sólidos, ocorre o alargamento das linhas de absorção, e, em geral, elas aparecem como um *continuum*. A região FIR, que experimentalmente é difícil de estudar, possui pouca aplicação na química farmacêutica e não será discutida adiante.

Como a absorção da radiação IV altera as características vibracionais e rotacionais de uma molécula, as faixas de absorção não são linhas definidas, mas faixas que são centralizadas em uma freqüência. Como a energia cinética total é uma combinação das energias de translação, rotação e vibração de uma molécula (i.e., $E_t = E_{tr} + E_r + E_\nu$), uma molécula poliatômica constituída de n átomos terá 3n graus de liberdade de movimento. As modalidades vibracionais fundamentais possíveis de uma molécula podem ser calculadas ao se subtrair 3 para a energia translacional e 3 para a energia rotacional (2, se a molécula for linear). Isso fornece um total de 3n – 6 modalidades vibracionais possíveis. O número teórico de faixas de absorção fundamentais, no entanto, não é observado devido a certos fatores, como a absortividade fraca, a coalescência de várias faixas localizadas muito próximas e a falta de alteração necessária no momento do dipolo. Como a região de 2 a 16 μm normalmente empregada para a pesquisa com IV cobre as regiões fundamental e de *sobretom*, o número total de faixas de absorção em um espectro IV pode exceder muito o número teórico.

A vibração do alongamento atômico pode ser mecanicamente aproximada pela lei de Hooke, $F = -kx$, onde F é a força de restauração, k é a proporcionalidade ou a constante de força (dina/cm), e x é a distância de deslocamento. Para uma molécula diatômica com átomos de massas m_1 e m_2, a freqüência da vibração fundamental é expressa por

$$\nu = \frac{1}{2\pi}\sqrt{\frac{k}{\mu}} \qquad (6)$$

ou, nos termos do número de onda, por

$$\bar{\nu} = \frac{1}{2\pi c}\sqrt{\frac{k}{\mu}} \qquad (7)$$

onde μ é conhecido como a massa reduzida, definido por

$$\mu = \frac{m_1 m_2}{m_1 + m_2} \qquad (8)$$

A aplicação da equação para a freqüência de alongamento C—H com $k = 5 \times 10^5$ dinas/cm, $m_1 = 19{,}8 \times 10^{-24}$ g e $m_2 = 1{,}64 \times 10^{-24}$ g fornece o valor 3.040 cm^{-1} (um pouco mais elevado que o valor observado, 2.950 cm^{-1}, o que é causado pelo desprezo do efeito ambiental). As modalidades vibracionais do grupamento CH_2 são mostradas na Fig. 34.18.[15] Deve-se observar que mais energia é necessária para a vibração de alongamento que para a vibração de curvatura.

A posição das faixas de absorção é determinada pela simetria de uma molécula, pelas massas dos átomos, pelas constantes de força das ligações químicas e pela interação das vi-

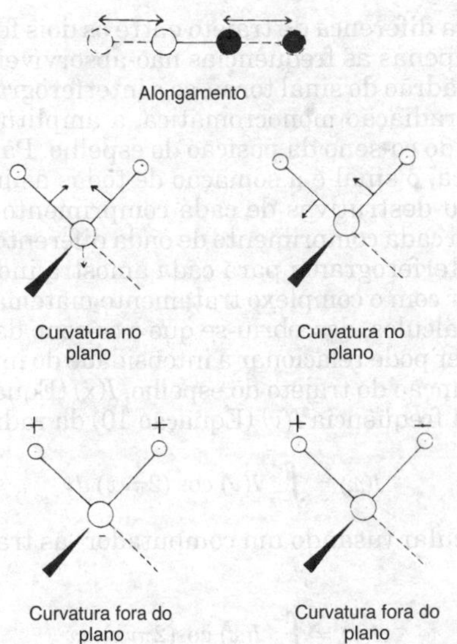

Fig. 34.18 Tipos de vibrações moleculares. O sinal de positivo (+) indica o movimento do plano da página no sentido do leitor, o sinal de negativo (−) indica o movimento do plano da página para longe do leitor.[15]

brações (interações de Fermi). A ligação de hidrogênio afeta a posição das faixas por deslocar a freqüência da vibração de alongamento para uma freqüência menor e a da vibração de curvatura para uma freqüência maior.

CARACTERIZAÇÃO DAS MOLÉCULAS

Existem duas importantes aplicações da espectrometria por IV na caracterização de diversas moléculas: a determinação da identidade de um composto por meio da comparação espectral com a de uma amostra autêntica e a verificação da presença de grupamentos funcionais em uma molécula desconhecida. O último aspecto é muito importante na elucidação estrutural de compostos orgânicos sintéticos ou de substâncias isoladas a partir de fontes naturais.

A posição das faixas de absorção devido às vibrações de alongamento e de curvatura no plano de grupos funcionais, como C═O, C—H, N—H, O—H, são algo independentes da influência dos grupamentos vizinhos na molécula. Essas faixas geralmente ocorrem em 4.000 a 1.300 cm^{-1}. A posição das faixas abaixo de 1.300 cm^{-1} é bastante influenciada pelos grupamentos vizinhos na molécula. A porção do espectro de 1.300 a 400 cm^{-1} é referida como a região da "impressão digital".

Extensas tabelas e quadros das freqüências de absorção de grupo características para muitos grupamentos funcionais orgânicos comuns podem ser encontrados em muitos dos textos listados na *Bibliografia*. Vários catálogos de espectros de referência foram publicados, dos quais o mais volumoso é o do Sadtler Research Laboratories, atualmente com mais de 90.000 espectros. Aqui, pode ser feita apenas uma breve citação da correlação estrutura-freqüência de absorção.

As vibrações de alongamento e curvatura de C—H ocorrem em 3.300 a 2.800 cm^{-1}. Cada tipo particular de hidrocarboneto possui sua própria posição de faixa característica: por exemplo, os hidrocarbonetos acíclicos saturados e cíclicos apresentam $\bar{\nu}$ de alongamento em 2.960 a 2.850 cm^{-1} e $\bar{\nu}$ de curvatura no plano em 1.470 a 1.360 cm^{-1}; o C—H olefínico insaturado em 3.090 a 3.000 cm^{-1} e o $\bar{\nu}$ de alongamento do C—H acetilênico insaturado em 3.300 a 3.270 cm^{-1}; o $\bar{\nu}$ de alongamento do C—H aromático em 3.100 a 3.000 cm^{-1} e a curvatura fora do plano está em 900 a 650 cm^{-1}. A faixa mais característica para compostos aromáticos, no entanto, está em 1.610–1.590 cm^{-1} (devido à vibração do esqueleto aromático).

Vibração O—H — Alongamento em 3.700 a 3.350 cm^{-1}, dependendo da extensão da ligação hidrogênio.
Vibração C—O — Alongamento em 1.280 a 1.000 cm^{-1}, dependendo de se for um álcool, fenol, éster, éter, etc.
Vibração C═O — Alongamento em 1.950 a 1.640 cm^{-1}. Essas faixas são muito intensas e muito conspícuas. Ligações de hidrogênio, efeito de campo e conjugação afetam a posição.
Vibração N—H — Alongamento em 3.500 a 3.300 cm^{-1}, ligação de hidrogênio em menor freqüência. As faixas para N^+H_3, N^+H_2 e N^+H ocorrem em aproximadamente 3.200, 2.700 e 2.000 cm^{-1}, respectivamente.
Vibração C—N — Alongamento de compostos alifáticos em 1.210 cm^{-1} e para aromáticos em 1.250 a 1.350 cm^{-1}. Para C═N, uma faixa ocorre em 1.680 a 1.640 cm^{-1}, e para C≡N, em 2.250 cm^{-1}.

IV QUANTITATIVO

Embora a espectrometria por IV geralmente seja empregada para a identificação qualitativa, em lugar disso está sendo feito o uso limitado de seus aspectos quantitativos. Por causa da singularidade de seus espectros, os métodos quantitativos podem não exigir a separação prévia do analisado do excipiente. A lei de Beer, discutida anteriormente com a espectrometria por UV e luz visível, também é aplicável à espectrometria por IV. A sensibilidade da análise por IV, no entanto, é pior, apenas 0,01 a 0,001 da sensibilidade do UV, e, por conseguinte, possui apenas algumas aplicações na análise quantitativa.

INSTRUMENTAÇÃO

Uma breve descrição dos principais componentes de um espectrômetro por IV é fornecida adiante, e um instrumento por IV é ilustrado na Fig. 34.19.

Fonte de Radiação — Geralmente, a radiação IV é obtida por aquecer eletricamente um cenho de Nernst (uma mistura dos óxidos de zircônio, ítrio e tório) ou uma unidade global (um pequeno bastão de carboneto de silício).
Monocromador — Os materiais de prisma mais comumente utilizados para a dispersão da radiação IV são

1. NaCl com um índice de refração de 1,5442. Este propicia a boa dispersão em 2000 a 650 cm^{-1}, porém má dispersão além de 2000 cm^{-1}.
2. KBr, com um índice de refração de 1,53, dispersa em 1600 a 370 cm^{-1}.
3. CsBr, com um índice de refração de 1,69, dispersa em 1000 a 250 cm^{-1}.

Nos últimos anos, os sistemas de grade têm sido empregados com mais intensidade que o prisma, principalmente por causa de seus elevados poderes de resolução.

Detector — O termoacoplado e o bolômetro são os dois tipos de detectores que são utilizados; o primeiro é empregado em maior extensão. Um bolômetro é composto de um elemento de resistência

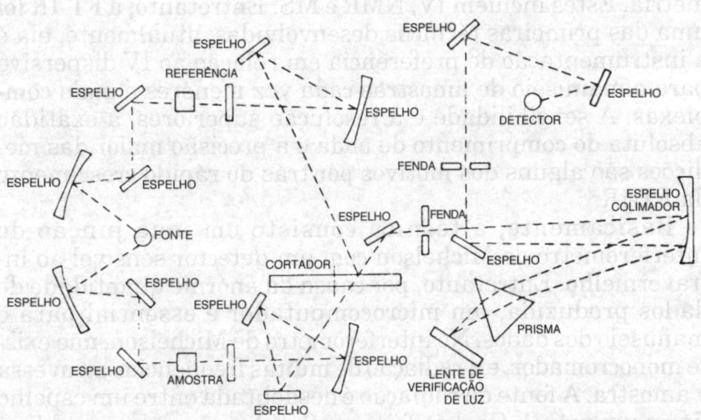

Fig. 34.19 O sistema óptico de um clássico espectrômetro infravermelho (os instrumentos mais novos usam grades em lugar de prismas).

em um circuito ponte. Uma alteração na resistência ao aquecimento provoca um sinal de desequilíbrio que pode ser amplificado e registrado.

Conforme observado na Fig. 34.19, o feixe da fonte é refletido por espelhos para formar a amostra e o feixe de referência. Depois de atravessar a amostra e a referência, os feixes são permutados por um espelho que serve para focalizar cada feixe alternadamente sobre a fenda de entrada do monocromador. Quando a amostra absorve parte da radiação, a intensidade dos dois feixes será desigual.

Essa desigualdade resulta no desenvolvimento de um sinal desequilibrado no detector. Depois da amplificação e retificação, o sinal é retransmitido para um favo ou cunha para direcionar o atenuador do feixe de referência, de modo a diminuir a intensidade do feixe de referência. Quando a diferença entre os dois feixes se extingue, o sinal de desequilíbrio também termina. A caneta do registrador, que está conectado ao atenuador, realizará a função de marcação nas coordenadas de absorção em um papel. A abscissa do gráfico é uma função da freqüência, e o traçado resultante do percentual de transmissão *versus* a freqüência é conhecido como um espectro de IV.

PREPARAÇÃO DA AMOSTRA

As amostras para a determinação por IV podem ser preparadas na forma de um gás, líquido ou sólido. As amostras líquidas são preparadas "limpas" (forma pura) ou em solução, usando uma célula de líquido. O tetracloreto de carbono e o dissulfeto de carbono são os dois solventes comumente utilizados. Com as soluções, o solvente isolado deve ser colocado na trajetória do feixe de referência para cancelar a absorção decorrente do solvente. Esse método é particularmente útil no estudo de vários tipos de ligação de hidrogênio.

As amostras sólidas são preparadas com um disco de KBr ou na forma de uma dispersão em óleo mineral. Um disco de KBr de uma amostra é preparado triturando-se a amostra com o KBr em pó, colocando-se a mistura entre uma sovela e o corante e aplicando-se uma pressão de aproximadamente 50.000 psi.

Uma dispersão em óleo mineral de uma amostra é usualmente colocada entre duas janelas de cloreto de sódio. Esse método possui uma desvantagem inerente, pelo fato de que as faixas de absorção de C—H na amostra serão mascaradas pelas do óleo.

Espectrometria por Infravermelho em Transformação de Fourier (FT-IR)

A ampla disponibilidade de microcomputadores de alta capacidade a custo razoável ajudou a popularizar as aplicações da espectroscopia por transformação em geral e por transformação de Fourier, em particular, para vários ramos da espectrometria. Estes incluem IV, NMR e MS. Entretanto, a FT-IR foi uma das primeiras técnicas desenvolvidas; atualmente, ela é a instrumentação de preferência em relação ao IV dispersivo para o manuseio de amostras cada vez menores e mais complexas. A sensibilidade e a resolução superiores, a exatidão absoluta do comprimento de onda e a precisão maior das medições são alguns dos motivos por trás do rápido crescimento da FT-IR.

Basicamente, a técnica consiste em uma junção do interferômetro de Michelson com um detector sensível ao infravermelho. Entretanto, por causa da enorme quantidade de dados produzida, um microcomputador é essencial para o manuseio dos dados. No interferômetro de Michelson, não existe monocromador, e a radiação de muitas freqüências atravessa a amostra. A fonte de radiação é desdobrada entre um espelho fixo e um móvel. Os dois feixes refletidos são então combinados, quer de forma construtiva, quer de forma destrutiva, no divisor de feixe, dependendo da posição do espelho móvel. À medida que a diferença de trajeto entre os dois feixes é alterada, e como apenas as freqüências não-absorvíveis alcançam o detector, o padrão do sinal torna-se o interferograma da amostra. Para a radiação monocromática, a amplitude do sinal é uma função do co-seno da posição do espelho. Para a radiação policromática, o sinal é a somação de todas as interferências de reforço ou destrutivas de cada comprimento de onda que interage com cada comprimento de onda diferente e resulta em um único interferograma para cada amostra individual.

Para lidar com o complexo tratamento matemático necessário para os cálculos, descobriu-se que o co-seno da transformação de Fourier pode relacionar a intensidade do interferograma como uma função do trajeto do espelho, $I(x)$ (Equação 9) e a intensidade da freqüência $I(\nu)$ (Equação 10) da radiação IV:

$$I(x) = \int_{-\infty}^{\infty} I(\nu) \cos(2\pi\nu x)\, d\nu \tag{9}$$

e depois calcular (usando um computador) as transformações inversas,

$$I(\nu) = \int_{-\infty}^{\infty} I(x) \cos(2\pi\nu x)\, dx \tag{10}$$

pelas quais o interferograma poderia ser novamente relacionado com o espectro IV.

Os modernos espectrômetros de FT-IR fornecem espectros plenos que podem ser continuamente monitorados em uma tela de CRT durante o exame. Os softwares padronizados incluem subtração espectral, correção de linha de base, integração, selecionamento de pico, análise de múltiplos componentes e de fator, análise quantitativa e busca em biblioteca espectral. O uso de um novo detector de telureto de mercúrio e cádmio (MCT), do acessório de refletância difusa, do dispositivo de reflexão de intervalo cilíndrico e de microscopia de transmissão ou refletância são aspectos recentes que estimulam a sensibilidade e a versatilidade do instrumento.

Refletância Difusa

A técnica da refletância difusa tornou-se muito popular nos últimos anos e é aplicável a uma ampla gama de amostras sólidas. Nessa técnica, a radiação IV é focalizada sobre uma amostra e a radiação refletida ou disseminada é coletada sobre um amplo ângulo sólido, daí o termo *refletância difusa*. O manuseio da amostra é simples e direto. A trituração extensiva ou o uso de pressão elevada não são necessários, o que elimina o risco de alterar a estrutura da amostra. Algumas das amostras para as quais são obtidos bons espectros IV são medicamentos, substâncias farmacêuticas, produtos alimentícios, sabão em pó, carvão, argilas, papel, superfícies pintadas, espuma de polímero e catalisadores. Muitas amostras, como substâncias inorgânicas, podem ser comercializadas na forma pura. A diluição com KBr em pó é freqüentemente utilizada para diminuir a intensidade das faixas de absorção fortes.

Análise de Célula em Círculo

A *célula em círculo* é um dispositivo de reflexão interna múltipla (MIR) que emprega um bastão cilíndrico de selenito de zinco como elemento de reflexão interna. Ela foi idealizada originalmente para superar os problemas que são encontrados com as soluções aquosas, mas, desde então, encontrou muitos usos diferentes. A análise de soluções aquosas era difícil, quando não impossível, com as células de trajeto curto convencionais, devido à absorção muito elevada de IV pela água. Essas células de transmissão também são muito difíceis de limpar. A presença das faixas de alongamento O—H altamente absorventes da água obscurece as faixas mais fracas em comprimentos de onda mais longos, as quais fornecem grande parte das informações úteis no IV. A técnica de reflexão interna circular também tem sido empregada para obter espectros de IV de aditivos em óleo virgem e usado, ativadores em emulsões e ácidos graxos em sabão e detergentes. A célula em círculo supera os problemas que são encontrados com a água e esses tipos de amostras. Um comprimento de trajeto efetivo de 8 a 12 μm é obtido como resultado de 10 reflexões em um ângulo de incidência de 45°. As concentrações de 0,2% de amostras moderadamente absorventes são detectáveis. A célula é fácil de encher e de lavar com solvente.

Microscopia com Infravermelho

Com freqüência, o analista se depara com uma amostra que impede o manuseio exaustivo da amostra. Por vezes, essas amostras tomam a forma de gretas pequeninas ou variações a partir das propriedades de massa da matriz. Essas amostras originam-se de muitas fontes: forenses, têxteis, embalagens, polímeros, películas, revestimentos, papel e componentes eletrônicos, todas as quais podem conter pequenas áreas descontinuadas de composição questionável. Quando essas imperfeições aparecem, o analista é solicitado a examinar a mancha ou fragmento, de modo que sua fonte em relação ao processo de fabricação possa ser identificada.

A espectrometria por infravermelho é particularmente útil nesses problemas porque ela não é destrutiva. Além disso, a variedade de técnicas de manuseio de amostra disponível freqüentemente permite que uma amostra seja analisada *in situ*. Para aqueles problemas em que é impossível extrair a porção crítica da amostra, isso é particularmente importante. As técnicas de microamostragem são empregadas no IV para melhorar a sensibilidade ou para restringir o campo de visão e, assim, eliminar a interferência basal grosseira. Os condensadores de feixe e outros instrumentos de ampliação têm sido empregados há muitos anos. Os microscópios estendem a utilidade do IV até amostras da ordem de 10 μm. O uso de um microscópio permite o alinhamento da pequena amostra no feixe IV, bem como a focalização da energia.

A análise termogravimétrica (TGA) acoplada ao FT-IR é uma nova maneira de monitorar os gases expandidos produzidos durante a decomposição da amostra ou volatilização provocadas pelo aquecimento com o passar do tempo. Usando a TGA, a identificação dos componentes dos gases pode ser empregada para determinar as características da amostra.

Vantagens e Limitações da FT-IR

A velocidade e a alta sensibilidade da FT-IR, que a tornam ideal para a microanálise, originam-se de dois fatores.

1. O uso do que é conhecido como a vantagem multiplex ou de Fellgett, em que existe uma relação muito alta entre sinal e ruído devido ao fato de que a amostra e o detector são afetados por todas as freqüências em um só momento.
2. O poder da radiação por toda a parte do interferômetro é muito maior que para o instrumento dispersivo (cerca de 40 vezes).

Essas vantagens da FT-IR a tornam a técnica de escolha para o acoplamento do poder qualitativo do IV a certas técnicas de separação, como a cromatografia gasosa e em líquido (GC-FT-IR e LC-FT-IR)

ANÁLISE DE RECONHECIMENTO DE PADRÃO

Como foi demonstrado nas seções anteriores deste capítulo, os espectros obtidos nas regiões UV e IV são muito úteis. Essa utilidade foi estendida pela implementação da análise de reconhecimento de padrão. Essa conduta de tratamento de dados emprega sofisticados programas de computador que possibilitam a análise de grandes grupos de dados, um processo que extrai informações muito significativas a partir dos espectros da amostra. As diferenças sutis entre os conjuntos de dados podem ser visualizadas facilmente, resultando em identificações mais velozes e decisões muito mais rápidas.

Duas condutas, o *Principal Component Analysis* (PCA, referido anteriormente na discussão da luz quase infravermelha) e a *Hierarchical Cluster Analysis* (HCA), são aqui mencionadas.

Na PCA, são calculados novos conjuntos de variáveis ou fatores que são combinações lineares das variáveis originais nos dados. As poucas dimensões no novo fator espacial que são necessárias para representar todas as informações significativas nos dados são chamadas de componentes principais, enquanto os outros fatores representam apenas os componentes de ruído. Essa abordagem permite a visualização do agrupamento natural nos dados, identifica os dados fora do conjunto principal e facilita o alinhamento do significado químico ou físico para os padrões de dados que surgem.

A finalidade primária da HCA consiste em apresentar os dados de uma maneira que enfatize os agrupamentos naturais naquele conjunto de dados. As distâncias entre as amostras (variáveis) em um conjunto de dados são calculadas e comparadas. Quando as distâncias entre as amostras são relativamente pequenas, a implicação é que as amostras são similares. Os resultados da HCA são apresentados na forma de um dendrograma, um mapa de distância tridimensional construído com o uso dos conjuntos das distâncias entre as amostras. Os dendrogramas mostram o agrupamento, e os comprimentos de ramificação são proporcionais às distâncias entre os agrupamentos em conexão.

Uma das atividades que podem se beneficiar das capacidades da análise de reconhecimento de padrão é a identificação e diferenciação de materiais plásticos empregados em embalagens farmacêuticas. Para uma discussão dessa conduta muito útil para o tratamento de dados, veja o texto de Massart, Vandefinste e Deming na *Bibliografia*.

ESPECTROMETRIA POR RESSONÂNCIA MAGNÉTICA NUCLEAR (NMR)

Em 1921, AH Compton sugeriu que um elétron pode possuir um momento angular intrínseco ou "spin" e, dessa maneira, atua como um pequenino ímã. Em 1925, Wolfgang Pauli sugeriu que, de maneira similar, os núcleos de determinados átomos também poderiam ter a propriedade de girar ou rodar em torno de seus eixos. A rotação dessas partículas carregadas — isto é, a circulação da carga — gera um momento magnético ao longo do eixo de rotação — ou cria um dipolo nuclear, de modo que esses núcleos agem como pequenas barras de magneto. Em conseqüência disso, quando esses núcleos são expostos a um campo magnético externo, suas energias são desdobradas em dois ou mais níveis quantizados. O motivo, de acordo com a mecânica quântica, é que, na rotação, as partículas carregadas devem alinhar-se *com* o campo magnético externo (mais estável, menor nível de energia, estado basal) ou *contra* ele (menos estável, nível mais elevado de energia, estado excitado). As transições ao longo dos diferentes níveis de energia somente podem ser geradas se a radiação EM da freqüência atual for absorvida e a fina barra do magneto é "convertida" para o estado excitado menos estável (alinhamento contra o campo).

A verificação experimental desses conceitos teóricos, no entanto, não foi uma tarefa fácil. Ela exigiu aproximadamente 21 anos até que dois cientistas, Block, de Stanford, e Purcell, de Harvard, trabalhando de maneira independente, foram capazes de demonstrar a absorção da radiação na porção da freqüência de rádio do espectro EM como uma conseqüência das transições do nível de energia pelos núcleos expostos a um forte campo magnético externo. A radiação na freqüência de rádio varia de 0,1 a 100 MHz ou com comprimento de onda de 3.000 a 3 m.

Embora NMR seja um termo geral que se pode aplicar a qualquer um dos diversos átomos, exceto quando especificado em contrário, ela comumente refere-se a NMR de próton (ou ^{1}H), uma técnica que cresceu como sendo a mais vital para a elucidação estrutural de moléculas orgânicas. Grande parte da discussão neste capítulo irá se relacionar com a ressonância magnética do próton, porque é a versão mais comumente utilizada.

TEORIA

Conforme discutido anteriormente, o momento angular da carga de rotação é expresso por um número de quantum de spin, I (em unidades de $h/2\pi$, em que h é a constante de Planck). O valor I para isótopos pode variar em valores integrais 1, 2, 3, ... ou valores semi-integrais 1/2, 3/2, ..., 9/2. Um valor de I igual a zero indica a ausência de rotação. O número de spin dos isótopos pode ser determinado ao se observar as seguintes regras:

Os núcleos com um número igual de prótons e nêutrons possuem um número de spin de zero ou ausência de spin (p. ex., ^4He, ^{12}C, ^{16}O).
Os núcleos com um número ímpar de prótons e nêutrons possuem um spin integral de 1, 2, 3, ... (p. ex., ^2H, ^{14}N, ^{10}B).
Núcleos com um número de massa ímpar possuem um spin semi-integral de 1/2, 3/2, ..., 9/2; ou com um número ímpar de prótons e um número uniforme de nêutrons (p. ex., ^1H, ^{19}F, ^{31}P) ou um número uniforme de prótons e um número ímpar de nêutrons (p. ex., ^{13}C).

Os núcleos de um isótopo ($I > 0$) colocados em um campo magnético assumirão um número de orientações igual a ($2I + 1$). Como I para o próton é 1/2, existirão dois estados de orientação ou de spin: (1) um estado de baixa energia, no qual os núcleos estão em alinhamento com o campo magnético externo (orientação em paralelo, pólo N do núcleo próximo ao pólo S do magneto) e (2) um estado de alta energia, no qual os núcleos estão em alinhamento contra o campo magnético externo (orientação antiparalelo, pólo S próximo ao pólo S) (Fig. 34.20). A separação dos níveis de energia é uma função do momento magnético nuclear, μ, e da força do campo magnético externo, H_0, e inversamente proporcional ao número do quantum de spin, I, de acordo com

$$E = \frac{\mu H_0}{I} \quad (11)$$

Conforme demonstrado na Fig. 34.21, o eixo de rotação do núcleo trabalha em torno do eixo paralelo à direção do campo. Quando H_0 está aumentada, a freqüência de processamento do núcleo aumenta proporcionalmente. A velocidade angular, ω_0, do núcleo em processamento é expressa como

$$\omega_0 = \gamma H_0 \quad (12)$$

onde γ é a relação magnetogírica (uma constante nuclear). A movimentação rápida de um estado de energia para outro pode ocorrer por absorção ou transmissão da radiação de acordo com

$$\nu = \frac{\gamma H_0}{2\pi} \quad (13)$$

onde ν é a freqüência de rádio (fr), que corresponde à freqüência de processamento do núcleo, o que provoca a transição nuclear de um estado de baixa energia para um de alta energia. Dito em outras palavras, quando o vetor magnético de rotação da fr igual a ω_0 é introduzido perpendicular a H_0, o sistema estará harmonizado; isto é, a freqüência do núcleo em processamento e a freqüência inserida estarão em ressonância.

Combinando as Equações 12 e 13, obtemos

$$\omega_0 = 2\pi\nu \quad (14)$$

Quando H_0 é 14,092 gauss, é necessária uma freqüência externa de 60 mHz (um campo magnético fraco H_1) para induzir o *salto* dos prótons. A direção do campo magnético de rotação, H_1, é perpendicular à direção de H_0. Quando ocorre a ressonância, os núcleos saltam (revertem para estados de energia al-

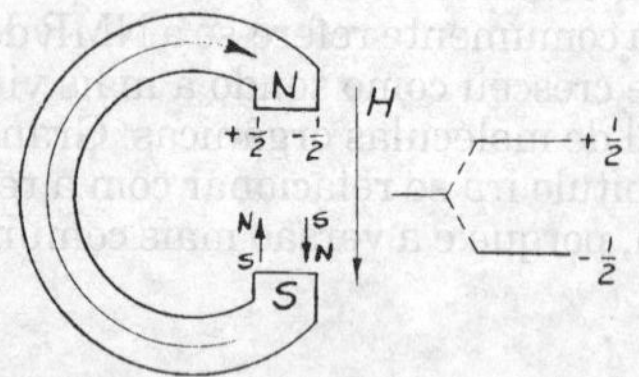

Fig. 34.20 Orientação de magnetos nucleares em um campo magnético externo.

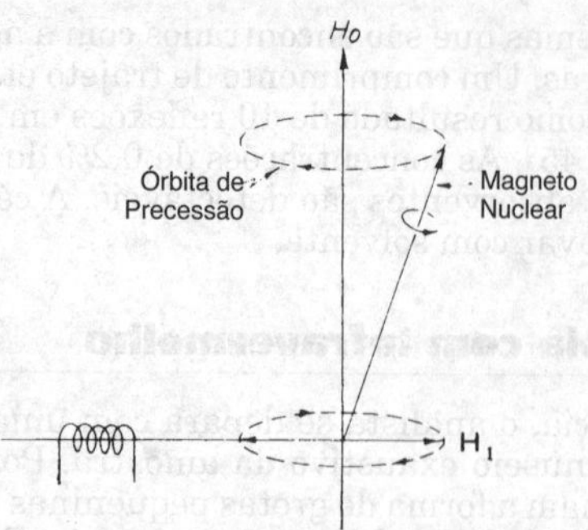

Fig. 34.21 A rotação e o processamento de um magneto nuclear em um campo magnético externo.

ternados). Isso resulta em uma voltagem induzida em uma mola de recepção colocada em um ângulo reto tanto com H_0 quanto com H_1.

Na prática, o oscilador da fr é mantido em uma freqüência constante e H_0 é alinhada sobre uma faixa estreita (usualmente da ordem de alguns miligauss).

A população dos núcleos em cada nível de energia é fornecida por

$$N_{\text{superior}}/N_{\text{inferior}} = e^{-\Delta E/kT} \quad (15)$$

onde k é a constante de Boltzmann ($1{,}38 \times 10^{-16}$ erg grau^{-1}). No caso do spin nuclear do próton, $\Delta E = 5 \times 10^{-19}$ erg em um campo de 15.000 gauss em uma temperatura de $T = 300$K, $N_{superior}/N_{inferior} \approx e^{-5\times10^{-19}/4{,}2\times10^{-14}}$ ou 1 a $1{,}2 \times 10^{-5}$ para esses núcleos. É esse excesso que é responsável pela absorção da radiação observada. Quando o excesso de núcleos é muito pequeno, é importante que uma quantidade muito grande de energia não seja introduzida no sistema. Quando isso acontece, todos os núcleos em excesso estão no estado excitado, e a intensidade do sinal de absorção pode diminuir ou, até mesmo, desaparecer. Esse é o fenômeno da saturação, uma situação a ser evitada quando a natureza quantitativa da absorção de energia pelos núcleos deve ser preservada. Por conseguinte, a condição necessária para a ressonância nuclear é a manutenção dos núcleos em excesso no nível de energia inferior. Isso é realizado por um processo conhecido como relaxamento, por cujos mecanismos um núcleo retorna de um estado de energia mais elevado para um mais baixo.

Dois tipos de relaxamentos são operacionais: o relaxamento spin-spin e o relaxamento spin-rede.

O *relaxamento spin-spin (transverso)* envolve a troca mútua de energia entre dois núcleos em processamento proximais. Esse tipo de relaxamento não contribui para a manutenção de uma população excessiva de spin em estado inferior, mas diminui o tempo de vida do núcleo em estado excitado, o qual afeta a largura da linha espectral.

O *relaxamento spin-rede (longitudinal)* envolve uma transferência da energia nuclear, como conseqüência da transição para um estado inferior, para a energia dos componentes da rede. O termo *rede* refere-se à estrutura das moléculas em um sistema em qualquer estado físico. As energias translacional, rotacional e vibracional das moléculas são os componentes de uma rede. Devido às propriedades magnéticas desses vários tipos de energias, a rede contém diversos campos magnéticos cujos alinhamentos adequados com um núcleo em processamento podem provocar a transição para um estado inferior. A energia liberada dessa forma aumenta as energias translacional, vibracional e rotacional. Não existe alteração global da energia no sistema. Esse processo é responsável por manter os pequenos núcleos em excesso no nível de energia inferior.

Os relaxamentos spin-spin e spin-rede são responsáveis pela largura da linha espectral. A largura da linha é inversamente proporcional ao tempo de existência dos núcleos no estado excitado. Nos sólidos ou nos líquidos viscosos, a restrição do movimento molecular não permite a ocorrência freqüente da orientação magnética apropriada, resultando em um longo tempo de relaxamento spin-rede. Essa condição, no entanto, cria uma orientação apropriada dos núcleos, de modo que a troca mútua de energia se torna muito fácil, encurtando, assim, o tempo de relaxamento spin-spin, o que, por sua vez, resulta no alargamento da linha espectral.

INTERPRETAÇÃO DOS ESPECTROS

O valor dos espectros de NMR nas determinações qualitativas origina-se da natureza das ressonâncias de próton. Dependendo da natureza do ambiente molecular imediato, os prótons entrarão em ressonância em freqüências características, permitindo que os prótons em diferentes ambientes sejam diferenciados. A interação dos prótons dá origem ao fenômeno do desdobramento, um comportamento que torna complexo um espectro de NMR. Para ser capaz de interpretar corretamente esse espectro, é essencial compreender os seguintes termos que são únicos para a NMR.

Efeito de Escudo — A freqüência da ressonância em um espectro de NMR depende do ambiente magnético dos prótons em uma molécula. Esse conceito pode ser elaborado ao considerar o fenômeno de que, quando colocados em um campo magnético externo, os elétrons em um átomo ou molécula circularão.

Os elétrons circulantes criam um novo campo magnético que se opõe ao campo magnético externo, reduzindo assim seu efeito sobre o núcleo. Isso é conhecido como o efeito de escudo, e sua magnitude é determinada pela densidade dos elétrons ao redor do núcleo. Como a densidade dos elétrons ao redor de cada próton é uma função de seu ambiente, os prótons circundados por diferentes grupos substitutos experimentarão um efeito desigual do campo magnético externo.

Deslocamento Químico — Quando a freqüência do campo magnético em rotação, H_1, cujo plano é perpendicular a H_0, se torna igual à freqüência de processamento do núcleo, a energia será absorvida e ocorrerão as transições nucleares, sendo obtido um espectro de NMR. Por conseguinte, o espectro de NMR é um gráfico das freqüências de absorção ressonantes (ou força do campo magnético) *versus* uma escala de intensidade arbitrária. A área sob cada pico (quando adequadamente avaliada, como será discutido mais adiante) é proporcional ao número de prótons no ambiente que produz esse pico ou a combinação dos picos. O tetrametilsilano (TMS) é utilizado como padrão de referência porque todos os prótons são equivalentes; dessa forma, apenas um pico ressonante é observado, e ele ocorre em um ponto depois do "limite superior do campo" a partir das ressonâncias de muitos outros prótons.

Todas as outras ressonâncias de próton são referidas ao TMS (arbitrariamente atribuído com um valor de zero) e são medidas a partir do valor do TMS, empregando-se um conceito conhecido como um *deslocamento químico* (a distância do valor do TMS, medida em ppm; veja adiante). Como o deslocamento químico é uma função da força do campo magnético, seu valor variará quando os instrumentos com diferentes campos magnéticos fr são empregados para a medição (p. ex., 60, 100 e 400 MHz). Para tornar a expressão do deslocamento químico independente da força do campo, é utilizado um símbolo do deslocamento químico, δ, em unidades sem dimensão de partes por milhão (ppm)

$$\delta = H_S - H_{TMS}/H_1 \times 10^6 \qquad (16)$$

onde H_S e H_{TMS} são as forças de campo (em Hz) que correspondem à ressonância para a amostra e de referência, respectivamente. H_1 é a freqüência do sinal de fr utilizado. A designação τ (onde $\tau = 10 - \delta$) também é empregada para designar o deslocamento químico.

Deve-se enfatizar, neste momento, que, embora as eletronegatividades dos átomos proximais aos prótons sejam um fator contribuinte na determinação dos valores de deslocamento químico, a posição do pico de ressonância é influenciada também por vários outros aspectos estruturais. Um exemplo clássico é o pico para os prótons acetilênicos em 2,35 ppm, os quais são mais protegidos que os prótons olefínicos em 4,60 ppm. Essa aparente anomalia pode ser explicada ao se considerar o efeito da *anisotropia diamagnética* — isto é, a orientação da ligação química em um campo magnético. Na Fig. 34.22A, as linhas de força, induzidas pelos elétrons π circulantes da ligação C≡C acetilênico, protegem o próton. Em contraste, o campo magnético induzido tira o escudo de um próton de aldeído (Fig. 34.22B).

Acoplamento Spin-Spin — A Fig. 34.23A mostra o espectro do NMR do etanol, conforme determinado por um instrumento de alta resolução. Em lugar de observar três picos distintos indicativos de prótons de metila (CH_3—), metileno (—CH_2—) e hidroxila (—OH), com as áreas de pico na relação 3:2:1, vários picos são notados em cada área. Cada pico representativo de determinados tipos de prótons foi *desdobrado* pelo acoplamento com os prótons adjacentes. O conceito de acoplamento spin-spin pode ser visualizado ao se considerar o efeito de um próton em um próton vizinho conectado por não mais que três ligações (excetuados os sistemas conjugados). O desdobramento ocorre por causa da tendência do elétron de parear seu spin com o do próton mais próximo. Para uma simples explicação do desdobramento do spin-spin, considere uma molécula com prótons adjacentes não-equivalentes, H_1 e H_2, em um campo magnético. Se o núcleo H_1 está em uma posição antiparalelo, o campo experimentado por H_2 torna-se aumentado, correspondendo a uma freqüência de processamento mais elevada. A linha de ressonância para H_2 ocorre em um campo mais baixo se H_1 estiver ausente. Um efeito oposto é observado quando o núcleo H_1 possui a posição paralela. Um efeito similar é exercido sobre H_1 por H_2. A combinação desses efeitos origina, assim, dois dupletos.

A Fig. 34.23B ilustra a provável disposição nuclear dos grupamentos —CH_2— e —CH_3 do etanol. A multiplicidade causada pelo efeito de um grupamento sobre um grupamento vizinho é dada pela fórmula $2nI + 1$, em que n é o número de núcleos equivalentes de spin I. No caso de prótons com $I = ½$, a fórmula pode ser escrita apenas como $n + 1$. Na Fig. 34.23A, o grupamento CH_2 no etanol consiste em quatro picos com intensidades de 1: 3: 3: 1, o grupamento CH_3 possui três picos com intensidades de 1: 2: 1. A relação da área total do CH_2 com a do CH_3 é de 2: 3.

A distância entre os múltiplos é referida como a constante de acoplamento, J, expressa em Hz, e a letra J é subscrita (p. ex., J_{AB}; veja adiante) para indicar os prótons ou átomos envolvidos no acoplamento. Para os prótons, o valor de J raramente excede 20 Hz. A separação das duas linhas de ressonância, $\Delta\nu$, é expressa em Hz. Diferentemente do deslocamento químico, o valor de J é independente da força do campo magnético aplicado, H_0, e sua magnitude é uma função da extensão do acoplamento entre dois núcleos. Os prótons quimicamente equivalentes também sofrem acoplamento de spin-spin, mas transições são proibidas e não são observadas.

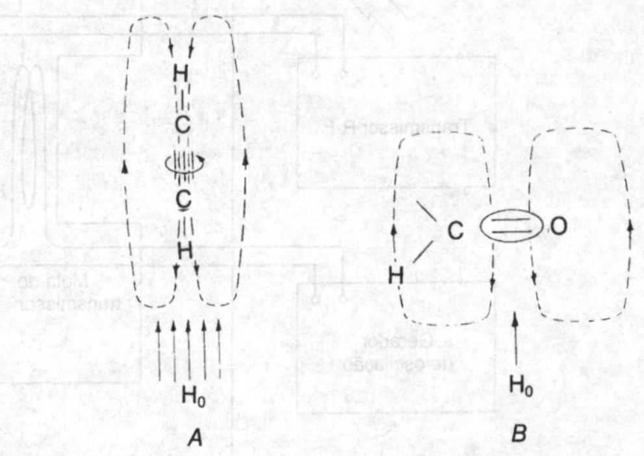

Fig. 34.22 As linhas de força magnéticas elétron-induzidas. **A.** Próton acetilênico protegido. **B.** Próton de aldeído sem proteção.

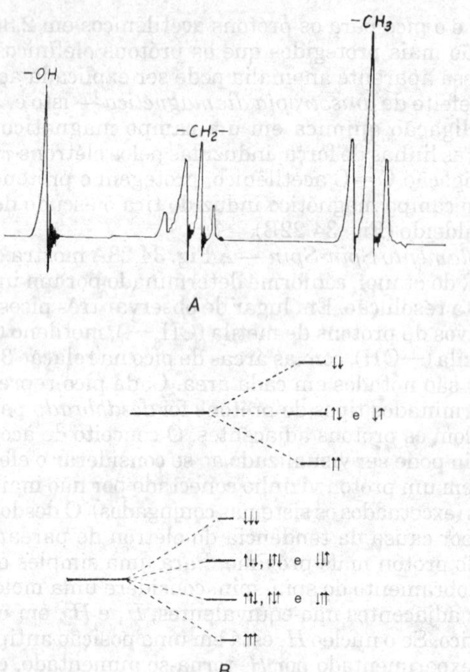

Fig. 34.23 A. Um espectro de NMR de alta resolução do etanol. **B.** Apresentação de desdobramento de spin-spin do CH_3 proximal e CH_2.

MEDIÇÃO QUALITATIVA DOS ESPECTROS DE NMR

O uso da NMR para a análise qualitativa envolve várias propriedades do espectro. Em primeiro lugar, o deslocamento químico estabelece a natureza geral do próton. Em seguida, a multiplicidade da ressonância de próton indica a natureza do ambiente do próton e a interação dos prótons. Para os casos mais simples, os espectros de primeira ordem seguem regras idealizadas e podem ser interpretados diretamente. Os espectros mais complexos podem vir a ser muito complexos para a interpretação não-assistida por computador, e, nesses casos, a análise qualitativa pode ser estabelecida através do uso de materiais padrões de referência. A magnitude da intensidade de ressonância de um próton singleto ou múltiplo é diretamente proporcional ao número de prótons. Dessa maneira, se a área dos singletos ou múltiplos em um espectro é integrada, é possível atribuir valores relativos para as áreas e determinar o número de prótons que um determinado múltiplo representa. Essa informação simplifica a interpretação dos espectros e a identificação dos compostos.

INSTRUMENTAÇÃO

Os espectrômetros de NMR comercialmente disponíveis são do tipo de onda contínua (CW) ou de transformação de Fourier (FT) e variam quanto à força do campo magnético e, dessa maneira, quanto à freqüência de ressonância imposta pelo oscilador de radiofreqüência. Os sistemas de instrumentos FT que permitem a estimulação do sinal são particularmente úteis quando se encontram sinais de ressonância fracos, como no caso do ^{13}C, um isótopo presente na natureza apenas na extensão de 1,11%, ou naqueles casos em que são estudadas amostras muito diluídas de núcleos fortemente absorventes.

Os espectrômetros disponíveis apresentam diferentes osciladores de radiofreqüência, como 60 MHz, 100 MHz, 200 MHz ou 400 MHz. Essa variação torna conveniente expressar a força do campo de uma maneira independente da freqüência do oscilador. A Fig. 34.24 demonstra um instrumento de CW NMR de 60 MHz, que consiste nas seguintes partes principais:

Magneto — Um magneto permanente ou um eletromagneto pode ser empregado na NMR para fornecer o H_0. Atualmente, os magnetos supercondutores resfriados em hélio líquido estão sendo empregados nos instrumentos que exigem elevadas forças de campo magnético. Como o deslocamento químico é uma função da força do campo magnético, é conseguida uma maior dispersão em uma força mais elevada de campo magnético. Na prática, o campo é variado sobre uma faixa muito pequena (aproximadamente alguns miligauss) com o auxílio de uma mola de varredura. Quando uma voltagem oscilante é empregada para alterar o campo de um grande magneto e a mesma oscilação é usada como um eixo x de direcionamento da voltagem, o sinal pode ser observado em um registrador ou em um osciloscópio.

Oscilador de Radiofreqüência (Transmissor) — Esse campo de fr é fornecido por uma mola transmissora cujo componente do vetor magnético se move em um plano perpendicular à direção de H_0. O campo induz as transições nucleares quando sua freqüência se iguala a ω_0.

Receptor de Radiofreqüência (Detector) — O salto dos núcleos em conseqüência da inserção da fr induz uma voltagem na mola receptora, cujo eixo está em ângulo reto com o eixo da mola transmissora e com H_0.

Osciloscópio e Registrador (Aparelho de Demonstração) — A voltagem a partir da mola receptora é amplificada e observada em um osciloscópio ou em um registrador. Os picos de um espectro de

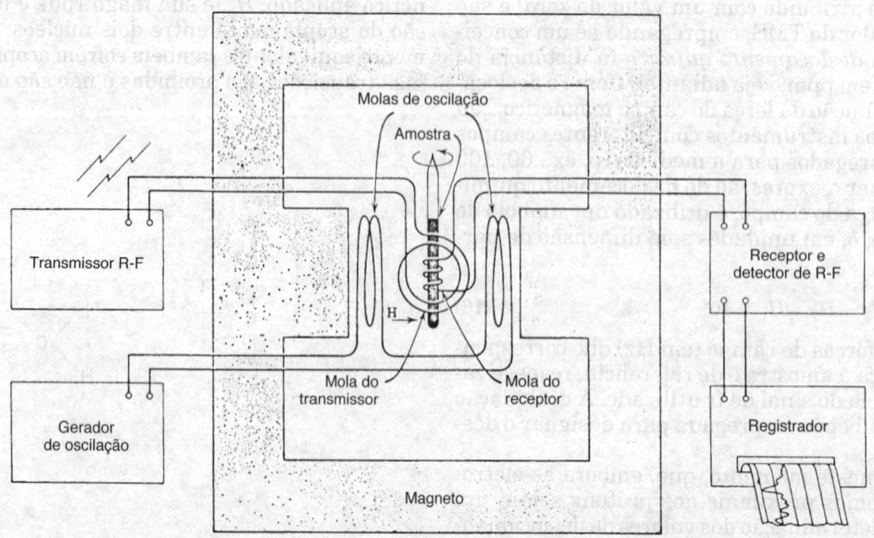

Fig. 34.24 Um aparelho de NMR básico. (Cortesia, Varian.)

NMR constituem o resultado da colocação em gráfico da intensidade *versus* a freqüência de ressonância (força do campo).

PREPARAÇÃO DA AMOSTRA

Uma amostra para a determinação espectral por NMR deve ser dissolvida em um solvente desprovido de prótons ou no qual os prótons foram substituídos por deutério, como CCl_4, $CDCl_3$, D_2O, $SO(CD_3)_2$, $CO(CD_3)_2$ ou CF_3COOD. A escolha do solvente depende da natureza da substância, e, obviamente, o soluto e o solvente não devem interagir.

Em geral, 30 a 70 mg do composto sob pesquisa são dissolvidos em aproximadamente 0,2 mL do solvente em um tubo de NMR. Uma pequena quantidade de TMS é adicionada para referência. Devido à insolubilidade do TMS em alguns solventes, como a água, é empregado, com freqüência, um padrão de TMS externo. Isso é feito colocando-se um tubo capilar selado contendo o TMS dentro do tubo de NMR ou marcando-se o ponto de referência, exatamente antes de determinar o espectro de uma amostra, com uma solução de TMS em CCl_4 ou $CDCl_3$.

DESACOPLAMENTO DE SPIN-SPIN

O DESACOPLAMENTO DE SPIN-SPIN (irradiação dupla ou ressonância dupla) é uma técnica útil para simplificar os espectros de NMR a fim de se encontrar as posições relativas dos prótons em uma molécula ou para localizar uma absorção mascarada. Todos os prótons podem ser desacoplados enquanto tiverem mais de 20 Hz de intervalo a 100 MHz. No desacoplamento de spin-spin, o núcleo é essencialmente irradiado com um forte sinal de radiofreqüência em sua freqüência de ressonância, enquanto se escaneiam outros núcleos para detectar qual deles é afetado pelo desacoplamento a partir do núcleo irradiado. Em geral, o desacoplamento tem sido aplicado ao ^{14}N, ^{31}P ou ^{19}F por causa da grande diferença a partir da ressonância do próton. A ressonância internuclear dupla (INDOR) consiste em outra técnica que é empregada para se examinar o acoplamento entre dois núcleos de sensibilidades relativas muito distintas, como ^1H e ^{15}N.

REAGENTES DE DESLOCAMENTO

Esses são íons na série das terras raras (Lantanídios) coordenados a ligantes orgânicos, como o tris-(6,6,7,7,8,8,8-heptafluoro-2,2-dimetil-3,5-octanedionato)európio, $Eu(fod)_3$. A adição desses reagentes ajuda a espalhar os padrões de absorção da NMR sem aumentar a força do campo magnético aplicado. Isso acontece devido a uma amplificação significativa das diferenças do deslocamento químico de prótons não-equivalentes com determinados tipos de compostos.

APLICAÇÕES QUANTITATIVAS DA NMR

A capacidade de integrar áreas sob picos de ressonância nos espectros de NMR apresenta aplicações quantitativas. Dois métodos podem ser empregados para medições quantitativas; o método relativo, em que as áreas integrais de dois tipos de próton diferentes dentro da mesma molécula são comparadas, e o método absoluto, em que uma quantidade conhecida de um composto orgânico está na mesma solução com uma quantidade conhecida de padrão interno. Um padrão interno é um composto orgânico puro com uma estrutura tal que a integral para a área do pico de ressonância de um único tipo de próton pode ser usada como uma medida absoluta dos prótons. A área integral para um tipo de próton do analisado pode ser comparada com a área integral para os prótons do padrão interno, sendo realizada a análise quantitativa.

Diversos fatores devem ser considerados quando se seleciona um determinado pico de ressonância ou agrupamento de picos de ressonância para a medição quantitativa.

A molécula analítica que origina o pico de ressonância deve ser estável sob as condições analíticas.

O pico de ressonância mais forte ou multipleto deve ser escolhido para se obter a medição mais sensível.

O padrão interno deve ser um composto que possui um forte sinal de ressonância, preferivelmente um singleto, nas proximidades do pico de interesse.

Algumas das limitações da NMR quantitativa são o custo do instrumento e, no caso de instrumentos de CW, a falta de sensibilidade. Da mesma forma, a complexidade da amostra pode originar a superposição de picos. Outro problema importante origina-se do excesso de núcleos muito pequenos no estado de baixa energia, o que pode levar ao problema da saturação. Entretanto, ao controlar o tempo de relaxamento para as espécies, o poder da fonte e a velocidade de escaneamento, esse problema pode ser minimizado. A caracterização das amostras químicas ou biológicas por dados multidimensionais seguida pela análise apropriada dos dados fornece um meio para a classificação quantitativa de novas amostras.

ISÓTOPOS DA NMR

Conforme discutido na seção de teoria, vários outros isótopos possuem momentos magnéticos, e, assim, podem ser estudados pela técnica de ressonância magnética. Os núcleos mais importantes estudados até o momento são os seguintes.

NMR do ^{13}C — Esse é um núcleo muito interessante para o qual está sendo publicada uma quantidade crescente de dados. O ^{13}C possui um spin nuclear de ½, que, em geral, pode ser estudado em uma freqüência de 10.705 MHz em um campo de 10 quilogauss. Contudo, devido à existência muito restrita desse isótopo (1,1% comparado ao ^{12}C), sua ressonância apresenta apenas 1,6% da sensibilidade da NMR do ^1H. Outra dificuldade com a NMR do ^{13}C é que seu tempo de relaxamento é muito mais longo que o do ^1H.

Em virtude desses problemas, o ^{13}C requer amostras relativamente maiores e instrumentação sofisticada onde a FT-NMR pulsada poderia ser acoplada, e a análise de computador é utilizada para a manipulação de dados e a interpretação dos espectros. Deve ser apontado que as regras básicas para a interpretação dos espectros do ^{13}C são essencialmente similares à NMR de próton, porque o número de spin para o ^{13}C é idêntico ao do ^1H (½). Apesar disso, as constantes de acoplamento para o ^{13}C-^1H são grandes (100 a 250 Hz), e, dessa forma, a interpretação dos espectros do ^{13}C geralmente é difícil por causa da superposição de multipletos de ^{13}C-^1H. Estudos recentes mostraram que os espectros complicados do ^{13}C poderiam ser simplificados através do desacoplamento completo dos núcleos de ^{13}C de todos os núcleos de ^1H, empregando uma técnica de desacoplamento de spin-spin (ressonância dupla). Recentemente, o desenvolvimento de magnetos supercondutores, juntamente com as técnicas de transformação de Fourier e a tecnologia de computação avançada, ajudou a NMR do ^{13}C a se desenvolver em uma das técnicas mais importantes na elucidação estrutural.

NMR do ^{19}F — O flúor-19 apresenta um número de quantum de spin de ½ e sua freqüência de ressonância é de aproximadamente 56,5 MHz em 14.000 gauss (comparada com 60,0 MHz do ^1H). Portanto, o ^{19}F pode ser investigado com um espectrômetro de NMR de próton ligeiramente modificado. Embora também tenha sido demonstrado que a absorção de ^{19}F é sensível ao seu ambiente molecular, as correlações estruturais do deslocamento do flúor são poucas em comparação com a NMR de próton.

NMR de ^{31}P — O fósforo-31 possui um número de quantum de spin de ½ e sua freqüência de ressonância em 14.000 gauss é de 24,3 MHz. Ele exibe picos agudos com deslocamentos químicos que se estendem por uma faixa de 700 ppm. Recentemente, o uso da NMR de ^{31}P como uma medida não-invasiva direta de diversos estudos cinéticos em sistemas biológicos abriu um novo e excitante campo para essa técnica. Empregando um termômetro de Mg-ATP, as medições com pequenas molas de superfície foram utilizadas para observar o metabolismo do fósforo de corações perfundidos dentro das regiões localizadas, a fim de avaliar o metabolismo regional alterado decorrente do infarto do miocárdio e a resposta ao tratamento medicamentoso. Da mesma forma, foi relatada a NMR do ^{31}P do íon Mg livre, Mg-ATP e Mg-ADP em células tumorais intactas na ascite de Ehrlich.

NMR DE ALTA RESOLUÇÃO E SUAS APLICAÇÕES ANALÍTICAS

O desenvolvimento de novas técnicas de NMR com pulso e com pulso múltiplo tornou o estudo da NMR de baixa abundância e/ou de núcleos de baixa sensibilidade quase uma técnica convencional. Hoje em dia, essas técnicas de NMR de alta resolução constituem um papel importante no estudo da estrutura e conformação moleculares, cinética e estudos bioquímicos. A distribuição ubíqua de hidrogênio no corpo humano e a natureza das técnicas de FT-NMR possibilitaram aplicar a absorção da radiação NMR pelo hidrogênio ao desenvolvimento de uma técnica de imageamento não-invasiva para o corpo humano. A técnica, denominada imageamento por Ressonância Magnética (RM), baseia-se no fato de que o sinal EM detectado é único em intensidade e duração para cada tipo de tecido no organismo. Através da aquisição computadorizada dos dados, o sinal da NMR é demonstrado como imagens transversais vivas do órgão específico sob estudo.

A técnica de RM evita os perigosos efeitos da radiação ionizante causados pela atual técnica prevalente, a varredura por Tomografia Axial Computadorizada (TAC), bem como a dor e o perigo associados às injeções de contraste necessárias. A técnica também mostrou ser um instrumento diagnóstico muito superior e eficaz. Relatos recentes mostraram uma exatidão de 100% na identificação de lesões de esclerose múltipla, quando comparada à atual taxa de sucesso de 5 a 35% para o imageamento por TAC. Ela também pode revelar a lesão a partir de um acidente vascular cerebral bem abaixo da calota craniana e diferencia entre as substâncias cinzenta e branca do cérebro. O potencial da nova técnica é estarrecedor, já que ela promete revelar não somente a estrutura celular do organismo mas, também, sua química *in vivo*.

NMR DE TRANSFORMAÇÃO DE FOURIER PULSADA (FT-NMR PULSADA)

Desde sua introdução, no final dos anos 1960, por Ernst e Anderson, a FT-NMR pulsada tem sido a principal força por trás de realizações significativas na NMR de alta resolução e na NMR de estado sólido. No tradicional método de onda contínua, uma oscilação de freqüência/campo é aplicada à amostra, e cada linha de ressonância magnética deve ser registrada seqüencialmente. Na FT-NMR pulsada, a amostra é irradiada com um pulso de alta potência de energia de radiofreqüência. A resposta ou sinal transitório, que resulta no domínio do tempo (conhecido como decaimento de indução livre ou "FID"), é armazenada em um sistema de aquisição de dados computadorizados, onde sofre a transformação de Fourier para gerar o espectro de domínio de freqüência usual. Portanto, na FT-NMR, os dados de todas as linhas de ressonância sobre uma região específica são obtidos e processados simultaneamente. Essa grande economia de tempo é de extrema importância na compreensão da alta sensibilidade da FT-NMR. Da mesma forma, constitui uma vantagem evidente a sua capacidade de manusear os núcleos de baixa abundância natural, como o ^{13}C, em que o escaneamento consecutivo e a obtenção da média durante longos períodos de tempo são necessários para a estimulação da resolução.

A FT-NMR pulsada pode ser realizada ou como uma única seqüência de pulso de radiofreqüência seguida pela aquisição do FID ou em uma modalidade pulsada múltipla, em que uma série de pulsos de radiofreqüência cuidadosamente regulados no tempo é aplicada à amostra antes da aquisição do FID para medir o tempo de relaxamento de spin-rede (T_1) e o tempo de relaxamento de spin-spin (T_2). As aplicações importantes das técnicas de pulso múltiplo incluem

NMR Bidimensional (2D-NMR) — Os dados são coletados como uma função de dois domínios de tempo independentes, seguidos pela transformação de Fourier dupla. O espectro apresenta dois eixos de freqüência e um eixo de intensidade. A 2D-NMR é muito útil na simplificação de espectros convencionais muito complexos.

Estimulação de Núcleo Insensível por Transferência de Polarização (INEPT) — Essa é particularmente aplicável para a estimulação da sensibilidade no estudo da ressonância de múltiplos núcleos relativamente insensíveis, como ^{15}N, ^{17}O, etc.

Experimento de Transição de Quantum Duplo de Abundância Natural Incrível (INADEQUATE) — Esse possui valor ímpar para fornecer informações detalhadas da ligação C—C por observar a abundância natural de acoplamentos escalares (spin-spin) de ^{13}C—^{13}C.

Técnica de Quantum Múltiplo (MQ-NMR) — Técnica desenvolvida por Pines, em que vários quanta de energia são absorvidos ou emitidos e vários spins saltam simultaneamente. Uma transição de quantum múltiplo acontece quando várias transições distintas ocorrem de forma coerente. A MQ-NMR está gerando novo estímulo no estudo da orientação das moléculas no espaço quando o acoplamento entre spins de próton produz um grande número de linhas no espectro da NMR. Quanto maior for o número de quantum, mais simplificado será o espectro (veja Fig. 34.25A, B[16] para o benzeno).

NMR DE ESTADO SÓLIDO

Os espectros de NMR convencionais de sólidos consistem, em grande parte, em amplos picos que são causados por um spin nuclear de Hamilton dipolar (H_O) e quadripolar (H_Q) de próton alto; nos líquidos, H_O e H_Q desaparecem, e apenas contribuem o deslocamento químico (H_{CS}) e os termos de acoplamento escalar (H_J). Técnicas mais modernas foram introduzidas para lidar com o problema crescente:

A rotação de amostra em ângulo mágico (MASS), em que a amostra roda rapidamente em torno de um eixo inclinado no ângulo mágico de 54°44′ do H_O.

Técnicas de pulso múltiplo, que estreitam significativamente as linhas.

Diluição magnética. O ^{13}C satisfaz essa condição por ser diluído magneticamente.

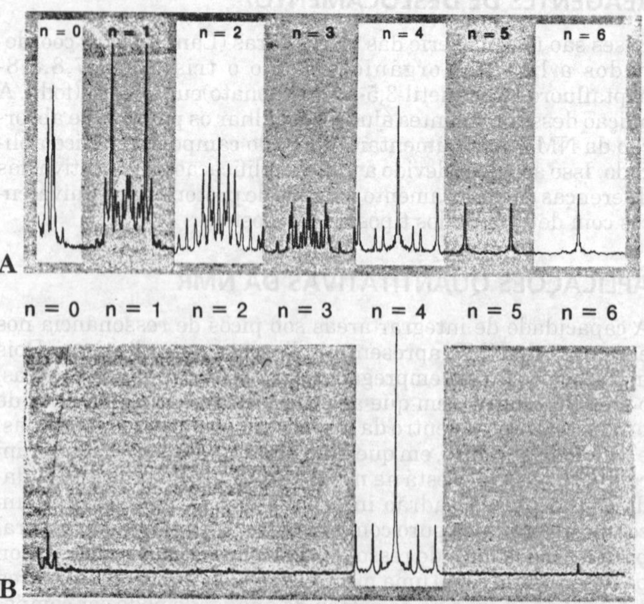

Fig. 34.25 A. Espectro do benzeno orientado em simplificação de NMR de quantum dos espectros através do uso de números de quantum mais elevados.[16] **B.** Espectro do benzeno orientado por NMR de quantum usando a excitação seletiva de quatro quanta.[16] *n*, número de quanta absorvidos ou emitidos de forma coerente.

Experimentos híbridos das três técnicas também foram aplicados com grande sucesso.

Ressonância de Spin de Elétron (ESR)

De acordo com a teoria nuclear de Bohr, os espectros atômicos dos metais alcalinos devem ter uma única linha espectral que corresponde ao elétron de valência não-pareado. Contudo, o exame cuidadoso mostrou que os espectros apresentam duas linhas muito próximas. Em 1925, W Pauli sugeriu que o dupleto poderia ser explicado apenas se o elétron existir em dois estados distintos de momento angular, uma idéia primeiramente introduzida em 1921 por AH Compton, que formulou a hipótese de que o elétron pode ter um momento magnético intrínseco ou um spin que o faz agir como um diminuto magneto. Um novo número de quantum para o spin, "s", com valores de $\pm \frac{1}{2}$, foi então acrescentado aos outros três números de quantum do elétron, n, l e m. Portanto, o momento angular intrínseco do elétron pode ter o valor de $\frac{1}{2}(h/2\pi)$ ou $-\frac{1}{2}(h/2\pi)$. O momento angular do elétron é quase 1000 vezes maior que o do próton; por conseguinte, as diferenças de energia entre seus níveis de quantum magnéticos são muito maiores que para o núcleo, correspondendo a aproximadamente 10.000 a 80.000 MHz, o que se situa na região de microonda do espectro de radiação EM.

A espectrometria por ESR depende do desdobramento dos níveis de energia magnética do elétron ao submetê-lo a um campo magnético externo. Apenas os elétrons não-pareados, contendo um íon, uma molécula ou um átomo, podem exibir a ESR. Compostos como os íons de metais de transição e seus complexos, radicais livres e moléculas com elétrons em estado de tripleto foram estudados com sucesso pela espectrometria por ESR.

Os princípios básicos da ESR são bastante semelhantes à espectrometria por NMR. Os instrumentos consistem em uma fonte de energia que produz radiação em uma freqüência constante de aproximadamente 9.500 MHz, e os espectros são obtidos ao se variar a força do campo. Um eletromagneto de 3.500 gauss é geralmente empregado com molas de oscilação que possibilitam a variação do campo dentro de uma faixa estreita. A amostra é contida em uma cavidade de microondas dentro do campo do magneto.

A espectrometria por ESR ainda não recebeu a aclamação popular e a importância analítica conferidas à NMR. Isso pode se dar, em parte, devido a seus elevados custos iniciais de alocação, porém, de maneira mais importante, por causa do fato de que muitas moléculas falham em exibir um espectro de ESR porque contêm um número uniforme de elétrons. Em determinados casos, no entanto, a ESR mostrou ser de valor primordial para o fornecimento de informações analíticas ímpares, como na detecção e identificação de radicais livres. Outras aplicações recentes incluem a caracterização de polímeros e os estudos de complexos com íon metálico.

Espectrometria de Emissão, Fotometria de Chama e Absorção Atômica

O estudo dos espectros atômicos é, provavelmente, o fenômeno científico mais básico que despertou a curiosidade e a imaginação dos físicos, astrônomos e químicos desde o século 16. As informações obtidas a partir da busca intensa e incessante para estabelecer suas teorias fundamentais foi um fator importante por trás do desenvolvimento de nossas ciências físicas e químicas modernas.

TEORIA

Quando íons gasosos ou uma forma de aerossol de metais e alguns elementos não-metálicos são aquecidos até uma alta temperatura, a energia cinética dos átomos ou moléculas é aumentada. As colisões que acontecem nessa energia elevada incorrem em uma alta probabilidade de transformar a energia cinética em energia de excitação. As espécies com elétrons excitados são instáveis, e, caso não ocorra nenhuma reação química depois de 10^{-4} a 10^{-7} segundos, a energia é perdida através da emissão de radiação EM na região UV e da luz visível, com comprimentos de onda que são característicos da espécie sob pesquisa.

Os métodos de excitação comumente empregados são a chama, o arco de energia por bateria, o arco de energia elétrica e a centelha elétrica. A chama produz excitação de baixa energia e é empregada para as substâncias facilmente ativadas; ela foi empregada mais recentemente com grande sucesso em Plasmas Indutivamente Acoplados (ICP), em que uma tocha de argônio de alta temperatura é usada para excitar muitos átomos. A excitação elétrica por descarga também é muito efetiva na volatilização e excitação de amostras, atingindo-se uma faixa de temperatura de 4.000 a 8.000K por esse método. Uma centelha elétrica fornece energias de excitação maiores que um arco e é produzida pela aplicação de uma alta voltagem (10 a 50 kV) através de eletrodos. A excitação também pode ser conseguida com um laser de rubi óptico.

Espectrometria de Emissão

INSTRUMENTAÇÃO — O sistema óptico de um típico espectrógrafo de emissão é mostrado na Fig. 34.26. Uma grade de difração pode ser utilizada em lugar do prisma para a dispersão da radiação.

PROCEDIMENTO ANALÍTICO — Para a análise qualitativa de amostras metálicas, o metal é usualmente fabricado dentro dos eletrodos. Quando a análise quantitativa é desejada, a amostra é preparada na forma de um pó ou solução e introduzida sobre eletrodos de grafite ou cobre puro montados verticalmente. O eletrodo inferior contém uma pequena depressão na extremidade para amostras em pó. Uma solução pode ser colocada sobre o eletrodo e evaporada; o resíduo então fornece um espectro de emissão. Um densitômetro é empregado para identificar os desconhecidos por comparação das linhas em vários comprimentos de onda com as linhas nos espectros previamente fotografados de metais conhecidos. O ferro é um valioso padrão interno.

A principal aplicação da espectrometria por emissão está na detecção qualitativa de todos os metais e da maioria dos elementos não-metálicos. Os limites de detecção situam-se na faixa do ppm ou ppb. A aplicação quantitativa, que costumava ser limitada, cresceu muito rapidamente nos últimos tempos, sobretudo com a introdução das técnicas de plasma acoplado por indução e fontes de laser. Atualmente, a espectrometria por emissão propicia uma técnica excelente e rápida para a determinação quantitativa simultânea ou seqüencial de até 30 elementos.

FOTOMETRIA POR CHAMA (ESPECTROMETRIA DE EMISSÃO DE CHAMA)

A fotometria por chama emprega um dispositivo de medição de emissão e utiliza uma chama de gás-ar (1.100° a 1.300°) para a excitação. A detecção é limitada aos metais dos grupos IA e IIA da tabela periódica, os quais apresentam um nível de elétrons de baixa posição. O sódio é o mais ativo na série, com um limite de detecção de 0,0002 ppm, e o berílio é o menos ativo,

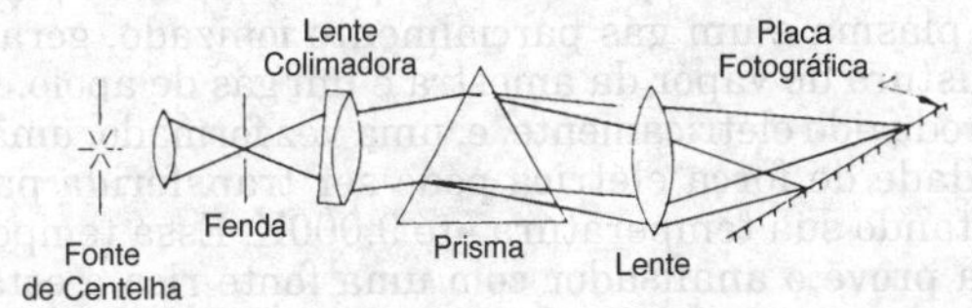

Fig. 34.26 Um diagrama óptico simplificado de um espectrômetro de emissão.

Quadro 34.2 Os Limites de Detecção de Alguns Elementos Usando a Fotometria de Chama

ELEMENTO	COMPRIMENTO DE ONDA (nm)	LIMITE DE DETECÇÃO (ppm)
Bário	553,6	1,3000
Cálcio	422,7	0,0030
Césio	852,1	0,1000
Lítio	670,8	0,0020
Magnésio	285,2	0,2000
Potássio	766,5	0,0010
Sódio	589,3	0,0002

Fonte: Cortesia Beckman.

com um limite de detecção de 25 ppm. O limite de detecção de alguns elementos está listado no Quadro 34.2.

INSTRUMENTAÇÃO

Um fotômetro de chama é composto das seguintes partes:

A Fonte da Chama — Essa parte consiste em reguladores de pressão e fluxômetros para o combustível, atomizador e queimador. O queimador apresenta entradas para o combustível e o oxigênio ou ar. Para assegurar a emissão constante, um importante requisito da chama é a manutenção de um estado de equilíbrio. A qualidade do queimador é importante na obtenção de um espectro apropriado.

O Sistema Óptico — O sistema óptico é idêntico ao do espectrômetro de absorção atômica. Nos últimos anos, foram idealizados instrumentos para combinar a fotometria por chama e a espectrometria de absorção atômica. Na medição fotométrica por chama, um dispositivo de corte, localizado entre a chama e o monocromador, é empregado para fornecer um sinal de voltagem no detector. O corte do sinal não é empregado quando o instrumento está sendo utilizado para fins de absorção. As outras partes do instrumento são idênticas àquelas necessárias para a espectrometria por absorção atômica.

PROCEDIMENTO ANALÍTICO

As amostras são dissolvidas em um solvente e introduzidas no queimador por meio de um atomizador. As soluções padronizadas empregadas para a análise devem ser similares à solução da amostra, pois variáveis como a viscosidade e a temperatura afetam a natureza da atomização e, dessa maneira, o grau de excitação. Nos laboratórios clínicos, a determinação quantitativa do sódio, potássio e cálcio em amostras biológicas é feita por meio de fotômetros de chama.

EMISSÃO DE PLASMA

Os métodos de atomização convencionais, como a combustão por chama, fornos e arcos elétricos, são geralmente adequados para a maioria das aplicações tradicionais da espectroscopia por emissão atômica. Essas técnicas, no entanto, apresentam diversas limitações, das quais as mais importantes são a instabilidade da fonte de atomização, a possibilidade de interação química como a formação de óxido metálico, a exigência de um tamanho de amostra relativamente grande, a baixa sensibilidade e, por fim, a incapacidade de conduzir análises de múltiplos elementos de maneira simultânea ou seqüencial. Para superar essas limitações, foram desenvolvidas novas técnicas, chamadas de espectroscopia por emissão de plasma.

Um plasma é um gás parcialmente ionizado, geralmente uma mistura do vapor da amostra e um gás de apoio. O plasma é produzido eletricamente, e, uma vez formado, uma maior quantidade de força elétrica pode ser transferida para ele, aumentando sua temperatura até 9.000K. Essa temperatura elevada provê o analisador com uma fonte rica e estável de átomos que atua como um reservatório de átomos livres e altamente excitados. As outras vantagens do plasma incluem uma ampla faixa dinâmica linear, excelente sensibilidade, elevada exatidão e boa precisão. Da mesma forma, sua adequabilidade para determinações simultâneas de múltiplos elementos no nível de ng/mL o transformou no método de escolha para a análise de constituintes residuais nas amostras de volume muito limitado.

Embora existam diferentes tipos de fontes de emissão de plasma, as fontes mais populares que ganharam ampla aplicação são o Plasma de Argônio por Corrente Direta e o Plasma Acoplado por Indução.

PLASMA DE ARGÔNIO POR CORRENTE DIRETA (PLASMA DE ARGÔNIO DC)

A principal vantagem do plasma de argônio dc é sua excelente estabilidade, mesmo na presença de solventes, substâncias orgânicas e elevadas concentrações de ácido ou base. Em geral, ele consiste em dois anódios de carbono, entre os quais é formado o jato de plasma, e um catódio de tungstênio. Ele exige cerca de 1 kW de energia e, uma vez ligado, pode ser sustentado por uma baixa voltagem. O plasma pode sustentar uma temperatura tão elevada quanto 10.000K. As amostras são introduzidas em uma forma de aerossol, e seus espectros de emissão são observados em uma região isolada do núcleo do plasma principal, um procedimento pelo qual a sensibilidade é bastante aumentada. A análise seqüencial de múltiplos elementos pode ser facilmente realizada com limites detectáveis muito mais inferiores que com a emissão por chama convencional.

O plasma de argônio dc também apresenta uma vantagem especial na determinação de quantidades residuais de arsênico e outros elementos não-metálicos. Contudo, uma limitação é sua falta de adequação para a automação, porque os eletrodos que sustentam o plasma devem ser substituídos ou reformatados depois de aproximadamente 2 horas de operação.

PLASMA DE ARGÔNIO ACOPLADO POR INDUÇÃO (ICP)

A principal diferença entre o plasma de argônio acoplado por indução (ICP) e o plasma por corrente direta é que o ICP deriva seu poder de sustentação por indução a partir de um campo magnético de alta freqüência. O trabalho pioneiro de Reed no início dos anos 1960 fundamentou a base para o ICP como uma nova e excitante técnica que pode ser utilizada para a determinação simultânea de todos os elementos da tabela periódica com um limite inferior de capacidade de detecção na faixa do ppb.

O ICP consiste apenas em um tubo de quartzo (com 2,5 cm de diâmetro) colocado dentro de uma mola que é conectada a um gerador de alta freqüência (faixa de 4 a 50 MHz) com níveis de débito de 2,5 kW (Fig. 34.27[17]). Como o argônio não é condutor, uma semeadura de elétrons (a partir da mola de descarga Tesla) é primeiramente introduzida antes de se ligar a energia. O argônio é introduzido no tubo de quartzo e é ionizado pelo campo magnético produzido pela mola indutora. Os elétrons semeados interagem com o campo magnético e ganham intensidade suficiente para ionizar o fluxo de gás, e uma corrente em redemoinho, induzida pelo campo magnético, flui em trajetos circulares fechados ao redor do tubo da descarga. Depois da ionização completa, um plasma de chama em forma de cone é formado na extremidade da tocha.

Como não existe contato com o eletrodo no ICP (como existe com o plasma por corrente direta), as zonas de excitação e emissão são separadas entre si. Isso, ao lado do ambiente inerte e da alta temperatura conseguida, permite a ionização completa da amostra com interferência química mínima e uma elevada relação de sinal-ruído da emissão da amostra. Essas condições excelentes são as principais razões para a sensibilidade extrema do ICP, tipicamente na faixa do ppb.

Portanto, o ICP oferece o potencial triplicado das determinações de ultra-resíduos em uma base de múltiplos elemen-

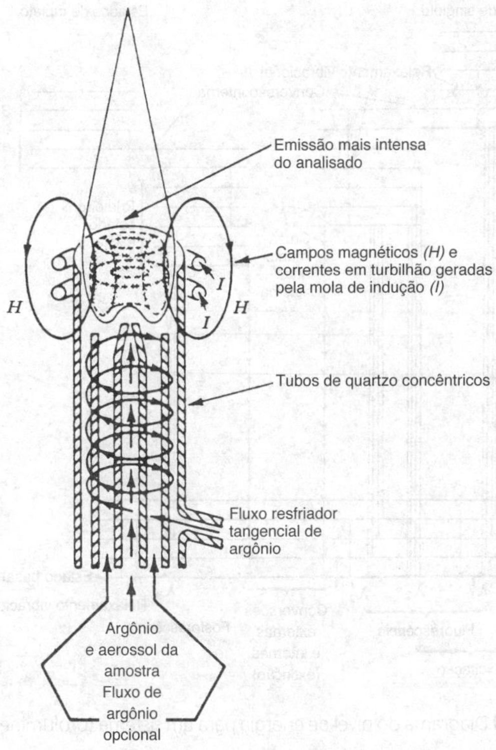

Fig. 34.27 ICP de argônio.[17]

tos, usando um tamanho de amostra muito pequeno (nível de microlitro ou micrograma), em qualquer tipo de matriz. O ICP também é muito apropriado para a automação completa e as determinações simultâneas de um vasto grupo de metais e metalóides.

ESPECTROMETRIA POR ABSORÇÃO ATÔMICA (AA)

Já em 1860 Kirchhoff descrevia os princípios básicos dos espectros de absorção atômica (AA). Contudo, apenas em 1955 é que os fundamentos teóricos para suas aplicações analíticas foram demonstrados por Walsh e por Alkemade e Milatz. A simplicidade dessa técnica a torna uma ferramenta atraente para a análise de muitos elementos. Atualmente, muitos laboratórios químicos e clínicos utilizam esse método para a determinação quantitativa de muitos dos elementos em formulações de multivitaminas e minerais, medicamentos e líquidos biológicos.

TEORIA

Na espectrometria por AA, os elementos são transformados na forma de vapor atômico ao se borrifar um aerossol da solução da amostra em uma chama aberta. Então, uma parcela, ou a maior parte dos átomos liberados, é excitada através da exposição a uma fonte de radiação adequada. A radiação absorvida pelos átomos não-excitados relaciona-se com a concentração da amostra. Nesse sentido, a AA poderia ser, então, encarada como o inverso da espectrometria por emissão, em que a radiação emitida pelos átomos termicamente excitados se relaciona com a concentração. Deve-se enfatizar que, em geral, a fração de átomos excitados por calor (através de uma chama ou de um arco elétrico) é relativamente pequena para a maioria dos elementos. Da mesma forma, a absorção atômica de qualquer elemento geralmente ocorre em sua linha de ressonância — isto é, uma estreita faixa de comprimentos de onda, usualmente na região UV ou da luz visível do espectro, correspondendo à transição eletrônica entre o estado de excitação mais baixo e o estado basal.

FATORES QUE AFETAM OS ESPECTROS DE AA

Solventes — Em geral, um solvente orgânico estimula o sinal de absorção e, por conseguinte, pode alterar a intensidade da absorção.

Ânions — Esses podem ligar-se intensamente com os metais e tendem a reduzir a intensidade do sinal. A quelação por EDTA poderia eliminar esse efeito.

Ligação com Metal — Por vezes, a presença de um metal interfere com o sinal de outro. Por exemplo, o Si ou o Al interferem com um sinal de absorção adequado do Sr, caso ambos estejam presentes em uma solução. O sinal pode ser melhorado pela adição de La, que se liga preferencialmente com o metal interferente.

Ionização — Quando uma grande quantidade de elemento de teste é ionizada, observa-se uma absorção muito fraca. Isso se deve à absorção iônica que ocorre em comprimentos de onda diferentes daquele do atômico. A condição pode ser melhorada ao se adicionar um grande excesso de elementos facilmente ionizados; por exemplo, na medição do Ca, geralmente é acrescida uma grande quantidade de íon sódio.

A emissão a partir da própria chama é minimizada ao se utilizar um anteparo entre a lâmpada e a chama. Como o amplificador se destina a amplificar apenas um sinal de corrente alternada (aquele da freqüência do anteparo), a intensidade da luz a partir do tubo do catódio oco pode ser observada e registrada. Uma redução na intensidade decorrente da presença da amostra na chama será então percebida. A magnitude da diminuição na intensidade é uma função da quantidade da amostra na chama.

INSTRUMENTAÇÃO

Um espectrômetro de absorção atômica consiste nos seguintes elementos:

Fonte — Em geral, os tubos de catódio ocos de um único elemento ou de múltiplos elementos são empregados como fontes na absorção atômica. Menos amiúde, o *continuum* de brilho de um arco de xenônio tem sido utilizado como uma fonte. O catódio do tubo de catódio oco é composto de um elemento idêntico àquele sob investigação na chama. Após a excitação por uma corrente elétrica, os átomos de metal são lançados. A colisão desses átomos com um gás inerte, como o argônio, induz a excitação dos átomos de metal e a subseqüente emissão da radiação característica.

Queimador — A qualidade do queimador, o tipo de combustível e a proporção entre o combustível e o oxidante são os fatores mais importantes que afetam o resultado da análise por um instrumento de absorção atômica. O queimador pode ser comparado a uma célula de amostragem em um espectrômetro. As seguintes características são desejáveis em um queimador: sensibilidade de estabilidade, liberdade de memória, liberdade de dados basais, linearidade e falta de auto-emissão. As chamas de oxiacetileno ou de óxido nitroso-acetileno são empregadas no queimador. A última mistura apresenta a vantagem de fornecer uma chama quente com menor risco de explosão.

Monocromador, Fototubo e Amplificador — Esses componentes são idênticos àqueles empregados na espectrometria visível. Contudo, o monocromador deve ser capaz de passar a linha de ressonância e filtrar outras. Uma grande faixa de passagem gera uma curvatura na curva de absorvância. Muitos dos elementos são determinados nas larguras de fenda que correspondem às faixas de passagem de 0,7 a 4,0 nm; na absorção atômica é suficiente uma exatidão de comprimento de onda de 1 nm.

PROCEDIMENTO ANALÍTICO

É desejável dissolver a amostra em um solvente orgânico, e, para a sensibilidade mais elevada, deve ser escolhida a linha de absorção mais forte. Em geral, a linha de ressonância resultante do estado excitado mais baixo é, amiúde, a linha que exibe a absorção mais forte. O manual de instrução de cada instrumento sugere a escolha da linha e a técnica de amostragem.

NOVAS TÉCNICAS DE ATOMIZAÇÃO NA ESPECTROMETRIA POR AA

Embora a absorção atômica por chama ainda seja amplamente empregada para a determinação rotineira de mais de 60 elementos com novos registros de limites de detecção, tem havido um considerável interesse no uso de outras técnicas de atomização. Estas incluem a absorção atômica por vapor frio de mercúrio, as técnicas de produção de híbrido principalmente para As e Se, e um método de atomização eletrotérmica. A pesquisa recente concentrou-se na última técnica como um novo instrumento poderoso para o estudo de quantidades residuais de chumbo em diferentes matrizes.

ESPECTROMETRIA POR FLUORESCÊNCIA (FLUOROMETRIA)

Quando determinadas substâncias químicas são excitadas em nível de elétron pela absorção da radiação UV ou da luz visível, elas emitem luz em um comprimento de onda mais longo. Esse fenômeno é chamado de *luminescência*, e, dependendo do espectro de vida da espécie excitada, dois processos diferentes podem ser distinguidos. O primeiro é a fluorescência, em que a luminescência pára dentro de 10^{-8} a 10^{-4} s depois que a fonte de excitação é removida, e o segundo é a fosforescência, em que a luminescência continua por um intervalo de tempo discretamente mais longo ($\approx 10^{-4}$ a 10 s).

TEORIA

Após a absorção da radiação da luz visível ou UV por uma molécula (geralmente transição $\pi \rightarrow \pi^*$), o elétron a partir de S_0 (estado basal de singleto) é promovido a S_1 ou S_2 (estados excitados de singleto). As espécies excitadas podem retornar ao estado basal por dissipação da energia através da colisão ou por relaxamento vibracional do estado excitado. As espécies relaxadas de modo vibracional podem retornar ao estado basal com a emissão de radiação com um comprimento de onda maior que aquele que foi originalmente absorvido. Essa radiação é referida como fluorescência. A Fig. 34.28 ilustra diferentes estados de spin de elétron.

Também existe um processo não-radiativo em que o estado excitado emite energia e prossegue para um estado de energia mais baixo (tripleto) T, por um processo de decaimento. Um retorno de T para S_0 emite uma radiação de vida prolongada, a qual é chamada de fosforescência. A absorção e a emissão de radiação são específicas para uma determinada molécula. A

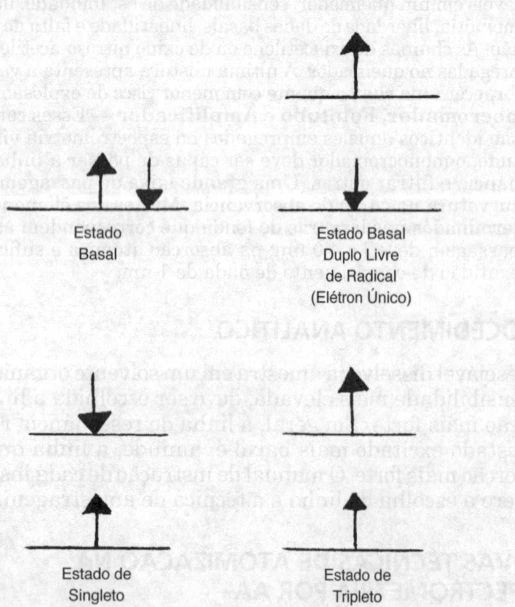

Fig. 34.28 Os diferentes estados de spin do elétron.

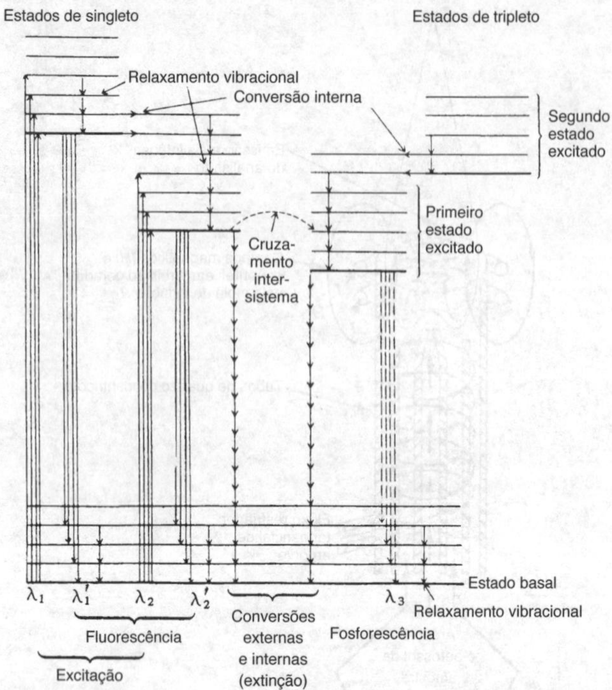

Fig. 34.29 Diagrama do nível de energia para um sistema fotoluminescente.[15]

Fig. 34.29[15] é um diagrama de nível de energia que resume os processos de elétrons.

A fim de que uma molécula demonstre a fluorescência, é necessária uma estrutura molecular absorvente. Pode-se esperar que a fluorescência aconteça geralmente com moléculas portadoras de um sistema altamente conjugado. Pelo menos um grupo doador de elétrons, como NH_2 ou OH, deve fazer parte do sistema conjugado. Os grupos aceptores de elétron, como COOH ou NO_2, diminuem e, em alguns casos, impedem a fluorescência. A fluorescência é estimulada à medida que a rigidez da molécula aumenta, uma redução na vibração interna da molécula.

No caso de vapores atômicos diluídos, ocorre a fluorescência por ressonância (no mesmo comprimento de onda que a excitação); no entanto, em compostos orgânicos mais complexos além da radiação por ressonância, ocorre a emissão da radiação em comprimento de onda mais longo (deslocamento de Stokes).

A posição e a intensidade das faixas de fluorescência são afetadas pelo pH. O campo do quantum, ϕ, da fluorescência é menor que a unidade devido a um processo de "extinção"; isto é, nem todas as moléculas excitadas retornam ao estado basal por emitirem radiação de fluorescência. A energia pode ser perdida por dissociação de ligação e desativação.

A espectrometria por fluorescência oferece limites de detecção inferiores àqueles da espectrometria por absorção. Uma quantidade de 1,1 μg/L pode ser medida e a linearidade pode ser mantida até 10.000 μg/L. O método é aplicável na determinação quantitativa das substâncias fluorescentes.

INSTRUMENTAÇÃO

A fonte de irradiação da amostra é uma lâmpada de descarga de mercúrio ou de xenônio. A seleção do comprimento de onda excitante pode ser realizada por meio de um filtro; esse tipo é denominado um fluorômetro de filtro. Em um espectrômetro de fluorescência verdadeiro, geralmente são empregados dois monocromadores, um para a fonte de excitação e o outro para a análise da emissão da fluorescência. Quando o espectro de fluorescência é forte, o espectro de excitação pode ser determinado ao se colocar a solução desejada no instrumento e ao se avaliar a fluorescência, enquanto o comprimento de onda da luz excitante varia. O detector é um tubo fotomultiplicador cuja saída está conectada a um medidor, um mostrador digital ou um registrador. A preparação da amostra é similar àquela para o UV.

APLICAÇÃO

A espectrometria por fluorescência possui a sensibilidade inerente máxima de todas as técnicas espectrométricas. Concentrações tão baixas quanto $10^{-7}M$ podem ser medidas com exatidão e precisão. Ela também demonstra alta seletividade, o que a torna útil na análise de quantidades residuais de medicamentos e metabólitos nos líquidos biológicos. Contudo, a fluorescência é usada de forma menos ampla que outras técnicas de absorção devido ao número relativamente limitado de compostos orgânicos em que a fluorescência pode ser induzida.

Recentemente, por causa das técnicas estimuladas por computador, novas áreas estão sendo investigadas, como a *espectrometria por fluorescência derivada*. Além disso, a fluorescência mostrou ser de grande valor em HPLC, onde a fluorescência natural ou induzida pode diminuir significativamente o limite de detecção. Ademais, a derivação da amostra pré- e póscoluna para introduzir a fluorescência com esses compostos, como o *o*-ftalaldeído, está se tornando cada vez mais comum.

Interação Não-Absortiva da Matéria com a Radiação EM

O fenômeno da interação não-absortiva da matéria com a radiação EM é aplicado em procedimentos analíticos tais como fotometria de disseminação da luz, índice refrativo e polarimetria. Essas interações não são quantizadas, exceto para a espectroscopia de Raman, e, portanto, são consideradas inespecíficas. Entretanto, cada composto possui sua própria interação característica. A diferenciação de estereoisômeros com um polarímetro, a análise quantitativa de várias substâncias com um refratômetro e a determinação do peso molecular de macromoléculas através da disseminação da luz são exemplos desse tipo de análise instrumental.

ESPECTROMETRIA POR DISSEMINAÇÃO DA LUZ

Como na reflexão e na refração, a disseminação da radiação resulta quando ela atravessa um meio transparente em que as partículas de uma segunda fase são suspensas. Para que a radiação EM seja disseminada por partículas, dois critérios devem ser satisfeitos: as dimensões das partículas devem ser iguais ou menores que os comprimentos de onda incidentes e o meio de dispersão deve ter um índice de refração diferente daquele das partículas.

As partículas de 0,1 a 1.000 nm disseminam a EM nas regiões do UV e na luz visível. Quando se permite que um feixe de luz ilumine uma suspensão coloidal em um tubo de teste, uma caneta de luz será observada no tubo, devido ao fenômeno de disseminação de luz. Isso é conhecido como o *efeito Tyndall* e é uma indicação da presença de partículas suspensas. O tipo mais simples de disseminação é aquele observado por partículas pequenas, esféricas e opticamente isotrópicas, e é conhecido como *disseminação de Rayleigh*.

A turbidimetria, a nefelometria e a espectrometria de Raman são técnicas analíticas baseadas no fenômeno de disseminação da luz. Entretanto, apenas a espectrometria de Raman será debatida aqui.

ESPECTROMETRIA DE RAMAN

Em 1928, CV Raman, um físico indiano, observou que, sob determinadas condições, quando uma intensa luz monocromática é disseminada por moléculas, o comprimento de onda de uma fração da radiação disseminada é diferente daquele do feixe incidente. A Fig. 34.30A[15] é um diagrama dos vários tipos de disseminação da radiação. Esse deslocamento (denominado o *efeito Raman*) mostrou estar relacionado com a estrutura química da amostra; portanto, ele ofereceu uma nova técnica para a elucidação estrutural e, em alguns casos, a determinação quantitativa de vários compostos orgânicos e inorgânicos, de uma maneira similar à espectroscopia por infravermelho.

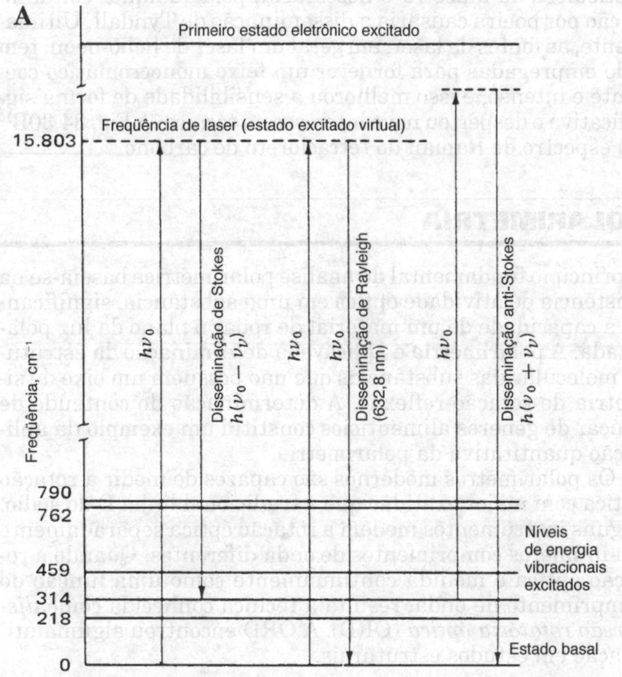

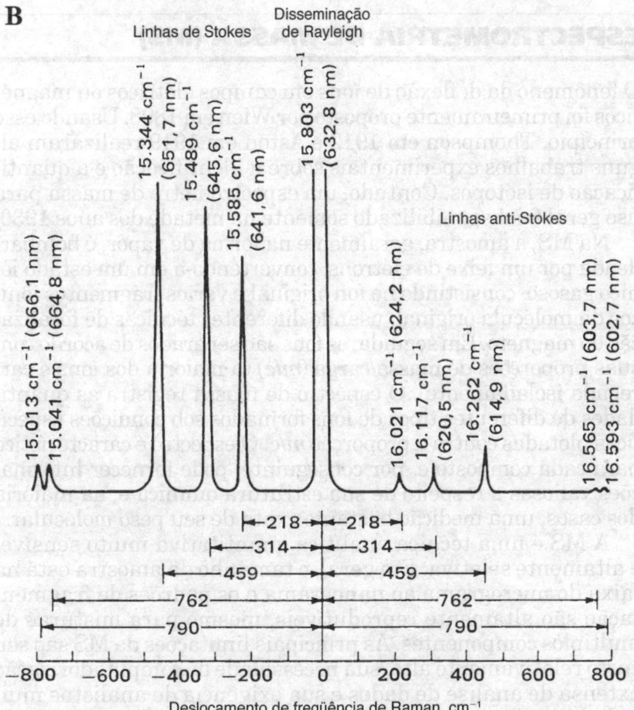

Fig. 34.30 A. Intercâmbio de energia envolvido na disseminação de Rayleigh e de Raman (molécula de CCl_4; a fonte é um laser de He-Ne).[15] **B.** Espectro de Raman do CCl_4 obtido com um laser de He-Ne.[15]

Entretanto, os espectros de Raman originam-se sob determinadas condições que são totalmente diferentes do infravermelho. Por exemplo, as moléculas devem sofrer uma alteração em suas capacidades de polarização, já que elas vibram sob condições de quantum, mas não é necessário que elas tenham um momento de dipolo como no infravermelho. Portanto, as vibrações que são inativas no infravermelho podem ser ativas no Raman, como as moléculas diatômicas homonucleares. Da mesma forma, os espectros de Raman, diferentemente do infravermelho, podem ser empregados para se estudar soluções aquosas.

A principal limitação da espectrometria de Raman, no entanto, é que ela é um efeito fraco, com baixa sensibilidade e alta vulnerabilidade a muitas interferências. A preparação meticulosa da amostra é necessária, pois qualquer contaminação por poeira causaria a disseminação de Tyndall. Ultimamente, as fontes de laser, em geral um laser de hélio-neon, têm sido empregadas para fornecer um feixe monocromático coerente e intenso, e isso melhorou a sensibilidade de forma significativa e despertou novo interesse na técnica. A Fig. 34.30B[15] é o espectro de Raman do tetracloreto de carbono.

POLARIMETRIA

O princípio fundamental da análise polarimétrica baseia-se na existência de atividade óptica em uma substância, significando a capacidade de um material de rodar o plano da luz polarizada. A polarimetria é aplicável à determinação da estrutura molecular das substâncias que não possuem um eixo de simetria de rotação-reflexão. A determinação do conteúdo de açúcar de gêneros alimentícios constitui um exemplo da aplicação quantitativa da polarimetria.

Os polarímetros modernos são capazes de medir a rotação óptica com maior exatidão que a tradicional linha D do sódio. Alguns instrumentos medem a rotação óptica separadamente em inúmeros comprimentos de onda diferentes. Quando a rotação óptica é medida continuamente como uma função do comprimento de onda, resulta a técnica conhecida como *dispersão rotatória óptica* (ORD). A ORD encontrou alguma utilização em estudos estruturais.

ESPECTROMETRIA DE MASSA (MS)

O fenômeno da deflexão de íons em campos elétricos ou magnéticos foi primeiramente proposto por Wien em 1898. Usando esse princípio, Thompson em 1912 e Aston em 1919 realizaram alguns trabalhos experimentais sobre a identificação e a quantificação de isótopos. Contudo, um espectrômetro de massa para uso geral foi disponibilizado somente na metade dos anos 1930.

Na MS, a amostra, geralmente na forma de vapor, é bombardeada por um feixe de elétrons, convertendo-a em um estado iônico gasoso, consistindo no íon original e vários fragmentos iônicos da molécula original, usando diferentes técnicas de focalização do magneto. Em seguida, os íons são separados de acordo com suas proporções de massa/carga (*m/e*) (a maioria dos íons é carregada isoladamente). O espectro de massa registra as quantidades de diferentes tipos de íons formados sob condições específicas plotadas contra a proporção *m/e*. O espectro é característico para cada composto e, por conseguinte, pode fornecer informações valiosas a respeito de sua estrutura química e, na maioria dos casos, uma medição bastante exata de seu peso molecular.

A MS é uma técnica analítica quantitativa muito sensível e altamente seletiva. Em geral, o tamanho da amostra está na faixa do micrograma ao nanograma e os padrões de fragmentação são altamente reprodutíveis, mesmo para misturas de múltiplos componentes. As principais limitações da MS são seu custo relativamente alto, sua necessidade de computadorização extensa de análise de dados e sua exigência de analistas muito habilitados para a operação e manutenção apropriadas do espectrômetro de massa, bem como para a interpretação bem-sucedida dos dados espectrais de massa. Contudo, os recentes saltos de quantum na tecnologia computadorizada tornaram a superação dessas limitações uma tarefa exeqüível, e, atualmente, os dados de MS estão se tornando um auxiliar quase rotineiro para os espectros de infravermelho e de NMR.

TEORIA E INSTRUMENTAÇÃO

Os aspectos teóricos e instrumentais da espectrometria de massa são um tanto entremeados e, por conseguinte, é adequado discuti-los em conjunto.

O princípio da espectrometria de massa consiste na geração de íons positivos (ou, em algumas técnicas, negativos), principalmente a partir de moléculas orgânicas; na separação desses íons de acordo com suas massas (e cargas); na coleta de íons e no registro da quantidade de cada espécie. Moléculas com uma massa de até 500 podem ser analisadas por instrumentos de foco único (focalização magnética). Os instrumentos de focalização dupla, nos quais tem sido empregada uma combinação dos campos eletrostático e magnético, fornecem uma resolução mais elevada. Um peso molecular exato (até seis dígitos significativos) pode ser obtido pelo último instrumento. Um típico espectrômetro de massa com foco magnético é mostrado na Fig. 34.31. A seqüência a seguir fornece o procedimento analítico comum para a maioria das medições espectrométricas de massa.

Introdução da Amostra e Produção do Íon — Uma amostra gasosa é introduzida a partir de um bulbo de gás dentro de um pequeno tubo de vidro. Um volume conhecido é passado para dentro de um reservatório onde a pressão é de aproximadamente 10^{-2} torr. Os líquidos são introduzidos por uma micropipeta ou por injeção através de uma barreira de borracha de silicone, empregando-se uma seringa hipodérmica com agulha. Devido ao vácuo no reservatório, o líquido é aspirado como um vapor.

As amostras sólidas geralmente são volatilizadas por aquecimento e uma pressão de vapor de 10^{-2} torr é necessária, enquanto a amostra ainda está abaixo de sua temperatura de decomposição, a fim de introduzir amostra suficiente para dentro da câmara de ionização. Em instrumentos desenvolvidos recentemente, a amostra pode ser aquecida em vácuo elevado nas proximidades do feixe de elétron. Um composto deve estar estável em uma temperatura em que sua pressão de vapor é de aproximadamente 10^{-7} torr.

Técnicas de manuseio especiais são necessárias para os compostos que exibem instabilidade térmica. A amostra na forma de vapor penetra no compartimento produtor de íon por meio de um pequeno orifício, conhecido como *escape molecular*.

O vapor da amostra pode ser transformado em íons por vários meios; o bombardeio do vapor com elétrons é o mais amplamente utilizado. A câmara de ionização, onde entram as moléculas neutras a partir do escape molecular, é mantida a uma pressão de 10^{-6} torr. Um filamento de tungstênio quente e carbonizado fornece elétrons que são emitidos através de duas aberturas carregadas positivamente e direcionados para as moléculas da amostra vaporizada. A colisão dos elétrons com as moléculas produz íons negativos e positivos. O campo elétrico pode ser variado de 6 a 100 eV, e os *íons pais* e os fragmentos com vários números de massa são produzidos nessa faixa potencial.

Os íons pais positivos e os fragmentos de íons são acelerados no sentido do tubo analisador por uma abertura repelente positivamente carregada, colocada depois do escape molecular, e duas aberturas negativamente carregadas localizadas entre o feixe de elétron e a entrada para o tubo analisador. Os íons podem ser acelerados até 240.000 quilômetros/s ao se aplicar voltagens que variam de 400 a 4.000 V através das duas aberturas de aceleração. A energia potencial, eV, de um íon acelerado será igual à sua energia cinética; isto é, $eV = \frac{1}{2}mv^2$, em que m é a massa do íon de carga e e velocidade v em relação à voltagem de aceleração V.

O Tubo Analisador — Esse tubo, que orienta os íons até o coletor, está localizado entre dois pólos magnéticos e é mantido em uma pressão de 10^{-7} a 10^{-8} torr. O trajeto dos íons é mostrado na Fig. 34.31. A variação da corrente no eletromagneto aumenta ou diminui a força imposta sobre os íons; desse modo, cada feixe de íon é trazido para o foco na abertura de saída.

Coletor de Íons — O feixe de íons, ao atravessar a abertura de saída do tubo analisador, carrega uma corrente de 10^{-18} a 10^{-10} amp. Essa corrente é amplificada por um eletrômetro antes do registro.

Registrador — Cinco galvanômetros distintos podem ser utilizados para registrar simultaneamente os picos para os íons fragmentados e o íon pai. As proporções relativas das sensibilidades dos galvanômetros são de 1: 3: 10: 30: 100. Contudo, esse procedimen-

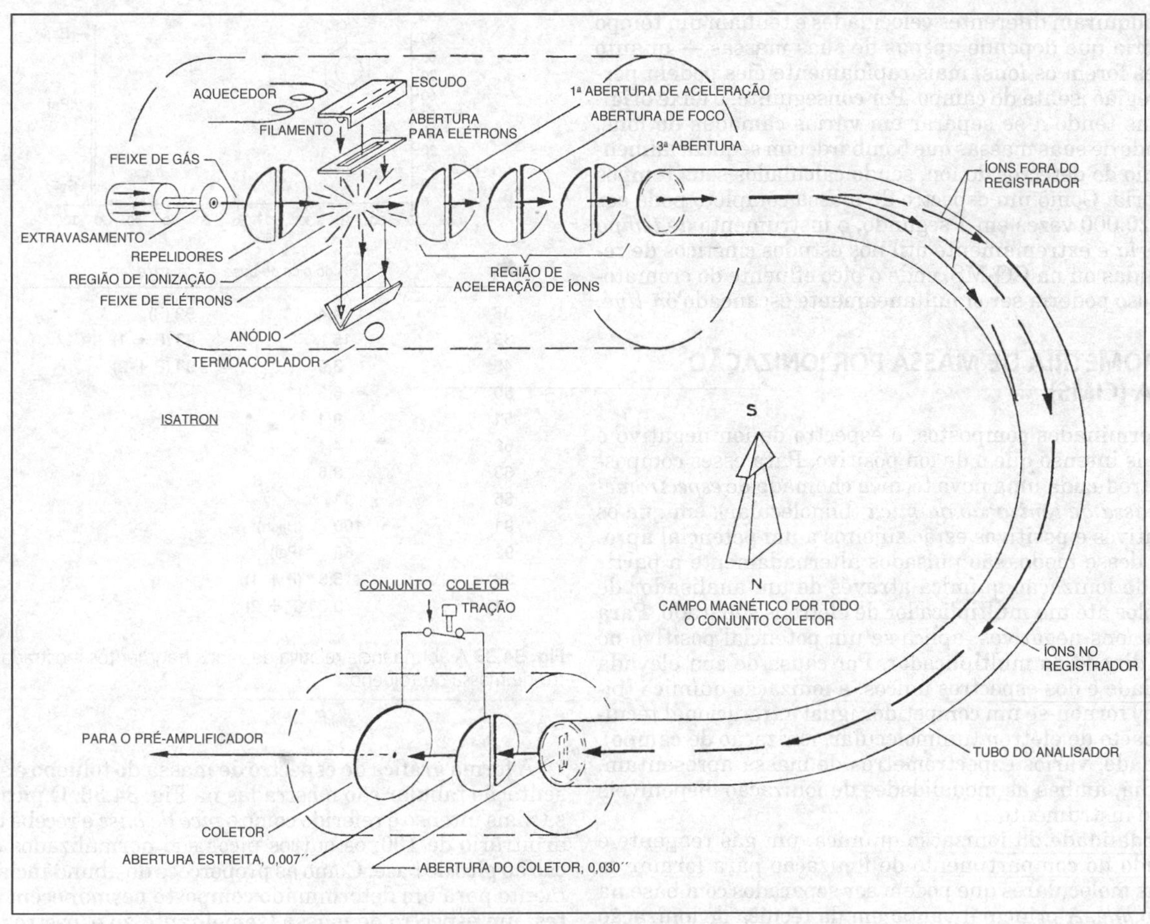

Fig. 34.31 O espectrômetro de massa CEC Modelo 21-103C.

to requer a extensa manipulação de dados, já que todos os picos devem ser contados, medidos e, em seguida, normalizados antes que qualquer interpretação seja possível. Isso consome tempo e esforço, e, por causa disso, hoje em dia emprega-se exclusivamente o manuseio eletrônico dos dados.

Processamento Computadorizado dos Dados — Os dados elétricos digitalizados a partir do coletor de íon são introduzidos na memória de um computador, onde podem ser posteriormente processados e comparados, de forma simultânea, com um grupo de espectros possivelmente idênticos armazenados no computador. Isso possibilita o acúmulo, a manipulação e a interpretação rápidos dos espectros de massa. Os tubos de raios catódicos (CRTs) geralmente estão conectados à unidade de processamento central (CPU) do computador para fornecer uma demonstração em tempo real do espectro de massa.

ESTIMULAÇÃO DA RESOLUÇÃO

A resolução na espectrometria de massa é definida como a massa dividida pela diferença entre os números de massa estreitamente relacionados: $M/\Delta M$. Por exemplo, para diferenciar entre O_2 de massa 31,9898 e S de massa 31,9721, é necessária uma resolução de 1.800. Um espectrômetro de massa pode ser considerado de alta resolução quando ele pode separar dois íons que diferem em massa por pelo menos uma parte em 10.000 a 15.000; isto é, ele pode separar um íon de massa 500,00 de um de massa 499,95.

ANALISADORES DE MASSA DE QUATRO PÓLOS E DE TEMPO DE TRAJETÓRIA

Além da técnica de focalização dupla para melhorar a resolução da massa, duas técnicas foram introduzidas recentemente. No *analisador de massa de quatro pólos*, quatro pólos elétricos (um quadripolo) substitui o procedimento de aplicação do campo magnético. Os íons que penetram a partir do ápice viajam com uma velocidade constante em uma direção paralela aos pólos (direção Z) e adquirem oscilação estável nas direções X e Y. Em geral, isso é realizado através da aplicação de uma voltagem de corrente direta, bem como de freqüência de rádio (fr) aos pólos. Apenas uma relação *m/e* pode atravessar o analisador de massa de quatro pólos e ser detectada para um determinado potencial de fr e freqüência fr. Por conseguinte, uma oscilação muito rápida pode ser realizada ao variar a freqüência fr, enquanto os potenciais fr e da corrente direta são constantes e vice-versa. Uma vantagem do quadripolo é que ele não requer aberturas de focalização, e isso resulta em maior sensibilidade, já que a resolução é apenas uma função do número de ciclos que um íon gasta no campo. A Fig. 34.32[10] é um diagrama de um triplo espectrômetro de massa de quatro pólos.

Nos *espectrômetros de tempo de trajetória*, os íons de massas diferentes recebem a mesma energia cinética, permitindo

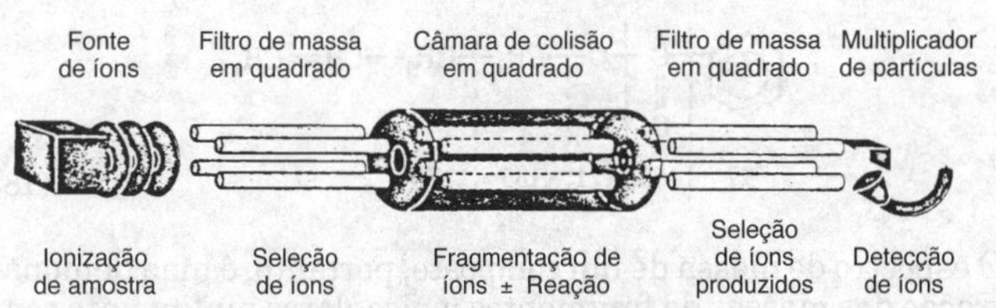

Fig. 34.32 Diagrama conceitual do triplo espectrômetro de massa quadripolo.[18]

que eles adquiram diferentes velocidades e tenham um tempo de trajetória que depende apenas de suas massas — quanto mais leves forem os íons, mais rapidamente eles podem percorrer a região isenta do campo. Por conseguinte, o feixe original de íons tende a se separar em várias camadas de íons, dependendo de suas massas que bombardeiam seqüencialmente o catódio do detector de íon, sendo calculados seus tempos de trajetória. Como um espectro de massa completo pode ser repetido 20.000 vezes em 1 segundo, o instrumento de *tempo de trajetória* é extremamente útil nos estudos cinéticos de reações rápidas ou na CG-MS, onde o pico efluente do cromatógrafo gasoso poderia ser simultaneamente escaneado *on-line*.

ESPECTROMETRIA DE MASSA POR IONIZAÇÃO QUÍMICA (CIMS)

Para determinados compostos, o espectro de íon negativo é muito mais intenso que o de íon positivo. Para esses compostos, foi introduzida uma nova técnica chamada de *espectrometria de massa de ionização química* (bimolecular), em que os íons negativos e positivos estão sujeitos a um potencial apropriado e, desse modo, são pulsados alternadamente a partir da fonte de ionização química através de um analisador de quatro pólos até um multiplicador de elétrons separado. Para coletar os íons negativos, aplica-se um potencial positivo no primeiro dinodo do multiplicador. Por causa de sua elevada sensibilidade e dos espectros únicos, a ionização química (bimolecular) tornou-se um competidor igual à tradicional técnica de impacto de elétron (unimolecular, ionização de campo). Na realidade, vários espectrômetros de massa apresentam, hoje em dia, ambas as modalidades de ionização disponíveis no mesmo instrumento.

Na modalidade da ionização química, um gás reagente é introduzido no compartimento de ionização para formar os novos íons moleculares que podem ser separados com base na proporção *m/e*. A principal vantagem da técnica de ionização química é que ocorre menor fragmentação e o espectro de massa é, em geral, muito mais simples de interpretar.

ESPECTROS DE MASSA E ESTRUTURA MOLECULAR

Com feixes de elétrons de baixa energia na ordem de 8 a 14 eV, é possível observar apenas o íon molecular (íon pai). Diferentemente de outros métodos analíticos, a espectrometria de massa fornece um peso molecular exato. O espectro de massa do tolueno mostra um pico em $m/e = 92$ (m/e é a relação entre massa e carga; para o íon pai, esse valor também é o peso molecular), que é desenvolvido de acordo com

$$C_6H_5CH_3 \xrightarrow{e} \left[C_6H_5CH_3\right]^{+\cdot} + e \qquad (17)$$

Com um feixe de elétrons de alta energia, na ordem de 70 eV, o íon pai se desintegra, devido à remoção de vários elétrons, fornecendo fragmentos carregados positivamente e sem carga. Adotando o simbolismo para a transferência de um único elétron por uma seta de sentido único, dois exemplos típicos para a fragmentação podem ser fornecidos por

$$R\text{—}CH_2\text{—}NH_2 \longrightarrow R^{\cdot} + CH_2\text{=}\overset{+}{N}H_2$$

$$C_6H_5 \,\vdots\, \underset{\|}{\overset{}{C}}\!\!\!\underset{O}{} \,\vdots\, O \,\vdots\, CH_2 \,\vdots\, CH_2\text{—}CH\text{=}CH_2$$

$$77 \;\vdots\; 105 \;\vdots\; 121 \;\vdots\; 135 \;\vdots\; 176 \qquad (18)$$

O espectro de massa de um composto, portanto, é uma demonstração das massas de fragmentos moleculares juntamente com a massa do íon pai *versus* a abundância relativa de cada espécie, conforme mostrado pelas alturas dos picos.

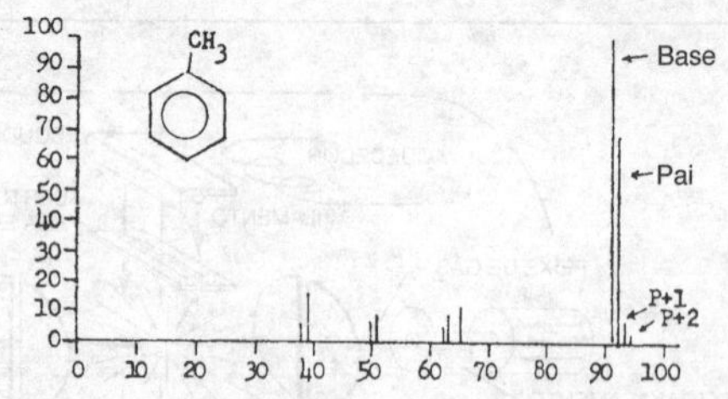

m/e	% do pico de base	m/e	% de P
38	4,4	92 (P)	100
39	16	93 (P + 1)	7,37
45	3,9	94 (P + 2)	0,29
50	6,3		
51	9,1		
62	4,1		
63	8,6		
65	11		
91	100 (Base)		
92	68 (Pai)		
93	5,3 (P + 1)		
94	0,21 (P + 2)		

Fig. 34.33 A abundância relativa de vários fragmentos mostrada no espectro de massa do tolueno.

A forma gráfica do espectro de massa do tolueno e sua apresentação tabular são mostradas na Fig. 34.33. O pico de massa mais intenso é referido como o *pico de base* e recebe um valor arbitrário de 100; os outros picos são normalizados em relação ao pico de base. Como as proporções da abundância de fragmento para um determinado composto permanecem constantes, um espectro de massa (semelhante ao espectro infravermelho) se torna uma *impressão digital* para cada molécula.

A abundância de isótopos de átomos como Cl, Br, S e Si leva à detecção desses elementos pela espectrometria de massa. Por exemplo, a proporção do ^{35}Cl para o ^{37}Cl é de 100 para 32,5.

Para compostos de fórmula geral $C_wH_xN_yO_z$, a contribuição dos isótopos pesados pode ser calculada por

$$100\,\frac{P+1}{P} = 1{,}11w + 0{,}015x + 0{,}37y + 0{,}037z \qquad (19)$$

e

$$100\,\frac{P+2}{P}$$

$$= 0{,}0002wx + 0{,}004wy + 0{,}006w(w-1) + 0{,}20z \qquad (20)$$

onde P é o pico monoisotópico (pico pai; equivalente ao valor nominal do peso molecular) e $P + 1$ e $P + 2$ são o número de massa monoisotópico mais um e dois números de massa, respectivamente. A abundância relativa de isótopo dos isótopos pesados de cada elemento determina a altura dos picos $P + 1$ e $P + 2$. Ao consultar tabelas especiais de fatores de abundância para os picos $P + 1$ e $P + 2$, é possível determinar uma fórmula molecular exata a partir dos dados de espectros de massa.

O exemplo a seguir representa o uso da contribuição isotópica na elucidação estrutural.

Um composto com um espectro de massa de $P = 110$ (100%), $P + 1 = 111$ (5,5%) e $P + 2 = 112$ (0,3%) poderia ser separado das seguintes fórmulas moleculares com peso molecular de 110:

Fórmula	P + 1	P + 2
$C_3H_2N_4O$	4,84	0,30
$C_4H_2N_2O_2$	5,20	0,51
$C_4H_4N_3O$	5,57	0,33
$C_4H_6N_4$	5,94	0,15
$C_5H_2O_3$	5,55	0,73
$C_5H_4NO_2$	5,93	0,55

Os dados revelam que a fórmula molecular do composto é $C_4H_4N_3O$.

Os padrões de fragmentação de algumas classes químicas representativas são ilustrados adiante. Informações mais detalhadas podem ser obtidas de consulta a livros de referência sobre espectrometria de massa (veja *Bibliografia*).

Diversas regras empíricas de fragmentação molecular são

- Os compostos cíclicos mostram um pico pai intenso e um pico no número de massa do anel.
- Os compostos cíclicos saturados perdem cadeias laterais no carbono α. Os picos decorrentes da perda de dois átomos a partir do anel são mais intensos que os picos da perda de um átomo.
- Nos compostos cíclicos portadores de uma dupla ligação próximo à cadeia lateral, a clivagem acontece na ligação β do anel.
- Nas olefinas, a clivagem ocorre em β para a dupla ligação.
- Nos compostos com heteroátomos, a clivagem acontece na ligação β para o heteroátomo.
- Nas moléculas de hidrocarboneto, a facilidade da clivagem está na seguinte ordem: terciária > secundária > primária. A carga positiva permanece no fragmento ramificado.
- Nos compostos contendo carbonila, a clivagem acontece nesse grupo, com a carga positiva permanecendo no fragmento que contém a função carbonila.

A fragmentação molecular pode ocorrer por um dos seguintes processos ou por uma combinação deles: fissão simples, rearranjo simples, fissão complexa e rearranjo complexo.

TÉCNICAS ESPECTROMÉTRICAS DE MASSA

A espectrometria de massa (MS) tem servido tradicionalmente como um excelente instrumento para a elucidação da composição elementar e isotópica de compostos orgânicos que são voláteis ou que podem ser tornados voláteis depois de reação de derivação simples. Contudo, melhorias enormes nas capacidades de instrumentação, combinadas ao vigoroso crescimento na tecnologia de computação, a custos razoáveis, desenvolveram um novo grupo de aplicações, o que aumentou muito o potencial analítico da MS. Substâncias não-voláteis, como os compostos polares com pesos moleculares elevados, misturas em estado sólidos, fase gasosa de espécies iônicas ou radicais e estados de transição dos processos químicos podem ser analisados por essas novas técnicas.

ESPECTROMETRIA DE MASSA/ESPECTROMETRIA DE MASSA (MS/MS)

Nessa técnica, analisadores de massa seqüenciais são empregados para separar e identificar íons em um único instrumento. O primeiro analisador gera vários *íons pais* a partir da amostra, os quais são separados com base em suas proporções de *m/e*. Alguns desses íons são então selecionados para a fragmentação adicional para formar *íons filhos*, os quais podem ter sua massa analisada. Existem diversos métodos para a fragmentação secundária, mas o procedimento mais comum consiste em permitir que o íon pai colida com um gás neutro alvo. Um espectrômetro de MS/MS consiste em uma fonte de ionização da amostra (usualmente com ionização química/ionização elétrica dupla), dois analisadores separados por uma região de reação e, finalmente, o detector. Os analisadores podem ser do tipo setor (elétrico ou magnético), filtros de massa de quatro pólos ou híbridos de setor e de quatro pólos. Nos instrumentos de quatro pólos triplos, o primeiro quadripolo serve como um filtro de massa para a seleção do íon, em seguida um quadripolo apenas de RF que pode ser pressurizado com um gás de colisão é empregado para a fragmentação do íon e/ou reação. Um segundo filtro de massa de quatro pólos é utilizado para a seleção do produto íon. A principal vantagem da MS/MS está na análise direta de misturas, devido à sua grande faixa de massa (até 12.000), alta resolução e extrema sensibilidade.

ESPECTROMETRIA DE MASSA COM TRANSFORMAÇÃO DE FOURIER (FTMS)

Esse método baseia-se na antiga espectrometria de massa por *ressonância de íon em ciclotron* (ICR). Na FTMS, os analisadores são separados temporalmente, em lugar de fisicamente. Esse tipo de separação da formação, excitação e detecção do íon permite um tempo de escaneamento muito curto. Em essência, a FTMS faz uso da vantagem de Fellgett (um múltiplo) comum a todos os instrumentos do tipo Fourier, em que o ruído é o detector, e não a fonte, limitado. Em geral, isso é conseguido através da observação simultânea dos sinais a partir de todos os íons excitados no domínio do tempo, em lugar do domínio do espaço, seguido pela transformação de Fourier dos dados, de modo a fornecer um domínio de freqüência que possa ter valores de massa atribuídos de acordo com suas relações conhecidas, a fim de gerar o espectro de massa familiar. Experimentalmente, isso envolve a obtenção da totalidade do espectro em uma única mensuração, o que exige uma memória de computador, de modo a acomodar a enorme quantidade de dados de maneira instantânea. As principais vantagens da FTMS são suas medições de alta resolução, sua alta velocidade de escaneamento e sua extrema exatidão nas medições de massa. Isso a torna ideal para acoplar-se às técnicas de cromatografia gasosa de alto desempenho (capilar), medições de ionização química e técnicas de MS/MS. Ela também mostrou ser um poderoso instrumento para o estudo da cinética das reações iônicas de fase gasosa e da química do íon.

TÉCNICAS DE IONIZAÇÃO LEVE NA ESPECTROMETRIA DE MASSA

Essas técnicas permitem a ionização direta das moléculas a partir do estado sólido e são empregadas, principalmente, para substâncias não-voláteis de alto peso molecular. O conceito principal é permitir que a amostra se distribua sobre uma grande área de superfície, de modo a diminuir muito as forças intramoleculares entre as moléculas e, dessa maneira, tornar o processo de evaporação mais dependente das interações das forças da amostra-superfície em lugar das forças amostra-amostra que prevalecem durante os processos regulares de aquecimento de amostra. As técnicas iniciais incluíam o *feixe interno* ou *exposição à ionização química direta*, em que a amostra reveste uma superfície de uma sonda que pode ser colocada dentro da fonte, o mais próximo possível da área de ionização. A amostra é rapidamente aquecida para estimular a evaporação dos compostos neutros intactos, sem pirólise. Essas técnicas de sonda inerte iniciais foram substituídas, em sua maior parte, por novos emissores de dessorção ativos, como os métodos de *dessorção de campo* (FD), Dessorção de Plasma (PD) e *Dessorção a Laser*. Essas técnicas são adequadas para compostos polares ou termolábeis, com peso molecular intermediário. Entretanto, a técnica mais moderna é a espectrometria de massa por *bombardeamento atômico rápido* (FAB), e está revolucionando a análise de moléculas polares não-derivadas na faixa de massa de 1.000 a 6.000, como os carboidratos, peptídios e glicopeptídios.

ESPECTROMETRIA DE MASSA DE ÍONS SECUNDÁRIOS (SIMS)

Essa técnica foi discutida anteriormente nas *Técnicas Analíticas por Raios X*.

TÉCNICAS DE ESPECTROMETRIA DE MASSA

Os espectrômetros de massa têm sido acoplados com sucesso à cromatografia gasosa (GC/MS) e à cromatografia líquida (HPLC/MS). Essencialmente, a MS é empregada como um detector para a massa e um meio de determinação da estrutura molecular dos compostos efluentes. Ela também tem sido usada para o ensaio qualitativo de quantidades residuais de compostos em líquidos biológicos e na análise ambiental.

MÉTODOS ELETROMÉTRICOS

As análises químicas em que a corrente elétrica, voltagem ou resistência estão envolvidas são conhecidas como métodos eletroquímicos. Para facilitar a discussão desse tópico, alguns conceitos fundamentais dos fenômenos elétricos e eletroquímicos devem ser revistos.

Embora as ondas elétricas associadas à geração de força e à iluminação de equipamentos sejam classificadas sob a radiação EM, sua interação com a matéria difere das ondas ópticas de freqüência relativamente alta, como o UV e a luz visível. Os sinais a partir da primeira viajam no metal, mas aqueles da última viajam no espaço.

A seguir estão algumas unidades comumente empregadas em eletricidade.

Coulomb (Q) — O coulomb é uma quantidade de eletricidade. Um elétron possui uma carga de $1{,}602 \times 10^{-19}$ Q. Um Q pode depositar 0,0011180 g de prata.

Faraday (F) — O faraday é 96.489 Q, a carga transportada por um peso equivalente.

Ampère (I) — O ampère é a unidade de corrente elétrica. Uma taxa de fluxo de 1 Q/s é designada como 1 ampère.

Ohm (Ω) — O ohm é a resistência elétrica de uma coluna uniforme de mercúrio a 0° com uma massa de 14,4521 g, um comprimento de 106,300 cm e um diâmetro uniforme.

Volt (V) — O volt é a diferença de potencial necessária para produzir uma corrente de 1 amp através de uma resistência de 1 ohm. O símbolo para o potencial é E. O volt é igual ao produto da corrente pela resistência (E = IR).

Watt (W) — O watt é a unidade de força; o trabalho realizado em uma taxa de 1 joule/s. É igual ao produto da corrente pela voltagem.

Para uma compreensão apropriada dos métodos eletroquímicos, é aconselhável descrever alguns componentes e termos pertinentes.

Eletrodos — Condutores de metal ou carbono imersos em eletrólitos são conhecidos como eletrodos. Um eletrodo negativo (catódio) é o fornecedor de elétrons em uma célula química. Um coletor de íons positivos em um tubo cheio de gás também é conhecido como um eletrodo (anódio). Os eletrodos também são debatidos em *Potenciometria*. Gases, líquidos ou soluções que são capazes de conduzir a corrente, depositando materiais nos eletrodos ou dissolvendo os eletrodos, são conhecidos como eletrólitos.

O potencial ($E°$) do eletrodo padrão é o potencial do eletrodo imerso em uma solução de seus íons na atividade unitária (a = 1). Todos os potenciais de eletrodo são referidos ao eletrodo de hidrogênio estabelecido em $E°_{Pt, H_2, H^+} = 0$.

Quando uma célula está operando de modo reversível, o trabalho elétrico (ΔG) obtido por g de átomo é o trabalho máximo fornecido por

$$\Delta G = -nFE \qquad (21)$$

onde G é a energia livre, n é a alteração de valência, F é um faraday (96.489 coulombs) e E é a voltagem ou força eletromotora (FEM) da célula.

Célula Elétrica — Uma célula elétrica é um circuito elétrico que consiste em dois eletrodos e uma solução de eletrólito(s). Um eletrodo funciona como um aceptor de elétron e o outro como um doador de elétron. Existem dois tipos gerais de células eletroquímicas:

1. Uma célula galvânica é aquela em que a energia química é convertida em energia elétrica por reação química espontânea. A corrente, que ocorre em conseqüência de uma reação de oxidação-redução, geralmente continua enquanto todos os componentes estiverem disponíveis.
2. Uma célula eletrolítica é aquela em que as reações químicas acontecem como resultado de um potencial aplicado, quer a célula seja galvânica, quer seja eletrolítica. O eletrodo em que a redução química acontece é chamado de *catódio*, e aquele em que ocorre a oxidação é chamado de *anódio*. Algumas células eletroquímicas apresentam eletrodos que compartilham a mesma solução eletrolítica (células sem junções líquidas). Por outro lado, se cada eletrodo deve ter sua própria solução eletrolítica, torna-se imperativo separar os dois eletrólitos (células com junções líquidas). Em muitos casos, uma placa de vidro aglomerado simples pode servir como uma junção líquida. Em outros casos, no entanto, utiliza-se uma *ponte salina* como um separador. Essa pode tomar a forma de um tubo em forma de U contendo uma solução saturada de cloreto de potássio (célula de junção líquida dupla).

Os métodos eletroquímicos demonstram um grau razoável de sensibilidade e exatidão. O aparelho é, com freqüência, muito simples, de baixo custo, tosco, e exige pouco treinamento para a operação. Da mesma maneira, em alguns casos, é necessária uma quantidade muito pequena da amostra, com algumas preparações de procedimento. Entretanto, na análise farmacêutica, a principal limitação dos procedimentos eletroquímicos é que, em geral, eles não são métodos indicativos de estabilidade e, em muitos casos, estão sujeitos às interferências da matriz e requerem complexos procedimentos de limpeza.

Na análise eletroquímica, quatro parâmetros básicos estão envolvidos: corrente, resistência (ou condutância), voltagem e tempo. Cada parâmetro tem sido empregado isoladamente ou em combinação com os outros para fins analíticos. Muitas das técnicas analíticas podem ser classificadas sob três categorias principais:

1. A *potenciometria* envolve a determinação da FEM das células químicas. Nesses métodos (não-polarizados), um estado de equilíbrio ou contínuo é mantido e o potencial do eletrodo está relacionado com a concentração através da equação de Nernst.
2. A *voltametria* envolve a aplicação de um potencial externo ao sistema para realizar várias análises eletroquímicas (eletrólise limitada). Nesses métodos, não existe equilíbrio, e, portanto, pode-se dizer que eles são de natureza transitória ou dinâmica (polarizada).
3. Os *outros métodos eletroquímicos* incluem aqueles procedimentos durante os quais a eletrólise exaustiva acontece, como a coulometria e a eletrogravimetria, ou durante os quais a condutância é medida.

Potenciometria

Os métodos potenciométricos de análise consistem na medição da FEM das células químicas. A FEM de uma célula é o somatório de três potenciais,

$$E_{cél} = E_{ref} + E_{ind} + E_{jcn} \qquad (22)$$

em que os subscritos indicam os potenciais de *referência, indicador* e *junção*, respectivamente; E_{jcn} é o potencial na junção líquida, o qual é constante. Como o E_{ref} é conhecido, o eletrodo indicador pode, então, fornecer informações a respeito da concentração de uma espécie envolvida na troca de elétron. Um eletrodo inerte, como de platina, imerso em uma solução de um sistema de oxidação-redução, fornece ou aceita elétrons e indica a proporção das espécies oxidadas em relação às reduzidas. Uma expressão geral desse fenômeno é fornecida pela equação de Nernst:

$$E = E^0 - \frac{0{,}0591}{n} \log [A_{red}/A_{oxid}] \qquad (23)$$

onde A é a atividade da espécie oxidada ou reduzida.

Uma célula química consiste em uma meia-célula de eletrodo de referência e uma meia-célula de eletrodo indicador.

Os métodos potenciométricos englobam dois tipos de análise eletroquímica:

1. A medição direta do potencial de um eletrodo indicador com relação a um eletrodo de referência, a partir da qual pode ser conseguido o cálculo da atividade (ou concentração) do íon de interesse.
2. As *titulações potenciométricas*, envolvendo a medição das alterações na FEM da célula evidenciadas pela adição de um titulador (i.e., a monitoração do potencial serve apenas para localizar o ponto de equivalência para uma titulação).

ELETRODOS DE REFERÊNCIA

Os eletrodos de referência devem ser reversíveis, ser facilmente reprodutíveis sem a necessidade de um conjunto especial e ter um coeficiente de temperatura pequeno e estabilidade razoável com o tempo. Os eletrodos de referência mais amplamente utilizados são os chamados eletrodos de segundo tipo, os quais consistem em um eletrodo de mercúrio-calomelano ou um eletrodo de prata-cloreto de prata.

$$Hg \mid Hg_2Cl_2(s), KCL_{sol}$$

ou

$$Ag \mid AgCl(s), HCL_{sol}$$

Para o eletrodo de calomelano, a conexão com a solução de teste é feita através de uma solução saturada de KCl, enquanto a conexão elétrica se faz por um fio de platina que está em contato com o mercúrio. A reação de meia-célula é fornecida por

$$2Hg + 2Cl^- = Hg_2Cl_2 + 2e^- \qquad (24)$$

ELETRODOS INDICADORES

Eletrodos de Metal Nobre — Esses são amplamente utilizados como eletrodos indicadores. Por exemplo, a platina é empregada para o sistema potenciométrico Fe^{2+}/Fe^{3+} ou H_2/H^+.

Eletrodos de Primeiro Tipo — Esses consistem em um metal em contato com seus próprios íons; exemplo, eletrodo de Zn/Zn^{2+}. Eles limitam-se aos metais abaixo do hidrogênio na série eletromotora e são apenas parcialmente íon-seletivos.

Eletrodos de Segundo Tipo — Esses consistem na parte metálica coberta por uma camada de um de seus sais ligeiramente solúveis e imersos em uma solução ácida ou salina com o mesmo ânion. Eles compreendem

Eletrodos de Óxidos — Esses são responsivos ao H^+ e são empregados em titulações ácido-básicas não-aquosas. Os exemplos são eletrodos de $Sb\text{-}Sb_2O_3$ e $Hg\text{-}Hg_2O$.

Eletrodos de Íons Específicos — Esses são, hoje em dia, os eletrodos indicadores mais amplamente utilizados. Devido à sua seletividade, eles proporcionam um método simples, sensível e exato para a potenciometria direta. Sua seletividade é ocasionada pelo uso de uma membrana, um cristal especial ou qualquer outro elemento discriminador adequado que permita uma troca iônica seletiva no limite da membrana da solução. Em geral, eles são compostos de uma membrana ou camada insolúvel como o elemento sensível, uma solução eletrolítica interna e um eletrodo de referência interno. A diferença no potencial desenvolve-se entre as superfícies interna e externa da membrana. Uma de suas vantagens é que eles também permitem a medição de um ânion de um sal ligeiramente solúvel. Os eletrodos íon-seletivos (eletrodos de membrana) incluem os eletrodos de vidro, os eletrodos de membrana líquida, os eletrodos de membrana em estado sólido cristalino, camadas de borracha de silicone impregnadas com precipitado e enzimas ou outras substâncias reativas nos eletrodos de camada em gel.

ELETRODOS DE MEMBRANA-VIDRO

ELETRODOS DE VIDRO SENSÍVEIS AO ÍON HIDROGÊNIO — Esse eletrodo é utilizado para a determinação da concentração de H^+ em soluções aquosas. A rede de silicato da membrana absorve a água e os íons de metais alcalinos e se torna hidratada. Uma troca de íons a partir da solução para a superfície e vice-versa ocorre em uma escala limitada. As superfícies interna e externa do vidro assumem potenciais que dependem da solução com a qual elas entram em contato. O potencial de vidro-eletrodo varia apenas com o pH da solução externa. A membrana do eletrodo possui uma alta resistência — 5 a 1000 megohms a 25°. Considerando isso, a corrente obtida a partir dessa célula deve ser mantida menor que 10^{-11} amp, caso um erro maior que 1 mV deva ser evitado (10^{-11} amp $\times$ 100 megohms = 1 mV). Um eletrodo de vidro representativo é mostrado na Fig. 34.34.[19]

ELETRODOS DE VIDRO SENSÍVEIS A ÍON METÁLICO (ELETRODOS ÍON-ESPECÍFICOS) — Uma das limitações do eletrodo de membrana de vidro é que, em concentração de H^+ muito baixa (pH > 9,0), ele responde não somente ao íon H^+ mas também aos íons de metais alcalinos. Isto é

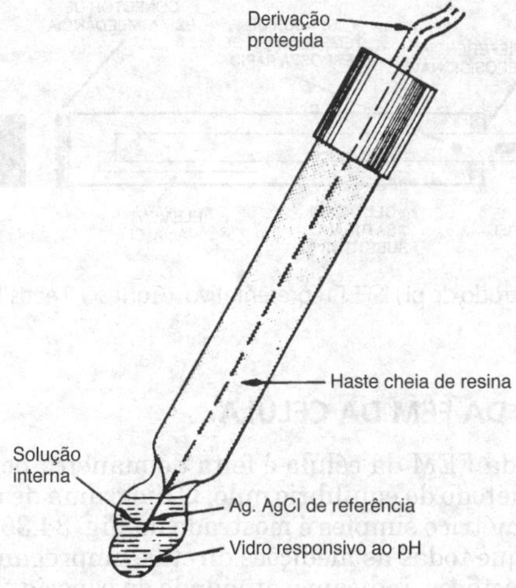

Fig. 34.34 Eletrodo de pH representativo.[19]

conhecido como o *erro alcalino*. A princípio, os estudos direcionaram-se para uma composição de vidro que minimiza esse efeito. Contudo, mais adiante, ficou evidente que, se esse erro alcalino pudesse ser muito potencializado, poderiam ser introduzidos novos eletrodos de vidro que fossem seletivamente sensíveis a um íon alcalino. Demonstrou-se que o Al_2O_3 ou o B_2O_3 em vidro leva a esse efeito, e o desenvolvimento de membranas que são seletivas para cátions, diferentes do hidrogênio, tem crescido rápido. Esses eletrodos de vidro sensíveis a íon metálico foram construídos por substituição de parte da sílica na estrutura do vidro por óxidos de alumínio ou boro. Esse tipo de eletrodo de vidro responde aos cátions univalentes diferentes do H^+, mas não a cátions polivalentes. Alguns desses eletrodos são particularmente sensíveis ao Na^+, ao Ag^+ e a outros cátions.

ELETRODOS DE MEMBRANA LÍQUIDA — Esses baseiam-se no uso de um líquido orgânico de troca de íon imiscível, o qual possui uma capacidade de se ligar seletivamente ao íon de interesse. O potencial que é gerado através da interface entre a membrana e a solução aquosa a ser analisada está relacionado com a concentração do íon específico. Portanto, esses eletrodos podem ser usados para a determinação potenciométrica direta de vários cátions polivalentes, bem como de determinados ânions.

ELETRODOS EM ESTADO SÓLIDO E PRECIPITADOS — Sabe-se que a sensibilidade do eletrodo de vidro se deve aos sítios aniônicos em sua superfície, que apresentam afinidade especial por determinados cátions. Os eletrodos em estado sólido consistem em compostos parcamente solúveis ou cristais que apresentam sítios catiônicos de superfície e, por conseguinte, possuem uma afinidade especial por ânions. Em geral, esses eletrodos são usados para a determinação de Cl^-, Br^-, I^-, sulfatos e fosfatos. Eles são insensíveis aos cátions.

ELETRODOS DE TRANSISTOR — A tecnologia do transistor de efeito de campo íon-sensível (ISFET) existe desde o final dos anos 1960. Os problemas de desempenho iniciais relacionados com a estabilidade deficiente, a resposta lenta às alterações de pH e o débito subnernstiano limitaram seu uso como um dispositivo de monitoração de pH confiável.[20] Esforços comerciais nos anos 1980 evoluíram a tecnologia ISFET até um ponto em que esses eletrodos eram capazes de ser usados como dispositivos de monitoração de pH *in-line* no processo. Eles tornaram-se comercialmente disponíveis no início dos anos 1990 sob o nome comercial de DURAFET.[21] A principal vantagem dos eletrodos de pH ISFET reside em seu *design* áspero, já que eles não empregam membranas de vidro frágeis que estão sujeitas à quebra quando expostas às condições de monitoração *in-line* do processo. O *design* do eletrodo de pH DURAFET (Leeds & Northrup)[21] é mostrado na Fig. 34.35.

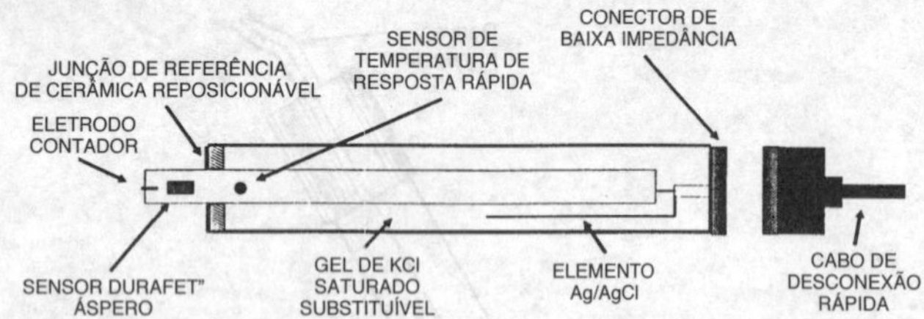

Fig. 34.35 Eletrodo de pH ISFET representativo. (Cortesia, Leeds & Northrup.)

MEDIÇÃO DA FEM DA CÉLULA

A medição da FEM da célula é feita de maneira potenciométrica pelo método do equilíbrio nulo. O diagrama de um circuito potenciométrico simples é mostrado na Fig. 34.36. Deve ser observado que todas as medições diretas, empregando eletrodos íon-específicos, indicam a atividade da espécie eletroativa na solução e não sua concentração (veja a equação de Nernst, Equação 23).

CLASSES DE ANÁLISES POTENCIOMÉTRICAS

MEDIÇÃO DO pH

A determinação da atividade do H^+ é feita por meios potenciométricos ou por leitura direta com um medidor de pH. Para as medições potenciométricas, o aparelho consiste em um potenciômetro cuja sensibilidade foi aumentada por amplificação eletrônica da corrente não-balanceada. O segundo tipo é um circuito destinado a fornecer a deflexão da agulha do medidor como uma função do pH. Essencialmente, esse é um voltímetro eletrônico com uma resistência de alta entrada.

TITULAÇÃO ÁCIDO-BÁSICA

Uma curva de titulação ácido-básica pode ser obtida através do uso de um medidor de pH com um registrador (ou pontos marcados manualmente). Em um sistema aquoso, para obter as curvas apropriadas com pontos finais bem-resolvidos, o ácido ou base a ser titulado deve ser mais forte que a água, e a concentração preparada para a titulação deve ser mais alta que a concentração de hidrogênio ou hidroxila da água. Se a FEM (E) obtida durante a titulação for plotada contra o volume (v) do titulador, o ponto final é o ponto de inflexão, ou a curva mais íngreme. O aparelho necessário para a titulação potenciométrica é mostrado na Fig. 34.37.

PRECIPITAÇÃO E FORMAÇÃO DE COMPLEXO

Um íon pode ser determinado por uma precipitação potenciométrica ou titulação da formação de complexo. Esse método exige um eletrodo indicador que possa detectar um dos íons com exatidão ou que a reação seja acompanhada por uma alteração no potencial eletroquímico. Para chegar a um ponto de equivalência exato, o sal formado durante a titulação deve ter uma baixa solubilidade ou o complexo deve demonstrar alta

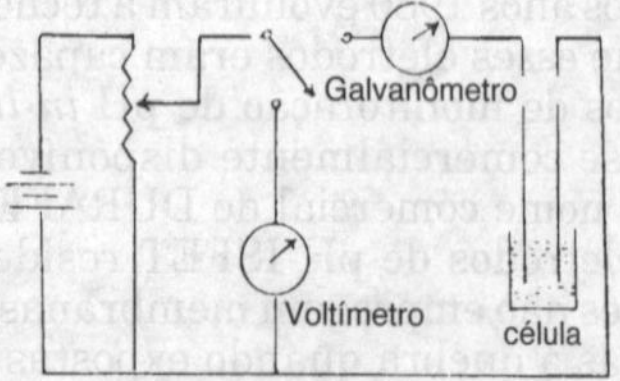

Fig. 34.36 Um circuito de potenciômetro simplificado.

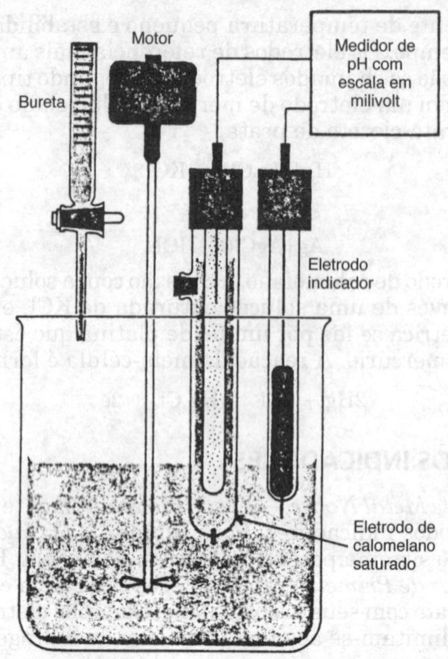

Fig. 34.37 Aparelho para uma titulação potenciométrica.

estabilidade. Os exemplos de titulações de precipitação são a formação de sais insolúveis ou não-dissociados de Ag^+ e Hg^+ com Cl^-, Br^-, I^-, CN^- e CNS^-. A Fig. 34.38[15] mostra três meios de se plotar os dados potenciométricos para determinar o ponto final.

A titulação da formação de complexo por potenciometria tem sido empregada para a quantificação de íons, como o Cu^{2+}. O ácido etilenodiaminotetracético (EDTA) na forma de seu sal dissódico é o agente formador de complexo mais amplamente utilizado. Um eletrodo indicador que é sensível ao pH ou ao íon metálico é empregado para a detecção do ponto final:

$$M^{2+} + H_2(EDTA)^{2-} = M(EDTA)^{2-} + 2H^+ \quad (25)$$

TITULAÇÕES EM SISTEMAS NÃO-AQUOSOS

Muitos ácidos e bases orgânicas são muito fracos para serem titulados nos solventes aquosos. Isso acontece porque a água é um solvente nivelador, e o íon hidróxido é a base mais forte e o íon hidrogênio é o ácido mais forte que podem ser titulados. Qualquer substância que seja um ácido ou base mais fraca que a água não pode ser titulada de forma efetiva em um meio aquoso.

Existem três tipos gerais de solventes:

1. *Solventes anfipróticos*, que apresentam propriedades ácidas e básicas. Exemplos: água, os alcoóis inferiores ou o ácido acético.
2. *Solventes apróticos*, que não possuem propriedades ácidas ou básicas. Devido às suas constantes dielétricas baixas, eles possuem um baixo potencial ionizante. Exemplos: hidrocarbonetos ou tetracloreto de carbono.
3. *Solventes básicos*, que não apresentam propriedades ácidas. Exemplos: aminas, cetonas ou éteres.

As forças ácidas de várias moléculas de soluto variam como uma função da constante dielétrica do solvente. Em geral, uma titulação potenciométrica não-aquosa é inadequada em solventes com uma constante dielétrica menor que 5. Uma diminuição na constante dielétrica de um solvente aumenta a força ácida de um ácido positivamente carregado, como NH_4^+, porém diminui a de um ácido negativamente carregado, como o íon succinato de hidrogênio. Para a titulação de bases fracas, é adequado um solvente com uma força básica baixa, como o ácido acético; da mesma forma, para ácidos fracos, são desejáveis solventes com força básica moderada.

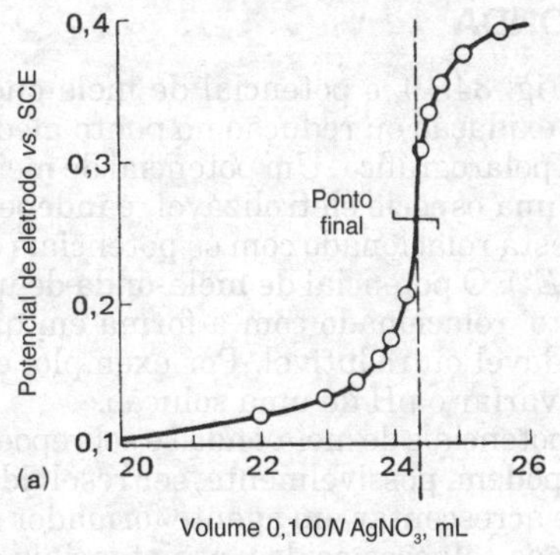

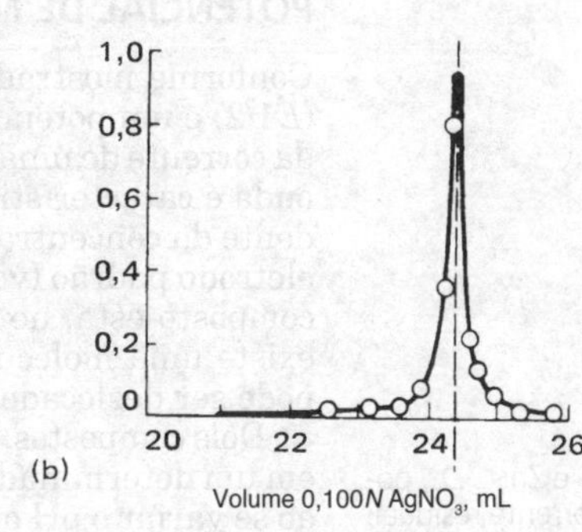

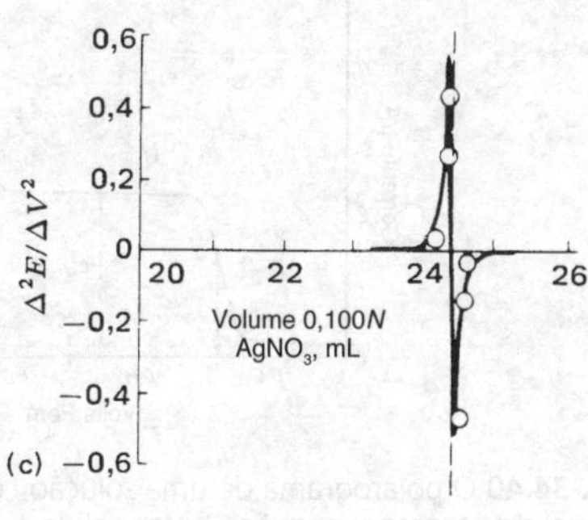

Fig. 34.38 A. Curva de titulação potenciométrica para 2,433 mEq de Cl^- com 0,100*N* de $AgNO_3$. **B.** Primeira curva derivada. **C.** Segunda curva derivada.[15]

No primeiro caso, o titulador geralmente é o ácido perclórico em dioxano ou ácido acético; no último caso, o titulador geralmente é o etóxido de sódio em tolueno-metanol ou hidróxidos de amônio quaternário em 2-propanol.

REAÇÕES DE OXIDAÇÃO-REDUÇÃO

Um eletrodo inerte, como a platina, que não é afetado por agentes oxidantes, é empregado nas titulações redox. Um eletrodo de calomelano pode ser utilizado como um eletrodo de referência. O eletrodo produz um potencial proporcional ao logaritmo da relação de atividade de dois estados de oxidação do reagente ou titulador. A titulação do ferro II com cério IV é um exemplo. O potencial do eletrodo altera-se gradualmente durante a parte principal da titulação. À medida que se aproxima o ponto de equivalência, a relação de atividade se modifica rapidamente.

VOLTAMETRIA

A voltametria inclui todas as técnicas eletroanalíticas que envolvem a aplicação de um potencial externo no sistema e usa a relação corrente-potencial que se origina em um microeletrodo polarizável para calcular a concentração da espécie eletroativa. Dois tipos principais de análise eletroquímica baseados nos princípios voltamétricos são a polarografia e a amperometria, em que uma fração muito pequena da solução de teste está envolvida na análise. Esses métodos podem ser utilizados para a análise tanto quantitativa quanto qualitativa.

Os solventes aquosos e não-aquosos são empregados na voltametria. A análise serve principalmente para substâncias inorgânicas, mas vários compostos orgânicos foram analisados, principalmente na detecção de compostos em elução na cromatografia líquida.

POLAROGRAFIA

Em 1922, J Heyrovsky, um químico tchecoslovaco, observou que a corrente que passa entre um eletrodo de gotejamento de mercúrio (DME) polarizável, quando um determinado potencial é aplicado, está relacionada com a concentração de uma das espécies eletroativas na solução. Logo depois disso, Heyrovsky imaginou que esse fenômeno poderia servir como base para uma técnica de análise quantitativa seletiva, sensível e superior para a determinação de quase todos os elementos em uma forma ou outra. Naquele tempo, os métodos instrumentais de análise eram uma raridade, e as técnicas dominantes eram os tradicionais métodos volumétrico e gravimétrico. Então, a polarografia proporcionava um novo e excitante instrumento analítico que permitia, pela primeira vez, as medições de concentrações no nível submilimolar sem esforços consideráveis. Entretanto, a clássica polarografia por corrente direta nunca ganhou uso amplo no laboratório analítico principalmente por três motivos: (1) as formas de onda geralmente não são nitidamente definidas, tornando os dados difíceis de calcular, (2) a menos que existam condições ideais, a técnica é vulnerável a diversas interferências a partir de correntes não-farádicas que não controlam a difusão, e (3) os esforços foram infrutíferos na tentativa de aplicar a técnica a soluções orgânicas não-aquosas. Felizmente, muitos desses problemas foram superados recentemente, e os modernos métodos polarográficos, como a polarografia por pulso diferencial e a voltametria por desnudamento anódico, estão tendo um crescimento rápido e amplo no campo analítico.

TEORIA E INSTRUMENTAÇÃO

A análise polarográfica baseia-se nas curvas de corrente-voltagem que se originam em uma célula, a qual consiste em um eletrodo de mercúrio de gotejamento (DME) ou um microeletrodo e um eletrodo condutor de corrente não-polarizável em uma solução não-agitada. As substâncias em uma faixa de concentração de 10^{-5} a 10^{-2} *M* podem ser analisadas, tanto qualitativa quanto quantitativamente, desde que elas possam sofrer redução catódica ou oxidação anódica.

A polarografia propicia uma corrente de eletrólise limitante, a qual é proporcional à concentração de um determinado composto e um potencial de meia-onda, o qual é característico de uma determinada espécie. A Fig. 34.39[17] mostra o circuito simples de um polarógrafo. A voltagem aplicada através dos eletrodos pode ser gradualmente aumentada e a corrente de eletrólise resultante medida com um galvanômetro. O gráfico da FEM (voltagem) *versus* a corrente (μ amp) fornece a curva mostrada na Fig. 34.40. Até que o potencial de decomposição seja alcançado, haverá apenas um aumento secundário na corrente. O potencial de decomposição é uma função de $E°$ da

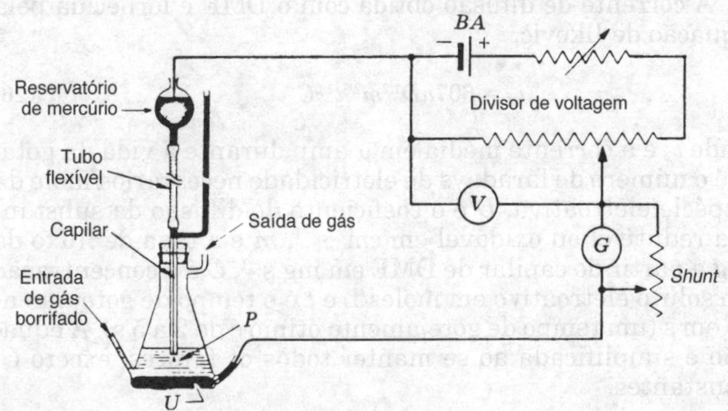

Fig. 34.39 Diagrama esquemático de um aparelho polarográfico simples. *P*, eletrodo de gotejamento de mercúrio; *U*, eletrodo de represamento de mercúrio não-polarizável; *G*, galvanômetro; *V*, voltímetro.[19]

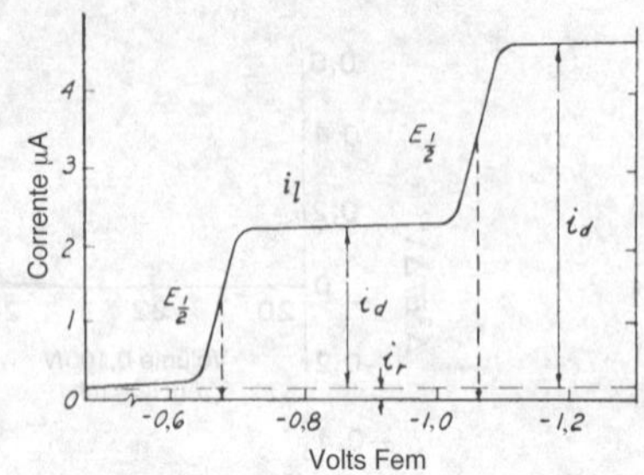

Fig. 34.40 O polarograma de uma solução contendo Cd^{2+} e Zn^{2+}. D_p, potencial de decomposição; $E_{1/2}$, potencial de meia-onda; i_r, corrente residual; i_d, corrente de difusão; i_l, corrente limitante.

reação e da concentração de íons envolvida. Nesse ponto, ocorrerá um aumento acentuado na corrente. Um aumento adicional da voltagem fará com que a curva se nivele. O aumento acentuado na corrente, chamado de *corrente de difusão* (i_d), é causado pela difusão de íons para o eletrodo, sobre o qual os íons são incrustados. Essa incrustação faz com que a concentração na interface solução-mercúrio seja diminuída e resulta no estabelecimento de um gradiente de concentração, o que faz com que os íons se difundam do corpo da solução para a interface em uma velocidade proporcional à diferença de concentração. A curva de corrente-voltagem se nivela quando ocorre a concentração-polarização completa; a velocidade de difusão se torna constante e proporcional à concentração do íon no corpo da solução.

Uma mistura de dois íons, Cd^{2+} e Zn^{2+}, com os potenciais de oxidação padronizados de +0,4 e +0,76, respectivamente, fornece o polarograma mostrado na Fig. 34.40. A corrente de difusão para o Zn^{2+} é a diferença entre a corrente de difusão total e aquela para o Cd^{2+}.

Além da corrente de difusão, os íons atraídos para o DME por forças elétricas também criam alguma corrente, referida como a *corrente de migração*. Por conseguinte, a corrente limitante é a soma de uma corrente de migração e a corrente de difusão. A corrente em uma célula eletrolítica é transportada por todos os íons existentes, independentemente de sua participação na reação com o eletrodo. Portanto, quando um eletrólito inerte como o KCl (que nos baixos potenciais empregados na polarografia do Zn^{2+} ou Cd^{2+} não é oxidado nem reduzido) é adicionado em excesso à solução, a corrente de migração será transportada quase integralmente pelos íons KCl. A corrente limitante observada então será a corrente de difusão para os íons sob pesquisa. O KCl é chamado de *eletrólito de sustentação*.

Outro tipo de corrente que ocorre na polarografia é a *corrente residual*. Mesmo com íons inertes, observa-se que um aumento na voltagem origina uma corrente pequena, porém observável. Isso se deve às cargas adquiridas pelo DME na aplicação de voltagens mais elevadas. Na polarografia, permite-se a compensação para essa corrente residual.

A corrente de difusão obtida com o DME é fornecida pela equação de Ilkovic,

$$i_d = 607nD^{1/2}m^{2/3}t^{1/6}C \tag{26}$$

onde i_d é a corrente média em μ amp durante a vida da gota, n é o número de faradays de eletricidade necessários/mole da espécie eletroativa, D é o coeficiente de difusão da substância redutível ou oxidável em $cm^2\ s^{-1}$, m é a taxa de fluxo de Hg a partir do capilar de DME em $mg\ s^{-1}$, C é a concentração do soluto eletroativo em moles/L e t é o tempo de gotejamento em s (um tempo de gotejamento ótimo é de 2 a 5 s). A equação é simplificada ao se manter todos os fatores, exceto C, constantes.

$$i_d = k_c C \tag{27}$$

A colocação em gráfico de i_d *versus* C fornecerá uma linha reta.

POTENCIAL DE MEIA-ONDA

Conforme mostrado na Fig. 34.40, o potencial de meia-onda ($E1/2$) é um potencial de oxidação ou redução no ponto médio da corrente de uma curva polarográfica. Um potencial de meia-onda é característico de uma espécie eletrolizável, é independente da concentração e está relacionado com os potenciais do eletrodo padrão (valores $E°$). O potencial de meia-onda de um composto está, no entanto, relacionado com a forma em que existe uma molécula oxidável ou redutível. Por exemplo, ele pode ser deslocado ao se variar o pH de uma solução.

Dois compostos, cujos potenciais de meia-onda se sobrepõem em um determinado pH, podem, possivelmente, ser resolvidos ao se variar o pH ou ao se acrescentar um agente formador de complexo. Por exemplo, nas soluções ácidas, os potenciais de meia-onda do estanho e do antimônio são −0,47 V e 0,20 V, respectivamente, mas, em soluções alcalinas, eles são de −1,1 V e 1,8 V. Por conseguinte, a última condição é preferida na determinação desses íons em uma mistura.

ELETRODOS

Na polarografia, o eletrodo indicador ou polarizável é, mais comumente, um DME, que é utilizado para as reações de redução. Em alguns casos, um eletrodo de platina (fixo ou rotatório) é usado para as reações de oxidação. As curvas fornecidas por essas reações são conhecidas como ondas catódicas e anódicas, respectivamente. Por convenção, as correntes de difusão são designadas da seguinte maneira: redução, positiva; oxidação, negativa. As vantagens do DME são que ele fornece uma superfície renovável lisa e as correntes de difusão obtidas são passíveis de reprodução. Entretanto, ele apresenta uma desvantagem, pelo fato de que, em um potencial positivo de pequena monta, ocorre a dissociação anódica. Por conseguinte, opta-se pela platina. A precisão atingível com um eletrodo de platina é de aproximadamente ± 5%. Para um eletrodo de referência, utiliza-se um eletrodo de calomelano saturado. Estão disponíveis polarógrafos manuais e de registro; o último tipo é mais amplamente utilizado.

ONDAS DE OXIGÊNIO

O oxigênio dissolvido em qualquer solução a ser analisada por meios polarográficos freqüentemente interfere com as determinações exatas; portanto, sua remoção por deaeração antes da análise é essencial (geralmente por ultra-sonificação, vácuo ou retirada com nitrogênio). A interferência do oxigênio é decorrente de duas ondas de oxigênio iguais: a primeira é produzida por sua redução a peróxido de hidrogênio, e a segunda ocorre pela redução adicional do peróxido de hidrogênio em água. Por outro lado, essas reações redutivas e suas ondas bem-definidas, quando desejadas, também poderiam servir como a base para a medição polarográfica do oxigênio dissolvido em soluções aquosas.

AMPEROMETRIA

A amperometria baseia-se no princípio da polarografia, com a exceção de que a voltagem é mantida constante durante um procedimento de titulação. As substâncias que não podem ser analisadas por meios polarográficos por causa da ausência de uma corrente de difusão podem ser determinadas por meios amperométricos através do uso de um titulador que forneça uma corrente de difusão.

A Fig. 34.41A-C ilustra as típicas curvas de titulação amperométricas. O ponto de equivalência é a interseção das duas linhas retas extrapoladas, cujas inclinações são uma função da corrente de difusão. Em contraste com uma medição polarográfica, em que vários íons em uma mistura podem ser determinados, uma titulação amperométrica envolve determinações apenas de uma única substância. A substância e seu potencial de meia-onda devem ser conhecidos antes da titulação. Uma alteração no volume durante a titulação comumente é mini-

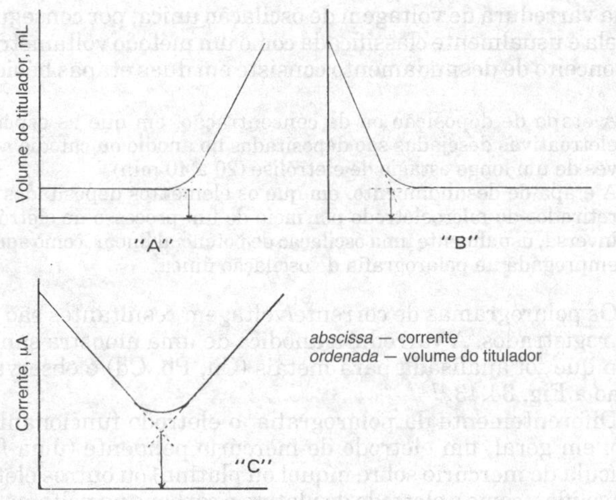

Fig. 34.41 Titulação de **A:** SO_4^{2-} com Pb^{2+}; **B:** Pb^{2+} com SO_4^{2-}; **C:** Pb^{2+} com $Cr_2O_7^{2-}$.

mizada ao se selecionar um titulador 5 a 10 vezes mais concentrado que o material a ser analisado. O melhor potencial para o microeletrodo é escolhido ao se referir aos potenciais de meia-onda da amostra e do titulador. A voltagem aplicada é localizada no platô da onda de eletrólise.

Conforme mostrado na Fig. 34.41A, a titulação do SO_4^{2-} com Pb^{2+} é realizada em um potencial mais negativo que −0,46 V ($Pb^{2+} + 2e \rightarrow Pb$, −0,46 V potencial de meia-onda). Quando os íons sulfato são removidos e a concentração de Pb^{2+} é aumentada, a corrente de difusão aumenta. O oposto é verdadeiro quando o Pb^{2+} deve ser titulado com SO_4^{2-}. Na titulação do Pb^{2+} com dicromato de sódio ou potássio em −1,2 V, quando o ponto de equivalência é ultrapassado, o excesso de $Cr_2O_7^{2-}$ fornece um aumento na corrente de difusão.

Nas titulações amperométricas (como na polarografia), um eletrólito inerte deve ser acrescentado para eliminar o efeito da corrente de migração; além disso, antes de titular, o nitrogênio é borbulhado através da solução para remover o oxigênio dissolvido. As titulações são realizadas em uma célula em forma de H. Um DME ou um eletrodo de platina rotatório podem ser empregados com um eletrodo de calomelano saturado (SCE) como o eletrodo de referência.

O procedimento amperométrico é aplicado à medição de íons que não podem ser avaliados por meios potenciométricos. Por exemplo, nenhum eletrodo adequado está disponível para determinar o ânion sulfato de maneira potenciométrica. Entretanto, sob o prisma da amperometria, são obtidos excelentes resultados. Uma aplicação similar é usada na determinação do íon fluoreto com nitrato de tório ou lantânio, bem como nas titulações envolvendo reagentes como o iodo e o bromo (como bromato). Entretanto, o maior uso do ponto final amperométrico ocorre nas titulações em que se forma um precipitado ligeiramente solúvel.

TITULAÇÕES AMPEROMÉTRICAS USANDO DOIS ELETRODOS INDICADORES — Quando uma reação redox reversível está presente no sistema, o método amperométrico pode ser modificado para usar dois microeletrodos polarizados (usualmente de platina) imersos em uma célula de titulação bem-agitada. A corrente começa a fluir quando um pequeno potencial é aplicado entre os dois eletrodos. A corrente pode ser monitorada como uma função do volume do titulador até o ponto final, quando a corrente cai até zero ou próximo a zero. A técnica costuma ser chamada de *ponto final de parada morta*.

TÉCNICAS VOLTAMÉTRICAS ANALÍTICAS MODERNAS

A polarografia clássica ou por corrente direta refere-se apenas à análise eletroquímica empregando o eletrodo de gotejamento de mercúrio sob um potencial de corrente direta constante. Por causa das limitações inerentes a essa técnica, foram introduzidas várias modificações que ajudaram a gerar um novo renascimento nos métodos polarográficos e voltamétricos de análise, objetivando uma sensibilidade muito maior e melhor seletividade. Os novos procedimentos não usam o eletrodo de gotejamento de mercúrio padronizado.

POLAROGRAFIA DERIVADA — Nessa modificação, as curvas de voltagem/corrente são diferenciadas a fim de se obter uma resposta em forma de pico que possa ser medida com facilidade e exatidão, em lugar das tradicionais curvas polarográficas sigmoidais, as quais são de difícil interpretação. Esses métodos diferenciais geralmente empregam as capacidades potenciostáticas de um potencial de eletrodo em funcionamento, as quais se baseiam em um sistema de três eletrodos. Além dos dois eletrodos em funcionamento, o terceiro é um eletrodo de referência de potencial constante que não comporta corrente.

POLAROGRAFIA DE OSCILAÇÃO ÚNICA (POLAROGRAFIA OSCILOGRÁFICA)

Nessa técnica, uma faixa de voltagem entre 0,3 a 0,5 V é passada ou oscilada linearmente durante os últimos 2 a 3 s da vida de uma gota de mercúrio. Um osciloscópio é utilizado para monitorar essa varredura rápida em um polarograma que é bastante diferente daquele obtido na polarografia regular (Fig. 34.42[19]). Uma vantagem dessa técnica é sua melhor sensibilidade devido principalmente a uma menor corrente residual e a correntes "de pico" mais elevadas. Outra vantagem é sua medição fácil e mais exata decorrente da resposta em forma de pico.

POLAROGRAFIA DE PULSO — Uma das principais dificuldades na polarografia por corrente direta é a interferência pela corrente de capacitância não-faradica que flui através da interface. No início dos anos 1950, enquanto experimentava com a polarografia de onda quadrada, G Barker descobriu que uma súbita alteração no potencial aplicado faz com que a corrente de capacitância decaia quase até zero antes que a corrente farádica (redox) seja observada. Um pequeno pulso de potencial (≈ 50 ms de duração) de altura fixa é superposto em intervalos regulares de aproximadamente um segundo contra o potencial de corrente direta linearmente crescente geralmente associado à polarografia clássica. Em geral, o pulso é aplicado próximo ao final da vida da gota de mercúrio e é sincronizado com seu crescimento máximo.

Duas técnicas de pulso são comuns. No procedimento de "pulso normal ou integral", as ondas quadradas de amplitude sucessivamente crescente são aplicadas a gotas de mercúrio consecutivas a partir do eletrodo de gotejamento de mercúrio em uma pressão constante. Os polarogramas são semelhantes em forma à polarografia por corrente direta, com um compo-

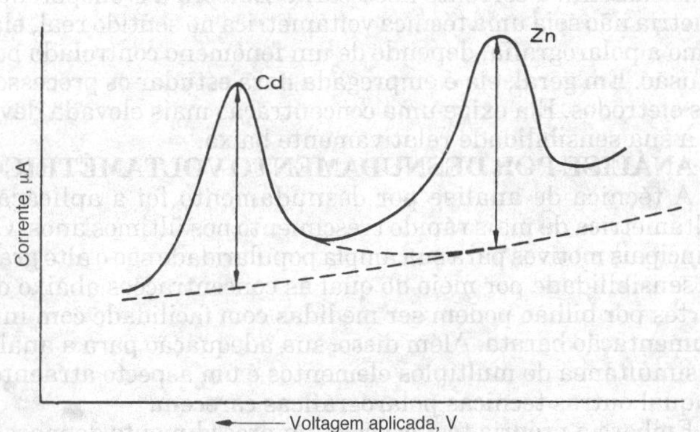

Fig. 34.42 Polarograma de oscilação única. A linha de base (tracejada) fornece a corrente no eletrólito de sustentação apenas como um espaço em branco.[19]

nente de capacitância muito reduzido. Isso possibilita uma sensibilidade aproximadamente seis vezes maior que a da polarografia clássica. Nos métodos de "pulso diferencial", os pulsos de amplitude igual são aplicados em uma rampa de potencial linear. A corrente é amostrada duas vezes, exatamente antes da aplicação do pulso e no final do pulso. Essas correntes são armazenadas em uma capacitância de memória, e a diferença é colocada em gráfico *versus* o potencial que fornece polarogramas em forma de pico.

Os métodos de pulso diferencial apresentam menos sensibilidade que o método do pulso normal, mas eles demonstram limites de detecção muito aumentados por causa da melhor resolução do potencial de meia-onda. Uma das principais vantagens da técnica de pulso é sua adequação para a análise de compostos orgânicos e de vários sistemas eletroquímicos irreversíveis.

POLAROGRAFIA COM CORRENTE ALTERNADA

Um potencial periódico de baixa amplitude e baixa freqüência (usualmente uma onda sinusoidal) é superposto contra a voltagem de corrente direta linear e lenta. A instrumentação empregada utiliza o circuito eletrônico que permite apenas a medição de componentes alternantes da corrente total que flui para dentro do eletrodo funcionante (eliminando o componente da corrente direta). Na prática, isso permite a monitoração da diferença na corrente que flui entre os potenciais aplicados mínimo e máximo durante o período de monitoração.

Portanto, o polarograma é uma resposta em forma de pico com sua altura máxima no potencial de meia-onda. Na polarografia por corrente alternada, a corrente de capacitância pode ser separada da corrente farádica por um simples amplificador travado fase-sensível.

VOLTAMETRIA CÍCLICA (OSCILAÇÃO LINEAR RÁPIDA)

Nessa técnica, a oscilação de corrente direta lenta normal, empregada na polarografia clássica, é substituída por uma oscilação rápida de aproximadamente 100 mV/s ou mais, aplicada a um eletrodo fixo em um sistema controlado por difusão. A técnica é muito rápida, é mais sensível que a polarografia clássica e pode suprir informações sobre a reversibilidade da reação, bem como sobre sua cinética. Ela também não exige os instrumentos altamente sofisticados geralmente associados à polarografia de pulso. Para fins de identificação, a voltametria cíclica monitora quatro propriedades de um sistema redox, a saber, o potencial de pico, a inclinação da onda, a reversibilidade e o efeito da mudança do eletrólito de sustentação.

CRONOPOTENCIOMETRIA — Nessa técnica, a alteração no potencial de um eletrodo em funcionamento é monitorada como uma função do tempo, enquanto uma corrente constante é passada através da solução sob estudo (eletrólise). O tempo de transição é uma medida da velocidade em que a espécie nos eletrodos é reduzida até um ponto em que ela não mais sustenta a corrente necessária. Embora a cronopotenciometria não seja uma técnica voltamétrica no sentido real, ela, como a polarografia, depende de um fenômeno controlado por difusão. Em geral, ela é empregada para estudar os processos dos eletrodos. Ela exige uma concentração mais elevada devido à sua sensibilidade relativamente baixa.

ANÁLISE POR DESNUDAMENTO VOLTAMÉTRICO — A técnica de análise por desnudamento foi a aplicação voltamétrica de mais rápido crescimento nos últimos anos. Os principais motivos para sua ampla popularidade são o alto grau de sensibilidade por meio do qual as concentrações abaixo de partes por bilhão podem ser medidas com facilidade com instrumentação barata. Além disso, sua adequação para a análise simultânea de múltiplos elementos é um aspecto atraente, do qual outras técnicas polarográficas carecem.

Embora a própria técnica seja um procedimento de massa, em que a totalidade da solução está sujeita ao processo eletrolítico como em uma determinação coulométrica, ela geralmente emprega um microeletrodo de mercúrio, o qual é sujeitado a uma varredura de voltagem de oscilação única; por conseguinte, ela é usualmente classificada como um método voltamétrico. O conceito de desnudamento consiste em duas etapas básicas:

1. A etapa de deposição ou de concentração, em que as espécies eletroativas desejadas são depositadas no anódio ou catódio através de um longo estágio de eletrólise (20 a 40 min).
2. A etapa de desnudamento, em que os elementos depositados são retirados do microeletrodo por meio de um processo de eletrólise inversa, usualmente uma oscilação de potencial linear, como aquela empregada na polarografia de oscilação única.

Os polarogramas de corrente/voltagem resultantes são então registrados. A varredura anódica de uma amostra sangüínea que foi analisada para metais (Cu, Pb, Cd) é observada como a Fig. 34.43.[17]

Diferentemente da polarografia, o eletrodo funcionante é fixo; em geral, um eletrodo de mercúrio pendente (uma fina película de mercúrio sobre níquel ou platina) ou outros eletrodos sólidos, como o eletrodo de platina e carbono na voltametria de desnudamento anódico (ASV) ou um eletrodo de carbono vítreo na voltametria por desnudamento catódico (CSV). Entretanto, os eletrodos sólidos apresentam várias desvantagens. Seu desempenho depende de sua história pregressa e é afetado pela formação de película de óxido.

Na ASV, os elementos eletroativos de interesse são primeiramente reduzidos (ou concentrados) no eletrodo de trabalho sob condições fixas de difusão e área de superfície do eletrodo. O processo de desnudamento (ou etapa de oxidação) é realizado por varredura anódica linear, geralmente de 2 a 5 mV s^{-1}. Em geral, existe muito pouca corrente de capacitância durante o desnudamento; por conseguinte, a corrente farádica é muito alta e, logicamente, essa técnica é extremamente sensível.

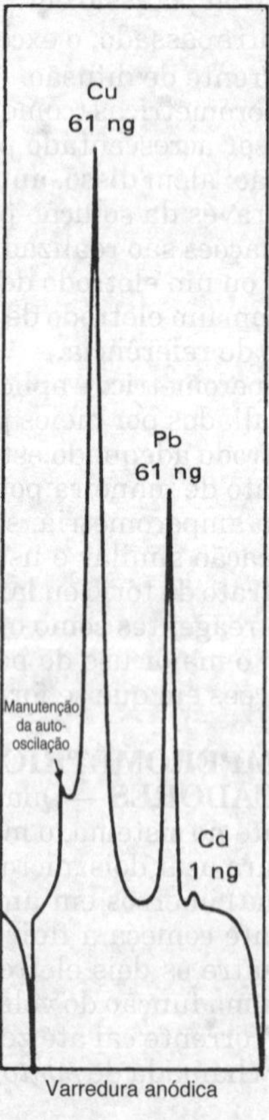

Fig. 34.43 Análise de desnudamento, varredura anódica de uma amostra de sangue (0,2 mL). Dados experimentais: Tempo de placa, 30 min; potencial de placa, −1,0 V; taxa de varredura, 60 mV/s; velocidade da tabela, 12,7 cm/min; faixa de corrente, 200 μA em escala plena; tempo de desnudamento anódico, 16 s.[17]

Na CSV, a espécie eletroativa é depositada como uma camada insolúvel com potencial variável, dependendo da concentração do elemento a ser determinado. O desnudamento é efetuado através de um processo de eletrólise inversa após a etapa de eletrólise pré-anódica. Os voltamogramas de desnudamento mostram respostas em forma de pico para a espécie eletroativa; suas alturas ou áreas são usadas para fins quantitativos, e seus potenciais para a identificação de uma maneira similar aos potenciais de meia-onda na polarografia.

VOLTAMETRIA POR DESNUDAMENTO COM PULSO DIFERENCIAL (DPSV) — Nessa técnica, pulsos de amplitude relativamente grandes (50 a 100 mV) são periodicamente superpostos a uma faixa de potencial linear lenta de aproximadamente 5 mV s^{-1} durante intervalos de tempo curtos. Conforme discutido anteriormente, isso possibilita um grande aumento na corrente farádica decorrente do decaimento rápido da corrente de capacitância. A corrente é medida exatamente antes da aplicação do pulso e novamente ao final do pulso. A diferença entre essas duas correntes é amplificada e demonstrada em um registrador. O eletrodo de gota de mercúrio pendente é o eletrodo funcional de escolha na DPSV.

AQUISIÇÃO RÁPIDA DE DADOS DE TRANSFORMAÇÃO DE FOURIER (FFT) PARA MEDIÇÕES DE RELAXAMENTO ELETROQUÍMICO (ERM)

Aquisição e o procedimento de processamento de dados de FFT *online*, com um na análise espectrométrica, como a NMR ou infravermelho, foi aplicada às técnicas eletroquímicas com grande sucesso, principalmente nas análises polarográfica e voltamétrica. Isso acontece porque muitas das técnicas são, na realidade, medidas de relaxamento de uma célula eletroquímica, inicialmente em equilíbrio aproximado, e, então, são feitas observações de uma resposta de variação de tempo para uma perturbação elétrica aplicada. Da mesma forma, a ampla disponibilidade de computadores relativamente baratos com alta capacidade de memória que podem manusear as transformações de Fourier complexas, convoluções e desconvoluções ajudou a tornar a FFT bastante disponível. Muitos cientistas acreditam que, dentro de alguns anos, os tratamentos de dados de FFT serão empregados em todas as aplicações químicas com tanta freqüência quanto as transformações logarítmicas comuns, em virtude da velocidade e precisão de aquisição e processamento de dados sem precedente do tratamento.

COULOMETRIA

A coulometria envolve a eletrólise exaustiva e exige correntes maiores que aquelas empregadas na polarografia mais um eletrodo funcional não-polarizado. As técnicas de corrente constante ou de voltagem constante podem ser empregadas, e os complexos aparelhos de regulação eletrônica estão comercialmente disponíveis.

Na coulometria, é possível produzir um reagente ou titulador *in situ*; portanto, os reagentes instáveis podem ser empregados no procedimento analítico.

A quantidade de reagente formada é proporcional a Q, o número de coulombs quando a corrente é constante:

$$Q = it \tag{28}$$

onde i é a corrente e t é o tempo de eletrólise. Um faraday de eletricidade é 96.487 Q, o que provoca alterações químicas em mw/n g de íons, em que n é o número de elétrons. Se a corrente for mantida constante, o peso do reagente pode ser calculado por

$$\frac{it}{96.487} = \frac{\text{peso de } x}{\text{peso equivalente de } x} \tag{29}$$

Existem dois fatores importantes a serem considerados na análise coulométrica: a substância de interesse deve estar eletrolisada por completo, e o tempo exato em que a reação se completa deve ser determinado.

Na geração elétrica do reagente analítico, devem ser observados três pontos:

1. O eletrodo funcionante deve permanecer inerte durante a análise; por exemplo, devido à tendência do halóide para reagir com a platina produzindo PtX_6^{2-}, a platina não pode ser empregada como um anódio quando um halóide está presente.
2. O oxigênio deve ser removido.
3. Deve ser eliminada a interferência que acontece como conseqüência da participação dos elétrons na eletrólise de outra substância, como um solvente.

Para evitar o envolvimento do solvente ou de impurezas durante uma análise, utiliza-se um procedimento de corrente constante para a produção elétrica do reagente. O uso de uma quantidade excessiva da forma inativa de um reagente (titulador) propicia um controle adequado da voltagem do eletrodo. Por exemplo, na titulação do Fe^{2+}, acrescenta-se um grande excesso de Ce^{3+}. Na passagem da corrente, o Ce^{4+} é facilmente gerado no eletrodo funcional (anódio) e o Fe^{2+} é oxidado:

$$Ce^{4+} + Fe^{2+} \rightarrow Fe^{3+} + Ce^{3+} \tag{30}$$

A produção de Ce^{4+} cessa no ponto final.

Procedimento Analítico e Instrumentação — Um coulômetro de corrente constante é o instrumento mais amplamente utilizado. Um suprimento de energia fornece uma corrente constante para a célula. Em geral, uma corrente inferior a 250 mA é empregada, e o tempo de eletrólise varia de aproximadamente 10 a 200 s. Um cronômetro elétrico exato inicia ou termina a eletrólise ao controlar um interruptor. O ponto final pode ser detectado de modo potenciométrico, amperométrico ou com um detector fotométrico de absorção. Quando o potenciômetro é definido em uma voltagem predeterminada, o desequilíbrio observado durante a análise será diminuído, de modo que, no ponto final, a deflexão do galvanômetro mostrará zero. A prata ou a platina são os eletrodos empregados com mais freqüência.

MÉTODOS DE CONDUTÂNCIA ELÉTRICA

A condutividade elétrica de uma solução sob um determinado potencial é uma função da natureza do soluto e de sua concentração. A corrente é conduzida pelos íons que migram sob a influência de um campo elétrico. A condutância em unidades *mho* é de $1/R$, em que R é a resistência em ohms. A condutância específica, κ, é o inverso da resistência de um cubo de líquido de 1 cm e é definida por

$$\kappa = \frac{1}{R}\frac{d}{A} \tag{31}$$

onde A é a área dos eletrodos e d é a distância entre os eletrodos. Em uma célula com eletrodos de área de 1 cm^2 e uma separação de 1 cm, a condutância equivalente, Λ, é

$$\Lambda = (1000/C_s)\kappa \tag{32}$$

onde C_s é a concentração da solução em moles por litro.

A condutância equivalente de uma solução aumenta na diluição por causa de um aumento na mobilidade iônica e, no caso de um eletrólito fraco, também um aumento no grau de dissociação. O grau de dissociação de um eletrólito fraco, α, é fornecido por

$$\alpha = \Lambda/\Lambda_0 \tag{33}$$

onde Λ_0 é a condutância equivalente na diluição infinita. Λ_0, que também é indicada por Λ_∞, é a somação das condutâncias dos cátions e ânions.

A constante de dissociação dos eletrólitos fracos, K_a em uma concentração inicial de C_s, pode ser calculada por

$$K_a = \alpha^2 C_s/(1 - \alpha) \tag{34}$$

ESPECTROELETROQUÍMICA

A espectroeletroquímica é uma técnica analítica híbrida que combina a eletroquímica com um dispositivo de medição óptica adequado. Em geral, as reações redox são iniciadas nos eletrodos, e, ao mesmo tempo, a solução de eletrólise é monitorada por espectrometria para estudar a natureza dos íons recentemente eletroproduzidos. As técnicas espectrométricas mais comuns são o ultravioleta ou infravermelho, em que os feixes de luz são direcionados para um eletrodo transparente e sua solução analítica próxima. Também tem sido usada a espectrometria de refletância interna, bem como a espectrometria de Raman. A espectroeletroquímica tem sido aplicada com maior freqüência a reações redox específicas de sistemas biológicos complexos, orgânicos e inorgânicos.

MÉTODOS TÉRMICOS

A análise térmica é uma técnica em que uma propriedade física da substância é monitorada como uma função do aumento controlado da temperatura. Os modernos métodos analíticos térmicos podem medir a perda de peso no aquecimento, pontos de fusão, transições de calor e energia e alterações na forma, nas dimensões ou nas propriedades viscoelásticas da substância. Eles encontram amplas aplicações na caracterização do material, pureza de substâncias medicinais, estudo das estabilidades calóricas relativas e propriedades dinâmicas de novos compostos, bem como na cristalografia, cinética química e produção de diagramas de fase.

TEORIA

Muitos eventos termodinâmicos são acompanhados por uma perda de calor ou necessitam da adição de calor a partir de uma fonte externa para prosseguir. O evento pode ser uma transição de fase, a perda de um componente volátil ou uma reação química. Cada uma dessas ocorrências pode ser acompanhada por meios termodinâmicos ao se notar qualquer alteração da temperatura da amostra em estudo ou alterações de energia da amostra em relação ao tempo. Quando a amostra perde uma substância volátil por evaporação, sublimação ou conversão química em um gás, também é possível acompanhar a trajetória dos eventos ao notar a perda de peso com relação ao tempo, à medida que a temperatura da amostra é aumentada em uma velocidade constante.

As leis gerais da termodinâmica, especificamente aquelas que regem a calorimetria, servem como base para a compreensão dos conceitos teóricos envolvidos nos diferentes métodos de análise térmica analítica. Consulte o Cap. 15 para essas relações fundamentais. Para transições em equilíbrio, em que $\Delta G = 0$, o calor de transição, ΔH_n, está relacionado com a entropia da transição ΔS_n por

$$\Delta S_n = \frac{\Delta H_n}{T_n} \tag{35}$$

Os modernos instrumentos para os métodos térmicos de análise baseiam-se nesses parâmetros: massa, temperatura e fluxo de calor. O Quadro 34.3 ilustra o uso dessas funções e das saídas de dados típicas.

TERMOGRAVIMETRIA (ANÁLISE TERMOGRAVIMÉTRICA, TGA)

A análise termogravimétrica (TGA), talvez a forma mais simples de análise térmica, utiliza uma *balança térmica* como o instrumento analítico. O aparelho pode ser não mais que uma balança analítica de prato único modificada provida com um mostrador eletrônico digital, de modo que um gráfico de alteração de peso (eixo y) possa ser feito com relação ao tempo ou à temperatura. Uma lâmpada infravermelha pode ser a fonte de calor para irradiar o prato da balança. Muitas modificações desse aparelho são usadas para determinar o conteúdo de umidade de grânulos de comprimidos, substâncias hidratadas e assim por diante. Instrumentos muito mais sofisticados também estão comercialmente disponíveis, os quais incluem a programação da temperatura e o uso de uma variedade de balanças de feixe, mola, braços em equilíbrio ou de torção para determinar as alterações no peso da amostra. Como a atmosfera que circunda a amostra aquecida pode influenciar (retardar ou acelerar) a decomposição, freqüentemente é feita a provisão para controlar a atmosfera pela adição de gases inertes (nitrogênio, hélio) ou gases reativos (oxigênio, hidrogênio, etc). O resultado de uma avaliação termogravimétrica de oxalato de cálcio monoidratado pode ser visto na Fig. 34.44.[19]

Recentemente, vários tipos de aparelhos termogravimétricos foram acoplados a um cromatógrafo gasoso, espectrômetro de massa ou FI-IR, de modo que os produtos efluentes da decomposição possam, assim, ser caracterizados.

Um novo desenvolvimento na TGA é a técnica de alta resolução.[21] A taxa de aquecimento da amostra é modificada de forma dinâmica e contínua em resposta às alterações na decomposição da amostra, de modo a maximizar a resolução da alteração de peso. Essa técnica permite o uso de taxas de aquecimento muito elevadas, enquanto evita a superação da temperatura de transição, otimizando, dessa maneira, o tempo para completar um experimento de análise térmica.

ANÁLISE TÉRMICA DIFERENCIAL (DTA)

Na análise térmica diferencial (DTA), uma amostra e um material de referência termicamente inerte são aquecidos (ou

Quadro 34.3 Curvas Típicas Produzidas na Análise Gravimétrica Térmica (TGA), na Análise Térmica Diferencial (DTA) e na Calorimetria por Varredura Diferencial (DSC)

TÉCNICA	PARÂMETRO MEDIDO	INSTRUMENTO EMPREGADO	CURVA TÍPICA
Termogravimetria (TGA)	Massa	Termobalança	Massa; T →
Análise térmica diferencial (DTA)	$T_s - T_r(\Delta T)$	Aparelho de DTA	ΔT; (+); (−); T →
Calorimetria por varredura diferencial (DSC)	Fluxo de calor, dH/dt	Calorímetro	dH/dt; T →

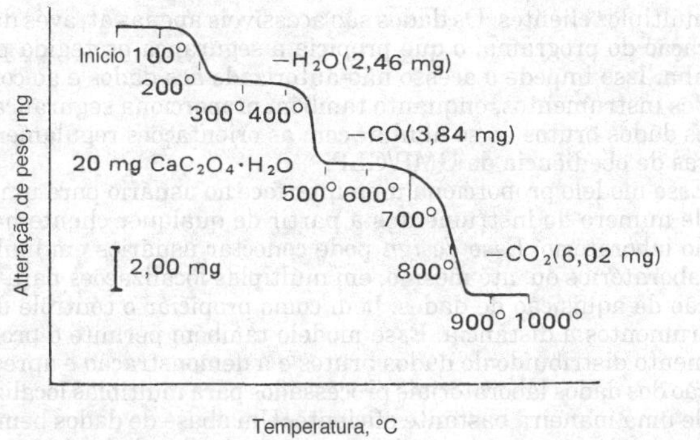

Fig. 34.44 Avaliação termogravimétrica do oxalato de cálcio monoidratado, taxa de aquecimento 6°/min.[19]

resfriados) linearmente com o auxílio de um aparelho de programação, e a diferença de temperatura entre a amostra e a referência é medida como uma função da temperatura aplicada. Como, durante a transição, a amostra pode absorver ou emitir calor, a diferença na temperatura entre a amostra e o padrão é equivalente à temperatura de transição e pode indicar se a transição é endotérmica ou exotérmica. Em geral, o ΔT é colocado em gráfico contra a temperatura, T, ou como uma função do tempo (t). Um diagrama de bloco de um analisador térmico diferencial típico é demonstrado na Fig. 34.45 e um diagrama esquemático de um moderno instrumento de DTA é ilustrado na Fig. 34.46.[17] Os dados da DTA são, provavelmente, os mais exatos de todas as técnicas térmicas, porque o termoacoplamento é inserido na amostra; entretanto, apenas a temperatura de transição, e não a quantidade de calor, pode ser medida a partir de uma curva de DTA, pois a área sob o pico não é proporcional à quantidade de energia transferida para dentro ou para fora da amostra.

CALORIMETRIA POR VARREDURA DIFERENCIAL (DSC)

Outra técnica, bastante estreitamente relacionada com a TGA, é a DSC, que difere apenas pelo fato de que os recipientes da amostra e da referência não são contíguos, mas são aquecidos em separado por molas individuais que são aquecidas (ou resfriadas) na mesma velocidade. Termômetros de resistência de platina monitoram a temperatura dos sustentadores da amostra e da referência e mantêm constante, de maneira eletrônica, a temperatura dos dois sustentadores.

Quando acontece um evento termodinâmico que seja endotérmico ou exotérmico, as exigências de energia para as molas que mantêm uma temperatura constante irão diferir. Essa diferença de energia (ΔP) é colocada em gráfico como uma função da temperatura registrada pelo aparelho de programação.

Diferentemente da DTA, na DSC a quantidade de calor colocada no sistema é exatamente equivalente à quantidade de calor absorvida ou liberada durante uma transição específica (energia de transição).

Análise Termomecânica (TMA)

A análise termomecânica (TMA) é útil para as medições das alterações na forma, volume ou dimensões, características de penetração e propriedades viscoelásticas de diferentes materiais como uma função da elevação controlada da temperatura. Em geral, a amostra está contida em um pequeno tubo que está conectado, através de uma sonda de quartzo, a um transformador diferencial. Qualquer movimento na amostra sob aquecimento é monitorado pelo deslocamento do transformador. As modificações no estágio da amostra e da sonda possibilitam as medições de outras características da amostra, tais como força tênsil, expansão de volume, penetração ou elasticidade.

SISTEMAS DE DADOS INSTRUMENTAIS

Os instrumentos analíticos no laboratório automatizado de nossos dias fazem interface com computadores pessoais individuais ou com um ambiente de rede entre cliente/provedor. O controle do instrumento e as aquisições de dados, incluindo o gerenciamento dos dados, são funções integrais do sistema laboratorial. Aqui são apresentados breves resumos sobre a aquisição de dados, sistemas de gerenciamento de informações laboratoriais e validação do computador.

Sistemas de Aquisição de Dados

Os atuais sistemas de aquisição de dados laboratoriais consistem em uma interface instrumental baseada em computador que propicia a coleta e o processamento de dados brutos e a interação do usuário com o instrumento analítico. Esses sistemas fornecem o meio para registrar, armazenar e analisar os dados brutos gerados por um determinado instrumento, ou por múltiplos instrumentos, e, com freqüência, também incluem algum grau de controle de instrumento analítico.

As funções de controle de instrumento analítico idealizadas dentro de um típico sistema de cromatografia líquida, por exemplo, fornecerão ao cientista um meio para demonstrar, ajustar e registrar os parâmetros de operação do instrumento para cada uma das amostras testadas. Esses parâmetros compreendem os parâmetros de pressão e fluxo da bomba, volume de injeção e parâmetros do detector. Um típico sistema desse tipo possibilitará a programação de eventos agendados para o equipamento laboratorial, facilitando a operação automatizada e desassistida dos instrumentos laboratoriais. Os testes de adequação do sistema, incluindo a resolução de pico, fatores de aumento do pico, fatores de capacidade e eficiências de pico, podem ser executados e usados para a tomada de decisão au-

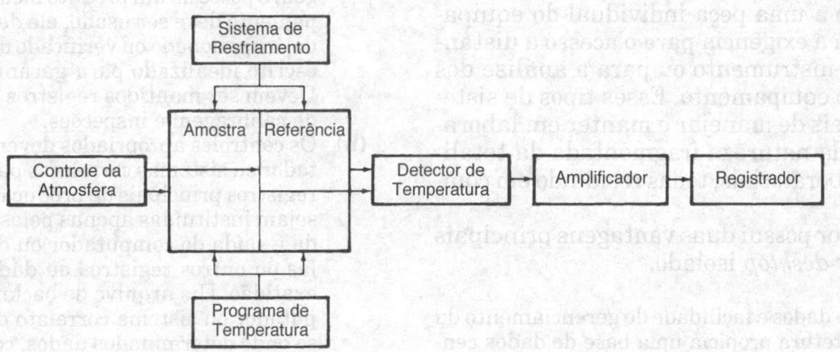

Fig. 34.45 Diagrama em bloco do analisador térmico diferencial.

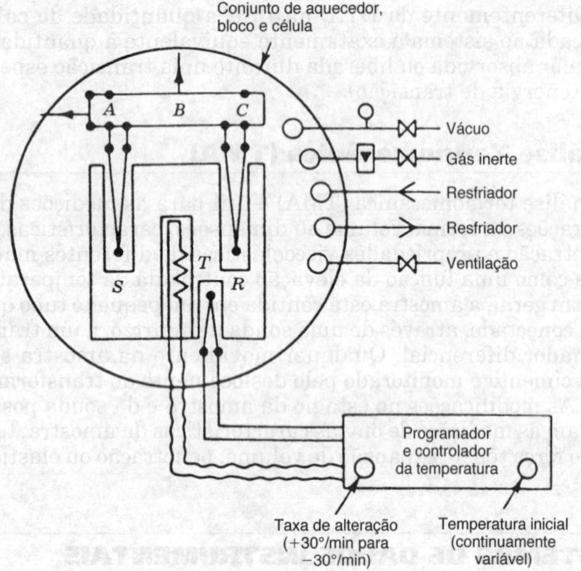

Fig. 34.46 Diagrama esquemático do aparelho de análise térmica diferencial DuPont.[17]

tomatizada pelo sistema de dados durante operações desassistidas.

A função de coleta de dados permite ao usuário coletar dados brutos a partir de diversos sistemas instrumentais em diferentes velocidades de coleta de dados. Isso também incluirá o armazenamento de dados e, fornecerá, adicionalmente, as ferramentas com as quais analisar e reportar os dados depois do processamento.

Os programas de processamento de dados são uma parte integrante do sistema de aquisição de dados, proporcionando a documentação *online* de calibragens padronizadas e o relato dos resultados da amostra em vários formatos de apresentação. Esses dados processados também incluirão quaisquer resultados gráficos gerados para as amostras individuais testadas, tais como as curvas de calibragem ou cromatogramas a partir de sistemas HPLC ou GC. Os dados podem ser apresentados em um formato que incorpore essa apresentação gráfica aos relatos dos dados processados. Os resultados podem ser plotados em relação ao tempo para seguir as tendências nos dados, possibilitando, assim, a monitoração em tempo real dos processos contínuos. O controle de instrumentos com base no computador e o armazenamento de dados são realizados por meio de uma das duas arquiteturas básicas do computador. Os dados são coletados e analisados em um computador *desktop* ou, no caso de uma rede laboratorial com uma arquitetura de cliente/servidor, são armazenados em uma base de dados centralizada, a qual é acessível a partir de múltiplos computadores *desktop* localizados nos laboratórios.

O modelo de computador *desktop* único é usualmente mais apropriado para a instrumentação em que um computador *desktop* pode ser dedicado a uma peça individual do equipamento em que não apareça a exigência para o acesso a distância para o controle de um instrumento ou para a análise dos dados para aquela peça do equipamento. Esses tipos de sistemas são, *per se*, mais difíceis de manejar e manter em laboratórios maiores por causa da natureza fragmentada da totalidade das bases de dados laboratoriais, todas residindo em computadores separados.

O modelo cliente/servidor possui duas vantagens principais em relação ao computador *desktop* isolado.

1. No campo da segurança de dados e facilidade de gerenciamento da base de dados, essa arquitetura propicia uma base de dados centralizada e segura para o armazenamento e a análise de dados brutos, conectada através de uma rede que proporciona o acesso a múltiplos clientes. Os dados são acessíveis apenas através da aplicação do programa, o que propicia a segurança protegida por senha. Isso impede o acesso não-autorizado aos dados e ao controle dos instrumentos, enquanto também proporciona segurança para os dados brutos ao se alinhar com as orientações regulamentadoras de obediência da GMP/GLP.
2. Esse modelo proporciona uma interface ao usuário para um grande número de instrumentos a partir de qualquer cliente na rede do laboratório. Esse *design* pode conectar usuários em múltiplos laboratórios ou, até mesmo, em múltiplas localizações para a função de aquisição de dados, bem como propiciar o controle de instrumentos a distância. Esse modelo também permite o processamento distribuído de dados brutos e a demonstração e apresentação dos dados laboratoriais processados para múltiplas localizações de uma maneira bastante eficiente. Uma base de dados bem-idealizada e segura não permitirá a alteração dos dados brutos, mas ainda fornecerá grande flexibilidade na análise e interpretação desses dados, bem como irá proporcionar os instrumentos básicos necessários para a geração de relatos laboratoriais. Os relatos laboratoriais que apresentam dados processados podem ser altamente individualizados, permitindo o uso com inúmeras técnicas analíticas.

Sistema de Gerenciamento de Informações Laboratoriais (LIMS)

Os sistemas de aquisição de dados freqüentemente fazem interface com um Sistema de Gerenciamento de Informações Laboratoriais (LIMS). A identificação da amostra e os testes solicitados são rastreados pelo LIMS, o que proporcionará o agendamento eletrônico e a possibilidade de relatos de análise. Um LIMS pode incorporar tecnologia de rastreamento sofisticada, como a identificação por código de barras que acompanha uma amostra durante o ciclo completo de testes, desde a apresentação da amostra ao laboratório até o término dos testes; ele pode proporcionar a identificação eletrônica das amostras para a instrumentação analítica, diminuindo assim a possibilidade de erros humanos de rotulação. Além disso, muitos LIMS fornecem serviços de relato altamente personalizados para gerenciamento e os clientes. A formação de rede de instrumentos no laboratório propicia a possibilidade do relato direto dos resultados para os indivíduos que são responsáveis por rastrear as amostras e por aprovar os dados resultantes. Então, os dados podem ser imediatamente enviados eletronicamente para os indivíduos que submeteram as amostras para testes.

Validação dos Sistemas Computadorizados

O uso de qualquer sistema computadorizado na indústria farmacêutica se situa sob a jurisdição das GMPs (Good Manufacturing Practices — Práticas Corretas de Fabricação), conforme definido no *Drug GMP Requirements*.

Seção 211.68: Equipamento Automático, Mecânico e Eletrônico

(a) O equipamento automático, mecânico ou eletrônico ou outros tipos de equipamento, incluindo computadores, ou sistemas correlatos que realizarão uma função de maneira satisfatória, podem ser utilizados na fabricação, processamento, embalagem e posse de um produto medicamentoso. Quando esse equipamento deve ser usado, ele deve ser rotineiramente calibrado, inspecionado ou verificado de acordo com um programa por escrito idealizado para garantir o desempenho apropriado. Devem ser mantidos registros por escrito dessas verificações de calibragem e inspeções.

(b) Os controles apropriados devem ser exercidos sobre o computador ou sistemas correlatos para garantir que alterações nos registros principais de produção e controle ou outros registros sejam instituídas apenas pelas pessoas autorizadas. A entrada e saída do computador ou do sistema correlato de fórmulas ou outros registros ou dados deve ser verificada para a exatidão. Um arquivo de backup dos dados inseridos no computador ou sistema correlato deve ser mantido, excetuando-se onde determinados dados, como cálculos realizados em conexão com a análise laboratorial, são eliminados pela computadorização ou por outros processos automáticos. Nesses casos, um registro por escrito do programa deve ser mantido juntamente com os dados adequados. Deve ser mantida uma cópia de disco ou sistemas alternativos, como duplicatas, fitas ou microfilme, destinados a garantir que os dados do backup são exatos e completos e que ele está garantido contra alteração, apagamentos inadvertidos ou perda.

Seção 820.61: Equipamento de Medição

Todo equipamento de produção e de medição de garantia da qualidade, como os equipamentos mecânicos, automatizados ou eletrônicos, deve ser adequado para as suas destinações propostas e deve ser capaz de produzir resultados válidos. Esse equipamento deve ser rotineiramente calibrado, inspecionado e verificado de acordo com os procedimentos por escrito. Os registros que documentam essas atividades devem ser preservados. Quando os computadores são empregados como parte de uma produção automatizada ou de um sistema de garantia da qualidade, os programas de software do computador devem ser validados através de testes adequados e documentados. Devem ser feitas todas as alterações no programa por um(ns) indivíduo(s) designado(s) através de um procedimento de aprovação formal.

(a) **Calibração:** Os procedimentos de calibragem devem incluir as orientações específicas e os limites para a exatidão e precisão. Deve haver cláusulas para a ação de remediação quando não forem satisfeitos os limites de exatidão e precisão. A calibragem deve ser realizada por pessoal que possua a educação, o treinamento, a base e a experiência necessários.

(b) **Padrões de calibragem:** Quando for prático, os padrões de calibragem usados para equipamentos de produção e medição de garantia da qualidade devem ser rastreáveis até os padrões nacionais do National Institute of Standards and Technology (NIST), Department of Commerce. Quando os padrões nacionais não são práticos para o parâmetro a ser medido, deve ser utilizado um padrão reprodutível independente. Quando não existe padrão aplicável, deve ser desenvolvido e utilizado um padrão interno.

(c) **Registros de calibragem:** A data da calibragem, o calibrador e a data da próxima calibragem devem ser registrados e exibidos, ou os registros contendo essas informações devem estar prontamente disponíveis para cada peça do equipamento que exija calibragem. Uma(s) pessoa(s) designada(s) deve(m) manter um registro das datas de calibragem e da pessoa que realiza cada calibragem.

Seção 820.195: Dispositivos Críticos, Processamento de Dados Automatizado

Quando o processamento de dados automatizado é empregado para fins de fabricação ou garantia da qualidade, as verificações adequadas devem ser idealizadas e implementadas para evitar a saída e entrada de dados inexatos e erros de programação.

Conforme as seções do GMP indicam, qualquer sistema computadorizado envolvido na fabricação, no processamento, na embalagem e na posse de um produto medicamentoso precisa ser calibrado, inspecionado ou verificado de acordo com os procedimentos por escrito para assegurar o desempenho correto. Isso também inclui a validação no suporte do software de computador e registros mantidos para verificar a validação.

Os termos rotineiramente usados para descrever a validação associada aos sistemas computadorizados são "*Qualificação de Instalação*", "*Qualificação Operacional*" e "*Qualificação de Desempenho*". Em cada parte da qualificação, etapas documentadas definidas são realizadas com base em um protocolo de validação aprovado. Essas etapas compreendem informações relativas ao equipamento instalado, especificações do sistema de computador, manutenção do sistema, exigências locais, documentação do software, verificações de erros, arquivamento e armazenamento de dados. A principal idéia associada à validação do sistema de computação é o "estabelecimento de evidência de que um Sistema Computadorizado faz o que se propõe a fazer e continuará a fazê-lo no futuro".[1] Para informações adicionais sobre o tema, veja a bibliografia.

Agradecimento — O autor gostaria de expressar a sua mais profunda gratidão ao Dr AR Gennaro, o atual presidente do Remington's Editorial Board, por seu estímulo e suas valiosas recomendações, as quais foram extremamente importantes na realização deste trabalho em seu formato atual. O autor também está em dívida para com o Dr T Medwick, College of Pharmacy, Rutgers Universitty, e com o Dr N Muhammad, da Bristol-Myers Squibb, por suas várias contribuições para a revisão deste manuscrito. Gostaria também de agradecer à minha esposa Faye e à minha filha Nyier por seu apoio incondicional e sacrifícios impostos durante a elaboração deste capítulo.

REFERÊNCIAS

1. Murray RL. *Introduction to Nuclear Engineering.* Englewood Cliffs, NJ: Prentice-Hall, 1961.
2. Moore, WJ. *Physical Chemistry,* 4th ed. Englewood Cliffs, NJ: Prentice-Hall, 1972.
3. *HP8452A Diode-Array Spectrophotometer Handbook.* Palo Alto, CA: Hewlett Packard, 1990.
4. Abu-Shumays A. *Varian Instruments Literature (VIA).* Palo Alto, CA: Varian Assoc, nd.
5. Phuuge W, VanDerVlies C. *J Pharm Biomed Anal* 1993; 11(6): 435–442.
6. *NIR Diffuse Reflectance Spectrum Produced Using a Rapid Content Analyzer Connected on NIR Systems Model 5000 Analyzer.* Silver Springs, MD: Perstorp Analytical, nd.
7. *NIR 2nd Derivative Diffuse Reflectance Spectrum Produced Using a Rapid Content Analyzer Connected on NIR Systems Model 5000 Analyzer.* Silver Springs, MD: Perstorp Analytical, nd.
8. Mayes DM. *PI Qual* 1993; 3: 13.
9. Cavinato AG, *et al.* In: Todd P, Sikdar S, Bier M, eds. *Frontiers in Bioprocessing II.* Washington, DC: ACS Press, 1992.
10. Burns DA, Ciurczak EW, eds. *Handbook of Near-Infrared Analysis.* Practical Spectroscopy Series, vol 13. New York: Marcel Dekker, 1992.
11. Martens H, Naes T. *Multivariate Calibration.* New York: Wiley, 1989.
12. Kirsch JD, Drennen JK. *Appl Spectroscopy Rev* 1995; 30(3): 139–174.
13. *NIR Systems Installation Manual.* Silver Springs, MD: Perstorp Analytical, nd, p 13.
14. *NIR Systems.* Silver Springs, MD: Perstorp Analytical, nd.
15. Skoog DA, Holler FJ, Nieman TA. *Principles of Instrumental Analysis,* 5th ed. New York: WB Saunders, 1998.
16. Baum RM. *Chem Eng News,* 30 Jan 1983.
17. Willard HH, Merritt LL, Dean JA, Settle PA. *Instrumental Methods of Analysis,* 6th ed. New York: Van Nostrand, 1981.
18. Stuart B. *Instrumentation in Analytical Chemistry,* vol 2, Washington, DC: American Chemical Society, 1982.
19. Strobel HA, Heineman WR. *Chemical Instrumentation: A Systematic Approach,* 3rd ed. New York: Wiley, 1989.
20. Connery JG, Baxter RD, Gulcyzinski CW. *Development and Performance Characteristics of a New pH Electrode.* (Pittsburgh conference.) Leeds & Northrup, 1992.
21. *High Resolution Option Manual.* New Castle, DE: Y/A Instruments, 1991.

BIBLIOGRAFIA

Métodos Instrumentais de Análise, Gerais

Analytical Chemistry, Fundamental Reviews. Washington, DC: American Chemical Society, April 1982.

Borman SA, ed. *Instrumentation in Analytical Chemistry,* vol 2. Washington, DC: American Chemical Society, 1982.

Christian GD, O'Reilly JE. *Instrumental Analysis,* 2nd ed. Boston: Allyn & Bacon, 1986.

Ewing GW. *Instrumental Methods of Chemical Analysis,* 5th ed. New York, McGraw-Hill, 1985.

Mann CK, *et al. Instrumental Analysis.* New York: Harper & Row, 1974.

Moore WJ. *Physical Chemistry,* 4th ed. Englewood Cliffs, NJ: Prentice-Hall, 1972.

Munson JW, ed. *Pharmaceutical Analysis, Modern Methods,* Parts A, B. New York: Dekker, 1981, 1984.

Schirmer RE, ed. *Modern Methods of Pharmaceutical Analysis,* 2nd ed, vols 1, 2. Boca Raton, FL: CRC Press, 1991.

Willard HH, *et al. Instrumental Methods of Analysis,* 6th ed. New York: Van Nostrand, 1981.

Espectrometria por Raios X

Attard AE, Lee HC. *J Chem Educ* 1979; 56: 650.

Bertin EP. *Principles and Practice of X-Ray Spectrometric Analysis,* 2nd ed. New York: Plenum, 1975.

Birks L. *X-Ray Spectrochemical Analysis,* 2nd ed. New York: Interscience, 1969.
Gabe EJ, Lee FI. *Acta Crystallogr A (Suppl).* 1981: A37.
Johnson Q, Mitchell AC, Smith IP. *Rev Sci Instrum* 1980; 51: 741.
Liebhafsky H, *et al. X-Rays, Electrons and Analytical Chemistry: Spectrochemical Analysis with X-Ray.* New York: Wiley, 1972.
Mallony CL, Snyder RL. *Adv X-Ray Anal* 1978; 22: 121.
Nuffield EW. *X-Ray Diffraction Methods.* New York: Wiley, 1966.
Nyburg SC. *X-Ray Analysis of Organic Structures.* New York: Academic, 1961.
Tanner BK. *X-Ray Diffraction Topography.* Oxford: Pergamon, 1976, p 188.

Espectrometria por Ultravioleta e Luz Visível

ASTM Index to Ultraviolet and Visible Spectra. ASTM Tech Publ 357. Philadelphia: ASTM, 1963.
Braude EA. In: *Determination of Organic Structures by Physical Methods.* New York: Academic, 1955, pp 131–194.
Duncan ABF, Matsen FA. In: Weissberger A, ed. *Technique of Organic Chemistry,* vol 9, 2nd ed. New York: Interscience, 1968–1970, p 581.
Harris TD. *Anal Chem* 1982; 54: 741A.
Hershenson HM. *Ultraviolet and Visible Absorption Spectra, Index, 1930–1963,* 6 vols. New York: Academic, 1966.
Jaffe HH, Orchin M. *Theory and Applications of Ultraviolet Spectroscopy.* New York: Wiley, 1962.
Lang L. *Absorption Spectra in the Ultraviolet and Visible Region,* vols 1–17. New York: Academic, 1961–1973.
Montegu B, Langier A, Fournier J. *J Phys [E]* 1979; 12: 1153.
Organic Electronic Spectral Data, 1946–1967, vols 1–7. New York: Interscience, 1960–1971.
Scott AI. *Interpretation of the Ultraviolet Spectra of Natural Products.* New York: Pergamon, 1964.

Espectrometria Quase Infravermelha

Abu-Shumays A. *Varian Instruments Literature (VIA).* Palo Alto, CA: Varian Assoc, nd.
Kermit BW. *Appl Spectroscopy Rev* 1968; 2: 1.

Espectrometria com Infravermelho

Bellamy LJ. *The Infrared Spectra of Complex Molecules,* 3rd ed. New York: Wiley, 1975.
Colthup NB. *Introduction to Infrared and Raman Spectroscopy,* 3rd ed. New York: Academic, 1990.
Dyer JR. *Organic Spectral Problems.* Englewood Cliffs, NJ: Prentice-Hall, 1972.
Griffiths PR, de Haseth JA. *Fourier Transform Infrared Spectrometry.* New York: Wiley, 1986.
Hershenson HM. *Infrared Absorption Spectra, Index, 1947–1954,* 2 vols. New York: Academic, 1965.
Hurley WJ. *J Chem Educ* 1966; 43: 236.
Lang L, ed. *Absorption Spectra in the Infrared Region,* vols 1, 2. London: Butterworths, 1974, 1976.
Low MJD. *J Chem Educ* 1970; 47: A163, A255, A415.
Marshall A. *Fourier, Hadamard, and Hilbert Transforms in Chemistry.* New York: Plenum, 1982.
Martin AE. *Infrared Instrumentation and Techniques.* New York: Elsevier, 1966.
Massart DL, Vandefinste BGM, Deming SN. *Chemometrics: A Textbook.* New York: Elsevier, 1988.
Nyquist RA, Kegel RO. *Infrared Spectra of Inorganic Compounds.* New York: Academic, 1971.
Catalog of Infrared Spectra. Philadelphia: Sadtler Research Labs, nd.
Silverstein RM, *et al. Spectrometric Identification of Organic Compounds,* 5th ed. New York: Wiley, 1991.
Szymanski HA, Erickson RE. *Infrared Band Handbook,* rev ed. New York: Plenum, 1970. Suppls 1 and 2 cover the 200 to 600 cm^{-1} region.
Vornhederand PF, Brabbs WJ. *Anal Chem* 1970; 42: 1454.

Ressonância Magnética Nuclear

Baum RM. *Chem Eng News,* 30–31 Jan 1983.
Bible RH Jr. *Interpretation of NMR Spectra.* New York: Plenum, 1965.
Bible RH Jr. *Guide to the Empirical Method: A Workbook.* New York: Plenum, 1967.
Bovey F, Jelinski L, Mirau P. *Nuclear Magnetic Resonance Spectroscopy.* San Diego: Academic, 1988.
Boykin DW, ed. *NMR Spectroscopy in Organic Chemistry.* Boca Raton, FL: CRC Press, 1991.
Emsley JW, Feeney T, Sutcliffe LH. *High Resolution NMR Spectroscopy,* vols 1,2. New York: Pergamon, 1965, 1966.
Farrar TC, Becker ED. *Pulse and Fourier Transform NMR.* New York: Academic, 1971.
Hershenson HM. *Nuclear Magnetic Resonance and Electron Spin Resonance Index, 1958–1963.* New York: Academic, 1965.
High Resolution NMR Spectra Catalogue, vols 1,2. Palo Alto, CA: Varian Associates, 1962–1963.
Jackman LM, Sternhell S. *Applications of Nuclear Magnetic Resonance Spectroscopy in Organic Chemistry,* 2nd ed. New York: Pergamon, 1969.
Johnson LF, Jankowski WC. *Catalog of Carbon-13 NMR Spectra.* New York: Wiley, 1972.
Norton RD. *Bull Magn Reson* 1980; 3: 29.
Nunnally RL, Bottomley PA. *Science* 1981; 211: 177.
Paudler WW. *Nuclear Magnetic Resonance.* New York: Wiley, 1987.
Sadtler Guide to NMR Spectra of Polymers. Philadelphia: Sadtler Research Labs, 1973.
Nuclear Magnetic Resonance Spectra. Sadtler Research Labs, Philadelphia.
Shaw D. *Fourier Transform NMR Spectroscopy.* New York: Elsevier, 1976.
Simons WW, Zanger M. *Sadtler Guide to NMR Spectra.* Philadelphia: Sadtler Research Labs, 1972.
Stothers JB. *Carbon-13 NMR Spectroscopy.* New York: Academic, 1972.
Szymanski HA, Yellin RE. *NMR Band Handbook.* New York: Plenum, 1968.

Ressonância com Spin de Elétron

Bertini I, Drago RS. *ESR and NMR of Paramagnetic Species in Biological and Related Systems.* Hingham, MA: Kluwer Boston, 1980.
Gordy W. *Theory and Applications of Electron Spin Resonance.* New York: Wiley, 1980.
Woodward AE, Bovey FA, eds. *Polymer Characterization by ESR and NMR.* Washington, DC: American Chemical Society, 1980.

Espectrometria de Emissão, Fotometria por Chama e Espectrometria de Absorção Atômica

Ahrens LH, Taylor SR. *Spectrochemical Analysis,* 2nd ed. Reading, MA: Addison-Wesley, 1961.
Alkemade CTJ, Milatz JMW. *Appl Sci Res* 1955; B4: 289.
Alkemade CTJ, Milatz JMW. *J Opt Soc Am* 1955; 45: 583.
Brode WR. *Chemical Spectroscopy,* 2nd ed. New York: Wiley, 1943.
Dedina J. Rubeska I. *Spectrochim Acta B* 1980; 35B: 119.
Elwell WT, Gidley JAF. *Atomic Absorption Spectrophotometry,* 2nd rev ed. New York: Pergamon, 1966.
Godden RG, Thomerson DR. *Analyst* 1980; 105: 1137.
Haswell SJ, ed. *Atomic Absorption Spectrometry.* New York: Elsevier, 1991.
Mavrodineanu R, ed. *Analytical Flame Spectroscopy.* Berlin: Springer-Verlag, 1971.
Meggers WF, *et al. Tables of Spectral-Line Intensities,* parts 1,2. National Bureau of Standards (US) Monograph 32. Washington, DC: USGPO, 1961–1962. Revised edition: Corliess CH, 1967.
Pinta M. *Atomic Absorption Spectrometry,* vol 2. Application to Chemical Analysis, 2nd ed. Paris: Masson, 1980.
Reed TB. *J Appl Phys* 1961; 32: 821, 2534.
Reed TB. *Int Sci Technol,* June 1962, p 142.
Styris DL, Kaye JH. *Spectrochim Acta B* 1981; 36B: 41.
Van Loon JC. *Analytical Atomic Absorption Spectroscopy, Selected Methods.* New York: Academic, 1980.
Walsh A. *Spectrochim Acta* 1955; 7: 108.
Willard H, *et al. Instrumental Methods of Analysis,* 6th ed. New York: Van Nostrand, 1981.

Espectrometria com Fluorescência e Fosforescência

Guilbault GC. *Fluorescence: Theory, Instrumentation and Practice.* New York: Dekker, 1967.
Guilbault GC, ed. *Practical Fluorescence.* New York: Dekker, 1990.
Hercules DM, ed. *Fluorescence and Phosphorescence Analysis: Principles and Applications.* New York: Interscience, 1966.
Udenfriend S. *Fluorescence Assay in Biology and Medicine.* New York: Academic, 1962.

Disseminação da Luz, Refractometria e Polarimetria

Batsanov SS. *Refractometry and Chemical Structure II.* New York: Consultant Bureau Enterprises, 1961.
Crabbe P. *ORD and CD in Chemistry and Biochemistry.* New York: Academic, 1972.
Djerassi C. *Optical Rotatory Dispersion.* New York: McGraw-Hill, 1960.
Stacey K. *Light-Scattering in Physical Chemistry.* London: Butterworths, 1956.
Weissberger A, ed. *Physical Methods in Organic Chemistry,* vol 1, 3rd ed, Part 2. New York: Interscience, 1960.

Espectrometria de Massa

Ardrey RE. *Pharmaceutical Mass Spectra.* London: Pharmaceutical Press, 1985. A compilation.
ASTM Index of Mass Spectral Data. ASTM Spec Tech Publ 356. Philadelphia: ASTM, 1963.
Beynon JH, *et al. The Mass Spectra of Organic Molecules.* New York: Elsevier, 1968.
Budzikiewicz H, *et al. Interpretation of Mass Spectra of Organic Compounds.* San Francisco: Holden-Day, 1964.
Budzikiewicz H, *et al. Structure Elucidation of Natural Products by Mass Spectrometry,* vols 1,2. San Francisco: Holden-Day, 1964.
Busch K, Cooks R. *Anal Chem* 1983; 55: 38A.
Catalog of Mass Spectra Data. American Petroleum Institute Res Pro 44. Pittsburgh: Carnegie Institute Technology, nd.
Comisarow M, Marshall A. *Can J Chem* 1974; 52: 1997.
Comisarow M, Marshall A. *Chem Phys Lett* 1974; 25: 282.
Comisarow M, Marshall A. *Chem Phys Lett* 1975; 26: 489.
Fellgett P. *J Phys Radium* 1958; 19: 187.
McCloskey JA, ed. *Mass Spectrometry. Methods in Enzymology* Series, vol 193. San Diego: Academic, 1990.
Silverstein RM, Bassler GC. *Spectrometric Identification of Organic Compounds,* 5th ed. New York: Wiley, 1991.

Eletroquímica

Bond AM. *Modern Polarographic Methods in Analytical Chemistry.* New York: Dekker, 1980.
Brainina KZ. *Stripping Voltametry in Chemical Analysis.* New York: Halstead-Wiley, 1974.
Brezina M, Zuman P. *Polarography in Medicine, Biochemistry, and Pharmacy.* New York: Wiley Interscience, 1958.
Hills GJ. Polarography, vols I and II, Interscience, New York, 1966.
Koryta J, Dvorak J. *Principles of Electrochemistry.* New York: Wiley, 1987.
Latimer WM. *Oxidation Potential,* 2nd ed. Englewood Cliffs, NJ: Prentice-Hall, 1956.
Lingane, JJ. *Electroanalytical Chemistry.* New York: Interscience, 1953.
McIntyre JDE. In Muller RH, ed. *Advances in Electrochemistry and Electrochemical Engineering,* vol 9. New York: Wiley Interscience, 1973.
Meites L. *Polarographic Techniques,* 2nd ed. New York: Interscience, 1965.
Milner GW, Phillips G. *Coulometry in Analytical Chemistry.* New York: Pergamon, 1968.
Pinta M. *Modern Methods for Trace Element Analysis.* Ann Arbor, MI: Ann Arbor Science, 1978.
Sadana R. *Anal Chem* 1983; 55: 304.
Schenidman F, Lewis M, Jarved I. *Am Lab* 1982; Jun: 47.
Stock JT. *Amperometric Titration.* New York: Wiley, 1965.
Vydra F, Stulik K, Julakova E. *Electrochemical Stripping Analysis.* New York: Halstead Press-Wiley, 1973.
Winograd N, Kuwana T. In: Bard AJ, ed. *Electroanalytical Chemistry,* vol 7, New York: Dekker, 1974.

Análise Térmica

Ford JL, Timmons P. *Pharmaceutical Thermal Analysis: Techniques and Applications.* New York: Halstead, 1989.
Daniels T. *Thermal Analysis.* New York: Wiley, 1973.
Kambe H, Garn PD. *Thermal Analysis, Comparative Studies on Materials.* New York: Wiley, 1974.
Liptay G: *Atlas of Thermoanalytical Curves,* vol 1–5. London: Heyden & Sons, 1976.
Mackenzie RC. *Differential Thermal Analysis,* vols 1, 2. New York: Academic, 1970–1972.
Schwenker RF, Gam PD. *Thermal Analysis,* 2 vols. New York: Academic, 1969.
Smothers WJ, Chiang MS. *Differential Thermal Analysis.* New York: Chem Publ, 1958.
Wendlandt WW. *Thermal Methods of Analysis,* 2nd ed. *Chemical Analysis Series,* vol 19. New York: Wiley, 1974.
Wunderlich B. *Am Lab* 1982; Jun: 28.

Sistemas de Dados Instrumentais

Chamberlin R. *Computer Systems Validation for the Pharmaceutical and Medical Device Industries.* Alaren Press,1991.
National Center for Drugs and Biologics (US), Office of Compliance, Division of Drug Quality Compliance. *Guide to Inspection of Computerized Systems in Drug Processing: Reference Materials and Training Aids for Investigators.* [Rockville, MD]: The Center, [February 1983].
Guideline on General Principles of Process Validation. Center for Drug Evaluation and Research. Center for Biologics Evaluation and Research, Center for Devices and Radiological Health, May 1987. Reprinted May 1990.
Software Development Activities: Technical Report, Reference Materials and Training Aids for Investigators. Office of Regulatory Affairs, Office of Regional Operations, Division of Field Investigations, July 1987.
Compliance Policy Guide, 7132a.07: Computerized Drug Processing: Input/Output Checking, 10/1/82.
Compliance Policy Guide, 71321.08: Computerized Drug Processing: Identification of "Persons" on Batch Production and Control Records, 12/1/82.
Compliance Policy Guide, 7132a.11: Computerized Drug Processing: CGMP Applicability to Hardware and Software, 12/1/84.
Compliance Policy Guide, 7132a.12: Computerized Drug Processing: Vendor Responsibility, 1/18/85.
Compliance Policy Guide, 7132a.15: Computerized Drug Processing: Source Code for Process Control Application Programs, 4/16/87.

CAPÍTULO 35

Dissolução

Hamed M Abdou, PhD
President
Worldwide Pharmaceutical Technical Operations
Bristol-Myers Squibb
Lawrenceville, NJ 08540

Samir Hanna, PhD
Vice President (Aposentado)
Worldwide Quality Control and Bulk Quality Assurance
Bristol-Myers Squibb
New Brunswick, NJ 08903

Naseem Muhammad, PhD
Director
Technical Services/Beta Lactam and Oncology
Bristol-Myers Squibb
Syracuse, NY 13057-5050

Dissolução é o processo pelo qual um sólido com características somente regulares de solubilidade se dissolve. A referência mais antiga à dissolução provavelmente é o artigo de Noyes e Whitney, publicado em 1897, "The Rate of Solution of Solid Substances in Their Own Solution" (Taxa de Solução de Substâncias Sólidas na Sua Própria Solução). Os autores sugeriram que a taxa de dissolução de substâncias sólidas é determinada pela taxa de difusão de uma camada muito fina de solução saturada que se forma instantaneamente ao redor da partícula sólida. Eles desenvolveram a relação matemática que correlaciona a taxa de dissolução com o gradiente de solubilidade do sólido. A equação desenvolvida por eles ainda é a fórmula básica ao redor da qual gira a maior parte dos tratamentos matemáticos modernos do fenômeno da dissolução.

O trabalho de Noyes e Whitney, bem como grande parte do trabalho que foi conduzido durante o início do século 20, se concentrou no estudo de aspectos físico-químicos da dissolução conforme aplicados às substâncias químicas. Os mais importantes desses estudos foram a aplicação, por Nernst e Brunner, em 1904, da lei de difusão de Fick à equação de Noyes e Whitney e todo o desenvolvimento da famosa *Lei da Raiz Cúbica* da dissolução por Hixson e Crowell, em 1931.

Nos meados do século 20, a ênfase começou a deslocar-se para o exame dos efeitos do comportamento da diluição de fármacos sobre a atividade biológica de formas farmacêuticas. Um dos estudos mais iniciais com essa finalidade em mente foi conduzido por J Edwards, em 1951, com comprimidos de aspirina. Com base nos seus achados, ele relatou que: "por causa da sua baixa solubilidade, a ação analgésica dos comprimidos de aspirina seria controlada pela sua taxa de dissolução dentro do estômago e do intestino". Contudo, Edwards não conduziu estudos *in vivo* para apoiar o seu postulado.

Cerca de 8 anos mais tarde, Shenoy e colaboradores provaram a validade da sugestão de Edwards da correlação *in vitro*/*in vivo* demonstrando uma relação direta entre a biodisponibilidade da anfetamina de comprimidos de liberação sustentada e sua taxa de dissolução *in vitro*. Outros estudos, especialmente aqueles relatados por Nelson, Levy e outros, confirmaram sem nenhuma dúvida o efeito significativo do comportamento da diluição de fármacos sobre as suas atividades farmacológicas. Por causa da importância desses achados, testes de dissolução começaram emergir como um tópico dominante tanto no ambiente farmacêutico quanto na indústria de medicamentos.

No final da década de 1960, testes de diluição se tornaram exigência obrigatória para várias formas farmacêuticas. O papel da dissolução na absorção de produtos medicamentosos, no entanto, está ainda muito longe de ser perfeitamente compreendido. Apesar do sucesso relatado de vários estudos de correlação *in vitro*/*in vivo*, a dissolução não é um elemento que antevê a eficiência terapêutica. Pelo contrário, trata-se de uma ferramenta qualitativa que pode oferecer informações valiosas acerca da disponibilidade biológica de um medicamento, bem como da consistência lote a lote. Uma outra área de dificuldade é o fato de que a exatidão e a precisão do procedimento de teste dependem, em grande parte, da rígida observância de muitos parâmetros sutis e detalhados controles operacionais.

Apesar dessas desvantagens, a dissolução é considerada hoje em dia um dos testes mais importantes de controle da qualidade realizados em formas farmacêuticas. O teste de Abdou envolve um tratamento mais abrangente.[1]

TEORIA DA DISSOLUÇÃO

Modelo de Difusão-Camada (Teoria do Filme)

Em 1897, Noyes e Whitney estudaram a taxa de dissolução do ácido benzóico e do cloreto de chumbo, duas substâncias praticamente insolúveis, fazendo rodar um cilindro de cada composto em água a uma taxa constante e tirando amostras da solução para análise em intervalos específicos de tempo. Para examinar os seus dados quantitativamente, Noyes e Whitney desenvolveram uma equação baseada na segunda lei de Fick, para descrever o fenômeno da dissolução

$$\frac{dc}{dt} = K(c_s - c_t) \qquad (1)$$

onde dc/dt é a taxa de dissolução do fármaco, K é a constante de proporcionalidade, c_s é a concentração de saturação (solubilidade máxima), c_t é a concentração no momento t, e $c_s - c_t$ é o gradiente de concentração. K também é chamada de constante de dissolução, e foi demonstrado que a equação obedece à cinética de primeira ordem (Fig. 35.1).

Nas suas experiências, Noyes e Whitney mantiveram uma área de superfície constante usando palitos da substância insolúvel. Contudo, como nem sempre tal condição é aplicável, Brunner e Tolloczko modificaram a Equação 1 incorporando a área da superfície, S, como uma variável separada.

$$\frac{dc}{dt} = k_1 S(c_s - c_t) \qquad (2)$$

Para explicar o mecanismo da dissolução, Nernst, em 1904, propôs a teoria do filme. Sob a influência de nenhuma força reativa ou química, uma partícula sólida imersa num líquido passa por dois estágios consecutivos:

1. A solução do sólido na interface, formando uma fina camada estagnada ou filme, h, ao redor da partícula.
2. A difusão a partir dessa camada na fronteira para o volume total do líquido.

O primeiro estágio, a solução, é quase instantâneo; o segundo, a difusão, é muito mais lento e, portanto, é o estágio limitador da taxa (veja a Fig. 35.1).

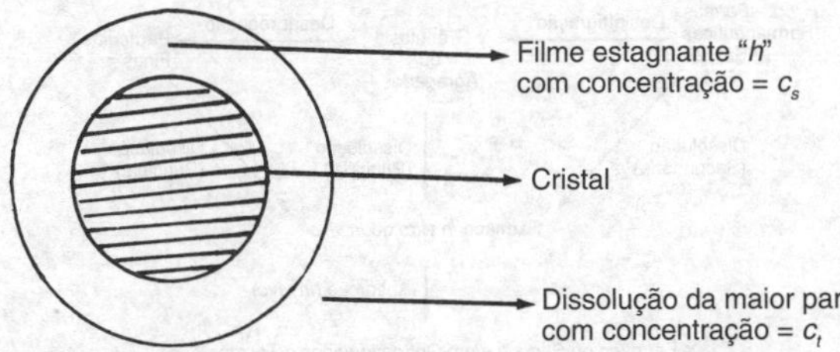

Fig. 35.1 Modelo de difusão-camada (teoria do filme).

No mesmo ano, Brunner estava investigando outros fatores além da superfície que afetam o processo de dissolução, para determinar os componentes fundamentais da proporcionalidade constantes na Equação 1. Usando a primeira lei de difusão de Fick e a então recente teoria do filme proposta por Nernst, Brunner expandiu a Equação 2 incluindo o coeficiente de difusão, D, a espessura da camada de difusão estagnada, h, e o volume do meio de dissolução, v, produzindo

$$\frac{dc}{dt} = k_2 \frac{DS}{vh}(c_s - c_t) \tag{3}$$

A constante de proporcionalidade k_2 é conhecida como a constante da taxa intrínseca de dissolução e é característica de cada composto químico.

CONDIÇÃO BACIA DE DRENAGEM

A expressão condição *bacia de drenagem* originou-se de um fato há muito conhecido pelos farmacologistas de que a concentração do fármaco em ambos os lados da camada epitelial da parede intestinal se aproxima do equilíbrio num curto período de tempo, e que o trato gastrointestinal (GI) age como uma *bacia de drenagem natural*; ou seja, o fármaco é absorvido instantaneamente no momento em que ele se dissolve. Portanto, em condições *in vivo*, não existe um aumento de concentração; daí, não ocorre o efeito retardador do gradiente de concentração sobre a taxa de dissolução, como previa a Equação 1.

Para simular a condição bacia de drenagem *in vivo*, geralmente o teste de dissolução é conduzido *in vitro* usando-se um grande volume do meio de dissolução ou um mecanismo através do qual o meio de dissolução é constantemente restabelecido com solvente fresco a uma taxa especificada, de modo que a concentração do soluto nunca atinja mais que 10 a 15% de sua solubilidade máxima. Se tal parâmetro for mantido, diz-se que o teste de dissolução é conduzido sob condições de *bacia de drenagem,* significando sob nenhuma influência do gradiente de concentração. Isso pode ser observado a partir do seguinte tratamento matemático.

Presumindo que $c_s >> c_t$, a Equação 3 se torna

$$\frac{dc}{dt} = k_2 \frac{DS}{vh} c_s \tag{4}$$

pois c_s e D são constantes para cada substância química específica; portanto, elas podem ser incorporadas em k_2 e aparecerem na Equação 5 como k_3

$$\frac{dc}{dt} = k_3 \frac{S}{vh} \tag{5}$$

Se o volume do meio de dissolução e área da superfície forem mantidos constantes ao longo da duração do teste de dissolução, então

$$\frac{dc}{dt} = K \tag{6}$$

a Equação 6 prognostica uma taxa constante de dissolução em condição de bacia de drenagem e representa um processo cinético de ordem zero — a concentração do fármaco aumenta linearmente com o tempo. Acredita-se também que a Equação 6 se aproxima da condição *in vivo* em que a taxa de dissolução de fármacos discretamente solúveis exerce um papel fundamental na determinação de sua biodisponibilidade. A Fig. 35.2 apresenta gráficos de dados que se poderia esperar estarem em condições de bacia de drenagem e não de bacia de drenagem.

Lei da Raiz Cúbica da Dissolução de Hixson e Crowell

Na Equação 2, a área da superfície foi considerada constante durante o teste de dissolução. Embora isso pudesse ser obtido usando-se um disco não-desintegrante da substância química, uma técnica geralmente empregada para determinação da taxa intrínseca de dissolução, a mesma não poderia ser mantida para um cristal em processo de dissolução ou uma forma farmacêutica sólida regular em que a desintegração completa é uma prioridade. Portanto, para desenvolver uma equação de dissolução baseada na área de superfície em processo de mutação, Hixson e Crowell modificaram a Equação 2 para representar a taxa de surgimento do soluto na solução multiplicando cada lado da equação por v (volume), tornando $k_1 v = K$

$$\frac{dW}{dt} = KS(c_s - c_t) \tag{7}$$

onde W é o peso do soluto em solução.

Eles também consideraram que $S = kw^{2/3}$, onde k é uma constante que contém o fator formato e a densidade da partícula e w é o peso das partículas não-dissolvidas no momento t.

$$\frac{dW}{dt} = K(kw^{2/3})(c_s - c_t) \tag{8}$$

Após tratamentos matemáticos que envolvem a aplicação da primeira lei de Fick e integração sob a condição de que w é igual a w_o, peso inicial da partícula no momento zero, resulta a Equação 9.

$$w_o^{1/3} - w^{1/3} = K_1 t \tag{9}$$

A Equação 9 é chamada de *Lei da Raiz Cúbica* de Hixson e Crowell.

CONCEITOS TEÓRICOS DA LIBERAÇÃO DE UM FÁRMACO A PARTIR DE FORMAS FARMACÊUTICAS

Na determinação da taxa de dissolução de fármacos a partir de formas farmacêuticas sólidas, em condições padronizadas,

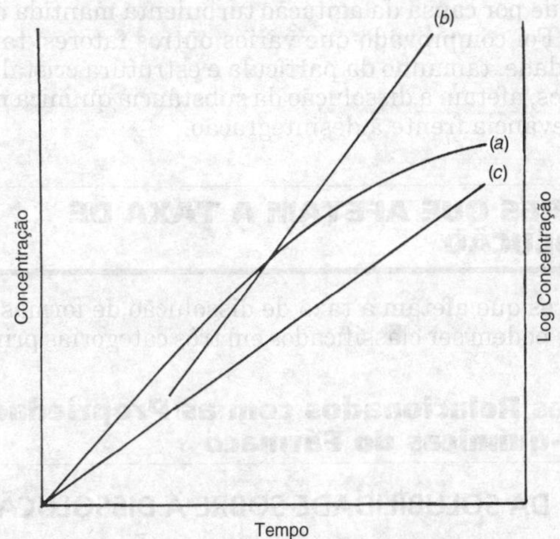

Fig. 35.2 (*a*) Linear (taxa de dissolução sob condição não de bacia de drenagem). (*b*) Gráfico semi-log da cinética de primeira ordem (taxa de dissolução sob condição não de bacia de drenagem). (*c*) Gráfico cinético de ordem zero linear (taxa de dissolução sob condição de bacia de drenagem).

devem-se considerar vários processos físico-químicos além daqueles previamente discutidos na dissolução de substâncias químicas puras. Entre eles estão incluídas as características de umectação das formas farmacêuticas sólidas, a capacidade de penetração do meio de dissolução no interior das formas farmacêuticas, o processo de expansão, desintegração e desagregação. Wagner propôs o esquema da Fig. 35.3 para os processos envolvidos na dissolução de formas farmacêuticas sólidas.

Carstensen explicou que a umectação da superfície da forma farmacêutica sólida controla o acesso líquido à superfície sólida e, muitas vezes, é o fator limitante no processo de dissolução. A velocidade de umectação depende diretamente da tensão superficial na interface (tensão interfacial) e do ângulo de contato, θ, entre a superfície sólida e o líquido. Geralmente, um ângulo de contato de mais de 90° indica má umectação. A incorporação de um surfactante, seja na formulação seja no meio de dissolução, diminui o ângulo de contato e intensifica a dissolução. Também, a presença de ar no meio de dissolução faz com que bolhas de ar sejam retidas nos poros do comprimido, agindo como uma barreira nas interfaces. Para cápsulas, o invólucro de gelatina é extremamente hidrofílico, e não existe problema algum de umectação para a forma farmacêutica em si (embora possa existir para os pós no interior).

Depois de a forma farmacêutica sólida ter-se desintegrado em grânulos ou agregados, as características de penetração passam a ter um papel importante no processo de desagregação. Lubrificantes hidrofóbicos, como talco e estearato de magnésio, comumente empregados em formulações de comprimido e cápsulas, desaceleram a taxa de penetração e, portanto, o processo de desagregação. Um grande tamanho de poro facilita a penetração, mas, se for muito grande, ele pode inibir a penetração ao diminuir a resistência interna causada pela expansão do desintegrante.

Depois da desagregação e do desalojamento, as partículas do fármaco ficam expostas ao meio de dissolução, e a dissolução prossegue, conforme previamente discutido na Teoria do Filme. A Fig. 35.4[2] apresenta graficamente o modelo proposto por Carstensen.

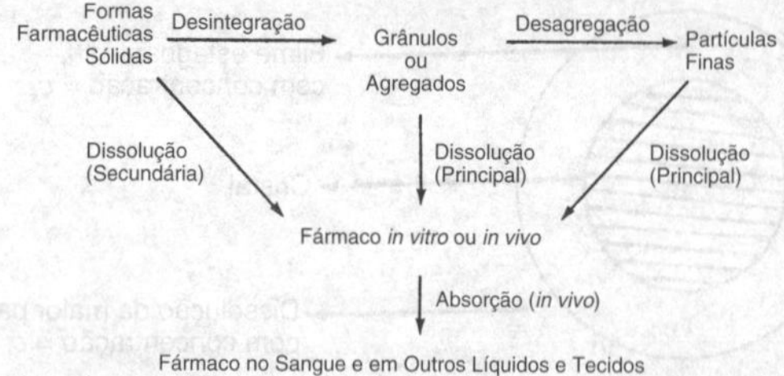
Formas Farmacêuticas Sólidas
Desintegração
Grânulos ou Agregados
Desagregação
Partículas Finas
Dissolução (Secundária)
Dissolução (Principal)
Dissolução (Principal)
Fármaco in vitro ou in vivo
Absorção (in vivo)
Fármaco no Sangue e em Outros Líquidos e Tecidos

Fig. 35.3 Diagrama esquemático de Wagner ilustrando os processos envolvidos na dissolução de formas farmacêuticas sólidas.

CORRELAÇÃO ENTRE DESINTEGRAÇÃO E DISSOLUÇÃO

A estreita correlação entre desintegração e dissolução foi estudada por muitos investigadores. Ambos os processos mostram curvas em forma de "S", e uma função de probito ou *weibul* foi sugerida para explicar os dados. Entretanto, em geral, foi provado que a desintegração é um mau indicador de biodisponibilidade por causa da agitação turbulenta mantida durante o teste. Foi comprovado que vários outros fatores, tais como solubilidade, tamanho da partícula e estrutura cristalina, entre outros, afetam a dissolução da substância química mas não têm relevância frente à desintegração.

FATORES QUE AFETAM A TAXA DE DISSOLUÇÃO

Os fatores que afetam a taxa de dissolução de formas farmacêuticas podem ser classificados em três categorias principais.

Fatores Relacionados com as Propriedades Físico-químicas do Fármaco

EFEITO DA SOLUBILIDADE SOBRE A DISSOLUÇÃO

As propriedades físico-químicas da substância medicamentosa têm um papel preponderante no controle de sua dissolução a partir da forma farmacêutica. A equação de Noyes e Whitney modificada para resultar na Equação 3 mostra que a solubilidade aquosa do fármaco é o principal fator que determina a sua taxa de dissolução. Na verdade, alguns estudos demonstraram que dados de solubilidade de fármacos podem ser usados como um fator de previsibilidade grosseiro da possibilidade de quaisquer problemas futuros com a biodisponibilidade, um fator que deve ser levado em conta no desenvolvimento da formulação.

Outros fatores que influenciam a taxa de dissolução incluem tamanho da partícula, estado cristalino como polimorfismo e estado de hidratação, solvatação, capacidade de formar complexos, bem como surfactantes e outros aditivos reativos (ácidos, bases, tampões etc.). Outras propriedades físicas tais como densidade, viscosidade e umectação contribuem para os problemas gerais de floculação, flutuação e aglomeração na dissolução. Foi também evidenciado que as características de adsorção do fármaco têm um efeito significativo sobre a dissolução de certas drogas.

EFEITO DO TAMANHO DA PARTÍCULA SOBRE A DISSOLUÇÃO

A Equação 3 mostra uma relação direta entre a área de superfície do fármaco e sua taxa de dissolução. Como a área de superfície aumenta com a diminuição do tamanho da partícula, taxas maiores de dissolução podem ser atingidas através da redução do tamanho da partícula. Esse efeito foi enfatizado pela taxa superior de dissolução observada após a *micronização* de certos fármacos pouco solúveis frente à forma regularmente moída. A micronização aumenta a área de superfície exposta ao meio de dissolução, o que melhora a taxa de dissolução.

Várias investigações demonstraram uma taxa maior de absorção da griseofulvina após micronização. Efeitos similares foram relatados para cloranfenicol, sais de tetraciclina, sulfadiazina e acetato de noretisterona. No caso do cloranfenicol, foi demonstrado que formulações com partículas menores (50 a 200 μm) foram absorvidas mais rapidamente do que

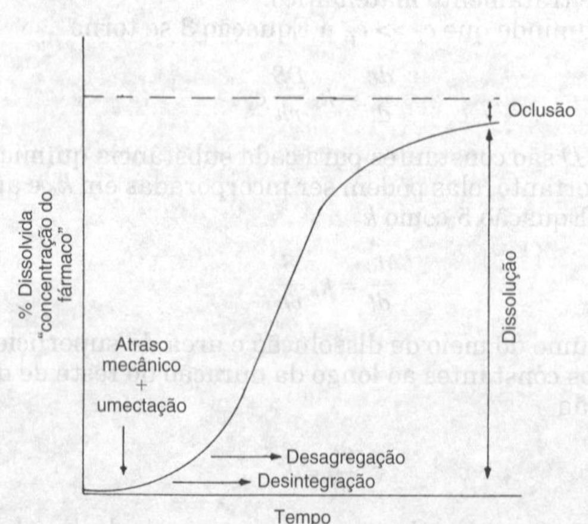

Fig. 35.4 A curva de dissolução em forma de S de formas farmacêuticas sólidas.[2]

formulações com partículas maiores (400 a 800 μm). A Fig. 35.5 apresenta o efeito das diferenças do tamanho de partículas sobre a taxa de dissolução da fenacetina e do fenobarbital.[3]

Contudo, deve ser reconhecido que o simples aumento da área de superfície do fármaco nem sempre garante um aumento equivalente da taxa de dissolução. Na verdade, é o aumento da área *efetiva* de superfície ou área exposta ao meio de dissolução, e não a área absoluta de superfície, que é diretamente proporcional à taxa de dissolução.

Além do tamanho, outras propriedades físicas das partículas do fármaco também influenciam indiretamente a área efetiva de superfície ao modificarem a taxa de atrito do solvente fresco que entra em contato com o sólido. Essas propriedades incluem o formato e a densidade da partícula.

Um outro mecanismo pelo qual a redução do tamanho da partícula melhora a dissolução é através da intensificação da solubilidade do fármaco (c_s). Deve ser mencionado que a Equação 3 tem uma limitação inerente ao presumir que c_s é independente do tamanho da partícula. Na verdade, c_s e áreas de superfície podem ser correlacionadas pela equação de Ostwald-Freundlich

$$\ln S = \frac{2M\gamma}{\rho RT} \cdot \frac{1}{r} = \frac{\alpha}{r} \tag{10}$$

onde M é o peso molecular, ρ é a densidade, γ é a tensão interfacial ou energia livre da superfície do sólido, r é o raio da partícula e T é a temperatura.

Da Equação 10,

$$S = S_\infty \cdot e^{\alpha/r} \tag{11}$$

A equação mostra que a solubilidade é inversamente proporcional ao raio da partícula. Portanto, S poderia ser considerado a solubilidade das micropartículas, e S_∞, a solubilidade das macropartículas. No entanto, é óbvio que o raio da partícula tem de ser reduzido até um micronível antes de poder exercer uma alteração na solubilidade. Essa redução extrema do tamanho da partícula via de regra não pode ser atingida através de moagem comum ou até mesmo de procedimentos de micronização, e portanto foram recomendados outros métodos. Um deles envolve a formação de uma *solução sólida* ou *dispersão molecular*, em que as moléculas do fármaco pouco solúvel são dispersas intersticialmente num fármaco solúvel em água ou substituídas no seu retículo de cristal.

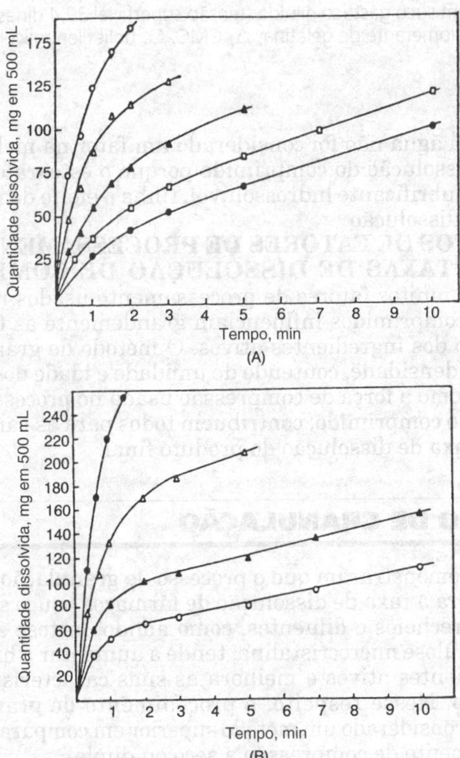

Fig. 35.5 Efeito do tamanho da partícula sobre a taxa de dissolução de medicamentos com formas farmacêuticas sólidas.[3] **A.** Fenacetina: ○, tamanho de partícula: 0,11–0,15 mm; △, tamanho de partícula: 0,15–0,21 mm; ▲, tamanho de partícula: 0,21–0,30 mm; □, tamanho de partícula: 0,30–0,50 mm; ●, tamanho de partícula: 0,50–0,71 mm; **B.** Fenobarbital: ●, tamanho de partícula: 0,07–0,15 mm; △, tamanho de partícula: 0,15–0,25 mm; ▲, tamanho de partícula: 0,25–0,42 mm; ○, tamanho de partícula: 0,42–0,71 mm.

Uma outra técnica que também produz partículas extremamente pequenas mas ainda maiores do que as produzidas pela solução sólida é através da dispersão do fármaco num transportador solúvel como a solução de polivinilpirrolidona (PVP). Essas técnicas via de regra são empregadas para ampliar a taxa de dissolução de fármacos insolúveis.

EFEITO DO ESTADO CRISTALINO DO FÁRMACO SOBRE A DISSOLUÇÃO

Foi demonstrado que as características da fase sólida de fármacos — como amorfia, cristalinidade, estado de hidratação e estrutura polimórfica — têm uma influência significativa sobre o ritmo de dissolução. Por exemplo, foi demonstrado que a forma amorfa da novobiocina tem maior solubilidade e maior taxa de dissolução do que a forma cristalina. Estudos de níveis sangüíneos confirmaram tais achados quando a administração da forma amorfa produziu concentração cerca de três a quatro vezes maior em comparação com a administração da forma cristalina.

Diferenças semelhantes foram demonstradas para griseofulvina, fenobarbital, acetato de cortisona e cloranfenicol.

Fatores Relacionados com a Forma Farmacêutica Sólida

Os efeitos de várias formulações e fatores do processamento de fabricação sobre a taxa de dissolução e biodisponibilidade de ingredientes ativos de comprimidos e cápsulas foram bem documentados por vários investigadores desde o início da década de 1960. Embora a magnitude e o significado desses efeitos tenham obrigatoriamente de ser determinados individualmente para cada comprimido ou cápsula, a discussão seguinte de achados pretéritos e atuais certamente pode servir como diretriz para o cientista farmacêutico, especialmente durante os estágios iniciais da programação da formulação e desenvolvimento de produto.

EFEITO DE FATORES DE FORMULAÇÃO SOBRE A TAXA DE DISSOLUÇÃO DE COMPRIMIDOS—Foi demonstrado que a taxa de dissolução de um fármaco puro pode ser alterada significativamente quando misturado com vários aditivos durante o processo de fabricação das formas farmacêuticas sólidas. Esses aditivos satisfazem certas funções farmacêuticas tais como diluentes (recheios), corantes, aglomerantes, fármacos granulantes, desintegrantes e lubrificantes. Foi demonstrado que produtos, geralmente idênticos, nas formas de comprimido e cápsula, fabricados por diferentes indústrias farmacêuticas, mostram diferenças significativas nas taxas de dissolução de seus ingredientes ativos. Em certos casos, vários estudos demonstraram que a má formulação de comprimidos e cápsulas causa uma acentuada diminuição da biodisponibilidade e alteração da resposta clínica. Tais achados durante a década de 1960, especialmente no caso de comprimidos de digoxina e tolbutamida, bem como cloranfenicol e cloridrato de tetraciclina (fármacos que salvam vidas), foram os fatores desencadeadores que obrigaram agências reguladoras de medicamentos e autoridades científicas a instituírem o teste de dissolução como exigência legal para a maioria das formas farmacêuticas sólidas.

DILUENTES E DESINTEGRANTES—Levy, em 1963, estudou o efeito do amido, o diluente mais comumente usado, sobre a taxa de dissolução de comprimidos de ácido salicílico fabricados pelo processo de dupla compressão a seco (Fig. 35.6[4]).

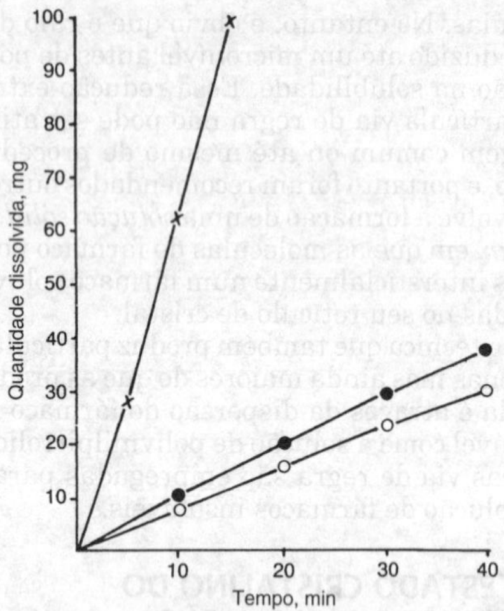

Fig. 35.6 Efeito do conteúdo de amido na taxa de dissolução.[4] ○, 5%; ●, 10%; ×, 20% de amido em grânulos.

O aumento do conteúdo de amido de 5 para 20% resultou na melhora drástica da taxa de dissolução (quase três vezes). Isso foi atribuído a uma melhor e mais completa desintegração. Contudo, mais tarde, Finholt sugeriu que cristais de fármacos hidrofóbicos precisam de uma camada superficial de finas partículas de amido que oferece uma propriedade hidrofílica à formulação granular e, desse modo, aumenta a área efetiva de superfície e da taxa de dissolução.

EFEITO DE AGLOMERANTES E AGENTES DESGRANULANTES SOBRE A DISSOLUÇÃO—Diferenças nos aglomerantes usados para comprimidos de tolbutamida resultaram em características variáveis de dissolução e diferenças nos efeitos hipoglicêmicos observados clinicamente. Foi demonstrado que a granulação úmida, em geral, melhora as taxas de dissolução de fármacos pouco solúveis por oferecer propriedades hidrofílicas à superfície dos grânulos. Solvang e Finholt demonstraram que comprimidos de fenobarbital granulados com solução de gelatina se dissolviam mais rapidamente no suco gástrico humano do que aqueles preparados com carboximetilcelulose sódica ou polietilenoglicol 6000 como ligante. Eles sugeriram que a gelatina confere características hidrofílicas à superfície hidrofóbica do fármaco, ao passo que o polietilenoglicol forma um complexo de má solubilidade e a carboximetilcelulose sódica é transformada em sua forma ácida-solúvel no pH baixo do suco gástrico (Fig. 35.7[5]).

EFEITO DE LUBRIFICANTES SOBRE A DISSOLUÇÃO—Levy e Gumtow investigaram os efeitos de diferentes tipos de lubrificantes sobre a taxa de dissolução de comprimidos de ácido salicílico. Eles descobriram que o estearato de magnésio, um lubrificante hidrofóbico, tendia a retardar a taxa de dissolução dos comprimidos de ácido salicílico, ao passo que um lubrificante hidrossolúvel ativo sobre a superfície, o sulfato de lauril sódico, melhorava significativamente a taxa de dissolução (Fig. 35.8[6]). Investigando o mecanismo desse retardamento, eles sugeriram que lubrificantes hidrofóbicos, como o estearato de magnésio, o estearato de alumínio, o ácido esteárico e o talco, diminuem a área interfacial efetiva fármaco-solvente por alterarem as características da superfície dos comprimidos, resultando na redução de sua umectabilidade, no prolongamento do tempo de desintegração e na diminuição da área da interface entre o ingrediente ativo e o solvente.

O melhor efeito criado pelo sulfato de lauril sódico, por outro lado, foi sugerido como decorrente, em parte, de um aumento do pH do microambiente ao redor do ácido fraco pouco solúvel e maior umectação e melhor penetração do solvente no interior dos comprimidos e grânulos como resultado da diminuição da tensão interfacial entre a superfície do sólido e o solvente. O fato de o sulfato de lauril sódico ser um lubrificante

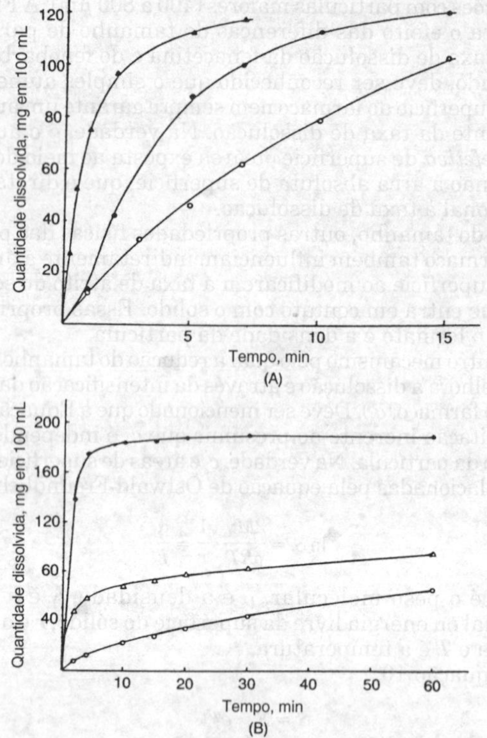

Fig. 35.7 Efeito de aglomerantes e agentes granulantes sobre a taxa de dissolução de comprimidos.[5] A. Taxa de dissolução de pó, grânulos e comprimidos de fenacetina em suco gástrico diluído (tensão superficial 42,7 dinascm^{-1}, pH 1,85). ○, fenacetina em pó; ▲, fenacetina em grânulos; ●, comprimidos de fenacetina. B. Taxa de dissolução de comprimidos de fenobarbital em suco gástrico diluído (tensão superficial 39,4 dinas cm^{-1}, pH 1,50). ●, aglomerante de gelatina, △, CMC, ○, polietilenoglicol 6000.

solúvel em água não foi considerado um fator na melhora da taxa de dissolução do comprimido porque o estearato sódico, um outro lubrificante hidrossolúvel, tinha o efeito de retardar a taxa de dissolução.

EFEITOS DE FATORES DE PROCESSAMENTO SOBRE AS TAXAS DE DISSOLUÇÃO DE COMPRIMIDOS—Os muitos fatores de processamento usados na fabricação de comprimidos influenciam grandemente as taxas de dissolução dos ingredientes ativos. O método de granulação, tamanho, densidade, conteúdo de umidade e idade dos grânulos, bem como a força de compressão usada no processo de fabricação do comprimido, contribuem todos para as características da taxa de dissolução do produto final.

MÉTODO DE GRANULAÇÃO

Estudos demonstraram que o processo de granulação, em geral, melhora a taxa de dissolução de fármacos pouco solúveis. O uso de recheios e diluentes, como amido, lactose seca por *spray* e celulose microcristalina, tende a aumentar a hidrofilia de ingredientes ativos e melhora as suas características de dissolução. Nesse respeito, o procedimento de granulação úmida foi considerado um método superior em comparação com o procedimento de compressão a seco ou dupla.

Contudo, com o advento de novas máquinas e materiais mais recentes para a fabricação de comprimidos, ficou mais evidente que a formulação cuidadosa e a seqüência adequada da mistura e momento de adição dos vários ingredientes são os principais critérios que influenciam as características de dissolução dos comprimidos, e não o método de granulação em si. A Fig. 35.9[7] mostra o efeito de diferentes métodos de granulação sobre a taxa de dissolução de comprimidos.

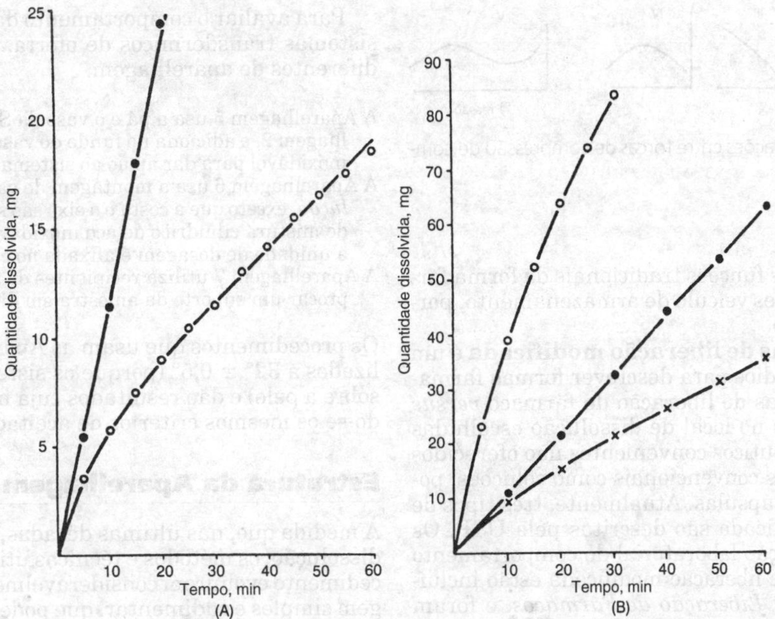

Fig. 35.8 Efeito de lubrificante sobre a taxa de dissolução de comprimidos.[6] **A**. Efeito do estearato de magnésio sobre a taxa de dissolução do ácido salicílico em discos rotatórios feitos com pó fino de ácido salicílico. ○, estearato de magnésio a 3%; ●, nenhum lubrificante adicionado. **B**. Efeito de lubrificante sobre a taxa de dissolução do ácido salicílico contido em comprimidos (fórmula A). ×, estearato de magnésio a 3%; ●, nenhum lubrificante; ○, sulfato de lauril sódico a 3%.

Efeitos da Força de Compressão sobre a Taxa de Dissolução

Nos seus estudos iniciais sobre a física da compressão de comprimidos, T Higuchi (1953) se referiu à grande influência da força de compressão empregada durante o processo de fabricação de comprimidos sobre a aparente densidade, porosidade, dureza, tempo de desintegração e tamanho médio da partícula primária de comprimidos. Existe sempre uma relação de competição entre o efeito estimulador decorrente do aumento da área de superfície, através do efeito de esmagamento, e o efeito inibidor, decorrente do aumento da ligação de partícula, que causa aumento da densidade e dureza e, conseqüentemente, diminuição da penetrabilidade do solvente. A alta compressão também pode inibir a umectação do comprimido devido à formação de uma camada vedante mais firme e mais eficaz pelo lubrificante sob alta pressão e temperatura que via de regra acompanham a forte força compressiva (Fig. 35.10[4]). O perfil da curva da força de compressão do comprimido *versus* a taxa de dissolução pode assumir um entre vários formatos, conforme se observa na Fig. 35.11.[8]

Formas Farmacêuticas de Liberação Modificada

Desde o início da década de 1950, preparados farmacêuticos com características de liberação controlada foram introduzidos com a finalidade de otimizar a biodisponibilidade através da modulação do período de tempo da concentração do fármaco no sangue. Tal controle planejado tem a intenção de complementar a atividade farmacológica do fármaco para obter-se melhor seletividade e/ou maior duração de ação. Isso adici-

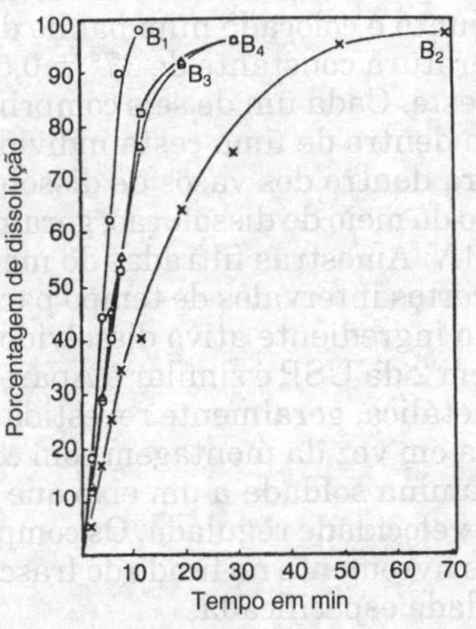

Fig. 35.9 Efeito do processo de fabricação sobre a taxa de dissolução de comprimidos.[7] B_1, Compressão direta com lactose seca por *spray*. B_2, Granulação úmida com etilcelulose e lactose. B_3, Mucilagem de acácia e lactose. B_4, Pasta de amido e lactose.

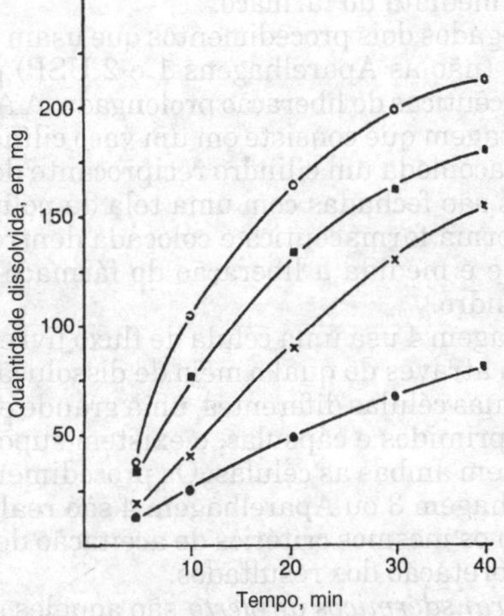

Fig. 35.10 Efeito da pressão de pré-compressão sobre a taxa de dissolução do ácido salicílico na forma de comprimidos.[4] ●, 715 kg; ×, 1.430 kg; ■, 2.860 kg; ○, 5.730 kg de pressão por cm². (Média de 5 comprimidos cada, fórmula D.)

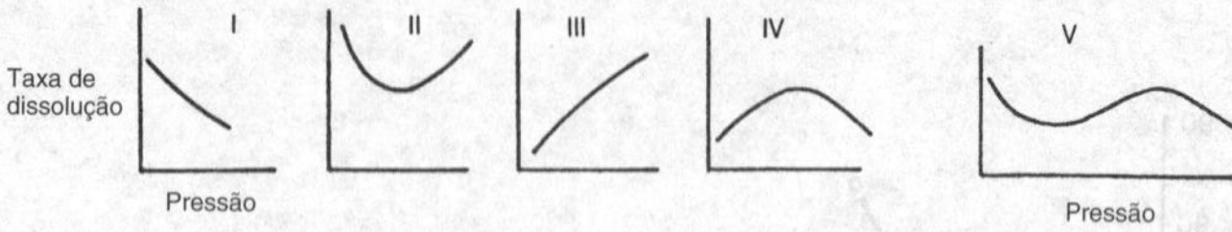

Fig. 35.11 Diferentes tipos de relações entre forças de compressão de comprimidos e taxa de dissolução.[8]

ona uma dimensão extra às funções tradicionais da forma farmacêutica de ser um simples veículo de armazenamento, portabilidade e administração.

Formas farmacêuticas de liberação modificada é um termo usado pelos compêndios para descrever formas farmacêuticas com características de liberação do fármaco *versus* tempo e/ou suas condições no local de dissolução escolhidas para obter objetivos terapêuticos convenientes não oferecidos pelas formas farmacêuticas convencionais como soluções, pomadas, ou comprimidos e cápsulas. Atualmente, três tipos de formas de liberação modificada são descritas pela USP. Os procedimentos para avaliação laboratorial do comportamento de formas farmacêuticas de liberação modificada estão incluídos na Seção 724 da USP, *Liberação de Fármacos*, e foram modificados e expandidos em suplementos. Na seção cinco da *Liberação de Fármacos* são descritas várias aparelhagens, além da inclusão das Aparelhagens 1 e 2 da Seção 711, *Dissolução*.

Formas farmacêuticas de liberação retardada são definidas como aquelas que liberam o fármaco (ou fármacos) em qualquer momento e não imediatamente após a administração. Os produtos com revestimento entérico constituem exemplos dessas formas farmacêuticas. Para avaliar formas farmacêuticas de liberação retardada (revestimento entérico), a USP usa dois métodos, A e B, que são realizados a 37° ± 0,5°. Ambos os métodos exigem o uso da aparelhagem especificada na monografia para a forma farmacêutica (por exemplo, Comprimidos de Aspirina com Liberação Retardada, Aparelhagem 1, 100 rpm) e expõem as unidades de dosagem primeiramente ao ácido clorídrico a 0,1*N* e depois a um tampão com pH 6,8 para medir a liberação do fármaco. As mesmas tabelas de aceitação são usadas para ambos os métodos (limite de 10% do fármaco dissolvido no ácido após 2 horas, 75% do fármaco dissolvido no tampão após 45 minutos; teste de três estágios oferecidos).

As **formas farmacêuticas de liberação prolongada** (popularmente conhecidas como liberação cronometrada ou liberação sustentada) são aquelas que permitem pelo menos uma redução de duas vezes na freqüência de dosagem em comparação com o fármaco apresentado numa forma convencional, como solução ou uma forma farmacêutica sólida convencional de liberação imediata do fármaco.

São empregados dois procedimentos que usam variações de aparelhagem (não as Aparelhagens 1 e 2 USP) para avaliar formas farmacêuticas de liberação prolongada. A Aparelhagem 3 é uma montagem que consiste em um vaso cilíndrico de fundo plano que acomoda um cilindro reciprocante de vidro cujas extremidades são fechadas com uma tela de polipropileno. A unidade da forma farmacêutica é colocada dentro do cilindro reciprocante e é medida a liberação do fármaco no solvente dentro do cilindro.

A Aparelhagem 4 usa uma célula de fluxo livre com um sistema de filtro através do qual o meio de dissolução é bombeado. Existem duas células diferentes, uma grande e uma pequena, para comprimidos e cápsulas, e existem suportes para os comprimidos em ambas as células. Os procedimentos que utilizam Aparelhagem 3 ou Aparelhagem 4 são realizados a 37° ± 0,5° e usam os mesmos critérios de aceitação de três estágios para interpretação dos resultados.

Sistemas transdérmicos de oferta são aqueles sistemas desenvolvidos para oferecer medicamentos por meio da passagem de uma forma de dosagem através da pele para ficar disponível para distribuição pela circulação sistêmica. Um exemplo desse tipo de sistema é o adesivo de nicotina.

Para avaliar o comportamento da liberação do fármaco nos sistemas transdérmicos de oferta, são usados três sistemas diferentes de aparelhagem.

A Aparelhagem 5 usa a pá e o vaso da Seção 711, *Dissolução*, Aparelhagem 2, e adiciona no fundo do vaso um conjunto de disco de aço inoxidável para dar apoio ao sistema transdérmico a ser avaliado.

A Aparelhagem 6 usa a montagem de vaso da Aparelhagem 1, *Dissolução*, exceto que a cesta e o eixo são substituídos por um elemento de mistura cilíndrico de aço inoxidável. No início de uma medida, a unidade de dosagem é afixada ao cilindro.

A Aparelhagem 7 utiliza recipientes de solução nos quais se faz reciprocar um suporte da amostra em disco especialmente projetado.

Os procedimentos que usam as Aparelhagens 5, 6 e 7 são realizados a 32° ± 0,5° (porque os sistemas de oferta são usados sobre a pele) e dão resultados cuja interpretação é feita usando-se os mesmos critérios de aceitação de três estágios.

Estrutura da Aparelhagem de Dissolução

À medida que, nas últimas décadas, cresceu a importância da dissolução, os métodos e técnicas utilizados *in vitro* nesse procedimento evoluíram consideravelmente, desde uma aparelhagem simples e rudimentar, que pode ser construída com ferramentas comuns de laboratório, até um instrumento amplamente automatizado, sofisticado e controlado por microprocessador. As várias aparelhagens e técnicas de dissolução utilizadas são classificadas de acordo com a hidrodinâmica associada.

São reconhecidas duas categorias gerais: os métodos do frasco e o sistema de compartimento de fluxo aberto.

Vários fatores na estrutura da aparelhagem afetam os resultados da dissolução. Eles incluem a geometria e estrutura do recipiente, o tipo e a intensidade da agitação, bem como a composição e o volume do meio de dissolução. Esses fatores, por sua vez, afetam a taxa de abrasão da forma farmacêutica sólida intacta sobre as partículas, a dispersão das partículas desintegradas, a homogeneidade do fluido de dissolução e, finalmente, a reprodutibilidade do sistema de lote a lote.

Métodos do Frasco

Esses incluem todos os sistemas de compartimento fechado com um mecanismo de mistura por convecção forçada, no qual um volume relativamente grande do meio de dissolução (200 a 2.000 mL) é colocado num frasco, e é realizada agitação por algum tipo de mecanismo para mexer, rodar ou oscilar. As duas aparelhagens oficiais descritas na USP pertencem a essa categoria.

A Aparelhagem 1 da USP consiste em um vaso cilíndrico coberto de 1.000 mL feito de vidro ou de um material inerte, uma cesta cilíndrica de aço inoxidável de trama 40 conectada a um eixo metálico de propulsão e um motor de velocidade regulada. O conjunto é colocado num banho de água que permite uma temperatura constante de 37° ± 0,5° no interior do vaso durante o teste. Cada um de seis comprimidos ou cápsulas é introduzido dentro de uma cesta individual, e as cestas são baixadas para dentro dos vasos de dissolução contendo o volume específico do meio de dissolução, geralmente água destilada ou HCl 0,1*N*. Amostras filtradas do meio de dissolução são coletadas a certos intervalos de tempo para determinação da quantidade do ingrediente ativo dissolvido.

A Aparelhagem 2 da USP é similar à Aparelhagem 1, exceto que uma pá metálica, geralmente revestida por um material inerte, é usada em vez da montagem com cesta. A pá é formada por uma lâmina soldada a um eixo que pode ser conectado ao motor de velocidade regulada. Os comprimidos ou cápsulas são jogados livremente no fundo do frasco, e a pá é rodada a uma velocidade especificada.

Para descrições e especificações exatas das aparelhagens de dissolução da USP, e interpretação apropriada dos resultados da dissolução, o leitor deve consultar a Seção 711, *Dissolução*, da USP. Os suplementos da USF/NF aparecem periodicamente, quase sempre a cada 6 meses; as alterações, adições ou eliminações nos suplementos apareceram primeiro no *Pharmacopeial Forum*, publicação científica, como notícia pública e permitem comentários de interessados. Quaisquer alterações no assunto de dissolução podem ser acompanhadas convenientemente desse modo.

Ambas as Aparelhagens 1 e 2 da USP têm de ser calibradas antes do uso através de dois tipos de calibradores recomendados pela USP: um tipo desintegrante (prednisona) e um tipo não-desintegrante (ácido salicílico). Os calibradores estão disponíveis através da USP.

Outros Métodos

Além dos comprimidos e cápsulas de liberação imediata, as formulações de liberação prolongada também são testadas quanto à liberação do fármaco ativo *versus* tempo. As formulações de liberação prolongada são testadas usando-se quatro tipos de aparelhagens. As Aparelhagens 1 e 2 são as mesmas usadas para comprimidos e cápsulas de liberação imediata. A Aparelhagem 3 é classificada como tipo Cilindro Reciprocante, e a Aparelhagem 4 é um tipo de Célula de Fluxo Livre.

A Aparelhagem 3 consiste em um conjunto de vasos de vidro cilíndricos de fundo plano; um conjunto de cilindros reciprocantes de vidro; ajustes de aço inoxidável e telas ajustadas tanto na extremidade superior quanto na inferior dos cilindros de vidro; e um conjunto de motor e acionamento para reciprocar os cilindros verticalmente dentro dos vasos. A aparelhagem também tem a capacidade de indexar os cilindros a uma fila diferente de vasos. Os vasos são parcialmente imersos num banho de água adequado a 37° ± 0,5°.[9]

A Aparelhagem 4 consiste em um reservatório e uma bomba contendo o meio de dissolução. Uma célula de fluxo livre, montada verticalmente, contém o comprimido ou cápsula, e através dela o meio de dissolução é bombeado para cima passando por grãos de vidro colocados para auxiliar a manter fluxo laminar. A bomba tem uma faixa de oferta entre 240 em 960 mL/hora com fluxos de 4, 8 e 16 mL/minuto. A célula de fluxo livre é montada verticalmente com um sistema de filtro que impede a perda, pela parte superior da célula, de partículas não-dissolvidas. A célula é imersa em banho de água mantido a 37° ± 0,5°.

O sistema de fluxo livre oferece várias vantagens em comparação a um sistema fechado para dissolução. O sistema de fluxo livre expõe a forma farmacêutica ao meio de dissolução fresco, mantendo uma perfeita condição de bacia de drenagem. Como a aparelhagem não usa um mecanismo giratório de mistura, o comprimido ou cápsula fica exposto continuamente a um fluxo laminar homogêneo e não-turbulento que pode ser controlado com precisão. Todos os problemas associados com oscilação, excentricidade, vibração do eixo e posição do girador são eliminados com a célula de fluxo livre. A técnica com a célula de fluxo livre foi desenvolvida inicialmente na Ciba-Geigy na Suíça, sob a direção do Dr. F Langenbucher (Fig. 35.12A e B[10,11]).

O sistema de fluxo livre aberto, contudo, tem as suas próprias desvantagens, a mais importante das quais é a tendência do filtro de entupir por causa do fluxo unidirecional. Há uma tendência de aumento de pressão próximo do final do teste, e, em muitos casos, é necessário ter transdutores de pressão embutidos e um mecanismo de retroalimentação para aumentar a pressão gradativamente para se manter constante a taxa de fluxo. Uma outra limitação que deve ser mencionada é o efeito "bomba". Foi demonstrado que diferentes tipos de bombas, tais como as variedades peristáltica e centrífuga, oferecem resultados diferentes de dissolução. Além disso, grandes volumes de média são necessários para teste de longa duração.

Uma variação do conceito de fluxo livre é um sistema tipo coluna fechada que foi introduzido por Abdou e colaboradores. O sistema consiste na combinação de uma cesta rotativa miniaturizada com uma aparelhagem fechada de fluxo para manter a concentração do fármaco numa faixa aceitável para determinação quantitativa (Fig. 35.13[12]). O sistema é semi-

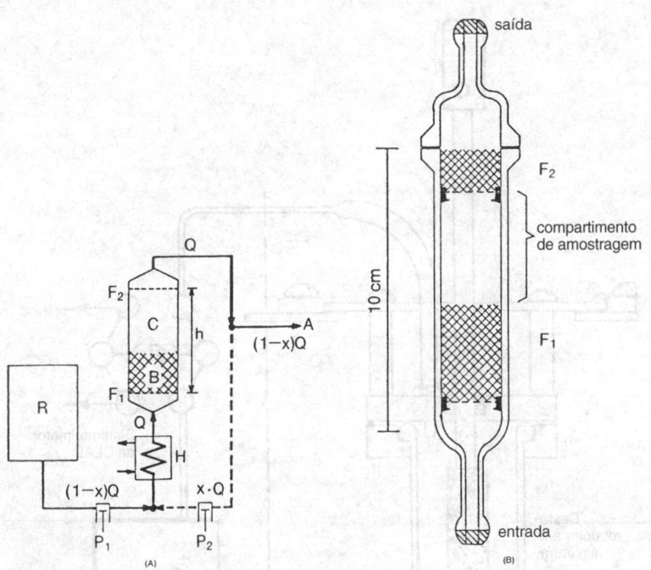

Fig. 35.12 Método de dissolução tipo coluna.[10] **A**. Esboço da aparelhagem de dissolução com coluna (esquema). *B*, leito de partículas; *C*, célula; F_1 e F_2, telas; *H*, trocador de calor; *h*, altura da célula; P_1, P_2, bombas volumétricas; *R*, reservatório de líquido; *x*, fator de circulação; *Q*, *x·Q*, (1 − *x*)Q, taxas de fluxo volumétrico. **B**. Especificações para a célula de dissolução de 4 cm^2 (desenhada em escala). Diâmetro interno da célula, 22,6 mm. Altura do compartimento da amostra, 40 mm. F_1, peneira de aço inoxidável com leito de 30 mm de grãos de vidro, de 1 mm de diâmetro. F_2, peneira de aço inoxidável de malha 40 com grãos de vidro.

automático, juntamente com uma cromatografia líquida de alto desempenho ou performance (CLAD — high-performance liquid chromatography, HPLC) e é usado para determinação da taxa de dissolução de comprimidos de 0,1 mg de acetato de fludrocortisona.

Sistemas de Administração Transdérmica — Método de Dissolução

Existem três sistemas de dissolução para avaliar os modos transdérmicos de administração. A Aparelhagem 5 usa a Aparelhagem 2 da USP, uma pá com a adição de um disco de aço inoxidável desenvolvido para conter o sistema transdérmico no fundo do vaso. A montagem do disco está localizada a 25 ± 2 mm a partir da extremidade da pá. A temperatura do meio de dissolução no frasco é 32° ± 0,5° em comparação com 37° ± 0,5° usada para as formulações de liberação imediata. O sistema de disco é estruturado para minimizar qualquer volume morto.[13]

A Aparelhagem 6, um cilindro, usa a Aparelhagem 1 da USP, exceto que a cesta e o eixo são substituídos por um elemento cilíndrico de aço inoxidável de mistura. O emplastro transdérmico é colado à superfície externa do cilindro. O meio de dissolução é mantido a 32° ± 0,5°.

A Aparelhagem 7, um Fixador Reciprocante, pode ser usada com uma variedade de formas farmacêuticas. A estrutura do sistema consiste em um conjunto de recipientes de dissolução, um acionador e motor para reciprocar o sistema verticalmente, e fixadores de amostra de vários tipos. (Ver Suplemento 5, USP 23, para detalhes.)

AUTOMAÇÃO DO TESTE DE DISSOLUÇÃO

Devido à grande quantidade de testes necessários para determinar a taxa de dissolução de fármacos, a automação do processo pareceu quase uma necessidade, e não simplesmente uma conveniência para o analista. Também, por causa da nature-

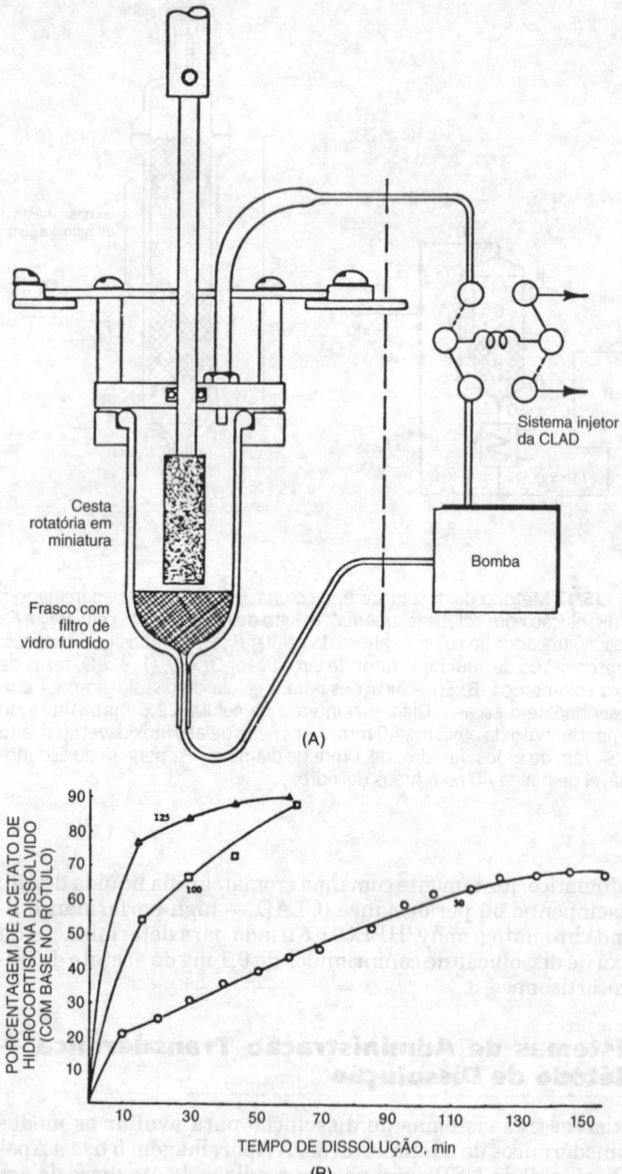

Fig. 35.13 Aparelhagem para determinação da taxa de dissolução de formas farmacêuticas com quantidades extremamente pequenas de ingredientes ativos.[12] **A**. Aparelhagem com cesta miniaturizada da USP, combinada com um mecanismo de fluxo livre. **B**. Comparação entre a taxa de dissolução do acetato de hidrocortisona em diferentes velocidades de rotação. Cada ponto é uma média de seis comprimidos do mesmo lote. ○, 50 rpm; □, 100 rpm; △, 125 rpm.

za modular da aparelhagem de dissolução, a automação pode ser realizada facilmente de várias maneiras e por várias técnicas.

Entretanto, atualmente, a instalação da aparelhagem, a preparação de meios e a introdução de formas farmacêuticas na maior parte são feitas manualmente. O resto do processo — inclusive a retirada da amostra, a manutenção de um certo pH ou condições de bacia de drenagem, a realização do ensaio e a aquisição e os cálculos dos dados — na maioria dos casos é feito de modo automatizado. O processo de automação não só economiza dinheiro, tempo e esforço por parte do analista como também melhora significativamente a confiabilidade geral e enseja a reprodutibilidade dos testes. Várias abordagens foram tentadas para automação da dissolução, como as recomendadas por Bayer e Smith, Cioffi e colaboradores e Abdou e colaboradores. Os detalhes desse sistemas podem ser encontrados na literatura pertinente ao final deste capítulo. Várias empresas comerciais também introduziram sistemas de dissolução semi- ou totalmente automatizados. Algumas delas são Hanson Research Dissolution System (Northridge, CA; aparelhagens Dissoette e Dissograph), Technicon (Tarrytown, NY; aparelhagem Sasdra); e Applied Analytical (Wilmington, NC).

A Millipore's Waters Chromatography Division introduziu um sistema de dissolução totalmente automatizado usando uma bomba de Waters, detector e dispositivo de auto-amostragem com um banho de dissolução da Hanson Research e sistema de transferência de amostra. As amostras são analisadas pela CLAD, que oferece melhor especificidade do que os métodos de análise com ultravioleta (UV).

A Hewlett-Packard fabrica um sistema de dissolução-amostragem e análise UV totalmente automatizado que pode analisar amostras de três banhos de dissolução.

EFEITOS DE PARÂMETROS DO TESTE SOBRE A TAXA DE DISSOLUÇÃO

Agitação

A relação entre a intensidade da agitação e taxa de dissolução varia consideravelmente de acordo com o tipo da agitação usada, o grau de fluxo laminar e turbulento no sistema, a forma e estrutura do agitador e as propriedades físico-químicas do sólido (Fig. 35.14[14,15]). Quando é usado um dispositivo de mistura, como uma cesta, uma pá ou filtro rotatório, a velocidade da agitação gera um fluxo que altera continuamente a interface líquido-sólida entre o solvente e o fármaco de uma maneira similar à taxa de fluxo na aparelhagem de dissolução com fluxo livre.

Para evitar a turbulência e manter um fluxo laminar reprodutível, essencial para obter resultados confiáveis, a velocidade da agitação ou taxa de fluxo, dependendo do tipo de aparelhagem empregada, deve ser mantida a um nível relativamente baixo.

Estudos do efeito da agitação sobre a taxa de reações heterólogas levaram à relação empírica entre a taxa de dissolução e a intensidade de agitação

$$K = a(N)^b \qquad (12)$$

onde N é a velocidade da agitação, K é a taxa de dissolução e a e b são constantes. Se o processo de dissolução for controlado por difusão, o valor de b deve ser 1 ou próximo de 1 de acordo

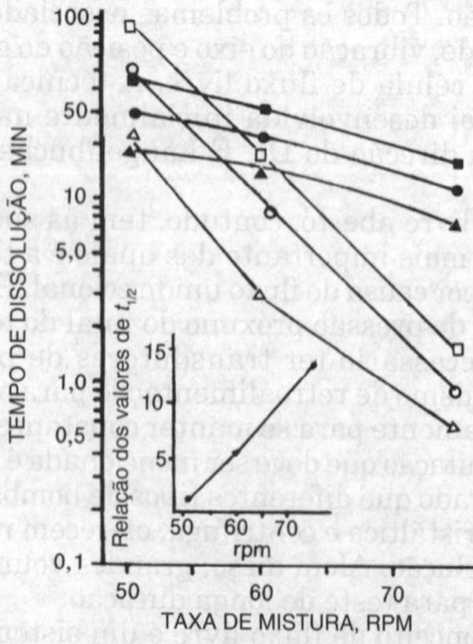

Fig. 35.14 Efeito da agitação sobre a taxa de dissolução.[14,15] Taxa de dissolução de comprimidos de aspirina do Tipo A[14] (símbolos abertos) e Tipo B[15] (símbolos cheios) como uma função da velocidade de giro. Triângulos, $t_{1/3}$; círculos, $t_{1/2}$; quadrados, $t_{2/3}$; *Detalhe*: relação de $t_{1/3}$, tipo B: comprimidos tipo A, como uma função da velocidade de giro.

com a teoria do filme de Nernst-Brunner, que afirma que a espessura do filme é inversamente proporcional à velocidade da giração. Entretanto, se o processo de dissolução for controlado puramente por uma reação interfacial, a velocidade da giração não teria influência alguma sobre a dissolução, e *b* deve se aproximar de zero.

Se ambos os processos estiverem envolvidos (como na dissolução de ácidos fracos numa solução-tampão), o valor de *b* deve cair entre 0 e 1, pois que a natureza do fluxo se altera de laminar para turbulento e a distância desde a interface aumenta; o valor de *b* também varia de acordo com o tipo de agitação usada.

Outros fatores que influenciam a correlação entre agitação e taxa de dissolução incluem a densidade da fase sólida, o tamanho e as características do sólido, o girador, o vaso de dissolução e o calor da solução do soluto.

Temperatura

Como a solubilidade de fármacos depende da temperatura, o seu controle cuidadoso durante o processo de dissolução é muito importante e deve ser mantido dentro de 0,5°. Geralmente, uma temperatura de 37° sempre deve ser mantida durante as determinações de dissolução. O efeito de variações de temperatura do meio de dissolução depende principalmente das curvas de temperatura/solubilidade do fármaco e de excipientes da formulação (Fig. 35.15[15,16]). Para uma molécula dissolvida, o coeficiente de difusão, *D*, depende da temperatura *T* de acordo com a equação de Stokes

$$D = kT/(6\pi\eta r) \qquad (13)$$

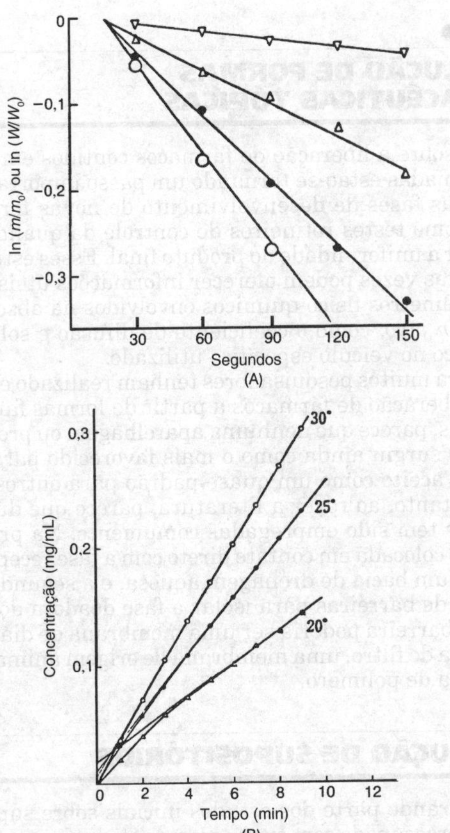

Fig. 35.15 Efeito da temperatura sobre as taxas de dissolução e desintegração de comprimidos.[15,16] **A.** Curvas de dissolução e desintegração de acordo com as Equações 1 e 2 para a posição II da cesta da USP. ▽, dissolução a 10°; △, dissolução a 20°; ●, dissolução a 30°; e ○, desintegração a 5°.[16] **B.** Dissolução do anidrato de fenobarbital em várias temperaturas (a 300 rpm).[15]

onde *k* é a constante de Boltzmann e $6\pi\eta r$ é a força de Stokes para uma molécula esférica (η é a viscosidade em cgs ou unidades poise e *r* é o raio da molécula).

MEIO DE DISSOLUÇÃO

A escolha do fluido apropriado para teste de dissolução depende em grande parte da solubilidade do fármaco, bem como de motivos meramente econômicos e práticos.

pH do Meio de Dissolução

Inicialmente foram aplicados grande ênfase e esforço na simulação de condições *in vivo*, especialmente pH, tensão superficial, viscosidade e condição de bacia de drenagem. Grande parte dos estudos iniciais foi conduzida em HCl 0,1*N* ou soluções tamponadas com pH próximo ao do suco gástrico (pH ~ 1,2). A solução ácida tende a desintegrar os comprimidos levemente mais rápido do que a água e, desse modo, pode melhorar a taxa de dissolução ao aumentar a área efetiva de superfície. Contudo, por causa da ação corrosiva de vapores ácidos sobre o equipamento de dissolução, atualmente é prática geral usar água destilada, a não ser que estudos de investigação apontem para a necessidade específica de dissolução ácida para gerar dados significativos. Uma outra abordagem para evitar os efeitos nocivos do ácido clorídrico é substituí-lo por substâncias-tampão ácidas, tais como o fosfato ácido de sódio, para manter o pH baixo necessário.

Tensão Superficial do Meio de Dissolução

Foi demonstrado que a tensão superficial tem um efeito significativo sobre o ritmo de dissolução de fármacos e seu ritmo de liberação a partir de formas farmacêuticas sólidas. Surfactantes e agentes umectantes diminuem o ângulo de contato e desse modo melhoram o processo de penetração da matriz pelo meio de dissolução. A intensificação da taxa de dissolução do ácido salicílico a partir de uma matriz inerte foi relatada por Singh e colaboradores quando o ângulo de contato, θ, foi diminuído de 92° (água) para 31° (usando sulfossuccinato sódico dioctil a 0,01%, Fig. 35.16[17]). A tensão superficial também foi correspondentemente diminuída de 60 para 31 dinas/cm. Os mesmos achados foram obtidos em estudos com benzocaína quando o polissorbato 80 foi usado como agente ativo de superfície (veja a Fig. 35.16[17]).

Outros estudos conduzidos em formulações convencionais de comprimidos e cápsulas também demonstraram melhora significativa da taxa de dissolução de fármacos pouco solúveis quando surfactantes foram adicionados ao meio de dissolução, mesmo a um nível abaixo da concentração micelar crítica, provavelmente por reduzirem a tensão interfacial. Níveis baixos de surfactantes foram recomendados para serem incluídos no meio de dissolução, pois isso parecia oferecer uma melhor correlação entre os dados *in vitro* e as condições *in vivo*.

Finholt e Solvang compararam o comportamento da dissolução de comprimidos de fenacetina e fenobarbital em suco gástrico humano com aquele em ácido clorídrico diluído com e sem várias quantidades de polissorbato 80 no meio de dissolução. Os dados mostraram que tanto o pH quanto a tensão superficial têm influência significativa na cinética da dissolução. Por exemplo, eles descobriram que não só a taxa de dissolução era muito maior no suco gástrico diluído como também aumentava com a diminuição do tamanho da partícula, ao passo que o oposto ocorria quando era usado HCl 0,1*N*.

Viscosidade do Meio de Dissolução

No caso de processos de dissolução controlados por difusão, poder-se-ia esperar que a taxa de dissolução diminuísse com o aumento da viscosidade. No caso de processos de dissolução controlados pela interface, contudo, a viscosidade deveria ter

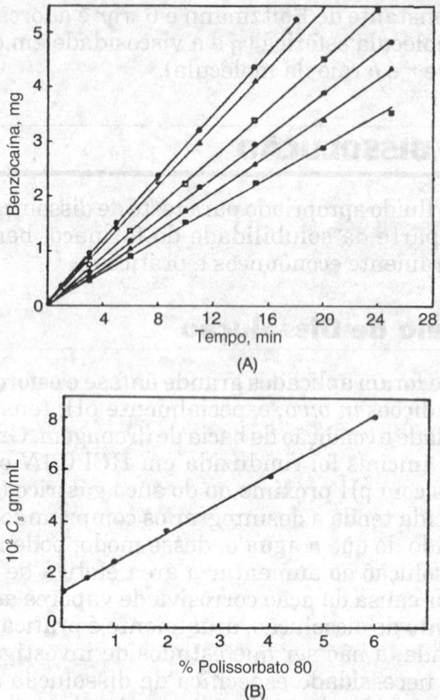

Fig. 35.16 Efeito de surfactantes sobre a taxa de dissolução.[17] **A**. Dados de dissolução da benzocaína e concentrações diferentes de polissorbato 80 usando aparelhagem de mistura acionada por hélice a uma velocidade de mistura de 150 rpm. Conc. polissorbato: ○, 6%; △, 4%; □, 2%; ●, 1%; ▲, 0,5%; ■, 0%. **B**. Dados de solubilização da benzocaína em concentrações diferentes de polissorbato 80.

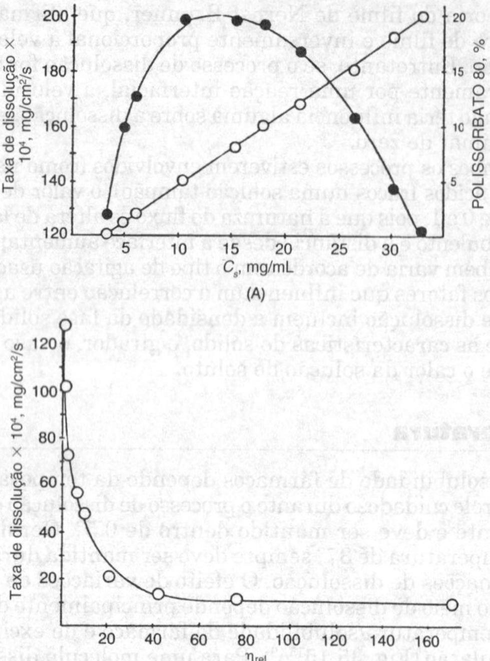

Fig. 35.17 Efeito da viscosidade sobre a taxa de dissolução.[18] **A**. Relação entre a solubilidade total (C_s) do ácido benzóico a 25° e taxa de dissolução e concentração do polissorbato 80. ●, taxa; ○, concentração. **B**. Relação entre viscosidade e taxa de dissolução do ácido benzóico em dissolução aquosa de metilcelulose a 25°.

pouco efeito. A equação de Stokes-Einstein descreve o coeficiente de difusão, D, como uma função da viscosidade.

Braun e Parrott demonstraram que a taxa de dissolução do ácido benzóico é inversamente proporcional à viscosidade do meio de dissolução usando-se várias concentrações de sacarose e soluções de metilcelulose (Fig. 35.17[18]).

DISSOLUÇÃO DE SUSPENSÕES

Embora grande parte dos estudos sobre dissolução durante as últimas duas décadas tenha-se concentrado em comprimidos e cápsulas, alguns apontaram a importância das características de dissolução de fármacos administrados em suspensão. Isso dificilmente é de causar surpresa, pois as suspensões são semelhantes à forma desintegrada de comprimidos e cápsulas; se a dissolução se tornou uma prioridade para essas formulações, é lógico se estender o seu conceito para suspensões. Na verdade, vários estudos demonstraram que a absorção de vários fármacos pouco solúveis administrados em formulações por suspensão é limitada pela taxa de dissolução.

Tais estudos de correlação *in vivo/in vitro* confirmam a importância e a viabilidade de determinações da taxa de dissolução de suspensões como teste discriminativo para rastreamento rápido de novas formulações e como controle da variabilidade lote a lote do mesmo fabricante e entre diferentes fabricantes. Em geral, muitas das aparelhagens de dissolução descritas para comprimidos e cápsulas podem facilmente ser usadas para suspensões.

A Aparelhagem 2 (pá) da USP tem sido usada freqüentemente a uma velocidade de rotação entre 25 a 50 rpm. Entretanto, a aparelhagem de filtro rotatório de Shah, com a cesta removida, ganhou ampla aceitação para as suspensões, pois oferece uma discreta agitação líquida laminar e também funciona como um filtro *in situ* que não entope. Deve ser usado um volume suficiente de meio de dissolução para manter a condição de bacia de drenagem (cerca de 900 a 1.000 mL), e uma temperatura de 37° deve ser mantida. Ocasionalmente também são usadas velocidades de rotação de até 300 rpm.

DISSOLUÇÃO DE FORMAS FARMACÊUTICAS TÓPICAS

Estudos sobre a liberação de fármacos contidos em géis, cremes e pomadas estão-se tornando um passo importante tanto durante as fases de desenvolvimento de novas formulações quanto como testes rotineiros de controle da qualidade para assegurar a uniformidade do produto final. Esses estudos também muitas vezes podem oferecer informações úteis sobre alguns parâmetros físico-químicos envolvidos na absorção percutânea *in vivo*, como o coeficiente de difusão e solubilidade do fármaco no veículo específico utilizado.

Embora muitos pesquisadores tenham realizado estudos de taxa de liberação de fármacos a partir de formas farmacêuticas tópicas, parece que nenhuma aparelhagem ou procedimento isolado surgiu ainda como o mais favorecido para ser amplamente aceito como um quase-padrão para outros no campo. Entretanto, ao rever a literatura, parece que duas técnicas gerais têm sido empregadas comumente. Na primeira, a amostra é colocada em contato direto com a fase receptora, que age como um bacia de drenagem aquosa, e a segunda usa vários tipos de barreiras para isolar a fase doadora do meio receptor. A barreira poderia ser uma membrana de diálise, uma membrana de filtro, uma membrana de origem animal ou uma membrana de polímero.

DISSOLUÇÃO DE SUPOSITÓRIOS

Embora grande parte dos estudos iniciais sobre supositórios tenha se preocupado com suas características físicas tais como faixas de amaciamento e liquefação, homogeneidade, suavidade e neutralidade, vários relatos surgiram na literatura inicial apontando para a correlação direta entre sua eficácia e características de liberação dos ingredientes ativos. Foi relatado que bases gordurosas, como a popular manteiga de cacau, tendem a liberar muito lentamente fármacos hidrofóbicos, os quais são altamente solúveis em base oleosa. A emulsificação da base gordurosa melhorou significativamente a taxa de liberação do fármaco. Foi demonstrado que a incorporação de agentes ativos na superfície melhora drasticamente a taxa de liberação de agentes solúveis em água a partir da base gordurosa do supositório.

Embora muitos pesquisadores tenham conduzido extensa pesquisa sobre liberação de fármacos a partir de supositórios, nenhum método isolado ou tipo de aparelhagem surgiu ainda como procedimento padrão para o laboratório farmacêutico. Muitos métodos para determinação da taxa de dissolução de supositórios estão baseados na técnica de diálise, em que o supositório é colocado numa bolsa de diálise feita de membrana especial ou material de celofane. A bolsa é colocada num frasco ou jarro de boca ampla contendo um volume conhecido de água destilada, e a concentração do fármaco fora da bolsa é medida em função do tempo.

Uma discreta variação do método da cesta da Aparelhagem 1 de Dissolução da USP também é usada. A Hanson Research comercializa uma aparelhagem de cesta para teste de dissolução de supositórios. A cesta modificada de Hanson usa fenda em vez de malha para oferecer uma porosidade adequada. O uso desse tipo de cesta evita o bloqueio da abertura da malha da cesta regular da USP quando são usados supositórios baseados em óleo. O sistema também tem a vantagem de ser capaz de testar supositórios que flutuam ou têm uma densidade tão baixa que interfere com a dinâmica de fluxo do método da pá.

DESINTEGRAÇÃO E DISSOLUÇÃO DE SUPLEMENTOS NUTRITIVOS

A USP 23 contém uma seção sobre Suplementos Nutritivos. Uma das especificações presentes nas monografias de algumas formas farmacêuticas suplementares é a Desintegração e Dissolução, 2040. Essa seção foi alterada e um tanto expandida no 6.º suplemento da USP.[19] Os procedimentos de dissolução para os suplementos nutritivos usam a Aparelhagem 1 e a Aparelhagem 2 e exigem a medida de uma vitamina e ácido fólico (se aplicável) e um mineral (se aplicável). Vitaminas lipossolúveis são isentas das exigências de dissolução.

DESENVOLVIMENTO DE UM NOVO MÉTODO DE DISSOLUÇÃO

Os dados de dissolução, baseados num teste de dissolução discriminativo e bem-desenvolvido, têm um valor enorme na seleção da formulação adequada. O teste de dissolução também pode servir como um mecanismo de controle rotineiro para assegurar a uniformidade de lotes regulares de produção. Uma das primeiras decisões a serem tomadas no processo de desenvolver um novo método de dissolução é a escolha da aparelhagem.

Existem três tipos de aparelhagens nos compêndios, e vários outros estão em uso corrente por companhias farmacêuticas, universidades e agências reguladoras. As aparelhagens diferem muito com respeito à forma e à geometria do vaso de dissolução, ao tipo e intensidade de agitação, à posição da forma de dosagem, à dispersão de partículas, ao volume do meio de dissolução, à capacidade de alterar o solvente até um certo ponto para manter as condições de bacia de drenagem e à reprodutibilidade do sistema.

Wagner alertou que a variabilidade inerente ao método de dissolução deve ser menor do que a variabilidade inerente que pode ser tolerada no produto. Ele também recomendou que a aparelhagem tem de ser realista cientificamente, economicamente sustentável, e ter a capacidade de oferecer uma condição hidrodinâmica efetiva.

Ao decidir qual aparelhagem a ser usada para o teste, deve ser enfatizado que suas características devem permitir um mecanismo conveniente e reproduzível de introdução da forma de dosagem numa posição fixa no meio de dissolução e com mínima perturbação hidrodinâmica. A temperatura do meio de dissolução deve ser rigorosamente mantida com vibração mínima e sem pontos superaquecidos localizados.

A aparelhagem de dissolução também deve permitir a manutenção de condições de bacia de drenagem ao permitir a troca contínua do fluido de dissolução com o solvente fresco. A aparelhagem também deve oferecer condições para teste de vários tipos de formas farmacêuticas, com uma técnica conveniente e reproduzível de amostragem que resulte numa perturbação mínima do leito de dissolução da forma farmacêutica ou condição hidrodinâmica do meio de dissolução. Os mecanismos automáticos de filtração introduzidos no líquido de dissolução são preferidos, pois evitam a remoção de pó insolúvel do fármaco. Devem ser usados métodos analíticos simples e rápidos, pois muitos fármacos tendem a se degradar rapidamente em soluções aquosas diluídas.

Ao rever os critérios apontados anteriormente para uma aparelhagem adequada de dissolução, pode-se reconhecer facilmente que os Métodos de Dissolução 1 e 2 clássicos na verdade não se saem muito mal quando comparados com outros sistemas disponíveis de dissolução.

Em geral, se for usada uma aparelhagem clássica, 900 mL de água destilada com uma velocidade de agitação de 100 rpm para cesta rotatória e 50 rpm para o método da pá são um bom ponto inicial. Entretanto, deve ser conduzida uma verificação para determinar se é necessário retirar ar da água. Se tais parâmetros se comprovarem inadequados, pode ser tentada uma velocidade levemente mais alta de mistura. Se não tiver êxito, a composição do meio de dissolução deve ser alterada. O ácido clorídrico diluído ou sistemas tampão com diferentes pH podem ser usados. No caso de preparados com revestimento entérico ou de liberação prolongada, alterações do pH do meio podem ser necessárias durante o teste.

No que se refere ao aspecto do controle da qualidade, é aconselhável estabelecer diretrizes de dissolução próximas do desempenho esperado da formulação selecionada. A especificação geralmente deve incluir tanto o DT_{50} quanto o DT_{85} ou DT_{85} (DT_x = tempo de dissolução de 50 ou 85%) somente. Entretanto, as especificações podem ser alteradas à medida que é obtida maior experiência na produção. Uma vez terminada a especificação, qualquer lote que não se ajuste deve ser completamente revisto para se encontrar a causa de sua má dissolução.

É bastante útil para previsão de se a absorção biológica é ou não limitada pela dissolução o conhecimento da taxa de dissolução de substâncias farmacológicas de pouca solubilidade (taxa de dissolução intrínseca, $K = kD/h$ da Equação 3). Tal informação é essencial durante os estágios iniciais de formulação de uma nova forma farmacêutica de fármaco, pois pode apontar para um futuro problema de biodisponibilidade.

Dependendo da lentidão da taxa intrínseca de dissolução, o formulador pode escolher melhorá-la por micronização, formação de complexo, derivação ou qualquer uma das técnicas geralmente usadas para melhorar a taxa de dissolução de fármacos insolúveis. As informações também são bastante úteis para melhorar formulações existentes que apresentaram problemas de biodisponibilidade.

Para determinação da taxa intrínseca de dissolução, grande parte dos pesquisadores comprime o fármaco em pó puro sob pressão extremamente alta na ausência de quaisquer aditivos. O disco não-desintegrante resultante é em seguida transferido para qualquer uma das aparelhagens de dissolução discutidas anteriormente. Por causa da característica não-desintegrante do disco, a área superficial é essencialmente constante ao longo de todo o teste. Isso facilita o cálculo e a interpretação dos resultados. Geralmente, a forma modificada da equação de Noyes e Whitney discutida previamente é usada como base de cálculo.

Também, os efeitos de vários fatores de formulação, bem como os fatores principais de processamento, tais como a força de compressão, o tempo de mistura e as condições de armazenamento durante o processo, têm de ser determinados. Isso irá oferecer informações acerca de quão criticamente essas importantes variáveis têm de ser controladas durante a produção de rotina.

Além disso, estudos de estabilidade apropriados devem ser conduzidos para estabelecer quais alterações ocorrem, se é que ocorrem, nas características de dissolução da formulação selecionada após ter sido ela mantida em armazenamento e estável por um período razoável de tempo. Condições aceleradas (estudos de estresse) também podem ser usadas para a mesma finalidade. Depois de ter sido estabelecido o padrão de dissolução da formulação selecionada, deve ser conduzido um estudo *in vivo* para estabelecer a correlação *in vitro/in vivo*. É aconselhável que esses estudos sejam conduzidos em humanos e não em animais, pois os humanos serão os veículos finais da dissolução do fármaco.

REFERÊNCIAS

1. Abdou HM. *Dissolution, Bioavailability and Bioequivalence.* Easton, PA: Mack, 1989.
2. Carstensen TJ. *Dissolution—State of the Art 1982.* (Proc 2nd WI Update Conf) Madison, WI: Extension Services in Pharmacy, University of Wisconsin, 1982.
3. Finholt P. In: Leeson LJ, Carstensen TJ, eds. *Dissolution Technology.* Washington, DC: APhA, 1974, 108.
4. Levy G, *et al. J Pharm Sci* 1963; 52: 1047.
5. Solvang S, Finholt P. *J Pharm Sci* 1970; 59: 49.
6. Levy G, Gumtow RH. *J Pharm Sci* 1963; 52: 1139.
7. Marlowe E, Shangraw R. *J Pharm Sci* 1967; 56: 498.
8. Finholt P. *Dissolution Technology,* p 134.
9. USP 23/NF 18, 5th Supplement, p 3469.
10. Langenbucher F. *J Pharm Sci* 1969; 58: 1265.
11. USP 23/NF 18, 5th Supplement, p 3470.
12. Abdou HM, *et al. J Pharm Sci* 1978; 67: 1397.
13. USP 23/NF 18, 5th Supplement, p 3471.
14. Levy G, *et al. J Pharm Sci* 1967; 56: 1365.
15. Nogami H. *Chem Pharm Bull* 1969; 17: 499.
16. Carstensen TJ, *et al. J Pharm Sci* 1980; 69: 291.
17. Singh P, *et al. J Pharm Sci* 1968; 57: 959.
18. Braun R, Parrott E. *J Pharm Sci* 1972; 61: 175.
19. USP 23/NF 18, 6th Supplement, p 3794.

BIBLIOGRAFIA

Geral

Abdou H. *Dissolution, Bioavailability and Bioequivalence.* Easton. PA: Mack, 1989, Chap 2.

Brunner E, Tolloczko S. *Z Phys Chem* 1900; 35: 283.

Crank J. *The Mathematics of Diffusion,* 2nd ed. New York: Oxford University Press, 1975.

Dissolution—State of the Art 1982 (Proc 2nd WI Update Conf) Madison, WI: Extension Services in Pharmacy, University of Wisconsin, 1982.

Edwards L. *Trans Faraday Soc* 1951; 47: 119.

Gibaldi M, Perrier D. *Pharmacokinetics.* New York: Marcel Dekker, 1974, pp 270, 281.

Hanson WA. *Handbook of Dissolution Testing.* Springfield, OR: Pharmacy Technology, 1982.

Higuchi T, *et al. JAPhA Sci Ed* 1953; 42: 194.

Higuchi T, *et al. JAPhA Sci Ed* 1954; 43: 344.

Higuchi T, Lach J. *JAPhA Sci Ed* 1954; 43, 465.

Hixson A, Crowell J. *Ind Eng Chem* 1931; 23: 923.

Leeson LJ, Carstensen TJ, eds. *Dissolution Technology.* Washington, DC: APhA, 1974.

Levy G. *J Pharm Sci* 1961; 50: 388.

Nelson KG, Miller KW. In: Blanchard J, Sawchuk RJ, Brodic BB, eds. *Principles and Perspectives in Drug Bioavailability.* Basel: S Karger, 1979.

Nernst V, Brunner E. *Z Phys Chem* 1904; 47: 52, 56.

Noyes AA, Whitney WR. *J Am Chem Soc* 1897; 19: 930.

Shenoy K, Chapman D, Campbell J. *Drug Stand* 1959; 27: 77.

Wagner JG. *Drug Intell Clin Pharm* 1970; 4: 137.

Wagner J, Pernarowski M. *Biopharmaceutics and Relevant Pharmacokinetics.* Hamilton, IL: Drug Intell, 1971.

Wurster DE, Taylor PW. *J Pharm Sci* 1965; 54: 670.

Tamanho da Partícula

Hirschorn J, Kornblum S. *J Pharm Sci* 1971; 60: 445.

Levy G. *Am J Pharm* 1963; 135: 78.

Estado Cristalino do Fármaco

Aguiar A, *et al. J Pharm Sci* 1967; 56: 847.

Poole J. *Curr Ther Res* 1968; 10: 292.

Formulação e Fatores de Processamento para Formulações de Comprimidos

Chowhan Z, *et al. J Pharm Sci* 1982; 71: 1371.

Levy G, *et al. J Pharm Sci* 1963; 52: 1047.

Marlowe E, Shangraw R. *J Pharm Sci* 1967; 56: 498.

Fatores Relacionados à Aparelhagem de Dissolução e Parâmetros de Teste

Abdou H, Ast T, Cioffi F. *J Pharm Sci* 1978; 67: 1397.

Hanson W. *Handbook of Dissolution Testing.* Springfield, OR: Pharmacy Technology, 1982, p 88.

Langenbucher F. *Pharm Acta Helv* 1974; 49: 187.

Pernarowski N. In: Leeson L, Carstensen J. *Dissolution Technology.* Washington, DC: APhA, 1974.

Stavchansky S. *Dissolution—State of the Art 1982.* (Proc 2nd WI Update Conf) Madison, WI: Extension Services in Pharmacy, University of Wisconsin, 1982.

Taxa Intrínseca de Dissolução

Cartensen J, Musa M. *J Pharm Sci* 1972; 61: 223.

Tingstad J, *et al. J Pharm Sci* 1973; 62: 293.

Efeito do Meio de Dissolução, pH e Tensão Superficial

Felmeister A. *J Pharm Sci* 1972; 61: 151.

Singh P, *et al. J Pharm Sci* 1968; 57: 217.

Solvang S, Finholt P. *J Pharm Sci* 1970; 59: 49.

Automação no Teste de Dissolução

Abdou H, Ast T, Cioffi F. *J Pharm Sci* 1978; 67: 1397.

Beyer W, Smith E. *J Pharm Sci* 1971; 60: 1556.

Cioffi F, Abdou H, Warren A. *J Pharm Sci* 1976; 65: 1236.

Shah A, Poet C, Ochs J. *J Pharm Sci* 1973; 62: 671.

Efeitos da Agitação sobre a Taxa de Dissolução

Levy G, Leonard J, Procknal J. *J Pharm Sci* 1967; 56: 1365.

Formas Farmacêuticas de Liberação Modificada

Pharmacopeial Forum, USP, Rockville MD, 2991–3000, May–Jun 1983.

Efeito da Temperatura

Carstensen J, *et al. J Pharm Sci* 1980; 69: 290.

Efeito da Viscosidade

Braun R, Parrott E. *J Pharm Sci* 1972; 61: 175.

Desenvolvimento de um Novo Método de Dissolução

Sarapu A, Clark L. *J Pharm Sci* 1980; 69: 129.

Wagner G. *Biopharmaceutics and Relevant Pharmacokinetics.* Hamilton, IL: Drug Intelligence, 1971, p 110.

PARTE 5

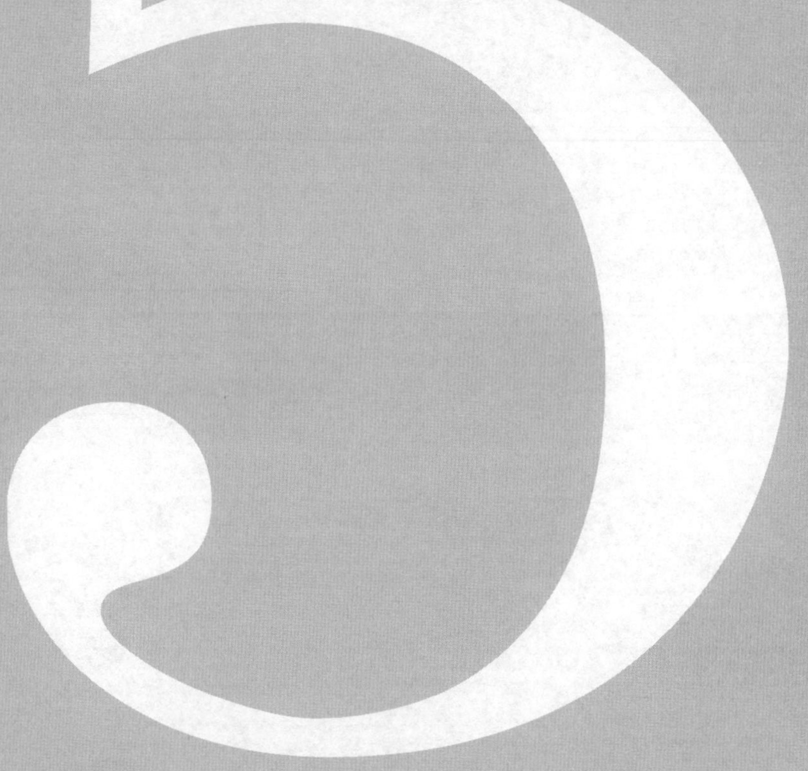

Fabricação Farmacêutica

Joseph B Schwartz, PhD
Burroughs-Wellcome Professor of Pharmaceutics
Director of Industrial Pharmacy Research
Philadelphia College of Pharmacy
University of the Sciences in Philadelphia
Philadelphia, PA 19104

CAPÍTULO 36

Separação

Garnet E Peck, PhD
Professor of Industrial Pharmacy
Director of the Industrial Pharmacy Laboratory
School of Pharmacy and Pharmacal Sciences
Purdue University
West Lafayette, IN 47907

A separação pode ser definida como uma operação que empreende o isolamento e/ou a purificação de uma única substância química ou de um grupo de substâncias quimicamente correlacionadas. Muitos agentes medicamentosos exigem algum grau de purificação antes de serem incorporados nas formas farmacêuticas desejáveis. Muitas vezes, a análise das preparações farmacêuticas exige a separação do constituinte principal de outros constituintes da formulação antes que a medição quantitativa possa ser realizada.

Embora os problemas de separação sejam a preocupação principalmente dos fabricantes de produtos farmacêuticos, por vezes eles também podem ser encontrados pelo farmacêutico no laboratório de prescrição; portanto, todos os profissionais de farmácia devem ter o conhecimento dos princípios fundamentais e das técnicas empregadas nos processos básicos de separação.

Os processos de separação podem ser divididos em duas categorias gerais — simples e complexo —, dependendo da complexidade do método utilizado.

Os *processos simples* realizam a separação dos constituintes através de uma manipulação mecânica simples. Alguns exemplos desse tipo são o uso de

- Uma pipeta ou funil separador para separar dois líquidos imiscíveis, como água e éter.
- Um processo de destilação para separar dois líquidos miscíveis, como benzeno e clorofórmio.
- Um processo de selecionamento para separar sólidos.
- Processos de centrifugação, filtração e expressão para separar sólidos de líquidos.

Os processos nessa categoria são comumente limitados a separações de soluções ou misturas relativamente simples.

Em geral, os *processos complexos* exigem a formação de uma segunda fase por adição de um sólido, líquido ou gás mais a manipulação mecânica, de modo a empreender a separação efetiva. Um exemplo é a separação da aspirina (ácido acetilsalicílico) do ácido salicílico. Nessa mistura, o ácido salicílico é considerado uma impureza, sendo que, para separar a impureza do constituinte desejado, é acrescentado um solvente adequado à mistura, com a finalidade de recristalizar apenas o ácido acetilsalicílico. O contaminante permanece em solução e é removido no filtrado durante o processo de filtração.

Apenas os processos selecionados que envolvem as separações serão discutidos neste capítulo. Os outros métodos são estudados em capítulos como a *Formação de Complexo* (Cap. 14), *Dispersões Coloidais* (Cap. 21), *Dispersões Grosseiras* (Cap. 22) e *Cromatografia* (Cap. 33).

DISTRIBUIÇÃO CONTRACORRENTE

A distribuição contracorrente (DCC) pode ser definida como uma série de extrações de líquido-líquido (solventes imiscíveis) realizada em um aparelho de tubos múltiplos, no qual se permite que uma fase avance para o tubo seguinte na série, independentemente da outra fase.[1] A separação dos componentes na mistura depende dos coeficientes de distribuição de cada um dos componentes, do volume dos solventes utilizados e do número de transferências efetuado.

Algumas aplicações importantes da DCC na ciência farmacêutica são:

- O isolamento e a purificação de substâncias químicas e compostos bioquímicos que poderiam ser, de outra maneira, danificados pelos extremos de temperatura ou pH que acontecem durante os processos de separação.
- A separação de um extrato vegetal cru em suas várias frações quimicamente correlatas como uma etapa de preparação.
- A determinação da pureza e da homogeneidade de substâncias químicas e agentes medicinais.
- A caracterização de substâncias extraídas de sistemas bioquímicos em estudos que determinam a disposição metabólica ou biológica dos medicamentos.

A separação que emprega a DCC baseia-se na Lei de Nernst. De acordo com essa lei, quando dois solventes praticamente imiscíveis estão em contato entre si e uma substância que é solúvel neles é adicionada, a substância se distribui de tal maneira que, em equilíbrio e em uma determinada temperatura, a relação entre as concentrações das duas soluções é uma constante. Falando estritamente, é a proporção de atividade em lugar da proporção de concentração que permanece constante. Contudo, para a maioria dos propósitos, os valores de concentração fornecem aproximações satisfatórias.

Quando a proporção de concentrações expressa um valor de distribuição para uma única espécie química, a constante é designada como um coeficiente de partição ou coeficiente de distribuição, K, e pode ser matematicamente expressa como

$$K = C_u/C_l \qquad (1)$$

Nessa expressão, C_u e C_l representam concentrações nas fases superior e inferior, respectivamente. Não existe nenhuma convenção aceita até o momento, e o coeficiente de distribuição também poderia ser tão bem expresso como o inverso da Equação 1, C_l/C_u.

Na prática, lidamos e medimos as concentrações analíticas totais; dessa forma, mais de uma espécie química geralmente está presente em cada fase. Esse tipo de distribuição entre solventes é chamado de relação de partição e é definido matematicamente como $K_p = C_u/C_l$, onde C_u e C_l representam as concentrações analíticas totais da substância química nas fases superior e inferior, respectivamente. Um exemplo seria a distribuição do ácido benzóico entre benzeno e água. Na fase aquosa, o ácido benzóico estaria presente em uma forma ionizada (A^-) e na forma não-ionizada (HA). No benzeno, o ácido benzóico estaria presente na forma não-ionizada (HA) e na forma dimerizada $(HA)_2$. A relação que expressa o ácido benzóico total na fase orgânica e o ácido benzóico total na fase aquosa é a proporção de partição ou o coeficiente de distribuição aparente, K_p.

Embora a finalidade do uso da DCC seja realizar a separação de duas ou mais substâncias, os princípios básicos da operação são mais bem apresentados ao se considerar, em primeiro lugar, o padrão de distribuição de um único soluto em dois solventes imiscíveis.

1. Suponha que o soluto sob consideração apresenta um coeficiente de distribuição unitário quando distribuído entre o clorofórmio e a solução tampão e que não existem desvios da lei de distribuição de Nernst devido a associação molecular, dissociação, ionização ou reações químicas.
2. Considere seis recipientes, como frascos de Erlenmeyer de vidro, tampados, de 250 ml, cada qual contendo 50 ml de clorofórmio (fase inferior), conforme demonstrado na Fig. 36.1 (Fileira A). Acrescente ao recipiente No. 0 100 mg de soluto sob consideração dissolvido em 50 ml de solução tampão e agite até que o equilíbrio tenha sido estabelecido. Como são empregados volumes iguais de solvente e o coeficiente de distribuição do soluto nesses dois solventes é unitário, o soluto em equilíbrio se distribuirá de tal maneira que metade será encontrada em cada fase, superior e inferior (Fileira B). Como 100 mg estavam originalmente presentes, 50 mg serão encontrados em cada uma das camadas do Frasco 0 (Fileira B).
3. Transfira a fase superior do Frasco 0, contendo 50 mg de soluto, para o Frasco 1 (Fileira B) e acrescente solução tampão fresca ao Frasco 0. Agite ambos os frascos até que o equilíbrio seja estabelecido. Em equilíbrio, a quantidade de soluto em cada fase dos Frascos 0 e 1 (Fileira C) será de 25 mg.
4. Transfira a fase superior do Frasco 1 (Fileira C) para o Frasco 2 (Fileira C) e a fase superior do Frasco 0 (Fileira C) para o Frasco 1. Acrescente solução tampão fresca ao Frasco 0 (Fileira C) e agite todos os três frascos até que o equilíbrio tenha sido estabelecido. Em equilíbrio, a quantidade de soluto (25 mg) no Frasco 2 (Fileira D) terá se distribuído de modo que metade (12,5 mg) fique na fase superior e metade (12,5 mg) fique na fase inferior. Como 25 mg de soluto foram transferidos para o Frasco 1 a partir do Frasco 0, 25 mg de soluto estarão presentes em cada fase do Frasco 1 (Fileira D). A quantidade (25 mg) de soluto no Frasco 0 se distribuirá entre a camada de clorofórmio e a solução tampão recentemente adicionada, de modo que metade (12,5 mg) estará presente em cada camada (Fileira D).

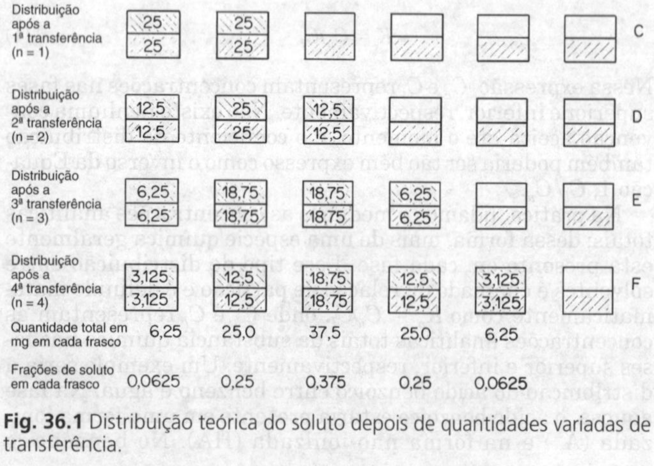

Legenda: Solução tampão (fase superior); $CHCl_3$ (fase inferior)

Frasco no., r	0	1	2	3	4	5	
Apenas $CHCl_3$ em cada frasco							A
Distribuição inicial (n = 0)	50 / 50						B
Distribuição após a 1ª transferência (n = 1)	25 / 25	25 / 25					C
Distribuição após a 2ª transferência (n = 2)	12,5 / 12,5	25 / 25	12,5 / 12,5				D
Distribuição após a 3ª transferência (n = 3)	6,25 / 6,25	18,75 / 18,75	18,75 / 18,75	6,25 / 6,25			E
Distribuição após a 4ª transferência (n = 4)	3,125 / 3,125	12,5 / 12,5	18,75 / 18,75	12,5 / 12,5	3,125 / 3,125		F
Quantidade total em mg em cada frasco	6,25	25,0	37,5	25,0	6,25		
Frações de soluto em cada frasco	0,0625	0,25	0,375	0,25	0,0625		

Fig. 36.1 Distribuição teórica do soluto depois de quantidades variadas de transferência.

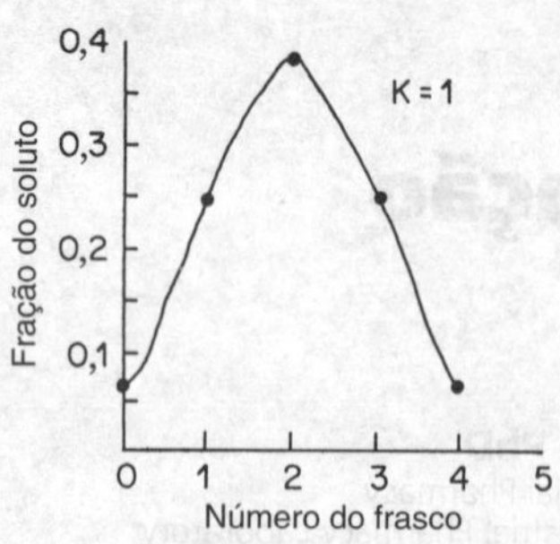

Fig. 36.2 Distribuição do soluto depois de quatro transferências.

Continue esse procedimento geral de transferir as fases superiores dos Frascos 0, 1 e 2 para os Frascos 1, 2 e 3, respectivamente; em seguida, acrescente a solução tampão fresca ao Frasco 0. Agite os quatro frascos até que o equilíbrio seja estabelecido. É obtida uma distribuição, conforme demonstrado na Fileira E. A continuação de uma maneira semelhante irá gerar uma distribuição conforme exibido na Fileira F.

Um gráfico da fração de soluto em cada frasco *versus* o número de frasco é mostrado na Fig. 36.2. O significado dessa curva é que a distribuição do soluto mostra um pico, no qual o máximo está localizado em um frasco específico e a localização do frasco de pico é uma função do coeficiente de partição. Portanto, pode-se observar que dois ou mais solutos com diferentes valores K podem ser efetivamente separados depois da passagem de uma mistura através de muitos tubos (usualmente 25 ou mais, dependendo dos valores de K) em um aparelho de DCC.

A Fig. 36.2 ilustra a distribuição de um soluto depois de apenas quatro transferências. Na prática real, entre 8 e 2.000 frascos ou tubos são usualmente utilizados nas extrações múltiplas desse tipo. Os tubos são ligados em série, em um conjunto, e são agitados simultaneamente, em vez de isoladamente, para efetuar a distribuição dos solutos entre as duas fases. O aparelho também permite a transferência das fases superiores para o tubo seguinte na série, em uma operação. Um aparelho desse tipo é chamado de aparelho de distribuição contracorrente.

Para estudar a fração de um determinado soluto presente em cada tubo r, depois do número n de transferências, é conveniente empregar a Equação 2,

$$f_{n,r} = \frac{n!}{r!(n-r)!}\left(\frac{1}{1+KR}\right)^n (KR)^r \qquad (2)$$

onde K é definido como o coeficiente de partição e R é definido como a relação do volume da fase superior com o volume da fase inferior, (V_u/V_l).

O uso da Equação 2 é ilustrado da seguinte forma: calcule a fração do soluto nos Tubos 0, 1, 2, 3 e 4 depois que são feitas quatro transferências em um aparelho de DCC usando volumes iguais das fases superior e inferior. Supõe-se que o valor de K para o soluto no sistema solvente seja de 1,0 nesse exemplo.

Para o Tubo 3,

$$f_{4,3} = \frac{4!}{3!(4-3)!}\left(\frac{1}{1+1}\right)^4 (1)^3 = 0{,}25$$

Por cálculos similares, mostra-se que a fração dos solutos nos Tubos 0, 1, 2 e 4 é igual a

$$f_{4,0} = 0{,}0625;\ f_{4,1} = 0{,}25;\ f_{4,2} = 0{,}375;\ f_{4,4} = 0{,}0625$$

A distribuição do soluto usando a Equação 2 é mostrada na Fig. 36.2.

Quando se efetua um grande número de transferências (50) e K é próximo à unidade, é mais conveniente utilizar um tratamento de Gauss[2] para calcular a fração de soluto em um determinado tubo. As equações apropriadas são

$$y_x = \frac{1{,}00}{\sqrt{2\pi nKR/(KR+1)^2}}\exp\left\{-\left(\frac{x^2}{2nKR/(KR+1)^2}\right)\right\} \qquad (3)$$

$$r_{max} = \frac{nKR}{KR + 1} \quad (4)$$

onde y_x representa a fração do soluto com coeficiente de distribuição K no tubo que está a distância x do tubo máximo; exp é o expoente da base e, ex, exp[2] $= e^2$; $\pi = 3{,}14$; K, R e n são termos que foram anteriormente definidos e r_{max} representa o número do tubo que contém a quantidade máxima de soluto.

As curvas de distribuição podem ser preparadas a partir de dados hipotéticos, usando as Equações 3 e 4, ou a partir de um programa de computador empregando essas equações. A Fig. 36.3 ilustra uma série de curvas para um soluto em que K = 1,0 e R = 1,0 após 8, 32 e 128 transferências. É interessante observar que, à medida que aumenta o número de transferências, a amplitude da curva diminui e o soluto se espalha através de mais e mais tubos. À primeira vista, isso pareceria indesejável, mas o ponto significativo é que a fração nos vasos que contêm o soluto depois de 128 transferências é, agora, muito menor que depois de 10 transferências.

Portanto, dois solutos com valores de K diferentes mas semelhantes podem ser separados em 128 transferências, porque cada soluto ocupa uma fração menor dos tubos totais. Se essa separação fosse tentada com 10 a 20 transferências, ambos os solutos ocupariam quase a totalidade dos tubos e nenhuma separação seria obtida.

A Fig. 36.4 ilustra os padrões de distribuição obtidos em uma experiência com 16 transferências para solutos portadores de coeficientes de distribuição que diferem em uma ordem de magnitude. Sob nenhuma circunstância uma separação pode ser obtida, caso os coeficientes de distribuição dos solutos sejam iguais.

O procedimento da operação que foi considerada é, até aqui, conhecido como *procedimento fundamental*. Nesse ponto, o soluto está distribuído através de uma quantidade específica de tubos e nada é retirado do sistema até que toda a operação esteja completa. Em seguida, o conteúdo dos tubos é retirado e analisado com a finalidade de determinar as concentrações de soluto, ou os solutos são retirados apenas com o propósito de isolá-los a partir de uma mistura.

Outro procedimento da operação, que é de interesse principalmente por sua analogia com a cromatografia por eluição, é conhecido como *retirada terminal*. Nessa operação, o procedimento fundamental é seguido por um número predeterminado de transferências, conforme descrito previamente. Em seguida, coleta-se a fase superior apenas do último tubo no conjunto. Todas as outras fases superiores são avançadas para o tubo seguinte em sucessão, e, depois do equilíbrio, a fase superior do último tubo, n, é novamente coletada.

Esse processo continua até que todas as fases superiores tenham passado por n tubos contendo a fase inferior. Na cromatografia por eluição, a analogia é similar. Entretanto, a fase superior fresca é acrescentada continuamente ao primeiro *tubo* (chamado de *placa* na cromatografia por eluição), até que apenas a fase superior seja decantada da coluna.

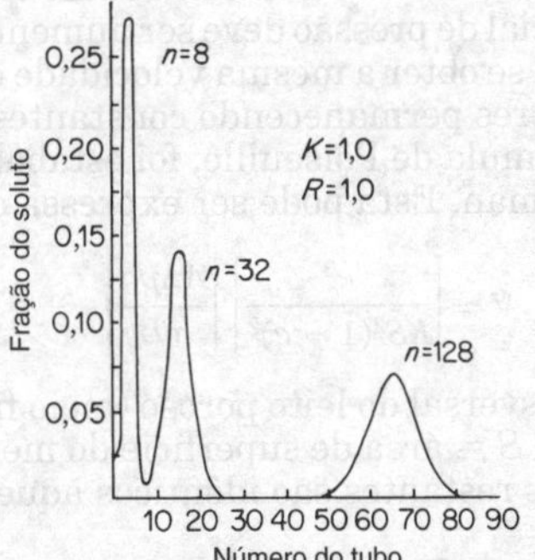

Fig. 36.3 Distribuição do soluto depois de um número variado de transferências.

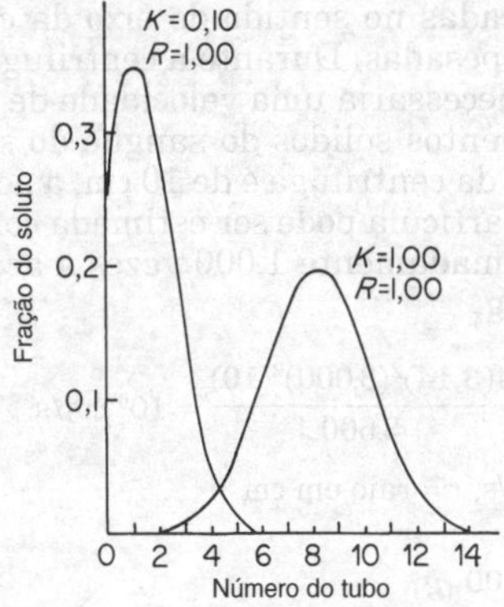

Fig. 36.4 Distribuição de dois solutos com diferentes valores de K.

Em resumo, o grau de separação de dois ou mais solutos usando a DCC depende dos coeficientes de distribuição dos solutos, da natureza e do volume dos solventes utilizados e do número de transferências realizadas.

CENTRIFUGAÇÃO

Um grande número de separações pode ser realizado com a centrífuga. Esse aparelho consiste essencialmente em um recipiente em que uma mistura de sólido e líquido, ou de dois líquidos, é rodada em altas velocidades, de modo que a mistura seja separada em suas partes constituintes pela ação da força centrífuga. Um sólido ou líquido, misturado a um líquido de menor densidade, pode ser separado porque a substância de densidade específica mais elevada é arremessada para fora com maior força — ela será impulsionada para o fundo do recipiente, deixando uma camada sobrenadante clara de líquido puro.

A centrifugação é útil principalmente quando é difícil a separação por filtração comum, como na separação de uma mistura altamente viscosa. As separações podem ser efetuadas com maior rapidez em uma centrífuga que sob a ação da gravidade. Além disso, o grau de separação que é obtido pode ser maior porque as forças disponíveis são de uma ordem de magnitude muito maior. A centrífuga transformou-se em um valioso instrumento analítico, principalmente na pesquisa bioquímica e microbiológica. Ela possui ampla aplicação em laboratórios farmacêuticos, e foi sugerido seu uso como um meio de prever a estabilidade da emulsão.

São encontrados dois tipos básicos de centrífugas: de *sedimentação* e de *filtração*. A centrífuga do *tipo sedimentação* depende das diferenças nas densidades das duas ou mais fases que compõem a mistura. Esse instrumento é capaz de separar misturas tanto de sólido-líquido quanto de líquido-líquido. As *centrífugas de filtração*, no entanto, são limitadas à separação apenas de misturas de sólido-líquido.

Centrífugas de Sedimentação

O *design* da centrífuga de frasco e o da centrífuga de disco baseiam-se no princípio da sedimentação (*i.e.*, separação por diferença de densidade).

CENTRÍFUGA DE FRASCO

A centrífuga de frasco, que consiste em uma haste vertical que roda os frascos em um plano horizontal, é comumente utilizada para separar materiais de densidades diferentes. A separação em um campo centrífugo é realizada porque as partículas mais densas em uma mistura exigem forças maiores para mantê-las em uma trajetória circular de um determinado raio que as partículas mais leves. Dessa maneira, as partículas mais leves são deslocadas no sentido do eixo da centrífuga pelas partículas mais pesadas. Durante a centrifugação do sangue, por exemplo, é necessária uma velocidade de 3.000 rpm para separar os elementos sólidos do sangue do soro. Quando se supõe que o raio da centrífuga é de 10 cm, a aceleração, a, que age sobre uma partícula pode ser estimada como sendo de 10^6 cm/s^2; ou aproximadamente 1.000 vezes a aceleração gerada pela gravidade, g,

$$a = 4\pi^2 N^2 r = \frac{4(3{,}14)^2(3.000)^2(10)}{3.600} = 10^6 \text{ cm/s}^2$$

N = revoluções/s, r = raio em cm

$$\frac{10^6 \text{ cm/s}^2}{10^3 \text{ cm/s}^2} = 100\ (g)$$

10^3 cm/s^2 = aceleração aproximada decorrente de gravidade

Sob essas condições, os elementos sólidos do sangue eventualmente migram, sob a influência da força centrífuga, para a extremidade do tubo da centrífuga.

A separação de partículas em um meio líquido também depende da natureza do meio. Uma partícula sólida que se deposita sob a influência da aceleração gerada pela gravidade em uma fase líquida acelera até que seja alcançada uma velocidade terminal constante. A velocidade terminal é conhecida como a velocidade de deposição da partícula e é descrita matematicamente pela Lei de Stokes. Podemos demonstrar que a Lei de Stokes pode ser estendida para aqueles casos em que a deposição ocorre em um campo centrífugo,

$$v_s = v_g \frac{\omega^2 r}{g} \tag{5}$$

onde v_s é a velocidade de deposição de uma partícula em um campo centrífugo, v_g é a velocidade de deposição de uma partícula em um campo gravitacional (Lei de Stokes), ω é a velocidade angular da partícula na zona de deposição e r é o raio em que a velocidade de deposição é determinada.

Considere uma partícula sólida em uma posição inicial em um meio líquido e a uma distância r do eixo de rotação. Sob essas condições,

$$v_s = dr/dt \tag{6}$$

Substituindo a Equação 6 na Equação 5, teremos

$$dr/dt = v_g \frac{\omega^2 r}{g} \tag{7}$$

Rearrumando e integrando entre os limites, teremos

$$\int_r^{rc} \frac{dr}{r} = \int_0^t v_g \frac{\omega^2 r}{g}\, dt \tag{8}$$

$$\ln \frac{r_c}{r} = v_g \frac{\omega^2 t}{g} \tag{9}$$

onde r_c é a distância entre a superfície da massa sedimentada na extremidade do tubo e o eixo de rotação, e t é o tempo durante o qual a partícula está sujeita à aceleração centrífuga enquanto a partícula percorre a distância de r a r_c. A Equação 9 mostra que, se as condições de centrifugação para uma determinada suspensão devem ser comparadas em diferentes centrífugas, a velocidade, o tamanho do frasco, as dimensões da centrífuga e o tempo de centrifugação devem ser levados em consideração. Lavanchy e Keith[3] descrevem as condutas matemáticas que devem ser consideradas para essa finalidade.

A ULTRACENTRÍFUGA

Quando o material sólido extremamente fino deve ser separado de um líquido, como em um colóide ou pesquisa biológica, emprega-se a ultracentrífuga. Nesse instrumento, um rotor relativamente pequeno é operado em velocidades que superam 100.000 rpm e são exercidas forças de até um milhão de vezes a da gravidade. As altas velocidades são conseguidas com turbinas de ar ou óleo e mancais lubrificados com uma película de ar comprimido. O calor por atrito pode ser minimizado pelo uso de vácuo alto.

Ao colocar as amostras em células especialmente construídas e rodá-las na ultracentrífuga, é possível separar a fase dispersa da fase contínua muito rapidamente. Para auxiliar o pesquisador, podem ser acoplados instrumentos ópticos para fotografar a deposição enquanto a centrífuga está em operação.

Apenas pequenos lotes de material podem ser manuseados nesses instrumentos durante uma única operação. As ultracentrífugas são empregadas na determinação do tamanho da partícula e de peso molecular de polímeros e de outros materiais com alto peso molecular, como proteínas e ácidos nucleicos, através da observação direta ou indireta da velocidade de separação de partículas em solução ou suspensão.

Métodos de Filtração

A centrífuga de filtração é restrita à separação de misturas de sólido-líquido. Ela tem princípio similar ao tipo de sedimentação, mas, em lugar de recipientes, possui uma parede porosa através da qual a fase líquida pode passar, mas na qual a fase sólida fica retida. Análogo à filtração, esse processo requer a consideração do fluxo do líquido através do leito sólido, que se acumula na placa porosa.

FILTRAÇÃO

A filtração é o processo de separação de líquidos de sólidos com a finalidade de obter líquidos opticamente transparentes. Isso é realizado através da intervenção de uma substância porosa, denominada *filtro* ou *meio filtrante*. O líquido que atravessa pelo filtro é chamado de *filtrado*.

Matemática da Filtração

Em 1842, Poiseuille propôs uma relação para o fluxo aerodinâmico de líquidos sob pressão através de capilares. Essa equação, em sua forma simplificada, é representada por

$$V = \frac{\pi \Delta p r^4}{8L\eta}$$

onde V = velocidade do fluxo, r = raio do capilar do fluxo, L = comprimento do capilar, η = viscosidade do líquido e Δp = diferencial de pressão nas duas extremidades do capilar.

Demonstrou-se que a equação de Poiseuille modificada é válida para o fluxo de líquido através de areia, contas de vidro e vários meios porosos. Ela representa a base de todos os modelos matemáticos de filtração que foram desenvolvidos subseqüentemente. Nessa equação, o poderoso efeito do raio do capilar é de importância crítica; *i.e.*, ao reduzi-lo a 1/8 de seu tamanho, o diferencial de pressão deve ser aumentado em mais de 4.000 vezes para se obter a mesma velocidade de fluxo, com todos os outros fatores permanecendo constantes.

Com base na fórmula de Poiseuille, foi estabelecida a relação de Kozeny-Carman. Esta pode ser expressa como

$$V = \left[\frac{e^3}{KS^2(1-e)^2}\right]\left[\frac{A\Delta pg}{\eta L}\right]$$

onde A = área transversal do leito poroso (meio filtrante), e = porosidade do leito, S = área de superfície do meio, K = constante, e os símbolos restantes são idênticos àqueles na equação de Poiseuille.

A relação de Kozeny-Carman, como a lei de Poiseuille, afirma que a velocidade do fluxo é diretamente proporcional à queda da pressão através do meio e à área do leito e inversamente proporcional à viscosidade do líquido e à espessura do leito. Para caracterizar o material que compõe o leito, duas novas quantidades, e e S, são introduzidas, substituindo o raio do capilar.

O uso de uma constante indefinida K, em lugar da constante definida na equação de Poiseuille, $\pi/8$, proporciona maior utilidade no uso dessa equação ao considerar a geometria do meio. A constante, K, geralmente varia em valor de 3 a 6. A equação de Kozeny-Carman encontra sua maior limitação nos sistemas complexos, como o papel de filtro, mas propicia excelente correlação nos leitos filtrantes compostos de material poroso.

Ao aplicar a lei de Poiseuille aos processos de filtração, devemos reconhecer que os capilares encontrados no leito filtrante são altamente irregulares e desiguais. Por conseguinte, quando o comprimento de um capilar é considerado como a espessura do leito ou do meio e se aplica o fator de correção para o raio, a velocidade do fluxo é estimada com maior rigor. Esses fatores foram levados em consideração na formulação da equação de Darcy

$$V = \frac{k\Delta p}{L\eta}$$

onde k é o coeficiente de permeabilidade e depende da natureza do precipitado a ser filtrado e do próprio meio filtrante.

Está em andamento a idealização de sistemas de microfiltração assistida por computador.[4] Essa técnica é empregada para idealizar um sistema de filtração ótimo a partir de dados de filtração reais, predizendo assim seu desempenho com um determinado líquido qualquer.

Ao considerar-se a natureza do precipitado, sabe-se que as partículas grandes são mais fáceis de filtrar que as partículas pequenas, por causa da tendência das últimas de penetrar e ocluir os poros do leito, comprometendo, dessa maneira, a passagem do filtrado. Além disso, o acúmulo de pequenas partículas no filtro tende a formar um leito não-poroso, densamente revestido, que também resiste à passagem do filtrado.

Meios Filtrantes

O meio filtrante, quer seja um papel de filtro, fibra sintética ou leito poroso de vidro, areia ou pedra, é composto de incontáveis canais que conferem porosidade ao meio. Quase sem exceção, esses canais ou poros são desiguais e possuem uma natureza bastante tortuosa.

O mecanismo de filtração envolve basicamente um processo de duas etapas:

1. O próprio meio filtrante resiste ao fluxo do material sólido enquanto permite a passagem do líquido.
2. Durante o curso da filtração, o material sólido suspenso acumula-se no meio filtrante e, assim, forma um *leito de filtro*, que age como um segundo meio filtrante e, com freqüência, mais eficiente.

A capacidade de um meio filtrante para eliminar o material sólido de um líquido é denominada *retenção*. Devemos ter em mente que o processo de filtração deve comprometer a retenção com a velocidade de filtração, a velocidade em que o líquido purificado (filtrado) é recuperado. Para ilustrar esse ponto, devemos notar que uma laje de mármore reterá de maneira mais eficaz o material sólido contido em uma suspensão; infelizmente, seriam necessários alguns séculos para coletar o filtrado purificado.

Tanto a capacidade de retenção de um meio filtrante quanto a velocidade de filtração de um líquido através do meio dependem da porosidade do meio. Contudo, cada fator é muito influenciado pela viscosidade do líquido, pela proporção de material sólido no líquido e pelo tamanho, forma e natureza física dos sólidos suspensos.

O fluxo de um líquido através de um leito filtrante segue as mesmas regras básicas que regem o fluxo de qualquer líquido através de um meio que ofereça resistência. A *velocidade do fluxo* através do meio varia diretamente com a área do meio, bem como com a queda de pressão ou força de direcionamento através do leito.

$$\text{Velocidade do fluxo} \propto \frac{\text{(força de direcionamento) (área transversa)}}{\text{resistência}}$$

A velocidade do fluxo é retardada pela viscosidade do líquido que está sendo filtrado e por qualquer obstrução ao fluxo. Essas obstruções incluem a resistência do próprio meio filtrante e o segundo leito filtrante, ou *massa de filtro*, que se acumula no meio em uma velocidade que depende do conteúdo sólido do líquido. A resistência oferecida pelo próprio meio não varia muito durante o processo de filtração. Ela depende da espessura do meio, bem como de sua porosidade. A resistência da massa de filtro, por outro lado, não é constante e, em geral, aumenta continuamente durante a operação. A resistência oferecida pela massa depende de sua espessura e da natureza física. A espessura da massa é ditada pela quantidade de filtrado que passa através do filtro e do conteúdo de sólidos do líquido. A natureza física da massa — quer ela seja frouxa, compacta, rude, fina, granular ou gelatinosa — determina se ela permitirá ou não o fluxo imediato do líquido.

PAPEL DE FILTRO

O papel de filtro é mais freqüentemente empregado nos processos de clarificação exigidos do profissional de farmácia. Somente papel de filtro de alta qualidade deve ser utilizado para garantir a eficiência de filtração máxima. Quando possível, os primeiros poucos mililitros de filtrado devem ser descartados para eliminar (até onde for possível) a contaminação do produto farmacêutico por fibras livres associadas à maioria dos papéis de filtro. Isso é particularmente verdadeiro na preparação de soluções oftálmicas.

FILTROS DE MEMBRANA

Os meios de filtro de membrana são produzidos a partir da celulose pura, derivados de celulose e materiais poliméricos. Todos possuem uma estrutura de microporos extremamente uniforme, bem como uma superfície excepcionalmente lisa. A estrutura integral não contém fibras ou partículas que podem trabalhar frouxamente e contaminar um filtrado. Isso é uma importante vantagem na filtração de soluções oftálmicas. A presença dessas fibras é difícil de evitar quando se utilizam muitos outros meios de filtração, inclusive os filtros de papel.

A eficiência dos filtros de membrana se deve ao sistema de poros uniformes que funciona como uma peneira altamente eficaz. O tamanho do poro, de diferentes tipos desses filtros, varia de 10 nm a 10 μm. Todas as partículas em líquidos ou gases que são maiores que o poro de um determinado filtro ficam retidas na superfície. A espessura desses filtros de membrana varia de 50 a 200 μm.

Os poros que penetram nesses filtros atravessam diretamente toda a espessura da membrana, com um mínimo de cruzamento. A porosidade ou volume de poro é estimada como sendo de 80% do volume total da fibra. A alta porosidade desses filtros, juntamente com a configuração *transversal direta* dos poros, resulta em taxas de fluxo através dos filtros de membrana que são pelo menos 40 vezes mais rápidas que as velocidades de fluxo através dos meios filtrantes convencionais que possuem as mesmas capacidades de retenção de tamanho de partícula.

Os principais fabricantes desses filtros incluem a Millipore Filter Corp, Bedford, MA; a Gelman Instrument Corp, Ann Arbor, MI; a Pall Corp, Glen Cove, NY; a Nuclepore Corp, Pleasanton, CA; e a Carl Schleicher & Schuell Co, Keene, NH. Os filtros de membrana estão disponíveis como discos circulares de diâmetro variado. Diferentes tipos estão disponíveis para uso na filtração de líquidos aquosos e não-aquosos. Em geral, os discos são empregados em conjunto com suportes especializados de metal ou de vidro. Com pequenos volumes (*i.e.*, menos de 500 ml), as soluções são comumente filtradas com a utilização de técnicas a vácuo. Os volumes maiores exigem a filtração sob pressão, propiciada por um gás inerte, como o nitrogênio.

Além de sua utilidade óbvia nos processos de filtração rotineiros em uma escala laboratorial e industrial, esses filtros têm sido utilizados para uma grande gama de finalidades, inclusive análise química, análise microbiológica e filtração de bactérias. O último processo proporciona um método econômico e rápido para esterilizar o material termolábil (veja Cap. 40).

OUTROS MEIOS FILTRANTES

Muitos aparelhos foram desenvolvidos para substituir o papel de filtro, o qual apresenta muitas desvantagens, principalmente para as operações em larga escala. Uma grande parte das muitas variações dos processos de filtração, cada qual destinada a se adequar às necessidades de casos especiais, é encontrada nos modernos laboratórios farmacêuticos. O filtro de pressão, o filtro centrífugo, o filtro a vácuo, o filtro de areia, o filtro de carvão, o filtro de polpa de papel e o filtro de porcelana porosa constituem, todos, exemplos de métodos de filtração especializados. Cada um desses possui alguma qualidade vantajosa, e é a experiência dos operadores de laboratório que os orienta na seleção dos aparelhos de filtração apropriados. São feitas referências a muitos desses filtros de escala especial mais adiante no texto.

Entretanto, seria adequado referir-se sucintamente aos dispositivos de filtração especiais que podem ser úteis no laboratório de prescrição ou de pesquisa.

Filtros de Algodão — Um pequeno chumaço de algodão absorvente, inserido frouxamente no colo de um funil, serve adequadamente para remover as partículas grandes de material estranho a partir de um líquido límpido. Embora isso pudesse ser adequadamente chamado de colação, o algodão também pode ser empregado para servir como um filtro bastante eficiente. Por vezes é necessário retornar o líquido inúmeras vezes para garantir a transparência perfeita. Isso deve ser lembrado na filtração de soluções oftálmicas através de algodão, porque pequenos filamentos desprendidos são carregados na filtração inicial.

Filtros de Lã de Vidro — Quando as soluções de substâncias químicas altamente reativas, como os ácidos fortes, devem ser filtradas, o papel de filtro não pode ser utilizado. Em seu lugar, pode ser empregada a lã de vidro, da mesma maneira que se utiliza o algodão absorvente para a filtração. Esse material é resistente à ação química comum, e, quando adequadamente encaixado no colo de um funil, constitui um meio de filtração muito eficaz.

Filtros de Vidro Aglomerado — Esses filtros têm como o meio filtrante uma placa plana ou convexa, consistindo em partículas de vidro moído e aglomeradas para produzir grânulos de tamanho uniforme que são agrupadas. As placas podem ser fundidas em um aparelho de vidro de qualquer formato necessário (Fig. 36.5). Esses filtros variam em porosidade, dependendo do tamanho dos grânulos utilizados na placa. Eles são muito úteis na filtração de soluções como aquelas destinadas para injeção parenteral. Um dispositivo a vácuo é necessário para facilitar a passagem do líquido através da placa de filtro (veja Cap. 40).

Funis

Os funis são utensílios com formato cônico destinados a facilitar o derramamento de líquidos em vasos com abertura estreita. Eles também são amplamente empregados em farmácia para sustentar os meios filtrantes. Os funis podem ser de vidro, polietileno, metal ou qualquer outro material que sirva a uma finalidade específica. O farmacêutico descobrirá que o funil de vidro é bastante adequado para todos os processos de clarificação na prática da prescrição.

Muitos funis usados pelo profissional de farmácia exibem formato cônico e podem ser estriados, sulcados ou providos de calhas, com a finalidade de facilitar o fluxo do filtrado para baixo.

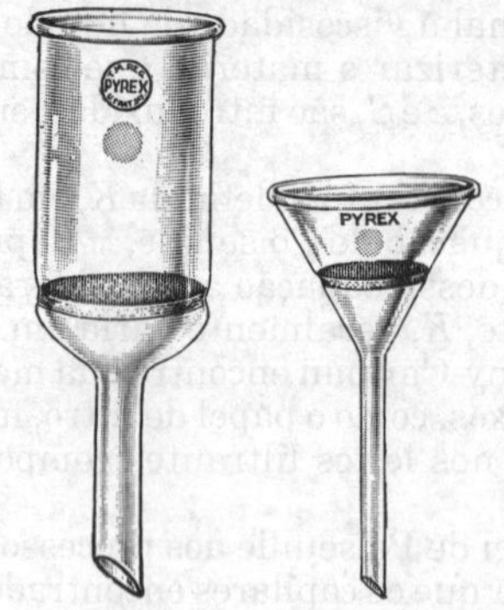

Fig. 36.5 Filtros de vidro aglomerado.

O funil do tipo *Büchner* é atualmente muito usado em laboratórios farmacêuticos. Um pedaço de filtro redondo é depositado sobre o diafragma de porcelana perfurado, e a filtração é efetuada. Esse funil é particularmente aplicável para a filtração a vácuo (veja a discussão, *Filtração a Vácuo*).

FILTRAÇÃO DE LÍQUIDOS VOLÁTEIS

É evidente que os métodos comuns de filtrar líquidos não serão práticos para líquidos muito voláteis, por causa da perda através da evaporação e da possibilidade de explosão no caso de líquidos voláteis inflamáveis. Os funis devem ser cobertos, o vaso receptor fechado, e é feita a provisão para o escape do ar confinado no vaso receptor. O método a seguir é bastante útil. Uma tampa de borracha, perfurada para admitir um tubo, é colocada no ápice do funil; a conexão entre o frasco e o funil é efetuada conforme demonstrado na Fig. 36.6.

AUXILIARES PARA A FILTRAÇÃO

Há muito se sabe que a adição de um pó adsorvente insolúvel em um líquido antes de sua filtração aumenta muito a eficiência do processo. O talco purificado, a sílica, argilas, carvão, polpa de papel, giz, carbonato de magnésio, bentonita, sílica gel e outros têm sido empregados para essa finalidade.

Contudo, não devemos desprezar que as substâncias em pó empregadas para tais finalidades devem ser insolúveis e inertes, de modo que nem todas aquelas na lista anterior são aplicáveis para a filtração geral.

O *talco* é não-adsorvente para materiais em solução e é um meio quimicamente inerte para a filtração de qualquer líquido, desde que tenha sido purificado para essa finalidade e que

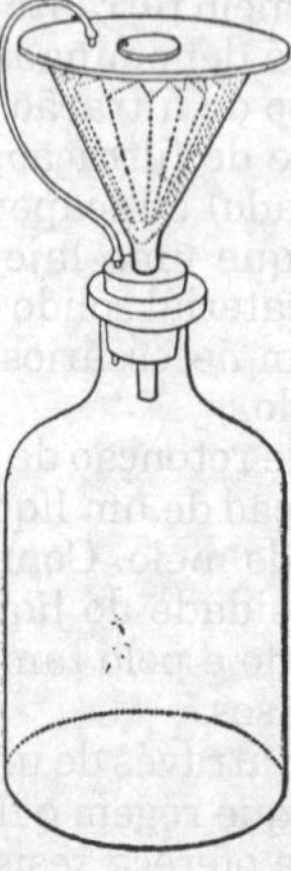

Fig. 36.6 Filtração de líquidos voláteis.

não seja a variedade extremamente fina que atravessará o papel de filtro.

A *sílica* é a sílica quase pura (SiO_2). É tão aplicável quanto o talco para fins de filtração geral, com nenhum risco de remoção dos constituintes ativos por adsorção.

As *argilas ou terras silicosas*, como o caulim na forma hidratada que é produzida quando entram em contato com líquidos aquosos, são seguras para uso geral apenas na filtração de óleos fixos. Os líquidos portadores de corantes ou princípios alcaloidais não devem ser filtrados através desses meios, pois a adsorção do corante e dos alcalóides acontece e o filtrado se mostra alterado na comparação.

Os *carvões*, como regra, possuem propriedades de adsorção não somente em relação à cor mas para muitos constituintes ativos de preparações medicinais, como alcalóides e glicosídios. Por conseguinte, o carvão nunca deve ser utilizado como um meio de filtração, a menos que a remoção desses constituintes seja desejável.

O *giz* e o *carbonato de magnésio* reagem prontamente com os ácidos e possuem uma solubilidade finita em água e líquidos aquosos, com a produção de alcalinidade no filtrado. Isso é particularmente verdadeiro para o carbonato de magnésio; o grau de alcalinidade conferido ao filtrado é suficientemente grande para provocar a precipitação de alcalóides. Qualquer um desses meios, quando adicionado a uma preparação alcalóidica antes da filtração, precipitará e removerá todos os constituintes alcalóidicos. Nenhum deles é apropriado para o uso geral.

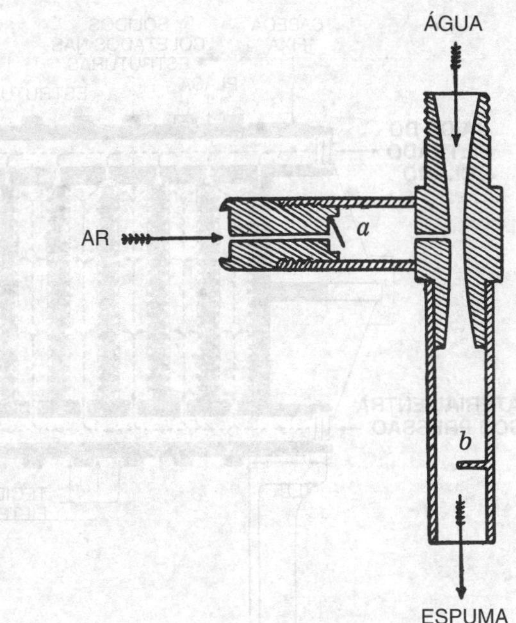

Fig. 36.7 Bomba de Chapman.

APARELHO DE FILTRAÇÃO RÁPIDA

Grande parte da atenção deve ser dada aos métodos para aumentar a rapidez da filtração. Isso pode ser feito ao se aplicar pressão no filtro ou ao criar-se um vácuo no vaso receptor.

FILTRAÇÃO A VÁCUO

Um dos primeiros esforços práticos empreendidos para criar um vácuo para ajudar a filtração aconteceu por meio da bomba de Bunsen. Sua ação depende do princípio de que uma coluna de água que desce através de um tubo, a partir de uma altura, é capaz de carregar com ela o ar contido em um tubo lateral, caso o último seja adequadamente posicionado. Essa forma de aspirador é praticável onde há disponibilidade de pressão de água.

Bombas que Agem por Pressão de Água — Os vários aspiradores ou bombas a vácuo que operam sob a influência da pressão da água baseiam-se, sem exceção, no mesmo princípio. Os exemplos a seguir são selecionados para ilustração a partir da grande variedade no uso. A Fig. 36.7 mostra a bomba de vácuo de Chapman. A válvula *a* impede que a água flua para dentro do frasco que comporta o filtro quando a pressão de água cessa ou é reduzida.

Em uma escala maior, o vácuo para a filtração é produzido por um dos muitos tipos de bomba de vácuo atualmente disponíveis. A bomba deve ser protegida de vapores ao colocar-se um retentor de vapor adequado entre a unidade de filtro e a bomba. O retentor é usualmente resfriado até temperaturas muito reduzidas por meio de gelo seco e acetona, quando há necessidade de vácuo muito intenso.

Ao se montar um aparelho de filtração usando o princípio do vácuo, é necessário que não existam extravasamentos nas conexões do filtro até o aspirador. Quando o papel de filtro é empregado na conexão com ele, um papel apenas dobrado deve ser utilizado e sua extremidade deve ser protegida contra a ruptura ao se reforçá-la com um suporte de papel de filtro ou algum outro dispositivo. Um filtro de Büchner também pode ser usado, empregando-se um papel de filtro particularmente resistente.

No trabalho analítico, é hábito empregar-se o cadinho e o frasco de Gooch (Fig. 36.8) para a filtração rápida. O frasco, de vidro particularmente espesso, é provido de um tubo lateral que é conectado a uma bomba de aspirador de água. O fundo do perfurado do cadinho é convertido em um leito de filtro da espessura necessária por meio de uma esteira de filtro posicionada sobre as perfurações na base de porcelana.

FILTRAÇÃO SOB PRESSÃO

A Fig. 36.9 ilustra um desenho transverso de um filtro de pressão de placa e suporte. O material a ser filtrado penetra no aparelho sob pressão por meio de um cano no fundo e é forçado para dentro de um dos muitos compartimentos. Um filtro de tecido é posicionado em ambos os lados do compartimento. À medida que o material atravessa o tecido de filtração, os sólidos permanecem atrás no compartimento e o filtrado claro atravessa e sai por uma abertura localizada no alto do aparelho.

Os filtros a vácuo com tambor rotatório são amplamente utilizados na indústria farmacêutica, principalmente na preparação de antibióticos através do processo de fermentação. Nesse tipo de filtração, um tambor perfurado, envolto em um tecido ou outra substância apropriada que sustente um meio

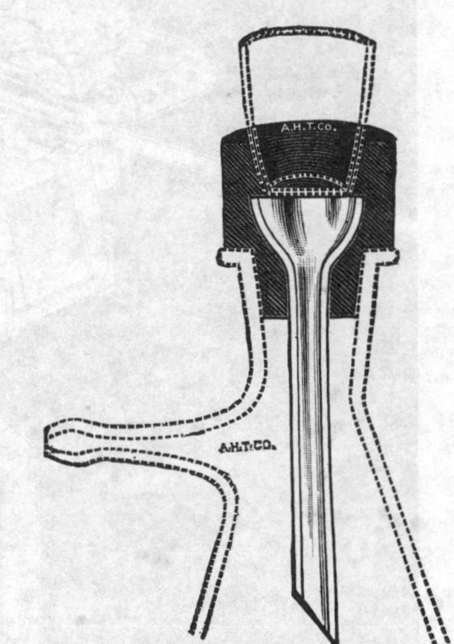

Fig. 36.8 Cadinho de Gooch arrumado para a filtração a vácuo. (Cortesia, Thomas.)

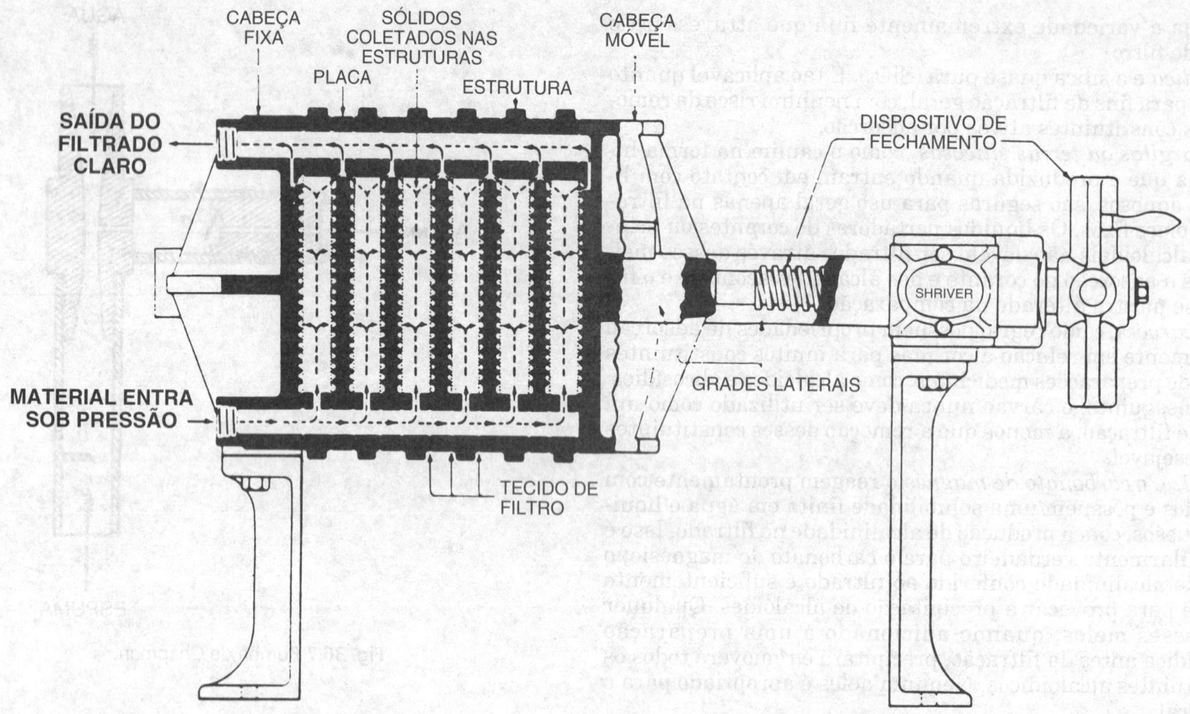

Fig. 36.9 Uma prensa de filtro com placa e estrutura. (Cortesia, Shriver.)

de filtração, é parcialmente imerso em um tanque que contém o material a ser filtrado (Fig. 36.10).

O tambor é rodado através da massa do material e um vácuo dentro do tambor retira o material para dentro e através do meio filtrante. Durante essa etapa do processo, o filtrado é puxado para dentro do tambor e coletado, enquanto o material sólido permanece depositado na superfície externa do tambor. Esse material é, então, removido por meio de uma raspadeira na última etapa do ciclo de operação, exatamente antes de o tambor rotatório repetir outro ciclo.

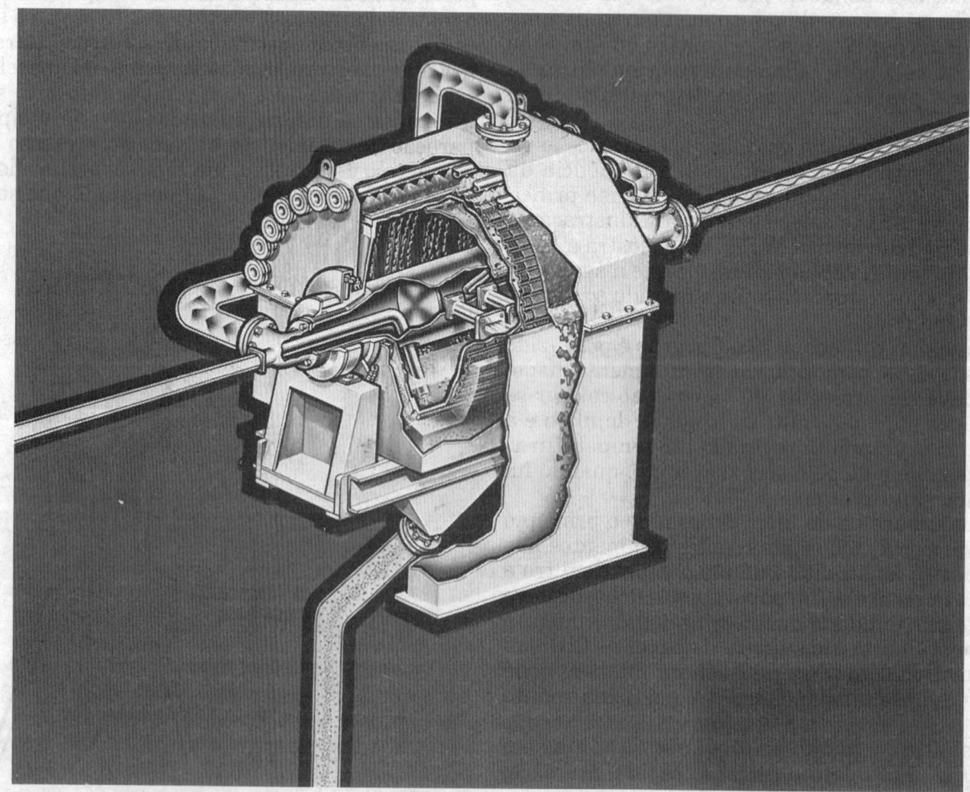

Fig. 36.10 Filtro rotatório. (Cortesia, Bird Machine.)

CLARIFICAÇÃO E DESCOLORAÇÃO

Clarificação

A clarificação é o processo pelo qual sólidos finamente divididos e materiais coloidais são separados de líquidos, sem o emprego de filtros. O processo é empregado para remover óleo suspenso de soluções aquosas, como águas aromáticas, e para a remoção de sólidos indesejáveis que interferem com a transparência de certos produtos naturais, como mel e sucos de frutas.

Em geral, a clarificação é empregada quando o material contaminante está finamente subdividido, é amorfo ou tem natureza coloidal e tende a tamponar rapidamente um meio de filtração. Inúmeros métodos estão disponíveis para lidar com esse problema difícil.

Quando os sólidos não são de natureza granular ou isentos de filtração, pode ser possível melhorar as características dos sólidos suspensos. Isso pode envolver a variação da temperatura ou do pH do meio. Quando um líquido viscoso é aquecido, sua viscosidade e densidade específica são diminuídas e as partículas que estão nele suspensas serão separadas. Aquelas partículas que são mais densas que o líquido decantarão, enquanto aquelas que são menos densas subirão até a superfície. No último caso, as pequenas bolhas de vapor formadas no processo de aquecimento ficam envelopadas nas partículas viscosas, sobem através de sua força de flutuação, e uma espuma é formada, a qual pode ser prontamente separada.

A retirada de gordura de óleos em uma temperatura reduzida fornece um exemplo adicional das possibilidades de modificação do contaminante. O óleo que é rapidamente resfriado produz, com freqüência, uma cera amorfa que tampona um meio de filtração. O resfriamento lento, por outro lado, produz uma cera com uma natureza mais cristalina, a qual apresenta boas características de filtração.

O método de clarificação mais simples, embora nem sempre adequado, é a sedimentação gravitacional. Esse método envolve a quantidade mínima de trabalho e custo e é freqüentemente utilizado, em particular em uma grande escala, quando a pressa é desnecessária. O depósito formado é chamado de *sedimento* ou *lama*. Esses termos não são sinônimos de *precipitado*. Um sedimento é o material sólido separado apenas pela ação da gravidade sobre um líquido no qual ele estava suspenso. Um precipitado, por outro lado, é a matéria sólida separada de uma solução previamente clara por alteração física ou química. Os óleos fixos geralmente são clarificados por sedimentação gravitacional. Em óleos vegetais, o sedimento consiste principalmente em substâncias albuminosas e viscosas, tecido celular e água, os quais, sem exceção, foram separados com o óleo durante o processo de expressão.

Em geral, o processo de clarificação é realizado ao se acrescentar um agente clareador, como papel, polpa, talco, terras infusoriais, bem como inúmeros outros materiais, no líquido turvo. Esses agentes comumente agem para reduzir a turbidez através da adsorção física do material contaminante, embora um grande número de coagulantes físico-químicos específicos também seja utilizado. Depois da adição do agente clareador, a mistura é agitada e os agentes, juntamente com as impurezas adsorvidas, são removidos por filtração ou por qualquer outro meio adequado. A albumina e a gelatina são exemplos de agentes clareadores obtidos a partir de fontes naturais. As substâncias de uma natureza sintética, como as poliaminas, também são empregadas para essa finalidade.

Descoloração

A descoloração, ou descolorização como é por vezes chamada, é o processo de privar as soluções de cor por meio do uso de um meio adsortivo apropriado. Em muitos aspectos, ela está intimamente relacionada com o processo de clarificação. A descoloração é empregada para a remoção de material de coloração a partir de inúmeros materiais *in natura*, tanto naturais quanto sintéticos, e a partir de muitos produtos acabados. O carvão animal (também chamado de pedra negra), o carvão da madeira ou o carvão ativado são freqüentemente empregados como agentes descolorizantes. As argilas como a bentonita, o caulim e a terra de pisoeiro também são utilizados com essa finalidade.

LOÇÃO, DECANTAÇÃO E COLAÇÃO

Loção

A loção (deslocamento por lavagem) é o processo pelo qual as impurezas solúveis são removidas do material insolúvel através da adição de um solvente de lavagem solúvel. Em geral, o líquido de lavagem é separado do sólido purificado por decantação ou filtração. Um método rápido de adicionar o solvente de lavagem ao sólido em um *spray* fino e controlado se faz pelo uso de frasco lavador de gás.

LAVAGEM CONTÍNUA

O uso de um frasco lavador de gás é limitado a pequenas operações. Um método simples de suprir automaticamente o líquido de lavagem em quantidades maiores é mostrado na Fig. 36.11. Isso exige atenção de parte do operador apenas no início da operação. O frasco invertido contendo o solvente de lavagem é provido de uma tampa perfurada e de um tubo de vidro curto. Tudo o que é necessário consiste em encher o frasco e ajustá-lo sobre o funil, de modo que a extremidade do tubo fique na altura em que o nível do líquido no funil deve ser mantido. Quando o frasco é um pouco inclinado (caso o tubo selecionado não seja muito estreito no diâmetro), o líquido corre para dentro do funil até que ele se eleve até o orifício do tubo, depois do que o fluxo cessa. À medida que o líquido passa gradualmente através da substância sólida no funil, o nível cai abaixo do orifício, as bolhas de ar atravessam para dentro do frasco por meio do tubo, o líquido flui mais uma vez e a operação prossegue até que o frasco superior esteja vazio. Muitos métodos trabalhosos de lavagem contínua foram sugeridos, mas o aparelho simples recentemente descrito é bastante satisfatório quando é selecionado um tubo de diâmetro adequado, um de tamanho tal que a força de atração capilar não será suficientemente forte para impedir a passagem de ar.

Decantação

O método mais simples disponível para a separação de um sólido de suas impurezas solúveis é a técnica da decantação. Esse método envolve a lavagem e a subseqüente agitação do sólido com um solvente apropriado, permitindo que o sólido se deposite e que o solvente sobrenadante seja removido. Essas três etapas são repetidas com a freqüência necessária para se alcançar a pureza desejada do sólido. Esse método também é

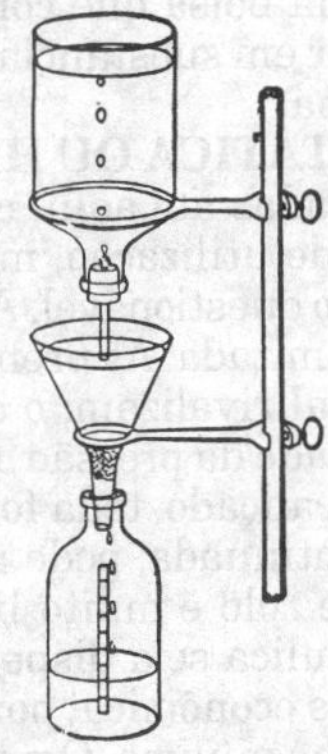

Fig. 36.11 Lavagem contínua.

aplicável à separação simples de sólidos e líquidos, como depois da precipitação de um material a partir de um licor original. A decantação proporciona um método efetivo para lavar magmas e outros produtos gelatinosos.

É necessário algum grau de habilidade para decantar efetivamente os líquidos. É mais conveniente decantar a partir de um vaso com bocal que não esteja totalmente cheio. Além disso, o uso de um bastão de agitação é sugerido como um guia para equilibrar a mão do operador.

Colação

A colação ou peneiração (do latim *colare*, peneirar) é o processo de separação de um sólido a partir de um líquido ao se derramar a mistura sobre um tecido ou substância porosa que permitirá que o líquido atravesse, mas que reterá o sólido. Essa operação é freqüentemente utilizada para separar o sedimento ou as impurezas mecânicas de vários tipos a partir dos líquidos.

A colação não deve ser considerada um processo distinto, mas apenas uma forma rude de filtração, com poros maiores no meio de filtração que os que são usualmente empregados para a filtração.

O aparelho essencial é um meio de filtração e uma estrutura ou suporte de peneiração. O meio de filtração geralmente é um tecido, como flanela, musseline, lã ou gaze de algodão. O material deve ser incolor e lavado antes do uso. Tecidos, principalmente os de algodão, geralmente são tratados ou impregnados com um material chamado *goma* para melhorar sua aparência e qualidade para determinadas finalidades; contudo, para uso em uma peneira, o tecido deve estar sem goma, porque ela provoca a contaminação. Muitas substâncias diferentes são utilizadas para engomar, algumas das quais são solúveis em água fria e outras apenas em água quente. Assim, o método adequado para a sua remoção consiste em embeber o tecido durante algumas horas em água destilada fria, enxaguar por completo; depois, cobrir com água destilada, ferver durante alguns minutos e enxaguar bem em água destilada para remover os últimos resíduos de gelatina, albumina, goma ou amido que possam ter estado presentes ao engomar.

EXPRESSÃO

A expressão é um processo de separação *forçada* de líquidos e sólidos. Inúmeros princípios mecânicos foram reconhecidos na operação da expressão, a saber, o uso da prensa por torção em espiral, a prensa em parafuso, a prensa de rolo, a prensa de filtro e a prensa hidráulica.

PRENSA POR TORÇÃO EM ESPIRAL — O princípio dessa prensa é ilustrado melhor e de forma mais prática no processo usual de espremer manualmente uma substância contida em um tecido.

PRENSA DE ROLO — Essa é utilizada para a pressão em grande escala de sementes oleaginosas, substâncias gordurosas e assim por diante. Deve-se tomar o cuidado de aplicar gradualmente a força na bolsa que contém o material a ser pressionado e não a usar em substâncias que serão corrosivas para os rolos de borracha.

PRENSA HIDROSTÁTICA OU HIDRÁULICA — Dentre as prensas mencionadas até aqui, cada uma possui alguma vantagem especial de utilização, mas cada uma também apresenta algum aspecto questionável. A torção em espiral não é vigorosa e sua ação é limitada. As prensas em parafuso apresentam atrito com o qual rivalizam; o atrito de um parafuso aumenta com a intensidade da pressão aplicada, e, quando um determinado limite é alcançado, toda força adicional aplicada é perdida, e, quando continuada, pode resultar na destruição da prensa. A prensa de rolo é muito limitada em sua ação. Embora a prensa hidráulica seja dispendiosa, depois da primeira camada ela é mais econômica, porque a força máxima é obtida à custa do trabalho mínimo. O princípio de uma prensa hidráulica baseia-se no fato de que a pressão exercida sobre um líquido contido é igualmente transmitida em todas as direções. Pressões enormes podem ser desenvolvidas com as prensas hidráulicas.

PRECIPITAÇÃO

A precipitação consiste em um processo de separar as partículas sólidas de um líquido previamente limpo — uma solução — por alterações físicas ou químicas. O sólido separado é denominado *precipitado*; a causa da precipitação é o *precipitante*; e o líquido que permanece no vaso acima do precipitado é chamado de líquido sobrenadante.

Em farmácia, a precipitação pode ser útil para muitas finalidades. Ela propicia um método conveniente de se obterem substâncias sólidas na forma de partículas finas, como a precipitação do carbonato de cálcio (giz precipitado). A *White Lotion* é um exemplo de uma preparação elaborada por precipitação, nesse caso por misturar as soluções aquosas de sulfato de zinco e potassa sulfurada para formar um sulfeto de zinco insolúvel, finamente dividido, enxofre livre e vários polissulfetos.

Um dos usos mais importantes da precipitação ocorre na purificação de sólidos. O processo, quando aplicado à purificação, é denominado *recristalização*. Em geral, o sólido impuro é dissolvido em um solvente adequado em temperaturas elevadas. No resfriamento, a massa das impurezas permanece solubilizada, enquanto o produto sólido purificado precipita. Esse procedimento é repetido tantas vezes quantas necessárias, usando inúmeros solventes, se preciso.

SEPARAÇÃO DE LÍQUIDOS IMISCÍVEIS

A separação de líquidos que são mutuamente solúveis é geralmente efetuada por destilação, caso um ou ambos os líquidos sejam voláteis. A separação de líquidos que são imiscíveis geralmente é um processo mais simples.

As separações desse tipo são necessárias nos procedimentos analíticos, operações de fabricação, destilação de óleos voláteis e contaminações e misturas acidentais, e em geral são mais bem realizadas com o emprego de um funil de separação. Quando quantidades muito pequenas de líquidos estão flutuando na superfície de outro líquido, a separação é realizada com maior facilidade através do uso de uma pipeta, conta-gotas de remédio ou seringa de vidro com uma agulha acoplada.

RECEPTOR FLORENTINO

A separação de óleos voláteis da água que os acompanha durante a destilação a vapor é uma parte muito importante de seu processo de fabricação. Onde o óleo volátil é mais leve que a água, o princípio mostrado na Fig. 36.12 pode ser empregado. O óleo e a água coletam-se no receptor de vidro durante a destilação, com o óleo flutuando no ápice, enquanto a água ascende no tubo curvo a partir do fundo; o acréscimo adicional de destilado faz com que a água flua em excesso a partir do tubo lateral. A ação reversa é produzida no receptor para óleos leves ou pesados (Fig. 36.13), em que a fração mais leve ou uma mais pesada pode ser continuamente coletada.

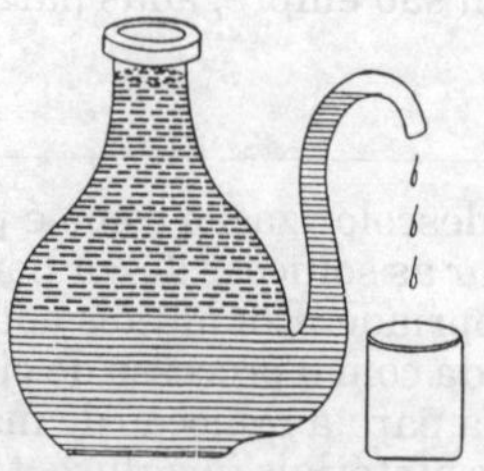

Fig. 36.12 Receptor florentino.

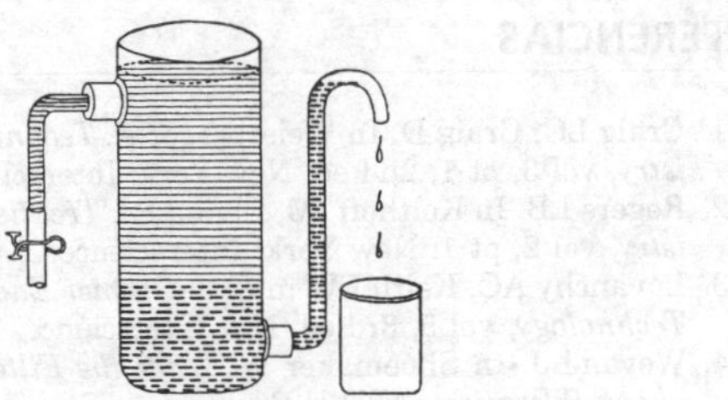

Fig. 36.13 Receptor para óleos leves e pesados.

TÉCNICAS DE SEPARAÇÃO ESPECIALIZADA

Fenômenos de Difusão

A difusão consiste na penetração espontânea de uma substância dentro de outra sob o potencial do gradiente de concentração. Falando de maneira simples, o material tenderá a mover-se de uma região de concentração mais elevada para a de concentração mais baixa. A força de direcionamento ou potencial desse processo pode ser estimulada pela aplicação de um campo elétrico.

Quando as duas regiões de concentração observadas estão separadas por uma membrana seletiva, determinadas espécies sofrerão difusão através da membrana, enquanto outras espécies moleculares serão mantidas no local. Quando essa seletividade é ditada pela porosidade da membrana, o processo é denominado *diálise*. A diálise é empregada principalmente para a separação de pequenas moléculas e de íons contidos em uma mistura com material coloidal. As últimas substâncias difundem-se com dificuldade ou não se difundem. Materiais como goma, amido, albumina e proteínas situam-se dentro dessa categoria coloidal não-difusível.

A velocidade de difusão através de uma membrana semipermeável é diretamente proporcional ao gradiente de concentração entre as duas superfícies da membrana e à área da membrana, porém é inversamente proporcional à espessura da membrana. Esses fatores são expressos na lei de difusão de Fick,

$$\frac{dS}{dt} = \frac{kA(C_i - C_0)}{h}$$

onde S é a quantidade de substância difundida no tempo t, k é uma constante de permeabilidade, A é a área da membrana, h é a espessura da membrana, dS/dt é a velocidade de difusão, C_i é a concentração em um lado e C_0 é a concentração no outro lado da membrana.

Filtração em Gel

A cromatografia de cefalosporinas em cromatografia por filtração em gel foi demonstrada e mostrou ser importante na separação de impurezas de alto peso molecular. As impurezas estão freqüentemente associadas a respostas alérgicas nos pacientes. Esse método mostrou servir como um excelente procedimento de controle de qualidade para impurezas nas preparações de cefalosporinas.[5]

Diferentes tipos de géis de Sephadex foram usados para a separação. O estudo investigou vários reagentes necessários para realizar a separação em uma purificação final do composto. Os resultados indicaram que a otimização era capaz de ser feita para separar as impurezas do composto ativo. A natureza da fase móvel, o tipo iônico, o valor do pH e a molaridade foram importantes para a otimização.

O estudo da exeqüibilidade da separação do lipossomo que foi realizado para explorar o uso da cromatografia por exclusão de tamanho, como a filtração em gel de um processo de larga escala, demonstrou que ela poderia separar lipossomos a partir de material congelado a seco em uma preparação de cromossoma.[6] A etapa cromatográfica destinou-se a melhorar a encapsulação do medicamento por remover os medicamentos livres (não-encapsulados) a partir do meio externo. A fase fixa selecionada foi o Sephadex G-50. O medicamento-modelo empregado no estudo foi o sulfato de orciprenalina. A técnica foi capaz de produzir uma exclusão de tamanho adequada, a qual removeu de maneira eficiente o medicamento livre a partir da preparação de lipossomo.

Em um estudo de lipossomos cheios de calcitonina, foi necessário observar a localização da proteína para protegê-la da digestão enzimática.[7] A análise do lipossomo produzido a partir dessa proteína foi extraída com o uso da separação em gel apropriada da mistura de lipossomo para garantir a localização da proteína dentro do sistema. Isso conferiu a estabilidade e a formação final do produto do lipossomo, assegurando o enchimento adequado de proteína dentro do produto do lipossomo.

Foi descrito um processo para purificar o glucagon pancreático bovino como um subproduto da produção de insulina.[8] O glucagon, contendo sobrenadante a partir da cristalização cristalina alcalina da insulina, foi precipitado empregando-se o sulfato de amônio e a precipitação isoelétrica. O precipitado contendo glucagon foi, então, purificado por cromatografia de troca iônica em filtração em gel de Q-Sepharose FF em Sephadex G-25 e cromatografia de troca iônica em S-Sepharose FF. Os campos vitoriosos foram obtidos usando essa técnica, a qual foi bem-sucedida por causa do procedimento de filtração em gel.

Foi apresentado um relato sobre a caracterização dos receptores de adenosina nas membranas estriadas de porcos e sua solubilização pelo detergente digitonina.[9] Quando o medicamento foi solubilizado, o material estava ligado aos sítios depois da remoção dos receptores do ambiente lipídico. A filtração em gel no Superdex 200 realizou a separação em pesos moleculares adequados. A purificação apropriada foi conseguida através desse meio.

Em outro relato do uso da filtração em gel, foram estudadas a expressão e a purificação da gama-glutamilcisteína sintetase humana.[10] Proteínas e polipeptídios específicos foram isolados e suas quantidades caracterizadas pelo uso do Superdex 200 juntamente com resinas de afinidade por ATP. A ciclosporina A possui o potencial para amplo uso clínico, limitado apenas pelo índice terapêutico muito estreito.[11] A potencialização de sua eficácia clínica é, dessa maneira, muito desejável. Dados preliminares indicaram que a mistura de ciclosporina A com hialuronato poderia aumentar sua eficiência. Neste estudo, demonstrou-se que a ciclosporina A poderia reduzir a hipersensibilidade em cobaias quando administrada em conjunto com o hialuronato. Para demonstrar a associação dessa mistura, foi necessária a filtração em gel, a qual evidenciou a proteção da molécula contra a ligação aos eritrócitos. Essa associação melhoraria a resposta clínica e somente foi comprovada pelo uso da filtração em gel.

Ultrafiltração

Um novo tipo de revestimento de membrana foi desenvolvido para o fornecimento osmótico, o qual oferece vantagens significativas sobre os revestimentos de membrana empregados para comprimidos osmóticos convencionais.[12] Esse revestimento possui uma estrutura assimétrica similar às membranas assimétricas produzidas por membrana de osmose reversa ou ultrafiltração. O estudo demonstrou nitidamente como as membranas porosas poderiam trabalhar como uma pele externa fina de uma forma farmacêutica. A permeabilidade do revestimento à água pode ser controlada pela estrutura da membrana, cujos princípios derivaram dos princípios de ultrafiltração. Foi estudada a técnica porosimétrica para verificar a integridade das membranas retentoras de vírus, que pode ser validada.[13] Esse teste de integridade dos processos de filtração foi especificamente idealizado e é útil para a testagem da integridade da membrana pós-uso.

Osmose Reversa

Como a osmose reversa (Fig. 36.14) é utilizada, há a necessidade de avaliar quais novas membranas compostas de osmose reversa foram desenvolvidas com desempenho bastante melhorado em relação às membranas compostas convencionais comercialmente disponíveis. A química da membrana ESPA propicia um alto fluxo em baixa pressão de operação, enquanto mantém uma rejeição muito boa para sal e compostos orgânicos. Demonstrou-se que as membranas operam durante vários anos. As fotografias apropriadas da membrana em microscópio eletrônico para a transmissão e a emissão de campo demonstraram que a estrutura da camada cutânea da membrana constitui o motivo para o desempenho melhorado. Essa carga de superfície das várias membranas foi demonstrada qualitativamente com o uso de medições do potencial zeta. As membranas mais modernas tiveram uma baixa carga de superfície e operaram em uma baixa pressão. Em um esforço para melhorar ainda mais as membranas de tratamento de água por osmose reversa disponíveis, foram realizados nos últimos anos outros estudos para avaliar as membranas específicas de pressão ultra-reduzida. Muito pouca informação foi disponibilizada para a indústria. É possível idealizar membranas com aumento de 30% na produtividade em relação às membranas convencionais. Essas melhorias são particularmente importantes para os sistemas de múltiplos estágios para a purificação da água. Muitos fizeram recomendações para melhorar os sistemas através do uso de membranas de pressão ultra-reduzida.

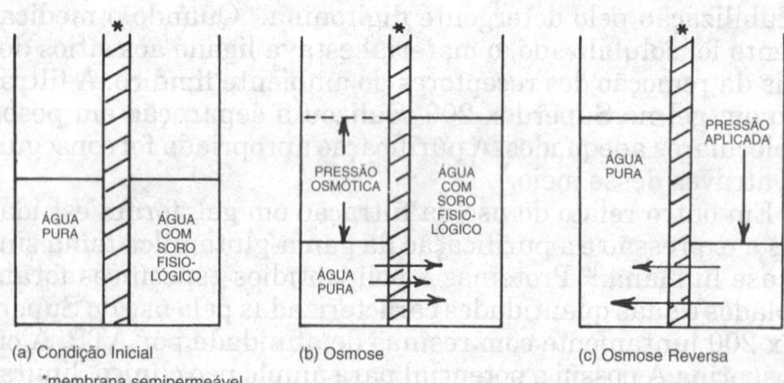

Fig. 36.14 Princípios da osmose reversa.

REFERÊNCIAS

1. Craig LC, Craig D. In Weissberger A. *Technique of Organic Chemistry*, vol 3, pt 1, 2nd ed. New York: Interscience, 1956, Chap 2.
2. Rogers LB. In Kolthoff IM, Elving PJ. *Treatise on Analytical Chemistry*, vol 2, pt 1. New York: Interscience, 1961, Chap 22.
3. Lavanchy AC, Keith FW in *Kirk-Othmer Encyclopedia of Chemical Technology*, vol 5, 3rd ed. NY: Interscience, 1991, p 194.
4. Weyand J. In Shoemaker W. *What the Filterman Needs to Know about Filtration*. AIChE Symposium Series, no 171, vol 73. New York: American Institute of Chemical Engineers, 1977.
5. Changyin H, *et al. J Pharm Biomed Anal* 1994; 12: 533.
6. Nemuri S, Rhodes C. *Pharm Acta Helv* 1994; 69: 107.
7. Arien A, *et al. Pharm Res* 1995; 12: 1289.
8. Andrade A, *et al. J Med Biol Res* 1997; 30: 1421.
9. Costa B, *et al. Neurochem Int* 1998; 32: 121.
10. Misra I, Griffith O. *Prot Express Purif* 1998; 13: 268.
11. Gowland G. *Int J Immunother* 1998; 14: 1.
12. Herbig S, *et al. J Contr Rel* 1995; 25: 127.
13. Phillips M, Diheo A. *Biologicals* 1996; 24: 243.

BIBLIOGRAFIA

Curling JM. *J Parenteral Sci Technol* 1982; 36: 59.

Driscoll HT. *Filter Aids and Materials. Technology and Applications.* Park Ridge, NJ: Noyes Data Corp, 1977.

Hwang ST, Kammermeyer K. *Membranes in Separations*, vol 3. New York: Wiley Interscience, 1975.

Kolthoff IM, Elving PJ. *Treatise on Analytical Chemistry*, vol 5, pt 1. New York: Interscience, 1982.

Lachman L, *et al. The Theory and Practice of Industrial Pharmacy*, 3rd ed. Philadelphia: Lea & Febiger, 1986, Chap 7.

Mink HP. *Application of a Multicomponent Membrane Transport Model to Reverse Osmosis Separation Processes.* ACS Symposium Series, no 281. Washington, DC: American Chemical Society, 1985.

Perry ES, Weissberger A. *Technique of Chemistry*, vol 12, 3rd ed. New York: Wiley Interscience, 1978.

Perry JH, *et al. Chemical Engineer's Handbook*, 6th ed. New York: McGraw-Hill, 1984.

Swarbrick J, Boylan J. *Encyclopedia of Pharmaceutical Technology.* New York: Dekker, 1990.

Townsend A. *Encyclopedia of Analytical Science.* New York: Academic, 1995.

CAPÍTULO **37**

Pós

Robert E O'Connor, PhD
Adjunct Professor of Pharmaceutics
Philadelphia College of Pharmacy
University of the Sciences in Philadelphia
Philadelphia, PA, 19104

Joseph B Schwartz, PhD
Burroughs-Wellcome Fund Professor of Pharmaceutics
Director of Industrial Pharmacy Research
Philadelphia College of Pharmacy
University of the Sciences in Philadelphia
Philadelphia, PA, 19104

Os pós são encontrados em quase todos os aspectos da farmácia, tanto na indústria quanto na prática. Fármacos e outros ingredientes, quando em estado sólido durante o processamento para uma forma farmacêutica, geralmente estão num estado mais ou menos finamente dividido. Freqüentemente, trata-se de um pó cujo estado de subdivisão é crítico para determinar o seu comportamento tanto durante o processamento quanto na forma farmacêutica final. Além de fazerem parte da fabricação de comprimidos, cápsulas e suspensões, os pós também são usados como forma farmacêutica, e, embora isso tenha diminuído, as propriedades e o comportamento de materiais sólidos finamente divididos são de considerável importância em farmácia.

Este capítulo tem como objetivo oferecer uma introdução aos fundamentos da mecânica do pó e os meios principais de sua produção e manuseio. São discutidos os relacionamentos entre os princípios gerais de comportamento de pós em geral e seu uso como uma forma farmacêutica.

MÉTODOS DE PRODUÇÃO

Agregação Molecular

PRECIPITAÇÃO E CRISTALIZAÇÃO

Os processos de precipitação e cristalização são fundamentalmente semelhantes e dependem da presença de três condições em sucessão: um estado de supersaturação (super-resfriamento no caso de cristalização a partir de um material derretido), formação de núcleos e crescimento de cristais ou partículas amorfas.

A supersaturação pode ser obtida pela evaporação de solvente numa solução, resfriamento da solução se o soluto tiver um calor positivo de solução, produção de soluto adicional como resultado de uma reação química ou uma alteração no meio do solvente pela adição de várias substâncias secundárias solúveis. Na ausência de sementes de cristais, é necessário supersaturação significativa para dar início ao processo de cristalização através da formação de núcleos. Acredita-se que o núcleo consiste em 10 a algumas centenas de moléculas com a disposição espacial dos cristais que irão crescer, em última análise, a partir delas.

A equação de Kelvin mostra que tais partículas pequenas são mais solúveis do que cristais grandes; portanto, elas necessitam de supersaturação, com relação aos cristais grandes, para sua formação e crescimento subseqüente. É uma grosseira supersimplificação presumir que, para um gradiente de concentração de um certo valor, o ritmo de cristalização é o negativo do ritmo de dissolução. Esta última geralmente é um tanto maior.

Dependendo das condições de cristalização, é possível controlar ou modificar a natureza dos cristais obtidos. Quando existem polimorfos, muitas vezes são necessários o cuidadoso controle da temperatura e a semeadura com a forma de cristal desejada. O hábito ou o formato de um cristal muitas vezes depende de impurezas em solução, pH, ritmo de mistura, ritmo de resfriamento e do solvente. Ritmos bastante rápidos de cristalização podem resultar em impurezas incluídas nos cristais pelo encarceramento.

SECAGEM POR *SPRAY*

A atomização de uma solução de um ou mais sólidos através de um orifício pequeno, disco rotatório ou outro dispositivo, seguida por evaporação do solvente das gotículas, é chamada de *secagem por spray*. A natureza do pó que resulta é uma função de algumas variáveis, inclusive concentração inicial do soluto, distribuição das gotículas produzidas de acordo com seus tamanhos e ritmo de remoção do solvente. O peso de uma certa partícula é determinado pelo volume da gotícula da qual ela se originou e pela concentração do soluto. As partículas produzidas se apresentam em agregados de partículas primárias consistindo em cristais e/ou sólidos amorfos, dependendo do ritmo e das condições de remoção do solvente. Essa abordagem ao estado pulverulento oferece a oportunidade de incorporar várias substâncias sólidas a partículas individuais com composição fixa, independentemente do tamanho da partícula, e de evitar dificuldades que podem surgir ao se tentar obter, por outros métodos, uma mistura uniforme de vários ingredientes pulverizados.

Redução do Tamanho da Partícula

Cominuição, no seu sentido mais amplo, é o processo mecânico de reduzir o tamanho de partículas ou agregados. Assim, ela envolve uma ampla variedade de operações, incluindo cortar, desbastar, premer, esmagar, moer, micronizar e triturar, que dependem primariamente do tipo de equipamento empregado. A escolha do equipamento por sua vez é determinada pelas características do material, tamanho inicial da partícula e grau desejado de redução de tamanho. Por exemplo, partículas muito grandes podem exigir a redução do tamanho em estágios, simplesmente porque o equipamento necessário para produzir o produto final não irá aceitar o tamanho inicial, como esmagamento antes da moagem. No caso de vegetais e outros materiais fibrosos, a redução de tamanho geralmente tem de, pelo menos inicialmente, ser obtida pelo corte ou desbastamento.

Substâncias químicas usadas em agentes farmacêuticos, por outro lado, geralmente não precisam ser sujeitas a um esmagamento ou corte antes da redução ao tamanho exigido de partícula. Contudo, esses materiais na verdade diferem entre si consideravelmente quanto ao ponto de fusão, fragilidade, dureza e conteúdo de umidade, os quais afetam a facilidade de redução do tamanho da partícula e escolha do equipamento. O calor gerado na moagem mecânica, em particular, apresenta problemas com materiais que tendem a se liquefazer ou a se aglomerar e com produtos termolábeis que podem se degradar, a não ser que o calor seja dissipado pelo uso de uma corrente de água ou de ar. O tamanho, a forma e a distribuição de tamanhos desejados da partícula também têm de ser levados em consideração ao se escolher o equipamento de triturar ou moer. Por exemplo, moinhos do tipo atrito tendem a produzir partículas esferoidais, com fluxo mais livre do que os moinhos do tipo impacto, que produzem partículas de formato mais irregular.

MECÂNICA DA FRATURA

A redução do tamanho da partícula através da fratura exige a aplicação de estresse mecânico ao material a ser esmagado ou moído. Materiais respondem ao estresse dilatando, com conseqüente geração de sobrecarga. Dependendo da cronologia da sobrecarga em função dos estresses aplicados, os materiais podem ser classificados de acordo com seu comportamento ao longo de um espectro contínuo que varia de quebradiço a plástico. No caso de uma substância facilmente quebrável, ocorreria um recuo completo com a liberação do estresse ou estresses aplicados até o ponto de cessão, onde ocorreria a fratura. Por outro lado, um material totalmente plástico não iria apresentar um recuo nem iria fraturar.

A vasta maioria de sólidos farmacêuticos se situa em algum ponto entre esses dois extremos e assim possui propriedades tanto elástica quanto viscosa. A teoria viscoelástica linear e, em menor grau, a não-linear estão bem desenvolvidas a ponto de poderem demonstrar quantitativamente e explicar as deformações elásticas e viscosas simultâneas produzidas em sólidos por estresses aplicados.

A energia gasta pela cominuição em última análise se apresenta como energia superficial associada com as recém-criadas superfícies das partículas, como energia livre interna associada com alterações de estrutura, e na forma de calor. A maior parte da energia expressa como calor é consumida na deformação viscoelástica de partículas, fricção e oferecimento de energia cinética às partículas. A energia é trocada entre esses modos e uma parte obviamente é efetiva na produção da fratura. Foi estimado que 1% ou menos da energia mecânica total usada está associada com superfície recém-criada ou com imperfeições da estrutura do cristal.

Embora o processo de moagem tenha sido descrito matematicamente, a teoria por trás dele não se desenvolveu até o ponto em que se possa prever quantitativamente o desempenho real do equipamento de moagem. Entretanto, foram propostas três leis fundamentais:

Lei de Kick—O trabalho necessário para reduzir o tamanho de uma certa quantidade de material é constante para a mesma taxa de redução, a despeito do tamanho original do material inicial.

Lei de Rittinger—O trabalho usado para a redução a particulado é diretamente proporcional à nova superfície produzida.

Lei de Bond—O trabalho usado para reduzir o tamanho da partícula é proporcional à raiz quadrada do diâmetro das partículas produzidas.

Entretanto, em geral, essas leis têm sido úteis somente por oferecerem tendências e informações qualitativas acerca do processo de moagem. São necessários testes usuais de laboratório para avaliar o desempenho de um determinado equipamento. Um índice de trabalho, desenvolvido a partir da Lei de Bond, é uma maneira útil de se comparar a eficiência de operações de moagem.[1] Um índice de moagem, desenvolvido para vários materiais, também pode ser usado para avaliar o desempenho do moinho.[2]

Vários outros fatores também têm de ser levados em consideração na seleção do equipamento. A abrasão ou desgaste do moinho constituem fatores importantes na moagem de materiais duros, particularmente com equipamento de alta velocidade e com proximidade de operação (por exemplo, moinhos de martelo). Em alguns casos, o desgaste do moinho pode ser tão extenso de modo a produzir produtos altamente contaminados e levar a custos excessivos de manutenção que tornam o processo de moagem inviável economicamente. A dureza do material, que muitas vezes está relacionada com a abrasividade, também deve ser considerada. Isso geralmente é avaliado pela escala de Moh.

Qualitativamente, materiais de 1 a 3 são considerados macios, e de 8 a 10, duros. A friabilidade (facilidade de fraturar) e a fibrosidade podem ter importância igual na escolha do moinho. Materiais fibrosos, tais como produtos originários de plantas, exigem uma ação de corte ou desbaste e geralmente não podem ser reduzidos efetivamente de tamanho por técnicas de pressão ou impacto. A umidade presente acima de cerca de 5% na maior parte dos casos irá também criar um problema que pode levar à aglomeração ou até mesmo à liquefação do material moído. Os hidratos muitas vezes liberaram a água de hidratação sob a influência de um processo de moagem sob alta temperatura e assim podem necessitar de resfriamento ou de processamento sob baixa velocidade.

MÉTODOS E EQUIPAMENTO

Quando é desejada uma distribuição estreita de tamanho de partícula com um mínimo de partículas muito finas, é vantajosa a moagem em circuito fechado. Essa técnica combina o equipamento de moagem com algum tipo de classificador (ver *Medida e Classificação de Tamanho de Partícula*). Na disposição mais comum, é usada uma tela para fazer a separação, e as partículas com excesso de tamanho são devolvidas ao moinho continuamente enquanto as partículas de tamanho desejado passam através da tela e saem da câmara de moagem. Desse modo, é minimizado o excesso de moagem, com produção de partículas muito finas como conseqüência. O equipamento também tem de ser projetado de modo a combinar as estapas de peneiragem e moagem numa única operação (ver *Moinhos Centrífugos de Impacto e Peneiras*).

Para evitar a contaminação ou a deterioração, o equipamento usado para agentes farmacêuticos deve ser fabricado de materiais química e mecanicamente compatíveis com a substância que está sendo processada. O equipamento também deve ser fácil de ser desmontado para limpeza para evitar contaminação cruzada. Considerações adicionais quanto à escolha do equipamento são operação livre de poeira, durabilidade, construção simplificada e vias adequadas de entrada e saída de material.

Embora não exista uma classificação rígida de equipamento de cominuição em alta escala, geralmente ele é dividido em três categorias amplas baseadas no tamanho do material inicial e do produto final:

1. *Esmagadores grosseiros* (por exemplo, esmagadores de garra, giratórios, de rolo e de impacto).
2. *Moedores intermediários* (por exemplo, cortadores rotatórios, moinhos de disco, martelo, rolo e de pedra).
3. *Moinhos de moagem fina* (por exemplo, moinhos de bola, bastão, martelo, colóide e de energia fluidal; tela mecânica de alta velocidade e classificador centrífugo).

As máquinas da primeira categoria são empregadas comumente quando o tamanho do material a ser utilizado é relativamente grande, variando de 3,8 a 150 cm. Elas geralmente são usadas na indústria de trituração de minerais e não serão consideradas aqui. As máquinas da segunda categoria são usadas para materiais de tamanho relativamente pequeno e oferecem produtos que se ajustam numa malha de 20 a 200. As da terceira categoria produzem partículas, a maior parte das quais passa através de peneira de malha 200, embora muitas vezes o tamanho da partícula dos produtos de moinhos de moagem fina se encontre na faixa do mícron.

O efeito de cominuição em qualquer operação pode ser descrito matematicamente em termos de uma matriz cujos elementos representam as probabilidades de transformação das partículas de vários tamanhos no material inicial em tamanhos de partículas presentes no material de saída. Os valores numéricos dos elementos na matriz de transição podem ser determinados experimentalmente, e a matriz serve para caracterizar o moinho. Matrizes desse tipo são freqüentemente uma função do ritmo de alimentação do material e sua distribuição de tamanho de partícula, mas são úteis para prever o comportamento do moinho. A multiplicação da matriz de cominuição apropriada pela matriz de linha da distribuição de tamanho do material fornece a distribuição de tamanho prevista no produto final.

MOINHOS DE MOAGEM FINA E INTERMEDIÁRIA

Os vários tipos de equipamentos de cominuição nessa classe geralmente empregam uma a três ações básicas ou, mais comumente, uma combinação dessas ações.

1. *Atrito*. Essa envolve a dilaceração do material por uma ação de atrito entre duas superfícies. O procedimento é particularmente aplicável à moagem de materiais fibrosos em que a ação de dilaceração é necessária para reduzir as fibras a pó.
2. *Rolagem*. Essa usa um equipamento pesado de rolo para esmagar e pulverizar o material. Teoricamente, somente um tipo de ação de esmagamento por rolo está envolvido, mas na prática ocorre certo tipo de atrito discreto entre a face do rolo e o leito do moinho.
3. *Impacto*. Essa envolve a operação com martelos (ou barras) em altas velocidades. Eles atingem o material jogando-o de encontro a outros ou de encontro à parede das câmaras que contêm o material. O impacto provoca a dilaceração de grandes partículas e a ação continua até serem produzidas partículas pequenas e de tamanho necessário. Em alguns deles pode ser usada força do ar em alta velocidade ou centrífuga para gerar velocidades de alto impacto.

Moinhos de Rolo—Os moinhos de rolo na sua forma básica consistem em dois rolos que rolam na mesma direção a ritmos diferentes de velocidade. Esse princípio, que oferece redução do tamanho da partícula principalmente através de compressão (esmagamento) e cisalhamento, tem sido aplicado no desenvolvimento de uma ampla variedade de moinhos de rolo. Alguns usam rolos lisos ou rolos ranhurados, corrugados ou com dentes de serra para oferecer uma ação de corte. A maior parte permite ajuste do espaço entre os rolos para controlar o tamanho da partícula do produto. O moinho de rolo é bastante versátil e pode ser usado para esmagar uma variedade de materiais.

Um exemplo de um moinho de rolo de uso farmacêutico é o Crack-U-Lator, no qual uma série de rolos ranhurados é ajustada de modo a reduzir seqüencialmente o tamanho da partícula do produto e produzir a distribuição desejada. O dispositivo permite que partículas menores do que o espaço entre os rolos passem para o próximo estágio sem redução desnecessária do tamanho, reduzindo assim a formação de finas partículas.

Moinhos de Martelo—Os moinhos de martelo consistem em um eixo rotatório sobre o qual são montados martelos rígidos ou pendulares (batedores). Essa unidade é colocada dentro de uma câmara que contém uma grade ou tela removível através da qual o material tem de passar. Na parte superior está o alimentador. À medida que o material entra na câmara, ele é atingido e quebrado em fragmentos menores pelos martelos em rápida rotação. Esses fragmentos são levados para baixo de encontro à tela onde são submetidos a ação *martelante* adicional até serem reduzidos a um tamanho suficientemente pequeno para passar através das aberturas e para o exterior. As partículas com tamanho excessivo são levadas para cima para o interior da câmara, onde também são submetidas a outros golpes pelos martelos revolvedores.

Esses moinhos operam em alta velocidade e geralmente com ritmo controlado de alimentação de material. Tanto o impacto quanto o atrito fornecem a ação de moagem. O tamanho da partícula é regulado pela velocidade do rotor, ritmo de alimentação do material, tipo e número de martelos, espaço livre entre os martelos e a parede da câmara e aberturas de descarga. Com abertura constante de tela, a velocidade do moinho e a espessura da tela irão afetar o tamanho da partícula do pó moído,[3] conforme mostra a Fig. 37.1. Quanto mais alta a velocidade, mais íngreme o ângulo de abordagem da partícula ao orifício da tela. Assim, para qualquer tamanho de abertura de tela, quanto maior a velocidade da lâmina, menor a partícula obtida. O aumento da espessura da tela irá oferecer um efeito similar. Em geral, as lâminas de borda rombuda são mais efetivas para pulverizar, enquanto as lâminas de borda aguda agem desbastando ou cortando materiais fibrosos.

O FitzMill Comminutor (Fig. 37.2) é um exemplo desse tipo de moinho. Ele pode ser usado na configuração ou de martelo ou de faca-lâmina e pode ser ajustado com uma grande variedade de tamanhos de telas para preencher uma variedade de especificações de moagem.

Uma grande variedade de tamanhos de partícula até o nível de mícron pode ser produzida por esses moinhos. Contudo, o formato da partícula geralmente é mais agudo e mais irregular do que aquele produzido pelos métodos de compressão. Quando se desejam partículas bastante finas, os moinhos de martelo podem ser operados juntamente com um classificador a ar. Em tais condições, é obtida uma distribuição mais estreita de tamanho de partícula e menores temperaturas de moagem. A pulverização fina de material plástico pode ser obtida nesses moinhos através de fragilização por N_2 ou CO_2 líquido ou isolando a câmara de moagem.

Moinhos Centrífugos de Impacto e Peneiras—Os moinhos centrífugos de impacto e peneiras são úteis para minimizar a produção de partículas finas, porque a sua estrutura combina peneiragem e moagem numa única operação. O moinho consiste em uma barra não-rotatória ou estator fixos dentro de uma cesta-peneira rotatória. As partículas menores do que o tamanho do orifício da peneira podem passar através do moinho sem cominuição; contudo, as partículas ou aglomerados maiores do que o tamanho do buraco são dirigidos por força centrífuga para impacto com o estator. Assim cestas-peneiras também podem ser construídas de modo a terem uma borda cortante que pode ajudar na redução do tamanho da partícula sem impacto com o estator. Quick Sieve (Fig. 37.3), Turbo Sieve e CoMill são exemplos desse tipo de moinho.

Moinhos Cortadores—Os moinhos cortadores são úteis para redução do tamanho de partículas de material fibroso e agem através de um mecanismo combinado de corte e cisalhamento. Eles consistem em um rotor horizontal no qual existe uma série de facas ou lâminas. Esse rotor gira no interior de uma carcaça dentro da qual existem facas estacionárias. O material é colocado na parte superior e uma placa ou tela perfurada é colocada no fundo da carcaça por onde o produto final é descarregado. O tamanho e o formato da partícula são determinados pelo tamanho da placa, intervalo entre rotor e facas e tamanho das aberturas. Existem vários estilos de rotor que

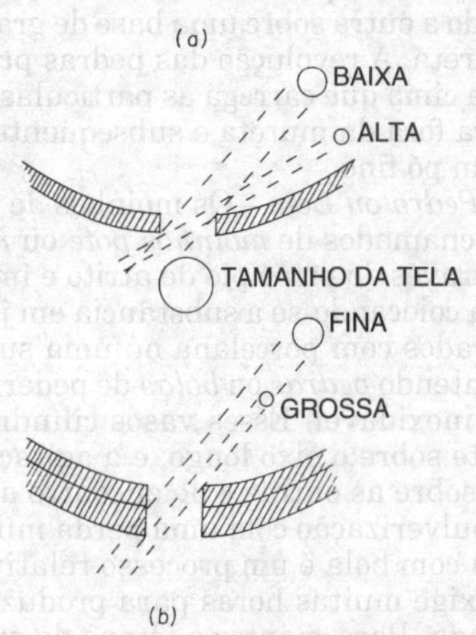

Fig. 37.1 A influência da (**a**) velocidade do moinho e (**b**) espessura da tela sobre o tamanho da partícula com tamanho constante de abertura de tela.[3]

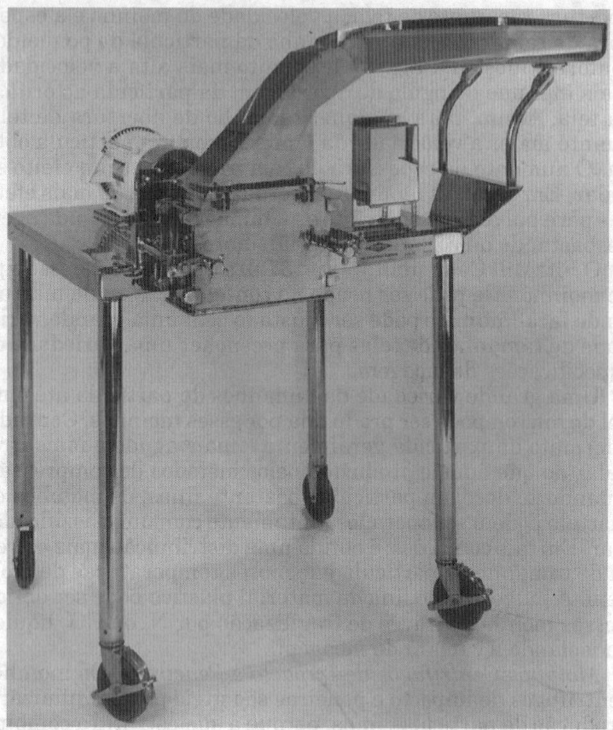

Fig. 37.2 Cominuidor EZ-Clean FitzMill. (Cortesia da Fitzpatrick.)

fornecem diferentes formas e tamanhos de partícula, embora os moinhos cortadores normalmente não sejam destinados a produzir partículas abaixo da malha 80 a 100.

Moinhos de Atrito—Os moinhos de atrito usam duas placas de pedra ou de aço para moagem, sendo que uma ou ambas girando para oferecer moagem principalmente através do atrito. Esses moinhos são mais apropriados para material friável ou de dureza média e fluxo livre.

Um moinho de atrito de esteira dupla é um exemplo de moinho que usa dois discos rotatórios girando em direções opostas. A redução do tamanho da partícula é controlada variando-se a velocidade de rotação dos discos, o espaço entre eles e o tamanho e o número de cristas e entalhes na face dos discos. Pela combinação adequada com um classificador, tamanhos de partícula variando de malha 10 a 20 μm podem ser obtidos por esses moinhos de atrito.

Moinhos de Pedra—Moinhos de pedra são assim chamados porque duas pesadas pedras de granito, montadas verticalmente como rodas e ligadas por um curto eixo horizontal, giram uma perseguindo a outra sobre uma base de granito circundada por uma mureta. A revolução das pedras produz uma corrente de ar para cima que carrega as partículas mais leves, as quais caem para fora da mureta e subseqüentemente são coletadas como um pó fino.

Moinhos de Pedra ou Bola—Os moinhos de pedra ou bola, algumas vezes chamados de *moinhos pote* ou *moinhos jarra*, são operados através do princípio de atrito e impacto. A moagem é realizada colocando-se a substância em jarros ou vasos cilíndricos, forrados com porcelana ou uma substância dura semelhante, contendo *pedras* ou *bolas* de pederneira, porcelana, aço ou aço inoxidável. Esses vasos cilíndricos revolvem horizontalmente sobre o eixo longo, e a agitação das pedras ou bolas umas sobre as outras e de encontro aos lados do cilindro produz pulverização com uma perda mínima de material. A moagem com bola é um processo relativamente lento e geralmente exige muitas horas para produzir material de finura apropriada. Para manter o tempo de moagem dentro de limites razoáveis, o material grosseiro (> malha 10) deve ser pré-moído antes da introdução no moinho de bola. A Fig.

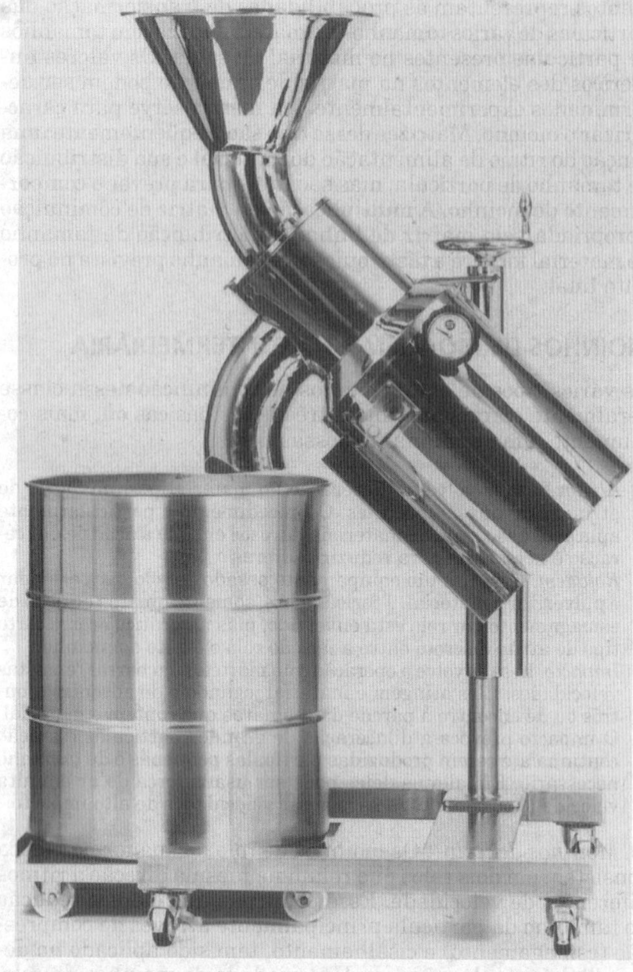

Fig. 37.3 Quick Sieve. (Cortesia da Glatt Air.)

37.4 mostra, em corte, um moinho de jarro único. Os *moinhos de vara* são uma modificação na qual varas com cerca de 7,5 cm mais curtas que o comprimento do moinho são colocadas no lugar das bolas. Isso resulta em uma menor produção de partículas muito finas e em um produto um tanto mais granular.

Moinhos de Bolas Vibratórias—Moinhos de bolas vibratórias, que também combinam atrito e impacto, consistem em uma carcaça contendo uma carga de bolas e são semelhantes aos moinhos de bolas rotatórias. Contudo, nesse caso, a carcaça é vibrada a uma freqüência adequada, em vez de rodada. Esses moinhos oferecem a vantagem de serem livres de partes rotatórias, e assim podem ser prontamente integrados a um sistema particular de classificação ou a outro equipamento básico. Além disso, vários estudos têm mostrado que o moinho de bolas vibratórias mói a ritmos muitas vezes 20 a 30 vezes maiores do que os do moinho de agitação convencional e oferece uma ordem maior de ritmo e eficiência de moagem do que a de outros procedimentos atuais de moagem.

Moinhos de Fluido-Energia—Os moinhos de fluido-energia são usados para pulverizar e classificar partículas extremamente pequenas de muitos materiais. Esses moinhos não têm partes móveis, e a moagem é feita submetendo-se o material sólido a correntes de fluidos elásticos de alta velocidade, geralmente ar, vapor ou um gás inerte. O material pode ser pulverizado e levado a uma violenta turbulência pela velocidade sônica e supersônica das correntes. As partículas são aceleradas até velocidades relativamente altas, e, quando elas colidem entre si, o impacto causa violenta fratura dessas partículas.

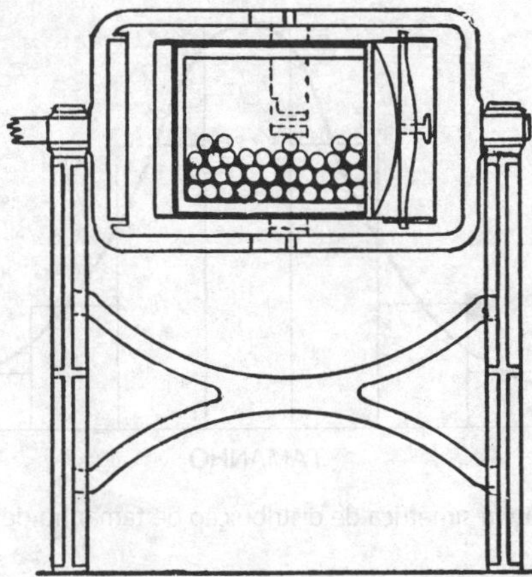

Fig. 37.4 Moinho de jarro único.

Um tipo de moinho de fluido-energia é mostrado na Fig. 37.5. O fluido elástico de moagem é introduzido através de pequenos orifícios na porção inferior do moinho sob pressões que variam de 25 a 300 psi. Dessa forma, é gerado um fluxo de gás rapidamente circulante no moinho oco e em forma de rosca. Um alimentador Venturi introduz o material grosseiro dentro do moinho e as partículas penetram na corrente de jato de gás de movimentação rápida. O material bruto é pulverizado rapidamente pelo impacto mútuo na câmara de redução. À medida que se formam, as partículas finas são transportadas para cima na esteira. As partículas são moídas simultaneamente e classificadas nesse processo. As partículas menores são retidas pela esteira de gás que deixa o moinho e são transportadas até uma câmara ou saco de coleta. A força centrífuga na parte superior da câmara estratifica as partículas maiores e pesadas e o seu maior momento as transporta para baixo e de volta para a câmara de moagem.

Uma grande vantagem do moinho de fluido-energia é que o efeito de resfriamento do fluido de moagem à medida que ele se expande na câmara de moagem mais do que compensa o calor moderado gerado durante o processo de moagem. Uma outra vantagem é a variação bastante estreita de tamanhos de partículas produzidas. Quando o controle preciso do tamanho da partícula constitui um fator importante, o moinho de fluido-energia produz faixas bastante estreitas de partículas com mínimo esforço.

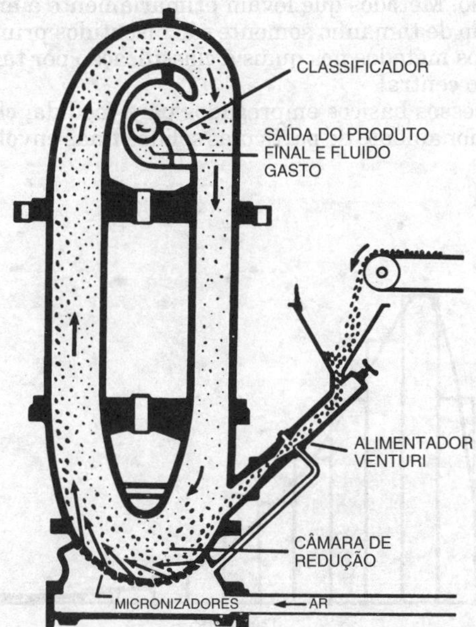

Fig. 37.5 Moinho de energia fluida Jet-O-Mizer. (Cortesia da Fluid Energy.)

Uma importante desvantagem é a necessidade de controlar a alimentação do material bruto grosseiro dentro da corrente do jato. Muitas vezes, o dispositivo de alimentação se entope com um pedaço grande de material, e dispositivos especiais de alimentação têm de ser construídos para produzir um ritmo uniforme de alimentação.

Pulverizadores Centrífugos de Impacto—Os pulverizadores centrífugos de impacto também são considerados eficazes para redução de tamanho de partícula de uma grande variedade de materiais que variam desde agentes químicos orgânicos bastante macios até materiais abrasivos e duros. Além disso, esse tipo de moinho é bastante adequado para a redução do tamanho de substâncias termossensíveis. Basicamente, nesses pulverizadores, o material é introduzido no centro de um rotor em rotação que aplica uma grande força centrífuga às partículas. O material, assim acelerado, se desloca em direção ao conjunto de impacto na periferia do rotor. Ao atingir esses dispositivos de impacto, o material é arremessado de encontro à carcaça externa onde é obtida a redução final. O material processado é removido da parte inferior do alimentador cônico de descarga (Fig. 37.6). A redução do tamanho da partícula na faixa de malha 10 a 325 pode ser obtida com esse tipo de moinho com um mínimo de partículas muito finas.

MEDIDA E CLASSIFICAÇÃO DO TAMANHO DA PARTÍCULA

Tamanho e Distribuição

PARÂMETROS ESTATÍSTICOS

Os sistemas de monodispersão de partículas de formato regular, tais como cubos ou esferas perfeitas, podem ser descritos completamente através de um único parâmetro: o comprimento de um lado ou diâmetro. Contudo, quando existem distribuições de tamanho não-uniforme ou formatos anisométricos, qualquer parâmetro isolado é incapaz de definir totalmente o pó. As medidas têm de ser feitas ao longo da faixa total dos tamanhos presentes. Por exemplo, diâmetros estatísticos são medidas úteis da tendência do tamanho central e são calculados a partir de alguma propriedade medida que seja uma função do tamanho e relacionada com uma dimensão linear. Para partículas irregulares, o tamanho atribuído irá depender fortemente do método de medida.

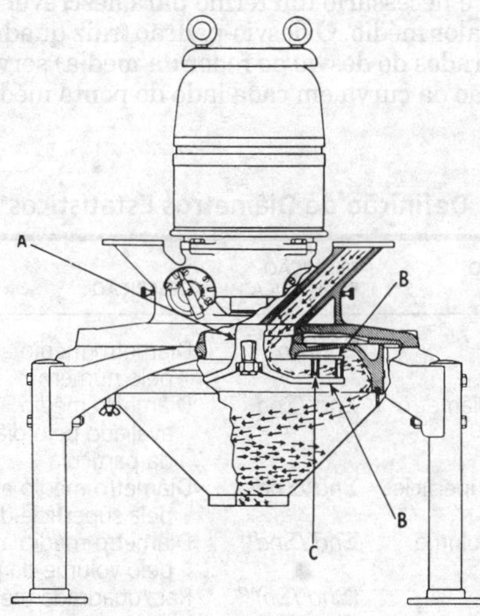

Fig. 37.6 CentriMil, um moinho centrífugo de impacto, disponível em modelos que variam de 2 a 250 hp. **A.** Rotor rotatório. **B.** Discos do cubo do rotor. **C.** Impactadores. (Cortesia da Entoleter.)

Uma vez estabelecido o método de atribuição de valor para o diâmetro, área da superfície ou um outro parâmetro, o valor médio calculado para o parâmetro depende do peso estatístico atribuído aos vários tamanhos. O diâmetro médio da partícula é o parâmetro estatístico isolado mais importante, porque, se for escolhido o diâmetro apropriado, os outros vários parâmetros de interesse como área de superfície específica, número e peso médio da partícula muitas vezes podem ser calculados. Assim, a escolha do diâmetro médio para ser medido ou calculado se baseia no seu uso intencionado. Por exemplo, a área de superfície específica, que pode controlar a dissolução do fármaco, freqüentemente pode estar relacionada com a raiz média quadrada do diâmetro. Dependendo do método de medida, vários diâmetros podem ser obtidos; isso será discutido mais tarde. Os diâmetros de partícula mais comumente utilizados estão arrolados no Quadro 37.1.

DISTRIBUIÇÕES DE TAMANHO

Como mencionado, as distribuições de tamanho são muitas vezes complexas, e nenhum parâmetro isolado de tamanho de partícula é suficiente para caracterizar ou permitir a previsão de muitas propriedades a granel de interesse farmacêutico, tais como características de fluxo, densidades de impactação, compressibilidade, ou tendências de segregação. Assim, são necessárias descrições além da tendência central dada pelos vários diâmetros médios. Geralmente elas tomam a forma de equações ou gráficos que descrevem em detalhe a distribuição do tamanho da partícula. Ao se medir o tamanho da partícula, é importante, primeiramente, escolher o parâmetro que está relacionado com o uso final do produto, e depois selecionar o método que irá medir esse parâmetro.

Certamente, informações mais úteis poderiam ser obtidas se o tamanho da partícula de um pó usado numa suspensão fosse determinado pela sedimentação em vez de pela microscopia, ou, se a área de superfície total das partículas fosse o fator crítico (como no uso como um adsorvente), pelo método mais útil de permeabilidade ou adsorção gasosa.

As partículas podem ser classificadas determinando-se o número de partículas em faixas sucessivas de tamanho. A distribuição pode ser representada por um gráfico de barra ou histograma (Fig. 37.7), onde as larguras das barras representam a faixa de tamanho e as alturas, a freqüência de ocorrência em cada faixa. Uma linha suave desenhada passando pelos pontos médios das extremidades superiores das barras, nesse caso, resulta numa curva normal de probabilidade de distribuição de tamanho. Uma linha desenhada através do centro da curva até a abscissa divide a área em duas partes iguais e representa o valor médio. Como várias outras distribuições simétricas poderiam ter esse mesmo ponto médio, é necessário um termo para descrever a dispersão ao redor do valor médio. O desvio-padrão (raiz quadrada da média dos quadrados do desvio ao redor da média) serve para definir a dispersão da curva em cada lado do ponto médio.

Quadro 37.1 Definição de Diâmetros Estatísticos[a]

TIPO DE DIÂMETRO MÉDIO	DEFINIÇÃO ESTATÍSTICA	DESCRIÇÃO
Aritmético	$\Sigma nd/\Sigma n$	Diâmetro médio avaliado pelo número
Momento do diâmetro	$\Sigma nd^2/\Sigma nd$	Diâmetro médio avaliado pelo diâmetro da partícula
Momento da superfície	$\Sigma nd^3/\Sigma nd^2$	Diâmetro médio avaliado pela superfície da partícula
Momento do volume	$\Sigma nd^4/\Sigma nd^3$	Diâmetro médio avaliado pelo volume da partícula
Superfície	$(\Sigma nd^2/\Sigma n)^{1/2}$	Raiz quadrada média
Volume	$(\Sigma nd^3/\Sigma n)$	

[a]Quando dados agrupados são usados, *n* é o número de partículas num intervalo de tamanho caracterizado por um diâmetro, *d*.

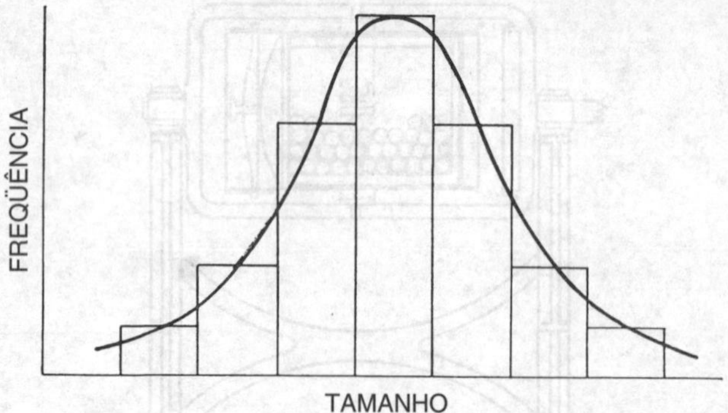

Fig. 37.7 Curva simétrica de distribuição de tamanho de partícula.

Contudo, a maior parte de materiais particulados não pode ser descrita por uma curva normal de distribuição. As curvas resultantes geralmente são distorcidas, como mostra a Fig. 37.8, tornando complexa a análise matemática. Numa distribuição de tamanho distorcida, o valor médio é afetado por valores muito grandes ou muito pequenos. Nesses casos, a mediana (ou seja, o valor central de uma série de observações) é uma média mais útil. Numa distribuição simétrica, os valores da média e da mediana são os mesmos. Grande parte das curvas assimétricas de distribuição de tamanho relacionadas a pós pode ser transformada em curvas simétricas usando-se o logaritmo do tamanho — curva de distribuição normal log. A forma simétrica da última curva permite uma análise matemática simplificada.

As plotagens cumulativas também são úteis para análise da distribuição do tamanho da partícula. Nesse caso, a porcentagem cumulativa das partículas menores (ou maiores) que um certo tamanho é plotada em função do tamanho. Usando-se papel de probabilidade logarítmica, o tamanho mediano (média geométrica) e o desvio-padrão (desvio-padrão geométrico) podem ser obtidos prontamente pela solução gráfica. A mediana é o tamanho de 50% e o desvio-padrão é a inclinação da linha e igual à relação tamanho 50%/tamanho 15,87% (Fig. 37.9).

Medida do Tamanho

Freqüentemente, as medidas de tamanho das partículas são feitas juntamente com separação do pó em frações com base no tamanho. Métodos que levam primariamente à análise de distribuição de tamanho somente são discutidos primeiro, seguidos pelos métodos nos quais a classificação por tamanho é um aspecto central.

Os processos básicos empregados para medida, classificação ou fracionamento de partículas sólidas finas envolvem téc-

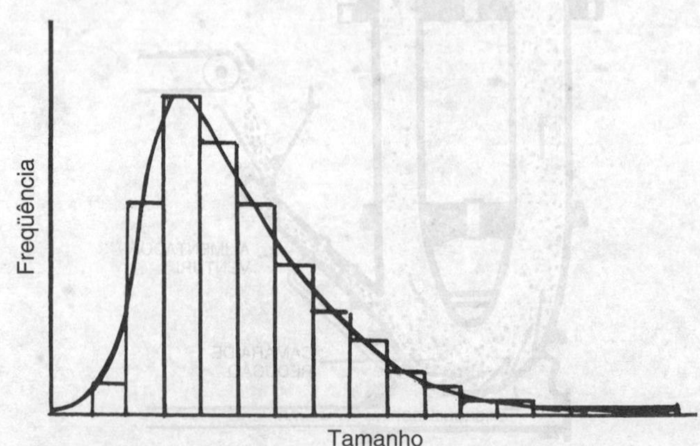

Fig. 37.8 Curva distorcida de distribuição de tamanho de partícula.

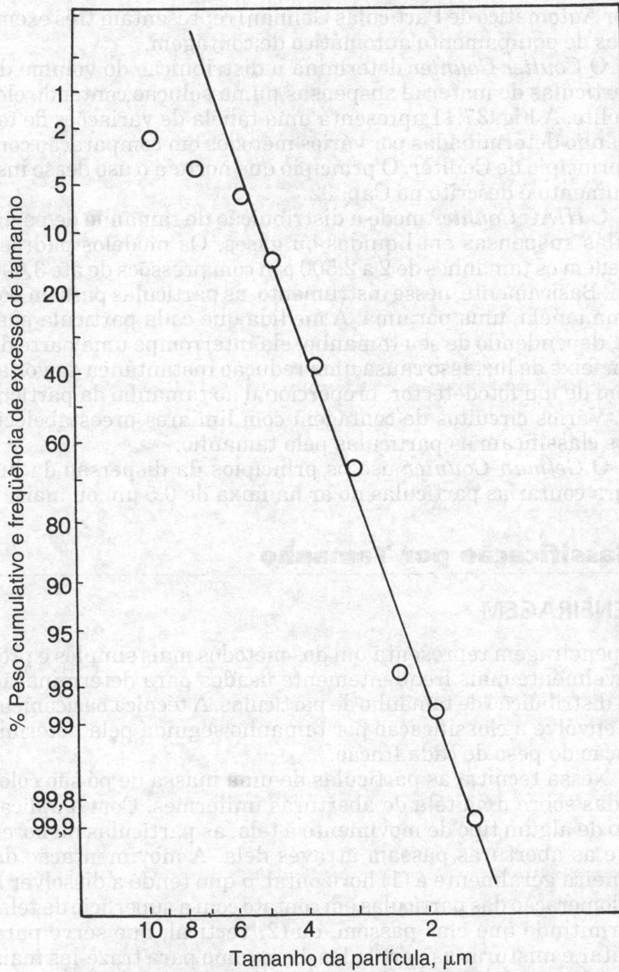

Fig. 37.9 Gráfico log de probabilidade de tamanho da partícula *versus* % peso cumulativo e freqüência de excesso de tamanho.

nicas diretas e indiretas. Os métodos diretos medem as dimensões reais da partícula, usando-se uma escala de calibração, como na microscopia e peneiragem. As medidas indiretas fazem uso de alguma característica da partícula que pode estar relacionada com o tamanho, como índices de segmentação, permeabilidade e propriedades ópticas.

MICROSCOPIA

As técnicas microscópicas estão entre as mais precisas dos métodos *diretos*. Por esse método, o tamanho das partículas é determinado individualmente de modo direto, em vez de serem agrupadas estatisticamente por algum outro meio de classificação. A medida linear das partículas é feita comparando-se com uma escala calibrada geralmente incorporada ao microscópio. Para partículas esféricas, o tamanho é definido pela medida do diâmetro. Contudo, para partículas com outras configurações, geralmente é usada uma outra designação específica de tamanho, como o diâmetro de uma esfera com a mesma área projetada de uma partícula não-esferoidal que está sendo medida. Outros diâmetros característicos baseados em vários aspectos do perfil da partícula projetada conforme vista através do microscópio também estão relatados na literatura para descrever partículas não-esferoidais.

O método é bastante tedioso, e outras limitações são encontradas nas técnicas necessárias para preparo das lâminas e na resolução máxima que estabelece os limites inferiores de medida do tamanho das partículas usando-se luz visível. A luz branca pode resolver partículas dentro da faixa de 0,2 a 100 μm. Esse limite inferior pode ser diminuído para cerca de 0,1 μm pelo uso da luz ultravioleta e até cerca de 0,01 μm pelo uso do ultramicroscópio. O microscópio eletrônico tem grande utilidade nas medidas de tamanho de partícula na faixa de 0,200 a 0,001 μm.

Embora os métodos microscópicos de determinação de tamanho de partícula consumam muito tempo, sejam tediosos e geralmente exijam mais habilidade do que algumas das outras técnicas, eles oferecem várias vantagens. Eles fornecem informações acerca do formato e espessura que não podem ser obtidas por outros métodos e, além disso, fornecem um registro permanente através do uso de fotomicrografias.

Foram desenvolvidos vários procedimentos semi-automatizados para minimizar a fadiga e o tédio associados com a contagem manual de partículas. Eles são representados por instrumentos como Imanco Quantimet 720 e o πMC System (*Millipore*), que fazem uma varredura da imagem do pó de uma maneira semelhante à varredura da TV. O sinal obtido é analisado por um analisador de pulso-altura e expresso como uma distribuição de tamanho de partícula.

ADSORÇÃO DE GASES

A adsorção de um soluto de uma solução ou de um gás a baixas temperaturas num material pulverizado serve de medida da área da superfície da partícula, geralmente relatada como superfície específica (área/unidade de massa). Técnicas comuns de adsorção usam a adsorção do nitrogênio e do criptônio a baixas temperaturas. O volume do gás adsorvido por uma amostra pulverizada é determinado como uma função da pressão do gás, e é preparado um gráfico apropriado. O ponto em que ocorre uma camada monomolecular de adsorvato é estimado a partir da descontinuidade que mostra na curva. A área de superfície específica então pode ser calculada a partir do conhecimento do volume de gás necessário para se obter essa monocamada, e a área/molécula ocupada pelo gás, seu peso molecular e densidade. Freqüentemente, expressões mais complexas como a equação de Brunauer, Emmett e Teller (BET) têm de ser usadas para descrever a adsorção na superfície de alguns materiais e determinar o volume de gás necessário para produzir uma monocamada adsorvida. As propriedades da superfície de vários agentes farmacêuticos foram investigadas por essa técnica.

PERMEABILIDADE

Quando um gás ou líquido circula através de um material pulverizado, a resistência a esse fluxo constitui uma função de fatores tais como superfície específica do pó, área do leito, espaço do poro, queda de pressão através do leito e viscosidade do fluido. Essa resistência pode ser descrita e a superfície específica pode ser calculada através da equação de Kozeny-Carmen, que relaciona esses fatores. Esse método, embora não ofereça uma análise de distribuição de tamanho, oferece um meio rápido e conveniente de estimativa de tamanho que é útil para algumas operações industriais.

Estão disponíveis comercialmente instrumentos que medem o ritmo de fluxo de um gás através de um leito de pó sob diferencial de pressão controlada. O Sub-Sieve Sizer (*Fisher*) permite a leitura direta do tamanho médio de partícula. O Blaine Permeameter (produzido pela *Precision Scientific*) usa o princípio de preencher com mercúrio os espaços vazios num pó e depois pesá-lo. A fração vazia é calculada a partir da densidade conhecida do mercúrio a diferentes temperaturas.

Os cálculos envolvidos nas técnicas de permeabilidade são muitas vezes complicados e revelam somente um tamanho médio das partículas. Ao medir as partículas das faixas subpeneira, podem ser encontrados desvios bastante grandes. Com tamanhos de malha maiores, pode ser encontrado um meio-termo entre os resultados obtidos por técnicas que empregam permeabilidade e microscopia, particularmente se os pós forem feitos de partículas esféricas ou quase-esféricas.

TÉCNICAS DE IMPACTO E INERCIAIS

As leis que regem as trajetórias das partículas em correntes de fluido são usadas em vários métodos de medida de tamanho de partícula. Os dispositivos por impacto são baseados na dinâmica da deposição de finas partículas numa corrente móvel de ar dirigida através de obstáculos com forma geométrica definida, ou quando forçadas, a partir de um dispositivo de jato, de encontro a uma superfície plana.

O *impactador em cascata*, descrito por Pilcher e colaboradores,[4] através de jatos em série, força ar carregado de partículas, a uma velocidade muito alta e freqüência fixa (cada um menor do que o antecedente), de encontro a lâminas de vidro; o impacto ocorre numa série de estágios. As velocidades da corrente de ar e das partículas suspensas nele são aumentadas à medida que elas avançam através do impactador. Como resultado, as partículas são classificadas pelo impacto sobre as diferentes lâminas, sendo que as partículas maiores nas lâminas superiores e as menores nas lâminas a jusante. A Fig. 37.10 ilustra o princípio do impactador em cascata. O tamanho exato das partículas impactadas em cada lâmina tem de ser subseqüentemente determinado. As análises de tamanho podem ser feitas diretamente por tratamento teórico ou calibração prévia do instrumento.

Tillotson[5] descreveu um instrumento baseado em princípios inerciais semelhantes àqueles do impactador em cascata. Esse instrumento pode ser adaptado para leitura automática da distribuição de tamanho através de técnicas de disseminação da luz e contadores eletrônicos. Em alguns poucos minutos o método oferece dados completos da distribuição de tamanho de partículas.

CONTADORES AUTOMÁTICOS DE TAMANHO DE PARTÍCULA

O Coulter Counter (Contador Coulter), o HIAC Counter (Contador HIAC) e o Gelman Automatic Particle Counter (Contador Automático de Partículas Gelman) representam três exemplos de equipamento automático de contagem.

O *Coulter Counter* determina a distribuição do volume de partículas de material suspensas numa solução contendo eletrólito. A Fig. 37.11 apresenta uma tabela de variações de tamanho determinadas por vários métodos em comparação com o princípio de Coulter. O princípio que norteia o uso desse instrumento é descrito no Cap. 32.

O *HIAC Counter* mede a distribuição de tamanho de partículas suspensas em líquidos ou gases. Os modelos padrões medem os tamanhos de 2 a 2.500 μm com pressões de até 3.000 psi. Basicamente, nesse instrumento, as partículas passam por uma janela, uma por uma. À medida que cada partícula passa, dependendo de seu tamanho, ela interrompe uma parte de um feixe de luz. Isso causa uma redução instantânea da voltagem de um fotodetector, proporcional ao tamanho da partícula. Vários circuitos de contagem com limiares preestabelecidos classificam as partículas pelo tamanho.

O *Gelman Counter* usa os princípios da dispersão da luz para contar as partículas no ar na faixa de 0,5 μm ou mais.

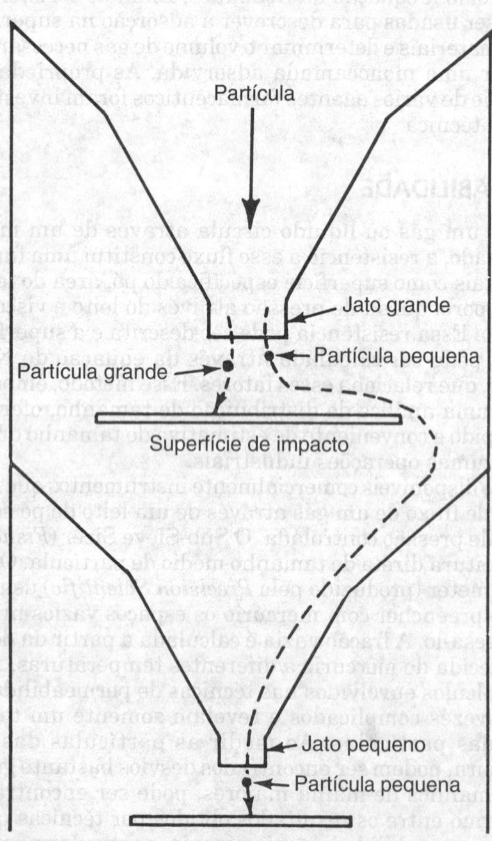

Fig. 37.10 O princípio do impactador em cascata.[3]

Classificação por Tamanho

PENEIRAGEM

A peneiragem representa um dos métodos mais simples e provavelmente mais freqüentemente usados para determinação da distribuição de tamanho de partículas. A técnica basicamente envolve a classificação por tamanho seguida pela determinação do peso de cada fração.

Nessa técnica, as partículas de uma massa de pó são colocadas sobre uma tela de aberturas uniformes. Com a aplicação de algum tipo de movimento à tela, as partículas menores que as aberturas passam através dela. A movimentação da peneira geralmente é (1) horizontal, o que tende a dissolver a aglomeração das partículas em contato com a superfície da tela, permitindo que elas passem, ou (2) vertical, que serve para agitar e misturar as partículas, bem como para trazê-las mais para baixo, de encontro à superfície da tela.

Uma grande dificuldade apresentada por esse método é a produção de telas com aberturas uniformes, particularmente nos tamanhos de malha muito fina. Em decorrência disso, o limite inferior prático para telas com malha de arame é cerca de 43 μm (malha 325). Entretanto, com a introdução de telas eletroformadas, existem hoje disponíveis peneiras capazes de analisar partículas na faixa de 5 μm. Além disso, a "cegueira" de aberturas provocada por partículas irregulares ou com excesso de tamanho e a apresentação ineficiente das partículas à superfície da tela são problemas associados a essa técnica. O uso de movimentações horizontal e vertical da tela, jatos de ar, inversão periódica repentina da movimentação da peneira e ciclagem contínua têm sido empregados numa tentativa de eliminar esses problemas.

Para operações contínuas, as telas são fixadas a dispositivos mecânicos ou eletromagnéticos que fornecem a energia necessária para agitar as partículas através das aberturas da tela e também evitar o acúmulo de partículas muito finas den-

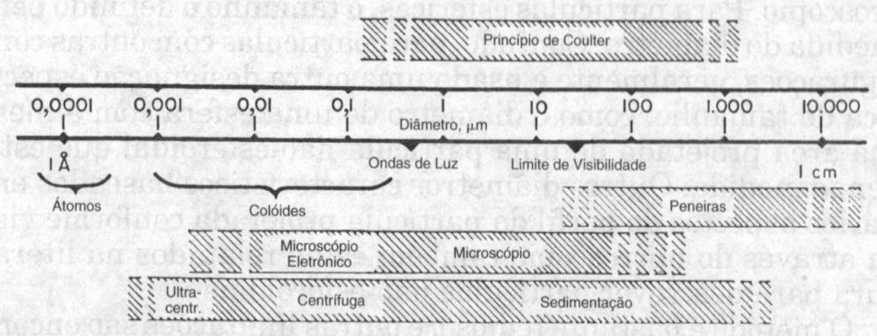

Fig. 37.11 Faixa de tamanho do método Coulter em comparação com métodos de cobertura da peneira, sedimentação e microscópico e superposição entre faixas da microscopia eletrônica e com centrifugação. (Cortesia da Coulter.)

tro das aberturas, pois elas tendem a entupir essas aberturas e desacelerar a operação. O uso de um dispositivo de acionamento eletromagnético, em vez de mecânico, enseja uma ação mais suave de peneiragem, com diminuição do desgaste da peneira, cegueira e barulho da máquina. As peneiras podem ser usadas seja numa seqüência de tamanhos através dos quais o material tem de passar ou isoladamente num tamanho adequado.

Essa aparelhagem é útil para obter dados de análise de tamanho sob condições controladas. A amostra é colocada na parte superior do ninho de peneiras padrões dispostas em ordem decrescente. O período de tempo e a força de vibração a que é submetida a amostra podem ser pré-ajustados por tempo variável e controles de voltagem. A vibração controlada faz com que as partículas de pó passem através das peneiras, com cada fração entrando em repouso na peneira através da qual ela não consegue passar. Para fins de análise, o peso de cada fração é determinado e a porcentagem calculada.

O Sonic Sifter (Peneirador Sônico) (*Allen-Bradley* e *ATM*) é um peneirador que usa a oscilação sônica para classificar as partículas. Uma ação mecânica pulsátil é usada para reduzir a cegueira e a aglomeração de tamanhos subpeneiras. Essa combinação de agitação sônica e mecânica permite a peneiragem seca até 5 μm. Peneiras *US Standard* para esse equipamento estão disponíveis com malha 3,5 até 400 e com malhas de precisão eletroformadas de 150 a 5 μm.

Peneiras mecânicas de tamanho industrial têm aspectos e capacidades diferentes, e incluem peneiradores giratórios, rotatórios circulares, vibradores, agitadores e revolvedores. Nos peneiradores giratórios, a movimentação se dá num único plano horizontal, mas pode variar desde circular até recíproca a partir da entrada até a saída do material. O peneirador circular também confina a movimentação da tela a um plano horizontal, mas, nesse caso, a movimentação total aplicada à peneira é circular. O material entra pela parte superior de um peneirador giratório e se espalha sobre a primeira peneira. Algumas das partículas mais finas conseguem passar e são descarregadas dentro dos canais *de descarga*. O pó restante se desloca para a próxima peneira na ordem, e o processo é repetido até ser obtida a separação completa (Fig. 37.12).

Na peneiragem centrífuga, o material é empurrado através de um cilindro de tecido de arame vertical rotatório. Com esse tipo de equipamento, podem ser feitos cortes agudos do tamanho da partícula. A corrente de ar para baixo, em vez de sacudir e vibrar, é usada para movimentar as partículas através das aberturas na tela; a alternância com uma inversão da corrente de ar serve para evitar a *cegueira*, particularmente com peneiras de malhas pequenas.

PENEIRAGEM ÚMIDA

A adição de água algumas vezes é empregada para dissolver quaisquer aglutinantes não-desejados, remover da superfície partículas muito finas ou outra contaminação e reduzir as forças de superfície — particularmente em peneiras de micromalhas — que se opõem ao fluxo das partículas através da peneira. Partículas que tendem a se aglomerar ou a reagir com oxigênio ou umidade e assim não podem ser peneiradas a seco muitas vezes podem ser manuseadas pela peneiragem úmida. Partículas na faixa de 6 a 150 μm podem ser classificadas com boa precisão usando-se peneiras eletroformadas. Algumas substâncias hidrofóbicas que resistem à umidificação com água podem ser peneiradas com umidificação feita por líquidos orgânicos como éter de petróleo, acetona ou álcool. A peneiragem úmida pode ser realizada borrifando-se tanto a superfície da tela quanto o material à medida que ele é colocado sobre a tela ou colocando-se um caldo de material diretamente sobre a tela.

SUPERFÍCIES DE TRIAGEM

Vários fatores têm de ser levados em consideração ao se selecionarem as superfícies de triagem. A principal consideração deve ser dada ao tamanho e ao formato da abertura dos orifícios cuja escolha é determinada pelo tamanho da partícula a ser separada. As telas comumente usadas no processamento farmacêutico incluem *telas de arame trançado, tecido fixo por parafusos, barras proximamente espaçadas* e *placas perfuradas*. As placas perfuradas são usadas para determinação grosseira de tamanho; os orifícios podem ser redondos, ovais, quadrados ou retangulares. As placas devem ser firmes e resistentes a trabalho intenso. Os tamanhos em uso comum variam desde 1/4 de polegada para cima.

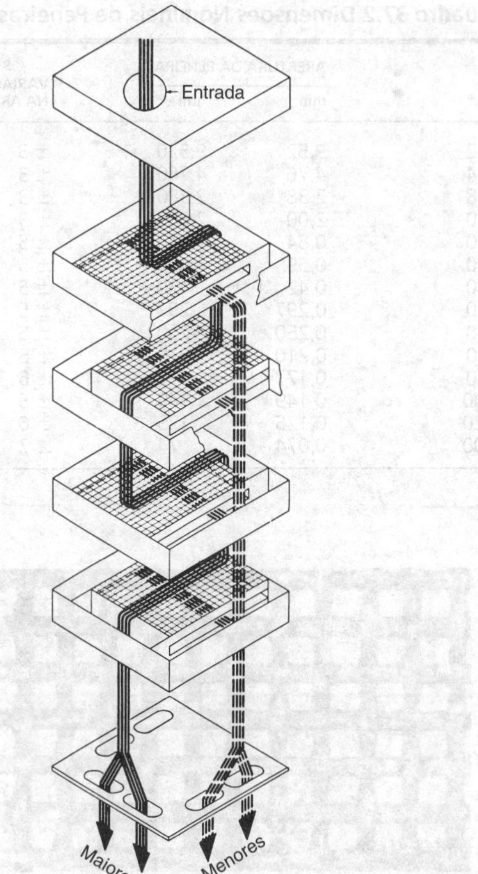

Fig. 37.12 Peneirador giratório. (Cortesia da Sprout Waldron.)

Entretanto, a maior parte da atividade de peneiragem é realizada com telas de arame trançado que variam de tamanho desde aquelas com 400 aberturas/polegada até aquelas com aberturas quadradas de 4 polegadas ou mais. Há numerosos tipos de telas de arame trançado, incluindo entrelaço simples, em sarja e trançado. Um exemplo de entrelaço simples e em sarja é mostrado nas Figs. 37.13 e 37.14.

Nos EUA, os dois tipos mais comuns são as peneiras *Tyler Standard* e *US Standard*. Em ambos os tipos, o número da peneira se refere ao número de aberturas por polegada linear. Na maior parte dos casos de uso, telas das duas séries são intercambiáveis, embora em alguns casos as designações de número sejam diferentes. Como esses números não definem o tamanho das aberturas, o Bureau of Standards estabeleceu especificações para as *Standard Sieves* (Peneiras Padrões), conforme mostra o Quadro 37.2. Essas especificações também estabelecem tolerâncias para a uniformidade do entrelaço, pois irregularidades decorrentes do entrelaço descuidado permitem que partículas muito maiores que o indicado passem pela peneira. As peneiras padrões usadas para testes farmacológicos são de tecido de arame.

SEDIMENTAÇÃO

O método de sedimentação emprega a decantação de partículas num líquido de uma densidade relativamente baixa, sob

Quadro 37.2 Dimensões Nominais de Peneiras Padrões

N.º	ABERTURA DA PENEIRA mm	µm	VARIAÇÃO PERMISSÍVEL NA ABERTURA MÉDIA, %	VARIAÇÃO PERMISSÍVEL NA ABERTURA MÁXIMA, %	DIÂMETRO DO ARAME, mm
2	9,52	9.520	± 3	+ 5	2,11 a 2,59
4	4,76	4.760	± 3	+ 10	1,14 a 1,68
8	2,38	2.380	± 3	+ 10	0,74 a 1,10
10	2,00	2.000	± 3	+ 10	0,68 a 1,00
20	0,84	840	± 5	+ 15	0,38 a 0,55
30	0,59	590	± 5	+ 15	0,29 a 0,42
40	0,42	420	± 5	+ 25	0,23 a 0,33
50	0,297	297	± 5	+ 25	0,170 a 0,253
60	0,250	250	± 5	+ 25	0,149 a 0,220
70	0,210	210	± 5	+ 25	0,130 a 0,187
80	0,177	177	± 6	+ 40	0,114 a 0,154
100	0,149	149	± 6	+ 40	0,096 a 0,125
120	0,125	125	± 6	+ 40	0,079 a 0,103
200	0,074	74	± 7	+ 60	0,045 a 0,061

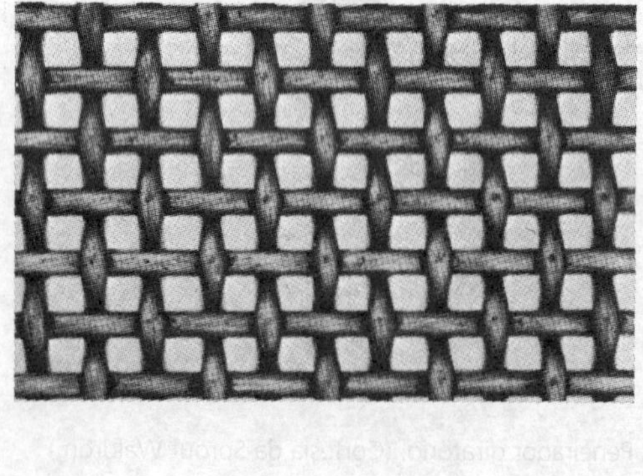
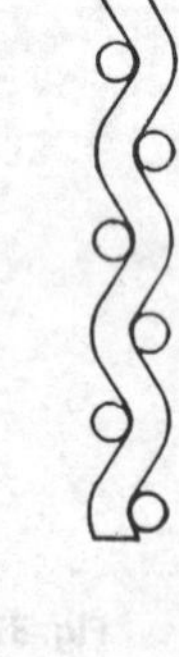

Fig. 37.13 Tela de entrelaço simples.

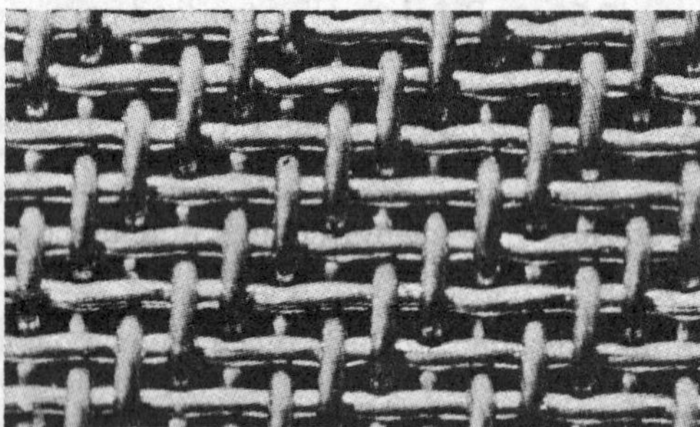
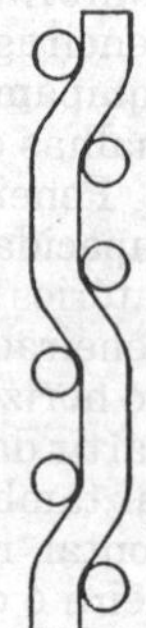

Fig. 37.14 Tela de entrelaço em sarja.

influência da gravidade ou centrifugação. Na decantação livre (ou seja, nenhuma interferência partícula-partícula), as partículas são apoiadas por forças hidráulicas e a sua decantação pode ser descrita pela lei de Stokes. Entretanto, na maior parte das situações reais, interferência partícula-partícula, não-uniformidade e turbulência estão todas presentes, resultando em comportamentos de decantação mais complexos. A pipeta de Andreason, que se baseia na amostragem próxima do fundo de uma câmara de vidro de sedimentação, é talvez o mais conhecido dos instrumentos antigos. Com a centrifugação, o aprisionamento de partículas nas correntes produzidas por outras partículas também pode interferir no fracionamento.

As câmaras de decantação gravitacional muitas vezes são usadas para separação em grande escala de partículas relativamente grosseiras na faixa de 100 µm. Os dispositivos centrífugos são úteis para separação de partículas muito menores (5 a 10 µm).

Existem balanças de sedimentação com dispositivos de pesagem direta das partículas a intervalos de tempo determinados à medida que elas caem num sistema líquido. Para observações contínuas, também existem balanças automáticas de registro. Um instrumento disponível comercialmente chamado *Micromerograph* usa o princípio da sedimentação numa coluna de ar. Esse instrumento e outros baseados no mesmo princípio oferecem determinações mais rápidas do que aqueles que usam um meio líquido. Contudo, existem sérias incertezas no método que devem ser levadas em conta. Desvios da lei de Stokes e impactação de partículas de encontro à parede interna da câmara de deposição são fontes de possíveis erros.

O *fotossedimentômetro* de Carey e Stairmand fotografa o trajeto das partículas à medida que elas caem num meio de dispersão. A determinação de tamanho é feita a partir do comprimento do trajeto fotográfico, que constitui uma indicação da distância percorrida pelas partículas, e do tempo de exposição da fotografia.

ELUTRIAÇÃO

Na elutriação, as partículas são suspensas num fluido móvel, geralmente água ou ar. Na elutriação vertical com qualquer velocidade do fluido, as partículas de determinado tamanho se movem para cima com o fluido, ao passo que as partículas maiores irão sedimentar sob a influência da gravidade. Na elutriação horizontal, uma corrente de partículas suspensas é passada sobre uma câmara de decantação. As partículas que deixam a corrente são coletadas no fundo da câmara. Normalmente, para todas as técnicas de elutriação, partículas tanto abaixo quanto acima do tamanho aparecem misturadas em cada fração, e é necessária uma reciclagem para uma separação precisa. A variação gradativa da velocidade do fluido permite separar a amostra em frações. A quantidade em cada fração então pode ser determinada, e os tamanhos podem ser calculados através da equação de Stokes ou medidos diretamente através da microscopia. A elutriação a ar oferece um fracionamento mais preciso e num intervalo de tempo mais curto do que a elutriação pela água.

A elutriação centrífuga é basicamente o mesmo processo, exceto que nesse caso há rotação da corrente de fluido de modo a provocar uma alta força centrífuga sobre as partículas em suspensão. As partículas muito grandes para seguir a direção do fluxo se separam sobre as paredes ou fundo do elutriador ou continuam a rodar. As partículas mais finas escapam com a corrente de descarga. Pode ser obtida separação de até cerca de 0,5 μm com alguns classificadores centrífugos.

O DorrClone (*Dorr-Oliver)* (Fig. 37.15) é um exemplo de classificador do tipo centrífugo. O material entra tangencialmente pela parte superior. Forças centrífugas no vórtice atiram as partículas mais grosseiras de encontro à parede, onde se acumulam, caem e são eliminadas do aparelho. As partículas finas se deslocam para a espiral interna do vórtice e são deslocadas para cima e finalmente para fora pela parte superior da unidade.

Os elutriadores inerciais, que usam uma alteração abrupta na direção da corrente do fluido para produzir a separação, são eficazes até uma malha de cerca de 200. Contudo, como nos outros elutriadores, geralmente não se consegue obter um corte nítido sem a reciclagem.

A felvação é um processo singular que combina elutriação com peneiragem juntamente com um ritmo variável de fluxo de fluido e um leito fluidizado turbulento para se obter a separação de partículas. As partículas são fluidizadas dentro da coluna de felvação. Com o aumento gradual do ritmo de fluxo do fluido, as partículas muito finas são levadas para cima e através de uma superfície de peneiragem localizada na parte superior da coluna. Essas finas partículas são filtradas subseqüentemente e eliminadas da corrente fluida. Um maior aumento do ritmo de fluxo do fluido faz com que partículas cada vez maiores se desloquem através da peneira. O estágio final é atingido quando as partículas logo acima do tamanho da abertura da peneira são elutriadas para a peneira.

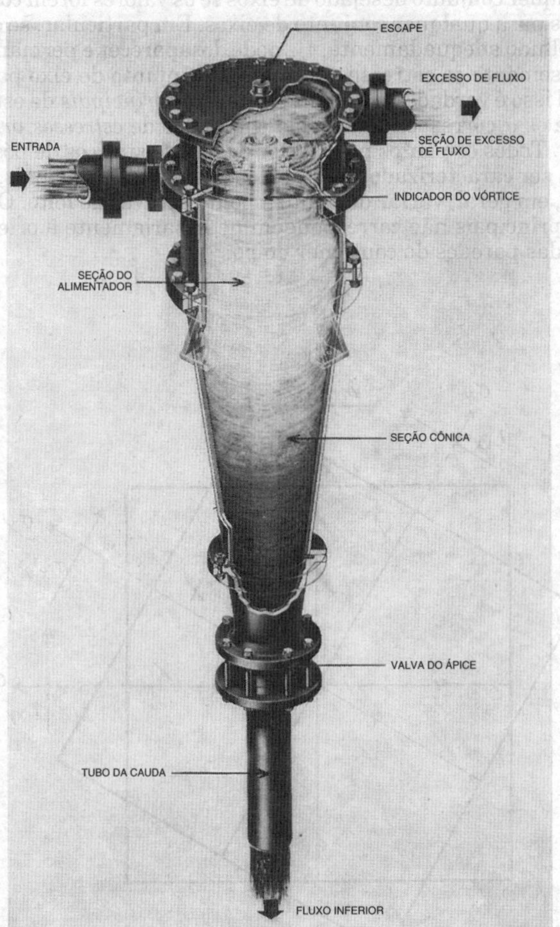

Fig. 37.15 DorrClone, um classificador hidrocentrífugo. (Cortesia da Dorr-Oliver.)

Por causa da maneira pela qual são apresentadas as partículas à peneira, ocorre muito pouca cegueira das aberturas. Além disso, como a peneira somente serve como um dispositivo de ir/não ir, e não como uma superfície de suporte do pó, é necessária peneira de superfície relativamente pequena. Assim, as peneiras eletroformadas, mais uniformes, porém mais dispendiosas, mesmo até o tamanho de 10 μm, podem ser usadas nesse processo.

OUTROS MÉTODOS

Numerosos outros métodos são empregados na determinação de tamanho de partícula, inclusive difração de raios X e elétrons, ultra-sonografia, flutuação e métodos eletrostáticos, magnéticos e dieletroforéticos. Essas técnicas ou são usadas principalmente como ferramentas de pesquisa ou são métodos de escala industrial de uso fora da indústria farmacêutica. As descrições detalhadas de seus princípios de operação e suas aplicações podem ser encontradas na *Bibliografia*.

MANUSEIO DE SÓLIDOS

Propriedades de Acomodação e de Granel

DENSIDADE DE GRANEL; ÂNGULOS DE REPOUSO

Os sistemas de sólidos particulados são os sistemas físicos mais complexos encontrados em farmácia. Não existem duas partículas num pó que sejam idênticas, e a natureza do momento e troca de energia entre as partículas desafia a descrição, exceto em termos muito teóricos e aproximados. As propriedades de granel dos pós são determinadas em parte pelas propriedades químicas e físicas de seus componentes sólidos e em parte pela maneira na qual interagem os vários componentes. Essas interações por sua vez dependem freqüentemente da história passada do leito do pó bem como das condições ambientais.

As propriedades estáticas de um leito particulado dependem das interações partícula-partícula e, em especial, da maneira pela qual estresses aplicados são distribuídos através do leito. O número de contatos entre as partículas e daí o número médio de pontos de contato interparticulados por partícula aumentam à medida que aumenta a acomodação do leito. A acomodação pode ser expressa em termos de porosidade, porcentagem de vazios ou fração de sólidos por volume. Acomodações para disposições regulares de esferas uniformes podem ser calculadas e variam em sólidos fracionais de 0,53 para reservatórios cúbicos até 0,74 para tetraédricos. Os pós compostos de partículas de formato irregular numa distribuição de tamanhos podem se acomodar com densidades fracionais se aproximando da unidade.

A maneira pela qual estresses são transmitidos através de um leito e a resposta do leito ao estresse aplicado são traduzidas nos vários ângulos de fricção e repouso. O mais comumente usado desses é o ângulo de repouso, que pode ser determinado experimentalmente por vários métodos e com resultados discretamente diferentes. O método típico é colocar o pó numa ruma cônica sobre uma superfície plana e nivelada e medir o ângulo incluído com a horizontal. Os ângulos de repouso variam de 23° para grãos lisos e uniformes de vidro até 64° para calcário granulado. Materiais coesivos freqüentemente se comportam de uma maneira anômala, dando valores além de 90°.

O ângulo de fricção interna constitui uma medida das distribuições do estresse interno e é o ângulo no qual um estresse aplicado diverge à medida que passa através do leito. Esse ângulo juntamente com o ângulo de deslizamento são parâmetros úteis para o desenvolvimento de contêineres de armazenamento/descarga. Esse último ângulo é definido como sendo a menor inclinação na qual um pó irá deslizar para baixo num plano inclinado. Vários outros ângulos são de uso mais restrito e não serão discutidos aqui.

ESTÁTICA

Os pós em repouso sofrem estresses que variam quanto à localização através de todo o seu volume e são oriundos de pressões exercidas pelo contêiner, bem como pelo peso do leito acima. Cada ponto dentro do leito experimenta estresses normais e de cisalhamento em geral. Os estresses normais podem variar desde tensivo a compressivo. O leito do pó irá permanecer imóvel e não ocorrerá nenhum fluxo exceto se as forças normal e/ou de cisalhamento forem excedidas em algum ponto dentro do leito. Em geral, as forças de cessão, tanto normais quanto de cisalhamento, são funções das forças normais e de cisalhamento no ponto de interesse e dependem da orientação dos eixos de referência e da natureza do pó em si mesmo. É claro que, para se compreender o fluxo do pó, é necessário entender as condições em que ocorre insuficiência do leito e o fluxo do pó é iniciado e mantido.

Considere os estresses aplicados sobre as faces de um pequeno cubo centralizado ao redor de um ponto escolhido ao acaso dentro de um leito de pó. Os estresses normais são designados σ_i, onde o subscrito indica o eixo normal à face, e os estresses de cisalhamento são designados τ_{ij}, onde o primeiro subscrito indica a face e o segundo indica a direção da força aplicada. Se o lado do cubo tiver um comprimento L, não-infinitesimal, e se houver um gradiente de pressão na região, os estresses correspondentes sobre as faces opostas do cubo não serão iguais. Entretanto, se o cubo for diminuído progressivamente, à medida que L se aproxima de zero, os valores do estresse irão convergir para aquele do ponto de interesse. Essas forças estão ilustradas na Fig. 37.16. A partir desse diagrama pode-se ver que o estado de estresse num ponto pode ser descrito por nove componentes de estresse.

Se o sistema estiver em equilíbrio estático, e não estiver sendo acelerado por translação ou rotação, as forças que de outro modo iriam resultar em movimento têm de estar em equilíbrio e têm o efeito de cancelarem umas às outras. Por exemplo, τ_{xy} tem de ser igual a τ_{yx} se não ocorrer rotação ao redor do eixo z. De modo semelhante, estresses de cisalhamento e normais, que levariam a um movimento de translação ao longo de qualquer um dos três eixos, também têm de se equilibrar.

Como as direções dos eixos mutuamente perpendiculares na Fig. 37.16 foram escolhidas arbitrariamente, qualquer outra orientação do cubo correspondente a um outro conjunto de eixos também tem de resultar num equilíbrio de forças. Contudo, a distribuição do estresse entre os componentes normais e de cisalhamento irá depender dos eixos particulares selecionados. Assim, as condições de estresse de um pó podem ser analisadas em termos da dependência que os estresses normais e de cisalhamento têm da direção escolhida para os eixos de referência. Isso pode ser feito por um método de análise desenvolvido por Mohr e visibilizado usando-se um diagrama de círculo de Mohr, que permite que estresses sobre qualquer ponto dado no interior de um leito de pó possam ser graficamente resolvidos em estresses normal, σ, e de cisalhamento, τ, para qualquer escolha arbitrária de eixos.

Para simplificar, vamos presumir que o estresse na direção z não é uma função de z e que existem gradientes de estresse nas direções x e y somente. Os estresses então podem ser analisados no plano xy sem referência ao eixo z. A Fig. 37.17 mostra a relação entre os estresses em relação a dois sistemas de coordenadas xy a um ângulo θ entre si. Se as condições de estresse no pó permanecerem constantes e só se permitir mudar o ângulo θ entre os dois conjuntos de eixos de referência, a resolução do estresse em componentes normal e de cisalhamento será diferente para cada conjunto de eixos e dependerá de θ. Através da trigonometria, os relacionamentos entre esses dois conjuntos de estresse é

$$\sigma_{x'} = \frac{\sigma_x + \sigma_y}{2} + \frac{\sigma_x - \sigma_y}{2}\cos 2\theta + \tau_{xy}\,\text{sen}\,2\theta$$

$$\sigma_{y'} = \frac{\sigma_x + \sigma_y}{2} - \frac{\sigma_x - \sigma_y}{2}\cos 2\theta - \tau_{xy}\,\text{sen}\,2\theta$$

$$\tau_{x'y'} = -\frac{\sigma_x - \sigma_y}{2}\,\text{sen}\,2\theta - \tau_{xy}\cos 2\theta$$

Essas equações permitem calcular os valores de σ e τ para qualquer conjunto desejado de eixos se os valores forem conhecidos para qualquer conjunto de eixos. Em particular, se σ for escolhido adequadamente, $\tau_{x'y'}$ pode desaparecer e permanecerão somente os estresses normais. O conjunto de eixo para o qual isso é verdadeiro é chamado de *eixos principais* de estresse, e os σ correspondentes são chamados de *estresses principais*. Todos os pontos no interior de leitos estáticos de pós podem ser caracterizados pelos eixos e estresses principais, que irão, em geral, variar de ponto a ponto através do leito. Os eixos principais não correspondem necessariamente à orientação das paredes do contêiner do pó.

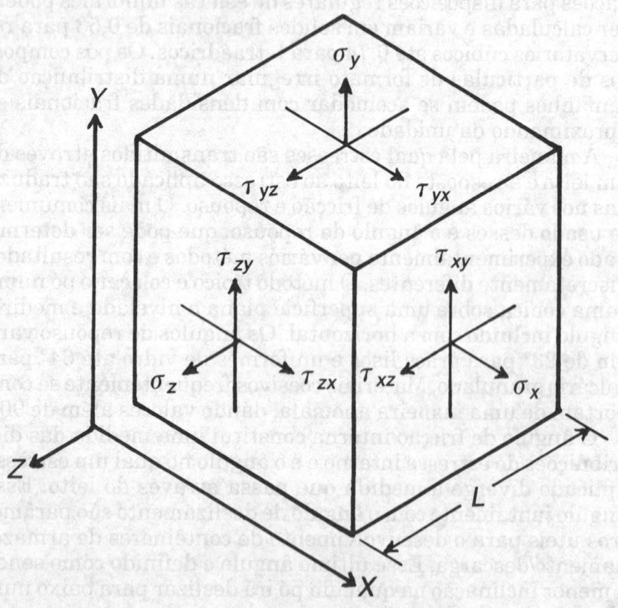

Fig. 37.16

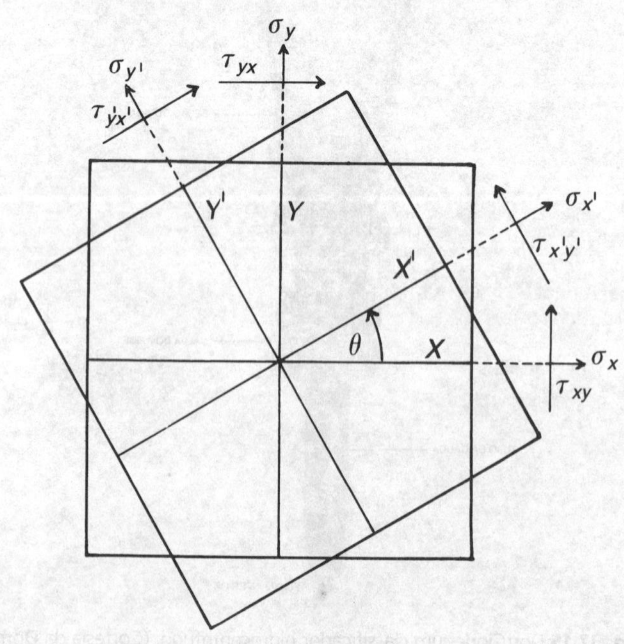

Fig. 37.17

Esses conceitos podem ser estendidos para três dimensões. Assim, é possível encontrar um conjunto de três planos mutuamente perpendiculares, nos quais não exista ação alguma de estresse de cisalhamento, para todos locais dentro do pó. Os normais a esses planos são os eixos principais. Também é possível encontrar um conjunto de planos para os quais os estresses de cisalhamento estão no máximo e os estresses normais são iguais. Os eixos associados são chamados de eixos de cisalhamento máximo. Esses dois conjuntos de eixos são importantes porque representam as direções de insuficiência de leito caso ela ocorra.

As relações entre estresses, como funções de θ, podem ser ilustradas e determinadas graficamente. A Fig. 37.18 é um exemplo de um diagrama de círculo de Mohr para estresse. Tais diagramas são baseados nas equações de estresse. Isso pode ser verificado comparando-se a Fig. 37.18 com as equações e observando-se os relacionamentos dos estresses de θ. Um diagrama de Mohr pode ser construído para qualquer ponto no interior do pó, permitindo que estresses possam ser resolvidos graficamente em componentes normal e de cisalhamento para qualquer escolha arbitrária de eixos.

As etapas na construção de um diagrama são

1. Plotagem do centro do círculo, *p*, sobre o eixo σ sob estresse normal médio $(\sigma_x + \sigma_y)/2$.
2. Plotagem do ponto *x* e *y* com coordenadas (σ_x, τ_{xy}) e (σ_y, τ_{xy}), respectivamente. Observe que esses três pontos se situam sobre um diâmetro do círculo.
3. Desenho de um círculo com seu centro em *p* e passando pelos pontos *x* e *y*.
4. Localização do diâmetro *x′y′* usando o ângulo 2θ.

Os componentes do estresse correspondentes aos novos eixos podem ser lidos a partir do gráfico. Tanto $\sigma_{x'}$ quanto $\sigma_{y'}$ são lidos nos mesmos eixos do gráfico porque ambos são estresses normais.

Para o caso particular na Fig. 37.19, os eixos principais se situam a um ângulo de θ* com relação aos eixos originais. Os eixos de estresse de cisalhamento máximo situam-se a um ângulo de θ^- a partir dos eixos originais porque a linha *xy* correspondente ao cisalhamento máximo é perpendicular ao eixo σ. Dependendo do estado do pó, é possível se ter valores de σ negativos, onde o círculo de Mohr passa à esquerda do eixo de τ.

A aplicação do estresse normal a um plano de cisalhamento influencia o estresse de cisalhamento no qual o pó falha. Por causa disso, determinado pó irá falhar com várias combinações de estresses normais e de cisalhamento. Essas combinações podem ser expressas graficamente por uma linha no plano σ,τ que separa regiões no gráfico nas quais o pó ou flui ou fica estável.

Isso é mostrado na Fig. 37.19 para um pó típico. Vários pós demonstram curvas que definem de modo singular as suas

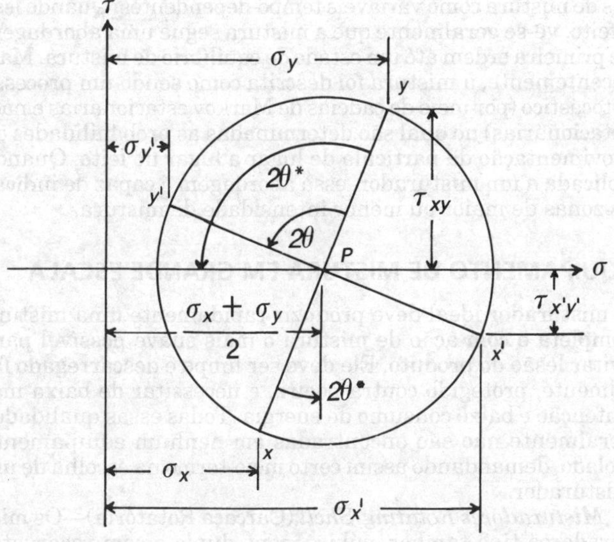

Fig. 37.18

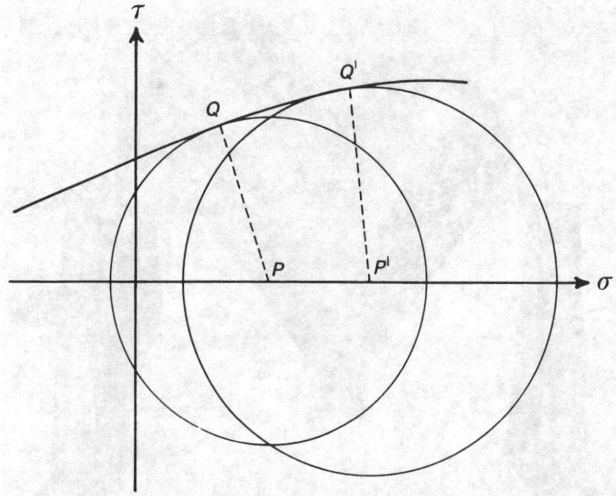

Fig. 37.19

características de falha. Cada ponto em tal curva corresponde a uma combinação σ,τ na qual ocorre a falha e pode ser analisado construindo-se um círculo de Mohr que passa pelo ponto e está centralizado na interseção de uma linha perpendicular ao ponto *q* e ao eixo σ. Um exemplo é mostrado na Fig. 37.19.

PROPRIEDADES DO GRANEL

Além dos ângulos de repouso e fricção que refletem o comportamento do granel, a força tensiva e de cisalhamento e dilatância são de interesse. A força tensiva é medida formando-se um leito de pó sobre uma placa áspera e partida. Metade da placa é lateralmente móvel, e a força necessária para romper o leito pelo afastamento das metades da placa, menos correções de fricção sobre a placa decorrente do deslizamento, representa a força tensiva do leito. São usados vários métodos para se aplicar força à placa móvel, inclusive inclinando a placa a partir da posição horizontal e fazendo com que ela reaja com a gravidade rolando sobre bolas de aço.

A força de cisalhamento é determinada a partir da força necessária para cisalhar horizontalmente um leito de corte transversal conhecido. A célula de cisalhamento de Jenike é típica daquelas em uso. Ela permite que várias cargas sejam aplicadas normalmente ao plano de cisalhamento, através do que pode ser determinado um local de insuficiência por cisalhamento. Com a carga normal desejada imposta, é aplicada uma força de cisalhamento constantemente, aumentando até que ocorra a falha. Essas medidas constituem a base para se construir curvas de falha de pó como a da Fig. 37.20.

Quando leitos de pó acomodados são deformados, ocorre uma expansão local ao longo dos planos de falha, impedindo a fratura das próprias partículas. Esse fenômeno é chamado de dilatância e é uma conseqüência direta da micromecânica do movimento entre partículas. Para que uma partícula se desloque na frente da outra, é necessário que ela se desloque para o lado para poder se mover para a frente quando as partículas estão numa disposição *intertravada*. Tais disposições predominam em leitos acomodados com a conseqüência de que os movimentos laterais coletivos na zona de falha produzem expansão do leito. Portanto, deve-se prover espaço para expansão quando leitos acomodados são forçados a fluir.

Mistura de Pós

GRAU DE HOMOGENEIDADE

Muitas expressões matemáticas foram propostas e usadas para expressar o grau de homogeneidade de pós compostos de dois ou mais componentes. Na sua maior parte, as medidas de uni-

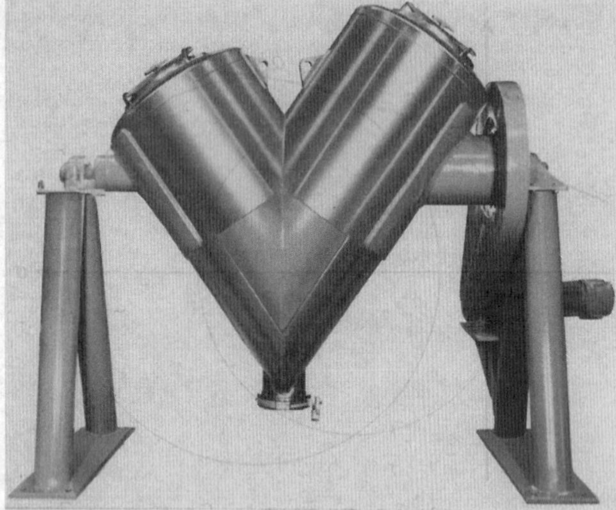

Fig. 37.20 Misturador com reservatórios gêmeos e de fluxo cruzado. (Cortesia da Patterson-Kelley.)

formidade de mistura têm sido estatísticas e baseadas no desvio-padrão ou na variância da composição em comparação ao seu valor médio. Deve ser reconhecido que esses índices de mistura são quantidades escalares e incapazes de descrever de modo singular o perfil de composição de um leito de pó. Uma definição prática da uniformidade de mistura deve ser selecionada para relatar o mais precisamente possível as propriedades desejadas da mistura. A maneira pela qual as amostras são obtidas (número, tamanho e localização) determina em grande parte a validade e a interpretação do índice derivado.

O desvio-padrão é apresentado aqui como um índice representativo. Ele pode ser avaliado unicamente a partir de um conjunto de n amostras. Se o número de amostras i tiver a composição x_i, e todas as amostras tiverem tamanho uniforme, o desvio-padrão da amostra é definido da maneira usual como

$$s = \sqrt{\sum_{i=1}^{n} (x_i - \bar{x})^2/(n-1)}$$

onde $\bar{x}$ é a composição média estimada a partir das amostras somente.

Ao se fazer a amostragem de um leito, deve haver a segurança de que o leito é amostrado uniformemente em toda a sua extensão. Isso pode ser feito através do uso de uma *amostra casual* destinada a sondar o leito e coletar amostras em pontos selecionados ou de modo seriado à medida que o pó é descarregado do misturador.

A *escala de escrutínio* pela qual o pó é examinado quanto a uniformidade é determinada pelo tamanho da amostra. Isso deve ser escolhido com base no uso final do pó. Para formulação de comprimidos ou cápsulas, o tamanho apropriado da amostra é o mesmo da forma de dosagem.

Dois conceitos importantes, escala e intensidade de segregação, relacionados com a uniformidade da mistura foram descritos por Danckwerts. Considerando que existem num leito de pó zonas com composições uniformes mas diferentes, a escala de segregação é uma função do tamanho das zonas. A intensidade de segregação é, por sua vez, uma função das diferenças de composição entre as zonas. Geralmente, o processo de mistura tende a reduzir a intensidade de segregação, enquanto a escala de segregação passa através de um mínimo.

MECANISMOS DE MISTURA E SEGREGAÇÃO

Três mecanismos principais são responsáveis pela mistura:

- Movimento convectivo de porções relativamente grandes do leito.
- Falência de cisalhamento, que primariamente reduz a escala de segregação.
- Movimento difuso de partículas individuais.

A maior parte dos misturadores eficientes opera induzindo a mistura através de todos esses três mecanismos. Assim, a mistura pode ser considerada uma operação aleatória do tipo embaralhamento envolvendo grupos de partículas tanto grandes quanto pequenas e até mesmo partículas individuais. Entretanto, deve ser observado que o uso da movimentação aleatória para obter uma distribuição aleatória presume que nenhum outro fator influencia essa distribuição. Isso raramente ou quase nunca é o caso na prática. Em vez disso, várias propriedades dos pós que estão sendo misturados influenciam essa abordagem à aleatoriedade completa. A adesividade ou deslizamento das partículas têm de ser levados em conta, entre outros fatores. Como se pode esperar, quanto mais aderente o material, menos prontamente ele se mistura e desmistura. Forças eletrostáticas sobre a superfície da partícula também podem produzir efeitos marcantes sobre o processo de mistura, e de fato podem produzir suficiente repulsão partícula-partícula e tornar a mistura aleatória impossível.

Ao fazer com que as partículas se movimentem em relação umas às outras, os misturadores também oferecem as condições necessárias para que ocorra a segregação. Qualquer manipulação de um leito de pó com finalidade de transporte em esteira, descarga de um alimentador e assim por diante oferece a oportunidade para segregação. Assim, muitos dos chamados mecanismos de segregação na verdade são condições em que a segregação pode acontecer.

A segregação que ocorre em sólidos de fluxo livre geralmente se dá em decorrência de diferenças quanto ao tamanho das partículas e, em menor grau, de diferenças em densidade e formato da partícula. As circunstâncias que levam à segregação podem ser generalizadas a partir de um ponto de vista físico fundamental. As condições necessárias e suficientes para ocorrer segregação são

1. Vários componentes da mistura têm diferentes mobilidades de movimentação entre partículas.
2. A mistura passa por um campo que exerce uma força motora direcional sobre as partículas ou um gradiente no mecanismo capaz de induzir ou modificar o movimento entre partículas.

A combinação dessas condições resulta em migrações assimétricas de partículas e leva à segregação.

RITMOS DE MISTURA E SEGREGAÇÃO

Expressões de ritmo análogas àquelas da cinética química podem ser derivadas usando-se qualquer um dos vários índices de mistura como variáveis tempo-dependentes. Quando isso é feito, vê-se geralmente que a mistura segue uma abordagem de primeira ordem até um estado de equilíbrio de mistura. Mais recentemente, a mistura foi descrita como sendo um processo estocástico (por meio de cadeias de Markov estacionárias e não-estacionárias) no qual são determinadas as probabilidades de movimentação da partícula de lugar a lugar no leito. Quando aplicada a um misturador, essa abordagem é capaz de indicar as zonas de maior ou menor intensidade de mistura.

EQUIPAMENTO DE MISTURA EM GRANDE ESCALA

O misturador ideal deve produzir rapidamente uma mistura completa e com ação de mistura o mais suave possível para evitar lesão do produto. Ele deve ser limpo e descarregado facilmente, protegido contra poeira, e necessitar de baixa manutenção e baixo consumo de energia. Todas essas qualidades geralmente não são encontradas em nenhum equipamento isolado, demandando assim certo meio-termo na escolha de um misturador.

Misturadores Rotating-Shell (Carcaça Rotatória)—Os misturadores tipo tambor, cúbico, cone duplo e com reservatórios duplos são exemplos dessa classe de misturadores. Os misturadores do tipo tambor, com eixo de rotação horizontal ao centro do tambor, são usados com bastante freqüência. Entretanto, eles padecem de um fluxo cruzado deficiente ao longo do eixo. A adição de defletores ou inclinação do tambor sobre o seu eixo aumenta o fluxo cruzado e melhora a ação de mistura.

Os misturadores de forma cúbica ou poliédrica com eixo rotatório ajustado a vários ângulos também estão disponíveis. Entretanto, nesses últimos, por causa das superfícies planas, o pó é sujeito mais a um deslizamento do que a uma ação de rolagem, uma movimentação que não é apropriada para uma mistura mais eficiente.

Os misturadores de cone duplo, uma classe importante de misturadores de carcaça rotatória ou turbilhonantes, foram desenvolvidos numa tentativa de contornar algumas desvantagens dos misturadores previamente discutidos. Aqui, o padrão de mistura oferece um bom fluxo cruzado, com uma ação de rolagem em vez de deslizamento. Normalmente, não são necessários anteparos, de modo que a limpeza é simplificada. O misturador de reservatórios gêmeos é um outro misturador importante do tipo turbilhonante. Ele combina a eficiência do tipo tambor inclinado com a intermistura que ocorre quando dois misturadores combinam o seu fluxo.

O misturador de Fluxo Cruzado (*Patterson-Kelley*) (veja a Fig. 37.20) é um exemplo de misturador de reservatórios gêmeos. O comprimento desigual dos reservatórios nesse misturador oferece uma ação adicional de mistura quando o leito de pó se recompõe durante cada revolução do misturador. O misturador Zig-Zag, uma extensão do misturador de reservatórios gêmeos, oferece mistura eficiente contínua e precisa.

Misturadores de Carcaça Fixa—O misturador de fita, um dos dispositivos de mistura sólido-sólido mecânico mais antigo, exemplifica esse tipo de misturador. Ele consiste em uma carcaça relativamente longa em forma de cocho com um fundo semicircular. Na carcaça é instalado um eixo sobre o qual são montadas fitas espirais, pás ou parafusos helicoidais, isoladamente ou em combinação. Essas lâminas de mistura produzem corte e mistura contínuos da carga ao circular o pó de extremidade a extremidade do cocho, bem como rotacionalmente. A ação de cisalhamento que surge entre a lâmina em movimento e o cocho serve para quebrar aglomerados de pó. Contudo, os misturadores de fita não são misturadores de precisão; além disso, eles têm a desvantagem de serem mais difíceis de limpar do que os misturadores tipo turbilhonamento e de terem um maior consumo de energia.

Misturadores Sigma-Blade e Planetary Paddle—Os misturadores Sigma-Blade e Planetary Paddle também são usados para mistura sólido-sólido, embora mais geralmente como uma etapa antes da introdução de líquidos. Foi demonstrado que os misturadores com lâminas impulsionadoras de alta velocidade ajustadas no fundo de uma carcaça vertical ou cilíndrica são misturadores muito eficientes. Esse tipo, além da capacidade de produzir misturas precisas, serve também para rapidamente quebrar aglomerados. O acúmulo de calor mecânico produzido dentro da mistura de pó e as necessidades relativamente altas de energia são muitas vezes desvantagens ao uso desse tipo de misturador; contudo, o intervalo de tempo mais curto necessário para se atingir uma mistura satisfatória pode compensar esses fatores.

Misturadores com Impulsionador Vertical—Os misturadores com impulsionador vertical, que têm a vantagem de exigir pouco espaço, empregam um impulsionador tipo parafuso que constantemente revolve o material (Fig. 37.21). O misturador fluidizado é uma modificação do tipo impulsionador vertical. O impulsionador é substituído por uma corrente de ar de movimento rápido direcionada para o fundo da carcaça. O corpo do pó é fluidizado, e a mistura é obtida através da circulação e turbilhonamento no leito (Fig. 37.22). Geralmente, quando é necessária uma mistura precisa sólido-sólido, são recomendados os misturadores de reservatórios gêmeos rotatório ou do tipo cone duplo.

Misturadores sem Movimentação—Esses misturadores são dispositivos de processamento contínuo *in line*, sem partes móveis. Eles consistem em uma série de elementos fixos de rotação do fluxo ou separação do fluxo. O Blendex (*Ross & Son*), projetado para misturar sólidos de fluxo livre, é construído para funcionar no plano vertical. Quatro tubos são interligados a câmaras tetraédricas sucessivas, e o número necessário de câmaras depende da qualidade da mistura desejada. Os pós entram no misturador a partir de alimentadores superiores e queda livre através do misturador e são misturados pelo que é descrito como Geração de Superfície Interfacial. Para duas correntes que entram nesse misturador, o número de camadas, L, que emergem de cada câmara sucessiva, C, é $L = 2(4)^C$. Assim, para 10 câmaras mais de 2 milhões de camadas são geradas. Esse tipo de equipamento fornece mistura de lotes ou mistura contínua de uma grande variedade de sólidos sem redução do tamanho da partícula ou geração de calor e essencialmente nenhuma manutenção. As unidades estão disponíveis para mistura de quantidades que variam de 100 a 5.000 libras/hora.

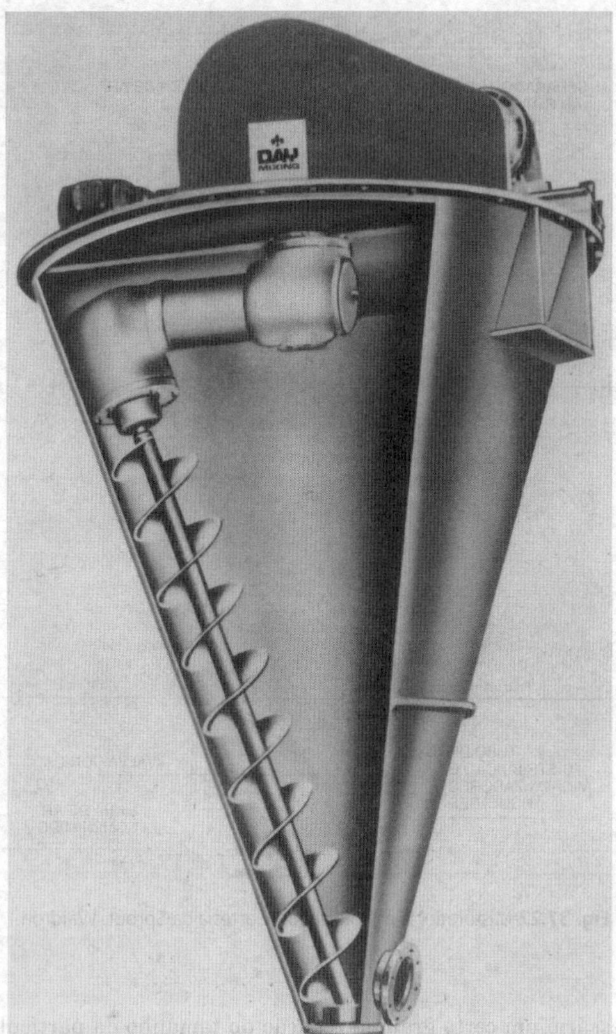

Fig. 37.21 Projeção em corte do Misturador Mark II. (Cortesia da JH Day.)

EQUIPAMENTO DE MISTURA EM PEQUENA ESCALA

O farmacêutico mais geralmente emprega o almofariz e mão de almofariz para misturar em pequena escala a manipulação requerida pela prescrição. Contudo, espátulas e peneiras também podem ser usadas ocasionalmente. O método do almofariz e mão do almofariz combina cominuição e mistura numa única operação. Assim, ele é particularmente útil quando é ne-

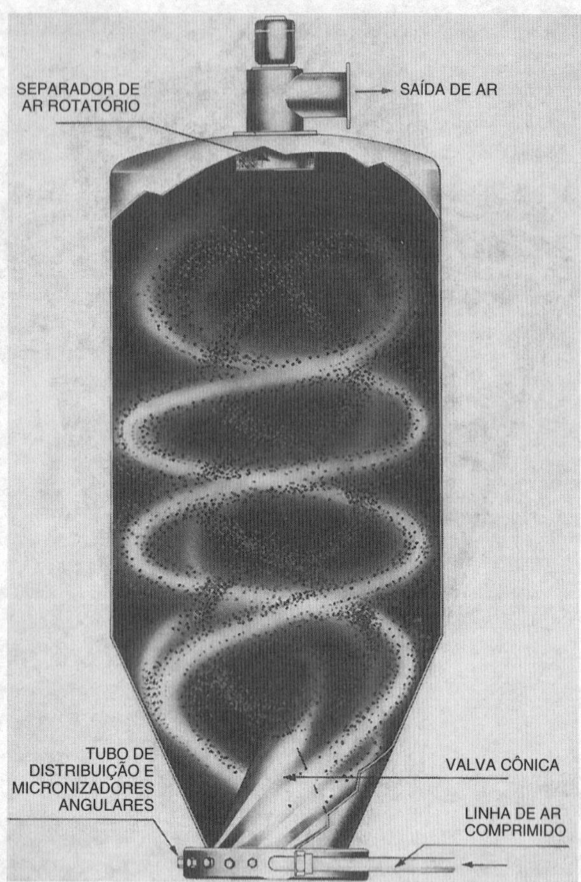

Fig. 37.22 Misturador a ar fluidizado. (Cortesia da Sprout, Waldron.)

cessário um certo grau de redução do tamanho da partícula bem como a mistura, como no caso de misturas de material cristalino.

A mistura de pós com uma espátula sobre uma placa ou papel, ou espatulação, é usada algumas vezes para pequenas quantidades de pós, muitas vezes como uma técnica auxiliar de mistura ou quando a compactação produzida pela técnica de almofariz e mão de almofariz não é desejável. A espatulação é um método relativamente ineficiente de mistura e raramente é usado para preparar uma forma farmacêutica final.

A peneiragem geralmente é empregada como um método de pré- ou pós-mistura para reduzir aglomerados frouxos e para aumentar a eficácia geral de um processo de mistura. Quando usada isoladamente como uma técnica de mistura sólido-sólido, são necessárias várias passagens através da peneira para produzir uma mistura razoavelmente homogênea.

Armazenagem e Fluxo

PADRÕES DE FLUXO

A descarga de pós de misturadores de grande porte, armazenamento, contêineres ou alimentadores carregados por máquina gera fluxo na forma de insuficiência de cisalhamento — o pó se comporta de maneira análoga a um líquido viscoso em fluxo laminar. A analogia termina nesse ponto, porque existem condições no leito do pó que conduzem à segregação. O modo geral de descarga a partir de um contêiner assume a forma de um fluxo afunilado ou fluxo em massa. As características do contêiner, que levam em conta os ângulos de deslizamento e fricção interna do pó e seu local de cessão em termos de estresses normal e de cisalhamento, determinam qual tipo de fluxo irá ocorrer.

No fluxo afunilado, o pó se move numa coluna até o centro do contêiner em direção ao orifício de saída na parte inferior. O material ao redor desse núcleo, que se move com relativa rapidez, permanece estacionário ou é lentamente puxado para o interior do núcleo, que é alimentado primariamente a partir da porção superior, de onde o pó se desloca para o centro e depois para baixo como num funil.

O pó num contêiner de fluxo em massa se desloca para baixo em direção ao orifício como uma massa coerente. Quando atinge a porção biselada do contêiner que leva ao orifício, ele é comprimido e flui por cisalhamento semelhante a uma massa plástica sendo comprimida. Esse tipo de contêiner é vantajoso para uso com pós com forte tendência a segregar.

O ritmo de descarga a partir de um alimentador varia em função do cubo do diâmetro do orifício e é aproximadamente independente da altura do leito. Um arco se forma sobre o orifício que na verdade constitui uma fronteira entre o material em queda essencialmente livre e o material intimamente compactado do leito do pó. O ritmo de transporte da massa através dessa superfície constantemente renovada determina o ritmo de fluxo no orifício. Foi demonstrado que o fluxo pode ser aumentado substancialmente se for bombeado gás através do leito e do orifício em direção ao fluxo de sólidos. Condicionadores de fluxo, um meio importante de melhorar o fluxo, são discutidos no Cap. 20.

TRANSPORTE PNEUMÁTICO

O transporte pneumático de pós é de interesse porque pode ser usado para misturar pós ao mesmo tempo que eles estão sendo transportados. O método consiste em impulsionar uma mistura sólidos-gás ao longo de um conduto através de uma diminuição da pressão de gás. Os sólidos são mantidos em suspensão pela turbulência da corrente de gás. Com concentrações baixas de sólidos, onde as partículas são relativamente pequenas, os sólidos são dispersos uniformemente dentro do tubo. Contudo, com conteúdo mais alto de sólidos ou com partículas maiores, irá ocorrer uma certa estratificação num tubo horizontal e os sólidos irão se depositar se o tubo for supercarregado.

O fluxo de gás tem que ser turbulento de modo a suspender os sólidos; entretanto, os sólidos se comportam como um fluxo laminar. Ocorre um deslizamento entre o gás e o sólido, particularmente em tubos verticais; conseqüentemente, ritmos de fluxo de gás e sólidos não são proporcionais à composição fluxo-corrente. Além disso, partículas menores e menos densas fluem mais rapidamente do que material grande e denso, ocorrendo uma separação semelhante à cromatográfica. Contudo, isso não constitui um problema, uma vez seja atingido um estado constante. Por causa da importância industrial desse processo em muitos campos, ele tem sido investigado extensamente, e várias expressões úteis teóricas e empíricas foram derivadas e podem ser usadas para prever as condições necessárias para o transporte pneumático satisfatório.

PÓS COMO FORMA FARMACÊUTICA

Historicamente, os pós representam uma das mais antigas formas farmacêuticas. Eles são conseqüência natural da tentativa de se prepararem fármacos em estado natural e outros produtos naturais numa forma mais convenientemente administrada. Entretanto, com o uso decrescente de fármacos em estado natural e o uso crescente de muitos compostos altamente potentes, os pós como forma farmacêutica foram substituídos em grande parte por cápsulas e comprimidos.

Em certas situações, os pós possuem vantagens e assim ainda representam uma porção (mesmo que pequena) para formas farmacêuticas sólidas atualmente empregadas. Essas vantagens são flexibilidade na composição e estabilidade química relativamente boa. As principais desvantagens dos pós como forma farmacêutica são que eles demandam muito tempo para preparação e não são muito apropriados para aviamento de muitos medicamentos de gosto desagradável, higroscópicos ou deliqüescentes.

Os pós a granel têm uma outra desvantagem séria quando comparados com pós divididos e individualmente pesados: a imprecisão da dose. A dose é influenciada por muitos fatores, incluindo tamanho da colher de medida, densidade do pó, umidade, grau de decantação, fofura devido à agitação e preferência pessoal. Não só os pacientes medem quantidades variadas de pó ao usarem a mesma colher como também escolhem uma de tamanho diferente daquela especificada pelo médico.

TÉCNICAS EXTEMPORÂNEAS

Tanto na fabricação quanto na preparação extemporânea de pós, as técnicas gerais de pesagem, medida, peneiragem e mistura, conforme descritas previamente, são aplicadas. Entretanto, os seguintes procedimentos devem receber atenção especial.

- Uso de diluição geométrica para incorporação de pequenas quantidades de medicamentos poderosos.
- Redução do tamanho da partícula de todos os ingredientes para a mesma faixa para evitar a estratificação de partículas grandes e pequenas.
- Peneiragem quando necessária para se obter a mistura ou a redução de aglomerados, especialmente no preparo de pós de pulverização ou nos quais foram incorporados líquidos.
- Trituração intensa, quando necessária, para reduzir o volume de um pó.
- Proteção contra umidade, oxidação pelo ar e perda de ingredientes voláteis.

Os pós geralmente são preparados em pequenas quantidades ou a granel, que são misturados com água ou outro material apropriado antes da administração, ou como pós para pulverização tópica. Eles também podem ser preparados como dentifrícios, produtos para reconstituição, insuflações, aerossóis e outros produtos gerais.

Os procedimentos manuais geralmente empregados pelo farmacêutico hoje em dia são *trituração, pulverização por intervenção* e *levigação*.

Trituração—Esse termo se refere ao processo de reduzir substâncias a finas partículas esfregando-as num almofariz com uma mão de almofariz. O termo também designa o processo através do qual uma mistura de pós finos é intimamente misturada num almofariz. A movimentação circular de mistura da mão de almofariz num almofariz mistura os pós e também quebra agregados macios. Com a aplicação de pressão sobre a mão de almofariz, esmagamento ou moagem também podem ser realizados. Quando se deseja incorporar materiais granulados ou cristalinos num produto pulverizado, esses materiais são cominuídos individualmente e depois misturados juntos no almofariz.

Pulverização por Intervenção—Esse é um processo de reduzir o tamanho de sólidos com a ajuda de um material adicional que pode ser removido facilmente após ter sido completada a pulverização. Muitas vezes essa técnica é aplicada a substâncias viscosas que tendem a se reaglomerar ou que resistem à moagem. Um exemplo marcante é a cânfora, que não pode ser pulverizada facilmente pela trituração por causa de suas propriedades viscosas; contudo, com a adição de uma pequena quantidade de álcool ou de outro solvente volátil, esse composto pode ser facilmente reduzido a um pó fino. De modo semelhante, cristais de iodo podem ser cominuídos com a ajuda de uma pequena quantidade de éter. Em ambos os casos, deixa-se o solvente evaporar e o material pulverizado é recuperado.

Levigação—Nesse processo, primeiramente é formada uma pasta através da adição de um não-solvente adequado ao material sólido. A redução do tamanho da partícula em seguida é realizada esfregando-se a pasta num almofariz com uma mão de almofariz ou numa placa usando-se uma espátula. A levigação geralmente é usada pelo farmacêutico para incorporar sólidos em pomadas dermatológicas e oftalmológicas e suspensões.

O ALMOFARIZ E A MÃO DE ALMOFARIZ

O almofariz e a mão de almofariz são os utensílios mais freqüentemente usados na cominuição em pequena escala. Existem almofarizes feitos de vários materiais e de diversos formatos; embora eles muitas vezes sejam usados intercambiavelmente, diferentes tipos de almofarizes têm utilidade específica no preparo ou na moagem de diferentes materiais.

Almofarizes e mãos de almofariz modernos são preparados geralmente de Wedgwood, porcelana ou vidro. Embora os farmacêuticos muitas vezes usem diferentes almofarizes intercambiavelmente, cada tipo tem uma faixa preferencial de utilidade.

Os almofarizes de vidro são usados primariamente no preparo de soluções e suspensões de materiais químicos num líquido. Eles também são adequados para o preparo de pomadas que exigem a redução de agregados macios de materiais pulverizados ou a incorporação de quantidades relativamente grandes de líquido. O vidro também tem a vantagem de ser completamente não-poroso e de não manchar facilmente, sendo assim particularmente útil quando são usadas substâncias tais como óleos aromatizantes ou substâncias altamente coloridas. O vidro não pode ser usado para a cominuição de sólidos duros.

Os almofarizes de Wedgwood são bastante adequados para cominuição de sólidos cristalinos ou para a redução do tamanho de partículas de grande parte dos materiais usados na prática moderna de prescrição. Eles pulverizam adequadamente a maioria das substâncias disponíveis somente na forma de cristais ou caroços grandes. Contudo, a Wedgwood é relativamente porosa e mancha facilmente. Um almofariz de Wedgwood é disponível com o interior áspero que ajuda no processo de cominuição mas que exige cuidado meticuloso na lavagem, porque partículas de fármacos podem aderir à superfície áspera e causar contaminação de materiais subseqüentemente cominuídos no almofariz.

Os almofarizes de porcelana são bastante similares aos de Wedgwood, exceto que a superfície externa dos primeiros geralmente é esmaltada e assim menos porosa. Os almofarizes de porcelana podem ser usados para a cominuição de agregados macios ou cristais, porém mais geralmente são usados para a mistura de pós com tamanhos de partículas aproximadamente uniformes.

As mãos de almofariz são feitas do mesmo material que o almofariz. As mãos de almofariz para almofarizes de Wedgwood ou porcelana são disponíveis com cabos rígidos de borracha ou madeira aparafusados na extremidade superior. Também existem mãos de almofariz de Wedgwood por inteiro. Os fabricados inteiramente de porcelana são discutíveis, pois podem se quebrar facilmente.

Os almofarizes e as mãos de almofariz não devem ser intercambiados. A eficiência da operação de moagem ou mistura depende em grande parte de um contato máximo entre as superfícies da cabeça da mão de almofariz e o interior do almofariz. A mão de almofariz deve fazer o máximo de contato com a superfície no interior do almofariz conforme o seu tamanho permitir. Se a mão de almofariz não *servir* no almofariz, o trabalho terá sido desperdiçado.

Pós Divididos

Pós divididos (*chartula* ou *chartulae*) são aviados na forma de doses individuais e geralmente embalados em papéis adequadamente dobrados. Eles também podem ser fornecidos em papel metálico, em pequenos sacos plásticos vedados pelo calor ou em outras embalagens.

DIVISÃO DE PÓS

Após a pesagem, cominuição e mistura dos ingredientes, os pós devem ser divididos com precisão no número de doses receitadas. Para se obter, no seu preparo, uma exatidão compatível com outros procedimentos, *toda dose deve ser pesada individualmente* e transferida para o invólucro de papel. Após o término desse procedimento, os papéis contendo o pó são dobrados.

A DOBRA DO PAPEL

As manobras de dobrar os papéis que contêm o pó estão ilustradas na Fig. 37.23. São necessários cuidados ao se fazerem as várias dobras, e a experiência é obtida com a repetição para se obter uniformidade quando os pós finalmente são colocados na caixa apropriada. A má execução de qualquer uma das três principais dobras irá resultar na formação de invólucros de peso variável, e diferenças nas extremidades dobradas da mesma maneira serão percebidas quando os pós forem colocados lado a lado.

EMBALAGEM DE PÓS DIVIDIDOS

Papéis e caixas especialmente fabricados estão disponíveis para o fornecimento de pós divididos.

Papéis para Pós—Existem disponíveis quatro tipos básicos de papéis para pós.

1. Papel vegetal, um papel fino, semi-opaco e resistente à umidade.
2. Papel bonde, um papel opaco sem propriedades de resistência à umidade.
3. Papel celofane, um papel brilhante, transparente e resistente à umidade.
4. Encerado, um papel transparente e à prova d'água.

Fármacos higroscópicos e voláteis podem ser mais bem protegidos usando-se um papel encerado, duplamente embrulhado com um papel bonde para melhorar o aspecto do invólucro de pó terminado. Papéis vegetal ou celofane oferecem proteção limitada para esses fármacos

Existe disponível uma variedade de tamanhos de papéis para embalagem de pós. A seleção do tamanho do papel depende do volume de cada dose e das dimensões da caixa necessária para acondicionar o número de doses receitadas.

Caixas para Pó—Existem vários tipos de caixas em diferentes tamanhos para o acondicionamento de embalagens de pós. A caixa de tampa articulada mostrada na Fig. 37.23*F* é a mais popular; ela tem a vantagem de evitar a troca de tampas contendo as orientações de uso quando há várias caixas do mesmo tamanho na mesma casa. O rótulo da prescrição pode ser colado diretamente sobre ou embaixo da tampa. Nesse último caso, o nome da farmácia é impresso sobre a tampa.

PROBLEMAS ESPECIAIS

A incorporação de substâncias voláteis, misturas eutésicas, líquidos e substâncias higroscópicas ou deliqüescentes em pós apresenta problemas que exigem tratamento especial.

SUBSTÂNCIAS VOLÁTEIS

A perda da cânfora, do mentol e de óleos essenciais pela volatilização quando incorporados a pós pode ser evitada ou retardada pelo uso de embalagens plásticas vedadas pelo calor ou pelo acondicionamento duplo com papel encerado ou celofane dentro de um papel bonde.

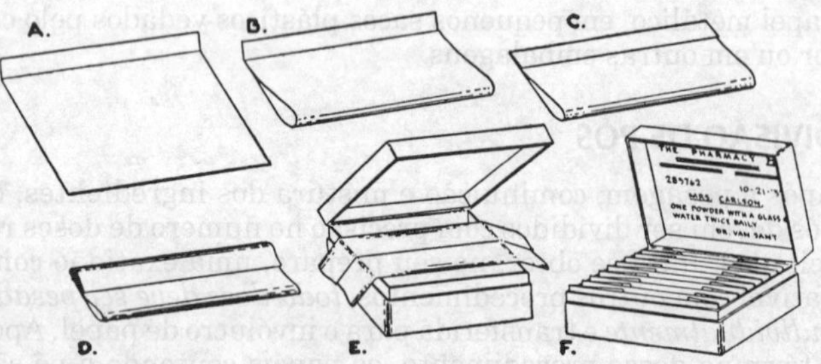

Fig. 37.23 Dobra dos papéis de invólucros de pós.

MISTURAS EUTÉSICAS

Nas temperaturas comuns, líquidos resultam da combinação de fenol, cânfora, mentol, timol, antipirina, fenacetina, acetanilida, aspirina, salol e compostos relacionados. Essas misturas, chamadas eutésicas, podem ser incorporadas a pós através da adição de um diluente inerte. O carbonato de magnésio ou óxido leve de magnésio são diluentes eficazes comumente usados para essa finalidade, embora a caolina, o amido, a bentonita e outros absorventes tenham sido recomendados. O ácido silícico evita a eutesia com aspirina, fenil salicilato e outros compostos problemáticos; a incorporação de cerca de 20% de ácido silícico (tamanho de partícula, 50 μm) evita a liquefação até mesmo sob pressões de compressão necessárias para formar comprimidos.

Ao lidar com esse problema, todo composto eutésico deve ser misturado primeiramente com uma porção do diluente e gentilmente misturado, preferivelmente com uma espátula sobre uma folha de papel. Geralmente, uma quantidade de diluente igual à dos compostos eutésicos é suficiente para evitar a liquefação durante cerca de 2 semanas. Forçar deliberadamente a formação do estado líquido, por trituração direta, seguida por absorção da massa úmida, também irá contornar esse problema. Essa técnica exige o uso de mais diluente do que em métodos anteriormente mencionados, mas oferece a vantagem de estabilidade prolongada do produto. Assim, a técnica é útil para o aviamento de grande quantidade de doses que normalmente não seriam consumidas durante um período de 1 a 2 semanas.

LÍQUIDOS

Em pequenas quantidades, os líquidos podem ser incorporados em pós divididos. Carbonato de magnésio, amido ou lactose podem ser adicionados para aumentar a absorbilidade dos pós, se necessário. Quando o líquido é um solvente para um composto termoestável não-volátil, ele pode ser evaporado suavemente num banho-maria. Para aumentar a superfície da área, a lactose pode ser adicionada durante o curso da evaporação para aumentar o ritmo de perda do solvente. Alguns extratos fluidos e tinturas podem ser tratados dessa maneira, embora o uso de uma quantidade equivalente de um extrato pulverizado, quando disponível, seja uma técnica mais desejável.

SUBSTÂNCIAS HIGROSCÓPICAS E DELIQÜESCENTES

Substâncias que se tornam úmidas por causa da afinidade pela umidade no ar podem ser preparadas como pós divididos adicionando-se diluentes inertes. É aconselhável a embalagem dupla para maior proteção. Compostos extremamente deliqüescentes não podem ser preparados satisfatoriamente como pós.

PÓS A GRANEL

Pós a granel podem ser classificados como pós orais, dentifrícios, pós para ducha, pós para pulverização, insuflações e triturações.

PÓS ORAIS

Pós orais geralmente são fornecidos como *pós finamente divididos* ou *grânulos efervescentes.* Os pós finamente divididos são para serem suspensos ou dissolvidos em água ou misturados com alimentos macios, como creme de maçã, antes da administração. Os antiácidos e pós laxantes freqüentemente são administrados dessa forma.

Os grânulos efervescentes contêm bicarbonato de sódio combinado com ácido cítrico, ou ácido tartárico, ou bifosfato de sódio, além dos ingredientes ativos. Quando da solução em água, dióxido de carbono é liberado em decorrência da reação ácido-base. A efervescência pela liberação do dióxido de carbono serve para mascarar o gosto de medicamentos salgados ou amargos.

A granulação geralmente é obtida a partir de uma massa umedecida forçada através de uma peneira grossa e secagem num forno. A umidade necessária para tornar os materiais uma massa é obtida prontamente aquecendo-os o suficiente para eliminar a água da hidratação do ácido cítrico não-eflorescido. O produto completo deve ser fornecido em frascos de vidro bem fechados para proteger contra a umidade do ar.

Os pós efervescentes podem ser preparados também pela adição de pequenas quantidades de água a sais secos para se obter uma massa trabalhável. A massa é secada e moída para dar origem ao pó ou grânulos. Deve-se ter o cuidado, nesse procedimento, de assegurar que a reação que ocorre na presença de água não prossiga por muito tempo antes de ser interrompida por um processo de secagem. Se isso acontecer, as propriedades efervescentes do produto serão perdidas.

Outras técnicas de preparação foram descritas para pós efervescentes, como o procedimento de leito fluidizado no qual os pós são misturados e depois suspensos numa corrente de ar numa câmara de Wurster. Água é borrifada dentro da câmara, resultando numa leve reação e expansão das partículas com a formação de grânulos que variam de tamanho de malha 10 a 30. Essa abordagem aparentemente oferece um número de vantagens frente às técnicas mais antigas. A extensão da reação e os tamanhos de partícula são controlados durante a fabricação. Um forno de secagem, bandejas ou até mesmo dispositivos de moagem não são necessários. Além disso, a técnica se presta para uma operação em lotes ou contínua.

O calor gerado nas manobras de admissão e misturação também pode ser usado para fazer massa de pós ao provocar a liberação de água de hidratação do ácido cítrico. Os materiais em forma de massa podem ser secados e peneirados numa peneira grossa. Essa técnica elimina assim a necessidade de uma fonte externa de calor ou uma solução granuladora.

DENTIFRÍCIOS

Os dentifrícios podem ser preparados na forma de um pó a granel, geralmente contendo um sabão ou detergente, um abrasivo suave e um agente anticariogênico.

PÓS DE DUCHA

Os pós de ducha são completamente solúveis e destinados a serem dissolvidos em água antes do uso como agentes anti-sépticos ou para limpeza de uma cavidade do corpo. Eles mais comumente são destinados a uso vaginal, embora possam ser preparados para uso nasal, ótico ou oftalmológico. Geralmente, como óleos aromáticos são adicionados a esses pós, eles são passados através de peneira n.º 40 ou 60 para eliminar aglomerados e assegurar uma mistura completa. O acondicionamento em jarras de vidro de boca larga serve para proteger contra a perda de materiais voláteis e permite o acesso fácil pelo paciente. Caixas com pó a granel podem ser usadas para o aviamento de pós de ducha, embora vasilhames de vidro sejam preferidos por causa da proteção oferecida contra o ar e a umidade.

PÓS PARA PULVERIZAÇÃO

Os pós para pulverização são substâncias não-tóxicas para aplicação local que são preparados para não terem ação sistêmica. Eles sempre devem ser fornecidos num estado bastante fino de subdivisão para intensificarem a eficácia e minimizarem a irritação. Quando necessário, eles podem ser micronizados ou passados através de uma peneira n.º 80 ou 100.

Os pós de pulverização preparados extemporaneamente devem ser fornecidos em embalagens com tampas perfuradas. Pós de pulverização comerciais são disponíveis em embalagens com tampas perfuradas ou em aerossol sob pressão. Essas últimas, embora geralmente mais caras do que outros tipos de embalagens, oferecem a vantagem de proteção contra ar, umidade e contaminação, bem como conveniência de aplicação. Pós para os pés e talcos são atualmente disponíveis na forma de aerossóis pressurizados.

Os pós de pulverização são aplicados em várias partes do corpo como lubrificantes, protetores, absorventes, anti-sépticos, antipruriginosos, agentes antibromidrose, adstringentes e desodorantes.

Embora na maioria dos casos os pós de pulverização sejam considerados não-tóxicos, a absorção de ácido bórico através de grandes áreas irritadas de pele pode causar reações tóxicas em bebês. A inalação acidental do pó de estearato de zinco pode levar a inflamação pulmonar em bebês. O farmacêutico sempre deve estar atento quanto aos possíveis perigos quando o paciente usa esses compostos, bem como outros produtos de aplicação externa. Veja também Cap. 65.

INSUFLAÇÕES

As insuflações são pós finamente divididos introduzidos em cavidades do corpo como ouvidos, nariz, garganta, cavidades dentárias e vagina. Um insuflador (introdutor do pó) geralmente é empregado para administrar esses produtos. Entretanto, a dificuldade de se obter uma dose uniforme tem restringido o seu uso geral.

Foi desenvolvido equipamento especializado para a administração de pós micronizados de fármacos relativamente potentes. O Norisodrine Sulfate Aerohaler Cartdrige (*Abbott*) (Cartucho Aeroinalador de Sulfato de Norisodrine) é um exemplo. No uso desse inalador, a inalação pelo paciente faz com que uma pequena bola atinja um cartucho contendo o fármaco. A força da bola libera a quantidade apropriada do pó, permitindo a sua inalação. Um outro dispositivo, o Spinhaler turbo-inhaler (*Fisons*) (turbo-inalador Spinhaler) é um dispositivo acionado por hélice projetado para depositar uma mistura de lactose e cromolin sódio micronizado dentro do pulmão como uma ajuda no tratamento da asma brônquica.

Os aerossóis pressurizados também são empregados para fazer insuflações, especialmente de fármacos poderosos. Esse método oferece a vantagem de controle excelente da dose, através de valvas medidoras, bem como proteção do produto.

TRITURAÇÕES

As triturações são diluições preparadas através de mistura íntima de pós de poderosos fármacos com um diluente adequado e numa proporção definida por peso. Elas eram, em certa época, oficiais em diluições de 1 para 10. O farmacêutico algumas vezes prepara as triturações de substâncias venenosas tais como a atropina numa concentração conveniente usando lactose como diluente, para uso no balcão de medicamentos. Essas substâncias medicinais são pesadas mais precisa e convenientemente usando-se esse método.

O procedimento correto, para assegurar distribuição uniforme, no preparo de tais triturações ou de qualquer diluição similar de um medicamento poderoso na forma de pó é

1. Reduzir o medicamento a um pó moderadamente fino num almofariz.
2. Adicionar uma quantidade aproximadamente igual de diluente e misturar bem através da trituração no almofariz.
3. Adicionar sucessivamente porções do diluente, triturando após cada adição, até que todo o diluente tenha sido incorporado.

Em nenhuma circunstância todo o diluente deve ser adicionado de uma vez ao medicamento que está para ser diluído na expectativa de que a dispersão uniforme do primeiro será obtida mais rapidamente com breve trituração da mistura.

REFERÊNCIAS

1. Parrott EL. In Lachman L, *et al. The Theory and Practice of Industrial Pharmacy,* 3rd ed. Philadelphia: Lea & Febiger, 1986, p 32.
2. Perry RH, *et al. Chemical Engineers' Handbook,* 7th ed. New York: McGraw-Hill, 1997: 8-8.
3. Parrott EL. In Lachman L, *et al. The Theory and Practice of Industrial Pharmacy,* 3rd ed. Philadelphia: Lea & Febiger, 1986, p 39.

4. Pilcher JM, *et al. Proc Chem Spec Mfrs Assoc Ann Mtg.* 1956; 66.
5. Tillotson D. *Aerosol Age* 1958; 3(5): 41.

BIBLIOGRAFIA

Allen T. *Particle Size Measurement,* 5th ed. London: Chapman & Hall, 1997.

Brown RL, Richards JC. *Principles of Powder Mechanics.* Oxford: Pergamon, 1970.

DallaValle JM. *Micromeritics,* 2nd ed. New York: Pitman, 1948.

Irani RR, Callis CF. *Particle Size: Measurement, Interpretation and Application.* New York: Wiley, 1963.

Jelinek IZK. *Particle Size Analysis,* 5th ed. New York: Wiley, 1970.

Martin AN, *et al. Physical Pharmacy,* 4th ed. Philadelphia: Lea & Febiger, 1993.

Orr C Jr. *Particulate Technology.* New York: Macmillan, 1966.

Orr C Jr, Dalla Valle JM. *Fine Particle Measurement.* New York: Macmillan, 1959.

Parfitt GD, Sing KSW. *Characterization of Powder Surfaces.* London: Academic, 1976.

Silverman L, *et al. Particle Size Analysis in Industrial Hygiene.* New York: Academic, 1971.

Sterbacek Z, Tausk P. *Mixing in the Chemical Industry.* Oxford: Pergamon, 1965.

Stockman JD, Fochtman EG, eds. *Particle Size Analysis.* Ann Arbor, MI: Ann Arbor Science Publ, 1977.

Uhl VW, Gray JW. *Mixing,* vol 2. New York: Academic, 1967.

CAPÍTULO **38**

Pré-formulação

Howard Y Ando, PhD
Director, Discovery Lead Optimization
Pfizer Global R&D
Ann Arbor Laboratories
Pfizer, Inc
Ann Arbor, MI 48105

Galen W Radebaugh, PhD
Vice President, Analytical Development
Schering-Plough Research Institute
Kenilworth, NJ 07033

OS DESAFIOS DA PRÉ-FORMULAÇÃO

Ligando Descoberta e Desenvolvimento

As atividades de pré-formulação vão desde o apoio à identificação de descobertas de novos agentes ativos até a caracterização das propriedades físicas necessárias para o projeto de formas farmacêuticas. Informações críticas fornecidas durante a pré-formulação podem acelerar a introdução rápida e bem-sucedida de novas entidades terapêuticas para seres humanos. Por exemplo, a seleção de compostos que têm propriedades físicas favoráveis para absorção oral nas fases iniciais da descoberta pode facilitar o rápido progresso desses compostos em todos os níveis de desenvolvimento. De forma semelhante, a adaptação de tecnologias que permitem a seleção rápida de um sal que é mais adequado para desenvolvimento pode facilitar a fabricação da forma farmacêutica final para apresentação comercial. O amplo espectro de atividades na pré-formulação exige um diálogo contínuo entre cientistas em muitas diferentes disciplinas, conforme mostrado na Fig. 38.1.

Da Descoberta ao Desenvolvimento

A introdução da triagem em massa, baseada em mecanismos de pequenas partículas no final da década de 1980, levou a uma nova era de descobertas. Anteriormente, tecido animal e triagens de animais inteiros haviam sido usados para se encontrar novas entidades químicas (*new chemical entities* — NCE) que tinham potencial terapêutico. Embora a produtividade tenha sido baixa, os candidatos finais ao desenvolvimento tinham atividade comprovada em animais. Hoje, enzimas e receptores recombinantes são usados em triagens *in vitro* de alta produtividade que podem avaliar rapidamente centenas de milhares de compostos que são encontrados em bibliotecas químicas. Compostos ativos (sucessos da triagem em massa) são então avaliados, e alguns são usados como base para esforços de síntese adicionais. Como a síntese de novos compostos pode tornar-se limitada pelo próprio ritmo, métodos combinatórios têm sido desenvolvidos para sintetizar rapidamente novos compostos com a utilização de tecnologias automatizadas. Hoje, tecnologias ainda mais novas estão sendo usadas para aumentar a velocidade e reduzir o consumo de material. Essa é a atração para o uso de nanotecnologias na triagem, síntese, purificação e análise.

Todas essas modificações inovadoras têm tido um impacto em cascata no desenvolvimento. Atividade e especificidade *in vitro* sem precedentes podem ser agora encontradas com o uso de proteínas recombinantes e triagem em massa automatizada, mas problemas de solubilidade aquosa são mascarados pelo dimetil sulfóxido, um solvente universal que é usado para dissolver bibliotecas químicas para testes. Como resultado, embora muitas NCE inicialmente promissoras sejam extremamente potentes em ensaios enzimáticos *in vitro*, elas são inativas *in vivo* devido às suas características desfavoráveis de solubilidade e dissolução no meio aquoso do corpo. Isso proporciona um grande desafio para o cientista de pré-formulação porque, com a terapia baseada em mecanismos, os testes em humanos são freqüentemente o único meio de avaliar-se a eficácia de uma nova estratégia terapêutica.

Integrando Descoberta e Desenvolvimento

Se propriedades físicas desfavoráveis puderem ser minimizadas antes que ocorra otimização extensa *in vitro*, pode ser possível reduzir o tempo necessário para descobrir NCE *ativas e absorvíveis* que estejam preparadas para desenvolvimento rápido. A integração da descoberta com o desenvolvimento, entretanto, irá exigir que os cientistas de pré-formulação desenvolvam um maior entendimento dos mecanismos moleculares de propriedades físicas desfavoráveis tais como insolubilidade aquosa. Esse conhecimento fornecerá então uma base racional para a realização de modificações estruturais que possam melhorar as propriedades físicas enquanto a atividade *in vitro* também esteja sendo otimizada. A Fig. 38.2 mostra o retardo potencial para a descoberta de uma NCE oralmente ativa quando apenas a atividade é otimizada, comparado com a economia de tempo em potencial quando tanto a atividade quanto a solubilidade aquosa estão equilibradas para absorção oral.

Suponha que uma companhia tenha uma biblioteca química de milhares de compostos que ela queira selecionar para um alvo terapêutico em particular. Ela isolou o receptor apropriado (proteína) e desenvolveu uma triagem de massa de alta produtividade para sua atividade *in vitro*. Além disso, para todo composto que é rastreado quanto à atividade, ela pode determinar a solubilidade aquosa utilizando um método de alta produtividade. A Fig. 38.2 mostra um gráfico de atividade *versus* solubilidade para os compostos rastreados. Para simplificar, uma elipse é utilizada para mostrar regiões que são possíveis para esse receptor hipotético. A relação inversa mostrada pela elipse, com o eixo maior decrescendo da esquerda para a direita, é baseada em observações empíricas de que compostos que têm alta atividade *in vitro* freqüentemente têm pouca solubilidade aquosa. Uma explicação molecular para o porquê da existência de tal relação é dada na seção *Insolubilidade Aquosa*, adiante. A descoberta em duas fases de uma NCE oralmente ativa será discutida agora.

Durante a Fase A de Descoberta, a companhia usava a atividade *in vitro* como o seu único critério para a descoberta do melhor composto a ser desenvolvido. O Ponto 0 na elipse mostra um composto que foi escolhido para otimização sintética adicional com base na triagem de massa. Esse composto tinha a mais alta atividade *in vitro*. Durante a otimização, triagens

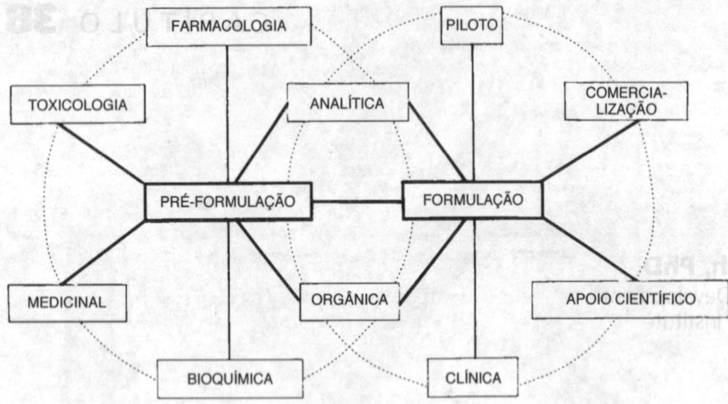

Fig. 38.1 As rodas do desenvolvimento de produtos.

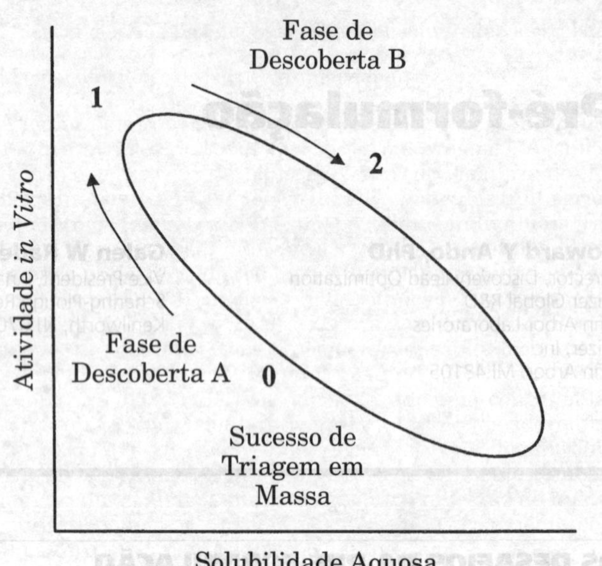

Fig. 38.2 Procura por uma NCE ativa e absorvível oralmente.

de massa eram utilizadas para fornecer retroalimentação para dirigir a síntese de análogos mais ativos. O composto 1 era a NCE mais ativa que a equipe de descobertas encontrou. Entretanto, esse composto também é a NCE mais insolúvel na elipse. O entusiasmo pelo composto diminuiu quando testes animais *in vivo* mostraram níveis sanguíneos inadequados. Suspeitou-se que a causa era uma falta de absorção devido à pouca solubilidade aquosa (outros estudos haviam mostrado que o metabolismo e a permeabilidade não eram os responsáveis pelos baixos níveis sanguíneos).

Durante a Fase B de Descoberta, a solubilidade aquosa e a atividade *in vitro* foram otimizadas simultaneamente. A NCE mostrada no Ponto 2 foi finalmente recomendada para desenvolvimento. Embora esse composto seja menos ativo do que o Composto 1, ele representava um melhor compromisso entre a solubilidade aquosa e a atividade *in vitro*. Tais compromissos podem ser necessários se técnicas de formulação não podem ser utilizadas para obter boa atividade *in vivo*. A declaração do Composto 1 como uma vanguarda, na esperança de que técnicas de formulação poderiam resolver a questão da absorção, poderia retardar o desenvolvimento. Por essa razão, é essencial que a pré-formulação forneça o processo de descoberta com retroalimentação rápida no que concerne à exeqüibilidade de soluções de formulação que possam compensar propriedades físicas inferiores e problemas de absorção subseqüentes.

Uma estratégia na qual descoberta e desenvolvimento trabalham em conjunto é também mostrada na Fig. 38.2. Nesse cenário, tanto a solubilidade aquosa quanto a atividade *in vitro* foram usadas simultaneamente na busca de melhora do Composto 0. Pelo uso de dupla retroalimentação, a companhia pode ter sido mais capaz de progredir mais diretamente do Composto 0 para o Composto 2. Além disso, o conhecimento das solubilidades aquosas de todos os sucessos de triagem de massa também pode ter fornecido pontos de partida alternativos. Em vez de tomar o Composto 0 como o único ponto de partida para a otimização sintética, o Composto 3, que não foi tão ativo mas teve solubilidade aquosa muito melhor, poderia ter sido escolhido. A dupla atividade e a retroalimentação de solubilidade na co-otimização tanto do Composto 0 quanto do Composto 3 poderiam ter sido usadas para guiar sínteses adicionais.

O tempo potencial economizado pelo uso da estratégia de conjunto poderia ser considerável. Entretanto, para que todo o programa esteja em sincronia, será necessário que os cientistas de pré-formulação desenvolvam metodologias de alta produtividade para as propriedades físicas, análogas às triagens biológicas de descobertas; métodos de alta produtividade podem prever a exeqüibilidade de uma solução de formulação para absorção insatisfatória. Como os avanços tecnológicos no processo de descoberta aumentaram o número de NCE que serão candidatas ao desenvolvimento, é imperativo que novas candidatas tenham as propriedades físicas necessárias para desenvolvimento rápido. Caso contrário, o desenvolvimento pode tornar-se um obstáculo inaceitável.

Os cientistas de pré-formulação terão que trabalhar ativamente de maneira antecipatória com os cientistas de descoberta para projetar NCE ativas que sejam ativas *e* transportáveis através de tecidos biológicos tais como o trato gastrointestinal (GI) ou as células endoteliais da barreira hematoencefálica. Uma nova compreensão da base molecular das propriedades físicas e triagens rápidas de propriedades físicas de alta produtividade são necessárias para que se alcance esse objetivo. A seção sobre *Engenharia no Estado Sólido*, adiante, discutirá resumidamente algumas dessas áreas. Nas seções seguintes, são discutidas características do estado sólido. Uma compreensão fundamental desse estado da matéria é essencial para que se tomem decisões de pré-formulação oportunas.

Decisões Críticas sobre API

Quando uma NCE é selecionada para desenvolvimento, a escolha da forma molecular que será o ingrediente farmacêutico ativo (*active pharmaceutical ingredient* — API) é uma etapa crítica, porque todo o desenvolvimento subseqüente será afetado por essa decisão. Para a pré-formulação, as caracterizações físicas devem ser focalizadas na tomada de decisões que equilibram as propriedades de dissolução em estado sólido com a consistência material sob condições de fabricação e armazenamento. As vantagens de se ter um estado amorfo de dissolução rápida têm que ser equilibradas com a conversão potencial desse estado, pelo tempo, pela umidade e pelo calor, a um estado cristalino que pode ser menos solúvel. De forma semelhante, a solubilidade aumentada que freqüentemente pode ocorrer com o cloridrato e com os sais de sódio pode ter que ser equilibrada com um potencial para a instabilidade física ou química devido à umidade e ao calor. Esses sais são atraentes porque são simples de se fazer e relativamente não-tóxicos. O processo de seleção do sal tem que projetar suas considerações das "melhores" propriedades para abranger dissolução, estabilidade física e química, toxicologia, formulações para apresentação comercial, fabricação em grande escala e armazenamento do produto.

A seção seguinte delineará as alterações do estado sólido que poderiam ocorrer com conteúdo de umidade, pH e temperatura variáveis. Será ilustrado que a água (umidade) é um dos fatores ambientais mais importantes que influenciam a estabilidade do estado sólido. A discussão será então focalizada na identificação das propriedades de estado sólido de uma NCE que irão torná-la um API viável. Por fim, o melhor equilíbrio entre absorção e consistência do material é buscado. Mais tarde, a discussão de engenharia do estado sólido irá explorar por que essas propriedades necessárias devem ser projetadas em NCE desde os estágios mais iniciais de descoberta.

EXIGÊNCIAS DO ESTADO SÓLIDO

Desafios ao Estado Sólido

Os sólidos são um estado complexo da matéria, porque forças intermoleculares podem organizar as moléculas de várias formas diferentes, cada uma produzindo um sólido diferente, com propriedades físicas potencialmente diferentes. Nesta seção, uma nomenclatura simbólica é apresentada, para referir-se especificamente a alterações que podem ocorrer no estado sólido (Quadro 38.1). A aplicação dessa notação aos efeitos da umidade, que é o principal fator ambiental que influencia o estado sólido, será então examinada.

CARÁTER DE ESTADO SÓLIDO

Neste capítulo, ${}_{j}A^{i}{}_{\Sigma}$ é uma notação que será usada para indicar alterações do estado sólido. O A indica a entidade droga ativa. Ela pode ser um ácido fraco, uma base fraca ou um não-eletrólito. Quando A se dissolve, a indica a presença dessa entidade

Quadro 38.1 Lista de Símbolos

SÍMBOLO	SIGNIFICADO
α	Estado sólido amorfo conforme a designação do subscrito esquerdo
Σ	Superfície do estado sólido conforme a designação do subscrito direito
δ	Região defeituosa do estado sólido conforme a designação do subscrito esquerdo
ρ	Densidade
I, II, III	Formas cristalinas polimórficas do estado sólido conforme a designação do subscrito esquerdo
+	Espécie catiônica com carga positiva conforme a designação do sobrescrito
−	Espécie aniônica com carga negativa conforme a designação do sobrescrito
0	Espécie livre sem carga elétrica conforme a designação do sobrescrito
A	Ingrediente ativo no estado sólido
a	Forma dissolvida do ingrediente ativo
${}_{j}A^{i}{}_{\Sigma}$	Superfície do ingrediente ativo de carga i e estado sólido j
B	Reagente de A no estado sólido
b	Forma dissolvida do reagente
C_S	Concentração de saturação
h	Monoidrato conforme a designação do subscrito esquerdo
$0h$	Anidro conforme a designação do subscrito esquerdo
nh	n-Hidrato conforme a designação do subscrito esquerdo
$<h$	Conteúdo reduzido de água conforme a designação do subscrito esquerdo
$>h$	Conteúdo aumentado de água conforme a designação do subscrito esquerdo
m	Massa
An^-	Contra-íon aniônico com carga elétrica negativa
i	Carga no ingrediente ativo como designação de sobrescrito
j	Forma de estado sólido do ingrediente ativo conforme a designação do subscrito esquerdo
k_d	Constante da taxa de dissolução
k_r	Constante da taxa de recristalização
P	Permeabilidade
Cn^+	Contra-íon catiônico com carga elétrica positiva
S_a	Área de superfície

em solução; logo, a dissolução do A sólido em água para formar a será mostrada esquematicamente como

$$A \xrightarrow{H_2O} a. \qquad (1)$$

A carga em A é indicada pela colocação usual de um sobrescrito à direita, i. A carga elétrica de A é considerada zero arbitrariamente. Como ênfase, a ausência de carga elétrica pode ser mostrada explicitamente como A^0. Para um ácido fraco, A^0 representa a forma protonada (em outras notações, isso poderia ser mostrado como HA). A forma ionizada do ácido fraco, A^-, representa A^0 menos o próton do ácido fraco. Para uma base fraca, A^0 indica a base sem carga elétrica que pode ser protonada a A^0H^+. Equações com A, mostradas com setas, não são estequiométricas. Em vez disso, elas mostram apenas alterações essenciais, de forma que o foco possa ser colocado nas alterações químicas, iônicas e de estado sólido relevantes na entidade química. Por exemplo, na Equação 2, na qual uma reação química altera a entidade de origem A a um sólido molecular diferente B,

$$A \rightarrow B \qquad (2)$$

não há nenhuma tentativa de mostrar os detalhes específicos dos grupos funcionais que foram alterados para levar à formação de B. De forma semelhante, considere uma reação ácido-básica reversível

$$A \underset{\longleftarrow}{\longrightarrow} A^{i} \qquad (3)$$

onde i como um sinal mais (+) representa a forma catiônica, ou um sinal menos (−) a forma aniônica, de A. A protonação ou desprotonação de um grupo básico ou ácido fraco em A irá simplesmente ser refletida na alteração de carga que ocorre. O esquema é não-estequiométrico porque contra-íons e considerações sobre equilíbrio de cargas elétricas não foram incluídos.

Quando uma organização molecular particular ou ênfase no estado sólido é necessária, ela será indicada com o subscrito à esquerda j. Uma ampla variedade de diferentes estados sólidos, indicados por ${}_{j}A$, é possível. Por exemplo, sólidos amorfos que têm moléculas reunidas aleatoriamente são indicados como ${}_{\alpha}A$ neste capítulo. Sólidos cristalinos, por outro lado, têm arranjos de união regulares, e são indicados de várias formas. Dois tipos de fases cristalinas, polimorfos e solvatos, são possíveis para uma dada molécula, dependendo das condições de cristalização.

Polimorfos são cristais que têm a mesma fórmula molecular, mas estruturas cristalinas diferentes. Os algarismos romanos I, II, III,... são usados para indicar polimorfos; o polimorfo mais estável sob condições ambientes é geralmente designado com o algarismo romano I. Essa forma de estado sólido de A será indicada como ${}_{\mathrm{I}}A$ neste capítulo.

Solvatos, por outro lado, são cristais nos quais um solvente é incorporado à estrutura cristalina (polimorfos de solvatos poderiam existir). O solvente pode estar altamente ligado ao cristal ou pode estar ligado mais frouxamente em canais dentro do cristal. Para simplificar essa discussão, apenas a água de solvação será considerada. Sólidos hidratados são indicados por ${}_{nh}A$, onde n é uma fração ou um número inteiro. Por exemplo, ${}_{h/2}A$ indica um hemiidrato, enquanto ${}_{3h}A$ indica um triidrato.

Em algumas situações, será útil enfatizar que uma reação química ou alteração física particular está ocorrendo na superfície de uma partícula. Para esses propósitos, o subscrito à direita Σ será usado para enfatizar a superfície do estado sólido. Deve-se notar que o sobrescrito à direita i, usado para a designação de carga, e o subscrito à esquerda j, usado para a designação de estado sólido, são apenas marcadores de local para circunstâncias mais específicas que serão detalhadas a seguir; por outro lado, o subscrito à direita Σ indica especificamente a superfície de uma partícula sólida e não uma entidade mais geral. Para a maioria das situações, não será usada a notação completa.

Nos APIs reais, regiões sem cristais A_δ estão presentes. Elas foram formadas durante a síntese em grande escala e as operações de usinagem que reduziram o tamanho da partícula do API. Na Fig. 38.3, regiões defeituosas, assim como regiões cristalinas e amorfas, são mostradas graficamente.

ÁGUA: UMA VARIÁVEL AMBIENTAL IMPORTANTE

A presença ou ausência de umidade é um dos fatores ambientais mais importantes que podem afetar a estabilidade do estado sólido. A superfície de uma partícula de API pode ganhar ou perder água, dependendo da umidade relativa (RH). A Fig. 38.3 mostra como o vapor d'água pode formar regiões de droga dissolvida na superfície da partícula de API. Seria esperado que a região amorfa se dissolvesse mais rapidamente, e a região cristalina, mais lentamente; ou seja, a ordem hierárquica de dissolução seria $A_\alpha > A_\delta > {}_IA$. No diagrama da Fig. 38.3, isso é indicado pelo tamanho da fonte da forma dissolvida saturada de A, a_s, associada com cada uma dessas regiões. Essa cobertura de superfície resulta em instabilidade química e física.

Instabilidade Química: A Água como um Mobilizador Molecular—Em geral, a reatividade química é lenta nos sólidos devido à separação espacial de componentes reativos diferentes. Por exemplo, se uma pequena quantidade de uma impureza que pode agir como um catalisador é distribuída heterogeneamente em um API ou forma de dosagem, a taxa global de reação é limitada, porque a reação ocorre apenas em regiões microambientais. Entretanto, em formas farmacêuticas, a maior parte dos API está geralmente em contato com excipientes portadores de umidade e é testada pelo estresse a temperaturas e umidade elevadas. A presença de uma camada de umidade adsorvida aumenta a reatividade catalítica da impureza, porque a água, agindo como um mobilizador molecular, pode transportar diferentes espécies químicas lateralmente sobre a superfície do API.[1] A Equação 4 mostra uma cadeia de reações de A até um degradante B,

$$A \xrightarrow{[H_2O]_{vapor}} a \xrightarrow{[H_2O]_{vapor},\ \text{impureza catalítica}} b \xrightarrow{[H_2O]_{vapor}} B \qquad (4)$$

onde b é a forma solubilizada de B. A umidade também induz alterações de estado sólido em A. (Uma discussão mais detalhada sobre instabilidade química induzida por umidade será tratada na seção *Estabilidade dos Hidratos: Importância da Umidade Relativa Crítica*.)

O pH Microambiental: Sensibilidade de Ácidos / Bases Induzida pela Umidade—A reatividade ácido-básica na mudança para o estado sólido será acentuada pela umidade. A Equação 5 mostra uma alteração, induzida pela umidade, de um sal aniônico ao seu ácido livre na superfície de uma partícula de droga:

$$A^-_\Sigma \xrightarrow{[H_2O]_{vapor}} A^0_\Sigma \qquad (5)$$

De forma inversa, a Equação 6 mostra uma conversão de superfície, induzida pela umidade, de um sal catiônico em sua base livre,

$$A^+_\Sigma \xrightarrow{[H_2O]_{vapor}} A^0_\Sigma \qquad (6)$$

onde $A^+ = HA^+$. Como a quantidade de droga sólida é grande quando comparada com a quantidade de umidade, as Equações 5 e 6 foram representadas como reações irreversíveis. Essas alterações do estado sólido podem alterar as propriedades físicas do API. Por exemplo, se partículas do sal de sódio de um ácido insolúvel formam uma cobertura de superfície do ácido livre como na Equação 5, a taxa de dissolução da superfície será retardada. Métodos de teste são necessários durante o estágio de seleção do sal para antecipar esse tipo de alteração de estado sólido (veja em *Seleção do Sal*).

Transformações de Polimorfos Mediadas por Solventes: A Água como um Transportador—Se duas formas polimórficas podem existir em uma dada temperatura, o polimorfo metastável será mais solúvel (veja *Seleção do Sal*, adiante). Quando essa forma é colocada em contato com a água, a seguinte transformação mediada por solvente pode ser estimulada:

$${}_{II}A \xrightarrow{H_2O} {}_IA \qquad (7)$$

A água, na fase de vapor, também se mostrou capaz de mediar transformações entre formas amorfas e cristalinas em ambas as direções.[2]

$${}_\alpha A \xrightarrow{[H_2O]_{vapor}} {}_IA \qquad (8)$$

Por fim, podem ocorrer transformações que incorporam a água na estrutura cristalina. Aqui, uma forma cristalina anidra é transformada no monoidrato,

$${}_{II}A \xrightarrow{H_2O} {}_hA \qquad (9)$$

e um sal é transformado em um hemiidrato após passar pela forma amorfa:

$${}_{II}A^+ \xrightarrow{H_2O} {}_\alpha A^+ \xrightarrow{H_2O} {}_{h/2}A^+ \qquad (10)$$

As Equações 7 a 10 enfatizam as mudanças do estado sólido. É provável que a maior parte dessas transformações possa ocorrer apenas após dissolução e formação de a ou após uma espécie formar a^+.

PONTOS DE DECISÃO NA DESCOBERTA E NO DESENVOLVIMENTO DE UM API

O termo *ingrediente farmacêutico ativo* (API), também conhecido como substância da droga e produto químico farmacêutico bruto (*bulk pharmaceutical chemical* — BPC), destaca um componente tanto da descoberta quanto do desenvolvimento. Nesta seção, as Etapas 1 a 4 da descoberta serão introduzidas brevemente. O foco desloca-se então para uma discussão detalhada das Etapas de desenvolvimento 5 a 9. Usando-se esses conhecimentos, a seção *Engenharia do Estado Sólido* irá delinear como a integração paralela precoce dessas atividades pode reduzir o tempo do conceito à comercialização.

O termo *expansão* é usado quando as escolhas estão sendo aumentadas, e *seleção* é usado quando as escolhas são reduzidas pela tomada de decisões. Em última instância, as fases de expansão e de seleção da descoberta levam a uma única escolha, o melhor candidato a um maior desenvolvimento.

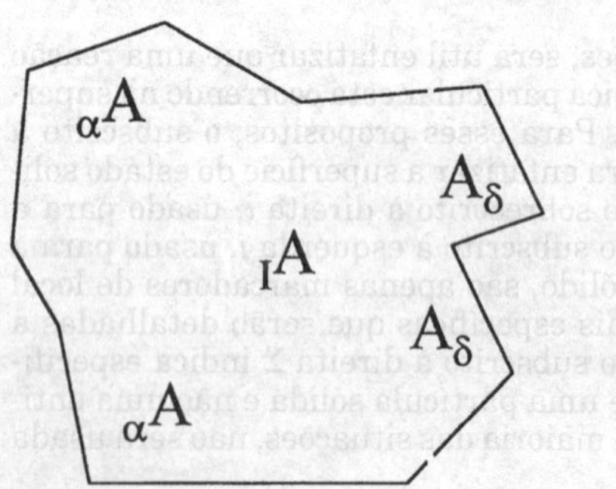

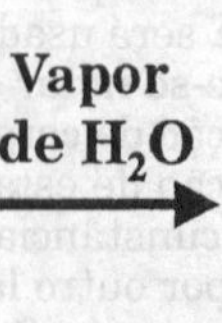

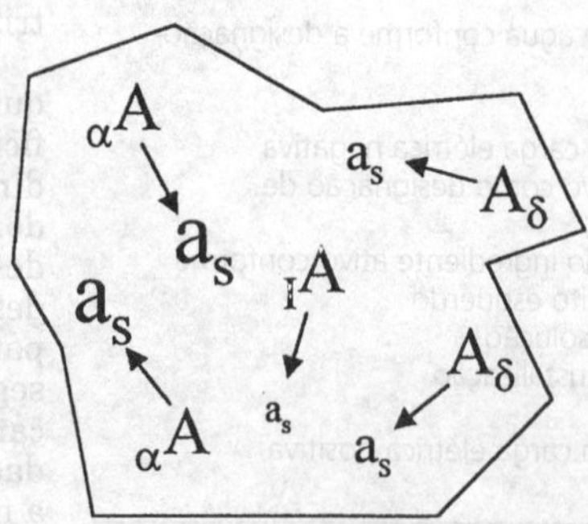

Fig. 38.3 Superfície de um API usinado e dissolução de regiões de superfície devido à umidade absorvida.

1. *Expansão de biblioteca* refere-se a acréscimos à biblioteca química de uma companhia. Companhias farmacêuticas estabelecidas acumularam centenas de milhares de compostos através de esforços de descoberta prévios. Essas coleções são catalogadas cuidadosamente e são usadas sistematicamente em triagens de massa.
2. *Seleção de série* é um processo de tomada de decisões no qual os produtos químicos mais ativos na biblioteca são identificados usando-se um ensaio biológico de alta produtividade. Tipicamente, esses ensaios são usados para detectar a capacidade de uma molécula pequena de interagir com uma proteína, *in vitro*. No passado, decisões relacionadas a que direções seriam seguidas com maior afinco eram tomadas segundo a atividade, a diversidade química, a patenteabilidade e o potencial sintético análogo. Hoje, o potencial de desenvolvimento é cada vez mais uma parte das tomadas de decisões de seleção em série.
3. *Expansão análoga* é o aumento no número de compostos direcionados a uma atividade específica com base na exploração sintética das direções mais promissoras.
4. *Seleção análoga* é o processo de tomada de decisões no qual a melhor entidade química nova é escolhida para um desenvolvimento mais extenso. No passado, a atividade *in vitro* isoladamente era o fator dominante de tomada de decisões; hoje, uma mistura de questões sobre desenvolvimento está emergindo mais precocemente.

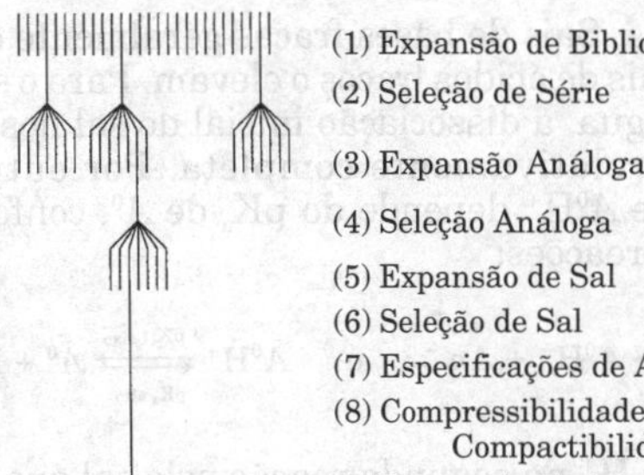

Fig. 38.4 Tomada de decisões seqüencial para um API típico: ciclos de seleção e de expansão.

A pré-formulação, assim como outras áreas de desenvolvimento, tais como metabolismo, toxicologia e farmacocinética, irão desempenhar um papel cada vez mais importante nas Etapas 1 a 4. Como um entendimento fundamental do estado sólido é essencial para o projeto de metodologias de propriedades físicas apropriadas para as Etapas 1 a 4, o restante desta seção irá tratar de como as propriedades do estado sólido afetam a absorção e a consistência, que são as duas principais questões de desenvolvimento para um API. A seleção do sal, que determina o caráter de $_jA^i$, é a primeira decisão crítica sobre estado sólido para a pré-formulação na arena do desenvolvimento.

Expansão de Sais: Explorando as Possibilidades Moleculares de A^i

A forma não-ionizada (livre) de ácidos e bases fracas, A^0, pode não ser a forma molecular ideal para desenvolvimento. Durante a Etapa 5 de expansão salina da Fig. 38.4, os sais são preparados para explorar se um deles se tornaria um API mais adequado. Os sais são formados pela reação de A^0 com um contra-ácido ou contrabase apropriado. Nessa discussão, H*An* é usado para representar um contra-ácido que forma um ânion An^-. Contra-ácidos comuns, como o HCl e o ácido maleico, encontram-se relacionados no Quadro 38.2. De forma semelhante, o CnOH é usado para representar uma base mineral do contracátion Cn^+. Bases minerais comuns como o NaOH e o KOH também são mostradas no Quadro 38.2, juntamente com contrabases orgânicas.

Quando A^0 é uma base fraca, o sal, $(A^0H)^+ An^-$, é composto pela forma pronada da base, $(A^0H)^+$ e pela forma ionizada do contra-ácido H*An*, An^-. Para a formação de sal, A^0 tem que ser suficientemente básico para remover o próton do H*An* (veja *Potencial de Reação para a Formação de Sais*, adiante).

Os sais têm propriedades físicas diferentes de suas formas livres. A seleção de sais avalia se um determinado sal teria propriedades que são mais apropriadas para um API do que sua forma original. Melhorar a absorção oral pelo aumento da taxa de dissolução é freqüentemente um objetivo da etapa de expansão do sal. Os sais geralmente se dissolvem mais rapidamente na água do que suas formas livres, porque a dissolução é aumentada pela rápida hidratação da espécie de sal io-

Quadro 38.2 Formas Moleculares Comercializadas Mundialmente entre 1983 e 1996

FORMA DE SAL	FREQ.	GRUPO[a]	pK_a	obstáculoP	PM
Nenhuma forma de sal	390	0			
Bromidrato	1	1	−8	0,45	80,91
Cloridrato	102	1	−6,1	0,24	36,46
Sulfato	5	1	−3	−1,58	98,08
Nitrato	6	1	−1,44	2,09	63,01
Fosfato	2	1	2,15	−1,95	96,99
Glicuronato	1	1	3,22[b]	−3,74	194,14
Acetato	8	1	4,76	−0,36	59,05
Maleato	3	2	1,92	−0,18	116,07
Fumarato	8	2	3,02	−0,18	116,07
Tartarato	1	2	3,03	−2,21	150,09
Citrato	1	2	3,13	−2,11	189,10
Succinato	2	2	4,21	−0,62	118,09
Mesilato	8	3	−1,20	−1,31	96,11
Acistrato	1	3	4,91[b]	7,98	284,49
Besilato	2	4	−2,80[b]	0,23	157,17
Tosilato	3	4	−1,34	0,88	171,20
Xinafoato	1	4	2,66[b]	3,00	188,18
Potássio	1	1	16		39,10
Sódio	37	1	14,77		23,00
Trometamina	2	1	8,07[c]	−3,17	121,14
Bismuto	1	1	1,58		208,98
Brometo	6	5			79,90
Cloreto	2	5			35,45

[a] Grupos: 0 = Nenhum sal, 1 = Polar, 2 = Multifuncional, 3 = Alifáticos flexíveis, 4 = Aromáticos planares, 5 = Quaternários.
[b] pK_a calculado.
[c] *CRC Handbook of Basic Tables for Chemical Analysis*, página 469.
Fonte: Serajuddin ATM, Sheen P, Augustine MA. To market, to market. In: Bristol J, ed. *Annu Rep Med Chem*. New York: Academic, 1983-1996.

nizada com água. Sais de bases fracas geralmente diminuem o pH da água; sais de ácidos fracos o elevam. Para o sal de uma base fraca em água, a dissociação inicial do sal nos dois íons, A^0H^+ e An^-, é relativamente completa. Por outro lado, a deprotonação de A^0H^+ depende do pK_a de A^0, conforme mostrado por essas reações:

$$A^0H^+An^- \longrightarrow A^0H^+ + An^- \quad \text{e} \quad A^0H^+ \underset{pK_a\,\text{alto}}{\overset{pK_a\,\text{baixo}}{\rightleftharpoons}} A^0 + H^+ \qquad (11)$$

É a liberação do H^+ na segunda reação pelo sal que diminui o pH e aumenta a solubilidade (veja *Perfis de Solubilidade por pH*, adiante). Os cloridratos são os sais mais comuns de bases fracas.

Quando A^0 é um ácido fraco, o sal que se forma a partir de uma reação com CnOH é A^-Cn^+ (A^- representa A^0 menos um próton). Os sais mais comuns para ácidos fracos são os sais de sódio.

Apesar de os sais aumentarem a solubilidade aquosa, eles apenas alteram o pH da solução de tal modo que uma quantidade maior da forma ionizada esteja presente na solução. Os sais não alteram o caráter ionizável da forma livre; essa é uma propriedade intrínseca do ácido livre ou da base livre e de seu pK_a(s) associado(s). Os perfis de solubilidade por pH mostram a relação de solubilidade entre sais e suas formas livres.

PERFIS DE SOLUBILIDADE POR pH

Para uma base fraca, um gráfico de solubilidade *versus* pH irá mostrar a maior solubilidade em um pH baixo e a menor solubilidade em um pH alto; para ácidos fracos, o oposto é verdadeiro. Tais gráficos fornecem uma visão gráfica do impacto da ionização sobre a solubilidade para uma NCE. A faixa de pH do intestino delgado, onde a absorção oral geralmente ocorre, é de aproximadamente 6,5 a 8. É indesejável ter um composto totalmente carregado ou não-carregado nessa região. Se ele estiver totalmente carregado, não há espécie não-ionizada que possa ser transportada através da membrana GI. Se ele estiver totalmente não-carregado, não há espécie carregada para aumentar a solubilidade. Para uma NCE monoprótica, o pK_a indica o pH em que o número de espécies carregadas e não-carregadas em solução é igual. Do lado ionizado do pK_a, a solubilidade do sal limita a solubilidade máxima. O declínio da solubilidade em pH muito baixos deve-se a efeitos de produto da atividade e da solubilidade.[3-5] Do lado não-ionizado, a solubilidade de A^0 (a solubilidade intrínseca) marca a solubilidade mais baixa. Os sais promovem a formação de uma solução saturada em um pH que se encontra no lado ionizado do pK_a. Eles não podem alterar o pK_a ou a solubilidade intrínseca. Usando-se esses parâmetros, um perfil qualitativo de solubilidade por pH pode ser construído. A Fig. 38.5 mostra os perfis de solubilidade por pH para diversos sais de contra-ácidos.

A síntese de sais depende de

1. Uma reatividade de troca de prótons entre A^0 e o contra-ácido/base
2. Uma seqüência de enfileiramento longa que permita a formação de cristais.

A discussão que se segue irá enfocar a formação de sais a partir de bases fracas, porque eles compreendem a maior parte dos novos candidatos a drogas. Os ácidos fracos seriam tratados de forma análoga.

POTENCIAL DE REAÇÃO PARA A FORMAÇÃO DE SAIS

Para que um sal se forme, tanto a base fraca, A^0, quanto o contra-ácido, HAn, têm que ter valores de pK_a diferentes o suficiente para que uma transferência de prótons de Brønsted-Lowry de HAn para A^0 possa ocorrer. O Quadro 38.2 apresenta contra-íons potenciais e seus valores de pK_a a partir de uma relação de todas as drogas aprovadas mundialmente de 1983 a 1996. Uma transferência de prótons ácido-básica deve ser possível desde que o pK_a de HAn seja menor do que o da base fraca A^0 (lembre que o pK_a de A^0 refere-se à sua forma protonada A^0H^+; veja *Caráter de Estado Sólido*, anteriormente). Se ΔpK_a for definido como

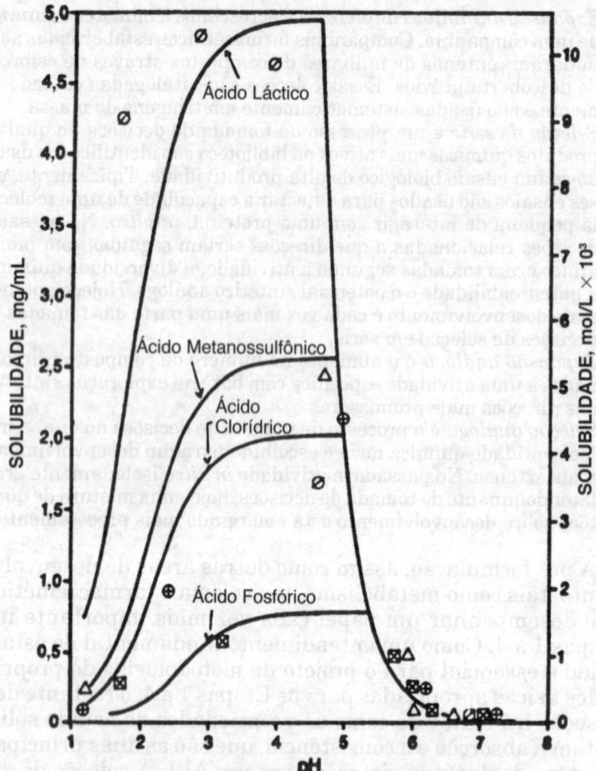

Fig. 38.5 Perfil de solubilidade por pH de uma base fraca.[3]

$$\Delta pK_a = pK_a\,(\text{base fraca}) - pK_a\,(HAn) \qquad (12)$$

uma reação formadora de sal deve ser possível desde que ΔpK_a seja positiva. Por exemplo, um sal succinato (pK_a 4,2) com doxilamina (pK_a 4,4) é possível[6] onde ΔpK_a seja 0,2. No entanto, quanto maior a ΔpK_a, maior a probabilidade de que um sal possa ser formado. Como os valores de pK_a no Quadro 38.2 são calculados para um meio aquoso, essa regra tem de ser usada apenas como um guia para a reatividade formadora de sais em solventes orgânicos. Em um solvente orgânico no qual a constante dielétrica é mais baixa do que a da água, os equilíbrios de ionização estariam deslocados:

$$HAn \xleftarrow{\text{solventes dielétricos baixos}} H^+ + An^- \qquad (13)$$

$$AH^+ \xrightarrow{\text{solventes dielétricos baixos}} H^+ + A^0 \qquad (14)$$

Para as bases acridina, 50:50 etanol:água enfraquece o pK_a aquoso em 1,41 unidade de pH. Para o contra-ácido, HAn, o enfraquecimento pelo pK_a é maior do que para a base pronada, A^0H^+, devido à maior solubilidade de HAn na fase orgânica e da produção de duas cargas à ionização. O efeito líquido do enfraquecimento pelo solvente orgânico é reduzir a diferença de pK_a entre o contra-ácido e a base fraca. Isso diminui o potencial reativo formador de sal. Logo, em um dado solvente orgânico, se a formação de sal deixa de ocorrer para uma ΔpK_a aquosa particular, é improvável que sais possam ser formados nesse solvente orgânico com uma ΔpK_a aquosa menor.

VARIAÇÃO DE PROPRIEDADES DE SAIS COM A UTILIZAÇÃO DE GRUPAMENTOS DE CONTRA-ÁCIDOS

Para bases fracas, contra-ácidos formadores de sal podem ser usados para alterar a solubilidade, a dissolução, a higroscopicidade, a estabilidade e o processamento de um API.[6] O Quadro 38.2 mostra contra-ácidos organizados em diferentes grupos funcionais. Para cada contra-ácido, tanto o pK_a quanto o log de P são fornecidos quando apropriado. Um ponto de partida para a expansão de sais tem que começar pelas propriedades de A^0. Se, para uma base fraca, $\Delta pK_a = pK_{a\,A}{}^0 - pK_a$ contra-ácido, $HAn > 0$, então podem ser possíveis sais aquosos. O uso desse quadro e a influência de diferentes contra-ácidos são cobertos em *Abordagem por Árvore de Decisões Orientada para Objetivos*, adiante.

EXIGÊNCIAS PARA A FORMAÇÃO DE CRISTAIS

Em geral, os sólidos cristalinos, incluindo os sais, formam os APIs mais promissores. A forma amorfa do estado sólido geralmente não é tão estável como cristais, tanto física quanto quimicamente. A formação de cristais é uma característica especial de um sólido na qual as moléculas se auto-organizam em padrões moleculares regulares e repetitivos. Os solventes desempenham pelo menos três papéis na cristalização.

1. Eles fornecem alguma capacidade de solubilização, de maneira que soluções concentradas possam ser formadas.
2. Eles promovem o processo de nucleação. A nucleação pode ser a partir de uma solução pura (nucleação homogênea) ou a partir de um cristal de semente (nucleação heterogênea). Se um solvente se liga muito fortemente às funcionalidades de organização molecular do sal ou cristal de semente, a cristalização será impedida. Encontrar solventes apropriados para a formação de cristais é uma etapa muito importante na expansão do sal. O fracasso em explorar adequadamente e encontrar solventes que possam cristalizar sais poderia significar que sais muitos utilizáveis não seriam avaliados na etapa de seleção do sal, porque eles não foram sintetizados.
3. Solventes, temperatura e taxa de resfriamento podem ter impacto sobre o padrão de organização em cristais dos cristais. Formas polimórficas estáveis geralmente são desejadas para APIs. Formas metastáveis são normalmente evitadas em um API, porque elas são propensas à instabilidade física e química. As condições do solvente que promovem formações de cristais metastáveis e estáveis serão exploradas na seção *Formação Polimorfa Metastável*, adiante.

Seleção do Sal: Escolhendo o "Melhor" API

A seleção do sal é a primeira decisão importante sobre API da perspectiva do desenvolvimento. Quando um sal é escolhido, são iniciados estudos demorados e longos que teriam que ser repetidos se a forma do sal sofresse alterações. Essa decisão envolve a escolha de uma fase de estado sólido, ${}_jA$, que equilibra necessidades potencialmente conflitantes: aumento da absorção *versus* a manutenção de um API que seja consistente e possa ser fabricado em uma forma de dosagem de apresentação comercial (veja a seção *Compressibilidade e Compactibilidade*, adiante). A Fig. 38.6 mostra alguns dos fatores envolvidos nessa decisão.

A permeabilidade, a solubilidade (C_S) e o pK_a são propriedades intrínsecas de A^0 que já foram determinadas na fase de seleção análoga (veja a Fig. 38.4). As principais variáveis dependentes, absorção e consistência do API, podem ser manipuladas e equilibradas na seleção de sais. Nas seções seguintes, o impacto da dissolução e do tamanho da partícula na absorção será explorado. Além disso, a consistência do estado sólido do API sob a influência de fatores ambientais desestabilizantes — tais como tempo de exposição (t), luz ultravioleta (UV), pH, umidade (H_2O), temperatura (T) e operações de processamento farmacêutico como usinagem, compressão e compactação — será considerada.

AVALIAÇÃO DA ABSORÇÃO

A absorção oral geralmente é vista como um processo seqüencial de duas etapas:

$$A_{\text{sólido}} \xrightleftharpoons{\text{dissolução}} a_{\text{trato GI}} \xrightleftharpoons{\text{permeação}} a_{\text{sangue}} \qquad (15)$$

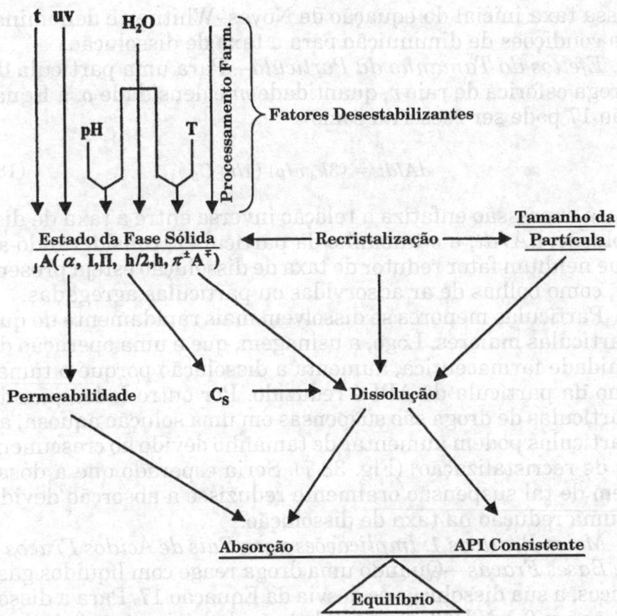

Fig. 38.6 Decisão para seleção do sal do API: um equilíbrio entre absorção e consistência.

Ou a dissolução de uma droga sólida, $A_{\text{sólida}}$, depois que a forma de dosagem se desintegra no trato GI, ou a permeação da droga dissolvida, $a_{\text{trato GI}}$, através da membrana GI poderia ser o processo mais lento. A mais lenta dessas duas etapas determina a taxa total de absorção e, logo, é limitada pela taxa.

A absorção *limitada pela dissolução* ocorre quando a taxa de aparecimento no trato GI por dissolução (a_{GI}) é mais lenta do que a taxa de aparecimento no sistema sistêmico (a_{sangue}); a absorção *limitada pela permeação* ocorre quando o aparecimento de a_{sangue} é o processo mais lento. O impacto desses dois processos de taxa em correlações *in vitro–in vivo* (IVIV) será discutido na seção *Classificação Biofarmacêutica do API*, adiante. Agora será considerada a absorção limitada pela dissolução.

A taxa de dissolução de uma partícula é fornecida pela equação de Noyes–Whitney,

$$dA/dt = k_d S_a\,[C_S - C_{\text{volumosa}}] \text{ (condições de não-diminuição)} \qquad (16)$$

onde

A é a quantidade de droga dissolvida.
dA/dt é a taxa de dissolução (Q é utilizado algumas vezes para essa taxa).
k_d é a constante de dissolução intrínseca para a droga.
S_a é a área total de superfície da partícula em dissolução.
C_S é a solubilidade de saturação da droga na superfície da partícula.
C_{volumosa} é a concentração da droga na solução volumosa.

Como a taxa de dissolução depende da diferença de concentração entre C_S e C_{volumosa}, a taxa máxima de dissolução ocorreria se $C_{\text{volumosa}} = 0$ (ou seja, se a droga fosse removida da solução tão rapidamente como é dissolvida). Isso seria análogo a um tanque que poderia drenar a água que saísse de uma torneira de água tão rapidamente quanto ela entrasse, de forma que o nível de água nunca subisse. Essa analogia é a base para a referência à Equação 16 como condições de não-diminuição para dissolução, porque a droga se estabelece na solução e a taxa de dissolução é reduzida de forma correspondente.

A expressão para a taxa de dissolução máxima é encontrada fixando-se C_{volumosa} como igual a 0:[7]

$$dA/dt = k_d S_a\, C_S \text{ (condições de diminuição)} \qquad (17)$$

Essa taxa inicial da equação de Noyes–Whitney é denominada condições de diminuição para a taxa de dissolução.

Efeitos do Tamanho da Partícula—Para uma partícula de droga esférica de raio r, quantidade m e densidade ρ, a Equação 17 pode ser reescrita como

$$dA/dt = (3k_d m/\rho)\,(1/r)\,C_S \qquad (18)$$

Essa expressão enfatiza a relação inversa entre a taxa de dissolução, dA/dt, e o tamanho da partícula r, considerando-se que nenhum fator redutor de taxa de dissolução esteja presente, como bolhas de ar adsorvidas ou partículas agregadas.

Partículas menores se dissolvem mais rapidamente do que partículas maiores. Logo, a usinagem, que é uma operação de unidade farmacêutica, aumenta a dissolução porque o tamanho da partícula do API é reduzido. Por outro lado, quando partículas de droga são suspensas em uma solução aquosa, as partículas podem aumentar de tamanho devido ao crescimento de recristalização[8] (Fig. 38.7). Seria esperado que a dosagem de tal suspensão oralmente reduzisse a absorção devido a uma redução na taxa de dissolução.

Meios Reativos 1: Implicações para Sais de Ácidos Fracos e de Bases Fracas—Quando uma droga reage com líquidos gástricos, a sua dissolução se desvia da Equação 17. Para a dissolução em 0,1 *N* HCl, a reatividade ácido-básica é mais importante para sais de ácidos fracos e para bases livres. Foi constatado que o ambiente de baixo pH do estômago dissolve um sal de um ácido fraco 10 a 100 vezes mais rapidamente do que o próprio ácido fraco.[9] Por outro lado, é a base livre, e não o seu sal HCl, que se dissolve mais rapidamente nesse mesmo ambiente.[10] Foi demonstrado que esses desvios da Equação 17 se deviam a diferenças entre os pHs da solução volumosa e o pH na superfície da partícula de droga. Assim, a Equação 17 se torna

$$dA/dt = k_d S_a\, C_{S,h=0} \qquad (19)$$

onde $C_{S,h=0}$ é a solubilidade de saturação na superfície do API.

Para sais de ácidos fracos, o pH de superfície foi calculado como sendo de 6,2 a 6,5 para o salicilato de sódio (pK_a 3,0) e de 10,3 para a teofilina de sódio (pK_a 8,4) em soluções volumosas que possuem pH de 1,10 e 2,1, respectivamente. Por outro lado, a base fraca fenazopiridina (pK_a 5,2) observa um pH de superfície de 3,3 a 3,6, enquanto o seu sal HCl observa um pH de superfície de 1,2 para um pH de solução volumosa de 1,10. Se for considerada a solubilidade devida ao pH de superfície e não ao pH total, desvios da Equação 17 se tornam compreensíveis. Para o sal HCl, o efeito iônico comum reduz a sua solubilidade da solubilidade máxima do perfil de solubilidade de pH a 3,45. Assim, a base livre não-agregada, nessa situação, tem um pH de superfície que é otimizado para fornecer a taxa de dissolução mais alta, porque ela tem a solubilidade de superfície mais alta.

Meios Reativos 2: Implicações para Anidratos e Polimorfos Metastáveis—As transformações da fase aquosa são alterações do estado sólido nas quais a água age como um mediador. Durante a transição de uma forma para outra, o comportamento de dissolução irá refletir a mudança da taxa de dissolução do estado sólido inicial para aquela do estado mais estável. Dois tipos de transformações da fase aquosa foram introduzidos nas Equações 7 e 9: (1) uma transformação de Polimorfo II para Polimorfo I e (2) uma transformação de uma Forma anidra II para uma forma hidratada *h*.[11] Na Fig. 38.8, a transformação da Equação 7 é mostrada.

Como a permeabilidade (*P*) da droga dissolvida é a mesma para as diferentes formas cristalinas, o impacto na absorção será devido a diferenças nas suas solubilidades (C_S), conforme definido na Equação 17, e assim será refletido nas taxas de dissolução, dA_I/dt e dA_{II}/dt, sendo diferente.

Quando ocorre uma transformação mediada por solvente como aquela mostrada na Equação 9, os perfis de dissolução se tornam mais complexos. A Fig. 38.9 mostra as características de dissolução bifásica para a Equação 9. Nessa situação,

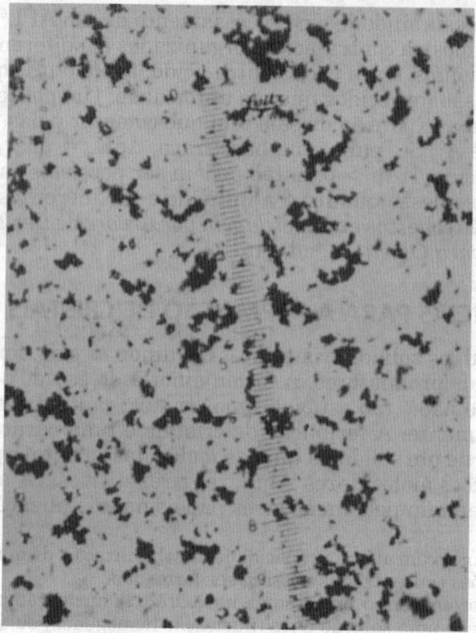

FORMA I

SUSPENSÃO INICIAL

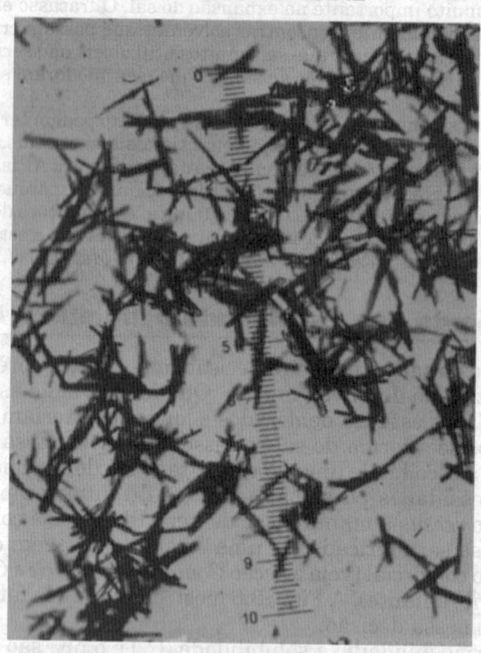

FORMA I

SUSPENSÃO APÓS 6 HORAS

Fig. 38.7 Microfotografias mostrando alteração no tamanho do cristal para uma suspensão da Forma I de uma droga experimental.

uma substância anidra, ${}_{0h}A$, se torna hidratada à medida que é dissolvida e forma uma camada de superfície de ${}_{h}A$. É essa última camada que controla a dissolução subseqüente. O gráfico de concentração *versus* tempo para a reação líquida é ${}_{0h}A$ (mudança de fase). Observe que inicialmente a curva para ${}_{0h}A$ (mudança de fase) aproxima-se da curva muito acentuada para ${}_{0h}A$ (sem mudança de fase) e que a curva terminal se aproxima daquela de ${}_{h}A$ (sem mudança de fase), que é a forma hidratada. Modificações da Equação 17 para levar em conta a re-

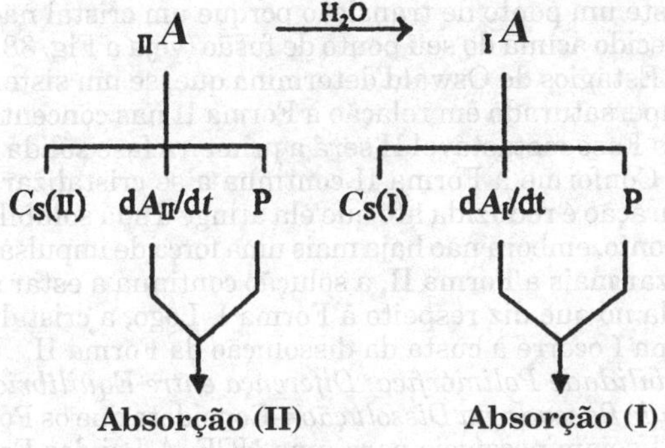

Fig. 38.8 Mudanças de absorção causadas por transformações da fase aquosa.

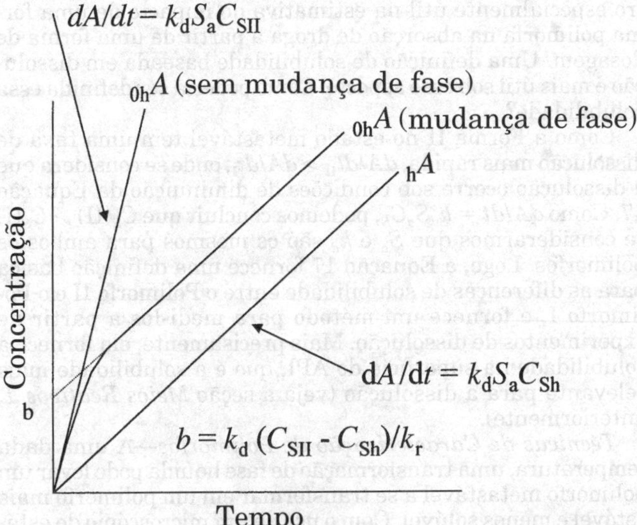

Fig. 38.9 Dissolução bifásica de formas anidro para formas hidro.[11]

cristalização de superfície de $_{h}A$ em $_{0h}A_{\Sigma}$ fornecem o comportamento de dissolução bifásico,

$$dA/dt = k_d S_a\{C_{SII} e^{-k_r t} + C_{Sh}[1 - e^{-k_r t}]\} \tag{20}$$

onde k_r é a constante da taxa de recristalização para a segunda fase, k_d é a constante de dissolução intrínseca, C_{SII} é a concentração de saturação para a primeira fase e C_{Sh} é a concentração de saturação para a fase de segundo hidrato.[12]

Dissolução Acentuada e Retardada Devido a Tanques e Tampões—O aumento na dissolução devido à redução no tamanho da partícula de um API não-carregado, A^0, pode ser estimado a partir da Equação 18. A Equação 21 mostra o aumento resultante na área de superfície, $\Sigma\uparrow$, e a acentuação de dissolução correspondente.

$$A^0_{\Sigma} \xrightarrow{\text{usinagem}} A^0_{\Sigma\uparrow} \xrightarrow{\text{mais rápido}} a^0_S \tag{21}$$

Essa acentuação, no entanto, é considerada como estando sob condições de diminuição, e é conduzida por $C_S = a^0_S$ na Equação 17. Se a concentração da droga se eleva, a dissolução é reduzida e fornecida pela Equação 16. Essa dissolução mais lenta está esquematizada na Equação 22, onde $a^0{}_{\text{volumoso}}\uparrow$ indica a elevação da droga na solução volumosa.

$$A^0 \xrightarrow{\text{lento}} a^0_{\text{volumoso}}\uparrow \tag{22}$$

Uma droga ionizável, por outro lado, reduz o $a^0{}_{\text{volumoso}}$, que é indicado por $\downarrow$ na Equação 23, porque ela é rapidamente convertida a $a^+{}_{\text{volumoso}}$, que é a forma ionizada. Logo, a forma ionizada ($a^+{}_{\text{volumoso}} = a^0{}_{\text{volumoso}}\text{H}^+$) age como um tanque para a remoção de $a^0{}_{\text{volumoso}}$ e promove a dissolução de A^0 pela condução da reação para a direita:

$$A^0 \xrightarrow{\text{rápido}} a^0_{\text{volumoso}}\downarrow \xrightarrow{\text{muito rápido}} a^+_{\text{volumoso}}\ \text{(tanque)} \tag{23}$$

A redução da dissolução, por outro lado, pode ocorrer para um API anidro quando a forma hidratada se recristaliza na superfície como na Fig. 38.9. Esse efeito é o oposto do conceito de tanque, daí o termo tamponamento. A Equação 24 mostra a espécie envolvida no tamponamento. O subscrito Σ enfatiza que esse é um fenômeno de superfície.

$$_{0h}A_{\Sigma} \xrightarrow{\text{lento}} a_{\text{volumoso}} \xrightarrow{\text{recristalização}} {}_{h}A_{\Sigma} \xrightarrow{\text{mais lento}} a_{\text{volumoso}}\downarrow\ \text{(tampão)} \tag{24}$$

Orientação para Critérios de Aceitação — Um modelo simples para avaliar o impacto do tamanho da partícula na dissolução e absorção de uma droga não-ionizada considera o intestino um compartimento único.[12] Se o número de partículas de tamanho uniforme no tempo t é

$$N(t) = N_0 e^{-Qt/V} \tag{25}$$

onde N_0 é o número inicial de partículas, Q é a taxa de fluxo para fora do intestino e V é o volume intestinal, então a área de superfície para partículas esféricas de tamanho uniforme, r, como uma função do tempo pode ser fornecida por

$$S_a = 4\pi r^2(t) N(t) \tag{26}$$

Essa expressão pode então ser utilizada na expressão de dissolução sem diminuição da Equação 16, com certas suposições, incluindo absorção intestinal linear, para aproximar a fração absorvida como

$$F \propto \frac{k_a X_d t_r}{X_0} \tag{27}$$

onde k_a é a constante da taxa de absorção, X_0 é a dose administrada, X_d é a quantidade de droga dissolvida no trato GI em e é o tempo de trânsito GI. Refinamentos adicionais para esse modelo incluem a consideração de pós esféricos polidispersados e a comparação de fatores cilíndricos e esféricos, com e sem espessura de camada de difusão dependente de tempo.

Por fim, para drogas pouco solúveis, estudos simulados de absorção de dose foram realizados em diversas faixas de solubilidade, constantes de taxa de absorção, doses e tamanhos de partículas. O Quadro 38.3 mostra o porcentual de droga absorvido para uma droga que tem uma solubilidade de 10 μg/mL com um k_a de 0,01 min^{-1}. Observe que, apesar de a redução do tamanho da partícula de 100 para 10 μm aumentar o porcentual absorvido, à medida que a dose aumenta, o impacto dessa redução diminui drasticamente.

AVALIAÇÃO DE CONSISTÊNCIA

Estabilidade Polimórfica: Importância do Ponto de Transição—Sistemas polimórficos, nos quais podem existir diversas

Quadro 38.3 Absorção Reduzida com Tamanhos de Partículas Crescentes para uma Droga Fracamente Solúvel

	PORCENTAGEM DE DOSE ABSORVIDA			
DOSE	10 μm	25 μm	50 μm	100 μm
1	91,3	66,9	38,5	17,5
10	70,0	50,0	30,7	15,4
100	9,0	8,7	8,0	6,3
250	3,6	3,6	3,4	3,1

Fonte: Johnson KC, Swindell AC. *Pharm Res* 1996; 13: 1795.

formas cristalinas da mesma composição molecular, variam na sua capacidade para a interconversão em diversas temperaturas. A classificação enantiotrópica/monotrópica é baseada na observação de que alguns sistemas podem interconverter reversivelmente e alguns não podem. Nos sistemas enantiotrópicos, é possível a interconversão reversível entre as diversas formas. Para os sistemas polimórficos monotrópicos, a interconversão só é possível em uma direção, de uma forma metastável para uma forma mais estável.

Para os sistemas enantiotrópicos, existe uma temperatura crítica, o ponto de transição T_p, no qual a taxa de conversão de uma forma para outra é igual. Em temperaturas abaixo de T_p, uma forma é mais estável; em temperaturas acima de T_p, uma outra forma é mais estável (veja a seção *Caráter de Estado Sólido*, anteriormente; a convenção de se considerar a Forma I como o polimorfo mais estável é rompida para esses sistemas, porque a Forma I não pode ser a forma mais estável *tanto* acima *quanto* abaixo de T_p).

A Fig. 38.10 mostra um diagrama de solubilidade *versus* temperatura para um sistema polimórfico enantiotrópico.[13,14] Para o sistema enantiotrópico à esquerda, a uma pressão constante, há três curvas de solubilidade *versus* temperatura: a Forma II é a mais baixa, a Forma I é a segunda maior, e a curva de fusão é *M*. A temperatura crítica, T_p, ocorre na interseção das curvas das Formas II e I. Nesse ponto, as solubilidades da Forma II e da Forma I são iguais, e a taxa de interconversão em qualquer direção é zero.[14] Abaixo de T_p, a Forma I se interconverte à Forma II; acima de T_p, a Forma II se converte à Forma I. O ponto de fusão da Forma I ocorre na interseção da curva da Forma I e da curva de fusão *M*.

Como as formas enantiotrópicas mostram uma mudança na estabilidade física relativa conforme a temperatura é mudada, é importante antecipar o impacto da temperatura na estabilidade. Um sinal de alerta precoce de que se está lidando com um sistema enantiotrópico pode ser encontrado relacionando-se solubilidades com parâmetros térmicos. A Forma de fusão mais alta, I, tem um calor de fusão menor. A Equação 28 fornece a relação entre as solubilidades,

$$\ln\left[\frac{S_{\text{I}}(T)}{S_{\text{II}}(T)}\right] = \left[\frac{\Delta H_{\text{II}} - \Delta H_{\text{I}}}{RT}\right]\left[\frac{T_m - T}{T_m}\right] \qquad (28)$$

onde S_{I} e S_{II} são as solubilidades e ΔH_{I} e ΔH_{II} são os calores de fusão das Formas I e II, respectivamente.[15] A forma mais estável em uma dada temperatura terá a menor solubilidade nessa temperatura.

A enantiotropicidade existe apenas quando o ponto de transição encontra-se abaixo do ponto de fusão da Forma I (veja a Fig. 38.10). Entretanto, se um ponto de transição não for encontrado abaixo do ponto de fusão da Forma I, isso não significa que o sistema seja monotrópico.[14] O ponto de transição, por exemplo, poderia estar abaixo da mais baixa temperatura estudada.

Para os sistemas monotrópicos, a interconversão é sempre da Forma metastável II para a Forma I. A curva de solubilidade da Forma II está sempre acima daquela da Forma I, e não existe um ponto de transição porque um cristal não pode ser aquecido acima do seu ponto de fusão (veja a Fig. 38.10). A Lei dos Estágios de Oswald determina que, se um sistema estiver supersaturado em relação à Forma II nas concentrações C_i e T_i, a Fase metastável II será a primeira fase sólida a aparecer.[16] Conforme a Forma II continua a se cristalizar, a supersaturação é reduzida até que ela atinge a sua solubilidade. Nesse ponto, embora não haja mais uma força de impulsão para cristalizar mais a Forma II, a solução continua a estar supersaturada no que diz respeito à Forma I. Logo, a cristalização da Forma I ocorre à custa da dissolução da Forma II.

Solubilidade Polimórfica: Diferença entre Equilíbrio e Solubilidade Baseada na Dissolução—Considere que os Polimorfos I e II sejam possíveis para uma NCE. A Lei dos Estágios de Oswald nos diz que uma solução supersaturada irá primeiramente se cristalizar como Forma II e então, por último, como Forma I. Logo, a solubilidade de equilíbrio termodinâmico será limitada pela solubilidade da Forma I. Entretanto, como a taxa de nucleação de II e de I é uma função de uma grande variedade de variáveis, a solubilidade de equilíbrio não é um parâmetro especialmente útil na estimativa do impacto de uma forma polimorfa na absorção de droga a partir de uma forma de dosagem. Uma definição de solubilidade baseada em dissolução é mais útil sob esse aspecto. Como poderia ser definida essa solubilidade?

Como a Forma II no estado metastável tem uma taxa de dissolução mais rápida, $dA/dt_{\text{II}} > dA/dt_{\text{I}}$, onde se considera que a dissolução ocorre sob condições de diminuição da Equação 17. Como $dA/dt = k_d S_a C_S$, podemos concluir que $C_S(\text{II}) > C_S(\text{I})$ se considerarmos que S_a e k_d são os mesmos para ambos os polimorfos. Logo, a Equação 17 fornece uma definição básica para as diferenças de solubilidade entre o Polimorfo II e o Polimorfo I, e fornece um método para medi-los a partir de experimentos de dissolução. Mais precisamente, ela fornece a solubilidade na superfície do API, que é a solubilidade mais relevante para a dissolução (veja a seção *Meios Reativos 1*, anteriormente).

Técnicas de Caracterização de Polimorfos—A uma dada temperatura, uma transformação de fase líquida pode levar um polimorfo metastável a se transformar em um polimorfo mais estável e menos solúvel. Com o uso de um microscópio de estágio quente, as transformações da fase líquida como uma função da temperatura podem ser observadas.[14] À medida que a temperatura é modificada, o polimorfo mais solúvel se dissolve e o menos solúvel cresce. Se puder ser encontrada uma temperatura na qual ambos os polimorfos tenham a mesma solubilidade, então o sistema é enantiotrópico, e a temperatura é o ponto de transição, T_p. Podem ser construídos qualitativamente gráficos semelhantes aos da Fig. 38.10, nos quais a interseção é o ponto de transição medido. Esses gráficos são importantes porque eles dizem qual a forma mais estável a baixas temperaturas, e se o sistema é enantiotrópico.

A calorimetria por varredura diferencial (*differential scanning calorimetry* — DSC) é uma outra ferramenta de caracterização que é comumente utilizada. Ela pode medir alterações de calor que ocorrem quando um sólido sofre transições de fase.

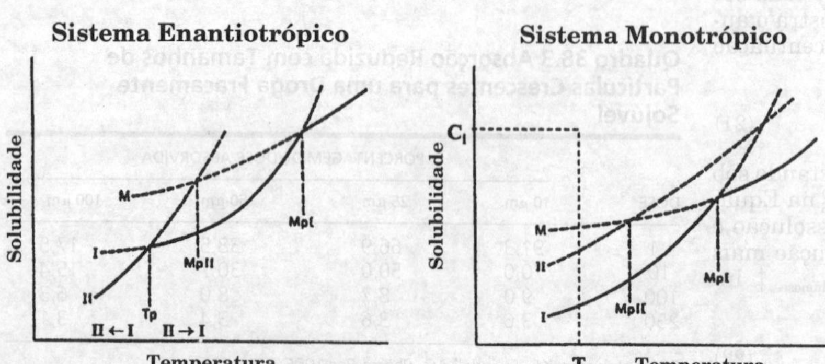

Fig. 38.10 Estabilidade térmica de sistemas polimórficos.[13,14]

A fusão de um sólido em líquido, por exemplo, exige um influxo de calor no interior do cristal. Duas técnicas são úteis para a detecção de sistemas polimórficos com o uso de DSC: variação de taxa de varredura e ciclagem de temperatura.

Foi mostrado que a variação de taxa de varredura detecta alguns sistemas polimórficos reversíveis. Na Fig. 38.11, a cristalização do polimorfo mais estável se apresenta como depressões exotérmicas à medida que a taxa de varredura aumenta.[17] A microscopia de estágio quente pode ser usada para confirmar essas alterações térmicas.

A ciclagem de temperatura com o uso de DSC também pode ser usada para estudar a interconversibilidade relativa de formas cristalinas. Uma perda do polimorfo metastável, de menor ponto de fusão, da base metoclopramida foi encontrada após aquecimento, resfriamento e reaquecimento.[18] O polimorfo mais estável pode freqüentemente ser observado como exotérmicos devido à cristalização após ciclos calor-frio.[19] Além disso, a armazenagem de um polimorfo metastático abaixo do ponto de fusão de qualquer dos polimorfos pode resultar na formação do polimorfo mais estável. Para o cloridrato de gepirona, isso ocorreu após um tratamento pelo calor de 3 horas a 150°.[17]

A difração de raios X pelos pós é o método mais poderoso para a detecção de polimorfos. Como polimorfos diferentes têm estruturas cristalinas diferentes, os padrões de organização dos seus átomos são diferentes. A difração de raios X pelos pós detecta essas diferenças de organização como diferenças em padrões de difração. Comparações de varreduras de difração entre polimorfos diversos mostram diferenças características que podem ser usadas para fins de identificação (*fingerprinting*).

A difração de raios X por cristal único é a ferramenta de caracterização mais definitiva, porque as localizações relativas exatas dos átomos no cristal molecular podem ser determinadas. Entretanto, mais freqüentemente, cristais de alta qualidade para esse tipo de análise não estão disponíveis para o API bruto (especialmente se o material foi usinado). A recristalização de cristais apropriados a partir de soluções saturadas pode ser possível. Se o problema de difração de raios X por cristal único puder ser resolvido, atualmente estão disponíveis programas que podem converter dados de difração de cristal único em um padrão de difração de raios X pelos pós. Isso é necessário para assegurar que o processo de recristalização não deu origem a um novo polimorfo.

A ressonância magnética nuclear (*nuclear magnetic resonance* — NMR) de estado sólido também é uma técnica poderosa para o estudo de sistemas polimórficos. Nessa técnica, uma amostra de pó tem de ser rodada em um ângulo especial (*ângulo mágico*) em relação ao campo magnético, de forma que as orientações preferenciais das partículas de pó sejam niveladas. A microcalorimetria também tem sido utilizada para caracterizar as propriedades termodinâmicas de diversos polimorfos. Por fim, a espectroscopia difusa por transformada de Fourier através de refletância de infravermelho foi usada recentemente para quantificar misturas binárias de polimorfos com a utilização do método parcial dos menores quadrados para análise espectral.[20]

Formação Polimorfa Metastável—A exploração do potencial que um determinado sal tem para a formação de polimorfos é um aspecto muito importante da seleção de sais. É importante que a escolha da forma molecular final seja baseada no máximo possível de informações. Sendo os outros fatores iguais, uma entidade molecular que forma polimorfos geralmente não é tão desejável quanto uma que não os forma, devido à interconversão potencial de polimorfos e a uma mudança na dissolução de um API. Isso poderia causar problemas de consistência tanto no API quanto nas formas de dosagem. Técnicas especiais são utilizadas para tentar sintetizar polimorfos metastáveis. A preparação desses polimorfos metastáveis exige:

1. Condições de supersaturação para a forma metastável, ${}_{II}A$.
2. Cristalização do estado metastável antes da formação do polimorfo estável.
3. Condições estáveis para o polimorfo metastável, de forma que a conversão para a forma estável ${}_{I}A$ seja evitada.

Essas etapas são mostradas na Fig. 38.12.

Para um sistema monotrópico, o estado metastável só pode mudar para o estado estável; para um sistema enantiotrópico, o ponto de transição é crítico para a interconversão. Logo, a temperatura de formação deve ser tão acima do ponto de transição quanto for prático.

As condições de solução ideais para evitar que ${}_{II}A$ se converta em ${}_{I}A$ são tais que a fase em solução, *a*, deve ser altamente supersaturada, de pequeno volume e em um solvente relativamente fraco. O resfriamento rápido é o método de escolha para a manutenção da supersaturação em relação a ${}_{II}A$. Para ajudar a assegurar que a taxa de cristalização metastável seja muito maior do que a taxa de equilíbrio termodi-

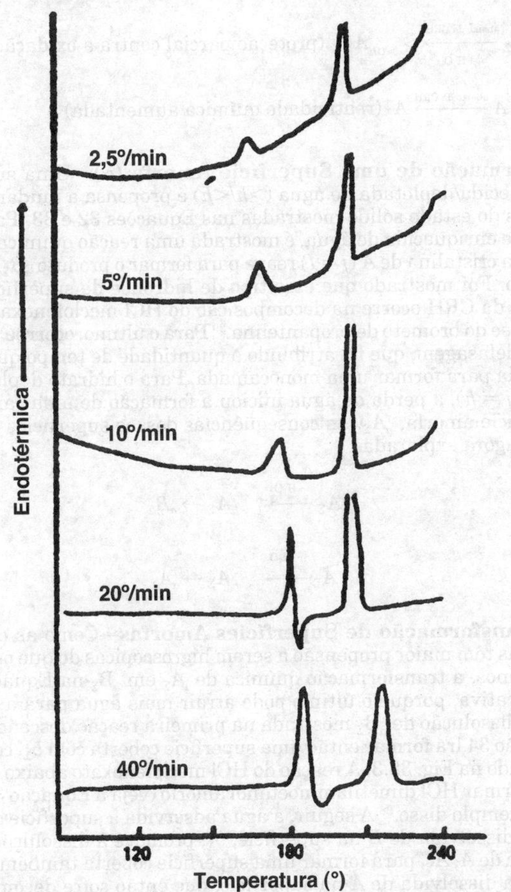

Fig. 38.11 Detecção de polimorfos pela variação da taxa de varredura da DSC.[17]

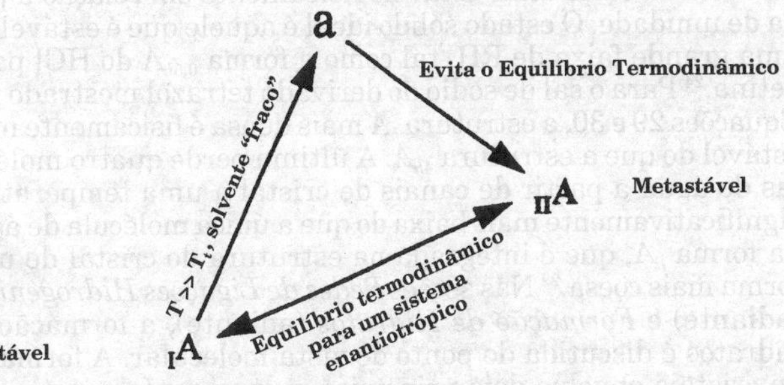

Fig. 38.12 Formação de um polimorfo metastável em um sistema monotrópico.[14]

nâmico, são utilizados pequenos volumes e solventes fracos para ${}_{I}A$. O uso de gelo seco para resfriamento rápido com álcool ou acetona é comum para esses propósitos. Uma vez que tenha ocorrido cristalização a partir da fase de solução saturada, a, é importante filtrar e secar o precipitado o mais rapidamente possível, para evitar uma transformação para a fase líquida do polimorfo estável. Alternativamente, se ${}_{I}A$ puder ser fundido sem degradação, a fusão completa e o resfriamento rápido da fusão são um outro método de formação de formas metastáveis. Isso evita dois problemas importantes da formação de polimorfos metastáveis por fase de solução — filtração e secagem, as quais podem ambas promover interconversão.

Estabilidade dos Hidratos: Importância da Umidade Relativa Crítica—A umidade relativa (*relative humidity* — RH) é a porcentagem da quantidade máxima de umidade que o ar pode conter. Uma substância é higroscópica quando retira essa substância do ar. Para uma substância medicamentosa, a RH que está em equilíbrio com uma solução aquosa saturada de um soluto é denominada umidade relativa crítica (*critical relative humidity* — CRH).[21] Ela é um parâmetro chave que pode influenciar a estabilidade física de hidratos em estado sólido. Vários estudos mostraram que o ganho ou perda de água a partir de um hidrato pode se centralizar na CRH. Como a água nos cristais orgânicos nunca é uma entidade passiva (veja *Formação de Hidratos*, adiante), é muito provável que se sigam mudanças no estado sólido no cristal.

Para o sal de tetraidrato de sódio de um derivado tetrazolato, várias formas de estado sólido diferentes são possíveis.[22]

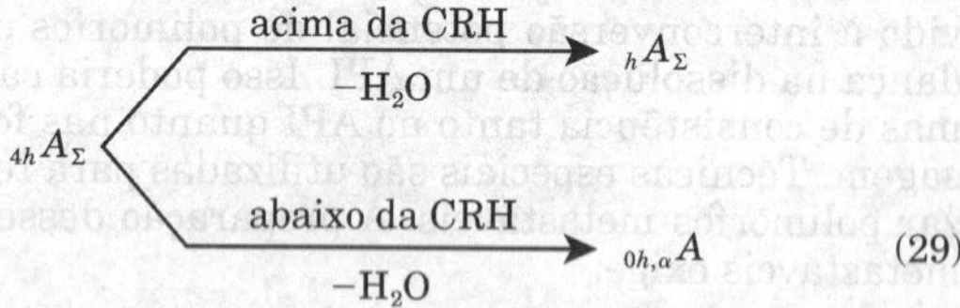

A conversão de ${}_{4h}A$ em ${}_{h}A$ exige temperatura elevada e uma RH acima da CRH. Acredita-se que a ação plastificadora da água na redução da ligação H intermolecular entre moléculas adjacentes seja o mecanismo que facilita a transformação do estado sólido para a forma cristalina mais estável ${}_{h}A$.[23] De maneira semelhante, a elevação tanto da temperatura quanto da RH foi necessária para converter a forma ${}_{0h}A$ do HCl de paroxetina à forma ${}_{0,5h}A$.[24] A água também promoveu uma transformação de estado sólido da forma ${}_{\alpha}A$ para a forma ${}_{0h}A$ de um antagonista do leucotrieno sódico. A forma amorfa inicialmente assimilou uma pequena quantidade de água (2%) e então liberou lentamente essa água à medida que a forma anidra foi formada. De maneira inversa, a conversão mediada pela umidade de ${}_{II}A$ para ${}_{\alpha}A$ foi observada para outro antagonista do leucotrieno.[25] Situações difíceis de hidrato foram conduzidas pela definição cuidadosa das faixas de RH de diversas espécies e pelo estabelecimento de especificações consistentes com ambientes de fabricação típicos.[26]

Em geral, hidratos que são mais estreitamente organizados tendem a ser mais estáveis fisicamente em relação à perda de umidade. O estado sólido ideal é aquele que é estável em uma grande faixa de RH, tal como a forma ${}_{0,5h}A$ do HCl paroxetina.[24] Para o sal de sódio do derivado tetrazol mostrado nas Equações 29 e 30, a estrutura ${}_{h}A$ mais densa é fisicamente mais estável do que a estrutura ${}_{4h}A$. A última perde quatro moléculas de água a partir de canais de cristal a uma temperatura significativamente mais baixa do que a única molécula de água da forma ${}_{h}A$, que é integrada na estrutura do cristal de uma forma mais coesa.[22] Nas seções *Redes de Ligações Hidrogênicas* (adiante) e *Formação de Hidratos* (adiante), a formação de hidratos é discutida do ponto de vista molecular. A formação de cristais envolve dois princípios mutuamente opostos: (1) satisfazer as necessidades de ligação intermolecular de H da molécula e (2) organizar os átomos no cristal o mais próximo possível. Os hemi ($h/2$) e monoidratos (h) evidentemente satisfazem tanto as necessidades de organização cerrada quanto de ligação de H mais eficientemente do que hidratos que contenham água nos canais.

Histérese é um termo geral que é usado quando a resposta de um material a uma segunda exposição a um estresse difere de uma resposta anterior. Isso foi observado na absorção de umidade de um API como uma função da RH. Vários instrumentos estão disponíveis atualmente para monitorar o peso de uma amostra à medida que a RH é ciclada de 0% a 95%. A não-coincidência do peso à medida que a amostra é ciclada de volta de 95% a 0% indica histérese. Uma explicação para esse tipo de comportamento é que as alterações iniciadas na superfície ocorreram no estado sólido abaixo ou acima da CRH da amostra. A desidratação da superfície abaixo da CRH, como na Equação 29, com a formação de uma cobertura amorfa de ${}_{0h,\alpha}A_{\Sigma}$, significa que qualquer vapor de água subseqüente irá encontrar uma superfície mais higroscópica do que ${}_{4h}A_{\Sigma}$ e, logo, um comportamento cinético de hidratação diferente. Por outro lado, a conversão de ${}_{4h}A$ em ${}_{h}A$ acima da CRH, como na Equação 30, irá produzir um comportamento cinético diferente à reidratação. Logo, a histérese da RH pode resultar de mudanças tanto no comportamento cinético quanto de equilíbrio da superfície da partícula.

Estabilidade Química: Seqüências Comuns de Degradação—

ABAIXO DA CRH

Sorção/Dessorção da Água da Superfície—Se uma forma anidra de A for exposta a uma RH abaixo da CRH, moléculas de água irão lentamente ser adsorvidas na superfície da partícula de droga (indicada como $> 0h$). Foi mostrado que a adsorção de até uma monocamada de água fornece proteção parcial contra a oxidação. Alimentos desidratados, por exemplo, são mais estáveis quando a umidade recobre sítios reativos. Para a fenilbutazona anidra, foi mostrado que a taxa de oxidação é mais baixa abaixo da CRH.[27] Para um hidrato, no entanto, foi mostrado que a perda da água de hidratação de superfície (indicada como $< h$) a RHs abaixo da CRH aumenta a reatividade. As Equações 30 e 31 mostram ambas as possibilidades.

$$ {}_{0h}A_{\Sigma} \xrightarrow[+H_2O]{\text{abaixo da CRH}} > {}_{>0h}A_{\Sigma} \quad \text{(proteção parcial contra a oxidação)} \qquad (30) $$

$$ A \xrightarrow{\text{abaixo da CRH}} A \quad \text{(reatividade química aumentada)} \qquad (31) $$

Formação de uma Superfície Amorfa (α)—Uma superfície enriquecida/depletada de água ($>h$/$<h$) é propensa a mudanças adicionais do estado sólido mostradas nas Equações 32 e 33. Para a superfície enriquecida de água, é mostrada uma reação química na qual a forma cristalina de A ($j = I$) reage para formar o produto ${}_{\alpha}B_{\Sigma}$, o qual é amorfo. Foi mostrado que esse tipo de hidrólise de superfície a RH abaixo da CRH ocorre na decomposição do HCl meclofenoxato[28] e na hidrólise do brometo de propantelina.[29] Para o último, ocorreu um tempo de defasagem, que foi atribuído à quantidade de tempo que foi necessária para formar uma monocamada. Para o hidrato depletado de água ($j = h$), a perda de água iniciou a formação de uma camada de superfície amorfa, ${}_{\alpha}A_{\Sigma}$. As conseqüências dessas superfícies amorfas serão agora exploradas.

$$ {}_{I}A_{\Sigma} \xrightarrow{+H_2O} {}_{I,>h}A_{\Sigma} \rightarrow {}_{\alpha}B_{\Sigma} \qquad (32) $$

$$ {}_{h}A_{\Sigma} \xrightarrow{-H_2O} {}_{<h}A_{\Sigma} \rightarrow {}_{\alpha}A_{\Sigma} \qquad (33) $$

Transformação de Superfícies Amorfas—Como as camadas amorfas têm maior propensão a serem higroscópicas do que os sólidos cristalinos, a transformação química de ${}_{I}A_{\Sigma}$ em ${}_{\alpha}B_{\Sigma}$ na Equação 32 é significativa, porque o último pode atrair mais água para a superfície. A dissolução de ${}_{\alpha}B_{\Sigma}$ mostrada na primeira reação descendente da Equação 34 irá formar então uma superfície coberta com b_{Σ}, conforme mostrado na Fig. 38.3. A reação do HCl meclofenoxato abaixo da CRH para formar HCl dimetilaminoetanol amorfo (veja a Equação 32) é um bom exemplo disso.[28] A seguir, a água adsorvida à superfície devido à forma dissolvida de B na superfície, b_{Σ}, promove a dissolução da superfície de A, A_{Σ}, para formar uma superfície coberta também com a_{Σ}, a forma dissolvida de A na superfície, que então sofre decomposição adicional a b_{Σ}. Isso é mostrado nas reações descendentes horizontais e finais da Equação 34.

$$
\begin{array}{c}
{}_{\alpha}B_{\Sigma} \\
\downarrow +H_2O \\
A_{\Sigma} \xrightarrow{b_{\Sigma}} a_{\Sigma} + b_{\Sigma} \\
\downarrow \\
b_{\Sigma}
\end{array}
\tag{34}
$$

Na Equação 35, são mostradas duas mudanças do estado sólido possíveis para ${}_{\alpha}A_{\Sigma}$. Primeira, a superfície amorfa reativa pode sofrer uma reação de degradação para formar C_{Σ}. Segunda, a superfície pode continuar a perder água abaixo da CRH, de forma que a subsuperfície ${}_{I}A$ sofra uma transformação de fase sólida para uma fase cristalina, ${}_{I}A$. As mudanças de desidratação para o triidrato de cefixima são exemplos dessas reações.[31] A forma parcialmente desidratada desse composto foi mais instável do que as formas cristalinas completamente hidratadas ou completamente desidratadas.

$$
{}_{\alpha}A_{\Sigma}
\begin{array}{l}
\xrightarrow{T} C_{\Sigma} \\
\xrightarrow[-H_2O,\ T]{} {}_{I}A_{\Sigma}
\end{array}
\tag{35}
$$

ACIMA DA CRH

Quando a água é adsorvida à superfície da partícula acima da CRH, a partícula de droga se torna coberta com uma camada dissolvida de droga, a_{Σ}, que é considerada saturada:[1]

$$A_{\Sigma} \xrightarrow{\text{excesso de } H_2O} a_{\Sigma} \tag{36}$$

Considera-se que a degradação sob essas condições ocorre somente na camada dissolvida. Essa situação foi discutida extensamente.[1] Para a reação de Maillard, na qual aminas primárias reagem com carboidratos, a água adsorvida aumenta inicialmente a taxa de adsorção ao máximo devido à acentuação da mobilidade do reagente. Quantidades maiores de água então diminuem a taxa de reação devido à diluição da espécie reativa. De forma semelhante, para a auto-oxidação por radicais livres de grupos insaturados, a reatividade aumenta acima da CRH devido à mobilidade acelerada do reagente. Abaixo da CRH, a oxidação diminui devido à imobilização dos peróxidos de hidrogênio e dos vestígios de catalisadores metálicos e aos efeitos protetores de uma monocamada de água que é insuficiente para aumentar a mobilidade do reagente.

Influência da Forma do Sal na Higroscopicidade—O Quadro 38.2 mostra que as formas não-salinas, incluindo as bases livres, os ácidos livres e os não-eletrólitos, são as formas moleculares mais populares no mercado. Em geral, seria esperado que essas formas fossem menos higroscópicas do que as formas salinas, devido ao seu caráter não-ionizado. Embora o sal de sódio seja a forma mais popular de ácido fraco, essa forma tem uma tendência a ser higroscópica. Sais alternativos que se provaram úteis na superação da higroscopicidade são o sulfato de hidrogênio[32] e a trometamina.[33,34]

As tendências higroscópicas das bases fracas poderiam ser superadas pelo uso de contra-íons aromáticos. Mostrou-se que os ácidos aril-sulfônicos fornecem proteção contra a umidade sem diminuírem a dissolução para a base fraca pouco solúvel Xiobam.[35] A forma de base livre dessa droga (pK_a 6,1) foi hidrolisada a 40°C/80% RH. Por outro lado, uma base fraca (pK_a 3,67) foi escolhida para desenvolvimento porque era menos reativa à exposição à umidade do que o sal HCl. O último mostrou instabilidade química com a umidade e o calor, e foi o único sal que pôde ser formado.[36] Bases mais fortes, como a pelrinona (pK_a 4,71) podem formar sais estáveis e não-higroscópicos.[30]

Impacto de Moagem—O processamento de sólidos pode ter um impacto importante na dissolução por mudanças de fase sólido-sólido. Foi mostrado que a moagem é um processo que causa mudanças tanto nos polimorfos quanto nos hidratos. Para o polimorfo ${}_{III}A$ (Forma C) do palmitato de cloranfenicol,[37]

$${}_{III}A \xrightarrow{\text{moagem}} {}_{II}A \xrightarrow{\text{mais moagem}} {}_{I}A \tag{37}$$

a moagem causa uma mudança sucessiva para o polimorfo ${}_{II}A$ (Forma B) e finalmente para o polimorfo ${}_{I}A$ (Forma A).[38] De maneira correspondente, a dissolução do mais rápido para o mais lento encontra-se na ordem

$${}_{II}A_{\text{moído}} > {}_{I}A_{\text{moído}} > {}_{II}A > {}_{I}A \tag{38}$$

Para hidratos, foram observadas mudanças semelhantes do estado sólido. Quando o triidrato de cefixima é moído, uma transformação do estado sólido tem lugar:

$${}_{3h}A \xrightarrow{\text{moagem}} {}_{\alpha,0h}A \tag{39}$$

A água nessa situação desempenha um papel essencial na formação de cristais. A sua remoção causa um colapso da treliça do cristal.[39] Outras operações de processamento farmacêutico e o seu impacto nos cristais foram revistos.[40]

TOMADA DE DECISÕES NA SELEÇÃO DE SAIS

A pressão para aumentar a produtividade do trabalhador do conhecimento é imediatamente aparente no estágio de seleção do sal. Devido ao aumento de produtividade na descoberta, o impacto em cascata no desenvolvimento para se escolher rapidamente a melhor forma molecular é imediatamente aparente; estudos toxicológicos e de biodisponibilidade não podem prosseguir até que o sal seja escolhido. Quando esses estudos são iniciados, torna-se muito oneroso mudar a forma molecular, porque muitos desses estudos biológicos teriam de ser repetidos. Mais importante, tempo precioso e uma vantagem competitiva serão perdidos. Entretanto, se uma propriedade não-antecipada e inaceitável emerge durante o desenvolvimento de um API, quanto mais cedo a mudança for realizada, melhor. É por essas razões que paradigmas eficientes estão sendo buscados para esse estágio de desenvolvimento. Serão apresentadas duas abordagens que tentam otimizar a probabilidade de sucesso com velocidade. Abordagens prévias foram criticadas pela caracterização excessiva de candidatos fracos e por uma falta de tomadas de decisões claras do tipo ir/não ir.[41] Como uma consideração prática, é essencial que as NCE tenham alta pureza, e que os sais sejam cristalizados. Na discussão seguinte, são usadas bases fracas que são para serem absorvidas oralmente. Abordagens semelhantes podem ser desenvolvidas para NCE intravenosas e para ácidos fracos.

Abordagem de Seleção por Múltiplas Fileiras—Foi proposta recentemente uma abordagem em que diversos parâmetros críticos são usados para filtrar a progressão de um candidato a sal ao próximo estágio.[41] Sais cristalinos são sucessivamente selecionados por um sistema de três fileiras da seguinte forma:

Fileira 1. Higroscopicidade
Fileira 2. Análise térmica e difração dos raios X
Fileira 3. Estabilidade de estado sólido acelerada

A Fileira 1 elimina qualquer forma com características de sorção/dessorção de umidade excessivas. Apenas os sobreviventes prosseguem para a Fileira 2. Nessa segunda fileira, mudanças na estrutura cristalina são examinadas sob extremos de condições de umidade com o uso de análise térmica e difração de raios X pelo pó para detectar problemas de dessolvatação e de transformação de fase aquosa. Além disso, a solubilidade aquosa é determinada para abordar problemas potenciais de dissolução. Os melhores candidatos à formulação e à fabricação são considerados aqui, e os sobreviventes prosseguem para a Fileira 3. Nessa terceira fileira, testes térmicos e de fotoestabilidade acelerados são levados a efeito. Essa é considerada a etapa mais demorada. Logo, a limitação de candidatos poupa tempo e esforço. O teste de compatibilidade de excipientes selecionados também pode ocorrer nesse estágio. Se a Fileira 2 eliminar todos os candidatos, sais ou ácidos/bases livres adicionais são considerados antes de reavaliar qualquer sal que tenha sido abandonado em uma fileira anterior.

Vários comentários podem ser feitos em relação a essa abordagem.

1. O sal HCl da ranitidina, por causa da sua higroscopicidade,[42] provavelmente não teria sido um candidato final na abordagem por múltiplas fileiras. No entanto, essa é uma das mais bem-sucedidas drogas já comercializadas. Isso enfatiza uma necessidade de priorizar o processo de seleção do sal, de forma que a faixa mais ampla possível de questões de desenvolvimento seja abordada o mais breve possível, e que elas sejam todas colocadas em perspectiva. Se um sal cloridrato tem propriedades de absorção muito melhores do que a base livre mas é higroscópico, seria muito prudente para o desenvolvimento verificar se pode lidar com esse problema. Caso contrário, a biodisponibilidade pode ser comprometida por uma ênfase direcionada unicamente para a consistência do API.
2. A base livre não é considerada na abordagem por fileiras múltiplas, a não ser que todas as alternativas tenham falhado apesar da sua dissolução potencialmente favorável nos líquidos gástricos e da sua sensibilidade à redução do tamanho da partícula com um tanque reativo.

A abordagem por árvore de decisões orientada para objetivos discutida a seguir aborda algumas dessas questões.

Abordagem por Árvore de Decisões Orientada para Objetivos—Uma abordagem alternativa à abordagem de seleção ir/não ir de múltiplas fileiras é aquela baseada em uma árvore de decisões com o uso de probabilidades estatísticas e grupamento funcional de contra-íons para buscar propriedades físicas priorizadas. Na Fig. 38.13, os problemas priorizados são mostrados, e a absorção é a prioridade mais alta.

A árvore de decisão considera a base livre e o sal HCl, assim como outras opções. Embora essa abordagem use probabilidades estatísticas para a consideração de forma molecular, idealmente estaria disponível uma metodologia automatizada de alta produtividade que pudesse determinar exaustivamente quais sais podem formar cristais e sob que condições. Os sais exeqüíveis seriam então sintetizados e colocados sob condições de estabilidade e de estresse aceleradas. Isso permitiria considerar a quantidade máxima de exposição para a amostra antes que uma decisão tenha que ser tomada. A avaliação degradante não precisa ser realizada nessas amostras estressadas imediatamente; outras questões podem eliminar um candidato particular e tornar esse procedimento desnecessário. Entretanto, a avaliação de cristalinidade deve ser realizada precocemente, para que se assegure que ela não tenha impacto sobre a estabilidade física ou química. Triagens de propriedades físicas e priorização dominada pela absorção forçariam a realização de uma avaliação farmacêutica quanto à possibilidade de superar problemas de consistência e de processamento.[43] Pela utilização de grupamentos funcionais (veja Quadro 38.2), seriam consideradas formas de sal que poderiam abordar problemas específicos.[6]

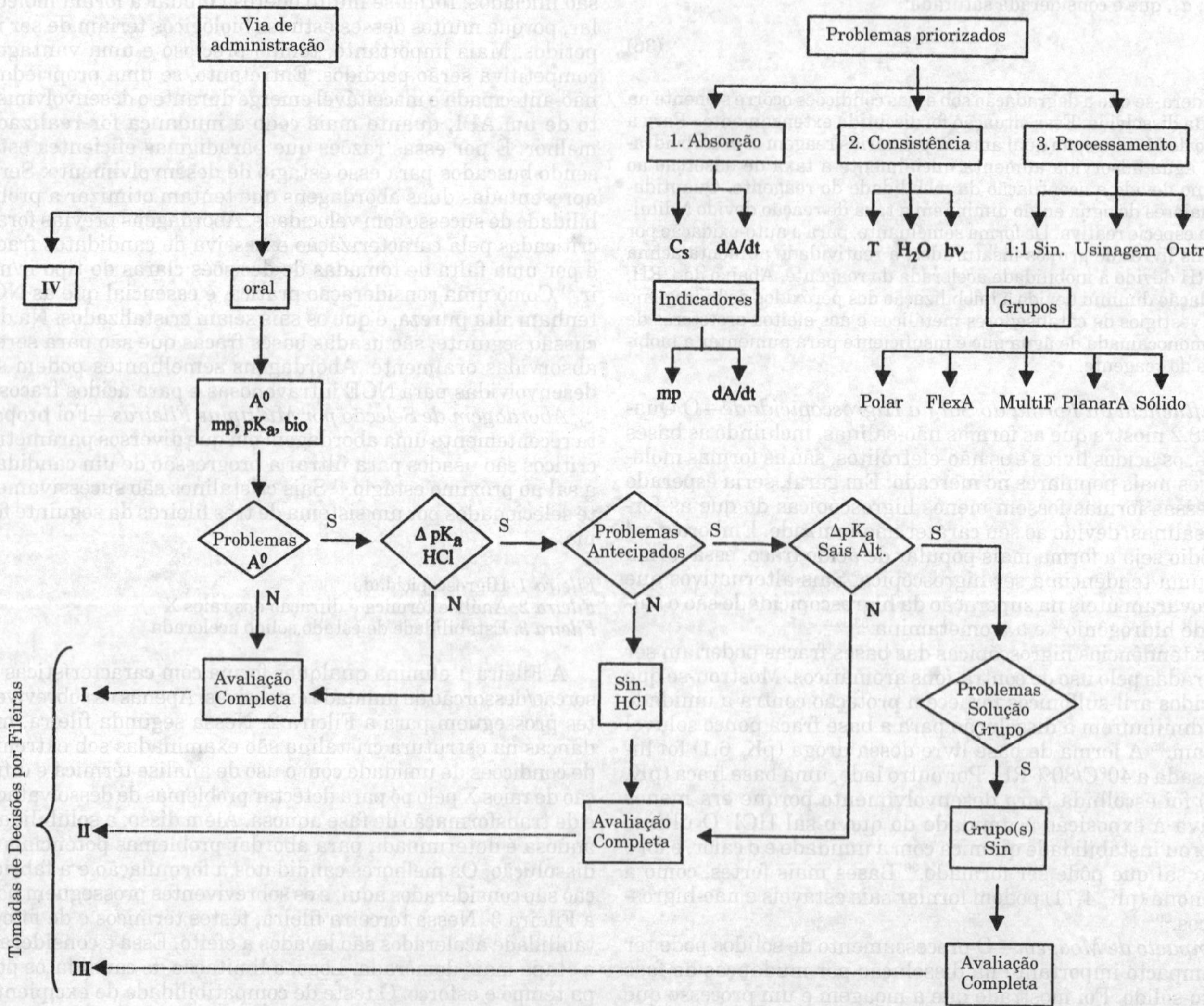

Fig. 38.13 Árvore de decisões dominada pela absorção.

Compressibilidade e Compactibilidade

Como os comprimidos continuam sendo a forma de dosagem preferida devido à fabricação em alta velocidade, as informações obtidas durante estudos de pré-formulação sobre a capacidade de drogas em pó para serem comprimidas e compactadas podem ser um auxílio valioso para os criadores de apresentações comerciais. A compressibilidade e a compactibilidade se relacionam diretamente ao desempenho de compressão. A *compressibilidade* pode ser definida como a capacidade de um pó para diminuir de volume sob pressão; a *compactibilidade* pode ser definida como a capacidade de um pó para ser comprimido em um comprimido de uma certa força ou dureza. Apesar de as drogas em pó serem geralmente formuladas com excipientes para modificar as propriedades de compressão e compactação, as propriedades da droga em pó isoladamente podem ser o determinante primário de sua capacidade para ser fabricada em forma de comprimido. Diferenças significativas no comportamento de compressão e de compactação freqüentemente podem ser observadas em lotes diferentes da mesma droga. Por exemplo, mudanças nos procedimentos de cristalização ou de usinagem podem produzir diferenças no comportamento.

A compressão e a compactação são avaliadas mais freqüentemente pela medição da resistência à tração e da dureza dos comprimidos. A resistência à tração é medida comumente pela compressão radial de comprimidos redondos, em que a análise de força responde pelas dimensões dos comprimidos. Relata-se que a compressão transversa de comprimidos quadrados entre rolos mais estreitos do que o comprimido fornece resultados mais reproduzíveis em uma variedade mais ampla de pós.

Dureza pode ser definida como a resistência de um sólido à deformação permanente local. Impressão estática ou métodos dinâmicos geralmente medem os testes de dureza de deformação. O método estático envolve a formação de uma indentação permanente em uma superfície sólida por uma carga de estresse gradual e regularmente crescente. A dureza é determinada pela carga e pelo tamanho da indentação, e é expressa como força por área de unidade. Nos testes dinâmicos, a superfície sólida é exposta a um impacto tal como um pêndulo oscilante ou um indentador que se permite que caia sobre a superfície sob o efeito da gravidade. A dureza é então determinada a partir da altura de rebote do pêndulo ou do volume da indentação resultante.

Hiestand utilizou adaptações de um teste de compressão e de um teste de dureza para obter medições que são usadas para formular três parâmetros ou índices adimensionais.[44] Os índices são usados para caracterizar o desempenho de compressão relativo de componentes individuais ou misturas. O *Índice de Tensão* é a relação entre a dureza de indentação dinâmica e o módulo de Young reduzido. O *Índice de Ligação* é a razão entre a resistência à tração e a dureza de indentação. O *Índice de Fratura por Fragilidade* é obtido comparando-se as resistências à tração de comprimidos quadrados com e sem um orifício em seu centro. Os índices em si mesmos não medem as propriedades intrínsecas de um composto químico, mas os traços que influenciam os desempenhos de compressão de um lote específico de um produto químico. É necessário saber a magnitude de todos os três índices para predizer a variedade de propriedades de compressão que pode ser obtida. Essas informações podem agir como um guia na seleção de excipientes para superar propriedades de problemas de um ingrediente medicamentoso.

Seleção do Excipiente: Compatibilidades de Formulação

Os excipientes podem desempenhar vários papéis, e são a coluna dorsal de uma formulação. Eles podem ser necessários para estabilizar o API pelo fornecimento de propriedades antioxidantes, quelantes de metais pesados ou protetoras contra a luz. Eles também podem ser usados para acentuar a biodisponibilidade e para controlar a liberação de formas de dosagem. Para as formas farmacêuticas sólidas, eles conferem as propriedades adequadas para o fornecimento do API em unidades de dosagem adequadas, que têm propriedades de liberação reproduzíveis. Os diluentes fornecem um volume flutuável, os ligantes mantêm os pós unidos após a granulação molhada, os lubrificantes fornecem propriedades de liberação por punção e os desintegradores ajudam a dispersar as formas farmacêuticas no trato GI. Por outro lado, escolhas judiciosas têm de ser feitas para evitar incompatibilidades entre o API e os excipientes.

Filtragens para detectar incompatibilidades droga-excipiente foram desenvolvidas recentemente usando temperatura elevada com adição de água para acelerar interações potenciais em misturas de pós ternárias e mais complexas.[45] Foi mostrado que esses métodos são capazes de detectar rapidamente incompatibilidades químicas e de fornecer boas correlações com resultados utilizando-se misturas de pó de droga e de excipientes a temperaturas e umidade elevadas.

As incompatibilidades de processamento podem ser mais difíceis de solucionar do que as incompatibilidades químicas. Por exemplo, foi mostrado que o desempenho do comprimido varia para a trometamina de cetorolac, dependendo do tipo de amido que foi utilizado. O amido de milho mostrou um tempo de desintegração e uma taxa de dissolução diminuídos como uma função do tempo de mistura, enquanto o amido pré-gelatinizado não mostrou tal dependência. A diferença entre esses dois excipientes foi atribuída à formação de aglomerados droga/amido de milho com o estearato de magnésio.[46] Estudos de mistura mostraram os benefícios potenciais do uso do lauril-sulfato de sódio para contrabalançar esses tipos de efeitos.[47]

Por fim, a fabricação para um mercado global forçou a uma reavaliação dos excipientes que são usados nas formulações, de forma que a fabricação possa ser efetuada com componentes internacionalmente aceitáveis. A Comunidade Econômica Européia focalizou recentemente a indústria farmacêutica em relação à eliminação de excipientes que têm potencial para encefalopatias espongiformes transmissíveis, substituindo ingredientes como o ácido esteárico, o estearato de magnésio, o polissorbato 80 e a simeticona por fontes de categoria vegetal.

Especificações do API: Satisfazendo Exigências Reguladoras de Produto

ÁRVORES DE DECISÃO PARA FORMAS POLIMÓRFICAS E HIDRATOS—Uma porção importante deste capítulo foi dedicada à caracterização do estado sólido, $_iA$. O lado esquerdo da Fig. 38.14[48,49] resume alguns dos estados sólidos potenciais que podem existir para a forma não-ionizada de A; se uma forma de sal fosse escolhida para o API, os mesmos estados também seriam possíveis. Seções prévias discutiram o impacto na consistência e na dissolução dos API para os diversos estados sólidos. A umidade relativa crítica (CRH) e o ponto de transição (T_p) para sistemas polimórficos enantiotrópicos são parâmetros físicos intrínsecos especialmente importantes que controlam a consistência do estado sólido e a interconversão potencial do estado sólido. A umidade e a temperatura, conforme discutimos, são as principais variáveis ambientais que podem promover essas mudanças. Logo, são necessários métodos rápidos para caracterizar formas de estado sólido potenciais e suas propriedades físicas. A árvore de decisões no lado direito da Fig. 38.14 resume quando é necessário estabelecer especificações para manter a consistência do API. Se as propriedades físicas do estado sólido diferem, as avaliações precisam determinar o impacto que isso terá em um API formulado. É necessário que sejam estabelecidas especificações para assegurar um produto consistente.

CRITÉRIO DE ACEITAÇÃO DO TAMANHO DA PARTÍCULA—Uma vez que o estado sólido, $_iA$, tenha sido caracterizado, o impacto potencial do tamanho da partícula na ab-

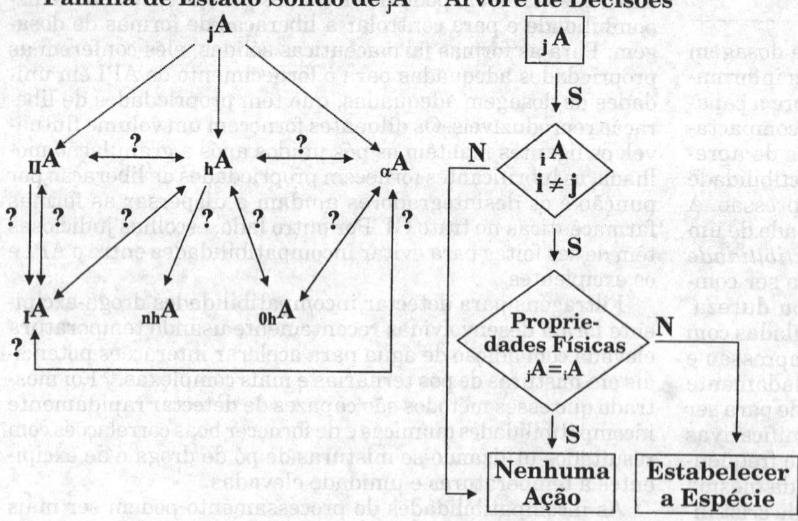

Fig. 38.14 Formas de estado sólido e estabelecimento de especificações.[48,49]

sorção pode ser avaliado. A Fig. 38.15 mostra uma abordagem por árvore de decisões sugerida pelo International Committee on Harmonization, para determinar se é necessário um critério para aceitação de tamanho de partícula.[50] Seções prévias deste capítulo discutiram quase todos os aspectos dessa árvore. Embora a absorção limitada pela dissolução seja uma preocupação importante, a Fig. 38.15 também inclui questões sobre formas de dosagem tais como uniformidade do conteúdo.

CLASSIFICAÇÃO BIOFARMACÊUTICA DO API— Embora seja possível alterar o estado sólido, *A*, de tal forma que a dissolução e a absorção possam ser realçadas, a solubilidade e a permeabilidade passiva são, em geral, propriedades intrínsecas da NCE. Logo, mesmo que o estado amorfo, $_\alpha A$, em algumas situações, possa ser estabilizado para acentuar a diluição, a solubilidade de equilíbrio será determinada pelo estado sólido menos solúvel. Foi proposta uma classificação para segregar situações em que são esperadas correlações *in vitro* e *in vivo* (IVIV). Tais designações podem ser usadas como um guia para determinar quando estudos de bioequivalência podem precisar ser realizados. O Quadro 38.4 mostra as quatro classes principais com base na solubilidade e na permeabilidade passiva.

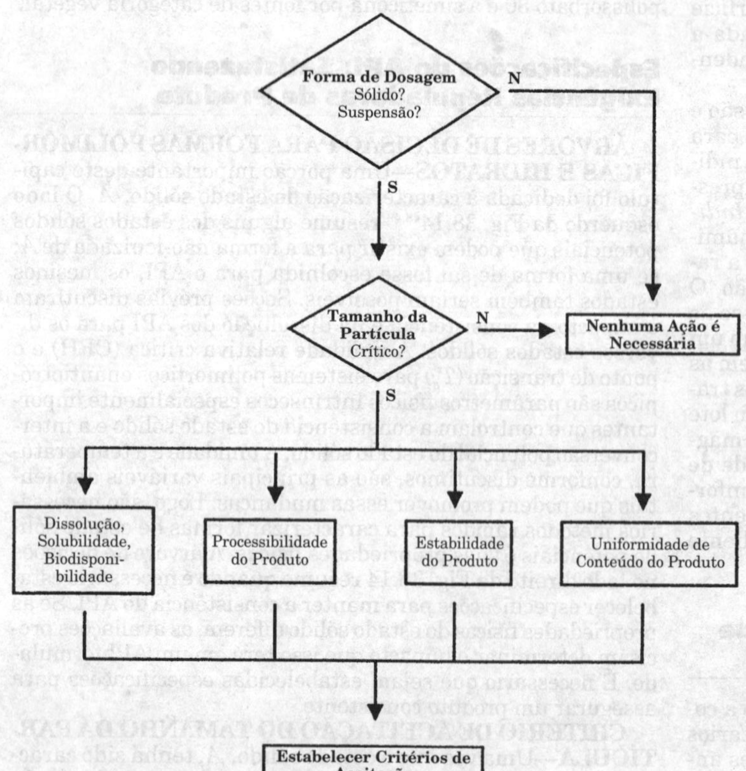

Fig. 38.15 Árvore de decisões para a distribuição de tamanhos de partículas de substância medicamentosa.[50]

PLANEJANDO O ESTADO SÓLIDO

A velocidade é essencial para qualquer inovação de pré-formulação para que esta efetivamente influencie a tomada de decisão relacionada às descobertas. Na Fig. 38.4, que são os estágios iniciais da descoberta, foram introduzidas as Etapas 1 a 4. Os pontos focais potenciais da triagem de alta produtivida-

Quadro 38.4 Expectativas de Correlação *In Vitro/In Vivo* para Produtos de Liberação Imediata Baseadas em Classes Biofarmacêuticas para Absorção Passiva

CLASSE	SOLUBILIDADE	PERMEABILIDADE	EXPECTATIVA DE CORRELAÇÃO IVIV
I	Alta	Alta	Correlação IVIV se a taxa de dissolução for mais lenta do que a velocidade de esvaziamento gástrico. Caso contrário, correlação limitada ou nenhuma.
II	Baixa	Alta	Correlação IVIV esperada se a taxa de dissolução *in vitro* for semelhante à taxa de dissolução *in vivo* (a não ser que a dose seja muito alta).
III	Alta	Baixa	A absorção (permeabilidade) é determinante da taxa e correlação IVIV limitada ou nenhuma com a taxa de dissolução.
IV	Baixa	Baixa	Correlação IVIV limitada ou nenhuma esperada.

Fonte: Amidon GL, *et al. Pharm Res* 1995; 12: 413.

de, as previsões das propriedades físicas e a inteligência artificial são mostrados em uma versão expandida desses passos iniciais na Fig. 38.16.

Expansão de Biblioteca

O desenvolvimento de tecnologias de triagem de massa gerou várias tecnologias que complementam a biblioteca domiciliar de uma companhia. Além do influxo maciço de compostos que podem ser obtidos a partir de síntese combinatória, análise computadorizada pode ser usada para avaliar a diversidade da biblioteca química domiciliar e identificar áreas de fraqueza. Negociações com outras companhias poderiam então ter lugar para preencher deficiências. Além disso, várias bibliotecas comerciais, incluindo produtos naturais, também estão disponíveis para rastreamento de massa. A Fig. 38.17 mostra esses aspectos da expansão de biblioteca.

As triagens modernas baseadas em mecanismos, em proteínas recombinantes, aumentaram amplamente o número e a especificidade dos rastreamentos *in vitro*. Entretanto, como o objetivo da triagem de massa é encontrar compostos que tenham alta atividade *in vitro*, esse foco exclusivo tende a produzir compostos com propriedades físicas fracas. Tais compostos, ou pela sua restrição estrutural ou pela sua ligação H com receptores, têm atividade e seletividade muito maiores do que gerações prévias de NCE que eram obtidas a partir de triagem de tecidos e de testes *in vivo*. Esses atributos levaram as bibliotecas químicas modernas a se expandirem com compostos que têm pontos de fusão altos e solubilidade aquosa baixa. Os químicos denominam afetuosamente tais compostos de *poeira de tijolo*.

Embora os compostos de poeira de tijolo possam fornecer um ponto de partida para uma pesquisa de atividade *in vitro*, a maioria deles é inaceitável para desenvolvimento, pelas suas propriedades físicas fracas, especialmente fraca solubilidade aquosa. Seria indesejável para a expansão das bibliotecas químicas ser dominada exclusivamente por tais compostos, pelo seu fraco potencial de desenvolvimento. A seleção de um bom API, um produto químico ativo com propriedades farmacêuticas aceitáveis, poderia ser atrasada. Por essa razão, há uma necessidade urgente de se integrar propriedades farmacêuticas na expansão das bibliotecas químicas e no paradigma do rastreamento de massa.

Entretanto, é necessário um maior entendimento dos mecanismos para os fatores que promovem propriedades físicas desejáveis e boa absorção. Em busca desse entendimento, parâmetros computadorizados baseados em drogas comercializadas foram usados para dirigir a expansão imediata de bibliotecas com base na suposição de que essas drogas têm propriedades físicas e químicas que são desejáveis.[51] O futuro papel potencial que a farmácia pode desempenhar na influência da direção racional das expansões de bibliotecas com base em um entendimento mais fundamental e com maior base molecular das propriedades físicas será discutido agora.

INSOLUBILIDADE AQUOSA: MECANISMOS MOLECULARES

Embora a solubilidade aquosa seja um fator importante que afeta a absorção da droga, métodos melhores para o entendimento dos mecanismos moleculares e para a previsão desse parâmetro são necessários. A insolubilidade aquosa ocorre quando a atração entre as moléculas é maior do que a capacidade da água para solver a molécula e desalojá-la da sua fase sólida. Falando de maneira geral, a maior parte dos sólidos farmacêuticos é fabricada na forma de cristais em vez de sólidos amorfos, porque os cristais são mais estáveis. Os cristais são arranjos de moléculas que se organizam em um padrão

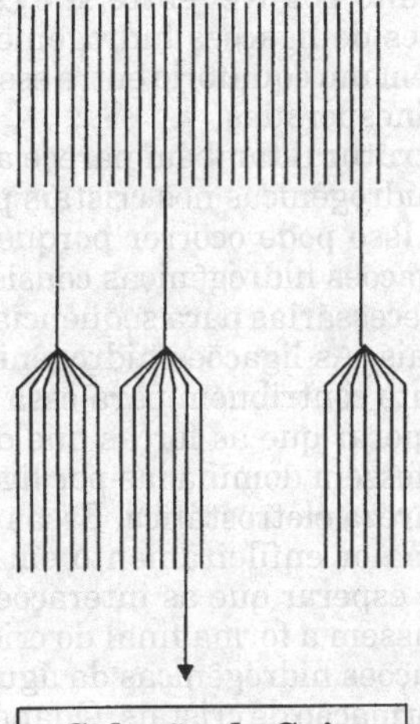

(1) Expansão de Biblioteca
- Insolubilidade Aquosa e Mecanismos Moleculares
- Distribuição da Droga e Mecanismos Moleculares

(2) Seleção de Séries
- Triagens de Propriedades Físicas
- Perfis de Solubilidade por pH

(3) Expansão Análoga
- Engenharia de Absorção
- Engenharia de Estado Sólido
- Engenharia de Estabilidade

(4) Seleção Análoga

Fig. 38.16 Tomada de decisões de maneira antecipatória para API farmacêutico: oportunidades potenciais para inovações físicas de alta produtividade.

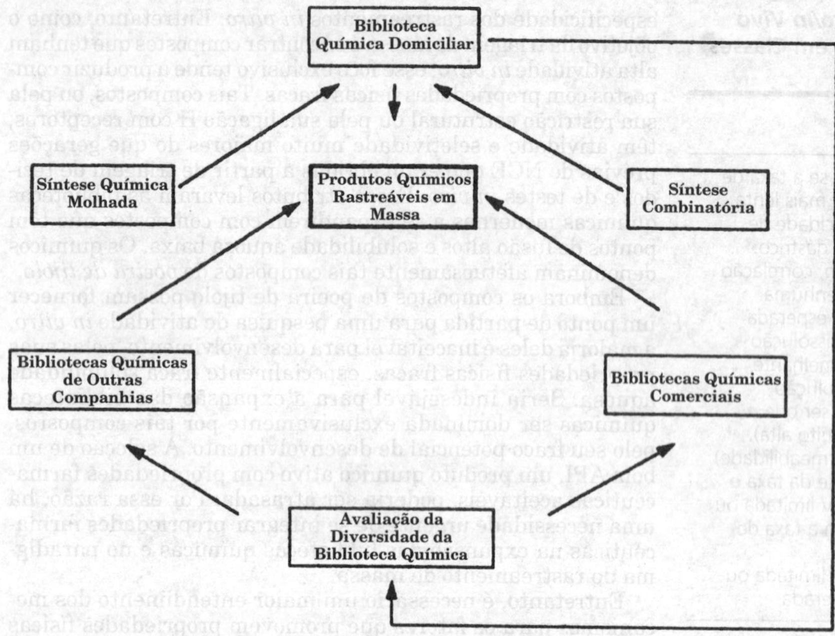

Fig. 38.17 Expansão de produtos químicos rastreáveis em massa.

regular e, logo, têm seqüência de enfileiramento longa, ou seja, padrões de organização que se estendem no espaço por grandes números de moléculas. A difração de raios X por cristal único pode ser usada para visualizar a conformação das moléculas no cristal, as interações entre as moléculas e exatamente como as unidades de repetição das moléculas são arranjadas no espaço tridimensional. Quando as forças que formam cristais são suficientemente fortes, ou porque as forças são suficientemente fortes por si mesmas ou porque há um grande número de forças em uma determinada molécula, o resultado é a insolubilidade. Essas forças são denominadas *forças intermoleculares* (entre moléculas) em oposição às *forças intramoleculares* (dentro de uma molécula).

No passado, a maior parte dos métodos de previsão para solubilidade era baseada ou em termodinâmica ou em estatística. A compreensão da base molecular da insolubilidade agora é possível. Pelo uso da difração de raios X por cristal único, correlações entre modelos de organização molecular e solubilidade podem ser realizadas. Os principais fatores intermoleculares que foram identificados até hoje são

1. Hidrofobicidade
2. Restrição estrutural
3. Redes de ligações hidrogênicas
4. Formação de hidratos
5. Formação de zwitterion

A hidrofobicidade não necessita de explicação; esse breve enfoque irá se concentrar nos aspectos coesivos dos últimos fatores.

Restrição Estrutural—Com o uso da biotecnologia, alvos biológicos muito específicos podem ser sintetizados a partir de genes. Por exemplo, os subtipos de receptores puros, para dopamina D_1 a D_5, foram utilizados como alvos mecânicos para a esquizofrenia; a ciclooxigenase$_1$ (COX-1) e a ciclooxigenase$_2$ (COX-2), de forma semelhante, estão agora disponíveis para triagem antiinflamatória. O desenvolvimento de uma droga especificamente para a inibição da ciclooxigenase$_2$ promete minimizar os efeitos colaterais de inibidores antiinflamatórios não-esteróides como a aspirina.

Tal especificidade molecular é agora possível porque a retroalimentação por triagem permite que os químicos enrijeçam moléculas de drogas de tal forma que as interações com a proteína-alvo sejam restritas a apenas algumas conformações. Entretanto, essa rigidez tem um impacto físico. As moléculas enrijecidas parecem se organizar melhor porque elas podem ser arranjadas de menos formas do que as moléculas flexíveis. Conseqüentemente, tais moléculas têm interações de forças de dispersão aumentadas (de alcance muito curto). Essa interação intermolecular aumenta leva a uma insolubilidade de base estrutural que tem sido observada especialmente em moléculas que são planares ou lineares.

Redes de Ligações Hidrogênicas—Os grupos polares geralmente transmitem a solubilidade da água a uma molécula flexível. Os grupos funcionais que têm um doador de ligação hidrogênica e um grupo aceitador podem ajudar a molécula a formar uma cápsula de hidratação ao redor de si mesma e aumentar a solubilidade. Entretanto, em moléculas mais rígidas, esses mesmos grupos podem ligar uma molécula a uma outra no estado cristalino através de ligações hidrogênicas intermoleculares. Estudos de cristais por difração de raios X por cristal único fornecem um quadro detalhado de como ligações hidrogênicas se formam entre tais moléculas. A insolubilidade causada pelas ligações hidrogênicas em moléculas estruturalmente restritas parece aumentar à medida que o número de ligações hidrogênicas por molécula e entre moléculas aumenta. Prever exatamente como tais moléculas se arranjam em um cristal é difícil, porque há duas tendências mutuamente opostas na formação de cristais: (1) organizar as moléculas tão próximas quanto possível entre si e (2) maximizar o número de interações de ligações hidrogênicas. Os cristais freqüentemente obtêm um equilíbrio entre essas tendências opostas de maneiras inesperadas.

A restrição estrutural também parece aumentar a eficiência das ligações hidrogênicas nos cristais pelo aumento da rigidez molecular. Isso pode ocorrer porque moléculas rígidas podem formar ligações hidrogênicas consistentes e mais uniformes, que são necessárias para seqüências longas de enfileiramento de cristais. As ligações hidrogênicas intramoleculares freqüentemente contribuem para essa rigidez.

Seria de se esperar que as forças que dirigem a formação inicial do cristal fossem dominadas por ligações hidrogênicas devido à sua natureza eletrostática. Essas são as forças intermoleculares de maior enfileiramento em um não-eletrólito. Seria então de se esperar que as interações de organização e dispersão dominassem a forma final do cristal. Para algumas moléculas, as ligações hidrogênicas da água podem ser muito importantes na formação de cristais. Quando o número de grupos aceitadores de ligações hidrogênicas é grande em comparação ao número de grupos doadores, hidratos são mais prováveis. A água, devido à sua alta capacidade de ligação hidrogênica, freqüentemente liga fortemente as moléculas nos cristais, compensando deficiências moleculares. Isso pode aumentar a insolubilidade aquosa. Geralmente é observado que os hemiidratos e os monoidratos são mais insolúveis do que as formas anidro.

Formação de Hidratos—A formação de hidratos nos cristais orgânicos aumenta o número de opções moleculares para satisfazer a dupla restrição de ligações hidrogênicas e organização densa para a maximização de cristais. A água, pelo seu pequeno tamanho e pela sua capacidade bidoadora e biaceitadora para ligações hidrogênicas, freqüentemente age como um cemento e espaçador intersticial para ligações hidrogênicas.[52] Levantamentos sobre cristais descobriram que a água é um doador muito fraco, mas que o oxigênio da água é o aceitador mais forte. Por outro lado, a água quase sempre doa duas ligações hidrogênicas, mas geralmente aceita uma ligação hidrogênica, e não duas. Devido às suas características e flexibilidade únicas, não é possível prever como a água irá interagir com uma NCE com ligações hidrogênicas. A presunção anterior de aceitadores de ligações hidrogênicas lineares e únicos se mostrou errada. Entretanto, embora a estrutura exata das interações da água com as NCE não possa ser prevista, podem ser feitas generalizações em relação ao tipo de estrutura que mais provavelmente é hidratada. A água, com o seu papel de bidoador/monoaceitador, tende a reduzir as deficiências de prótons da molécula de origem. Moléculas que têm razões doador/aceitador $< 0,5$ são as que têm maior probabilidade de ser candidatas a hidratos.

Formação de Zwitterions—Zwitterions são moléculas que em um determinado pH têm tanto uma carga elétrica positiva quanto uma negativa. Se forem restringidas estruturalmente, elas tendem a ser muito insolúveis. Evidentemente, a localização de cargas elétricas opostas em regiões diferentes na mesma molécula rígida fornece um apoio que permite que se formem dímeros de pontes de sal muito eficientes. Algumas vezes, um zwitterion não apenas forma dímeros, como também tem grupos de ligações hidrogênicas amplas para formar redes de ligações hidrogênicas além dos dímeros. Ocasionalmente, a insolubilidade do zwitterion é causada por metabolismo, p. ex., pela hidroxilação aromática e sulfatação subseqüente de uma droga básica forte. Tais metabólitos têm potencial para precipitação nos rins à medida que a urina se torna concentrada nos túbulos renais.

DISTRIBUIÇÃO DE DROGAS: MECANISMOS MOLECULARES

Sítios Membrana-ativos—A rica interação de drogas com receptores de membrana é modulada parcialmente por sua matriz lipídica complexa. Para drogas que se distribuem em membranas, a difusão lateral fornece um mecanismo rápido de dispersão na superfície para o transporte da droga a qualquer receptor de membrana integral. Os grupos funcionais em uma molécula que ajudam a posicioná-la dentro da membrana ajudam a explicar por que algumas drogas agem superficialmente ou mais profundamente nas proteínas da membrana integral.

Por fim, a curvatura intrínseca da membrana, com a sua distribuição assimétrica concomitante de fosfolipídios, fornece um rico potencial para interações específicas e alostéricas. As drogas, dependendo da sua natureza anfipática, podem inserir-se preferencialmente na camada externa rica em fosfatidilcolina ou na camada interna com carga elétrica negativa de fosfatidilserina. Estudos cristalográficos de proteínas confirmaram a relação entre a localização na membrana e a duração de ação de várias drogas.

Permeabilidade de Membrana—Abordagens computacionais têm sido utilizadas para desenvolver modelos moleculares para permeabilidade de membrana passiva. A exploração de vários modelos, incluindo solubilidade-difusão homogênea, defeito e volume livre, tem mostrado a incapacidade de explicar completamente a permeabilidade de moléculas simples como a água e o etanol. Tem sido feito progresso recentemente nessa área, dividindo-se a membrana em zonas nas quais os mecanismos de difusão diferem. O impacto preferencial de diversas zonas na difusão e a simulação dinâmica de alterações estruturais de membrana de ocorrência espontânea podem ser então utilizados para simular e nivelar trajetórias de difusão para estimar as taxas de permeação.

Seleção de Séries

TRIAGEM DE PROPRIEDADES FÍSICAS

Até que os métodos computacionais para a previsão de propriedades físicas alcance um estado avançado de confiabilidade, triagens de alta produtividade para propriedades físicas desempenharão um papel importante na compreensão de como as moléculas podem ser projetadas para melhor absorção. Nova instrumentação torna essa tarefa mais exeqüível do que era no passado. Avanços rápidos na sensibilidade de detecção analítica, especialmente na difração de raios X pelo pó e cromatografia por espectrometria de massa, ajudaram a reduzir o consumo de material e o tempo de desenvolvimento analítico. Robôs e dispensadores e espectrofotômetros automatizados especializados que foram desenvolvidos para triagens de massas podem ser usados criativamente com propósitos de desenvolvimento. Em resumo, quanto mais rápida e confiavelmente as propriedades físicas puderem ser avaliadas, mais impacto essas medições terão no fluxo de novas direções para o desenvolvimento. Entretanto, a maior vantagem da automação não são as avaliações físicas em grande escala, mas a capacidade para personalizar determinações a fim de solucionar rapidamente problemas particulares.

PERFIS DE SOLUBILIDADE POR pH

Determinações de alta produtividade das solubilidades de A^0 e A^i e dos valores de pK_a fornecem a base para perfis de solubilidade por pH. A seleção da série pode então ser focalizada na exeqüibilidade da modificação do pK_a para uma determinada série como parte de uma estratégia de otimização para acentuar a absorção. Idealmente, um pK_a que permita que a ionização acentue a solubilidade, fornecendo ainda alguma forma não-ionizada para absorção, é o ideal. Considere a Equação 40.

$$A^i \text{ (reservatório ionizante)} \xleftrightarrow{\text{equilibração rápida}} A^0 \downarrow \xrightarrow{k_m} \text{membrana GI} \rightarrow \text{circulação sistêmica (tanque)} \quad (40)$$

Se 99% da droga no trato GI estiverem na forma ionizada A^i, e 1% na forma não-ionizada A^0 (p. ex., 99%), A^i fornece um reservatório de droga dissolvida, enquanto a circulação sistêmica fornece um tanque para A^0. Essas condições deveriam permitir boa absorção, desde que k_m não seja limitado por taxa. Modificar o perfil de solubilidade por pH para se aproximar dessa situação é uma forma de otimizar a absorção. O impacto desse tipo de otimização não pode ser superestimado, porque os valores de pK_a e as solubilidades intrínsecas são parâmetros moleculares que nem a seleção do sal nem a formulação podem alterar. Técnicas adicionais para acentuar a absorção serão discutidas na próxima seção.

Expansão Análoga

ENGENHARIA DE ABSORÇÃO

A engenharia de acentuação de absorção de análogos pode ser abordada após ter sido identificado o mecanismo limitado por taxa para a má absorção. Como o pK_a, as propriedades acentuadas pela absorção têm de ser projetadas na NCE antes que tenha passado para o desenvolvimento. Por essa razão, é importante que a pré-formulação integre o projeto de propriedades físicas na molécula o mais precocemente possível.

Engenharia de Cristais—Se a solubilidade e a dissolução aquosa são o problema, a engenharia de cristais pode ser possível. Nesse caso, é importante identificar o mecanismo de insolubilidade conforme discutido anteriormente. Cada mecanismo exigirá uma abordagem diversa. Problemas hidrofóbicos são geralmente os mais simples, e podem freqüentemente ser trabalhados com o uso de abordagens de formulação. Os problemas mais difíceis exigem um entendimento molecular das forças intermoleculares no cristal. Para problemas de ligações hidrogênicas, pode ser possível ajustar a mistura de grupos doadores e aceitadores de ligações hidrogênicas para reduzir o número e a força das ligações hidrogênicas. Foi descoberto que mudanças simples podem alterar as redes de ligações hidrogênicas e a solubilidade de uma forma drástica. A substituição, por exemplo, de um grupamento fenil por um grupamento *t*-butil para um composto insolúvel aumentou a solubilidade intrínseca em 4 vezes, e a solubilidade a um pH 5 aumentou-a em 10.000 vezes, apesar do fato de que o composto resultante tinha o potencial de ionização exato do composto original. Essas acentuações foram causadas por mudanças na estrutura de rede das ligações hidrogênicas que liberaram um grupo de solubilização em água para a ionização. Outras modificações seriam dirigidas para a minimização da restrição estrutural para reduzir a eficiência de organização do cristal, tais como pela introdução de uma cadeia acila em um sistema heterocíclico compacto. As aplicações práticas dessas sugestões de projeto podem ser difíceis, porque elas freqüentemente reduzem a atividade. Entretanto, à medida que os cientistas de pré-formulação trabalham mais estreitamente com os químicos que realizam síntese, estratégias para o rompimento da organização de cristais que sejam compatíveis com facilidade de síntese e atividade *in vitro* se tornarão lugar-comum. Além disso, à medida que previsões por computador de estrutura de organização de cristais e de redes de ligações hidrogênicas a partir de estruturas moleculares se tornem mais práticas (ver seção *Planejando o Estado Sólido*, anteriormente), esses tipos de considerações de projeto serão feitos como rotina, à medida que a atividade esteja sendo otimizada.

Acentuação da Permeabilidade—Esse é outro parâmetro intrínseco de um API que, em geral, não é acentuado nas formulações orais. Recentemente, um conhecimento aumentado tem ajudado a projetar drogas que irão penetrar passivamente nas barreiras de membrana mais facilmente. No passado, houve uma grande ênfase na partição de um soluto fora da fase aquosa em uma membrana lipofílica, e não houve ênfase suficiente na necessidade de uma molécula de droga ser dessolvatada da fase aquosa. Moléculas foram projetadas com sucesso para acentuar a permeabilidade pela redução da etapa de dessolvatação. Uma forma de se obter isso é pela redução da solvatação de uma molécula através da promoção de ligações hidrogênicas intramoleculares na molécula. Além disso, a capacidade de uma droga ligada à membrana de se deslocar do folheto externo da membrana de camada dupla para o folheto interno parece ser importante para uma permeabilidade de membrana eficiente. Em última instância, tal percepção pode ser possível a partir de estudos de modelagem molecular de membranas.

Engenharia de Dissolução Intrínseca—A correlação da orientação molecular com a morfologia em cristais forneceu percepção quanto aos mecanismos moleculares de dissolução. Em um estudo, foi mostrado que a ligação relativamente forte de um solvente em um subgrupo de sítios de superfície e a repulsão em outros forneciam um tipo de dissolução do tipo *relé*, que favorecia a erosão a partir de faces particulares do cristal. Tal mecanismo também perpetua a corrugação natural da superfície ao nível molecular e ajuda a definir os fatores que podem limitar a dissolução na fase bruta. A esse respeito, foi feito algum progresso na previsão da taxa de dissolução intrínseca de um API a partir de considerações sobre o pH de superfície do API. Modificações da relação clássica de Noyes–Whitney tiveram de ser feitas para ácidos fracos, bases e seus sais. O impacto da dissolução em um meio reativo foi discutido na seção *Os Desafios da Pré-formulação*, no início deste capítulo. Previsões usando tais considerações são possíveis para NCE quando o pH do meio, a solubilidade da forma não-ionizada da droga na água e o pK_a da NCE são conhecidos.[53]

ENGENHARIA DO ESTADO SÓLIDO

A capacidade computacional de ligar a estrutura molecular com a organização em cristais avançou a ponto em que previsões polimórficas estão-se tornando mais confiáveis para pequenas moléculas. Isso tem várias implicações.

1. A exploração das possibilidades polimórficas de uma determinada estrutura molecular deveria permitir que fossem feitas avaliações relacionadas a quais estruturas têm possibilidades polimórficas mais elaboradas. Em algumas circunstâncias, pode ser desejável evitar tais estruturas; em outras, essas estruturas podem fornecer o meio para melhorar as propriedades físicas, considerando-se que condições adequadas possam ser encontradas para assegurar estabilidade física e química.
2. À medida que a nossa compreensão molecular do processo de dissolução aumenta (veja *Engenharia de Dissolução Intrínseca*, anteriormente), será possível finalmente prever as estruturas moleculares que podem acentuar a dissolução para uma série particular de análogos e prever os solventes que serão necessários para obter o hábito ou o formato do cristal mais vantajoso. As previsões de hidratos também estão dentro do domínio da possibilidade, à medida que o estudo molecular dos hidratos existentes produz regras que podem ser usadas por sistemas especializados e programas de modelagem molecular. Finalmente, um entendimento aumentado das condições moleculares necessárias para os processos de nucleação homogênea e heterogênea de cristalização irá auxiliar na síntese prática de API industriais.

ENGENHARIA DE ESTABILIZAÇÃO

A capacidade para prever os produtos de reações químicas significa que as avaliações de NCE potenciais que estão sendo consideradas no estágio de expansão análoga podem ser consideradas com base em sua estabilidade química e vias de degradação presumidas antes mesmo que elas sejam sintetizadas. Embora más previsões tenham potencial para inibir a síntese de compostos potencialmente valiosos, com os avanços futuros na diversidade molecular gerada por computador tais considerações podem se tornar menos importantes à medida que as previsões se tornem mais exatas. As implicações da pré-formulação para tais previsões também são evidentes. A antecipação de degradantes potenciais e a sua caracterização podem ser usadas para identificar de maneira antecipatória picos de cromatografia desconhecidos e para prever incompatibilidades de excipientes farmacêuticos.

Seleção de Análogos

Propriedades físicas que são orientadas na direção de condições *in vivo* são mais úteis nesse estágio. As determinações de solubilidade e de dissolução em meios e pH que simulam pH fisiológicos podem ser usadas como um indicador inicial de quão bem uma correlação *in vitro*/*in vivo* pode ser estabelecida. Nesse estágio, vários outros estudos de diversas divisões serão realizados. Estudos de metabolismo *in vitro* e *in vivo*, estudos de biodisponibilidade em diversos animais, assim como possíveis estudos toxicológicos seletivos, podem ser usados para determinar o melhor análogo. Previsões de degradação dos diversos análogos nesse estágio também podem ajudar a diferenciar e a minimizar problemas que podem ocorrer mais tarde no desenvolvimento. Além disso, métodos de alta produtividade para determinar a melhor forma de sal para um análogo particular significariam que testes terapêuticos poderiam ser realizados na forma de sal que será por fim usada no desenvolvimento.

Conclusão: Aplicação do Conhecimento

"O verdadeiro produto da indústria farmacêutica é o conhecimento; pílulas e pomadas de prescrições nada mais são do que embalagens para o conhecimento."[54] A introdução de métodos para sondar e explorar a genômica humana e animal teve um impacto em cascata na indústria. Esses novos conceitos tiveram várias qualidades que asseguraram a adaptação.[55] O uso sistemático de reagentes baseados em mecanismos foi uma solução tangivelmente melhor para a descoberta de novas entidades terapêuticas do que os métodos mais fortuitos do passado. Tais triagens de alta produtividade foram compatíveis com o uso crescente da robótica, cujas vantagens podiam ser entendidas facilmente por todos na indústria farmacêutica. Cada companhia foi capaz de manter séries experimentais para testar a utilidade de tais triagens e, por fim, obter resultados observáveis. Atualmente, as inovações do DNA recombinante dos anos da década de 1980 ainda fornecem a força propulsora para outras inovações na indústria farmacêutica; miniaturização, individualização e inteligência artificial.

A miniaturização começou seriamente com a micronização do conceito de transistor em circuitos integrados de silício. Na indústria farmacêutica, a triagem de massa, a demanda por mais e mais produtividade e a necessidade de conservar bibliotecas químicas acelerou a nanotecnologia analítica e sintética. Essa última necessidade é extremamente importante, porque as bibliotecas químicas são recursos dispendiosos que não facilmente repostos. As entradas antigas das bibliotecas foram sintetizadas em quantidades por gramas, e as novas entradas em miligramas. A conservação desse recurso exigirá uma combinação de nanotecnologia juntamente com uma série de tecnologias de regeneração, incluindo síntese combinatória, purificação de alta produtividade e promoção de uma biblioteca molecular crescentemente diversificada para triagem de massa. Além disso, colunas cromatográficas, HPLC e eletroforese na nanoescala guardam a promessa de uma resolução extremamente alta com um consumo extremamente baixo de material. Nessa escala, a área pode ser convertida eficientemente em uma dimensão linear. Logo, um circuito integrado de 10 × 10 mm pode ser convertido facilmente em uma via eletroforética de 9,5 cm. O potencial para processamento paralelo maciço é evidente quando se contempla as possibilidades de 100 nanolaboratórios em um único circuito integrado.

A individualização com baixos custos também será possível com as novas tecnologias. Sondas de DNA localizadas em biochips permitirão a individualização de um curso de tratamento, dependendo da capacidade do indivíduo em metabolizar uma determinada droga. Tais inovações provavelmente causarão uma demanda em cascata sobre o desenvolvimento para individualizar formas de dosagem. Por fim, as demandas rápidas e paralelas colocadas sobre a pré-formulação forçarão o uso da inteligência artificial em um maior número de tomadas de decisões. Determinações de alta produtividade de propriedades físicas resultarão em bases de dados de alta qualidade, as quais podem, por sua vez, ser sistematicamente exploradas por sistemas especializados. Previsões altamente precisas de solubilidade, permeabilidade e dissolução serão possíveis no século 21.

Embora a inteligência artificial ainda esteja em sua infância, os benefícios de suas aplicações podem ser apreciados a partir de uma consideração das diferenças entre conhecimento e informação. Uma base de dados de reações químicas, por exemplo, armazena informações sobre reações particulares. Entretanto, ela não pode aplicar essa informação a novas moléculas. Sistemas especializados, por outro lado, codificam o conhecimento de tal forma que ele possa ser aplicado a situações inteiramente novas. O conhecimento difere da informação na medida em que a informação é aleatória e heterogênea, e tende a expandir-se muito rapidamente e a nos sobrecarregar.[56] O conhecimento, por outro lado, exige que a estrutura de um assunto seja entendida de uma forma que permita que outras coisas sejam relacionadas a ele de uma forma significativa; ele permite que procedimentos heurísticos intuitivos sejam desenvolvidos para resolver problemas quando nenhum algoritmo se encontra disponível.[57] Tais aplicações da inteligência artificial, entretanto, ainda se encontram no estágio inicial da revolução do conhecimento, na qual o conhecimento é aplicado para produzir resultados. Na sociedade pós-capitalista, o conhecimento será aplicado na direção da inovação sistemática: "Ele será aplicado sistemática e propositadamente para definir quais novos conhecimentos são necessários, se ele é exeqüível e o que tem de ser feito para tornar o conhecimento mais efetivo."[54]

O conhecimento e a aplicação produtiva do conhecimento são antecipados como sendo os únicos fatores que conduzirão a sociedade pós-capitalista no século 21. Na indústria farmacêutica, a difusão maciça de inovações da descoberta ao desenvolvimento irá representar um desafio acelerado para a pré-formulação. Para ir ao encontro desse desafio, a pré-formulação, através de um melhor entendimento do estado sólido, tem que procurar projetar características melhoradas nos API nos estágios mais precoces da descoberta. Esse será o ponto inicial de que toda companhia precisará para facilitar o movimento rápido de novas entradas de terapêuticas no mercado. O paciente está esperando!

REFERÊNCIAS

1. Shalaev EY, Zografi G. *J Pharm Sci* 1996; 85: 1137.
2. Sokoloski TD, *et al. Pharm Res* 1994; 11: S152. Duddu SP, *et al. Pharm Res* 1994; 11: S153. Vadas EB, et al. *Pharm Res* 1994; 8: 148.
3. Streng WH, *et al. J Pharm Sci* 1984; 73: 1679.
4. Serajuddin ATM, Mufson D. *Pharm Res* 1985; 2: 65.
5. Serajuddin ATM, Sheen P, Augustine MA. *J Pharm Pharmacol* 1986; 39: 587.
6. Wells JI. *Pharmaceutical Preformulation: The Physicochemical Properties of Drug Substances.* New York: Wiley, 1988, p 38.
7. Hussain A. *J Pharm Sci* 1972; 61: 811.
8. Nielsen AE. *Croatica Chemica Acta* 1987; 60: 531.
9. Serajuddin ATM, Jarowski CI. *J Pharm Sci* 1985; 74: 148.
10. Serajuddin ATM, Jarowski CI. *J Pharm Sci* 1985; 74: 142.
11. Nogami H, Nagai T, Yotsuyanagi T. *Chem Pharm Bull* 1969; 17: 499.
12. Dressman JB, Fleisher D. *J Pharm Sci* 1986; 75: 109.
13. Kuhnert-Bradnstatter M. *Thermomicroscopy in the Analysis of Pharmaceuticals.* New York: Pergamon, 1971, pp 35–36.
14. Heleblian J, McCrone W. *J Pharm Sci* 1969; 58: 911.
15. Rocco WL, Swanson JR. *Int J Pharm* 1995; 117: 231.
16. Cardew PT, Davey R. *Proc Roy Soc Lond A* 1985; 398: 415.
17. Behme RJ, *et al. J Pharm Sci* 1985; 74: 1041.
18. Mitchell AG. *J Pharm Pharmacol* 1985; 37: 601.
19. Shah AC, Britten NJ. *J Pharm Pharmacol* 1987; 39: 736.
20. Hartauer KJ, Miller ES, Guillory JK. *Int J Pharm* 1992; 85: 163.
21. Admirat P, Grenier JC. *J Rech Atmos* 1975; 9: 97.
22. Kitamura S, *et al. Pharm Res* 1992; 9: 138.
23. Tada T, *et al. J Pharm Sci* 1987; 76: S302.
24. Buxton PC, Lynch IR, Roe JM. *Int J Pharm* 1988; 42: 135.
25. Vadas EB, Toma P, Zografi G. *Pharm Res* 1991; 8: 148.
26. Morris KR, *et al. Int J Pharm* 1994; 108: 195.
27. Yoshioka S, Shibazaki T, Uchiyama M. *J Pharmacobiodyn* 1986; 9: S6.
28. Yoshioka S, Shibazaki T, Ejima A. *Chem Pharm Bull* 1982; 30: 3734.
29. Yoshioka S, Uchiyama M. *J Pharm Sci* 1986; 75: 92.
30. Hajdu J, Adams G, Lee H. *J Pharm Sci* 1988; 77: 921.
31. Kitamura S, *et al. Int J Pharm* 1990; 59: 217.
32. Gu L, *et al. Drug Devel Ind Pharm* 1987; 13: 437.
33. Gu L, Strickley RG. *Pharm Res* 1987; 4: 255.
34. Roseman TJ, Yalkowsky SH. *J Pharm Sci* 1973; 62: 1680.
35. Walkling WD, *et al. Drug Dev Ind Pharm* 1983; 9: 809.
36. Serajuddin ATM, *et al. J Pharm Sci* 1986; 75: 492.
37. Aguiar AJ. *J Pharm Sci* 1969; 58: 963.
38. Kaneniwa N, Otsuka M. *Chem Pharm Bull* 1985; 33: 1660.
39. Kitamura S, *et al. Int J Pharm* 1989; 56: 125.
40. Grant DJW, York P. *Int J Pharm* 1986; 30: 161.
41. Morris KR, *et al. Int J Pharm* 1994; 105: 209.
42. Teraoka R, Otsuka M, Matsuda Y. *J Pharm Sci* 1993; 82: 601.
43. Gould PL. *Int J Pharm* 1986; 33: 201.
44. Hiestand EH, Smith D. *Powder Tech* 1984; 38: 145.
45. Serajuddin ATM, et al. *Pharm Res* 1991; 8(suppl): S103.
46. Chowhan ZT, Chi LH. *Pharm Technol* 1985; 9: 84.

47. Wand LH, Chowhan ZT. *Int J Pharm* 1990; 60: 61.
48. Byrn S, *et al. Pharm Res* 1995; 9: 84.
49. Byrn S, *et al.* Bulk drug guidance: quality control reports. *Gold Sheet* 1996; 30(6): 1.
50. Byrn S, *et al.* Specifications for new drug substances and products: chemical substances, ICH4. Fourth International Conference on Harmonization, Brussels, 16 July 1997.
51. Lipinsky CA. *Adv Drug Del Rev* 1997; 23: 3.
52. Desiraju GR. *J Chem Soc, Chem Commun* 1991; 6: 426.
53. Al-Janabi II. *Drug Dev Ind Pharm* 1990; 16: 347.
54. Drucker P. Post-capitalist society. New York: Harper Business, 1993, p182.
55. Rogers EM. *Diffusion of Innovations.* Glencoe, NY: The Free Press, 1962, Chap 4.
56. Boorstin DJ. *Readers Digest* Sept 54, 1982.
57. Bruner JS. *The Process of Education.* Cambridge: Harvard University Press, 1960. Source: Serajuddin ATM, Sheen P, Augustine MA. To market, to market. In: Bristol J, ed. *Annu Rep Med Chem.* New York: Academic, 1983–1996.

CAPÍTULO 39

Soluções, Emulsões, Suspensões e Extratos

J G Nairn, PhD
Professor Emeritus
Faculty of Pharmacy
University of Toronto
Toronto, Canada M5S 1A1

As formas farmacêuticas descritas neste capítulo podem ser preparadas empregando-se os veículos aceitáveis dos pontos de vista farmacológico e terapêutico. O(s) ingrediente(s) ativo(s) pode(m) ser dissolvido(s) em um solvente aquoso, não-aquoso ou em uma combinação. Pode-se suspender a droga (se for insolúvel) em um meio apropriado ou incorporar o agente medicinal em uma das fases de um sistema composto por óleo e água. Essas soluções, suspensões e emulsões serão definidas com maiores detalhes nos parágrafos subseqüentes. Contudo, algumas com propriedades similares serão consideradas em outras partes do livro.

Essas formas farmacêuticas são úteis por várias razões. Elas podem ser formuladas para diferentes vias de administração: uso oral, introdução nas cavidades corporais ou aplicação externa. A dose pode ser facilmente ajustada por diluição, e a formulação de líquido oral é administrada a crianças ou a pessoas incapazes de engolir comprimidos ou cápsulas. Os extratos eliminam a necessidade de isolar a droga na forma pura, permitem que vários ingredientes sejam administrados a partir de uma única fonte (p. ex., extrato pancreático) e permitem o estudo preliminar de drogas obtidas a partir de fontes naturais. Ocasionalmente, soluções de drogas como o cloreto de potássio são usadas para minimizar os efeitos adversos no trato gastrointestinal (GI).

A preparação dessas apresentações dos medicamentos envolve algumas considerações por parte do farmacêutico: a finalidade da droga, uso interno ou externo, concentração da droga, seleção do veículo líquido, estabilidade física e química da droga e de quaisquer excipientes, conservação da preparação e uso dos excipientes apropriados como tampões, solubilizadores, agentes de suspensão, agentes emulsificadores, agentes para o controle da viscosidade, corantes e agentes aromatizantes. Nas preparações orais, deve-se levar em conta a cor, o odor e o sabor, de modo a melhorar a obediência do paciente, preparando-se um produto aceitável. Esses fatores organolépticos são descritos no Cap. 55. A viscosidade de um produto também deve ser considerada, de modo que ele tenha a palatabilidade adequada a uma preparação oral e apresente propriedades de suspensão apropriadas, se for uma emulsão ou suspensão. A teoria pertinente a esses sistemas é fornecida nos Caps. 21 a 23. A teoria das soluções, que envolve solubilidade, ionização, controle do pH através do uso de tampões e a solubilização, é discutida nos Caps. 16 e 17. Por causa da complexidade de alguns produtos manufaturados, a mistura deve ser feita com o auxílio de modelos de programação linear, para que se obtenha o melhor produto. Os Caps. 41 a 43 devem ser consultados para informações sobre a preparação e as características das preparações líquidas para uso oftalmológico ou parenteral.

Muito já se escreveu na década passada sobre as propriedades biofarmacêuticas das apresentações sólidas dos medicamentos. Na avaliação da biodisponibilidade de drogas em comprimidos e cápsulas, muitos pesquisadores estudaram inicialmente a absorção das drogas administradas em solução. Devido ao fato de as drogas serem absorvidas em seu estado dissolvido, freqüentemente se diz que a taxa de absorção das formas farmacêuticas orais diminui na seguinte ordem: solução aquosa > suspensão aquosa > comprimido ou cápsula. A biodisponibilidade de um medicamento para ingestão oral e sua absorção devem permitir que toda a droga seja absorvida enquanto passa pelo trato GI, independentemente da forma farmacêutica. Alguns fatores da formulação que podem influenciar na biodisponibilidade e farmacocinética das drogas em solução incluem a concentração da droga, o volume de líquido administrado, o pH, a capacidade de tamponamento, a tensão superficial, a densidade, a viscosidade e os excipientes. As emulsões e as suspensões são sistemas mais complexos. Conseqüentemente, a magnitude da absorção e os parâmetros da farmacocinética podem ser afetados por vários outros fatores da formulação, tais como os surfactantes, o tipo de agente de viscosidade, o tamanho das partículas e a distribuição do tamanho das mesmas, o polimorfismo e a solubilidade da droga na fase oleosa. Exemplos específicos são fornecidos no Cap. 22.

Existem várias razões para a formulação de drogas em formas nas quais a droga não está no estado molecular. Esses motivos são a melhora da estabilidade, a melhora do sabor, a baixa hidrossolubilidade, a palatabilidade e a facilidade de administração. Dessa maneira, torna-se claro que cada forma farmacêutica terá suas vantagens e desvantagens.

As preparações líquidas podem ser feitas de três formas diferentes. O farmacêutico pode fornecer o produto em seu recipiente original, comprar o produto em grande quantidade e recondicioná-lo no momento em que uma receita é apresentada pelo paciente. Também pode misturar a solução, suspensão ou emulsão em seu estabelecimento. A mistura pode envolver nada mais do que acrescentar os produtos industrializados da forma indicada na receita ou, em situações específicas, necessitar da incorporação de ingredientes ativos e excipientes de uma maneira aceitável do ponto de vista farmacêutico e da lógica, nos solventes aquosos ou não-aquosos que formarão o produto.

O farmacêutico, em primeira instância, depende do fabricante farmacêutico na elaboração de um produto que seja efetivo, elegante e estável quando armazenado sob condições adversas. A maioria dos fabricantes procura garantir a eficácia através da avaliação de seus produtos usando metodologia científica, mas em alguns casos tal eficácia é relativa. Por exemplo, misturas para tosse vendidas por dois fabricantes diferentes podem conter os mesmos ingredientes ativos, tornando difícil a identificação dos méritos relativos entre os dois produtos. Nessas situações, a vantagem comercial de um sobre o outro pode ser baseada na aceitação e na preferência, que inclui fatores como a cor, o odor, o sabor, a fluidez, a uniformidade e a embalagem. Dois fatores adicionais importantes que devem ser considerados nas formulações são a estabilidade do ingrediente ativo e dos demais, bem como a prevenção de contaminação microbiana.

A estabilidade do ingrediente ativo no produto final é de importância fundamental para o formulador. Em geral, as drogas são menos estáveis em meio aquoso do que na forma farmacêutica sólida. Desse modo, são importantes a estabilização e a preservação corretas, particularmente no caso das soluções, suspensões e emulsões que contenham água. Certas reações químicas simples podem ocorrer nesses produtos. Elas podem envolver uma interação entre os ingredientes gerando uma formulação inadequada ou uma interação entre o produto e o recipiente que pode alterar o pH do produto. Dessa forma, os ingredientes sensíveis ao pH podem formar precipitados ou uma reação direta com a água, como a hidrólise. A estabilidade dos produtos farmacêuticos é discutida no Cap. 55.

As reações mais complicadas geralmente envolvem o oxigênio. Vitaminas, óleos essenciais e quase todas as gorduras e óleos podem ser oxidados. Os formuladores geralmente usam a palavra *auto-oxidação* quando o(s) ingrediente(s) no produto reage(m) com o oxigênio na ausência de uma interferência drástica do meio externo. Essas reações devem ser iniciadas pelo calor, pela luz (incluindo a radiação ultravioleta), por peróxidos ou outros compostos lábeis ou metais pesados como o cobre ou o ferro. Essa etapa inicial resulta na formação de um radical livre (R*), que então reage com o oxigênio.

$$R^* + O_2 \rightarrow RO_2^* \text{ (radical peróxido)}$$

$$RO_2^* + RH \rightarrow ROOH + R^*$$

O radical livre assim é regenerado e reage com mais oxigênio. Essa etapa de propagação é seguida pelas reações terminais.

$$RO_2^* + RO_2^* \rightarrow \text{produto inativo}$$

$$RO_2^* + R^* \rightarrow \text{produto inativo}$$

$$R^* + R^* \rightarrow \text{produto inativo}$$

O efeito dos metais presentes em pequenas quantidades pode ser minimizado com o uso de ácido cítrico ou de EDTA, que são agentes quelantes. Os antioxidantes, entretanto, podem retardar ou atrasar a oxidação por reagirem com os radicais livres formados no interior do produto. Exemplos de antioxidantes são os ésteres propil, octil e dodecil do ácido gálico, hidroxianisol butilado (BHA) e os tocoferóis ou a vitamina E. Para uma abordagem mais detalhada sobre a prevenção da deterioração oxidativa dos compostos farmacêuticos, as informações fornecidas por Connors e colaboradores[1] devem ser consultadas. Uma descrição sobre muitos antioxidantes é dada no Cap. 55.

O problema da estabilidade de uma droga foi bem definido por cientistas farmacêuticos, mas durante os últimos anos um problema secundário, e em alguns aspectos mais grave, tem-se apresentado ao fabricante de preparações líquidas. Diversos produtos farmacêuticos, tais como loções para bebê e leite de magnésia, foram retirados do mercado devido à contaminação microbiana. Em um levantamento com embalagens vendidas no varejo de preparações de antiácido líquido contendo hidróxido de magnésio, 30,5% das garrafas utilizadas estavam contaminadas com *Pseudomonas aeruginosa*. A contagem de microrganismos variou desde menos de 100 a 9.300.000 microrganismos/g. Kurup e Wan[2] descreveram muitas preparações que não são conservadas adequadamente e assim não são capazes de resistir à contaminação microbiana. Outros exemplos poderiam ser citados, mas a gama de microrganismos que podem contaminar a preparação líquida inclui *Salmonella* spp, *Escherichia coli*, certas espécies de *Pseudomonas*, incluindo *Pseudomonas aeruginosa* e *Staphylococcus aureus*. Bruch[3] descreve os tipos de microrganismos encontrados em vários produtos e tenta avaliar os danos associados ao uso de produtos não-estéreis. Coates,[4] em uma série de artigos, descreve várias interações que devem ser consideradas quando os conservantes são selecionados.

A *United States Pharmacopeia* (USP — Farmacopéia dos Estados Unidos) descreve os atributos microbiológicos dos produtos farmacêuticos não-estéreis. Ela recomenda que certas classes de produtos sejam testadas para a contagem microbiana e para indicadores específicos de contaminantes microbianos. Exemplos são a avaliação de plantas naturais, animais e alguns produtos minerais para a descontaminação de espécies de *Salmonella*; soluções orais e suspensões para a descontaminação de *E. coli*; artigos de aplicação tópica para *P. aeruginosa* e *S. aureus* e artigos para administração retal, uretral ou vaginal para a descontaminação de leveduras e fungos. A monografia específica deve ser consultada.

Os produtos podem tornar-se contaminados por vários motivos.

Materiais crus. Os materiais crus usados na fabricação de soluções, suspensões e emulsões são um excelente meio de cultura para as bactérias. A água, em particular, deve ser manuseada com cuidado. Contudo, substâncias como gomas, agentes dispersantes, surfactantes, açúcares e agentes aromatizantes podem ser carreadores de bactérias que contaminam o produto.

Equipamento. As bactérias crescem com facilidade nos recantos e fendas dos equipamentos farmacêuticos (e nos equipamentos simples usados no estabelecimento). Tais equipamentos devem ser completamente limpos antes do uso.

Ambiente e pessoal. O ambiente e o pessoal podem contribuir para a contaminação do produto. Mãos e cabelos são os carreadores de contaminantes mais importantes. Higiene geral é, portanto, vital. Gorros devem ser usados por aqueles envolvidos no processo de fabricação e máscaras devem ser usadas pelos indivíduos que estiverem com gripe, resfriado, febre do feno e outras manifestações alérgicas.

Empacotamento. O empacotamento deve ser selecionado de forma a não contaminar o produto e a protegê-lo do meio ambiente.

Consumidores. O uso pelo consumidor pode resultar na introdução de microrganismos, sendo uma preocupação importante se o organismo for patogênico. O consumidor deve ser instruído sobre a técnica correta de utilização para minimizar a contaminação, e o fabricante deve garantir, através do uso de testes adequados, que o produto esteja protegido da contaminação microbiana.

A maioria dos fatores recém-citados está relacionada a uma boa prática de fabricação. Entretanto, o formulador deve adicionar um conservante ao produto, para diminuir a probabilidade de contaminação. Se o produto contiver água, que é uma condição importante para o crescimento microbiano, torna-se quase obrigatória a inclusão de um conservante na formulação. Praticamente todos os produtos descritos neste capítulo contêm água. Portanto, excetuando-se alguns compostos como os ácidos aquosos, todos os demais irão abrigar o crescimento bacteriano. Os micróbios crescem em soluções aquosas e na fase aquosa de sistemas compostos por várias fases, como emulsões e suspensões. Deve ser ressaltado que a adição de um conservante nunca substitui uma boa prática de fabricação. Apenas oferece uma garantia adicional de que o produto conservará características aceitáveis até que seja usado pelo paciente e durante algum tempo depois.

Os principais critérios que devem ser considerados na seleção de um conservante são os seguintes: ele deve ser efetivo contra um amplo espectro de microrganismos, estável durante o período de armazenamento, atóxico, antialérgico, compatível com os ingredientes da forma farmacêutica, barato e essencialmente isento de gosto e odor.

Em acréscimo ao que foi discutido anteriormente, existem vários fatores específicos que devem ser levados em conta quando um conservante é escolhido:

1. A forma de uso, tal como externo, interno ou oftalmológico.
2. O pH do líquido, que pode afetar tanto a ionização do conservante como a sua estabilidade.
3. O solvente, que pode afetar a solubilidade do conservante.
4. A separação na fase oleosa de uma emulsão, reduzindo a concentração na fase aquosa.
5. Adsorção na fase sólida de uma suspensão, reduzindo a concentração na fase aquosa.
6. Variáveis do processamento e empacotamento, tais como o calor, a ordem de adição dos ingredientes, a mistura ou os materiais do recipiente.
7. O tipo de forma farmacêutica, como solução, emulsão ou suspensão.

Os conservantes[5,6] podem ser agrupados em várias classes, dependendo de sua estrutura molecular, e apenas alguns serão discutidos. O leitor deve consultar o Cap. 55 ou textos selecionados na bibliografia para descrições adicionais.

Alcoóis—O etanol é útil como um conservante, quando usado na forma de solvente. Entretanto, é necessária uma concentração relativamente alta, algo acima de 10%, para ser efetivo. Uma concentração muito elevada pode resultar em incompatibilidades nos sistemas de suspensão e emulsão. O propileno glicol também é utilizado como um solvente em soluções para uso oral e preparações tópicas, podendo funcionar como um conservante na faixa de 15 a 30%. Ele não é volátil como o etanol, sendo freqüentemente usado não apenas em soluções, mas também em suspensões e emulsões. Outros alcoóis usados em concentrações mais baixas (em torno de 1%) com ação de conservante incluem o clorobutanol e o álcool feniletílico.

Ácidos—O ácido benzóico tem baixa hidrossolubilidade, cerca de 0,34% a 25°. A faixa de concentração usada para ação inibitória varia entre 0,1 e 0,5%. Apenas a forma não-ionizada é efetiva, portanto o seu uso é restrito a preparações com um pH abaixo de 4,5. O ácido sórbico também tem uma baixa solubilidade na água, de 0,3% a 30°. Concentrações aceitáveis para uma ação conservante estão na faixa de 0,05 a 2%. A sua ação conservante é exercida pela forma não-ionizada. Assim sendo, é efetivo apenas em meio ácido. Por causa das ligações duplas em sua estrutura, está sujeito à oxidação.

Ésteres—Parabens são ésteres do ácido *p*-hidroxibenzóico e incluem os derivados metil, etil, propil e butil. A solubilidade na água diminui à medida que o peso molecular aumenta, de 0,25% para o éster metil até 0,02% para o éster butil. Esses compostos são muito usados nos produtos farmacêuticos, sendo efetivos e estáveis em uma faixa de pH de 4 a 8. Eles são usados em concentrações de até cerca de 0,2%. Muitas vezes, dois ésteres são combinados na mesma preparação. Isso proporciona uma concentração total mais elevada, e tende a mistura a ser ativa contra uma maior gama de microrganismos. Sua atividade é reduzida na presença de agentes tensoativos não-iônicos, devido à ocorrência de ligações. Em soluções alcalinas ocorre ionização, reduzindo a sua atividade. Além disso, a decomposição hidrolítica do grupamento éster ocorre com uma perda de atividade.

Compostos Quaternários de Amônio—O cloreto de benzalcônio é uma mistura que consiste principalmente nos homólogos $C_{12}H_{25}$ e $C_{14}H_{29}$. Esse conservante é usado em concentração relativamente baixa, de 0,002 a 0,02%, dependendo da natureza do produto farmacêutico. Essa classe de compostos apresenta atividade máxima na faixa de pH entre 4 e 10, e é estável em temperatura ambiente. Por causa da natureza catiônica desse tipo de conservante, ele é incompatível com muitos compostos aniônicos, como os surfactantes, podendo ligar-se aos surfactantes não-iônicos. É usado geralmente em preparações para uso externo ou nas soluções que entram em contato com as membranas mucosas.

Agora deve estar claro que quando o farmacêutico prepara ou mistura as diversas preparações líquidas ele assume uma responsabilidade, junto com o fabricante, pela manutenção da estabilidade do produto. A USP inclui uma seção sobre considerações envolvendo a estabilidade durante a preparação, que deve ser estudada em detalhes. Certos pontos são evidentes. O estoque deve ser reposto quando as datas de prazo de validade nas etiquetas de identificação o indicarem. Os produtos devem ser armazenados da maneira indicada no compêndio. Por exemplo, em local fresco mantidos em recipientes fechados e resistentes à luz. Além disso, os produtos devem ser avaliados quanto à presença de evidências de instabilidade. Em relação às soluções, elixires e xaropes, os principais sinais de instabilidade são mudanças na cor, precipitação e evidências de formação microbiana ou química de gás. As emulsões podem tornar-se cremosas, mas, se houver a separação de uma fase oleosa, o produto é considerado instável. A sedimentação e a formação de grumos são as primeiras indicações de instabilidade nas suspensões. A presença de grandes partículas pode significar que ocorreu um crescimento excessivo de cristais.

A USP declara que, se o produto tiver que ser reembalado, deve-se ter cuidado em usar o recipiente especificado pelo compêndio. Por exemplo, um recipiente de plástico com uma opacidade adequada deve ser usado se um recipiente resistente à luz for especificado. Quando um produto é diluído ou dois produtos são misturados, o farmacêutico deve usar o seu conhecimento para evitar incompatibilidade e instabilidade. As preparações de antibióticos orais formuladas na forma líquida nunca devem ser misturadas com outros produtos. Se a estabilidade química de preparações líquidas não-oficiais for desconhecida, o seu uso deve ser reduzido e todo o cuidado deve ser tomado para garantir que as características do produto não mudem durante o tempo em que ele for usado pelo paciente.

Por causa do número de excipientes e aditivos nessas preparações, é recomendado que o recipiente apresente uma lista com todos os ingredientes, para reduzir o risco da administração desses produtos a pacientes portadores de hipersensibilidade aos compostos utilizados. Finalmente, o farmacêutico deve informar o paciente sobre o uso apropriado do produto, as condições adequadas de armazenamento e o tempo após o qual ele deve ser descartado.

SOLUÇÕES

Soluções Aquosas

Uma solução é uma mistura homogênea que é preparada dissolvendo-se um sólido, líquido ou gás em outro líquido. Trata-se de um grupo de preparações nas quais as moléculas do soluto ou substância dissolvida estão dispersas entre aquelas do solvente. As soluções também podem ser classificadas com base em propriedades físicas ou químicas, método de preparação, uso, estado físico, número de ingredientes e tamanho das partículas. Uma definição mais restrita nesta seção limita o solvente à água e exclui aquelas preparações que são doces e/ou de características viscosas e as soluções não-aquosas. Esta seção inclui, portanto, as formas farmacêuticas que são designadas como *Água, Águas Aromáticas, Ácidos Aquosos, Soluções, Duchas, Enemas, Líquidos para Gargarejo, Colutórios, Sucos, Soluções Nasais, Soluções Óticas* e *Soluções para Irrigação*.

ÁGUA

O ingrediente principal na maioria das apresentações dos medicamentos descritas aqui é a água. Ela é usada como veículo e solvente dos agentes aromatizantes ou ingredientes medicinais utilizados. Suas características de ser insípida, livre de propriedades irritativas e isenta de atividade farmacológica tornam a água ideal para tais finalidades. Existe, entretanto, uma tendência em acreditar-se que a sua pureza é constante e que ela pode ser estocada, manuseada e usada com um mínimo de cuidado. Embora seja verdade que os fornecedores de água da rede municipal devam aderir às determinações da Environmental Protection Agency (EPA) (Agência de Proteção Ambiental) (ou ao seu equivalente em outros países), a água potável deve ser novamente purificada antes que seja usada nos produtos farmacêuticos. Para maiores informações sobre a água, veja o Cap. 24.

Cinco dos seis solventes aquosos descritos pela USP são usados na preparação de soluções parenterais, irrigações ou inalações. A *Água Purificada* deve ser usada em todas as outras operações farmacêuticas, formas farmacêuticas e, conforme a necessidade, em todos os testes e avaliações da USP. Ela deve preencher rígidos critérios de pureza química. Essa água deve ser preparada por destilação, pelo uso de resinas de troca iônica ou por osmose reversa.

Uma grande variedade de destiladores está disponível no mercado para a produção de água destilada. O uso final do produto indica o tamanho do destilador e a extensão do pré-tratamento da água potável introduzida no sistema. Uma descrição sobre os destiladores é apresentada no Cap. 41. Essa água deve ser estéril, de modo que o condensador também deve ser estéril. Contudo, para ser chamado de estéril, ele deve ser submetido a um processo de esterilização satisfatório. Foi demonstrado que a *P. aeruginosa* (e outros microrganismos) pode crescer na água destilada produzida em hospitais. As implicações desse fato são óbvias. A água estéril pode apresentar-se como tal no momento da sua produção, mas pode perder essa característica ao ser estocada de forma inadequada. Hickman e colaboradores,[7] reagrupando os componentes do equipamento de destilação convencional, descreveram um método para o fornecimento contínuo de água estéril e ultrapura. Os procedimentos do controle da qualidade usados na monitorização da qualidade microbiológica da água devem ser realizados no interior das instalações do fabricante de produtos farmacêuticos.

As principais impurezas da água são o cálcio, o ferro, o magnésio, o manganês, a sílica e o sódio. Os cátions geralmente estão combinados com os ânions bicarbonato, sulfato ou cloreto. Águas *duras* são aquelas que contêm cátions de cálcio e magnésio. O bicarbonato é a impureza principal nas águas *alcalinas*.

Os processos de troca iônica (desionização, desmineralização) removem a maioria das impurezas na água de modo eficiente e econômico. Um trocador de cátions, H_2R, primeiro converte bicarbonatos, sulfatos e cloretos nos seus respectivos ácidos, por exemplo,

$$\left.\begin{array}{l} CaSO_4 \\ MgSO_4 \\ Na_2SO_4 \end{array}\right| + H_2R \rightarrow \begin{array}{r} Ca \\ Mg \\ Na_2 \end{array}\left| R + H_2SO_4 \right.$$

$$\left.\begin{array}{l} Ca(HCO_3)_2 \\ Mg(HCO_3)_2 \\ 2NaHCO_3 \end{array}\right| + H_2R \rightarrow \begin{array}{r} Ca \\ Mg \\ Na_2 \end{array}\left| R + 2H_2CO_3 \right.$$

O ácido carbônico é decomposto em dióxido de carbono (que é removido pela aeração no descarbonador) e água.

O trocador de ânions pode conter tanto uma base fraca como uma resina aniônica composta por uma base forte. Elas adsorvem os ácidos sulfúrico, clorídrico e nítrico. As reações químicas podem envolver a adsorção completa ou uma troca com algum outro ânion.

$$H_2SO_4 + A \rightarrow A \cdot H_2SO_4$$

Se a resina contiver um grupo hidroxila, ocorre a formação de água durante o processo de purificação.

$$H_2SO_4 + 2AOH \rightarrow A_2SO_4 + 2H_2O$$

Os ácidos carbônico e silícico fracamente dissociados podem ser removidos apenas por resinas aniônicas formadas por bases fortes.

$$H_2SiO_4 + 2AOH \rightarrow A_2SiO_3 + 2H_2O$$

A capacidade da unidade varia com a natureza da instalação, mas é possível processar até 15.000 gal (68.190 L) de água/min.

Os processos de desionização não produzem necessariamente *Água Purificada* que atenda aos critérios da USP para água potável. As colunas de resina retêm os fosfatos e os detritos orgânicos. Tanto isoladamente como em combinação, essas substâncias podem agir como um meio de cultura para os microrganismos. As observações mostraram que uma amostra de água desionizada que continha 90 organismos/mL passou a conter, após um período de 24 horas, 10^6 organismos/mL. As colunas podem ser parcialmente descontaminadas de pseudomonas pela troca, mas uma solução a 0,25% de formaldeído destruirá a maioria das bactérias. A coluna deve ser completamente lavada e avaliada quanto à ausência de aldeído (com o Reagente de Schiff), antes que seja usada para a geração de água desionizada.

Energia ultravioleta (240 a 280 nm), calor ou filtração podem ser usados para limitar o crescimento, destruir ou remover microrganismos na água. O último método emprega filtros de membrana que podem ser usados para a remoção de bactérias em materiais termolábeis, conforme descrito no tópico sobre filtros de membrana no Cap. 40.

O fenômeno de *osmose* envolve a passagem de água a partir de uma solução diluída através de uma membrana semipermeável para uma solução mais concentrada. O fluxo da água pode ser interrompido pela aplicação de uma pressão igual à pressão osmótica, sobre a solução concentrada. O fluxo da água pode ser revertido pela aplicação de pressão superior à pressão osmótica. O processo da osmose reversa usa o último princípio. Pela aplicação de uma pressão superior à pressão osmótica sobre a solução concentrada (p. ex., água tépida), água pura pode ser obtida (veja a discussão sobre a osmose reversa no Cap. 36).

O acetato de celulose é usado na fabricação de membranas semipermeáveis empregadas na purificação de água pelo método da osmose reversa. Esse polímero possui grupos funcionais que podem formar ligações como ponte de hidrogênio com a água ou outras substâncias como o álcool. As moléculas de água que entram no polímero são transportadas de um sítio de ligação ao outro sob pressão. Por causa da fina camada de água pura firmemente adsorvida na superfície da membrana, os sais (em sua maioria) são repelidos da superfície. Os íons de maior valência são repelidos com maior intensidade, ocorrendo a separação entre os íons e a água.

As moléculas orgânicas são repelidas com base em um mecanismo de peneira, relacionado ao seu tamanho e à forma. Moléculas orgânicas pequenas, com um peso molecular (PM) inferior a aproximadamente 200, passarão através do material da membrana. Como existem poucas moléculas com PM $<$ 200 na água fornecida pelo município, a osmose reversa é geralmente suficiente para a remoção do material orgânico. Os tamanhos dos poros das membranas de permeabilidade seletiva usadas na osmose reversa variam entre 0,5 e 10 nm. Vírus e bactérias maiores que 10 nm são repelidos caso não existam imperfeições na membrana. Com o uso, as membranas desenvolvem aberturas que permitem a passagem de microrganismos. Por causa das condições semi-estáticas, as bactérias podem crescer dos dois lados da membrana. Aperfeiçoamentos nas membranas estão sendo feitos continuamente no tipo e no processo de fabricação, tais como o uso de materiais contendo poliamida. Espera-se que a produção de água com uma quantidade mínima ou nula de bactérias seja alcançada por esse processo.

A escolha do equipamento usado no tratamento da água depende da qualidade da água a ser testada, da qualidade da água necessária e da finalidade farmacêutica específica da água. Freqüentemente, dois ou mais métodos são usados na produção da água desejada. Por exemplo, filtração com destilação ou filtração com osmose reversa e troca iônica.

ÁGUAS AROMÁTICAS

As águas aromáticas, também conhecidas como águas medicinais, são soluções aquosas transparentes, saturadas de óleos voláteis, outras substâncias aromáticas ou voláteis. Os seus odores e gostos são similares àqueles das drogas ou substâncias voláteis a partir das quais elas são preparadas. Elas são usadas principalmente como veículos condimentados ou perfumados. As Águas Aromáticas podem ser preparadas por destilação ou solução da substância aromática, com ou sem o uso de um agente dispersante como o talco. Peppermint Water da USP e Stronger Rose Water da USP são exemplos de águas aromáticas.

Outros métodos de preparação das águas aromáticas foram sugeridos, com base no uso de concentrados solúveis ou na incorporação de agentes solubilizantes como o polissorbato 20.

As águas concentradas como a hortelã-pimenta, o endro, a canela e a alcaravia podem ser preparadas da seguinte forma:

Dissolva 20 mL do óleo volátil em 600 mL de etanol a 90%. Acrescente água purificada suficiente em pequenas porções para produzir 1.000 mL. Agite vigorosamente após cada adição. Acrescente 50 g de talco esterilizado e purificado, agite ocasionalmente por algumas horas e filtre.

A água aromática é preparada pela diluição do concentrado com 39 vezes o seu volume em água. A *British Pharmacopeia* (BP — Farmacopéia Britânica) fornece as orientações específicas para a preparação de algumas águas aromáticas concentradas.

A composição química de muitos óleos voláteis é conhecida, de forma que as substâncias sintéticas adequadas podem ser usadas na preparação de produtos farmacêuticos e cosméticos. De maneira similar, muitas substâncias aromáticas sintéticas têm um odor característico. Por exemplo, o fenil acetato de geranil tem um odor de mel. Tais substâncias, tanto isoladas como em combinação, podem ser usadas em preparações não-oficiais. Informações adicionais sobre a preparação adequada das águas aromáticas é fornecida no *RPS*-18, Cap. 83, e no *RPS*-17, Cap. 84.

A principal dificuldade encontrada na composição de receitas contendo as águas aromáticas se deve à ação de *tempero* de certos ingredientes, como os sais muito solúveis, sobre o princípio volátil da água aromática. A substituição de parte da água aromática por água purificada é possível quando nenhuma outra função está sendo desempenhada, além da atuação como veículo.

CONSERVAÇÃO

As águas aromáticas se deterioram com o tempo e devem ser preparadas em pequenas quantidades, protegidas de luz intensa e do calor excessivo, armazenadas em recipientes com pouco ar e resistentes à luz.

ÁCIDOS AQUOSOS

Os ácidos inorgânicos oficiais e certos ácidos orgânicos, embora de menor relevância como agentes terapêuticos, são de grande importância na fabricação química e farmacêutica. Isso é especialmente verdadeiro para os ácidos acético, clorídrico e nítrico.

CONCENTRAÇÕES PERCENTUAIS

Muitos dos ácidos inorgânicos mais importantes estão disponíveis comercialmente na forma de soluções aquosas concentradas. A concentração percentual varia de um ácido para o outro, dependendo da solubilidade e da estabilidade do soluto na água, bem como do processo de fabricação. Dessa forma, o Ácido Clorídrico oficial apresenta 36,5 a 38% de seu peso na forma de HCl, enquanto o Ácido Nítrico apresenta 69 a 71% de seu peso na forma de HNO_3.

Como as concentrações desses ácidos concentrados são expressas em termos de percentagem de peso, é essencial que as densidades também sejam fornecidas para que se calcule convenientemente a quantidade de ácido absoluto contida em uma unidade de volume da solução comercializada. A relação matemática envolvida é expressa pela equação $M = V \times S \times F$, onde M é a massa em g do ácido absoluto contida em V mL da solução, que tem a densidade S e uma concentração percentual fracionada F.

Para exemplificar, o Ácido Clorídrico contendo 36,93% de seu peso na forma de HCl tem uma densidade de 1,1875. Portanto, a quantidade de HCl puro contida em 100 mL dessa solução é dada por:

$$M = 100 \times 1{,}1875 \times 0{,}3693 = 43{,}85 \text{ g HCl}$$

INCOMPATIBILIDADES

Embora muitas das reações características dos ácidos ofereçam oportunidades para incompatibilidades, apenas algumas são importantes. Ácidos e sais ácidos decompõem carbonatos com a liberação de dióxido de carbono. Em um recipiente fechado, pode ser gerada pressão suficiente a ponto de produzir uma explosão. Os ácidos inorgânicos reagem com os sais dos ácidos orgânicos para produzir o ácido orgânico livre e um sal do ácido inorgânico. Se for insolúvel, o ácido orgânico será precipitado. Assim, o ácido salicílico e o ácido benzóico são precipitados em soluções compostas por salicilatos e benzoatos. Da mesma forma, o ácido bórico é precipitado a partir de soluções concentradas de boratos. Por uma reação similar, certos compostos orgânicos solúveis são convertidos em uma forma insolúvel. O fenobarbital sódico, por exemplo, é convertido em fenobarbital, que precipitará em solução aquosa.

A capacidade dos ácidos de combinar-se com alcalóides e outros compostos orgânicos contendo um átomo de nitrogênio básico é usada na preparação de sais solúveis dessas substâncias.

Deve ser lembrado que certas soluções, xaropes, elixires e outras preparações farmacêuticas podem conter um ácido livre, o que faz com que essas preparações apresentem as incompatibilidades características do ácido.

Os ácidos também possuem as incompatibilidades dos ânions que eles contêm e, no caso dos ácidos orgânicos, elas são freqüentemente de grande importância. Elas serão discutidas juntamente com os ânions correspondentes.

ÁCIDOS DILUÍDOS

Os ácidos diluídos, de acordo com a USP, são soluções aquosas de ácidos, apresentando uma concentração adequada (em geral 10% *p/v*, mas o Ácido Acético Diluído é 6% *p/v*) para administração interna ou para a fabricação de outras preparações.

As concentrações dos ácidos não-diluídos oficiais são expressas como percentagens do peso (*p/p*), enquanto as concentrações dos ácidos diluídos oficiais são expressas como percentagens do volume (*p/v*). Torna-se, dessa forma, necessário considerar a densidade dos ácidos concentrados no cálculo do volume requerido para fazer uma certa quantidade de ácido diluído. A seguinte equação fornecerá a quantidade de mililitros necessários para fazer 1.000 mL de um ácido diluído:

$$\frac{\text{Concentração do ácido diluído} \times 1.000}{\text{Concentração do ácido não-diluído} \times \text{densidade do ácido não-diluído}}$$

Assim, na preparação de 1.000 mL de Ácido Clorídrico Diluído segundo a USP, usando uma alíquota de Ácido Clorídrico que contenha 37,5% de HCl (densidade de 1,18), a quantidade necessária é:

$$\frac{10 \times 1.000}{37{,}5 \times 1{,}18} = 226 \text{ mL}$$

O Ácido Clorídrico Diluído segundo a USP tem sido usado no tratamento de acloridria. Entretanto, pode irritar a mucosa da boca e atacar o esmalte dos dentes. A dose usual é de 2 a 4 mL, bem diluídos em água. No tratamento da acloridria, a dose administrada não deve ser superior àquela suficiente para o alívio dos sintomas.

SOLUÇÕES

Uma solução, no contexto atual, é uma preparação líquida que contém uma ou mais substâncias químicas dissolvidas em água. O soluto é geralmente não-volátil. As soluções são usadas devido ao efeito terapêutico específico do soluto, tanto pela via interna quanto externa. Embora a ênfase aqui seja nas soluções aquosas, certas preparações desse tipo como xaropes, infusões e decocções têm características distintas e, portanto, são descritas mais adiante no capítulo.

Os solventes, a solubilidade e os métodos gerais para a incorporação de um soluto em um solvente são discutidos no Cap. 16. As soluções são geralmente engarrafadas automaticamente em um equipamento do tipo mostrado na Fig. 39.1.

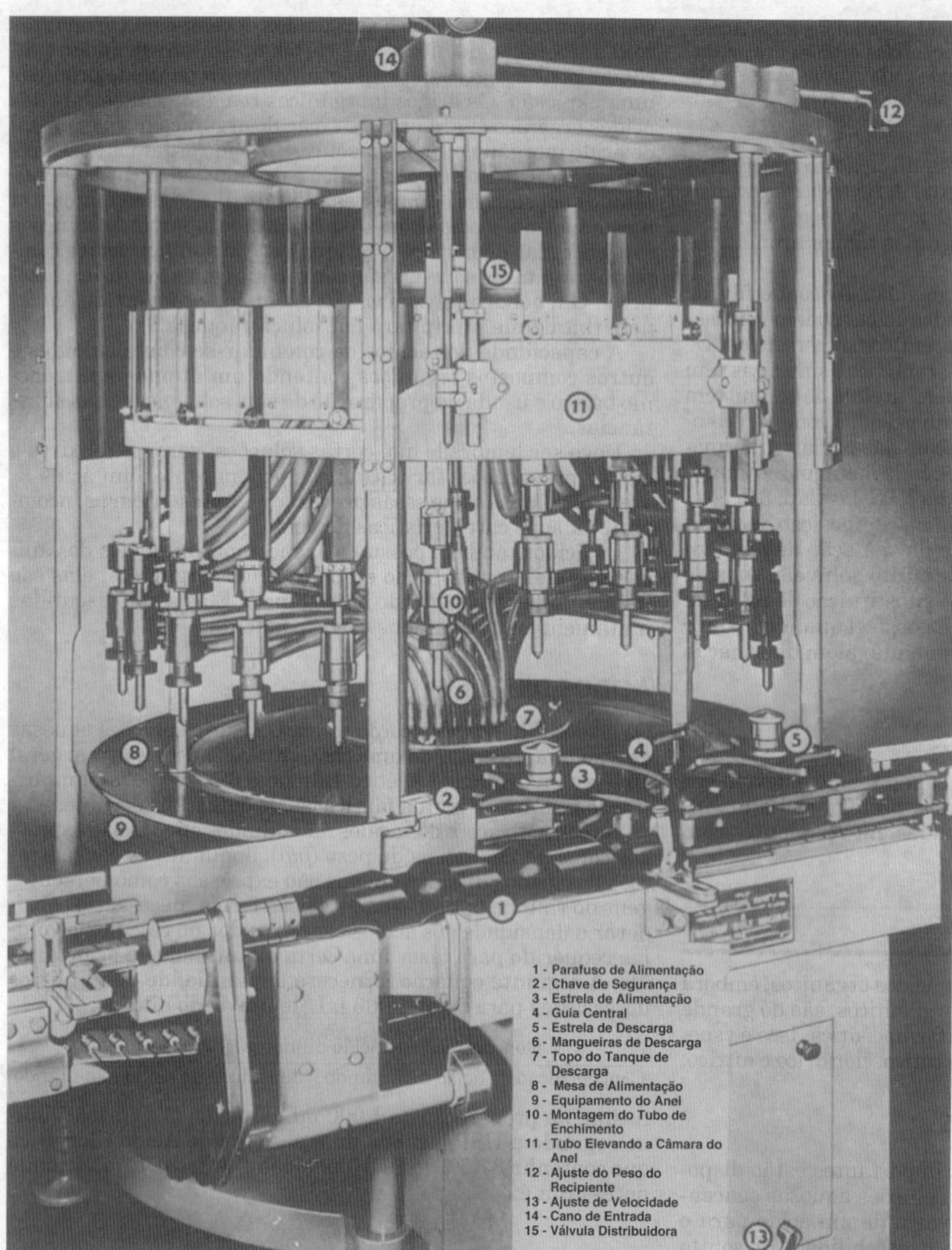

Fig. 39.1 Um enchedor de garrafas por gravidade do tipo rotatório. (Cortesia de US Bottlers.)

PREPARAÇÃO

Um método específico de preparação é fornecido nos compêndios para a maioria das soluções. Esses procedimentos são classificados em três categorias principais.

Soluções Simples—Soluções desse tipo são preparadas dissolvendo-se o soluto na maior parte do solvente, misturando até que esteja dissolvido. Então é adicionada uma quantidade suficiente do solvente para que a solução tenha o volume desejado. O solvente pode conter outros ingredientes que estabilizem ou solubilizem o gradiente ativo. A Solução Tópica de Hidróxido de Cálcio da USP (Água de Cal), a Solução Oral de Fosfatos de Sódio da USP e a Solução Iodada Concentrada da USP são exemplos.

A Solução Tópica de Hidróxido de Cálcio da USP contém, em cada 100 mL, não menos que 140 mg de $Ca(OH)_2$. A solução é preparada agitando-se vigorosamente 3 g de hidróxido de cálcio com 1.000 mL de água purificada fria. O excesso de hidróxido de cálcio sofre sedimentação e o líquido transparente sobrenadante é fabricado.

Um aumento na temperatura do solvente geralmente implica um aumento na solubilidade do soluto. Essa regra não se aplica, entretanto, à solubilidade do hidróxido de cálcio na água, que diminui com o aumento da temperatura. A solução oficial é preparada a 25°.

As soluções contendo hidróxidos reagem com o dióxido de carbono na atmosfera.

$$OH^- + CO_2 \rightarrow HCO_3$$

$$OH^- + HCO_3^- \rightarrow CO_3^{2-} + H_2O$$

A Solução Tópica de Hidróxido de Cálcio, portanto, deve ser conservada em recipientes bem fechados, a uma temperatura que não exceda 25°.

A Solução Iodada Concentrada da USP contém, em cada 100 mL, 4,5 a 5,5 g de iodo e 9,5 a 10,5 g de iodeto de potássio. Ela é preparada dissolvendo-se 50 g de iodo em 100 mL de água purificada contendo 100 g de iodeto de potássio. Um volume suficiente de água purificada é então adicionado para formar 1.000 mL de solução. Um grama de iodo é dissolvido em 2.950 mL de água. Entretanto, soluções de iodetos dissolvem grandes quantidades de iodo. A Solução Iodada Concentrada é, portanto, uma solução de poliiodetos com excesso de iodeto.

$$I^- + nI_2 \rightarrow I^-_{(2n+1)}$$

Ânions com dupla carga elétrica também podem ser encontrados.

$$2I^- + nI_2 \rightarrow I^{2-}_{(2n+2)}$$

A Solução Iodada Concentrada é usada no tratamento dos distúrbios de deficiência de iodo, como o bócio endêmico.

Alguns antibióticos (p. ex., cloxacilina sódica, nafcilina sódica e vancomicina), pelo fato de serem relativamente instáveis em solução aquosa, são preparados pelos fabricantes na forma de pó seco ou grânulos em combinação com os tampões, corantes, diluentes, dispersantes, agentes aromatizantes e/ou conservantes adequados. Essas preparações, a Cloxacilina Sódica para Solução Oral, a Nafcilina para Solução Oral e o Cloridrato de Vancomicina para Solução Oral, atendem aos critérios da USP. Ao fornecer o produto ao paciente, o farmacêutico adiciona o volume de água necessário. Essas soluções permanecem estáveis por até 14 dias quando mantidas sob refrigeração. Esse período geralmente oferece tempo suficiente para que o paciente complete a administração de toda a medicação.

Solução por Reação Química—Essas soluções são preparadas pela reação entre dois ou mais solutos em um solvente adequado. Um exemplo é a Solução Tópica de Subacetato de Alumínio da USP.

O sulfato de alumínio (145 g) é dissolvido em 600 mL de água gelada. A solução é filtrada e carbonato de cálcio precipitado (70 g) é adicionado em porções, mexendo-se constantemente. Acrescenta-se lentamente ácido acético (160 mL) e a mistura é deixada em repouso por 24 horas. O produto é filtrado e o magma contido no filtro de Buchner é lavado com água gelada até que o filtrado total alcance 1.000 mL.

A solução contém acetatos e sulfatos de pentaquoidroxo- e tetraquodiidroxoalumínio (III) dissolvidos em um meio aquoso saturado com sulfato de cálcio. A solução contém uma pequena quantidade de ácido acético. Ela pode ser estabilizada pela adição de ácido bórico não superior a 0,9%.

As reações envolvidas na preparação da solução são dadas a seguir. Os cátions de hexaquo alumínio são primeiramente convertidos nos cátions $[Al(H_2O)_5(OH)]^{2+}$ e $[Al(H_2O)_4(OH)_2]^+$, sem propriedades irritativas.

$$[Al(H_2O)_6]^{3+} + CO_3^{2-} \rightarrow [Al(H_2O)_5(OH)]^{2+} + HCO_3^-$$

$$[Al(H_2O)_6]^{3+} + HCO_3^- \rightarrow [Al(H_2O)_5(OH)]^{2+} + H_2O + CO_2$$

À medida que a equação dos cátions hexaquo diminui, reações secundárias envolvendo o carbonato e o bicarbonato ocorrem.

$$[Al(H_2O)_5(OH)]^{2+} + CO_3^{2-} \rightarrow [Al(H_2O)_4(OH)_2]^+ + HCO_3^-$$

$$[Al(H_2O)_5(OH)]^{2+} + HCO_3^- \rightarrow [Al(H_2O)_4(OH)_2]^+ + H_2CO_3$$

O pH da solução favorece nesse momento a precipitação de íons de cálcio dissolvidos na forma de sulfato insolúvel. O ácido acético é adicionado agora. O bicarbonato que é formado nos estágios finais do procedimento é removido na forma de dióxido de carbono.

A Solução Tópica de Subacetato de Alumínio é usada na preparação da Solução Tópica de Acetato de Alumínio da USP (Solução de Burow). A última solução contém 15 mL de ácido acético glacial, 545 mL de Solução Tópica de Subacetato de Alumínio e água suficiente para completar 1.000 mL. Ela é definida como uma solução de acetato de alumínio a aproximadamente 5%, segundo o peso, de ácido acético em água. Ela pode ser estabilizada pela adição de ácido bórico não superior a 0,6%.

Solução por Extração—Drogas ou artigos farmacêuticos de origem vegetal ou animal são muitas vezes extraídos com água ou com água contendo outras substâncias. Preparações desse tipo podem ser classificadas como soluções. Contudo, geralmente são classificadas como extratos e são descritas ao final deste capítulo.

DUCHAS

Uma ducha é uma solução aquosa direcionada contra uma parte do corpo ou para o interior de uma cavidade corpórea. Ela funciona como um agente de limpeza e anti-séptico. Uma *ducha para os olhos*, usada na remoção de partículas estranhas e descargas dos olhos, é suavemente direcionada em ângulo oblíquo e orientada a partir da extremidade interna para a extremidade externa do olho. As *duchas faríngeas* são usadas no preparo pré-operatório do interior da garganta e para limpar, na presença de condições supurativas. De modo semelhante, existem *duchas nasais* e *duchas vaginais*. As duchas geralmente são direcionadas para a parte apropriada do corpo com o uso de seringas com bulbo (Cap. 109).

As duchas são preparadas na maioria das vezes na forma de um pó, com a orientação para ser dissolvido em uma quantidade especificada de água (geralmente morna). Entretanto, estão disponíveis comprimidos que podem ser usados na preparação de soluções (p. ex., Comprimidos da Solução de Dobell), ou a solução pode ser preparada pelo farmacêutico. No caso de pós ou comprimidos, eles devem estar isentos de material insolúvel, para que se produza uma solução transparente. Os comprimidos são produzidos pelos processos usuais (veja Cap. 45), mas qualquer lubrificante ou diluente usado deve ser facilmente solúvel em água. O ácido bórico pode ser usado como um lubrificante e o cloreto de sódio normalmente é usado como um diluente. Os comprimidos se deterioram na presença de ar úmido e devem ser armazenados em recipientes com pouco ar.

As duchas não constituem uma classe oficial de preparações, mas algumas substâncias no compêndio são freqüentemente usadas dessa forma em soluções fracas. Por exemplo, o cloreto de benzalcônio é usado em várias duchas, e a Solução de Borato de Sódio Composto do NF (National Formulary) XI (Solução de Dobell) tem sido usada como uma ducha faríngea ou nasal. A ducha vaginal de bicarbonato de sódio tem sido usada para melhorar a sensibilidade do teste pós-coito.

As *duchas vaginais* são o tipo mais comum de ducha, usadas com finalidades de higiene. Os concentrados líquidos ou pós, que podem ser preparados em grandes quantidades ou na forma de recipientes para uso único, devem ser diluídos ou dissolvidos em volume apropriado de água morna antes do uso. Os ingredientes usados nas duchas vaginais incluem agentes antimicrobianos como cloreto de benzalcônio, parabens ou clorotimol, anestésicos e agentes antipruriginosos como fenol ou mentol. Adstringentes como o sulfato de zinco ou o alume de potássio, agentes de superfície ativa como o lauril sulfato de sódio e compostos químicos que alteram o pH como o bicarbonato de sódio ou o ácido cítrico também são usados.

ENEMAS

Os enemas são injeções retais empregadas na evacuação do intestino (enemas de evacuação), para influenciar o sistema geral através da absorção ou para tratar uma doença local. Os dois últimos são chamados de enemas de retenção. Eles podem apresentar propriedades anti-helmínticas, nutritivas, sedativas ou estimulantes. Também podem conter substâncias radiopacas para o exame radiológico da porção distal do intestino.

O cloreto de sódio, o bicarbonato de sódio, o fosfato monoidrogenado de sódio e o fosfato diidrogenado de sódio são usados em enemas para a evacuação do intestino. Essas substâncias podem ser usadas isoladamente, combinadas entre si ou em combinação com irritantes como o sabão. O enema de sabão da BPC 1963 é preparado dissolvendo-se 50 g de sabão suave em água purificada suficiente para formar 1.000 mL de enema. O Enema de Fosfatos de Sódio da USP contém 6 g de fosfato de sódio dibásico heptaidratado e 16 g de fosfato de sódio monobásico monoidratado em cada 100 mL. Os enemas de evacuação geralmente são administrados sob temperatura corporal em 500 a 1.000 mL, injetados lentamente com uma seringa.

Um enema de retenção oficial usado com finalidades sistêmicas é a aminofilina. Os enemas de retenção são elaborados de modo a ficarem retidos no intestino e não devem ser utilizados volumes superiores a 150 mL para um adulto. Geralmente, o volume é muito menor, da ordem de poucos mililitros. *Microenema* é um termo usado para descrever essas preparações de volume reduzido. Os veículos usados nos microenemas de retenção têm sido formulados com pequenas quantidades de etanol e propileno glicol, não apresentando nenhuma diferença significativa em termos de irritação, quando comparados com a água. Outras drogas, como o ácido valpróico, a indometacina e o metronidazol, foram formuladas como microenemas com a finalidade de absorção. A absorção de drogas com alto peso molecular, como a insulina, está atualmente sob investigação.

O enema de sulfassalazina tem sido administrado para o tratamento da colite ulcerativa e pode ser preparado pela dispersão dos comprimidos (concentração de 1 g) em 250 mL de água. Um enema na forma de suspensão é composto por 168 g de ácido 5-aminossalicílico; 1,6 g de NaH_2PO_4; 17,9 g de Na_2HPO_4; 36 g de NaCl; 2 g de ascorbato de sódio; 16 g de tragacanto; 8 g de metilparabens; 2 g de propilparabens; 100 mL de propileno glicol e água destilada para formar 4.000 mL. Ele foi preparado por Montgomery e colaboradores[8] e mostrou ser estável por 90 dias, tanto em temperatura ambiente quanto sob refrigeração. O enema de sulfato de bário contém 120 g de sulfato de bário, 100 mL de mucilagem de acácia e enema de amido suficiente para formar 500 mL. Um enema contendo 30 a 50 g de polistireno sulfonato sódico foi preparado usando-se 100 mL de solução de sorbitol.

O enema de amido pode ser usado tanto isoladamente quanto como um veículo para outras formas de medicação. Uma fina pasta é feita triturando-se 30 g de amido em pó com 200 mL de água gelada. Água fervendo é acrescentada até completar 1.000 mL de enema. A preparação é então reaquecida para que se obtenha um líquido transparente.

LÍQUIDOS PARA GARGAREJO

Os líquidos para gargarejo são soluções aquosas que freqüentemente contêm anti-sépticos, antibióticos e/ou anestésicos. São usados no tratamento da faringe e da nasofaringe, através do ato de forçar o ar a partir dos pulmões através do líquido para gargarejo, que é mantido na garganta. Subseqüentemente, o líquido é expectorado. Muitos líquidos para gargarejo podem ser diluídos em água antes do uso. Embora os colutórios sejam considerados uma classe distinta de produtos farmacêuticos, muitos são usados como líquidos para gargarejo, diluídos em água ou não.

Constatou-se que um líquido para gargarejo/limpeza bucal contendo o antibiótico tirotricina fornece níveis de gramicidina (um componente da tirotricina) na saliva, quando usado na forma de líquido para gargarejo. Níveis de gramicidina na saliva mais elevados foram obtidos com pastilhas. Foi obtido alívio rápido da dor oral e faríngea quando a solução Cepacaine, que contém um anestésico local, foi usada para gargarejo.

O Líquido para Gargarejo de Clorato de Potássio e Fenol é um produto oficial do *Pharmaceutical Codex* (PC), em sua 11.ª edição. Ele contém clorato de potássio (30 g), azul V (Índice de Cor Nº, 42051) da classe de alimentos comerciais (0,01 g), fenol liquefeito (15 mL) e água para preparações até 1.000 mL. Ele deve ser diluído em 10 volumes de água morna antes do uso. O produto deve ser identificado de forma que não seja confundido com preparações para uso interno.

Uma solução com edulcorante, iodo-povidona a 7,5% e álcool a 35% (Isodine) está disponível comercialmente como um líquido para limpeza bucal ou para gargarejo após diluição adequada.

COLUTÓRIOS

Os colutórios são soluções aquosas muitas vezes apresentadas na forma concentrada, contendo um ou mais ingredientes ativos e os excipientes descritos adiante. Eles são usados bochechando-se o líquido na cavidade oral. Os colutórios podem ser usados com duas finalidades: terapêuticas e cosméticas. Os colutórios terapêuticos podem ser formulados com o objetivo de provocar a redução de placas, gengivites, cáries dentais e estomatite. Os colutórios com propriedades cosméticas podem ser formulados para promover a redução do mau hálito através do uso de antimicrobianos e/ou agentes aromatizantes.

Informações recentes indicam que os colutórios estão sendo usados como uma forma farmacêutica para vários problemas específicos na cavidade oral. Por exemplo, colutórios contendo uma combinação de anti-histamínicos, hidrocortisona, nistatina e tetraciclina foram preparados a partir de suspensões, pós, xaropes ou soluções disponíveis comercialmente para o tratamento de estomatite, um doloroso efeito adverso da terapia do câncer. Outras drogas incluem o alopurinol, também usado para o tratamento de estomatite, a pilocarpina para xerostomia (boca seca), o ácido tranexâmico para a prevenção de sangramentos após cirurgias orais, a anfotericina B para candidíase oral, o gluconato de clorexidina para o controle da placa e a hexetidina como um agente antibacteriano e antifúngico.

Os colutórios podem ser usados com várias outras finalidades. Por exemplo, o cloreto de cetilpiridínio e o cloridrato de dibucaína proporcionam alívio satisfatório da dor em pacientes com lesões ulcerativas da boca; colutórios ou cremes contendo carbenoxolona são muito eficazes para o tratamento de infecções orofaciais causadas pelo vírus herpes simples, e o câncer oral em estágio indetectável foi reconhecido pelo uso de azul de toluidina na forma de colutório.

Os colutórios geralmente contêm quatro grupos de excipientes, conforme sugerido por Tricca.[9]

ALCOÓIS—O álcool geralmente está presente na faixa de 10 a 20%. Ele aumenta o sabor, realça o gosto da preparação, ajuda a disfarçar o gosto desagradável dos ingredientes ativos, funciona como um agente solubilizante para alguns agentes aromatizantes e pode funcionar como um conservante. Diluentes como a glicerina e o sorbitol podem constituir 5 a 20% do líquido para limpeza bucal. Esses agentes aumentam a viscosidade da preparação e *encorpam* um pouco o produto. Eles acentuam o gosto doce do produto e, juntamente com o etanol, melhoram as propriedades conservantes do produto.

SURFACTANTES—Os surfactantes da classe não-iônica como os copolímeros do bloco polioxietileno/polioxipropileno ou os derivados dos éteres do ácido graxo sorbitol podem ser usados. A faixa de concentração varia de 0,1 a 0,5%. Um surfactante aniônico ocasionalmente utilizado é o lauril sulfato de sódio. Os surfactantes são usados porque auxiliam na solubilização dos agentes aromatizantes e na remoção dos detritos, promovendo a formação de espuma. Os surfactantes catiônicos, como o cloreto de cetilpiridínio, são usados por causa de suas propriedades antimicrobianas. Mas eles tendem a prejudicar um pouco o sabor.

AGENTES AROMATIZANTES—Os agentes aromatizantes são usados juntamente com o álcool e os diluentes para disfarçar gostos desagradáveis. Ao mesmo tempo, os agentes aromatizantes devem ser seguros para o uso. Os agentes aromatizantes essenciais são a hortelã-pimenta, a hortelã, a canela, os óleos de gaultéria, o mentol ou o metil salicilato. Outros agentes aromatizantes podem ser usados isoladamente ou em combinação.

CORANTES—Os corantes também são usados nesses produtos.

Os produtos disponíveis no comércio (p. ex., Cepacol, Listerine, Micrin ou Scope) variam amplamente em sua composição. A Solução Anti-séptica e o Líquido para Limpeza Bucal são descritos no NF XII. A última lavagem contém borato de sódio, glicerina e bicarbonato de potássio. As reações que ocorrem quando essas substâncias são dissolvidas em água são dadas adiante.

```
 CH2OH                 ┌ CH2OH        HOCH2 ┐ -
 |                     │ |              |   │
2CHOH + B(OH)3 →       │ CH—O       O—CH    │ H+ + 3H2O
 |                     │     ↘     ↙        │
 |                     │       B            │
 |                     │     ↗     ↖        │
 CH2OH                 └ CH2—O       O—CH2  ┘

┌ CH2OH        HOCH2 ┐ -
│ |              |   │
│ CH—O       O—CH    │ K+ ←── KHCO3
│     ↘     ↙        │
│       B            │
│     ↗     ↖        │
└ CH2O       O—CH2   ┘
        + H2O + CO2
```

O Colutório de Cloreto de Sódio Composto e o Colutório de Sulfato de Zinco são descritos na BP e na 11.ª edição do PC, respectivamente. A primeira lavagem contém cloreto de sódio, bicarbonato de sódio, emulsão concentrada de hortelã-pimenta e água de clorofórmio em concentração dupla. Preparações não-oficiais incluem o alopurinol em uma concentração próxima a 0,1%, preparado a partir de comprimidos em um veículo de suspensão formado por metilcelulose a 0,5%, adocicado e aromatizado. Modificações nessa preparação se mostraram bastante estáveis.

SUCOS

Um suco é preparado a partir de frutas maduras frescas e apresenta característica aquosa, sendo usado na preparação de xaropes que são empregados como veículos. O suco recém-extraído é conservado com ácido benzóico. Em seguida, é deixado em repouso sob temperatura ambiente por alguns dias, até que as pectinas que naturalmente estão presentes sejam destruídas pela ação enzimática, conforme indicado pela produção de uma solução transparente quando o suco filtrado é adicionado ao álcool. Se as pectinas permanecessem no suco, causariam a precipitação no xarope final.

O Suco de Cereja (RPS-18 pág. 1320) é descrito na USP XXI e o Suco de Framboesa na USP XVIII. O Suco de Framboesa Concentrado (PC, 11.ª ed.) é preparado a partir do suco purificado de framboesas. A pectinase é mexida junto com a polpa das framboesas e a mistura é deixada em repouso por 12 horas. A polpa é prensada, o suco é purificado, e açúcar suficiente é adicionado para ajustar o peso a 20° entre 1,050 a 1,060 g por mL. O suco é então concentrado para um sexto de seu volume original. O ácido sulfúrico ou o metabissulfeto de sódio são adicionados como conservantes.

Atualmente os corantes artificiais substituíram muitos dos sucos de fruta natural. Embora eles não possuam o sabor do suco natural, são mais estáveis e de incorporação mais fácil na forma farmacêutica final. Os sucos comercialmente disponíveis de laranja, maçã, uva e de vegetais misturados foram usados recentemente na elaboração de preparações extemporâneas de colestiramina e nizatidina.

Informações sobre o suco de oxicoco indicam que ele pode ser eficaz no controle de algumas infecções do trato urinário e na urolitíase.

SOLUÇÕES NASAIS

As soluções nasais são geralmente soluções aquosas preparadas para administração nas cavidades nasais, na forma de gotas ou aerossóis. Outras preparações nasais podem ser encontradas na forma de emulsões ou suspensões. Embora muitas das drogas sejam administradas por causa do seu efeito simpaticomimético local — como o Sulfato de Epinefrina ou a Solução Nasal de Cloridrato de Nafazolina da USP, para reduzir a congestão nasal —, algumas outras preparações oficiais, como a Solução Nasal Lypressin da USP e a Solução Nasal de Ocitocina da USP, são administradas na forma de aerossol por causa do seu efeito sistêmico no tratamento do diabetes insípido e da "*descida de leite*" anterior à amamentação, respectivamente. A via atual para a administração de peptídios e proteínas é limitada à injeção parenteral, por causa da inativação que ocorre no trato GI. Dessa forma, existe um número considerável de pesquisas envolvendo a administração intranasal de algumas dessas drogas, como os análogos de encefalinas, o hormônio liberador do hormônio luteinizante (LHRH—do inglês *luteinizing-hormone—releasing hormone*) e a insulina. Outras drogas que são pouco absorvidas no trato GI, como o sulfato de gentamicina, estão sendo administradas na forma de soluções nasais para a obtenção dos níveis sangüíneos apropriados. Alguns agentes como o cloridrato de meperidina e o cloridrato de lidocaína podem ser administrados na forma de soluções nasais para analgesia e no tratamento de cefaléia, respectivamente.

As soluções nasais são preparadas de forma que sejam similares em muitos aspectos às secreções nasais no que diz respeito à toxicidade, ao pH e à viscosidade, de modo que a ação ciliar normal seja mantida. Dessa forma, as soluções nasais aquosas são geralmente isotônicas e discretamente tamponadas, mantendo um pH entre 5,5 e 6,5. Além disso, conservantes antimicrobianos similares àqueles usados nas preparações oftalmológicas e drogas estabilizantes apropriadas podem ser incluídos na formulação.

As preparações nasais disponíveis no mercado também incluem antibióticos, anti-histamínicos e drogas para a profilaxia da asma.

Uma fórmula de Gotas para Uso Nasal de Efedrina (PC, 11.ª ed.) é:

Cloridrato de Efedrina	0,5 g
Clorobutanol	0,5 g
Cloreto de Sódio	0,5 g
Água para preparações	até 100 mL

Os estudos atuais indicam que os aerossóis para uso nasal são depositados principalmente no átrio e são removidos lentamente na direção da faringe, com o paciente em posição ereta. As gotas se espalham por uma extensão maior que o aerossol, de forma que três gotas recobrem a maior parte das paredes da cavidade nasal, com o paciente em decúbito dorsal e com a cabeça inclinada para trás, voltada para a esquerda e para a direita. É sugerido que a administração das gotas, acompanhada pelo movimento apropriado do paciente, promove um melhor contato com as paredes da cavidade nasal.

SOLUÇÕES ÓTICAS

Essas soluções ocasionalmente são chamadas de preparações auriculares. Outras preparações óticas incluem formulações como as suspensões e os ungüentos para aplicação tópica no ouvido.

As principais classes de drogas usadas para administração tópica no ouvido incluem analgésicos como a benzocaína; antibióticos como a neomicina e antiinflamatórios como a cortisona. As preparações da USP incluem a Solução de Antipirina e a Solução de Benzocaína Ótica. As Soluções de Sulfato de Neomicina e de Polimixina B e a Solução Ótica de Hidrocortisona podem conter os tampões apropriados, solventes e dispersantes, geralmente em uma solução aquosa. Os principais solventes usados nessas preparações incluem a glicerina ou a água. O veículo de glicerina viscosa permite que a droga permaneça no ouvido por um grande intervalo de tempo. A glicerina anidra, por ser higroscópica, tende a remover a umidade dos tecidos adjacentes, reduzindo o edema. Líquidos viscosos como a glicerina ou o propileno glicol são usados tanto isoladamente como em combinação com um surfactante para auxiliar na remoção de cerúmen (cera de ouvido). As Gotas para o Ouvido de Bicarbonato de Sódio da BP podem ser usadas na remoção de cera do ouvido. Essa preparação contém bicarbonato de sódio (5 g), glicerina (30 mL) e água purificada (em quantidade suficiente para completar 100 mL).

Para garantir às preparações aquosas um tempo suficiente que permita a sua ação, é necessário que os pacientes fiquem em decúbito lateral por alguns minutos, para que as gotas não escorram para fora do ouvido. As preparações óticas são fornecidas em um recipiente que permite a administração de gotas.

SOLUÇÕES DE IRRIGAÇÃO

As soluções de irrigação são usadas para lavar incisões cirúrgicas, ferimentos ou tecidos do corpo. Como entram em contato com tecidos expostos, devem atender aos rígidos critérios da USP no que se refere à esterilidade, aos sólidos totais e às endotoxinas bacterianas. Esses produtos podem ser preparados pela dissolução do ingrediente ativo em Água para Injeção. Eles são acondicionados em recipientes de dose única, preferencialmente feitos de vidro do Tipo I ou do Tipo II ou em recipientes plásticos adequados, sendo então esterilizados. Veja o Cap. 40 para informações sobre os procedimentos de esterilização. Várias irrigações são descritas pela USP, como a Irrigação com Ácido Acético para irrigação da bexiga, a Irrigação de Sulfóxido Dimetil para o alívio de cistite interna, a Solução para Irrigação de Sulfatos de Neomicina e Polimixina B usada em infecções e a Irrigação de Cloreto de Sódio para lavagem de ferimentos.

As formulações extemporâneas freqüentemente são preparadas usando uma solução isotônica de cloreto de sódio como solvente. Por exemplo, a cefazolina ou a gentamicina em cloreto de sódio a 0,9% (NaCl) são usadas como irrigações para prevenção de infecções, a dinoprostona em injeção de ringer lactato é usada como irrigação intra-uterina contínua para hemorragia pós-parto grave e o 5-fluorouracil em NaCl a 0,9% é empregado na irrigação da bexiga. Os alumes, tanto de potássio como de amônio, em água estéril ou NaCl a 0,9% para irrigação, têm sido usados nas hemorragias de bexiga. A anfotericina em água estéril tem sido usada para o tratamento de infecções localizadas da bexiga e do trato urinário. Todas as preparações extemporâneas devem preencher os critérios citados para as irrigações aprovadas pela USP.

Soluções Adocicadas ou Outras Soluções Aquosas Viscosas

As soluções que são adocicadas ou viscosas incluem xaropes, méis, mucilagens e geléias. Todas são líquidos viscosos ou semi-sólidos. As substâncias doces ou viscosas básicas que encorpam essas preparações são os açúcares, os polióis ou os polissacarídios (gomas).

XAROPES

Os xaropes são soluções concentradas de um açúcar como a sacarose em água ou outro líquido aquoso. Quando a Água Purificada é usada isoladamente na preparação da solução de sacarose, a preparação é conhecida como *Xarope*, ou *xarope simples*. Além da sacarose, outros polióis, como a glicerina ou o sorbitol, podem ser adicionados para retardar a cristalização da sacarose ou para aumentar a solubilidade dos ingredientes adicionados. O álcool muitas vezes é incluído como um conservante e também como um solvente para os agentes aromatizantes. Uma resistência adicional ao ataque microbiano pode ser proporcionada pela incorporação de agentes antimicrobianos. Quando a solução aquosa contém alguma substância medicinal, o xarope é chamado de *xarope medicinal*. Um xarope *edulcorado* geralmente não é medicinal, mas contém várias substâncias aromáticas ou de sabor agradável, sendo usado como veículo ou condimento para receitas como Acácia, Cereja, Coco e Laranja da USP XXI.

Os xaropes edulcorados oferecem oportunidades incomuns como veículos em misturas extemporâneas, sendo aceitos com facilidade tanto por crianças como por adultos. Por conterem nenhum ou muito pouco álcool, são os veículos de escolha para muitas das drogas que são prescritas por pediatras. A ausência de álcool os torna solventes melhores para as substâncias hidrossolúveis. Entretanto, a administração contínua de medicamentos baseados em sacarose para crianças causa um aumento na freqüência de cáries dentais e de gengivite. Conseqüentemente, formulações alternativas da droga, tanto sem açúcar como adocicadas com substâncias que não causam cáries, devem ser consideradas. O conhecimento sobre o conteúdo de açúcar dos medicamentos líquidos é útil para os pacientes que devem ser submetidos a restrição calórica. Uma lista foi preparada por Bergen.[10]

Os xaropes apresentam propriedades notáveis de disfarçar o gosto de drogas amargas ou salgadas. O xarope com glicirrizina tem sido recomendado para disfarçar o gosto salgado de brometos, iodetos e cloretos. Esse fato tem sido atribuído ao seu caráter de colóide e à sua dupla propriedade adoçante — a função adoçante imediata exercida pelo açúcar e a função adoçante retardada exercida pela glicirrizina. Esse xarope também é usado para mascarar o amargor das preparações contendo as vitaminas do complexo B. O Xarope de Acácia da USP XXI (pág. 1020), por causa do seu caráter de colóide, é particularmente importante como veículo para disfarçar o gosto desagradável de muitos medicamentos. O Xarope de Framboesa da BP 1988 é um dos agentes aromatizantes mais eficientes, sendo especialmente útil para disfarçar o gosto de drogas amargas. Muitos fatores, entretanto, participam na escolha do edulcorante adequado. Os relatos da literatura são muitas vezes contraditórios, e parece não haver um substituto ao painel de sabores. A literatura sobre esse assunto foi revisada por Meer.[11] Essa referência e o Cap. 55 devem ser consultados para informações adicionais sobre a edulcoração de formas farmacêuticas e sobre a preparação de vários xaropes oficiais. Uma série de artigos escritos por Schumacher versa sobre as formas de se melhorar o gosto das misturas usando-se agentes aromatizantes e adoçantes.[12] Na fabricação dos xaropes, a sacarose deve ser selecionada cuidadosamente, devendo-se usar água purificada livre de substâncias estranhas, vasos e recipientes limpos. A operação deve ser conduzida com cuidado para evitar-se a contaminação, a fim de que os produtos conservem a sua estabilidade.

A concentração da sacarose não deve atingir o ponto de saturação, mas deve aproximar-se dele. Em soluções diluídas, a sacarose se torna um excelente nutriente para fungos, leveduras e outros microrganismos. Em concentrações de 65% por peso ou mais, a solução retardará o crescimento desses microrganismos. Entretanto, uma solução saturada levará à cristalização de parte da sacarose em condições de mudança de temperatura.

Quando o calor é usado na preparação de xaropes, é quase certo que ocorra a inversão de uma pequena porção da sacarose. As soluções de sacarose são dextrorrotatórias, mas, enquanto a hidrólise prossegue, a rotação óptica diminui, tornando-se negativa quando a reação está completa. Essa reação é chamada de *inversão*, porque ocorre a formação de *açúcar invertido* (dextrose + levulose). A taxa da inversão é muito aumentada pela presença de ácidos. O íon hidrogênio age como um catalisador nessa reação hidrolítica. O açúcar invertido é fermentado com mais facilidade que a sacarose e tende a apresentar uma cor mais escura. Contudo, os seus dois açúcares redutores são importantes na função de retardar a oxidação de outras substâncias.

O *Xarope Invertido* é descrito na BP. Ele pode ser preparado hidrolisando-se a sacarose com o ácido clorídrico e neutralizando-se a solução com carbonato de cálcio ou sódio. A sacarose na solução a 66,7% *p/p* deve estar ao menos 95% invertida. O xarope invertido, quando misturado a um volume adequado de xarope, impede a deposição de cristais de sacarose na maioria das condições de armazenamento.

A levulose formada durante a inversão é mais doce que a sacarose, resultando em um xarope mais doce que o original. A capacidade adoçante relativa entre a levulose, a sacarose e a dextrose está na razão de 173:100:74. Dessa forma, o açúcar invertido é $1/100\ (173 + 74)^1/_2 = 1{,}23$ vezes mais doce que a sacarose. A levulose formada durante a hidrólise também é responsável pelo escurecimento do xarope. Ela é sensível ao calor e escurece facilmente, sobretudo em solução. Quando o xarope ou a sacarose são superaquecidos, eles se caramelizam.

Ocasionalmente, é apropriado usar uma preparação líquida livre de açúcar. Uma lista dessas preparações foi publicada.[13]

PREPARAÇÃO

Os xaropes são preparados de várias formas. A escolha do método adequado depende das características físicas e químicas das substâncias usadas na preparação.

Solução com Calor—Esse é o método usual de preparação dos xaropes quando o constituinte avaliado não é volátil ou alterado pelo calor e quando se deseja fazer o xarope rapidamente. A sacarose geralmente é adicionada à água purificada ou a uma solução aquosa, e é aquecida até que a solução seja produzida. Em seguida é peneirada e adicionada a uma quantidade adequada de água purificada para atingir o peso ou o volume desejados. Se o xarope for preparado a partir de uma infusão, decocção ou solução aquosa contendo matéria orgânica como a seiva do bordo, geralmente é indicado o aquecimento do xarope até o ponto de ebulição, para coagular a substância albuminosa. Em seguida, é separada com a peneira. Se a albumina ou outras impurezas forem mantidas no xarope, a fermentação provavelmente será induzida por um ambiente aquecido. Os sacarômetros são muito úteis na preparação dos xaropes pelo método do calor, nos casos em que a densidade do xarope é conhecida. Eles podem ser imersos no xarope durante a fervura, determinando o grau exato de concentração sem precisar esperar o xarope esfriar e ter que aquecê-lo novamente para concentrá-lo mais. Quando for feita a leitura da densidade do xarope quente, deve-se levar em conta a variação em relação à temperatura oficial (as densidades da USP são medidas a 25°).

O aquecimento excessivo dos xaropes até a temperatura de ebulição é indesejável porque ocorre maior inversão da sacarose, aumentando a chance de que haja fermentação. Os xaropes não podem ser esterilizados em uma autoclave sem que haja certo grau de caramelização. Isso é indicado por uma cor amarelada ou amarronzada que resulta da formação de caramelo pela ação do calor sobre a sacarose.

A fórmula e o procedimento descritos para o Xarope de Acácia (pág. 1020) ilustram esse método de preparação.

Agitação sem Calor —Esse processo é usado nos casos em que o calor pode causar a perda de constituintes voláteis importantes. Na preparação de volumes de até 2.000 mL, a sacarose deve ser adicionada à solução aquosa em uma garrafa que comporte o dobro da capacidade necessária para armazenar o xarope. Isso permite que se faça a agitação, ocorrendo a rápida formação da solução. A vedação da garrafa é importante, de modo a prevenir contaminação e perda durante o processo. A garrafa deve ser posta na horizontal quando não for agitada. Tanques de vidro com agitadores mecânicos, especialmente adaptados para dissolver a sacarose, são usados na preparação de grandes quantidades de xarope.

Esse método e aquele descrito anteriormente são usados na elaboração de uma grande variedade de preparações que são descritas popularmente como xaropes. A maioria dos xaropes para tosse, por exemplo, contém sacarose e um ou mais ingredientes ativos. Entretanto, a composição exata desses produtos não é fornecida no rótulo. Além disso, alguns desses produtos estão arrolados na USP, mas nenhuma orientação é fornecida sobre a sua preparação. Por exemplo, o Xarope de Guaifenesina da USP (xarope de guaiacolato de gliceril) é oficial, mas o único ingrediente especificado é a guaifenesina (guaiacolato de gliceril).

A BP oferece um método de preparação da Solução Oral de Fosfato de Codeína. Ela contém fosfato de codeína (5 g), água (15 mL), solução alcoólica de clorofórmio (25 mL) e xarope suficiente para formar 1.000 mL. Ela pode ser usada para o alívio da tosse. Outro xarope para essa finalidade é o Codeine Linctus da PC (11.ª ed.). Trata-se realmente de um xarope medicinal que possui propriedades calmantes e de supressão da tosse. Diferentemente do xarope, ele contém corantes e agentes aromatizantes. A fórmula do Codeine Linctus da PC (11.ª ed.) é

Fosfato de Codeína	3 g
Solução Composta de Tartrazina	10 mL
Solução de Ácido Benzóico	20 mL
Solução Alcoólica de Clorofórmio	20 mL
Água para Preparações	20 mL
Xarope de Limão	200 mL
Xarope	até 1.000 mL

Dissolva o fosfato de codeína em água, acrescente 500 mL de xarope e misture. Adicione outros ingredientes e xarope suficiente para produzir 1.000 mL.

Para uso pediátrico, 200 mL desse "linctus" são diluídos em xarope suficiente para formar 1.000 mL. Se o açúcar for contraindicado na dieta, o Diabetic Codeine Linctus da PC (11.ª ed.) pode ser usado:

Fosfato de Codeína	3 g
Monoidrato de Ácido Cítrico	5 g
Solução Alcoólica de Limão	1 mL
Solução Composta de Tartrazina	10 mL
Solução de Ácido Benzóico	20 mL
Solução Alcoólica de Clorofórmio	20 mL
Água para Preparações	20 mL
Solução de Sorbitol	até 1.000 mL

Dissolva o fosfato de codeína e o ácido cítrico em água, acrescente 750 mL da solução de sorbitol e misture. Adicione os outros ingredientes e solução de sorbitol suficiente para produzir 1.000 mL.

A Solução de Sorbitol é o agente adoçante e contém 70% *p/p* de sólidos totais, consistindo principalmente em *d*-sorbitol. Ele tem cerca da metade da capacidade adoçante do xarope. A US Food and Drug Administration (FDA) baniu o uso do clorofórmio em medicamentos e cosméticos por causa dos relatos de carcinogênese em animais.

As formulações básicas podem facilmente sofrer variações para produzir os artigos comercializados. A única droga da receita (p. ex., fosfato de codeína ou metadona) deve, sem dúvida, ser omitida da formulação. Entretanto, em certos países, como o Canadá, uma quantidade reduzida de fosfato de codeína é permitida em um xarope para tosse de venda livre. Além dos ingredientes citados ou listados nos compêndios oficiais (p. ex., tolu, albarrã ou ipecacuanha), muitos xaropes para tosse contêm anti-histamínicos.

Muitos outros ingredientes ativos (p. ex., sulfato de efedrina, cloridrato de diciclomina, hidrato de cloral ou cloridrato de clorpromazina) são comercializados como xaropes. De forma semelhante aos xaropes para tosse, essas preparações contêm agentes edulcorantes e corantes, sendo recomendadas nas situações nas quais o paciente não pode engolir a fórmula de medicação sólida.

Adição de um Líquido Medicinal ao Xarope—Esse método é reservado para os casos nos quais extratos líquidos, tinturas ou outros líquidos são adicionados ao xarope para torná-lo medicinal. Os xaropes feitos dessa forma geralmente desenvolvem precipitados. Isso ocorre porque o álcool é muitas vezes um dos ingredientes usados e as substâncias oleosas dissolvidas pelo álcool precipitam quando misturadas com o xarope, produzindo preparações de aspecto desagradável. Uma modificação desse processo freqüentemente adotada consiste na mistura do extrato líquido ou tintura com água, deixando a mistura em repouso para permitir a separação dos constituintes insolúveis, filtrando e então dissolvendo a sacarose no filtrado. É óbvio que esse processo não é possível quando os ingredientes precipitados são os agentes medicinais importantes. A fórmula e o procedimento descritos para o Xarope de Eriodictiona Aromático da USP XXI (RPS-18 pág. 1301) ilustram esse método de preparação.

Percolação —Nesse procedimento, a água purificada ou uma solução aquosa passa lentamente sobre uma camada de sacarose cristalina, dissolvendo-a e formando um xarope. Uma compressa de algodão é colocada ao nível do pescoço do percolador e a água ou solução aquosa é adicionada. Por meio de uma torneira, o fluxo é regulado de forma que surjam gotas em uma sucessão rápida. Se necessário, uma porção do líquido é reciclada através do percolador para dissolver toda a sacarose. Finalmente, uma quantidade suficiente de água purificada passa através do algodão para formar o volume necessário.

Para que esse processo seja usado com êxito, deve-se ter cuidado em alguns aspectos: (1) o percolador usado deve ser cilíndrico ou semicilíndrico, em forma de cone à medida que se aproxima do orifício inferior; (2) um açúcar grosso e granular deve ser usado, caso contrário ele coalescerá, formando uma massa compacta na qual o líquido não pode penetrar; (3) o algodão purificado deve ser introduzido com cuidado.

Se for pressionado com muita força, o algodão irá parar o processo de modo eficaz. Se for inserido de forma muito frouxa, o líquido passará através do algodão rapidamente e o filtrado será fraco e turvo (por causa de uma filtração imperfeita). Ele deve ser completamente inserido no pescoço do percolador. Uma extremidade protrusa dentro do percolador, direcionada para a sacarose, permitirá que menos porções de água passem através do orifício inferior, sem dissolver toda a sacarose. Para orientações específicas, veja o tópico *Xaropes* (RPS, pág. 1027). O processo da percolação é aplicado em escala comercial, tanto na preparação dos xaropes oficiais como na daqueles usados em confeitarias.

A percolação é o método preferido de preparação do Xarope da USP (RPS, pág. 1027). A sacarose, nesse caso, é colocada no percolador. Entretanto, uma abordagem um pouco modificada deve ser usada quando uma droga ou um vegetal for incorporado no xarope. Por exemplo, a casca de cereja selvagem é inicialmente percolada com a água; o vaso coletor contém sacarose (800 g) e glicerol (50 mL). Quando o volume total for de 1.000 mL, o percolado é agitado para produzir o Xarope de Cereja Selvagem da PC (11.ª ed.).

Reconstituição — Para melhorar a estabilidade e minimizar a contaminação microbiana, as formulações de xarope seco podem ser preparadas e sofrer a adição de Água Purificada da USP, logo antes da fabricação ou do uso. Misturas em forma de pó, produtos granulados e parcialmente granulados foram investigadas para essa finalidade por Ryder.[14]

A preparação da mistura em pó necessita de menos equipamentos e energia. Os problemas de estabilidade química são mínimos, porque o uso de calor ou de solventes pode ser evitado no processo e uma pequena quantidade de mistura pode ser obtida no produto final. Infelizmente, as misturas em pó podem apresentar problemas de homogeneidade. No caso de um produto totalmente granulado, todos os ingredientes são incluídos no estágio de granulação. A droga pode ser incorporada no produto seco antes da granulação ou ser dissolvida ou suspensa no líquido que é submetido à granulação. Após a formação, os grânulos são secados e então avaliados, para que as partículas com tamanho acima do desejado sejam quebradas. As vantagens das misturas granuladas sobre as misturas em pó incluem uma aparência melhor, fluxo melhor, menos problemas de segregação e menos formação de poeira durante o processamento. As misturas parcialmente granuladas são usadas para que sejam obtidas algumas das vantagens da granulação, sem as suas desvantagens. Geralmente a droga e outras partículas finas são incluídas no estágio de granulação, podendo incluir alguns diluentes para melhorar o fluxo e reduzir a segregação e a poeira. Os materiais selecionados para a mistura com os grânulos secos podem incluir excipientes termolábeis como os agentes aromatizantes e os materiais de fluxo livre, como os açúcares.

CONSERVAÇÃO

Os xaropes devem ser feitos em quantidades que possam ser consumidas em alguns meses, exceto nos casos em que instalações especiais estejam disponíveis para a sua conservação. Uma baixa temperatura é o melhor método. Uma concentração sem supersaturação também é condição favorável à conservação. A USP determina que os xaropes podem conter conservantes. A glicerina, o metilparabens, o ácido benzóico e o benzoato de sódio podem ser usados para impedir o crescimento de bactérias e fungos. Combinações de ésteres de alquil do ácido *p*-hidroxibenzóico são inibidores efetivos de leveduras responsáveis pela contaminação dos xaropes comercializados.

Os xaropes oficiais devem ser conservados em garrafas secas, preferencialmente aquelas que foram esterilizadas. Essas garrafas não devem conter mais que o necessário para 4 a 6 semanas. Devem ser completamente preenchidas, vedadas cuidadosamente e armazenadas em local fresco e escuro.

Xaropes Preparados a Partir de Sucos

Os xaropes de amora preta, abacaxi e morango podem ser preparados seguindo-se as orientações descritas para o Xarope de Framboesa da BP 1988. Um volume de suco concentrado de framboesa é diluído com 11 volumes de xarope. A BP oferece informações específicas para a produção do Xarope de Groselha Negra, sendo preparado tanto a partir do suco purificado de groselha negra como a partir do suco concentrado de groselha negra disponível no comércio. Ele contém um antioxidante adequado, e corantes alimentícios apropriados podem ser adicionados. O Xarope de Cereja da USP XXI é preparado a partir de suco de cereja pela adição de álcool, sacarose e água (pág. 1028).

Xaropes Contendo Fármacos

Os xaropes, tanto na forma de xarope como de xarope com aromatizante, são úteis na preparação de apresentações líquidas dos medicamentos para uso oral. Podem ser preparados a partir da droga pura, conforme descrito anteriormente, mas também a partir de injeções, cápsulas ou comprimidos, se a droga pura não estiver disponível. Se a droga e todos os excipientes na preparação (como injetáveis ou cápsulas) forem hidrossolúveis, será formada uma solução quando o xarope for preparado. Por outro lado, se a preparação que estiver sendo usada contiver ingredientes insolúveis em água, o que é geralmente o caso dos comprimidos e de algumas cápsulas, uma suspensão será formada (veja adiante sobre preparações a partir de comprimidos). Algumas dessas preparações foram descritas na literatura, não apenas no que diz respeito à sua formulação, mas também em relação à sua estabilidade e biodisponibilidade. Algumas drogas que são preparadas tanto a partir da droga pura como a partir da forma injetável incluem o midazolam, a atropina, o ácido aminocapróico, a terbutalina, a procainamida, a cloroquina, o propranolol e a cafeína citratada. Se o sal apropriado da droga for usado, será formada uma solução.

Quando são usados comprimidos na preparação de formulações líquidas, uma suspensão geralmente é formada. Isso ocorre porque muitas vezes um ingrediente insolúvel em água é usado nas preparações em forma de comprimido. Algumas formulações preparadas a partir de comprimidos são o cloridrato de clonidina, a acetil cefuroxima, a famotidina, o sulfato de terbutalina, a espironolactona, a ranitidina, o propranolol e a rifampina. As suspensões resultantes devem apresentar distribuição uniforme das partículas, de forma que seja obtida uma dose confiável. Se os materiais não forem distribuídos uniformemente, formulações de suspensão mais apropriadas devem ser consideradas, descritas a seguir neste capítulo. As preparações farmacêuticas podem conter um líquido que é insolúvel em água, como o ácido valpróico ou a simeticona, para ser incorporado em um xarope. Nesse caso será formada uma emulsão, tornando difícil a preparação de um produto uniforme.

MÉIS

Os *méis* são preparações líquidas espessas algo semelhantes aos xaropes, diferindo no fato de que o mel, em vez do xarope, é usado como uma base. Eles constituem uma classe de preparações que perderam importância na atualidade. Contudo, em outra época, antes que o açúcar fosse disponível e quando o mel era o agente adoçante mais comum, o mel era amplamente utilizado. A BP possui uma monografia sobre o mel purificado e apresenta uma preparação para tosse contendo mel. O Oximel de Albarrã contém albarrã, água, ácido acético e mel, e é preparado por um processo de maceração.

O mel e as pastas de açúcar são usados em pequena escala, tendo sido discutidos na literatura farmacêutica para aplicação tópica no tratamento de certos tipos de úlceras e abscessos. Pastas de açúcar finas e espessas contendo açúcar Caster (um açúcar muito fino e granulado), açúcar em glacê (sem aditivos), polietileno glicol 400 e peróxido de hidrogênio (em uma concentração final de 0,15%) foram preparados e mostraram ser benéficos no processo de cicatrização.

MUCILAGENS

As mucilagens oficiais são líquidos espessos, viscosos e adesivos, produzidos pela dispersão de goma em água ou pela extração de princípios mucilaginosos de substâncias de origem vegetal em água. Todas as mucilagens apresentam tendência à decomposição, exibindo uma apreciável diminuição da viscosidade quando armazenadas. Elas nunca devem ser feitas em quantidades maiores do que as necessárias para o consumo imediato, a menos que um conservante seja adicionado. A Mucilagem de Acácia do NF XII contém ácido benzóico, e a Mucilagem de Tragacanto da BPC (1973) contém álcool e água de clorofórmio. O clorofórmio em produtos para uso interno é proibido em alguns países.

A Mucilagem de Acácia pode ser preparada colocando 350 g de acácia em uma garrafa graduada, lavando a droga com água purificada gelada, deixando escorrer e acrescentando água purificada morna suficiente, na qual 2 g de ácido benzóico foram dissolvidos, para completar um volume de 1.000 mL. A garrafa é então vedada, colocada na horizontal, rodada ocasionalmente, e o produto é peneirado quando a acácia estiver dissolvida.

A Mucilagem de Tragacanto da BPC (1973) é preparada misturando 12,5 g de tragacanto com 25 mL de álcool (90%) em uma garrafa seca, acrescentando rapidamente água de clorofórmio suficiente para atingir 1.000 mL e agitando vigorosamente. O álcool é usado para dispersar a goma, impedindo a aglomeração mediante a adição de água.

As mucilagens são usadas principalmente para auxiliar na suspensão de substâncias insolúveis em líquidos. A sua característica de colóide e a sua viscosidade ajudam a impedir que ocorra a sedimentação imediata. Exemplos incluem o enxofre em soluções, a resina em misturas e os óleos em emulsões. Tanto o tragacanto como a acácia são parcialmente ou completamente insolúveis em álcool. O tragacanto é precipitado da solução pelo álcool, mas a acácia é solúvel em soluções alcoólicas diluídas. Uma solução de acácia a 60% pode ser preparada com álcool a 20%, e uma solução de acácia a 4% pode ser preparada até com álcool a 50%.

A viscosidade da mucilagem de tragacanto é reduzida por ácidos, bases ou cloreto de sódio, particularmente se a mucilagem for aquecida. Ela exibe máxima viscosidade em um pH de 5. A acácia é hidrolisada por ácidos minerais diluídos formando arabinose, galactose e os ácidos aldobiônico e galacturônico. A sua viscosidade é baixa, mas é mantida em uma ampla faixa de pH.

Pesquisas recentes com as mucilagens incluem a preparação de mucilagem de tanchagem e a identificação dos seus açúcares, a preparação e as propriedades de suspensão da goma de coco, a preparação de ungüentos de glicerina usando mucilagem de semente de linho e considerações sobre a utilização de várias gomas e mucilagens obtidas de algumas plantas indígenas em produtos com finalidades farmacêuticas.

Algumas substâncias sintéticas semelhantes às mucilagens como *álcool polivinílico, metilcelulose, carboximetilcelulose* e substâncias correlatas descritas no Cap. 55 são usadas na concentração apropriada como substitutos de mucilagens, agentes emulsificadores e de suspensão. A metilcelulose (pág. 1032) é amplamente utilizada como laxativo, porque ela absorve a água e se transforma em um hidrogel no intestino, de forma semelhante à que ocorre com a goma de *psyllium* ou de *caraia*. A Solução Oral de Metilcelulose da USP é uma solução edulcorada desse agente. Ela pode ser preparada pela lenta adição de metilcelulose em cerca de um terço da quantidade de água fervendo, mexendo até que esteja completamente encharcada. Água fria é então acrescentada, e o material encharcado é dissolvido, mexendo a mistura. A viscosidade da solução dependerá da concentração e das especificações da metilcelulose. As gomas sintéticas não provocam gliconeogênese e podem ser usadas nas preparações de xaropes para diabéticos. A sódio carboximetilcelulose entre 0,25 a 1% de classe intermediária diluída em água é geralmente adequada na preparação de um veículo de suspensão. Algumas fórmulas para xaropes desse tipo, baseadas na sódio carboximetilcelulose, foram propostas.

Mucilagens uniformemente suaves são algumas vezes difíceis de serem preparadas, por causa da umidade irregular das gomas. Em geral, é melhor usar finas partículas de goma e dispersá-las sob boa agitação com um pouco de álcool a 95% ou em água fria (exceto para a metilcelulose). A quantidade adequada de água pode então ser acrescentada mexendo a mistura. Uma revisão da química e das propriedades da acácia e de outras gomas pode ser consultada.[15]

GELÉIAS

As geléias constituem uma classe de géis na qual a matriz coerente estrutural contém uma alta proporção de líquido, geralmente água. Elas são similares às mucilagens, na medida em que podem ser preparadas a partir de gomas similares. Mas diferem das mucilagens por apresentarem uma consistência típica de geléia. Uma goma integral da melhor qualidade, em vez de uma goma em pó, é preferível para que se obtenha uma preparação transparente de consistência uniforme. O tragacanto é a goma usada na preparação da Geléia de Sulfato de Efedrina do NF XII. Embora o agente espessante específico nas geléias da USP não seja indicado, a referência geralmente é feita na monografia em relação a uma base hidrossolúvel, estéril e viscosa. Essas preparações também podem ser formuladas com água a partir de acácia, condro, gelatina, carboximetilcelulose, hidroxietilcelulose e substâncias similares.

As geléias são usadas como lubrificantes para luvas cirúrgicas, cateteres e termômetros retais. A Geléia de Cloridrato de Lidocaína da USP é usada como um anestésico tópico. Geléias vaginais terapêuticas estão disponíveis, e certas preparações semelhantes a geléias são usadas com finalidades de contracepção, muitas vezes contendo agentes tensoativos para aumentar as propriedades espermicidas da geléia. Substâncias aromáticas, como o salicilato de metil e o eucaliptol, são muitas vezes adicionadas para dar à preparação um odor agradável.

As geléias são suscetíveis à contaminação microbiana, devendo conter conservantes. Por exemplo, o metil *p*-hidroxibenzoato é usado como um conservante em uma base para geléias medicinais. Uma base contém alginato de sódio, glicerina, gluconato de cálcio e água. Os íons de cálcio causam uma ligação cruzada com o alginato de sódio, formando um gel de consistência mais firme. Uma discussão sobre os géis é oferecida adiante neste capítulo.

Soluções Não-aquosas

É difícil avaliar de maneira apropriada a importância dos solventes não-aquosos nos processos farmacêuticos. Que eles são importantes na fabricação dos produtos farmacêuticos não há dúvida. Entretanto, as preparações farmacêuticas, em particular aquelas feitas para uso interno, raramente contêm mais do que quantidades ínfimas de solventes orgânicos usados na fabricação ou operação analítica. Por exemplo, a indústria usa grandes quantidades de clorofórmio em algumas operações, mas o solvente não é importante no produto final. Um mL de clorofórmio dissolve cerca de 200 mL de água, e a solução formada pode ser usada como veículo (veja a seção sobre *Águas Aromáticas*). O clorofórmio foi ingrediente de vários xaropes para tosse no passado, mas foi proibido nos EUA pela FDA, nos produtos fabricados para uso interno. Solventes como a acetona, o benzeno e o éter de petróleo não devem ser usados nas preparações para uso interno.

Os produtos comercializados para uso interno podem conter solventes como o etanol, a glicerina, o propileno glicol, certos óleos e parafina líquida. As preparações para uso externo podem conter solventes além daqueles mencionados, como o álcool isopropílico, polietileno glicóis, vários éteres e certos ésteres. Um bom exemplo de preparações desse tipo são os alcoóis para massagem rubefaciente. O Álcool para Massagem da USP deve ser fabricado de acordo com os critérios do Bureau of Alcohol, Tobacco, and Firearms do US Treasury Department, usando a Fórmula 23-H de álcool desnaturado. Essa mistura contém 8 partes por volume de acetona, 1,5 parte por volume de metil isobutil cetona e 100 partes por volume de etanol. Além do álcool no Álcool para Massagem, o produto final deve conter água, octa-acetato de sacarose ou benzoato de denatônio. Também pode apresentar em sua composição corantes, óleos perfumados e um estabilizante adequado. O conteúdo alcoólico por volume não é inferior a 68,5% e não é superior a 71,5%. O conteúdo de álcool isopropílico no Álcool Isopropílico para Massagem da USP pode variar de 68 a 72%. O produto final pode conter aditivos corantes apropriados, óleos perfumados e estabilizantes adequados.

Embora os limites entre as preparações aquosas e não-aquosas não sejam nítidos nos casos em que o solvente é solúvel em água, é possível categorizar vários produtos como não-aquosos. Esta seção é, portanto, direcionada aos grupos de soluções não-aquosas: as soluções alcoólicas ou hidroalcoólicas (p. ex., elixires e soluções alcoólicas), soluções etéreas (p. ex., colóides), soluções de glicerina (p. ex., glicerinas), soluções oleosas (p. ex., linimentos, lipovitaminas e gotas para dor de dente), inalações e inalantes.

Embora a lista que acabamos de descrever seja limitada, uma ampla variedade de solventes é usada em várias preparações farmacêuticas. Solventes como o glicerol formal, a dimetilacetamida e o glicerol dimetilcetal foram sugeridos para uso em alguns produtos industrializados. Entretanto, a toxicidade de muitos desses solventes não está bem estabelecida, e, por essa razão, estudos clínicos cuidadosos devem ser conduzidos sobre o produto antes de sua liberação para o mercado.

É essencial que a toxicidade dos solventes seja testada adequadamente e aprovada para que se evitem problemas. Um exemplo grave aconteceu em 1937, quando ocorreram óbitos depois que o dietileno glicol foi usado em um elixir de sulfanilamida. O resultado dessa tragédia foi o Federal Food, Drug and Cosmetic Act de 1938, que tornou obrigatória a realização de testes de segurança e eficácia em todos os produtos.

COLÓDIOS

Os colódios são preparações líquidas contendo piroxilina (uma nitrocelulose) em uma mistura de éter etílico e etanol. Eles são aplicados sobre a pele usando uma escova macia ou outro aplicador adequado. Quando o éter e o etanol evaporam, deixam um filme de piroxilina na superfície. O colódio medicinal oficial, Colódio de Ácido Salicílico da USP, contém 10% *p/v* de ácido salicílico no Colódio Flexível da USP, e é usado como um agente ceratolítico no tratamento de verrugas e calos. O Colódio da USP e o Colódio Flexível da USP são agentes que protegem da umidade e são usados em pequenos cortes e arranhões. O colódio se torna flexível pela adição de óleo de rícino e de cânfora. Ele tem sido usado para reduzir ou eliminar os efeitos colaterais do tratamento com fluorouracila para ceratoses solares. Outros veículos além do colódio flexível, como uma base de poliacrílico, têm sido usados na incorporação do ácido salicílico para o tratamento de verrugas com menos irritação da pele.

ELIXIRES

Os elixires são líquidos transparentes, edulcorados com sabor agradável, adocicados e hidroalcoólicos para uso oral. Os principais ingredientes dos elixires são o etanol e a água. Contudo, a glicerina, o sorbitol, o propileno glicol, agentes edulcorantes, conservantes e xaropes são muitas vezes usados na preparação do produto final. Os solventes são usados com freqüência para aumentar a solubilidade da droga na forma farmacêutica. Os elixires são mais fluidos que os xaropes, devido ao uso de menos ingredientes viscosos (como o álcool) e do uso mínimo de agentes para melhorar a viscosidade (como a sacarose). Eles são utilizados na forma de agentes edulcorantes e veículos (como o Elixir Aromático da USP — pág. 1028) para drogas. Quando tais substâncias são incorporadas aos solventes específicos, elas são classificadas como elixires medicinais. O Elixir de Dexametasona da USP e o Elixir de Fenobarbital da USP são exemplos. Ocasionalmente, certos efeitos adversos (p. ex., erosões da mucosa) podem ser eliminados ou reduzidos se a droga ativa (p. ex., cloreto de potássio) for administrada como elixir, em vez da forma sólida.

A distinção entre alguns dos xaropes medicinais e os elixires nem sempre é clara. Por exemplo, o Xarope de Sulfato de Efedrina da USP contém entre 20 e 40 mL de álcool em 1.000 mL do produto. O Elixir de Efedrina da BP contém um veículo adequadamente condimentado e 12% de álcool. As definições são algumas vezes inconsistentes e, em alguns casos, não são muito importantes em relação à nomenclatura dos artigos comercializados. Para ser chamada de elixir, entretanto, a solução deve conter álcool.

O conteúdo alcoólico varia muito, desde elixires contendo apenas uma pequena quantidade àqueles contendo uma quantidade considerável, como recurso necessário para promover a solubilidade. Por exemplo, o Elixir Aromático da USP contém 21 a 23% de álcool. O Elixir de Benzaldeído Composto da USP, por outro lado, contém apenas 3 a 5%.

Os elixires também podem conter glicerina e xarope. Eles podem ser adicionados para aumentar a solubilidade do agente medicinal, atuar como adoçantes ou diminuir os efeitos farmacológicos do álcool. Alguns elixires contêm propileno glicol. Esse solvente tem sido relatado como um substituto satisfatório da glicerina e do álcool. Sumner,[16] em seu artigo sobre as preparações de hidrato de terpina, resumiu as vantagens e desvantagens desse solvente e sugeriu algumas formulações com características terapêuticas superiores àquelas do elixir descrito no NF XIII.

Uma das quatro formulações descritas no artigo de Sumner é dada a seguir:

Hidrato de Terpina	6,0 g
Óleo de Laranja	0,1 mL
Benzaldeído	0,005 mL
Solução de Sorbitol da USP	10,0 mL
Propileno Glicol	40,0 mL
Álcool	43,0 mL
Água Purificada, em quantidade suficiente para formar	100,0 mL

Dissolva o hidrato de terpina na solução de propileno glicol e sorbitol que foi aquecida a 50°. Acrescente o óleo e o benzaldeído ao álcool e misture com a solução de hidrato de terpina a 25°. Acrescente água purificada suficiente para formar um produto com 100 mL.

O elixir contém 300 mg de hidrato de terpina/5 mL, uma quantidade mínima de álcool e agentes aromatizantes que disfarçam adequadamente o gosto do propileno glicol.

Embora o álcool seja um excelente solvente para algumas drogas, ele acentua o gosto salgado dos brometos e de sais similares. É muitas vezes preferível, dessa forma, substituir parte do álcool da fórmula por algum outro solvente que seja mais efetivo na neutralização desses sabores. Em geral, se o gosto for levado em conta, o formulador tende a usar um xarope, em vez de um veículo hidroalcoólico.

Por causa das quantidades relativamente pequenas de ingredientes que precisam ser dissolvidas, os elixires são preparados e fabricados com maior facilidade em relação aos xaropes, que freqüentemente contêm quantidades consideráveis de açúcar. Um elixir pode conter ingredientes solúveis tanto em água como em álcool. Se for esse o caso, o seguinte procedimento é indicado:

Dissolva os ingredientes hidrossolúveis em parte da água. Acrescente e dissolva sacarose na solução aquosa. Prepare a solução aquosa contendo os outros ingredientes. Acrescente a fase aquosa à solução alcoólica, filtre e complete o volume desejado com água.

A sacarose aumenta a viscosidade e diminui as propriedades solubilizantes da água, devendo ser acrescentada depois que a solução primária foi feita. Um alto conteúdo alcoólico é mantido durante a preparação, pela adição da fase aquosa à solução alcoólica. Os elixires sempre devem ter um aspecto bastante transparente. Eles podem ser peneirados ou filtrados e, se necessário, sujeitos à ação clareadora do talco purificado ou da terra com silício.

Um dos elixires oficiais do passado, o Elixir Iso-Alcoólico do NF XV (pág. 1049), na verdade é uma combinação de duas soluções: uma contendo 8 a 10% de álcool e a outra contendo 73 a 78%. Ele é usado como um veículo para vários medicamentos que necessitam de solventes de concentrações alcoólicas diferentes. Por exemplo, a concentração alcoólica do elixir para ser usado com um único líquido galênico, que é uma preparação líquida de origem vegetal, é aproximadamente a mesma do galênico. Quando preparações de diferentes concentrações alcoólicas são usadas na mesma receita, o elixir a ser usado deve produzir a melhor solução. Este apresenta geralmente a média das concentrações alcoólicas das preparações usadas. Para substâncias que não são extraídas, o menor grau alcoólico de elixir que produza uma solução transparente deve ser selecionado.

A fórmula do Elixir com Alto Teor Alcoólico é:

Solução Alcoólica Composta de Laranja	4 mL
Sacarina	3 g
Glicerina	200 mL
Álcool, em quantidade suficiente para formar	1.000 mL

Esse elixir e muitas outras preparações líquidas feitas para uso interno, como os xaropes para diabéticos espessados com sódio carboximetilcelulose ou substâncias similares, contêm a sacarina como adoçante. No passado, os cientistas estudaram os efeitos tóxicos desse adoçante e relataram a ocorrência de tumores de bexiga em ratos. Entretanto, atualmente é aceito pela maioria que esse efeito não se aplica aos seres humanos quando a sacarina é usada como adoçante. Pesquisas com um outro adoçante, o ciclamato,[17] mostraram que ele pode produzir câncer em animais, tendo sido retirado de uma grande variedade de produtos.

Os ciclamatos e a sacarina foram proibidos em alguns países como ingredientes dos produtos fabricados. Muitas pesquisas foram feitas para encontrar-se um substituto sintético seguro para a sacarose. Como resultado, o aspartame (metil *N* (-L-α-aspartil)-L-fenilalaninato), que é cerca de 200 vezes mais doce que a sacarose, está sendo usado atualmente em muitas preparações comerciais como adoçante. Ele é pouco solúvel em água, e é mais estável em um pH de 4,3.

As pesquisas sobre a preparação de um elixir seco têm sido conduzidas por Kim e colaboradores.[18] Os Elixires Secos contendo um antiinflamatório não-esteróide e o etanol foram encapsulados em uma camada de dextrana. A constante da taxa de dissolução da droga a partir das microcápsulas aumentou consideravelmente em relação à droga isolada, possivelmente devido ao solvente etanol. Foi sugerido que esse tipo de fórmula de medicação pode ser útil para melhorar a solubilidade, a taxa de dissolução e a biodisponibilidade da droga.

INCOMPATIBILIDADES

Devido ao fato de os elixires conterem álcool, as incompatibilidades desse solvente devem ser consideradas durante a formulação. O álcool precipita o tragacanto, a acácia e o ágar de soluções aquosas. De forma semelhante, ele precipita muitos sais inorgânicos de soluções similares. Essas substâncias devem estar ausentes da fase aquosa ou presentes em concentrações que não ofereçam perigo de precipitação quando armazenadas.

Se uma solução aquosa for acrescentada a um elixir, uma precipitação parcial dos ingredientes solúveis em álcool pode ocorrer. Isso é devido ao reduzido conteúdo alcoólico da preparação final. Na maioria das vezes, entretanto, o conteúdo alcoólico da mistura não é diminuído o suficiente para causar a separação. Como veículos para tinturas e extratos líquidos, os elixires geralmente causam uma separação da matéria extraída desses produtos devido à redução do conteúdo alcoólico.

Muitas das incompatibilidades entre os elixires e as substâncias combinadas com eles estão relacionadas com as características químicas do elixir *per se* ou dos ingredientes na preparação final. Dessa forma, certos elixires se comportam como ácidos na reação, enquanto outros podem ser alcalinos.

GLICERINAS

As glicerinas ou gliceritas são soluções ou misturas de substâncias medicinais com pelo menos 50% do peso composto por glicerina. A maioria das glicerinas é extremamente viscosa, e algumas apresentam uma consistência semelhante à das geléias. Poucas são utilizadas em grande escala. A glicerina é um solvente farmacêutico valioso, formando soluções permanentes e concentradas que não podem ser obtidas de outra forma.

A glicerina é usada como o único solvente na preparação da Solução Ótica de Antipirina e Benzocaína da USP. Como citado no tópico *Soluções Óticas*, a glicerina é usada isoladamente para auxiliar na remoção do cerúmen. O Externol, um produto comercial que contém 5% de peróxido de carbamida (peróxido de uréia hidrogenada) em glicerina, tem demonstrado qualidades superiores na dispersão da cera de ouvido. Uma base de glicerina foi escolhida como o melhor solvente usado em uma preparação ótica durante um estudo envolvendo a estabilidade e a atividade antimicrobiana das gotas óticas de sulfato de canamicina.

As glicerinas são higroscópicas e devem ser armazenadas em recipientes bem-vedados.

INALAÇÕES E INALANTES

Inalações

As preparações para inalação são usadas de forma que a droga seja carreada para o interior da árvore respiratória do paciente. O vapor ou névoa alcança a área afetada e oferece um alívio imediato dos sintomas de congestão brônquica e nasal. A USP define as Inalações da seguinte forma:

> As inalações são drogas, soluções ou suspensões de uma ou mais drogas administradas pela via respiratória nasal ou oral para a obtenção de um efeito local ou sistêmico. As soluções ou drogas em água estéril para inalação ou em uma solução para inalação de cloreto de sódio podem ser nebulizadas com o uso de gases inertes. Os nebulizadores são adequados para a administração de soluções para inalação apenas quando eles proporcionam gotas suficientemente finas e uniformes em tamanho, de forma que a névoa alcance os bronquíolos. As soluções nebulizadas devem ser aspiradas diretamente do nebulizador, ou o nebulizador pode ser conectado a uma máscara facial de plástico, mecha de gaze ou máquina de respiração com pressão positiva intermitente.
>
> Um outro grupo de produtos, também conhecido como inaladores com dose aferida (IDA), são suspensões de drogas ou soluções propelidas por um gás liquefeito, com ou sem um solvente. São feitas visando à administração de doses específicas da droga para a árvore respiratória. Um IDA contém múltiplas doses, muitas vezes excedendo algumas centenas. Os volumes mais comuns de dose única variam de 25 a 100 μL (também expressos em mg) por atuação.
>
> Exemplos de IDA contendo soluções de drogas e suspensões nessa farmacopéia são o Aerossol para Inalação de Epinefrina e o Aerossol para Inalação de Cloridrato de Isoproterenol e Bitartarato de Fenilefrina, respectivamente.

Os pós também podem ser administrados através de equipamentos mecânicos que necessitam da produção manual de pressão ou de uma inalação profunda pelo paciente, como a Cromolina Sódica para Inalação.

Conforme especificado pela USP, o tamanho da partícula é da maior importância na administração desse tipo de preparação. Os vários equipamentos mecânicos que são usados para inalação são descritos no Cap. 109. Foi relatado que o melhor tamanho de partícula para a penetração na cavidade pulmonar é da ordem de 0,5 a 7,0 μm. Névoas finas são produzidas por aerossóis pressurizados e dessa forma apresentam vantagens básicas sobre os nebulizadores mais antigos. Além disso, os aerossóis graduados oferecem doses mais uniformes (veja Cap. 50). Várias inalações são descritas na USP XXI. Por exemplo, a Solução para Inalação de Epinefrina é uma solução de Epinefrina em Água Purificada preparada com o uso do Ácido Clorídrico e a Solução para Inalação de Isoproterenol é uma solução de Cloridrato de Isoproterenol em Água Purificada, podendo conter Cloreto de Sódio.

O termo *inalações*, definido pela BP, tem um significado diferente. Essas são soluções ou suspensões de um ou mais ingredientes ativos que podem conter um agente inerte, difusor suspenso. Elas são feitas com o objetivo de liberar os constituintes voláteis para inalação, tanto quando colocadas em um coxim ou quando acrescentadas à água quente, mas não fervendo. A Inalação de Benzoína da BP contém benzoína, estoraque e álcool. Os vapores liberados de uma preparação contendo 1 colher de chá da tintura e cerca de 500 ml de água fervendo podem ser inalados. O equipamento conhecido como vaporizador pode ser usado com várias preparações comercialmente disponíveis desse tipo (veja Cap. 109).

Inalantes

A USP define "inalantes" da seguinte forma:

> Uma classe especial de inalações denominada "inalantes" consiste em drogas ou combinações de drogas que, por causa da sua

alta pressão de vapor, podem ser carreadas por uma corrente de ar para o interior das cavidades nasais, onde elas exercem o seu efeito. O recipiente a partir do qual o inalante é administrado é conhecido como inalador.

O Inalante de Propil-hexedrina da USP e o Inalante de Tuamino-heptano da USP XXII consistem em rolos cilíndricos do material fibroso adequado impregnado com propil-hexedrina ou tuamino-heptano (na forma de carbonato), geralmente aromatizados e acondicionados em um inalador adequado. A propil-hexedrina é o ingrediente ativo no Inalador Benzedrex, amplamente utilizado. Ambas as drogas são vasoconstritores usados no alívio da congestão nasal. Os inaladores que entram em contato com os lábios ou com as cavidades nasais se tornam contaminados por bactérias, devendo ser restritos ao uso pessoal.

Outro inalante, o Nitrito de Amil da USP, é muito inflamável e não deve ser usado se houver risco de ignição. Ele é armazenado em recipientes de vidro selados com uma gaze protetora. Depois da quebra do recipiente, a gaze absorve a droga, que então é inalada para o tratamento da dor anginosa (veja a pág. 1283).

LINIMENTOS

Os linimentos são soluções ou misturas de várias substâncias em óleo, soluções alcoólicas de sabão ou emulsões, que podem conter os conservantes antimicrobianos adequados. Essas preparações, que podem ser líquidas ou semilíquidas, são fabricadas para uso externo e devem ser identificadas dessa forma. Elas são aplicadas mediante massagem sobre a área afetada. Por causa disso, elas foram no passado chamadas de *embrocações*.

Os linimentos geralmente são aplicados exercendo-se fricção e massagem na pele. O óleo ou a base de sabão facilitam a aplicação e a massagem. Os linimentos alcoólicos são usados geralmente por causa dos seus efeitos rubefacientes, antiirritativos, discretamente adstringentes e penetrantes. Esses linimentos penetram na pele com maior facilidade do que aqueles com uma base oleosa. Os linimentos oleosos são mais brandos em sua ação, mas são mais úteis quando a massagem é necessária. Dependendo dos seus ingredientes, esses linimentos podem funcionar exclusivamente como camadas protetoras. Os linimentos não devem ser aplicados sobre a pele arranhada ou ferida.

Muitos dos linimentos "brancos" comercializados são baseados na formulação a seguir ou em variações dela.

Linimento Branco da BP

Ácido Oléico	85 mL
Óleo de Terebintina	250 mL
Solução de Amônia Diluída	45 mL
Cloreto de Amônio	12,5 g
Água Purificada	625 mL

Misture o ácido oléico com o óleo de terebintina. Dilua a solução de amônia diluída com 45 mL de água, previamente aquecida, acrescente à solução oleosa e misture para formar uma emulsão. Separadamente, dissolva o cloreto de amônio no resto da água. Acrescente à emulsão e misture.

Outros linimentos contêm substâncias antipruriginosas, adstringentes, emolientes ou analgésicos, e são classificados com base em seu ingrediente ativo. Aqui está um exemplo.

Aplicação de Calamina Composta da PC (11.ª ed.) (Linimento de Calamina Composta)

Calamina	100 g
Óxido de Zinco	50 g
Gordura de Lã	25 g
Estearato de Zinco	25 g
Parafina Mole Amarela	250 g
Parafina Líquida	550 g

Os pós, finamente peneirados, são triturados em uma pasta mole com uma certa quantidade de parafina líquida (Petrolato Líquido). A gordura de lã, o estearato de zinco e a parafina mole amarela (Petrolato) são derretidos juntos e misturados com uma certa quantidade de parafina líquida. A mistura é incorporada com os pós triturados, e o resto da parafina líquida é acrescentado sob mistura.

Os dermatologistas prescrevem produtos desse tipo, mas apenas aqueles contendo os rubefacientes são anunciados com freqüência e usados pelos consumidores para o tratamento de dores musculares leves. É essencial que essas aplicações sejam comercializadas com uma identificação informando que o seu emprego é restrito "Apenas para Uso Externo". Os linimentos contendo um agente antiinflamatório não-esteróide estão sendo investigados por causa de seus efeitos antiinflamatórios e analgésicos.

No passado, o óleo canforado (linimento canforado) foi confundido com o óleo de castor, resultando em ingestão e talvez em envenenamento. Por isso o óleo canforado foi retirado do mercado. O Óleo Canforado é classificado atualmente como uma nova droga pela FDA, para a qual uma nova utilização é necessária.

OLEOVITAMINAS

As oleovitaminas são óleos de fígado de peixe diluídos em um óleo vegetal comestível, soluções das vitaminas indicadas ou concentrados de vitaminas (geralmente vitaminas A e D) no óleo de fígado de peixe. A definição é ampla o suficiente para incluir uma grande variedade de produtos comercializados.

As oleovitaminas A e D são oficiais; a vitamina D pode estar presente como ergocalciferol ou colecalciferol obtido pela ativação do ergosterol ou do 7-desidrocolesterol. Também pode ser obtida a partir de fontes naturais. A vitamina A sintética ou um concentrado podem ser usados na preparação da oleovitamina A. A matéria-prima para o concentrado é um óleo de fígado de peixe. O ingrediente ativo é isolado pela destilação molecular ou pelo procedimento de saponificação e extração. Esse último procedimento é descrito em detalhes na monografia sobre a preparação da Solução de Vitamina A Concentrada da PC (11.ª ed.).

Essas vitaminas são instáveis na presença dos óleos rançosos. Portanto, essas preparações devem ser armazenadas em recipientes pequenos, preferencialmente selados a vácuo ou sob uma atmosfera de um gás inerte, e protegidos da luz e do ar.

SOLUÇÕES ALCOÓLICAS

As soluções alcoólicas, algumas vezes conhecidas como essências, são soluções alcoólicas ou hidroalcoólicas de substâncias voláteis. Como as águas aromáticas, o ingrediente ativo na solução alcoólica pode ser um sólido, um líquido ou um gás. A árvore genealógica dessa classe de preparações começa com um par de produtos, o Conhaque (*Spiritus Vini Vitis*) e o Uísque (*Spiritus Frumenti*), terminando em uma grande variedade de produtos que se encaixam na definição dada acima. Os médicos têm debatido sobre o valor terapêutico dos primeiros produtos e eles não são mais oficiais nos compêndios.

Algumas soluções alcoólicas são usadas pela via interna por causa do seu valor medicinal, poucas usadas para inalação e um grande número atuando como agentes aromatizantes. O último grupo oferece uma forma conveniente e fácil para a obtenção do óleo volátil na quantidade desejada. Por exemplo, uma solução alcoólica ou preparação semelhante pode ser usada na formulação de águas aromáticas ou de outros produtos farmacêuticos que necessitam de um sabor diferente.

A definição da BP para as Soluções Alcoólicas é muito ampla. Alguns exemplos são a Solução Alcoólica de Amônia Aromática da BP, que tem uma fórmula diferente da USP XXI, sendo usada como aromatizante; a Solução Alcoólica de Sabão da BP, que é usada em vez do xampu em doenças do couro cabeludo, e a Solução Alcoólica Cirúrgica da BP, usada por causa da sua ação adstringente na pele íntegra.

As soluções alcoólicas devem ser armazenadas em recipientes fechados, resistentes à luz, e em local fresco. Isso ajuda a prevenir a evaporação e a volatilização do álcool ou do princípio ativo, limitando as alterações oxidativas. As soluções alcoólicas geralmente contêm um alto teor alcoólico e conseqüentemente devem ser mantidas afastadas do fogo.

PREPARAÇÃO

Existem quatro métodos clássicos de preparação.

Solução Simples—Esse é o método pelo qual a maioria das soluções alcoólicas é preparada. A Solução Alcoólica de Amônia Aromática da USP é oficial. Uma fórmula e um procedimento são dados na USP XXI, que ilustra esse método de preparação.

Solução Alcoólica de Amônia Aromática da USP XXI

Carbonato de Amônio, em pedaços translúcidos	34 g
Solução Forte de Amônia	36 mL
Óleo de Limão	10 mL
Óleo de Lavanda	1 mL
Óleo de Noz-moscada	1 mL
Álcool	700 mL
Água Purificada, em volume suficiente para formar	1.000 mL

Dissolva o carbonato de amônio na solução concentrada de amônia e 195 mL de água purificada com leve agitação, deixando a solução em repouso por 12 horas. Dissolva os óleos em álcool armazenado em uma garrafa graduada ou cilindro. Depois acrescente lentamente a solução de carbonato de amônio e água purificada suficiente para que o produto alcance 1.000 mL. Tampe e deixe a mistura em um local fresco por 24 horas, agitando-a ocasionalmente; então filtre, usando um funil coberto.

A solução alcoólica é um estimulante respiratório, sendo administrada pela inalação do vapor. Ela é comercializada em recipientes adequadamente fechados, resistentes à luz, ou na forma de potes de vidro para uma dose, envolvidos por um envelope de algodão macio. O pote é facilmente quebrado; o algodão age como uma esponja para absorver a solução alcoólica.

O carbonato de amônio é uma mistura do bicarbonato de amônio e do carbamato de amônio (NH_2COONH_4). O carbamato reage com a água para formar o carbonato. Uma solução de carbonato de amônio é, portanto, uma solução de bicarbonato de amônio e de carbonato de amônio em água. Entretanto, decompõe-se em água, sendo os produtos dessa decomposição a amônia, o dióxido de carbono e a água. A estabilidade da solução alcoólica é melhorada pela adição de uma solução de amônia concentrada. Isso diminui a hidrólise do carbonato de amônio e, dessa forma, diminui a perda dos gases dissolvidos.

Solução com Maceração—Nesse procedimento, as folhas de uma droga são maceradas em água purificada para que se extraia a matéria solúvel em água. As folhas maceradas e úmidas são adicionadas a uma quantidade adequada de álcool. O óleo volátil é adicionado ao líquido filtrado. A Solução Alcoólica de Hortelã-pimenta da USP é produzida por esse processo. A Solução Alcoólica de Hortelã-pimenta da BP difere do produto oficial por ser uma solução do óleo volátil apenas em etanol a 90%. A concentração do óleo volátil no produto final é quase a mesma, mas a preparação oficial apresenta uma cor verde.

Reação Química—Nenhuma solução alcoólica oficial é preparada por esse processo. O nitrito de etil é feito pela ação de nitrito de sódio em uma mistura de álcool e ácido sulfúrico em baixas temperaturas. Essa substância é então usada na preparação da Solução Alcoólica de Nitrito de Etil (Solução Alcoólica Doce de Nitro), um produto que não é mais oficial e que foi retirado do mercado.

Destilação—O Conhaque e o Uísque são feitos por destilação. O último é derivado de pasta fermentada de sementes total ou parcialmente germinadas de cereais maltados, e o primeiro, a partir de suco fermentado de uvas maduras.

INCOMPATIBILIDADES

As soluções alcoólicas são, em sua maioria, preparações de alto teor alcoólico e não são diluídas facilmente com soluções aquosas ou líquidos de baixo teor alcoólico. A adição de uma solução desse tipo invariavelmente causa a separação de alguma parte do material dissolvido na solução alcoólica, evidenciado por um aspecto turvo que pode desaparecer à medida que ocorre a formação de uma camada distinta. Os sais podem ser precipitados de suas soluções aquosas pela adição de soluções alcoólicas, devido à sua menor solubilidade em líquidos alcoólicos.

Algumas soluções alcoólicas apresentam incompatibilidades características dos ingredientes que elas contêm. Por exemplo, a Solução Alcoólica de Amônia Aromática não pode ser misturada com preparações aquosas contendo alcalóides (p. ex., fosfato de codeína). Uma reação ácido-básica (amônia-fosfato) ocorre, e, se o teor alcoólico da mistura final for muito baixo, a codeína precipitará.

GOTAS PARA DOR DE DENTE

As gotas para dor de dente são preparações usadas para o alívio temporário da dor de dente aplicando-se uma pequena compressa de algodão embebida no produto no interior da cavidade oral. Os compostos anestésicos incluem o óleo de cravo, o eugenol ou a benzocaína. Outros ingredientes incluem a cânfora, o creosoto, o mentol e o álcool. O óleo de cravo, contendo uma alta concentração de eugenol, que é o seu componente principal, tem sido considerado seguro e eficaz para a dor de dente.

Essas preparações não são mais reconhecidas oficialmente. Além disso, os dentistas não recomendam o uso das gotas para dor de dente se o paciente tiver acesso aos serviços odontológicos adequados. Algumas preparações podem lesar as gengivas e produzir complicações mais graves que a dor de dente original. Entretanto, muitas áreas que não possuem os serviços odontológicos adequados e o farmacêutico irão, movidas pela necessidade, usar essas preparações. O paciente deve ser alertado sobre os possíveis riscos associados ao seu uso.

As Gotas para Dor de Dente do NF XI contêm 25 g de clorobutanol em óleo de cravo suficiente para fazer o produto medir 100 mL. Outra formulação contém creosoto, óleo de cravo, benzocaína e álcool em uma base flexível de colódio.

EMULSÕES

Uma emulsão é um sistema de duas fases preparado pela combinação de dois líquidos imiscíveis, um dos quais é disperso uniformemente através do outro, consistindo em glóbulos que têm diâmetros iguais ou maiores que os diâmetros das maiores partículas de colóide. O líquido que está disperso em pequenas gotas é chamado de fase dispersa, interna ou descontínua. O outro líquido é o meio de dispersão, fase externa ou contínua.

A maioria das emulsões incorpora uma fase aquosa em uma fase não-aquosa (ou vice-versa). Entretanto, é possível preparar emulsões que sejam basicamente não-aquosas. Por exemplo, as investigações sobre os efeitos emulsificadores dos surfactantes aniônicos e catiônicos no sistema não-aquoso imiscível composto pela glicerina e pelo óleo de oliva mostraram que certas aminas e três agentes catiônicos produziram emulsões estáveis. Essa ampliação da definição básica do termo emulsão é reconhecida na USP.

Embora a definição da USP seja ampla o bastante para englobar os sistemas não-aquosos, é dada ênfase às emulsões que contêm água, pois elas são muito mais comuns em farmácia. A USP define as emulsões da seguinte forma:

> Emulsões são sistemas de duas fases nos quais um líquido está disperso através de outro líquido na forma de pequenas gotas. Quando o óleo é a fase dispersa e uma solução aquosa é a fase con-

tínua, o sistema é chamado de uma emulsão de óleo-em-água (O/A). Inversamente, quando a água ou uma solução aquosa é a fase dispersa e o óleo ou um material oleoso é a fase contínua, o sistema é chamado de uma emulsão de água-em-óleo (A/O).

APLICAÇÕES

Quando é necessário administrar óleos pela via oral, a aceitação do paciente é aumentada quando o óleo é preparado na forma de emulsão. Dessa forma, o óleo mineral (um laxativo), o ácido valpróico (um anticonvulsivante), as vitaminas solúveis em óleo, os óleos vegetais e as preparações para alimentação enteral são freqüentemente formulados na forma de emulsão O/A para melhorar o sabor.

A biodisponibilidade dos óleos para absorção pode ser aumentada quando o óleo está na forma de pequenas gotas. Além disso, a absorção de algumas drogas (como a griseofulvina, as sulfonamidas e a vitamina A) pode ser aumentada quando elas são preparadas na forma de uma emulsão O/A. As formulações para emulsões de drogas como a eritromicina e o salicilato de fisostigmina têm sido consideradas, com o objetivo de melhorar a sua estabilidade. Finalmente, o principal uso das emulsões é nas preparações tópicas. Tanto as emulsões O/A como A/O são amplamente utilizadas, dependendo do efeito desejado. As bases de emulsão do tipo A/O tendem a ser mais oclusivas e emolientes que as bases de emulsão O/A, que tendem a ser removidas mais facilmente pela água. Maiores informações podem ser encontradas no Cap. 44. Os efeitos de viscosidade, tensão de superfície, solubilidade, tamanho das partículas, formação de complexo e excipientes sobre a biodisponibilidade das suspensões e emulsões orais foram discutidos em detalhes por Rettig.[17]

Na prática, as emulsões apresentam várias vantagens importantes sobre as outras fórmulas líquidas. Essas podem ser resumidas da seguinte forma:

- Em uma emulsão, as propriedades terapêuticas e a capacidade de espalhamento dos constituintes são aumentadas.
- O gosto ou odor desagradável de um óleo pode ser parcial ou totalmente neutralizado pela formação de uma emulsão. Técnicas secundárias de neutralização estão disponíveis para o formulador, mas elas devem ser usadas com cautela. Se agentes aromatizantes e adoçantes são acrescentados à emulsão, apenas quantidades mínimas devem ser usadas para evitar as náuseas e o desconforto gástrico que resultam da ingestão de quantidades maiores desses excipientes.
- A absorção e a penetração dos medicamentos são controladas mais facilmente se eles são incorporados em uma emulsão.
- A ação da emulsão é prolongada e o efeito do emoliente é maior do que aquele observado em preparações semelhantes.
- A água é um diluente barato, e é um bom solvente para muitas drogas e agentes edulcorantes que são incorporados em uma emulsão.

Embora esta seção sobre emulsões enfoque primariamente aquelas destinadas para uso oral e secundariamente aquelas para aplicação tópica, deve ser mencionado que existem várias emulsões para uso parenteral que são descritas em livros especializados nesse assunto. Por exemplo, emulsões do tipo O/A são usadas para alimentação intravenosa contendo nutrientes lipídicos. Elas são usadas como uma forma de oferecer uma fonte de calorias e de ácidos graxos essenciais. Essas emulsões devem atender a padrões rígidos envolvendo o tamanho das partículas, a segurança e a estabilidade. Exemplos de produtos comerciais incluem o Intralipid (*Cutter*) e o Liposyn (*Abbott*). Outros usos especializados das emulsões incluem as emulsões radiopacas que são usadas como agentes diagnósticos para exames radiológicos. Outros tipos de emulsões para uso parenteral incluem as emulsões A/O de extratos alergênicos que são administradas pela via subcutânea e preparações radiopacas O/A de depósito com liberação prolongada administradas por via intramuscular.

INGREDIENTES

A seleção da fase oleosa das preparações orais depende da finalidade do produto. Por exemplo, o óleo mineral é usado como laxativo, e o óleo de milho é usado por causa das suas propriedades nutritivas. Os óleos vegetais podem ser usados para dissolver ou suspender agentes farmacêuticos, como as vitaminas lipossolúveis. A seleção da fase oleosa das preparações tópicas O/A ou A/O é discutida no Cap. 44.

As emulsões são termodinamicamente instáveis por causa do grande aumento na energia da superfície que resulta da combinação de tensão na interface, da grande área de superfície da fase dispersa e da diferença de densidade entre as duas fases. Assim, as emulsões tendem a tornar-se cremosas — a fase menos densa sobe e a fase mais densa desce no recipiente. Posteriormente, as gotas podem coalescer, com uma redução considerável na energia livre da superfície. Conseqüentemente, muitas pesquisas têm sido conduzidas sobre a sua preparação e estabilização. A teoria da emulsificação é descrita no Cap. 22. Para fabricar as emulsões adequadas e mantê-las estáveis por um período adequado, vários excipientes são usados na sua preparação. Os mais importantes são aqueles chamados de agentes emulsificadores, que podem ser divididos em três classes.

1. **Agentes Emulsificadores Naturais**—Essas substâncias podem ser derivadas de fontes vegetais e incluem a acácia, o tragacanto, os alginatos, o condro e a pectina. Embora a atividade de superfície dessas substâncias seja baixa, elas alcançam o seu poder emulsificador pelo aumento da viscosidade da fase aquosa, conforme indicado por White.[19] Exemplos de agentes emulsificadores derivados de fontes animais incluem a gelatina, a clara de ovo, a caseína, a gordura de lã, o colesterol e a lecitina. Por causa da constituição química muito diferente desses compostos, eles têm uma variedade de usos, dependendo do composto específico, tanto nas preparações de uso oral como tópico. Todos os agentes presentes na natureza exibem variações em suas propriedades emulsificadoras, de um lote para o outro.
2. **Sólidos Finamente Divididos**—Os compostos usados com maior freqüência em farmácia são as argilas coloidais: a bentonita (silicato de alumínio) e o Veegum (silicato de alumínio e magnésio). Esses compostos são bons emulsificadores e tendem a ser absorvidos no nível da interface. Geram um aumento na viscosidade (geralmente na fase aquosa) e são comumente usados em associação com um surfactante na preparação de emulsões O/A. Contudo, tanto as preparações O/A como A/O podem ser feitas começando-se pela adição da argila à fase externa. Elas são empregadas freqüentemente para uso externo, como em loções ou cremes.
3. **Agentes Emulsificadores Sintéticos**—Esse grupo de agentes emulsificadores é mais efetivo quando se reduz a tensão de interface entre a fase oleosa e a fase aquosa, porque as moléculas possuem propriedades tanto hidrofílicas como hidrofóbicas. Essa propriedade é descrita pelo número do seu balanço hidrofílico-lipofílico (BHL), que pode variar desde 40 para o sulfato dodecil de sódio até 1 para o ácido oléico. Os agentes emulsificadores, algumas vezes usados isoladamente, são preferencialmente uma combinação de dois agentes emulsificadores. Eles podem fornecer valores de BHL que variam de 8 a 16 (satisfatórios para emulsões O/A) até valores de 3 a 8 (para emulsões A/O). Esses agentes emulsificadores estão disponíveis em tipos iônicos diferentes: aniônico, como o sulfato dodecil de sódio; catiônico, como o cloreto de benzalcônio; não-iônico, como o polietileno glicol 400 monoestearato; e anfolítico, como os derivados dos aminoácidos de cadeia longa. Muitos desses agentes são descritos no Cap. 55, e o seu mecanismo de ação é discutido nos Caps. 20 e 22.

Além dos agentes emulsificadores, os *agentes de viscosidade* também são empregados, principalmente os colóides hidrofílicos, como as gomas presentes na natureza (descritas anteriormente) e os polímeros parcialmente sintéticos, como os derivados da celulose (p. ex., metilcelulose, hidroxipropilmetilcelulose, sódio carboximetilcelulose). Vários polímeros sintéticos também podem ser usados, como os polímeros de carbômero. Esses materiais são hidrofílicos na natureza e se dissolvem ou dispersam em água para formar uma solução viscosa, funcionando como estabilizadores de emulsões.

A fase aquosa da emulsão favorece o crescimento de microrganismos. Por causa disso, um conservante geralmente é acrescentado ao produto. Alguns dos conservantes que têm sido usados incluem o clorocresol, o clorobutanol, as preparações de mercúrio, o ácido salicílico, os ésteres de ácido *p*-hidroxibenzóico, o ácido benzóico, o benzoato de sódio ou o ácido sórbico. O conservante deve ser selecionado levando-se em conta o uso final da preparação e as possíveis incompatibilidades entre o conservante e os ingredientes na emulsão (p. ex., ligação entre o agente ativo de superfície e o conservante). Valores baixos de pH em torno de 5 a 6 e baixas concentrações de água são características que ajudam a inibir o crescimento microbiano nas emulsões.

A maioria das emulsões consiste em uma fase não-aquosa (oleosa ou lipídica) e uma fase aquosa (ou a água), de modo que alguma parte do conservante pode passar para a fase oleosa e ser removida da fase aquosa. É na fase aquosa que os microrganismos crescem. Como resultado, os conservantes hidrossolúveis são mais efetivos por causa da concentração de conservante não-ligado na fase aquosa, que é de grande importância na inibição do crescimento microbiano. Os ésteres de ácido *p*-hidroxibenzóico parecem ser os conservantes mais satisfatórios para as emulsões.

Muitos modelos matemáticos foram usados para determinar a disponibilidade dos conservantes nos sistemas de emulsões. Um modelo leva em conta o coeficiente de partição O/A do conservante, a interação entre o conservante e o surfactante, a tensão na interface e a permeabilidade de membrana. Entretanto, por causa de vários fatores que reduzem a efetividade do conservante, uma avaliação microbiológica final da emulsão deve ser feita.

Embora a ênfase no que se refere à conservação das emulsões seja dada à fase aquosa, os microrganismos também podem existir na fase lipídica. Conseqüentemente, tem sido recomendado que sejam utilizados pares de conservantes para garantir a concentração adequada em ambas as fases. Os ésteres do ácido *p*-hidroxibenzóico podem ser usados para garantir as concentrações apropriadas nas duas fases, por causa da sua diferença de solubilidade no óleo e na água.

A decomposição oxidativa de certos excipientes da fase oleosa e de alguns produtos farmacêuticos é possível nas emulsões, não apenas por causa da quantidade de ar geralmente dissolvida no líquido e da possível incorporação de ar durante a preparação do produto, mas também por causa da grande área de interface entre a fase oleosa e a fase aquosa. A seleção do antioxidante adequado, sucintamente descrita no início do capítulo, depende de fatores como a estabilidade, a compatibilidade com os ingredientes da emulsão, a toxicidade, a efetividade nas emulsões, o odor, o sabor e a distribuição entre as duas fases. Informações adicionais podem ser encontradas nas referências apropriadas e nos livros arrolados na *Bibliografia*.

Outros excipientes para a formação das emulsões incluem os agentes edulcorantes e as fragrâncias.

PREPARAÇÃO

Depois que foi determinada a finalidade das emulsões (p. ex., uso oral ou tópico), bem como o tipo de emulsão (O/A ou A/O), os ingredientes adequados selecionados e a teoria da emulsificação considerada (descrita no Cap. 22), as formulações experimentais podem ser preparadas. Um método é sugerido por Griffin.[20]

1. Agrupe os ingredientes com base em suas solubilidades nas fases aquosa e não-aquosa.
2. Determine o tipo de emulsão necessário e calcule o valor aproximado do BHL (balanço hidrofílico-lipofílico).
3. Misture um emulsificador de baixo BHL com um emulsificador de BHL alto para alcançar o valor calculado. Nas formulações experimentais, use uma concentração mais alta do emulsificador (p. ex., 10 a 30% da fase oleosa) do que aquela necessária para produzir um produto satisfatório. Os emulsificadores devem, em geral, ser estáveis quimicamente, atóxicos, e apresentar cor, odor e sabor leves. O emulsificador é selecionado com base nessas características, no tipo de equipamento usado para misturar os ingredientes e nas características de estabilidade do produto final. As emulsões não devem coalescer em temperatura ambiente, quando congeladas e descongeladas repetidamente ou quando aquecidas a temperaturas acima de 50°. A quantidade de energia mecânica oferecida varia com o tipo de equipamento usado na preparação da emulsão. Quanto mais energia fornecida, menor é a necessidade do emulsificador. Tanto as variáveis do processo como da formulação podem afetar a estabilidade de uma emulsão.
4. Dissolva os ingredientes solúveis em óleo e os emulsificadores no óleo. Aqueça, se necessário, até aproximadamente 5° a 10° acima do ponto de fusão do ingrediente que apresentar o ponto de fusão mais elevado ou até uma temperatura máxima de 70° a 80°.
5. Dissolva os ingredientes hidrossolúveis (exceto os ácidos e os sais) em uma quantidade suficiente de água.
6. Aqueça a fase aquosa até uma temperatura 3° a 5° acima da temperatura da fase oleosa.
7. Acrescente a fase aquosa à fase oleosa mediante agitação adequada.
8. Se ácidos ou sais forem empregados, dissolva-os em água e acrescente a solução à emulsão fria.
9. Examine a emulsão e faça os ajustes na formulação, se o produto estiver instável. Pode ser necessário acrescentar mais emulsificador, mudar para um emulsificador com um valor de BHL um pouco diferente ou usar um emulsificador com características químicas diferentes.

A técnica de emulsificação das preparações farmacêuticas foi descrita por White.[19] A preparação de uma emulsão requer o emprego de trabalho para reduzir a fase interna a pequenas gotas e dispersá-las através da fase externa. Isso pode ser feito com o uso de um pilão e almofariz ou com um emulsificador de alta velocidade. A adição de agentes emulsificadores não apenas reduz esse trabalho como também estabiliza a emulsão final.

As emulsões podem ser preparadas por quatro métodos principais.

Adição da Fase Interna à Fase Externa—Esse é geralmente o método mais satisfatório de preparação das emulsões, desde que sempre existe um excesso da fase externa que faz o tipo de emulsão desejado. Se a fase externa for a água e a fase interna for o óleo, as substâncias hidrossolúveis são dissolvidas na água e as substâncias solúveis em óleo ficam misturadas no óleo. A mistura oleosa é adicionada em porções à preparação aquosa, com agitação. Para oferecer uma melhor ação de cisalhamento durante a preparação, em algumas ocasiões não se mistura toda a água com o agente emulsificador até que esteja formada a emulsão primária com o óleo. Subseqüentemente, o resto da água é acrescentado. Um exemplo usando a gelatina do Tipo A é dado adiante.

Adição da Fase Externa à Fase Interna—Usando-se uma emulsão O/A como exemplo, a adição da água (fase externa) ao óleo (fase interna) promoverá a formação de uma emulsão A/O devido à preponderância da fase oleosa. Após novo acréscimo de água, a inversão de fase para uma emulsão A/O deve ocorrer. Esse método é especialmente útil e bem-sucedido quando agentes hidrofílicos como a acácia, o tragacanto ou a metilcelulose são misturados inicialmente com o óleo, promovendo a dispersão sem contato com a água. Então a água é acrescentada, havendo a eventual formação de uma emulsão O/A. Essa técnica de "goma seca" é um método rápido de preparação de pequenas quantidades de emulsão. A razão de 4 partes de óleo, 2 partes de água e 1 parte de goma proporciona uma ação de cisalhamento máxima sobre os glóbulos de óleo no pilão. A emulsão pode então ser diluída e triturada com água para fornecer a concentração apropriada. A preparação da Emulsão de Óleo Mineral descrita adiante é um exemplo.

Misturando Ambas as Fases após Aquecer Cada Uma—Esse método é usado quando ceras ou outras substâncias que precisam ser derretidas são usadas. Os agentes emulsificadores solúveis em óleo, os óleos e as ceras são derretidos e completamente misturados. Os ingredientes hidrossolúveis dissolvidos na água são aquecidos a uma temperatura levemente superior em relação à temperatura da fase oleosa. As duas fases são misturadas e peneiradas até esfriarem. Para maior conveniência, mas não obrigatoriamente, a solução aquosa é adicionada à mistura oleosa. Esse método é freqüentemente usado na preparação de ungüentos e cremes. Um exemplo de preparação para uso oral contendo uma droga insolúvel é dado adiante.

Adição Alternada das Duas Fases ao Agente Emulsificador—Uma porção do óleo, se uma emulsão O/A está sendo preparada, é adicionada a todos os agentes emulsificadores solúveis em óleo enquanto é feita a mistura. Então, uma quantidade igual de água contendo todos os agentes emulsificadores solúveis em água é acrescentada com o uso da peneira, até que a emulsão esteja formada. Porções adicionais do óleo e da água são acrescentadas alternadamente, até que o produto final esteja formado. A alta concentração do agente emulsificador na emulsão original torna a emulsificação inicial mais fácil, e a alta viscosidade proporciona uma ação de cisalhamento efetiva, produzindo pequenas gotas na emulsão. Esse método é muitas vezes usado com sucesso nos sabões.

Exemplos de algumas emulsões são dados a seguir.

No NF XIII foi sugerido que apenas as emulsões O/A são adequadas para o uso oral, porque elas são miscíveis em água e dessa forma a sua oleosidade é neutralizada. Esse compêndio forneceu orientações específicas sobre a preparação de emulsões usando gelatina como um agente emulsificador. Essas preparações são baseadas nas gelatinas do Tipo A e do Tipo B.

A gelatina do Tipo A é preparada a partir de precursores tratados com ácido, e é usada em um pH situado em torno de 3,2. Ela é incompatível com os agentes emulsificadores aniônicos, como as gomas vegetais. A seguinte fórmula foi recomendada.

Gelatina (Tipo A)	8 g
Ácido Tartárico	0,6 g
Edulcorante desejado	
Álcool	60 mL
Óleo	500 mL
Água Purificada, para formar	1.000 mL

Adicione a gelatina e o ácido tartárico a cerca de 300 mL de água purificada, deixe descansar por alguns minutos e aqueça até que a gelatina esteja dissolvida. Então aumente a temperatura para cerca de 98° e mantenha essa temperatura por cerca de 20 minutos. Esfrie até 50°, acrescente o corante, álcool e água purificada suficiente para formar 500 mL. Adicione o óleo, agite a mistura completamente e passe-a através de um homogeneizador ou um moinho de colóide, até que o óleo esteja completamente disperso, de maneira uniforme.

Essa emulsão não pode ser preparada por trituração ou utilizando os equipamentos convencionais empregados para misturar a emulsão.

A gelatina do Tipo B é preparada a partir de precursores tratados com álcalis, e é usada em um pH em torno de 8. Ela pode ser usada com outros agentes emulsificadores aniônicos, mas é incompatível com os agentes do tipo catiônico. Se a emulsão contiver 50% de óleo, devem ser incorporados na fase aquosa 5 g de gelatina do Tipo B, 2,5 g de bicarbonato de sódio e uma quantidade suficiente de tragacanto ou ágar, para formar 1.000 mL do produto com a viscosidade necessária.

Uma emulsão que pode ser preparada pelo método do pilão e almofariz é a Emulsão de Óleo Mineral da USP.

Óleo Mineral	500 mL
Acácia, em um pó muito fino	125 g
Xarope	100 mL
Vanilina	40 mg
Álcool	60 mL
Água Purificada, em quantidade suficiente	1.000 mL

O óleo mineral e a acácia são misturados em um pilão seco de cerâmica Wedgwood. Água purificada (250 mL) é adicionada e a mistura é triturada vigorosamente, até que uma emulsão seja formada. Uma mistura de xarope, 50 mL de água purificada e de vanilina dissolvida em álcool é adicionada em porções, sob trituração. Então acrescenta-se água purificada até o volume adequado; a mistura é bem misturada e homogeneizada.

Uma Emulsão Oral (O/A) Contendo uma Droga Insolúvel[21]

Óleo de Semente de Algodão	460 g
Sulfadiazina	200 g
Monoestearato de Sorbitan	84 g
Polioxietileno 20 Monoestearato de Sorbitan	36 g
Benzoato de Sódio	2 g
Adoçante	qs
Água Purificada	1.000 g
Óleo Condimentado	qs

O procedimento indicado por Rieger[21] é:

1. Aqueça os primeiros três ingredientes a 50° e passe-os através de um moinho de colóide.
2. Adicione os outros quatro ingredientes sob uma temperatura de 50° aos primeiros três ingredientes mantidos a uma temperatura de 65° e mexa enquanto esfria até 45°.
3. Acrescente o óleo condimentado e continue a mexer até que seja alcançada a temperatura ambiente.

PROPRIEDADES

O tipo da emulsão, O/A ou A/O, depende em parte da razão fase-volume. Quanto mais alta a fração de uma fase, maior a chance de que ela forme a fase externa. Assim, as emulsões O/A são favorecidas se a água formar uma maior fração do volume que a fase oleosa. Entretanto, é possível que a fase interna de uma emulsão ocupe até 0,74 do volume da emulsão e ainda assim forme um produto estável. Os emulsificadores com valores de BHL altos (8 a 16) tendem a formar uma emulsão O/A, enquanto aqueles com valores de BHL baixos (3 a 8) tendem a formar uma emulsão A/O.

A consistência das emulsões, conforme sugerido por White,[19] pode ser aumentada quando se eleva a viscosidade da fase contínua, aumentando-se o volume fracional da fase interna, reduzindo-se o tamanho das partículas da fase interna, aumentando-se a proporção do agente emulsificador ou adicionando-se agentes emulsificadores hidrofóbicos à fase oleosa da emulsão.

A estabilidade física das emulsões pode ser definida por uma variedade de expressões. A primeira delas, que é chamada de *formação de creme*, é o movimento das gotas tanto para cima como para baixo, dependendo de sua densidade. Isso gera um produto que não é homogêneo e que pode levar a uma dose que não é uniforme. Geralmente, a formação de creme não é um problema sério, uma vez que uma agitação moderada promove uma nova dispersão uniforme das gotas. A taxa de formação de creme pode ser diminuída quando se considera a teoria da formação de creme, usando-se a lei de Stokes (Cap. 22). Essa equação relaciona a taxa de formação de creme com o tamanho das partículas, a diferença entre as densidades e a viscosidade da fase externa. Dessa forma, a taxa de formação de creme pode ser diminuída quando se reduz o tamanho das gotas e se aumenta a viscosidade das fases externas, ambos os métodos discutidos anteriormente. Minimizar a diferença entre as densidades é mais difícil de se alcançar devido a várias dificuldades práticas.

Quando as gotas sofrem agregação, elas se aproximam e agem como uma só, mas não se fundem. Como resultado do tamanho maior, tendem a formar creme mais rapidamente e geram mais instabilidade física. A agregação é reversível até certo ponto, podendo ser controlada pela escolha de um sistema de surfactante um pouco diferente e controlando-se o potencial elétrico das gotas. A coalescência de uma emulsão é representada pela fusão das gotas, levando a uma redução no seu número e, por fim, à separação completa das duas fases, gerando um produto inadequado que deve ser completamente reformulado (veja Cap. 22).

Existem métodos gerais disponíveis para testar a instabilidade das emulsões, incluindo alterações da massa, estudos com uso de centrífuga e ultracentrífuga, aferição dielétrica, medida da superfície de área e estudos de movimentação acelerada. Os estudos reológicos de baixo cisalhamento medindo a viscoelasticidade são sugeridos como a melhor metodologia para testar a estabilidade.

EMULSÕES MÚLTIPLAS

Uma recente inovação na tecnologia das emulsões é o desenvolvimento das emulsões múltiplas. A fase dispersa dessas emulsões contém gotas ainda menores do que aquelas que são miscíveis na fase contínua. Assim, a emulsão múltipla pode ser O/A/O, quando a fase aquosa fica entre as duas fases oleosas, ou A/O/A, quando as fases aquosas interna e externa são separadas por uma fase oleosa. Nesses sistemas, tanto emulsificadores hidrofóbicos como hidrofílicos são usados. Ambos têm um efeito no rendimento e na estabilidade, conforme descrito por Florence e Whitehill.[22]

Parece que as emulsões O/A/O são produtos de melhor qualidade quando formadas por surfactantes lipofílicos e não-iônicos, usando sistemas simples de goma de acácia emulsificada. Por outro lado, as emulsões múltiplas A/O/A são produtos de melhor qualidade quando formadas por surfactantes não-iônicos em um procedimento de emulsificação de dois estágios. Uma formulação específica para uma emulsão A/O/A pode ser preparada formando a emulsão primária (A/O) a partir do miristato de isopropil (47,5%), do monooleato de sorbitan (2,5%) e de água destilada para 100%. A emulsão primária (50%) é acrescentada a uma solução de monooleato de polioxietileno sorbitan (2% *p/v*) em água, conforme sugerido por Florence e Whitehill.[22] Outras formulações de emulsões múltiplas incluem a de carboximetilcelulose sódica, a celulose microcristalina, o monooleato de sorbitan e o trioleato de sorbitan.

Embora a técnica de preparação dessas emulsões seja mais complicada, as pesquisas indicam que essas emulsões podem ser usadas para promover ação prolongada, neutralização de sabores, apresentações dos medicamentos mais efetivas, melhora da estabilidade, preparações parenterais, proteção contra o ambiente externo e bloqueio de enzimas. Essas emulsões também podem ser usadas para separar duas substâncias hidrofílicas incompatíveis nas fases aquosas interna e externa pela fase oleosa do meio. Algumas drogas que foram investigadas nesses tipos de emulsões são a vancomicina, a citarabina e a prednisolona. A biodisponibilidade oral da griseofulvina e da nitrofurantoína melhorou quando elas foram formuladas como emulsões múltiplas.

MICROEMULSÕES

As macroemulsões farmacêuticas grosseiras são de cor branca e tendem a se separar quando deixadas em repouso. As microemulsões são translúcidas ou transparentes, não se separam e apresentam gotas com diâmetros que se situam na faixa de nanômetros. As microemulsões não podem ser sempre distinguidas das soluções micelares.

Tanto os tipos O/A e A/O são possíveis e podem ser convertidos um no outro pela adição de uma quantidade maior da fase interna ou pela alteração do tipo de emulsificador. À medida que a fase interna é acrescentada, a emulsão passa por um estágio de gel viscoelástico. Continuando a adição, uma emulsão do tipo oposto será formada.

O benefício mais claro das microemulsões é a sua estabilidade, proporcionando a uniformidade da dose. Geralmente o emulsificador deve representar 20 a 30% do peso do óleo usado. Os sistemas A/O são preparados misturando-se o óleo e o emulsificador aquecidos um pouco, se necessário, e então adicionando-se a água. A seqüência de mistura para os sistemas O/A é mais flexível. Um dos métodos mais simples é misturar o óleo e o emulsificador, despejá-los em água e misturar um pouco. Em nenhuma hipótese uma microemulsão poderá ser formada, a menos que exista uma compatibilidade entre o óleo e o emulsificador.

Se o emulsificador foi selecionado adequadamente, a microemulsificação ocorrerá quase espontaneamente, resultando em uma preparação satisfatória e estável. Os detalhes das várias preparações e a relação entre as microemulsões e as soluções de micelas foram revisados por Prince e colaboradores.[23] Microemulsões contendo hidrocortisona foram preparadas. A biodisponibilidade oral da ciclosporina melhorou quando ela foi formulada como uma microemulsão.

Outros autores sugerem que a preparação das microemulsões é consideravelmente mais difícil que a preparação das emulsões ordinárias. Rosano e colaboradores[24] discutiram o uso de um surfactante primário adsorvido na interface que influencia a curvatura da fase dispersa. A quantidade de surfactante necessária pode ser estimada a partir da área de superfície das gotas e da área de corte da molécula de surfactante. O uso de um co-surfactante para formar um filme duplo foi indicado. Os autores também sugerem que a ordem da mistura é importante.

EQUIPAMENTOS

A preparação das emulsões necessita de uma certa quantidade de energia para formar a interface entre as duas fases. Um trabalho adicional deve ser feito para agitar o sistema e superar a resistência ao fluxo. Além disso, calor é muitas vezes fornecido ao sistema para derreter os sólidos serosos e/ou reduzir a viscosidade da fase oleosa. Conseqüentemente, a preparação das emulsões em grande escala geralmente necessita de grandes quantidades de energia para o aquecimento e a mistura. A avaliação cuidadosa desses processos levou ao desenvolvimento da emulsificação de baixa energia, que usa uma temperatura de emulsificação adequada e o aquecimento seletivo dos ingredientes. Esse processo, descrito por Lin,[25] envolve a preparação de um concentrado de emulsão que é subseqüentemente diluído com a fase externa em temperatura ambiente.

Por causa da variedade de óleos, razões fase-volume, agentes emulsificadores utilizados e das propriedades físicas desejadas do produto, uma ampla variedade de equipamentos está disponível para a fabricação das emulsões. As principais classes de equipamentos são discutidas adiante. A taxa de homogeneização, o tempo e a taxa de esfriamento podem influenciar na viscosidade do produto. Maiores informações podem ser obtidas na *Bibliografia*.

O uso de técnicas e equipamentos especiais produz em alguns casos emulsões com qualidade superior. Entre eles se incluem o esfriamento rápido, a redução do tamanho das partículas e os equipamentos ultra-sônicos. Uma grande variedade de equipamentos para o processamento tanto de emulsões como de suspensões foi descrita por Eisberg.[26] Vários aperfeiçoamentos foram feitos para tornar os procedimentos mais efetivos e eficientes.

O pilão e o almofariz podem ser usados na preparação de pequenas quantidades de uma emulsão, sendo esse um dos métodos mais simples e baratos. Ele pode ser usado na maioria das técnicas de preparação das emulsões. Geralmente, o tamanho final das partículas é consideravelmente maior do que aquele alcançado pelos equipamentos descritos a seguir. Além disso, é necessário que os ingredientes tenham uma certa viscosidade antes da trituração para alcançar um cisalhamento satisfatório. Emulsões adequadas preparadas a partir de ingredientes com baixa viscosidade em pequenos volumes podem ser obtidas usando-se os equipamentos apropriados descritos a seguir.

AGITADORES

A agitação habitual, sacudindo o produto, pode ser usada na preparação de uma emulsão. Esse método é freqüentemente empregado pelo farmacêutico, sobretudo na emulsificação dos óleos de baixa viscosidade, que podem ser facilmente dispersos. Em certas situações, a agitação intermitente é consideravelmente mais efetiva que a agitação contínua habitual. A agitação contínua tende a quebrar não apenas a fase a ser dispersa mas também o meio de dispersão, dificultando a emulsificação. Os equipamentos de agitação laboratoriais podem ser usados para uma produção em pequena escala.

MISTURADORES MECÂNICOS

As emulsões podem ser preparadas usando-se um misturador dentre vários que estão disponíveis. Os misturadores movidos a propulsão, que têm um propulsor conectado a um eixo acionado por um motor elétrico, são convenientes e portáteis. Podem ser usados tanto para agitar quanto para emulsificar. Esse tipo funciona melhor com misturas que têm viscosidade baixa, isto é, misturas com a viscosidade da glicerina ou inferior. Eles também são úteis na preparação das emulsões. Um misturador turbinado possui várias lâminas que podem ser retas ou curvas, com ou sem um jarro, montadas em um eixo. A turbina tende a proporcionar um cisalhamento maior que os propulsores. O cisalhamento pode ser aumentado com o uso de anéis difusores, que são perfurados e envolvem a turbina, de forma que o líquido da turbina passe através dos buracos. As turbinas podem ser usadas tanto para misturas de baixa viscosidade como para líquidos de média viscosidade, até com viscosidades semelhantes à do melado. O grau de agitação e de cisalhamento dos misturadores turbinados ou movidos a propulsão depende de alguns fatores, como a velocidade de rotação, o padrão de fluxo do líquido, a posição no recipiente e os defletores no recipiente, conforme discutido por Fox.[27]

Os misturadores de escala industrial incluem os agitadores com eixo movido a propulsão de alta potência imerso em um tanque ou unidades com recipientes próprios, compostas por sistemas de propulsores e pás. As últimas são construídas de forma que o conteúdo do tanque possa ser aquecido ou resfriado durante a produção. Muitas vezes são construídos defletores no interior do tanque, aumentando a eficiência da mistura. Dois misturadores fabricados pela mesma companhia são mostrados nas Figs. 39.2 e 39.3.

Pequenos misturadores elétricos podem ser usados na preparação de emulsões na bancada de prescrição. Eles economizam tempo e energia, produzindo emulsões satisfatórias quando o agente emulsificador é a acácia ou o ágar.

O *Waring Blendor* disponível no mercado dispersa de modo eficiente devido à ação de cisalhamento de suas lâminas, que apresentam uma rotação de alta velocidade. Ele transfere grandes quantidades de energia e incorpora ar na emulsão. Se uma emulsão for produzida pela primeira vez usando um misturador desse tipo, o formulador deve se lembrar de que as características da emulsão obtida no laboratório não serão necessariamente reproduzidas pelo equipamento de escala industrial.

MOINHOS DE COLÓIDE

O princípio de operação do moinho de colóide é a passagem de fases misturadas que compõem uma fórmula de emulsão entre um estator e um rotor de alta velocidade, entre 2.000 e 18.000 rpm. A folga entre o rotor e o estator é ajustável, geralmente a partir de 0,001 polegada (0,025 mm) em diante. A mistura da emulsão, ao passar entre o rotor e o estator, é sujeita a uma grande força de cisalhamento, gerando uma fina dispersão de tamanho uniforme, conforme indicado por Griffin e colegas.[20] Um moinho de colóide e vários rotores são mostrados nas Figs. 39.4 e 39.5. O princípio de operação é o mesmo para todos, mas cada fabricante incorpora características específicas que resultam em mudanças na eficiência operacional. As forças de cisalhamento aplicadas no moinho de colóide geralmente resultam em um aumento de temperatura na emulsão. Pode ser necessário esfriar o equipamento enquanto a emulsão está sendo produzida. Maa e Hsu[28] mostraram que o tamanho das gotas nas emulsões foi determinado principalmente pela força de cisalhamento no interior do espaço entre o rotor de rotação e o rotor estacionário. O tamanho das gotas diminuiu com a intensidade e a duração da homogeneização,

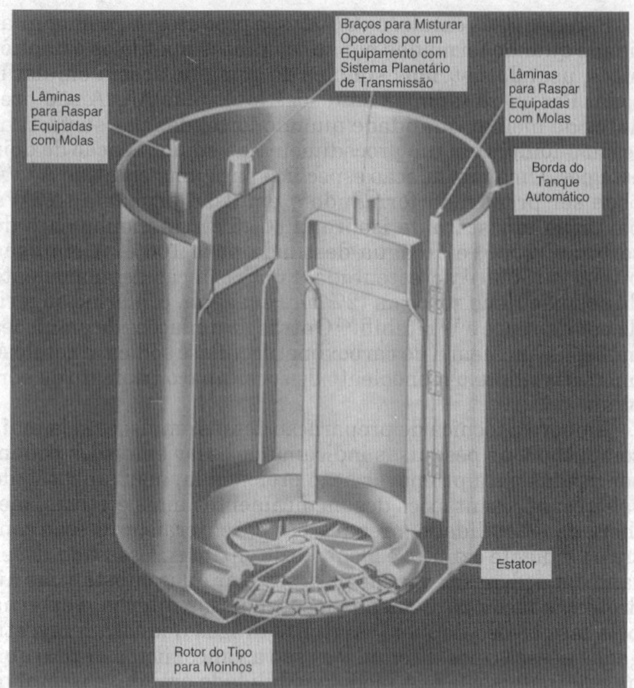

Fig. 39.3 Misturador para dispersão padronizado do tipo adequado para pastas, equipado com um moinho movido por um rotor em forma de xícara e um braço misturador circulante com rotação dupla. (Cortesia de Abbe Eng.)

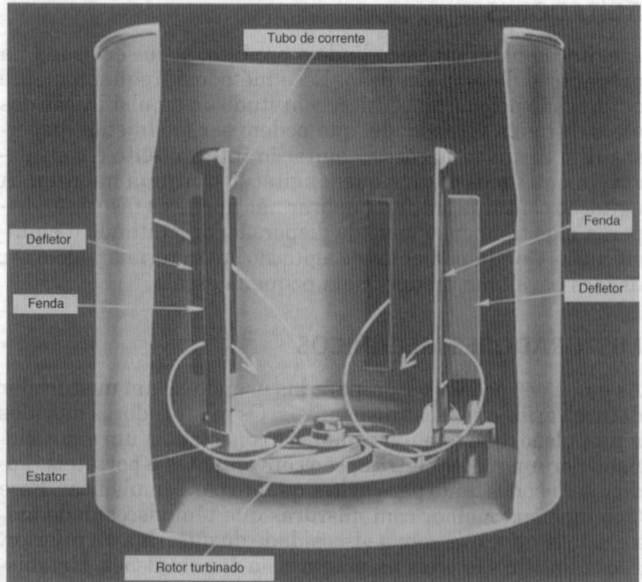

Fig. 39.2 Misturador para dispersão padronizado do tipo adequado para pastas, apresentando um aparato de mistura equipado com um rotor turbinado e um aparato de circulação fenestrado. (Cortesia de Abbe Eng.)

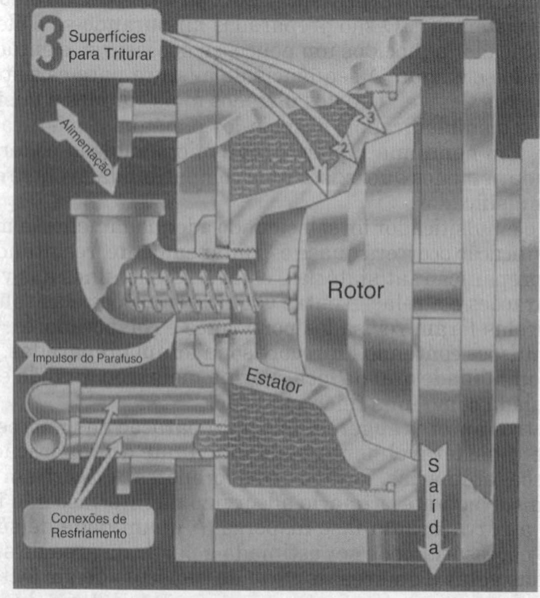

Fig. 39.4 Um moinho de colóide mostrado em corte transversal. (Cortesia de Tri-Homo.)

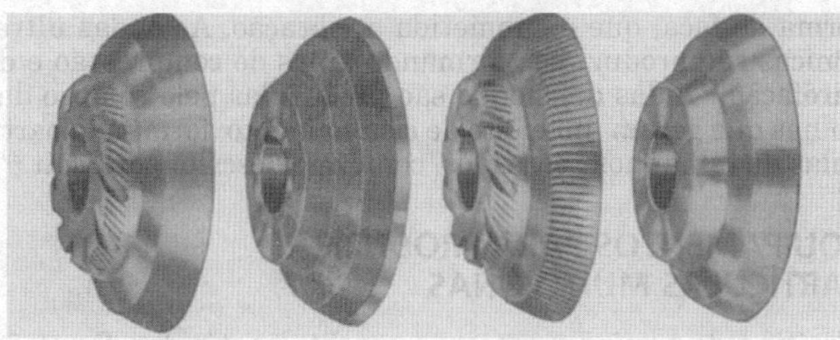

Fig. 39.5 Tipos de rotores usados nos moinhos de colóide. Eles podem ser lisos (para a maioria das emulsões), serrilhados (para pomadas e produtos muito viscosos), ou feitos com pedra vitrificada (para as tintas e dispersões pigmentadas). (Cortesia de Tri-Homo.)

aumentando a viscosidade da fase contínua, e com a diminuição da viscosidade da fase dispersa.

Os moinhos de colóide são freqüentemente usados na trituração de sólidos e na preparação de suspensões, especialmente aquelas contendo sólidos que não estão molhados pelo meio de dispersão.

HOMOGENEIZADORES

Os equipamentos portadores de propulsores freqüentemente produzem uma emulsão satisfatória. Entretanto, para que ocorra uma redução adicional no tamanho das partículas, os homogeneizadores podem ser empregados, conforme indicado por Scott.[29]

Os homogeneizadores podem ser usados de uma das seguintes formas:

1. Os ingredientes na emulsão são misturados e então passados através do homogeneizador para produzir o produto final.
2. Uma emulsão ordinária é preparada de alguma outra forma e depois é passada através de um homogeneizador para diminuir o tamanho das partículas e obter um maior grau de uniformidade e de estabilidade.

As fases misturadas da emulsão ordinária são submetidas à homogeneização e passadas entre uma válvula finamente fabricada e um selim sob alta pressão. Isso provoca atomização, que é aumentada com o impacto recebido pela mistura atomizada quando ela colide contra as superfícies de metal ao redor. Elas funcionam sob pressões entre 1.000 e 5.000 psi, produzindo algumas das dispersões mais finas que podem ser obtidas na forma de emulsão.

A Fig. 39.6 mostra o fluxo através de uma válvula de homogeneização, o coração de um homogeneizador APV Gaulin de alta pressão. O produto entra no selim da válvula sob alta pressão e flui através da região entre a válvula e o selim em alta velocidade. Nesse momento, ele sofre uma rápida queda da pressão, causando cavitação. Subseqüentemente, a mistura colide com o anel de impacto, causando mais ruptura. Em seguida, é expelida como um produto homogeneizado. Postula-se que a circulação e a turbulência são os principais responsáveis pela homogeneização. Diferentes combinações de válvulas, combinações de válvulas de dois estágios e equipamentos com uma grande variedade de capacidades estão disponíveis.

Os homogeneizadores de dois estágios são construídos de forma que a emulsão, após o tratamento no primeiro sistema de válvulas, é conduzida diretamente para outro sistema, onde ela recebe um segundo tratamento. Uma única homogeneização pode produzir uma emulsão que, embora apresente partículas de tamanho pequeno, pode formar agregados. As emulsões desse tipo exibem tendências aumentadas de formar creme. Isso é corrigido passando-se a emulsão através do primeiro estágio de homogeneização sob uma alta pressão (p. ex., 3.000 a 5.000 psi) e depois através do segundo estágio sob uma pressão muito reduzida (p. ex., 1.000 psi). Isso quebra quaisquer agregados que se tenham formado na primeira etapa.

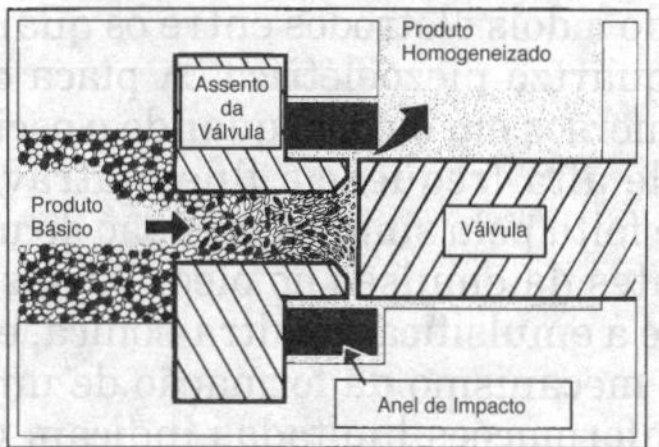

Fig. 39.6 Operação do conjunto de valor do homogeneizador (Cortesia de APV Gaulin.)

O Macro Flow-Master *Kom-bi-nator* utiliza várias ações diferentes, cada uma das quais servindo para subdividir os ingredientes em gotas ainda menores, até que ocorra a homogeneização completa. A máquina é equipada com uma bomba que impulsiona o líquido através dos vários estágios do processo. No primeiro estágio, os ingredientes são forçados entre dois rotores especialmente construídos (engrenagens) que impulsionam o líquido em direções opostas no interior de uma pequena câmara. Dessa forma, os ingredientes são completamente misturados. Esses rotores também exercem uma ação de redemoinho na câmara seguinte para a qual o líquido é conduzido, passando por turbilhões e contracorrentes. O segundo estágio representa uma ação de pulsação ou vibração em alta freqüência. O produto então deixa essa câmara, passa através de uma pequena abertura valvar, e é despejado contra a parede da câmara homogeneizadora. A pressão aplicada não é tão elevada quanto nos outros tipos de homogeneizadores. Ela é controlada com precisão manipulando-se os seletores na frente da máquina, e a temperatura é ajustada passando-se agentes resfriadores através dos estatores.

Na preparação de emulsões extemporâneas em pequena escala, o *homogeneizador manual* (disponível na *Central Scientific*) é barato e particularmente útil. Ele é provavelmente o equipamento mais eficiente usado na preparação de emulsões disponível para o farmacêutico que elabora receitas. As duas fases, previamente misturadas em uma garrafa, são impulsionadas com a mão através do aparato. A recirculação da emulsão através do equipamento melhora a sua qualidade.

Um homogeneizador não incorpora o ar para o interior do produto final. O ar pode estragar uma emulsão, porque o agente emulsificador é adsorvido preferencialmente na interface entre o ar e a água, havendo uma precipitação irreversível denominada *desnaturação*. Isso tende a acontecer principalmente com os agentes emulsificadores proteicos.

A homogeneização pode estragar uma emulsão se a concentração do agente emulsificador na formulação for menor do que aquela necessária para dar conta do aumento da área de superfície produzido pelo processo.

O aumento de temperatura durante a homogeneização não é muito grande. Entretanto, a temperatura desempenha um papel importante no processo de emulsificação. Um aumento na temperatura promoverá uma redução na viscosidade e, em certas circunstâncias, diminuirá a tensão na interface entre o óleo e a água. Existem, entretanto, muitas situações, principalmente na fabricação de cremes cosméticos e de ungüentos, nas quais os ingredientes não formarão a emulsão de maneira adequada se eles forem processados sob temperaturas muito altas. As emulsões desse tipo são processadas primeiro sob altas temperaturas e então homogeneizadas a uma temperatura que não exceda 40°.

Os homogeneizadores têm sido usados com maior freqüência nas emulsões líquidas, mas agora eles podem ser usados na preparação de suspensões, uma vez que as superfícies de metal são formadas por ligas resistentes ao desgaste. Dessa forma, elas resistirão ao desgaste exercido pelas partículas sólidas contidas nas suspensões.

EQUIPAMENTOS ULTRA-SÔNICOS

A preparação de emulsões com o uso de vibrações ultra-sônicas também é possível. Um oscilador de alta freqüência (100 a 500 kHz) é conectado a dois eletrodos entre os quais é posicionada uma placa de quartzo piezoelétrica. A placa de quartzo e os eletrodos são imersos em óleo, e, quando o oscilador está operando, ondas de alta freqüência fluem através do fluido. A emulsificação é feita pela simples imersão de um tubo contendo os ingredientes da emulsão no óleo. Várias pesquisas têm sido feitas sobre a emulsificação ultra-sônica, envolvendo particularmente o mecanismo da formação de uma emulsão por esse método. Informações limitadas indicam que esses equipamentos podem produzir emulsões estáveis apenas com líquidos de baixa viscosidade. O método não é prático, entretanto, para a produção de emulsões em grande escala.

Os produtos disponíveis no mercado podem ser preparados usando-se o ultra-som com o equipamento conhecido como apito de Pohlman. Nesse equipamento, os líquidos que foram previamente misturados são impulsionados através de um orifício estreito e colidem contra a extremidade livre de uma barra em forma de faca, que é submetida a vibração. As ondas ultrasônicas são produzidas, formando áreas de compressão e de rarefação. Ondas de choque são produzidas pelo colapso das bolhas que geram um efeito de cisalhamento, formando partículas de tamanhos reduzidos, conforme descrito por Scott.[29]

EQUIPAMENTOS PARA PRODUZIR PARTÍCULAS MUITO FINAS

Um tipo de equipamento que produz partículas finas é o Microfluidificador. O processo submete uma pasta a uma velocidade extremamente alta, no interior de uma câmara de interação. Como resultado, as partículas insolúveis em água são submetidas a cisalhamento, impacto e cavitação. Duas vantagens desse tipo de equipamento são a ausência de contaminação do produto final e a facilidade de produção em escala, conforme relato de Illig e colaboradores.[30]

SUSPENSÕES

O físico-químico define a palavra "suspensão" como um sistema de duas fases que consiste em um sólido dividido em partes finas, disperso em outro sólido, um líquido ou um gás. O farmacêutico aceita essa definição e pode mostrar que várias apresentações dos medicamentos se enquadram nela. Existe, entretanto, uma relutância em ser totalmente inclusivo. Por essa razão, a ênfase principal é colocada nos sólidos dispersos nos líquidos. Além disso, como existe a necessidade de uma terminologia mais específica, o cientista farmacêutico diferencia tais preparações em suspensões, misturas, magmas, géis e loções. Pelo senso comum, cada uma dessas preparações representa uma suspensão, mas o estado de subdivisão de um sólido insolúvel varia desde partículas que sofrem sedimentação gradual quando deixadas em repouso até partículas que apresentam características de colóide. O limite inferior para o tamanho das partículas é de cerca de 0,1 μm. As preparações contendo sólidos dispersos com essas dimensões ou maiores é que são definidas farmaceuticamente como suspensões.

As suspensões têm várias aplicações em farmácia. Elas são usadas para que se possa oferecer ao paciente drogas na forma líquida. Muitas pessoas apresentam dificuldade para engolir as apresentações sólidas dos medicamentos. Uma preparação líquida é vantajosa para essas pessoas. Além disso, a dose de uma forma líquida pode ser facilmente ajustada para suprir as necessidades do paciente. Dessa forma, se a droga for insolúvel ou fracamente solúvel, uma suspensão pode ser a fórmula de medicação mais adequada. Se uma droga for instável em um meio aquoso, uma forma diferente da droga, como um éster ou um sal insolúvel que não se dissolve em água, pode ser usada na preparação de uma suspensão.

Para melhorar a estabilidade de um antibiótico como a ampicilina, as formulações são feitas de modo que o meio de dispersão — a água — seja adicionado durante a fabricação, produzindo uma suspensão satisfatória. Geralmente, o sabor dos produtos farmacêuticos pode ser melhorado se eles estiverem na forma de suspensão, em vez de soluções. Dessa forma, o palmitato de cloranfenicol é usado em vez da forma mais solúvel, o cloranfenicol. Outra forma de diminuir a solubilidade da droga é substituir parte da água por outro líquido apropriado, como o álcool ou a glicerina. As drogas insolúveis podem ser formuladas como suspensões para uso tópico, como a loção de calamina.

Outras preparações das suspensões, além daquelas descritas anteriormente, incluem as preparações para uso parenteral, as preparações oftalmológicas ou as aplicações medicamentosas discutidas nos Caps. 41, 43 e 44, respectivamente.

Certos autores também incluem as pomadas e as novas suspensões de liberação prolongada em qualquer discussão sobre esse assunto. As primeiras preparações são quase sempre consideradas hoje como soluções, embora várias pomadas mais antigas fossem, na verdade, suspensões. As suspensões de liberação prolongada representam uma classe de preparações muito especializada, e são discutidas detalhadamente no Cap. 47. Algumas drogas insolúveis também são administradas na forma de aerossol. Um exemplo é o fosfato de dexametasona em suspensão em uma mistura propelente de fluoroclorocarbonos. Mais detalhes sobre os aerossóis estão disponíveis no Cap. 50.

A formulação e o controle de uma suspensão são baseados nos princípios descritos nos Caps. 20 e 22. A formulação envolve mais do que colocar um sólido em suspensão em um líquido. O conhecimento sobre o comportamento das partículas nos líquidos, dos agentes de suspensão e dos agentes edulcorantes e corantes é necessário para produzir uma suspensão satisfatória.

Suspensões bem-formuladas devem apresentar certas propriedades básicas. A fase dispersa deve sedimentar-se vagarosamente. Caso isso aconteça, deve ser novamente dispersa com facilidade mediante agitação. As partículas que devem ter uma estreita distribuição de tamanho não devem endurecer quando sofrem sedimentação. Sua viscosidade deve ser tal que a preparação possa ser despejada com facilidade. Como em todas as formas farmacêuticas, não deve haver dúvida quanto à estabilidade química da suspensão. Além disso, o produto deve ter uma aparência agradável e ser resistente à contaminação microbiana.

INGREDIENTES

Os principais ingredientes em uma suspensão são a droga e os agentes para umidificar a droga, influenciar na floculação, controlar a viscosidade, ajustar o pH e o meio externo (geralmente a água). Além disso, agentes aromatizantes, adoçantes, corantes e conservantes são usados.

Um *agente umidificador*, *i.e.*, um surfactante adequado com um valor de BHL entre 7 e 9 é utilizado. Surfactantes com valores de BHL mais elevados são recomendados algumas vezes, como certos polissorbatos e poloxâmeros. Eles são usados em baixas concentrações (0,05 a 0,5%) para permitir o deslocamento do ar do material hidrofóbico e permitir que o líquido, geralmente a água, envolva as partículas e ofereça uma dispersão adequada. Se for necessário flocular as partículas, são usados os agentes floculadores. Geralmente baixas concentrações (inferiores a 1%) de eletrólitos como o cloreto de sódio ou o potássio são usadas para induzir a floculação. Os sais solúveis em água possuindo íons divalentes ou trivalentes podem ser considerados, se as partículas estiverem altamente carregadas.

Os *agentes para viscosidade* como as gomas naturais (p. ex., acácia, xantano) e os derivados da celulose, como a sódio carboximetilcelulose e a hidroxipropilmetilcelulose, podem ser usados em baixas concentrações (< 0,1%), agindo como colóides protetores. Contudo, em concentrações mais elevadas, eles podem funcionar como agentes que aumentam a viscosidade, diminuindo a taxa de sedimentação das partículas desfloculadas ou oferecendo estabilidade em uma suspensão floculada.

A escolha de um agente adequado para viscosidade depende do uso do produto (externo ou interno), das instalações usadas na preparação e da duração do armazenamento.

Preparações extemporâneas de suspensões para uso interno apresentando boas propriedades de fluxo e de suspensão são oferecidas pela sódio carboximetilcelulose a 2,5%, pelo tragacanto a 1,25% e pela goma-guar a 0,5%. O Avicel RC-591, um co-precipitado da celulose microcristalina e da sódio carboximetilcelulose estabilizado com a hidroxipropilmetilcelulose, tem sido usado como um veículo de suspensão para as dispersões de propranolol e de cloridrato de orfenadrina preparadas a partir de comprimidos. Ele também pode servir como um agente de suspensão para uso geral. O Carbopol 934, a 0,3% ou mais, foi um agente de suspensão satisfatório para a sulfametazina a 10%, mantendo uma suspensão permanente por mais de 6 meses. Outros agentes incluem a acácia, a metilcelulose, outros derivados da celulose, o alginato de sódio ou o tragacanto.

Tampões podem ser considerados se a droga apresenta grupos ionizáveis, para que se mantenha uma baixa solubilidade da droga. Os tampões também podem ser usados para controlar a ionização dos conservantes, dos agentes de viscosidade iônica, ou para manter o pH das suspensões em uma faixa adequada. A fase externa é geralmente a água nas preparações de uso oral. Entretanto, outros líquidos polares como a glicerina e o álcool podem ser considerados para controlar a solubilidade, a estabilidade e o sabor. A seleção da fase externa é baseada no sabor, na viscosidade, na densidade e na estabilidade. Os líquidos não-polares, como os hidrocarbonetos alifáticos e os ésteres gordurosos, podem ser considerados, se a preparação é feita para uso externo.

Os conservantes adequados devem ser incorporados para reduzir a contaminação microbiológica, conforme discutido anteriormente. A suspensão deve ser aceitável ao paciente em relação ao seu sabor, cor e qualidades cosméticas (aparência), sendo os dois últimos fatores de importância particular nas preparações para uso externo.

PREPARAÇÃO

A preparação das emulsões envolve algumas etapas. A primeira é a obtenção de partículas na faixa de tamanho adequada, que é da ordem de micrômetros. As preparações para uso oral não devem ser ásperas, as preparações para uso tópico devem ser suaves ao toque, e os produtos para uso injetável não devem produzir irritação nos tecidos. O tamanho das partículas e a sua distribuição também devem ser considerados em termos de sua biodisponibilidade ou, alternativamente, para controlar a taxa de liberação. Partículas de tamanho extremamente reduzido (inferior a 1 μm) apresentarão uma solubilidade maior do que as partículas maiores, que podem causar problemas envolvendo a dissolução, formando partículas maiores.

Moagem é o termo dado ao processo mecânico que reduz o tamanho das partículas. Pode ser desempenhado por vários tipos diferentes de máquinas, conforme descrito por Parrot.[31] O martelo do moinho tritura o pó através do impacto de martelos rotatórios, obtendo partículas que subseqüentemente caem em uma malha na faixa de 4 a 325. A bola do moinho contém várias bolas de metal em um recipiente que gira, de modo que as bolas reduzem o tamanho das partículas para 20 a 200, tanto por atrito quanto por impacto. Um moinho de fluxo de energia produz partículas entre 1 e 30 μm através de uma violenta turbulência de ar em alta velocidade. Os moinhos de rolamento apresentam dois ou mais rolamentos que giram com velocidades diferentes, reduzindo as partículas a uma malha de 20 a 200, utilizando ação de compressão e cisalhamento.

Em pequena escala, como em uma farmácia, as partículas da droga devem ser trituradas para que apresentem um tamanho pequeno. Em seguida são completamente umidificadas com uma pequena quantidade de um solvente miscível em água (como a glicerina ou o álcool), o que reduz a tensão na interface entre o líquido e o ar. O agente de suspensão no meio aquoso contendo outros ingredientes solúveis é então adicionado. Alternativamente, o agente de suspensão seco pode ser triturado com as partículas da droga, usando uma pequena quantidade de glicerina ou álcool. Depois completa-se o volume com água diluente e tritura-se, de modo a fazer um produto uniforme.

Em grande escala, as finas partículas da droga são tratadas com uma pequena porção de água que contém o agente umidificador e deixadas em repouso por algumas horas, para liberar o ar aprisionado. Ao mesmo tempo, o agente de suspensão deve ser dissolvido ou disperso na porção principal da fase externa e deixado em repouso, até que ocorra a hidratação completa. Subseqüentemente, as partículas umidificadas da droga devem ser lentamente adicionadas à porção principal do agente de suspensão dissolvido. Outros excipientes, como eletrólitos ou tampões, devem ser adicionados de maneira cuidadosa para impedir a variação no tamanho das partículas. Em seguida, os conservantes, agentes edulcorantes e corantes são acrescentados. Depois que todos os acréscimos tiverem sido feitos, devem-se utilizar homogeneizadores ou equipamentos ultra-sônicos para reduzir o tamanho das partículas aglomeradas, conforme descrito anteriormente e relatado por Nash.[32]

Os equipamentos usados na preparação das suspensões, como os moinhos de colóide ou os homogeneizadores, normalmente são usados em suspensões para reduzir os aglomerados de partículas e para formar uma preparação adequada (veja as Figs. 39.4, 39.5 e 39.6).

QUALIDADE

A qualidade da suspensão pode ser determinada de várias formas, como através de fotomicroscopia, que determina a forma das partículas, seu tamanho e floculação. O contador de Coulter pode ser usado para determinar a distribuição de tamanhos. A estabilidade física e o grau de sedimentação ou de floculação podem ser determinados usando cilindros graduados. As viscosidades do produto final e do agente de suspensão dissolvido no meio líquido podem ser determinadas por instrumentos como o viscômetro de Brookfield. Medidas de densidade são úteis na determinação da quantidade de ar aprisionada. Testes microbiológicos e testes de envelhecimento devem ser realizados para determinar a eficiência do conservante e a adequação da formulação no que diz respeito à estabilidade e ao tempo.

PREPARAÇÕES A PARTIR DE COMPRIMIDOS

Ocasionalmente, é necessário preparar uma formulação líquida de uma droga que atenda a certas necessidades do paciente, como a incapacidade de ingerir uma fórmula de medicação sólida. Outras vezes é necessário preparar um produto para uma via de administração distinta ou com uma concentração diferente. A droga pura deve ser usada na preparação da fórmula de medicação, em vez de um comprimido ou uma cápsula, porque nela existe apenas um ingrediente. Dessa forma, nenhuma consideração precisa ser feita sobre os excipientes no comprimido ou cápsula. Se for necessário preparar uma forma farmacêutica líquida a partir de comprimidos ou cápsulas, uma suspensão será formada quando a droga ou um dos excipientes nos comprimidos ou cápsulas for insolúvel. É preferível preparar um produto a partir da droga pura. Isso se torna essencial em alguns casos porque os ingredientes nos comprimidos podem causar um aumento na decomposição quando preparados na forma líquida (p. ex., captopril). A solubilidade da droga pode ser determinada a partir da literatura. Entretanto, os excipientes nos comprimidos ou cápsulas são geralmente desconhecidos.

Os excipientes insolúveis nessas apresentações dos medicamentos podem incluir certos desintegradores, lubrificantes, glidantes, corantes, diluentes e substâncias de revestimento. Conseqüentemente, embora a droga possa ser solúvel em água, muitos excipientes não são. É preferível usar os conteúdos das cápsulas ou comprimidos que não são revestidos. Se forem revestidos, os comprimidos com um revestimento hidrossolúvel são melhores. De qualquer forma, os conteúdos das cápsulas ou dos comprimidos devem ser finamente macerados com o pilão e o almofariz e então umidificados usando um pouco de álcool, glicerina (conforme mencionado anteriormente) ou com o meio de dispersão, usando o pilão e o almofariz.

Finalmente, pode ser necessário usar um homogeneizador manual na preparação de um produto com características mais satisfatórias. Algumas drogas formuladas dessa maneira incluem o cloridrato de clonidina e o xarope simples, o acetil de cefuroxima em um veículo de xarope de laranja, a famotidina em xarope de cereja, a terbutalina em xarope, a prednisona na formulação de tutti-frutti, o tartarato de metoprolol ou a espironolactona em um veículo de suspensão de tragacanto ou o cloridrato de propranolol em um xarope simples. A suspensão de hidroclorotiazida enteral para crianças foi preparada tanto a partir da droga pura quanto a partir de comprimidos. Muitos outros exemplos podem ser encontrados nas revistas de farmácia hospitalar ou da comunidade, como o *American Journal of Hospital Pharmacy, Canadian Journal of Hospital Pharmacy, U.S. Pharmacist, International Journal of Pharmaceutical Compounding and Drug Development* e *Industrial Pharmacy*. Freqüentemente, dados sobre a estabilidade e, ocasionalmente, sobre a biodisponibilidade e/ou sabor estão disponíveis.

Se a droga for solúvel em água, uma solução da droga pode ser preparada macerando-se os comprimidos em um pilão e almofariz, triturando-se com água suficiente e filtrando-se. Em seguida, completa-se a solução com o volume adequado de água ou outro veículo adequado se a preparação for para uso tópico. Se for para uso oral, usa-se um veículo com edulcorante.

Se o ingrediente ativo no comprimido ou cápsula não for estável em um sistema aquoso, deve-se utilizar um método diferente na preparação da suspensão. O comprimido pode ser macerado, colocado em um papel e fabricado na forma de pós separados. Cada papel contém a droga ativa em um comprimido ou na dose apropriada. O pó é colocado em um copo com água ou com líquido adequado, mexido e administrado imediatamente. Veja o Cap. 37, sobre os pós divididos.

Uma fórmula geral de preparação das suspensões a partir de comprimidos macerados é dada por Martindale.[33]

Metilcelulose 20	0,75
Parabens	0,1
Água Purificada	60
Propileno Glicol	2
Xarope Simples, para formar	100

Uma suspensão extemporânea de comprimidos de cimetidina, que mantém a sua potência a 40° por um período além de 14 dias, é

Cimetidina em comprimidos de 300 mg	24 (7,2 g)
Glicerina	10 mL
Xarope Simples, para formar	120 mL

Os comprimidos são triturados em um pó fino usando-se o pilão. A mistura é moída com a glicerina e depois o xarope simples é acrescentado. Eles são bem misturados, colocados em um misturador até que apresentem o aspecto adequado, e são então refrigerados conforme descrito por Tortorici.[34]

Suspensões adequadas foram compostas a partir de comprimidos de diazepam e comprimidos de cloridrato de propranolol, apresentando estabilidade química por 60 dias e 4 meses, respectivamente, em temperatura ambiente ou sob refrigeração. Freqüentemente, devido ao fato de a droga ser solúvel, os excipientes é que são postos em suspensão.

Uma vasta lista de formulações para suspensões foi apresentada por Scheer.[35]

GÉIS

A terminologia farmacêutica é no mínimo confusa. Não existem dois textos que classifiquem os géis, as geléias, os leites e as misturas da mesma forma. A definição da USP para os géis é dada a seguir.

> Os Géis (algumas vezes chamados de Geléias) são sistemas semi-sólidos, que consistem em suspensões formadas por pequenas partículas inorgânicas ou por grandes moléculas orgânicas penetradas por um líquido. Quando a massa do gel é formada por um sistema de pequenas partículas individuais, o gel é classificado como um sistema de duas fases (p. ex., *Gel de Hidróxido de Alumínio*). Em um sistema de duas fases, se o tamanho das partículas da fase dispersa for relativamente grande, a massa do gel é algumas vezes chamada de magma (p. ex., *Magma de Bentonita*). Tanto os géis como os magmas podem ser tixotrópicos, formando semisólidos em repouso e se tornando líquidos mediante agitação. Eles devem ser agitados antes do uso para garantirem a homogeneização, e devem conter mensagens informando o usuário (veja em *Suspensões*).
>
> Os géis de fase única consistem em macromoléculas orgânicas distribuídas uniformemente através de um líquido, de maneira que não existem limites aparentes entre as macromoléculas dispersas e o líquido. Os géis de fase única podem ser feitos com macromoléculas sintéticas (p. ex., *Carbômero*) ou gomas naturais (p. ex., *Tragacanto*). As últimas preparações também são chamadas de mucilagens. Embora esses géis sejam geralmente aquosos, os alcoóis e os óleos podem ser usados como a fase contínua. Por exemplo, o óleo mineral pode ser combinado com uma resina de polietileno para formar uma base de ungüento oleoso.
>
> Os géis podem ser usados para administrar drogas por via tópica ou no interior das cavidades corporais (p. ex., *Geléia Nasal de Cloridrato de Fenilefrina*).

A definição da BP afirma que os géis são líquidos que assumiram a forma de gel através da ação de agentes gelificantes adequados. Existem duas classes, a saber:

> *Géis hidrofóbicos*. As bases dos géis hidrofóbicos (oleogéis) geralmente consistem em parafina líquida com polietileno ou óleos gordurosos gelificados com sílica coloidal, sabões de alumínio ou zinco.
>
> *Géis hidrofílicos*. As bases dos géis hidrofílicos (hidrogéis) geralmente consistem em água, glicerol ou propileno glicol gelificado com agentes gelificantes adequados como o tragacanto, o amido, a celulose, derivados, polímeros de carboxivinil e silicatos de magnésio-alumínio.

Schott[36] descreveu vários aspectos dos géis. Em concentrações apropriadas do soluto e do solvente, géis consistindo em duas fases (p. ex., bentonita) são formados. Isso se deve à atração entre as extremidades com cargas elétricas positivas e as faces com cargas elétricas negativas, produzindo um sistema tridimensional penetrado pela fase líquida. No caso do sistema de fase única, os géis são formados como resultado das forças de valência secundária entre as moléculas de polímero, devido ao emaranhado das cadeias. Géis permanentes são formados quando a polimerização tridimensional dos polímeros multifuncionais ocorre, ou quando existe a ligação cruzada entre as moléculas de polímero dissolvidas através de ligações de valência primária. Esses géis permanentes são usados como matrizes nas preparações de liberação prolongada (veja Cap. 47) e não serão mais discutidos neste capítulo.

GÉIS DE DUAS FASES

Os géis de duas fases contendo bentonita podem ser usados como uma base para as preparações tópicas, como emplastros ou pomadas. Outro gel de duas fases, o Gel de Hidróxido de Alumínio da USP, é usado por causa das suas propriedades terapêuticas.

A USP declara que

O Gel de Hidróxido de Alumínio é uma suspensão de hidróxido de alumínio amorfo, na qual existe a substituição parcial do carbonato pelo hidróxido.

O gel geralmente é preparado pela interação entre um sal de alumínio solúvel (como um cloreto ou um sulfato) com a solução de amônia, carbonato de sódio ou bicarbonato. As reações que ocorrem durante a preparação são as seguintes

$$3CO_3^{2-} + 3H_2O \rightarrow 3HCO_3^- + 3OH^-$$

$$[Al(H_2O)_6]^{3+} + 3OH^- \rightarrow [Al(H_2O)_3(OH)_3] + 3H_2O$$

$$2HCO_3^- \rightarrow CO_3^{2-} + H_2O + CO_2$$

As propriedades físicas e químicas do gel são afetadas pela ordem de adição dos reagentes, pelo pH de precipitação, pela temperatura de precipitação, pela concentração dos reagentes, pelos reagentes usados e pelas condições de envelhecimento do gel precipitado.

O Gel de Hidróxido de Alumínio é solúvel em um meio ácido (ou fortemente básico). O mecanismo em meio ácido é

$$\text{Gel de Hidróxido de Alumínio} + 3H_2O \rightarrow [Al(H_2O)_3(OH)_3]^0$$

$$[Al(H_2O)_3(OH)_3]^0 + H_3O^+ \rightarrow [Al(H_2O)_4(OH)_2]^+ + H_2O$$

$$[Al(H_2O)_4(OH)_2]^+ + H_3O^+ \rightarrow [Al(H_2O)_5(OH)]^{2+} + H_2O$$

$$[Al(H_2O)_5(OH)]^{2+} + H_3O^+ \rightarrow [Al(H_2O)_6]^{3+} + H_2O$$

É pouco provável que a última reação prossiga até o final. Uma vez que a atividade do gel é controlada pela sua insolubilidade (a solubilidade diminui com o aumento do pH do meio gástrico), não ocorre rebote do ácido. Além disso, a capacidade neutralizante do gel se estende por um período de tempo considerável, porque uma certa quantidade de gel insolúvel sempre está disponível.

Os géis de hidróxido de alumínio também podem conter o óleo de hortelã-pimenta, glicerina, sorbitol, sacarose, sacarina e vários conservantes. O sorbitol melhora a capacidade de consumir ácido, aparentemente pela inibição de uma polimerização secundária que ocorre com o envelhecimento. Além disso, os polióis como o manitol, o sorbitol e o inositol mostraram capacidade de melhorar a estabilidade dos géis de hidróxido de alumínio e de hidroxicarbonato de alumínio.

Outros géis de duas fases da USP incluem o Gel de Fosfato de Alumínio e os géis de Carbonato de Alumínio. Alguns desses produtos podem ser preparados na forma desidratada, e também são chamados de géis.

GÉIS DE FASE ÚNICA

Os géis de fase única estão sendo usados com maior freqüência em farmácia e em cosmética por causa de algumas propriedades: o estado semi-sólido, um alto grau de claridade, facilidade de aplicação, facilidade de remoção e uso. Os géis muitas vezes proporcionam uma liberação mais rápida da droga, independentemente da solubilidade da droga em água, quando comparados com os cremes e pomadas.

Algumas das formulações recentes de géis incluem preparações oftalmológicas de pilocarpina, carbacol e valerato de betametasona; preparações tópicas para tratamento de queimaduras, tratamento antiinflamatório, distúrbios musculoesqueléticos e acne; tratamento da úlcera péptica com gel de sucralfato; e o uso do gel de lidocaína em broncoscopias. Os géis cosméticos incluem os géis para banho, os géis para após a barba e os géis bronzeadores. A USP lista vários géis: o Gel de Fluoreto de Sódio e Ácido Fosfórico (aplicado sobre os dentes para reduzir as cáries), o Gel de Benzoato de Betametasona e o Gel de Fluocinonida (corticosteróides antiinflamatórios); o Gel de Tolfanato (antifúngico); e o Gel de Tretinoína (para o tratamento da acne). Os géis podem ser usados como lubrificantes para cateteres e podem servir de base para o teste de curativos. Os géis de cloreto de sódio são usados na eletrocardiografia.

Os géis podem ser preparados a partir de vários agentes farmacêuticos como o tragacanto 2 a 5%, o alginato de sódio 2 a 10%, a gelatina 2 a 15%, a metilcelulose 450 de 3 até 5%, a sódio carboximetilcelulose 2 a 5%, o carbômero 0,3 a 5,0% e os alcoóis polivinílicos a 10 a 20%, conforme registrado por Collett.[37] Outros agentes gelificantes incluem a metil-hidroxietil celulose, o polioxietileno-polioxipropileno, a hidroxietilcelulose e a gelatina. Os géis preparados a partir de materiais não-polares como o hidrocarboneto de sabão de magnésio e os hidrocarbonetos estão sendo investigados. As percentagens mencionadas indicam as faixas de concentração do agente gelificante.

Alguns géis fluidos, em concentrações iguais ou inferiores às concentrações citadas anteriormente, podem ser usados como saliva ou lágrimas artificiais. As preparações com as porcentagens inferiores registradas anteriormente podem ser usadas como lubrificantes. As preparações com as porcentagens superiores podem ser usadas como bases dermatológicas. Alguns dos agentes gelificantes estão disponíveis em graus diferentes, indicando a viscosidade em uma concentração específica. Em geral, os graus de elevada viscosidade formam géis em concentrações mais baixas. Um exemplo de um gel contendo um polímero natural, o tragacanto, é

Geléia de Sulfato de Efedrina do NF XII

Sulfato de Efedrina	10 g
Tragacanto	10 g
Salicilato de Metil	0,1 g
Eucaliptol	1,0 mL
Óleo de Pinheiro	0,1 mL
Glicerina	150 g
Água Purificada	830 mL

Dissolva o sulfato de efedrina na água purificada, acrescente a glicerina, o tragacanto e depois os ingredientes restantes. Misture bem e mantenha em um recipiente fechado por 1 semana, mexendo ocasionalmente.

Na preparação de géis uniformes, é necessário dispersar o agente gelificante, de maneira que ele não forme agregados com a adição de água. Algumas técnicas incluem a adição de uma pequena quantidade do agente dispersante como o álcool ou a glicerina, seguindo-se a trituração. Outra técnica é borrifar o agente gelificante em um vórtex formado pela água em agitação. Se existirem vários outros pós na preparação, o agente gelificante deve primeiro ser triturado com esses pós, seguindo-se da adição de água. Também se pode sacudir o material em uma garrafa, misturar com um pilão e almofariz ou usar um agitador mecânico. Informações específicas sobre os agentes gelificantes são úteis na preparação dos géis, conforme descrito por Zatz e Kushla.[38]

Os géis podem ser preparados na forma de adesivos para aumentar o tempo de contato com os ingredientes ativos, como a insulina na mucosa oral e nasal, levando a uma diminuição da glicose plasmática. Esse sistema também tem sido investigado como uma forma farmacêutica vaginal para o câncer cervical e como uma fórmula de medicação tópica para a estomatite aftosa.

Os conservantes devem ser incorporados aos géis, especialmente àqueles preparados a partir de fontes naturais. Os conservantes adequados, dependendo do uso e do agente gelificante, incluem os parabens em torno de 0,2%, o ácido benzóico 0,2% (se o produto for ácido) e o clorocresol 0,1%.

A preparação de duas bases é dada a seguir.

Base de Gel de Alginato de Sódio

Alginato de Sódio	2-10 g
Glicerina	2-10 g
Hidroxibenzoato de Metil	0,2 g
Um sal de cálcio solúvel (gluconato de cálcio)	0,5 g
Água Purificada, para formar	100 mL

O alginato de sódio é umidificado em um pilão com a glicerina, que ajuda na dispersão. O conservante é dissolvido em cerca de 80 mL de água empregando-se calor e então deixado esfriar; a seguir o sal de cálcio é adicionado, aumentando a viscosidade da preparação. A solução é agitada em um agitador de alta velocidade e a mistura de alginato de sódio e glicerina é acrescentada vagarosamente mediante agitação, até que a preparação fique homogênea. A preparação deve ser armazenada em um recipiente bem-lacrado, em uma jarra de boca larga ou tubo.

Geléia de Carbômero

Carbopol 934	2 g
Trietanolamina	1,65 mL
Parabens	0,2 g
Água Purificada, para formar	100 mL

Os parabens são dissolvidos em 95 mL de água empregando-se calor e deixados esfriar. O Carbopol 934, uma classe comercial de carbômero, é adicionado em pequenas quantidades à solução, usando um agitador de alta velocidade. Depois que for obtida uma dispersão suave, a preparação é deixada em repouso, permitindo a separação do ar aprisionado. Então o agente gelificante (a trietanolamina) é adicionado, gota a gota, enquanto se mexe com uma espátula de plástico para impedir o aprisionamento de ar. O restante da água é então incorporado. Outras concentrações do carbômero podem ser usadas na preparação de géis, cremes ou suspensões.

Os géis podem sofrer contração durante o armazenamento, eliminando parte do solvente. Esse processo é chamado de *sinérese*, e representa um problema para a estabilidade dos géis a longo prazo. A adição de quantidades relativamente grandes de sais pode causar uma seleção dos polímeros, especialmente aqueles de natureza iônica. O efeito do aumento da temperatura pode fazer com que os géis rígidos se derretam. Um exemplo de exceção a esse fenômeno é a gelificação da metilcelulose, que forma um gel à medida que a temperatura sobe acima de 50°. Esse fenômeno é chamado de "*thermal gelation*" ("congelação térmica"), conforme descrito por Schott.[36] Para minimizar a perda de água dos géis de fase única, agentes umidificadores como o propileno glicol, a glicerina ou o sorbitol são acrescentados.

LOÇÕES

As loções não são definidas especificamente na USP, mas a BP oferece uma definição que é ampla. Ela indica que as loções são preparações líquidas ou semilíquidas que contêm um ou mais ingredientes ativos em um veículo apropriado. As loções podem conter conservantes antimicrobianos e outros excipientes apropriados, como os estabilizantes. As loções devem ser aplicadas sobre a pele íntegra, sem fricção. As loções são geralmente suspensões de sólidos em um meio aquoso. Algumas loções são, na verdade, emulsões ou soluções.

Mesmo que as loções sejam geralmente aplicadas sem fricção, a matéria insolúvel deve ser dividida em partes muito finas. Partículas que apresentam dimensões semelhantes às dos colóides proporcionam maior alívio nas áreas inflamadas e são mais eficazes quando em contato com as superfícies infectadas. Uma grande variedade de ingredientes pode ser acrescentada à preparação para produzir melhores dispersões ou para acentuar o seu resfriamento, suas propriedades de produzir alívio, desidratação ou proteção. A bentonita é um bom exemplo de agente de suspensão usado na preparação das loções. A metilcelulose ou a sódio carboximetilcelulose, por exemplo, se localizam e mantêm o ingrediente ativo em contato com o local afetado, ao mesmo tempo em que podem ser facilmente removidas pela água. Uma formulação contendo glicerina mantém a pele úmida por um considerável período de tempo. O efeito de ressecamento ou resfriamento de uma loção pode ser acentuado pela adição de álcool à fórmula.

Os dermatologistas freqüentemente prescrevem loções contendo anestésicos, agentes antipruridos, anti-sépticos, adstringentes, germicidas, protetores ou agentes para exame, a fim de serem usadas no tratamento ou na prevenção de vários tipos de doenças de pele e dermatites. Anti-histamínicos, benzocaína, calamina, resorcina, esteróides, enxofre, óxido de zinco, derivados da betametasona, ácido salicílico, óleo de açafroa, minoxidil e óxido de zircônio são ingredientes comuns nas loções extemporâneas. Em muitas ocasiões, as características cosméticas da loção são de grande importância. Muitas loções são inferiores a preparações cosméticas de natureza similar. O fabricante que produz loções finas capazes de atender às exigências especializadas do dermatologista oferece ao farmacêutico uma excelente oportunidade de demonstrar competência profissional. Extensos estudos sobre as loções, descritos por Harb,[39] ajudarão o farmacêutico a atingir esse objetivo.

As loções podem ser preparadas triturando-se os ingredientes para formar uma pasta mole e depois adicionando-se o resto da fase líquida com trituração. Os misturadores de alta velocidade ou os moinhos de colóide produzem dispersões melhores e, portanto, são usados na preparação de quantidades maiores de loção. A Loção de Calamina da USP é o exemplo clássico desse tipo de preparação e consiste em sólidos finamente pulverizados e insolúveis mantidos em uma suspensão mais ou menos permanente pela presença de agentes de suspensão e/ou agentes de superfície ativa.

A fórmula e o método de preparação da Loção de Calamina da USP são

Loção de Calamina

Calamina	80 g
Óxido de Zinco	80 g
Glicerina	20 mL
Magma de Bentonita	250 mL
Solução Tópica de Hidróxido de Cálcio, em quantidade suficiente para formar	1.000 mL

Dilua o magma de bentonita em um volume igual de solução tópica de hidróxido de cálcio. Misture bem o pó com a glicerina e cerca de 100 mL do magma diluído, triturando até que uma pasta suave e uniforme seja formada. Gradualmente incorpore o resto do magma diluído. Finalmente acrescente solução tópica de hidróxido de cálcio suficiente para formar 1.000 mL e sacuda bem.

Se o objetivo for uma Loção de maior consistência, a quantidade de magma de bentonita deve ser aumentada, até o máximo de 400 mL.

Muitos investigadores estudaram a Loção de Calamina, o que levou à publicação de muitas formulações, cada uma apresentando certas vantagens sobre as outras. Contudo, nenhuma satisfez as necessidades de todos os dermatologistas.

As formulações contendo o Avicel R (celulose microcristalina hidratada, *FMC*) e a carboximetilcelulose sofrem menos sedimentação que as preparações oficiais.

Loção de Calamina

Calamina	8 g
Óxido de Zinco	8 g
Glicerina	2 mL
Gel de Avicel R	2 g
Carboximetilcelulose	2 g
Solução de Hidróxido de Cálcio, em quantidade suficiente para formar	100 mL

Misture 45 g de Avicel R com 55 g de água em um misturador elétrico adequado. Esse gel é usado na preparação da loção de calamina. Misture a calamina e o óxido de zinco com a glicerina, o gel e a carboximetilcelulose. Adicione solução de hidróxido de cálcio suficiente para completar 100 mL.

Embora a maioria das soluções seja preparada por trituração, algumas loções são formadas pela interação química no líquido. A Solução Branca da USP é um exemplo.

Solução Branca

Sulfato de Zinco	40 g
Potassa Sulfurada	40 g
Água Purificada, em quantidade suficiente para formar	1.000 mL

Dissolva o sulfato de zinco e a potassa sulfurada separadamente (cada um com 450 mL de água purificada) e filtre cada solução. Acrescente lentamente a solução de potassa sulfurada à solução de sulfato de zinco, mexendo constantemente. Então adicione a quantidade necessária de água purificada e misture.

A potassa sulfurada é um sólido de composição variável, mas geralmente é descrito como $K_2S_3 \cdot K_2S_2O_3$. A reação química que ocorre quando a solução de potassa sulfurada é acrescentada ao sulfato de zinco é

$$ZnSO_4 \cdot 7H_2O + K_2S_3 \cdot K_2S_2O_3 \rightarrow ZnS + S_2 + K_2SO_4 + K_2S_2O_3 + 7H_2O$$

Essa loção deve ser preparada a fresco e não contém um agente de suspensão. O Magma de Bentonita tem sido usado em algumas formulações. Coffman e Huyck[40] prepararam uma detalhada discussão sobre a química e os problemas envolvidos na preparação de um produto adequado.

Um exemplo de loção que é uma emulsão é a Loção de Benzoato de Benzila da USP. A fórmula e o método de preparação são os seguintes

Benzoato de Benzila	250 mL
Trietanolamina	5 g
Ácido Oleico	20 g
Água Purificada	750 mL
Para formar	1.000 mL

Misture a trietanolamina com o ácido oleico, acrescente o benzoato de benzila e misture. Transfira a mistura para um recipiente adequado com capacidade em torno de 2.000 mL, adicione 250 mL de água purificada e sacuda bem a mistura. Por fim, acrescente o resto da água purificada e outra vez sacuda vigorosamente.

A trietanolamina forma um sabão com o ácido oleico e funciona como o agente emulsificador para formar um produto estável. Esse tipo de agente emulsificador é praticamente neutro em água e fornece um pH em torno de 8, não irritando a pele.[6] Um exemplo da grande variedade de formulações contendo benzoato de benzila é fornecido por Bhargava e Nicolai.[41]

Algumas loções são soluções transparentes, conforme exemplificado pela Loção de Ácido Aminobenzóico da BP.

Ácido Aminobenzóico	50 g
Glicerol	200 mL
Etanol 96%	600 mL
Água Purificada recém-fervida e esfriada suficiente para produzir	1.000 mL

Dissolva o ácido aminobenzóico em etanol 96%, acrescente o glicerol e água purificada suficiente para produzir 1.000 mL, depois misture.

O etanol é usado para dissolver o ácido aminobenzóico e proporcionar um efeito de resfriamento. O glicerol (glicerina) é usado por causa do seu efeito emoliente. Devido ao fato de as loções poderem ser soluções, suspensões ou emulsões, o método de preparação é similar aos tipos de formulações descritos anteriormente.

Algumas loções são listadas na USP e contêm, por exemplo, antibióticos, esteróides, escabicidas e protetores.

Uma fórmula para a loção de hidrocortisona é dada na PC (11.ª ed.).

Loção de Hidrocortisona

Hidrocortisona, na forma de pó ultrafino	10 g
Clorocresol	0,5 g
Monoestearina auto-emulsificante	40 g
Glicerol	63 g
Água purificada, recém-fervida e esfriada para formar	1.000 g

Na preparação da base, o clorocresol é dissolvido em 850 mL de água, empregando-se calor brando. Acrescenta-se a monoestearina auto-emulsificante, e a mistura é aquecida até 60°, agitando-se até que ocorra a dispersão completa. A hidrocortisona é triturada com o glicerol e o produto é então incorporado na base morna, agitando-se e deixando-se esfriar. Então é acrescentado o restante da água, sendo feita a mistura.

Certas loções tendem a separar-se ou a estratificar quando deixadas em repouso por um longo tempo. Elas devem conter uma identificação informando que devem ser agitadas antes de cada uso. Todas as loções devem ser identificadas como "Apenas para Uso Externo".

Os microrganismos podem crescer em certas loções se não forem incluídos conservantes. Deve-se tomar cuidado para evitar a contaminação da loção durante a preparação, mesmo se houver um conservante.

MAGMAS E LEITES

Os magmas e os leites são suspensões aquosas de drogas insolúveis e inorgânicas. Diferem dos géis principalmente em relação ao tamanho das partículas em suspensão, que são maiores. Quando preparados, eles são espessos e viscosos. Por causa disso, não há necessidade de acrescentar um agente de suspensão. A USP indica que o termo Leite é algumas vezes usado com suspensões em veículos aquosos feitas para uso oral (p. ex., Leite de Magnésia). O termo Magma é muitas vezes usado para descrever suspensões de ácidos inorgânicos como as argilas em água. Nesse caso, existe a tendência a uma forte hidratação e agregação do sólido, gerando uma consistência próxima à do gel e um comportamento reológico tixotrópico (p. ex., *Magma de Bentonita*).

O Magma de Bentonita da USP é preparado por hidratação simples. Dois procedimentos de preparação desse produto são descritos no Cap. 55. O Magma de Aminoacetato de Diidroxi Alumínio é outro magma da USP.

O Leite de Magnésia da USP é uma suspensão de hidróxido de magnésio contendo aproximadamente 80 mg de $Mg(OH)_2$ por mililitro. As especificações de concentração dupla ou tripla são para que esses produtos contenham aproximadamente 160 mg ou 240 mg de $Mg(OH)_2$ por mL, respectivamente. Ele tem um gosto alcalino desagradável que pode ser disfarçado com ácido cítrico 0,1% (para reduzir a alcalinidade) e 0,05% de um óleo volátil ou uma mistura de óleos voláteis. O hidróxido de magnésio é preparado pela hidratação do óxido de magnésio.

$$MgO + H_2O \rightarrow Mg(OH)_2$$

O Leite de Bismuto da USP contém hidróxido de bismuto e subcarbonato de bismuto em suspensão na água. O Magma é preparado pela reação do subnitrato de bismuto com o ácido nítrico e do carbonato de amônio com uma solução de amônia. Depois misturam-se as duas soluções resultantes.

As seguintes reações ocorrem durante a preparação do magma.

$$(NH_4)_2CO_3 \rightarrow 2NH_4^+ + CO_3^{2-}$$

$$NH_3 + H_2O \rightarrow NH_4^+ + OH^-$$

$$2BiO^+ + CO_3^{2-} \rightarrow (BiO)_2CO_3$$

$$BiO^+ + OH^- \rightarrow BiO(OH)$$

Se a substância insolúvel precipitada a fresco pela mistura de soluções aquecidas e diluídas, existe apenas uma pequena sedimentação quando ela for deixada em repouso. Essa característica dos leites ou magmas fica algumas vezes exacerbada quando se passa o produto através de um moinho de colóide.

Na maioria das vezes, os magmas e os leites são feitos para uso interno, como o Leite de Magnésia da USP e o Magma de Aminoacetato de Diidroxi Alumínio da USP. Contudo, o Magma de Bentonita é usado principalmente como um agente de suspensão para substâncias insolúveis de aplicação local e ocasionalmente para uso interno. Todos os magmas necessitam de uma identificação onde esteja escrito "Agite Bem". Deve-se evitar o congelamento.

Alguns conservantes antimicrobianos foram testados em preparações de antiácidos líquidos, devido à sua estabilidade e eficácia. São exemplos ácido benzóico, clorexidina, metilparabens, propilparabens, ácido sórbico, propileno glicol e etanol. Viu-se que a combinação do metilparabens com o ácido sórbico foi superior aos parabens isoladamente.

MISTURAS

A USP não define o termo mistura. Entretanto, a BP define o termo da seguinte forma:

> Misturas são líquidos para uso oral contendo um ou mais ingredientes ativos dissolvidos, suspensos ou dispersos em um veículo adequado. Os sólidos em suspensão podem se separar lentamente quando deixados em repouso, mas são facilmente postos outra vez em dispersão mediante agitação.

O termo mistura se refere com maior freqüência à associação de dois ou mais ingredientes, geralmente preparada por mistura mecânica. A substância insolúvel na maioria das vezes não torna a mistura muito viscosa. Suas partículas podem ser mantidas em suspensão com o uso dos agentes de suspensão ou espessantes adequados. Essa classe foi criada originalmente para assegurar a uniformidade das fórmulas de certas preparações bem-conhecidas e amplamente utilizadas.

Freqüentemente, o termo *mistura* é aplicado de maneira imprecisa às preparações aquosas de qualquer descrição. A informação *agite a mistura* é usada muitas vezes em preparações líquidas que contêm ingredientes insolúveis e, portanto, devem ser agitadas antes de seu uso. O termo *suspensão* é usado para descrever várias preparações similares.

Segue a descrição da fórmula para uma mistura na BP, que é uma solução de uma preparação extemporânea.

Mistura de Cloreto de Amônio

Cloreto de Amônio	100 g
Solução de Amônia Aromática	50 mL
Extrato Líquido	100 mL
Água, suficiente para produzir	1.000 mL

Ela deve ser preparada recentemente.

A mistura seguinte é um exemplo de uma suspensão, e é usada para o tratamento de diarréia. A pectina e o tragacanto na Mistura de Caulim com Pectina agem como agentes de suspensão. Uma fórmula alternativa, baseada em Veegum (RT Vanderbilt) e sódio carboximetilcelulose, foi proposta por Kalish.[42]

Mistura de Caulim com Pectina

Veegum	0,88 g
Sódio Carboximetilcelulose	0,22 g
Água Purificada	79,12 g
Caulim	17,50 g
Pectina	0,44 g
Sacarina	0,09 g
Glicerina	1,75 g

Acrescente o Veegum e a sódio carboximetilcelulose à água, agitando constantemente. Acrescente, misturando, o caulim. Misture a pectina, a sacarina e a glicerina e adicione-as à suspensão. Um conservante e um edulcorante podem ser acrescentados ao produto.

O material insolúvel nas misturas deve estar dividido em partículas bem finas, uniformemente distribuídas na preparação. Isso é feito usando moinhos de colóide, métodos especiais de precipitação e agentes de suspensão. Existem três razões principais para que seja feita a divisão das substâncias insolúveis em partículas com as menores dimensões possíveis.

1. Quanto mais próximas do estado de colóide estiverem devido à ação dos agentes protetores como o caulim, o trissilicato de magnésio ou o fosfato de magnésio, mais ativas elas se tornarão como adsorventes e protetoras quando em contato com as superfícies inflamadas.
2. As partículas pequenas são postas em suspensão com maior facilidade e sofrem sedimentação muito mais vagarosamente que as partículas maiores, permitindo ao paciente obter doses mais uniformes das substâncias em suspensão. Misturas homogêneas são preferíveis, especialmente quando se administra a medicação para formar uma camada protetora no trato gastrointestinal.
3. A palatabilidade de muitas preparações é aumentada pelo uso dos agentes de suspensão coloidais.

As misturas contendo materiais em suspensão devem apresentar uma mensagem afixada no recipiente solicitando que o usuário *Agite Bem*.

As misturas, incluindo as suspensões, podem ser contaminadas por microrganismos que permanecem viáveis e são um possível risco à saúde durante o período de utilização dos produtos. O tempo de sobrevivência dos organismos depende do conservante usado. Uma mistura pediátrica de caulim que contém ácido benzóico mata os organismos rapidamente. Por outro lado, os organismos foram capazes de sobreviver por mais de 1 semana em uma mistura de trissilicato de magnésio que continha não mais que quantidades residuais de óleo de hortelã-pimenta, conforme relatado por Westwood.[43]

SUSPENSÕES OFICIAIS

A USP dá uma ênfase especial ao termo *suspensão* ao fornecer definições específicas a várias preparações de uso oral, parenteral e oftalmológico. Elas são formuladas de modo que uma substância insolúvel seja colocada em suspensão em um líquido durante algum estágio do processo de fabricação. A definição da USP começa da seguinte forma:

> As suspensões são preparações líquidas que consistem em partículas sólidas dispersas através de uma fase líquida na qual as partículas não são solúveis. As formas farmacêuticas oficialmente categorizadas como Suspensões são designadas como tais se elas não estiverem incluídas em outras categorias mais específicas de suspensões, como as Suspensões Orais e as Suspensões Tópicas (veja os tópicos sobre essas categorias). Algumas suspensões são preparadas na forma pronta para o uso, enquanto outras são preparadas como misturas sólidas para reconstituição logo antes do uso com o veículo apropriado. Esses produtos são designados como *para Suspensão Oral*...

Essa definição relaciona o termo suspensão aos leites, magmas e loções que foram descritos anteriormente.

Embora existam várias monografias sobre as suspensões na USP, nem a definição nem as monografias fornecem orientações específicas sobre a preparação da suspensão, ainda que as farmacopéias geralmente permitam a adição de agentes edulcorantes adequados, agentes de suspensão, conservantes e corantes. Um procedimento de preparação da Suspensão Oral de Trissulfapirimidinas comumente usado é dado a seguir.

Suspensão Oral de Trissulfapirimidinas

Veegum	1,00 g
Xarope da USP	90,60 g
Citrato de Sódio	0,78 g
Sulfadiazina	2,54 g
Sulfamerazina	2,54 g
Sulfametazina	2,54 g

Acrescente o Veegum vagarosamente, mexendo o xarope continuamente. Incorpore o citrato de sódio na mistura de Veegum com xarope. Misture previamente as drogas contendo sulfa, acrescente-as ao xarope, misture e homogeneíze. Adicione ácido cítrico a 5%, ajustando o pH do produto para 5,6. Um conservante e um edulcorante podem ser acrescentados ao produto.

Os métodos de preparação das formulações que contêm alguns ingredientes ativos e que são produzidas em grandes quantidades tendem a ser mais complexos do que aqueles dados e descritos previamente.

Muitas formulações para suspensões são fornecidas pela BP e pelo PC, no capítulo de *Misturas*. Uma suspensão preparada da maneira adequada apresenta as seguintes propriedades:

1. O material em suspensão não deve sofrer sedimentação rapidamente.
2. As partículas que sofrem sedimentação não devem formar grumos endurecidos e devem ser novamente postas em suspensão com facilidade, mediante agitação.
3. A suspensão não deve ser despejada livremente do recipiente.

Os pós insolúveis que não se dispersam através do meio de suspensão quando ele é agitado devem ser pulverizados em finas partículas e moídos com uma pequena quantidade de um agente como a glicerina, o álcool ou uma porção da dispersão do agente de suspensão. Os outros ingredientes são incorporados, e o restante da dispersão do agente de suspensão é incorporado gradualmente, mediante trituração, para produzir o volume apropriado.

As suspensões para uso parenteral ou oftalmológico também são descritas na USP. Para uma discussão sobre essas suspensões, veja os Caps. 41 e 43.

EXTRATOS

EXTRAÇÃO

A extração, como termo usado no meio farmacêutico, envolve a separação de porções com ações medicinais de tecidos vegetais ou animais a partir dos componentes inativos ou inertes. Isso é feito com o uso de solventes seletivos em procedimentos de extração padronizados.

Os produtos obtidos dessa forma a partir das plantas são líquidos relativamente impuros, semi-sólidos ou pós empregados apenas para uso oral ou externo. Eles incluem classes de preparações conhecidas como decocções, infusões, extratos fluidos, tinturas, extratos pilulares (semi-sólidos) e extratos pulverizados. Essas preparações foram chamadas popularmente de galênicos, segundo Galeno, o médico grego do século II. Para informações adicionais envolvendo a extração e seus produtos, veja o RPS 15, Cap. 86.

A extração continua a ser alvo de muito interesse no que diz respeito à melhora dos rendimentos das drogas derivadas de fontes animais e vegetais. Por exemplo, a melhora na extração dos glicosídios de digital foi alcançada usando-se uma coluna pulsátil, perfurada e funda. Outras técnicas incluem o uso do ultra-som, de evaporadores de filmes rotativos, de dióxido de carbono líquido e supercrítico, de hidrodestilação, da cromatografia líquida, da extração de múltiplos solventes, da extração contracorrente e da dinâmica de gravitação.

Essa discussão envolve primariamente os procedimentos básicos de extração das drogas brutas para obter a porção desejável do ponto de vista terapêutico e eliminar os materiais inertes pelo tratamento com um solvente seletivo, conhecido como mênstruo. A extração difere da solução na medida em que a presença de matéria insolúvel está envolvida no primeiro processo. Os métodos principais de extração são a maceração, a percolação, a digestão, a infusão e a decocção. A qualidade do produto final pode ser melhorada pela padronização dos extratos primários e pela realização de avaliações analíticas envolvendo os procedimentos de fabricação, a produção dos materiais crus e dos produtos intermediários.

Os processos de maior importância, dos quais a USP se ocupa, são a maceração e a percolação, conforme a descrição específica do Extrato de Beladona da USP e do Extrato de Cáscara Sagrada da USP. A maioria das farmacopéias se refere a esses processos de extração dos princípios ativos a partir das drogas brutas. A USP oferece orientações gerais sobre a maceração e a percolação no tópico *Tinturas*.

As técnicas envolvidas nos métodos de extração continuam a ser investigadas e aplicadas para que se possam obter rendimentos mais altos da substância ativa a partir das fontes naturais. Alguns desses métodos incluem o uso de técnicas diferentes de trituração e cisalhamento de plantas, o uso de membranas específicas para extração e procedimentos de extração diferentes como a destilação, a digestão, a percolação e as microondas. Alguns métodos de extração são descritos a seguir.

Maceração—Nesse processo os ingredientes sólidos são colocados em um recipiente fechado com 750 mL do solvente prescrito e deixados em repouso por um período de pelo menos 3 dias em local aquecido, com agitação freqüente, até que a matéria solúvel se dissolva. A mistura é filtrada, e, depois que a maior parte do líquido escorreu, o resíduo no filtro é lavado com uma quantidade suficiente do solvente prescrito ou da mistura do solvente. Em seguida, os filtrados são combinados para produzir 1.000 mL.

Percolação—A droga moída é misturada com a quantidade apropriada do solvente prescrito para torná-la uniformemente úmida. Ela é deixada em repouso por 15 minutos, é então transferida para um percolador (um vaso estreito em forma de cone, aberto em ambas extremidades) e acondicionada. Uma quantidade suficiente do solvente prescrito é acrescentada para saturar a droga. O topo é colocado no percolador, e, quando o líquido está quase escorrendo do equipamento, a abertura inferior é fechada. A droga é deixada sob maceração por 24 horas ou pelo tempo especificado. Se nenhuma análise for realizada, a percolação é deixada prosseguir lentamente ou na velocidade especificada, adicionando-se gradualmente solvente suficiente para produzir 1.000 mL da solução. Se uma análise for necessária, apenas 950 mL do percolado são coletados e misturados, de modo que uma porção é analisada conforme a necessidade. O resto do percolado é diluído com o solvente para produzir uma solução que atenda aos padrões necessários e depois misturado.

Digestão—Essa é uma forma de maceração na qual se usa calor brando durante o processo de extração. Ela será empregada quando não existirem problemas relacionados ao aumento moderado de temperatura e a eficiência de solvente do mênstruo for aumentada dessa forma.

Infusão—Uma infusão é uma solução diluída dos constituintes solúveis da droga bruta. As infusões frescas são preparadas pela maceração das drogas por um curto período de tempo com água fria ou fervente. Os compêndios oficiais norte-americanos não incluíram as infusões durante algum tempo. Um exemplo é a Infusão de Genciana Composta Concentrada da BP de 1973.

Decocção—Esse processo, que já foi popular, extrai os constituintes solúveis em água e estáveis em calor das drogas brutas pela fervura em água durante 15 minutos, esfriando, peneirando e passando água fria suficiente através da droga para produzir o volume necessário.

PREPARAÇÕES EXTRATIVAS

Depois que uma solução contendo os constituintes ativos de uma droga bruta foi obtida por maceração ou percolação, ela pode estar pronta para o uso na forma de agente medicinal, como acontece com certas tinturas ou extratos fluidos. Alternativamente, ela pode sofrer um processamento adicional para produzir um extrato sólido ou semi-sólido.

Para uma discussão sobre as resinas e oleorresinas obtidas pela extração com solvente a partir de exsudatos de plantas, veja o Cap. 26 sobre *Exsudatos de Plantas*.

TINTURAS

As tinturas são definidas pela USP como soluções alcoólicas ou hidroalcoólicas preparadas a partir de materiais vegetais ou a partir de substâncias químicas. Um exemplo do último tipo é a Tintura de Iodo. Tradicionalmente, as tinturas de drogas potentes de origem vegetal representam essencialmente a atividade de 10 g da droga em cada 100 mL da tintura, e a potência é ajustada conforme a análise. A maioria das outras tinturas de drogas de origem vegetal representa o extrato de 20 g da droga em 100 mL da tintura.

A USP especificamente descreve dois processos gerais de preparação das tinturas, um feito com percolação, chamado de Processo P, e outro por maceração, o Processo M. Eles usam métodos similares aos descritos no tópico *Extração*.

O Processo P inclui uma modificação, de forma que as tinturas que necessitam de uma análise para o ajuste da potência específica possam ser testadas antes da diluição para o volume final. Uma tintura preparada pelo Processo P modificada pela análise das tinturas é a Tintura de Beladona.

Exemplos de tinturas preparadas pelo Processo M são a Tintura de Benzoína Composta da USP e a Tintura de Casca de Laranja Doce da USP XXI (a última contém o extrato de 50 g de casca de laranja doce em 100 mL de tintura).

EXTRATOS FLUIDOS

A USP define extratos fluidos como sendo preparações líquidas de drogas de origem vegetal contendo álcool como solvente, conservante ou ambos. A menos que seja especificado de outra forma em uma monografia individual, cada mililitro contém os constituintes terapêuticos de 1 g da droga padronizada que ele representa. Embora a USP indique que os extratos fluidos da farmacopéia sejam geralmente feitos por percolação, os compêndios oficiais anteriormente descreveram os procedimentos gerais para três métodos de percolação usados na fabricação dos extratos fluidos.

- O Processo A é um método de percolação que pode ser modificado para os extratos líquidos que devem ser analisados.
- O Processo E é uma alternativa ao Processo A, no qual a percolação é conduzida em uma coluna da droga, que possui um comprimento muito maior que o diâmetro.
- O Processo D é usado na preparação de extratos fluidos com água fervente funcionando como o mênstruo. O álcool é acrescentado como um conservante para o percolado concentrado. Esse é o procedimento usado na preparação do Extrato Fluido de Cáscara Sagrada da USP XXI.

A BP e a PC usam a designação *Extratos Líquidos* para os extratos fluidos.

EXTRATOS

A USP define os extratos como preparações concentradas de drogas de origem vegetal ou animal. São obtidos pela remoção dos constituintes ativos das respectivas drogas através dos mênstruos adequados, de evaporação de todo ou quase todo o solvente e do ajuste das massas ou pós residuais para os padrões prescritos.

Três formas de extratos são reconhecidas pela USP XXI: semilíquidos ou líquidos de consistência de xarope, massas plásticas (conhecidas como *extratos pilulares* ou *sólidos*) e pós secos (conhecidos como *extratos pulverizados*). Os extratos, como formas concentradas das drogas a partir das quais eles são preparados, são usados em uma variedade de apresentações dos medicamentos sólidas ou semi-sólidas. A USP XXI declara que os extratos pilulares e os extratos pulverizados de qualquer droga são semelhantes do ponto de vista medicinal, mas cada um apresenta suas próprias vantagens farmacêuticas. Os extratos pilulares são assim chamados porque apresentam uma consistência adequada para ser usada na formação das massas da pílulas, que são transformadas em pílulas. Eles também podem ser usados em pomadas e supositórios. Os extratos pulverizados são mais adequados para a incorporação em formulações desidratadas como as cápsulas, os pós ou os comprimidos. Os extratos semilíquidos ou extratos de consistência de xarope podem ser usados na fabricação de algumas preparações farmacêuticas.

A maioria dos extratos é preparada pela extração da droga através de percolação. O percolado é concentrado, geralmente por destilação sob pressão reduzida. O uso de calor é evitado sempre que possível, por causa do potencial de afetar os constituintes ativos. Os extratos pulverizados feitos a partir de drogas que contêm matérias oleosas ou gordurosas inativas podem ter de ser submetidos à remoção das gorduras. Também podem ser preparados a partir da droga sem gordura. Para obter informações sobre os diluentes usados para ajustar um extrato de acordo com os padrões prescritos, veja a USP XXI.

O Extrato de Glicirriza Puro da USP XXI é um exemplo de um extrato pilular. O Extrato de Beladona da USP XXI e o Extrato de Hiosciamo PC (11.ª ed.) são exemplos de extratos pulverizados (o primeiro é preparado também como um extrato pilular, e o último também como um extrato fluido).

REFERÊNCIAS

1. Connors KA, Amidon GL, Kennon L. *Chemical Stability of Pharmaceuticals.* New York: Wiley, 1979, p 80.
2. Kurup TRR, Wan LCS. *Pharm J* 1986; 237: 761.
3. Bruch CW. *Drug Cosmet Ind* 1972; 111(4): 51.
4. Coates D. *Mfg Chem Aerosol News* 1973; 44(6): 35; 44(8): 41; 44(10): 34; 44(12): 19; 1974; 45(1): 19.
5. Reynolds JEF, ed. *Martindale, The Extra Pharmacopoeia*, 30th ed. London: The Pharmaceutical Press, 1993, p 1132.
6. *Handbook of Pharmaceutical Excipients.* Washington DC & London: APhA & Pharm Society of Great Britain, 1986, p 4.
7. Hickman K, *et al. Science* 1973; 180: 15.
8. Montgomery HA, *et al. Am J Hosp Pharm* 1986; 43: 118.
9. Tricca RE. *Drug Cosmet Ind* 1988; 142(5): 32.
10. Bergen A. *Can J Hosp Pharm* 1977; 30(4): 109.
11. Meer T. *Flavoring Pharmaceutical Preparations* (SK&F Selected Pharm Res Refs No 4.) Philadelphia: SmithKline, Feb 11, 1957.
12. Schumacher GE. *Am J Hosp Pharm* 1967; 24: 588, 713; 1968; 25: 154.
13. *Am Drug* 1977; 175(5): 24.
14. Ryder J. *Int J Pharm Technol Prod Mfg* 1979; 1(1): 14.
15. *The Chemistry and Rheology of Water-Soluble Gums and Colloids* (Monograph 24). London: Soc of Chem Ind, 1966.
16. Sumner ED. *JAPhA* 1968; NS8: 250.
17. Rettig H. *Acta Pharm Technol* 1978; 24: 143; through *Int Pharm Abstr* 1982; 19: 5096.
18. Kim CK, *et al. Int J Pharm* 1994; 106: 25–32.
19. White RF. *Pharmaceutical Emulsions and Emulsifying Agents*, 4th ed. London: Chemist & Druggist, 1964.
20. Griffin WC, Lynch MJ, Lathrop LB. *Drug Cosmet Ind* 1967; 101(4): 41; (5): 52.
21. Rieger MM. In: Lachman L, Lieberman HA, Kanig JL, eds. *The Theory and Practice of Industrial Pharmacy*, 3rd ed. Philadelphia: Lea & Febiger, 1986, Chap 17.
22. Florence AT, Whitehill D. *Int J Pharm* 1982; 11: 277.
23. Prince LM, ed. *Microemulsions: Theory and Practice.* New York: Academic, 1977.
24. Rosano HL, *et al. J Soc Cosmet Chem* 1988; 39: 201.
25. Lin TJ. *J Soc Cosmet Chem* 1978; 29: 117; 1984; 35: 357.
26. Eisberg N. *Mfg Chem* 1982; 53(1): 27.
27. Fox C. In: Breu MM, ed. *Cosmetic Science*, vol 2. New York: Academic, 1980, Chap 1.
28. Maa YF, Hsu C. *J Controlled Release* 1996; 38: 219–229; through *Int Pharm Abstr* 1996; 33: 08471.
29. Scott RR. In: Lieberman HA, Rieger MM, Banker GS, eds. In *Pharmaceutical Dosage Forms: Disperse Systems*, vol 2. New York: Dekker, 1989, Chap 1.
30. Illig KJ, *et al. Pharm Technol* 1996; 20(Oct): 78, 80, 82, 84, 86, 88.
31. Parrot EL. In: Lachman L, Lieberman HA, Kanig JL, eds. *Theory and Practice of Industrial Pharmacy*, 3rd ed. Philadelphia: Lea & Febiger, 1986, Chap 2.
32. Nash RA. In: Lieberman HA, Rieger MM, Banker GS, eds. *Pharmaceutical Dosage Forms: Disperse Systems*, vol 1. New York: Dekker, 1989, Chap 5.
33. Reynolds JEF, ed. *Martindale, The Extra Pharmacopoeia*, 28th ed. London: Pharmaceutical Press, 1982, p 947.
34. Tortorici MP. *Am J Hosp Pharm* 1979; 36: 22.
35. Scheer AJ. *Drug Cosmet Ind* 1981; 128(4): 40; (5): 39; (6): 52.
36. Schott H. In: Martin A, Swarbrick J, Cammarata A, eds. *Physical Pharmacy.* Philadelphia: Lea & Febiger, 1983, Chap 22.
37. Collett DM. In: Collett DM, Aulton ME, eds. *Pharmaceutical Practice.* Edinburgh: Churchill Livingstone, 1990, Chap 14.
38. Zatz JL, Kushla GP. In: Lieberman HA, Rieger MM, Banker GS, eds. *Pharmaceutical Dosage Forms: Disperse Systems*, vol 2. New York: Dekker, 1989, Chap 13.
39. Harb NA. *Cosmet Perfum* 1974; 89(4): 67. Shapiro WB. *Cosmet Toiletries* 1982; 97(3): 27.
40. Coffman HL, Huyck CL. *Am J Hosp Pharm* 1963; 20: 132.
41. Bhargava HN, Nicolai DW. In: Lieberman HA, Rieger MM, Banker GS, eds. *Pharmaceutical Dosage Forms: Disperse Systems*, vol 2. New York: Dekker, 1989, Chap 7.
42. Kalish J. *Drug Cosmet Ind* 1964; 94: 276.
43. Westwood N. *Pharm J* 1972; 208: 153.

BIBLIOGRAFIA

Geral

Lieberman HA, Rieger MM, Banker GS, eds. *Pharmaceutical Dosage Forms: Disperse Systems*, vols 1, 2. New York: Dekker, 1989.

Emulsões

Becher P. *Emulsions: Theory & Practice*, 2nd ed. New York: Reinhold, 1965.
Griffin WC, Lynch MJ, Lathrop LB. *Drug Cosmet Ind* 1967; 101(4): 41; (5): 52.
Spalton LM. In White RF, ed. *Pharmaceutical Emulsions and Emulsifying Agents*, 4th ed. London: Chemist & Druggist, 1964.

Equipamentos

Busse DJ. *Mfg Chem* 1990; 61(7): 39.
Fox C. In: Breuer MM, ed. *Cosmetic Science*, vol 2. New York: Academic, 1980.
Lagman B. *Drug Develop Ind Pharm* 1988; 14(18): 2705.
Oldshue JY. *Fluid Mixing Technology*. New York: McGraw-Hill, 1983.
Rees LH. *Drug Cosmet Ind* 1967; 101(5): 102.
Scott RR. In: Lieberman HA, Rieger MM, Banker GS, eds. *Pharmaceutical Dosage Forms: Disperse Systems*, vol 2. New York: Dekker, 1989.
Washington C. *Mfg Chem* 1988; 59(3): 49.

Propriedades dos Excipientes

Handbook of Pharmaceutical Excipients. Washington, DC & London: APhA & Pharm Society of Great Britain, 1986.
Reynolds JEF, ed. *Martindale, The Extra Pharmacopoeia*, 29th ed. London: Pharmaceutical Press, 1989.

Soluções

Ryder J. *Int J Pharm Tech Prod Mfg* 1979; 1(1): 14.

Suspensões

Plaizier-Vercammen JA, Janssens E. *Labo-Pharma—Probl Tech* 1984; 32(345): 583.
Scheer AJ. *Drug Cosmet Ind* 1981; 128(4): 40; (5): 39; (6): 52.

CAPÍTULO **40**

Esterilização

Barry D Garfinkle, PhD
Vice President
Vaccine Technology and Engineering
Manufacturing Division
Merck & Co, Inc
West Point, PA 19486

Martin W Henley, MSc
Merck & Co, Inc (Aposentado)
West Point, PA 19486

O objetivo de um processo de esterilização é destruir ou eliminar microrganismos que estão presentes num objeto ou numa preparação, de modo a garantir que isso foi feito com um nível extremamente elevado de probabilidade e para garantir que o objeto ou preparação está livre dos riscos de infecção. O objetivo atual, considerado alvo de desempenho para um processo de esterilização, é garantir que a probabilidade de encontrar uma unidade não-estéril seja inferior a 1 em 1 milhão. Ou seja, o processo (incluindo produção, armazenamento e expedição) vai apresentar um *Sterility Assurance Level* (SAL) (Nível de Segurança de Esterilidade) $\geq 10^{-6}$.

A variedade e a quantidade de produtos estéreis e seu acondicionamento necessário para os serviços de saúde aumentaram e se modificaram continuamente nos últimos anos. Do mesmo modo, as técnicas de esterilização sofreram adaptações para atender às novas necessidades. Algumas delas foram obtidas com a modificação das exigências e diretrizes emitidas pelas entidades reguladoras ou de orientação.

Há poucos anos, o teste de esterilidade do produto final era o meio básico de monitorizar o sucesso de um processo de esterilização. Hoje, a qualificação e a validação do equipamento e do processo realizado nesse equipamento são consideradas essenciais. Isso deriva dos princípios gerais dos sistemas da Qualidade Total. Os padrões nacionais e internacionais que definem esse sistema (tais como o ISO-9000 e EN-29000) afirmam na verdade que "a esterilização é um processo especial porque sua eficácia não pode ser verificada por meio de inspeção simples e da realização de testes no produto final... Por essa razão, os processos de esterilização devem ser validados antes do uso, o seu desempenho deve ser monitorizado rotineiramente e o equipamento deve permanecer sob manutenção regular..."

A finalidade deste capítulo é fornecer uma compreensão básica dos seguintes métodos de esterilização empregados atualmente na tecnologia farmacêutica e do equipamento empregado para pôr em prática esses métodos:

Método	Equipamento
Esterilização com calor úmido	Autoclaves saturadas com vapor
	Autoclaves com água superaquecida
	Autoclaves com ar sobre vapor
Esterilização com calor seco	Esterilizadores de lotes de medicação
	Esterilizadores em túnel contínuo
Esterilização química *a frio*	Óxido de etileno
	Peróxido de hidrogênio vaporizado
	Peróxido de hidrogênio/vapor
	Outros gases
Esterilização com radiação	Eletromagnética
	Particulada
Filtração	Membranas

DEFINIÇÕES

As pessoas envolvidas nos processos de esterilização ou que lidam com produtos estéreis devem compreender os termos seguintes relativos à esterilização:

Anti-séptico — É uma substância que interrompe ou previne o crescimento dos microrganismos por meio da inibição de sua atividade sem necessariamente destruí-los.

Bactericida — É qualquer agente capaz de destruir microrganismos.

Bacteriostático — É qualquer agente capaz de interromper ou atrasar o crescimento dos microrganismos.

Carga Biológica — É o número de microrganismos viáveis existentes num objeto ou numa preparação que entra numa etapa de esterilização (geralmente expressos em unidades de colônias formadas por unidade de volume).

Desinfecção — É um processo que diminui a probabilidade de infecção por meio da destruição dos microrganismos vegetativos, mas não em geral dos esporos bacterianos. O termo é empregado, em geral, para designar o uso de agentes químicos em objetos inanimados.

Estéril — Refere-se à ausência de microrganismos viáveis.

Esterilização — É um processo através do qual todos os microrganismos viáveis são removidos ou destruídos, com base numa função de probabilidade.

Esterilização Terminal — É um processo que destrói todos os microrganismos viáveis, dentro da embalagem final, selada.

Germicida — É um agente que destrói microrganismos, mas não necessariamente esporos bacterianos.

Nível de Segurança de Esterilidade (SAL — Sterility Assurance Level) — É um termo relacionado à probabilidade de se encontrar uma unidade não-estéril após uma etapa de esterilização. É geralmente expressa em termos da potência negativa de 10 (isto é, 1 em 1 milhão = 10^{-6}).

Processamento Asséptico — São as operações realizadas entre a esterilização de um objeto ou de uma preparação e o fechamento final de sua embalagem. Essas operações são por definição realizadas na ausência completa de microrganismos.

Validação — É o ato de verificar que um procedimento é capaz de produzir o resultado pretendido sob todas as condições esperadas. Isso geralmente é feito através de testes adequados.

Viricida — É um agente capaz de destruir vírus.

A ESTERILIDADE COMO UM SISTEMA TOTAL

Devemos reiterar o conceito já rapidamente mencionado na introdução. A tarefa da tecnologia com que estamos lidando é fornecer o produto em condições estéreis para o usuário final.

Sabe-se atualmente que a qualidade do produto deve ser *construída dentro* do processo. Esse conceito é particularmente verdadeiro quando uma das qualidades essenciais do produto é a esterilidade.

Desse modo, a tarefa recém-mencionada é realizada com uma série de etapas envolvendo projeto, produção e distribuição, que podem ser resumidas como sendo as atividades para a seleção e para testar rotineiramente os seguintes itens:

- Elementos ativos, aditivos, matéria bruta em geral.
- Água usada tanto como solvente quanto como agente para lavar e enxaguar.
- Embalagem adequada para o produto e para o processo de esterilização a ser empregado.
- Ambiente e equipamento de trabalho.
- Pessoal.

Esses procedimentos têm a finalidade clara de fornecer para o processo de esterilização um produto com uma carga biológica mínima, definida e consistente. As seguintes atividades também são realizadas:

- Seleção do método de esterilização mais adequado para o produto e sua embalagem, e definição das variáveis do processo para se obter o nível de segurança de esterilização pretendido (SAL).
- Seleção do aparelho mais adequado para a realização do método selecionado e dos serviços necessários para esse aparelho.
- Qualificação e validação do aparelho e do processo.
- Verificação rotineira do processo.
- Testes dos resultados do processo de esterilização.
- Armazenamento adequado dos bens estéreis e verificação de que sua esterilidade é mantida em toda segurança durante todo o período de armazenamento permitido.
- Entrega, abertura e utilização dos bens estéreis sem recontaminação.

Também devemos ressaltar que em 11 de outubro de 1991 a US Food and Drug Administration (FDA) propôs uma nova regulamentação para o processamento asséptico e a esterilização terminal. As regras propostas exigem que os fabricantes de produtos estéreis usem sempre que possível terminais de esterilização. A proposta vai afetar 21 CFR 211, 314 e 514. O processamento asséptico pode ser executado apenas naqueles casos em que a esterilização terminal tem efeitos nocivos importantes sobre o produto. Essa regra se baseia na capacidade de provar um SAL mais elevado com os processos de esterilização terminal usuais, reduzindo assim o risco de uma unidade não-estéril chegar até um paciente.

CONTAMINAÇÃO

No processamento de produtos estéreis devemos ter em mente alguns fatos sobre os microrganismos. Alguns micróbios (bactérias, fungos, etc.) se multiplicam em refrigerador, outros sob temperaturas de até 60°. Os micróbios variam em suas necessidades de oxigênio dos anaeróbios estritos que não podem tolerar o oxigênio aos aeróbios que o requerem. Um meio de crescimento moderadamente alcalino vai suportar a multiplicação de diversos microrganismos, enquanto outros florescem em ambientes ácidos. Alguns microrganismos têm a capacidade de usar nitrogênio e dióxido de carbono do ar e assim podem na verdade se multiplicar em água destilada. Contudo, em geral, a maioria das bactérias patogênicas apresenta necessidades para cultura seletivas com temperaturas de 30 a 37° e um pH de 7,0. Os fungos contaminantes podem se desenvolver rapidamente em glicose e soluções glicosadas.

Os micróbios em crescimento ativo são, na maioria das vezes, formas vegetativas, com pouca resistência ao calor e aos desinfetantes. Contudo, algumas formas de bactérias — entre as quais as bactérias causadoras do antraz, tétano e gangrena — apresentam a capacidade de assumir um estado de esporo que é muito resistente ao calor assim como à maioria dos desinfetantes. Por essa razão, uma excelente medida de esterilização bem-sucedida é se as formas altamente resistentes em esporos das bactérias não-patogênicas tiverem sido eliminadas.

A natureza da contaminação esperada e da carga biológica é importante para os farmacêuticos na preparação dos produtos a serem esterilizados. A matéria bruta com que trabalham raramente será estéril, e um armazenamento inadequado pode aumentar o teor microbiano. Como o farmacêutico raramente manipula toda a matéria bruta em ambiente estéril ou protegido, os elementos ambientais da área de manipulação (ar, superfícies, água, etc.) podem contribuir para a contaminação da preparação. O recipiente ou o material de empacotamento podem ou não ter sido previamente esterilizados e, conseqüentemente, contribuir para a contaminação de um preparado.

A compreensão da natureza dos contaminantes antes da esterilização e a aplicação de métodos para minimizar tal contaminação são vitais para a preparação de uma esterilização farmacêutica bem-sucedida. Os exemplos desse método compreendem:

- Manutenção de um laboratório higiênico.
- Desinfecção freqüente dos pisos e das superfícies.
- Minimização do trânsito dentro e fora da área.
- Armazenamento refrigerado da matéria bruta e das preparações que possibilitam o crescimento microbiano.
- Uso de dispositivos de fluxo laminar para algumas operações críticas.
- Uso de água com qualidade apropriada e livre de contaminação microbiana (segundo a USP). É preferível o uso de água pré-esterilizada para evitar qualquer contaminação possível.

MÉTODOS

Geral

O procedimento a ser usado para a esterilização de uma droga, uma preparação farmacêutica ou um dispositivo médico é determinado principalmente pela natureza do produto. É importante lembrar que a mesma técnica de esterilização não pode ser usada universalmente devido às propriedades características de alguns materiais que podem resultar em sua destruição ou modificação. Os métodos de inativação dos microrganismos podem ser classificados como físicos ou químicos. Os métodos físicos compreendem calor úmido, calor seco e irradiação. A filtração estéril é um outro processo, mas só é capaz de remover microrganismos, não de inativá-los. Os métodos químicos compreendem o uso de agentes esterilizantes gasosos ou líquidos. Existem diretrizes para o uso de diversos tipos de esterilização industrial e hospitalar.[1-10]

Cada método de esterilização pode ser avaliado através de valores obtidos experimentalmente, que representam as taxas de inativação geral do processo. Por exemplo, uma taxa de morte ou uma curva de sobrevida para espécies padronizadas podem ser diagramadas para condições de esterilização diferentes. Isso é feito por meio da organização do logaritmo dos microrganismos sobreviventes em relação ao tempo de exposição ao método de esterilização. Na maioria dos casos, esses dados mostram uma relação linear, típica da cinética de primeira ordem, e sugerem que uma proporção constante de uma população contaminante está inativada em qualquer intervalo dado. Com base nessas curvas de inativação, é possível derivar valores que representem as taxas gerais de inativação do processo. Por exemplo, segundo esses dados, tornou-se comum derivar um tempo de redução decimal ou valor D, que representa o tempo em condições determinadas de exposição à esterilização necessário para reduzir a população microbiana num fator de 90%.

Os valores D, ou as outras expressões relativas às taxas dos processos de esterilização, fornecem um meio de estabelecer ciclos confiáveis de esterilização. Obviamente, a carga microbiana inicial num produto a ser esterilizado torna-se uma consideração importante. Além disso, contudo, os dados cinéticos também podem ser usados para fornecer uma base estatística para o sucesso dos ciclos de esterilização. Um exemplo simples é suficiente (Fig. 40.1). Quando o nível de contaminação inicial for considerado como sendo 10^6, e o valor D do processo da esterilização for de 7 minutos, a eliminação total é obtida pela aplicação de 6 valores D (42 minutos). Contudo, nesse ponto, não vamos ter uma garantia de esterilização segura devido à presença de alguns membros anormalmente resistentes da

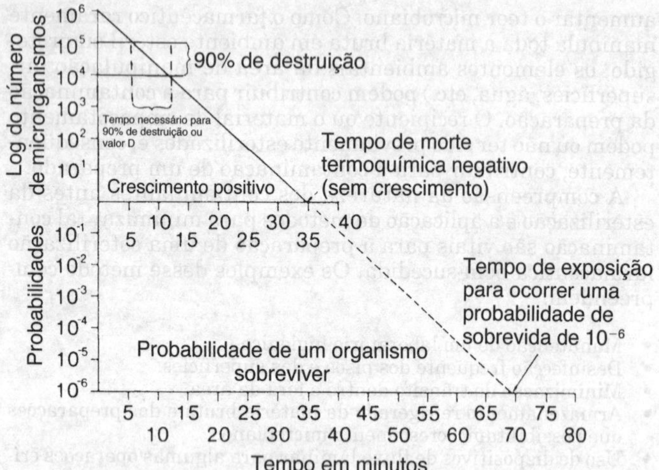

Fig. 40.1 Modelo de esterilização usando valores D.

população que possam persistir. Nesse exemplo, com a extensão do processo para incluir um valor 6 D adicional, a maioria da população remanescente é inativada, reduzindo a probabilidade de um microrganismo sobreviver em 1 de cada 1 milhão.

Calor Úmido

BASE DA CINÉTICA DA ESTERILIZAÇÃO A VAPOR

Suponhamos um sistema contaminado por microrganismos (que nós, para simplificar, acreditamos serem puros e homogêneos) imerso em vapor saturado, pressurizado, numa temperatura constante; por exemplo, um frasco contendo uma suspensão aquosa de um certo microrganismo formador de esporos.

Demonstrou-se experimentalmente que, sob as condições acima, a reação de degradação térmica dos microrganismos obedece às leis das reações químicas: a taxa de redução do número de microrganismos presentes no sistema em cada momento é proporcional ao número real em si. O coeficiente de proporcionalidade é típico das espécies e condições do microrganismo escolhido.

Assim, a reação de degradação (o processo de esterilização) se desenvolve como uma reação química de primeira ordem em que a taxa da reação é proporcional, em cada momento, apenas à quantidade de microrganismos que ainda vai ser inativada. Isso parece ser óbvio na esterilização a seco, mas é menos rigoroso no caso da esterilização a vapor, em que moléculas de vapor de água também parecem desempenhar um papel na reação. Na verdade, essa reação bimolecular é de primeira ordem, visto que há vapor demais durante toda a reação e sua concentração pode ser considerada constante.

A expressão matemática dos fatos anteriores mais freqüentemente usada é

$$N = N_0 10^{-t/D} \tag{1}$$

onde N_0 é o número inicial de microrganismos, t é a exposição transcorrida (igual ao tempo de esterilização), N é o número de microrganismos após o tempo de exposição t e D é o *tempo decimal de declínio,* definido como o intervalo de tempo necessário, numa temperatura especificada *constante*, para reduzir a população microbiana, sendo considerada de 1/10 (isto é, de um valor logarítmico; p. ex., de 100% para 10% ou de 10% para 1% do valor inicial).

O valor D é inversamente proporcional ao coeficiente da reação de primeira ordem e é, portanto, típico das espécies e condições do microrganismo escolhido. Dependendo da hipótese inicial de exposição numa temperatura constante, cada valor D se refere sempre a uma temperatura especificada.

A Equação 1 permite tirar a primeira conclusão muito importante: o tempo necessário para reduzir a concentração do microrganismo para qualquer valor preestabelecido é função da concentração inicial. A reação de esterilização não é, conseqüentemente, um processo de *tudo ou nada,* nem um processo de *barreira potencial*, como já se acreditou.

É também evidente imediatamente que o efeito da esterilização na mesma temperatura constante vai ser muito diferente, dependendo do valor D das espécies microbianas de contaminação (ou do maior valor de D no caso usual de contaminação mista). A Fig. 40.2 mostra que a mesma proporção de redução para espécies diferentes é obtida depois de um tempo de exposição proporcional ao valor D de cada espécie. O gráfico deriva apenas da Equação 1 e da definição do valor D. A hipótese básica de a temperatura ser constante é plenamente válida.

A Esterilidade É um Efeito Provável do Tempo de Exposição — Vamos considerar agora o que acontece em um lote de unidades (frascos, garrafas ou outros) com uma unidade inicial constante de contaminação de 100 microrganismos igual a 10^2. Se o valor D em 121° for de 1, depois de 1 min em 121°, obtemos uma redução igual a 10^1 = 10 microrganismos; após mais outro minuto, só 10^0 = 1 microrganismo ainda sobrevive. Depois de outro minuto, a população microbiana sobrevivente será de 10^{-1} = 1/10 microrganismo. Devemos esclarecer que com uma contaminação da ordem de 1/10 isso não significa que vamos encontrar em cada unidade uma contaminação de 1/10 de microrganismo, o que é biologicamente sem significado (nesse caso, a unidade provavelmente vai estar estéril), mas que existe uma probabilidade de que 1/10 das unidades ainda está contaminado dentro do lote das unidades esterilizadas.

De fato, seriam necessários 3 minutos para reduzir a população microbiana para um microrganismo sobrevivente isolado se a população inicial fosse 10 vezes maior do que a população em questão. Essa contaminação inicial superior pode ser considerada tanto como um número 10 vezes maior de microrganismos na mesma unidade, ou como a contaminação de uma unidade 10 vezes maior.

Se a unidade não for mais considerada como o frasco ou a garrafa isolados, mas o total de todos os itens produzidos num período de tempo, o número inicial de microrganismos presentes em cada item deve ser multiplicado pelo número de itens produzidos, e o tempo de exposição para se obter a redução do mesmo número de microrganismos viáveis que permanece no total dos itens produzidos deve ser aumentado de modo correspondente. O seguinte exemplo vai ser útil para focalizar o problema.

É preciso produzir um novo produto estéril em ampolas; o número de ampolas a ser produzido em todo o período previsto para o produto é de 10^{10}. O número máximo de ampolas contaminadas considerado aceitável é 10 = 1: isso obviamente significa que a probabilidade de haver ampolas não-estéreis após a esterilização não deve exceder 10^{-10}. Vamos também supor que a população microbiana dentro de cada ampola, depois de repletas e seladas, não ultrapassa 10^3 microrganismos. Estes devem ser destruídos através de esterilização num terminal com calor úmido à temperatura de 121°. O valor D aplicável é 1 min. O número total de microrganismos a ser destruído durante a vida do produto vai ser

$$10^{10+3} = 10^{13}$$

Se toda essa população microbiana for exposta ao calor úmido na temperatura de 121° por um período de 13 minutos, a sua redução é da ordem de 10^{-13} vezes o número inicial (isto é, $10^{13-13} = 10^0 = 1$). Então o tempo de exposição de 13 min seria suficiente (em todas as outras hipóteses anteriores) para impedir que o número total de ampolas contaminadas ultrapasse o valor de 1.

Do ponto de vista de cada ampola isolada, 13 minutos de exposição vão reduzir a população microbiana ao valor teórico de

$$10^{3-13} = 10^{-10}$$

Interpretar esse valor numérico como a probabilidade de ainda existir uma ampola contaminada em 10 bilhões de ampolas es-

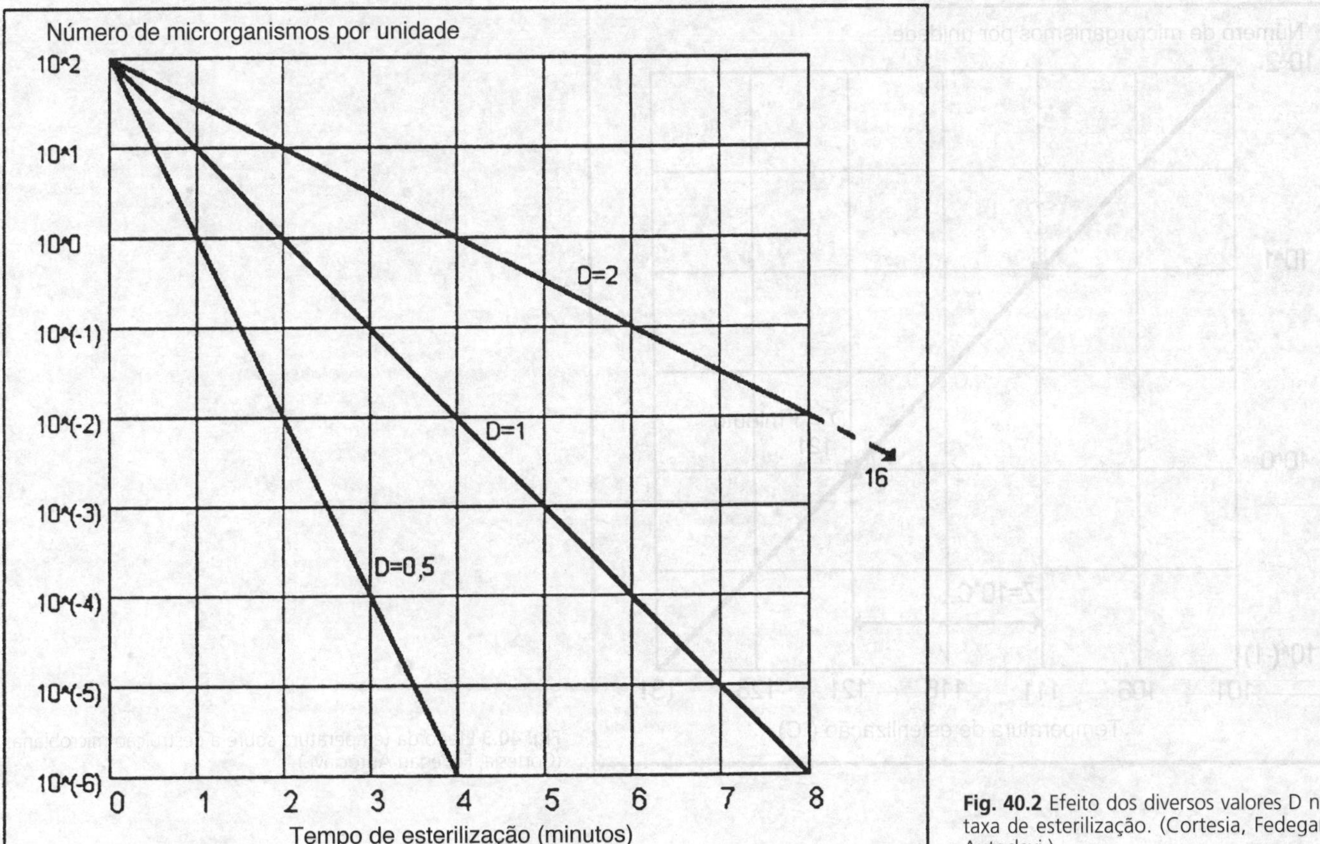

Fig. 40.2 Efeito dos diversos valores D na taxa de esterilização. (Cortesia, Fedegari Autoclavi.)

terilizadas significa que uma única ampola ainda vai estar contaminada em todo o lote de 10^{10}. Esse valor de probabilidade é definido como PNSU (probabilidade de unidade não-estéril).

Recentemente, o PNSU como critério de avaliação de esterilidade vem sendo substituído pelo SAL. O nome em si poderia dar origem a um mal-entendido, porque um nível de segurança é considerado bom ser for elevado, mas o SAL parece ter sido definido de um modo que seu valor numérico é o mesmo do PNSU. Isso, não obstante, é às vezes calculado como o valor recíproco do PNSU. O critério SAP (probabilidade de garantia de esterilidade) foi também proposto, e o SAP parece no momento ter a mesma definição do PNSU, mesmo se fosse mais compreensível se seu valor se aproximasse da unidade depois de uma esterilização satisfatória.

A discussão anterior e o exemplo levam à conclusão de que o tempo de exposição ótimo para um processo de esterilização deve levar em conta não somente a população microbiana inicial dentro do item isolado a ser esterilizado, e as espécies e condições do microrganismo contaminante, mas também o número total de itens que se espera esterilizar ao longo da duração da vida do produto.

Efeito de Mudanças de Temperatura — Todas as considerações anteriores se desenvolveram sob a presunção básica de que a temperatura se mantém constante durante todo o tempo de exposição. Parece ser bastante óbvio que o valor D vai mudar na medida em que a temperatura muda. Se os valores de D obtidos experimentalmente para uma espécie microbiana dada são delineados numa tabela semilogarítmica como a função da temperatura *T*, obtemos um atalho semelhante ao da Fig. 40.3.

Nesse caso, podemos ver que o valor D é 1 min a 121° (isto é, o valor médio que se acredita com muita freqüência ser aceitável na ausência de dados experimentais mais exatos). Também podemos ver que o valor D varia num fator de 10 se a temperatura variar em torno de 10°.

O valor z é definido como o coeficiente de temperatura de destruição microbiana, o número de graus de temperatura que provoca uma variação de 10 vezes de D (ou, mais geralmente, da taxa de esterilização).

O valor z oscila geralmente entre 6 e 13 para a esterilização a vapor na faixa de 100° a 130°, e acredita-se que o valor z seja com freqüência igual a 10 na ausência de dados experimentais mais exatos.

O fato de que o valor z varia 10 vezes para uma variação de 10° quando $z = 10$ não deve levar à impressão falsa de que D varia uma vez (isto é, duplica) para um aumento de 1°. Obviamente, isso não é verdadeiro. É, de fato, uma questão de achar o número que produz 10 quando elevado à décima potência. Esse número é 1,24.

Conseqüentemente, uma variação de 1° acarreta uma variação do valor D de 24%.

Esse é um número bastante significativo, que ilustra os efeitos dramáticos que são gerados quando a temperatura da esterilização é também uns poucos graus abaixo do valor esperado, talvez apenas em algumas áreas do esterilizador.

É também útil lembrar que o efeito da variação da temperatura diminui consideravelmente à medida que a temperatura sobe ou cai cerca de 1/2 (ou ainda menos) na esterilização a seco a aproximadamente 200°. Nessas condições, o valor z é cerca de 20 em vez de em torno de 10. Conseqüentemente, as pequenas diferenças de temperatura que podem ser tão dramáticas na esterilização a vapor têm muito menos efeito na esterilização a seco.

O precedente se refere aos valores médios porque os valores reais de D e de z dependem em grande parte do meio que contém os microrganismos e de sua história. Na temperatura de 121° nenhum microrganismo tem exatamente D = 1 e z = 10. Contudo, o uso associado desses dois parâmetros no cálculo de F_0 e PNSU fornece amplas margens de segurança em relação aos microrganismos habituais.

F_0 ou Tempo Equivalente de Esterilização a 121° — É do maior interesse calcular o efeito letal da exposição de uma população microbiana a uma temperatura variável, *T*, relacionando-o a uma esterilização hipotética realizada a uma tem-

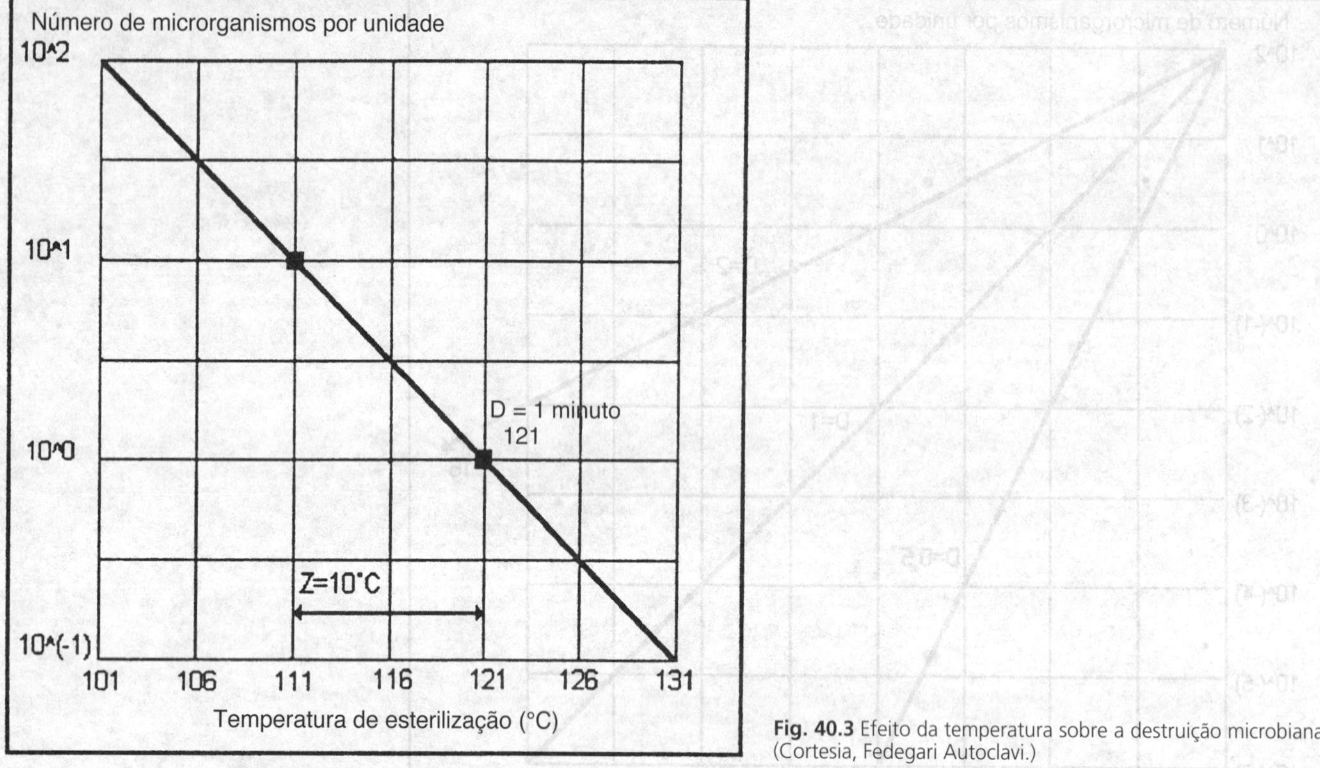

Fig. 40.3 Efeito da temperatura sobre a destruição microbiana. (Cortesia, Fedegari Autoclavi.)

peratura constante, T_0, para o tempo t_0. Se presumirmos que a referência constante, temperatura, é igual a 121,1° (originalmente 250°F) e o valor *z* igual a 10, o tempo equivalente é chamado de F_0. Assim, F_0 é o tempo de exposição equivalente em 121,1° do tempo real de exposição numa temperatura variável, calculada para um microrganismo ideal com um coeficiente de temperatura de destruição igual a 10.

O conceito F_0 foi introduzido no *Laboratory Manual for Food Canners and Processors* pela National Canners Association em 1968, e se tornou um termo comum na produção farmacêutica desde que a FDA o empregou nas "Proposed Rules" de 1.° de junho de 1976 (21 CFR 212.3) com o seguinte significado:

> F_0 significa o intervalo de tempo equivalente, em minutos na temperatura de 121,1° (250°F), enviada a um produto pelo processo de esterilização.

Para o seu cálculo,

> À medida que se considera o valor *z* de 10° ou 18°F o termo valor *z* significa o declive da curva do tempo de destruição térmica e pode ser expresso como o número de graus... necessários para causar uma mudança de 10 vezes na taxa de morte.

Na prática, o conhecimento dos valores da temperatura como sendo uma função contínua do tempo decorrido não está disponível, e F_0 é calculado como

$$F_0 = \Delta t \sum 10^{\frac{T-121,1}{z}} \qquad (2)$$

onde Δt é o intervalo de tempo entre duas medidas consecutivas de *T*, *T* é a temperatura do produto esterilizado no tempo *t* e *z* é o coeficiente de temperatura que se acredita igual a 10.

Vapor Saturado

PRINCÍPIOS

A esterilização com vapor saturado é o método que fornece a melhor combinação de flexibilidade na operação, resultados seguros e baixos custos de planta e de administração. O meio de esterilização obviamente é o vapor saturado e pressurizado e a temperatura operacional típica é 121° (250°F), mas temperaturas superiores ou inferiores também são freqüentemente empregadas.

O termo vapor saturado *seco* é usado às vezes: devemos esclarecer que essa é uma condição de vapor *ideal*, e que o vapor úmido saturado é usado na prática para esterilização. No entanto, o vapor deve acarretar a menor quantidade possível de condensados. A *proporção de vapor de água* no vapor define a quantidade de condensado criada por 100 partes pelo peso do vapor úmido; uma proporção de vapor de água de 0,95 significa que 100 g do vapor consistem em 95 g de vapor seco saturado mais 5 gramas de condensado que está, ou deveria estar, *na mesma temperatura que o vapor*.

A confiabilidade da esterilização realizada com vapor saturado se baseia em diversas características particulares desse meio.

> Quando o vapor condensa, libera calorias numa temperatura constante e numa *quantidade considerável*: 1 kg de vapor saturado puro que se condensa na temperatura de 121° (virando água em 121°, portanto, sem congelar) libera até 525 kcal.
>
> As temperaturas e pressões do vapor saturado têm uma correlação de duas vias. Uma vez determinada a temperatura do vapor, a sua pressão também é determinada, e vice-versa. O vapor saturado em 121° inevitavelmente tem uma pressão de 2,05 abs bar.

Isso acarreta duas possibilidades práticas muito interessantes:

1. Uma autoclave com vapor saturado puro pode ser controlada tanto segundo o parâmetro da temperatura como de acordo com o parâmetro da pressão.
2. Independentemente do parâmetro a ser usado para o controle, o segundo parâmetro pode ser usado facilmente para uma monitorização cruzada do primeiro.

> Um grama de molécula de água (18 g ou 18 ml no estado líquido) como vapor em 121° e 2,05 abs bar ocupa um volume de aproximadamente 15 l. Isso significa que, quando o vapor condensa em 121°, o volume diminui quase 1.000 vezes. Do mesmo modo, um vapor

adicional disponível atinge *espontaneamente* o objeto a ser esterilizado. O condensado que se forma pode ser removido facilmente da câmara da autoclave através de uma descarga sobre o condensado ou, com uma técnica mais moderna, através de uma drenagem forçada contínua (como ocorre, por exemplo, nos chamados esterilizadores *a vapor dinâmicos*).

Contudo, devemos considerar diversos outros fenômenos.

Para realizar sua ação de inativação dos microrganismos (coagulação das proteínas celulares), o vapor, ou mais geralmente o calor úmido, deve estar em contato com os microrganismos. Isso pode ocorrer direta ou indiretamente. Por exemplo, ocorre diretamente quando o vapor que está presente na câmara da autoclave está em contato direto com um instrumento cirúrgico. Em vez disso, ocorre de modo indireto quando o vapor úmido é gerado (pela troca de calor com o vapor presente na câmara) junto a uma ampola selada que contém uma solução aquosa. No entanto, é evidente que não é possível esterilizar a vapor o interior de uma ampola vazia fechada ou o conteúdo de uma ampola se este for uma solução oleosa anídrica.

O ar que está inicialmente presente na câmara da autoclave e o *incondensável* que possivelmente é provocado pelo vapor (em geral de CO_2) apresentam pesos moleculares, e portanto densidades, 1,5 a 2,0 superiores ao vapor (sob as mesmas condições de temperatura e vapor). Conseqüentemente, o ar deve ser eliminado inicialmente da câmara e o vapor não deve introduzir elementos não-condensáveis na câmara; por outro lado, esses tendem a se estratificar na porções inferiores da câmara, criando gradientes de temperatura intoleráveis.

Quando recipientes indeformáveis fechados contendo soluções aquosas são esterilizados, as pressões dentro deles podem atingir valores muito acima dos da câmara. Todo o ar foi removido da câmara, que de fato só contém vapor: conseqüentemente, na temperatura de 121° a pressão é de 2,05 abs bar. O recipiente por sua vez apresenta quase sempre um espaço cranial que contém ar (ou outros gases).

Durante a esterilização, a solução aquosa do recipiente produz uma pressão de vapor que é quase igual a 2,05 abs bar, mas seu valor é aumentado pela pressão parcial do ar do espaço cranial; considerando que seu valor inicial é 1,0 bar, ele vai aumentar até aproximadamente 1,3 bar devido ao aquecimento.

Os aumentos de pressão também vão ocorrer devido à expansão térmica da solução (que não é inteiramente compensada pela expansão do vidro do recipiente) e porque quaisquer gases dissolvidos na solução podem deixá-lo.

Em geral, nas condições descritas anteriormente a pressão total dentro do contêiner excede quase 1,4 bar a pressão na câmara se o espaço cefálico inicial for, como em geral ocorre, de 10 a 20% do volume total do recipiente. Esse excesso de pressão é, em geral, bem tolerado por ampolas de vidro, mesmo pelas de grande capacidade (20 a 30 ml). No entanto, é arriscado no caso de recipientes de vidro com tampas de borracha, posicionadas com selo (devido ao perigo de a tampa subir), e intolerável no caso de recipientes deformáveis, tais como recipientes de plástico rígido (e também para os flexíveis), para seringas previamente cheias ou latas. Em todos esses casos, é necessário ou conveniente usar métodos de esterilização por *contrapressão* (descritos adiante).

AUTOCLAVES A VAPOR SATURADO

Materiais — Todas as autoclaves para a indústria farmacêutica são feitas de aço inoxidável Classe AISI 316, inclusive as válvulas e a canalização. Veja Fig. 40.4. Apenas os elementos do serviço dispostos *a jusante* da autoclave (p. ex., a bomba a vácuo ou a descarga dos condensados) são aceitos se forem feitos de outros materiais. Os elementos do serviço *a montante* da autoclave (p. ex., o permutador de calor ou bombas de água) também devem ser feitos de aço inoxidável.

Borrachas de silicone ou de Teflon e derivados são usadas em geral para as gaxetas (de portas, válvulas, etc.).

Estrutura — As autoclaves saturadas com vapor geralmente apresentam uma câmara quadrangular, ou raramente cilíndrica. As portas são de preferência quadrangulares, mesmo se a estrutura for cilíndrica; nesse caso, as portas vão estar inseridas na circunferência. Pode haver uma ou duas portas: quando a autoclave dá saída para um ambiente estéril, são necessárias sempre duas portas.

As autoclaves com duas portas são usadas freqüentemente mesmo quando seu emprego não é obrigatório mas se percebe

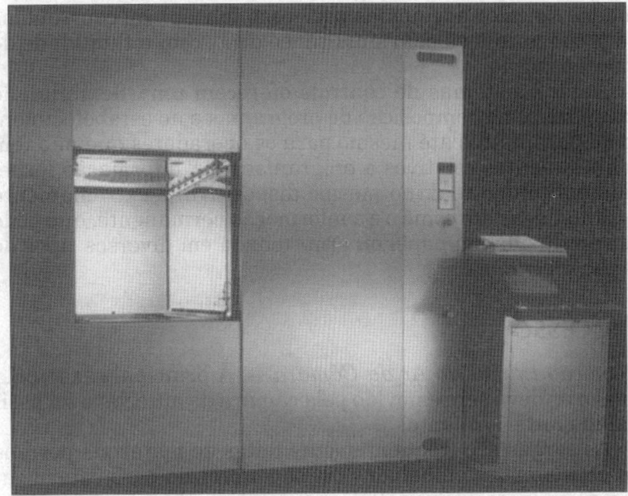

Fig. 40.4 Uma moderna autoclave a vapor computadorizada com porta deslizante horizontal. (Cortesia, Fedegari Autoclavi.)

a necessidade de separar a área de carga onde os produtos que serão esterilizados são colocados e a área de descarga onde os produtos já esterilizados são colocados. *Esse conceito se aplica a todos os tipos de esterilizadores.*

As portas podem ser de diversos tipos. Os tipos mais comuns são:

- Com dobradiças, operadas manualmente, contidas por barras de contenção com uma gaxeta fixa e sólida.
- Com dobradiça, de operação semi-automática, contida por meio de pegões nos quais a porta se engata automaticamente através de uma gaxeta ativada por ar comprimido.
- De deslizamento vertical, com retenção e gaxetas como as mencionadas anteriormente.

As autoclaves a vapor saturado geralmente são revestidas. Não vamos discutir aqui os diversos tipos de revestimento e suas finalidades. Existem, contudo, duas maneiras de alimentar o vapor através do revestimento e dentro da câmara:

Entrada única — em geral o vapor circula primeiro pelo revestimento e o atravessa, seguindo para a câmara.

Entrada separada — em geral a câmara é alimentada com vapor puro e o revestimento, com vapor industrial.

A entrada única do vapor apresenta algumas vantagens em termos de controle, mas a entrada separada é a preferida porque dá maiores garantias em termos de não existir contaminação por partículas ou microbiológica.

SISTEMAS DE CONTROLE

Os sistemas de controle usados nas autoclaves fabricadas atualmente são os controladores lógicos programáveis (PLC) ou os computadores pessoais (PC), ou, por vezes, combinações de PLC e PC. Isso também é verdadeiro para outros tipos de autoclaves e esterilizadores, que serão discutidos posteriormente. Contudo, um número muito grande de autoclaves controladas por sistemas eletropneumáticos ainda está em uso e ainda desempenha um trabalho aceitável. Naturalmente, os sistemas de controle atuais oferecem um tipo de desempenho que não era possível se imaginar anteriormente.

A pressão ou o controle de temperatura (como já mencionamos anteriormente, esses parâmetros são permutáveis com as autoclaves de vapor saturado) é geralmente realizado com um método derivativo integral proporcional. O controle por meio da temperatura é o esquema geralmente aceito porque não é influenciado pelo ar retido. A esterilização pode ser controlada pelo tempo ou F_0-controlada (com F_0 sendo acumulada por sondas de calor adequadas para essa função), ou controladas pelo tempo com cálculo simultâneo de F_0 com a finalidade de monitorização.

Alguns sistemas de controle oferecem uma flexibilidade excepcional na composição de programas e no estabelecimento de parâmetros até mesmo para os operadores que não têm conhecimentos relativos a programação. A informação fornecida em tempo real (no mesmo dispositivo) é extremamente detalhada, assim como o é a informação permanente, que pode ser produzida em papel ou armazenada em diversos tipos de mídia eletrônica.

PROCESSO

Remoção Inicial do Ar da Câmara — A principal razão pela qual o ar deve ser removido pela câmara de autoclave foi assinalada anteriormente.

As cargas são freqüentemente feitas de materiais porosos ou de materiais embalados em papel próprio para esterilização ou em sacos de papel/plástico, ou são colocadas em caixas de filtro. Todas essas situações requerem uma remoção rápida e confiável do ar da carga. O chamado método de remoção *gravidade* é considerado obsoleto. As autoclaves modernas apresentam uma bomba a vácuo (*water-ring*) que produz um vácuo residual na câmara de cerca de 70 mbar. Do mesmo modo, só 10% do ar permanecem na câmara. Existem essencialmente dois métodos para completar a remoção do ar:

Pulso de Vácuo — Após atingir o vácuo inicial, a bomba pára e o vapor é introduzido na câmara (até aproximadamente a pressão atmosférica), então o vácuo é novamente produzido. São realizados em torno de três ou mais pulsos de vácuo.

Vácuo Dinâmico — Depois de atingir o vácuo inicial, a bomba continua a trabalhar, mas realiza-se simultaneamente uma injeção de 5 a 10 min de vapor (do lado da câmara oposto ao dreno de vácuo).

As autoclaves modernas são capazes de desempenhar ambos os métodos, escolhidos segundo a carga a ser processada.

Esterilização-Aquecimento — Durante as fases de aquecimento, e muito menos durante a fase de esterilização, uma quantidade considerável de condensados se forma na câmara. Exceto em casos particulares, esses condensados devem ser removidos da câmara. Existem basicamente dois métodos de extração:

- *Um sifão para condensados localizado no fundo da câmara.* Esse é o método mais simples e mais barato, mas provoca uma significativa queda de pressão, e, conseqüentemente, ocorre diminuição da temperatura no interior da câmara devido à inércia do sifão para condensados. Essencialmente, ele evacua não somente os condensados mas também uma quantidade significativa de vapor, o que causa uma expansão instantânea e, portanto, o resfriamento do vapor que permanece na câmara.
- *Vapor dinâmico.* Esse é o sistema mais confiável e elegante, mas também é o mais caro. Durante as fases de aquecimento e esterilização, a bomba de vácuo permanece em funcionamento e retira da câmara todos os condensados que se formam através de uma válvula de baixa capacidade. Uma certa quantidade de vapor é naturalmente aspirada continuamente, e produz-se assim uma condição dinâmica do vapor, daí o nome desse método.

As autoclaves também precisam ter uma drenagem contínua do vapor depois do sensor de controle na linha de drenagem.

Fases Pós-esterilização — Estas podem ser diferentes segundo o material a ser esterilizado e dependendo dos resultados a serem obtidos no próprio material. As soluções mais comuns encontram-se relacionadas a seguir.

1. **Manutenção a Vácuo e Controlada pelo Tempo** — Esse método é usado para secar e simultaneamente resfriar cargas de materiais sólidos, tanto porosos como não-porosos. É realizado com o reinício da bomba de vácuo até atingir um valor previamente estabelecido (por exemplo, 100 mbar); mantém-se então a bomba em funcionamento durante um período de tempo preestabelecido (por exemplo, 20 min).
2. **Resfriamento através de Água Fria Circulante no Revestimento *(Jacket)*** — Esse método é usado para resfriar recipientes parcialmente cheios de solução (por exemplo, meios de cultura) e fechados com rolhas (tipo Bellco). Obviamente, com essa carga o Item 1 não é aplicável, porque a solução iria ferver, e o Item 3 é arriscado devido à possibilidade de contaminação. Esse método é realizado com a remoção do vapor presente na câmara através da introdução de ar comprimido estéril numa pressão igual ou maior do que a pressão da esterilização. Então, a água fria circula pelo revestimento. O ar comprimido pressurizado na câmara tem duas finalidades: (1) prevenir que a solução venha a ferver e (2) aumentar a troca de calor entre a carga e o revestimento.
3. **Resfriamento através do Borrifamento de Água sobre a Carga** — Esse método é usado em geral para cargas de ampolas fechadas ou cheias e recipientes intravenosos plásticos. É executado com água desionizada (para evitar resíduos de sal nas ampolas) que é nebulizada na carga através de um borrifador localizado no teto da câmara. Naturalmente as ampolas, que se encontram de preferência dispostas de modo organizado, devem estar numa bandeja cujo fundo apresenta orifícios. A nebulização da água causa uma condensação rápida do vapor e produz uma queda súbita da pressão na câmara, enquanto a pressão dentro das ampolas ainda continua elevada porque as soluções esfriam mais lentamente. Ampolas de boa qualidade (mesmo as volumosas, para aproximadamente 20 ml) suportam adequadamente esse método. O resfriamento pára quando a solução dentro das ampolas atinge cerca de 70 a 80°. Dessa maneira, a carga, removida da autoclave, ainda apresenta energia de calor suficiente para secar espontaneamente.
4. **Proximidade das Ampolas e Vácuo Rápido** — A força de pressão descrita no Item 3 é produzida deliberadamente e aumenta com a ativação da bomba de vácuo assim que termina a fase de esterilização. A pressão na câmara cai rapidamente para valores que podem atingir 150 a 200 mbar (obviamente, esse valor pode ser facilmente controlado), enquanto dentro das ampolas fechadas permanece inicialmente acima de 3,0 bar. O ΔP assim produzido quebra as ampolas com *defeitos fechados*, como regiões de menor espessura, tensões no vidro e fendas fechadas.

   Obviamente, se as ampolas apresentarem *defeitos abertos* (ou seja, orifícios na ponta ou frestas abertas), o ΔP não surge ou é muito pequeno e, desse modo, é muito raro que as ampolas se quebrem. O que ocorre, pelo contrário, é que a solução na ampola ferve e conseqüentemente evapora, reduzindo o volume da solução. Infelizmente, essa evaporação é muito limitada. Como exige muita energia, a solução esfria muito rápido e a fervura cessa. Não podemos então estar seguros da transmissão de calor das ampolas adjacentes ou do revestimento porque a câmara é esvaziada.

   É evidente que nessas condições a solução no estado líquido extravasa das ampolas; ao menos pelos *defeitos abertos* que se encontram sob o nível da solução. Do mesmo modo, pode ser conveniente colocar as ampolas de cabeça para baixo (isto é, com sua ponta voltada para baixo), porque é sabido que a maioria dos defeitos ocorre na ponta ou no colo das ampolas.

   Naturalmente, a quebra das ampolas ou o extravasamento da solução sujam a carga, que deve, portanto, ser lavada e seca. Com métodos adequados, é em geral possível realizar tudo isso na própria autoclave.
5. **Resfriamento como no Item 3, Mas com Contrapressão de Ar** — Em muitos casos, não é possível ou razoável submeter a carga, durante o resfriamento, a tensões de pressão que surgem com o emprego do método descrito no Item 3. Nesses casos, é possível remover o vapor presente na câmara através da sua substituição por ar comprimido estéril numa pressão igual ou superior à pressão da esterilização. Só depois disso é que o borrifamento da água fria descrito no Item 3 inicia. Esse método só evita que a carga sofra a tensão da pressão da fase de resfriamento, enquanto a tensão da fase de esterilização é inevitável. Fazemos referência à seção relativa aos *Métodos de Contrapressão* adiante para explicar esse fenômeno e as autoclaves que possibilitam evitá-lo.
6. **Resfriamento Espontâneo** — Em alguns casos em particular, pode ser necessário recorrer a esse método de resfriamento, que é o mais simples, mas, obviamente, também requer um período de tempo muito demorado. Está claro que no final do resfriamento a autoclave vai estar no vácuo e quanto mais demorado o resfriamento, mais profundo será o vácuo.
7. **Teste da Proximidade das Ampolas com Penetração de Solução de Corante** — Esse teste é geralmente realizado com uma solução aquosa de azul de metileno. Contudo, é também possível usar outros corantes. Esse teste só é eficaz em *defeitos abertos* de ampolas e é realizado como descrito a seguir:

a. O vácuo na câmara é de aproximadamente 100 a 150 mbar.
b. Enchemos a câmara com solução corada até que a carga esteja completamente coberta; as ampolas devem com certeza ser colocadas em bandejas apropriadas que não permitem que escapem, porque a tendência delas é flutuar.
c. Durante essa operação de enchimento, o vácuo na câmara atingido no Item 1 é mantido continuamente por meio da conexão da bomba de vácuo com o teto da câmara.
d. A solução corada é pressurizada até 2 a 3 bar e é mantida nessa condição por 30 a 60 min ou mais.
e. A solução corada é liberada e recuperada.
f. A carga é lavada diversas vezes com borrifadas de água.
g. A carga é lavada com o enchimento da câmara.
h. A água da lavagem é eliminada.

Existem alternativas a esse método, tais como a inspeção da faísca de descarga eletrônica que detecta drenagem de líquido da ampola por meio de uma diminuição na resistência através dos eletrodos colocados sobre a ampola.

- O vácuo não é mantido continuamente enquanto a câmara estiver sendo enchida com a solução corada.
- Só se produz o vácuo depois de se encher a câmara com a solução corada.
- Não se produz o vácuo de modo algum.

Esse teste apresenta, de todo modo, os seguintes problemas:

- Foi amplamente demonstrado que, com os valores de rotina para a concentração de corante, os testes diferenciais de pressão, e testes de tempo, os orifícios na ponta com diâmetro inferior a 5 a 10 μm deixam entrar volumes muito pequenos de solução corada. Isso impede a detecção da coloração das ampolas durante uma nova avaliação.
- A preparação de uma solução corada estéril para cada avaliação acarreta custos muito elevados.
- A recuperação e a reutilização da solução corada acarretam na sua manutenção em condições que impedem a proliferação microbiana (80°) e na sua filtração antes da realização de cada teste. Todos esses procedimentos são caros e complicados. De todo modo, a solução recuperada em cada teste está quimicamente contaminada pelas ampolas quebradas ou defeituosas testadas.
- É muito difícil realizar uma descoloração ou destruição da solução porque o azul de metileno é muito estável; contudo, é possível obter uma boa descoloração com o uso de ozônio. O uso de ampolas de vidro âmbar dificulta a detecção do corante.

ESTERILIZANDO O AR INTRODUZIDO NA CÂMARA

Nos parágrafos anteriores, notamos que amiúde é necessário introduzir ar na câmara, especialmente nas fases pós-esterilização. Esse ar deve ser estéril, de outro modo pode recontaminar a carga e pode, de qualquer maneira, contaminar o ambiente estéril se a autoclave for do tipo com duas portas conectadas à área estéril.

O ar geralmente é esterilizado com filtração, usando um sistema que faz parte da autoclave. É assim necessário

- Fornecer um cartucho de filtração com porosidade esterilizante.
- Permitir esterilização *in situ* do sistema de filtração construído com um programa adequado de esterilização da própria autoclave.
- Garantir que o sistema de filtração e a linha de conexão com a autoclave se mantenham estéreis entre um programa de produção de esterilização da autoclave e o seguinte.
- Permitir a validação de todos os procedimentos descritos anteriormente.

Se desejarmos operar em completa segurança, o sistema de filtração também deve ser submetido a um teste de integridade a cada vez que for utilizado.

Medidas de Contrapressão

As autoclaves que operam com contrapressão são definidas como mecanismos capazes de controlar, durante a esterilização, a pressão do meio úmido de esterilização, independentemente de sua temperatura. As autoclaves convencionais que só trabalham com vapor saturado não pertencem a essa categoria. A temperatura do vapor saturado puro presente na câmara de fato gera automaticamente uma pressão específica que não pode ser modificada sem modificar também a pressão. Se a temperatura do vapor é de 121°, sua pressão é inevitavelmente de 2,05 abs bar e vice-versa, considerando que não existe retenção de ar.

Para diversos tipos de carga, é necessário ou conveniente usar uma autoclave que opera com contrapressão. Para compreender essa necessidade, vejamos o que ocorre numa autoclave convencional durante a esterilização de um recipiente parcialmente repleto com uma solução aquosa e bem fechada. Para simplificar, vamos considerar que o recipiente está cheio de água pura.

Enchemos uma garrafa parcialmente nas condições padrões: 20° e 1,013 bar; fechamos a garrafa com uma tampa de borracha e selo de alumínio. No espaço cefálico existe uma pressão total de 1,013 bar, que é na verdade a soma de dois fatores: uma pressão parcial de água-vapor que corresponde à pressão de vapor de água em 20°, isto é, 0,025 bar, e uma pressão de ar parcial de 0,988 bar.

Quando a garrafa é submetida à fase de esterilização em 121°, esses dois fatores mudam da seguinte maneira:

	Condição Inicial		Fase de Esterilização
Pressão parcial de água e vapor	0,025	→	2,050 bar (1)
Pressão parcial do ar	0,988	→	1,330 bar (2)
Pressão total no espaço cefálico	1,013	→	3,380 abs bar

O valor 1, de 2,050 bar, é obviamente a pressão do vapor da água na temperatura de 121° e *corresponde à pressão que ocorre na câmara da autoclave.* O valor 2, de 1,330 bar, é um valor teórico que se calcula com a aplicação da lei dos gases perfeitos no ar:

$$0{,}988 \times \frac{121 + 273}{20 + 273} = 1{,}330$$

Conseqüentemente, a pressão total de 3,380 bar é também um valor teórico.

Existem alguns relatos que demonstram que o valor *prático* é levemente superior do que o teórico e depende muito da proporção entre o espaço cefálico e o volume de solução de enchimento. A pressão prática do volume cefálico é, na média, superior a 121° em aproximadamente 1,40 bar, em relação à pressão na câmara. Isso é provocado por dois mecanismos:

A expansão térmica da água é significativamente maior do que a do vidro e aumenta muito depressa, à medida que a temperatura da água sobe. Os volumes de água específicos nas temperaturas que nos interessam são de fato

Temperatura°	Volume Específico ml/g
0	1,0002
4	1,0000 (densidade máxima)
20	1,0017
120	1,0606

Na passagem de 20° para 121°, a água aumenta de volume em aproximadamente 6%, segundo a seguinte proporção:

$$\frac{1{,}0606}{1{,}0017} = 1{,}058$$

Esse fato deve ser considerado cuidadosamente pelas pessoas responsáveis que tendem a reduzir ou eliminar o espaço cefálico nos recipientes e então se surpreendem ao descobrir que tais recipientes quebram ou deformam durante a esterilização.

As soluções (especialmente se forem filtradas sob pressão de gás) contêm volumes consideráveis de gases dissolvidos que deixam a fase líquida quando a temperatura sobe.

A sobrepressão de cerca de 1,40 bar que ocorre naturalmente na garrafa gera uma força de aproximadamente 1,4 kg/cm² de superfície interna da garrafa. Uma tampa de borracha com um diâmetro de 24 mm é submetida a uma força de expulsão de aproximadamente 6,3 kg.

Essas condições conseqüentemente evitam ou falam contra o uso de uma autoclave apenas de vapor saturado para esterilizar soluções contidas numa grande variedade de recipientes. Por exemplo,

- Soluções parenterais volumosas (LVP) em recipientes de vidro
- Soluções parenterais pequenas (SVP) em frascos de vidro com tampas de borracha
- LVP ou SVP em recipientes plásticos (flexíveis, semi-rígidos ou de plástico rígido)
- Seringas previamente cheias
- Jarros ou recipientes semelhantes com tampas de pressão ou de rosca
- Blísteres contendo diversos materiais, tais como lentes de contato descartáveis.

Os dois métodos de contrapressão usados atualmente são

- Método do borrifamento com água superaquecida (processo da cascata de água)
- Método de ar e vapor (método do vapor mais água)

AUTOCLAVES COM BORRIFAMENTO DE ÁGUA SUPERAQUECIDA

Na Fig. 40.5 mostramos um diagrama funcional típico. Obviamente, também são possíveis soluções diferentes que, contudo, não modificam a essência do método. A câmara em geral tem uma seção circular cruzada (com portas quadrangulares) e uma única parede.

No início do programa, depois da carga do material, o setor circular inferior é preenchido com água purificada. O ar contido na câmara *não* é removido. A água, retirada por meio de uma bomba do tipo sanitário, circula num aquecedor (em chapa ou outro tipo sanitário), que é aquecido *indiretamente* em contracorrente com o vapor industrial. A água retorna então na porção superior da câmara e é distribuída para a carga por meio de um sistema de cones sólidos com bocal para o borrifamento. A redistribuição uniforme da água nas camadas inferiores da carga é feita por meio de suportes com perfurações adequadas que apóiam a carga. Às vezes são usadas barras laterais para o borrifamento, mesmo que sua real utilidade não tenha sido demonstrada.

O aquecimento da água circulante, e conseqüentemente da carga é gradual, mas bastante rápido; por exemplo, a temperatura de 121° é atingida em aproximadamente 20 a 30 minutos *dentro de* recipientes de 500 ml, dependendo basicamente do tipo de solução e do material e da forma dos recipientes.

A fase de esterilização dura de 15 a 20 min, e a uniformidade da temperatura (em tempo e espaço) é excelente: encontra-se bem dentro dos limites bastante estreitos exigidos pela FDA para a esterilização de LVP, ± 0,5°. Isso possibilita dispersões F_0 muito pequenas, e, portanto, tempos de esterilização mínimos.

A fase de resfriamento é realizada enquanto a água circulante, agora estéril, continua a circular. No entanto, ocorre o fluxo de água fria pelas torneiras nas chapas do aquecedor, onde o vapor circulava antes. Em menos de 15 min, a temperatura *dentro dos* recipientes de 500 ml cai para aproximadamente 70°, que também é a temperatura ideal para se obter uma secagem rápida e espontânea da carga removida da autoclave.

Durante todas as fases do processo, uma contrapressão estéril do ar se mantém dentro da câmara para equilibrar o excesso de pressão nos recipientes.

Existem diversos métodos para controlar essa contrapressão em cada fase. Com sistemas computadorizados, é mesmo possível gerar uma pressão total (vapor e ar) dentro da câmara que está correlacionada em cada fase, à média das temperaturas internas de dois ou mais recipientes *testemunhas*.

A carga não sofre choque térmico ou de pressão, e a diferença de pressão entre os recipientes e a câmara pode ser eli-

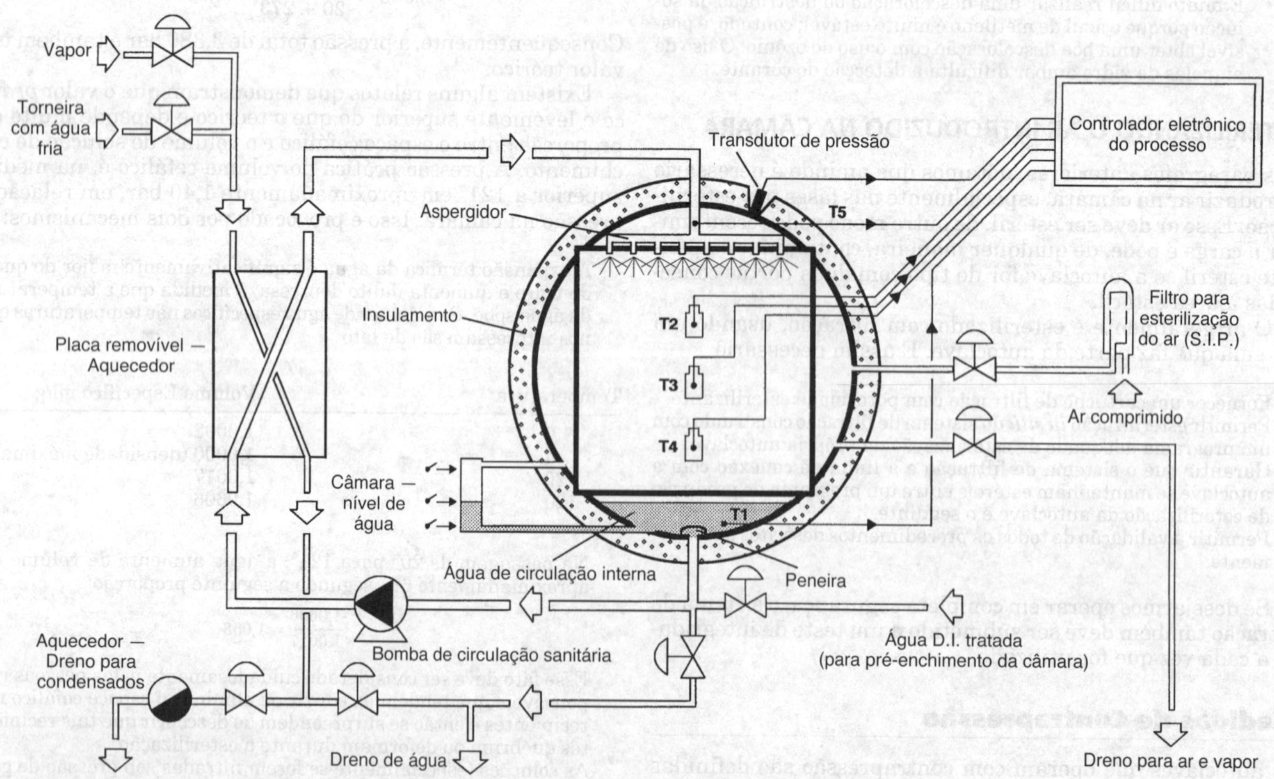

Fig. 40.5 Autoclave com jato de água superaquecida: diagrama simplificado dos tubos e da instrumentação. (Cortesia, Fedegari Autoclavi.)

minada ou mantida numa direção conveniente, em cada fase, para o tipo particular de carga. Mesmo com produtos altamente deformáveis (recipientes de plástico semi-rígidos ou blísteres de alumínio plástico) ou produtos particularmente sensíveis a diferenças de pressão (p. ex., seringas previamente cheias) podem ser tratados (de 60° até 127°) sem problemas.

As autoclaves são obviamente máquinas altamente especializadas e, como tal, apresentam algumas limitações na sua aplicação:

- É ilógico tentar secar a carga dentro da autoclave colocando a câmara em vácuo ou circulando ar quente.
- No caso de materiais com concavidades voltadas para cima, essas concavidades irão se encher de água no final do programa: a solução mais óbvia é colocar esses materiais voltados para baixo.
- Na esterilização de bolsas de PVC, ocorre em geral o fenômeno do *blushing* — o embranquecimento do PVC devido à absorção da água. A intensidade do embranquecimento e o tempo necessário para o seu desaparecimento vão depender do tipo de PVC e do plastificador empregado. O embranquecimento não ocorre nos plásticos rígidos ou semi-rígidos ou com plásticos polilaminados; é também consideravelmente reduzido em PVC contendo plastificadores especiais.

AUTOCLAVES COM AR SOBRE VAPOR

Na Fig. 40.6 mostramos um diagrama funcional desse tipo de autoclave. Também são possíveis alternativas nesse caso. A mais importante é o uso de ventiladores horizontais colocados num lado da câmara. Como no caso anterior, a câmara tem uma seção circular cruzada (com uma porta quadrangular ou portas inscritas na circunferência) e uma única parede.

Existem duas razões para se escolher uma seção circular cruzada para autoclaves que operam com contrapressão.

1. Essas autoclaves operam com pressões significativamente superiores do que as autoclaves apenas a vapor saturado, e geralmente não são postas em vácuo. É notório que uma estrutura cilíndrica suporta a pressão interna muito melhor do que uma quadrangular.
2. Os setores circulares da câmara que não são ocupados pela carga são usados para colocar os elementos requeridos na operação dessas autoclaves.

O ar *não* é inicialmente removido pela câmara. O vapor entra diretamente na câmara através de um borrifador localizado na porção inferior da câmara. A pressão de ar parcial da mistura pode ser ajustada durante todo o processo, do mesmo modo como o que ocorre nas autoclaves com borrifamento de água superaquecida, descrito antes.

O(s) ventilador(es) colocado(s) no teto da câmara e o fluxo de deflectores têm a finalidade de homogeneizar o vapor mais a mistura de ar que se forma dentro da câmara. A tarefa desses ventiladores é muito importante e exigente. De fato, para condições iguais de temperatura e pressão, o ar é aproximadamente 1,6 vez mais denso do que o vapor (só devemos considerar seus respectivos pesos moleculares) e tende a estratificar no fundo, produzindo gradientes de temperatura intoleráveis.

A fase de resfriamento consiste em levar ar para a câmara (para condensar e substituir todo o vapor presente) enquanto mantemos a mesma pressão de esterilização ou possivelmente a aumentamos. Os aquecedores, que são formados por baterias de lâminas ocas localizadas nos dois setores circulares dos lados da câmara (para simplificar só mostramos uma delas no diagrama), então recebem água fria da torneira. Como alternativa, podemos usar um tubo aquecedor. A carga é assim resfriada ao mesmo tempo em que mantemos uma pressão controlada dentro da câmara.

No entanto, esse resfriamento compreende dois aquecimentos de gás-sólido (lâminas → ar; ar → carga), que, como se sabe, têm uma eficiência muito pobre. Tentamos melhorar essa troca com o aumento da pressão do ar na câmara (dentro dos limites permitidos pelo produto e pela autoclave) de modo a aumentar sua densidade e, conseqüentemente, a capacidade

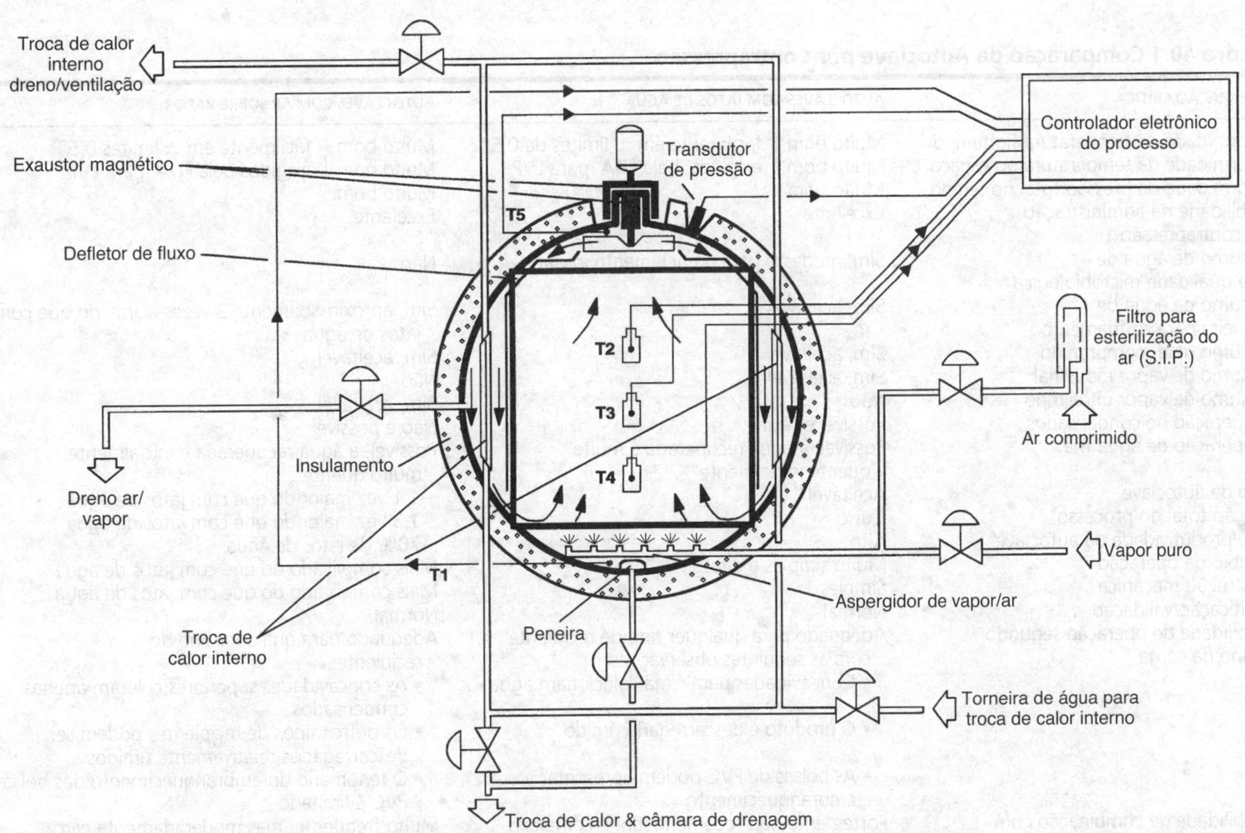

Fig. 40.6 Autoclave de ar e vapor: diagrama simplificado da tubulação e da instrumentação. (Cortesia, Fedegari Autoclavi.)

de troca de calor. Os ventiladores obviamente continuam a girar durante a fase de resfriamento.

Apesar desses refinamentos, a fase de resfriamento é definitivamente mais demorada do que a mesma fase realizada nas autoclaves com borrifamento de água superaquecida.

Um aspecto mecânico crítico dessas autoclaves é a rigidez do cabo do ventilador, que pode ser completamente resolvido com o uso de ventiladores magnéticos.

No caso das autoclaves com mistura de vapor mais ar, o embranquecimento das bolsas de PVC tem menor intensidade do que nas autoclaves com borrifamento de água, e, em geral, afeta essencialmente as regiões onde as bolsas se encostam às bandejas de suporte.

No Quadro 40.1 comparamos as características de dois tipos de autoclaves com contrapressão.

Tratamentos com Calor Seco

ESTERILIZAÇÃO E DESPIROGENIZAÇÃO

Os tratamentos com calor seco têm dois objetivos: os microrganismos e seus subprodutos. O objetivo da esterilização é destruir a capacidade dos microrganismos de sobreviver e se multiplicar. A despirogenização procura destruir a atividade química de seus subprodutos: pirógenos ou endotoxinas (esses termos não têm exatamente o mesmo significado, mas vamos considerá-los sinônimos para simplificar).

Os dois processos consistem numa oxidação que é quase uma combustão. Contudo, as temperaturas necessárias para se obter uma despirogenização são distintamente superiores do que as necessárias para se obter uma esterilização. Podemos resumir a situação da seguinte maneira:

- Se conseguirmos realizar a despirogenização efetiva com calor seco, *também* conseguimos, em geral, realizar a esterilização.
- Podemos realizar uma esterilização com calor seco efetiva mesmo *sem* obtermos a despirogenização.
- Se realizarmos uma esterilização com calor úmido, nas condições normais de operação *não* conseguimos realizar uma despirogenização.

A cinética dos tratamentos com calor seco não é substancialmente diferente da cinética da esterilização com calor úmido. Os valores dos algoritmos F_T e F_H (análogos aos de F_0) e os dos parâmetros D e *z* são, contudo, diferentes não somente dos da esterilização com calor úmido mas também entre si. Além disso, os dois tratamentos com calor seco são verificados biologicamente com diferentes desafios biológicos. Do mesmo modo, os dois tratamentos com calor seco exigem diferentes abordagens de validação.

Os materiais submetidos aos tratamentos com calor seco naturalmente devem ser estáveis no calor: os mais comuns são os recipientes de vidro para soluções parenterais. Os compostos elastoméricos geralmente não são capazes de suportar esses tratamentos.

A literatura menciona, em geral, as seguintes condições de operação:

Esterilização:	160° — 120 a 180 min
	170° — 90 a 120 min
	180° — 45 a 60 min
Despirogenação:	230° — 60 a 90 min
	250° — 30 a 60 min

Contudo, a tendência atual é no sentido de usar tratamentos com maior temperatura do que as relacionadas acima.

As seções seguintes descrevem os tipos mais comuns de equipamentos usados para realizar os processos anteriores. As observações seguintes devem ser feitas em relação a esse equipamento:

Se a carga (garrafas/frascos/ampolas feitas de vidro ou de outros materiais) está molhada quando é introduzida, uma grande parte da energia necessária no processo é usada inicialmente para evaporar a água que molha a carga, e o processo vai, conseqüentemente, tomar mais tempo.

Quadro 40.1 Comparação da Autoclave por Contrapressão

COMPARAÇÃO CRÍTICA	AUTOCLAVES COM JATOS DE ÁGUA	AUTOCLAVES COM AR SOBRE VAPOR
Uniformidade da temperatura no tempo	Muito bom } facilmente em ± limites de 0,5°	Muito bom } fácilmente em ± limites 0,5°
Uniformidade da temperatura no espaço	Muito bom } exigidos pela FDA para LVP	Muito bom } exigidos pela FDA para LVP
Uniformidade da pressão total no tempo	Muito bom	Muito bom
Flexibilidade na administração da contrapressão	Excelente	Excelente
Consumo de água de alta qualidade microbiológica	Sim, modesto para o enchimento inicial	Não
Consumo de água de torneira para resfriamento	Sim, aceitável	Sim, aproximadamente 3 vezes acima do que com jatos de água
Consumo de ar comprimido	Sim, aceitável	Sim, aceitável
Consumo de vapor industrial	Sim, aceitável	Não
Consumo de vapor ultralimpo	Não	Sim, aceitável
Recuperação de condensados	Possível e fácil	Não é possível
Recuperação de água fria	Possível, a água recuperada é muito quente inicialmente	Possível, a água recuperada é inicialmente muito quente
Preço da autoclave	Aceitável	~1,1 vez maior do que com jatos de água
Duração total do processo	Curto	~1,3 vez maior do que com jatos de água
Preço/produtividade da autoclave	Alto	~70% de jatos de água
Princípio de operação	Muito simples e direto	Mais complicado do que com jatos de água
Construção mecânica	Simples	Mais complicado do que com jatos de água
Qualificação/validação	Normal	Normal
Flexibilidade de operação segundo o tipo da carga	Adequado para qualquer tipo de recipiente com as seguintes observações: • Concavidades para cima colecionam água • O produto é descarregado úmido • As bolsas de PVC podem apresentar embranquecimento	Adequado para qualquer tipo de recipiente: • As concavidades superiores coletam apenas condensados • Os outros tipos de recipientes podem ser descarregados relativamente úmidos • O fenômeno do embranquecimento das bolsas de PVC é limitado
Possibilidade de combinação com processos de vapor puro e saturado	Fortemente não-recomendado: é complexo e caro, complicando a validação	Muito freqüente, mas moderadamente caro

O equipamento usa grandes quantidades de ar, que é, em geral, parcialmente recirculado e deve ser filtrado em filtros HEPA para apresentar, nas regiões críticas do equipamento, o ambiente Classe 100 que é indispensável para se obter uma carga não somente estéril e despirogenizada mas também com um teor de contaminação por partículas muito baixo. Isso é relativamente fácil de se obter nas fases de esterilização (ou regiões) nas quais a *situação térmica* dos filtros é estável. Sua obtenção é muito mais difícil nas fases (ou regiões) de aquecimento/esfriamento, porque as mudanças na temperatura acarretam expansões/contrações dos filtros, com a conseqüente liberação de partículas.

ESTERILIZADORES DE LOTE COM CALOR SECO

O esterilizador de lote do tipo convecção forçada é um tipo de unidade de calor seco amplamente usado na indústria. Utiliza o princípio da transferência de calor por convecção para aquecer a carga. A Fig. 40.7 é um diagrama esquemático de uma unidade moderna. Mostra um esterilizador de duas portas em que a porta de descarga leva para a área estéril. As duas portas são, certamente, paralelas ao plano do desenho e suas dobradiças são verticais.

A pressão dentro da câmara deve ser controlada continuamente, de modo que é levemente superior do que a pressão na área de carga (não-estéril) e levemente inferior do que a pressão na área de descarga (estéril).

A unidade é feita inteiramente de aço inoxidável; devemos ter um cuidado especial na escolha dos materiais de isolamento e nos métodos de sua aplicação. Também é importante evitar a formação das chamadas *pontes térmicas;* elas permitem que ocorra dissipação, e, portanto, temperaturas externas excessivas do esterilizador e a formação de *áreas frias* na câmara.

As principais características encontradas no diagrama são:

1. Ventilador para circulação de ar
2. Bateria com água fria (para a fase de resfriamento)
3. Filtros HEPA para circulação
4. Volumes para lançamento/recuperação
5. Carro e carga
6. Duto de descarga

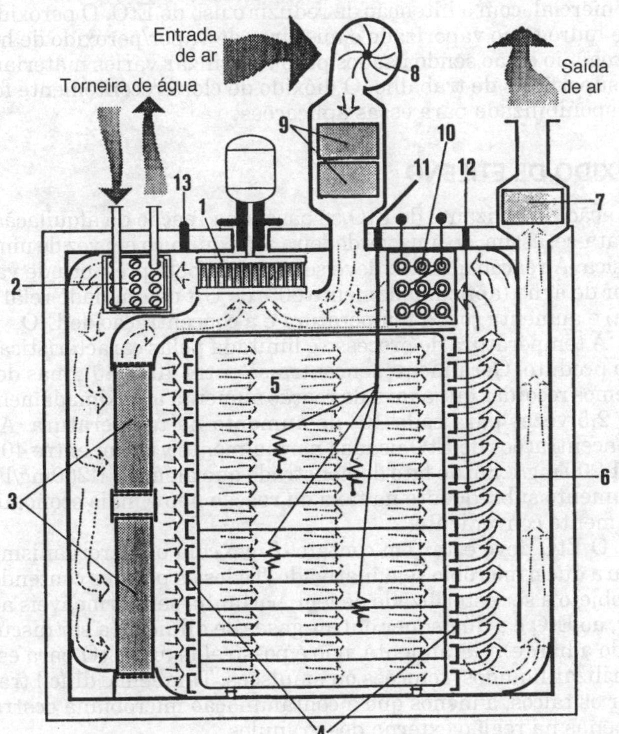

Fig. 40.7 Esterilizador de lote com calor seco: diagrama simplificado. (Cortesia, Fedegari Autoclavi.)

7. Filtro HEPA no duto de descarga para prevenir contaminação contrafluxo
8. Ventilador com velocidade variável para pressurização da câmara (controlado proporcionalmente)
9. Pré-filtro e filtro HEPA na alça da câmara de pressurização
10. Aquecedor elétrico (controlado proporcionalmente)
11. Quatro Pt100 4-fios RTD flexíveis
12. Controle principal Pt100 4-fios RTD
13. Transdutor de pressão

TÚNEIS DE AR SECO

O túnel para secagem, esterilização/despirogenização e resfriamento é o único aparelho esterilizador contínuo usado amplamente na indústria farmacêutica (além dos filtros). Consiste basicamente em um cinturão de transporte com rotação horizontal, feito de uma malha de aço inoxidável (alguns dispositivos devem ser fornecidos para conter o produto no cinturão de transporte sem causar fricção que dê origem a partículas), instalado num *túnel* com isolamento térmico que liga diretamente acima um aparelho de limpeza com a área estéril abaixo ou a dispositivos *isolados.*

Dentro do túnel, o produto (na maioria das vezes ampolas de vidro) seca; o calor tratado tanto com radiação quanto com ar quente, como é de rotina hoje; e finalmente é resfriado. Em ambos os casos a parte interna do túnel deve ser pressurizada dinamicamente pela ventilação num nível intermediário de pressão entre o sistema a jusante e a sala de carga. Do ponto de vista do processo, são usados maiores temperaturas e menores tempo de exposição do que nos esterilizadores de lote. Nos últimos 10 anos, a prática mudou de 20 min a temperatura de 280° para 3 ou 4 min com 300° ou mais. Devido à necessidade de uma margem de segurança mínima para a duração da exposição, e ao fato de a maioria dos tipos de vidro ser difícil de manipular acima de 320° e ser mais frágil depois desse tipo de tratamento, é provável que a tendência no sentido de maiores valores de temperaturas tenha atingido seu limite prático.

Nos túneis de calor radioativo infravermelho (IV), o calor é fornecido por aquecedores de resistência em vidro acima e abaixo da esteira de transporte; o ar pré-filtrado e filtrado por meio de filtros HEPA é alimentado na zona de resfriamento principalmente para pressurização e resfriamento. Esse ar, uma contracorrente com fluxo lento através de todo o túnel, tem também um efeito importante de secagem e pré-aquecimento da carga na zona alimentada. A Fig. 40.8 representa esquematicamente um túnel IV: mesmo se esse tipo de aparelho não é mais amplamente utilizado, os conceitos básicos não foram modificados no túnel de fluxo laminar com ar quente, mas os padrões de fluxo aéreo são um pouco mais complexos.

Os túneis de fluxo laminar com ar quente (FL) não irradiam calor diretamente para o produto, mas o aquecimento é antes fornecido pela circulação de ar quente filtrado no produto. Um exaustor retira o ar; deixa o produto nas traves de aquecimento abaixo da esteira de transporte e retorna dentro do túnel através de filtros HEPA adequados para operar em altas temperaturas. A ligação hermética dos filtros HEPA com a estrutura do túnel é da maior importância do ponto de vista da contaminação de partículas. Deve lidar com a forte expansão térmica dos diferentes materiais. É necessário algum ar composto na zona de aquecimento, e o número total de exaustores pode chegar a cinco ou mesmo até seis se for necessária uma extração adicional abaixo da drenagem do túnel, nos casos de uma sala estéril.

Apesar da complexidade do seu fluxo de ar, o túnel de FL tem a principal vantagem de um aquecimento mais rápido e conseqüentemente um tempo menor de processamento. Isso resulta num menor tamanho em comparação com o túnel IV, porque a velocidade da esteira não pode ser reduzida abaixo de um certo valor. Como o nome já declara, a velocidade do ar no túnel de FL é mantida em torno de 0,5 m/s (1,5 pé/s) com a intenção de evitar a contaminação das partículas.

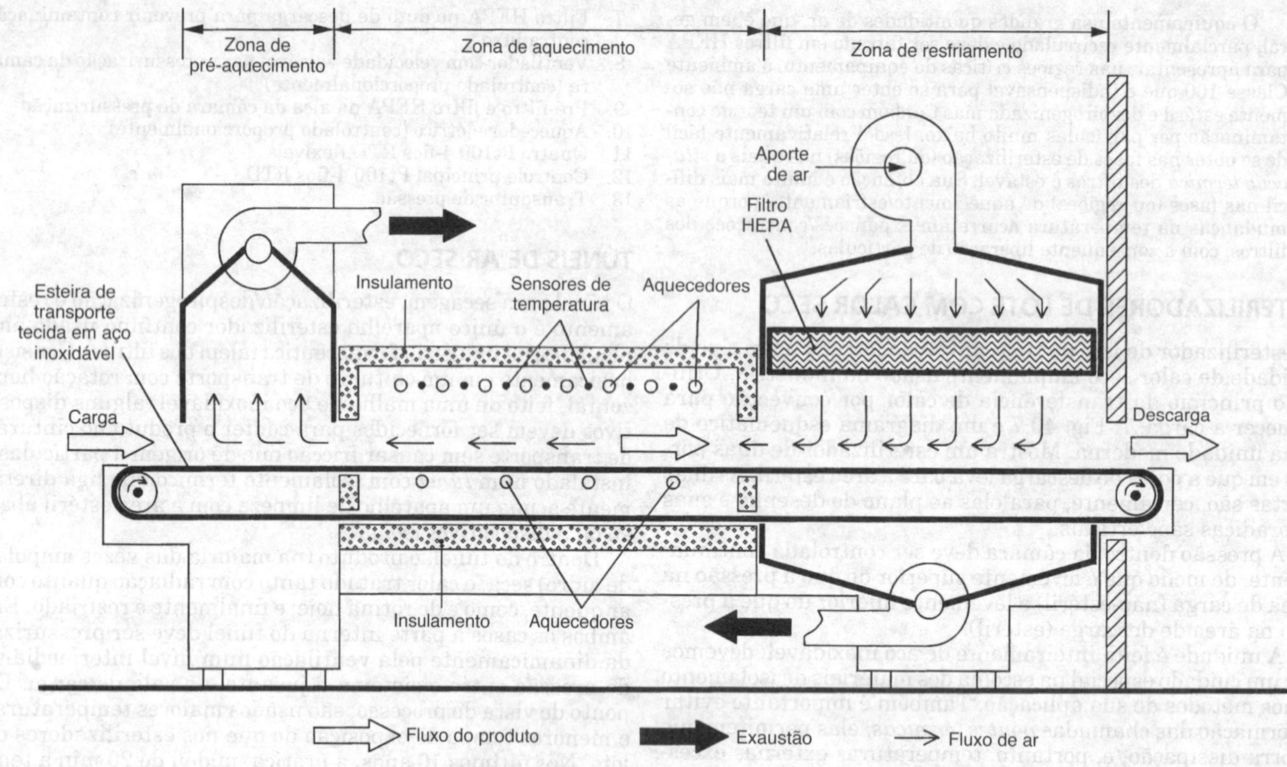

Fig. 40.8 Túnel de calor seco: diagrama simplificado. (Cortesia, Fedegari Autoclavi.)

A comparação entre o túnel contínuo e o forno em lote é favorável ao túnel contínuo do ponto de vista de manipulação do produto. Não há necessidade de trabalho em série após o desempacotamento dos componentes e de sua colocação na máquina de lavar até a remoção final do produto empacotado da linha depois das operações de enchimento e das seguintes. Isso pode ser muito importante no caso de uma produção em grande escala.

O forno de lote fornece um isolamento muito melhor da área estéril. No caso do túnel contínuo, deve haver um fluxo mantido de ar através da conexão aberta desde a área estéril até o túnel. A diferença de pressão entre os dois sistemas deve ser tal que a área estéril esteja sempre num maior nível de pressão do que o túnel. Uma diferença grande demais resultaria num escape de ar excessivo para o túnel, ambos reduzindo a pressão na área estéril e perturbando o fluxo de ar laminar e o perfil de temperatura dentro do túnel.

A experiência mostrou que esses problemas podem ser resolvidos satisfatoriamente apenas se o projeto do sistema de ar condicionado da área estéril for desenvolvido desde o início, tendo em mente a instalação prevista de um túnel específico.

Os sistemas *baffle* também ajudam a manter os diferenciais de pressão entre a área de processamento asséptico e o túnel de esterilização.

Esterilização Química "a Frio"

Muitos produtos não toleram as condições de esterilização dos processos de calor úmido ou calor seco. Em tais casos, é possível recorrer ao frio, ou ao menos a métodos de esterilização em baixas temperaturas realizados com meios químicos, através de gases ou vapores. O uso continuadamente crescente de produtos plásticos descartáveis ou de componentes para tratamentos médicos tornou possível o desenvolvimento de processos de esterilização a frio confiáveis.

Uma variedade de gases e vapores apresentou propriedades germicidas: dióxido de cloro, óxido etileno, óxido propileno, formaldeído, betapropiolactona, ozônio, peróxido de hidrogênio, ácido peracético, etc. O óxido de etileno (EtO) é hoje amplamente usado na esterilização de produtos médicos. Contudo, o EtO provou ter efeitos nocivos sobre o meio ambiente; assim, outros agentes estão se desenvolvendo numa escala comercial, com a intenção de reduzir o uso do EtO. O peróxido de hidrogênio vaporizado e misturas de vapor/peróxido de hidrogênio estão sendo usados para esterilizar vários materiais e superfícies de trabalho. O dióxido de cloro recentemente foi disponibilizado para essas aplicações.

ÓXIDO DE ETILENO

A ação esterilizante do EtO se baseia na reação de alquilação: trata-se, assim, de uma verdadeira ação química em vez de uma física. A reação química deve ser ativada pela presença de vapor de água (aproximadamente 60% de UR ou umidade relativa) e aumenta com a temperatura e a concentração de EtO.

A temperatura do processo é limitada pelas características do produto. Geralmente, encontra-se entre 40° e 60°, mas devemos recordar que a taxa da reação aumenta aproximadamente 2,5 vezes para cada 10° de aumento na temperatura. As concentrações de EtO usadas normalmente variam entre 400 e 1.200 mg/l. Foi de fato demonstrado que além de 1.200mg/l o aumento subseqüente na taxa da reação não é mais economicamente conveniente.

O EtO deve estar em contato *direto* com o microrganismo para que o micróbio seja inativado. Todos os pacotes contendo o objeto a ser esterilizado devem, portanto, ser permeáveis ao ar, ao EtO e a quaisquer outros gases de diluição (a ser discutido adiante). Geralmente, não é possível usar o EtO para esterilizar líquidos, soluções ou emulsões. Também é difícil tratar os talcos, a menos que a contaminação microbiana ocorra apenas na região externa dos grânulos.

Felizmente, o EtO, ar e os gases de diluição penetram facilmente na maioria das barreiras dos plásticos e papéis usados para empacotar os produtos médicos. Contudo, as boas capacidades de penetração do EtO também são uma desvantagem, porque grandes quantidades dele são absorvidas pelo plástico ou materiais de borracha. Os produtos esterilizados em escala industrial usando EtO normalmente requerem cerca de 14 dias de quarentena para eliminar espontaneamente os resíduos do EtO absorvido. Esse tempo pode ser reduzido com métodos de desabsorção forçados. Os bens esterilizados devem ser monitorizados na pesquisa de EtO residual, de glicol etileno e cloreto de etileno, produtos de ruptura do EtO.

O óxido de etileno, em condições ambientais padrões, é um vapor (de fato, seu ponto de ebulição é de cerca de 11° à pressão atmosférica). É incolor, mais pesado do que o ar, e tem um odor semelhante ao do éter. Sua fórmula é

$$CH_2\text{—}CH_2 \text{ (ligados por } O\text{)}$$

A presença da ponte de oxigênio, que pode ser facilmente aberta, explica sua reatividade e sua ação esterilizante, assim como sua tendência à polimerização.

Infelizmente, o EtO apresenta diversas restrições: é tóxico, teratogênico, inflamável e explosivo quando misturado com mais de 3% de ar por volume. Essas características tornam o uso do EtO altamente controvertido, e diversos países formularam regulamentos ou exigências para seu uso como um agente esterilizante.

O EtO é freqüentemente usado em mistura com gases de diluição, com pesos proporcionais de 85 a 90% de diluente. O gás diluente mais freqüentemente usado é o CO_2; o uso de Freon está se retraindo, devido às bem-conhecidas restrições internacionais ao seu uso; o N_2 está começando a ser utilizado com bastante freqüência. Essas misturas são consideradas não-inflamáveis e não-explosivas, e diversos países consideram seu uso mandatório para autoclaves industriais. Esses países permitem o uso de EtO puro em cilindros pequenos, individuais, de uso único apenas em autoclaves pequenas (100 a 200 l). Se usarmos uma mistura de 10 a 12% de EtO em CO_2 para obtermos uma concentração de EtO aceitável (ao menos 500 mg/l), precisamos trabalhar em 3 a 4 bar absoluto. Do mesmo modo, devemos usar uma autoclave que possa suportar pressões relativamente elevadas; essas autoclaves são caras, e a duração do processo de esterilização é bastante longa, porque a concentração do EtO é bastante baixa.

Outros países aceitam o uso (inclusive industrial) de EtO puro ou de misturas explosivas/inflamáveis com uma baixa percentagem de gás de diluição (a presença do gás de diluição é geralmente atribuída a uma redução na tendência do EtO isolado de polimerizar). Em tais circunstâncias, podemos operar com pressões menores do que as atmosféricas e ainda atingir altas concentrações de EtO que reduzem o tempo de esterilização. Assim, não é necessário usar autoclaves verdadeiras, bastando o emprego de esterilizadores capazes de tolerar o vácuo muito intenso exigido para a eliminação inicial do ar da câmara e da carga e para a retirada final do EtO. Obviamente, nessas circunstâncias o uso de plantas construídas com critérios à prova de explosão não pode ser evitado.

Os diagramas P/T/t da esterilização com EtO são portanto diferentes, dependendo de qual dos princípios descritos anteriormente é utilizado. Um diagrama típico de uma esterilização com excesso de pressão com uma mistura de EtO a 10% e CO_2 a 90% encontra-se na Fig. 40.9. Essas são as etapas:

1. Carga e/ou aquecimento da câmara
2. Vácuo
3. Conter o vácuo para testar vazamentos
4. Umidificação com injeção de vapor
5. Penetração da umidade na carga
6. Distribuição da mistura de EtO
7. Esterilização
8. Evacuação da mistura de EtO
9. Pulsos de ar/vácuo
10. Contenção do vácuo
11. Suspensão do vácuo

Também encontramos na Fig. 40.9 um diagrama típico de uma esterilização subatmosférica com uma mistura usando EtO a 85% e CO_2 a 15%. Vemos claramente que as fases são substancialmente as mesmas da Fig. 40.8; as mudanças são a

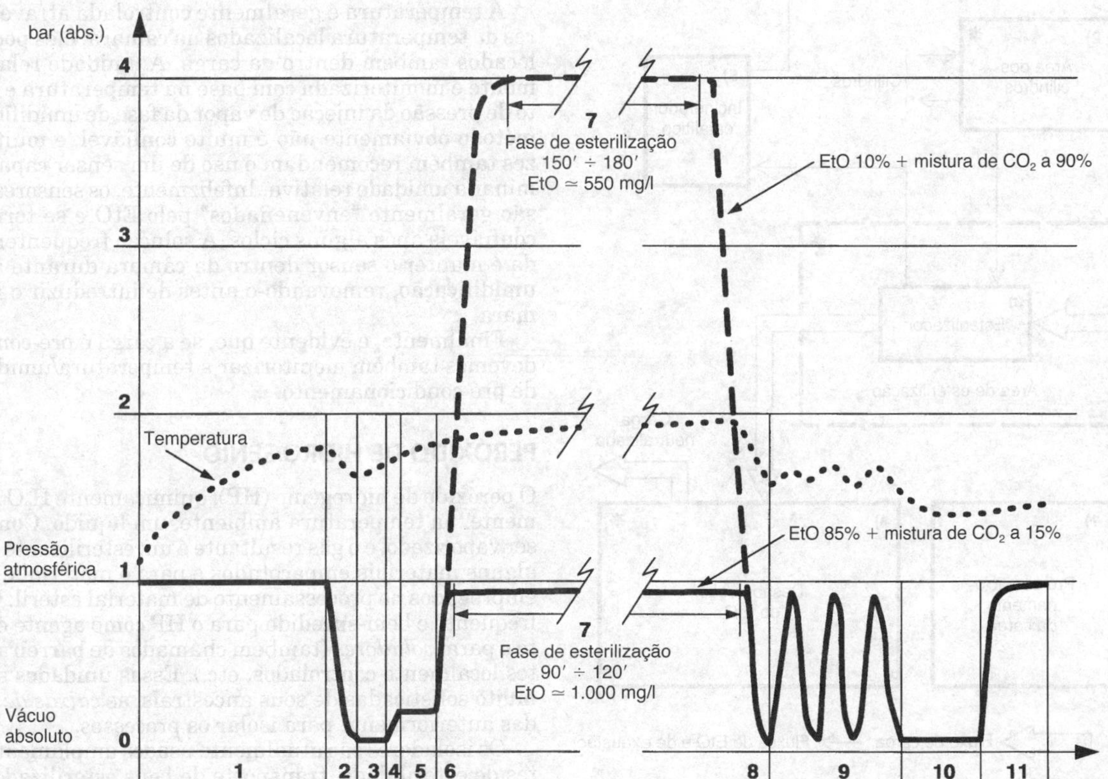

Fig. 40.9 Diagrama de pressão-tempo na esterilização com óxido de etileno: excesso de pressão e pressão subatmosférica. (Cortesia, Fedegari Autoclavi.)

pressão da esterilização, a concentração do EtO e conseqüentemente a duração da fase de esterilização.

Na realização de esterilização industrial, que envolve grandes cargas, a carga é aquecida e umidificada antes de ser colocada no esterilizador, em salas adequadamente condicionadas. Assim, as fases de aquecimento/umidificação descritas anteriormente nos diagramas das Fig. 40.8 e 40.9 são drasticamente reduzidas.

O esquema de uma fábrica de esterilização industrial com EtO encontra-se na Fig. 40.10. Devemos ressaltar alguns itens desse esquema. Essa unidade contém

- Os cilindros de EtO ou com mistura de EtO.
- Os esquemas automáticos que conectam e desconectam os diversos cilindros para dentro e fora do esterilizador; a desconexão de um cilindro (especialmente no caso dos cilindros com misturas) é freqüentemente controlada pela redução de seu peso, que deve ser assim verificado individualmente.
- O aquecedor que deve fornecer as calorias da vaporização para a mistura líquida de EtO.
- A unidade de redução de pressão que leva a mistura líquida de EtO ao estado de vapor.
- Qualquer cilindro de N_2, que é usado nas fábricas mais avançadas para *lavar*, após cada processo, os canos que levaram o EtO.

O EtO que é produzido na câmara de desabsorção encontra-se numa concentração muito baixa e é geralmente caro demais para ser eliminado com um incinerador catalítico. É preferível absorvê-lo em colunas de carvão ativado através das quais o ar da câmara de desabsorção é recirculado.

Obviamente, o EtO liberado pelo esterilizador (e possivelmente o EtO que chega da câmara de desabsorção) não deve ser eliminado na atmosfera. Os incineradores catalíticos são usados geralmente hoje: eles transformam o EtO em CO_2 + H_2O. Esses incineradores devem ser altamente eficientes, e sua eficiência deve ser sistematicamente verificada, porque as leis praticadas em diversos países são geralmente muito estritas

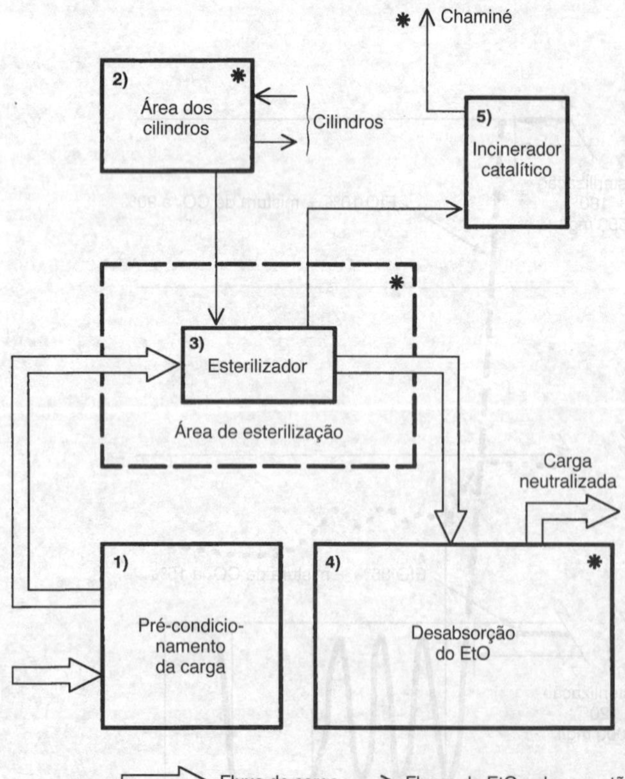

Fig. 40.10 Diagrama de fluxo de uma planta industrial de esterilização com EtO. (Cortesia, Fedegari Autoclavi.)

quanto aos limites do EtO residual. Os asteriscos (*) na Fig. 40.10 indicam pontos onde a monitorização contínua da concentração do EtO deve ser efetuada.

Os esterilizadores que empregam o EtO são feitos de aço inoxidável, embora também existam máquinas feitas de aço carbonado revestidas com tintura epóxi. A câmara geralmente é revestida de modo a circular água quente regulada por termostato para manter a temperatura de esterilização. O uso de vapor de água com essa mesma finalidade vem decaindo devido às dificuldades de usar esse método enquanto a temperatura precisa ser mantida abaixo de 100°.

Os sensores do processo são mais numerosos do que nos esterilizadores quentes porque existem essencialmente quatro parâmetros de esterilização:

- Concentração de EtO
- Temperatura
- Umidade ou umidade relativa
- Tempo

A concentração de EtO geralmente é monitorizada pelo aumento da pressão que ocorre na câmara quando a mistura de EtO é introduzida; um transdutor de pressão é conseqüentemente usado como um sensor.

Muitas diretrizes exigem, além do aumento da pressão, um segundo método de monitorização, que pode ser escolhido entre os seguintes:

1. Diferença de peso do cilindro de gás
2. Volume do gás administrado
3. Amostras e análise da câmara de esterilização

Quando são usadas misturas de EtO, os Métodos 1 e 2, como o método do aumento de pressão, presumem que devemos confiar na concentração do EtO presente na mistura e que atinge o esterilizador.

O Método 3 é certamente mais confiável, mas é também mais difícil de aplicar. Para análise, usamos geralmente a espectrometria infravermelha ou a cromatografia do gás; esses métodos podem ser contínuos e permitir a determinação simultânea da umidade relativa.

A temperatura é geralmente controlada através de sensores de temperatura localizados na câmara; eles podem ser colocados também dentro da carga. A umidade relativa geralmente é monitorizada com base na temperatura e no aumento de pressão da injeção de vapor da fase de umidificação. Esse método obviamente não é muito confiável, e muitas diretrizes também recomendam o uso de um sensor capaz de determinar a umidade relativa. Infelizmente, os sensores desse tipo são geralmente "envenenados" pelo EtO e se tornam pouco confiáveis após alguns ciclos. A solução freqüentemente usada é manter o sensor dentro da câmara durante as fases de umidificação, removendo-o antes de introduzir o EtO na câmara.

Finalmente, é evidente que, se a carga é pré-condicionada, devemos também monitorizar a temperatura/umidade/tempo de pré-condicionamento.

PERÓXIDO DE HIDROGÊNIO

O peróxido de hidrogênio (HP), quimicamente H_2O_2, é normalmente, na temperatura ambiente, um líquido. Contudo, pode ser vaporizado, e o gás resultante é um esterilizante eficaz para alguns materiais empacotados e para o material e invólucros empregados no processamento de material estéril. O uso mais freqüente e bem-sucedido para o HP como agente esterilizante é para *isoladores* (também chamados de barreiras, ambientes localmente controlados, etc.). Essas unidades são versões muito sofisticadas de seus ancestrais, as *caixas de luvas* usadas anteriormente para isolar os processos.

Os isoladores são atualmente usados amplamente para testes de esterilidade, transporte de bens esterilizados das unidades com calor seco ou úmido para áreas estéreis e processamento de estoque. O peróxido de hidrogênio também está sendo usado para esterilizar equipamentos de processamento mais sofisticados, tais como secagem por congelamento e linhas de enchimento, e podem mesmo ser usados em pequenas salas limpas esterilizadas. Uma grande umidade pode inibir a eficácia do HP vaporizado e deve, portanto, ser controlada durante a exposição ao gás. A Fig. 40.11 representa um ciclo de HP vaporizado típico.

Apesar de o HP se romper prontamente em água e oxigênio, o gás efluente pode representar um risco de segurança em níveis maiores. Assim como com o EtO, são usados conversores catalíticos para garantir que todos os materiais estão seguros antes de liberá-los para a atmosfera. A Fig. 40.12 representa uma instalação típica utilizando HP vaporizado para esterilizar um congelador secador e um sistema condensador. O VHP DV1000 é um modelo fabricado pela Am Sterilizer/Finn Aqua, que detém muitas das patentes relativas ao uso dessa tecnologia.

Os sistemas para aplicações maiores podem precisar de exaustores para ajudar a distribuir uniformemente o HP vaporizado. Além disso, sistemas auxiliares de ar podem ser acrescentados para reduzir o tempo necessário para desumidificação no início do ciclo e para aerar a carga no final do ciclo. A Fig. 40.13 mostra um isolador de transporte conectado a um esterilizador e a um gerador HP vaporizado. Essa unidade particular também tem uma câmara para permitir pleno acesso à grande área interna. Essas unidades permitem descarregar diretamente do esterilizador para o isolador esterilizado. O isolador exclui a intervenção humana direta, o que reduz muito o potencial para contaminação microbiana.

Uma esterilização de congelamento e secagem envolve diversos *pulsos* de vácuo durante os quais a temperatura é levada entre 40° e 60° e a umidade é reduzida (fase seca). Realiza-se um ciclo com vácuo mantido para testar vazamentos e a temperatura é reduzida para cerca de 25° para o ciclo de esterilização. O esterilizante é introduzido e é monitorizado e controlado pelo peso através de uma balança eletrônica. A seguir ocorrem pulsos de ar filtrado com esterilizante para distribuir os vapores em todos os lugares e para comprimir os vapores, aumentando assim a concentração. Finalmente, o vácuo sofre novos pulsos para aerar a câmara, e verificamos se o vapor residual se encontra abaixo dos níveis aceitáveis antes de se prosseguir com o ciclo de processamento.[11]

PERÓXIDO DE HIDROGÊNIO E VAPOR

Para algumas aplicações, podemos associar calor úmido e métodos com peróxido de hidrogênio. A associação pode produzir alguns efeitos que podem ser mais desejáveis do que ambas as técnicas isoladamente. Os ciclos podem ser bastante eficazes em períodos mais curtos e podem melhorar a remoção do peróxido residual. O sistema deve ser capaz de suportar uma exposição ao vapor à pressão atmosférica. O equipamento que manipula o ar pode ser movido para fora da área de processamento, o que simplifica o sistema e minimiza qualquer partícula gerada mecanicamente, porque o ar, o vapor e o peróxido são introduzidos através do mesmo tipo de filtros HEPA usados para as capelas de fluxo laminar.[12,13]

O processo é basicamente o seguinte:

A área de processamento chega a até 80° com a introdução de ar seco aquecido através dos filtros HEPA. O vapor é introduzido e as superfícies atingem cerca de 100°. Durante o ciclo com vapor, o peróxido de hidrogênio é introduzido e distribuído junto com o vapor. Quando o ciclo estiver completo, o vapor e o peróxido cessam e reintroduz-se o ar seco aquecido. Isso ajuda na remoção de condensados residuais, e auxilia a quebrar o peróxido em água e oxigênio. Depois que calor suficiente tiver sido reintroduzido para secar e remover resíduos, introduz-se ar frio para trazer a unidade para a temperatura desejada de operação.

Como o peróxido de hidrogênio se mistura intimamente com o vapor, a temperatura pode ser usada para monitorizar a progressão do ciclo. No entanto, as porções aquecidas do ciclo devem ser validadas com o emprego de indicadores biológicos e medidas do peróxido residual para garantir sua eficácia na esterilização e na remoção dos resíduos num nível seguro. A Fig. 40.14 mostra um diagrama de um ciclo usando vapor e peróxido de hidrogênio para esterilização como um funil num isolador.

A Fig. 40.15 foi incluída para mostrar os efeitos sinérgicos do vapor e do peróxido de hidrogênio em alguns ciclos de esterilização. O microrganismo testado foi o *Bacillus stearothermophilus*, que é usado tipicamente para validar os ciclos de vapor. Devemos notar que a taxa de morte foi não só consideravelmente mais rápida mas foi realizada com o uso do vapor atmosférico. Isso significa que, em vez de uma temperatura de 121°, o aparelho foi submetido apenas a 100° e exposto por 15 min menos para se obter a mesma redução na contagem de microrganismos.

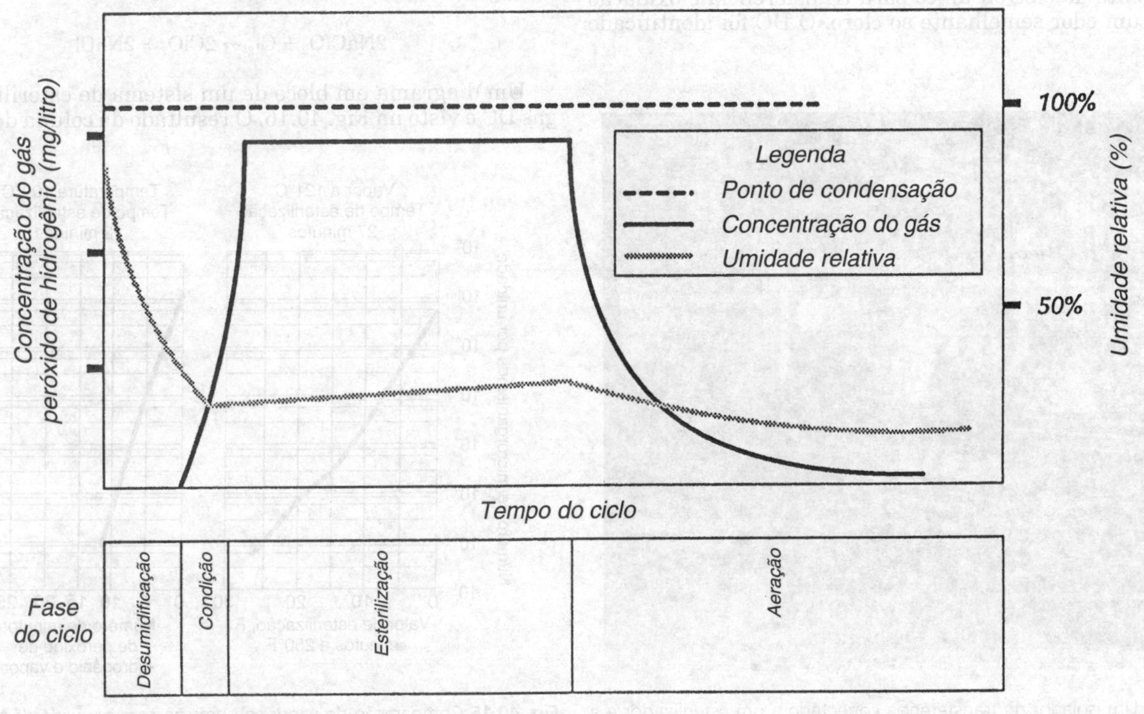

Fig. 40.11 Um ciclo HP vaporizado típico. (Cortesia, Am Sterilizer/Finn Aqua.)

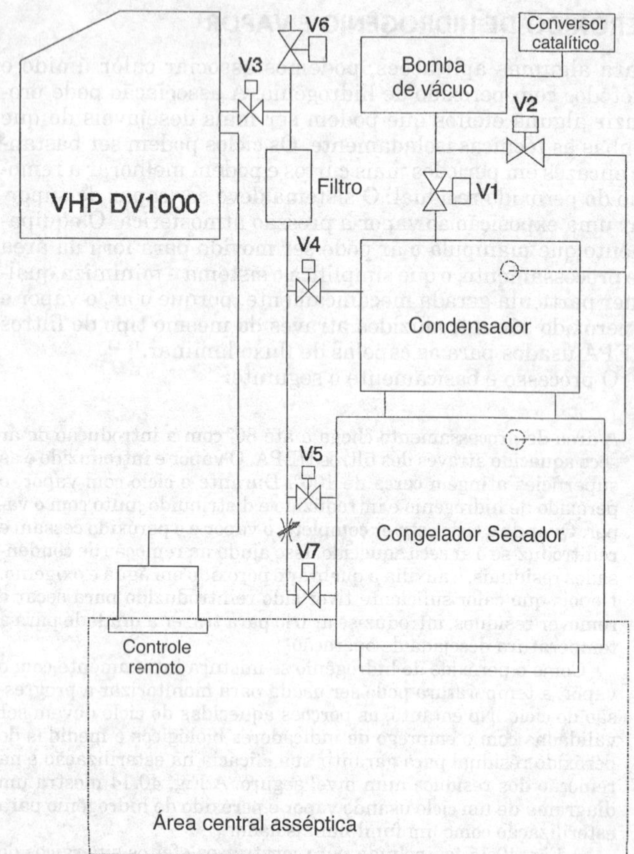

Fig. 40.12 Uma instalação típica usando HP vaporizado para esterilizar um congelador secador e condensador. (Cortesia, Am Sterilizer/Finn Aqua.)

DIÓXIDO DE CLORO (DC)

O composto dióxido de cloro foi descoberto em 1811. Trata-se de um gás amarelo-esverdeado com o nome comum de eucloro. É um agente de elétron único para transferência e oxidação que tem um odor semelhante ao cloro. O DC foi identificado

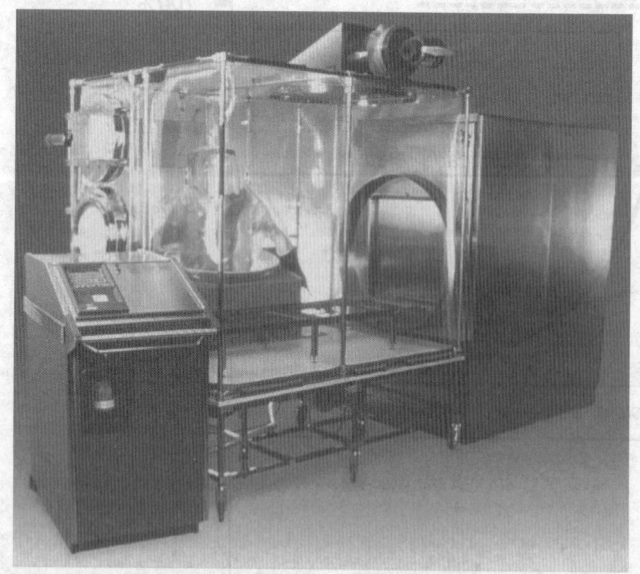

Fig. 40.13 Um isolador de transferência conectado a um esterilizador e a um gerador HP vaporizado. (Cortesia, Am Sterilizer/Finn Aqua.)

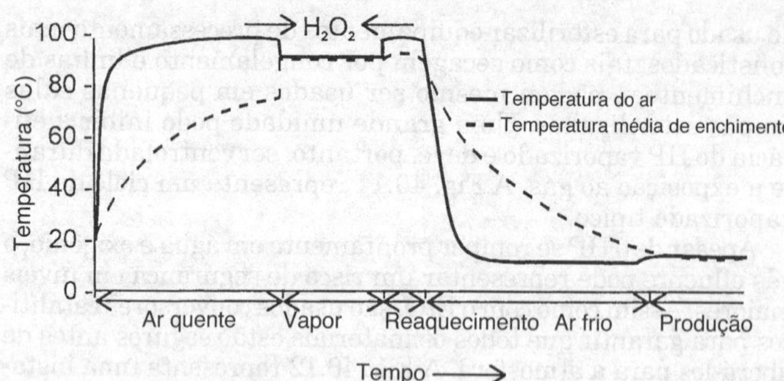

Fig. 40.14 Um ciclo de vapor/peróxido de hidrogênio. (Cortesia, TL Systems and Despatch Industries.)

desde o início do século 20 pelas suas propriedades desinfetantes. O DC possui as propriedades bactericida, virucida e esporicida do cloro, mas, ao contrário do cloro, não leva à formação de trialometanos nem reage com a amônia para formar produtos orgânicos clorados (cloraminas). Essas propriedades levaram ao uso amplo do DC no tratamento da água potável. Apesar das diversas aplicações do DC nos sistemas aquosos, só recentemente foram demonstradas as propriedades esterilizantes do DC gasoso.

O DC apresentou baixa toxicidade em humanos e não é mutagênico nem carcinogênico; não é um agente químico depletor do ozônio. Usado em concentrações relativamente baixas e na pressão subatmosférica, a esterilização com DC gasoso não apresenta muitos dos riscos associados com o EtO, e sugeriu-se que se trata de uma substituição em potencial.[14,15] O DC gasoso não exige uma construção cara com limitação de dano e é competitivo em termos de custo com o EtO. A capacidade espectrofotométrica de medir dentro da câmara a concentração do gás torna o processo viável para validação da liberação de parâmetros.

O gás DC não pode ser comprimido e armazenado em cilindros de alta pressão, mas é gerado na medida da necessidade, usando-se um sistema de geração de fase sólida baseado em coluna. A reação química usada para a geração do DC se baseia na reação do cloreto de sódio sólido em flocos com o gás cloro diluído:

$$2NaClO_2 + Cl_2 \rightarrow 2ClO_2 + 2NaCl$$

Um diagrama em bloco de um sistema de esterilização do gás DC é visto na Fig. 40.16. O resultado da coluna de geração

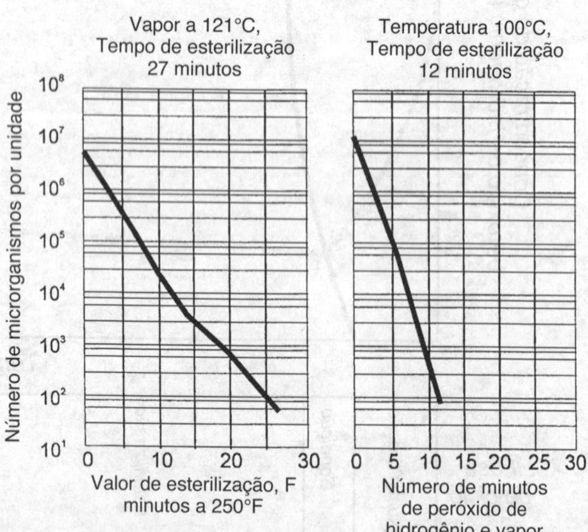

Fig. 40.15 Comparação do vapor sob pressão com peróxido de hidrogênio/mistura de vapor atmosférico. (Cortesia, TL Systems and Despatch Industries.)

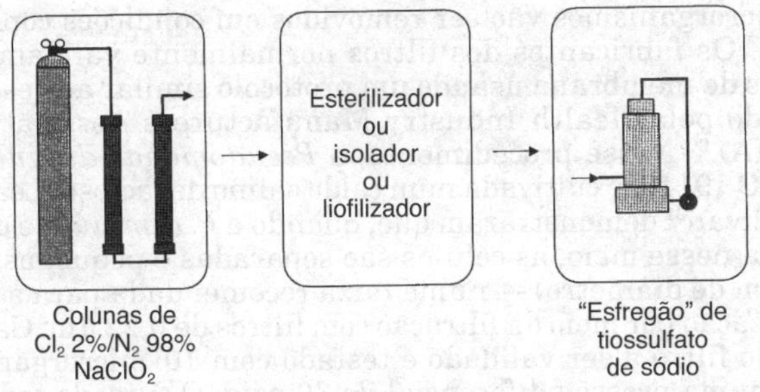

Fig. 40.16 Bloco de um diagrama de uma unidade de esterilização gasosa com dióxido de cloro.

primária é monitorizado espectrofotometricamente, assim como a concentração do gás dentro da câmara. O sistema esfregador usa uma solução de tiossulfato de sódio para converter quimicamente o DC em sulfato de sódio. O sistema esfregador é altamente eficiente; em conseqüência, o efluente liberado na atmosfera é principalmente N_2 processado e ar com o componente DC reduzido a poucos níveis ppm. Um processo de esterilização típico do DC gasoso é bastante semelhante ao usado com EtO e tem estas etapas:

1. Vácuo inicial para remover o ar da câmara e da carga.
2. Condicionamento da umidade entre 70 e 85% de umidade relativa por 30 a 60 min.
3. Injeção do gás DC: 10 a 30 mg/l.
4. Injeção de ar ou de N_2 para se atingir uma pressão subatmosférica constante, geralmente de 80 kP_a.
5. Exposição ao gás DC, geralmente por 60 min.
6. Aeração da câmara e da carga através da evacuação e substituição do ar de acordo com os materiais e a densidade.

A temperatura do processo numa aplicação de esterilização é de 30 a 32°; para os sistemas de isolamento, encontra-se na temperatura ambiente.

Os estudos de exeqüibilidade na aplicação do DC gasoso para esterilização médica foram realizados com embrulhos de sutura exagerados.[16] Os estudos focalizaram o efeito da concentração de gás sobre a taxa de inativação dos indicadores biológicos (BI) nas fitas reagentes. Os resultados desses estudos são mostrados no Quadro 40.2. Como ocorre com outros agentes esterilizadores gasosos, à medida que a concentração de DC aumenta, encurta-se progressivamente o intervalo de tempo para tornar todos os BI estéreis.

Já foram realizados estudos de validação e desenvolvimento do processo de esterilização com DC mais detalhados usando-se lentes intra-oculares de polimetilmetacrilato (PMMA) como um sistema de teste. Um diagrama do processo de esterilização usado para esses estudos encontra-se na Fig. 40.17. O resultados seguintes foram obtidos depois de 30 minutos de exposição ao gás em 30 mg/l (meio ciclo):

Invólucros/Carga	Fração Não-estéril
800	0/8, 0/8
1.600	0/16, 0/16
25	0/25, 0/25

Como se pode ver, todos os *B. subtilis* BT foram esterilizados e a variação do tamanho da carga não teve efeito discernível no processo da letalidade. O DC também foi avaliado para a esterilização dos aparelhos para oxigenação do sangue.[17]

O DC também apresenta um grande potencial para a descontaminação/esterilização de sistemas de isolamento do tipo de barreira. Os estudos iniciais sobre a eficácia do DC gasoso para a descontaminação/esterilização de um isolador de teste usaram uma concentração de gás de 10 mg/l. Essa concentração produziu um processo relativamente rápido com uma destruição completa dos esporos da ordem de 10^6 em aproximadamente 15 min. O efeito da concentração do gás sobre o valor D_{10} observado com esporos de *B. subtilis* foi determinado em 10, 20 e 30 mg/l de DC:

Quadro 40.2 Efeito da Concentração do Gás DC na Taxa de Inativação de 10^6 Esporos de *B. subtilis* em Fitas de Papel dentro de uma Carga de Lâminas de Sutura Superempacotadas[a]

	FRAÇÃO NÃO-ESTÉRIL[b]		
EXPOSIÇÃO TEMPO DE FASE (min)	10 mg/l	20 mg/l	40 mg/l
0	NT	20/20	19/20
15	NT	19/20	1/20
30	20/20	4/20	0/20
60	9/20	0/60	0/20
90	3/60	NT	NT
180	0/20	NT	NT
240	0/20	0/20	NT

[a]As fitas de papel com esporos foram colocadas próximo ao envoltório das lâminas de sutura e então superempacotadas com Tyvek/Mylar. As exposições à esterilização foram realizadas entre 30 e 32°.
[b]NT = não testado.

mg/l de DC	Valor D em Segundos
10	45
20	16
30	7

Como era esperado, o valor D_{10} diminui com o aumento da concentração do DC. Esses valores de D_{10} baixos assinalam processos de descontaminação/esterilização muito rápidos para a aplicação das barreiras de isolamento.

Quando examinamos o produto e os materiais empregados no invólucro de materiais médicos ou da tecnologia dos sistemas de isolamento, vamos encontrar valores residuais de DC muito baixos. O DC não parece apresentar a característica do *tipo solvente* do EtO. O DC residual é, em geral, menor do que 10 ppm seguindo-se a uma exposição de 15 min na concentração de 10 mg/l. Observamos também uma aeração rápida com níveis freqüentemente menores do que 1 ppm após 15 min de aeração. Uma curva típica de aeração de DC do material em PVC da parede flexível do isolador encontra-se na Fig. 40.18.

O impacto da exposição do DC numa quantidade de materiais poliméricos e metais foi avaliado. Os polímeros usados comumente tais como ABS, náilon, PMMA, polietileno, polipropileno, poliestireno, Teflon e Viton parecem ser bastante

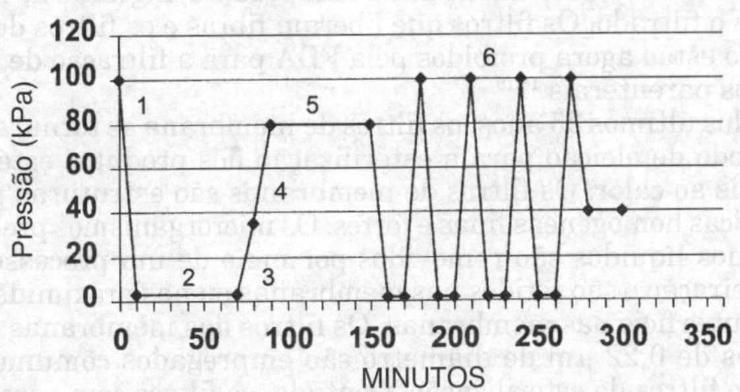

Fig. 40.17 Diagrama da excursão da pressão de um processo de esterilização gasosa típica com dióxido de cloro. (1) Vácuo inicial; (2) condicionamento da umidade; (3) injeção de gás dióxido de cloro; (4) N_2 ou injeção de ar; (5) fase de exposição ao gás DC; (6) aeração por meio de evacuação e reposição de ar.

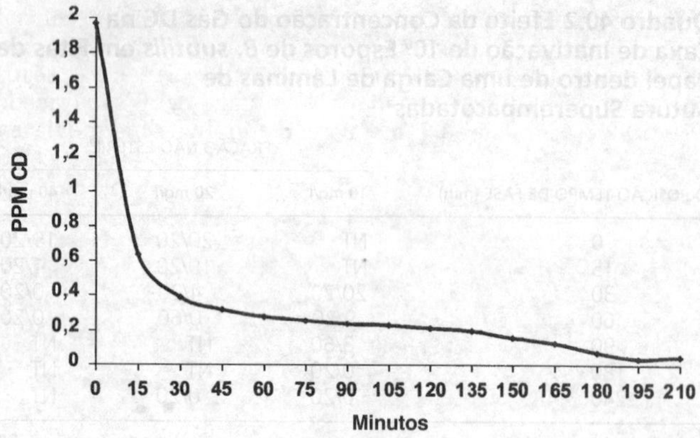

Fig. 40.18 Aeração do DC das paredes flexíveis do material em PVC do isolador; extração aquosa de amostras tratadas (10 mg/l, 15 min) seguida pela medida polarográfica do DC dissolvido.

compatíveis. Os policarbonatos e os poliuretanos, dependendo da fórmula particular, podem apresentar uma perda nas propriedades de resistência e/ou descoloração. O aço inoxidável é compatível com o DC; o cobre não-revestido e o alumínio são afetados.

OUTROS GASES

O formaldeído (HCHO) é usado às vezes para a esterilização de certos produtos médicos. Não tem uso amplo nos Estados Unidos, mas, como um gás ou associado ao vapor de baixa pressão, é usado em alguns hospitais da Europa no lugar do óxido de etileno. O formaldeído é um agente químico tóxico, agente carcinogênico, e é um agente alquilante que destrói microrganismos através da alquilação dos componentes celulares susceptíveis.

Filtração

A filtração é a remoção de material de partículas de uma corrente líquida. A esterilização pela filtração é um processo que remove, mas não destrói, microrganismos. A filtração é um dos métodos mais antigos de esterilização, e é o método de eleição para as soluções que são instáveis em outros tipos de processos de esterilização.

Os filtros de Pasteur, Chamberland, Seitz e Berkfeld foram usados no passado para esterilizar os produtos farmacêuticos. Esses tipos de filtro foram compostos de diversos materiais tais como vidro sinterizado, porcelana ou materiais fibrosos (p. ex., asbesto ou celulose). O mecanismo de filtração desses filtros de profundidade é a adsorção ao acaso ou a retenção na matriz do filtro. As desvantagens desses filtros são as baixas taxas de fluxo, a dificuldade na sua limpeza e a migração do meio para o filtrado. Os filtros que liberam fibras e os filtros de asbesto estão agora proibidos pela FDA para a filtração de produtos parenterais.[18,19]

Nos últimos 35 anos, os filtros de membrana se tornaram o método de eleição para a esterilização dos produtos estéreis lábeis ao calor. Os filtros de membranas são estruturas poliméricas homogêneas finas e fortes. Os microrganismos presentes nos líquidos são removidos por meio de um processo de peneiração e são retidos nas membranas ou nas proximidades da superfície das membranas. Os filtros das membranas com poros de 0,22 μm de diâmetro são empregados comumente como filtros de esterilização. Contudo, os filtros com poros de 0,45 μm são usados para remover bactérias dos antibióticos ou dos esteróides em veículos orgânicos antes de um processo asséptico de cristalização.

Quando as soluções são esterilizadas por meio de filtração, os filtros devem ser validados para garantir que todos os microrganismos vão ser removidos em condições conhecidas. Os fabricantes dos filtros normalmente validam os filtros de membrana usando um protocolo similar ao desenvolvido pela Health Industry Manufacturers Association (HIMA).[20] Nesse procedimento, a *Pseudomonas diminuta* (ATTC 19146) é cultivada num caldo salino de lactose. Leahy e Sullivan[21] demonstraram que, quando a *P. diminuta* é cultivada nesse meio, as células são separadas e pequenas (~ 0,3 μm de diâmetro) — numa faixa recomendada para a esterilização por meio da filtração com filtros de 0,22 μm. Cada cm^2 do filtro a ser validado é testado com 10^7 microrganismos numa pressão diferencial de 30 psig. O filtrado todo é coletado e testado na pesquisa de microrganismos viáveis. A retenção de eficiência (log do valor da redução) do filtro da membrana pode ser calculada usando-se o procedimento descrito no protocolo HIMA. Dawson e colaboradores[22] demonstraram que a probabilidade de uma filtração não-estéril com um filtro de membrana adequadamente validado é de aproximadamente 10^{-6}. Um outro aspecto na validação do filtro é a adsorção do produto pelo filtro e extraíveis do filtro e suporte.

Depois de validar o desempenho da membrana do filtro, um teste não-destrutível de integridade que tiver sido correlacionado ao teste de bactéria (o ponto bolha ou teste de difusão) pode ser usado rotineiramente antes e depois de uma esterilização por meio de filtração para garantir que o filtro da membrana esteja íntegro.[23,24] Uma característica singular da filtração por membrana é a condição de que, além de um certo nível de microrganismos, o filtro vai entupir. Num filtro típico de esterilização, esse nível é de 10^9 microrganismos/cm^2. Inicialmente, os filtros de membrana só eram disponíveis na configuração de disco. Os avanços na tecnologia da membrana deram origem a filtros em configurações como pilha de disco, cartucho dobrado e em fibras ocas. Esses avanços criaram maiores áreas de superfície e maiores capacidades de taxas de fluxo. A Fig. 40.19 mostra um exemplo desses filtros com maiores áreas de superfície.

Os filtros de membrana são fabricados a partir de diversos polímeros, tais como ésteres de celulose (MCE), polivinilidieno de flúor (PVF) e politetrafluoroetileno (PTFE). O tipo de líquido a ser esterilizado determina o tipo de polímero a ser empregado. A relação a seguir deve ser apenas um guia para a seleção dos filtros de membrana para uma aplicação em parti-

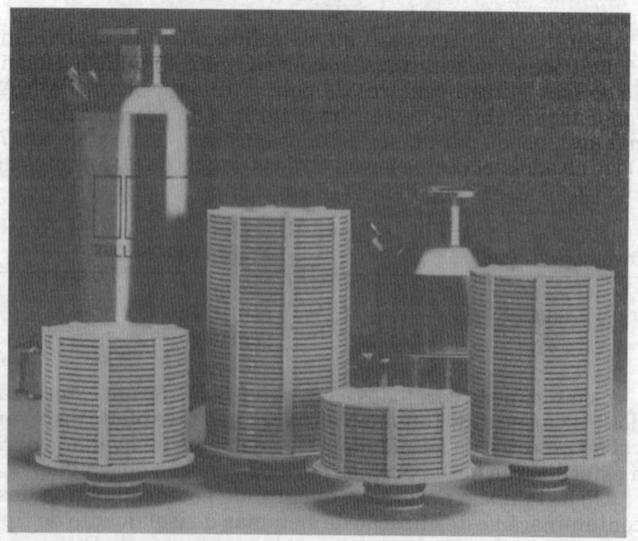

Fig. 40.19 Filtros de membrana na forma de discos empilhados. Essa nova tecnologia permite que os fabricantes dos filtros produzam filtros com grande superfície de área em embalagens relativamente pequenas (cortesia, Millipore); gerador vaporizado PH (cortesia Am Sterilizer/Finn Aqua).

cular. O fabricante do filtro deve ser consultado antes de tomarmos uma decisão final.

Líquido	Polímero
Aquoso	PVF, MCE
Óleo	PVF, MCE
Solventes orgânicos	PVF, PTFE
Aquoso, pH extremo	PVF
Gases	PVF, PTFE

A Fig. 40.20 mostra um exemplo de uma esterilização com um sistema de filtração comumente usado na indústria farmacêutica.

A pressão positiva é usada com freqüência na esterilização por meio de filtração. Tem as seguintes vantagens em relação ao vácuo: fornece maiores taxas de fluxo, o teste de integridade é mais fácil e evita uma pressão negativa no lado a jusante (estéril) do filtrado, evitando assim a contaminação. Os filtros de membrana são esterilizados prontamente pela autoclave, pela vaporização *in situ* ou com o emprego do óxido de etileno.

Além de seu uso na indústria farmacêutica, os filtros de membrana são usados em diversas aplicações na farmácia do hospital. Os filtros de membrana comumente usados nessas aplicações são pequenas unidades descartáveis. Nas Figs. 40.21 e 40.22 encontram-se exemplos desses filtros. As aplicações típicas para os filtros de membrana nas farmácias dos hospitais incluem esterilização de soluções intravenosas (IV), misturas e soluções para hiperalimentação, esterilização de preparados extemporâneos, teste de esterilidade de misturas, assim como o cuidado direto com o paciente (veja Cap. 42).

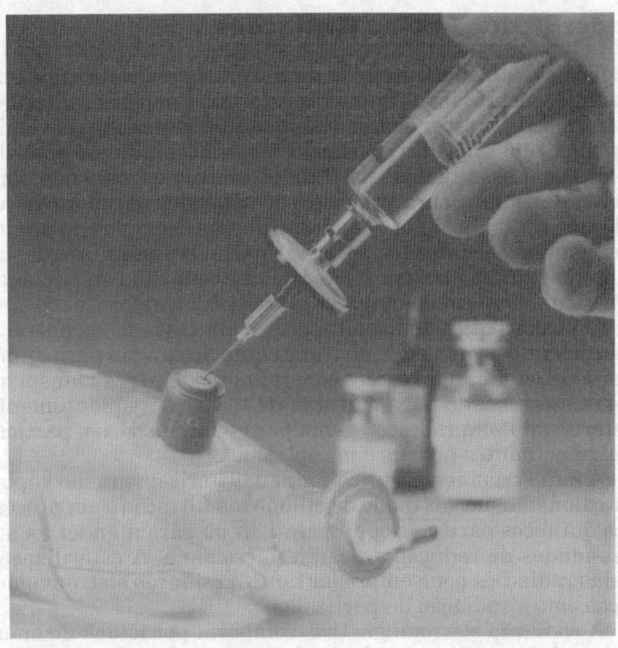

Fig. 40.21 Filtração aditiva intravenosa usando um pequeno filtro de membrana descartável. (Cortesia, Millipore.)

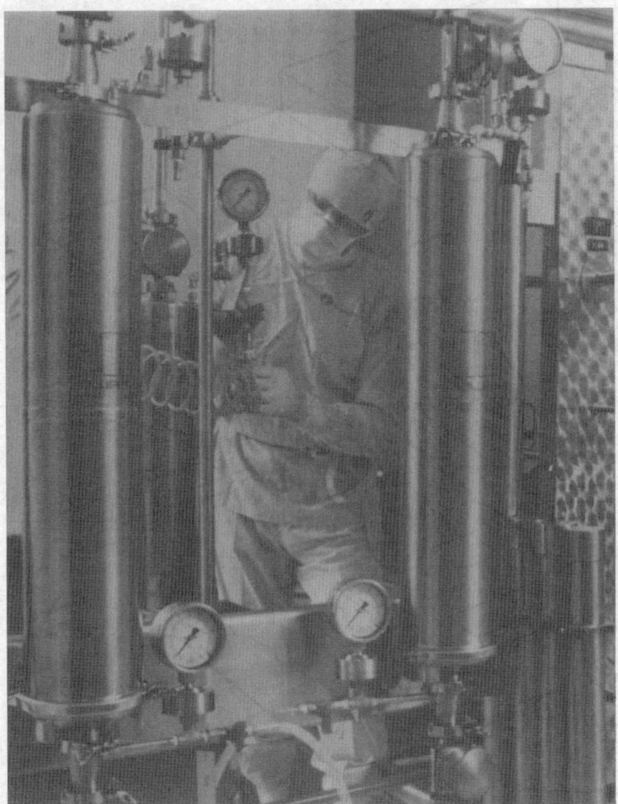

Fig. 40.20 Exemplo de um sistema de processo de filtração numa planta farmacêutica. (Cortesia, Millipore.)

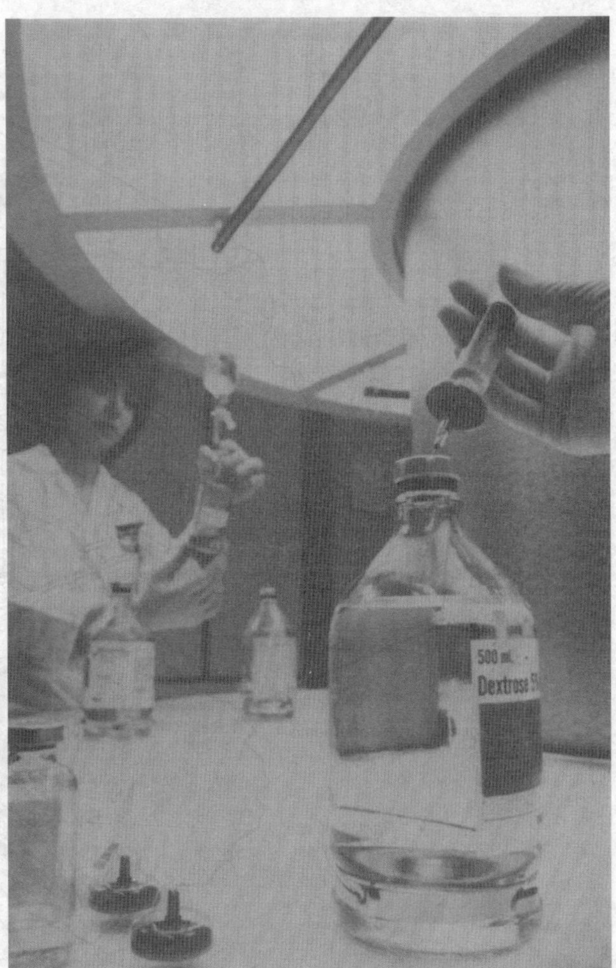

Fig. 40.22 Filtração aditiva intravenosa e teste de esterilidade. Ambos os procedimentos empregam filtração de membrana. (Cortesia, Millipore.)

Esterilização pelas Radiações

O farmacêutico do varejo ou do hospital provavelmente tem poucas oportunidades de usar a esterilização pelas radiações. Contudo, deve estar ciente de que muitos dos produtos vendidos nas lojas e usados diariamente nos hospitais são esterilizados com essa tecnologia. Produtos como as soluções para lentes de contato, curativos, bicos de mamadeiras e mordedores (do tipo contendo água ou gel) são alguns exemplos de produtos comuns encontrados numa farmácia. Diversas drogas, inclusive algumas contra o câncer, também são esterilizadas *terminalmente* com o emprego da radiação gama.

O farmacêutico do hospital provavelmente vai encontrar o uso dos raios gama ou X no tratamento do sangue para eliminar os leucócitos nas reações enxerto-hospedeiro pós-transplantes. O soro usado para culturas de tecido é freqüentemente esterilizado com radiação gama para eliminar vírus, partículas semelhantes a vírus e micoplasmas.

A indústria farmacêutica confiou historicamente no vapor, no calor seco, no gás óxido de etileno, na filtração e em processos químicos para conseguir sanitizar ou para atender às necessidades de redução da carga microbiana. A esterilização pelas radiações pode empregar tanto a radiação eletromagnética como a radiação de partículas.

A radiação eletromagnética, composta por fótons de energia, inclui as radiações ultravioleta, gama, X e cósmica. A radiação gama, emitida por materiais radioativos tais como Cobalto-60 ou Césio-137, é a fonte mais usada de radiação eletromagnética. Entre os dois, apenas o Cobalto-60 é usado no grande aparelho de radiação industrial (Fig. 40.23). O Césio-137 é usado nos aparelhos para irradiação do sangue.

A radiação de partículas ou corpuscular inclui uma lista formidável de partículas. A única que está sendo usada atualmente para esterilização é o elétron. Esses elétrons são gerados em máquina com a técnica ilustrada na Fig. 40.24; As Figs. 40.25 e 40.26 ilustram dois métodos de produtos submetidos a um esterilizador com feixe de elétrons comercial.

A tecnologia de processamento pelas radiações e sua aplicação na fabricação de produtos farmacêuticos estão sendo investigadas mais ativamente agora do que nunca. Esse interesse renovado é em parte devido ao desenvolvimento de uma tecnologia asséptica e de barreira, assim como a uma melhora global no ambiente de produção farmacêutica.

No passado, o uso de uma dose de radiação de 25 kGy foi necessário para garantir que todos os esporos fossem destruídos, e que um SAL de 10^{-6} fosse atingido. Esse nível de radiação destruiu muito dos medicamentos. Com o advento das salas estéreis e das tecnologias assépticas e de barreira, o ambiente microbiano mudou drasticamente. Nem os esporos nem o número de organismos são mais assustadores. É mais adequado agora conhecer as espécies e adaptar as doses de radiação para enfrentar a carga biológica das espécies. Desse modo, muito mais drogas e outros produtos são capazes de ser terminalmente esterilizados. Isso fornece um SAL de 10^{-6}, ou melhor, dependendo do organismo.

O aumento do uso dos processos de radiação para esterilizar aparelhos médicos levou ao desenvolvimento de equipamentos e de processos de irradiação mais eficientes e econômicos. Também deu origem a novos dados científicos. A experiência positiva da indústria de equipamentos médicos deveria ser uma *marca* para a indústria farmacêutica.

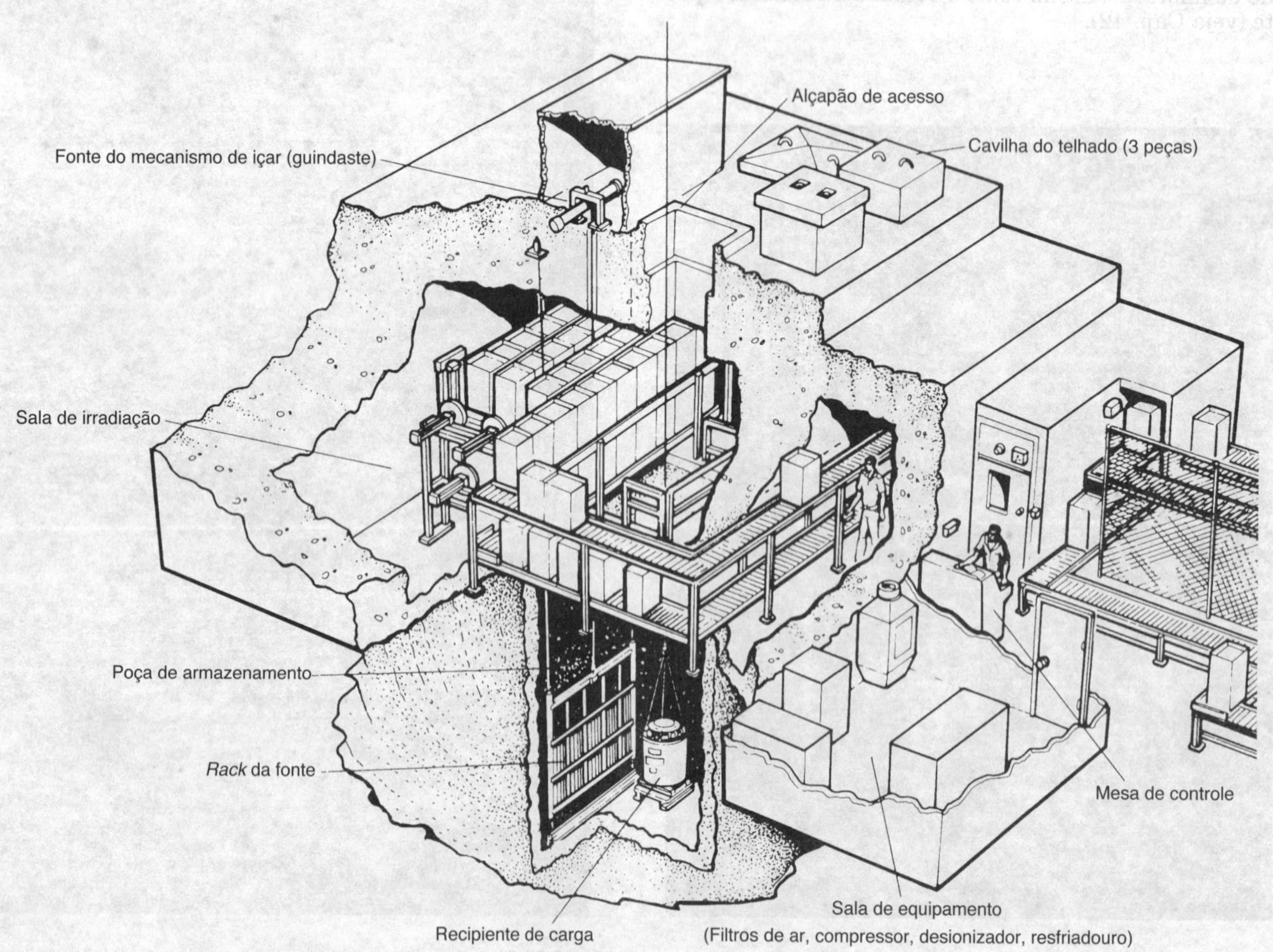

Fig. 40.23 Aparelho de radiação Tote Box: automático. (Cortesia, Nordion Intl.)

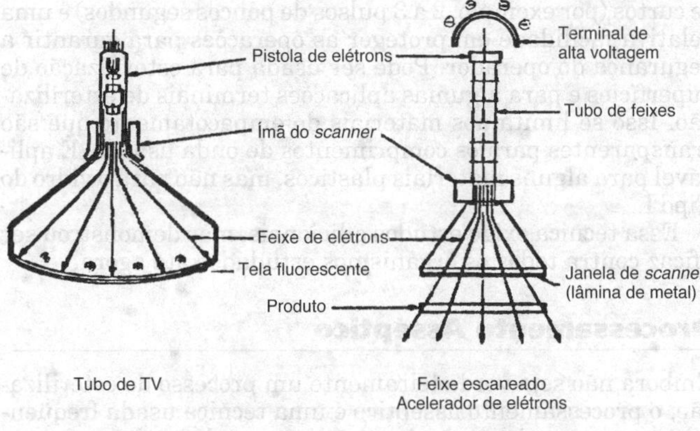

Fig. 40.24 Para produzir um elétron. (Cortesia, RDI.)

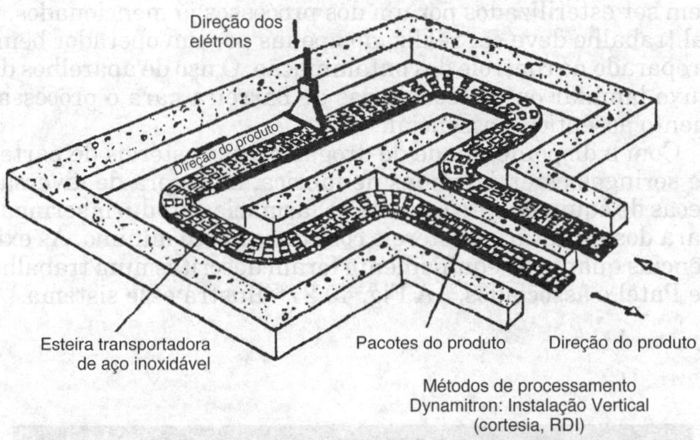

Fig. 40.25 Métodos de processamento Dynamitron: instalação vertical. (Cortesia, RDI.)

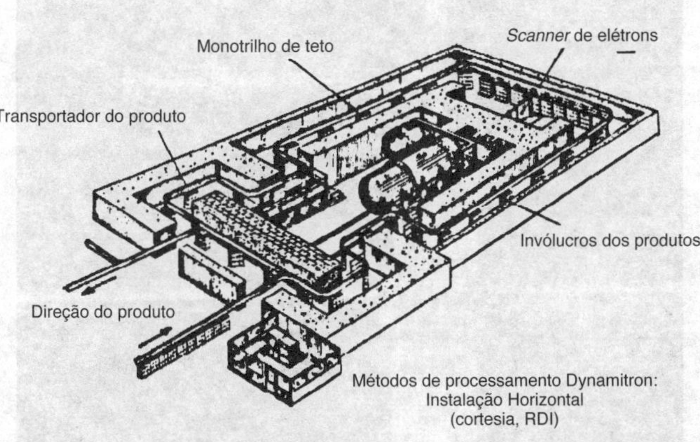

Fig. 40.26 Métodos de processamento Dynamitron: instalação horizontal. (Cortesia, RDI.)

Diversos produtos farmacêuticos brutos e finais estão sendo sanitizados/esterilizados com êxito através da irradiação com raios gama. Embora seja possível usar a radiação de feixes de elétrons, não temos atualmente ciência de nenhum agente farmacêutico sendo tratado com essa tecnologia. Isso não deve evitar novas investigações quanto a seu potencial. A capacidade penetrante característica da radiação gama fornece os limites para essa tecnologia nessa aplicação.

COMO A IRRADIAÇÃO ELIMINA OS MICRORGANISMOS

Os princípios da esterilização pela irradiação são conhecidos desde o início da década de 1940. Basicamente, as partículas carregadas ou a radiação eletromagnética interagem com a matéria para causar tanto ionização como excitação. A ionização resulta na formação de pares de íons, formados de elétrons ejetados das órbitas (com carga elétrica negativa) e suas contrapartes (com carga elétrica positiva). As partículas carregadas tais como os elétrons interagem diretamente com a matéria, causando ionização, enquanto a radiação eletromagnética causa ionização através de diversos mecanismos que resultam na ejeção de um elétron de órbita com energia transferida do raio gama incidente. Esses elétrons ejetados então se comportam de modo similar ao dos elétrons gerados na máquina nas reações ionizantes. Assim, tanto as partículas quanto a radiação eletromagnética são consideradas radiação ionizante e diferem da radiação ultravioleta nesse aspecto.

A radiação ionizante elimina ou inativa os microrganismos através da interação dos pares iônicos ou de excitação, alterando a estrutura molecular ou a configuração espacial das macromoléculas *biologicamente ativas*. As envolvidas na replicação celular são particularmente as mais críticas. Isso pode ser feito de duas maneiras. A primeira é depositar a energia diretamente numa ligação de duas macromoléculas. Isso pode causar a reorganização de sua estrutura, alterando ou destruindo sua função normal. A segunda é gerar radicais livres primariamente da água no citoplasma. Os radicais livres assim produzidos reagem com as macromoléculas para subverter sua função normal. Nos dois casos, o resultado é a perda da capacidade reprodutiva dos microrganismos.

O número de microrganismos inativados por uma dose dada de radiação é um fenômeno estatístico. Depende da sensibilidade da macromolécula biologicamente ativa à alteração (desnaturação), do número de alterações intracelulares e da capacidade da célula de reparar essas alterações. Microrganismos diferentes têm capacidades diferentes de suportar ou reparar tais alterações. Essa sensitividade é relacionada ao valor D_{10}. O tamanho do microrganismo, seu estado de hidratação e a presença ou ausência de radicais afetam o resultado da exposição à radiação ionizante.

A capacidade da radiação gama de inativar os microrganismos foi bem documentada. Novos estudos relativos aos vírus e novas cepas/reclassificações de microrganismos vêm sendo acrescentados continuamente. O principal benefício do emprego das radiações na esterilização como etapa terminal no processo de produção em oposição à autoclave ou aos métodos com calor seco é a falta de ou a redução na degradação do produto com essa tecnologia.

O processo está em uso na indústria de equipamentos médicos há mais de 25 anos. Existem na literatura amplas evidências quanto à sua eficácia. Os materiais e processos foram desenvolvidos para reduzir o impacto da radiação sobre o produto. A intenção desta atualização é apresentar alguns dos desenvolvimentos nos processos que vão facilitar o uso dessa tecnologia para a esterilização terminal dos produtos farmacêuticos. Além disso, ajudará os que desejam melhorar a qualidade microbiana da matéria bruta que entra no processo de produção. Materiais limpos reduzem o impacto da carga biológica num ambiente de sala estéril.

A esterilização através das radiações ionizantes requer consideração quanto à dose (ou a quantidade de radiação absorvida pelo material), o nível de energia disponível (que, juntamente com a densidade bruta do material, determinará a espessura da penetração) e a potência disponível (que determina a proporção em que a dose pode ser administrada).

A unidade da dose absorvida é o Gray (Gy), em que 1 Gy = 1 joule/kg, independentemente da natureza da substância irradiada. As doses de esterilização, por conveniência, são geralmente expressas em quilogray (kGy).

Muitos pesquisadores estudaram a resistência relativa dos microrganismos à esterilização pelas radiações. O consenso é que as formas vegetativas são mais sensíveis, seguidas pelos fungos, leveduras, vírus e formadores de esporos. Enquanto anteriormente a prática era usar de 15 a 25 kGy, atualmente emprega-se uma dose de radiação mais adaptada para a carga biológica. Não é incomum o emprego de doses entre 2 e 8 kGy. O uso das diretrizes da AAMI ou da ISO é altamente recomendado.

Os locais modernos para esterilização com raios gama usados pelas firmas de equipamentos médicos e farmacêuticos geralmente contêm até 4 MCi de Cobalto-60. O maior desses lugares detém 12 MCi. Na Fig. 40.23, vemos o esquema de uma fábrica moderna para radioesterilização com Cobalto-60.

Dois tipos de aceleradores de elétrons são usados em esterilização: aparelhos com corrente alternada que atingem até 50 kW de potência e 5 a 12 meV de energia e aparelhos com corrente contínua atingindo de 30 a 200 kW e 0,5 a 5 meV. Esses aparelhos geram elétrons com alta voltagem, aceleram os elétrons e os dispersam sobre os produtos a serem esterilizados. Quanto maior a potência do aparelho (kW), mais elétrons podem ser produzidos por unidade de tempo. Quanto maior a energia (meV), maior a penetração do elétron no material a ser esterilizado.

Radiação Ultravioleta (UV)

A radiação ultravioleta produzida artificialmente na região de 253,7 nm foi usada como germicida por diversos anos. Apesar de a radiação UV ser freqüentemente utilizada na indústria farmacêutica para a manutenção de áreas e salas assépticas, tem valor limitado como agente esterilizador.

A inativação dos microrganismos pela radiação UV é principalmente uma função da dose de energia radiante, que varia muito para os diferentes microrganismos. O mecanismo primário da inativação microbiana é a criação dos dímeros de timidina no DNA, que impede a replicação. As bactérias vegetativas são as mais susceptíveis, enquanto os esporos bacterianos parecem ser de 3 a 10 vezes tão resistentes à inativação e os esporos fúngicos podem ser 100 a 1.000 vezes mais resistentes. Os esporos bacterianos em superfícies de aço inoxidável precisam de aproximadamente 800 μW min/cm^2 para sua inativação. Em comparação, os esporos pretos do *Aspergillus niger* precisam de uma exposição superior a 5.000 μW min/cm^2. Contudo, mesmo com uma dose adequada, os requisitos para uma administração adequada da radiação germicida UV na maioria das situações farmacêuticas são tais que desestimulam seu emprego para *esterilização*. Por outro lado, como um agente germicida auxiliar, a radiação UV pode ser útil.

No uso da radiação UV, é muito importante que as lâmpadas sejam periodicamente limpas com álcool e que sua potência seja testada: é também necessário que o pessoal esteja adequadamente protegido; a proteção ocular é especialmente importante.

A principal desvantagem do uso da radiação UV germicida é sua penetração limitada — seu comprimento de onda de 253,7 nm é eliminado na maioria dos materiais, permitindo que cepas de organismos e os protegidos pela poeira ou fragmentos escapem de sua ação letal. O uso da radiação UV como agente esterilizante não é recomendado a menos que o material a ser irradiado esteja muito limpo e sem fendas que possam proteger os microrganismos. Muitos organismos são capazes de reparar a lesão no DNA causada pela UV por meio de fotorreativação (reparação através da luz) e reparação no escuro.

PULSOS DE LUZ

Recentemente, desenvolveu-se uma luz visível de alta intensidade que permite seu uso em certas aplicações de esterilização. As vantagens incluem períodos de exposição extremamente curtos (por exemplo, 2 a 3 pulsos de poucos segundos) e uma relativa facilidade em proteger as operações para garantir a segurança do operador. Pode ser usada para esterilização de superfícies e para algumas aplicações terminais de esterilização. Isso se limita aos materiais de empacotamento que são transparentes para os comprimentos de onda usadas. É aplicável para alguns materiais plásticos, mas não para o vidro do Tipo I.

Essa técnica exige estudos adicionais, mas demonstrou ser eficaz contra todos os organismos estudados até agora.

Processamento Asséptico

Embora não seja verdadeiramente um processo de esterilização, o processamento asséptico é uma técnica usada freqüentemente na manipulação de prescrições ou de produtos comerciais que não suportam a esterilização, mas cujos ingredientes são todos estéreis. Em tais casos, a esterilidade deve ser mantida com o emprego de materiais estéreis e um ambiente de trabalho controlado. Todos os recipientes e aparelhos devem ser esterilizados por um dos processos já mencionados, e tal trabalho deve ser realizado apenas por um operador bem-preparado no controle de contaminação. O uso de aparelhos de fluxo laminar ou de tecnologias de barreira para o processamento asséptico é essencial.

Com a disponibilidade de drogas brutas estéreis de partes de seringas estéreis vindas de fábrica, a compra de diversas peças de equipamento permite às farmácias produzir seringas para doses unitárias estéreis com um esforço mínimo. As exigências quanto ao equipamento foram descritas num trabalho de Patel e associados.[25] A Fig. 40.27[25] ilustra esse sistema.

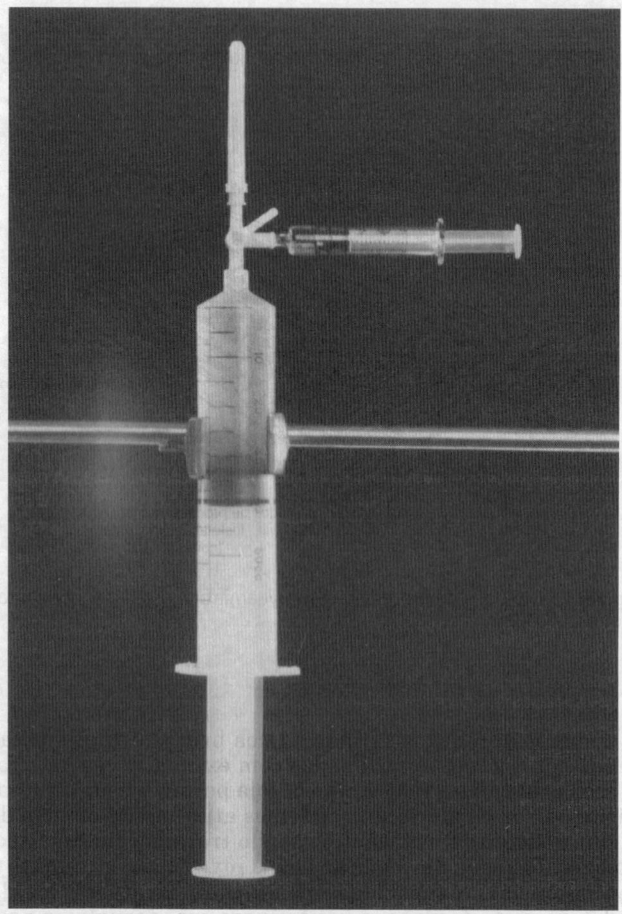

Fig. 40.27 Sistema de dose unitária para medicação injetável estéril.[19]

EMPACOTAMENTO

Após a exposição de um produto a um tratamento bem-controlado de esterilização, o material de empacotamento de um produto deve permanecer estéril até o momento de uso. O invólucro deve ser durável, fornecer integridade permanente de vedação e apresentar poros pequenos o bastante para impedir a entrada de contaminantes. Obviamente, o invólucro deve ser compatível com o método de esterilização.

O modelo do invólucro é importante para que o seu conteúdo seja removido sem recontaminação. Os pontos para rasgar o plástico ou o papel devem ser revestidos, e os recipientes selados devem ser testados cuidadosamente para garantir a retenção da esterilidade no momento do uso.

Se o material estéril passa por muitas pessoas, é importante que apresente uma tampa à prova de manipulação para indicar se houve uma abertura ocasional. Essas quatro características — compatibilidade com a esterilização, proteção comprovada durante o armazenamento, facilidade de abertura e ser à prova de uma abertura eventual — são características altamente desejáveis para o empacotamento médico.

Para uso hospitalar ou farmacêutico, existe uma grande variedade de materiais tecidos reutilizáveis ou não-tecidos descartáveis que estabelecem barreiras estéreis aceitáveis e são produzidas por grandes fornecedores de invólucros. Esses fornecedores normalmente realizam programas extensos para garantir a capacidade do material para manter a esterilidade. Tanto os hospitais como a indústria dispõem de diretrizes e práticas aceitas para a embalagem de produtos estéreis.[5]

Uma revisão dos princípios de embalagem de materiais estéreis, realizada por Powell,[26] discute a adequação dos materiais para empacotamento nos diversos métodos, inclusive resistência a bactérias, tipos de abertura, força do invólucro, teste de embalagem e tipos de embalagem. Esses tópicos também são discutidos no Cap. 54.

FLUXO DE AR LAMINAR

O equipamento de fluxo laminar é essencial para um desempenho adequado dos testes de esterilidade e enchimento asséptico ou para operações de montagem. Esses procedimentos requerem controle exato do ambiente de trabalho, mas, apesar de diversas técnicas e tipos diferentes de equipamentos terem sido usados ao longo dos anos, os aparelhos de fluxo laminar são superiores a todos os outros controles ambientais.

O procedimento do fluxo laminar para produzir áreas muito limpas e sem poeira foi desenvolvido em 1961. Num equipamento de fluxo laminar, todo o corpo de ar dentro de uma área confinada se move numa velocidade uniforme ao longo de linhas de fluxo paralelas. Com o emprego de pré-filtros e filtros bacterianos de alta eficiência, o ar distribuído na área é essencialmente estéril e remove toda a poeira e partículas aéreas da câmara através de um lado aberto. A velocidade do ar usado nesses equipamentos é em geral de 90 fpm (pés por minuto) ± 20%. Existem aparelhos de fluxo laminar que distribuem o ar livre de modo vertical, horizontal ou curvilíneo. Os aparelhos podem ter a forma de salas, gabinetes ou bancadas. Para uma discussão mais abrangente da aplicação biomédica do fluxo aéreo laminar, sugerimos ao leitor a leitura de Runkle e Phillips.[27]

Cada gabinete ou bancada de fluxo laminar deve ser localizada numa sala pequena, separada e limpa com aporte de ar filtrado. A seleção do tipo de gabinete vai depender da operação em si. Para a maioria das operações de teste de esterilidade, as unidades de fluxo laminar horizontais parecem ser superiores às capelas de fluxo laminar verticais, porque é menos provável que o movimento do ar elimine os organismos das mãos do operador ou do equipamento no ambiente dos testes de esterilidade. A Fig. 40.28 mostra um teste de seringas numa capela de fluxo laminar horizontal. A Fig. 40.29 mostra o desenho de uma capela de fluxo laminar horizontal típica.

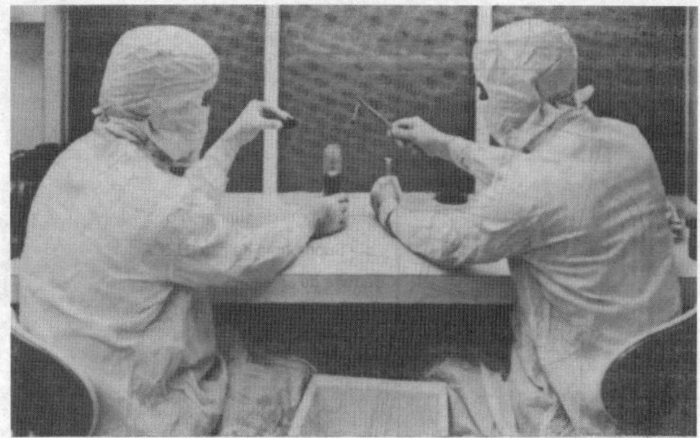

Fig. 40.28 Teste de esterilidade de seringas de plástico descartável numa bancada de fluxo laminar horizontal. (Cortesia, Becton Dickinson & Co.)

A principal desvantagem das unidades horizontais de fluxo laminar é que qualquer partícula aérea gerada nas unidades é levada diretamente para a sala e de encontro ao pessoal trabalhando. Em situações em que o material infeccioso está envolvido, ou em que é necessário prevenir uma contaminação do ambiente com um pó ou uma droga, é recomendado o uso das unidades de fluxo laminar vertical projetadas especificamente para recircular o ar. Existem unidades disponíveis que realizam um excelente trabalho de fornecer proteção tanto para o produto como para o pessoal. Essa unidade é vista na Fig. 40.30.

Para obter um benefício máximo de um fluxo laminar é primeiro importante perceber que o fluxo de ar filtrado em si não remove a contaminação microbiana da superfície dos objetos. Assim, para evitar contaminação do produto ou do teste, é necessário reduzir a carga microbiana do lado externo dos materiais usados nos testes de esterilidade. O fluxo laminar é excelente para manter a esterilidade de um artigo banhado no fluxo de ar; no entanto, para ser preciso, o teste de esterilidade ou o procedimento de montagem do produto devem criar a menor turbulência possível dentro da unidade. Além disso, é necessário conhecer os padrões do ar turbulento criado pela operação para evitar a realização de operações críticas nas zonas turbulentas. Para ilustrar a efetividade com que as partículas aéreas são eliminadas de um ambiente através do fluxo laminar, a Fig. 40.31 mostra a distância que partículas de diversos tamanhos percorrem horizontalmente antes de cair 5 pés (2,10 m) num fluxo de ar cruzado na velocidade de 50 fpm (pés por minuto).

As bancadas limpas de fluxo laminar devem fornecer ar Classe 100 como definido no Federal Standard 209B.[28] Elas devem ser certificadas quanto a esse padrão quando forem instaladas, e a partir daí devem ser testadas periodicamente. Um velocímetro de ar deve ser usado em intervalos regulares

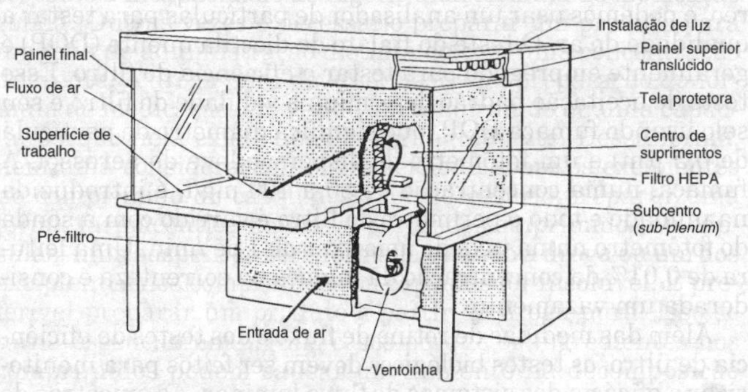

Fig. 40.29 Capela de fluxo laminar horizontal.

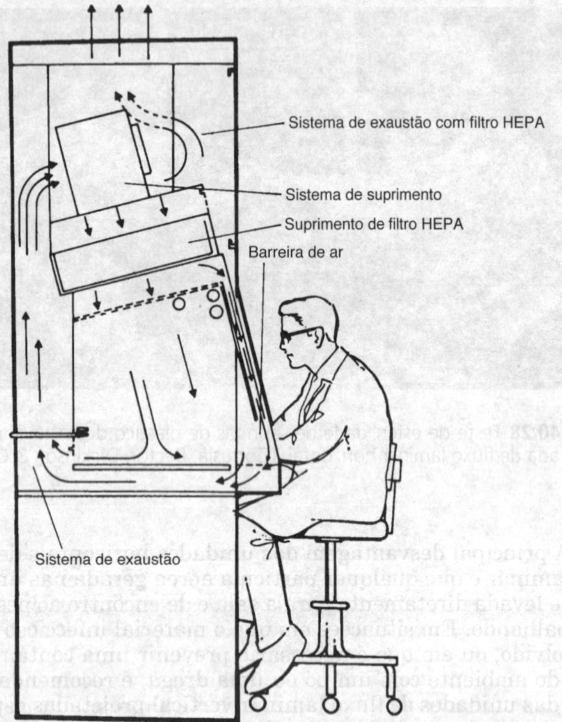

Fig. 40.30 Esquema de um gabinete biológico com fluxo de ar laminar recirculante, vertical e exaustão de ar filtrado pelo HEPA. O ar filtrado pelo HEPA é fornecido para a área de trabalho com 90 fpm a 20%. Os padrões de fluxo aéreo em combinação com uma cortina de alta velocidade de ar formam uma barreira no acesso frontal que protege tanto o trabalho quanto o trabalhador de contaminação aérea. (Cortesia Bioquest.)

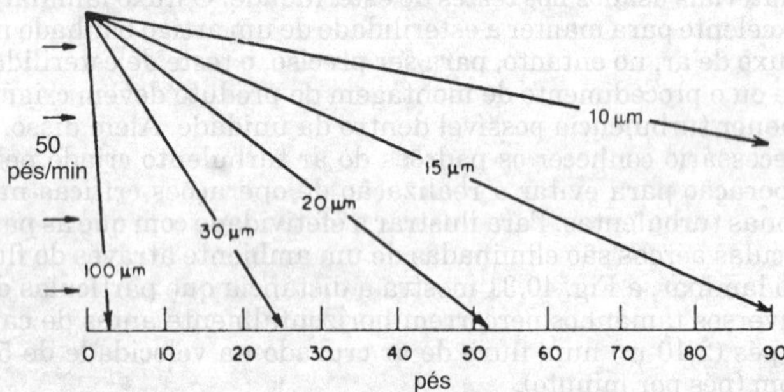

Fig. 40.31 Distância atravessada pelas partículas a partir de uma altura de 2,10 m (5 pés).

para checar as taxas de fluxo de ar através do filtro. Os testes de fumaça são úteis na visualização dos padrões de fluxo aéreo, e podemos usar um analisador de partículas para testar a qualidade do ar. O teste do ftalato de dioctila quente (DOP) é geralmente empregado para testar a eficiência do filtro. Esse teste de aceitação padrão determina a validade do filtro e seu selo usando fumaça DOP (que significa diâmetro de partícula de 0,3 μm) e um fotômetro de dispersão leve de aerossol. A fumaça, numa concentração de 80 a 100 mg/l, é introduzida na unidade e todo o perímetro do filtro é varrido com a sonda do fotômetro numa taxa de amostras de 1 pé^3/min. Uma leitura de 0,01% da concentração da fumaça na correnteza é considerada um vazamento.

Além das medidas de rotina de fluxo e dos testes de eficiência de filtro, os testes biológicos devem ser feitos para monitorizar a eficácia dos sistemas de fluxo laminar. As amostras de micróbios e placas de cultura ágar são úteis na monitorização

Quadro 40.3 Resultados Falsos Positivos que Ocorrem numa Capela de Fluxo Laminar[26]

PRODUTO	N.º DE UNIDADES TESTADAS PARA ESTERILIDADE	N.º DE FALSOS POSITIVOS	% DE FALSOS POSITIVOS
Seringas	9.793	2	0,02
Agulhas	4.676	2	0,04
Outros	306	0	0

Veja a Fig. 40.29 para capela de fluxo laminar.

desses ambientes. Phillips avaliou as capelas de fluxo laminar tabulando o número de *falsos positivos* que ocorreram num ambiente de testes de esterilidade num período de tempo. Esses resultados (Quadro 40.3) revelaram um número muito baixo de *falsos positivos*.

TESTES

Depois da esterilização, existem diversas técnicas para determinar se um lote em especial de material está ou não estéril. O único método para determinar a esterilidade com 100% de segurança seria realizar um teste total de esterilidade, ou seja, testar todos os itens do lote.

Encontramos as probabilidades representativas nos Quadros 40.4 e 40.5 para ilustrar mais especificamente como níveis menores de contaminação em lotes de artigos médicos tratados podem deixar de ser detectados pelos procedimentos habituais dos testes de esterilidade. Os dados são calculados em expansão do binômio, emprego de alguns valores considerados de percentual de contaminação com grandes tamanhos de lotes (> 5.000) e incluindo considerações padrões em relação à eficiência de recuperação do meio, etc.

No Quadro 40.4, os dados de probabilidade são calculados com lotes de diversos graus de contaminação considerada quando 10 amostras aleatórias por lote são testadas. Por exemplo, um lote com um item contaminado em cada 1.000 (0,1% de contaminação) pode ser considerado satisfatório (não demonstrando amostras positivas em 10 testadas) em 99 de 100. Mesmo no nível com 10% de contaminação, só devem ser detectadas duas entre três vezes.

O Quadro 40.5 mostra a dificuldade na tentativa de melhorar a confiabilidade dos testes de esterilidade com o aumento do tamanho da amostra. Para níveis de contaminação de até 0,1%, o aumento do tamanho da amostra de 10 para 100 tem um efeito relativamente pequeno na melhora da probabilidade de aceitar lotes. Mesmo um tamanho de amostra de 500 iria resultar numa aceitação errônea de um lote em 6 vezes de cada 10. Por outro lado, com um lote contaminado na extensão de 10%, com o teste de 100 amostras, a probabilidade de aceitar o lote seria reduzida a um zero teórico.

As informações no Quadro 40.5 podem ser encaradas de outro modo. Se, para os valores de probabilidade mostrados para cada tamanho de amostra diferente, o valor que se aproxima do nível de segurança de 95% (P = 0,05) é selecionado,

Quadro 40.4 Probabilidades dos Testes de Esterilidade dos Artigos com Níveis Presumidos de Contaminação

CONTAMINAÇÃO "VERDADEIRA" %	PROBABILIDADE DE POSITIVOS DESIGNADOS EM 10 AMOSTRAS TESTADAS			
	0	1	5	10
0,1	0,990	(Total = 0,010)		
1,0	0,904	0,091		
5,0	0,599	0,315		
10,0	0,349	0,387	0,001	
30,0	0,028	0,121	0,103	
50,0	0,001	0,010	0,246	0,001

Quadro 40.5 Relação de Probabilidades de Aceitação de Lotes de Graus Variáveis Presumidos de Contaminação por Tamanho de Amostra

NÚMERO DE AMOSTRAS TESTADAS	PROBABILIDADE DE NÃO HAVER CRESCIMENTO POSITIVO "VERDADEIRO" % CONTAMINAÇÃO DE LOTE					
	0,1	1	5	10	15	20
10	0,99	0,91	0,60	0,35	0,20	0,11
20	0,98	0,82	0,36	0,12	0,04	0,01
50	0,95	0,61	0,08	0,007		
100	0,91	0,37	0,01	0,00		
300	0,74	0,05				
500	0,61	0,01				

está claro que usar 20 amostras só vai discriminar níveis de contaminação de 15% ou mais. Se os 20 tubos não apresentam crescimento, o lote poderia, com certeza, ser estéril, mas não há maneira de afirmar isso a partir do teste. Desse teste só podemos afirmar que é improvável que exista uma contaminação > 15%. Está claro, a partir desses dados, que os testes de esterilidade são um método pobre de validar os procedimentos de esterilização.

A USP apresenta dois métodos básicos de testes de esterilização. Um envolve a introdução direta de amostras de produtos de teste no meio de cultura; o segundo envolve testes de amostras de filtragem através de filtros de membrana, limpando os filtros com líquidos para remover as propriedades inibidoras e transferindo assepticamente a membrana para um meio de cultura adequado. As amostras dos testes podem ser aparelhos esterilizados que são simplesmente imersas assepticamente em lavados de caldos de cultura adequados do objeto estéril com diluente estéril, ou diluições de materiais estéreis. A USP recomenda três líquidos aquosos de diluição para os testes de esterilidade, enquanto a Regulamentação dos Antibióticos relaciona quatro; todos são não-tóxicos aos microrganismos. No caso de medicamentos à base de petróleo, é necessário um líquido para diluição não-aquoso.

Muitos estudos foram realizados para achar o número mínimo de meio de cultura que vai fornecer a maior sensibilidade na detecção da contaminação. Especialistas e instituições de renome internacional recomendam atualmente o uso de dois meios de cultura: Meio com Soja-Caseína Digerida, incubado entre 20° e 25°; e Meio Líquido de Tioglicolato, incubado com temperatura variando entre 30° e 35°. O tempo de incubação especificado é em geral de 7 dias para o método de filtração de membrana e de 7 a 14 dias para o método de inoculação direta, dependendo do método de esterilização. Os requisitos estão descritos em detalhes na USP.

O método preferido de verificar a esterilidade é não testar materiais esterilizados, mas através do uso de indicadores biológicos. Isso não é possível, contudo, quando os produtos são esterilizados por filtração e enchidos assepticamente em seus recipientes finais, como é caso de medicamentos importantes como os antibióticos, insulina ou hormônios. Os indicadores em geral são altamente resistentes aos esporos bacterianos presentes em quantidades maiores do que a contaminação normal do produto e com resistência igual ou maior do que a flora bacteriana normal nos produtos em esterilização. Diversas propriedades dos esporos bacterianos comercialmente disponíveis foram recomendadas para métodos específicos de esterilização, com base nas suas características singulares de resistência.

As espécies comumente aceitas de bactérias usadas como indicadores biológicos encontram-se no Quadro 40.6. Outras espécies podem ser empregadas, provavelmente sem impacto sério sobre a validade da interpretação da esterilidade, desde que os requisitos iniciais de maiores números e maior resistência, em comparação com contaminação material, sejam mantidos.

Quadro 40.6 Espécies de Bactérias Usadas como Indicadores Biológicos

MÉTODO DE ESTERILIZAÇÃO	ESPÉCIES BACTERIANAS
Calor úmido	*B. stearothermophilus*
Calor seco	*B. subtilis*
Óxido de etileno	*B. stearothermophilus*
Radiação	*B. pumilus, B. stearothermophilus, B. subtilis*

Incluídos com os materiais sendo esterilizados, os indicadores biológicos são embutidos tanto no papel como nas fitas plásticas ou são diretamente inoculados no material em esterilização. Obviamente, o indicador tem maior validade na verificação da esterilidade se estiver localizado dentro de espaços do produto mais difíceis de esterilizar. Por exemplo, no caso de uma seringa, a localização de uma fita de papel ou a inoculação de esporos entre as nervuras do êmbolo é recomendada.

O uso de isoladores (tecnologia de barreira) para os materiais de processamento é discutido na seção sobre processamento asséptico avançado. O primeiro emprego amplo das modernas *caixas de luvas* na indústria farmacêutica foi nos testes de esterilidade. Com o aumento da velocidade de enchimento, os lotes se tornam maiores. Junto a isso, o uso de substâncias para medicamentos mais caras criou a necessidade de se evitar os testes falsos positivos de esterilidade. Mesmo com o emprego mais freqüente de capelas de fluxo laminar, o grande número de manipulações realizadas deu origem a um risco significativo de contaminação durante o procedimento dos testes.

Os padrões do governo para o SAL eliminaram basicamente a possibilidade de se repetir testes de esterilidade. Isso significa que os lotes que falham por qualquer razão não podem ser liberados. Eles só são úteis para a investigação de potenciais riscos de contaminação. A indústria por sua vez precisou de mais garantias de que o produto de fato não estava estéril e de que o teste era válido. Isso levou ao desenvolvimento de unidades de isolamento mais sofisticadas. A Fig. 40.32 mostra um sistema de aço inoxidável, típico dos usados nos testes de esterilidade. As unidades podem ser *colocadas* num esterilizador que elimina a possibilidade de contaminação durante a transferência do material para a área de teste. As unidades podem ser esterilizadas usando peróxido de hidro-

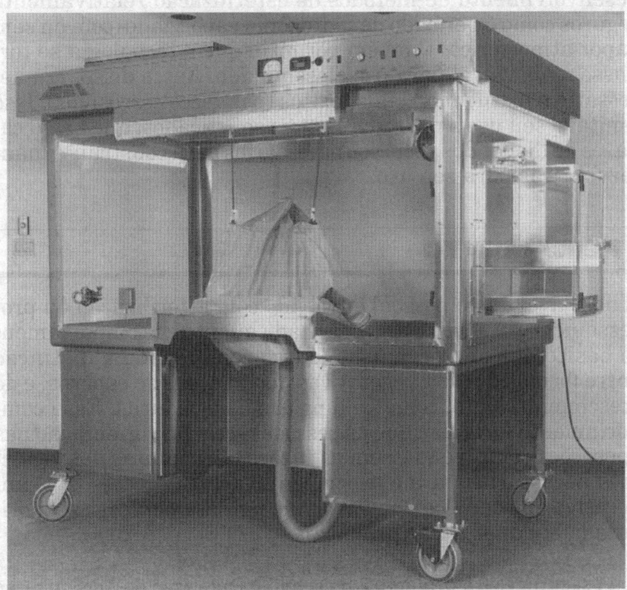

Fig. 40.32 Isolador de aço inoxidável. (Cortesia, Laminar Flow.)

gênio. O exterior de qualquer material de teste a ser transferido para as unidades também pode ser esterilizado dessa maneira. A validação dessas etapas permite praticamente se eliminar a hipótese de resultados falsos positivos. A maioria dos fabricantes adotou essa técnica e concordou com uma política essencialmente sem repetição dos testes de esterilidade. Só quando rupturas óbvias do sistema puderem ser demonstradas como tendo causado o erro é que vamos considerar a realização de um novo teste.

AVANÇOS NO PROCESSAMENTO ASSÉPTICO

A tecnologia do isolamento também está sendo usada com freqüência crescente no processamento de produtos estéreis e materiais de embalagem associados. Isso teve origem na mesma necessidade de minimizar a intervenção humana e assim aumentar drasticamente a garantia de esterilidade (SAL). A minimização do pessoal foi crescente durante a década de 1980 com o advento do uso mais amplo das tecnologias de forma, enchimento e vedação. Isso envolveu modelagem, enchimento e vedação de frascos plásticos contendo produtos estéreis. A tecnologia foi abrigada em áreas emparededadas, rígidas, e o produto fornecido através de filtros e esterilizado no local, na última área possível antes do enchimento.

Embora a forma, o enchimento e a vedação consistam numa tecnologia em si, levaram à identificação de que a atualização significativa dos conceitos antigos das *caixas de luvas* poderia afetar drasticamente a garantia de esterilidade de um processo asséptico. O pessoal é responsável pelo maior percentual de risco de contaminação. Minimizando sua interação, a probabilidade de não-esterilidade é enormemente reduzida.

As caixas de luvas não foram projetadas para suportar operações modernas (e especialmente mais automatizadas). Isso pode explicar por que não se tornaram populares como unidades de processamento asséptico. O seu uso começou a se expandir apenas quando a necessidade de uma maior garantia levou os *designers* a desenvolver isoladores ergonomicamente projetados.

Mais recentemente, os fabricantes de equipamentos de processamento de alta velocidade começaram a redesenhar seus equipamentos em linha com os princípios das unidades de isolamento. Como a mecânica dessas máquinas se provou muito confiável e requer muito pouca intervenção humana, o tempo parece ser correto para tais modificações. As unidades isoladoras também são relativamente baratas. Elas possibilitaram o processamento asséptico sem a construção de grandes áreas de processamento, suítes ou áreas de vestuário estéreis. O desenvolvimento de métodos de esterilização relativamente seguros como o peróxido de hidrogênio vaporizado (com ou sem vapor atmosférico) também permitiu que a tecnologia se tornasse mais viável para uso disseminado. Antes disso, era necessário o uso de materiais tóxicos (por vezes corrosivos). Isso limitava seu uso a operadores mais sofisticados, que eram capazes de dispor dos recursos necessários para construir e manter fábricas para seu uso.

TREINAMENTO

É desejável que o pessoal envolvido com esterilização ou processamento asséptico seja orientado quanto ao comportamento básico dos microrganismos. Isso compreende a distinção entre formas de vida vegetativas, formadoras de esporos, e de crescimento lento, como os fungos e as leveduras. Esse comportamento faria com que as pessoas recebendo orientação nas operações compreendessem as razões para muitas das restrições necessárias para o desempenho desses processos. É imperativo que cada pessoa envolvida nessas operações seja orientada em duas áreas principais.

A segurança é a primeira e mais importante área de concentração num programa de treinamento. Cada uma das peças de equipamento e processos descritos anteriormente apresenta riscos únicos associados. Os operadores devem compreender os perigos do vapor sob pressão e a exposição aos esterilizantes gasosos antes de sua neutralização.

O modelo do equipamento e a instalação do mesmo devem sofrer revisões de segurança antes da operação geral. Essa revisão para evitar riscos em potencial deve ser realizada por profissionais altamente treinados e deve incluir controle de computador e sistemas de tubulação. É importante que uma falha de equipamento (se houver) ocorra de um modo seguro para os operadores. As válvulas devem falhar de maneira a ventilar a pressão para uma área segura e/ou gases para um local relativamente seguro, não-ocupado.

A segunda principal área de treinamento envolve vestir-se para entrar nas áreas estéreis e o subseqüente desempenho de operações assépticas. O pessoal deve ser orientado quanto às técnicas adequadas do vestuário de modo a não contaminar o exterior dos trajes e luvas durante o processo. As áreas de vestuário devem ter espelhos de corpo inteiro de modo a que seja possível verificar se todas as áreas do corpo estão completa e adequadamente cobertas antes de entrar numa área de trabalho estéril. Tendências recentes indicam que o treinamento no vestuário deve ser acompanhado por pessoal monitorizando com placas de contato contendo meios de crescimento. Isso permite verificar a efetividade do treinamento e deve, no caso de haver crescimento, usar esse fato como uma ferramenta didática para enfatizar a importância da atenção cuidadosa ao detalhe durante o processo de vestuário. Como é necessário realizar a incubação dessas placas, não se permite que os operadores entrem na área estéril até recebermos e revermos os resultados desses testes com o candidato.

Continuando com essa abordagem, as pessoas que desempenham essas operações assépticas precisam de treinamento adicional e de verificação subseqüente. Esse princípio do treinamento baseado na competência (ou seja, verificar as capacidades do pessoal em treinamento) é necessário para garantir que os operadores tenham desenvolvido a capacidade de realizar essas operações vitais e minimizar o risco de contaminação. Novamente, isso dá origem a um retorno positivo das pessoas que ainda não aprenderam completamente as técnicas. É prudente reforçar essas habilidades periodicamente através de sessões de recordação e verificar novamente a habilidade. A prática padrão se tornou a realização inesperada de verificações nas luvas e nas vestimentas dos operadores assépticos. Essa prática ajuda a manter um nível de vigilância, relativa ao vestuário adequado e à técnica de operação.

AGRADECIMENTOS — Agradecemos especialmente a Paul J. Haas, da *Despatch Industries*, a Dario Pistolesi, da *Fedegari Autoclavi*, a Brian Reid, da *Nordion International,* a James R. Rickloff, da *American Sterilizer,* e a John Kowalski, da *J&J Sterilization Service and Technology,* por fornecerem contribuições significativas quanto à atualização do texto.

REFERÊNCIAS

1. *Medical Device Sterilization Monographs* (Rep Nos 78-4.13 and 78-4.11). Washington, DC: Health Industry Manufacturers Association, 1978.
2. Block SS, ed. *Disinfection, Sterilization and Preservation,* 3rd ed. Philadelphia: Lea & Febiger, 1983.
3. *Steam Sterilization and Sterility Assurance, Good Hospital Practice* (AAMI Recommended Practice, ST.1-1980). Arlington VA: Assoc Adv Med Instrum, 1980.
4. *Guideline for Industrial Ethylene Oxide Sterilization of Medical Devices* (AAMI Recommended Practice, OPEO-87). Arlington, VA: Assoc Adv Med Instrum, 1987.
5. *In-Hospital Sterility Assurance—Current Perspectives, Aseptic Barrier Evaluation, Sterilizer Processing, Issues in Infection Control and Sterility Assurance* (AAMI Technol Assess Rep No 4-82). Arlington, VA: Assoc Adv Med Instrum, 1982.
6. *Hospital Steam Sterilizers* (Am Natl Std, ANSI/AAMI ST8-1982). Arlington, VA: Assoc Adv Med Instrum, 1983.
7. *Process Control Guidelines for Gamma Radiation Sterilization of Medical Devices* (AAMI Recommended Practice, RS-3/84). Arlington, VA: Assoc Adv Med Instrum, 1984.
8. *Performance Evaluation of Ethylene Oxide Sterilizers—Ethylene Oxide Test Packs, Good Hospital Practice* (AAMI Recommended Practice, EOTP-2.85). Arlington, VA: Assoc Adv Med Instrum, 1985.

9. *Biological Indicators for Saturated Steam Sterilization Processes in Health Care Facilities* (Am Natl Std, ANSI/AAMI ST 19-1985). Arlington, VA: Assoc Adv Med Instrum, 1986.
10. *Good Hospital Practice: Steam Sterilization Using the Unwrapped Method (Flash Sterilization)* (AAMI Recommended Practice, SSUM-9/85). Arlington, VA: Assoc Adv Med Instrum, 1986.
11. Johnson J. *Vaporized Hydrogen Peroxide Sterilization of Freeze Dryers.* ISPE Ann Meeting, Panama City, FL, 1993.
12. Lysfjord JP, *et al. The Potential For Use of Steam at Atmospheric Pressure to Decontaminate or Sterilize Parenteral Filling Lines Incorporating Barrier Isolation Technology.* Spring Mtg of the PDA, Philadelphia, 10 Mar 1993.
13. Edwards LM. *Pharm Eng* 1993; 13(2): 50.
14. Rosenblatt, *et al. Use of Chlorine Dioxide Gas as a Chemosterilizing Agent,* US Pat 4,504,422 (Scopas Technol Corp), 1985.
15. Knapp JE, Rosenblatt DH, Rosenblatt AA. *Med Dev Diag Ind* 1986; 8: 48.
16. Kowalski JB, Hollis RA, Roman CA. In: Pierce G, ed. *Developments in Industrial Microbiology,* vol 29. Elsevier, Amsterdam, 1988, p 239.
17. Jeng DK, Woodworth AG. *Artif Organs* 1990; 14: 361.
18. National Archives. *Federal Register* 40: Mar 14, 1975, p 11865.
19. 21 CFR 211.72.
20. *Microbiological Evaluation of Filters for Sterilizing Liquids,* vol 4, no 3. Washington, DC: Health Ind Manuf Assoc, 1981.
21. Leahy TJ, *et al. Pharm Technol* 1978; 2: 65.
22. Dawson FW, *et al. Nordiska Foreningen for Renlighelsteknik och Rena Rum,* Goteborg, Sweden, 1981, 5.
23. *Test for Determination of Characteristics of Membrane Filters for Use in Aerospace Liquids (Proposed Tentative Test Method).* Philadelphia: ASTM, June 1965.
24. Reti AR, *et al. Bull Parenteral Drug Assoc* 1977; 31: 187.
25. Patel JA, Curtis EG, Phillips GL. *Amer J Hosp Pharm* 1972; 29: 947.
26. Powell DB. In: Phillips GB, Miller WS, eds. *Industrial Sterilization.* Durham, NC: Duke University Press, 1973, p 79.
27. Runkle RS, Phillips GB, eds. *Microbial Contamination Control Facilities.* New York: Van Nostrand-Reinhold, 1969.
28. *Clean Room and Work Station Requirements: Controlled Environment* (Fed Std No 209B). Washington, DC: USGPO, 24 Apr 1973.

CAPÍTULO **41**

Preparações Parenterais

Kenneth E Avis, DSc*
Emeritus Professor, Pharmaceutics
College of Pharmacy
University of Tennessee, Memphis
Memphis, TN 38163

John W Levchuk, PhD
Captain, US Public Health Service
Rockville, MD 20857

As características distintivas das formas farmacêuticas de medicamentos parenterais (gr., *para enteron*, ao lado do intestino) são descritas neste capítulo. Essas apresentações diferem de todas as outras porque exigem cuidados especiais por serem injetadas diretamente no tecido corporal através do sistema protetor primário do corpo humano, representado pela pele e as mucosas. Portanto, têm de ser excepcionalmente puras e livres de agentes contaminantes físicos, químicos e biológicos. Essas exigências impõem uma grande responsabilidade sobre a indústria farmacêutica para o uso das boas práticas de produção (GMP) na fabricação das apresentações parenterais e sobre os farmacêuticos para a realização de boas práticas assépticas (GAP) na sua preparação para administração aos pacientes.

Muitos dos medicamentos mais novos, sobretudo aqueles derivados dos novos avanços em biotecnologia, só podem ser administrados por via parenteral porque são inativados no trato gastrointestinal (GI) quando dados por via oral. Além disso, a potência e a especificidade de muitas dessas drogas exigem um controle rigoroso de sua administração. A via parenteral de administração resolve esses dois problemas críticos.

Este capítulo inicia com uma breve revisão dos fatos históricos que contribuíram para o desenvolvimento dessa diferente forma farmacêutica. Consideramos então as características especiais dessas formas farmacêuticas e como são administradas para os pacientes. A maior parte do restante do capítulo discute os diversos fatores necessários para a preparação de um produto parenteral puro, seguro e eficaz.

HISTÓRICO[1]

Um dos fatos mais significativos nos primórdios da terapia parenteral foi a primeira injeção registrada de medicamentos na veia de animais vivos, em cerca de 1657, pelo arquiteto Sir Christopher Wren. A partir desse início bem brutal, a técnica de injeção intravenosa e o conhecimento de suas implicações se desenvolveram lentamente ao longo dos 150 anos seguintes. Em 1855, o Dr. Alexander Wood, de Edimburgo, descreveu o que foi provavelmente a primeira injeção subcutânea de medicamentos com fins terapêuticos usando uma verdadeira seringa hipodérmica.

A última metade do século 19 trouxe uma preocupação crescente com a segurança na administração das soluções parenterais, principalmente devido ao trabalho de Robert Koch e Louis Pasteur. Enquanto Charles Chamberland desenvolvia técnicas de esterilização com ar quente e vapor e o primeiro filtro para deter bactérias (feito de porcelana não-vitrificada), Stanislaus Limousin estava desenvolvendo um recipiente adequado, uma ampola toda de vidro. No século passado, em meados da década de 20, o Dr. Florence Seibert obteve evidências de que os calafrios e a febre associados amiúde à injeção intravenosa (IV) de medicamentos eram causados pelos produtos potentes de crescimento microbiano, pirógenos, que seriam eliminados da água através de destilação e do vidro com o aquecimento em temperaturas elevadas.

Entre os avanços técnicos que contribuíram para os altos padrões de qualidade obtidos atualmente, os dois provavelmente mais importantes foram o desenvolvimento do fluxo laminar com filtro de alta eficiência de matéria particulada do ar (HEPA) e a microfiltração com membrana para soluções. O primeiro possibilitou a obtenção de condições ambientais ultralimpas para o processamento, e o segundo, a remoção das soluções (através de filtração) de partículas tanto viáveis quanto inviáveis de tamanho microbiano ou menores. Contudo, muitos outros avanços nos últimos anos promoveram um progresso impressionante na tecnologia associada à preparação segura e confiável de formas de apresentação parenterais. A lista seguinte identifica alguns dos fatos que contribuíram para essa evolução.

1926 — Os medicamentos parenterais foram aceitos para inclusão na quinta edição do *National Formulary*.
1933 — Uma equipe de cientistas na Universidade da Pensilvânia conseguiu uma aplicação prática de liofilização de material clínico.
1938 — O Food, Drug and Cosmetic Act foi aprovado pelo Congresso norte-americano, criando a Food and Drug Administration (FDA).
1944 — Descoberta do agente esterilizante óxido etileno.
1946 — Organização da Parenteral Drug Association.
1961 — WJ Whitfield desenvolveu o conceito de fluxo de ar laminar.
1962 — A FDA foi autorizada pelo Congresso norte-americano a estabelecer os atuais regulamentos de boas práticas de produção (GMP ou cGMP).
1965 — SJ Dudrick desenvolveu a nutrição parenteral total (NPT).
1972 — JF Cooper desenvolveu o teste Limulus de lisado de amebócitos para pirógenos nos produtos parenterais.
1974 — O conceito de processos de validação usados na produção de produtos parenterais foi introduzido pela FDA.
1977 — Foram introduzidos os conceitos de limpo no local (CIP) e de vapor no local (SIP).
Início da década de 80 — O tratamento domiciliar (*home care*) surgiu como alternativa para pacientes cujo estado de saúde permitia alta hospitalar para tratamento em casa.
1982 — A insulina, produzida pela nova disciplina de biotecnologia, introduzida na classe de drogas dos polipeptídios, com sua estabilidade inerente, provoca desafios no desenvolvimento das formas de apresentação parenteral.
1987 — A FDA aceitou a liberação paramétrica para produtos selecionados, esterilizados terminalmente por um processo de aquecimento validado. A FDA publicou *Diretrizes sobre Produtos Estéreis Fabricados com Processamento Asséptico*, uma das diversas publicações não-reguladoras para auxiliar a indústria no conhecimento sobre o que a FDA considera aceitável.
Final da década de 80 — O avanço no campo da informática levou à automatização de muitas operações e a uma revolução na documentação e nos registros de dados.
1991 — A FDA propôs aos fabricantes o uso de um processo de esterilização terminal no preparo de um medicamento estéril a menos que esse processo afete negativamente o medicamento.

*Falecido.

Meados da década de 90 — Desenvolvimento de uma tecnologia de isolamento para separar o produto do(s) operador(es) para aumentar o nível de segurança do produto processado.
1995 — A USP publicou um capítulo (1206) de informação sobre a preparação de produtos estéreis pelos farmacêuticos.
Final da década de 90 — Aceleração da cooperação internacional no estabelecimento de padrões para a indústria farmacêutica.

ADMINISTRAÇÃO

As injeções podem ser classificadas em seis categorias gerais:

1. Soluções prontas para injeção.
2. Produtos secos, solúveis, prontos para serem associados a um solvente pouco antes de seu uso.
3. Suspensões prontas para injeção.
4. Produtos secos, insolúveis, prontos para serem associados a um veículo pouco antes de seu uso.
5. Emulsões.
6. Concentrados líquidos prontos para diluição antes da administração.

Essas injeções podem ser administradas por vias como intravenosa (IV), subcutânea (SC), intradérmica, intramuscular (IM), intra-articular e intratecal. A natureza do produto determina a via de administração específica que pode ser empregada. Por outro lado, a via desejada de administração exige alguns elementos na fórmula. Por exemplo, as suspensões não são administradas diretamente na corrente sangüínea por causa do risco de partículas insolúveis bloquearem os capilares. As soluções aplicadas por via subcutânea exigem uma atenção rigorosa quanto ao ajuste da tonicidade, caso contrário a irritação das abundantes terminações nervosas nessa região anatômica dará origem a dor intensa. As injeções para uso intra-ocular, intra-espinhal, intracisternal e intratecal exigem os maiores padrões de pureza devido à sensibilidade desses tecidos a substâncias tóxicas e irritantes.

Em comparação com outras formas farmacêuticas, as injeções possuem algumas vantagens. Se há necessidade de uma ação fisiológica imediata de um medicamento, podemos em geral obtê-la com o uso de uma injeção IV de uma solução aquosa. Modificações na fórmula ou uma outra via de injeção podem ser usadas para atrasar o início e prolongar a ação da droga. A resposta terapêutica de um medicamento é controlada mais facilmente pela administração parenteral, desde que as irregularidades da absorção intestinal sejam evitadas. Também, como a droga é normalmente administrada por uma pessoa treinada profissionalmente, podemos esperar com segurança que a dose seja realmente administrada com exatidão. Os medicamentos podem ser administrados por via parenteral quando não podem ser administrados pela via oral devido a um estado de inconsciência e de não-cooperação do paciente ou devido à inativação ou falta de absorção no trato intestinal. Entre as desvantagens dessa forma farmacêutica encontram-se a necessidade de assepsia na administração, o risco de toxicidade tissular por irritação local, o fator real ou imaginário de dor e a dificuldade na correção de um erro, caso este ocorra. Na última situação, a menos que exista prontamente disponível um antagonista farmacológico direto, pode ser impossível a correção de um erro. Uma outra desvantagem é que a administração diária ou freqüente cria dificuldades, visto que os pacientes precisam visitar uma pessoa com treinamento profissional ou aprender a se injetar. No entanto, com o advento do atendimento domiciliar como uma alternativa a um tratamento institucional prolongado, tornou-se necessário o desenvolvimento de programas de treinamento para que pessoas leigas possam administrar essas formas farmacêuticas.

ASSOCIAÇÕES PARENTERAIS

Durante a administração de injeções de grandes volumes (LVI) tais como de uma solução de 1.000 mL de soro fisiológico a 0,9%, é comum que o médico mande adicionar um pequeno volume de uma injeção terapêutica (SVI), tal como um antibiótico, para evitar o desconforto para o paciente de uma injeção separada. Embora o farmacêutico seja o profissional da saúde mais qualificado para se responsabilizar pelo preparo de tais associações, como se afirma no manual de acreditação da Joint Commission on Accreditation of Healthcare Organizations,[2] as interações entre os produtos associados podem ser problemáticas mesmo para o farmacêutico. De fato, podem ocorrer incompatibilidades e surgir inativações. Houve morte de pacientes atribuídas aos precipitados formados por dois ingredientes incompatíveis. Em alguns casos, as incompatibilidades são visíveis, como precipitação ou mudança de cor, mas, em outros casos, pode não haver efeito visível.

As diversas associações em potencial apresentam uma situação complexa, mesmo para o farmacêutico. Para ajudar na tomada de decisões, uma preciosa compilação de dados importantes foi publicada por Trissel,[3] sendo atualizada regularmente. Além disso, o advento de armazenamento de dados computadorizado e os sistemas de recuperação forneceram os meios para se organizar e acessar rapidamente tais informações. Mais dados quanto a esse tópico podem ser encontrados no Cap. 42.

Como foram feitos estudos e mais informações foram obtidas, demonstrou-se que o conhecimento de fatores variáveis como pH e o aspecto iônico dos constituintes ativos ajuda substancialmente na compreensão e previsão de incompatibilidades em potencial. Os estudos cinéticos de taxas de reação podem ser usados para descrever ou prever a extensão da degradação. Finalmente, um estudo completo dos aspectos físicos, químicos e terapêuticos de cada agente terapêutico deve ser realizado em associação com outras drogas e líquidos intravenosos, não somente de genéricos, mas também de preparações comerciais.

De modo ideal, nenhuma associação parenteral deve ser administrada sem ter sido completamente estudada para determinar seu efeito sobre o valor terapêutico e a segurança da associação. Contudo, essa situação ideal pode não existir. É entretanto responsabilidade do farmacêutico estar o mais familiarizado possível com os aspectos físicos, químicos e terapêuticos das associações parenterais e exercer o melhor julgamento possível quanto a uma associação extemporânea específica ser ou não adequada para uso num paciente.

CONSIDERAÇÕES GERAIS

Uma exigência inerente às preparações parenterais é que apresentem a melhor qualidade e forneçam segurança máxima para o paciente. Além disso, uma adesão constante a altos padrões morais e ética profissional da parte dos responsáveis são os ingredientes mais fundamentais para a obtenção da qualidade desejada nos produtos preparados.

Tipos de Processos

O preparo de produtos parenterais pode ser dividido em categorias como distribuição em pequena escala, em geral uma unidade de cada vez, ou produção em grande escala, em que centenas de milhares de unidades podem constituir um lote do produto. A primeira categoria ilustra o tipo de processamento realizado em instituições como nas farmácias dos hospitais. A última categoria é típica da indústria farmacêutica, onde a grande maioria dos produtos parenterais comercializados hoje em dia é produzida. Independentemente de onde são produzidos, os produtos parenterais devem ser submetidos às mesmas práticas básicas de bom processamento asséptico essenciais para a preparação de um produto estéril, seguro e eficaz, de alta qualidade, mas os métodos usados devem ser modificados adequadamente para a escala da operação.

A preparação em pequena escala e a distribuição de produtos parenterais em geral usam componentes estéreis em sua preparação. Conseqüentemente, o processo global focaliza a manutenção e não a obtenção da esterilidade nas etapas do processo. Além disso, o produto final normalmente tem uma vida média nas prateleiras medida em horas, como num ambiente hospitalar. Entretanto, o movimento extenso de pacientes externos para o tratamento domiciliar modificou a distribuição dos produtos parenterais, em que unidades múltiplas são preparadas para um dado paciente, e há necessidade de uma duração de 30 dias ou mais, guardadas. Tais produtos são às vezes feitos em farmácias hospitalares, porém cada vez mais estão sendo feitos em centros especializados. Uma discussão desse processamento pode ser encontrada na USP 24 (1206).

Este capítulo enfatiza a preparação de produtos parenterais a partir de componentes não-estéreis em fábricas de tecnologia altamente avançada, usando princípios cGMP. Para se obter a cGMP, devemos considerar

1. Garantir que o pessoal responsável pelas tarefas atribuídas seja capaz e qualificado para realizá-las.
2. Garantir que os ingredientes utilizados na manipulação do produto apresentam a identidade, qualidade e pureza necessárias.
3. Validar os processos críticos para assegurar que o equipamento usado e os processos acompanhados vão garantir que o produto final terá as qualidades esperadas.
4. Manter um ambiente adequado de produção para realizar os processos críticos necessários, focalizando problemas como organização, limpeza e assepsia e evitar contaminação cruzada.
5. Confirmar, através de procedimentos adequados de controle da qualidade, que os produtos concluídos vão manter a potência, pureza e qualidade.
6. Estabelecer, através de avaliações de estabilidade adequadas, que os medicamentos vão manter a potência, pureza e qualidade necessárias até a data de validade estabelecida.
7. Garantir que os processos sejam sempre realizados de acordo com os procedimentos escritos estabelecidos.
8. Fornecer condições adequadas e procedimentos para a prevenção de enganos.
9. Estabelecer procedimentos adequados, com documentação de apoio, para investigar e corrigir erros ou problemas na produção ou no controle da qualidade.
10. Fornecer uma separação adequada das responsabilidades pelo controle da qualidade daquelas da produção para garantir tomadas de decisão independentes.

Atingir a cGMP é um esforço crescente que deve evoluir com os novos desenvolvimentos tecnológicos e novos entendimentos dos princípios existentes. Devido à extrema importância da responsabilidade pela qualidade no serviço de saúde do público, o Congresso dos EUA delegou a responsabilidade pela apuração reguladora minuciosa sobre a produção e a distribuição dos medicamentos à FDA. Conseqüentemente, as operações da indústria farmacêutica são sujeitas à supervisão da FDA e, em relação às práticas de fabricação, à aplicação das cGMP.[4] Esses regulamentos são discutidos mais amplamente no Cap. 51.

De acordo com a intenção de atingir as cGMP, a indústria farmacêutica demonstrou iniciativa e inovação no extenso desenvolvimento tecnológico e melhoria na qualidade, segurança e eficácia das formas farmacêuticas parenterais nos últimos anos, por exemplo, desenvolvimentos na esterilização por filtração, tecnologia de processamento asséptico e controle de matérias em partículas. Esses fatores se somaram para fornecer ao público excelentes formas farmacêuticas parenterais de medicamentos nesse momento da história.

PROCESSO GERAL DE FABRICAÇÃO

A preparação de um produto parenteral pode ser considerada como abrangendo quatro áreas gerais

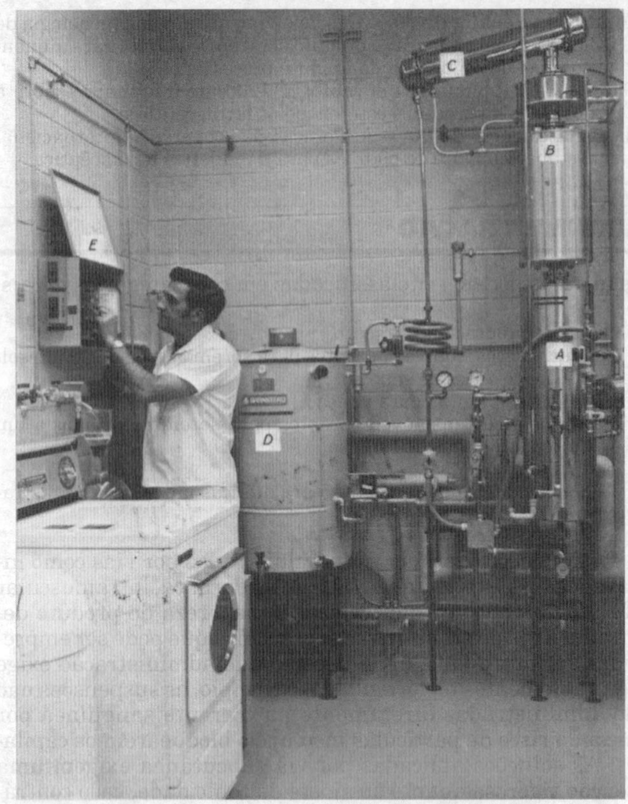

Fig. 41.1 Sistema de armazenamento de água de alta pureza, destilada e selada. *A*, evaporador; *B*, unidade baffle de alta pureza; *C*, condensador; *D*, tanque de armazenamento com lâmpada ultravioleta; *E*, painel de controle. (Cortesia, Ciba-Geigy.)

1. Aquisição e acumulação numa área de depósito até liberação para a produção.
2. Processamento da forma farmacêutica em ambiente adequadamente projetado e operado.
3. Embalagem e identificação numa área de quarentena para garantir a integridade e o acabamento do produto.
4. Controle da qualidade do produto ao longo de todo o processo.

A aquisição abrange selecionar e testar de acordo com as especificações dos ingredientes de matéria bruta e os recipientes e tampas para os invólucros primários e secundários.

O processamento inclui limpar os recipientes e equipamentos para validar especificações, manipular a solução (ou outra forma farmacêutica), filtrar a solução, higienizar ou esterilizar os recipientes e equipamentos, colocar as quantidades medidas do produto dentro de recipientes estéreis e, finalmente, seu fechamento.

A embalagem consiste normalmente em rotular e guardar em caixas os recipientes primários cheios e fechados. O controle da qualidade se inicia com os suprimentos que chegam, assegurando-se de que as especificações foram atendidas. Cada etapa do processo envolve checagens e testes para garantir que o produto desenvolvido atende às especificações exigidas em cada etapa. Finalmente, o departamento de controle da qualidade deve rever a história do lote e realizar os testes de liberação necessários a fim de liberar o produto para distribuição para os usuários.

Nas páginas seguintes deste capítulo, apresentamos material organizado aproximadamente dessa maneira.

COMPONENTES

O estabelecimento de especificações para garantir a qualidade de cada um dos componentes de uma injeção é essencial. Essas especificações serão coordenadas com as exigências da fórmula específica e não vão ser necessariamente idênticas com um componente particular usado em diversas formulações diferentes. Por exemplo, o controle do tamanho da partícula pode ser necessário para pós usados na formulação de uma suspensão, mas não será importante para o preparo de uma solução.

As exigências mais rigorosas em relação à pureza química são normalmente encontradas em soluções aquosas, particularmente se o produto é esterilizado numa temperatura elevada em que as taxas de reação são enormemente aceleradas. As modificações dos veículos para incluir um glicol, por exemplo, geralmente reduzem as taxas de reação. As preparações secas causam relativamente poucos problemas de reação, mas podem requerer especificações físicas definidas para ingredientes que devem apresentar determinadas características de solução ou dispersão quando se acrescenta um veículo.

Os recipientes e as tampas permanecem por longo tempo em contato íntimo com o produto e podem liberar substâncias para o produto ou remover ingredientes dele. A avaliação e a seleção dos recipientes e suas tampas são partes necessárias da formulação do produto, para garantir que este mantenha sua pureza, potência, e qualidade durante o contato íntimo com o recipiente no período em que estiver armazenado. Os equipamentos para administração que entram em contato com o produto devem ser avaliados e selecionados com o mesmo cuidado que os recipientes e suas tampas, mesmo que o seu período de contato seja relativamente curto.

VEÍCULOS

Como a maioria das injeções líquidas é bem diluída, o componente presente em maior proporção é o veículo. Um veículo normalmente não tem atividade terapêutica e não é tóxico. Contudo, é de grande importância na formulação, visto que se apresenta aos tecidos corporais na forma do constituinte ativo para absorção. A absorção normalmente ocorre mais rápida e completamente quando o medicamento se apresenta como uma solução aquosa. A modificação do veículo com líquidos miscíveis em água ou a substituição por líquidos imiscíveis normalmente diminuem a taxa de absorção. A absorção de uma suspensão pode ser afetada por fatores como a viscosidade do veículo, sua capacidade de molhar as partículas sólidas, o equilíbrio da solubilidade produzida pelo veículo e o coeficiente de distribuição entre o veículo e os sistemas aquosos corporais.

O veículo de maior importância para o produto parenteral é a água. É possível preparar água em quantidades adequadas para a manipulação e produtos de limpeza para superfícies de contato tanto através de destilação como de osmose reversa para atender às especificações da USP para Água para Injeção (API). Só por meio desses dois métodos é possível separar adequadamente diversos líquidos, gás e substâncias agentes contaminantes sólidas da água. Esses dois métodos para o preparo de API são discutidos neste capítulo. Devemos observar que não existe unidade de operação mais importante e mais cara de instalar e operar do que as unidades para preparação de API.

Preparação de Água para Injeção (API)

Podemos esperar que a fonte de água esteja contaminada com substâncias naturais orgânicas e minerais em suspensão, sais minerais dissolvidos, silicatos coloidais e agentes químicos industriais ou agrícolas. O grau de contaminação varia com a fonte, e será muito diferente se ela for obtida de poços ou de fontes da superfície, tais como rios ou lagos. Por conseguinte, a fonte de água em geral tem de ser previamente tratada com um dos seguintes tratamentos ou com uma associação deles: amolecimento químico, filtração, desionização, adsorção de carbono ou purificação por osmose reversa. Não há espaço aqui que permita uma discussão desses processos: o leitor interessado é encaminhado para outros locais para obter essa informação.[5,6]

Em geral, uma destilaria convencional consiste numa caldeira (evaporador) contendo água de adução (destilante); uma fonte de calor para vaporizar a água no evaporador; um espaço acima do nível do destilante, com superfícies condensadoras para o refluxo do vapor, devolvendo assim as impurezas não-voláteis para o destilante; um meio para eliminação das impurezas voláteis antes da condensação da água quente; e um condensador para remoção do calor da vaporização, convertendo assim o vapor de água num destilado líquido.

As características específicas da construção de uma destilaria e as especificações do processo terão um efeito acentuado sobre a qualidade do destilado obtido numa destilaria. Diversos fatores têm de ser considerados na seleção de uma destilaria para produzir API.

1. A qualidade da água de adução afetará a qualidade do destilado. O controle da qualidade da fonte de água é essencial para atender às especificações necessárias para o destilado.
2. O tamanho do evaporador afeta a eficiência. Deve ser grande o bastante para fornecer vapor de baixa velocidade, reduzindo assim o arrastar do destilando seja como um filme em bolhas de vapor ou como gotículas separadas.
3. Os baffles (superfícies de condensação) determinam a efetividade do refluxo. Devem ser projetados para obter a remoção eficiente do arrasto convectivo em velocidade ótima do vapor, coletando e retornando as gotículas mais pesadas contaminadas com o destilando.
4. Tornar a dissolver impurezas voláteis no destilado reduz sua pureza. Conseqüentemente, elas devem ser separadas eficientemente do vapor de água quente e eliminadas por meio de sua aspiração para o dreno ou dispersão na atmosfera.
5. Pode ocorrer a contaminação do vapor e destilado pelas partes de metal da fonte. Os padrões atuais para fontes de alta pureza são que todas as partes em contato com o vapor ou destilado devem ser construídas de metal revestido com cobre puro, ou aço inoxidável 304 ou 316, ou com vidro quimicamente resistente.

As características do projeto de uma fonte também influenciam sua eficiência de operação, a possibilidade de estar relativamente livre de problemas de manutenção ou a magnitude da operação automática. As fontes devem ser construídas de diversos tamanhos, avaliadas segundo o volume de destilado que pode ser produzido por hora de operação sob condições ótimas. Só os destiladores projetados para produzir água de alta pureza podem ser considerados para uso na produção de API. As fontes comerciais convencionais projetadas para a produção de água de alta pureza estão disponíveis em diversos fornecedores (veja Fig. 41.1) (*AMSCO, Barnstead, Corning, Vaponics*).

DESTILAÇÃO POR COMPRESSÃO — O destilador de vapor-compressão, primariamente projetado para a produção de grandes volumes de destilado de alta pureza com baixo consumo de energia e água, está ilustrado esquematicamente na Fig. 41.2. Para começar, o destilador é aquecido a partir de uma fonte externa no evaporador para ferver. O vapor produzido nos tubos é separado do arrasto convectivo no separador e levado para um compressor que comprime o vapor e aumenta a temperatura para cerca de 107°. A seguir, flui para a caixa de vapor, onde condensa nas superfícies externas dos tubos que contêm o destilando; o vapor é assim condensado e retirado como um destilado, ao mesmo tempo em que cede seu calor para levar o destilando nos tubos ao ponto de ebulição.

Existem destiladores de vapor-compressão com capacidade de desde 50 até 2.800 galões/h (*Aqua-Chem, Barnstead, Meco*).

DESTILADORES DE MÚLTIPLOS EFEITOS — O destilador de múltiplos efeitos também é projetado para con-

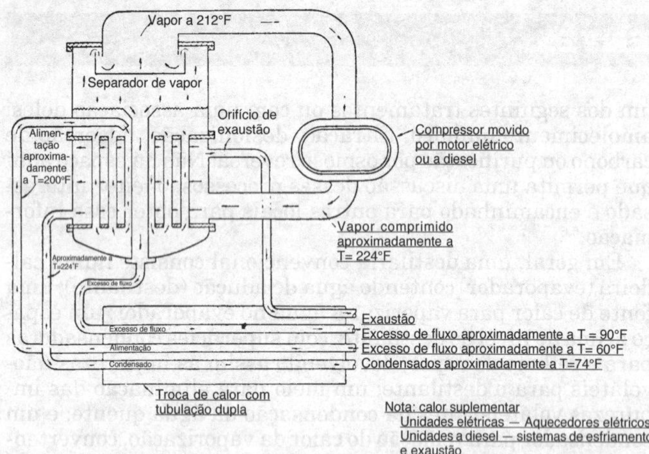

Fig. 41.2 Poço de vapor e compressão.

servar energia e o uso da água. Em princípio, consiste simplesmente numa série de destiladores de efeito único funcionando a diferentes pressões. Uma série de até sete efeitos pode ser usada, com o primeiro efeito operado na maior pressão e o último efeito na pressão atmosférica. Veja um desenho esquemático de um destilador de múltiplos efeitos na Fig. 41.3. O vapor de uma fonte externa é usado no primeiro efeito para gerar vapor sob pressão da fonte de água; é usado como fonte de poder para levar ao segundo efeito. O vapor usado para conduzir o segundo efeito condensa e cede seu calor de vaporização, formando destilados. Esse processo continua até o último efeito, quando o vapor se encontra na pressão atmosférica e tem de ser condensado num aquecedor.

A capacidade de um destilador de múltiplos efeitos pode ser aumentada com a adição de efeitos. O volume do destilado também será afetado pela pressão do vapor de entrada; assim, uma unidade de 600 gal/h projetada para operar em 115 psig de pressão de vapor pode funcionar em aproximadamente 55 psig e produzir cerca de 400 gal/h. Essas fontes não têm partes móveis e operam silenciosamente. Estão disponíveis em capacidades de 50 a 700 gal/h (*AMSCO, Barnstead, Finn-Aqua, Kuhlman, Vaponics*).

OSMOSE REVERSA (OR) — Como o nome sugere, o processo natural de permeação seletiva através de uma membrana semipermeável separando duas soluções aquosas através

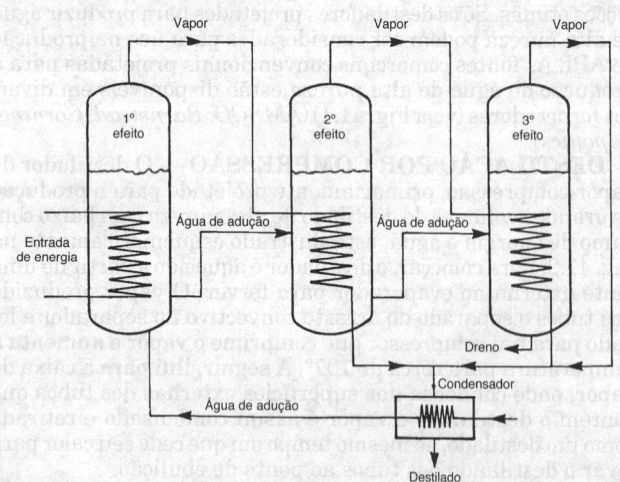

Fig. 41.3 Destilador de multiefeito. (Cortesia, Dekker.) (De Avis KE, Lieberman HA, Lachman L. *Pharmaceutical Dosage Forms: Parenteral Medications,* vol 2, 2nd ed. New York: Dekker, 1993.)

de diferentes concentrações é revertido. A pressão, geralmente entre 200 e 400 psig, é aplicada para superar a pressão osmótica e forçar a penetração de água pura através da membrana. As membranas, geralmente formadas por ésteres de celulose ou poliamidas, são selecionadas para criar uma rejeição eficiente das moléculas que são agentes contaminantes na água bruta. As moléculas mais difíceis de remover são as pequenas inorgânicas tais como o cloreto de sódio. A passagem através de duas membranas em série é às vezes usada para aumentar a eficiência da remoção dessas pequenas moléculas e diminuir o risco de falência estrutural de uma membrana para remover outros agentes contaminantes, como bactérias e pirógenos. Para informações adicionais, ver *Osmose Reversa* no Cap. 36 e *Água* nos Caps. 39 e 55.

Existem sistemas de osmose reversa em diversos tamanhos de produção (*AMSCO, Aqua-Chem, Finn-Aqua, Meco, Millipore,* etc.).

Independentemente do sistema usado para a preparação da API, há necessidade de realizar-se sua validação para haver certeza de que o sistema produzirá de modo consistente e confiável as qualidades químicas, físicas e microbiológicas necessárias para a água. Tal validação deve começar com as características determinadas da fonte da água e incluir os sistemas de pré-tratamento, produção, armazenamento e distribuição. Todos esses sistemas, juntos, incluindo sua operação adequada e manutenção, determinam a qualidade final da API. Devido a limitações de espaço, mais detalhes relativos ao projeto, à operação e à validação desses sistemas de grande importância podem ser encontrados na literatura.[5,6]

ARMAZENAMENTO E DISTRIBUIÇÃO — A taxa de produção de API geralmente não é suficiente para atender às necessidades do processamento; conseqüentemente, é coletada em tanques para uso subseqüente. Em grandes operações, esses tanques podem ter capacidade para diversos milhares de galões e ser parte de um sistema de operação contínuo. Nesses casos, a USP exige que a API seja mantida numa temperatura muito elevada para evitar o crescimento microbiano. Normalmente, essa temperatura é uma constante de 80°.

A USP também permite que a API seja armazenada em temperatura ambiente, mas por um período máximo de 24 horas. Sob tais condições, a API é geralmente coletada como um lote para um uso particular, sendo que toda a água não-utilizada é descartada após 24 horas. Tal sistema exige sanitização freqüente para minimizar o risco de microrganismos viáveis. Os tanques de armazenamento de aço inoxidável nesse tipo de sistema estão conectados a uma alça soldada de aço inoxidável que alimenta os diversos pontos com um suprimento contínuo de água circulante. O tanque apresenta um filtro de exaustão feito de uma membrana hidrofóbica capaz de excluir bactérias e matérias de partículas inviáveis. Tal filtro é necessário para permitir mudanças de pressão durante o enchimento e o esvaziamento. O material de construção do tanque e das conexões geralmente é de aço inoxidável polido eletricamente 316L com tubos soldados. Os tanques também podem ser revestidos com vidro ou um revestimento de estanho puro. Tais sistemas são projetados e construídos muito cuidadosamente e muitas vezes são a instalação mais cara da fábrica.

Quando a água não pode ser usada a 80°, devemos instalar aparelhos para troca de calor para reduzir a temperatura ao ponto de uso. Não devemos instalar filtros retentores de bactérias nesses sistemas devido ao risco de crescimento bacteriano nos filtros e da conseqüente liberação de substâncias pirogênicas.

PUREZA — Embora algumas exigências de pureza tenham sido aludidas anteriormente, as monografias da USP fornecem os padrões oficiais de pureza para API e para Água Estéril para Injeção (AEPI).

Os padrões químicos e físicos para API sofreram mudanças significativas, culminando nas especificações simplificadas no suplemento 8 da USP 23. Os únicos testes físico-químicos remanescentes são o novo *carbono orgânico total* (COT), com um limite de 500 ppb, e *condutividade*, com um limite de 1,3 μS/cm em 25 ou 1,1 μS/cm em 20. O primeiro é um método instrumental capaz de detectar todo o carbono orgânico presente, e o último é um teste instrumental de três séries que mede a condutividade subscrita por partículas ionizadas (em microSiemens ou microomhos) relativa ao pH. Como a condutividade é inteiramente relacionada ao pH, a necessidade de pH de 5 a 7 nas revisões anteriores foi eliminada. O COT e as especificações de condutividade são considerados atualmente adequados como fatores prognósticos mínimos da pureza química/física da API. Contudo, os testes *químicos úmidos* ainda são usados quando a API é embalada para distribuição comercial e para AEPI.

As exigências biológicas continuam a ser, para a API, não maiores do que 10 unidades formadoras de colônias (UFC)/mL e 0,25 unidade USP de endotoxinas/mL. As necessidades de AEPI diferem porque é um produto final, e deve passar no Teste de Esterilidade da USP.

A API e a AEPI podem não conter substâncias adicionadas. A Água Bacteriostática para Injeção (ABPI) pode conter um ou mais agentes microbianos adequados em recipientes de 30 mL ou menos. Essa restrição foi idealizada para impedir a administração de uma grande quantidade de agentes bacteriostáticos que provavelmente seriam tóxicos na quantidade acumulada de uma solução de grande volume, mesmo com uma baixa concentração.

A USP também fornece monografias dando as especificações para Água Estéril para Inalação e Água Estéril para Irrigação. A USP deve ser consultada para as menores diferenças entre essas especificações e as da AEPI.

Tipos de Veículos

VEÍCULOS AQUOSOS — Alguns veículos aquosos são reconhecidos oficialmente devido ao seu uso válido em medicações parenterais. Freqüentemente são usados como veículos isotônicos aos quais uma droga pode ser adicionada por ocasião da administração. O efeito osmótico adicional da droga pode não ser suficiente para produzir qualquer desconforto na administração. Esses veículos incluem Injeção de Cloreto de Sódio, Injeção de Ringer, Injeção de Glicose e Injeção de Cloreto de Sódio e de Glicose e Injeção de Ringer Lactato.

VEÍCULOS MISCÍVEIS EM ÁGUA — Alguns solventes miscíveis em água foram usados como uma porção do veículo na formulação das formas parenterais. Esses solventes são usados primariamente para afetar a solubilidade de algumas drogas e para reduzir a hidrólise. Os solventes mais importantes nesse grupo são álcool etílico, glicol polietileno líquido e glicol propileno. O álcool etílico é usado particularmente na preparação de soluções de glicosídios cardíacos, e os glicóis, nas soluções de barbituratos, alguns alcalóides e alguns antibióticos. Tais preparações geralmente são administradas pela via intramuscular. Esses solventes, assim como os veículos não-aquosos, foram revistos por Spiegel e Noseworthy.[6]

VEÍCULOS NÃO-AQUOSOS — O grupo mais importante de veículos não-aquosos são os óleos fixos. A USP fornece também especificações para tais veículos, indicando que os óleos fixos são de origem vegetal, de modo que também serão metabolizados, serão líquidos na temperatura ambiente e não se tornarão rançosos imediatamente. A USP também especifica limites para o grau de insaturação e teor de ácidos graxos livres. Os óleos mais comumente usados são óleo de milho, óleo de semente de algodão, óleo de amendoim e óleo de gergelim. Os óleos fixos também são usados especialmente como veículos para algumas preparações hormonais. O rótulo deve mostrar o nome do veículo de modo que o usuário possa estar ciente nos casos de sensibilidade conhecida ou outras reações.

SOLUTOS

Devemos ter cuidado na seleção de agentes químicos ativos e excipientes ativos para garantir que sua qualidade seja adequada para administração parenteral. Um baixo nível microbiano aumenta a eficácia dos processos de esterilização asséptica ou terminal usados para o produto. Do mesmo modo, ingredientes não-pirogênicos aumentam a característica não-pirogênica do produto injetável acabado. As impurezas químicas devem ser praticamente inexistentes nas substâncias brutas para as formas parenterais, porque as impurezas provavelmente não são removidas pelo processamento do produto. Dependendo do agente químico envolvido, mesmo traços de resíduos podem ser nocivos para o paciente ou causar problemas de estabilidade no produto. Conseqüentemente, o manipulador deve usar o melhor grau de agentes químicos possíveis e usar seu perfil analítico para determinar que cada lote de agente químico usado na fórmula atende às especificações exigidas.

Os fabricantes de agentes químicos respeitáveis aceitam as exigências rigorosas de qualidade para os produtos parenterais e, do mesmo modo, aplicam boas práticas de fabricação na sua manipulação química. Exemplos de precauções críticas de manipulação incluem o uso de equipamentos exclusivos para prevenir contaminação cruzada e transferência de impurezas, o uso de API para limpeza do equipamento e para manipulação de volumes, etapas não seguidas por mais etapas de purificação, uso de sistemas fechados sempre que possível e adesão aos limites dos testes especificados de endotoxinas e de carga biológica para a substância em questão.

SUBSTÂNCIAS ADICIONADAS — A USP inclui nessa categoria todas as substâncias acrescentadas a uma preparação para melhorar ou garantir sua qualidade. Uma substância adicionada pode

Provocar solubilidade, como o benzoato de sódio na Injeção de Cafeína e Benzoato de Sódio.

Dar conforto para o paciente, como as substâncias adicionadas para tornar uma solução isotônica ou próxima do pH fisiológico.

Aumentar a estabilidade química de uma solução, como os antioxidantes, gases inertes, agentes quelantes e tampões.

Proteger uma preparação contra o crescimento de microrganismos. O termo *conservante* se aplica apenas às substâncias que impedem o crescimento dos microrganismos numa preparação. Contudo, tal uso limitado é inadequado, sendo mais bem empregado para todas as substâncias que agem para retardar ou prevenir a degradação química, física ou biológica de uma preparação.

Ao mesmo tempo em que as substâncias adicionadas podem impedir que uma certa reação ocorra, elas podem induzir outras. Podem ocorrer não somente incompatibilidades visíveis, mas também hidrólise, complexação, oxidação e outras reações podem decompor ou inativar o agente terapêutico ou outras substâncias adicionadas. Conseqüentemente, as substâncias também devem ser selecionadas com a devida consideração e investigação de seu efeito na formulação total e no sistema recipiente-tampa.

AGENTES ANTIMICROBIANOS — A USP afirma que agentes antimicrobianos nas concentrações fungistáticas e bacteriostáticas devem ser adicionados nas preparações de recipientes para doses múltiplas. Devem estar presentes em concentrações adequadas no momento de uso para evitar a multiplicação de microrganismos inadvertidamente introduzidos nas preparações ao mesmo tempo em que se retira a porção do conteúdo com agulha hipodérmica e seringa. A USP fornece um teste para Eficácia Preservativa dos Antimicrobianos a fim de determinar que uma substância antimicrobiana ou uma associação iniba adequadamente o crescimento de microrganismos num produto parenteral. Como os antimicrobianos podem apresentar uma toxicidade inerente para os pacientes, a USP prescreve limites de concentração para os usados comumente nos produtos parenterais, por exemplo

Nitrato fenilmercúrico e timerosal a 0,01%.
Cloreto de benzetônio e cloreto de benzalcônio a 0,01%.
Fenol ou cresol a 0,5%.
Clorobutanol a 0,5%.

Esses limites raramente são usados para o nitrato fenilmercúrico, empregado na maioria das vezes numa concentração de 0,002%. O metil *p*-hidroxibenzoato a 0,18% e o propil *p*-hidroxibenzoato a 0,02% associado e álcool benzílico a 2% também são usados freqüentemente. Nas preparações oleosas, nenhum agente antibacteriano comumente empregado parece ser eficaz. No entanto, relatou-se que o hexil-resorcinol a 0,5% e o benzoato fenilmercúrico a 0,1% são moderadamente bactericidas. Alguns poucos compostos provaram ter atividade antibacteriana, reduzindo a necessidade de outros agentes.

Os agentes antimicrobianos devem ser estudados em relação à compatibilidade com todos os outros componentes da fórmula. Além disso, a sua atividade deve ser avaliada na fórmula completa. Não é raro verificar-se que um agente particular vai ser eficaz numa formulação e ineficaz em outra. Isso pode ser causado pelo efeito de diversos componentes da fórmula sobre a atividade biológica ou a disponibilidade do composto, por exemplo, a ligação e a inativação dos ésteres do ácido *p*-hidroxibenzóico pelas macromoléculas tais como o polissorbato 80 ou a redução do nitrato fenilmercúrico pelos resíduos de sulfeto nas tampas de borracha. Uma reação física encontrada é que os agentes bacteriostáticos às vezes são removidos da solução pelas tampas de borracha.

Espera-se que os recipientes para dose única e os pacotes volumosos para farmácias que não contêm agentes antimicrobianos sejam usados logo após sua abertura ou que sejam descartados. Recipientes de grandes volumes e doses únicas podem não conter um preservativo antimicrobiano adicionado. Portanto, devemos ter um cuidado especial no armazenamento desses produtos depois que os recipientes tiverem sido abertos para preparar uma mistura, especialmente aqueles que podem apoiar o crescimento dos microrganismos, tais como as soluções para nutrição parenteral total (NPT) e emulsões. Devemos notar que, ao mesmo tempo em que a refrigeração reduz o crescimento da maioria dos microrganismos, ela não o impede.

Tampões são usados primariamente para estabilizar uma solução contra a degradação química que poderia ocorrer se o pH mudar de modo apreciável. Os sistemas tampões empregados deveriam ter uma pequena capacidade tampão tão provável que não alterariam normalmente os sistemas tampões do corpo quando injetados. Além disso, a faixa tampão e o efeito sobre a atividade do produto devem ser avaliados cuidadosamente. Os sais ácidos mais freqüentemente empregados como tampão são os citratos, acetatos e fosfatos.

Os **antioxidantes** são freqüentemente necessários para preservar produtos devido à facilidade com que muitas drogas são oxidadas. O bissulfito de sódio a 0,1% é usado com maior freqüência. O uso dos sulfitos foi revisto por Schroeter.[7] A acetona de bissulfito de sódio, o sulfoxilato formaldeído de sódio e a tiouréia também são usados às vezes. Descobriu-se que o sal de ácido de sódio etilenodiaminotetracético aumenta a atividade dos antioxidantes em alguns casos, aparentemente pela quelação de íons metálicos que iriam de outro modo catalisar a reação de oxidação.

O deslocamento do ar (oxigênio) dentro e acima da solução com a purificação com um gás inerte, tal como o nitrogênio, também pode ser usado como um meio de controlar a oxidação de uma droga sensível. O controle do processo é necessário para garantir que cada recipiente esteja desprovido de ar de modo adequado e uniforme.

Os *agentes de tonicidade* são usados em muitos produtos parenterais e oftálmicos para ajustar a tonicidade. Contudo, nem todas as preparações precisam ser isotônicas. Os agentes mais comumente usados são eletrólitos e mono- ou dissacarídios. Esse assunto é considerado bem mais extensamente no Cap. 18.

Uma publicação recente revê os excipientes em uso hoje nas formulações parenterais nos Estados Unidos.[8]

PIRÓGENOS (ENDOTOXINAS)

Os pirógenos são produtos do metabolismo dos microrganismos. As substâncias pirogênicas mais potentes (endotoxinas) são componentes das paredes celulares das bactérias gram-negativas. As bactérias gram-positivas e fungos também produzem pirógenos, mas de menor potência e de natureza química diferente. As endotoxinas são lipopolissacarídios de alto peso molecular (~ 20.000 daltons). Estudos demonstraram que a porção lipídica da molécula é responsável pela atividade biológica. Como as endotoxinas são os pirógenos mais potentes e as bactérias gram-negativas são ubíquas no ambiente, esta discussão focaliza as endotoxinas e o risco de sua presença como agentes contaminantes em produtos estéreis.

Os pirógenos, quando presentes nos produtos parenterais e injetados nos pacientes, podem causar febre, calafrios, dor lombar e nas pernas e mal-estar. Embora as reações pirogênicas raramente sejam fatais, elas podem causar desconforto grave, e, nos pacientes gravemente enfermos, os sintomas semelhantes ao choque podem ser fatais. A intensidade da resposta pirogênica e seu grau de risco serão afetados pela condição clínica do paciente, pela potência do pirógeno, pela quantidade de pirógeno e pela via de adminstração (a via intratecal é a mais arriscada, seguida pela intravenosa, intramuscular e subcutânea). Quando os pirógenos bacterianos (exógenos) são introduzidos no corpo, acredita-se que ocorra fagocitose leucocítica e sejam produzidos pirógenos endógenos. O pirógeno endógeno então produz os efeitos fisiológicos familiares. Não há espaço para maiores elaborações sobre essas questões aqui, mas sugere-se ao leitor o trabalho de Pearson[9] se houver necessidade de maiores informações.

CONTROLE DOS PIRÓGENOS — Os pirógenos são agentes contaminantes se estiverem presentes nos produtos parenterais e não devessem estar. Em geral, não é prático, talvez impossível, remover pirógenos uma vez presentes sem afetar adversamente o produto. Portanto, a ênfase deve estar na prevenção da introdução ou desenvolvimento dos pirógenos em todas as fases da manipulação e processamento do produto.

Os pirógenos podem entrar numa preparação através de qualquer meio que introduza microrganismos vivos ou mortos. No entanto, a tecnologia atual geralmente permite o controle de tal contaminação, e a presença dos pirógenos num produto acabado indica processamento em condições controladas inadequadas. É preciso mencionar também que o intervalo de tempo para ocorrer o crescimento microbiano aumenta o risco de altos níveis de pirógenos. Assim sendo, os processos de formulação e manipulação devem ser realizados o mais rapidamente possível, inclusive a esterilização, durante um dia de trabalho.

Os pirógenos podem ser destruídos pelo aquecimento em altas temperaturas. Um procedimento típico para despirogenização dos vidros e equipamentos é a manutenção de uma temperatura de calor seco de 250° por 45 minutos. Foi descrito que a temperatura de 650° por 1 min ou 180° por 4 horas também destrói os pirógenos. O ciclo usual de autoclave não fará isso. O aquecimento com álcalis fortes ou soluções oxidantes destrói os pirógenos. Alega-se que, com a limpeza com detergente, os vidros ficarão sem pirógenos se forem bem enxaguados a seguir. Tampas de borracha não conseguem suportar as temperaturas que destroem os pirógenos, de modo que devemos confiar numa seqüência efetiva de limpeza com enxágüe com API, esterilização imediata e armazenamento protetor para garantir um controle adequado dos pirógenos. Do mesmo modo, os recipientes de plástico e outros objetos devem ser protegidos de contaminação pirogênica durante a manipulação e o armazenamento, porque meios conhecidos de destruir pirógenos afetam o plástico de modo adverso. Relatou-se que resinas de troca iônica e filtros de membrana positivamente carregados removem os pirógenos da água. Também, apesar de as membranas de osmose reversa os eliminarem, o método mais confiável para sua eliminação da água é a destilação.

Um método que foi usado para a remoção dos pirógenos das soluções é a adsorção em agentes adsortivos. No entanto, como o fenômeno da adsorção também pode causar a remoção seletiva das substâncias químicas da solução, esse método tem aplicação limitada. Outros métodos no processo para sua destruição ou eliminação incluem procedimentos de extração seletiva, aquecimento cuidadoso com álcalis diluídos, ácidos diluídos ou agentes oxidantes brandos. Em cada caso, o método deve ser bem estudado para se ter certeza de que não vai haver um efeito adverso sobre os componentes do produto. Embora a ultrapurificação torne, agora, possível a separação dos pirógenos numa base de peso molecular e o processo de fluxo tangencial esteja tornando o processamento em grande escala mais prático, o uso dessa tecnologia é limitado, exceto no processamento biotecnológico.

FONTES DE PIRÓGENOS — Com a compreensão dos meios pelos quais os pirógenos podem contaminar os produtos parenterais, seu controle se torna mais exeqüível. Conseqüentemente, é importante saber que a água é provavelmente a maior fonte potencial de contaminação pirogênica, visto que a água é essencial para o crescimento de microrganismos. Os pirógenos são produzidos quando os microrganismos metabolizam. Portanto, podemos esperar que a água bruta seja pirogênica, e apenas quando é tratada adequadamente para torná-la livre de pirógenos, tal como a API, é que deve ser usada para manipulação ou como produto de limpeza para superfícies de contato tais como tubos, vasos de mistura e tampas de borracha. Mesmo quando tais equipamentos e insumos limpos são deixados úmidos e expostos inadequadamente ao ambiente, existe um alto risco de se tornarem pirogênicos. Embora uma destilação adequada forneça água isenta de pirógenos, as condições de armazenamento devem ser tais que os microrganismos não sejam introduzidos e impeçam o crescimento subseqüente.

Outras fontes potenciais de contaminação são os recipientes e o equipamento. Os materiais pirogênicos aderem fortemente ao vidro e a outras superfícies. Os resíduos de soluções em equipamentos usados freqüentemente se tornam culturas bacterianas, com subseqüente contaminação pirogênica. Como a secagem não destrói os pirógenos, eles podem permanecer no equipamento por longos períodos. Uma lavagem adequada reduzirá a contaminação, e o calor seco pode tornar o equipamento contaminado adequado para o uso. Contudo, todos esses processos devem ser validados para garantir sua eficácia.

Os solutos podem ser uma fonte de pirógenos. Por exemplo, a produção de volumes de agentes químicos pode envolver o uso de água pirogênica para etapas do processo como cristalização, precipitação ou limpeza. As substâncias brutas derivadas de fermentação são quase certamente altamente pirogênicas. Em conseqüência, todos os lotes de solutos usados para preparar produtos parenterais devem ser testados para garantir que não vão contribuir com quantidades inaceitáveis de endotoxinas para o produto final.

O processo de fabricação deve ser realizado com muito cuidado e tão rapidamente quanto possível para minimizar o risco de contaminação microbiana. De preferência, não devem ser fabricados mais produtos do que o que pode ser completamente processado dentro de um dia de trabalho, incluindo esterilização.

RECIPIENTES E TAMPAS

Os recipientes são uma parte integral da formulação de uma injeção. Nenhum recipiente é totalmente insolúvel nem deixa de afetar de algum modo o líquido que contém, sobretudo se o líquido for aquoso. Conseqüentemente, a seleção de um recipiente para uma injeção particular deve ser baseada na consideração tanto da solução como do tratamento a que ele vai ser submetido.

O Quadro 41.1 fornece uma comparação generalizada das três propriedades de compatibilidade — lixiviação, permeação e adsorção — dos materiais dos recipientes mais provavelmente envolvidos na formulação dos produtos parenterais aquosos. Além disso, a integridade do sistema de recipiente/tampa depende de diversas características, inclusive acabamento da tampa do recipiente, modo de fechamento, durômetro e conjunto de compressão e força de aplicação do selo de alumínio. Morton fez uma revisão dessas considerações.[10]

Quadro 41.1 Propriedades Comparativas de Compatibilidade dos Materiais para os Recipientes

	EMBRANQUECIMENTO		PERMEAÇÃO		ADSORÇÃO (SELETIVA)
	EXTENSÃO[a]	EMBRANQUECEDORES EM POTENCIAL	EXTENSÃO[a]	AGENTES EM POTENCIAL	EXTENSÃO[a]
Vidro					
Borossilicato	1	Terra alcalina e óxidos de metais pesados	0	N/A	2
Cal de soda	5	Terra alcalina e óxidos de metais pesados	0	N/A	2
Polímeros plásticos					
Polietileno					
Baixa densidade	2	Plastificantes, antioxidantes	5	Gases, vapor de água, outras moléculas	2
Alta densidade	1	Antioxidantes	3	Gases, vapor de água, outras moléculas	2
PVC	4	HCl, especialmente plastificantes, antioxidantes, outros estabilizadores	5	Gases, especialmente vapor de água e outras moléculas	3
Poliolefinos	2	Antioxidantes	2	Gases, vapor de água, outras moléculas	3
Polipropileno	2	Antioxidantes, lubrificantes	4	Gases, vapor de água	1
Polímeros da borracha					
Naturais e sintéticos relacionados	5	Sais de metais pesados, lubrificantes, agentes redutores	3	Gases, vapor de água	3
Butil	3	Sais de metais pesados, lubrificantes, agentes redutores	1	Gases, vapor de água	2
Silicone	2	Mínimos	5	Gases, vapor de água	1

[a]Escala aproximada de 1 para 5, sendo 1 o menor valor.

TIPOS DE RECIPIENTES

Plástico

O uso dos polímeros termoplásticos foi estabelecido para a embalagem de materiais para invólucro de preparações estéreis tais como produtos parenterais de grande volume, soluções oftálmicas e produtos parenterais de tamanhos cada vez menores. Para que esse uso seja aceitável, deve ser desenvolvida uma compreensão abrangente das características, problemas potenciais e vantagens para o uso. Uma revisão histórica desses fatores relativos aos agentes farmacêuticos foi preparada por Autian.[11] Uma discussão dos polímeros para soluções IV foi publicada por Lambert.[12] Autian afirmou que existem três áreas de problemas principais com o uso desses materiais:

1. Permeação de vapores e outras moléculas nas duas direções através da parede do recipiente de plástico.
2. Lixiviação dos componentes do plástico para o produto.
3. Sorção (absorção e/ou adsorção) de moléculas de drogas ou íons no material plástico.

A permeação, o problema mais extenso, pode ser difícil porque permite que componentes voláteis, água ou moléculas específicas do medicamento migrem através da parede do recipiente para fora e se percam. Esse problema foi resolvido, por exemplo, com o uso de um invólucro na embalagem de soluções IV nas bolsas de PVC para prevenir a perda de água durante o armazenamento. A permeação reversa também pode ocorrer, e nela o oxigênio e outras moléculas podem penetrar no interior do recipiente e causar oxidação e outras degradações dos componentes susceptíveis. A lixiviação pode ser um problema quando alguns componentes na formulação do plástico, como plastificantes ou antioxidantes, migram para o produto. Assim, as formulações dos polímeros plásticos devem ter o menor número possível de aditivos, um objetivo que é atingível na maioria dos plásticos usados nos invólucros de produtos parenterais. A *sorção* é um problema de base seletiva, ou seja, a sorção de algumas moléculas de medicamentos ocorre com polímeros específicos. Por exemplo, houve sorção da insulina, do acetato de vitamina A e da varfarina sódica em bolsas de PVC e nos tubos quando essas drogas estavam presentes sob a forma de aditivos nas misturas IV. Um pequeno resumo dessas relações de compatibilidade encontra-se no Quadro 41.1.

Uma das principais vantagens de usar invólucros de materiais plásticos é que eles não são quebráveis como o vidro; também existe uma redução substancial de peso. A flexibilidade dos polímeros de polietileno de baixa densidade, para preparações oftálmicas, torna possível pressionar a parede lateral do recipiente e descarregar uma ou mais gotas sem introduzir agentes contaminantes no restante do produto. As bolsas flexíveis de cloreto de polivinil ou poliolefinos, em uso atualmente para soluções intravenosas de grande volume, têm a vantagem adicional de não haver necessidade de troca de ar; a parede flexível simplesmente colaba enquanto a solução sai da bolsa.

A maioria dos materiais plásticos tem a desvantagem de não ser transparente como o vidro, e, portanto, a inspeção dos componentes não é possível. Além disso, muitos desses materiais amolecem ou derretem sob as condições de esterilização térmica. Contudo, uma seleção cuidadosa do plástico usado e o controle do ciclo de autoclave tornaram possível a esterilização térmica de alguns produtos, sobretudo produtos parenterais de grande volume. A esterilização com óxido de etileno ou radiação pode ser usada para o recipiente vazio com enchimento asséptico. Entretanto, é necessária uma avaliação cuidadosa dos resíduos de óxido etileno ou de seus produtos de degradação e de seu efeito tóxico potencial, bem como de possíveis interações e outros problemas que podem ser encontrados quando um produto parenteral é embalado em plástico. Para maiores detalhes, veja o Cap. 54.

Vidro

O vidro é empregado como o material de eleição para os recipientes para a maioria das SVI. É composto principalmente de dióxido de silício, com diversas quantidades de outros óxidos de cálcio, potássio, magnésio, alumínio, boro e ferro. A estrutura básica do vidro é formada pelo tetraedro de óxido de silício. O óxido bórico entra nessa estrutura, mas a maioria dos outros óxidos não. Esses últimos podem apresentar ligações frouxas, são encontrados nos interstícios da estrutura e são de livre migração. Esses óxidos migratórios podem ser lixiviados para uma solução em contato com o vidro, sobretudo durante o aumento da reatividade da esterilização térmica. Os óxidos assim dissolvidos podem hidrolisar para elevar o pH da solução e catalisar ou entrar nas reações. Além disso, alguns compostos de vidro são atacados pelas soluções e, com o tempo, deslocam flocos de vidro na solução. Tais ocorrências podem ser minimizadas pela seleção adequada da composição do vidro.[13]

TIPOS — A USP ajudou nessa seleção fornecendo uma classificação do vidro:

Tipo I, um vidro tratado com borossilicato.
Tipo II, um vidro tratado com cal de soda.
Tipo III, um vidro tratado de cal de soda.
Nota: um vidro tratado com cal de soda não é apropriado para ser recipiente de soluções parenterais.

Um vidro Tipo I é composto principalmente por dióxido de silício e óxido bórico, com baixos níveis de óxidos não-formadores de redes. É um vidro quimicamente resistente (baixa lixiviação), também com baixo coeficiente de expansão térmica.

Os vidros dos Tipos II e III são formados de proporções relativamente elevadas de óxido de sódio e óxido de cálcio. Isso torna o vidro quimicamente menos resistente. Os dois tipos derretem numa temperatura mais baixa, são mais fáceis de modelar em diversas formas e apresentam maior coeficiente térmico de expansão do que o Tipo I. Enquanto não existe uma formulação padrão para vidro entre os fabricantes desses tipos de categorias da USP, o vidro do Tipo II apresenta em geral uma menor concentração de óxidos migratórios do que o do Tipo III. Além disso, o Tipo II é tratado sob temperatura e umidade controladas com dióxido de enxofre ou outros desalcalinizantes para neutralizar a superfície interior do recipiente. Embora permaneça intacta, essa superfície aumenta substancialmente a resistência química do vidro. No entanto, a exposição repetida à esterilização e a detergentes alcalinos vai romper essa superfície desalcalinizada e expor o composto subjacente tratado com cal de soda.

Os tipos de vidro são determinados pelos resultados de dois testes USP: o Teste do Vidro Pulverizado e o Teste de Ataque de Água. O último é usado apenas para o vidro do Tipo II e realizado em todo o recipiente, devido à superfície desalcalinizada; o primeiro teste é realizado em vidro pulverizado, que expõe as superfícies internas do composto do vidro. Os resultados se baseiam na quantidade de álcalis titulados por ácido sulfúrico 0,02 *N* depois de um ciclo de autoclave com a amostra do vidro em contato com uma água destilada de alta pureza. Assim, o *Teste do Vidro Pulverizado* provoca o potencial de lixiviação do interior da estrutura do vidro, enquanto o *Teste do Ataque da Água* provoca apenas a superfície intacta do recipiente.

A seleção da composição adequada do vidro é uma faceta crítica da determinação das especificações globais para cada formulação parenteral.

Em geral, o vidro do Tipo I é adequado para todos os produtos, apesar de às vezes o tratamento com dióxido de enxofre ser usado para aumentar ainda mais a resistência. Como é preciso considerar o custo, podemos aceitar um dos outros tipos de vidro mais baratos. O vidro do Tipo II pode ser adequado, por exemplo, para uma solução tamponada, com pH abaixo de 7, ou não-reativa com o vidro. O vidro do Tipo III é adequado principalmente para líquidos anídricos ou substâncias secas. Contudo, devemos prever algumas variações na composição do vidro, dentro de cada tipo de vidro dos diversos fabricantes. Conseqüentemente, para formulações parenterais quimicamente muito sensíveis pode ser necessário especificar tanto o Tipo USP quanto o fabricante específico.

CARACTERÍSTICAS FÍSICAS — Algumas das formas físicas das ampolas de vidro e dos frascos estão ilustradas na Fig. 41.4. Os recipientes comercialmente variam de tamanho desde 0,5 até 1.000 mL. Tamanhos de até 100 mL podem ser obtidos como ampolas ou frascos, e tamanhos maiores como garrafas. As últimas são usadas principalmente para soluções intravenosas e de irrigação. Em tamanhos menores também encontramos cartuchos. As ampolas e cartuchos são feitos a partir de tubos de vidro. Os menores frascos podem ser feitos a partir de moldes ou tubos. Os frascos maiores e garrafas só podem ser feitos a partir de moldes. Os recipientes feitos a partir dos tubos são geralmente mais claros opticamente e apresentam uma parede mais fina do que os recipientes moldados (Fig. 41.4). Os recipientes moldados são uniformes nas dimensões externas, mais fortes e mais pesados.

As ampolas com abertura fácil que permitem que o usuário quebre a ponta da ampola sem o uso de uma serra têm o vidro enfraquecido nessa região devido a pequenos cortes ou à aplicação de uma tinta de cerâmica com um coeficiente diferente de expansão térmica. Um exemplo de modificação de um projeto de recipiente para atender a uma necessidade particular é o frasco com dupla câmara, sob o nome de Univial (*Univial*), projetado para conter um produto liofilizado na câmara inferior e o solvente na câmara superior. Outros exemplos são ampolas com orifícios largos ou fundos chatos ou redondos, para facilitar o enchimento com materiais secos, ou suspensões e diversas modificações do cartucho para uso com doses de unidades descartáveis.

Os recipientes de vidro devem ser bastante fortes para suportar os choques físicos da manipulação e do transporte e as diferenças de pressão que se desenvolvem, particularmente durante o ciclo de esterilização pela autoclave. Devem ser capazes de suportar o choque térmico resultante de grandes mudanças de temperatura durante o processamento, por exemplo, quando o frasco quente e seu conteúdo são expostos ao ar ambiente no final do ciclo de esterilização. Conseqüentemente, é preciso que se trate de um vidro com um baixo coeficiente de expansão térmica. O recipiente também deve ser transparente para permitir a inspeção do conteúdo.

As preparações que são fotossensíveis devem ser protegidas em recipientes de vidro âmbar e em caixas opacas rotuladas com a orientação para permanecer no recipiente durante o período de uso. Devemos notar que a cor âmbar do vidro é obtida pela incorporação de metais pesados potencialmente lixiviadores, principalmente ferro e manganês, que podem agir como catalisadores para reações de degradação oxidativa. Revestimentos de silicone às vezes são aplicados nos recipientes para produzir uma superfície hidrófoba, por exemplo, como um meio de reduzir a fricção de uma tampa de borracha com a agulha da seringa.

O tamanho dos recipientes para doses únicas está limitado a 1.000 mL pela USP e dos recipientes para doses múltiplas a 30 mL, a menos que uma monografia em particular afirme o contrário. Os frascos para doses múltiplas são de tamanho limitado para reduzir o número de punções para a retirada das doses e o risco associado de contaminação do conteúdo. Como o nome já sugere, os recipientes para doses únicas são abertos ou penetrados com cuidado asséptico, e o seu conteúdo é usado uma só vez. Eles podem ser de 1.000 mL até 1 mL ou menos, em ampolas, frascos ou seringas. A integridade do recipiente se destrói quando este é aberto, de modo que o recipiente não pode ser fechado e reutilizado.

Um recipiente para doses múltiplas é projetado de modo que mais de uma dose possa ser retirada em momentos diferentes; o recipiente mantém um selo entre os usos. Deve ser evidente que, com precauções assépticas completas, inclusive seringas estéreis e agulhas para retirada da dose e desinfecção da superfície exposta da tampa, existe um risco substancial de introdução de microrganismos e vírus contaminantes no conteúdo do frasco. Devido a esse risco, a USP requer que todos os frascos para doses múltiplas devam conter um agente antimicrobiano ou ser inerentemente um antimicrobiano, como determinado pelos *Testes de Eficácia de Preservativos Antimicrobianos* da USP. Não existem testes antivirais de eficácia comparável, nem existem agentes antivirais disponíveis para tal uso. Apesar de a flexibilidade de dosagem ser uma vantagem dos frascos para doses múltiplas, os recipientes para doses únicas descartáveis fornecem uma vantagem clara de maior garantia de esterilidade e segurança para o paciente.

TAMPAS DE BORRACHA

Para permitir a introdução de uma agulha de uma seringa hipodérmica num frasco para doses múltiplas e possibilitar uma nova selagem após a retirada da agulha, cada frasco é fechado com uma tampa de borracha e selado com um selo de alumínio. A Fig. 41.5 ilustra como isso é feito. Esse princípio é também seguido para uma única introdução da agulha a fim de tornar possível a retirada ou a expulsão do conteúdo.

As tampas de borracha são compostas por diversos ingredientes que são plastificados e misturados juntos numa temperatura elevada em máquinas de moagem. Subseqüentemente, a mistura plastificada é colocada em moldes e vulcanizada sob alta temperatura e pressão. Durante a vulcanização, os feixes de polímero são cruzados pelo agente vulcanizante, que

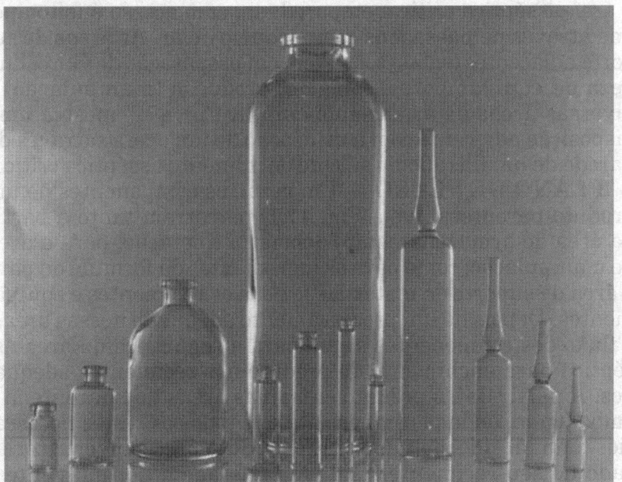

Fig. 41.4 Diversos tipos de ampolas e frascos para múltiplas doses para soluções parenterais. (Cortesia, Kimble.)

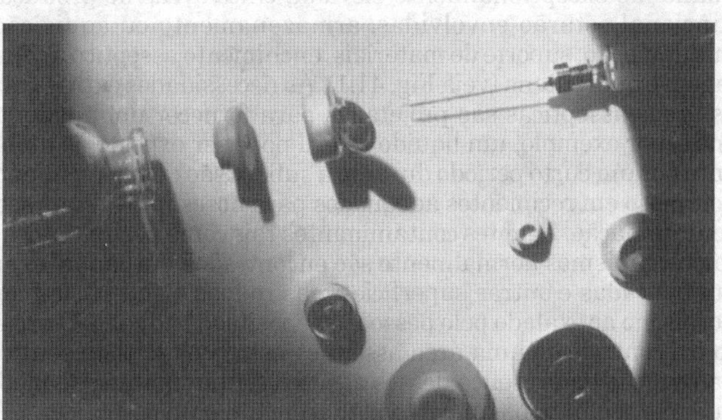

Fig. 41.5 Vista aumentada dos componentes de selagem de um frasco para múltiplas doses. (Cortesia, West.)

consiste no acelerador e no ativador, de modo que há uma restrição à mobilidade, e a tampa moldada adquire o aspecto elástico, com resistência necessária para seu uso. Os ingredientes não envolvidos nas reações de cruzamento permanecem dispersos dentro do composto e, juntamente com o grau de vulcanização, afetam as propriedades da tampa acabada. Exemplos de ingredientes das tampas encontram-se no Quadro 41.2.

As propriedades físicas a serem consideradas na seleção de uma formulação particular incluem elasticidade, dureza, tendência à fragmentação e permeabilidade à transferência de vapor. A elasticidade é crítica no estabelecimento de um selo com o colo de um frasco ou outra abertura e para sua selagem de novo após a retirada de uma agulha hipodérmica da tampa. A dureza deve fornecer firmeza, mas não uma resistência excessiva à inserção de uma agulha através da tampa, enquanto fragmentos mínimos de peças de borracha devem ocorrer enquanto o orifício oco da agulha penetra na tampa. Embora uma transferência de vapor ocorra num certo grau com todas as formulações de borracha, uma seleção adequada dos ingredientes torna possível controlar o grau de permeabilidade. Na seção ⟨381⟩ da USP estão descritos testes físico-químicos e toxicológicos para avaliar as tampas de borracha.

Os ingredientes dispersos no composto de borracha podem provocar uma lixiviação com o produto em contato com a tampa. Esses ingredientes, cujos exemplos encontram-se no Quadro 41.2, apresentam interações potenciais de compatibilidade com os ingredientes dos produtos, que provocam lixiviação na solução do produto, e esses efeitos devem ser avaliados.[14,15] Além disso, alguns ingredientes devem ser avaliados por toxicidade potencial. Para reduzir o problema da lixiviação, foram aplicados revestimentos às superfícies de contato do produto das tampas com diversos polímeros, e o Teflon foi o mais bem-sucedido. Recentemente, foram desenvolvidos revestimentos de polímeros a que se atribui uma ligação mais integral com a matriz de borracha, porém detalhes de sua função são segredos comerciais.

Quadro 41.2 Exemplos de Ingredientes Encontrados nas Tampas de Borracha

INGREDIENTE	EXEMPLOS
Elastômero	Borracha natural (látex) Borracha de butil Neopreno
Agente vulcanizante	Enxofre Peróxidos
Acelerador	Dibutilditiocarbamato de zinco
Ativador	Óxido de zinco Ácido esteárico
Antioxidante	Tiodipropionato dilauril
Plastificante/lubrificante	Óleo de parafina Óleo de silicone
Enchimento	Carbono preto Argila Sulfato de bário
Pigmentos	Óxidos inorgânicos Carbono preto

A forma física de algumas tampas pode ser vista na Fig. 41.5. A maioria delas tem uma ponta e uma borda protuberante que se estende para o colo do frasco ou garrafa. Muitas tampas de disco estão sendo usadas agora, especialmente nas embalagens de alta velocidade dos antibióticos. As tampas com ranhuras são usadas para os produtos liofilizados para permitir que o vapor da água escape, uma vez que são inseridos apenas através do colo do frasco até o término da fase de secagem do ciclo. O tipo êmbolo é usado para selar uma ponta do cartucho. Na hora de usar, o êmbolo expele o produto através da tampa na ponta distal do cartucho. As tampas das soluções intravenosas freqüentemente apresentam orifícios permanentes para adaptadores dos equipos de administração; as tampas das soluções para irrigação são geralmente projetadas para despejar.

INSTALAÇÕES DE PRODUÇÃO

As instalações de produção e seus equipamentos devem ser projetados, construídos e operados adequadamente para a produção de um produto estéril atingir o nível de qualidade exigido para segurança e eficácia. Além disso, os processos usados devem atender aos padrões de cGMP, tanto éticos quanto legais. De fato, quanto mais próximo esses padrões chegam da perfeição, melhores e mais seguros serão os produtos.

ÁREAS FUNCIONAIS

Para atingir o objetivo de um produto estéril manufaturado de qualidade excepcionalmente elevada, cinco áreas de produção funcional estarão envolvidas: armazenamento ou aquisição, manipulação, suporte de materiais, enchimento asséptico, embalagem e quarentena (veja Fig. 41.1). As necessidades extras para as áreas assépticas são projetadas para fornecer um ambiente onde, por exemplo, um líquido estéril pode ser exposto ao ambiente por um curto período durante a subdivisão de um recipiente volumoso em recipientes adequados para doses individuais sem contaminação. Agentes contaminantes tais como poeira, fiapos e microrganismos normalmente são encontrados flutuando no ar, em bancadas e outras superfícies, nas roupas e superfícies corporais, no ar exalado pelo pessoal e depositados no chão. O projeto e o controle de uma área asséptica estão voltados no sentido da redução da presença desses agentes contaminantes de modo que não sejam mais um risco para o enchimento asséptico.

A área asséptica precisa ser adjacente às áreas de suporte de modo a obtermos um fluxo eficiente de componentes, devendo existir barreiras para minimizar o ingresso de agentes contaminantes na área asséptica crítica. Tais barreiras podem constituir uma variedade de formas, inclusive paredes lacradas, portas manuais ou automáticas, passagens com bloqueio de ar, acessos de diversos tipos ou cortinas plásticas. A Fig. 41.6 mostra um exemplo de uma planta de piso para uma fábrica de produção de suprimentos (selecionada como um exemplo de uma fábrica em pequena escala, não-complexa), onde as duas salas de enchimento e a área de operação constituem a área asséptica crítica, emparedada, cujo acesso é feito apenas através de passagens com bloqueio de ar. As áreas de suporte adjacentes (salas) consistem em preparação de vidro, limpeza de equipamentos, selagem, produção (manipulação) e diversas áreas de armazenamento. A Fig. 41.7 mostra uma disposição adjacente com a utilização de um acesso através da parede de um filtrado na sala de enchimento asséptica crítica.

PLANO DE FLUXO — Em geral, os componentes de um produto parenteral (veja Fig. 41.1) percorrem tanto a partir da área de armazenamento, depois da liberação, para a área de manipulação, como para os ingredientes da fórmula ou para a área de suporte de materiais, e para os recipientes e equipamentos. Depois de um processamento adequado nessas áreas, o fluxo dos componentes segue para a segurança da área asséptica para enchimento do produto nos recipientes adequados. A partir daí, o produto entra nas áreas de quarentena e embalagem, onde permanece até que todos os testes necessários tenham sido efetuados. Se o produto precisar ser esterilizado no seu recipiente final, sua passagem normalmente é interrompida após deixar a área asséptica para se submeter ao processo de esterilização. Depois que os resultados de todos os testes forem conhecidos, os registros de lote tiverem sido

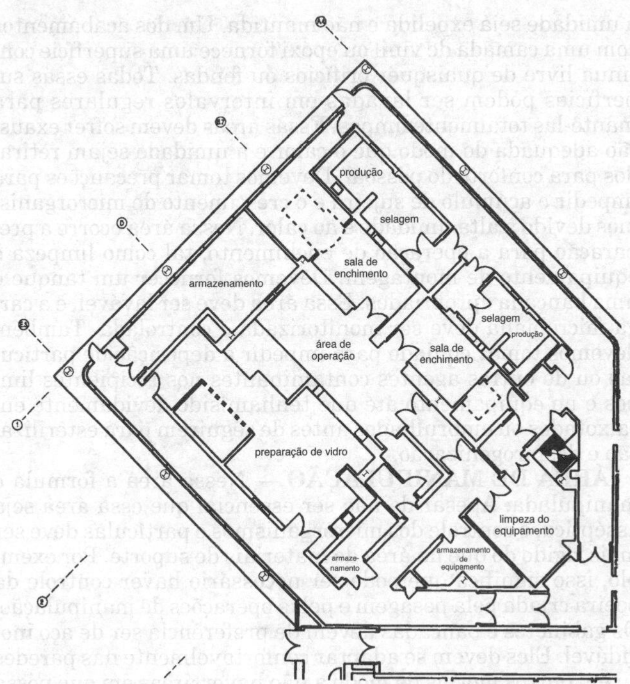

Fig. 41.6 Planta de piso de salas assépticas de enchimento e operação com áreas adjacentes de suporte. (Cortesia, Glaxo.)

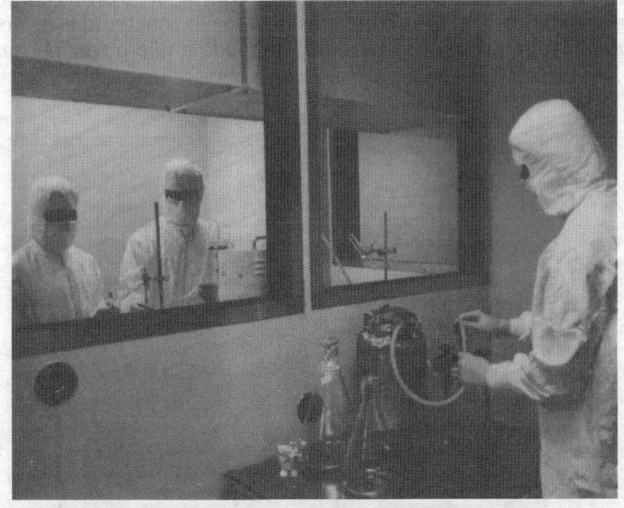

Fig. 41.7 Filtração do produto na sala asséptica de operação através de um acesso para a sala de enchimento asséptica. (Cortesia, The University of Tennessee College of Pharmacy.)

revistos e o produto tiver sido considerado de acordo com suas especificações de liberação, ele atravessa a área de acabamento para sua liberação final para embarque. Existem, por vezes, variações desse plano de fluxo para atender às necessidades específicas de um produto individual ou para se adaptar às instalações existentes. As operações automatizadas normalmente apresentam capacidades muito maiores e transportam os componentes de uma área para outra com pouca ou nenhuma manipulação por parte dos operadores.

Áreas Classificadas como Salas Limpas

Devido aos padrões de limpeza e pureza extremamente elevados que os produtos parenterais precisam atingir, tornou-se prática padrão prescrever especificações para os ambientes onde esses produtos são manufaturados, isto é, salas limpas. As especificações para as salas limpas estão resumidas no Federal Standard 209E,[16] baseadas no número máximo permitido de partículas aéreas/pés^3, ou 0,5 μm ou de tamanho maior. As classificações usadas na prática farmacêutica normalmente variam desde Classe 100.000 para áreas de suporte de materiais até Classe 100 para áreas assépticas. Para obter condições Classe 100, há necessidade de filtros HEPA para o ar de entrada, com o ar efluente varrendo a jusante o ambiente numa velocidade uniforme, normalmente de 90 pés/min ± 20%, ao longo de linhas paralelas (fluxo de ar laminar). Os filtros HEPA são definidos como 99,97% eficientes ou mais na remoção do ar de partículas de 0,3 μm geradas pelo dioctilftalato (DOP) vaporizado. Mais recentemente, outros agentes, por exemplo o hidrocarboneto Emory 3004, estão sendo usados devido a preocupações com a toxicidade do DOP.

LIMPEZA DO AR — Como o ar é uma das maiores fontes em potencial de agentes contaminantes nas salas limpas, devemos ter uma atenção especial quanto ao ar que entra nas salas limpas pelos sistemas de aquecimento, ventilação e ar condicionado (HVAC). Isso pode ser feito através de uma série de tratamentos que variam um pouco de uma instalação para outra.

Numa dessas séries, o ar do exterior passa primeiro por um pré-filtro, geralmente de lã de vidro, tecido ou tiras de plástico, para remover partículas grandes. Então ele pode ser tratado pela passagem através de um precipitador eletrostático (fornecedores: *Am Air, Electro-Air*). Tal unidade induz uma carga elétrica nas partículas do ar e as remove por meio de atração às placas com carga positiva. O ar então atravessa o equipamento de limpeza mais eficiente, um filtro HEPA com uma eficiência de pelo menos 99,97% na remoção de partículas de 0,3 μm e maiores, baseado no teste DOP (dioctilftalato) (fornecedores: *Am Air, Cambridge, Flanders*).

Para o conforto do pessoal, o controle do ar condicionado e da umidade deve ser incorporado ao sistema. O último é também importante para alguns produtos tais como aqueles que devem ser liofilizados e para o processamento de equipamentos médicos plásticos. O ar limpo asséptico é introduzido na área de Classe 100 e mantido sob pressão positiva, o que impede que o ar externo saia da área asséptica através de fendas ou portas temporariamente abertas ou de outras aberturas.

FECHAMENTOS DE FLUXO LAMINAR — O controle ambiental necessário para áreas assépticas se tornou possível pelo uso do fluxo laminar, originado através de um filtro HEPA que ocupa um lado inteiro do espaço confinado. Conseqüentemente, ele banha o espaço total com ar muito limpo, varrendo os agentes contaminantes. A orientação para a direção do fluxo aéreo pode ser horizontal (Fig. 41.8) ou vertical (veja Fig.

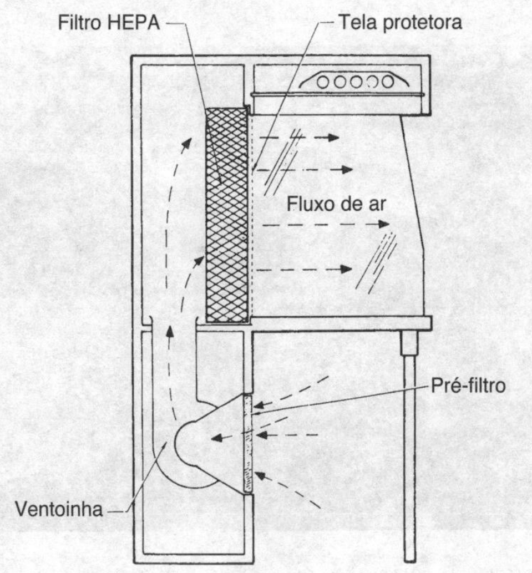

Fig. 41.8 Bancada com fluxo laminar horizontal. (Cortesia, adaptação, Sandia.)

41.9), e pode envolver uma área limitada tal como uma bancada ou toda uma sala. A Fig. 41.9 mostra uma linha de enchimento de ampolas protegida com fluxo laminar vertical a partir de filtros HEPA presos no teto, uma área Classe 100. Cortinas de plástico são instaladas para manter a laminaridade do fluxo aéreo abaixo da linha de enchimento e para limitar a porção da área crítica de enchimento da linha. A área fora das cortinas pode ser mantida num nível levemente inferior de limpeza do que dentro, talvez de Classe 1.000 ou 10.000.

Hoje, aceita-se que as áreas críticas de processamento dentro do produto ou de áreas da superfície de contato do produto podem ser expostas, mesmo por um curto período de tempo, se atenderem aos padrões das salas limpas Classe 100.

Devemos ter em mente que qualquer contaminação introduzida a montante pelo equipamento, braços do operador ou vazamentos do filtro vai ser levada a jusante. No caso do fluxo horizontal, isso pode ser para o local de trabalho crítico, face do operador ou através da sala. Caso o contaminante se trate de um pó de penicilina, um material de risco biológico ou microrganismos viáveis, o risco para o operador é óbvio.

Além disso, é preciso o maior cuidado para impedir uma contaminação cruzada de uma operação para outra, especialmente no caso do fluxo laminar horizontal. Na maioria das operações em grande escala, como vemos na Fig. 41.9, um sistema vertical é muito mais desejável, com o ar fluindo através de perfurações na região oposta ou através de aberturas semelhantes a venezianas no nível do chão, onde pode ser dirigido para descontaminação. O ambiente de fluxo laminar fornece áreas bem-controladas de trabalho apenas se forem observadas certas precauções. Qualquer corrente de ar reversa ou movimentos que excedam a velocidade do fluxo de ar filtrado pelos filtros HEPA pode introduzir contaminação; isso ocorre com a tosse, movimentação ou outras manipulações dos operadores. Conseqüentemente, as áreas de fluxo laminar devem ser protegidas e localizadas dentro de ambientes controlados. O pessoal deve estar vestido para o processamento asséptico, como descrito anteriormente. Todos os movimentos e processos devem ser cuidadosamente planejados para evitar a introdução de contaminação a montante para a área de trabalho crítico. Testes da corrente de ar devem ser realizados inicialmente e a intervalos regulares para assegurar que não se desenvolveram vazamentos através ou em torno dos filtros HEPA. As bancadas e outros tipos de ambientes de fluxo laminar estão disponíveis em diversas fontes comerciais (fornecedores: *Air Control, Atmos-Tech, Baker, Clean Air, Clestra, Envirco, Flanders, Laminaire, Liberty*).

ÁREA DE MATERIAIS DE SUPORTE — A área é construída para suportar umidade, vapor e detergentes e geralmente é uma sala limpa Classe 100.000. O teto, as paredes e o chão devem ser construídos de materiais impermeáveis de modo que a umidade seja expelida e não mantida. Um dos acabamentos com uma camada de vinil ou epóxi fornece uma superfície contínua livre de quaisquer orifícios ou fendas. Todas essas superfícies podem ser lavadas em intervalos regulares para mantê-las totalmente limpas. Essas áreas devem sofrer exaustão adequada de modo que o calor e a umidade sejam retirados para conforto do pessoal. Devemos tomar precauções para impedir o acúmulo de sujeira e o crescimento de microrganismos devido à alta umidade e ao calor. Nessa área ocorre a preparação para a operação de enchimento, tal como limpeza e equipamento de montagem. Devemos fornecer um tanque e uma bancada apropriados. Essa área deve ser lavável, e a carga microbiana deve ser monitorizada e controlada. Também devemos tomar cuidado para impedir a deposição de partículas ou de outros agentes contaminantes nos recipientes limpos e no equipamento até que tenham sido devidamente encaixotados ou embrulhados antes de seguirem para esterilização e despirogenização.

ÁREA DE MANIPULAÇÃO — Nessa área a fórmula é manipulada. Apesar de não ser essencial que essa área seja asséptica, o controle dos microrganismos e partículas deve ser mais rígido do que na área de materiais de suporte. Por exemplo, isso significa que pode ser necessário haver controle da poeira criada pela pesagem e pelas operações de manipulação. Os gabinetes e bancadas devem de preferência ser de aço inoxidável. Eles devem se adaptar confortavelmente nas paredes ou em outros móveis de modo a não haver áreas em que possa haver acúmulo de sujeira. O teto, as paredes e o chão devem ser semelhantes aos da área de materiais de suporte.

ÁREA ASSÉPTICA — A área asséptica requer características de construção projetadas para o máximo de controle de partículas e de micróbios. O teto, as paredes e o chão devem ser limpos e higienizados com um desinfetante, de acordo com as necessidades. Todas as bancadas devem ser construídas de aço inoxidável e presas nas paredes, de modo a não haver pernas

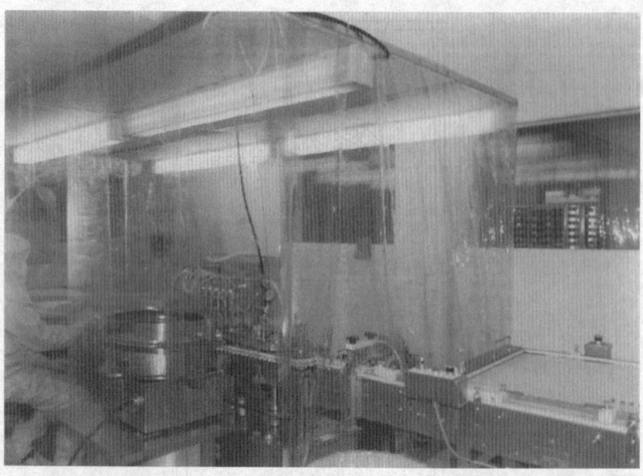

Fig. 41.9 Linha de enchimento de ampolas sob fluxo de ar laminar com a área crítica fechada por cortinas plásticas. (Cortesia, Merck.)

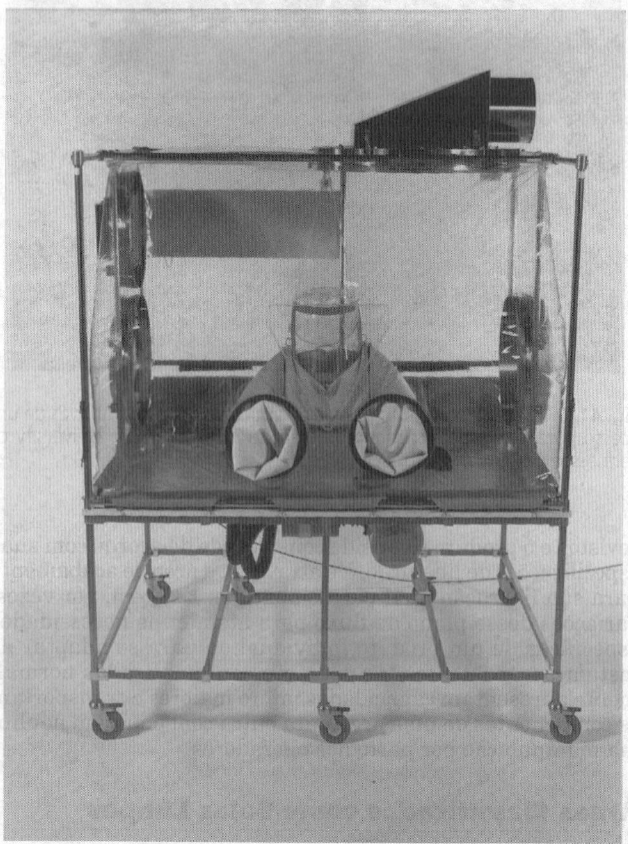

Fig. 41.10 Uma configuração de um isolador. (Cortesia, Amsco.)

para acumular sujeira nos lugares em que repousam no chão. Todas as fixações, linhas de serviço e pontos de ventilação devem estar em recessos nas paredes ou no teto para eliminar bordas, juntas e outras localizações para o acúmulo de poeira e sujeira. Tanto quanto possível, os tanques que contêm o produto manipulado devem permanecer fora da área de enchimento asséptico, e o produto deve ser levado para a área através de mangueiras. A Fig. 41.7 mostra uma disposição como essa. Uma higienização adequada é necessária se for preciso mover os tanques para dentro. Grandes equipamentos mecânicos localizados na área asséptica devem ser guardados, na medida do possível, dentro de gabinetes de aço inoxidável para impedir que as partes de operação e sua tendência para a produção de sujeira atinjam o ambiente asséptico. Além disso, todas as partes desse equipamento devem estar localizadas abaixo da linha de enchimento. As partes mecânicas que entram em contato com o produto parenteral devem ser desmontáveis, de modo a ser possíveis sua limpeza e esterilização.

O pessoal que entra na área asséptica só deve fazê-lo através de um bloqueio de ar. Devem estar vestidos com roupas estéreis, capuzes, máscaras, óculos de proteção e protetores de pés. O movimento dentro da sala deve ser mínimo, e o movimento de entrada e saída rigidamente restrito durante o procedimento de enchimento. As exigências para o preparo da sala e do pessoal podem ser um pouco menos rígidas se o produto vier a ser esterilizado terminalmente num recipiente selado. Alguns autores estão, contudo, convencidos de que é melhor usar apenas um único procedimento padrão abrangendo as exigências mais rígidas.

TECNOLOGIA DE BARREIRA — Essa tecnologia é uma abordagem relativamente recente para o controle do processamento asséptico. É projetada para isolar as operações assépticas do pessoal e do equipamento em volta. Obteve-se uma experiência considerável com o seu uso nos testes de esterilidade, com resultados muito positivos, inclusive relatos da inexistência essencialmente de resultados falso-positivos.[17] Nos círculos europeus, foram também descritos resultados favoráveis de seu uso nos programas de mistura de preparações endovenosas. Devido a esses resultados, os esforços experimentais na adaptação de operações automatizadas, em grande escala, de enchimento asséptico estão sendo implementados.[18]

A Fig. 41.10 mostra a configuração de um isolador com lados plásticos transparentes e um dispositivo parcial para o operador acessar o ambiente. A Fig. 41.11 mostra a adaptação de uma linha de enchimento em grande escala para a tecnologia do isolador. As operações são realizadas dentro de paredes fechadas com janelas e com os operadores trabalhando através de acessos para luvas. Os ambientes selados são pré-esterilizados, em geral com ácido peracético, vapor de peróxido de hidrogênio ou vapor. Os materiais estéreis são introduzidos através de módulos móveis esterilizáveis em meios de transferências ou a partir de esterilizadores conectados, inclusive autoclaves e túneis de esterilização com ar quente. Os resultados foram muito promissores, dando expectativas de um controle significativamente maior do ambiente de processamento asséptico.[18]

MANUTENÇÃO DAS SALAS LIMPAS

A manutenção das condições limpas e higienizadas das salas limpas, particularmente das áreas assépticas, requer diligência e dedicação de pessoas especificamente treinadas. Considerando o projeto do ambiente a ser limpo e higienizado, um horário cuidadosamente planejado deve ser desenvolvido, podendo ser diário a mensal, dependendo da sua localização e da sua relação com as áreas Classe 100 mais críticas. Os instrumentos utilizados devem ser de material que não desfie, projetados para uso em salas limpas, guardados no ambiente e de preferência esterilizáveis.

Os desinfetantes líquidos (agentes higienizadores) devem ser selecionados através de dados que demonstrem sua atividade confiável contra os microrganismos ambientais inerentes. Devem ser identificados como suplementos a uma boa higiene doméstica e nunca como substitutos. Devem ser substituídos com freqüência suficiente para evitar o desenvolvimento de cepas resistentes de microrganismos. O espaço aqui não nos permite uma discussão detalhada sobre esses agentes, mas podemos encontrar uma excelente discussão nos registros da força-tarefa da PDA.[19]

Devemos notar que os raios ultravioleta (UV) de 237,5 nm de comprimento de onda, como são emitidos pelas lâmpadas germicidas, são um desinfetante de superfície eficaz. É preciso, no entanto, também observar que são eficazes apenas se entram em contato com os microrganismos alvos numa intensidade suficiente por um tempo suficiente. As limitações de seu uso devem ser reconhecidas, inclusive a de não agir nas áreas de sombra, redução de intensidade no quadrado da distância

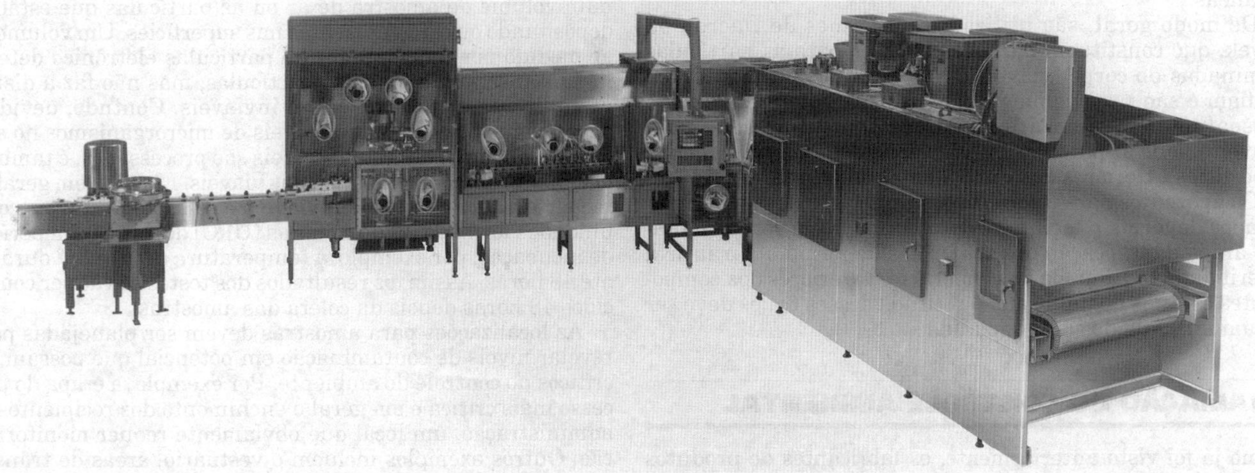

Fig. 41.11 Linha de produção em grande escala, mostrando, da direita para a esquerda, um túnel de esterilização de recipientes levando para o isolador no ambiente de enchimento e selagem, com acesso para luvas e saída para a selagem. (Cortesia, TL, Systems.)

da fonte, redução pela presença de partículas no trajeto do raio e o efeito tóxico sobre o epitélio dos olhos humanos. Afirma-se em geral que uma irradiação na intensidade de 20 $\mu w/cm^2$ é necessária para uma atividade antibacteriana eficaz.

PESSOAL

O pessoal selecionado para trabalhar no preparo de um produto parenteral deve ser asseado, organizado e confiável. Deve ter boa saúde e não apresentar condições dermatológicas que possam aumentar a carga microbiana. Se apresentar sintomas de resfriado, alergias ou outras enfermidades similares, não deve ter sua entrada permitida na área asséptica até sua completa recuperação. Contudo, uma pessoa saudável, com a melhor higiene pessoal possível, ainda assim vai eliminar grandes quantidades de partículas viáveis e inviáveis de sua superfície corporal. Esse fenômeno natural cria problemas contínuos na presença do pessoal nas salas limpas; um treinamento eficaz e um vestuário adequado podem reduzir, mas não eliminar, o problema da eliminação de partículas do pessoal.

Os operadores das áreas assépticas devem receber um treinamento formal completo sobre os princípios do processamento asséptico e as técnicas a serem empregadas. Subseqüentemente, o conhecimento adquirido e as técnicas devem ser avaliados, para garantir que o treinamento foi eficaz, antes de serem autorizados a participar da preparação de produtos estéreis. O treinamento deve ser repetido regularmente para aprofundar e manter o nível de perícia necessário. Devemos fazer esforços para imbuir os operadores da noção do papel vital que desempenham na determinação da confiabilidade e segurança do produto final. Isso é especialmente verdadeiro para os supervisores porque devem ser pessoas capazes não só de compreender as necessidades especiais dos procedimentos assépticos mas de obter a participação completa de outros empregados no cumprimento dessas exigências.

O uniforme usado foi projetado para confinar os agentes contaminantes eliminados do corpo do operador, impedindo assim sua entrada no ambiente de produção. Para uso na área asséptica, os uniformes devem ser estéreis. Uniformes estéreis, novos, devem ser usados após cada período de intervalo ou sempre que o funcionário retorne à área asséptica. Em algumas fábricas isso não é exigido porque o produto vai ser esterilizado em seu recipiente final. O uniforme consiste geralmente em abrigos para homens e mulheres, capuzes para cobrir inteiramente o cabelo, máscaras para a face e botas de Dacron ou de plástico (Fig. 41.12). Também são necessárias luvas de borracha estéreis ou de látex para as operações assépticas, cuja colocação é precedida por escovação e limpeza das mãos com um sabão desinfetante. Além disso, pode haver necessidade do uso de óculos para completar a cobertura de todas as áreas cutâneas.

De modo geral, são utilizados uniformes de Dacron ou Tyvek, que constituem barreiras eficazes para as partículas eliminadas do corpo (viáveis e inviáveis), basicamente não desfiam e são razoavelmente confortáveis. Algumas vezes, o pessoal que entra na área de processamento recebe uma chuveirada de ar para garantir a esterilidade continuada das superfícies exteriores dos componentes do vestuário.

Os aposentos para colocação dos uniformes devem ser planejados de forma a facilitar os procedimentos a serem adotados antes da colocação dos uniformes de forma a garantir a esterilidade continuada das superfícies exteriores dos componentes estéreis do uniforme. A retirada desses trajes deve ser feita numa sala de saída separada.

AVALIAÇÃO DO CONTROLE AMBIENTAL

Como já foi visto anteriormente, os fabricantes de produtos estéreis usam meios extensos para controlar o ambiente de modo que esses produtos críticos possam ser preparados sem contaminação. No entanto, devemos realizar testes para de-

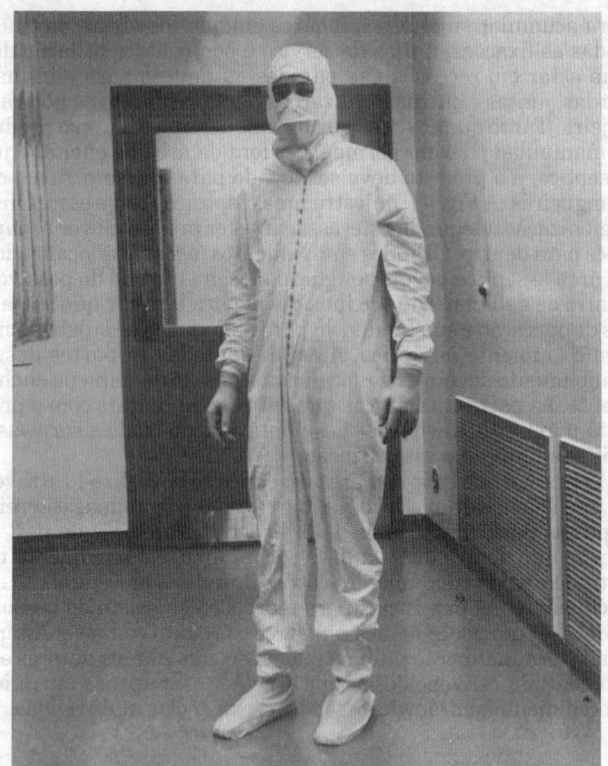

Fig. 41.12 Uniforme adequado para os operadores que entram na sala asséptica de enchimento. (Cortesia, Abbott.)

terminar o nível de controle realmente obtido. Normalmente os testes consistem em contar o número de partículas viáveis e inviáveis suspensas no ar ou sobre as superfícies nos locais de trabalho. Uma contagem de linha de base, determinada pela média das múltiplas contagens realizadas quando a operação decorre sob condições controladas, é usada para estabelecer os resultados ótimos esperados dos testes. Durante o programa de monitorização subseqüente, os resultados dos testes são acompanhados cuidadosamente à procura de altas contagens individuais, uma tendência ao crescimento ou outras anormalidades. Se essas contagens ultrapassam um nível de alerta selecionado ou níveis de ação, devemos acionar um plano de ação para determinar se e quais medidas corretivas são necessárias.

Os testes usados geralmente medem tanto as partículas num volume de amostra de ar ou as partículas que estão se depositando ou estão presentes nas superfícies. Um volume de ar medido por um contador de partículas eletrônico detecta instantaneamente todas as partículas, mas não faz a distinção entre partículas viáveis e inviáveis. Contudo, devido à necessidade de controlar os níveis de microrganismos no ambiente em que os produtos estéreis são processados, é também necessário detectar as partículas viáveis. Elas são em geral de menor número do que as inviáveis e só são detectáveis como unidades formadoras de colônias (UFC) depois de um período de incubação, por exemplo, à temperatura de 30 a 35° durante até 48 horas. Assim, os resultados dos testes só vão ser conhecidos 48 horas depois da coleta das amostras.

As localizações para amostras devem ser planejadas para revelar níveis de contaminação em potencial que possam ser críticos no controle do ambiente. Por exemplo, a etapa do processo mais crítica é em geral o enchimento dos recipientes de administração, um local que obviamente requer monitorização. Outros exemplos incluem o vestuário, áreas de trânsito da sala de enchimento, a penetração das linhas do transporte através das paredes e os locais próximos da entrada e saída do sistema de ar.

A amostra deve ser grande o bastante para obter uma contagem significativa de partículas. Nos locais onde se espera uma contagem baixa, o tamanho da amostra pode precisar ser aumentado; por exemplo, nas áreas Classe 100, Whyte e Niven[20] sugeriram que o tamanho da amostra deve ser de pelo menos 30 pés^3 e, provavelmente, muito maior. Eles também sugerem que as placas de coleta devem ser expostas na área Classe 100 para um enchimento completo (até 7 ou 8 horas), em vez do período de tempo mais freqüente, que é 1 hora. Contudo, uma desidratação excessiva do meio deve ser evitada, especialmente no trajeto de um fluxo de ar laminar.

Para medir o conteúdo total de partículas numa amostra de ar, existem contadores de partículas eletrônicos, operando segundo o princípio da medida da luz dispersa das partículas conforme passam pela célula do sistema óptico (fornecedores: *Climet, HIAC Royco, Met One, Particle Measuring*). Esses instrumentos não só contam partículas como também fornecem uma distribuição de tamanho baseada na magnitude da luz dispersa pela partícula.

Diversos equipamentos para coleta de amostras de ar são usados para a contagem dos microrganismos num volume de ar medido. Um coletor com ágar inclinado (fornecedores: *Mattson-Garvin, New Brunswick, Vai*) retira por vácuo um volume medido através de uma rachadura projetada, causando um impacto do ar na superfície de uma placa de ágar em rotação lenta. Os microrganismos aderem à superfície do ágar e crescem em colônias visíveis que são contadas com UFC, uma vez que não se sabe se as colônias surgem de um único microrganismo ou de um grupo. Uma centrífuga de amostras (fornecedor: *Biotest*) leva o ar para o coletor de amostra através de uma hélice rotatória e lança o ar por meio de ação centrífuga contra uma fita nutriente de ágar. As vantagens dessa unidade são que pode ser facilmente desinfetada e é portátil, de modo a ser levada manualmente sempre que necessário. Esses dois métodos são muito usados.

Um método muito usado para a amostragem dos microrganismos consiste na exposição de placas de cultura com ágar aos locais de deposição de microrganismos do ar. Esse método é muito simples e barato de realizar, mas só detectará os microrganismos que se depositam na placa; portanto, não mede o número de microrganismos num volume medido do ar. No entanto, se as condições de exposição são repetidas de forma constante, podemos, significativamente, comparar as UFC de um local de coleta com outro.[21]

O número de microrganismos nas superfícies pode ser determinado com placas de ágar nutriente com superfície convexa (*Rodac Plates*). Com elas, é possível rolar a maior superfície de ágar sobre superfícies lisas ou irregulares para testá-las. Os microrganismos são colhidos no ágar e crescem durante a incubação subseqüente. Esse método também pode ser usado para avaliar o número de microrganismos presentes na superfície dos uniformes dos operadores, tanto como uma avaliação da técnica do vestuário imediatamente após sua colocação quanto como uma medida do acúmulo de microrganismos durante o processamento. Sempre que usarmos esse teste, devemos ter cuidado e remover qualquer resíduo de ágar na superfície testada.

Para maiores discussões dos métodos dos testes de partículas viáveis propostos e sobre as contagens a serem aceitas, ver a Seção (1116) "Microbial Evaluation and Classification of Clean Rooms and Other Controlled Environments" na USP 24.[22]

Os resultados dos testes anteriores, apesar de não estarem disponíveis até 2 dias após a coleta, são valiosos para manter o pessoal de limpeza, produção e controle da qualidade informado do nível de contaminação em dada área e, por comparação com a contagem das linhas de base, indicar quando há maior necessidade de uma limpeza mais extensa e de higienização. Os resultados também podem servir para detectar falhas de controle ambiental tais como defeitos no equipamento de limpeza do ar ou a presença de pessoas que possam estar disseminando um grande número de bactérias sem efeitos físicos prejudiciais aparentes.

ENCHIMENTO DO MEIO (TESTES DE SIMULAÇÃO DO PROCESSAMENTO) — Trata-se de uma avaliação que não é estritamente um teste ambiental, mas que inclui uma avaliação do ambiente juntamente com o processo, os operadores e o equipamento, e o *meio de enchimento* ou *teste de simulação do processo.* A tripticase estéril em caldo de soja é colocada em recipientes estéreis sob condições que simulam tanto quanto possível as características de um processo de enchimento de um produto. O lote inteiro, normalmente 3.000 unidades, é então incubado numa temperatura adequada, em geral entre 20 e 25°, por pelo menos 14 dias e examinado à procura de crescimento de microrganismos.[23] Se ocorrer crescimento, a contaminação entrou no(s) recipiente(s) durante o processamento. Para passar no teste, não podemos encontrar crescimento em mais do que 0,1% das unidades. Essa avaliação também é usada como uma medida da eficiência de um indivíduo ou de uma equipe de operadores. Esse teste é uma avaliação muito rígida da eficiência de um processo de enchimento asséptico e é considerado por diversos autores o teste mais avaliativo disponível.

PROCEDIMENTOS DE PRODUÇÃO

Os processos necessários para preparar produtos estéreis constituem uma série de eventos iniciados com a obtenção da matéria bruta adequada (drogas, excipientes, veículos, etc.) e componentes primários do empacotamento (recipientes, tampas, etc.) e que terminam com o produto estéril selado em seu invólucro de distribuição (veja Fig. 41.1). Cada etapa do processo deve ser controlada muito cuidadosamente de modo que o produto vai apresentar a qualidade exigida. Para garantir essa qualidade, cada processo deve ser validado para assegurar que está atingindo seu propósito. Por exemplo, um processo de esterilização em autoclave deve ser validado por dados de produtos que mostram que efetivamente eliminam formas resistentes de microrganismos; ou um processo de limpeza para as tampas de borracha deve fornecer evidências de que limpa as tampas no nível exigido de limpeza. A validação dos processos exige esforço substancial para ser bem-sucedida e é uma parte integrante das exigências de cGMP.

Nas seções a seguir discutimos os procedimentos de produção usados na preparação dos produtos medicamentosos estéreis.

LIMPEZA DOS RECIPIENTES E EQUIPAMENTOS

Os recipientes e o equipamento que entram em contato com as preparações parenterais devem ser meticulosamente limpos. Deve ser óbvio que, mesmo novos, os recipientes não-utilizados vão estar contaminados com resíduos como poeira, fibras, agentes químicos e outros materiais que surgem de fontes como a atmosfera, caixas, o processo de produção e mãos humanas. Os resíduos de uso anterior devem ser removidos do equipamento usado antes de ser adequado para reutilização. O equipamento deve ser reservado unicamente para uso apenas com soluções parenterais e onde as condições exigirem, só para um produto de modo a reduzir o risco de contaminação.

Existem diversas máquinas para a limpeza de recipientes novos para os produtos parenterais. Elas variam em complexidade desde pequenas, manuais, limpadores rotatórios (Fig. 41.13) até grandes lavadoras automáticas capazes de processar diversos milhares de recipientes por hora (Figs. 41.14 e

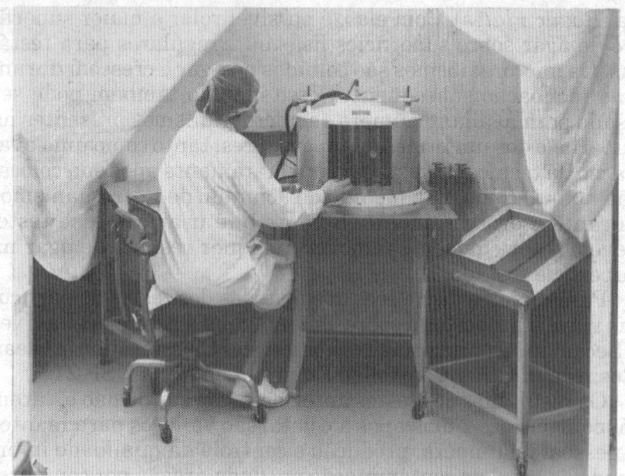

Fig. 41.13 Enxágüe rotatório (Cozzoli) num ambiente limpo fornecido por um fluxo de ar laminar vertical limitado por cortinas. (Cortesia, Ciba-Geigy.)

41.15). A seleção do tipo em particular será determinada principalmente pelo tipo físico dos recipientes, o tipo de contaminação e o número de recipientes a ser processado num dado período de tempo.

CARACTERÍSTICAS DAS MÁQUINAS — Independentemente do tipo de máquina de limpeza selecionado, algumas características fundamentais são geralmente necessárias.

1. O tratamento com líquido ou ar deve ser introduzido de uma maneira que atinja o fundo do interior de um recipiente invertido, se espalhe por todas as direções e flua suavemente pelas paredes e para fora, pela sua abertura, com uma ação de varredura. A pressão do jato deve ser tal que haja um mínimo de esguichos e turbulência no seu interior. Os esguichos podem impedir a limpeza de todas as áreas, e a turbulência pode depositar de novo os resíduos soltos. Conseqüentemente, a introdução direta do jato para dentro do recipiente com controle do seu fluxo é necessária.
2. O recipiente deve ser ao mesmo tempo enxaguado pelo lado de fora.
3. O ciclo de tratamento deve fornecer uma seqüência planejada alternando tratamentos muito quentes e frios. O tratamento final deve ser um enxágüe eficaz com API.
4. Todas as partes de metal em contato com os recipientes e com os tratamentos devem ser construídas com aço inoxidável ou com algum outro material não-corrosivo e não-contaminante.

O CICLO DE TRATAMENTO — O ciclo de tratamento que deve ser empregado vai variar segundo a condição dos recipientes a serem limpos. Em geral, resíduos soltos podem ser removidos por meio de um enxágüe vigoroso com água. Raramente são usados detergentes nos recipientes novos devido ao risco de deixarem resíduos. Contudo, emprega-se em geral uma seqüência de choque térmico no ciclo para ajudar, por meio de expansão e contração, a soltar os resíduos que possam aderir à parede do recipiente. Por vezes, se apenas existirem resíduos soltos nos recipientes novos, um enxágüe com ar vai ser suficiente. Tanto o ar quanto a API devem estar ultralimpos de modo a não deixar partículas de resíduos dos agentes de enxágüe.

Só recipientes novos são usados para os produtos parenterais. Foram feitas melhorias na manutenção de sua limpeza durante o embarque do fabricante com o emprego de embalagens firmes, pouco descamativas, inclusive blisteres plásticos, como pode ser visto à direita na Fig. 41.14.

MÁQUINAS PARA RECIPIENTES — As máquinas disponíveis para a limpeza dos recipientes englobam todos os princípios apontados anteriormente, mas variam na mecânica com que isso é realizado. No tipo com carregamento manual, os tubos do jato estão dispostos em braços como as traves de uma roda, que giram em torno de um posto no centro através do qual os tratamentos são introduzidos. Um operador coloca os recipientes não-limpos sobre os tubos dos jatos quando passam pelo ponto de carga e remove os recipientes limpos quando eles completam uma rotação. Uma máquina nessa escala pequena é mostrada na Fig. 41.14. Uma lavadora capaz de limpar centenas de recipientes por hora, vista na Fig. 41.14, usa uma fileira de tubos de jato através de uma esteira de carga. A esteira move os recipientes invertidos através da série programada de tratamento e descarrega os recipientes limpos num forno esterilizante (não mostrado), que finalmente vai liberá-los através da parede numa sala limpa para seu enchimento.

Um outro tipo de máquina é a lavadora com carregamento em prateleira. Prateleiras de aço inoxidável são projetadas para conter as terminações abertas das ampolas ou frascos como configurado nas caixas para distribuição ou nos blisteres. Inverter as bandejas permite que os recipientes deslizem para as prateleiras de modo a poderem ser manipulados pela quantidade na bandeja, como mostrado na Fig. 41.15. Os recipientes limpos podem ser transferidos diretamente para a esteira de um túnel esterilizante (como mostrado), ou podem ser colocados em caixas de aço inoxidável para uma subseqüente esterilização com calor seco e armazenamento. Uma linha contí-

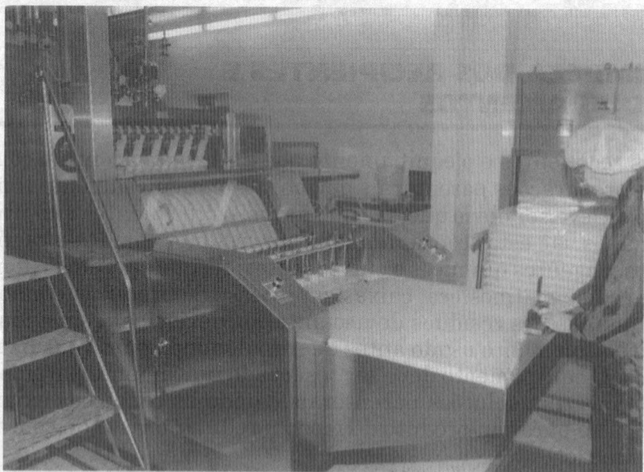

Fig. 41.14 Saída de carga de um grande lavatório de recipientes que submete os frascos invertidos a uma série de etapas antes de liberá-los no final do lavatório. Observe os recipientes em embalagens plásticas à direita do operador. (Cortesia, Merck.)

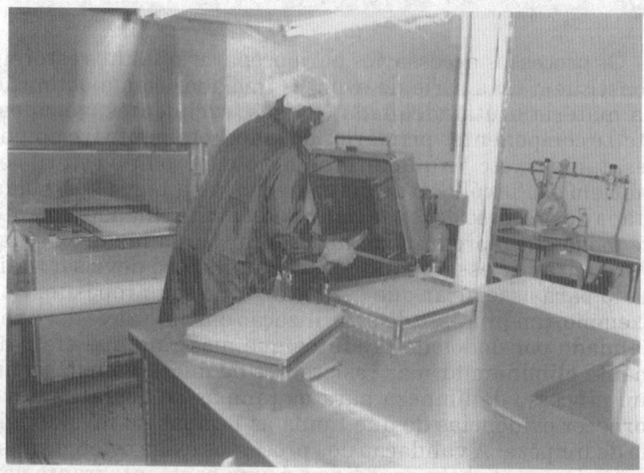

Fig. 41.15 Limpeza dos frascos com uma lavadora com carga em prateleira, permitindo a manipulação das ampolas com uma prateleira cheia. Depois de tratamentos de limpeza múltiplos, as prateleiras são colocadas diretamente na esteira do túnel de esterilização com água quente. (Cortesia, Merck.)

nua automatizada de operação, capaz de limpar centenas de recipientes por hora, é apresentada na Fig. 41.16. Os frascos são colocados na lavadora rotatória na frente, transferidos automaticamente para o túnel esterilizante coberto no centro, enviados através da parede atrás e liberados para a sala limpa de enchimento.

MANIPULAÇÃO APÓS A LIMPEZA — Os recipientes limpos úmidos devem ser manipulados de um modo que a contaminação não será reintroduzida. Uma superfície úmida coleta os agentes contaminantes com muito mais facilidade do que uma superfície seca. Por essa razão, recipientes úmidos enxaguados devem ser protegidos, por exemplo, por um fluxo de ar laminar limpo até que sejam tampados, dentro de uma caixa de aço inoxidável, ou dentro de um túnel esterilizante. Apesar de não estarem sempre bem visualizados em cada caso, os recipientes úmidos limpos nas Figs. 41.13 a 41.16 estão protegidos dessa maneira. Além disso, é mais provável que os microrganismos cresçam na presença de umidade. Portanto, recipientes limpos e úmidos devem ser esterilizados pelo calor seco assim que possível após sua limpeza. É adequado dobrar o tempo de aquecimento para destruir os pirógenos; por exemplo, aumentar o tempo na temperatura de 250° de 1 para 2 horas, mas as condições necessárias reais de tempo e temperatura devem ser validadas.

Os aumentos nas taxas dos processos necessitaram do desenvolvimento de uma linha contínua automatizada de processamento com manipulação individual mínima, mantendo ainda um controle adequado sobre a limpeza e a manipulação dos recipientes. Na Fig. 41.16, os recipientes limpos úmidos estão protegidos por um fluxo de ar laminar filtrado do enxágüe através do túnel até serem liberados para a linha de enchimento.

TAMPAS — As superfícies grosseiras, elásticas e convolutas das tampas de borracha dificultam sua limpeza. Além disso, qualquer resíduo de lubrificante dos moldes ou *florescência* de componentes inorgânicos deve ser removido. O procedimento normal requer uma agitação cuidadosa numa solução quente de um amaciante ou detergente de água brando. As tampas são removidas da solução e enxaguadas diversas vezes, ou continuadamente por um período prolongado, com API filtrada. O enxágüe deve ser feito de uma maneira que leve todos os resíduos soltos. As tampas úmidas são cuidadosamente protegidas de contaminação ambiental e esterilizadas, em geral por meio de autoclave, e armazenadas em recipientes fechados, até estarem prontas para uso. Esses processos de limpeza e esterilização também devem ser validados em relação a tornar as tampas livres de pirógenos. Na verdade, é a limpeza e o enxágüe finais com API que devem remover os pirógenos, uma vez que a autoclave não é capaz disso. Se as tampas estiverem imersas durante a autoclavagem, a solução é retirada antes do armazenamento para reduzir a hidratação do composto de borracha. Se precisarem estar secas para o uso, as tampas podem ser submetidas a secagem no vácuo a uma temperatura próxima de 100°.

O equipamento usado para lavar grandes quantidades de tampas é em geral um agitador ou uma lavadora automática do tipo em cesta, horizontal. Devido ao risco da geração de partículas da ação abrasiva dessas máquinas, alguns procedimentos simplesmente requerem o aquecimento das tampas em caldeiras, em solução detergente, seguido por uma descarga para enxágüe prolongada. O enxágüe final deve ser sempre feito com API com baixo teor de partículas.

EQUIPAMENTO — Os detalhes de algumas técnicas prescritas para limpeza e preparação do equipamento assim como dos recipientes foram apresentados em outros locais.[24] Vamos enfatizar aqui alguns outros aspectos.

Todo o equipamento deve ser desmontado tanto quanto possível para fornecer acesso às estruturas internas. As superfícies devem ser cuidadosamente escovadas com uma escova rígida, usando um detergente eficaz e com atenção especial para as juntas, frestas, linhas de parafusos e outras estruturas onde os resíduos podem se coletar. A exposição a um jato de vapor limpo vai ajudar a deslocar os resíduos das paredes dos tanques imóveis, torneiras, tubos e estruturas semelhantes. O enxágüe completo com água destilada deve seguir as etapas da limpeza.

Devido às variações inerentes à limpeza manual, à dificuldade de acesso aos grandes tanques imóveis (como vemos na Fig. 41.17) e à necessidade de validar o processo, sistemas controlados por computador (geralmente automatizados) foram desenvolvidos, e são conhecidos como CIP.[25] Essa abordagem envolve o projeto do sistema, normalmente em aço inoxidável, com superfícies internas arredondadas, lisas e sem frestas, isto é, por exemplo, com conexões soldadas em vez de enfiadas. A limpeza é realizada com a ação escovadora de bolas ou bocais de alta pressão, que fornecem solução de detergente quente dos tanques do sistema, seguida por um enxágüe completo com API. O sistema freqüentemente se estende para permitir a esterilização no local (SIP) para realizar higienização ou também esterilização.

Os tubos de borracha, gaxetas de borracha e outras partes de borracha podem ser lavados do modo descrito para as tampas de borracha. Um enxágüe completo dos tubos deve ser fei-

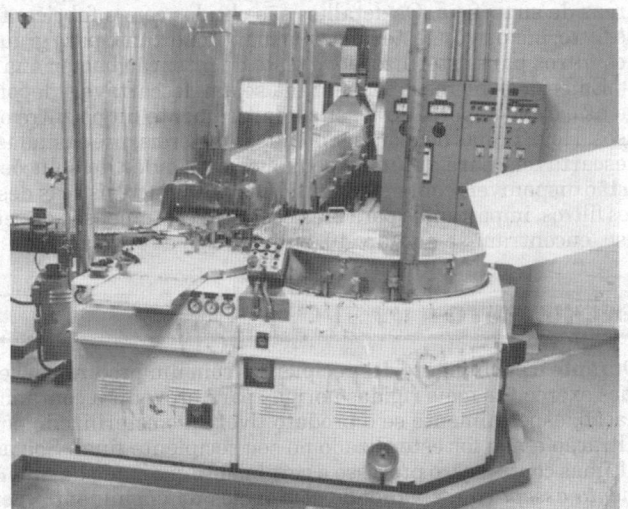

Fig. 41.16 Linha de operação contínua automática para frascos de uma lavadora rotatória através de um túnel de esterilização com proteção dos frascos limpos com um fluxo de ar laminar vertical. (Cortesia, Abbott.)

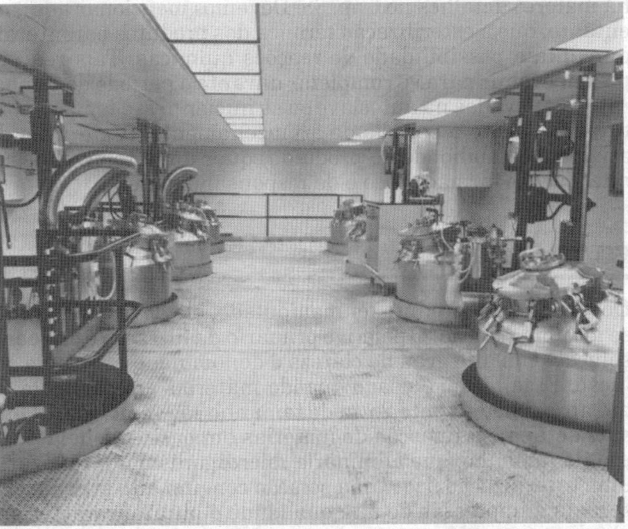

Fig. 41.17 Grandes tanques de aço inoxidável para preparação do produto mostrando acesso pelo nível do mezanino. (Cortesia, Abbott.)

to com a passagem de API através deles. Contudo, devido à natureza relativamente porosa dos compostos de borracha e à dificuldade em remover todos os traços dos agentes químicos de uso anterior, alguns autores consideram desaconselhável a reutilização dos tubos de borracha ou poliméricos. Os tubos de borracha devem ser deixados úmidos no preparo para esterilização em autoclave.

PREPARAÇÃO DO PRODUTO

Os princípios básicos empregados na manipulação dos produtos são essencialmente os mesmos que os usados historicamente pelos farmacêuticos. Contudo, a produção em grande escala requer ajustes adequados nos processos e no seu controle.

Uma fórmula principal teria sido desenvolvida e arquivada. Cada folha de lote da fórmula deve ser preparada a partir da principal e confirmada para verificar sua exatidão. Todas as medidas de quantidades devem ser feitas tão precisamente quanto possível e verificadas por uma segunda pessoa qualificada. Hoje, freqüentemente, a documentação relativa à fórmula é gerada em computador e as medidas das quantidades dos ingredientes são controladas por computador. Apesar de a maioria das preparações líquidas ser fornecida em volume, elas são preparadas pelo peso, já que o peso pode ser mais exato do que as medidas de volume, sem considerar necessidades de temperatura.

É preciso ter cuidado com o equipamento que não deve estar úmido o bastante para diluir o produto significativamente ou, no caso de produtos anídricos, para causar incompatibilidade física. A ordem de mistura dos ingredientes pode afetar significativamente o produto, em particular os de grande volume, em que atingir a homogeneidade requer um tempo de mistura considerável. Por exemplo, o ajuste do pH com a adição de um ácido, mesmo diluído, pode causar uma redução local excessiva no pH do produto de modo que os efeitos adversos se produzem antes que o ácido possa se dispersar em todo o volume do produto.

As dispersões parenterais, inclusive colóides, emulsões e suspensões, apresentam problemas particulares. As emulsões parenterais foram revistas por Singh e Ravin.[27] Além dos problemas em atingir e manter uma redução adequada do tamanho das partículas sob condições asssépticas, a dispersão deve ser mantida num estado uniforme de suspensão durante os preparativos, a transferência e as operações de subdivisão.

A formulação de um produto estável é da maior importância. Alguns aspectos disso são mencionados na discussão sobre os componentes do produto. Uma cobertura extensa sobre esse assunto não é possível dentro dos limites deste texto, mas há maiores detalhes no Cap. 38. Devemos mencionar aqui, no entanto, que a esterilização térmica dos produtos parenterais aumenta a possibilidade de reações químicas. Tais reações podem evoluir para se completar durante o período de temperaturas elevadas na autoclave ou se iniciar nesse tempo e continuar durante o período de armazenamento. A garantia de atingir a estabilidade do produto requer um alto nível de conhecimento farmacêutico e de responsabilidade.

FILTRAÇÃO

Depois que um produto foi manipulado, ele deve ser filtrado, se for uma solução. O objetivo primário da filtração é clarear a solução. Um alto grau de clareza é denominado *polir* uma solução. Esse termo é usado quando matérias em partícula de até aproximadamente 2 μm de tamanho são removidas. Uma outra etapa é a remoção de matérias em partícula de até 0,2 μm de tamanho, que eliminaria microrganismos e realizaria uma esterilização *fria*. Uma solução com um alto grau de clareza dá a impressão de alta qualidade e pureza, características desejáveis para uma solução parenteral.

Acredita-se que os filtros funcionem com um ou mais dos seguintes itens: (1) peneiração ou varredura, (2) impactação ou retenção e (3) atração eletrostática. Quando um filtro retém partículas através da peneiração, elas são retidas na superfície do filtro. A retenção ocorre quando uma partícula menor do que os poros se aloja ou impacta na superfície do poro. A atração eletrostática faz com que partículas de cargas elétricas opostas à do filtro se mantenham ou sejam adsorvidas na superfície. Devemos notar que o aumento, o prolongamento ou a variação da força atrás da solução pode varrer as partículas inicialmente presas tanto por seu tamanho ou pela carga eletrostática através dos poros e para o filtrado.

Os filtros de membrana são usados exclusivamente para as soluções parenterais devido à sua eficácia na retenção de partículas, propriedade não-descamativa, não-reatividade e ao fato de serem descartáveis. Devemos observar, no entanto, que a não-reatividade não se aplica a todos os casos. Por exemplo, produtos polipeptídicos podem apresentar uma considerável adsorção através de alguns filtros de membranas, mas os formados por polissulfona e polivinilideno diflúor foram desenvolvidos para serem essencialmente não-adsortivos para esses produtos. As membranas mais comuns são compostas por:

Ésteres de celulose, Náilon, Polissulfona, Policarbonato, Polivinilideno diflúor ou Politetrafluoroetileno (Teflon).

Elas estão disponíveis como membranas chatas ou aplicadas em cilindros para aumentar a área de superfície e, assim, a taxa de fluxo (fornecedores: *Cuno, Gelman, Meissner, Millipore, Pall, Sartorius Schleicher*). Cada filtro em seu suporte deve ser testado para avaliar a sua integridade antes e depois do uso, especialmente se estiver sendo usado para eliminar microrganismos. Esse teste de integridade é em geral realizado como *teste do ponto de bolha*, um teste idealizado para detectar o maior poro ou abertura através da membrana. O teste básico é realizado com o aumento gradual da pressão acima de um filtro molhado por água. A pressão em que as bolhas começam a aparecer a jusante é o ponto de bolha. Essa pressão é característica para cada tamanho de poro de um filtro e é fornecida pelo fabricante. Por exemplo, um filtro de um éster de celulose de 0,2 μm vai apresentar bolhas na pressão em torno de 50 psig. Se o filtro estiver molhado com outros líquidos, como um produto, o ponto de bolha será diferente e deve ser determinado experimentalmente. Se o ponto de bolha for menor do que a taxa de pressão prevista, o filtro está defeituoso, provavelmente devido a uma punção ou a um rasgo, e não deve ser usado. À medida que a área de superfície dos filtros se torna maior, a difusão do ar através dos poros cheios de água tende a obscurecer o ponto de bolha. Conseqüentemente, desenvolveu-se um teste de difusão ou de contenção de pressão como sendo um teste de integridade para filtros com grandes áreas de superfície. Os detalhes são obtidos com o fabricante do filtro, inclusive o teste funcional mais importante para graus dos filtros para esterilização, o teste de retenção bacteriana.

Embora os filtros de membrana sejam descartáveis depois do uso, o seu suporte deve ser cuidadosamente limpo entre os usos. Hoje, linhas de montagem limpas, estéreis, pré-testadas, descartáveis para volumes pequenos e grandes de soluções estão disponíveis comercialmente. Outras características desses filtros, importantes para uma completa compreensão de seu uso, encontram-se no Cap. 40 e num artigo de revisão.[28]

ENCHIMENTO

Durante o enchimento dos recipientes com um produto, devemos exercer as mais rígidas normas para prevenir a contaminação, especialmente se o produto tiver sido esterilizado por filtração e não for esterilizado no seu recipiente final. Sob as últimas condições, o processo é geralmente chamado de *enchimento asséptico* e é validado com meios de enchimento (ver anteriormente). Durante a operação de enchimento, o produto deve ser transferido de um recipiente volumoso e subdividido em recipientes para as doses. Essa operação expõe o produto estéril ao ambiente, ao equipamento e à técnica de manipulação dos operadores até que possa ser selado no recipiente da dose. Conseqüentemente, essa operação é realizada com um tempo de exposição mínimo, mesmo que exista uma proteção máxima fornecida pelo enchimento sob um manto de ar filtrado em filtros HEPA em fluxo laminar, dentro de uma área asséptica.

Normalmente, o produto manipulado encontra-se na forma líquida ou sólida. Um líquido é mais facilmente subdividido de modo uniforme e introduzido num recipiente com orifício estreito do que um sólido. Líquidos móveis não-adesivos são consideravelmente mais fáceis de transferir e subdividir do que líquidos viscosos, pegajosos, que precisam de maquinaria pesada para uma produção de enchimento rápida.

Apesar de existirem muitos equipamentos para o enchimento dos recipientes com líquidos, algumas características são fundamentais para todos. É fornecido um meio para forçar repetitivamente um volume de líquido através de um orifício de um tubo de transferência que é introduzido no recipiente. O tamanho do tubo de transferência vai variar desde cerca do calibre de uma agulha hipodérmica calibre 20 até um tubo com polegada ou mais de diâmetro. O tamanho necessário é determinado pelas características físicas do líquido, pela velocidade de transferência desejada e pelo diâmetro do interior do colo do recipiente. O tubo deve entrar no colo e liberar o líquido bem no seu interior para evitar derramamento, deixando espaço suficiente para permitir a saída de ar enquanto o líquido entra. O tubo de transferência deve ser tão largo em diâmetro quanto possível para reduzir a resistência e diminuir a velocidade de fluxo do líquido. Para volumes menores de líquidos, a transferência geralmente é obtida pelo movimento do êmbolo de uma seringa, forçando o líquido através de uma válvula com duas vias, que fornece um enchimento alternativo da seringa e a transferência de líquidos móveis. No caso de líquidos pesados, viscosos, podemos usar uma válvula em pistão deslizante, girar uma broca no colo de um funil ou oscilar um diafragma de borracha. Para grandes volumes, a quantidade transferida é geralmente medida no recipiente pelo seu nível de enchimento, e a força necessária para transferir o líquido é obtida pela gravidade, por uma bomba de pressão ou uma bomba de vácuo.

O colo estreito da ampola limita a desobstrução possível entre o tubo de transferência e o interior do colo. Como uma gota de líquido normalmente pende da ponta do tubo de transferência, o colo da ampola vai se molhar quando retirarmos o tubo de transferência, a menos que a gota se retraia. Conseqüentemente, as máquinas para enchimento devem ter um mecanismo pelo qual essa gota possa retornar para a luz do tubo.

Como o líquido vai estar em contato íntimo com as partes da máquina através das quais atravessa, elas devem ser construídas com materiais não-reativos tais como o vidro de borossilicato ou o aço inoxidável. Além disso, devem ser facilmente desmontáveis para limpeza e esterilização.

Devido à preocupação com a presença de partículas nas preparações injetáveis, na maioria das vezes insere-se um filtro final no sistema, entre o enchimento e o tubo de transferência, como vemos na Fig. 41.18. Mais freqüentemente trata-se de um filtro de membrana, com porosidade de cerca de 1 μm e tratado para apresentar bordas hidrófobas. Isso é necessário para reduzir o risco de ruptura das membranas causado pelas pulsações do enchimento. Devemos notar que a inserção do filtro nesse ponto deve coletar todas as partículas geradas durante o processo. Apenas as partículas que podem ser encontradas em recipientes com limpeza inadequada ou captadas com a exposição ao ambiente após a passagem através do filtro final permanecem como agentes potencialmente contaminantes. Contudo, o filtro amortece o fluxo do líquido e reduz a eficiência da retração das gotas no final do tubo de transferência, tornando por vezes difícil controlar o volume fornecido tão exatamente quanto seria possível sem o filtro.

LÍQUIDOS — O enchimento de um pequeno número de recipientes pode ser realizado com uma seringa hipodérmica e agulha, sendo o líquido aspirado para a seringa e forçado através da agulha no recipiente. Um aparelho para aumentar a velocidade do enchimento é o Cornwall Pipet (*Becton Dickinson*). Ele apresenta uma válvula de duas vias entre a seringa e a agulha e um meio de conter o impacto do êmbolo de modo que o mesmo volume vai ser fornecido de cada vez. Conjuntos limpos, estéreis e descartáveis (fornecedores: *Burron, Pharmaseal*) que operam sob o mesmo princípio têm utilidade especial na farmácia hospitalar ou em operações experimentais.

Instrumentos de operação mecânica substituem um motor pela mão do operador nos equipamentos descritos previamente. Assim, podemos obter uma taxa de enchimento muito mais rápida. Com uma engenharia cuidadosa, o êmbolo da seringa pode ser repetido com exatidão, e, desde que esteja calibrado para a transferência, é possível obter uma alta precisão de transferência. No entanto, a velocidade da transferência, a expansão dos tubos de borracha de conexão com a válvula e o tubo de transferência e a velocidade de ação das válvulas podem afetar a precisão da transferência. Uma máquina para enchimento que emprega um pistão é vista na Fig. 41.18. As seringas de aço inoxidável são necessárias para os líquidos viscosos porque as seringas de vidro não são fortes o bastante para suportar as altas pressões desenvolvidas durante a transferência.

Quando desejamos taxas de enchimento de alta velocidade, mantendo a precisão e a exatidão, freqüentemente são reunidas diversas unidades de enchimento numa máquina coordenada eletronicamente, como vemos na Fig. 41.19. Quando o produto é sensível aos metais, podemos usar um filtro bomba-peristáltica porque o produto só entra em contato com tubos de borracha de silicone. Entretanto, com esse método ocorre alguma perda na precisão do enchimento.

A maioria dos enchedores de alta velocidade para grandes volumes de solução usa um frasco como equipamento de medida, transferindo o líquido tanto pelo vácuo como por pressão positiva do grande reservatório para os recipientes das unidades individuais. Portanto, uma grande precisão de enchimento não é possível.

A USP requer que cada recipiente seja cheio com um volume excedente ao volume do rótulo, suficiente para garantir a retirada do volume nominal do rótulo, e fornece um quadro de volumes de enchimento sugeridos.

SÓLIDOS — Os sólidos estéreis, tais como os antibióticos, são mais difíceis de subdividir igualmente em recipientes do que os líquidos. A taxa de fluxo do material sólido é lenta e freqüentemente irregular. Mesmo que seja usado um recipiente com maior diâmetro de abertura para facilitar seu enchimento, as partículas sólidas são de difícil introdução, e o risco

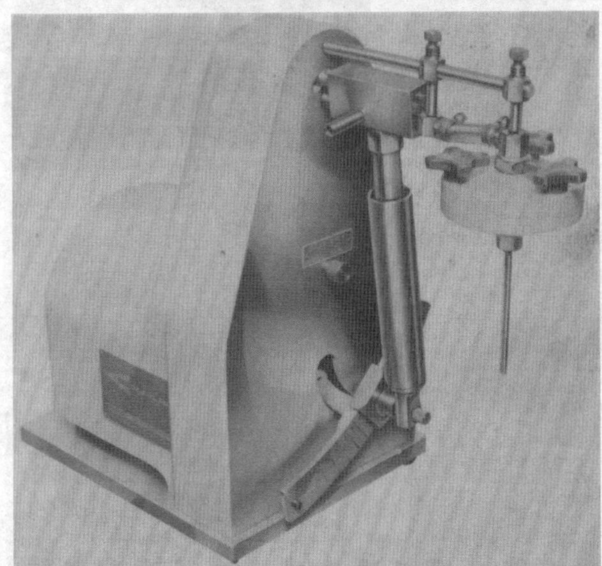

Fig. 41.18 Máquina para enchimento com emprego de uma válvula em pistão, uma seringa de aço inoxidável e um filtro final. (Cortesia, Cozzoli.)

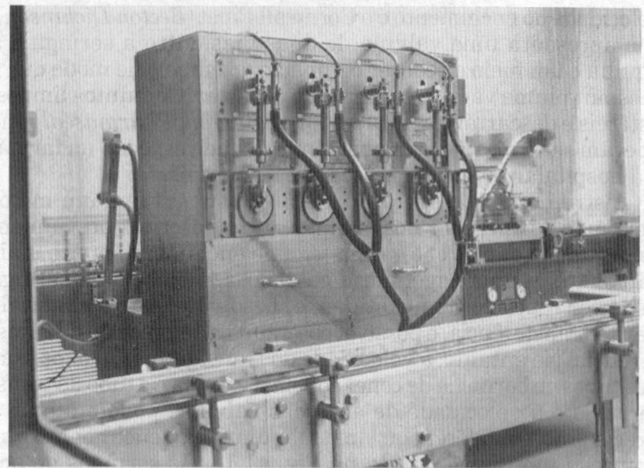

Fig. 41.19 Enchimento com líquido com quatro bombas (vista traseira), com uma esteira transportadora para ampolas protegida por um fluxo de ar laminar vertical e cortina plástica; observe a máquina de parada automática à direita, dentro da cortina. (Cortesia, Abbott.)

de entornar está sempre presente. A exatidão da quantidade fornecida não pode ser tão bem controlada quanto com os líquidos. Devido a esses fatores, a tolerância permitida para o conteúdo de tais recipientes deve ser relativamente grande.

Alguns sólidos estéreis são subdivididos em recipientes pelo peso individual. Em geral existe uma pá para auxiliar na aproximação da quantidade necessária, mas a quantidade colocada no recipiente é finalmente pesada numa balança. Esse é um processo lento. Quando o sólido é obtido numa forma granular, de modo a fluir com mais facilidade, podemos empregar outras formas de enchimento. Em geral, estas envolvem a medida e o fornecimento de um volume do material granular que foi calibrado em termos do peso desejado. Na máquina vista na Fig. 41.20, enchemos de vácuo uma cavidade ajustável na

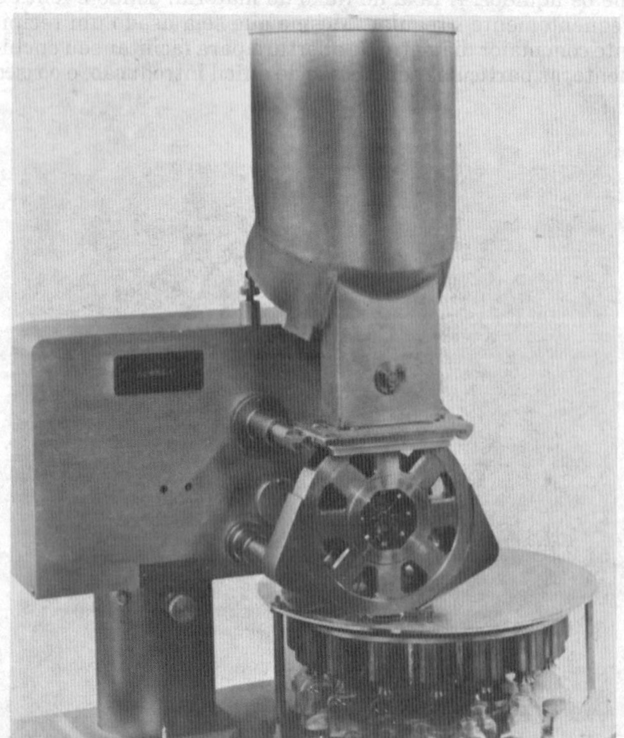

Fig. 41.20 Enchimento com pós, a vácuo, Accofil. (Cortesia, Perry.)

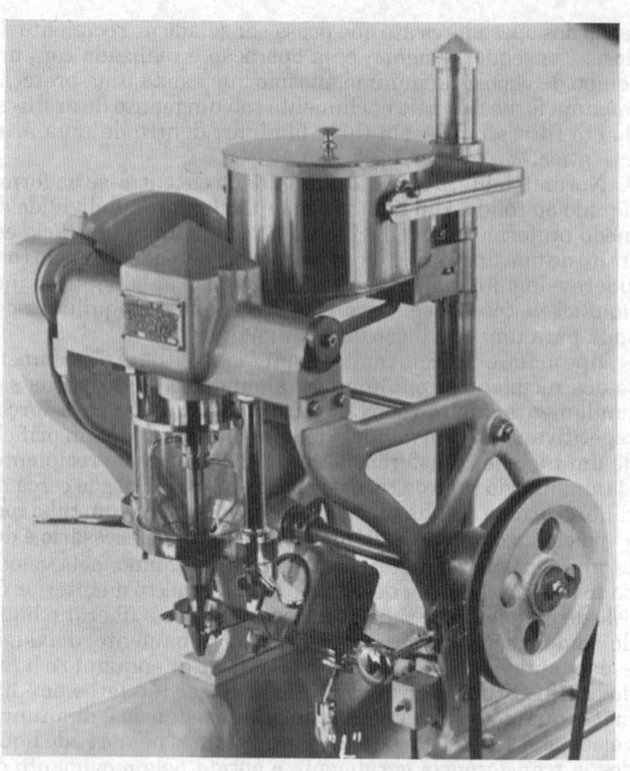

Fig. 41.21 Enchimento com pós do tipo broca. (Cortesia, Chase-Logeman.)

beira de uma roda, e o seu conteúdo é mantido pelo vácuo até que a cavidade esteja invertida sobre o recipiente. O material sólido é então liberado no recipiente com um sopro de ar estéril. Outra máquina utiliza uma verruma na haste de um funil no fundo do coxo. Com o controle do tamanho da broca e sua rotação, um volume regulado de material granular pode ser liberado da base do funil para o recipiente. Vemos essa máquina na Fig. 41.21.

SELAGEM

AMPOLAS — Os recipientes fechados devem ser selados assim que possível para prevenir a contaminação do seu conteúdo pelo ambiente. As ampolas são seladas por meio da fusão de uma porção do colo de vidro. Normalmente são empregados dois tipos de selos: os selos de ponta (contas de selos) ou selos de puxar.

Os fechamentos das pontas são feitos com a fusão de vidro na ponta do colo de uma ampola suficiente para formar uma conta e fechar a abertura. Eles podem ser feitos rapidamente na chama em alta temperatura do gás oxigênio. Para produzir uma conta uniforme, o colo da ampola deve ser aquecido igualmente por todos os lados, tais como queimadores nos lados opostos de ampolas estacionárias, ou por meio da rotação da ampola numa única chama. Devemos ter cuidado para ajustar a temperatura da chama e o intervalo de aquecimento adequadamente para tampar completamente a abertura do recipiente com uma conta de vidro. O aquecimento excessivo resulta na expansão de gases dentro da ampola contra a cabeça macia do selo e cria uma bolha. Se estourar, a ampola não está mais selada; se não estourar, a parede da bolha vai ser fina e frágil. Um aquecimento insuficiente vai deixar um capilar aberto no centro da conta. Diz-se que uma ampola com fechamento incompleto está *vazando*.

Os selos de puxar são feitos com o aquecimento do colo da ampola abaixo da ponta, deixando o suficiente da ponta para agarrar com fórceps ou outros equipamentos mecânicos. A

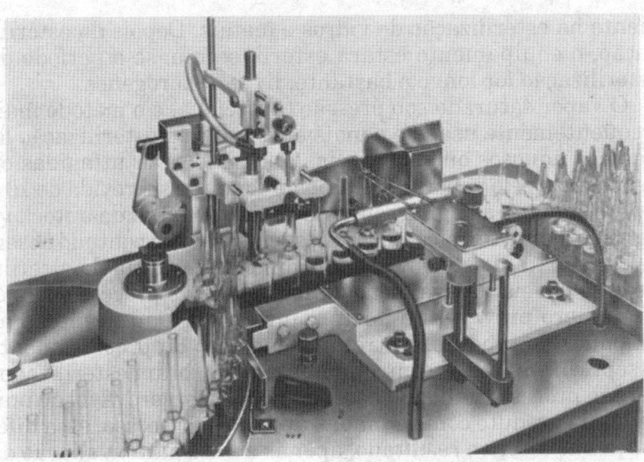

Fig. 41.22 Enchimento e selagem de puxar de ampolas automático. (Cortesia, Cozzoli.)

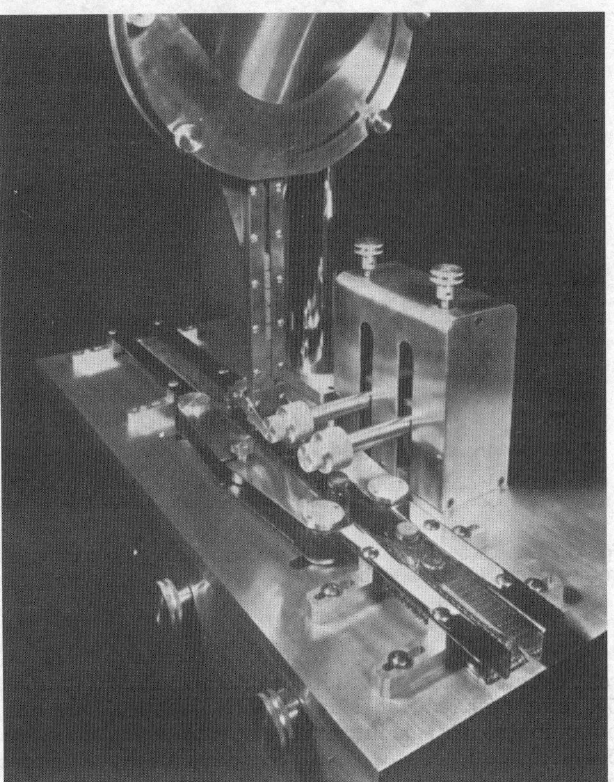

Fig. 41.23 Aparelho mecânico para inserir tampas de borracha nos frascos. (Cortesia, Perry.)

ampola é rodada na chama de um único queimador. Quando o vidro estiver amaciado, seguramos firmemente a ponta e a puxamos do corpo da ampola, que continua a girar. O pequeno capilar assim formado é fechado. O selo de puxar é mais lento, mas os selos são mais seguros do que o selo da ponta. A Fig. 41.22 mostra uma máquina que combina as etapas de enchimento e ampolas com selo de puxar.

As ampolas para pós e outros tipos com uma abertura larga devem receber o selo de puxar. Pode haver fratura do colo das ampolas durante a selagem se existirem colos úmido no momento do enchimento. O colo úmido também aumenta a freqüência de formação de bolhas e depósitos invisíveis de carbono se o produto for orgânico.

Para impedir a decomposição de um produto, é às vezes necessário deslocar o ar no espaço acima do produto na ampola com um gás inerte. Isso é feito com a introdução de uma corrente de gás como o nitrogênio ou o dióxido de carbono, durante ou depois do enchimento com o produto. Logo depois, a ampola é selada antes que o gás possa se difundir para fora. Esse processo deve ser validado para garantir um deslocamento adequado do ar pelo gás em cada recipiente.

FRASCOS E GARRAFAS — São selados pelo fechamento da abertura com uma tampa de borracha. Isso deve ser realizado o mais depressa possível depois do enchimento e com cuidado razoável para prevenir a contaminação do conteúdo. A grande abertura torna a introdução da contaminação muito mais fácil do que nas ampolas. Conseqüentemente, durante o tempo crítico de exposição, os recipientes abertos devem ser protegidos do ingresso de contaminação, de preferência com uma manta de fluxo de ar laminar com ar filtrado pelo filtro HEPA, como vemos nas Figs. 41.9 e 41.19.

A tampa deve caber confortavelmente no orifício do recipiente, de modo que sua elasticidade vai selar as irregularidades na ponta e no colo do recipiente. Entretanto, ela não deve se ajustar tanto a ponto de dificultar a sua introdução no colo do recipiente. As tampas, de preferência, são inseridas mecanicamente com um processo automatizado, especialmente com um processamento de alta velocidade. Para reduzir a fricção de modo que o fechamento possa deslizar mais facilmente para a abertura do recipiente, as superfícies das tampas são freqüentemente tratadas com silicone. Quando posicionada no ponto de inserção, a tampa é puxada mecanicamente para a abertura do recipiente (Fig. 41.23). Quando encontramos pequenos lotes, podemos usar a selagem manual com fórceps, mas esse processo acarreta maiores riscos de introdução de contaminação do que os processos automatizados.

As tampas de borracha são colocadas no lugar através de capas de alumínio. As capas cobrem as tampas e são amassadas sob a ponta da ampola ou do frasco para mantê-las juntas no lugar (veja Fig. 41.5). A tampa não pode ser removida sem destruir a capa de alumínio; é à prova de adulteração. Conseqüentemente uma capa de alumínio intacta é prova de que a tampa não foi removida com ou sem intenção. Tal confirmação é necessária para garantir a integridade dos conteúdos quanto à esterilidade e outros aspectos da qualidade.

As capas de alumínio são projetadas de modo que a camada externa das capas de dupla camada ou o centro das capas com camada única possam ser removidos sem perturbar a faixa que segura a tampa no recipiente. As tampas de borracha para uso com equipos para administração IV apresentam com freqüência um orifício permanente através da tampa. Em tais casos, coloca-se um fino disco de borracha revestido com um disco de alumínio sólido entre a camada interna e a externa da capa de alumínio, criando conseqüentemente um selo do orifício através da tampa.

As capas de alumínio com camada única podem ser aplicados através de um frisador manual, conhecido como Fermpress (fornecedores: *West, Wheaton*). As capas com camada dupla ou tripla exigem maior força para o frisamento; conseqüentemente, são necessários frisadores mecânicos para serviço pesado (fornecedores: *Bosch, Cozzoli, Perry, West, Wheaton*) (Fig. 41.24).

ESTERILIZAÇÃO

Sempre que possível, o produto parenteral deve ser esterilizado, depois de selado, em seu recipiente final (esterilização terminal) e dentro de um período de tempo tão curto quanto possível, depois do final do enchimento e selagem. Como isso envolve um processo térmico, devemos dar a devida consideração ao efeito da temperatura elevada sobre a estabilidade do produto. Muitos produtos, tanto farmacêuticos como biológicos, vão ser necessários para a esterilização térmica. Os produtos termolábeis devem, conseqüentemente, ser esterilizados por um método não-térmico, geralmente por filtração com fil-

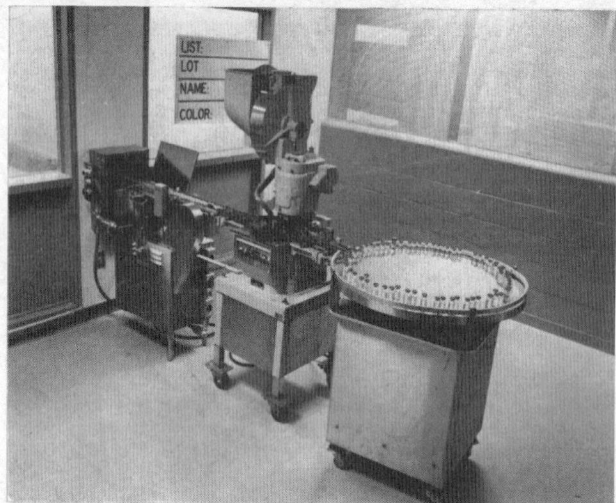

Fig. 41.24 Aplicação de capas de alumínio nos frascos no final da linha de processamento. (Cortesia, Abbott.)

tros que retêm bactérias. Subseqüentemente, todas as operações devem ser realizadas de maneira asséptica, para que a contaminação não seja introduzida no filtrado. Colóides, soluções oleosas, suspensões e emulsões termolábeis podem precisar de um processo em que cada componente é esterilizado em separado e o produto formulado e processado sob condições assépticas.

O desempenho de um processo asséptico é um desafio, mas os avanços técnicos no processamento asséptico, inclusive melhora da automação, uso de sistemas de isoladores, formulações para incluir efeitos antimicrobianos e combinações de esterilização limitada com processamento asséptico, diminuíram o risco de contaminação. Conseqüentemente, os sucessos obtidos devem estimular novos esforços para melhorar a garantia de esterilidade atingível com o processamento asséptico. A importância disso é que para muitas soluções de medicamentos e essencialmente todos os produtos biofarmacêuticos o processamento asséptico é o único método que pode ser considerado para a preparação de um produto estéril.

A interação entre condições ambientais, os componentes das tampas e o produto pode resultar em alterações indesejáveis nas tampas, tais como aumento da fragilidade ou da adesividade que podem causar perda da integridade entre o recipiente e o selo da tampa. Assim, a integridade na vida do produto é uma consideração importante na seleção e avaliação da tampa.

A avaliação do desempenho do processamento asséptico se baseia na taxa de contaminação resultante de simulações periódicas do processo, usando meios de enchimento em vez de enchimento do produto no recipiente. Uma taxa não maior do que 0,1% foi, em geral, considerada indicadora de um desempenho satisfatório na indústria. Contudo, com os avanços atuais no processamento asséptico, podemos atingir taxas de contaminação menores.[23]

Métodos não-térmicos de esterilização, tais como irradiação, foram propostos para avaliação. Contudo, como existe uma compreensão limitada das transformações moleculares que podem ocorrer nas moléculas das drogas e nos excipientes sob exposição aos altos níveis de energia do processo, há necessidade de pesquisas extensas para desenvolver os conhecimentos necessários para uma avaliação adequada. O uso da radiação para a esterilização de materiais como equipamentos médicos em plástico está bem estabelecido.

A esterilização com calor seco pode ser empregada para uns poucos sólidos secos que não são afetados adversamente pelas altas temperaturas e para o período de aquecimento relativamente longo necessário. Esse método é aplicado mais eficazmente na esterilização de vidros e metais. Depois da esterilização, o equipamento estará estéril, seco e, se o período da esterilização for longo o bastante, livre de pirógenos.

O vapor saturado sob pressão (autoclave) é o método mais freqüentemente usado e o mais eficaz para a esterilização de líquidos aquosos ou substâncias que podem ser atingidas ou penetradas pelo vapor. Uma probabilidade de sobrevida de 10^{-6} é prontamente atingida com o emprego terminal da autoclave de um produto termicamente estável. Devemos contudo observar que, para a esterilização terminal, a garantia de esterilidade se baseia na avaliação da letalidade do processo, isto é, do número provável de microrganismos remanescentes nas unidades do produto. Entretanto, no caso do processamento asséptico, em que os componentes usados foram esterilizados por um processo validado baseado no número provável de unidades do produto contaminadas durante o processo, essa diferença não altera o resultado, apenas a base para avaliação da garantia de esterilidade.

A Fig. 41.25 mostra recipientes de litro de solução sendo carregados numa autoclave para esterilização. Como a temperatura empregada numa autoclave é inferior à da esterilização com calor seco, os equipamentos feitos de materiais como borracha e polipropileno podem ser esterilizados se o tempo e a temperatura forem cuidadosamente controlados. Como já mencionamos antes, algumas injeções são afetadas adversamente pelas temperaturas elevadas necessárias para a autoclave. Com alguns produtos, como a Injeção de Dextrose, um ciclo reduzido usando uma autoclave projetada para permitir um aumento rápido da temperatura e um esfriamento rápido com jato de água tornará possível o emprego desse método. Ele não é eficaz em condições anídricas, tais como dentro de uma ampola selada contendo um sólido seco ou um óleo anídrico. Outros produtos que não suportarão as temperaturas da autoclave podem tolerar métodos térmicos marginais como a tindalização ou a pasteurização, por exemplo, 10 a 12 horas a 60°. Esses métodos podem se tornar mais eficazes para algumas injeções com a inclusão de um agente bacteriostático no produto.

Os artigos a serem esterilizados devem estar adequadamente embalados ou colocados em recipientes apropriados para permitir a penetração dos agentes esterilizantes e a proteção contra contaminação depois da esterilização. Folhas ou sacos feitos de papel especial para penetração do vapor ou materiais poliméricos estão disponíveis para esse fim. Além disso, recipientes ou bolsas impermeáveis ao vapor podem ser equipados com um filtro de exaustão para exclusão de micróbios a fim de permitir a penetração adequada do vapor e a

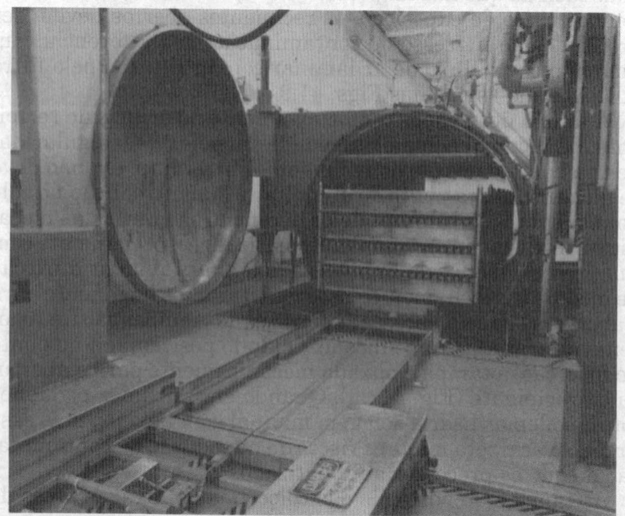

Fig. 41.25 Grande autoclave sendo carregada com frascos de litro para soluções parenterais. (Cortesia, Abbott.)

saída de ar. Diversas embalagens permitem a remoção seqüencial de suas camadas externas como artigos que são transferidos de zonas de menor para maior qualidade ambiental. As aberturas dos equipamentos submetidos à esterilização com calor seco freqüentemente são revestidas com uma chapa de alumínio prateado ou coberturas de metal ou vidro. Os materiais para embalagem comumente usados para a esterilização a vapor podem ser combustíveis ou se tornar, por outro lado, degradados sob condições de esterilização com calor seco.

A eficácia de qualquer técnica de esterilização deve ser validada antes de ser empregada na prática. Como o objetivo da esterilização é eliminar microrganismos, o indicador ideal para provar a eficácia do processo é uma forma resistente de um microrganismo adequado, normalmente esporos resistentes (um indicador biológico, ou BI). Conseqüentemente, durante a validação de um processo de esterilização, BIs de resistência conhecida e números são usados em associação com indicadores-parâmetros físicos, tais como termopares de registro. Uma vez estabelecida a letalidade do processo em associação com as medidas físicas, estas podem ser usadas para uma monitorização subseqüente dos processos em uso sem os BIs. A eliminação do uso dos BIs em associação direta com os produtos de uso humano é adequada devido ao risco sempre presente de uma contaminação não-detectada inadvertida do produto ou do ambiente.

O número de esporos e sua resistência nos BIs usados nos estudos de validação devem ser conhecidos com exatidão ou ser determinados. Além disso, o modo com que os BIs são usados na validação é crítico e deve ser controlado cuidadosamente.[30]

Além dos dados obtidos dos termopares, algumas vezes são usados outros indicadores físicos, tais como mudança de cor e indicadores de fusão, para dar indicação visual de que um invólucro ou uma carga foram submetidos a um processo de esterilização. Tal evidência pode se tornar uma parte do registro do lote para confirmar que a esterilização foi realizada.

Mais detalhes relativos aos métodos de esterilização e sua aplicação podem ser encontrados no Cap. 40. Além disso, a USP fornece sugestões relativas à esterilização de injeções e materiais relacionados.

LIOFILIZAÇÃO

A liofilização é um processo de secagem em que a água é sublimada do produto depois que ele congela.[29] As vantagens particulares desse processo são que os agentes biológicos e farmacêuticos que são relativamente instáveis em solução aquosa podem ser processados e enchidos nos recipientes das doses no estado líquido, aproveitando as vantagens da facilidade relativa de processar um líquido. Podem secar sem temperaturas elevadas, eliminando assim os efeitos térmicos adversos, e armazenados no estado seco, em que existem relativamente poucos problemas de estabilidade.

Maiores vantagens são que esses produtos são freqüentemente mais solúveis e/ou mais rapidamente solúveis, as dispersões são estabilizadas em seu período de vida em prateleira e os produtos sujeitos à degradação pela oxidação aumentaram sua estabilidade porque o processo é desempenhado num vácuo. Contudo, o maior tempo e manipulação necessários para o processamento e o custo do equipamento limitam o uso desse processo aos produtos que apresentam uma estabilidade significativamente aumentada se forem armazenados no estado seco.

O fato de que o gelo sublima em pressões abaixo de 3 torr é um princípio estabelecido em laboratório há bastante tempo (veja Cap. 20). O extenso programa de liofilização do plasma humano durante a Segunda Guerra Mundial deu o ímpeto para o desenvolvimento rápido do processo.

A liofilização consiste essencialmente em

1. Congelar um produto aquoso numa temperatura abaixo de sua temperatura eutéctica.
2. Evacuar a câmara, em geral abaixo de 0,1 torr (100 μm Hg).
3. Sublimar o gelo numa superfície fria condensante a uma temperatura abaixo da do produto, com a superfície condensante dentro da câmara ou numa câmara conectada.
4. Introduzir calor no produto sob condições controladas, fornecendo assim energia para sublimação numa taxa projetada para manter a temperatura do produto abaixo de sua temperatura eutéctica.

A Fig. 41.26 mostra um diagrama de um sistema de liofilização em pequena escala e seus componentes funcionais. O produto pode ser congelado na prateleira da câmara pelo agente refrigerante circulante (em geral, freon, amônia ou etileno glicol) do compressor através de tubos na prateleira. Depois que o congelamento está completo, o que pode levar várias horas, a câmara e o condensador são evacuados pela bomba de vácuo, tendo a superfície do condensador sido previamente esfriada por um agente refrigerante circulante do grande compressor.

O calor é então introduzido da prateleira para o produto sob controle graduado pelas bobinas de resistência elétrica ou pela água quente circulante, pelo silicone ou glicol. O processo continua até o produto ficar seco (geralmente 1% ou menos de umidade), deixando uma matriz semelhante a uma esponja dos sólidos originalmente presentes no produto, sendo a entrada de calor controlada para não degradar o produto.

Para a maioria dos agentes farmacêuticos e biológicos, o produto líquido é esterilizado pela filtração antes de serem colocados assepticamente no recipiente de dose. Os recipientes devem permanecer abertos durante o processo de secagem para permitir que o vapor de água escape; conseqüentemente, devem ser protegidos da contaminação durante a transferência da área de enchimento para a câmara de liofilização e no fim do processo de secagem até serem selados.

As câmaras de tamanho de produção devem ser equipadas com dispositivos de parada internos, hidramáticos ou pneumáticos projetados para empurrar as tampas de borracha com ranhuras nos frascos para serem selados enquanto a câmara ainda está evacuada, tendo as tampas sido parcialmente inseridas imediatamente depois do enchimento, de modo que as ranhuras estavam abertas para fora. Se não existir disponível um sistema de parada interno ou se usarmos recipientes como ampolas, devemos introduzir ar seco filtrado ou nitrogênio na câmara no final do processo para estabelecer a pressão atmosférica.

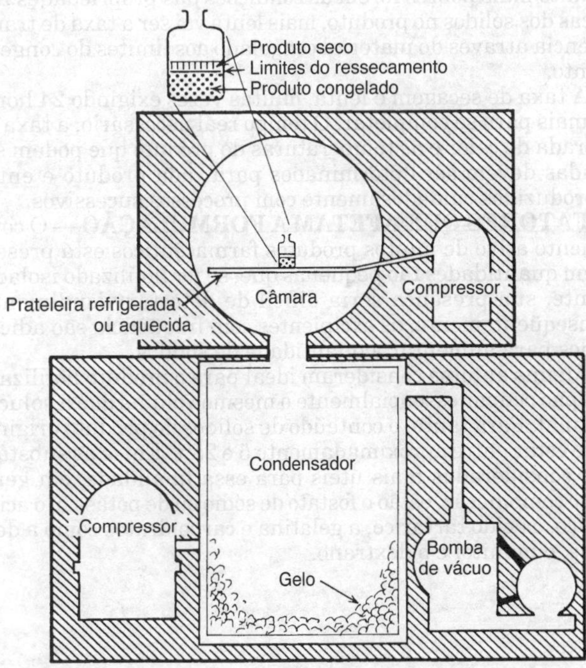

Fig. 41.26 Componentes essenciais de um sistema de liofilização.

FATORES QUE AFETAM A TAXA DO PROCESSO — Quanto maior a profundidade do produto no recipiente, mais demorado vai ser o processo de secagem. Conseqüentemente, um produto para ser congelado pela colocação do recipiente numa prateleira refrigerada deve ser enchido numa profundidade planejada, limitada. Se é preciso processar grandes volumes de solução, a área da superfície relativa à profundidade pode ser aumentada com o uso de artifícios como o congelamento do recipiente numa posição inclinada, para aumentar a área de superfície.

A verdadeira força motora do processo é a diferença de pressão de vapor entre o vapor na superfície durante a secagem do produto (limites de congelamento) e a pressão na superfície do gelo no condensador. A última é determinada pela temperatura do condensador como modificada pelo efeito isolador do gelo acumulado. A primeira é determinada por um número de fatores, inclusive

1. A taxa da condução do calor através do recipiente e do material congelado, ambos relativamente maus condutores térmicos, para os limites de congelamento, ao mesmo tempo em que mantemos todo o produto abaixo de sua temperatura eutéctica.
2. O efeito impeditivo que paira sobre a profundidade crescente do produto poroso, seco, acima dos limites de congelamento.
3. A temperatura e a capacidade de calor da própria prateleira.

Isso pode ser visualizado na Fig. 41.26.

As passagens entre a superfície do produto e a superfície do condensador devem ser bastante abertas e diretas para uma operação eficaz. As superfícies de condensação nos grandes liofilizadores podem estar na mesma câmara como o produto ou localizadas numa câmara conectada por um ducto à câmara de secagem. A evacuação do sistema é necessária para reduzir o efeito impeditivo de colisões com as moléculas de ar sobre a passagem das moléculas de água. No entanto, a pressão residual no sistema deve ser maior do que a pressão do vapor do gelo no condensador ou o gelo vai se vaporizar e ser arrastado para a bomba, um evento prejudicial para a maioria das bombas.

A quantidade de sólidos no produto, seu tamanho de partículas precipitadas e a condutância térmica vão afetar a taxa de secagem. Quanto mais sólidos estiverem presentes, mais impedimentos vai haver ao escape do vapor de água. Quanto menor for o tamanho da partícula, especialmente o tamanho do cristal do gelo, mais rápida vai ser a secagem em geral. Quanto mais pobres forem as condições das propriedades térmicas dos sólidos no produto, mais lenta vai ser a taxa de transferência através do material congelado aos limites do congelamento.

A taxa de secagem é lenta, muitas vezes exigindo 24 horas ou mais para se completar. O tempo real necessário, a taxa de entrada de calor e as temperaturas do produto que podem ser usadas devem ser determinados para cada produto e então reproduzidos cuidadosamente com processos sucessivos.

FATORES QUE AFETAM A FORMULAÇÃO — O componente ativo de muitos produtos farmacêuticos está presente em quantidades tão pequenas que, se for liofilizado isoladamente, sua presença seria difícil de detectar visualmente. Conseqüentemente, os excipientes com freqüência são adicionados para aumentar a quantidade de sólidos.

Alguns autores consideram ideal para o produto liofilizado tampão ocupar essencialmente o mesmo volume que a solução original. Para tanto, o conteúdo de sólidos do produto original deve estar entre aproximadamente 5 e 25%. Entre as substâncias consideradas mais úteis para essa finalidade, em geral como combinação, estão o fostato de sódio ou de potássio, o ácido cítrico, o ácido tartárico, a gelatina e carboidratos como a dextrose, o manitol e o dextrano.

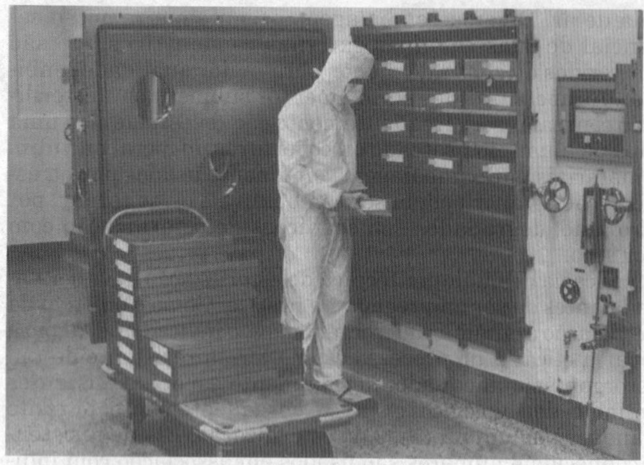

Fig. 41.27 Carga asséptica do liofilizador. (Cortesia, Upjohn.)

Cada uma dessas substâncias contribui com características de aspecto do tampão, tal como se é esponjoso e embotado ou brilhante e cristalino, firme ou friável, expandido ou retraído e uniforme ou estriado. Portanto, a formulação de um produto para ser liofilizado deve levar em conta não somente as características da natureza e estabilidade necessárias durante o estado líquido, ambas recentemente preparadas e quando reconstituídas antes do uso, mas também as características desejadas no tampão seco.

MODIFICAÇÕES NO PROCESSO E NOS EQUIPAMENTOS — Em alguns casos, um produto pode ser congelado num recipiente volumoso ou em bandejas em vez de no seu recipiente final, e então manipulado como um sólido volumoso. Tal estado requer a continuação das condições assépticas de processamento enquanto o produto estiver exposto ao ambiente.

Quando grandes quantidades de material são processadas, pode ser desejável usar bombas de ejeção no sistema do equipamento. Elas levam o vapor para as bombas e o ejetam para o exterior, eliminando assim a necessidade de uma superfície de condensação. Tais bombas são caras e só têm emprego prático em grandes instalações.

Os liofilizadores disponíveis (fornecedores: *BOC Edwards, FTS, Hull, Serail, Stokes, Usifroid, Virtic*) variam de tamanho desde pequenas unidades de laboratório até grandes modelos industriais como o visto na Fig. 41.27. Sua seleção requer consideração de fatores como

A área de bandeja necessária
O volume de água a ser removido
Como a câmara vai ser esterilizada
Se há necessidade de parada interna
Se vão ser usados *freezers* separados para o congelamento inicial do produto
O grau de operação automática desejado

Outros fatores envolvidos na seleção e no uso do equipamento são considerados na literatura.[29]

A liofilização está sendo usada atualmente na pesquisa da preservação de tecidos humanos e encontra cada vez mais aplicações na indústria alimentar. A maioria dos agentes biofarmacêuticos requer liofilização para estabilizar eficazmente seu teor de proteínas. Por isso, muitos novos estudos sobre o processo de liofilização focalizam as necessidades dessa nova classe de produtos medicamentosos.

GARANTIA DA QUALIDADE E CONTROLE

A importância de experimentar todos os meios possíveis para garantir a qualidade do produto final não pode ser enfatizada em excesso. Cada componente e etapa do processo de fabricação devem ser submetidos a um intenso escrutínio para garantir que o produto final atingiu a qualidade esperada. A responsabilidade por atingir essa qualidade é dividida adequadamente em conceito e prática em Garantia da Qualidade (GQ) e Controle da Qualidade (CQ). A GQ se relaciona aos estudos feitos e aos planos desenvolvidos para garantir a qualidade de um produto em perspectiva, com uma confirmação final de obtenção. O CQ engloba pôr em prática esses planos durante a produção e inclui todos os testes e avaliações realizados para ter certeza de que existe qualidade num lote específico do produto.

Os princípios para atingir a qualidade são basicamente os mesmos para a produção de qualquer agente farmacêutico. Eles são discutidos no Cap. 51. Durante a discussão da preparação de injeções neste capítulo, foi feita menção a numerosos requisitos de qualidade para componentes e processos de produção. Aqui, só testes selecionados caracteristicamente requeridos antes de um produto parenteral acabado ser liberado são discutidos brevemente, inclusive esterilidade, pirógenos e testes de partículas.

TESTE DE ESTERILIDADE

Todos os lotes de injeções em seus recipientes finais devem ser testados para avaliar sua esterilidade. A USP prescreve os requisitos para esse teste para injeções oficiais. A FDA usa esses requisitos como orientação para testar produtos estéreis não-oficiais. O teste oficial primário é realizado através da filtração, mas a transferência direta também é usada se uma membrana de filtração não for apropriada. Para dar maiores garantias de que os microrganismos viáveis crescerão, se estiverem presentes, a USP exige que todos os lotes de meios de cultura sejam testados em sua capacidade de promover crescimento. No entanto, devemos reconhecer que a confiabilidade dos dois métodos de teste apresenta as limitações inerentes aos testes de recuperação microbiana. Conseqüentemente, devemos notar que esse teste não tem a intenção de ser um teste completamente avaliativo para um produto submetido a um método de esterilização de eficácia ignorada. Sua intenção primária é ser uma checagem da probabilidade de que um procedimento de esterilização previamente validado foi repetido ou garantir sua eficácia continuada. No Cap. 40 discutimos o teste de esterilidade.

No evento de que um teste de esterilidade fracasse, a questão imediata refere-se ao fato de se o crescimento observado foi causado por microrganismos viáveis no produto (contaminação verdadeira) ou se se trata de contaminação externa durante o teste (um falso-positivo). A USP não permite a realização de um novo teste, mas a posição da FDA é de que os resultados dos novos testes só são válidos se houver evidências convincentes de que a causa do fracasso do teste inicial reside no laboratório. Logo, uma investigação completa deve ser iniciada para dar suporte à justificação para realizar um novo teste e avaliar a validade dos resultados do novo teste em relação à liberação do lote do produto.

Devemos observar que um *lote* em relação ao teste de esterilidade é o grupo de recipientes do produto submetido ao mesmo procedimento de esterilização. Para recipientes de um produto esterilizado por autoclave, por exemplo, um lote iria constituir os processados num ciclo esterilizador em particular. No caso de uma operação de enchimento asséptico, um lote iria constituir todos os recipientes do produto enchidos durante um período em que não houve mudança no sistema de enchimento e que não é superior a um dia de trabalho ou a um turno.

TESTE DE PIRÓGENOS

A USP avalia a presença de pirógenos em preparações parenterais através de uma resposta febril qualitativa em coelhos, o Teste de Pirógenos (Seção 151), e do Teste de Endotoxinas Bacterianas (Seção 85). Esses dois testes da USP são descritos no Cap. 31. Os coelhos são usados como animais de teste na Seção 151 porque apresentam uma resposta a substâncias pirogênicas semelhante à do homem. Enquanto uma dose pirogênica mínima (MPD), na quantidade apenas suficiente para causar uma resposta positiva ao Teste de Pirógeno da USP, pode às vezes produzir resultados duvidosos, um conteúdo igual a poucas vezes a MPD não deixa dúvidas. Conseqüentemente, o teste é válido e continua em uso desde que foi introduzido por Seibert em 1923. Devemos compreender que nem todas as injeções podem ser submetidas ao teste do coelho, já que o agente medicinal pode apresentar um efeito fisiológico sobre o teste animal de modo que qualquer resposta febril poderia ser mascarada.

O *Teste das Endotoxinas Bacterianas* (BET) é um teste *in vitro* baseado na formação de um gel ou no desenvolvimento de cor na presença de endotoxinas bacterianas e do lisado de amebócitos do *Limulus polyphemus*. O teste *Limulus Amebocyte Lysate* (LAL), como também é chamado, é um teste bioquímico realizado em tubo de ensaio e é mais simples, mais rápido e de maior sensibilidade do que o teste do coelho.[32] Apesar de detectar apenas os pirógenos endotóxicos das bactérias gram-negativas, esses são os agentes microbianos ambientais mais proeminentes com probabilidade de invadir produtos estéreis. O teste também é automatizado.[33]

O teste LAL é um teste semiquantitativo. Para fornecer uma padronização para o teste, a USP estabelece uma endotoxina de referência contra a qual lotes de lisado são padronizados. Assim, a sensibilidade do lisado é dada em termos de unidades de endotoxina (EU). A maioria das injeções da USP recebe limites em termos de EU (p. ex., Injeção Bacteriostática de Cloreto de Sódio, 1,0 EU/mL), indicando assim maior prioridade para o BET nos testes que avaliam a presença de endotoxinas nos produtos parenterais e nos equipamentos médicos.

AVALIAÇÃO DAS PARTÍCULAS

A matéria particulada nas soluções parenterais é há muito reconhecida como inaceitável porque o usuário pode esperar que a presença de *sujeira* visível sugeriria que o produto é de qualidade inferior. Hoje, sabe-se que a presença de partículas em solução, sobretudo se forem injetadas por via IV, pode ser nociva. No momento, ainda são limitados os dados que definem a magnitude do risco e dos efeitos produzidos, mas demonstrou-se que partículas de fios, borracha, agentes químicos insolúveis e outras matérias estranhas podem produzir êmbolos nos órgãos vitais de animais e homens.[34] Demonstrou-se também que o desenvolvimento de flebite de infusão pode estar relacionado à presença de matéria particulada em líquidos intravenosos.[35]

O tamanho de partícula de maior preocupação ainda não foi definido, mas sugere-se que, como os eritrócitos têm um diâmetro de aproximadamente 4,5 μm, as partículas maiores do que 5 μm devem ser a base de avaliação. Essa é uma partícula consideravelmente menor do que pode ser visto a olho nu; aproximadamente 50 μm é o limite mínimo, a menos que se use o efeito Tyndall, em que partículas de até 10 μm podem ser vistas devido à luz que dispersam.

A USP especifica que a boa prática de fabricação requer que cada recipiente final de uma injeção seja submetido individualmente à inspeção visual e que recipientes em que é possível ver partículas devem ser eliminados. Essa inspeção de 100% do lote de produto foi projetada para evitar a distribuição e o uso de parenterais que contenham partículas que possam ser nocivas tanto psicologicamente como do ponto de vista orgânico. Portanto, todas as unidades do produto de uma linha de produção estão sendo inspecionadas individualmente pelo olho humano sob boa iluminação, protegida contra reflexos para o olho e contra um fundo branco-e-preto. Essa inspeção está sujeita à limitação do tamanho das partículas que podem ser vistas, à variação da acuidade visual de inspetor para inspetor, ao seu estado emocional, estresse, cansaço e outros fatores pessoais que vão afetar o que é visto. Contudo, fornece um meio de eliminar as poucas unidades que normalmente contêm partículas visíveis. As máquinas de inspeção automatizadas estão sendo cada vez mais usadas atualmente.

A avaliação do nível de partículas abaixo do tamanho visível de cerca de 50 μm tornou-se cada vez mais usada no indicador do processo de limpeza na produção de injeções pelo CQ. Os testes usados, entretanto, são destrutivos aos recipientes. Portanto, são realizados em amostras de produtos selecionadas adequadamente. Além disso, todos esses testes exigem técnicas de preparação muito rígidas e ultralimpas, para garantir a exatidão da contagem e a medição do tamanho das partículas apenas no produto, em vez das que podem ter sido introduzidas inadvertidamente durante a preparação da amostra para o procedimento do teste.

A USP identificou dois métodos de teste em (788), *Matéria de Partículas nas Injeções.* Todas as LVI para infusão de dose única e as SVI para as quais a monografia especifica um limite (primariamente as soluções de infusão comumente acrescentadas) estão sujeitas aos limites especificados dados no Quadro 41.3. O primeiro teste a ser empregado é o teste de obscurecimento da luz, que emprega um instrumento eletrônico projetado para contar e medir o tamanho das moléculas através de uma sombra criada pela partícula quando esta atravessa um feixe de luz de alta intensidade (fornecedores: *Climet, HIAC/Royco*). Se a fórmula da injeção não é uma solução clara, transparente (p. ex., uma emulsão) ou se excede os limites especificados para o teste de obscurecimento da luz, ela deve ser submetida ao teste de contagem microscópico. O último método consiste na filtração de uma amostra medida de solução através de um filtro de membrana em condições ultralimpas e então na contagem das partículas na superfície do filtro, usando um microscópio e luz oblíqua (amplificação, 100 ×). As exigências de tempo para realizar o último teste são muito longas. Esses padrões estão sendo prontamente cumpridos nos EUA hoje pelos fabricantes das LVI e das SVI especificadas. Informações adicionais podem ser encontradas na literatura, especialmente em um extenso artigo de revisão.[36]

Se esses padrões são ou não realistas do ponto de vista toxicológico não foi bem estabelecido; o objetivo do compêndio é estabelecer limites de especificações que vão estimular a preparação de soluções parenterais limpas, especialmente as que serão administradas por via intravenosa.

Devemos também observar que os tipos de administração e as técnicas usadas para preparar e administrar os líquidos para infusão intravenosa podem introduzir quantidades consideráveis de partículas numa solução que seria de outra maneira limpa. Logo, o fabricante farmacêutico, o fabricante dos equipamentos para administração, o farmacêutico, a enfermeira e o médico devem dividir a responsabilidade para garantir que o paciente receba uma injeção intravenosa limpa.

Quadro 41.3 Limites da Matéria de Partículas Subdivisíveis nas Injeções USP

Teste de contagem de partículas pelo obscurecimento da luz		
	≥10 μm	≥25 μm
SVI	6.000	600/recipiente
LVI	25	3/mL
Teste microscópico de contagem de partículas		
	≥10 μm	≥25 μm
SVI	3.000	300/recipiente
LVI	12	2/mL

TESTE DE VAZAMENTO

As ampolas seladas por meio de fusão têm de ser submetidas a um teste para determinar se persiste ou não um acesso para o exterior; caso persista, o conteúdo ou parte dele pode vazar para o exterior, estragar o invólucro, ou microrganismos ou outros agentes contaminantes podem entrar na ampola. Mudanças de temperatura durante o armazenamento podem causar expansão e contração da ampola e do seu conteúdo, e vão acentuar o intercâmbio se houver alguma passagem, mesmo que de tamanho microscópico.

Esse teste é, em geral, realizado com a produção de uma pressão negativa dentro de uma ampola selada de modo incompleto, enquanto a ampola é mergulhada inteiramente numa solução de corante fortemente positiva. Na maioria das vezes, trata-se da solução a 1% de azul de metileno. Depois de enxaguar cuidadosamente a solução de corante do exterior da ampola, podemos ver a cor do corante na região do vazamento. As ampolas com vazamento certamente serão eliminadas.

Os frascos e as garrafas não são submetidos a tal teste de vazamento porque o material de selagem (tampa de borracha) não é rígido. Logo, os resultados de tal teste não são significativos. Contudo, a garantia da integridade da selagem de recipiente-tampa deve ser uma parte integral do desenvolvimento do produto com o estabelecimento de especificações para a adaptação da tampa no colo do recipiente, as características físicas da tampa, a necessidade de lubrificar a tampa e a pressão da capa.

TESTE DE SEGURANÇA

O National Institutes of Health exige que a maioria dos produtos biológicos seja rotineiramente testada em animais. Sob a Kefauver-Harris Amendments ao Federal Food, Drug and Cosmetic Act, a maioria dos produtos agora precisa ser testada para pesquisar sua segurança. Como é inteiramente possível para um produto parenteral passar em um teste de esterilidade de rotina, no teste de pirógenos e em análises químicas e ainda assim causar reações desfavoráveis quando for injetado, é essencial a realização de um teste de segurança em animais, sobretudo para os produtos biológicos, para dar maiores garantias de que o produto não apresenta propriedades tóxicas inesperadas. Os testes de segurança em animais são discutidos em detalhe na USP.

EMBALAGEM E RÓTULOS

Uma discussão completa sobre a embalagem das soluções parenterais está além dos propósitos deste texto. É certamente essencial que a embalagem forneça ampla proteção contra o transporte, a manipulação e o armazenamento, assim como proteção contra materiais sensíveis à luz da radiação ultravioleta. Uma revisão extensa desse assunto foi publicada.[37]

EMBALAGEM — A USP inclui alguns requisitos para a embalagem e o armazenamento de injeções, como se segue:

1. O volume em recipientes de dose única é definido como sendo o que é especificado para administração parenteral de uma vez e se limita ao volume de 1.000 mL.
2. As soluções parenterais para administração intra-espinhal, intracisternal ou peridural só são embaladas em recipientes para doses únicas.

3. A menos que uma monografia individual especifique o contrário, nenhum recipiente para doses múltiplas apresenta um volume de injeção acima do necessário para permitir a retirada e a administração de 30 mL.
4. As injeções embaladas para uso como soluções de irrigação ou para hemofiltração ou diálise ou para nutrição parenteral estão isentas das exigências relativas à embalagem. Os recipientes embalados para uso como soluções de hemofiltração ou irrigação podem ser projetados para esvaziar rapidamente e podem conter volumes acima de 1.000 mL.
5. As injeções para uso veterinário estão isentas das exigências de empacotamento e armazenamento relativas ao limite dos recipientes para doses únicas e ao volume dos recipientes para múltiplas doses.

RÓTULOS — O rótulo de uma injeção precisa fornecer ao médico ou outro usuário todas as informações necessárias para garantir o uso adequado do produto. Como todas essas informações não podem ser colocadas diretamente sobre o recipiente e ser legíveis, pode haver necessidade de uma bula. Os requisitos em geral para os rótulos das drogas são discutidos no Cap. 90.

Uma reafirmação das definições da USP para os rótulos para Injeções é a seguinte:

O termo *rotulagem* designa toda a matéria gráfica escrita ou impressa colocada diretamente sobre o recipiente ou em qualquer papel ou embalagem em que se encontre na falta de invólucros ou de papéis, com exceção do recipiente para distribuição. O termo *rótulo* designa a parte da bula que se encontra no recipiente imediato.

O rótulo apresenta o nome da preparação, o conteúdo percentual da droga de uma preparação líquida, a quantidade de ingrediente ativo de uma preparação seca, o volume de líquido a ser acrescentado para preparar uma injeção ou uma suspensão a partir de uma preparação seca, a via de administração, esclarece as condições de armazenamento e estabelece uma data de validade. O rótulo também deve indicar o nome do fabricante ou do distribuidor e apresentar um número de identificação do lote. O número do lote é capaz de dar acesso a toda a história da produção da embalagem específica, inclusive cada etapa isolada da produção.

O rótulo de recipiente é aplicado de modo que uma área suficiente do recipiente permanece descoberta em toda a sua extensão ou circunferência para permitir a inspeção do seu conteúdo.

O rótulo precisa revelar o nome do veículo e as proporções de cada componente, se for uma mistura; os nomes e proporções de todas as substâncias acrescentadas para aumentar a estabilidade ou a utilidade; e a data de validade onde for exigido pela monografia individual.

As preparações para uso como soluções de diálise, hemofiltração ou irrigação precisam atender às exigências para Injeções além das que se relacionam ao volume e também apresentar no rótulo o esclarecimento de que não são para injeção intravenosa.

As injeções para uso veterinário são rotuladas dessa forma.

REFERÊNCIAS

1. Griffenhagen GB. *Bull Parenter Drug Assoc* 1962; 16(2): 12.
2. Joint Commission on Accreditation of Healthcare Organizations. *The Complete Guide*. Chicago: JCAHO, 1997.
3. Trissel LA. *Handbook on Injectable Drugs*, 9th ed. Bethesda, MD: ASHP, 1996.
4. 21 CFR 210, *Current Good Manufacturing Practice in Manufacturing, Processing, Packaging or Holding of Drugs; General*. Washington, DC: Supt of Documents, USGPO.
5. Kuhlman H, Coleman D. In *Sterile Pharmaceutical Products: Process Engineering Applications*. Avis KE, ed. Buffalo Grove, IL: Interpharm Press, 1995.
6. Spiegel AJ, Noseworthy MM. *J Pharm Sci* 1963; 52: 917.
7. Schroeter LC. *Ibid* 1961; 50: 891.
8. Neam S, *et al. PDA J Pharm Sci Technol* 1997; 51: 166.
9. Pearson FC III. *Pyrogens*. New York: Dekker, 1985.
10. Morton DK. *J Parenter Sci Technol* 1987; 41: 145.
11. Autian J. *Bull Parenter Drug Assoc* 1968; 22: 276.
12. Lambert P. *Pharm Technol* 1991; 15: 48.
13. *Tech Methods Bull* No. 3. Philadelphia: PDA, 1982.
14. *Tech Methods Bull* No. 1. Philadelphia: PDA, 1980.
15. *Tech Methods Bull* No. 2. Philadelphia: PDA, 1981.
16. Fed Std No 209E, GSA, Washington, DC 20407, Sep 11, 1992.
17. Davenport SM. *J Parenter Sci Technol* 1989; 43, 158.
18. Noble N, *et al. Pharm Engr* 1996; 16(4): 8.
19. Chrai S, *et al. J Parenter Sci Technol* 1986; 40: 104.
20. Whyte W, Niven L. *J Parenter Sci Technol* 1986; 40: 182.
21. Whyte W. *PDA J Pharm Sci Technol* 50: 210, 1996.
22. USP 24⟨1116⟩ *Microbiological Evaluation of Clean Rooms and Other Controlled Environments*. Rockville, MD: USPC, 2000.
23. PDA *Tech Rep* No. 22, 1996.
24. Grimes TL, Fonner DE, *et al. Ibid* 1977; 31: 179.
25. Myers T, Chrai S. *J Parenter Sci Technol* 1981; 35: 8.
26. Seiberling DA. *Pharm Eng* 1986; 6(6): 30.
27. Singh M, Ravin LJ. *Ibid* 1986; 40: 34.
28. Levy RV, Souza KS, Neville CB. *Pharm Technol* 1990; 14: 160.
29. Nail SL. In *Pharmaceutical Dosage Forms: Parenteral Medications*, 2nd ed, vol 61. Avis KE, *et al*. New York: Dekker, 1993, p 2.
30. USP 24 ⟨1035⟩: *Biological Indicators*. 2000.
31. Carpenter JF, Chang BS. In *Biotechnology and Biopharmaceutical Manufacturing, Processing and Preservation*. Avis KE, Wu VL, eds. Buffalo Grove, IL: Interpharm Press, 1996.
32. Cooper JF. *Bull Parenter Drug Assoc* 1975; 29: 122.
33. Novitsky TJ, Ryther SS, *et al. J Parenter Sci Technol* 1982; 36: 11.
34. Garvan JM, Gunner BW. *Med J Aust* 1964; 2: 1.
35. Deluca P, *et al. Am J Hosp Pharm* 1975; 32: 1001.
36. Borchert SJ, Abe A, *et al. J Parenter Sci Technol* 1986; 40: 212.
37. *PDA Tech Rep* No. 5. Philadelphia, 1984.

BIBLIOGRAFIA

Akers MJ, Guazzo DM. *Parenteral Quality Control*. New York: Dekker, 1993.

Avis KE, Levchuk JW. In *Dispensing of Medication,* 9th ed. King RE, ed. Easton, PA: Mack Publ Co, chap 9, 1984.

Avis KE. In *The Theory and Practice of Industrial Pharmacy*, 3rd ed, Lachman L, *et al*. Philadelphia: Lea & Febiger, chaps 21 & 22, 1986.

Avis KE, Lieberman HA, Lachman L, eds. *Pharmaceutical Dosage Forms: Parenteral Medications,* 2nd ed, vol 1. New York: Dekker, 1992.

Ibid 2nd ed, vol 2. New York: Dekker, 1993.

Ibid 2nd ed, vol 3. New York: Dekker, 1993.

Block SS, ed. *Disinfection, Sterilization and Preservation,* 3rd ed. Philadelphia: Lea & Febiger, 1983.

Carleton FJ, Agalloco JP, eds. *Validation of Aseptic Pharmaceutical Processes*. New York: Dekker, 1986.

Meltzer TH. *High Purity Water Preparation for the Semiconductor, Pharmaceutical and Power Industries*. Littleton, CO: Tall Oaks Publ, 1993.

Meltzer TH, ed. *Filtration in the Pharmaceutical Industry*. New York: Dekker, 1987.

Meryman HT, ed. *Cryobiology*. New York: Academic, 1966.

Pearson FC III. *Pyrogens*. New York: Dekker, 1985.

Phillips GB, Miller WS, eds. *Industrial Sterilization*. Durham, NC: Duke University Press, 1973.

Turco S, King RE. *Sterile Dosage Forms,* 3rd ed. Philadelphia: Lea & Febiger, 1987.

CAPÍTULO **42**

Agentes Intravenosos

Salvatore J Turco, PharmD, FASHP
Professor of Pharmacy
Temple University School of Pharmacy
Philadelphia, PA 19140

Estima-se que 40% de todos os medicamentos administrados em hospitais sejam dados na forma de injeções, e o uso dessa forma de administração vem crescendo. Parte desse crescimento da terapia parenteral é conseqüência da utilização cada vez maior de líquidos intravenosos (soluções IV). Na última década, o uso de líquidos IV dobrou, aumentando de 150 milhões de unidades para 320 milhões de unidades anualmente. Os líquidos IV não apenas continuam servindo como meio de reposição hídrica, de restauração do equilíbrio eletrolítico e de nutrição complementar, mas também são importantes como veículos para a administração de outras substâncias medicamentosas e para a nutrição parenteral total (NP). Os líquidos intravenosos estão-se tornando cada vez mais usados como meio de administrar outros medicamentos em virtude da melhor conveniência, por reduzirem a irritação em potencial dos medicamentos e quando o que se deseja é uma terapia medicamentosa contínua e intermitente.

As técnicas da NP evoluíram de forma constante na última década, e suas aplicações vêm aumentando. O uso de líquidos IV com esses propósitos exige a manipulação de agentes específicos intravenosos (prescrições parenterais) para satisfazer as necessidades de um determinado paciente. Entretanto, a combinação de substâncias medicamentosas num líquido IV pode promover incompatibilidades parenterais e dar origem a condições não-favoráveis para a estabilidade do medicamento. Uma nova área de especialização foi criada para farmacêuticos de hospitais a fim de que possam desenvolver a melhor técnica de preparar essas soluções — reconhecer a incompatibilidade entre os medicamentos e seus problemas de estabilidade e o potencial para uma possível contaminação — e participar na administração das soluções. A combinação complexa de uma ordem para NP exige pessoal especializado capaz de fazer cálculos precisos, combinações e de possuir uma técnica asséptica. A prescrição parenteral vem-se tornando cada vez mais importante em hospitais. Programas centralizados desses agentes atualmente são encontrados em 90% dos hospitais dos EUA com 300 leitos ou mais. Os equipamentos disponíveis para administrar líquidos IV tornaram-se mais sofisticados, fato que possibilitou uma maior precisão das dosagens, além de levar ao desenvolvimento de novos conceitos e métodos de nutrição e de terapia medicamentosa.

Atualmente, os equipamentos mecânicos e eletrônicos são elementos comuns nos hospitais. O uso desses equipamentos aumenta cada vez mais, bem como sua sofisticação. Bombas eletrônicas recentemente construídas foram desenvolvidas para uso hospitalar. Bombas munidas de múltiplos canais estão à disposição para a infusão de múltiplos medicamentos. Mais de 500.000 condutores de infusão implantáveis foram inseridos em pacientes, e 100.000 novos pacientes recebem esses condutores de infusão a cada ano para realizar terapia medicamentosa. Novos métodos de administração IV de medicamentos foram apresentados e estão em constante evolução. A introdução da analgesia controlada pelo paciente (ACP) é um procedimento comum nos hospitais. Essa tecnologia permite que o paciente que sofre de dor seja capaz de controlar o grau de analgesia.

O crescimento da NP nos hospitais tem sido equivalente aos programas domiciliares de NP. Vários pacientes conduzem nutrição parenteral em casa, incluindo aqueles com doenças infecciosas e neoplásicas. Existem publicações mais exatas e mais completas das normas de preparação e administração parenteral em hospitais feitas pelos farmacêuticos. Essas normas, promovendo métodos sofisticados de preparo pelos farmacêuticos, tornaram-se recomendações. Elas são uma prova da importância da preparação parenteral no cenário institucional. A embalagem dos agentes parenterais também passou por mudanças radicais nos últimos 5 anos. Os fabricantes fornecem atualmente parenterais pré-acondicionados, pré-misturados e pré-congelados. Introduziram no mercado minissacos plásticos (*ADD-Vantage*, Abbott). Os fabricantes de parenterais também fornecem líquidos pré-misturados (p. ex. antibióticos, teofilina, heparina, lidocaína, dopamina). Recipientes multidose foram desenvolvidos para acomodar novos métodos de preparo de parenterais pelos farmacêuticos. A indústria farmacêutica respondeu às necessidades dos farmacêuticos, voltando-se para os requisitos sobre embalagem, rotulagem e projetos de construção necessários para facilitar a assistência ao paciente. A indústria de medicamentos parenterais continua empenhando-se para obter melhores padrões de qualidade e garantir a viabilidade de produtos estéreis e livres de partículas.

LÍQUIDOS INTRAVENOSOS

As injeções de grande volume destinadas à infusão intravenosa são chamadas comumente de líquidos IV e estão incluídas no grupo de produtos estéreis considerados parenterais de grande volume. Consistem em injeções de dose única contendo um volume de 100 mL ou mais sem acréscimo de outras substâncias. Os líquidos intravenosos são embalados em recipientes com capacidade para 100 a 1.000 mL. Recipientes pequenos para infusão com capacidade para até 250 mL podem ser encontrados com preenchimento parcial, com 50 ou 100 mL, destinados à aplicação de medicamentos com a técnica chamada *piggyback* (ou seja, a administração de uma segunda solução através de um tubo em Y ou através de uma conexão de borracha no conjunto de administração do primeiro líquido intravenoso, evitando assim a necessidade de um segundo local de injeção). Além dos líquidos IV, esse grupo também inclui soluções para irrigação e soluções para diálise.

Os líquidos intravenosos são soluções estéreis de substâncias químicas simples como açúcar, aminoácidos ou eletrólitos — materiais que podem ser carregados e assimilados facilmente pelo sistema circulatório. Preparadas com Água para Injeção USP, as soluções não contêm pirogênios. Em razão dos grandes volumes administrados por via intravenosa, a ausência de matéria particulada assume um papel importante em vista dos possíveis obstáculos biológicos resultantes de partículas insolúveis. A ausência de matéria particulada, ou clareza dos líquidos IV, é um fator importante tanto no momento da administração da substância após sua manipulação nos hospitais quanto na hora da fabricação da injeção.

Os limites para matérias particuladas presentes nos líquidos IV ou em injeções de grande volume destinadas à infusão em dose única são definidos na USP. É a primeira tentativa para regular e definir os limites para matérias particuladas em parenterais. Os limites também se aplicam a injeções de múltiplas doses, injeções de pequeno volume ou injeções preparadas por reconstituição de material sólido esterilizado. A USP define as matérias particuladas como substâncias estranhas, móveis e insolúveis, que não sejam bolhas gasosas, presentes nas soluções parenterais sem que se tenha tido a intenção de elas ali estarem. São contadas as partículas totais com dimensões lineares efetivas iguais ou superiores a 10 μm e maiores que 25 μm. O líquido IV cumpre com as exigências do teste se não contiver mais do que 50 partículas/mL que sejam iguais ou maiores do que 10 μm e não mais do que 5 partículas/mL que sejam iguais ou maiores do que 25 μm em dimensão linear.

Os líquidos intravenosos são comumente usados para várias condições clínicas, que incluem:

Correção de distúrbios do equilíbrio eletrolítico.
Correção de distúrbios dos líquidos do corpo (reposição líquida).
Um meio para fornecer nutrição básica.
Uma base para a NP.
Veículos para outras substâncias medicamentosas.

Nos dois últimos casos, vem-se tornando comum acrescentar outros medicamentos a determinados líquidos IV para atender às necessidades clínicas do paciente. O uso de líquidos IV como forma de veículos oferece as vantagens de se ter conveniência, um meio de reduzir a irritação em potencial do medicamento e um método de terapia medicamentosa contínua. Entretanto, a prática requer que se façam considerações cuidadosas quanto à estabilidade e à compatibilidade dos aditivos presentes nos líquidos IV que estão servindo de veículo. Esse enfoque também exige a obediência rígida às técnicas de assepsia, tanto no ato de acrescentar os medicamentos como na administração dos líquidos IV. Esses procedimentos são discutidos mais adiante no capítulo. Os líquidos IV comumente usados para parenterais são mostrados no Quadro 42.1.

Muitos estados patológicos resultam na depleção e perda eletrolítica. A concentração e o equilíbrio eletrolíticos adequados no plasma e nos tecidos são essenciais para o funcionamento adequado do corpo. A restauração e o equilíbrio eletrolíticos são obtidos mais rapidamente através da administração de líquidos IV. Os eletrólitos necessários incluem os íons sódio e cloreto, os quais em solução salina normal propiciam a solução que mais se aproxima da composição do líquido extracelular, comparada com soluções compostas com qualquer outro sal; o potássio, principal cátion intracelular da maior parte dos tecidos do corpo e essencial para o funcionamento dos sistemas nervoso e muscular, como também do coração; o magnésio, como complemento nutricional especialmente nas soluções de NP; e o íon fosfato, importante numa variedade de reações bioquímicas. Além dos líquidos eletrolíticos padronizados mostrados no Quadro 42.1, existe no mercado um imenso número

Quadro 42.1 Líquidos Usados Comumente por Via IV

INJEÇÃO	CONCENTRAÇÃO (%)	pH	USO TERAPÊUTICO
Água estéril para injeção		5,5	Diluente
Álcool			
com SG5%[a]	5	4,5	
com soro glicofisiológico a 5%	5		Sedativo, analgésico, calorias
			Sedativo, analgésico, calorias
			Reposição líquida e de nutrientes
Aminoácido (sintético)			
Aminosyn II (*Abbott*)	3,5, 7	5,25	
FreAmine III (*McGaw*)	8,5	6,6	
Travasol (*Baxter*)	3,5, 5,5, 8,5	6,0	
Bicarbonato de sódio	5	8	Acidose metabólica
Cloreto de amônio	2,14	4,5-6,0	Alcalóides metabólicos
Cloreto de sódio	0,45, 0,9, 3, 5	4,5-7,0	Reposição hidroeletrolítica
Dextrana 40			
em SF	10	5	Líquido de injeção para circulação extracorpórea
em SG5%	10	4	Líquido de injeção para circulação extracorpórea
Dextrana 70			
em SF	6	5	Expansor do volume plasmático
em SG5%	6	4	Expansor do volume plasmático
Glicose (SG5%)	2,5-50	3,5-6,5	Reposição líquida e de nutrientes
Glicose e cloreto de sódio	Concentrações variáveis de glicose (5-20) com concentrações variáveis de cloreto de sódio (0,22-0,9)	3,5-6,5	Reposição líquida, de nutrientes e eletrolítica
Lactato de sódio	1/6 *M*	6,3-7,3	Reposição hidroeletrolítica
Manitol, também em combinação	5	5,0-7,0	Diurese osmótica
com glicose	10		
ou cloreto de sódio	15		
	20		
Múltiplas soluções eletrolíticas, várias combinações de eletrólitos, glicose, frutose, açúcar invertido		5,5	Reposição hidroeletrolítica
Ringer		5,0-7,5	Reposição hidroeletrolítica
NaCl	0,86		
KCl	0,03		
$CaCl_2$	0,033		
Ringer Lactato (da Hartmann)		6,0-7,5	Alcalinizador sistêmico; reposição hidroeletrolítica
NaCl	0,6		
KCl	0,03		
$CaCl_2$	0,02		
Lactato	0,3		

[a]Soro glicosado a 5%.

de combinações de soluções eletrolíticas em diferentes concentrações. Alguns desses líquidos eletrolíticos também contêm glicose.

O soro glicosado a 5% (SG5%) é a solução IV mais usada, tanto com o objetivo de nutrição como para reposição líquida. É uma solução isotônica, e sua administração se faz por via intravenosa numa veia periférica; 1 g de glicose propicia 3,4 cal, e 1 L de SG5% fornece 170 cal. O corpo usa a glicose numa proporção de 0,5 g/kg de peso corporal/hora. A administração mais rápida pode resultar em glicosúria. Portanto, 1 L de SG5% exige 1 1/2 h para ser assimilado. A variação do pH de SG5% pode ir de 3,5 a 6,5. A ampla variação permitida deve-se aos ácidos de açúcar livres presentes e formados durante a esterilização e armazenamento da injeção. Para evitar incompatibilidades quando outras substâncias medicamentosas são acrescentadas na Injeção de Glicose, deve-se levar em consideração um possível pH baixo ao usá-la como veículo. Podem ser encontradas soluções de glicose mais concentradas, as quais propiciam maior ingestão calórica com menos volume líquido. Por serem hipertônicas, as soluções mais concentradas podem ser irritantes às veias periféricas. As soluções com altas concentrações são administradas numa veia central de maior calibre.

Os líquidos intravenosos contendo aminoácidos cristalinos podem propiciar aminoácidos biologicamente usáveis para a síntese de proteínas (Cap. 106). As proteínas contribuem para o crescimento dos tecidos, a cicatrização de feridas e a resistência às infecções. A necessidade de proteínas de um adulto normal é de 1 g/kg/dia; as crianças e os pacientes submetidos a estresse exigem maiores quantidades. O empenho é feito no sentido de manter-se um balanço nitrogenado positivo, indicando que a proteína administrada está sendo usada adequadamente e não está sendo degradada e eliminada através da urina na forma de creatinina e uréia, que são escórias normais. Numa situação de equilíbrio nitrogenado positivo, os pacientes estão recebendo mais nitrogênio do que eliminando. No equilíbrio nitrogenado negativo, existe mais nitrogênio sendo eliminado através da urina regularmente do que é administrado por via IV. Isso significa que os tecidos continuam sendo consumidos e que não está havendo reposição apropriada. A Injeção de Aminoácidos é capaz de proporcionar as necessidades totais de proteínas do corpo através do procedimento conhecido com NP (discutido adiante) ou ser usada para nutrição complementar por meio de administração periférica. Além de aminoácidos, essas injeções nutricionais também podem conter glicose, eletrólitos, vitaminas e insulina. Emulsões gordurosas (*Intralipid*, Kabi Vitrum AB; *Liposyn II*, Abbott; *Travamulsion*, Baxter) às vezes são usadas concomitantemente, mas normalmente são administradas em outro local. Entretanto, novos sistemas, como por exemplo a embalagem três em um, permitem a mistura de aminoácidos, carboidratos e gordura em um único recipiente para NP.

Sistemas de Embalagem

Os recipientes para líquidos intravenosos devem ser fabricados de forma que sejam capazes de manter a esterilidade da solução, a clareza (ausência de matéria particulada) e a não-pirogenicidade, desde o momento do seu preparo, passando pelo armazenamento até a administração clínica. Os fechos dos recipientes devem ser projetados para facilitar a inserção dos conjuntos de administração através dos quais as injeções são administradas numa velocidade de fluxo regulada em veias adequadas. Os líquidos IV podem ser encontrados em recipientes de vidro e de plástico, neste último caso, de material plástico flexível. Os líquidos IV são fornecidos em recipientes com capacidade para 1.000 mL, 500 mL e 250 mL, além de recipientes de 250 mL supridos com 50 ou 100 mL de SG5% ou injeção de cloreto de sódio a 0,9% para uso do tipo *piggyback*, além de injeções de 0,45% de cloreto de sódio e 2,5% de glicose. Os líquidos IV em recipientes de vidro são embalados a vácuo, que deve ser dissipado antes de o conteúdo ser usado. Para que o líquido saia do recipiente de vidro IV e flua através do conjunto de administração, é necessário que haja algum tipo de mecanismo que permita que o ar penetre no recipiente. Os sistemas de plástico flexíveis vigentes não exigem que haja a introdução de ar para que funcionem. Sob influência da pressão atmosférica, o líquido é pressionado a fluir para fora.

Todos os recipientes de vidro ou de plástico são destinados a uma única dose e devem ser descartados após terem sido abertos, mesmo que não tenham sido usados totalmente. Os líquidos intravenosos são embalados com aproximadamente 3% de excesso para permitir a remoção do ar do conjunto de administração, mantendo o volume estampado no rótulo do recipiente. Os recipientes são dotados com marcas de graduações equivalentes a 20 mL cada, numa escala que permite que o volume do recipiente seja determinado independentemente de o recipiente estar de pé ou de cabeça para baixo. Os recipientes de vidro possuem alças de alumínio e de plástico para serem mantidos suspensos, enquanto os recipientes de plástico possuem ilhoses e correias plásticas para serem anexados aos pólos IV.

São três as fontes que disponibilizam os líquidos IV (Abbott, Baxter e McGaw); todas fornecem recipientes de vidro e de plástico. Os sistemas de recipientes de vidro da Baxter e da McGaw são semelhantes. As características dos sistemas atuais de embalagem estão resumidas no Quadro 42.2.

Conjuntos de Administração

Os conjuntos de administração usados para aplicação de líquidos por via intravenosa são estéreis, sem ação pirogênica e descartáveis. Embora esses conjuntos sejam fornecidos por fabricantes diferentes, cada um com um sistema próprio, todos possuem certos componentes básicos, que incluem uma espícula plástica para furar o fecho de borracha ou selo plástico do recipiente, uma câmara (visor) de gotejamento para prender o ar e permitir o ajuste da velocidade de fluxo e uma extensão (150 a 450 cm) feita de uma sonda de cloreto de polivinil (PVC) terminando num condutor da injeção feito de borracha. Existem conjuntos que não são feitos de PVC para usos especiais. Na ponta do condutor, há uma agulha rígida ou adaptador de cateter. Um grampo ajustável (do tipo rolo ou parafuso) aperta a sonda para regular o fluxo. Como o condutor de borracha tem ação autovedadora, pode-se acrescentar medicação adicional ao sistema IV nesses condutores de entrada. Os recipientes de vidro que não possuem tubos de ar precisam de filtros para entrada de ar fabricados como parte do conjunto de administração (Abbott). Veja as Figs. 42.1 a 42.6.

Procedimentos para Administração

Na administração de líquidos IV, o recipiente IV básico é capaz de suprir a reposição líquida, a reposição eletrolítica, a terapia medicamentosa ou a nutrição; o líquido pode ser infundido por um período que varia entre 4 a 8 horas. Em alguns

Quadro 42.2 Recipientes de Soluções IV

FONTE	RECIPIENTE	CARACTERÍSTICAS
Baxter	Vidro	Vácuo Tubo de ar
Baxter (*Viaflex*)	Plástico	Cloreto de polivinil Flexível Sem respiradouro
McGaw	Vidro	Vácuo Tubo de ar
McGaw (*Excell*)	Plástico	Flexível
Abbott	Vidro	Vácuo Filtro de ar[a]
Abbott (*Lifecare*)	Plástico	Cloreto de polivinil Flexível Sem respiradouro

[a]Parte do conjunto de administração.

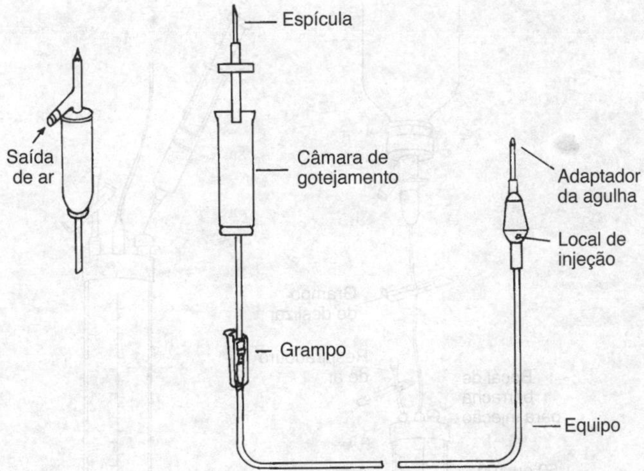

Fig. 42.1 Partes dos conjuntos básicos de administração.

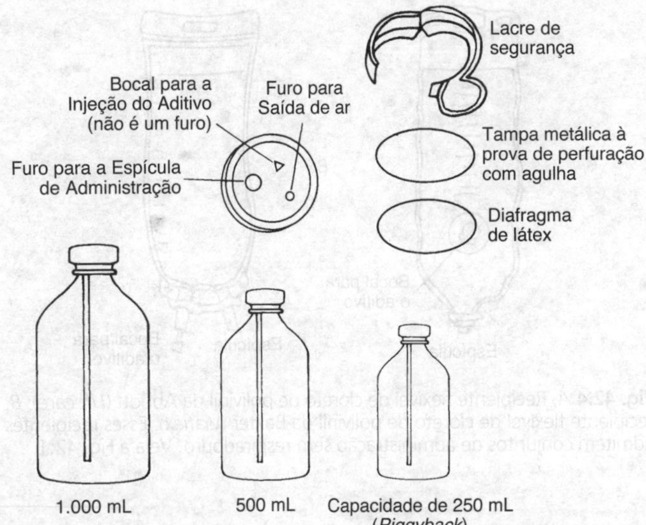

Fig. 42.3 Recipientes de vidro da Baxter e da McGaw. O tubo de ar de plástico permite que o ar entre no frasco à medida que o líquido é infundido no paciente. A espícula do conjunto de administração não tem orifício de saída. Veja a Fig. 42.1.

casos, um líquido IV é infundido lentamente com o propósito de manter a veia aberta. O procedimento permite que outros medicamentos sejam administrados assim que for preciso. O líquido IV básico também pode servir como veículo para a administração de outros medicamentos, tornando-se dessa forma um agente intravenoso (gotejamento IV), e propicia níveis sangüíneos constantes dos medicamentos acrescentados, uma vez que se tenha atingido um estado estável.

Produtos de PVC incinerados produzem um gás de cloreto de hidrogênio que é um poluente tóxico. O dietil-hexilftalato (DEHP), um componente dos recipientes de PVC, pode ser colocado em depósitos subterrâneos próprios para acondicionar lixo tóxico, onde, com o tempo, se degrada. Uma série de medicamentos fica adsorvida nos recipientes de PVC, em destaque a nitroglicerina. Sabe-se que alguns medicamentos (emulsões gordurosas, sangue, Taxol) degradam o DEHP.

Afirma-se que o recipiente da Excell elimina ou minimiza esses problemas. A película plástica não contém emolientes e não mostra nenhuma tendência para a degradação. A camada que fica em contato com a solução do recipiente é composta de um copolímero de etileno e propileno coberto de borracha, que dizem ser puro, não-tóxico e inerte do ponto de vista biológico. Esse recipiente está disponível em frascos de 250 mL, 500 mL e 1 litro. Frascos menores podem também ser encontrados, com volumes de 25, 50 e 100 mL, conhecidos como recipientes PAB.

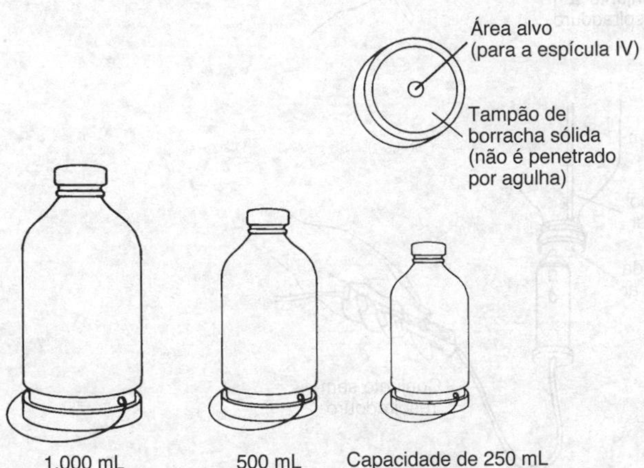

Fig. 42.2 Recipiente de vidro IV da Abbott. A saída de ar é permitida através do filtro de ar localizado na espícula do conjunto de administração. Veja a Fig. 42.1.

Para preparar um líquido IV para administração, o seguinte procedimento é usado.

A espícula do adaptador do conjunto de administração é inserida no tampo ou lacre do recipiente IV.

O líquido IV fica suspenso num suporte ao lado do leito e o ar é retirado do aparelho de administração abrindo o grampo até que o líquido saia da agulha. A sonda é então afivelada.

A punção venosa é feita por um membro da equipe especializada nesse procedimento, pela enfermeira do quarto ou pelo médico.

A velocidade de infusão é ajustada abrindo-se e fechando-se lentamente o grampo até que se obtenha a velocidade do gotejamento desejada, observada na câmara de gotejamento. O tempo normal do fluxo é de 4 a 8 horas (o normal é 125 mL correrem em 1 hora). Medicamentos como heparina, insulina, lidocaína ou dopamina podem estar presentes nas gotas IV. Quando medicamentos potentes estiverem presentes, a velocidade do fluxo vai variar, dependendo da condição clínica do paciente. Os conjuntos são fabricados para fluxos de 10, 15, 20, 50 ou 60 gotas por mL, dependendo do fabricante.

A administração intermitente de um antibiótico ou de outros medicamentos pode ser realizada através de qualquer um entre os três seguintes métodos:

1. Injeção IV direta
2. Acréscimo do medicamento ao volume de líquido predeterminado num dispositivo que controla o volume
3. Uso de um segundo recipiente (minifrasco, minibolsa) com uma solução IV já em curso (*piggybacking*)

INJEÇÃO INTRAVENOSA DIRETA — Volumes pequenos (1 a 50 mL) de medicamentos são injetados na veia por um período de tempo curto (1 a 5 min). A injeção também pode ser feita através de um bocal relacrável feito de borracha próprio para injeção de um líquido IV já em curso. Esse método é adequado para um número limitado de medicamentos, mas arriscado demais para a maioria dos medicamentos.

MÉTODO DE CONTROLE DO VOLUME — Os aparelhos que se destinam a controlar o volume fornecem um método para a infusão intermitente de soluções medicamentosas em quantidades precisas a velocidades controladas de fluxo. Essas unidades consistem em câmaras calibradas e plásticas de líquido colocadas em linha reta abaixo de um recipiente considerado primário ou, o que é mais freqüente, anexadas a um abastecimento independente de líquido. Nos dois casos, o medicamento a ser administrado é primeiramente reconstituído se for um sólido estéril e injetado no bocal de borracha próprio

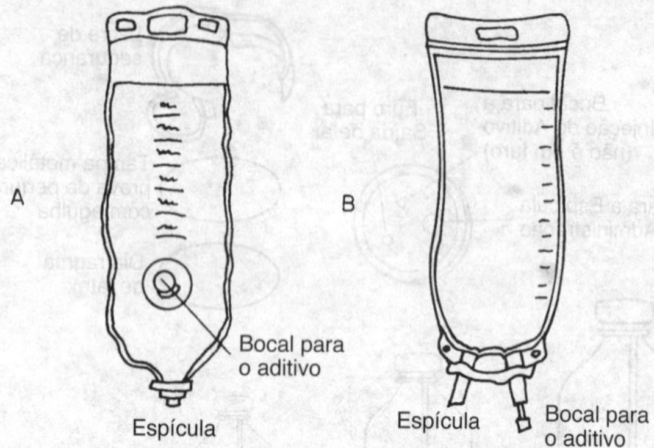

Fig. 42.4 *A*, Recipiente flexível de cloreto de polivinil da Abbott (*Lifecare*); *B*, recipiente flexível de cloreto de polivinil da Baxter (*Viaflex*). Esses recipientes admitem conjuntos de administração sem respiradouro. Veja a Fig. 42.1.

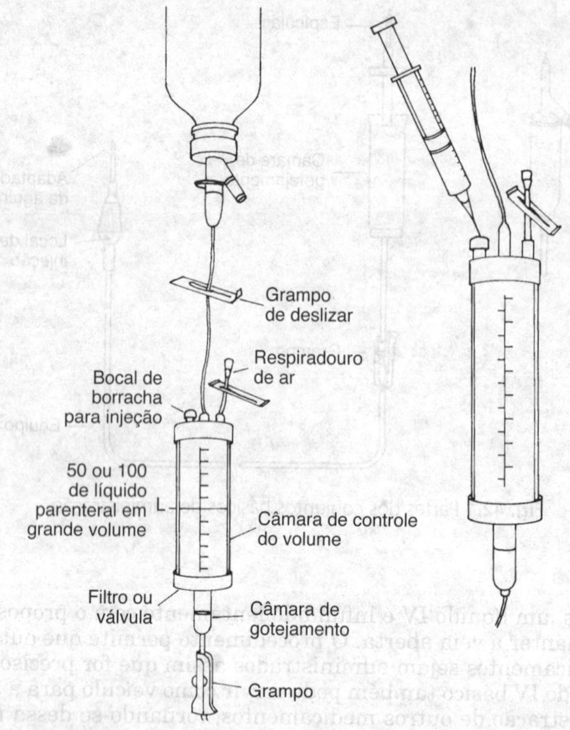

Fig. 42.6 Unidade de controle do volume para administração intermitente.

para injeção da unidade de controle do volume. Em seguida é diluído com mais 50 a 150 mL do líquido primário ou do líquido separado reservado. A administração da solução total que contém o medicamento requer 30 a 60 minutos e produz uma concentração máxima no sangue seguida por uma queda se a dosagem for descontinuada.

O procedimento para estabelecer uma infusão IV intermitente com um aparelho de controlar o volume consiste em:

Usando técnica asséptica, a espícula do aparelho de controle do volume é inserida no líquido IV primário ou em um recipiente de líquido separado. Veja a Fig. 42.6.

O ar é retirado da sonda do aparelho de controle de volume abrindo-se os grampos até que o líquido comece a sair.

O grampo é aberto acima da câmara calibrada, que é preenchida com 25 a 50 mL de líquido do recipiente IV primário ou do recipiente de líquido separado.

O grampo é fechado acima da câmara.

A medicação é injetada através do bocal de borracha da unidade de controle de volume.

O grampo acima da câmara é aberto para completar a diluição até se chegar ao volume desejado (50 a 150 mL), e então é fechado.

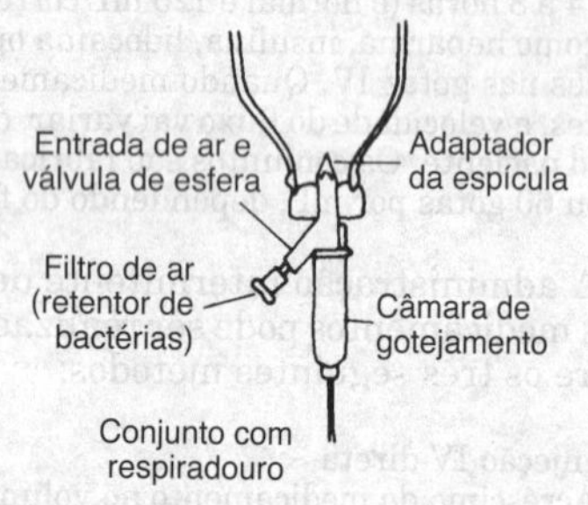

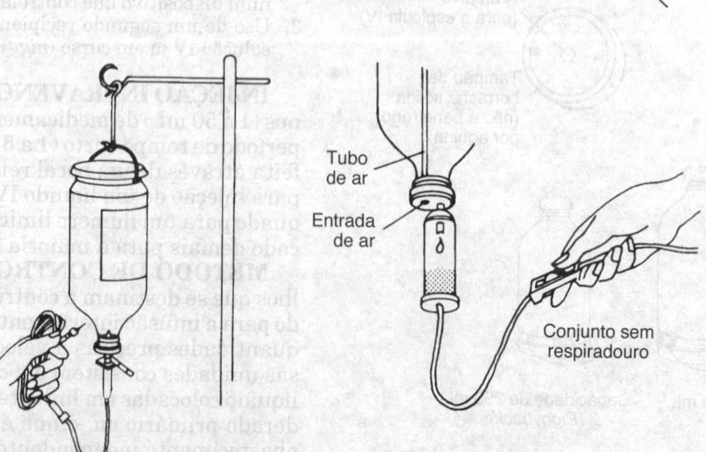

Fig. 42.5 Montando um líquido IV primário para administração.

O fluxo começa quando o grampo abaixo da unidade de controle de volume é aberto.

MÉTODO *PIGGYBACK* — O método *piggyback* (Fig. 42.7) se refere ao gotejamento intermitente IV de uma segunda solução, o medicamento reconstituído, através do sítio da punção venosa de um sistema IV primário estabelecido. Com essa estrutura, pode-se pensar no medicamento entrando na veia *por cima* do líquido IV primário, daí a denominação *piggyback* (no cangote). A técnica *piggyback* não apenas elimina a necessidade de outra punção venosa como também obtém a diluição do medicamento e os níveis máximos de sangue dentro de um período de tempo relativamente curto, normalmente de 30 a 60 minutos. A diluição do medicamento ajuda a reduzir possíveis irritações, e os níveis séricos elevados logo de início são um fator importante para ser levado em consideração nas infecções graves que exigem terapia medicamentosa agressiva. Essas vantagens popularizaram o método de terapia IV chamado *piggyback*, especialmente para a administração intermitente de antibióticos. Ao usar-se a técnica *piggyback*, retira-se o ar da unidade secundária, e sua agulha é inserida no sítio de injeção em Y do aparelho primário ou no sítio da injeção na extremidade do aparelho primário. Começa então a infusão *piggyback*. Assim que for concluída, a infusão do líquido primário será reiniciada. Veja a Fig. 42.7.

Estão disponíveis aparelhos de administração IV primários dotados com uma válvula de controle embutida para ser usada durante a administração *piggyback*. Quando o sistema *piggyback* é conectado a um desses aparelhos e iniciado, a válvula de controle fecha a infusão primária automaticamente. Quando a infusão *piggyback* tiver sido concluída, a válvula de controle abre automaticamente a infusão primária. A válvula de controle funciona por conta das diferenças de pressão. Para obter-se essa diferença, o recipiente primário é mantido abaixo do frasco secundário por meio de um suporte de extensão. Veja a Fig. 42.8.

Os fabricantes introduziram no mercado minifrascos e minibolsas preenchidos com vários produtos antibióticos; cada recipiente é suprido com um gancho plástico para suspensão direta de um pólo IV à medida que a solução em *piggyback* é administrada através do sítio de borracha relacrável da injeção ou dispositivo em Y de um sistema IV existente. A reconstituição de unidades *piggyback* requer apenas a adição de um pequeno volume de algum diluente compatível. Como a reconstituição e a administração procedem do mesmo frasco, não há envolvimento de transferência de medicamento, e assim não há necessidade de transferência de seringas e de recipientes IV adicionais. Os recipientes preenchidos com medicamentos oferecem vantagens importantes aos hospitais. Economia de

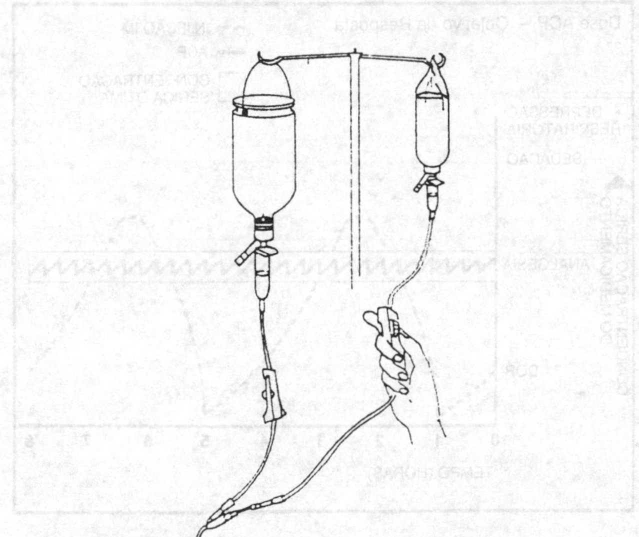

Fig. 42.7 Conjunto de administração do tipo *piggyback*.

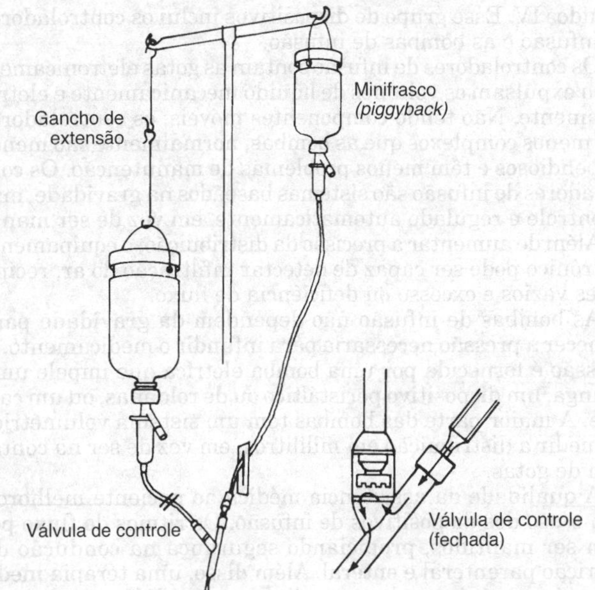

Fig. 42.8 Conjunto para infusão em Y com válvula de controle no conjunto primário.

tempo, menor probabilidade de erros e de contaminação, além da conveniência, são qualidades importantes desse tipo de embalagem. Nos hospitais, é grande a necessidade desses tipos inovadores de embalagem para ajudar a minimizar a escassez crucial de serviço de enfermagem e reduzir a probabilidade de erros. É um fato importante que os fabricantes de medicamentos e os fabricantes de líquidos intravenosos tenham combinado esforços para chegar a uma embalagem ideal de uso hospitalar.

Recipientes parcialmente preenchidos para o sistema *piggyback* podem ser encontrados em frascos ou bolsas de infusão com capacidade de 250 mL subpreenchidos com 50 ou 100 mL de SG5% ou solução salina normal. O medicamento a ser administrado em primeiro lugar é reconstituído em seu frasco parenteral original e em seguida anexado por agulha e seringa ao recipiente parcialmente preenchido. A agulha do sistema de distribuição *piggyback* é inserida no sítio em Y ou introdutor da injeção feito de borracha de um aparelho de infusão primário pendurado. O fluxo do líquido intravenoso primário é interrompido enquanto a solução medicamentosa do recipiente parcialmente preenchido estiver sendo administrada (30 a 60 min). Depois que a solução medicamentosa tiver sido completamente infundida, o fluxo do líquido primário é restabelecido. Quando for necessária a dose seguinte, o procedimento *piggyback* é repetido, substituindo o recipiente parcialmente preenchido.

DISPOSITIVOS ELETROMECÂNICOS PARA INFUSÃO — Os sistemas de administração IV pela gravidade são afetados por muitas variáveis que tendem a alterar a precisão do sistema. Essas variáveis incluem o tamanho do orifício da câmara de gotejamento, a viscosidade da solução que está sendo administrada, o fluxo frio do plástico, o resvalamento do grampo, os filtros finais, as variações da pressão arterial do paciente e os movimentos do corpo do paciente, a formação de coágulos, as alterações na pressão da velocidade do fluxo dos recipientes IV, a temperatura do líquido IV, as alterações na agulha e outros fatores como formação de nós na sonda, extravasamento e alterações na altura do recipiente IV. O fluxo nos sistemas IV tradicionais baseados na gravidade é controlado por grampos manuais (controlados por parafuso ou roldanas), os quais podem propiciar consideráveis discrepâncias na distribuição de volume. Esses fatores foram os responsáveis pelo desenvolvimento e uso de dispositivos de infusão eletromecânicos para controlar de forma mais precisa a administração dos líquidos IV. Esse grupo de dispositivos inclui os controladores de infusão e as bombas de infusão.

Os controladores de infusão contam as gotas eletronicamente ou expulsam os volumes de líquido mecanicamente e eletronicamente. Não tendo componentes móveis, os controladores são menos complexos que as bombas, normalmente são menos dispendiosos e têm menos problemas de manutenção. Os controladores de infusão são sistemas baseados na gravidade, mas o controle é regulado automaticamente, em vez de ser manual. Além de aumentar a precisão da distribuição, o equipamento eletrônico pode ser capaz de detectar infiltração do ar, recipientes vazios e excesso ou deficiência de fluxo.

As bombas de infusão não dependem da gravidade para fornecer a pressão necessária para infundir o medicamento. A pressão é fornecida por uma bomba elétrica que impele uma seringa, um dispositivo peristáltico ou de roldanas, ou um cassete. A maior parte das bombas tem um sistema volumétrico de medir a distribuição em mililitros, em vez de ser na contagem de gotas.

A qualidade da assistência médica ao paciente melhorou com o uso dos dispositivos de infusão. Os ritmos do fluxo podem ser mantidos, propiciando segurança na condução da nutrição parenteral e enteral. Além disso, uma terapia medicamentosa precisa pode ser realizada com adultos e crianças, e os *descontroles* da administração IV de líquidos podem ser eliminados.

ANALGESIA CONTROLADA PELO PACIENTE (ACP) — Normalmente e tradicionalmente, a dor aguda ou crônica vivida pelos pacientes em determinadas doenças é tratada inicialmente por narcóticos e analgésicos orais. Entretanto, existem muitas doenças em que a administração oral é contra-indicada. A dor resistente decorrente de doenças tem sido tratada tipicamente por analgésicos parenterais dados via IM ou SC.

Esse ciclo de medicação desde a queixa do paciente até o alívio da dor amiúde pode requerer um certo tempo. É comum muitas vezes a dose administrada ser muito alta ou muito baixa, resultando em sedação ou pouco alívio da dor. Veja a Fig. 42.9.

Os medicamentos parenterais dados por via intravenosa oferecem uma distribuição rápida no corpo e apressam o início do efeito. O medicamento não passa por nenhuma biotransformação ou inativação, possibilitando com isso um controle mais preciso da dose.

O sistema ACP é um método de administração de narcóticos por via IV ou SC pela intervenção direta do paciente. Essa terapia usa um dispositivo eletromecânico de controle da infusão que permite a auto-administração de analgésicos proporcional ao grau de alívio desejado.

Uma série desses dispositivos foi desenvolvida e ainda está sendo aperfeiçoada nas companhias Bard, Abbott, Deltec, Baxter e Becton Dickinson. Os primeiros dispositivos destinados a doses IV desencadeadas pelo paciente, e o posterior aperfeiçoamento nesses microprocessadores, permitiram a feitura de infusões de forma que doses adicionais pudessem ser dadas numa base de infusão. Aperfeiçoamentos adicionais levaram à criação de dispositivos de ACP para uso ambulatorial que são suficientemente pequenos para serem usados num cinto. Um outro modelo que vem sendo usado é um dispositivo descartável movido por um balão de ensaio (Baxter) que opera mecanicamente a partir do balão inflado.

Em suas condições mais simples, a ACP permite que o paciente dê início à infusão IV de um analgésico narcótico prescrito e mantém uma pequena quantidade auto-regulada de doses suplementares necessárias para controlar uma variedade de problemas médicos associados com a dor.

O sucesso e a popularidade da ACP estão fundamentados na inadequação da dosagem convencional IM e IV, como por exemplo as variáveis que afetam a absorção e a distribuição[1] como as práticas convencionais de enfermagem, atrasos inerentes aos procedimentos de segurança do medicamento e a administração final ao paciente.[2] A percepção e a sensação de dor em qualquer paciente dependem dos níveis individuais de endorfina e de outras substâncias bioquímicas no líquido cerebroespinhal.[3]

Os últimos anos foram testemunha de um aumento do uso de dispositivos de infusão para administração epidural ou intratecal.

A ACP elimina os efeitos de pico e depressão da terapia medicamentosa tradicional (Fig. 42.10). A terapia epidural ou intratecal da ACP permite uma maior duração da ação do medicamento. Kwan[4] fez a revisão do uso de dispositivos de infusão para a administração epidural ou intratecal.

DISPOSITIVOS COM FILTRO NO FINAL — A presença de matéria particulada nos líquidos IV e soluções IV pode ser decorrente de muitas fontes. Pode resultar dos componentes da embalagem do líquido IV, de incompatibilidades dos agentes, da manipulação em preparar a mistura e até mesmo do próprio conjunto de administração. A preocupação sobre matéria particulada levou à construção de dispositivos com filtros no final para serem anexados à extremidade da sonda do conjunto de administração. Eles propiciam uma filtração final do líquido IV antes que este passe através da agulha para

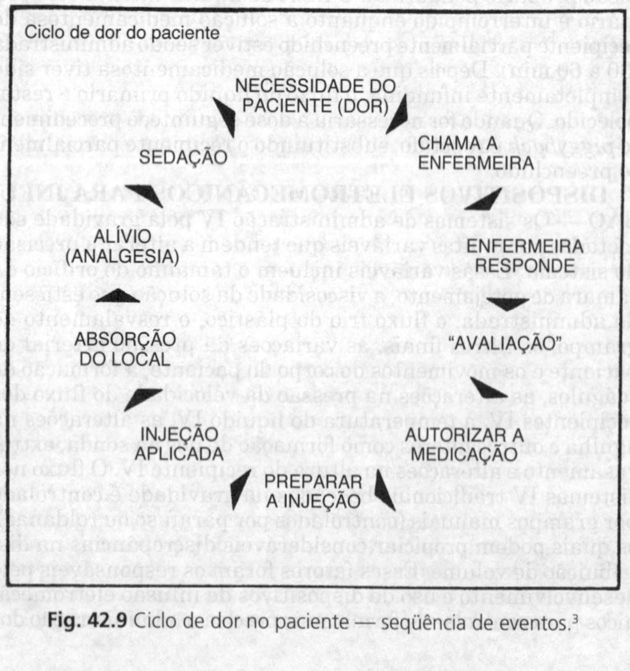

Ciclo de dor do paciente
NECESSIDADE DO PACIENTE (DOR)
CHAMA A ENFERMEIRA
ENFERMEIRA RESPONDE
"AVALIAÇÃO"
AUTORIZAR A MEDICAÇÃO
PREPARAR A INJEÇÃO
INJEÇÃO APLICADA
ABSORÇÃO DO LOCAL
ALÍVIO (ANALGESIA)
SEDAÇÃO

Fig. 42.9 Ciclo de dor no paciente — seqüência de eventos.[3]

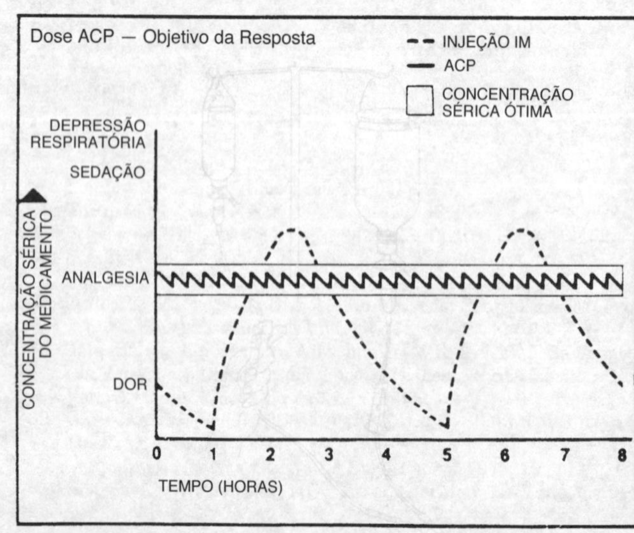

Fig. 42.10 Comparação do padrão característico da concentração sérica após injeção IM *versus* ACP.[3]

o interior da veia. O dispositivo consiste em uma câmara plástica contendo uma membrana ou filtro de aço inoxidável com poros que variam entre 5 a 0,22 μm. A obstrução pelo ar pode ser um problema com filtros de membrana. Quando molhadas, as membranas com poros de 0,22 μm e 0,45 μm são impermeáveis ao ar a pressões normais, e o ar no sistema causa obstrução. Para que isso não ocorra, o ar, antes de ser usado, deve ser retirado completamente do encaixe do filtro. Os modelos mais recentes são dotados de eliminadores de ar. O uso dos dispositivos dotados de filtro aumenta o custo da medicação, mas reduz os riscos biológicos associados à matéria particulada.

Embora existam numerosas informações sobre a aplicação clínica dos filtros de membrana na questão de serem capazes de deter matéria particulada e microrganismos, existe pouca informação sobre a absorção do medicamento pelo filtro. A literatura sobre um número limitado de medicamentos e materiais do filtro indica que os medicamentos administrados em doses baixas podem apresentar o problema de o medicamento ficar preso no filtro.[5] Soluções contendo doses mínimas de medicamentos, 5 mg ou menos, não devem ser filtradas até haver dados suficientes para confirmar que a absorção será insignificante. Os medicamentos não recomendados para serem filtrados incluem todas as suspensões parenterais, sangue e produtos do sangue, anfotericina B, digitoxina, insulina, emulsões gordurosas intravenosas, mitramicina, nitroglicerina e vincristina.

SISTEMAS DE DISTRIBUIÇÃO IV — *Pré-misturas Congeladas* — A Baxter distribui aos hospitais produtos medicamentosos congelados que são embalados em recipientes de PVC. Esses produtos ficam armazenados em *freezers* nas farmácias dos hospitais, e são descongelados e usados quando há necessidade. Veja a Fig. 42.11*A*.

Sistema Faspak/ADS-100 — A Eli Lilly fornece um recipiente para procedimento *piggyback* de plástico não-PVC, chamado Faspak, que contém certos medicamentos na forma de pó (Keflin, Kefzol, Mandol e ampicilina), e que, após reconstituição com o diluente apropriado, permite a administração direta do medicamento diluído. Isso evita o estágio da transferência que normalmente acontece durante a reconstituição do medicamento em pó. Para ajudar no estágio da reconstituição, fornece uma bomba própria para diluição chamada sistema ADS-100. O modelo dessa embalagem elimina a necessidade de transferência de recipientes após a reconstituição, e o sistema Faspak funciona como um recipiente final para ser distribuído.

Sistema Abbott/ADD-Vantage — Introduzido em 1985, o sistema Abbott ADD-Vantage (Fig. 42.11*B*) tem duas partes: uma bolsa plástica IV (Abbott) preenchida com solução e um frasco de vidro separado que contém o medicamento em pó ou na forma líquida que é vendido pelo fabricante farmacêutico. O frasco tem um envoltório plástico que é removido antes do uso. O usuário tranca o frasco, mantendo o medicamento numa câmara na parte de cima da bolsa plástica, e mistura o medicamento e a solução removendo externamente o tampão do frasco.

Nutrimix — Existe um recipiente de duplo compartimento que a Abbott fornece que permite a embalagem a longo prazo de aminoácidos e misturas de glicose.

IVAC-Cris — O IVAC-Cris (sistema de liberação controlada da infusão) (Fig. 42.11*F*) é um adaptador descartável destinado a infundir medicamentos injetáveis reconstituídos diretamente do frasco de dose única do fabricante. O adaptador Cris evita a necessidade de transferir as doses do medicamento para recipientes secundários de *piggyback* e também elimina a necessidade de um conjunto IV secundário. O adaptador possui uma espícula primária que é inserida no recipiente de líquido IV e uma espícula secundária que recebe o frasco do medicamento. A espícula do frasco tem dois acessos para o líquido: um deles admite o líquido IV do recipiente primário para o interior do frasco; o outro drena a solução medicamentosa para a câmara de gotejamento do conjunto IV. Uma válvula de dupla posição permite que o líquido IV flua diretamente do recipiente primário para o paciente ou então que passe através do frasco para distribuir o medicamento. Um filtro de 5 μm alinhado no conjunto elimina prováveis partículas.

Para usar o adaptador Cris, o medicamento do frasco é primeiro reconstituído com um diluente adequado. Com a válvula na posição vertical (primária), a tampa é removida e o frasco é anexado imediatamente à espícula do adaptador Cris. A válvula é então posicionada em direção ao frasco, dirigindo o fluxo do líquido primário para o frasco da solução medicamentosa. O líquido dilui e desloca a solução medicamentosa para o interior da câmara de gotejamento, através do conjunto primário e daí para o paciente. Depois que a dose tiver sido aplicada, o frasco permanece no local até que a próxima dose seja necessária. A velocidade do fluxo pode ser ajustada através de grampo de roldana, bomba eletrônica ou controlador.

Bombas Miniinfusoras para Distribuição Intermitente de Medicamento IV — Um novo conceito sobre distribuição intermitente de medicamentos, introduzido no mercado vários anos atrás, foi o Sistema de Miniinfusor Bard-Harvard. Esse dispositivo foi projetado para a administração intermitente de antibióticos e de outros medicamentos (em 40 minutos ou menos). Esse instrumento leve e gerado a bateria usa seringas padronizadas descartáveis e conjuntos de extensão descartáveis com microperfurações. Encontram-se à disposição diferentes modelos, dependendo do volume a ser aplicado. Esse instrumento propicia precisão, fluxo constante, conveniência e segurança para a aplicação intermitente do medicamento. Veja a Fig. 42.11*C*.

Introduzido e destinado à aplicação intermitente IV de medicamentos, o Infusor 360 da Becton Dickinson permite a aplicação do medicamento de forma intermitente por cerca de 60 minutos ou menos em uma diluição de volume de até 60 mL.

MÉTODOS INTERNOS USADOS PARA A OBTENÇÃO DE ACESSO INTRAVASCULAR — *Condutores Implantáveis (Infuse-A-Port, Infusaid; Port-A-Cath, Pharmacia)* — Os cateteres Broviac e Hickman vêm sendo usados para obter-se um acesso venoso de longo prazo numa variedade de doenças. Embora sejam amplamente usados, esses cateteres estão associados a certo grau de morbidade, que inclui fraturas dos cateteres, infecção no local de entrada e septicemia causada pelo cateter. Os cateteres implantáveis foram desenvolvidos para superar as complicações provenientes dos cateteres e são projetados para permitir o acesso repetido do local de infusão. Os cateteres consistem em uma sonda de silicone que pode ser implantada em vários níveis e conectada a um condutor feito de aço inoxidável e dotado de um septo autovedante que permite o acesso da agulha. O cateter de saída pode ser colocado numa veia, cavidade, artéria, ou no sistema nervoso central (SNC). O sistema é acessado com uma agulha de ponta Huber através da pele no tampão de silicone autovedante posicionado no centro do portal.

A agulha especial de ponta Huber é feita com um ângulo oblíquo que reduz o diâmetro da sondagem e facilita a entrada. Esses condutores implantáveis podem ser usados para a injeção IV de líquidos, NP total, quimioterapia, antibióticos e outros medicamentos.

Algumas vantagens dos dispositivos implantáveis incluem:

A necessidade de um sítio de acesso a longo prazo aos sistemas venoso, arterial e espinhal.
Uma maior dependência de tratamento não-hospitalar de doenças crônicas.
A infusão direta em um órgão ou tumor específico.
Uma diminuição das taxas de infecção observadas com cateteres percutâneos ou punções lombares de repetição.
Uma maior mobilidade para o paciente (retorno à função normal).

Bomba Implantável (Infusaid) — A Bomba Implantável Infusaid foi aprovada para a administração de determinados medicamentos. Essa bomba tem o tamanho de um disco de hóquei e pesa cerca de 184 g. É feita de titânio, aço inoxidável e polipropileno. O orifício de admissão é construído de borracha siliconizada e tem vida útil para pelo menos 2.000 punções. Em uso normal, esse dispositivo dura mais de 8 anos.

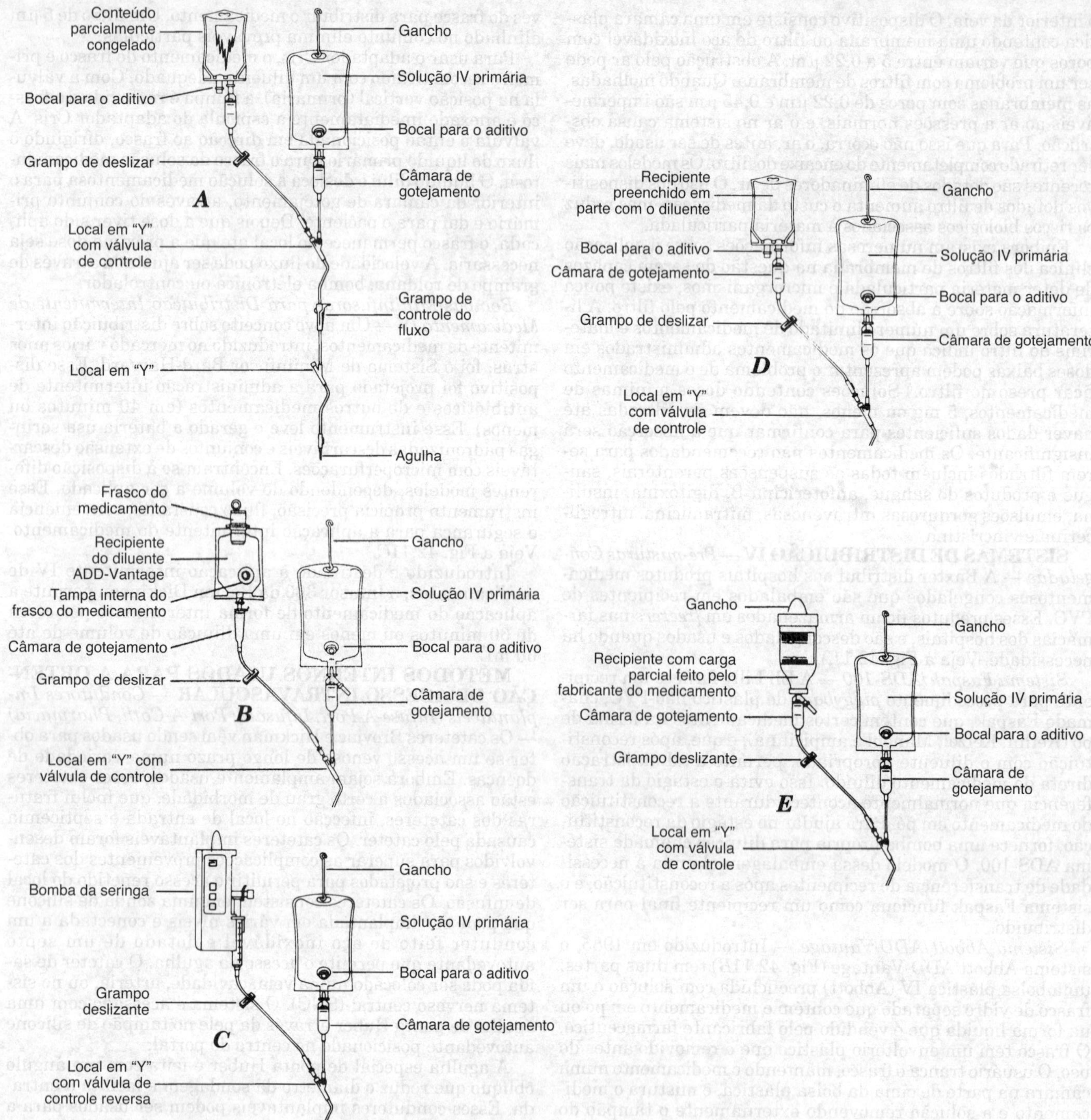

Fig. 42.11 Vários sistemas de infusão IV. *A*, Parcialmente cheio e congelado; *B*, Add-Vantage; *C*, bomba de seringa; *D*, recipiente do diluente parcialmente preenchido; *E*, equipo em Y com carga parcial feito pelo fabricante do medicamento (DMP) (cortesia da Abbott). O grampo de controle do fluxo, o local do "Y", a agulha e a sonda associada para *B* através de *E* são os mesmos que em *A*. (A Fig. 42.11 continua na próxima página.)

A fonte de força usa gás Freon em equilíbrio entre os estados gasoso e líquido e é abastecida a cada processo de recarga, fornecendo assim o abastecimento de energia enquanto a bomba for necessária. À medida que a bomba é recarregada, ela comprime o gás de volta ao estado líquido, permitindo um novo abastecimento de energia para o próximo ciclo. A capacidade dessa bomba é de 50 mL, que pode ser administrada por um período de 14 dias. A exatidão da bomba é referida como sendo de mais de 3%. O custo de um modelo é de aproximadamente US$4.000,00, não incluindo o procedimento cirúrgico de implante. O ciclo de 14 dias não pode ser alterado de nenhum modo.

O Modelo 400 do Sistema de Distribuição Implantável de Medicamento (Infusaid) destina-se à terapia de longo prazo para pacientes ambulatoriais. O Modelo 400 com volume útil do medicamento de 47 mL distribui um fluxo contínuo e exato a um órgão ou local selecionado através de um cateter de borracha siliconizada macio, não-traumático e não-trombogênico. O Modelo 400 também mostra um septo auxiliar do tipo Sideport, desviando completamente o mecanismo de bombeamento, para a aplicação de injeções diretas do medicamento no local desejado. Dessa maneira, o médico pode facilmente complementar a infusão contínua com medicamentos adicio-

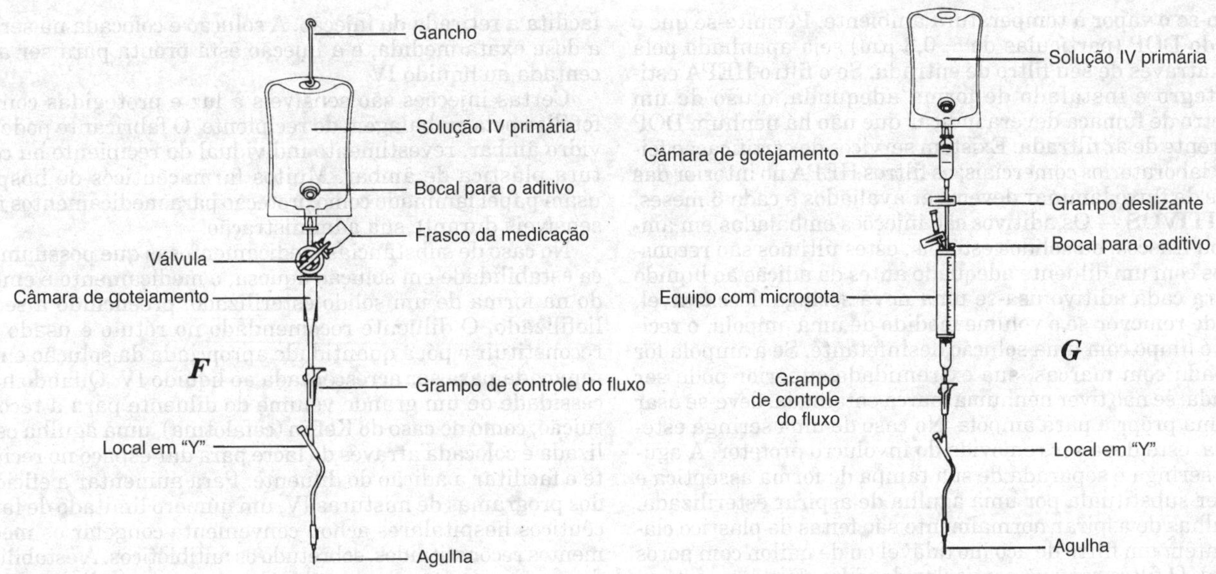

Fig. 42.11 (*cont.*) *F*, infusão de Cris; *G*, conjunto de microgotas (cortesia da Abbott).

nais, avaliar objetivamente a lesão ou monitorar a localização do cateter e a perfusão do medicamento com o uso de isótopos radioativos.

MISTURAS INTRAVENOSAS

Quando um ou mais produtos estéreis são acrescentados a um líquido IV para serem administrados, a combinação resultante é conhecida como uma mistura intravenosa. Para manter as características dos produtos estéreis, a saber, a esterilidade e a ausência de matéria particulada e de pirogênios, é imperativo que sejam manipulados num ambiente adequado mediante o uso de técnicas de assepsia.

AMBIENTE — As condições adequadas para um manuseio asséptico podem ser supridas por uma capela de fluxo laminar (veja Caps. 40 e 41). Dentro de uma capela com fluxo laminar, o ar filtrado através de um filtro HEPA (de alta eficiência para partículas do ar) se move em configuração de fluxo paralelo a uma velocidade de 90 fpm. Os filtros HEPA removem 99,97% de todas as partículas $> 0,3$ μm. Como os contaminantes microbianos presentes no ar normalmente são encontrados em outras matérias particuladas, a remoção dessas resulta num fluxo de ar livre tanto dos contaminantes microbianos como das matérias particuladas. O movimento do ar filtrado numa configuração de fluxo laminar a uma velocidade de 90 fpm pode manter a área livre de contaminação. O fluxo do ar pode seguir um padrão horizontal ou vertical. No primeiro caso, o filtro HEPA localiza-se atrás da capela e o ar flui para a frente. No fluxo vertical, o ar passa através do filtro HEPA localizado na ponta do gabinete e é evacuado através de uma área gradeada ao redor da superfície operacional da capela. Independentemente do tipo do fluxo de ar laminar, a capela deve ser operada e mantida adequadamente para se obter um ambiente satisfatório para a preparação das misturas parenterais.

É melhor que a capela fique numa área limpa na qual haja pouco fluxo de ar próximo. O interior da capela é limpo cuidadosamente com um desinfetante apropriado e deve funcionar durante pelo menos 30 minutos antes de se começar a manipulação. É importante lembrar que a capela de fluxo laminar não é um meio de esterilização. Apenas mantém uma área livre de contaminantes microbianos e matéria particulada quando tiver sido preparada, mantida e usada adequadamente pelos operadores com técnicas adequadas de assepsia.

Antes de trabalharem numa capela de fluxo laminar, os operadores lavam suas mãos cuidadosamente esfregando-as com um desinfetante apropriado. Alguns laboratórios exigem equipamento de proteção individual (EPI) como vestimentas especiais e luvas esterilizadas. As luvas esterilizadas são úteis, mas sempre podem dar ao operador um falso sentimento de segurança. As mãos com luvas podem ficar contaminadas tão facilmente quanto as mãos sem luvas. Aditivos e líquidos IV a serem usados no preparo das misturas, assim como as seringas adequadas, são alinhados na capela na ordem em que serão usados. Os recipientes devem estar limpos e sem poeira. Eles são inspecionados para se investigar a claridade e se estão livres de fissuras. Os operadores são estimulados a usar um dispositivo de iluminação para inspecionar os líquidos IV quanto a matérias particuladas e fissuras. O dispositivo de iluminação deve permitir que o recipiente seja visto num ambiente claro e escuro durante a inspeção. Se o líquido IV for embalado em recipientes plásticos, deve-se pressioná-los para garantir que estejam vedados apropriadamente e que não haverá extravasamento. Alguns laboratórios desinfetam os recipientes antes de colocá-los na capela.

Trabalhando no interior da capela, os operadores agem no centro da capela, com o espaço entre o ponto de operação e o filtro desobstruído. Se o fluxo de ar estiver bloqueado, a validade do fluxo laminar é destruída. Os artigos são dispostos dentro da capela de uma forma que impeça o ar limpo de ser lançado sobre objetos sujos e contaminando outros objetos que devem permanecer esterilizados. A área operacional deve estar pelo menos 15,24 cm da frente da borda da capela. À medida que os operadores se postam defronte da capela, seus corpos agem como barreira ao fluxo de ar laminar, obrigando o fluxo a passar ao redor deles e criando padrões de fluxo reverso capazes de carregar o ar do ambiente para a frente da capela.

As capelas de fluxo laminar devem ser mantidas e avaliadas periodicamente para garantir que estejam em perfeito funcionamento. A velocidade do fluxo de ar pode ser determinada regularmente usando-se um velocímetro. A diminuição do fluxo de ar geralmente indica que o filtro HEPA está entupido. Algumas capelas de fluxo laminar são equipadas com indicadores de pressão que mostram a pressão na câmara de ar atrás do filtro; nessas capelas, o aumento da pressão também é um sinal indicativo de filtro entupido. Lâminas de sedimentação podem ser expostas no interior da capela por dados períodos para determinar se existem contaminantes microbianos.

A melhor maneira de determinar o funcionamento adequado de um filtro HEPA é usar o teste de dioctilftalato (DOP) usando-se o vapor à temperatura ambiente. Permite-se que o vapor do DOP (partículas de ~ 0,3 μm) seja apanhado pela capela através de seu filtro de entrada. Se o filtro HEPA estiver íntegro e instalado de forma adequada, o uso de um fotômetro de fumaça deverá indicar que não há nenhum DOP na corrente de ar filtrada. Existem serviços de certificação feitos por laboratórios comerciais; os filtros HEPA no interior das capelas de fluxo laminar devem ser avaliados a cada 6 meses.

ADITIVOS — Os aditivos são injeções embaladas em ampolas ou frascos, ou sólidos estéreis; estes últimos são reconstituídos com um diluente adequado antes da adição ao líquido IV. Para cada aditivo usa-se uma nova seringa descartável. Antes de remover-se o volume medido de uma ampola, o recipiente é limpo com uma solução desinfetante. Se a ampola for entalhada com marcas, sua extremidade superior pode ser quebrada; se não tiver nenhuma marca entalhada, deve-se usar uma lima própria para ampola. No caso de uma seringa esterilizada, esta deve ser removida do invólucro protetor. A agulha da seringa é separada de sua tampa de forma asséptica e pode ser substituída por uma agulha de aspirar esterilizada. As agulhas de aspirar normalmente são feitas de plástico claro e contêm um filtro de aço inoxidável ou de náilon com poros de 5 μm. O filtro remove partículas de vidro e outras partículas da injeção à medida que o conteúdo é extraído da ampola e colocado na seringa. A agulha de aspirar é substituída pela agulha regular. O volume exato é regulado, e a injeção está pronta para ser acrescentada ao líquido IV (veja a Fig. 42.12). No caso de aditivos embalados em frascos de doses múltiplas, o invólucro de proteção é removido e a área alvo do fecho de borracha desinfetada. Um volume de ar, igual ao volume de solução a ser removido, é sugado para o interior da seringa e injetado no espaço de ar acima da injeção dentro do frasco. Isso

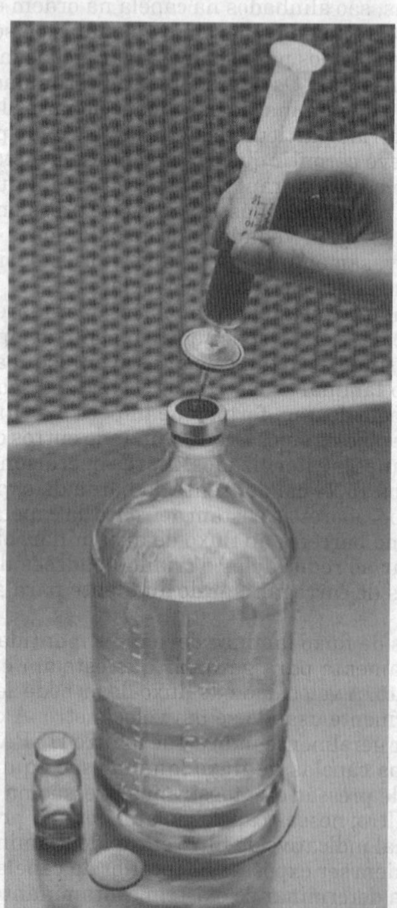

Fig. 42.12 Colocando um aditivo em um líquido IV com filtragem através de uma membrana (cortesia da Millipore).

facilita a retirada da injeção. A solução é colocada na seringa, a dose exata medida, e a injeção está pronta para ser acrescentada ao líquido IV.

Certas injeções são sensíveis à luz e protegidas contra a fotólise pela embalagem do recipiente. O fabricante pode usar vidro âmbar, revestimento individual do recipiente ou cobertura plástica de âmbar. Muitos farmacêuticos de hospitais usam papel laminado como proteção para medicamentos fotossensíveis durante sua administração.

No caso de substâncias medicamentosas que possuam pouca estabilidade em solução aquosa, o medicamento é embalado na forma de um sólido esterilizado, preenchido a seco ou liofilizado. O diluente recomendado no rótulo é usado para reconstituir o pó; a quantidade apropriada da solução então é removida para ser acrescentada ao líquido IV. Quando há necessidade de um grande volume do diluente para a reconstituição, como no caso do Keflin (cefalotina), uma agulha esterilizada é colocada através do lacre para dar espaço no recipiente e facilitar a adição do diluente. Para aumentar a eficiência dos programas de misturas IV, um número limitado de farmacêuticos hospitalares achou conveniente congelar os medicamentos reconstituídos, sobretudo os antibióticos. A estabilidade dos medicamentos reconstituídos é um tanto limitada. Em alguns casos, a estabilidade limita-se a apenas algumas horas; em muitos casos, entretanto, as soluções reconstituídas podem ser congeladas e descongeladas na hora de serem usadas. Na forma congelada, a estabilidade da solução antibiótica pode ser aumentada. Em uma série de situações, a estabilidade da forma congelada é conhecida e fornecida pelo fabricante. Há relatos publicados sobre a estabilidade congelada de certos medicamentos. Entretanto, não é aconselhável congelar soluções medicamentosas sem um estudo adequado da estabilidade que sirva de orientação. Nos casos em que há informações disponíveis, deve-se observar com atenção a temperatura do congelamento, as condições de armazenagem e a forma de embalagem.

Existe uma percepção cada vez maior do risco em potencial aos farmacêuticos que lidam com medicamentos antineoplásicos.[6] Embora as evidências não sejam conclusivas, parece que medidas devem ser tomadas para minimizar qualquer exposição desnecessária.[7,8] Essas precauções incluem o uso de capelas de fluxo laminar vertical para o preparo e a reconstituição desses agentes, o uso de luvas e máscaras pelo pessoal, rotulagem especial dos recipientes para garantir que serão manipulados e descartados apropriadamente e avaliações periódicas dos níveis sangüíneos do pessoal envolvido no preparo das misturas de agentes antineoplásicos.

O procedimento para colocar um aditivo em um líquido IV varia, dependendo do tipo do sistema de embalagem do líquido IV que está sendo usado pelo hospital. Os sistemas de embalagem estão descritos no Quadro 42.2.

Recipientes de Vidro da Abbott (Fig. 42.2)

1. Remova o lacre de alumínio, expondo o fecho de borracha dura com um círculo alvo no centro.
2. Limpe o fecho com um desinfetante apropriado.
3. Insira a agulha da seringa contendo o aditivo através da área alvo. O vácuo no interior do frasco puxa a solução para dentro.
4. Agite suavemente o frasco após cada adição.
5. Quando concluído o procedimento, cubra o fecho com uma capa plástica de proteção se o conteúdo não for usado imediatamente.

Recipientes Rígidos de Vidro da Baxter e da McGaw (Fig. 42.3)

1. Remova o lacre de alumínio e o disco de alumínio que cobre o diafragma de látex.
2. Ao expor o diafragma de látex, observe que a cobertura de látex avança sobre as aberturas no fecho de borracha.
3. O maior dos dois orifícios recebe o conjunto de administração, o outro serve para saída do ar. A marca triangular pode servir como sítio para injetar os aditivos e também como bocal para o conjunto de administração.
4. Limpe o diafragma com um desinfetante apropriado e fure a cobertura de látex para colocar o aditivo no frasco. O vácuo no interior do frasco puxará o aditivo da seringa. Não remova o diafrag-

ma, caso contrário o vácuo se dissipará. Ele será removido no momento da administração, antes da inserção do conjunto de administração.
5. Agite suavemente o frasco após cada aditivo.
6. Quando concluído o procedimento, cubra o frasco com uma capa plástica adicional se o conjunto de administração não for inserido imediatamente.

Recipiente Plástico da Baxter e da Abbott (Fig. 42.4)

1. Remova a capa de proteção do bocal do aditivo e esfregue o tampão de borracha com um desinfetante apropriado.
2. Os aditivos são colocados no recipiente perfurando a tampa de borracha sobre o bocal para o aditivo.
3. Após cada adição, sacuda o recipiente para garantir uma mistura adequada.
4. Os recipientes não possuem vácuo, mas há câmaras de vácuo disponíveis que podem ser usadas juntamente com o recipiente de plástico flexível.
5. Existem capas de proteção adicionais caso o conjunto de administração não seja inserido imediatamente.

Recipiente de Plástico Semi-rígido da McGaw (Fig. 42.4)

1. Remova a cobertura de proteção do bocal para o aditivo e esfregue a rolha de borracha com um desinfetante próprio.
2. Os aditivos são colocados nos recipientes perfurando a borracha sobre o orifício de admissão do aditivo.
3. Após cada adição, agite suavemente o recipiente para garantir uma mistura homogênea.
4. Os recipientes não contêm vácuo.

EMBALAGEM MULTIDOSE PARA FARMÁCIA — Trata-se de um recipiente esterilizado para uso parenteral que contém muitas doses únicas. Esses recipientes são destinados para uso em programas de misturas em que há a preparação de numerosas doses. É feito de forma que o fecho de borracha consiga ser perfurado apenas uma vez. É usado em capelas de fluxo laminar. As embalagens multidose para farmácia não precisam obedecer às exigências da USP de que os recipientes de múltiplas doses não tenham um volume maior do que 30 mL. Também não é necessário que contenham um agente bacteriostático. As embalagens multidose para farmácia têm exigências especiais para rotulagem e armazenamento.

INCOMPATIBILIDADE PARENTERAL — Quando um ou mais aditivos são combinados com um líquido IV, a presença dos dois juntos pode modificar as características inerentes das substâncias medicamentosas presentes, resultando em incompatibilidade parenteral. As incompatibilidades parenterais foram divididas arbitrariamente em três grupos: físicas, químicas e terapêuticas. Esta última é a mais difícil de ser observada porque a combinação resulta em atividade farmacológica antagonista ou sinérgica indesejável. Por exemplo, o relato de que a penicilina ou a cortisona antagoniza o efeito da heparina e produz uma imagem enganosa do efeito anticoagulante da heparina representa uma incompatibilidade terapêutica. As incompatibilidades físicas são observadas mais facilmente e podem ser detectadas por alterações na aparência da mistura, como por exemplo uma alteração da cor, formação de um precipitado ou formação progressiva de gás.

As incompatibilidades físicas freqüentemente podem ser previstas pelo conhecimento das características químicas dos medicamentos envolvidos. Por exemplo, os sais de sódio de ácidos fracos, como fenitoína sódica ou fenobarbital sódico, precipitam-se como ácidos livres quando acrescentados em líquidos intravenosos com um pH ácido. Os sais de cálcio se precipitam quando acrescentados a um meio alcalino. As injeções que exigem um diluente especial para a solubilização, como é o caso do diazepam, se precipitam quando acrescentadas a soluções aquosas em razão de sua baixa solubilidade em água.

A decomposição das substâncias medicamentosas resultante da combinação de formas farmacêuticas parenterais é chamada de incompatibilidade química, uma classificação arbitrária, já que as incompatibilidades físicas também resultam de alterações químicas. A maior parte das incompatibilidades químicas é resultado de hidrólise, oxidação, redução ou complexação e pode ser detectada apenas por meio de um método analítico adequado.

Um importante fator para causar incompatibilidade parenteral é a alteração no ambiente ácido-básico.[9] A solubilidade e a estabilidade de um medicamento podem variar à medida que o pH da solução se altera. Uma alteração no pH da solução pode ser uma indicação para prognosticar uma incompatibilidade, especialmente quando essa alteração envolve a estabilidade do medicamento, desde que isso nem sempre se manifesta fisicamente. O efeito do pH sobre a estabilidade está ilustrado no caso da penicilina. O antibiótico permanece ativo por 24 horas a um pH 6,5, mas é destruído a um pH 3,5 num curto período de tempo. A penicilina de potássio G contém um neutralizador à base de citrato e é neutralizada num pH entre 6 a 6,5 quando reconstituída com Água Esterilizada para Injeção, Glicose ou Cloreto de Sódio. Quando essa solução reconstituída é acrescentada a um líquido intravenoso como Glicose ou Cloreto de Sódio, o pH normal ácido da solução é neutralizado a um pH entre 6 a 6,5, garantindo assim a atividade do antibiótico.

Embora possa ser impossível predizer e prevenir todas as incompatibilidades parenterais, pode-se minimizar sua ocorrência. O farmacêutico responsável pela mistura IV deve estar ciente do volume cada vez maior de literatura sobre incompatibilidades parenterais. Isso inclui guias de compatibilidade publicados por fabricantes de grandes volumes de parenterais,[10–12] estudos da compatibilidade sobre produtos parenterais individuais feitos pelo fabricante e publicados com o produto como parte da rotulagem, o estudo do National Coordinating Committee on Large-Volume Parenterals,[13] livros de referências[14,15] e relatos publicados de estudos com medicamentos parenterais específicos.[16] O farmacêutico deve encorajar o uso do menor número possível de aditivos nos líquidos IV, visto que o número de problemas em potencial aumenta à medida que o número de aditivos aumenta. Os médicos devem ser informados das possíveis incompatibilidades, e os farmacêuticos devem sugerir métodos alternativos para evitar as dificuldades. Em algumas situações, as incompatibilidades podem ser evitadas escolhendo-se outra via de administração para um ou mais dos medicamentos envolvidos.

CONTROLE DA QUALIDADE — Todos os hospitais devem ter por escrito os procedimentos que envolvem a manipulação e a armazenagem, o uso ao preparar as misturas, a rotulagem e o transporte dos líquidos IV nos andares. Os testes de limpidez e esterilidade de praxe devem ser planejados para garantir que as misturas IV mantenham as características de esterilidade e de ausência de matéria particulada. O treinamento e a vigilância do pessoal envolvido no preparo das misturas IV devem ser feitos periodicamente.[17] Os esforços da farmácia do hospital não devem ser menores do que os da indústria em seguir a Boa Prática de Fabricação Vigente para garantir a segurança e a eficácia dessas medicações compostas.

NUTRIÇÃO PARENTERAL TOTAL

A administração intravenosa de calorias, nitrogênio e outros nutrientes em quantidades suficientes para atingir a síntese e o anabolismo dos tecidos é chamada de NP total.[18] Originalmente, o termo hiperalimentação era usado para designar o procedimento, mas vem sendo substituído por NP, este último considerado mais descritivo para a técnica.

A necessidade calórica normal de um adulto é de aproximadamente 2.500 calorias por dia. Se todas essas calorias tivessem de ser supridas totalmente por SG5%, seriam necessários cerca de 15.000 mL. Cada 1.000 mL contêm 50 g de glicose, equivalente a 170 calorias. Entretanto, só é possível administrar 3 ou 4 litros por dia sem causar sobrecarga líquida. Para reduzir esse volume, a concentração de glicose deve ser aumentada. Aumentando a glicose para 25%, é possível administrar cinco vezes as calorias em um quinto do volume. O soro glicosado a 25% (SG25%) é hipertônico e não pode ser administrado em grandes volumes numa veia periférica, pois iria esclerosá-la.

Dudrick desenvolveu a técnica para administrar líquidos para NP através da veia subclávia para a veia cava superior (VCS) onde a solução é diluída rapidamente pelo grande volume de sangue ali presente, minimizando assim a hipertonicidade da solução. Para a administração dos líquidos da NP, insere-se um cateter na veia subclávia, onde ele fica retido. A NP está indicada para pacientes incapazes de ingerir alimentos em decorrência de carcinoma ou queimaduras extensas e para pacientes que se recusam a comer, no caso de idosos deprimidos ou jovens que sofrem de anorexia nervosa e pacientes cirúrgicos que não devem ser alimentados oralmente.

A fonte preferida para calorias nos líquidos de NP é o carboidrato glicose. Nos *kits* comerciais de soluções IV para o preparo de soluções de NP, existe glicose a 50%. Na diluição com solução de aminoácidos, a concentração resultante de glicose é de cerca de 25%. É a concentração que é administrada.

Qualquer falta de conhecimento sobre o preparo das misturas de NP pode representar um risco à vida do paciente. Várias mortes foram registradas como resultado de incompatibilidade química.[19]

A fonte de nitrogênio nos líquidos de NP são os aminoácidos cristalinos (*Aminosyn*, Abbott; *FreAmine III*, McGaw; *Travasol*, Baxter). As injeções de aminoácidos cristalinos contêm todos os aminoácidos essenciais e não-essenciais na forma L. Para a utilização ideal dos aminoácidos e para promover a regeneração tecidual, a proporção do nitrogênio para cada caloria deve ser de 1:150. As calorias são necessárias para fornecer energia para o metabolismo do nitrogênio.

As necessidades de eletrólitos podem variar de acordo com o indivíduo. Os eletrólitos presentes na solução de aminoácidos estão registrados no rótulo, devendo-se levar isso em consideração ao determinar as cotas a serem acrescentadas. As concentrações eletrolíticas normais devem estar dentro das seguintes variações: sódio, 100 a 120 mEq; potássio, 80 a 120 mEq; magnésio, 8 a 16 mEq; cálcio, 5 a 10 mEq; cloreto, 100 a 120 mEq; e fosfato, 40 a 60 mEq. O melhor é manter a proporção de 1:1 entre íons sódio e íons cloreto. Ao acrescentar potássio, o sal de acetato é preferível ao cloreto. Se a combinação de íons cálcio e íons potássio exceder 20 mEq, ocorre precipitação.

Além dos eletrólitos, pode-se acrescentar a necessidade diária de vitaminas hidrossolúveis e lipossolúveis, normalmente na forma de um concentrado multivitamínico para infusão. O ferro deve ser administrado separadamente dos líquidos de NP. Oligoelementos como zinco, cobre, manganês e iodeto são necessários apenas em casos prolongados e podem ser acrescentados quando forem necessários.

A PRESCRIÇÃO PARENTERAL

O médico prescreve uma associação ou faz a prescrição parenteral num formulário próprio localizado na ficha do paciente. Uma cópia da ordem é enviada para a farmácia para a manipulação. O formulário contém o nome do paciente, o número do quarto, o líquido intravenoso desejado, os aditivos e suas concentrações, a velocidade do fluxo, a hora do início e a duração da terapia. A ordem é levada pelo técnico, enfermeira ou farmacêutico até a farmácia. As ordens podem ser feitas por telefone à farmácia; nesse caso, a verificação da ordem original é feita na entrega da mistura. As ordens IV normalmente são escritas para uma terapia com duração de 24 horas; a ficha do paciente é revista, e novas ordens escritas diariamente. A ordem pode ser para recipientes múltiplos, caso em que os recipientes são numerados consecutivamente. Ao contrário da prescrição manipulada de forma extemporânea, os aditivos são acrescentados sem considerar o volume final do líquido IV. A prescrição é checada no que se refere à dose adequada, à compatibilidade, às alergias dos medicamentos e à estabilidade. Os aditivos normalmente são dados em períodos que terminam em 24 horas desde o período de preparo. Medicamentos como a ampicilina podem requerer períodos mais curtos.

Quadro 42.3 Ordens IV Típicas (Prescrições Parenterais)

PRESCRIÇÃO	COMENTÁRIOS
1. Correr 1.000 mL SF 125 mL/h	1.000 mL de Cloreto de Sódio (Soro fisiológico, SF) devem ser infundidos (125 mL/hora). O procedimento levará aproximadamente 8 horas.
2. Correr 1.000 SG5% + SF + vit. 12 h	1.000 mL de Glicose a 5%, contendo NaCl a 0,9% e uma ampola de complexo B com vitamina C devem ser infundidos por um período de 12 horas.
3. Correr 500 SG5% + NaCl 0,45% (manter veia)	500 mL de soro glicosado a 5% contendo cloreto de sódio a 0,45% devem ser infundidos numa velocidade de fluxo suficiente para manter a veia pérvia. A velocidade do fluxo será de aproximadamente 10 mL/hora.
4. Correr 1.000 mL SG5% + NaCl 0,45% Acrescentar 1 amp. vit. em cada soro + 100 mg tiamina Correr por 6 h cada	1.000 mL de Glicose a 5%, contendo NaCl 0,45%, o conteúdo de uma ampola de complexo B com Vitamina C e volume suficiente de cloridrato de Tiamina para fornecer 100 mg de tiamina devem ser infundidos por um período de 6 horas (~ 170 mL/h). Ordens adicionais dos mesmos podem ser antecipadas.
5. Correr 1.000 mL SG5% + NaCl 0,45% + 20 mEq KCl	1.000 mL de Glicose a 5% devem ser fornecidos acrescidos de cloreto de sódio a 0,45% e 20 mEq de cloreto de potássio.
6. Correr 1.000 Hyperal + 10 NaCl + 10 KCl+ 5 $MgSO_4$ + 10 insulina	1.000 mL da solução de NP básica do hospital devem ser infundidos com o acréscimo de 10 mEq de cloreto de sódio, 10 mEq de cloreto de potássio, 5 mEq de sulfato de magnésio e 10 unidades de insulina zinco regular.
7. Correr 1.000 mL NP (FreAmine) + 40 mEq $NaHCO_3$ + 30 mEq KCl+ Vit. + 5 U Insulina Regular para correr 80 mL/h	1.000 mL de solução NP básica, FreAmine II, devem ser infundidos com a adição de 40 mEq de $NaHCO_3$, 30 mEq de cloreto de potássio, o conteúdo de um frasco de complexo B com vitamina C mais 5 unidades de insulina zinco regular. A solução é infundida a 80 mL/hora (~ 12 h).
8. Correr 1.000 NP + 40 mEq NaCl + 10 KCl + 10 U mL Insulina + 10 gluconato de cálcio	1.000 mL da solução básica de NP do hospital devem ser fornecidos com a adição de 40 mEq de cloreto de sódio, 10 mEq de cloreto de potássio, 10 unidades de insulina zinco regular e 10 mL de gluconato de cálcio.
9. Correr Cefazolina 500 mg SG5% 6/6 h	Cefazolina (500 mg) é reconstituída com água esterilizada e colocada num minifrasco contendo 100 mL de glicose a 5%. Essa dose é dada a cada 6 horas (*piggyback*) com velocidade de fluxo suficiente para 30 a 60 minutos de infusão.
10. Correr Gentamicina 80 mg IV (correndo em Y) 8/8 h	Gentamicina (80 mg) é acrescentada a um minifrasco contendo 100 mL de glicose a 5%. Essa dose é aplicada a cada 8 horas (*piggyback*) com velocidade de fluxo suficiente para no mínimo 80 minutos de infusão (não menos que 1 mg/minuto).

O trabalho de escrita para a mistura é preparado. Esse trabalho inclui datilografar o rótulo e preparar a folha impressa do esquema. A folha que descreve o esquema do tratamento é preenchida de forma que o farmacêutico fique atento para quando os recipientes subseqüentes têm que estar prontos para o preparo. O cálculo da conta do paciente pode ser feito a partir da ficha do esquema de tratamento. O rótulo inclui o nome do paciente, o número do quarto, o número do frasco, a data do preparo, a data e a hora de expiração, o líquido intravenoso e o volume, os aditivos e as doses, o tempo total para infusão, os mililitros por hora ou as gotas por minuto e ainda um espaço para o nome da enfermeira que pendura o recipiente. O rótulo deve ser afixado no recipiente (de cabeça para baixo) para que possa ser lido quando o recipiente for pendurado.

A mistura é preparada pelo farmacêutico ou por um técnico supervisionado. Ao manusear produtos esterilizados, devem-se observar as técnicas de assepsia previamente discutidas. Quando concluída, uma tampa de plástico adicional é afixada antes de ser enviada para o andar de destino. O rótulo é aplicado e checado com a ordem original. Os recipientes dos aditivos vazios são checados para confirmar os aditivos presentes. A mistura é inspecionada para averiguar se não há alteração da cor ou se há matéria particulada.

A mistura concluída é enviada para o andar de destino. Se não tiver de ser infundida imediatamente (no máximo em 60 minutos), fica armazenada sob refrigeração; se refrigerada, tem de ser usada em 24 horas. A enfermeira deve verificar o nome do paciente, o medicamento e sua concentração, a solução IV, a data de expiração, o tempo de início e a limpidez do produto. A infusão das misturas pode ser acelerada ou alentecida, exigindo que o farmacêutico modifique o preparo das outras soluções. Exemplos de prescrições IV são mostrados no Quadro 42.3.

PARENTERAIS ORIGINADOS POR BIOTECNOLOGIA

Em 1993, 14 medicamentos obtidos por biotecnologia foram aprovados para uso clínico; 21 estavam na Fase III dos estudos clínicos, aguardando aprovação, e mais de 130 estavam em várias fases de desenvolvimento. O Center for Biologics Evaluation and Review (CBER) tinha mais de 3.200 IND sob revisão. Em 1996, 35 medicamentos derivados da biotecnologia foram aprovados para uso clínico, com 284 produtos em fase de teste.

Como resultado das sensibilidades da estabilidade de proteínas, as 35 substâncias farmacêuticas derivadas da biotecnologia atualmente disponíveis são todas fabricadas para uso parenteral. Muitas estão disponíveis como soluções parenterais liofilizadas (Quadro 42.4). A maioria possui prazo de validade limitado após a reconstituição (Quadro 42.5). Todas são fornecidas em dose baixa, fato que atesta a potência que possuem (Quadro 42.6).

Para um tratamento completo de biotecnologia e medicamentos, veja o Cap. 49.

Quadro 42.4 Estabilidade do Produto

NOME COMERCIAL (EUA)	APRESENTAÇÃO	TEMPO DE VALIDADE
Humulin	Solução líquida	2 anos a 2-8°
Protropin	Pó liofilizado	2 anos a 2-8°
Humatrope		
Roferon-A	Pó liofilizado	3 anos a 2-8°
Intron A	Pó liofilizado	2 anos a 2-8°
Activase	Pó liofilizado	2 anos a 2-30°
Recombivax-HB	Solução líquida	
Engerix-B	Solução líquida	
Orthoclone	Solução líquida	1 ano a 2-8°
Epogen	Solução líquida	

Quadro 42.5 Estabilidade após a Reconstituição (Produtos Liofilizados)

NOME COMERCIAL (EUA)	TEMPO DE VALIDADE
Roferon	1 mês a 2-8°
Intron A	1 mês a 2-8°
Humatrope	14 dias a 2-8°
Protropin	7 dias a 2-8°
Activase	8 horas a 2-30°

Quadro 42.6 Medicamentos à Base de Proteínas Recombinados

NOME COMERCIAL (EUA)	CONCENTRAÇÃO
Humulin	1.000 unidades
Protropin	5 mg
Humatrope	5 mg
Roferon-A	3 e 18 milhões de unidades em solução 3 e 18 milhões de unidades liofilizadas
Intron A	3, 5, 10, 25 e 50 milhões de unidades
Activase	20, 50 mg
Recombivax HB	5, 10 μg
Engerix-B	20 μg
Orthoclone OKT3	5 μg
Epogen	2, 4 e 10 mil unidades

REFERÊNCIAS

1. Bennett RL, Griffen WO. *Contemp Surg* 1983; 23: 75.
2. Graves DA, *et al. Ann Intern Med* 1983; 99: 360.
3. Bivins BA, Baumann TJ. *Patient Controlled Analgesia (PCA): A Clinical Evaluation of Safety and Efficacy in Hospitalized Trauma/Surgery Patients.* Detroit: Depts of Surg and Pharm, Henry Ford Hospital, Dec 1984.
4. Kwan JW. *Am J Hosp Pharm* 1990; 47: 18.
5. Turco SJ. *Am J IV Ther Clin Nutr* 1982; 9: 6.
6. Zimmerman PF, *et al. Am J Hosp Pharm* 1981; 38: 1693.
7. Gallelli JF. *Ibid* 1982; 39: 1877.
8. Valanis BG, *et al. Association of Antineoplastic Drug Handling with Acute Adverse Effects in Pharmacy Personnel. Am J Health-Syst Pharm* 1998; 50: 455.
9. Newton DW. *Ibid* 1978; 35: 1213.
10. King JC. *Guide to Parenteral Admixtures.* Berkeley CA: Cutter Laboratories, 1987.
11. Shoup LK, Goodwin NH. *Implementation Guide—Centralized Admixture Program.* Morton Grove, IL: Travenol Laboratories, 1977.
12. *Good IV Procedures Manual.* North Chicago, IL: Abbott Laboratories, 1979.
13. Bergman HD. Drug Intell Clin Pharm 1977; 11: 345.
14. Trissel LA. *Parenteral Drug Information Guide.*, Washington, DC: Am Soc Hosp Pharm, 1974.
15. Trissel LA. *Handbook on Injectable Drugs,* 5th ed. Washington, DC: Am Soc Hosp Pharm, 1992.
16. Kobayashi NH, King JC. *Am J Hosp Pharm* 1977; 34: 589.
17. Sanders SJ, *et al. Ibid* 1978; 35: 531.
18. Dudrick SJ, Rhoads JE. *Sci Am* 1972; 226: 73.
19. *Hazards of Precipitation Associated with Parenteral Nutrition* [Letter]. Rockville, MD: FDA, Apr 18, 1994.

BIBLIOGRAFIA

Gerais

Am J Hosp Pharm 1975; 32: 261.

ASHP guidelines on the pharmacist's role in home care. Am J Hosp Pharm 1993; 50: 1940.

ASHP technical assistance bulletin on quality assurance for pharmacy-prepared sterile products. *Ibid* 2386.

Avis KE, Akers MJ. *Sterile Preparation for the Hospital Pharmacist.* Ann Arbor, MI: Ann Arbor Sci Publ, 1981.

Flynn EA, Pearson RE, Barker KN. Observational study of accuracy in compounding i.v. admixtures at five hospitals. *Am J Health-Syst Pharm* 1997; 54: 904.

Parenteral admixture incompatibilities: an introduction. *Int J Pharm Compounding* 1997: 1(3): 165.

Trissel LA. *Handbook on Injectable Drugs,* 5th ed. Washington, DC: Am Soc Hosp Pharm, 1992.

Turco SJ, King RE. *Sterile Dosage Forms: Their Preparation and Clinical Applications,* 3rd ed. Philadelphia: Lea & Febiger, 1994.

ACP

Buchanan C. Development of a patient controlled analgesia pump system. *Parenterals* 1986; 4: 2.

Graves DA, *et al*. Morphine requirements using patient-controlled analgesia; influence of diurnal variation and morbid obesity. *Clin Pharm* 1983; 2: 49.

White PF. Patient controlled analgesia: a new approach to the management of postoperative pain. *Semin Anesth* 1985; 4: 255.

Williamson J, *et al*. Implementation of an IV morphine infusion program in a community hospital. *Hosp Pharm* 1986; 21: 1098.

Sistemas Implantáveis

Ecoff E, *et al*. Implantable infusion port. NITA 1983; 4: 406.

Fulks KD, Kenady DE. Techniques of chemotherapy delivery for cancer patients. *Hosp Formul* 1987; 22: 248.

Gyves J, *et al*. Totally implanted system for intravenous chemotherapy in patients with cancer. *Am J Med* 1983; 73: 841.

Kwan JW. Use of infusion devices for epidural or intrathecal administration of spinal opioids. *Am J Hosp Pharm* 1990; 47: 18.

May GS, Davis C. Percutaneous catheters and totally implantable access systems. *J Intraven Nurs* 1988; 11: 97.

McGovern B, *et al*. A totally implantable venous access system for long term chemotherapy in children. *J Pediatr Surg* 1985; 6: 725.

McIntyre KE, *et al*. Early experience with an implantable reservoir for intravenous chemotherapy. *Ariz Med* 1985; 42: 308.

CAPÍTULO 43

Preparações Oftálmicas

Gerald Hecht, PhD
Senior Director, Pharmaceutical Sciences
Alcon Laboratories
Fort Worth, TX 76101

As preparações oftálmicas são produtos estéreis basicamente isentos de partículas estranhas, apropriadamente manipulados e acondicionados para instilação no olho. As preparações oftálmicas incluem soluções, suspensões, pomadas e apresentações sólidas. As soluções e suspensões são, em sua maioria, aquosas. As pomadas oftálmicas geralmente contêm uma base de óleo mineral e vaselina.

As preparações oftálmicas podem ser agrupadas de modo geral em duas classes de maior importância para o farmacêutico. Elas incluem medicamentos de dose única ou de doses múltiplas e a categoria descrita como produtos de venda livre. Essa categoria foi submetida a revisão e análise por um corpo de especialistas como parte do processo de OTC Drug Review da Food and Drug Administration (FDA).

O fator dominante isolado característico de todos os produtos oftálmicos é o requisito de esterilidade. Qualquer produto destinado ao uso ocular tem de ser estéril, não importam a forma, a substância ou o propósito. Essa exigência aumenta a similaridade entre os produtos oftálmicos e os produtos parenterais. Entretanto, a fisiologia do olho humano impõe, em muitos aspectos, exigências mais rígidas de formulação. Isso é examinado na discussão a seguir.

A origem das preparações para o tratamento de distúrbios dos olhos remonta à antigüidade. Há manuscritos egípcios em papiros que descrevem medicamentos oculares. Os gregos e os romanos expandiram esses usos e nos deram o termo *collyria*, que se refere coletivamente a materiais dissolvidos na água, no leite ou em clara de ovos para serem gotejados nos olhos. Na Idade Média, os colírios incluíam substâncias midriáticas para dilatar as pupilas das senhoras da sociedade para fins cosméticos, daí o termo beladona, ou *dama bonita*.

Desde o tempo do colírio de beladona até a era moderna, a tecnologia oftalmológica progrediu muito lentamente. Apenas após a Segunda Guerra Mundial o conceito de esterilidade tornou-se imperativo para soluções oftálmicas. Antes da Segunda Guerra Mundial e ainda durante a década de 1940, pouquíssimas preparações oftálmicas estavam disponíveis comercialmente ou eram descritas oficialmente. A USP XIV (*United States Pharmacopeia*, Farmacopéia dos Estados Unidos), oficial em 1950, incluía apenas três preparações oftálmicas, e todas eram pomadas.

As preparações para serem usadas nos olhos, tanto as soluções como as pomadas, eram manipuladas na farmácia comunitária ou do hospital e destinavam-se a uso imediato. A preparação e o uso imediato refletem-se na literatura farmacêutica da época. A estabilidade das preparações oftálmicas dura dias ou alguns meses.

Um dos mais importantes atributos dos produtos oftálmicos é a exigência de esterilidade. Esta é no entanto um fato surpreendentemente recente. A USP XV, em 1955, foi o primeiro compêndio oficial a incluir uma exigência de esterilidade para soluções oftálmicas. A FDA, em 1953, passou a considerar que uma solução oftálmica não-estéril estaria adulterada. Produtos oftálmicos estéreis estavam, obviamente, disponíveis antes da metade da década de 1950; no entanto, a exigência legal de esterilidade data apenas de 1955.

As exigências de esterilidade para pomadas oftálmicas apareceram pela primeira vez na USP XVIII, *Third Supplement* (1972). Antes dessa data não havia exigência legal para uma pomada oftálmica estéril. Isso ocorreu provavelmente devido à dificuldade (naquela época) de se testar a esterilidade em tais sistemas não-aquosos e também às dificuldades previstas na esterilização e na manutenção das condições estéreis durante a produção e o envasilhamento de pomadas em larga escala.

ANATOMIA E FISIOLOGIA DO OLHO

O olho humano é um objeto desafiador para a administração tópica de drogas. A base disso pode ser encontrada no arranjo anatômico dos tecidos superficiais e na permeabilidade da córnea. A atividade protetora das pálpebras e do sistema lacrimal é tal, que há uma rápida remoção de materiais instilados no olho, a não ser que o material tenha um volume apropriadamente pequeno e seja química e fisiologicamente compatível com os tecidos superficiais. As Figs. 43.1[1] e 43.2[1] incluem a anatomia relevante do olho humano.

PÁLPEBRAS — As pálpebras têm dois propósitos: a proteção mecânica do globo ocular e a criação de um meio ótimo para a córnea. As pálpebras são lubrificadas e mantidas cheias de líquido por secreções das glândulas lacrimais e de células especializadas presentes na conjuntiva bulbar. A antecâmara tem o formato de uma fenda sobre a porção anterior do globo ocular, com extensões saculares superiores e inferiores. Essas extensões são chamadas de fórnices superior e inferior, e todo o espaço, de fundo-de-saco. A abertura elíptica entre as pálpebras é chamada de fissura palpebral.

GLOBO OCULAR — A parede do globo ocular humano (bulbo, globo) é composta por três túnicas concêntricas.

1. A túnica externa fibrosa.
2. Uma túnica média vascular — a úvea ou trato uveal, formada pela corióide, pelo corpo ciliar e pela íris.
3. Uma túnica nervosa — a retina.

A túnica externa é resistente, flexível, mas apenas levemente extensível. Na sua porção anterior — a porção voltada para o mundo externo —, a estrutura fina da túnica externa é tão regular e o conteúdo de água é tão cuidadosamente ajustado, que ela funciona como uma janela clara e transparente (a córnea). Ela é desprovida de vasos sangüíneos. Sobre os dois terços restantes, a túnica fibrosa é opaca (o *branco* do olho) e é chamada de esclerótica. Ela contém a microcirculação, que nutre os tecidos desse segmento anterior, e é usualmente branca, exceto quando irritada ou quando ocorre vasodilatação.

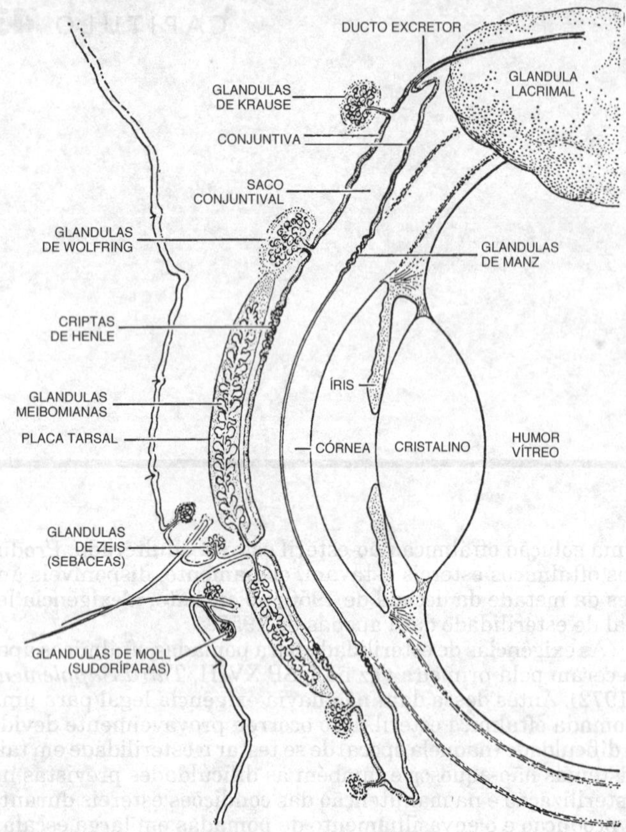

Fig. 43.1 O olho: corte vertical.[1]

O globo ocular abriga um aparato óptico que permite a formação de imagens do mundo externo reduzidas e invertidas sobre a retina, que é uma membrana fina e translúcida. O aparato óptico consiste, em seqüência, em: película pré-corneal, córnea, humor aquoso, pupila, cristalino, humor vítreo e retina. Os humores aquoso e vítreo são camadas de líquido transparente ou material semelhante a gel interpostas entre as estruturas sólidas. A pupila, um orifício central circular numa divisória membranosa contrátil (a íris), age como a abertura variável do sistema. O cristalino é um elemento refrativo com poder variável controlado e sustentado por um músculo incorporado ao corpo ciliar. A coróide é o suporte metabólico da retina.

A função óptica dos olhos exige estabilidade de suas dimensões, o que é proporcionado parcialmente pela camada fibrosa externa. Mais efetivo como um fator estabilizador é a pressão intra-ocular (PIO), que supera a pressão predominante nos tecidos circunjacentes. Essa PIO resulta da produção constante de um líquido específico, o humor aquoso, que se origina do processo ciliar e deixa o olho através de um intricado sistema de canais de drenagem. A resistência encontrada durante essa passagem e a taxa de produção do humor aquoso são os principais fatores determinantes do nível da PIO. Além de exercer essa função hidromecânica, o humor aquoso atua como um transportador de nutrientes, substratos e metabólitos para os tecidos avasculares do olho.

Os ossos do crânio juntam-se para formar um abrigo para o globo ocular de formato aproximadamente piramidal, a órbita.

CONJUNTIVA — A membrana conjuntiva cobre a superfície externa da porção branca do olho e a face interna das pálpebras. Na maioria dos lugares ela é fixada frouxamente, e portanto permite a livre movimentação do globo ocular. Isso torna possível a injeção subconjuntival. Com exceção da córnea, a conjuntiva é a porção mais exposta do olho.

SISTEMA LACRIMAL — As superfícies conjuntival e corneana são cobertas e lubrificadas por uma fina camada de líquido secretado pelas glândulas conjuntivais e lacrimais. A secreção das glândulas lacrimais, a lágrima, é liberada através de vários ductos delgados no interior do fórnice conjuntival. A secreção é um líquido claro, aquoso, contendo numerosos sais, glicose, outros componentes orgânicos, cerca de 0,7% de proteína e a enzima lisozima. Pequenas glândulas lacrimais acessórias situam-se nos fórnices conjuntivais. Sua secreção é suficiente para a lubrificação e a limpeza sob condições normais e para manter uma fina camada de líquido que cobre a córnea e a conjuntiva (a película pré-corneal). A camada de proteína-mucina é especialmente importante para a manutenção da estabilidade da película. A glândula lacrimal principal é chamada à ação apenas em ocasiões especiais. As glândulas sebáceas das pálpebras secretam um líquido oleoso que ajuda a prevenir um transbordamento de lágrimas na margem palpebral e reduz a evaporação a partir das superfícies expostas do olho por se espalhar sobre a película de lágrima.

O piscar espontâneo renova a película de líquido ao empurrar uma fina camada de líquido para a frente das margens das pálpebras quando estas se juntam. O excesso de líquido dirige-se para o lago lacrimal — uma pequena área triangular situada no ângulo formado pelas porções mediais das pálpebras. A pele das pálpebras é a mais fina do corpo e se dobra com facilidade, permitindo abertura e fechamento rápidos das fissuras palpebrais. O movimento das pálpebras inclui um estreitamento das fissuras palpebrais num movimento semelhante ao de um zíper, do canto lateral para o canto medial. Isso auxilia no transporte ou na movimentação de líquido em direção ao lago lacrimal.

As lágrimas são drenadas do lago lacrimal por dois pequenos tubos — os canalículos lacrimais — que se dirigem para a parte superior do ducto nasolacrimal, cuja larga porção inicial chama-se saco lacrimal. A drenagem das lágrimas para a cavidade nasal não depende apenas da gravidade. O líquido entra e passa através dos canalículos lacrimais por atração capilar auxiliada pela aspiração causada pela contração das fibras musculares presentes nas pálpebras. Quando as pálpebras fecham, como ao piscar, a contração do músculo provoca a dilatação da parte superior do saco lacrimal e a compressão

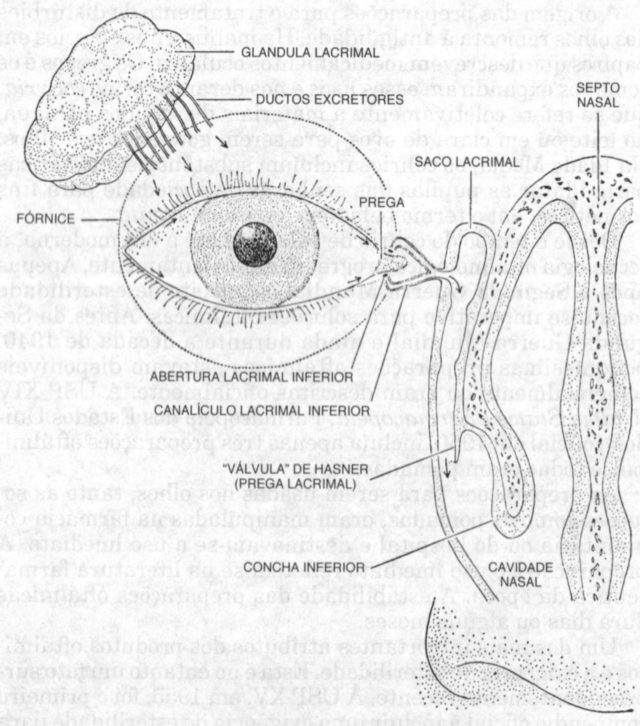

Fig. 43.2 O ducto nasolacrimal.[1]

de sua porção inferior. Assim, as lágrimas são aspiradas para o interior do saco, e o volume presente em sua porção inferior é propelido através do ducto nasolacrimal em direção à extremidade nasal. Quando as pálpebras fecham, o músculo relaxa. A porção superior do saco lacrimal sofre colapso e força o líquido para a porção inferior, que, simultaneamente, é liberada da compressão. Assim, o ato de piscar exerce uma ação de sucção como uma bomba na remoção das lágrimas do saco lacrimal e no seu esvaziamento na cavidade nasal. O lacrimejamento é induzido reflexamente pela estimulação de terminações nervosas da córnea ou da conjuntiva. O reflexo é abolido pela anestesia da superfície do olho e por distúrbios que afetem seus componentes nervosos.

O fundo-de-saco normal geralmente não possui microrganismos patogênicos, e com freqüência é estéril. A esterilidade deve resultar parcialmente da ação da lisozima nas lágrimas, que normalmente destrói microrganismos saprofíticos, mas tem pouca ação contra patógenos. Mais efetivo na manutenção da esterilidade deve ser o fato de as secreções, que são normalmente estéreis quando deixam as glândulas, removerem constantemente as bactérias, a poeira etc. para o nariz. Em certas doenças, a glândula lacrimal, como outras estruturas glandulares do corpo, sofre involução, do que resulta a escassez de lágrima. Além disso, mudanças nas glândulas conjuntivais podem levar a alterações no caráter da secreção, de forma que a qualidade assim como a quantidade da lágrima podem estar anormais. Isso pode levar a sintomas de secura, queimação e desconforto geral, e pode interferir na acuidade visual.

PELÍCULA PRÉ-CORNEAL — A córnea deve estar molhada para ser uma superfície opticamente adequada. Quando seca, ela perde tanto seu brilho normal quanto sua transparência. A película pré-corneal, parte do líquido lacrimal, propicia essa importante umidade da superfície. Seu caráter depende das condições do epitélio corneano. A película, compatível com preparações oftálmicas aquosas e lipídicas, é composta de uma fina camada lipídica externa, uma camada média aquosa mais espessa e uma fina camada mucóide interna. Ela é renovada a cada piscadela, e, quando o piscar é suprimido, seja por drogas ou por meio mecânico, ela seca em pequenas regiões. Ela parece não ser afetada pela adição de soluções com concentrações de até 2% de cloreto de sódio ao líquido conjuntival. Um pH abaixo de 4 ou acima de 9 provoca desarranjo da película. A película afeta o movimento das lentes de contato e forma-se mais facilmente nas próteses de vidro do que nas de plástico.

CÓRNEA — A córnea, com espessura entre 0,5 e 1 mm, consiste basicamente nas seguintes estruturas (de anterior para posterior):

1. Epitélio corneano.
2. Estroma (substância própria).
3. Endotélio corneano.

A córnea é transparente à luz difusa comum, em grande parte devido a um arranjo laminar especial das células e fibras e devido à ausência de vasos sangüíneos. O escurecimento da córnea pode ocorrer devido a diversos fatores, incluindo a pressão elevada no globo ocular, como no glaucoma, e tecidos cicatrizados devido a lesão, infecção ou deficiência de oxigênio ou hidratação excessiva, como pode ocorrer com o uso de lentes de contato impropriamente ajustadas. Uma ferida na córnea geralmente cicatriza como uma pequena área opaca que pode proporcionar um comprometimento permanente da visão, a não ser que esteja localizada na periferia da córnea.

A principal refração da luz no olho ocorre na superfície externa da córnea, onde o índice de refração muda daquele do ar (1,00) para o da substância pré-corneal (1,38). Qualquer alteração na sua forma ou transparência interfere na formação de uma imagem clara; por conseguinte, qualquer processo patológico, mesmo que leve, pode interferir seriamente no poder de resolução ou na acuidade visual do olho.

A córnea normal não possui vasos sangüíneos, exceto na junção esclerocorneana. A córnea, portanto, deve obter seus nutrientes por difusão e deve possuir certas características de permeabilidade; ela também recebe nutrientes do líquido que circula através das câmaras do olho e também do ar. O fato de a córnea normal ser desprovida de vasos sangüíneos é uma importante característica para o transplante. Os nervos da córnea não captam todas as formas de sensação. Dor e frio são bem captados. As fibras de dor possuem um limiar muito baixo, o que faz da córnea uma das áreas mais sensíveis à dor da superfície corporal. Atualmente, há um consenso de que a córnea possui uma legítima sensação de tato; não há terminações nervosas responsáveis pela sensação de calor.

O epitélio corneano constitui-se numa eficiente barreira contra a invasão bacteriana. A não ser que sua continuidade seja quebrada por uma abrasão (uma abertura traumática ou um defeito no epitélio), bactérias patogênicas, normalmente, não são capazes de obter um ponto de fixação. O trauma, portanto, exerce um importante papel na maioria das doenças infecciosas de origem exógena. Qualquer corpo estranho que arranhe a córnea ou se aloje e fique fixo à córnea é perigoso, devido ao papel que ele pode exercer, permitindo que bactérias patogênicas obtenham um ponto de fixação.

Um meio de detectar abrasões na superfície corneana é proporcionado pela coloração da córnea com fluoresceína sódica. Se houver abrasão no epitélio, a camada subjacente cora-se de verde brilhante, de modo que mesmo abrasões puntiformes são vistas claramente. Abrasões podem ocorrer durante a tonometria, isto é, durante a medida da tensão (pressão) ocular com um tonômetro. Deve-se ter cuidado ao aplicar o aparelho sobre a córnea, para evitar abrasões na córnea. Abrasões na córnea às vezes resultam do uso de lentes de contato. Toda abrasão corneana está sujeita a infecção.

BIODISPONIBILIDADE

CONSIDERAÇÕES FÍSICAS — Sob condições normais, o volume de lágrimas no ser humano tem em média cerca de 7 μl.[2] O volume máximo estimado do fundo-de-saco é de cerca de 30 μl, com a capacidade de drenagem excedendo em muito a taxa de lacrimejamento. A capacidade de saída acomoda o súbito grande volume resultante da instilação de uma gota de colírio. A maioria das gotas de colírios comerciais varia de 50 a 75 μl de volume; entretanto, a maior parte do que excede 50 μl provavelmente não é capaz de entrar no fundo-de-saco.

No fundo-de-saco do coelho, foi mostrado que a taxa de drenagem é proporcional ao volume da gota instilada. Várias gotas administradas em intervalos produzem concentrações mais elevadas da droga. Idealmente, é desejável uma alta concentração da droga num volume mínimo de gota. Patton[3] mostrou que concentrações aproximadamente iguais na película lacrimal resultam da instilação de 5 μl de $1{,}61 \times 10^{-2}\,M$ de nitrato de pilocarpina ou de 25 μl de uma solução $1{,}0 \times 10^{-2}\,M$. A solução de 5 μl contém apenas 38% da pilocarpina, embora sua biodisponibilidade seja maior devido à menor perda por drenagem.

Há um limite ou limites práticos ao conceito de volume mínimo de dosagem. Há uma dificuldade no projeto e na produção de uma configuração de conta-gotas que libere pequenos volumes de modo reprodutível. Além disso, com freqüência o paciente não é capaz de perceber a administração de um volume tão pequeno. Essa sensação ou falta de sensação é particularmente aparente na faixa de volume de 5,0 a 7,5 μl.

O conceito de drenagem de volume-dose e da capacidade do fundo-de-saco afeta diretamente a prescrição e a administração de preparações oftálmicas separadas. A primeira droga administrada deve ser diluída significativamente quando da administração da segunda. Assim, os produtos com combinação de drogas para uso em oftalmologia têm um mérito considerável.

ABSORÇÃO CORNEANA — As drogas administradas por instilação devem penetrar no olho, o que fazem basicamente através da córnea. A absorção corneana é muito mais efetiva do que a absorção esclerótica ou conjuntival, nas quais ocorre a remoção pelos vasos sangüíneos para a circulação geral.

Muitas drogas oftálmicas são bases fracas e são aplicadas no olho em soluções aquosas de seus sais. A base livre e o sal estão num equilíbrio que depende do pH e das características individuais da molécula da droga. Para auxiliar a manutenção da estabilidade de armazenamento e a solubilidade, a medicação pode ser ácida no momento da instilação, mas, geralmente, a ação neutralizadora da lágrima a converte rapidamente à faixa de pH fisiológica (pH~7,4), na qual está presente uma quantidade suficiente de base livre para iniciar a penetração do epitélio corneano. Uma vez no interior do epitélio, a base livre não-dissociada imediatamente se dissocia até um certo ponto. A parte dissociada então tende a penetrar no estroma devido à sua hidrossolubilidade. Na junção entre o estroma e o endotélio o mesmo processo que ocorreu na superfície externa do epitélio deve ocorrer novamente. Finalmente, a droga dissociada deixa o endotélio e entra no humor aquoso. Aqui, ela pode difundir-se prontamente para a íris e o corpo ciliar, os locais de sua ação farmacológica.

A córnea pode ser penetrada por íons num grau pequeno, mas mensurável. Sob condições comparáveis, as permeabilidades são similares para todos os íons de baixo peso molecular, o que sugere que a passagem se dê através de espaços extracelulares. O diâmetro das maiores partículas que podem passar através das camadas celulares parece estar na faixa de 10 a 25 Å. Uma droga instilada está sujeita à ligação a proteínas no líquido lacrimal e à degradação metabólica por enzimas como a lisozima, em adição às perdas por simples transbordamento e drenagem lacrimal.

Como a córnea é uma membrana com camadas hidrofílicas e lipofílicas, uma penetração mais efetiva é obtida com drogas que tenham propriedades tanto hidrofílicas quanto lipofílicas. Drogas muito hidrossolúveis penetram menos prontamente. Como um exemplo, ésteres fosfatos de esteróides (muito hidrossolúveis) penetram mal na córnea. Uma penetração melhor é obtida com o pouco solúvel porém mais lipofílico esteróide alcoólico; uma absorção ainda melhor é obtida com a forma acetato de esteróide.

Em 1976, Lee e Robinson[4] e, em 1990, Lee[5] apresentaram um resumo dos fatores que controlam a disposição pré-corneal e a biodisponibilidade da pilocarpina no olho de coelho. Combinando trabalho experimental e simulação em computador, os pesquisadores discutiram os mecanismos que competem com a absorção corneana da pilocarpina. Foram incluídos a drenagem da solução, a vasodilatação induzida pela droga, perdas não-conjuntivais, incluindo a captação pela membrana nictante, a absorção conjuntival, o lacrimejamento induzido e a renovação normal da lágrima. Na dependência de condições experimentais, a efetividade relativa dos fatores envolvidos na remoção e na drenagem pré-corneal da droga é: drenagem ≃ vasodilatação > perdas não-conjuntivais > lacrimejamento induzido ≃ absorção conjuntival > renovação normal da lágrima.

Os autores discutem as implicações dos mecanismos de perda pré-corneal de droga no desenvolvimento de sistemas de liberação de drogas oculares, incluindo o efeito do volume de droga instilado sobre a concentração no humor aquoso e a quantidade de droga disponível para absorção sistêmica. Em termos absolutos, um menor volume permite que mais droga seja absorvida. Para dada concentração instilada, o oposto é verdadeiro; entretanto, um menor volume instilado ainda é mais eficiente; isto é, a fração da dose absorvida é maior. Lang[6] discute a via transcorneana de absorção para o olho como a via mais efetiva para trazer determinada droga para a porção anterior do olho. Essa via de absorção é potencializada pelo gradiente hidrolipídico encontrado na córnea. Como já foi mencionado, a córnea é composta por três camadas gerais: o epitélio rico em lipídios, o estroma pobre em lipídios e o endotélio rico em lipídios. Estudos diferenciais sobre o conteúdo relativo de lipídio dessas três camadas mostraram que tanto o epitélio corneano como o endotélio corneano contêm aproximadamente 100 vezes mais lipídio que o estroma corneano. Isso, associado ao pH fisiológico de 7,2 ± 0,2 e seu efeito sobre moléculas de droga ionizáveis, exerce a principal função na penetração corneana.

Pomadas oftálmicas geralmente têm melhor biodisponibilidade que a solução aquosa correspondente. Devido ao maior tempo de contato, as concentrações da droga são prolongadas e a absorção total da droga é aumentada.

Tipos de Produtos Oftálmicos

ADMINISTRAÇÃO — A instilação de colírios ainda é um dos mais aceitos meios de aplicação tópica de drogas, embora seja dos menos precisos. O método de administração é, quando muito, incômodo, sobretudo para os mais velhos, para pacientes com visão deficiente que têm dificuldade em enxergar sem óculos e para pacientes com outras deficiências físicas. Talvez surpreendentemente, a maioria dos pacientes torna-se bem hábil com a instilação rotineira.

O farmacêutico deve avisar cada paciente para manter os seguintes pontos em mente para auxiliar na instilação de colírios ou pomadas:

COMO USAR COLÍRIOS

1. Lave as mãos.
2. Com uma mão, puxe com cuidado a pálpebra inferior para baixo.
3. Se o conta-gotas for separado do frasco de colírio, aperte o bulbo de borracha uma vez enquanto o conta-gotas estiver no frasco, para puxar o líquido para o conta-gotas.
4. Segurando o conta-gotas acima dos olhos, pingue o remédio dentro da pálpebra inferior enquanto olha para cima; não encoste o conta-gotas no olho ou nos dedos.
5. Solte a pálpebra inferior. Tente manter o olho aberto e não piscar durante pelo menos 30 segundos.
6. Se o conta-gotas for separado, recoloque-o no frasco e feche com a tampa.

- Se o conta-gotas for separado, sempre segure-o com o bico para baixo.
- Nunca encoste o conta-gotas em qualquer superfície.
- Nunca enxágüe o conta-gotas.
- Quando o conta-gotas fica no topo do frasco, evite contaminar a tampa quando removida.
- Quando o conta-gotas fizer parte do próprio frasco, ou seja, quando fornecido por uma indústria farmacêutica para o farmacêutico, as mesmas regras são aplicadas para evitar contaminação.
- Nunca use colírios que mudaram de cor.
- Se você tem mais de um frasco do mesmo tipo de colírio, abra apenas um frasco de cada vez.
- Se você estiver usando mais de um tipo de colírio ao mesmo tempo, espere vários minutos antes de usar outros colírios.
- Pode ser útil na utilização do remédio praticar o uso posicionando-se em frente ao espelho.
- Após a instilação do colírio, não feche os olhos com força e tente não piscar com mais freqüência que a usual, uma vez que isso remove o remédio do local do olho onde ele será eficaz.

COMO USAR POMADAS OFTÁLMICAS

1. Lave as mãos.
2. Remova a tampa do tubo.
3. Com uma mão, puxe com cuidado a pálpebra inferior para baixo.
4. Enquanto olha para cima, esprema uma pequena quantidade da pomada (~ 1 cm) no interior da pálpebra inferior. Tome cuidado para não encostar a ponta do tubo no olho, nos cílios, nos dedos etc.
5. Feche o olho com cuidado e mova o globo ocular em todas as direções enquanto o olho está fechado. Pode ocorrer temporariamente borramento da visão.
6. A pálpebra fechada deve ser massageada muito cuidadosamente com um dedo para distribuir a droga por todo o fórnice.
7. Recoloque a tampa no tubo.

- Tome cuidado para evitar contaminação da tampa quando esta for removida.
- Quando abrir o tubo de pomada pela primeira vez, esprema o primeiro 0,5 cm da pomada e despreze-o, uma vez que ele pode estar muito ressecado.
- Nunca encoste a ponta do tubo em nenhuma superfície.
- Se você tiver mais do que um tubo da mesma pomada, abra apenas um de cada vez.
- Se você estiver usando mais de um tipo de pomada ao mesmo tempo, espere cerca de 10 min antes de usar outra pomada.
- Para melhorar o fluxo da pomada, segure o tubo na mão por vários minutos para aquecer antes do uso.
- Pode ser útil na utilização da pomada praticar o uso posicionando-se em frente ao espelho.

SOLUÇÕES OFTÁLMICAS — Esse é de longe o meio mais comum de se administrar uma droga no olho. A USP descreve 59 soluções oftálmicas. Por definição, todos os ingredientes estão completamente em solução, a uniformidade não é um problema, e há pouca interferência física com a visão. A principal desvantagem das soluções é o tempo de contato relativamente curto entre a medicação e as superfícies absorventes. O tempo de contato pode ser aumentado em algum grau pela inclusão de um agente que aumente a viscosidade, como a metilcelulose. Inclusões desse tipo são permitidas pela USP. Uma viscosidade na faixa de 15 a 25 cps é considerada ótima para retenção da droga e conforto visual.

SUSPENSÕES OFTÁLMICAS — Suspensões são dispersões de drogas finamente divididas, relativamente insolúveis num veículo aquoso contendo agentes suspensores e dispersores adequados. Há 29 listadas na USP 23. O veículo é, entre outras coisas, uma solução saturada da droga. Devido à tendência das partículas de serem retidas no fundo-de-saco, o tempo de contato e a duração da ação de uma suspensão provavelmente excedem os de uma solução. A droga é absorvida da solução, e a concentração da solução é restaurada com as partículas retidas. Cada uma dessas ações é função do tamanho da partícula, com a taxa de solubilidade favorecida pelo tamanho menor e a retenção favorecida pelo tamanho maior. Assim, uma atividade ótima deve resultar de um tamanho ótimo da partícula.

Para suspensões aquosas, os parâmetros de solubilidade intrínseca e taxa de dissolução devem ser considerados. A solubilidade intrínseca determina a quantidade de droga verdadeiramente em solução e disponível para absorção imediata na instilação da dose. À medida que a solubilidade intrínseca aumenta, a concentração da droga na solução saturada em torno da partícula da droga em suspensão também aumenta. Por esse motivo, qualquer comparação de diferentes drogas em sistemas de suspensão deve incluir suas solubilidades intrínsecas relativas. As diferenças observadas em suas atividades biológicas devem ser atribuídas totalmente ou em parte às diferenças nesse parâmetro físico. À medida que a droga penetra a córnea e a solução saturada inicial se torna depletada, as partículas devem dissolver para permitir uma oferta adicional da droga. A exigência aqui é que as partículas devam sofrer dissolução significativa durante o tempo de permanência da droga no olho para que haja benefício decorrente da sua presença no sistema de dosagem.

Para uma droga cuja taxa de dissolução é rápida, a exigência de dissolução pode apresentar poucos problemas, mas para uma substância lentamente solúvel a taxa de dissolução torna-se decisiva. Se a dissolução não é suficientemente rápida para fornecer a droga dissolvida em quantidade significativa, há a possibilidade de que a substância lentamente solúvel em suspensão não forneça mais droga ao humor aquoso do que o faz uma suspensão mais diluída ou uma solução saturada da substância num veículo similar. Obviamente, o tamanho da partícula da droga em suspensão afeta a área disponível para dissolução. O tamanho da partícula também tem um importante papel no potencial de irritação do sistema de dosagem. Essa consideração é importante, uma vez que a irritação produz lacrimejamento excessivo e rápida drenagem da dose instilada. Recomenda-se que as partículas tenham menos de 10 μm para minimizar a irritação do olho. Deve-se ter em mente, entretanto, que em qualquer suspensão os efeitos do armazenamento prolongado e de mudanças na temperatura de armazenamento podem causar a dissolução das partículas menores e o aumento do tamanho das partículas maiores. Em suma, as suspensões aquosas devem, de modo geral, proporcionar um efeito mais prolongado que as soluções aquosas.

O farmacêutico deve estar ciente de duas potenciais dificuldades inerentes às suspensões. Em primeiro lugar, a uniformidade da dosagem exige, quase sempre, agitação vigorosa para distribuir a droga em suspensão. A agitação adequada depende da adequação da formulação da suspensão, mas também, e mais importante, da adesão do paciente. Alguns estudos já mostraram que um número significativo de pacientes simplesmente não agita seus frascos em absoluto; outros podem contribuir agitando apenas trivialmente. O farmacêutico deve realçar a necessidade de agitação vigorosa toda vez que uma suspensão oftálmica for preparada.

Uma segunda e infreqüente característica das suspensões é o fenômeno de polimorfismo ou a capacidade de uma substância existir em várias formas cristalinas diferentes. Uma alteração na estrutura cristalina pode ocorrer durante o armazenamento, resultando em aumento (ou diminuição) do tamanho dos cristais, causando alterações na solubilidade refletidas no aumento ou na diminuição da biodisponibilidade.

O farmacêutico deve estar a par dos procedimentos usados pelas indústrias farmacêuticas na preparação de suspensões e pomadas oftálmicas estéreis comerciais, quando requisitado a manipular essas preparações extemporaneamente.[7]

POMADAS OFTÁLMICAS — Apesar das desvantagens, as pomadas oftálmicas permanecem como uma forma farmacêutica popular e freqüentemente prescrita. Há 58 pomadas oftálmicas arroladas na USP 23. A variabilidade de dosagens provavelmente é maior que a das soluções (embora provavelmente isso não se aplique às suspensões). As pomadas interferem na visão, a não ser que o seu uso seja limitado à instilação ao deitar.

As pomadas oferecem a vantagem de um maior tempo de contato e maior biodisponibilidade total da droga, embora tenham início e intervalo de tempo até a absorção máxima mais lentos. A relação que descreve a disponibilidade de sólidos finamente divididos dispersos numa base de pomada foi dada por Higuchi,[8] em que a quantidade de sólido (droga) liberado por unidade de tempo depende da concentração, da solubilidade na base da pomada e da capacidade de difusão da droga na base.

Precauções especiais devem ser tomadas na preparação de pomadas oftálmicas. Elas são produzidas a partir de ingredientes esterilizados sob condições rigidamente assépticas e satisfazem as exigências dos testes oficiais de esterilidade. A esterilização terminal da pomada completa nos tubos é realizada ocasionalmente, usando-se uma dose validada de radiação gama. Se os ingredientes específicos utilizados na formulação não se prestam às técnicas de esterilização de rotina, outros ingredientes que satisfaçam as exigências de esterilidade descritas nos testes oficiais de esterilidade, juntamente com produção asséptica, devem ser empregados. As pomadas oftálmicas precisam conter uma substância ou uma mistura de substâncias apropriada para prevenir o crescimento de (ou destruir) microrganismos introduzidos acidentalmente quando o recipiente é aberto durante o uso. Os agentes antimicrobianos usados atualmente são o clorobutanol, o parabeno ou um dos mercuriais orgânicos. O agente medicinal é adicionado à base da pomada como uma solução ou como um pó micronizado. A pomada pronta não deve conter partículas grandes. A maioria das pomadas oftálmicas é preparada com uma base de vaselina e óleo mineral, freqüentemente com lanolina anidro. Algumas contêm um gel de polietileno e óleo mineral. Seja qual for a base selecionada, ela não deve ser irritante para os olhos, deve permitir a difusão da droga através das secreções que banham o olho e deve reter a atividade do medicamento por um período razoável, sob condições adequadas de armazenamento.

É obrigatório que as pomadas oftálmicas não contenham matéria particulada que possa ser lesiva aos tecidos oculares. Portanto, no preparo dessas pomadas, precauções especiais devem ser tomadas para excluir ou minimizar alguma contaminação com material particulado estranho, p. ex., partículas metálicas fragmentadas do equipamento usado no preparo de pomadas, e também para reduzir o tamanho das partículas do(s) ingrediente(s) ativo(s) de modo que não sejam palpáveis. O compêndio oficial provê testes formulados para limitar a um nível consideravelmente não-objetável o número e o tamanho das partículas distintas que podem ocorrer em pomadas oftálmicas. Nesses testes, o conteúdo retirado de 10 tubos de pomada, previamente derretido em placas de Petri de base plana e a seguir deixado solidificar-se, é examinado sob um microscópio em pequeno aumento adaptado com um micrômetro ocular para partículas de metal $\geq 50\ \mu m$ em qualquer dimensão. As exigências são atendidas se o número total de partículas de metal em todos os 10 tubos não exceder 50 e se em no máximo um tubo forem encontradas 8 dessas partículas.

Os testes de esterilidade de produtos como as pomadas oftálmicas têm sido muito facilitados com o uso de membranas estéreis, retentoras de bactérias (as com porosidade nominal de 0,45 ou 0,22 μm são freqüentemente usadas). Para pomadas solúveis em miristato de isopropila (o solvente usado no teste oficial de esterilidade), uma amostra da pomada é dissolvida no solvente-teste estéril. Para pomadas insolúveis no miristato de isopropila, a amostra é suspensa num veículo aquoso adequado que pode conter um agente dispersor e testado pelo *General Procedure* convencional (ver a USP para detalhes).

Por muito tempo a tecnologia disponível para a fabricação de pomadas oftálmicas foi considerada inadequada para a produção de produtos estéreis; na verdade, acreditava-se ser impossível operar uma máquina de preencher tubos de pomada de modo a manter a esterilidade, mesmo numa sala estéril. Nos últimos anos, os avanços tecnológicos tornaram possível a fabricação de unidades de pomada oftálmica estéreis. Os maiores avanços foram obtidos na área de tecnologia de filtração. As membranas filtrantes aprimoraram a confiabilidade dos procedimentos de filtração estéril e dos métodos de avaliação de esterilidade. O uso do fluxo laminar de ar filtrado por HEPA (*high-efficiency particulate air*) em salas e capelas apropriadamente projetadas foi um importante fator na operação bem-sucedida de laminação e de preenchimentos dos tubos de pomada. Embora o método ideal de esterilização seja um no qual a pomada pronta seja esterilizada em seu recipiente final, atualmente não parece factível fazê-lo através de nenhum método, com a possível exceção do uso de radiação ionizante.

Como já foi observado, o compêndio oficial orienta que na preparação de pomadas oftálmicas sejam utilizados ingredientes esterilizados previamente, sob condições rigorosamente assépticas. Esse é o procedimento seguido na fabricação industrial, assim como na preparação extemporânea de pomadas oftálmicas. Para a preparação extemporânea, as seguintes informações podem ser úteis: os veículos de petrolato podem ser esterilizados num forno de ar quente, e os utensílios necessários para a mistura podem ser esterilizados por autoclavagem. Uma seringa descartável estéril sem a agulha pode ser usada para transferir a pomada finalizada, se esta for semilíquida, para o tubo de pomada previamente esterilizado. Papel-alumínio estéril ou papel-toalha podem ser utilizados para o mesmo propósito. A probabilidade de contaminação microbiana pode ser extremamente reduzida se etapas selecionadas dos procedimentos forem realizadas em uma capela de fluxo laminar.

INSERÇÕES OCULARES — O uso de apresentações sólidas no olho data, na verdade, das *lamellae* da British Pharmacopeia da década de 1940. Essas hóstias impregnadas de droga eram preparadas para dissolver com a inserção debaixo da pálpebra. Outras matrizes lentamente solúveis ou erosíveis foram pesquisadas de tempos em tempos. Cada uma é caracterizada por uma forma de atividade da droga em pulso aprimorada. Ou seja, a curva de biodisponibilidade da droga instilada em soluções aquosas foi extremamente melhorada tanto no pico de absorção como na duração. Os efeitos colaterais das drogas também melhoraram concomitantemente.

Mais recentemente, foram desenvolvidas inserções oculares nas quais a droga é liberada com base em mecanismos difusionais. Tais aparatos liberam uma droga oftálmica numa taxa constante conhecida, minimizando os efeitos colaterais por evitarem picos de absorção excessiva. A liberação de pilocarpina por uma inserção como essa é um produto comercial bem conhecido (*Ocusert*, Alza).

As inserções oculares têm algumas das mesmas desvantagens manipulativas que os colírios convencionais. A inserção deve ser colocada no olho de modo similar à colocação de uma lente de contato. Além disso, a inserção, esgotado o seu conteúdo, deve ser removida do olho. Essas manobras podem ser difíceis para pacientes idosos. Apesar de tudo, essas inserções terapêuticas representam uma contribuição científica notável para a terapia oftálmica.

SOLUÇÕES INTRA-OCULARES — As soluções oftálmicas destinadas ao uso intra-ocular constituem acréscimos relativamente recentes ao arsenal do cirurgião oftalmologista. Procedimentos cirúrgicos tais como a remoção de catarata exigem dois tipos de soluções intra-oculares. Durante a cirurgia, o local da operação é lavado freqüentemente com uma solução irrigadora. Posteriormente no procedimento cirúrgico, o cirurgião pode escolher entre contrair a íris com o uso de uma solução miótica como o carbacol ou o cloreto de acetilcolina. Drogas como esta geralmente são usadas numa apresentação de volume mínimo e dose única. As soluções irrigadoras, em contraste, podem ser usadas por horas durante a cirurgia e encontram-se disponíveis em volumes de 15 a 500 ml.

A formulação de produtos oftálmicos intra-oculares apresenta exigências diferentes, dependendo do tipo de produto. Soluções com medicamentos como carbacol ou acetilcolina são mais bem formuladas em veículos isotônicos relativamente simples. Conservantes não devem ser usados, e tampões devem ser evitados sempre que possível. O pH do produto deve ser ajustado o mais próximo possível da faixa fisiológica. Desnecessário dizer, o produto deve ser estéril e não conter partículas.

As soluções irrigadoras intra-oculares apresentam desafios consideráveis de formulação, diferentes daqueles de soluções com ingrediente ativo descritos anteriormente. As soluções irrigadoras intra-oculares entram em contato com as delicadas estruturas internas do olho durante todo o curso de várias cirurgias; isto é, por períodos medidos em horas. As exigências de tonicidade, pH, esterilidade e pureza são óbvias. Além disso, entretanto, tais soluções irrigantes demandam uma estrutura iônica equilibrada para prevenir ou minimizar efeitos deletérios em estruturas como o endotélio corneano. Edelhauser[9] mostrou que o cloreto de sódio isotônico pode ser tóxico para as células do epitélio corneano, do endotélio corneano, da íris e da conjuntiva. As mesmas células, em contraste, permanecem inalteradas após a exposição à Solução de Ringer contendo glutationa, bicarbonato e adenosina.

A questão de matéria particulada em soluções irrigantes intra-oculares é particularmente importante. Tendo em vista os volumes usados para irrigação do olho aberto cirurgicamente, quaisquer partículas poderiam bloquear fisicamente a rede trabecular e os canais de Schlemm. Estes são vitais para a drenagem do humor aquoso e ajudam a manter uma pressão intra-ocular apropriada no olho intacto.

Outros Modos de Administração

COMPRESSAS — Estas são usadas, às vezes, para proporcionar um contato prolongado da solução com o olho. Um chumaço de algodão é saturado com uma solução oftálmica, e esse chumaço é inserido no fórnice superior ou inferior. As compressas podem ser usadas para produzir midríase máxima. Nesse caso, os chumaços podem ser, por exemplo, saturados com solução de fenilefrina.

INJEÇÕES INTRACAMERAIS — As injeções podem ser feitas diretamente na câmara anterior (p. ex., cloreto de acetilcolina, α-quimiotripsina, cloreto de carbamilcolina, certos antibióticos e esteróides) ou diretamente no interior da câmara vítrea (p. ex., anfotericina B, sulfato de gentamicina e certos esteróides). As injeções não são feitas no interior da câmara posterior.

IONTOFORESE — Esse procedimento mantém a solução em contato com a córnea por meio de um copo-medida com um eletrodo. A difusão da droga (p. ex., fluoresceína sódica, um antibiótico) é efetuada por diferença de potencial elétrico.

INJEÇÕES SUBCONJUNTIVAIS — Injeções subconjuntivais (Fig. 43.3[10]) são usadas freqüentemente para introduzir medicações que, se aplicadas topicamente, não penetram no segmento anterior ou penetram lentamente demais para atingir as concentrações exigidas. A droga é injetada sob a conjuntiva e provavelmente passa através da esclera e para dentro do olho por difusão simples. O uso mais comum da injeção subconjuntival é para a administração de antibióticos em infecções do segmento anterior do olho. As injeções subconjuntivais de midriáticos e ciclopégicos também são usadas para atingir dilatação pupilar máxima ou relaxamento máximo do músculo ciliar. Se a droga for injetada sob a conjuntiva e a subjacente cápsula de Tenon na porção mais posterior do olho, podem ser obtidos efeitos no corpo ciliar, na coróide e na retina.

INJEÇÕES RETROBULBARES — Drogas administradas via injeção retrobulbar (Fig. 43.1) possivelmente entram no globo essencialmente da mesma maneira que as medicações administradas por via subconjuntival. A órbita não é bem vascularizada, e a possibilidade de efeitos significativos via corrente sangüínea a partir dessas injeções é muito remota. De modo geral, tais injeções são aplicadas com o propósito de levar medicações (p. ex., antibióticos, anestésicos locais, enzimas com anestésicos locais, esteróides, vasodilatadores) ao segmento posterior do globo ocular e afetar os nervos e outras estruturas nesse espaço.

PREPARAÇÃO

A preparação de soluções, suspensões ou pomadas oftálmicas pelo farmacêutico comunitário ou mesmo pelo farmacêutico hospitalar está-se tornando menos comum. O farmacêutico pode ser requisitado a preparar uma concentração especial, sobretudo de um antibiótico, no ambiente hospitalar. Entretanto, a composição extemporânea de prescrições oftálmicas tornou-se rara. Nos casos em que o farmacêutico é requisitado a manipular uma preparação oftálmica extemporaneamente, é necessária uma documentação cuidadosa, juntamente com uma consulta ao médico. A atenção meticulosa aos detalhes e o uso de um plano de preparação previamente aprovado devem ser apropriados antes da manipulação.[11] Na opinião de muitos, as vantagens das preparações comerciais, como a estabilidade, a uniformidade e a esterilidade, superam as desvantagens, como a padronização das dosagens. Uma discussão geral a respeito da preparação de soluções oftálmicas é encontrada na USP 23, que arrola 59 itens.

VEÍCULOS — Soluções isotônicas estéreis, preservadas corretamente, são adequadas para o preparo de soluções oftálmicas (veja Cap. 18). Na maioria dos casos, quando a concentração do ingrediente ativo é baixa, isto é, inferior a 2,5 a 3,0%, a droga pode ser dissolvida diretamente no veículo isotônico.

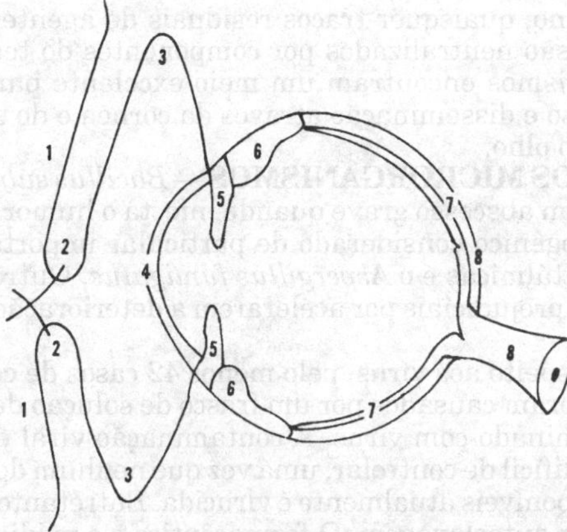

Fig. 43.3 Modos de terapia local na inflamação ocular. Pomada: *1-5*. Colírio: *3-5*. Injeções parenterais: subconjuntivais, *4-6*; injeção profunda sob o ligamento de Tenon: *6-8*; retrobulbar, *8*.[10]

As soluções prontas serão algo hipertônicas, mas bem dentro da faixa de tolerância de conforto para os olhos.

Soluções de estoque típicas são como se segue:

Solução Isotônica de Cloreto de Sódio

Cloreto de Sódio USP	0,9 g
Cloreto de Benzalcônio	1:10.000
Água Destilada Estéril	qs 100 ml

Solução de Ácido Bórico

Ácido Bórico USP	1,9 g
Cloreto de Benzalcônio	1:10.000
Água Destilada Estéril	qs 100 ml

A solução de ácido bórico em pH 5 é um veículo apropriado para os seguintes:

Cocaína	Procaína
Fenacaína	Tetracaína
Neostigmina	Sais de zinco
Piperocaína	

A solução de ácido bórico com um antioxidante é útil para drogas sensíveis ao oxigênio, como a epinefrina, a fenilefrina ou a fisostigmina. As seguintes soluções são sugeridas. O nitrato de fenilmercúrio substitui o cloreto de benzalcônio como o conservante na primeira solução.

Ácido Bórico	1,9 g
Sulfito de Sódio Anidro	0,1 g
Nitrato Fenilmercúrico	1:50.000
Água Purificada Estéril	qs 100 ml
Fosfato Ácido de Sódio (NaH_2PO_4) anidro	0,56 g
Fosfato Dissódico (Na_2HPO_4) anidro	0,284 g
Cloreto de Sódio	0,5 g
Edetato Dissódico	0,1 g
Cloreto de Benzalcônio	1:10.000
Água Purificada Estéril	qs 100 ml

Esses veículos são adequados para sais de

Atropina	Homatropina
Efedrina	Pilocarpina

PROCEDIMENTOS PARA ESTERILIZAÇÃO — Os procedimentos mais adequados para a preparação extemporânea de soluções oftálmicas são

1. Soluções no recipiente final
   a. Coloque a solução filtrada nos recipientes que foram lavados e enxaguados com água destilada.
   b. Sele os frascos de colírio com tampas de rosca regulares. O conjunto do colírio deve ser grampeado num envelope de papel.
   c. Esterilize por 20 min a 15 psi (121°).
   d. Não monte até estarem prontas para o uso.

2. Frascos conta-gotas
   a. Lave todo o recipiente e enxágüe com água destilada.
   b. Solte as tampas e coloque os frascos na autoclave.
   c. Autoclave por 15 min a 15 psi (121°).
   d. Resfrie parcialmente a autoclave.
   e. Remova os frascos da autoclave e feche as tampas.
   f. Armazene os frascos esterilizados num armário limpo, à prova de poeira.

3. Vidraria e equipamentos
   a. Embrulhe os adaptadores (contendo o filtro), as seringas, a vidraria, as espátulas etc. num papel de autoclave e prenda com fita adesiva.
   b. Coloque os objetos na autoclave e esterilize-os da maneira descrita na seção 2 anteriormente.
   c. Armazene em armários separados até estarem prontos para o uso.

4. Filtragem microbiológica
   a. Todo o equipamento e a vidraria, assim como as soluções para estoque, devem ser estéreis. Os medicamentos devem ser colocados num recipiente estéril.
   b. Desembrulhe as seringas estéreis e puxe a solução para a seringa.
   c. Desembrulhe o adaptador estéril contendo filtro bacteriano e prenda-o à seringa. Esses encontram-se disponíveis como unidades descartáveis, pré-esterilizadas, de filtração única, e devem ser usados sempre que possível.
   d. Empurre a solução através do filtro diretamente num recipiente estéril (tipo conta-gotas ou *Drop-Tainer* [Alcon] de plástico).
   e. Utilizando-se um equipamento de enchimento automático, mais de um recipiente da mesma prescrição pode ser preparado.
   f. Feche imediatamente o recipiente.

Os procedimentos destacados devem ser realizados numa área limpa equipada com luz ultravioleta e, de preferência, numa capela de fluxo laminar.

Princípios do Fluxo Laminar — Uma área de trabalho com fluxo laminar é um meio particularmente conveniente de preparar soluções estéreis, sem partículas. O fluxo laminar é definido como um fluxo de ar no qual todo o corpo do ar se move com velocidade uniforme ao longo de linhas paralelas com o mínimo de turbilhonamento. O fluxo laminar minimiza a possibilidade de contaminação microbiana transmitida pelo ar por prover ar livre de partículas viáveis e de praticamente todas as partículas inertes. As unidades de fluxo laminar encontram-se disponíveis numa variedade de formatos e tamanhos e em duas amplas categorias: fluxo laminar horizontal e vertical. Deve-se notar que o fluxo laminar *per se* não é uma garantia de esterilidade. Procedimentos corretos e técnicas estéreis ainda são necessários. Veja o Cap. 40.

Considerações Gerais

Inúmeras exigências têm de ser consideradas no preparo de soluções, suspensões ou pomadas oftálmicas. Elas incluem esterilidade, pureza, pH e capacidade de tamponamento, tonicidade, viscosidade, estabilidade, conforto, aditivos, tamanho das partículas, envasilhamento e conservantes. Muitas dessas exigências estão inter-relacionadas e devem ser consideradas coletivamente na preparação de um produto oftálmico. O sistema de tamponamento deve ser considerado com a tonicidade e o conforto em mente. A estabilidade pode estar relacionada ao pH, ao sistema tampão e ao envasilhamento. A esterilização deve ser considerada em termos de estabilidade e empacotamento.

As soluções oftálmicas são formuladas para serem estéreis, isotônicas e tamponadas para estabilidade e conforto. Um agente que dê viscosidade pode estar ou não presente. As soluções não podem conter partículas estranhas. O pH da solução tem de ser selecionado tendo em vista a estabilidade ótima da droga. O pH deve então ser mantido pela inclusão de um sistema tampão de capacidade suficiente para manter o pH durante todo o tempo de validade do produto.

O pH, o tampão e a capacidade de tamponamento adequados freqüentemente representam um acerto entre a estabilidade da droga e o conforto para o olho, uma vez que o conforto ótimo para o paciente geralmente encontra-se no pH da lágrima, ou cerca de 7,4, enquanto a estabilidade ótima para a maioria das drogas encontra-se geralmente num pH mais baixo, talvez 4 ou 5. A capacidade de tamponamento deve ser suficiente para manter o pH, mas minimizada de modo que a lágrima possa superar a capacidade e reajustar o pH para 7,4 imediatamente após a instilação no olho.

A esterilização representa a principal exigência para produtos oculares, e o método ou métodos empregados dependem do ingrediente ativo, da resistência do produto ao calor e da embalagem utilizada. Mais de um meio de esterilização pode ser usado. A solução ou a suspensão geralmente contém um conservante antimicrobiano para lidar com contaminação inadvertida durante o uso. Não se deve contar com o conservante para produzir um produto estéril, e ele não deve ser considerado um substituto para técnicas e procedimentos estéreis.

ESTERILIZAÇÃO

Métodos comuns de esterilização incluem calor úmido sob pressão (autoclave), calor seco, filtração, esterilização por gás e radiação ionizante.

PERIGOS DE MEDICAÇÕES NÃO-ESTÉREIS — A possibilidade de infecção ocular grave resultante do uso de soluções oftálmicas contaminadas está amplamente documentada na literatura. Tais soluções foram repetidamente a causa de úlceras corneanas e de perda da visão. Soluções contaminadas foram encontradas em uso em consultórios médicos, clínicas de olhos e em farmácias industriais e aviadas em prescrições em farmácias comunitárias e hospitalares. O micróbio encontrado mais freqüentemente como contaminante é o gênero *Staphylococcus*. *Pseudomonas aeruginosa* é um contaminante menos freqüente, e a solução encontrada contaminada com mais freqüência é a fluoresceína sódica.

P. aeruginosa (*B. pyocyaneus*; *Pseudomonas pyocyanea*; bacilo do pus azul) é um microrganismo muito perigoso e oportunista que cresce bem na maioria dos meios de cultura e produz tanto toxinas como produtos antibacterianos. Estes tendem a destruir outros contaminantes e permitir o crescimento do *P. aeruginosa* em cultura pura. Esse bacilo gram-negativo também cresce facilmente em soluções oftálmicas, as quais podem tornar-se a fonte de infecções extremamente graves da córnea. Isso pode causar perda completa da visão em 24 a 48 h. Em concentrações toleradas pelos tecidos do olho, parece que todos os antimicrobianos discutidos nas seções seguintes podem ser ineficazes contra determinadas cepas desse microrganismo.

Uma solução oftálmica estéril num recipiente de múltiplas doses pode ser contaminada de várias maneiras, a não ser que precauções sejam tomadas. Por exemplo, se um frasco conta-gotas for utilizado, o bico do conta-gotas, quando fora do frasco, pode tocar a superfície de uma mesa ou prateleira se deixado para baixo, ou pode tocar a pálpebra ou cílios do paciente durante a administração. Se um frasco do tipo *Drop-Tainer* (Alcon) for usado, o bico do conta-gotas pode tocar um cílio ou a tampa quando for removida para permitir a administração, ou a beirada da tampa pode encostar numa mesa ou dedo, e essa beirada pode tocar o bico do conta-gotas quando a tampa for recolocada.

A solução pode conter um antimicrobiano efetivo, mas o próximo uso da solução contaminada pode ocorrer antes que tenha passado tempo suficiente para todos os microrganismos serem mortos, e os microrganismos vivos podem penetrar no estroma corneano através de uma abrasão. Uma vez no estroma corneano, quaisquer traços residuais de agentes antimicrobianos são neutralizados por componentes do tecido, e os microrganismos encontram um meio excelente para rápido crescimento e disseminação através da córnea e do segmento anterior do olho.

OUTROS MICRORGANISMOS — *Bacillus subtilis* pode produzir um abscesso grave quando infecta o humor vítreo. O fungo patogênico considerado de particular importância em soluções oftálmicas é o *Aspergillus fumigatus*. Outros fungos podem ser prejudiciais por acelerarem a deterioração das drogas ativas.

Com respeito aos vírus, pelo menos 42 casos de ceratoconjuntivite foram causados por um frasco de solução de tetracaína contaminado com vírus. A contaminação viral é particularmente difícil de controlar, uma vez que nenhum dos conservantes disponíveis atualmente é virucida. Entretanto, são destruídos por autoclavagem. O farmacêutico e o médico não estão adequadamente cientes dos perigos da transmissão de infecções virais via soluções contaminadas. Isso é particularmente pertinente para os adenovírus (Tipos III e VIII), que são atualmente considerados os causadores de conjuntivites virais, como a ceratoconjuntivite epidêmica.

Métodos

VAPOR SOB PRESSÃO — A esterilização terminal por autoclavagem é um método de esterilização eficaz e aceitável. Entretanto, os componentes da solução ou suspensão devem ser suficientemente resistentes ao calor para sobreviverem ao procedimento. Se a esterilização for feita no recipiente final, o recipiente também deve ser capaz de resistir ao calor e à pressão. Um recente acréscimo a essa técnica é a chamada autoclave. Essa combinação permite ajustes de pressão durante o ciclo da autoclave. As manipulações na pressão permitem a esterilização na autoclave de materiais que, apesar de resistentes ao calor, tendem a deformar (isto é, recipientes de polipropileno).

FILTRAÇÃO — A USP determina que a filtração com membrana estéril sob condições assépticas é o método preferido de esterilização. A filtração com membrana apresenta a substancial vantagem de operação em temperatura ambiente, com nenhum dos efeitos deletérios da exposição ao calor ou a gases esterilizadores.

A esterilização por filtração envolve a transferência do produto estéril finalizado para recipientes previamente esterilizados, usando técnicas assépticas. O próprio equipamento de filtração com membrana é geralmente esterilizado como um conjunto na autoclave.

A aplicação dos procedimentos de filtragem na preparação extemporânea de soluções oftálmicas estéreis foi proposta por vários colegas. Vários tipos de equipamentos estão disponíveis para trabalhos em pequena escala, como descrito no Cap. 36. Particular interesse foi mostrado nas unidades de filtragem descartáveis Millipore *Swinnex*. Recipientes de plástico estéreis vazios e unidades de filtragem de plástico estéreis podem ser comprados diretamente dos fabricantes, p. ex., Wheaton (recipientes de polietileno) e Millipore (unidades de filtragem *Swinnex*). Eles permitem a preparação extemporânea de soluções oftálmicas que têm alta probabilidade de ser estéreis se o trabalho for feito sob condições assépticas. Um dispositivo suplementar pode permitir o reenchimento automático da seringa. A unidade de filtragem deve ser trocada após o uso.

GÁS — A esterilização a gás de materiais sensíveis ao calor pode ser feita através da exposição ao gás óxido de etileno na presença de umidade. O gás óxido de etileno para uso em esterilização está disponível comercialmente, diluído com dióxido de carbono ou com hidrocarbonetos halogenados. A esterilização com óxido de etileno demanda um exame cuidadoso das condições necessárias para efetuar a esterilidade. As condições de temperatura e de pressão são pouco importantes, em contraste com o calor seco ou úmido. Entretanto, é essencial o controle cuidadoso do tempo de exposição, da concentração do óxido de etileno e da umidade.

A esterilização a gás requer o uso de equipamento especializado, mas não necessariamente elaborado. As autoclaves a gás podem variar de unidades muito grandes, em que se pode entrar andando, a unidades pequenas, em escala de bancada, adequadas para pequenos hospitais, laboratórios ou farmácias. Ao se utilizar a esterilização a gás, a possibilidade de toxicidade humana deve ser mantida em mente. Deve-se tomar cuidado para restringir a exposição ao óxido de etileno durante a carga, a abertura e a descarga do esterilizador. A esterilização com óxido de etileno produz subprodutos irritantes que permanecem como resíduos sobre ou dentro dos artigos esterilizados. Esses resíduos incluem o etilenoglicol e a etileno cloroidrina (quando em contato com íons cloreto), além do próprio óxido de etileno. Para minimizar tais resíduos, os artigos esterilizados devem ser aerados por pelo menos 72 h, preferencialmente a 40° ou 50°.

O tempo de aeração ambiente para frascos de polietileno esterilizados deve ser de cerca de 48 h. O óxido de etileno é recomendado para a esterilização de materiais sólidos que não suportem a esterilização por calor. Há recomendações da FDA para o máximo de resíduos, em faixas de partes por milhão, para óxido de etileno, etilenoglicol e etileno cloroidrina.

RADIAÇÃO — A esterilização por exposição a radiação ionizante é um procedimento aceitável para componentes de preparações oftálmicas ou mesmo para todo o produto, como é o caso de certas pomadas oftálmicas. As fontes de radiação são de dois tipos e incluem os aceleradores lineares de elétrons e os radioisótopos. Os aceleradores lineares produzem elétrons com alta energia e muito pouco poder de penetração. Os radioisótopos, particularmente o Co^{60}, são mais empregados para esterilização. A esterilização por radiação pode produzir efeitos indesejáveis, como alterações químicas em componentes do produto, assim como alterações na cor e em características físicas de componentes da embalagem.

CARACTERÍSTICAS DAS PREPARAÇÕES OFTÁLMICAS

PUREZA — As soluções oftálmicas são, por definição, isentas de partículas estranhas, e a pureza normalmente é alcançada através da filtração. É essencial, obviamente, que o equipamento de filtragem seja limpo e bem enxaguado de modo que matéria particulada não seja adicionada à solução pelo equipamento destinado a removê-la. Operações realizadas em ambiente limpo, o uso de capelas de fluxo laminar e EPI (equipamento de proteção individual) apropriados contribuem coletivamente para a preparação de soluções extremamente limpas, isentas de partículas estranhas. Em muitos casos, a pureza e a esterilidade podem ser obtidas na mesma etapa de filtragem. É essencial perceber que a pureza da solução depende igualmente da limpeza do recipiente programado e da tampa. Tanto o recipiente como a tampa devem ser totalmente limpos, estéreis e sem descamação, ou seja, nem o recipiente nem a tampa não devem adicionar partículas à solução durante um contato prolongado como o do tempo de validade. Isso é normalmente estabelecido através de rigorosos testes de estabilidade.

ESTABILIDADE — A estabilidade de uma droga em solução, isto é, de um produto oftálmico, depende da natureza química da droga, do pH do produto, do método de preparação (sobretudo da temperatura de exposição), de aditivos da solução e do tipo de embalagem. Até duas ou três décadas atrás, a estabilidade das soluções oftálmicas era um conceito de muitíssimo curto prazo; geralmente, era o tempo necessário para um paciente completar o uso de 15 ou 30 ml de solução. Agora, obviamente, a estabilidade dos produtos oftálmicos é expressa em termos de anos. Entretanto, uma estabilidade de 2 a 3 anos freqüentemente só é alcançada graças a um acerto.

Drogas como a pilocarpina e a fisostigmina são tanto ativas como confortáveis para o olho num pH de 6,8; entretanto, nesse pH a estabilidade (ou instabilidade) química pode ser medida em dias ou meses. Com qualquer droga, uma perda substancial da estabilidade química ocorre em menos de 1 ano. Por outro lado, no pH 5 as duas drogas são estáveis por um período de vários anos.

Em adição ao pH ótimo, se a sensibilidade ao oxigênio for um fator, uma estabilidade adequada pode exigir a inclusão de um antioxidante. A embalagem plástica, isto é, a *Drop-Tainer* (Alcon), de polietileno de baixa densidade, que representa uma conveniência para o paciente, pode revelar-se prejudicial à estabilidade por permitir a permeação de oxigênio, resultando em decomposição oxidativa da droga.

A obtenção da estabilidade ótima freqüentemente impõe uma série de acertos ao formulador. O pH ótimo pode ser menor que o preferível para o conforto do produto, apesar de esse efeito poder ser minimizado através do ajuste do pH com um tampão de capacidade mínima. Aditivos tais como agentes quelantes e antioxidantes podem ser necessários, e embalagens mais cômodas podem diminuir o tempo de validade do produto.

Deve ser enfatizado que estabilidade refere-se à estabilidade do produto total, e não apenas à estabilidade química de um único componente do produto. Isso é uma supersimplificação. Um programa de estabilidade bem-planejado considera e avalia a estabilidade química do ingrediente ativo, a estabilidade química do conservante, a eficácia preservativa continuada contra microrganismos de teste selecionados e a adequação da embalagem em função do tempo (ou seja, a embalagem protege a esterilidade, além de variadas medidas físicas, como pH, clareza, a possibilidade de tornar a suspender as suspensões e outras similares?). Deve-se também sustentar a tese de que o material testado é representativo de todos os lotes de um dado produto.

TAMPÃO E pH — Idealmente, as preparações oftálmicas deveriam ser formuladas num pH equivalente ao valor de 7,4 da lágrima. Praticamente, isso raras vezes é alcançado. A grande maioria dos ingredientes ativos usados em oftalmologia é de sais de bases fracas e é mais estável em pH ácido. Isso pode ser, de modo geral, estendido às suspensões de corticosteróides insolúveis. Tais suspensões geralmente são mais estáveis em pH ácido.

O ajuste ótimo do pH geralmente exige um acerto por parte do formulador. O pH selecionado deve ser ótimo para a estabilidade. O sistema tampão selecionado deve ter capacidade adequada para manter o pH dentro da faixa de estabilidade para a duração do prazo de validade do produto. A capacidade do tampão é a chave nessa situação.

É geralmente aceito que um pH baixo (ácido) *per se* não causa necessariamente dor ou desconforto à instilação. Se o pH geral da lágrima, após a instilação, for rapidamente revertido para 7,4, o desconforto é mínimo. Por outro lado, se a capacidade do tampão for suficiente para resistir ao reajuste pela lágrima e o pH geral do olho permanecer ácido por um período apreciável, podem então resultar dor e desconforto. Conseqüentemente, a capacidade do tampão deve ser adequada para a estabilidade, mas minimizada o máximo possível, para permitir que o pH geral da lágrima seja perturbado apenas momentaneamente.

TONICIDADE — Tonicidade refere-se à pressão osmótica exercida pelos sais numa solução aquosa. Uma solução oftálmica é isotônica em relação a outra solução quando a magnitude das propriedades coligativas das soluções é igual. Uma solução oftálmica é considerada isotônica quando sua tonicidade é igual à de uma solução de cloreto de sódio a 0,9%.

O cálculo da tonicidade, antigamente, era excessivamente enfatizado. Ao farmacêutico iniciante eram ensinados com grandes detalhes as exigências e os meios para se atingir uma exata tonicidade, às vezes em detrimento de outros fatores, como esterilidade e estabilidade.

Atualmente, considera-se o olho muito mais tolerante a variações de tonicidade do que era sugerido no passado. O olho geralmente pode tolerar soluções equivalentes a uma faixa de 0,5 a 1,8% de cloreto de sódio. Se a escolha for possível, a isotonicidade é sempre desejável e é particularmente importante nas soluções intra-oculares. Entretanto, ela não precisa ser uma preocupação excessiva quando a estabilidade total do produto deve ser considerada.

A tonicidade das soluções oftálmicas (e parenterais) foi investigada intensamente no decorrer dos anos. Esses estudos resultaram no acúmulo e na publicação de um grande número de equivalentes de cloreto de sódio que são úteis no cálculo de valores de tonicidade. Veja o Cap. 18.

VISCOSIDADE — A USP permite o uso de agentes que aumentem a viscosidade para prolongar o tempo de contato e melhorar a absorção e a atividade da droga. Substâncias como a metilcelulose, o álcool polivinílico e a hidroxipropil metilcelulose são adicionadas freqüentemente para aumentar a viscosidade.

Vários pesquisadores estudaram o efeito do aumento da viscosidade sobre o tempo de contato da solução com o olho. Em termos gerais, um aumento da viscosidade até a faixa de 15 a 50 cps aumenta significativamente o tempo de contato com o olho. Os resultados tendem a manter-se num platô acima do limite de 50 cps; valores mais elevados de viscosidade não oferecem vantagem significativa e apresentam a tendência de deixar resíduos perceptíveis nas margens das pálpebras.

ADITIVOS — O uso de vários aditivos nas soluções oftálmicas é permissível; no entanto, as opções são poucas. Um antioxidante, especificamente o bissulfito ou o metabissulfito de sódio, é permitido em concentrações de até 0,3%, particularmente em soluções que contenham sais de epinefrina. Outros antioxidantes, como o ácido ascórbico ou a acetilcisteína, também podem ser usados. O antioxidante atua, nesse caso, como um estabilizador para minimizar a oxidação da epinefrina.

O uso de surfactantes em preparações oftálmicas é similarmente restrito. Os surfactantes não-iônicos, a classe desses componentes que é menos tóxica aos tecidos oftálmicos, são usados em baixas concentrações, particularmente em suspensões de esteróides, e como auxiliares na obtenção da pureza da solução. Os surfactantes podem ser usados raramente como co-solventes para aumentar a solubilidade.

O uso de surfactantes, particularmente em qualquer concentração significativa, deve ser moderado pelo reconhecimento das características de sorção desses compostos. Surfactantes não-iônicos, em particular, podem ligar-se a conservantes antimicrobianos e inativar grande parte do sistema conservante.

Os surfactantes catiônicos são usados freqüentemente em soluções oftálmicas, mas quase invariavelmente como conservantes antimicrobianos. O cloreto de benzalcônio é típico dessa classe de substâncias. As concentrações são na faixa de 0,005 a 0,02%, e a toxicidade é o fator limitante da concentração usada. Devido ao seu grande peso molecular, o cátion benzalcônio é inativado facilmente por macromoléculas de carga oposta ou por sorção. Apesar dessas limitações, o cloreto de benzalcônio é o conservante usado na grande maioria das soluções e suspensões oftálmicas comerciais.

ENVASILHAMENTO

O tradicional recipiente oftálmico de vidro acompanhado de um conta-gotas foi quase completamente suplantado pela unidade conta-gotas de polietileno de baixa densidade chamado *Drop-Tainer* (Alcon). Apenas em muito poucas situações os recipientes de vidro ainda são utilizados, geralmente devido a limitações de estabilidade. Soluções intra-oculares de grande volume (de 250 e 500 ml) eram embaladas em vidro, mas mesmo esses produtos para uso parenteral começam a ser fabricados em recipientes especiais de polietileno/polipropileno.

Deve-se estar sempre ciente de que a embalagem plástica, geralmente de polietileno de baixa densidade, não é de forma alguma intercambiável com vidro. A embalagem plástica é permeável a uma variedade de substâncias, incluindo a luz e o ar. A embalagem de plástico pode conter uma variedade de substâncias estranhas, como agentes liberados por fungos, antioxidantes, extintores de reações e similares, que podem facilmente ser lixiviados do plástico para a solução no recipiente. Colas, tintas e corantes do rótulo também podem penetrar no polietileno facilmente. No sentido oposto, materiais voláteis podem permear da solução para o recipiente plástico ou através dele.

Os recipientes de vidro ainda são um material de embalagem conveniente para a preparação extemporânea de soluções oftálmicas. Deve-se usar vidro Tipo 1. O recipiente deve ser bem enxaguado com água destilada estéril e pode ser esterilizado por autoclavagem. Os conta-gotas normalmente encontram-se disponíveis pré-esterilizados e embalados em convenientes embalagens tipo blíster.

As pomadas oftálmicas são embaladas invariavelmente em tubos de metal com bico oftálmico. Esses tubos são convenientemente esterilizados por autoclavagem ou por óxido de etileno. Nos raros casos de incompatibilidade ou reatividade com o metal, podem ser obtidos tubos revestidos com plástico epóxi ou vinil.

Independentemente do tipo de embalagem, algum tipo de atributo que torne a violação evidente deve ser usado para a proteção do consumidor. O atributo para evidenciar a violação usado na maioria das preparações oftálmicas é a fita encolhedora sensível à umidade ou ao calor. A tira deve ser identificada de tal maneira que sua ruptura ou ausência constituam um aviso de que ocorreu violação acidental ou proposital.

O copo-medida para uso comunitário, um dispositivo auxiliar de embalagem, felizmente parece ter seguido o caminho do copo de beber comunitário. Esse copinho-medida não deve ser usado. Seu uso inevitavelmente propaga ou agrava infecções oculares. Os farmacêuticos não devem deixar de desencorajar seu uso, da mesma maneira que não devem ter pressa em instruir os pacientes sobre o uso e cuidado adequados das medicações para o olho. Apesar de a administração oftálmica parecer ser suficientemente simples, ela pode ser uma tarefa estranha e difícil para muitas pessoas. As sugestões e precauções dadas anteriormente podem ser úteis na orientação de pacientes.

CONSERVANTES ANTIMICROBIANOS

A USP declara que as soluções oftálmicas podem ser embaladas em recipientes de múltiplas doses. Cada solução deve conter uma substância ou uma mistura de substâncias para prevenir o crescimento ou para destruir microrganismos introduzidos acidentalmente quando o recipiente é aberto durante o uso. O conservante não se destina a ser usado como um meio de preparar uma solução estéril. Técnicas apropriadas, discutidas em outro lugar, devem ser empregadas para o preparo de uma solução estéril.

Os conservantes não podem ser usados em soluções para uso intra-ocular devido ao risco de irritação. As soluções oftálmicas preparadas e embaladas para uma única aplicação, isto é, de dose única, não precisam conter um conservante, uma vez que elas não se destinam a reutilização.

A necessidade de um controle adequado das soluções oftálmicas para prevenir contaminação grave foi reconhecida nos anos 1930. O primeiro conservante recomendado para uso em oftalmologia foi o clorobutanol, como uma alternativa à fervura diária!

A seleção de um conservante oftálmico pode ser uma tarefa bem difícil, em parte devido ao número relativamente pequeno de opções apropriadas. Não existe, é claro, algo como um conservante ideal. Entretanto, os seguintes critérios podem ser úteis na seleção de conservantes.

1. O agente deve ter um largo espectro e ser ativo contra microrganismos gram-positivos e gram-negativos, assim como contra fungos. O agente deve exercer uma rápida atividade bactericida, particularmente contra microrganismos notoriamente virulentos, como cepas de *P. aeruginosa*.
2. O agente deve ser estável sob uma ampla faixa de condições, incluindo temperaturas de autoclavagem e variações de pH.
3. Deve-se estabelecer a compatibilidade com outros componentes da preparação e com os sistemas de envasilhamento.
4. A ausência de toxicidade e de irritação deve ser estabelecida com uma razoável margem de segurança.

Os conservantes devem ser avaliados como parte de toda a preparação oftálmica na embalagem tencionada. Apenas dessa maneira pode-se estabelecer a adequação do conservante. A USP inclui um teste para a efetividade dos conservantes; além disso, certos fabricantes desenvolveram um painel de microrganismos de teste para provas adicionais e verificação da atividade do conservante.

Além da efetividade do conservante como uma medida imediata, também deve ser averiguada sua adequação ou estabilidade em função do tempo. Isso é feito freqüentemente através da medida da estabilidade química e da eficácia do conservante durante um dado período e sob condições variáveis.

Muitos desses procedimentos de teste não são, é claro, completamente pertinentes para a preparação extemporânea de uma solução oftálmica. Em tal situação, o farmacêutico deve fazer seleções baseado em condições conhecidas e em características físicas e químicas. Nessas circunstâncias, seria prudente preparar volumes mínimos para uso a curto prazo pelo paciente.

A variedade de conservantes para uso oftálmico é surpreendentemente pequena. As classes de compostos disponíveis para esse fim são descritas no Quadro 43.1.[12] Em cada caso ou categoria há limitações ou desvantagens específicas.

COMPOSTOS DE AMÔNIO QUATERNÁRIO — O cloreto de benzalcônio é um composto de amônio quaternário típico e é, de longe, o conservante mais usado nas preparações oftálmicas. Mais de 65% dos produtos oftálmicos comerciais são preservados com cloreto de benzalcônio. Apesar desse amplo uso, o composto tem limitações definidas. Como um material catiônico de superfície ativo de alto peso molecular, ele não é compatível com compostos aniônicos. Ele é incompatível com salicilatos e nitratos e pode ser inativado por compostos não-iônicos de alto peso molecular. Por outro lado, o cloreto de benzalcônio tem excelente estabilidade química e características antimicrobianas muito boas. Dada a alternativa, é preferível modificar uma formulação para remover a incompatibilidade a incluir um conservante compatível mas menos eficaz.

Quadro 43.1 Conservantes Oftálmicos[12]

TIPO	ESTRUTURA TÍPICA	FAIXA DE CONCENTRAÇÃO	INCOMPATIBILIDADES
Compostos de amônio quaternário	$[R_1-N(R_2)(R_3)-R_1]^+ Y^-$	Mais comuns: de 0,004 a 0,02%; 0,01%	Sabões Materiais aniônicos Salicilatos Nitratos
Mercuriais orgânicos	$SHgC_2H_5$ / $COONa$ (anel benzênico)	de 0,001 a 0,01%	Certos halóides com acetato fenilmercúrico
Paraidroxibenzoatos	$COOCH_3$ / OH (anel benzênico)	No máximo 0,1%	Adsorção por macromoléculas; atividade marginal
Clorobutanol	$CH_3-C(CH_3)(OH)-CCl_3$	0,5%	A estabilidade é dependente do pH; a concentração da atividade está próxima à solubilidade máxima
Alcoóis aromáticos	CH_2OH (anel benzênico)	de 0,5 a 0,9%	Baixa solubilidade na água; atividade marginal

A literatura sobre o cloreto de benzalcônio é um pouco controversa; entretanto, isso não é surpreendente, devido à grande variação nos métodos de teste e, na verdade, à variabilidade química do próprio cloreto de benzalcônio. A substância oficial é definida como uma mistura de cloretos de alcil benzildimetilamônio, incluindo todos ou alguns do grupo que vai de n-C_8H_{17} até n-$C_{16}H_{33}$. O conteúdo do homólogo n-$C_{12}H_{25}$ é maior que 40% em base anidra.

Revisões[13] do cloreto de benzalcônio indicam que ele é bem adequado para uso como conservante oftálmico. Certas informações negativas anteriores mostraram-se bastante errôneas; em alguns casos, reações adversas dos tecidos foram atribuídas ao cloreto de benzalcônio quando, na verdade, um composto totalmente diferente foi usado como material de teste. Apesar de o cloreto de benzalcônio ser de longe o conservante quaternário mais comum, outros ocasionalmente relataram ter incluído o cloreto de benzetônio e o cloreto de cetil piridínio. Todos são compostos oficiais. Mais recentemente, compostos de amônio quaternário foram ligados a polímeros solúveis de peso molecular razoavelmente alto. Esses agentes possuem boa efetividade antimicrobiana com menos problemas de compatibilidade que os conservantes quaternários oficiais.

MERCÚRIAIS ORGÂNICOS — É estabelecido, de modo geral, que o nitrato ou o acetato de fenilmercúrio, numa concentração de 0,002%, deve ser usado no lugar do cloreto de benzalcônio como conservante para salicilatos e nitratos e em soluções de sais de fisostigmina e epinefrina que contenham 0,1% de sulfito de sódio. A faixa usual de concentração empregada é de 0,002 a 0,004%. O borato de fenilmercúrio é usado às vezes no lugar do nitrato ou do acetato.

O nitrato de fenilmercúrio tem a vantagem sobre outros mercuriais orgânicos de não se precipitar em um pH ligeiramente ácido. Como outros mercuriais, sua ação bactericida é lenta, e também produz reações de sensibilização. O íon fenilmercúrico é incompatível com halóides, pois forma precipitados.

A efetividade do nitrato de fenilmercúrio contra *P. aeruginosa* é questionável; foi descoberto que *Pseudomonas* sobrevivem após exposição a uma concentração de 0,004% por mais de uma semana.

Foi reportado o desenvolvimento de depósitos iatrogênicos de mercúrio no cristalino, como resultado do uso de colírios mióticos, que continham 0,004% de nitrato de fenilmercúrio, 3 vezes ao dia, por períodos de 3 a 6 anos. Não foi encontrado comprometimento da visão, mas foi reportada a alteração permanente da coloração da cápsula do cristalino para marrom amarelado.

O timerosal (*Merthiolate*, Lilly) é um mercurial orgânico com atividade bacteriostática e antifúngica e é usado como conservante antimicrobiano em concentrações de 0,005 a 0,02%. Sua ação, como a de outros mercuriais, é reportada como lenta.

ÉSTERES DO ÁCIDO PARA-HIDROXIBENZÓICO — Misturas de metilparaben e propilparaben são usadas às vezes como conservantes antimicrobianos oftálmicos. A concentração utilizada do metilparaben é na faixa de 0,1 a 0,2%, enquanto a do propilparaben aproxima-se da sua solubilidade na água (~0,04%). Esses ácidos não são considerados agentes bacteriostáticos eficientes e são lentos em sua ação antimicrobiana. Irritação e dor oculares foram atribuídas ao seu uso em preparações oftálmicas. Em uma revisão de drogas de venda livre para uso em oftalmologia, o corpo de especialistas da FDA considerou os parabens inaceitáveis como conservantes de soluções oftálmicas.

ALCOÓIS E FENÓIS SUBSTITUÍDOS — O clorobutanol é considerado eficaz contra microrganismos gram-positivos e gram-negativos, incluindo *P. aeruginosa* e alguns fungos. O clorobutanol é amplamente compatível com outros ingredientes e normalmente é usado numa concentração de 0,5%. Um dos produtos da sua hidrólise é o ácido hidroclorídrico, que provoca diminuição do pH de soluções aquosas. Essa decomposição ocorre rapidamente em altas temperaturas e lentamente em temperatura ambiente, em soluções não-tamponadas que eram originalmente neutras ou alcalinas. Por conseguinte, as soluções oftálmicas que contêm clorobutanol devem ser tamponadas em pH entre 5 e 5,5. Em temperatura ambiente, o clorobutanol dissolve lentamente em água, e, apesar de dissolver mais rapidamente com aquecimento, as perdas por evaporação e decomposição são aceleradas.

Uma combinação de clorobutanol e álcool feniletílico (0,5% cada) foi reportada como mais eficaz contra *P. aeruginosa*, *Staphylococcus aureus* e *Proteus vulgaris* que qualquer antimicrobiano isoladamente. Ainda, a dissolução preliminar de clorobutanol no álcool feniletílico promove a dissolução daquele sem a necessidade de calor.

PREPARAÇÕES OFTÁLMICAS PARA USO LIVRE

Uma ampla revisão das preparações oftálmicas de venda livre foi completada recentemente por um corpo de especialistas aprovado pela FDA. A revisão da FDA abrange o período de 1973 até 1979. As descobertas desse corpo de especialistas, sob a forma de uma monografia final temporária, aparecem no *Federal Register*.[14]

Em uma avaliação abrangente, o corpo de especialistas considerou as seguintes condições compatíveis com terapia com substâncias de venda livre (sem receita médica).

Insuficiência de Lágrimas — As formulações racionais usadas para tratar insuficiência de lágrimas são soluções aquosas que contêm agentes demulcentes, agentes de tonicidade, de pH e de tampão. A insuficiência de lágrimas inclui

1. Ceratoconjuntivite seca
2. Síndrome de Sjögren
3. Olho seco do idoso

Edema Corneano — Um aumento de conteúdo de água na córnea geralmente é tratado com soluções hipertônicas de cloreto de sódio, a 2 ou 5%.

Inflamação e Irritação do Olho —

1. Presença de corpo estranho livre no olho. É freqüentemente tratado com um colírio isotônico adequadamente tamponado e preservado.
2. Irritação por poluentes transmitidos pelo ar ou por água clorada. O controle consiste em evitar os alérgenos irritantes e o uso de vasoconstritores, adstringentes, demulcentes e emolientes para alívio sintomático.
3. Conjuntivite alérgica. Tratamento com vasoconstritores e adstringentes, demulcentes e emolientes aplicados topicamente para o alívio sintomático. Apenas em casos leves, quando o edema e a congestão são pequenos, o tratamento isolado com substâncias de venda livre é adequado.

Ao fornecer essas medicações de venda livre, o farmacêutico deve aproveitar a oportunidade para destacar que o uso desses produtos sem supervisão deve ser limitado a 72 h, quando baseado em autodiagnóstico. Se a condição persistir ou piorar em qualquer momento, o tratamento deve ser interrompido e um médico consultado imediatamente.

LENTES DE CONTATO

As lentes de contato são dispositivos oftálmicos ópticos e/ou terapêuticos divisíveis em quatro categorias gerais. As lentes rígidas, hidrofóbicas, chamadas de lentes de contato duras, principalmente PMMA (polimetil metacrilato); as rígidas, semi-hidrofóbicas; as hidrofílicas flexíveis; as hidrofóbicas flexíveis e as gás-permeáveis. Cada classe de lentes é acompanhada por suas soluções de apoio e dispositivos. As soluções usadas com as lentes de contato duras são composições bem convencionais, geralmente consideradas produtos de venda livre. Ao contrário, as soluções para as lentes hidrofílicas podem ser classificadas como novas drogas ou dispositivos sob o ponto de vista regulatório. Tais preparações demandam muito cuidado e considerável habilidade farmacêutica para serem formuladas. Os materiais das lentes e os produtos de apoio são mais detalhadamente classificados e identificados no Quadro 43.2.

Quadro 43.2 Classes, Características e Produtos de Apoio das Lentes de Contato

TIPO DE LENTE	CLASSIFICAÇÃO QUÍMICA	PRINCIPAIS CARACTERÍSTICAS	PRODUTOS DE APOIO TÍPICOS
Dura, rígida, hidrofóbica	Polimetil metacrilato (PMMA)	Permeabilidade a gás desprezível, pequeno conteúdo de água, umidificação média	Soluções de umidificação Soluções de conservação Soluções de limpeza Combinações Lágrimas artificiais
Gelatinosa, flexível, hidrofílica	Hidroxietil metilmetacrilato (HEMA)	Conteúdo de água elevado, baixa permeabilidade a gás, umidificação boa	Soluções de limpeza Soluções de desinfecção
Flexível hidrofóbica	Borracha siliconizada	Boa permeabilidade a gás; baixa umidificação	Soluções de umidificação Soluções de limpeza Soluções de conservação
	Silicone vinilpirrolidona	Conteúdo de água elevado; baixa umidificação	
Rígida, hidrofílica	Acetato butirato de celulose (CAB)	Boa permeabilidade a gás; boa umidificação	Soluções de umidificação Soluções de limpeza Soluções de conservação Soluções para nova umidificação

LENTES DE CONTATO DURAS — Há evidências disponíveis de que as lentes de contato foram imaginadas por Leonardo da Vinci em 1508 e, posteriormente, em 1637, por Rene Descartes. Em 1827, o astrônomo britânico Sir John Herschel descreveu a matemática desses dispositivos. Ele ponderou sobre a possibilidade de preencher uma lente de contato de vidro com gelatina transparente para corrigir irregularidades da córnea. Só em 1888 o conceito original foi executado pelo fabricante de olhos artificiais Albert Muller. Ele fez uma concha protetora de vidro para a córnea de um paciente lagoftálmico que tinha um carcinoma na pálpebra superior. O paciente usou o dispositivo por 20 anos, e a pureza corneana foi mantida. Outros casos de conchas de vidro colocadas no olho como dispositivos de proteção da córnea foram reportados na Europa.

Até o final dos anos 1940, quase todas as lentes de contato possuíam uma parte repousando diretamente ou arqueando sobre a córnea, com uma borda de suporte apoiada depois do limbo na esclerótica. Portanto, eram lentes escleróticas. Entretanto, lentes de contato sem porções escleróticas (lentes corneanas) existiam pelo menos desde 1912, quando eram fabricadas por Carl Zeiss.

As lentes de contato de esclerótica (de vidro) fabricadas de 1888 a 1938 eram ajustadas por um método tedioso de tentativa e erro usando um jogo de prova que deveria conter mais de 1.000 lentes. As lentes eram pesadas, e ajustes delas pelo montador eram impossíveis. Sua vida no olho era curta, porque o vidro era atacado vigorosamente pelas lágrimas; em cerca de 6 meses as lentes tornavam-se ásperas demais para usar ou para ver através delas. Entretanto, elas tinham a vantagem de que as lágrimas molham o vidro prontamente. Em 1922, Dallos, em Budapeste, aperfeiçoou uma técnica de moldagem na qual uma concha de vidro poderia ser fabricada para aproximar-se intimamente da curvatura do globo ocular. Com a introdução das lentes de contato escleróticas moldadas no plástico metil metacrilato em 1938 por Obrig e Muller, a viabilidade de se usar plástico para a fabricação de lentes foi demonstrada. Apesar de as propriedades ópticas do vidro serem superiores às do plástico, o ganho relativo em aspereza e a redução do peso para um terço do peso do vidro compensaram muito essa desvantagem. Apenas quando o PMMA tornou-se disponível foi possível produzir uma concha de ajuste rente. O conceito foi desenvolvido por Ridley, na Inglaterra, em 1954. O efeito protetor é muito útil em várias condições caracterizadas por fragilidade do epitélio corneano e para efeitos estéticos.

A lente de contato corneana *dura* de plástico foi apresentada por Tuohy em 1948. Isso foi um grande avanço. Ele especificou uma lente de diâmetro menor que se apoiava na área límbica da córnea. Os resultados foram ruins. O desenvolvimento de uma lente corneana foi prejudicado pelo medo de traumatizar a córnea com um aparelho que se apoiasse diretamente nela. A primeira lente corneana a ter algum grau de sucesso foi desenvolvida no início dos anos 1950 por Dickinson, Sohnges e Neill. Sua espessura era de cerca de 0,2 mm, considerada uma lente razoavelmente espessa. Lentes mais finas, de cerca de 0,1 mm, foram introduzidas no início da década de 1960.

Lentes escleróticas bifocais foram desenvolvidas inicialmente em 1936, e o tipo corneano, em 1958. As lentes de contato bifocais são mais difíceis de ajustar nos olhos, têm custo mais elevado e, em muitos casos, são mais desconfortáveis que as lentes de visão única.

PRODUTOS PARA O CUIDADO DAS LENTES

SOLUÇÕES UMIDIFICANTES — São preparações formuladas para fornecer uma cobertura hidrofílica sobre a superfície caracteristicamente hidrofóbica do PMMA, do silicone, do acrilato e de outras superfícies de lentes rígidas. Tipicamente, as soluções umidificantes incluem um espessante aceitável, um surfactante e um conservante. Os efeitos sobre a atividade de superfície e a viscosidade podem ser obtidos por um único composto. Os agentes freqüentemente usados incluem derivados da celulose, polivinil pirrolidona, álcool polivinílico e derivados do polietileno glicol. Os conservantes incluem aqueles aceitos para uso oftálmico. Essas soluções são estéreis.

SOLUÇÕES DE LIMPEZA — As soluções de limpeza freqüentemente são usadas para remover contaminantes superficiais — lipídios, proteínas e similares. A limpeza é obtida com o uso de surfactantes que sejam preferencialmente não-iônicos ou anfotéricos. As soluções são estéreis e adequadamente preservadas. Espessantes geralmente não são incluídos.

A limpeza adequada de lentes hidrofílicas é um problema bem mais complexo e desafiador que a limpeza das lentes duras. Devido às suas características de permeabilidade, os contaminantes penetram na estrutura da lente e podem facilmente se ligar quimicamente ou fisicamente ao hidroxietilmetil metacrilato (HEMA) da lente. Os contaminantes podem ser películas ou cristais, agregados amorfos de material proteico, restos celulares ou sais inorgânicos insolúveis.

Os produtos para limpeza geralmente são específicos para o material da lente e necessitam de aprovação pela FDA, com prova de eficácia de limpeza e segurança. Os limpadores são baseados em atividade de superfície, ação enzimática, ou mesmo ação abrasiva; nesse caso, o material abrasivo é mais fraco que a própria lente. A limpeza diária adequada das lentes hidrofílicas é um prelúdio necessário para a desinfecção. Mais recentemente, as lentes de uso prolongado têm encontrado maior aceitação. O uso bem-sucedido geralmente depende do uso de uma enzima para limpeza, além de desinfetantes especiais.

SISTEMAS DE DESINFECÇÃO — A desinfecção das primeiras lentes aprovadas pela FDA era feita usando-se um aparelho de aquecimento que gerava vapor de uma solução salina. Esta ou era preparada pelo usuário ou era fornecida pelo fabricante. Subseqüentemente aos chamados sistemas térmicos, foram desenvolvidas soluções de desinfecção que atendiam às exigências para aprovação pela FDA. Devido às características de sorção dos materiais das lentes hidrofílicas, muitos dos conservantes oftálmicos aceitos são inadequados para uso em sistemas de desinfecção de lentes gelatinosas, incluindo o ubíquo cloreto de benzalcônio. Uma vez mais, entretanto, o uso de um desinfetante quaternário ligado covalentemente a um polímero solúvel de peso molecular relativamente alto encontrou algum sucesso.

Além de possuir uma atividade desinfetante satisfatória, tal preparação deve ser isotônica, estar numa faixa aceitável de pH e ser não-reativa (não-ligante) com materiais da lente e, durante um período normal de uso, não induzir ou ocasionar alterações físicas, químicas ou ópticas na lente. Ela deve ser, é claro, estéril e segura para uso no olho, mesmo que a instilação direta no olho não seja tencionada.

SOLUÇÕES DE CONSERVAÇÃO — As soluções de conservação ou de armazenagem, como o nome sugere, são usadas para armazenar e hidratar as lentes duras, porém, mais importante, para desinfetar essas lentes. A desinfecção deve ser rápida e completa o quanto possível, fazendo uso, mais uma vez, de conservantes oftálmicos aceitáveis. As soluções de conservação contêm tipicamente clorexidina (gluconato), benzalcônio ou compostos quaternários/polímeros auxiliados por edetato de sódio.

LÁGRIMAS ARTIFICIAIS — As soluções destinadas a reidratar as lentes duras *in situ* são chamadas de soluções reidratantes ou lágrimas artificiais. Essas preparações são destinadas a reforçar a capacidade de umidificação da película normal de lágrima. Os antigos produtos desse tipo tendiam a ser soluções um tanto viscosas aceitáveis para instilação direta no olho. As preparações mais recentes simulam a lágrima mais precisamente, e sua viscosidade é bem baixa, portanto a aceitabilidade por parte do usuário é melhorada.

DIRETRIZES PARA TESTAGEM DE SEGURANÇA E EFICÁCIA — A FDA periodicamente lança ou atualiza diretrizes que descrevem recomendações de procedimentos de teste de produtos para o cuidado de lentes de contato, exceto os usados com as lentes PMMA e, também, para produtos de venda livre típicos usados com as lentes duras. O leitor é aconselhado a revisar as mais recentes diretrizes para os protocolos apropriados para produtos não-PMMA.

Os testes para os produtos para lentes de venda livre (duras) são divididos naqueles apropriados para produtos destinados à instilação direta no olho e aqueles não destinados para esse fim. Os produtos destinados à instilação direta necessitam de testes de segurança de múltiplas aplicações em olho de coelho, testes de eficácia de conservantes e testes de esterilidade, além dos testes de eficácia adequados.

Os produtos não destinados à instilação direta demandam avaliação de curto prazo em olho de coelho e, é claro, teste de eficácia de conservantes e de esterilidade.

LENTES DE CONTATO GELATINOSAS — Em 1960, Wichterle e Lim introduziram uma nova lente de gel, maleável, hidrofílica, sintetizada por co-polimerização de HEMA com dimetacrilato de etilenoglicol (EGDM). Sua natureza hidrofílica foi um marcante contraste com as propriedades hidrofóbicas do PMMA; sua maior permeabilidade à água, ao oxigênio e a outros constituintes da lágrima com baixo peso molecular parece oferecer vantagens metabólicas.

As lentes hidrofílicas (gel, hidrogel, maleáveis ou flexíveis) são feitas de monômeros hidrofílicos polimerizados ou co-polimerizados com um agente de ligação cruzada, como o EGDM. As ligações cruzadas dão estabilidade às lentes gelatinosas e diminuem a saturação de água. O monômero mais amplamente usado é o HEMA, que pode ser co-polimerizado com menores quantidades de polivinilpirrolidona (PVP), um polímero mais hidrofílico. O co-polímero aumenta o nível de hidratação além do potencial máximo de 40% para o poli-HEMA homogêneo. Lentes gelatinosas de conteúdo de água ainda maior podem ser formadas combinando-se um monômero ou polímero hidrofílico (geralmente o PVP) com um monômero relativamente hidrofóbico (geralmente o metil metacrilato). Lentes desse tipo estão disponíveis com até 85% de água em equilíbrio. Além disso, esses polímeros de ligação cruzada não podem ser formados por calor ou pressão e, portanto, não são prejudicados pela fervura em solução aquosa ou por autoclavagem.

As lentes hidrofílicas são elásticas e flexíveis quando hidratadas, apesar de quebradiças quando secas. Elas podem absorver e concentrar constituintes da película pré-corneal, poluentes ambientais, vapores, ingredientes cosméticos, impurezas da água e conservantes antimicrobianos, assim como ingredientes ativos em preparações oftálmicas. O índice de refração do HEMA é 1,43 quando hidratado em salina normal; lentes hidrofílicas de maiores níveis de hidratação têm índices de refração correspondentemente menores. Dependendo da quantidade de ligações cruzadas e do tipo de aditivos, as dimensões podem ser influenciadas por fatores como pH, tonicidade e espécies moleculares ou iônicas de substâncias dissolvidas.

VANTAGENS E DESVANTAGENS DAS LENTES DE CONTATO GELATINOSAS — As lentes de contato gelatinosas têm a grande vantagem de conforto para o usuário e fácil adaptabilidade, sobretudo para o novo usuário de lentes. As lentes gelatinosas são colocadas no lugar errado ou perdidas menos facilmente e permitem uma transição mais fácil para os óculos. O típico borramento da visão associado com a transição da lente dura para os óculos é ausente.

Devido à flexibilidade das lentes de contato gelatinosas, um encaixe mais preciso no olho é mais difícil do que com as lentes duras. A clareza visual geralmente é menor com as lentes gelatinosas; na verdade, o usuário de longa data de lentes duras pode achar a clareza ou a acuidade visual das lentes gelatinosas inaceitável no primeiro uso.

As lentes gelatinosas exigem muito mais cuidado do que as duras. Os polímeros gelatinosos permitem a penetração de contaminantes no interior do corpo da lente, onde mesmo a simples remoção torna-se difícil. As lentes gelatinosas podem tornar-se mais ou menos permanentemente contaminadas por sorção de componentes de drogas, além de fragmentos proteicos e vários outros restos.

Mesmo com um cuidado razoável, as lentes gelatinosas têm uma expectativa de vida útil bem menor que as lentes duras. Alterações corretivas do olho que exijam reajuste e a substituição das lentes podem ocorrer muito antes do que as lentes duras precisem de substituição devido ao uso.

Apesar das disparidades práticas óbvias, a popularidade das lentes de contato gelatinosas é imensa e crescente, à medida que a durabilidade e o tempo de uso aumentam. O conforto para o usuário, a fácil adaptabilidade e a adequação para a maioria das correções visuais relativamente leves contribuem para a aceitabilidade e a popularidade das lentes gelatinosas.

Usos Terapêuticos

A maioria das lentes de contato é usada por motivos de acuidade visual, conveniência e/ou estética. Entretanto, até onde se sabe, o primeiro uso desse dispositivo, em 1888, foi para proteger a córnea, e a utilidade terapêutica continua desde aquele tempo. Um grande avanço terapêutico foi obtido por Ridley em 1954, usando PMMA no momento em que ele estava substituindo o vidro como o principal material usado na fabricação de lentes. Atualmente, há evidências do desenvolvimento de lentes de contato de grande importância terapêutica no uso de lentes gelatinosas no tratamento de condições patológicas muito graves. Elas têm valor em vários aspectos, que são tão inter-relacionados que é difícil dar um exemplo que ilustre apenas um ponto. As várias funções podem ser listadas como

1. *Bandagens* (através das quais se pode enxergar) para proteger o epitélio da córnea.
2. Enquanto usadas como bandagens, para permitir o movimento de líquidos medicinais através da lente para o olho, assim como sob a lente (ver adiante).

3. Quando usadas dessa forma, para aumentar a duração do efeito de uma dada quantidade de droga.
4. Quando usadas dessa forma, para aumentar o efeito de uma dada quantidade de droga (ver adiante).

As primeiras duas funções tornaram-se bem estabelecidas nos últimos anos; as últimas duas têm sido de menor valor terapêutico.

A ceratopatia bolhosa é a forma mais grave de edema corneano. Seu tratamento é apresentado como um exemplo das duas primeiras funções das lentes de contato gelatinosas. A lente age basicamente como uma simples bandagem, mas tem a valiosa qualidade adicional de permitir que as soluções oftálmicas, usadas como colírios, passem através da lente e atuem no olho. A dor da ceratopatia bolhosa em geral é aliviada drasticamente com o uso de lentes como um escudo protetor, como era similarmente obtido no passado com o uso de lentes duras escleróticas. A visão pode melhorar levemente. A dor resulta principalmente do atrito entre as pálpebras e as bolhas, rompendo-as e expondo nervos corneanos. As lentes podem ser usadas todo o tempo, 24 horas por dia durante meses, exceto devido à remoção para limpeza. Elas podem precisar ser limpas apenas quando depósitos de proteína se formarem nelas. Elas devem ser removidas e colocadas apenas por um médico. Novas lentes tornam-se necessárias quando o formato da córnea muda.

Comparado com as lentes duras, o uso das lentes gelatinosas é muito mais simples. Não são necessárias moldagens do olho ou leituras com ceratômetro. Os aspectos iatrogênicos das lentes duras foram aliviados em grande parte pelas lentes gelatinosas. Poucos problemas ocorrem com o uso excessivo das lentes. Geralmente, não são encontradas abrasões. Os olhos são brancos e geralmente isentos de infecção conjuntival. Em relação aos agentes medicinais, devido à irite concomitante, as pupilas devem ser dilatadas com ciclopégicos durante os primeiros dias, como com o uso de atropina. São necessárias técnicas de higiene das pálpebras. Antibióticos, como o cloranfenicol em gotas, são usados se houver infecção secundária ou blefarite. Uma solução salina hipertônica a 5% pode ser usada para melhorar a visão; o paciente pode usá-la sempre que for útil.

As condições nas quais o uso de lentes gelatinosas é aparentemente muito útil e bem estabelecido são

1. Edema
   a. Ceratopatia bolhosa
   b. Afacia
   c. Secundário a glaucoma
   d. Distrofia de Fuchs
   e. Uveíte, etc.
2. Erosão e defeitos epiteliais
   a. Úlceras
   b. Queimaduras químicas
   c. Pós-transplante
3. Exposição
   a. Ceratite neurotrópica
   b. Anormalidades da pálpebra
4. Córnea irregular
   a. Cicatrizes
   b. Distrofia
5. Olho seco
   a. Cicatrização conjuntival não-progressiva (síndrome de Stevens-Johnson)
   b. Síndrome de Sjögren
   c. Tracoma
   d. Penfigóide

RESUMO

O progresso na farmácia oftálmica e na farmácia do cuidado de lentes de contato durante a última década deve ser considerado impressionante. Muitos avanços substanciais foram obtidos na biodisponibilidade oftálmica e nos fatores que influenciam a absorção oftálmica de drogas. Novas abordagens e novas técnicas confirmaram (ou refutaram) vários princípios antigos da tecnologia de formulação oftálmica. Sucessivos estudos no campo geral da farmácia e da farmacocinética oftálmica devem continuar a ampliar as fronteiras da terapia farmacológica e da administração de drogas em oftalmologia.

No campo das lentes de contato e do cuidado com as lentes, confronta-se com uma pletora de novas lentes e novos polímeros. O tempo de uso aumentou substancialmente, o conforto melhorou, e os defeitos visuais passíveis de correção também aumentaram. Do mesmo modo, as exigências para a higiene das lentes também aumentaram. Os avanços nesse amplo campo também não mostram sinais de diminuição.

REFERÊNCIAS

1. Botelho SY. *Sci Am* 1964; 211: 80.
2. Shell JW. *Surv Ophthalmol* 1982; 26: 207.
3. Patton TF. *J Pharm Sci* 1977; 66: 1058.
4. Lee VHL, Robinson JR. *Ibid* 1979; 68: 673.
5. Lee VHL. *J Ocul Pharmacol* 1990; 6(2): 157.
6. Hecht G, *et al. Modern Pharmaceutics,* 3rd ed, New York: Dekker, chap 12.
7. Abshire R, Cash P. *J Parenter Sci Technol* 1986; 40(3): 97.
8. Higuchi T. *J Pharm Sci* 1961; 50: 874.
9. Edelhauser HF, *et al. Am J Ophthalmol* 1976; 81: 473.
10. Aronson SD, Elliott JH. *Ocular Inflammation.* St Louis: Mosby, 1972, p 899.
11. Reynolds LA. *Am J Hosp Pharm* 1991; 48: 2438.
12. Hoover JE. *Dispensing of Medication,* 8th ed. Easton, PA: Mack Publ Co, 1976, p 237.
13. Mullen W, Shepherd W, Labovitz J. *Surv Ophthalmol* 1973; 17: 469.
14. Fed Reg 48(125):29788–29800, June 28, 1983.

BIBLIOGRAFIA

Adler FH. *Physiology of the Eye, Clinical Application,* 9th ed. St Louis, Mosby, 1992.

Feldman EG. *Handbook of Nonprescription Drugs/Nonprescription Products: Formulations and Features, '98–99,* 11th ed. Washington, DC: APhA, 1982, pp 417–450.

Kanksi JJ. *Ophthalmology.* New York: Churchill Livingstone, 1997.

Philips AJ, Speedwell L. *Contact Lenses,* 4th ed. Boston: Butterworth-Heinemann, 1997.

Stein HA, et al. *A Primer in Ophthalmology.* St Louis; Mosby, 1992.

Zimmerman TJ, *et al. Textbook of Ocular Pharmacology.* Philadelphia: Lippincott-Raven, 1997.

CAPÍTULO 44

Medicação Tópica

Lawrence H Block, PhD
Professor of Pharmaceutics
Duquesne University School of Pharmacy
Pittsburgh, PA 15282

A aplicação de substâncias medicinais na pele ou nos vários orifícios corporais é, sem dúvida, um conceito tão antigo quanto a humanidade. Os papiros do antigo Egito descrevem várias dessas medicações para uso externo. Galeno descreveu o uso na Roma antiga de um precursor dos modernos cremes para rugas.

As substâncias medicinais são aplicadas de várias formas segundo a engenhosidade e a imaginação científica dos farmacêuticos ao longo dos séculos. Novos métodos de administrar os medicamentos foram desenvolvidos para contornar as limitações dos veículos mais antigos ou, mais recentemente, para otimizar a administração desses medicamentos. Por outro lado, algumas medicações deixaram de ser usadas por causa de modificações na prática da medicina.

As substâncias medicinais são aplicadas à pele ou inseridas nos orifícios corporais nas formas líquida, semi-sólida ou sólida. Produtos oftalmológicos e aerossóis tópicos não serão discutidos neste capítulo. O uso oftalmológico impõe especificações relacionadas ao tamanho da partícula, à viscosidade e à esterilidade que exigem discussão separada e detalhada (veja o Cap. 43). A complexidade dos sistemas de aerossóis farmacêuticos exige a sua inclusão em outra parte do livro (veja o Cap. 50).

ASPECTOS BIOFARMACÊUTICOS DAS VIAS DE ADMINISTRAÇÃO

ADMINISTRAÇÃO EPIDÉRMICA E TRANSDÉRMICA DA DROGA

A Pele

A pele muitas vezes tem sido considerada o maior órgão do corpo: a pele de um adulto médio possui uma área de superfície de cerca de 2 m^2. É, provavelmente, o órgão mais pesado do corpo. Sua acessibilidade e a oportunidade que esta proporciona para manter íntegras, por um tempo prolongado, as preparações aplicadas resultaram em seu uso crescente como via de administração, quer seja para efeitos locais, regionais ou sistêmicos.

Anatomicamente, a pele humana pode ser descrita como um órgão estratificado com três diferentes camadas de tecido: a epiderme, a derme e a camada subcutânea de gordura (Fig. 44.1).

Epiderme, a camada mais externa da pele, abrange as células epiteliais escamosas estratificadas. Porções queratinizadas e achatadas dessas células epidérmicas em divisão ativa se acumulam na superfície da pele em uma região relativamente delgada (cerca de 10 μm de espessura) denominada estrato córneo. O estrato córneo é lamelar, com as células queratinizadas sobrepondo-se umas às outras, ligadas por pontes intercelulares e comprimidas em cerca de 15 camadas. O espaço intercelular do estrato córneo, rico em lipídios, compreende matrizes lamelares com camadas hidrofílicas e camadas duplas lipofílicas alternantes formadas durante o processo de queratinização. A região se comporta como uma membrana coesa rígida, mas flexível.

O estrato córneo também é muito higroscópico — muito mais que outros materiais queratinizados como o cabelo ou as unhas. Imerso em água, o estrato córneo isolado aumenta em até três vezes a sua espessura original, absorvendo cerca de quatro a cinco vezes seu peso em água no processo. O estrato córneo funciona como uma barreira protetora física e química, sendo apenas levemente permeável à água. Ele retarda a perda de água a partir de tecidos subjacentes, minimiza a penetração de raios ultravioleta (UV) e limita a entrada de microrganismos, medicamentos e substâncias tóxicas externas. O estrato córneo sofre contínua abrasão. Logo, ele tende a ser mais espesso nas regiões mais sujeitas à abrasão ou nas que sustentam o peso. Sua regeneração é garantida pela rápida divisão celular da camada celular basal da epiderme. A migração ou o deslocamento das células em divisão para a superfície da pele é acompanhado pela diferenciação das células epidérmicas em camadas de placas laminadas e planas, como notado anteriormente. Uma película ácida (pH variando entre 4 e 6,5, dependendo da área testada) composta por lipídios emulsificados cobre a superfície do estrato córneo.

A derme aparentemente é uma estrutura gelatinosa envolvendo uma matriz proteica fibrosa embebida em uma base de

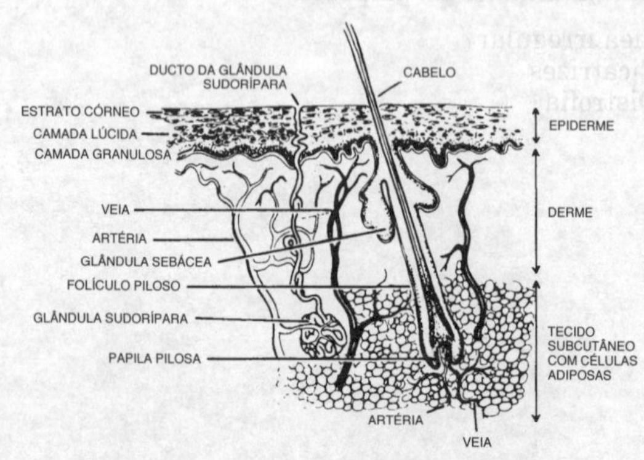

Fig. 44.1 Corte vertical da pele humana.

substância amorfa e coloidal. Proteínas, incluindo colágeno e elastina, possuem orientação aproximadamente paralela à da epiderme. A derme dá suporte e interage com a epiderme, facilitando sua conformação em relação aos músculos e ossos subjacentes. Vasos sangüíneos, linfáticos e nervos são encontrados no interior da derme, embora apenas as fibras nervosas alcancem além das cristas ou papilas dérmicas através da região germinativa da epiderme. Glândulas sudoríparas e folículos pilosos que se estendem desde a derme através da epiderme garantem a descontinuidade em um tegumento uniforme.

A camada subcutânea de gordura serve como um amortecedor para a derme e para a epiderme. Fibras colágenas provenientes da derme cruzam entre as células gordurosas acumuladas, fornecendo uma conexão entre as camadas superficiais da pele e a camada subcutânea.

FOLÍCULOS PILOSOS E GLÂNDULAS SUDORÍPARAS — A pele humana é amplamente polvilhada com aberturas na superfície que se estendem através da derme. Folículos pilosos, juntamente com as glândulas sebáceas que se esvaziam no interior dos folículos, formam a unidade pilossebácea. Glândulas sudoríparas apócrinas e écrinas se somam ao total.

UNIDADES PILOSSEBÁCEAS — O cabelo humano consiste em células queratinizadas compactadas formadas por folículos. Glândulas sebáceas se esvaziam no interior dos folículos para formar a unidade pilossebácea. Os folículos pilosos são circundados por nervos sensoriais; assim, uma importante função do cabelo humano é sensorial. O cabelo humano varia enormemente no mesmo indivíduo, até mesmo em uma área corporal específica de um indivíduo. A densidade folicular varia consideravelmente também, a partir de cerca de 250 folículos por cm^2 no couro cabeludo até 50 por cm^2, ou menos, na coxa e em outras áreas relativamente não-hirsutas. A densidade folicular é geneticamente determinada, isto é, não se formam novos folículos após o nascimento. Um traço humano característico é que, embora a maior parte dos pêlos do corpo nunca se desenvolva após o estado rudimentar velo, as únicas áreas sem pêlos são confinadas, principalmente, às superfícies plantares e palmares. Os pêlos dos indivíduos podem variar em aparência microscópica, diâmetro, aparência da cutícula e até na presença ou ausência de medula.

Glândulas sebáceas são anatômica e funcionalmente similares, mas variam em tamanho e atividade de acordo com a localização. A população encontrada no couro cabeludo, na face e nas áreas anogenitais pode variar de 400 a $900/cm^2$. Menos de $100/cm^2$ são encontradas em outras áreas. Glândulas sebáceas são amplamente supridas por vasos sangüíneos.

Células sebáceas sintetizam e acumulam gotas lipídicas. Esse acúmulo resulta no aumento das células que se fragmentam para formar o sebo. O sebo é formado por uma mistura de lipídios, aproximadamente como mostrado no Quadro 44.1.

A glândula sebácea, contendo sebo, restos celulares e microrganismos como *Propionibacterium acnes*, faz conexão com o canal pilossebáceo através de um ducto de epitélio escamoso. Quando o acesso à superfície é bloqueado e bactérias se multiplicam, o resultado é o comedão da acne.

O sebo presumivelmente funciona como um emoliente, embora Kligman tenha declarado certa vez que isso é inútil. Montagna sugere que o sebo funciona como um ferormônio para dar ao ser humano um odor distintivo.

GLÂNDULAS SUDORÍPARAS — Glândulas sudoríparas são classificadas como apócrinas ou écrinas. Glândulas apócrinas são secretoras, mas não são necessariamente responsivas à estimulação térmica. Tais glândulas não produzem suor no sentido usual da palavra. As glândulas apócrinas, no entanto, muitas vezes estão associadas com as glândulas sudoríparas écrinas, particularmente na axila.

As glândulas sudoríparas écrinas são glândulas secretoras espiraladas, com um suprimento sangüíneo que vai da derme até a superfície epidérmica. Glândulas sudoríparas écrinas atuam para a regulação da troca de calor no ser humano. Desse modo, elas são indispensáveis para a sobrevida.

Acredita-se que cerca de 3 milhões de glândulas écrinas estejam distribuídas no corpo humano. A distribuição varia de menos de 100 até mais de $300/cm^2$. A contagem glandular após a estimulação térmica não é sempre compatível com a contagem anatômica.

Efeitos das Drogas e a Extensão da Administração Percutânea da Droga

Drogas são aplicadas na pele para suscitar um ou mais dos quatro efeitos gerais: um efeito na superfície da pele, um efeito no interior do estrato córneo, um efeito localizado mais profundamente exigindo penetração na epiderme e derme, ou um efeito sistêmico resultante da administração de quantidade suficiente da droga através da epiderme e da derme até a vasculatura a fim de alcançar concentrações terapêuticas sistêmicas.

EFEITOS DE SUPERFÍCIE — Uma atividade na superfície da pele pode ocorrer sob a forma de uma película, de uma ação contra microrganismos de superfície ou como um efeito purificador. A formação de película na superfície da pele pode ser protetora, por exemplo, como o creme de óxido de zinco ou um filtro solar. Películas podem ser algo oclusivas e podem garantir um efeito umidificante através da redução da perda da umidade pela superfície da pele. Nesses casos a película ou a formação da película *per se* alcançam o objetivo do projeto do produto. A ação de antimicrobianos contra a flora da superfície exige mais do que uma simples administração ao local. O veículo deve facilitar o contato entre os organismos de superfície e o ingrediente ativo. Purificadores da pele utilizam sabões ou surfactantes para facilitar a remoção da sujeira da superfície.

EFEITOS NO ESTRATO CÓRNEO — Os efeitos das drogas no estrato córneo são vistos com certos filtros solares; o ácido *p*-aminobenzóico é um exemplo de um agente protetor solar que penetra e é substantivo para as células do estrato córneo. A umidificação da pele ocorre no interior do estrato córneo. Quer ela envolva a hidratação de células externas ressecadas por películas de superfície ou a intercalação de água nas lâminas intercelulares ricas em lipídios, a umidade elevada resulta na aparência mais macia da pele. Agentes queratolíticos, como o ácido salicílico, agem no interior do estrato córneo a fim de causar uma quebra ou desprendimento dos agregados de células do estrato córneo. Isso é particularmente importante nos casos de estrato córneo anormal tais como a psoríase, uma doença caracterizada por placas escamosas espessadas.

O estrato córneo também pode servir como uma *fase de reservatório* ou de deposição na qual drogas aplicadas topicamente se acumulam devido ao fracionamento ou à ligação com componentes da pele. Essa interação pode limitar a migração subseqüente do agente penetrante, a menos que a capacidade de interação do estrato córneo seja superada por meio do fornecimento de quantidade excessiva de droga. Exemplos de drogas que apresentam interação significativa com a pele incluem benzocaína, estrógenos, escopolamina e corticosteróides.

EFEITOS EPIDÉRMICOS, DÉRMICOS, LOCAIS E SISTÊMICOS — A penetração da droga na epiderme e derme viáveis pode ser difícil de se alcançar, como dito anteriormente. Mas, uma vez tendo ocorrido a penetração transepidérmica, a difusão contínua da droga na derme provavelmente resultará na transferência da droga para a microcirculação da derme e daí para a circulação sistêmica. Contudo, é possível

Quadro 44.1 Composição do Sebo

CONSTITUINTES	% W/W
Triglicerídios	57,5
Ésteres de cera	26,0
Esqualeno	12,0
Ésteres de colesterol	3,0
Colesterol	1,5

formular sistemas de distribuição de droga que garantam a distribuição localizada substancial sem que ocorram altas concentrações sistêmicas correspondentes. Estudos limitados nos seres humanos relacionados ao uso tópico de salicilato de trietanolamina, minoxidil e retinóides demonstram o potencial dessa abordagem.

Efeitos sistêmicos indesejados, originados da penetração transdérmica inadvertida de drogas, têm sido relatados ao longo dos anos com relação a uma grande variedade de compostos (p. ex., hexaclorofeno, lindano, corticosteróides ou *N,N*-dietil-*m*-toluamida). Com a introdução comercial de sistemas transdérmicos de distribuição de droga para a escopolamina, nitroglicerina, clonidina, 17β-estradiol, fentanil, nicotina e testosterona, a penetração transdérmica vem sendo considerada, cada vez mais, uma oportunidade, e não um incômodo.

Absorção Percutânea

Absorção percutânea envolve a transferência da droga desde a pele até o estrato córneo, sob a égide de um gradiente de concentração, e sua difusão subseqüente através do estrato córneo e da epiderme subjacente, derme e até a microcirculação. A pele se comporta como uma barreira passiva para a difusão de moléculas. Evidência para isso inclui o fato de que a impermeabilidade da pele persiste por muito tempo após a pele ter sido excisada. Além disso, a Lei de Fick é obedecida na grande maioria dos casos.

A penetração molecular através das várias regiões da pele é limitada pelas resistências difusionais encontradas. A resistência difusional total (R_{pele}) à penetração através da pele foi descrita por Chien como

$$R_{pele} = R_{cc} + R_e + R_{pd}$$

onde R é a resistência difusional, e os subscritos *cc*, *e* e *pd* dizem respeito a estrato córneo, epiderme e camada papilar da derme, respectivamente. Além disso, resistência à transferência para dentro da microvasculatura limita a distribuição sistêmica da droga.

De modo geral, a maior resistência à penetração é encontrada no estrato córneo; isto é, a difusão através do estrato córneo tende a ser a etapa que limita a velocidade da absorção percutânea.

O papel dos folículos pilosos e das glândulas sudoríparas deve ser considerado; no entanto, como regra geral, seu efeito é minimizado pelas áreas fracionárias relativamente pequenas ocupadas por esses apêndices. Por outro lado, veículos lipossomais e suspensões em microgotas (3 a 10 μm de diâmetro) parecem acumular-se seletivamente nas áreas pilossebáceas e perifoliculares. Nos estágios bastante precoces da absorção, o trânsito através dos apêndices pode ser comparativamente grande, sobretudo para as moléculas lipossolúveis e aquelas cuja permeabilidade através do estrato córneo é relativamente baixa.

Em vez de caracterizar a transferência da droga através e para dentro da pele em relação às resistências difusionais encontradas, pode-se definir a permeabilidade em termos das *vias* seguidas pelas espécies difundidas. A permeabilidade da droga através da pele íntegra dos seres humanos envolve uma via intercelular ou transcelular no estrato córneo, em geral, em vez das vias chamadas de desvio (vias transglandulares ou transfoliculares).

O critério convencional é que, em geral, os compostos lipofílicos sejam preferencialmente transferidos para a fase intercelular lipóide do estrato córneo, enquanto compostos relativamente mais hidrofílicos são transferidos para o domínio intracelular do estrato córneo. Devemo-nos lembrar que a característica bifásica freqüentemente postulada do estrato córneo — com células hidrofílicas em uma matriz lipofílica — é excessivamente simplista: as células hidrofílicas ficam presas no interior das duas camadas de membranas lipídicas, enquanto a matriz lipofílica abrange os lipídios intercelulares que estão, na verdade, presentes nas estruturas lamelares que formam um *sanduíche nas* camadas hidrofílicas. Conforme Boddé e colaboradores[1] sugeriram, a via intercelular é *bicontínua*, consistindo em uma via de difusão polar e em uma não-polar entre os corneócitos. As implicações para o modelo dermatofarmacocinético são claras.

O estrato córneo pode ser visto como uma membrana de difusão passiva, mas não como um sistema inerte; muitas vezes possui uma afinidade pela substância aplicada. A isoterma de adsorção é freqüentemente linear em faixas diluídas de concentração. A correlação entre as concentrações externa e de superfície é dada em termos do coeficiente K_m de distribuição do solvente na membrana. A fórmula integrada da Lei de Fick é dada como

$$J_s = \frac{K_m D C_s}{\delta}$$

e

$$K_p = \frac{K_m D}{\delta}$$

onde K_p é o coeficiente de permeabilidade, J_s é o estado de equilíbrio do fluxo de soluto, C_s é a diferença de concentração do soluto através da membrana, δ é a espessura da membrana,

$$K_m \text{ é o } \frac{\text{soluto absorvido por cc de tecido}}{\text{soluto na solução por cc de solvente}} = \frac{C_m}{C_s}, \text{ e}$$

D é o coeficiente médio de difusão na membrana para o soluto.

Os experimentos de permeabilidade mostram que o estrato córneo hidratado possui uma afinidade por compostos tanto lipofílicos quanto hidrofílicos. A solubilidade bifuncional se origina dos corneócitos *hidrofílicos* e das estruturas lamelares ricas em lipídios no espaço intercelular. Logo, tentativas de previsão das constantes de permeabilidade a partir de coeficientes de partição óleo:água ou solvente:água têm sucesso limitado.

O efeito da variação regional da permeabilidade da pele pode ser marcante. Sugeriu-se que seja possível diferenciar entre duas espécies de estrato córneo: as palmas e as solas (até 600 μm de espessura), adaptadas para a sustentação do peso e para fricção; e o estrato córneo corporal (~ 10 μm de espessura), adaptado para flexibilidade, impermeabilidade e distinção sensorial.

Globalmente, os dados sugerem a seguinte ordem para a difusão de moléculas simples através da pele: plantar < palmar < braços, pernas, tronco, dorso da mão < regiões escrotal e retroauricular < axilar < couro cabeludo. Eletrólitos em solução penetram fracamente na pele. Ionização de um eletrólito fraco reduz substancialmente sua permeabilidade; por exemplo, o salicilato de sódio penetra fracamente em comparação com o ácido salicílico. O desenvolvimento de dispositivos iontoforéticos nos últimos anos minimiza esse problema com penetrantes iônicos. Para qualquer molécula específica, a previsão das variações regionais na permeabilidade da pele continua a enganar os pesquisadores. Isso persistirá enquanto os modelos dermatofarmacocinéticos não refletirem adequadamente a anisotropia da composição e da estrutura da pele, suas interações com a substância e o veículo e os parâmetros fisiológicos que afetam a transferência.

Estudos *in Vitro* e *in Vivo*

Classicamente, a absorção percutânea tem sido estudada *in vivo* usando compostos radiomarcados ou por técnicas *in vitro* usando pele humana ou animal excisada. Recentemente os estudos *in vivo* têm empregado o método da retirada de pele, que permite a estimativa da concentração ou da quantidade do material penetrante em função da profundidade do estrato córneo. Camadas de estrato córneo podem ser retiradas sucessivamente pela aplicação repetida e retirada de fitas adesivas de celulose. A penetração na pele do ácido *p*-aminobenzóico e o efeito de aditivos foram estudados e avaliados por Lorenzetti através de análise de faixas de pele individuais, que fornecem um perfil da penetração cutânea. Experimentos semelhantes foram realizados com uma ampla faixa de compostos. Rougier e colaboradores[2] defenderam o uso do método da descamação cutânea associado à exposição a curto prazo da substância tópica penetrante como fator preditivo da penetração cutânea.

Claramente, a avaliação de novas entidades clínicas (NCEs) de toxicidade indeterminada é indispensável na testagem *in vitro*. Uma célula de difusão freqüentemente usada para experimentos *in vitro* é mostrada na Fig. 44.2.[3] Nesse sistema, a pele ou epiderme íntegra é tratada como uma membrana semipermeável separando dois meios fluidos. A velocidade de transporte de uma droga em particular é avaliada através da introdução da droga em solução na face de estrato córneo da *membrana*, medindo então a penetração através de amostragem e análise periódica do fluido que cruza através da membrana da pele.

Os pesquisadores já reconheceram que o transporte através de um estrato córneo imerso e plenamente hidratado pode não representar o sistema ou a taxa de absorção observada nos estudos *in vivo*. A absorção percutânea através de um estrato córneo plenamente hidratado pode ser exagerada. Pode ser mais representativa da absorção intensificada que é vista após a pele ser hidratada *in vivo* com curativos oclusivos.

Usando películas epidérmicas separadas sobrepostas em células de difusão, Scheuplein e Ross[4] variaram a atmosfera acima da faixa de pele através do uso de Drierite para simular condições secas e de faixas úmidas de papel para simular o efeito da oclusão, e observaram redução acentuada na penetração da cortisona sob condições de secura, mas também observaram penetração grandemente intensificada com a umidificação do estrato córneo (veja Fig. 44.3).[4]

Os estudos de Scheuplein e Ross,[4] e o de Franz,[3] demonstraram que os estudos *in vitro* da absorção percutânea sob condições controladas são relevantes para a penetração *in vivo* da droga. Conforme declarado por Franz, "toda vez que uma pergunta for feita exigindo apenas uma resposta qualitativa ou direcional, a técnica *in vitro* parece perfeitamente adequada".

Relevância dos Estudos Animais

ABSORÇÃO PERCUTÂNEA — Qualquer avaliação de um estudo sobre absorção percutânea em animais deve tomar conhecimento da variação das espécies. Da mesma forma que a absorção percutânea no homem varia consideravelmente com o local da pele, assim também varia a absorção nas várias espécies animais. Bartek e colaboradores[5] investigaram a absorção percutânea e encontraram uma ordem decrescente de permeabilidade, assim, coelho > rato > suíno > homem. Eles

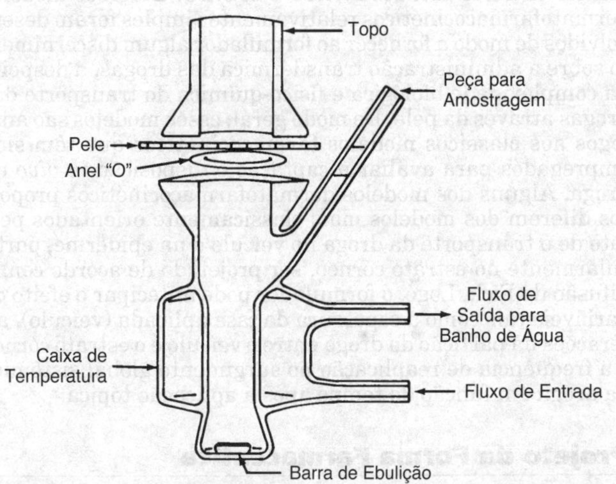

Fig. 44.2 Representação esquemática da célula de difusão. O topo está acessível às circunstâncias ambientais do laboratório.[3]

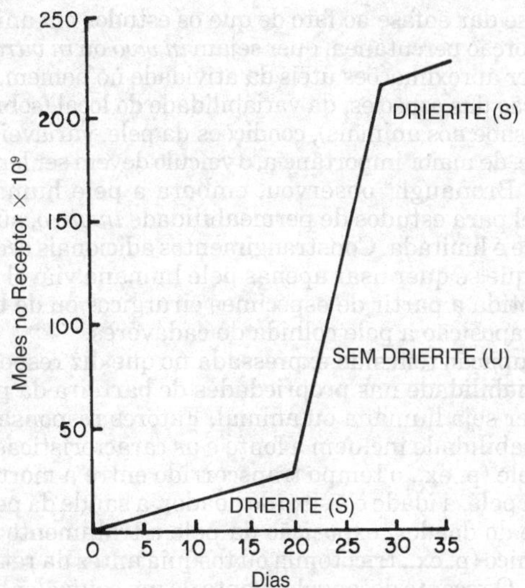

Fig. 44.3 Alteração na penetração da cortisona através da secagem (S) e umidificação (U) alternantes do estrato córneo.[4]

estudaram a absorção *in vivo* de algumas substâncias radiomarcadas como haloprogina, *N*-acetilcisteína, testosterona, cafeína e manteiga amarela; os resultados com a testosterona, mostrados na Fig. 44.4,[6] ilustram as diferenças na penetração observadas com diferentes peles animais.

Subseqüentemente, usando uma técnica *in vivo* similar, Wester e Maibach[7] investigaram a absorção percutânea do ácido benzóico, da hidrocortisona e da testosterona no macaco rhesus. Compostos radioativamente marcados foram aplicados na superfície ventral do antebraço, e a absorção foi quantificada com base na radioatividade excretada na urina nos cinco dias após a aplicação. Os investigadores concluíram que a penetração percutânea desses compostos no macaco rhesus é similar àquela vista no homem e consideraram os dados encorajadores devido a essa similaridade.

O consenso é que os macacos rhesus e os porcos de pouca idade são bons como modelos *in vivo* para a absorção percutânea humana, enquanto animais menores de laboratório (p. ex., rato, camundongo, coelho) não o são.

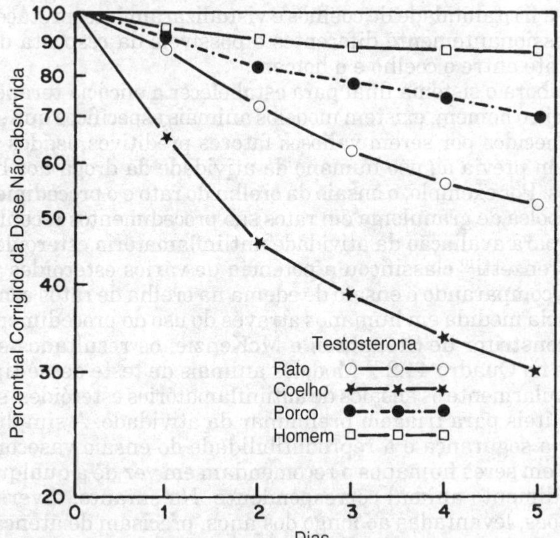

Fig. 44.4 Absorção percutânea da testosterona em ratos, coelhos, suínos e no homem por 5 dias após a aplicação.[6]

Deve-se dar ênfase ao fato de que os estudos em animais sobre a absorção percutânea, quer sejam *in vivo* ou *in vitro*, podem apenas ser aproximações úteis da atividade no homem. O efeito da variação das espécies, da variabilidade do local (sobre a qual pouco se sabe nos animais), condições da pele, variáveis experimentais e, de maior importância, o veículo devem ser lembrados.

Como Bronaugh[8] observou, embora a pele humana seja preferível para estudos de permeabilidade *in vitro*, sua disponibilidade é limitada. Constrangimentos adicionais ocorrem no caso em que se quer usar apenas pele humana viável recentemente obtida a partir de espécimes cirúrgicos ou de biopsias, em contraposição à pele colhida de cadáveres.

Preocupação tem sido expressada no que diz respeito à notória variabilidade nas propriedades de barreira da pele retirada, quer seja humana ou animal. Fatores responsáveis por essa variabilidade incluem a fonte e as características do doador da pele (p. ex., o tempo transcorrido entre a morte e a retirada da pele, a idade e o sexo do doador, a saúde da pele antes da morte do doador, exposição da pele a tratamento químico ou mecânico (p. ex., tricotomia ou tosquia antes da retirada da pele), etc. O recente desenvolvimento de um *equivalente da pele viva* — compreendendo um sistema de duas camadas de fibroblastos da derme humana em uma matriz de colágeno sobre a qual os corneócitos formaram uma epiderme estratificada — oferece um modelo alternativo, menos variável, para a avaliação da permeação e biotransformação da pele humana.

Métodos de retirada da pele representam técnicas *in vivo* e *in vitro* para a avaliação da absorção percutânea em animais ou em modelos animais: a abordagem geral utiliza o isolamento cirúrgico de uma porção de pele de um animal que possua suprimento sangüíneo singular; isso garante que a droga possa ser coletada e testada nos vasos perfusionais à medida que é absorvida a partir da superfície da pele. A pele perfundida retirada pode ser mantida no animal intacto ou pode ser montada em um sistema de perfusão *in vitro*, por tempo durante o qual se mantém sua viabilidade.

Animais também podem ser usados para detectar sensibilização de contato, medir a atividade antimitótica da droga, medir fototoxicidade e avaliar o potencial comedogênico e comedolítico de substâncias. Em cada um desses procedimentos de testagem, seja um teste de segurança ou um modelo de ensaio, o animal é considerado um substituto para o homem. Assim, é importante que se perceba que o animal não é o homem, mesmo sendo o homem o animal final de teste. A testagem animal dá ao investigador vantagens únicas; a ausência de valorização das variáveis envolvidas pode destruir essas vantagens.

Mershon e Callahan[9] registraram e ilustraram as considerações envolvidas na seleção do modelo animal de teste. Eles interpretaram dados provenientes de diversos investigadores sobre a irritabilidade de coelhos e visualizaram interpretações impressionantemente diferentes e possíveis da resposta discordante entre o coelho e o homem.

Embora o sistema final para estabelecer a eficácia terapêutica seja o homem, existem modelos animais específicos que são reconhecidos por serem valiosos fatores preditivos usados na triagem prévia ao uso humano da atividade da droga nos humanos. Por exemplo, o ensaio da orelha do rato e o procedimento da bolsa de granuloma em ratos são procedimentos reconhecidos para avaliação da atividade antiinflamatória esteróide.

Lorenzetti[10] classificou a potência de vários esteróides tópicos, comparando o ensaio de edema na orelha de ratos com a potência medida em humanos através do uso do procedimento vasoconstritor de Stoughton e McKenzie; os resultados são dados no Quadro 44.2.[11] Modelos animais de teste desse tipo, particularmente os ensaios de antiinflamatórios esteróides, são mais úteis para triagem preliminar da atividade. A simplicidade, a segurança e a reprodutibilidade do ensaio vasoconstritor em seres humanos o recomendam em vez de a qualquer procedimento animal correspondente. No entanto, diversas questões, levantadas ao longo dos anos, precisam de atenção, particularmente no que diz respeito ao fato de esse bioensaio ser ou não usado para avaliar a bioequivalência de formulações tópicas de corticosteróides. Essas questões incluem a linearidade da relação entre a resposta vasoconstritora e a concentração da droga e a avaliação visual de descoloração ou resposta vasoconstritora.

Quadro 44.2 Potência Relativa dos Agentes Antiinflamatórios[11]

	POTÊNCIA ANTIINFLAMATÓRIA TÓPICA	
COMPOSTO	ENSAIO DO EDEMA NA ORELHA DO RATO	ENSAIO VASOCONSTRITOR HUMANO
Dexametasona	73,2 (49,4-110)	10-20
21-acetato de dexametasona	117,3 (85,9-106)	10-20
Prednisolona	2,44 (1,54-7,76)	1-2
21-acetato de prednisolona	5,43 (4,05-7,70)	3
Betametasona	97,3 (16,7-141)	3-5
21-acetato de betametasona	1.072,0 (876-1.179)	18-33
Fluorometolona	138,3 (57,9-333)	30-40
Acetato de fluorometolona	219,5 (9,15-536)	20-40
Fluprednisolona	31,8 (13,3-76,1)	4-6
Acetato de fluprednisolona	61,3 (25,6-147)	
Hidrocortisona	1	1

( ) = 95% dos limites de confiança.

Como a resposta vasoconstritora *in vivo* geralmente alcança um ponto máximo, deve-se saber se a microcirculação da pele excedeu sua capacidade de responder linearmente à concentração de corticosteróide alcançada na pele. Pode ser que apenas respostas relativamente mínimas sejam incitadas por concentrações relativamente altas. Do outro lado da relação de resposta-dose, qual é a dose mínima que produzirá uma resposta confiável e reprodutível? Em vez de confiar na avaliação visual um tanto subjetiva da resposta, os investigadores devem fazer uso de cromômetros para obter dados objetivos e quantificáveis.

CAPTAÇÃO PILOSSEBÁCEA — O estudo da administração de drogas destinadas aos folículos e/ou glândulas sebáceas tornou-se necessário em vista da captação ou deposição seletiva de drogas antiacne como a tretinoína nas unidades pilossebáceas. Felizmente, a correspondência anatômica e fisiológica entre as unidades pilossebáceas de orelhas de hamster e aquelas encontradas em humanos facilitou os estudos relacionados à disposição cutânea e pilossebácea de drogas após a aplicação tópica.[12]

Modelos *in Numero*

Nos últimos anos, a modelagem *in numero* ou simulação computadorizada da absorção percutânea tem sido defendida como um elo entre os estudos *in vivo* e *in vitro*. Diversos modelos dermatofarmacocinéticos relativamente simples foram desenvolvidos de modo a fornecer ao formulador algum discernimento sobre a administração transdérmica das drogas, a despeito da complexidade biológica e físico-química do transporte das drogas através da pele. De modo geral, esses modelos são análogos aos clássicos modelos farmacocinéticos que têm sido empregados para avaliar a captação e disposição *in vivo* da droga. Alguns dos modelos dermatofarmacocinéticos propostos diferem dos modelos mais classicamente orientados pelo fato de o transporte da droga no veículo e na epiderme, particularmente no estrato córneo, ser projetado de acordo com a difusão de Fick. Logo, o formulador pode antecipar o efeito de variáveis tais como a espessura da fase aplicada (veículo), alterações na partição da droga entre o veículo e o estrato córneo e a freqüência de reaplicação no surgimento global sistêmico da droga em função do tempo após a aplicação tópica.

Projeto da Forma Farmacêutica

Em muitas situações clínicas (se não na maioria delas), o passo limitante da taxa é a penetração da droga através da barreira da pele, ou seja, a penetração percutânea através da pele exclusivamente. A difusão da droga a partir do seu veículo, embora seja dependente dos mesmos parâmetros de difusão, não deve ser, sem que se saiba, o passo limitante da taxa da absorção percutânea. Tal controle ou limitação da taxa pode, é claro, ser um objetivo e a finalidade da otimização específica da droga, mas uma formulação inadequada pode reduzir substancialmente a eficácia de uma droga tópica.

Na formulação de um veículo para aplicação tópica de uma droga, muitos fatores devem ser considerados. Estabilidade da droga, uso do produto específico, local de aplicação e tipo do produto devem ser combinados em uma forma farmacêutica que libera facilmente a droga quando colocada em contato com a pele. Além disso, as características de liberação do veículo dependem das propriedades físico-químicas da droga específica a ser administrada na pele. Um veículo otimizado para liberação de hidrocortisona pode ser bastante inapropriado para distribuição de um esteróide diferente.

Higuchi (ver *Bibliografia*) debateu equações que descrevem a taxa de liberação de drogas sólidas suspensas em bases de pomada. Ostrenga e colaboradores, em uma série de publicações, discutiram a significância da composição do veículo na absorção percutânea de acetonida de fluocinolona e de 21-acetato de acetonida de fluocinolona (fluocinonida) (veja Fig. 44.5).[13] Esses pesquisadores usaram coeficientes de partição de propileno glicol/miristato de isopropil, na penetração *in vitro* na pele (humana), e, finalmente, em estudos vasoconstritores *in vivo* para avaliar as variáveis da formulação. Eles concluíram que

> "Em geral, uma preparação tópica eficaz em gel é aquela na qual (a) a concentração da droga difusível no veículo para uma dada intensidade conhecida é otimizada assegurando-se que toda a droga está em solução, (b) a quantidade mínima de solvente é usada para dissolver completamente a droga e ainda assim manter um coeficiente de partição favorável e (c) os componentes do veículo afetam a permeabilidade do estrato córneo de modo favorável."

O efeito da concentração de propileno glicol na atividade vasoconstritora *in vivo* é ilustrado admiravelmente na Fig. 44.5, retirada de Ostrenga, Steinmetz e Poulsen.[13]

Trabalho experimental do tipo descrito por Ostrenga, Steinmetz e Poulsen[13] fornece um meio para otimização da liberação da droga proveniente de um veículo e para penetração da droga na pele. Isso é um começo. O formulador deve proceder ao desenvolvimento de uma composição total na qual a droga seja estável e não cause irritação em áreas sensíveis da pele. Segurança, estabilidade e eficácia preservativa efetiva devem ser combinadas com a distribuição otimizada da droga na formulação total.

O trabalho de Flynn, Weiner e outros[14] sobre a estabilidade físico-química de sistemas tópicos de administração de droga *após aplicação* facilitou a exploração de fatores adicionais da formulação que são cruciais para o sucesso das formulações tópicas. Flynn percebeu que a funcionalidade dos sistemas tópicos de administração de droga permanece em completo contraste em relação aos sistemas transdérmicos de administração de droga; embora ambos os sistemas sejam sistemas abertos *cineticamente* devido à interface formulação-pele, eles diferem consideravelmente do ponto de vista *termodinâmico*, pois a maioria das formulações tópicas é exposta ao ar após a aplicação, enquanto os sistemas transdérmicos de administração são sistemas fechados de autocontenção.

Um estudo focalizou um sistema para distribuição tópica de minoxidil. O veículo era um sistema de 60:20:20 de etanol:propileno glicol:água, com propileno glicol em quantidade suficiente apenas para manter 2% de minoxidil em solução, após a evaporação das substâncias mais voláteis, o etanol e a água. O fluxo de minoxidil através da pele humana do cadáver, medido em função da concentração de minoxidil, eleva-se conforme a concentração inicial é elevada, mas apenas até cerca de 3% (Fig. 44.6[14]). Em concentrações iniciais de minoxidil $> 3\%$, o transporte era desproporcionalmente baixo, em relação à concentração inicial, devido à precipitação precoce da droga.

Pode-se esperar que a evaporação e a perda de componentes voláteis da formulação, como a água ou o etanol, após a aplicação afetem a composição e o desempenho do sistema tópico de administração da droga. Flynn e colaboradores[14] mostraram que os chamados excipientes não-voláteis, por exemplo, propileno glicol, evaporam após aplicação tópica. A penetração dos excipientes na pele também pode ocorrer após a aplicação, levando a alterações adicionais na composição da película aplicada na superfície da pele. O impacto dessa perda evaporativa e absortiva de adjuvantes aumenta à medida que o volume da formulação aplicada se reduz. Como diz Flynn[14], "...as composições momentâneas, e desse modo as capacidades de administração, dos veículos reais são significativamente influenciadas pelas quantidades aplicadas".

Fatores que Afetam a Absorção da Droga

Já foi visto que a liberação da droga de seu veículo é uma função da concentração, da solubilidade no veículo e do coeficiente de partição entre o veículo e o sítio do receptor. A absorção percutânea de uma droga também pode ser intensificada pelo uso de técnicas oclusivas ou pelo uso dos chamados intensificadores de penetração.

HIDRATAÇÃO E TEMPERATURA DA PELE — Ocluir a pele com curativos ou películas plásticas impermeáveis como o envoltório Saran evita a perda da água superficial da pele.

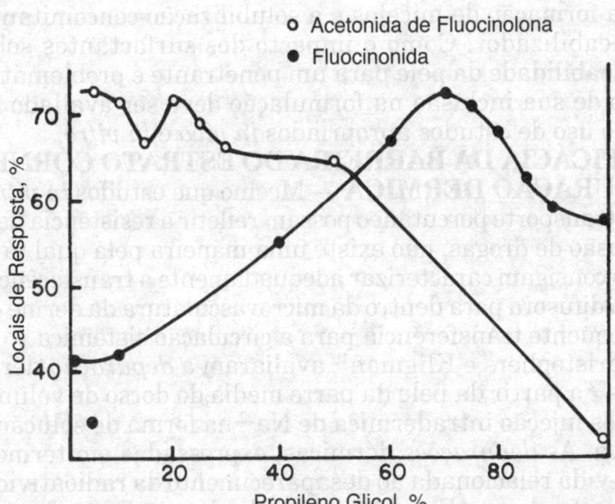

Fig. 44.5 Resposta *in vivo* relacionada à composição do veículo (vasoconstrição em 24 horas).[13]

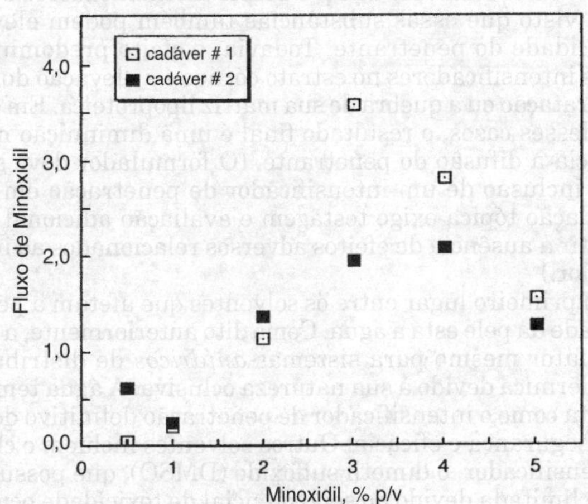

Fig. 44.6 Fluxo de minoxidil ($\times 10^4$ mg/cm²/h) através da pele de cadáver humano em relação à concentração de minoxidil na formulação aplicada topicamente.[14]

Como a água é absorvida facilmente pelos componentes proteicos da pele, o curativo oclusivo eleva grandemente os níveis de hidratação do estrato córneo. O edema concomitante do estrato córneo diminui ostensivamente a densidade da rede proteica e a extensão do trajeto difusional. A oclusão da superfície da pele também eleva a temperatura da pele (~2 a 3°), resultando na elevação da mobilidade molecular e da permeabilidade da pele.

Bases hidrocarbonadas que fazem a oclusão da pele a um dado grau causam uma elevação na penetração da droga. No entanto, esse efeito é trivial se comparado aos efeitos vistos com um verdadeiro curativo oclusivo na pele. Técnicas de oclusão são úteis em algumas situações clínicas que exijam atividade antiinflamatória, e curativos oclusivos são usados mais comumente com esteróides. Como a atividade esteróide pode ser intensificada enormemente pela oclusão da pele, é possível deprimir a função adrenal sem que se perceba. No início da década de 1960, McKenzie demonstrou que a penetração de esteróides poderia ser aumentada em 100 vezes com o uso da oclusão.

Os sistemas de administração transdérmicos, com dispositivo oclusivo, conseguem aumentar a absorção percutânea graças ao aumento da temperatura e da hidratação da pele.

Em experimentos com voluntários saudáveis que utilizaram sistemas transdérmicos de administração de nitroglicerina (NTG), os pesquisadores[15] mostraram que a exposição da pele circundante a aquecimento ou resfriamento localizado poderia causar substanciais modificações na biodisponibilidade da NTG, presumivelmente em decorrência de alterações no fluxo sangüíneo cutâneo regional e subseqüente captação sistêmica (*veja adiante*).

Uma conseqüência da oclusão de uma área da superfície cutânea, seja por um sistema de administração transdérmico ou por uma película de hidrocarboneto, é que pode se formar uma película aquosa na interface pele-formulação. Essa película aquosa ou interfase poderia resultar em redução da eficiência de transferência e, no caso de um sistema de administração transdérmico, em perda de adesão. Assim sendo, a supressão da perspiração poderia aumentar a eficiência de partição e a penetração da droga.

INTENSIFICADORES DA PENETRAÇÃO — Esse termo tem sido usado para descrever substâncias que facilitam a absorção através da pele. Enquanto a maioria dos materiais possui um efeito direto na permeabilidade da pele, outros chamados de intensificadores (p. ex., polióis, como a glicerina e o propileno glicol) parecem aumentar a absorção percutânea através da elevação da atividade termodinâmica do penetrante, elevando assim a tendência efetiva de evasão e o gradiente de concentração das espécies difusoras. Os intensificadores de penetração com efeito direto na permeabilidade da pele incluem solventes, surfactantes e uma mistura de substâncias químicas como a uréia e a *N,N*-dietil-*m*-toluamida (Quadro 44.3).[16,17] O mecanismo de ação desses intensificadores é complexo, visto que essas substâncias também podem elevar a solubilidade do penetrante. Todavia, o efeito predominante desses intensificadores no estrato córneo é a elevação do grau de hidratação ou a quebra de sua matriz lipoproteica. Em qualquer desses casos, o resultado final é uma diminuição na resistência à difusão do penetrante. (O formulador deve saber que a inclusão de um intensificador de penetração em uma formulação tópica exige testagem e avaliação adicional para garantir a ausência de efeitos adversos relacionados ao intensificador.)

Em primeiro lugar entre os solventes que afetam a permeabilidade da pele está a água. Como dito anteriormente, a água é um fator mesmo para sistemas *anídricos* de distribuição transdérmica devido à sua natureza oclusiva. A água tem sido descrita como o intensificador de penetração definitivo devido à sua segurança e eficácia. Outros solventes incluem o clássico intensificador, o dimetil sulfóxido (DMSO), que possui utilidade limitada devido ao seu potencial de toxicidade ocular e dérmica, sabor e odor desagradáveis (conseqüência de sua absorção e subseqüente biotransformação) e à necessidade de concentrações com excesso de 70% para promover a absorção.

Quadro 44.3 Intensificadores da Penetração[a]

Solventes	
	Água
	Alcoóis
	Metanol
	Etanol
	2-Propanol
	Alquil metil sulfóxidos
	Dimetil sulfóxido
	Decilmetil sulfóxido
	Tetradecilmetil sulfóxido
	Pirrolidonas
	2-Pirrolidona
	N-Metil-2-pirrolidona
	N-(2-Hidroxietil)pirrolidona
	Laurocapram
	Solventes mistos
	Acetona
	Dimetil acetamida
	Dimetil formamida
	Tetra-hidrofurfuril álcool
Anfífilos	
	L-α-Aminoácidos
	Surfactantes aniônicos
	Surfactantes catiônicos
	Surfactantes anfotéricos
	Surfactantes não-iônicos
	Ácidos graxos e alcoóis
Mistos	
	Amidas do ácido clofíbrico
	Hexametileno lauramida
	Enzimas proteolíticas
	Terpenos e sesquiterpenos
	α-Bisabolol
	d-Limoneno
	Uréia
	N,N-Dietil-*m*-toluamida

[a] Adaptado a partir das Referências 16 e 17.

Análogos do DMSO, como o decilmetil sulfóxido, são usados rotineiramente em algumas formulações tópicas. Em contraste com outros solventes, mostrou-se que o laurocapram (1-dodecilazaciclo-heptano-2-ona; Azone) funciona efetivamente em baixas concentrações (≤ 5%). Além disso, o efeito do Azone na permeabilidade da pele persiste por longo período após uma única aplicação, devido aparentemente à sua retenção prolongada no estrato córneo.

Surfactantes, há muito reconhecidos por sua capacidade de alterar a estrutura e a função da membrana, podem causar um efeito substancial na permeabilidade da pele.[18] No entanto, dado o potencial de irritação dos surfactantes quando cronicamente aplicados, sua utilidade como intensificadores de penetração é limitada. Seu efeito na permeabilidade pode ser complicado ainda pela agregação entre surfactante e monômero, com a formação de micelas e a solubilização concomitante do permeabilizador. Como o impacto dos surfactantes sobre a permeabilidade da pele para um penetrante é problemático, o efeito de sua inclusão na formulação deve ser avaliado através do uso de estudos apropriados *in vivo* e *in vitro*.

EFICÁCIA DA BARREIRA DO ESTRATO CÓRNEO E DEPURAÇÃO DÉRMICA — Mesmo que estudos *in vitro* sobre o transporte percutâneo possam refletir a resistência da pele à difusão de drogas, não existe uma maneira pela qual tais estudos consigam caracterizar adequadamente a transferência da droga difusora para dentro da microvasculatura da derme e sua subseqüente transferência para a circulação sistêmica.

Christophers e Kligman[19] avaliaram a *depuração* dérmica do Na^{22} a partir da pele da parte média do dorso de voluntários após injeção intradérmica de Na^{22} na forma de solução fisiológica. As *depurações* dérmicas, expressadas em termos da meia-vida relacionada ao desaparecimento da radioatividade, são mostradas na Fig. 44.7.[19] Resultados similares foram obtidos com o desaparecimento de fluorescência na pele após injeção intradérmica de fluoresceína sódica. Os dados indicam

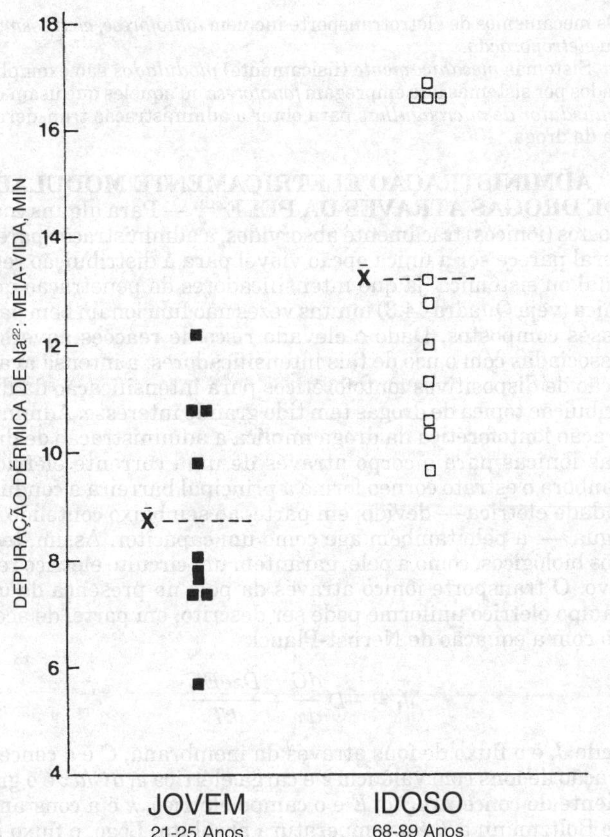

Fig. 44.7 Depuração dérmica de Na^{22} em indivíduos jovens e idosos após injeção intradérmica (dados da Referência 19).

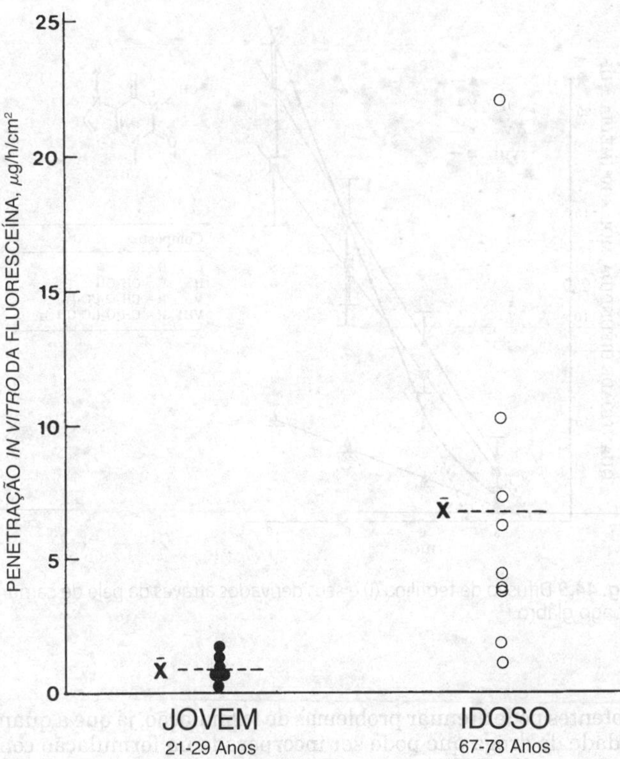

Fig. 44.8 Fluxo de fluoresceína através do estrato córneo excisado de indivíduos jovens e idosos (dados da Referência 19).

um acentuado retardo na depuração dérmica dos idosos. Isso refletiria, em parte, diminuição na densidade de alças capilares dérmicas dos idosos, diminuição na velocidade e/ou extensão da perfusão sangüínea dérmica ou aumento na resistência em relação à transferência para os capilares.

A importância da absorção percutânea limitada pelo fluxo sangüíneo foi mostrada por Benowitz e colaboradores,[20] que documentaram o efeito da administração intravenosa de nicotina, um conhecido vasoconstritor cutâneo, na absorção sistêmica de nicotina administrada concomitantemente na forma de sistema de administração transdérmica. As concentrações de nicotina plasmática se elevaram menos rapidamente e alcançaram um pico mais baixo e em um momento mais tardio em comparação com a nicotina aplicada por via transdérmica na ausência da infusão intravenosa de nicotina. Isso suscita questionamentos relacionados às potenciais interações cutâneas entre vasoconstritores *ou* vasodilatadores *e* drogas aplicadas topicamente para efeito sistêmico: a biodisponibilidade pode elevar-se ou diminuir como resultado! A avaliação da potência dos corticosteróides através do clareamento da pele, ou seja, da vasoconstrição, dá crédito a essa questão.

Por outro lado, Christophers e Kligman[18] demonstraram elevada permeabilidade da pele *in vitro* pela fluoresceína sódica no estrato córneo excisado de indivíduos jovens e idosos (Fig. 44.8[19]). Logo, o estrato córneo de indivíduos idosos pode oferecer menor resistência à penetração de drogas aplicadas topicamente.

Dadas as substanciais variações entre os indivíduos que ocorrem na resistência difusional e na depuração dérmica, não é surpreendente que estudos *in vivo* sobre a absorção percutânea demonstrem freqüentemente diferenças acentuadas na disponibilidade sistêmica das drogas. Além disso, a tendência a empregar adultos *jovens*, normais e saudáveis em tais estudos pode não fornecer dados que sejam indicativos da permeabilidade da pele de indivíduos ou pacientes idosos.

Roskos, Maibach e Guy[21] fizeram medições quantitativas da absorção percutânea de inúmeras drogas *in vivo* a partir dos perfis de excreção urinária de drogas marcadas com C^{14} em indivíduos jovens (18 a 40 anos) e idosos (> 65 anos): embora a permeabilidade da hidrocortisona, do ácido benzóico, da aspirina e da cafeína tenha sido significativamente menor nos indivíduos idosos, a absorção de testosterona e de estradiol foi comparável entre os dois grupos. Estudos adicionais abrangentes sobre a absorção percutânea em *função da idade* continuam a ser feitos.

BIOTRANSFORMAÇÃO CUTÂNEA — Atividade catabólica enzimática na epiderme viável é substancial. Na verdade, a epiderme viável é metabolicamente mais ativa que a derme. Se uma droga aplicada topicamente é submetida à biotransformação durante a penetração na pele, a biodisponibilidade local e sistêmica pode ser marcantemente afetada. Pode se tirar proveito da atividade enzimática na pele, ou no que diz respeito aos tecidos e fluidos sistêmicos, para facilitar a absorção percutânea. Sloan e Bodor,[22] por exemplo, sintetizaram derivados 7-aciloximetil da teofilina que se difundem através da pele de modo muito mais eficiente que a própria teofilina (Fig. 44.9[22]) mas que são biotransformados rapidamente em teofilina. Logo, a administração de teofilina para a circulação sistêmica pode ser intensificada substancialmente.

Considerações Adicionais sobre Administração Transdérmica de Drogas

Para que se qualifique como candidata à administração sistêmica após aplicação tópica, uma droga deve satisfazer determinadas exigências além de exibir boa penetração na pele. Candidatos bem-sucedidos à administração transdérmica de drogas não devem ser irritativos e sensibilizantes para a pele. Como uma quantidade relativamente pequena da droga pode alcançar a circulação sistêmica em um período relativamente longo de tempo, as drogas candidatas devem ser relativamente potentes. Além disso, a limitação às drogas relativamente

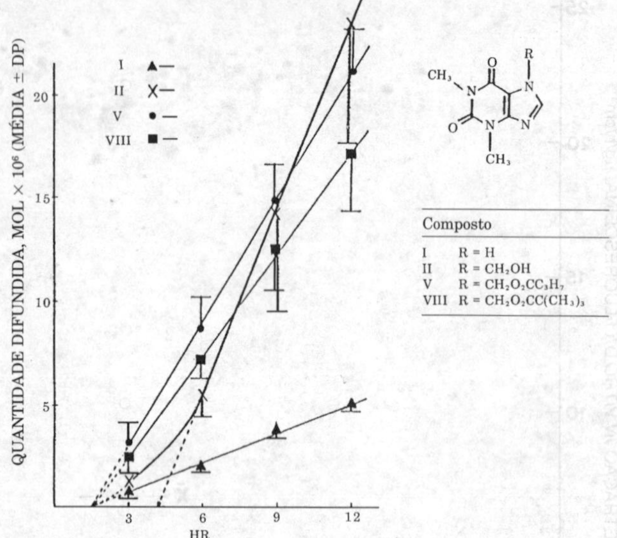

Fig. 44.9 Difusão de teofilina (I) e seus derivados através da pele de camundongo glabro.[22]

potentes pode atenuar problemas de formulação, já que a quantidade de droga que pode ser incorporada na formulação consegue ser limitada por considerações físico-químicas, como a solubilidade.

A EVOLUÇÃO DOS SISTEMAS DE ADMINISTRAÇÃO TRANSDÉRMICA DE DROGAS — Medicamentos tópicos convencionais (p. ex., cremes e pomadas) raramente permitem substancial absorção sistêmica da droga ou drogas incorporadas neles. Isso é uma conseqüência, em parte, do limitado tempo de persistência ou permanência da formulação tópica na superfície da pele. Com efeito, uma droga não permanece em contato com a superfície de absorção por tempo bastante para que quantidade suficiente de droga seja transferida para dentro da pele e, por fim, para a circulação sistêmica. Além disso, existe o problema concomitante relacionado à gradual depleção da droga na região da formulação tópica imediatamente adjacente à superfície da pele e à redução correspondente no gradiente de concentração para transferência da droga da formulação tópica até a pele.

A emergência dos sistemas adesivos para administração transdérmica de drogas (TDDSs) no início da década de 1980 permitiu que os tempos de permanência na pele aumentassem de horas até dias. As recentes formulações-matriz ou reservatório empregadas nesses TDDSs também garantiram a manutenção de concentrações relativamente uniformes da droga em difusão na formulação, evitando assim a formação de regiões depletadas de droga no interior da formulação tópica e ajudando a garantir taxas relativamente constantes para a liberação da droga. Como dito anteriormente, a oclusão da pele pela película de reforço impermeável à água dos TDDSs facilita ainda a eficácia sistêmica desses sistemas através da elevação da hidratação e da temperatura da pele com um aumento correspondente na taxa e extensão da penetração na pele. A inclusão de intensificadores de penetração na pele nos medicamentos tópicos serve para diminuir a resistência difusional e aumentar o transporte.

Todavia, TDDSs possuem suas limitações: o elevado tempo de permanência dos TDDSs oclusivos na superfície da pele leva à incidência elevada de maceração da pele e de reações adversas cutâneas. Além disso, a penetração efetiva na pele é limitada a moléculas lipofílicas relativamente pequenas (< 1 kD). Por isso, TDDSs alternativos estão começando a atrair atenção: sistemas eletricamente modulados e sistemas mecânicos.

Sistemas *eletricamente modulados*, ou sistemas *de eletrotransporte*, facilitam o transporte da droga através de um campo elétrico externo. Os mecanismos de eletrotransporte incluem *iontoforese, eletroosmose* ou *eletroporação*.

Sistemas *mecanicamente* (fisicamente) *modulados* são exemplificados por sistemas que empregam *fonoforese* ou aqueles que usam um *transdutor de microagulhas* para obter a administração transdérmica da droga.

ADMINISTRAÇÃO ELETRICAMENTE MODULADA DE DROGAS ATRAVÉS DA PELE[23,24] — Para alguns compostos (iônicos) fracamente absorvidos, a administração parenteral parece ser a única opção viável para a distribuição regional ou sistêmica, já que intensificadores da penetração química (veja Quadro 44.3) muitas vezes não funcionam bem para esses compostos. Dado o elevado risco de reações adversas associadas com o uso de tais intensificadores, a intensa avaliação de dispositivos iontoforéticos para intensificação da distribuição tópica de drogas tem tido grande interesse. Administração iontoforética da droga implica a administração de drogas iônicas para o corpo através de uma corrente elétrica. Embora o estrato córneo forme a principal barreira à condutividade elétrica — devido, em parte, ao seu baixo conteúdo de água —, a pele também age como um capacitor. Assim, tecidos biológicos, como a pele, garantem um circuito elétrico reativo. O transporte iônico através da pele na presença de um campo elétrico uniforme pode ser descrito, em parte, de acordo com a equação de Nernst-Planck

$$J_i = -D\frac{dC}{dx} + \frac{DzeEC}{kT}$$

onde J_i é o fluxo de íons através da membrana, C é a concentração de íons com valência z e carga elétrica e, dC/dx é o gradiente de concentração, E é o campo elétrico, k é a constante de Boltzmann e T é a temperatura absoluta. Logo, o fluxo iônico é a soma dos fluxos que se originam no gradiente de concentração e no campo elétrico. Dadas a complexidade da composição da pele, a espessura do estrato córneo e a ocorrência de efeitos eletroosmóticos, a equação de Nernst-Planck é apenas uma primeira aproximação do fluxo transdérmico global de um soluto. A Lei de Faraday

$$\frac{Q}{t} = \frac{t_j i}{|z|F}$$

caracteriza ainda o fluxo iontoforético Q/t em termos da corrente i (em ampères) e de sua duração t (em segundos), o número do parâmetro de transferência t_j e a constante de Faraday, F. Fatores adicionais que influenciam a velocidade e a extensão da distribuição iontoforética através da pele incluem o pH e a potência iônica da solução da droga.

Embora se tenha mostrado que as técnicas iontoforéticas aumentam acentuadamente a absorção percutânea de drogas iônicas ou ionizáveis (incluindo lidocaína, salicilatos e peptídios e proteínas como a insulina), a segurança clínica e a eficácia dos sistemas de administração de drogas que empregam tecnologia iontoforética ainda têm de ser avaliadas por completo.

Aspectos problemáticos do eletrotransporte incluem irritação cutânea ou eritema e o efeito do campo elétrico na integridade e estabilidade da formulação. Alterações eletricamente induzidas na formulação geralmente ocorrem como resultado da iontoforese (devido ao transporte convectivo induzido eletricamente das moléculas de água e solutos neutros eletricamente associados).[25] O uso de sistemas de eletrotransporte com corrente pulsada ou intermitente foi sugerido como uma alternativa aos sistemas de corrente contínua. *Eletroporação* — o uso de corrente elétrica pulsátil para provocar a formação transitória de poros nas biomembranas — também tem sido sugerida como uma alternativa, ou complemento, à iontoforese. De qualquer maneira, o potencial dos sistemas de administração de drogas eletricamente modulados para a administração transdérmica efetiva de grandes moléculas, polares ou iônicas (p. ex., proteínas ou peptídios), exige pesquisa contínua nesse campo.

ADMINISTRAÇÃO DE DROGAS MECANICAMENTE MODULADA — *Fonoforese*, ou *sonoforese*, é definida como a movimentação das moléculas de drogas através da pele sob a influência de ultra-som. Em geral, freqüências de ultra-som entre 20 kHz e 10 MHz com intensidades ≤ 3 W/cm^2 têm sido usadas com vários graus de efetividade,[26] embora se tenha observado que ultra-som com alta freqüência (10 ou 16 MHz) e baixa intensidade eleve o fluxo transdérmico da droga e diminua os tempos de atraso na difusão percutânea.[27] Várias alterações térmicas e não-térmicas têm sido implicadas para explicar os aumentos fonoforeticamente induzidos no transporte da droga através da pele. Embora seja claro o efeito da temperatura elevando a capacidade de difusão e fluxo molecular, os efeitos não-térmicos do ultra-som (p. ex., cavitação) são menos claros. Cavitação induzida pelo ultra-som (isto é, a geração e oscilação de bolhas de gás) no estrato córneo aparentemente afeta o transporte de soluto nas regiões aquosas do estrato córneo. Evidência disso é a ausência de correlação entre a permeabilidade fonoforética e a capacidade lipofílica de permeação.

Transdutores de microagulhas de silicone[28] foram propostos recentemente como adjuvantes indolores para sistemas transdérmicos de administração. As longas agulhas de 150 μm (Fig. 44.10) podem penetrar no estrato córneo, facilitando assim o acesso da droga à epiderme e derme vivas e, finalmente, à circulação sistêmica. As agulhas — preparadas através de técnicas de microfabricação por gravação com água-forte de íons reativos originalmente desenvolvidas para circuitos integrados — deixam orifícios de cerca de 1 μm de diâmetro quando removidas da pele.

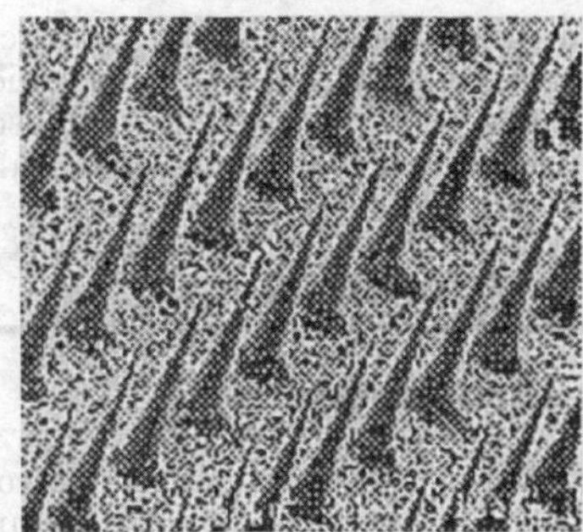

Fig. 44.10 Microfotografia eletrônica de um conjunto de microagulhas para administração transdérmica de drogas. (Cortesia, Georgia Inst of Technol; © Georgia Tech Res Corp.)

POMADAS

Pomadas são preparações semi-sólidas feitas para aplicação externa na pele e nas membranas mucosas; usualmente, mas nem sempre, elas contêm substâncias medicinais. Os tipos de bases para pomadas usados como veículos para drogas são selecionados ou designados para administração otimizada das drogas e também para contribuir na emoliência ou em outras qualidades quase-medicinais. As propriedades das pomadas variam, já que são preparadas para usos específicos, facilidade de aplicação ou extensão da aplicação.

A definição oficial de pomada em sua forma presente foi introduzida na USP XV em 1955. A definição é ampla e abrange petrolato, isto é, bases oleaginosas, bases de emulsão — água-em-óleo (A/O) ou óleo-em-água (O/A) — e as chamadas bases hidrossolúveis.

Em termos não-oficiais, bases oleaginosas são descritas como pomadas, mas bases de emulsão podem ser denominadas cremes ou loções. Qualquer uma dessas que contenha grandes quantidades de sólidos é denominada pasta. Todas essas subclasses são definidas oficialmente como pomadas.

Autores farmacêuticos são inclinados a definir a preparação *ideal*, por exemplo, a base ideal, o veículo ideal e assim por diante. Na prática, é claro, não existe tal coisa. Um indivíduo não pode ser tudo para todas as pessoas; nem uma base para pomada pode ser ideal para todas as drogas, todas as situações ou todas as peles. Uma base para pomada agindo como um veículo de droga deve ser otimizada para a droga específica e, na medida do possível, para os estados específicos de doença ou condições da pele.

É, obviamente, possível definir certas especificações exigidas para que uma base de pomada seja usada para uma composição extemporânea. Tal base não deve ser irritante, deve ser facilmente removível e estável, não deve manchar ou depender do pH, e deve ser amplamente compatível com diversos medicamentos. Quando se adiciona a estipulação de que a base deve liberar a mesma variedade de medicamentos, torna-se implausível que tais definições sejam evidentes.

Classificação e Propriedades das Bases para Pomadas

A USP reconhece quatro classes gerais de bases para pomadas, daqui em diante categorizadas em cinco classes a fim de indicar de modo mais definitivo algumas diferenças nas principais propriedades das bases.

BASES HIDROCARBONADAS (OLEAGINOSAS)
Exemplo: Petrolato Branco, Pomada Branca

1. Emoliente
2. Oclusiva
3. Não-lavável com água
4. Hidrofóbica
5. Gordurosa

BASES DE ABSORÇÃO (ANÍDRICAS)
Exemplos: Petrolato Hidrofílico; Lanolina Anídrica

1. Emoliente
2. Oclusiva
3. Absorve água
4. Anídrica
5. Gordurosa

BASES DE ABSORÇÃO (TIPO A/O)
Exemplos: Lanolina, Creme de Limpeza

1. Emoliente
2. Oclusiva
3. Contém água
4. Algumas absorvem água adicional
5. Gordurosa

BASES REMOVÍVEIS COM ÁGUA (TIPO O/A)
Exemplos: Pomada Hidrofílica

1. Lavável com água
2. Não-gordurosa
3. Pode ser diluída em água
4. Não-oclusiva

BASES HIDROSSOLÚVEIS
Exemplos: Pomada de Polietileno Glicol

1. Usualmente anídrica
2. Lavável com água e solúvel em água
3. Não-gordurosa
4. Não-oclusiva
5. Isenta de lipídios

A escolha do veículo ideal a partir dessa classificação pode exigir resoluções muito freqüentemente encontradas nas formulações das drogas. Por exemplo, a estabilidade ou atividade da droga podem ser superiores em uma base hidrocarbonada; no entanto, a aceitabilidade é diminuída devido à natureza oleosa da base. A hidrossolubilidade das bases de polietileno glicol pode ser atraente, mas o(s) glicol(óis) pode(m) ser irritante(s) ao tecido traumatizado. A atividade da droga e a absorção percutânea podem ser superiores quando se usa uma base hidrocarbonada; no entanto, pode ser prudente minimizar a absorção percutânea através do uso de uma base menos oclusiva.

BASES PARA POMADAS

Bases Hidrocarbonadas

Bases hidrocarbonadas são usualmente o petrolato *per se* ou petrolato modificado por ceras ou petrolato líquido para alterar as características da viscosidade. Petrolato líquido transformado em gel pela adição de uma resina de polietileno também é considerado uma base para pomada hidrocarbonada, embora possua características incomuns de viscosidade.

Bases hidrocarbonadas para pomadas são classificadas como bases oleaginosas juntamente com bases preparadas a partir de óleos vegetais fixos ou gorduras animais. Bases desse tipo incluem a banha de porco, a banha de porco benzoinada, azeite de oliva, óleo de caroço de algodão e outros óleos. Tais bases são emolientes mas geralmente exigem a adição de antioxidantes e de outros conservantes. Atualmente elas apresentam amplo interesse histórico.

Petrolato da USP é um material insípido, inodoro, oleoso, com uma faixa de fusão de 38 a 60°; sua cor varia de âmbar a branca (quando descorado). Petrolato muitas vezes é usado externamente, sem modificação ou adição de medicação, por suas qualidades emolientes.

Petrolato usado como uma base para pomada possui um alto grau de compatibilidade com diversos medicamentos. Bases desse tipo são oclusivas e quase anídricas e, por isso, fornecem uma estabilidade ótima para medicamentos como os antibióticos. A ampla faixa de fusão permite alguma latitude na escolha do veículo, e a USP permite a adição de materiais cerosos como um auxílio na minimização dos efeitos da temperatura.

Bases hidrocarbonadas, por serem oclusivas, elevam a hidratação da pele através da redução da taxa de perda de água da superfície. Bases desse tipo podem ser usadas unicamente por esse efeito umidificante da pele, por exemplo, a gelatina branca de petróleo vista anteriormente. A hidratação da pele, por outro lado, pode elevar a atividade da droga. Estudos indicaram que os esteróides possuem atividade aumentada, medida pelos efeitos vasoconstritores, quando aplicados na pele em um veículo hidrocarbonado. Stoughton encontrou constantemente o mesmo esteróide mais ativo quando aplicado em um veículo de petrolato do que quando aplicado em um veículo cremoso (isto é, emulsão O/A).

Um veículo de óleo mineral em gel representa uma adição única a essa classe de bases que compreendem refinados produtos naturais. Petrolato líquido pode tornar-se gel com a adição de um polietileno. Quando aproximadamente 5% de polietileno de baixa densidade é adicionado, a mistura é aquecida e então sofre resfriamento de choque, é produzido um material macio, oleoso, incolor, semelhante ao petrolato branco. A massa mantém uma consistência inalterada em uma ampla faixa de temperatura. Ela não endurece em baixas temperaturas e não derrete em temperaturas razoavelmente altas. Sua faixa de manuseio útil está entre – 15° e 60°. Calor excessivo, isto é, acima de 90°, destruirá a estrutura do gel.

Com base nos estudos *in vitro*, as drogas podem ser liberadas mais rapidamente a partir de um veículo de óleo mineral em gel em comparação com o petrolato convencional. Essa liberação mais rápida tem sido atribuída à migração facilitada das partículas de droga através de um veículo que é essencialmente um líquido, em comparação com a migração através do petrolato.

A despeito das vantagens que os veículos hidrocarbonados ou oleosos fornecem em termos de estabilidade e emoliência, tais bases possuem a considerável desvantagem da oleosidade. O material oleoso ou gorduroso pode manchar roupas e é de difícil remoção. Em termos da aceitação do paciente, as bases hidrocarbonadas, isto é, pomadas, ocupam uma posição bem abaixo das bases emulsificantes como os cremes e loções.

Bases de Absorção

Bases de absorção são materiais hidrofílicos anídricos ou bases hídricas que possuem a capacidade de absorver água adicional. As primeiras são bases anídricas, que absorvem água para se tornarem emulsões A/O; as últimas são emulsões A/O, que possuem a capacidade de absorver água adicional. A palavra absorção nessa conotação se refere apenas à capacidade da base de absorver água. Ambos os tipos de base são exemplificados pela Lanolina Anídrica e pela Lanolina. A primeira é convertida na última através da adição de 30% de água. A última, por sua vez, absorve quantidades adicionais de água.

Petrolato Hidrofílico da USP é uma base anídrica de absorção. A propriedade emulsificante A/O é conferida pela inclusão de colesterol. Essa composição é uma modificação da formulação original, que continha lanolina anídrica. A lanolina foi retirada devido aos relatos de alergia; colesterol foi adicionado. A inclusão de álcool estearílico e de cera adiciona às características físicas, principalmente firmeza e estabilidade ao calor.

PETROLATO HIDROFÍLICO DA USP

Colesterol	30 g
Álcool Estearílico	30 g
Cera Branca	80 g
Petrolato Branco	860 g
Para resultar em	1.000 g

Derreta o álcool estearílico e a cera branca em um banho de vapor, depois acrescente o colesterol e mexa até dissolver completamente. Acrescente a vaselina e misture. Retire do banho e mexa até a mistura congelar.

A lanolina é uma mistura complexa de substâncias. Sua capacidade de absorver água é provavelmente uma característica do material e não um componente individual. A química da lanolina foi estudada em detalhes. Tais estudos resultaram na introdução de uma grande variedade de frações separadas e derivados da lanolina. Atualmente estão disponíveis alcoóis da lanolina, lanolinas sem cera, lanolinas acetiladas, lanolinas etoxiladas, lanolinas hidrogenadas, ésteres de lanolina e outros produtos. A maioria desses derivados é produzida com fins específicos, como nos casos em que se quer melhorar as características de emulsificação ou reduzir a reatividade alérgica.

Os compostos específicos responsáveis pela alergia à lanolina permanecem desconhecidos; no entanto, a maior porção dos alérgenos da lanolina reside na fração de alcoóis da cera de lã. Logo, a separação fracionada para obter, por exemplo, as chamadas lanolinas líquidas reduz substancialmente a incidência de reações alérgicas. Dada a profusão de derivados, modificações, níveis de pureza e frações da lanolina, é bem possível, mesmo provável, que os indivíduos sensíveis à lanolina possam tolerar produtos específicos da lanolina.

Bases de absorção, particularmente bases de emulsão, fornecem uma excelente emoliência e um grau de oclusão na aplicação. Os tipos anídricos podem ser usados quando a presença de água puder causar problemas na estabilidade com substâncias medicamentosas específicas, por exemplo, antibióticos. Bases de absorção também são oleosas quando aplicadas e são de difícil remoção. Ambas as propriedades são, no entanto, menos óbvias que nas bases hidrocarbonadas.

Bases de absorção comercialmente disponíveis incluem Aquaphor (*Beiersdorf*) e Polysorb (*Fougera*). Creme Nívea (*Beiersdorf*) é uma base emoliente hidratada. Bases de absorção, hídricas ou anídricas, são raramente usadas como veículos para produtos medicamentosos comerciais. O sistema A/O de emulsão é mais difícil de lidar que os sistemas O/A mais convencionais e há, é claro, reduzida aceitação do paciente devido à oleosidade.

Bases Removíveis com Água

Bases laváveis com água ou bases de emulsão, usualmente chamadas de cremes, representam o tipo mais comumente usado de base para pomada. A grande maioria dos produtos dermatológicos comerciais é formulada em uma base de creme ou emulsão. Bases de emulsão são laváveis e removidas facilmente da pele ou das roupas. Bases de emulsão podem ser diluídas em água, embora tais adições sejam incomuns.

Como resultado dos avanços na química sintética cosmética, o formulador de bases de emulsão pode deparar-se com uma variedade de seleções. Felizmente, a base de emulsão pode ser subdividida em três partes de componentes, designadas como fase oleosa, fase emulsificante e fase aquosa. O agente medicinal pode ser incluído em uma dessas fases ou pode ser adicionado à emulsão formada.

A fase oleosa, ocasionalmente chamada de fase interna, é tipicamente composta por petrolato e/ou petrolato líquido juntamente com um ou mais dos alcoóis de peso molecular mais alto, como o cetil ou álcool estearílico. Ácido esteárico pode ser incluído se se desejar que a emulsão tenha como base um sabão formado *in situ*, por exemplo, estearato de trietanolamina. Um excesso calculado de ácido esteárico em tal formulação produz uma aparência perolada no produto final.

Para veículos de administração de droga, sistemas simplificados servem para minimizar as interações entre os componentes, físicas ou químicas, e, é claro, para minimizar os custos. Pomada Hidrofílica da USP é uma típica base de emulsão. A composição é a que se segue:

POMADA HIDROFÍLICA DA USP

Metilparabeno	0,25 g
Propilparabeno	0,15 g
Lauril Sulfato de Sódio	10 g
Propileno Glicol	120 g
Álcool Estearílico	250 g
Petrolato Branco	250 g
Água Purificada	370 g
Para resultar em cerca de	1.000 g

Dissolva o álcool estearílico e o petrolato branco em um banho de vapor, e aqueça até cerca de 75°. Adicione os outros ingredientes, previamente dissolvidos na água e aquecidos a 75°, e agite a mistura até que esta congele.

Álcool estearílico e petrolato constituem uma fase oleosa com a maciez e o conforto adequados para a pele. Álcool estearílico também serve como emulsificante adjuvante. Petrolato na fase oleosa também contribui para a capacidade de contenção de água da formulação global.

Um exame da literatura cosmética e em volumes como o *International Cosmetic Ingredient Dictionary* da Cosmetic, Toiletry and Fragrance Association impressiona com seu enorme número e variedade de componentes para base de emulsão, particularmente componentes da fase oleosa. Muitas dessas substâncias fornecem características sutis, mas distintas, aos sistemas de emulsão cosmética. Embora desejáveis, muitas dessas características não são realmente necessárias nas formas farmacêuticas de drogas e nos sistemas de administração.

A fase aquosa de uma base de emulsão usualmente, mas nem sempre, excede a fase oleosa em volume. A fase aquosa contém os materiais conservantes, o emulsificador ou uma parte do sistema emulsificador e o umectante. Este último é usualmente a glicerina, o propileno glicol ou o polietileno glicol. O umectante normalmente é incluído para minimizar a perda de água na composição final. Umectantes também adicionam aceitabilidade ao produto físico global.

A fase aquosa contém o(s) conservante(s) que é(são) incluído(s) para controle do crescimento microbiano. Conservantes nas bases de emulsão usualmente incluem um ou mais dos seguintes: metilparabeno e propilparabeno, álcool benzílico, ácido sórbico ou compostos quaternários de amônio. Propileno glicol em concentração suficiente também pode agir como um conservante. O assunto geral dos conservantes e preservação é discutido em outro local deste capítulo.

A fase aquosa também contém componentes hidrossolúveis do sistema de emulsão, juntamente com quaisquer adicionais estabilizadores, antioxidantes, tampões, etc. que possam ser necessários para estabilidade, controle de pH ou outras considerações associadas aos sistemas aquosos.

O emulsificador ou sistema emulsificador em uma formulação cremosa é a principal consideração. O emulsificador pode ser não-iônico, aniônico, catiônico ou anfotérico.

EMULSIFICADORES ANIÔNICOS — O lauril sulfato de sódio, o emulsificador da Pomada Hidrofílica da USP, é típico dessa classe. A porção ativa do emulsificador é o ânion (íon lauril sulfato). Emulsificadores aniônicos similares incluem sabões como o estearato de trietanolamina. Sabões, é claro, são alcalinos e, por isso, são incompatíveis com ácidos.

Lauril sulfato de sódio e outros surfactantes aniônicos desse tipo são mais ácido-estáveis e permitem o ajuste do pH da emulsão até a faixa ácida desejada de 4,5 a 6,5. Como os emulsificadores aniônicos são incompatíveis com cátions, a composição global do produto deve ser lembrada.

Dependendo do tipo e da concentração química, surfactantes aniônicos podem ser irritantes em certas situações. Tem sido relatado que a absorção percutânea de certas drogas, principalmente os esteróides, pode ser intensificada pelo uso de compostos aniônicos como o lauril sulfato de sódio.

EMULSIFICADORES CATIÔNICOS — Compostos catiônicos são altamente ativos na superfície, mas são usados de modo infreqüente como emulsificadores. A porção cátion da molécula é geralmente um sal quaternário de amônio incluindo (usualmente) um derivado de ácido graxo, por exemplo, cloreto de dilaurildimetilamônio. Catiônicos podem ser irritantes para a pele e olhos, e possuem uma considerável gama de incompatibilidades, incluindo materiais aniônicos.

EMULSIFICADORES NÃO-IÔNICOS — Emulsificadores não-iônicos não mostram tendência a ionizar a solução. Essa vantagem resulta em excelente compatibilidade de pH e eletrólitos em tais emulsões. Emulsificadores não-iônicos variam de lipofílicos a hidrofílicos. O sistema emulsificante usual pode incluir um membro lipofílico e um hidrofílico a fim de produzir o chamado equilíbrio hidrofílico-lipofílico (ou EHL).

Muitos surfactantes não-iônicos são o resultado da condensação de grupamentos de óxido de etileno com um composto hidrofóbico de cadeia longa. As características hidrofílicas do produto da condensação são controladas por vários grupamentos (usualmente) de oxietileno ($—OCH_2CH_2—$). Exemplos de surfactantes não-iônicos são dados no Quadro 44.4.[27]

Emulsões contendo emulsificadores não-iônicos usualmente são preparadas através da dissolução ou dispersão do componente lipofílico na fase oleosa e do componente hidrofílico na fase aquosa. As duas fases são então aquecidas separadamen-

Quadro 44.4 Emulsificantes Não-iônicos[27]

TIPO	EXEMPLOS
Éteres graxos alcoólicos de polioxietileno	Polioxietileno lauril álcool
Éteres graxos alcoólicos de polioxipropileno	Álcool oleil propoxilado
Ésteres do ácido graxo de polioxietileno	Estearato de polioxietileno
Ésteres do ácido graxo sorbitan de polioxietileno	Monoestearato de sorbitan polioxietileno
Ésteres de ácido graxo de sorbitan	Monoestearato de sorbitan
Ésteres do ácido graxo de polioxietileno glicol	Monoestearato de polioxietileno glicol
Ésteres de ácido graxo de poliol	Monoestearato de gliceril Monoestearato de propileno glicol
Derivados da lanolina etoxilada	Lanolinas etoxiladas Colesterol etoxilado

te e combinadas conforme descrito no Cap. 39. O conteúdo de emulsificador não-iônico de uma emulsão pode totalizar até 10% do peso ou volume total. Emulsões com base de emulsificadores não-iônicos possuem geralmente baixo potencial de irritação, são estáveis e têm excelentes características de compatibilidade.

Sabões e detergentes, ou seja, emulsificadores, possuem, em geral, um efeito danoso na pele. Tanto os surfactantes catiônicos quanto os aniônicos podem causar dano ao estrato córneo em proporção direta à concentração e duração do contato. Surfactantes não-iônicos parecem ter muito menos efeito no estrato córneo.

Após a seleção adequada dos ingredientes, a base da emulsão é formada através de aquecimento e agitação. A fase oleosa é fundida e aquecida a 75° em um recipiente equipado com um misturador de velocidade variável. A fase aquosa com o emulsificador adicionado é colocada em um segundo recipiente, os componentes são dissolvidos e o total é aquecido a 75° ou em temperatura levemente mais elevada. A fase aquosa é então lentamente adicionada, sendo continuamente misturada, à fase oleosa. A primeira adição deve ser feita lenta mas continuamente, misturando-se cuidadosamente; isto é, a emulsão não deve ser agitada em uma taxa que incorpore excesso de ar. A agitação progressivamente mais lenta deve continuar durante a adição da fase aquosa e até que a temperatura alcance cerca de 30°. Agentes medicinais usualmente são adicionados após a emulsão ter sido formada e até que a maior parte da fase aquosa tenha sido somada. As substâncias medicamentosas freqüentemente são adicionadas na forma de concentrados dispersos na suspensão aquosa. Corantes e pigmentos muitas vezes são colocados da mesma maneira, como concentrados. Corantes às vezes são empregados para distinguir diferentes concentrações do mesmo produto medicamentoso. Fragrâncias, se houver alguma, são adicionadas após o resfriamento da emulsão formada até cerca de 35°.

Bases Hidrossolúveis

Bases solúveis para pomadas, como o nome já diz, são feitas de componentes solúveis ou podem incluir soluções aquosas em forma de gel. As últimas freqüentemente são denominadas géis, e nos últimos anos têm sido formuladas especificamente para maximizar a disponibilidade da droga.

Os principais componentes, e em alguns casos os únicos componentes, das bases hidrossolúveis são os polietilenos glicóis. Estes são líquidos ou sólidos parafinados identificados por números que são uma indicação aproximada do peso molecular. Polietileno glicol 400 é um líquido superficialmente similar ao propileno glicol, enquanto o polietileno glicol 4000 é um sólido parafinado.

Os polietilenos glicóis possuem uma fórmula química geral

$$HOCH_2(CH_2OCH_2)_nCH_2OH$$

Eles são compostos não-voláteis, hidrossolúveis ou miscíveis em água e quimicamente inertes, variando no peso molecular desde várias centenas até diversos milhares. Os testes de emplastros mostraram que esses compostos são inócuos, e o uso contínuo confirmou que não causam irritação.

Polietilenos glicóis de interesse como veículos incluem os produtos 1500, 1600, 4000 e 6000, variando desde sólidos parafinados macios (polietileno glicol 1500 é similar ao petrolato) até ceras rígidas. Polietileno glicol 6000 é um material rígido similar a uma cera que se funde de 58 a 62°; não é higroscópico.

Polietilenos glicóis, particularmente 1500, podem ser usados como um veículo *per se*; no entanto, resultados melhores freqüentemente são obtidos através do uso de misturas de glicóis de alto e baixo pesos moleculares, como na Pomada de Polietileno Glicol NF.

POMADA DE POLIETILENO GLICOL NF

Polietileno Glicol 3350	400 g
Polietileno Glicol 400	600 g

Aqueça os dois ingredientes em banho de água até 65°. Permita o resfriamento e agite até congelar. Se for desejada uma preparação mais firme, substitua até 100 g do polietileno glicol 400 por quantidade igual de polietileno glicol 3350.

Nota — Se 6 a 25% de uma solução aquosa for incorporada à pomada de polietileno glicol, substitua 50 g do polietileno glicol 3350 por quantidade igual de álcool estearílico.

A hidrossolubilidade dos veículos de polietileno glicol não garante a disponibilidade das drogas contidas no veículo. Como o estrato córneo é um fator importante na penetração da droga, o uso de veículos de polietileno glicol, que são não-oclusivos e anídricos, pode na verdade atrapalhar a absorção percutânea devido à desidratação do estrato córneo.

Veículos aquosos em forma de gel contendo água, propileno e/ou polietileno glicol e aqueles que formam géis com um carbômero ou com um derivado da celulose também são classificados como bases hidrossolúveis. Bases desse tipo, ocasionalmente chamadas de géis, podem ser formuladas para otimizar a administração de uma droga, particularmente os esteróides. Em tal preparação, usa-se propileno glicol como um solvente de esteróide assim como um antimicrobiano ou conservante.

Agentes em forma de gel usados nessas preparações podem ser não-iônicos ou aniônicos. Os não-iônicos incluem os derivados da celulose, como a metilcelulose ou a hidroxipropil celulose. Esses derivados formam géis quando dissolvidos em água, mas também apresentam a característica da solubilidade reversa. As celuloses são umedecidas, ou seja, dispersadas em água quente, e então resfriadas até a solução efetiva. Carboximetilcelulose sódica é uma forma iônica de agente de celulose em forma de gel. É convencionalmente solúvel e não insolúvel ao aquecimento.

Carbômeros são a designação da USP para vários ácidos poliméricos que são dispersíveis mas insolúveis em água. Quando a dispersão do ácido é neutralizada com uma base, forma-se um gel claro e estável. Carbômero 934P é fisiologicamente inerte e não é um sensibilizante ou irritante primário. Outros carbômeros para os quais monografias aparecem na USP incluem os carbômeros 910, 940, 941 e 1342.

Outro agente em forma de gel é o silicato de alumínio e magnésio coloidal (*Veegum*). É um agente emulsificante inorgânico em suspensão, assim como um agente gelificante. Dispersões de Veegum são compatíveis com alcoóis (20 a 30%), acetona e glicóis. É freqüentemente empregado como um gel estabilizador em vez de ser apenas um agente gelificante.

Alginato de sódio e o éster propileno glicol do ácido algínico (*Kelcoloid*) também são agentes gelificantes satisfatórios. Alginato de sódio é um colóide hidrofílico que age satisfatoriamente entre pH 4,5 e 10; a adição de íons cálcio gelificará soluções fluidas de alginato de sódio.

PREPARAÇÃO

A preparação ou fabricação de pomadas depende do tipo de veículo e da quantidade a ser preparada. O objetivo é o mesmo, ou seja, dispersar uniformemente por todo o veículo uma(s) substância(s) finamente subdividida(s) ou dissolvida(s) (Fig. 44.11). Normalmente, os materiais medicamentosos estão em uma forma finamente pulverizada antes de serem misturados ao veículo.

Incorporação por Levigação

A preparação de pequenas quantidades de pomada pelo farmacêutico, isto é, de 1 até diversas onças, pode ser feita com o uso de uma espátula e de uma placa para pomada (de porcelana ou vidro). O material medicamentoso finamente pulverizado sofre levigação difusamente com uma pequena quantidade da base para formar um concentrado. O concentrado é então diluído geometricamente com o remanescente da base. Tal procedimento é útil particularmente com bases oleaginosas ou de petrolato.

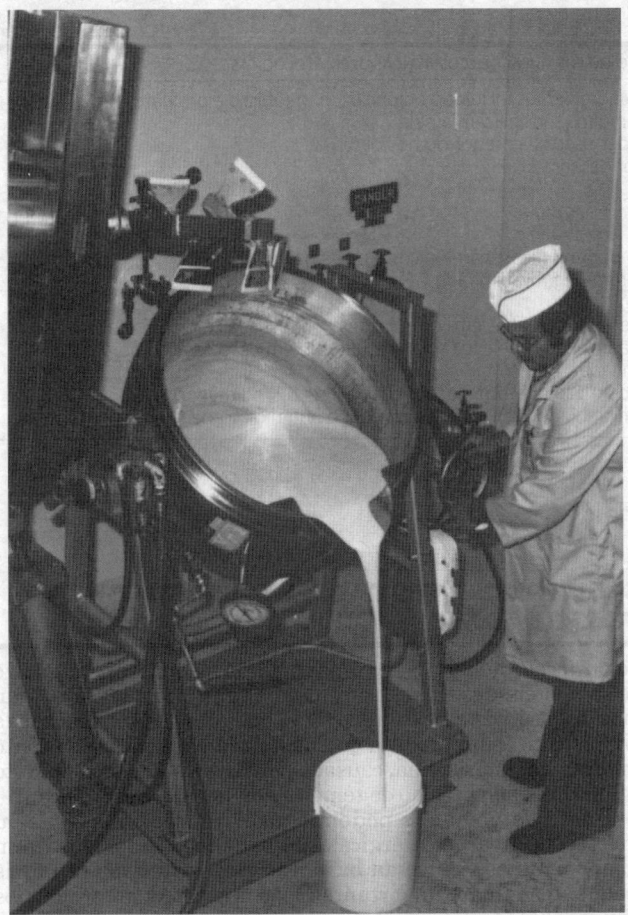

Fig. 44.11 Fabricação de pomada em escala piloto. (Cortesia, Alcon.)

Se a substância medicamentosa for hidrossolúvel, ela pode ser dissolvida em água e a solução resultante pode ser incorporada no veículo pelo uso de uma pequena quantidade de lanolina, se a base for oleaginosa. Em geral, uma quantidade de lanolina anídrica igual em volume à quantidade de água usada é suficiente.

Quando são feitas pomadas com a incorporação de quantidades muito grandes para serem manejadas com uma espátula numa placa, são usados misturadores mecânicos. Misturadores Hobart, misturadores tipo pony e outros do tipo são usualmente utilizados para esse fim. A substância medicamentosa em sua forma finamente dividida usualmente é adicionada lentamente ou peneirada no veículo contido no misturador rotatório. Quando a pomada está uniforme, o produto final pode ser processado através de um triturador rolante a fim de garantir uma completa dispersão e reduzir quaisquer agregados.

Esse procedimento pode ser modificado preparando e triturando um concentrado de uma droga em uma porção da base. O concentrado é então dispersado na balança do veículo, usando um misturador de tamanho apropriado. Ocasionalmente, a base pode ser fundida para facilitar o manejo e a dispersão. Em tais casos, a droga é misturada e a base é lentamente resfriada, usando a movimentação contínua para manter a dispersão.

Produtos de Emulsão

Cremes e loções medicamentosos são preparados por meio de um sistema bifásico de aquecimento. Os ingredientes da fase oleosa são combinados em um reservatório fechado e aquecido até cerca de 75°. Nessa temperatura, os ingredientes da fase oleosa são liquefeitos e uniformizados. Em um reservatório separado, os ingredientes da fase aquosa, incluindo o emulsificador, são aquecidos até levemente acima de 75°. A fase aquosa é então adicionada à fase oleosa, lentamente e com movimentação constante. Quando a emulsão é formada, permite-se que a mistura seja resfriada, mantendo-se lenta movimentação.

Nesse estágio do processo, os ingredientes medicinais usualmente são adicionados na forma de um concentrado pastoso, que usualmente foi moído para reduzir qualquer agregado de partículas. Materiais voláteis ou aromáticos geralmente são adicionados quando a emulsão finalizada é resfriada até cerca de 35°. Nesse ponto, água adicional pode ser acrescida para compensar quaisquer perdas evaporativas que ocorram durante a exposição e transferência na formação da emulsão em altas temperaturas.

Enquanto o produto permanece no reservatório a granel, procedimentos de controle da qualidade são realizados, ou seja, para pH, ingredientes ativos, etc. Se os resultados de controle são satisfatórios, o produto é colocado nos recipientes apropriados.

Conservantes nas Bases de Pomadas

Substâncias preservativas antimicrobianas são incluídas nas formulações de pomadas para manter a potência e a integridade das formas do produto e para proteger a saúde e a segurança do consumidor. A USP discute esse assunto em sua monografia *Microbiological Attributes of Non-Sterile Pharmaceutical Products*. A significância de microrganismos em produtos não-estéreis deve ser avaliada em relação ao uso do produto, à natureza do produto e ao potencial de dano ao usuário. A USP sugere que produtos aplicados topicamente devem ser isentos de *P. aeruginosa* e *S. aureus*.

Os atributos de um sistema ideal de conservantes foram definidos por vários autores como:

Efetivos em concentrações relativamente baixas contra um amplo espectro ou variedade de microrganismos que possam causar doença ou deterioração do produto.
Solúveis na concentração exigida.
Não-tóxicos e não-sensibilizantes nas concentrações de uso.
Compatíveis com os ingredientes da formulação e com os componentes da embalagem.
Isentos de cores e odores desagradáveis.
Estáveis em um amplo espectro de condições.
Econômicos.

Nenhum conservante ou sistema de conservantes se enquadra nesses critérios ideais. Na verdade, as substâncias conservantes antigamente consideradas mais aceitáveis, se não ideais, agora têm sido questionadas. Metilparabeno e propilparabeno, segundo e terceiro em relação apenas à água em freqüência de uso nas formulações cosméticas, têm sido associados a reações alérgicas.

O uso de parabenos como conservantes em produtos tópicos começou meio século atrás. Testagem animal indicava que eles eram praticamente não-tóxicos, e os compostos, usualmente em combinação, tornaram-se quase ubíquos como conservantes em produtos dermatológicos e cosméticos. Em 1968, Schorr estava entre os primeiros nos Estados Unidos a expressar preocupação relacionada à sensibilidade de contato aos parabenos. Outros pesquisadores manifestaram preocupações similares.

Os parabenos tópicos não parecem estabelecer perigo significativo ao público com base em seu baixo índice de sensibilização e baixa toxicidade global.

Substâncias preservativas alternativas disponíveis para o uso em bases de pomadas, juntamente com observações sobre possíveis limitações, são fornecidas no Quadro 44.5.[29] É provavelmente sensato notar que, com poucas exceções, a maioria desses componentes — em contraste com os parabenos — não possui uma história de meio século de uso e nem foi submetida a extensas experimentações para testagem de emplastros.

Quadro 44.5 Conservantes Tópicos: Benefícios e Riscos[29]

CONSERVANTES	LIMITAÇÕES RELACIONADAS AO USO EM FORMULAÇÕES COSMÉTICAS/DERMATOLÓGICAS
Compostos de amônio quaternário	a) Inativados por numerosos ingredientes incluindo aniônicos, não-iônicos e proteínas
Compostos mercuriais orgânicos	a) Potencialmente tóxicos, e muitos sensibilizam a pele b) Uso limitado em formulações usadas ao redor ou nos olhos
Formaldeído	a) Composto volátil com odor desagradável b) Irritante para a pele c) Alta reatividade química
Fenóis halogenados hexaclorofeno, *p*-cloro-*m*-cresol (PCMC) *p*-cloro-*m*-xilenol (PCMX) dicloro-*m*-xilenol (DCMX)	a) Odor desagradável b) Freqüentemente inativado por aniônicos, não-iônicos e proteínas c) Atividade antibacteriana gram-negativa limitada
Ácido sórbico sorbato de potássio	a) Dependente de pH (pode ser usado apenas em formulações com pH abaixo de 6,5 até 7,0) b) Concentrações mais altas são oxidadas pela luz solar, resultando em descoloração do produto c) Atividade antibacteriana limitada
Ácido benzóico benzoato de sódio	a) Dependente de pH (limitado ao uso em formulações com pH de 5,5 ou menor) b) Substituído por novos antimicrobianos devido à sua atividade antimicrobiana limitada

Após a seleção de candidatos a conservantes e a preparação de protótipos de produtos, a eficácia do sistema de conservantes deve ser avaliada. Para tal foram propostos vários métodos. O procedimento de provocação ao organismo é rotineiramente o mais aceitável. Nesse procedimento, a formulação do produto de teste é inoculada com níveis e tipos específicos de microrganismos. A eficácia do conservante é avaliada com base no número de organismos exterminados ou naqueles cujo crescimento foi inibido conforme determinado durante o plano específico de amostragem. A seleção dos microrganismos provocantes, o nível de organismos no inóculo, o plano de amostragem e a interpretação dos dados são críticos para o procedimento de provocação ao organismo.

Variações do procedimento de provocação ao organismo têm sido usualmente centralizadas em torno da seleção de organismos, no plano da provocação, no uso de nova provocação e nos padrões de efetividade, isto é, na atividade destruidora exigida em vez de na atividade inibitória ou estática.

O Quadro 44.6 apresenta os microrganismos provocantes e outros critérios usados em diversos procedimentos de provocação de conservantes.

Além da eficácia em termos de efeitos antimicrobianos, o sistema conservante deve ser avaliado em relação à estabilidade química e física relacionada ao tempo. Isso freqüentemente é feito através de medições antimicrobianas, além de análises químicas.

SEGURANÇA, TESTAGEM DA SEGURANÇA E TOXICIDADE

Segurança é definida como uma condição na qual se está a salvo de submeter-se (ou de causar) lesão. Segurança não é absoluta, mas deve ser vista no contexto das condições de uso. Toxicidade diz respeito a um produto ou substância específica e ao efeito adverso, em um sistema, causado por tal substância ou produto agindo em dado período de tempo e em uma dose específica.

Bases de pomadas podem causar reações alérgicas ou irritativas. Reações alérgicas são usualmente devidas a um componente específico da base. Reações irritativas são mais freqüentes e mais importantes, por isso têm sido projetados diversos procedimentos de testagem para os níveis irritativos, tanto no homem quanto nos animais. As conseqüências da especificidade e das diferenças entre espécies devem ser incluídas na avaliação dos resultados da testagem animal.

Provavelmente o medidor mais comum para irritação é o teste para irritação dérmica de Draize em coelhos. Nesse procedimento, o material de teste é repetidamente aplicado na pele tosquiada do dorso do coelho. O material de teste pode ser comparado com um ou mais materiais de controle.

As conseqüências são eritema dérmico e/ou edema. Através da análise de valores numéricos para eritema e edema, tratamento matemático e estatístico dos resultados é possível.

Quadro 44.6 Procedimentos para Testagem da Eficácia de Conservantes

	USP	CTFA	FDA
Microrganismos provocantes	*S. aureus* *E. coli* *P. aeruginosa* *C. albicans* *A. niger*	*S. aureus* *E. coli* *P. aeruginosa* *C. albicans* *A. niger* *P. luteum* *B. cereus* ou *B. subtilis* var *globigii*	*S. aureus* *E. coli* *P. aeruginosa* *P. putida* *P. multivorans* *Klebsiella* *S. marcescens* *C. albicans* *A. niger*
Nível do inóculo	$1 \times 10^5 - 1 \times 10^6$ células/ml ou g	1×10^6 células/ml ou g	$0,8 - 1,2 \times 10^6$ células/ml ou g Recarga $1 - 2,0 \times 10^5$ células vegetativas
Padrões	Bactérias < 0,1% de sobrevida no 14.º dia Leveduras e bolores abaixo ou na concentração inicial durante os primeiros 14 dias Nenhum aumento nas contagens de microrganismos para remanescentes dos 28 dias de sobrevida	Com base no uso pretendido	Células vegetativas < 0,01% de sobrevida em 28 dias *C. albicans* < 1% de sobrevida *A. niger* < 1% de sobrevida Recarga 0,1% de sobrevida em 28 dias
Plano de amostragem	0, 7, 14, 21, 28 dias	0, 1 – 2, 7, 14, 28 dias	Intervalos semanais

No ser humano, diversos procedimentos de testagem são usados para medir irritação, potencial de sensibilização e fototoxicidade. Entre os mais comuns estão os seguintes:

ESTUDO DA IRRITAÇÃO CUMULATIVA DE 21 DIAS

Nesse teste, o composto do teste é aplicado diariamente no mesmo local do dorso ou porção volar do antebraço. Os materiais de teste são aplicados sob curativo oclusivo, e os valores são lidos diariamente. A aplicação e a pontuação do teste são repetidas diariamente por 21 dias ou até que a irritação produza um valor máximo predeterminado. As pontuações típicas de eritema são

0 = sem reação visível
1 = eritema discreto
2 = eritema intenso
3 = eritema intenso com edema
4 = eritema intenso com edema e erosão vesicular.

Usualmente, 24 indivíduos são usados nesse teste. Existem variantes do teste usando um número menor de indivíduos e um número menor de dias de aplicação.

TESTE DE INSULTO REPETIDO COM EMPLASTRO DE DRAIZE-SHELANSKI

Esse teste é feito para medir o potencial para causar sensibilização. O teste também fornece uma medida do potencial de irritação. No procedimento usual, o material de teste ou uma diluição adequada são aplicados sob oclusão no mesmo local por períodos de 24 horas em dias alternados por 10 dias. Após um período de descanso de 7 dias, o material de teste é novamente aplicado em um novo local por 24 horas. Os locais de provocação são vistos no momento da remoção do emplastro e novamente 24 horas após a remoção. A escala para eritema de 0-4 é usada. Um grupo de 100 indivíduos é comumente usado no teste.

TESTE DA MAXIMIZAÇÃO DE KLIGMAN

Esse teste é usado para avaliar o potencial de sensibilização de um material ou produto. O material de teste é aplicado sob oclusão no mesmo local por períodos de 48 horas. Antes de cada exposição o local pode ser pré-tratado com uma solução de lauril sulfato de sódio sob oclusão. Após um intervalo de 10 dias, o material de teste é novamente aplicado em um local diferente por 48 horas sob oclusão. O local de provocação pode ser tratado rapidamente com uma solução de lauril sulfato de sódio.

O teste de Maximização tem duração menor e usa menor número de indivíduos que o teste de Draize-Shelanski. O uso do lauril sulfato de sódio como pré-tratamento eleva a capacidade de detectar alérgenos mais fracos.

Esses métodos de testagem são adequados para detectar até mesmo irritantes fracos e fracos sensibilizadores de contato. Resultados positivos, no entanto, não desqualificam automaticamente o uso de uma substância como perigosa. O risco real do uso depende da concentração, do período de uso e da condição da pele. O peróxido de benzoíla em testes como o de Draize-Shelanski e o de Maximização é um potente sensibilizador, embora a incidência de sensibilização entre pacientes com acne seja baixa.

EMPACOTAMENTO E ROTULAÇÃO

Pomadas usualmente são embaladas em frascos ou em tubos de metal ou plástico de tamanho conveniente. Frascos estão disponíveis nos tamanhos de 0,5 a 16 onças; tubos, de capacidade de 3,5 g (freqüentemente oftálmicos) até 4 onças, e às vezes com maiores capacidades.

FRASCOS PARA POMADA — Frascos de vidro ou plástico de paredes retas e tampas aparafusadas estão disponíveis. Recipientes de vidro transparente, âmbar ou opaco são usados, assim como frascos plásticos, brancos e opacos, usualmente feitos de polietileno de alta densidade. Tampas metálicas ou de composição plástica estão disponíveis, com diversos revestimentos internos para garantir um fechamento sem ar e poeira. Os revestimentos são usualmente compostos por discos ou laminados, de papel ou plástico, colados ou de outra maneira adequados ao fechamento.

Frascos para pomadas são preenchidos mecanicamente com um pouco menos que a sua capacidade a fim de minimizar o contato entre a pomada e a tampa ou o revestimento da tampa. Frascos para pomadas enchidos a mão por farmacêuticos também devem ser finalizados a fim de evitar o contato entre a pomada e a tampa. Isso pode ser conseguido bastante facilmente através do uso habilidoso de uma espátula flexível. A espátula é forçada em direção ao frasco da pomada enquanto se faz uma discreta pressão contra esta. O resultado é uma depressão cônica que é esteticamente aceitável. Pode-se conseguir resultado semelhante deprimindo a espátula no centro do frasco cheio e fazendo uma rotação gradual do frasco contra a espátula parada. Pequenas particularidades talvez, mas tempo adequadamente aplicado a fim de evitar que uma parte do conteúdo do frasco de pomada seja inadvertidamente removida pela tampa quando o paciente abrir o frasco.

TUBOS PARA POMADAS — Tubos para pomadas feitos de estanho ou alumínio, ou de uma crescente variedade de materiais plásticos, estão disponíveis. Os últimos são normalmente de polietileno, polipropileno ou outros plásticos flexíveis e vedáveis com o aquecimento. Tubos para pomadas possuem vantagens óbvias sobre os frascos; o uso dos dedos é minimizado, assim como o contato com a poeira e com o ar e a exposição à luz.

Dependendo da meia-vida esperada, devem ser considerados inúmeros fatores na seleção do tubo para pomada. O contato com metal e a possibilidade de instabilidade metal-íon catalisada devem ser considerados. Por outro lado, tubos plásticos podem tornar-se manchados ou descorados através da migração de materiais coloridos para as paredes plásticas do tubo; coltar na forma de pomada pode causar tal descoloramento. Interações no tubo envolvendo metal ou plástico podem ser minimizadas pelos revestimentos internos. Tais revestimentos usualmente são películas de epóxi que se tornam o principal produto de contato.

A adequação dos recipientes das pomadas, quer sejam frascos ou tubos, deve ser verificada por meio de testagem adequada antes do uso. Compatibilidade e estabilidade física e química devem ser estabelecidas por testes apropriados antes da seleção final de um frasco ou tubo.

Pomadas preparadas sob prescrição podem ser convenientemente aviadas em um tubo metálico para pomada utilizando o seguinte procedimento.

Selecione um tubo para pomada de tamanho adequado e remova qualquer pó ou fiapo. Transfira a pomada para um pedaço de papel de tamanho apropriado (use glassine ou papel rígido). Enrole o papel e a pomada em forma de cilindro de um diâmetro levemente menor que o do tubo escolhido. Insira o cilindro enrolado de papel-pomada no tubo. O comprimento do cilindro de papel deve exceder a extensão do tubo. Remova a tampa do tubo e, usando uma espátula, comprima o cilindro de papel e o tubo. Continue comprimindo a pomada e o tubo até que a pomada apareça no orifício-gargalo do tubo aberto. Substitua a tampa. Usando a lateral da espátula como uma lâmina de faca, comprima o tubo e o cilindro de papel até uma distância razoável do final do tubo. Segurando firmemente a espátula, retire o cilindro de papel, deixando a pomada no interior do tubo.

O tubo de pomada selecionado deve ter a capacidade adequada. Após comprimir a pomada e o cilindro de papel para dentro do tubo, faça uma constrição no tubo para remover o cilindro a uma distância do fim do tubo que permita ao menos uma prega dupla para selar o tubo. As dimensões da prega são inexatas; no entanto, as pregas em um tubo de 1 onça são de aproximadamente de 1/8 a 3/16 de polegada. Pregas de vedação no tubo de pomada podem ser feitas facilmente dobrando o tubo sobre ele mesmo, com o uso da lâmina da espátula para aplainar o tubo e servir como um ponto de pregueamento. Prendedores para tubos de pomadas podem ser fixados sobre as terminações do tubo e fechados com o uso de alicates ou de um pequeno torno. O único propósito de dobrar e fechar é evitar vazamentos quando a pressão rotineiramente usada for aplicada ao tubo.

Em larga escala, o preenchimento do tubo de pomada é feito com a utilização de equipamento automático que areja e preenche os tubos, dobrando e pregueando a terminação em uma operação contínua (Fig. 44.12). Alguns equipamentos estampam a data de validade na superfície pregueada. Em operações de fabricação em larga escala, tubos plásticos são usados com freqüência crescente. Do ponto de vista de preenchimento, os tubos plásticos são manuseados de modo similar aos tubos metálicos. A etapa final, no entanto, é a vedação com calor sem dobras na extremidade.

ROTULANDO TUBOS PARA POMADAS — Fixar rótulos nos tubos de pomadas é uma dificuldade pequena compos-

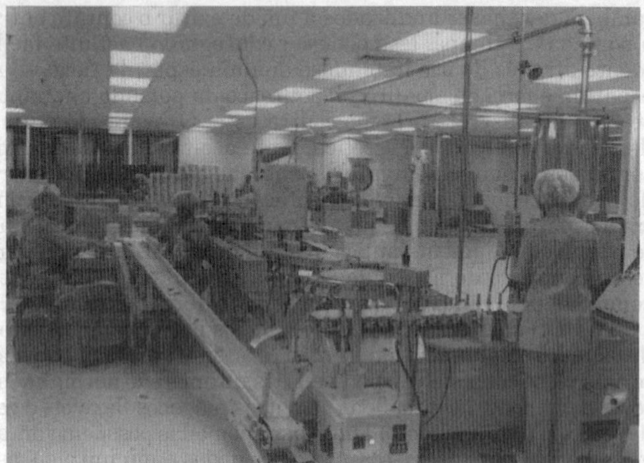

Fig. 44.12 Fabricação e embalagem de pomadas. (Cortesia, Owen Labs.)

ta pela crescente e desagradável visualização característica de muitos tubos durante o uso. O rótulo pode tornar-se crescentemente obliterado, difícil de ler, e freqüentemente se perde. Como regra geral, o rótulo deve ser fixado a ele mesmo; isto é, ele deve envolver completamente o tubo. Ele deve ser fixado ao tubo, afixado proximamente à extremidade do orifício de abertura.

Dado o manuseio usual dos tubos de pomada pelo paciente, é de boa prática distribuir o tubo em um frasco ou caixa de papelão dobrável de tamanho conveniente. O contêiner externo serve para segurar e proteger o tubo de pomada, assim como para carregar o rótulo. O tubo de pomada é marcado com um número de prescrição do contêiner, de modo que o tubo e o contêiner sejam identificados.

Em uma escala de fabricação, os tubos são rotulados de várias maneiras. Etiquetas de papel podem ser usadas; a rotulação pode ser feita em *silk-screen* nas superfícies plásticas; as datas de validade e os números do código de lote podem ser estampados como uma parte do procedimento de pregueamento do tubo.

SUPOSITÓRIOS

Supositórios são formas farmacêuticas sólidas de vários pesos e formas, usualmente medicinais, para inserção no reto, vagina ou uretra. Após a inserção, os supositórios amolecem, derretem, dispersam-se ou se dissolvem nos fluidos cavitários.

O uso de supositórios data de um passado distante, sendo essa forma farmacêutica relatada nos antigos escritos egípcios, gregos e romanos. Supositórios são adequados particularmente para a administração de drogas a pessoas muito jovens e muito idosas, uma idéia primeiramente descrita por Hipócrates. A despeito de quão antiga seja essa forma farmacêutica, até recentemente, pouco se sabia a respeito da absorção da droga ou da atividade da droga administrada por supositórios.

Tipos

SUPOSITÓRIOS RETAIS — A USP descreve os supositórios retais para adultos como afilados em uma ou em ambas as extremidades e usualmente pesando cerca de 2 g cada. Supositórios retais infantis usualmente pesam cerca de metade dos supositórios adultos. Drogas que possuem efeitos sistêmicos, como sedativos, tranqüilizantes e analgésicos, são administradas por supositórios retais; no entanto, a mais ampla categoria de uso único é provavelmente a dos medicamentos para hemorróidas, vendidos sem prescrição médica. O peso de 2 g para supositórios retais adultos se baseia no uso de manteiga de cacau como base; quando outras bases são usadas, os pesos podem ser maiores ou menores que 2 g.

SUPOSITÓRIOS VAGINAIS — A USP descreve os supositórios vaginais, ou pessários, como globulares ou ovais e com peso de cerca de 5 g cada. Medicamentos vaginais são disponíveis em várias formas físicas, por exemplo, cremes, géis ou líquidos, os quais divergem do conceito clássico de supositórios. Comprimidos vaginais, ou inserções preparadas pelo encapsulamento em gelatina macia, no entanto, encaixam-se à definição e representam a conveniência da administração e fabricação.

SUPOSITÓRIOS URETRAIS — Supositórios uretrais não são descritos especificamente na USP, nem em relação ao peso nem à dimensão. Valores tradicionais, baseados no uso da manteiga de cacau como base, são os seguintes para essas formas dosadas cilíndricas: diâmetro: 5 mm; comprimento: 50 mm na mulher, 125 mm no homem; peso: 2 g na mulher, 4 g no homem. A prostaglandina alprostadil tornou-se recentemente disponível, para inserção uretral em homens, para o tratamento da disfunção erétil. A formulação comercial, descrita como um micropellet estéril (1,4 mm de diâmetro e 6 mm de comprimento), consiste na droga e em polietileno glicol 1450 inseridos 3 cm para dentro da uretra com o uso de um aplicador oco.

Absorção Retal

A absorção da droga para atividade sistêmica geralmente é limitada na administração retal. Como dito previamente, a biodisponibilidade das drogas administradas por via retal é uma preocupação relativamente recente. Preparações instiladas por via retal, seja na forma de supositórios, espumas ou soluções (enemas), tendem a ficar confinadas ao reto e ao cólon sigmóide se seu volume for menor que cerca de 50 ml. Espumas tendem a se dissipar ou a se espalhar em menor extensão que as soluções, particularmente as soluções de grande volume (~ 100 a 200 ml). Embora formulações fluidas de grande volume — soluções ou enemas — possam permitir que a droga alcance o cólon ascendente, é evidente a existência de uma variação substancial em cada indivíduo e entre os indivíduos.[30] Informações na literatura indicam que a absorção retal da droga proveniente de supositórios pode ser errática e substancialmente diferente da absorção após a administração oral. Com apenas algumas exceções recentes, os estudos com supositórios são baseados em dados *in vivo* ou *in vitro*, com poucas tentativas de correlacionar os resultados *in vitro* com os estudos *in vivo*.

Os principais fatores que afetam a absorção de drogas a partir de supositórios administrados por via retal são os seguintes: fisiologia anorretal, veículo do supositório e as propriedades físico-químicas da droga.

FISIOLOGIA ANORRETAL — O reto tem cerca de 150 mm de comprimento, terminando no orifício anal; sua área de superfície tem cerca de 200 a 400 cm^2. Na ausência de matéria fecal, o reto contém uma pequena quantidade de fluido (1 a 3 ml) de baixa capacidade de tamponamento. Diz-se que o pH do fluido é de cerca de 7,2; devido à baixa capacidade de tamponamento, o pH variará com o pH da droga ou produto da droga dissolvido nele. Bottger e colaboradores[31] estudaram a influência do pH na absorção retal de benzoato de sódio em homem através da técnica de perfusão da luz retal. Esse estudo demonstra que tampões fortes em soluções retais induzem um drástico efeito no pH da camada vizinha, um efeito que não é visto quando soluções não-tamponadas são usadas.

A maioria dos supositórios retais é atualmente em forma de torpedo, com o ápice, ou extremidade pontiaguda, adelgaçado até a base, ou extremidade romba, seguindo as recomendações de HS Wellcome em 1893, segundo as quais os supositórios retais devem ser inseridos com a extremidade mais espessa em primeiro lugar, de modo que, quando o esfíncter anal se contraia, a expulsão seja evitada. Nesses 100 anos intermediários ou mais, nenhum estudo correlacionou a inserção de supositório retal com a fisiologia anorretal, até que Abd-El-

Maeboud e colaboradores[32] descobriram que a facilidade na inserção, retenção e ausência de expulsão era intensificada quando o supositório era inserido com a base ou a ponta romba para cima. Isso foi atribuído às contrações vermiculares reversas do esfíncter anal externo, o que facilitava a movimentação do supositório em direção ao reto. O epitélio retal possui características lipóides. As veias hemorroidárias inferiores, médias e superiores circundam o reto. Apenas a veia superior transfere sangue para o sistema portal; logo, as drogas absorvidas pelas veias hemorroidárias médias e inferiores evitam o fígado. A absorção e a distribuição de uma droga são então modificadas por sua posição no reto, desde que ao menos uma porção da droga absorvida a partir do reto pode passar diretamente para dentro da veia cava inferior, evitando o fígado.

As características de disseminação das formulações retais podem ser afetadas consideravelmente pela pressão retal intraluminal — devido, em parte, ao peso dos órgãos abdominais e à atividade respiratória — e pela atividade contrátil periódica da parede retal.[33]

VEÍCULO DO SUPOSITÓRIO — A base ideal para supositórios deve enquadrar-se nas seguintes especificações gerais:

1. A base não é tóxica e irritativa para as membranas mucosas.
2. A base é compatível com várias drogas.
3. A base se dissolve ou derrete nos fluidos retais.
4. A base deve ser estável durante a estocagem; não deve se fixar ou interferir de qualquer forma com a liberação e a absorção da droga.

As bases para supositórios retais podem ser classificadas amplamente em dois tipos: gordurosas e solúveis ou miscíveis em água. O veículo tradicional de manteiga de cacau é imiscível em fluidos teciduais aquosos, mas dissolve-se com temperatura corporal. Veículos solúveis ou miscíveis em água também são usados. Em geral, os formuladores têm relutado no uso de gelatina glicerinada como uma base para supositórios retais devido à sua dissolução relativamente lenta. O componente mais típico dessa classe é o veículo de polietileno glicol. A absorção da droga a partir de bases tão diferentes pode diferir substancialmente. Lowenthal e Borzelleca[34] investigaram a absorção de ácido salicílico e salicilato de sódio administrados a cães. As drogas eram formuladas em uma base de manteiga de cacau e em uma base composta por polietileno glicol, glicerídios sintéticos e um surfactante. A absorção de ácido salicílico e salicilato de sódio foi quase igual com a base de manteiga de cacau; no entanto, o ácido salicílico apresentou níveis plasmáticos mais altos que o salicilato de sódio quando foi usada a base de glicol.

Parrott[35] comparou a absorção de salicilatos após administração retal e oral. Usando dados sobre excreção urinária da aspirina e do salicilato de sódio, concluiu-se que eram igualmente biodisponíveis por via oral ou retal. Aspirina foi liberada mais rapidamente a partir de supositórios miscíveis em água que daqueles do tipo oleoso. Por outro lado, o salicilato de sódio foi liberado mais rapidamente a partir de um veículo de manteiga de cacau.

Com base nos dados disponíveis, a biodisponibilidade de uma droga proveniente de uma forma farmacêutica em supositório depende das propriedades físico-químicas da droga, assim como da composição da base. A taxa de dissolução da droga e, quando apropriado, o coeficiente de partição entre a fase lipídica e a aquosa devem ser conhecidos.

A solubilidade relativa da droga no veículo, no caso das formulações de supositórios, é uma medida conveniente de comparação. Drogas lipossolúveis presentes em baixas concentrações em uma base de manteiga de cacau terão pequena tendência a se difundirem nos fluidos retais. Drogas que são apenas levemente solúveis em base lipídica misturaram-se facilmente aos fluidos retais. O coeficiente de partição entre a base do supositório e o fluido retal torna-se, portanto, uma medida útil. Em bases hidrossolúveis e supondo-se uma rápida dissolução, o passo limitante da taxa na absorção poderia ser o transporte da droga através da mucosa retal.

Na ausência de evidência de quaisquer mecanismos substanciais na absorção relacionados ao transporte, o mecanismo predominante da permeação da mucosa colorretal parece envolver a passagem transcelular, através das células da membrana, de acordo com a hipótese da pH-partição. A facilidade de acesso à mucosa retal encorajou a avaliação dos intensificadores da absorção. Uma ampla variedade de substâncias foi investigada em relação à sua capacidade de intensificar a permeabilidade retal às drogas. Agentes como EDTA têm sido usados para quelar Ca^{2+} e Mg^{2+} nos arredores das junções paracelulares ocludentes e, desse modo, alterar a permeabilidade epitelial. Outros promotores da absorção retal (p. ex., sais biliares e agentes antiinflamatórios não-esteróides, incluindo aspirina, ácido salicílico e diclofenaco) parecem exercer sua influência afetando as taxas de influxo e efluxo de água através da mucosa retal. Surfactantes não apenas podem modificar a permeabilidade da membrana, mas também intensificam a umidificação ou dispersão da base e dissolução da droga. De qualquer modo, é evidente que, qualquer que seja o mecanismo, a intensificação da absorção *retal* das drogas — especialmente daquelas que passam por eliminação pré-sistêmica — pode resultar em necessidades substancialmente reduzidas de doses e em diminuição do risco de reações adversas.

Obviamente, a biodisponibilidade de uma droga administrada por via retal depende da natureza da droga e da composição do veículo ou base. As propriedades físicas da droga podem ser modificadas para uma dada intensidade, assim como as características da base selecionada como sistema de administração. Avaliações pré-formulação das propriedades físico-químicas devem então ser confirmadas através de estudos *in vivo* em animais e por fim no principal primata, o homem.

ESTUDOS DE ABSORÇÃO RETAL *IN VIVO* — Cães são provavelmente os animais de escolha na avaliação da disponibilidade retal de uma droga. (O porco é o similar fisiológico mais próximo, mas o tamanho e o manuseio falam em favor do cão.) Amostras de urina e sangue podem ser obtidas do cão, e a retenção retal pode ser conseguida com facilidade. Animais menores têm sido usados; coelhos, ratos e até mesmo camundongos têm sido empregados, mas a dosagem e a amostragem se tornam progressivamente mais difíceis.

Seres humanos fornecem a medida final para a biodisponibilidade de uma droga. Os indivíduos são selecionados com base na idade, no peso e na história médica. Exige-se usualmente que os indivíduos fiquem em jejum durante a noite e evacuem antes do início do estudo. O volume de fluido e da ingesta alimentar é padronizado nos estudos desse tipo.

Dada a dificuldade de padronização dos objetivos farmacológicos, a medida usual da biodisponibilidade retal de uma droga é a concentração da droga no sangue e/ou urina em função do tempo. Um grupo de controle usando a droga por administração oral fornece um meio conveniente para se comparar a biodisponibilidade oral e retal da droga. Tal comparação é significativa particularmente em vista das incertezas e dos conflitos encontrados na literatura. Embora haja concordância geral sobre a absorção da droga a partir do reto, há uma menor concordância na adequação da dose e na relação entre a dose oral e a retal. Essa situação contribui para que estudos adequados estabeleçam a dose adequada e verifiquem a biodisponibilidade.

Absorção Vaginal

Absorção passiva da droga através da mucosa vaginal, como em outras mucosas, é influenciada pela fisiologia local da absorção, pelo pH local para absorção e pelas características de solubilidade e divisão da droga. A superfície epitelial da vagina usualmente é coberta com uma película aquosa — emanada das secreções cervicais — cujo volume, pH e composição variam com a idade, estágio do ciclo menstrual e localização. Após a menarca, o gradiente do pH vaginal é evidente, com os menores valores (pH ~ 4) próximos ao fórnice anterior e os maiores valores (pH ~ 5) próximos à cérvice.[36]

Após a administração intravaginal, é provável que ocorra alguma absorção da droga a partir da mucosa vaginal íntegra, mesmo quando a droga é empregada para efeito local. Na verdade, absorção extensa da droga pode ocorrer a partir da vagina. Por exemplo, Patel e colaboradores[37] relataram que as concentrações plasmáticas de propranolol após administração vaginal eram significativamente mais altas que aquelas encontradas após administração oral de uma dose equivalente; um reflexo, em parte, da biotransformação diminuída de primeira passagem após a absorção vaginal. No entanto, persiste uma noção de que o epitélio vaginal é relativamente impermeável a drogas.

Os supositórios vaginais compostos por progesterona amplamente extemporâneos,[38,39] assim como a comercialização de um sistema de administração intra-uterina de progesterona (Progestasert, *Alza*), focalizaram o interesse na absorção sistêmica da droga após a administração intravaginal. No entanto, apenas relatos limitados de pesquisa relacionados aos aspectos *in vitro* e *in vivo* da absorção vaginal apareceram na literatura até esta data.

BASES

A USP lista as seguintes bases como as usuais para supositórios: manteiga de cacau, substitutos da manteiga de cacau (principalmente, óleos vegetais modificados por esterificação, hidrogenação e/ou fracionamento), gelatina glicerinada, óleos vegetais hidrogenados, misturas de polietilenos glicóis de vários pesos moleculares e ésteres de ácidos graxos do polietileno glicol.

MANTEIGA DE CACAU E OUTRAS BASES GORDUROSAS — O óleo de teobroma, ou manteiga de cacau, é um triglicerídio de ocorrência natural. Cerca de 40% do conteúdo de ácido graxo é insaturado. Como material natural, existe uma variabilidade considerável de lote para lote. Uma característica importante do óleo de teobroma é o seu polimorfismo, ou seja, sua capacidade de existir em mais de uma forma cristalina. Embora a manteiga de cacau derreta rapidamente na temperatura corporal, ela é imiscível com os fluidos corporais; isso pode inibir a difusão das drogas lipossolúveis até os locais afetados. Veículos oleaginosos, como a manteiga de cacau, raramente são usados em preparações vaginais por razões estéticas: muitas mulheres os consideram desconfortáveis e propensos a vazamentos.

Se, na preparação de supositórios, o óleo de teobroma estiver superaquecido, ou seja, aquecido até cerca de 60°, moldado e resfriado, os supositórios derreterão abaixo de 30°. O tratamento de fusão do óleo de teobroma exige temperaturas máximas de 40 a 50° a fim de evitar uma alteração na forma cristalina e no ponto de dissolução. O óleo de teobroma, aquecido até cerca de 60° e resfriado rapidamente, cristalizará em uma configuração alfa caracterizada por um ponto de dissolução inferior a 30°. A forma alfa é metaestável e reverterá lentamente para a forma beta, com um ponto de dissolução característico em torno de 35°. A transição da forma alfa para a beta é lenta, levando diversos dias. O uso de baixo aquecimento e resfriamento lento permite a cristalização direta da forma cristalina beta mais estável.

Certas drogas deprimem o ponto de dissolução do óleo de teobroma. Isso não envolve alterações polimórficas, embora o efeito de rede seja similar. O hidrato de cloral é a mais importante dessas substâncias, pois sua dose retal hipnótica de 0,5 a 1,0 g causa uma depressão substancial no ponto de dissolução. Esse efeito pode ser revertido pela adição de uma cera de ponto de dissolução mais alto, como a parafina branca ou o espermacete sintético. A quantidade a ser adicionada deve ser determinada por medições da temperatura. O efeito desses aditivos na biodisponibilidade também deve ser considerado.

Vários substitutos da manteiga de cacau (gordura rígida, óleo vegetal hidrogenado) estão comercialmente disponíveis e oferecem diversas vantagens sobre a manteiga de cacau, tais como um potencial inferior para tornar-se rançosos e um comportamento na fase de transição (dissolução e solidificação) projetado para necessidades específicas de formulação, processamento e estocagem. No entanto, como no caso da manteiga de cacau, essas misturas semi-sintéticas de glicerídios são também sujeitas a transformações polimórficas. Variações entre os lotes relacionadas às propriedades físicas de todas essas bases, quer seja a manteiga de cacau ou substitutos dela, podem devastar as características do produto final. O formulador deve estar certo de que o perfil de dissolução e congelamento dessas bases e das formulações preparadas a partir delas seja avaliado completamente.

BASES SOLÚVEIS EM ÁGUA OU DISPERSÁVEIS — Bases para supositórios miscíveis em água são de origem comparativamente recente. A maioria é composta por polietilenos glicóis ou combinações de glicol-surfactantes. Bases para supositórios miscíveis em água possuem uma vantagem substancial por não dependerem de que o ponto de dissolução seja aproximado da temperatura corporal. Problemas no manejo, na estocagem e no transporte são consideravelmente simplificados.

Polímeros do etileno glicol estão disponíveis como polímeros do polietileno glicol (Carbowax, poliglicóis) de pesos moleculares ordenados. Supositórios com pontos de dissolução e características de solubilidade variáveis podem ser preparados através da combinação de polietilenos glicóis com peso molecular de 1.000, 4.000 ou 6.000.

Supositórios de polietileno glicol, embora sejam preparados mais facilmente por moldagem, não podem ser preparados satisfatoriamente com moldagem manual. A mistura de droga com glicol é preparada por fusão e resfriamento até o limite imediatamente superior ao ponto de dissolução antes do derramamento nos moldes secos não-lubrificados. O resfriamento até próximo ao ponto de dissolução evita fissuras causadas por cristalização e contração. A USP adverte que os rótulos dos supositórios de polietileno glicol devem instruir os pacientes a umedecer o supositório antes de inseri-lo.

Supositórios miscíveis em água ou dispersáveis em água também podem ser preparados usando-se materiais surfactantes não-iônicos selecionados. Estearato de polioxil 40 é um sólido branco, solúvel em água, que se dissolve ligeiramente acima da temperatura corporal. Um polioxietileno derivado do monoestearato de sorbitan é insolúvel em água mas dispersível. O uso de materiais surfactantes deve trazer à mente a possibilidade de interações entre a droga e a base. Interações causadas pela adsorção macromolecular podem ter um efeito significativo na biodisponibilidade.

Exemplos de bases miscíveis em água para supositórios, considerados por Collins, Hohmann e Zopf,[40] são:

BASE 1

Polietileno glicol 1.000	96%
Polietileno glicol 4.000	4%

BASE 2

Polietileno glicol 1.000	75%
Polietileno glicol 4.000	25%

Base 1 possui um ponto de dissolução mais baixo e pode necessitar de refrigeração; Base 2 é mais estável ao calor. Cada uma é preparada convenientemente por técnicas de moldagem.

Bases dispersáveis em água podem incluir ésteres do ácido graxo de polioxietileno sorbitan. Estes são solúveis (Tween, Myrj) ou dispersáveis em água (Arlacel), usados isoladamente ou em combinação com outras ceras ou materiais gordurosos. Surfactantes em supositórios devem ser usados apenas com o reconhecimento dos relatos de que tais materiais podem aumentar ou diminuir a absorção da droga.

HIDROGÉIS — Nos últimos anos, os hidrogéis, definidos como redes macromoleculares que se dilatam mas não se dissolvem na água, têm sido considerados bases para distribuição retal ou vaginal de drogas. A dilatação dos hidrogéis, ou seja, a absorção da água, é uma conseqüência da presença de grupamentos funcionais hidrofílicos ligados à rede polimérica. Ligações cruzadas entre macromoléculas adjacentes resultam na insolubilidade aquosa desses hidrogéis.

O uso de uma matriz de hidrogel para distribuição de uma droga envolve a dispersão da droga na matriz, seguida pela secagem do sistema e concomitante imobilização da droga. Quando o sistema de administração de hidrogel é posicionado em um ambiente aquoso como, por exemplo, o reto ou a vagina, o hidrogel sofre dilatação, permitindo que a droga se difunda para fora da rede macromolecular. A taxa e a extensão da liberação da droga a partir dessas matrizes de hidrogel dependem da taxa da migração da água *para dentro* da matriz e da taxa da difusão da droga *para fora* da matriz dilatada.

Hidrogéis empregados para a administração retal ou vaginal de drogas têm sido preparados a partir de polímeros como o álcool polivinílico, o metacrilato de hidroxietil, o ácido poliacrílico ou o polioxietileno. Embora sistemas de administração de droga com hidrogel já tenham aparecido comercialmente em forma de inserção ou supositório, o empenho da pesquisa nessa direção está elevado, dado o seu potencial para a administração controlada da droga, bioadesão, retenção no local de administração e biocompatibilidade.

GELATINA GLICERINADA — Gelatina glicerinada usualmente é usada como veículo para supositórios vaginais. Para uso retal, um supositório mais firme pode ser obtido com o aumento do conteúdo de gelatina. Supositórios de gelatina glicerinada são preparados através da dissolução ou dispersão da droga em quantidade suficiente de água para igualar 10% do peso final do supositório. Glicerina (70%) é então adicionada e Pharmagel A ou B (20%), dependendo das exigências de compatibilidade da droga. Pharmagel A é ácido durante a reação, Pharmagel B é alcalino. Supositórios de gelatina glicerinada devem ser formados por moldagem. A massa não pode ser processada por moldagem manual. Esses supositórios, se não forem para uso imediato, devem conter um conservante como metilparabeno e propilparabeno.

PREPARAÇÃO

Supositórios são preparados fazendo-os rolar (moldagem manual), moldando-os (fusão), e por compressão a frio.

SUPOSITÓRIOS ENROLADOS (MOLDADOS MANUALMENTE) — Supositórios moldados manualmente são feitos através do método mais antigo e simples de preparação dessa fórmula dosada. A manipulação exige habilidades consideráveis, a fim de evitar as complicações do aquecimento e da modelagem.

O processo geral pode ser descrito como a seguir:

PROCESSO GERAL

Pegue a quantidade prescrita das substâncias medicinais e uma quantidade suficiente de óleo de teobroma ralado. Em um pilão, reduza os ingredientes medicinais a um fino pó ou, se composto por extratos, amoleça-os com álcool diluído e os esfregue até que se forme uma pasta macia. A quantidade correta de óleo de teobroma ralado é então adicionada, e uma massa, que lembra uma massa de comprimidos, é feita através da incorporação completa dos ingredientes no pilão, ocasionalmente com a ajuda de uma pequena quantidade de lanolina. Quando a massa se torna plástica, sob as vigorosas amassadelas do pilão, ela rapidamente se solta do pilão com uma espátula, é prensada no centro do pilão na forma de uma massa asperamente moldada e é então transferida com a espátula para um pedaço de papel filtro, que é mantido entre a massa e as mãos durante o ato de amassar e enrolar a massa. Com movimentos rápidos e rotatórios das mãos, a massa é enrolada na forma de uma bola, que é imediatamente colocada em uma placa de comprimidos. Um cilindro de supositório é formado quando se enrola a massa na telha com uma tábua plana, parcialmente ajudada pela palma da outra mão, se as condições climáticas permitirem. O *tubo* do supositório freqüentemente apresentará uma tendência a quebrar no centro, desenvolvendo um núcleo oco. Isso ocorre quando a massa não foi suficientemente amassada e amaciada, como resultado de a pressão da tábua de rolamento não ter sido aplicada uniformemente sobre toda a massa e sim principalmente na sua superfície. O comprimento do cilindro corresponde, geralmente, a cerca de quatro espaços na placa de comprimidos para cada supositório, tornando a peça, ao ser cortada, praticamente um supositório exceto pela forma da ponta. Quando o cilindro é cortado no número de pedaços adequados com uma espátula, a forma cônica é dada quando se rola uma extremidade na placa com a espátula, ou em alguns casos isso ocorre mesmo quando se molda o supositório com os dedos a fim de produzir uma ponta arredondada.

SUPOSITÓRIOS MOLDADOS POR COMPRESSÃO (FUSIONADOS) — Esse método de preparação de supositórios também evita o calor. A massa de supositórios, que é a mistura de óleo de teobroma ralado e droga, é empurrada para dentro de um molde sob pressão, usando uma prensa operada por pedais. A massa é forçada para dentro dos orifícios moldadores, a pressão é liberada e o moldador é removido, aberto e substituído. Em larga escala, as máquinas de compressão a frio são operadas hidraulicamente, com câmaras de água para resfriamento, e alimentadas por parafusos. A pressão é aplicada através de um pistão para comprimir a massa até os orifícios moldadores.

MOLDAGEM POR FUSÃO OU AQUECIMENTO — Nesse método, a droga é dispersa ou dissolvida em uma base fusionada de supositórios. A mistura é então derramada em um molde para supositórios, é resfriada, e os supositórios finalizados são removidos através da abertura do molde. Usando esse procedimento, de um até centenas de supositórios podem ser feitos ao mesmo tempo.

Moldes de supositórios estão disponíveis para a preparação de vários tipos de tamanhos de supositórios. Os moldes são feitos de liga de alumínio, bronze ou plástico, e estão disponíveis com cavidades que variam de seis até várias centenas delas.

O método de escolha para a produção comercial de supositórios (Fig. 44.13) envolve o preenchimento automático de moldes ou cápsulas pré-formadas por uma bomba volumétrica de dosagem que mede a fusão a partir de um caldeirão coberto ou reservatório de mistura diretamente nos moldes ou cápsulas. Filas de cápsulas pré-formadas passam sob a bomba dosadora e são preenchidas sucessivamente, passam através de câmaras de resfriamento (para promover a solidificação), são lacradas e então embaladas. Procedimentos para con-

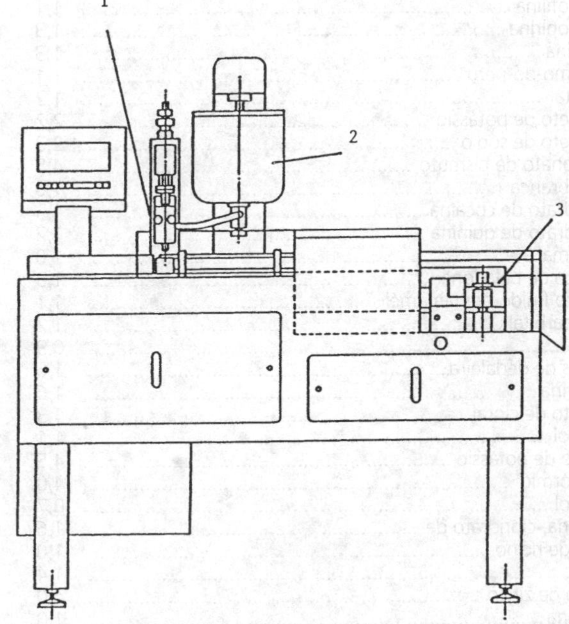

Fig. 44.13 Um corte transversal do equipamento semi-automático Sarong SpA para a produção de supositórios em cápsulas plásticas ou metálicas pré-formadas. A *bomba dosadora* totalmente coberta similar a um êmbolo (1) faz a medição da massa de supositórios no reservatório coberto (2) para dentro das cápsulas pré-formadas que passam diretamente abaixo dos bicos injetores. As fileiras de cápsulas pré-formadas preenchidas prosseguem para dentro de uma câmara de resfriamento (3) antes da vedação e da embalagem.

trole da qualidade (p. ex., peso, volume de preenchimento, vazamento) são conduzidos prontamente *on line*.

Uma alternativa para os processos de fusão e derramamento descritos anteriormente é a moldagem por injeção, que foi descrita por Snipes.[41] Esse processo é distinto pelo fato de fazer uso da técnica de moldagem por injeção desenvolvida para a fabricação de plásticos. Os polietilenos glicóis são os excipientes de escolha nesse processo, com óxido de polietileno, povidona ou dióxido de silicone adicionado para ajustar a viscosidade ou plasticidade. Ácidos carboxílicos saturados de cadeia longa também têm sido adicionados para reduzir a capacidade higroscópica inerente ao uso do polietileno glicol. Tipicamente, o excipiente fundido adicionado à mistura é expelido ou injetado sob pressão em moldes multicavitários com mecanismos de precisão, seguido pela ejeção de unidades moldadas a partir das cavidades do molde. As vantagens relacionadas a esse método incluem uma ampla faixa de formas e tamanhos que podem ser preparados em velocidades muito altas de produção e com grande precisão.

Supositórios usualmente são formulados com base no peso de modo que a medicação substitua uma porção do veículo como função da densidade. Se a substância medicinal possui uma densidade aproximadamente igual à do óleo de teobroma, ela substituirá um peso igual de óleo. Se a medicação for mais pesada, ela substituirá uma quantidade proporcionalmente menor de óleo de teobroma.

Por exemplo, ácido tânico possui uma densidade de 1,6 se comparado com a manteiga de cacau (veja Quadro 44.7[42,43]). Se

Quadro 44.7 Fatores de Densidade para Supositórios de Manteiga de Cacau[42,43]

MEDICAÇÃO	FATOR
Ácido benzóico	1,5
Ácido bórico	1,5
Ácido gálico	2,0
Ácido salicílico	1,3
Ácido tânico	1,6
Alume	1,7
Aminofilina	1,1
Aminopirina	1,3
Aspirina	1,3
Bálsamo-do-peru[a]	1,1
Barbital	1,2
Brometo de potássio	2,2
Brometo de sódio	2,3
Carbonato de bismuto	4,5
Cera branca	1,0
Cloridrato de cocaína	1,3
Cloridrato de quinina	1,2
Espermacete	1,0
Extrato de beladona	1,3
Extrato fluido de hamamélis	1,1
Fenobarbital	1,2
Fenol[a]	0,9
Folhas de dedaleira	1,6
Glicerina	1,6
Hidrato de cloral	1,3
Ictamol	1,1
Iodeto de potássio	4,5
Iodofórmio	4,0
Mentol	0,7
Morfina, cloridrato de	1,6
Óleo de rícino	1,0
Ópio	1,4
Óxido de zinco	4,0
Parafina	1,0
Procaína	1,2
Resorcinol	1,4
Salicilato de bismuto	4,5
Subgalato de bismuto	2,7
Subnitrato de bismuto	6,0
Sulfatiazol	1,6
Sulfato de zinco	2,8

[a]Densidade ajustada à cera branca na massa.

o supositório contiver 0,1 g de ácido tânico, então 0,1 g ÷ 1,6, ou 0,062 g, a manteiga de cacau deve ser substituída por 0,1 g da droga. Se o peso vazio do supositório é de 2,0 g, então 2,0 − 0,062 g, ou 1,938 g, de manteiga de cacau são necessários por supositório. O supositório pesará na verdade 1,938 g + 0,1 g, ou 2,038 g. O Quadro 44.7 indica o fator de densidade, ou a densidade comparada com a manteiga de cacau, de muitas substâncias usadas nos supositórios.

É sempre possível determinar a densidade de uma substância medicinal em relação à manteiga de cacau, se o fator de densidade não estiver disponível, através da mistura da quantidade de droga para um ou mais supositórios com uma pequena quantidade de manteiga de cacau, derramando a mistura no molde de supositórios e preenchendo cuidadosamente o molde com manteiga de cacau derretida adicional. Os supositórios resfriados são pesados, fornecendo dados a partir dos quais uma fórmula de trabalho pode ser calculada, assim como o próprio fator densidade.

Quando se usam bases que não a manteiga de cacau para supositórios, como a base de polietileno glicol, é necessário saber a densidade da droga em relação à nova base ou as densidades da droga e da nova base em relação à manteiga de cacau. O fator de densidade para uma base que não a manteiga de cacau é simplesmente a razão entre o peso vazio da base e a manteiga de cacau.

Por exemplo, se um supositório contiver 0,1 g de ácido tânico em uma base de polietileno glicol, então 0,1 g ÷ 1,6 × 1,25, ou 0,078 g, a base de polietileno glicol deverá ser substituída por 0,1 g de droga (considera-se que a base de polietileno glicol possua um fator de densidade de 1,25). Se o peso vazio é de 1,75 g para a base de polietileno glicol, então 1,75 g − 0,078 g, ou 1,672 g, de bases são necessários por supositório. O peso final será de 1,672 g de base + 0,1 g de droga, ou 1,772 g.

Quando a dosagem e a calibragem do molde estão completas, a massa de base e droga deve ser preparada usando calor mínimo. Um banho de água ou câmara de água são usualmente utilizados. A massa fusionada deve ser revolvida constantemente, mas de forma lenta, a fim de evitar aprisionamento de ar. A massa deve ser derramada lentamente nos orifícios do molde. Pré-lubrificação do molde dependerá do veículo. Óleo mineral é um bom lubrificante para supositórios de manteiga de cacau. Os moldes devem estar secos para supositórios de polietileno glicol.

Após derramar a massa em moldes estreitamente apertados, os supositórios e o molde esfriam através do uso de refrigeração em pequena escala ou de ar refrigerado em larga escala. Após o resfriamento completo, qualquer excesso de massa de supositórios deve ser removido do molde por raspagem, o molde deve ser aberto e os supositórios retirados. É importante permitir que o tempo de resfriamento seja adequado para que haja contração dos supositórios. Isso ajuda na remoção e minimiza rachaduras no supositório finalizado.

EMBALAGEM E ESTOCAGEM — Supositórios muitas vezes são embalados em caixas divididas que os mantêm na posição vertical. Supositórios de glicerina e de gelatina glicerinada são freqüentemente embalados em recipientes de vidro estreitamente fechados e aparafusados. Embora muitos supositórios comercializados sejam embalados individualmente em papel alumínio ou polietileno-PVC, o empacotamento coletivo é comum.

A inovação mais recente na fabricação de supositórios é o procedimento para moldagem do supositório diretamente em sua embalagem básica. Nessa operação, a fôrma para a qual a massa de supositórios flui consiste em uma série de moldes individuais formados por plástico ou lâmina metálica. Após o supositório ser derramado e resfriado, o excesso é aparado, e as unidades são lacradas e cortadas em 3s ou em 6s, conforme desejado. O resfriamento e o empacotamento final podem então ser realizados.

Supositórios com ingredientes de baixa fusão são mais bem armazenados em local fresco. Supositórios de óleo de teobroma, em particular, devem ser refrigerados.

OUTRAS APLICAÇÕES MEDICAMENTOSAS

Cataplasmas

Cataplasmas representam uma das classes mais antigas de preparações farmacêuticas. Um cataplasma é uma massa macia, úmida, de farinha grossa, ervas, sementes, etc., usualmente aplicada aquecida no tecido. A consistência é semelhante à de um mingau, que é provavelmente a origem da palavra cataplasma.

Cataplasmas tencionavam localizar materiais infecciosos no corpo ou agir como opositores de irritantes. Os materiais tendem a ser absortivos, propriedade essa que, juntamente com o calor, favorece seu uso popular. Nenhum é atualmente oficial na USP. O último produto oficial era o Kaolin Paultice NF IX.

Pastas

A USP define pastas como formas farmacêuticas semi-sólidas que contêm uma ou mais drogas preparadas para aplicação tópica. Pastas são divididas em pastas gordurosas (p. ex., Pasta de Óxido de Zinco) e aquelas feitas com um gel aquoso de fase única (p. ex., Pasta de Carboximetilcelulose de Sódio). No passado, as pastas eram definidas como concentrados de pós absortivos dispersos (usualmente) em petrolato ou petrolato hidrofílico. Essas pastas gordurosas são espessadas até o ponto de ressecamento e são razoavelmente absortivas, levando em consideração sua base de petrolato. Pastas são muitas vezes usadas no tratamento de lesões exsudativas, em que agem na absorção de secreções serosas. Pastas são também usadas para restringir a área de tratamento por agirem como absorventes e barreiras físicas.

Pastas aderem razoavelmente bem à pele e são fracamente oclusivas. Por essa razão, elas são adequadas para a aplicação em lesões úmidas e ao seu redor. A consistência encorpada das pastas garante um grau de proteção e pode, em alguns casos, tornar desnecessário o uso de bandagens. Pastas sofrem menor maceração que as pomadas.

Devido às suas propriedades físicas, as pastas podem ser facilmente removidas da pele através do uso de óleo mineral ou de um óleo vegetal. Isso é particularmente verdadeiro quando a pele subjacente ou circundante é facilmente traumatizada.

Uma pasta oficial é a Pasta de Óxido de Zinco convencional; outra é a Pasta Dental de Acetonida de Triancinolona, para o uso especializado que o nome deixa subentendido.

Pós

Pós para uso externo são usualmente descritos como pós secos. Tais pós devem ter um tamanho de partícula não maior de 150 μm, ou seja, menor de 100-*mesh*, a fim de evitar qualquer sensação arenosa que possa irritar a pele traumatizada. Os pós secos usualmente contêm goma, talco e estearato de zinco. O Pó Absorvível da USP é composto de goma tratada com epicloro-hidrina, com não mais de 2% de óxido de magnésio adicionado para manter a goma modificada na forma de pó impalpável; quando utilizado como lubrificante para luvas cirúrgicas, deve ser esterilizado (em autoclave) e embalado em pacotes de papel lacrados.

A fineza dos pós muitas vezes se expressa em termos do tamanho da malha, com pós impalpáveis geralmente na faixa de 100 a 200-*mesh* (149 a 125 mm). A determinação do tamanho através da análise da malha se torna crescentemente difícil à medida que o tamanho da partícula diminui abaixo de 200-*mesh*.

Curativos

Os curativos são aplicações externas que lembram pomadas, usualmente usados como cobertura ou proteção. Gaze vaselinada é um curativo estéril preparado pela adição de petrolato branco fundido estéril, gaze pré-cortada e estéril (60 g de petrolato para 20 g de gaze). Antibacterianos tópicos estão disponíveis na forma de curativos.

Cremes

Cremes são líquidos viscosos ou emulsões semi-sólidas do tipo O/A ou A/O. Cremes farmacêuticos são classificados como bases removíveis com água e são descritos sob *Pomadas*. Além das bases de pomadas, os cremes incluem uma variedade de preparações do tipo cosmético. Cremes do tipo O/A incluem cremes de barbear, cremes para mãos e bases; cremes A/O incluem cremes de limpeza para pele e cremes emolientes.

Emplastros

Emplastros são substâncias preparadas para aplicação externa, feitos de materiais e consistência tal de modo a aderirem à pele e se fixarem a um curativo. Emplastros pretendem garantir proteção e suporte e/ou fornecer uma ação oclusiva e macerativa e fazer com que a medicação fique em contato íntimo com a pele. Emplastros medicamentosos, usados por muito tempo para administração local ou regional de droga, são o protótipo típico do sistema de administração transdérmica.

Emplastros usualmente aderem à pele através de um material adesivo. O adesivo deve se fixar ao reforço plástico e à pele (ou curativo) com equilíbrio adequado das forças de coesão. Tal equilíbrio adequado previne contra a remoção, ou seja, quebra da adesividade na superfície de aplicação, deixando assim uma superfície (pele) limpa quando o emplastro é removido.

Contraceptivos

No contexto deste capítulo, os contraceptivos são considerados na forma de cremes, gelatinas ou espumas aerossóis para uso vaginal a fim de proteger contra a gravidez. Cremes e gelatinas contraceptivas são feitos para que se dissolvam ou se espalhem, após a inserção, nas superfícies vaginais. Esses agentes agem para imobilizar os espermatozóides.

Cremes e gelatinas para uso contraceptivo podem conter agentes espermicidas como o nonoxinol 9, ou podem agir através de um efeito específico de pH. Um pH de 3,5 ou menor possui um efeito espermicida considerável. É importante notar que um pH final *in situ* de 3,5 ou menor é necessário; logo, a mudança de pH e o efeito dilucional causado pelos fluidos vaginais devem ser considerados. Para se obter o efeito e controle adequado do pH, sistemas tampões compostos por ácidos e sais ácidos como lactatos, acetatos e citratos são usados freqüentemente. O usuário deve, obviamente, estar certo da segurança, da ausência de irritação, da aceitação e efetividade de tais produtos; além disso, informações e instruções detalhadas e específicas devem ser disponibilizadas para os médicos.

REFERÊNCIAS

1. Boddé HE, van den Brink I, Koerten HK, de Haan FHN. *J Control Rel* 1991; 15: 227.
2. Rougier A, Lotte C. In *Topical Drug Bioavailability, Bioequivalence, and Penetration.* Shah VP, Maibach HI, eds. New York: Plenum Press, 1993, p 163.
3. Franz TJ. *J Invest Dermatol* 1975; 64: 191.
4. Scheuplein RJ, Ross LW. *Ibid* 1974; 63: 353.
5. Bartek MJ, La Bodde JA, Maibach HI. *Ibid* 1972; 58: 114.
6. Maibach HI, ed. *Animal Models in Dermatology.* Edinburgh: Churchill Livingstone, 1975, p 110.
7. Wester RC, Maibach HI. *J Invest Dermatol* 1976; 67: 518.
8. Bronaugh RL. In *Methods for Skin Absorption.* Kemppainen BW, Reifenrath WG, eds. Boca Raton, FL: CRC Press, 1990, p 61.
9. Mershon MM, Callahan JF. In *Animal Models in Dermatology.* Maibach HI, ed. Edinburgh: Churchill Livingstone, 1975, p 36.
10. Lorenzetti OJ. *Ibid,* p. 212.
11. Maibach HI, *Ibid,* p. 221.

12. Niemiec SM, *et al. Drug Delivery 4*: 33, 1997.
13. Ostrenga J, Steinmetz C, Poulsen B. *J Pharm Sci* 1971; 60: 1175.
14. Flynn GL, Weiner ND, et al. *Int J Pharm* 1989; 55: 229.
15. Flynn GL. In *Topical Drug Bioavailability, Bioequivalence, and Penetration*. Shah VP, Maibach HI, eds. New York: Plenum Press, 1993, p 369.
16. Walters KA. In *Transdermal Drug Delivery*. Hadgraft J, Guy RH, eds. New York: Dekker, 1989, p 197.
17. Ghosh TK, Banga AK. *Pharm Technol* 1993; 17(4): 62; 1993; 17(5): 68.
18. Scheuplein RJ, Ross LW. *J Soc Cosmet Chem* 1970; 21: 853.
19. Christophers E, Kligman AM. In *Advances in the Biology of Skin*, vol 6. Montagna W, ed. Oxford: Pergamon, 1965, p 163.
20. Benowitz NL, *et al. Clin Pharmacol Ther* 1992; 52: 223.
21. Roskos KV, Maibach HI, Guy RH. *J Pharmacokin Biopharm* 1989; 17: 617.
22. Sloan KB, Bodor N. *Int J Pharm* 1982; 12: 299.
23. Banga AK, Chien YW. *J Control Rel* 1988; 7: 1.
24. Burnette RR. In *Transdermal Drug Delivery*. Hadgraft J, Guy RH, eds. New York: Dekker, 1989, p 247.
25. Hsu C-S, Block LH. *Pharm Res* 1996; 13: 1865.
26. Ghosh TK, Banga AK. *Pharm Technol* 1993; 17(3): 72.
27. Balsam MS, Sagarin E, eds. *Cosmetics Science and Technology*, 2nd ed, vol 1. New York: Wiley-Interscience, 1972, p 205.
28. Henry S, *et al. J Pharm Sci* 1998; 87: 922.
29. Lorenzetti OJ, Wernet TC. *Dermatologica* 1977; 154: 244-
30. Wood E, Wilson CG, Hardy JG. *Int J Pharm* 1985; 25: 191.
31. Bottger WM, *et al. J Pharmacokinet Biopharm* 1990; 18: 1.
32. Abd-El-Maeboud KH, *et al. Lancet* 1991; 338: 798.
33. Tukker JJ, de Blaey CJ, Charbon GA. *Pharm Res* 1984; 1: 173.
34. Lowenthal W, Borzelleca JF. *J Pharm Sci* 1965; 54: 1790.
35. Parrott EL. *Ibid* 1971; 60: 867.
36. Benziger DP, Edelson J. *Drug Metab Rev* 1983; 14: 137.
37. Patel LG, Warrington SJ, Pearson RM. *Br Med J* 1983; 287: 1247.
38. Roffe BD, Zimmer RA, Derewicz HJ. *AJHP* 1977; 34: 1344-
39. Allen LV, Stiles ML. *US Pharm* 1988; 13(1): 16.
40. Collins AP, Hohmann JR, Zopf LC. *Am Prof Pharm* 1957; 23: 231.
41. Snipes WC. US Pat 5,004,601, Apr 2, 1991.
42. Davis H. *Bentley's Text-Book of Pharmaceutics*, 7th ed. London: Bailliere, Tindall & Cox, 1961, p 569.
43. Buchi J. *Pharm Acta Helv* 1940; 20: 403.

BIBLIOGRAFIA

Chien YW, ed. *Transdermal Controlled Systemic Medications*. New York: Dekker, 1987.

Chien YW. *Novel Drug Delivery Systems*, 2nd ed. New York: Dekker, 1992.

Flynn GL. In *Topical Drug Bioavailability, Bioequivalence, and Penetration*. Shah VP, Maibach HI, eds. New York: Plenum Press, 1993, p 369.

Frost P, Gomez EC, Zaias N. *Recent Advances in Dermatopharmacology*. New York: Spectrum Publ, 1978.

Glas B, deBlaey CJ, eds. *Rectal Therapy*. Barcelona: JR Prous, 1984.

Guy RH, Hadgraft J. In *Models in Dermatology*, vol 2, 5. Maibach H, Lowe R, eds. Basel: Karger, 1985, p 170.

Higuchi T. *J Soc Cosmet Chem* 1960; 11: 85.

Hoover JE, ed. *Dispensing of Medication*, 8th ed. Easton, PA: Mack Publ Co, 1976.

International Cosmetic Ingredient Dictionary. Wenninger JA, ed. Baltimore: The Cosmetic, Toiletry and Fragrance Assoc, 1998.

Kemppanien BW, Reifenrath WG, eds. *Methods for Skin Absorption*. Boca Raton, FL: CRC Press, 1990.

Maibach HI. *Animal Models in Dermatology*. Edinburgh: Churchill Livingstone, 1975.

Mier PD, Cotton DWK. *The Molecular Biology of Skin*. Oxford: Blackwell, 19xx.

Montagna W, Parrakkal PF. *The Structure and Function of the Skin*, 3rd ed. New York: Academic Press, 1974.

Marples MJ. *The Ecology of the Human Skin*. Springfield, IL: Thomas, 1965.

Scranton AB, Peppas NA. *Adv Drug Del Rev* 1993; 11: 1.

Walters KA. In *Transdermal Drug Delivery*. Hadgraft J, Guy RH. New York: Dekker, 1989, p 197.

Wester RC, Maibach HI. *Clin Pharmakinet* 1992; 23: 253.

CAPÍTULO **45**

Formas Farmacêuticas Sólidas por Via Oral

Edward M Rudnic, PhD
Vice President, Pharmaceutical Research and Development
Pharmavene, Inc
Gaithersburg, MD 20878

Joseph D Schwartz, PhD
Burroughs-Wellcome Fund Professor of Pharmaceutics
Director of Industrial Pharmacy Research
Philadelphia College of Pharmacy
University of the Sciences in Philadelphia
Philadelphia, PA 19104

As substâncias medicamentosas são administradas principalmente por via oral por meio de formas farmacêuticas em comprimidos e cápsulas. Os métodos de produção em grande escala usados para a preparação dessas substâncias, descritos mais adiante neste capítulo, exigem a presença de outros materiais além dos ingredientes ativos. Alguns suplementos podem ser incluídos nas formulações para facilitar a manipulação, realçar a aparência física, melhorar a estabilidade e ajudar a liberação do medicamento na corrente sangüínea após sua administração. Esses ingredientes supostamente inertes, bem como os métodos de produção empregados, mostraram, em alguns casos, que podem influenciar a absorção ou a biodisponibilidade das substâncias medicamentosas.[1] Portanto, é muito importante que se tome cuidado na seleção e na avaliação dos complementos e métodos de preparação para garantir que os objetivos da liberação do medicamento e a eficácia terapêutica do ingrediente ativo não sejam reduzidos.

Em um limitado número de casos, foi demonstrado que a solubilidade da substância medicamentosa e outras características físico-químicas influenciaram sua viabilidade fisiológica a partir de uma forma farmacêutica sólida. Essas características incluem o tamanho da partícula, se é amorfa ou cristalina, se é solvatada ou não-solvatada, e sua forma polimórfica. Após se obterem formulações clinicamente eficazes, essas variações entre as unidades de formas farmacêuticas de um determinado lote, bem como as diferenças dos lotes entre si, devem ficar reduzidas ao mínimo possível por meio de controles apropriados do processo e de práticas de fabricação corretas. O reconhecimento da importância da validação tanto dos equipamentos como dos processos acentuou imensamente a segurança na capacidade de reprodução das formulações. Justamente nessas áreas é que está havendo um enorme progresso, com a percepção de que a produção em grande escala satisfatória de um comprimido ou cápsula depende não apenas da disponibilidade de uma formulação clinicamente eficaz mas também dos materiais brutos, das instalações, de pessoal especializado, da documentação, de processos e equipamentos válidos e da embalagem e dos controles usados durante e após a preparação (Fig. 45.1).

COMPRIMIDOS

Os comprimidos podem ser definidos como formas farmacêuticas sólidas contendo substâncias medicamentosas com ou sem diluentes adequados e preparados por compressão ou por métodos de moldagem. Seu uso se tornou muito difundido a partir do final do século 19, e sua popularidade continua em alta. Acredita-se que o termo *comprimido por compressão* tenha sido usado pela primeira vez por John Wyeth e Irmão da Filadélfia. Durante o mesmo período, eram introduzidos comprimidos moldados, usados como comprimidos *hipodérmicos* para a preparação extemporânea de soluções para injeções. Os comprimidos permanecem populares como forma farmacêutica pelas vantagens oferecidas tanto para o fabricante (p. ex., simplicidade e economia da preparação, estabilidade e conveniência da embalagem, envio e distribuição), como para o paciente (p. ex., segurança da dosagem, tamanho reduzido, facilidade de ser carregado, suavidade de gosto e facilidade de administração).

Embora a abordagem mecânica básica da fabricação dos comprimidos tenha permanecido a mesma, a tecnologia da fabricação dos comprimidos passou por uma grande evolução. Esforços são feitos continuamente no sentido de se compreender mais claramente as características físicas da densidade do pó e os fatores que influenciam a disponibilidade da substância medicamentosa a partir da forma farmacêutica após a administração oral. Os equipamentos para o preparo de comprimidos continuam a evoluir no que se refere à rapidez de produção e à uniformidade dos comprimidos. Avanços recentes na tecnologia dos comprimidos passaram por revisões.[2-13]

Embora geralmente tenham a forma de disco, os comprimidos também podem ser redondos, ovais, oblongos, cilíndricos ou triangulares. Eles podem variar muito quanto à forma e ao peso, dependendo da quantidade de substância medicamentosa presente e do método de administração pretendido. São divididos em duas classes gerais, conforme sejam feitos por compressão ou por moldagem. Os comprimidos normalmente são preparados por meio de métodos de produção de grande escala, enquanto os comprimidos moldados normalmente envolvem operações de pequena escala. Os vários tipos de comprimidos e as abreviações usadas como referência a eles estão relacionados a seguir:

COMPRIMIDOS POR COMPRESSÃO (CT)

Esses comprimidos são formados por compressão e não contêm nenhuma cobertura especial. São feitos de materiais em pó, cristalinos ou granulares, usados isoladamente ou em combinação com ligantes, agentes de decomposição, polímeros de liberação controlada, lubrificantes, diluentes e em muitos casos corantes.

Comprimidos Revestidos de Açúcar (SCT) — São comprimidos contendo um revestimento de açúcar. Esses revestimentos podem ser coloridos e ajudam a cobrir substâncias medicamentosas dotadas de sabor ou odor desagradáveis e a proteger materiais sensíveis ao processo de oxidação.

Comprimidos Revestidos com Película (FCT) — São comprimidos cobertos com uma fina camada ou película feita de material hidrossolúvel. Pode-se usar uma série de polímeros com propriedades formadoras de película. A cobertura com a película confere as mesmas características gerais da camada de açúcar, com a vantagem adicio-

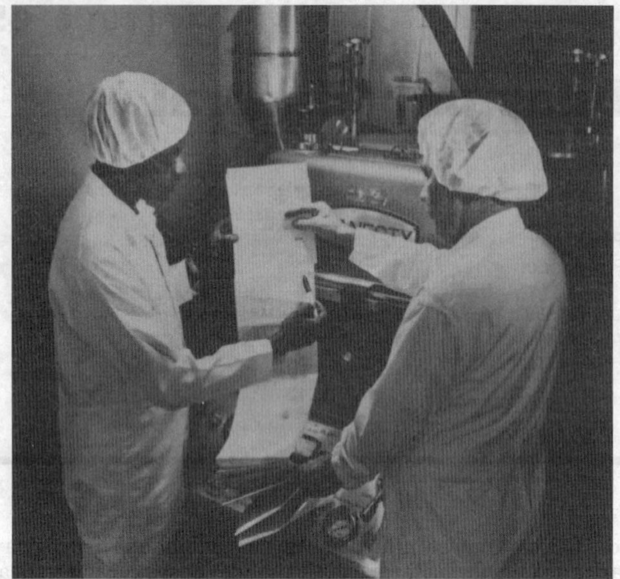

Fig. 45.1 Operadores da prensa de comprimidos checando o registro do lote de acordo com as Boas Práticas de Fabricação Vigentes. (Cortesia, Lilly.)

nal de necessitar de um tempo muito menor de preparo, já que a operação para as camadas de açúcar exige um tempo muito maior.

Comprimidos de Revestimento Entérico (ECT) — São comprimidos revestidos com substâncias que resistem às secreções gástricas, mas que se desintegram no intestino. Os revestimentos entéricos podem ser usados para aqueles comprimidos que contêm substâncias medicamentosas que são desativadas ou destruídas no estômago, ou que irritam a mucosa, ou como um meio de liberação prolongada da medicação.

Comprimidos Múltiplos (MCT) — São comprimidos feitos por mais de um ciclo de compressão.

Comprimidos em Camadas — Esses comprimidos são preparados comprimindo-se a granulação de um comprimido adicional sobre uma granulação comprimida anteriormente. A operação pode ser repetida para produzir comprimidos com duas ou três camadas. São necessárias prensas especiais para comprimidos para a produção de comprimidos em camadas, como a prensa Versa (*Stokes/Pennwalt*).

Comprimidos com Camada Prensada — Esses comprimidos, também chamados de revestidos a seco, são preparados colocando-se comprimidos previamente comprimidos em uma máquina especial de fazer comprimidos e comprimindo-se outra camada de granulação ao redor dos comprimidos já feitos. Possuem todas as vantagens dos comprimidos, ou seja, são feitos em série, sulcados, dotados de monogramas, taxa de desintegração, etc., e ao mesmo tempo retêm os atributos dos comprimidos cobertos com açúcar de mascarar o sabor da substância medicamentosa nos comprimidos centrais. Um exemplo de prensa de fazer comprimidos de camadas prensadas é a *Manesty* Drycota. Os comprimidos de revestimento prensado também podem ser usados para separar substâncias medicamentosas incompatíveis; além disso, podem propiciar um meio de dar um revestimento entérico aos comprimidos centrais. Os dois tipos de comprimidos múltiplos vêm sendo usados amplamente no projeto das formas farmacêuticas de ação prolongada.

Comprimidos de Liberação Controlada — Os comprimidos podem ser formulados para liberar o medicamento lentamente durante um longo período de tempo. Assim, essas formas farmacêuticas são chamadas de formas farmacêuticas de *liberação prolongada* ou de *liberação sustentada*. Esses comprimidos (bem como as versões em cápsulas) podem ser classificados em três tipos: (1) os que respondem a determinadas condições fisiológicas para liberar o medicamento, como os revestimentos entéricos; (2) os que liberam o medicamento de uma maneira relativamente estável e controlada; e (3) os que juntam as combinações dos mecanismos para liberar *pulsos* do medicamento, como os comprimidos de efeito repetido. O desempenho desses sistemas é descrito com maiores detalhes no Cap. 47.

Comprimidos para Solução — Os comprimidos a serem usados para preparo de soluções ou que conferem características específicas às soluções devem ser rotulados para indicar que não devem ser engolidos. Alguns exemplos desses comprimidos incluem os Comprimidos de Halazone para Solução e os Comprimidos de Permanganato de Potássio para Solução.

Comprimidos Efervescentes — Além das substâncias medicamentosas, esses comprimidos contêm bicarbonato de sódio e um ácido orgânico como o ácido tartárico ou cítrico. Na presença de água, esses complementos reagem, liberando dióxido de carbono, que age como um desintegrador e produz efervescência. Com exceção da pequena quantidade de lubrificantes presente, os comprimidos efervescentes são solúveis.

Supositórios Comprimidos ou Comprimidos para Serem Introduzidos — Ocasionalmente, alguns supositórios vaginais, como os Comprimidos de Metronidazol, são preparados por compressão. Os comprimidos para essa aplicação normalmente contêm lactose como diluente. Nesse caso, bem como para qualquer tipo de comprimido destinado a outra forma de administração que não seja através do ato de engolir, o rótulo deve indicar a maneira que o medicamento deve ser usado.

Comprimidos Bucais e Sublinguais — São comprimidos pequenos, achatados e ovais. Os comprimidos destinados à administração bucal através da inserção na cavidade bucal podem dissolver-se ou desgastar-se lentamente; portanto, são formulados e comprimidos com pressão suficiente para formarem um comprimido duro. Os Comprimidos de Progesterona podem ser administrados dessa forma.

Alguns métodos mais novos usam comprimidos que derretem à temperatura do corpo. A matriz do comprimido é solidificada, embora o medicamento esteja em solução. Depois de derreter, o medicamento fica automaticamente em solução e disponível para ser absorvido, eliminando assim o processo de dissolução, um passo que limita a taxa de absorção dos compostos pouco solúveis. Os comprimidos sublinguais, como aqueles que contêm nitroglicerina, cloridrato de isoproterenol ou tetranitrato de eritritil, são colocados debaixo da língua. Os comprimidos sublinguais se dissolvem rapidamente, e as substâncias medicamentosas são absorvidas prontamente nessa forma de administração.

COMPRIMIDOS MOLDADOS OU TRITURADOS (TT)

Os Comprimidos Triturados normalmente são feitos de um material úmido, usando-se um molde de triturar que lhes dá a forma de secções talhadas de um cilindro. Esses comprimidos devem ser completa e rapidamente solúveis. O problema que surge da compressão desses comprimidos é a falha em encontrar-se um lubrificante que seja completamente solúvel em água.

Comprimidos de Fornecimento (DT) — Esses comprimidos fornecem uma quantidade conveniente do medicamento potente que pode ser incorporada prontamente em pós e líquidos, evitando assim a necessidade de pesar pequenas quantidades. Esses comprimidos servem basicamente como uma conveniência para compostos feitos extemporaneamente e não devem ser fornecidos como uma forma farmacêutica.

Comprimidos Hipodérmicos (HT) — Os comprimidos hipodérmicos são macios, prontamente solúveis, e originalmente foram usados para o preparo de soluções a serem injetadas. Como atualmente existem soluções parenterais disponíveis para a maior parte das substâncias medicamentosas, não há justificativa para o uso de comprimidos hipodérmicos para injeções. Essa aplicação deve ser desencorajada, desde que as soluções resultantes não são esterilizadas. Continuam sendo feitas grandes quantidades desses comprimidos, mas para administração oral. Nenhum tipo de comprimido hipodérmico chegou a ser reconhecido pelos compêndios oficiais.

Comprimidos por Compressão (CT)

Para substâncias medicinais, com ou sem diluentes, a serem feitas em formas farmacêuticas sólidas com pressão usando-se o equipamento disponível, é necessário que o material, na forma cristalina ou em pó, possua uma série de características físicas. Essas características incluem capacidade de fluir livremente, capacidade de coesão e lubrificação. O ideal seria que os ingredientes como os desintegradores, projetados para dispersar o comprimido nos fluidos gastrointestinais (GI), e os polímeros de liberação controlada, projetados para retardar a liberação do medicamento, possuíssem essas características ou não interferissem com as características do desempenho desejável dos outros excipientes. Como a maioria dos materiais não tem nenhuma ou tem apenas algumas dessas propriedades, os métodos de formulação e de preparação dos comprimidos foram desenvolvidos para conferir essas características almejadas ao material que será compactado nos comprimidos.

A unidade mecânica básica de todo equipamento de compressão de comprimidos inclui um compressor inferior que se encaixa no fundo

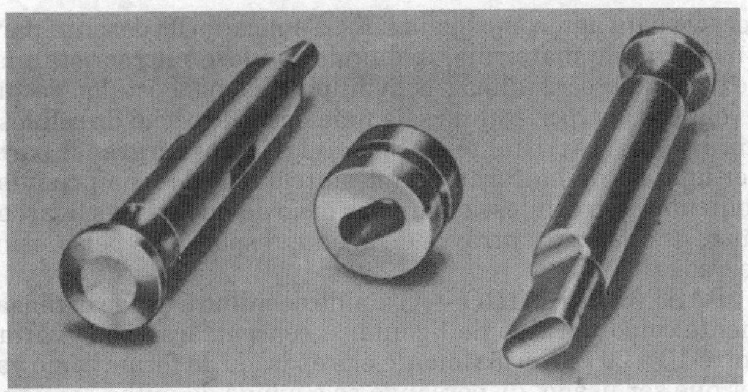

Fig. 45.2 Unidade mecânica básica para a compressão de comprimidos: compressor inferior, matriz e compressor superior. (Cortesia, Vector/Colton.)

de uma matriz e um compressor superior, com ponta da mesma forma e dimensões, que penetra na cavidade da matriz, vindo de cima, após a cavidade da matriz ser preenchida com o material que será compactado em comprimido (veja Fig. 45.2). O comprimido é formado pela pressão aplicada nos compressores, e em seguida ejetado da matriz. O peso do comprimido é determinado pelo volume de material que preenche a cavidade da matriz. Portanto, a capacidade da granulação em fluir livremente na matriz é importante para assegurar um preenchimento uniforme, bem como o movimento contínuo da granulação a partir da fonte de suprimento ou depósito alimentador. Se a granulação do comprimido não possuir propriedade de coesão, o comprimido após a compressão vai se esfarelar ou esmigalhar durante a manipulação. Como os compressores devem mover-se com facilidade dentro da matriz e o comprimido deve ser ejetado prontamente das faces do ponteiro, o material deve ter um grau de lubrificação para minimizar a fricção e permitir a remoção dos comprimidos.

Há três métodos gerais de preparação de comprimidos: o método de granulação molhado, o método de granulação a seco e a compressão direta. O método de preparo e os ingredientes a serem acrescentados são selecionados para conferir as características físicas desejadas à formulação do comprimido, permitindo a compressão rápida dos comprimidos. Depois da compressão, os comprimidos devem ter uma série de atributos adicionais, como por exemplo aparência, resistência, capacidade de desintegração, características de dissolução apropriadas e uniformidade. Esses atributos também são influenciados tanto pelo método de preparo como pelos materiais acrescentados presentes na formulação. Na preparação dos comprimidos, o formulador também deve estar ciente do efeito que os ingredientes e os métodos de preparo possam ter sobre a viabilidade dos ingredientes ativos e, portanto, sobre a eficácia terapêutica da forma farmacêutica. Em resposta a pedido feito por médicos para que mudassem o comprimido de dicumarol de forma que este pudesse ser quebrado mais facilmente, uma empresa canadense reformulou o remédio, fazendo um grande comprimido com um entalhe. O uso subseqüente do comprimido, contendo a mesma quantidade da substância medicamentosa do antigo comprimido, resultou em queixas de que doses maiores que as usuais se tornaram necessárias para produzir o mesmo efeito terapêutico. Por outro lado, relatos na literatura indicam que a reformulação do comprimido de digoxina que já estava no mercado resultou em um comprimido que, embora contivesse a mesma quantidade da substância medicamentosa, dava a resposta clínica desejada com a metade de sua dose original. Métodos e princípios capazes de serem usados para estimar os efeitos dos excipientes e complementos sobre a absorção do medicamento foram submetidos a revisão.[2,14,15] Veja Caps. 38, 53 e 58.

INGREDIENTES DOS COMPRIMIDOS

Além do ingrediente ativo ou terapêutico, os comprimidos contêm uma série de materiais inertes, os quais são conhecidos como aditivos ou *excipientes*. Eles podem ser classificados de acordo com o papel que desempenham no comprimido acabado. O primeiro grupo compreende aqueles que ajudam a conferir características satisfatórias de processamento e compressão à formulação. Essas características incluem os diluentes, os ligantes, os fluidificantes e os lubrificantes. O segundo grupo das substâncias acrescidas ajuda a dar as características físicas adicionais desejáveis ao comprimido acabado. Incluídos nesse grupo estão os desintegradores, corantes e, no caso dos comprimidos mastigáveis, sabores e agentes adoçantes, e, no caso dos comprimidos de liberação controlada, polímeros ou graxas ou outros materiais destinados a retardar a solubilidade.

Embora o termo *inerte* tenha sido aplicado em referência a esses materiais acrescentados, fica cada vez mais evidente que existe uma importante relação entre as propriedades dos excipientes e as formas de dosagem que os contêm. Estudos feitos antes das formulações demonstram a influência que esses materiais têm sobre a estabilidade, a biodisponibilidade e os processos pelos quais as formas farmacêuticas são preparadas. A necessidade de se obterem mais informações e de se usarem padrões para os excipientes já foi reconhecida numa reunião da Academy of Pharmaceutical Sciences e do Council of the Pharmaceutical Society da Grã-Bretanha. O resultado é chamado de *Handbook of Pharmaceutical Excipients*. Essa referência é atualmente distribuída por todo o planeta.[16]

Diluentes

Normalmente, a dose individual do ingrediente ativo é pequena, e uma substância inerte é acrescentada para aumentar o volume e fazer com que o comprimido fique com tamanho prático para a compressão. Os comprimidos de dexametasona contêm 0,75 mg de esteróide por comprimido; portanto, óbvio é que deve haver acréscimo de outro material para tornar exeqüível a feitura do comprimido. Os diluentes usados para esse propósito incluem o fosfato dicálcico, o sulfato de cálcio, lactose, celulose, caulim, manita, cloreto de sódio, amido desidratado e açúcar em pó. Certos diluentes, como a manita, a lactose, o sorbitol, a sacarose e o inositol, quando presentes em quantidade suficiente, podem conferir a alguns comprimidos propriedades que permitem a sua desintegração na boca pela mastigação. Esses comprimidos são chamados normalmente de *comprimidos mastigáveis*. Depois de mastigados, os comprimidos preparados adequadamente para esse uso se desintegram homogeneamente a uma taxa satisfatória, têm sabor e sensação agradáveis e não deixam gosto ruim na boca. Os diluentes usados como excipientes para fórmulas de compressão direta foram submetidos a um processamento prévio que lhes conferiu fluidez e capacidade de compressão. Esses assuntos são discutidos sob o título de *Compressão Direta*, mais adiante.

A grande parte dos formuladores de comprimidos de liberação imediata tende a usar sistematicamente um ou dois diluentes entre o grupo acima em suas formulações de comprimidos. Normalmente, são selecionados tendo como base a experiência e fatores relacionados ao custo. Entretanto, na formulação dos novos agentes terapêuticos, deve ser considerada a compatibilidade dos diluentes com o medicamento; por exemplo, ficou demonstrado que sais de cálcio usados como diluentes para o antibiótico de largo espectro tetraciclina interferem com a absorção do medicamento no trato GI. Quando as substâncias medicamentosas têm baixa solubilidade em água, recomenda-se que sejam usados diluentes solúveis em água para evitar possíveis problemas de biodisponibilidade. Substâncias altamente adsorventes, como por exemplo bentonita e caulim, devem ser evitadas para a feitura de comprimidos de medicamentos usados clinicamente em dosagens pequenas, como os glicosídios cardíacos, alcalóides e os estrogênios sintéticos. Essas substâncias medicamentosas podem ser adsorvidas após a administração. A combinação de bases de amina com lactose, ou sais de amina com lactose na presença de um lubrificante alcalino, resulta em comprimidos que desbotam com o tempo.

A celulose microcristalina (Avicel) normalmente é usada como um excipiente nas fórmulas de compressão direta. Entretanto, ficou comprovado que sua presença em concentrações de 5 a 15% em granulações molhadas facilita os processos de granulação e desidratação no sentido de minimizar o endurecimento e reduzir o aparecimento de manchas escuras no comprimido.

Muitos ingredientes são usados para vários propósitos diferentes, mesmo dentro da mesma formulação; por exemplo, o amido de milho pode ser usado como ligante na forma de pasta. Quando acrescentado no medicamento ou na forma de suspensão, torna-se um bom desintegrador. Mesmo que essas duas aplicações sejam para obter objetivos opostos, algumas fórmulas de comprimidos usam amido de milho das duas maneiras. Em algumas fórmulas de liberação controlada, o polímero hidroxipropilmetilcelulose (HPMC) é usado tanto como um auxiliar para prolongar a liberação do comprimido como também como formador de película no revestimento do comprimido. Portanto, grande parte dos excipientes usados para formular comprimidos e cápsulas tem muitas aplicações, sendo necessária uma total compreensão sobre suas propriedades e limitações para que sejam usados de forma sensata.

Ligantes

Os agentes usados para conferir qualidades coesivas ao material em pó são chamados de ligantes ou granuladores. Eles conferem o poder de coesão à formulação do comprimido, garantindo a este a capacidade de permanecer intacto após a compressão, como também melhoram as qualidades de boa fluidez pela formulação de grânulos de consistência e tamanho desejados. Os materiais normalmente usados como ligantes incluem o amido, a gelatina e açúcares como sacarose, glucose, dextrose, melaço e lactose. As resinas naturais e sintéticas que já foram usadas incluem acácia, alginato de sódio, extrato de musgo irlandês, goma de panwar, goma de ghatti, mucilagem de folhas de isapol, carboximetilcelulose, metilcelulose, polivinilpirrolidona, Veegum e arabogalactano de lariço. Outros agentes que podem ser considerados ligantes sob determinadas circunstâncias são polietileno glicol, etilcelulose, graxas, água e álcool.

A quantidade de ligante a ser usada influencia consideravelmente as características dos comprimidos. O uso de muita quantidade de ligante ou de um ligante forte demais produz um comprimido duro demais que não vai conseguir desintegrar-se facilmente e que vai desgastar os compressores e as matrizes. As diferenças nos ligantes usados para os comprimidos de tolbutamida resultaram em diferenças nos efeitos hipoglicemiantes observadas clinicamente. Os materiais que não têm qualidades próprias de coesão vão necessitar de um ligante mais forte do que os materiais com essas qualidades. O álcool e a água não são ligantes no verdadeiro sentido da palavra, mas, por sua ação solvente em alguns ingredientes como lactose, amido e celuloses, eles transformam o material em pó em grânulos e a umidade residual retida capacita os materiais a aderirem entre si quando comprimidos.

Os ligantes são usados tanto em forma de solução como em forma desidratada, dependendo dos outros ingredientes na formulação e no método de preparo. Entretanto, vários tipos de amidos *pré-gelatinizados* disponíveis são destinados a serem acrescentados na forma desidratada, de modo que só a água pode ser usada como solução para granular. A mesma quantidade de ligante na solução será mais eficaz do que se ele fosse disperso na forma desidratada e umedecido com o solvente. Com esse último procedimento, o agente de ligação não é tão eficaz para alcançar e umedecer cada uma das partículas dentro da massa de medicamentos em pó. Cada uma das partículas da mistura em pó tem um revestimento de ar adsorvido em sua superfície, e é essa película que deve ser penetrada antes que os medicamentos em pó sejam umedecidos pela solução ligante. Depois de molhar, é necessário um certo período de tempo para que o ligante se dissolva completamente e esteja completamente viável para uso. Como as substâncias em pó diferem quanto à facilidade com que podem ser umedecidas e com a taxa de solubilização, é preferível incorporar o agente de ligar à solução. Por meio dessa técnica, é freqüentemente possível obter-se uma ligação eficaz com uma baixa concentração de ligante.

O método de compressão direta para preparar comprimidos (veja mais adiante) requer um material que não apenas tenha facilidade em fluir como também seja suficientemente coesivo para agir como ligante. Essa aplicação foi descrita para uma série de materiais, incluindo celulose microcristalina, dextrose microcristalina e polivinilpirrolidona. Postulou-se que a celulose microcristalina seja uma forma especial de celulose fibril na qual os cristalitos são mantidos juntos em grande parte por ligações de hidrogênio. A desintegração dos comprimidos contendo essa celulose ocorre por meio da quebra das ligações entre os cristalitos através do agente responsável pela desintegração.

PASTA DE AMIDO — O amido de milho é usado extensamente como um tipo de ligante. A concentração pode variar entre 10 a 20%. Normalmente é preparado da forma como vai ter que ser usado, dispersando-se o amido de milho em água gelada purificada suficiente para fazer uma suspensão entre 5 a 10% *p/p* e aquecendo-se em banho-maria, agitando-se continuamente até que se forme uma pasta translúcida. Já se observou que durante a formação da pasta nem todo o amido é hidrolisado. A pasta de amido então não é útil apenas como ligante mas também como um método para incorporar algum desintegrador dentro dos grânulos.

SOLUÇÃO DE GELATINA — A gelatina geralmente é usada como solução a 10 a 20%; as soluções de gelatina devem ser preparadas na hora em que são necessárias e usadas ainda mornas, caso contrário se solidificam. A gelatina é acrescentada à água fria purificada, permitindo que descanse até ficar hidratada. Em seguida é aquecida em banho-maria para ser dissolvida e a solução é composta até o volume final, tendo como base um determinado peso para conferir-lhe a concentração desejada.

SOLUÇÕES DE CELULOSE — Vários tipos de substâncias celulósicas foram usadas como ligantes na forma de solução. A hidroxipropilmetilcelulose (HPMC) é usada extensamente com esse propósito. Como é típico de uma série de celulósicos, a HPMC é mais solúvel em água fria do que quente. Também é mais dispersável em água quente do que em água fria. Portanto, para obter-se um bom gel, homogêneo e sem grumos ou caroços, é necessário acrescentar HPMC em água quente, quase fervendo, e, agitando-se sem parar, esfriar a mistura o mais rápido possível, atingindo a temperatura mais baixa possível. Outros celulósicos solúveis em água como a hidroxietilcelulose (HEC) e a hidroxipropilcelulose (HPC) foram usados com sucesso em soluções na forma de ligantes.

Nem todos os celulósicos são solúveis em água. A etilcelulose pode ser usada de maneira eficaz quando dissolvida em álcool ou na forma de um ligante desidratado que pode ser molhado com álcool. É usada como um ligante para materiais que são sensíveis à umidade.

POLIVINILPIRROLIDONA — PVP pode ser usada como solução aquosa ou alcoólica, e essa versatilidade tem aumentado a sua popularidade. As concentrações oscilam a partir de 2% e variam consideravelmente.

Pode-se observar que as soluções de ligantes normalmente são feitas em termos de peso em vez de volume. Isso capacita o formulador a determinar o peso dos sólidos que foram acrescentados à granulação do comprimido na solução para ligar. Isso se torna parte do peso total da granulação e deve ser levado em consideração para determinar o peso do comprimido por compressão, que vai conter a quantidade declarada do agente terapêutico.

Como se pode ver pela lista de ligantes neste capítulo, a grande parte dos ligantes modernos em solução é de polímeros. Por isso, o fluxo da capacidade de se dispersar dessas soluções se torna importante durante a seleção do equipamento adequado para granular. A reologia das soluções poliméricas é um assunto fascinante em todos os sentidos e deve ser considerada para esses materiais.

Lubrificantes

Os lubrificantes têm uma série de funções na fabricação do comprimido. Evitam a adesão do material do comprimido na superfície das matrizes e compressores, reduzem a fricção entre as partículas, facilitam a ejeção dos comprimidos da cavidade da matriz e podem melhorar a velocidade do fluxo da granulação do comprimido. Os lubrificantes mais usados normalmente incluem o talco, estearato de magnésio, estearato de cálcio, ácido esteárico, óleos vegetais hidrogenados e polietileno glicol (PEG). A maior parte dos lubrificantes, com exceção do talco, é usada em concentrações abaixo de 1%. Quando usado isoladamente, o talco pode requerer concentrações altas de até 5%. Os lubrificantes são, na maior parte dos casos, materiais hidrofóbicos. A seleção malfeita ou quantidades excessivas podem resultar em *impermeabilização* dos comprimidos, provocando má desintegração do comprimido e/ou dissolução prolongada da substância medicamentosa.

A adição do lubrificante adequado é altamente desejável se o material a ser transformado em comprimido tender a colar nos compressores e nas matrizes. Imediatamente após a compressão, a maior parte dos comprimidos tem a tendência de expandir-se e pode ficar colada e fixada no lado da matriz. A escolha do lubrificante adequado vai superar essa tendência de forma eficaz.

O método de acrescentar um lubrificante à granulação é importante para o material realizar sua função satisfatoriamente. O lubrificante deve ser bem dividido, passando-o através de uma malha de 60-100 feita com tecido de náilon para a granulação. No processo de produção, esse procedimento é chamado de *peneirar* o lubrificante. Após acrescentar o lubrificante, a granulação é sacudida ou mexida suavemente para distribuir o lubrificante sem cobrir muito bem as partículas ou quebrá-las em partículas menores. Há pesquisas que concluíram que a ordem de mistura dos lubrificantes e de outros excipientes pode ter um profundo efeito no desempenho da forma farmacêutica final. Por isso, a atenção para o processo de mistura propriamente dito é tão importante quanto a seleção dos materiais lubrificantes.

Essas variáveis do processo podem ser vistas na demora de um lubrificante em misturar-se numa granulação. A capacidade de se misturar em excesso pode afetar materialmente a dureza, o tempo de desintegração e o desempenho da dissolução dos comprimidos resultantes.

A quantidade de lubrificantes varia, podendo chegar a 0,1% e, em alguns casos, a até 5%. Costuma-se acrescentar os lubrificantes aos agentes de granular na forma de suspensões ou emulsões. Essa técnica serve para reduzir o número de procedimentos operacionais e assim reduzir o tempo de processamento.

Ao selecionar um lubrificante, deve-se dar a devida atenção à sua compatibilidade com o agente medicamentoso. Talvez o medicamento mais amplamente investigado seja o ácido acetilsalicílico. Diferentes talcos variaram significativamente a estabilidade da aspirina. O talco com alto teor de cálcio e com perda elevada na ignição foi associado a um aumento na decomposição da aspirina. Do ponto de vista da estabilidade, ficou demonstrado que a aceitação relativa dos lubrificantes de comprimidos para combinação com a aspirina diminui na seguinte ordem: óleo vegetal hidrogenado, ácido esteárico, talco e estearato de alumínio.

O problema principal na preparação de um comprimido solúvel em água é a seleção de um lubrificante satisfatório. Os lubrificantes solúveis considerados eficazes incluem o benzoato de sódio, uma mistura de benzoato de sódio e acetato de sódio, cloreto de sódio, leucina e Carbowax 4000. Entretanto, já foi sugerido que as formulações usadas para preparar comprimidos solúveis em água podem representar uma série de soluções conciliatórias entre a eficiência da compressão e a solubilidade em água. Embora o estearato de magnésio seja um dos lubrificantes mais amplamente usados, suas propriedades hidrofóbicas podem retardar a desintegração e a dissolução. Para superar essas características à prova de água, o sulfato lauril de sódio é às vezes incluído. Um composto que apresentou as propriedades lubrificantes do estearato de magnésio sem suas desvantagens é o sulfato lauril de magnésio. A segurança para usar essa substância em farmacologia ainda não foi determinada.

Fluidificantes

Um fluidificante é uma substância que melhora as características do fluxo da mistura em pó. Esses materiais sempre são acrescentados no estado em pó um pouco antes da compressão (ou seja, durante a etapa da lubrificação). O dióxido de silicone coloidal Cab-o-sil (*Cabot*) é o fluidificante mais comumente usado, e geralmente em baixas concentrações de 1% ou menos. O talco (sem amianto) também é usado e pode servir tanto como lubrificante quanto como fluidificante.

É especialmente importante otimizar a ordem do processo de adição e mistura desses materiais a fim de maximizar seus efeitos e de garantir que sua influência nos lubrificantes seja minimizada.

Desintegradores

Um desintegrador é uma substância ou mistura de substâncias acrescentada ao comprimido para facilitar sua dissolução ou desintegração depois da administração. O ingrediente ativo deve ser liberado da matriz do comprimido com a máxima eficiência possível para permitir sua rápida dissolução. Os materiais que servem como desintegradores foram classificados quimicamente como amidos, argilas, celuloses, alginas, resinas e polímeros de ligação cruzada.

Os desintegradores mais antigos e ainda os mais populares são o amido da batata e o amido de milho desidratados e convertidos em pó. O amido tem uma grande afinidade com a água e aumenta de volume quando umedecido, facilitando assim a ruptura da matriz do comprimido. Entretanto, outros sugeriram que seu efeito desintegrador nos comprimidos é decorrente mais de uma ação capilar do que do aumento do volume; a forma esférica dos grãos de amido aumenta a porosidade do comprimido, promovendo dessa maneira uma ação capilar. Sugerem-se 5% de amido, mas, caso se queira uma desintegração mais rápida, essa concentração pode ser aumentada para 10 a 15%. Embora se possa esperar que o tempo de desintegração diminua à medida que a porcentagem de amido no comprimido aumenta, parece que não é esse o caso em relação aos comprimidos de tolbutamida. Nesse caso, parece que há uma concentração de amido crítica para diferentes granulações dessa substância química. Quando se deseja seu efeito de desintegração, os amidos são acrescentados nas misturas em pó no estado desidratado.

Um grupo de materiais conhecidos como *superdesintegradores* ganhou em popularidade como agentes desintegradores. O nome vem dos baixos níveis (2 a 4%) em que são completamente eficazes. Substâncias como croscarmelose, crospovidona e glicolato de amido de sódio representam exemplos de uma celulose de ligação cruzada, um polímero de ligação cruzada e um amido de ligação cruzada, respectivamente.

O desenvolvimento desses desintegradores levou a novas teorias sobre os vários mecanismos pelos quais os desintegradores agem. O glicolato de amido de sódio aumenta de volume 7 a 12 vezes em menos de 30 segundos. A croscarmelose aumenta de 4 a 8 vezes em menos de 10 segundos. O amido aumenta igualmente em todas as três dimensões, enquanto a celulose aumenta apenas em duas dimensões, deixando o comprimento da fibra praticamente o mesmo. Como a croscarmelose é o agente desintegrador mais eficaz, postula-se que o ritmo, a intensidade e a extensão do aumento de volume desempenhem um papel importante nesses desintegradores que agem pelo mecanismo de aumentar de volume. O PVP de ligação cruzada aumenta pouco de volume, mas retorna rapidamente aos seus limites normais depois da compressão. Também postula-se que a ação capilar, ou *wicking*, seja um fator importante na capacidade do PVP de ligação cruzada de agir.[17-19]

Além dos amidos, uma enorme variedade de materiais vem sendo usada, os quais demonstram ser eficazes como desintegradores. Esse grupo inclui Veegum HV, metilcelulose, ágar, bentonita, celulose e produtos vegetais, esponja natural, resinas de intercambiador de cátions, ácido algínico, goma guar, polpa cítrica e carboximetilcelulose.[20] O sulfato láurico de sódio em combinação com amido também já demonstrou ser um desintegrador eficaz. Em alguns casos, supõe-se que a eficácia aparente dos surfactantes em melhorar a desintegração do comprimido seja decorrente de um aumento no ritmo de hidratação.

O agente desintegrador normalmente é misturado com os ingredientes ativos e com os diluentes antes da granulação. Em alguns casos, pode ser uma vantagem dividir o amido em duas partes: uma parte é acrescentada à fórmula em pó antes da granulação, e o restante é misturado com o lubrificante e acrescentado antes da compressão. Incorporado dessa forma, o amido serve para um duplo propósito; a porção acrescentada ao lubrificante dissolve rapidamente o comprimido em grânulos, e o amido misturado com os ingredientes ativos desintegra os grânulos em partículas menores. Já ficou demonstrado que o Veegum é mais eficaz como desintegrador nos comprimidos de sulfatiazol quando a maior parte da quantidade é acrescentada depois da granulação e apenas uma pequena quantidade antes da granulação. Da mesma forma, as argilas de montmorilonita mostraram-se bons desintegradores de comprimidos quando acrescentadas às granulações preparadas na forma de pó. São bem menos eficazes como desintegradores quando incorporadas dentro dos grânulos.

Outros fatores além da presença dos desintegradores podem afetar o tempo de desintegração dos comprimidos de forma significativa. Já foi demonstrado que o ligante, a dureza do comprimido e o lubrificante influenciam no tempo de desintegração. Assim, quando o formulador se depara com um problema referente à desintegração de um comprimido por compressão, a resposta pode não estar apenas na seleção e na quantidade do agente de desintegração.

O desprendimento do dióxido de carbono também é uma maneira eficaz de causar a desintegração dos comprimidos. Os comprimidos que contêm uma mistura de bicarbonato de sódio e um acidulante como o ácido tartárico ou ácido cítrico irão entrar em efervescência quando colocados em contato com a água. Acrescenta-se ácido o suficiente para produzir uma reação neutra ou levemente ácida quando a desintegração na água é rápida e completa. Uma desvantagem do uso do desintegrador do tipo efervescente é que esses comprimidos devem ser mantidos numa atmosfera seca o tempo todo durante a fabricação, o armazenamento e o empacotamento. Os comprimidos efervescentes solúveis são uma forma popular para administrar a aspirina e os agentes adoçantes não-calóricos.

Agentes Corantes

A coloração dos comprimidos não tem outra função a não ser tornar essa forma farmacêutica mais estética na aparência. A cor ajuda o fabricante a controlar o produto durante seu preparo, e também serve como meio de identificação para o usuário. A enorme diversidade no uso das cores nas formas farmacêuticas sólidas possibilita usar a cor como uma importante categoria no código de identificação desenvolvido pela AMA para estabelecer a identidade de um comprimido desconhecido em situações que surgem por um envenenamento.

Todos os corantes usados em farmacologia devem ser aprovados e receber o certificado da FDA. Por várias décadas, os corantes foram submetidos a padrões rígidos de toxicidade, e, como resultado, uma série de corantes foi *eliminada de uma lista* de cores aprovada pelo Food, Drug and Cosmetic Act (FD&C). Vários também foram incluídos. Os corantes atualmente aprovados nos Estados Unidos estão relacionados no Quadro 45.1. Cada país tem sua própria lista de corantes aprovados, e os formuladores devem considerar essa lista ao projetar produtos para o mercado internacional.[21]

Qualquer um entre os pigmentos solúveis em água, aprovados e licenciados pelo FD&C, ou misturas dos mesmos e suas lacas correspondentes, pode ser usado para tingir comprimidos. A laca de cor é a combinação, por adsorção, do pigmento solúvel em água num óxido hidratado de um metal pesado resultando na forma insolúvel do pigmento. Em alguns casos, múltiplos pigmentos são usados para dar um colorido propositadamente heterogêneo, salpicando os comprimidos. Os pigmentos disponíveis não satisfazem todos os critérios exigidos para se obter corantes farmacológicos ideais. A fotossensibilidade de vários dos corantes mais usados e de suas lacas tem sido investigada, bem como a proteção propiciada por uma série de vidros usados como recipientes para os comprimidos.

Quadro 45.1 Cores Aprovadas para Uso nos Estados Unidos em Formas Farmacêuticas Orais[a,b]

COR	OUTROS NOMES	ÍNDICE DE COR (CI 1971)	RESTRIÇÃO DE USO (EUA)
Vermelho 40 FD&C	Vermelho allura	16.035	Certificado da FDA sobre cada lote de corante
Vermelho 33 D&C	Fucsina ácida D Magdala red B	17.200	ADI 0-0,76 mg
Vermelho 36 D&C	Laranja alimentícia B	40.850	ADI 0-1,0 mg
Cantaxantinina	Eosina Y	45.380	Nenhuma
Vermelho 22 D&C	Floxina B	45.410	Certificado da FDA sobre cada lote de corante
Vermelho 28 D&C	Eritrosina	45.430	Certificado da FDA sobre cada lote de corante
Vermelho 3 D&C	Vermelho natural 4	75.470	Certificado da FDA sobre cada lote de corante
Extrato de cochonilha	Carmim		Nenhuma
Vermelho — óxido de ferro	—	77.491	ADI 0-5 mg ferro elemental
Amarelo 6 FD&C	Amarelo pôr-do-sol FCF Amarelo alaranjado 5	15.985	Nenhuma
Amarelo 5 FD&C	Tartrazina	19.140	Declaração no rótulo e certificado da FDA sobre cada lote do corante
Amarelo 10 D&C	Amarelo quinolina WS	47.005	Certificado da FDA sobre cada lote do corante
Beta-caroteno		40.800	
Amarelo — óxido de ferro	—	77.492	ADI 0-5 mg de ferro elemental
Azul 1 FD&C	Azul brilhante FCF	42.090	Certificado da FDA sobre cada lote do corante
Azul 2 FD&C	Indigotina Anil	73.015	Nenhuma
Verde 3 FD&C	Verde sólido FCF	42.035	Certificado da FDA sobre cada lote do corante
Preto — óxido de ferro	—	77.499	ADI 0-5 mg de ferro elemental
Caramelo	Açúcar queimado	—	Nenhuma
Dióxido de titânio		77.891	Nenhuma

[a]Abreviaturas: ADI, ingestão diária aceitável (por kg de peso corporal); CI, números dos índices de cor de 1971 (EUA); D&C, Drug and Cosmetic Dyes (Corantes de Cosméticos e de Medicamentos) (EUA); FD&C, Food, Drug and Cosmetic Dyes (Corantes de Alimentos, Medicamentos e de Cosméticos) (EUA); FDA, Food and Drug Administration (EUA).
[b]Como de fevereiro de 1988 e sujeito a revisão.

Outro enfoque para melhorar a fotoestabilidade dos pigmentos tem sido o uso de substâncias químicas que absorvem os raios ultravioleta nas formulações dos comprimidos com os pigmentos. A linha Di-Pac (*Amstar*) constitui uma série de açúcares coloridos de compressão direta disponíveis no mercado.

O método mais comum de acrescentar uma cor à formulação do comprimido é dissolver o pigmento na solução ligante antes do processo de granulação. Outro enfoque é adsorver o pigmento no amido ou no sulfato de cálcio a partir de sua solução aquosa; o pó resultante é desidratado e misturado com os outros ingredientes. Se as lacas insolúveis forem usadas, elas podem ser misturadas com os outros ingredientes desidratados. É comum, durante o processo de desidratação, as cores contidas em granulações úmidas migrarem, resultando na distribuição irregular da cor na granulação. Depois da compressão, os comprimidos vão ter uma aparência malhada em decorrência da distribuição irregular da cor. A migração das cores pode ser reduzida desidratando-se a granulação vagarosamente a temperaturas baixas e agitando-se a granulação enquanto seca. A afinidade de vários pigmentos solúveis em água, aniônicos, aprovados para amidos naturais já foi demonstrada; nesses casos, essa afinidade deve ajudar na prevenção da migração da cor.

Outros aditivos já demonstraram agir como inibidores da migração do pigmento. O tragacanto (1%), a acácia (3%), a atalpugita (5%) e o talco (7%) foram eficazes em inibir a migração do Azul N.º 1 do FD&C na lactose. Ao usar pigmentos em laca, o problema da migração da cor é evitado, já que as lacas são insolúveis. A prevenção da produção de manchas pode ser auxiliada também pelo uso de lubrificantes e de outros aditivos que foram coloridos de forma similar à granulação antes de serem usados. O problema das manchas fica maior à medida que a concentração dos corantes aumenta. As cores manchadas são uma característica indesejável comum a muitos comprimidos disponíveis no mercado.

Agentes Edulcorantes

Além da doçura propiciada pelo diluente do comprimido mastigável, como por exemplo manita ou lactose, os agentes adoçantes artificiais também podem ser incluídos. Antigamente, os ciclamatos, usados isoladamente ou em associação com sacarina, tiveram seu uso muito difundido. Com a proibição dos ciclamatos e da situação indefinida da sacarina, novos adoçantes naturais estão sendo buscados. Descobriu-se que o aspartame (*Searle*) tem aplicações em formulações farmacológicas. Os adoçantes que não os açúcares têm a vantagem de diminuir o volume da massa, considerando-se a quantidade de sacarose necessária para produzir os mesmos graus de doçura. Se estiverem presentes em pequenas quantidades, eles não afetam significativamente as características físicas da granulação do comprimido.

COMPACTAÇÃO DO PÓ

Os comprimidos se tornaram uma forma farmacêutica comercialmente viável e eficaz com a invenção de máquinas de fazer comprimidos. Em 1843, William Brockendon, inventor, autor, artista e relojoeiro britânico, recebeu a Patente Britânica #9977 por *Formatar Pílulas, Pastilhas em Forma de Losangos e Esmeril Negro por Pressão em Matrizes.*[22] Em cerca de 150 anos de fabricação de comprimidos, o processo básico continua o mesmo. O surpreendente é que os aperfeiçoamentos desenvolvidos foram apenas quanto à velocidade de fabricação e ao controle da qualidade.

O processo de compactação tem várias fases identificáveis. Como se pode ver na Fig. 45.3, quando os materiais em pó passam pela compressão (uma redução em volume), o primeiro processo que ocorre é uma consolidação dos materiais em pó. Durante essa fase de consolidação, as partículas

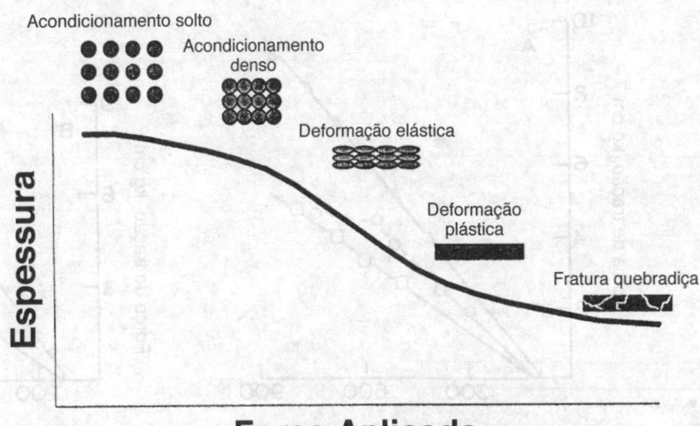

Fig. 45.3 Os estágios da compactação do pó.

em pó adotam uma ordem mais eficaz de acondicionamento. A segunda fase do processo de compactação é a deformação elástica ou reversível. Se a força fosse removida durante essa fase, o material em pó recuperaria completamente o estado de estar eficientemente acondicionado. Para a maior parte dos materiais em pó farmacológicos, essa fase dura pouco tempo e é difícil de ser identificada na maior parte das prensas de comprimidos. A terceira fase de compactação é a fase de deformação plástica ou irreversível da camada do material em pó. É a fase do processo de compactação considerada a mais crítica na formação do comprimido. Se for aplicada muita força ao material em pó, o material fica quebradiço. Se a força for aplicada muito rapidamente, podem ocorrer fraturas ou desunião durante o relaxamento da tensão.

Em 1950, Stewart relatou sobre a importância do fluxo plástico e sugeriu que, se um material tiver um fluxo plástico significativo sob compressão, terá mais probabilidade de formar uma substância compacta.[23] David e Augsburger avaliaram os dados relacionados à relação tensão-relaxamento, usando o modelo de Maxwell de comportamento viscoelástico na tentativa de quantificar a taxa da deformação plástica de alguns excipientes de compressão direta.[24] Jones usou o termo *tempo de contato* para descrever o período de tempo total para que um compressor em movimento aplique uma força detectável ao conteúdo durante o evento de compressão e descompressão, excluindo a ejeção.[25]

Rees e Rue avaliaram três parâmetros: a relação da tensão durante a compactação, o efeito do tempo de contato na densidade do comprimido e a taxa da aplicação da compressão diamétrica na deformação do comprimido.[26]

Jones[25] destacou várias técnicas para avaliar a compactabilidade dos materiais em pó. Devido à perfeição de sua revisão, esses parâmetros serão discutidos a seguir.

Força do Comprimido — Perfil da Pressão por Compressão

A maior parte dos formuladores usa a *resistência* do comprimido, ou força de tração, como medida da força de coesão de um comprimido. Mesmo com as prensas mais simples, é possível traçar a força de tração *versus* a força aplicada ao comprimido. A Fig. 45.4 ilustra esse gráfico. Esses gráficos podem ser úteis para identificar as forças capazes de causar fraturas e podem levar a uma avaliação rápida e tangível da compatibilidade da formulação. Entretanto, existem muitas limitações a esse método, desde que esses gráficos não são capazes de prever a *laminação* ou o *capeamento*. Além disso, a força de coesão de um comprimido pode mudar durante o armazenamento, tanto na direção positiva como na direção negativa.

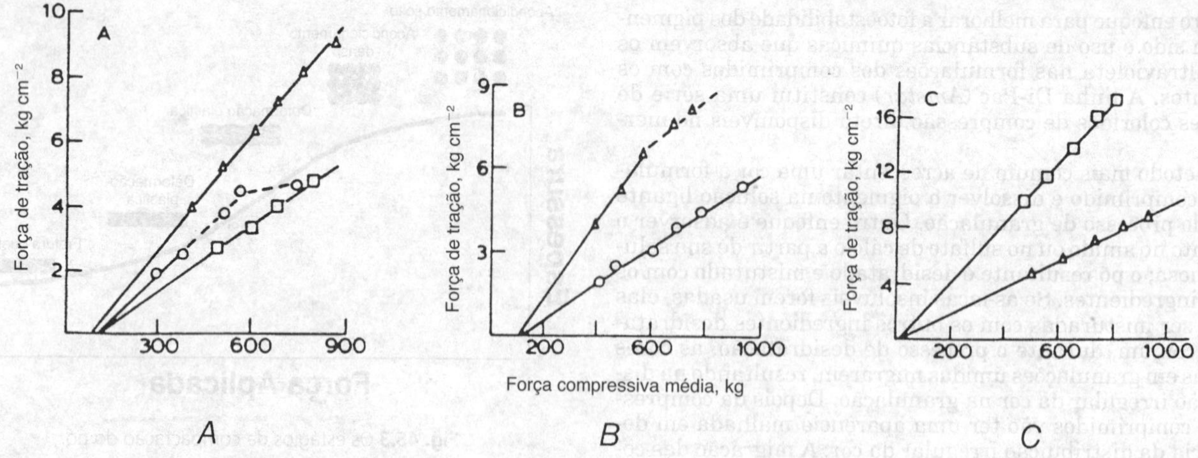

Fig. 45.4 Força de tração de compactos preparados a partir de diferentes formas de cristais. *A*: Barbitona (104-152 μm) —O, Forma I; □, Forma II; Δ, Forma III. *B*: Sulfatiazol (104-152 μm) —O, Forma I; Δ, Forma II. *C*: Aspirina (250-353 μm) —Δ, Forma I; □, Forma IV. (Cortesia, Summers *et al.*[27]).

Friabilidade do Comprimido

Esse teste será discutido mais adiante neste capítulo, havendo muitas sugestões sobre a maneira de ser realizado. Muitos formuladores acreditam que é um importante indicador da força de coesão, mas seu valor é limitado para prever falhas nesse campo.

Alterações na Densidade da Camada durante a Compressão

À medida que a tensão (força) aplicada aumenta, ocorre a deformação elástica e plástica das partículas, que resulta em fluxo plástico e em redução nos espaços vazios entre as partículas e dentro das partículas. O processo diminui a densidade compacta geral.

Para os sistemas altamente coesivos, a redução nos espaços vazios pode produzir uma substância compacta de força suficiente para inserção em cápsulas. Entretanto, a força de coesão inerente para a maioria dos medicamentos e excipientes não é adequada isoladamente para a fabricação de comprimidos.

A equação de Heckel é dada a seguir; *K* pode ser considerado igual à recíproca da pressão média aplicada, e *A* é uma função do volume compacto original e está relacionado ao adensamento e à reorganização das partículas antes da ligação.

$$\text{Log}\,[1/1(1 - D)] = KP + A$$

onde *D* é a densidade relativa à pressão *P*, e *K* e *A* são constantes.

Hersey e Rees[28] classificaram os gráficos de Heckel em duas categorias. A Fig. 45.5 mostra os dois tipos de gráficos de Heckel. O Tipo 2 difere do Tipo 1 no fato de que acima de uma determinada pressão ocorre uma relação linear simples independente da densidade inicial da camada. Isso é independente do tamanho da partícula e provavelmente seja decorrente da fragmentação das partículas e de sua subseqüente compactação pela deformação plástica. Para os materiais do Tipo 1, essa fratura não ocorre, mas as partículas adjacentes simplesmente deformam plasticamente.

A pressão em que ocorre uma transição nos gráficos para uma porção linear é aproximadamente igual à pressão mínima necessária para formar um compacto coeso.

Alterações na Área de Superfície Durante a Compressão

Os materiais em pó têm seu estado de acondicionamento alterado durante a compactação, e as partículas individuais se rompem e/ou se deformam plasticamente. Durante esse processo, a área da superfície dos materiais em pó e do material

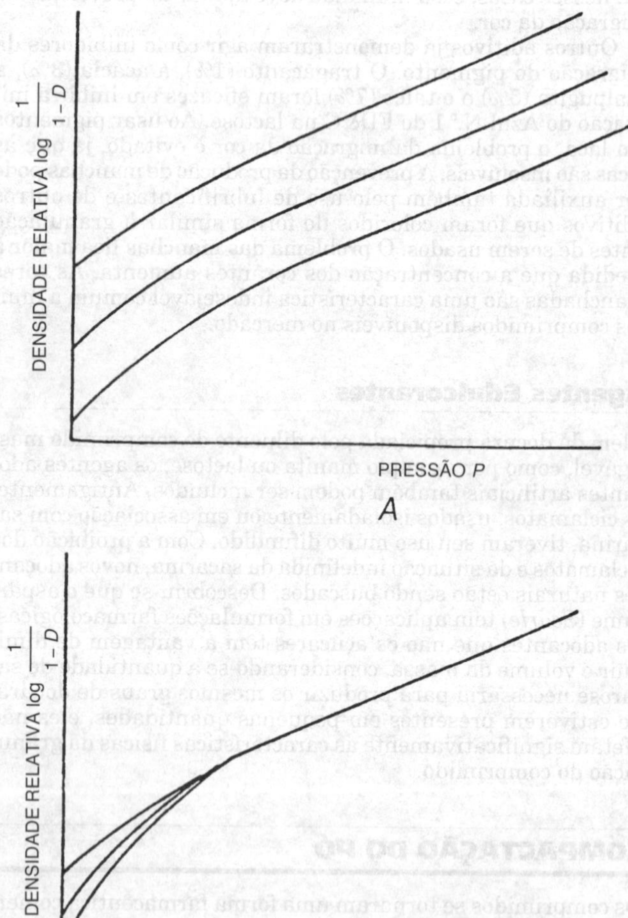

Fig. 45.5 Diagramas de Heckel. *A*: Tipo I; *B*: Tipo II. (Cortesia, Jones.[29])

compacto no todo muda. As técnicas convencionais de absorção do nitrogênio podem avaliar essas alterações. Embora o processo possa ser enfadonho, essas medidas podem fornecer um meio de examinar a tendência à laminação.

Relaxamento da Tensão

A técnica experimental consiste em manter o processo de compressão ao ponto de compressão máxima e observar a força de compressão durante vários períodos de tempo. Aumentando a duração desse período (tempo de espera), o fluxo plástico é maximizado e a força do comprimido aumenta.

Transmissões da Tensão durante a Compressão

Se as tensões no compressor superior, compressor inferior e nas paredes da matriz forem monitoradas, como mostra a Fig. 45.6, pode-se traçar um gráfico geral mostrando a relação entre essas forças. O limite elástico é alcançado no ponto *A*. No ponto *B*, a força aplicada é liberada, e a força transmitida na parede da matriz cai rapidamente. O compressor superior cessa de entrar em contato com o pó/compacto no ponto *C*, quando a força transmitida cai rapidamente para uma força residual, ponto *D*. A força necessária para ejetar o comprimido da matriz deve ser maior do que a força residual que o mantém na matriz. Portanto, as forças residuais tendem a ser proporcionais às forças de ejeção. Além disso, esses gráficos podem dar uma boa avaliação do componente elástico do processo de compactação de um material em pó.

Trabalho e Compactação

As curvas força-deslocamento (*F-D*) são úteis para determinar o *trabalho* envolvido em formar um compacto. As curvas, como as mostradas na Fig. 45.7,[29] representam o trabalho do processo de compressão, mas todos os compactos se expandem um pouco durante a descompressão, e essa força é transferida de volta para o compressor. Dessa forma, realizando-se uma segunda compressão do compacto, o segundo resultado pode ser subtraído do primeiro através da *curva corrigida F-D*. A curva corrigida representa o trabalho associado com a deformação plástica durante a compactação do material em pó, bem como uma determinação do trabalho de fricção da parede da matriz e do trabalho de deformação elástica.

MÉTODOS DE GRANULAÇÃO

Granulação Úmida

O método mais difundido e mais generalizado de preparação de comprimidos é o método de granulação úmido. Sua popularidade é decorrente da maior probabilidade de que a granulação satisfaça todos os requisitos físicos para a compressão de bons comprimidos. As principais desvantagens são a série de passos separados envolvidos, bem como o tempo e o trabalho necessários para conduzir o procedimento, especialmente em grande escala. Os passos no método úmido incluem pesagem, mistura, granulação, filtragem da massa úmida, secagem, filtragem a seco, lubrificação e compressão. Os equipamentos envolvidos dependem da quantidade ou do tamanho do lote. Os ingredientes ativos, diluentes e desintegradores são misturados ou combinados muito bem. Para pequenos lotes, os ingredientes podem ser misturados em recipientes de aço inoxidável ou pilões. As misturas de pequena escala também podem ser realizadas num pedaço grande de papel segurando as margens opostas e percutindo o material para trás e para a frente. A mistura em pó pode ser peneirada através de uma

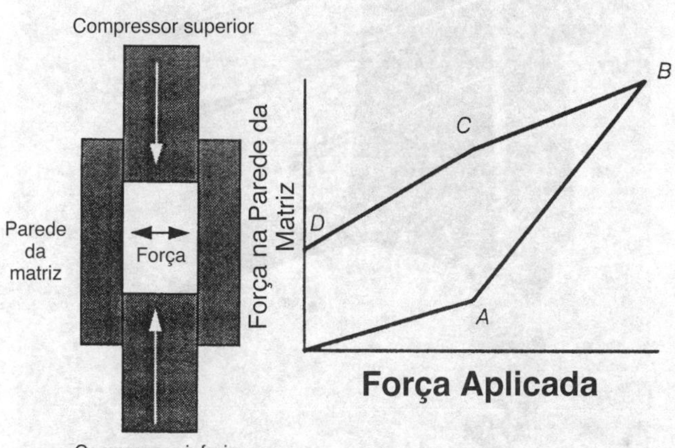

Fig. 45.6 Tensões transmitidas durante a compactação do comprimido.

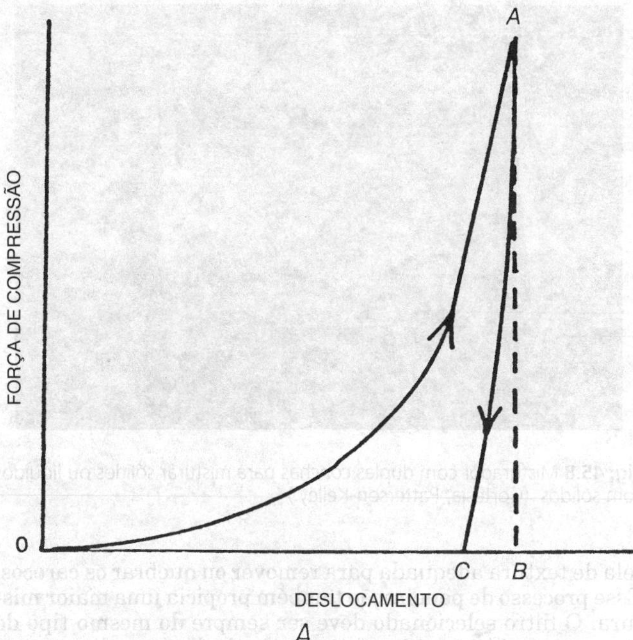

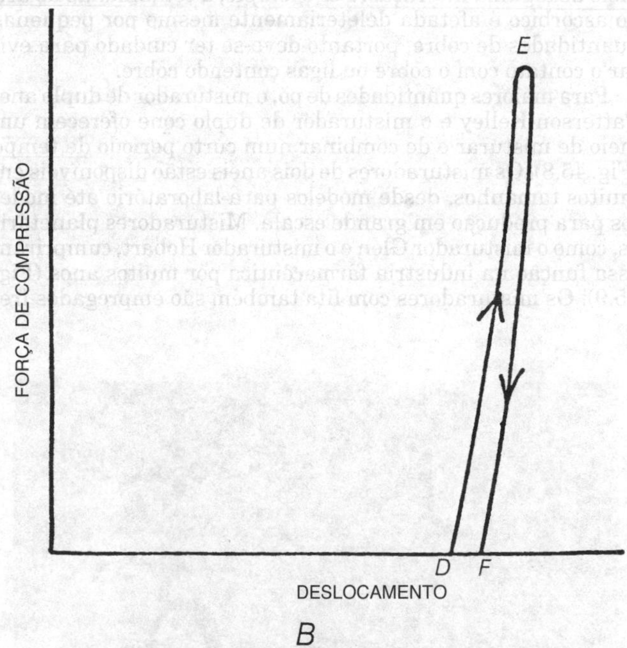

Fig. 45.7 Forças típicas. *A*: Curva de deslocamento (F-D); *B*: deslocamento (F-D), segunda compressão. (Cortesia, Jones.[29])

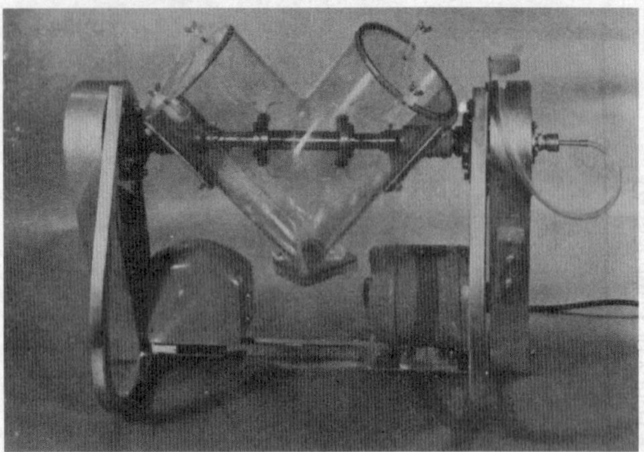

Fig. 45.8 Misturador com duplas conchas para misturar sólidos ou líquidos com sólidos. (Cortesia, Patterson-Kelley.)

tela de textura adequada para remover ou quebrar os caroços. Esse processo de peneiração também propicia uma maior mistura. O filtro selecionado deve ser sempre do mesmo tipo de arame ou tecido que não afete a potência dos ingredientes por meio de alguma interação. Por exemplo, a estabilidade do ácido ascórbico é afetada deleteriamente mesmo por pequenas quantidades de cobre, portanto deve-se ter cuidado para evitar o contato com o cobre ou ligas contendo cobre.

Para maiores quantidades de pó, o misturador de duplo anel Patterson-Kelley e o misturador de duplo cone oferecem um meio de misturar e de combinar num curto período de tempo (Fig. 45.8). Os misturadores de dois anéis estão disponíveis em muitos tamanhos, desde modelos para laboratório até modelos para produção em grande escala. Misturadores planetários, como o misturador Glen e o misturador Hobart, cumpriram essa função na indústria farmacêutica por muitos anos (Fig. 45.9). Os misturadores com fita também são empregados freqüentemente para produção de larga escala, e podem ser adaptados para procedimentos de produção contínua. Os misturadores de massa do tipo lâmina sigma foram amplamente usados na indústria farmacêutica.

Com a popularidade aumentando cada vez mais, encontramos os misturadores de alta velocidade, com grande capacidade de corte, como por exemplo os misturadores Lodige/Littleford, Diosna, Fielder e Baker-Perkins. Esses misturadores estão disponíveis no mercado numa enorme variedade de tamanhos. O processo de granulação nessas máquinas é geralmente mais rápido do que nos granuladores convencionais. Entretanto, o controle sobre o processo é crítico, e questões sobre a graduação podem tornar-se extremamente importantes.[30] A granulação por assento fluido (discutida adiante) também vem ganhando uma enorme aceitação na indústria. Para esses dois tipos de processamento, pequenas modificações para os seguintes procedimentos são necessárias.

As soluções do agente ligante são acrescentadas aos materiais em pó misturados, mexendo a combinação. A massa em pó é umedecida com a solução ligante até que a massa fique com a consistência de neve úmida ou açúcar preto. Se a granulação for molhada demais, os grânulos ficarão duros, necessitando de uma pressão considerável para formar os comprimidos, e os comprimidos resultantes podem ficar com uma aparência manchada. Se a mistura em pó não for umedecida suficientemente, os grânulos resultantes ficarão moles demais, quebrando-se durante a lubrificação e causando dificuldade durante a compressão.

A granulação úmida é forçada através de uma malha de 6 a 8. Pequenos grupos podem ser forçados através da malha manualmente, usando uma malha manual. Para quantidades maiores, pode-se usar um entre os vários tipos de moinhos para triturar disponíveis para filtragem úmida. Entre esses moinhos, estão incluídos o oscilador Stokes, o granulador de rotação Colton, o moinho de triturar Fitzpatrick ou o moinho tornado Stokes. Veja Fig. 45.10. Nos moinhos de triturar, a granulação é forçada através do dispositivo de peneirar por martelos rotadores, lâminas ou barras de oscilação. A maioria dos misturadores de alta velocidade é equipada com uma lâmina

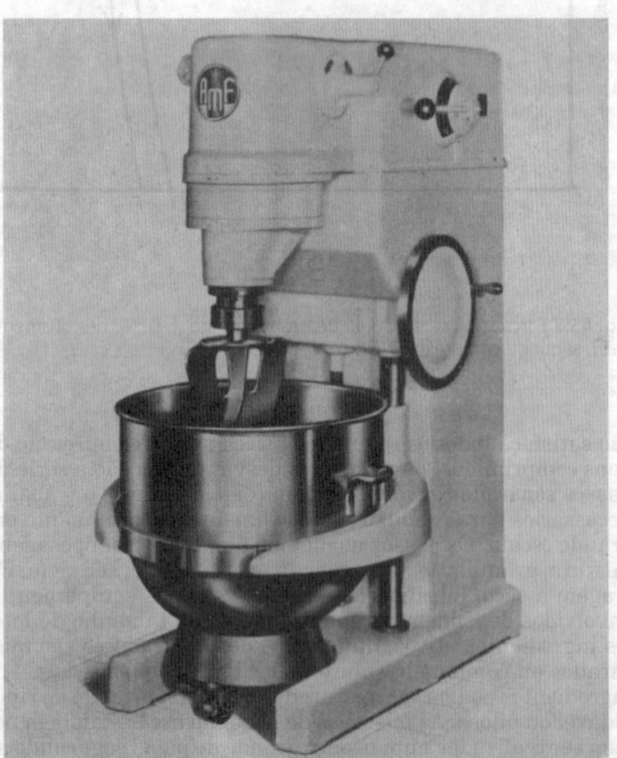

Fig. 45.9 Misturador de material em pó da Glen. (Cortesia, Am Machine.)

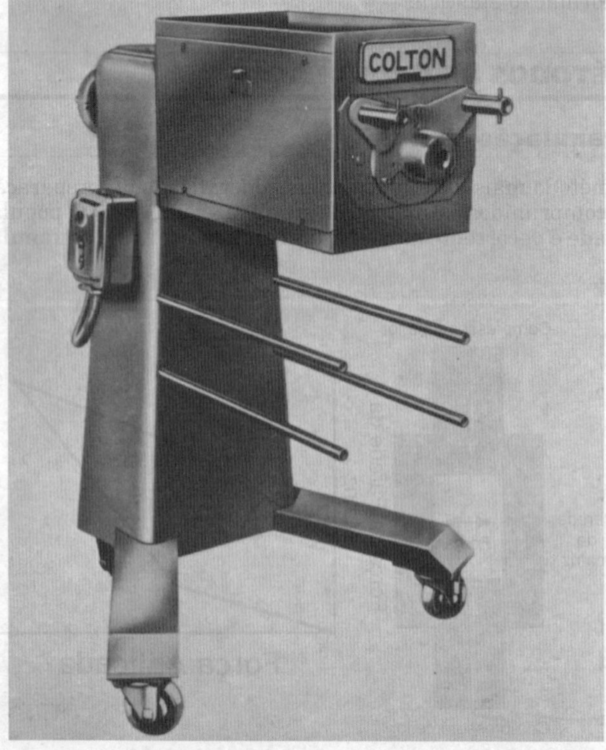

Fig. 45.10 Granulador rotatório e peneira. (Cortesia, Vector/Colton.)

cortadora que opera de forma independente das lâminas principais de misturar e que pode substituir o passo de laminação úmida, ou seja, pode evitar a necessidade de uma operação separada.

Para as formulações de comprimidos nas quais a produção contínua é justificada, as prensas embutidoras como a prensa embutidora Reitz foram adaptadas para o processo de granulação úmida. A prensa embutidora consiste em um misturador de parafuso com uma câmara onde o pó é misturado com o agente ligante e a massa molhada gradualmente é forçada através de um filtro perfurado, formando fios da granulação úmida. A granulação então é desidratada por métodos convencionais. Há relato do processo contínuo semi-automático usando a prensa embutidora Reitz para a preparação do comprimido antiácido Gelusil (*Warner-Lambert*).

O material úmido a partir do passo de triturar com hidratação é colocado em grandes folhas de papel em bandejas rasas feitas com arame e colocado em cabines de desidratação com uma corrente de ar circulante e controle termostático de calor. Veja Fig. 45.11. Embora o processo de secagem na bandeja tenha sido no passado o método mais usado de secar as granulações de comprimidos, o processo de secagem com assento fluido é igualmente popular nos dias de hoje. Entre os métodos mais recentes que estão sendo introduzidos no mercado, são notáveis os secadores com assento fluido. No processo de secagem da granulação do comprimido por meio da fluidificação, o material é suspenso e agitado em vapor de ar quente enquanto a granulação é mantida em movimento. Os testes de secagem que compararam o compartimento fluidificado com o secador de bandeja de uma série de granulações de comprimidos indicaram que o primeiro era 15 vezes mais rápido do que o método convencional de secagem por bandeja. Além do menor tempo de secagem, afirmam que o método de fluidificação tem outras vantagens, como por exemplo um melhor controle das temperaturas de secagem, menores custos de manipulação e a oportunidade de misturar lubrificantes e outros materiais na granulação seca diretamente no compartimento fluidificado. Veja Fig. 45.12.[31]

Há relatos de que a aplicação de secagem por radiofreqüência e por infravermelho nas granulações do comprimido é eficaz para a maior parte das granulações experimentadas. Esses métodos proporcionam operações contínuas com as granulações. O estudo dos métodos de secagem para as granulações de comprimidos levou ao desenvolvimento do sistema de secagem Rovac pelos farmacêuticos e engenheiros da Ciba. O secador é similar na aparência ao misturador em cone, com exceção de um conduto de aquecimento e de conexões à vácuo. Excluindo o oxigênio e usando as temperaturas mais baixas para o processo de desidratação, possibilitadas pela secagem a vácuo, as oportunidades para a degradação dos ingredientes durante o ciclo de secagem ficam minimizadas. Obtém-se maior uniformidade do conteúdo da umidade residual por conta do assento móvel, da temperatura controlada e do período de tempo controlado do ciclo de secagem. A distribuição do tamanho das partículas pode ser controlada variando a velocidade de rotação e da temperatura de secagem, bem como continuando a granulação até o tamanho do grânulo desejado após a secagem.

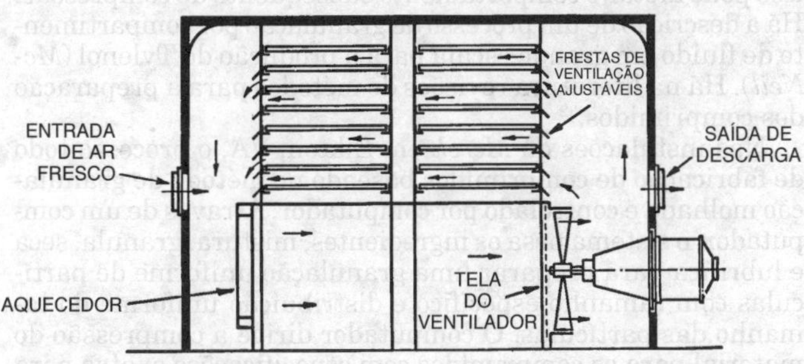

Fig. 45.11 Secção cruzada do secador com bandejas.

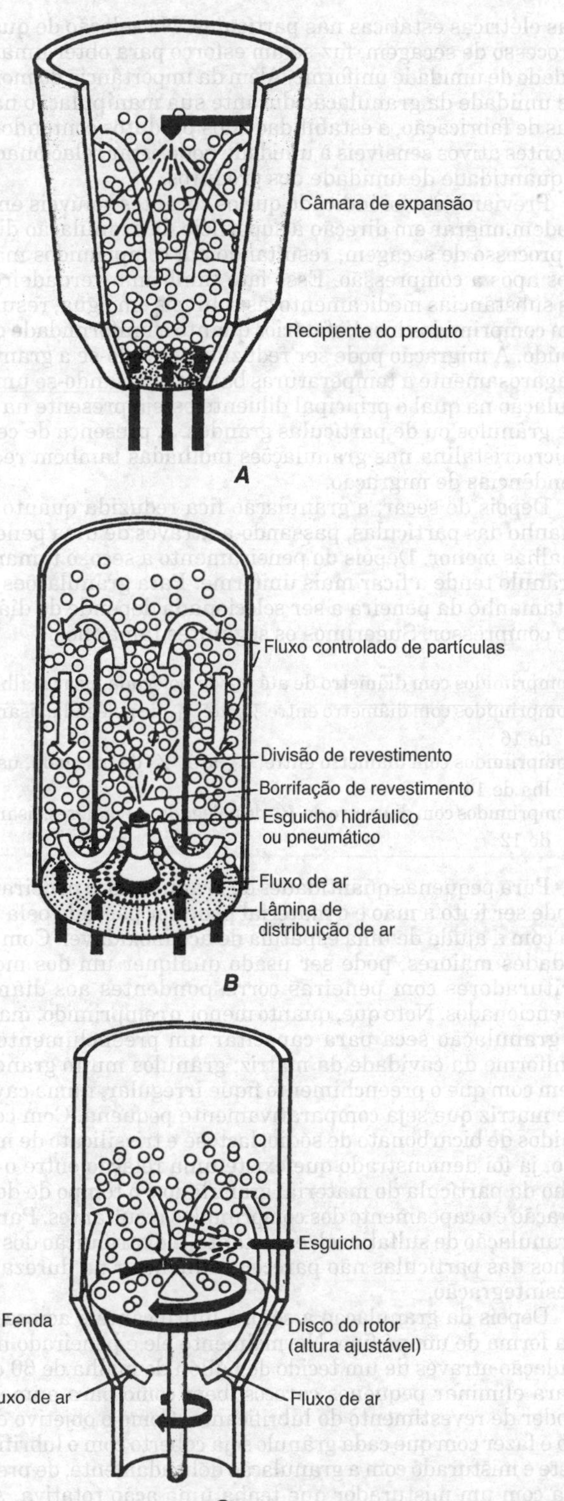

Fig. 45.12 Três versões de granulação e secagem por compartimento fluido. *A*: Método de revestimento baseado na borrifação vinda do alto usado em aparelhos convencionais de revestimento de granulação em compartimento fluido; *B*: método de borrifação vinda da parte de baixo usado em colunas de ar em suspensão da Wurster; *C*: método de borrifação tangencial usado em granuladores e aparelhos de revestimento com compartimento fluido rotatório. (Cortesia, Aster Publ, adaptado da Referência 31.)

No processo de secagem das granulações, é desejável que se mantenha uma quantidade residual de umidade na granulação. Isso se faz necessário para manter os vários ingredientes da granulação, como as resinas, num estado hidratado. A umidade residual também contribui para a redução das cargas elétricas estáticas nas partículas. Na seleção de qualquer processo de secagem, faz-se um esforço para obter uma quantidade de umidade uniforme. Além da importância do montante de umidade da granulação durante sua manipulação nas etapas de fabricação, a estabilidade dos produtos contendo ingredientes ativos sensíveis à umidade pode estar relacionada com a quantidade de umidade dos produtos.

Previamente foi indicado que os corantes solúveis em água podem migrar em direção à superfície da granulação durante o processo de secagem, resultando em comprimidos manchados após a compressão. Esse fato também é verdadeiro para as substâncias medicamentosas solúveis em água, resultando em comprimidos insatisfatórios quanto à uniformidade do conteúdo. A migração pode ser reduzida secando-se a granulação vagarosamente a temperaturas baixas ou usando-se uma granulação na qual o principal diluente esteja presente na forma de grânulos ou de partículas grandes. A presença de celulose microcristalina nas granulações molhadas também reduz as tendências de migração.

Depois de secar, a granulação fica reduzida quanto ao tamanho das partículas, passando-a através de uma peneira de malhas menor. Depois do peneiramento a seco, o tamanho do grânulo tende a ficar mais uniforme. Para granulações secas, o tamanho da peneira a ser selecionada depende do diâmetro do compressor. Sugerimos os seguintes tamanhos:

Comprimidos com diâmetro de até $\frac{3}{16}$ de polegada, usar malha de 20

Comprimidos com diâmetro entre $\frac{7}{32}$ até $\frac{5}{16}$ de polegada, usar malha de 16

Comprimidos com diâmetro entre $\frac{11}{32}$ até $\frac{13}{32}$ de polegada, usar malha de 14

Comprimidos com diâmetro de $\frac{7}{16}$ de polegada, ou maiores, usar malha de 12

Para pequenas quantidades de granulação, o peneiramento pode ser feito a mão e o material pode ser passado pela peneira com a ajuda de uma espátula de aço inoxidável. Com quantidades maiores, pode ser usado qualquer um dos moinhos trituradores com peneiras correspondentes aos diâmetros mencionados. Note que, quanto menor o comprimido, mais fina a granulação seca para capacitar um preenchimento mais uniforme da cavidade da matriz; grânulos muito grandes fazem com que o preenchimento fique irregular, numa cavidade de matriz que seja comparativamente pequena. Com comprimidos de bicarbonato de sódio, lactose e trissilicato de magnésio, já foi demonstrado que existe uma relação entre o tamanho da partícula do material granulado e o tempo de desintegração e o capeamento dos comprimidos resultantes. Para uma granulação de sulfatiazol, entretanto, a distribuição dos tamanhos das partículas não pareceu influenciar na dureza ou na desintegração.

Depois da granulação a seco, o lubrificante é acrescentado na forma de um pó fino. Normalmente ele é peneirado na granulação através de um tecido de náilon de malha de 60 ou 100 para eliminar pequenos caroços, bem como para aumentar o poder de revestimento do lubrificante. Como o objetivo desejado é fazer com que cada grânulo seja coberto com o lubrificante, este é misturado com a granulação delicadamente, de preferência com um misturador que tenha uma ação rotativa. A ação delicada é desejada para manter o tamanho uniforme do grânulo resultante do passo de granulação. Já se afirmou que não é o ideal que o pó seja fino demais pelo fato de o pó muito fino não forrar a matriz uniformemente e, como resultado, poder haver variações no peso e na densidade. Pós muito finos, comumente designados como *fines*, também acabam caindo ao redor do compressor superior e do compressor inferior, tornando necessário que a máquina seja limpa com freqüência. Os pós finos, entretanto, a um nível de 10 a 20%, tradicionalmente são apanhados pelo formulador do comprimido. A presença de alguns pós finos é necessária para o preenchimento adequado da cavidade da matriz. Atualmente, mesmo concentrações mais elevadas de pós finos são usadas com sucesso na fabricação dos comprimidos. A maior parte dos investigadores concorda que não existem limites, de um modo geral, para a quantidade de pós finos que podem estar presentes numa granulação; ela deve ser determinada para cada fórmula específica.

Muitos formuladores acreditavam em determinada época (e existem ainda alguns que continuam acreditando) que a mistura excessiva resultava em maior quantidade dos pós refinados e, daí, causava a entrada de ar na fórmula. Pensava-se que a causa do capeamento e da laminação dos comprimidos associados com a mistura excessiva de lubrificantes eram essas bolhas de ar. A maior parte dos cientistas reconhece agora que uma explicação mais plausível tem a ver com a função dos próprios lubrificantes. Como a própria natureza de um lubrificante tende a fazer com que as superfícies fiquem menos susceptíveis à aderência, a mistura excessiva impede a ligação intergranular que acontece durante a compactação.

Granulação por Assento Fluido

Um novo método de granulação evoluiu a partir da tecnologia de secagem por meio de assento fluido descrito anteriormente. A idéia era borrifar uma solução de granulação sobre partículas suspensas, que por sua vez secariam rapidamente no ar suspenso. A principal vantagem desse sistema é a rápida granulação e secagem de um lote. As duas principais firmas que desenvolveram essa tecnologia são a *Glatt* e a *Aeromatic*. O projeto desses sistemas é basicamente o mesmo em ambas as companhias (veja Fig. 45.12). Nesse método, as partículas de um material inerte ou do medicamento ativo são suspensas em uma coluna vertical com vapor de ar ascendente; enquanto as partículas se mantêm suspensas, os materiais de granulação comuns em solução são borrifados na coluna. Ocorre uma preparação gradual das partículas sob um conjunto de condições controladas, resultando na granulação do comprimido que está pronta para a compressão após a adição do lubrificante. Existe uma vantagem óbvia, já que o processo de granulação e de secagem pode ocorrer numa única parte do equipamento. Deve-se notar, entretanto, que muitos dos misturadores discutidos anteriormente podem ser supridos com um compartimento a vapor ou a vácuo e podem propiciar a mesma vantagem.

Nesses sistemas, uma solução de granulação ou do solvente é borrifada no conduto das partículas suspensas. O ritmo da adição do ligante, a temperatura no compartimento das partículas, a temperatura do ar, o volume e a umidade do ar desempenham, todos esses fatores, um papel importante na qualidade e no desempenho do produto final. Muitos cientistas acham que esse método é uma extensão do método de granulação molhada, já que integra muitos de seus conceitos. Entretanto, qualquer um que tenha desenvolvido uma formulação no sistema de compartimento de fluido sabe que muitos dos parâmetros operacionais envolvidos tornam esse método um pouco mais complexo.[31] Além de sua aplicação para a preparação das granulações de comprimidos, essa técnica também foi proposta para a cobertura de partículas sólidas como meio de melhorar as propriedades de fluxo das partículas pequenas. Pesquisadores observaram que, de maneira geral, a granulação pelo compartimento de fluido produz uma partícula menos densa do que a produzida pelos métodos convencionais, e isso pode afetar o comportamento subseqüente de compressão. Há a descrição de um processo de granulação por compartimento de fluido em grande escala para a produção do Tylenol (*McNeil*). Há na literatura revisões de métodos para a preparação dos comprimidos.[32]

Nas instalações da *Merck* em Elkton, VA, o processo todo de fabricação de comprimidos baseado no método de granulação molhada é controlado por computador. Através de um computador, o sistema pesa os ingredientes, mistura, granula, seca e lubrifica para preparar uma granulação uniforme de partículas com tamanho específico e distribuição uniforme do tamanho das partículas. O computador dirige a compressão do material para os comprimidos com especificações exatas para a espessura, o peso e a consistência. Após a compressão, os comprimidos são revestidos com uma película à base de água. O computador controla e monitora todo o fluxo do material. A fábrica representa a primeira instalação de fabricação farmacêutica totalmente automatizada. Veja Fig. 45.13.

Embora as instalações da Merck representem a maior operação de produção totalmente automatizada, existem muitas outras em todos os setores da indústria que têm partes da operação (como o processo de revestimento, compressão ou granulação por compartimento de fluido) operando sob um alto grau de sofisticação e automação. É a tendência no futuro. Os fornecedores de equipamentos trabalham estreitamente com indústrias farmacêuticas individuais projetando sistemas especializados e exclusivos.

Granulação a Seco

Quando os ingredientes do comprimido forem sensíveis à umidade ou forem incapazes de resistir a temperaturas elevadas durante a secagem, e quando os ingredientes do comprimido tiverem propriedades de ligação ou coesão inerentes suficientes, pode-se usar o método de *slugging* para formar os grânulos. Esse método é chamado de granulação a seco, pré-compressão ou compressão dupla. Ele elimina uma série de passos mas ainda inclui pesagem, mistura, *slugging*, peneiramento a seco, lubrificação e compressão. O ingrediente ativo, o diluente (se for necessário) e parte do lubrificante são misturados. Um dos constituintes, que pode ser ou o ingrediente ativo ou o diluente, deve ter propriedades de coesão. Os materiais em pó contêm uma quantidade considerável de ar; sob pressão, esse ar é expelido, e se forma uma peça razoavelmente compacta. Quanto maior o tempo permitido para que o ar escape, melhor o comprimido ou a cápsula.

Quando o método de *slugging* é usado, grandes comprimidos são feitos na forma de cápsulas porque os materiais refinados fluem melhor nas cavidades grandes. Produzir cápsulas grandes também reduz o tempo de produção; ⅞ a 1 polegada são os tamanhos mais práticos para cápsulas. Às vezes, para obter a pressão desejada, os tamanhos das cápsulas são reduzidos para ¾ de polegada. Os compressores devem ter a face achatada. As cápsulas comprimidas são trituradas através da peneira de malhas apropriada usando método manual ou moinho de triturar. O lubrificante que sobrou é acrescentado à granulação e misturado delicadamente, e o material sofre compressão para comprimidos. A aspirina é um bom exemplo de quando o processo de *slugging* é satisfatório. Outros materiais como as combinações da aspirina, acetofenetidina, cloridrato de tiamina, ácido ascórbico, hidróxido de magnésio e outros compostos antiácidos podem ser tratados de forma semelhante.

Resultados comparáveis a esses realizados pelo processo de *slugging* também são obtidos com moinhos de compactar. No método de compactar, o pó que vai passar pelo processo de adensamento passa entre rolos compressores de alta pressão que comprimem o pó e removem o ar. O material adensado é reduzido ao tamanho de um grânulo uniforme e compactado em comprimidos após a adição de um lubrificante. Pressões excessivas que porventura sejam necessárias para se obter uma coesão de certos materiais podem resultar no aumento do ritmo de dissolução. Os moinhos de compactar disponíveis no mercado incluem o Chilsonator (*Fitzpatrick*), o Roller Compactor (*Vector*) e o Compactor Mill (*Allis-Chalmers*).

Compressão Direta

Como o nome indica, a compressão direta consiste na compressão dos comprimidos diretamente a partir do material em pó

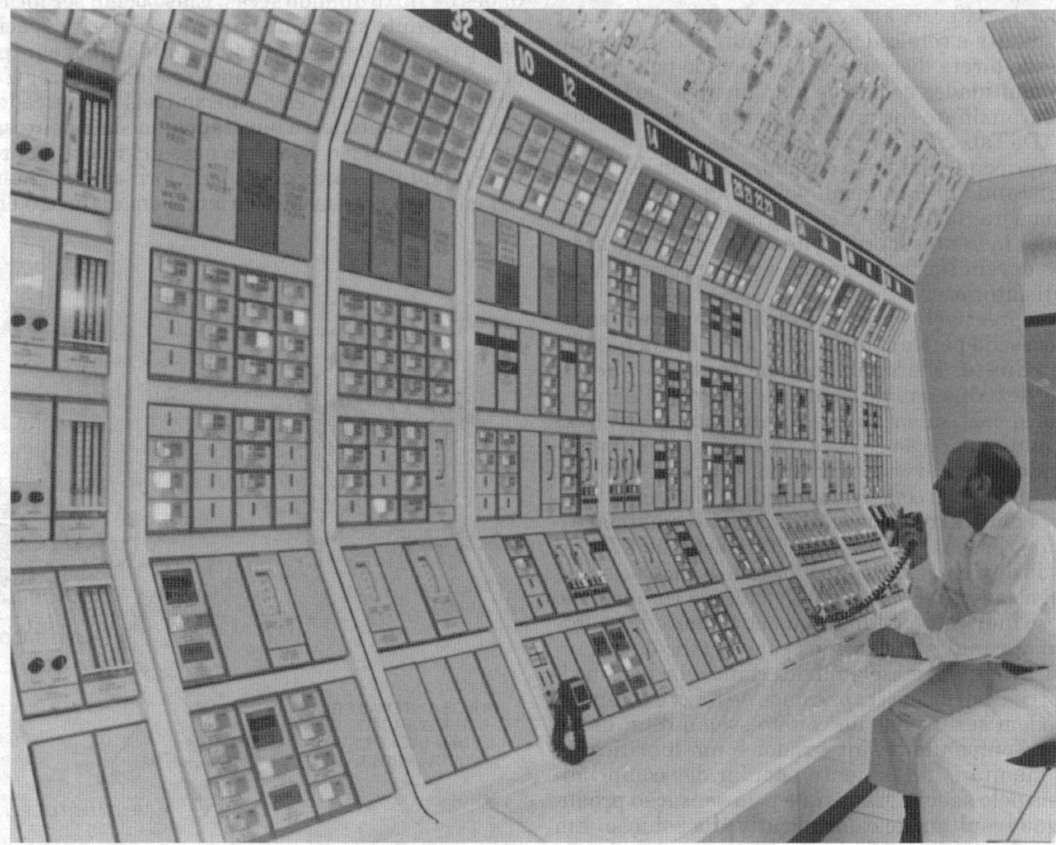

Fig. 45.13 Sala de controle computadorizado da primeira instalação de fabricação de comprimidos controlada por computador feita em larga escala. (Cortesia, Merck.)

sem modificar a natureza física do material propriamente dito. Antigamente, a compressão direta como método de fabricação de comprimidos era reservada a um pequeno grupo de substâncias químicas cristalinas que tinham todas as características físicas necessárias para a formação de um bom comprimido. Esse grupo inclui substâncias químicas como os sais de potássio (clorato, cloreto, brometo, iodeto, nitrato, permanganato), cloreto de amônio e metenamina. Esses materiais possuem propriedades de coesão e de fluidificação que tornam a compressão direta possível.

Como a indústria farmacêutica vem fazendo constantemente esforços no sentido de aumentar a eficácia das operações de processar os comprimidos e reduzir os custos usando menores espaços e a mão-de-obra mínima possível para uma determinada operação, esse método de preparação de comprimido vem ganhando cada vez mais atenção. Os meios que estão sendo usados para tornar esse método mais universalmente aplicável incluem a introdução na formulação de aditivos capazes de fornecer as características necessárias para a compressão e o uso de dispositivos movidos a força para melhorar o fluxo das misturas em pó.

Para os comprimidos em que o próprio medicamento constitui a principal porção do peso total do comprimido, é necessário que o medicamento possua essas características físicas necessárias para a formulação para ser compactado diretamente. A compressão direta para os comprimidos que contêm 25% ou menos de substâncias medicamentosas freqüentemente pode ser usada pela formulação com um diluente adequado que aja como um condutor ou veículo para o medicamento.[32-34]

Os veículos ou condutores que vão passar pela compressão direta devem ter características de boa fluidez e capacidade de compressão. Essas propriedades são dadas a conhecer por uma fase de pré-processamento, como por exemplo granulação úmida, *slugging*, secagem por borrifação, esferoidização ou cristalização. Esses veículos incluem formas processadas dos diluentes mais comuns incluindo diidrato fosfato dicálcico, fosfato tricálcico, sufato de cálcio, lactose anídrica, lactose desidratada por borrifação, amido pré-gelatinizado, açúcar compressível, manita e celulose microcristalina. Esses veículos de compressão direta disponíveis no mercado podem conter pequenas quantidades de outros ingredientes (por exemplo, amido) como auxiliares de processamento. O diidrato fosfato, dicálcico (Di-Tab, *Stauffer*) na sua forma não-triturada possui boas propriedades de fluxo e compressibilidade. É um aglomerado cristalino branco insolúvel em água e álcool. A substância é inodora, insípida e não-higroscópica. Como não tem propriedades inerentes lubrificantes ou de desintegração, outros aditivos devem ser acrescentados para preparar uma formulação satisfatória.

O açúcar compressível consiste principalmente em sacarose que é processada para adquirir propriedades adequadas de compressão direta. Ele também pode conter pequenas quantidades de dextrina, amido ou açúcar invertido. É um pó cristalino branco com sabor doce e totalmente solúvel em água. Requer a incorporação de níveis normais de um lubrificante adequado para haver lubrificação. O açúcar tem seu uso muito difundido para comprimidos vitamínicos mastigáveis pela doçura natural que possui. Uma fonte comercial é o Di-Pac (*Amstar*), preparado por cocristalização de 97% de sacarose e 3% de dextrinas. Algumas formas de lactose satisfazem as exigências para serem um veículo de compressão direta. A lactose hídrica não flui, e seu uso é limitado às formulações de comprimidos preparados pelo método de granulação molhada. Tanto a lactose anídrica como a lactose desidratada por borrifação têm boa capacidade de fluxo e compressibilidade e podem ser usadas na compressão direta, desde que estejam presentes um desintegrador e um lubrificante adequados. A manita é um diluente popular dos comprimidos mastigáveis pelo sabor agradável e pela sensação produzida na boca que resultam do calor negativo da solução. Em sua forma granular (*ICI Americas*), tem boas qualidades de fluxo e de compressibilidade. Possui baixo teor de umidade e não é higroscópica.

O excipiente que foi estudado extensamente como um veículo de compressão direta é a celulose microcristalina (Avicel, *FMC*). Essa forma não-fibrosa de celulose é obtida através da celulose tratada com ácido, lavada e seco por borrifação, e está disponível em vários graus que variam no tamanho médio da partícula entre 20 a 100 μm. É insolúvel em água, mas o material tem a capacidade de atrair fluido para o comprimido por ação capilar; incha ao contato e então age como agente desintegrador. O material tem bom fluxo e tem certo grau de qualidades autolubrificantes, necessitando por isso de um nível menor de lubrificante do que outros excipientes.

Os alimentadores de fluxo forçado são dispositivos mecânicos, disponíveis de fabricantes de equipamentos farmacêuticos, destinados a desaerar a luz e material maciço. Mecanicamente, eles mantêm um fluxo estável de material em pó se movendo para as cavidades da matriz sob pressão moderada. Aumentando a densidade do material em pó, obtém-se maior uniformidade nos pesos dos comprimidos. Veja Fig. 45.14.

Recentemente, muitas companhias reverteram o otimismo que tinham em relação a alguns sistemas de compressão direta. Algumas formulações feitas pela compressão direta não haviam sido *magnânimas* como eram os antigos produtos granulados pela umidade. À medida que ocorriam variações dos materiais em estado bruto, especialmente com o medicamento, muitas companhias viram-se com formulações mal compactáveis. O interesse na compressão direta também vem estimulando a pesquisa básica na capacidade de fluxo dos materiais em pó com e sem aditivos. As fórmulas de compressão direta estão incluídas na seção sobre fórmulas adiante.

Processos de Granulação Associados

ESFERONIZAÇÃO — A esferonização, uma forma de transformar o comprimido no formato de bolinhas, se refere à formação de partículas esféricas a partir das granulações úmidas. Como são redondas, as partículas têm boas propriedades de fluxo quando secas. Elas podem ser formuladas para conter ligante suficiente para lhes conferir capacidade de coesão para o processo de comprimidos. Os equipamentos de esferonização como por exemplo o Marumerizer (*Luwa*) e o CF-Granulator (*Vector*) estão disponíveis no mercado. A granulação úmida contendo a substância medicamentosa, o diluente (se necessário) e o ligante é passada inicialmente através de uma máquina espremedora para formar os segmentos cilíndricos em forma de bastão variando em diâmetro entre 0,5 a 12

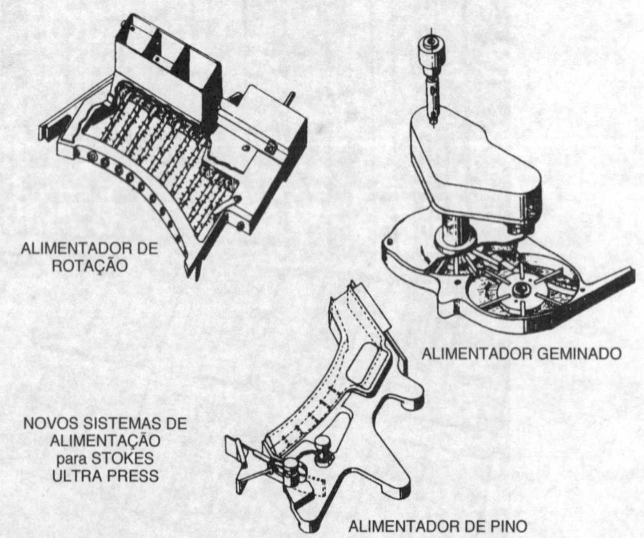

Fig. 45.14 Dispositivos de alimentação projetados para promover o fluxo das granulações nas máquinas de alta velocidade. (Cortesia, Stokes/Pennwalt.)

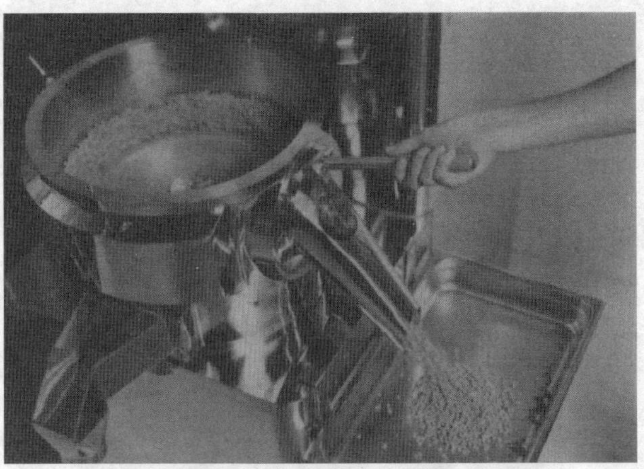

Fig. 45.15 O interior de um Marumerizer QJ-400. (Cortesia, Luwa.)

mm. O diâmetro do segmento e o tamanho da partícula esférica final dependem do tamanho da tela da prensa. Após a extrusão, os segmentos são depositados no Marumerizer, onde são formatados em esferas por meio de forças centrífugas e friccionais num prato giratório (veja Fig. 45.15). Os glóbulos então são secados pelos métodos convencionais, misturados com lubrificantes adequados e compactados em comprimidos ou usados como material de preenchimento de cápsulas. A celulose microcristalina demonstrou ser um diluente e ligante eficaz nas granulações a serem esferonizadas.[35-38] As vantagens do processo incluem a produção de grânulos com formas, tamanhos e com áreas superficiais regulares; baixa friabilidade resultando em menos material em pó fino; e a capacidade de regular o tamanho das esferas dentro de uma distribuição estreita do tamanho da partícula.

As esferas também podem ser produzidas por técnicas de granulação com assentos fluidos e por outros equipamentos especializados, como por exemplo o CF-Granulator (*Vector*). Esses processos, entretanto, devem começar com os cristais ou sementes ímpares seguidos pela preparação. Os resultados exatos, tais como densidade da esfera, são diferentes dependendo dos vários métodos, e podem ser importantes no desempenho do produto. Esses processos podem ser produzidos na forma de lotes ou continuamente.

SECAGEM POR BORRIFAÇÃO — Uma série de aditivos do comprimido próprios para a compressão direta é preparada pelo processo de secagem conhecido como secagem por borrifação. O método consiste em juntar o líquido disperso em alto grau e um volume suficiente de ar quente para produzir a evaporação e a secagem das gotículas líquidas. O líquido de alimentação pode ser uma solução, mistura de cloreto de cálcio e lama, uma emulsão, gel ou pasta, desde que seja bombeável e capaz de ser atomizado. Como mostra a Fig. 45.16, o agente de alimentação é borrifado na corrente de ar quente filtrado. O ar fornece o calor para a evaporação e transporta o produto seco ao coletor; o ar, então, é escoado com a umidade. Como as gotículas líquidas apresentam uma grande área de superfície para o ar quente, o calor local e o coeficiente de transferência são altos.

As partículas em pó secas por borrifação são homogêneas, aproximadamente esféricas na forma, quase uniformes no tamanho e freqüentemente ocas. Essa última característica é resultado de uma baixa carga de densidade com um rápido grau de solução. Por serem uniformes no tamanho e esféricas, as partículas possuem boa capacidade de fluxo. O modelo e o modo de operação do secador por borrifação podem mudar muitas características do produto final, como por exemplo o tamanho das partículas e a distribuição do tamanho, as densidades do volume e da partícula, a porosidade, o teor de umidade, a capacidade de fluxo e a friabilidade. Entre os materiais secos por borrifação disponíveis para fórmulas de compressão direta estão a lactose, a manita e a farinha. Outra aplicação do processo na produção de comprimidos é a secagem por borrifação da combinação de aditivos do comprimido como o diluente, o desintegrador e o ligante. O material seco por borrifação é então misturado com o ingrediente ativo ou medicamento, lubrificado e compactado diretamente em comprimidos.

Como a atomização do agente de alimentação resulta em uma grande área de superfície, a umidade evapora rapidamente. A evaporação mantém o produto frio, e como resultado o método é aplicável para os materiais sensíveis à secagem por calor. Entre os produtos farmacêuticos sensíveis ao calor que foram secados por borrifação com eficácia estão os aminoácidos; antibióticos como aureomicina, bacitracina, penicilina e estreptomicina; ácido ascórbico; extratos de cáscara; extratos de fígado; pepsina e enzimas similares; proteína hidrolisada; e tiamina.[39]

Freqüentemente, a secagem por borrifação é mais econômica do que outros processos, já que produz o material seco diretamente de um líquido e elimina outras etapas do processo, como a cristalização, precipitação, filtragem ou secagem, redução do tamanho das partículas e classificação das partículas. Eliminando essas etapas, reduz-se também a mão-de-obra, os custos com equipamentos, o espaço necessário e uma possível contaminação do produto. O concentrado do fator intrínseco obtido da mucosa de porco era preparado antes pela *Lederle*, usando um processo de precipitação do sal seguido por secagem por congelamento. Usando a secagem por borrifação foi possível fabricar um material de alto nível por um processo contínuo. As partículas esféricas do produto facilitaram sua subseqüente mistura com a vitamina B_{12}. Sucessos similares foram encontrados em processos de produção do trissilicato de magnésio e do carbonato de sódio diidroxialumínio; as duas substâncias químicas são amplamente usadas em preparados antiácidos.

O encapsulamento das substâncias químicas também pode ser obtido usando-se o equipamento de secagem por borrifação. O processo é útil para cobrir um material com outro para proteger a substância interna ou para controlar a velocidade de sua liberação. A substância a ser revestida pode tanto ser um líquido como um sólido, mas deve ser insolúvel na solução do material de revestimento. As vitaminas solúveis em óleo, A e D, podem ser revestidas com uma variedade de materiais, como por exemplo goma de acácia, para evitar sua deterioração. Os óleos aromatizantes e os sabores sintéticos são revestidos para se obter os condimentos em pó.

CONGELAMENTO POR BORRIFAÇÃO — Também chamado de resfriamento por borrifação, o congelamento por borrifação é uma técnica semelhante à secagem por borrifação. Consiste em derreter os materiais sólidos e reduzi-los a contas ou pó por meio da borrifação do agente de alimentação derretido num vapor de ar ou outro gás. O mesmo equipamento básico da secagem por borrifação é usado, embora não seja necessária nenhuma fonte de calor. Pode-se usar o ar ambiente ou ar resfriado, dependendo do ponto de congelamento do produto. Por exemplo, os monoglicerídios e materiais similares são congelados por borrifação com ar a 10°C. O sistema de círculos fechados com refrigeração esfria e recicla o ar. Usan-

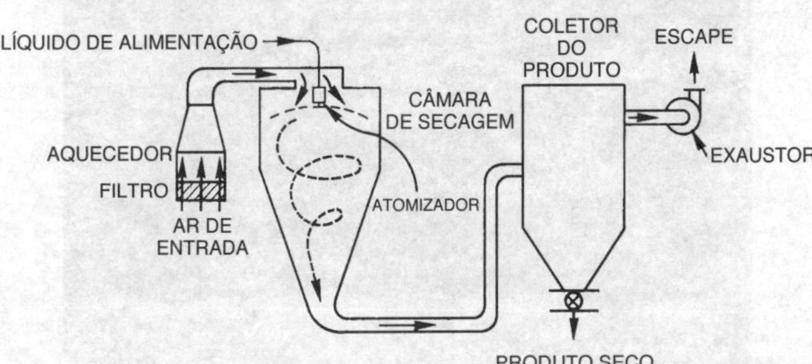

Fig. 45.16 Sistema típico de secagem por borrifação. (Cortesia, Bowen Eng.)

do esse processo, os medicamentos podem ser dissolvidos ou suspensos numa cera derretida e congelados por borrifação; o material resultante então pode ser adaptado para uma forma de liberação prolongada do medicamento.

Entre os carboidratos usados em comprimidos, a manita é o único que possui alta estabilidade pelo calor. A manita derrete a 75°C e, seja sozinha ou combinada com outros carboidratos, pode ser fundida e congelada por borrifação. Já foi demonstrado que determinados medicamentos são solúveis nessas misturas fundidas, e o material congelado por borrifação resultante possui características excelentes de fluxo e de compressão.

MÁQUINAS DE COMPRIMIDOS

Como mencionado anteriormente, a unidade mecânica básica na compressão de comprimidos envolve a operação de dois compressores de aço dentro da cavidade de uma matriz de aço. O comprimido é formado pela pressão exercida na granulação pelos compressores dentro da cavidade da matriz, ou célula. O comprimido assume o tamanho e a forma dos compressores e da matriz usados. Veja Figs. 45.17 e 45.18. Embora de um modo geral os comprimidos mais usados sejam os redondos, também pode haver formas ovais, em forma de cápsulas, quadrados, triangulares ou outras formas irregulares. Da mesma maneira, a curvatura das faces dos furadores determina a curvatura dos comprimidos. Os diâmetros geralmente considerados satisfatórios e freqüentemente referidos como padrões são os seguintes: $\frac{3}{16}$, $\frac{7}{32}$, $\frac{1}{4}$, $\frac{9}{32}$, $\frac{5}{16}$, $\frac{11}{32}$, $\frac{7}{16}$, $\frac{1}{2}$, $\frac{9}{16}$, $\frac{5}{8}$, $\frac{11}{16}$ e $\frac{3}{4}$ de polegada. As faces dos compressores dotadas de cristas são usadas para comprimidos destinados a serem quebrados em metades ou em quartos, embora haja indicação de que a variação entre as metades do comprimido é significativamente maior do que entre comprimidos inteiros. Entretanto, afirma-se que a formulação patenteada[40] do comprimido dotado de um sulco que tem entre um terço a dois terços da profundidade da espessura total do comprimido confere partes iguais dotadas de quantidades iguais da substância medicamentosa. Os comprimidos com estampas ou cinzelados com símbolos ou iniciais requerem compressores com faces cinzeladas ou com estampas com os desenhos correspondentes. Veja Figs. 45.19 e 45.20. A aplicação do comprimido às vezes determina sua forma; os comprimidos efervescentes são normalmente grandes, redondos e achatados, enquanto os comprimidos de vitaminas são freqüentemente preparados na forma de cápsulas. Os comprimidos preparados usando compressores com taças fundas parecem ser redondos, e, quando cobertos, ficam com a aparência de pílulas. Os comprimidos veterinários amiúde têm forma de um bolo e são muito maiores do que os usados na prática médica.

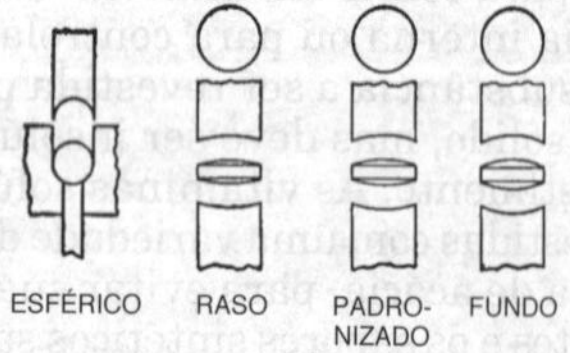

Fig. 45.17 Compressores côncavos.

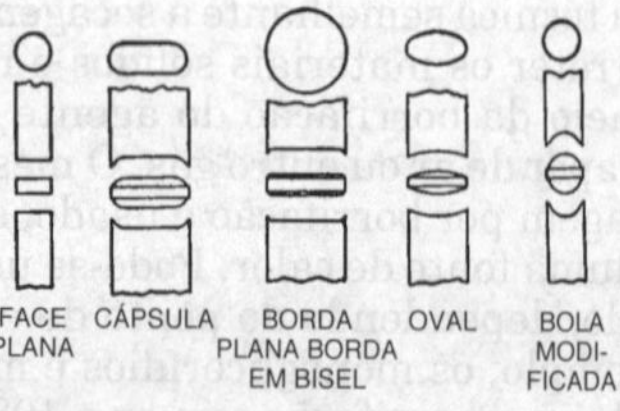

Fig. 45.18 Compressores com formatos especiais.

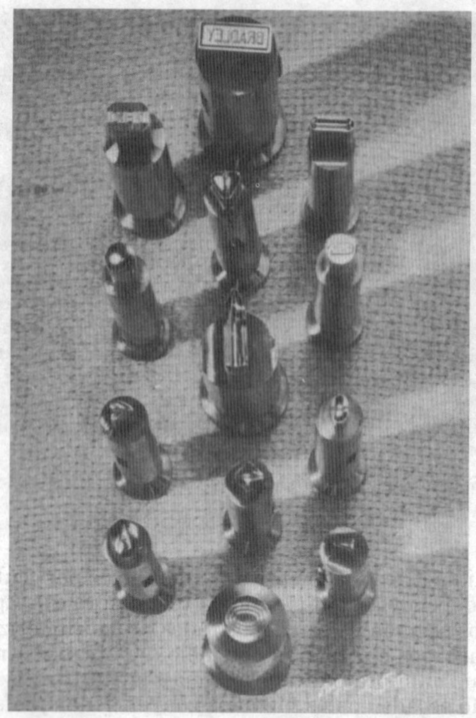

Fig. 45.19 Conjunto de compressores. (Cortesia, Stokes/Pennwalt.)

O programa de controle da qualidade para os compressores e matrizes, freqüentemente referido como instrumentação, instituído pelas grandes indústrias farmacêuticas, enfatiza a importância no cuidado para a produção farmacêutica moderna. Para produzir comprimidos fisicamente perfeitos, deve-se instalar um programa eficiente de compressor e matriz. As condições para inspeção da instrumentação, parâmetros para a determinação do custo por produto, identificação do produto e es-

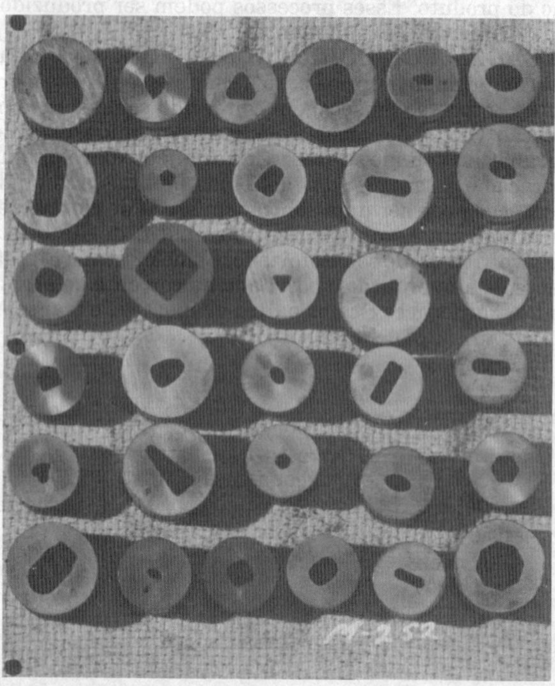

Fig. 45.20 Conjunto de matrizes. (Cortesia, Stokes/Pennwalt.)

pecificações da instrumentação devem todas ser consideradas. Um comitê da Industrial and Pharmaceutical Technology Section da AphA Academy of Pharmaceutical Sciences estabeleceu uma série de especificações das dimensões e tolerâncias para modelos padronizados de compressores e matrizes.[41]

Independentemente do tamanho da operação para a formação de comprimidos, deve-se sempre ter a atenção voltada para o cuidado adequado dos compressores e matrizes. Eles devem ser lustrados e mantidos sem ferrugem ou imperfeições. Nos casos em que o material a ser usado seja capaz de danificar ou corroer a matriz, é comum o uso de matrizes com pratos de crômio. A queda dos compressores em superfícies muito duras fará com que suas arestas finas fiquem lascadas. Quando os compressores estiverem na máquina, os compressores superior e inferior não devem entrar em contato um com o outro, caso contrário vai haver a ondulação ou o achatamento das arestas, que é uma das causas do capeamento. Isso é especialmente necessário de ser observado no caso dos compressores com taças fundas.

Quando os compressores forem removidos da máquina, devem ser lavados com água quente e sabão e muito bem secados com um pano limpo. Deve-se passar uma camada de graxa ou óleo sobre todas as partes das matrizes e dos compressores para protegê-los da atmosfera. Devem ser guardados cuidadosamente em caixas ou canudos de papel.

Máquinas de Compressor Único

As máquinas de fazer comprimidos mais simples que estão disponíveis no mercado são as dotadas de apenas um compressor. Existe uma série de modelos disponíveis no mercado, como indica o Quadro 45.2. Embora a grande parte dessas máquinas seja movida a força, existem vários modelos operados manualmente. A compressão é realizada numa máquina dotada de apenas um compressor, como mostra a Fig. 45.21. O suporte de alimentação preenchido com a granulação é posicionado sobre a cavidade da matriz, que então fica cheia. O suporte de alimentação recolhe e retira toda a granulação em excesso para fora da cavidade da matriz. O compressor superior desce para comprimir a granulação dentro da cavidade da matriz. O compressor superior se retrai e o compressor inferior sobe para ejetar o comprimido. À medida que o suporte de alimentação retorna para encher a cavidade da matriz, ele empurra o comprimido compactado da plataforma da matriz. O peso do comprimido é determinado pelo volume da cavidade da matriz; o compressor inferior é ajustável para aumentar ou diminuir o volume da granulação, aumentando ou diminuindo, assim, o peso do comprimido.

Para os comprimidos com diâmetros superiores a ½ polegada, há necessidade dos modelos mais robustos. Isso também é verdade para os comprimidos que requeiram um alto grau de dureza, como no caso das pastilhas em forma de losango.

Quadro 45.2 Máquinas de Comprimidos com Compressor Único

MODELO DA MÁQUINA	DIÂMETRO MÁXIMO DO COMPRIMIDO (POLEGADAS)	VELOCIDADE DE COMPRESSÃO (COMPRIMIDOS/MIN)	PROFUNDIDADE DO PREENCHIMENTO (POLEGADAS)
Equipamento Stokes-Pennwalt[a]			
511-5	½	40-75	7/16
206-4	1¾	10-40	1 1/16
530-1	2	12-48	1⅝
525-2	3	16-48	2
Equipamento Manesty (Thomas Eng)			
Máquina manual	½	100	7/16
Modelo F3	⅞	85	11/16
Modelo 35T[a]	3	36	2¼

[a]Amplamente usado para bolos veterinários.

Os modelos mais pesados são capazes de pressões muito maiores e são adequados para encapsulamento.

OPERAÇÃO DAS MÁQUINAS COM COMPRESSOR ÚNICO

Ao instalar os compressores e matrizes numa máquina de compressor único, insira o compressor inferior primeiro alinhando o sulco entalhado no compressor com o parafuso de regulagem do compressor inferior e deslizando-o para o furo menor na mesa da matriz; o parafuso de regulagem ainda não é apertado. O compressor inferior é diferenciado do compressor superior no fato de que este tem um colar ao redor da ponta. Deslize a matriz por sobre a ponta do compressor de forma que o sulco entalhado (com a maior área para cima) fique alinhada com o parafuso de regulagem da matriz. Aperte o parafuso de regulagem do compressor inferior depois de posicionar o compressor inferior fazendo pressão com o dedão. Aperte o parafuso de regulagem, assegurando-se de que a superfície da matriz esteja nivelada com a mesa da matriz. Insira o compressor superior, novamente alinhando o sulco entalhado com o parafuso de regulagem do compressor superior. Para se assegurar de que o compressor superior esteja posicionado firmemente, vire a máquina com a mão com um pedaço de madeira leve ou de tecido entre os compressores superior e inferior. Quando o compressor estiver posicionado, aperte o parafuso de regulagem do compressor superior. Ajuste a pressão de forma que os compressores superior e inferior não entrem em contato um com o outro quando a máquina estiver virada. Ajuste o compressor inferior de forma que fique nivelado com a mesa da matriz no ponto de ejeção. Instale o suporte do alimentador e o depósito alimentador.

Depois de acrescentar uma pequena quantidade de granulação no depósito alimentador, vire a máquina com a mão e ajuste a pressão até que um comprimido seja formado. Ajuste o peso do comprimido até obter o peso desejado. A pressão terá que ser alterada durante o ajuste do peso. Deve ser lembrado que, à medida que a carga é aumentada, o compressor inferior fica mais afastado do compressor superior e maior a pressão que deverá ser aplicada para se obter a dureza comparável. E, ao contrário, quando a carga fica menor, a pressão terá que ser menor. Quando todos os ajustes tiverem sido feitos, preencha o depósito alimentador com a granulação e ligue o motor. A dureza e o peso devem ser checados imediatamente e os ajustes necessários feitos. Avaliações periódicas devem ser feitas quanto à dureza e o peso do comprimido durante o processamento do lote, em intervalos de 15 a 30 minutos.

Quando o lote tiver sido processado, desligue o equipamento e remova qualquer poeira e granulação com o aspirador de pó. Tire a pressão dos compressores. Remova o depósito alimentador e o suporte do alimentador. Remova o compressor superior, o compressor inferior e a matriz. Limpe todas as superfícies da máquina de fazer comprimido e seque muito bem com um pano limpo. Cubra as superfícies com uma fina camada de graxa ou óleo antes de guardar.

À medida que os comprimidos forem ejetados da máquina após a compressão, normalmente vêm acompanhados de pó e granulação não-comprimida. Para remover essa poeira solta, os comprimidos passam por uma peneira, que pode ser vibratória, e limpados com cabo a vácuo.

Máquinas de Comprimidos Rotatórias

Para uma maior produção, as máquinas de rotação oferecem maiores vantagens. Uma cabeceira dotada de uma série de conjuntos de compressores e matrizes gira continuamente enquanto a granulação de comprimido vai do depósito alimentador, através de uma estrutura do alimentador e até as matrizes dispostas numa grande plataforma de aço que fica girando logo abaixo. Esse método promove um enchimento uniforme da matriz e portanto um peso preciso para o comprimido. A compressão ocorre quando os compressores superior e inferior passam entre um par de cilindros, como se pode ver na Fig. 45.21. Essa ação produz um efeito compressor gradual no material da cavidade da matriz de cima e de baixo e assim permite a saída do que esteja ali preso. O compressor inferior sobe e ejeta o comprimido. Os ajustes para o peso e a dureza do comprimido podem ser feitos sem o uso das ferramentas enquanto a máquina está em funcionamento. A Fig. 45.22 mostra uma prensa de alta velocidade. A Fig. 45.23 mostra o aparelhamento numa prensa rotatória de 16 estações nas posições de um ciclo completo para produzir 1 comprimido por série de aparelhamento. Um dos fatores que contribui para a variação no peso e na dureza do

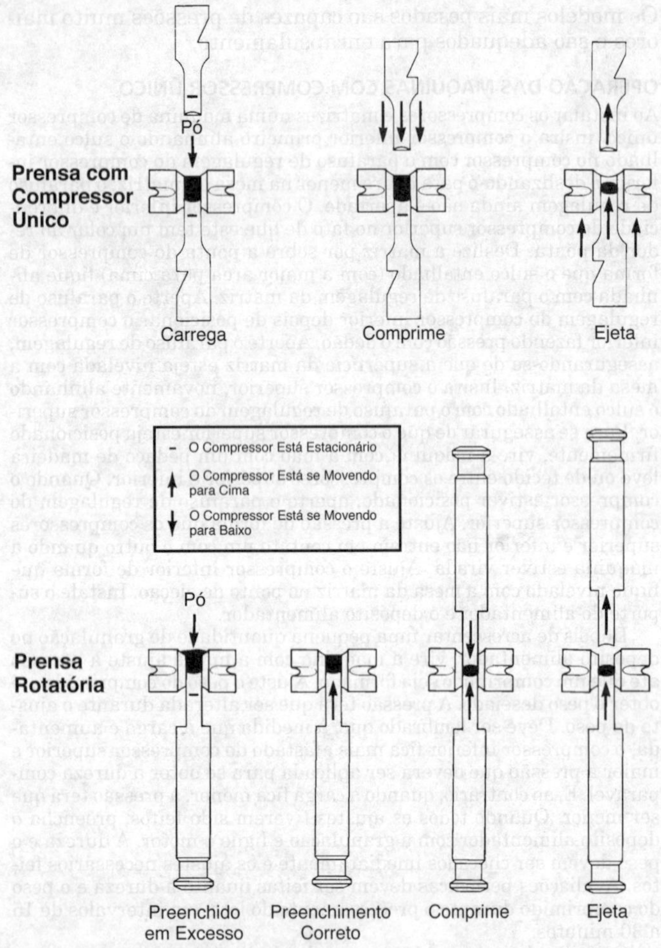

Fig. 45.21 As etapas associadas com máquinas dotadas de um único compressor e máquinas rotatórias.

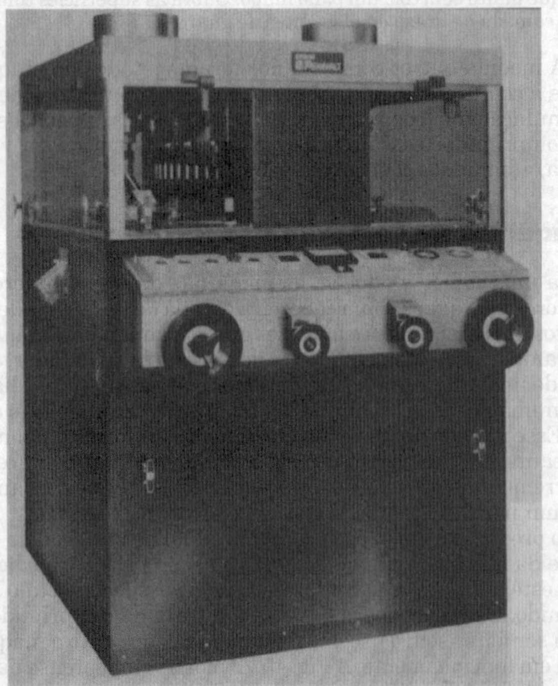

Fig. 45.22 Modelo 747 de Prensa de Alta Velocidade, com prensas de compactar rotatórias dos dois lados do aparelho, destinadas a operar a velocidades superiores a 10.000/min. (Cortesia, Stokes/Pennwalt.)

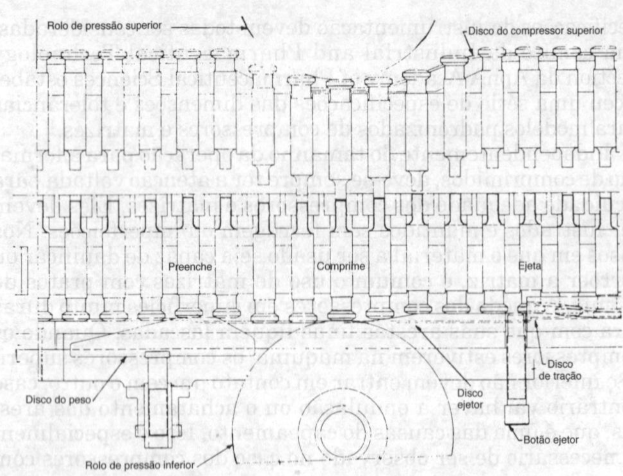

Fig. 45.23 Aparelhagem de prensa rotatória de 16 estações mostrando as posições do ciclo necessárias para produzir um comprimido por conjunto de aparelhamento. (Cortesia, Vector/Colton.)

comprimido durante a compressão é o fluxo interno da granulação dentro do depósito alimentador.

Na maioria dos modelos de máquina rotatórias, há um excesso do alívio da pressão que amortece cada compressão e que livra a máquina de todos os choques e da tensão desmedida. Os compressores e as matrizes podem ser removidos prontamente para inspeção, limpeza e para se inserir conjuntos diferentes para produzir uma grande variedade de tamanhos e formas. Muitas prensas mais antigas foram modernizadas com escudos de proteção para impedir qualquer dano ao equipamento e para cumprir com os padrões OSHA (veja Fig. 45.24). É possível equipar a máquina com alguns compressores e matrizes, de acordo com o objetivo do trabalho, e assim economizar nos custos da instalação. Para saber os tipos de máquinas rotatórias disponíveis no mercado, veja Quadro 45.3.

OPERAÇÃO DE MÁQUINAS ROTATÓRIAS

Antes de inserir os compressores e as matrizes, certifique-se de que a pressão foi retirada da roda de compressão. Os orifícios da matriz devem ser cuidadosamente limpos, assegurando-se de que o assento da matriz esteja completamente livre de qualquer material estranho. Solte todos os fechos da matriz e insira frouxamente as matrizes nas cavidades da matriz, e em seguida atarrache cada matriz firmemente no local com uma

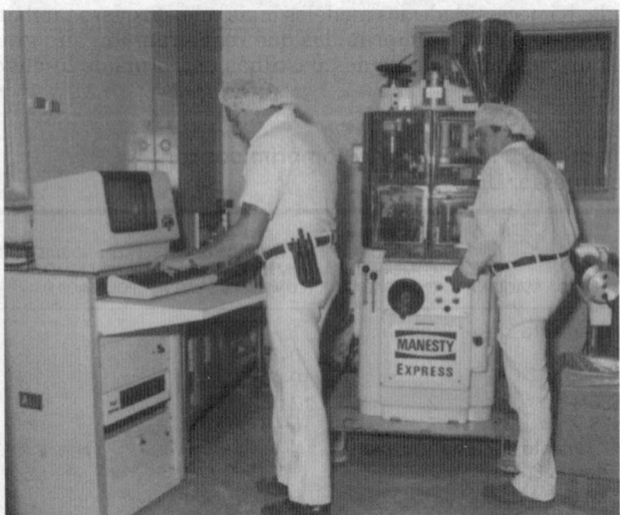

Fig. 45.24 Técnicos de pesquisa usam uma prensa de comprimidos dotada de instrumentos para aperfeiçoar processos no Schering-Plough.

Quadro 45.3 Máquinas de Comprimidos Rotatórias de Alta Velocidade

MODELO DA MÁQUINA	CONJUNTOS DE FERRAMENTAS	DIÂMETRO MÁXIMO DOS COMPRIMIDOS (POLEGADAS)	VELOCIDADE DE COMPRESSÃO (COMPRIMIDOS/MIN)	PROFUNDIDADE DO PREENCHIMENTO (POLEGADAS)
Equipamento Vector-Colton				
2216	16	5/8	1.180	3/4
240	16	7/8	640	13/16
250	12	1 1/4	480	1 1/8
260	25	1 3/16	1.450	1 3/8
	31	1	1.800	1 3/8
	33	15/16	1.910	1 3/8
	43	5/8	2.500	1 3/8
270	25	1 3/8	450	2 3/4
Equipamento Stokes-Pennwalt				
Equipamento Manesty (Thomas Eng)				
B3B	16	5/8	350-700	1 1/16
	23	7/16	500-1.000	1 1/16
BB3B	27	5/8	760-1.520	1 1/16
	33	7/16	924-1.848	1 1/16
	35	5/8	1.490-2.980	1 1/16
	45	7/16	1.913-3.826	1 1/16
D3B	16	1	260-520	13/16
Equipamento Key				
DC-16	16	15/16	210-510	13/16
BBC	27	5/8	1.025-2.100	1 1/16
	35	5/8	1.325-2.725	1 1/16
	45	7/16	1.700-3.500	1 1/16
CadPress	37	15/16	850-3.500	13/16
	45	5/8	2.000-6.000	1 1/16
	55	7/16	2.500-7.500	1 1/16
Equipamento Fette (Raymond Auto)				
		(mm)		(mm)
Perfecta 1000	28	16	2.100	18
	33	13	2.475	18
Perfecta 2000	29	25	2.175	22
	36	16	3.600	18
	43	13	4.300	18
Equipamento Courtoy (AC Compact)				
R-100	24	25	285-2.260	20
	30	19	356-2.850	20
	36	13	550-440	16
Equipamento Kikusui				
Hercules	18	37	180-540	16
	21	26	210-630	16
	29	25	290-870	16
Virgo	19	16	418-1.330	16
	24	11	528-1.680	16
Equipamento Killian				
TX21	21	28	231-1.386	20
TX25	25	22	275-2.166	20
TX30	30	16	330-3.150	20
TX21D	21	25	231-1.826	20
TX30A	30	16	330-3.150	16
TX40A	40	13	440-4.200	16
Equipamento Korsch				
PH 250/20	20	25	240-1.640	22
PH 250/25	25	16	270-2.700	18
PH 250/30	30	13	315-3.233	18
Equipamento Elizabeth-Hata				
AP-15-SSU	15	17	300-1.050	8-18
AP-18-SSU	18	13	360-1.260	8-18
AP-22-SSU	22	11	440-1.540	8-18
AP-32-MSU	32	17	640-2.240	8-18
AP-38-MSU	38	13	760-2.660	8-18
AP-45-MSU	32	11	900-3.150	8-18
Equipamento Vector-Colton				
2247	33	5/8	3.480	3/4
	41	7/16	4.300	3/4
	49	7/16	5.150	3/4
Magna	66	22/32	10.560	3/4
	74	1/2	11.840	3/4
	90	7/16	14.400	3/4
Equação de Stokes/Pennwalt				
552-2	35	5/8	800-3.200	1 1/16
328-4	45	3/4	1.600-4.500	1 3/8
610	65	7/16	3.500-10.000	1 1/16
747	65	7/16	3.000-10.000	1 1/16
	53	5/8	2.900-8.100	1 1/16
	41	15/16	2.150-6.150	1 1/16
Tipo de Compressão Tripla Direta				
580-1	45	7/16	525-2.100	1 1/16
580-2	35	5/8	400-1.600	1 1/16
610	65	7/16	3.500-10.000	1 1/16
	53	5/8	2.900-8.100	1 1/16
Equipamento Manesty (Thomas Eng)				
Betapress	16	5/8	600-1.500	1 1/16
	23	7/16	860-2.160	1 1/16
Express	20	1	800-2.000	13/16
	25	5/8	1.000-2.500	1 1/16
	30	7/16	1.200-3.000	1 1/16
Unipress	20	1	970-2.420	13/16
	27	5/8	1.300-3.270	1 1/16
	34	7/16	1.640-4.120	1 1/16
Novapress	37	1	760-3.700	13/16
	45	5/8	900-4.500	1 1/16
	61	7/16	1.220-6.100	1 1/16
BB3B	35	5/8	1.490-2.980	1 1/16
BB4	27	5/8	900-2.700	1 1/16
	35	5/8	1.167-3.500	1 1/16
	45	7/16	1.500-4.500	1 1/16
Rotapress				
Marca IIA	37	1	710-3.550	13/16
	45	5/8	1.640-8.200	1 1/16
	61	7/16	2.200-11.100	1 1/16
Marca IV	45	1	2.090-6.000	13/16
	55	5/8	2.550-7.330	1 1/16
	75	7/16	3.500-10.000	1 1/16
Sistemas de Ferramentas Fette				
		(mm)		(mm)
PT 2080	29	25	435-2.900	18
	36	16	540-4.100	18
	43	16	645-4.900	18
PT 2090IC	22	34	1.760	18
	29	25	2.900	18
	36	16	4.140	18
	43	13	5.160	18
	47	11	6.110	18
PT 3090IC	37	34	5.920	18
	49	25	7.840	18
	61	16	9.760	18
	73	13	16.748	18
PT 3100	37	25	5.618	22
	45	16	8.100	18
	55	13	9.900	18
Equipamento Courtoy (AC Compact)				
R-200	43	25	750-5.833	20
	55	19	916-8.500	20
	65	13	1.083-10.000	16
Equipamento Kikusui				
Libra	36	16	900-2.520	16
	45	11	1.125-3.150	16
	49	8	1.225-3.430	16
Gemini	55	16	2.200-7.700	16
	67	11	2.680-9.380	16
	73	8	2.920-10.200	16
Equipamento Elizabeth-Hata				
AP-45-LDU	45	17	1.800-6.300	8-18
AP-55-LDU	55	13	2.200-7.700	8-18
AP-65-LDU	65	11	2.600-9.100	8-18
AP-71-LDU	71	11	2.840-9.940	8-18
51-XLDU	51	17	2.040-7.140	8-18
65-XLDU	61	13	2.440-8.540	8-18

fibra de bastão de metal maleável através dos orifícios do compressor superior. Depois que todas as matrizes tiverem sido atarrachadas no lugar, aperte cada parafuso da matriz progressiva e firmemente. Assim que um parafuso for apertado, a matriz é checada para verificar se ela não está projetada acima da mesa da matriz. Insira os compressores inferiores através do orifício disponível removendo a ponta do compressor. Vire a máquina com a mão até o diâmetro do compressor coincidir com o orifício da tampa. Insira progressivamente cada compressor inferior no lugar. Insira os compressores superiores acomodando-os no lugar na ponta. Cada compressor (superior e inferior) deve ser revestido com uma fina película de óleo mineral antes de ser inserido na máquina. Ajuste o ressalto de ejeção de forma que o compressor inferior esteja nivelado com a mesa da matriz no ponto de ejeção.

Após a inserção dos compressores e das matrizes, ajuste a máquina para o peso e a dureza do comprimido. A estrutura do alimentador deve ser anexada à máquina juntamente com o depósito alimentador. Acrescente uma pequena quantidade da granulação através do depósito alimentador e vire a máquina manualmente. Aumente a pressão girando a roda compressora até formar um comprimido. Cheque o peso do comprimido e ajuste o preenchimento para propiciar o peso ideal do comprimido. É provável que tenha que ser feito mais de um ajuste da carga até se conseguir o peso ideal. Quando a carga diminuir, a pressão deve ser diminuída para fornecer a mesma dureza no comprimido. Ao contrário, quando a carga aumentar, a pressão deve ser aumentada para se obter a dureza proporcional.

Preencha o depósito alimentador com a granulação e ligue a máquina. Cheque o peso e a dureza do comprimido imediatamente após o processo mecânico começar e faça os ajustes adequados, se forem necessários. Cheque essas propriedades rotineira e regularmente a cada intervalo de 15 ou 30 minutos, durante o funcionamento da máquina. Quando todo o lote tiver sido processado, desligue a máquina. Remova o depósito alimentador e a estrutura do alimentador da máquina. Remova a granulação solta e a poeira com um cabo a vácuo. Remova toda a pressão da roda compressora. Remova os compressores e as matrizes na ordem inversa usada para montar a máquina. Primeiro, remova os compressores superiores individualmente, em seguida os compressores inferiores e finalmente as matrizes. Lave cada compressor e cada matriz em álcool e passe uma escova suave para remover qualquer material aderente. Seque-os com um tecido limpo e revista-os com uma fina película de graxa ou óleo antes de guardá-los.

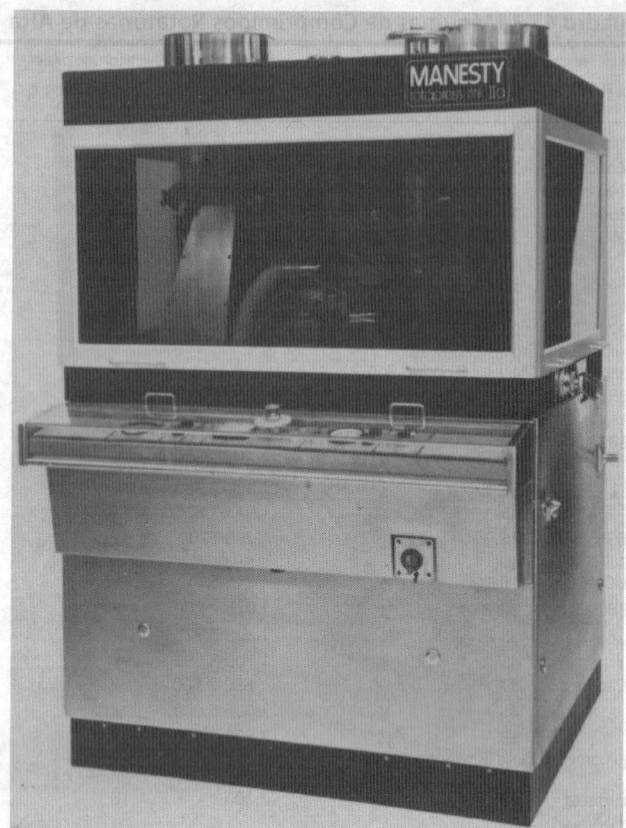

Fig. 45.25 Rotapress Mark IIA. Projetada com aperfeiçoamentos na redução do som, na segurança do operador, limpeza e conveniência operacional; observe o painel de controle na frente da máquina. (Cortesia, Thomas/Manesty.)

Máquinas Rotatórias de Fazer Comprimidos de Alta Velocidade

As máquinas rotatórias de fazer comprimidos evoluíram gradualmente em modelos capazes de compactar comprimidos com altas taxas de produção. Veja Figs. 45.22, 45.25 e 45.26. Isso foi possível aumentando-se o número de estações, ou seja, de conjuntos de compressores e matrizes, em cada revolução da cabeceira da máquina, melhorando os dispositivos de alimentação e, em alguns modelos, instalando pontos duais de compressão. Na Fig. 45.26, o esquema mostra uma máquina rotatória com pontos duais de compressão. As máquinas rotatórias com pontos duais de compressão são denominadas máquinas rotatórias duplas, e as que têm um ponto de compressão, rotatórias simples. No diagrama, metade dos comprimidos é produzida com 180° da calha de escoamento do comprimido. Os comprimidos percorrem o trajeto fora do perímetro e são descarregados com a segunda produção de comprimidos. Embora esses modelos sejam mecanicamente capazes de operar com as taxas de produção mostradas no Quadro 45.3, a taxa real ainda depende das características físicas da granulação do comprimido e da velocidade que seja compatível com os comprimidos que apresentem as características físicas satisfatórias. A principal dificuldade na operação da máquina rápida é garantir o preenchimento adequado das matrizes. Com o preenchimento rápido, o tempo de demora da cavidade da matriz abaixo da estrutura de alimentação é insuficiente para garantir os requisitos de um fluxo uniforme e do carregamento das matrizes. Vários métodos de alimentação da granulação nas matrizes foram planejados para recarregar as matrizes no máximo tempo de demora permitido na máquina de alta velocidade. Esses dispositivos estão ilustrados na Fig. 45.14. Prensas com pontos triplos de compressão (veja Quadro 45.3) permitem uma compactação parcial do material antes da compactação final. Isso fornece os meios para a desaeração e a orientação das partículas do material antes da compressão final. Isso ajuda na compactação direta dos materiais e reduz a laminação e o capeamento devidos ao ar aprisionado.

Máquinas Rotatórias de Fazer Comprimidos de Múltiplas Camadas

As máquinas rotatórias de fazer comprimidos também foram desenvolvidas em modelos capazes de produzir comprimidos de múltiplas camadas; as máquinas são capazes de fazer comprimidos com 1, 2 ou 3 camadas (Versa Press, *Stokes/Pennwalt*). Os comprimidos estratificados oferecem uma série de vantagens. Os medicamentos incompatíveis entre si podem estar contidos num único comprimido, separando as camadas que os contêm com uma camada de material inerte. Esse processo

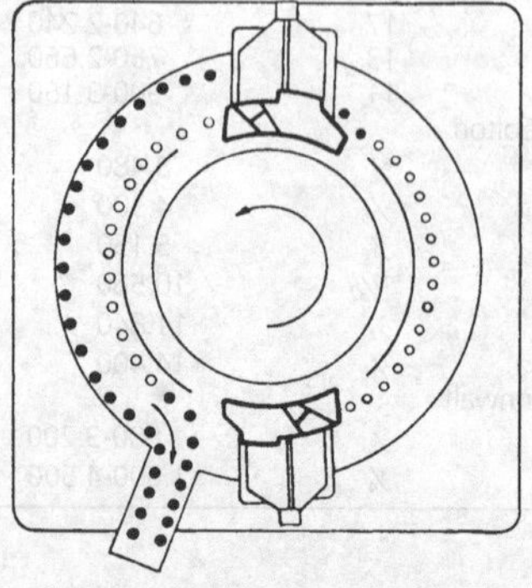

Fig. 45.26 Movimento dos comprimidos na mesa de matrizes de uma prensa dupla rotatória. (Cortesia, Vector/Colton.)

permitiu a formulação de medicação de ação prolongada e oferece uma enorme variedade de possibilidades no que se refere ao desenvolvimento de combinações de cores que conferem identidade aos produtos.

Originalmente, os comprimidos eram preparados por meio de um método de compressão simples. As matrizes eram preenchidas com as granulações diferentes em camadas sucessivas, e o comprimido era formado por um único impulso de compressão. As linhas de separação dos comprimidos preparados por esse método tinham a propensão de serem irregulares. Agora, nas máquinas disponíveis para a produção de múltiplas camadas, a granulação recebe um impulso de pré-compressão depois da primeira e da segunda carga, o que faz uma leve compactação da granulação e mantém uma superfície bem-definida de separação entre cada camada. O operador é capaz de ejetar cada camada pré-comprimida com a máquina em funcionamento na velocidade desejada para checagens periódicas do peso e de análise.

Outras prensas de compressões múltiplas podem receber comprimidos previamente compactados e comprimir outra granulação ao redor do comprimido pré-formado. Um exemplo de uma prensa com essa capacidade é a Manesty Drycota (*Thomas/Manesty*). Os comprimidos com revestimentos feitos a pressão podem ser usados para separar substâncias medicamentosas incompatíveis entre si e também para dar uma cobertura entérica aos comprimidos centrais.

Capeamento e Divisão dos Comprimidos

A divisão ou capeamento dos comprimidos é uma enorme preocupação e motivo de grandes aborrecimentos na feitura dos comprimidos. É muito difícil de detectar durante o processamento dos comprimidos, mas pode ser detectado facilmente chacoalhando-se vigorosamente alguns nas mãos fechadas. Um comprimido levemente lascado não significa necessariamente que está em excesso ou vá se dividir.

Existem muitos fatores que podem causar o capeamento ou divisão do comprimido:

Os *fines* em excesso, que fazem com que o ar fique preso na mistura do comprimido.

Marcas muito profundas nos compressores do comprimido. Muitos desenhos ou *entalhes* nos compressores são bastante amplos e profundos. Os entalhes da Hairline são adequadamente profundos.

Compressores desgastados e imperfeitos. Os compressores devem ser lisos e polidos. Compressores lascados amiúde causam capeamento. O aparecimento de bordas finas chanfradas nos comprimidos indica desgaste dos compressores.

Matrizes desgastadas. As matrizes devem ser substituídas ou invertidas. As matrizes cromadas ou que sejam dotadas de suplementos de carboneto de tungstênio duram mais e dão resultados melhores do que as matrizes de aço comuns.

Pressão excessiva. A condição pode ser corrigida diminuindo-se a pressão nas máquinas.

Fórmula inadequada. Pode ser que seja necessário mudar a fórmula.

Granulação úmida e macia. Esse tipo de granulação não flui livremente para dentro das matrizes, ocasionando assim pesos irregulares e comprimidos macios ou capeados.

Compressores mal colocados. Compressores irregulares prejudicam a própria máquina de fazer comprimidos e não produzem comprimidos com um peso preciso. Um compressor que esteja fora do alinhamento pode fazer com que o comprimido se parta ou fique capeado a cada revolução.

Prensas de Comprimidos Dotadas de Instrumentação

As forças de compressão e de ejeção envolvidas na compressão do comprimido podem ser estudadas anexando-se aferidores da tensão nos compressores e em outros componentes da prensa envolvidos na compressão. O rendimento elétrico dos aferidores é monitorado por telemetria ou uso de um osciloscópio de dois raios equipado com câmera.[42,43] A instrumentação permite um estudo das características de compactação das granulações, da capacidade de fluxo e do efeito dos aditivos da formulação, como lubrificantes, e as diferenças do modelo da prensa de fazer comprimidos, como mostram as Figs. 45.27 a 45.30. As características físicas dos comprimidos, como dureza, friabilidade, tempo de desintegração e velocidade de dissolução, são influenciadas não só pela natureza da formulação mas também pela força de compressão.

Como se pode observar nas Figs. 45.29 e 45.30, a taxa e a duração das forças de compactação podem ser quantificadas. O grau da força aplicada tem um profundo efeito sobre a consolidação do pó dentro da matriz e, portanto, sobre a eficiência de carregamento e compactação do pó. O grau de diminuição da força, ou *descompressão*, tem um efeito direto sobre a capacidade do comprimido de suportar o relaxamento. Uma hipótese que se ressalta, adotada por Hiestand[44,45] e mais tar-

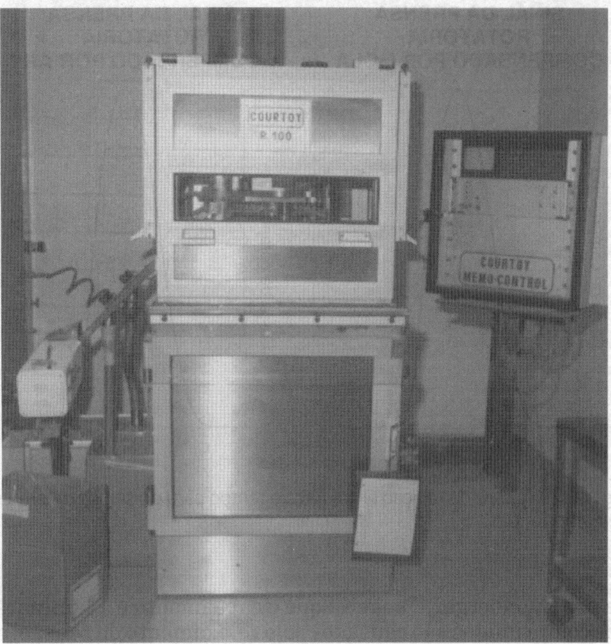

Fig. 45.27 Courtoy R-100 com operação controlada por computador.

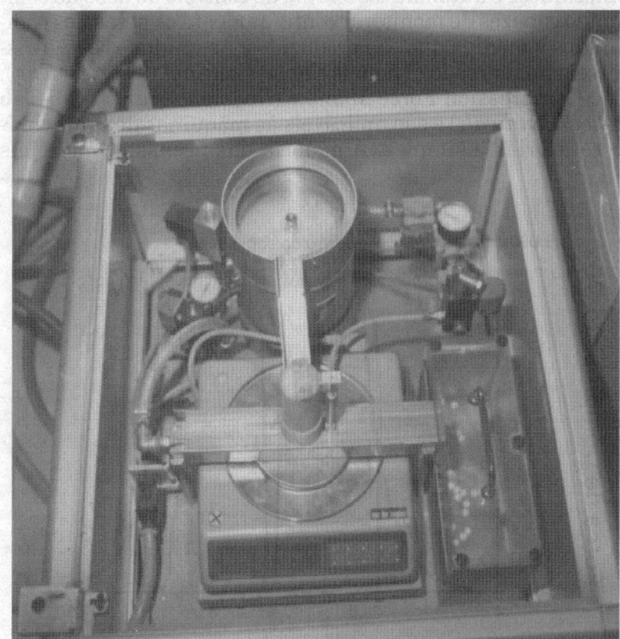
Fig. 45.28 A pesagem direta dos comprimidos produzidos dá o *feedback* do peso atualizado para o controlador da Courtoy R-100 (observado abaixo à esquerda da Fig. 45.27).

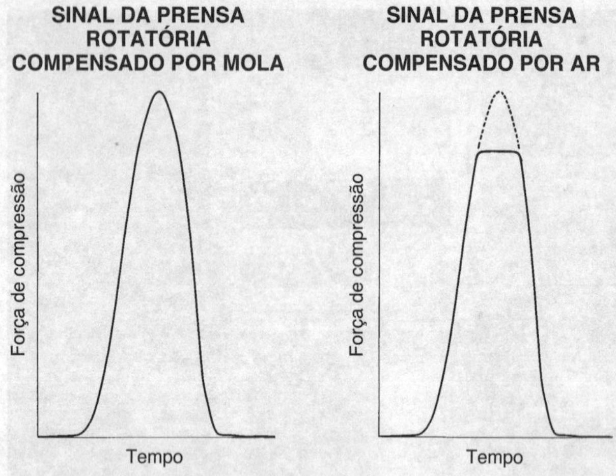

Fig. 45.29 Curvas da relação entre força e tempo para dois tipos de prensas de comprimidos.

de por Luenberger,[46] sugeria que o capeamento e a laminação dos comprimidos são causados pelo relaxamento da tensão, ou descompressão, feito rápido demais. Isso explica a razão pela qual a diminuição do ritmo da prensa de fazer comprimidos e usar matrizes afuniladas é útil nessas situações. A maioria dos mais famosos cientistas da área farmacêutica adotou essa teoria, e não leva em conta o aprisionamento do ar como causa de capeamento e laminação.

A Fig. 45.30 apresenta um interessante conjunto de gráficos. Walter e Augsburger relataram que, à medida que aumenta a força de compactação, a aparelhagem de aço realmente comprime em acomodação com as forças aplicadas. As forças usadas para produzir um comprimido são consideráveis e devem ser monitoradas e compreendidas.[47] Portanto, a definição da força de compressão e da duração da força (tempo de demora) capaz de dar um comprimido satisfatório para uma formulação propicia um controle do processo interno para se obter uniformidade comprimido por comprimido e lote por lote (veja Figs. 45.24 e 45.31).

A instrumentação leva ao desenvolvimento de sistemas eletromecânicos e automáticos *on-line* de controle do peso do comprimido capazes de monitorar continuamente os pesos dos comprimidos à medida que são produzidos. As unidades estão disponíveis no mercado (Thomas Tablet Sentinel (*Thomas Eng*); Fette Compression Force Monitor (*Raymond Auto*); Vali-Tab (*Stokes/Pennwalt*) e são aplicáveis às máquinas de comprimidos rotatórias e simples. A maioria das prensas comerciais

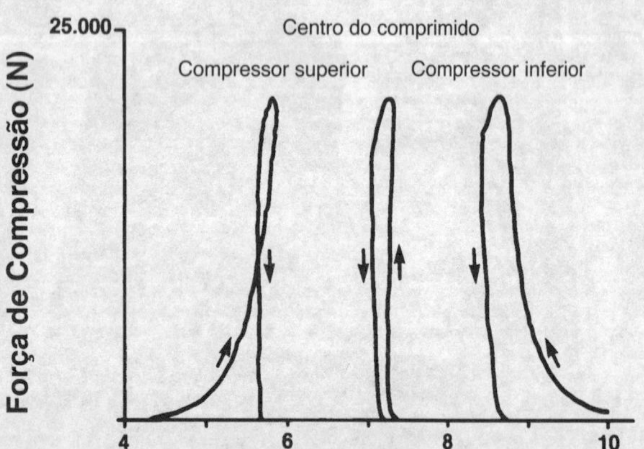

Fig. 45.30 Gráfico mostrando as forças dos compressores superior e inferior na forma de funções da posição da face do compressor dentro da matriz. Uma curva da força/deslocamento biaxial também mostra um gráfico da posição do centro do comprimido como uma função da força de compressão.

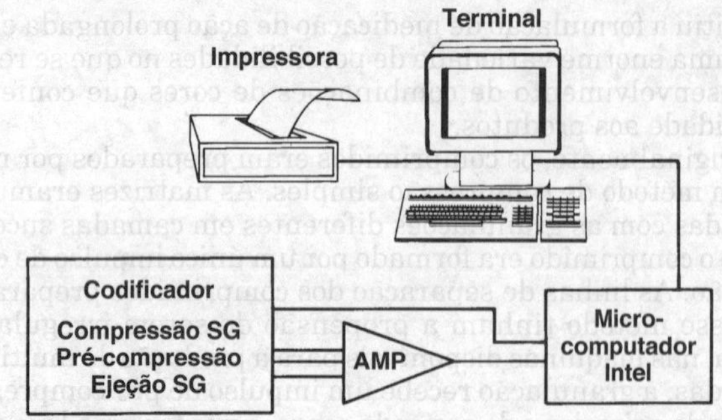

Fig. 45.31 Esquema de um sistema de instrumentação usando um microcomputador desenvolvido pelo Schering-Plough.

atualmente pode ser enviada com algum tipo de instrumentação anexada. Quando os pesos dos comprimidos variam dos limites preestabelecidos, o monitor ajusta automaticamente o mecanismo de controle do peso para restabelecer os pesos dentro dos limites aceitáveis. Se a dificuldade continuar, a unidade ativará um sinal de alerta audível ou uma paralisação opcional na prensa (veja Figs. 45.27 e 45.28). A maior parte das prensas de comprimidos com modelo de produção vem equipada com uma instrumentação completa (opcional) e com opções para análises estatísticas e sinalizações dos sinais de compressão/ejeção. As técnicas e aplicações da instrumentação da prensa foram submetidas a revisões.[48,49]

Controle de Contaminação

Embora as boas práticas de fabricação usadas pela indústria farmacêutica por muitos anos tenham dado ênfase à importância da limpeza do equipamento e das instalações para a fabricação dos produtos medicamentosos, o problema da contaminação da penicilina resultou na renovação da ênfase desse aspecto da fabricação. Acredita-se que a penicilina, como também resíduos e poeira presentes no ar e que permaneceram nos equipamentos, tenha contaminado produtos não-relacionados em concentrações suficientes para causar reações alérgicas nos indivíduos hipersensíveis à penicilina que receberam aqueles produtos. Isso resultou no gasto, pela indústria farmacêutica, de milhões de dólares para trocar ou modificar prédios, processos de fabricação, equipamentos e procedimentos operacionais padronizados para eliminar a contaminação pela penicilina.

Junto com esse problema veio a ênfase renovada nos problemas envolvendo poeira, manuseio do material e limpeza do equipamento quando se trata de lidar com medicamentos, especialmente substâncias químicas potentes. Qualquer processo que envolva o uso de substâncias químicas em pó pode ser uma operação produtora de poeira; o preparo de comprimidos e encapsulamento cai nessa categoria. No projeto dos modelos de prensas de comprimidos, a atenção está se voltando para o controle e a eliminação da poeira gerada no processo de fazer comprimidos. Na prensa Perfecta mostrada na Fig. 45.32, o compartimento de prensar é completamente vedado do ambiente externo, tornando a contaminação cruzada quase impossível. O compartimento de prensar pode ser mantido livre de poeira pelo equipamento a vácuo e suprimento de ar desenvolvidos para a máquina. Esse equipamento remove a poeira transportada pelo ar e partículas granulares que não foram comprimidas, mantendo desse modo o compartimento circular de prensar e os compressores superior e inferior livres de poeira.

Os fabricantes de medicamentos têm a responsabilidade de garantir que os microrganismos presentes nos produtos acabados não tenham qualquer probabilidade de causar mal ao paciente e não anulem o produto. A apuração das causas de um surto de infecções por *Salmonella* nos países escandinavos levou a comprimidos de tireóide que haviam sido preparados com material em pó de tireóide contaminado. Essa questão acabou le-

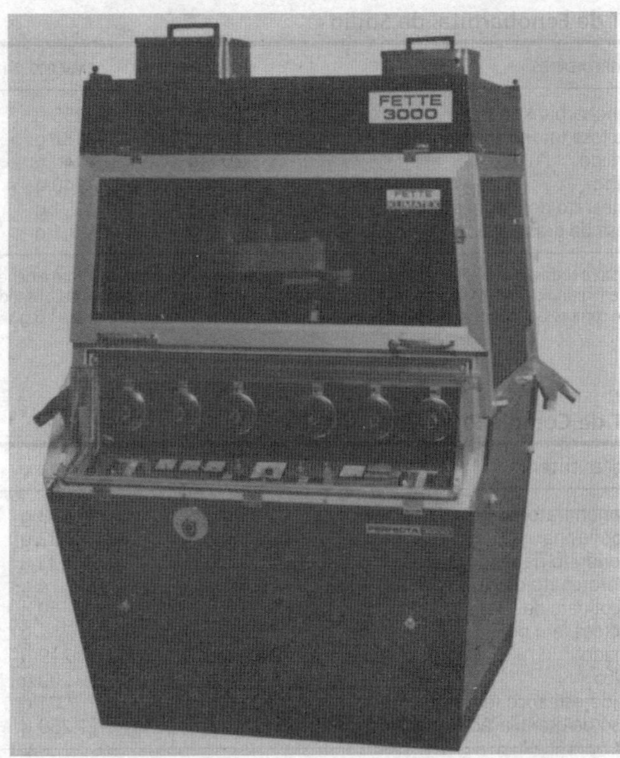

Fig. 45.32 Prensa de comprimidos de alta velocidade Fette Perfecta 3000 com compartimento de pressão completamente vedado do ambiente externo, tornando impossível uma contaminação cruzada. (Cortesia, Raymond Auto.)

vando à fixação de limites de micróbios para materiais em estado natural de origem animal ou vegetal, especialmente aqueles que propiciam de pronto o crescimento de microrganismos e que não se tornam estéreis durante o processo subseqüente. Os microrganismos que quando estão presentes nos produtos orais são daninhos incluem a *Salmonella* spp, *Escherichia coli*, certas raças de *Pseudomonas* como *P. aeruginosa* e *Staphylococcus aureus*. Os compêndios trazem os limites microbianos dos materiais em estado natural como gel de hidróxido de alumínio, amido de milho, tireóide, acácia e gelatina.

Esses são alguns exemplos dos esforços da indústria de se adaptar ao propósito vigente de boa prática de fabricação conforme definido pela FDA.

Formulações dos Comprimidos

GRANULAÇÃO MOLHADA

CT de Acetaminofeno, 300 mg

INGREDIENTES	EM CADA	EM 10.000
Acetaminofeno	300 mg	3.000 g
Polivinilpirrolidona	22,5 mg	225 g
Lactose	61,75 mg	617,5 g
Álcool SD3A — 200 refratário	4,5 mL	45 L
Ácido esteárico	9 mg	90 g
Talco	13,5 mg	135 g
Amido de milho	43,25 mg	432,5 g

Misture acetaminofeno, polivinilpirrolidona e lactose, passe através de uma peneira de 40 malhas. Acrescente o álcool lentamente e amasse bem. Peneire a massa úmida numa peneira de 4 malhas. Seque a granulação a 50° durante uma noite. Peneire a granulação seca numa peneira de 20 malhas. Peneire o ácido esteárico, o talco e o amido de milho numa peneira de 60 malhas antes de misturar essas substâncias, revolvendo-as com a granulação. Comprima, usando um compressor côncavo padronizado de 7/16 de polegada. Dez comprimidos devem pesar 4,5 g. (Cortesia, Abbott.)

CT de Ácido Ascórbico USP, 50 mg

INGREDIENTES	EM CADA	EM 7.000
Ácido ascórbico USP (pó N.º 80)[a]	55 mg	385 g
Lactose	21 mg	147 g
Amido (batata)	13 mg	91 g
Etilcelulose N 100 (80-105 cáps)	16 mg	112 g
Amido (batata)	7 mg	49 g
Talco	6,5 mg	45,5 g
Estearato de cálcio (pó impalpável)	1 mg	7 g
Peso da granulação		836,5 g

[a]Inclui 10% além do que atesta o rótulo.

Granule os três primeiros ingredientes com etilcelulose (5%) dissolvida em álcool etílico anídrico, acrescentando álcool anídrico adicional para se obter bons grânulos úmidos. Peneire com água através de uma peneira de aço inoxidável #8 e seque à temperatura ambiente numa área com ar condicionado. Peneire a seco com peneira de aço inoxidável #20 e incorpore os três ingredientes restantes. Misture cuidadosamente e comprima. Use um compressor achatado, biselado, de 1/4 de polegada. Vinte comprimidos devem pesar 2,39 g.

Comprimidos Antiácidos Mastigáveis

INGREDIENTES	EM CADA	EM 10.000
Trissilicato de magnésio	500 mg	5.000 g
Hidróxido de alumínio, gel desidratado	250 mg	2.500 g
Manita	300 mg	3.000 g
Sacarina sódica	2 mg	20 g
Pasta de amido, 5%	qs	qs
Óleo de hortelã-pimenta	1 mg	10 g
Estearato de magnésio	10 mg	100 g
Amido de milho	10 mg	100 g

Misture o trissilicato de magnésio e o hidróxido de alumínio com a manita. Dissolva a sacarina sódica em pequeno volume de água purificada, em seguida combine essa mistura com a pasta de amido. Granule o pó misturado com a pasta de amido. Seque a uma temperatura de 60°C e passe por peneira de 16 malhas. Acrescente o óleo aromatizante, o estearato de magnésio e o amido de milho; misture bem. Deixe a granulação amadurecer por pelo menos 24 horas e comprima, usando compressor de 5/8 de polegada, de face plana e borda em bisel. (Cortesia, *Atlas*.)

CT de Hexavitamina

INGREDIENTES	EM CADA	EM 7.000
Ácido ascórbico USP (pó)[a]	82,5 mg	577,5 g
Mononitrato de tiamina USP (em pó)[a]	2,4 mg	16,8 g
Riboflavina[a]	3,3 mg	23,1 g
Nicotinamida USP (em pó)[a]	22 mg	154 g
Amido	13,9 mg	97,4 g
Lactose	5,9 mg	41,2 g
Zeina	6,4 mg	45 g
Acetato de vitamina A	6.250 U	
Vitamina D_2[a] (use grânulos em meio de cristaletes do Pfizer contendo 500.000 U de acetato de vitamina A e 50.000 U de vitamina D_2/g)	625 U	87,5 g
Estearato de magnésio		7,5 g
Peso da granulação		1.050 g

[a]Inclui os seguintes itens além do que atesta o rótulo: ácido ascórbico 10%, mononitrato de tiamina 20%, riboflavina 10%, nicotinamida 10% e acetato de vitamina A-cristaletes de vitamina D_2 25%.

Cuidadosamente misture os seis primeiros ingredientes e granule com zein (10% em álcool etílico, acrescentando álcool adicional se for necessário para se obter bons grânulos úmidos). Peneire com água através de uma peneira de aço inoxidável #8 e seque à temperatura de 43,3°C a 48,8°C. Peneire a seco através de uma peneira de aço inoxidável #20 e acrescente cristaletes de vitamina. Misture cuidadosamente e comprima. Dez comprimidos devem pesar 1,50 g. Cubra com uma camada de xarope.

CT de Teobromina-Fenobarbital

INGREDIENTES	EM CADA	EM 7.000
Teobromina	325 mg	2.275 g
Fenobarbital	33 mg	231 g
Amido	39 mg	273 g
Talco	8 mg	56 g
Acácia (em pó)	8 mg	56 g
Ácido esteárico	0,7 mg	4,9 g
Peso da granulação		2.895,9 g

Prepare a pasta com a acácia e o equivalente em peso de amido. Use essa pasta para granular a teobromina e o fenobarbital. Seque e passe através de uma peneira de 12 malhas, acrescente o restante do material, misture cuidadosamente e compacte em comprimidos, usando um compressor côncavo de 13/32 de polegada. Dez comprimidos devem pesar 4,13 g.

GRANULAÇÃO POR ASSENTO FLUIDO

CT de Ácido Ascórbico USP, 50 mg

INGREDIENTES	EM CADA	EM 10.000
Ácido ascórbico USP (em pó n.º 80)[a]	55 mg	550 g
Lactose	21 mg	210 g
Amido (batata)	13 mg	130 g
Etilcelulose N100 (80-105 cáps)	16 mg	160 g
Amido (batata)	7 mg	70 g
Talco	6,5 mg	65 g
Estearato de cálcio	1 mg	10 g
Peso da granulação		1.195,0 g

[a]Inclui 10% além do atestado.

Acrescente os três primeiros ingredientes no granulador. Misture por 5 a 15 minutos ou até que esteja bem misturado. Dissolva a etilcelulose no etanol anídrico e borrife essa solução e todo o etanol adicional na mistura fluidificada. Pare de borrifar quando bons grânulos tiverem sido produzidos. Seque até aproximadamente 3% de umidade. Remova os grânulos e coloque-os num misturador apropriado. Em seqüência, acrescente os três ingredientes restantes misturando a cada novo acréscimo. Comprima, usando um compressor plano, chanfrado, de 1/4 de polegada. Vinte comprimidos devem pesar 2,39 g.

Comprimidos de Procainamida de Liberação Prolongada (SR)

INGREDIENTES	EM CADA	EM 10.000
Procainamida	500 mg	5.000 g
HPMC 2208, USP	300 mg	3.000 g
Cera de carnaúba	60 mg	600 g
HPMC 2910, USP	30 mg	300 g
Estearato de magnésio	4 mg	40 g
Ácido esteárico	11 mg	110 g
Talco	5 mg	50 g
Peso da granulação		9.100 g

Coloque os três primeiros ingredientes no granulador e misture por 5 a 15 minutos. Dissolva o HPMC em água (misture em água quente e em seguida esfrie) e borrife na mistura fluidificada. Seque até manter aproximadamente 5% de umidade. Na seqüência, acrescente os três últimos ingredientes, mexendo a cada novo acréscimo. Comprima, usando instrumento com formato de cápsulas. Dez comprimidos devem pesar 9,1 g.

GRANULAÇÃO A SECO

CT de Ácido Acetilsalicílico

INGREDIENTES	EM CADA	EM 7.000
Ácido acetilsalicílico (cristais de malha de 20)	0,325 g	2.275 g
Amido		226,8 g
Peso da granulação		2.501,8 g

Seque o amido até que fique com 10% de umidade. Misture-o cuidadosamente com o ácido acetilsalicílico. Comprima para o interior de lingotes. Triture os lingotes para o tamanho de malha de 14 a 16. Comprima novamente em comprimidos, usando um compressor de 13/32 de polegada. Dez comprimidos devem pesar 3.575 g.

CT de Fenobarbital de Sódio

INGREDIENTES	EM CADA	EM 7.000
Fenobarbital de sódio	65 mg	455 g
Lactose (granular, malha de 12)	26 mg	182 g
Amido	20 mg	140 g
Talco	20 mg	140 g
Estearato de magnésio	0,3 mg	2,1 g
Peso da granulação		919,1 g

Misture todos os ingredientes cuidadosamente. Comprima em lingotes. Triture e peneire em grânulos com malha de 14 a 16. Compacte novamente em comprimidos, usando um compressor côncavo de 9/32 de polegada. Dez comprimidos devem pesar 1,3 g.

CT de Complexo de Vitamina B

INGREDIENTES	EM CADA	EM 10.000
Mononitrato de tiamina[a]	0,733 mg	7,33 g
Riboflavina[a]	0,733 mg	7,33 g
Cloridrato de piridoxina	0,333 mg	3,33 g
Pantotenato de cálcio[a]	0,4 mg	4 g
Nicotinamida	5 mg	50 g
Lactose (em pó)	75,2 mg	752 g
Amido	21,9 mg	219 g
Talco	20 mg	200 g
Ácido esteárico (em pó)	0,701 mg	7,01 g
Peso da granulação		1.250 g

[a]Inclui um excesso de 10% do que atesta o rótulo.

Misture todos os ingredientes cuidadosamente. Comprima em lingotes. Triture e passe por peneira para grânulos de malha de 14 a 16. Compacte novamente em comprimidos, usando um compressor côncavo de 1/4 de polegada. Dez comprimidos devem pesar 1,25 g.

Nesses comprimidos, deve ser usado ácido tartárico suficiente para ajustar o pH para 4,5.

COMPRESSÃO DIRETA

Comprimidos APC

INGREDIENTES	EM CADA	EM 10.000
Aspirina (cristal de 40 malhas)	224 mg	2.240 g
Fenacetina	160 mg	1.600 g
Cafeína (gran USP desid)	32 mg	320 g
Açúcar compressível (Di-Pac[a])	93,4 mg	934 g
Sterotex	7,8 mg	78 g
Sílica gel (Syloid 244[b])	2,8 mg	28 g

[a]*Amstar.*
[b]*Davidson Chem.*

Misture os ingredientes num misturador de conchas geminadas por 15 min e compacte com compressor côncavo padronizado de 13/32 de polegada. (Cortesia, *Amstar.*)

CT de Ácido Ascórbico USP, 250 mg

INGREDIENTES	EM CADA	EM 10.000
Ácido ascórbico USP (Merck, cristais finos)	255 mg	2.550 g
Celulose microcristalina[a]	159 mg	1.590 g
Ácido esteárico	9 mg	90 g
Sílica coloidal[b]	2 mg	20 g
Peso da granulação		4.250 g

[a]Avicel-PH 101.
[b]Cab-O-Sil.

Misture todos os ingredientes em um misturador apropriado. Comprima, usando um compressor côncavo padronizado de 7/16 de polegada. Dez comprimidos devem pesar 4,25 g. (Cortesia, *FMC.*)

Comprimidos Refrescantes do Hálito

INGREDIENTES	EM CADA	EM 10.000
Óleo de gualtéria	0,6 mg	6 g
Mentol	0,85 mg	8,5 g
Óleo de hortelã-pimenta	0,3 mg	3 g
Sílica em gel (Syloid 244[a])	1 mg	10 g
Sacarina sódica	0,3 mg	3 g
Bicarbonato de sódio	14 mg	140 g
Manita USP (granular)	180,95 mg	1.809,5 g
Estearato de cálcio	2 mg	20 g

[a]*Davidson Chem.*
Misture os óleos aromatizantes e o mentol até se tornarem líquidos. Adsorva sobre o gel de sílica. Acrescente os ingredientes restantes. Misture e comprima num compressor de 5/16 de polegada, de face plana e borda chanfrada, a uma espessura de 3,1 mm. (Cortesia, *Atlas*.)

Comprimidos Antiácidos Mastigáveis

INGREDIENTES	EM CADA	EM 10.000
Hidróxido de alumínio e carbonato de magnésio, gel desidratado[a]	325 mg	3.250 g
Manita USP (granular)	675 mg	6.750 g
Celulose microcristalina[b]	75 mg	750 g
Amido de milho	30 mg	300 g
Estearato de cálcio	22 mg	220 g
Sabor	qs	qs

[a]*Reheis F-MA-11.*
[b]*Avicel.*
Misture todos os ingredientes num misturador adequado. Comprima, usando compressor de 5/8 de polegada, de face plana e borda chanfrada. (Cortesia, *Atlas*.)

Comprimidos Multivitamínicos Mastigáveis

INGREDIENTES	EM CADA	EM 10.000
Vitamina A USP (forma seca, estabilizada)	5.000 unidades USP	50 milhões de unidades
Vitamina D (seca, forma estabilizada)	400 unidades USP	4 milhões de unidades
Ácido ascórbico USP	60,0 mg	600 g
Cloridrato de tiamina USP	1 mg	10 g
Riboflavina USP	1,5 mg	15 g
Cloridrato de piridoxina USP	1 mg	10 g
Cianocobalamina USP	2 μg	20 mg
Pantotenato de cálcio USP	3 mg	30 g
Niacinamida USP	10 mg	100 g
Manita USP (granular)	236,2 mg	2.362 g
Amido de milho	16,6 mg	166 g
Sacarina sódica	1,1 mg	11 g
Estearato de magnésio	6,6 mg	66 g
Talco USP	10 mg	100 g
Edulcorante	qs	qs

Misture todos os ingredientes num misturador adequado. Comprima, usando compressor de 3/8 de polegada, de face plana e borda chanfrada. (Cortesia, *Atlas*.)

CT de Sulfato Ferroso

INGREDIENTES	EM CADA	EM 7.000
Sulfato Ferroso USP (cristalino)	0,325 g	2.275 g
Talco		0,975 g
Sterotex		1,95 g
Peso da granulação		2.277,93 g

Triture com malha de 12 a 14, lubrifique e comprima. Cubra imediatamente para evitar a oxidação do estado férrico com 0,410 gr de bálsamo de tolu (dissolvido em álcool) e 0,060 gr de salol e greda. Use compressor fundo, côncavo, de 11/32 de polegada. Dez comprimidos devem pesar 3,25 g.

CT de Metenamina

INGREDIENTES	EM CADA	EM 7.000
Metenamina (cristais de malha 12 a 14)	0,325 g	2.275 g
Peso da granulação		2.275 g

Comprima diretamente, usando compressor de 7/16 de polegada. Dez comprimidos devem pesar 3,25 g.

CT de Fenobarbital USP, 30 mg

INGREDIENTES	EM CADA	EM 10.000
Fenobarbital	30,59 mg	305,9 g
Celulose microcristalina[a]	30,59 mg	305,9 g
Lactose desidratada por borrifação	69,16 mg	691,6 g
Sílica coloidal[b]	1,33 mg	13,3 g
Ácido esteárico	1,33 mg	13,3 g
Peso da granulação		1.330 g

[a]Avicel-PH-101.
[b]QUSO F-22.
Peneire o fenobarbital para remover qualquer caroço e misture com a celulose microcristalina. Acrescente lactose seca por borrifação e misture. Finalmente, acrescente o ácido esteárico e a sílica coloidal; misture até obter uma mistura homogênea. Comprima, usando compressor côncavo, raso, de 9/32 de polegada. Dez comprimidos devem pesar 1,33 g. (Cortesia, *FMC*.)

Comprimidos Moldados ou Triturados de Comprimidos (TT)

Os triturados de comprimidos são pequenas massas discóides de material em pó moldado pesando 30 a 250 mg cada. A base consiste em lactose, β-lactose, manita, dextrose ou outros materiais que sejam rapidamente solúveis em água. Ao fazer os triturados de comprimidos, é útil preparar uma forma farmacêutica sólida que seja rapidamente solúvel em água; como resultado, eles geralmente ficam mais macios do que os comprimidos.

Esse tipo de forma farmacêutica é o escolhido para uma série de medicamentos por conta de suas características de rápida solubilidade. A nitroglicerina em muitas concentrações é preparada na forma de triturado de comprimido, já que o comprimido moldado se dissolve rapidamente quando colocado embaixo da língua. Alcalóides potentes e medicamentos altamente tóxicos usados em pequenas doses são preparados na forma de triturados de comprimidos que possam servir como comprimidos de distribuição para serem usados como fonte do medicamento na composição de outras formulações ou soluções. As substâncias narcóticas na forma de comprimidos hipodérmicos eram preparadas originalmente como triturados de comprimidos porque estes dissolvem-se rapidamente em água esterilizada para injeção antes da administração. Hoje em dia, com injeções estáveis de narcóticos disponíveis, não há mais qualquer justificativa para o uso dessas substâncias nessa forma. Embora sejam feitos atualmente muitos comprimidos hipodérmicos, eles são usados basicamente para administração oral.

Os triturados de comprimidos são feitos forçando-se uma mistura umedecida da substância e do diluente num molde e expelindo-se a massa formada, que então é posta para secar. Esse método é essencialmente o mesmo do que foi introduzido por Fuller em 1878. Os moldes de mão podem variar em tamanho, mas o método de operação é essencialmente o mesmo. Os moldes consistem em dois pratos feitos de plástico poliestireno, borracha dura, latão niquelado ou aço inoxidável. O prato do molde contém 50 a 500 perfurações cuidadosamente polidas. O outro prato é ajustado com um número correspondente de pequenas estacas ou ponteiros que se encaixam nas perfurações do prato do molde. O prato do molde é colocado numa superfície plana, a massa umedecida é forçada através das perfurações e o excesso é raspado da superfície superior. O

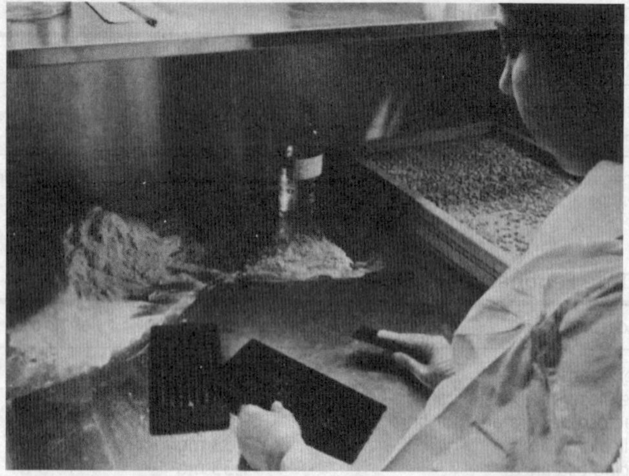

Fig. 45.33 Triturados de comprimidos moldados a mão. (Cortesia, Merck.)

prato do molde é colocado sobre o prato com os ponteiros correspondentes e abaixado. À medida que os pratos se aproximam, os ponteiros forçam os triturados de comprimidos para fora dos moldes. Estes permanecem na ponta dos ponteiros até secarem e poderem ser manuseados (veja Fig. 45.33). Em alguns moldes manuais, como mostra a Fig. 45.34, os ponteiros são forçados para baixo sobre o prato que sustenta a trituração úmida.

FORMULAÇÃO

Para desenvolver uma fórmula, é essencial saber o peso equivalente ao conteúdo do molde a ser usado. Para determinar isso, o peso do diluente que preenche exatamente todos os orifícios do molde é determinado por experimento. Essa quantidade de diluente é pesada e deixada de lado. A quantidade total necessária do medicamento é determinada multiplicando-se o número das perfurações no prato usado no experimento anterior pela quantidade do medicamento desejada em cada comprimido. A massa comparativa dessa medicação é comparada com a massa de igual volume do diluente, e essa quantidade do diluente é removida e pesada. O medicamento e o diluente restante são misturados por trituração, e o triturado resultante é umedecido e forçado nas aberturas do molde. Se as perfurações não forem preenchidas completamente, acrescenta-se mais diluente, seu peso é anotado e a fórmula é registrada a partir dos resultados dos experimentos.

Também é permissível no desenvolvimento da fórmula pesar a quantidade da medicação necessária para o número de comprimidos representados pelo número de perfurações no molde, triturar com uma porção pesada (mais da ½) do diluente, umedecer a mistura e pressioná-la nas perfurações do molde. Uma quantidade adicional do diluente é umedecida

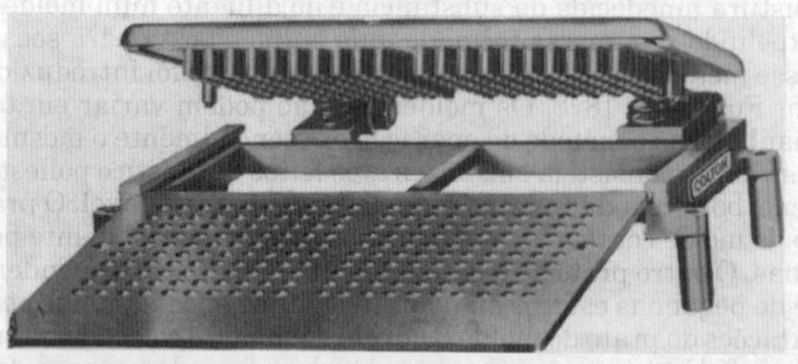

Fig. 45.34 Molde de triturados de comprimidos (Cortesia, Vector/Colton.)

imediatamente e também forçada nas perfurações do prato até que estejam completamente preenchidas. Todo o excesso de diluente é removido, os comprimidos da prova são forçados para fora do molde e em seguida triturados até ficarem uniformes e úmidos novamente, se necessário, e remoldados. Quando esses comprimidos secarem cuidadosamente e forem pesados, a diferença entre o peso total deles e o peso da medicação tomada vai indicar a quantidade necessária de diluente, e então fornecer a fórmula de acordo com o necessário para uso futuro para aquele triturado de comprimido em particular.

Para procedimentos apropriados de mistura da medicação com o diluente, veja Cap. 37.

PREPARAÇÃO

Os materiais em pó são umedecidos com uma mistura adequada de álcool e água, embora outros solventes ou agentes umedecedores como acetona, benzina de petróleo e várias combinações dessas substâncias possam ser usados em casos específicos; o agente de escolha depende da ação solvente que ele exercerá na mistura do pó. É comum o agente umedecedor ser 50% álcool, mas essa concentração pode ser aumentada ou diminuída, dependendo dos constituintes da fórmula. Deve-se tomar cuidado ao acrescentar-se a mistura de solvente no pó. Se for usado muito pó, a massa ficará encharcada e precisará de um tempo muito longo para secar, e o comprimido final será duro e com solubilidade lenta; se a massa estiver muito molhada, os comprimidos moldados ficarão retraídos; finalmente, uma condição conhecida como deslizamento será observada. O deslizamento é a concentração do medicamento na superfície do comprimido causada por capilaridade e rápida evaporação do solvente da superfície. Pelo fato de os comprimidos moldados serem, pela própria natureza, bastante friáveis, a força imprecisa em cada comprimido pode ser decorrente do deslizamento, se houver perda do pó da superfície do comprimido. Por outro lado, se uma quantidade insuficiente do agente de umedecimento for usada, a massa não terá a coesão adequada para fazer um comprimido firme. A quantidade correta do agente umedecedor pode ser determinada inicialmente apenas por experimento.

TRITURADOS DE COMPRIMIDOS MOLDADOS A MÃO

Para preparar comprimidos moldados a mão, coloque o prato do molde sobre um prato de vidro. O material adequadamente umedecido é prensado nas perfurações do molde com uma espátula larga, exercendo pressão uniforme sobre cada abertura. O material em excesso é removido passando a espátula num ângulo oblíquo sobre o molde, com forte pressão feita com a mão, para propiciar uma superfície plana e lisa. O material assim removido deve ser depositado com o restante do material não-moldado.

O molde com as perfurações preenchidas deve ser revertido e levado para a outra parte limpa do prato, onde a operação de pressão feita com a espátula é repetida. Pode ser necessário acrescentar mais material para preencher as perfurações completa e uniformemente. O molde deve permanecer numa determinada posição que permita que o agente de umidificação evapore igualmente nas duas faces. Enquanto o primeiro prato seca, outro molde pode ser preparado. Assim que o segundo molde tiver sido completado, o primeiro molde deve ter sua superfície suficientemente seca para que os ponteiros pressionem os comprimidos para fora do molde com um mínimo de encravamento.

Para remover os comprimidos do molde, coloque o molde sobre o prato que contém os pinos de forma que os pinos e as perfurações fiquem em justaposição. Os comprimidos são liberados do molde pela pressão manual, forçando os pinos através das perfurações. Os comprimidos ejetados se espalham uniformemente em camadas sobre bandejas de seda e são secados numa câmara limpa, livre de poeira, com ar quente circulante. Se apenas uma pequena quantidade de triturados de comprimidos for feita e não houver um forno de ar quente disponível, os triturados de comprimidos podem ser secos a pressão constante à temperatura ambiente.

TRITURADOS DE COMPRIMIDOS MOLDADOS A MÁQUINA

Os triturados de comprimidos também podem ser feitos usando-se equipamento mecânico. A máquina automática de fazer triturado de comprimido ilustrada na Fig. 45.35 faz triturados de comprimidos na taxa de 2.500/min. Para a moldagem feita na máquina, a massa em pó não precisa ser umedecida como para o molde feito no prato, já que o intervalo de tempo entre formar os comprimidos e pressioná-los é consideravelmente mais curto. A massa umedecida passa através do funil do depósito alimentador para os pratos de alimentação abaixo. Nesse prato alimentador existem quatro orifícios que têm o mesmo diâmetro da boca do funil. O material preenche um orifício de cada vez, que, quando preenchido, gira para uma posição logo acima do prato de moldagem. Quando estiver na posição, o suporte de pressão abaixa e aprisiona o pó. Ao mesmo tempo, um estirador na sola do suporte de pressão arrasta-o para dentro das cavidades do molde e iguala os níveis, de forma que os triturados fiquem lisos na superfície e tenham uma densidade uniforme. Quando essa operação é concluída, o molde passa para a posição seguinte, quando registra um conjunto de compressores ou pinos que ejetam os comprimidos do prato de molde para uma esteira transportadora. A esteira transportadora às vezes se estende por um comprimento de 2,4 m a 3 m, sob uma bateria de lâmpadas de raios infravermelhos destinadas à secagem dos comprimidos, para que estes fiquem no ponto de ser manuseados mais rapidamente. Esse método de secagem só pode ser usado se o medicamento for quimicamente estável a essas condições de secagem.

TRITURADOS DE COMPRIMIDOS

Freqüentemente, os triturados de comprimidos são preparados em máquinas de compactar comprimidos usando compressores de faces planas. Quando se fazem necessárias solubilidade e uma solução clara, os lubrificantes solúveis em água devem ser usados para prevenir o emperramento dos compressores. As granulações são preparadas como se fosse para comprimidos comuns; a lactose geralmente é usada como diluente. Geralmente, os triturados de comprimidos preparados por esse método não são tão satisfatórios quanto os do tipo moldado no que se refere às suas características de solução e de solubilidade.

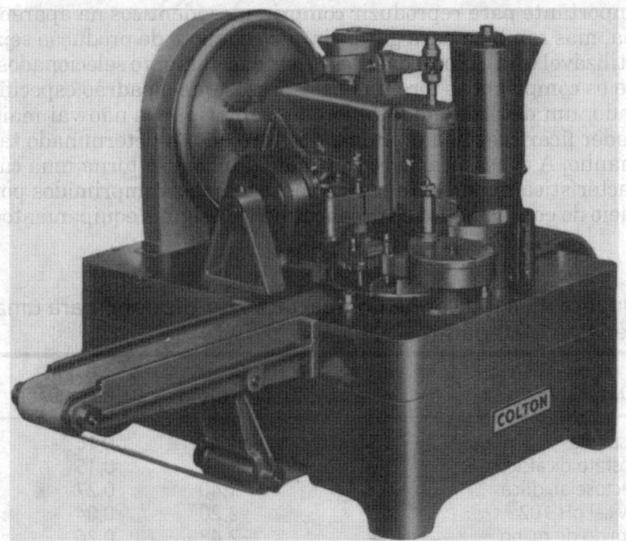

Fig. 45.35 Máquina de triturados de comprimidos automática. (Cortesia, Vector/Colton.)

CARACTERÍSTICAS DOS COMPRIMIDOS

Os comprimidos podem ser caracterizados ou designados por uma série de especificações, que incluem o tamanho do diâmetro, a forma, a espessura, o peso, a dureza, o tempo de desintegração e as características de dissolução. O diâmetro e a forma dependem da matriz e dos compressores selecionados para a compressão do comprimido. Geralmente, os comprimidos têm a forma discóide, embora possam ser ovais, oblongos, redondos, cilíndricos ou triangulares. Suas superfícies superior e inferior podem ser achatadas, arredondadas, côncavas ou convexas em vários graus. Os compressores côncavos (usados para preparar comprimidos convexos), de acordo com a concavidade da taça, são referidos como de taça rasa, padronizada e profunda (veja Figs. 45.17 a 45.20). Os comprimidos podem ser classificados em metades ou em quadrantes para facilitar a quebra se for necessária uma dose menor. A superfície superior ou a inferior pode ter estampas em relevo ou entalhadas com um símbolo ou letras que servem como meio adicional de identificação da fonte dos comprimidos. Essas características, juntamente com a cor dos comprimidos, tendem a torná-los distintos e identificáveis com o ingrediente ativo que contêm.

As especificações restantes garantem ao fabricante que os comprimidos não variam de um lote de produção para outro. No caso de novas formulações de comprimidos, sua eficácia terapêutica é demonstrada através de estudos clínicos, e é o objetivo do fabricante reproduzir o mesmo comprimido com as características exatas dos comprimidos que foram usados na avaliação clínica da forma terapêutica. Portanto, do ponto de vista do controle, essas especificações são importantes por outras razões que não apenas a aparência física.

Dureza do Comprimido

A resistência do comprimido ao esfacelamento, ao desgaste pelo atrito ou à ruptura sob condições de armazenagem, ao transporte e ao manuseamento antes de ser usado depende do seu grau de dureza. No passado, uma regra aproximada apontava que um comprimido tinha a dureza apropriada se fosse firme o suficiente para se quebrar com uma pressão acentuada sendo mantido entre o segundo e terceiro dedos e usando-se o polegar como ponto de alavanca, sem no entanto se quebrar ao cair no chão. Por razões óbvias e com o propósito de se fazer um bom controle, uma série de tentativas foi feita para quantificar o grau de dureza.

Um pequeno aparelho de testar a dureza portátil foi fabricado e introduzido no mercado em meados da década de 1930 pela *Monsanto*. Atualmente é distribuído pela Stokes Div (*Pennwalt*) e pode ser designado como aparelho de testar a dureza Monsanto ou Stokes. O instrumento mede a força necessária para quebrar o comprimido quando a força gerada por uma mola em espiral é aplicada diametralmente ao comprimido. A força é medida em quilogramas e, quando usada em produção, uma dureza de 4 kg é considerada mínima para um comprimido satisfatório.

O aparelho de medir a dureza Strong-Cobb introduzido no mercado em 1950 também mede a força diametralmente aplicada que é necessária para quebrar o comprimido. Nesse instrumento, a força é produzida por uma bomba de ar operada manualmente. À medida que a pressão aumenta, um êmbolo é forçado contra o comprimido colocado numa bigorna. O ponto de fratura final é indicado num mostrador calibrado em 30 unidades arbitrárias. Os valores da dureza dos instrumentos Stokes e Strong-Cobb não são equivalentes. Os valores obtidos com o aparelho de teste Strong-Cobb são 1,6 vez maiores do que os valores obtidos pelo aparelho de teste Stokes.

Outro instrumento é o aparelho de teste de dureza Pfizer, que opera baseado no mesmo princípio mecânico dos alicates comuns. A força necessária para quebrar um comprimido é registrada num mostrador e pode ser expressa em quilogramas ou libras de força. Numa comparação experimental de aparelhos de teste, chegou-se à conclusão de que os aparelhos Pfizer e o Stokes avaliam-se mutuamente muito bem. Novamente chegou-se à conclusão de que o aparelho de teste Strong-Cobb fornece valores 1,4 a 1,7 vez os valores absolutos dos outros instrumentos.

O aparelho mais usado para medir a dureza do comprimido ou a força de esmagamento é o aparelho Schleuniger, também conhecido como o Heberlein, distribuído pela *Vector*. Esse equipamento de teste operado eletricamente e um outro, mais novo, eliminam a variabilidade do operador inerente nas medidas descritas acima. O equipamento mais novo também se encontra disponível com impressoras para fornecer um registro dos resultados de teste. Veja Fig. 45.36.

Fabricantes, como *Key*, *Van Kel*, *Erweka*, além de outros, fazem aparelhos de teste de dureza similares.

As determinações da dureza (ou, mais apropriadamente, a força de esmagamento) são feitas durante todas as rodadas de produção do comprimido para determinar a necessidade de ajustes de pressão na máquina de fazer comprimidos. Se estiver duro demais, o comprimido pode não desintegrar no período necessário de tempo ou satisfazer as especificações da dissolução; se estiver macio demais, não vai resistir ao manuseio durante os processamentos subseqüentes como o revestimento ou o armazenamento e operações de distribuição.

Uma propriedade do comprimido relacionada à dureza é a *friabilidade*, e a medida é feita pelo uso do aferidor de friabilidade da Roche. Em vez de medir a força necessária para esmagar um comprimido, o instrumento é projetado para avaliar a capacidade do comprimido de resistir ao desgaste pelo atrito nos processos de empacotamento, manuseio e distribuição. Vários comprimidos são pesados e colocados no aparelho com motor rotativo, onde são submetidos a rolamentos e choques repetidos resultantes de quedas livres dentro do aparelho. Depois de uma série determinada de rotações, os comprimidos são pesados, e a perda em peso indica a capacidade dos comprimidos de resistirem a esse tipo de desgaste (Fig. 45.37).

Uma recente pesquisa propôs que existem no mínimo três parâmetros de medição da dureza capazes de dar uma pista da compatibilidade e da força intrínseca dos materiais em pó. Esses parâmetros incluem força de ligação, tensão interna e fragilidade. Hiestand propôs índices para quantificar esses parâmetros, que estão relacionados no Quadro 45.4 para uma série de materiais.

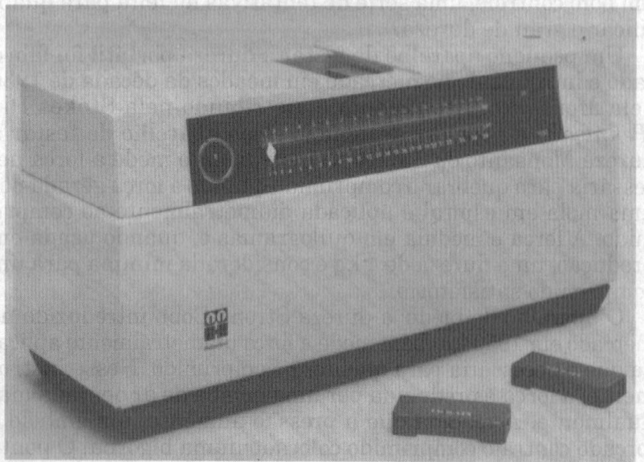

Fig. 45.36 O verificador da dureza do comprimido, modelo Schleuniger ou Heberlein, mostrado com blocos de calibragem. (Cortesia, Vector.)

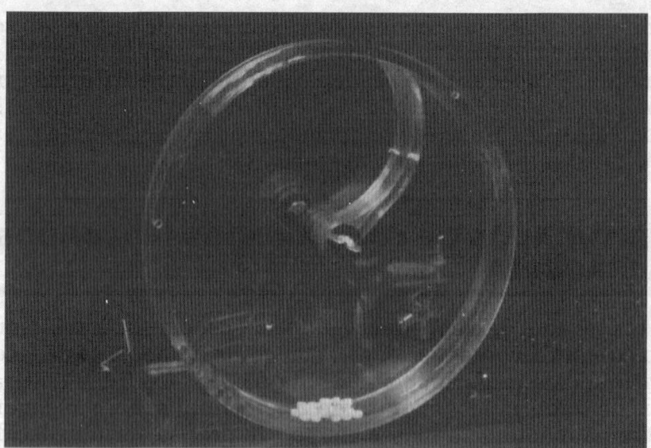

Fig. 45.37 O friabilador da Roche. (Cortesia, Hoffmann-LaRoche.)

Quanto maior o índice de ligação, maior a probabilidade de o comprimido ser mais forte. Quanto maior o índice da tensão, mais fraco o comprimido. Como os dois parâmetros são opostos quanto ao efeito que produzem no comprimido, é possível que um material (como por exemplo Avicel) tenha um índice relativamente alto de tensão e no entanto tenha propriedades de compactação superiores em conseqüência de um extraordinário potencial de ligação. Quanto maior o índice de fragilidade, maior a probabilidade de o comprimido ser mais friável. Para uma discussão mais detalhada sobre esse assunto, o leitor pode procurar as Referências 22, 37, 38.

Muitos fabricantes adotam uma abordagem parecida quando avaliam um produto novo no novo pacote de mercado enviando e trazendo de volta o pacote para pontos distantes, usando vários métodos de transporte. Isso é chamado de *shipping test*, o teste de transporte. A condição do produto quando retorna indica sua capacidade de resistir ao manuseio do transporte.

Espessura do Comprimido

A espessura do comprimido de uma rodada de produção para outra rodada de produção é controlada cuidadosamente. A espessura pode variar sem que haja qualquer alteração do peso por causa da diferença na densidade da granulação e da pressão aplicada aos comprimidos, bem como da velocidade de compressão do comprimido. A espessura do comprimido não é só importante para reproduzir comprimidos idênticos na aparência, mas também para garantir que cada lote de produção seja utilizável com os componentes de empacotamento selecionados. Se os comprimidos forem mais espessos que o padrão especificado, um determinado número de comprimidos não vai mais poder ficar contido no volume do vidro de um determinado tamanho. A espessura do comprimido também se torna uma característica importante para a contagem dos comprimidos por meio do equipamento de preenchimento. Alguns equipamentos

Quadro 45.4 Índices de Compactação de Hiestand para uma Série de Materiais

MATERIAL	ÍNDICE DE AGLUTINAÇÃO	ÍNDICE DE TENSÃO	ÍNDICE DE FRAGILIDADE
Aspirina	1,5	1,11	0,16
Fosfato dicálcico	1,3	1,13	0,15
Lactose anídrica	0,8	1,40	0,27
Avicel pH 102	4,3	2,20	0,04
Amido de milho	0,4	2,48	0,26
Sacarose NF	1,0	1,45	0,35
Eritromicina desidratada	1,9	2,13	0,98

de preenchimento usam a espessura do comprimido como mecanismo de contagem. Uma coluna contendo um número conhecido de comprimidos é medida pela altura; o preenchimento é realizado deixando cair continuamente comprimidos da mesma altura para dentro dos vidros. Se a espessura varia num mesmo lote, o resultado vai ser a variação da contagem. Outras partes do equipamento podem funcionar mal por conta da variação da espessura do comprimido, já que a espessura dos comprimidos especificada anteriormente pode formar cunhas nos comprimidos em profundidades previamente ajustadas das fendas de contagem. A espessura do comprimido é determinada com um aferidor ou indicador de espessura que a mede em milímetros. A variação da espessura em 5% a mais ou a menos é permitida, dependendo do tamanho do comprimido.

Uniformidade das Formas Farmacêuticas

PESO DO COMPRIMIDO — O preenchimento volumétrico da cavidade da matriz determina o peso do comprimido compactado. Ao ajustar a máquina de comprimidos, o preenchimento é ajustado para dar o peso desejado do comprimido. O peso do comprimido é a quantidade da granulação que contém a quantidade determinada do ingrediente terapêutico. Depois que a máquina de comprimidos estiver em operação, os pesos dos comprimidos são checados regularmente, por método manual ou eletrônico, para garantir que estejam sendo feitos comprimidos com peso apropriado. Esse procedimento se tornou uma rotina na maior parte das operações de fabricação, com prensas mais novas, controladas eletronicamente. A USP fornece níveis de tolerância para o peso médio dos comprimidos não-revestidos. Essas tolerâncias são aplicáveis quando o comprimido contiver 50 mg ou mais de substância medicamentosa ou quando esta compreender 50% ou mais, do peso, da forma farmacêutica. Vinte comprimidos são pesados individualmente, e o peso médio é calculado. A variação do peso médio nos pesos de não mais que dois dos comprimidos não deve diferir mais do que a porcentagem relacionada a seguir; nenhum comprimido difere mais do que o dobro dessa porcentagem. Os comprimidos revestidos são isentos desses requisitos, mas devem estar de acordo com o teste de uniformidade de conteúdo, se for aplicável.

PESO MÉDIO	DIFERENÇA EM PORCENTAGEM
130 mg ou menos	10
Mais do que 130 mg até 324 mg	7,5
Mais do que 324 mg	5

UNIFORMIDADE DO CONTEÚDO — Para garantir que cada comprimido contenha a quantidade da substância medicamentosa pretendida, com pouca variação entre os comprimidos dentro de um mesmo lote, a USP inclui o teste da uniformidade do conteúdo para certos comprimidos. Devido à maior compreensão da disponibilidade fisiológica, o teste de uniformidade do conteúdo foi estendido às monografias sobre todos os comprimidos recobertos e não-recobertos e todas as cápsulas destinadas à administração oral em que a variação dos tamanhos da forma farmacêutica inclui um tamanho de 50 mg ou menos, para o qual o teste é aplicável a todos os tamanhos (50 mg e maior e menor) de comprimidos ou cápsulas. Os compêndios oficiais podem ser consultados para detalhes sobre o teste. As monografias sobre comprimidos com o requisito da uniformidade do conteúdo não possuem um requisito de variação do peso.

Desintegração do Comprimido

Reconhece-se de forma geral que o teste *in vitro* da desintegração do comprimido não guarda necessariamente uma relação com o mecanismo de ação *in vivo* de uma forma farmacêutica sólida. Para ser absorvida, uma substância medicamentosa deve estar em solução, e o teste de desintegração é uma medida apenas do tempo necessário sob um determinado conjunto de condições para um grupo de comprimidos se desintegrar em partículas. Geralmente, esse teste é útil como instrumento de controle da qualidade para formas farmacêuticas convencionais (liberação não-sustentada). No teste de desintegração atual, as partículas são as que passarão através de uma peneira de 10 malhas. Numa comparação dos tempos de desintegração e das velocidades de dissolução ou taxas de absorção inicial de várias marcas de comprimidos de aspirina, descobriu-se que os comprimidos absorvidos mais rapidamente tiveram o maior tempo de desintegração. Independentemente da falta de significado quanto à ação *in vivo* dos comprimidos, o teste fornece um meio de controle para garantir que uma determinada fórmula de comprimido seja a mesma quanto à desintegração de um lote de produção para outro. O teste de desintegração é usado como forma de controle para os comprimidos destinados a serem administrados via oral, com exceção dos comprimidos destinados a serem mastigados antes de engolidos ou comprimidos designados para liberar a substância medicamentosa num determinado período de tempo.

Especificações exatas são fornecidas para a aparelhagem do teste, visto que uma mudança na aparelhagem pode causar uma mudança nos resultados do teste. A aparelhagem consiste em uma estante dotada de uma cesta sustentando seis tubos plásticos, abertos nas duas extremidades; a parte de baixo dos tubos é coberta com uma peneira de 10 malhas. Veja a Fig. 45.38. A estante com cesta é imersa em banho de um líquido apropriado, mantido a uma temperatura de 37°, de preferência em um béquer de 1 litro. A estante se move para cima e para baixo no líquido a uma velocidade especificada. O volume do líquido é tal que no impulso para cima a tela de arame permanece pelo menos 2,5 cm abaixo da superfície do líquido e não desce para menos do que 2,5 cm do fundo no impulso descendente. Os comprimidos são colocados em cada um dos seis cilindros ao longo com o disco plástico sobre o comprimido, a não ser que seja direcionado de outra maneira na monografia. O ponto final do teste é indicado quando qualquer resíduo remanescente seja uma massa mole com núcleo macio não-palpável. Os discos plásticos forçam qualquer massa macia que se forma através da peneira.

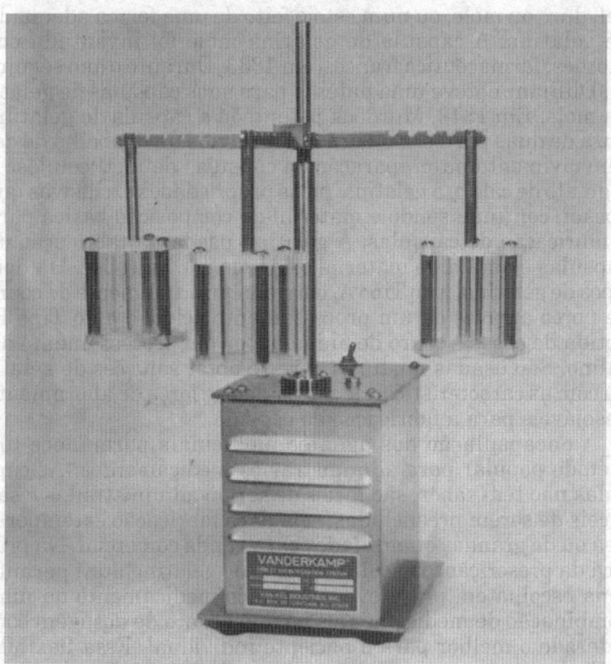

Fig. 45.38 Verificador da desintegração do comprimido Vanderkamp. (Cortesia, VanKel.)

Para os comprimidos sem revestimento, o líquido de teste normalmente é a água a 37°, mas em alguns casos as monografias orientam que seja usado um Fluido Gástrico Simulado TS. Se um ou dois comprimidos falham em se desintegrar, o teste deve ser repetido usando 12 comprimidos. Dos 18 comprimidos assim testados, 16 devem ter se desintegrado dentro do período de tempo determinado. As condições do teste variam um pouco para os comprimidos revestidos, comprimidos bucais e comprimidos sublinguais. Os tempos de desintegração são incluídos na monografia do comprimido individual. Para a maioria dos comprimidos não-revestidos, o período é de 30 min, embora o tempo para alguns comprimidos não-revestidos varie grandemente. Para comprimidos revestidos, podem ser necessárias até 2 horas, enquanto para os comprimidos sublinguais, como CT Cloridrato de Isoproterenol, o tempo de desintegração é de 3 min. Para as condições exatas do teste, consulte a USP.

Teste de Dissolução

Para certos comprimidos, as monografias orientam a obediência aos limites da dissolução em vez da desintegração. Como a absorção do medicamento e a disponibilidade fisiológica dependem de ter a substância dissolvida, as características de dissolução apropriadas são uma importante propriedade de um comprimido satisfatório. À semelhança do teste de desintegração, o teste de dissolução para medir o tempo necessário que uma determinada porcentagem da substância medicamentosa de um comprimido fique contida numa solução, sob um conjunto determinado de condições, é um teste *in vitro*. Destina-se a fornecer um passo em direção à avaliação da disponibilidade fisiológica da substância medicamentosa, mas, como está descrita atualmente, não está designado para medir a segurança ou eficácia do comprimido sendo testado. Tanto a segurança quanto a eficácia de uma determinada forma farmacêutica devem ser demonstradas inicialmente por meio de avaliações clínicas e estudos *in vivo* adequados. À semelhança do teste de desintegração, o teste de dissolução não fornece um meio de controle para garantir que uma dada formulação de comprimido seja a mesma no que se refere à dissolução do lote de comprimidos mostrado inicialmente como sendo clinicamente eficaz. Também fornece um procedimento de controle *in vitro* para eliminar as variações entre os lotes de produção. O Cap. 35 fornece uma discussão completa sobre o teste de dissolução.

Validação

Nessa época de um controle regulador cada vez maior da indústria farmacêutica, os procedimentos de fabricação não podem ser discutidos sem que se faça menção a alguma atividade do processo de validação. Por meio de documentação, teste dos produtos e talvez também de testes durante o processo, os fabricantes podem demonstrar que suas fórmulas e processos ocorrem na maneira esperada e que fazem isso de uma forma reproduzível.

Embora a justificativa para exigir a validação se encontre nas regulamentações associadas com as *Current Good Manufacturing Practices for Finished Pharmaceuticals*, bem como com outras fontes, ainda há muito espaço para as interpretações, e o processo varia de uma companhia para outra. As áreas de concordância geral parecem ser que

A atividade de validação deve começar em P&D e continuar através da introdução do produto.
A documentação é a chave.
De forma geral, três lotes representam uma amostra adequada para validação.

A FDA rejeitou os dados históricos ou *validação retrospectiva*. Ela exige que os novos produtos sejam validados desde o começo até o final, um processo chamado de *validação em perspectiva*.

CÁPSULAS

As cápsulas são formas farmacêuticas sólidas nas quais a substância medicamentosa está contida num recipiente solúvel, duro ou mole, ou num estojo feito de uma forma adequada de gelatina. A cápsula de gelatina mole foi inventada por Mothes, farmacêutico francês, em 1833. Durante o ano seguinte, DuBlanc obteve uma patente para suas cápsulas de gelatina mole. Em 1848, Murdock patenteou a cápsula de gelatina dura de duas partes. Embora tenha havido um trabalho de desenvolvimento na preparação de cápsulas de metilcelulose e alginato de cálcio, a gelatina, pelas propriedades exclusivas que possui, continua sendo o material de composição básico para a fabricação de cápsulas. A gelatina usada na fabricação de cápsulas é obtida de material colágeno por hidrólise. Há dois tipos de gelatina, a do Tipo A, derivada principalmente de couro de porco através de um processamento ácido, e a do Tipo B, obtida de ossos e couro de animais por um processamento alcalino. São usadas misturas para se obter soluções de gelatina com as características de viscosidade e força de afloramento desejáveis para a fabricação da cápsula.[50]

A encapsulação dos agentes medicinais permanece um método popular para administrar os medicamentos. As cápsulas não têm sabor, são fáceis de serem administradas e são fáceis de serem preenchidas, seja para fabricação extemporânea ou de grandes quantidades para venda comercial. Na prática da prescrição, o uso de cápsulas de gelatina dura permite uma escolha em prescrever um único medicamento ou uma combinação de medicamentos no nível exato de dosagem considerado o melhor para o paciente individual. Essa flexibilidade é uma vantagem sobre os comprimidos. Alguns pacientes consideram mais fácil engolir cápsulas do que comprimidos, preferindo sempre que possível tomar essa forma. Essa preferência estimulou os fabricantes farmacêuticos a lançar no mercado o produto na forma de cápsula, mesmo que o produto já esteja sendo produzido na forma de comprimido. Embora a indústria prepare aproximadamente 75% de suas formas farmacêuticas como comprimidos, 23% como cápsulas de gelatina dura e 2% como cápsulas elásticas moles, levantamentos de mercado indicaram uma preferência do consumidor de 44,2% para cápsulas elásticas moles, 39,6% para comprimidos e 19,4% para cápsulas de gelatina dura.[51]

CÁPSULAS DE GELATINA DURA

A cápsula de gelatina dura, também designada como cápsula de preenchimento seco (DFC), consiste em duas secções, uma se encaixando na outra, envolvendo assim completamente a formulação do medicamento. A forma clássica da cápsula está ilustrada na Fig. 45.39. Essas cápsulas são preenchidas introduzindo-se o material em pó na parte mais longa ou corpo da cápsula e em seguida encaixando-a na tampa. As cápsulas de gelatina dura são feitas amplamente de gelatina, corantes permitidos pelo FD&C e às vezes um agente opacificante como dióxido de titânio; a USP permite que a gelatina para esse propósito contenha 0,15% de dióxido de enxofre para prevenir a decomposição durante a fabricação. As cápsulas de gelatina dura contêm 12 a 16% de água, mas o conteúdo de água pode variar dependendo das condições de armazenamento. Quando o teor de umidade é baixo, as cápsulas se tornam quebradiças; se armazenadas num ambiente de alto teor de umidade, as cápsulas se tornam flácidas e perdem a forma. O armaze-

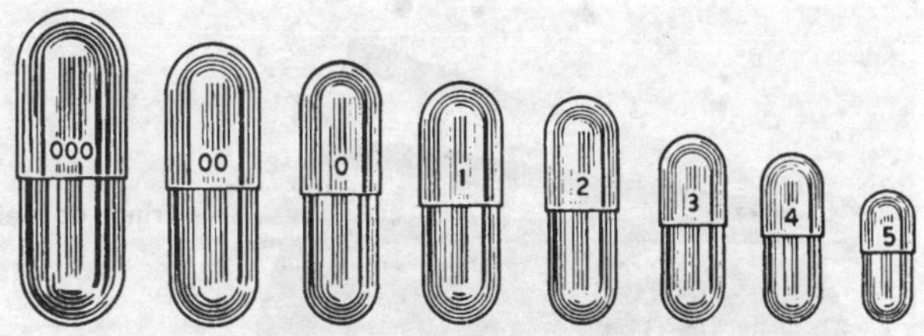

Fig. 45.39 Ilustração dos tamanhos relativos de cápsulas de gelatina dura. (Cortesia, Parke-Davis.)

namento em áreas de alta temperatura também pode afetar a qualidade das cápsulas de gelatina dura. As cápsulas de gelatina não protegem materiais higroscópicos do vapor d'água da atmosfera, já que a umidade pode se difundir através da parede de gelatina.

As empresas que possuem equipamentos para o preparo de cápsulas vazias feitas de gelatina dura incluem *Lilly, Parke-Davis, Scherer* e *SmithKline*. A produção dessa última destina-se principalmente para uso próprio; as outras são fornecedoras para a indústria. Com esse equipamento, pinos de aço inoxidável, dispostos em lâminas, são imersos na solução de gelatina, que deve ser mantida a uma temperatura uniforme e no grau exato de fluidez. Se a solução de gelatina variar na viscosidade, a espessura da parede da cápsula vai diminuir ou aumentar na proporção correspondente. Isso é importante, já que uma pequena variação é suficiente para fazer a junta muito solta ou muito apertada. Quando tiverem sido retirados da solução de gelatina, os pinos são submetidos a um movimento de rotação enquanto são secos em fornos através dos quais penetra uma rajada de ar filtrado com umidade controlada. Cada cápsula é desfolhada, aparada dentro de um comprimento uniforme e juntada, e todo o processo é feito de forma mecânica. O equipamento de fabricar cápsulas está ilustrado nas Figs. 45.40 e 45.41. As figuras mostram os pinos de aço inoxidável sendo imersos nas soluções de gelatina e em seguida submetidos ao movimento de rotação através dos fornos de secagem.

As cápsulas são fornecidas numa variedade de tamanhos. As cápsulas vazias e duras (Fig. 45.39) são numeradas a partir de 000, o maior tamanho capaz de ser engolido, até 5, a menor de todas. As cápsulas maiores são indicadas para medicamentos veterinários. A capacidade aproximada para as cápsulas entre 000 a 5 varia entre 600 a 30 mg, embora essa quantidade varie muito devido às diferentes densidades dos materiais em pó dos medicamentos.

As cápsulas já preenchidas comercialmente disponíveis têm a forma oblonga convencional ilustrada, com exceção dos produtos em cápsulas feitos pelo *Lilly* e pelo *SmithKline*, que têm forma distinta. Para os produtos do Lilly, as cápsulas apresentam a ponta da base afunilada, dando à cápsula um formato semelhante a um projétil; os produtos encapsulados nesse formato são chamados do *Pulvules*. As cápsulas do *SmithKline* diferem no fato de que as duas extremidades do corpo e da tampa são angulares e não arredondadas.

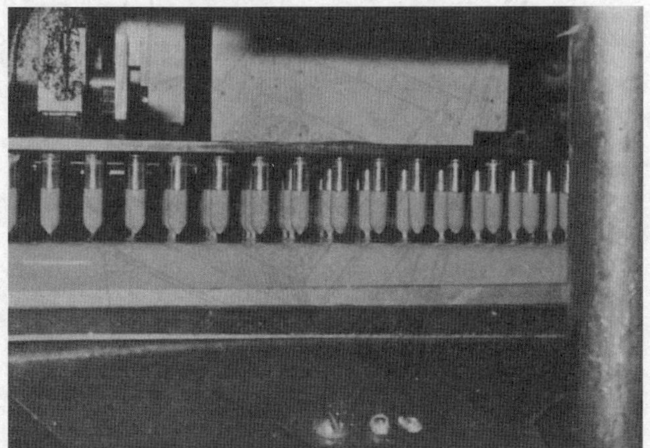

Fig. 45.40 Fabricação de cápsulas de gelatina dura pela imersão de pinos de aço inoxidável em soluções de gelatina. (Cortesia, Lilly.)

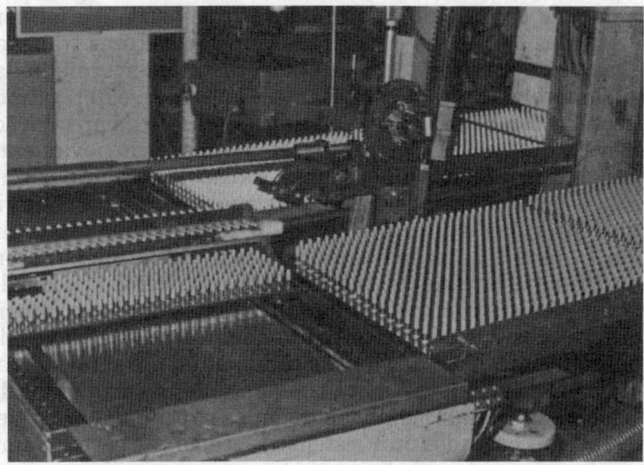

Fig. 45.41 Cápsulas formadas no processo de secagem por rotação através de um forno de secagem. (Cortesia, Lilly.)

Depois que as cápsulas de gelatina dura são preenchidas e a tampa é colocada, existe uma série de métodos usados para garantir que as cápsulas não vão se separar se forem submetidas a vibração ou manuseamento intenso, como nos processos de contagem a alta velocidade e nos equipamentos de embalagem. As cápsulas podem ter pontos de fusão no caso de acontecer de um pino de metal aquecido fazer pressão contra a tampa, fundindo-a no corpo, ou podem se unir com a gelatina derretida derramada ao redor da junção e secadas assim. Faixas coloridas de gelatina ao redor das cápsulas foram usadas por muitos anos como marca registrada pelo *Parke-Davis* para sua linha de produtos em cápsulas, as *Kapseals*. Outro método é usado nas cápsulas do *Snap-Fit* e *Coni-Snap*. Um par de anéis de vedação é formado nas porções da tampa e do corpo da cápsula. Antes de serem preenchidas, essas cápsulas são levemente mais compridas do que as cápsulas normais do mesmo tamanho. Quando os anéis de vedação são embutidos, depois das cápsulas preenchidas, o comprimento delas fica equivalente ao de uma cápsula convencional.

Depois de vários incidentes em decorrência da colocação da tampa nas cápsulas, muitas indústrias farmacêuticas atualmente usam toda a tecnologia necessária para fechar e vedar as cápsulas e assim serem capazes de fabricar e distribuir essas formas de dosagem de forma segura. Infelizmente, a embalagem inviolável ficou padronizada para os produtos em cápsula.

Normalmente, para o farmacêutico determinar o tamanho da cápsula adequada para uma determinada prescrição, faz-se necessária a experimentação. O farmacêutico experiente, que calculou o peso do material a ser contido por uma única cápsula, amiúde seleciona o tamanho correto imediatamente. Se o material for em pó, a base da cápsula é preenchida e a tampa colocada. Se ficar demonstrado que o material depois de pesado está além do desejado, deve-se usar um tamanho menor e o teste repetido. Se a cápsula preenchida ficar leve, é possível que se possa forçar um pouco mais de material em seu interior, aumentando a pressão, ou, caso necessário, um pouco do material pode ser colocado na tampa. Não é a maneira ideal, já que esse procedimento tende a diminuir a precisão da subdivisão e é muito melhor selecionar outro tamanho, cuja base contenha exatamente a quantidade correta do material. No preenchimento feito baseado numa prescrição, é sensato checar o peso de cada cápsula preenchida.

Além da cápsula de gelatina dura transparente e incolor, as cápsulas podem ser encontradas em várias cores transparentes, como por exemplo rosa, verde, castanho-avermelhada, azul, amarela e preta. Caso essas sejam usadas, é importante observar a cor, bem como o tamanho da cápsula na prescrição, de forma que, no caso de renovação, a prescrição novamente preenchida será o dobro da original. As cápsulas coloridas vêm sendo usadas pelos fabricantes principalmente para conferir uma aparência distinta a um produto típico de uma especialidade. O dióxido de titânio é acrescentado à gelatina para formar cápsulas brancas ou para formar uma cápsula colorida opaca. Além dos contrastes coloridos, muitos produtos comerciais em cápsulas adquirem outras identificações através de sinais, que podem ser o nome da companhia, um símbolo gravado na concha externa da cápsula ou uma faixa ao redor da cápsula. Alguns fabricantes marcam as cápsulas com números especiais baseados num sistema de código que permite uma identificação exata pelo farmacêutico ou pelo médico.

Métodos Extemporâneos de Preenchimento

Para preencher cápsulas seguindo prescrições específicas, o procedimento usual é misturar os ingredientes por meio de trituração, reduzindo-os a material em pó fino e uniforme. Os princípios e métodos para a distribuição uniforme do agente medicinal ativo numa mistura em pó são discutidos no Cap. 37. Os pós granulares não se acondicionam de pronto nas cápsulas, e os materiais cristalinos, especialmente aqueles que consistem em uma massa de cristais semelhantes a filamentos como os sais de quinina, não conseguem se encaixar facilmente dentro das cápsulas, a não ser que sejam transformados em pó. As misturas eutéticas que tendem a se liqüefazer podem ser distribuídas em cápsulas se for usado um absorvente adequado como o carbonato de magnésio. Medicamentos potentes que são dados em pequenas doses normalmente são misturados com um diluente inerte como a lactose antes de serem inseridos nas cápsulas. Quando materiais incompatíveis entre si são prescritos para serem tomados juntos, às vezes é possível colocar um numa cápsula menor e então recobri-lo com o segundo medicamento contido numa cápsula maior.

Normalmente, o pó é depositado num papel e nivelado com uma espátula de forma que a camada de pó não seja maior do que cerca de ⅓ do comprimento da cápsula que está sendo preenchida. Isso ajuda a manter as mãos e as cápsulas limpas. A tampa é removida da cápsula escolhida e mantida na mão esquerda; o corpo é pressionado repetidamente na direção do pó até ser preenchido. A tampa é novamente colocada e a cápsula pesada. No ato de preencher a cápsula, a espátula pode ajudar a empurrar a quantidade restante do material para o interior da cápsula. Se cada cápsula não for pesada, pode haver um excesso ou falta de material quando o número específico de cápsulas tiver sido preenchido. Essa condição é ajustada antes de se aplicar a prescrição.

Várias máquinas de preenchimento manuais e máquinas de cápsulas automáticas são encontradas no mercado para aumentar a taxa de operação de preenchimento de cápsulas. A Fig. 45.42 ilustra uma máquina de preencher cápsulas, conhecida antigamente como máquina Sharp & Dohme. Esse equipamento atualmente pode ser adquirido através da *ChemiPharm*. Muitos farmacêuticos da comunidade consideram-no uma peça útil da aparelhagem, e alguns fabricantes farmacêuticos o usam para a produção de itens especializados em produção de pequena escala. A máquina preenche 24 cápsulas por vez, com uma possível produção de 2.000 cápsulas por dia. As cápsulas inteiras são colocadas na máquina manualmente; a lâmina inferior carrega um grampo que segura as bases das cápsulas e possibilita remover e recolocar as tampas de forma mecânica. A lâmina que mantém as bases das cápsulas é perfurada para três tamanhos de cápsulas. O pó é acondicionado nas bases; o grau de exatidão depende da seleção do tamanho da cápsula e da quantidade de pressão aplicada no acondicionamento. A máquina operada manualmente (Modelo 300, *ChemiPharm*), ilustrada na Fig. 45.43, possui capacidade de produção de 2.000 cápsulas por dia. A máquina é feita para um único tamanho de cápsula e não pode ser adaptada para outros tamanhos. Para qualquer outro tamanho de cápsula, é necessário uma máquina diferente. O princípio de operação dessa máquina é semelhante ao da máquina Sharp & Dohme.

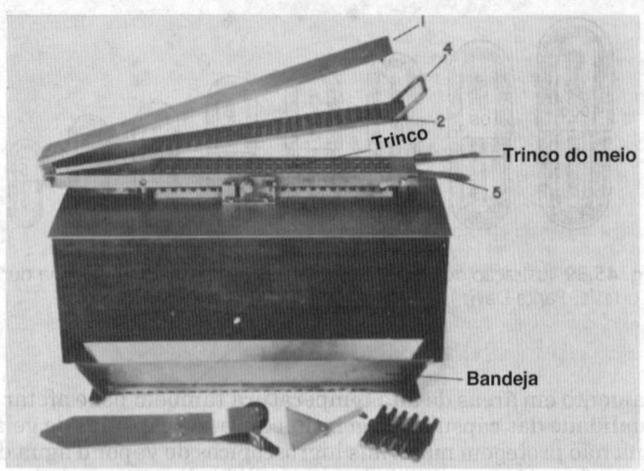

Fig. 45.42 Máquina de cápsulas manual. (Cortesia, ChemiPharm.)

Métodos de Preenchimento a Máquina

Os equipamentos para preencher cápsulas em grande escala operam de acordo com o mesmo princípio de operação das máquinas manuais descrito anteriormente, a saber, o preenchimento da base da cápsula. Comparados com os comprimidos, os materiais em pó para preenchimento das cápsulas de gelatina dura requerem um mínimo de empenho para a formulação. Os pós normalmente contêm diluentes como lactose, manita, carbonato de cálcio ou carbonato de magnésio. Como

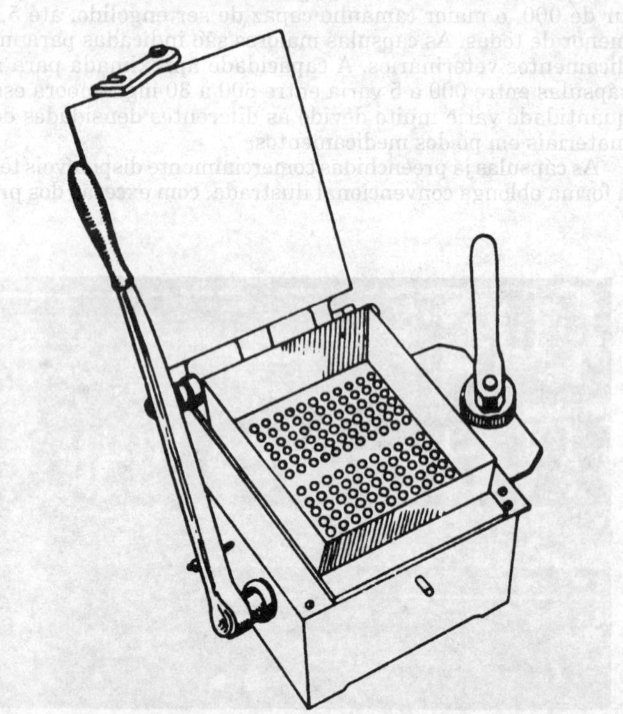

Fig. 45.43 Máquina de cápsulas manual, Modelo 300. (Cortesia, ChemiPharm.)

Quadro 45.5 Gráfico de Carga da Cápsula
Pesos das Cargas das Cápsulas (mg) Baseados no Tamanho e na Densidade

	VOLUME DA CÁPSULA (mL)									
	0,95	0,78	0,68	0,54	0,5	0,37	0,3	0,25	0,21	0,13
	TAMANHO DA CÁPSULA									
DENSIDADE DO PÓ (g/mL)	OO	Oel	O	1el	1	2	3	4el	4	5
0,3	285	234	204	162	150	111	90	75	63	39
0,4	380	312	272	216	200	148	120	100	84	52
0,5	475	390	340	270	250	185	150	125	105	65
0,6	570	468	408	324	300	222	180	150	126	78
0,7	665	546	476	378	350	259	210	175	147	91
0,8	760	624	544	432	400	296	240	200	168	104
0,9	855	702	612	486	450	333	270	225	189	117
1,0	950	780	680	540	500	370	300	250	210	130
1,1	1.045	858	748	594	550	407	330	275	231	143
1,2	1.140	936	816	648	600	444	360	300	252	156
1,3	1.235	1.014	884	702	650	481	390	325	273	169
1,4	1.330	1.092	952	756	700	518	420	350	294	182
1,5	1.425	1.170	1.020	810	750	555	450	375	315	195

o fluxo do material é de grande importância para um preenchimento rápido e preciso dos corpos das cápsulas, os lubrificantes como os estearatos são usados com freqüência.

Devido à ausência de vários aditivos e processamento de fabricação, a forma em cápsula é usada com freqüência para administrar substâncias medicamentosas novas para serem avaliadas em ensaios clínicos iniciais. Entretanto, agora sabe-se que os aditivos presentes na formulação da cápsula, como no caso dos comprimidos, podem influenciar a substância medicamentosa da cápsula. Comprimidos e cápsulas do produto de uma combinação contendo triamterene e hidroclorotiazida numa proporção de 2:1 foram comparados clinicamente. O comprimido causou aproximadamente duas vezes o tanto da excreção da hidroclorotiazida e três vezes o tanto do triamterene como cápsulas.[52]

A maioria dos equipamentos opera de acordo com o princípio pelo qual a base da cápsula é preenchida e o excesso é retirado. Portanto, o ingrediente ativo é misturado com um volume suficiente de um diluente, normalmente a lactose ou manita, para dar a quantidade desejada do medicamento na cápsula quando a base é preenchida com a mistura em pó. A maneira de operar da máquina pode influenciar o volume do pó que será acondicionado na base da cápsula; portanto, os pesos das cápsulas devem ser checados de forma rotineira à medida que elas são preenchidas. Veja Quadro 45.5.

As máquinas de preencher cápsulas semi-automáticas fabricadas pelo *Parke-Davis* e pelo *Lilly* estão ilustradas nas Figs. 45.44 e 45.45. A máquina de preencher cápsulas do Tipo 8 funciona mecanicamente seguindo os mesmos princípios das cápsulas preenchidas manualmente. Isso inclui a separação da tampa do corpo, o preenchimento da metade do corpo e a junção novamente das metades da cápsula.

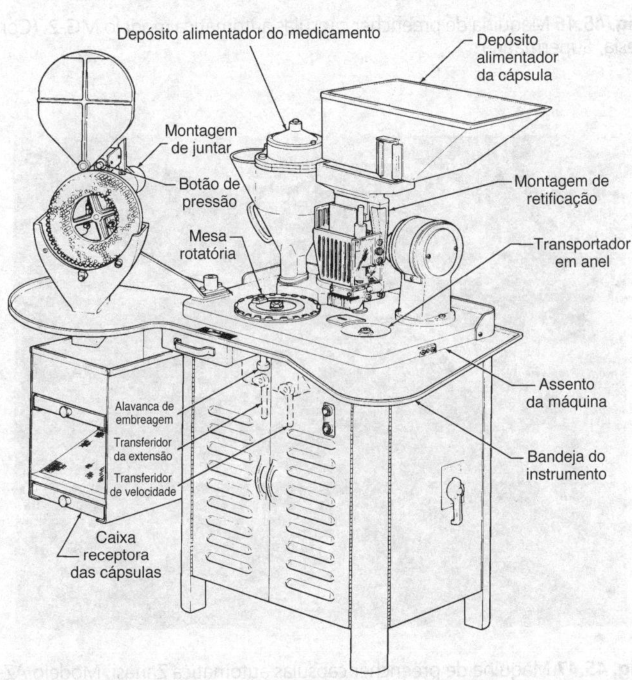

Fig. 45.44 Esquema da máquina de preencher cápsulas do Tipo 8. (Cortesia, Parke-Davis.)

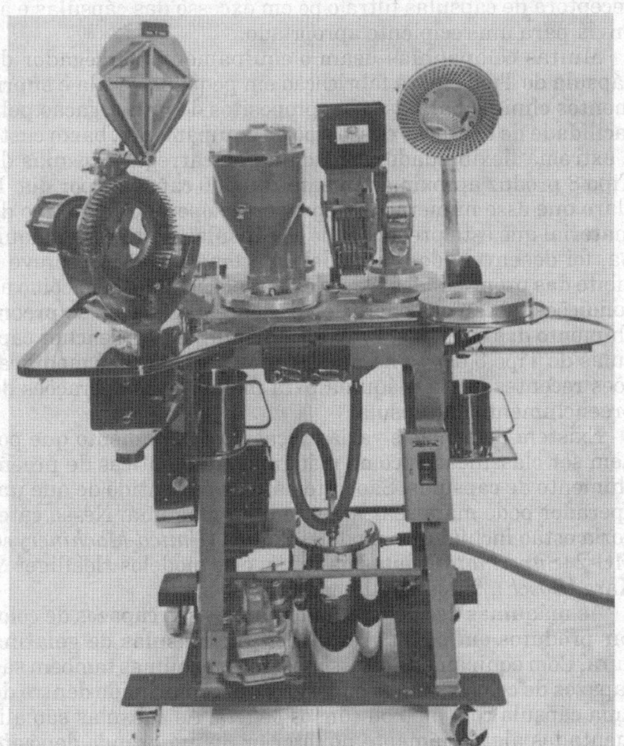

Fig. 45.45 Máquina de preencher cápsulas do Tipo 8. (Cortesia, Lilly.)

As cápsulas vazias são retiradas da base do alimentador de cápsulas e colocadas no pente. Um dispositivo do pente libera uma cápsula de cada tubo da base de cada curso da máquina. Deixando o pente, as cápsulas caem nas esteiras do canal e são empurradas para frente para a área de retificação com uma lâmina propulsora. O bloco de retificar desce, virando as cápsulas de cada esteira, tampa as cápsulas e solta-as dentro de cada fileira de orifícios na montagem do anel que sustenta a cápsula.

À medida que as cápsulas caem no anel de sustentação, a metade da tampa tem um lugar no diâmetro interno do contador em cada orifício para o anel da tampa. A outra metade relativa ao corpo da cápsula é sugada a vácuo para o anel da parte de baixo. Quando todas as fileiras na montagem do anel estiverem cheias, o anel de cima, acondicionado apenas com as tampas, é removido e colocado à parte para montagem posterior. As metades relativas aos corpos das cápsulas ficam então localizadas no anel de baixo, prontas para serem preenchidas.

O anel que sustenta as metades do corpo é submetido a rotação ao nível um entre oito graus de velocidade na mesa rotatória. O alimentador do medicamento é girado sobre o anel rotatório, e a verruma força o medicamento em pó para dentro dos orifícios abertos do corpo. Quando o anel tiver feito uma revolução completa e as metades do corpo das cápsulas tiverem sido preenchidas, o alimentador é girado para o lado. O anel que mantém a tampa é colocado sobre o anel que mantém os corpos das cápsulas e a montagem está pronta para unir as partes. A montagem do anel que mantém as cápsulas é colocada no ajustador e a lâmina do ajustador é girada para baixo numa posição para manter as cápsulas no anel. Os pinos do anel da cavilha são inseridos nos orifícios do anel que mantém o corpo da cápsula e colocados no lugar pelo cilindro de ar que empurra as metades do corpo de volta para as metades da tampa.

A montagem do anel de sustentação é então empurrada manualmente de volta sobre o anel da cavilha longe da lâmina ajustadora, empurrando assim as cápsulas para fora da montagem do anel de sustentação. As duas partes da cápsula então ajustadas uma na outra caem através da calha de escoamento do ajustador na caixa receptora de cápsulas. A caixa receptora de cápsulas filtra o pó em excesso das cápsulas e as envia para um recipiente apropriado.

Muitas companhias usam o equipamento carregador de cápsula do Tipo 8 para fabricação em pequena escala e suprimentos clínicos para uso com propósitos de investigação pela facilidade de operação desse tipo de equipamento, baixo custo e extrema flexibilidade. A máquina de carregar cápsulas do Tipo 8 produz aproximadamente 200.000 cápsulas por dia. É claro que esse número vai depender do operador e do tipo de material que está preenchendo as cápsulas. Para essa máquina, foi desenvolvido um modelo matemático que descreve o efeito das propriedades físicas do pó selecionado, bem como as condições mecânicas operacionais sobre a operação do preenchimento das cápsulas. Embora a máquina de preencher cápsulas do Tipo 8 exista há muitos anos, foram feitas modificações recentes nessa máquina para melhorar as operações de preenchimento da cápsula.

Existem disponíveis várias peças do equipamento que podem ser classificadas como máquinas automáticas de preenchimento de cápsulas. São automáticas no sentido de que um operador pode manusear mais de uma máquina. Nessa categoria estão incluídos os modelos Zanasi (*United Machinery*) e MG-2 (*Supermatic*), feitos na Itália, e os modelos Hoefliger & Karg (*Bosch*), feitos na Alemanha.

As máquinas de cápsulas automáticas são capazes de colocar produtos em pó ou granulados em cápsulas de gelatina dura. Com equipamento acessório, essas máquinas também são capazes de colocar *pellets* ou inserir um comprimido dentro de uma cápsula com o pó ou com os *pellets*. As cápsulas são alimentadas aleatoriamente no interior de um grande depósito alimentador. São orientadas conforme necessário e transferidas para cabos de sustentação onde as duas metades são separadas por sucção. A metade de cima e a metade de baixo das cápsulas ficam em cabos de sustentação separados, que nesse estágio tomam direções diferentes.

Um conjunto de cabos de preencher coleta o produto do depósito alimentador, comprime-o para o interior de um lingote macio que é inserido no interior da metade de baixo da cápsula. Após o preenchimento da cápsula, cada metade de cima volta para a metade de baixo correspondente. As cápsulas preenchidas são ejetadas, e uma rajada de ar nesse ponto separa possíveis cápsulas vazias das que estão preenchidas. As máquinas podem ser equipadas para se adaptar a todos os tamanhos de cápsulas. Dependendo do feitio e do modelo, podem ser obtidas velocidades entre 9.000 a 150.000 unidades por hora (veja Figs. 45.46 a 45.48).

Todas as cápsulas, independentemente de terem sido preenchidas manualmente ou por máquina, vão requerer limpeza. Pequenas quantidades de cápsulas podem ser limpas individualmente com um tecido. Quantidades maiores são giradas ou

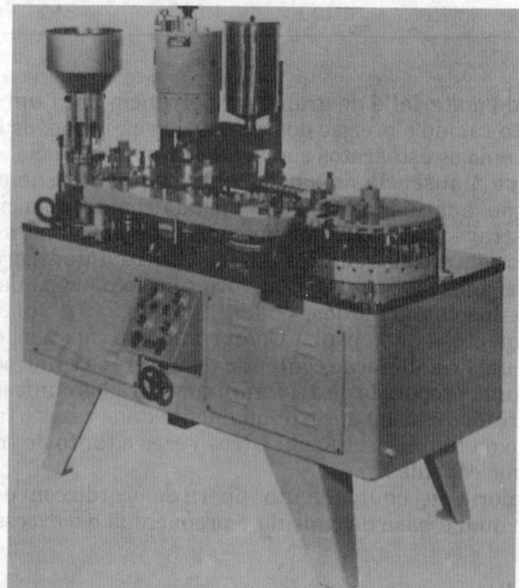

Fig. 45.46 Máquina de preencher cápsulas automática modelo MG-2. (Cortesia, Supermatic.)

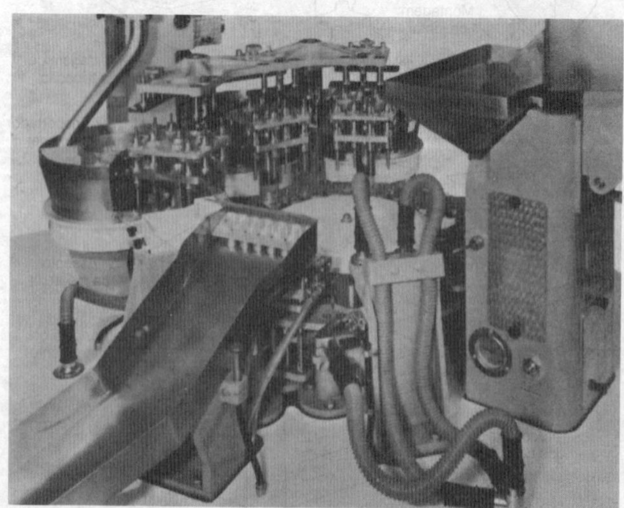

Fig. 45.47 Máquina de preencher cápsulas automática Zanasi, Modelo AZ-60. O conjunto das cabeças de carregamento à esquerda coleta o material em pó do depósito alimentador, comprime-o no interior de um lingote macio e insere-o na metade inferior da cápsula. (Cortesia, United Machinery.)

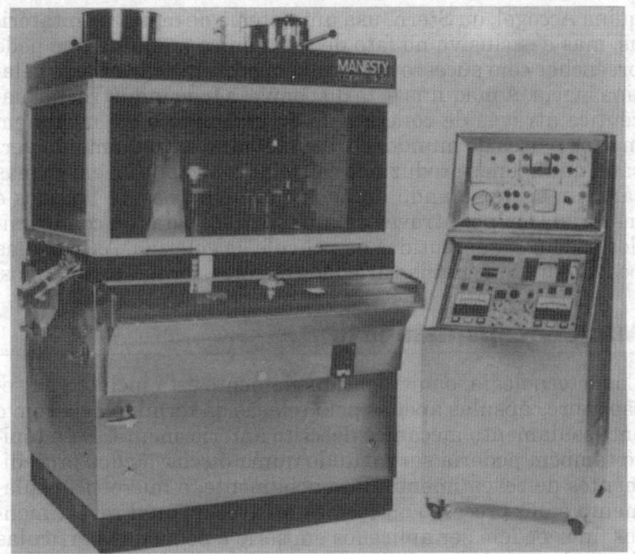

Fig. 45.48 Máquina de preencher cápsulas automática da Hoefliger & Karg, Modelo GFK 1200. (Cortesia, Amaco.)

sacudidas com cloreto de sódio cristalino. As cápsulas são, então, reviradas sobre uma superfície coberta com tecido.

Uniformidade das Unidades de Forma Farmacêutica

A uniformidade das formas farmacêuticas pode ser demonstrada de duas maneiras, seja pela variação do peso ou pela uniformidade do conteúdo. A variação do peso pode ser aplicada quando o produto é uma cápsula elástica, macia e preenchida com líquido ou quando a cápsula de gelatina dura contiver 50 mg ou mais de um único ingrediente ativo abarcando 50% ou mais, por peso, da forma farmacêutica. Veja os compêndios oficiais para maiores detalhes.

Os testes de desintegração normalmente não são exigidos para as cápsulas, a não ser que elas tenham sido tratadas para resistir à solução do suco gástrico (revestimento entérico). Nesse caso, elas precisam satisfazer os requisitos feitos para os comprimidos de revestimento entérico. Para certas formas farmacêuticas em cápsulas, um requisito de dissolução faz parte da monografia. Os procedimentos usados são semelhantes aos empregados no caso de comprimidos. Veja Cap. 35.

CÁPSULAS ELÁSTICAS MACIAS

A cápsula elástica macia (SEC) é uma concha de gelatina macia, globular e um pouco mais espessa do que as cápsulas feitas de gelatina dura. A gelação é plastificada pela adição de glicerina, sorbitol ou de um poliol similar. As conchas de gelatina macia podem conter um preservativo para impedir o crescimento de fungos. Os preservativos comumente usados são o metil- e o propilparabeno e o ácido sórbico. Quando o veículo de suspensão ou o solvente puderem ser um óleo, as cápsulas de gelatina macia propiciam uma forma farmacêutica muito conveniente e extremamente bem aceita. Geralmente são necessários métodos de produção em grande escala para o preparo e o preenchimento das cápsulas de gelatina macia.

Antigamente, as cápsulas de gelatina macia vazias podiam ser encontradas pelos farmacêuticos para manipulação extemporânea de soluções ou suspensões em óleos. As cápsulas de gelatina macia preenchidas comercialmente podem ser encontradas numa enorme variedade de tamanhos e formatos; podem ser redondas, ovais, oblongas, tubulares ou na forma de supositórios. Alguns comprimidos com revestimento de açúcar são muito semelhantes na aparência às cápsulas de gelatina macia. As diferenças básicas são que a cápsula de gelatina macia tem uma costura no ponto de junção das duas metades e o conteúdo pode ser líquido, pastoso ou em pó. O comprimido com revestimento de açúcar não apresenta sutura, mas tem um núcleo comprimido.

As formas farmacêuticas SEC orais geralmente são feitas de modo que a sutura da concha de gelatina submetida ao aquecimento se abra para liberar sua medicação líquida dentro do estômago em menos de 5 minutos após sua ingestão. Seu uso está sendo estudado para os medicamentos pouco solúveis em água que apresentam problemas de biodisponibilidade. Quando usadas na forma de supositórios, é a umidade presente na cavidade do organismo que faz com que a cápsula se divida no ponto de sua sutura vedada através de aquecimento e libere seu conteúdo.

Processo da Placa

Nesse método, uma série de moldes é usada. Uma camada aquecida de gelatina preparada é distribuída sobre a placa inferior e o líquido é derramado sobre ela. Uma segunda camada de gelatina é cuidadosamente colocada no lugar, sendo então seguida pela placa superior do molde. O conjunto é depositado sob a prensa, onde será aplicada uma pressão para formar as cápsulas, que são lavadas com um solvente volátil para remover qualquer vestígio de óleo do exterior. Esse processo foi adaptado e é usado pelo *Upjohn* para encapsulamento. As camadas de gelatina podem ser da mesma cor ou de cores diferentes.

Processo de Matriz Rotatória

Em 1933, o processo de matriz rotatória para as cápsulas elásticas foi aperfeiçoado por Robert P. Scherer.[53] Esse processo possibilitou o aperfeiçoamento dos padrões de precisão e de uniformidade das cápsulas e glóbulos de gelatina elástica.

A máquina com matriz rotatória é uma unidade autocontida capaz de produzir contínua e automaticamente cápsulas completas a partir de um suprimento de massa de gelatina e material de preenchimento, que pode ser qualquer material líquido, semilíquido ou pastoso que não dissolva a gelatina. Duas fitas contínuas de gelatina, formadas pela máquina, são convergidas entre um par de matrizes giratórias e uma cunha injetora. O preenchimento preciso sob pressão e a vedação da parede da cápsula ocorrem em operações duais e simultâneas; cada operação é cronometrada delicadamente em oposição à outra. O processo de vedação também separa da rede a cápsula concluída. O princípio da operação é mostrado na Fig. 45.49. Veja também Fig. 45.50.

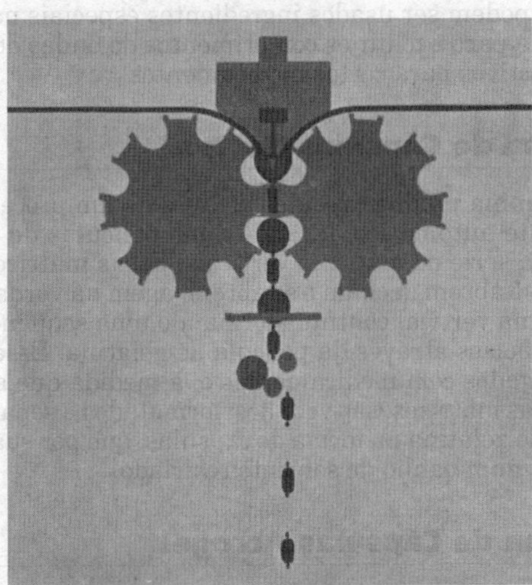

Fig. 45.49 Carregador de cápsulas elásticas de matriz rotatória.

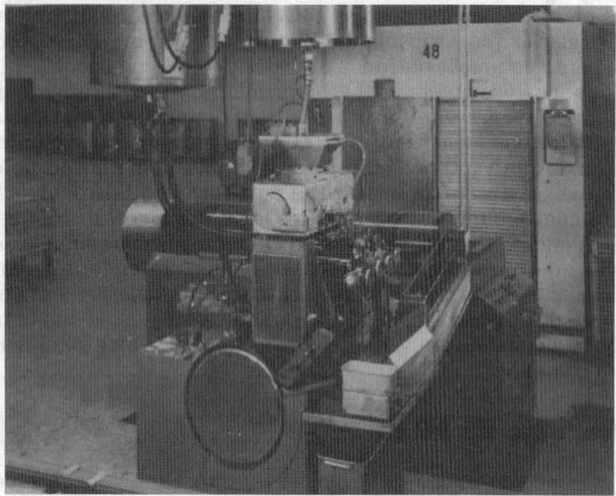

Fig. 45.50 Máquina de cápsulas elásticas macias da Scherer. (Cortesia, Scherer.)

Por esse processo, o conteúdo de cada cápsula é medido individualmente por um impulso único de uma bomba construída de forma tão precisa que o curso do êmbolo de 0,063 cm irá liberar 1 ♍ (apoth). A máquina Scherer contém bancos de bombas dispostos de tal forma que muitas cápsulas podem ser formadas e preenchidas simultaneamente. Todas as bombas são construídas para tolerâncias mecânicas extremamente pequenas e para atingirem graus de precisão e similaridade extremamente altos. Todas as operações são controladas tendo o peso como base através de checagens atualizadas periódicas com um grupo de balanças analíticas. Os pesos individuais de uma rede de cápsulas preenchidas resultantes da produção de grande escala não variam mais do que ±1 a 3% da teoria, dependendo do material usado.

O processo de matriz rotatória possibilita encapsular materiais pesados como pomadas e pastas. Nessa maneira, os sólidos podem ser moídos com um veículo e depositados nas cápsulas. Quando houver necessidade de ter-se um alto grau de precisão e um produto hermeticamente fechado, essa forma de fechamento é a ideal.

A fábrica de cápsulas moderna e bem-equipada é completamente dotada de um sistema de ar condicionado, uma necessidade prática para a produção de cápsulas bem-feitas. As acomodações e as operações incluem a disponibilidade de dióxido de carbono em cada ponto exposto da operação para a proteção de substâncias oxidáveis antes do encapsulamento. Também podem ser usados ingredientes especiais na concha da cápsula para excluir os comprimentos de ondas de luz que são destrutivos para certos medicamentos.

Máquina de Cápsulas Norton

Essa máquina produz cápsulas através de um processo completamente automático, levando duas películas de gelatina entre uma série de matrizes verticais. Essas matrizes, à medida que se abrem, fecham e se abrem, agem na verdade como uma lâmina vertical contínua formando uma seqüência de fileiras de bolsos através da película de gelatina. Esses bolsos são carregados com medicamentos e, à medida que avançam através das matrizes, são vedados, formatados e separados da película de gelatina na forma de cápsulas, que por sua vez são colocadas num banho de solvente resfriado.

Máquina de Cápsulas Accogel

Outro método de encapsulamento de gelatina macia usa o processo e a máquina Accogel desenvolvida pelo *Lederle*. A máquina Accogel, ou Stern, usa um sistema de matrizes rotatórias, mas é exclusiva no fato de ser a única máquina que pode preencher com sucesso material em pó numa cápsula de gelatina macia. A máquina está disponível a toda indústria farmacêutica através de contrato de arrendamento e é usada em muitos países do mundo. É uma máquina extremamente versátil, não apenas produzindo cápsulas com material em pó mas também encapsulando líquidos e combinações de líquidos e materiais em pó. Através de uma fixação, balas ou comprimidos podem ser embutidos na película de gelatina. As cápsulas podem ser feitas numa variedade de cores, formas e tamanhos.

Microencapsulamento

Como tecnologia, o microencapsulamento está incluído na seção sobre cápsulas apenas pela relação da terminologia com o encapsulamento mecânico descrito anteriormente. Esse tópico também poderia ser incluído numa discussão dos procedimentos de revestimento. Essencialmente, o microencapsulamento é um processo ou técnica através do qual revestimentos finos podem ser aplicados em série a pequenas partículas de sólidos, gotículas de líquidos ou dispersões, formando assim microcápsulas. Pode ser diferenciado imediatamente de outros métodos de revestimento no tamanho das partículas envolvidas; o tamanho dessas varia desde vários décimos de um micrômetro até 5.000 μm.

Uma série de processos de microencapsulamento foi exposta na literatura.[54] Alguns são baseados em processos químicos e envolvem uma alteração química ou de fase; outros são processos mecânicos e requerem equipamentos especiais para produzir as alterações físicas nos sistemas exigidos.

Uma série de materiais próprios para revestimento foi usada com sucesso; alguns exemplos desses materiais incluem a gelatina, o álcool polivinílico, a etilcelulose, o ftalato acetato de celulose e anidrido maleico estirolene. A espessura da película pode variar consideravelmente, dependendo da área de superfície do material a ser recoberto e das outras características físicas do sistema. As microcápsulas podem constituir-se de uma única partícula ou de feixes de partículas. Depois do isolamento do veículo líquido de fabricação e secagem, o material se assemelha a um pó de livre fluxo. O pó é próprio para formulação de comprimidos, cápsulas de gelatina dura, suspensões e outras formas farmacêuticas.

O processo fornece respostas para problemas como por exemplo como mascarar o sabor de medicamentos amargos, um meio de formular formas farmacêuticas de ação prolongada, um meio de separar materiais incompatíveis entre si, um método de proteger substâncias químicas contra a umidade ou a oxidação e um meio de modificar as características físicas de um material para facilitar o manuseio na formulação e na fabricação.

Entre os processos aplicados aos problemas farmacêuticos está o desenvolvido pelo National Cash Register Co (NCR). O processo do NCR é uma operação química baseada na separação de fase ou em técnicas de coacervação. Na química coloidal, a coacervação se refere à separação de um precipitado líquido, ou fase, quando soluções de dois colóides hidrófilos são misturadas sob condições adequadas.

O processo do NCR, usando técnicas de separação de fase ou coacervação, consiste em três passos:

1. Formação de três fases imiscíveis: uma fase de fabricação do líquido, uma fase do material do núcleo e uma fase do material de revestimento.
2. Deposição do revestimento de polímero líquido sobre o material do núcleo.
3. Endurecimento do revestimento, normalmente por meio de técnicas térmicas, de ligação cruzada ou de dessolvação, para formar uma microcápsula.

No Passo 2, a deposição do polímero líquido ao redor do material do núcleo ocorre apenas se o polímero for absorvido na interface formada entre o material do núcleo e a fase de

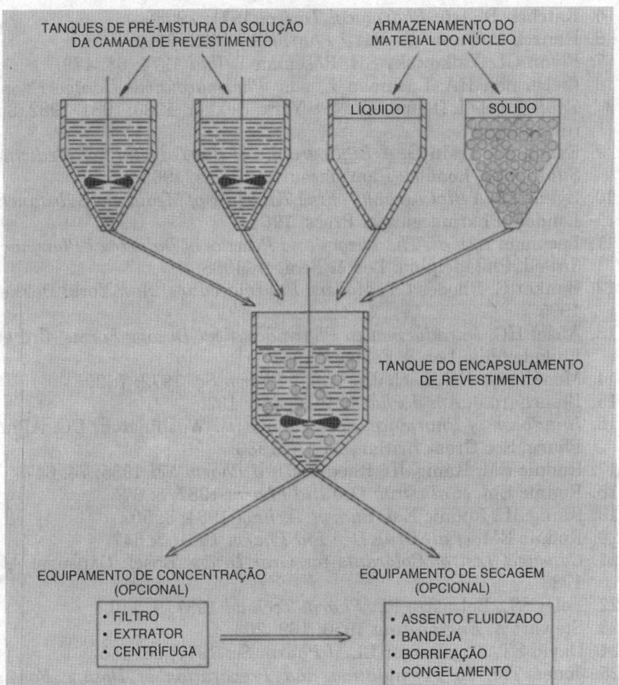

Fig. 45.51 Instalação de produção para o processo de microencapsulamento. (Cortesia, NCR.)

veículo líquido. Em muitos casos, alterações físicas ou químicas na solução do polímero de revestimento podem ser induzidas de tal forma que a separação das fases (coacervação) do polímero vá ocorrer. Haverá a formação de gotículas da solução do polímero concentrado que coalescerão para levar a um sistema de duas fases, líquido-líquido. Nos casos em que o material de revestimento é um polímero imiscível ou um polímero líquido insolúvel, ele pode ser acrescentado diretamente. Os monômeros também podem ser dissolvidos na fase do veículo líquido e subseqüentemente polimerizados na interface.

O equipamento necessário para o microencapsulamento por esse método é relativamente simples; consiste principalmente em tanques com invólucros dotados de agitadores de velocidade variável. A Fig. 45.51 mostra um diagrama de fluxo típico de uma instalação de produção.

Outras Formas Farmacêuticas Sólidas Orais

PÍLULAS

As pílulas são formas farmacêuticas pequenas, redondas e sólidas que contêm um agente medicinal e estão indicadas para administração oral. Antigamente as pílulas eram a forma farmacêutica mais difundida, mas foram substituídas em grande parte pelos comprimidos e pelas cápsulas. As substâncias amargas ou de sabor desagradável, se não forem corrosivas ou deliqüescentes, podem ser administradas nessa forma, se a dose não for muito alta.

Antigamente, as pílulas eram feitas extemporaneamente pelos farmacêuticos da comunidade, cuja habilidade na feitura das pílulas se tornou uma arte. Entretanto, as poucas pílulas que são atualmente usadas na farmácia são preparadas em larga escala com equipamentos mecânicos. As fórmulas de pílulas da NF foram introduzidas em grande parte com o propósito de estabelecer padrões de força para as pílulas bem-conhecidas usadas atualmente. As Pílulas de Hexilresorcinol consistem em cristais de hexilresorcinol revestidos com uma camada resistente à ruptura que se dispersa no trato digestivo. Deve-se observar que as pílulas oficiais de hexilresorcinol são preparadas não pelo método tradicional, mas por um processo patenteado, com o revestimento de gelatina suficientemente duro para não permitir que se quebrem facilmente, mesmo sendo mastigadas. Portanto, o método geral para o preparo das pílulas não se aplica às pílulas de hexilresorcinol.

As edições prévias deste texto devem ser consultadas para os métodos de preparo de pílulas.

TROCISCOS

Essas formas de medicação oral, também conhecidas como *losangos* ou *pastilhas*, são sólidos em formato discóide que contêm o agente medicinal em base convenientemente aromatizada. A base pode ser um confeito de açúcar duro, gelatina glicerinada ou a combinação de açúcar com mucilagem para lhe dar forma. Os trociscos são colocados na boca, onde se dissolvem gradualmente, liberando o ingrediente ativo. O medicamento envolvido pode ser um anti-séptico, anestésico local, antibiótico, anti-histamínico, antitussígeno, analgésico ou descongestionante.

Antigamente, os trociscos eram preparados de forma extemporânea pelo farmacêutico. A massa é formada acrescentando água vagarosamente a uma mistura do medicamento em pó, açúcar em pó e uma goma até que se forme uma massa flexível. Acácia em pó na concentração de 7% dá capacidade de adesão suficiente à massa. A massa é enrolada e os pedaços de trociscos cortados usando-se um cortador, ou então a massa é enrolada num cilindro e dividida. Cada pedaço é formatado e colocado para secar antes de ser aviado.

Se o ingrediente ativo for estável ao aquecimento, ele pode ser preparado numa base de açúcar duro. O xarope é concentrado ao ponto em que se torna uma massa flexível, o ingrediente ativo é acrescentado e a mistura é amassada ainda quente para formar uma massa homogênea. A massa é trabalhada gradualmente numa fôrma de cano com o diâmetro desejado para o pedaço de bala de açúcar, e os losangos são cortados do cano e deixados para esfriar. Essa operação é feita de forma totalmente mecânica, com equipamento projetado para esse propósito.

Se o ingrediente ativo é lábil ao aquecimento, ele pode ser feito numa preparação de losango por compressão. A granula-

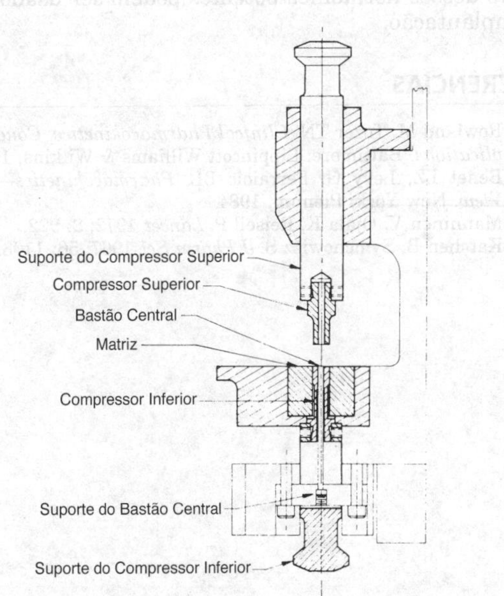

Fig. 45.52 Instrumentação com bastão no centro para comprimir trociscos ou peças de confeito com orifícios no interior. (Cortesia, Vector/Colton.)

ção é preparada de maneira similar à usada para qualquer comprimido por compressão. O losango é feito usando-se equipamento de compressão pesada para fornecer um comprimido que seja mais duro do que o usual, já que o que se deseja é que o trocisco se dissolva ou se desintegre lentamente na boca. Na formulação do losango, os ingredientes escolhidos serão aqueles que possam promover as características de dissolução lenta. A compressão vem ganhando terreno em popularidade como um meio de fazer trociscos e peças de confeito, devido às maiores velocidades do equipamento de compressão. Nos casos em que cavidades devem ser inseridas nos trociscos ou em peças de confeito, é usado um instrumento dotado de um bastão no seu interior (veja Fig. 45.52). O instrumento com o bastão no interior inclui um bastão centralizado no compressor inferior ao redor do qual o trocisco é comprimido na cavidade da matriz. O compressor superior tem uma abertura no centro para o bastão interno entrar durante a compressão. É evidente que se requer a máxima precisão para propiciar o alinhamento durante a inserção dos compressores estreitos no interior da matriz.

CACHETS

Relacionados com cápsulas, visto que propiciam um recipiente comestível para a administração oral de medicamentos sólidos, os *cachets* eram usados antigamente em farmácia. Variavam em tamanho, indo desde 3/4 até 1/8 de polegada de diâmetro, e consistiam em duas partes côncavas de pastilhas feitas de farinha e água. Assim que uma parte era preenchida com a quantidade prescrita do agente medicinal, as duas partes eram seladas firmemente umedecendo-se as margens e pressionando-as firmemente entre si. Quando umedecidas com água, suas características mudavam completamente; tornavam-se macias, elásticas e escorregadias. Daí, podiam ser engolidas facilmente boiando-as na água.

PELLETS

O termo *pellet* é atualmente aplicado a pequenos cilindros estéreis com cerca de 3,2 mm de diâmetro e 8 mm de comprimento, que são formados por compressão a partir de massas medicadas.[55] Sempre que se queira uma absorção contínua e prolongada de testosterona, estradiol ou desoxicorticosterona, os *pellets* desses hormônios potentes podem ser usados através de implantação.

REFERÊNCIAS

1. Rowland M, Tozer TN. *Clinical Pharmacokinetics: Concepts & Applications*. Baltimore: Lippincott Williams & Wilkins, 1995.
2. Benet LZ, Levy G, Ferraiolo BL. *Pharmacokinetics—A Modern View*. New York: Plenum, 1984.
3. Manninen V, Ojala K, Reisell P. *Lancet* 1972; 2: 922.
4. Katchen B, Symchowisz S. *J Pharm Sci* 1967; 56: 1108.
5. Katchen B. *Acta Pharmacol Toxicol* 1971; 29: 88.
6. Hansch C, Dunn WJ III. *J Pharm Sci* 1972; 61: 1.
7. Flynn GL, Yalkowsky SH, Roseman T. *Ibid* 1974; 63: 479.
8. Lieberman HA, Lachman L, eds. *Pharmaceutical Dosage Forms: Tablets*, vols I, II, and III. New York: Dekker, 1980, 1981, 1982, 2nd rev 1989.
9. Evans AJ, Train D. *A Bibliography of the Tableting of Medicinal Substances*. London: Pharmaceutical Press, 1963.
10. Evans AJ. *A Bibliography of the Tableting of Medicinal Substances*. London: Pharmaceutical Press, 1964.
11. Lachman L, *et al*. *The Theory and Practice of Industrial Pharmacy*, 3rd ed, Philadelphia: Lea & Febiger, 1988.
12. Banker G, Rhodes CT. *Modern Pharmaceutics*, New York: Dekker, 1995.
13. Ansel HC. *Introduction to Pharmaceutical Dosage Forms*, 3rd ed, Philadelphia: Lea & Febiger, 1981.
14. Monkhouse DC, Lach JL. *Can J Pharm Sci* 1972; 7: 29.
15. Blanchard J. *Am J Pharm* 1978; 150: 132.
16. *Handbook of Pharmaceutical Excipients*. Washington, DC: APhA/Pharm Soc Great Britian, APhA, 1986.
17. Rudnic EM, Kanig JL, Rhodes CT. *J Pharm Sci* 1985; 74: 647.
18. Rudnic EM, *et al*. *Drug Dev Ind Pharm* 1982; 8: 87.
19. Kanig JL, Rudnic EM. *Pharm Technol* 1984; 8: 50.
20. Rudnic EM, *et al*. *Drug Dev Ind Pharm* 1981; 7: 347.
21. *Capsugel List of Colorants for Oral Drugs*. Basel: Capsugel AG, 1988.
22. Foley VL, Belcastro PF. *Pharm Technol* 1987; 9: 110.
23. Stewart A. *Engineering* 1950; 169: 203.
24. David ST, Augsburger LL. *J Pharm Sci* 1977; 66: 155.
25. Jones TM. In *Formulation and Preparation of Dosage Forms*. Poldermand J, ed. North Holland: Elsevier, 1977, p 29.
26. Rees JE, Rue PJ. *J Pharm Pharmacol* 1987; 30: 601.
27. Summers MP, Enever RP, Carless JE. *J Pharm Sci* 1977; 66: 1172.
28. Hersey JA, Rees JE. In *Particle Size Analysis*. Groves MJ, Wyatt-Sargent JL, eds. London: Soc Anal Chem, 1970.
29. Jones TM. *Acta Pharm Tech* 1978.
30. Chowhan ZT. *Pharm Technol* 1988; 12: 46.
31. Meht AM. *Ibid* 1988; 12: 46(Dec):
32. Mendes RW, Roy SB. *Ibid* 1978; 2(3): 35.
33. Wurster DE. *J APhA Sci Ed* 1960; 49: 82.
34. Mendes RW, Roy SB. *Pharm Technol* 1978; 2(9): 61.
35. Malinowski HJ, Smith WE. *J Pharm Sci* 1974; 63: 285.
36. Woodruff CW, Nuessle NO. *Ibid* 1972; 61: 787.
37. O'Connor RE, Holinej J, Schwartz JB. *Am J Pharm* 1984; 156: 80.
38. O'Connor RE, Schwartz JB. *Drug Dev Ind Pharm* 1985; II: 1837.
39. Newton JM. *Mfg Chem Aerosol News* 1966; 37(Apr): 33.
40. US Pat 3,883647, May 13, 1975.
41. *Tableting Specification Manual*. Washington DC: APhA, 1981.
42. Knoechel EL *et al*. *J Pharm Sci* 1967; 56: 116.
43. Wray PE. *Drug Cosmet Ind* 1969; 105(3): 53.
44. Hiestand EN, Smith DP. *Powder Tech* 1984; 38: 145.
45. Hiestand EN, *et al*. *J Pharm Sci* 1977; 66: 510.
46. Luenberger H. *Int J Pharm* 1982; 12: 41.
47. Walter JT, Augsburger, LL. *Pharm Technol* 1986; 10: 26.
48. Schwartz JB. *Ibid* 1981; 5(9): 102.
49. Marshall K. *Ibid* 1983; 7(3): 68.
50. Jones BE. *Mfg Chem Aerosol News* 1969; 40(Feb): 25.
51. Delaney R. *Pharm Exec* 1982; 2(3): 34.
52. Tannenbaum PJ *et al*. *Clin Pharmacol Ther* 1968; 9: 598.
53. Ebert WR. *Pharm Technol* 1977; 1(10): 44.
54. Madan PL. *Ibid* 1978; 2(9): 68.
55. Cox PH, Spanjers F. *Pharm Weekbl* 1970; 105: 681.

CAPÍTULO **46**

Revestimento de Formulações Farmacêuticas

Stuart C Porter, PhD
President
PPT
Hatfield, PA 19440

Qualquer introdução relacionada ao revestimento de comprimidos tem de ser precedida por uma importante questão — *Por que revestir comprimidos?* —, visto que em muitos casos o revestimento é aplicado a uma formulação que já está funcionalmente completa. Se, ao tentar responder a essa pergunta, alguém examinar o mercado, tornar-se-á aparente que uma significativa proporção de formulações farmacêuticas sólidas é revestida. As razões para essa situação vão desde motivos estéticos até o desejo de controlar a biodisponibilidade da droga, e incluem

1. Proteger a droga do ambiente circundante (sobretudo ar, umidade e luz) para melhorar a estabilidade.
2. Mascarar sabor e odor desagradáveis.
3. Aumentar a facilidade do paciente de ingerir o produto.
4. Melhorar a identidade do produto, desde a indústria farmacêutica, através de intermediários, até o paciente.
5. Facilitar o manuseio, sobretudo nos casos de empacotamento de alta velocidade/linhas de preenchimento e contadores automatizados nas farmácias, onde o revestimento minimiza a contaminação cruzada devido à eliminação de pó.
6. Melhorar a aparência do produto, sobretudo onde existirem diferenças visíveis e notáveis nos ingredientes centrais do comprimido de um lote para outro.
7. Reduzir o risco de interação entre componentes incompatíveis. Isso seria alcançado através do uso de formulações revestidas de um ou mais dos ingredientes ofensivos (sobretudo compostos ativos).
8. Melhorar a integridade mecânica do produto, visto que os produtos revestidos geralmente são mais resistentes ao manuseio incorreto (abrasão, atrito, etc.).
9. Modificar a liberação da droga, como nos produtos com revestimento entérico, de ação repetida e de liberação contínua.

EVOLUÇÃO DO PROCESSO DE REVESTIMENTO — O revestimento de comprimidos é talvez um dos mais antigos processos farmacêuticos ainda existentes. Historicamente, a literatura cita Rhazes (850-932 d.C.) como sendo um dos primeiros *revestidores de comprimidos*, tendo usado a mucilagem de sementes de *psyllium* para recobrir pílulas que possuíam gosto ruim. Subseqüentemente, relatou-se que Avicenna[1] usava ouro e prata para revestir pílulas. Desde então, houve muitas referências a diferentes materiais usados no *revestimento de comprimidos*. White[2] mencionou o uso de talco finamente pulverizado, o qual ficou popularmente conhecido, em um dado momento, como *revestimento de pérolas*, enquanto Kremers e Urdang[3] descreveram a introdução do revestimento gelatinoso dos comprimidos por Garot em 1838.

Uma interessante referência[4] relata o uso de ceras para revestir comprimidos de veneno. Essas ceras, por serem insolúveis em todas as partes do trato gastrointestinal (GI), tencionavam evitar envenenamento acidental (o conteúdo poderia ser utilizado através da quebra do comprimido antes do uso).

Embora os produtos revestidos mais antigos fossem produzidos por indivíduos que trabalhavam em farmácias, sobretudo quando a manipulação extemporânea era o costume, essa responsabilidade agora foi adotada pela indústria farmacêutica. As primeiras tentativas de aplicar revestimento a comprimidos produziram resultados variáveis e usualmente exigiam o manuseio de comprimidos individuais. Esses comprimidos eram fixados a uma agulha ou mantidos entre um par de pinças e literalmente mergulhados no líquido de revestimento, procedimento esse que seria repetido mais de uma vez para assegurar que o comprimido estivesse completamente revestido. Subseqüentemente, os comprimidos eram colocados na extremidade do tubo de sucção, mergulhados, e então o processo era repetido no outro lado do comprimido. Não chega a ser uma surpresa que essas técnicas freqüentemente não resultassem em um produto uniformemente revestido.[5]

Inicialmente, os primeiros comprimidos recobertos por açúcar vistos nos EUA eram importados da França em torno de 1842,[5] e Warner, um farmacêutico da Filadélfia, tornou-se famoso entre os primeiros fabricantes nativos em 1856.[6]

Os processos farmacêuticos de revestimento em tachos são baseados naqueles usados na indústria de doces, onde as técnicas eram altamente evoluídas, mesmo na Idade Média. Atualmente, a maioria dos tachos de revestimento é fabricada em aço inoxidável, enquanto os primeiros tachos eram feitos de cobre, pois a secagem era efetuada através da aplicação de uma fonte externa de calor. O pensamento atual, mesmo com os tachos convencionais, é secar os comprimidos revestidos com uma fonte de ar aquecido e remover a umidade e o ar carregado de pó dos arredores do tacho através de um sistema de extração de ar.

Os processos de revestimento em tachos sofreram poucas alterações adicionais até o final dos anos 1940 e início dos anos 1950, sendo o tacho convencional a base de todas as operações de revestimento até essa época. No entanto, nos últimos 30 ou 40 anos tem havido alguns avanços significativos na tecnologia do processo de revestimento, principalmente como resultado de uma evolução constante no desenho dos tachos e do equipamento auxiliar associado.

É interessante mencionar que, nos primeiros anos desse desenvolvimento, uma forma inteiramente nova de tecnologia foi desenvolvida, relacionada ao revestimento por película. Reconhecendo as deficiências do processo de revestimento por açúcar, os defensores do revestimento por película obtinham sucesso com o uso de sistemas de revestimento envolvendo solventes orgânicos extremamente voláteis.

Esses solventes evitaram os problemas associados à ineficiência na capacidade de secagem do equipamento convencional e permitiram que as cotas de produção fossem alcançadas com significativa redução dos tempos de processamento e dos materiais usados. A desvantagem dessa abordagem, no entanto, sempre esteve associada ao fato de que os solventes usados eram muitas vezes inflamáveis e tóxicos.

Os avanços que ocorreram com o desenho do equipamento, primeiro com o desenvolvimento do processo de Wurster[7] e depois com a evolução de tachos com aberturas laterais, resultaram no surgimento gradual de processos de revestimento nos quais a eficiência da secagem pode ser maximizada. Assim sendo, o revestimento por películas iniciou como um processo que usava equipamento ineficiente de secagem, dependendo de formulações de revestimento muito voláteis para obter sucesso, e evoluiu para uma operação na qual o equipamento de processamento é um fator importante para garantir que ocorra secagem rápida. A melhora da capacidade de secagem permitiu o uso comum de formulações com revestimento por películas aquosas.

Os avanços no desenho do equipamento também beneficiaram o processo de revestimento por açúcar, onde, graças às atuais Good Manufacturing Practices (GMP) e para manter a uniformidade e o desempenho do produto, a tendência tem sido para o uso de processos totalmente automatizados. No entanto, o revestimento por película tende a dominar como processo de escolha para revestimento de comprimidos.

PROCESSOS FARMACÊUTICOS DE REVESTIMENTO

Basicamente, existem quatro técnicas principais para aplicação de revestimentos em fórmulas farmacêuticas sólidas: (1) revestimento por açúcar, (2) revestimento por película, (3) microencapsulamento e (4) revestimento por compressão.

Embora possa se discutir que o uso de mucilagem de sementes de *psyllium*, gelatina, etc., conforme já discutido, era uma forma antiga de revestimento de comprimidos, o *revestimento por açúcar* é considerado o método mais antigo de revestimento de comprimidos e envolve a deposição, a partir de soluções aquosas, de revestimentos baseados predominantemente na sacarose como matéria-prima. As grandes quantidades de material de revestimento aplicado e a habilidade inerente muitas vezes exigida dos operadores se combinam para resultar em um processo longo e tedioso. A introdução de técnicas de processamento e formulações aprimoradas resultou, no entanto, em uma significativa redução no tempo de processamento (de vários dias a menos de 1 dia).

O *revestimento por película*, a deposição de uma fina película polimérica sobre as formulações, proveniente de soluções que inicialmente eram compostas de solventes orgânicos, mas que atualmente se baseiam cada vez mais na água como solvente primário, tem-se mostrado uma alternativa popular ao revestimento por açúcar.

O *microencapsulamento* é uma forma modificada de revestimento por película, diferindo apenas no tamanho das partículas a serem cobertas e nos métodos pelos quais isso ocorre. Esse processo é baseado em métodos mecânicos como o revestimento em tachos, técnicas de suspensão de ar, técnicas multiorificiais de centrifugação e técnicas modificadas de secagem por *spray*, ou em métodos físico-químicos envolvendo a separação de fases agregadas, na qual o material a ser revestido é suspenso em uma solução do polímero. A separação de fases é facilitada pela adição de um polímero incompatível e não-solvente ou de sais inorgânicos ou através da alteração da temperatura do sistema.

O *revestimento por compressão* envolve o uso de máquinas modificadas de produção de comprimidos que permitem a compactação de um revestimento seco ao redor do núcleo do comprimido produzido na mesma máquina. A principal vantagem desse tipo de processo de revestimento é que ele elimina o uso de quaisquer solventes, aquosos ou de natureza orgânica. No entanto, esse processo é mecanicamente complexo e não se mostrou popular como método de revestimento de comprimidos. A tecnologia de compressão tem, ultimamente, sido adotada de novo como um meio de produzir revestimentos especiais para novas aplicações de fornecimento de drogas.

Revestimento por Açúcar de Comprimidos Prensados

Embora o termo *açúcar* seja um tanto genérico e descreva diversas matérias-primas, o revestimento por açúcar se baseia principalmente no uso de sacarose. A razão principal para isso é que a sacarose é um dos poucos materiais que permite que sejam produzidos revestimentos lisos e de alta qualidade que são essencialmente secos e isentos de aderências no final do processo.

Embora a popularidade do revestimento por açúcar certamente tenha declinado, esse processo ainda é usado por muitas companhias que investiram na plena modernização do processo.

A despeito de certas dificuldades inerentes associadas a esse processo de revestimento por açúcar, os produtos que foram revestidos com açúcar por especialistas ainda permanecem entre os mais elegantes disponíveis.

Visto que o revestimento por açúcar é um processo de múltiplas etapas, no qual a estética do produto revestido final é um importante objetivo, ele foi, e ainda é em muitas companhias, extremamente dependente de mão-de-obra qualificada. Por essas razões, o processo de revestimento por açúcar é, muitas vezes, demorado e tedioso. No entanto, o tempo de processamento tem sido gradualmente reduzido nas últimas décadas graças à adoção de técnicas modernas e à introdução da automatização.

O processo de revestimento por açúcar pode ser subdividido em seis etapas principais: (1) vedação, (2) sub-revestimento, (3) homogeneização, (4) revestimento colorido, (5) polimento e (6) impressão.

VEDAÇÃO — A capa de vedação é aplicada diretamente no núcleo do comprimido com o intuito de separar os ingredientes do comprimido (principalmente a droga) e a água (que é o principal constituinte da formulação revestida) a fim de assegurar a boa estabilidade do produto. Uma segunda função diz respeito ao fortalecimento do núcleo do comprimido. As capas de vedação usualmente consistem em soluções alcoólicas (aproximadamente 10 a 30% de sólidos) de resinas como goma-laca, zeína, acetato ftalato de celulose ou acetato ftalato de polivinil.

Historicamente, a goma-laca provou ser o material mais popular, embora possa comprometer a biodisponibilidade devido a uma alteração nas propriedades da resina durante o armazenamento. Uma solução para esse problema tem sido usar uma formulação com base de goma-laca contendo uma quantidade calculada de polivinilpirrolidona (PVP).[8]

As quantidades de material aplicadas como capa de vedação dependerão basicamente do tamanho do comprimido e do lote. No entanto, outro fator importante é a porosidade do comprimido, visto que comprimidos muito porosos tendem a encharcar-se à primeira aplicação de solução, impedindo, desse modo, que ela se disperse uniformemente através da superfície de cada comprimido do lote. Assim, uma ou mais aplicações de solução de resina podem ser necessárias para garantir que os núcleos dos comprimidos sejam efetivamente vedados.

Como a maioria das capas de vedação desenvolve alguma aderência em algum momento durante o processo de secagem, é costume aplicar um pó a fim de evitar que os comprimidos se agreguem ou fiquem aderidos ao tacho. Um material comumente usado como pó é o talco isento de asbesto. O uso excessivo do talco pode causar problemas, primeiro por causar um alto grau de falhas nos comprimidos, impedindo-os desse modo de deslizar adequadamente no tacho, e segundo por exibir uma superfície no início do estágio de sub-revestimento que é muito difícil de umedecer, resultando em sub-revestimento inadequado, sobretudo nas bordas. Se houver uma tendência para a ocorrência desses problemas, uma solução é substituir parte ou todo o talco por outro material como a terra alba, que formará uma superfície levemente mais áspera. O uso do talco está atualmente sendo desaprovado devido ao seu potencial carcinogênico.

Se é necessário um produto com revestimento entérico, são aplicadas quantidades adicionais da solução para vedação. Nesse caso, no entanto, é preferível usar polímeros sintéticos como ftalato de polivinil acetato ou ftalato de acetato celulose.

SUB-REVESTIMENTO — O sub-revestimento é uma operação fundamental no processo de revestimento por açúcar que pode exercer um efeito marcante na qualidade final do comprimido. O revestimento por açúcar é um processo que muitas vezes leva a um aumento de 50 a 100% no peso, e é no estágio do sub-revestimento que ocorre a maior parte do desenvolvimento.

Historicamente, o sub-revestimento tem sido alcançado através da aplicação de uma solução com base de goma aos núcleos vedados dos comprimidos, e, uma vez que essa solução esteja uniformemente distribuída através da massa de comprimidos, dá-se a pulverização liberal do pó, que serve para reduzir a agregação e facilitar a formação dos comprimidos. Esse processo de aplicação da solução de goma, distribuição, pulverização e secagem é continuado até que a formação necessária seja alcançada. Logo, o sub-revestimento é um sanduíche de camadas alternadas de goma e pó. Alguns exemplos de soluções ligantes são mostrados no Quadro 46.1, e aqueles relacionados às formulações de pós estão no Quadro 46.2.

Embora essa abordagem tenha provado ser muito efetiva, sobretudo quando há dificuldade em revestir as bordas, se não se tomar cuidado, o resultado será um sub-revestimento *encaroçado*. Além disso, se a quantidade de pó aplicada não estiver à altura da capacidade de ligação da solução de goma, não apenas o revestimento final será frágil mas também o pó se agregará ao fundo do tacho, um fator que pode contribuir para aspereza excessiva. Uma abordagem alternativa que se tornou popular, sobretudo quando usada em conjunto com um sistema automatizado de dosagem, é a aplicação de uma suspensão para sub-revestimento. Nessa formulação, os materiais pulverizados para formação do revestimento foram dispersos em uma solução com base de goma. Uma formulação típica é mostrada no Quadro 46.3. Essa abordagem permite que a carga de sólidos se iguale mais estreitamente à capacidade de ligação da solução de base e muitas vezes permite que o profissional menos experiente alcance resultados satisfatórios.

HOMOGENEIZAÇÃO — Dependendo do sucesso alcançado durante o processo de aplicação do sub-revestimento, pode ser necessário o alisamento da superfície do comprimido antes da aplicação do revestimento colorido. O alisamento pode ser feito pela aplicação de uma simples solução de xarope (cerca de 60 a 70% de sólidos açucarados).

Freqüentemente, os xaropes de homogeneização contêm uma baixa porcentagem de dióxido de titânio (1 a 5%) na forma de um opacificador. Isso pode ser útil sobretudo quando a formulação colorida para revestimento subseqüente usar pigmentos hidrossolúveis como corantes, visto que isso torna a superfície mais refletiva sob o revestimento colorido, resultando em uma coloração final mais brilhante e limpa.

REVESTIMENTO COLORIDO — Esse estágio muitas vezes é o mais crítico na finalização bem-sucedida do processo de revestimento por açúcar e envolve a aplicação múltipla de soluções de xarope (60 a 70% de sólidos açucarados) contendo o material corante necessário. Os tipos de corantes usados podem ser divididos em duas categorias: tinturas ou pigmentos. A distinção entre as duas categorias está relacionada simplesmente à solubilidade do líquido de revestimento. Como as tinturas hidrossolúveis se comportam de modo totalmente diferente dos pigmentos não-hidrossolúveis, o procedimento de aplicação usado no revestimento colorido dos comprimidos dependerá do tipo de corante escolhido.

Quando usadas por artesãos hábeis, as tinturas hidrossolúveis produzem os comprimidos cobertos por açúcar mais elegantes, visto que é possível obter-se uma coloração final mais brilhante e limpa. No entanto, como as tinturas hidrossolúveis são corantes migratórios (ou seja, a umidade que é removida do revestimento durante a secagem causará migração do corante, resultando em aspecto não-uniforme), deve-se tomar muito cuidado durante o seu uso, sobretudo quando são necessários tons escuros. Isso pode ser alcançado com a aplicação de pequenas quantidades de xarope corante suficientes para umedecer a superfície de cada comprimido do lote, e então se deixa os comprimidos secarem lentamente. É essencial que se permita que cada aplicação seque por completo antes de serem feitas aplicações subseqüentes, ou a umidade pode ficar "presa" no revestimento e pode fazer com que os comprimidos *suem* durante o armazenamento.

A coloração final obtida pode ser o resultado de até 60 aplicações individuais de xarope colorido. Esse fator, combinado à necessidade de secar cada aplicação lenta e completamente, resulta em durações muito longas para o processamento (p. ex., supondo que 50 aplicações sejam feitas, o que toma de 15 a 30 minutos cada, o processo de coloração pode se estender por um período de até 25 horas). A introdução recente de formulações coradas especializadas tem evitado muitos dos problemas descritos aqui.

O revestimento colorido de comprimidos com pigmentos, como defendido por Tucker *et al*,[9] oferece algumas vantagens significativas. Primeiro, como não são hidrossolúveis, os pigmentos corantes não apresentam problemas de migração, pois o corante permanece no local onde foi depositado. Além disso, se o pigmento é opaco ou é combinado com um opacificador como o dióxido de titânio, a cor desejada pode ser desenvolvida mais rapidamente, resultando, dessa maneira, em um revestimento colorido mais delgado. Como cada aplicação de xarope corante pode, nesse caso, secar mais rapidamente, é necessário um número menor de aplicações, e podem ser feitas reduções significativas nos custos e na duração do processamento.

Embora revestimentos coloridos baseados na aplicação de pigmentos não sejam à prova de acidentes, eles permitem maiores abusos do que os revestimentos coloridos por tintura e são mais fáceis de manipular por profissionais menos hábeis em revestimento. Os pigmentos farmaceuticamente aceitáveis podem ser classificados como pigmentos inorgânicos (p. ex., dióxido de titânio, óxidos de ferro) ou pigmentos certificados. Os pigmentos certificados são produzidos a partir de tinturas hidrossolúveis através de um processo conhecido como *laking*, por meio do qual a molécula da tintura se fixa a um substrato insolúvel adequado como o hidróxido de alumínio.

Pigmentos certificados, sobretudo quando usados em conjunto com um opacificador como o dióxido de titânio, fornecem um excelente meio para a coloração de revestimentos açuca-

Quadro 46.1 Formulações de Solução Ligante para Sub-revestimento

	A, % p/p	B, % p/p
Gelatina	3,3	6,0
Goma acácia (pulverizada)	8,7	8,0
Sacarose	55,3	45,0
Água	até 100,0	até 100,0

Quadro 46.2 Formulações em Pó para Sub-revestimento

	A, % p/p	B, % p/p
Carbonato de cálcio	40,0	—
Dióxido de titânio	5,0	1,0
Talco (isento de asbesto)	25,0	61,0
Sacarose (pulverizada)	28,0	38,0
Goma acácia (pulverizada)	2,0	—

Quadro 46.3 Formulação Típica de Suspensão para Sub-revestimento

	% p/p
Água destilada	25,0
Sacarose	40,0
Carbonato de cálcio	20,0
Talco (isento de asbesto)	12,0
Goma acácia (pulverizada)	2,0
Dióxido de titânio	1,0

rados e permitem que se obtenha uma ampla gama de tons. No entanto, a incorporação de pigmentos em uma solução de xarope não é tão fácil como no caso das tinturas hidrossolúveis, visto que é necessário garantir que o pigmento seja umedecido por completo e uniformemente distribuído. Assim, o uso de concentrados de pigmentos coloridos, que estão comercialmente disponíveis, é usualmente benéfico.

POLIMENTO — Comprimidos revestidos por açúcar necessitam de polimento para se alcançar um produto final de boa qualidade. O polimento é obtido através da aplicação de misturas de ceras (cera de abelha, cera de carnaúba, cera de candelila ou cera resistente de parafina) aos comprimidos no tacho de polimento. Essas misturas de ceras podem ser aplicadas como pós ou dispersas em vários solventes orgânicos.

IMPRESSÃO — Para identificar os comprimidos revestidos por açúcar (além do formato, do tamanho e da cor), muitas vezes é necessário marcá-los, antes ou após o polimento, usando tintas farmacêuticas para marcação, por um processo de *rotogravura em ofsete*.

PROBLEMAS DO REVESTIMENTO POR AÇÚCAR — Vários problemas podem ser encontrados durante o revestimento de comprimidos com açúcar. Deve ser lembrado que qualquer processo no qual os comprimidos são constantemente revolvidos pode causar problemas se os comprimidos não forem fortes o suficiente para suportar a tensão aplicada. Os comprimidos que são muito frágeis ou que têm uma tendência a se tornar laminados podem quebrar e os fragmentos podem aderir à superfície de outros comprimidos em boas condições.

Tachos para revestimento por açúcar exibem inerentemente características ruins para que se realize uma mistura. Se não se tomar cuidado durante a aplicação dos vários líquidos de revestimento, pode ocorrer uma distribuição não-uniforme do material de revestimento, resultando em uma faixa inaceitável de tamanhos dos comprimidos finalizados no interior do lote.

O uso excessivo de pós, sobretudo durante o estágio de sub-revestimento, pode resultar em um revestimento sendo formado, no qual a quantidade de preenchedores excede a capacidade de ligação do polímero usado na formulação, criando revestimentos frágeis ou com tendência aumentada a fraturas.

Irregularidades na aparência não são incomuns e ocorrem ou como resultado da migração do corante durante a secagem quando são usadas tinturas hidrossolúveis ou na *relavagem,* quando superdosagens de xaropes corantes fazem com que as camadas revestidoras previamente secas sejam novamente dissolvidas. Superfícies ásperas nos comprimidos produzirão uma aparência *marmórea* durante o polimento, visto que o depósito da cera ocorre nas pequenas depressões na superfície dos comprimidos.

Revestimento por Película de Fórmulas Farmacêuticas Sólidas

O revestimento por película é um processo que envolve a deposição de uma película fina e uniforme na superfície do substrato. Diferentemente do revestimento por açúcar, a flexibilidade proporcionada no revestimento por película permite que sejam considerados substratos adicionais, outros que não os comprimidos simplesmente prensados (p. ex., pós, grânulos, separadamente, cápsulas). Os revestimentos são em essência aplicados continuamente sobre um leito de material em movimento, em geral por meio de uma técnica de pulverização, embora procedimentos de aplicação manual tenham sido usados.

Historicamente, o revestimento por película foi introduzido no início da década de 1950 para combater as deficiências do processo de revestimento por açúcar, então predominante. O revestimento por película provou ser bem-sucedido devido às muitas vantagens oferecidas, incluindo

1. Aumento mínimo no peso (tipicamente 2 a 3% do peso do núcleo do comprimido).
2. Redução significativa na duração do processamento.
3. Elevação do rendimento e da eficiência do processo.
4. Flexibilidade aumentada nas formulações.
5. Resistência elevada à quebra do revestimento.

Nos primeiros anos do revestimento por película, as principais vantagens do processo resultaram da grande volatilidade dos solventes orgânicos usados. No entanto, o uso desses solventes orgânicos criou muitos problemas potenciais, incluindo

1. Risco de inflamabilidade.
2. Risco de toxicidade.
3. Considerações sobre poluição ambiental.
4. Custo (relacionado à minimização dos itens 1 a 3 ou ao custo dos próprios solventes).

No entanto, desde a introdução inicial do revestimento por película, avanços significativos têm sido feitos na tecnologia do processo e no projeto do equipamento. A ênfase passou da necessidade de solventes orgânicos altamente voláteis (a fim de alcançar rápida secagem) para a obtenção de resultados bem-sucedidos com a água como resultado das crescentes capacidades de secagem do equipamento usado no processamento.

Desse modo, houve uma transição desde os tachos convencionais até os tachos ventilados lateralmente e o equipamento de leito fluido, e conseqüentemente do processo problemático que envolvia solventes orgânicos até um processo aquoso.

MATÉRIAS-PRIMAS PARA REVESTIMENTO POR PELÍCULA — Os principais componentes em qualquer formulação para revestimento por película consistem em polímero, plastificador, corante e solvente (ou veículo).

As propriedades ideais para o polímero incluem solubilidade em uma ampla gama de sistemas solventes a fim de promover flexibilidade na formulação, habilidade em produzir revestimentos que possuam propriedades mecânicas adequadas e solubilidade apropriada nos líquidos gastrointestinais de modo que a biodisponibilidade da droga não seja comprometida.

Éteres de celulose são freqüentemente os polímeros preferidos no revestimento por película, sobretudo hidroxipropil metilcelulose. Substitutos adequados são a hidroxipropil celulose, que pode produzir revestimentos levemente mais aderidos, e a metilcelulose, embora tenha sido relatado que esse polímero retarda a dissolução da droga.[10] Alternativas aos éteres de celulose são certos acrílicos, como os co-polímeros metacrilato e metil metacrilato, e vinis como o polivinil álcool.

Na maioria das aplicações de revestimento por película, em que não existe a intenção de modificar as características de liberação da droga, os polímeros são tipicamente usados como soluções em água (preferível) ou solventes orgânicos.

Muitos dos polímeros comumente usados estão disponíveis em uma faixa de graduação de pesos moleculares, um fator que também deve ser considerado no processo de seleção. O peso molecular pode ter uma importante influência em várias propriedades do sistema de revestimento, como na viscosidade da solução e na flexibilidade e resistência mecânicas da película resultante.

A incorporação de um plastificador na formulação melhora a flexibilidade do revestimento, reduz o risco de quebra do revestimento e possivelmente aperfeiçoa a adesão da película ao substrato. Para garantir que esses benefícios sejam alcançados, o plastificador deve mostrar um alto grau de compatibilidade com o polímero e manter-se permanentemente fixo à película, se for desejado que as propriedades do revestimento permaneçam constantes durante a estocagem. Exemplos típicos de plastificadores incluem glicerina, propileno glicol, polietileno glicóis, triacetina, monoglicerídio acetilado, ésteres citrato (p. ex., trietil citrato) ou ésteres ftalato (p. ex., dietil ftalato).

Corantes usualmente são empregados para melhorar a aparência do produto, assim como para facilitar a identificação deste. Além disso, certas propriedades físicas do revestimento (p. ex., seu desempenho no papel de barreira contra a umidade) podem melhorar. Como no caso do revestimento por açúcar, os corantes podem ser classificados como tinturas hidrossolúveis ou pigmentos insolúveis.

O uso de tinturas hidrossolúveis se torna impossível no caso de revestimento por película com solventes orgânicos devido à perda da solubilidade no sistema solvente. Assim, o uso de pigmentos, sobretudo pigmentos de alumínio, fornece o meio mais útil para colorir sistemas de revestimento por película. Embora possa parecer óbvio usar tinturas hidrossolúveis nas formulações aquosas, o uso de pigmentos é preferido, visto que

1. Eles provavelmente não interferem na biodisponibilidade[11] como o fazem algumas tinturas hidrossolúveis.
2. Eles ajudam a reduzir a permeabilidade do revestimento à umidade.[12]
3. Eles servem como agentes de volume a fim de elevar o conteúdo sólido global na dispersão do revestimento.
4. Eles tendem a ser mais estáveis à luz.

Os principais solventes usados no revestimento por película pertencem tipicamente a uma dessas classes: alcoóis, cetonas, ésteres, hidrocarbonos de cloro e água. Solventes servem para realizar uma importante função no processo de revestimento por película, visto que ajudam na aplicação do revestimento na superfície do substrato. A boa interação entre o solvente e o polímero é necessária para assegurar que sejam alcançadas as propriedades ideais da película quando o revestimento secar. Essa interação inicial entre o solvente e o polímero resultará na extensão máxima da cadeia do polímero, produzindo películas que possuem um maior potencial de coesão e, desse modo, as melhores propriedades mecânicas. Uma importante função dos sistemas solventes também é a de garantir uma deposição controlada do polímero sobre a superfície do substrato de maneira a se obter um revestimento por película coeso e aderente.

Embora seja muito difícil fornecer exemplos típicos de formulações para revestimento por película, visto que dependem das propriedades dos materiais usados, essas formulações usualmente são baseadas em 5 a 20% (porcentagem de peso em peso) de sólidos de revestimento no veículo adequado (com a faixa mais alta de concentração preferida para as formulações aquosas), dos quais 60 a 70% são polímeros, 6 a 7% são plastificadores e 20 a 30% são pigmentos.

Revestimentos por Película com Liberação Modificada

Revestimentos por película podem ser aplicados a produtos farmacêuticos a fim de modificar a liberação da droga. A USP descreve dois tipos de fórmulas farmacêuticas de liberação modificada, a saber, aquelas que possuem *liberação retardada* e aquelas que possuem *liberação prolongada*. Os produtos de liberação retardada freqüentemente são feitos para impedir a liberação da droga na parte superior do trato gastrointestinal (GI). Os revestimentos por película usados para preparar esse tipo de forma farmacêutica são comumente chamados de *revestimentos entéricos*. Produtos de liberação prolongada são projetados para estender a liberação da droga por um período de tempo, um resultado que pode ser alcançado através da aplicação de um revestimento por película de *liberação controlada* ou *sustentada*.

REVESTIMENTOS ENTÉRICOS — Revestimentos entéricos são aqueles que permanecem intactos no estômago mas que se dissolvem e liberam os conteúdos da forma farmacêutica quando alcançam o intestino delgado. O objetivo de um revestimento entérico é retardar a liberação das drogas que são inativadas pelos conteúdos estomacais (p. ex., pancreatina, eritromicina) ou que podem causar náusea ou sangramento por irritação da mucosa gástrica (p. ex., aspirina, esteróides). Além disso, tais revestimentos podem ser usados para fornecer um simples efeito de repetição da ação, no qual uma droga adicional que tenha sido aplicada sobre o revestimento entérico é liberada no estômago, enquanto a droga remanescente, que está protegida pelo revestimento, é liberada posteriormente em uma parte mais inferior do trato gastrointestinal.

A ação dos revestimentos entéricos resulta de uma diferença na composição dos respectivos ambientes gástrico e intestinal no que diz respeito ao pH e às propriedades enzimáticas. Embora tenham ocorrido repetidas tentativas de produzir revestimentos que se sujeitem à degradação enzimática intestinal, essa abordagem não é popular, visto que a decomposição enzimática da película é bastante lenta. Assim, os revestimentos entéricos mais usados atualmente são aqueles que permanecem não-dissociados no ambiente de pH baixo do estômago mas são rapidamente ionizados quando o pH se eleva até cerca de 4 ou 5. Os polímeros entéricos mais eficazes são poliácidos que possuem pK_a de 3 a 5. Revestimentos submetidos à degradação enzimática estão sendo considerados atualmente revestimentos protetores adequados para distribuição colônica de drogas compostas por polipeptídios.

Historicamente, os primeiros revestimentos entéricos usavam gelatina tratada com formalina, mas isso não era confiável, visto que a polimerização da gelatina não podia ser controlada com precisão e muitas vezes resultava em falha na liberação da droga, mesmo na parte inferior do trato intestinal. Outro candidato inicial era a goma-laca, mas novamente a principal desvantagem resultava da polimerização adicional que ocorria na estocagem, muitas vezes resultando em falha na liberação dos conteúdos ativos. Formuladores farmacêuticos atualmente preferem usar polímeros sintéticos para preparar revestimentos entéricos mais eficazes.

O polímero sintético mais extensamente usado é a celulose acetato ftalato (CAP), que é capaz de funcionar efetivamente como um revestimento entérico. No entanto, um pH maior que 6 usualmente é necessário para a solubilidade, e desse modo um retardo na liberação da droga pode ocorrer. É também relativamente permeável à umidade e aos líquidos gástricos em comparação com a maioria dos polímeros entéricos. Além disso, é susceptível à decomposição hidrolítica na qual os ácidos acético e ftálico são separados, resultando em uma mudança nas propriedades poliméricas, e conseqüentemente entéricas.

Outro polímero útil é o acetato ftalato de polivinil (PVAP), que é menos permeável à umidade e aos líquidos gástricos, mais estável à hidrólise e capaz de ionizar em um pH mais baixo, resultando em uma liberação mais precoce dos ingredientes ativos no duodeno.

Outros polímeros entéricos apropriados incluem o hidroxipropil metilcelulose ftalato (que possui propriedades similares às do PVAP); os copolímeros do ácido metacrílico-éster do ácido metacrílico (alguns dos quais possuem uma alta constante de dissociação[13]); celulose acetato trimelitato (CAT, que possui propriedades similares às do CAP); carboximetil etilcelulose (CMEC); e hidroxipropil metilcelulose acetato succinato (HPMCAS).

Vários sistemas recentemente introduzidos permitiram que muitos desses polímeros entéricos fossem aplicados em dispersões aquosas, facilitando o uso da tecnologia de revestimento aquoso por película para o revestimento entérico das fórmulas dosadas farmacêuticas.

REVESTIMENTOS DE LIBERAÇÃO PROLONGADA — O conceito das formulações de liberação prolongada foi desenvolvido para eliminar a necessidade de regimes de múltiplas doses, sobretudo para aquelas drogas que exigem níveis sangüíneos razoavelmente constantes durante um longo período de tempo. Além disso, ele também foi adotado para aquelas drogas que precisam ser administradas em altas doses, mas que, quando são liberadas muito rapidamente, provavelmente causam efeitos colaterais indesejáveis (p. ex., ulceração que ocorre quando cloreto de potássio é liberado rapidamente no trato GI).

Métodos de formulação usados para obter a taxa de disponibilidade desejada da droga a partir de formas farmacêuticas de ação prolongada incluem

1. Elevar o tamanho da partícula da droga.
2. Embutir a droga em uma matriz.
3. Revestir a droga ou a forma farmacêutica contendo a droga.
4. Formar complexos da droga com materiais como resinas de troca de íons.

Apenas os métodos que envolvem alguma forma de revestimento fazem parte da esfera de interesse deste capítulo.

Materiais que foram considerados adequados para produzir revestimentos de liberação prolongada incluem

1. Misturas de ceras (cera de abelha, cera de carnaúba, etc.) com monoestearato de gliceril, ácido esteárico, ácido palmítico, monopalmitato de gliceril e álcool cetil. Estes produzem revestimentos que são dissolvidos lentamente ou que se decompõem no trato GI.
2. Goma-laca e zeína — polímeros que permanecem intactos até que o pH dos conteúdos gastrointestinais se torne menos ácido.
3. Etilcelulose, que produz uma membrana ao redor da fórmula e que permanece intacta por todo o trato GI. No entanto, permite que a água se infiltre na película, dissolva a droga e se difunda de novo.
4. Resinas acrílicas, que se comportam de forma semelhante à etilcelulose como material de revestimento para liberação da droga com difusão controlada.
5. Acetato de celulose (diacetato e triacetato).
6. Elastômeros de silicone.

Como no caso dos revestimentos entéricos, muitos dos polímeros sintéticos adequados para aplicações de revestimento por película com liberação prolongada têm sido preparados na forma de dispersões aquosas poliméricas (muitas vezes chamadas de látex ou pseudolátex) que são comercializadas e facilitam o uso da tecnologia de revestimento aquoso por película para a preparação de produtos de liberação prolongada.[14]

Vários métodos têm sido usados para preparar produtos de liberação prolongada utilizando técnicas de revestimento por película. Exemplos incluem a aplicação de revestimentos por película adequados em

1. Grânulos secos (irregulares ou esféricos).
2. Gotas carregadas com droga.
3. Cristais de droga.
4. Complexos de droga/resinas de troca de íons.
5. Comprimidos, incluindo minicomprimidos.[15]

Nos primeiros quatro exemplos, as partículas revestidas finais podem ser colocadas em cápsulas de duas partes, gelatinosas rígidas ou compactadas em comprimidos. Além disso, complexos revestidos de droga/resina de troca de íons podem ser dispersos em líquidos viscosos para criar suspensões líquidas. Uma visão global abrangente do revestimento de formas farmacêuticas multiparticuladas foi dada por Ghebre-Sellassie.[16]

Uma aplicação única do comprimido revestido por película com liberação prolongada é a bomba osmótica elementar. Nesse esquema, um núcleo de comprimido (formulado para conter ingredientes osmoticamente ativos) é revestido por película com uma membrana semipermeável, que é subseqüentemente *penetrada* por um laser a fim de criar um orifício de distribuição. Na ingestão desse dispositivo, a infusão de água gera uma pressão osmótica sobre o comprimido revestido que *bombeia* a droga em solução para fora do orifício.

No caso de produtos de liberação prolongada, deve-se estar constantemente atento ao fato de que as formas farmacêuticas finais tipicamente contêm cargas de droga que são suficientemente altas para causar problemas se toda a dose for liberada rapidamente. Esse fenômeno, comumente chamado de *descarga da dose*, pode ser evitado apenas se

1. O revestimento por película estiver mecanicamente perfeito e resistir à rotura durante a ingestão da forma farmacêutica.
2. Revestimento suficiente for aplicado uniformemente em toda a superfície do material a ser revestido.

PROBLEMAS DO REVESTIMENTO POR PELÍCULA

Como no caso do revestimento por açúcar, podem ocorrer problemas durante o ou subseqüentemente ao processo de revestimento por película. Os comprimidos que estão sendo revestidos podem não ser suficientemente robustos ou podem ter uma tendência para se tornarem *laminados* durante o revestimento. Como as películas de revestimento são relativamente finas, sua capacidade de esconder defeitos é significativamente menor que no revestimento por açúcar. Daí, os comprimidos que possuem pouca resistência à abrasão (isto é, exibem características de alta friabilidade) podem ser problemáticos, visto que as imperfeições podem facilmente se tornar aparentes após o revestimento. É muito importante identificar os comprimidos com propriedades suspeitas, quer sejam de natureza mecânica ou relacionadas ao seu desempenho (p. ex., má dissolução), antes do processo de revestimento, visto que um novo manuseio ou recuperação subseqüentes dos comprimidos podem ser extremamente difíceis após o revestimento ter sido aplicado.

Vários problemas relacionados ao processo podem ocorrer durante a aplicação do revestimento por película. Um exemplo são as *escavações*, que são uma conseqüência da taxa de distribuição do líquido excedendo a capacidade de secagem do processo, fazendo com que os comprimidos fiquem agregados e subseqüentemente se partam. Outro exemplo, *casca de laranja* ou *aspereza*, geralmente resulta da secagem prematura das gotas pulverizadas da solução, ou pode ser uma conseqüência da pulverização muito viscosa de uma solução de revestimento de modo que a pulverização efetiva seja difícil.

Mosqueamento, ou perda da uniformidade da cor, pode resultar da distribuição desigual da cor no revestimento, um problema freqüentemente relacionado ao uso de tinturas solúveis no revestimento aquoso por película, quando a migração da coloração pode ocorrer ou pela evolução do solvente residual na película ou pela migração do plastificador no qual o corante pode ser solúvel. O uso de pigmentos no processo de revestimento por película minimiza bastante a incidência desse último problema. No entanto, a coloração desigual pode também resultar da dispersão inadequada dos pigmentos na solução de revestimento.

Finalmente, alguns problemas importantes ocorrem como resultado da tensão interna que se desenvolve no interior da película à medida que ela seca. Um exemplo é a *fissura*, que ocorre quando a tensão excede a resistência da película à tração. Esse problema pode ser provocado pelo relaxamento da tensão após a compactação (um fenômeno que pode ocorrer com certos tipos de formulações de comprimidos, como os que contêm ibuprofeno, após a ejeção do pigmento durante o processo de manipulação dos comprimidos), que faz com que os comprimidos se expandam. Outro exemplo é a *logomarca* (isto é, a impressão de um monograma presente na superfície do núcleo do comprimido), que ocorre quando um componente da tensão interna é capaz de sobrepujar as ligações adesivas existentes entre o revestimento e a superfície do comprimido, fazendo com que a película se afaste e a legibilidade do monograma se perca. Uma compreensão das propriedades dos vários ingredientes usados na formulação do revestimento por película e do modo como esses ingredientes interagem permite que o formulador evite muitos desses problemas relacionados à tensão interna.[17]

PROCEDIMENTOS E EQUIPAMENTO DE REVESTIMENTO

TACHOS DE REVESTIMENTO — O revestimento por açúcar tem historicamente envolvido o derramamento de vários líquidos de revestimento sobre uma cascata de comprimidos em um tacho convencional de revestimento (Fig. 46.1) ajustado com o propósito de fornecer ar secante aos comprimidos e um exaustor para remover do tacho a umidade e o ar carregado de pó.

Tipicamente, após um dado volume de líquido ter sido aplicado, permite-se que os comprimidos se misturem em uma quantidade apropriada de tempo e que o líquido se distribua amplamente através do lote. Para facilitar a transferência uniforme de líquido, os comprimidos são freqüentemente *agitados* com a mão, ou em grandes tachos, com um ancinho, para vencer problemas relacionados à mistura muitas vezes associados a *pontos mortos*, um problema inerente visto com tachos convencionais. Finalmente, os comprimidos secam através do

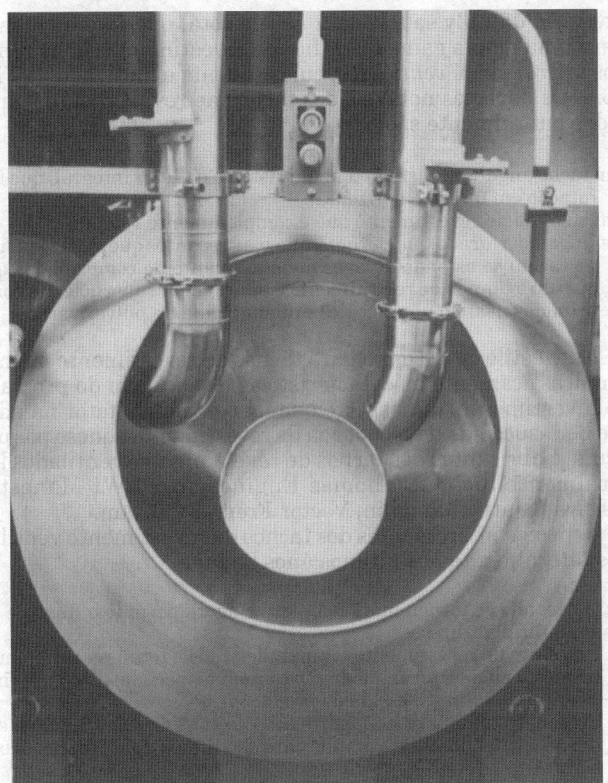

Fig. 46.1 Organização típica de equipamento para revestimento convencional por açúcar.

direcionamento de um jato de ar sobre a superfície do leito dos comprimidos. Logo, o revestimento por açúcar é um processo um tanto seqüencial que consiste em ciclos consecutivos de aplicação de líquidos, mistura e secagem.

Durante a história inicial do revestimento por película, o equipamento usado era adaptado essencialmente a partir do já empregado para o revestimento por açúcar. Embora a aplicação de líquidos de revestimento durante o processo de revestimento por película tenha sido praticada, usualmente o líquido é aplicado através de uma técnica de pulverização. O equipamento de pulverização usado é essencialmente de dois tipos

1. Pulverização sem ar (ou hidráulica), em que o líquido de revestimento é bombeado sob pressão até o bico de um pulverizador com um pequeno orifício, e a vaporização do líquido ocorre à medida que este se expande rapidamente a partir do pulverizador. Isso é análogo ao efeito obtido quando se posiciona o dedo sobre o orifício terminal de uma mangueira de jardim.
2. Pulverização de ar, na qual o líquido, que é bombeado sob pequena ou nenhuma pressão até o bico, é vaporizado através de um jato de ar comprimido que entra em contato com a corrente de líquido à medida que este atravessa a abertura do bico.

Técnicas de pulverização sem ar tipicamente são usadas em operações de larga escala para revestimento por película empregando solventes orgânicos, enquanto as técnicas de pulverização com ar são mais efetivas no contexto laboratorial de pequena escala ou nas operações aquosas de revestimento por película.

O uso de técnicas de pulverização permite a distribuição de gotas finamente nebulizadas de uma solução de revestimento até a massa de comprimidos em movimento de forma a assegurar uma cobertura uniforme ao mesmo tempo em que se evita que comprimidos adjacentes fiquem agregados à medida que a solução de revestimento seca rapidamente. Embora todas as fases que ocorrem durante o processo de pulverização sejam contínuas e concomitantes, o quadro geral pode ser simplificado e representado na forma de diversos estágios seqüenciais, como mostrado na Fig. 46.2. O processo de pulverização pode ser feito de forma intermitente ou contínua.

Nos primeiros anos de realização de revestimento por película, a ausência de condições adequadas de secagem no interior do aparato de revestimento, juntamente com a preferência pelo uso, em uma escala de produção, de técnicas de revestimento sem ar (com suas taxas de distribuição inerentemente mais altas) com formulações de solventes orgânicos, resultou no uso de procedimentos intermitentes de pulverização. Essa técnica permite que o excesso de solventes seja removido durante a parte não-pulverizada do ciclo e, desse modo, reduz o risco de *escavações* e a tendência dos comprimidos de se agregarem. No entanto, nos últimos anos, a melhora nas capacidades de secagem resultou na adoção de um procedimento contínuo de pulverização, visto que este permite a formação de um revestimento mais uniforme e resulta em um processo mais curto e simplificado.

Conforme indicado previamente, o equipamento de tacho a princípio era completamente convencional em seu desenho e, exceto pela adição do equipamento de aplicação de spray, era similar ao usado no revestimento por açúcar. Felizmente, as formulações de revestimento por película eram baseadas em solventes orgânicos relativamente voláteis, que permitiam que se obtivessem durações aceitáveis de processamento apesar das deficiências relativas dos sistemas de condução do ar. Visto que o equipamento raramente representava um sistema completamente fechado, ele pouco fez para minimizar os perigos do uso de solventes orgânicos. Embora os tachos convencionais possuam propriedades aceitáveis no que diz respeito à mistura da massa de comprimidos no processo de revestimento por açúcar (sobretudo pelo fato de isso poder ser aumentado pela estimulação manual dos comprimidos durante o processamento), eles pouco satisfaziam as demandas mais rigorosas do processo de revestimento por película, mesmo quando era instalado algum tipo de sistema defletor simples. A despeito dessas inadequações, o uso de tachos convencionais persistiu.

A introdução do revestimento aquoso por película nos últimos anos representou o desafio mais importante ao equipamento convencional. É provável que limitações nas capacidades de secagem e mistura aumentem significativamente o tempo de processamento e coloquem em risco a integridade do produto quando são usados processos aquosos. Felizmente, esses problemas foram minimizados à medida que o projeto dos tachos de revestimento evoluiu e melhorou.

Embora experimentação considerável tenha ocupado espaço com o desenho geométrico do equipamento convencional, a alteração mais significativa veio com a introdução do tacho de revestimento de Pellegrini (Fig. 46.3), que é um tanto angular e faz rotação em um eixo horizontal. A geometria do tacho, acoplada ao fato de haver um sistema defletor, garante muito mais uniformidade na mistura. Além disso, visto que os serviços são introduzidos através de uma abertura traseira, a parte frontal pode ser deixada livre para fins de inspeção ou pode

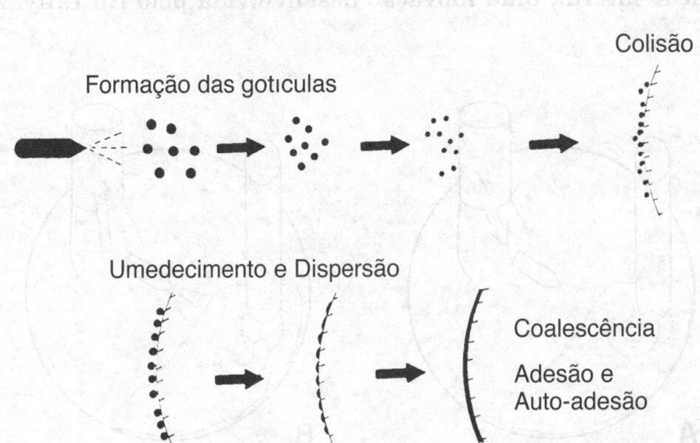

Fig. 46.2 Representação esquemática do processo de revestimento por película.

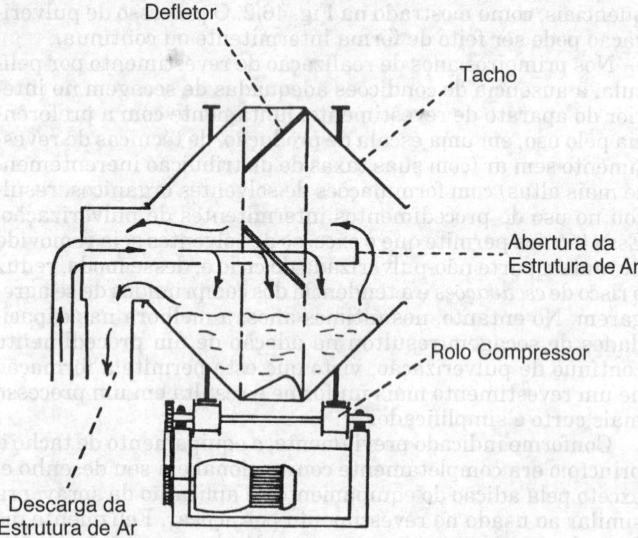

Fig. 46.3 Diagrama esquemático de um tacho de revestimento Pellegrini.

simplesmente ficar fechada para produzir um sistema de revestimento fechado. Embora o ar secante seja ainda aplicado apenas nas superfícies do leito dos comprimidos, as outras vantagens derivadas do desenho global básico garantem que o tacho de Pellegrini seja mais adequado para revestimento por película que o equipamento convencional previamente discutido. Atualmente, os tachos de Pellegrini estão disponíveis com capacidades que variam de 10 kg até 1.000 kg, em escala de laboratório, em produção de larga escala.

Considerando as relativas ineficiências do equipamento no qual a maior parte da secagem ocorre na superfície do leito dos comprimidos, diversas tentativas foram feitas para melhorar a troca de ar, sobretudo no interior do leito de comprimidos. O esquema mostrado na Fig. 46.4 descreve conceitualmente a base do equipamento atual que foi projetado para melhorar as capacidades de secagem exibidas pelos equipamentos mais convencionais de revestimento. Dois tipos desses equipamentos, ambos baseados no estilo Pellegrini de tacho de revestimento, são fornecidos pela GS e pela Nicomac.

Nos processos de revestimento tanto da GS quanto da Nicomac, uma estrutura preenchida por ar e ajustada com uma *bota* perfurada é imersa no leito fluente de comprimidos, pílulas, etc. Uma segunda estrutura preenchida por ar é também direcionada para o interior do tacho de revestimento. Com esse contexto, podem ser usados planos de *fluxo de ar direto* ou *reverso*.

Um importante avanço na tecnologia dos tachos de revestimento ocorreu com a introdução do conceito do tacho com ventilação lateral, uma inovação desenvolvida pelo Eli Lilly. A invenção do Lilly se tornou a Accela-cota, que formou a base para uma ampla gama de tachos de revestimentos denominados *lateralmente ventilados*, cujo esquema é mostrado na Fig. 46.5. Os aspectos notáveis dos tachos de revestimento ventilados lateralmente são

Um tacho angular (ajustado com um sistema defletor integral) que faz rotação em um eixo horizontal.

Um sistema de revestimento que é completamente fechado.

Um tacho perfurado que permite que o ar secante (que é introduzido no tacho) se estenda através do leito fluente de comprimidos enquanto o líquido de revestimento é aplicado na superfície dos comprimidos usando uma técnica automatizada de pulverização.

Esse estilo de desenho para tachos de revestimento melhorou drasticamente as características de secagem do processo de revestimento, um aspecto que foi o principal fator na adoção bem-sucedida da tecnologia de revestimento aquoso por película. Fabricantes dos tachos de revestimentos ventilados lateralmente incluem Thomas Engineering, BWI Manesty, O'Hara, Glatt, Dumoulin, Vector Freund e Driam.

Aspectos interessantes dos tachos de revestimento ventilados lateralmente nos últimos anos incluem

1. O desenho se tornou mais complexo e agora permite o fluxo de ar em múltiplas direções.
2. Processos de revestimento computadorizados, totalmente automatizados, estão-se tornando lugar-comum (especialmente para fins de revestimento em escala de produção).
3. Sistemas de limpeza-no-lugar (CIP — *clean-in-place*) também estão-se tornando lugar-comum para facilitar a concordância com GMPs.
4. Equipamento de revestimento em escala de laboratório atualmente está sendo fornecido com tachos de revestimento intercambiáveis, representando as capacidades de tamanho do lote na faixa de 3 a 40 kg (dependendo da densidade do produto).
5. Tachos de revestimento projetados para permitir processamento contínuo (onde o produto é constantemente introduzido em uma extremidade e flui, totalmente revestido, até a outra).

Embora a evolução no desenho do tacho de revestimento tenha ocorrido predominantemente para facilitar o uso do processo de revestimento aquoso por película, esses avanços na tecnologia de processamento também beneficiaram o processo de revestimento por açúcar.

EQUIPAMENTO DE LEITO FLUIDIFICADO PARA REVESTIMENTO — A tecnologia de processamento de leito fluido tem sido usada na indústria farmacêutica há um longo tempo. Embora tenham sido feitas várias tentativas para aplicar essa tecnologia ao processo de revestimento por película, um desenvolvimento importante aconteceu com a introdução do conceito de Wurster na década de 1950. Um esquema do processo de Wurster é mostrado na Fig. 46.6.

Quando o uso de formulações de revestimento com base em solventes orgânicos estava em seu auge, o processo de Wurster era extremamente popular para revestir várias formas farmacêuticas, especialmente comprimidos. Embora o processamento de leito fluido possua indiscutivelmente o maior potencial para obter secagem efetiva, o crescente interesse no uso de formulação aquosa de revestimento foi acompanhado surpreenden-

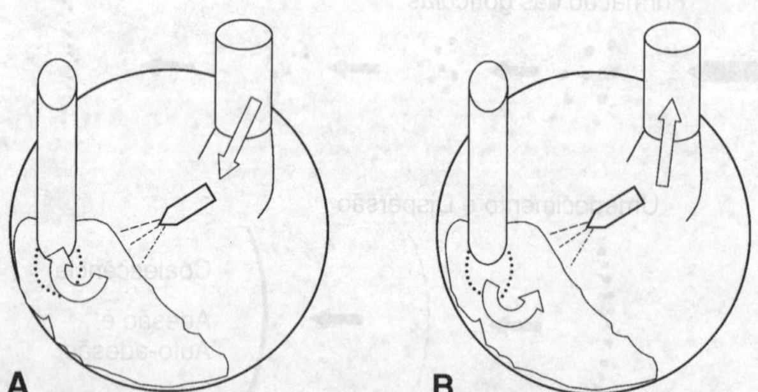

Fig. 46.4 Esquemas dos tachos convencionais de revestimento de melhor qualidade. *A*: Fluxo direto de ar. *B*: Fluxo reverso de ar.

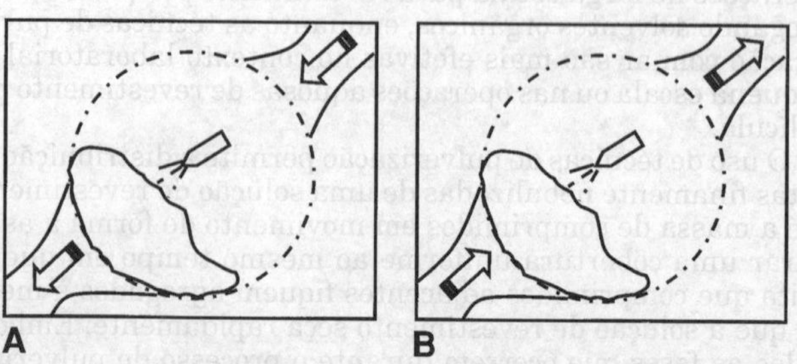

Fig. 46.5 Esquemas dos tachos de revestimento ventilados lateralmente. **A.** Fluxo direto de ar. **B.** Fluxo reverso de ar.

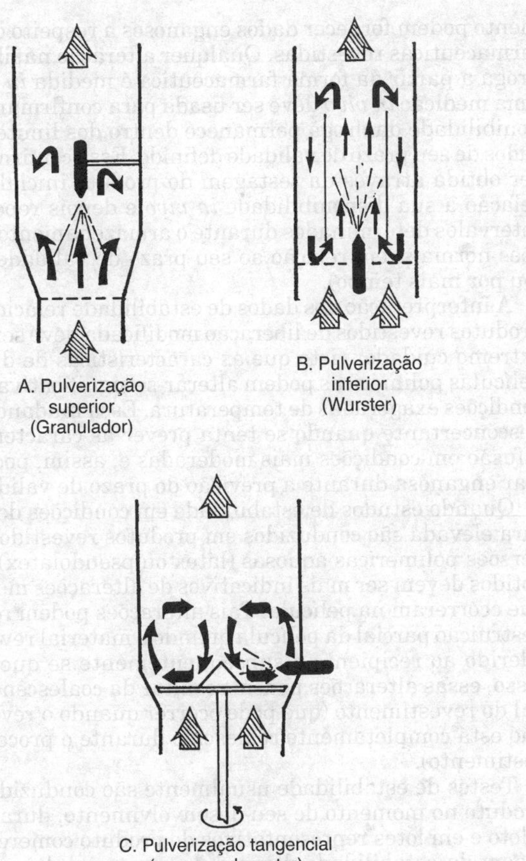

Fig. 46.6 Diagramas esquemáticos dos três processos básicos usados para revestimento por película de leito fluido.

temente por um interesse decrescente no uso do processo de Wurster para revestimento de comprimidos. Um fator importante nessa tendência inegavelmente está relacionado ao grande potencial (comparado com o uso de tachos de revestimento) de quebra de comprimidos no processo de leito fluido. Durante os últimos 20 anos, no entanto, ocorreu um interesse renovado no processo de Wurster como resultado da demanda crescente de aplicação de revestimentos por película em pílulas, grânulos e pós (denominados *multiparticulados*) a fim de preparar fórmulas dosadas de liberação modificada.

A adequação do processo de leito fluido para revestir com película materiais multiparticulados também gerou interesse em outros processos que não o de Wurster para essa aplicação. Em particular, modificações do processo de granulação por spray (muitas vezes denominado *processo de revestimento com pulverização superior*) e um processo rotatório (freqüentemente chamado de *processo de pulverização tangencial*) têm sido usados para revestimento por película de multiparticulados. Esquemas de todos esses processos também são mostrados na Fig. 46.6.

Três dos principais fabricantes de equipamento de processamento de leito fluido (Glatt Air Techniques, Vector Corporation e Niro-Aeromatic) adotaram o princípio no qual uma unidade básica de processamento foi projetada para aceitar suplementos modulares para cada um dos três processos de revestimento de leito fluido mostrados na Fig. 46.6. A seleção de um tipo especial de suplemento muitas vezes é determinada pela natureza e funcionalidade intencional do revestimento aplicado; por exemplo

1. Processo de Granulação com Pulverização Superior — preferido quando um revestimento para mascarar um sabor está sendo aplicado; além disso, adequado para a aplicação de revestimentos de dissolução ao calor.
2. Processo Wurster, Pulverização Inferior — preferido para a aplicação de revestimentos de liberação modificada em uma ampla gama de multiparticulados; também adequado para distribuição da droga em camadas quando a dose da droga estiver na faixa de baixa à média.
3. Processo Rotatório, Pulverização Tangencial — adequado para a aplicação de revestimentos de liberação modificada em uma ampla gama de produtos multiparticulados. Ideal para distribuição da droga em camadas quando a dose é de média à alta. Também útil como processo para a produção de esferas a partir de pós.

Embora a tendência geral seja o uso de equipamento que empregue esse conceito modular, uma abordagem inovadora ao revestimento por película de leito fluido foi introduzida por Hüttlin. Essa companhia criou um projeto conhecido como revestidor de Kugel,[18] uma máquina que possui três configurações básicas: Duo, Quattro e Turbojet. As duas primeiras configurações são projetadas basicamente para revestir grânulos, pílulas e pequenos comprimidos, enquanto a configuração Turbojet é mais adequada para revestir comprimidos comuns.

POTENCIAL PARA SISTEMAS DE REVESTIMENTO TOTALMENTE AUTOMATIZADOS — Durante as últimas décadas, a indústria testemunhou uma transição global dos procedimentos de revestimento por açúcar operados manualmente, que exigem total envolvimento do operador, para os procedimentos de revestimento por película nos quais a intervenção do operador é infreqüente. A familiaridade crescente e o entendimento do revestimento de comprimidos como um processo de unidade e o desejo de assegurar a concordância com o GMP aumentaram por fim a vontade de garantir a conformidade em relação às especificações planejadas para cada lote de produto feito. Obviamente, isso é difícil em qualquer processo em que as idiossincrasias dos operadores individuais possam ter um impacto significativo.

A automatização total do processo pode fornecer uma solução para esses problemas. A automatização envolve o desenvolvimento de um processo no qual todas as variáveis importantes e as restrições necessárias são predeterminadas. Isso pode ser, então, traduzido em uma forma tal que o controle e monitoramento finais dos vários parâmetros do processo possam ser mantidos por um microprocessador ou por um sistema central de computadores. No entanto, o sistema apenas será tão bom quanto aqueles dispositivos periféricos usados para detectar várias condições do processo como fluxo de ar, temperatura, umidade, aplicação de volumes, taxa de entrega, etc.

Visto que o processo de revestimento com açúcar sempre foi altamente dependente de um operador, a remoção da maior parte da intervenção do operador pode ser alcançada através da automatização. A automatização é, no entanto, complexa devido às várias seqüências que ocorrem e à variedade de líquidos de revestimento usados em um único processo de revestimento com açúcar. O fato de isso ter sido conseguido é evidenciado pelos vários sistemas disponíveis comercialmente que foram introduzidos.[19] A tecnologia para controle automatizado dos processos de revestimento por açúcar e por película tornou-se muito refinada, e a maioria dos fornecedores dos principais equipamentos é capaz de oferecer um processo de revestimento que seja automatizado em vários graus (dependendo das preferências do usuário final).

CONTROLE DA QUALIDADE DOS COMPRIMIDOS REVESTIDOS

Os aspectos mais importantes dos comprimidos revestidos que devem ser avaliados do ponto de vista do controle da qualidade são as características da aparência e a disponibilidade da droga. Do ponto de vista da aparência, os comprimidos revestidos devem-se mostrar adaptados, nos casos aplicáveis, a alguns padrões de coloração, caso contrário o distribuidor e o consumidor podem supor que as diferenças ocorreram desde os lotes anteriores, significando um produto alterado ou abaixo do padrão. Além disso, devido ao abuso físico que os comprimidos, tanto na forma não-revestida quanto na revestida, recebem durante o processo de revestimento, é essencial verificar defeitos como bordas lascadas, escavações, etc., e garantir que não excedam limites predeterminados.

Muitas vezes, para identificar os produtos, os comprimidos revestidos podem receber uma impressão (sobretudo nos comprimidos revestidos por açúcar) ou portar um monograma (comumente visto nos comprimidos revestidos por película). A clareza e a qualidade dessas características de identificação devem ser avaliadas. A falha de um lote de comprimidos revestidos em obedecer a esses padrões predeterminados pode resultar na exigência de uma inspeção de 100% ou na necessidade de que o lote seja retrabalhado.

A reprodutibilidade de lote para lote relacionada à disponibilidade da droga é de importância suprema; conseqüentemente, cada lote do produto deve ser submetido a alguma testagem significativa tal como um teste de dissolução. Dependendo das características do núcleo do comprimido a ser revestido, os revestimentos de comprimidos podem modificar o perfil de liberação da droga, mesmo quando isso não for intencionado (diferentemente do caso dos produtos de liberação entérica ou controlada). Visto que esse comportamento pode variar com cada lote revestido (dependendo, por exemplo, das diferenças nas condições de processamento ou da variabilidade nas matérias-primas usadas), é essencial que esse parâmetro seja avaliado, sobretudo nos produtos que são tipicamente limítrofes (consulte o Cap. 45).

TESTAGEM DA ESTABILIDADE DE PRODUTOS REVESTIDOS

O programa de testagem da estabilidade para produtos revestidos varia dependendo da forma farmacêutica e de sua composição. Muitos programas de testagem da estabilidade são baseados em estudos que revelaram as condições que um produto pode encontrar antes de seu uso final. Tais condições usualmente são denominadas normais e incluem faixas de temperatura, umidade, luz e condições de manuseio. As condições a serem empregadas nos programas modernos de testagem da estabilidade muitas vezes se adaptam ao protocolo estabelecido pelo International Committee on Harmonization (ICH).

Limites de aceitabilidade são estabelecidos para cada produto em relação a qualidades como cor, aparência, disponibilidade da droga para absorção e conteúdo da droga. O tempo durante o qual o produto mantém suas propriedades específicas, quando testado em condições normais, pode ser definido como *prazo de validade*. O recipiente do produto pode ser projetado para aumentar o prazo de validade. Por exemplo, se a cor no revestimento é sensível à luz, o produto pode ser embalado em um recipiente âmbar e/ou protegido da luz através do uso de papelão. Quando o revestimento é friável, um material não-deformante, como algodão, pode ser incorporado nas partes superior e inferior do recipiente, e, se o produto é afetado adversamente pela umidade, uma embalagem resistente à umidade pode ser usada e/ou um agente secante pode ser colocado na embalagem. O prazo de validade do produto é determinado na embalagem comercial testada sob condições normais.

A estabilidade do produto também pode ser testada sob condições exageradas. Isso usualmente é feito a fim de acelerar as alterações para que uma extrapolação ocorra precocemente, no que diz respeito ao prazo de validade do produto. Embora úteis, condições altamente exageradas de armazenamento podem fornecer dados enganosos a respeito das formas farmacêuticas revestidas. Qualquer alteração na liberação da droga a partir da forma farmacêutica é medida *in vitro*, mas uma medição *in vivo* deve ser usada para confirmar que a disponibilidade da droga permanece dentro dos limites especificados de seu prazo de validade definido. Essa confirmação pode ser obtida através da testagem do produto inicialmente em relação à sua disponibilidade *in vivo* e depois repetindo, em intervalos determinados durante o armazenamento em condições normais, em relação ao seu prazo de validade estimado (ou por mais tempo).

A interpretação dos dados de estabilidade relacionados aos produtos revestidos de liberação modificada deve ser feita com extremo cuidado, visto que as características de difusão das películas poliméricas podem alterar-se significativamente em condições exageradas de temperatura. Essa mudança pode ser desconcertante quando se tenta prever as características de difusão em condições mais moderadas e, assim, pode se mostrar enganosa durante a previsão do prazo de validade.

Quando estudos de estabilidade em condições de temperatura elevada são conduzidos em produtos revestidos com dispersões poliméricas aquosas (látex ou pseudolátex), os dados obtidos devem ser mais indicativos de alterações morfológicas que ocorreram na película. Tais alterações podem resultar da destruição parcial da película quando o material revestido fica aderido ao recipiente e subseqüentemente se quebra; além disso, essas alterações podem resultar da coalescência adicional do revestimento (que pode ocorrer quando o revestimento não está completamente coalescido durante o processo de revestimento).

Testes de estabilidade usualmente são conduzidos em um produto no momento de seu desenvolvimento, durante a fase piloto e em lotes representativos do produto comercial. A testagem da estabilidade do produto comercial deve continuar durante o tempo em que ele permanecer disponível comercialmente, pois mudanças sutis no processo de fabricação e/ou na matéria-prima podem ter um impacto no prazo de validade de um produto.

REFERÊNCIAS

1. Urdang G. *What's New,* 1943, pp 5–14; through *JAPhA* 1945; 34: 135.
2. White RC. *JAPhA* 1922; 11: 345.
3. Kremers E, Urdang G. *History of Pharmacy*. Philadelphia: Lippincott, 1940, p 20, 319.
4. Anon. *JAMA* 1920; 84: 829.
5. Wiegand TS. *Am J Pharm* 1902; 74: 33.
6. Warner WR Jr. *Ibid* 1902; 74: 32.
7. Wurster DE. (Wisconsin Alumni Research Foundations) US Pat 2,648,609 (1953).
8. Signorino CA. US Pat 3,738,952 and 3,741,795 (June, 1973).
9. Tucker SJ, *et al. JAPhA* 1958; 47: 849.
10. Schwartz JB, Alvino TP. *J Pharm Sci* 1976; 65: 572.
11. Prillig EB. *Ibid* 1969; 50: 1245.
12. Porter SC. *Pharm Tech* 1980; 4: 67.
13. Delporte JP, Jaminet F. J Pharm Belg 1976; 31: 38.
14. Chang RK, Hsiao CH, Robinson JR. *Pharm Tech* 1987; 11: 56.
15. Butler J, *et al. Pharm Tech* 1998; 22(3): 122.
16. Ghebre-Sellassie I, ed. *Multiparticulate Oral Drug Delivery*. New York: Dekker, 1994.
17. Rowe RC. *J Pharm Pharmacol* 1981; 33: 423.
18. Huklin H. *Drugs Made in Germany* 1985; 28: 147.
19. Fraade DJ, ed. *Automation of Pharmaceutical Operations*. Springfield, OR: Pharm Tech Publ, 1983.

CAPÍTULO **47**

Sistemas de Liberação Controlada de Drogas

Thomas Wai-Yip Lee, BPharm
Research Assistant
School of Pharmacy
University of Wisconsin
Madison, WI 53706

Joseph R Robinson
Professor of Pharmacy and Ophthalmology
School of Pharmacy
University of Wisconsin
Madison, WI 53706

O objetivo de qualquer sistema de administração de drogas é fornecer uma dose terapêutica da droga para o local apropriado do corpo, a fim de obter prontamente e então manter a concentração desejada da droga. Ou seja, o sistema de administração de drogas deve liberá-la em um ritmo ditado pelas necessidades do corpo por um período específico de tratamento. Esse objetivo idealizado aponta para os dois aspectos mais importantes da distribuição de drogas, quais sejam, *a colocação espacial e a distribuição temporal de uma droga*. A colocação espacial está relacionada ao direcionamento de uma droga para um órgão ou tecido específico, enquanto a distribuição temporal se refere ao controle do ritmo de distribuição para o tecido-alvo. Um sistema de liberação controlada de drogas projetado de forma apropriada pode ser um avanço importante na direção da solução desses dois problemas. É por essa razão que a ciência e a tecnologia responsáveis pelo desenvolvimento de medicamentos de liberação controlada foram e continuam sendo, o foco de grande parte da atenção nos laboratórios tanto industriais quanto acadêmicos. A história da tecnologia da liberação controlada pode ser dividida de forma aproximada em três períodos de tempo. O período de 1950 a 1970 é o da liberação constante de drogas. Vários sistemas contendo ceras e polímeros hidrofóbicos foram fabricados com drogas em apresentações com o objetivo de manter os níveis da droga e, portanto, a ação da droga por um período prolongado de tempo. Entretanto, a falta de compreensão das barreiras anatômicas e fisiológicas impôs impedimentos ao desenvolvimento de sistemas de distribuição eficientes. O período de 1970 a 1990 esteve envolvido na determinação das necessidades na distribuição controlada de drogas e no entendimento das barreiras para várias vias de administração. Após 1990, encontra-se a era moderna da tecnologia de liberação controlada, que representa o período no qual uma tentativa de otimização de drogas é enfatizada. Recentemente, um esforço considerável tem sido despendido no desenvolvimento de polímeros biocompatíveis, carreadores de polímeros, etc.[1] Existem atualmente numerosos produtos no mercado, formulados tanto para via oral quanto parenteral de administração, que anunciam liberação sustentada ou controlada da droga. A maioria das pesquisas tem sido dirigida para as apresentações orais que satisfaçam o aspecto temporal da distribuição de drogas. Além disso, algumas das abordagens mais recentes sob investigação levam em conta também a colocação espacial. Este capítulo define e explica a natureza da terapia com fármacos de liberação controlada, delineia de forma breve as barreiras biológicas relevantes e as propriedades físico-químicas de uma droga que afetam o desempenho da liberação controlada e faz uma revisão dos tipos mais comuns de formulações de liberação controlada (orais e parenterais). Além disso, é apresentada uma breve discussão de alguns métodos que estão sendo utilizados atualmente para desenvolver sistemas de administração direcionados. Por fim, fazemos comentários sobre avanços futuros na distribuição de produtos de biotecnologia, bem como apresentamos alguns sistemas recentes de administração.

TERAPIA MEDICAMENTOSA CONVENCIONAL

Para que se possa apreciar o valor da terapia medicamentosa controlada, é útil rever alguns aspectos fundamentais da administração convencional de drogas.[2] Considere uma dose única de uma droga hipotética que segue um modelo farmacocinético simples de um compartimento para disponibilidade. Dependendo da via de administração, uma apresentação convencional da droga, por exemplo, solução, suspensão, cápsula, comprimido, etc., pode produzir um nível sangüíneo da droga em relação ao perfil de tempo semelhante ao mostrado na Fig. 47.1. O termo *nível sangüíneo da droga* refere-se à concentração da substância no sangue ou no plasma, mas a concentração em qualquer tecido poderia ser plotada na ordenada. Pode ser visto a partir dessa figura que a administração de uma droga tanto pela injeção intravenosa (IV) quanto por uma via extravascular, por exemplo, oral (VO), intramuscular (IM) ou retal (VR), não mantém os níveis sangüíneos da droga dentro da faixa terapêutica por períodos prolongados de tempo. A curta duração de ação se deve à incapacidade das apresentações convencionais de manter a distribuição temporal. Se for feita uma tentativa para manter os níveis sangüíneos da droga na faixa terapêutica por longos períodos através, por exemplo, do aumento da dose inicial de uma injeção intravenosa, conforme mostrado pela linha pontilhada na figura, podem ser produzidos níveis tóxicos em fases iniciais. Essa abordagem obviamente é indesejável e imprópria. Uma abordagem alternativa é administrar a droga repetidamente, utilizando-se um intervalo de dose constante, como na terapia de múltiplas doses. Isso é mostrado na Fig. 47.2 para a via oral. Nesse caso, o nível sangüíneo da droga atingido e o tempo necessário para atingir aquele nível dependem da dose e do intervalo de dosagem. Há vários problemas potenciais inerentes à terapia de múltiplas doses.

1. Se o intervalo de dosagem não for apropriado para a meia-vida biológica da droga, podem resultar grandes *picos* e *vales* no nível sangüíneo da droga. Por exemplo, drogas com meias-vidas curtas exigem dosagens freqüentes para manter níveis terapêuticos constantes.
2. O nível sangüíneo da droga pode não se encontrar dentro da faixa terapêutica em fases iniciais o suficiente, o que é uma consideração importante para certos estados de doença.
3. A não-obediência do paciente ao esquema de múltiplas doses pode resultar no fracasso dessa abordagem.

Em muitas circunstâncias, problemas potenciais associados à terapia medicamentosa convencional podem ser superados. Quando é esse o caso, drogas administradas em apresentações

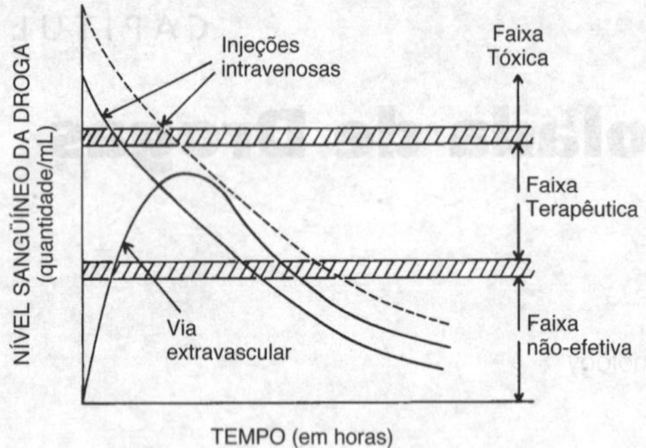

Fig. 47.1 Nível sangüíneo típico da droga *versus* perfis de tempo para injeções intravenosas e uma via extravascular de administração.

convencionais em múltiplas doses podem produzir o nível sangüíneo desejado da droga por períodos prolongados de tempo. Freqüentemente, no entanto, esses problemas são significativos o bastante para tornar a terapia com drogas com apresentações convencionais menos desejável do que a terapia com drogas de liberação controlada. Esse fato, juntamente com a incapacidade intrínseca das apresentações convencionais para obter colocação espacial, é um motivo que obriga à investigação de sistemas de liberação controlada de drogas. Há numerosas vantagens potenciais da terapia com drogas de liberação controlada que são discutidas na próxima seção.

TERAPIA COM DROGAS DE LIBERAÇÃO CONTROLADA

Terminologia

Os sistemas de liberação modificada podem ser divididos convenientemente em quatro categorias:

1. Liberação retardada
2. Liberação sustentada
3. Direcionamento para sítios específicos
4. Direcionamento para receptores

Os sistemas de liberação retardada são aqueles que usam dosagens repetitivas e intermitentes de uma droga oriundas de uma ou mais unidades de liberação imediata incorporadas em uma forma farmacêutica única. Exemplos de sistemas de liberação retardada incluem comprimidos e cápsulas de ação repetitiva e comprimidos com revestimento entérico em que a liberação programada é obtida por um revestimento de barreira.

Os sistemas de liberação sustentada incluem qualquer sistema de administração de drogas que promova liberação lenta da droga por um período prolongado. Se o sistema pode fornecer algum controle, seja esse de natureza temporal e/ou espacial da liberação da droga no corpo, ou, em outras palavras, se o sistema é bem-sucedido na manutenção de níveis constantes da droga no tecido ou células-alvo, ele é considerado um sistema de liberação controlada.

Direcionamento para sítios específicos e direcionamento para receptores referem-se ao direcionamento de uma droga diretamente a uma certa localização biológica. No caso de liberação para um sítio específico, o alvo encontra-se adjacente ao órgão ou tecido doente ou em seu interior; para a liberação do receptor, o alvo é o receptor particular para uma droga dentro de um órgão ou tecido. Ambos os sistemas satisfazem o aspecto espacial da distribuição de drogas e também são considerados de distribuição controlada de drogas.

Mais precisamente, a distribuição controlada pode ser definida como[2]

1. *Ação sustentada da droga em um ritmo predeterminado* através da manutenção de um nível sangüíneo relativamente constante e efetivo no corpo com minimização concomitante de efeitos colaterais indesejáveis que podem estar associados a um padrão cinético serrilhado de liberação controlada.
2. *Ação localizada da droga* pela colocação espacial de um sistema de liberação controlada (geralmente controlada pelo ritmo) adjacente ao tecido ou órgão doente ou em seu interior.
3. *Ação direcionada da droga* pela utilização de carreadores ou derivados químicos para distribuir a droga para um tipo de célula-*alvo* em particular.
4. *Fornecer um sistema de liberação da droga com bases fisiológicas/terapêuticas*. Em outras palavras, a quantidade e a taxa de liberação da droga são determinadas pelas necessidades fisiológicas/terapêuticas do corpo.

Taxa de Liberação e Considerações sobre Dosagem[3]

Como já foi mencionado, as apresentações convencionais incluem soluções, suspensões, cápsulas, comprimidos, emulsões, aerossóis, espumas, pomadas e supositórios. Para os propósitos dessa discussão, pode-se considerar que essas apresentações liberam imediatamente os seus ingredientes ativos para um *pool* de absorção. Isso está ilustrado no esquema cinético simples a seguir:

$$\text{Forma Farmacêutica} \xrightarrow[\text{liberação da droga}]{k_r} \text{Sistema de Absorção} \xrightarrow[\text{absorção}]{k_a} \text{Área-alvo} \xrightarrow[\text{eliminação}]{k_e}$$

O *pool* de absorção representa uma solução da droga no sítio de absorção, e os termos k_r, k_a e k_e são constantes de relação de primeira ordem para liberação, absorção e eliminação total de drogas, respectivamente. A liberação imediata a partir de uma forma farmacêutica convencional significa que $k_r >>> k_a$ ou, alternativamente, que a absorção da droga através de uma membrana biológica, tal como o epitélio intestinal, é a etapa limitadora da taxa da distribuição da droga para a sua área-alvo. Para as formas de liberação não-imediata, $k_r <<< k_a$, ou seja, a liberação da droga a partir da forma farmacêutica é a etapa limitadora da taxa. Isso leva o esquema cinético acima a reduzir-se a

$$\text{Forma Farmacêutica} \xrightarrow[\text{liberação da droga}]{k_r} \text{Área-alvo} \xrightarrow[\text{eliminação}]{k_e}$$

Essencialmente, a fase de absorção do esquema cinético se torna insignificante em comparação com a fase de liberação da droga. Assim, o esforço para desenvolver um sistema de liberação não-imediata tem que ser dirigido primariamente para a alteração da taxa de liberação afetando-se o valor de k_r. As muitas formas pelas quais isso foi tentado são discutidas mais adiante neste capítulo.

Embora não seja necessário ou desejável manter um nível constante da droga no sangue ou tecido-alvo em todos os casos terapêuticos, esse é o objetivo inicial ideal de um sistema de liberação controlada. Na realidade, em alguns casos, a terapia ótima é obtida fornecendo-se níveis oscilantes da droga, em vez de níveis constantes. Um exemplo disso é a antibioticoterapia, em que a atividade da droga é necessária apenas durante as fases de crescimento do microrganismo. Entretanto, um nível constante da droga freqüentemente possibilitará a cura ou o controle da condição, e isso é verdadeiro para a maioria das formas de terapia.

O objetivo ideal no projeto de um sistema de liberação controlada é distribuir a droga para o local desejado em uma taxa condizente com as necessidades do corpo, ou seja, um sistema auto-regulado baseado em controle por retroalimentação. Entretanto, essa é uma tarefa difícil. Embora tenham sido feitas algumas tentativas para alcançar esse objetivo, tais como com uma bomba de insulina auto-regulável, não há qualquer produto comercial que represente esse tipo de sistema. Na ausência de controle através de retroalimentação, somos deixados com um simples efeito de sustentação. A questão fundamental é: em que taxa a droga deve ser distribuída para manter um nível sangüíneo constante da droga? Essa taxa constante

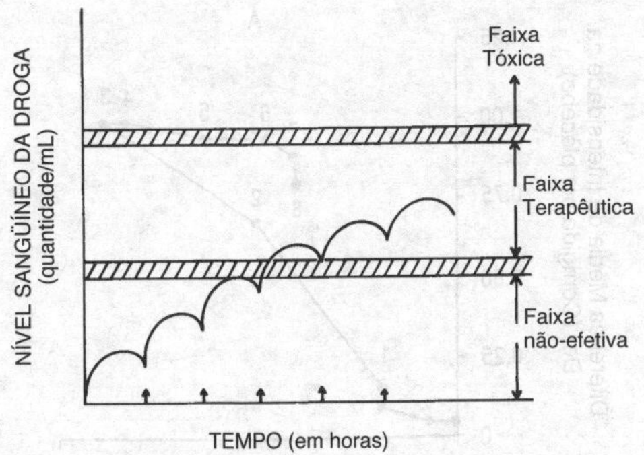

Fig. 47.2 Nível sangüíneo típico da droga *versus* perfil de tempo seguindo-se a terapia oral de múltiplas doses.

deve ser análoga à obtida pela infusão intravenosa contínua, em que uma droga é fornecida ao paciente em uma taxa constante exatamente igual à sua taxa de eliminação. Isso significa que a taxa de distribuição tem que ser independente da quantidade de droga que permanece na forma farmacêutica, e constante no decorrer do tempo. Ou seja, a liberação da forma farmacêutica deve seguir uma cinética de ordem zero, conforme mostrado por

$$k_r^0 = \text{Taxa de Entrada} = \text{Taxa de Saída} = k_e \cdot C_d \cdot V_d \quad (1)$$

onde k_r^0 é a constante de taxa de ordem zero para a liberação da droga (quantidade/tempo), k_e é a constante de taxa de primeira ordem para eliminação total da droga (tempo^{-1}), C_d é o nível de droga desejado no corpo (quantidade/volume) e V_d é o espaço de volume no qual a droga é distribuída. Os valores de k_e, C_d e V_d necessários para calcular k_r^0 são obtidos a partir de estudos farmacocinéticos de dose única projetados apropriadamente. A Equação 1 fornece o método para calcular a constante de taxa de liberação de ordem zero necessária para manter um nível da droga sangüíneo ou tissular constante para o caso mais simples, em que a droga é eliminada por cinética de primeira ordem. Para muitas drogas, no entanto, cinéticas de eliminação mais complexas e outros fatores que afetam sua disposição estão envolvidos. Isso, por sua vez, afeta a natureza da cinética de liberação necessária para manter um nível sangüíneo constante da droga. É importante observar que, enquanto uma liberação de ordem zero pode ser desejável teoricamente, uma liberação de ordem diferente de zero pode ser equivalente clinicamente à liberação constante em muitos casos. Além da variação intra- e interindividual, deve-se observar que, para muitas drogas, alterações modestas nos níveis tissulares da droga não resultam em uma melhora na atuação clínica. Assim, um nível inconstante da droga pode ser indistinguível clinicamente de um nível constante da droga.

Para obter-se prontamente um nível terapêutico e sustentar o nível para um período de tempo determinado, a forma farmacêutica geralmente consiste em duas partes: uma dose inicial de ataque, D_i, que libera droga imediatamente, e uma dose de manutenção ou sustentação, D_m. Assim, a dose total, W, necessária para o sistema é

$$W = D_i + D_m \quad (2)$$

Para um sistema no qual a dose de manutenção libera a droga por um processo de ordem zero para um período de tempo especificado, a dose total[3] é

$$W = D_i + k_r^0 T_d \quad (3)$$

onde k_r^0 é a constante de razão de ordem zero para a liberação da droga e T_d é o tempo total desejado para a liberação sustentada a partir de uma dose. Se a dose de manutenção inicia a liberação da droga no momento da dosagem ($t = 0$), ela será acrescentada àquela que é fornecida pela dose inicial, aumentando assim o nível inicial da droga. Nesse caso, um fator de correção é necessário para levar em conta dose adicionada a partir da dose de manutenção

$$W = D_i + k_r^0 T_d - k_r^0 T_p \quad (4)$$

O fator de correção, $k_r^0 T_p$, é a quantidade da droga fornecida durante o período desde $t = 0$ até o momento do nível máximo da droga, T_p. Nenhum fator de correção é necessário se a forma de dosagem é construída de tal forma que a dose de manutenção não comece a liberar a droga até o momento T_p.

Já foi mencionado que um nível sangüíneo ou tissular da droga perfeitamente invariável *versus* o perfil de tempo é o objetivo inicial ideal de um sistema de liberação sustentada. A forma de obter-se isso, no caso mais simples, é pelo uso de uma dose de manutenção que libera a sua droga pela cinética de ordem zero. Entretanto, aproximações satisfatórias de um nível de droga constante podem ser obtidas por combinações apropriadas da dose inicial e de uma dose de manutenção que libera sua droga por um processo de primeira ordem. A dose total para tal sistema é

$$W = D_i + (k_e C_d / k_r) V_d \quad (5)$$

em que k_r é a constante da razão de primeira ordem para a liberação da droga (tempo^{-1}) e k_e, C_d e V_d são conforme definidos previamente. Se a dose de manutenção começa a liberar a droga em $t = 0$, um fator de correção é necessário da mesma forma que no caso de ordem zero. A expressão correta nesse caso é

$$W = D_i + (k_e C_d / k_r) V_d - D_m k_e T_p \quad (6)$$

Para manter os níveis sangüíneos da droga dentro da faixa terapêutica durante todo o curso de tempo da terapia, a maior parte dos sistemas de liberação controlada de drogas é, de forma semelhante às apresentações convencionais, administrada como doses múltiplas, em vez de únicas. Para um sistema de liberação controlada ideal que libera a droga por cinética de ordem zero, o esquema de dosagem múltipla é análogo aquele usado para infusão intravenosa constante, conforme discutido no Cap. 58. Para os sistemas de liberação controlada que têm cinética de liberação que não seja de ordem zero, o esquema de múltiplas doses é mais complexo, e sua análise está além dos objetivos deste capítulo; Welling e Dobrinska[4] fornecem uma discussão mais detalhada.

Considerações Farmacocinéticas e Farmacodinâmicas[5]

Para obter-se distribuição controlada da droga, é desejável haver um aporte da droga de ordem zero. Sob estabilidade, taxa de entrada = taxa de saída, então

$$R_0 = C_{ss} CL \quad (7)$$

Essa equação mostra que a taxa de aporte de um sistema de liberação controlada é determinada exclusivamente pela concentração estável e pela depuração plasmática. O $t_{1/2}$, que é um parâmetro farmacocinético comum, não é diretamente necessário para determinar a taxa de aporte. Entretanto, ele desempenha um papel na determinação dos benefícios da formulação de uma droga em uma forma de dosagem de liberação controlada. Geralmente, drogas com $t_{1/2}$ maior que 8 horas não são candidatas apropriadas para apresentações controladas ou sustentadas, porque elas não fornecem vantagens sobre apresentações convencionais. Além disso, o $t_{1/2}$ pode ser útil na determinação do intervalo de dosagem de uma forma farmacêutica de liberação controlada. De maneira semelhante, o volume de distribuição não é uma consideração importante no projeto de sistemas de liberação controlada, embora freqüentemente um volume maior de distribuição exija uma carga maior da droga para obter-se um nível sangüíneo terapêutico.

Entretanto, pode não existir uma correlação direta entre a farmacocinética e a farmacodinâmica de uma droga. Em outras palavras, pode ser difícil predizer o efeito de uma droga com base apenas em dados farmacocinéticos. Como resultado, um modelo PK/PD pode ser necessário para obter-se um projeto racional de uma forma farmacêutica de liberação controlada. Tipicamente, uma resposta gradual pode ser representada por

$$E = PC + E_0 \quad (8)$$

onde P é uma constante de proporcionalidade, C é a concentração no plasma e E_0 é o efeito inicial. Em alguns casos, uma relação mais satisfatória é obtida utilizando-se

$$E = P \log C + E_0 \quad (9)$$

De fato, na maioria dos casos, a relação é muito mais complexa do que uma relação linear simples, e algumas vezes pode ser representada apenas por uma expressão intimamente relacionada à cinética enzimática.

$$E = E_0 + (E_{max}C^n)/(E_{50}^n + C^n) \quad (10)$$

onde E_{max} é o efeito máximo, E_{50} é a concentração da droga para produzir 50% de um efeito máximo e n é uma constante. Essa equação está algumas vezes sujeita a variabilidade. Os pacientes diferem amplamente em seus valores de E_{50} e de n para uma determinada droga. A Fig. 47.3[5] mostra uma relação resposta-concentração típica. Freqüentemente pode ser encontrada histerese em relações resposta-concentração quando há uma resposta retardada devido a uma fase de distribuição lenta. Nesse caso, um modelo de compartimento de efeito pode ser útil para correlacionar a resposta e a concentração (Fig. 47.4*A* e *B*[6]). Deve-se ter em mente que a manutenção de um nível sangüíneo constante por liberação de ordem zero não produz necessariamente um efeito farmacológico constante. A nitroglicerina é um bom exemplo para propósitos ilustrativos. Um nível constante de nitroglicerina pode levar à tolerância e resultar em uma resposta farmacológica diminuída. Logo, um período *desligado* é necessário para a terapia adequada com a nitroglicerina. Concluindo, é necessário ter um conhecimento profundo da relação entre concentração e efeito e de sua dependência da doença e do perfil de tempo do aporte da droga para um planejamento mais racional dos sistemas de distribuição controlada de drogas.

VANTAGENS POTENCIAIS DA TERAPIA MEDICAMENTOSA CONTROLADA

Todos os produtos de liberação controlada compartilham o objetivo comum de melhorar a terapia medicamentosa em relação às suas contrapartes não-controladas. Esse avanço na terapia medicamentosa é representado por várias vantagens

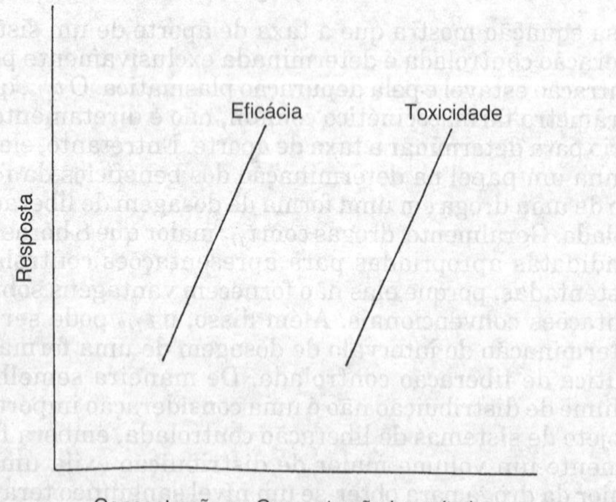

Fig. 47.3 Relação entre as respostas farmacológica e toxicológica e a concentração. A distância relativa entre a eficácia e a toxicidade é o índice terapêutico da substância medicamentosa. (Reproduzido com permissão.[5])

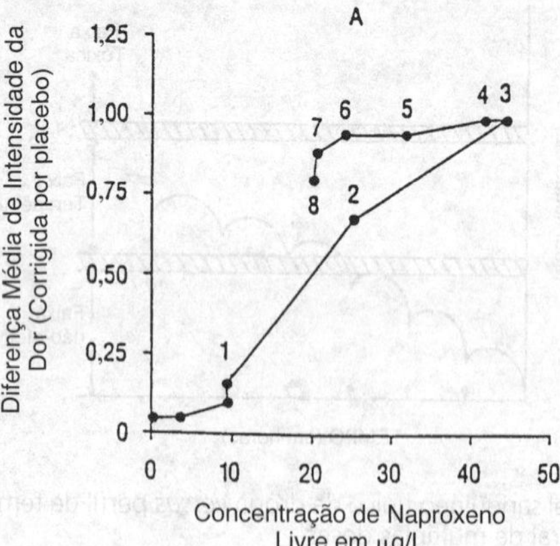

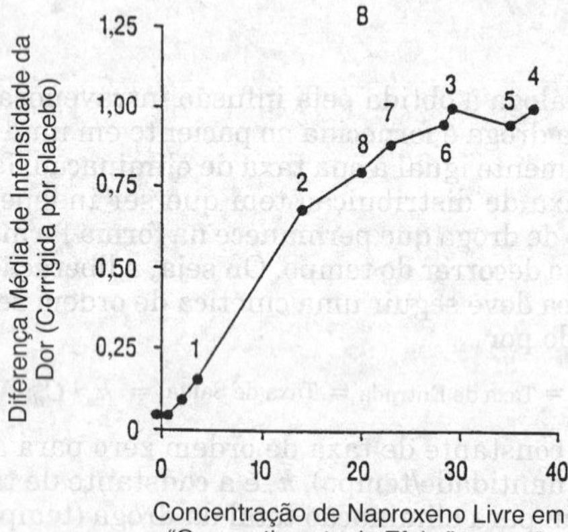

Fig. 47.4 A relação entre o índice médio de dor e o índice de concentração do analgésico. Obviamente, há uma histerese em A. Entretanto, essa histerese no sentido horário é removida quando um compartimento de efeito é introduzido. (Reproduzido com permissão.[6])

potenciais do uso de sistemas de liberação controlada, conforme é mostrado no Quadro 47.1.

A obediência do paciente foi reconhecida como um componente necessário e importante para o sucesso de todas as terapias medicamentosas auto-administradas. Minimizar ou eliminar os problemas de obediência do paciente é uma vantagem óbvia da terapia de liberação controlada. Devido à natureza da sua cinética de liberação, um sistema de liberação controlada deve ser capaz de usar uma quantidade total de droga menor durante o período de tempo da terapia do que uma

Quadro 47.1 Vantagens Potenciais da Terapia Medicamentosa Controlada

1. Evita problemas de obediência do paciente
2. Emprega menor dose total de droga
   a. Minimiza ou elimina os efeitos colaterais locais
   b. Minimiza ou elimina os efeitos colaterais sistêmicos
   c. Obtém menos potenciação ou redução na atividade da droga com o uso crônico
   d. Minimiza o acúmulo da droga com a dosagem crônica
3. Aumenta a eficiência do tratamento
   a. Cura ou controla a condição mais prontamente
   b. Aumenta o controle da condição, ou seja, reduz a flutuação nos níveis da droga
   c. Aumenta a biodisponibilidade de algumas drogas
   d. Faz uso de efeitos especiais, por exemplo, AAS de liberação sustentada para o alívio matinal da artrite através de dosagem antes da hora de se recolher à noite
4. Economia

preparação convencional. As vantagens disso são a diminuição ou a eliminação dos efeitos colaterais tanto locais quanto sistêmicos, a menor potenciação ou redução na atividade da droga com o uso crônico e a minimização do acúmulo da droga nos tecidos corporais com a dosagem crônica.

Inquestionavelmente, a razão mais importante para a terapia medicamentosa controlada é o aumento da eficiência no tratamento, ou seja, a terapia otimizada. O resultado de se obterem níveis sangüíneos constantes da droga a partir de um sistema de liberação controlada é a obtenção imediata do efeito desejado e a sua manutenção por um período de tempo prolongado. A redução ou a eliminação de flutuações no nível sangüíneo da droga permite um melhor tratamento de estados patológicos. Além disso, o método pelo qual a liberação controlada é obtida pode melhorar a biodisponibilidade de algumas drogas. Por exemplo, drogas suscetíveis à inativação enzimática ou à decomposição bacteriana podem ser protegidas pela encapsulação em sistemas de polímeros apropriados para liberação controlada. Para drogas que possuem uma *janela específica* para absorção, a biodisponibilidade aumentada pode ser atingida pela localização do sistema de distribuição de liberação controlada em certas regiões do trato gastrointestinal. A eficiência melhorada no tratamento também pode tomar a forma de um efeito terapêutico especial que não seja possível com uma forma farmacêutica convencional (veja Quadro 47.1).

A última vantagem potencial relacionada no Quadro 47.1, a da economia, pode ser examinada sob dois pontos de vista. Embora o custo unitário inicial da maior parte dos sistemas de liberação sustentada de drogas geralmente seja maior do que o das apresentações convencionais, devido à natureza especial desses produtos, o custo médio do tratamento durante um período de tempo prolongado pode ser menor. A economia também pode resultar de redução do tempo de enfermagem/hospitalização, menos tempo de trabalho perdido, etc.

PROPRIEDADES DAS DROGAS RELEVANTES PARA A FORMULAÇÃO DE LIBERAÇÃO CONTROLADA

O projeto de sistemas de liberação controlada está sujeito a diversas variáveis de importância considerável. Entre essas, encontram-se a via de administração da droga, o tipo de sistema de administração, a doença que está sendo tratada, o paciente, a duração da terapia e as propriedades da droga. Cada uma dessas variáveis encontra-se inter-relacionada, e isso impõe certas restrições sobre escolhas quanto à via de administração, quanto ao projeto do sistema de administração e quanto à duração da terapia. De especial interesse para o cientista que projeta o sistema são as restrições impostas pelas propriedades da droga. São essas propriedades que têm o maior efeito no comportamento da droga no sistema de administração e no corpo. Para propósitos de discussão, é conveniente descrever as propriedades de uma droga como sendo físico-químicas ou biológicas. Obviamente, não há qualquer distinção nítida entre essas duas categorias, desde que as propriedades biológicas de uma droga são uma função das suas propriedades físico-químicas. Para os propósitos dessa discussão, entretanto, os atributos que podem ser determinados a partir de experimentações *in vitro* serão considerados propriedades físico-químicas. Serão incluídas como propriedades biológicas aquelas que resultam de estudos farmacocinéticos típicos sobre as características de absorção, distribuição, metabolismo e excreção (ADME) de uma droga e aquelas que resultam de estudos farmacológicos.

Propriedades Físico-químicas

SOLUBILIDADE AQUOSA E pK_a — É notório que, para que uma droga seja absorvida, ela precisa primeiramente dissolver-se na fase aquosa que circunda o local de administração e então se distribuir na membrana de absorção. Duas das propriedades físico-químicas de uma droga que influenciam o seu comportamento de absorção são a sua solubilidade aquosa e, se ela for um ácido ou base fraco (como ocorre com a maioria das drogas), o seu pK_a. Essas propriedades exercem um papel influente no desempenho de produtos de liberação não-controlada; o seu papel é ainda maior em sistemas de liberação controlada.

A solubilidade aquosa de uma droga influencia a sua taxa de dissolução, a qual, por sua vez, estabelece a sua concentração em solução e, assim, a força de impulsão para a sua difusão através de membranas. A taxa de dissolução está relacionada à solubilidade aquosa, conforme mostrado pela equação de Noyes-Whitney que, sob condições de submersão, é

$$dC/dt = k_D A C_s \qquad (11)$$

onde dC/dt é a taxa de dissolução, k_D é a constante da taxa de dissolução, A é a área total de superfície das partículas da droga e C_s é a solubilidade de saturação aquosa da droga. A taxa de dissolução é constante apenas se a área de superfície, A, permanecer constante, mas o ponto importante a ser notado é que a taxa inicial é diretamente proporcional à solubilidade aquosa, C_s. Logo, a solubilidade aquosa de uma droga pode ser usada como uma primeira aproximação da sua taxa de dissolução. Drogas com solubilidade aquosa baixa têm taxas de dissolução baixas, e geralmente sofrem problemas de biodisponibilidade oral.

Deve ser recordado do Cap. 16 que a solubilidade aquosa de ácidos e bases fracos é regida pelo pK_a do composto e pelo pH do meio. Para um ácido fraco

$$S_t = S_0(1 + K_a/[H^+]) = S_0(1 + 10^{pH - pK_a}) \qquad (12)$$

em que S_t é a solubilidade total (tanto da forma ionizada quanto da não-ionizada) do ácido fraco, S_0 é a solubilidade da forma não-ionizada, k_a é a constante de dissociação ácida e H^+ é a concentração de íon hidrogênio do meio. A Equação 12 prediz que a solubilidade total, S_t, de um ácido fraco com um determinado pK_a pode ser afetada pelo pH do meio. De forma semelhante, para uma base fraca

$$S_t = S_0(1 + [H^+]/K_a) = S_0(1 + 10^{pK_a - pH}) \qquad (13)$$

em que S_t é a solubilidade total (tanto da forma de ácido conjugado quanto da de base livre) da base fraca, S_0 é a solubilidade da forma de base livre e K_a é a constante de dissociação ácida do ácido conjugado. De forma análoga à Equação 12, a Equação 13 prediz que a solubilidade total, S, de uma base fraca cujo ácido conjugado tenha um determinado pK_a pode ser afetada pelo pH do meio.

Considerando-se a hipótese da partição do pH, a importância das Equações 12 e 13 em relação à absorção da droga é evidente. A hipótese da partição do pH simplesmente estabelece que uma forma não-ionizada de uma droga será absorvida preferencialmente, de uma forma passiva, através de membranas. Como as drogas fracamente ácidas irão existir no estômago (pH = 1 ou 2) primariamente na forma não-ionizada, sua absorção será favorecida a partir desse meio ácido. Por outro lado, drogas fracamente básicas irão existir primariamente na forma ionizada (ácido conjugado) no mesmo sítio, e a sua absorção será pequena. Na porção superior do intestino delgado, o pH é mais alcalino (pH = 5 a 7), e o inverso será esperado para ácidos e bases fracos. A razão da Equação 12 ou 13 escrita para o pH do líquido gástrico ou intestinal e para o pH do sangue é indicativa da força de impulsão para absorção baseada no gradiente de pH. Por exemplo, considere a razão da solubilidade total do ácido fraco aspirina no sangue e líquido gástrico

$$R = (1 + 10^{pH_b - pK_a})/(1 + 10^{pH_g - pK_a}) \qquad (14)$$

onde pH_b é o pH do sangue (pH 7,2), pH_g é o pH do líquido gástrico (pH 2) e o pK_a da aspirina é de cerca de 3,4. A substituição desses valores na Equação 13 fornece um valor para R de $10^{3,8}$, o que indica que a aspirina está em uma forma para ser bem absorvida a partir do estômago. O mesmo cálculo para o pH intestinal (cerca de 7) produz uma razão próxima a 1, implicando uma força de impulsão menos favorável para a absorção naquela localização. Idealmente, a liberação de uma droga ionizável a partir de um sistema de liberação controlada deve ser *programada* de acordo com a variação do pH nos diversos segmentos do trato gastrointestinal (GI), de forma que a quantidade de espécie preferencialmente absorvida, e, logo, o nível plasmático da droga, seja aproximadamente constante durante o tempo de ação da droga.

Em geral, extremos na solubilidade aquosa de uma droga são indesejáveis para formulação em um produto de liberação controlada. Uma droga com solubilidade muito baixa e uma taxa de dissolução lenta irá exibir absorção limitada pela dissolução e produzir um nível sangüíneo inerentemente sustentado. Na maioria dos casos, a formulação de tal droga em um sistema de liberação controlada pode não fornecer benefícios consideráveis sobre apresentações convencionais. Mesmo se uma droga pouco solúvel fosse considerada uma candidata para formulação em um sistema de liberação controlada, uma restrição seria colocada sobre o tipo de sistema de distribuição que seria usado. Por exemplo, qualquer sistema que dependa da difusão da droga através de um polímero como a etapa limitadora da taxa de liberação seria impróprio para uma droga pouco solúvel, visto que a força de impulsão para a difusão é a concentração da droga no polímero ou solução, e essa concentração seria baixa. Para uma droga com solubilidade muito alta e uma taxa de dissolução rápida, é freqüentemente bastante difícil diminuir a sua taxa de dissolução e alentecer a sua absorção. Preparar uma forma levemente solúvel de uma droga com solubilidade normalmente alta é, entretanto, um método possível de preparar apresentações de liberação controlada. Isso é desenvolvido em outra parte deste capítulo.

COEFICIENTE DE PARTIÇÃO — Entre o momento em que uma droga é administrada e o momento em que ela é eliminada do corpo, ela tem que difundir-se através de várias membranas biológicas que agem primariamente como barreiras semelhantes a lipídios. Um critério importante na avaliação da capacidade de uma droga em penetrar essas membranas lipídicas é o seu coeficiente de partição óleo/água aparente, definido como

$$K = C_0/C_w \qquad (15)$$

onde C_0 é a concentração de equilíbrio de todas as formas da droga, ou seja, ionizadas e não-ionizadas, em uma fase orgânica em equilíbrio, e C_w é a concentração de equilíbrio de todas as formas em uma fase aquosa. Um solvente freqüentemente usado para a fase orgânica é o 1-octanol. Embora nem sempre válida, uma aproximação para o valor de K pode ser obtida pela razão da solubilidade da droga no 1-octanol com aquela na água. Em geral, drogas com valores extremamente grandes de K são muito solúveis em óleo e irão sofrer partição nas membranas bastante prontamente. A relação entre a permeação tissular e o coeficiente de partição para a droga é geralmente conhecida como correlação de Hansch, discutida no Cap. 28. Em geral, ela descreve uma relação parabólica entre o logaritmo da atividade de uma droga ou sua capacidade em ser absorvida e o logaritmo do seu coeficiente de partição para uma série de drogas conforme mostrado na Fig. 47.5. A explicação para essa relação é que a atividade de uma droga é uma função da sua capacidade para atravessar membranas e interagir com o receptor; como uma primeira aproximação, quanto mais efetivamente uma droga atravessa membranas, maior a sua atividade. Há também um coeficiente de partição ótimo para uma droga, no qual ela permeia membranas mais efetivamente, e, logo, mostra maior atividade. Valores do coeficiente de partição abaixo desse valor ótimo resultam em lipossolubilidade diminuída, e a droga irá permanecer localizada na primeira fase aquosa que ela contata. Valores maiores do que o valor ótimo resultam em menor solubilidade aquosa mas em lipossolubilidade aumentada, e a droga não sofrerá partição fora da membrana lipídica uma vez que ela entre. O valor de K no qual é observada atividade ótima é de aproximadamente 1000/1 em 1-octanol/água. Drogas com um coeficiente de partição que seja mais alto ou mais baixo do que o

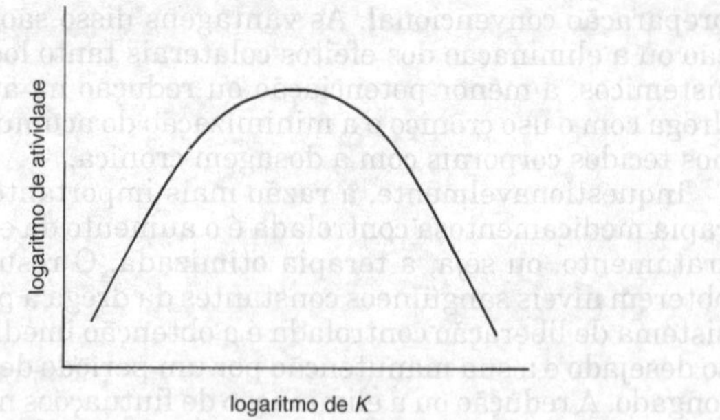

Fig. 47.5 Relação típica entre a atividade da droga e o coeficiente de partição, K, geralmente conhecida como correlação de Hansch.

ótimo são, em geral, piores candidatas a formulação em apresentações de liberação controlada.

ESTABILIDADE DA DROGA — De importância para as apresentações orais é a perda da droga através de hidrólise ácida e/ou metabolismo no trato GI. Como uma droga no estado sólido sofre degradação em taxa muito mais lenta do que uma droga em suspensão ou solução, poderia parecer possível melhorar significativamente a biodisponibilidade relativa de uma droga que é instável no trato GI colocando-a em uma forma de liberação controlada lentamente disponível. Para as drogas que são instáveis no estômago, a unidade de controle mais apropriada seria aquela que libera o seu conteúdo apenas no intestino. O inverso é o caso para aquelas drogas que são instáveis no ambiente intestinal; a unidade de controle mais apropriada nesse caso seria aquela que libera o seu conteúdo apenas no estômago. Entretanto, é muito difícil para um sistema de distribuição liberar o seu conteúdo em uma região específica do trato GI. Logo, drogas com problemas significativos de estabilidade em qualquer área particular do trato GI são menos apropriadas para formulação em sistemas de liberação controlada que distribuem o seu conteúdo uniformemente na extensão do trato GI. Sistemas de distribuição que permanecem localizados em uma certa área do trato GI (p. ex., um sistema de distribuição de drogas por bioadesivo) e agem como reservatórios para liberação da droga são muito mais vantajosos para drogas que não apenas sofrem de problemas de estabilidade mas que têm também outros problemas de biodisponibilidade. O desenvolvimento desse tipo de sistema ainda se encontra em sua infância. Por outro lado, sistemas controlados de distribuição de drogas podem fornecer benefícios para drogas altamente instáveis. Conforme mencionado anteriormente, a droga pode ser protegida de degradação enzimática pela incorporação em uma matriz polimérica.

A presença de enzimas metabolizadoras no local de absorção não é necessariamente um fator negativo na formulação de liberação controlada. De fato, a abordagem de pró-droga para a distribuição de drogas aproveita-se da presença dessas enzimas para regenerar a molécula-mãe de um derivado inativo da droga. Isso será amplificado a seguir e no Cap. 28.

Ligação a Proteínas

Os Caps. 14 e 59 descrevem a ocorrência de ligação de drogas a proteínas plasmáticas (p. ex., albumina) e a retenção de plasma resultante no espaço vascular. A distribuição da droga no espaço extravascular é regida pelo processo de equilíbrio de dissociação da droga da proteína. O complexo droga-proteína pode servir, assim, como um reservatório no espaço vascular para a liberação controlada da droga para tecidos extravasculares, mas apenas para aquelas drogas que apresentem alto grau de ligação. Logo, as características de ligação a proteínas de uma droga podem desempenhar um papel significativo no seu efeito terapêutico, independentemente do tipo de forma farmacêutica. A ligação extensa a proteínas plasmáticas será evidenciada por uma meia-vida longa de eliminação para a droga, e tais drogas geralmente não exigem uma forma farmacêutica de liberação controlada. Entretanto, drogas que apresentem alto grau de ligação a proteínas plasmáticas também deveriam ligar-se a biopolímeros no trato GI, o que poderia ter influência na distribuição controlada de drogas.

As principais forças de atração responsáveis pela ligação são as forças de van der Waals, ligações de hidrogênio e forças eletrostáticas. Em geral, compostos com carga elétrica têm uma tendência maior a se ligarem a proteínas do que compostos sem carga elétrica, devido a efeitos eletrostáticos. A presença de uma fração hidrofóbica na molécula da droga também aumenta o seu potencial de ligação. Alguns fármacos que apresentam ligação $> 95\%$ em níveis terapêuticos são amitriptilina, bis-hidróxi-cumarina, diazepam, diazóxido, dicumarol e novobiocina.

TAMANHO MOLECULAR E DIFUSIBILIDADE — Conforme discutido previamente, uma droga tem que difundir-se através de várias membranas biológicas durante o seu curso de tempo no corpo. Além da difusão através dessas membranas biológicas, as drogas em muitos sistemas de liberação controlada têm que difundir-se através de uma membrana ou matriz controladora de taxa. A capacidade da droga em difundir-se através de membranas, a sua chamada difusibilidade (coeficiente de difusão), é uma função do seu tamanho molecular (ou peso molecular). Uma influência importante sobre o valor da difusibilidade, D, em polímeros é o tamanho molecular (ou peso molecular) da espécie em difusão. Para a maioria dos polímeros, é possível relacionar log D empiricamente a alguma função do tamanho molecular como

$$\log D = -s_v \log v + k_v = -s_M \log M + k_m \qquad (16)$$

em que v é o volume molecular, M é o peso molecular e S_v, S_M, k_v e k_m são constantes. Logo, o valor de D está relacionado ao tamanho e à forma das cavidades, assim como ao tamanho e à forma das drogas. Geralmente, valores do coeficiente de difusão para drogas de peso molecular intermediário, ou seja, 150 a 400, através de polímeros flexíveis variam de 10^{-6} a 10^{-9} cm^2/s, com valores da ordem de 10^{-8} sendo os mais comuns.[7] Um valor de aproximadamente 10^{-6} é típico para essas drogas através da água como meio. É de interesse notar que o valor de D para um gás em outro encontra-se na ordem de 10^{-1} cm^2/s, e para um líquido através de outro, 10^{-5} cm^2/s. Para drogas com peso molecular maior que 500, os coeficientes de difusão em muitos polímeros freqüentemente são tão pequenos que são de difícil quantificação, ou seja, menos que 10^{-12} cm^2/s. Logo, deve-se esperar que drogas de alto peso molecular e/ou drogas poliméricas exibam uma cinética de liberação muito lenta em dispositivos de liberação controlada que utilizam difusão através de membranas ou matrizes poliméricas como mecanismo de liberação.

Propriedades Biológicas

ABSORÇÃO — A taxa, a extensão e a uniformidade de absorção de uma droga são fatores importantes ao considerar-se sua formulação em um sistema de liberação controlada. Como a etapa limitadora da taxa de distribuição da droga a partir de um sistema de liberação controlada é sua liberação a partir de uma forma farmacêutica em vez de absorção, uma taxa rápida de absorção da droga em relação à sua liberação é essencial para que o sistema seja bem-sucedido. Conforme relatado previamente na discussão da terminologia, $k_r <<< k_a$. Isso se torna mais crítico no caso da administração oral. Admitindo-se que o tempo de trânsito de uma droga através da área de absorção do trato GI seja entre 9 e 12 h, a meia-vida de absorção máxima deve ser de 3 a 4 h.[8] Isso corresponde a uma constante de taxa de absorção mínima k_a de 0,17 a 0,23 h^{-1}, necessária para cerca de 80 a 95% de absorção em um tempo de trânsito de 9 a 12 h. Para uma droga com uma taxa de absorção muito rápida (ou seja, $k_a >> 0{,}23$ h^{-1}), a discussão anterior significa que uma constante de taxa de liberação de primeira ordem $k_r < 0{,}17$ h^{-1} provavelmente resultará em biodisponibilidade inaceitavelmente baixa em muitos pacientes. Logo, drogas absorvidas lentamente serão de difícil formulação em sistemas de liberação controlada, em que o critério de que $k_r <<< k_a$ precisa ser satisfeito.

A extensão e a uniformidade da absorção de uma droga, conforme refletido por sua biodisponibilidade e pela fração da dose total absorvida, podem ser bastante baixas por várias razões. Esse geralmente não é fator impeditivo em sua formulação em um sistema de liberação controlada. Algumas possíveis razões para uma baixa extensão de absorção são baixa hidrossolubilidade, baixo coeficiente de partição, hidrólise e metabolismo ácidos ou absorção de localização específica. A última razão é também responsável por não-uniformidade de absorção. Muitos desses problemas podem ser superados através de um sistema de liberação controlada projetado apropriadamente, conforme exemplificado pela discussão sobre vantagens potenciais da terapia medicamentosa controlada.

DISTRIBUIÇÃO — Para o projeto de sistemas de liberação controlada, é desejável ter tantas informações quantas possível em relação à disposição da droga, mas na prática real as decisões geralmente são baseadas em apenas alguns parâmetros farmacocinéticos, um dos quais é o volume de distribuição conforme fornecido na Equação 1. A distribuição de uma droga nos espaços vasculares e extravasculares no corpo é um fator importante em sua cinética de eliminação como um todo. Isso, por sua vez, influencia a formulação daquela droga em um sistema de liberação controlada, primariamente pela restrição da magnitude da taxa de liberação e do tamanho da dose que pode ser empregada.[7] Atualmente, o cálculo dessas quantidades é baseado primariamente em modelos farmacocinéticos de compartimento único. Uma descrição da estimativa dessas quantidades com base em modelos multicompartimentais está além do objetivo deste capítulo. Entretanto, as considerações principais com as quais se precisa lidar se um modelo de dois compartimentos se encontrar em atividade serão apresentadas.

Dois parâmetros que são usados para descrever as características de distribuição de uma droga são o seu volume de distribuição aparente e a razão entre a concentração da droga nos tecidos e no plasma no estado constante, a chamada razão T/P. O volume de distribuição aparente é meramente uma constante de proporcionalidade que relaciona a concentração da droga no sangue ou plasma à quantidade total da droga no corpo. A magnitude do volume aparente de distribuição pode ser usada como um guia para estudos adicionais e como um fator de predição para um regime de dosagem de drogas e, portanto, da necessidade de empregar-se um sistema de liberação controlada. Para drogas que obedecem a um modelo de compartimento único, o volume aparente de distribuição é

$$V = \text{dose}/C_0 \qquad (17)$$

onde C_0 é a concentração inicial da droga imediatamente após uma injeção intravenosa rápida, mas antes que qualquer droga tenha sido eliminada. A aplicação dessa equação é baseada na premissa de que a distribuição de uma droga entre o plasma e os tecidos ocorre instantaneamente. Essa raramente é uma boa premissa, e geralmente é necessário evocar modelos multicompartimentais para responder pelo tempo finito necessário para que a droga se distribua totalmente através do espaço corporal disponível. No caso de um modelo de dois compartimentos, foi mostrado[9] que a melhor estimativa do volume total de distribuição da droga é fornecida pelo volume aparente de distribuição em estado constante

$$V_{ss} = (1 + k_{12}/k_{21})V_1 \qquad (18)$$

onde V_1 é o volume do compartimento central, k_{12} é a constante da taxa de distribuição da droga do compartimento central para o periférico, e k_{21} é aquela do compartimento periférico para o central. Como o nome sugere, V_{ss} relaciona a concentração da droga no sangue ou plasma em estado constante à quantidade total de droga no corpo durante dosagens repetidas ou infusão em ritmo constante. O uso da Equação 18 é limitado àquelas circunstâncias em que uma concentração da droga em estado constante em ambos os compartimentos tenha sido alcançada; em qualquer outro momento, ela tende a superestimar ou subestimar a quantidade total da droga no corpo.

Para evitar a ambigüidade inerente no volume de distribuição aparente como uma estimativa da quantidade de droga no corpo, a razão T/P também pode ser usada. Se a quantidade de droga no compartimento central, P, é conhecida, a quantidade de droga no compartimento periférico, T, e, logo, a quantidade total de droga no corpo podem ser calculadas[7] por

$$T/P = k_{12}\,(k_{21} - \beta) \quad (19)$$

Aqui, β é a constante da taxa de disposição lenta, e k_{12} e k_{21} são conforme definido previamente. O ponto importante a ser notado é que a razão T/P estima a distribuição relativa da droga entre os compartimentos, enquanto V_{ss} estima a extensão da distribuição no corpo. Ambos os parâmetros contribuem para uma estimativa das características de distribuição de uma droga, mas a sua importância relativa nesse respeito está aberta a debates.

METABOLISMO — A conversão metabólica de uma droga a outra forma química geralmente pode ser considerada no projeto de um sistema de liberação controlada para aquela droga. Desde que a localização, a taxa e a extensão do metabolismo sejam conhecidas, e que as constantes das taxas para os processos não sejam muito grandes, produtos de liberação controlada bem-sucedidos podem ser desenvolvidos.

Há dois fatores associados ao metabolismo de algumas drogas, no entanto, que representam problemas para o seu uso em sistemas de liberação controlada. Um é a capacidade da droga para induzir ou inibir a síntese enzimática; isso pode resultar em um nível sangüíneo flutuante da droga com dose crônica. O outro é um nível sangüíneo flutuante da droga devido a metabolismo intestinal (ou de outro tecido), ou através de um efeito de primeira passagem hepática. Exemplos de drogas que estão sujeitas a metabolismo intestinal após uso oral são hidralazina, salicilamida, nitroglicerina, isoproterenol, clorpromazina e levodopa. Exemplos de drogas que sofrem metabolismo hepático de primeira passagem extenso são propoxifeno, nortriptilina, fenacetina, propranolol e lidocaína.

ELIMINAÇÃO E MEIA-VIDA BIOLÓGICA — A taxa de eliminação de uma droga é descrita quantitativamente pela sua meia-vida biológica, $t_{1/2}$. A meia-vida de uma droga está relacionada ao seu volume de distribuição aparente V e à sua depuração sistêmica:

$$t_{1/2} = 0{,}693V/Cl_s = 0{,}693VAUC/dose \quad (20)$$

A depuração sistêmica, Cl_s, é igual à razão entre uma dose administrada por via IV e a área total sob o nível sangüíneo da droga *versus* a curva de tempo, AUC. Uma droga com uma meia-vida curta exige doses freqüentes, e isso a torna uma candidata desejável a uma formulação de liberação controlada. Por outro lado, uma droga com uma meia-vida longa é dosada em intervalos de tempo maiores, e, assim, há menos necessidade de um sistema de liberação controlada. É difícil definir os limites superior e inferior precisos para o valor da meia-vida de uma droga que a tornam mais adequada a formulação de liberação controlada. Em geral, entretanto, uma droga com uma meia-vida de menos de 2 horas provavelmente não deve ser usada, visto que tais sistemas irão exigir taxas de liberação inaceitavelmente altas e doses altas. No outro extremo, uma droga com uma meia-vida maior que 8 horas provavelmente também não deveria ser usada; na maioria dos casos, a formulação de tal droga em um sistema de liberação controlada é desnecessária. Alguns exemplos de drogas com meias-vidas menores que 2 horas são ampicilina, cefalexina, cloxacilina, furosemida, levodopa, penicilina G e propiltiouracil. Exemplos daquelas com meias-vidas > 8 horas são dicumarol, diazepam, digitoxina, digoxina, guanetidina, fenitoína e varfarina.

EFEITOS COLATERAIS E CONSIDERAÇÕES SOBRE SEGURANÇA — Há muito poucas drogas cujas concentrações terapêuticas específicas são conhecidas. Em vez disso, uma faixa de concentração terapêutica é relacionada, com efeitos tóxicos crescentes sendo esperados acima dessa faixa e uma queda na resposta terapêutica desejada observada abaixo da faixa. Para algumas drogas, acredita-se que a incidência de efeitos colaterais, além da toxicidade, seja uma função da concentração plasmática.[10] Conforme mencionado na discussão sobre as vantagens potenciais da terapia medicamentosa controlada, um sistema de liberação controlada pode, às vezes, minimizar os efeitos colaterais de uma droga em particular através do controle da sua concentração plasmática e da utilização de menos droga no curso de tempo da terapia.

A medida mais amplamente usada da margem de segurança de uma droga é o índice terapêutico, TI, discutido no Cap. 57 e definido em

$$TI = TD_{50}/ED_{50} \quad (21)$$

onde TD_{50} é a dose tóxica mediana e ED_{50} é a dose efetiva mediana. O valor de TI varia de tão pouco quanto uma unidade, em que a dose efetiva também está produzindo sintomas tóxicos, a vários milhares. Para drogas muito *potentes*, cuja faixa de concentração terapêutica é estreita, o valor de TI é pequeno. Em geral, quanto maior o valor de TI, mais segura é a droga. Drogas com valores de TI muito pequenos geralmente são más candidatas à formulação em produtos de liberação controlada, primariamente devido a limitações tecnológicas de controle preciso sobre taxas de liberação. Uma droga é considerada relativamente segura se o seu valor de TI encontra-se além de 10. Exemplos de drogas com valores de $TI < 10$ são aprobarbital, digitoxina, fenobarbital e digoxina.

TAMANHO DA DOSE — Como um sistema de liberação controlada é projetado para evitar dosagens repetidas, ele naturalmente conterá uma quantidade maior da droga do que uma apresentação convencional correspondente. A dose tipicamente administrada de uma droga na apresentação convencional irá fornecer algumas indicações da quantidade total necessária na preparação de liberação prolongada. Para as drogas que exigem doses convencionais altas, o volume da dose sustentada pode ser alto a ponto de ser impraticável ou inaceitável, dependendo da via de administração. O mesmo pode ser verdadeiro em relação a drogas que exigem uma taxa de liberação alta a partir do sistema de liberação controlada, por exemplo, drogas com meias-vidas curtas. Para a via oral, o volume do produto é limitado pela aceitação do paciente. Para as vias intramuscular, intravenosa ou subcutânea, a limitação é a tolerância da droga no local de injeção. Também deve ser mencionado que, para drogas com um índice terapêutico baixo, a incorporação de quantidades maiores que TD_{50} pode ser potencialmente perigosa se o sistema falhar.

FORMAS FARMACÊUTICAS ORAIS

Para sistemas de liberação controlada, a via oral tem, nitidamente, recebido a maior atenção. Isso se deve, em parte, à maior flexibilidade existente no projeto da forma farmacêutica para a via oral do que para a via parenteral. A aceitação do paciente em relação à forma oral é bastante alta. Ela é uma via de administração relativamente segura quando comparada com a maioria das vias parenterais, e as limitações de esterilidade e dano potencial no local da administração são mínimas. Nesta seção, são discutidos os métodos mais usados para obter liberação sustentada de drogas administradas oralmente.

Sistemas de Difusão

Nesses sistemas, a taxa de liberação da droga é determinada pela sua difusão através de um polímero insolúvel em água. Há basicamente dois tipos de dispositivo de difusão: dispositivos de reservatório, nos quais um cerne de droga é cercado por uma membrana polimérica, e dispositivos de matriz, nos quais droga dissolvida ou dispersa é distribuída uniformemente em uma matriz polimérica inerte. Deve ser mencionado que na prática real dispositivos que usam difusão também dependem de algum grau de dissolução para determinar a taxa de liberação. Sistemas que usam dissolução são discutidos mais adiante nesta seção.

DISPOSITIVOS DE RESERVATÓRIO — A liberação de droga a partir de um dispositivo de reservatório é regida pela primeira lei de difusão de Fick

$$J = -DdC_m/dx \tag{22}$$

onde J é o fluxo da droga através de uma membrana na direção da concentração decrescente (quantidade/área-tempo), D é o coeficiente de difusão da droga na membrana (área/tempo) e dC_m/dx é a mudança na concentração da droga na membrana em uma distância x. Se for considerado que a droga em ambos os lados da membrana se encontra em equilíbrio com a camada de superfície da membrana correspondente, conforme mostrado na Fig. 47.6,[11] então a concentração imediatamente no interior da superfície da membrana pode ser relacionada à concentração na região adjacente pelas expressões

$$K = C_{m(0)}/C_{(0)} \text{ em } x = 0 \tag{23}$$

$$K = C_{m(l)}/C_{(l)} \text{ em } x = 1 \tag{24}$$

onde K é um coeficiente de partição. Considerando-se que D e K são constantes, a Equação 22 pode ser integrada para fornecer

$$J = DK\Delta C/l \tag{25}$$

onde ΔC é a diferença de concentração através da membrana.

Se a atividade da droga dentro do reservatório for mantida constante e o valor de K for menor do que a unidade, pode ser obtida liberação de ordem zero. Esse é o caso quando a droga está presente como um sólido; ou seja, sua atividade é unitária. Dependendo da forma do dispositivo, a equação que descreve a liberação da droga irá variar. Apenas a geometria mais simples, aquela de uma prancha retangular ou *sanduíche*, é apresentada aqui. Para a geometria de prancha, a equação que descreve a liberação é

$$dM_t/dt = ADK\Delta C/l \tag{26}$$

onde M_t é a massa de droga liberada após o tempo t, dM_t/dt é a taxa de liberação em estado constante no tempo t, A é a área de superfície do dispositivo e D, K e l são conforme definido previamente. Equações semelhantes podem ser escritas para dispositivos geométricos cilíndricos ou esféricos. Para obter uma taxa de liberação da droga constante, é necessário manter constantes a área, a extensão da via de difusão, a concentração e o coeficiente de difusão. Em outras palavras, todos os termos no lado direito da Equação 26 são mantidos constantes. Esse freqüentemente não é o caso na prática real, porque um ou mais dos termos acima irão mudar no produto, e, assim, liberação de ordem diferente de zero é freqüentemente observada.

Os métodos comuns usados para desenvolver dispositivos do tipo reservatório incluem microencapsulação de partículas da droga e revestimento por pressão de comprimidos contendo cernes de droga. Na maior parte dos casos, partículas revestidas por microencapsulação formam um sistema no qual a droga é contida no filme de revestimento assim como no cerne da microcápsula. A liberação da droga geralmente envolve uma combinação de dissolução e difusão, sendo a dissolução o processo que controla a taxa de liberação. Se o material de encapsulação for selecionado de forma apropriada, a difusão será o processo de controle. A microencapsulação é discutida mais extensamente em relação aos sistemas que usam dissolução. Alguns materiais usados como revestimento de barreira da membrana, isolados ou em combinação, são gelatina endurecida, metil ou etilceluloses, poliidroximetacrilato, hidroxipropilcelulose, polivinilacetato e várias ceras. Exemplos de alguns produtos comercializados que usam um reservatório encapsulado de droga são mostrados no Quadro 47.2. A liberação de droga a partir desses produtos provavelmente é baseada primariamente em difusão, mas também pode estar ocorrendo dissolução.

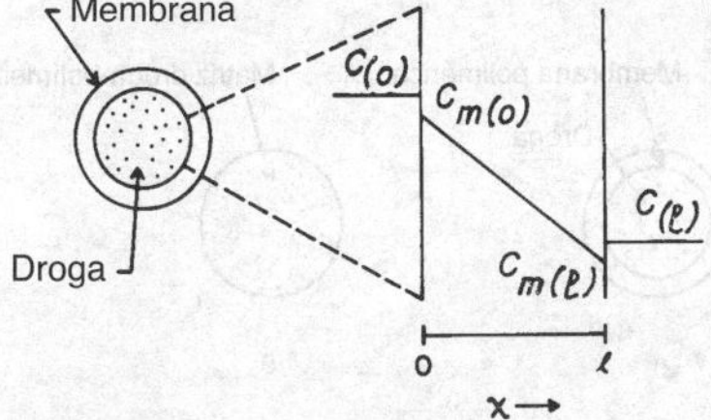

Fig. 47.6 Representação esquemática de um dispositivo de difusão com reservatório. $C_{m(0)}$ e $C_{m(l)}$ representam as concentrações da droga nas superfícies internas da membrana, e $C_{(0)}$ e $C_{(l)}$ representam as concentrações nas regiões adjacentes. (Reproduzido com permissão.[11])

Quadro 47.2 Produtos de Difusão por Reservatório

PRODUTOS	INGREDIENTE(S) ATIVO(S)	FABRICANTE
Plateau CAPS capsules		
Nico-400	Ácido nicotínico	Jones
Nico-Bid	Nitroglicerina	Marion
Cerespan capsules	Papaverina, HCl	Rhone-Poulenc Rorer
Histapan capsules	Maleato de clorfeniramina; fenilefrina, HCl; metescopolamina	Rhone-Poulenc Rorer
Nitrospan capsules	Nitroglicerina	Rhone-Poulenc Rorer
Measurin tablets	Ácido acetilsalicílico	Sanofi-Winthrop
Bronkodyl S-R capsules	Teofilina	Sanofi-Winthrop

DISPOSITIVOS MATRICIAIS — A taxa de liberação de uma droga dispersa como um sólido em uma matriz inerte foi descrita por Higuchi.[12,13] A Fig. 47.7 mostra o modelo físico para uma prancha planar. Nesse modelo, considera-se que a droga sólida se dissolve primeiramente a partir da camada superficial do dispositivo; quando essa camada se torna exaurida de droga, a camada seguinte começa a ser esvaziada por dissolução e difusão através da matriz para a solução externa. Dessa forma, a interface entre a região contendo droga dissolvida e aquela contendo droga dispersa move-se no interior como uma frente. As considerações feitas ao se derivar o modelo matemático são

1. Um pseudo-estado de equilíbrio dinâmico é mantido durante a liberação.
2. A quantidade total de droga presente por volume de unidade na matriz C_0 é substancialmente maior do que a solubilidade de satu-

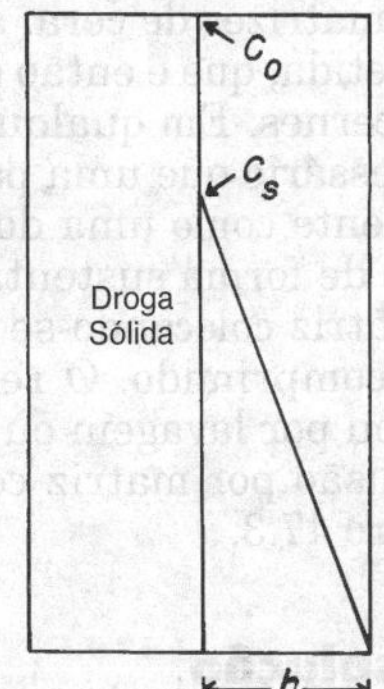

Fig. 47.7 Representação esquemática do modelo físico usado para um dispositivo de difusão matricial de prancha planar.

ração da droga por volume de unidade na matriz C; ou seja, está presente soluto em excesso.

3. O meio de liberação é um tanque perfeito em todos os momentos.
4. As partículas de droga são de diâmetro muito menor do que a distância média de difusão.
5. O coeficiente de difusão permanece constante.
6. Nenhuma interação ocorre entre a droga e a matriz.

Com base na Fig. 47.7, a alteração na quantidade de droga liberada por área de unidade, dM, com uma alteração na espessura da zona esvaziada, dh, é

$$dM = C_0 dh - (C_s/2)dh \tag{27}$$

onde C_0 e C_s são conforme definido acima. Entretanto, com base na primeira lei de Fick

$$dM = (D_m C_s/h)dt \tag{28}$$

onde D_m é o coeficiente de difusão na matriz. Se as Equações 27 e 28 forem equacionadas, solucionadas para h, e aquele valor de h substituído retrospectivamente na forma integrada da Equação 28, é obtida uma equação para M

$$M = [C_s D_m (2C_0 - C_s)t]^{1/2} \tag{29}$$

De forma semelhante, uma droga liberada a partir de uma matriz porosa ou granular é descrita por

$$M = [D_s C_a (\epsilon/T)(2C_0 - \epsilon C_a)t]^{1/2} \tag{30}$$

onde ϵ é a porosidade da matriz, T é a tortuosidade, C_a é a solubilidade da droga no meio de liberação e D_s é o coeficiente de difusão da droga no meio de liberação. Nesse sistema, a droga é lavada da matriz através de canais ou poros.

Para propósitos de tratamento de dados, as Equações 29 e 30 são convenientemente reduzidas a

$$M = kt^{1/2} \tag{31}$$

onde k é uma constante, de forma que uma plotagem da quantidade de droga liberada *versus* a raiz quadrada do tempo deve ser linear se a liberação da droga a partir da matriz é controlada por difusão. A taxa de liberação da droga a partir de tal dispositivo não é de ordem zero, desde que ela diminui com o tempo, mas, conforme mencionado previamente, isso pode ser clinicamente equivalente a liberação constante para muitas drogas.

Os três principais tipos de materiais usados na preparação de dispositivos de matriz são plásticos insolúveis, polímeros hidrofílicos e compostos gordurosos. As matrizes plásticas que foram investigadas incluem o metil acrilato-metilmetacrilato, o cloreto de polivinil e o polietileno. O comprimido de *Gradumet* (*Abbott*) era um exemplo de uma forma farmacêutica usando uma matriz plástica. Os polímeros hidrofílicos incluem metilcelulose, hidroxipropilmetilcelulose, carboximetilcelulose de sódio e carbopol 934. Os compostos gordurosos incluem várias ceras tais como a cera de carnaúba e o glicerol triestearato. Um exemplo de forma farmacêutica usando uma matriz de cera é o comprimido *Lontab* (*Ciba*).

O método de preparação mais comum é misturar a droga com o material da matriz e então comprimir a mistura em comprimidos. No caso de matrizes de cera, a droga geralmente é dispersa em cera derretida, que é então solidificada, granulada e comprimida em cernes. Em qualquer sistema de liberação sustentada, é necessário que uma porção da droga esteja disponível imediatamente como uma dose de ataque e que o restante seja liberado de forma sustentada. Isso é obtido em um comprimido de matriz colocando-se a dose de ataque em um revestimento do comprimido. O revestimento pode ser aplicado por pressão ou por lavagem ou suspensão no ar. Alguns produtos de difusão por matriz comercializados estão relacionados no Quadro 47.3.

Quadro 47.3 Produtos de Difusão Matricial

PRODUTOS	INGREDIENTE(S) ATIVO(S)	FABRICANTE
Gradumet tablets		
Desoxyn	Metanfetamina	Abbott
Fero-Gradumet	Sulfato ferroso	
Fero-Grad-500	Sulfato ferroso, ascorbato de sódio	
Tral	Metilsulfato de hexocíclio	
Lontab tablets		
PBZ-SR	Tripelenamida, HCl	Ciba
Procan SR tablets	Procainamida, HCl	Parke-Davis
Choledyl SA tablets	Oxtrifilina	Parke-Davis

Sistemas de Dissolução

Como já foi dito, uma droga com uma taxa de dissolução lenta produzirá um nível sangüíneo inerentemente sustentado. Em princípio, então, poderia parecer possível preparar produtos de liberação controlada controlando-se a taxa de dissolução de drogas que sejam altamente solúveis em água. Isso pode ser feito preparando-se um sal ou derivado apropriado, revestindo-se a droga com um material lentamente solúvel ou incorporando-a em um comprimido com um carreador lentamente solúvel. Idealmente, a área de superfície disponível para dissolução tem que permanecer constante para alcançar uma taxa de liberação constante. Entretanto, isso é difícil de se obter na prática.

O processo de dissolução pode ser considerado controlado por camadas de difusão, em que a taxa de difusão da superfície sólida para a solução bruta através de um filme líquido não-agitado é a etapa de determinação da taxa. Nesse caso, o processo de dissolução em estado constante é descrito pela equação de Noyes-Whitney

$$dC/dt = k_D A(C_s - C) = (D/h)A(C_s - C) \tag{32}$$

onde dC/dt é a taxa de dissolução, k_D é a constante da taxa de dissolução, A é a área de superfície total, C_s é a solubilidade de saturação do sólido e C é a concentração de soluto na solução bruta. A constante de taxa de dissolução, k_D, é igual ao coeficiente de difusão, D, dividido pela espessura da camada de difusão, h. A equação anterior prediz uma taxa de dissolução constante se a área de superfície, o coeficiente de difusão, a espessura da camada de difusão e a diferença de concentração se mantiverem constantes. Entretanto, conforme a dissolução prossegue, todos esses parâmetros podem mudar, especialmente a área de superfície. Para partículas esféricas, a alteração na área pode ser relacionada ao peso da partícula e, admitindo-se condições de tanque, a Equação 32 se torna a equação de dissolução de raiz cúbica

$$w_0^{1/3} - w^{1/3} = k_D't \tag{33}$$

em que é a constante da taxa de dissolução de raiz cúbica, e w_0 e w são o peso inicial e o peso da quantidade restante no tempo t, respectivamente.

Duas formulações comuns dependendo da dissolução para determinar a taxa de liberação da droga são mostradas na Fig. 47.8. A maioria dos produtos se encontra em duas categorias:

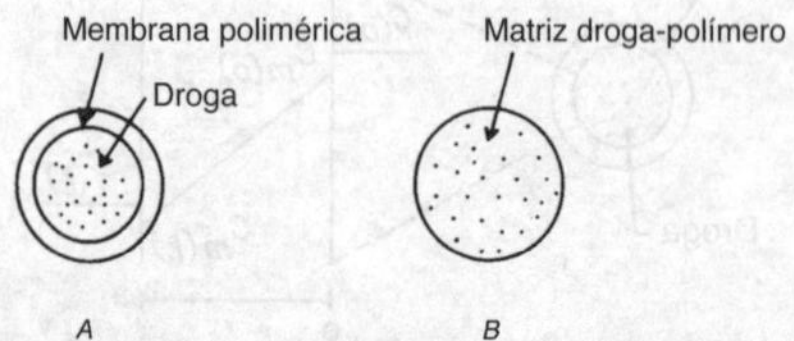

Fig. 47.8 Representação esquemática de sistemas que usam dissolução. *A*, Formulação encapsulada, na qual a liberação da droga é determinada pela espessura e pela taxa de dissolução da membrana do polímero; *B*, formulação matricial na qual a liberação da droga é determinada pela taxa de dissolução do polímero.

sistemas de dissolução encapsulados e sistemas de dissolução matricial.

Os sistemas de dissolução encapsulados podem ser preparados por revestimento de partículas ou grânulos da droga com espessuras variáveis de polímeros lentamente solúveis ou por microencapsulação. A microencapsulação pode ser obtida usando-se separação de fases, polimerização interfacial, fusão a quente ou pelo método de evaporação do solvente. Os materiais de revestimento podem ser selecionados de uma ampla variedade de polímeros naturais e sintéticos, dependendo da droga a ser revestida e das características de liberação desejadas. Os materiais de revestimento mais comumente usados incluem gelatina, cera de carnaúba, gomalaca, etilcelulose, acetato-ftalato de celulose ou acetato-butirato de celulose. A liberação de droga a partir de microcápsulas é um fenômeno de transporte de massa, e pode ser controlada ajustando-se o tamanho das microcápsulas, a espessura dos materiais de revestimento e a difusibilidade dos materiais do cerne. A espessura de revestimento das microcápsulas é normalmente muito fina e, para uma determinada razão revestimento:cerne, diminui rapidamente à medida que o tamanho da microcápsula diminui. A espessura pode variar de menos de 1 μm a 200 μm alterando-se a quantidade do material de revestimento de 3 a 30% do peso total. Se apenas algumas espessuras diferentes forem usadas, geralmente três ou quatro, as drogas serão liberadas em tempos diferentes e predeterminados para fornecer um efeito de liberação retardada, ou seja, ação repetida. Se um espectro de diferentes espessuras for empregado, um nível sangüíneo mais uniforme da droga pode ser obtido. As microcápsulas comumente preenchem cápsulas, e raramente são comprimidas, desde que seus revestimentos tendem a danificar-se durante a compressão. Uma listagem parcial de alguns produtos de liberação controlada comercializados que dependem primariamente de dissolução encapsulada é mostrada no Quadro 47.4.

Os dispositivos de dissolução matricial são preparados comprimindo-se a droga com um carreador polimérico lentamente solúvel em forma de comprimido. Há dois métodos gerais de se prepararem partículas de droga-cera: o método de solidificação e o método de dispersão aquosa. No método de solidificação, a droga é misturada com um material céreo e solidificada por pulverização ou solidificada e filtrada. No método de dispersão aquosa, a mistura droga-cera é simplesmente borrifada ou colocada na água, e as partículas resultantes são coletadas. Os comprimidos matriciais também são feitos por compressão direta de uma mistura de droga, polímero e excipientes. Exemplos de produtos comercializados com base primariamente em dissolução matricial estão relacionados no Quadro 47.5.

Quadro 47.4 Produtos Encapsulados de Dissolução

PRODUTOS	INGREDIENTE(S) ATIVO(S)	FABRICANTE
Spansule Capsules		
Dexedrine	Sulfato de dextroanfetamina	SmithKline Beecham
Hispril	Difenilpiralina, HCl	
Ornade	Fenilpropanolamina, HCl, maleato de clorafeniramina	
Thorazine	Clorpromazina, HCl	
Contac capsules	Fenilpropanolamina, HCl, maleato de clorfeniramina	SmithKline Beecham
Sequel capsules		
Artane	Triexifenidil, HCl	Lederle
Diamox	Acetazolamida	
Ferro-sequels	Fumarato ferroso, docusato sódico	

Quadro 47.5 Produtos Matriciais de Dissolução

PRODUTOS	INGREDIENTE(S) ATIVO(S)	FABRICANTE
Extentab tablets		
Dimetane	Maleato de bronfeniramina	Robins
Dimetapp	Maleato de bronfeniramina; fenilpropanolamina, HCl	
Donnatal	Fenobarbital, sulfato de hiosciamina, sulfato de atropina, hidrobrometo de escopolamina	
Quinidex	Sulfato de quinidina	
Timespan tablets		
Mestinon	Brometo de piridostigmina	ICN
Tempule capsules		
Nicobid	Ácido nicotínico	Rhone-Poulenc Rorer
Pentritol	Tetranitrato de pentaeritritol	
Repetab tablets		
Chlor-Trimeton	Maleato de clorfeniramina	Schering
Demazin	Maleato de clorfeniramina; fenilefrina, HCl	
Polaramine	Maleato de dexclorfeniramina	
Trilafon	Perfenazina	

Sistemas Osmóticos

A pressão osmótica pode ser empregada como a força de impulsão para gerar uma liberação constante de droga, desde que uma pressão osmótica constante seja mantida e algumas outras características do sistema físico sejam restringidas. Considere um comprimido consistindo em um cerne de uma droga osmoticamente ativa, ou um cerne de uma droga osmoticamente inativa em combinação com um sal osmoticamente ativo circundado por uma membrana semipermeável contendo um pequeno orifício, conforme mostrado na Fig. 47.9.[14] A membrana irá permitir difusão livre de água, mas não de droga. Quando o comprimido é exposto a água ou a qualquer líquido no corpo, a água irá fluir para dentro do comprimido devido à diferença de pressão osmótica, e a taxa de fluxo de volume, dV/dt, de água dentro do comprimido é

$$dV/dt = (kA/h)(\Delta\pi - \Delta P) \tag{34}$$

onde k, A e h são a permeabilidade, a área e a espessura da membrana, respectivamente, $\Delta\pi$ é a diferença de pressão osmótica, e ΔP é a diferença de pressão hidrostática. Se o orifício for grande o suficiente, a diferença de pressão hidrostática é pequena quando comparada com a diferença de pressão osmótica, e a Equação 34 se torna

$$dV/dt = (kA/h)\Delta\pi \tag{35}$$

Assim, a taxa de fluxo de volume da água para o interior do comprimido é determinada pela permeabilidade, pela área e pela espessura da membrana. A droga será bombeada para fora do comprimido através do orifício em um ritmo controla-

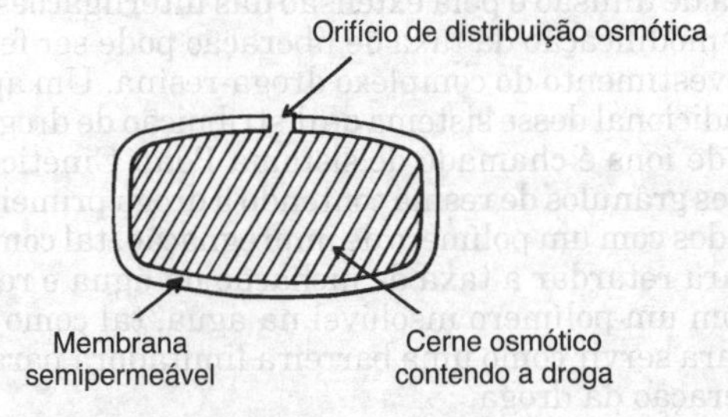

Fig. 47.9 Diagrama esquemático de um comprimido osmótico. (Reproduzido com permissão.[14])

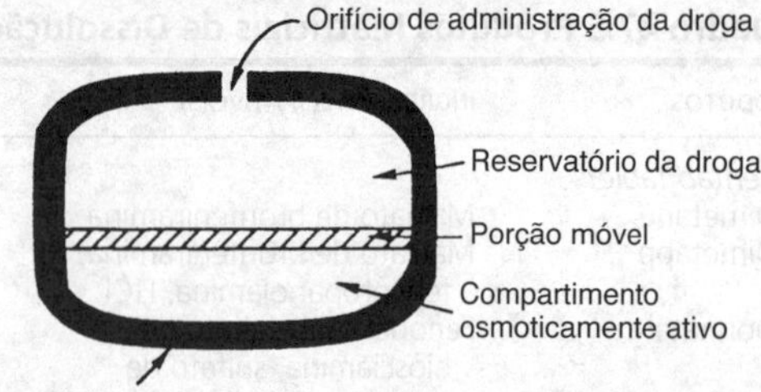

Fig. 47.10 Sistema de administração de droga controlado por pressão osmótica, com dois compartimentos separados por uma divisória móvel. (Reproduzido com permissão.[15])

do, dM/dt, igual à taxa de fluxo de volume de água para o interior do comprimido multiplicada pela concentração da droga, C_s:

$$dM/dt = (dV/dt)C_s \quad (36)$$

A taxa de liberação será constante até que a concentração da droga dentro do comprimido caia abaixo da saturação.

Várias modificações do sistema de distribuição de droga controlado por pressão osmótica foram desenvolvidas. Uma camada de polímero biocorrosível pode ser aplicada à superfície externa da membrana semipermeável. Um sistema consiste em dois compartimentos separados por uma divisória móvel, conforme mostrado na Fig. 47.10.[15] Para um sistema que não tenha um orifício, a pressão hidráulica é estabelecida no interior à medida que o líquido GI é embebido, até que a parede se rompe e os conteúdos são liberados para o ambiente.

A vantagem do sistema osmótico é que ele exige apenas pressão osmótica para ser efetivo e é essencialmente independente do ambiente. A taxa de liberação da droga pode ser predeterminada precisamente independentemente da alteração do pH através do trato GI. Alguns materiais usados como membrana semipermeável incluem o álcool de polivinil, o poliuretano, o acetato de celulose, a etilcelulose e o cloreto de polivinila. Drogas que demonstraram taxas de liberação bem-sucedidas a partir de um sistema osmótico *in vivo* após dosagem oral são o cloreto de potássio e a acetazolamida.

Resinas de Troca de Íons

As resinas de troca de íons são polímeros insolúveis em água e interligados contendo grupos formadores de sais em posições repetidas na cadeia do polímero. A droga é ligada à resina por exposição repetida da resina à droga em uma coluna cromatográfica ou por contato prolongado da resina com a solução da droga. A droga-resina é então lavada para remover íons contaminantes e secada para formar partículas ou contas. A liberação da droga a partir do complexo droga-resina depende do ambiente iônico, ou seja, do pH e da concentração de eletrólitos, dentro do trato GI, assim como das propriedades da resina.

Moléculas de droga anexadas à resina são liberadas por troca com íons apropriadamente carregados no trato GI seguida por difusão da molécula de droga livre para fora da resina. A taxa de difusão é controlada pela área de difusão, pela extensão da via de difusão e pela extensão das interligações na resina. Uma modificação da taxa de liberação pode ser feita através do revestimento do complexo droga-resina. Um aperfeiçoamento adicional desse sistema de distribuição de droga do tipo de troca de íons é chamado de sistema Penn Cinético. Nesse sistema, os grânulos de resina contendo a droga primeiramente são tratados com um polímero de impregnação, tal como o PEG 4.000, para retardar a taxa de inchação na água e revestidos depois com um polímero insolúvel na água, tal como a etilcelulose, para servir como uma barreira limitadora para controlar a liberação da droga.

A maior parte das resinas de troca de íons empregadas atualmente em produtos de liberação sustentada contém grupos de ácido sulfônico que trocam drogas catiônicas tais como aquelas com uma funcionalidade amina. Exemplos de algumas dessas drogas são anfetamina, fenil-t-butilamina (fentermina), feniltoloxamina e hidrocodona, conforme mostrado no Quadro 47.6.

Quadro 47.6 Produtos de Troca de Íons

PRODUTOS	INGREDIENTE(S) ATIVO(S)	FABRICANTE
Bifetamine cápsulas	Anfetamina, dextroanfetamina	Pennwalt
Tussionex cápsulas, comprimidos, suspensões	Hidrocodona, clorfeniramina	Pennwalt
Ionamina cápsulas	Fentermina	Pennwalt

Pró-drogas

Uma pró-droga é um composto formado pela modificação química de um composto biologicamente ativo que irá liberar o composto ativo *in vivo* por clivagem enzimática ou hidrolítica. O propósito primário do emprego de uma pró-droga para administração oral é aumentar a absorção intestinal ou reduzir os efeitos colaterais locais, tais como a irritação GI pela aspirina. Com base no exposto, geralmente não se classifica uma pró-droga como uma forma farmacêutica de liberação controlada. Entretanto, a capacidade para modificar biorreversivelmente as propriedades físico-químicas de uma droga permite melhores propriedades de transporte intestinal e, assim, influencia o nível sangüíneo da droga *versus* o perfil de tempo. Assim, pró-drogas podem ser usadas para aumentar as estratégias para a liberação controlada e, em um senso limitado, podem ser controladoras por si mesmas.

Como um exemplo do uso de uma pró-droga como um mecanismo controlado, considere uma droga hidrossolúvel que é modificada a uma pró-droga insolúvel em água. A pró-droga terá uma taxa de dissolução mais lenta em um meio aquoso do que a droga original, e, assim, o aparecimento da droga original no plasma será alentecido. Isso é observado com a teofilina e sua pró-droga, a 7,7′-succinilditeofilina. Alternativamente, uma pró-droga hidrossolúvel de uma droga original insolúvel em água pode ser transformada em um substrato para enzimas na região de borda em escova das microvilosidades. A pró-droga hidrossolúvel forma complexos com a enzima imediatamente antes de chegar à superfície da membrana, é metabolizada, e seu coeficiente de partição membrana/água aumenta. O resultado é um aumento no nível sangüíneo da droga. Veja Cap. 28.

Os três sistemas seguintes podem obter colocação espacial de uma forma farmacêutica no trato GI, especialmente no estômago.

SISTEMAS DE INCHAÇÃO E DE EXPANSÃO — Esses sistemas podem aumentar o tempo de permanência de uma forma farmacêutica no estômago. O esvaziamento gástrico é um processo dependente do tamanho. Partículas maiores do que aproximadamente 10 mm são incapazes de serem liberadas no duodeno e, assim, são retidas no estômago. Logo, uma forma farmacêutica com um tamanho maior pode ser benéfica para o prolongamento do tempo de retenção no estômago. Entretanto, um tamanho muito grande é difícil para os pacientes engolirem, e, o que é mais importante, a forma farmacêutica tem que se dissolver/degradar para ser finalmente descarregada. O hidrogel é um polímero a ser considerado para a realização dessa tarefa. Ele pode absorver até 100 vezes o seu peso seco em água e, assim, é retido devido ao seu grande tamanho causado pela inchação. Além disso, qualquer propriedade adesiva do hidrogel inchado pode aumentar ainda mais o tempo de permanência da forma farmacêutica. Entretanto, não há qualquer hidrogel disponível comercialmente que seja considerado um sistema de retenção gástrico, porque esses agentes não sofrem degradação. É fácil colocar um polímero no estômago e fazer com que ele fique ali por um longo período de tempo, mas pode ser difícil livrar-se dele. Logo, qualquer hidrogel usado dessa maneira tem que ser biodegradável.

SISTEMAS FLUTUANTES[16] — Esses sistemas são retidos no estômago e são úteis para drogas que são pouco solúveis ou instáveis nos líquidos intestinais. O princípio subjacente é muito simples. Tenta-se fazer a forma farmacêutica menos densa do que os líquidos gástricos, de modo que ela possa flutuar neles. A densidade dos sistemas pode ser reduzida incorporando-se várias substâncias de preenchimento de baixa densidade nos sistemas, tais como a hidroxilcelulose, a lactose ou a celulose microcristalina. Entretanto, esse sistema não é o ideal, porque o seu desempenho é altamente dependente da presença de alimento e líquido no estômago. Ele não é confiável e é altamente variável.

SISTEMAS BIOADESIVOS — Os bioadesivos podem apresentar vantagens sobre outros sistemas para a colocação espacial, e são discutidos mais adiante.

FORMAS FARMACÊUTICAS PARENTERAIS

Os tipos mais comuns de apresentações usados para terapia medicamentosa parenteral de liberação controlada são as injeções intramusculares (IM), os implantes para tecidos subcutâneos e várias cavidades corporais e os dispositivos transdérmicos. Devido a restrições fisiológicas e anatômicas, muitas das outras vias parenterais de administração, por exemplo, intravenosa, intra-arterial, intratecal e intraperitoneal, não são tão úteis sob esse aspecto. A aplicação dos primeiros três tipos de apresentações na distribuição de drogas por liberação controlada é discutida nesta seção. A seção final é dedicada a outras apresentações parenterais que estão sendo desenvolvidas para distribuição direcionada de drogas.

Injeções Intramusculares

SOLUÇÕES AQUOSAS — É concebível e provável que a viscosidade aumentada do meio não apenas diminui a difusão molecular mas também localiza o volume injetado. Assim, a área de absorção é reduzida, e a taxa de liberação da droga é controlada. Exemplos de agentes espessantes são metilcelulose, carboximetilcelulose de sódio e polivinilpirrolidona.

FORMAÇÃO DE COMPLEXOS — A formação de um complexo dissociável de uma droga com uma macromolécula é o mesmo fenômeno físico-químico que ocorre quando uma droga se liga a uma proteína plasmática. Nesse sentido, o complexo droga-macromolécula pode servir como um reservatório no local da injeção para liberação controlada da droga para os tecidos circunjacentes. As macromoléculas usadas são polímeros biológicos, tais como anticorpos e proteínas, ou polímeros sintéticos, tais como a metilcelulose, a carboximetilcelulose de sódio ou a polivinilpirrolidona. A liberação da droga a partir do polímero é regida pelo grau de associação, conforme fornecido por

$$D + P \underset{}{\overset{K_a}{\rightleftharpoons}} DP \qquad (37)$$

onde *D, P* e *DP* representam a droga, o polímero e o complexo, respectivamente, e K_a é a constante de associação aparente. Apenas a fração da droga que é livre, *f*, pode ser absorvida:

$$f = D/[DP + D] = 1/[1 + K_aP] \qquad (38)$$

onde *D, P* e *DP* são concentrações de equilíbrio da droga, do polímero e do complexo, respectivamente. Se K_aP for muito maior do que 1, a Equação 38 se reduz a

$$f = 1/[K_aP] \qquad (39)$$

Logo, a taxa de absorção da droga, dC/dt, é descrita por

$$dC/dt = k_afD_t = [K_aD_t]/[K_aP] \qquad (40)$$

onde D_t é a concentração total da droga no sítio de absorção, por exemplo, $DP + D$, e k_a é a constante da taxa de absorção. Pode ser visto na Equação 40 que a taxa de absorção pode ser controlada efetivamente pelo tipo e pela concentração do polímero usado, considerando-se que a dissociação seja instantânea quando comparada com a absorção.

Complexos também podem ser formados entre drogas e moléculas pequenas, tais como a cafeína, em vez de macromoléculas. O motivo por trás da formação de um complexo droga-molécula pequena é alterar as propriedades físico-químicas da droga e, assim, efetuar alterações em sua disposição biológica. Diferentemente dos complexos macromoleculares, os complexos droga-molécula pequena são capazes de serem absorvidos. No entanto, eles geralmente têm constantes de associação muito pequenas, o que significa que a maior parte da droga está livre. Isso anula qualquer vantagem obtida da alteração de propriedades sobre a formação de complexos. Se a molécula da droga é grande em relação ao agente de formação de complexo, a constante de associação será maior, e o complexo, mais estável. Essa é a abordagem que tem sido seguida comercialmente com os hormônios polipeptídicos, tais como o hormônio adrenocorticotrópico (ACTH) e a insulina, e com vitaminas tais como a cianocobalamina (vitamina B12). O produto de ACTH *Acthar Gel HP (Arcum)* consiste em um complexo de ACTH-tanato de zinco suspenso em uma solução de gelatina. O ácido tânico age como o agente de formação do complexo, e a gelatina inibe a ligação proteica do ACTH. Com esse produto, o efeito sustentado é devido, entre outras coisas, à redução na solubilidade da droga-mãe na formação do complexo, e não à dissociação. Sob esse aspecto, são muito semelhantes às suspensões aquosas.

SUSPENSÕES AQUOSAS — A etapa de limitação da taxa de liberação de droga a partir de uma suspensão aquosa é a dissolução, conforme fornecido pela equação de Noyes-Whitney (Equação 32). Foi demonstrado que os parâmetros que influenciam a taxa de dissolução são a área de superfície (ou seja, o tamanho da partícula), o coeficiente de difusão e a solubilidade de saturação da droga. A variação nesses parâmetros para uma injeção intramuscular é limitada pelas restrições de estabilidade, oclusão de agulhas, dor à injeção, concentração efetiva mínima e outros fatores. Por exemplo, uma abordagem comum para diminuir a taxa de dissolução é diminuir a área de superfície total pelo aumento do tamanho das partículas. Isso geralmente estende a duração de ação da droga, conforme ilustrado pelos dados no Quadro 47.7.[17] Entretanto, o aumento do tamanho das partículas causa um aumento na taxa de sedimentação, conforme indicado pela lei de Stoke, resultando em uma suspensão instável. Além disso, para algumas drogas, há um limite superior para o tamanho das partículas além do qual níveis terapêuticos não são alcançados mesmo que seja obtida liberação sustentada. Outra abordagem para diminuir a taxa de dissolução é diminuir o coeficiente de difusão pelo aumento da viscosidade da suspensão. Por exemplo,

Quadro 47.7 Efeito do Tamanho da Partícula de Penicilina G Procaína em Suspensões Aquosas sobre os Níveis Sangüíneos da Droga em Coelhos[a]

TAMANHO DA PARTÍCULA[b] (µm)	NÍVEL SANGÜÍNEO MÉDIO DA DROGA (em horas)					
	1	4	24	28	48	72
150-250	1,37	1,29	0,82	0,86	0,31	0,12
105-150	1,24	1,50	0,76	0,28	0,16	0,01
58-105	1,54	1,44	0,47	0,25	0,12	—
35-38	1,64	1,51	0,62	0,33	0,15	—
<35	2,40	2,36	0,33	0,16	0,07	—
1-2	2,14	2,22	0,06	0,02	—	—

[a]Compilado de dados de Buckwalter e Dickinson.[14]
[b]Cada suspensão aquosa contém 300.000 unidades/mL de penicilina G procaína com a faixa especificada de tamanho de partícula.

Quadro 47.8 Suspensões Aquosas

PRODUTOS	INGREDIENTE(S) ATIVO(S)	FABRICANTE
Crysticillin AS	Penicilina G procaína	Apothecon
Wycillin	Penicilina G procaína	Wyeth-Ayerst
Depo-Provera	Acetato de medroxiprogesterona	Upjohn
Depo-Medro	Acetato de metilprednisolona	Upjohn
Aristospan	Hexacetonida de triancinolona	Lederle
Celeston Soluspan	Fosfato sódico de betametasona, acetato de betametasona	Schering

foi constatado que a suspensão de cloridrato de nalbufina injetável contendo metilcelulose tem ação prolongada em cães quando comparada com uma solução verdadeira.[18] Lembre-se de que o coeficiente de difusão está relacionado inversamente à viscosidade pela relação de Stokes-Einstein. Um aumento na viscosidade causa uma diminuição na taxa de sedimentação (novamente pela lei de Stokes), contrapondo-se, assim, ao efeito do tamanho aumentado das partículas. Variando-se de forma apropriada a viscosidade e o tamanho da partícula, uma suspensão estável que oferece liberação sustentada, resultando em níveis sangüíneos terapêuticos da droga, pode ser produzida.

Provavelmente, a abordagem mais comum para a diminuição da taxa de dissolução é diminuir a saturação-solubilidade da droga. Isso é obtido através da formação de sais ou derivados da pró-droga menos solúveis ou empregando-se formas de cristais polimórficas. Um exemplo típico de taxa de dissolução decrescente através da formação de sais é fornecido pela penicilina G procaína, uma forma pouco solúvel de penicilina G. Outros exemplos de suspensões aquosas comercializadas baseadas no uso de sais ou derivados da droga-mãe menos solúveis estão contidos no Quadro 47.8.

A solubilidade varia com a forma polimórfica, porque arranjos diferentes de moléculas no estado sólido dão origem a diferentes energias em treliça. Um exemplo de duração de ação prolongada pelo uso de um polimorfo cristalino é a suspensão de insulina-zinco. A insulina normalmente é administrada por via subcutânea; ela é incluída aqui meramente para ilustrar o princípio. A insulina se precipita como um complexo insolúvel na presença de cloreto de zinco, e, dependendo do pH, resulta numa forma amorfa ou cristalina. A forma cristalina é menos solúvel do que a forma amorfa, e irá resultar em uma duração de ação mais longa do que a forma amorfa. As duas formas podem ser misturadas em várias proporções para gerar produtos que oferecem um amplo espectro de duração de ação. Uma lista desses produtos e de suas durações de ação informadas é mostrada no Quadro 47.9.

SOLUÇÕES OLEOSAS E SUSPENSÕES OLEOSAS — No caso de soluções oleosas, a taxa de liberação de uma droga é determinada pela partição da droga fora do óleo no meio aquoso circunjacente. O fenômeno de partição é um processo de equilíbrio descrito pelo coeficiente de partição óleo/água aparente fornecido na Equação 15. Apenas a concentração fracionária da droga na fase aquosa, f, está disponível para absorção:

$$f = (1 + \alpha)/(1 + K_\infty) \tag{41}$$

onde K é o coeficiente de partição óleo/água aparente e α é a razão V_0/V_w, o volume da fase oleosa para aquele da fase aquosa. A equação indica que a fração da droga que está disponível para absorção é controlada pelo coeficiente de partição e pela razão dos volumes das duas fases (α), e que ela permanece constante na medida em que α permaneça constante. Como V_w é um parâmetro fisiológico, ele geralmente é constante e, assim, o valor de α é determinado unicamente pelo volume de solução injetado, V_0. A taxa de absorção da droga é descrita por uma equação análoga à Equação 40:

$$dC/dt = k_a f D_t \tag{42}$$

onde D_t é a concentração total da droga em ambas as fases. O sucesso de uma solução oleosa na obtenção da liberação controlada depende da magnitude de K, que é uma função da droga envolvida e do óleo selecionado. Apenas as drogas que são apreciavelmente solúveis em óleo e que têm as características de partição desejadas são apropriadas. Alguns óleos que podem ser utilizados para injeção intramuscular são os de sésamo, de oliva, de *Arachnis*, de milho, de amêndoa, de semente de algodão e o óleo de rícino. O Quadro 47.10 contém uma lista parcial dos produtos em solução oleosa comercializados.

A liberação da droga a partir de suspensões oleosas combina os princípios envolvidos nas suspensões aquosas e nas soluções oleosas. Com as partículas em suspensão agindo como um reservatório da droga, as partículas da droga têm primeiramente que se dissolver na fase oleosa e então sofrer partição no meio aquoso. A concentração da droga na fase oleosa permanece próxima à sua solubilidade de equilíbrio, já que está presente sólido em excesso, diferentemente de uma solução oleosa, mas isso não tem qualquer influência na concentração fracionária na fase aquosa, conforme mostrado na Equação 41. Conforme esperado, a duração de ação obtida a partir de suspensões oleosas é mais longa do que aquela obtida a partir de soluções oleosas. Uma lista de alguns produtos em suspensão oleosa comercializados é mostrada no Quadro 47.11.

EMULSÕES — Nos casos em que a droga dissolvida constitui toda a fase oleosa em uma emulsão O/A, Higuchi[19] mostrou que a taxa de liberação no estado constante pode ser descrita por

$$\text{taxa} = 4\pi(a_0^2 + 2D\Delta Ct/d)^{1/2} D\Delta C \tag{43}$$

onde a_0 é o raio inicial da gota, D é o coeficiente de difusão, ΔC é a diferença de concentração entre a superfície da gota e a fase bruta, d é a densidade do soluto e t é o tempo. No caso em que o soluto constitui apenas parte da fase oleosa, têm que ser feitas correções apropriadas para o coeficiente de distribuição do soluto entre as fases oleosas e aquosas e o volume molar parcial do soluto na gota.

Quadro 47.9 Suspensões de Insulina Zinco Comerciais e Suas Durações de Ação Relatadas[a]

PRODUTOS	FABRICANTE	DURAÇÃO DE AÇÃO (em horas)
Semilente Iletin I	Lilly	12-16
Lente Iletin I	Lilly	24
Ultralente Iletin I	Lilly	>36

[a]Compilado de *Physician's Desk Reference*, 48th ed. Oradell, NJ: Medical Economics, 1994.

Quadro 47.10 Soluções Oleosas

PRODUTOS	INGREDIENTE(S) ATIVO(S)	FABRICANTE
Prolixin Enanthate	Enantanato de flufenazina em óleo de sésamo	Apothecon
Prolixin Decanoate	Decanoato de flufenazina em óleo de sésamo	Apothecon
Deca-Durabolin	Decanoato de nandrolona em óleo de sésamo	Organon
Depo-Testosterone	Cipionato de testosterona em óleo de semente de algodão	Upjohn
Ditate-DS	Enantato de testosterona, valerato de estradiol em óleo de sésamo	Savage
Delatestryl	Enantanato de testosterona em óleo de sésamo	Gynex

Quadro 47.11 Suspensões Oleosas

PRODUTO	INGREDIENTE(S) ATIVO(S)	FABRICANTE
Solganal	Aurotioglicose em óleo de sésamo	Schering

A taxa de liberação a partir de emulsões A/O foi tratada por Windheuser *et al.*[20] A emulsão A/O é vista como uma dispersão uniforme de gotas de água contendo a droga através de toda uma fase oleosa externa. A Fig. 47.11 ilustra um modelo simplificado do sistema. Considera-se que a liberação da droga ocorre por difusão através da fase externa em vez de ocorrer por rompimento da emulsão, e o líquido corporal age como um tanque perfeito. A taxa de desaparecimento da droga da fase aquosa, dC/dt, é descrita por

$$dC/dt = -kC_0e^{-kt} \quad (44)$$

onde C_0 é a concentração inicial na fase aquosa e k é a constante de taxa de desaparecimento da droga da fase aquosa. A constante k é dada por

$$k = ADK/Vl \quad (45)$$

onde A é a área de superfície da gota, D é o coeficiente de difusão da droga, K é o coeficiente de partição da droga entre o óleo e a água, V é o volume da fase aquosa e l é a espessura efetiva da fase oleosa. Para uma determinada droga, uma taxa de liberação rápida é favorecida por um K alto, gotas pequenas (ou seja, um A alto para um V fixo) e uma razão fase-volume favorecendo a fase oleosa.

Se o líquido corporal não é um tanque perfeito, uma estimativa da fração de droga no líquido corporal pode ser feita usando-se argumentos análogos àqueles para o caso do óleo-solução. Fazendo-se várias suposições simplificadoras, uma equação idêntica à Equação 41 é obtida. Com base nesse argumento isoladamente, nenhuma vantagem aparente é obtida pela administração de uma emulsão A/O em vez de uma solução oleosa no que tange à liberação controlada. Resultados semelhantes podem ser obtidos para a liberação de droga a partir de emulsões O/A. O desenvolvimento de emulsões múltiplas para liberação controlada ganhou mais atenção,[20] embora elas sejam mais complexas do que as suas contrapartes de duas fases do ponto de vista da formulação, da estabilidade e da liberação da droga. Emulsões magnéticas também foram tentadas como um carreador de droga para agentes quimioterápicos.[21]

Implantes

A aplicação de polímeros biocompatíveis à construção de sistemas terapêuticos implantáveis para a obtenção de melhor controle ao longo da duração da atividade da droga e precisão de dosagem começou realmente com a descoberta do elastômero de silicone. Foi observado que a taxa de liberação de droga era controlada pela espessura e área de superfície da membrana, assim como pela polaridade do penetrante. Quase no final da década de 1960, um esforço concentrado foi feito para expandir a tecnologia dos sistemas terapêuticos implantáveis baseados no elastômero de silicone a outros polímeros biocompatíveis, em uma tentativa de controlar a liberação de moléculas hidrossolúveis. Alguns desses sistemas incluem uma membrana microporosa feita de um copolímero de etileno/vinil acetato para a distribuição ocular de pilocarpina, um copolímero biodegradável (lático/glicólico) para administração controlada subcutânea e intramuscular de antagonistas de narcóticos, um polímero de polissacarídio biocorrosível para a distribuição de antiinflamatórios esteróides, hidrogel para a administração subcutânea controlada de agentes de sincronização de estro ou sistemas terapêuticos implantáveis ativados por pressão osmótica, pressão de vapor, magnetismo, etc.

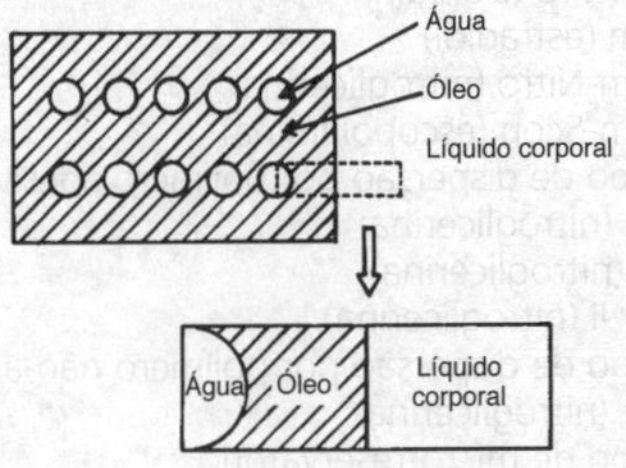

Fig. 47.11 Esquema de liberação de droga a partir de resina de troca de íons.

O *Norplant* (*Wyeth-Ayerst*) é um sistema de implante comercialmente disponível. O kit do sistema Norplant contém implantes de levonorgestrel feitos de silastic (copolímero de dimetilsiloxano/metilvinil siloxano). As cápsulas são seladas com adesivo de silastic e esterilizadas. O sistema Norplant é inserido em um plano superficial abaixo da pele na parte superior do braço. O sistema Norplant é indicado para a prevenção da gravidez por até 5 anos, e é um sistema contraceptivo reversível. As cápsulas podem ser removidas no final do quinto ano. Novas cápsulas podem ser inseridas nessa ocasião, se for desejada proteção contraceptiva continuada.

LIBERAÇÃO CONTROLADA DE DROGAS POR DIFUSÃO — Na distribuição controlada de drogas do tipo de permeação de membrana, a droga é encapsulada dentro de um compartimento que é envolvido por uma membrana polimérica limitadora de taxa. O reservatório de droga pode conter partículas de droga ou uma dispersão (ou uma solução) de droga sólida em um meio de dispersão do tipo líquido ou sólido. A membrana polimérica pode ser fabricada a partir de um material polimérico não-poroso homogêneo ou heterogêneo ou de um microporo ou membrana semipermeável. A encapsulação do reservatório da droga dentro da membrana polimérica pode ser obtida por moldagem, encapsulação, microencapsulação ou outras técnicas.

A liberação da droga (dQ/dt) a partir desse tipo de sistema terapêutico de implantação deve ser constante e definida por

$$dQ/dt = C_R(1/P_m + 1/P_d) \quad (46)$$

onde C_R é a concentração da droga no compartimento do reservatório e P_m e P_d são os coeficientes de permeabilidade da membrana controladora de taxa e da camada de difusão hidrodinâmica existente na superfície da membrana, respectivamente. P_m e P_d são definidos como

$$P_m = (K_{m/r}D_m)/\delta_m \quad (47)$$

$$P_d = (K_{a/m}D_a)/\delta_d \quad (48)$$

onde $K_{m/r}$ e $K_{a/m}$ são os coeficientes de partição para a partição interfacial das moléculas da droga do reservatório para a membrana e da membrana para a camada de difusão aquosa, respectivamente. D_m e D_a são os coeficientes de difusão na membrana e na camada de difusão aquosa, respectivamente, e δ_m e δ_d são a espessura da membrana e da camada de difusão aquosa, respectivamente.

A substituição de P_m e P_d pelas Equações 47 e 48 na Equação 46 e sua posterior integração fornecem

$$Q/t = [(K_{m/r}K_{a/m}D_aD_m)C_R]/[K_{m/r}D_m\delta_d) + K_{a/m}D_a \cdot \delta_m)] \quad (49)$$

que define a taxa de liberação da droga em estado constante a partir de um dispositivo de liberação controlada de droga do tipo de permeação por membrana. Exemplos desse tipo de sistema terapêutico de implantação são o DIU *Progestasert* e o sistema *Ocusert*.[22]

Na distribuição controlada de droga do tipo por difusão matricial, o reservatório de droga é formado pela dispersão homogênea de partículas da droga através de uma matriz polimérica lipofílica ou hidrofílica. A dispersão de partículas da droga na matriz polimérica pode ser obtida pela combinação da droga com um polímero líquido viscoso ou um polímero semisólido à temperatura ambiente, seguida pela interligação do polímero ou pela mistura de partículas da droga com um polímero dissolvido a uma temperatura elevada. A dispersão também pode ser obtida pela dissolução das partículas da droga e/ou do polímero em um solvente orgânico, seguida pela mistura e evaporação do solvente em um molde a uma temperatura elevada ou sob vácuo.

A taxa de liberação da droga a partir desse tipo de dispositivo de distribuição não é constante, e é definida por

$$dQ/dt = [(AC_pD_p)/2t]^{1/2} \quad (50)$$

onde A é a dose de ataque inicial da droga dispersa na matriz polimérica e C_p e D_p são a solubilidade e a difusibilidade das moléculas da droga no polímero, respectivamente. A integração da Equação 50 fornece

$$Q/t^{1/2} = (2AC_pD_p)^{1/2} \quad (51)$$

que define o fluxo de liberação da droga em estado constante a partir de um dispositivo de distribuição de droga do tipo de matriz de difusão. Exemplos desse tipo de sistema terapêutico de implantação são o anel contraceptivo vaginal[23] e o implante *Compudose*.[24]

Na distribuição controlada de drogas por dissolução em microrreservatório, o reservatório da droga, que é uma suspensão de partículas da droga em uma solução aquosa de um polímero miscível em água, forma uma dispersão homogênea de uma infinidade de reservatórios de droga distintos e não-laváveis em uma matriz polimérica. A microdispersão pode ser gerada por uma técnica de dispersão de alta energia. A liberação da droga a partir desse tipo de dispositivo de liberação de drogas segue uma partição interfacial ou um processo controlado por difusão matricial. Um exemplo desse tipo de dispositivo de distribuição de drogas é o *Syncro-Mate-C Implant*.[22]

LIBERAÇÃO CONTROLADA DE DROGAS POR EROSÃO DE POLÍMEROS[25] — Nesse sistema, a droga é dispersada através do polímero, e a taxa de liberação da droga depende da taxa de erosão do polímero. Entretanto, alguma difusão da droga a partir do polímero também pode ocorrer. A degradação de polímeros *in vivo* torna impossível o acúmulo a longo prazo. Assim, não é necessária a remoção cirúrgica. Entretanto, a área de superfície sobre a qual a liberação da droga ocorre muda como uma função do tempo, e isso torna a liberação de ordem zero impossível.

LIBERAÇÃO CONTROLADA DE DROGAS POR INCHAÇÃO DE POLÍMEROS[25] — Nesses sistemas, a droga é dispersada através do polímero e é incapaz de se difundir para fora da matriz polimérica. *In vivo*, o líquido biológico se difunde no interior da matriz e a leva a inchar em um ritmo controlado. Essa inchação libera a droga encarcerada dentro do polímero em um ritmo previsível.

LIBERAÇÃO CONTROLADA DE DROGAS POR ATIVAÇÃO — Na distribuição de drogas ativada por pressão osmótica, o reservatório da droga está contido dentro de um alojamento semipermeável. A droga é liberada em forma de solução em um ritmo controlado e constante sob um gradiente de pressão osmótica. Um exemplo desse tipo de dispositivo de distribuição de drogas é a *Alzet osmotic pump*.

A Infusaid é um exemplo de uma bomba de infusão de implantação que utiliza a teoria da ativação por pressão de vapor, na qual a câmara de vapor contém um líquido que sofre vaporização à temperatura corporal e cria uma pressão de vapor. Sob a pressão de vapor criada, um fole se move para cima e força a liberação da droga. Os dispositivos de distribuição de drogas de implantação também podem ser ativados por magnetismo, ultra-som ou hidrólise.

Os implantes são tipicamente colocados subcutaneamente para controlar a liberação da droga através de vários mecanismos. Tanto polímeros não-biodegradáveis, tais como o elastômero de silicone (polidimetilsiloxana), quanto polímeros biodegradáveis, tais como a poli(caprolactona), o poli(ácido láctico) e o poli(ácido glicólico) podem ser usados. Um sistema terapêutico de implantação ideal deve ser bioestável, biocompatível, com interações tecido-implante mínimas, não-tóxico, não-carcinogênico e removível se necessário, e deve liberar a droga em uma taxa constante e programada para uma duração predeterminada da medicação.

LIBERAÇÃO CONTROLADA DE DROGAS POR MAGNETISMO[25] — Nesses sistemas, a droga e pequenas contas magnéticas são dispersadas através de uma matriz polimérica. À exposição a líquidos biológicos, a droga é liberada lentamente por difusão. Quando o sistema está sob a influência de um campo magnético externo, a droga é liberada muito mais rapidamente. Isso se deve provavelmente ao movimento das contas magnéticas dispersadas, que pressionam a droga para fora através de poros na superfície do polímero.

SISTEMAS TRANSDÉRMICOS

A distribuição transdérmica é uma via atraente para administração sistêmica tanto devido à acessibilidade da pele quanto devido à aceitabilidade por parte do paciente. Entre outras coisas, a pele serve como uma barreira contra a penetração de microrganismos, vírus e químicos tóxicos, e como uma contenção contra a perda de líquidos fisiologicamente vitais. Uma discussão dos fundamentos da absorção percutânea de drogas, algumas vezes referida como absorção transdérmica, pode ser encontrada no Cap. 44. A investigação dos mecanismos da absorção transdérmica de drogas levou a novas abordagens na utilização dessa via para a distribuição sistêmica de drogas. A intensidade do interesse nas aplicações biomédicas potenciais da administração de drogas com controle transdérmico é demonstrada pela atividade de pesquisa crescente no desenvolvimento de vários tipos de sistemas terapêuticos transdérmicos para infusão contínua de longa duração de agentes terapêuticos, incluindo anti-hipertensivos, antianginosos, analgésicos, esteróides e contraceptivos.

Várias tecnologias foram desenvolvidas para fornecer controle da taxa sobre a liberação e a permeação transdérmica de drogas. Alguns produtos comercialmente disponíveis são mostrados no Quadro 47.12.[26]

SISTEMAS MODULADOS POR MEMBRANAS — Nesse sistema, o reservatório de droga é totalmente encapsulado em um compartimento raso moldado a partir de um apoio impermeável à droga e uma membrana polimérica controladora da velocidade. As moléculas da droga só podem ser liberadas através da membrana polimérica controladora da taxa. A membrana limitadora da velocidade pode ser uma membrana polimérica microporosa ou não-porosa. Na superfície externa da membrana, uma camada fina de polímero compatível com a droga, hipoalergênico e adesivo, por exemplo, adesivo de silicone ou poliacrilato, pode ser aplicada para que se obtenha contato íntimo do sistema transdérmico com a pele. A taxa de liberação da droga a partir desse tipo de sistema de distribuição de drogas pode ser talhada variando-se a composição do polímero, o coeficiente de permeabilidade ou a espessura da membrana limitadora da taxa e do adesivo. Exemplos desse tipo de sistema terapêutico transdérmico são o sistema te-

Quadro 47.12 Alguns Exemplos de Sistemas TDD

Sistemas TDD do tipo reservatório
Sistema Catapress-TTS (clonidina)
Sistema Estraderm (estradiol)
Sistema Transderm-Nitro (nitroglicerina)
Sistema Transderm-Scop (escopolamina)
Sistemas TDD do tipo de dispersão por polímero adesivo
Sistema Deponite (nitroglicerina)
Sistema Minitran (nitroglicerina)
Sistema Nitro-Dur II (nitroglicerina)
Sistemas TDD do tipo de dispersão por polímero não-adesivo
Sistema Nitro-Dur (nitroglicerina)
Sistemas TDD do tipo de microrreservatório
Sistema Nitrodisc (nitroglicerina)

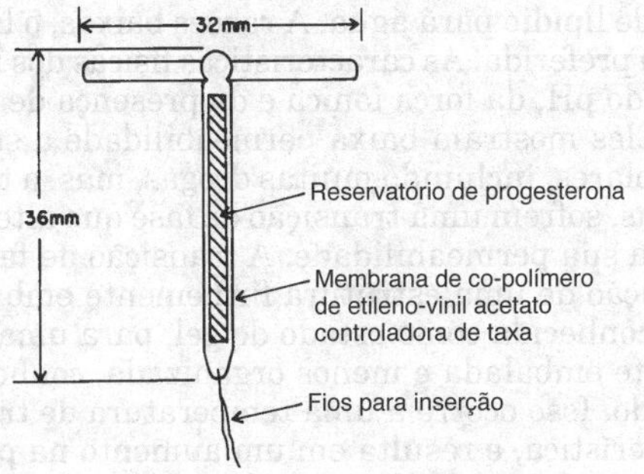

Fig. 47.12 Um sistema intra-uterino. (Reproduzido com permissão.[2])

rapêutico transdérmico liberador de nitroglicerina tal como o *Transderm-Nitro (Ciba)*, o sistema terapêutico transdérmico liberador de escopolamina tal como o sistema *Transderm-Scop (Ciba)* e o sistema terapêutico transdérmico liberador de clonidina tal como o sistema terapêutico transdérmico *Catapres (Boehringer Ingelheim)*. Um perfil de liberação típico *in vitro* de um dispositivo transdérmico é mostrado na Fig. 47.13.

SISTEMAS CONTROLADOS DE DIFUSÃO POR ADESIVO — Nesses sistemas, o reservatório da droga é formulado através da dispersão direta da droga em um polímero adesivo, espalhando-se, então, o adesivo medicinal, através de fundição com solvente, em uma folha de membrana de apoio impermeável à droga para formar uma camada fina de reservatório da droga. No topo da camada de reservatório da droga, camadas de polímero adesivo sem o medicamento e controladoras da taxa, de espessura constante, são aplicadas para produzir um sistema adesivo de distribuição da droga controlado por difusão. Exemplos desse tipo de sistema transdérmico de distribuição de drogas são os sistemas terapêuticos transdérmicos liberadores de nitroglicerina, tais como o sistema *Deponit (Pharma-Schwartz)*, e sistemas terapêuticos transdérmicos liberadores de dinitrato de isossorbida, tais como o *Frandol tape (Toaeiyo)*.

SISTEMAS DO TIPO DE DISPERSÃO MATRICIAL — Nesses sistemas, o reservatório da droga é formado dispersando-se homogeneamente as drogas em uma matriz polimérica hidrofílica ou lipofílica, e o polímero medicado é então moldado em um disco medicado, com uma área de superfície definida e espessura controlada. O disco é então colocado em uma base oclusiva em um compartimento fabricado com um apoio impermeável à droga. O polímero adesivo é espalhado ao longo da circunferência para formar uma tira de bordo adesivo ao redor do disco medicado. Um exemplo desse tipo de sistema transdérmico de distribuição de drogas é o sistema terapêutico transdérmico liberador de nitroglicerina tal como o sistema *Nitro-Dur (Key)*.

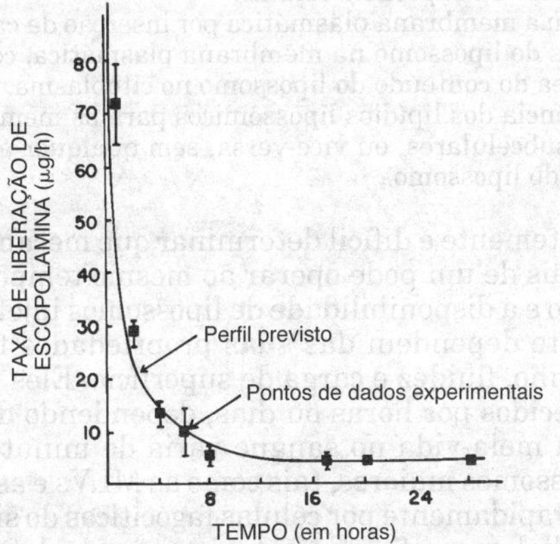

Fig. 47.13 Taxa de liberação *in vitro versus* perfil de tempo para a escopolamina a partir de um dispositivo transdérmico. (Reproduzido com permissão.[14])

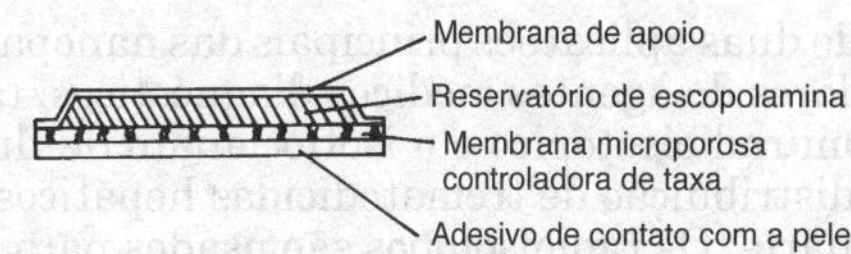

Fig. 47.14 Diagrama esquemático de um dispositivo transdérmico para a administração de escopolamina.

SISTEMAS DE MICRORRESERVATÓRIO — Nesses sistemas, o reservatório da droga é formado primeiramente pela suspensão das partículas da droga em uma solução aquosa de polímero hidrossolúvel e então pela sua dispersão homogênea em um polímero lipofílico por força mecânica de alto corte para formar um grande número de esferas não-laváveis e microscópicas de reservatórios de droga. Essa dispersão termodinamicamente instável é estabilizada rapidamente pela interligação imediata do polímero *in situ*, o que produz um disco de polímero medicado com uma área de superfície constante e uma espessura fixa. Um sistema terapêutico transdérmico é produzido, no qual o disco medicado é posicionado no centro e circundado por uma borda adesiva. Um exemplo desse tipo de sistema terapêutico é mostrado na Fig. 47.14.

A principal limitação para o desenvolvimento de um sistema de distribuição transdérmico é a impermeabilidade extrema da pele, especialmente do estrato córneo. Algumas abordagens gerais para melhorar a penetração são mostradas no Quadro 47.13.[26] As pró-drogas foram discutidas na seção anterior. Os reforçadores de penetração e a iontoforese serão discutidos posteriormente. Recentemente, os lipossomos têm sido usados como veículos para distribuição transdérmica. A natureza lipídica (que é similar à epiderme) dos lipossomos permite que eles penetrem através da pele em uma extensão maior do que qualquer outra forma farmacêutica, e isso os torna um sistema atraente para distribuição transdérmica. Os lipossomos são discutidos em uma seção posterior.

SISTEMAS DE DISTRIBUIÇÃO DIRECIONADOS

Nanopartículas

As nanopartículas são um dos vários tipos de sistemas conhecidos coletivamente como sistemas de distribuição de droga coloidais. Também incluídos nesse grupo encontram-se as microcápsulas, as nanocápsulas, os complexos macromoleculares, as contas poliméricas, as microesferas e os lipossomos. Uma nanopartícula é uma partícula que contém droga dispersada, com um diâmetro de 200 a 500 nm. O tamanho da nanopartícula permite que ela seja administrada por via intravenosa através de injeção, diferentemente de muitos outros sistemas coloidais, que ocluem tanto as agulhas quanto os capilares. Os materiais usados na preparação das nanopartículas são esterilizáveis, não-tóxicos e biodegradáveis; exemplos são a albumina, a etilcelulose, a caseína e a gelatina. Eles geralmente são preparados por um processo semelhante ao método de coacervação da microencapsulação.

Quadro 47.13 Alguns Métodos para Aumentar a Distribuição Transdérmica[a]

Abordagem física: remoção do estrato córneo, hidratação do estrato córneo, iontoforese, fonoforese, energia térmica
Abordagem química: síntese de análogos lipofílicos, deslipidização do estrato córneo, co-administração de acentuador da penetração na pele
Abordagem bioquímica: síntese de pró-drogas bioconversíveis, co-administração de inibidores do metabolismo da pele

[a]Reproduzido com permissão.[26]

Tem havido duas aplicações principais das nanopartículas: como carreadores de agentes médicos diagnósticos, tais como o tecnécio 99m radioisotópico e o isotiocianato de fluoresceína, e para a distribuição de trematodicidas hepáticos em medicina veterinária. Os radioisótopos são usados para o estudo da morfologia, da fisiologia e do fluxo sangüíneo de vários órgãos do corpo. O fígado comumente é visualizado com um colóide de tecnécio 99m/enxofre. A preparação de nanopartículas de gelatina de tecnécio 99m e a injeção intravenosa subseqüente em camundongos revelaram que elas são absorvidas rapidamente pelo sistema retículo-endotelial e se localizam principalmente no fígado.[27] O sistema retículo-endotelial consiste em células fagocíticas projetadas para lavar a corrente sangüínea de bactérias, vírus, restos celulares e outras partículas estranhas indesejadas. O comportamento das nanopartículas *in vivo* é o mesmo que aquele exibido por outros sistemas coloidais de tamanho semelhante, e aponta para a possibilidade de utilização de nanopartículas para direcionar drogas para o fígado e para as células fagocíticas. O uso de isotiocianato de fluoresceína (FITC) era dirigido para a determinação da disponibilidade de grupos amino de superfície em gelatina ou nanopartículas de albumina. Como se sabe que o FITC se liga a grupos amino, qualquer ligação desse tipo na superfície de uma nanopartícula revelaria a presença de grupos amina e, assim, o seu possível uso como sítios de ligação também para moléculas de droga. Os resultados indicaram que os grupos amino livres estão realmente presentes na superfície da nanopartícula.[27] Além disso, trabalhos preliminares mostraram que nanopartículas FITC-gelatina incubadas com células tumorais *in vitro* são absorvidas pelas células tumorais. Essa observação sugere o possível uso de nanopartículas para a distribuição direcionada de agentes anticâncer para tecidos tumorais. A utilização de nanopartículas como um meio de evitar a multidrogarresistência (MDR) das células tumorais devido a P-glicoproteínas que bombeiam qualquer droga para fora das células, encontra-se atualmente sob investigação. O mecanismo de ação exato não é bem compreendido. Entretanto, alguns estudos mostraram que as nanopartículas poderiam melhorar o desempenho da doxorrubicina em linhagens celulares MDR.[28] Uma outra aplicação das nanopartículas é na redução da toxicidade e na melhora da eficácia terapêutica de drogas por disposição controlada. Nanopartículas carregadas com drogas podem modificar a distribuição da droga e, assim, reduzir a disponibilidade aleatória e indesejável da droga. Nanopartículas carregadas com doxorrubicina reduzem a concentração cardíaca e melhoram os níveis sangüíneos.[29]

Lipossomos

Quando fosfolipídios são dispersados delicadamente em um meio aquoso, eles incham, hidratam-se e formam espontaneamente vesículas multilamelares, concêntricas e de dupla camada, com camadas de meio aquoso separando as camadas duplas de lipídio. Esses sistemas são chamados comumente de lipossomos multilamelares, ou vesículas multilamelares (MLVs), e têm diâmetros entre 25 nm e 4 μm. A dissolução com o uso de ondas sonoras ou de solvente das MLVs resulta na formação de pequenas vesículas unilamelares (SUVs) com diâmetros na faixa de 300 a 500 Å, contendo uma solução aquosa no centro. Os lipossomos têm várias semelhanças com as membranas celulares, e têm sido usados há mais de uma década para estudar o comportamento das membranas e os processos mediados por membranas. Também é possível usar lipossomos como carreadores para drogas e macromoléculas, desde que substâncias hidro- ou lipossolúveis podem ser encarceradas nos espaços aquosos ou dentro da própria camada dupla, respectivamente. Estudos mais recentes têm sido direcionados para a investigação do potencial desses lipossomos carreadores de drogas para liberação em sítios específicos ou em receptores de seu agente ativo.

Os fosfolipídios podem formar várias estruturas além dos lipossomos quando dispersados em água, dependendo da razão molar de lipídio para água. A razões baixas, o lipossomo é a estrutura preferida. As características físicas dos lipossomos dependem do pH, da força iônica e da presença de cátions divalentes. Eles mostram baixa permeabilidade a substâncias iônicas e polares, incluindo muitas drogas, mas, a temperaturas elevadas, sofrem uma transição de fase que altera acentuadamente a sua permeabilidade. A transição de fase envolve uma alteração de uma estrutura firmemente embalada e organizada, conhecida como estado de gel, para uma estrutura frouxamente embalada e menos organizada, conhecida como estado fluido. Isso ocorre a uma temperatura de transição de fase característica, e resulta em um aumento na permeabilidade a íons, açúcares ou drogas. Além da temperatura, a exposição a proteínas pode alterar a permeabilidade dos lipossomos. Certas proteínas solúveis, tais como a citocromo-C, se ligam, deformam e penetram na camada dupla, causando assim alterações na permeabilidade. O colesterol inibe essa penetração de proteínas, aparentemente pelo arranjo mais estreito dos fosfolipídios; a maior parte das formulações de lipossomos usadas para a distribuição de drogas contém colesterol para ajudar a formar um sistema de camada dupla mais firmemente embalado durante a preparação. As lipoproteínas séricas de alta densidade causam extravasamento significativo na membrana, provavelmente devido à remoção de fosfolipídios.

A capacidade para reter solutos varia entre diferentes tipos de lipossomos. Por exemplo, as MLVs são moderadamente eficientes na retenção de solutos, mas as SUVs são extremamente ineficientes. Entretanto, as SUVs oferecem a vantagem da homogeneidade e da reprodutibilidade na distribuição de tamanho, e um compromisso entre tamanho e eficiência de retenção é oferecido por vesículas unilamelares grandes (LUVs). Essas são preparadas por evaporação de éter, e são três ou quatro vezes mais eficientes em termos de retenção de drogas hidrossolúveis, mas parecem ser um pouco menos estáveis do que outros tipos de vesículas. Além das características dos lipossomos, um determinante importante na retenção da droga são as propriedades físico-químicas da própria droga. Conforme mencionado previamente, as drogas polares são retidas nos espaços aquosos, e as drogas não-polares se ligam à camada dupla de lipídios da vesícula. As drogas polares são liberadas quando a camada dupla é rompida ou por permeação, mas as drogas não-polares permanecem afiliadas à camada dupla, a não ser que ela seja rompida pela temperatura ou pela exposição a lipoproteínas. Ambos os tipos mostram taxas de efluxo máximas na temperatura de transição de fase.

Os lipossomos podem interagir com células por quatro mecanismos diferentes:[30]

1. Endocitose por células fagocíticas do sistema retículo-endotelial, tais como macrófagos e neutrófilos.
2. Adsorção à superfície da célula por forças não-específicas hidrofóbicas fracas ou eletrostáticas, ou por interações específicas com componentes da superfície celular.
3. Fusão com a membrana plasmática por inserção da camada dupla de lipídios do lipossomo na membrana plasmática, com liberação simultânea do conteúdo do lipossomo no citoplasma.
4. Transferência dos lipídios lipossômicos para as membranas celulares ou subcelulares, ou vice-versa, sem qualquer associação do conteúdo do lipossomo.

Freqüentemente é difícil determinar que mecanismo é operativo, e mais de um pode operar ao mesmo tempo.

O destino e a disponibilidade de lipossomos injetados intravenosamente dependem das suas propriedades físicas, tais como tamanho, fluidez e carga de superfície. Eles podem persistir nos tecidos por horas ou dias, dependendo da sua composição, e a meia-vida no sangue varia de minutos a várias horas. Lipossomos maiores, tais como as MLVs e as LUVs, são absorvidos rapidamente por células fagocíticas do sistema retículo-endotelial, mas a fisiologia do sistema circulatório restringe a saída de espécies tão grandes na maior parte dos sítios. Eles podem sair apenas em sítios onde existam grandes aberturas ou poros no endotélio capilar, tais como os sinusóides do fígado ou do baço. Assim, esses órgãos são o sítio de absorção predominante. Por outro lado, as SUVs mostram uma distribuição tissular mais ampla, mas ainda são altamente seqüestradas no fígado e no baço. Em geral, esse comportamento *in vivo* limita o direcionamento potencial dos lipossomos apenas para aqueles órgãos e tecidos acessíveis ao seu grande tamanho. Esses incluem o sangue, o fígado, o baço, a medula óssea e os órgãos linfóides.

Tentativas para superar a limitação no direcionamento de lipossomos têm-se centrado em torno de duas abordagens. Uma é o uso de anticorpos ligados à superfície do lipossomo para dirigir o anticorpo e o seu conteúdo medicamentoso a receptores antigênicos específicos localizados na superfície de um tipo particular de célula. Uma segunda abordagem é usar determinantes de carboidratos como sítios de reconhecimento. Os determinantes de carboidratos são componentes de glicoproteínas ou glicolipídios da superfície celular que desempenham um papel no reconhecimento, na interação e na adesão célula-célula. Embora o mecanismo preciso de sua ação ainda seja desconhecido, eles mostram potencial no direcionamento de lipossomos para tipos particulares de células por sua inclusão na membrana lipossômica. Uma discussão dos fatores que influenciam o direcionamento de lipossomos foi fornecida por Gregoriadis *et al.*[31] As aplicações terapêuticas potenciais dos lipossomos incluem o seu uso no tratamento de tumores malignos, doenças do armazenamento lisossômico, parasitas intracelulares, intoxicação por metais e diabetes. O lipossomo age como o carreador do agente ativo usado no tratamento dessas condições. A maior parte das aplicações envolve a injeção intravenosa da preparação lipossômica, mas outras vias de administração são concebíveis. Por exemplo, a insulina retida por lipossomos pode oferecer algum grau de proteção à droga contra degradação gástrica e a possibilidade de absorção GI por endocitose.

Maiores detalhes das aplicações correntes de drogas retidas por lipossomos podem ser encontrados na literatura.[31]

Eritrócitos Resselados

Quando eritrócitos são suspensos em um meio hipotônico, eles incham até cerca de uma vez e meia o seu tamanho normal, e a membrana se rompe, resultando na formação de poros com diâmetros de 200 a 500 Å. Os poros permitem o equilíbrio das soluções intracelular e extracelular. Se a força iônica do meio é então ajustada para a isotonicidade e as células são incubadas a 37°, os poros irão se fechar e causar o "resselamento" do eritrócito. Usando-se essa técnica com uma droga presente na solução extracelular, é possível reter até 40% da droga dentro do eritrócito "resselado" e usar esse sistema para distribuição direcionada através de injeção intravenosa. As vantagens da utilização de eritrócitos "resselados" como carreadores de drogas são que eles são biodegradáveis, totalmente biocompatíveis e não-imunogênicos; exibem flexibilidade no tempo de circulação, dependendo das suas propriedades físico-químicas; a droga retida é protegida de detecção imunológica; e não é necessária modificação química da droga.

A avaliação de eritrócitos "resselados" para utilização na distribuição direcionada tem sido facilitada por estudos sobre o comportamento de eritrócitos reinfundidos normais e modificados. Em geral, eritrócitos normais envelhecidos, eritrócitos levemente danificados e aqueles revestidos levemente com anticorpos são seqüestrados no baço após reinfusão intravenosa, mas eritrócitos seriamente danificados ou modificados são removidos da circulação pelo fígado.[32] Isso sugere que eritrócitos resselados podem ser direcionados seletivamente tanto para o fígado quanto para o baço, dependendo de suas características de membrana. Além do revestimento com anticorpos, a remoção de porções de carboidratos da superfície celular reduz a meia-vida circulante. A capacidade de eritrócitos "resselados" de distribuir droga para o fígado ou o baço pode ser vista como uma desvantagem sob o aspecto de que outros órgãos e tecidos são inacessíveis. Assim, a aplicação desse sistema à distribuição direcionada tem sido limitada principalmente ao tratamento de doenças do armazenamento lisossômico e à intoxicação por metais, em que o sítio de ação da droga é no sistema retículo-endotelial. Uma discussão mais detalhada da aplicação de eritrócitos resselados foi apresentada por Ihler.[33]

Sistemas com Base Imunológica

Conforme discutido na seção relacionada a injeções intramusculares, a formação de complexo dissociável de uma droga com uma macromolécula é um método viável de obtenção de um efeito de liberação sustentada. Se a macromolécula usada for um anticorpo, um efeito direcionado antígeno-específico também pode ser obtido. Além da formação de complexo por forças não-covalentes, as drogas também podem ser ligadas de forma covalente a anticorpos, desde que a atividade tanto da droga quanto do anticorpo seja mantida ou que a atividade da droga seja recuperável após a liberação.

A maioria dos estudos de sistemas anticorpo-droga tem empregado conjugação covalente da droga ao anticorpo. Agentes de interligação químicos são usados comumente para fixar a droga a um anticorpo através da reação com grupos apropriados disponíveis em ambas as espécies. Entre os agentes de interligação usados estão a carbodiimida, o glutaraldeído, a bisazobenzidina, o cloreto cianúrico, o dietilmalonimidato ou vários anidridos misturados. A reação deve permitir um controle efetivo do tamanho do conjugado anticorpo-droga, e a interligação tem que ser quebrada prontamente por hidrolases lisossômicas disponíveis dentro da célula receptora, se a liberação da droga for crítica para a atividade.

Certas especificidades expressadas em células tumorais, referidas como antígenos associados a tumores ligados a membranas (TAAs), podem ser exploradas com o propósito de direcionar conjugados anticorpo-droga diretamente para o tumor maligno por várias vias parenterais de administração. Como as drogas anticâncer não discriminam tipos celulares em sua ação, um sistema de distribuição direcionada para essas drogas ofereceria uma melhora significativa na quimioterapia do câncer. Uma ampla variedade de drogas antineoplásicas tem sido conjugada a anticorpos tumor-específicos. Os três que têm recebido a maior atenção são clorambucil, Adriamycin (doxorrubicina) e metotrexato. A efetividade desses sistemas depende da natureza do agente de interligação e do método de reação. O leitor interessado é orientado para duas revisões que discutem o uso de conjugados anticorpo-droga para o tratamento de tumores.[34,35]

DISTRIBUIÇÃO DE PRODUTOS DE BIOTECNOLOGIA

Distribuição de Materiais Genéticos

Há dois métodos[36] para a distribuição de materiais genéticos, notadamente as abordagens viral e não-viral (farmacêutica). A infecção viral envolve processos altamente específicos para o direcionamento do vírus para células no corpo e para o transporte de DNA viral para o interior do cerne. A distribuição de genes virais é baseada na substituição do gene codificador de funções virais por um que codifique funções terapêuticas dentro das partículas virais infecciosas sem eliminar a capacidade do vírus de infectar a célula-alvo eficientemente e dirigir a expressão genética. A principal preocupação na distribuição de genes virais é a imunogenicidade. Os elementos virais residuais podem ser imunogênicos, citopáticos ou recombinogênicos. A abordagem não-viral considera os materiais genéticos entidades químicas ou produtos farmacêuticos, e faz uso de carreadores particulados em sua distribuição. Apenas a abordagem não-viral é discutida aqui.

Sistema de Distribuição Não-viral de Genes[36]

De maneira geral, um sistema de distribuição não-viral de genes consiste em três elementos: um gene que codifica uma proteína terapêutica, um sistema de distribuição que controla a localização do gene dentro do corpo e um sistema de expressão genética baseada em plasmídios que controla a função do gene dentro de uma célula-alvo. Basicamente, o DNA do plasmídio, por ser uma macromolécula grande e hidrofílica (~ 3.000 kDa) com uma carga elétrica negativa de superfície, compartilha as mesmas características com outras moléculas carregadas: isto é, depuração rápida a partir da circulação, difusão limitada, incapacidade para penetrar em membranas biológicas, etc. Barreiras específicas[37] para a distribuição *in vivo* de DNA podem ser identificadas por

1. Degradação rápida por nucleases.
2. Distribuição limitada de DNA a partir do local de administração.
3. Incapacidade do DNA para penetrar membranas biológicas.
4. Depuração rápida a partir da circulação pelo sistema retículo-endotelial.
5. Necessidade de interação efetiva com a superfície da célula-alvo para induzir internalização.
6. Destruição de DNA nos compartimentos endossômicos/lisossômicos por nucleases.
7. Necessidade de penetrar a membrana periplásmica e a membrana nuclear.

Logo, um sistema de distribuição eficiente é necessário para superar essas barreiras.

SISTEMAS DE DISTRIBUIÇÃO GENÉTICA BASEADOS EM LIPÍDIOS — *Lipossomos* — Esses são os carreadores não-virais mais clássicos e tradicionais na distribuição de genes porque são não-tóxicos e biodegradáveis, e ligantes ou anticorpos podem ser incorporados para direcionamento célula-específico. Os lipossomos são capazes de proteger os ácidos nucleicos da degradação por nucleases, desde que eles sejam encapsulados dentro do ambiente aquoso dos lipossomos.[38] Foi mostrado que lipossomos sensíveis ao pH aumentam a eficiência da distribuição de genes, porque eles são capazes de fundir-se com membranas lipídicas no ambiente ácido dos endossomos, facilitando assim a liberação endossômica de sistemas de expressão genética encapsulados no citoplasma de células transfectadas.[39] Materiais nucleares também podem formar complexos com lipossomos catiônicos por interação de cargas. Complexos com atividade ótima geralmente contêm um ligeiro excesso de carga positiva líquida que é capaz de ligação eficiente com a superfície celular carregada negativamente. Os complexos são então internalizados por endocitose. Um evento de rompimento tem lugar nos endossomos, e resulta na liberação de materiais genéticos. Esses complexos catiônicos lipossomo-DNA são altamente eficientes para a distribuição de ácidos nucleicos *in vitro* assim como *in vivo*.[40] Os proteolipossomos são outra classe de lipossomos usados na distribuição de genes. Eles contêm proteínas de envelope viral reconstituídas que podem facilitar a entrada celular e a fusão com as membranas endossômicas. Entretanto, devido à dificuldade para a purificação e caracterização, eles não são usados amplamente na distribuição de genes.[38] De maneira geral, os lipossomos não são carreadores ideais para a distribuição de genes, porque os níveis de expressão obtidos são relativamente baixos. A baixa produção de encapsulação e a necessidade de purificação de DNA encapsulado também os tornam carreadores menos atraentes. Além disso, o procedimento de encapsulação pode alterar ou até mesmo degradar a estrutura dos genes. Como resultado, os lipossomos não são tão populares quanto antes como carreadores para a distribuição de genes.[38]

Lipídios Catiônicos[41] — Essas são moléculas anfifílicas que são capazes de interagir eletrostaticamente com a infra-estrutura de fosfato com carga elétrica negativa de DNA, neutralizando a carga elétrica e promovendo a condensação de DNA em uma estrutura compacta. Os complexos geralmente são formados na combinação de um colipídio neutro e zwitteriônico, como a dioleoilfosfatidiletanolamina (DOPE) ou o colestrol (Chol). Esse complexo não é um lipossomo, mas sim uma nanopartícula condensada formada por interação iônica entre o DNA com carga elétrica negativa e lipídios catiônicos e interações hidrofóbicas subseqüentes entre os lipídios. O mecanismo[42] de transferência genética não é bem conhecido. Acredita-se que haja fusão do complexo com a membrana plasmática, seguida pela entrada na célula. Não está claro se a endocitose se encontra envolvida no processo. O complexo é então fundido com um endossomo. O rompimento endossômico induzido por lipídios neutros resulta na liberação de DNA para o interior do citoplasma, seguido pelo transporte de DNA para o interior do núcleo. Os lipídios catiônicos podem acentuar a distribuição de genes de várias formas:[37]

1. Protegendo o DNA contra a degradação.
2. Modificando as características de tamanho, de carga elétrica e de superfície da partícula que contém o DNA para controlar a sua biodistribuição e acesso à célula-alvo.
3. Acentuando a interação do DNA com a superfície de uma célula-alvo.
4. Induzindo endocitose.
5. Acentuando a liberação de DNA a partir do endossomo.
6. Acentuando a entrada de DNA no núcleo.

Entretanto, o papel específico desempenhado pelos lipídios catiônicos na absorção de genes pela célula não é bem compreendido. Complexos com carga elétrica positiva podem interagir com proteínas séricas, lipoproteínas, heparina, etc., o que resulta em agregação ou liberação prematura de DNA fora das células-alvo. Isso pode levar a baixa eficiência de transfecção. Além disso, os lipídios catiônicos podem ativar o sistema do complemento, levando à depuração rápida por macrófagos nos sistemas retículo-endoteliais. Estabilizadores estéricos[43] foram tentados para superar os problemas mencionados, mas é necessária uma investigação mais detalhada antes de colocá-los em prática. Os lipídios catiônicos são usados correntemente para distribuição genética no tratamento do câncer e da fibrose cística.[44,45]

SISTEMAS DE DISTRIBUIÇÃO GENÉTICA BASEADOS EM POLÍMEROS — Formulações de DNA de plasmídio (pDNA) com polímeros tais como PVP (polivinilpirrolidona) e PVA (polivinil-álcool) mostram estabilidade, retenção e dispersão de DNA realçadas. Foi mostrado que derivados da PVP[46] facilitam a dispersão de pDNA nos músculos. Eles também protegem o pDNA contra a degradação pela formação de ligações de hidrogênio seguida por revestimento hidrofóbico do pDNA que acentua a estabilização. Além disso, a absorção celular de pDNA realçada por um mecanismo desconhecido, provavelmente através de interação hidrofóbica com a membrana celular, também é evidente.

Polímeros não-lineares policatiônicos, os dendrímeros,[37,38] são polímeros de poliamidoamina em cascata cuja superfície tem uma carga positiva uniforme. O complexo dendrímero-DNA é um sistema muito eficiente na distribuição de genes. Uma outra classe de polímeros catiônicos, a polietilenimina ou *Chitosan*, pode também transfectar várias células *in vitro*. Ambos os polímeros são capazes de formar complexos com DNA e condensá-lo em uma estrutura compacta. A carga de superfície positiva do polímero permite que ele interaja com a membrana plasmática e penetre então nas células-alvo por endocitose. Esses polímeros também podem proteger o DNA da degradação por enzimas lisossômicas.

SISTEMAS DE DISTRIBUIÇÃO GENÉTICA BASEADOS EM PEPTÍDIOS — Os sistemas de distribuição baseados em peptídios são projetados para melhorar a biodisponibilidade do gene terapêutico para as células-alvo. Eles são compostos de três elementos funcionais:[37]

1. Uma função de condensação mediada por um peptídio catiônico.
2. Uma função de ligação a receptores mediada por um ligante peptídico ou glicolipídico.
3. Uma função de liberação endossômica mediada por um peptídio para simular a função de liberação endossômica da penton proteína adenoviral.

Quadro 47.14 Tempo Aproximado de Depuração de Suspensões Aplicadas a Áreas Selecionadas do Corpo[a]

VIA	TEMPO DE PERMANÊNCIA SEM BIOADESIVO	TEMPO DE PERMANÊNCIA COM BIOADESIVO
Ocular (humana)	1-2 min	12-15 h
Nasal (humana)	2-60 min	6-12 h
Oral (humana)	2-30 min	6-10 h
Intestinal (cachorro)	1-3 h	6-10 h
Vaginal (humana)	30-90 min	3-4 dias

[a]Reproduzida com permissão.[48]

O peptídio mais comumente usado na distribuição de genes é a poli-L-lisina (PLL), que é catiônica e é capaz de condensar materiais genéticos através de interação iônica. Vários ligantes de direcionamento, tais como a asialoglicoproteína, a transferrina, a insulina, os ácidos fólicos e os carboidratos, podem ser conjugados a PLL para facilitar a distribuição sítio-específica. A liberação endossômica pode ser mediada por peptídios fusogênicos, tais como o peptídio da hemaglutinina do vírus da gripe. Foi mostrado que a incorporação do peptídio do vírus influenza na formação resulta em aumento da evidência da transfecção.[47] Com esse ligante, os complexos são capazes de interagir especificamente com receptores na superfície da célula, levando à internalização mediada por receptores.

Distribuição de Drogas Proteicas e Peptídicas

Com os avanços da biotecnologia, muitas drogas proteicas e peptídicas podem ser produzidas a um custo relativamente baixo. Entretanto, há várias barreiras físico-químicas e biológicas associadas a esses peptídios que limitam o seu uso como agentes terapêuticos. Basicamente, há três barreiras que respondem pelas baixas biodisponibilidades das drogas proteicas e peptídicas:

1. *Baixa permeabilidade do tecido de absorção à droga.* Há duas vias de transporte para a absorção de proteínas e peptídios através da membrana mucosa, a saber, as vias transcelular (através das células) e paracelular (entre as células). As proteínas e os peptídios são moléculas com carga elétrica que não conseguem atravessar facilmente a membrana plasmática lipofílica (transporte transcelular). Como resultado, o transporte paracelular através das zônulas de oclusão se torna um mecanismo predominante para a absorção de proteínas e peptídios. Entretanto, proteínas e peptídios são macromoléculas que são muito maiores do que as moléculas de drogas orgânicas convencionais. Geralmente, os seus tamanhos variam de menos de 600 a mais de 10.000 Da. Esses grandes tamanhos moleculares contribuem para a resistência ao transporte de proteínas e peptídios através do tecido mucoso. Em resumo, a maior parte das proteínas e dos peptídios não é transportada favoravelmente através do tecido epitelial.
2. *Tempo pequeno de permanência da forma farmacêutica no sítio de absorção.* Na maioria dos casos, o tempo de contato do sistema de distribuição com a superfície de absorção é muito pequeno para permitir que níveis terapêuticos sejam mantidos por longo período de tempo. Os tempos de permanência de soluções aplicadas a diferentes superfícies absorventes são fornecidos no Quadro 47.14.[48] Esses tempos de permanência curtos resultam em absorção incompleta, ou seja, biodisponibilidade baixa ou insucesso em manter uma ação sustentada da droga.
3. *Degradação dos compostos, primariamente por reação enzimática.* A degradação enzimática não apenas afeta a fração absorvida mas também as meias-vidas dos peptídios no corpo. Há várias revisões excelentes sobre barreiras enzimáticas na distribuição de proteínas.[49-51] Um único peptídio pode sofrer a ação de mais de uma enzima. Considere a encefalina[52] como um exemplo. Aminopeptidases clivam o primeiro aminoácido da extremidade N-terminal. Carboxipeptidases e dipeptidil carboxilases clivam o primeiro ou segundo aminoácido da extremidade C-terminal, respectivamente. Para manter a estabilidade da encefalina, é essencial inibir ou eliminar as atividades de todas as enzimas capazes de agir sobre ela.

Devido à incapacidade das drogas proteicas e peptídicas de cruzar tecidos mucosos, a maior parte dos produtos apenas pode ser formulada em formas injetáveis. Isso é desagradável em termos de aceitabilidade pelo paciente, de obediência do paciente (especialmente à terapia crônica) e da necessidade de pessoal altamente treinado para a administração. Logo, um esforço considerável foi despendido na distribuição não-invasiva de proteínas. Como uma meia-vida biológica curta é também uma barreira à manutenção de peptídios em níveis terapêuticos por longo período, muitos cientistas farmacêuticos estão trabalhando para melhorar os perfis farmacocinéticos dos peptídios através do uso de pró-drogas ou análogos. Uma descrição detalhada de aumento da distribuição de peptídios encontra-se além do objetivo deste capítulo. Portanto, apenas aspectos fundamentais da distribuição de drogas proteicas e peptídicas são discutidos aqui.

O Quadro 47.15[52] fornece alguns métodos gerais para aumentar a distribuição de proteínas. Alguns deles são discutidos mais tarde.

Métodos Convencionais para Acentuação da Distribuição de Proteínas e Peptídios

ACENTUADORES DE PENETRAÇÃO — Os acentuadores de penetração são entidades químicas que facilitam o transporte de substâncias co-administradas através de membranas biológicas. Há várias revisões excelentes sobre esse tópico.[50,53,54] A classificação dos acentuadores de penetração é mostrada no Quadro 47.16.[55] Classes diferentes têm mecanismos de ação diferentes. Basicamente, elas acentuam a penetração da droga por um ou mais dos mecanismos seguintes:

1. Alterando a estrutura da membrana e acentuando o transporte transcelular pela extração de componentes da membrana ou pelo aumento de sua fluidez.
2. Acentuando o transporte paracelular.
   a. A quelação dos íons cálcio leva à abertura das zônulas de oclusão.
   b. Induzindo pressão osmótica alta que abre transitoriamente as zônulas de oclusão.
   c. Introduzindo agentes para romper a estrutura bioquímica das zônulas de oclusão.
3. Alterando a estrutura mucosa e a reologia de forma que a barreira de difusão é enfraquecida.
4. Modificando as propriedades físicas da entidade acentuadora da droga.
5. Inibindo a atividade enzimática.

A principal preocupação quanto ao uso de acentuadores de absorção para facilitar o transporte de peptídios é a sua toxi-

Quadro 47.15 Métodos Gerais para Aumentar a Distribuição de Proteínas[a]

Aumentando a absorção
1. Uso de pró-drogas
2. Modificação química da estrutura primária
3. Incorporação em lipossomos ou outro material de encapsulação
4. Administração simultânea de acentuadores químicos
5. Uso de métodos físicos tais como iontoforese e fonoforese
6. Direcionamento para tecidos específicos

Minimizando o metabolismo
1. Modificação química da estrutura primária
2. Fixação covalente a um polímero
3. Incorporação aos lipossomos de outro material de encapsulação
4. Administração simultânea de um inibidor enzimático
5. Direcionamento para tecidos específicos

Prolongando a meia-vida
1. Proteção com polímeros, lipossomos
2. Uso de bioadesivos
3. Direcionamento para tecidos específicos

[a]Reproduzido com permissão.[52]

Quadro 47.16 Classificação dos Acentuadores de Penetração[a]

1. Surfactantes
   - Iônicos
     - Lauril sulfato de sódio
     - Laurato de sódio
     - Polioxietileno-20-cetil-éter
     - Laureth-9
     - Sulfato sódico de dodecila (SDS)
     - Sulfossuccinato sódico de dioctila
   - Não-iônicos
     - Polioxietileno-9-lauril-éter (PLE)
     - Tween 80
     - Nonilfenoxipolioxietileno (NP-POE)
     - Polissorbatos
2. Sais biliares e derivados
   - Glicocolato de sódio
   - Desoxicolato de sódio
   - Taurocolato de sódio
   - Tauroidrofusidato de sódio (STDHF)
   - Glicoidrofusidato de sódio
3. Ácidos graxos e derivados
   - Ácido oleico
   - Ácido caprílico
   - Mono(di)glicerídios
   - Ácidos láuricos
   - Acilcolinas
   - Ácidos caprílicos
   - Acilcarnitinas
   - Caprato de sódio
4. Agentes quelantes
   - EDTA
   - Ácido cítrico
   - Salicilatos
5. Sulfóxidos
   - Dimetil sulfóxido (DMSO)
   - Decilmetil sulfóxido
6. Polióis
   - Propilenoglicol
   - Polietilenoglicol
   - Glicerol
   - Propanodiol
7. Alcoóis monoídricos
   - Etanol
   - 2-propanol (álcool isopropílico)
8. Outros (Não-surfactantes)
   - Uréia e seus derivados
   - Uréias cíclicas insaturadas
   - Azona (1-dodecilazaciclo-heptano-2-um) (laurocapram)
   - Ciclodextrina
   - Derivados da enamina
   - Terpenos
   - Lipossomos
   - Acilcarnitinas e colinas

[a]Reproduzido com permissão.[55]

cidade. De fato, poucos deles são aprovados pela FDA devido à questão da segurança. Embora Mlynek e Robinson tenham mostrado que os proteinóides podem acentuar a penetração do hormônio de crescimento humano através da membrana mucosa especificamente,[56] a maioria dos acentuadores de penetração atua através de sua ação inespecífica de rompimento de membrana. Isso pode levar a lesão celular. Alguns surfactantes e sais biliares tais como o sulfato sódico de dodecila e o desoxicolato podem alterar a membrana da borda em escova e modificar a permeabilidade intestinal e a secreção intestinal.[57] Um bom acentuador de penetração deve infligir uma lesão mínima, localizada, transitória e rapidamente reversível ao tecido de absorção.

Outro problema comum associado a acentuadores de penetração é a irritação, sobretudo para as vias nasal[58] e transdérmica.[59] Entretanto, a irritação é um fenômeno muito complicado que pode resultar da interação entre veículo, acentuadores de penetração, tampões, etc. Além disso, essa resposta é muito subjetiva e varia entre os indivíduos.

Quadro 47.17 Inibidores da Peptidase

INIBIDOR	PEPTIDASE(S) INIBIDA(S)
Antipaína	Catepsina A, B, papaína, tripsina
Leupeptina	Catepsina B, papaína, proteinases da serina
Quimostatina	Quimotripsina (e proteinases da cisteína)
Pepstatina	Carboxipeptidases, pepsina, renina, catepsina B
Bestatina	Aminopeptidase da leucina, aminopeptidase B
Amastatina	Aminopeptidase A
PHPFHLFVF	Renina
α-1-antitripsina	Elastase neutrofílica

INIBIDORES DA PROTEASE — Como a degradação enzimática é uma barreira importante na distribuição de peptídios, a co-administração de peptídios com inibidores enzimáticos é uma estratégia para melhorar a distribuição de peptídios. Algumas das proteases e seus inibidores são mostrados no Quadro 47.17.[51,60]

Entretanto, conforme mencionado anteriormente, as proteínas e os peptídios estão sujeitos a múltiplas vias de degradação. A co-administração de um único inibidor enzimático não resulta necessariamente em biodisponibilidade aumentada. É necessário que se possua um entendimento completo da via de degradação enzimática e da distribuição das enzimas responsáveis antes que essa abordagem possa ser usada de forma bem-sucedida no projeto de um sistema de distribuição para proteínas e peptídios. Além disso, a melhora na distribuição com essa abordagem depende muito da contribuição relativa da degradação enzimática para as barreiras como um todo. Se a permeabilidade da mucosa e/ou o tempo de permanência curto são as principais limitações, os inibidores enzimáticos isoladamente podem não melhorar necessariamente a distribuição. O inibidor da protease isoladamente pode aumentar o transporte total de vasopressina íntegra através das monocamadas de células epiteliais alveolares do rato.[61] Uma combinação de inibidor da protease e acentuador da penetração pode ser útil em alguns casos.[62]

Novos Sistemas de Distribuição de Proteínas e Peptídios

BIO(MUCO)ADESIVOS — Uma descrição mais detalhada da bioadesão é discutida em uma seção posterior. Apenas os aspectos da bioadesão relacionados à distribuição de proteínas e peptídios são discutidos aqui. Os bioadesivos permitem o contato estreito de peptídios com o revestimento mucoso, minimizando, simultaneamente, o trânsito, de forma que um alto gradiente de concentração através da membrana pode ser mantido por longos períodos de tempo. Além disso, a delimitação do sistema de distribuição a uma pequena área permite que acentuadores de penetração e inibidores enzimáticos sejam usados em concentrações menores. Isso pode diminuir a toxicidade e a irritação. Entretanto, os bioadesivos não são vantajosos em todas as circunstâncias. Harris e Robinson[63] demonstraram que os bioadesivos podem ser benéficos na acentuação da distribuição de peptídios pelas vias ocular e nasal porque a sua principal barreira é o curto tempo de permanência. Entretanto, para a via oral, devido à baixa permeabilidade de mucosa, os bioadesivos podem ser benéficos apenas se forem co-administrados com acentuadores de penetração.

Alguns bioadesivos têm efeitos de penetração e de acentuação inerentes porque são queladores efetivos de íons. O policarbofil e outros polímeros poliacrílicos de base ácida são capazes de quelar íons cálcio em tampões fisiológicos.[64] Isso pode levar à abertura de zônulas de oclusão que são dependentes do cálcio, com um aumento associado no transporte paracelular. Além disso, alguns bioadesivos são inibidores enzimáticos em potencial. O poliacrilato é proposto como quelante de cátions bivalentes que são essenciais para a atividade enzimática normal. Entretanto, esse efeito inibitório pode ser muito fraco para proteger os peptídios da degradação enzimática.[65]

Há várias limitações ao uso dos bioadesivos. Conforme mencionado anteriormente, eles podem não ser benéficos quando a permeabilidade mucosa e/ou a degradação enzimática são as limitações principais, em vez do tempo de permanência curto. Além disso, devido à superfície mucosa, que sofre erosão contínua, e à metabolização mucosa normal, é muito difícil que um bioadesivo se localize seguramente em uma área por tempo suficiente. Eichman e Robinson[66] mostraram que a efervescência pode ter um efeito de arrancamento do muco, e isso pode melhorar potencialmente o desempenho dos bioadesivos.

IONTOFORESE — A iontoforese, que é usada principalmente na administração transdérmica, é definida como o movimento facilitado de íons através de uma membrana sob a influência de uma diferença de potencial elétrico aplicada externamente. O mecanismo da iontoforese é baseado no fenômeno físico "cargas semelhantes se repelem e cargas opostas se atraem". A Fig. 47.15 fornece uma descrição esquemática do sistema iontoforético.[67] Na distribuição de uma droga com carga elétrica negativa através de uma membrana biológica, ela é colocada sob o eletrodo negativo. A repulsão de cargas elétricas semelhantes e a atração de cargas opostas empurram a droga através da membrana. A distribuição facilitada iontoforeticamente de espécies iônicas pode ser descrita pela equação seguinte:[68]

$$J^{isp} = J^p + J^e + J^c \qquad (52)$$

onde

J^p representa o fluxo de permeação passivo da pele, dado por $J^p = K_s D_s (dC/h_s)$

J^e representa o fluxo de permeação conduzido eletricamente da pele que é dado por $J^e = (Z_i D_i F/RT) C_i (dE/h_s)$

J^c representa o fluxo de permeação convectivo conduzido pelo escoamento que é dado por $J^c = kC_s I_d$, onde

K_s = coeficiente para partição interfacial da solução doadora para o estrato córneo
C_i = concentração doadora da espécie iônica i
C_s = concentração no tecido da pele
dE/h_s = gradiente de potencial elétrico através da pele
dC/h_s = gradiente de concentração através da pele
D_i = difusibilidade da espécie iônica i na pele
D_s = difusibilidade através da pele
I_d = densidade de corrente aplicada
Z_i = valência elétrica da espécie iônica i
K = constante de proporcionalidade
F = constante de Faraday
T = temperatura absoluta
R = constante gasosa.

Devido à presença de J_p e J_c, a facilitação da distribuição de moléculas neutras também é possível com o uso de iontoforese.

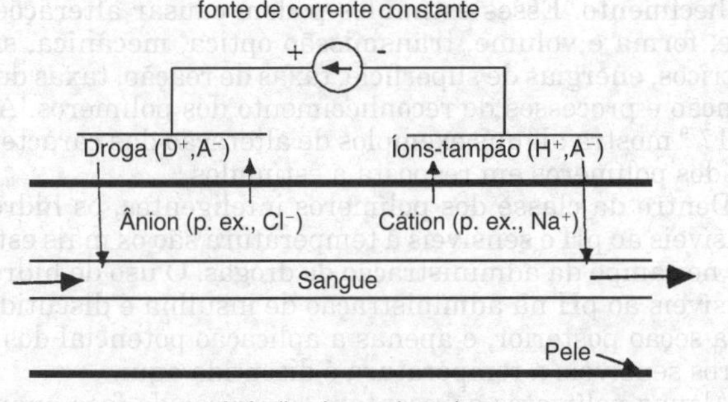

Fig. 47.15 Representação esquemática de um sistema iontoforético. (Reproduzido com permissão.[67])

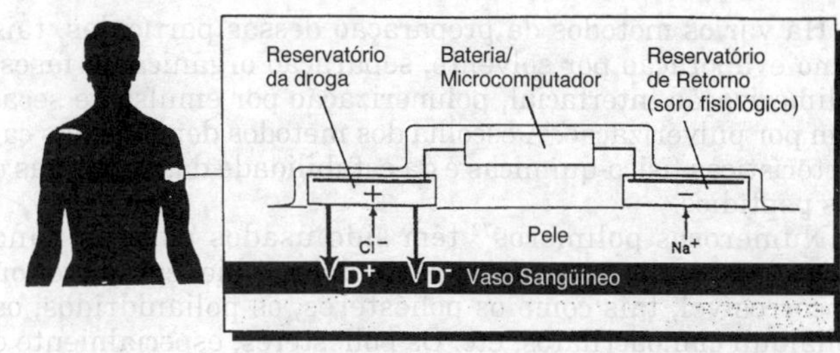

- Os íons da droga são repelidos do reservatório de polaridade semelhante
- Os íons da droga competem pela corrente com íons estranhos
- O fluxo da droga é proporcional à corrente aplicada

Fig. 47.16 Representação simplificada dos componentes de um emplastro iontoforético. (Reproduzido com permissão.[69])

A Fig. 47.16[69] fornece uma representação esquemática de um emplastro iontoforético. De uma forma geral, um emplastro iontoforético consiste em três componentes:

1. Um reservatório aquoso para a droga, que geralmente é um gel biocompatível ou um material adsorvente. Os peptídios com carga positiva são colocados no pólo positivo, enquanto os peptídios com carga negativa são colocados no pólo negativo.
2. Um reservatório de retorno que completa o circuito. Tipicamente, esse circuito é uma formulação salina.
3. Um controlador eletrônico que é programável para fornecer uma complicada característica de dosagem.

Há dois perfis de aplicação de corrente elétrica, contínua e pulsátil. Alguns estudos mostraram que a aplicação pulsátil é mais eficiente na facilitação da distribuição de peptídios.[70] Um campo elétrico com corrente contínua aplicada continuamente ao estrato córneo causa polarização eletroquímica, que opera contra o campo aplicado e resulta em um decréscimo na magnitude da corrente efetiva através da pele. Isso diminui bastante a eficiência da distribuição iontoforética de drogas. Quando a corrente é aplicada periodicamente (*ligado* e *desligado*), ela apresenta uma oportunidade para a pele se despolarizar durante o estado *desligado*. Cada ciclo se inicia em um estado sem qualquer polarização residual que possa melhorar a distribuição.

A iontoforese traz várias vantagens. Ela é simples e não-invasiva, de forma que a obediência e a aceitação por parte do paciente podem ser melhoradas. Além disso, emplastros controlados eletronicamente permitem esquemas posológicos complexos de acordo com a necessidade individual dos pacientes. Além disso, a maior parte dos sistemas de distribuição é limitada a moléculas pequenas, não-polares e lipofílicas, mas a iontoforese pode facilitar o transporte de drogas com carga elétrica e de alto peso molecular. Entretanto, há um período de retardo entre a administração da droga e seu aparecimento na corrente sangüínea. Como resultado, a iontoforese pode não ser útil em situações de emergência. Irritação local e eritema são dois efeitos adversos comuns da iontoforese. Geralmente, os efeitos colaterais são brandos.

NANO(MICRO)PARTÍCULAS — Muitas tentativas têm sido feitas para aperfeiçoar os perfis farmacocinéticos dos peptídios por nano/micropartículas. As micropartículas são definidas como partículas poliméricas esféricas com tamanhos que variam entre 1 e 250 μ[m. Há dois subtipos de micropartículas. As microcápsulas são sistemas vesiculares nos quais as moléculas da droga são circundadas por uma membrana. As microesferas são sistemas matriciais nos quais as moléculas da droga são dispersadas através da partícula. As nanopartículas são sistemas de submícron (<1 μm). As nanocápsulas e as nanoesferas são estruturalmente equivalentes às microcápsulas e às microesferas, respectivamente, delas diferindo apenas no tamanho. Basicamente, as nanopartículas são usadas principalmente para administração parenteral, embora alguns estudos[71] tenham mostrado que elas também podem ser benéficas por outras vias. Esse trabalho está ainda em sua infância.

Há vários métodos de preparação dessas partículas, tais como evaporação por solvente, separação orgânica de fases, polimerização interfacial, polimerização por emulsão e secagem por pulverização. A escolha dos métodos depende das características físico-químicas e da estabilidade das proteínas e dos peptídios.

Numerosos polímeros[72] têm sido usados para as nano (micro)partículas, e a maior parte deles é biodegradável ou biocorrosível, tais como os poliésteres, os polianidridos, os polialquil cianoacrilatos, etc. Os poliésteres, especialmente o poli(D,L-lactídio-co-glicolídio) são os mais comuns, devido aos seus perfis de biocompatibilidade e de biodegradação. Além disso, como a difusibilidade de uma proteína ou peptídio é comumente muito lenta, a biodegradação do polímero permite a liberação de peptídios das nano(micro)partículas. A facilidade de preparação por evaporação por solvente é outro fator importante.

Os possíveis mecanismos[72] para a liberação de proteínas e peptídios são

1. Liberação devido a erosão ou degradação polimérica.
2. Autodifusão através de poros.
3. Liberação a partir da superfície do polímero.
4. Distribuição pulsada iniciada pela aplicação de um campo magnético ou sônico oscilante.

O mecanismo 2 não é tão importante quanto o 1, porque geralmente a eficiência de suprimento da droga é baixa. Isso significa que o gradiente de concentração não é alto o suficiente para que a droga seja liberada por difusão passiva. Os mecanismos 1 e 3 são os processos mais importantes. Um impulso inicial é freqüentemente observado devido à solubilização da droga próximo à superfície, que é seguida pela desintegração da matriz. Em outras palavras, o padrão de liberação é bifásico, com uma taxa de liberação inicial alta seguida por um período quiescente e então por um período de liberação significativa devido à degradação do polímero. O mecanismo 4 tem sido aplicado no controle da taxa de liberação de insulinas. O padrão de liberação é controlado por um campo magnético que altera a estrutura das cadeias poliméricas, resultando na liberação aumentada da droga.[73]

As microcápsulas podem proteger um peptídio contra a degradação enzimática e fornecer uma taxa de liberação constante.[74] Os inibidores da protease podem ser incorporados para prolongar ainda mais as meias-vidas biológicas.[75] A abordagem por nano(micro)partículas já foi ampliada à via não-parenteral, e alguns resultados iniciais são marcantes. A administração oral de nanocápsulas de insulina constituídas por poli(isobutil-cianoacrilato) reduziu a hiperglicemia em 50 a 60% em ratos.[76] Investigações adicionais serão realizadas quanto à possibilidade de uso dessa abordagem para outras vias não-invasivas.

NOVOS SISTEMAS DE DISTRIBUIÇÃO

Bioadesivos

Um bioadesivo pode ser definido como qualquer substância que pode aderir a um substrato biológico e ali permanecer por um longo período de tempo. Se o substrato biológico for o muco, então o polímero bioadesivo é denominado mucoadesivo.

Basicamente, um bioadesivo é usado para manter um sistema de distribuição em uma área determinada para ação local, ou para aumentar o tempo de contato no sítio de absorção de forma que a biodisponibilidade possa ser melhorada. Os aumentos típicos no tempo de permanência pelo uso de bioadesivos são fornecidos no Quadro 47.14.[48] Alguns bioadesivos têm efeitos de acentuação de penetração e de inibição enzimática que foram discutidos na seção anterior.

Há várias teorias moleculares sobre a bioadesão,[77] a saber, eletrônica, fratura, umedecimento e difusão ou interpenetração. Uma descrição detalhada dessas teorias encontra-se além do objetivo deste capítulo. A mucina consiste em uma infra-estrutura proteica com grupos de açúcares pendentes em localizações apropriadas. Muitos desses grupos de açúcares terminam em um radical de ácido siálico ou sulfônico. Eles carreiam uma carga aniônica como resultado desses radicais de ácido siálico ou de ácido sulfônico. A mucina pode ser considerada um polieletrólito com alta densidade de carga contendo grande quantidade de água.

A bioadesão pode ser considerada um processo em duas etapas.[78] O primeiro estágio envolve o estabelecimento de contato íntimo que é regido pelas características de superfície, pela composição do mucoadesivo, pela mucina e pela força ou pressão aplicada. O segundo estágio envolve a formação de ligações secundárias entre as superfícies adesiva e mucino-epitelial. A ligação secundária inclui ligação hidrogênica, assim como interações eletrostáticas e hidrofóbicas. A natureza expandida da mucina e do polímero permite interpenetração que resulta em um aumento na área de contato e em estabelecimento de enovelamento físico entre a mucina e o polímero mucoadesivo. O enovelamento físico pode fortalecer a rede e aumentar a área de contato, que, por sua vez, aumenta a formação de ligações secundárias. Geralmente, os polímeros bioadesivos contêm vários grupos hidrofílicos, tais como carboxila, hidroxila, amido e sulfato. Esses grupos interagem com a mucina ou com os tecidos epiteliais primariamente através de ligações de hidrogênio e, em menor grau, através de interações hidrofóbicas e eletrostáticas. Esses grupos também permitem que os polímeros inchem após absorverem água e, assim, que maximizem o número de sítios de adesão. Tipicamente, a ligação do polímero à mucina é forte o suficiente para evitar o descolamento, e, assim, a remoção se dá principalmente através da metabolização da mucina. Acredita-se que polímeros insolúveis em água, com interligações leves, sejam preferidos porque não são removidos do local de aplicação por dissolução.

Há várias limitações associadas aos polímeros bioadesivos. Primeiramente, a degradação dos sítios bioadesivos do polímero antes que este atinja o alvo desejado, e, em segundo lugar, uma taxa rápida de metabolização do muco, tornando impossível a adesão a longo prazo. O conceito de polímeros inteligentes (discutido em uma seção posterior) tem atraído a atenção nos últimos anos. Esses polímeros podem modificar as suas propriedades rapidamente de acordo com o ambiente e podem ser úteis no desenvolvimento da próxima geração de polímeros bioadesivos que necessita de um direcionamento específico para os sítios desejados.

Polímeros Inteligentes[79]

O termo *polímeros inteligentes* refere-se a sistemas poliméricos solúveis, com revestimento de superfície ou interligação, que exibem alterações físicas ou químicas relativamente grandes e nítidas em resposta a pequenos estímulos físicos ou químicos. Os estímulos físicos incluem temperatura, campo elétrico, solvente, luz, estresse, som e campo magnético. Os estímulos químicos ou bioquímicos incluem reagentes, pH, íons e reconhecimento. Esses estímulos podem causar alterações na fase, forma e volume, transmissão óptica, mecânica, sinais elétricos, energias de superfície, taxas de reação, taxas de permeação e processos de reconhecimento dos polímeros. A Fig. 47.17[79] mostra alguns exemplos de alteração das características dos polímeros em resposta a estímulos.

Dentro da classe dos polímeros inteligentes, os hidrogéis sensíveis ao pH e sensíveis à temperatura são os mais estudados no campo da administração de drogas. O uso de hidrogéis sensíveis ao pH na administração de insulina é discutido em uma seção posterior, e apenas a aplicação potencial dos polímeros sensíveis à temperatura é discutida aqui.

Alguns polímeros apresentam separação de fase quando a temperatura é elevada a um valor crítico chamado *a mais baixa temperatura de solução crítica* (*LCST*). Esse processo é dirigido por entropia, e envolve a liberação de água estruturada e

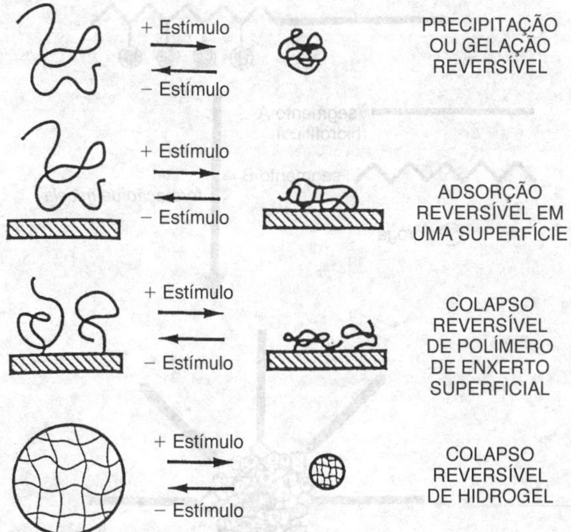

Fig. 47.17 Exemplos esquemáticos de sistemas de polímeros inteligentes em solução, em superfícies e como hidrogéis. (Reproduzido com permissão.[79])

ligada a partir de grupos hidrofóbicos ao longo da infra-estrutura polimérica à medida que esses grupos interagem uns com os outros na separação de fase. Os hidrogéis de LCST podem liberar drogas de quatro formas diferentes[80] (veja Fig. 47.18).

1. Liberação de uma droga a partir de um gel LCST inchado com T < LCST quando ele é colocado em um meio aquoso em T < LCST. A liberação da droga é baseada na difusão fickiana, já que o gel não passa através do seu LCST. Esse tipo não fornece qualquer vantagem sobre outros hidrogéis convencionais.
2. Liberação de uma droga a partir de um gel LCST inchado com T > LCST quando ele é colocado em um meio aquoso T > LCST. Nesse caso, o gel distribui a droga porque o gel sofre colapso pelo aquecimento através da LCST. Inicialmente, o gradiente de temperatura através do gel causa uma ruptura da droga superficial, com a formação de uma película e o desenvolvimento de pressão hidrostática dentro do gel. Essa pressão irá comprimir o líquido que contém a droga, já que uma frente matricial polimérica de gel/gel inchado em colapso ou em dessorção se move rapidamente para o interior do gel.
3. Liberação de uma droga de um gel LCST seco ou dessolvatado quando ele é colocado em um meio aquoso com T > LCST. O gel não deve inchar ou desinchar significativamente devido ao estado inicial seco ou dessolvatado. Como resultado, a difusão fickiana se torna o mecanismo predominante para liberação da droga.
4. Liberação de uma droga de um gel seco ou dessolvatado quando ele é colocado em um meio aquoso com T < LCST. A droga é distribuída, já que uma frente de inchação se move para o interior de hidrogel LCST seco ou dessolvatado em uma temperatura abaixo da sua LCST.

Há duas conseqüências diferentes associadas ao hidrogel LCST quando a temperatura é elevada à LCST. Em alguns casos, a temperatura aumentada acima da LCST prejudica a administração da droga devido à formação de uma camada cutânea densa. A superfície polimérica pode encolher antes do conjunto do material e causar um efeito de impulso inicial seguido por alentecimento na liberação da droga.[81] Isso pode ser vantajoso para a sustentação da ação da droga, já que o hidrogel tem propriedades adesivas e pode ser retido no sítio de absorção por longos períodos de tempo. Além disso, o alentecimento da liberação da droga, devido à camada cutânea densa, fornece uma propriedade de liberação sustentada. Por outro lado, um aumento na temperatura acima da LCST pode levar a distribuição aumentada. Nesse caso, a droga é comprimida para fora do gel com encolhimento, e a taxa de liberação é acelerada. Esse sistema tem aplicação potencial no controle de reações inflamatórias ou hiperpiréticas. Essas situações estão geralmente associadas a aumento da temperatura corporal. Quando a temperatura está acima da LCST, a distribuição aumentada do antiinflamatório a partir do gel pode manter a temperatura corporal em um valor normal.

Os polímeros combinados sensíveis ao pH e à temperatura podem ser sintetizados enxertando-se cadeias laterais sensíveis à temperatura em uma infra-estrutura sensível ao pH.[82] Esse polímero mostra alterações marcantes da hidrossolubilidade em resposta a mudanças na temperatura e/ou pH. A aplicação potencial desse polímero na administração de drogas ainda se encontra sob investigação.[83]

Micelas de Co-polímeros em Bloco

As micropartículas têm sido investigadas como carreadores para direcionamento de drogas. Entretanto, suas meias-vidas curtas causadas pelo reconhecimento e depuração rápida pelo sistema retículo-endotelial (SRE) resultam em sucesso limitado. Recentemente, as nanopartículas têm recebido atenção considerável como carreadores potenciais, devido à sua evasão do SRE. As micelas de co-polímeros em bloco[84] são um dos carreadores mais recentes dos que se encontram sob investigação atualmente.

Os co-polímeros são polímeros compostos de várias unidades monoméricas diferentes. Há quatro tipos de co-polímeros, com base na colocação do monômero: co-polímeros aleatórios,

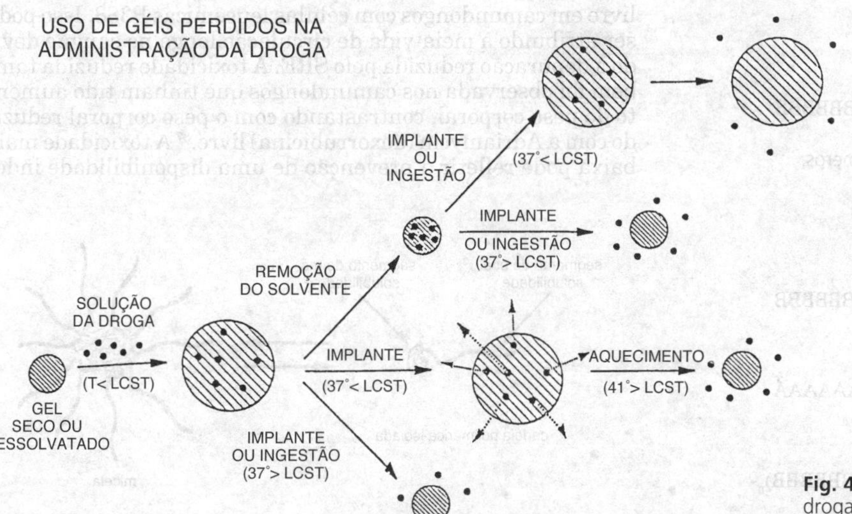

Fig. 47.18. Processos que podem resultar na liberação das drogas a partir de hidrogéis LCST. (Reproduzido com permissão.[80])

co-polímeros alternantes, co-polímeros por enxerto e co-polímeros em bloco (Fig. 47.19A). Os co-polímeros em bloco são definidos como polímeros compostos de estruturas conectadas terminalmente. Os co-polímeros em bloco são subdivididos em três tipos, tipo AB, tipo ABA e multissegmentos $(AB)_n$ que são mostrados na Fig. 47.19B.[84]

Os co-polímeros do tipo AB são os candidatos mais apropriados para a formação de carreadores de drogas de micela polimérica em termos de tamanho, número de agregação e estabilidade da micela. Geralmente, os co-polímeros em bloco do tipo AB são compostos de componentes tanto hidrofílicos quanto hidrofóbicos, e isso permite que os polímeros se auto-organizem como micelas em um meio aquoso, com cernes hidrofóbicos e cápsulas externas muito hidratadas. As drogas lipofílicas podem ser incorporadas ao cerne hidrofóbico por interação covalente ou não-covalente. A estrutura das micelas poliméricas é mostrada na Fig. 47.20.[84] A micela polimérica tem um diâmetro de cerca de 20 a 50 nm. Esse tamanho é muito importante para que ela escape da depuração do SRE, porque se acredita que o reconhecimento e a eliminação pelo SRE são menores para partículas < 100 nm. Além disso, há menos excreção renal da micela polimérica do que de cadeias de polímeros isolados, porque o seu diâmetro maior excede o tamanho crítico para excreção renal.[85]

Há outras vantagens associadas às micelas poliméricas.[86] Diferentemente dos polímeros aleatórios, as funções podem ser projetadas distintamente para cada segmento monomérico que forma um domínio nas micelas de co-polímeros em bloco. As características de cada segmento monomérico podem ser modificadas sem afetar os outros, devido à separação e à ausência de outras unidades monoméricas. Além disso, não há acúmulo de carreadores no corpo a longo prazo. As micelas poliméricas estão em equilíbrio com as cadeias poliméricas isoladas (Fig. 47.21[84]). Enquanto as micelas poliméricas são retidas no corpo por um longo período de tempo, as cadeias poliméricas isoladas podem ser eliminadas por excreção renal. Além disso, pela incorporação em seus cernes hidrofóbicos, as drogas lipofílicas podem ser solubilizadas facilmente, e a sua degradação pode ser suprimida devido ao contato mínimo com água e enzimas. Além disso, a taxa de liberação de uma droga é controlada principalmente pela estabilidade da micela, pelo grau de hidrofobia do cerne da micela e pelos grupos espaçadores usados na ligação das drogas às infra-estruturas poliméricas. Em outras palavras, pode ser projetado um sistema de distribuição que não dependa da droga, com a sua taxa ou padrão de liberação ditados pelo carreador. Além disso, as micelas poliméricas podem ser esterilizadas por filtração simples, sem necessidade de técnica asséptica.

As características mais importantes das micelas poliméricas são as suas capacidades de acentuar a eficácia e reduzir a toxicidade. A administração de micelas de co-polímero em bloco de poli(óxido de etileno)-poli(ácido aspártico) conjugado à doxorrubicina (Adriamycin)(PEO/PASP(ADR)) aumentou o tempo médio de vida sobre aquele dos controles em 10 vezes e forneceu melhor sobrevida do que a Adriamycin (doxorrubicina) livre em camundongos com células leucêmicas P388. Isso pode ser atribuído à meia-vida de circulação longa no sangue devido à depuração reduzida pelo SRE. A toxicidade reduzida também foi observada nos camundongos que tinham tido aumento do peso corporal, contrastando com o peso corporal reduzido com a Adriamycin (doxorrubicina) livre.[87] A toxicidade mais baixa pode refletir a prevenção de uma disponibilidade inde-

(a) Co-polímero Aleatório

AABBABABAAABAABBABBABA

(b) Co-polímero Alternante

ABABABABABABABABABABAB

(c) Co-polímero de Enxerto

```
AAAAAAAAAAAAAAAAAAAAA
 B      B      B
 B      B      B
 B      B      B
        B      B
               B
```

(d) Co-polímero em Bloco

AAAAAAAAAAAAABBBBBBBBBB

Fig. 47.19A Classificação dos co-polímeros.

(a) AB

AAAAAAAAAAAAAABBBBBBBBBB

(b) ABA

AAAAAAAABBBBBBBBBAAAAAAA

(c) (AB)

$-(AAAAAAAAAABBBBBBBBBBBB)_n-$

Fig. 47.19B Classificação dos polímeros em bloco.

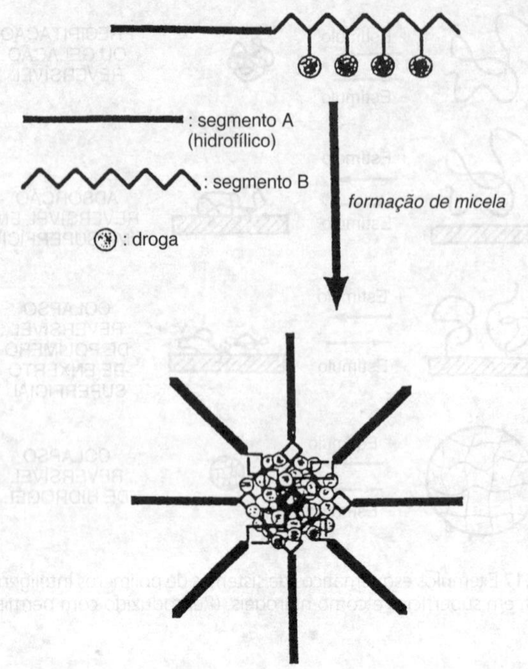

Fig. 47.20 Projeto de droga polimérica formadora de micela. (Reproduzido com permissão.[84])

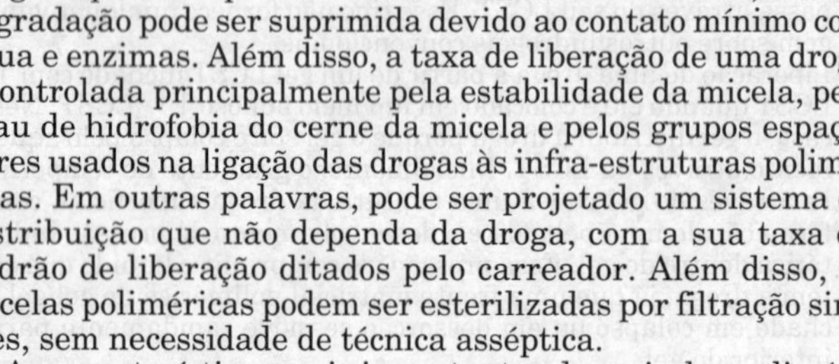

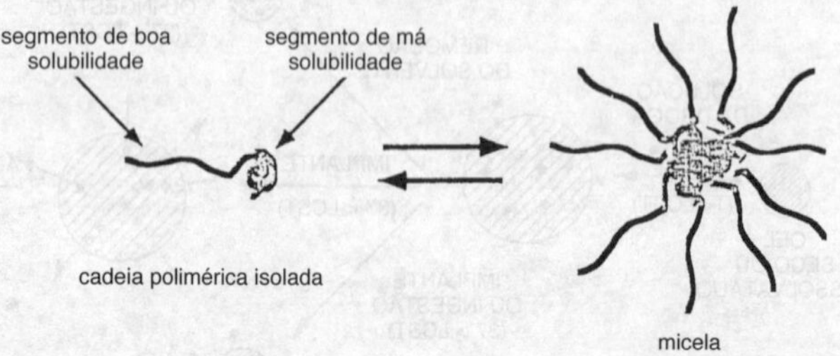

Fig. 47.21 Equilíbrio entre monômero e micela. (Reproduzido com permissão.[84])

sejada pela formação de micelas que são estáveis mesmo no compartimento sangüíneo e pela ausência de acúmulo a longo prazo de cadeias poliméricas isoladas.

Em resumo, micelas de co-polímeros em bloco anticâncer podem aumentar a eficácia e reduzir a toxicidade através da manutenção de uma estrutura micelar estável no compartimento sangüíneo. A droga é liberada em uma taxa predeterminada ditada pelas micelas (p. ex., estabilidade micelar) em vez da droga em si.

Sistemas de Administração Auto-regulados[88]

O sistema ideal é aquele que consegue distribuir a droga em uma taxa de acordo com as necessidades do corpo. Em outras palavras, um biossensor é usado para ditar a taxa de liberação. Até agora, a maior parte dos estudos sobre sistemas de administração auto-regulados ou controlados por realimentação tem-se concentrado na liberação de insulina em resposta a alterações na concentração de glicose, porque o regime terapêutico atual, de injeções periódicas, não pode simular adequadamente o padrão de liberação de insulina *in vivo*. Isso pode levar ao insucesso na manutenção da euglicemia ou a uma hipoglicemia fatal. Além disso, injeções freqüentes podem resultar em problemas de aceitação.

Os sistemas de administração auto-regulados podem ser divididos em dois tipos: dispositivos modulados e dispositivos desencadeados. Os dispositivos modulados liberam a droga continuamente em um ritmo controlado pela concentração de um estímulo externo. Os dispositivos desencadeados não têm uma liberação basal da droga. A droga só é liberada quando o sistema é ativado por um estímulo.

Dispositivos Modulados

DISPOSITIVO CONTROLADO PELA INSULINA GLICOSILADA PELA LECTINA — Esse sistema é baseado na ligação por competição entre insulina glicosilada e glicose a um substrato de ligação de sacarídios, a concanavalina A (Con-A). Inicialmente, a insulina glicosilada forma um complexo com a Con-A. Ela pode ser deslocada do complexo em proporção direta aos níveis de glicose. Isso pode formar um sistema de administração para a insulina. Entretanto, devido à toxicidade da Con-A, ela tem que ser circundada por uma membrana que permite apenas a difusão livre de insulina e glicose, não de Con-A. Além disso, devido à resposta *desligado* atrasada que pode levar à hipoglicemia, microesferas[89] são introduzidas, e isso pode acelerar o processo de resposta, porque a sua grande área de superfície permite a difusão rápida de insulina e de glicose. A Fig. 47.22[89] mostra a representação esquemática desse sistema.

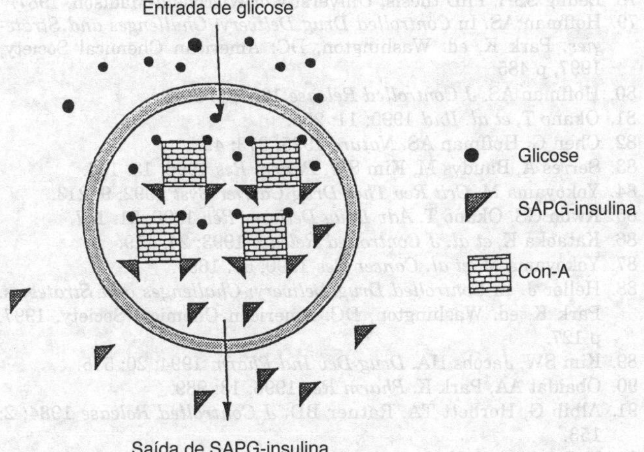

Fig. 47.22 Dispositivo controlado pela insulina glicosilada pela lectina. (Reproduzido com permissão.[89])

POLÍMEROS SENSÍVEIS À GLICOSE — Alguns hidrogéis, tais como os co-polímeros da acrilamida e da alilglicose, podem sofrer uma transição de fase em resposta à concentração de glicose.[90] Em pH fisiológico, a Con-A existe como um tetrâmero com quatro sítios de ligação para a glicose. As cadeias poliméricas contendo glicose são interligadas fisicamente pela Con-A para formar um gel. A glicose livre pode competir com a glicose ligada a polímeros pelos sítios de ligação na Con-A. Essa ligação por competição pode resultar no afrouxamento da estrutura em rede e na transformação de gel em sol. Essa transição pode controlar a taxa de liberação da insulina de acordo com a concentração de glicose livre, e pode ser um sistema de administração em potencial para a insulina.

POLÍMEROS DE MEMBRANA SENSÍVEIS AO pH E BIOCORROSÍVEIS — Membranas poliméricas sensíveis ao pH, tais como o hidroxietil metacrilato, o dimetilaminoetil metacrilato, etc.,[91] envolvem a distribuição controlada de insulina a partir de um reservatório que contém uma solução saturada de insulina. A membrana consiste em um polímero de hidrogel com um grupo amina pendente fixado com glicose oxidase. Na presença de glicose, pode ocorrer a seguinte reação:

$$\text{Glicose} + H_2O + O_2 \rightarrow \text{Gliconato} + H_2O + H^+ \qquad (53)$$

Os íons hidrogênio diminuem o pH e levam à protonação dos grupos amina. Os grupos amina com carga catiônica se repelem, o que resulta em inchação aumentada. A permeabilidade da membrana à insulina é controlada pelo nível de insulina.

Um polímero biocorrosível sensível ao pH, tal como o poli(ortoéster),[92] está baseado no mesmo princípio do polímero sensível ao pH. A insulina é retida na matriz polimérica em vez de ser circundada por uma membrana. A protonação do grupo amina, desencadeada pela reação glicose/glicose oxidase, resulta em um aumento da erosão, com a liberação concomitante de insulina.

DISPOSITIVOS CONTROLADOS POR SOLUBILIDADE — A solubilidade da trilisil insulina é uma função do pH.[93] Há uma grande alteração na sua solubilidade entre os pH 5 e 7. A reação glicose/glicose oxidase pode alterar o pH do ambiente local, o que leva a um aumento da solubilidade e da taxa de dissolução. Isso forma uma base para a administração auto-regulada de insulina.

Dispositivos Desencadeados

INTERAÇÕES HAPTENO-ANTICORPO — Esse sistema envolve o deslocamento de anticorpos por haptenos (biossensores).[94] A droga é envolvida em uma membrana que comporta haptenos com anticorpos que podem interagir com eles (Fig. 47.23[94]). Os anticorpos impedem o acesso de esterases ao

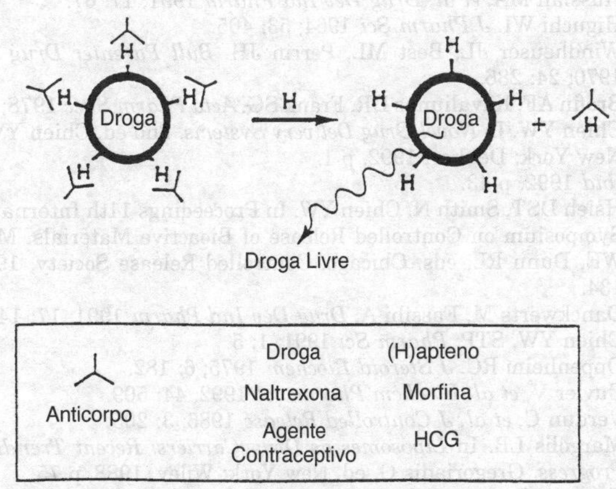

Fig. 47.23 Dispositivo hapteno-anticorpo. (Reproduzido com permissão.[94])

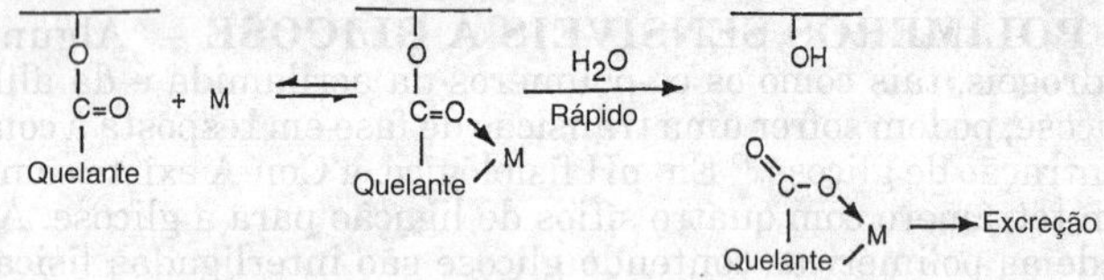

Fig. 47.24 Dispositivo de hidrólise aumentado por quelação. (Reproduzido com permissão.[94])

polímero e impedem a erosão do polímero induzida por enzimas e a liberação concomitante da droga. A liberação da droga é então ativada pelo deslocamento de haptenos externos causado pela erosão do polímero.

HIDRÓLISE AUMENTADA POR QUELAÇÃO — Os íons metálicos podem acelerar a hidrólise de ésteres carboxílicos, de ésteres fosfato e de amidas. Essa acentuação resulta da formação de complexos entre o metal e o grupo éster carbonil (Fig. 47.24[95]). A taxa de liberação do agente quelante depende da concentração do metal-alvo. Logo, esse sistema pode ser útil na administração de agentes quelantes.

REFERÊNCIAS

1. Robinson JR. In *Controlled Drug Delivery: Challenges and Strategies*. Park K, ed. Washington, DC: American Chemical Society, 1997, p 1.
2. Li VHK, Robinson JR, Lee VHL. In *Controlled Drug Delivery*, 2nd ed. Robinson JR, Lee VHL, eds. New York: Dekker, 1987, p 3.
3. Robinson JR, Eriksen SP. *J Pharm Sci* 55: 1254.1966;
4. Welling PG, Dobrinska MR. In *Controlled Drug Delivery*, 2nd ed. Robinson JR, Lee VHL, eds. New York: Dekker, p 253.1987,
5. Mayer PR. In *Controlled Drug Delivery: Challenges and Strategies*. Park K, ed. Washington, DC: American Chemical Society, p 589.1997,
6. Rowland M, Tozer TN. *Clinical Pharmacokinetics: Concepts and Applications*, 3rd ed. Baltimore: Williams & Wilkins (Lea & Febiger), p 360. 1995,
7. Burnette RR. In *Controlled Drug Delivery*, 2nd ed, Robinson JR, Lee VHL, eds. New York: Dekker, p 95. 1987,
8. Gibaldi M, Perrier D. *Pharmacokinetics*, 2nd ed, New York: Dekker, 1982, p 189.
9. Riegelman S, Loo JCK, Rowland M. *J Pharm Sci* 1968; 57: 128.
10. Wagner JG. *Am J Pharm* 1969; 141: 5.
11. Park K, *et al*. In *Medical Applications of Controlled Release Technology*. Langer R, Wise D, eds. Boca Raton, FL: CRC Press, 1985, p 171.
12. Higuchi T. *J Pharm Sci* 1961; 50: 874.
13. *Ibid* 1963; 52: 1145.
14. Chandrasekaran SK, *et al*. In *Sustained and Controlled Release Drug Delivery Systems*. Robinson JR, ed. New York: Dekker, 1978, p 557.
15. Hui HW, *et al*. In *Controlled Drug Delivery*, 2nd ed. Robinson JR, Lee VHL, eds. New York: Dekker, 1987, p 373.
16. Khan NZI. *Drug Dev Ind Pharm* 1995; 21: 1037.
17. Buckwalter R, Dickinson J. *JAPhA* 1958; 47: 661.
18. Hussian MA, *et al*. *Drug Dev Ind Pharm* 1991; 17: 67.
19. Higuchi WI. *J Pharm Sci* 1964; 53: 405.
20. Windheuser JL, Best ML, Perrin JH. *Bull Parenter Drug Assoc* 1970; 24: 286.
21. Brofin AF, Kavaliunas DR, Frank SG. *Acta Pharm Suec* 1978; 15: 1.
22. Chien YW. In *Novel Drug Delivery Systems*, 2nd ed. Chien YW, ed. New York: Dekker, 1992, p 1.
23. *Ibid* 1992, p 43.
24. Hsieh DST, Smith N, Chien YW. In Proceedings 11th International Symposium on Controlled Release of Bioactive Materials. Meyers WE, Dunn RL, eds. Chicago: Controlled Release Society, 1984, p 134.
25. Danckwerts M, Fassihi A. *Drug Dev Ind Pharm* 1991; 17: 1465.
26. Chien YW. STP: *Pharm Sci* 1991; 1: 5.
27. Oppenheim RC. *J Steroid Biochem* 1975; 6: 182.
28. Cuvier V, *et al*. *Biochem Pharmacol* 1992; 44: 509.
29. Verdun C, *et al*. *J Controlled Release* 1986; 3: 205.
30. Margolis LB. In *Liposomes as Drug Carriers: Recent Trends and Progress*. Gregoriadis G, ed. New York: Wiley, 1988, p 75.
31. Gregoriadis G, *et al*. In *Targeting of Drugs*. Gregoriadis C, Senior J, Trout A, eds. New York: Plenum, 1982, p 155.
32. Cooper RA. In *Hematology*, 2nd ed. William WJ, *et al*, eds. New York: McGraw-Hill, 1977, p 216.
33. Ihler G. In *Drug Carriers in Biology and Medicine*. Gregoriadis C, ed. London: Academic, 1979, p 129.
34. Arnon R. In *Tumor-Associated Antigens and Their Specific Immune Response*. Spreafics F, Arnon R, eds. New York: Academic, 1979, p 287.
35. O'Neill GJ. In *Drug Carriers in Biology and Medicine*. Gregoriadis G, ed. London: Academic, 1979, p 23.
36. Ledley FD. *Hum Gene Ther* 1995; 6: 1129.
37. Ledley FD. *Pharm Res* 1996; 13: 1595.
38. Tomlinson E, Rolland AP. *J Controlled Release* 1996; 39: 357.
39. Mahato RI, Takakura Y, Hashida M. *J Drug Target* 1997; 4: 6, 337.
40. Li S, *et al*. *J Controlled Release* 1996; 39: 373.
41. Mahato RI, Rolland A, Tomlinson E. *Pharm Res* 1997; 14: 853.
42. Zabner J. *Adv Drug Delivery Rev* 1997; 27: 17.
43. Liu F, *et al*. *Pharm Res* 1996; 13: 1856.
44. Yoshimura K, *et al*. *Nucl Acids Res* 1992; 20: 3233.
45. Nabel GJ, *et al*. *Proc Natl Acad Sci USA* 1993; 90: 11307.
46. Mumper RJ, *et al*. *Pharm Res* 1996; 13: 701.
47. Wagner E, *et al*. *Proc Natl Acad Sci USA* 1992; 89: 6099,
48. Yang X, Robinson JR. Bioadhesion in mucosal drug delivery. In *Biorelated Functional Polymers and Gels: Controlled Release and Applications in Biomedical Engineering*. New York: Academic, in press.
49. Lee VHL. *Crit Rev Ther Drug Carrier Syst* 1988; 5: 69.
50. Lee VHL, Yamamoto A. *Adv Drug Delivery Rev* 1990; 4: 171.
51. Lee VHL, Traver RD, Taub ME. In *Peptide and Protein Drug Delivery*. Lee VHL, ed. New York: Dekker, 1991, p 303.
52. Wearley LL. *Crit Rev Ther Drug Carrier Syst* 1991; 8: 331.
53. Lee VHL, Yamamoto A, Kompella UB. *Ibid* 1991; 8: 91.
54. Lee VHL. *J Controlled Release* 1990; 13: 213.
55. Yang X, Robinson JR. Absorption enhancers. In *Encyclopedia of Pharmaceutical Technology*. Swarbrick J, Boylan JC. New York: Dekker, 1999.
56. Mlynek GM. PhD thesis, University of Wisconsin-Madison, 1995.
57. Gullikson GW, *et al*. *Gastroenterology* 1977; 73: 501.
58. Aungst BJ. *Pharm Res* 1989; 6: 244.
59. Geppeti P, *et al*. *Br Pharmacol* 1988; 93: 509.
60. Junginger HE. *Acta Pharm Technol* 1990; 36: 110.
61. Yamahara H, *et al*. *Pharm Res* 1994; 11: 1617.
62. Ungell A, Andereasson *J Controlled Release* 1990; 13: 313.
63. Harris D, Robinson JR. *Biomaterials* 1990; 11: 652.
64. Kriwet B, Kissel T. *Int J Pharm* 1996; 127: 135.
65. Luβen HL, *et al*. *Ibid* 1996; 39.
66. Eichman JM. PhD thesis, University of Wisconsin-Madison, 1997.
67. Singh P, Maibach HI. *Crit Rev Ther Drug Carrier Syst* 1994; 11: 161.
68. Chien YW, *et al*. *J Controlled Release* 1990; 13: 263.
69. Green PG. *Ibid* 1996; 41: 33.
70. Chien YW, *et al*. *Ann NY Acad Sci* 1987; 507: 32.
71. Damge C, *et al*. *J Controlled Release* 1990; 13: 233.
72. Couvreur P, Puisieux F. *Adv Drug Delivery Rev* 1993; 10: 141.
73. Saslawski O, *et al*. *Life Sci* 1988; 42: 1521.
74. Tabata Y, Gutta S, Langer R. *Pharm Res* 1993; 10: 487.
75. Morishita M, *et al*. *Int J Pharm* 1992; 78: 1.
76. Damge C, *et al*. *Diabetes* 1988; 37: 246.
77. Pecosky DA, Robinson JR. In *Polymers for Controlled Drug Delivery*. Tarcha PJ, ed. Boca Raton, FL: CRC Press, 1991, p 99.
78. Leung SSH. PhD thesis, University of Wisconsin-Madison, 1987.
79. Hoffman AS. In *Controlled Drug Delivery: Challenges and Strategies*. Park K, ed. Washington, DC: American Chemical Society, 1997, p 485.
80. Hoffman AS. *J Controlled Release* 1987; 6: 297.
81. Okano T, *et al*. *Ibid* 1990; 11: 255.
82. Chen G, Hoffman AS. *Nature* 1995; 373: 49.
83. Serres A, Baudys M, Kim SW. *Pharm Res* 1996; 13: 196.
84. Yokoyama M. *Crit Rev Ther Drug Carrier Syst* 1992; 9: 213.
85. Kwon GS, Okano T. *Adv Drug Delivery Rev* 1996; 21: 107.
86. Kataoka K, *et al*. *J Controlled Release* 1993; 24: 119.
87. Yokoyama M, *et al*. *Cancer Res* 1990; 50: 1693.
88. Heller J. In *Controlled Drug Delivery: Challenges and Strategies*. Park K, ed. Washington, DC: American Chemical Society, 1997, p 127.
89. Kim SW, Jacobs HA. *Drug Dev Ind Pharm* 1994; 20: 575.
90. Obaidat AA, Park K. *Pharm Res* 1996; 13: 989.
91. Albib G, Horbett TA, Ratner BD. *J Controlled Release* 1984; 2: 153.
92. Heller J, *et al*. *Ibid* 1990; 13: 295.
93. Fishel-Ghodsian F, *et al*. *Proc Natl Acad Sci USA* 1988; 85: 2403.
94. Pitt CG, *et al*. *J Controlled Release* 1985; 2: 363.

CAPÍTULO **48**

A Introdução de Novas Drogas

Russell Katz, MD
Deputy Director
Division of Neuropharmacological Drug Products
Center for Drug Evaluation and Research
Food and Drug Administration
Rockville, MD 20857

Ao se discutir a introdução de novas drogas nos Estados Unidos, é útil considerar separadamente as duas interpretações dessa frase. A primeira fase da introdução de novas drogas para seres humanos pode ser considerada aquela em que seres humanos ficam expostos às drogas ainda não aprovadas para o comércio. Essa fase começa com a introdução de uma nova droga para seres humanos pela primeira vez e continua até serem reunidas informações suficientes para a droga poder entrar na segunda fase natural, que ocorre quando a droga é aprovada para ser comercializada. Na primeira fase, a exposição humana é relativamente limitada (entre aproximadamente várias centenas a vários milhares de pacientes, dependendo da droga, da condição sob tratamento, etc.), enquanto na segunda fase a exposição pode ser de milhões num determinado tempo para uma determinada droga. O Federal Food, Drug, and Cosmetic Act (FD&C Act) de 1938, conforme emenda, propicia a base estatutária para a regulamentação das duas fases da introdução de uma nova droga nos Estados Unidos pela Food and Drug Administration (FDA). Vale a pena considerar cada uma dessas fases separadamente porque as questões científicas envolvidas são consideravelmente diferentes.

Desde 1962, quando o Congresso norte-americano aprovou as emendas Kefauver-Harris ao FD&C Act de 1938, aqueles que desejam administrar um produto medicamentoso ainda não-aprovado para seres humanos devem solicitar a permissão da FDA. Essa solicitação toma a forma de uma Solicitação para uma Nova Droga em Pesquisa (IND). Embora os regulamentos que regem as pesquisas de novas drogas sejam escritos basicamente para controlar as pesquisas feitas pela indústria farmacêutica (ou seja, entidades cujo objetivo é apresentar novos tratamentos para o mercado), a lei se aplica igualmente a indivíduos que queiram usar drogas ainda não-aprovadas em pessoas, sem, contudo, terem a intenção de desenvolver esses tratamentos para fins comerciais.

Embora as emendas Kefauver-Harris para o estatuto exijam que a FDA controle a pesquisa com as novas drogas não-aprovadas (além de vários outros aspectos cruciais da regulamentação de drogas domésticas discutidas mais adiante), os regulamentos promulgados para reger essa parte da lei aparecem no Título 21 do *Code of Federal Regulations*, Parte 312 (21 CFR 312). É onde podem ser encontrados os critérios detalhados que os patrocinadores de INDs devem atender durante as várias fases do desenvolvimento da droga. Embora os regulamentos sejam necessariamente abrangentes (de forma que os vários segmentos clínicos possam ser devidamente incluídos com a flexibilidade necessária), eles realmente estabelecem os padrões legais que devem ser cumpridos para que haja permissão de pesquisa com novas drogas. Dependendo da natureza da exposição humana, podem variar os requisitos necessários para que os pesquisadores consigam a permissão da pesquisa.

Numa discussão sobre a introdução de novas drogas, é útil examinar detalhadamente os vários estágios do desenvolvimento da droga seguidos normalmente pelos patrocinadores farmacêuticos durante pesquisa de uma IND e as exigências impostas para esses vários estágios; também vale a pena mencionar como as regras são alteradas, no caso de serem alteradas, para aqueles indivíduos que queiram realizar pequenos estudos com drogas em fase de pesquisa, mas não têm interesse em desenvolver drogas para serem comercializadas. Além disso, é útil esclarecer o processo que a FDA emprega ao examinar a Solicitação de uma IND (Solicitação de Nova Droga em Pesquisa). Mais adiante neste capítulo, descrevemos os requisitos necessários para a aprovação, e o processo envolvido na análise, de um Pedido de Validação de uma Nova Droga (NDA).

Como já observado anteriormente, os regulamentos que regem todas as fases no processo de investigação de uma droga antes de ela ser aprovada aparecem no 21 CFR 312. Tecnicamente, uma nova droga não pode entrar no comércio interestadual sem ter o seu NDA aprovado. Entretanto, os regulamentos para uma IND isentam explicitamente as novas drogas em fase de investigação dessa exigência quando uma IND está em vigor para a droga; essa condição fornece a justificativa legal para a expedição de drogas em fase de investigação para pesquisa. Outra antiga e importante condição dos regulamentos para a IND deve ser observada. No 21 CFR 312.2(a), os regulamentos afirmam que são aplicáveis para "todas as investigações clínicas de produtos" sujeitos ao FD&C Act. O uso do termo *investigações clínicas* é importante porque sua interpretação não fica imediatamente óbvia, já que não está definida explicitamente em qualquer outra parte dos regulamentos. Uma leitura do termo permite a inferência de que apenas experimentos cientificamente válidos estão qualificados como investigações. Essa leitura excluiria essencialmente a concessão de IND para tratamento de um paciente (ou pacientes) com uma droga não-aprovada, limitando assim o uso de tais produtos apenas àqueles segmentos que propiciassem dados científicos úteis. Essa leitura consideraria ilegal a concessão das chamadas *IND compassivas.* Como poderemos ver mais adiante, em certas circunstâncias relativamente restritas, uma IND pode ser aprovada com o objetivo de tratar pacientes com uma droga ainda não-aprovada pela FDA.

Outra regulamentação crucial designa as circunstâncias em que uma IND *não é* exigida. Pelo fato de vários departamentos da FDA terem empregado diferentes regras para a regulamentação de pesquisa com drogas aprovadas para indicações para as quais não haviam sido aprovadas, a FDA emitiu regulamentações em 1987 para padronizar o método de regulamentação para essa categoria de pesquisa. Especificamente, se um patrocinador propõe um estudo com uma droga que opera no mercado totalmente dentro da lei para uma indicação para a qual não é aprovada, esse estudo fica isento da exigência de uma IND se

O estudo não tiver intenção de ser submetido à apreciação da FDA para aprovação de mudança no rótulo (incluindo uma nova indicação).

O estudo não tiver a intenção de aprovação de uma alteração importante na propaganda da droga (p. ex., um estudo comparando duas drogas com a intenção de demonstrar uma incidência diminuída de reações adversas para um dos tratamentos, cujos resultados serão descritos em anúncios, exigiria uma IND).

O estudo não envolver uma via de administração, dose ou população de pacientes que aumente de forma significativa o risco da droga.

Estudos que usam placebo não precisam de uma IND se forem de outra maneira isentos de acordo com os critérios recém-descritos. Esses estudos, mesmo assim, devem ser realizados com a aprovação e consentimento informado do Institutional Review Board (IRB), mas, se esses critérios se aplicarem, a FDA não aceitará a IND. É comum a pesquisa realizada sob essas condições ser conduzida por pesquisadores individuais, e não por empresas farmacêuticas. Adotando esses regulamentos, a FDA diminuiu seus regulamentos de indivíduos e diminuiu uma considerável parte de sua própria carga de trabalho, mantendo simultaneamente seu papel básico de proteger a saúde pública. Por exemplo, essa mudança garante não apenas que o ensaio não deve aumentar o risco da droga como também que, quando os dados de um ensaio forem usados de uma maneira que possa afetar a saúde pública, ele deverá ser submetido à apreciação da FDA para análise e comentário. Embora a FDA ainda receba muitas solicitações de IND para esses estudos (e decide isentar muitas delas), um patrocinador não precisa submeter um requerimento para a determinação de isenção; os patrocinadores ficam totalmente livres para tomar essa decisão por conta própria.

FASE 1

A fase inicial da introdução de uma nova droga sob a IND é chamada de Fase 1 e representa não apenas a exposição inicial propriamente dita de seres humanos a uma nova droga como também a primeira e principal fase na qual ocorre a caracterização mais completa possível do comportamento da nova droga. É útil examinar o processo empregado pela FDA para analisar um pedido de aprovação inicial para IND.

O patrocinador que quiser introduzir uma nova droga em seres humanos pela primeira vez deve submeter uma IND à apreciação do Center for Drug Evaluation and Research, de onde é enviada para uma das Divisões de Análise Médica no Departamento de Avaliação de Drogas, I ou II. Cada divisão de análise é composta de médicos, farmacologistas e químicos, além de uma equipe administrativa, e, no geral, fornece especialistas para análise de produtos medicamentosos que abrangem todos os ramos da medicina. Embora normalmente não sejam membros de divisões de análise individuais, o Centro possui divisões compostas de estatísticos, biofarmacêuticos, procuradores e outras equipes de profissionais à disposição como consultores das divisões de análise, todos fazendo parte da análise de uma IND.

Embora indubitavelmente cada divisão empregue técnicas levemente diferentes na análise de uma determinada solicitação, o processo é em grande parte o mesmo de um grupo para outro. Por essa razão, é útil examinar o processo típico de análise feito por uma divisão. Neste capítulo, os processos específicos examinados refletem a experiência do autor na Divisão de Produtos Medicamentosos Neurofarmacológicos.

O que ocorre normalmente é a IND ser encaminhada para a divisão que possui o especialista clínico na área da indicação proposta. Em certos casos, entretanto (por exemplo, o patrocinador pode não ser específico sobre qual das várias indicações quer desenvolver objetivamente), ela pode ser encaminhada para a divisão que possui o principal especialista na farmacologia e/ou química da classe em particular dos compostos a serem estudados. Uma vez determinada qual a divisão apropriada para a solicitação, uma cópia de cada é distribuída para o analista médico (o médico), o farmacologista e o químico. Decidem, então, se há necessidade de serem feitas mais cópias para serem enviadas ao estatístico, ao farmacocineticista ou outro consultor.

De acordo com as regulamentações, a FDA tem 30 dias da data de recebimento da solicitação para analisar a papelada e determinar se o estudo com seres humanos proposto pode seguir adiante. Se não entrarem em contato com o patrocinador até o trigésimo dia, o estudo pode prosseguir. Entretanto, se a FDA entrar em contato com o patrocinador até o trigésimo dia e impuser uma COIBIÇÃO (isto é, negação da permissão para iniciar o estudo), o ensaio não pode prosseguir legalmente. A coibição pode ser imposta a qualquer momento no curso de um estudo por razões particulares (veja adiante). É importante compreender que certamente há espaço para o julgamento individual em determinar se um dado estudo pode ou não seguir adiante; os regulamentos (1) fornecem orientação quanto ao tipo de informação que um patrocinador deve submeter à apreciação em cada área de interesse e (2) são explícitos sobre as condições que a FDA deve determinar que estejam presentes antes que qualquer coibição seja imposta.

Essas condições que podem resultar na imposição de uma coibição clínica na Fase 1 estão enumeradas no 21 CFR 312.42(b)(1), e são as seguintes:

1. Os pacientes estão ou ficariam expostos a um risco de doença ou de dano irracional ou significativo.
2. Os pesquisadores clínicos não estão qualificados para realizar o estudo proposto.
3. A Brochura do Pesquisador é enganosa, incorreta ou materialmente incompleta. [A Brochura do Pesquisador é um documento que contém todas as informações relevantes sobre a droga consideradas necessárias para seu uso seguro, preparado por um patrocinador comercial e distribuído para os pesquisadores que realizam os ensaios clínicos; é considerada a rotulagem para uma droga não-aprovada.]
4. A solicitação não contém informações suficientes para se avaliar os riscos para os pacientes.

Embora qualquer um desses critérios possa ser usado para determinar se uma coibição é apropriada, as razões mais comuns para a imposição de uma coibição na Fase 1 são a falta de informações suficientes com as quais se possa fazer uma determinação da segurança, ou informações afirmativas que sugerem que o estudo proposto não é capaz de ser realizado com segurança. Os critérios 2 e 3 são aplicados apenas raramente.

O que normalmente ocorre é que, antes de um patrocinador submeter uma IND para uma nova droga, um considerável trabalho já foi feito para desenvolver uma base teórica do tratamento proposto. As razões fornecidas pelos patrocinadores indicando o valor que acreditam que um tratamento particular tem para uma indicação em particular são muitas.

Às vezes observa-se que um determinado composto teve, acidentalmente, um efeito desejado sobre um estado de doença em pacientes fazendo uso desse medicamento por razões não-relacionadas.

Freqüentemente, um novo composto compartilha similaridades estruturais com outros compostos sabidamente eficazes num estado de doença em particular ou é membro da mesma categoria farmacológica de outro grupo de compostos ativos.

Freqüentemente, observa-se (em sistemas de teste *in vivo* e/ou *ex vivo*) que o composto age sobre um determinado *locus* biológico que atua na patogenia da condição indicada (p. ex., agonista pós-sináptico da dopamina, inibidor da monoamina oxidase (IMAO), etc.).

Às vezes, os compostos são avaliados em sistemas de testes com animais considerados capazes de predizer a resposta humana (p. ex., anticonvulsivantes avaliados no programa Antiepileptic Drug Development do Epilepsy Branch of the National Institute of Neurologic Diseases and Stroke (NINDS), drogas potenciais contra a esclerose múltipla avaliadas para atividade no modelo pré-clínico Experimental Allergic Encephalomyelitis (EAE), etc.).

Do ponto de vista de regulamentação, entretanto, esses testes são considerados mais como sendo de interesse básico para patrocinadores, visto que a FDA normalmente não se baseia nos princípios teóricos de um tratamento proposto para decidir se permite ou não que um estudo prossiga. Certamente, as informações sobre a atividade farmacológica da droga são importantes, mas em grande parte apenas até o ponto em que essas informações ajudem a melhorar o projeto dos estudos humanos.

A FDA geralmente adota a posição de que, se um estudo pode ser realizado com segurança e se os ensaios em seres humanos foram projetados adequadamente, a base teórica é decididamente uma questão secundária (na verdade, os critérios declarados anteriormente para que haja imposição de uma coibição não incluem uma base teórica inadequada). Como há poucos modelos animais válidos de doença humana e a atividade em sistemas de teste *in vitro* amiúde não está muito bem relacionada com a reação humana, e como a etiologia e a patogênese de muitas doenças humanas são tão mal compreendidas, é irracional concluir que a atividade ou a falta de atividade em qualquer uma dessas triagens devam ser consideradas na decisão para permitir que um estudo prossiga.

O papel de cada examinador em particular nesse processo é crucial e digno de certa análise. Por exemplo, o farmacologista é encarregado da análise dos estudos sobre toxicologia animal exigidos, realizados para investigar a toxicidade em potencial da nova droga em humanos, e, sendo assim, os requisitos necessários vão variar de acordo com vários fatores. De forma geral, entretanto, existem certas normas. Os estudos sobre a toxicidade devem ter pelo menos a mesma duração dos ensaios com seres humanos propostos e devem ter um tempo mínimo de pelo menos 2 semanas (os quais manterão estudos com seres humanos de uma dose única durante 2 semanas de tratamento). Normalmente, os estudos são realizados em duas espécies, uma espécie de roedor e uma de não-roedor. Isso é feito para obter-se a melhor imagem possível da toxicidade em potencial da droga em seres humanos, já que não se sabe quais espécies (se houver alguma) serão as mais capazes de predizer os efeitos em seres humanos. Esses estudos devem ser realizados com a droga sendo administrada pela via proposta (p. ex., VO, IV, etc.) do estudo com seres humanos.

Às vezes, pode ser difícil administrar a droga em animais pela via que se pretende usar nos seres humanos; nesses casos, os estudos de toxicologia devem ser realizados por meio de uma via que garanta que a exposição apropriada à droga foi obtida. Por exemplo, pode ser difícil obter uma exposição sistêmica adequada de uma droga dada em animais em uma apresentação bucal. Nesse caso, pode ser que seja necessária a realização de estudos de toxicidade apropriados através das vias oral e IV, para avaliar a toxicidade daquela porção da droga que pode ser engolida bem como a toxicidade que pode ser decorrente da porção absorvida diretamente através da mucosa bucal (ou seja, por via parenteral). Considerações similares podem ser necessárias para confirmar quando se tenta analisar a toxicidade de outras apresentações menos comuns (p. ex., retal, intranasal ou transdérmica).

Embora não haja nenhuma exigência absoluta vigente para os patrocinadores realizarem uma análise da mutagenicidade (exame dos efeitos da droga e/ou dos metabólitos com potencial para produzir alterações do DNA e daí servir como indício de possível carcinogenicidade do composto), os patrocinadores normalmente realizam essa bateria padronizada no início do desenvolvimento. Na verdade, supõe-se de uma forma geral que essas exigências sejam adotadas num futuro muito próximo.

Pelo fato de os estudos com animais serem projetados para caracterizar o potencial tóxico da droga, eles devem ser realizados com doses suficientes para que isso possa acontecer. Esses estudos são normalmente realizados comparando-se grupos de controle com grupos que tomam doses baixas, médias e altas. O resultado ideal é que se determine uma dose (e mais definitivamente o nível plasmático) que não esteja associada com nenhuma toxicidade importante (um nível que não produza nenhum efeito), e também um nível associado com toxicidade franca. No final dos estudos, os animais são sujeitos a um exame histopatológico completo, e durante os ensaios são obtidos os valores das substâncias químicas clínicas apropriadas em períodos apropriados.

É essencial que a absorção, a distribuição, o metabolismo e a eliminação (ADME) da droga sejam estudados o mais cedo possível nos estudos com animais. No passado, na tentativa de limitar a toxicidade observada em seres humanos, os ensaios clínicos eram iniciados a partir de uma pequena fração (p. ex., 1/10) da dose que não tinha sido capaz de produzir efeitos em animais. Entretanto, a experiência demonstrou que estimativas da exposição relativa baseada numa comparação das doses (na base de mg/kg) entre os animais e os seres humanos podem ser enganosas. Isso ocorre porque grandes diferenças nas doses na verdade podem resultar em níveis plasmáticos muito similares nas duas espécies. Portanto, recomenda-se que os níveis plasmáticos da droga original e dos metabólitos sejam monitorados em estudos da toxicologia do animal. Essa informação é útil por uma série de razões.

A toxicidade observada em estudos com animais pode ocorrer no momento (T_{max}) em que ocorre a concentração plasmática máxima (C_{max}). Essas informações podem fornecer uma importante pista para a determinação do momento de monitorar esses mesmos níveis de toxicidade em seres humanos.

Além disso, certos metabólitos podem ser apontados como responsáveis por graves efeitos tóxicos em animais, mas podem não ocorrer em seres humanos (ou em outra espécie animal). Se for esse o caso, os receios de que ocorram efeitos tóxicos semelhantes podem diminuir. Entretanto, pode também ser o caso de que o metabolismo da droga nas espécies originais seja tão diferente do metabolismo em seres humanos que a espécie selecionada acaba se revelando um modelo impróprio para se testar a toxicidade. Nesses casos, deve-se procurar uma outra espécie mais adequada para testar a toxicidade. Está claro que esse fato normalmente é desconhecido no momento da apresentação inicial da IND, já que muitas vezes não existem dados humanos à disposição e portanto a escolha de uma outra espécie de animal para estudos pré-clínicos adicionais pode ter que esperar por testes adicionais em seres humanos.

Os dados cinéticos também são importantes para caracterizar a extensão da exposição, já que doses relativamente altas podem resultar em níveis plasmáticos relativamente baixos da espécie química relevante. Se os níveis plasmáticos não forem medidos, pode-se chegar à conclusão equivocada de que a droga é livre de toxicidade significativa, quando na verdade o animal pode não ter sido exposto a uma dose suficiente da droga. Os dados da exposição baseados nos níveis plasmáticos da droga de origem e dos metabólitos fornecem um método poderoso para planejar (pelo menos inicialmente) e monitorar as doses adequadas para o ensaio com seres humanos.

É importante avaliar a atividade de quaisquer metabólitos, embora a atividade da espécie química amiúde seja determinada num sistema de teste considerado capaz de predizer a eficácia humana, mas que não necessariamente tenha sido confirmado como tal. Por exemplo, uma molécula pode ter sua atividade de ligação testada para um receptor em particular porque o patrocinador acredita que essa ligação é indicativa de algum benefício para a eficácia da droga em seres humanos. Entretanto, mesmo que a molécula seja inativa no sistema de teste, pode ser ativa num hospedeiro de outros receptores ou em outros sistemas de teste não avaliados. A cautela deve ser uma constante, portanto, ao se concluir que um metabólito é *inativo*. Também é essencial que a substância medicamentosa usada nos estudos de avaliação da toxicidade em animais seja caracterizada quimicamente de forma adequada, em particular quanto à presença de agentes de contaminação, impurezas, subprodutos da reação, excipientes, etc.

Normalmente, os ensaios humanos podem ser realizados com uma substância medicamentosa dotada dos mesmos compostos, porém em menor quantidade do que a substância medicamentosa usada nos estudos de toxicidade com animais, sendo que a teoria é que os animais expostos a uma droga mais impura servirão como um modelo mais moderado da toxicidade em potencial do composto. Entretanto, se a droga a ser usada em seres humanos tiver mais ou diferentes impurezas em relação à droga testada em animais, testes pré-clínicos adicionais podem ser necessários com a provisão da droga proposta antes que haja permissão para os ensaios clínicos prosseguirem.

Embora a maioria dos ensaios clínicos iniciais propostos em uma IND comercial seja de estudos de dose única e portanto corroborada adequadamente por estudos de toxicidade com animais com duração de 2 semanas, a maioria dos requerimentos originais de IND contém os resultados de estudos pré-clínicos mais prolongados (p. ex., estudos com pelo menos 1 a 3 meses de duração). Isso é feito normalmente porque, em geral, os patrocinadores querem realizar ensaios humanos mais longos logo em seguida aos estudos iniciais, e a falta de dados animais provenientes de estudos longos o suficiente não permitiria que os estudos humanos mais longos começassem até que dados pré-clínicos apropriados fossem enviados. A apresentação desses estudos com animais *subagudos*, portanto, garante que os ensaios com seres humanos possam continuar relativamente sem problemas, sendo todo o restante dos procedimentos igual. Os estudos com animais também podem ser realizados para testar manobras específicas que poderiam ser úteis para tratar quaisquer efeitos fisiológicos desagradáveis do tratamento. Por exemplo, se surge um quadro de hipotensão como reação adversa em qualquer um dos estudos, é necessário que se desenvolvam modelos apropriados para identificar os tratamentos em potencial daquele efeito desagradável.

Os modelos com animais podem ser extremamente úteis para confirmar um teste de toxicidade que pode ou não ter ocorrido em seres humanos. Em exemplo recente, observou-se que várias espécies de animais desenvolveram edema intramielínico em várias regiões do cérebro. Desconhecia-se se essas lesões poderiam ocorrer em seres humanos, apesar de o fato da ocorrência em três ou quatro espécies de animais na dose proposta para seres humanos ser sugestivo da possibilidade. O patrocinador realizou múltiplos testes em seres humanos que receberam a droga, todos negativos, mas desconhecia-se se qualquer um deles era sensível à presença das lesões. O patrocinador apressou-se em desenvolver um teste com animais (nos quais o tempo decorrido do início da lesão era conhecido). Finalmente, desenvolveram uma metodologia para medir as respostas evocadas nas espécies de animais. As alterações anormais nessas respostas foram correlacionadas com o início da lesão, e a reversão das respostas e das alterações evocadas de volta ao normal foi correlacionada com a retirada da droga e a regressão da lesão.

O químico é responsável por analisar os dados apresentados pelo patrocinador que descrevem a identidade, qualidade, pureza e potência da nova droga em fase de investigação. Na Fase 1, a ênfase está na identificação e no controle das matérias-primas usadas na síntese da droga. A solicitação deve conter uma descrição da substância medicamentosa e do produto. Para a substância medicamentosa, isso inclui as características físicas, químicas e biológicas; o método geral de síntese ou de isolamento; e os limites das impurezas (e identificação dessas impurezas, quando for possível). A composição do produto medicamentoso e os dados da estabilidade que estabelecerão que o produto proposto para o ensaio com seres humanos ficará estável durante todo o período do ensaio e, principalmente, que a substância medicamentosa usada para os estudos pré-clínicos de toxicologia foi estável durante o tempo daqueles estudos também devem ser especificados.

É comum as informações necessárias estarem contidas em uma pasta separada da pasta da IND, chamada Drug Master File (DMF). Existem tipos diferentes de DMF (p. ex., as que contêm informações sobre o local de fabricação ou as que contêm informações sobre a substância medicamentosa). É freqüente a substância não ter sido fabricada pelo patrocinador da IND, e, nesse caso, o patrocinador deverá ter uma Letter of Authorization (LOA) do proprietário da DMF que permite que a FDA analise o material ali contido em nome do patrocinador. Essa carta não implica que o patrocinador tenha acesso ao material contido na DMF.

O analisador clínico fica encarregado de garantir que o protocolo proposto seja realizado com segurança. Nos últimos anos, a solicitação inicial de IND contém experiências anteriores com seres humanos adquiridas em outro país, e essa informação, se disponível, deve ser analisada. Entretanto, é comum essa informação estar mal documentada e/ou apresentada de tal forma que a quantidade de informação útil transmitida seja mínima ou ausente. Na ausência de experiência anterior com seres humanos bem-documentada, a decisão sobre a segurança do estudo humano proposto fica baseada em grande parte nos resultados dos testes pré-clínicos e auxiliares.

Os estudos propostos nessas solicitações iniciais são normalmente chamados de estudos da tolerância das doses únicas e doses crescentes, nos quais um grupo de voluntários saudáveis recebe uma dose única pequena (baseada nas doses toleradas em estudos com animais), amiúde um local onde os pacientes ficam internados e onde possa haver monitoração intensa dos fatores fisiológicos e bioquímicos. Alguns membros do grupo podem receber um placebo em vez da droga ativa. Quando os dados de segurança desse grupo inicial são analisados e se não forem observados quaisquer efeitos desagradáveis, um segundo grupo se expõe a uma dose mais alta, com a mesma monitoração intensa. Esses estudos iniciais normalmente acabam propondo um nível máximo para a dose, baseada novamente nos resultados dos estudos com animais.

Embora esses estudos sirvam basicamente para detectar qualquer sinal forte de toxicidade (eles invariavelmente são muito pequenos para detectar qualquer coisa além das reações mais comuns), também são obtidas importantes informações farmacocinéticas. Esses estudos fornecem as informações preliminares sobre o tempo decorrido do aparecimento da droga original no plasma e de seus metabólitos após a administração de uma dose única. Os parâmetros cinéticos como meia-vida de eliminação, índice de eliminação ou exposição total são calculados e contribuem para o projeto de futuros programas de doses.

Com base nos dados apresentados, a divisão de análise vai determinar se algum dos critérios relacionados no 21 CFR 312.42 se aplica. Se algum se aplicar, entram em contato com o patrocinador (primeiramente por telefone e depois através de uma carta detalhada), que é orientado a não seguir adiante, e, se possível, é informado sobre as deficiências específicas que devem ser corrigidas para que possa prosseguir com o estudo. Com freqüência as deficiências são tão extensas que só podem ser transmitidas por carta. Se nenhum dos critérios se aplica, é concedida a permissão para o estudo inicial seguir adiante, e, se não houver comunicação de restrições explícitas nos estudos futuros ao patrocinador pela FDA, o patrocinador pode iniciar estudos clínicos adicionais na época da apresentação do protocolo para esses estudos. Ou seja, embora os protocolos para estudos adicionais (e qualquer emenda a um ensaio vigente) devam ser apresentados à FDA, eles podem ser implementados na época da solicitação; o período de espera de 30 dias se aplica *apenas* à solicitação inicial. Entretanto, a FDA pode impor uma coibição a qualquer momento da Fase 1 (ou Fases 2 e 3); ou seja, a permissão pode ser negada para a iniciação de um novo estudo ou um estudo em curso pode ser suspenso, se for determinado que um dos critérios da regulamentação para que haja uma *coibição* se aplique a qualquer momento.

Normalmente, os estudos subseqüentes incluem as análises de grupos expostos a doses únicas mais altas e/ou a doses múltiplas. Dependendo da condição a ser tratada, os pacientes podem ser arrolados em vários desses estudos iniciais. Tradicionalmente, estudos iniciais se limitaram a voluntários do sexo masculino saudáveis ou pacientes do sexo masculino ou mulheres biologicamente incapazes de engravidar, de acordo com norma adotada pela FDA (publicada em 1977) que exclui mulheres com potencial de gestação de estudos com drogas em fase de investigação até que evidências preliminares provem sua eficácia. Entretanto, essa política provavelmente vai mudar, e, como as diferenças na cinética e no metabolismo da droga podem estar relacionadas ao sexo, essas mulheres, com salvaguardas adequadas e autorização consentida, serão arroladas nos estudos iniciais cinéticos e de tolerância. Com o tempo, os estudos são realizados em pacientes nos quais se obteve um estado equilibrado.

A Fase 1 é uma fase crítica, embora amiúde mal-empregada, do desenvolvimento, já que é nessa fase que se faz uma caracterização a mais completa possível das relações farmacocinéticas/farmacodinâmicas do produto medicamentoso. Isso é importante basicamente já que, na medida do possível, o patrocinador deve emergir da Fase 1 com uma compreensão clara do regime de dose mais adequado a ser empregado nos ensaios definitivos sobre eficácia que virão a seguir. Deve-se tentar identificar um regime de dosagem que não apenas otimize a eficácia como também minimize os efeitos indesejáveis. Teoricamente, pode ser possível desenvolver informações suficientes sobre as relações cinéticas/dinâmicas para planejar as recomendações de uma dose individual ideal.

Na Fase 1, o perfil cinético da droga original e de todos os metabólitos identificáveis deve ser analisado cuidadosamente. O comportamento metabólico dessas espécies deve ser determinado, incluindo os locais de metabolismo pré-sistêmico e eliminação (parede intestinal, primeira passagem do metabolismo hepático, etc., para produtos administrados por via oral); sítios do metabolismo da droga entrando na circulação sistêmica, incluindo sistemas enzimáticos envolvidos (p. ex., quais dos sistemas enzimáticos P-450 hepáticos estão envolvidos, etc., caso estejam); e a distribuição de espécies relevantes no compartimento biológico de interesse (p. ex., concentrações CFS e o período de tempo necessário dessas espécies para um tratamento proposto da doença de Alzheimer). Além disso, os efeitos da droga sobre o que são considerados importantes marcadores biológicos da doença sob estudo podem ser informações essenciais, se obtidas no início do desenvolvimento da droga. Por exemplo, pode-se tentar fazer a correlação do grau de inibição da MAO B das plaquetas num tratamento típico contra a doença de Parkinson com o nível plasmático da espécie ativa.

Informações adicionais sobre o comportamento do produto também são reunidas na Fase 1. O grau de ligação proteica da droga original e dos metabólitos e se qualquer das espécies químicas se acumula ou não com os vários esquemas posológicos devem ser avaliados. Além disso, os efeitos da alimentação sobre a absorção de uma forma farmacêutica oral (incluindo os efeitos de alimentos específicos, p. ex., a possível competição de aminoácidos neutros e L-dopa para o transporte ativo através da parede intestinal) devem ser avaliados. Ainda, as interações com outras drogas comumente usadas na população de pacientes de interesse devem ser analisadas, incluindo a avaliação das interações cinéticas e dinâmicas.

Por exemplo, o grau com que uma droga em fase de investigação inibe ou acelera o metabolismo e a eliminação de medicações habituais concomitantes, bem como o potencial para o deslocamento de drogas ligadas às proteínas pelo novo agente, devem ser todos explorados. Esses dados são necessários não apenas para uma total compreensão do comportamento da droga como também para a determinação de um regime de dosagem adequado, embora também possam ser úteis ao se tentar avaliar qualquer toxicidade que possa ser observada nos futuros ensaios clínicos.

Todo esforço deve ser feito na tentativa de identificar a dose máxima tolerada nos pacientes. Esse processo amiúde é feito de maneira inadequada, de forma que os ensaios clínicos podem ser realizados com uma dose incapaz de maximizar a resposta terapêutica. É comum grupos variados de pacientes/voluntários saudáveis serem expostos a uma dose mais alta do que a dose tolerada por um grupo anterior, na tentativa de identificar a dose máxima tolerada. Quando se alcança uma dose incapaz de ser tolerada pela maior parte dos indivíduos de um grupo, a dose máxima foi identificada. Um ensaio feito assim ignora o fato de que doses muito mais altas podem ser atingidas se os pacientes de um grupo puderem ser submetidos a doses gradualmente crescentes até atingirem uma dose máxima, em vez de receberem uma dose específica (alta) desde o princípio. Qualquer que seja o caso, todos os esforços devem ser feitos na tentativa de identificar a verdadeira dose máxima tolerada (que, logicamente, pode precisar ser reconsiderada, tendo como base os ensaios humanos subseqüentes).

Embora a maior parte do volume de informações analisadas deva ser reunida antes da realização de ensaios clínicos controlados de grande escala, nem todas as informações podem ser obtidas dessa maneira. A experiência adicional em um número relativamente grande de pacientes que sofrem com a doença sendo avaliada pode alterar as conclusões baseadas nos estudos feitos em voluntários normais ou mesmo no pequeno número de pacientes que podem ser avaliados na Fase 1 dos estudos. Por exemplo, as diferenças genéticas no metabolismo da droga podem ficar evidentes apenas quando uma quantidade relativamente grande de pacientes receber tratamento (p. ex., acetiladores rápidos *versus* lentos). Ademais, pode haver interações cinéticas/dinâmicas entre o estado de doença (e/ou tratamento concomitante) e a nova droga que podem surgir apenas em grupos maiores de pacientes. Por essas e outras razões, à medida que os dados se acumulam nas fases subseqüentes do desenvolvimento, pode ser necessária uma caracterização adicional da ADME da droga.

FASES 2 E 3

A Fase 2 é o estágio do desenvolvimento da droga em que são realizados os primeiros estudos destinados a demonstrar a eficácia da droga. Embora haja uma grande superposição entre todas as fases do desenvolvimento, e os limites entre as fases possam ser extremamente indistintos, a Fase 2 dos estudos envolve tipicamente várias centenas de pacientes.

Pelo fato de a duração dos ensaios controlados nessa fase variar, necessariamente, dependendo da condição sendo estudada, também vai variar a duração dos estudos pré-clínicos que devem ser realizados e analisados para confirmar esses estudos. Normalmente, os patrocinadores terão apresentado estudos em duas espécies com duração de pelo menos 6 meses, e amiúde, no final da Fase 2, terão sido realizados estudos pré-clínicos sobre a toxicidade com duração de 6 meses com roedores e de 12 meses com não-roedores (normalmente cachorros). São os dois estudos pré-clínicos exigidos de toxicidade crônica para confirmar um NDA para tratamento crônico; existem no entanto exigências pré-clínicas adicionais, a serem discutidas mais adiante. É útil que esses estudos sejam feitos nesse período porque é comum, no final de um ensaio controlado na Fase 2, os pacientes terem a opção de continuar o tratamento (seja o método cego ou com rótulo à mostra). Normalmente, esse tratamento continua indefinidamente, e esses ensaios pré-clínicos completos que avaliam a toxicidade crônica seriam necessários para dar suporte a uma exposição indefinida dos seres humanos. Normalmente, nessa fase, já foram realizados estudos conclusivos em animais sobre a reprodução/teratogenicidade. No passado, esses estudos tinham que ser concluídos antes do arrolamento de mulheres com potencial para gestação. Entretanto, houve uma declaração pública de que a posição da FDA sobre esse assunto está para ser mudada, e, embora os termos específicos dessa nova política ainda tenham que ser articulados, é provável que essas mulheres tenham permissão para tomar parte nos ensaios antes que os estudos em animais tenham sido realizados ou concluídos. Entretanto, é provável que esses estudos continuem a ser requisitados antes da aprovação. Esses estudos consistem em

Segmento I (Estudo do Desempenho Geral sobre a Reprodução e a Fertilidade), no qual animais machos e fêmeas recebem doses a intervalos variados antes do acasalamento, e os efeitos sobre a fertilidade são registrados.

Segmento II (Estudo sobre a Teratogenicidade), no qual animais fêmeas grávidas recebem doses durante dias específicos da gestação, e os fetos e as crias vivas são examinados para avaliar possíveis teratismos.

Segmento III (Estudo Peri- e Pós-natal), no qual as fêmeas grávidas recebem doses no final da gestação até o final do desmame, e os efeitos sobre os animais recém-nascidos são registrados.

Normalmente, esses estudos estão concluídos, ou quase concluídos, na Fase 2.

Além disso, na medida em que os ensaios com seres humanos arrolam um maior número de pacientes para períodos de tratamento mais prolongados, exige-se uma caracterização mais refinada e mais adequada da substância medicamentosa e do produto. Nesse ponto, é necessário que os limites sobre as impurezas fiquem ainda mais refinados e normalmente que se estabeleçam dados adicionais sobre a estabilidade. Ademais, na medida em que uma maior exposição clínica vai ocorrer nessa fase, pode ser necessário que o fabricante aumente a produção (já que a droga destinada aos estudos iniciais com seres humanos pode ser produzida por métodos de produção em escala piloto). O aumento da produção pode requerer novos métodos sintéticos e pode resultar em diferentes impurezas na substância medicamentosa e na modificação do preparo do produto medicamentoso. Todas as alterações devem ser documentadas e avaliadas. As alterações significativas no produto em comparação com o que já foi usado nos ensaios clínicos e pré-clínicos anteriores podem significar uma necessidade de estudos pré-clínicos ou clínicos adicionais.

Como já foi mencionado, é na Fase 2 que os ensaios clínicos definitivos (primeiros) designados para demonstrar a eficácia do tratamento são realizados. Comumente, os estudos no início da Fase 2 podem não conseguir fornecer evidências definitivas da eficácia, ou por não serem controlados ou porque incluem uma população pequena demais, mesmo que estejam planejados adequadamente. Esses estudos são realizados para a obtenção de informações preliminares sobre uma série de questões que podem ser cruciais ao projeto dos ensaios definitivos feitos posteriormente. Nesses ensaios iniciais, os patrocinadores começam a investigar em detalhes vários esquemas posológicos, a capacidade de tolerância da droga na população relevante de pacientes, avaliações adicionais farmacocinéticas (p. ex., maior experiência com as diferenças na capacidade metabólica das diferentes populações) e a sensibilidade de resultados específicos ao tratamento. Esse último elemento é de importância essencial para o projeto dos ensaios mais definitivos. É nesse ponto dos estudos pilotos iniciais controlados e não-controlados que o patrocinador define os fatores que aumentarão a probabilidade de que os ensaios definitivos sejam bem-sucedidos. Por exemplo, é fundamental que os ensaios definitivos arrolem populações que possuam o maior potencial para responder ao tratamento, empreguem esquemas posológicos que tenham a maior possibilidade de obter uma resposta positiva, sejam de duração suficiente para que os resultados tenham importância clínica e usem medidas dos resultados que sejam não apenas clinicamente significativas como também sejam responsivas ao tratamento.

Basicamente, os ensaios clínicos definitivos começam na Fase 2. Embora os regulamentos que aparecem no 21 CFR 312 (os regulamentos da IND) não especifiquem os tipos de ensaios controlados que podem ser realizados, um relato detalhado dos tipos de ensaios controlados normalmente aceitos pela FDA como sendo adequados e de ensaios bem-controlados capazes de demonstrar a eficácia de um tratamento é fornecido no 21 CFR 314.126.

Existem cinco modelos de projetos que podem ser considerados adequados e bem-controlados, e esses projetos são descritos nos regulamentos.

CONTROLE CONCOMITANTE COM PLACEBO — Nesse tipo de projeto, a droga em teste é comparada com um placebo. Existem muitos projetos específicos em que um placebo pode ser comparado com o tratamento, sendo os dois mais comuns o grupo paralelo e o ensaio cruzado contrabalançado.

No ensaio com grupo paralelo, os pacientes são randomizados para tratamento com a droga ou com o placebo. (Esses ensaios podem conter mais do que um tratamento; por exemplo, os pacientes podem ser randomizados para uma nova droga, uma droga padronizada ou um placebo e/ou doses variadas de um tratamento ativo.) Esses estudos são invariavelmente duplo-cegos (isto é, nem o pesquisador nem o paciente sabem qual tratamento está sendo dado). A determinação da eficácia do tratamento é baseada na comparação dos resultados dos pacientes designados para receber a droga com os resultados dos pacientes designados para receber o placebo.

No modelo de ensaio cruzado contrabalançado, os pacientes são randomizados para uma seqüência de tratamentos. Num ensaio cruzado de dois períodos (o tipo mais comumente empregado), os pacientes são randomizados para uma das duas seqüências; placebo-droga ou droga-placebo. Nesse modelo de ensaio, os pacientes servem como controles de si mesmos, já que cada um deles recebe os dois tipos de tratamentos e o desempenho que têm em cada um dos tratamentos pode ser comparado.

Cada um desses modelos tem vantagens e desvantagens. A principal vantagem do ensaio cruzado é que o número total de pacientes necessários a serem arrolados para detectar um determinado efeito do tratamento é menor do que o requerido no modelo de grupo paralelo. Uma vantagem adicional, do ponto de vista prático, é que cada paciente tem a garantia de receber a droga durante o ensaio, o que presumivelmente ajuda na obtenção do arrolamento adequado.

Existem, entretanto, certas circunstâncias que podem interferir com a interpretação dos dados obtidos dos ensaios que usam o modelo cruzado. O melhor emprego desse modelo de ensaio é para estudar condições com curso estável, no mínimo durante o período do ensaio; isso é, para que o ensaio seja interpretado facilmente, os pacientes devem entrar em cada período do ensaio no mesmo estágio da doença. Se os pacientes evoluíram na doença que apresentam ou se os efeitos do tratamento no primeiro período persistiram até o começo do segundo período, será difícil comparar os efeitos dos tratamentos durante os dois períodos. Ademais, é possível que, depois do tratamento concluído no primeiro período, os efeitos da retirada da droga possam persistir ainda no segundo período. Esse fato também pode introduzir uma tendenciosidade na avaliação do efeito do tratamento no segundo período e por isso pode potencialmente tornar o estudo inválido. Além disso, se um número inusitado de pacientes desistir do estudo durante ou antes do segundo período, será difícil analisar o estudo adequadamente. Embora seja possível examinar, estatisticamente, a presença de efeitos persistentes (efeitos do tratamento do primeiro período sobre os dados do segundo período), esses testes amiúde não têm força estatística para detectar tais efeitos, pelo número relativamente pequeno de pacientes arrolados. Se um número significativo de pacientes desistir durante o segundo período de um estudo como esse, os esforços com freqüência são no sentido de analisar os dados do primeiro período apenas como um ensaio de grupo paralelo (já que metade dos pacientes no primeiro período terá recebido placebo, enquanto a outra metade terá recebido a droga). Esses esforços também podem falhar em detectar um efeito do tratamento, se houver algum, pela força insuficiente. Por essas razões, os estudos cruzados amiúde apresentam dificuldades particulares na interpretação.

CONTROLE CONCOMITANTE COM COMPARAÇÃO DE DOSE — Nesse modelo de ensaio, os pacientes são randomizados para receber uma das várias doses estabelecidas de tratamento; esses estudos também podem incluir um grupo de placebo, como também grupos randomizados para receber outros tratamentos ativos. Os grupos escolhidos para receber doses devem ser suficientemente desiguais para que aumente a chance de ser demonstrada a correlação entre resultado e dose. Nesse ensaio, o objetivo é mostrar uma correlação entre a dose dada e o resultado do tratamento. Esses ensaios são interpretados mais facilmente quando os resultados demonstrarem uma resposta monotonicamente crescente à dose, ou seja, a resposta se correlacionar diretamente com a dose. As dificuldades na interpretação podem surgir sob uma série de circunstâncias com esse projeto de estudo. Por exemplo, se um estudo assim não incluir um grupo com placebo e não houver diferença na resposta entre os grupos de tratamento, provavelmente os resultados serão impossíveis de serem interpretados, já que todas as doses podem ter sido igualmente eficazes, como também podem ter sido igualmente ineficazes (veja discussão dos estudos de controle ativos adiante). Se num projeto de estudo como esse existirem três grupos recebendo doses, e os grupos recebendo doses baixas e doses altas mostrarem respostas equivalentes mas o grupo recebendo doses médias mostrar um resultado superior (curva em U *invertida*), também vai ficar difícil avaliar esses resultados, já que esse padrão de respostas normalmente carece de recurso biológico e também pode ser uma resposta fortuita.

Uma variação desse projeto de estudo que vem-se tornando cada vez mais popular é o modelo de nível plasmático estabelecido. Nesse tipo de ensaio, os pacientes não são randomizados para um dos vários níveis de dose, mas para um dos vários níveis plasmáticos determinados como sendo a espécie química ativa. Normalmente, esse ensaio pode envolver uma fase de titulação (à semelhança de muitos outros modelos de estudo discutidos aqui), na qual o tratamento é iniciado com a mesma dose em todos os pacientes. A dose é aumentada, e os níveis plasmáticos são monitorados freqüentemente nesses pacientes, até que o nível da droga no plasma de cada paciente atinja um limite predeterminado. Os limites-alvo selecionados também devem ser suficientemente desiguais para que a correlação entre os níveis plasmáticos e os resultados seja detectada.

Pela grande variabilidade em potencial inerente dos níveis plasmáticos que resultam quando uma dada dose é administrada (tanto no indivíduo como entre os indivíduos, ao longo do tempo, em decorrência de muitos fatores, biológicos ou não, como por exemplo, complacência variável), aumenta a crença de que dar uma dose estabelecida aos pacientes não garante que quantidades previsíveis (e adequadas) da espécie ativa possam ser apresentadas de forma segura no compartimento central durante o tempo. Por essa razão, parece mais sensato randomizar pacientes para grupos de níveis (limites) plasmáticos estabelecidos do que para doses estabelecidas. Esses ensaios podem apresentar problemas práticos, como a monitoração freqüente dos níveis plasmáticos e possíveis ajustamentos freqüentes da dose, dependendo dos resultados dessa monitoração (esses modelos de ensaios muitas vezes exigem um analisador não-cego dos dados sobre o nível plasmático que possa alertar o médico responsável para ajustes posológicos; ajustes simulados das doses placebo também devem ser realizados para manter o efeito cego).

Até o ponto em que esses ensaios (controle concomitante para comparação de dose e nível plasmático) podem ser realizados, eles podem propiciar um número consideravelmente maior de informações sobre os efeitos das diferentes doses (níveis plasmáticos) no resultado do tratamento do que os estudos de doses únicas. Teoricamente, esses estudos devem incluir tratamento placebo e tratamento padronizado para uma melhor caracterização do potencial terapêutico da nova droga.

CONTROLE CONCOMITANTE SEM TRATAMENTO — Esses ensaios envolvem tipicamente a randomização para tratamento ou não e são apropriados quando existem medidas objetivas de resultados e o efeito placebo pode ser considerado insignificante. Por exemplo, pacientes com traumatismo craniano grave que se encontram em coma podem ser randomizados para um grupo com tratamento ou para um grupo não-controlado (assistência padronizada), e avaliações cegas dos resultados podem ser feitas. Pelo fato de a equipe responsável pela assistência médica desses pacientes provavelmente estar consciente das tarefas do tratamento, e podendo então o tratamento complementar desses dois grupos de pacientes ser sistematicamente diferente (resultando em diferentes resultados), pode ser que seja necessário adotar uma medida de resultado objetiva (p. ex., mortalidade) para minimizar os efeitos em potencial de qualquer possível comportamento tendencioso. Esses estudos são empregados em situações relativamente raras.

CONTROLE CONCOMITANTE COM TRATAMENTO ATIVO — Neste estudo, os pacientes são randomizados para receber uma droga nova ou uma droga notoriamente ativa no ambiente clínico sob investigação. Por exemplo, pacientes deprimidos podem ser randomizados para receber um antidepressivo que se encontra à venda no mercado ou para receber uma droga em fase de investigação. É óbvio que esses estudos também podem incluir placebo, bem como doses diferentes de qualquer um dos tratamentos.

Esses projetos de estudo amiúde são usados quando se percebe que é impossível (por razões éticas ou outras) randomizar pacientes para receber placebo. Normalmente, esses ensaios são destinados a demonstrar a equivalência terapêutica do novo tratamento em relação ao tratamento padronizado.

A demonstração em um ensaio clínico da equivalência de uma droga em fase de investigação em relação ao tratamento padronizado não é capaz de ser interpretada imediatamente. Em primeiro lugar, o estudo pode não ter força estatística suficiente para demonstrar uma diferença, se realmente existir essa diferença (do ponto de vista da FDA, o principal interesse a esse respeito seria a incapacidade de um estudo em detectar o fato de que a nova droga é inferior à padronizada). Um resultado assim pode ter sido decorrente do arrolamento de número insuficiente de pacientes, de forma que as diferenças entre os tratamentos seriam improváveis de serem detectadas. Se esse for o único fator interferindo com uma interpretação ambígua de um resultado, entretanto, habitualmente haveria uma correção aumentando o arrolamento dos pacientes.

Um problema mais difícil de interpretação ocorre, entretanto, quando dois tratamentos se mostram equivalentes. Supondo que o arrolamento insuficiente observado anteriormente não seja o problema, o resultado de equivalência tem duas interpretações: ou os dois tratamentos funcionaram ou os dois tratamentos não funcionaram. Quando um tratamento em fase de investigação demonstra ser equivalente, comparado a uma droga efetiva conhecida, é razoável supor que o novo tratamento seja eficaz. Entretanto, essa interpretação cai na suposição (normalmente não-declarada) de que o controle ativo foi, de fato, eficaz naquele ensaio clínico em particular. Nesse caso, entretanto, a questão da verdade invariável dessa suposição precisa ser questionada, ou seja, as drogas conhecidas como sendo efetivas de uma forma geral para pacientes com uma determinada condição (p. ex., drogas comercializadas) não são necessariamente sempre eficazes em todas as subpopulações de pacientes em todas as situações, fato que é bem conhecido. A demonstração de equivalência de todos os três tratamentos em estudos de três segmentos que comparam uma droga nova, a droga padronizada e o placebo não é inédita. Por essa razão, a conclusão de que a nova droga deve ser eficaz por conta da equivalência demonstrada ao tratamento padronizado é razoável apenas se houver uma certeza muito grande de que o tratamento padronizado foi eficaz naquele ambiente em particular. Isso, por sua vez, é uma conclusão razoável apenas se houver possibilidade de saber que os pacientes estariam pior na ausência do tratamento padronizado. Em outras palavras, é necessário que haja um conhecimento minucioso da história natural da condição não-tratada para concluir que o tratamento padronizado foi eficaz. Infelizmente, esses tipos de dados da história natural detalhada estão na maior parte dos casos inacessíveis para a maioria das condições submetidas aos ensaios clínicos com agentes em fase de investigação. Então, isso equivale ao uso de um controle histórico, e, portanto, pode-se concluir que um ensaio com controle ativo que não demonstra nenhuma diferença nos resultados entre o controle e o novo tratamento é simplesmente uma variante de um ensaio com controle histórico.

CONTROLE HISTÓRICO — Nesse projeto de ensaio, todos os pacientes recebem tratamento (sem randomização ou efeito cego), e seus resultados são comparados com os resultados de um grupo de pacientes similares que não receberam o tratamento. Ao contrário do estudo de controle concomitante sem tratamento discutido anteriormente, em que pacientes equivalentes são comparados, os dados históricos do controle normalmente estão disponíveis na literatura. Lembre-se de que no conceito sem tratamento os pacientes foram randomizados em grupos com tratamento e grupos sem tratamento; a randomização e o acompanhamento dos pacientes garantem essencialmente que os dois grupos resultantes são essencialmente comparáveis e que todos os resultados podem ser avaliados. Nesses casos, é comum não se ter certeza de que os pacientes no grupo histórico são verdadeiramente comparáveis aos pacientes que recebem a nova droga no estudo, seja pelo fato de serem diferentes em algum fator prognóstico importante (p. ex., gravidade da doença ou tratamento simultâneo); ou porque foram aplicados critérios diferentes para a avaliação dos resultados e para os diagnósticos nos dois grupos (ou mesmo dentro do próprio grupo histórico, pelas alterações nesses fatores que comumente ocorrem com o tempo); ou porque não foi possível obter-se um seguimento completo para o controle histórico; ou por quaisquer outros fatores.

Pela necessidade de haver uma imensa cautela ao se comparar os resultados dos grupos históricos com os resultados do grupo de tratamento seguido em perspectiva, os ensaios com controle histórico geralmente são considerados apropriados apenas naquelas situações em que a história natural da condição não-tratada é conhecida com extrema precisão. Por exemplo, um anestésico geral proposto pode ser estudado usando-se um projeto de estudo com controle histórico. Supondo-se que haja uma grande evidência anterior de que o tratamento proposto resultará em anestesia geral, é adequado administrar a droga em um grupo na ausência de um controle concomitante, desde que há uma boa razão para crer que um grupo não-tratado de pacientes não vai dormir espontaneamente e permitir que uma cirurgia seja realizada. Outros exemplos podem ser, como fornecidos nos regulamentos, estudos sobre mortalidade em certas doenças malignas conhecidas por terem uniformemente um mau resultado. Quando a história natural é conhecida com menos certeza em relação a casos como esses, o uso dos controles históricos é normalmente inadequado.

Uma série de pontos sobre a natureza dos ensaios controlados e os princípios gerais que regem sua conduta e análise é digna de nota.

É importante estar consciente de que um ensaio controlado é um experimento artificialmente construído que não tem a intenção de imitar exatamente a prática clínica. Seu propósito é determinar se a droga em questão é eficaz como tratamento para determinada condição, e, para que atinja esse objetivo, certas circunstâncias artificiais normalmente devem ser induzidas. Em primeiro lugar, especialmente no começo da Fase 2 dos ensaios controlados, quando o objetivo inicial é mostrar a eficácia, a população arrolada é surpreendentemente diferente da população geral acometida com a condição sob estudo.

Normalmente, a população do estudo restringe-se àqueles pacientes com uma estreita variação de gravidade da doença. Os pacientes com um grau muito brando da doença amiúde são excluídos porque pode ser difícil detectar qualquer alteração na condição clínica, em parte porque os instrumentos usados para detectar o efeito da droga podem não ser sensíveis às alterações quando os pacientes se encontram num alto nível de funcionamento (efeito máximo). Isso pode ser verdade mesmo se o processo da doença estiver continuando, e a droga pode ter um efeito pequeno. Por exemplo, em pacientes com ALS, a destruição do neurônio motor inferior pode estar ocorrendo continuamente, mas no início da doença, os testes de função da força muscular, não importa o grau de sofisticação da tecnologia empregada, podem não detectar qualquer grau de fraqueza. Pode ser que algum limiar da perda neuronal ocorra antes que haja sinais clinicamente detectáveis. A mesma situação pode ocorrer na extremidade oposta da gravidade da doença, quando os pacientes se encontram tão gravemente doentes que não há como realizar medições precisas (efeitos mínimos).

Ademais, no início dos estudos na Fase 2, os pacientes que fazem uso concomitante de medicação ou com doenças concomitantes, em geral são excluídos. A presença desses fatores pode complicar a capacidade do ensaio de detectar um efeito da droga, seja em decorrência de efeitos complexos farmacocinéticos e/ou farmacodinâmicos, e, portanto, os esforços são no sentido de minimizar esses outros fatores.

Esses ensaios controlados no início da Fase 2 são destinados a identificar os muitos aspectos do projeto de estudo que irão permitir que os ensaios controlados posteriores sejam projetados com a maior probabilidade de sucesso (se realmente a droga funcionar). Nesses estágios iniciais dos ensaios, o esforço é feito para identificar qual o subgrupo da população geral que corre perigo que vai responder à droga, identificar a dose e/ou regime de dosagem que irão ser bem-sucedidos (tanto em termos de aumentar a eficácia como de minimizar a toxicidade) e identificar as medidas dos resultados que são destinadas a detectar um efeito da droga clinicamente significativo e ser sensível a esses efeitos.

Uma medida de resultado adequada deve medir o sinal/sintoma de interesse que se saiba ser sensível às alterações no estado da doença com o tempo, e também ser sensível a qualquer efeito possível da droga. Como observado anteriormente, os ensaios controlados iniciais devem ajudar a determinar as medidas apropriadas que satisfaçam esses critérios de forma que possam ser usados nos ensaios finais, mais definitivos. A duração adequada dos ensaios definitivos é outro fator essencial que os ensaios na Fase 2, em sua fase inicial, também podem resolver.

Os ensaios devem ser longos o suficiente para detectar um efeito da droga (p. ex., um ensaio de 1 mês com pacientes que foram diagnosticados recentemente como tendo epilepsia pode não ser suficientemente longo para os pacientes terem ataques epilépticos bastantes para que haja uma avaliação da diferença entre o grupo de tratamento e o grupo de controle) e também longos o bastante para demonstrar que o efeito se manteve por um período longo o suficiente. Por exemplo, embora a duração dos estudos para tratamentos crônicos de doenças crônicas tenha necessariamente apenas uma fração da duração da doença — e do eventual tratamento —, deve haver uma concordância geral de que sejam de duração suficiente para que a conservação da resposta seja julgada clinicamente útil.

Em alguns ambientes, a duração do tratamento ou a avaliação primária devem ser longas o suficiente para garantir a todas as partes interessadas (especialistas clínicos, FDA, indústria farmacêutica, público) que a resposta medida a um determinado momento prevê o resultado final. Por exemplo, em um estudo de pacientes com derrames agudos, o tratamento pode apenas durar alguns dias, e a medida principal do resultado pode ser dada depois de 3 meses do derrame.

Seria essencial saber se o resultado aos 3 meses nessa doença prevê com grande exatidão o resultado depois de certo tempo, em um dado momento considerado importante, como por exemplo, 1 ano.

Se se sabe que não é assim, o ensaio pode permitir apenas uma conclusão de que os pacientes em tratamento estarão melhores do que estariam em 3 meses, mas talvez o quadro evolua para onde teria estado em qualquer momento depois de 3 meses (obviamente, saber que o resultado de 3 meses prediz o resultado de 1 ano em pacientes não-tratados não é prova de que o resultado de 3 meses prediz o resultado de 1 ano em pacientes tratados, mas esses dados normalmente não estão disponíveis).

A questão da duração do ensaio e da sensibilidade das medidas do resultado são, logicamente, relacionadas. Por exemplo, certas medidas do funcionamento cognitivo em pacientes com doença de Alzheimer diminuem a uma determinada razão ao longo do tempo em pacientes não-tratados, e, mesmo que um tratamento interrompesse o processo da doença, levaria 6 meses de avaliações para ser capaz de detectar uma diferença entre os tratamentos. A questão de combinar as medidas com a duração é uma questão crucial.

O princípio da Fase 2 dos ensaios permite a identificação daquelas características capazes de prever a resposta ao tratamento. Além da gravidade da doença, muitos outros fatores (p. ex., duração da doença, classificação numa medida em particular, presença ou ausência de um sinal/sintoma em particular ou história familiar) podem todos estar relacionados com o resultado.

Os ensaios no princípio da Fase 2 propiciam o ambiente para outras correlações de doses e/ou níveis plasmáticos da espécie ativa (uma ou mais) e a resposta, novamente, não apenas em termos da eficácia, mas também a correlação desses níveis com qualquer toxicidade específica. À medida que dados adicionais cinéticos e metabólicos são reunidos, pode ser necessário realizar estudos adicionais sobre a toxicologia animal destinados a dar mais detalhes sobre o mecanismo de ação, avaliação da toxicidade, possível tratamento das reações adversas ou outras questões.

Aqui também o projeto do ensaio apropriado (grupo paralelo, cruzado, etc.) para a condição em estudo pode ser investigado. As vantagens e desvantagens de cada ensaio podem surgir e fornecer informações valiosas. Por exemplo, nas situações em que se acredita que a resposta individual ao tratamento siga uma curva em U invertida (isto é, um paciente pode não responder à dose mais alta tolerada, mas a uma dose mais baixa), pode-se destinar uma fase do ensaio para encontrar a dose em que os pacientes primeiramente recebem várias doses da droga e têm os resultados avaliados. Os pacientes que não respondem ao tratamento são excluídos da porção controlada do ensaio, e os que respondem recebem, na porção controlada do ensaio, ou a dose à qual responderam melhor na fase destinada para encontrar a dose ou a droga de controle. O propósito desse projeto é acentuar a probabilidade de que a população no ensaio controlado irá responder ao tratamento.

Existem vários problemas com esse modelo de ensaio. Primeiro, existe uma questão da validade externa dos resultados obtidos; isto é, como os resultados desse ensaio se aplicarão a uma população maior com a doença, se o estudo foi realizado apenas em pacientes que responderam ao tratamento? Embora o raciocínio pareça um tanto tautológico, se o estudo for, do contrário, bem-feito, será pelo menos internamente válido e vai poder ser interpretado, a despeito da questão da validade externa.

Entretanto, um problema mais embaraçoso é que a exposição anterior a uma droga pode ter efeitos capazes de distorcer a porção controlada subseqüente. Esse fenômeno foi observado recentemente em um grande estudo de tacrina, uma droga destinada a tratar pacientes com doença de Alzheimer. Observou-se que os pacientes randomizados para um grupo recebendo placebo na porção controlada do ensaio pioraram consideravelmente mais rápido do que se esperaria tendo como base estimativas históricas prévias. Essa agravação rápida foi considerada efeito da exposição prévia à droga na fase de encontrar-se a dose. Não se sabe se essa agravação foi causada por uma perda dos efeitos cegos resultantes secundários a um efeito real fisiológico da retirada ou a algum outro efeito. Em qualquer caso, essa experiência sugere que esses projetos potencialmente são seriamente imperfeitos.

Outro projeto muito usado no início dos estudos na Fase 2 é o modelo chamado Add-On, em que os pacientes recebendo o tratamento padronizado são randomizados para receber a droga nova *acrescentada ao* tratamento padronizado, ou placebo *acrescentado ao* tratamento padronizado. Normalmente, os pacientes que não respondem adequadamente ao tratamento padronizado são arrolados nesses ensaios. Existem problemas com esse modelo de estudo, já que pode ser difícil demonstrar um efeito numa população que não está respondendo adequadamente aos tratamentos eficazes conhecidos, e qualquer efeito observado pode ser um resultado de interações cinéticas que, por exemplo, aumentem o nível plasmático da droga padronizada ou sejam um resultado de interações dinâmicas complexas do tratamento novo com o padronizado. Entretanto, esses modelos podem permitir a conclusão de que a nova droga tem um efeito benéfico. É comum eles propiciarem evidências preliminares suficientes para manter os ensaios controlados da nova droga admitida como monoterapia.

No final da Fase 2, os patrocinadores são encorajados a se encontrarem com a divisão de análise apropriada na chamada reunião do Final da Fase 2 (essa reunião, bem como outras reuniões importantes, está descrita no 21 CFR 312.47). Nessa reunião, em que a FDA e o patrocinador podem trazer consultores, e é comum trazerem, a capacidade de aceitação dos estudos passados, o modelo dos estudos do final da Fase 2 e da eficácia da Fase 3 e o planejamento do desenvolvimento geral são discutidos com alguns detalhes. Espera-se que nessa reunião o patrocinador e a FDA entrem em acordo quanto aos dados que o patrocinador precisa reunir para enviar um NDA completo em algum momento no futuro. Até certo ponto, essa é uma expectativa irreal por uma série de razões.

Primeira, embora haja boa vontade em concordar com o modelo de ensaios definitivos sobre eficácia que a FDA irá aceitar, é sempre possível que os desenvolvimentos em um determinado campo clínico tornem esses modelos impróprios como fontes de eficácia. Essas condições podem incluir um avanço na compreensão da etiologia e/ou patogênese da doença ou mesmo o lançamento no mercado, nesse ínterim, de um novo tratamento para a condição.

Ademais, questões específicas podem surgir no curso do desenvolvimento da droga específica capazes de tornar qualquer compromisso inadequado; p. ex., uma toxicidade grave (em seres humanos ou em animais) que tenha surgido pode requerer estudos adicionais, alterações nos estudos sendo realizados, abandono completo da droga, etc. Apesar disso, as reuniões do Final da Fase 2 são eventos importantes para o desenvolvimento da droga.

Em relação aos padrões que devem ser obedecidos para que haja aprovação de um tratamento proposto para uma indicação específica, a FDA fornece orientação em uma série de frentes. Primeira, foram publicadas muitas diretrizes sobre os requisitos específicos para a elaboração de tratamentos para doenças específicas (p. ex., diretrizes para a elaboração de drogas que tratam epilepsia, ansiedade, etc.). Essas diretrizes amiúde fornecem as informações aos patrocinadores sobre o desenvolvimento de todas as fases da elaboração anterior à comercialização. Infelizmente, muitas são extremamente antigas, obsoletas, e não incorporam os padrões atualmente aceitos para o desenvolvimento de produtos específicos. Até o ponto em que algumas dessas diretrizes foram publicadas recentemente, entretanto, elas podem ser extremamente úteis para os patrocinadores.

Uma forma pública adicional de a FDA orientar a indústria no que se refere aos modelos de ensaios é através do emprego dos Comitês Consultivos. Trata-se de grupos de especialistas consultores da FDA que se reúnem periodicamente para ajudar em suas deliberações. Cada divisão de análise tem anexado pelo menos um grupo desse; os membros são indicados pelos membros das divisões de análise para fazer parte do comitê (os nomes são solicitados de diversas formas), e as nomeações são feitas pelo Delegado da FDA. Os membros ficam empossados por períodos que vão de 2 a 4 anos.

Os comitês consultivos se reúnem pelo menos várias vezes por ano, invariavelmente em sessões abertas ao público, e podem deliberar um grande número de questões de interesse da FDA. O interesse que conta nesse caso é o papel que representam na fixação de padrões para o modelo do ensaio em várias áreas. A via *de facto* que um comitê pode estabelecer padrões para a aprovação é simplesmente recomendar que um NDA em particular seja aprovado (mais sobre esse assunto adiante). Dessa forma, eles estão dizendo efetivamente que os estudos no NDA tiveram um modelo aceitável. Entretanto, algumas vezes, pedem explicitamente a um comitê, na ausência de um pedido de validação em particular, que tente estabelecer normas para ensaios aceitáveis em uma determinada condição clínica. Por exemplo, na reunião de 2 dias de duração do Comitê Consultivo de Drogas para o Sistema Nervoso Central e Periférico integrado por outros especialistas no estudo de tratamentos para a doença de Alzheimer, foram debatidos os elementos essenciais que deveriam ser incluídos em qualquer ensaio definitivo de um tratamento proposto contra a doença de Alzheimer. Como resultado dessa e de outras reuniões similares, foram estabelecidos padrões que foram adotados por praticamente todos os patrocinadores dessas drogas. Isso foi particularmente importante, posto que não havia nenhum tratamento aprovado para essa condição na época.

No final da Fase 2 e início da Fase 3, são realizados os ensaios definitivos sobre a eficácia. Esses ensaios devem incorporar as informações adquiridas nos ensaios controlados iniciais que discutimos anteriormente. Os ensaios definitivos são experimentos rigorosamente realizados que demandam uma enorme atenção aos detalhes, à construção dos projetos, à revisão dos seus modelos de estudo e à condução desses estudos.

Os cientistas da FDA despendem um enorme esforço na revisão desses protocolos, na tentativa de identificar quaisquer problemas em potencial que possam complicar a condução ou a análise desses estudos. Embora os patrocinadores possam dar início a esses ensaios no dia em que os protocolos são apresentados, eles são sensatos o bastante para receber antes os comentários feitos pela FDA (se houver algum). Quando um protocolo desses chega na FDA, é identificado como ensaio importante (ou seja, com eficácia potencialmente definitiva), e então todas as disciplinas relevantes à análise são chamadas.

Os revisores de Farmacologia devem determinar se os estudos com animais sustentam a condução do ensaio como está proposto, e os químicos devem analisar os dados disponíveis para determinar se o produto foi fabricado e caracterizado adequadamente para assegurar que o produto é aquilo que o patrocinador diz que é e se é capaz de se manter inalterado enquanto o ensaio durar. Os revisores clínicos devem determinar em primeiro lugar se os dados gerados anteriormente sustentam a segurança do ensaio proposto (p. ex., se as doses escolhidas podem ser administradas com segurança sob as condições — monitoração ou pacientes internados *versus* pacientes ambulatoriais — a serem usadas). Então, devem determinar, numa consulta íntima com os revisores estatísticos, se o ensaio, na forma como foi esquematizado, é capaz de responder às perguntas feitas. Esse último ponto é tão importante que os regulamentos incluem uma razão adicional para a imposição de uma *coibição* sobre esses ensaios clínicos. No 21 CFR 312.42(b)(2)(ii), além das razões citadas para uma coibição de um estudo na Fase 1, os regulamentos permitem a imposição de uma coibição no estudo na Fase 2 ou 3 se

> O plano ou protocolo para a investigação estiver claramente deficiente no projeto para atender aos objetivos declarados.

O propósito desse regulamento é evitar a maciça perda de tempo, esforço e dinheiro que resultaria da realização de um estudo incapaz de render informações científicas válidas, bem como impedir a exposição de um grande número de pacientes a um tratamento em fase de investigação sob essas circunstâncias.

Os ensaios definitivos possuem regras rígidas de condução e análise, e despende-se um enorme esforço para garantir a totalidade dos protocolos nesses pontos.

Algumas das áreas essenciais que são examinadas pelos revisores da FDA no protocolo são

Critérios de inclusão e de exclusão.
Regimes de doses.
Métodos de coleta e sincronia dos dados de segurança e eficácia.
Duração do tratamento e avaliação do seguimento.
Planos para manutenção do grupo com efeito cego.
Planos para registrar e estimular a concordância com o protocolo (incluindo avaliação da obediência à medicação).
Identificação das variáveis principais dos resultados, o tempo de avaliação desses resultados e, especialmente, planos estatísticos e analíticos detalhados, incluindo número de centros envolvidos, método de randomização (estratificado de acordo com subgrupos de pacientes, centro de blocos, etc.), planos de análise no ínterim e métodos de análise primária.
As principais populações a serem incluídas na análise.
A contagem de desistências.

O objetivo da revisão detalhada é prevenir, até onde for possível, a introdução de tendenciosidade (vagamente definida como qualquer diferença sistemática entre os grupos de tratamento que não seja por atribuição do tratamento) capaz de confundir a análise; essa tendenciosidade pode ocorrer na condução e/ou na análise do ensaio.

Por exemplo, os patrocinadores normalmente definem um subgrupo de Pacientes Avaliáveis entre toda a população estudada, nos quais pretendem realizar a análise e que propiciará as conclusões principais sobre a eficácia. É comum os critérios usados para definir esse subgrupo serem arbitrários (amiúde baseados em certo grau de aquiescência, certo grau de duração mínima de tratamento ou conclusão do tratamento, a razão para a retirada prematura, etc.) e idiossincráticos. Pelo fato de alguns pacientes randomizados para o tratamento não serem incluídos nesse subgrupo, qualquer análise baseada nesse subgrupo necessariamente resultará na comparação de grupos não-randomizados, fato que traz um potencial para a introdução de tendenciosidade. Cabe ao patrocinador, na maior parte dos casos, realizar múltiplas análises estatísticas que observem várias populações no estudo. É claro que, se o estudo tiver poucas desistências, ou nenhuma, não surge a questão sobre analisar a população adequada. Entretanto, como geralmente é o caso, estudos que não sejam de tratamentos agudos vão ter desistências; dependendo da duração do ensaio e de muitos outros fatores, a maior parte dos pacientes designados para um grupo de tratamento em particular pode não terminar o ensaio.

Múltiplas análises devem ser empregadas para examinar os efeitos dessas perdas sobre a estimativa do efeito do tratamento.

Uma análise assim deve incluir todos os pacientes randomizados para o tratamento (a chamada população que pretende se tratar). Nessa análise, todos os pacientes randomizados para o tratamento são avaliados nos períodos designados pelo protocolo, mesmo que tenham desistido do estudo e não estejam recebendo o tratamento ao qual haviam sido destinados. A despeito desses outros tratamentos frustrados, quaisquer disparidades observadas no resultado de pacientes que desistiram do tratamento ativo e dos que desistiram do tratamento de controle podem propiciar algum discernimento quanto aos efeitos dessas desistências na análise geral.

Outra análise pode incluir apenas aqueles pacientes que completaram o estudo.

Uma terceira análise deve observar todos os pacientes que receberam pelo menos uma dose do tratamento e que tiveram pelo menos uma avaliação sobre a eficácia. Nesse caso, a última avaliação sobre a droga é conduzida adiante até o ponto de análise final e é usada na análise (a chamada Análise da Última Observação Levada Adiante). Todas essas análises são imperfeitas e têm o potencial de introduzir tendenciosidade; entretanto, se forem capazes de render resultados consistentes, pode-se depositar uma grande confiança no resultado. As diferenças nos resultados causarão uma considerável controvérsia sobre qual análise é a mais apropriada naquele ambiente em particular.

Normalmente, não se despende muito esforço para tentar quantificar o tamanho do efeito de um tratamento. Amiúde, a conclusão de que uma droga é eficaz é baseada em um achado de diferença estatisticamente significativa que normalmente é definida por um valor p de dois lados de 0,05 ou menos; isso significa que não haverá uma diferença em favor da droga mais freqüente do que 5% do tempo, desde que não haja, na realidade, nenhuma diferença entre os tratamentos, ou seja, a hipótese nula. Isso equivale essencialmente à razão falso-positiva, em favor do tratamento, comparada com o controle, na pontuação média de alguma medida tida como referência do efeito clínico.

É óbvio que, se um estudo for suficientemente grande, pode aparecer um efeito do tratamento, mesmo que muito pequeno. Nesses casos, a escolha da medida (ou medidas) do tratamento principal é crucial, porque se espera que a medida seja suficientemente importante para que mesmo uma diferença relativamente pequena entre o tratamento e o controle seja capaz de ser avaliada clinicamente. Algumas vezes, quando os especialistas percebem que esse resultado pode não garantir que um efeito clinicamente útil tenha sido demonstrado, podem impor a exigência de que dois resultados demonstrem o significado estatístico exigido antes de o estudo ser considerado positivo. Por exemplo, os atuais ensaios clínicos da doença de Alzheimer exigem basicamente que uma droga demonstre ter um efeito estatisticamente significativo em duas medidas principais; uma é a medida da função cognitiva, o sintoma principal que é afetado na doença, e a outra é a medida do funcionamento global do paciente, para garantir que o efeito seja clinicamente significativo. A exigência de que as duas medidas sejam significativas tem que ser diferenciada da situação muito comum em que os patrocinadores propõem múltiplos resultados na esperança de um ou mais serem positivos a um valor p nominal de 0,05, mas sem especificar em perspectiva qual deve ser considerado o principal. Dependendo do número de resultados testados, um ou mais podem ter sido positivos por acaso sob a hipótese nula, a uma probabilidade muito maior do que 5%; em outras palavras, o risco de um resultado falso-positivo é inadmissivelmente grande. A falta de designação do resultado (ou resultados) principal no protocolo tem que ser evitada.

Infelizmente, a apresentação do único achado positivo como sendo o mais apropriado clinicamente depois de todos os outros resultados terem sido observados é uma prática comum, e esse exemplo de obtenção de dados deve ser evitado a todo custo. De fato, já houve casos em que um patrocinador falhou em designar um resultado principal em perspectiva, conduziu o estudo e apresentou os dados. Pelo fato de os patrocinadores e revisores da FDA serem informados sobre os dados, não há como contar com eles para escolher objetivamente, após o fato, qual resultado deve ser considerado principal. Certa vez, uma junta independente de especialistas foi convocada simplesmente para observar o protocolo (não os dados) e decidir qual resultado era o mais apropriado (nesse caso, quando o patrocinador voltou e analisou essa variável, o resultado do estudo foi negativo).

Normalmente, os patrocinadores também devem incluir planos formais para uma análise no ínterim, de forma que a eficácia possa ser determinada o quanto antes possível, mantendo ao mesmo tempo a integridade do ensaio. Planos estatísticos detalhados para essa análise devem ser incluídos no protocolo. Essas e outras questões importantes precisam ser consignadas em qualquer protocolo destinado a render dados definitivos sobre a eficácia.

A Fase 3, entretanto, é o período não apenas da realização dos ensaios definitivos sobre a eficácia, mas também o período para que os patrocinadores adquiram informações adicionais sobre o uso seguro da droga. Os ensaios controlados adicionais podem ser realizados nas populações ainda não estudadas, como por exemplo pacientes com doenças concomitantes, com formas mais brandas ou mais graves da doença sob investigação, tomando uma variedade de medicações concomitantes, ou que tenham probabilidade de metabolizar e/ou eliminar a droga de forma diferente dos pacientes estudados até então (raças diferentes, idades diferentes, apresentando doença renal ou hepática). Além disso, logicamente, o patrocinador deve reunir informações suficientes sobre a segurança bem-monitoradas para dar apoio à comercialização.

Grande parte dos dados da Fase 3 é obtida em ensaios abertos não-controlados, e a justificativa para isso é que, presumivelmente, a essa altura do desenvolvimento, os dados do ensaio controlado sugerem que o tratamento é eficaz. A exposição aberta, não-controlada, de pacientes adicionais é, portanto, racional e necessária para adquirir experiência com a droga naquelas populações de pacientes que são mais representativas da população geral de pacientes para a qual a droga pode ser finalmente aprovada.

Nessa fase, a última antes da comercialização, o patrocinador deve reunir toda a experiência necessária para o uso seguro e eficaz do produto, de acordo com as condições do uso que será incluído na rotulagem proposta. Isso vai necessariamente envolver a exposição de números substanciais de pacientes, desde que a estimativa válida do potencial tóxico da droga, dada a heterogeneidade dos pacientes a serem expostos, requer experiências bem abrangentes. Embora o número de pacientes que precisam se expor ao tratamento varie por muitas razões, um programa típico de elaboração deve incluir uma faixa entre 1.000 a 2.000 pacientes, no mínimo 300 ou isso, que já receberam a droga numa dose apropriada por 6 a 12 meses.

Uma regra simples para calcular o grau de ajuda que pode ser prestado pela exposição de um grupo de um determinado tamanho é a chamada *Regra de 1/3 Recíproco*. De acordo com essa regra, toma-se 1/3 do número total de pacientes expostos, toma-se o recíproco e multiplica-se por 100. Pode-se ficar 95% certo de que, em um grupo desse tamanho, um evento adverso com uma verdadeira incidência da calculada teria sido observado pelo menos uma vez. Por exemplo, para um grupo de 300 pacientes, pode-se ficar 95% certo de que, se um evento adverso em particular não foi observado, sua verdadeira incidência é de 1% ou menos ($300/3 = 100$; a recíproca é $1/100 \times 100 =$

1%). Isso demonstra que quanto maior a exposição, maior a confiança de que houve uma amostra completa da identificação dos eventos adversos. Esse é, claro, um fato importante, porque mesmo uma pequena incidência de um evento adverso pode resultar em muitos desses casos, uma vez a droga seja aprovada e administrada em um grande número de pacientes.

A total caracterização da segurança dos tratamentos inclui a conclusão dos requisitos pré-clínicos, que normalmente inclui a realização e a submissão de dois estudos vitalícios *in vivo* sobre a carcinogenicidade, cada um normalmente em ratos e camundongos, bem como quaisquer outros requisitos impostos em conseqüência de outra questão em particular. A conclusão de qualquer informação importante, química e de fabricação, é exigida. Em particular, pode ser o caso que o produto medicamentoso testado em ensaios clínicos difira do produto medicamentoso que o patrocinador pretende comercializar. É essencial reconhecer esse fato, já que os produtos novos podem apresentar um desempenho diferente do produto testado. Nessa circunstância, o patrocinador deve realizar um ensaio bioequivalente, comparando a razão e o grau de absorção dos dois produtos. Se não tiverem desempenhos idênticos, dependendo da natureza das diferenças, a realização de ensaios adicionais pode ser necessária, o produto pode precisar ser reformulado, ou outros passos podem ser necessários para garantir que os ensaios clínicos realizados podem sustentar a garantia e a eficácia do produto a ser comercializado.

Antes da solicitação de um NDA, os patrocinadores são instados, novamente pelo regulamento, a se reunir com a divisão de análise apropriada, para determinar o formato adequado da apresentação, de modo que a revisão do documento possa prosseguir livremente, e também, de forma crítica, para determinar se julgam necessários outros estudos adicionais. Essa reunião é absolutamente essencial para a análise eficiente do documento, assim que for apresentado. Embora seja verdade que nem todas as exigências da divisão de análise podem ser previstas nessa reunião, ela é extremamente útil. Considerando o propósito da reunião, esta deve ser conduzida em data bastante anterior à data planejada para a entrega da solicitação, de forma que o patrocinador tenha tempo hábil para incorporar quaisquer alterações necessárias. A reunião conduzida imediatamente antes da entrega do NDA é um exercício *pro forma* em grande parte inútil.

FASE NDA

A próxima fase da introdução de novas drogas aos seres humanos é a fase NDA. Quando um patrocinador acredita que já gerou informações suficientes para preencher os requisitos regulamentares e estatutários para a comercialização de uma nova droga, ele apresenta um NDA. É um documento típico com muitos milhares de páginas, apresentado em centenas de volumes, contendo informações detalhadas sobre os estudos clínicos e pré-clínicos e a composição do produto.

É útil examinar as informações que um patrocinador deve apresentar para sustentar um NDA com capacidade de aprovação. A Seção 505(b)(1) do FD&C Act descreve as informações que necessariamente devem ser incluídas em um NDA para uma nova entidade química. Os principais itens de interesse são

Relatórios completos de investigações que demonstram a segurança e eficácia do tratamento.
Uma lista completa dos componentes da droga.
Uma declaração completa da composição da droga.
Uma descrição completa dos métodos usados no ensaio e as instalações e controles usados para a fabricação, o processamento e a embalagem da droga.
Amostras da droga.
Cópias da rotulagem.

A Seção 505(d) do FD&C Act descreve as razões para um pedido de validação não ser aprovado. Os principais itens de interesse são

O pedido não contém os resultados de testes adequados através de todos os métodos razoavelmente aplicáveis para demonstrar se a droga é ou não segura para o uso recomendado no rótulo.
Os resultados desses testes mostram que a droga é arriscada, ou não demonstram que a droga seja segura.
Os métodos usados na fabricação, no processamento e na embalagem dessa droga, bem como as instalações e os controles usados, são inadequados para preservar sua identidade, força, qualidade e pureza.
Existem informações insuficientes para determinar se a droga é ou não segura.
Há falta de evidências substanciais de que a droga terá o efeito descrito na rotulagem proposta. Evidência substancial está definida na lei como

> Evidência que consiste em investigações adequadas e bem-controladas, incluindo investigações clínicas, feitas por peritos qualificados com formação científica e experiência para avaliar a eficácia da droga envolvida, que sirvam como base para que esses peritos possam concluir, de forma razoável e responsável, que a droga terá o efeito que dá a entender ou que representar ter, sob as condições de uso prescrito, recomendado ou sugerido na rotulagem ou rotulagem proposta. Ensaios adequados e bem-controlados são definidos no artigo 21 CFR 314.126, e foram discutidos anteriormente. A expressão *investigações clínicas* fornece o apoio estatutário para a exigência de evidências de pelo menos dois desses ensaios antes de a droga ser aprovada. Essa última exigência personifica o princípio científico bem-aceito de que os resultados dos experimentos devem ser corroborados ou reproduzidos antes de serem considerados seguros.

O requerimento falha em conter as informações de patentes exigidas.
A rotulagem é falsa ou enganosa em algum aspecto em particular.

Se nenhuma dessas deficiências existe, a solicitação deve ser aprovada dentro de 180 dias da apresentação do pedido de validação. Se existirem uma ou mais dessas deficiências, o pedido de validação não deve ser aprovado dentro de 180 dias da sua entrega.

Os regulamentos que foram promulgados para administrar essa seção da Lei aparecem no artigo 21 CFR 314 (os regulamentos do NDA). Esses regulamentos descrevem, em detalhes, as informações necessárias para um patrocinador solicitar um NDA. Para maiores orientações aos patrocinadores, a FDA publicou diretrizes que fornecem detalhes explícitos sobre todos os aspectos das informações necessárias que devem constar num NDA e o formato geral que a apresentação das informações devem ter. Essas diretrizes existem para a solicitação nas seções de química, farmacologia e clínica/estatística.

> *Exemplo — A Diretriz para o Formato e Conteúdo das Seções de Clínica e Estatística de Pedidos de Validação de Novas Drogas*, publicada em julho de 1988, fornece orientação em detalhes sobre as seguintes seções de NDA conforme os regulamentos.

O formato geral e o conteúdo das seções de clínica e estatística são fornecidos no 21 CFR 314.50(d)(5) e (6), respectivamente. As seguintes seções são necessárias no NDA, e são descritas de forma resumida.

314.50(D)(5)(I) (ESTUDOS CLÍNICOS DE FARMACOLOGIA) — Essa seção inclui uma descrição dos estudos da ADME da droga, dados farmacodinâmicos e outros estudos especiais relevantes.

314.50(D)(5)(II) (ENSAIOS CONTROLADOS) — Essa seção inclui uma visão geral dos ensaios controlados sobre os quais se fará uma determinação da eficácia. Inclui-se aqui uma classificação de todos esses estudos, bem como relatórios detalhados dos estudos individuais. As Diretrizes dão informações detalhadas sobre a apresentação do protocolo, os planos estatísticos e os resultados, incluindo a disposição de todos os pacientes incluídos, as populações analisadas e os métodos detalhados usados para isso, a análise de cada medida de eficácia, a análise das interações da droga, a garantia da qualidade dos dados e muitos outros fatores. Além disso, as apresentações detalhadas da experiência de segurança, incluindo o grau de exposição, as experiências adversas já vistas, os detalhes dos testes laboratoriais e outras informações de segurança também devem ser incluídos. A listagem dos dados individuais do paciente, códigos da randomização, publicações baseadas nos estudos e outras documentações são requisitados.

314.50(D)(5)(III) (ESTUDOS NÃO-CONTROLADOS) — Essa seção deve descrever e classificar os ensaios não-controlados submetidos ao NDA. Os detalhes com que esses estudos devem ser apresentados estão discutidos nas Diretrizes.

314.50(D)(5)(IV) (OUTROS ESTUDOS E INFORMAÇÕES) — Essa seção apresenta os resultados de todos os outros estudos, incluindo relatórios dos estudos para usos que o NDA não incluiu, bem como as informações adicionais (p. ex., relatórios de experiência de comercialização).

314.50(D)(5)(V) (RESUMO INTEGRADO DOS DADOS DE EFICÁCIA) — Essa seção fornece um resumo relativamente curto de todos os dados com os quais a eficácia deve ser determinada. Aqui, o patrocinador deve identificar esses estudos, comparar os resultados através desses estudos, analisar as relações das respostas à dose e/ou aos níveis sangüíneos, discutir as interações droga-droga, droga-doença, droga-demografia (incluindo a relação de raça, sexo e idade com o efeito da droga) e observar a evidência para uma eficácia a longo prazo.

314.50(D)(5)(VI) (RESUMO INTEGRADO DAS INFORMAÇÕES SOBRE A SEGURANÇA) — Essa seção dá um resumo relativamente curto da experiência geral de segurança reunida e inclui uma descrição da extensão geral da exposição (incluindo uma descrição do número de pacientes expostos a uma determinada dose por um dado período de tempo), as experiências adversas observadas (incluindo uma amostra de comparação das experiências nos indivíduos que receberam a droga com as experiências que ocorreram no tratamento de controle), uma amostra e uma análise das mortes e desistências em decorrência de eventos adversos e outros eventos graves, interações medicamentosas, estudos relevantes em animais, análises das informações das respostas em relação à droga, anormalidades laboratoriais e outras informações.

314.50(D)(5)(VII) (INFORMAÇÕES SOBRE ABUSO E SUPERDOSE DA DROGA).

314.50(D)(5)(VIII) (RESUMO INTEGRADO DOS BENEFÍCIOS E RISCOS DA DROGA) — Nessa seção, o patrocinador apresenta seu caso em que os benefícios do tratamento superaram o risco associado, de forma que o pedido de validação deve ser aprovado.

314.50(F)(1) (CLASSIFICAÇÃO DO RELATÓRIO DO CASO) — Nessa seção, os dados sobre a eficácia a partir dos estudos clínicos farmacológicos e todos os dados sobre a segurança devem ser classificados. As Diretrizes dão informações detalhadas sobre a apresentação dessa seção.

314.50(F)(2) (FORMULÁRIOS DE RELATÓRIO DO CASO) — O patrocinador é convidado a apresentar cópias dos formulários de relatório dos casos de todos os pacientes que morreram ou que desistiram dos estudos em decorrência de efeitos adversos, independentemente da relação com o tratamento.

Esses dados detalhados são exigidos porque a FDA deve ser capaz de rastrear os dados do paciente em relação ao pedido, de forma que possa ser feita uma avaliação independente sobre a segurança e a eficácia da droga.

Quando um NDA é apresentado, cópias das seções pertinentes são distribuídas aos revisores apropriados (médico, farmacologista, químico, estatístico, cineticista, como rotina; se necessário também para uma equipe adicional, procurador, epidemiologista, etc.), e aproximadamente 45 dias depois da apresentação conduz-se uma reunião com todos os membros da equipe de revisão. Nessa reunião, cada revisor recomenda se sua parte do pedido de validação está suficientemente completa para permitir a aprovação do pedido, ou seja, se uma seção em particular, exigida pelo regulamento, estiver incompleta o bastante para que qualquer recomendação sobre sua possibilidade de aprovação ou não-aprovação não possa ser feita, o revisor pode recomendar que o pedido de validação não seja registrado. O diretor da divisão então decidirá se o pedido de validação está muito incompleto para ser analisado. Se o pedido de validação estiver completo o suficiente para ser analisado, ele é aceito para análise. Essa decisão dever ser feita dentro de 60 dias da data de entrega do NDA.

Nessa reunião, o pedido de validação recebe *status* de prioridade (na verdade, o *status* de prioridade é concedido no momento da entrega da IND; entretanto, torna-se mais significativo no momento da entrega do NDA). NDAs para novas entidades químicas são classificados ou como P (prioridade para análise) ou S (análise padronizada).

Uma droga adquire a categoria P se representa um ganho terapêutico sobre drogas já comercializadas, propiciando uma terapia ou método diagnóstico eficaz para uma doença que não é adequadamente tratada ou diagnosticada com as drogas disponíveis; propiciando melhor tratamento através de uma eficácia ou segurança muito maiores; ou por ter vantagens reais, ainda que modestas, sobre drogas comercializadas (p. ex., menos efeitos colaterais ou maior adesão). A categoria P substitui as antigas categorias classificadas como A e B.

Uma droga recebe a classificação S se não oferece nenhuma vantagem real sobre as drogas comercializadas; a classificação S substituiu a antiga categoria classificada como C. Como o nome já diz, um NDA que recebe a classificação P será analisado, pressupõe-se, com maior prioridade do que os NDAs S, embora essa classificação não signifique que um revisor trabalhará exclusivamente com um NDA P. Na verdade, um revisor típico pode ser incumbido de analisar vários NDAs P como várias INDs e outros projetos. Apesar disso, os NDAs P recebem prioridade para análise.

Se o pedido de validação for aceito, continua a análise em detalhes (espera-se que um grau considerável de uma análise substantiva tenha sido feito por volta da reunião que ocorre em 45 dias). Os revisores principais trabalham estreitamente com seus supervisores, de forma que qualquer problema com a análise e/ou com a apresentação dos dados seja detectado o mais breve possível no ciclo de revisão. Quando dados adicionais, apresentações de dados alternativos ou outras explicações ou achados são necessários, o patrocinador é procurado em tempo real para que providencie as informações adicionais. Se os dados adicionais enviados forem substanciais (p. ex., resultados de um novo ensaio ou novos dados com animais), o tempo para o prazo da análise é aumentado, de forma que a FDA fica com mais tempo para analisar a solicitação; isto é, o prazo para a solicitação será uma data após 180 dias depois da apresentação original. Entretanto, em hipótese nenhuma o pedido de validação poderá ultrapassar os 180 dias a partir da data da apresentação das informações adicionais.

É bem comum, após a divisão ter feito a análise dos dados apresentados, o NDA ser apresentado para o Comitê Consultivo pertinente. Essas reuniões são normalmente abertas ao público, e, particularmente se os revisores da FDA tiverem concluído temporariamente que o pedido de validação não tem condições de ser aprovado, o patrocinador também vai apresentar seu caso ao público (se a FDA acreditar que o pedido de validação tem condições de ser aprovado, amiúde pode concordar com o patrocinador antes da reunião em que apresentações separadas são ineficientes). De qualquer modo, pedem ao Comitê que dê um voto formal sobre questões que lhe foram impostas pela divisão. O conselho do comitê não é ligado à FDA; entretanto, a questão é que a decisão final da FDA invariavelmente é feita de acordo com esse conselho. As atas dessas reuniões com o Comitê Consultivo abertas ao público ficam à disposição na FDA, mediante uma taxa.

Eventualmente, cada revisor escreve e apresenta uma revisão da sua parte do NDA e inclui uma recomendação sobre se as informações analisadas preenchem os requisitos para que seja aprovado. Essa revisão é enviada para o supervisor do revisor, que concorda ou não. Cria-se um pacote que contém todas as análises primárias e de supervisão e memorandos (bem como um grande número de outros documentos e formulários exigidos) e tudo isso é enviado ao líder do grupo médico, que faz uma recomendação ao diretor da divisão sobre a possibilidade de aprovação do pedido de validação. O diretor da divisão encaminha o pacote para o Diretor do Departamento de

Avaliação de Droga (I ou II) com a recomendação da divisão. Se a divisão recomendar que o pedido de validação seja Não-aprovado e o diretor do Departamento concordar, é enviada uma carta ao patrocinador dando detalhes de todas as deficiências que resultaram em tal decisão, de forma que o patrocinador possa cuidar de todos os problemas no pedido de validação (ao longo de todo o período da análise, uma divisão pode enviar periodicamente cartas falando das deficiências e solicitando ao patrocinador informações adicionais necessárias para que a análise continue; essas cartas são distintas de uma carta de Não-aprovação). A carta também oferece ao patrocinador uma reunião com a divisão de análise para discutir as questões. Quando, e no caso de, o patrocinador atender a todas as deficiências, o prazo para a análise e a análise começam novamente.

Se o diretor do Departamento concluir que o pedido de validação tem possibilidade de aprovação, uma carta é enviada ao patrocinador, comunicando esse fato. A carta inclui pedidos para informações adicionais (p. ex., atualização dos dados sobre a segurança), mas uma Carta de Possibilidade de Aprovação significa que o pedido de validação contém informações suficientes para a FDA concluir que o pedido de validação poderá ser aprovado logo. Além de solicitações para informações adicionais, uma Carta de Possibilidade de Aprovação vai conter a rotulagem preliminar para o produto. Essa rotulagem preliminar normalmente é uma combinação da rotulagem preliminar original do patrocinador apresentada junto com o NDA, a reformulação de algumas partes feita na divisão de análise e modificações da rotulagem preliminar solicitadas ao patrocinador.

Quanto à rotulagem, é instrutivo descrever brevemente o conteúdo solicitado e o formato de rotulagem para um produto aprovado. Esses requisitos de rotulagem estão no artigo 21 CFR 201.57 (*Requisitos necessários sobre o conteúdo e o formato de rotulagem para drogas prescritas a seres humanos*), e eles não apenas fornecem um formato padronizado para drogas de todas as classes como também fornecem as informações necessárias a quem prescreve para que seja capaz de prescrever adequadamente. Mais importante, entretanto, é que propiciam um esquema conciso dos dados que um patrocinador deve gerar para obter um NDA aprovado; isto é, se o NDA fornecer dados suficientes para apoiar as seções de rotulagem necessárias, o NDA tem grande probabilidade de aprovação. As seções de rotulagem requisitadas são as seguintes.

DESCRIÇÃO — O produto é descrito, incluindo nome, forma farmacêutica, via de administração, componentes, grupo farmacológico, estrutura química e outras informações químicas e físicas.

FARMACOLOGIA CLÍNICA — As informações farmacocinéticas são apresentadas, incluindo adsorção, distribuição, metabolismo e excreção (ADME). Além disso, as informações relevantes sobre a farmacologia da droga são apresentadas, bem como as informações sobre o mecanismo de ação e a farmacodinâmica. Mais recentemente, descrições detalhadas dos ensaios clínicos controlados que serviram de base para determinar a eficácia passaram a ser fornecidas nessa seção.

INDICAÇÕES E USO — A condição e a população para a qual a droga pretende ser usada são declaradas. Normalmente, esses fatores se originam dos estudos controlados que serviram como base para aprovar a droga. A indicação deve ser específica; p. ex., a droga é indicada como terapia adjunta, terapia secundária (por causa de alguma reação adversa) ou terapia sintomática para pacientes com gravidade específica da doença. Curiosamente, se houver uma crença comum de que a droga é eficaz para outra indicação, ou sabe-se que a droga é usada para outra indicação, a rotulagem deve indicar tal fato.

CONTRA-INDICAÇÕES — Essa seção declara quando a droga não deve ser usada em pacientes nos quais os riscos claramente superam os benefícios. O regulamento declara explicitamente que apenas aquelas condições notórias por estarem associadas a um risco inaceitável devem ser incluídas nessa seção; se o risco for teórico, mas não baseado em evidência, não deve ser incluído aqui.

ADVERTÊNCIAS — Aqui são descritos reações adversas graves, riscos em potencial quanto à segurança, limitações ao uso impostas pelos riscos e as medidas a serem tomadas, caso ocorram. Problemas especiais podem precisar ser realçados, incluindo as advertências num quadro separado bem à vista.

PRECAUÇÕES — Essa seção contém as seguintes subseções:

Geral — Qualquer cuidado em especial a ser tomado por quem prescreve que não tenha sido incluído em qualquer outra seção da rotulagem deve ser incluído aqui.

Informações para os Pacientes — Qualquer informação que o paciente deve ter para o uso seguro do produto deve ser incluída aqui. Se o produto exigir que seja fornecida ao paciente uma folha contendo informações (Patient Package Insert, Suplemento do Paciente, ou PPI), esse fato deve ser relatado aqui, e o PPI deve ser impresso no final da rotulagem.

Testes Laboratoriais — Todos os testes laboratoriais que precisam ser monitorados para o uso seguro do produto devem ser descritos.

Interações entre Drogas e Interações Droga-Testes Laboratoriais — Todas as interações importantes que a droga possa ter com outras drogas ou com testes laboratoriais de rotina são descritas.

Carcinogênese, Mutagênese, Prejuízo à Fertilidade — Os dados obtidos dos estudos sobre a fertilidade e a carcinogenicidade em animais são apresentados (positivos ou negativos). Os resultados dos testes *in vitro* sobre a mutagenicidade também são relatados. Se houver evidências de dados em seres humanos de que a droga pode ser carcinogênica, mutagênica ou prejudicar a fertilidade, esse fato deve ser referido e descrito sob o título *Advertências*.

Gravidez — Tudo que se saiba sobre os efeitos da droga no feto deve ser incluído. Várias categorias são delineadas:

Gravidez Categoria A é usada quando ensaios adequados e bem-controlados em mulheres demonstraram que a droga não oferece risco ao feto.

Gravidez Categoria B é usada quando não existem dados de estudos adequados e bem-controlados em mulheres, mas estudos em animais demonstraram não haver risco ao feto.

Gravidez Categoria C é usada quando não existem estudos adequados e bem-controlados em mulheres, mas estudos em animais demonstraram um certo risco ao feto, ou não existem estudos em animais e os benefícios do tratamento superam os riscos.

Gravidez Categoria D é usada quando existe evidência positiva do risco ao feto humano, mas os benefícios em potencial superam os riscos.

Gravidez Categoria X é usada quando existe uma evidência positiva de risco ao feto humano e os riscos superam os benefícios.

Trabalho de Parto e Parto — Se a droga tem seu uso reconhecido durante o trabalho de parto e o parto (mesmo se não for aprovada para esse uso), os efeitos da droga na mãe e no feto, se conhecidos, são incluídos.

Mães Lactantes — As informações sobre a excreção da droga no leite materno humano, efeitos sobre a criança em fase de amamentação, etc. são incluídas.

Uso Pediátrico — Se houver uma indicação pediátrica específica, deve ser incluída sob o título *Indicações*. (Esse emprego deve ser apoiado por ensaios adequados e bem-controlados em crianças; essa exigência pode ser ignorada se a droga já é aprovada em adultos com a mesma doença, se o patrocinador for capaz de demonstrar que a doença é essencialmente a mesma nas duas populações e se há evidência sugerindo que as crianças respondem ao tratamento da mesma forma que os adultos.) Se não houver uma indicação aprovada para as crianças, ou se houver evidência de um risco em particular para as crianças, as declarações pertinentes devem constar.

REAÇÕES ADVERSAS — As reações adversas associadas com o uso da droga são descritas. Elas podem ser classificadas por sistema, tipo de reação ou freqüência, e essas reações adversas observadas em ensaios controlados a freqüências de 1% ou maiores amiúde são comparadas com as mesmas reações observadas no grupo de controle na forma de tabela. Fornece-se uma margem de segurança ao apresentar os dados, mas deve-se salientar as reações mais graves e as reações que foram associadas com a retirada do tratamento.

USO ABUSIVO E DEPENDÊNCIA DA DROGA — Apresentam-se todas as informações conhecidas sobre o potencial da droga em causar dependência psicológica e/ou fisiológica. Podem ser incluídos os dados pertinentes dos estudos feitos em animais.

SUPERDOSE — Incluem-se aqui todas as experiências com superdose, mencionando descrições dos achados clínicos e/ou laboratoriais associados com essa superdose. Os dados pertinentes sobre estudos em animais podem ser incluídos, embora basicamente com o objetivo de refletir a experiência com seres humanos. Descreve-se se a droga é dialisável e os tratamentos específicos que podem ser aplicados.

DOSE E ADMINISTRAÇÃO — Informações detalhadas sobre os esquemas posológicos recomendados e os esquemas de tratamento são incluídos. Incluem-se aqui os esquemas de titulação, os limites máximos da dose acima dos quais a segurança e a eficácia não foram demonstradas, a duração do tratamento, o uso em populações especiais, etc.

FORMAS DE APRESENTAÇÃO — São descritas as concentrações das formas farmacêuticas disponíveis, as unidades em que são embaladas, as características de identificação das formas farmacêuticas (cor, forma, etc.) e as condições especiais para manuseio e armazenamento.

FASE 4 — PÓS-APROVAÇÃO

A responsabilidade da FDA em regular as novas drogas também se estende ao período pós-comercialização. Os patrocinadores de NDAs aprovados são solicitados a enviar relatos das reações adversas que ocorrerem durante a experiência da fase de comercialização do produto; os regulamentos a respeito das exigências de relatos dos eventos adversos durante o período após a comercialização da droga são encontrados no 21 CFR 314.80.

Os patrocinadores têm a obrigação legal de revisar todos esses relatos, independentemente de sua origem; p. ex., os relatos apresentados ao patrocinador pelos profissionais da saúde, os relatos na literatura ou experiências em mercados estrangeiros. Para os relatos de eventos adversos que se mostraram graves e inesperados (definidos como fatais ou que oferecem risco de vida, permanentemente incapacitantes, que necessitam de hospitalização ou que se apresentam como anormalidade congênita, câncer ou superdose *e* não estejam incluídos na rotulagem da droga), o patrocinador deve enviar um relatório à FDA dentro de 15 dias do recebimento das informações. Os patrocinadores devem revisar periodicamente a incidência de eventos adversos que sejam graves e esperados e registrar os relatos, se a incidência aumentar em um determinado período (esse período varia dependendo de vários fatores). Para todas as outras reações adversas, os patrocinadores devem enviar relatórios anuais com os dados.

Para as drogas aprovadas recentemente, os patrocinadores devem relatar os dados dos eventos adversos (diferentes dos relatórios a cada 15 dias) trimestralmente nos primeiros 3 anos após a data de aprovação (e anualmente depois desse período de 3 anos). Esse relatório periódico não inclui os dados sobre os eventos adversos oriundos de estudos feitos após a comercialização do produto, relatos da literatura ou experiência em mercados estrangeiros. Ademais, não se pede a um patrocinador que envie um relatório a cada 15 dias para um evento de outra forma aceitável que ocorra num estudo pós-comercialização, a não ser que o patrocinador chegue à conclusão de que há uma possibilidade razoável de que foi a droga que causou o evento.

Pelo fato de ser uma atitude voluntária dos profissionais da área médica enviar os dados sobre as reações adversas à FDA ou ao patrocinador de um NDA, não há como se obterem dados precisos da incidência dessas ocorrências. E, o que é pior, reações graves podem passar completamente despercebidas. Num esforço para estimular os profissionais da saúde a relatar esses fatos mais freqüentemente (bem como aumentar a conscientização dos eventos adversos potencialmente relacionados com as drogas), a FDA desenvolveu um programa chamado MedWatch, em junho de 1993. Esse sistema tem como objetivo encorajar os profissionais da área médica a relatar os eventos adversos que sejam graves e tornar o relato desses eventos uma parte de suas responsabilidades profissionais. Esse sistema (que também inclui dispositivos e outros produtos médicos) fornece um método aerodinâmico de envio do relatório, permite o relatório via *modem* e inclui um esforço educacional para alertar os profissionais sobre as medidas que a FDA pode tomar, e vem tomando, para proteger a saúde da população em casos em que os relatos após a comercialização identificaram problemas graves.

COMENTÁRIOS ADICIONAIS

Cresce ultimamente a demanda, em vários segmentos da sociedade, de maior e mais rápido acesso a tratamentos não-aprovados. Em resposta a essa demanda, a FDA já publicou vários regulamentos novos e políticas de ação para aumentar o acesso aos novos tratamentos que sejam promissores. Esses regulamentos são os seguintes:

TRATAMENTO IND (21 CFR 312.34) — O propósito desse regulamento é facilitar a disponibilidade de novos tratamentos promissores em pacientes com doença grave ou que põe a vida em risco. Sob esse regulamento, a FDA permite um tratamento com uma IND se

A droga pretende tratar uma doença grave ou que traga risco de morte imediata.
Não existe nenhuma terapia alternativa comparável ou satisfatória para a condição.
A droga está em fase de investigação num ensaio clínico sob uma IND, ou todos os ensaios necessários para o envio de uma IND foram completados.
O patrocinador de uma IND está procurando sua comercialização com os devidos cuidados.

Para uma doença grave, deve haver evidência suficiente de segurança e eficácia para justificar o uso antes de o membro da Comissão ter aprovado o uso da droga para tratamento. Para uma doença que coloque a vida em risco iminente (definido como um estágio numa doença em que há uma razoável probabilidade de que ocorra morte em questão de meses ou em que há probabilidade de morte prematura sem tratamento precoce), o membro da Comissão deve concordar que as evidências científicas à disposição, vistas como um todo, demonstram que o tratamento pode ser efetivo ou que não expõe o paciente a um risco adicional excessivo e significativo de dano.

A IND para tratamento tem como objetivo essencialmente fazer com que as drogas que estejam num período relativamente prolongado de desenvolvimento se tornem disponíveis para pacientes graves. Não tem a intenção de ser um mecanismo usado para viabilizar as drogas que não estejam destinadas a serem comercializadas (isto é, como o regulamento declara, o patrocinador deve estar fazendo um esforço de boa vontade para gerar os dados necessários para que a comercialização seja aprovada). Ademais, e crucial ao assunto, se uma IND para Tratamento estiver interferindo com a conduta do ensaio controlado daquela droga (se houver algum ensaio em andamento) ou com a conduta de ensaios controlados de outros agentes em fase de investigação sendo desenvolvidos para a mesma indicação, a IND para Tratamento deve ser colocada em Coibição [21 CFR 312.42(b)(4)]. Um protocolo de tratamento, como o nome implica, fornece acesso à droga aos pacientes adequados fora do contexto de um ensaio clínico (ou seja, a droga é fornecida como tratamento, e não como parte de um ensaio rigorosamente científico). Além de propiciar o acesso à droga antes da sua aprovação, uma IND para Tratamento pode gerar informações úteis quanto à segurança no que pode ser um grupo relativamente grande de pacientes.

SUBPARTE E (21 CFR 312.80–.88) — Essa seção dos regulamentos lida com drogas destinadas a tratar doenças gravemente debilitantes ou que ameaçam seriamente a vida do paciente, especialmente quando não há nenhum tratamento alternativo disponível. Destina-se a condicionar o desenvolvimento e a aprovação dessas drogas.

A designação de Subparte E pode ser concedida, provisoriamente, em qualquer momento do processo de desenvolvimento da droga. Normalmente, um patrocinador vai requerer a designação de Subparte E antes da apresentação de uma IND com base na reivindicação para a qual deseja desenvolver a droga. A FDA concederá o pedido se a doença a ser estudada for seriamente debilitante (isto é, resultados em termos de morbidade irreversível importante) ou oferecer grande risco de vida. Se o pedido for concedido antes da apresentação de uma IND, os regulamentos dão direito ao patrocinador de uma reunião antes do processo de IND. Nessa reunião, a FDA informará ao patrocinador que tipos de dados são necessários para iniciar a Fase 1. Em geral, os planos para o futuro desenvolvimento não são discutidos em detalhes.

Os regulamentos da Subparte E dão direito também ao patrocinador a uma reunião no Final da Fase 1, em momento apropriado. Nessa reunião (à qual normalmente a FDA leva um consultor de fora), o patrocinador e a FDA devem chegar a um acordo quanto ao modelo da Fase 2 dos ensaios sobre a eficácia. Para que a condição de Subparte E seja confirmada, os ensaios devem ser planejados para demonstrar um efeito sobre a mortalidade ou um efeito sobre a morbidade irreversível. O propósito dessa condição é garantir que apenas tratamentos importantes sejam desenvolvidos na forma de Subparte E.

Supondo-se que os ensaios na Fase 2 estejam planejados com os resultados e a FDA e o patrocinador concordem que os projetos são adequados, se os ensaios forem positivos, a droga pode ser aprovada sem o teste da Fase 3. É a principal vantagem oferecida pelos regulamentos da Subparte E. Essas drogas podem ser aprovadas de maneira consideravelmente mais rápida do que muitas outras drogas, visto que os testes da Fase 3 (que podem ser bastante prolongados) não são exigidos. Deve-se observar que as exigências estatutárias para pelo menos duas investigações clínicas adequadas e bem-controladas devem ainda ser preenchidas na montagem da Subparte E.

TRAJETÓRIA PARALELA — Esse não é um regulamento, mas uma política de ação da FDA. Aplica-se apenas a pacientes com doença clinicamente significativa associada ao HIV ou a pacientes em risco de morte iminente em decorrência de imunodeficiência associada ao HIV. Sob essa política de ação, os pacientes que não podem ser arrolados nos ensaios terapêuticos em andamento do HIV (por não preencherem os critérios de inclusão, por estarem gravemente enfermos, porque a participação seria um sofrimento desmedido ou porque os ensaios estão completamente preenchidos) podem receber o tratamento de uma maneira livre. A política de ação difere estruturalmente da IND para Tratamento no fato de que a IND para Tratamento é concedida num período relativamente tardio durante o desenvolvimento da droga (isto é, os ensaios já estão completos, e há evidência de que a droga é segura e efetiva). Sob a política de ação da trajetória paralela, limitada aos pacientes com doença associada ao HIV, os pacientes podem receber a droga essencialmente antes de haver evidências de segurança e efetividade (ou seja, podem receber a droga simultaneamente com a condução do início dos ensaios clínicos).

SUBPARTE H (APROVAÇÃO ACELERADA DE NOVAS DROGAS PARA DOENÇAS GRAVES OU POTENCIALMENTE FATAIS - 21 CFR 314.500–.550) — Esse regulamento se aplica às drogas destinadas a tratar pacientes com doenças graves e que oferecem risco de vida, e que propiciam um benefício significativo comparadas com tratamentos existentes.

A estipulação básica desse regulamento permite que a FDA aprove uma droga nova baseada nos efeitos do tratamento num determinado ponto capaz de prever com probabilidade razoável (tendo como base evidências terapêuticas, epidemiológicas, fisiopatológicas ou outras) os benefícios clínicos (p. ex., contagens de CD4 em pacientes com AIDS/SIDA) ou baseada nos efeitos do tratamento sobre uma referência clínica diferente da sobrevivência ou morbidade irreversível, mas que preveja um ou outro (ou seja, um julgamento clínico). Quando a FDA determina que há incerteza sobre a relação entre o ponto de referência para julgamento e o benefício clínico, pode requisitar ao patrocinador que estude mais a droga, após a aprovação, para documentar essa relação; embora o regulamento teça considerações para que esses estudos normalmente estejam em curso na época da aprovação, eles não precisam necessariamente estar. Para as drogas aprovadas sob esse regulamento, a FDA pode acelerar sua remoção do mercado se

1. Um estudo feito após a comercialização falhar em documentar benefício clínico.
2. O patrocinador não realizar os estudos requisitados com o devido cuidado.
3. As restrições na distribuição após a comercialização são inadequadas para garantir o uso seguro do produto.
4. O patrocinador não adere às restrições pós-comercialização.
5. Os materiais promocionais são enganosos.
6. Outras evidências demonstram que o produto não é seguro ou eficaz.

LEGISLAÇÃO SOBRE OS PAGAMENTOS PELO USUÁRIO — Em 29 de outubro de 1992, o Congresso norte-americano aprovou o Prescription Drug User Fee Act de 1992, o PDUFA I. Em resumo, essa Lei autoriza a FDA a recolher três tipos de pagamentos dos patrocinadores. Essa lei expirou em 30 de setembro de 1997, mas o FDA Modernization Act de 1997 fez uma emenda e estendeu o PDUFA I até 30 de setembro de 2002 (PDUFA II).

TAXA DE PEDIDO DE VALIDAÇÃO (PARA A ENTREGA DO PEDIDO DE VALIDAÇÃO DE UMA NOVA DROGA [505(B)(1) OU 505(B)(2)]) — Para o ano fiscal de 1993, por exemplo, essa taxa foi de US$100.000 para pedidos de validação com dados clínicos de eficácia e segurança e de US$50.000 para pedidos de validação sem dados clínicos sobre segurança e eficácia e para complementos com esses dados. Metade da taxa deve acompanhar o pedido de validação, e o restante tem o prazo para ser entregue de até 30 dias depois da data de uma carta judicial ou após o pedido de validação ser retratado. Se a FDA se recusar a registrar um pedido de validação, metade da taxa paga com a apresentação do pedido é devolvida ao patrocinador.

TAXAS DE ESTABELECIMENTO — A FDA arrecada uma taxa anual de cada patrocinador que tenha um estabelecimento onde fabrica pelo menos uma droga que não seja ou que não seja a mesma que um produto medicamentoso aprovado sob a aplicação da norma 505(b)(2) e que tenha um NDA pendente ou complemento após 1.º de setembro de 1992. A taxa para FY de 1993 era de US$60.000.

TAXA DO PRODUTO — A FDA arrecada uma taxa anual para cada produto que não seja o mesmo de um aprovado sob a norma 505(b)(2). As taxas são coletadas apenas de patrocinadores que têm um produto assim e também têm um NDA ou suplemento pendente até 1.º de setembro de 1992. Essa taxa para FY de 1993 era de US$6.000 por produto.

O propósito dessa legislação é arrecadar renda adicional e, assim, aumentar substancialmente o pessoal da FDA para que as análises de NDA sejam aceleradas. Com essa equipe maior, a FDA consegue cumprir certos objetivos estabelecidos, coerentes com a análise rápida, especialmente para drogas P. Em geral, até uma data específica no futuro, a FDA será solicitada a agir em relação a uma grande fração de pedidos de validação pendentes para drogas P dentro do limite de tempo exigido pelo estatuto de 180 dias.

Na FY de 1998, a FDA arrecadou US$132,7 milhões em taxas de usuários, e o total arrecadado desde 1993 chega a US$458 milhões. Usando os fundos arrecadados dessas taxas, as aprovações de drogas dobraram entre 1992 a 1996.

COMENTÁRIOS FINAIS

Atualmente, nos Estados Unidos, o caminho percorrido de uma droga desde sua descoberta até sua síntese em laboratório, passando por ensaios pré-clínicos e clínicos, até o eventual surgimento no mercado, é um empreendimento complexo que consome tempo e dinheiro. Dados os requisitos da lei pertinente e os regulamentos que geram a pesquisa com a nova droga, e a sua aprovação final, é de interesse de todas as partes envolvidas ter o processo seguindo adiante da forma mais eficiente possível. Teoricamente, o desenvolvimento de uma droga prossegue segundo uma determinada ordem muito bem-elaborada, de forma que cada fase gere e propicie, sem grandes interrupções, os dados necessários para a condução inteligente da fase seguinte, até que todos os dados exigidos e necessários tenham sido reunidos para sustentar um NDA bem-estruturado e completo, capaz de ser analisado e representado legalmente no período estipulado. É óbvio que esse cenário nem sempre é o habitual, e na verdade é bem raro. O desenvolvimento de uma droga é invariavelmente caracterizado por surpresas que frustram até os planejamentos mais cuidadosamente concebidos. Ademais, o processo é intrinsecamente interativo, com cada estudo amiúde originando novas e inesperadas questões que devem ser tratadas para uma melhor compreensão da capacidade da droga de induzir um benefício ou de causar dano. Outras considerações, não estritamente científicas, incluindo decisões corporativas de um tipo ou de outro, bem como escassez no pessoal responsável pela análise, podem ter um profundo impacto na maneira em que as drogas são desenvolvidas.

Este capítulo apresentou um breve resumo das fases do desenvolvimento de uma droga, incluindo a estrutura reguladora e legal que fundamenta essas fases, a política de ação pertinente da FDA e a base teórica científica que mantém essas exigências. Também foi descrito, embora de forma bem incompleta, o processo envolvido nos regulamentos da FDA para novas drogas.

Todos concordam que o desenvolvimento de uma droga leva um tempo enorme. Entretanto, deve-se ter em mente que adquirir uma compreensão relativamente abrangente das propriedades de uma droga (uma necessidade antes de a droga ficar à disposição do público em geral) e garantir a segurança dos pacientes ao longo de todo o curso do processo (também uma necessidade) realmente levam uma quantidade irredutível de tempo, fato que é substancial. Quando as interações entre uma FDA completamente estruturada com pessoal especializado e uma indústria empenhada conseguem ser profícuas e produtivas, drogas seguras e eficazes podem ser trazidas ao público no menor tempo possível. Os pontos de vista expressos neste artigo são os do autor, e não são uma declaração oficial da Food and Drug Administration.

CAPÍTULO 49

Biotecnologia e Medicamentos

Ara H Der Marderosian, PhD
Professor of Pharmacognosy and Medicinal Chemistry
Scientific Director, Complementary and Alternative Medicine Institute
University of the Sciences in Philadelphia
Philadelphia, PA 19104

David J Kroll, PhD
Associate Professor of Pharmacology and Toxicology
Center for Pharmaceutical Biotechnology
University of Colorado School of Pharmacy
Denver, CO 80262

Na história médica e farmacêutica, os anos 1980 e 1990 serão em última análise considerados a idade da biotecnologia. Produtos farmacêuticos anteriormente raros e até mesmo inalcançáveis podem ser agora produzidos em quantidades úteis ao utilizarem o poder da biologia molecular. É interessante notar que o termo *biotecnologia* foi criado em 1919 pelo economista agrônomo húngaro Kark Ereky, para descrever como produtos poderiam ser produzidos a partir de materiais crus com o auxílio de organismos vivos.[1]

A realização prática dessa tecnologia derivou de nossa atual capacidade de detectar, isolar, produzir e caracterizar as várias proteínas que coordenam as inúmeras funções essenciais para a vida e saúde humanas. Os processos que precedem ou que são etiológicos na fisiopatologia não somente podem ser identificados como também podem ser atualmente manipulados em uma tentativa de restaurar a função normal. Essa metodologia relativamente nova envolve o sinergismo das descobertas na metodologia do DNA recombinante, alteração do DNA, desdobramento genético, engenharia genética, imunologia e imunofarmacologia com os progressos na automação e na análise de dados para criar uma indústria convincente de alta tecnologia. No geral, a biotecnologia levou à criação de novos produtos para o lar e para a indústria, melhoria dos campos de agricultura, diagnóstico de distúrbios genéticos e à estimulação de nosso arsenal médico contra a doença. Embora os anos 1990 tenham testemunhado claramente os benefícios decorrentes da proliferação dos produtos derivados da biotecnologia, surgiram novas questões em relação à ética e à farmacoeconomia. Apesar disso, fica evidente que os benefícios da biotecnologia já superaram em muito os aspectos negativos.

FUNDAMENTOS

Como uma tela de fundo para a compreensão da moderna biotecnologia, será instrutivo rever alguns dos marcos biológicos básicos que a precederam. Huber[2] fornece uma lista sucinta das principais descobertas que ajudaram a pavimentar a trajetória para a biotecnologia, e isso é demonstrado no Quadro 49.1. Sua lista das futuras descobertas previstas (escrita em 1989) está lentamente se tornando realidade. Por exemplo, os produtos de terapia genética são a principal área de crescimento na biotecnologia, e o Projeto do Genoma Humano está fazendo um progresso contínuo ao explorar as tecnologias desenvolvidas para seqüenciar por completo os genomas da *Escherichia coli* e do *Saccharomyces cerevisiae*. A revolucionária clonagem de uma ovelha chamada Dolly a partir de células de uma ovelha adulta em 1997 pelo grupo de pesquisa de Ian Wilmut na Escócia não foi demonstrada nesse quadro. Apesar das inúmeras recomendações oriundas de painéis de orientação internacionais e federais para retardar experiências similares com seres humanos, um médico de Chicago anunciou, em 1998, planos para iniciar um projeto de clonagem humana. Parece que nosso progresso técnico nessa área tem sido mais rápido que nossa capacidade de lidar com os dilemas éticos que a tecnologia apresenta.

A natureza vem realizando há quase 3,5 bilhões de anos o que podemos chamar de experiências genéticas *naturais*. Estas incluem a mutação (alteração da hereditariedade ao acaso), o *crossing-over* (ruptura e troca de segmentos correspondentes de cromossomas homólogos) e a recombinação na meiose (fertilização). Esses processos contribuíram, sem exceção, para a atual diversidade da vida neste planeta. Além disso, está bem definido que os seres humanos vêm manipulando as características genéticas de diferentes espécies durante 10.000 anos por meio de experiências congênitas e de reprodução cruzada. Para citar alguns exemplos, podemos apontar as atuais cepas robustas de trigo e milho, as quais são muito diferentes de seus ancestrais originais. De maneira similar, podem ser mencionadas as variadas raças de cães, gatos, aves e gado. Esses esforços de manipulação continuam, e, em período menor que uma vida, ocorreu o desenvolvimento de laranjas maiores e mais adocicadas, melões sem sementes e *flamboyants* ornamentais. Também são familiares certas hibridizações como o tangelo (cruzamento da tangerina com a toranja) e a mula (cruzamento de um burro com um cavalo).

Sadee[3] fez um par de artigos excitantes que lidam com o que ele chama de uma terceira revolução na medicina moderna. Neles, ele cita que todas as estruturas macroscópicas e características físicas de cada organismo devem sua origem ao código genético herdado e fisicamente localizado dentro do núcleo de cada célula. Os carboidratos, proteínas, lipídios e ácidos nucleicos são os principais constituintes da arquitetura celular. A classe especial de proteínas conhecida como enzimas constrói e utiliza essas várias moléculas quando a célula amadurece, se mantém e, por fim, se reproduz.

Todas as estruturas e funções celulares começam com proteínas, e o código para a elaboração das proteínas é encontrado no ácido desoxirribonucleico (DNA). É por causa disso que a descoberta da estrutura de dupla hélice do DNA por Watson e Crick, em 1953, começou, fundamentalmente, a desvendar o mistério dos processos celulares. O DNA, o projeto genético de um organismo, é constituído de componentes conhecidos como nucleotídios (moléculas contendo um glicídio, bases de purina ou pirimidina contendo nitrogênio, e um grupamento fosfato) que estão ligados em uma estrutura muito longa semelhante a uma escada. Quando essa estrutura de escada em caracol, semelhante a um elástico, está muito espiralada, ela é referida como uma hélice de dois filamentos, ou dupla.

Existem quatro nucleotídios diferentes (contendo as bases adenina, citosina, guanina e timidina) com um total de aproximadamente 3 bilhões de unidades de nucleotídios no genoma humano, firmemente contidas nos cromossomos. Estes

Quadro 49.1 Marcos em Biotecnologia

A recente explosão do crescimento no desenvolvimento e na aplicação da biotecnologia pode ser rastreada até inúmeras descobertas e eventos sucessivos, distintos e marcantes.

1. Dados de difração de raios X e o modelo de dupla hélice proposto para a estrutura tridimensional do DNA (RE Franklin e MH Wilkins; JD Watson e FH Crick, 1952-1953).
2. Identificação de sítio específico e clivagem do DNA por endonucleases de restrição (W Arber, 1962; M Meselson e R Yuan, 1968; HO Smith, 1970; D Nathans, 1971).
3. Determinação do código genético (M Nirenberg, S Ochoa e P Leder, 1966; HG Khorana, 1966).
4. Identificação da ligase do DNA (M Gellert, 1967).
5. Identificação da DNA polimerase dirigida por RNA (transcriptase reversa) (HM Temin e S Mizutani, 1970; D Baltimore, 1970).
6. Técnicas de clonagem de DNA (HW Boyer, S Cohen e P Berg, 1971-1972).
7. Discussões formais sobre as tecnologias do DNAr emergente (Gordon Conference on Nucleic Acids, junho 1973).
8. Asilomar Conference e padrões auto-impostos para a pesquisa do DNAr (fev. 1975).
9. Criado o hibridoma (C Milstein e G Kohler, 1975).
10. Orientações para questões do Recombinant Advisory Committee (RAC) (1976).
11. Tecnologias de seqüência do DNA (F Sanger, 1977; W Gilbert, 1977).
12. A Suprema Corte dos Estados Unidos regula que os microrganismos são patenteáveis (General Electric *superbug*, 1980).
13. Aprovação norte-americana do primeiro *kit* diagnóstico usando a tecnologia Mab (anti-C3d BioClone; Ortho Diagnostics, 1981).
14. Aprovação norte-americana do primeiro produto farmacêutico ético produzido pelo uso de tecnologias de DNAr [Humulin (insulina humana): Genentech e Eli Lilly & Co, 1982].
15. Expressão de um gene não-próprio em vegetais (gene de resistência a antibióticos bacterianos expresso em plantas de tabaco: Monsanto Co. Washington University e Max Planck Institute, 1982).
16. O US Patent and Trademarks Office libera a primeira patente para um mamífero geneticamente produzido (rato transgênico: P Leder e Harvard University, 1988).
17. Avanços mais recentes:
    - Avanços nas tecnologias de seqüência e síntese de DNA e proteínas.
    - Integração sítio-específica de seqüências de DNA clonadas.
    - Alterações sítio-específicas do DNA genômico.
    - Terapia gênica.
    - *Design* e modelagem molecular assistida por computador.
    - Compromisso público e particular para seqüenciar o genoma humano.

compreendem o código genético para uma estimativa de 100.000 genes distintos. Cada um desses genes controla a síntese de uma proteína, constituída de um longo filamento de 50 a 3.000 aminoácidos. Nirenberg e Matthei, em 1961, e outros mais tarde, elucidaram o modo pelo qual a seqüência de nucleotídios de um gene regula a seqüência específica em que os 20 aminoácidos diferentes serão unidos para produzir uma determinada proteína. Um único códon é constituído de unidades de três nucleotídios adjacentes; cada códon especifica um aminoácido. A disposição dos códons no DNA, seguindo a transcrição no RNA mensageiro (RNAm), determina a seqüência de aminoácidos que formará uma determinada proteína. A compreensão detalhada de como esses genes e suas proteínas regem os processos celulares básicos é o sustentáculo da biologia molecular e da biotecnologia.

Como cada um dos principais órgãos do corpo (cérebro, fígado, sangue, tecidos, etc.) possui um conjunto específico de tarefas a realizar, determinados conjuntos específicos de genes em cada órgão (coleção de células especializadas) devem ser ativados e desativados, isto é, *ligados* e *desligados* quando necessário. Seguindo as orientações ditadas pelo código genético do DNA e mediadas pelo RNAm, cada tipo celular produz continuamente um grupo característico e único de proteínas. Algumas dessas proteínas são secretadas para dentro do meio extracelular, enquanto muitas são utilizadas dentro da própria célula. O número possível de permutações biossintéticas é muito elevado caso consideremos que uma proteína típica pode ser constituída de aproximadamente 500 aminoácidos e, além disso, que cada um desses sítios pode ser ocupado por qualquer um dos 20 aminoácidos diferentes. É provável que, durante longos períodos de evolução de cada organismo, tenham-se desenvolvido inúmeras proteínas únicas com todos os tipos de funções otimizadas.

O conceito de que a informação genética flui a partir do DNA para o RNA até as proteínas tornou-se um marco fundamental da moderna biologia. Dessa maneira, com a descoberta da transcriptase reversa (a partir do vírus RNA) por Temin e Baltimore, em 1970, a qual poderia converter seu próprio RNA genômico em RNA com filamentos duplos, foi alcançado um segundo marco. A biotecnologia moderna fundamenta-se muito nessa enzima. Os exemplos de catalisadores celulares, ou enzimas, incluem aqueles que estão envolvidos na digestão do alimento e outros que produzem os constituintes químicos da vida da célula, como glicídios e lipídios, hormônios para a regulação orgânica, combustível para a produção de energia e importantes moléculas como o DNA.

As proteínas também constituem o citoesqueleto que propicia uma estrutura tridimensional organizada. Elas permitem o transporte e movimento direcionado de moléculas por toda a célula. Elas estão encaixadas na parte externa da membrana celular e bombeiam nutrientes e íons através das membranas. Elas servem como sítios receptores para hormônios que ajustam de maneira finita as funções da célula de acordo com as necessidades corporais mutáveis. Outro grupo de proteínas regula as atividades dos genes por se ligarem ao DNA e ativarem ou reprimirem a transcrição do gene. Outras proteínas diferentes, e seus fragmentos menores (peptídios), são secretadas pelas células como neurotransmissores ou hormônios como a insulina. Algumas servem como moléculas transportadoras como a hemoglobina, o transporte de oxigênio do corpo.

Como é bem reconhecido, esses hormônios e várias moléculas de peptídios correlatas detêm enorme poder, e, como elas podem atuar sobre inúmeros receptores específicos na superfície celular, elas podem influenciar quase todas as funções corporais, desde o sistema nervoso até o sistema imune. É evidente que a seletividade, a potência e efeitos evanescentes freqüentemente desejados sobre células-alvo específicas as transformam em candidatos muito atraentes como uma nova geração de medicamentos no conceito da *bala mágica* de Paul Ehrlich. Ademais, quando administrados por via parenteral, os hormônios apresentam o potencial para alcançar os receptores-alvo na superfície das células, sem a necessidade de penetrar nas membranas. De maneira idêntica aos processos corporais normais, elas podem ligar-se a receptores da superfície da célula e ativar a função determinada das células. Um exemplo dessa conduta é notado com o medicamento anticâncer experimental interleucina-2, que pode estimular algumas células imunes a tentar superar o crescimento da célula cancerosa.

A resposta de defesa específica do corpo aos organismos invasores é decorrente do sistema imune. Normalmente, os fagócitos atraídos para um sítio de inflamação induzido por patógenos montam uma resposta de ataque generalizada. De maneira indiscriminada, eles englobam resíduos celulares, bem como tudo o que é reconhecido como não-próprio. Ocasionalmente, no entanto, isso não é suficiente, estabelecendo-se a doença. Nesse ponto, vários contra-ataques mais focalizados continuam por meio de três tipos de leucócitos, conhecidos como macrófagos, linfócitos T e linfócitos B. Os principais aspectos do sistema imune são a especificidade (a capacidade de se focalizar sobre patógenos específicos) e a memória (a capacidade de reconhecer e responder rapidamente às infecções previamente enfrentadas). Cerca de 1% das células corporais são leucócitos. Aqueles que são centrais para as respostas imunes são:

Células B — Linfócitos que produzem anticorpos (resposta imune mediada por anticorpos).

Macrófagos — Células fagocitárias que alertam as células T auxiliadoras sobre a presença de patógenos.

Células T Auxiliadoras — *Principais deflagradores* do sistema imune que estimulam a divisão rápida de células T killer e das células B.

Células T Supressoras — Linfócitos com funções reguladoras; *i.e.*, elas lentificam ou impedem as respostas imunes.

Células T Killer e Células Natural Killer (NK) — Linfócitos que destroem diretamente as células corporais que já foram infectadas por patógenos (ou células cancerosas).

Células de Memória — Um grupo da população de células T e B que foi produzido durante o primeiro encontro com um patógeno, mas que não foi utilizado na resposta. Essas circulam através do corpo prontas para responder rapidamente a ataques posteriores pelos mesmos organismos.

Como um refinamento adicional na compreensão do sistema imune, várias armas principais estão envolvidas no processo. Estas incluem os anticorpos, que são moléculas de receptor ligado à membrana ou de circulação livre que se ligam a corpos estranhos específicos e, assim, os rotulam para a destruição pelo sistema complemento ou pelos fagócitos. Existem as proteínas perfurinas, as quais são secretadas por determinadas células T e matam seus alvos celulares por fazerem orifícios em suas membranas. Finalmente, existem as linfocinas e interleucinas, que são secreções pelas quais os leucócitos se comunicam entre si. Dessa maneira, o sistema imune possui dois ramos de luta com especificidade, e, com freqüência, ambos são empregados contra as infecções e antígenos em geral. As células T dominam uma parte do sistema, e, quando elas são ativadas, isso é referido como uma resposta *mediada por célula.* As células B dominam o outro ramo, e os eventos associados à sua ativação são referidos como a resposta *mediada por anticorpos*.

Uma edição da *Science*[4] foi dedicada às fronteiras na biotecnologia durante os anos 1990. Ela veiculou artigos sobre novos atalhos de praticabilidade imediata e grande interesse na compreensão do genoma humano através de pedaços de seqüência expressos do DNA complementar, o que gerou um grande número de novos genes (principalmente no cérebro). De forma similar, foram desenvolvidos *sinais* ao longo dos cromossomos para guiar a trajetória para o seqüenciamento de mapas de restrição diminutos. A pesquisa do DNA empregando a reação de cadeia de polimerase (RCP) tornou-se uma poderosa ferramenta em aplicações forenses e de pesquisa.

Novas publicações descreveram como a moderna engenharia metabólica trouxe novamente à vida o metabolismo intermediário através de técnicas envolvendo cópias aumentadas de um gene em um ponto de controle de velocidade, acrescentando um gene para remover um produto venenoso ou adicionando vários genes para introduzir uma nova trajetória dentro de um organismo que pára logo depois do produto desejado. Essa engenharia metabólica teve numerosos resultados práticos, além de ajudar a desenvolver novas teorias. A tecnologia do DNA tem sido aplicada a trajetórias metabólicas, de modo que possam ser solucionados os problemas de controle de pontos de ramificação. Mesmo a inserção de enzimas similares a partir de espécies diferentes dentro do organismo estudado introduziu nova flexibilidade e melhores características metabólicas no antigo organismo.

Essa questão também é coberta nos últimos desenvolvimentos do vírus da vacínia, de modo que, atualmente, ela pode servir como um veículo molecular para transportar genes não-próprios para dentro de outros organismos. Como um meio para a pesquisa, esse vetor vacínia recombinante serviu como um veículo para produzir vacinas vivas que, de outra maneira, seriam difíceis de produzir. É também discutido o uso de anticorpos monoclonais no diagnóstico e na terapia. O anticorpo monoclonal OKT3 foi aprovado pela FDA para o tratamento da rejeição aguda do aloenxerto renal. A força do anticorpo foi estimulada pela ligação de um veneno biológico, como a ricina, ou de um agente físico, como um emissor alfa. O último pode ser empregado para lesionar o tecido adjacente àquele com o qual o anticorpo interage. Todos esses são bons exemplos da pesquisa básica combinada seguida pela aplicação prática rápida.

BIOTECNOLOGIA DOS MEDICAMENTOS

Em relação à terapia medicamentosa, a capacidade do organismo de se lembrar e identificar infecções prévias já foi explorada através da técnica da vacinação. Esse procedimento relativamente simples envolve injetar a pessoa com um patógeno enfraquecido ou morto, o qual induz uma resposta imune efetiva sem provocar a doença. O procedimento confere uma imunidade duradoura através da formação das células de memória mencionadas anteriormente. A vantagem continuada desses fenômenos naturais (a imunização normal por meio da infecção) está sendo empreendida através da aplicação da biologia molecular e da biotecnologia. Entre os desenvolvimentos recentes e significativos estão as novas vacinas (p. ex., Recombivax HB (*Merck*), uma vacina para a hepatite), que são anticorpos altamente específicos que agem como as *balas mágicas*, e medicamentos proteicos que são duplicatas de mensagens químicas ou fatores secretados (interleucina-2), através dos quais as células imunes se comunicam entre si. A Fig. 49.1 mostra a produção de uma vacina geneticamente construída.

Desde 1997, pode-se dizer que mais medicamentos de biotecnologia estão em desenvolvimento do que nunca. Mosinghoff[5] reportou, no levantamento de 1996 da Pharmaceutical Research and Manufacturers of America (PhRMA), que, durante a próxima década e depois disso, veremos os resultados dessa infra-estrutura de pesquisa de biotecnologia nas formas de curas e tratamentos para muitas doenças antigas.

Esse levantamento de 1996 da PhRMA mostrou que 284 medicamentos e vacinas biotecnológicos estão em fase de estudos clínicos em seres humanos e estão na FDA aguardando a aprovação final; em 1988 (o primeiro ano do levantamento), existiam 81 produtos de biotecnologia, em 1991 esse número era de 132, e em 1993 havia 143. A velocidade de crescimento da indústria aumentou drasticamente, até 100% entre os dois últimos levantamentos e em torno de 21% entre 1995 e 1996. Essa velocidade de crescimento não escapou de Wall Street, mas os investidores atualmente estão um pouco cautelosos por causa de alguns fracassos que terminaram os programas de algumas companhias. Um artigo de 1997 da revista *Fortune* aponta para o amadurecimento da indústria, pelo fato de que as companhias são atualmente avaliadas por seus méritos individuais, e não pelos sucessos ou fracassos da indústria como um todo. Apesar disso, os fundos mútuos de biotecnologia na indústria como um todo tiveram retornos de 10 a 40% durante 1997.

Estudo adicional dos 284 produtos de biotecnologia atualmente em desenvolvimento mostrou que 113 companhias estão atualmente engajadas em 318 projetos de pesquisa distintos. Como alguns dos produtos estão sendo estudados para mais de um uso, o número de projetos de pesquisa supera o número de medicamentos e produtos biológicos em desenvolvimento. Mais de 40% dos produtos estavam em desenvolvimento para o tratamento do câncer, e outros 10% destinam-se ao tratamen-

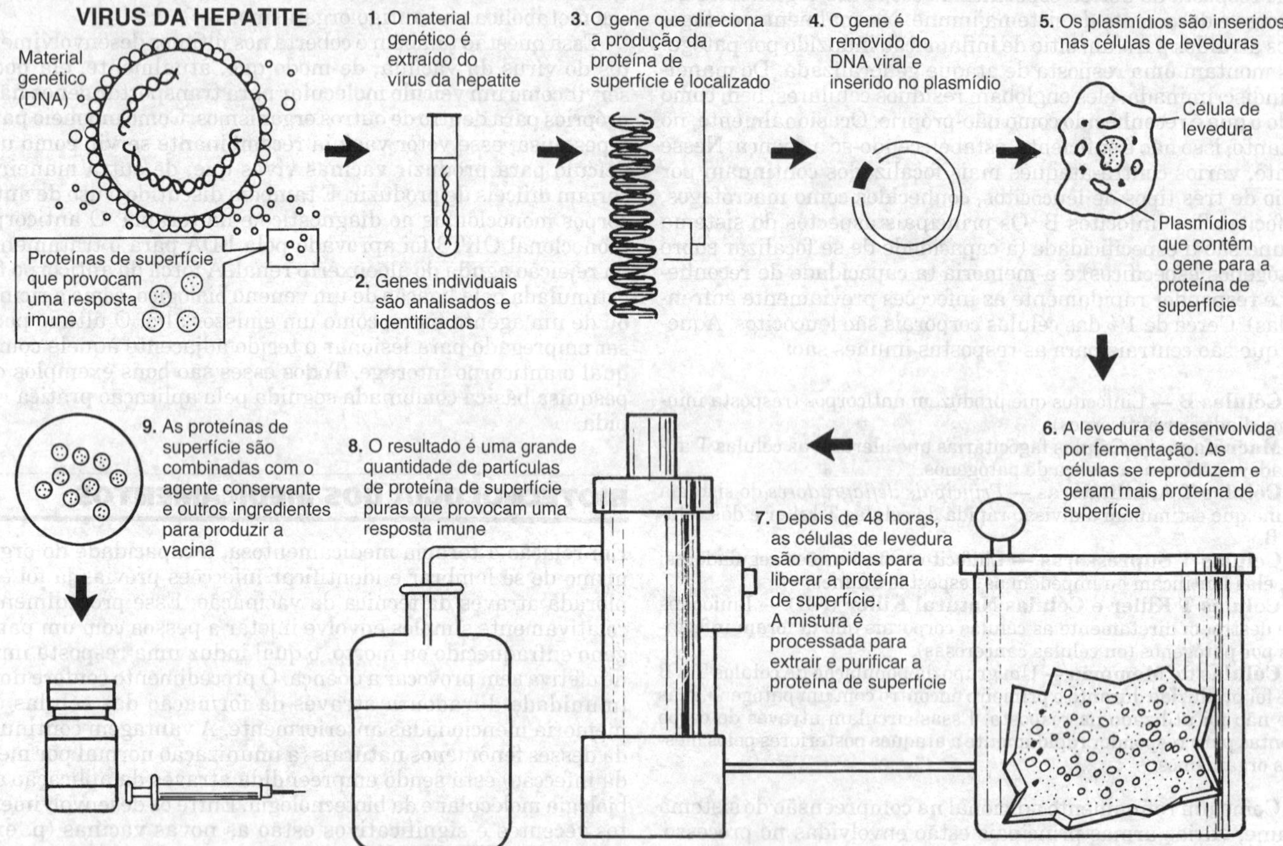

Fig. 49.1 Elaborando uma vacina geneticamente construída.

to ou à prevenção da AIDS/HIV. A categoria de crescimento mais rápido dos produtos de biotecnologia é a terapia genética, com 28 produtos em 1996 *versus* 17 em 1995. O segundo segmento de crescimento mais rápido é o das vacinas (aumentando 44% para 62 produtos em desenvolvimento). Os alvos das vacinas são câncer, AIDS, artrite reumatóide e esclerose múltipla. Os candidatos a produtos que estão quase aprovados também estão crescendo. O número de produtos em estudos clínicos de Fase III quase duplicou desde 1993 (de 33 para 62). Um total de 34 produtos foi aprovado pela FDA desde 1996.

É interessante notar que diversos produtos estão sendo testados pela primeira vez contra determinadas doenças: resfriado comum decorrente do rinovírus, doença de Huntington, doença de Parkinson, anemia falciforme, nefrite lúpica e osteoporose. Além disso, todos esses dados mostram que a indústria farmacêutica norte-americana continua a deter uma liderança mundial na pesquisa de biotecnologia, medicamentos e patentes. Os dados de 1995 do US Office of Patents and Trademarks revelam que os Estados Unidos foram o país de origem para 81% das 150 pa-tentes fornecidas naquele ano. Os países europeus contribuíram com 7% (liderados pela Grã-Bretanha e Alemanha), enquanto o Japão contribuiu com apenas 4%, menos do que os 13% de seu segundo lugar em 1992. Com o crescimento explosivo dos produtos em desenvolvimento, as limitações de espaço nos permitiram demonstrar no Apêndice A apenas os produtos de biotecnologia já aprovados. Também é fornecido um glossário de termos.

Todos esses agentes foram possíveis através das técnicas de biotecnologia que permitem o isolamento, a identificação e a produção de quantidades normalmente diminutas de *agentes sinalizadores* proteináceos encontrados em líquidos extracelulares do corpo. Uma vez determinadas a composição e a seqüência de aminoácidos para uma proteína, essa proteína pode ser reproduzida no laboratório. Melhor ainda, o precursor da proteína, o DNA, pode ser atualmente analisado de forma imediata e seqüenciada, possibilitando a outro organismo usar aquela parte do código que determina a proteína. Isso se tornou possível através da descoberta e do uso de enzimas de restrição por HO Smith, que fez cortes reprodutíveis específicos ao longo de filamentos de DNA. Frederick Sanger *et al* idealizaram procedimentos para determinar rapidamente a seqüência de nucleotídios de fragmentos de DNA. Isso permitiu a identificação da seqüência de DNA de genes completos. Da mesma forma, a identificação da seqüência de DNA por Temin *et al* tornou-se importante na biotecnologia, porque isso permitiu a produção em massa de genes a partir do RNAm, o que conduziu à produção aumentada de uma proteína desejada. Através desses procedimentos, foi possível determinar a seqüência de aminoácidos de proteínas inteiras por meio da dedução do código genético.

Outras brechas, como os procedimentos de Boyer e Cohen para um método prático de colocar um pedaço de DNA não-próprio dentro de um plasmídio bacteriano em 1973, possibilitaram rápidos avanços adicionais. Esse plasmídio híbrido poderia ser realmente desenvolvido em uma bactéria comum e de produção rápida, *E. coli*. Um plasmídio é uma molécula circular de DNA que carrega alguns genes que a bactéria perpetua e duplica, além de seus próprios cromossomos normais. Mais que qualquer outra técnica, essa realmente anunciou o nascimento da tecnologia do DNA recombinante (o DNA híbrido é produzido ao se juntarem pedaços de DNA de diferentes fontes; também designado DNAr). Isso permitiu, pela primeira vez, o isolamento rápido de proteínas únicas e sua produção em massa através de microrganismos de crescimento rápido. Além disso, novos organismos que portam as características desejadas e especificamente inseridas poderiam ser produzidos para fins médicos, de agricultura e ecológicos. A Fig. 49.2 mostra o procedimento de separação genética básica e do DNA recombinante.

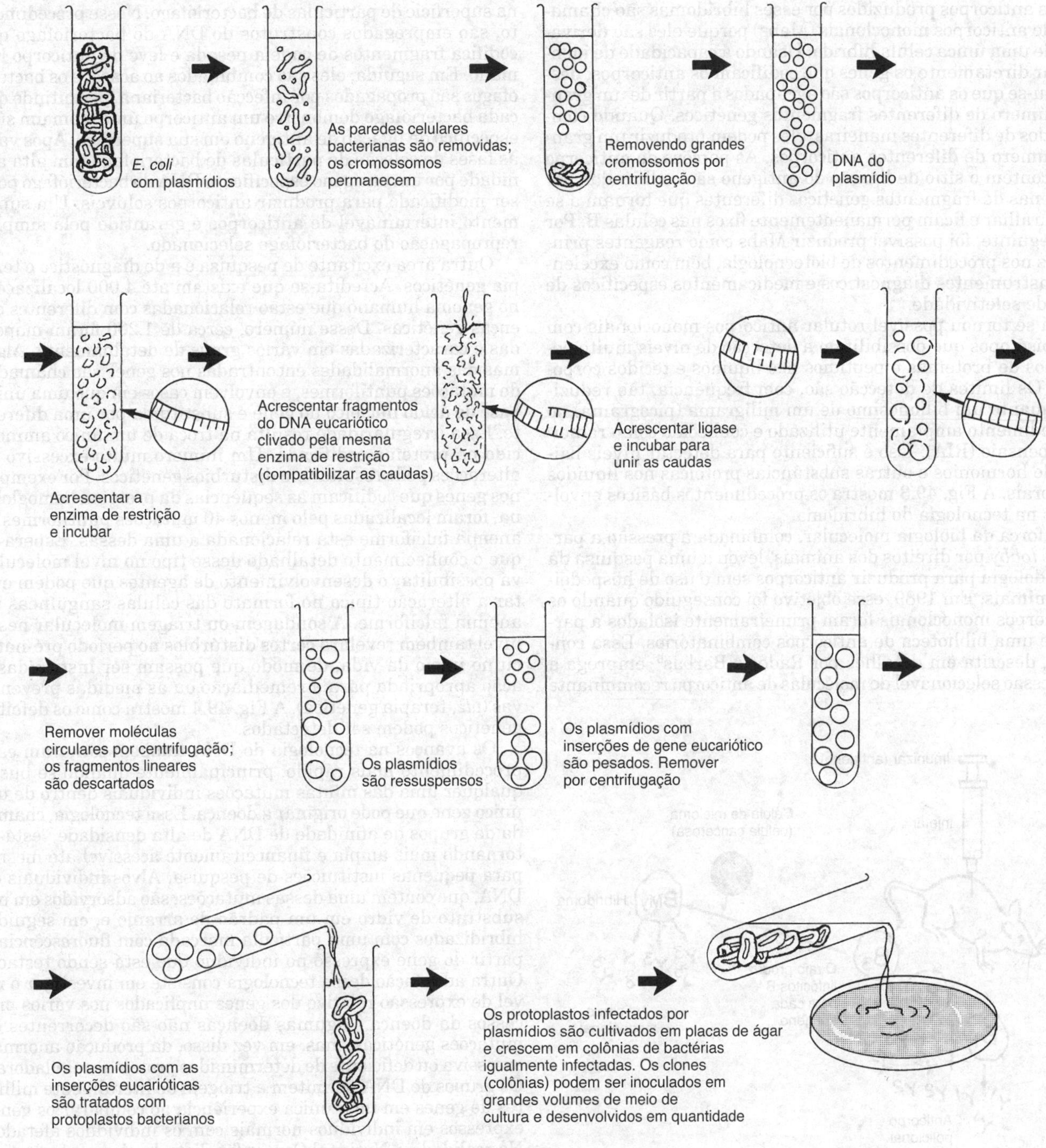

Fig. 49.2 Clivagem do gene.

Outro aspecto importante da tecnologia do DNA recombinante reside no uso de anticorpos na biotecnologia, terapia e diagnóstico. Os anticorpos são produzidos por células plasmáticas (células B) e são constituídos de quatro cadeias de proteína interligadas por ligações dissulfeto. A superfície do anticorpo possui uma indentação altamente específica, ou *fechadura*, que pode reconhecer a partícula não-própria específica (chave) com a qual ela forma complexo ou se liga. Há muito se sabe que anticorpos diferentes são produzidos em cada indivíduo em virtude de sua experiência imunológica própria com os antígenos. Portanto, talvez milhões de anticorpos diferentes podem ser encontrados em um determinado indivíduo qualquer. Por muito tempo não se sabia como as células B eram capazes de produzir essa diversidade de anticorpos portadores da capacidade de reconhecer quase todo possível invasor não-próprio. Também não se sabia se cada célula B secretava um único anticorpo ou muitos anticorpos distintos.

Felizmente, através da teoria inicial de *seleção de clone* de MacFarlane Burnet em 1957, surgiu a idéia de que uma célula produz apenas um tipo de anticorpo. Assim, em 1975, Kohler e Milstein idealizaram um método de crescimento de quantidades muito grandes de células produtoras de anticorpos a partir de uma única célula B. Eles fizeram isso através da técnica inventiva de fundir a célula B a uma célula cancerosa de mieloma. O *hibridoma* resultante (Fig. 49.3) reteve dois aspectos principais de suas duas células originais. Ele poderia crescer indefinidamente como a célula cancerosa, bem como também produzir e secretar anticorpos como a célula B. Essa foi a principal descoberta que levou à tecnologia do hibridoma.

Os anticorpos produzidos por esses hibridomas são chamados de anticorpos monoclonais (Mabs) porque eles são derivados de uma única célula híbrida. Usando a capacidade de identificar diretamente os genes que codificam os anticorpos, descobriu-se que os anticorpos são agrupados a partir de um grande número de diferentes fragmentos genéticos. Quando combinados de diferentes maneiras, eles podem produzir um grande número de diferentes anticorpos. As porções do anticorpo que contêm o sítio de ligação do antígeno são codificadas por centenas de fragmentos genéticos diferentes que tornam a se embaralhar e ficam permanentemente fixos nas células B. Por conseguinte, foi possível produzir Mabs como reagentes principais nos procedimentos de biotecnologia, bem como excelentes instrumentos diagnósticos e medicamentos específicos de grande seletividade.

Já se tornou possível rotular anticorpos monoclonais com radioisótopos que possibilitam a detecção de níveis muito pequenos de proteínas e peptídios nos líquidos e tecidos corporais. Os limites de detecção são, com freqüência, tão reduzidos quanto um bilionésimo de um miligrama (picograma) no procedimento amplamente utilizado e conhecido como radioimunoensaio (RIA). Isso é suficiente para detectar níveis baixos de hormônios e outras substâncias proteicas nos líquidos corporais. A Fig. 49.3 mostra os procedimentos básicos envolvidos na tecnologia do hibridoma.

A força da biologia molecular, combinada à pressão a partir do *lobby* por direitos dos animais, levou a uma pesquisa da metodologia para produzir anticorpos sem o uso de hospedeiros animais. Em 1989, esse objetivo foi conseguido quando os anticorpos monoclonais foram primeiramente isolados a partir de uma biblioteca de anticorpos combinatórios. Essa conduta, descrita em detalhes por Rader e Barbas[6], emprega a expressão selecionável de moléculas de anticorpo recombinante

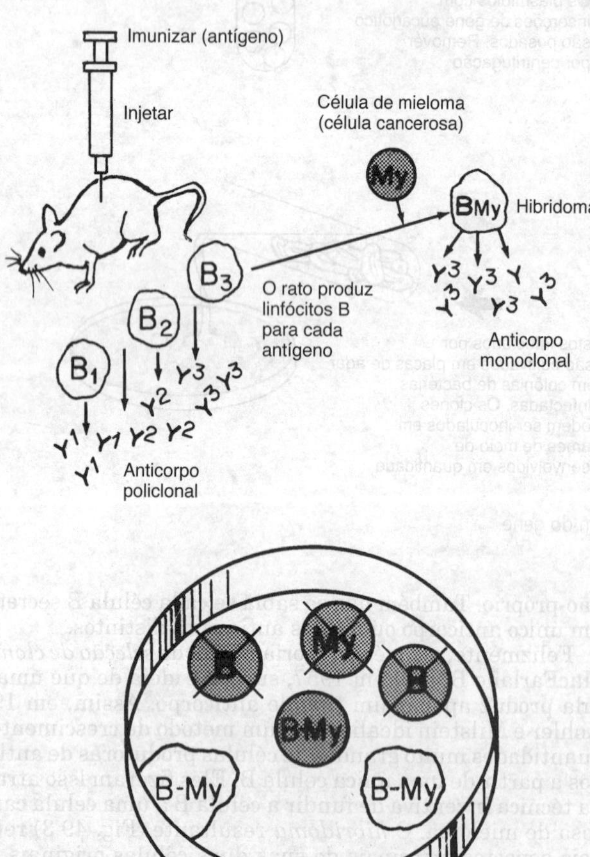

Fig. 49.3 Produção do hibridoma. (Cortesia, Armour Pharm.)

na superfície de partículas de bacteriófago. Nesse procedimento, são empregados construtos do DNA do bacteriófago que codifica fragmentos de cadeia pesada e leve de anticorpo humano. Em seguida, eles são combinados ao acaso, e os bacteriófagos são propagados por infecção bacteriana, permitindo que cada bacteriófago demonstre um anticorpo único com um sítio específico de ligação de antígeno em sua superfície. Após várias fases de seleção de partículas de bacteriófago com alta afinidade por um antígeno específico, o DNA do bacteriófago pode ser modificado para produzir anticorpos solúveis. Um suprimento interminável de anticorpos é garantido pela simples repropagação do bacteriófago selecionado.

Outra área excitante de pesquisa é a do diagnóstico e terapia genéticos. Acredita-se que existam até 4.000 localizações no genoma humano que estão relacionadas com diferentes doenças genéticas. Desse número, cerca de 1.200 foram mapeadas e caracterizadas em vários graus de detalhamento. Algumas das anormalidades encontradas nos genes são chamadas de mutações puntiformes, e envolvem casos em que uma única base de ácido nucleico no gene é substituída por uma diferente. Essa irregularidade resulta na troca de um único aminoácido na proteína codificada. Um número muito excessivo de alterações pode resultar em distúrbios genéticos. Por exemplo, nos genes que codificam as seqüências da proteína hemoglobina, foram localizadas pelo menos 40 mutações puntiformes. A anemia falciforme está relacionada a uma dessas. Espera-se que o conhecimento detalhado desse tipo no nível molecular vá possibilitar o desenvolvimento de agentes que podem evitar a alteração típica no formato das células sangüíneas na anemia falciforme. A sondagem ou triagem molecular nesse nível também revelará certos distúrbios no período pré-natal ou no início da vida, de modo que possam ser instituídas a ação apropriada para a remediação ou as medidas preventivas (*viz,* terapia genética). A Fig. 49.4 mostra como os defeitos genéticos podem ser detectados.

Os avanços na tecnologia do DNA também tornaram esse procedimento mais rápido, principalmente quando se busca qualquer uma das muitas mutações individuais dentro de um único gene que pode originar a doença. Essa tecnologia, chamada de grupos de afinidade de DNA de alta densidade,[7] está-se tornando mais ampla e financeiramente acessível até mesmo para pequenas instituições de pesquisa. Alvos individuais de DNA, que contêm uma dessas mutações, são adsorvidos em um substrato de vidro em um padrão de arranjo e, em seguida, hibridizados com uma partícula marcada com fluorescência a partir do gene expresso no indivíduo que está sendo testado. Outra adaptação dessa tecnologia consiste em investigar o nível de expressão relativo dos genes implicados nos vários processos da doença. Algumas doenças não são decorrentes de mutações genéticas, mas, em vez disso, da produção anormal, excessiva ou deficiente de determinadas proteínas reguladoras. Os grupos de DNA permitem a triagem de literalmente milhares de genes em uma única experiência ao comparar os genes expressos em indivíduos normais com os indivíduos afetados. Na realidade, o National Center for Biotechnology Information anunciou em 1997 que, em breve, disponibilizaria um grupo de triagem de DNA contendo 15.000 genes humanos expressos a partir de sua base de dados de seqüências rotuladas expressas (EST). Espera-se que a disponibilidade dessa tecnologia permita o diagnóstico precoce de muitas doenças que são decorrentes de múltiplas anormalidades genéticas, como o câncer.

À medida que surgir a capacidade para determinar os defeitos genéticos que provocam inúmeros distúrbios, os cuidados de saúde melhorarão. Entretanto, a sociedade deve desenvolver políticas que rejam a utilização e o emprego errôneo dessas informações. Baum[8] revisou esse problema e fornece informações sobre algumas das graves implicações da triagem genética. Por exemplo, o uso da impressão digital do DNA preocupa alguns observadores que questionam a confiabilidade dessa análise realizada em grande escala. Os resultados podem afetar as liberdades civis, seguros, culpa ou inocência, etc.

À medida que a técnica conhecida como análise de restrição de polimorfismo de comprimento de fragmento (RFLP) se

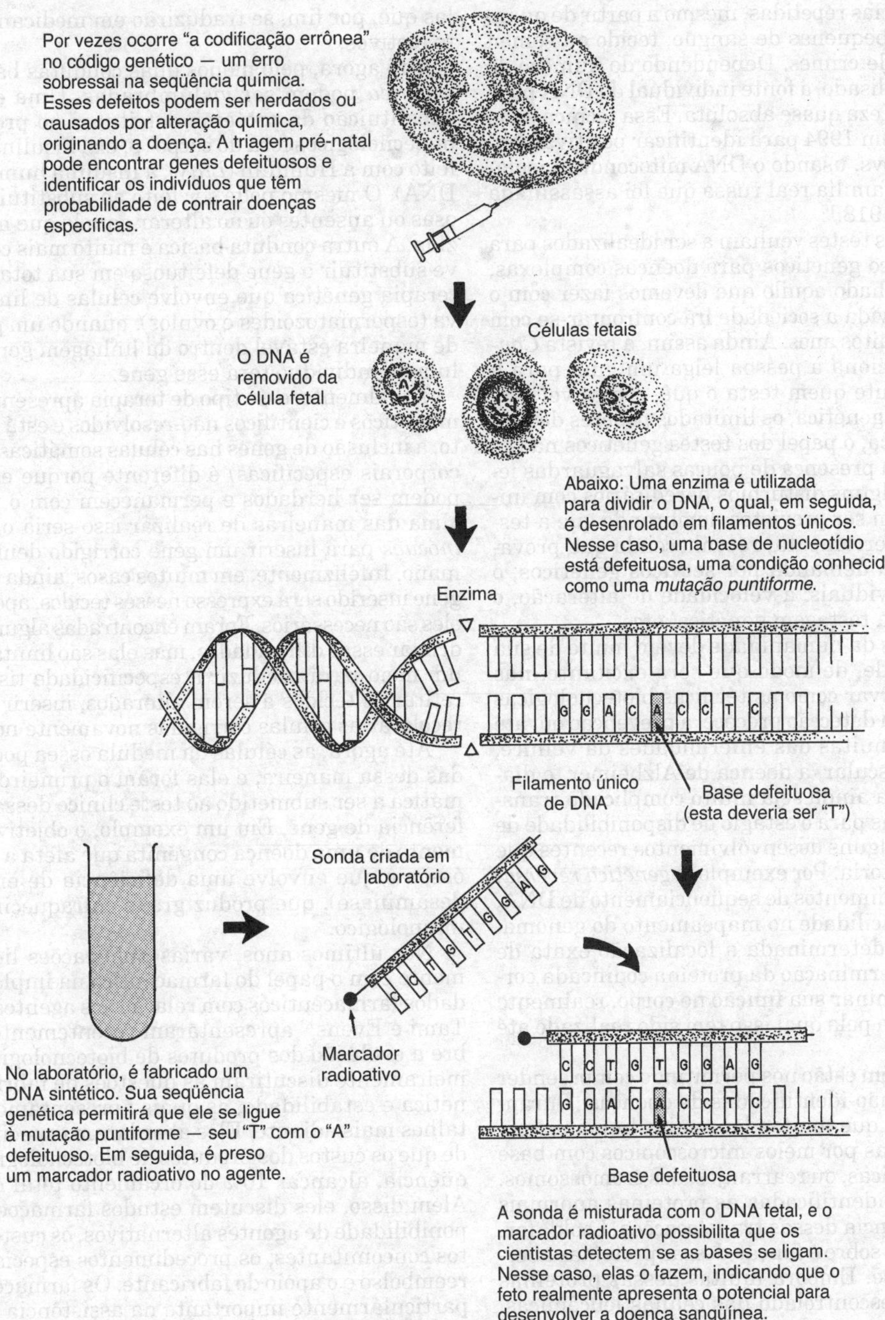

Por vezes ocorre "a codificação errônea" no código genético — um erro sobressai na seqüência química. Esses defeitos podem ser herdados ou causados por alteração química, originando a doença. A triagem pré-natal pode encontrar genes defeituosos e identificar os indivíduos que têm probabilidade de contrair doenças específicas.
Células fetais
O DNA é removido da célula fetal
Abaixo: Uma enzima é utilizada para dividir o DNA, o qual, em seguida, é desenrolado em filamentos únicos. Nesse caso, uma base de nucleotídio está defeituosa, uma condição conhecida como uma *mutação puntiforme*.
Enzima
G G A C A C C T C
Filamento único de DNA
Base defeituosa (esta deveria ser "T")
Sonda criada em laboratório
Marcador radioativo
No laboratório, é fabricado um DNA sintético. Sua seqüência genética permitirá que ele se ligue à mutação puntiforme — seu "T" com o "A" defeituoso. Em seguida, é preso um marcador radioativo no agente.
C C T G T G G A G
G G A C A C C T C
Base defeituosa
A sonda é misturada com o DNA fetal, e o marcador radioativo possibilita que os cientistas detectem se as bases se ligam. Nesse caso, elas o fazem, indicando que o feto realmente apresenta o potencial para desenvolver a doença sangüínea.

Fig. 49.4 Procurando defeitos genéticos.

desenvolve,[2] ela proporciona marcadores por todo o genoma, os quais variam entre os indivíduos. Tornou-se possível a identificação de determinados RFLPs que estão intimamente associados aos genes responsáveis por determinadas doenças. Dessa maneira, os RFLPs fornecem marcadores que identificam o cromossomo que carrega o gene defeituoso. Porém, a presença ou ausência do marcador não indica necessariamente a doença. A análise do RFLP deve ser realizada em ambos os pais ou em dois ou mais avós para determinar o estado de um distúrbio. Além disso, é uma análise cara e complexa.

Em meados dos anos 1990, a atenção pública foi direcionada para as aplicações dos polimorfismos genéticos para fins forenses em investigações criminais. Entretanto, a análise do RFLP apresenta consideráveis obstáculos para esse propósito. A necessidade de quantidades relativamente grandes de DNA não-degradado e o tempo necessário para as comparações de múltiplos alelos levaram a uma busca por outros métodos de genotipagem individual. A tecnologia recente mais popular[9] analisa as diferenças interindividuais no número variável de repetições em série (VTNRs), ou *impressão digital do DNA*, como é conhecido para o público leigo. Um nome semelhante para o mesmo método é o de polimorfismos de comprimento de fragmento ampliados (AMP-FLPs). Cada um de nós possui, em nosso genoma, uma quantidade variável de seqüências de DNA repetidas que, quando medidas em conjunto, fornecem uma *impressão digital* única de nosso DNA. Essas seqüências repetidas são referidas como minissatélites ou microssatélites, dependendo de seu tamanho, e com freqüência são constituídas de seqüências repetidas de 2 a 70 seqüências de pares de bases com comprimento monomérico. Como a localização de muitos desses polimorfismos é conhecida, a reação de cadeia de polimerase (RCP) pode ser empregada para amplificar essas seqüências repetidas, mesmo a partir de quantidades extremamente pequenas de sangue, tecido ou sêmen encontradas em cenas de crimes. Dependendo do número de seqüências satélites analisado, a fonte individual do DNA pode ser identificada com certeza quase absoluta. Essa técnica é tão útil que foi empregada em 1994 para identificar positivamente os restos dos Romanovs, usando o DNA mitocondrial isolado a partir de ossos da família real russa que foi assassinada pelos bolcheviques em 1918.[10]

Assim, embora muitos testes venham a ser idealizados para prever os fatores de risco genéticos para doenças complexas, ainda precisa ser trabalhado aquilo que devemos fazer com o conhecimento, e sem dúvida a sociedade irá confrontar-se com essa questão durante muitos anos. Ainda assim, a revista *Consumer Reports*[11] proporciona à pessoa leiga um guia para a triagem genética e discute quem testa o quê, o possível problema da discriminação genética, os limitados poderes de previsão da triagem genética, o papel dos testes genéticos na triagem pré-admissional, a presença de poucas salvaguardas legais, o modo pelo qual alguns distúrbios hereditários com início na vida adulta podem ser previstos, lembrando que a testagem genética é uma ferramenta, reconhecendo que provavelmente aumentarão a demanda por serviços genéticos, o papel das decisões individuais, a velocidade de alteração, o modo de preparar para a testagem genética, etc.

As principais doenças da humanidade devem muito de sua origem à hereditariedade, de modo que será excitante, nas próximas décadas, observar como as técnicas biotecnológicas moleculares permitirão a detecção precoce, a prevenção ou, até mesmo, as curas para muitas das enfermidades da velhice, como a doença cardiovascular, a doença de Alzheimer, o diabetes e o câncer. Embora ainda seja muito complicado transportar essas metodologias para o estágio de disponibilidade de medicamento, existem alguns desenvolvimentos recentes que abrirão as portas à trajetória. Por exemplo, a *genética reversa*, baseada nos novos procedimentos de seqüenciamento de DNA, deve permitir relativa facilidade no mapeamento do genoma, de modo que possa ser determinada a localização exata de genes defeituosos. A determinação da proteína codificada correspondente deve determinar sua função no corpo, realmente uma inversão da maneira pela qual isso tem sido realizado até agora.

Essas condutas também estão nos permitindo compreender as causas previamente não-identificadas de doenças. Durante muitos anos, sabia-se que muitas leucemias humanas poderiam ser diagnosticadas por meios microscópicos com base em translocações específicas, ou rearranjos, dos cromossomos. Atualmente, podem ser identificadas as proteínas anormais produzidas em conseqüência dessas translocações. Look[12] fornece uma revisão notável sobre a função dessas proteínas aberrantes na leucemogênese. Embora muitas dessas proteínas levem ao crescimento descontrolado das células leucêmicas, algumas mostraram provocar a leucemia por inibirem a morte da célula normal, que ocorre usualmente nas populações de leucócitos. Isso levou à nossa reclassificação do câncer como uma doença não necessariamente da divisão celular anormal, mas, em vez disso, em alguns casos, da perda da morte celular apropriada. Outros artigos na mesma edição de 1997[12] da *Science* lidam com mais fronteiras na pesquisa do câncer, mostrando que a biologia molecular também levou à nossa compreensão de como o câncer pode ser evitado.

Espera-se que as condutas continuadas com base na genética inversa sejam proveitosas. Até o momento, esses métodos permitiram que os pesquisadores produzissem um compêndio das localizações exatas e, até mesmo, dos arranjos moleculares de vários genes defeituosos que são considerados responsáveis pela doença de Huntington, pelo retinoblastoma, pela distrofia muscular de Duchenne e pela doença do rim policístico, entre outras. A partir desses estudos surgirão testes específicos e confiáveis para os genes anormais, os quais possibilitarão aos profissionais de aconselhamento genético fazer as recomendações apropriadas para a ação. Mais adiante, no futuro, surgirão novos modelos terapêuticos e moléculas que, por fim, se traduzirão em medicamentos clinicamente efetivos.

Até agora, pelo menos duas condutas básicas na *medicina genética* podem ser vislumbradas. Uma envolve a possível substituição da proteína defeituosa ao produzi-la por meios biotecnológicos fora do corpo (p. ex., insulina, como já tem sido feito com a Humulin (*Lilly*), a insulina humana produzida por DNA). O mesmo pode ser feito ao substituir enzimas defeituosas ou ausentes ou ao alterar aquela que não deve ser produzida. A outra conduta básica é muito mais complicada e envolve substituir o gene defeituoso em sua totalidade. No caso da terapia genética que envolve células de linhagem germinativa (espermatozóides e óvulos), quando um gene é introduzido de maneira estável dentro da linhagem germinativa, toda célula do indivíduo terá esse gene.

Atualmente, esse tipo de terapia apresenta enormes problemas éticos e científicos não-resolvidos e está restrito. Entretanto, a inclusão de genes nas células somáticas (células orgânicas corporais específicas) é diferente porque esses genomas não podem ser herdados e permanecem com o indivíduo tratado. Uma das maneiras de realizar isso seria o emprego de vírus *inócuos* para inserir um gene corrigido dentro do genoma humano. Infelizmente, em muitos casos, ainda não se sabe como o gene inserido será expresso nesses tecidos, apenas onde e quando eles são necessários. Foram encontradas algumas maneiras para driblar essas dificuldades, mas elas são limitadas. Por exemplo, um meio para produzir a especificidade tissular consiste em retirar os tecidos a serem alterados, inserir o gene corrigido e recolocar as células corrigidas novamente no organismo.

Até agora, as células da medula óssea podem ser manuseadas dessa maneira, e elas foram o primeiro tipo de célula somática a ser submetido ao teste clínico dessa técnica de transferência de gene. Em um exemplo, o objetivo reside no tratamento de uma doença congênita que afeta a função da medula óssea e que envolve uma deficiência de enzima (adenosina desaminase), que produz grave enfraquecimento do sistema imunológico.

Nos últimos anos, várias publicações lidaram especificamente com o papel do farmacêutico na implementação de cuidados farmacêuticos com relação aos agentes de biotecnologia. Tami e Evens[13] apresentaram recentemente uma revisão sobre a evolução dos produtos de biotecnologia. Os autores primeiramente discutiram as questões de fabricação, farmacocinética e estabilidade, as quais apresentamos em maiores detalhes mais adiante. Eles abordaram especificamente o ponto de que os custos dos produtos de biotecnologia podem, com freqüência, alcançar 10% do orçamento total de uma farmácia. Além disso, eles discutem estudos farmacoeconômicos, a disponibilidade de agentes alternativos, os custos de medicamentos concomitantes, os procedimentos especiais da farmácia, o reembolso e o apoio do fabricante. Os farmacêuticos são um elo particularmente importante na assistência dos pacientes em questões de reembolso para esses medicamentos caros.

McIntyre e Johnson[14] discutem os desafios particulares que os produtos de biotecnologia apresentam para o farmacêutico de varejo. Depois de apresentarem a farmacologia detalhada de vários desses agentes, eles debatem o manuseio especial e informações de armazenamento que variam entre os produtos. Mais uma vez, essa informação é extremamente importante por causa das altas despesas gerais indiretas geradas pelo transporte de produtos de biotecnologia.

Smith[15] dá atenção particular ao ressurgimento do campo da farmacogenética e à individualização da terapia medicamentosa, à medida que os protocolos de terapia genética evoluem através dos ensaios clínicos. As diversas tecnologias para a transferência genética anteriormente mencionadas neste capítulo são descritas em grande detalhe. Por fim, é apresentado um cenário futurista para a produção rotineira de um vírus terapêutico por um farmacêutico.

Talvez a melhor e mais recente orientação para a biotecnologia seja um panfleto de educação continuada por Hudson e Black,[16] desenvolvido como um guia do farmacêutico atuante para a biotecnologia.

Entre os novos fatores que os profissionais na comunidade precisam considerar estão as novas estratégias no *design* do medicamento, que desenvolverão novas entidades medicamentosas. Muitas dessas serão usadas para tratar doenças que outrora não eram passíveis de tratamento pelos antigos farmacêuticos. Muitos desses novos agentes serão direcionados para mediadores químicos específicos da doença. Eles podem ser principalmente do tipo auto-administrado e, dessa maneira, estão prontamente disponíveis na farmácia da comunidade, aumentando a tendência no sentido do autocuidado.

No geral, uma terapia sintomática, em vez de curativa, continuará a promover uma necessidade para o controle dos pacientes em um ambiente ambulatorial. Por fim, existirão muitos meios novos e ímpares de fornecimento do medicamento e, também, uma necessidade de explicá-los e monitorá-los. A maior parte deste livreto é dedicada a:

Descrever a natureza básica dos genes e de suas funções na célula.
Identificar a estratégia básica utilizada na engenharia genética de organismos simples.
Descrever a importância farmacêutica geral de ser capaz de manipular a informação genética.
Fornecer a aplicação geral e as vantagens dos princípios de engenharia genética na fabricação de proteínas terapêuticas.
Descrever as vantagens da utilização de estratégias de engenharia genética no desenvolvimento de enzimas e inibidores de enzima como agentes terapêuticos.
Identificar o estágio atual do desenvolvimento das quatro principais categorias de substâncias biofarmacêuticas (hormônios e fatores do crescimento; enzimas e peptídios reguladores; citocinas; e agentes de imunização ativa).
Fornecer as vantagens de vacinas com multicomponentes e estratégias de fusão de genes na idealização de vacinas com multicomponentes.
Discutir o provável desenvolvimento futuro de substâncias farmacêuticas geneticamente construídas.

Em seu artigo de 1993, Black[17] descreve os dois principais tipos de técnicas de biotecnologia empregadas para produzir substâncias farmacêuticas, identifica os produtos atualmente disponíveis a partir de processos biotecnológicos e as indicações aprovadas para esses produtos e fornece dados para o farmacêutico sobre o modo pelo qual discutir as orientações de dosagem e os produtos com os pacientes e profissionais. Ele também fornece informações sobre como buscar o reembolso para os produtos biofarmacêuticos comercializados.

Um dos objetivos na bioquímica e na farmacologia consiste em compreender os aspectos moleculares dos receptores celulares. Estes são as *fechaduras* nas quais as *chaves* (medicamentos) se encaixam, alterando ou controlando a função da célula. Embora atualmente exista a capacidade de determinar o código genético básico e, assim, aprender a seqüência de aminoácidos que constituem a proteína, sua configuração espacial ainda é desconhecida. Isso é chamado de estrutura terciária da proteína, a forma funcional da proteína depois da dobra apropriada de uma simples cadeia reta de aminoácidos.

A nova combinação da cristalografia com raios X, mecânica molecular, cálculos e supercomputadores é posta em ação para revelar o arranjo dobrado ou tridimensional. A partir desse quadro em 3D da *fechadura*, os pesquisadores podem idealizar medicamentos especificamente modelados que se adequam aos sítios ativos da proteína dobrada. Isso é um salto para diante e verdadeiramente uma conduta racional no *design* do medicamento. De maneira similar, a possibilidade de clonagem dos *sítios receptores* de *design* e função específicos propicia ao farmacologista um excelente sistema de teste *in vitro* para a triagem farmacológica e para a compreensão dos mecanismos de ação dos medicamentos. Por exemplo, a solução da estrutura de cristal em raios X da HIV protease levou ao rápido desenvolvimento de quatro medicamentos aprovados pela FDA que revolucionaram nosso tratamento da AIDS. Uma conduta similar com a timidilato sintetase foi empregada para produzir um inibidor único dessa enzima para a quimioterapia contra o câncer.[18]

DESAFIOS FARMACÊUTICOS ÚNICOS DA TERAPÊUTICA DERIVADA DA BIOTECNOLOGIA

A transição da biotecnologia da teoria para a prática farmacêutica apresentou uma série inteira de novos desafios para aqueles envolvidos no desenvolvimento de medicamentos. Com as clássicas moléculas pequenas possuindo fórmulas com pesos inferiores a 1.000, uma série de compostos químicos é normalmente avaliada para uma determinada atividade farmacológica e testada para a especificidade. Os resultados desses achados orientam, então, a sintonia fina da entidade química. À medida que os progressos na química combinatória estão atualmente gerando milhares de compostos em uma determinada classe, a etapa limitadora da velocidade no desenvolvimento de medicamentos deslocou-se para as tecnologias de triagem superiores. Hoje em dia, é raro que os problemas de formulação farmacêutica e liberação de medicamento limitem o sucesso das pequenas moléculas.

Em contraste, os agentes macromoleculares (vacinas e proteínas recombinantes, DNA invertido, produtos de terapia genética, etc.) já apresentam a vantagem, na teoria, de possuir a seletividade inerente a um determinado processo biológico. De modo geral, a limitação para a utilidade desses agentes repousa em problemas relacionados com a liberação e a estabilidade do medicamento. De fato, não é surpresa que a maioria dos medicamentos de biotecnologia atualmente aprovados nos Estados Unidos atue em sítios extracelulares e/ou em compartimentos que são facilmente acessíveis, como os elementos formadores do sangue. Além disso, cada tipo de agente de biotecnologia também está sujeito a considerações únicas, com base em nossa emergente consideração biológica de cada sistema. A discussão a seguir tenta abordar os obstáculos para o uso terapêutico bem-sucedido dos produtos de biotecnologia.

As proteínas recombinantes constituem quase exclusivamente a lista atualmente aprovada de agentes derivados da biotecnologia nos Estados Unidos.[5] Em geral, essas proteínas resultaram de uma pesquisa por agentes endógenos que atuam através de um mecanismo fisiológico recentemente identificado (como a estimulação da produção de eritrócitos pela eritropoietina produzida no rim). Como a administração terapêutica de uma molécula recombinante que mimetiza uma proteína endógena carrega consigo uma especificidade naturalmente inerente, não constitui surpresa que os períodos de desenvolvimento tenham sido consideravelmente mais curtos que para a maioria das moléculas pequenas convencionais. A probabilidade do sucesso de regulação com as proteínas recombinantes também tem sido mais favorável.[19] Embora uma nova pequena molécula orgânica possa ter uma probabilidade de 10% de alcançar o estado NDA, esse percentual é de quase 40% para as proteínas recombinantes. Desde 1994, os produtos recombinantes que atingem os ensaios clínicos na Fase I (25% *versus* 71%) ou Fase III (66% *versus* 93%) são particularmente prováveis de se transformarem em agentes terapêuticos bem-sucedidos, na comparação com as pequenas moléculas convencionais. Apesar disso, Cho e Juliano[20] afirmam: "O principal desafio encontrado no desenvolvimento não está tanto em identificar uma molécula bioativa, mas, em vez disso, em como manter uma concentração terapeuticamente significativa da macromolécula nas proximidades de seu alvo durante o período de tempo desejado."

Os medicamentos de proteínas recombinantes são produzidos em várias células hospedeiras a partir de sistemas de expressão cuidadosamente idealizados. Para os anticorpos monoclonais, a produção é possibilitada pelos sistemas de hibridoma altamente especializados descritos anteriormente. Contudo, para o grande número de outros medicamentos de proteína recombinante, a exploração de qualquer uma dessas *fábricas* de proteína começa de uma maneira semelhante. Conforme abordado anteriormente na seção de clivagem de gene, o DNA complementar que codifica um determinado produto proteico é clivado (ou subclonado) em um vetor de DNA circular. Esse vetor recombinante contém as seqüências de genes reguladores que possibilitam a transcrição e tradução eficientes do gene recombinante quando o produto é introduzido dentro do hospedeiro apropriado.

A escolha do sistema hospedeiro (bactéria, levedura ou células de mamíferos) depende muito dos requisitos biológicos da proteína. Uma importante consideração é se o produto proteico requer glicosilação, a adição específica de determinados glicídios, para a atividade biológica.[19] Bactérias como a *E. coli* são incapazes de conjugar esses carboidratos nas proteínas recombinantes, mas as leveduras possuem uma capacidade limitada de glicosilação. Contudo, os sistemas de células de mamíferos, como as células de ovário do hamster chinês, possuem o complemento completo de enzimas glicosiltransferase. Para moléculas como os interferons e o filgrastim (G-CSF), a glicosilação não é necessária para a atividade biológica; por conseguinte, essas proteínas podem ser produzidas em sistemas de *E. coli* menos dispendiosos. Entretanto, a eritropoietina requer a glicosilação dos mamíferos e deve ser produzida no sistema de células de ovário do hamster chinês, mais dispendioso.

Esses modernos sistemas de expressão de proteína apresentam várias vantagens sobre a tentativa de isolar a proteína correspondente a partir de órgãos ou tecidos de outros mamíferos. Em primeiro lugar, a reatividade imune a uma proteína não-humana (insulina humana *versus* a insulina suína) é muito diminuída (com as exceções descritas adiante). Da mesma forma, podem ser produzidos medicamentos de proteína que nunca poderiam ser feitos através dos métodos convencionais (eritropoietina, G-CSF) ou em quantidades anteriormente disponíveis somente em número limitado (insulina, hormônio do crescimento). Por fim, a proteína está inerentemente livre de vírus humanos potencialmente patogênicos (fator VIII ou vacinas para a hepatite), embora os tratamentos para destruir quaisquer patógenos zoonóticos sejam freqüentemente empregados no processamento subseqüente.

Embora o aumento da expressão e purificação da proteína recombinante esteja se tornando mais rotineiro, esses medicamentos apresentam outros desafios não notados com os agentes de pequenas moléculas. As questões da dobra adequada da proteína, formulação e estabilidade estão se mostrando tão trabalhosas quanto a clonagem inicial do próprio gene. O betaseron (interferon β recombinante humano) exigiu a modificação de um aminoácido para estimular o campo da proteína adequadamente ligada por dissulfeto após o processo de renaturação.[19] Essa modificação de processamento reflete outra vantagem da expressão da proteína recombinante que pode ser empregada com muita facilidade, enquanto a atividade farmacológica da proteína não estiver comprometida. Na realidade, a otimização da seqüência do DNAc (e os aminoácidos codificados resultantes) de um produto recombinante resultou recentemente na aprovação do interferon de consenso, uma única molécula que incorpora as atividades combinadas de múltiplos interferons.

A manipulação do gene expresso também pode envolver a deleção de regiões dispensáveis para a atividade biológica, de modo a otimizar a utilidade terapêutica. O ativador do plasminogênio tissular humano (tPA) tem sido empregado desde 1987 para a terapia trombolítica após o infarto do miocárdio. Contudo, o tPA é pouco solúvel e deve ser administrado em concentrações relativamente altas, pois ele é depurado com muita rapidez do plasma. A análise de estrutura-função dos domínios individuais da proteína tPA possibilitou a construção de uma molécula menor (reteplase ou ativador do plasminogênio recombinante; rPA) que possui maior solubilidade e também pode ser fabricada na *E. coli*.

Os efeitos das alterações na formulação da proteína ou em aminoácidos substitutos podem ser atualmente avaliados com rapidez em conseqüência dos avanços na metodologia analítica da proteína.[21] A estrutura secundária da proteína pode ser monitorada com rapidez e exatidão por certas técnicas como a espectroscopia com dicroísmo circular (DC) e espectrometria infravermelha com transformada de Fourier (FT-IR). Essa tecnologia tem sido bastante útil pelo fato de que a fidelidade estrutural do medicamento proteico pode ser assegurada antes do início da avaliação farmacológica mais dispendiosa. A FT-IR também possui a vantagem de ser capaz de detectar a estrutura da proteína no estado liofilizado, facilitando muito a otimização das formulações capazes de estabilidade máxima.

A avaliação farmacocinética de proteínas recombinantes também é um campo emergente de relevância significativa para a farmácia.[22] Como os medicamentos proteicos não podem ser administrados por via oral, com a exceção da ciclosporina, o impacto das outras vias de administração deve ser avaliado. Também se deve apreciar que, para a maioria dos agentes derivados de biotecnologia, existe uma concentração preexistente e inconstante da molécula endógena correspondente presente no plasma. As técnicas bioanalíticas para monitorar as concentrações do agente exigem a otimização para a especificidade. Infelizmente, a especificidade de um método qualquer freqüentemente depende da matriz em questão na qual a análise é efetuada (sangue, urina ou a formulação inicial).

Além disso, a previsão de que as moléculas humanas recombinantes não seriam imunogênicas não se mostrou válida.[22] Anticorpos para vários medicamentos recombinantes são agora conhecidos, mas nem todos neutralizam a atividade farmacológica do agente e, em alguns casos, eles podem diminuir a depuração do agente. Esses fatores obviamente complicam a interpretação dos dados farmacocinéticos. A imunogenicidade de determinada proteína também pode depender da via de administração. A agregação proteica, conhecida por ocorrer depois da injeção subcutânea ou intramuscular, leva a uma maior resposta antigênica que a proteína solúvel. Finalmente, a influência do sistema linfático sobre a farmacocinética da proteína não deve ser subestimada. Depois da administração subcutânea, a absorção por meio dos vasos linfáticos torna-se quantitativamente mais importante que a dos capilares sangüíneos, desde que o peso molecular do medicamento aumente. Como vários medicamentos de proteína recombinante agem principalmente através dos vasos linfáticos (interferons e interleucinas), as concentrações sangüíneas podem ser irrelevantes para a atividade farmacológica.

O futuro dos agentes biológicos recombinantes continua a evoluir. Até o momento, a maior parte dos agentes aprovados consistiu em proteínas de ocorrência natural expressas de forma recombinante. Até um certo ponto, alguns dos agentes aprovados representam nossa empreitada na *engenharia proteica*, na qual as proteínas quiméricas ou de fusão (conjugados de imunotoxina) ou proteínas mutadas ou deletadas (interferon de consenso e rPA) foram desenvolvidas como resultado de nossas experiências com agentes de primeira geração. Várias outras condutas de biotecnologia estão atualmente em investigação, freqüentemente em estudos clínicos com seres humanos, e seus sucessos precisam ser completamente percebidos. Esses agentes incluem o RNA e DNA anti-sentido, ribozimas, aptâmeros e terapia gênica.

Em 1978, as primeiras experiências *in vitro* em que o *DNA anti-sentido* foi empregado para a repressão específica da expressão do gene abriram caminho para a oportunidade de bloquear seletivamente os genes causadores de doença. A conduta do nucleotídio anti-sentido baseia-se no uso de pequenos oligonucleotídios (10 a 20 pares de bases) complementares a um RNAm específico cujo produto proteico está implicado em uma doença como o câncer ou infecção viral.[23] Assim, acredita-se que a ligação da molécula anti-sentido a seu RNAm-alvo iniba a tradução da proteína por interferir com a função ribossomal. Ademais, a dupla DNA-RNA resultante recruta a atividade da RNase H, uma enzima ubíqua que degrada o próprio RNA. Essa conduta satisfaz os dois critérios cruciais no *design* de qualquer agente terapêutico bem-sucedido: a identificação de um alvo implicado na etiologia da doença e a capacidade de encontrar uma molécula portadora de alta afinidade e seletividade para o alvo. Embora os problemas de estabilidade, liberação e especificidade tenham turvado um pouco o compromisso inicial desses agentes, várias moléculas anti-sentido de segunda geração estão em estudos clínicos finais.

Todas as moléculas de DNA anti-sentido nesses estudos possuem uma estrutura fosfodiéster modificada, na qual os oxigênios que não fazem ponte no fosfato foram substituídos por enxofre. As moléculas de fosforotioato resultantes possuem estabilidade aumentada para as nucleases que degradam o DNA, possibilitando a administração *in vivo*, e penetram efetivamente nas células, ligando-se aos RNAms pretendidos. Entretanto, existem inúmeros relatos de eficácia anti-sentido, principalmente na inibição do crescimento do câncer e de outras células anormais, que são decorrentes do mecanismo anti-sentido.[24] Essas ações anti-sentido podem ser resultantes do fato de que os fosforotioatos possuem afinidade aumentada por poliânions, inclusive pela heparina, fatores de crescimento (bFGF, PDGF, EGF e VEGF) e por enzimas necessárias para o crescimento celular (PKC e fosfolipase A_2). As outras ações específicas sem seqüência dos fosforotioatos *in vivo* podem ser geradas por sua estimulação da função do sistema imune por aumentarem a produção de imunoglobulinas e interferons e através da ativação da atividade da célula natural killer. Deve-se perceber que essas ações inespecíficas podem não ser necessariamente deletérias, principalmente quando o RNAm alvo é viral ou está envolvido no câncer. Contudo, as moléculas anti-sentido com outras estruturas ou combinações de estrutura estão sendo atualmente avaliadas para maior especificidade para seus RNAm alvos.

Outra adaptação encorajadora das terapias anti-sentido é uma conduta que aproveita a vantagem da descoberta ganhadora do prêmio Nobel de Thomas Cech e Sidney Altman, que demonstraram que determinadas moléculas de RNA possuem uma atividade de degradação do RNA enzimático. Os RNAs, chamados de *ribozimas*, são direcionados no sentido de um RNA gerador de doença específico pela homologia da seqüência utilizada por moléculas anti-sentido. Entretanto, o compromisso das ribozimas relaciona-se à sua natureza catalítica; uma molécula de ribozima pode levar à destruição de milhares de moléculas de RNA alvo. Além disso, a tecnologia da ribozima parece possuir maior especificidade perante alguns nucleotídios anti-sentido. Apesar disso, a instabilidade dos RNAs como agentes terapêuticos é um obstáculo que deve ser superado antes que o compromisso das ribozimas possa ser plenamente alcançado.

Outras tecnologias com RNA que também estão sendo pesquisadas têm a vantagem da natureza tridimensional das moléculas de RNA. Os aptâmeros são moléculas de RNA especificamente selecionadas pela alta afinidade com determinados alvos moleculares. A seletividade *in vitro* dessas moléculas é bastante impressionante; os RNAs selecionados por afinidade podem diferenciar entre a teofilina e a cafeína, moléculas de hipoxantina que diferem apenas por um grupamento metila.[25] A esperança é que essa seletividade possa ser aplicada a enzimas intimamente relacionadas (*i.e.*, COX-1 e COX-2) ou a subtipos de família de receptores.

Com base no levantamento PhRMA dos medicamentos de biotecnologia em desenvolvimento, a próxima leva de produtos será direcionada no sentido da *terapia gênica*.[26] Muitas condutas distintas constituem a terapia gênica, porém a mais comum consiste em tentar substituir um produto de gene não-funcionante ou mutado pela expressão direcionada de uma nova cópia não-mutada desse gene. Em outros casos, estão sendo introduzidos genes para tornar a terapia medicamentosa mais efetiva (p. ex., HSV timidina cinase, p53) ou a terapia com gene é combinada a outras condutas mencionadas anteriormente (p. ex., expressão intracelular do RNA anti-sentido ao oncogene K-*ras*). Em geral, o DNA que codifica esses novos genes está codificado em uma molécula de plasmídio ou faz parte de um vetor retroviral que pode infectar as células com o gene desejado apropriado sem provocar a doença viral. Os métodos de fornecimento dessas fontes de genes geralmente exploram a tática de liberação de DNA do próprio vírus ou empregam complexos lipossomais catiônicos com o DNA para mascarar a carga negativa do plasmídio. Obviamente, existe uma preocupação substancial a respeito do uso de retrovírus modificados ou de vírus adenoassociados como sistemas fornecedores de gene por temor de que os genes hospedeiros importantes possam ser rompidos caso o DNA viral seja integrado no genoma do hospedeiro. As estratégias lipossomais catiônicas fizeram avanços substanciais nos últimos anos, mas sua eficiência de fornecimento de gene perde em importância na comparação com o fornecimento viral. Apesar disso, os complexos de lipossomo/DNA são adequados para a liofilização e reconstituição, e estão sendo feitos progressos na maximização da eficiência dessas preparações estabilizadas.[27]

APLICAÇÕES FARMACOGNÓSTICAS

Em relação às aplicações da biotecnologia na farmacognosia (medicamentos de fontes naturais), Cordell[28] relata que os principais esforços nesse campo estão em andamento na Alemanha, no Japão e na República Popular da China. Esses países estão tentando usar culturas de células vegetais manipuladas para produzir produtos naturais de difícil extração por outros meios. Na Alemanha, que possui uma quantidade substancial de produtos naturais eficazes vendidos sob prescrição, os quais não estão disponíveis nos Estados Unidos, a indústria farmacêutica e o governo uniram-se para formar um instituto destinado especificamente a produzir produtos naturais para fins comerciais através de sistemas de células livres e de tecnologia de gene de plantas medicinais. Uma companhia no Japão reportou que ela pode produzir extrato de ginseng, idêntico em composição química ao da raiz madura com 6 anos de idade, em fermentadores de 20.000 galões.

Davies[29] resumiu a aplicação da engenharia genética para a produção de produtos farmacêuticos. Ele apontou que novos medicamentos surgem tradicionalmente a partir de fontes de produtos naturais, comumente seguidos por técnicas de desenvolvimento melhoradas ou síntese química. Entretanto, embora os procedimentos de melhoria de vegetais ou de cepas de microrganismos tenham resultado em aumentos de até 1.000 vezes no campo, as técnicas têm sido, em grande parte, empíricas. Além disso, esses métodos quase não possuem linhagem genética ou bioquímica para melhorias sucessivas.

Os organismos atualmente utilizados para produzir antibióticos (p. ex., penicilina e tetraciclina) em uma escala comercial são as mesmas espécies que foram originalmente coletadas a partir do estado natural e, na realidade, foram modificadas apenas através de manipulações genéticas forçadas (em virtude dos meios, etc.), com base na melhoria da cepa. De primordial importância é o fato de que, embora a clonagem de gene e as técnicas de DNA recombinante tenham sido bem-sucedidas para proteínas e peptídios, os vegetais superiores e micróbios produtores de antibióticos não foram manipulados de maneira similar. Isso se dá porque existe uma situação totalmente diferente quando processos genéticos e bioquímicos mais complexos precisam ser manipulados.

Os antibióticos e os alcalóides são usualmente sintetizados através de trajetórias de múltiplas etapas que possuem circuitos reguladores e de biogênese complexos. Os inúmeros genes envolvidos na síntese de um antibiótico simples não estão necessariamente presentes como um grupo de *linkage* genético único. Dessa maneira, a clonagem de genes necessária exigiria inúmeras operações, freqüentemente sem a vantagem dos procedimentos seletivos para detectar a presença dos genes clonados. De maneira semelhante, os mesmos problemas técnicos associados aos múltiplos componentes da síntese de antibiótico aplicam-se à engenharia genética dos campos melhorados de muitos metabólitos secundários, como os alcalóides oriundos de vegetais. Um fato que complica ainda mais a questão é que os sistemas hospedeiro-vetor adequados precisam ser desenvolvidos totalmente para a aplicação da técnica do DNA recombinante aos vegetais. Entretanto, quando existe uma única etapa de limitação de velocidade na trajetória da biossíntese do antibiótico, pode ser possível clonar o gene para essa etapa selecionando a produção aumentada do antibiótico através da clonagem *shotgun* com o organismo produtor.

Uma maneira alternativa de conseguir níveis aumentados de produção de antibiótico poderia ser a clonagem dos genes apropriados em multicópias ou vetores de alta expressão. Outra idéia seria a de elaborar organismos produtores de antibióticos para produzir antibióticos híbridos ou especificamente modificados. Isso resultaria em vários compostos-modelo que poderiam ter propriedades mais desejáveis ou melhores que o antibiótico original. Por exemplo, Bruce[30] enfatizou a biotransformação dirigida de análogos de opiáceos, inclusive da morfina e da hidromorfona, usando bactérias geneticamente elaboradas e discutiu a aplicação desse método em relação à biossíntese de novos alcalóides. Mais recentemente, Marsden[31] relatou a elaboração da especificidade de alcalóides mais ampla em um substrato policetídio produtor de antibiótico macrolídio a partir do produtor de eritromicina, *Saccharopolyspora erythraea*. Esses pesquisadores modificaram a unidade aceptora de ácido carboxílico desse complexo enzimático de múltiplos componentes para utilizar mais de 40 ácidos carboxílicos iniciadores de cadeia ramificada alternativos (em oposição aos dois ácidos de cadeia reta normalmente empregados). Ao fazer isto, um grande número de novos antibióticos macrolídios pode ser atualmente sintetizado.

No caso da cultura de tecido vegetal, muitos compostos, como os metabólitos secundários, foram produzidos com campos que são iguais ou maiores que o dos vegetais originais. Staba[32, 33] reporta sobre pelo menos 30 produtos naturais que foram produzidos através da cultura de célula vegetal. Entre esses estão incluídos vários medicamentos bem-conhecidos, mas ainda difíceis de obter, como os precursores do hormônio esteróide derivado da diosgenina, os alcalóides do ópio, os glicosídios digitálicos, vários óleos essenciais distintos e os alcalóides do *Catharanthus*, vincristina e vimblastina. Entretanto, foi apontado que esses métodos ainda não são econômicos quando comparados aos métodos tradicionais utilizados atualmente, ou seja, a extração a partir de materiais vegetais integrais.

Até o momento, apenas um medicamento asiático, conhecido como shikonina (a partir do *Lithospermasm erythrorhizon*), foi produzido através da metodologia de cultura de célula vegetal em quantidades maiores e com custos substancialmente menores que os procedimentos usuais de extração.[34] Certamente, os esforços continuados despendidos na manipulação biotecnológica de genes de vegetais mostrarão ser mais bem-sucedidos à medida que a pesquisa prosseguir nessa área. O Quadro 49.2[35] mostra culturas estabelecidas de raízes pilosas (o resultado da transformação genética do vegetal por *Agrobacterium rhizogenes*) e exemplos de formação de produto secundário.

Finalmente, ainda que muitos esforços sejam orientados no sentido da produção farmacêutica barata e controlada de produtos secundários de vegetais, devemos lembrar que essa nova conduta pode oferecer um sistema valioso para a biossíntese vegetal básica. Essas técnicas oferecem um meio bastante adequado para estudos fisiológicos, bem como para a manipulação genética. Por enquanto, será possível ter uma ferramenta poderosa para o estudo do controle da expressão do gene nos níveis celular e total de vegetais ou órgãos. Além disso, a eficiência aumentada com a qual as vias de biossíntese para os compostos desejados pode ser expressa torna promissor o material do DNA vegetal como uma fonte de RNAm para as operações de clonagem direcionadas na transferência de enzimas vegetais específicas para dentro de microrganismos.[35, 36]

Awad[37] forneceu uma revisão sobre a biotecnologia com vegetais que ele acha ser um campo fértil para a pesquisa farmacêutica. Além de fornecer dois quadros listando microrganismos e vegetais que foram utilizados na pesquisa de agricultura, horticultura e farmacêutica em biotecnologia, ele mostra os principais grupos de compostos de importância comercial que são derivados de vegetais. Esses compreendem substâncias farmacêuticas (alcalóides, esteróides, antraquinonas), enzimas (papaína), látex (borracha), ceras (jojoba, carnaúba), pigmentos (corantes alimentares), óleos (óleo de oliva, óleo de milho, etc.), agroquímicos (piretrinas), substâncias cosméticas (óleos essenciais e perfumes), aditivos alimentares (compostos flavorizantes, adoçantes não-nutritivos) e gomas (goma de acácia e tragacanto). Ele percebe as principais tendências na biotecnologia com vegetais para incluir as interações vegetal-micróbio, liberação e manipulação de gene, diversidade de engenharia genética e metabólitos secundários de micróbios e vegetais.

Constabel[38] revisou a biotecnologia de plantas medicinais como uma metodologia revolucionária e útil na estimulação da formação e do acúmulo de produtos naturais desejáveis e um possível método de modificação de produto. Ele descreve os avanços na micropropagação que envolvem a regeneração vegetal a partir de células cultivadas *in vitro*. Aqui, o fator da multiplicação pode ser elevado e de grande vantagem para acelerar importantes plantas medicinais de crescimento lento. Estudos recentes com a ipeca (*Cephaelis ipecacuanha*) forneceram 100 plantinhas por implante de ramo ou 600 plantinhas por broto axênico. De modo similar, os cultivos de *Digitalis lanata* com elevado conteúdo de cardenolídios foram obtidos por endogamia e subseqüente cruzamento de genótipos selecionados. O isolamento e a cultura *in vitro* de pequenas pontas de brotos levaram à formação de brotos adventícios. Após a cultura de curto e longo prazos, o enraizamento desses brotos em meio sólido fez surgir plantinhas que foram transferidas para o solo. O cardenolídio demonstrou produção idêntica à das plantas originais.

Estudos similares mostraram que as culturas axênicas de pontas curtas de brotos também podem ser armazenadas por longos intervalos de tempo e até mesmo ser criopreservadas por bancos de genes. Alguns estudos também estão-se focalizando na variação somaclonal vindoura, de modo que possam ser desenvolvidos quimiovariantes estáveis de alta produção. No tocante à estimulação da produtividade, a tecnologia ge-

Quadro 49.2 Culturas de Raízes Pilosas Estabelecidas com Exemplos de Formação de Produto Secundário[35]

FAMÍLIA	ESPÉCIE	PRINCIPAIS PRODUTOS SECUNDÁRIOS
Solanaceae	*Atropa belladonna*	Atropina
	Datura stramonium	Hiosciamina
	Hyoscymus muticus	Hiosciamina
	Nicotiana rustica	Nicotina, anatabina
	N. tabacum	Nicotina, anatabina
	N. hesperis	Nicotina, anabasina
	N. cavicola	Nicotina, nornicotina
	Scopolia japonica	Hiosciamina
	Solanum laciniatum	Alcalóides esteróides
Apocynaceae	*Catharanthus roseus*	Ajmalicina, serpentina, vindolinina, catarantina
Chenopodiaceae	*Beta vulgaris*	Betacianina, betaxantina
Polygonaceae	*Polygonum hydropiper*	
Boraginaceae	*Lithospermum erythrorhizon*	Shikonina
Compositae	*Tagetes patula*	Tiofenos
Rubiaceae	*Cinchona ledgeriana*	Alcalóides da quinolina

nética possibilitou a obtenção de plantas transgênicas verdadeiras. Sua singularidade é mostrada como uma alteração, *i.e.*, estimulação no desempenho (resistência a insetos, herbicida) e produtividade do vegetal (armazenamento de proteínas, pigmentação). As culturas de células transgênicas de vegetais medicamentosos com produtividade modificada ou aumentada e de microrganismos produtores de substâncias fitoquímicas são concebíveis e podem aumentar ainda mais a adequação da produção de fitoquímicos por métodos *in vitro*. Enzimas importantes para as vias de biossíntese em vegetais já foram identificadas e relacionadas com clones de DNA e genes isolados. Schell[39] descreveu a biotecnologia de vegetais como uma poderosa ferramenta para utilizar os recursos vegetais e melhorar o impacto ambiental da agricultura. Ele descreveu como as plantas transgênicas podem ser desenvolvidas para promover a tolerância aos insetos, a resistência a vírus e a tolerância às doenças fúngicas em plantas de safra. São revistos de maneira semelhante a estimulação da tolerância ao estresse, o desenvolvimento de sementes híbridas e a melhoria de plantas com qualidade nutricional. Miller e Ackerman[40] também elaboraram novas perspectivas sobre a biotecnologia de alimentos, descrevendo tomates que não são resistentes e alimentos de origem animal sendo modificados por meios genéticos.

APLICAÇÕES FARMACOLÓGICAS

A metodologia biotecnológica farmacologicamente dirigida também detém muita promessa para o campo clínico. No momento, o gene humano responsável pelo receptor da dopamina D_2 foi isolado por Civelli *et al.*[41] Isso permite a possibilidade da pesquisa redirecionada em um grupo de distúrbios, como o vício em drogas, a esquizofrenia e a doença de Parkinson. A dopamina é um neurotransmissor muito importante e se liga a receptores específicos que regulam o movimento, a motivação e uma gama de outros comportamentos. Com o receptor disponível como uma ferramenta laboratorial, muitas substâncias novas podem ser desenvolvidas, por causa da relativa facilidade em determinar sua adaptação no receptor e seus efeitos específicos após a ligação. Até agora, cerca de duas dúzias de receptores no cérebro foram clonadas, entre, talvez, centenas que possam existir.

Com base na descoberta e no isolamento do receptor da dopamina D_2, muitos estudos estão atualmente em andamento para rastrear grandes números de diferentes tipos de compostos que irão interagir com a proteína. O receptor de dopamina D_2 também pode servir como um modelo para comparação. O estudo do DNA oriundo de células sangüíneas de pacientes que possuem esquizofrenia familiar ou com base genética pode revelar um receptor de dopamina defeituoso.

Benzing *et al*[42] reportaram sobre a identificação e o transporte de derivados de adenina com receptores sintéticos. Esses pesquisadores relatam vários agentes sintéticos novos que mostram alta afinidade pela ligação com derivados da adenina. Suas estruturas apresentam ligações de hidrogênio complementares que provocam a quelação molecular do núcleo de purina. Eles mostraram que a alta lipofilicidade dos novos agentes possibilitou o transporte da adenosina e da desoxi adenosina através de membranas orgânicas líquidas. Esse estudo certamente abre o caminho para o emprego de receptores sintéticos para pequenos alvos biológicos, os quais terão maior aplicação na administração de medicamentos.

Deve ser mencionado que, muito tempo antes de seus testes como agentes terapêuticos, os oligonucleotídios anti-sentido eram utilizados experimentalmente para aumentar nossa compreensão da fisiologia e farmacologia. Como exemplo, Pasternak e Standifer[43] enfatizaram a exploração, por eles, de moléculas anti-sentido na elucidação da biologia funcional dos subtipos de receptor de opióide. Usando moléculas anti-sentido para regular para menor determinados subtipos de receptores de opióide (ou variantes de desdobramento do RNAm dos mesmos receptores), esses pesquisadores foram capazes de diferenciar entre os receptores responsáveis pela analgesia espinhal induzida por morfina, a analgesia supra-espinhal induzida por morfina e a analgesia supra-espinhal induzida por conjugado de glicuronídio ativo da morfina. Uma conduta similar foi empregada para investigar receptores de dopamina, de acetilcolina muscarínicos e de NMDA.

Huber[2] realiza uma excelente revisão sobre as oportunidades terapêuticas que envolvem oncogenes celulares por causa das novas condutas oferecidas pela biotecnologia. Os oncogenes podem servir como novos alvos terapêuticos para o diagnóstico, o prognóstico e o tratamento do câncer. Marx[44] fornece outra perspectiva sobre os oncogenes ao detalhar os progressos feitos em nossa compreensão dos genes supressores tumorais, cuja função está inativada na progressão carcinogênica. Os genes supressores tumorais são, obviamente, excelentes candidatos para as estratégias de reintrodução no tratamento do câncer.

APLICAÇÕES NA FABRICAÇÃO DE SUBSTÂNCIAS FARMACÊUTICAS

O uso de bactérias geneticamente modificadas também tem desempenhado uma parcela crescente na eficácia da produção de determinados compostos orgânicos sintéticos importantes do ponto de vista farmacêutico. Por exemplo, os pesquisadores isolaram um gene de uma espécie de *Corynebacterium* que codifica a 2,5-diceto-D-glicose redutase. Essa enzima em questão catalisa a conversão de 2,5-diceto-D-glicose em 2-ceto-L-glicose, que é um intermediário na produção de ácido ascórbico (vitamina C). Os cientistas inseriram com sucesso o gene na bactéria *Erwinia herbicola*, através de um plasmídio. A *E. herbicola* inalterada possui a capacidade de fermentar a D-glicose em 2,5-diceto-D-glicose. A inserção de um novo gene fornece à bactéria alterada a capacidade de fermentar a D-glicose em 2-ceto-L-glicose em uma etapa. A segunda etapa envolvida na produção de vitamina C é a ciclização da 2-ceto-L-gulose no ácido, catalisada por base ou ácido. Dessa maneira, o processo de engenharia genética economiza pelo menos quatro etapas, na comparação com o procedimento anterior. O antigo processo de Keichstein-Grussner envolve seis etapas na síntese do ácido ascórbico.[27,45]

APLICAÇÕES NA SÍNTESE ORGÂNICA

Em uma interessante aplicação de síntese, Iverson e Lerner[30,46] reportam sobre a clivagem de peptídio seqüência-específico catalisada por um anticorpo. Os anticorpos monoclonais necessários para esse procedimento foram produzidos através da imunização com um hapteno Co(III) trietilenotetramina (trien)-peptídio capaz de catalisar a hidrólise específica da ligação Gli-Phe dos substratos peptídicos em um pH neutro com um co-fator metálico complexo. Como um grupo, esses anticorpos são capazes de ligar trien complexos não somente do Co(III) como também de inúmeros outros metais. Pelo menos seis peptídios foram estudados como possíveis substratos com esses anticorpos, bem como com vários complexos metálicos. Os resultados desses estudos demonstram a praticabilidade do uso da catálise auxiliada por co-fator em um sítio de ligação de anticorpo para atingir resultados bem-sucedidos em transformações químicas difíceis.

QUESTÕES MORAIS E ÉTICAS

No campo das questões morais e éticas das aplicações da biotecnologia em medicina, inúmeros artigos aparecem periodicamente[47,48] para debater o assunto. Existem muitas questões como:

O teste genético constitui uma invasão de privacidade?

Haverá um aumento nos abortos que discriminam contra o *geneticamente inadequado*?

Devem aqueles destinados a padecer de uma doença genética fatal ser informados de seu destino, principalmente quando não existir medicamento disponível?

Essas decisões se tornarão legalmente obrigatórias e, por fim, humilharão os seres humanos?
A terapia gênica somente deve ser utilizada para tratar a doença ou também para *melhorar* o legado genético de um indivíduo?

Todas essas questões precisarão ser enfrentadas à medida que cresce o campo da biotecnologia. O NIH já lançou uma nova era na medicina com a decisão de mapear todo o genoma humano. Este é o conjunto completo de instruções para elaborar um ser humano. É encontrado em cada um dos núcleos das 100 trilhões de células do organismo. O projeto inteiro está destinado a levar 15 anos, com um custo estimado de aproximadamente 3 bilhões de dólares.

Já surgiu uma dura batalha entre vários ativistas que se opõem a experiências com a terapia gênica e o NIH. Há uma enorme necessidade de um fórum para debater as questões éticas que envolvem as novas tecnologias genéticas. Independentemente dessas questões, no entanto, os inúmeros produtos medicamentosos de bioengenharia que aguardam por aprovação servem como sinais de advertência que levarão ao caminho da verdadeira medicina preditiva e preventiva.

REFERÊNCIAS

1. Bud R. *Nature* 1989; 337: 10.
2. Huber BE. *FASEB* 1989; 3(1): 5.
3. Sadee W. *A Third Revolution in Modern Medicine, The World and I.* Washington, DC: Washington Times, 1987, Pt I (Nov) p 178; Pt II (Dec) p 162.
4. Koshland D. *Science* 1991; 252(5013): 1593.
5. Mossinghoff G. *Biotechnology Medicines in Development (1996 survey).* Washington DC: PhRMA, 1996.
6. Rader C, Barbas CF. *Curr Opin Biotechnol* 1997; 8: 503.
7. Chee M, *et al. Science* 1996; 274: 610.
8. Baum R. *Chem Eng News* 1989; 67(32): 10.
9. Frégeau CJ, Fourney RM. *BioTechniques* 1993; 15(1): 100.
10. Gill P, *et al. Nature Genet* 1994; 6: 130.
11. Anon. *Consum Rep* 1990; (Jul): 483.
12. Look AT. *Science* 1997; 278(5340): 1059.
13. Tami J, Evens RP. *Pharmacotherapy* 1996; 16(4): 527.
14. McIntyre WJ, Johnson JT. *Am Druggist* 1996; 50(Aug): 50.
15. Smith TJ. *Am J Pharm Educ* 1996; 60: 213,
16. Hudson R, Black C. *Biotechnology—the New Dimension in Pharmacy Practice: A Working Pharmacists Guide.* : Ohio Colleges of Pharmacy (ACPE ID no. 679-105-92-027), 1992, p 1.
17. Black C. *Am Druggist* 1993; 208(6): 30.
18. Jackson RC. *Semin Oncol* 1997; 24(2): 164.
19. Buckel P. *Trends Pharm Sci* 1996; 17: 450.
20. Cho MJ, Juliano R. *Trends Biotechnol* 1996; 14: 153.
21. Jones AJS. In *Formulation and Delivery of Proteins and Peptides.* Cleland JL, Langer R, eds. (ACS Symp Ser 567), 205th Natl Mtg of the American Chemical Society, Denver CO, Mar 28–Apr 2, 1993. Washington, DC: American Chemical Society, 1994, p 22.
22. Toon S. *Eur J Drug Met Pharmacokinet* 1996; 21(2): 93.
23. Agrawal S. *Trends Biotechnol* 1996; 14: 376.
24. Stein CA. *Ibid* 1996; 14: 147.
25. Gold L, *et al. Annu Rev Biochem* 1995; 64: 763.
26. Blau HM, Springer ML. *N Engl J Med* 1995; 333(18):1204.
27. Anchordoquy TJ, Carpenter JC, Kroll DJ. *Arch Biochem Biophys* 1997; 348(1): 199.
28. Cordell GA. *Am Druggist* 1987; 96(Mar): 96.
29. Davies JE. In *Natural Products and Drug Development* (Alfred Benzon Symp 20). Krongsgaard P, Brøgger Christensen S, Kofod H, eds. Copenhagen: 1984, p 65.
30. Marsden AFA, *et al. Science* 1998; 279(5348): 199.
31. Hailes AM, *et al. Ann NY Acad Sci* 1996; 799: 391.
32. Staba JE. *J Nat Prod* 1985; 48(2): 203.
33. *Ibid. Plant Tissue Culture as a Source of Biochemicals.* Boca Raton, FL: CRC Press, 1980.
34. Fujita Y, *et al. Plant Cell Rep* 1981; 1: 61.
35. Hamill JD, *et al. Bio/Technol* 1987; 5: 800.
36. Torrey JG. *Am Sci* 1985; 73: 354.
37. Awad A. *Plant Biotechnology: A Fertile Field for Pharmacy* (Monogr 28), Ada, OH: Ohio Northern University, May 1987.
38. Constabel F. *Planta Med* 1990; 56: 421.
39. Schell J. In *National Resources and Human Health—Plants of Medicinal and Nutritional Value* (Proc 1st WHO Symp on Plants and Health for All: Sci Advance, Kobe, Japan, 26–28 Aug 1991). Baba S, *et al,* eds. New York: Elsevier, 1992, p 49-
40. Miller H, Ackerman S. *FDA Consum* 1990; (Mar): 8.
41. Anon. *Med World News* 1989; (Feb 13): .
42. Benzing T, *et al. Science* 1988; 242: 266,
43. Pasternak GW, Standifer KM. *Trends Pharm Sci* 1995; 16(10): 344.
44. Marx J. *Science* 1994; 266: 1942.
45. Anon. *Chem Eng News* 1985; 6(Nov 18): 6.
46. Iverson BL, Lerner RA. *Science* 1989; 243: 1184.
47. Roberts L. *Ibid* 1989; 243: 1134.
48. Nash JM, Thompson D. *Time* 1989; 133(12): 62.

BIBLIOGRAFIA

Geral

Antebi E, Fishlock D. *Biotechnology, Strategies for Life.* Cambridge MA: MIT Press, 1986, p 239.

Belayew A, Martial J. Genetic engineering and its applications. *J Pharm Belg* 1984; 39: 185.

Drews J. Intent and coincidence in pharmaceutical discovery: The impact of biotechnology. *Arzneimittelforsch* 1995; 45(8): 934.

Monmaney T. Yeasts at work. *Science* 1985; 856(6): 30.

Schlumberger HD, Stadler P. Modern pharmaceutical biotechnology: Situation worldwide and in Germany 1995. *Arzneimittelforsch* 1997; 47(1): 106.

Schonfeld E. Drugs of Choice. *Fortune* 1997; (Nov 10): 293.

Singer M, Berg P. *Genes and Genomes.* Mill Valley, CA: Univ Sci Books, 1991.

Starr C, Taggart R. *Biology, the Unity and Diversity of Life,* 5th ed. Belmont, CA: Wadsworth Publ, 1989.

Webber D. Biotechnology moves into the marketplace. *Chem Eng News* 1984; (Apr 16): 11.

Wiseman A, ed. *Principles of Biotechnology,* 2nd ed. New York: Surrey Univ Press (Chapman & Hall), 1988.

Medicamentos, Medicina e Farmácia

Anon. AACP white paper on biotechnology in pharmacy. *Am J Pharm Educ* 1991; 55.

Brenner MK. Gene transfer to hematopoietic cells. *N Engl J Med* 1996; 335(5): 337.

Fix JA. Oral controlled release technology for peptides: Status and future prospects. *Pharm Res* 1996; 13(12): 1760.

Galbraith WM. Safety evaluation of biotechnology derived products. *Prog Clin Biol Res* 1987; 235: 3.

Illum L, Davis SS. Drug delivery. *Curr Opin Biotechnol* 1991; 2: 254,

Hollingshead A. Immunotherapy trials: Current status and future directions with special emphasis on biologic drugs. *Springer Semin Immunopathol* 9(1): 85, 1986.

Murrifield B. The chemical synthesis of peptides and proteins for studies on disease. In *Modern Biotechnology and Health:Perspectives for the Year 2000.* Patarroyo ME, *et al,* eds. (Symposium, Bogota, Colombia, Nov 1984), San Diego: Academic, 1987, p 25.

Shapiro LJ, *et al.* New frontiers in genetic medicine. *Ann Intern Med* 1986; 104(4): 527.

Szkrybalo W. Emerging trends in biotechnology: Perspective from the pharmaceutical industry. *Pharm Res* 1987; 4: 361.

Vermeij P, Blok D. New peptide and protein drugs. *Pharma World Sci* 1996; 18(3): 87.

Vegetais

Anon. Plant biotechnology experts assess hopes for long and short term. *Chem Eng News* 1984; 16(Oct): 29.

Baum R. Agricultural biotechnology advances toward commercialization. *Ibid* 1987; (Aug 10).

Pareilliux A. Rationalized approach to improve the biotechnological application of plant cell cultures. *Ann Pharm Fr* 1987; 45: 155.

Yoxen E. *The Gene Business. Who Should Control Biotechnology.* New York: Oxford University Press, 1983, p 230. (*Note:* This reference provides a detailed analytical study of the corporate agenda for biotechnology. It is a readable account of how genetic engineering evolved from a pure science into a profitable business. The structure and function of the multinational gene business, the effects to date, and the economic, scientific, social, and political implications are examined in detail.)

Medicamentos de Biotecnologia Aprovados e em Desenvolvimento

APÊNDICE A

O conteúdo deste quadro foi obtido através de fontes governamentais e industriais, com base nas últimas informações. O quadro é atual até 31 de maio de 1996. As informações podem não ser completas. Para informações mais específicas a respeito de um determinado produto, contate diretamente a própria companhia. Para informações gerais, contate o Pharmaceutical Research and Manufacturers of America em (202) 835-3450. (Se você não está recebendo regularmente o quadro de biotecnologia porém gostaria de fazê-lo, por favor envie sua solicitação por escrito para Editor, *Biotechnology Medicines in Development,* Communications Div, PhRMA 1100 15th Street NW, Washington, DC 20005.) Fornecido como um serviço público por PhRMA. Fundado em 1958 como Pharmaceutical Manufacturers Association.

NOME DO PRODUTO	COMPANHIA	INDICAÇÃO (DATA DA APROVAÇÃO NORTE-AMERICANA)
Actimmune, interferon gama-1b	Genentech San Francisco, CA	Controle da doença granulomatosa crônica (12/90)
Activase, alteplase (recombinante)	Genentech San Francisco, CA	Infarto agudo do miocárdio (11/87), embolia pulmonar maciça aguda (6/90)
Activase, alteplase (recombinante, fusão acelerada)	Genentech San Francisco, CA	Infarto agudo do miocárdio (4/85)
Alferon N, interferon alfa-n3 (injeção)	Interferon Sciences New Brunswick, NJ	Verrugas genitais (10/89)
Avonex, beta interferon 1a (recombinante)	Biogen Cambridge, MA	Esclerose múltipla recidivante (5/95)
Betaseron, interferon beta-1b recombinante	Berlex Laboratories Wayne, NJ Chiron Emeryville, CA	Esclerose múltipla recidivante e remitente (8/93)
BioTropin, hormônio do crescimento humano	Bio-technology General Iselin, NJ	Deficiência de crescimento em crianças (5/95)
Cerezyme, imiglucerase (recombinante)	Genzyme Cambridge, MA	Doença de Gaucher (5/94)
Engerix-B, vacina para hepatite B (recombinante)	Smith Kline Beecham Philadelphia, PA	Hepatite B (9/89)
EPOGEN, alfa-epoetina (rEPO)	Amgen Thousand Oaks, CA	Anemia (i) na insuficiência renal crônica (incluindo pacientes sob diálise), (ii) em pacientes com HIV tratados com Retrovir (6/89 Amgen; 12/90 Ortho), (iii) causada por quimioterapia em malignidades não-mielóides (4/93)
PROCRIT, alfa-epoetina (rEPO)	Ortho Biotech Raritan, NJ (licenciado a partir da Amgen)	A licença da Amgen permite o uso para indicações diferentes da diálise e diagnóstico
Genotropin, somatotropina (origem no DNAr)	Pharmacia & Upjohn Kalamazoo, MI	Baixa estatura em crianças devido à deficiência de hormônio do crescimento (8/95)
Humatrope, somatotropina (origem no DNAr)	Eli Lilly Indianapolis, IN	Deficiência de hormônio do crescimento em crianças (3/87)
Humulin, insulina humana (recombinante)	Eli Lilly Indianapolis, IN	Diabetes (10/82)
Intron A, interferon alfa-2b relacionado a AIDS (recombinante)	Schering-Plough Madison, NJ	Leucemia de células pilosas (6/86), verrugas genitais (6/88), sarcoma de Kaposi (11/88), hepatite C (2/91), hepatite B (7/92), melanoma maligno (12/95)
KoGENate, fator anti-hemofílico (recombinante)	Bayer Corporation Pharmaceutical Division West Haven, CT	Hemofilia A (2/93)
Leukine, sargramostim (GM-CSF derivado de levedura)	Immunex Seattle, WA	Transplante de medula óssea autóloga (3/91), neutropenia decorrente de quimioterapia na leucemia mielógena aguda (9/95), transplante de medula óssea alogênica (11/95), transplante e mobilização de célula-tronco no sangue periférico (12/95)
NEUPOGEN, filgrastim (rG-CSF)	Amgen Thousand Oaks, CA	Neutropenia induzida por quimioterapia (2/91), transplante de medula óssea autóloga ou alogênica (6/94), neutropenia crônica grave (12/94), suporte de transplante de célula-tronco no sangue periférico (12/95)
Norditropin, somatotropina (origem no DNAr)	Novo Nordisk Pharmaceuticals Princeton, NJ	Falha do crescimento em crianças decorrente de secreção imprópria de hormônio do crescimento (5/95)
Novolin 70/30, suspensão de isófano da insulina humana a 70% & insulina humana regular a 30% (origem no DNAr)	Novo Nordisk Pharmaceuticals Princeton, NJ	Diabetes melito insulino-dependente (7/91)
Novolin L, suspensão zíncica de insulina humana lenta (origem no DNAr)	Novo Nordisk Pharmaceuticals Princeton, NJ	Diabetes melito insulino-dependente (7/91)
Novolin N, suspensão isófana de insulina humana NPH (origem no DNAr)	Novo Nordisk Pharmaceuticals Princeton, NJ	Diabetes melito insulino-dependente (7/91)

Novolin R, insulina humana regular (origem no DNAr)	Novo Nordisk Pharmaceuticals Princeton, NJ	Diabetes melito insulino-dependente (7/91)
Nutropin **Nutropin AQ**, somatotropina (injeção/líquido)	Genentech San Francisco, CA	Falha de crescimento em crianças causada por insuficiência renal crônica Inadequação do hormônio de crescimento em crianças (3/94; 12/95 AQ)
OncoScint CR/OV, staumomab pendetide	CYTOGEN Princeton, NJ	Detecção, estagiamento e acompanhamento de cânceres colorretais e ovarianos (12/92)
ORTHOCLONE OKT 3, muromonab-CD3	Ortho Biotech Raritan, NJ	Reversão da rejeição do transplante renal (6/86), reversão da rejeição do transplante de fígado e coração (6/93)
Proleukin, aldesleucina (interleucina 2)	Chiron Emeryville, CA	Carcinoma de célula renal (5/92)
Protropin, somatrem para injeção	Genentech San Francisco, CA	Deficiência de hormônio de crescimento humano em crianças (10/85)
Pulmozyme, DNase alfa dornase	Genentech San Francisco, CA	Fibrose cística (12/93)
RECOMBINATE HB, fator anti-hemofílico do FHAr (recombinante), MSO	Baxter Healthcare/Hyland Division Glendale, CA Genetics Institute Cambridge, MA	Hemofilia A (12/92)
RECOMBIVAX HB, vacina para a hepatite B (recombinante), MSO	Merck Whitehouse Station, NJ	Prevenção da hepatite B (7/86)
Reopro, abciximab	Centicor Malvern, PA Eli Lilly Indianapolis, IN	Prevenção antiplaquetária de coágulos sangüíneos no quadro de PTCA de alto risco (12/94)
Roferon-A, interferon alfa-2a (recombinante) Roche	Hoffman-La Roche Nutley, NJ	Leucemia de células pilosas (6/86), sarcoma de Kaposi ligado à AIDS (11/88), leucemia mielógena crônica (11/95)

Um Guia para Compreender a Nova Biotecnologia[a]

APÊNDICE **B**

O Apêndice A lista uma dúzia dos principais tipos de produtos terapêuticos produzidos com o emprego da engenharia genética. Muitos desses termos são novos ou incomuns para todos, excetuando-se os especialistas. Para ajudar a compreendê-los, segue-se uma explicação dessas novas classes de produtos e os benefícios terapêuticos que elas proporcionam:

ANTICOAGULANTES/AGENTES TROMBOLÍTICOS — A coagulação imprópria ou desnecessária do sangue é responsável por mais mortes que o câncer. O próprio processo de dissolução de coágulos do organismo começa com a formação da enzima plasmina. As substâncias que ativam a plasmina são encontradas no organismo apenas em quantidades diminutas. Em conseqüência da biotecnologia, quantidades suficientes dessas substâncias estão disponíveis e estão sendo desenvolvidas.

ANTICORPOS MONOCLONAIS — Os anticorpos, freqüentemente referidos como o sistema de defesa de mísseis do organismo, são grandes moléculas de proteína produzidas por leucócitos. Eles procuram e destroem as substâncias não-próprias perigosas. Essas células não-próprias são reconhecidas por proteínas de superfície, chamadas de antígenos. Depois que o invasor é destruído, os anticorpos permanecem no sangue, em alerta instantâneo, caso apareça um antígeno similar. Os anticorpos também são úteis na compatibilização de doadores e receptores no transplante de órgãos, na tipagem sangüínea e na medição e identificação de hormônios, toxinas e diversos antígenos no sangue e nos líquidos. Além de sua extraordinária capacidade diagnóstica, os anticorpos monoclonais podem ser usados isoladamente para um ataque preciso em uma célula cancerosa ou para efetuar a operação de retirada das células cancerosas remanescentes depois da quimioterapia convencional. Eles também podem ser arrolados como portadores (adjuvantes ou adjuntos) para transportar medicamentos, toxinas ou partículas radioativas para essas células.

DISMUTASES — A dismutase, uma enzima, é importante no transplante de órgãos e no tratamento do ataque cardíaco quando os tecidos foram privados de sangue por um curto período. Quando o fluxo sangüíneo é restaurado para o órgão transplantado ou para o músculo cardíaco depois que um coágulo é dissolvido, as células no órgão podem ser lesionadas pelo sangue excessivamente rico em oxigênio. As dismutases impedem essa *lesão de reperfusão* por possibilitarem que os tecidos privados de oxigênio recuperem seu estado normal de maneira mais ordenada.

ERITROPOIETINA (EPO) — Com freqüência, a doença renal compromete a capacidade do organismo de produzir esse hormônio, gerando anemia, uma deficiência na produção de eritrócitos. As transfusões sangüíneas freqüentes ou a reposição do hormônio ausente, EPO, podem acrescentar mais eritrócitos para corrigir a anemia crônica. Como as transfusões podem expor aqueles que as recebem a agentes infecciosos, como hepatite e AIDS, a EPO pode proporcionar ganhos importantes em segurança e eficiência. Através da engenharia genética, é atualmente possível obter a EPO em grandes quantidades, um desenvolvimento de grande importância para os 225.000 norte-americanos que se mantêm sob diálise renal. Os pesquisadores também estão procurando meios para usar a EPO para tratar outros tipos de anemia, inclusive aquelas decorrentes de artrite e dos efeitos colaterais do Retrovir (AZT), medicamento para AIDS. Além disso, como a EPO pode provocar um aumento de dez vezes na produção de eritrócitos, é possível que os bancos de sangue possam ser transformados em produtores de sangue.

FATOR DE NECROSE TUMORAL — Tão remoto quanto nos anos de 1700, alguns médicos perceberam que a regressão do câncer por vezes acompanhava uma infecção. Em 1975, foi aprendido que, em resposta a algumas infecções bacterianas, o organismo produz peptídios que permitem que as células transmitam sinais para outra. Um desses mensageiros intercelulares, o fator de necrose tumoral (TNF), deflagra a distribuição das defesas imunológicas que podem destruir tumores. Ao lesio-

[a]Cortesia, PhRMA.

nar os vasos sangüíneos que nutrem o tumor, este é, com efeito, desnutrido até a morte. A pesquisa sobre o modo pelo qual ele age e como é a melhor maneira de controlá-lo continua.

FATORES ESTIMULADORES DE COLÔNIAS — A produção de leucócitos é controlada por proteínas chamadas de fatores estimuladores de colônias (CSFs). A quimioterapia para o câncer e os distúrbios hereditários estão entre as causas de baixas contagens de leucócitos, o que diminui a resistência à infecção. Os CSFs estão sendo pesquisados não somente como uma maneira para contrapor as baixas contagens de leucócitos em geral, mas também como um meio para produzir tipos específicos de leucócitos. Além disso, há a esperança de que os CSFs possam estimular o organismo a produzir medula óssea adicional, bem como a fazer com que algumas células cancerosas parem de se multiplicar.

HORMÔNIO DO CRESCIMENTO HUMANO — Nosso crescimento é regulado pelo hormônio do crescimento humano (hGH) secretado pela hipófise. Uma criança cujo organismo produz hGH insuficiente terá uma altura na vida adulta limitada a aproximadamente 120 cm. Estima-se que até 15.000 crianças norte-americanas sofram de deficiência de hGH. Começando no final dos anos 1950, essas crianças eram tratadas com hGH extraído de hipófises de cadáveres. Isso não somente era muito dispendioso como também expunha as crianças ao risco de infecção a partir da contaminação viral do hormônio. Atualmente, a tecnologia de engenharia genética disponibiliza suprimentos purificados de hGH. A pesquisa está prosseguindo para encontrar outras aplicações benéficas deste novo produto.

INTERFERONS — Em 1957, descobriu-se que uma glicoproteína naturalmente produzida pelas células poderia, aparentemente, interferir com a capacidade de um vírus de se reproduzir depois que ele invadisse o organismo. Em meados dos anos 1970, pareceu que essa proteína, o interferon, também poderia diminuir a disseminação de determinados tipos de câncer. A aplicação das técnicas de DNA recombinante forneceu interferon suficiente para a pesquisa útil. Embora muito mais precise ser aprendido a respeito dos interferons, eles guardam grande promessa. O grupo alfa mostrou ser efetivo contra a leucemia de células pilosas, outrora uma doença letal. Ele normaliza as contagens de sangue e controla o crescimento tumoral em 90% dos pacientes. O interferon alfa está sendo pesquisado e tem usos aprovados na FDA para outros cânceres.

INTERLEUCINAS — Nos anos 1960, descobriu-se que a interleucina, uma substância natural que ocorre no organismo, transmite sinais entre tipos de leucócitos. Embora o potencial terapêutico total das interleucinas esteja apenas começando a ser explorado, a interleucina-2 tem sido empregada para combater o câncer. As células T de um paciente, leucócitos especializados envolvidos no descarte das células lesionadas pelo corpo, são expostas à interleucina fora do organismo do paciente, visando a ativá-las contra o câncer. As células T ativadas são então devolvidas ao paciente, onde elas são muito mais efetivas na descoberta e na destruição das células cancerosas.

PEPTÍDIOS — As proteínas são constituídas de moléculas orgânicas simples chamadas de aminoácidos. Quando os aminoácidos são *agrupados* em conjunto, eles formam ligações peptídicas. À medida que mais aminoácidos são combinados, a cadeia do peptídio se torna mais comprida. Em determinado ponto, quando cerca de 40 a 50 aminoácidos estão unidos, o peptídio transforma-se em uma proteína. Dessa maneira, os peptídios e as proteínas diferem apenas pelo comprimento de suas cadeias de aminoácidos. Com freqüência, o organismo utiliza os peptídios como substâncias mensageiras especiais para fins específicos, como aumentar o batimento cardíaco ou a temperatura corporal e ativar ou desativar uma célula que secreta uma substância importante. Como os peptídios são menores, eles percorrem o organismo de forma mais eficiente que as proteínas maiores. Quando o peptídio alcança seu alvo e executa sua missão, ele é facilmente clivado pelo organismo para interromper o processo. Os cientistas também aprenderam que apenas partes de uma proteína estão envolvidas na atividade biológica. Ao elaborar a porção peptídica da proteína que mostra a atividade biológica, foram descobertos inúmeros medicamentos peptídicos.

VACINAS — Quando um vírus ou outro germe invade o organismo, seu sistema imunológico produz antígenos para protegê-lo através do ataque do revestimento proteico na superfície do vírus. A engenharia genética permite a produção em larga escala dos componentes proteicos de um vírus. Uma vacina empregando apenas o revestimento proteico do vírus ainda ativará a produção de antígeno para neutralizar o vírus real total. A vacina de *revestimento proteico* é incapaz de reproduzir-se como o vírus e, portanto, não provoca a doença.

Glossário[a]

APÊNDICE **C**

ACIDENTE VASCULAR CEREBRAL (TROMBOSE CEREBRAL) — Geralmente causado por aterosclerose, um coágulo sangüíneo obstrui um importante vaso sangüíneo do cérebro, resultando em morte ou grave comprometimento cerebral.

ADENOCARCINOMA — Nome técnico para um tumor maligno derivado de uma glândula ou tecido glandular, ou para um tumor em que as células derivadas da glândula formam estruturas semelhantes à glândula. Os exemplos incluem a maioria dos cânceres de cólon, mama, pâncreas e rim, além de muitos dos outros órgãos.

ADJUNTO — Um tratamento auxiliar que é secundário ao tratamento principal.

ADJUVANTE — Substância ou medicamento que auxilia outra substância em sua ação.

AIDS — Síndrome da imunodeficiência adquirida.

ALOGÊNICO (TRANSPLANTE) — Refere-se a possuir tipos celulares que são diferentes e que causam reações no sistema imune.

ANEMIA APLÁSICA — Uma condição de insuficiência da medula óssea que pode ser fatal quando não-tratada.

ANGINA INSTÁVEL — Um padrão crescente de dor torácica nos casos de angina previamente estável, o que é causado por insuficiência de oxigênio no músculo cardíaco.

ANGIOPLASTIA — Uma técnica para desbloquear artérias coronárias com um cateter.

ANTI-SENTIDO — Um medicamento anti-sentido é o espelho, ou imagem complementar, de um pequeno segmento do RNA mensageiro (RNAm), a substância que transporta as instruções (*sentido*) dos genes para o maquinário de fabricação de proteína da célula. O medicamento anti-sentido liga-se prontamente ao filamento do RNAm, impedindo-o de transmitir suas instruções para a célula e assim inibindo a produção de uma proteína indesejada.

APROVADO — O produto foi aprovado para comercialização pela FDA.

ARC — Complexo relacionado à AIDS.

[a]Compilado de levantamentos passados e atuais PMA/PhRMA.

ATIVADOR DO PLASMINOGÊNIO TECIDUAL (TPA) — O tPA é uma substância produzida em pequenas quantidades pelo revestimento interno dos vasos sangüíneos que impede a coagulação sangüínea anormal por converter o plasminogênio (uma proteína inativa no sangue) na enzima ativa plasmina.

AUTÓLOGO (TRANSFUSÃO; TRANSPLANTE) — Uma transfusão de sangue autóloga usa o próprio sangue do paciente. Um transplante autólogo refere-se a um enxerto em que as áreas doadora e receptora estão no mesmo indivíduo.

BIOPOLÍMERO — Uma molécula grande, biologicamente derivada ou relacionada, que possui aspectos estruturais repetitivos que têm tipos similares ou idênticos de ligações de interconexão. Constituídas principalmente de proteínas e ácidos ribo- ou desoxirribonucleico.

BIOTECNOLOGIA — A coleta de processos industriais que envolve o uso de sistemas biológicos. Para algumas das indústrias, esses processos envolvem o uso de organismos geneticamente elaborados. Para o propósito desse quadro, apenas aqueles produtos que envolvem o DNA recombinante e a tecnologia do anticorpo monoclonal/hibridoma são incluídos.

CARCINOMA DE CÉLULAS BASAIS — Câncer das camadas inferiores da pele.

CHOQUE SÉPTICO — Intoxicação do sangue decorrente da reação às toxinas produzidas por bactérias. Os efeitos do choque incluem uma queda súbita na pressão arterial e alterações na freqüência cardíaca e na temperatura.

CITOCINAS — Substâncias usualmente secretadas por células do sistema imune que podem produzir um efeito sobre outras células. Quimicamente, consistem em hormônios proteicos. Estão normalmente envolvidas em funções comuns e patológicas do sistema imune.

CLONE — Um grupo de células geneticamente idênticas ou organismos assexuadamente descendentes de um ancestral comum. Todas as células no clone possuem o mesmo material genético e são cópias exatas do original. Um uso biológico molecular adicional da palavra refere-se a um produto de DNA de plasmídio usado como fonte para a produção de substâncias farmacêuticas proteicas/peptídicas.

CMV (CITOMEGALOVÍRUS) — Um vírus com DNA relacionado ao vírus herpes, que afeta principalmente os neonatos e indivíduos imunocomprometidos. O CMV é transmitido por via sexual e pode ocorrer sem sintomas ou resultar em sintomas semelhantes aos da gripe branda. Como uma infecção oportunista nos pacientes com AIDS, ele pode provocar *retinite por CMV*, uma inflamação da retina que pode levar à cegueira quando não-tratada.

COLITE — Inflamação do cólon ou do intestino grosso.

COQUELUCHE — Também chamada de *tosse convulsiva*, que afeta principalmente lactentes e crianças jovens.

DEFICIÊNCIA DE INIBIDOR DA ALFA-1 PROTEINASE — Embora seja uma condição rara, algumas pessoas apresentam deficiência congênita no inibidor da alfa-1 proteinase (ou alfa-1-tripsina, uma glicoproteína), o que as predispõe ao enfisema pulmonar no início da vida, mesmo na ausência de exposição a substâncias (como a fumaça do cigarro) que interfiram com os mecanismos de defesa pulmonar.

DERMATITE ATÓPICA — Um eczema crônico da pele.

DISPLASIA — Qualquer anormalidade do crescimento, como aspectos celulares anormais, inclusive tamanho, formato e taxa de multiplicação das células.

DNA RECOMBINANTE — O DNA híbrido produzido pela união de pedaços de DNA de diferentes origens. Usualmente designado como DNAr.

DOENÇA DE GAUCHER — Um grupo de doenças hereditárias provocadas por uma falta ou quantidade deficiente de uma enzima (*glicocerebrosidase*) que gera um acúmulo de efeitos por todo o organismo, os quais usualmente resultam em morte.

DOENÇA DE HUNTINGTON — A coréia de Huntington é uma doença rara, hereditária, em que a degeneração dos gânglios da base resulta em movimentos de contratura involuntários e rápidos e em demência (comprometimento mental progressivo). Os sintomas geralmente não aparecem até 35 a 50 anos de idade.

DOENÇA DE PARKINSON — Doença neurológica crônica de etiologia desconhecida, caracterizada por tremores, rigidez e uma marcha anormal. Existe um desequilíbrio dos neurotransmissores cerebrais, dopamina e acetilcolina. Alguns pacientes com doença avançada desenvolvem demência. É uma doença crônica comum da velhice.

DOENÇA DO ENXERTO *VERSUS* HOSPEDEIRO (GVHD) — Uma complicação no transplante de medula óssea em que as células do sistema imune atacam as células do receptor do transplante.

DOENÇA DO VÍRUS SINCICIAL RESPIRATÓRIO (RSV) — Uma das causas mais importantes de doença do trato respiratório inferior em crianças, contribuindo com mais de 90% dos casos de bronquiolite.

DOENÇA GRANULOMATOSA CRÔNICA (CGD) — Um defeito congênito em que a morte das bactérias pelos leucócitos está comprometida, deixando os pacientes suscetíveis a infecções.

DOENÇA INTESTINAL INFLAMATÓRIA — Termo para os distúrbios inflamatórios que afetam o intestino delgado e/ou grosso.

EMBOLIA PULMONAR — Um coágulo sangüíneo obstrui a artéria pulmonar, que transporta o sangue do coração para os pulmões. Mais de 90% das embolias pulmonares originam-se como coágulos em veias profundas dos membros inferiores (trombose venosa profunda). Eles podem resultar em morte súbita.

ENDÓGENO — Que se origina de dentro do organismo.

ESCLERODERMIA — Enrugamento e induração da pele em qualquer local no organismo.

ESCLEROSE LATERAL AMIOTRÓFICA (ALS) — Também conhecida como doença de Lou Gehrig, a mais comum das doenças do neurônio motor, um grupo de distúrbios raros em que os nervos que controlam a atividade muscular degeneram dentro do cérebro e da medula espinhal, provocando fraqueza e atrofia dos músculos.

ESCLEROSE MÚLTIPLA (EM) — Doença progressiva do sistema nervoso central em que placas disseminadas de revestimento das fibras nervosas (mielina) são destruídas no cérebro e na medula espinhal. Os sintomas variam desde a dormência e o formigamento até a incontinência e a paralisia.

ESTASE VENOSA — Interrupção parcial ou completa do fluxo sangüíneo através de uma ou mais veias.

EX VIVO — Que acontece fora do organismo.

FASE I — Testagem de segurança e perfil farmacológico em seres humanos.

FASE II — Testagem da eficácia em seres humanos.

FASE III — Estudos clínicos extensos em seres humanos.

FATORES DE COAGULAÇÃO — Proteínas envolvidas na coagulação sangüínea normal.

FATORES DE CRESCIMENTO — Fatores responsáveis por regular a proliferação (reprodução rápida e repetida), a função e a diferenciação da célula.

FIBROSE CÍSTICA — Um distúrbio genético das glândulas exócrinas que provoca secreções mucosas anormais que obstruem as glândulas e dutos em vários órgãos, principalmente nos pulmões. É o distúrbio hereditário fatal mais comum nos caucasianos norte-americanos e a causa mais comum de doença pulmonar crônica em crianças e adultos jovens.

FUSÃO DE GENE — Constituído de duas ou mais moléculas de DNA codificadoras de gene comumente fundidas através da enzima DNA ligase ou por uma modificação da reação de cadeia de polimerase. Isso resulta em uma união de elementos genéticos individuais que pode ser usada em engenharia genética de uma molécula recombinante destinada a produzir um polipeptídio codificado por unidades genéticas combinadas.

GENOMA — O DNA total capaz de expressar todas as informações genéticas na célula.

HEMOFILIA A E B — A hemofilia A, a hemofilia *clássica*, é uma diátese hemorrágica genética causada por deficiência do fator VIII da coagulação. A hemofilia B, ou *doença de Christmas*, é provocada por deficiência do fator IX da coagulação.

HERPES SIMPLES 2 — Uma cepa do vírus herpes que pode permanecer latente no tecido nervoso e pode ser reativada para produzir úlceras dolorosas no ânus ou nos órgãos genitais.

HIBRIDOMA — Uma cultura de células que consiste em um clone de células fundidas de diferentes tipos, p. ex., células de mieloma de rato e linfócitos. Uma célula que produz anticorpo pode ser tornada *imortal* ao fundi-la com uma célula tumoral (veja *Monoclonal*).

HIV — Vírus da imunodeficiência humana (o vírus que causa a AIDS).

IN VIVO — Dentro do organismo.

INFARTO DO MIOCÁRDIO — Lesão do músculo cardíaco provocada por interrupção ou comprometimento do fluxo sangüíneo para o coração, também conhecido como ataque cardíaco.

INFECÇÃO POR *PSEUDOMONAS* — Refere-se às infecções provocadas por um gênero de bactérias chamado *Pseudomonas*.

INSUFICIÊNCIA CARDÍACA CONGESTIVA — O resultado final de muitos tipos diferentes de cardiopatia. O coração não consegue bombear normalmente o sangue para fora. Isso resulta em congestão (retenção de água e sal) nos pulmões, edema dos membros e fluxo sangüíneo reduzido para os tecidos do organismo.

INSUFICIÊNCIA RENAL — Falência renal.

ISQUEMIA — Suprimento insuficiente de sangue para um órgão ou tecido, o que pode causar lesão como um *acidente vascular cerebral isquêmico.*

IV — Intravenoso.

LEUCEMIA — Forma de câncer em que os leucócitos são desdiferenciados e crescem de maneira anormal.

LEUCEMIA MIELÓGENA — Uma das muitas formas de câncer dos órgãos produtores de sangue na medula óssea. As células sangüíneas não são completas e não funcionam de maneira adequada.

LINFOCINA — Citocina derivada de um linfócito.

LINFOMA — Câncer em que as células de tecido linfóide, encontradas principalmente nos linfonodos e no baço, multiplicam-se sem restrição. Os linfomas situam-se em duas categorias: um é chamado de *doença de Hodgkin*, caracterizada por um determinado tipo de célula anormal. Todos os outros são chamados de *linfomas não-Hodgkin*, que variam em sua malignidade de acordo com a natureza e a atividade das células anormais.

LINFOMAS DE CÉLULAS B E T — Cânceres provocados pela proliferação dos dois principais tipos de leucócitos, os linfócitos B e T.

MALÁRIA VIVAX — O vivax é uma das quatro espécies de gênero *Plasmodium* responsáveis pela malária humana, que é transmitida de uma pessoa para outra pela picada dos mosquitos *Anopheles* fêmeas infectados.

MELANOMA MALIGNO — Um câncer constituído de células cutâneas pigmentadas (usualmente de coloração acastanhada) em qualquer região do corpo.

METÁSTASES — Cânceres secundários que se disseminaram a partir do sítio canceroso original ou primário.

MIELOMA MÚLTIPLO — Câncer de plasmócitos sangüíneos que começa na medula do osso e se dissemina através de todo o esqueleto.

MODIFICADOR DE RESPOSTA BIOLÓGICA — Um termo amplo e inclusivo que compreende os fatores de crescimento, bem como os mediadores do sistema imune e de outros sistemas que funcionam na comunicação intercelular e intertissular.

MONOCINA — Citocina derivada de um monócito, usualmente um macrófago.

MONOCLONAL — Derivado de uma única célula; pertinente a um único clone. Os *anticorpos monoclonais* são produzidos a partir de células híbridas através do uso de tecnologia do hibridoma; esses anticorpos podem ser rastreados de volta até a produção por uma única célula.

NEFRITE LÚPICA — Inflamação do(s) rim(ns) causada por lúpus eritematoso sistêmico.

NEOPLASIAS HEMATOLÓGICAS — Tumores de órgãos produtores de sangue.

NEUROBLASTOMA — Um tumor das glândulas supra-renais ou do sistema nervoso simpático. Os neuroblastomas são o tumor extracraniano (fora do cérebro) sólido da infância mais comum.

NEUROPATIA PERIFÉRICA — Doença, inflamação ou lesão dos nervos periféricos que conectam o sistema nervoso central aos órgãos do sentido, músculos, glândulas e órgãos internos.

NEUTROPENIA — Causada por uma contagem de neutrófilos (certos leucócitos) anormalmente baixa, deixando o paciente vulnerável às infecções bacterianas.

OSTEOMIELITE — Infecção do osso e da medula óssea, usualmente causada por bactérias.

PAPILOMAVÍRUS HUMANO (HPV) — O agente viral de verrugas, que se acredita ser contagioso, e que afeta apenas a camada mais superior da pele. Associado ao câncer cervical humano, já que o colo contém células que expressam queratina.

PETIÇÃO PENDENTE — Estudos clínicos foram completados, mas a companhia ainda não os submeteu a uma petição para a comercialização na Food and Drug Administration (FDA).

PETIÇÃO SUBMETIDA — Uma petição para comercialização foi enviada pela companhia para a Food and Drug Administration (FDA).

PROFILAXIA — Tratamento preventivo; destinado a preservar a saúde e evitar a disseminação da doença.

RECEPTORES SOLÚVEIS RECOMBINANTES — Versão sintética dos receptores celulares fabricada com tecnologia de DNA recombinante, utilizado como chamariz para atrair patógenos que, de outra forma, se ligariam aos receptores celulares e provocariam doença. Eles são *solúveis* porque são livres e não se ligam às células.

REJEIÇÃO DO ALOENXERTO RENAL — Rejeição de um rim transplantado.

RINITE — Inflamação das membranas do nariz.

SARCOMA DE KAPOSI — Um tumor cutâneo raro e maligno que ocorre em alguns pacientes com AIDS. Pode ser acompanhado de febre, linfonodos aumentados e problemas gastrintestinais.

SEPSE — Uma condição associada à presença de bactérias no sangue. A *sepse gram-negativa* é causada por um determinado tipo de bactérias.

SÍNDROME DE TURNER — Mulheres nascidas com um cromossomo X ausente caracterizam-se por baixa estatura, pescoço em rede, ausência ou retardo exacerbado do desenvolvimento das características sexuais secundárias, ausência de menstruação, estreitamento da aorta, anormalidades oculares e ósseas, algum retardo mental e infertilidade.

SÍNDROMES DE DESGASTE — Qualquer número de condições, como anorexia e caquexia, que resulte em uma perda de massa corporal, notadamente proteína.

SÍNDROMES MIELODISPLÁSICAS — Um grupo de distúrbios hematológicos adquiridos, freqüentemente referidos como *pré-leucemia*, que, por fim, são fatais, já que os pacientes geralmente sucumbem às infecções ou ao sangramento.

TALASSEMIA — Um distúrbio sangüíneo herdado em que a produção anormal de hemoglobina provoca células sangüíneas frágeis e rompidas, levando à anemia.

TERAPIA DE REPOSIÇÃO ENZIMÁTICA — Um procedimento terapêutico em que uma proteína isolável ou geneticamente produzida é empregada para substituir uma enzima humana ausente ou defeituosa.

TERAPIA GÊNICA — A terapia no nível intracelular para substituir ou inativar os efeitos de genes causadores de doença ou para aumentar as funções do gene normal para superar a doença.

TOXICIDADE DO OXIGÊNIO EM NEONATOS PREMATUROS — O desenvolvimento incompleto dos pulmões nos prematuros provoca lesão a partir dos altos níveis de oxigênio.

TROMBOCITOPENIA — Uma redução no número de plaquetas no sangue, o que provoca uma tendência para o sangramento, principalmente a partir dos vasos sangüíneos menores.

CAPÍTULO **50**

Aerossóis

John J Sciarra, PhD
Professor Emeritus and President
Sciarra Laboratories, Inc
Hicksville, NY 11801

Christopher J Sciarra, PhD, MSc
Vice President
Sciarra Laboratories, Inc
Hicksville, NY 11801

A terapia por inalação tem sido utilizada durante muitos anos, e tem havido uma renovação de interesse na aplicação de drogas por meio dessa via de administração. O número de novas entidades de drogas aumentou nos últimos 5 a 10 anos, assim como muitas das drogas existentes administradas ao organismo via sistema respiratório. Esse tipo de terapia também tem sido usado na aplicação de drogas através da mucosa nasal e da cavidade oral para absorção bucal. Originalmente, esse tipo de tratamento era utilizado principalmente para administrar drogas de forma direta ao sistema respiratório (tratamento da asma); a terapia por inalação agora está sendo utilizada para medicamentos que precisam chegar à corrente sangüínea e, finalmente, ao local de ação desejado. Proteínas, esteróides, agentes cardíacos, agentes imunizantes, etc. estão sendo desenvolvidos para administração dessa forma. Atualmente, um inalador contendo insulina encontra-se em estudos clínicos de Fase 3, e até o momento os resultados são encorajadores.

O desenvolvimento do inalador com medidor da dose (IMD) em meados da década de 1950 tornou possível uma forma farmacêutica conveniente para a administração de medicação no sistema respiratório. Antes do desenvolvimento do IMD, a medicação era administrada por meio de um dispositivo nebulizador ou atomizador. Esses dispositivos eram incômodos ao serem utilizados e, em muitas circunstâncias, não ofereciam uso conveniente, de forma que a administração de drogas por meio desses dispositivos geralmente era deixada para uso hospitalar ou doméstico. Houve aperfeiçoamento significativo nesses nebulizadores e atomizadores; entretanto, suas desvantagens básicas ainda estavam presentes.

O IMD consiste em um frasco pressurizado e em uma válvula medidora da dose. A unidade é colocada dentro de um adaptador oral (bocal), e, quando a unidade é fornecida, uma quantidade exata de droga é expelida no tamanho adequado da partícula a ser distribuída de forma a alcançar a absorção máxima das drogas nos pulmões. Nos últimos 50 anos, a forma farmacêutica em aerossol (IMD) tornou-se a forma de escolha para o aporte de drogas aos pulmões.

A forma farmacêutica em aerossol também pode ser utilizada para aplicar agentes terapêuticos topicamente na superfície da pele, por via retal e por via vaginal. Cada um desses sistemas é discutido em partes subseqüentes deste capítulo.

Muitos ingredientes terapeuticamente ativos são administrados ou aplicados no organismo por meio da forma farmacêutica em aerossol. Essa forma farmacêutica tem sido utilizada tanto oralmente quanto topicamente para administrar uma variedade de agentes, como budesonida, xinafoato de salmeterol, propionato de fluticasone, fenoterol, bitartarato e cloridrato de epinefrina, cloridrato de isoproterenol, albuterol, sulfato de albuterol, sulfato de metaproterenol, cromolin sódico, hemi-hidrato de flunisolida, brometo de ipratrópio, mesilato de bitolterol, mesilato de isoetarina, dipropionato de beclometasona, fosfato sódico de dexametasona, triancinolona acetonida e tartarato de ergotamina.

Os aerossóis orais são utilizados no tratamento sintomático da asma e também no tratamento da cefaléia tipo enxaqueca, enquanto os aerossóis tópicos são utilizados para tratar muitas manifestações dermatológicas. Desde preparados para o tratamento da acne até um simples preparado de primeiros-socorros, os aerossóis têm sido aceitos prontamente, tanto pelo paciente quanto pelo médico como formas farmacêuticas vantajosas.

VANTAGENS — Uma das principais razões para a aceitação rápida e disseminada da forma farmacêutica em aerossol para a administração de agentes terapeuticamente ativos está em eles oferecerem muitas vantagens distintas para o usuário. Essas vantagens foram descritas por diferentes pesquisadores e, no caso dos IMDs, incluem

- Rápido início de ação.
- Prevenção do efeito de primeira passagem.
- Prevenção da degradação no trato GI.
- Dosagem menor, minimizando reações adversas.
- Titulação da dose para necessidades individuais e ideal para medicação prn (conforme as circunstâncias possam exigir).
- Rota alternativa quando o agente terapêutico pode interagir química ou fisicamente com outros medicamentos necessários concomitantemente.
- Alternativa viável quando a droga apresenta farmacocinética errática na administração oral ou parenteral.
- O fechamento do frasco e da válvula é à prova de fraude.

O frasco pressurizado é conveniente e fácil de usar. A medicação é fornecida em uma forma pronta para uso mediante a pressão de um botão. Geralmente não há necessidade de manuseio adicional da medicação. Como a medicação é lacrada em um recipiente de pressão à prova de adulteração, não existe perigo de contaminação do produto com materiais estranhos, e, ao mesmo tempo, o conteúdo pode ser protegido dos efeitos deletérios tanto do ar quanto da umidade. Drogas facilmente decompostas, como a epinefrina, se beneficiam desse tipo de acondicionamento. Quando se considera o perigo de contaminação de preparações tópicas, oftálmicas, otológicas, nasais e da garganta não-utilizadas, a importância dessa vantagem é óbvia.

A esterilidade sempre é uma consideração importante com certas preparações farmacêuticas e medicinais. Embora a esterilidade inicial, em geral, não seja problema para o fabricante, existe preocupação quanto à manutenção da esterilidade da embalagem durante o uso, como por exemplo com preparações oftálmicas. Quando necessário, o frasco com aerossol pode ser preparado sob condições assépticas, e a esterilidade pode ser mantida durante toda a validade do produto. Para os produtos que necessitam de regulação da dosagem, pode ser utilizada uma válvula dosadora. Uma dose medida com precisão de droga terapeuticamente ativa pode ser administrada rapidamente e, no caso de drogas para inalação, aplicação bucal ou nasal, na faixa de variação adequada do tamanho da partícula. Quando utilizada com preparações tópicas, o uso indiscriminado e o uso excessivo do produto podem ser evitados. Além disso, quando utilizada com produtos caros, como algumas proteínas, esteróides e antibióticos, o usuário pode economizar se compararmos com a utilização de outras preparações tópicas, como pomadas, cremes ou loções acondicionadas em um tubo ou um frasco. A forma farmacêutica em aerossol permite o fornecimento do produto em sua forma mais desejável: *spray*, espuma ou semi-sólida. Dependendo da natureza do produto, as características do *spray* ou da espuma podem ser alteradas para assegurar o uso adequado e mais eficaz da medicação.

As preparações tópicas em aerossol estão disponíveis como anestésicos locais, anti-sépticos, germicidas, preparações de primeiros-socorros, esfoliantes corporais, produtos dermatológicos, preparações para o pé e películas protetoras de *spray*. Essas preparações têm aceitação ampla, principalmente por causa de suas muitas vantagens sobre produtos não-aerossóis. Além das vantagens encontradas em todos os aerossóis, esses aerossóis possuem várias vantagens distintas próprias.

O aerossol reduz ou elimina a irritação produzida pela aplicação de uma pomada ou de um creme sobre uma área escoriada da pele. Essas preparações são mais econômicas, desde que podem ser aplicadas facilmente em uma fina camada, sem o desperdício ocasionado pelo uso de um cotonete ou de outros aplicadores. Isso pode resultar em absorção mais rápida e uso mais eficiente das medicações. Como a embalagem é selada, não existe perigo de contaminação da porção não-utilizada da medicação. O efeito refrescante dos aerossóis de gás liquefeito pode ser desejável em certas condições da pele.

Existem muitas vantagens na administração de agentes medicinais por inalação, pela boca e pelo nariz. A resposta a drogas administradas por inalação, bucalmente e por via nasal, é rápida, freqüentemente muito específica e com efeitos colaterais mínimos, apresentando início de atividade mais rápido do que outras drogas administradas oralmente e, com a maioria das drogas, equivale à terapia endovenosa no que diz respeito à rapidez de ação. As drogas que normalmente são decompostas no trato GI podem ser administradas com segurança por inalação, bucalmente e por via nasal. O uso de embalagem de aerossol autopressurizada torna esse tipo de terapia simples, conveniente e aceitável, quando comparada com o uso de atomizadores e nebulizadores, que são volumosos e requerem limpeza.

Muitas drogas, como a insulina e outras proteínas e as drogas de alta tecnologia, estão sendo pesquisadas para aplicação como um aerossol nasal ou por inalação utilizando-se uma válvula dosadora. Para se obter uma partícula de tamanho uniforme utiliza-se um propulsor de gás liquefeito e, no caso de soluções aquosas, utiliza-se uma válvula do tipo bomba especificamente projetada, e, mais recentemente, um sistema do tipo barreira com gás comprimido ou com gás liquefeito.

DEFINIÇÕES — O termo *aerossol* é utilizado para denotar diferentes sistemas que variam desde uma natureza coloidal até sistemas que consistem em *embalagens pressurizadas*. Os aerossóis foram definidos como sistemas coloidais que compreendem partículas líquidas ou sólidas finamente subdivididas, dispersas em e circundadas por um gás. Originalmente, o termo *aerossol* referia-se a partículas líquidas ou sólidas que apresentavam uma variação específica de tamanho, mas esse conceito caiu em desuso.

A definição atual refere-se àqueles produtos que dependem do poder de um gás liquefeito ou comprimido para fornecer o(s) ingrediente(s) ativo(s) em uma névoa, espuma ou um semi-sólido finamente disperso. Os sistemas de bomba que também fornecem o(s) ingrediente(s) ativo(s) na forma de uma névoa finamente dispersa (embora de partículas de tamanho maior) freqüentemente são classificados como aerossóis. Esses sistemas de bombas geralmente são utilizados para administrar medicação intranasalmente.

Recentemente, vários inaladores com pó seco tornaram-se disponíveis. Consistem em drogas ativas muito potentes que são fornecidas a partir de uma embalagem especialmente projetada. Uma quantidade precisa de droga sob a forma de pó seco é liberada, o paciente inala profundamente, e o pó chegará até os pulmões com o ar inspirado. Atualmente a budesonida está disponível sob a forma de pó seco para inalação. Esse sistema fornece 200 μg por dose.

Uma área de desenvolvimento essencial para o sucesso da embalagem em aerossol relacionava-se à válvula. Diferentes válvulas foram produzidas de modo a fornecer o produto na forma de um fluxo fino, uma névoa fina, um *spray* grosseiro ou um fluxo sólido. Especialmente importantes são as válvulas dosadoras, essenciais para aerossóis medicinais. Essas válvulas tornaram possível o fornecimento de quantidades de aerossol que variam desde 25 até 100 μL por atuação.

Em 1978, o uso de certos clorofluorcarbonos (CFCs) foi reduzido pela FDA, EPA e CPSC. Essas restrições aplicavam-se à utilização dos Propulsores 11, 12 e 114 (CFCs). Por causa dessas restrições, foram desenvolvidos novos sistemas de válvulas e sistemas de fornecimento que permitiram o uso maior de hidrocarbonetos liquefeitos, gases não-CFCs e gases comprimidos. Os aerossóis medicinais ficaram isentos da proibição dos Propulsores 11, 12 e 114. Esses propulsores ainda podem ser utilizados em aerossóis medicinais atualmente comercializáveis nos Estados Unidos. Essas exigências reguladoras são discutidas com maior detalhe na seção *Propulsor* deste capítulo.

MODO DE OPERAÇÃO

Sistemas de Gás Liquefeito

Os gases liquefeitos têm sido amplamente utilizados como propulsores na maioria dos produtos aerossóis. Esses compostos são úteis para essa finalidade, desde que são gases à temperatura ambiente e sob pressão atmosférica. Entretanto, podem liquefazer-se facilmente ao se baixar a temperatura (abaixo do ponto de ebulição) ou aumentando-se a pressão. Os compostos escolhidos geralmente apresentam pontos de ebulição abaixo de 70°F (21°C) e pressões de vapor entre 13,4 e 135 psia a 70°F (21°C). Quando um propulsor de gás liquefeito é colocado em um recipiente lacrado, imediatamente se separa em uma fase líquida e uma fase vapor.

Como esses materiais são gases liquefeitos, algumas moléculas deixarão o estado líquido e passarão para o estado de vapor. À medida que as moléculas passam para o estado de vapor, desenvolve-se gradualmente uma pressão. Conforme o número de moléculas no estado de vapor aumenta, a pressão também aumenta. Logo é atingido um equilíbrio entre o número de moléculas que mudam do estado líquido para vapor e do estado de vapor para líquido. A pressão nesse ponto é denominada pressão de vapor (expressa em psia) e é característica de cada propulsor a determinada temperatura. O termo psig (*pounds/square inch gauge* [medida padrão libras/polegada quadrada]) representa a medida padrão não-corrigida e deve ser diferenciada de psia (*pounds per square inch absolute* [libras/polegada quadrada absoluta]), que é corrigida para incluir a pressão atmosférica (0 psig, que equivale a 14,7 psia). Essa pressão de vapor é exercida igualmente em todas as direções e independe da quantidade de gás liquefeito presente.

A pressão exercida contra a fase líquida é suficiente para pressioná-la tubo de submersão acima e contra a válvula. Nos casos em que não há tubo de submersão (IMDs) o frasco é utilizado na posição invertida, de forma que a fase líquida fica em contato direto com a válvula. Quando a válvula é aberta, a fase líquida é emitida e entra em contato com o ar quente à pressão atmosférica. O propulsor líquido imediatamente reverte para o estado de vapor, desde que seu ponto de ebulição encontra-se substancialmente abaixo da temperatura ambiente. À medida que o conteúdo do frasco é expelido, o volume dentro do frasco ocupado pelo propulsor vaporizado aumenta, provocando uma queda temporária da pressão. No entanto, tão logo a pressão diminui, um número suficiente de moléculas muda do estado líquido para o estado de vapor e restabelece a pressão original. Quando um gás comprimido é utilizado como propulsor, a relação é bastante diferente, e existe uma diminuição da pressão à medida que o conteúdo é utilizado.

SISTEMA DE DUAS FASES — Esse é o mais simples de todos os sistemas de aerossol. Consiste em uma solução ou uma suspensão de ingredientes ativos em um propulsor líquido ou uma mistura de propulsor e solvente líquidos. Tanto uma fase de vapor quanto uma fase líquida estão presentes, e, quando a válvula é deprimida, o propulsor líquido contendo ingredientes ativos dissolvidos e outros solventes é liberado. Dependendo da natureza dos propulsores utilizados, da quantidade de propulsor presente e do mecanismo da válvula, uma delicada névoa ou um *spray* úmido serão produzidos por causa da grande expansão do propulsor à temperatura ambiente e à pressão atmosférica. Esse sistema é utilizado para formular aerossóis para inalação ou para aplicação nasal.

Propulsores de fluorcarboneto, primariamente tricloromonofluormetano (11), diclorodifluormetano (12) e diclorotetrafluoretano (114), são utilizados para aerossóis de inalação pois foram aprovados recentemente sob uma NDA ou ANDA. Todos os novos produtos devem utilizar outros propulsores de fluorcarboneto que sejam aceitáveis ambientalmente, um propulsor de hidrocarboneto ou um gás comprimido. A seção que trata dos propulsores indica aqueles que são úteis para esse propósito.

Um *vaporizador espacial* geralmente contém de 2% até 20% de ingredientes ativos e de 80% até 98% de propulsor. Enquanto a pressão dos vaporizadores espaciais encontra-se na variação entre 30 e 40 psig, as partículas produzidas variam desde abaixo de 1 até 50 μm. Essas partículas permanecem suspensas no ar durante períodos de tempo relativamente longos. Inseticidas espaciais, desodorantes de ambientes e *sprays* vaporizadores são exemplos desse tipo de sistema. Os IMDs formulados com um propulsor do tipo não-CFC geralmente terão uma pressão interna de cerca de 40 a 70 psig.

Um *spray revestidor de superfície* (um *spray* relativamente úmido ou grosseiro) pode ser alcançado quando se diminui a quantidade de propulsor de baixo ponto de ebulição e se aumenta a taxa de ingredientes ativos e solventes. O concentrado do produto pode variar desde 20% até 75%, e o propulsor de 25% até 80%. As partículas são produzidas variando de tamanho desde 50 até 200 μm. Produtos como *sprays* para cabelo, inseticidas residuais, perfumes, colônias, tintas, revestimentos protetores e *sprays* tópicos são formulados dessa maneira. A pressão desses sistemas geralmente é mais baixa do que aquela no *spray* espacial.

A Fig. 50.1 mostra um corte transversal de um *spray* espacial ou aerossol revestidor de superfície típicos.

Os propulsores de gás liquefeito amplamente utilizados para esses sistemas de aerossol são aqueles mostrados nos Quadros 50.1 até 50.3. As combinações desses propulsores são utilizadas para se alcançar as características desejadas do *spray*. Em certas circunstâncias, a natureza do produto determinará a combinação do propulsor. Os *sprays* de dispersão ou de suspensão utilizados nos IMDs são semelhantes aos *sprays* espaciais e aos revestidores de superfície no que se refere aos sistemas de duas fases nos quais os ingredientes ativos se encontram em suspensão, e não dissolvidos, na fase líquida. No presente momento, os Propulsores 12/11, 12/114 e 12/114/11 são utilizados para esses aerossóis de inalação que estão isentos da proibição de CFC. O Propulsor 134a é utilizado no único IMD não-CFC aprovado para uso nos Estados Unidos. O Propulsor 227 também pode ser utilizado para formular aerossóis com um propulsor não-CFC. Os Propulsores 152a, 22 e 142b podem ser utilizados em aerossóis tópicos junto a hidrocarbonetos e dimetil éter (DME).

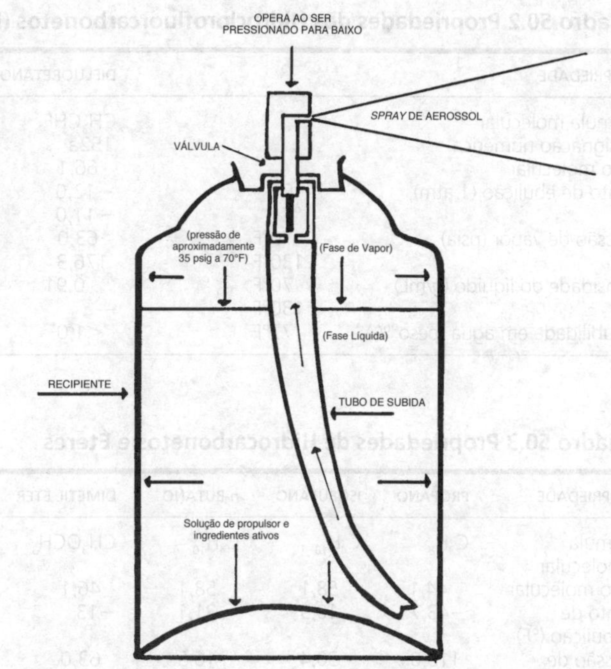

Fig. 50.1 Corte transversal de um típico *spray* de aerossol espacial ou de cobertura de superfície.

SISTEMA DE TRÊS FASES — Esse sistema é útil porque permite um uso maior de componentes líquidos não-miscíveis com os propulsores. A água não é miscível com propulsores de gás liquefeito e, em muitos casos, apresenta um problema, já que os ingredientes ativos são solúveis em água. Com a ênfase maior na diminuição de compostos orgânicos voláteis (COVs) em todos os produtos, esses sistemas estão encontrando uso maior. Esses problemas foram superados em grande extensão pela utilização do sistema de três fases. Dependendo da natureza da formulação, um dos dois seguintes sistemas pode ser empregado. O dimetil éter é mais útil para produtos que contêm grandes quantidades de água, desde que o DME mostra maior miscibilidade na água do que os CFCs ou os hidrocarbonetos.

Quadro 50.1 Propriedades dos Fluorcarbonetos (CFCs)

PROPRIEDADE		TRICLOROMONOFLUORMETANO	DICLORODIFLUORMETANO	DICLOROTETRAFLUORETANO
Fórmula molecular		CCl_3F	CCl_2F_2	$CClF_2CClF_2$
Designação numérica		11	12	114
Peso molecular		137,28	120,93	170,93
Ponto de ebulição (1 atm)	°F	74,7	−21,6	38,39
	°C	23,7	−29,8	3,55
Pressão de vapor (psia)	70°F	13,4	84,9	27,6
	130°F	39,0	196,0	73,5
Densidade líquida (g/mL)	70°F	1,485	1,325	1,468
	130°F	1,403	1,191	1,360
Solubilidade em água (peso %)	77°F	0,11	0,028	0,013

Quadro 50.2 Propriedades dos Hidroclorofluorcarbonetos (HCFCs)

PROPRIEDADE		DIFLUORETANO	MONOCLORODIFLUORMETANO	MONOCLORODIFLUORETANO
Fórmula molecular		CH_3CHF_2	$CHClF_2$	CH_3CClF_2
Designação numérica		152a	22	142b
Peso molecular		66,1	86,5	100,5
Ponto de ebulição (1 atm)	°F	−12,0	−41,4	14,4
	°C	−11,0	−40,8	−9,7
Pressão de vapor (psia)	70°F	63,0	−135,7	43,7
	130°F	176,3	355,4	111,7
Densidade do líquido (g/mL)	70°F	0,91	1,21	1,12
	130°F	—	—	—
Solubilidade em água (peso %)	77°F	<1,0	3,0	0,5

Quadro 50.3 Propriedades de Hidrocarbonetos e Éteres

PROPRIEDADE	PROPANO	ISOBUTANO	*n*-BUTANO	DIMETIL ÉTER
Fórmula molecular	C_3H_8	C_4H_{10}	C_4H_{10}	CH_3OCH_3
Peso molecular	44,1	58,1	58,1	46,1
Ponto de ebulição (°F)	−43,7	10,9	31,1	−13
Pressão de vapor (psig a 70°F)	110,0	30,4	16,5	63,0
Densidade líquida (g/mL a 70°F)	0,50	0,56	0,58	0,66
Ponto de fulgor (°F)	−156	−117	−101	—

Sistemas de Duas Camadas — Nesse sistema, o propulsor líquido, o propulsor vaporizado e a solução aquosa dos ingredientes ativos formam as três fases. Como o líquido propulsor e a água não são miscíveis, o propulsor líquido se separará, formando uma camada imiscível. Quando uma mistura de hidroálcool é utilizada, o propulsor e a solução de hidroálcool se misturarão e formarão uma camada única. Quando esse propulsor for do tipo fluorcarboneto, sendo mais denso que a água, ele descerá para o fundo do frasco. Por outro lado, os hidrocarbonetos são mais leves do que a água e, quando utilizados dessa forma, flutuarão na parte superior da camada aquosa. A Fig. 50.2 mostra um sistema típico de aerossol de três fases. Um *spray* é produzido pela ação mecânica de um orifício valvular bastante pequeno através do qual o líquido e um pouco de propulsor vaporizado são forçados pela pressão de vapor do propulsor. A camada de vapor é substituída continuamente pelos vapores oriundos da camada líquida de propulsor.

Uma característica importante desse sistema é que a camada de propulsor pode ser ajustada ao se variar os componentes, de forma que sua densidade é quase sempre igual àquela da fase hidroalcoólica, porém não a excede. O propulsor flutua na parte superior da fase hidroalcoólica e, quando agitado, se dispersa facilmente. Quando a válvula é deprimida, são produzidos *sprays* de características diferentes, dependendo da natureza da formulação. A Fig. 50.2 ilustra um sistema de administração que é um exemplo de sistema baseado em água. Esse sistema é projetado para fornecer produtos pressurizados eficientes e econômicos utilizando quantidades relativamente pequenas de propulsores à base de hidrocarboneto, HFA ou HCFC.

Nesse sistema, a fase de vapor do propulsor e o produto penetram na câmara de mistura no acionador através de dutos ou canais separados. O propulsor vaporizado penetra, movendo-se numa velocidade tremenda, enquanto o produto é forçado para dentro do acionador pela pressão do propulsor. É nesse ponto que o produto e o vapor são misturados com força violenta, resultando em um *spray* uniforme e finamente disperso. Dependendo da configuração da válvula e do acionador, serão obtidos um *spray* fino e seco ou um *spray* úmido.

Os aerossóis com base em água desenvolvidos para uso nesse sistema teriam a vantagem de eliminação do efeito resfriador associado aos sistemas de gás liquefeito. Como ape-

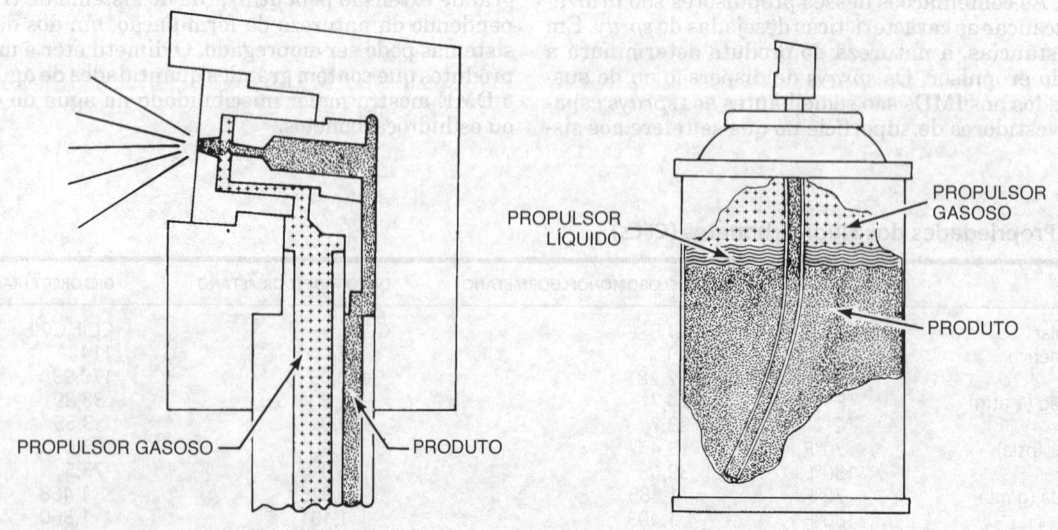

Fig. 50.2 Sistema de administração Aquasol. (Cortesia de Precision Valve.)

nas propulsor vaporizado é fornecido, é necessário menos propulsor no frasco. Com o uso maior de água como um solvente para ingredientes ativos, uma variação maior de produtos pode ser desenvolvida. Como a utilização de compostos orgânicos voláteis (COV) atualmente está sendo reduzida, a água está sendo empregada, quando possível, como alternativa para alguns solventes como o álcool. O uso de P-152a e/ou DME como um propulsor também ajuda a reduzir o teor de COVs de alguns aerossóis tais como *spray* para cabelo.

Sistema de Espuma — Os aerossóis em espuma, os quais freqüentemente são classificados separadamente, consistem em sistemas de três fases nos quais o propulsor líquido, que normalmente não excede 10 até 15% em peso, é emulsificado com o propulsor. Quando a válvula é deprimida, a emulsão é forçada através do bocal e, na presença de ar quente e sob pressão atmosférica, o propulsor aprisionado reverte a vapor e bate a emulsão, formando uma espuma. O uso de um tubo de submersão é opcional com esse tipo de sistema, e, quando presente, o frasco é projetado para uso na posição vertical. Para os frascos em que o tubo de submersão é omitido, o fraco deve ser invertido antes do uso.

As válvulas para espuma foram desenvolvidas de forma a serem aplicáveis a ambos os tipos de embalagens. Os produtos de espuma operam sob uma pressão de cerca de 40 a 50 psig a 70°F (21°C) e, em geral, contêm cerca de 4% a 7% de propulsor, dependendo da natureza do propulsor. Os propulsores de hidrocarbonetos são utilizados numa porcentagem mais baixa, já que sua densidade é muito menor do que a dos fluorcarbonetos equivalentes. Um típico aerossol do tipo espuma pode ser visto na Fig. 50.3. Os cremes para barbear e xampus, bem como vários produtos farmacêuticos tópicos, foram formulados como aerossóis de espuma. Geralmente, uma mistura de propano/isobutano é utilizada nos aerossóis de espuma.

Algumas espumas utilizam P-152a como propulsor, já que esse propulsor produzirá uma espuma um tanto mais estável e é menos inflamável do que os hidrocarbonetos. Também é possível utilizar os propulsores não-CFC para espumas. Dependendo da formulação, alguns aerossóis usam óxido nitroso, dióxido de carbono ou uma mistura de ambos como propulsor. Aerossóis de espuma com finalidade contraceptiva não estão mais livres da proibição de CFCs e utilizam um hidrocarboneto, geralmente o A-31, como propulsor.

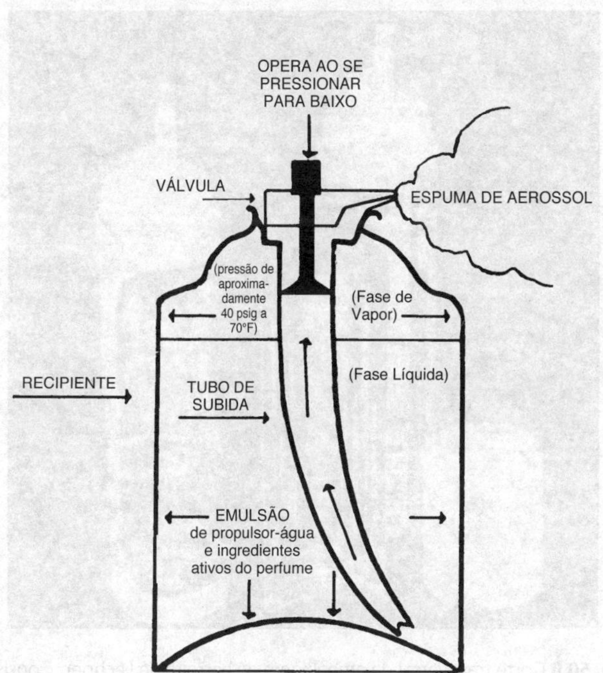

Fig. 50.3 Aerossol do tipo espuma.

Aerossóis de Ar Comprimido

Os aerossóis que utilizam gases comprimidos como propulsores são utilizados cada vez mais. Esses propulsores, especialmente o hidrogênio e o óxido nitroso, são aceitáveis em termos de meio ambiente. O dióxido de carbono também é utilizado. Como é considerado um gás de efeito estufa, seu uso tem sido de certa forma reduzido, embora sua aplicação em aerossóis seja muito pequena.

Os gases comprimidos são usados para fornecer o produto como um fluxo sólido, *spray* úmido ou espuma. Esses produtos de aerossol utilizam um gás inerte como o nitrogênio, o dióxido de carbono ou o óxido nitroso como propulsor. O gás é comprimido no frasco, e é a expansão do gás comprimido que proporciona a compressão ou força necessárias para expelir o conteúdo do frasco. À medida que o conteúdo do frasco é expelido, o volume de gás aumenta, provocando uma diminuição da pressão de acordo com a lei de Boyle. Esse fato torna possível o cálculo da queda da pressão à medida que o conteúdo de um aerossol de gás comprimido é utilizado. O Quadro 50.4 indica algumas das propriedades mais importantes desses gases comprimidos.

Dependendo da natureza da formulação e do tipo de gás comprimido utilizado, o produto pode ser fornecido como um semi-sólido, uma espuma, ou um *spray*.

Fornecimento Semi-sólido — Em geral o concentrado é semisólido na natureza, e, como o gás é insolúvel e não se mistura com o concentrado, o produto é fornecido em sua forma original. Esse sistema é aplicável ao fornecimento de cremes dentais, produtos para o cabelo, pomadas, cremes, cremes cosméticos, alimentos e outros produtos. Os aerossóis de gás comprimido operam sob uma pressão inicial substancialmente mais alta, de 90 a 100 psig a 70°F (21°C). Essa pressão é necessária para assegurar a pressão adequada para o fornecimento da maior parte do conteúdo do frasco. A quantidade de produto retido na unidade após a exaustão da pressão varia com a viscosidade do produto e a perda da pressão por causa do vazamento de gás durante a armazenagem. Como o concentrado geralmente é semi-sólido na natureza e as características de fornecimento dependem muito da viscosidade do produto e da pressão dentro do frasco, a viscosidade do concentrado do produto deve ser ajustada de acordo.

Fornecimento de Espuma — Gases comprimidos solúveis como o óxido nitroso e o dióxido de carbono podem ser utilizados de forma a produzir uma espuma quando utilizados com produtos de emulsão. Esse sistema é típico para cremes e coberturas batidos e diversos produtos farmacêuticos e veterinários. Quando esse sistema é utilizado, o gás dissolvido no concentrado se expandirá e provocará uma agitação da emulsão, formando uma espuma. Para facilitar a formação da espuma, esse sistema é agitado antes do uso de forma a dispersar um pouco do gás através do concentrado.

Fornecimento do Spray — Esse sistema é semelhante a um *spray* espacial ou de superfície, exceto porque utiliza um gás

Quadro 50.4 Propriedades de Gases Comprimidos

PROPRIEDADE	DIÓXIDO DE CARBONO	ÓXIDO NITROSO	NITROGÊNIO
Fórmula molecular	CO_2	N_2O	N_2
Peso molecular	44	44	28
Ponto de ebulição (°F)	−109[a]	−127	−320
Pressão de vapor (psig a 70°F)	852	735	492[b]
Solubilidade em água,[c] 77°F	0,7	0,5	0,014
Densidade (gás) g/mL	1,53	1,53	0,96699

[a]Sublima.
[b]No ponto crítico (−233°F).
[c]Volume de gás sob pressão atmosférica solúvel em um volume de água.

comprimido como propulsor. Como esses gases não possuem o poder dispersante dos gases liquefeitos, é utilizado um acionador de dispersão mecânico. O produto é fornecido sob a forma de *spray* úmido e é aplicável a soluções de agentes medicinais em solventes aquosos.

Um outro uso desse tipo de sistema é encontrado nas soluções salinas para lentes de contato. Essas soluções consistem em uma solução salina normal embalada em um frasco de aerossol de alumínio e pressurizada com nitrogênio. Como essas soluções devem entrar em contato com o olho, elas são esterilizadas utilizando-se irradiação com cobalto-60 gama.

Sistemas do Tipo Barreira

Esses sistemas separam o propulsor do produto em si. A pressão sobre o lado externo da barreira serve para impulsionar o conteúdo oriundo do frasco. Os seguintes tipos são disponíveis.

TIPO PISTÃO — Como é difícil esvaziar completamente o conteúdo de um semi-sólido de um frasco de aerossol, foi desenvolvido um sistema de aerossol do tipo pistão. Este utiliza um pistão de polietileno ajustado em um frasco de alumínio. O concentrado é colocado na posição superior do frasco. A pressão oriunda do nitrogênio (cerca de 90 a 100 psig) ou um gás liquefeito de hidrocarboneto impulsiona contra o outro lado do pistão, e, quando a válvula é aberta, o produto é fornecido. O pistão provoca fricção contra os lados do frasco e fornece a maior parte do produto concentrado.

O sistema de aerossol do tipo pistão é mostrado na Fig. 50.4. Esse sistema tem sido utilizado com sucesso para acondicionar pastas de queijo, glacês de decoração de bolos e ungüentos. Como os produtos que utilizam esse sistema são semi-sólidos e viscosos, eles são fornecidos como um fluxo lento, e não como uma espuma ou um *spray*. Esse sistema está limitado a materiais viscosos, desde que líquidos límpidos, como água ou álcool, passariam entre a parede do frasco e o pistão.

TIPO SACO PLÁSTICO — Esse sistema consiste em um saco plástico articulável ajustado em um frasco padrão de três peças feito de folha-de-flandres, conforme mostrado na Fig. 50.5. O produto é colocado dentro do saco, e o propulsor é adicionado por meio de um botão do frasco. Como o produto é colocado em um saco plástico, não existe contato entre o produto e a parede do frasco, exceto por algum produto que possa escapar por permeação através do saco plástico.

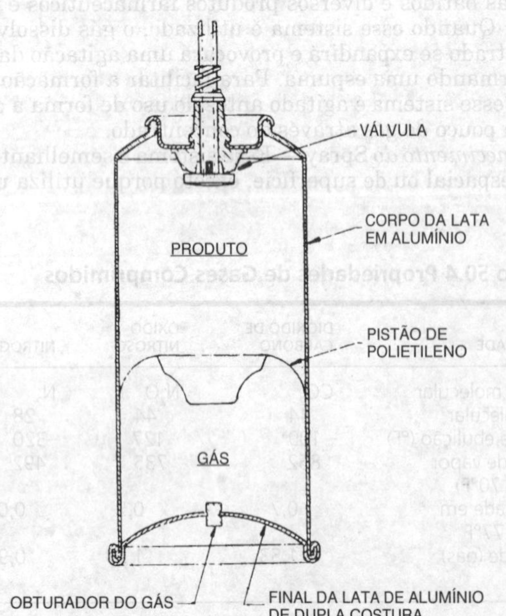

Fig. 50.4 Sistema de aerossol com pistão livre.

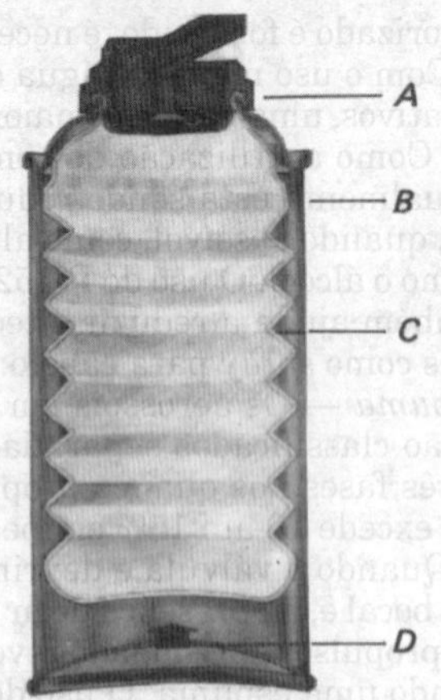

Fig. 50.5 Sistema de aerossol com saco plástico. *A*, válvula; *B*, frasco padrão de lâmina de estanho e com três peças; *C*, saco plástico; *D*, entrada de preenchimento do gás.

Os líquidos límpidos, como a água, podem ser fornecidos sob a forma de um fluxo ou de uma névoa fina, dependendo do tipo de válvula utilizado, ao passo que as substâncias semi-sólidas são fornecidas como um fluxo. Para prevenir que o gás enrugue o saco e prevenir o fornecimento do produto, o saco plástico interno é dobrado como um fole de acordeão. Esse sistema pode ser utilizado em uma variedade de diferentes sistemas farmacêuticos e não-farmacêuticos, incluindo produtos farmacêuticos tópicos como um creme, uma pomada ou um gel.

Uma modificação desse sistema fornece o produto como um gel, o qual então formará a espuma. Pela dissolução de um líquido de baixo ponto de ebulição como o isopentano ou pentano no produto, haverá formação de espuma quando o produto for colocado sobre as mãos e o calor das mãos provocará a vaporização do solvente. Esse sistema, bem como o sistema de pistão, é utilizado nos géis de barbear pós-formadores de espuma.

SISTEMAS LATA DENTRO DA LATA — A Fig. 50.6 ilustra um sistema que consiste em uma lata de alumínio den-

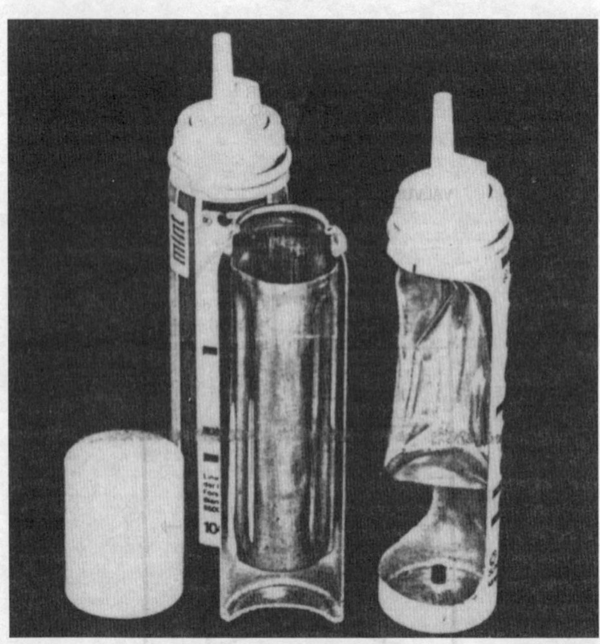

Fig. 50.6 Corte transversal da embalagem de barreira de Lechner. Consiste em um saco interno rígido ou flexível que pode ser esvaziado em mais de 95%, dependendo da viscosidade do produto. (Cortesia de Lechner GMBH.)

tro da qual uma lata de paredes finas foi inserida. Essa lata interna é colada à lata externa e forma um lacre à prova de gás. Então, o pescoço da lata é fabricado. O propulsor (qualquer tipo aceitável) é adicionado através de uma pequena abertura no fundo da lata que é lacrada com um tampão de borracha. Uma adição recente a esse sistema inclui a substituição da bolsa interna de alumínio por um saco plástico interno feito de polímeros orgânicos. Permanece espaço suficiente entre esse saco e as paredes, e o fundo do frasco externo deforma-se de modo a acomodar propulsor suficiente para esvaziar o produto completamente. Os sistemas ilustrados pela Fig. 50.6 podem ser utilizados com uma válvula de dose contínua ou variável para fornecer soluções prescritas, géis, cremes e loções.

Outras variações desses sistemas incluem a utilização de uma bolsa laminada lacrada, a qual é colocada em uma lata externa de alumínio. O produto é injetado na bolsa e é adicionado ar comprimido, seja através de uma abertura especial na válvula, seja pelo método de suprir com gás sob a cuba. Um outro sistema consiste no preenchimento de um saco de látex com o produto, saco esse que se expandirá. A energia provocada pelo saco estendido libera o produto quando a válvula é aberta. Esses sistemas têm sido utilizados para fornecer uma variedade de produtos de cuidados pessoais, inclusive alguns produtos farmacêuticos em forma de gel.

PROPULSORES

Geralmente o propulsor é visto como o *coração* da embalagem de aerossol. Além de suprir a força necessária para expelir o produto, o propulsor também precisa agir como solvente e diluente e tem grande influência nas características do produto à medida que ele sai do frasco. Diferentes compostos químicos têm sido utilizados como propulsores de aerossol.

Os compostos úteis como propulsores podem ser classificados como

Gases liquefeitos
Clorofluorcarbonos (CFC)
Hidroclorofluorcarbonetos (HCFC)
Hidrofluorcarbonetos (HFC)
Hidrocarbonetos (HC)
Éteres de hidrocarbonetos
Gases comprimidos

Gases Liquefeitos

Os compostos de gás liquefeito têm uso amplo como propulsores, já que são extremamente eficazes na dispersão dos ingredientes ativos sob a forma de uma fina névoa ou espuma, dependendo do tipo desejado. Além disso, são relativamente inertes e atóxicos. Têm a vantagem adicional de apresentar a pressão constante dentro do frasco. São utilizados dois tipos de gases liquefeitos. Os clorofluorcarbonos (CFCs) são mais utilizados porque são não-inflamáveis em contraste com os hidrocarbonetos inflamáveis. Os hidrocarbonetos são vantajosos por serem menos caros do que qualquer fluorcarboneto e, em geral, são aceitáveis ambientalmente.

CLOROFLUORCARBONOS (CFCs) — O emprego de clorofluorcarbonos em aerossóis e outros usos comerciais foi proibido. Esses compostos foram relacionados com a depleção da camada de ozônio e responsabilizados pelo efeito *estufa* (aumento da temperatura da Terra, níveis do mar em elevação e padrões alterados de chuvas). Afirma-se que a depleção da camada de ozônio resultou em um aumento da incidência de câncer de pele. Esse fato se deve à penetração maior, através da camada de ozônio, da radiação UV causadora do câncer de pele oriunda do sol (o ozônio previne que esses raios penetrem na atmosfera terrestre). Em 1974, a EPA, o CPSC e a FDA promulgaram uma *proibição* sobre o uso de clorofluorcarbonos, a saber, Propulsores 11, 12 e 114, na maioria dos aerossóis. Certos aerossóis farmacêuticos para uso inalatório ficaram isentos dessa proibição. De acordo com o Montreal Agreement, firmado em 1988, em vigor desde 1989, a produção desses propulsores foi restrita mundialmente. A partir de 1.º de janeiro de 1996, a produção mundial de CFCs foi reduzida apenas à quantidade necessária para certas utilizações isentas, que incluíam IMDs para o tratamento da asma e da doença pulmonar obstrutiva crônica. Alternativas aos Propulsores 11, 12 e 114 (P-134a e P-227) foram desenvolvidas. Hoje em dia, os Propulsores 11, 12 e 114 estão sendo utilizados com os IMDs formulados com um propulsor de CFC. Nesse ínterim, os IMDs vêm sendo reformulados com algumas das potenciais alternativas correntemente disponíveis. Os produtos farmacêuticos tópicos podem ser reformulados ou, no caso de produtos novos, formulados com os propulsores alternativos de que dispomos hoje. Todos os outros IMDs, tópicos, espumas e *sprays* precisam usar uma alternativa ambientalmente aceitável como propulsor.

Os gases liquefeitos proporcionam uma pressão quase constante durante as operações de acondicionamento e apresentam um grande índice de expansão. Vários dos hidrocarbonetos fluoretados apresentam um índice de expansão de cerca de 240, ou seja, 1 mL de gás liquefeito ocupará um volume de aproximadamente 240 mL se for permitido que se vaporize. O dimetil éter apresenta um valor acima de 350. Por outro lado, os gases comprimidos se expandem apenas até a extensão de 3 a 10 vezes o volume original.

As propriedades físico-químicas desses compostos são de importância primordial na formulação e fabricação de produtos em aerossol. O poder de solvente, a estabilidade e a falta de reatividade dos propulsores os tornam extremamente úteis para esse propósito.

Nomenclatura — Para indicar facilmente os hidrocarbonetos fluorados, algum tempo atrás foi desenvolvido, pela indústria de refrigeração, um sistema de nomenclatura relativamente simples. Uma designação numérica é utilizada para cada propulsor.

Todos os propulsores são designados por três dígitos. Quando o primeiro dígito é zero, o propulsor é designado por dois dígitos.
O primeiro dígito consiste em um número a menos que o número dos átomos de carbono do composto. Quando há apenas 2 dígitos, subentende-se que o zero é esse número e indica um derivado de metano (1 + 0). Quando esse dígito é 1, o propulsor é um derivado de etano.
O segundo dígito é uma unidade a mais do que o número de átomos de hidrogênio do composto.
O último dígito representa o número de átomos de flúor.
O número de átomos de cloro do composto é encontrado subtraindo-se a soma dos átomos de flúor e hidrogênio do número total de átomos que pode ser acrescentado para saturar a cadeia de carbono.
No caso de isômeros, cada um tem o mesmo número, e o mais simétrico é indicado pelo número individualmente. Conforme os isômeros se tornam mais e mais assimétricos, as letras a, b, c, etc. seguem o número.
Para os compostos cíclicos, utiliza-se um C antes do número.

O uso desse sistema pode ser exemplificado da seguinte forma: o Propulsor 114 é um derivado de etano, não tem hidrogênio e contém 4 átomos de flúor. Como são precisos 6 átomos para saturar a cadeia de carbono, necessariamente deve haver 2 átomos de cloro. Esses átomos podem ser arranjados de duas formas diferentes; entretanto, como não existe uma letra seguindo a designação numérica, a estrutura simétrica refere-se ao Propulsor 114.

```
    F   F              F   F
    |   |              |   |
F—C—C—F         Cl—C—C—F
    |   |              |   |
   Cl  Cl             Cl   F
```

Propulsor 114 **Propulsor 114a**

Propriedades Físicas — O Quadro 50.1 mostra algumas das propriedades físico-químicas mais úteis desses propulsores. Os Propulsores 11, 12 e 114 estão incluídos no último número da USP/NF e da British Pharmacopoeia. As especificações para esses propulsores, hidrocarbonetos, bem como para os HFAs, HCFCs e gases comprimidos, podem ser encontradas no *Handbook of Pharmaceutical Excipients*.

Do ponto de vista de solubilidade, os propulsores de CFC, HFC e HCFC, que são apolares, são miscíveis com a maioria dos solventes apolares por uma ampla variação de temperatura. Também são capazes de dissolver muitas substâncias. A maioria dos propulsores não se mistura com a água, embora o grau de miscibilidade dependa dos propulsores individuais. Um co-solvente como o etanol, 2-propanol, DME ou a acetona deve ser empregado quando houver água a fim de produzir uma solução límpida. No entanto, quando consideramos que esses propulsores são utilizados para aerossóis com medidor da dose, a escolha do co-solvente fica extremamente limitada, em muitos casos, ao uso do álcool etílico. A alternativa é formar uma emulsão.

Uma das propriedades físico-químicas mais importantes de um propulsor é sua pressão de vapor, que pode ser definida como a pressão exercida por um líquido em equilíbrio com seu vapor. Quando a pressão de vapor excede a pressão atmosférica, ocorrem a ebulição e a vaporização. Entretanto, se as moléculas vaporizadas forem impedidas de deixar o frasco (colocando-se o propulsor em um frasco lacrado), as moléculas preencherão o espaço superior e finalmente causarão um aumento da pressão. A pressão desenvolvida no equilíbrio é a pressão de vapor. A pressão de vapor de um gás liquefeito é independente da quantidade utilizada, mas é influenciada pelas alterações de temperatura. Considerando-se o comportamento ideal para o gás liquefeito, o efeito da temperatura sobre a pressão de vapor pode ser calculado a partir de

$$\log P = -\frac{\Delta H_{vap}}{2{,}303\,RT}$$

onde P é a pressão de vapor, H é o calor de vaporização, R é a constante do gás (geralmente 1,987 cal deg^{-1} moles^{-1}) e T é a temperatura absoluta.

Como

$$\ln P = -\frac{\Delta H_{vap}}{RT} + C$$

um gráfico do log de P *versus* $1/T$ deve formar uma linha reta, e, a partir dessa, o calor de vaporização pode ser calculado.

$$\Delta H_{vsp}(cal\ moles^{-1}) = -\ (\text{inclinação})\ (2{,}303R)$$

Essas equações podem ser utilizadas para se prever o comportamento de propulsores puros sob temperaturas elevadas. Quando consideramos que uma preparação em aerossol consiste em um propulsor e solventes ou misturas desses, as considerações de pressão de vapor são algo diferentes. Ao se misturar diferentes propulsores como os Propulsores 11 e 12 ou os Propulsores 12 e 114, obtém-se uma faixa de variação de pressões de vapor. Isso não é possível quando os HFCs são utilizados, já que a faixa de variação da pressão entre P-134a e P-227 é relativamente pequena (cerca de 26 psig comparada com cerca de 70 psig entre P-11 e P-12). A pressão de vapor de uma mistura de propulsores pode ser calculada a partir da lei de Raoult, que afirma que

> *a pressão de vapor de uma solução depende da pressão de vapor dos componentes individuais. Para as soluções ideais, a pressão de vapor é igual à soma das frações de moles de cada componente presente, multiplicada pela pressão de vapor do composto puro na temperatura desejada.*

Matematicamente, essa lei pode ser expressa como

$$p_A = \frac{n_A}{n_A + n_B}\,p_A{}^{\circ} = N_A p_A{}^{\circ}$$

onde p_A = pressão parcial de vapor do Componente A, $p_A{}^{\circ}$ = pressão de vapor do Componente A puro, n_A = moles do Componente A, n_B = moles do Componente B, e N_A = fração de moles do Componente A.

$$p_B = \frac{n_B}{n_B + n_A}\,p_B{}^{\circ} = N_B p_B{}^{\circ}$$

A pressão total de vapor do sistema é obtida por

$$P_{total} = p_A + p_B$$

Quando a fração de moles de um componente é grande, o outro componente tem uma fração de moles pequena, e, dessa forma, isso não afeta apreciavelmente a pressão de vapor. Esse sistema alcança o comportamento ideal.

Quando os componentes são de natureza física e química semelhante, os valores experimentalmente determinados e os valores calculados são aproximadamente os mesmos. No caso dos hidrocarbonetos fluorados, o desvio do comportamento ideal não é grande, e os resultados são aproximadamente iguais ou dentro de 5%. Quando há outros solventes presentes, como alcoóis ou acetona, as pressões de vapor podem ser calculadas de forma semelhante.

Propriedades Químicas — Os hidrocarbonetos fluorados têm sido amplamente utilizados como propulsores de aerossol porque, em geral, são considerados quimicamente inertes. Do ponto de vista da formulação, a única propriedade química que precisa ser considerada é a hidrólise. Embora a adição de flúor a um átomo de carbono geralmente aumente a estabilidade, um propulsor como o tricloromonofluormetano pode sofrer hidrólise com a formação de ácido hidroclórico. O Propulsor 11 não é utilizado com produtos aquosos porque ocorrerá hidrólise; o Propulsor 114 geralmente é utilizado em seu lugar. Para aerossóis tópicos e cosméticos, hidroclorocarbonetos, hidrofluorcarbonetos ou hidroclorofluorcarbonetos são utilizados (Propulsores 142a, 152b ou 22). Os Propulsores 134a e 227 apresentam propriedades semelhantes àquelas do P-12, exceto por suas características de solubilidade.

HIDROCARBONETOS — Os propulsores de hidrocarbonetos substituíram os fluorcarbonetos nos aerossóis farmacêuticos tópicos. Sua toxicidade de baixa ordem torna-os adequados, ao passo que sua capacidade de inflamar tende a limitar seu uso. Com o desenvolvimento de tipos mais novos de válvulas de administração, o risco da inflamabilidade foi consideravelmente reduzido. A vantagem dos hidrocarbonetos é sua extensão de solubilidade maior e o custo menor em comparação aos hidrocarbonetos fluorados. Até a presente data, eles representam um substituto prontamente disponível para os fluorcarbonetos como propulsores, desde que o risco de inflamabilidade possa ser reduzido utilizando-se diferentes combinações de fluorcarbonetos, hidrocarbonetos e uma válvula de tampa de vapor.

Além de apresentarem a pressão de vapor adequada, os hidrocarbonetos possuem outras propriedades que os tornam úteis como propulsores. Sua densidade de menos de 1 e sua imiscibilidade com a água os tornam úteis na formulação de aerossóis de três fases (duas camadas). Por ser mais leve que a água, o hidrocarboneto permanece na parte superior da camada aquosa e ajuda a empurrar o conteúdo para fora do frasco. Não sendo halogenados, os hidrocarbonetos geralmente possuem melhores características de solubilidade do que os hidrocarbonetos fluorados.

Assim como ocorre com os fluorcarbonetos, uma variedade de pressões pode ser obtida ao se misturar diferentes hidrocarbonetos em diferentes proporções. Como a composição dos hidrocarbonetos é passível de variar de alguma forma, dependendo de sua fonte, a mistura de hidrocarbonetos precisa se basear na pressão final desejada e não na base de uma proporção estabelecida de cada componente, cuja pressão dependerá de sua pureza. O Quadro 50.5 relaciona algumas misturas comumente utilizadas e que se encontram disponíveis no comércio.

Finalmente, deve ser indicado que os hidrocarbonetos são caracterizados ainda por sua extrema estabilidade química. Não estão sujeitos à hidrólise, o que os torna úteis nos aerossóis baseados em água. Eles reagem com os halogênios, mas apenas sob condições estritas.

Propulsores Alternativos (HCFCs e HFAs)

Muitos aerossóis farmacêuticos foram desenvolvidos originalmente utilizando-se clorofluorcarbonos (CFCs) 11, 12 e 114.

Quadro 50.5 Misturas de Hidrocarbonetos Comumente Utilizados

DESIGNAÇÃO[a]	PRESSÃO (psig A 70°F)	COMPOSIÇÃO (mol%) *n*-BUTANO	PROPANO	ISOBUTANO	OUTROS
A-108	108±4	Traços	99	1	Traços de etano
A-31	31±2	3	1	96	
A-17	17±2	98	Traços	2	Traços de isopentano
A-24	24±2	49,2	0,6	50	0,1 de neopentano e *iso*-pentano
A-40	40±2	2	12	86	
A-46	46±2	2	20	78	
A-52	52±2	2	28	70	
A-70	70±2	1	51	48	

[a]Designação utilizada pela Phillips Chemical Co, Bartlesville, OK.

Esses propulsores tiveram uso disseminado por causa de sua inércia, não-inflamabilidade e atoxicidade. Infelizmente, os CFCs foram relacionados com a depleção da camada de ozônio, e seu uso como propulsores de aerossóis foi praticamente eliminado, exceto por alguns usos médicos isentos que foram previamente discutidos.

Os aerossóis farmacêuticos tópicos foram reformulados com sucesso com os Propulsores 152a, 142b, 22; DME; hidrocarbonetos; e gases comprimidos. Válvulas adequadas estão disponíveis, o que, junto com as modificações na formulação e nas misturas de propulsores, produz produtos farmacêuticos aerossóis tópicos satisfatórios e aceitáveis.

Foram desenvolvidos vários materiais de gás liquefeito para substituir os CFCs como refrigerantes e agentes formadores de espuma e em outros usos não-farmacêuticos. O Propulsor 134a e o Propulsor 227 foram desenvolvidos como substitutos para o Propulsor 12 em IMDs e superaram muitos dos estudos de toxicidade de curto prazo e de longo prazo. Até hoje, não foi encontrada substituição adequada para os Propulsores 11 e 114. O Propulsor 114 não é essencial para ser utilizado com IMDs, mas a maior parte das formulações de suspensão atuais exige uma quantidade mínima de Propulsor 11. Este é utilizado para formar uma pasta fluida com o ingrediente ativo e o agente fornecedor. Isso é impossível de ser realizado com os Propulsores 134a e R-227 (a menos que esses propulsores sejam resfriados bem abaixo de seu ponto de ebulição e manipulados como um preenchedor frio). O Propulsor 11 também é utilizado para dissolver os surfactantes que são utilizados com IMDs com CFC. Os HFAs são solventes extremamente ruins e não dissolverão uma quantidade suficiente dos surfactantes correntemente utilizados e aprovados pela FDA (ácido oleico, trioleato de sorbitan e lecitina de soja).

Também foi observado que muitos dos agentes dispersantes atualmente utilizados não são compatíveis com esses materiais mais novos. As gaxetas e os compostos de vedação utilizados em válvulas com medidor da dose apresentam problemas de compatibilidade para o formulador; no entanto, outras gaxetas foram desenvolvidas e se mostraram satisfatórias. Várias das propriedades críticas desses novos propulsores são mostradas no Quadro 50.6. Os detalhes adicionais sobre sua utilização na formulação de IMDs encontram-se numa parte subseqüente deste capítulo.

Quadro 50.6 Propriedades dos Hidrofluorcarbonetos (HFCs)

PROPRIEDADE		TETRAFLUORETANO	HEPTAFLUORPROPANO
Fórmula molecular		CF_3CH_2F	CF_3CHFCF_3
Designação numérica		134a	227
Peso molecular		102	170
Ponto de ebulição (1 atm)	°F	−15,0	−3,2
	°C	−26,2	−16,5
Pressão de vapor (psig)	70°F	71,1	43 a (20°)
	130°F	198,7	—
Densidade do líquido (g/mL)	21,1°	1,22	1,41
Inflamabilidade		Não-inflamável	Não-inflamável
Solubilidade em água	% em peso	0,150	0,058

Gases Comprimidos

Os gases comprimidos como o nitrogênio, o óxido nitroso e o dióxido de carbono têm sido utilizados como propulsores de aerossol. Dependendo da natureza da formulação e do projeto da válvula, o produto pode ser fornecido como uma névoa fina, como espuma ou como um semi-sólido. Entretanto, diferentemente dos gases liquefeitos, os gases comprimidos possuem pouco ou nenhum poder de expansão, e produzem um *spray* e espumas bastante úmidos que não são tão estáveis como as espumas de gás liquefeito. Esse sistema é utilizado na maior parte das vezes para fornecer produtos alimentícios e para não-alimentícios, para fornecer o produto em sua forma original como um semi-sólido. Os gases comprimidos são utilizados em produtos como cremes dentais, preparações para o cabelo, pomadas e aerossóis anti-sépticos e germicidas aquosos.

RECIPIENTES

Metal

AÇO COM ESTANHO — Para produzir um recipiente de aerossol que fosse leve e relativamente de baixo custo, o aço revestido com estanho foi utilizado nos frascos de aerossol. Isso resultou na produção de frascos de aerossol em larga escala. Para certos produtos, o estanho oferece proteção suficiente, de forma que não é necessário um tratamento posterior. Para proteção adicional à droga ou ao frasco, uma cobertura, geralmente de natureza orgânica, pode consistir em uma resina oleosa, um derivado fenólico, vinil ou epóxi. O revestimento (camada simples ou dupla) é adicionado ao frasco antes da fabricação; ou seja, é aplicado às folhas planas da lâmina de estanho.

ALUMÍNIO — Muitos aerossóis farmacêuticos tópicos utilizam um frasco de alumínio. Também se dá preferência ao alumínio para utilização com a maioria dos IMDs. Esses são produzidos por um processo de extrusão de impacto, de forma que o frasco não tem emendas. Esse fato acrescenta força ao frasco. Uma variedade de diferentes frascos de alumínio para aerossol, variando de tamanho desde 10 mL até 45 fl oz, está disponível. Embora o alumínio seja menos reativo do que outros metais utilizados na manufatura da lata, pode-se obter uma resistência adicional revestindo-se o lado interno do frasco com materiais orgânicos como epóxi, vinil ou resinas fenólicas. Muitos dos IMDs utilizam uma superfície interna anodizada ou não-anodizada.

VIDRO — Para produtos farmacêuticos e medicinais, dá-se preferência ao vidro por causa da ausência de incompatibilidades bem como pelo seu valor estético. O uso de frascos de vidro é limitado àqueles produtos que apresentam uma pressão mais baixa e uma porcentagem menor de propulsor. Embora o vidro seja basicamente mais forte do que a maioria dos frascos metálicos, existe um risco potencial de se (e quando) o frasco cair e quebrar. Dois tipos de frascos de vidro para aerossol estão disponíveis. O frasco com vidro não-revestido tem a vantagem do custo menor e da alta transparência. O conteúdo pode ser visto em todos os momentos. Os frascos com vidro recoberto por plástico são protegidos por uma cobertura plástica que evita que o vidro se espatife na eventualidade de uma quebra.

VÁLVULAS

Provavelmente a parte mais básica de qualquer embalagem de aerossol ou pressurizada é o mecanismo de válvula pelo qual se dá a emissão do conteúdo do frasco. Junto com a formulação, a válvula determina o desempenho de um frasco pressurizado. A interação desses dois aspectos é tal que não se pode discutir um item sem referência ao outro.

O objetivo primário da válvula é regular o fluxo do produto oriundo do frasco. Ela proporciona um meio de descarregar a quantidade desejada quando necessária e impede a perda em outros momentos. A válvula também exerce um efeito importante sobre a característica do produto fornecido. Por exemplo, um produto formulado para produzir uma espuma pode ser fornecido sob a forma de *spray* ou de um fluxo úmido pelo uso de diferentes acionadores ou de botões sobre a válvula. A seleção dos propulsores adequados também determina se será produzida uma espuma, um *spray* ou um fluxo úmido.

Válvulas de *Spray* Contínuo

A Fig. 50.7 ilustra os subcomponentes básicos utilizados nas válvulas de aerossol. Uma válvula totalmente montada é mostrada na Fig. 50.8.

Um pequeno orifício de cerca de 0,013 a 0,020 polegada de diâmetro algumas vezes é colocado no corpo da válvula, conforme visto na Fig. 50.7. Isso permite o escape de uma pequena quantidade de propulsor vaporizado junto com o produto. Esse fato oferece um grau maior de dispersão ao *spray* emitido, bem como uma limpeza dos orifícios da válvula após a descarga. Entretanto, como uma quantidade maior de propulsor é utilizada quando comparada com os sistemas de tampa sem vapor, deve-se ter cuidado durante a formulação do produto tendo esse fato em mente. Também pode ser observada uma alteração no padrão do *spray* desde o início até seu fim por causa da mudança na composição do propulsor que ocorre conforme o conteúdo é utilizado. As válvulas com tampa de vapor são utilizadas com aerossóis em pó, aerossóis com base de água, aerossóis contendo materiais suspensos e outros agentes que tenderiam a entupir a válvula. Atualmente são utilizadas com aerossóis de hidrocarbonetos, já que a extensão do alcance do *spray* pode ser substancialmente reduzida por meio

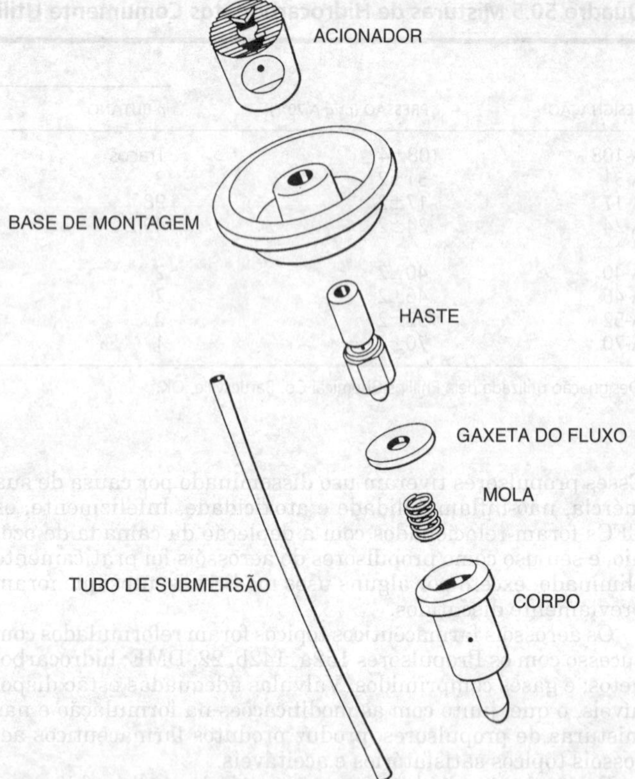

Fig. 50.7 Válvula para aerossol do tipo *spray* contínuo, mostrando os subcomponentes utilizados para *sprays*, espumas e semi-sólidos. (Cortesia de Precision Valve.)

da utilização de uma válvula de vaporização. Essa redução pode ser alcançada equilibrando-se o tamanho da abertura do vaporizador e o orifício da válvula.

Válvulas para Espuma

As válvulas para espuma ou produtos aerados geralmente apresentam apenas um orifício de expansão, que se encontra na base. Em seguida, encontra-se uma única câmara de expansão que funciona como um bocal de administração ou um aplicador. É suficientemente grande em volume, de forma a permitir a expansão imediata do produto pressurizado de modo a formar a bola de espuma característica. Conforme demonstrado anteriormente, a mesma formulação será administrada sob a forma de um fluxo sólido quando fornecida com uma válvula e um acionador apresentando pequenos orifícios e câmaras de expansão. Sob essas condições, a bola de espuma começará a se desenvolver onde o fluxo encontra a superfície. Esse desempenho bastante interessante é utilizado em alguns sabões cirúrgicos pressurizados à venda no mercado.

Por causa de suas aberturas grandes, as válvulas de espuma podem ser utilizadas com materiais viscosos como xaropes, cremes e pomadas. As válvulas para espuma também são utilizadas para fornecer espumas retais e vaginais. As válvulas doseadoras são discutidas posteriormente neste capítulo.

ACIONADORES

O acionador proporciona um meio rápido e conveniente para liberar os conteúdos de um frasco pressurizado. Apresenta ainda a utilidade funcional de permitir que o produto seja fornecido na forma desejada, ou seja, uma névoa fina, *spray* úmido, espuma ou fluxo sólido. Os acionadores de quebra mecânica são utilizados para aerossóis de três fases ou de gás com-

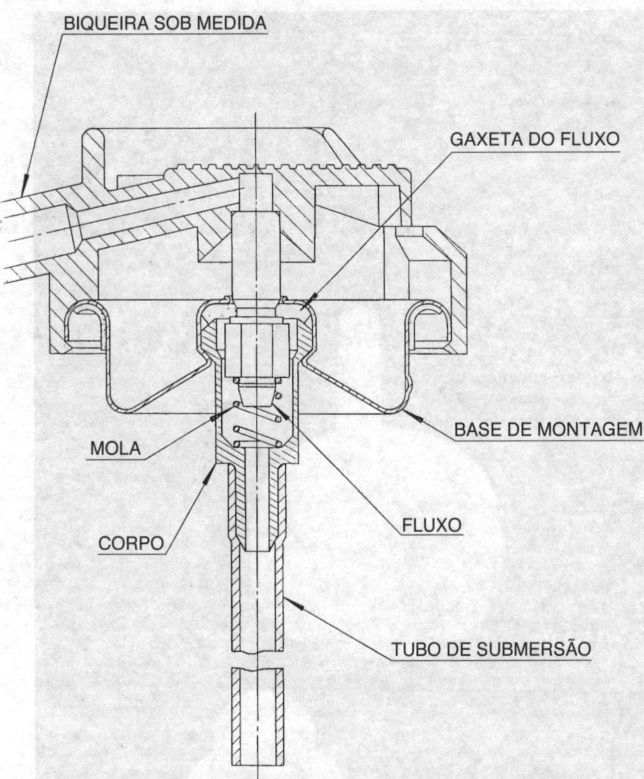

Fig. 50.8 Válvula de *spray* contínuo montada. (Cortesia de Precision Valve.)

primido. Além disso, acionadores especiais estão disponíveis para utilização com aerossóis farmacêuticos e medicinais que permitem a administração dos produtos na boca, nariz, garganta, vagina ou olho. Vários desses acionadores e aplicadores estão ilustrados na Fig. 50.9.

ACONDICIONAMENTO

São utilizados dois métodos para acondicionar produtos de aerossol. Diferentemente de produtos do tipo não-aerossol, parte da fabricação ocorre necessariamente durante a operação de preenchimento. O propulsor e o concentrado do produto precisam ser colocados juntos, de forma a assegurar uniformidade do produto.

Dependendo da natureza do concentrado do produto, o aerossol pode ser preenchido por um processo de preenchimento frio ou um processo de preenchimento sob pressão. Existem vantagens e desvantagens em ambos os métodos, e existem muitos fatores que devem ser considerados ao se decidir qual processo utilizar. Como esse é um procedimento bastante especializado, existem instalações comerciais para preenchimento. Uma unidade típica utilizada para preencher IMDs é mostrada na Fig. 50.10.

APLICAÇÕES

A tecnologia do aerossol tem sido aplicada à formulação de produtos contendo ingredientes terapeuticamente ativos. Um aerossol farmacêutico pode ser definido como um produto de aerossol que contém ingredientes terapeuticamente dissolvidos, suspensos ou emulsificados em um propulsor ou uma mistura de solvente e propulsor, e tendo por objetivo a administração oral ou tópica ou a administração no nariz, olho, ouvido, reto ou vagina.

Os IMDs têm por objetivo a administração sob a forma de partículas sólidas delicadas ou névoas líquidas através do sistema respiratório ou das passagens nasais. São utilizados por sua ação local nas áreas do nariz, garganta e pulmões, bem como pelo seu imediato efeito sistêmico quando absorvidos a partir dos pulmões para dentro da corrente sangüínea (terapia por inalação). O tamanho da partícula precisa ser consideravelmente menor do que 10 μm e, na maioria dos casos, deve ter entre 3 e 6 μm para que se obtenha a resposta terapêutica máxima.

De acordo com a USP/NF

Os aerossóis farmacêuticos são produtos embalados sob pressão e contêm ingredientes terapeuticamente ativos que são liberados sob ativação de um sistema valvular adequado. Têm por objetivo a aplicação tópica na pele, bem como a aplicação local no nariz (aerossóis nasais), boca (aerossóis linguais) ou pulmões (aerossóis de inalação).

Aerossóis Farmacêuticos

Os produtos farmacêuticos podem ser formulados como aerossóis utilizando-se suspensões, soluções, emulsões, talcos e preparações semi-sólidas. O Quadro 50.7 ilustra a formulação básica de produtos sob a forma de aerossóis para uso como inalantes com medidor da dose.

AEROSSÓIS EM SOLUÇÃO — Esses aerossóis consistem na solução de ingredientes ativos em um propulsor puro ou em uma mistura de propulsor e solventes. O solvente é utilizado para dissolver os ingredientes ativos e/ou retardar a evaporação do propulsor. Os aerossóis em solução são relativamente fáceis de serem formulados, desde que os ingredientes sejam solúveis no propulsor. Entretanto, os propulsores são de natureza apolar e, na maioria dos casos, são solventes fracos para alguns dos ingredientes medicinais mais utilizados. Através do uso de um solvente miscível com o propulsor, podemos alcançar diferentes graus de solubilidade. Não existe limite para o número de solventes que pode ser utilizado com esse propósito, exceto quanto a considerações de toxicidade. O álcool etílico é o mais empregado, embora alguns outros solventes possam ter valor limitado. Para aquelas substâncias insolúveis no propulsor ou no sistema propulsor/solvente, uma dispersão ou uma suspensão podem ser produzidas. Nesse caso, a droga deve ser micronizada de forma que suas partículas tenham menos de 10 μm de diâmetro, em média.

Geralmente os propulsores comuns à base de fluorcarbonetos são misturados conforme indicado no Quadro 50.7 ou são utilizados individualmente quando adequado. O Propulsor 11 é utilizado freqüentemente quando a solubilidade da droga e dos solventes apresenta um problema, ou porque é um solvente melhor do que os Propulsores 12, 114, 134a ou 227. Além disso, o Propulsor 11 pode ser necessário para se preparar uma pasta adequada ao se preparar um aerossol para dispersão. Geralmente o propulsor representa mais de 60% de peso da formulação final e, na maioria dos casos, pode alcançar 99,9%.

O Propulsor 12 pode ser usado individualmente ou em combinação, conforme indicado. A proporção de cada propulsor é variada de forma a se obter a pressão desejada dentro do frasco e a distribuição adequada do tamanho das partículas.

DISPERSÕES OU SUSPENSÕES (AEROSSÓIS EM PÓ) — Esses aerossóis são semelhantes a aerossóis de solução, exceto pelo fato de os ingredientes ativos estarem em suspensão ou em dispersão através do propulsor ou do propulsor e da fase do solvente. Esse sistema é útil com antibióticos, esteróides e outros compostos fracamente solúveis. Os problemas associados com a formulação desse sistema incluem aglomeração, aglutinação, crescimento do tamanho da partícula e entupimento da válvula. Alguns desses problemas são superáveis com o uso de lubrificantes como miristato de isopropila, óleo mineral leve ou outras substâncias que proporcionam deslizamento entre as partículas do composto e também lubrificam partes dos componentes da válvula. Os surfactantes também são utilizados para dispersar as partículas. O uso de agentes para dispersão como o trioleato de sorbitan, o ácido oleico ou a lecitina é útil para manter as partículas suspensas, evi-

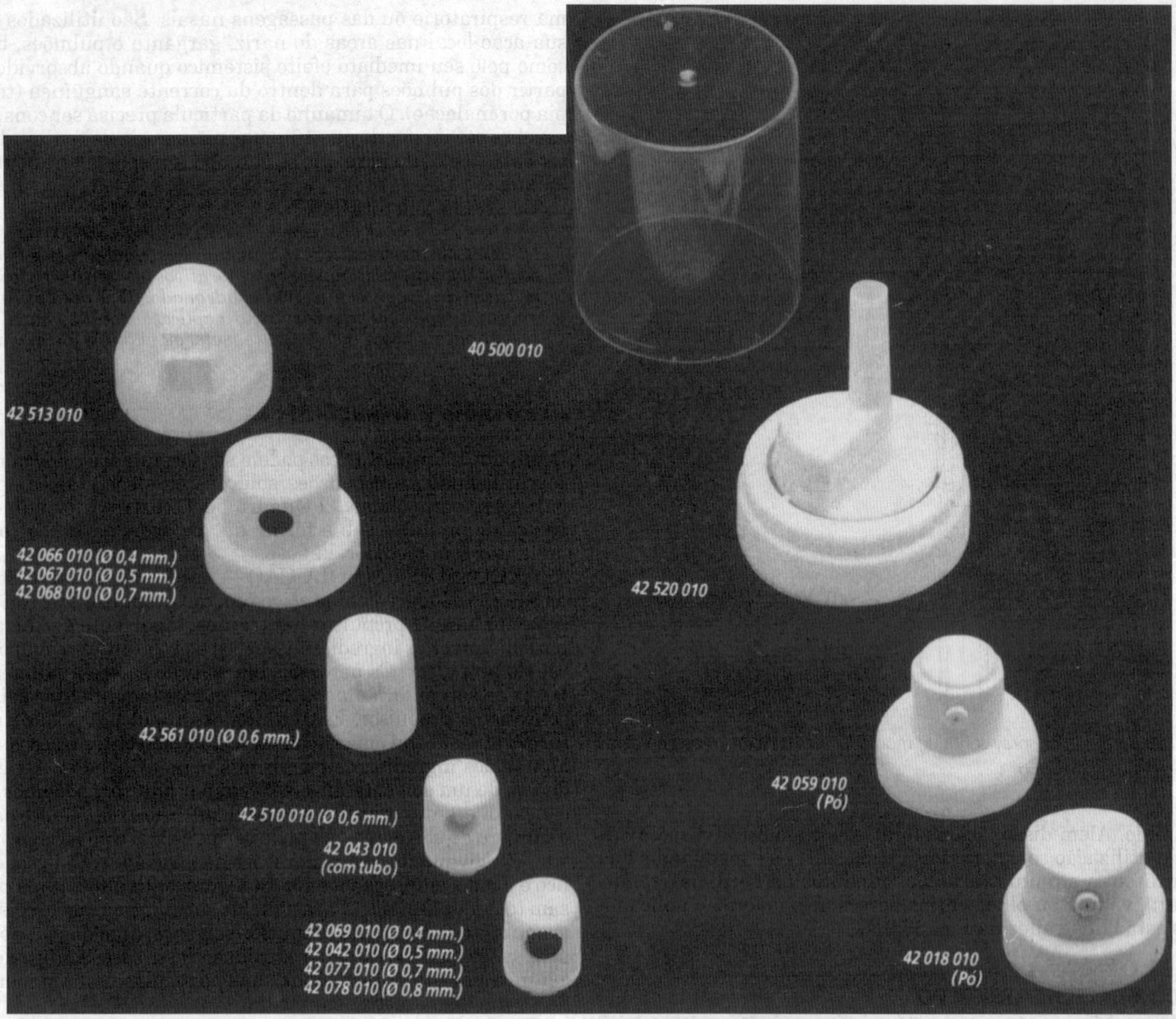

Fig. 50.9 Acionadores selecionados para *sprays*, espumas e semi-sólidos. (Cortesia de Somova SpA/Spruhventile GMBH.)

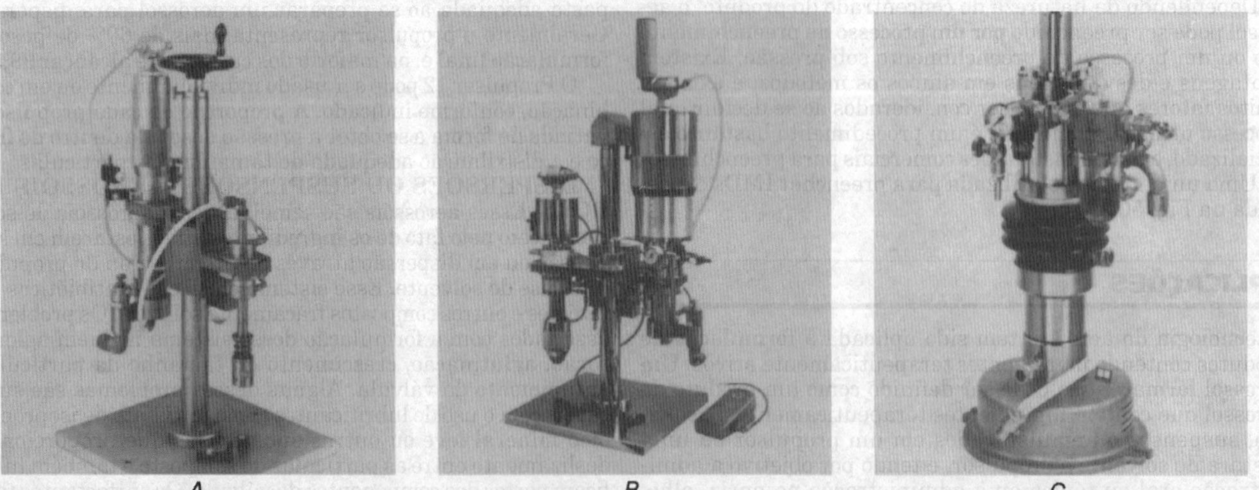

Fig. 50.10 Equipamento laboratorial e de preenchimento ajustado ao piloto. *A*, Preenchedor do produto. *B*, Denteador e preenchedor sob pressão para o propulsor. *C*, Bomba do propulsor. (Cortesia de Pamasol Willi Mader AG.)

Quadro 50.7 Inalantes com Medidor da Dose (Solução e Suspensões): Protótipo de Formulação

Solução (CFC, HFC)[a]
- Ingrediente(s) ativo(s): solubilizado(s)
- Antioxidante: ácido ascórbico
- Misturas de solvente: água, etanol, glicóis
- Propulsores: 12/11; 12/114 ou 12 individualmente; 134a, 227, 134a/227

Suspensões (CFC)
- Ingrediente(s) ativo(s): micronizados e suspensos
- Agente(s) dispersor(es): trioleato de sorbitan, álcool de oleíla, ácido oleico, lecitina, etc.
- Propulsores: 12/11, 12/114, 12 ou 12/114/11

Suspensões (HFC)[a]
- Ingrediente(s) ativo(s): micronizados e suspensos
- Solventes: etanol
- Agente(s) dispersor(es): trioleato de sorbitan, álcool de oleíla, ácido oleico, lecitina e etc.
- Propulsores: 134a, 227, 134a/227

ou
- Ingredientes(s) ativo(s): micronizados e suspensos
- Propulsores: 134a, 227, 134a/227

[a]O leitor é encaminhado para a literatura de patentes para se certificar de que as formulações não estão cobertas por uma patente.

tando sua aglomeração. Também deve-se dar atenção tanto ao tamanho da partícula quanto ao teor de umidade do pó. O teor de umidade deve ser mantido entre 100 e 300 ppm ou menos, dependendo do tipo de produto, e os propulsores e solventes precisam ser ressecados e são passados por um agente dessecador. O tamanho da partícula para inalantes com medidor da dose permanece na variação do micrômetro e deve se situar entre 2 e 8 μm, com um diâmetro mediano da massa encontrando-se entre 3 e 6 μm. A formulação de IMDs utilizando HFCs como propulsor impõe muitos problemas para o formulador.

O tetrafluoretano (P-134a) é um gás liquefeito e existe sob a forma líquida à temperatura ambiente quando mantido dentro de sua própria pressão de vapor ou sob a forma de um gás quando exposto à temperatura ambiente e à pressão atmosférica. O líquido é praticamente inodoro e incolor. O gás em concentração alta tem um odor levemente semelhante ao do éter. O tetrafluoretano é não-corrosivo, não-irritante e não-inflamável. A falta de cloro na molécula e a presença de hidrogênio reduzem a atividade de diminuição do ozônio a zero. Seu valor Kauri-Butanol muito baixo e seu parâmetro de solubilidade indicam que ele não é um bom solvente para os surfactantes comumente utilizados nos IMDs. O trioleato de sorbitan, o sesquioleato de sorbitan, o ácido oleico e a lecitina de soja mostram solubilidade limitada no tetrafluoretano, e a quantidade de surfactante que verdadeiramente se dissolve pode não ser suficiente para manter a droga prontamente dispersa.

O uso de tetrafluoretano como um propulsor para IMDs tem sido objeto de numerosas patentes em todo o mundo. Essas patentes cobrem a formulação dos IMDs, o uso de surfactantes específicos, co-solventes, etc. Uma patente americana alega

> *uma formulação de aerossol autopropulsora que possa estar livre de CFCs que compreende um medicamento, 1,1,1,2-tetrafluoretano, um agente ativo de superfície e pelo menos um composto apresentando polaridade maior do que o 1,1,1,2-tetrafluoretano.*

Uma outra patente foi registrada pelo European Patent Office e apresenta 14 registros, entre eles um que inclui o tetrafluoretano, um álcool (como o etanol), surfactante e medicamento. O formulador deve procurar a literatura sobre patentes antes de formular um IMD com o tetrafluoretano como propulsor. A utilização de um HFC como propulsor também exige uma alteração do procedimento de fabricação que necessita do redesenho do maquinário para preenchimento e embalamento do IMD.

Um IMD comercialmente disponível é o Proventil HFA (*Key*), que contém sulfato de albuterol suspenso em etanol, ácido oleico e tetrafluoretano. Cada acionamento fornece 108 μg de sulfato de albuterol equivalentes a 90 μg de albuterol a partir do bocal. Até o momento, esse é o único IMD não-CFC disponível nos Estados Unidos, embora alguns outros IMDs atualmente sejam objetos de estudo das NDAs. Versões semelhantes desse produto estão disponíveis no Reino Unido e no Japão. Outros ingredientes estão sendo desenvolvidos atualmente como IMDs não-CFC. Em 1998, a 3M liberou o Qvar para venda no Reino Unido. Esse IMD contém beclometasona na forma de solução. Como a fração respiratória do produto é substancialmente mais alta do que o produto atual, de acordo com a literatura corrente, uma dose de 200 μg de Qvar alcançava um nível total de beclometasona comparável a uma dose de 400 μg da formulação de beclometasona contendo CFC. Um pedido de NDA para o Qvar foi aceito pela FDA em julho de 1998.

O heptafluorpropano (P-227) é classificado como um HFC, já que a molécula consiste apenas em átomos de carbono, flúor e hidrogênio. Não contém cloro algum e, portanto, não afeta a camada de ozônio nem tem efeito sobre o aquecimento global. Quanto a esse aspecto, é considerado um propulsor alternativo para CFCs nos IMDs. Embora algumas de suas propriedades físicas e químicas sejam conhecidas, pouco foi publicado com relação a seu uso como substituto de CFCs em IMDs. Sua pressão de vapor é um tanto mais baixa do que a do tetrafluoretano, e ele pode ser utilizado individualmente para formular IMDs sob uma pressão mais baixa e também pode ser utilizado combinado ao 134a. Da mesma forma que o tetrafluoretano, não é um bom solvente para agentes medicinais nem para os surfactantes comumente utilizados e os agentes de dispersão empregados na formulação de IMDs. Embora atualmente não estejam disponíveis IMDs formulados com esse propulsor, muitos trabalhos estão sendo desenvolvidos com relação ao seu uso como um propulsor.

EMULSÕES — Um sistema de emulsão é útil para uma variedade de produtos. Como esses sistemas contêm uma quantidade pequena de propulsor (4% a 10%), existe pouco efeito de resfriamento, se é que existe algum. Os ingredientes ativos que podem ser irritantes quando inalados podem ser utilizados como uma espuma. Dependendo da natureza da formulação e da maneira pela qual o produto deva ser utilizado, a espuma é aquosa ou não-aquosa e pode ser estável ou de quebra rápida.

As emulsões podem ser administradas a partir de um frasco de aerossol sob a forma de *spray*, espuma estável ou espuma de quebra rápida, dependendo do tipo de válvula utilizada e da formulação. Dois tipos de emulsões podem ser formulados para a utilização em um aerossol. Uma emulsão A/O é aquela na qual a fase de água se encontra dispersa na fase de óleo; uma emulsão O/A é aquela na qual a água é a fase contínua.

Se o concentrado do produto estiver disperso em um propulsor, o sistema se comporta de modo semelhante a uma emulsão A/O. No entanto, como o propulsor se encontra na fase externa, o produto é disperso como um fluxo úmido, e não como uma espuma. Quando o propulsor se encontra na fase interna (O/A), uma espuma será produzida. A consistência e a estabilidade da espuma podem ser modificadas pela escolha dos surfactantes e dos solventes utilizados.

Muitos aerossóis com base de água são do tipo A/O, no qual o propulsor se encontra na fase externa. Espumas estáveis para barbear, por outro lado, são produzidas mantendo-se o propulsor na fase interna.

A espuma estável é semelhante a uma formulação de creme para barbear à qual são incorporados ingredientes terapeuticamente ativos. A espuma é fornecida e friccionada na pele ou na área afetada. Ao se substituir glicóis e derivados de glicóis pela água em uma emulsão, obtém-se uma espuma não-aquosa. A estabilidade da espuma pode ser modificada pela escolha do surfactante, solvente e propulsor. Foi sugerido que essas espumas são aplicáveis em bases de pomadas, medicação retal e vaginal e preparações para queimaduras.

Uma espuma de quebra rápida permite a aplicação conveniente e eficaz da medicação. Em certos casos, o produto era fornecido como uma espuma que se quebrava rapidamente. Isso era útil na cobertura de áreas grandes sem necessidade de fricção para espalhar a medicação. Essas espumas de quebra rápida consistem em álcool, surfactante, água e propulsor.

A maioria dos aerossóis tópicos atualmente utiliza um propulsor de hidrocarboneto. Estão ocorrendo novos desenvolvimentos com válvulas e embalagens de barreira que permitem o uso mais abrangente de gases comprimidos com esses produtos.

Componentes da Válvula e de Recipientes

RECIPIENTES FARMACÊUTICOS — O alumínio é utilizado como o material de construção na maioria dos aerossóis com medidor da dose. Embora o alumínio possa ser utilizado sem uma cobertura orgânica interna para certas formulações de aerossóis (especialmente aquelas que contêm apenas ingrediente ativo e propulsor), muitos recipientes disponíveis foram anodizados. Eles também podem apresentar um revestimento interno feito de resina do tipo epon ou do tipo epóxi.

Os recipientes de alumínio também são feitos com uma abertura de 20 mm de forma a receber as válvulas de dosagem padronizadas. Entretanto, uma variedade de aberturas que vão de 15 até 20 mm também está disponível para aplicações especiais e individualizadas. Os recipientes de alumínio são fabricados a partir de uma *lâmina* de alumínio e não têm costuras; portanto, praticamente não existe perigo de vazamento. A Fig. 50.11 mostra um recipiente típico de alumínio utilizado para IMDs.

VÁLVULAS FARMACÊUTICAS — Um típico sistema de fornecimento de aerossol com medidor da dose é ilustrado na Fig. 50.12. As válvulas de medição ajustadas com uma virola de 20 mm são utilizadas com os recipientes que acabamos de citar em todos os aerossóis para inalação e nasais com medidor da dose.

A válvula de medição deve fornecer, de modo preciso, uma quantidade medida do produto e deve ser reprodutível não apenas para cada dose fornecida da mesma embalagem mas de embalagem para embalagem. Dois tipos básicos de válvula de medição estão disponíveis, um para uso invertido e o outro para uso na posição vertical. Em geral, as válvulas para uso na posição vertical contêm um tubo de submersão capilar e são utilizadas com aerossóis do tipo solução. Por outro lado, os aerossóis em suspensão ou em dispersão utilizam uma válvula que não contém um tubo de submersão. As Figs. 50.13 e 50.14 ilustram ambos os tipos de válvulas e são típicas daquelas comercialmente disponíveis.

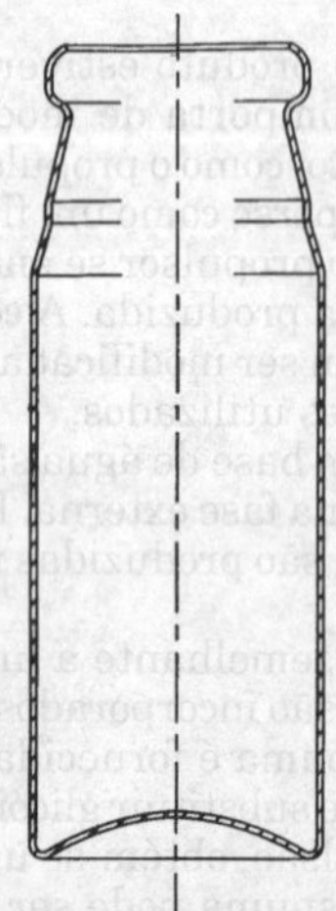

Fig. 50.11 Típico frasco de alumínio para aerossol, do tipo borda cortante, utilizado com um anel em O. (Cortesia de Presspart.)

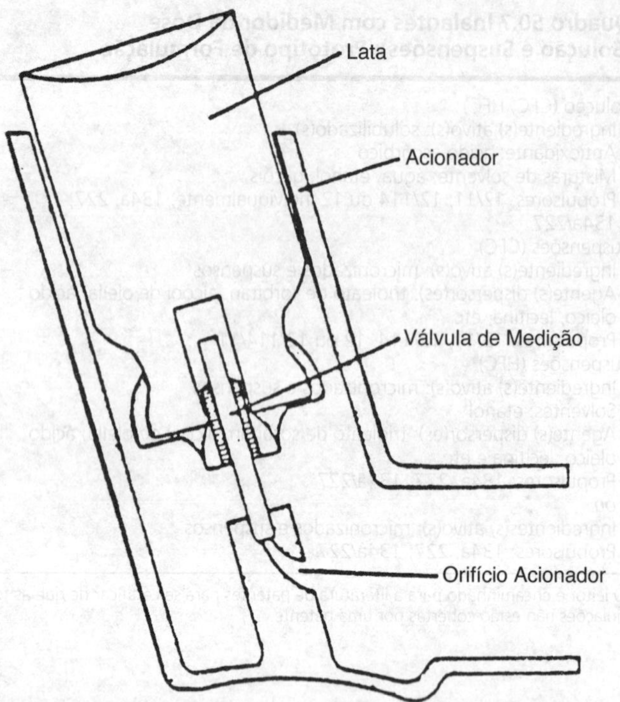

Fig. 50.12 Típico sistema de fornecimento de aerossol com medidor de dose.

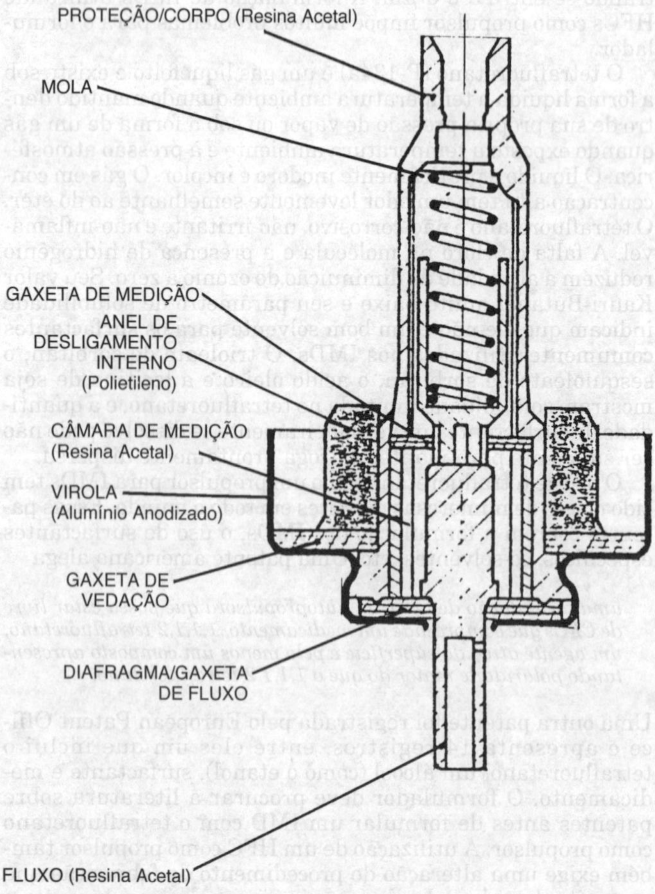

Fig. 50.13 Válvula de medição — invertida. (Cortesia de Valois.)

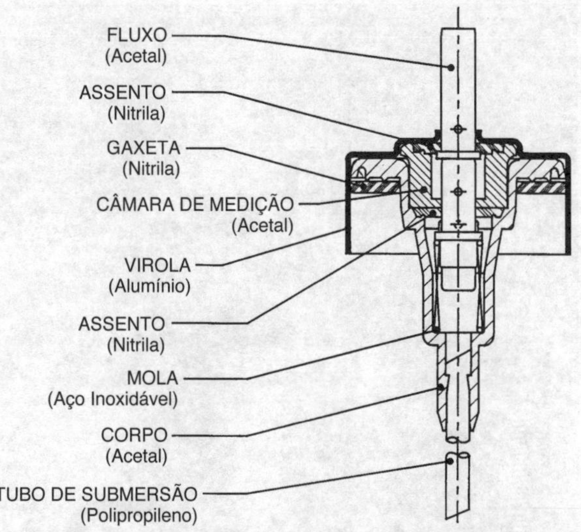

Fig. 50.14 Válvula de medidor de dose de 20 mm, mostrando as partes subcomponentes e a câmara de medição. É utilizada na posição vertical. (Cortesia de Bespak.)

Uma parte integrante dessas válvulas é a câmara medidora que é a responsável direta pelo fornecimento da quantidade desejada de agente terapêutico. O tamanho da câmara pode ser variado, de forma que cerca de 25 a 100 μL do produto podem ser fornecidos a cada acionamento. A maioria dos produtos comercialmente disponíveis usa dosagens na faixa de variação de 25 a 75 μL. A câmara é lacrada por meio do medidor e da gaxeta de fluxo. Na posição para uso, a gaxeta de fluxo permite que o conteúdo da câmara doseadora seja fornecido, enquanto a gaxeta de medição impedirá que qualquer produto adicional entre na câmara. Dessa forma, a câmara sempre está preenchida e pronta para fornecer a quantidade desejada de agente terapêutico.

Essas válvulas devem manter sua qualidade durante períodos de tempo relativamente longos. No entanto, é possível que o material na câmara retorne lentamente para o corpo principal do produto no evento de o recipiente estar armazenado na posição vertical (para aqueles utilizados na posição invertida). O grau em que esse fato pode ocorrer varia com a construção da válvula e a extensão de tempo entre os acionamentos para uso.

Ambos os tipos de válvulas atualmente são utilizados nos aerossóis para inalação oral comercialmente disponíveis. Durante o estágio de desenvolvimento, a compatibilidade das válvulas deve ser determinada com a formulação exata a ser utilizada, a fim de se determinar a precisão da dose medida desenvolvida em relação às doses fornecidas do mesmo recipiente do produto e de recipientes diferentes. Além disso, deve-se assegurar que não existe interação entre os diferentes subcomponentes da válvula e a formulação. Se ocorrer distorção ou prolongamento de alguns dos subcomponentes plásticos, poderá haver vazamento, dosagem imprecisa e/ou decomposição dos ingredientes ativos.

Também existem casos em que o agente terapêutico foi adsorvido ou absorvido nos diferentes componentes plásticos e uma dose menor do que a normal do ingrediente ativo era fornecida. Por essas razões, precisamos determinar não apenas o peso total do produto fornecido por dose mas também a quantidade verdadeira de ingrediente ativo em cada dose. Alguns procedimentos de teste utilizam os resultados obtidos tomando-se 10 doses de material e determinando-se a quantidade média presente em cada dose. Quando possível, e quando o procedimento analítico permitir a detecção de quantidades bastante pequenas de ingredientes ativos presentes em cada dose, deve ser realizada uma série de testes com uma dose. Utilizar a média de 10 doses pode não conseguir revelar problemas de variações em cada uma das doses individuais fornecidas.

Avaliação dos IMDs e Produtos Farmacêuticos Tópicos

Diferentes testes foram elaborados para assegurar a integridade do recipiente de aerossol. Afirma-se que esses produtos são à prova de fraude, porque não podem ser abertos e fechados da forma usual. Como esses produtos encontram-se sob pressão, é muito difícil acrescentar qualquer material estranho ao produto quando o recipiente inteiro está montado. Esse fato também torna bastante difícil a obtenção de amostras adequadas para uma análise. Foram desenvolvidos procedimentos de amostragens e métodos de testagem especiais e que são utilizados para determinar a adequação do produto.

Os aerossóis farmacêuticos tópicos não apresentam quaisquer problemas especiais a não ser o procedimento de amostragem. A USP inclui vários testes sob as monografias específicas para os aerossóis tópicos. Esses testes incluem a taxa de fornecimento, a testagem de vazamento, o teste de limite microbiano e o ensaio. Embora vários desses produtos sejam fornecidos sob a forma de *sprays*, não se dá ênfase nem consideração especiais ao tamanho parcial das gotículas ou das partículas emitidas. O *spray* deve ser definido como um *spray* fino, seco ou úmido.

Os IMDs exigem uma quantidade maior de testagens, já que a válvula medidora, o adaptador oral e a formulação são responsáveis, em conjunto, pelo fornecimento do ingrediente terapeuticamente ativo no local adequado das vias respiratórias. Assim, toma-se por verdade que o paciente administrará o produto adequadamente, de forma que tanto a dose quanto a profundidade de penetração do medicamento podem ser asseguradas. Infelizmente, nem sempre isso é feito. Tanto o médico quanto o farmacêutico podem proporcionar um serviço mais valioso para o paciente, instruindo-o a usar de modo correto esses inalantes.

Muitos dos testes necessários para a avaliação de IMDs são semelhantes àqueles utilizados para outras formas farmacêuticas. Entre esses testes podemos citar a descrição, a identificação e o ensaio do ingrediente ativo; limites microbianos; teor de umidade; peso líquido, produtos de degradação e impurezas (se houver); extraíveis; e quaisquer outros testes considerados adequados para o ingrediente ativo.

A análise do IMD também é necessária para a determinação da quantidade de droga fornecida e sua profundidade de penetração nas vias respiratórias, incluindo

TEOR DE *SPRAY* DA UNIDADE — Esse teste é descrito na USP e determina a quantidade média de ingrediente ativo fornecido através do bocal (adaptador oral) por um número especificado de acionamentos (dose tomada pelo paciente).

ÍNDICE DE VAZAMENTO — Esse teste também está disponível na USP e é utilizado para estimar a perda em peso durante um período de 1 ano. Como existem várias gaxetas de vedação presentes em uma válvula com medidor da dose, esse teste determina a integridade das gaxetas, bem como o denteamento adequado da válvula ao recipiente.

UNIFORMIDADE DO CONTEÚDO — Esse teste determina a quantidade de substância fornecida por acionamento a partir do bocal de diferentes recipientes do mesmo lote.

NÚMERO DE DOSES POR RECIPIENTE — Esse é definido como o número de acionamentos que satisfazem os requisitos da Unit Spray Content.

PADRÃO DO *SPRAY* E/OU GEOMETRIA DA PLUMA — Esse teste avalia o tipo de padrão de *spray* emitido para o IMD e o relaciona às características da válvula medidora e do adaptador oral, bem como com as características da formulação.

FORNECIMENTO DA VÁLVULA — A capacidade de reprodução da quantidade de produto fornecido através da válvula é avaliada.

Está além do escopo deste capítulo discutir esses testes em grandes detalhes. O leitor deve recorrer à USP/NF. Entretanto, a distribuição do tamanho das partículas é discutida com mais detalhes por causa de sua relação com a deposição de partículas da droga no sistema respiratório.

Distribuição do Tamanho da Partícula

A distribuição do tamanho das partículas é provavelmente uma das características mais importantes de um IMD. Para serem eficazes, as partículas emitidas do *spray* precisam estar abaixo de 10 μm e, na maioria dos casos, entre 2 e 8 μm de diâmetro. Existem vários métodos para a determinação da distribuição do tamanho das partículas para IMDs. Um método comum inclui um impacto em cascata que depende do princípio de transportar partículas em uma corrente de ar através de uma série de aberturas de jatos consecutivamente menores. As partículas mais pesadas e de diâmetro maior são impactadas em uma lâmina sob a abertura maior, e, conforme as aberturas diminuem, a velocidade do fluxo aumenta e as próximas partículas maiores são depositadas nas próximas lâminas. A Fig. 50.15 ilustra um impactador em cascata que pode ser utilizado para indicar a distribuição do tamanho das partículas de IMDs.

A Fig. 50.16 e o Quadro 50.8 oferecem uma análise típica de um IMD. Outros métodos incluem a utilização de um microscópio ou de uma instrumentação com base em holografia e feixes de *laser*. O leitor deve recorrer à USP/NF para uma revisão mais abrangente desse assunto.

FATORES DA FORMULAÇÃO — Entre os fatores da formulação, encontram-se as características físico-químicas dos ingredientes ativos, o tamanho e a forma da partícula da droga, o tipo e a concentração do agente ativo de superfície utilizado e, até certo ponto, a pressão de vapor e o volume medido dos propulsores. Em termos de propriedades físico-químicas, a solubilidade em lipídios e os índices de absorção pulmonar do ingrediente ativo são da maior importância. Um outro fator físico-químico que rege a biofarmacêutica de uma droga são suas características de dissolução nos líquidos pulmonares. As drogas que apresentam uma taxa de dissolução rápida nos líquidos pulmonares previsivelmente produzem início de ação muito mais intenso e rápido, apresentando uma duração mais curta do que seus derivados menos solúveis. Os agentes terapêuticos que apresentam muito pouca solubilidade nos líquidos pulmonares são evitados, já que provavelmente funcionam como irritantes e precipitam espasmos brônquicos.

A seleção do agente ativo de superfície adequado (necessário na maioria dos aerossóis em suspensão para inalação e pressurizados) é uma outra consideração importante, desde que o surfactante influenciará a evaporação da gotícula, o tamanho da partícula e a hidrofobia geral das partículas que alcançam as vias aéreas respiratórias e os líquidos pulmonares.

Recentemente foram estudados os efeitos da pressão de vapor do propulsor e o volume medido dos propulsores sobre a deposição da droga nos pulmões, utilizando-se adaptadores plásticos especializados relativamente grandes. Os achados nessa área demonstraram que a quantidade de material depositado na boca, no tubo e no acionador (locais possíveis de perda de material) aumentava conforme a pressão de vapor era diminuída e o volume dosado aumentado.

***DESIGN* DOS COMPONENTES** — O *design* dos componentes, especificamente do acionador e do adaptador, também altera o tamanho da partícula e a penetração e a deposição das drogas no pulmão. Muitos estudos demonstraram que existe um conjunto complexo de interações entre o tipo de acionamento, as dimensões da válvula, a distância do acionador e outras variáveis do componente, e que o tamanho da partícula (diâmetros medianos da massa) poderia variar em até 40% ao se alterar um ou mais dos componentes mencionados anteriormente.

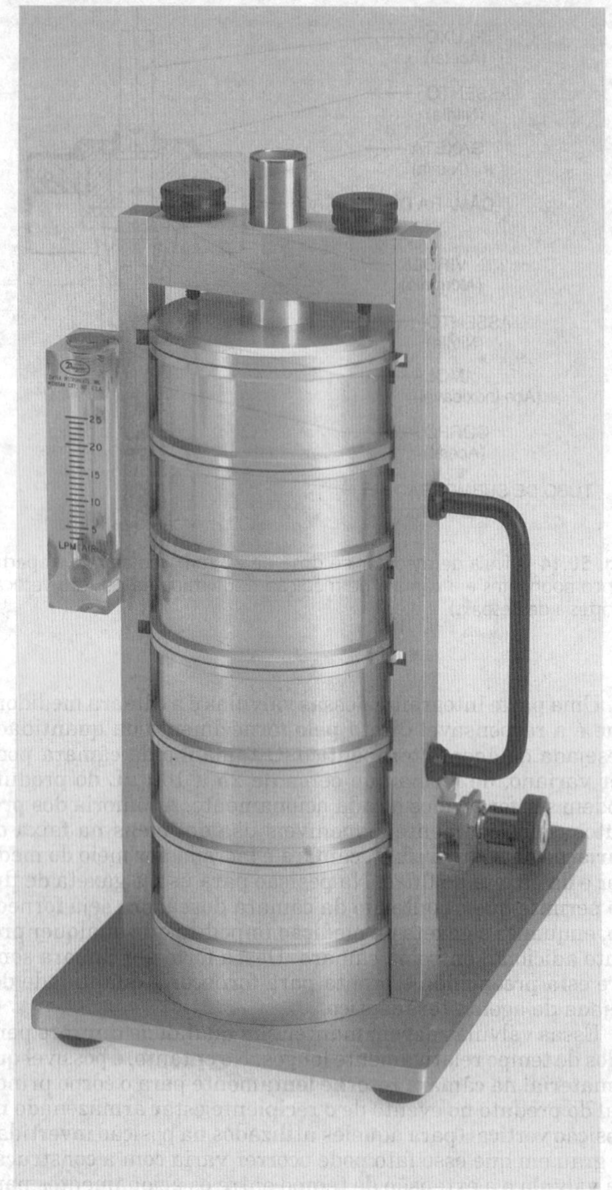

Fig. 50.15 Impactador em cascata (Impaq AS-6) utilizado para distribuição de tamanho de partículas de IMDs. (Cortesia de California Measurements.)

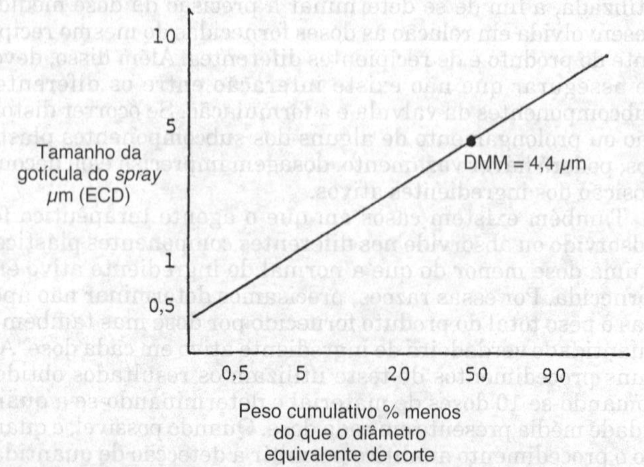

Fig. 50.16 Gráfico do log de probabilidade dos dados obtidos do impactador em cascata (DMM, diâmetro mediano da massa).

Um componente que sofreu uma modificação enorme nos últimos anos para melhorar a administração da droga foi o adaptador. Até cerca de metade dos anos 1970, quase todos os adaptadores eram curtos e razoavelmente simples, de forma a minimizar o possível aprisionamento do material no adaptador. Esse aprisionamento nos adaptadores de fluxo curto fica em média entre 5% e 20%. No entanto, recentemente muitos adaptadores individualizados para uso e apresentando *design* e dimensões específicos entraram no mercado.

O interesse nos adaptadores maiores (freqüentemente denominados espaçadores de tubo) pode ser atribuído a qualquer uma ou mais das seguintes razões. Os *designs* de adaptador maior permitem uma evaporação completa do propulsor, reduzindo a velocidade inicial da gotícula e o tamanho da partícula. Essa redução do tamanho da partícula melhora a profundidade da penetração da droga nos pulmões, ao passo que uma velocidade inicial mais baixa diminui a impactação do produto na parte posterior do esôfago (efeito chicote), comum nos adaptadores de fluxo curto. Os projetos de adaptadores maiores também permitem uma diminuição da pressão e um fluxo de volume aumentado, que também aumentam a penetração das partículas nos pulmões. Deve ser acentuado que os espaçadores de tubo maiores não estão isentos de problemas. Eles são inconvenientes por causa do seu tamanho, são caros e são de limpeza um tanto difícil. Também podem colocar o fabricante diante do problema de avaliar o aprisionamento do produto em um aparato relativamente complexo.

TÉCNICAS ADMINISTRATIVAS — Embora seja popular, a forma de dosagem medida, em aerossol, para inalação é considerada um dos sistemas de fornecimento de drogas mais complicados atualmente comercializados pela indústria farmacêutica. Essa forma é vista por muitas pessoas como de utilização apenas um pouco mais simples do que um produto injetável, já que alguns produtos de inalação freqüentemente requerem de 10 até 15 manobras de parte do paciente durante o uso. O insucesso do paciente em realizar qualquer uma dessas manobras corretamente pode alterar, de forma significativa, a deposição da droga na porção adequada dos pulmões.

As diferenças nas instruções para uso de cada produto de inalação são um resultado da formulação do produto e do *design* do acionador que o fabricante julgou mais adequado para o produto em particular. Em face disso, não surpreende encontrar pacientes que necessitam de dois ou mais produtos de inalação em aerossol ou que constantemente estão mudando sua medicação (como o paciente asmático), ocasionalmente vivenciando dificuldades em obedecer ao método de aplicação sugerido.

Esses problemas oferecem uma oportunidade única para o farmacêutico aconselhar o paciente sobre o uso correto desses inaladores. Vários fabricantes proporcionam inalantes à base de placebo para esse propósito. Outros fornecem fitas de vídeo que podem ser utilizadas pelo farmacêutico e outros profissionais da saúde para ensinar o uso correto desses inaladores. Programas voltados para pessoas de baixa renda e da terceira idade, seminários sobre saúde e outros programas semelhantes podem proporcionar uma audiência adequada para apresentações em grupo. Entretanto, os programas mais bem-sucedidos são conduzidos individualmente na privacidade da farmácia.

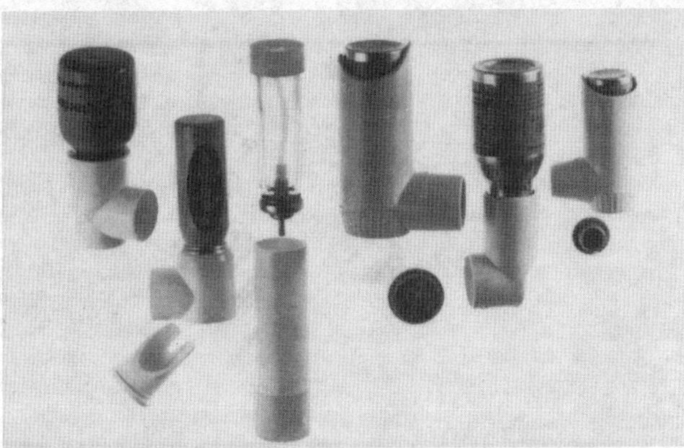

Fig. 50.17 Aerossóis medicinais com aplicadores orais curtos.

Quadro 50.8 Distribuição Cumulativa do Tamanho das Partículas

LÂMINA N.º	TAMANHO DA PARTÍCULA (μm)	DISTRIBUIÇÃO CUMULATIVA DO TAMANHO DAS PARTÍCULAS (%)
Filtro	Menos que 0,5	0,55
6	0,5-1	5,35
5	1-2	18,98
4	2-4	61,59
3	4-8	90,20
2	8-16	96,67
1	16-32	100,00

Foram feitas muitas tentativas para superar esses problemas e aumentar a eficácia dessa forma de dosagem. A 3M Pharmaceuticals desenvolveu um inalador ativado pela respiração utilizado como parte integrante do seu aerossol para inalação à base de acetato de pirbuterol. A 3M descobriu, em um estudo com 70 pacientes, que o uso de um inalador ativado pela respiração aumentava o uso eficaz desses inaladores de 50% para 91%. Os pacientes receberam instruções por escrito e verbais. As instruções escritas aumentaram individualmente a eficiência de 39% para 63%.

Os espaçadores de tubo também aumentam a eficiência do fornecimento da droga por meio dos IMDs. Esses espaçadores permitem a atomização da dose fornecida em uma câmara confinada ou um saco e eliminam a necessidade da sincronização precisa de acionamentos e a respiração profunda com a inspiração. A triancinolona acetonida está disponível como um IMD, e é ajustada com um espaçador de tubo em vez dos acionadores convencionais de fluxo curto. A Fig. 50.17 ilustra diferentes aerossóis com medidor da dose com acionadores de fluxo curto. Os pacientes precisam averiguar com seu médico antes de utilizar esses espaçadores, já que a distribuição de tamanho das partículas da droga que estão sendo dispersas através de um desses espaçadores pode ser substancialmente diferente daquela emitida de um acionador de fluxo curto. Certamente o padrão de deposição se alterará, e a eficácia da dose fornecida que alcança as vias aéreas pulmonares adequadas aumentará.

DESENVOLVIMENTOS MAIS RECENTES

Atualmente, existe grande interesse no desenvolvimento de IMDs para uma variedade de condições, incluindo asma, enfisema, diabetes, AIDS, câncer, doença cardíaca e fibrose cística. Muitos desses compostos foram desenvolvidos utilizando-se processos de biotecnologia, e seu fornecimento no sistema respiratório por meio de um IMD é uma realização extremamente desafiadora. Com a introdução de novos propulsores alternativos, o desafio torna-se ainda maior e impõe uma oportunidade única para o fornecimento desses produtos.

Com o interesse maior dos fabricantes da indústria farmacêutica em converter os IMDs existentes em produtos não-CFC e em desenvolver IMDs mais novos, os fornecedores de válvulas e de recipientes estão cooperando com a indústria no sentido de desenvolver o *hardware* tão necessário. Esses desenvolvimentos capacitarão a equipe farmacêutica que lida com aerossóis a desenvolver sistemas de fornecimento com dose medida adequados para atender à grande demanda pelas drogas atualmente disponíveis e por aquelas sob desenvolvimento.

BIBLIOGRAFIA

Burke GP, Poochikian G, Botstein P. Regulatory science of inhalation aerosols. *J Aerosol Med* 1991; 4: 265.

Daly JJ Jr. Properties and toxicology of CFC alternatives. *Aerosol Age* 1990; 35 (2): 26.

Daly JJ Jr, San Giovanni ML. Replacements for CFC propellants. *Spray Technol Mark* 1993; 3: 34.

Hickey AJ. *Pharmaceutical Inhalation Aerosol Technology*. New York: Dekker, 1992.

Johnsen M. *The Aerosol Handbook,* 2nd ed. Caldwell, NJ: Wayne E Darland Co, 1982.

Kontny MJ, *et al*. Issues surrounding MDI formulation development with non-CFC propellants. *J Aerosol Med* 1994; 4(3):

Mangione RA, Sciarra JJ. *Pharm Times* 1991; 57(Jun suppl): 1.

Milosovich SM. *Pharm Technol* 1992; 16(9): 82.

Monographs on aerosol propellants. In *Handbook of Pharmaceutical Excipients,* 3rd ed. APhA and the Royal Pharm Soc GB, 43, 74, 117, 119, 160, 163, 169, 171, 240, 321, 323, 400, 536, (1994); 3rd ed pp 53, 132, 134, 184, 186, 234, 236, 352, 354, 560 (2000).

Nasr MN. Single-puff particle size analysis of albuterol metered-dose inhalers (MDIs) by high-pressure liquid chromatography with electrochemical detection (HPLC-EC). *Pharm Res* 1993; 10(9): 1381.

Pharmacopeial Forum 1992; 18(Mar-Apr), 3158.

Purewal TS, Greenleaf DJ. *Medicinal Aerosol Formulations* (Eur Spec 372 777 B1), Jan 7, 1993.

Purewal TS, Greenleaf DJ. *Medicinal Aerosol Formulations,* US Pat 5,605,674, Feb 25, 1997.

Sanders P. *Handbook of Aerosol Technology,* 2nd ed. Malabar, FL: Robert E Krieger Publ, 1987.

Sciarra JJ. Aerosols. In *Remington: The Science and Practice of Pharmacy,* 19th ed. Gennaro AR, ed. Easton, PA: Mack Publ Co, 1995, p 1676.

Sciarra JJ. Aerosol suspensions and emulsions. In *Pharmaceutical Dosage Forms: Disperse Systems,* vol 2, 2nd ed. Liebermann H, Rieger M, Banker G, eds. New York: Dekker, 1996, chap 8.

Sciarra JJ. Pharmaceutical aerosols. In *Modern Pharmaceutics,* 3rd ed, Banker GS, Rhodes CT, eds. New York: Dekker, 1996.

Sciarra JJ. The next generation of metered dose inhalers. *US Pharm* 1997; 22(7): 37.

Sciarra JJ, Stoller L. *The Science and Technology of Aerosol Packaging*. New York: Wiley, 1974.

Strobach DR. Alternatives to CFCs. *Aerosol Age* 1988; 33(7): 32.

USP 23/NF18. *Physical Tests and Determination: Aerosols.* 1995, p 1760.

CAPÍTULO 51

Controle e Garantia da Qualidade

John E Enders, PhD, MBA
Director of Quality Assurance
Delmont Laboratories
Swarthmore, PA 19081

A indústria farmacêutica, como um segmento vital do sistema de cuidados de saúde, conduz a pesquisa e fabrica e comercializa os produtos farmacêuticos e biológicos e os dispositivos médicos utilizados para o tratamento agudo/crônico e para o diagnóstico de doença. Os recentes avanços na descoberta de substâncias, principalmente no campo da biotecnologia e nos controles necessários sobre os processos de fabricação, estão apresentando novos desafios para o controle da qualidade e para os sistemas que operam internamente na indústria e pelos regulamentos externos estabelecidos pela Food and Drug Administration (FDA) federal. O papel do profissional da qualidade industrial está mudando. Sua educação é mais extensa, incluindo a ciência/tecnologia, lei de alimentos e medicamentos e negócios.

A busca da qualidade está sendo abordada através do conceito da Gestão da Qualidade Total (TQM — Total Quality Management) e dos contínuos progressos, por meio do qual o gerenciamento e o trabalho unem forças para aumentar a qualidade dos produtos enquanto ajudam a garantir o sucesso financeiro da companhia. Essa ênfase alterada é dirigida no sentido da prevenção do defeito (proativa) em lugar da detecção do defeito (depois do fato).

A garantia da qualidade (GQ) e o controle da qualidade (CQ) desenvolvem e seguem padrões operacionais internos voltados para garantir a qualidade, a segurança, a pureza e a eficácia do suprimento medicamentoso. A FDA publicou um regulamento primário para a indústria, intitulado *Current Good Manufacturing Practice for Finished Pharmaceuticals* (comumente referido como as cGMPs ou GMPs). Inúmeras diretrizes foram elaboradas com relação a formas farmacêuticas e operações específicas, as quais aumentaram a orientação e o direcionamento da indústria para se planejar e permanecer aderidos a elas. Essas diretrizes também servem como base para investigações de adesão realizadas pela FDA e são empregadas em suas inspeções das instalações e operações. Recentemente está sendo colocada ênfase nessas inspeções como parte do programa regulador de pré-aprovação quando se revisam as proposições para a apreciação relativas ao Uso de Novos Medicamentos (NDAs).

GQ E CQ: ORGANIZAÇÃO/RESPONSABILIDADES

A indústria, para garantir o cumprimento dessas regulamentações governamentais e de suas políticas e procedimentos internos, desenvolveu organizações de qualidade bastante sofisticadas, com responsabilidades bem-definidas. Aceita-se que a GQ e o CQ possuem funções diferentes dentro de uma organização. O CQ age para testar e medir o material e o produto. A GQ estabelece sistemas para assegurar a qualidade do produto. As empresas devem decidir os papéis exatos que elas desejam que o CQ e a GQ realizem nas operações e colocar essas definições por escrito.

O departamento de GQ dentro de qualquer organização, em virtude de suas responsabilidades, normalmente se reportará a um administrador de alto nível dentro de uma empresa, dependendo de seu tamanho. Em companhias menores, eles podem se reportar ao executivo chefe ou ao presidente. Em corporações maiores, eles por vezes se reportarão ao presidente ou ao vice-presidente executivo ou ao chefe de operações.

Em todos os casos, a GQ será independente das questões econômicas associadas à fabricação e distribuição do produto. O departamento de GQ é responsável por assegurar que as políticas da qualidade adotadas por uma companhia sejam seguidas, e em muitas organizações ele serve como o contato com as agências regulamentadoras e é a autoridade final para a aceitação ou rejeição do produto. Ele ajuda a identificar e preparar os procedimentos de operação padronizados (SOPs) necessários em relação ao controle da qualidade. Como ele tem a responsabilidade pela liberação final do produto, ele deve determinar se o produto satisfaz a todas as especificações aplicáveis e se foi fabricado de acordo com os padrões internos e as GMPs. Os departamentos de GQ tendem, atualmente, a trabalhar em conjunto com outros membros da empresa em lugar de apenas servirem como uma função de polícia, um papel ultrapassado da GQ.

Uma segunda responsabilidade importante é a função de monitoração ou auditoria da qualidade. Através dessa atividade, ele é capaz de determinar se as operações possuem sistemas, instalações e manuais adequados para controlar a qualidade dos produtos fabricados. Dessa maneira, a função de GQ não somente determina se os procedimentos estão atualizados e corretos como também se os operadores adequadamente treinados os estão seguindo. A combinação dessa revisão dos SOPs com uma auditoria das instalações e operações proporcionará à gerência da companhia um relatório interno sobre seu nível de adesão e permitirá que as alterações necessárias e/ou correções sejam feitas antes de provocar uma falha do produto ou de ser reportado como uma deficiência durante uma inspeção por um investigador da FDA.

A gerência sênior de uma companhia observa a função da GQ para avaliar continuamente as operações e para adverti-la e orientá-la no sentido do cumprimento total de todas as regulamentações internas e externas aplicáveis. Do ponto de vista organizacional, o Departamento de CQ deve reportar-se, conforme determinado pelas GMPs, para alguém diferente da pessoa responsável pela produção.

O Controle da Qualidade é responsável pelo controle diário da qualidade dentro de uma companhia. Esse departamento é dotado de cientistas e técnicos responsáveis pela testagem analítica dos materiais crus recebidos e pela inspeção dos componentes de embalagem, incluindo a rotulagem. Eles realizam testes dentro do processo quando necessário, efetuam a monitoração ambiental e inspecionam as operações para o cumprimento dos procedimentos. Finalmente, eles realizam os testes necessários na forma farmacêutica acabada.

Muitas companhias fazem com que os chefes de CQ e de produção se reportem a algum nível superior de gerência, com o CQ sendo independente da produção. Essas podem ser as mesmas pessoas ou pessoas diferentes, mas isso possibilita a operação independente de ambas as funções, sem o surgimento do conflito direto quando se alcança uma decisão final sobre a aceitabilidade dos produtos finais.

O Controle da Qualidade dentro de uma organização possui várias funções principais: testagem laboratorial analítica dos produtos; amostragem, inspeção e testagem dos materiais crus recebidos; componentes de embalagem e rotulação; inspeção física do produto e das operações nos estágios intermediários críticos; e controle do produto através de sua distribuição.

O laboratório de controle analítico deve ser dotado de uma equipe com pessoas que sejam treinadas academicamente e, através da experiência, capazes de realizar as análises freqüentemente complexas empregadas para avaliar a aceitabilidade dos materiais testados. O equipamento e os instrumentos no laboratório devem ser adequados para a realização dos testes de uma maneira exata e eficiente.

Devem estar disponíveis especificações detalhadas, bem como métodos de teste validados contra os quais os produtos e materiais *in natura* serão avaliados. As especificações detalham os limites para a aceitação do artigo, com base em parâmetros críticos identificados.

A testagem e a aceitação de materiais crus apenas de alta qualidade são essenciais para a produção de produtos uniformemente aceitáveis. O Controle da Qualidade desempenha um papel importante na seleção de fornecedores qualificados, de quem são comprados esses materiais. É necessária a testagem de amostras representativas, e, em muitos casos, é necessária uma auditoria da operação do fornecedor para determinar sua adequação e grau de adesão aos GMPs, antes de eles serem aprovados. A auditoria do fornecedor é freqüentemente organizada pela GQ, com o suporte técnico da pesquisa, CQ e fabricação.

Em várias etapas críticas do processo interno na produção, pode haver a necessidade de amostragem e testagem do produto de acordo com critérios previamente estabelecidos. Com freqüência, os níveis de alerta ou ação dentro do processo serão identificados para as etapas críticas no processo interno como um meio de controle do processo. Esses níveis de alerta ou ação são limites que são mais restritivos que os limites de aceitação final, mas servem como um controle do processo interno ao fornecerem avisos precoces de condições que poderiam levar a uma situação fora de controle e, dessa maneira, permitirão a ação corretiva a tempo antes que essa condição aconteça. Portanto, os materiais que alcançaram os critérios do nível de alerta ou ação ainda são aceitáveis, pois eles não excederam um nível de rejeição acima do limite.

O Controle da Qualidade é responsável, como parte de suas funções de testagem e inspeção, pela monitoração das condições ambientais em que os produtos são fabricados e/ou mantidos. São estabelecidos diferentes níveis de controle, dependendo do uso pretendido da forma de dosagem. Os produtos parenterais e oftálmicos devem ser produzidos em um ambiente controlado, o qual se destina a proteger sua esterilização. A monitoração dos sistemas de ar e água é crítica para assegurar que eles estão sendo controlados e que os níveis de matérias particuladas e microbianas estão dentro dos critérios microbiológicos estabelecidos. A USP contém monografias e especificações sobre a Água Empregada para Fins Farmacêuticos. O Federal Government Standard 209E, *Salas de Limpeza de Substâncias Particuladas Transportadas pelo Ar em Zonas de Limpeza e Salas Limpas,* classifica um ambiente de trabalho com base no número de partículas (de um determinado tamanho) por pé cúbico de ar. Em geral, as condições listadas como Classe 100 são mantidas em áreas onde produtos parenterais são envasados em seus recipientes estéreis limpos. A Classe 100 é definida como uma área que pode ser controlada para conter menos de 100 partículas, com 0,5 μm ou mais, por pé cúbico de ar.

Outro elemento importante do controle é a monitoração ambiental das áreas em que produtos não-estéreis são fabricados, tais como líquidos, comprimidos e cápsulas. Aqui, o objetivo consiste primeiramente em determinar um nível aceitável de particulados e contaminados microbianos e, em seguida, controlá-los até esse nível. Quando esses são excessivos, devem ser empreendidas etapas para trazer os níveis para limites aceitáveis, de modo a não comprometer a qualidade do produto. Essa monitoração e controle do ambiente garantirão ainda mais a qualidade e a estabilidade do produto porque impedem que os produtos sejam expostos a um ambiente hostil.

É necessário o controle dos componentes de embalagem, principalmente aqueles que entram em contato direto com um produto. Esses materiais devem ser inspecionados e testados de acordo com especificações rígidas, a fim de assegurar que eles satisfazem padrões funcionais predeterminados. A rotulação é, compreensivelmente, o componente mais crítico, não apenas em sua aceitação geral mas também no armazenamento seguro e distribuição em relação à responsabilidade de acordo com o padrão.

GESTÃO DA QUALIDADE TOTAL

A produção de produtos farmacêuticos de qualidade requer a adesão aos princípios da Gestão da Qualidade Total (TQM). Além disso, a TQM servirá para melhorar a produtividade e a satisfação do consumidor. A função da qualidade faz parte de uma equipe composta de pesquisa, produção, marketing/vendas e serviço ao cliente. Nos mercados competitivos de hoje, é primordial melhorar continuamente a qualidade e o serviço, enquanto se minimizam os custos e se maximiza a utilização de recursos. O conceito da TQM requer o comprometimento total da gerência sênior e da supervisão de todos os departamentos, operadores, fornecedores e clientes. Seu princípio básico é o de se esforçar continuamente para a melhoria do processo, que começa com o desenvolvimento do produto e se conclui apenas quando o retorno e o acompanhamento foram completados nas queixas e sugestões do cliente. Em muitas empresas, o Departamento de GQ tem a responsabilidade de organizar e implementar o programa de TQM.

A qualidade deve ser idealizada em produtos, começando com a pesquisa. Os critérios da qualidade do produto são estabelecidos, e as especificações detalhadas são escritas. Procedimentos meticulosos por escrito devem ser preparados para a produção e o controle. Os materiais crus devem ser caracterizados e, em seguida, comprados de fornecedores aprovados e confiáveis, os quais, quando incorporados na forma farmacêutica acabada, proporcionarão produtos de qualidade uniformemente elevada. As instalações devem ser projetadas, construídas e controladas para proporcionar o ambiente estável apropriado para proteger a integridade dos produtos. Deve ser selecionado o equipamento que seja eficiente e que possa ser limpo e higienizado de maneira imediata, visando a ajudar na prevenção da contaminação cruzada de um produto com o outro. Os profissionais devem ser adequadamente treinados, de modo que seus hábitos pessoais, vestimentas e desempenho no trabalho não comprometam a qualidade do produto. As orientações que eles seguem devem estar escritas, aprovadas pelas pessoas responsáveis, e devem ser seguidas de maneira estrita.

Os departamentos de distribuição são responsáveis por controlar a expedição e o manuseio dos produtos, usando os sistemas de controle de estoque baseados no princípio do *primeiro a chegar-primeiro a sair*. Eles selecionam as modalidades de distribuição que protegerão os produtos do manuseio adverso ou das condições ambientais enquanto em trânsito até os pontos de distribuição e os clientes.

O departamento de marketing deve ser sensível às necessidades do cliente e ser responsivo às queixas. O departamento da qualidade deve ser mantido informado dos problemas reais ou potenciais, quando relatados a partir do ponto de comercialização.

Envolvida em cada uma dessas operações, a GQ está sempre presente e fornece aprovação apenas depois de avaliar e assegurar-se de que todo o processo de produção foi completado de maneira satisfatória e que todos os aspectos das GMPs foram satisfeitos.

Na indústria farmacêutica, a TQM, por conseguinte, pode ser visualizada como um esforço de equipe combinado para desenvolver, produzir, comercializar, distribuir e controlar produtos que sejam seguros e que permanecerão efetivos pelo tempo em que permanecerem no mercado. Esse programa assegurará, por fim, ao fornecedor profissional e ao consumidor final que cada lote de qualquer produto se conforma a determinadas especificações e que cada unidade atenderá as afirmações feitas em seu rótulo e satisfará a todas as exigências, tanto internas quanto externas, da indústria.

DOCUMENTAÇÃO

A frase "Não está completo se não estiver documentado" descreve a ligação entre os registros de ação empreendida escritos e a operação de qualidade. Esses documentos escritos incluem aqueles encontrados na fase de desenvolvimento do produto, bem como aqueles associados à fabricação real e testagem de lotes individuais. O primeiro consistirá em relatos de pesquisa e desenvolvimento e em registros de validação exigidos quando a FDA realiza suas investigações de pré-aprovação. Os elementos desses documentos incluirão especificações de materiais crus e do produto final, juntamente com os métodos de teste validados apropriados, documentos de transferência de tecnologia e dados de suporte de escala de produção. Componentes críticos específicos do equipamento devem ser identificados, juntamente com os registros do processo e de validação/qualificação do produto. O *Registro Principal de Produção de Lote* (MPBR) é, com freqüência, o documento que facilita a transição ordenada do desenvolvimento do produto e do processo para a produção em escala comercial.

O *Registro de Produção de Lote* (PBR), uma cópia exata do MPBR aprovado, é utilizado juntamente com os SOPs escritos para produzir lotes individuais do produto que são designados por códigos ou números de lote específicos. O PBR proporciona um roteiro histórico de cada etapa, começando com a recepção de materiais *in natura* e componentes de embalagem e prosseguindo através de cada fase de produção. Tabelas de registro ou impressos computadorizados de operações significativas, como autoclavagem, secagem, monitoração de partículas no ar, liofilização, etc., tornam-se parte do histórico do lote. Depois que um lote foi completado, incluindo as testagens física e analítica final, existe uma etapa adicional que deve ser completada antes de se aprovar o lote para a distribuição. Toda documentação relativa à produção do lote específico recebe uma revisão final. Cada um dos documentos necessários deve ser verificado quanto a exatidão e totalidade. Qualquer discrepância deve ser imediatamente investigada, sendo feita uma explicação por escrito. Somente depois que essa revisão final é encerrada de maneira satisfatória é que o lote é aprovado.

Quando o lote é aprovado, são necessários registros exatos de distribuição, para rastrear o lote no mercado, o que facilitaria, caso surgisse a necessidade, a recuperação do lote.

QUALIDADE EM BIOTECNOLOGIA FARMACÊUTICA

Por causa da natureza física/química dos produtos proteicos derivados da biotecnologia farmacêutica, prevalecem as considerações de qualidade únicas que estão associadas à síntese inicial de pesquisa e desenvolvimento, elaboração clínica do produto e fabricação comercial. Uma indicação dessa visão torna-se mais evidente quando algumas diferenças grosseiras entre os agentes terapêuticos biológicos e os produtos químicos medicamentosos são examinadas. Em contraste com os produtos farmacêuticos de pequenas moléculas, os medicamentos derivados de biotecnologia são obtidos a partir de organismos vivos, misturas complexas de proteínas e outras substâncias, freqüentemente termolábeis e, por fim, altamente suscetíveis a contaminação microbiológica. No contexto desta discussão, os produtos de biotecnologia farmacêutica são definidos para incluir as proteínas e peptídios produzidos por técnicas de DNA recombinante (rDNA) e tecnologia de anticorpo monoclonal/hibridoma (Mab). O primeiro é o DNA híbrido produzido (expresso) quando se unem fragmentos de DNA de diferentes fontes, o último envolvendo a produção de um único clone a partir de células híbridas, usando a tecnologia do hibridoma que funde células diferentes para produzir o anticorpo. Veja também o Cap. 49, *Biotecnologia e Medicamentos*. Em geral, o objeto do processo de fabricação da biotecnologia farmacêutica consiste em produzir um produto totalmente isento de contaminação. Os atributos que o produto deve possuir são a esterilidade e a ausência de pirogênio, organismos indesejados, subprodutos do processo de fabricação e de degradação. Em geral, tem-se aceito que o produto proteico se torna um medicamento quando ele está fora da célula que o produz, quer por exsudação, quer por ruptura, e, assim, nesse ponto, ocorre a aplicação das GMPs.

Então, deve ser dada consideração ao projeto do sistema de fornecimento para o medicamento. Na realização dessa tarefa, empregam-se os processos de fabricação mais convencionais, como a filtração estéril, o manuseio asséptico e, em alguns casos, a liofilização.

A caracterização dos produtos produzidos por biotecnologia farmacêutica é um desafio técnico rapidamente mutável, mas têm sido feitos enormes avanços nos últimos anos. A FDA considera muitos desses produtos como sendo bem caracterizados e alterou a conduta para a aprovação da licença, tendo em mente essa compreensão melhorada das especificações do produto. Bogdansky[1] delineia as considerações de CQ ou de testagem que abordam a estrutura, a potência e a pureza das proteínas e a análise de contaminantes resultantes do processo de fabricação ou de degradação. A caracterização plena engloba a estabilidade física e química. A estabilidade satisfatória do produto é um requisito para a fabricação controlada e um prazo de validade aceitável após a comercialização.

QUESTÕES CONTEMPORÂNEAS

Como uma demonstração da velocidade de mudanças na indústria farmacêutica, as tecnologias que eram de ponta há tão pouco tempo quanto 5 anos atrás tornaram-se um lugar-comum, já que as organizações as empregam rotineiramente para aumentar a produtividade e reduzir os custos, enquanto mantêm a qualidade do produto.

O controle de processo estatístico permite o controle em tempo real, diminuindo assim as falhas do produto final. A qualificação e a certificação potencial de fornecedores de produtos e serviços aumentam a confiança da elaboração do empreendimento no tocante à qualidade e permitem a redução nos custos de estoque ao seguir os princípios do *just-in-time* (oportunidade). Por fim, em praticamente todos os aspectos da pesquisa, desenvolvimento e operações, a automação e a computadorização, inclusive a robótica, são métodos de trabalho que possuem um impacto sobre nossas vidas diárias por aumentarem a produtividade e elevarem os padrões de qualidade, estimulando a reprodutibilidade.

Hoje em dia, o ritmo de mudanças continua firme. Existe ênfase aumentada sobre a química analítica, pois ela se relaciona com toda a seqüência de descoberta, desenvolvimento e fabricação do medicamento. Isso é evidente nas apreciações de julgamento que a indústria submete à FDA em relação a novos medicamentos e na profundidade de suas revisões. Métodos de análise instrumental tecnicamente mais sofisticados, assistidos por interface do computador, fornecem sensibilidade maior juntamente com a capacidade de analisar os resultados de forma mais eficiente e efetiva. A partir desses avanços, flui a necessidade de métodos de ensaio que indicam a estabilidade, bem como a ênfase aumentada sobre as impurezas nas substâncias e produtos medicamentosos, tais como as impurezas voláteis orgânicas e impurezas comuns. Visto como um todo, o equilíbrio exato da massa do composto original, degradantes e impurezas é uma realidade. Compêndios como a USP estão incluindo esses conceitos nos capítulos gerais e em monografias individuais de medicamentos. A evolução dos métodos de cromatografia líquida de alta pressão (HPLC) e a ampla aceitação dessa técnica se generalizaram, de modo que atualmente quase todo laboratório possui esse equipamento. Além disso, a HPLC facilita o foco recente sobre a pureza ótica através da separação quiral para apoiar as melhorias na síntese assimétrica, com a intenção de produzir o composto terapeuticamente ativo isolado.

O movimento no sentido da eliminação dos testes que exigem cobaias é exemplificado pela substituição do teste de pirogênio em coelho pelo método de endotoxinas bacterianas.

O conceito da liberação paramétrica do produto final está sendo aplicado com base no conhecimento completo e no controle dos processos, como as informações sobre fornecedores, validação do processo e do produto, treinamento de operador e controles estatísticos do processo. O somatório dessas atividades de qualidade preventivas resulta em maior controle em tempo real e, por conseguinte, em uma necessidade diminuída de testagem comprobatória do produto final.

Na área de operações, tipos mais modernos de formas farmacêuticas, como lipossomos e dispositivos transdérmicos, estão exigindo procedimentos e práticas inovadores de fabricação e controle. A automação e a computadorização continuam a aumentar nos campos de fabricação e, ao mesmo tempo, com tolerâncias mais rígidas. Em conseqüência disso, existe um interesse renovado na testagem funcional de materiais crus, a fim de se compatibilizar com esses avanços da fabricação.

Todos esses avanços serão, sem dúvida, refinados com o passar do tempo e com os esforços diligentes por parte dos profissionais e regulamentadores da indústria. Isso levará a novas questões que afetam o profissional da qualidade da indústria e, portanto, ao desafio e à recompensa dessa excitante empreitada.

MODERNIZAÇÃO DA FDA

A Lei de Modernização da FDA (FDAMA) de 1997 consiste na emenda mais recente para o Federal Food, Drug and Cosmetic (FD&C) Act. O foco da FDAMA reside em fornecer produtos medicamentosos para o público mais rapidamente do que no passado. Existem muitas cláusulas na lei, o que exige a preparação de maior número de documentos de orientação e um processo de revisão de licenças mais ágil.

REGULAMENTAÇÕES GMP

Em março de 1979, a FDA publicou regulamentações de GMP revisadas.

Essas regulamentações, ainda em vigência nos nossos dias, apresentam as exigências mínimas a serem satisfeitas pela indústria quando fabrica, embala e controla medicamentos para uso humano e veterinário.

O FD&C Act afirma que um medicamento é considerado adulterado a menos que os métodos empregados em sua fabricação, processamento, embalagem e controle, bem como as instalações em que ele foi produzido e os controles utilizados durante sua produção, se conformem às GMPs, de maneira que o medicamento satisfaça as exigências de qualidade da Lei e que tenha a identidade e potência corretas para satisfazer as características de qualidade e pureza que ele alega possuir.

Através dos anos, regulamentos e orientações adicionais foram promulgados para suplementar as GMPs medicamentosas originais, como aqueles para a *Boa Prática de Fabricação para a Produção, Embalagem, Armazenamento e Instalação de Aparelhos Médicos* e *Prática Laboratorial Adequada (GLPs) para Controle e Condução de Estudos Clínicos em Seres Humanos.*

Além disso, foram publicadas diretrizes sobre *Fabricação e Controle de Soluções Parenterais em Grandes Volumes, Controle de Produtos Estéreis Produzidos por Processamento Asséptico, Inspeção de Substâncias Químicas Farmacêuticas em Grande Volume* e um *Guia de Inspeção de Controle da Qualidade para Laboratórios.*

Várias outras diretrizes ou documentos de conceito foram preparados por diversas organizações dentro da própria indústria, como a Pharmaceutical Manufactures Association e a Parenteral Drug Association. Uma listagem parcial é fornecida na *Bibliografia.*

As atuais regulamentações de GMP e esses guias e diretrizes adicionais devem ser lidos e compreendidos por completo por aqueles envolvidos ou interessados em assumir encargos de CQ e GQ. O espectro da atual regulamentação é mostrado no destaque a seguir, juntamente com uma breve interpretação de cada subparte.

REFERÊNCIA

1. Bogdansky FM. *Pharm Technol* 1987; (Sep): 72.

BIBLIOGRAFIA

Human and veterinary drugs—current good manufacturing practice for finished pharmaceuticals. 21 CFR 211: 1998.

Airborne Particulate Cleanliness Classes in Cleanrooms and Clean Zones (Fed Std 209E). Washington, DC: GSA, 1992.

Quality system regulation in the manufacturing of medical devices. 21 CFR 820: 1998.

Good laboratory practice for non-clinical laboratory studies. 21 CFR 58: 1998.

Rockville, MD: USP/NF, USPC.

Validation of Steam Sterilization Cycles (Tech Monogr #1). Philadelphia: PDA, 1978.

Validation of Dry Heat Processes Used for Sterilization and Depyrogenation (Tech Monogr #3). Philadelphia: PDA, 1981.

Sterile Pharmaceutical Packaging: Compatibility and Stability (Tech Rep #5). Philadelphia: PDA, 1984.

Fundamentals of a Microbiological Environment Monitoring Program (Tech Rep #13). Philadelphia: PDA, 1990.

Current Practices in the Validation of Aseptic Processing—1992 (Tech Rep #17). Philadelphia: PDA, 1993.

Technical Report: Process Simulation Testing for Aseptically Filled Products (Tech Rep #22). Philadelphia: PDA, 1996.

Guideline on Sterile Products Produced by Aseptic Processing. Rockville, MD: FDA, Jun 1987.

Concepts and principles for the validation of computer systems used in the manufacture and control of drug products. Proc PMA Sem Apr 1986.

Points to Consider in the Manufacture and Testing of Monoclonal Antibody Products for Human Use, Rockville, MD: FDA, Feb 1997.

Points to Consider on Plasmid DNA Vaccines for Preventive Infectious Disease Indications. Rockville, MD: FDA, Dec 1996.

Huxsoll JF. *Quality Assurance for Biopharmaceuticals.* New York: Wiley, 1994.

Guide to Inspection of Bulk Pharmaceutical Chemicals. Rockville, MD: FDA, Sep 1992.

FDA Website [http://www.fda.gov] has many current guidance documents available for review and/or downloading.

GMP Training Organizations Website [http://gmptraining.com/news.html] has links to several organizations including DIA, ISPE, and PDA for current information on quality issues.

Apêndice A Práticas de Fabricação Adequada Atualizadas

Título 21 da CFR Alimentos e Medicamentos

PARTE 211 PRÁTICAS ADEQUADAS DE FABRICAÇÃO ATUALIZADA PARA PRODUTOS FARMACÊUTICOS ACABADOS

SUBPARTE A DISPOSITIVOS GERAIS

211.3 (Definições) O espectro das regulamentações é explicado para produtos medicamentosos de prescrição e de venda livre para seres humanos, incluindo medicamentos destinados a produzir alimentos medicados para animais. É feita referência à Parte 210.3 do capítulo que fornece as definições para todos os termos significativos empregados nessas regulamentações.

SUBPARTE B ORGANIZAÇÃO E PESSOAL

211.22 (Responsabilidades da unidade de CQ) Aqui está ressaltada a designação da responsabilidade total da unidade de CQ sobre a garantia de que existem procedimentos e sistemas adequados, os quais são seguidos para assegurar a qualidade do produto.

211.25 (Qualificações do pessoal) Os profissionais, quer de supervisão, quer operacionais, devem ser qualificados pelo treinamento e experiência para realizar as tarefas a eles atribuídas.

211.28 (Responsabilidades dos profissionais) São definidas as obrigações dos profissionais empenhados na fabricação de produtos medicamentosos em relação à sua higiene pessoal, vestimentas e estado de saúde.

211.34 (Consultores) As qualificações dos consultores devem ser suficientes para o projeto para o qual são designados.

SUBPARTE C CONSTRUÇÕES E INSTALAÇÕES

As edificações e instalações somente podem ser consideradas aceitáveis quando elas são apropriadas para sua finalidade pretendida e podem ser mantidas. São delineados os conceitos de construção, como sistemas de controle do ar, iluminação, instalações para alimentação e sistemas de encanamento, incluindo água, esgoto e instalações sanitárias.

211.42 (Aspectos de projeto e construção)
211.44 (Iluminação)
211.46 (Ventilação, filtração do ar, aquecimento e resfriamento do ar)
211.48 (Encanamento)
211.50 (Esgoto e refugo)
211.52 (Instalações sanitárias e de asseio)
211.56 (Instalações sanitárias)
211.58 (Manutenção)

SUBPARTE D EQUIPAMENTO

O equipamento deve ser projetado, construído, de tamanho apropriado, com localização apropriada e capaz de ser mantido e limpo para ser considerado adequado para o seu uso correto. É feita referência ao uso de equipamento automático, processadores de dados e computadores, ressaltando a necessidade para as verificações de entrada/saída e para a calibragem adequada de registradores, contadores ou outros aparelhos elétricos ou mecânicos.

211.63 (Projeto, tamanho e localização do equipamento)
211.65 (Construção do equipamento)
211.67 (Limpeza e manutenção do equipamento)
211.68 (Equipamento automático, mecânico e eletrônico)
211.72 (Filtros) É feito um destaque especial a que os únicos filtros a serem utilizados são aqueles que não liberam fibras para os produtos.

SUBPARTE E CONTROLE DE COMPONENTES E DE FRASCOS E TAMPAS DE PRODUTOS MEDICAMENTOSOS

211.80 (Exigências gerais) Devem estar disponíveis manuais de procedimentos que descrevam a recepção, identificação, estoque, manuseio, amostragem, testagem e aprovação ou rejeição de componentes (materiais *in natura*) e produtos medicamentosos.

211.82 (Recepção e armazenamento de componentes não-testados, frascos e tampas de produtos medicamentosos)

211.84 (Testagem e aprovação ou rejeição de componentes, frascos e tampas de produtos medicamentosos)

211.86 (Uso de componentes aprovados, frascos e tampas de produtos medicamentosos) Esses devem ser usados de modo a que a parte do estoque com maior tempo de aprovação seja usada em primeiro lugar.

211.87 (Retestagem de componentes aprovados, frascos e tampas de produtos medicamentosos) Os materiais que estão sujeitos a deterioração durante o armazenamento devem ser retestados em um período adequado com base nos perfis de estabilidade.

211.89 (Componentes rejeitados, frascos e tampas de produtos medicamentosos) Esses devem ser identificados e controlados para evitar seu uso no processo de fabricação.

211.94 (Frascos e tampas de produtos medicamentosos) Os frascos e tampas de produtos medicamentosos (materiais de contato com o produto) devem proteger o produto e não devem reagir com o produto ou adicionar-se a ele, devem ser adequados para o uso pretendido e devem ser controlados por meio de procedimentos por escrito.

SUBPARTE F CONTROLES DE PRODUÇÃO E DE PROCESSO

211.100 (Procedimentos por escrito; desvios) São necessários manuais de procedimentos operacionais padronizados (SOPs) para cada procedimento do processo de produção e controle. Qualquer desvio de um SOP deve ser investigado, registrado e aprovado antes da aceitação do produto final.

211.101 (Carregamento de componentes) Os procedimentos empregados para formular um lote devem ser escritos e seguidos.

211.103 (Cálculo de produção) Devem ser determinadas as produções reais e teóricas. Todos os produtos devem ser formulados para fornecer não menos que 100% da quantidade necessária do ingrediente ativo. Devem ser mantidos registros de cada componente e da quantidade, que são incorporados no lote.

211.105 (Identificação do equipamento) O equipamento deve ser adequadamente identificado.

211.110 (Amostragem e testagem de materiais dentro do processo e de produtos medicamentosos) As etapas significativas do processo interno devem ser identificadas, e as amostras, testagens e aprovações pertinentes devem ser conseguidas antes de se avançar no ciclo de produção. O material rejeitado deve ser controlado.

211.111 (Limitações de tempo na produção) Quando necessário, serão impostas limitações de tempo na fase interna do processo.

211.113 (Controle de contaminação microbiológica) Procedimentos apropriados devem ser preparados para o controle e a prevenção da contaminação microbiológica. O processo de esterilização deve ser validado.

211.115 (Reprocessamento) O reprocessamento do produto é permitido, desde que existam procedimentos por escrito cobrindo os métodos e a revisão da unidade de CQ a serem utilizados.

SUBPARTE G CONTROLE DE EMBALAGEM E ROTULAÇÃO

211.122 (Exame de materiais e critérios de utilização) Os materiais de rotulação e embalagem devem ser recebidos, identificados, armazenados, coletados para amostra e testados seguindo procedimentos detalhados por escrito.

211.125 (Emissão de rotulação) Deve ser exercido um controle estrito sobre a rotulação para uso em operações de rotulação de produtos medicamentosos.

211.130 (Operações de embalagem e rotulação) Devem existir manuais de procedimento para garantir que rótulos e materiais de rotulação e embalagem corretos sejam utilizados para produtos medicamentosos. Controles especiais devem ser exercidos durante a rotulagem para assegurar que sejam fornecidos apenas os rótulos corretos para a embalagem de um produto específico e que as quantidades utilizadas sejam compatíveis com as quantidades fornecidas.

211.132 (Exigências de embalagem com tampa de segurança para produtos medicamentosos humanos de venda livre) Fornecem os detalhes da embalagem com tampa de segurança.

211.134 (Inspeção do produto medicamentoso) Os produtos embalados e rotulados devem ser inspecionados para os rótulos corretos.

211.137 (Data de validade) Após os estudos de estabilidade apropriados nas condições de temperatura prescritas, os produtos no mercado devem ter uma data de validade para garantir que sejam utilizados dentro de seus prazos de validade esperados.

SUBPARTE H CONTROLE E DISTRIBUIÇÃO

211.142 (Procedimentos de armazenamento) Descreve as exigências para o controle de armazenamento do produto dentro das condições apropriadas de iluminação, temperatura e umidade.

211.150 (Procedimentos de distribuição) Devem ser preparados manuais de procedimento descrevendo a distribuição do produto.

SUBPARTE I CONTROLES LABORATORIAIS

211.160 (Exigências gerais) Descreve as exigências gerais para os mecanismos de controle laboratorial.

211.165 (Testagem e liberação para a distribuição) Relaciona-se com os manuais de procedimentos no tocante às especificações, padrões, planos de amostragem e procedimentos de teste que são empregados em um laboratório para controlar os componentes e os produtos medicamentosos acabados. Os critérios de aceitação e aprovação devem ser adequados para apoiar a liberação do produto destinado à distribuição.

211.166 (Testes de estabilidade) Deve existir um programa de testagem por escrito destinado a avaliar as características de estabilidade dos produtos medicamentosos. Os resultados dessa testagem devem ser empregados na atribuição das datas de validade e condições de armazenamento apropriadas.

211.167 (Exigências de testes especiais) As exigências de testes especiais são elaboradas para produtos de forma farmacêutica com liberação controlada e para pomadas oftálmicas estéreis e/ou isentas de pirogênio.

211.170 (Reserva de amostras) São descritos a quantidade e o intervalo de posse das amostras de reserva.

211.173 (Animais de laboratório) Os animais utilizados em qualquer testagem devem ser mantidos e controlados de uma maneira apropriada para o uso.

211.176 (Contaminação de penicilina) Os produtos medicamentosos não podem ser comercializados se, quando testados por um procedimento prescrito, demonstrarem conter quaisquer níveis detectáveis de penicilina.

SUBPARTE J REGISTROS E RELATOS

211.180 (Exigências gerais) Descreve o registro do tempo de retenção e da disponibilidade para a inspeção.

211.182 (Registro de limpeza e utilização de equipamento) Um registro por escrito da limpeza, manutenção e uso de equipamentos importantes deve ser mantido nos registros dos equipamentos principais.

211.184 (Registros de componente, frasco, tampa e rotulagem do produto medicamentoso) Lida com as questões de recepção, testagem e armazenamento de componentes, frascos e tampas de produtos medicamentosos. Detalha os vários registros e documentos que devem ser gerados durante a fabricação dos produtos medicamentosos e que devem estar disponíveis para a revisão.

211.186 (Registros principais de produção e controle) Um registro principal de produção deve ser preparado para cada produto medicamentoso, descrevendo todos os aspectos de sua fabricação, embalagem e controle. Registros de lotes individuais são derivados desse registro principal aprovado.

211.188 (Registros de produção e controle de lotes) Exige registros de produção e controle de lotes com informações a respeito da produção e controle de cada lote.

211.192 (Revisão de registro de produção) Todos os registros de lote de produtos medicamentosos devem ser revistos e aprovados pela unidade de CQ (GQ/CQ) antes que o lote seja liberado.

211.194 (Registros laboratoriais) Devem ser mantidos registros completos de qualquer testagem laboratorial, visando a incluir os dados *in natura*, procedimentos e resultados de testes, calibragem de equipamento e testes de estabilidade.

211.196 (Registros de distribuição) Os registros de distribuição incluem registros de expedição de armazenamento, solicitações, notas de embarque e todos os documentos associados à distribuição. Esses registros devem fornecer todas as informações necessárias para rastrear a distribuição do lote, de modo a facilitar a recuperação do produto, quando necessário.

211.198 (Arquivos de queixas) Registros de queixas recebidas de consumidores e profissionais devem ser mantidos juntamente com o relato de suas investigações e resposta.

SUBPARTE K PRODUTOS MEDICAMENTOSOS DEVOLVIDOS E RECUPERADOS

211.204 (Produtos medicamentosos devolvidos) Devem ser mantidos registros dos produtos medicamentosos devolvidos a partir dos canais de distribuição e o motivo para a sua devolução. Esses dados podem ser empregados como parte da responsabilidade do lote total, caso surja a necessidade de rastrear sua distribuição e/ou para o seu recolhimento.

211.208 (Recuperação de produto medicamentoso) Os produtos medicamentosos que foram armazenados de forma imprópria não devem ser recuperados.

CAPÍTULO **52**

Estabilidade de Produtos Farmacêuticos

Elizabeth B Vadas, PhD
Senior Director
Pharmaceutical Research and Development
Merck Frosst Canada, Inc
Point Claire, Dorval
Quebec H9R 4P8 Canada

O uso de estudos cinéticos e preditivos para o estabelecimento de datas de validade dignas de crédito é, agora, mundialmente aceito. Todavia, antes de 1950, apenas métodos e procedimentos qualitativos ou semiquantitativos foram usados em estudos farmacêuticos. Como esses métodos, em geral, são deficientes, foram substituídos por estudos rigorosos, cientificamente projetados, que utilizam pesquisas seguras, significativas e indicadoras de estabilidade específica, além de conceitos estatísticos apropriados e um computador para analisar os dados resultantes. Dessa forma, uma quantidade máxima de informação válida é obtida a fim de estabelecer-se uma data de validade confiável para cada formulação.

As informações de estabilidade são onipresentes. Podem estar presentes em um estudo cinético bem-planejado e rigoroso, numa nota de rodapé de um jornal desconhecido, num suplemento da caixa ou numa cópia de rótulo, ou em uma monografia num livro como o *The Merck Index* ou *Physicians' Desk Reference*. Várias revistas publicam periodicamente resumos de estudos de compatibilidade. Um trabalho abrangente de todos os aspectos da estabilidade de produtos farmacêuticos foi publicado por Lintner[1] e mais recentemente por Connors *et al.*[2]

O principal propósito do programa de controle da qualidade (CQ) é criar e implementar sistemas e procedimentos que promovam uma alta probabilidade de que cada dose ou caixa de um produto farmacêutico tenha características e propriedades homogêneas (dentro de limites razoavelmente aceitáveis) para assegurar tanto a segurança quanto a eficácia clínica da formulação. Um amplo e bem-projetado plano de teste de estabilidade é uma expansão essencial e pertinente do programa de CQ. A data de validade assinalada representa uma aplicação direta e uma interpretação do conhecimento obtido a partir do estudo da estabilidade.

A estabilidade de produtos farmacêuticos pode ser definida como a capacidade de determinada formulação, num recipiente específico/sistema fechado, manter suas especificações físicas, químicas, microbiológicas, terapêuticas e toxicológicas. Garantias de que o produto empacotado estará estável pela sua vida de prateleira prevista precisa vir de um acúmulo de dados válidos sobre o fármaco em sua bula. Esses dados sobre a estabilidade envolvem parâmetros seletivos que, tomados em conjunto, formam o perfil de estabilidade.

A estabilidade da droga também pode ser definida como o período a partir da data de fabricação e empacotamento da formulação até que a sua atividade química e biológica não seja menor que um nível predeterminado de potência rotulada e suas propriedades físicas não tenham mudado apreciavelmente e de forma deletéria. Embora existam exceções, 90% das potências descritas em rótulos geralmente são reconhecidas como o nível mínimo de potência aceitável. A data de validade é então definida como o período de tempo no qual a preparação permanecerá estável quando armazenada sob as condições recomendadas.

Uma data de validade, que é expressa tradicionalmente em termos de mês e ano, denota o último dia do mês. A data de validade deve aparecer no recipiente e do lado de fora da caixa. Contudo, quando recipientes de dose única são vendidos em cartelas individuais, a data de validade deve ser colocada em cada cartela em vez de no recipiente do produto. Se um produto seco deve ser reconstituído no momento da administração, a data de validade é atribuída tanto à mistura seca quanto ao produto reconstituído. O empacotamento com lacre de segurança deve ser usado quando aplicável.

Uma segunda meta do CQ é a segurança da droga ou clínica, e isso também é intimamente relacionado à estabilidade farmacêutica. A segurança farmacêutica ou clínica (*i.e.*, a não-ocorrência de dano), contudo, não pode ser estudada por si mesma. Trata-se de um conceito negativo que não pode ser provado e precisa ser expresso somente em termos da não-ocorrência de nenhum evento danoso. A última probabilidade, por sua vez, pode ser estimada somente quando a probabilidade da ocorrência de evento danoso é conhecida.

Um tipo de evento danoso relacionado ao tempo é um decréscimo na atividade terapêutica da preparação para abaixo de algum conteúdo rotulado arbitrário. Um segundo tipo de evento danoso é o aparecimento de uma substância tóxica, formada como produto de degradação durante o armazenamento da formulação. O número de casos publicados refletindo esse segundo tipo, felizmente, é pequeno. Contudo, é possível, embora improvável, que os dois tipos de eventos danosos ocorram simultaneamente no mesmo produto farmacêutico. Assim, o uso de estudos de estabilidade com aplicação dos resultados na constituição da data de validade dos fármacos é uma tentativa de prever o tempo no qual a probabilidade de ocorrência desses efeitos danosos possa atingir um nível intolerável. Essa estimativa é matéria do usual Tipo 1 ou erro alfa (colocar a data de validade tão precoce que o produto é destruído ou retirado do mercado muito antes do que realmente é necessário) e o Tipo 2 ou erro beta (colocação de uma data tão tardia de forma que os eventos danosos ocorram em uma proporção inaceitavelmente alta de casos). Dessa forma, é obrigatório que o fabricante defina clara e sucintamente o método para determinação do grau de modificação da formulação e a abordagem estatística a ser usada na feitura da previsão da vida de prateleira. Uma parte intrínseca da metodologia estatística devem ser as declarações de valor para os dois tipos de erro. Para a segurança do paciente, um erro de Tipo 1 pode ser aceito, mas não um erro de Tipo 2.

REQUISITOS

Os requisitos para o estudo de estabilidade e constituição da data de validade são apresentados nas Current Good Manufacturing Practices (cGMP),[3] na Farmacopéia dos Estados Unidos (USP) e nas diretrizes da FDA.[4]

Práticas de Boa Fabricação (Good Manufacturing Practices) — As GMP[3] estabelecem que deve existir um programa de teste escrito elaborado para avaliar as características dos produtos farmacêuticos. Os resultados desse teste de estabilidade devem ser usados para determinar condições de armazenamento apropriadas e data de validade. A última é para assegurar que o produto farmacêutico encontre padrões aplicáveis de identidade, dose, qualidade e pureza no momento do uso. Esses controles, que se aplicam tanto a drogas humanas como veterinárias, são periodicamente atualizados sob a luz do conhecimento e tecnologia atuais.

Compêndios — Os compêndios também contêm extensas informações sobre estabilidade e data de validade. Estão incluídas uma discussão sobre considerações de estabilidade em prática de distribuição e as responsabilidades tanto do fabricante quanto do distribuidor farmacêutico. É exigido agora que os rótulos de produtos de artigos oficiais forneçam as recomendações das condições de armazenamento e uma data de validade atribuída à formulação específica e ao pacote. As condições de armazenamento oficiais são definidas como se segue: *frio* é qualquer temperatura que não exceda 8°C, e *refrigerador* é qualquer local frio onde a temperatura seja mantida termostaticamente entre 2 e 8°C. Um *congelador* é um local frio mantido entre −20 e −10°C. *Fresca* é qualquer temperatura entre 8 e 15°C, e *temperatura ambiente* é aquela temperatura prevalente na área de trabalho. *Temperatura ambiente controlada* é a temperatura mantida termostaticamente entre 15 e 30°C. *Morna* é a temperatura entre 30 e 40°C, enquanto *calor excessivo* é o calor acima de 40°C. Se o frio submeter o produto a redução de sua potência ou a alteração destrutiva da dosagem, o rótulo do recipiente deve apresentar instruções apropriadas para proteger o produto do congelamento. Embalagens grandes estão isentas de exigências de armazenamento se os produtos são destinados à manufatura ou ao reempacotamento para distribuição. Quando nenhuma instrução específica de armazenamento é fornecida por uma monografia, é entendido que as condições de armazenamento do produto devem incluir proteção contra umidade, congelamento e calor excessivo.

Como se percebe na USP 24, a definição de temperatura ambiente controlada é "uma temperatura mantida termostaticamente entre 15 e 30°C (59 e 86°F)". Essa definição levantou muitas interpretações, incluindo armazenamento em qualquer temperatura entre 15 e 30°C, necessitando do conhecimento da estabilidade em qualquer temperatura escolhida. Numa tentativa de ser mais específico e cientificamente definitivo e para obter harmonia com os esforços internacionais de padronização de fármacos, o conceito de temperatura ambiente controlada recebeu uma definição mais exata no Nono Suplemento da USP 23. A faixa de temperatura habitual foi identificada entre 20 e 25°C, com a possibilidade de encontrar excursões na faixa de 15 a 30°C e com a introdução de um novo conceito, a temperatura cinética média (TCM).

Durante o armazenamento de um artigo farmacêutico, a degradação aparece numa faixa determinada pela concentração do material e a constante de taxa específica para o processo de degradação. Como as constantes de taxa são termodependentes, a degradação varia à medida que a temperatura se modifica durante o período de armazenamento. Para determinar-se a quantidade total de degradação térmica, é necessário calcular perdas individuais em cada temperatura e a soma delas. Numa tentativa de simplificar essa determinação, a TCM tem sido usada. A TCM é a temperatura única calculada na qual a quantidade total de degradação em um período específico é igual à soma das degradações individuais que ocorreriam em várias temperaturas. Dessa forma, a TCM pode ser considerada uma temperatura de armazenamento isotérmico que simula os efeitos não-isotérmicos das variações da temperatura de armazenamento.

As **Diretrizes da FDA** provêem recomendações para

1. O projeto dos estudos de estabilidade para estabelecer períodos de data de validade apropriados e requisitos de armazenamento de produtos.
2. A apresentação das informações sobre estabilidade de substâncias novas em processo de investigação, agentes biológicos, novos usos de fármacos conhecidos e solicitação de liberação de produtos biológicos.

Assim, as diretrizes representam uma estrutura para os projetos experimentais e análise de dados, bem como o tipo de documentação necessária para atender às exigências de regulamentação no processo de desenvolvimento de drogas.

Essa estrutura, contudo, foi significativamente reavaliada e revisada nos últimos anos, com a intenção de harmonizar as exigências técnicas para registro de produtos farmacêuticos em todo o mundo. A International Conference on Harmonization of Technical Requirements for Registration of Pharmaceuticals for Human Use (ICH) é um projeto singular que reuniu autoridades em normas reguladoras e especialistas da indústria farmacêutica de três regiões do mundo: Europa, Japão e EUA. A primeira conferência (ICH 1) ocorreu em novembro de 1991 em Bruxelas, e a segunda conferência (ICH 2) em Orlando, Flórida, em outubro de 1993. Essas conferências promoveram um fórum aberto de discussão e resultaram na criação de um extenso conjunto de parâmetros com os muitos aspectos de segurança, qualidade e eficácia de produtos medicinais. A ICH Harmonized Tripartite Guideline fornece uma indicação geral das exigências do *Teste de Estabilidade de Novas Drogas e Produtos*. O principal impulso das diretrizes de estabilidade centraliza-se em torno de critérios para a organização dos protocolos de estabilidade, mostrados no Quadro 52.1.

As diretrizes foram publicadas em forma de projeto no Registro Federal, 16 de abril de 1993. Os parâmetros definitivos foram publicados em 1994, com implementação das diretrizes que ocorrem com os Requerimentos de Registro após 1.º de janeiro de 1998.

ESTABILIDADE DO PRODUTO

Muitos fatores afetam a estabilidade do produto farmacêutico, incluindo a estabilidade do(s) ingrediente(s) ativo(s); a interação potencial entre ingredientes ativos e inativos; o processo de fabricação; a forma farmacêutica; o recipiente de sistema fechado; e as condições do ambiente encontradas durante embarque, armazenamento e manipulação; e o período de tempo entre a fabricação e o uso.

Classicamente, a avaliação da estabilidade de produtos farmacêuticos foi dividida em estudos químicos de estabilidade (incluindo bioquímicos) e físicos das formulações. Na realidade, não existe divisão absoluta entre essas duas divisões arbitrárias. Fatores físicos — tais como calor, luz e umidade — podem iniciar ou acelerar as reações químicas, e, toda vez que se faz a medida de um componente químico, as dimensões físicas são incluídas no estudo.

Nesse tratamento, a estabilidade física e química é discutida juntamente com essas propriedades da forma farmacêutica que podem ser medidas e que são úteis na previsão da vida de prateleira. O efeito dos vários fenômenos físicos e químicos de produtos farmacêuticos também é tratado.

O conhecimento da estabilidade física da formulação é muito importante por três razões principais. Primeiro, o produto farmacêutico precisa parecer fresco, elegante e profissional durante o tempo em que permanecer no mercado. Qualquer mudança na aparência física tal como desvanecimento da cor e nebulosidade pode fazer o paciente/consumidor perder a confiança no produto. Segundo, como alguns produtos são distribuídos em recipientes de múltiplas doses, a uniformidade da dose contida no ingrediente ativo ao longo do tempo precisa ser assegurada. Uma solução turva ou uma emulsão diluída pode produzir um padrão de dosagem não-uniforme. Terceiro, o ingrediente ativo precisa estar disponível para o paciente no período esperado da vida de prateleira da preparação. Uma quebra do sistema físico pode conduzir a uma não-disponibilidade do medicamento para o paciente. No caso dos aerossóis

Quadro 52.1 Protocolos de Estabilidade

CONDIÇÕES		PERÍODO MÍNIMO DE TEMPO NA APRESENTAÇÃO
Teste a longo prazo	25°C ± 2°C/60% RH ± 5%	12 meses
Teste acelerado	40°C ± 2°C/75% RH ± 6%	6 meses
Teste alternativo[a]	30°C ± 2°C/60% RH ± 5%	

[a]Necessário caso ocorra *mudança significativa* durante o período de armazenamento de 6 meses sob condições de teste acelerado.

de inalação pulmonar com dosímetro, a agregação das partículas pode resultar em deposição pulmonar inadequada da medicação.

As causas químicas de deterioração do fármaco foram classificadas em incompatibilidade, oxidação, redução, hidrólise, racemização, entre outras. Na última categoria, descarboxilação, deterioração do peróxido de hidrogênio e hipocloritos, e a formação de precipitados foram incluídas.

Formas Farmacêuticas Galênicas

Como as várias formas farmacêuticas galênicas apresentam formas únicas de estabilidade, elas são discutidas separadamente na próxima seção.

SUSPENSÕES — Uma suspensão estável pode ser dispersa novamente de forma homogênea com uma agitação moderada e pode ser facilmente vertida ao longo de sua vida de prateleira, não apresentando nem distribuição por tamanho de partícula, nem forma cristalizada, nem modificação apreciável da disponibilidade do ingrediente ativo suspenso.

A maioria das suspensões farmacológicas é floculada, isto é, as partículas suspensas são unidas fisicamente para formar uma estrutura frouxa, semi-rígida. Considera-se que as partículas se apóiem umas nas outras sem exercer uma importante força no líquido. Partículas sedimentadas de uma solução floculada podem ser dispersas facilmente em qualquer momento apenas com uma agitação moderada.

Em suspensões não-floculadas, as partículas permanecem como unidades não-afetadas pelas partículas vizinhas e são afetadas somente por um veículo de suspensão. Essas partículas, que são menores e mais leves, precipitam-se lentamente, porém, uma vez assentadas, formam com freqüência um sedimento sólido e de difícil dispersão. Suspensões não-floculadas podem ser aceitas pela redução das dimensões da partícula do material em suspensão ou pelo aumento da densidade ou viscosidade do veículo, reduzindo, dessa forma, a possibilidade de precipitação.

Quando se estuda a estabilidade de uma suspensão, primeiro determina-se com um manômetro diferencial se a suspensão é floculada. Em caso positivo, a suspensão irá trafegar a mesma distância nos dois braços laterais. Com suspensões não-floculadas, as pressões hidrostáticas nos dois braços são diferentes; por essa razão, o líquido se apresentará em níveis diferentes.

A história de precipitação de partículas de uma suspensão pode ser seguida por um viscosímetro de Brookfield adaptado com um aparato de Helipath. Esse instrumento consiste em um fuso rotatório com uma barra em T que se aprofunda lentamente para dentro da suspensão à medida que gira. O mostrador do viscosímetro é uma medida da resistência que o fuso encontra em vários níveis da suspensão sedimentada. Esse teste precisa ser realizado em amostras frescas e não-agitadas (veja Cap. 23).

Um contador eletrônico e medidor de tamanho de partículas, tal como o contador Coulter, ou um microscópio podem ser usados para determinar mudanças na distribuição das partículas por tamanho. As alterações da forma cristalizada podem ser determinadas por exame microscópico e, quando em suspensão, precisam ser confirmadas por difração do pó pelos raios X.

Todas as suspensões devem ser submetidas a condições cíclicas de temperatura para determinar-se a tendência da cristalização ocorrer dentro da suspensão. Testes de transporte, *i.e.*, transportar garrafas através de países por trilhos ou caminhão, também são vantajosamente utilizados para o estudo da estabilidade de suspensões.

EMULSÕES — Uma emulsão estável pode ser dispersa homogeneamente de volta a seu estado original com uma agitação moderada e pode ser esvaziada em qualquer estágio de sua vida de prateleira. Embora a maioria das emulsões farmacêuticas importantes seja do tipo óleo em água, muitos métodos de teste de estabilidade podem ser aplicados tanto para uma emulsão óleo em água quanto para uma emulsão água em óleo.

Dois testes simples são usados para separar as fórmulas de emulsões. Primeiro, a estabilidade de uma emulsão pode ser determinada pelo seu aquecimento de 50 a 70°C e observação do aspecto viscoso de sua estabilidade física ou conferindo suas medidas turbidimétricas. Habitualmente, a emulsão que é mais estável ao calor é aquela mais estável à temperatura ambiente. Contudo, isso pode não ser sempre verdadeiro, porque uma emulsão a 60°C pode não ser a mesma à temperatura ambiente. Segundo, a estabilidade da emulsão pode ser estimada pelo teste do *tempo de coalescência*. Embora esse seja somente um teste quantitativo grosseiro, é útil para determinar diferenças na viscosidade na estabilidade da emulsão à temperatura ambiente.

Emulsões também podem ser submetidas a temperaturas de refrigeração. Uma emulsão estável em temperatura ambiente demonstrou ser instável a 4°C. Já se argumentou que um emulsificador solúvel em óleo precipitou em temperaturas mais baixas e destruiu o sistema. Uma emulsão resfriada no ponto em que ocorre a cristalização da base aquosa é danificada irreversivelmente.

A ultracentrífuga é igualmente utilizada para determinar a estabilidade da emulsão. Quando a quantidade de óleo separado é traçada graficamente em relação ao tempo de centrifugação, uma curva platô é obtida. Um gráfico linear é formado quando a taxa de flutuação do óleo é demarcada *versus* o quadrado do número de revoluções por minuto na centrífuga. A taxa de flutuação é representada pelo declive da linha que se forma quando a distância log do limite da água da emulsão a partir do centro do rotor é traçada graficamente em relação ao tempo para cada revolução por minuto.

Para estudos de estabilidade, dois lotes de uma emulsão devem ser feitos em dois lados diferentes do equipamento. Um deve ser um lote pequeno e o outro lote, maior, de preferência com tamanho de produção. Diferentes tipos de homogeneizadores produzem resultados diferentes, e diferentes tamanhos do mesmo tipo de homogeneizador podem gerar emulsões com diferentes características.

SOLUÇÕES — Uma solução estável retém sua claridade original, cor e odor durante sua vida de prateleira. A retenção da claridade de uma solução é uma das principais preocupações do programa da estabilidade física. Como apenas a observação visual sob luz normal é um teste inadequado de claridade, uma luz microscópica deve ser projetada para dentro da solução através de um diafragma. Partículas não-dissolvidas irão dispersar a luz, e a solução irá parecer turva. Embora o contador Coulter também possa ser usado, os instrumentos de dispersão da luz são os meios mais sensíveis de avaliar a claridade da solução.

As soluções devem permanecer claras em uma faixa de temperatura relativamente ampla (p. ex., 4 a 47°C). Numa faixa menor, o ingrediente pode precipitar-se devido à sua menor solubilidade naquela temperatura, enquanto a uma homogeneidade térmica maior ele pode ser destruído pela floculação das partículas oriundas dos recipientes de vidro ou isolamentos de borracha. Dessa forma, as soluções devem ser submetidas a condições cíclicas de temperatura.

O programa de estabilidade para soluções também deve incluir um estudo para mudanças de pH, especialmente quando os ingredientes ativos são sais solúveis de ácidos ou bases insolúveis. Entre outros testes, existem as observações para mudanças no odor, aparência, cor, sabor, estabilidade à luz, redispersibilidade, suspensibilidade, propriedade de escoamento, viscosidade, isotonicidade, desprendimento gasoso, estabilidade microbiana, densidade específica, tensão superficial e conteúdo pirogênico, no caso de produtos parenterais.

Quando as soluções são filtradas, o meio de filtração pode absorver alguns dos ingredientes da solução. Assim, o mesmo tipo de filtro deve ser usado para preparação de amostras de estabilidade como serão usadas para preparar os lotes para produção por tamanho.

Para formulações de empacotamento a seco para posterior reconstituição, o aspecto tanto do material original seco quanto da preparação reconstituída deve ser observado. A cor e o odor do comprimido, a cor e o odor da solução, o conteúdo de umidade do comprimido e a taxa de reconstituição são passos que devem ser seguidos como parte desse perfil de estabilidade.

COMPRIMIDOS — Comprimidos originais retêm seu tamanho original, forma, peso e cor sob condições normais de manipulação e armazenagem ao longo de sua vida de prateleira. Ademais, a disponibilidade *in vitro* dos ingredientes ativos não deve mudar com o tempo.

Pó excessivo ou partículas sólidas no fundo do recipiente, rachaduras ou lascas na face de um comprimido ou aparência de cristais na superfície de um comprimido ou em paredes do recipiente são indicativos de instabilidade física de comprimidos descobertos. Por isso, o efeito da agitação moderada, uniforme e reproduzível e a queda dos comprimidos devem ser estudados. Após observação visual dos comprimidos para lascas, rachaduras e fendas, os comprimidos intactos são classificados e pesados para verificar-se a quantidade de material perdido pela abrasão. Os resultados desses testes são comparativos em vez de absolutos e devem ser correlacionados com a experiência de danificação real. Comprimidos empacotados também devem ser submetidos a testes de transporte através de países bem como a vários *testes de queda*.

A consistência do comprimido (resistência ao esmagamento ou fratura) pode ser acompanhada pelos avaliadores de consistência comercialmente disponíveis. Como os resultados variam de acordo com as características específicas do dispositivo de teste utilizado, não podem ser feitas comparações diretas dos resultados obtidos em dispositivos diferentes. Por conseguinte, o mesmo dispositivo deve ser usado sempre durante um determinado estudo.

A estabilidade colorimétrica dos comprimidos pode ser verificada por um colorímetro apropriado ou reflectômetro com calor, luz do sol e emprego de luz artificial intensa para acelerar a deterioração da cor. É preciso tomar cuidado na interpretação de dados com temperatura elevada, desde que o sistema submetido a essa temperatura pode ser diferente quando submetido a temperaturas menores. Não é sempre apropriado considerar que as mesmas mudanças irão ocorrer em temperaturas elevadas, como será evidenciado posteriormente à temperatura ambiente. Evidências de instabilidade de comprimidos cobertos também são indicadas por rachaduras, manchas ou gomosidades das coberturas.

Para os ingredientes ativos mais insolúveis e acondicionados em comprimidos, os resultados dos testes de dissolução são mais significativos do que os resultados de desintegração para prever a biodisponibilidade. Os testes de taxa de dissolução devem ser realizados em meios apropriados tais como os líquidos gástricos e/ou intestinais à temperatura de 37°C (veja Cap. 34). Caso nenhuma modificação importante (tal como a mudança na forma polimórfica do material) tenha ocorrido, um perfil da taxa de dissolução inalterado de uma formulação em comprimido habitualmente indica disponibilidade *in vivo*.

Os testes de desintegração podem ser usados para detectar mudanças periódicas grosseiras nas características físicas do comprimido, mas esses testes precisam ser correlacionados com o estudo da taxa de dissolução de um produto específico acondicionado em comprimido. Quando não existe qualquer correlação, os testes *in vivo* precisam ser realizados. O padrão de liberação de fórmulas de liberação prolongada deve ser determinado periodicamente durante o período do teste de estabilidade.

A uniformidade de peso, o odor, a textura e o conteúdo da droga, bem como o conteúdo e o efeito da umidade, são estudados durante os testes de estabilidade do comprimido.

CÁPSULAS GELATINOSAS — Quando armazenadas sob condições adversas, as cápsulas podem amolecer e aderir umas às outras ou endurecer e rachar sob leve pressão. Elas devem ser protegidas de contaminações microbianas. O envoltório das cápsulas gelatinosas moles deve conter um preservativo capaz de prevenir o crescimento de fungos. Produtos encapsulados, como todas as outras formas farmacêuticas, devem ser empacotados apropriadamente.

UNGÜENTOS — Os ungüentos foram definidos como suspensões de alta viscosidade de ingredientes ativos num veículo não-reativo. Ungüento estável é todo aquele que retém sua homogeneidade ao longo de sua vida de prateleira. Os principais problemas de estabilidade observados nesses componentes são *sangramento* e mudança na consistência devido ao envelhecimento ou a mudanças de temperatura. Quando os componentes líquidos como o óleo mineral separam-se na superfície de um ungüento, o fenômeno é conhecido como *sangramento* e pode ser percebido visualmente. Infelizmente, como não existe uma forma de acelerar esse evento, a tendência de *sangramento* não pode ser prevista.

Ungüento muito mole é difícil de ser usado, enquanto aquele viscoso demais é de difícil extração e aplicação. Por essa razão, é importante a capacidade de definir quantitativamente a consistência desse componente, o que pode ser feito através de um penetrômetro, um aparato que permite que um peso pontiagudo penetre dentro de uma amostra sob uma força medida. A profundidade de penetração é a medida da consistência de um ungüento. A consistência também pode ser medida pelo Helipath acoplado a um viscômetro para alta viscosidade ou por um reômetro de Burrell Severs. Com esse último instrumento, o ungüento preenche o espaço de um cilindro e é extraído com uma força mensurada. A quantidade extraída é a medida da consistência do ungüento.

Ungüentos têm um grau considerável de estruturação que necessita de um mínimo de 48 horas para desenvolver-se após a preparação. Como os dados reológicos de um ungüento recém-fabricado podem estar errados, esses testes devem ser realizados apenas após o componente atingir o equilíbrio.

Leves mudanças na temperatura (1 ou 2°C) podem afetar bastante a consistência do ungüento; assim, os estudos reológicos desses componentes devem ser realizados somente a temperaturas constantes e controladas.

Entre os outros testes realizados durante o estudo da estabilidade de um ungüento estão a verificação da aparência visual, cor, odor, viscosidade, grau de amolecimento, consistência, homogeneidade, distribuição por tamanho da partícula e esterilidade.

Componentes não-dissolvidos de um ungüento podem modificar a sua forma cristalizada ou seu tamanho com o tempo. O exame microscópico ou uma medida da difração dos raios X podem ser usados para monitorar esses parâmetros.

Em alguns casos, é necessário usar uma base de ungüento inferior à ideal para atingir a estabilidade exigida. Por exemplo, drogas que hidrolisam rapidamente são mais estáveis em base que contém hidrocarboneto do que em base que contém água, mesmo que possam ser mais eficazes nesse último caso.

Incompatibilidade

Origens óbvias de instabilidade farmacológica incluem a incompatibilidade de vários ingredientes dentro da fórmula. Diversos exemplos são descritos em outras seções deste livro, e a literatura é repleta de ilustrações. Assim, a matéria não precisa ser tratada em detalhes aqui.

Enquanto se diz que reações indesejáveis entre duas ou mais drogas resultam de incompatibilidade *física*, *química* ou *terapêutica*, a incompatibilidade física é até certo ponto uma expressão inadequada. Foi definida como uma interação física ou química entre dois ou mais ingredientes que conduz a uma visível modificação reconhecida, que pode aparecer na forma de um precipitado grosso, turvação ou mudança de cor.

Por outro lado, uma incompatibilidade química é classificada como uma reação na qual a mudança visível não ocorre. Como não existe evidência visível de deterioração, esse tipo de incompatibilidade necessita de pessoal treinado e instruído para reconhecê-la, se devesse acontecer.

Uma incompatibilidade terapêutica é definida como uma interação farmacológica indesejável entre dois ou mais ingredientes que conduz a

1. Potenciação dos efeitos terapêuticos dos ingredientes
2. Destruição da eficácia de um ou mais dos ingredientes
3. Ocorrência de uma manifestação tóxica no paciente.

Oxirredução

A oxidação é a principal causa de instabilidade do produto, e, em geral, mas nem sempre, a adição de oxigênio ou a remoção de hidrogênio está envolvida. Quando o oxigênio molecular está envolvido, a reação é conhecida como auto-oxidação, posto que ocorre espontaneamente, embora lentamente, à temperatura ambiente.

A oxidação, ou perda de elétrons de um átomo, freqüentemente envolve radicais livres e subseqüentes reações em cadeia. É necessária apenas uma pequena quantidade de oxigênio para dar início à reação em cadeia. Na prática, é fácil remover a maior parte do oxigênio de um recipiente, porém muito difícil removê-lo por completo. Dessa forma, nitrogênio e dióxido de carbono são usados com freqüência para se deslocar o ar dos recipientes de produtos farmacêuticos para ajudar a minimizar a deterioração pela oxidação.

Como uma reação de oxidação é complicada, é difícil realizar-se um estudo cinético em processos oxidativos dentro de um programa de estabilidade geral. O potencial redox, que é constante e relativamente fácil de determinar-se, pode, contudo, fornecer informações preditivas válidas. Em muitas reações oxidativas, a taxa é proporcional à concentração das espécies oxidantes mas pode ser independente da concentração do oxigênio presente. A taxa é influenciada pela temperatura, radiação e a presença de um catalisador. Uma elevação da temperatura conduz a uma aceleração da taxa de oxidação. Se a temperatura de armazenamento de uma preparação pode ser reduzida de 0 a 5°C, habitualmente pode ser considerado que a taxa de oxidação pode ser ao menos reduzida à metade.

Traços de metais pesados como os íons cúprico, crômico, ferroso e férrico podem catalisar reações de oxidação. Quantidades tão pequenas como 0,2 mg de íon cobre por litro reduzem consideravelmente a estabilidade da penicilina. Exemplos similares incluem a deterioração da epinefrina, fenilefrina, lincomicina, isoprenalina e cloridrato de procaína. Adicionar agentes queladores à água para seqüestrar metais pesados e a fabricação em equipamentos especiais (p. ex., vidro) são alguns meios usados para reduzir a influência dos metais pesados na fórmula. Formulações parenterais não devem entrar em contato com íons de metais pesados durante sua fabricação, empacotamento ou armazenagem.

Íons hidrônio e hidroxila catalisam reações oxidativas. A taxa de decomposição para epinefrina, por exemplo, é mais rápida em solução neutra ou alcalina com estabilidade máxima (decomposição oxidativa mínima) em pH de 3,4. Existe uma faixa de pH para estabilidade máxima para qualquer preparação antibiótica ou vitamínica, que habitualmente pode ser atingida pelo adicionamento de ácido, base ou tampão.

A oxidação pode ser inibida por antioxidantes, chamados catalisadores negativos. Eles são muito eficazes na estabilização farmacêutica de produtos que sofrem uma reação em cadeia mediada por radicais livres. Essas substâncias, que são facilmente oxidáveis, apresentam um potencial de oxidação menor que o ingrediente ativo. Assim, podem sofrer degradação preferencial ou agir como inibidores de cadeias de radicais livres por liberarem um elétron e receberem a energia presente na molécula ativa.

O antioxidante ideal deve ser estável e eficaz sobre uma ampla faixa de pH, solúvel em sua forma oxidada, incolor, atóxico, não-volátil, que não causa irritação, eficaz em pequenas concentrações, termoestável e compatível com o sistema fechado dos recipientes e ingredientes da fórmula.

Os antioxidantes comumente usados para sistemas aquosos incluem sulfeto de sódio, metabissulfeto de sódio, bissulfeto de sódio, tiossulfato de sódio e ácido ascórbico. Para sistemas oleosos, empregam-se palmitato de ascorbil, hidroquinona, propil galato, ácido nordiidroguaraiético, hidroxitolueno butilado, hidroxianisol butilado e α-tocoferol.

Sinergistas, que aumentam a atividade dos antioxidantes, são geralmente compostos orgânicos que formam complexos com pequenas quantidades de metais pesados (veja Cap. 14). Esses incluem derivados do ácido etilenodiamina tetraacético (EDTA), diidroetilglicina e os ácidos cítrico, tartárico, glucônico e sacárico. EDTA tem sido usado para estabilizar ácido ascórbico, oxitetraciclina, penicilina, epinefrina e prednisolona.

Reações de redução são muito menos comuns que as de oxidação na prática farmacêutica. Os exemplos incluem a redução dos sais de ouro, prata e mercúrio pela luz para formar os correspondentes metais livres.

Hidrólise

Drogas que contêm uma ligação éster ou amida são propensas a hidrólise. Alguns exemplos incluem cocaína, fisostigmina, procaína, tetracaína, tiamina e benzilpenicilina.

A taxa de hidrólise depende da temperatura e do pH da solução. Uma regra muito citada é aquela que diz que para cada 10°C de elevação na temperatura de armazenagem a taxa de reação dobra ou triplica. Como se trata de um empirismo, não é sempre aplicável.

Quando ocorre hidrólise, a concentração do ingrediente ativo diminui, enquanto a concentração dos produtos de degradação aumenta. O efeito dessa mudança na taxa de reação depende da ordem da reação. Com reações de ordem zero, a taxa de decomposição independe da concentração do ingrediente. Embora soluções fracas se decomponham numa mesma taxa absoluta que as soluções fortes, quanto mais fraca a solução, maior a proporção de ingrediente ativo destruído em dado tempo, *i.e.*, a porcentagem de decomposição é maior em soluções mais fracas. O aumento na concentração de ingrediente ativo que é hidrolisado pela cinética de zero ordem reduz a porcentagem de decomposição.

Com reações de primeira ordem, que ocorrem freqüentemente na hidrólise das drogas, a taxa de modificação é diretamente proporcional à concentração da substância reativa. Assim, mudanças na concentração do ingrediente ativo não exercem influência na taxa de decomposição.

Como muitas reações hidrolíticas são catalisadas tanto pelo íon hidrônio quanto pela hidroxila, o pH é um fator importante na determinação da taxa de reação. A faixa de pH de decomposição mínima (ou estabilidade máxima) depende do íon que tem maior efeito na reação. Se o mínimo ocorre a um pH de 7, os dois íons têm igual efeito. A mudança do mínimo em direção ao lado ácido indica que a hidroxila tem um efeito catalítico mais forte e vice-versa no caso de uma mudança em direção ao lado alcalino. Em geral, as hidroxilas têm um efeito mais forte. Dessa forma, o mínimo é freqüentemente encontrado no pH entre 3 e 4.

Algumas vezes, é necessário ajustar entre o pH ótimo para estabilidade e aquele para atividade farmacológica. Por exemplo, alguns anestésicos locais são mais estáveis em um certo pH ácido, enquanto para máxima atividade o valor deve ser neutro ou levemente alcalino.

Pequenas quantidades de ácidos, álcalis ou tampões são usadas para ajustar o pH de uma fórmula. Tampões são usados quando pequenas modificações no pH são mais propensas a causar maior degradação do ingrediente ativo.

Obviamente, o volume de água presente pode exercer um efeito profundo na taxa de uma reação de hidrólise. Quando uma reação ocorre bastante rapidamente na água, outros solventes algumas vezes podem ser usados. Por exemplo, barbituratos são muito mais estáveis à temperatura ambiente em água-propileno glicol do que em água pura.

A modificação da estrutura química pode ser usada para se retardar a hidrólise. Em geral, como é somente a fração da droga em solução que hidrolisa, um composto pode ser estabilizado pela redução de sua solubilidade. Isso pode ser feito pela adição de vários substituintes à cadeia alquil ou acil de ésteres alifáticos ou aromáticos ou um anel de um éster aromático. Em alguns casos, sais menos solúveis ou ésteres do composto original foram considerados auxiliares na estabilidade do produto. Os complexos estéricos ou polares também foram empregados para alterar a taxa de hidrólise. Complexos de cafeína com anestésicos locais tais como benzocaína, procaína ou tetracaína reduzem a taxa de hidrólise e assim promovem estabilidade.

Surfactantes também podem ser usados para a estabilização de drogas. Por exemplo, a meia-vida da benzocaína foi aumentada 18 vezes pela adição de lauril sulfato de sódio.

Descarboxilação

A degradação pirolítica do estado sólido pela descarboxilação habitualmente não é encontrada em farmácia, como as temperaturas de ativação relativamente altas (25 a 30° kcal) são necessárias para a reação. Contudo, o ácido *p*-aminossalicílico sólido sofre degradação pirolítica a *m*-aminofenol e dióxido de carbono. A reação, que segue a cinética de primeira ordem, é altamente dependente de pH e é catalisada pelo íon hidrônio. A descarboxilação do ácido *p*-aminobenzóico ocorre somente em valores de pH extremamente baixos e a temperaturas altas.

Racemização

A racemização, ou a ação ou processo de modificar um composto opticamente ativo para um composto racêmico ou mistura opticamente inativa das correspondentes formas dextro- (*d*-) e levo (*l*-), é um importante fator na estabilidade farmacêutica. Freqüentemente, a forma *l*- é mais estável farmacologicamente do que a forma *d*-. Por exemplo, a *l*-epinefrina é de 15 a 20 vezes mais ativa do que sua contrapartida *d*-, enquanto a atividade de sua mistura racêmica é mais do que metade de sua forma *l*-. A nomenclatura atual pratica o uso de (+) para *d*- e (−) para *l*-, por isso, a *l*-epinefrina seria chamada de (−)-epinefrina, etc. Veja o Cap. 25 para maiores detalhes.

Em geral, a racemização segue a cinética de primeira ordem e depende da temperatura, do solvente, do catalisador e da presença ou ausência de luz. A racemização parece depender da ligação do grupo funcional ao átomo de carbono assimétrico, com o grupo aromático tendendo a acelerar o processo.

Reações Fotoquímicas

A degradação fotolítica pode ser um importante fator limitante na estabilidade de produtos farmacêuticos. Uma droga pode ser afetada quimicamente pela radiação de um comprimento de onda específico somente se ela absorver radiação naquele comprimento de onda e a energia exceder um limiar. Radiação ultravioleta, que tem um alto nível energético, é a causa de muitas reações de degradação.

Se a molécula absorvente reage, diz-se que a reação é de natureza fotoquímica. Quando as moléculas absorventes não participam diretamente da reação, mas passam a sua energia para as outras moléculas reativas, a substância absorvente é classificada como um fotossensibilizador.

Como muitas variáveis podem estar envolvidas numa reação fotoquímica, a cinética pode ser muito complexa. A intensidade e o comprimento de onda da luz e o tamanho, a forma, a composição e a cor do recipiente podem afetar a velocidade da reação.

A fotodegradação da clorpromazina através de um intermediário radical livre da semiquinona segue a cinética de ordem zero. Por outro lado, soluções alcoólicas de hidrocortisona, prednisolona e metilprednisolona se degradam por reações que seguem a cinética de primeira ordem.

Recipientes de vidro colorido são mais comumente usados para proteger formulações sensíveis à luz. Vidros amarelo-esverdeados oferecem a melhor proteção na faixa ultravioleta, enquanto o âmbar proporciona considerável proteção contra a região ultravioleta, porém menor proteção contra o infravermelho. A riboflavina é mais bem protegida por um estabilizador que tem o grupamento hidroxila ligado ao ou próximo ao anel aromático. A fotodegradação de soluções de sulfacetamida podem ser inibidas por um antioxidante tal como o tiossulfato de sódio ou o metabissulfeto.

Energia Ultra-sônica

A energia ultra-sônica, que consiste em vibrações e ondas com freqüências maiores que 20.000 Hz, promove a formação de radicais livres e altera as moléculas da droga.

Mudanças na prednisolona, acetato de prednisona e suspensões de acetato de desoxicorticosterona no campo ultra-sônico têm sido observadas de forma espectrométrica na cadeia lateral no C-17 e no grupamento oxo do anel A. Com o alginato sódico, no campo ultra-sônico, foi divulgado que acima de uma potência de saída mínima a degradação aumenta linearmente com o aumento da potência.

Radiação Ionizante

A radiação ionizante, sobretudo os raios gama, tem sido usada para a esterilização de certos produtos farmacêuticos. Na dose habitual de esterilização, 2,5 mRad, ela raramente causa degradação química apreciável. Em geral, formulações que estão em estado sólido ou congelado são mais resistentes à degradação pela radiação ionizante do que as na forma líquida. Por exemplo, muitas das vitaminas são pouco afetadas pela radiação no estado sólido porém apreciavelmente decompostas em solução. Por outro lado, tanto as formas de estado sólido quanto líquido do sulfato de atropina são seriamente afetadas pela radiação.

PREVENDO A VIDA DE PRATELEIRA

A técnica de estimativa da vida de prateleira de uma formulação a partir dos dados de estabilidade acumulados evoluíram a partir do exame dos dados e da realização de uma suposição proveniente da feitura de um gráfico com os pontos tempo-temperatura num papel quadriculado adequado e com a extrapolação grosseira da linha de regressão para a aplicação de leis físico-químicas rigorosas, conceitos estatísticos e computadores a fim de obter estimativas importantes e confiáveis.

Um simples meio de estimar a vida de prateleira a partir de uma série de tabelas preparadas em computador foi descrito por Lintner *et al.*[5] Esse sistema foi desenvolvido para selecionar a melhor formulação protótipo com base nos dados da estabilidade a curto prazo e prever tanto o valor estimado quanto o mínimo da vida de prateleira de uma formulação. Trata-se de uma abordagem contemporizadora entre os métodos empíricos e os modernos e rigorosos conceitos estatísticos. Todos os cálculos podem ser feitos prontamente a mão, e os valores estimados podem ser facilmente obtidos através de tabelas apropriadas. O sistema considera que

1. As previsões da vida de prateleira podem ser satisfatoriamente feitas para temperaturas baixas utilizando-se o clássico modelo de Arrhenius pelos dados obtidos em temperaturas mais altas.
2. A energia de ativação da reação de degradação está entre 10 e 20 kcal/mol (trata-se de uma suposição segura, desde que Kennon[6] percebeu que raramente existem drogas com energias de ativação inferior a 10 kcal/mol usadas em farmácia, e para valores tão altos quanto 20 kcal/mol o erro na previsão da vida de prateleira estará no lado conservador).
3. A taxa de decomposição não aumentará além daquela já observada.
4. O desvio padrão dos ensaios reproduzidos é conhecido ou pode ser estimado a partir dos dados analíticos.

Esse conceito considera ainda que a reação de degradação obedece à cinética de ordem zero ou pseudo-ordem zero. Como demonstrado na Fig. 52.1, trata-se de uma excelente suposição. Para dados correspondentes a modelos de degradação de zero, primeira e segunda ordens, é impossível distinguir uma ordem da outra pelos procedimentos analíticos habituais quando o total de material degradado não é grande. Além disso, os cálculos da vida de prateleira que consideram a cinética de

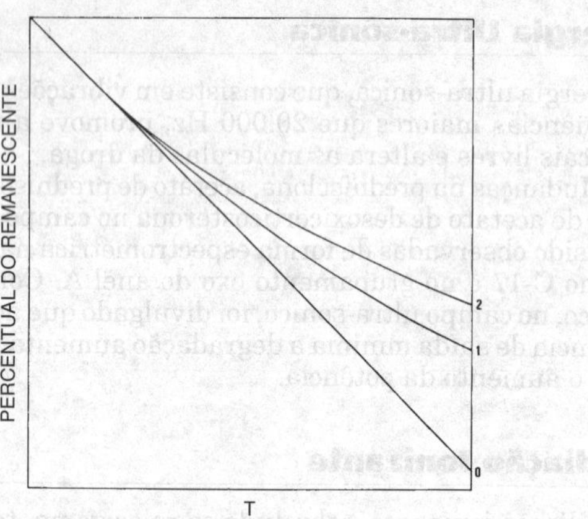

Fig. 52.1 Diagramas de ordem zero para reações que são de ordem zero, primeira e segunda ordens.

ordem zero são mais conservadores do que aqueles de ordens maiores.

Esse sistema é útil na criação do projeto experimental para o estudo da estabilidade. O formulador tem a oportunidade de estudar várias combinações de parâmetros para tentar otimizar os modelos físico estatísticos. Pode-se checar o efeito do aumento do modelo de desvio padrão, realizando-se reproduções adicionais, utilizando-se diferentes pontos temporais e considerando-se várias taxas de degradação e energias de ativação na estabilidade do teste de formulação.

McMinn e Lintner desenvolveram posteriormente e divulgaram um sistema de processamento de informações para manuseio dos dados de estabilidade do produto.[7] Esse sistema economiza o tempo dos formuladores na análise e interpretação dos seus dados de estabilidade do produto, além de minimizar o auxílio necessário para se lidar com um aporte de dados cada vez maior. Para produtos como as vitaminas, por exemplo, para os quais é necessário um grande fornecimento, as porções estatísticas dessa técnica avançada auxiliam o fabricante a construir a fórmula e a obter a data de validade desejada e mais econômica.

O sistema armazena tanto dados físicos quanto químicos e possibilita a informação em três formatos diferentes (um dos quais foi designado especificamente para ser submetido às agências de regulação). O sistema analisa dados de uma única temperatura estatisticamente pela análise da covariância e regressão ou dados de múltiplas temperaturas por uma expressiva ou não-expressiva análise utilizando a relação de Arrhenius; prova estimativas da vida de prateleira da preparação com intervalos de segurança apropriados; imprime previamente os cartões requisitados de modelo que são usados para gravar os resultados dos respectivos procedimentos e registrar os dados no sistema; e produz uma planilha de estabilidade maior de 5 anos, bem como períodos de 14 dias de modelos a serem apresentados.

Como mencionado anteriormente, uma porção do sistema avançado analisa os dados de estabilidade obtidos em temperatura única pela avaliação da covariância e regressão. Essa análise é baseada no modelo linear (ordem zero)

$$Y_{ij} = \beta_i X_{ij} + \alpha_i + \epsilon_{ij} \qquad (1)$$

onde Y_{ij} é a porcentagem do rótulo do j.º modelo de estabilidade do i.º lote, X_{ij} é o tempo em meses em que Y_{ij} foi observado, β_i e α_i são a inclinação e a interseção, respectivamente, da linha de regressão do i.º lote, e ϵ_{ij} é um erro randômico associado a Y_{ij}. Os erros randômicos são considerados como sendo distribuição de variáveis normais de forma idêntica e independente com um meio zero e uma variação comum, σ^2.

Um resumo dessa análise de regressão para cada lote individualmente e para a combinação desses lotes, mais um resumo para análise da covariância e desvio a partir da regressão são preparados por computador.

Como o computador combina, ou agrupa, os dados de estabilidade de lotes individuais, independentemente da integridade estatística desse passo, os dados agrupados são examinados por validade pelo teste F. O quadrado do coeficiente de regressão (diagrama) é dividido pelo quadrado do desvio dentro dos lotes, e, de forma similar, o principal ajuste (eixo y) é dividido pelo quadrado comum para as respectivas faixas F. Os últimos valores então são comparados com os valores críticos F a 5%. Quando os valores F calculados são menores do que os valores críticos, os dados podem ser combinados, e os dados agrupados podem ser analisados.

Uma cópia impressa para os lotes combinados bem como para os lotes individuais fornece uma taxa estimada de degradação e seu erro padrão em porcentagem por mês para cada ingrediente. O valor t de *Student* é calculado a partir dessas estimativas e testado para significância a partir de zero. Quando o valor t é significativo, a cópia impressa contém uma estimativa da vida de prateleira com o intervalo de segurança confiável. Quando o valor t não é significativamente diferente de zero, as estimativas do valor mínimo e projetado da vida de prateleira são realizadas. Ademais, coordenadas da linha de regressão com limites de segurança apropriados para modelos principais ou individualmente preditos são impressas.

Diagramas da linha dos quadrados menores contendo os dados individuais também são impressas pelo computador. Para o cálculo de X_0, $\hat{Y}$ igual a $\bar{Y} + \hat{\beta}\,(X_0 - \bar{X}..)$, onde $\hat{\beta}$ é a estimativa de quadrados menores do gráfico, e $\bar{X}..$ é o principal tempo do ensaio.

A variação da amostra para essa estimativa, é igual a

$$S^2_{Y\cdot X}\left[\frac{1}{N} + \frac{(X_0 - \bar{X}..)^2}{\Sigma\,(X_{ij} - \bar{X}..)^2}\right] \qquad (2)$$

onde N é o número de ensaios. O intervalo de confiança de 95% é igual a $Y \pm$

Para casos nos quais a inclinação da linha que melhor preenche é positiva e significativamente diferente de zero (resultando, p. ex., da evaporação do solvente), a frase "nenhuma degradação foi detectada e dessa forma não se faz nenhuma estimativa da vida de prateleira" é impressa. Quando a linha calculada tem uma inclinação positiva mas não é significativamente diferente de zero, calcula-se somente o valor da vida de prateleira mínima.

Tradicionalmente, os dados de estabilidade extensa são coletados a temperaturas de armazenamento recomendadas (habitualmente temperatura ambiente e/ou do refrigerador) para serem colocados no rótulo da embalagem. Contudo, dados de temperatura elevada são de muita valia na determinação da vida de prateleira do produto. Na prática, múltiplos níveis de tensão térmica são aplicados à formulação de modo que a estimativa da vida de prateleira possa ser estabelecida para condições de venda normalmente esperadas. Em casos nos quais dados de estudos acelerados são utilizados para projetar-se uma data de validade experimental que se encontra além da data aceita pelos reais estudos da vida de prateleira, os testes devem prosseguir até que se comprove a data de validade experimental.

Percebeu-se no Cap. 19 que o efeito da variação da temperatura na taxa de uma reação pode ser expresso por uma fórmula integrada da equação de Arrhenius

$$k = se^{-E_A/RT} \qquad (3)$$

$$\log \frac{k_2}{k_1} = \frac{E_A}{2{,}303R}\left(\frac{T_2 - T_1}{T_2 \cdot T_1}\right) \qquad (4)$$

Uma drástica modificação desse modelo foi incorporada dentro do sistema computadorizado descrito previamente. Cada cópia impressa apresenta uma frase a respeito da aceitabilidade da suposição de Arrhenius com seu apropriado nível de probabilidade, a inclinação e a interseção da linha de Arrhenius, a energia de ativação aparente estimada de ativação de seus 95% de confiança mais os valores de vida de prateleira estimados a temperaturas selecionadas.

A análise dos dados de estabilidade de primeira ordem é baseada no modelo linear

$$Y_{ij} = \alpha_i + \beta_i X_{ij} + \epsilon_{ij} \tag{5}$$

onde Y_{ij} é o logaritmo natural do valor do ensaio para a *j*.ª observação da *i*.ª temperatura, X_{ij} é o tempo decorrido em meses para o ensaio da amostra para a *i*.ª temperatura, β_i e α_i são a inclinação e a interseção, respectivamente, e ϵ_{ij} é um erro randômico associado a Y_{ij}. Os erros são considerados distribuídos idêntica e independentemente, normalmente com um meio zero e a variação σ^2.

Para outras ordens que não a primeira, Y_{ij} representa o aumento da concentração à potência de 1 menos a ordem.

A constante de taxa estimada (*i.e.*, a inclinação negativa) é

$$-b_i = -\sum_j (Y_{ij} - Y_i)(X_{ij} - X_i) \Big/ \sum_j (X_{ij} - X_i)^2 \tag{6}$$

O erro padrão da constante de taxa estimada é

$$S_{-b_i} = \frac{S(Y/X)}{[\Sigma\,(X_{ij} - X_i)^2]^{1/2}} \tag{7}$$

onde *S(Y/X)*, o erro residual padrão, é igual a

$$S(Y/X) = \left\{ \frac{1}{N-2} \left[\sum_{j=1}^{12} (Y_{ij} - Y_i)^2 - \frac{[\Sigma\,(X_{ij} - X_i)(Y_{ij} - Y_i)]^2}{\Sigma\,(X_{ij} - X_i)^2} \right] \right\}^{1/2} \tag{8}$$

De acordo com a relação de Arrhenius, a degradação ocorre mais rapidamente a temperaturas mais elevadas; assim, ensaios para os dados de altas temperaturas habitualmente são realizados mais freqüentemente, porém por um período de tempo mais curto. O efeito da análise simples dos mínimos quadrados desse tipo de dados é forçar a equação de Arrhenius através de dados da baixa temperatura e essencialmente ignorar as informações da alta temperatura. Dessa forma, acredita-se muito mais nos pontos estimados da baixa temperatura do que se garante. Ademais, os limites de segurança habitual nas taxas de degradação extrapoladas à temperatura ambiente ou de refrigerador não podem se tornar válidos. Por essas razões, Bentley[8] apresentou um método baseado na análise ponderada dos mínimos quadrados para substituir uma aproximação não-ponderada. Ele também desenvolveu um teste estatístico para a validade da suposição de Arrhenius, que é facilmente calculado a partir de resultados do método não-ponderado.

Para se estabelecer a estimativa da vida de prateleira a partir de dados de temperaturas elevadas, duas temperaturas de armazenamento são obviamente as mínimas. À medida que a exatidão da extrapolação é aumentada pelo uso de temperaturas adicionais, recomenda-se um mínimo de quatro diferentes temperaturas para a maior parte dos estudos de estabilidade. Com o uso atual de computadores para realizar o volume de cálculos de estabilidade, incluindo a análise do mínimo quadrado ponderado, as temperaturas e condições de armazenamento não precisam ser selecionadas por conveniência aritmética.

Não é necessário determinar o mecanismo da reação de degradação. Na maioria dos casos, é necessário somente seguir algumas propriedades de degradação e linearizar essa função. Tanto a quantidade de droga intacta quanto a quantidade de um produto de degradação formado podem ser acompanhadas. Não é habitualmente prático determinar-se a ordem exata da reação. Com erros de ensaio na faixa de 2 a 5%, pelo menos 50% de decomposição precisam ocorrer antes de determinar-se a ordem da reação. Como as perdas com produtos farmacêuticos geralmente são de pequena monta, deve-se considerar a cinética de ordem zero, a menos que a ordem da reação seja conhecida de trabalhos prévios. Em qualquer caso, é recomendável a replicação dos ensaios de estabilidade.

Os lotes de drogas usadas para estudo de estabilidade devem ser representativos do material da rodada de produção ou, pelo menos, material de reconhecido grau de pureza. A qualidade dos excipientes deve igualmente ser conhecida, desde que suas impurezas ou quantidade de umidade podem afetar de forma deletéria a estabilidade do produto farmacêutico. Assim também, as amostras da formulação tomadas para estudo de estabilidade precisam ser representativas do lote.

Métodos de ensaio específicos e indicadores de estabilidade precisam ser usados, para se fazer uma estimativa significativa da vida de prateleira. A confiabilidade e a especificidade do método teste na molécula intacta e nos produtos de degradação precisam ser demonstradas.

ADIÇÃO DE SUPLEMENTO

O problema da potência em declínio em uma preparação instável pode ser minorado pela adição de um excesso ou suplemento do ingrediente ativo. Suplementos, dessa forma, são adicionados a formulações farmacêuticas para manter o conteúdo de ingrediente ativo dentro de limites compatíveis com as necessidades terapêuticas, por um período predeterminado de tempo.

A quantidade de suplemento depende do ingrediente específico e da forma farmacêutica galênica. A International Pharmaceutical Federation recomenda que os suplementos sejam limitados ao máximo de 30% sobre a potência de um ingrediente descrita no rótulo.

RECIPIENTES FARMACÊUTICOS

A menos que, ao contrário, haja indicação na monografia de um compêndio, os padrões oficiais para recipientes aplicam-se a artigos embalados tanto pelo fabricante do produto farmacêutico quanto pelo distribuidor farmacêutico. Em geral, o reempacotamento de produtos farmacêuticos não é recomendável. Contudo, se o reempacotamento for necessário, o fabricante do produto deve ser consultado para potenciais problemas de estabilidade.

O recipiente farmacêutico é definido como um dispositivo que contém o fármaco e está, ou pode estar, em contato direto com a preparação. O recipiente imediato é descrito como aquele que se encontra em contato direto com a droga em todo momento. O fechamento é tradicionalmente considerado parte do sistema de embalagem. O recipiente não pode interagir de forma física ou química com a formulação a ponto de alterar a potência, a qualidade ou a pureza de seus produtos além de limites permissíveis.

A escolha do recipiente e do sistema de fechamento pode ter um profundo efeito na estabilidade do produto farmacêutico. Agora que uma grande variedade de vidros, plásticos, tampas de borracha, tubos e revestimentos de tubos encontram-se disponíveis, as possibilidades de interação entre os componentes da embalagem e os ingredientes da formulação são imensas. Alguns dos elementos do recipiente estão, eles mesmos, sujeitos a mudanças de ordem física ou química que podem ser dependentes do tempo e da temperatura.

Freqüentemente, é necessário usar um recipiente bem-fechado ou forte para proteger o produto farmacêutico. Um *recipiente bem-fechado* é usado para proteger o conteúdo contra sólidos estranhos ou contra a perda da potência do ingrediente ativo sob condições comerciais normais. Um *recipiente forte* protege o conteúdo contra a contaminação por materiais estranhos, perda de conteúdo, eflorescência, liquefação ou evaporação, e é capaz de ser fechado novamente com força. Quando se especifica a embalagem ou armazenamento de um artigo oficial em um recipiente forte ou bem-fechado, testes de permeabilidade à água devem ser realizados no recipiente escolhido.

Num programa de estabilidade, a aparência do recipiente, com especial ênfase às paredes internas, a migração dos ingredientes sobre ou para dentro do plástico ou para dentro do sistema de fechamento de borracha, a migração de plastificadores ou componentes da borracha para dentro da formulação, a possibilidade de permeação de umidade em duas vias através das paredes do recipiente, a integridade do selo de segurança e o torque da tampa precisam ser estudados.

Vidros, plásticos e/ou metais são componentes comumente usados como recipientes de produtos farmacêuticos.

Tradicionalmente, o vidro é o recipiente mais amplamente usado para produtos farmacológicos para assegurar que permaneça inerte, visível, com potência, intacto, protegido contra a umidade, com facilidade de ser novamente fechado e econômico. Embora o vidro apresente algumas desvantagens, tais como a lixiviação de álcalis e flocos insolúveis para dentro da formulação, essas desvantagens podem ser eliminadas pela escolha de um vidro adequado. Como as composições das formulações do vidro podem ser variadas pela quantidade e tipos de areia e sílica adicionadas e as condições de tratamento por aquecimento utilizadas, o recipiente apropriado para qualquer formulação pode ser escolhido.

Os recipientes de vidro novos e nunca utilizados são testados em sua resistência contra ataque por água altamente purificada ou titulação de ácido sulfúrico para determinar a quantidade de álcali a ser liberado. Tanto os recipientes de vidro quanto os de plástico são utilizados para proteger as formulações sensíveis à luz contra a degradação. A quantidade de luz transmitida é medida utilizando-se um espectrômetro de sensibilidade e precisão satisfatórias.

Os vidros estão geralmente disponíveis em cor de pederneira, âmbar, azul, esmeralda, verde e certas cores opala e verde resistentes à luz. Os vidros com cor de pederneira, azul e verde, que transmitem raios violeta claro ou ultravioleta, não preenchem as especificações oficiais para recipientes resistentes à luz.

Os vidros coloridos usualmente não são utilizados para preparações injetáveis, desde que haja dificuldade de se detectar a presença de descoloração da preparação e matéria particulada. As drogas sensíveis à luz para uso parenteral são habitualmente lacradas em ampolas cor de pederneira e colocadas numa caixa. Os frascos de doses múltiplas devem ser armazenados em local escuro.

Os fabricantes de drogas para prescrição devem incluir, nos rótulos de seus produtos, informação suficiente para alertar o farmacêutico sobre o tipo de recipiente para distribuição necessário para manter a identidade, a potência, a qualidade e a pureza do produto. Essa breve descrição do recipiente adequado, p. ex. resistente à luz, bem-fechado e forte, pode ser omitida naqueles produtos distribuídos nos recipientes do fabricante original.

PLÁSTICOS — Os recipientes de plástico têm-se tornado muito populares para fins de armazenamento de produtos farmacêuticos. Polietileno, polistireno, cloreto de polivinil e polipropileno são usados para preparar recipientes de plástico de várias densidades para se ajustar às necessidades da formulação.

Fatores tais como composição, processamento e procedimentos de limpeza, meios de contato, tintas, adesivos, absorção, adsorção e permeabilidade de preservativos também interferem na conveniência de um plástico para uso farmacêutico. Assim, procedimentos de teste biológicos são usados para determinar a conveniência do plástico para empacotar produtos indicados para uso parenteral e para polímeros destinados ao uso em implantes e dispositivos médicos. Injeção sistêmica e subcutânea e testes de implante são empregados. Ademais, testes para resíduos não-voláteis, resíduos na inflamação, metais pesados e capacidade de tamponamento foram projetados para determinar as propriedades físico-químicas dos plásticos e de seus derivados.

Os recipientes de polietileno de alta densidade, que são usados para empacotar cápsulas e comprimidos, possuem propriedades térmicas características, um espectro distinto de absorção infravermelho e densidade entre 0,941 e 0,965 g/cm^3. Além disso, esses recipientes são testados para transmissão de luz, permeabilidade ao vapor de água, substâncias de extração, resíduos não-voláteis e metais pesados. Quando um estudo de estabilidade é realizado para estabelecer a data de validade para as formas farmacêuticas em recipientes de polietileno de alta densidade, qualquer outro recipiente de polietileno de alta densidade pode ser usado, contanto que ele, também, satisfaça os padrões e que os programas de estabilidade incluam o recipiente alternativo.

Materiais do próprio plástico podem lixiviar para dentro da formulação, e materiais da formulação podem ser absorvidos sobre, para dentro ou através da parede do recipiente. Diversos preservativos farmacêuticos são ligados aos tubos de algumas seringas de plástico. Contudo, a mudança na composição da seringa de náilon a polietileno ou polistireno eliminou essa ligação em alguns casos.

Uma das maiores desvantagens dos recipientes de plástico é a permeação em duas vias ou *respiração* através das paredes do recipiente. Óleos voláteis e agentes de fragrância são permeáveis através dos plásticos em graus variados. Relatou-se que os componentes de emulsões e cremes migraram através das paredes de alguns plásticos, causando tanto uma modificação deletéria na formulação quanto o colapso do recipiente. A perda de umidade de um recipiente é comum. Sabe-se que gases, tais como o oxigênio e o dióxido de carbono do ar, são capazes de migrar através das paredes do recipiente e afetar a preparação.

Formas farmacêuticas sólidas, tais como comprimidos de penicilina, são afetadas de forma deletéria pela penetração da umidade a partir da atmosfera para dentro do recipiente.

METAIS — A indústria farmacêutica foi, e até certo ponto ainda é, uma fortaleza de estanho. Contudo, como os preços do estanho variam constantemente, tubos de alumínio mais flexíveis estão sendo utilizados. Os tubos de chumbo tendem a apresentar furos minúsculos e são pouco usados na indústria.

Uma variedade de coberturas internas e lacres para fechamento encontra-se disponível tanto para os tubos de estanho quanto para os de alumínio. Os tubos de estanho podem ser revestidos com cera ou com vinil. Os tubos de alumínio estão disponíveis com resinas epóxi ou fenólica, cera, vinil, ou uma combinação de resina epóxi ou fenólica com cera. Como o alumínio é capaz de resistir às elevadas temperaturas necessárias para curarem as resinas epóxi ou fenólicas adequadamente, tubos feitos com esse metal oferecem a mais ampla faixa de possibilidades de revestimento.

Os lacres podem ser constituídos de resina de vinil não-modificada ou celulose plastificada e resina, com ou sem adição de cor.

Tubos flexíveis estão disponíveis em muitas combinações de diâmetros, comprimentos, aberturas e coberturas. Encontram-se dispositivos de uso corriqueiro oftalmológico, nasal, para mastite e de aplicações retais. Somente um número limitado de tubos internos e lacres para fechamento está disponível para tubos acoplados com esses dispositivos de uso especiais.

Tubos revestidos originários de diferentes fabricantes não são necessariamente intercambiáveis. Embora alguns revestimentos de resina convertida possam ser compostos da mesma resina de base, o revestimento real pode ter sido modificado para alcançar melhor adesão, propriedades de fluxo, qualidades secantes ou flexibilidade. Essas modificações podem ter sido necessárias pelo método de aplicação do revestimento, pelo procedimento de liberação, ou, finalmente, pela natureza do próprio revestimento.

TAMPAS

As tampas usadas nas formulações também precisam ser estudadas como partes do programa global de estabilidade. Embora a tampa precise constituir um lacre efetivo do recipiente, ela não pode reagir física ou quimicamente com a preparação. Ela não pode absorver materiais a partir da formulação ou lixiviar seus ingredientes para dentro do conteúdo.

A integridade do lacre entre a tampa e o recipiente depende da geometria de ambos, dos materiais usados em sua constituição, da composição do revestimento da tampa e da força com que a tampa foi aplicada. Torque é a medida da força circular, medida em polegadas-libra, que precisa ser aplicada para se fechar ou abrir o recipiente. Quando produtos farmacêuticos são escolhidos num estudo de estabilidade, a formulação precisa estar nas embalagens direcionadas para o mercado. Assim, elas devem ser tampadas essencialmente com o mesmo torque a ser usado na etapa da fabricação.

A borracha é um componente comum de rolhas, revestimentos de tampas e partes de conta-gotas. A absorção do ingrediente ativo, preservativos ou outros ingredientes de formulação para dentro da borracha e a extração de um ou mais componentes da borracha para dentro da formulação são problemas comuns.

A aplicação de um revestimento epóxi às tampas de borracha reduz a quantidade de extratos lixiviados mas não tem essencialmente efeito na absorção do preservativo a partir da solução. Rolhas cobertas de Teflon podem evitar a maior parte da absorção e da lixiviação.

REFERÊNCIAS

1. Lintner CJ. *Quality Control in the Pharmaceutical Industry,* vol 2. New York: Academic, 1973, p 141.
2. Connors KA, Amidon GL, Stella JV. *Chemical Stability of Pharmaceuticals,* 2nd ed. New York: Wiley, 1986.
3. *Current Good Manufacturing Practice, 21 CFR 211.*
4. *Guideline for Submitting Documentation for the Stability of Human Drugs and Biologics.* FDA, Center for Drugs and Biologics. Office of Drug Research Review, Feb 1987.
5. Lintner CJ, *et al. Am Perfum Cosmet* 1970; 85(12): 31.
6. Kennon L. *J Pharm Sci* 1964; 53: 815.
7. McMinn CS, Lintner CJ. (Oral presentation), APhA Acad Pharm Sci Mtg Ind Pharm Tech Sec. Chicago, May 1973.
8. Bentley DL. *J Pharm Sci* 1970; 59: 464.

BIBLIOGRAFIA

Documentation Practices: A Complete Guide to Document Development and Management for GMP and ISO9000 Compliant Industries. C DeSain, Advanstar Comm Inc, 1998.

Florey K. *STP Pharma* 2: 236, 1986.

Lachman L, *et al. The Theory and Practice of Industrial Pharmacy,* 3rd ed. Philadelphia: Lea & Febiger, 1986.

USP 24, Section <1077>, 1999.

Wagner JG, ed. *Biopharmaceutics and Relevant Pharmacokinetics.* Hamilton, IL: Hamilton Press, 1971.

Windheuser JJ, ed. *The Dating of Pharmaceuticals.* Madison, WI: Univ Extension, Univ Wisconsin, 1970.

CAPÍTULO 53

Avaliação de Biodisponibilidade e Bioequivalência

Henry J Malinowski, PhD
Associate Director for Biopharmaceutics
Division of Pharmaceutical Evaluation
Food and Drug Administration
Rockville, MD 20857

Formas farmacêuticas sólidas para uso oral, comprimidos e cápsulas, são amplamente prescritas e são um meio muito eficaz para o fornecimento de drogas aos pacientes. Uma suposição básica é que, quando uma apresentação oral sólida é usada por um paciente, a droga proveniente dessa fórmula é liberada, dissolve-se e é absorvida de forma rápida e consistente. Para que essa suposição seja válida, é necessário que se garanta a qualidade da droga, e a biodisponibilidade e a bioequivalência passam a ser considerações importantes nesse contexto. Os principais aspectos dessas áreas estão relacionados aos tópicos descritos neste capítulo.

Um dos principais papéis e responsabilidades dos farmacêuticos envolve a avaliação da qualidade do produto da droga através da seleção do produto entre os produtos medicamentosos e marcas disponíveis. Isso envolve a seleção informada dos produtos medicamentosos disponibilizados por diferentes fabricantes e a substituição de um produto por outro, quer esse processo envolva a troca de produto inovador para genérico, genérico para inovador ou genérico para genérico. Mesmo a consistência interna de lote a lote de um produto manufaturado pode influenciar nas considerações sobre a qualidade do produto. As potenciais economias de custo para o paciente também podem ser um fator significativo nessas decisões.

Para que o farmacêutico tome decisões informadas a esse respeito, conhecimentos em biofarmácia, com especial ênfase na biodisponibilidade e bioequivalência da droga, são úteis. Além do conhecimento dos princípios de biofarmácia, o farmacêutico deve conhecer outras fontes de informação que possam ser usadas no processo de decisão de seleção da marca.

Neste capítulo, determinados aspectos da biodisponibilidade são enfatizados. A equivalência química, a uniformidade de um lote para outro das características físico-químicas e a equivalência da estabilidade são importantes também, porque podem afetar a qualidade do produto.

A questão da garantia continuada da bioequivalência, relacionada à qualidade aceitável do produto, deve ser considerada pelo farmacêutico. É nesse ponto que se encontra o desafio, e o farmacêutico tem que contar com o treinamento técnico e com a experiência profissional ao tomar decisões apropriadas em relação à seleção do produto medicamentoso.

CONCEITOS GERAIS

Em qualquer discussão de biodisponibilidade e bioequivalência, é talvez melhor iniciar com os conceitos e fatores básicos que podem afetar a biodisponibilidade e o desfecho clínico de um tratamento com uma droga. No início, os termos usados neste capítulo exigem definição cuidadosa, já que, em qualquer área, alguns termos são usados em muitos contextos diferentes por autores diversos.

Biodisponibilidade é um termo que indica a medida da velocidade da absorção da droga e da quantidade total da droga que alcança a circulação global a partir de uma forma farmacêutica administrada.

Equivalência é mais um termo geral, relativo, que indica uma comparação entre uma droga e outra ou com um conjunto de padrões estabelecidos. A equivalência pode ser definida de diversas formas:

Equivalência química indica que duas ou mais formas farmacêuticas contêm as quantidades descritas (mais ou menos nos limites da faixa especificada) da droga.

Equivalência clínica ocorre quando a mesma droga proveniente de duas ou mais formas farmacêuticas causa efeitos idênticos *in vivo* conforme avaliado pela resposta farmacológica ou pelo controle de um sintoma ou doença.

Equivalência terapêutica implica que duas marcas de um produto de droga produzam um mesmo resultado clínico.

Bioequivalência indica que uma droga em duas ou mais formas farmacêuticas similares alcança a circulação sistêmica na mesma velocidade relativa e com a mesma extensão relativa; isto é, os perfis dos níveis plasmáticos da droga, obtidos com o uso de duas formas farmacêuticas, são similares e, de certo modo, podem se *sobrepor*.

Equivalência farmacêutica diz respeito a dois produtos medicamentosos com a mesma forma farmacêutica e a mesma potência.

AVALIAÇÕES DA EQUIVALÊNCIA TERAPÊUTICA

A publicação da FDA *Approved Drug Products with Therapeutic Equivalence* identifica as drogas aprovadas com base na segurança e eficácia. Além disso, essa lista contém as avaliações da equivalência terapêutica dos produtos medicamentosos aprovados, que são prescritos e provenientes de múltiplas origens. Essas avaliações foram preparadas para servir como informação pública e como aconselhamento para as agências de saúde, médicos e farmacêuticos a fim de promoverem educação pública na área de seleção da droga e fomentarem a contenção de custos com a assistência à saúde.

A fim de auxiliar a contenção dos gastos com drogas, praticamente todos os estados americanos adotaram leis e/ou regulamentações que incentivam a substituição dos produtos medicamentosos. Essas leis estaduais geralmente exigem que a substituição seja limitada a drogas constantes em uma lista específica (a abordagem do formulário positivo) ou que a substituição seja permitida para todas as drogas com exceção daquelas proibidas por uma lista particular (a abordagem do formulário negativo). Devido ao número de requisições para assistência da FDA no preparo dos formulários negativos e positivos, tornou-se evidente que a FDA não é capaz de cumprir as necessidades de cada estado individualmente. A agência também reconhece que o fornecimento de uma única lista, baseada em critérios comuns, seria preferível para avaliar os produtos de drogas com base nas definições e critérios discordantes em várias leis estaduais. As avaliações da equivalência terapêutica nessa publicação refletem a aplicação de critérios específicos, pela FDA, em relação à prescrição dos produtos medicamentosos aprovados provenientes de múltiplas origens.

A FDA classifica como terapeuticamente equivalentes os produtos que se enquadram nos seguintes critérios gerais:

1. Eles são aprovados como seguros e efetivos.
2. Eles são farmaceuticamente equivalentes pois (1) contêm quantidades idênticas do mesmo ingrediente ativo, na mesma forma farmacêutica e via de administração e (2) atendem às padronizações de compêndios ou outros padrões aplicáveis de potência, qualidade, pureza e identidade.
3. Eles são bioequivalentes pois (1) não apresentam problema conhecido ou potencial na bioequivalência e alcançam uma padronização aceitável *in vitro*, ou, (2) se apresentam tais problemas potenciais ou conhecidos, demonstram alcançar um padrão apropriado de bioequivalência.
4. Eles são adequadamente rotulados.
5. Eles são fabricados em concordância com as regulamentações da Current Good Manufacturing Practice.

Esse conceito de equivalência terapêutica se aplica apenas aos produtos medicamentosos que contêm o(s) mesmo(s) ingrediente(s) ativo(s) e não abrange uma comparação dos diferentes agentes terapêuticos usados para a mesma situação. A FDA considera produtos medicamentosos terapeuticamente equivalentes quando eles se enquadram nos critérios que acabamos de descrever, mesmo que eles possam diferir em certas características como forma, configuração da pontuação, mecanismos de liberação, embalagem, excipientes, tempo/data de validade e aspectos menores da rotulação (por exemplo, a presença de informação farmacocinética específica). A FDA acredita que os produtos classificados como terapeuticamente equivalentes podem ser substituídos, com a expectativa total de que o produto substituto produzirá o mesmo efeito clínico e o mesmo perfil do produto prescrito.

Bioequivalência ocasionalmente pode ser demonstrada pelo uso de um padrão de bioequivalência *in vitro*, especialmente quando esse teste *in vitro* for correlacionado com dados de biodisponibilidade humana *in vivo*. Em outras situações, a bioequivalência pode às vezes ser demonstrada através de estudos farmacológicos ou ensaios clínicos comparativos.

O Biopharmaceutics Classification System (BCS), atualmente em desenvolvimento pela FDA, tenciona classificar as drogas de acordo com a solubilidade e permeabilidade gastrointestinal (GI). Nesse sistema, a bioequivalência pode ser demonstrada por teste de dissolução *in vitro* em vez da testagem *in vivo*, se as características de permeabilidade e solubilidade da droga se enquadrarem nos critérios estabelecidos no BCS.

Responsabilidades Práticas

Avaliações da equivalência terapêutica para drogas prescritas são baseadas nas avaliações científicas e médicas feitas pela FDA. Pode-se esperar que os produtos avaliados como terapeuticamente equivalentes possuam efeito clínico equivalente e nenhuma diferença em seu potencial para efeitos adversos quando usados sob as condições descritas em sua bula. A avaliação da FDA da equivalência terapêutica não libera de forma alguma os médicos de suas responsabilidades profissionais em prescrever e aviar esses produtos com o devido cuidado e informação apropriada aos pacientes individualmente, mas pode fornecer informações úteis e atuais relacionadas a essas decisões. Farmacêuticos devem também estar familiarizados com as datas de validade e com as orientações do rótulo ou da bula no que diz respeito à estocagem dos diferentes produtos, particularmente para os produtos reconstituídos, a fim de garantir que os pacientes sejam adequadamente advertidos quando um produto for substituído por outro.

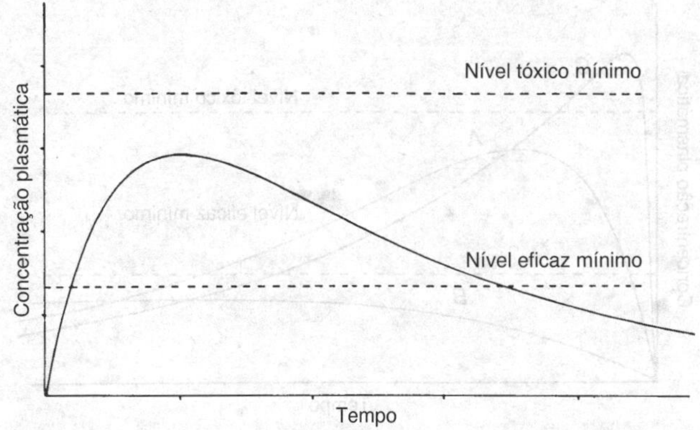

Fig. 53.1 Curva típica de nível plasmático de uma droga com perfis definidos de níveis eficazes e tóxicos (efeitos colaterais).

Um fator significativo relacionado à biodisponibilidade da droga é o fato de que muitas vezes a droga é administrada não como uma solução, mas como uma forma farmacêutica sólida. Deve-se esperar a biodisponibilidade ótima de uma solução, já que a droga deve primeiramente dissolver-se para ser absorvida, mas considerações como a estabilidade da droga, sabor desagradável e duração desejada de ação (para drogas de liberação controlada) podem impedir o uso de formas farmacêuticas solúveis.

FORMAS FARMACÊUTICAS — Na titulação da dose para qualquer paciente o objetivo é, em termos conceituais, atingir e manter um nível sanguíneo que exceda o nível efetivo mínimo necessário para a resposta mas que não ultrapasse o nível tóxico mínimo (efeito colateral). Isso é graficamente mostrado na Fig. 53.1. Há diversos fatores importantes na absorção que podem afetar a forma geral da curva do nível sanguíneo e, desse modo, a resposta da droga.

A Dose da Droga Administrada — Os níveis sanguíneos se elevam e caem proporcionalmente à dose administrada.

A Quantidade de Droga Absorvida a Partir de Determinada Forma Farmacêutica — Isso envolve o mesmo princípio relacionado ao primeiro fator, mas é realizado por um processo diferente. O efeito de possuir apenas metade da droga absorvida a partir de uma forma farmacêutica é equivalente à diminuição da dose (Fig. 53.2).

A Taxa de Absorção da Droga — Se a absorção a partir da forma farmacêutica for mais rápida que a velocidade da absorção mostrada no perfil da Fig. 53.1, os níveis tóxicos mínimos (efeitos

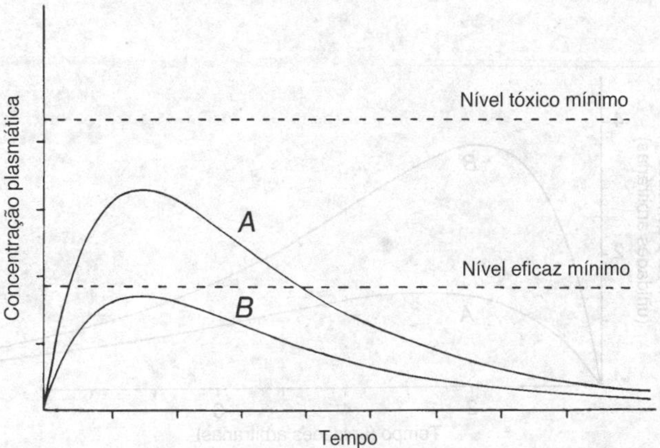

Fig. 53.2 Efeito da extensão da absorção da droga a partir de uma forma farmacêutica nos níveis plasmáticos de uma droga e eficácia. A extensão da absorção a partir da forma farmacêutica *B* é 50% daquela a partir da forma farmacêutica *A*.

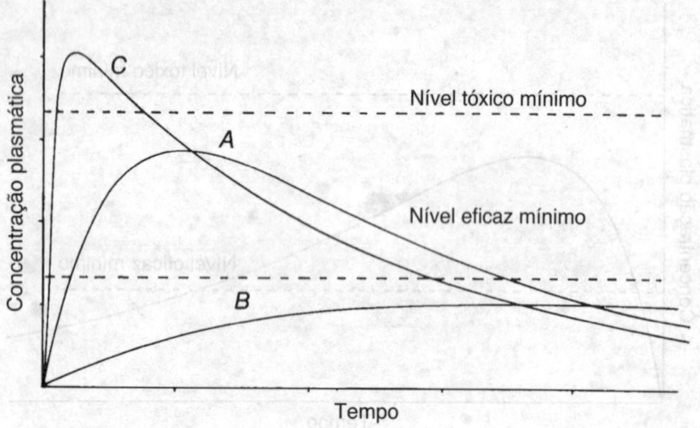

Fig. 53.3 Efeito da velocidade de absorção da droga a partir de uma forma farmacêutica no perfil do nível plasmático e eficácia. As velocidades de absorção a partir das formas farmacêuticas *B* e *C* representam 1/10 e 10 vezes aquela velocidade obtida a partir da forma farmacêutica *A*.

colaterais) podem ser excedidos. Se a absorção a partir da forma farmacêutica for suficientemente lenta, os níveis efetivos mínimos podem nunca ser atingidos (Fig. 53.3).

Uma Combinação Desses Dois Últimos Fatores — Isso é também possível (Fig. 53.4) e é provavelmente a situação mais comum na vida real.

Em qualquer dessas situações, a duração do curso e a extensão da resposta clínica à droga podem ser alteradas devido às mudanças na dose ou na velocidade e extensão da absorção.

Ambos os fatores, velocidade ou extensão da absorção da droga, podem ser afetados pela forma farmacêutica na qual a droga está contida. O efeito da velocidade da absorção pode ser intencional, como nos produtos de liberação controlada, ou não-intencional, como nos casos, por exemplo, em que ocorre uma alteração na composição e/ou no método de fabricação da forma farmacêutica.

A escolha dos ingredientes inativos (excipientes) usados para preparar uma forma farmacêutica fica a critério de cada fabricante. É através dessas alterações, nas técnicas de composição e fabricação, que podem ocorrer mudanças não-intencionais na biodisponibilidade e bioequivalência. A revalidação da bioequivalência pode ser necessária para grandes alterações no processo de fabricação, ao passo que mudanças pequenas podem não elevar significativamente a biodisponibilidade. Em situações que envolvem pequenas mudanças no processo de fabricação, a testagem de dissolução comparativa do produto original e do reformulado fornece documentação adequada da qualidade contínua do produto, se os perfis resultantes de dissolução forem similares. Essas considerações se aplicam a todos os fabricantes de drogas, tanto às companhias de genéricos quanto às inovadoras. Uma descrição da formulação das formas farmacêuticas e dos fatores que devem ser considerados pelo farmacêutico que realiza a formulação é dada no Cap. 38.

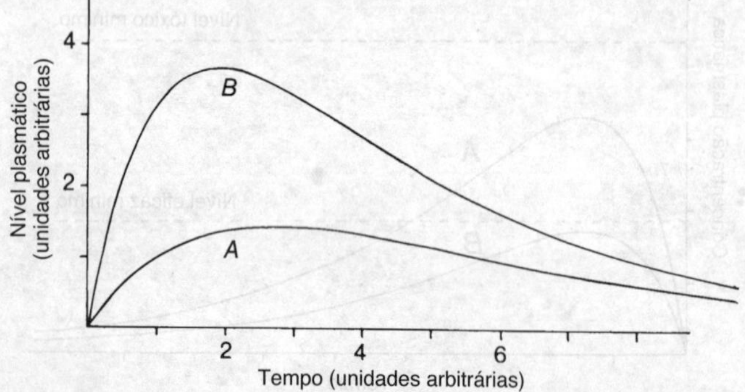

Fig. 53.4 Simulação computadorizada das curvas dos níveis plasmáticos para duas formas farmacêuticas da mesma droga, supondo que a velocidade e a extensão da absorção da droga em relação à forma farmacêutica *A* seja de 50% e 50%, respectivamente, daquelas vistas na forma farmacêutica *B*.

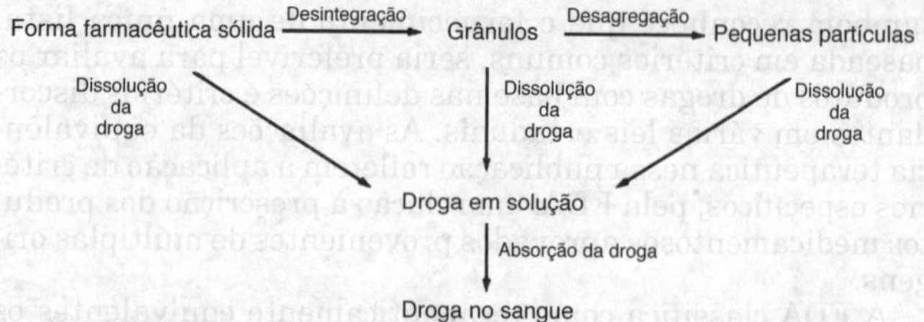

Fig. 53.5 Seqüência de eventos envolvidos na dissolução e absorção de uma droga a partir de uma forma farmacêutica sólida oral.

DISSOLUÇÃO — Para que uma droga seja absorvida, é necessário que primeiro ela entre em solução. Na Fig. 53.5, são descritos os passos na dissolução e absorção de uma forma farmacêutica em comprimido ou cápsula. Perfis similares podem ser obtidos a partir de qualquer forma farmacêutica sólida ou semi-sólida, incluindo suspensões orais, suspensões parenterais ou supositórios. A teoria e os mecanismos da velocidade de dissolução da droga são descritos em detalhes no Cap. 35. As características físicas da droga e a composição do comprimido (forma farmacêutica) podem ter um efeito nas velocidades de desintegração, desagregação e dissolução da droga. Dessa maneira, isso pode afetar a velocidade de absorção e os níveis sanguíneos resultantes da droga.

Um importante aspecto da qualidade do produto, nos casos de formas farmacêuticas orais sólidas disponíveis no mercado, está relacionado à testagem da dissolução. Quase todas as formas farmacêuticas na realidade usadas pelos pacientes não terão testagem direta de biodisponibilidade humana. São os lotes anteriores desses produtos que seriam testados em humanos. Como a qualidade do produto é estabelecida através da testagem da biodisponibilidade, lotes subseqüentes manufaturados usando a mesma formulação, equipamento e processo são mais provavelmente bioequivalentes em relação ao lote original testado em humanos. Esse é um conceito importante no controle regulador da qualidade do produto e é onde estão envolvidas a uniformidade do conteúdo, a resistência do comprimido e a dissolução na testagem *in vitro* como um ensaio. Entre esses diversos testes *in vitro*, a testagem da dissolução é provavelmente o mais importante, relacionado à biodisponibilidade. Como parte do processo de aprovação da droga, um procedimento de testagem da dissolução é estabelecido para todas as formas farmacêuticas orais sólidas. Esses testes de dissolução são incorporados à USP e se aplicam tanto às drogas genéricas quanto às inovadoras. Todos os lotes comercialmente disponíveis dessas drogas devem ir ao encontro do teste de dissolução da ANDA/NDA/USP por todo o tempo de permanência do produto nas prateleiras. Produtos que falham em seu teste de dissolução para aprovação e/ou no teste de dissolução da USP devem ser retirados do mercado.

Propriedades da Droga — As características físicas da droga que podem alterar a biodisponibilidade são discutidas nos Caps. 38 e 57 e consistem na forma cristal polimórfica, na escolha da forma de sal, no tamanho da partícula, no uso de forma hidratada ou anidra, na capacidade de umidificar e na solubilidade da droga. O Cap. 38 também discute diversas outras propriedades que podem afetar adversamente a qualidade do produto da droga. Muitos desses fatores devem ser descobertos durante a testagem do produto da droga antes da comercialização da forma farmacêutica e não devem, desse modo, afetar de maneira inadvertida a biodisponibilidade da droga.

Propriedades das Formas Farmacêuticas — Os outros vários componentes das fórmulas sólidas ou semi-sólidas que não os ingredientes ativos são discutidos no Cap. 45. Apenas uma visão geral, relacionada às formas farmacêuticas apresentadas em comprimidos, é dada aqui. Além do ingrediente ativo, um produto em comprimido usualmente contém os seguintes tipos de ingredientes inativos.

Ligantes são usados para garantir um pó de fluxo livre proveniente da mistura dos ingredientes do comprimido, de modo que o material flua quando usado em uma máquina de comprimidos. Os ligantes também garantem coesão ao comprimido. Uma quantidade de muito pequena de ligantes causará problemas no fluxo e os comprimidos não manterão sua integridade; uma quantidade muito grande pode afetar adversamente a liberação (velocidade de dissolução) da droga a partir do comprimido.

Preenchedores são usados para dar o volume do pó, de modo que um comprimido de tamanho aceitável seja produzido. A maioria dos comprimidos comercializados pesa de 100 a 500 mg, e então é óbvio que em muitas drogas poderosas os preenchedores constituem uma grande porção do comprimido. A ligação da droga aos preenchedores pode ocorrer e afetar a biodisponibilidade.

Desintegrantes são usados para fazer com que os comprimidos se desintegrem quando expostos a um ambiente aquoso. Quantidade excessiva produz comprimidos que podem desintegrar-se no recipiente devido à umidade atmosférica; quantidade muito pequena pode ser insuficiente para que a desintegração ocorra e pode assim alterar a velocidade e a extensão da liberação da droga a partir da forma farmacêutica.

Lubrificantes são usados para intensificar o fluxo do pó para a máquina de comprimidos e para evitar a fixação do comprimido na matriz da máquina de comprimidos após a compressão desses. Os lubrificantes são usualmente materiais hidrofóbicos como o ácido esteárico ou o estearato de magnésio ou cálcio. Quantidade muito pequena de lubrificantes não permite que sejam feitos comprimidos satisfatórios; quantidade excessiva pode produzir um comprimido com uma capa hidrofóbica impermeável à água, que pode inibir a desintegração do comprimido e a dissolução da droga.

TESTAGEM DA BIOEQUIVALÊNCIA

O conhecimento do potencial de diferenças clínicas entre produtos por outro lado quimicamente equivalentes tem sido alcançado a partir de uma multiplicidade de fatores que incluem, entre outros, melhores métodos para avaliação da eficácia clínica, desenvolvimento de técnicas para medir microgramas ou nanogramas de drogas em fluidos biológicos, melhoras na tecnologia de formulação das formas farmacêuticas e testagem física, conhecimento das não-equivalências clínicas descritas na literatura, custos elevados da avaliação clínica clássica, a natureza objetiva e quantitativa dos testes de biodisponibilidade e o aumento no número de produtos quimicamente equivalentes no mercado, devido à expiração das patentes sobre as drogas milagrosas das décadas de 1950 e 1960, assim como ao Drug Price Competition and Patent Term Restoration Act de 1984, que estabeleceu os procedimentos aprovados em relação às drogas genéricas que estão em vigor até os dias de hoje.

O aumento no número de drogas que estão disponíveis a partir de múltiplas fontes faz freqüentemente com que as pessoas envolvidas na assistência à saúde tenham que selecionar um produto entre os diversos disponíveis no mercado. Como em qualquer decisão, quanto maior o número de dados pertinentes disponíveis, maior o conforto no momento da decisão final. A necessidade de fazer essas escolhas, levando em consideração a não-equivalência potencial *in vivo* entre os produtos ou diferentes lotes de um dado produto, tem aumentado a demanda por dados quantitativos sobre a equivalência terapêutica de produtos similares. A testagem da bioequivalência representa uma solução alternativa para a testagem clínica da eficácia e é o meio pelo qual as drogas genéricas são aprovadas para comercialização, assim como é o meio pelo qual a qualidade do produto de todas as drogas é mantida em situações que envolvem importantes alterações nos processos de formulação ou fabricação.

Exigências para dados de bioequivalência de produtos medicamentosos devem ser aplicadas racionalmente. Por exemplo, com drogas de fornecedor único, a testagem da bioequivalência não é uma conseqüência até a troca de marcas, mas pode ser um meio de avaliar as mudanças entre as formulações a serem comercializadas e as clínicas. Nesse contexto, a razão para a testagem da bioequivalência não deve ser esquecida, isto é, ela é usada como um substituto, em certas situações, para avaliação clínica das drogas. Os dados de bioequivalência não podem ser exigidos se uma metodologia bioanalítica não estiver disponível. No entanto, em vários casos, dados farmacodinâmicos podem fornecer uma avaliação mais sensível e objetiva da equivalência terapêutica de um produto em comparação à testagem clínica, e isso pode ser uma abordagem alternativa na ausência de metodologia bioanalítica.

Avaliação farmacocinética básica dos dados de biodisponibilidade não é necessária para mostrar a bioequivalência de dois produtos medicamentosos. A farmacocinética tem sua maior utilidade na previsão ou projeção dos regimes de doses e/ou no fornecimento de uma melhor compreensão sobre as reações ou interações medicamentosas observadas que resultam do acúmulo da droga em alguns locais, tecidos ou *compartimentos* específicos do corpo. A conclusão de que dois produtos medicamentosos são bioequivalentes deve ser embasada no fato de que as respostas observadas (nível sanguíneo, sérico ou plasmático, excreção urinária ou resposta farmacológica) a um produto medicamentoso são essencialmente as mesmas respostas observadas no segundo produto. As decisões fáceis, mas relativamente raras, na avaliação da bioequivalência de dois produtos são aquelas em que dois produtos são exatamente sobrepostos (definitivamente bioequivalentes) e aquelas nas quais os dois produtos diferem bastante em seus parâmetros de bioequivalência, em 50% ou mais (definitivamente não-bioequivalentes). Avaliação estatística dos dados é necessária em todas as situações, particularmente nos dados entre esses dois extremos.

Avaliação dos Dados de Bioequivalência

As seções seguintes realçam alguns dos testes que devem ser considerados durante a avaliação dos dados provenientes de estudos de bioequivalência. Os tópicos discutidos são direcionados especificamente para as avaliações dos níveis plasmáticos. Com pequenas modificações, as abordagens descritas podem ser usadas para avaliações da excreção urinária ou para medições quantitativas adequadas da resposta farmacológica.

Estudos de bioequivalência usualmente são conduzidos em adultos normais e saudáveis em condições padronizadas. Usualmente, doses únicas do produto de teste e de referência serão avaliadas. No entanto, em casos selecionados, regimes de múltiplas doses podem ser usados. O objetivo do estudo é avaliar o desempenho das formas farmacêuticas sob condições padronizadas, medindo a velocidade e a extensão da absorção, a fim de minimizar variabilidades relacionadas ao paciente e outras.

O protocolo deve definir a faixa de idade e peso aceitável para os indivíduos a serem incluídos no estudo, bem como os parâmetros clínicos que serão usados para caracterizar um adulto normal e saudável; por exemplo, observações do exame físico, química clínica e avaliações hematológicas. Os indivíduos devem estar isentos de droga por no mínimo 2 semanas antes da testagem a fim de eliminar possíveis influências induzidas pela droga sobre os sistemas enzimáticos hepáticos. Normalmente, os indivíduos ficarão em jejum noturno antes da dosagem e não se alimentarão até que uma refeição padronizada seja fornecida em 2 a 4 horas após a dosagem. As formas farmacêuticas devem ser dadas aos indivíduos aleatoriamente, usando-se um projeto adequado de cruzamento, de modo que possíveis variações diárias sejam distribuídas igualmente entre as formas farmacêuticas testadas. O protocolo deve definir os momentos de coleta de amostras e a técnica para coletar os fluidos biológicos. O método de armazenamento das amostras também deve ser definido.

Estimativa da Bioequivalência e Avaliação de Dados

Diversos parâmetros são usados para garantir uma avaliação geral da velocidade e extensão global da absorção da droga.

Uma análise de todas as características é necessária antes que se possa implicar qualquer fator ou parâmetro como indicativo de bioequivalência ou de ausência de bioequivalência.

A curva de concentração plasmática-tempo é o ponto focal da avaliação da bioequivalência e é obtida quando diversas amostras de sangue, colhidas após a administração da droga, são analisadas em relação à concentração da droga. As concentrações são traçadas na ordenada (eixo *y*), e os momentos após a administração da droga nos quais as amostras foram obtidas, na abscissa (eixo *x*).

Um produto medicamentoso é administrado oralmente no momento zero, e a concentração plasmática da droga nesse momento deve claramente ser zero. À medida que atravessa o sistema GI (estômago, intestino), o produto deve passar pela seqüência de eventos descrita na Fig. 53.5. Enquanto a droga é absorvida, observam-se concentrações crescentes da droga nas amostras sucessivas até que a concentração máxima seja alcançada. Esse ponto de concentração máxima (C_{max}) é denominado pico da curva de concentração-tempo. Se um único modelo descreve a farmacocinética da droga testada, o pico da concentração representa aproximadamente o ponto no tempo em que a absorção e a eliminação da droga estão equilibradas.

A seção da curva à esquerda do pico representa a fase de absorção (ou absorção e distribuição), durante a qual a absorção predomina sobre a eliminação. A seção da curva à direita do pico é denominada fase de eliminação, durante a qual a eliminação predomina sobre a absorção. Deve-se entender que a eliminação começa assim que a droga surge na corrente sanguínea e continua até que toda a droga tenha sido eliminada. A eliminação é classicamente a porção log-linear da curva. A absorção continua por um certo período de tempo durante a fase de eliminação, enquanto houver droga (em quantidades gradualmente decrescentes) disponível para absorção no trato GI.

Deve-se reconhecer que a eliminação da droga inclui todos os processos de eliminação da droga, envolvendo excreção urinária bem como metabolismo por vários tecidos e órgãos. A *eficiência* do metabolismo e da excreção urinária determinará o formato da fase de eliminação da curva.

Estudos de bioequivalência normalmente são realizados em voluntários adultos saudáveis sob rígidas condições de jejum e atividade, pois o objetivo é obter informação quantitativa sobre a influência das variáveis da formulação farmacêutica na absorção do produto. Perfis do nível sanguíneo da droga, desse modo, permitem a quantificação da velocidade e extensão da absorção e são fundamentais para estabelecer a eficiência comparativa dos dois produtos medicamentosos no fornecimento da droga para a circulação sistêmica.

Sugestões de que os estudos de bioequivalência devam ser realizados em uma população doente não são defensáveis se o objetivo do estudo for avaliar as formulações das drogas, a menos que considerações de segurança proíbam a administração da droga a voluntários saudáveis. Se, por outro lado, o propósito for determinar o efeito da doença na eficiência da absorção da droga, pode-se então usar a população doente. A razão é óbvia. A fim de garantir que quaisquer diferenças observadas nos perfis do nível sanguíneo da droga sejam atribuíveis a fatores de formulação, devem-se manter constantes todas as outras variáveis, ou seja, alimentação, atividade e estado de doença.

Não é necessário limitar-se aos perfis do nível sanguíneo da droga, mas, de modo similar, podem-se obter os perfis urinários cumulativos da quantidade de droga em relação ao tempo. A concentração da droga é determinada na urina em intervalos de tempo específicos, e a quantidade excretada por intervalo é determinada através da multiplicação da concentração pelo volume de urina obtido nesse intervalo. As quantidades por intervalo são então combinadas, e por fim é obtida a quantidade total excretada na urina. Esse valor é análogo à área sob a curva concentração sanguínea-tempo. Um típico perfil cumulativo da quantidade urinária de droga relacionado aos diversos produtos de nitrofurantoína é apresentado na Fig. 53.6.

Está implícito que a metodologia analítica usada para analisar a droga em amostras é específica, sensível e precisa.

Na avaliação da bioequivalência dos produtos medicamentosos, deve-se quantificar a velocidade e a extensão da absorção, que podem ser determinadas através da análise dos parâmetros derivados do perfil concentração sanguínea-tempo. Três parâmetros que descrevem uma curva do nível sanguíneo são considerados importantes na avaliação da bioequivalência de duas ou mais formulações da mesma droga. São eles o pico máximo da concentração, o momento do pico da concentração e a área sob a curva da concentração sanguínea (sérica ou plasmática) em relação ao tempo.

PICO MÁXIMO DA CONCENTRAÇÃO — O ponto máximo do pico da curva do nível sanguíneo pelo tempo representa a mais alta concentração da droga alcançada após a administração oral. Isso é descrito como uma medição da quantidade por volume, por exemplo, microgramas/mililitro, unidades/mililitro ou gramas/100 mL. A importância desse parâmetro é ilustrada na Fig. 53.7, onde estão representadas as curvas concentração sanguínea-tempo de duas formulações diferentes de uma droga. Uma linha foi desenhada através da curva em 4 μg/mL. Suponha que a droga seja um analgésico e que 4 μg/mL sejam a concentração efetiva mínima (CEM) da droga no sangue. Se as curvas de concentração sanguínea na Fig. 53.7 representam os níveis sanguíneos obtidos após a administração de doses iguais de duas formulações da droga e é sabido que a analgesia não ocorre a menos que a concentração efeti-

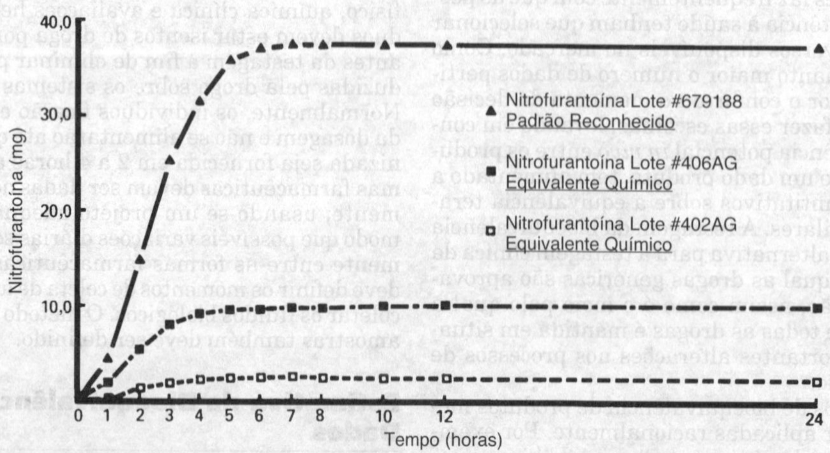

Fig. 53.6 Quantidades cumulativas médias de nitrofurantoína excretadas a partir de três lotes de dois produtos disponíveis comercialmente após uma única dose oral de 100 mg de nitrofurantoína.

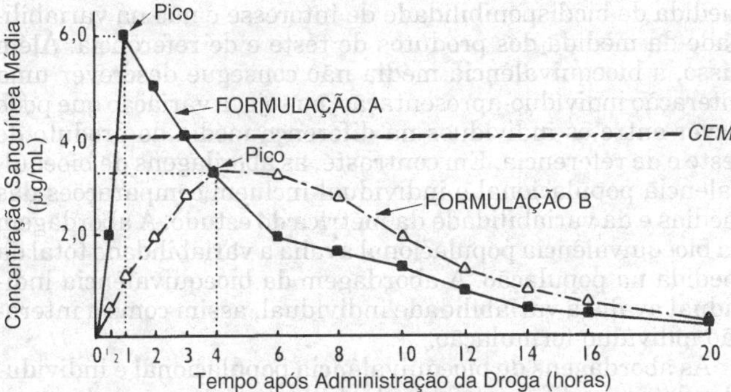

Fig. 53.7 Curvas concentração sanguínea-tempo, obtidas por duas formulações diferentes da mesma droga, demonstrando a relação dos perfis com a concentração efetiva mínima (*CEM*).

va mínima seja alcançada ou excedida, torna-se claro que se esperaria que a formulação A fornecesse alívio da dor, ao passo que a formulação B, mesmo que seja bem absorvida no que diz respeito à extensão da absorção, não deve ser efetiva na produção de analgesia.

Por outro lado, se as duas curvas representassem as concentrações sanguíneas após doses iguais de duas formulações diferentes do mesmo glicosídio cardíaco, e 4 μg/mL agora representassem a concentração tóxica mínima (CTM) e 2 μg/mL representassem a CEM (Fig. 53.8), a formulação A, embora eficaz, poderia também ser tóxica, enquanto a formulação B produz concentrações bem acima da CEM, mas nunca produz níveis tóxicos.

MOMENTO DO PICO DA CONCENTRAÇÃO — O segundo parâmetro de importância é a medida da duração do tempo necessário para alcançar a concentração máxima após a administração da droga. Esse tempo é chamado de momento do pico da concentração sanguínea (T_{max}). Na Fig. 53.7, na formulação A, o tempo necessário para alcançar o pico da concentração sanguínea foi de 1 hora. Em relação à formulação B, o T_{max} foi de 4 horas. Esse parâmetro está intimamente relacionado à velocidade de absorção da droga a partir da formulação, e pode ser usado como uma medida simples da velocidade da absorção, mas não é normalmente avaliado estatisticamente.

Para ilustrar a importância de T_{max}, suponha que as duas curvas da Fig. 53.8 agora representem duas formulações de um analgésico e que nesse caso a concentração efetiva mínima seja 2 μg/mL. A formulação A alcançará a CEM em 30 minutos; a formulação B não alcançará essa concentração em até 2 horas. A formulação A produziria analgesia muito mais rapidamen-

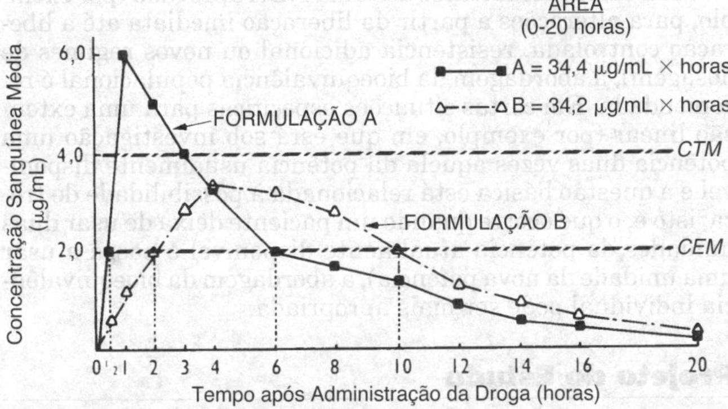

Fig. 53.8 Curvas concentração sanguínea-tempo, obtidas por duas formulações diferentes da mesma droga, demonstrando a relação dos perfis com a concentração tóxica mínima (*CTM*) e com a concentração efetiva mínima (*CEM*).

te que a formulação B e seria provavelmente preferível como agente analgésico. Por outro lado, se se estiver mais interessado na duração do efeito analgésico que no momento inicial desse efeito, a formulação B apresentaria uma atividade mais prolongada, mantendo concentrações séricas acima da CEM por um tempo mais longo (8 horas) que a formulação A (5,5 horas).

ÁREA SOB A CURVA DE CONCENTRAÇÃO-TEMPO — O terceiro, e às vezes o mais importante, parâmetro para avaliação é a área sob a curva de concentração sérica, sanguínea ou plasmática em relação ao tempo (ASC). Essa área é registrada em quantidade/volume vezes tempo (por exemplo, μg/mL × horas ou g/100 mL × horas) e pode ser considerada representativa da quantidade da droga absorvida após a administração de uma única dose da droga.

Retornando à Fig. 53.8, as curvas, embora muito diferentes no formato, têm aproximadamente a mesma área (A = 34,4 μg/mL × horas; B = 34,2 μg/mL × horas), e ambas as formulações podem ser consideradas fornecedoras da mesma quantidade da droga para a circulação sistêmica. Assim, pode-se ver que a ASC não deve representar o único critério a partir do qual a bioequivalência é julgada. Todos os resultados, como uma composição, devem ser considerados no momento de decidir sobre a bioequivalência; nenhum parâmetro isolado serve para esse propósito.

Critérios para a Bioequivalência

Devido ao *Drug Price Competition and Patent Term Restoration Act de 1984*, os fabricantes em busca de aprovação para comercializar uma droga genérica devem apresentar dados que demonstrem que o produto medicamentoso é bioequivalente ao produto medicamentoso pioneiro (inovador). Uma premissa importante subjacente à lei de 1984 é que os produtos medicamentosos bioequivalentes são terapeuticamente equivalentes e, assim, intercambiáveis.

O estudo padronizado da bioequivalência é conduzido de forma cruzada em um pequeno número de voluntários, usualmente em 24 a 36 adultos normais e saudáveis. O número de indivíduos apropriado para um estudo de bioequivalência pode ser determinado com base no conhecimento prévio da variabilidade da droga. Em geral, o número de indivíduos deve ser suficiente para detectar 20% de diferenças nos parâmetros medidos, com 80% de certeza. Doses únicas das drogas de teste e de referência são administradas, e os níveis sanguíneos ou plasmáticos da droga são medidos ao longo do tempo. As características dessas curvas de concentração, como a área sob a curva (ASC) e o pico da concentração sanguínea ou plasmática (C_{max}), são examinadas por procedimentos estatísticos.

A bioequivalência de diferentes formulações da mesma droga envolve a equivalência no que diz respeito à velocidade e à extensão de absorção da droga. Duas formulações cuja velocidade e extensão da absorção difiram em −20%/+25% ou menos são geralmente consideradas bioequivalentes. O uso da regra de −20%/+25% é baseado em uma decisão médica que diz que, na maioria das drogas, uma diferença de −20%/+25% na concentração sanguínea do ingrediente ativo não será clinicamente significativa.

Para verificar, em um parâmetro particular da farmacocinética, que a regra de −20%/+25% é satisfatória, dois testes unilaterais estatísticos são realizados usando os dados log-transformados do estudo de bioequivalência. Um teste é usado para verificar que a resposta média relacionada ao produto genérico não está mais abaixo de 20% em relação ao produto inovador; o outro teste é usado para verificar que a resposta média relacionada ao produto genérico não está mais acima de 25% em relação ao produto inovador. A prática corrente é realizar os dois testes unilaterais em um nível de significância de 0,05.

Usando-se o computador, os dois testes unilaterais são feitos através do cálculo de um intervalo de confiança de 90%. Para aprovação das ANDAs, na maioria dos casos, o fabricante genérico deve mostrar que um intervalo de confiança de 90% para a razão entre a resposta média (usualmente ASC e C_{max}) de seu produto e a do produto inovador está dentro dos limites de 0,8 e 1,25, usando os dados log-transformados. Se a verdadeira resposta média do produto genérico na população está quase 20% abaixo ou 25% acima da média do inovador, um ou ambos os limites de confiança estão provavelmente fora da faixa aceitável, e o produto falhará no teste da bioequivalência. Assim, um produto aprovado provavelmente diferirá do inovador em quantidade muito menor que essa. Esses mesmos critérios são aplicados a outras situações de bioequivalência, como nas alterações após aprovação em produtos inovadores ou genéricos.

A prática atual de realizar dois testes unilaterais em um nível de significância de 0,05 assegura que, se os dois produtos diferirem verdadeiramente em valores iguais ou superiores aos permitidos pelos critérios de equivalência, não existirão mais de 5% de chance de que sejam aprovados como equivalentes. Isso reflete o fato de que a preocupação principal do ponto de vista regulador é a proteção do paciente contra uma conclusão de bioequivalência que não seja verdadeira. Os resultados de um estudo de bioequivalência usualmente devem ser aceitáveis por mais de um parâmetro farmacocinético. Desse modo, um produto genérico que difira realmente em −20%/+25% ou mais em relação ao produto inovador no que diz respeito a um ou mais parâmetros farmacocinéticos teria menos de 5% de chance de ser aprovado. Diferentes critérios estatísticos podem ser usados quando a bioequivalência é demonstrada através de ensaios clínicos comparativos, estudos farmacodinâmicos ou por metodologia comparativa *in vitro*.

Usando o procedimento de dois testes unilaterais, dois produtos medicamentosos não podem diferir em mais de 12 a 13% em média, e ainda assim ultrapassam os critérios de bioequivalência relacionados ao intervalo de confiança de 80 a 125%. Mostrou-se que os produtos genéricos aprovados pela FDA diferem em média em apenas 3%. Embora diferenças algo maiores possam enquadrar-se nos critérios de bioequivalência, a realidade é que as diferenças observadas têm sido bastante pequenas.

Bioequivalência Média

Um projeto de estudo padronizado de bioequivalência *in vivo* é baseado na administração dos produtos de teste e de referência em ocasiões separadas para indivíduos saudáveis, em doses únicas ou múltiplas, com escolha randomizada das duas seqüências possíveis de administração da droga. Amostras de plasma ou sangue são analisadas em relação à concentração da droga e/ou metabólito(s), e parâmetros farmacocinéticos são obtidos a partir das curvas resultantes de concentração-tempo. Os parâmetros são analisados estatisticamente para determinar se os produtos de teste e de referência produzem valores comparáveis. Análises estatísticas dos parâmetros farmacocinéticos, como a área sob a curva (ASC) e o pico da concentração (C_{max}), são baseadas no procedimento dos dois testes unilaterais, que determinam se são comparáveis (isto é, bioequivalência média) os valores médios dos parâmetros farmacocinéticos medidos após a administração dos produtos de teste e referência. Esse procedimento envolve o cálculo de um intervalo de confiança de 90% para a razão entre as médias dos produtos de teste e de referência. A fim de estabelecer a bioequivalência, o intervalo de confiança calculado deve cair dentro do limite de bioequivalência, usualmente de 80 a 125% para a razão entre as médias dos produtos. Além dessa abordagem geral para a determinação da bioequivalência, um guia de 1992 da FDA fornece recomendações específicas sobre (1) transformação logarítmica dos dados farmacocinéticos, (2) métodos para avaliar a seqüência de efeitos e (3) métodos para avaliar dados esboçados.

Bioequivalência Populacional e Individual

Estatisticamente, a abordagem usual da bioequivalência concentra-se na comparação das médias populacionais de uma medida de biodisponibilidade de interesse e não na variabilidade da medida dos produtos de teste e de referência. Além disso, a bioequivalência média não consegue descrever uma interação indivíduo-apresentação, ou seja, a variação que pode haver entre os indivíduos na diferença média do produto de teste e de referência. Em contraste, as abordagens de bioequivalência populacional e individual incluem comparações das médias e da variabilidade da métrica do estudo. A abordagem da bioequivalência populacional avalia a variabilidade total da medida na população. A abordagem da bioequivalência individual avalia a variabilidade individual, assim como a interação indivíduo-formulação.

As abordagens de bioequivalência populacional e individual refletem as diferenças nos objetivos da testagem da bioequivalência em vários estágios do desenvolvimento da droga. Essas diferenças são incorporadas nos conceitos de capacidade de prescrição e de troca.

A capacidade de prescrição diz respeito ao contexto clínico quando apenas o produto inovador é aprovado para comercialização. Nesse contexto, o responsável pela prescrição confia em um critério de que o desempenho médio da droga tenha sido bem caracterizado e se relacione de algum modo ao material do ensaio clínico no qual dados de segurança e eficácia foram gerados. A capacidade de troca se refere ao contexto no qual o médico troca a droga do paciente por outra. Esse contexto surgiu com a substituição genérica, assim como com certas mudanças, após aprovação, por uma firma inovadora ou genérica na formulação e/ou fabricação de um produto medicamentoso. Sob essas circunstâncias, o médico e o paciente exigem a garantia de que os novos produtos administrados produzirão segurança e eficácia comparáveis àquelas encontradas nos produtos previamente administrados e que estão sendo substituídos pelos novos.

Se as abordagens de bioequivalência individual ou populacional devem ser usadas para avaliar *in vivo* a bioequivalência depende de a testagem da bioequivalência ser conduzida antes, ou em momento subseqüente, da aprovação de um produto inovador. A abordagem da bioequivalência populacional é recomendada para uso pelos responsáveis da NDA que desejam avaliar a bioequivalência durante a fase investigativa do desenvolvimento da droga. Por exemplo, o uso da abordagem da bioequivalência populacional pode ser apropriado no contexto de uma NDA a fim de avaliar a bioequivalência entre um produto a ser comercializado e um produto de ensaio clínico quando alterações significativas tiverem sido feitas antes da aprovação da formulação e/ou fabricação do produto do ensaio clínico. A abordagem da bioequivalência individual é recomendada para uso pelos responsáveis de ANDAs a fim de avaliar a bioequivalência entre as drogas listadas genéricas e de referência, assim como por todos os responsáveis de NDA e ANDA que, durante o período pós-aprovação, desejam reavaliar *in vivo* a bioequivalência quando uma mudança de magnitude suficiente ocorre na formulação e/ou fabricação do produto.

Para extensões lineares até uma NDA aprovada (por exemplo, para alterações a partir da liberação imediata até a liberação controlada, resistência adicional ou novos regimes de dosagem), a abordagem da bioequivalência populacional é recomendada. Em certas situações específicas para uma extensão linear (por exemplo, em que está sob investigação uma potência duas vezes aquela da potência usualmente disponível e a questão básica está relacionada à possibilidade de troca; isto é, o que ocorre quando um paciente deixa de usar duas unidades da potência atualmente disponível e passa a usar uma unidade da nova potência), a abordagem da bioequivalência individual pode ser mais apropriada.

Projeto do Estudo

BIOEQUIVALÊNCIA POPULACIONAL OU MÉDIA — Um projeto convencional, cruzado, não-replicado, como o projeto padronizado cruzado de duas formulações, dois períodos e duas seqüências, pode ser usado a fim de gerar dados para avaliação da bioequivalência populacional. Projetos cruzados replicados ou projetos paralelos também podem ser usados.

BIOEQUIVALÊNCIA INDIVIDUAL — Três parâmetros importantes, a variabilidade de cada indivíduo ao teste e os componentes de variabilidade da interação indivíduo-formulação e a métrica de referência, são componentes integrais do critério de bioequivalência individual. Um projeto cruzado replicado de estudo da bioequivalência deve ser usado a fim de estimar esses parâmetros.

Informações adicionais sobre as recomendações atuais da FDA referentes ao projeto e à análise dos estudos de bioequivalência estão disponíveis na internet no site http://www.fda.gov/cder/, em *Regulatory Guidance Documents*.

ARMADILHAS ASSOCIADAS ÀS COMPARAÇÕES EM ESTUDOS CRUZADOS — Essa é uma situação em que a curva concentração sanguínea-tempo de uma droga em um estudo é comparada com a curva concentração sanguínea-tempo daquela droga em outro estudo. Existem três razões para que esses estudos cruzados comparativos não sejam recomendados e que podem levar a conclusões falsas. Os seguintes exemplos, usados para ilustrar esses três pontos, são extraídos de dados atuais de biodisponibilidade.

População Estudada Diferente — Na Fig. 53.9, um lote de pesquisa de fenoximetilpenicilina de potássio foi comparado com o protótipo adequado de referência para esse produto. Pensou-se que o lote pesquisado da droga era bioequivalente, com picos médios das concentrações séricas diferindo em 8% e a área diferindo em apenas 9%. Em outro estudo conduzido com um lote manufaturado completo do produto em teste, usou-se o mesmo lote de referência padronizado de fenoximetil penicilina de potássio.

Os resultados desse estudo são mostrados na Fig. 53.10. Novamente, os dois produtos foram considerados bioequivalentes, já que os parâmetros de pico e área diferiram em menos de 5%. Nesses dois estudos, foram usadas condições idênticas de testagem, e o mesmo procedimento analítico e laboratorial foi empregado. No entanto, se forem comparados os níveis plasmáticos relacionados ao lote padronizado de referência encontrados na Fig. 53.9 com os níveis do mesmo lote de comprimidos do estudo na Fig. 53.10, diferenças bastante grandes nos níveis sanguíneos são encontradas, conforme mostrado na Fig. 53.11.

O pico médio dos níveis séricos para esse lote de comprimidos ficou entre 8,5 e 12,5 unidades/mL nos dois respectivos estudos, uma diferença de aproximadamente 31%. Da mesma maneira, mostrou-se que a ASC média diferia em aproximadamente 21%. Tais diferenças aparentes são simplesmente o resultado de estudos comparativos cruzados e não se devem a diferenças na biodisponibilidade real.

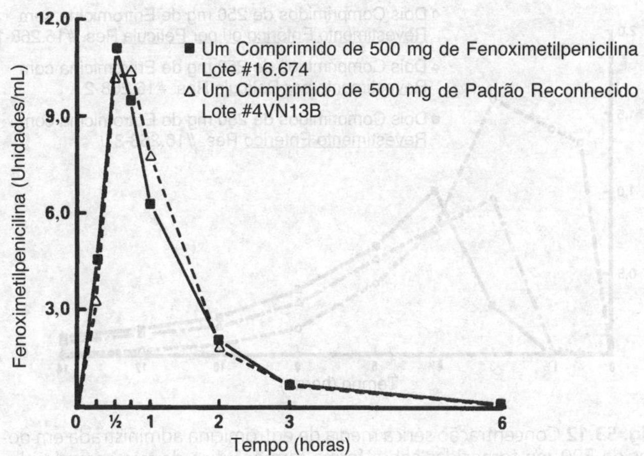

Fig. 53.10 Concentração sérica média de fenoximetilpenicilina após administração oral de 500 mg fornecidos em um comprimido de padrão reconhecido (△) ou de produto de teste de lote completo mfg (■).

O mesmo lote de comprimidos, padronizado e de referência, foi usado em ambos os estudos. Daí, a diferença deve ser devida às variáveis experimentais que normalmente ocorrem de estudo para estudo. A principal diferença entre os dois estudos foi a população envolvida. No primeiro estudo, foram utilizados prisioneiros voluntários adultos e saudáveis, enquanto no segundo estudo existiam 17 mulheres e 7 homens em um hospital, também descritos como voluntários normais e saudáveis. Uma diferença considerável na distribuição sexual tornou-se óbvia durante a comparação desses estudos. Ajustes isolados relacionados ao peso corporal e à área de superfície não corrigiram as discrepâncias aparentes no pico de concentração ou na ASC no nível sanguíneo. É difícil determinar os fatores exatos que causaram as diferenças observadas. Esse exemplo deve servir como uma nota de advertência durante a comparação de valores de biodisponibilidade de pico de concentração e área sob a curva a partir de diferentes estudos.

Condições Diferentes de Estudo — Parâmetros como consumo de alimentos e líquido do indivíduo antes, durante e após a administração da droga podem ter efeitos drásticos sobre a

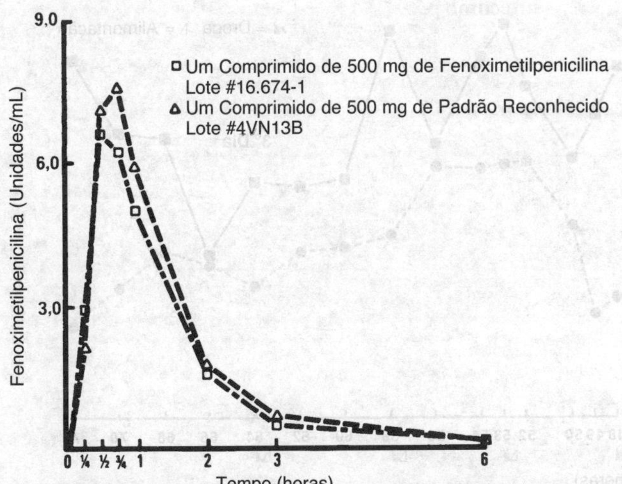

Fig. 53.9 Concentração sérica média de fenoximetilpenicilina após administração oral de 500 mg fornecidos em um comprimido de padrão reconhecido (△) ou de produto de teste, lote de pesquisa (□).

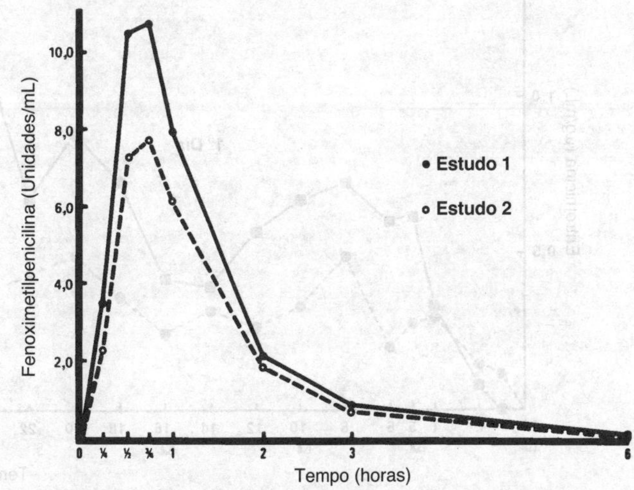

Fig. 53.11 Concentração sérica média de fenoximetilpenicilina após uma única dose oral de 500 mg de padrão reconhecido, em duas populações diferentes de indivíduos.

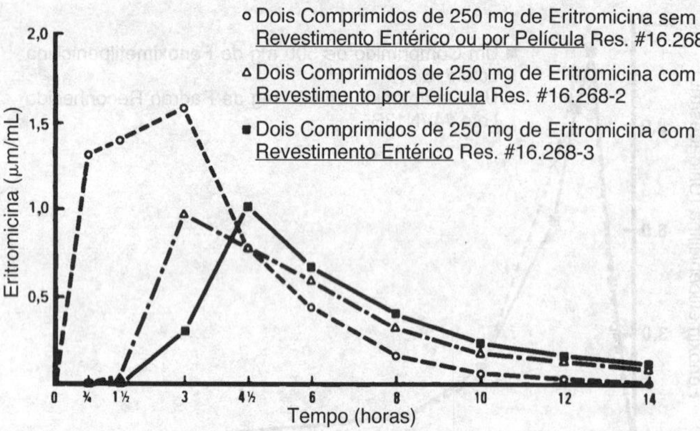

Fig. 53.12 Concentração sérica média de eritromicina administrada em doses de 500 mg fornecidas sob a forma farmacêutica de três comprimidos diferentes. Os resultados foram obtidos a partir de 21 indivíduos adultos saudáveis após um período noturno de jejum de 12 horas antes e 2 horas após a administração da droga.

Fig. 53.13 Concentração sérica média de eritromicina administrada em doses de 500 mg fornecidas sob a forma farmacêutica de três comprimidos diferentes. Os resultados foram obtidos a partir de 12 indivíduos adultos saudáveis com jejum de apenas 2 horas antes da administração da droga.

absorção de certas drogas. A Fig. 53.12 mostra os resultados de um teste cruzado de três direções no qual os indivíduos ficaram em jejum por 12 horas durante a noite e 2 horas após a administração da droga em forma de um comprimido não-coberto, de um comprimido coberto por uma película ou de um comprimido com capa entérica de eritromicina.

Os resultados desse estudo sugerem que o comprimido não-coberto é superior aos comprimidos cobertos por película e aos com capa entérica em termos de permanência de nível sanguíneo. Esses resultados também sugerem que não é necessária cobertura por película ou por capa entérica para que se obtenha um desempenho ótimo em termos de níveis sanguíneos. A Fig. 53.13 mostra resultados com os mesmos comprimidos quando as condições de estudo são alteradas para um jejum de apenas 2 horas antes da administração e de 2 horas após a administração. Nesse caso, os níveis sanguíneos do comprimido não-coberto foram marcantemente diminuídos, enquanto os comprimidos cobertos por película e com capa entérica mostraram diferença relativamente pequena nos níveis sanguíneos.

A partir desse segundo estudo, pode-se concluir que a cobertura por película parece demonstrar o mesmo grau de estabilidade ácida em comparação com a capa entérica. Isso pode ser aceitável se apenas uma dose do antibiótico for necessária. No entanto, a Fig. 53.14 mostra os resultados de um estudo de múltiplas doses no qual o comprimido com capa entérica e o comprimido coberto por película foram administrados quatro vezes ao dia, imediatamente após as refeições. Os resultados mostram que a cobertura por película não mostra o mesmo grau de estabilidade ácida em comparação à cobertura entérica quando os comprimidos são administrados imediatamente após a alimentação em uma típica situação clínica.

Metodologia Diferente do Ensaio — Dependendo da droga sob estudo, pode haver mais de um método de ensaio disponível. Por exemplo, alguns esteróides podem ser avaliados por radioimunoensaio, por ligação competitiva da proteína, por cromatografia gás-líquido, ou indiretamente por um ensaio de 17-hidroxicorticosteróide.

As Figs. 53.15 e 53.16 mostram os resultados de uma comparação de comprimidos de prednisona usando um método de

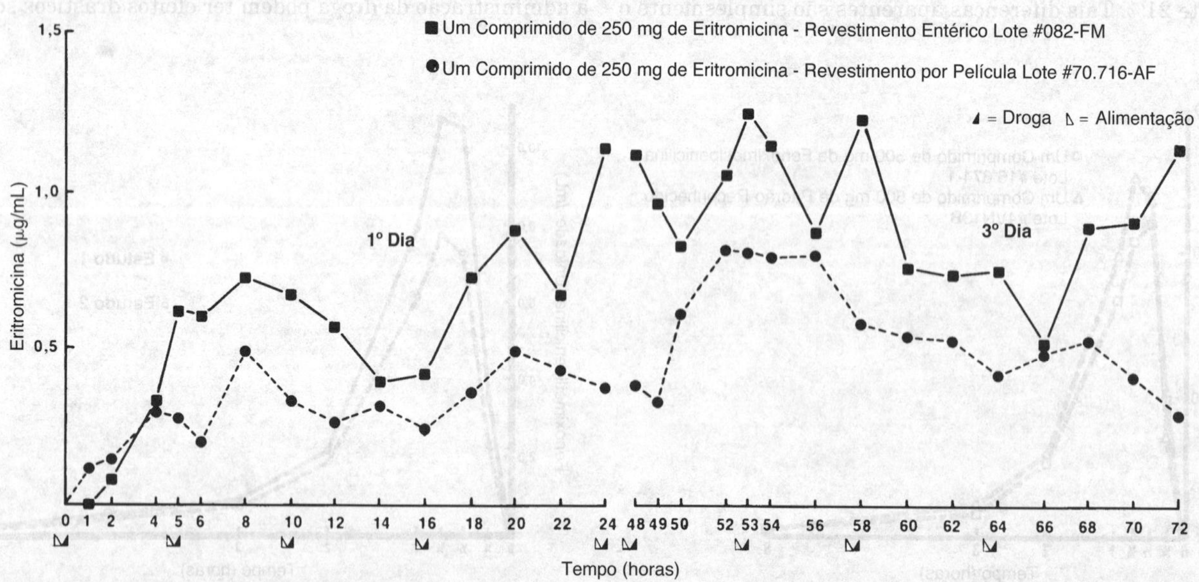

Fig. 53.14 Perfis da concentração sérica média de eritromicina em relação ao tempo a partir da droga administrada sob a forma dosada de dois comprimidos diferentes. Os resultados foram obtidos a partir de 24 indivíduos adultos saudáveis, após administração de 250 mg, quatro vezes ao dia, com as refeições e na hora de dormir.

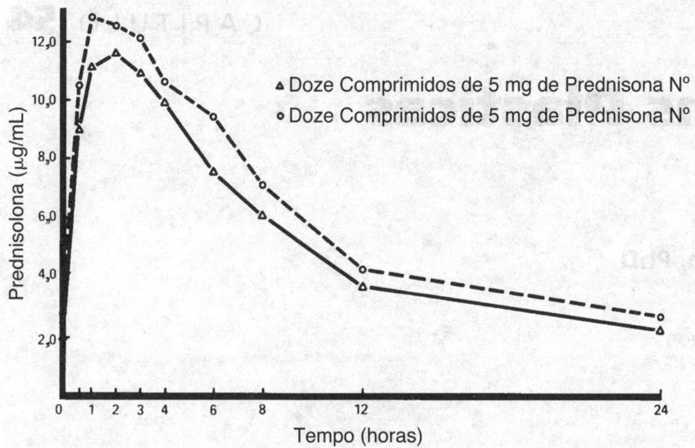

Fig. 53.15 Níveis plasmáticos médios de prednisolona após 60 mg de prednisona administrada a 24 adultos normais sob a forma de uma dose única oral de 12 comprimidos de 5 mg de prednisona de dois fabricantes diferentes. Os níveis plasmáticos foram determinados por um ensaio de ligação competitiva de proteína.

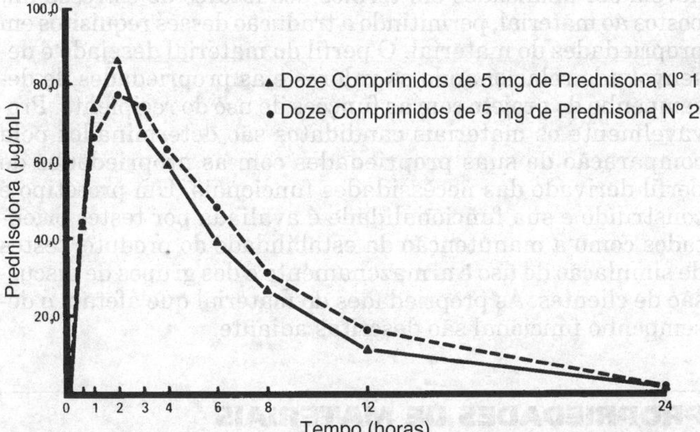

Fig. 53.16 Níveis plasmáticos médios de prednisolona após 60 mg de prednisona administrada a 24 adultos normais sob a forma de uma dose única oral de 12 comprimidos de 5 mg de prednisona de dois fabricantes diferentes. Os níveis plasmáticos foram determinados por um procedimento de radioimunoensaio.

ligação competitiva da proteína e um radioimunoensaio, respectivamente. As curvas de concentração sérica em relação ao tempo resultantes de cada método levaram à mesma conclusão, a de que os produtos são bioequivalentes. No entanto, a Fig. 53.17 mostra uma comparação dos valores absolutos obtidos pelos dois métodos de ensaio com o mesmo produto.

Obviamente, obter-se-ia uma conclusão errada se um produto tivesse sido avaliado por um método e o outro produto por outro método e os resultados tivessem sido comparados. Mesmo nos casos em que apenas um método de ensaio é empregado, existem inúmeras modificações em relação à técnica entre os laboratórios que poderiam tornar difícil uma comparação direta.

A espinha dorsal de qualquer estudo de biodisponibilidade envolvendo níveis plasmáticos (ou urinários) de uma droga, além de um bom projeto de estudo e do controle dos indivíduos, é a metodologia analítica usada para determinar os níveis da droga. Na maioria dos casos, pode-se provavelmente supor que a precisão e a confiabilidade do método empregado em um dado estudo são estabelecidas em grau suficiente para tornar internamente coerentes os resultados do estudo. Conforme

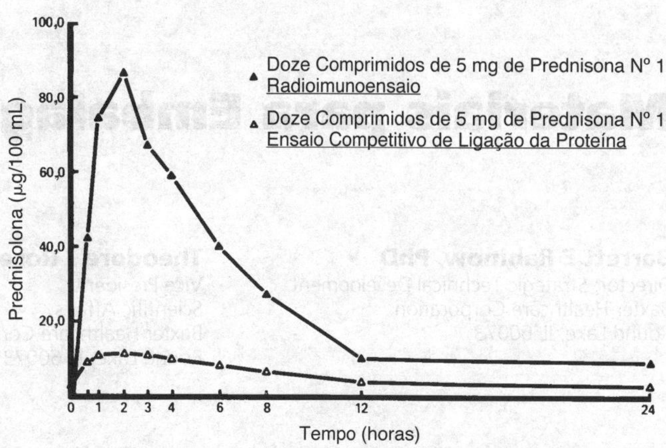

Fig. 53.17 Perfis plasmáticos médios de prednisolona a partir da droga administrada, sob a forma de dose única de 60 mg, a 24 adultos normais. Os níveis plasmáticos foram determinados tanto por ensaio de ligação competitiva de proteína quanto por radioimunoensaio.

demonstrado, os principais problemas ocorrem quando, na ausência de cuidadosa avaliação da metodologia analítica empregada, se tenta comparar os dados de estudos realizados por diferentes laboratórios. Mesmo com uma metodologia analítica similar realizada pelo mesmo laboratório, seria irracional esperar concordância maior que 20 a 25% em relação aos níveis plasmáticos entre um estudo e outro usando a mesma forma farmacêutica.

Sob condições ótimas, comparações entre estudos cruzados são relativamente insensíveis, e na pior das hipóteses podem ser até enganosas. Comparações entre estudos cruzados certamente não podem ser usadas para tomar decisões ou estimar diferenças em relação a drogas com a sensibilidade geralmente aceitável de diferença de detecção de 20% ou menos.

Com dados insuficientes sobre a correlação entre os níveis plasmáticos e a resposta clínica, é difícil decidir se o importante é um pico de nível plasmático ou a carga corporal total da droga. Alterações na velocidade de absorção exigem mudanças na dose dada (carga corporal) para manutenção de picos similares de níveis plasmáticos. Decisões em relação ao que é mais importante, se a carga corporal ou o pico do nível, são tomadas com dificuldade e tendem a reduzir a visão objetiva da quantificação na testagem da biodisponibilidade.

BIBLIOGRAFIA

Abdou HM. *Dissolution, Bioavailability and Bioequivalence.* Easton, PA: Mack Publ Co, 1989.

Amidon GL, Robinson JR, Williams RL. *Scientific Foundations for Regulating Drug Product Quality.* Alexandria, VA: AAPS Press, 1997.

Chow S-C. *Design and Analysis of Bioavailability and Bioequivalence Studies.* New York: Dekker, 1992.

Marston SA, *et al. Evaluation of direct curve comparison metrics applied to pharmaceutic profiles and relative bioavailability and bioequivalence. Pharm Res 14*: 1363–9, 1997.

Patnaik RN, *et al. Individual Bioequivalence: New Concepts in the Statistical Assessment of Bioequivalence Metrics, Clin Pharmacokin 33*: 1–6, 1997.

Schuirmann DJ. *A comparison of the two one-sided tests procedure and the power approach for assessing the bioequivalence of average bioavailability. J Pharmacokinet Biopharm* 1987; 15: 657.

Shah VP, Maibach HI. *Topical Drug Biovailability, Bioequivalence and Penetration.* New York: Plenum, 1993.

Shargel L, Yu AB. *Applied Biopharmaceutics and Pharmacokinetics.* Norwalk, CT: Appleton & Lange, 1993.

Welling PG *et al. Pharmaceutical Bioequivalence.* New York: Dekker, 1991.

CAPÍTULO **54**

Materiais para Embalagens Plásticas

Barrett E Rabinow, PhD
Director, Strategic Technical Development
Baxter Healthcare Corporation
Round Lake, IL 60073

Theodore J Roseman, PhD
Vice President
Scientific Affairs
Baxter Healthcare Corporation
Round Lake, IL 60073

Como definido pela American Society for Testing and Materials (ASTM),

> o plástico é um material que contém, como ingrediente essencial, uma ou mais substâncias orgânicas poliméricas de alto peso molecular, é sólido em seu estado final e, em algum estágio durante sua produção ou processamento até seus artigos acabados, pode ser moldado por fluxo.

Uma substância orgânica de alto peso molecular é chamada polímero. O uso de plástico nas indústrias de saúde cresceu rapidamente desde 1960. Esse crescimento fenomenal deve-se principalmente à vasta flexibilidade na escolha de propriedades oferecidas pelos plásticos. Entretanto, devido a essa ampla gama de propriedades dos plásticos, uma seleção cuidadosa deve ser feita para a aplicação planejada.

Antes do reconhecimento do uso potencial dos plásticos na prática de saúde, o vidro era o material predominante nas principais embalagens de produtos farmacêuticos. O vidro tem uma vantagem definitiva em ser uma substância relativamente não-reativa e inerte (apesar de partículas lixiviadas de vidro e alumínio ou deslaminação terem trazido problemas ocasionalmente). Como tal, o vidro pode ser usado em contato com vários produtos críticos, tanto líquidos como secos. Proporciona uma excelente proteção contra vapores de água e penetração de gases, e pode resistir à esterilização por vapor (autoclave) sem acarretar distorções físicas. Duas desvantagens definitivas do vidro no campo de embalagens, entretanto, são a fragilidade e o peso. Por causa desses aspectos negativos, juntamente com os muitos atributos positivos do plástico, foram feitas significativas adoções do uso do plástico em embalagens farmacêuticas. Atualmente, por exemplo, os plásticos são usados nas seguintes áreas principais de embalagem, as quais em 1960 eram feitas apenas de vidro: seringas, garrafas, frascos e ampolas.

Existem muitos outros usos médicos importantes que, sem os plásticos, nunca seriam tecnicamente viáveis. Alguns exemplos são cateteres de demora, dispositivos protéticos, cânulas de traqueotomia e recipientes flexíveis para soluções para irrigações, inalações e intravenosas, além de todos os recipientes de coleta sangüínea. Um uso adicional dos plásticos é em embalagens recipientes secundárias, isto é, embalagens que não entram diretamente em contato com o produto. Esse uso particular envolve filmes plásticos de diversos tipos e espessuras usados para embrulhos à prova de manipulações, enquanto os dispositivos previamente mencionados são normalmente fabricados por moldagem ou extrusão da parte acabada.

A seleção do material apropriado para embalagens deve ser feita com a compreensão do projeto global planejado da embalagem. Os requisitos devem ser especificados considerando o uso do cliente, a aprovação regulamentar, a apresentação de marketing, a fabricação, a esterilização e, muito importante, a proteção do produto farmacêutico durante o transporte, o armazenamento e o uso. Esses requisitos funcionais então devem ser analisados em termos dos fatores de estresse impostos ao material, permitindo a tradução desses requisitos em propriedades do material. O perfil do material desejado é desenvolvido relacionando os valores e as propriedades de desempenho do projeto com as funções de uso do recipiente. Provavelmente os materiais candidatos são determinados pela comparação de suas propriedades com as propriedades do perfil derivado das necessidades funcionais. Um protótipo é construído e sua funcionalidade é avaliada por testes orientados como a manutenção da estabilidade do produto, testes de simulação de uso e armazenamento e dos grupos de discussão de clientes. As propriedades do material que afetam o desempenho funcional são descritas adiante.

PROPRIEDADES DE MATERIAIS

Propriedades Mecânicas

As propriedades mecânicas importantes em materiais de embalagens plásticas são:

Resistência à tração é a força máxima necessária para rasgar uma amostra de material, dividido em áreas de cortes transversais. Alongamento é a chance percentual de mudanças no comprimento original em um ponto de ruptura, e mede a capacidade de extensão de um filme.

Resistência ao impacto é a medida da capacidade de resistir a uma carga de choque, na qual a amostra recebe um soco de um pêndulo em movimento, por exemplo. Fraturas irão ocorrer se a resistência ao impacto exceder o limite de elasticidade do material. O vidro, por exemplo, tem uma resistência ao impacto bem menor que muitos plásticos, porém apresenta uma resistência à tração apreciável.

Resistência ao rasgamento é a medida tanto da força necessária para iniciar um rasgo quanto da força necessária para propagá-lo. A propagação do rasgo é indesejada em sacos de transporte, mas desejada em fitas. A orientação do material pode afetar os resultados, pois as cadeias de polímero podem estar alinhadas numa direção particular durante a produção, conferindo uma força maior nessa direção.

Rigidez é a resistência a dobras, em que a deflexão contra uma carga pode ser medida.

Resistência a dobras está relacionada ao desenvolvimento de fraturas e furos, quando o material é sujeitado a repetidas dobras e pregas. É importante em aplicações de transporte. Placas de alumínio sem suporte, a não ser as de alto peso, são propensas a fracassar nessa modalidade.

Coeficiente de fricção ou *deslizamento* se relaciona à facilidade com que cada material irá deslizar sobre o outro. A passagem de filmes nas maquinarias de embalagens requer alto deslize para evitar aderência e é importante nas operações de impressão, enchimento e vedação.

Bloqueio é a tendência de aderência entre duas camadas adjacentes do filme. Isso pode criar dificuldades durante a fabricação.

Resistência à fadiga, ou capacidade de resistir à imposição de curtos estresses repetitivos ou deformação sem quebrar, é relevante em aplicações que envolvem carregamentos cíclicos contínuos, tais como mecanismos alternados, dente de engrenagem de uma bomba ou compressão peristáltica de um tubo IV.

Falha de deformação ocorre quando um plástico é submetido a uma carga estática constante; ele se deforma rápida e elasticamente (reversivelmente) a um valor de tensão determinado e depois continua a se deformar mais devagar por um período de tempo indefinido. Roturas acabam ocorrendo. A deformação depende tanto do tempo quanto da temperatura. A vida útil planejada de embalagens é importante, pois tanto a força quanto a rigidez podem ser relacionadas ao tempo. A perda de torque num sistema de fechamento de garrafas com o correr do tempo ou deformações num tubo plástico IV sob constante compressão são exemplos.

Outras propriedades dos plásticos podem afetar seu uso numa aplicação particular. Por exemplo, o comportamento em temperaturas baixas é importante em plásticos expostos a temperaturas de congelamento durante seu uso, desde que a resistência ao impacto de certos plásticos diminui quando congelados. A densidade dos plásticos, que varia entre 0,8 e 1,8 g/cm^3, é uma propriedade importante já que materiais de densidades mais baixas produzem mais moldes por unidade de peso. Além disso, o ponto de fusão, o qual pode estender-se numa gama de temperaturas, é importante para determinar a temperatura de processamento, esterilização por calor, capacidade de aquecer ou incendiar um produto e características de vedação por calor.

Propriedades Ópticas

As propriedades ópticas importantes em materiais de embalagem plástica são

Transmissão de luz é a proporção da intensidade da fonte de luz medida com o filme interposto com a intensidade sem o filme. Isso não dá indicação sobre distorções ou borramentos de imagem.

Claridade indica o grau de distorção de um objeto visto através do filme.

Neblina é a medida do aspecto leitoso causado pela luz dispersada por imperfeições de superfície ou heterogeneidades da película, como cristalitos, lacunas, materiais de reação cruzada e aditivos não-dissolvidos. A neblina obscurece a visibilidade para inspeção do produto.

Brilho mede a reflexão especular ou a refletância da luz como o espelho reflete. Esse parâmetro indica a capacidade de produzir uma imagem precisa de qualquer fonte de luz, aumentando o brilho agradável do filme.

Propriedades Elétricas

As propriedades elétricas podem ser importantes, como na dispersão da carga elétrica estática na sala de cirurgia. Isso já gerou mais preocupação quando o éter era mais usado como anestésico e derramado de uma garrafa, resultando em um risco potencial de incêndio. Mais importante, a eletricidade estática é um risco para equipamentos e dispositivos eletrônicos. Além disso, sujeira e poeira são atraídas pela estática da superfície, aumentando o risco de contaminação.

PROPRIEDADES FÍSICO-QUÍMICAS

Transferência de Massa

Muitas preparações farmacêuticas devem ser protegidas adequadamente do oxigênio, vapor de água, dióxido de carbono e muitos outros permeantes. Um comprimido efervescente, por exemplo, precisa de uma barreira contra a umidade, enquanto produtos com base oleosa precisam ser protegidos contra a oxidação induzida pelo oxigênio. Diferentemente do vidro, os plásticos são permeáveis. As propriedades de barreira indicam permeabilidade ao vapor de água, oxigênio, dióxido de carbono, etc. Além disso, os componentes do produto podem infiltrar através da embalagem. Exemplos incluem os parabens, vapor de água, óleos e flavorizantes.

A penetração através da barreira plástica depende da composição do plástico, da área de penetração, da espessura da barreira, da pressão diferencial parcial do agente permeante através da barreira e do tempo. A lei de difusão de Fick descreve esses fenômenos matematicamente. A penetração através de um plástico também pode ser muito afetada por aditivos e pela estrutura cristalina do plástico. Aditivos específicos, basicamente agentes plastificadores, podem aumentar muito a taxa de permeabilidade. Os plásticos muito cristalinos como o polipropileno, geralmente apresentam taxas baixas de permeabilidade à água. Um aumento de tamanho (p. ex., diâmetro, volume molar) de um penetrante numa série de penetrantes químicos similares geralmente leva a aumento da solubilidade e a diminuição do coeficiente de difusão. Como o coeficiente de permeabilidade é o produto desses elementos, sua variação em decorrência do tamanho do agente penetrante é freqüentemente muito menor.[1]

Como orientação, as taxas de penetração relativa aproximadas para o vapor de água, o oxigênio e o dióxido de carbono através dos plásticos mais utilizados em embalagens são apresentadas no Quadro 54.1.[2] Compilações mais detalhadas de taxas de penetração de várias moléculas migratórias podem ser encontradas no *Polymer Handbook*.[3] A entrada total de gás em uma embalagem pode ser dividida em contribuições de componentes separados, p. ex., penetração através da tampa, garrafa e outros protetores externos sobrepostos e também pela perda por vazamento através de fissuras ou furos microscópicos. Essa análise pode ser realizada cineticamente para verificar a integridade do recipiente ou para resolver problemas de fabricação.[4]

Ataque Químico

A resistência aos ácidos, álcalis, gorduras, solventes, água e luz é importante se a compatibilidade com esses materiais é necessária. Alguns plásticos são incompatíveis com plastificadores usados com polímeros de PVC, emulsões lipídicas, detergentes

Quadro 54.1 Taxas de Permeabilidade de Materiais Plásticos Selecionados para Embalagens[2]

	g/100 in²/24h/mil a 37,8°C	cm³/100 polegadas²/mil/24h/atm a 25°C	
PLÁSTICO	VAPOR DE ÁGUA	OXIGÊNIO	DIÓXIDO DE CARBONO
Náilon			
Tipo 6	16-22	2,6	10–12
Tipo 12	4	34–92	153–336
Polietileno tereftalato	1,0–1,3	3,0–6,0	15–25
Polietileno			
Baixa densidade	1,0–1,5	500	2.700
Média Densidade	0,7	250–535	1.000–2.500
Alta densidade	0,3	185	580
Polipropileno	0,7	150–240	500–800
Polistireno	7–10	250–350	900
Vinil			
Não-plastificado	2–5	4–30	4–30
Plastificado	15–40	600	20–500
Copolímero vinil acetato-cloreto			
Não-plastificado	4	15–20	40–70
Plastificado	5–8	20–150	70–800
Cloreto de polivinilideno	0,2–0,6	0,8–6,9	3,8–44
Policarbonato	11	300	1.075

ou soluções anti-sépticas. Líquidos que contêm iodo danificam permanentemente muitos componentes de poliolefinas após uma breve exposição. A absorção de migrantes químicos força o polímero a quebrar suas cadeias, incha o plástico e causa rachaduras de estresse. Isso pode ocorrer também nos solventes usados para dissolver os componentes dos plásticos.

A borracha exposta ao ozônio, com a precipitação de poeira, perde sua elasticidade e torna-se quebradiça. Nesse caso, a reação química do ozônio com a coluna espinhal do polímero é de grande importância. Outro modo de fracasso envolve simplesmente a lixiviação dos componentes, como lubrificantes de silicone do êmbolo emborrachado da seringa, na solução embalada. Isso aumenta a carga e pode causar turvamento visível. Em algumas ocasiões, a pigmentação usada no plástico é danificada quimicamente e lixiviada pelo produto.

No caso de plásticos usados em contato direto com um produto — tanto na forma líquida quanto na forma seca —, o tempo que a medicação e o recipiente estão em contato pode determinar se problemas como descoloração, lixiviação, absorção ou adsorção de um constituinte do produto acontecerão. É possível que tanto a embalagem quanto o produto possam mudar significativamente a partir da data de fabricação. A falta de indicação visual de uma reação no momento do estudo de estabilidade não implica que a reação não tenha ocorrido durante os estágios iniciais de armazenamento.

Em certas circunstâncias, um conjunto específico de parâmetros de armazenamento precisa existir antes de a reação ser iniciada. Para muitas drogas, quanto maiores a temperatura e a umidade na área de armazenamento, mais rápido é o ataque químico. Para muitas soluções IV em recipientes plásticos flexíveis, entretanto, o prazo de validade é limitado pela perda de vapor de água, que diminui na presença de alta umidade. Outros fatores que podem afetar as embalagens plásticas e os produtos são o pH, o tratamento da superfície do plástico, a configuração do recipiente, o tipo de polímero usado, o método de preparação da embalagem, a transmissão de luz e meios de montagem ou esterilização.[5]

Teorias e experimentos foram desenvolvidos o suficiente para definir o acúmulo máximo de lixiviação na solução sem implicar estudos da estabilidade da validade do produto. Isso facilita o desenvolvimento do produto e determina a compatibilidade entre material e solução. O acúmulo de material passível de lixiviação de um recipiente na solução pode ser limitado por qualquer um dos quatro fatores físicos:[6]

1. A quantidade inicial de material passível de lixiviação existente no material do recipiente (resíduo disponível total, RDT).
2. O limite de solubilidade de material passível de lixiviação na fase de solução.
3. A fração de equilíbrio do componente passível de lixiviação entre o recipiente e a solução.
4. A taxa de migração do componente passível de lixiviação do recipiente para a solução.

O RDT, o limite de solubilidade e a fração de equilíbrio podem ser avaliados para cada substância passível de lixiviação identificada. Essas características podem, então, ser usadas para identificar o processo que limitaria o acúmulo de substâncias químicas passíveis de lixiviação. O menor valor encontrado determina o limite de acúmulo e identifica o mecanismo limitante. O limite de solubilidade, a partição de equilíbrio e a taxa de migração podem restringir o acúmulo real da solução pelo resíduo disponível estimado. O controle cinético produz um acúmulo estimado mínimo, já que, independentemente de quão rápida seja a taxa de migração, o componente passível de lixiviação não consegue se acumular mais do que é termodinamicamente disponível. Como exemplo, o equilíbrio de acúmulo de solução de um material passível de lixiviação, C_e, é dado por:

$$C_e = (TAP \times W_c)/[(W_c \times E_b) + V_s]$$

onde RDT é a quantidade, em μg, de material passível de lixiviação por g de filme, W_c é o peso do recipiente (em gramas), V_s é o volume da solução (em litros) e E_b é a constante da fração de equilíbrio, a partição entre a concentração do soluto no filme e na água em equilíbrio. Isso pode ser calculado por coeficientes de partição solvente-solvente mais familiar e referenciada. Essa metodologia também pode ser usada para estimar a extensão de processos reversos, como os de adsorção de componentes da solução (drogas ou agentes antimicrobianos) no plástico.[7]

O conceito de coeficientes de partição de sólidos/líquidos é discutido no Cap. 33, *Cromatografia*. Da mesma forma, coeficientes de partição líquido/líquido são discutidos no Cap. 36, *Separação*. Considerações adicionais de modalidades químicas fracassadas para aplicações farmacêuticas podem ser encontradas no Cap. 52, *Estabilidade dos Produtos Farmacêuticos*.

Testes de Segurança

Inúmeros procedimentos de teste têm de ser feitos para garantir a segurança do uso de qualquer plástico. Entre esses estão avaliações biológicas, químicas, físicas e farmacológicas. Um maior grau de teste de segurança é justificado quando aumenta o contato do material com o corpo. Assim, um recipiente de solução IV é estudado com maior rigor que sua embalagem secundária. Dispositivos médicos que são deixados íntegros no corpo humano por períodos prolongados de tempo (enxertos vasculares, substitutos de cartilagem, marca-passos ou próteses) são mais estudados. Sua reatividade e grau de toxicidade têm de ser determinados. Em todos os casos, é indispensável que um plástico e seu procedimento de processamento resultem em um produto atóxico e não-reativo.

Existem compêndios oficiais que descrevem os procedimentos para a realização de testes biológicos e físico-químicos em recipientes plásticos; para maiores detalhes, ver a USP. Os princípios desses testes são descritos nas próximas seções.

Procedimentos para Testes Biológicos — Os procedimentos biológicos oficiais da USP são projetados para determinar a conveniência dos materiais plásticos a serem utilizados na fabricação de recipientes e acessórios para preparações oftálmicas e parenterais. Os procedimentos para os primeiros determinam as reações dos tecidos animais vivos e animais normais a porções de plástico implantadas ou extratos preparados desses e injetados. Dependendo do uso do plástico, outros testes biológicos devem ser realizados, como pirogenicidade, compatibilidade sangüínea, antigenicidade, adaptabilidade ao uso cardiovascular, reações embriológicas e testes de toxicidade tecidual.

Procedimentos para Testes Físico-químicos — Muitos testes físicos e químicos são aplicados aos plásticos. Testes particulares serão feitos de acordo com as aplicações pretendidas para a substância. Os procedimentos de testagem físico-química usados pela USP são planejados para determinar as propriedades físico-químicas dos plásticos usados como recipientes, baseados em testes realizados em extratos preparados por provas de calor e Água para Injeção a 70° por 24 horas. Porções do extrato são usadas para determinar o Resíduo Não-volátil, Resíduo na Ignição, Metais Pesados e Capacidade de Proteção ou Reação; limites oficiais para cada uma dessas características são especificados. Também é descrito um procedimento para a determinação da transmissão de luz dos plásticos com limite de transmissão máxima. Além disso, a FDA está preparando um documento de orientação descrevendo os testes e a documentação necessários para os sistemas de fechamento de recipientes, o qual não estava disponível no momento da publicação desta edição.

O produto-embalagem final deve ser avaliado em condições que simulem o uso, incluindo o armazenamento e o transporte, para garantir a integridade do produto na sua vida útil. Incompatibilidades potenciais entre o recipiente de plástico e embalagens secundárias devem ser definidas para evitar a adulteração do produto. Exposições prolongadas aos raios ultravioleta foram descritas como capazes de facilitar a migração de certos aditivos, que podem acelerar as características de envelhecimento dos plásticos e diminuir o prazo de validade do produto. Em alguns casos, as incompatibilidades que ocorrerem prontamente podem ser detectadas visualmente; em outros, apenas técnicas sofisticadas de extração podem definir os efeitos que o armazenamento causou. Por essa razão, estudos bem-planejados de estabilidade precisam ser estabelecidos.

As características desejadas para embalagens usadas na área da saúde são transparência, estabilidade térmica, resistência física, forma, capacidade de lacre, barreira biológica, resistência à radiação e facilidade de descarte. Geralmente, nem todos podem alcançar todas essas propriedades desejadas em um único material, mas dois ou mais plásticos podem ser combinados para compor um material para embalagem.

Análise dos Modos de Fracasso

Depois do desenvolvimento e da distribuição subseqüente dos itens embalados em plásticos, ocasionalmente podem ocorrer problemas funcionais. A resolução para esses problemas exige uma análise das causas do fracasso. Isso envolve o isolamento do problema, segregando o lote do material problemático, por exemplo, para identificar os potenciais fatores do problema. As partes problemáticas são submetidas a análises mecânicas, microscópicas e químicas para determinar como elas diferem das partes aceitáveis. As técnicas analíticas escolhidas são ditadas pelo modo observado do fracasso.

Testes físicos, tais como determinações mecânicas, elétricas e ópticas, podem ser realizados rapidamente, e existem valores de controle no formulário de especificações do fabricante, os quais estão prontamente disponíveis. À medida que o problema se torna mais precisamente focalizado, testes mais precisos e elaborados são realizados para isolar a causa. Por exemplo, a rigidez reduzida de uma parte pode ser atribuída a um peso molecular reduzido do plástico. A análise microscópica é rápida, e um analista qualificado pode detectar com freqüência problemas como furo, rotulação imprópria, descamação de um material componente ou material externo agindo como um iniciador de fratura de estresse.

A análise química de impurezas que podem causar explosões ou evitar a formação do lacre com freqüência consome tempo devido à amostra reduzida, à grande variedade de componentes potenciais e à falta de informação do fornecedor. A despesa e a variedade de instrumentos químicos disponíveis requerem seleção criteriosa da abordagem a ser feita.

CLASSIFICAÇÃO

Existem mais de 100 tipos diferentes de polímeros disponíveis para uso, que podem ser classificados em duas subcategorias. Eles são identificados como termoplásticos e plásticos termofixos (plásticos que fixam calor). Os termoplásticos consistem naqueles que são rígidos à temperatura ambiente mas podem ser derretidos e reprocessados. Os termofixos consistem naqueles plásticos que, quando submetidos ao calor, geralmente se transformam em rígidos ou insolúveis e como tais não podem ser derretidos.

ADITIVOS

Os termoplásticos podem ser modificados mais facilmente e ter suas propriedades melhoradas pelo acréscimo de aditivos específicos. Como substâncias químicas podem agir sinergicamente, quaisquer dois aditivos seguros associados podem causar efeitos indesejáveis. Por essa razão, a FDA obriga à avaliação total dessas misturas ou combinações antes da comercialização do produto. Testes químicos, farmacológicos e biológicos devem ser realizados para estabelecer a segurança. Problemas envolvendo aditivos incluem a migração para a superfície de partes moldadas e a lixiviação em soluções aquosas. Os aditivos usados rotineiramente nas formulações de termoplásticos são discutidos abaixo.

Lubrificantes são usados para auxiliar o processamento dos plásticos durante a moldagem ou operação de extrusão. Um lubrificante usado habitualmente no caso do polietileno é o estearato de zinco. As quantidades empregadas variam de formulação para formulação.

Estabilizadores são usados para retardar ou evitar a degradação do polímero pelo calor ou luz durante a fabricação e também para melhorar suas características de envelhecimento. As famílias de estabilizantes comuns incluem compostos organometálicos, sais ácidos gordurosos e óxidos inorgânicos.

Plastificadores são usados para garantir a maciez e a flexibilidade. Eles são utilizados comumente em materiais plásticos como vinis, celulósicos e propionatos.

Antioxidantes são um tipo especial de estabilizantes usados principalmente para retardar a oxidação. Combinações de antioxidantes com outros aditivos podem resultar em reações químicas não-desejáveis. A tecnologia recente permite a introdução de um agente dessecante em embalagens plásticas para a proteção de produtos sensíveis a mistura. O processo envolve a entrada de um agente dessecante na cadeia do polímero para a moldagem numa fôrma. É projetado para kits de diagnóstico médico ou fitas de teste, drogas efervescentes e produtos nutricionais.[8] Algum trabalho também já foi feito adicionando-se vitamina E em embalagens plásticas,[9] permitindo que os alimentos fiquem frescos por mais tempo.

Agentes antiestáticos são usados para evitar a formação de cargas estáticas na superfície dos plásticos.

Agentes de deslizamento são adicionados principalmente a poliolefinas (polietileno e polipropileno) para reduzir o coeficiente de fricção do material. Esses agentes químicos em particular resultam em características antiaderentes e antiaglutinantes no produto final.

Corantes e pigmentos são adicionados para conferir cor.

PROCESSAMENTO

Além da adição de aditivos, a maneira em que um plástico é moldado na configuração desejada pode afetar as propriedades finais. É importante que esses parâmetros de processamento, tais como a temperatura, a pressão e o tempo, sejam controlados rigidamente para assegurar a uniformidade lote a lote dos objetos plásticos. Se os parâmetros de processamento não são controlados adequadamente, isso pode resultar em efeitos deletérios como degradação térmica, rachaduras de estresse e dimensões físicas incorretas. O processo de degradação térmica de um plástico pode afetar as características de lixiviação do objeto plástico, suas características de permeação e sua estabilidade durante o prazo de validade do produto farmacêutico. As rachaduras podem ser remediadas quando a embalagem farmacêutica é submetida a certas condições do ambiente, resultando no fracasso da embalagem durante o prazo de validade do produto. Pequenas fraturas de estresse na borda de bandejas de plástico termoformado ocorridas no processamento de termoformação, por exemplo, podem comprometer a esterilidade.

Os métodos mais comuns de processamento de plásticos, empregados em componentes de embalagens farmacêuticas, são indicados a seguir.

Moldagem por Injeção

A moldagem por injeção é um processo intermitente. O plástico é aquecido para o estado derretido ou viscoso e depois é posto numa cavidade (molde) a alta pressão. O material derretido esfria na cavidade e solidifica. O molde é depois aberto e removido. Uma vasta gama de termoplásticos e muitos termofixos podem ser moldados por injeção. Além de roscas em gargalos de garrafas, configurações muito intrincadas podem ser obtidas por moldagem por injeção de plásticos.

Extrusão

A extrusão é um processo contínuo, no qual o plástico é aquecido e derretido até um estado viscoso e forçado sob pressão através de um molde, resultando na configuração da forma desejada. A parte prensada é resfriada até um estado sólido, geralmente por água borrifada ou imersão na água, ou pelo uso de rolos resfriados para filmes plásticos. Uma vasta gama de material termoplástico pode ser prensada. Os produtos tipicamente usados pela indústria farmacêutica são filmes plásticos e tubos médicos. Filmes para embalagem também são formados por extrusão por insuflação, sendo um tubo que sofre extrusão insuflado para dentro de um cilindro grande e cortado após o resfriamento.

Além de conferir uma nova forma ao plástico moldado, o processo de fabricação pode orientar as cadeias moleculares preferencialmente em dada direção, através do estiramento do plástico. Isso afeta propriedades físicas como a clareza e a resistência ao impacto, dependendo da orientação das cadeias ao longo do processo. Cristalitos podem ser formados e orientados para render aumentos na força, embora ocorra redução no alongamento pela ruptura. As propriedades de barreira são melhoradas pelo polipropileno. O filme orientado em dois eixos tem propriedades balanceadas da mesma forma quando esticado dos dois lados. No filme fundido, a orientação na direção da máquina é atingida colocando-se o filme numa série de rolos que giram em velocidades gradualmente maiores. Os rolos são aquecidos o suficiente para abaixo do ponto de fusão. A orientação transversa é obtida pelo uso de uma armação cruzada, a qual possui dois cinturões divergentes sem fim, providos com clipes. Estes fixam o filme enquanto vai para a frente e é puxado transversalmente na proporção desejada. A orientação uniaxial é usada para fitas de alto desempenho.

Moldagem por Insuflação

O plástico é aquecido até o estado derretido ou viscoso e transformado num cilindro oco (fôrma). A fôrma geralmente sofre extrusão, mas pode ser moldada por injeção. Se sofrer extrusão, a fôrma é cortada no comprimento desejado e transferida para a cavidade de insuflação (molde). O fundo da fôrma é retirado do molde e o ar é insuflado para dentro da fôrma, expandindo o plástico viscoso até as paredes da cavidade, formando então o recipiente desejado. O material derretido esfria na cavidade e solidifica. O molde é aberto, e o recipiente, removido. As garrafas farmacêuticas são moldadas por insuflação de uma vasta gama de materiais termoplásticos, entre os quais o polietileno e o polipropileno predominam.

Fusão por Solventes

Uma suspensão líquida de borracha é depositada em uma canaleta e o solvente é vaporizado. A faixa leva o material de borracha pela cabine aquecida para tratá-la, enquanto a película é retirada da canaleta, resfriada e enrolada em bobinas.

Moldagem por Compressão

A moldagem por compressão é usada para materiais termofixos e é um processo intermitente. O material termofixo (em pó ou pastilhas pré-formadas) é posto em uma cavidade aquecida (molde). O material derrete e flui até preencher a cavidade. O molde é mantido sob pressão até que o material termofixo seja curado, depois o molde é aberto e removido. Como na moldagem por injeção, configurações muito intrincadas podem ser obtidas por compressão de materiais termofixos.

TIPOS E USOS

Os tipos de plástico a seguir são muito usados na área de saúde. Algumas de suas propriedades e usos finais são indicados.

Termoplásticos

Os seguintes materiais são usados comumente em moldagens por injeção, extrusão, insuflação e fabricação de filmes.

Acrílicos — Essa classe inclui os polimetacrilatos, poliacrilatos e copolímeros de acrilonitrila. Existem muitas variações nessa classe, muitas realizadas por combinações de metacrilato e ésteres de acrilato como as acrilonitrilas. Esses plásticos são caracterizados pela claridade e propriedades ópticas incomuns, baixa absorção de água, boa resistência elétrica, excelente resistência ao meio ambiente e boa resistência à tração. Sua resistência ao calor é baixa, e deve-se tomar cuidado para mantê-los em temperatura $< 93,3°C$ (200°F), nas quais costumam amolecer. Os acrílicos têm um uso considerável numa multiplicidade de dispositivos empregados nos hospitais e clínicas de hoje. Uma aplicação específica é nos adaptadores usados nos frascos de administração de solução e nos frascos de coleta sangüínea.

Celulósicos — Para ser usada como termoplástico sem queimar, a celulose deve ser modificada. A gama de modificações disponíveis permite uma vasta variedade de características físicas, incluindo rigidez, brilho de superfície, boa claridade, boa resistência ao desgaste e alta permeabilidade aos gases. Para alcançar essas propriedades, os grupamentos alcoólicos de celulose são esterificados com acetatos, butiratos e/ou propionatos. O butirato e o propionato são escolhidos com mais freqüência em relação aos acetatos para aplicações que requerem baixa temperatura, resistência ao impacto e estabilidade dimensional. O butirato prensado e os filmes de propionato têm uma boa uniformidade padronizada, qualidade de superfície, brilho e efeitos visuais. O propionato é escolhido em lugar do butirato e do acetato quando é importante o aumento de rigidez, de resistência à tração e de dureza. Níveis elevados de plastificadores resultam em menor rigidez, rigidez e resistência à tração, mas aumentam a resistência ao impacto. Ésteres combinados como acetato propionato de celulose e acetato butirato de celulose são especialmente populares para aplicações médicas. Essa família de celulósicos é usada em muitos artigos como tubos e bandejas especiais para procedimentos urológicos ou espinhais, membranas e alguns filtros em aparelhos de diálise e alojamento de buretas IV.

Náilons — Náilon é uma designação genérica para uma classe de poliamidas contendo grupos repetidos de amidas (—CONH—) ligados a unidades de metileno ($—CH_2—$) na estrutura do polímero. Eles são caracterizados pela boa resistência química à maioria dos solventes e compostos químicos, com exceção de soluções fortes de certos ácidos minerais, compostos fenólicos e fortes oxidantes. Os náilons podem ser usados na fabricação de partes de precisão de adaptadores para equipamentos e objetos. Válvulas de aerossol, por exemplo, têm um menor desgaste, podendo usar-se náilon nas superfícies de menor fricção. O náilon também pode ser usado na produção de filmes de embalagens e laminados, proporcionando claridade e excelente resistência à punção ou abrasão; mas, devido à sua sobrevida após esterilização não ser boa (enruga durante a autoclavagem e degrada após radiação), seu sucesso como selo, fôrma ou preenchimento em embalagens alimentícias não teve impacto nas embalagens da área de saúde.

Polietileno Tereftalato (PET) — O PET é preparado a partir do etileno glicol e qualquer outro ácido tereftálico ou éster dimetil do ácido tereftálico. Sua estrutura química é p-HO $(COC_6H_4COOCH_2CH_2O)_nH$. O PET existe num estado amorfo, num estado orientado e parcialmente cristalino e num estado altamente cristalino. A maioria das aplicações exige orientação e/ou cristalização para tirar vantagem da força drasticamente aumentada e boa adaptação em altas temperaturas. Os polímeros de PET apresentam muitas outras vantagens no campo de recipientes e embalagens. Entre essas temos alta resistência, claridade excelente, baixa transmissão de gases e vapor de água e o fato de poder ser esterilizado pela maioria dos métodos. As garrafas de PET são usadas para uma grande variedade de alimentos e bebidas, assim como recipientes farmacêuticos. O uso de PET ou PETG para recipientes de medicamentos orais é descrito em detalhes na USP.[10] Fôrmas mais pesadas, semi-rígidas e poliéster não-orientado são usados na produção de embalagem de *blister*.

Polietileno — As propriedades do polietileno variam de acordo com o peso molecular e o tipo: baixa densidade ou ramificada, e alta densidade ou linear. O tipo linear é mais cristalino, mais resistente ao calor e mais duro que o tipo convencional ou de baixa densidade. Ambos têm baixo teor de absorção de água, resistência elétrica excelente e alta resistência à maioria dos solventes e compostos químicos, além de serem inodoros e insípidos. São bem adaptados a muitas aplicações expostas a calor baixo ou moderado. Graças a essas excelentes propriedades, o polietileno encontrou vastas aplicações na indústria farmacêutica e em hospitais. Pode ser usado em recipientes para produtos líquidos ou secos, e em filmes laminados ou sem suporte para equipamento de embalagens estéreis e para moldar partes de vários dispositivos e equipamentos. O polietileno sem suporte é usado para embalagens que encolhem, que se distendem ou superficiais e bolsas.

As propriedades do polietileno variam de acordo com o peso molecular e o tipo: baixa densidade (LDPE) ou ramificado, e alta densidade (HDPE) ou linear. A extensão e o número de cadeias laterais ramificadas determinam o grau de cristalinidade e a densidade do polímero amorfo e cristalino. O tipo linear é mais cristalino, mais resistente ao calor e mais rígido do que o tipo convencional ou de baixa densidade. Com o aumento da cristalinidade e da densidade, aumentam a opacidade, a rigidez, a resistência à tração, a rigidez de superfície e a resistência química. Os óleos de silicone e surfactantes, entretanto, podem agir como agentes causadores de rachaduras, facilitando a formação de rachaduras nas áreas de estresse, e os permeantes podem desfazer as cadeias poliméricas.

Com maior número de moléculas mais firmemente acondicionadas, HDPE tem melhores propriedades de barreira à umidade, com menos alongamento (maior resistência à tração) que LDPE. É muito usado, quando se dá preferência à rigidez e às propriedades de barreira, para frascos de produtos sólidos. Entretanto, LDPE é usado quando é necessária flexibilidade, como para frascos para apertar, *sprays* e gotas, e também como peças intermediárias na manufatura de preparados sólidos volumosos. Películas insufladas de LDPE apresentam visibilidade muito baixa e muito brilho, enquanto as películas de HDPE têm maior visibilidade por causa da dispersão de luz induzida por cristal, e são semibrilhosas. LDPE, menos cristalino, tem ponto de fusão mais baixo com uma faixa de fusão mais ampla que HDPE, e, portanto, seu aquecimento para vedação é mais fácil. Todavia, o baixo ponto de fusão de LDPE impede a esterilização com vapor, ao contrário do que ocorre com HDPE.

O polietileno é usado como embalagem primária, entretanto seu uso como vedação, através da aplicação de calor e pressão, é mais importante. Com o propósito de aumentar seu poder de vedação e adesão a materiais mais polares, o polietileno é, com freqüência, modificado por comonômeros, como etileno-vinil acetato a 3 a 5%, ácido acrílico, metacrílico e metil acrilato.

Etileno-Vinil Acetato (EVA) — O acréscimo do comonômero vinil acetato ao etileno reduz a cristalinidade do polímero, aumentando a transparência, a rigidez e a flexibilidade em baixas temperaturas, a resistência ao impacto e a resistência a fissuras por tensão e dobradura, além de reduzir a dureza. As temperaturas de fusão e vedação por calor são reduzidas, assim como as propriedades de barreira. O aumento das concentrações de vinil acetato também eleva a polaridade, resultando em maior espessura e adesão a vários substratos. O copolímero também pode sofrer ligação cruzada (ligações químicas que se formam entre as cadeias de polímeros) por ação de radiação ou acréscimo de peróxidos orgânicos. Isso eleva a temperatura de fusão, permitindo que a autoclavagem se torne uma opção para a esterilização. O acréscimo de vinil acetato amolece o material, resultando em uma superfície mais lisa. O copolímero EVA é usado em protetores de bicos, quando é necessária resistência à dobradura e para bolsas IV em baixas temperaturas.

As duas principais características controladas na copolimerização do vinil acetato e etileno são a cristalinidade e o peso molecular. O peso molecular (PM) é controlado pela adição de agentes de transferência de cadeia. À medida que o peso molecular do EVA aumenta, também aumentam a viscosidade de fusão, a vedação com calor, a rigidez, a resistência a fissuras por tensão e a resistência ao calor. Um dos agentes de lixiviação é o ácido acético que resulta da hidrólise dos ésteres acetato.

Polipropileno — O propileno é mais leve que o polietileno, embora seja mais rijo e mais resistente ao calor, com as mesmas propriedades de resistência química e elétrica. Esse material é encontrado na forma de polipropileno isotático extremamente cristalino e nos tipos atático e sindiotático de maior resistência ao impacto. *Isotático* significa que um plástico tem os grupamentos orgânicos (R) do mesmo lado da cadeia de polímero. *Sindiotático* implica alternância de grupamentos orgânicos acima e abaixo da cadeia de polímero, e *atático* significa que não há seqüências regulares dos grupamentos.

Os polipropilenos podem ser empregados em quase todas as aplicações do polietileno. Os dispositivos feitos com esse material podem ser esterilizados com vapor e óxido de etileno, mas não radiação, a menos que sejam utilizados polipropilenos modificados. Os polipropilenos podem ser modificados por polietileno ou borracha para aumentar sua resistência ao impacto. Níveis mais elevados de etileno reduzem a rigidez e aumentam a transparência. A orientação biaxial também aumenta a transparência, embora seja o copolímero não-orientado que é mais empregado nas embalagens de produtos de cuidados de saúde. O polipropileno é muito utilizado para preparados sólidos. As garrafas moldadas por injeção, por exemplo, podem ter tampas separadas ou inteiramente moldadas. Estas últimas apresentam substancial resistência à dobradura.

A baixa densidade do polipropileno oferece uma vantagem econômica, porque mais moldes podem ser feitos a partir de um determinado peso do material. Agentes de nucleação podem ser acrescentados para acelerar a cristalização, encurtando assim o ciclo de moldagem e resultando em processos de manufatura mais econômicos e produtos mais baratos. Como o polipropileno é quimicamente resistente, ele não pode ser ligado por solventes. Todavia, pode ser ligado por calor. A ligação através de adesivos exige pré-tratamento da superfície com coroa, plasma ou chama, ou cauterização química. Pode ser vedado por calor através da aplicação de um revestimento de cloreto de polivinilideno ou copolímero etileno-polipropileno.

Tyvek (Du Pont) — É um polietileno não-entrelaçado e ligado por fiação, de aspecto branco, liso e repelente à água, que oferece elevada resistência à tensão, além de boa porosidade para a esterilização. É o material preferido para tampas de bandejas. Todavia, é caro, a impressão sobre ele é ruim, e sua trama varia em termos de espessura e densidade. Pode ser empregado em autoclavagem até 137°C. Antes da desintegração térmica, torna-se transparente, indicando que suas propriedades foram comprometidas. Um novo polipropileno não-entrelaçado (Securon) suporta a esterilização com vapor a mais de 153°.[11]

Polistireno (PS) — Esse polímero é um dos plásticos mais antigos e mais utilizados. É muito empregado em farmácia e terapia para a fabricação de recipientes e seringas.

O PS tem uma resistência ao calor relativamente baixa, sendo atacado por vários agentes químicos, como plastificadores ftalato em polímeros vinil, resultando em microfissuras. É comercializado na forma de grau claro de cristal e uma superfície resistente ao impacto, cada vez mais popular, na qual o polistireno forma um copolímero com acrilonitrila e butadieno. As versões em cristal apresentam fissuras durante a maioria dos ciclos de esterilização com óxido de etileno, mas as superfícies resistentes ao impacto suportam a esterilização tanto com gás como com radiação. O polistireno não pode, entretanto, ser submetido a autoclavagem. Embora esse polímero seja barato, a ausência de resistência ao impacto na apresentação convencional e as propriedades ópticas insatisfatórias nas formas modificadas (resistentes ao impacto) limitam seu uso em aplicações mais exigentes.

Plásticos Vinílicos — O termo vinil se origina do grupamento (CH_2=CH—), que tem muitos derivados, como cloreto de vinil (CH_2=CHCl), acetato de vinil (CH_2=$COCOCH_3$) e cloreto de vinilideno (CH_2=CCl_2, Saran). Com esse grupo de compostos vinílicos, muitos polímeros são confeccionados como homopolímeros de si mesmos ou como copolímeros com outros derivados vinílicos ou outros materiais monoméricos. Por exemplo, as resinas de cloreto de polivilideno são, em sua maioria, copolímeros de cloreto de vinilideno com cloreto de vinil, acrilonitrito e ésteres de acrilato.

Esses são usados basicamente quando são necessárias elevadas propriedades de barreira contra umidade, oxigênio e outras substâncias químicas.

Os versáteis plásticos vinílicos são empregados para preparar vários materiais, desde revestimentos flexíveis e de consistência mole até tubos rígidos. A grande variedade de resinas de PVC, com sua ampla variação de propriedades físicas, levou ao desenvolvimento de muitas aplicações desse material nos campos da farmácia e medicina. As resinas de PVC são empregadas na manufatura de bolsas de sangue, luvas para exame, recipientes de soluções IV e tubos de bombas de infusão. Uma apresentação não-plastificada é utilizada na fabricação de partes rígidas para diversos dispositivos. Como o PVC exibe a transparência do vidro e não é caro, é um atraente material de cobertura. Seu emprego em dispositivos de embalagem é limitado porque se torna marrom quando exposto à esterilização com radiação e é termossensível demais para ser exposto à esterilização por vapor, além de a retirada do gás de óxido de etileno ser demorada demais. Todavia, mais de 25% de todos os dispositivos médicos à base de plástico usados em hospitais são feitos de PVC, porque pode ser soldado, seu custo é baixo, apresenta boa resposta ao calor e à pressão e é versátil.[12]

O PVC flexível tem excelente resistência ao impacto e à fissura por dobraduras à temperatura ambiente. À medida que a temperatura cai, o material se torna mais rígido, resultando em diminuição dessa resistência. O tipo e a quantidade de plastificação determinam a temperatura na qual o material passa de dúctil a quebradiço. Para dispositivos médicos flexíveis (p. ex., bolsas IV e equipo), é empregado mais amiúde o plastificador DEHP (di(2-etil-hexil)ftalato). Como pode ocorrer lixiviação da solução, a segurança do DEHP tem sido muito estudada ao longo dos anos, e não foram identificados quaisquer problemas relacionados à exposição prolongada.[13]

A ciclo-hexanona pode ser utilizada para ligar o PVC à maioria dos materiais. Quando ligado a materiais que não são compatíveis com DEHP, como policarbonato e polistireno resistente a impacto, é preciso usar um adesivo como barreira.

Policarbonatos — Esses são formados pela condensação de polifenóis, como bisfenol-A com fosgênio. Os polímeros são termoplásticos transparentes (embora opacificadores sejam acrescidos para algumas aplicações), apresentando elevada durabilidade e substancial resistência térmica. Como são caros, seu uso é limitado a aplicações específicas quando é necessária estabilidade dimensional ou elevada resistência a impactos, como nos oxigenadores de sangue (rígidos e transparentes). Os policarbonatos têm propriedades de dureza semelhantes às dos metais e estão sendo empregados no lugar desses em numerosas aplicações industriais. Seu uso está aumentando, em parte em decorrência de sua capacidade de resistir à esterilização por irradiação.

A resistência à tração é boa em relação a uma ampla variação de temperatura, e partes podem ser moldadas consistentemente para tolerar 0,002 polegada/polegada. Podem ser aquecidos ou dissolvidos, facilitando os procedimentos de fabricação, mas essa vantagem pode acarretar desorganização de ftalato, quando posto em contato com vinis plastificados.

Ionômero — O ionômero é usado como revestimento interno em laminados, oferecendo uma boa vedação por calor (mesmo quando a área de vedação é contaminada por líquido ou pó) em uma ampla variação de temperatura. De modo geral, a vedação por calor pode ser feita mais rapidamente do que quando se usam materiais alternados. O ionômero é um material claro, semiflexível, rijo e com boa resistência à abrasão, qualidades essas que validam seu uso em sachês ou bolsas.

Quimicamente, os ionômeros são os sais de zinco ou sódio de polímeros de ácido metacrílico/etileno. As ligações cruzadas iônicas ocorrem de forma aleatória ao longo das moléculas da cadeia longa do polímero para produzir propriedades de estado sólido geralmente associadas aos polímeros de alto peso molecular. O aquecimento dos ionômeros em temperaturas normais de processamento de termoplásticos, entretanto, diminui essas forças iônicas, permitindo que o material a ser fundido seja processado no equipamento convencional de extrusão ou moldagem. O polímero de hidrocarboneto semicristalino e de cadeia longa confere caráter poliolefínico, inércia química, estabilidade térmica e baixa transmissão vapor-água.

Película de Fluoropolímero-Aclar (polimonoclorotrifluoroetileno, PCTFE) — O fluoropolímero tem uma transmissão de umidade extremamente baixa, é transparente e pode ser vedado com calor, laminado, impresso, termoformado, metalizado e esterilizado. Por ser o plástico mais caro usado na indústria farmacêutica, é empregado apenas quando são necessárias as mais exigentes propriedades de barreira. Aclar laminado/lâmina de PVC é muito utilizado em *blisters* termoformados para apresentações sólidas sensíveis à umidade.

Esponjas de Poliuretano — São formadas pela polimerização na presença de agentes formadores de esponja e usadas como substitutas do algodão em recipientes de comprimidos.

Termofixos

Os compostos termofixos a seguir são alguns dos mais usados em moldagem por compressão. Esses plásticos são usados quando uma boa dimensão de temperatura e estabilidade é necessária. Partes são fabricadas por técnicas de moldagem por compressão. Os plásticos de formaldeído são obtidos por reações de condensação entre o formaldeído e substâncias como melamina, fenol e uréia.

Como família, os formaldeídos são notoriamente mais úteis na indústria farmacêutica como tampas para recipientes de plástico ou vidro. Por causa de sua elevada resistência ao calor, têm aplicações específicas quando a parte moldada exige esterilização por vapor.

Formaldeído de Melamina — Essa família de plástico exibe estabilidade dimensional de boa a excelente. Quando usada na produção de tampas, são conseguidos torque elevado e boa resistência ao impacto. Esses plásticos também exibem boa resistência a óleos, graxa e muitos solventes orgânicos.

Formaldeído de Formol — Esse tipo de plástico apresenta boa resistência a arranhões. Exibe encolhimento muito pequeno e propriedades baixas de absorção de água. É, no entanto, um plástico relativamente frágil.

Formaldeído de Uréia — Esse plástico apresenta boa estabilidade dimensional e boas propriedades de força. Os artigos produzidos desse material são bastante rígidos e apresentam boa resistência a alcoóis, óleos, graxa e alguns ácidos fracos. Essas propriedades permitem o seu uso para cabeçotes moldados por injeção para tubos colapsantes usados para armazenar produtos tópicos com base líquida.

APLICAÇÕES

Materiais compostos, que incorporam muitos componentes, são usados geralmente para se obter as inúmeras vantagens dos múltiplos materiais, que não são obtidas isoladamente. Um material estável para dar volume à película é selecionado, como o PET, o qual é muito popular para embalagens flexíveis, gerando estabilidade térmica e dimensional. A essa mistura podem ser adicionadas coberturas protetoras, como material de barreira para proteção contra o oxigênio, vapor de água e gases. Também há camadas de vedante que permitem o lacre da embalagem por calor e camadas de ligação para acomodar a tinta de impressão e para manter juntas as várias camadas em extrusões ou laminações de múltiplas camadas.

Embalagens para Dispositivos da Área de Saúde — Essas são planejadas para proteger os dispositivos médicos durante a esterilização e o transporte. A permeabilidade do material escolhido deve ser levada em consideração para esterilização por vapor ou por gases de óxido de etileno, juntamente com a necessidade de manter uma barreira após a esterilização. Alguns materiais candidatos devem ser rejeitados por não sobreviverem depois da esterilização. Por exemplo, o PVC, a não ser o previamente estabilizado, se torna marrom quando submetido à esterilização por radiação. O polipropileno torna-se brilhante meses depois da exposição à radiação.

Uma bolsa satisfatoriamente ventilada consiste num pedaço poroso de Tyvek incorporado numa bolsa de 3 milímetros ou mais fina de PEBD. Isso permite uma rápida saída e entrada de gases de óxido de etileno, minimizando o gasto com esterilização e tempo de armazenamento. A espessura representa um compromisso entre o custo e o desempenho, pois bolsas mais finas tendem a rasgar, exigindo novas embalagem e esterilização.

Para produtos que requerem melhor proteção do que uma bolsa flexível pode garantir, as embalagens em bandeja podem ser usadas. As bandejas termoformadas são as formas dominantes de embalagens estéreis e são populares devido aos estritos padrões de controle de infecção. Elas podem ser pré-formadas ou formadas na hora. Essas últimas usam uma maquinaria para termoformação, preenchimento e vedação, que forma um recipiente de uma matriz flexível que é desenrolada de uma bobina. Esta é preenchida com o produto e selada na mesma linha de produção contínua. O PVC, menos caro, ou o copoliéster de PETG de alta barreira são sempre considerados para uma bandeja bolhosa, por causa da capacidade de termoformação, aparência, maciez e estabilidade dimensional. Agentes como aditivos são críticos para bandejas termoformadas, as quais requerem materiais caracterizados por alto brilho e alto coeficiente de fricção.[14]

A bandeja bolhosa é selada subseqüentemente em um Tyvek ou com tampa de papel. O material de vedação é uma barreira estéril e permite que o vapor entre na embalagem. O papel, no entanto, pode amarelar ou enrugar durante o uso da autoclave. Além disso, o papel é higroscópico e muda de dimensão em resposta a mudanças de umidade. Esta pode atrapalhar a vedação, fazendo a tampa cair da bandeja.

A embalagem em concha de marisco também pode garantir um recipiente forte e resistente a infecções. A transparência das embalagens de bolhas e concha de marisco permite ao consumidor inspecionar visualmente antes de quebrar o lacre, eliminando o gasto de abrir a embalagem errada.[15]

A tecnologia de vedação por calor é importante para garantir uma esterilidade confiável do produto. O PE modificado é usado com freqüência nessa técnica. As propriedades de lacre do PE podem ser modificadas, dependendo das necessidades do produto, por ramificação da cadeia do polímero, o que diminui sua cristalinidade e densidade. Por diminuir a densidade, a capacidade de selagem, o alongamento, a resistência à flexibilidade e a resistência ao impacto aumentam. Se a densidade aumentar, as seguintes propriedades aumentam: temperatura de vedação, resistência à tração, rigidez, dureza, propriedades de barreira e resistência química.

Para embalagens de produtos que contenham álcool, os polímeros de EMA (ácido etileno metacrílico) podem ser usados devido à sua capacidade de lacrar independentemente de contaminações orgânicas na área de selagem. Para ligar-se a chapas de metal, o PE deve ser tornado mais hidrofílico. Isso é realizado por copolimerização de etileno hidrofóbico com o AAE (ácido acrílico etileno), que é mais hidrofílico, ou EMA ou ionômero. O polipropileno também pode ser modificado por incorporação aleatória de monômeros de etileno na cadeia do polímero. Isso confere características de borracha ao lacre, aumentando a resistência ao impacto e à flexibilidade.

Embalagens Bolhosas — Esse tipo, para formas farmacêuticas sólidas, usa tecnologias para bandejas similares às descritas anteriormente, exceto pelos compartimentos menores. Isso envolve a formação de um filme plástico aquecido e macio dentro ou em volta de um molde embolsado, para fazer uma bandeja de plástico (termoformada), preenchendo com uma substância sólida e lacrando com uma cobertura a ser rasgada ou descascada. O filme formado, a cobertura e o produto devem fluir numa certa proporção sem aderir. Pressão e calor apropriados devem ser usados para garantir que o lacre permanente seja formado e proteja o produto durante seu prazo de validade.

A escolha da espessura do filme afeta tanto o custo do material quanto suas propriedades de barreira. Outras considerações são adaptação às máquinas, taxas de produção, profundidade das bolhas, espessura da parede e uniformidade das bolhas, além das propriedades de selagem. Não-plastificado ou rígido, o PVC é o material mais comum para a produção por causa de sua fácil termoformação e suas adequadas propriedades de barreira para várias drogas. A espessura típica do filme é de 250 μm (10 mil), podendo ser aumentada pela aplicação de 25 a 50 μm de cobertura de PVDC (cloreto de polivinilideno), que aumenta a barreira ao vapor de água de 5 a 10 vezes.

Para melhor proteção, os filmes são feitos de PVC e CTFE (clorotrifluoroetileno, Aclar). Essa película é 15 vezes menos permeável à mistura que o PVC de espessura comparável. Uma proteção máxima do vapor de água é dada pelo poliamida/alumínio/PVC (náilon-Al-PVC) orientado biaxialmente que gera propriedades de barreira que são imensuravelmente baixas. O alumínio torna o material mais reciclável. O custo é comparável ao do PVC coberto com PVDC. Outros materiais tais como PP, PS ou PET foram testados para embalagens bolhosas mas não atingiram sucesso comercial devido a dificuldades técnicas, propriedades de barreira pobres e questões econômicas.

O material de cobertura é geralmente o papel alumínio ou o alumínio pré-impresso. Um padrão de 25 μm de espessura para o alumínio é considerado livre de furos e representa uma ótima combinação de custo e proteção ao produto. A firmeza do alumínio pode ser otimizada tanto para facilitar uma abertura por rasgo ou para impedi-la, se se quer uma embalagem à prova de crianças. O material de cobertura também é pré-empilhado durante o lacre para evitar que ele seja descolado do filme pré-formado em um pedaço. O material de cobertura tem um lado impresso e outro com cola para selagem por calor, que se encosta no produto e no filme. Uma outra característica de valor agregado da folha é que ela pode ser rasgada ou descascada, como o papel alumínio de poliéster laminado. O papel/PET laminado é primeiro desfolhado e depois o comprimido é retirado do alumínio.[16]

Embalagens em sachê ou tiras são outro tipo de embalagens individuais usado para comprimidos, cápsulas, pó, etc. Embalagens com doses múltiplas para produtos sólidos podem ser feitas de PS, PVC, poliéster, PP ou PEAD. Os dois últimos são preferidos, devido às suas propriedades de barreira contra mistura. Todos podem ser à prova de crianças e ter tampas resistentes e evidentes usando sistemas de fechamento inovadores que dão versatilidade ao material plástico. Considerações adicionais sobre recipientes para medicamentos orais são encontradas no Cap. 97, *A Prescrição*.

Tubos Maleáveis e Bolsas Flexíveis — Esses são usados para armazenar produtos tópicos viscosos ou líquidos. São, geralmente, feitos de metal ou revestidos de metal, polietileno de baixa densidade ou material laminado. Os tubos são fabricados por rolagem e aquecimento e vedação num plano fundo em um tubo contínuo e depois aparado no comprimento e ligado à cabeça por moldagem em injeção. Os tubos de metal são por ar comprimido, resistentes à luz, impermeáveis, e oferecem maior proteção. Os tubos plásticos são de baixo peso, herméticos, e relativamente inquebráveis. Em contraste com os tubos maleáveis de metal que se achatam quando o produto é expelido, os tubos plásticos têm memória que lhes permite retornar às suas formas originais depois de apertados. Os tubos laminados flexíveis oferecem as vantagens do plástico com as propriedades de barreira próximas às do metal. Para algumas aplicações, um revestimento interno é usado, protegendo o produto de aderir ao tubo, o que pode gerar cristalização.[17]

Soluções Intravenosas (IV) — Comparada com uma garrafa de vidro, uma embalagem plástica oferece a capacidade de ser inquebrável e de ter peso leve, permitindo facilidades de transporte e manuseio. Além disso, a embalagem flexível permite dobradura, o que gera maior proteção de contaminação aérea. Ainda, apertar uma bolsa com uma bainha de pressão permite uma rápida administração de grande quantidade de líquido em situações de emergência. Isso requer uma alta força de explosão tanto do material quanto da qualidade de vedação.

Devido à sua transparência, durabilidade, capacidade de resistir à autoclave, facilidade de fabricação e custo econômico, o PVC tem sido o material de escolha. A maneira de transporte requer resistência a furos. Isso é oferecido por materiais flexíveis com alta força de resistência, como vinis plastificados, em vez de materiais mais rígidos e brilhantes como poliolefinas não-modificadas. A natureza polar do PVC permite uma rápida vedação por radiofreqüência da bolsa, incorporando os tubos para uma administração IV e locais para medicação. Uma embalagem de poliolefinas é usada para uma barreira à prova de vapor de água a fim de prevenir a perda excessiva de mistura pelo PVC plastificado.

A embalagem automática de soluções IV pode ser realizada de forma asséptica por um sistema de (insuflação)-enchimento-vedação para recipientes rígidos ou um sistema de vedação-enchimento-vedação para recipientes flexíveis. Esse último requer filmes plásticos pré-formados, que são alimentados por um carretel até a fôrma e selados lateralmente para formar o tubo, que depois será enchido. Após incorporados lacres e tampas, o selo final é feito e o recipiente completo é cortado do material matriz. Os materiais usados principalmente são polietileno, polipropileno e poliolefinas, modificados com borracha para aumentar a força dos recipientes. Os materiais compostos podem ser usados, incorporando uma camada de revestimento em contato com a substância, uma camada econômica de empilhamento para aumentar a força e uma camada externa de poliéster para aumentar a resistência e o brilho.[18] Considerações adicionais para recipientes IV podem ser encontradas nos capítulos de preparações parenterais e administrações IV.

ESTERILIZAÇÃO

Para equipamentos médicos plásticos e materiais de embalagens, um grande número de agentes esterilizantes é usado, incluindo (1) vapor, (2) gás e (3) radiação (descargas de elétrons e cobalto). Desses três agentes, o vapor pode ser usado apenas em poucos polímeros devido à sua incapacidade de resistir ao calor sem distorção. Os plásticos a seguir geralmente resistem à esterilização em temperaturas de 121°C: polipropileno, polietileno de alta densidade, policarbonatos, PVC para certas aplicações e todos os termofixos.

O procedimento usado mais freqüentemente para esterilização de artigos plásticos é por gás. Alguns dos gases disponíveis são: (1) óxido de etileno a 100%, (2) mistura de 88% para 12% de Freon e óxido de etileno e (3) umidade de 80% para 20% ou 90% para 10% de dióxido de carbono e óxido de etileno.

A esterilização por gás não pode ser usada para recipientes que contenham produtos aquosos devido a reações colaterais que formam produtos como o etilenoglicol e 2-cloroetanol. O óxido de etileno é, por si, carcinogênico. Ele também pode reagir com as proteínas do corpo e certos materiais passíveis de formar lixiviação podem gerar resíduos imunogênicos que provoquem reações de hipersensibilidade. Por essa razão, limites regulamentares permissíveis foram estabelecidos para níveis residuais de óxido de etileno. Para atender a esses limites, os produtos embalados são desgaseificados antes do transporte ou uso. As propriedades de desgaseificação dependem da geometria, da história de aquecimento, das condições de armazenamento, do contato com outros plásticos e do tipo de embalagem secundária usada. Devido a essa complexidade, o tempo de desgaseificação deve ser determinado para cada produto.

As preocupações de custo e ambientais em relação ao óxido de etileno causaram uma mudança para um uso maior de esterilização gama. Entretanto, novas tecnologias de esterilização por gás também foram desenvolvidas. Elas incluem peróxido de hidrogênio vaporizado, processos com plasma como Plazlyte e Sterrad e dióxido de cloro, bem como PureBright, um intenso processo com pulsos de luz. Essas modalidades podem garantir uma maior disponibilidade de materiais compatíveis com esses processos.[19]

A irradiação pode causar degradação ou ligação cruzada de certos polímeros. Isso é particularmente sério no caso do polipropileno. Embora já tenha sido desenvolvida uma forma de PP estável à radiação, ela não é adaptada para esterilizações múltiplas.[20] O PVC perde ácido clorídrico depois da radiação, decompondo-se em fragmentos instáveis que podem sofrer ligação cruzada. Esse processo de perda de ácido leva à formação de ligações duplas conjugadas, o que confere a cor amarela ao plástico. Como parte da embalagem para tornar o PVC mais resistente à radiação, corantes azuis são adicionados para mascarar a coloração amarelada. Os finalizadores radicais de cadeia também são adicionados para minimizar as quebras de cadeia. Os filmes plásticos para embalagens, baseados na quantidade total de produtos de radiólise, podem ser classificados em ordem decrescente de estabilidade como polistireno, poliéster, PTFE, náilon, PVDC, PC, PP, PEAD e PEBD.[21]

Determinados polímeros, como o polietileno, têm maior resistência à tração e maior resistência ao impacto graças à ligação cruzada associada à radiação. O efeito sobre materiais compostos não se correlaciona, necessariamente, às propriedades dos componentes individuais. Assim sendo, a perda de resistência da película de celulose pode não ser percebida se existe um suporte de polietileno ou lâmina metálica. A adequação dos materiais de embalagem submetidos aos métodos de esterilização é comentada com maiores detalhes no capítulo sobre esterilização.

CONSIDERAÇÕES DE CONTROLE DA QUALIDADE

A seleção e a aprovação de um tipo de polímero (e um composto específico desse tipo) são tão importantes quanto a necessidade de checá-lo rotineiramente nos critérios de uso e seleção. As seguintes áreas básicas de controle e/ou procedimentos são recomendadas no programa vigente de controle da qualidade.

O teste de toxicidade celular e tecidual (ou teste similar de toxicidade) deve ser realizado para dar segurança de que o material usado é atóxico ou está dentro dos limites de toxicidade originalmente especificados.

A caracterização da análise deve ser conduzida para dar segurança de que o tipo de polímero usado e seus parâmetros físicos não foram alterados, o que pode afetar a função do produto ou a embalagem. Técnicas como a análise por espectrometria infravermelha, densidade, fluxo de derretimento e testes térmicos e reológicos podem ajudar a fornecer as garantias necessárias.

Qualquer parte ou embalagem plástica deve ser inspecionada rotineiramente quanto às variáveis dimensionais e atributos e comparada com amostras estatisticamente aceitas como o MIL-STD-105D.

CONSIDERAÇÕES AMBIENTAIS

O descarte é uma questão crítica, pois o volume de resíduo sólido aumenta e a capacidade de locais de aterro sanitário diminui. Os hospitais estão sob pressão crescente das comunidades para incinerar, e os custos do descarte de resíduos estão em escalada crescente. Do lixo total municipal gerado, as embalagens plásticas representam apenas 4% do peso. Enquanto o papel representa 50% e o vidro, 25%, os plásticos trazem maior preocupação para os ambientalistas, devido à sua persistência (não são biodegradáveis) nos aterros sanitários. Além disso, os plásticos são o material de embalagem convencional de descarte cada vez maior, e, com base no volume, as volumosas e resilientes garrafas plásticas constituem mais que um problema do que seu peso percentual implicaria. O problema está sendo discutido sob inúmeros pontos de vista.

O descarte é uma questão complexa, que envolve aspectos econômicos e de regulamentação. Freqüentemente a coleta seletiva depende de muitos fatores, tais como modo de descarte ou incineração *versus* aterros sanitários. Por exemplo, o PVC está sob ataque, pois forma ácido clorídrico quando incinerado, exigindo sistemas caros para neutralizar o ácido. Dioxinas também são formadas se o sistema de incineração não for otimizado. Entretanto, se a incineração não for usada para descartar o lixo hospitalar para dado local, essas objeções são irrelevantes para o caso em particular.

Uma tendência global para eliminar os solventes e compostos orgânicos voláteis (COV) está despertando o interesse pelas embalagens com tintas tratadas com UV. O tempo de secagem mais rápido associado a essa tecnologia ajuda a aumentar a produtividade operacional.[22]

Em resposta aos seus clientes, os fabricantes de suprimentos hospitalares estão reduzindo a quantidade de material de embalagem que acompanha o seu produto. Alguns estão trabalhando com os hospitais para estabelecer regras de reciclagem bem-sucedidas. Isso exige conveniência da coleta, tecnologia viável de processamento, mercado para produtos derivados do lixo e boa economia. As resinas individuais de plástico devem ser classificadas antes de serem reprocessadas para aplicações relativamente não-exigentes e aplicações que não sejam para embalagens, como uma fibra de filme. Sob algumas circunstâncias, resinas homogêneas, tais como o PET em garrafas de bebida, podem ser recicladas mais facilmente do que materiais compostos, devido à questão da classificação. Os produtores de plástico podem, no entanto, incorporar fragmentos em uma das camadas de componentes dos materiais compostos, fazendo seus componentes mais facilmente recicláveis. A reciclagem de recipientes de infusão de PVC é estorvada pelas dificuldades envolvidas em separar os componentes de metal de borracha, desinfectar e secar os produtos para tornar os materiais adequados para processamento.[12] Contudo, a indústria está investindo em aumentar a tecnologia e recuperando a capacidade de criar programas de reciclagem comercialmente viáveis.[23]

Existe uma tendência para eliminação das caixas de papelão. Essas caixas estão sendo substituídas por embalagens de polietileno, usadas em conjunto com recipientes reutilizáveis nas farmácias e almoxarifados centrais dos hospitais, com o propósito de reduzir os custos e o desperdício. Os medicamentos que são enviados pelo correio são envoltos, de preferência, por folhas de plástico com bolhas de ar em vez de folhas corrugadas por causa da economia de tarifa postal, mão-de-obra e incorporação de acolchoamento interior.

RESUMO

Antes da seleção de um plástico para embalagens, todas as necessidades funcionais e de segurança têm que ser especificadas. Essas necessidades são reformuladas em termos de parâmetros de engenharia e científicos de testagem de material. Os materiais são revisados e selecionados com base na solução mais econômica para as necessidades críticas. Em cada classe de polímero, as propriedades podem ser alteradas por modificação do peso molecular, copolimerização com outros polímeros e acréscimo de certos aditivos. Freqüentemente, os materiais compostos são usados para combinar as vantagens dos componentes individuais. Procedimentos adequados de esterilização, incluindo gases adequados, devem ser identificados para a obtenção de um produto estéril e não-tóxico. Uma vez planejado, o produto/embalagem precisa demonstrar estabilidade física e química em estudos formais de estabilidade durante o prazo de validade do produto. Um programa da qualidade contínuo deve ser projetado para garantir que as necessidades de embalagem do produto sejam mantidas. Depois do uso, o descarte da embalagem está-se tornando cada vez mais uma questão ambiental e econômica. Para informações mais específicas e detalhadas, consulte a *Bibliografia*.

REFERÊNCIAS

1. Comyn J, ed. *Polymer Permeability*. New York: Elsevier, 1985.
2. *Modern Plastics Encyclopedia*, vol 64. New York: McGraw-Hill, 1987, p 554.

3. Yasuda H, Stannett V. In *Polymer Handboook,* 2nd ed. Brandrup J, Immergut EH, eds. New York: Wiley, 1975.
4. Rabinow B, Payton R, Raghavan N. *J Pharm Sci* 1986; 75: 808.
5. Wang YJ, Chien YW. *Sterile Pharmaceutical Packaging: Compatibility and Stability* (Tech Rpt #5). Philadelphia: PDA, 1984.
6. Sanchez IC, Chang SS, Smith LE. *Polymer News* 1980; 6: 249.
7. Jenke DR, *et al. Int J Pharm* 1992; 78: 115.
8. *Mod Plastics* 1997; (May).
9. *Business Wire* 1996; (Jul 9).
10. USP/NF —. Rockville, MD: USPC, 661.
11. *Pharm Med Pkg News* 1995; (Mar).
12. *Med Device Technol* 1991; (Jun).
13. Van Dooren AA. *Pharm Weekbl [Sci]* 1991; 13(3): 109.
14. *Pkg Week* 1997; (Apr 24).
15. Smith RC Jr, ed. *Medical & Healthcare Marketplace Guide,* 12th ed. : IDD Enterprises, 1996.
16. Reiterer F. *Pharm Technol* 1991; (Mar): 74.
17. *Pharm Med Pkg News* 1996; (Feb).
18. Lambert P. *Ibid* 1991; (Apr): 48.
19. *Pkg Week* 1997; n41(Apr 24): 17.
20. *Pharm Med Pkg News* 1996; (Sep).
21. *Pkg Technol Eng* 1996; (Jun).
22. *Pkg Week* 1997; (n41 Apr 24): 17.
23. *J Vinyl Technol* 1991; 13(2).

BIBLIOGRAFIA

Briston JH. *Plastic Films,* 3rd ed. New York: Wiley, 1988.

Brostow W, Corneliussen RD. *Failure of Plastics*. New York: Macmillan, 1986.

Comyn J, ed. *Polymer Permeability*. New York: Elsevier, 1985.

Crank J, Park GS, eds. *Diffusion in Polymers*. New York: Academic, 1968.

Dean DA. *The Packaging of Pharmaceuticals* (Int Pkg Conf, CONEX 85 (Oct 22–25, 1985), vol 1. Beijing: China Pkg Technol Assoc, 1985, p 287.

Dean DA. *Plastics in Pharmaceutical Packaging*. England: Antony Rowe Ltd, 1990.

Finlayson KM. *Plastic Film Technology, High Barrier Plastic Films for Packaging*, vol 1. Lancaster, PA: Technomic Publ Co, 1989.

Modern Plastics Encyclopedia, vol 68. New York: McGraw-Hill, 1992.

Yasuda H, Stannett V. Permeability coefficients. In *Polymer Handbook,* 2nd ed, Brandrup J, Immergut EH, eds. New York: Wiley, 1975.

Rodriguez F. *Principles of Polymer Systems,* 2nd ed. New York: Hemisphere, 1982.

Wiley Encyclopedia of Packaging Technology. New York: Wiley, 1986.

CAPÍTULO **55**

Necessidades Farmacêuticas

William J Reilly, Jr, BS (Pharm)
Director, Manufacturing
ViroPharm, Inc
Exton, PA 19341

A prática da farmácia passou recentemente por transformações. Surgiram organizações tratando da questão do aviamento. A American Association of Compounding Pharmacists publica regularmente um jornal dirigido a farmacêuticos envolvidos com manipulação. Empresas como a Compounding Centers of America fornecem suprimentos e modelos de formulações para o farmacêutico de manipulação. Essas e outras providências contribuíram para a redução dos erros de aviamento cometidos pelos profissionais — destaques nos noticiários de seis anos atrás.

A formação farmacêutica também mudou. Atualmente, o título exigido para a licenciatura é o PharmD (doutor em Farmácia). Com isso, os aspectos clínicos da farmácia passam a ser alvo de maior ênfase durante o processo educacional. Muito disso é conseguido à custa das ciências farmacêuticas básicas e, em alguns casos, de eletivas como farmácia industrial.

A indústria farmacêutica costumava empregar graduados titulados em farmácia na produção, controle da qualidade e desenvolvimento de apresentações baseada no amplo conhecimento que esses apresentavam acerca dos processos farmacêuticos. Infelizmente, a aquisição desses conhecimentos tem-se mostrado cada vez mais difícil, a menos que o estudante se aprofunde em estudos avançados em farmácia ou farmácia industrial. Com base na própria experiência, o autor pode afirmar que os jovens cientistas de hoje carecem de conhecimentos básicos sobre a função dos ingredientes em uma formulação e sobre como a funcionalidade desses pode ser alterada para obter-se uma atividade específica.

O presente capítulo não se refere aos aspectos legais da manipulação pelo farmacêutico comunitário, e tampouco explica todas as especificidades da formulação de um produto com fins industriais. O objetivo deste texto é prover informação ao farmacêutico comunitário ou a quem quer que esteja interessado em compreender as formulações comerciais cujos ingredientes são necessários para a criação de um medicamento. Essas substâncias, conhecidas como excipientes, são úteis tanto no meio industrial quanto no comunitário, embora possam ser utilizadas de modos distintos. Entre os excipientes descritos estão antioxidantes e conservantes, emulsificantes e agentes de suspensão, bases para pomadas, solventes e outras. Uma revisão mais detalhada desses excipientes e de sua aplicabilidade comercial pode ser encontrada do Cap. 36 ao 54.

ANTIOXIDANTES E CONSERVANTES

Um *antioxidante* é uma substância capaz de inibir a oxidação. Pode ser adicionado, com esse fim, a produtos farmacêuticos sujeitos a deterioração por processos oxidativos, como o desenvolvimento de rancidez em óleos ou gorduras ou a inativação de um fármaco em sua própria apresentação. Um *conservante* é, no senso comum farmacêutico, uma substância que evita ou inibe o crescimento microbiano, e que é adicionada a preparações farmacêuticas para evitar sua conseqüente deterioração por microrganismos. Antioxidantes e conservantes têm muitas aplicações na feitura de produtos medicinais.

ÁCIDO DESIDROACÉTICO

Forma cetônica: 2*H*-Piran-2,4(3*H*)-diona, 3-acetil-6-metil,

(forma cetônica) (forma enólica)

Forma enólica: 3-acetil-4-hidroxi-6-metil-2*H*-piran-2-ona [520-45-6] (cetônica), [771-03-9] (enólica) $C_8H_8O_4$ (168.15).

Preparo — Por destilação fracional de uma mistura de acetoacetato de etila e bicarbonato de sódio, mantendo-se condições de refluxo quase totais, permitindo a remoção apenas de etanol. O resíduo é destilado a vácuo. *Org Syn Coll III:* 231, 1955.

Descrição — Pó cristalino branco-cremoso que se funde a 110° com sublimação.

Solubilidade — 1 g se dissolve em 25 g de acetona, 18 g de benzeno, 5 g de metanol ou 3 g de álcool.

Usos — Conservante.

ÁCIDO HIPOFOSFOROSO — ver mais adiante.

ÁCIDO SÓRBICO

Ácido 2,4-hexadienóico, *(E-E)*-, Ácido 2-4-hexadienóico

(6)

Ácido *(E-E)*-sórbico; Ácido sórbico [22500-92-1], [110-44-1] $C_6H_8O_2$ (112.13).

Preparo — Por vários processos. Consultar a patente nos EUA 2.921.090.

Descrição — Pó cristalino, branco, fluxo livre, de odor característico; funde por volta de 133°.

Solubilidade — 1 g em 1.000 mL de água, 10 mL de álcool, 15 mL de clorofórmio, 30 mL de éter ou 19 mL de propilenoglicol.

Usos — Um *inibidor de crescimento de fungos ou leveduras.* É também utilizado como agente fungistático em alimentos, sobretudo queijos.

ÁLCOOL — Caps. 70 e 87.

ÁLCOOL BENZÍLICO — Cap. 59.

ÁLCOOL FENILETÍLICO — ver adiante.

BENZOATO DE POTÁSSIO

Ácido Benzóico, Sal de Potássio

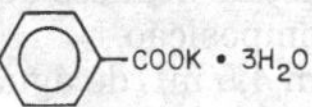

[582-25-2] $C_7H_5KO_2$ (160.21) (anidro).

Descrição — Pó cristalino.

Solubilidade — Solúvel em água ou álcool.

Usos — Conservante.

BENZOATO DE SÓDIO — ver RPS-19, Cap. 67.

BISSULFITO DE SÓDIO

Ácido sulfuroso, sal monossódico; Sulfito Sódico de Hidrogênio; Sulfito Ácido de Sódio; Leucogen

Sulfito monossódico [7631-90-5] $NaHSO_3$ e metabissulfito de sódio ($Na_2S_2O_5$) em proporções variadas; gera 58,5 a 67,4% de SO_2.

Descrição — cristais brancos ou amarelados ou pó granulado com o odor de dióxido sulfúrico; instável em contato com o ar.

Solubilidade — 1 g em 4 mL de água; levemente solúvel em água.

Usos — Como *antioxidante* ou *estabilizante*. Soluções de cloridrato de epinefrina podem ser estabilizadas pela adição de pequenas quantidades desse sal. Também é usado na dissolução de cálculos renais. É útil na remoção de manchas de permanganato e para a solubilização de certos corantes e outros produtos químicos.

CLORETO DE BENZALCÔNIO — Cap. 87.

CLORETO DE BENZETÔNIO — Cap. 87.

CLOROBUTANOL

2-Propanol, 1,1,1-tricloro-2-metil-, Clorbutol; Clorbutanol; Clorofórmio de acetona; Chloretone

$(CCl_3)C(CH_3)_2OH$

1,1,1-Tricloro-2-metil-2-propanol [57-15-8] $C_4H_7Cl_3O$ (177.46); *hemi-hidrato* [6001-64-5] (186.46)

Preparo — O clorofórmio é submetido a uma adição química com a acetona sob a influência catalítica do hidróxido de potássio em pó.

Descrição — Cristais incolores a brancos, com odor e gosto característicos, um pouco canforáceos; a forma anidro funde-se a cerca de 95°; a hidratada, a cerca de 76°; entra em ebulição com alguma decomposição entre 165° e 168°.

Solubilidade — 1 g em 125 mL de água, 1 mL de álcool ou cerca de 10 mL de glicerina; livremente solúvel em clorofórmio, éter ou óleos voláteis.

Incompatibilidades — A forma anidro deve ser usada no preparo de uma solução límpida em vaselina líquida. É decomposto por *bases*; a *efedrina* é suficientemente alcalina para causar sua decomposição com a formação de cloridrato de efedrina, que se separa de uma solução de petrolato líquido. É apenas ligeiramente solúvel em água, logo, em alguns veículos, deve-se usar álcool para dissolver a quantidade desejada. Uma massa de consistência mole é produzida por trituração com *antipirina*, *mentol*, *fenol* e outras substâncias.

Usos — Uso tópico, em solução com óleo de cravo, como *analgésico dentário*. Possui poder *analgésico local* moderado, e é empregado sob a forma de polvilho (1 a 5%) ou pomada (10%) anestésicos. Apresenta propriedades antibacterianas e germicidas. É utilizado sobretudo como *conservante* em soluções de epinefrina, hipófise posterior, etc. Quando administrado por via oral, tem as mesmas indicações terapêuticas do hidrato de cloral. Portanto, é empregado como sedativo e hipnótico. É utilizado oralmente para diminuir os vômitos decorrentes de gastrite.

ETILENODIAMINA

1,2-Etanediamina

$H_2NCH_2CH_2NH_2$

Etilenodiamina [107-15-3] $C_2H_8N_2$ (60.10).

Cuidado — Manusear com cuidado devido à sua natureza cáustica e às propriedades irritantes de seu vapor.

Nota — É altamente alcalino e pode absorver rapidamente dióxido de carbono do ar para formar um carbonato não-volátil. Evitar exposição indevida ao ar.

Preparo — Pela reação entre dicloreto de etileno e amônia, seguida pela adição de NaOH e destilação.

Descrição — Líquido límpido, incolor ou levemente amarelo, de odor semelhante ao da amônia e reação alcalina forte. Pode ser misturado a água ou a álcool. A forma anidro entra em ebulição entre 116° a 117° e se solidifica em torno de 8°. Volátil com vapor. Base forte que se combina prontamente a ácidos para formar sais com o decorrer do aquecimento.

Usos — Uma *necessidade farmacêutica* para a *Injeção de Aminofilina*. É irritante de pele e mucosas. Pode causar sensibilização caracterizada por asma ou dermatite alérgica.

FENOL — ver mais adiante.

GLICERINA — ver mais adiante e no Cap. 75.

HIDROXIANISOL BUTILADO

Fenol, (1,1-dimetiletil)-4-metóxi-, Tenox BHA

terc-**Butil-4-metoxifenol [25013-16-5] $C_{11}H_{16}O_2$ (180.25).**

Preparo — Por uma reação de adição entre *p*-metoxifenol e 2-metilpropeno. US Pat 2.428.745.

Descrição — Branco ou discretamente amarelo, sólido céreo, de odor fraco e característico.

Solubilidade — Insolúvel em água; 1 g em 4 mL de álcool, 2 mL de clorofórmio ou 2 mL de éter.

Usos — Como *antioxidante* em cosméticos ou produtos farmacêuticos contendo gorduras e óleos.

HIDROXITOLUENO BUTILADO

Fenol, 2,6-bis(1,1-dimetiletil)-4-metil-, Hidroxitolueno butilado cristalino; Tenox BHT

2,6-Di-*terc*-butil-*p*-cresol [128-37-0] $C_{15}H_{24}O$ (220.35).

Preparo — Por uma reação de adição entre *p*-cresol e 2-metilpropeno. US Pat 2.428.745.

Descrição — Cristais brancos, insípidos, com leve odor; estável à luz ou ao ar; funde-se a 70°.

Solubilidade — Insolúvel em água; 1 g em 4 mL de álcool, 1,1 mL de clorofórmio ou 1,1 mL de éter.

Usos — Um *antioxidante* empregado para retardar a degradação oxidativa de óleos e gorduras em vários cosméticos e produtos farmacêuticos.

METABISSULFITO DE POTÁSSIO

Pirossulfito Dipotássico

[16731-55-8] $K_2S_2O_5$ (222.31).

Descrição — Cristais brancos ou pó cristalino com odor de SO_2. Exposto ao ar, oxida a sulfato. Pode se inflamar durante pulverização com pilão caso seja produzido calor demais.

Solubilidade — Livremente solúvel em água; insolúvel em álcool.

Usos — Antioxidante.

METABISSULFITO DE SÓDIO

Ácido dissulfuroso, sal dissódico

Pirossulfito de sódio [7681-57-4] $Na_2S_2O_5$ (190.10).

Preparo — Formado a partir da desidratação térmica do bissulfito de sódio. Também pode ser obtido passando-se dióxido sulfúrico através de carbonato de sódio.

Descrição — Cristais brancos ou pó cristalino branco a amarelado com odor de dióxido sulfúrico. Quando exposto ao ar e à umidade, é gradualmente oxidado a sulfato.

Solubilidade — 1 g em 2 mL de água; pouco solúvel em álcool; francamente solúvel em glicerina.

Usos — É um *agente redutor*. É utilizado com produtos facilmente oxidáveis, como injeções de cloridrato de epinefrina e de cloridrato de fenilefrina, a fim de retardar a oxidação.

NITRATO FENILMERCÚRICO — ver RPS-19, Cap. 68.

ÓLEO DE SASSAFRÁS — ver adiante.

SORBATO DE POTÁSSIO

Ácido 2,4-Hexadienóico, *(E-E)*-, Sal de Potássio; Ácido 2,4-Hexadienóico, Sal Potássico; 2,4-Hexadionato de Potássio

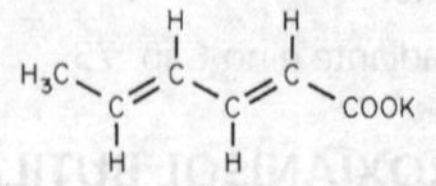

(E-E)-Sorbato de potássio; sorbato de potássio [590-00-1] [24634-61-5] $C_6H_7KO_2$ (150.22).

Preparo — Reação entre o ácido sórbico e uma porção eqüimolar de KOH. O sorbato de potássio resultante pode ser cristalizado a partir do etanol aquoso. US Pat 3.173.948.

Descrição — Pó ou cristais brancos de odor característico; funde por volta de 270° com decomposição.

Solubilidade — 1 g em 4,5 mL de água, 35 mL de álcool, >1.000 mL de clorofórmio ou >1.000 mL de éter.

Usos — Um sal hidrossolúvel do ácido sórbico utilizado em farmácia para *inibir o crescimento de mofo e leveduras*. Possui baixa toxicidade, porém pode irritar a pele.

TIMEROSAL — ver RPS-19, Cap. 67.

VANILINA ETÍLICA — ver adiante.

CORANTES, EDULCORANTES E DILUENTES

O uso de substâncias medicinais com sabores e cores apropriados é de relevância considerável sob o ponto de vista psicológico, embora essas propriedades não adicionem nenhuma vantagem terapêutica. Um remédio incolor, límpido como água, não é particularmente aceitável para a maioria dos pacientes, sendo geralmente considerado inerte. Muitas substâncias medicinais ativas têm um gosto horrível, e o paciente pode deixar de tomar o remédio simplesmente porque sua aparência ou sabor não lhe agradam. Um medicamento desagradável pode tornar-se saboroso e atraente através de uma seleção cuidadosa de corantes, edulcorantes e diluentes. Portanto, a utilização criteriosa dessas substâncias é importante para garantir a cooperação do paciente no uso do medicamento prescrito e sua adesão continuada aos objetivos do prescritor.

Corantes

Os corantes são definidos como os compostos empregados em farmácia com o objetivo único de conferir cor a um produto. Podem ser classificados segundo diferentes critérios, como, por exemplo, orgânicos ou inorgânicos. Atendendo aos objetivos da presente discussão, são utilizadas duas subdivisões: *Corantes Naturais* e *Corantes Sintéticos*. Os membros desses grupos são empregados em preparações farmacêuticas, cosméticos, alimentos e como colorações bacteriológicas e agentes diagnósticos.

CORANTES NATURAIS

Os corantes naturais são obtidos de fontes minerais, vegetais e animais. São usados basicamente com objetivos artísticos, como adornos simbólicos indígenas, como corantes alimentícios, farmacêuticos e cosméticos e visando a outros efeitos psicológicos.

Corantes minerais são muitas vezes chamados de *pigmentos* e são utilizados para corar loções, cosméticos e outras preparações, geralmente para uso externo. Exemplos são *Óxido Férrico Vermelho* (adiante) e *Óxido Férrico Amarelo* (adiante), dióxido de titânio (Cap. 65) e carvão.

O termo pigmento também costuma ser usado pelos fitoquímicos para corantes vegetais. Muitas plantas possuem princípios que podem ser extraídos e usados como corantes, por exemplo, a clorofila. As anatenas podem ser obtidas das sementes do urucum, e com elas pode ser feita uma tintura hidrossolúvel de cor entre o amarelo e o laranja. O beta-caroteno natural é um corante amarelo extraído da cenoura e usado para corar margarina. A garancina é uma tintura amarelo-avermelhada obtida da planta garança. O índigo é uma fonte de um corante azul de mesmo nome que a planta. As flavonas, como riboflavina, rutina, hesperidina e quercetina, são pigmentos amarelos. O açafrão é um glicosídio que confere uma coloração amarela a medicamentos e alimentos. Orceína e orcina são outros corantes extraídos de plantas. Entretanto, a maioria dos corantes vegetais já foi caracterizada e sintetizada, e os que apresentam as qualidades satisfatórias quanto a estabilidade, firmeza e tom bonito são comercializados sob a forma de produtos sintéticos.

Desde os primórdios da história os animais são usados como fonte de tinturas. Por exemplo, a *púrpura-de-tiro*, outrora sinal de realeza, era preparada através da oxidação, pelo ar, de uma secreção incolor obtida das glândulas de uma lesma (*Murex brandaris*). Sabe-se agora que esse corante é o 6,6'-dibromoíndigo, que foi sintetizado, porém existem substâncias mais baratas da mesma cor. A cochonila proveniente do inseto *Coccus cacti* contém o corante vermelho-brilhante *ácido carmínico*, um derivado da antraquinona. Esse não é mais usado em alimentos e produtos farmacêuticos em virtude de contaminações por *Salmonella*.

CORANTES SINTÉTICOS

Os corantes sintéticos datam de 1856, quando WH Perkin descobriu por acaso a *mauveína*, também conhecida como *púrpura de Perkin*, enquanto tentava, sem sucesso, sintetizar a quinina. Ele conseguiu o corante oxidando anilina, que continha, como impurezas, *o*- e *p*-toluidinas. Logo se seguiram outras descobertas nesse campo, e uma grande indústria cresceu no ramo da química do alcatrão de hulha.

Os primeiros corantes eram preparados a partir da anilina, e, por muitos anos, todos os corantes eram chamados de anilinas, independentemente de sua origem. Os corantes de anilina incluem mais de uma dúzia de grupos bem-definidos, entre eles: *nitrosocorantes, nitrocorantes, azocorantes, oxazinas, tiazinas, pirazolonas, xantenos, indigóides, antraquinonas, acridinas, rosanilinas, ftaleínas, quinolinas* e outros. Esses são classificados então, conforme o método de seu uso, em corantes *ácidos* ou *básicos*, ou corantes *diretos* ou *fixadores*.

Alguns elementos estruturais de moléculas orgânicas, chamados de grupamantos *cromóforos*, conferem cor a elas, por exemplo, azo (—N=N—), nitroso (—N=O), nitro ($—NO_2$), azoxi (—N=N(O)—), carbonil (>C=O) e etileno (>C=C<). Outras combinações se adicionam aos cromóforos, como os grupamentos metóxi, hidróxi e amina, e são conhecidos como *grupamentos auxocrômicos*.

ESTABILIDADE — A maioria dos corantes é relativamente instável em razão de suas estruturas insaturadas. Eles estão sujeitos à ação da luz, metais, calor, microrganismos, agentes redutores e oxidantes, ácidos e bases fortes. Em comprimidos, a degradação do corante pode manifestar-se por salpicos e manchas.

UTILIZAÇÃO — A maioria dos corantes sintéticos é usada para corar materiais ou para fins artísticos. Outras aplicações possíveis são como indicadores, corantes bacteriológicos, testes diagnósticos, reagentes de microscopia, etc.

Muitos corantes anilínicos foram originalmente usados na alimentação e em bebidas sem uma seleção ou discriminação adequada entre os que eram inócuos e os que possuíam efeitos tóxicos. Também não eram avaliados seu grau de pureza ou a presença de constituintes tóxicos derivados de seu processo de fabricação.

Após o Food and Drugs Act de 1906, o Departamento de Agricultura do governo norte-americano estabeleceu regras segundo as quais alguns corantes passaram a ser conhecidos como *corantes permitidos*. Alguns desses corantes podem ser empregados na alimentação, em medicamentos e cosméticos, mas somente após certificação pela Food and Drug Administration (FDA) de que atendem a determinadas especificações. A partir dessa lista de corantes permitidos, podem ser produzidos, por meio de combinações e misturas, outros corantes para serem utilizados em alimentos, bebidas e preparações farmacêuticas. Misturas de corantes certificados devem ser novamente certificadas.

A palavra *permitido* é utilizada em um sentido estrito. Não deve ser entendido que os corantes podem ser empregados com fins fraudulentos. Embora sejam esses corantes *permitidos*, todas as leis alimentícias contêm cláusulas proibindo seu uso em alimentos e bebidas com vistas a disfarçar inferioridade ou obter-se uma falsa aparência de valor.

Os corantes certificados são classificados em três grupos: os corantes FD&C (*food, drugs and cosmetics*), que legalmente podem ser utilizados em alimentos, medicamentos e cosméticos; os corantes D&C, que legalmente só podem ser usados em medicamentos e cosméticos; e os corantes D&C externos, que legalmente podem ser empregados apenas em medicamentos de uso externo e cosméticos. Existem limites específicos para o corante puro, resíduos sulfatados, elementos extrativos de éter, material solúvel e insolúvel, intermediários não-combinados, óxidos, cloretos e sulfatos. Como a classificação dos corantes está sujeita a alterações, deve-se consultar o regulamento mais recente da FDA para se determinar como eles devem ser usados — principalmente depois que se descobriu que vários corantes FD&C antes amplamente empregados eram carcinogênicos mesmo quando *puros* e, portanto, tiveram seu uso proibido.

A Coal-Tar Color Regulation especifica que o termo *medicamentos de uso externo e cosméticos* se refere a drogas e cosméticos que são aplicados apenas na parte externa do corpo, não incluindo os lábios nem nenhuma mucosa. Nenhum corante, não importa de que categoria, tem amparo legal para ser utilizado em um produto que é aplicado na área dos olhos.

Lacas são sais de cálcio ou de alumínio de corantes certificados veiculados em um substrato de alumina. São insolúveis em água ou em solventes orgânicos, sendo portanto utilizados em pós, produtos farmacêuticos, alimentos, balas duras e embalagens alimentícias.

A aplicação dos corantes nas preparações farmacêuticas é uma arte que só pode ser dominada após uma compreensão das suas características e da composição do produto a ser corado. É difícil formular regras específicas para a escolha e a aplicação de corantes em preparações farmacêuticas. Cada uma pode suscitar questões próprias e únicas.

Entre as preparações que podem ser coradas estão a maioria dos líquidos farmacêuticos, pós, pomadas e emulsões. Podem ser feitas algumas sugestões gerais em relação a soluções e polvilhos, mas os resultados desejados geralmente só são conseguidos após vários testes. Em geral, um profissional inexperiente tende a usar muito mais corante do que o necessário, obtendo uma cor opaca, sem brilho. A quantidade de corante presente em qualquer preparação farmacêutica deve ser suficientemente grande para conferir a ela a cor desejada e suficientemente intensa para evitar reações tóxicas e manchas permanentes em objetos e tecidos.

Líquidos (Soluções) — A concentração de um corante em preparações líquidas e soluções geralmente deve estar entre 0,0005% (1 em 200.000) e 0,001% (1 em 100.000), dependendo da intensidade de cor desejada e da espessura da coluna de líquido a ser vista na embalagem. Há corantes com que se consegue uma cor bem-definida em concentrações de apenas 0,0001% (1 em 1.000.000). A forma mais conveniente de se usar corantes é através de soluções de armazenamento.

Pós — Para conseguir-se uma cor em tom pastel a partir de pó branco, geralmente é necessário um corante a uma concentração de 0,1% (1 em 1.000). O corante pode ser incorporado ao pó por mistura a seco em um moedor ou, em pequena escala, pelo processo manual com pilão. O corante é incorporado por trituração e diluição geométrica. Uma outra maneira de se corar um pó é pela adição a este de uma solução do corante em álcool ou em outro solvente volátil qualquer que tenha apenas uma fraca ação solvente sobre o pó a ser corado. Quando se opta por esse procedimento, a solução é adicionada aos poucos, e, após cada adição, se mistura bem o pó, deixando-se então o álcool evaporar.

Muitos dos xaropes e elixires usados como edulcorantes e diluentes são coloridos. Quando esses agentes são utilizados, não é necessário um corante adicional. O uso de edulcorantes coloridos é discutido na próxima seção. Contudo, quando se quer corar uma mistura incolor, deve ser usado um dos agentes descritos na primeira seção.

INCOMPATIBILIDADES — Os corantes FD&C são principalmente aniônicos (sais de sódio), logo são incompatíveis com substâncias catiônicas. Como as concentrações dessas substâncias são muito baixas, não se observa precipitação. Íons polivalentes como os de cálcio, magnésio e alumínio também podem formar compostos insolúveis com corantes. Uma alteração do pH do meio pode causar modificação da cor. Ácidos podem liberar a forma ácida insolúvel do corante.

EDULCORANTES

SABOR

A palavra sabor denota uma sensação mista de gosto, tato, cheiro, visão e som. Todas essas sensações se combinam para produzir um número infinito de gradações na percepção de uma substância. As quatro sensações básicas do paladar — *doce, amargo, azedo* e *salgado* — aparentemente são derivadas em parte de um processo físico-químico e em parte de um processo psicológico. As papilas gustativas (Fig. 55.1), localizadas principalmente na língua, contêm terminações nervosas muito sensíveis que, na presença de umidade, reagem com os sabores na boca. A atividade físico-química resultante gera impulsos elétricos que são transmitidos pelo sétimo, nono e décimo pares cranianos às áreas cerebrais relacionadas com a percepção do paladar. Algumas dessas papilas gustativas são especializadas, do que decorre a existência de áreas na língua sensíveis a apenas um tipo de paladar. O cérebro, no entanto, geralmente percebe o paladar como uma sensação composta, e, portanto, os componentes de um determinado sabor não são prontamente discerníveis. Crianças possuem mais papilas gustativas que adultos, logo são mais sensíveis aos diferentes gostos.

O paladar depende, em parte, dos íons que são produzidos na boca; no entanto, psicólogos demonstraram que a visão (cor) e o som também são muito importantes quando alguns reflexos são condicionados pelo hábito e pela associação de percepções sensoriais. Assim, no experimento clássico de Pavlov sobre *reflexos condicionados*, o toque de uma campainha ou a apresentação de um círculo luminoso a um cão provocava a produção de suco gástrico por esse, embora não lhe fosse mostrado nenhum alimento. No mesmo sentido, muito do prazer

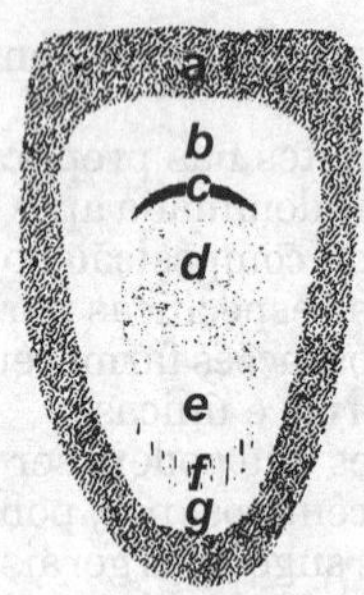

Fig. 55.1 Face superior da língua. *a*, Receptores de paladar para todos os sabores; *b*, doce, salgado e azedo; *c*, salgado e azedo; *d*, apenas azedo; *e*, área sem paladar; *f*, doce e azedo; *g*, amargo, doce e azedo. (Adaptado de Crocker EC. *Flavor*. New York: McGraw-Hill, 1945, p. 22.)

obtido ao se comer aipo se deve à crocância, característica desse vegetal quando fresco e devida ao esmagamento de seus feixes fibrovasculares. O efeito da cor também é marcante — a margarina é insossa à maioria das pessoas quando sem cor, bastando apenas adicionar-lhe corante para que os *gourmets* muitas vezes não consigam diferenciá-la da manteiga. Cor e sabor devem coincidir — p. ex., o sabor de cereja é associado ao vermelho.

Pessoas resfriadas acham a comida sem sabor por estarem com o olfato prejudicado, e, se estão com as narinas ocluídas, cebolas cruas parecem ser doces e fica muito mais fácil tomar óleo de rícino e outros remédios de gosto nauseante. A volatilidade de uma substância é um fator importante que é influenciado pelo ambiente aquecido e úmido da boca. Quanto mais volátil é um composto, mais acentuado é o seu cheiro. O olfato pode detectar partículas mínimas e geralmente é muito mais sensível à presença de compostos químicos voláteis, mas a língua é capaz de detectar quantidades infinitesimais de alguns vapores quando posta para fora da boca, permitindo assim a formação de uma solução do gás com a saliva. Desse modo, traços de dióxido sulfúrico podem ser detectados no ar, desde que esse composto se dissolva na saliva, gerando um gosto azedo.

Os sabores descritos como quentes são aqueles que têm um leve efeito contra-irritante na mucosa da boca. A cica ou travo dos sabores adstringentes se deve a taninos e ácidos que produzem esse efeito reagindo com o revestimento da língua. O vinho possui seu característico *bouquet*, uma propriedade aromática, por causa do odor de constituintes voláteis. O nabo silvestre (*Jack-in-the-pulpit*) deve seu sabor em grande parte à sensação ardente causada pelos minúsculos cristais aciculiformes de oxalato de cálcio que penetram na mucosa.

Outros fatores físicos e fisiológicos que também influenciam o paladar são a aspereza ou sensação de areia devidas a pequenas partículas como resinas trocadoras de íons. Preparados antidiarreicos têm gosto de giz. O mentol provoca uma sensação de "geladinho" por estimular as terminações nervosas de frio. O manitol também gera uma sensação refrescante ao se dissolver, pois o calor negativo da solução faz a temperatura cair. Por isso, o manitol é muito usado como base para gomas de mascar.

Existe um limiar de sabor para cada substância, limiar esse que varia conforme a pessoa e o ambiente. Os cozinheiros-chefes experientes provam suas iguarias à temperatura em que serão servidas, já que o calor e o frio modificam o sabor de muitos preparados. O limão, por exemplo, perde todo o seu sabor ácido quando em temperaturas altas, e outros sabores, quando resfriados, perdem toda sua volatilidade, gosto e cheiro. Além da temperatura, a sensibilidade de cada pessoa também deve ser levada em conta. Por exemplo, foi determinado experimentalmente que a quantidade de açúcar que pode ser detectada por uma pessoa é, em média, de 7 mg. No entanto, algumas pessoas não sentem nada com tal quantidade, que para outros gera uma sensação definidamente doce.

As pessoas são mais sensíveis a odores que a gostos. Há cerca de 10.000 a 30.000 cheiros identificáveis, dos quais o indivíduo mediano pode identificar por volta de 4.000. As mulheres têm o olfato mais sensível que os homens. Informações adicionais podem ser obtidas com a leitura de Beauchamp, GK, *et al*: *Tasting and Smelling* (New York: Academic, 1997) e Cagan RH, *et al*: *Neural Mechanisms in Taste* (Boca Raton, FL: CRC Press, 1989).

CONSERVAÇÃO DE EDULCORANTES — A maioria dos relatórios de produtos oficiais contém instruções específicas de armazenamento. Métodos adequados de armazenamento são essenciais para evitar deteriorações que, em muitos casos, resultam na destruição do odor ou do gosto. Sob condições adversas, podem ocorrer modificações indesejadas devido a um ou mais dos seguintes fatores: atividade enzimática, oxidação, alterações na umidade do produto, absorção de odores, atividade de microrganismos e efeitos da luz e do calor. Em alguns produtos, modificações provocadas por alguns desses fatores são desejadas, como no caso de ésteres formados por atividade enzimática ou de misturas ou amadurecimento de sabores resultantes do intercâmbio de radicais entre ésteres (*transesterificação*).

Um método utilizado para impedir a deterioração de substâncias que se oxidam muito rapidamente, como o óleo de limão, preservando assim seu delicado sabor original, é o microencapsulamento por pulverização a seco. As cápsulas que contêm os aromatizantes são então encerradas em diversos produtos embalados (como gelatina em pó) ou comprimidos, que liberam seu delicioso sabor quando a cápsula é desintegrada por solubilização e aquecimento com água ou saliva.

CORRELAÇÃO ENTRE ESTRUTURA QUÍMICA E SABOR E ODOR — Os compostos utilizados como edulcorantes em veículos variam consideravelmente em sua estrutura química, variando desde simples ésteres (salicilato de metila), alcoóis (glicerina) e aldeídos (vanilina) até carboidratos (mel) e óleos voláteis complexos (óleo de anis). Existem atualmente edulcorantes sintéticos para quase todos os sabores desejados. Esses costumam ter o aroma e o sabor delicado dos produtos naturais aliados a características interessantes como estabilidade, reprodutibilidade e custo relativamente baixo. Produtos sintéticos como o cinamaldeído e o benzaldeído, que foram legalizados pela primeira vez durante a Segunda Guerra Mundial, quando muitos óleos essenciais tornaram-se escassos, são hoje amplamente utilizados.

Há uma relação íntima entre estrutura química e sabor. A solubilidade, o grau de ionização e os tipos de íons produzidos na saliva influenciam definidamente a sensação interpretada pelo cérebro.

O sabor ácido ou azedo é causado por íons de hidrogênio e é proporcional à concentração desses e à lipossolubilidade do composto. É característico dos ácidos, taninos, alumes, fenóis e lactonas. O sabor salgado se deve à presença simultânea de ânions e cátions, como KBr, NH_4Cl e salicilato de sódio. Sais de alto peso molecular podem ter um sabor amargo. O sabor doce é devido a compostos poli-hidróxi, alifáticos poli-halogenados e α-aminoácidos. Grupamentos amina e amida, principalmente se seu efeito positivo for contrabalançado pela proximidade de um grupamento negativo, podem gerar um sabor doce. A doçura é tanto maior quanto maior o número de grupamentos hidroxila, possivelmente por causa do aumento da solubilidade. Imidas como a sacarina e sulfamatos como o ciclamato possuem um sabor doce muito intenso. Os últimos, porém, foram retirados do mercado por causarem tumores de bexiga em ratos. Bases livres como os alcalóides e amidas como as anfetaminas provêm um sabor amargo. Compostos poli-hidróxi com peso molecular superior a 300, substâncias halogenadas e compostos tioalifáticos também são amargos. A dessaturação geralmente confere um sabor amargo e bem-definido aos compostos.

Não foi encontrada nenhuma relação entre estrutura química e odor. Não há odores primários, e os cheiros misturam-se entre si. A polimerização diminui ou abole o odor, enquanto uma valência alta o provê e a dessaturação o exacerba. Um átomo de carbono terciário geralmente produz um odor canforáceo; ésteres e lactonas possuem odores semelhantes aos de frutas e cetonas têm cheiro agradável. Odores fortes costumam estar relacionados a volatilidade e reatividade química.

SELEÇÃO DE EDULCORANTES

A seleção adequada de um produto para a dissimulação do gosto ruim de medicamentos auxilia na sua ingestão. Às vezes, pacientes sensíveis podem nausear-se tanto que chegam a vomitar só de pensar que terão de tomar determinado remédio, sendo especialmente difícil convencer uma criança a continuar a tomar preparações desagradáveis. É preciso conhecer as alergias e idiossincrasias do paciente; assim, é tolice usar um veículo sabor chocolate com alguém que não goste de chocolate ou que seja alérgico, apesar de que esse seja um sabor geralmente aceito.

METODOLOGIA DE EDULCORAÇÃO

Cada questão referente à edulcoração de um produto é única e exige uma solução individual. Conferir sabor a uma preparação é especialmente complicado pelo fato de depender de preferências individuais. Para esse processo, são utilizadas as seguintes técnicas:

Mistura — Sabores de frutas se misturam bem com o sabor azedo; amargos podem ser combinados a salgados, doces ou azedos; o sal reduz a acidez e aumenta o doce; produtos como vanilina, glutamato monossódico e benzaldeído são usados em misturas.

Ofuscamento — Adição de um edulcorante de maior intensidade e duração que o sabor óbvio, p. ex., salicilato de metila, alcaçuz e oleorresinas.

Propriedades Físicas — Formação de compostos insolúveis com o fármaco desagradável, p. ex., sulfonamidas; emulsificação de óleos; efervescência, p. ex., solução de citrato de magnésio; utilização de fluidos de alta viscosidade que dificultem o contato do fármaco com a língua; e procedimentos mecânicos como o revestimento de comprimidos são métodos físicos para diminuir os problemas com os sabores.

Propriedades Químicas — Absorção do fármaco em um substrato, ou formação de complexos entre o fármaco e resinas trocadoras de íons ou agentes complexantes.

Propriedades Fisiológicas — As papilas gustativas podem ser anestesiadas com mentol ou edulcorantes de menta.

Os edulcorantes, conforme seu uso pelos farmacêuticos no aviamento de prescrições, podem ser divididos em quatro categorias principais, de acordo com o tipo de sabor a ser mascarado, como a seguir:

Salgado — O xarope de canela é o melhor veículo para o cloreto de amônia e outros fármacos salgados como o salicilato de sódio e o citrato férrico de amônia. Em um estudo sobre a eficiência de edulcorantes em disfarçar o sabor salgado, os seguintes veículos foram classificados em ordem decrescente de utilidade: xaropes de laranja, de ácido cítrico, de cereja, de cacau, de cereja silvestre, de framboesa, elixir de glicirriza, elixir aromático e xarope de glicirriza. O último é particularmente útil como veículo para produtos salgados em virtude de suas propriedades coloidais e da doçura tanto da glicirriza quanto da sacarose.

Amargo — O xarope de cacau é o melhor veículo para dissimular o sabor amargo do bissulfato de quinina, seguido, em ordem decrescente, pelos xaropes de framboesa, de cacau, de cereja, de canela, de salsaparrilha composto, de ácido cítrico, de alcaçuz, elixir aromático e xaropes de laranja e cereja silvestre.

Acre ou Azedo — Os xaropes de framboesa ou de outras frutas são especialmente eficientes em mascarar o azedume de substâncias como o ácido clorídrico. O xarope de acácia e outros veículos mucilagenosos são melhores para disfarçar o sabor acre de substâncias como a pimenta-da-guiné, por formarem uma camada coloidal protetora sobre as papilas gustativas da língua. O tragacanto, ao contrário da acácia, pode ser utilizado em veículos alcoólicos.

Sabor Oleoso — O óleo de rícino pode ter um gosto melhor se emulsificado em partes iguais com xarope de ruibarbo aromático ou xarope de salsaparrilha composto. O sabor ruim do óleo de fígado de bacalhau pode ser efetivamente dissimulado por meio de óleo de gaultéria ou de menta. Também são úteis limão, laranja e anis, sozinhos ou combinados. É recomendável misturar a maior parte do edulcorante ao óleo antes de emulsificá-lo, juntando o restante quando já estiver formada a emulsão básica.

Os sabores dos quais a maioria das pessoas gosta costumam estar associados a algum estimulante de natureza física ou fisiológica. Pode ser um estimulante do SNC como a cafeína, razão pela qual tanta gente adora café ou chá, ou um contra-irritante como os temperos que produzem uma sensação *picante* ou um agente que faz *cócegas* na garganta, como água com gás. O xerez (bebida espanhola) deve o seu sabor marcante ao acetaldeído presente em sua composição, e alguns dos óleos voláteis contêm terpenos que estimulam as mucosas.

SELEÇÃO DE VEÍCULOS

Pouquíssimos farmacêuticos se dão conta da oportunidade singular que eles têm de orientar os médicos sobre como otimizar a palatabilidade e a eficácia dos medicamentos prescritos por meio de uma seleção criteriosa dos veículos. O treinamento recebido pelos farmacêuticos permite-lhes adquirir conhecimentos acerca das características dos vários agentes farmacêuticos e terapêuticos, além de capacidade na preparação de produtos refinados, o que os torna admiravelmente qualificados para o aconselhamento a respeito do bom uso de veículos.

Existem inúmeros edulcorantes e corantes no mercado, portanto é possível prescrever um medicamento de uso prolongado em diferentes veículos que podem ser alterados ao longo do tempo. A mudança periódica de sabor e cor evita que o paciente se canse do remédio e permite que ele apresente diferentes reações psicológicas a ele.

A afirmação do falecido Dr Bernard Fantus de que "o melhor solvente é o melhor veículo" ajuda a entender melhor a importância do uso adequado de um veículo edulcorante. Por exemplo, uma substância solúvel em álcool, como o fenobarbital, não deixará prontamente um veículo alcoólico dissolver-se na saliva, que é aquosa.

LÍQUIDOS AQUOSOS — São os veículos mais simples e existem sob diversos sabores. Não contêm sacarose, o que pode ser levado em conta em certas ocasiões em que ela não é desejável. São ainda não-alcoólicos, um outro fato que pesa na seleção de veículos.

ELIXIRES — Esses já contêm o açúcar que falta nas águas aromáticas, e geralmente contêm álcool, que acentua o sabor de algumas preparações, tornando-as mais agradáveis ao paladar. Elixires são adequados para fármacos solúveis em álcool.

XAROPES — Esses veículos, tal como os elixires, oferecem um amplo leque de cores e sabores. Sua especificidade, no entanto, reside em seu alto grau de açúcar e na presença de pouco ou nenhum álcool. Essa combinação os torna particularmente valiosos na mascaragem de fármacos hidrossolúveis.

Veículos constituídos de uma solução de óleos voláteis de sabor agradável em xarope ou glicerina (1:500) são utilizados com sucesso na produção de preparações uniformes e estáveis. Esses veículos são produzidos adicionando-se 2 mL de óleo volátil diluído em 6 mL de álcool a 500 mL de glicerina ou xarope, que são então levemente aquecidos. A solução deve ser adicionada pouco a pouco, mexendo-se sempre, sendo então adicionada uma quantidade de glicerina ou xarope suficiente para completar 1.000 mL, devendo-se mexer bem mais uma vez.

Soluções alcoólicas de óleos voláteis podem ser utilizadas como *soluções de armazenamento* para a edulcoração de produtos farmacêuticos.

Uma listagem de substâncias, a maioria oficial, utilizada como edulcorantes, veículos edulcorados ou adoçantes é apresentada no Quadro 55.1. Mais informações sobre o assunto podem ser encontradas em Burdock GA, *Fenaroli's Handbook of Flavor Ingredients*, Cleveland: CRC, 1994.

ÁGUA — ver adiante.

Quadro 55.1 Edulcorantes

Acetato de etila	Óleo de cardamomo
Ácido cítrico	Óleo de coentro
Água aromática de canela	Óleo de cominho
Água aromática de flor de laranjeira	Óleo de cravo
Água aromática de menta	Óleo de erva-doce
Água aromática de rosas	Óleo de flor de laranjeira
Água aromática de rosas forte	Óleo de hortelã
Alcaçuz	Óleo de laranja
Álcool feniletílico	Óleo de laranja amargo
Anetol	Óleo de lavanda
Bálsamo-de-tolu	Óleo de limão
Baunilha	Óleo de menta
Benzaldeído	Óleo de noz-moscada
Cacau	Óleo de rosas
Canela	Óleo de tomilho
Casca de laranja amarga	Oleorresina de gengibre
Cominho	Sacarina
Dextrose	Sacarina cálcica
Elixir aromático	Sacarina sódica
Elixir de alcaçuz	Sacarose
Elixir de benzaldeído composto	Salicilato de metila
Elixir de laranja amargo	Semente de cardamomo
Elixir isoalcoólico	Solução de sorbitol
Eriodíction	Suco de cereja
Essência de cardamomo composta	Suco de framboesa
Essência de laranja composta	Tintura de baunilha
Essência de menta	Tintura de cardamomo composta
Etilvanilina	Tintura de casca de laranja doce
Extrato de alcaçuz	Tintura de limão
Extrato fluido de alcaçuz	Vanilina
Extrato fluido de eriodíction	Xarope
Extrato fluido de gengibre	Xarope aromático de eriodíction
Extrato puro de alcaçuz	Xarope composto de salsaparrilha
Gengibre	
Glicerina	Xarope de acácia
Glicose	Xarope de ácido cítrico
Hortelã	Xarope de alcaçuz
Manitol	Xarope de bálsamo-de-tolu
Mel	Xarope de cacau
Menta	Xarope de cereja
Óleo de alecrim	Xarope de cereja silvestre
Óleo de anis	Xarope de framboesa
Óleo de canela	Xarope de laranja

ÁGUA AROMÁTICA DE ROSAS FORTE

Água Aromática de Rosas Tripla

Uma solução saturada dos princípios odoríferos das flores de *Rosa centifolia* Linné (Fam. *Rosaceae*), preparada por destilação das folhas frescas com água e separação do excesso de óleo volátil da porção clara e aquosa do destilado.

Nota — Quando diluído em igual volume de água purificada, pode substituir a *Água Aromática de Rosas.*

Descrição — Líquido límpido e quase incolor com o odor e sabor agradáveis de rosas frescas; deve ser mantido livre de empireuma e mofo.

Usos — Um ingrediente na *Pomada de Água Aromática de Rosas*. Em alguns casos, é preparado a partir de concentrados ou de óleo de rosas, mas tal preparado não é oficial e geralmente não se compara ao destilado fresco de pétalas de rosas.

ÁGUA DE FLOR DE LARANJEIRA — ver adiante.

ÁGUA DE MENTA — ver adiante.

ÁGUA PURIFICADA — ver adiante.

ALCAÇUZ

Raiz de Alcaçuz; Sweetwood; Italian Juice Root; Spanish Juice Root

O rizoma e a raiz secos da *Glycyrrhiza glabra* Linné, conhecida comercialmente como Alcaçuz Espanhol, ou da *Glycyrrhiza glabra* Linné var *glandulifera* Waldstein et Kitaibel, conhecida comercialmente como Alcaçuz Russo, ou de outras variedades da *Glycyrrhiza glabra* Linné, que produzem uma madeira amarela e doce (Fam. *Leguminosae*).

Constituintes — Essa raiz bastante conhecida contém de 5 a 7% do princípio doce *glicirrizina*, ou *ácido glicirrízico*, que é 50 vezes mais doce que a cana-de-açúcar. Também está presente uma substância oleorresinosa à qual se deve a leve acridez da raiz. Caso se utilize um álcool ou um álcali como solvente para a raiz, a preparação deve receber um tratamento que elimine sua acridez; do contrário, terá um sabor residual desagradável. Por essa razão, se utiliza água fervente para a extração, tanto para o extrato quanto para o extrato fluido.

Descrição — A USP/NF fornece descrições de *Unground Spanish and Russian Glycyrrhizas, Histology,* e *Powdered Glycyrrhiza.*

Usos — É valioso em farmácia sobretudo por seu *sabor doce*, sendo uma das substâncias mais eficientes na mascaragem de sabores amargos, como o da quinina. Ácidos causam a precipitação da glicirrizina, logo não devem ser adicionados a misturas em que essa é usada para a dissimulação de um sabor desagradável. A maior parte do alcaçuz importado é utilizada pela indústria de cigarros para aromatizar o tabaco. Também é utilizado na confecção de doces e guloseimas.

Extrato de Alcaçuz Puro — *Preparo:* Umedecer 1.000 g de alcaçuz em pó granulado com água fervente, colocar em um percolador e percolar com água fervente até a dissolução do pó. Adicionar solução de amônia diluída suficiente para conferir à mistura um odor nitidamente amoniacal. Ferver, então, o líquido à pressão atmosférica normal até que seu volume se reduza a 1.500 mL. Filtrar o líquido e imediatamente evaporar o filtrado até que o resíduo possua uma consistência pilular. O extrato puro de alcaçuz difere do extrato comercial por ser completamente solúvel em misturas aquosas. A grande quantidade de aditivos utilizados no extrato comercial para garantir sua firmeza o torna indequado como substituto para o extrato puro. *Descrição:* Massa negra, pilular, de sabor doce característico. *Usos: Aromatizante*. Um dos ingredientes do *Extrato Fluido Aromático de Cáscara Sagrada.*

Extrato Fluido de Alcaçuz — *Preparo:* Para 1.000 g de alcaçuz em grânulos grosseiros, adicionar 3.000 mL de água fervente, misturar e deixar macerar em um percolador apropriado e coberto por 2 horas. Após isso, deixar percolando à razão de 1 a 3 mL/min, adicionando gradualmente água fervente até a dissolução do alcaçuz. Adicionar solução de amônia diluída suficiente para conferir à mistura um odor nitidamente amoniacal, e então ferver o líquido à pressão atmosférica normal até que seu volume se reduza a cerca de 1.500 mL. Filtrar o líquido e evaporar o filtrado em um banho de vapor até que o resíduo atinja 750 mL, deixar esfriar, gradualmente adicionar 250 mL de álcool e água suficiente para o produto atingir 1.000 mL e mexer. *Teor Alcoólico:* 20 a 24% por volume. *Usos:* Um *aromatizante* agradável para uso em xarope e elixires utilizados como veículos e corretivos.

ÁLCOOL FENILETÍLICO

Benzenetanol; 2-Feniletanol

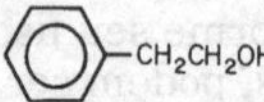

Álcool feniletílico [60-12-8] $C_8H_{10}O$ (122.17); ocorre em vários óleos essenciais como os de rosas, nerol, jacinto, cravo e outros.

Descrição — Líquido incolor com um odor semelhante ao de rosas e um gosto causticante e penetrante; solidifica-se a −27°; densidade de 1,017 a 1,020.

Solubilidade — 1 g em 60 mL de água ou menos de 1 mL de álcool, clorofórmio ou éter; muito solúvel em óleos fixos; glicerina ou propileno glicol; ligeiramente solúvel em óleo mineral.

Usos — Começou a ser usado como antibacteriano em soluções oftálmicas, mas tem eficácia limitada.

É utilizado como *edulcorante*, como *perfume de sabonete* e no preparo de óleos sintéticos de rosas e de flores similares. Também é um fixador de perfume valioso.

BÁLSAMO-DE-TOLU

Tolu

Um bálsamo obtido de *Myroxilum balsamum* (Linné) Harms (Fam. *Leguminosae*).

Constituintes — Até 80% de *resina*, cerca de 7% de *óleo volátil*, 12 a 15% de *ácido cinâmico*, 2 a 8% de *ácido benzóico* e 0,05% de *vanilina*. O óleo volátil é composto principalmente por *benzoato de benzila* e *cinamato de benzila, benzoato de etila, cinamato de etila*, um terpeno chamado *toleno* (possivelmente idêntico ao *felandreno*) e o álcool sesquiterpeno *farnesol*.

Descrição — Sólido plástico marrom ou marrom-amarelado; transparente quando em camadas finas e quebradiço quando envelhecido, seco ou exposto ao frio; odor aromático agradável, lembrando o da baunilha, e um gosto suave e aromático.

Solubilidade — Quase insolúvel em água ou solvente hexano; solúvel em álcool, clorofórmio ou éter, às vezes com um pouco de resíduo ou turbidez.

Usos — Um *veículo, edulcorante* e *expectorante* como xarope. Também é um ingrediente da *Tintura Composta de Benzoína* (ver Cap. 65).

Xarope de Bálsamo-de-tolu [Xarope de Tolu] — *Preparo:* Adicionar tintura de bálsamo-de-tolu (50 mL, de uma vez só) a carbonato de magnésio (10 g) e sacarose (60 g) em um almofariz e misturar bem. Gradualmente adicionar água purificada (430 mL), sempre triturando, e filtrar. Dissolver o restante da sacarose (760 g) no filtrado límpido aquecendo levemente, coar o xarope enquanto quente e adicionar água purificada pelo coador até que se tenha 1.000 mL. Mexer bem. *Nota*: Também pode ser feito da seguinte maneira: Colocar a sacarose restante (760 g) em um percolador apropriado, tendo enchido o colo deste quase todo com compressas frouxas de algodão, umedecido com algumas gotas de água. Despejar o filtrado, obtido como descrito anteriormente, sobre a sacarose, e regular o fluxo de saída para que se obtenha um gotejamento constante de percolado. Quando todo o líquido tiver passado, repassar a quantidade necessária de líquido para dissolver toda a sacarose. Adicionar água pelo algodão, o suficiente para o produto medir 1.000 mL. Mexer bem. *Teor Alcoólico:* 3 a 5%. *Usos:* Principalmente por seu sabor agradável, em xaropes para tosse. *Dose*: 10 mL.

Tintura de Bálsamo-de-tolu [Tintura de Tolu]: *Preparo:* Com bálsamo-de-tolu (200 g), preparar a tintura pelo processo M (Cap. 39), usando álcool como solvente. *Teor Alcoólico:* 77 a 83%. *Usos:* Uma preparação balsâmica utilizada como aditivo em expectorantes; também empregada no preparo do *Xarope de Bálsamo-de-tolu*.

BAUNILHA

Baunilha

O fruto ainda verde, mas já crescido e seco ao sol, de *Vanilla planifolia* Andrews, conhecida no comércio como Baunilha Mexicana ou de Bourbon, ou de *Vanilla tahitensis* JW Moore, conhecida no comércio como Baunilha do Taiti (Fam. *Orchidaceae*); produz pelo menos 12% de extrato anidro solúvel em álcool diluído.

Constituintes — Contém traços de óleo volátil, óleo fixo, 4% de resina, açúcar, *ácido vanílico* e cerca de 2,5% de *vanilina* (ver *vanilina*). A maioria da baunilha vem de Madagascar, embora quantidades significativas sejam produzidas no México.

Usos — *Edulcorante.*

Nota — Não utilizar se estiver quebradiço.

Tintura de Baunilha [Extrato de Baunilha] — Juntar água (200 mL) a baunilha picada (100 g) em um recipiente apropriado coberto, e deixar macerar por 12 h, de preferência em um lugar aquecido. Adicionar álcool (200 mL) à mistura, mexer bem e deixar macerando por 3 dias. Passar a mistura para um percolador contendo sacarose (em grânulos, 200 g), e escoar; depois comprimir o produto firmemente e percolar devagar, usando álcool diluído (qs) como solvente. Se o percolador é preparado com uma mistura uniforme de baunilha picada, sacarose e areia limpa e seca, a percolação será mais eficiente devido à maior superfície de contato. Essa tintura não é geralmente usada, e é a única autorizada que contém sacarose como ingrediente. *Teor Alcoólico:* 38 a 42%. *Usos: Edulcorante*. Ver *Edulcorantes*, anteriormente.

BENZALDEÍDO

ÓLEO ESSENCIAL DE AMÊNDOAS ARTIFICIAL

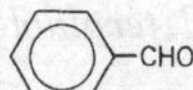

Benzaldeído [100-52-7] C_7H_6O (106.12).

Preparo — Por meio da interação entre cloreto de benzal e cal na presença de água. O cloreto de benzal é obtido tratando-se tolueno em ebulição com cloro.

Descrição — Líquido incolor, intensamente refringente, com um odor que lembra o de óleo de amêndoas amargas e um gosto aromático causticante; sensível à luz; densidade de 1,041 a 1,046; ferve a cerca de 180°, solidifica-se a cerca de −56,5° e, quando exposto ao ar, gradualmente é oxidado a ácido benzóico.

Solubilidade — Dissolve-se em cerca de 350 partes de água; miscível com álcool, éter, clorofórmio ou óleos fixos ou voláteis.

Usos — No lugar de óleo de amêndoas amargas com fins *edulcorantes*; é muito mais seguro que esse por não conter ácido cianídrico; também é amplamente empregado em *perfumaria* e na manufatura de corantes e muitos outros compostos orgânicos, como anilina, acetanilida ou ácido mandélico.

Elixir Composto de Benzaldeído — Preparo: *Dissolver* benzaldeído (0,5 mL) e vanilina (1 g) em álcool (50 mL); adicionar xarope (400 mL), água aromática de flor de laranjeira (150 mL) e água purificada aos poucos, mexendo sempre, até completar 1.000 mL; filtrar, se necessário, até o produto ficar límpido. *Teor Alcoólico:* 3 a 5%. *Usos:* É um veículo útil para a administração de brometos e outros sais, sobretudo quando se quer um baixo teor alcoólico.

BENZOATO DE DENATÔNIO — ver mais adiante.

CANELA

Canela de Saigon; Canela Verdadeira; Saigon Cassia

A casca seca da árvore da *Cinnamomum loureirii* Nees (Fam. *Laureaceae*). Contém pelo menos 2,5 mL de óleo volátil para cada 100 g.

Usos — Um *edulcorante*. Antigamente era utilizada como carminativo.

Óleo de Canela (Óleo de Cassia; Óleo de Canela Chinesa) — O óleo volátil é destilado a vapor das folhas e galhos de *Cinnamomum cassia* (Nees) Nees ex Blume (Fam. *Laureaceae*), refinado por destilação; contém pelo menos 80%, por volume, de aldeídos do óleo de canela. O principal constituinte é o cinamaldeído. *Descrição e solubilidade*: Líquido amarelado ou acastanhado que se torna mais escuro ou espesso com o envelhecimento ou quando exposto ao ar, com o odor e sabor característicos da canela cassia; densidade de 1,045 a 1,063. Solúvel em igual volume de álcool, em 2 partes de álcool a 70% ou em igual volume de ácido acético glacial. *Usos:* Um *edulcorante*. Antigamente era usado na dose de 0,1 mL para cólica flatulenta.

COENTRO — ver adiante.

ELIXIR AROMÁTICO — ver adiante.

ELIXIR DE ALCAÇUZ — ver adiante.

ELIXIR ISOALCOÓLICO — ver mais adiante.

ESSÊNCIA DE LARANJA COMPOSTA

Contém, em cada 100 mL, 25 a 30 mL dos seguintes óleos.

Óleo de Laranja	200 mL
Óleo de Limão	50 mL
Óleo de Coentro	20 mL
Óleo de Anis	5 mL
Álcool, suficiente para	1.000 mL

Misturar os óleos com álcool suficiente para 1.000 mL.

Teor Alcoólico — 65 a 75%.

Usos — *Edulcorante* para elixires. Uma solução alcoólica como essa permite a introdução uniforme de pequenas proporções dos óleos e ainda protege os óleos de limão e laranja da oxidação rápida. Esses dois óleos devem ser comprados em pequenas quantidades pelo farmacêutico, desde que a essência fica melhor quando feita com óleos de garrafas que ainda não foram abertas. Isso garante o sabor suave e refinado que deve ser sempre característico dos elixires.

ESSÊNCIA DE MENTA — ver RPS-19, Cap. 46.

ETIL VANILINA

Benzaldeído, 3-etoxi-4-hidróxi-, Bourbanal; Ethovan; Vanillal; Vanirome

3-Etoxi-4-hidroxibenzaldeído [121-32-4] $C_9H_{10}O_3$ (166.18).

Preparo — Por meio da reação entre o *o*-etoxifenol e o formaldeído e a *p*-nitrosodimetilanilina na presença de alumínio e água.

Descrição — Cristais finos, brancos ou levemente amarelados; odor e sabor similares aos da vanilina; sensível à luz; as soluções são ácidas ao tornassol; funde-se a cerca de 77°.

Solubilidade — 1 g em cerca de 100 mL de água a 50°; francamente solúvel em álcool, clorofórmio, éter ou soluções de hidróxidos álcalis fixos.

Usos — Um *edulcorante*, como a vanilina, porém mais forte.

GLUTAMATO MONOSSÓDICO

Ácido glutâmico, sal monossódico, monoidrato

[142-47-2] $C_5H_8NNaO_4H_2O$ (187.13).

Preparo — A partir da fermentação do açúcar de beterraba ou de melaço ou por hidrólise de proteínas de legumes.

Descrição — Pó branco e cristalino. O pentaidrato efloresce quando exposto ao ar para formar o monoidrato.

Solubilidade — Muito solúvel em água; pouco solúvel em álcool.

Usos — Aromatizante e perfume.

HORTELÃ

Folhas de Hortelã; Erva Hortelã

A folha e as flores secas de *Mentha spicata* Linné (*Mentha viridis* Linné) (Hortelã Comum) ou de *Mentha cardiaca* Gerard ex Baker (Hortelã Escocesa) (Fam. *Labiatae*).

Hortelã fresca é usada no preparo de molho de hortelã e do famoso julepo. O óleo volátil é o único constituinte importante nessa planta, existindo na proporção de 0,5 a 1%.

Usos — *Edulcorante*.

Óleo de Hortelã — O óleo volátil é destilado a vapor das partes de *Mentha spicata* ou *Mentha cardiaca* acima do solo, quando em flor; contém pelo menos 55%, por volume, de $C_{10}H_{14}O$ (carvona, 150.22). O principal constituinte odorífero é a cetona l-*carvona*. O óleo norte-americano contém ainda *acetato de diidrocarveol* $[CH_3COOC_{10}H_{17}]$, l-*limoneno* $[C_{10}H_{16}]$, uma pequena quantidade de *felandreno* $[C_{10}H_{16}]$ e traços de *ésteres dos ácidos valérico e capróico*.

Descrição e Solubilidade — Líquido incolor, amarelo ou amarelo-esverdeado, com o odor e o sabor característicos da hortelã; densidade de 0,917 a 0,934. Solúvel em 1 parte de álcool a 80%, porém diluição adicional pode causar turbidez.

Usos — Basicamente como *edulcorante*. Também é usado como *carminativo* na dose de 0,1 mL.

MEL — ver mais adiante.

MENTA

Menta Americana; Lamb Mint; Brandy Mint

Consiste nas flores e folhas secas de *Mentha piperita* Linné (Fam. *Labiatae*).

Usos — A fonte da cor verde da *Essência de Menta* (ver RPs-19, Cap. 46). O odor da menta fresca se deve à presença de cerca de 2% de um óleo volátil, muito do qual é perdido ao secar-se as folhas ao ar. É amplamente cultivado na França e nos Estados Unidos. Já foi usado como *carminativo*.

Óleo de Menta — O óleo volátil é destilado a vapor das partes de *Mentha piperita* Linné (Fam. *Labiatae*) que ficam acima da superfície do solo quando frescas, purificado por destilação e nem parcial nem totalmente desmentolizado. São produzidos pelo menos 5% de ésteres, presumidos como acetato de mentila $C_{12}H_{22}O_2$, e pelo menos 50% de mentol $C_{10}H_{20}O$, livres ou esterificados. *Constituintes:* É um dos óleos voláteis mais importantes. O principal componente é o *Mentol* (ver adiante), que ocorre em sua forma levógira; seu éster, *acetato de mentila*, está presente em proporção muito menor. Entre os outros componentes estão a cetona *mentona*, *piperitona*, α-*pineno*, l-*limoneno*, *felandreno*, *cadineno*, *isovalerato de mentila*, *aldeído isovalérico*, *acetaldeído*, *mentofurano*, *cineol*, uma lactona $C_{10}H_{16}O_2$ não-identificada e provavelmente *acetato de amila*.

Descrição e Solubilidade — Líquido incolor ou amarelo pálido, com um odor forte e penetrante de menta e um gosto pungente, seguido de uma sensação de frio quando ar é aspirado pela boca; densidade de 0,896 a 0,908; 1 parte se dissolve em 3 partes de álcool a 70%. *Usos:* Como *edulcorante*, *carminativo*, *anti-séptico* e *anestésico local*. Também é um *edulcorante* de balas, gomas de mascar, etc.

ÓLEO DE ANIS

ÓLEO ANISADO; ÓLEO DE ANIS

O óleo volátil destilado a vapor dos frutos maduros e secos da *Pimpinella anisum* Linné (família *Umbelliferae*) ou dos frutos maduros e secos do *Illicium verum* Hooker filius (família *Magnoliaceae*).

Nota — Em caso de precipitação de material sólido, aquecer com cuidado o óleo até que este se liquefaça completamente, e misturar bem antes de usar.

Constituintes — O óleo oficial pode variar um pouco, dependendo de se foi obtido a partir da *Pimpinella anisum* ou do anis, *Illicium verum*. O *anetol* é o principal ingrediente de ambos, participando com 80 a 90% da composição. O *metil chavicol*, um isômero do anetol, e a *cetona anísica* $[C_{10}H_{12}O_2]$ também são encontrados em ambos, assim como pequenas quantidades de muitos outros componentes.

Descrição — Líquido incolor ou amarelo pálido, intensamente refringente, tendo o odor e o gosto característicos do anis; densidade de 0,978 a 0,988; congela a no máximo 15°.

Solubilidade — Solúvel em 3 partes de álcool a 90%.

Usos — Usado amplamente como *edulcorante*, sobretudo para balas de alcaçuz. É usado como *carminativo* na dose de cerca de 0,1 mL.

ÓLEO DE ERVA-DOCE

O óleo volátil destilado a vapor dos frutos maduros e secos de *Foeniculum vulgare* Miller (Fam. *Umbelliferae*).

Nota — Em caso de precipitação de material sólido, aquecer com cuidado o óleo até que este se liquefaça completamente, e misturar bem antes de usar.

Constituintes — O principal constituinte é o *anetol* $C_{10}H_{12}O$, responsável por 50 a 60% do óleo. Alguns dos outros componentes são *d*-pineno, felandreno, dipenteno, fenchona, metilchavicol, anisaldeído e ácido anísico.

Descrição — Líquido incolor ou amarelo pálido, com o odor e o sabor característicos da erva-doce; densidade de 0,953 a 0,973; temperatura de congelamento de no mínimo 3°.

Solubilidade — Solúvel em 8 partes de álcool a 80% ou em 1 parte de álcool a 90%.

Usos — *Edulcorante*. Antigamente era empregado como *carminativo* na dose de 0,1 mL.

ÓLEO DE EUCALIPTO

O óleo volátil destilado a vapor da folha fresca de *Eucalyptus globulus* Labillardière ou de algumas das outras espécies de *Eucalyptus* L'Heritier (Fam. *Myrtaceae*). Contém pelo menos 70% de $C_{10}H_{18}O$ (*eucaliptol*).

Constituintes — O constituinte mais importante é o *eucaliptol* (*cineol*). Entre os outros componentes estão d-α-*pineno, globulol, pinocarveol, pinocarvona* e vários aldeídos.

Descrição — Líquido incolor ou amarelo pálido, de odor característico, aromático, meio canforáceo e gosto refrescante, acre; densidade de 0,905 a 0,925 a 25°.

Solubilidade — Solúvel em 5 partes de álcool a 70%.

Usos — *Edulcorante* e *expectorante* na bronquite crônica. Também possui propriedades *bacteriostáticas*. Esse óleo pode ser tóxico.

ÓLEO DE LARANJA

Óleo Doce de Laranja

O óleo volátil obtido por meio da expressão da casca das frutas maduras de *Citrus sinensis* (Linné) Osbeck (Fam. *Rutaceae*). O conteúdo total de aldeído, presumido como decanal $(C_{10}H_{20}O)$, é de 1,2 a 2,5%.

Nota — Não usar esse óleo se apresentar odor de terebintina.

Constituintes — O d-*limoneno* está presente em um grau de pelo menos 90%; os restantes 5 a 10% são os componentes com aroma, entre os quais, nas amostras de origem norte-americana, estão *aldeído* n-*decíclico*, *citral*, d-*linalool*, *álcool* n-*nonílico* e traços de *ésteres dos ácidos fórmico*, *acético*, *caprílico* e *cáprico*.

Além da maioria dos componentes citados, o óleo de produção italiana ainda contém d-*terpineol*, *terpinoleno*, α-*terpineno* e *antranilato metílico*.

É muito propenso à decomposição, rapidamente adquirindo um odor de terebintina se mantido sob condições ambientais normais.

Descrição — Líquido de cor intensa, amarelo-alaranjado ou laranja, com o odor e o sabor característicos da parte externa da casca de laranjas doces frescas; densidade de 0,842 a 0,846.

Solubilidade — Miscível com álcool desidratado ou dissulfeto de carbono; dissolve-se em igual volume de ácido acético glacial.

Usos — *Edulcorante* em elixires e outros preparados.

ÓLEO DE LAVANDA

Óleo de Alfazema

O óleo volátil destilado das flores frescas da *Lavandula officinalis* Chaix ex Villars (*Lavandula vera* DeCandolle) (Fam. *Labiatae*) ou produzido sinteticamente. Contém pelo menos 35% de ésteres estimados como $C_{12}H_{20}O_2$ (acetato de linalila).

Constituintes — É um produto muito importante em perfumaria. O principal constituinte é o *acetato de linalila*. O *cineol* parece ser um constituinte normal dos óleos ingleses. Outros componentes são *álcool amílico*, d-*borneol* (pequena quantidade); *geraniol, lavandulol* ($C_{10}H_{18}O$); *linalool; nerol; ácidos acético, butírico, valérico* e *capróico* (sob a forma de ésteres); traços de d-*pineno, limoneno* (somente nos óleos ingleses) e do sesquiterpeno *cariofileno; etil* n-*amil cetona;* um aldeído (provavelmente *aldeído valérico*) e *cumarina*.

Descrição — Líquido incolor ou amarelo, com o odor e o sabor característicos das flores de alfazema; densidade de 0,875 a 0,888.

Solubilidade — 1 parte em 4 partes de álcool a 70%.

Usos — Basicamente como *perfume*. Antigamente era utilizado na dose de 0,1 mL como *carminativo*.

ÓLEO DE LIMÃO

O óleo volátil obtido por meio da expressão, sem o uso de calor, da casca fresca dos frutos do *Citrus limon* (Linné) Burmann filius (Fam. *Rutaceae*), com ou sem a prévia separação entre polpa e casca. O conteúdo total de aldeído calculado para o citral ($C_{10}H_{16}O$) é de 2,2 a 3,8% para o óleo do tipo Califórnia e de 3,0 a 5,5% para o tipo Itália.

Nota — Não utilizar óleo que tenha odor de terebintina.

Constituintes — Do ponto de vista do odor e do sabor, o componente mais importante é o aldeído *citral*, presente em uma porcentagem de cerca de 4%. Aproximadamente 90% são de d-*limoneno*; pode haver também pequenas quantidades de 1-*α-pineno*, *β-pineno*, *canfeno*, *β-felandreno* e *γ-terpineno*. Há também cerca de 2% de uma substância sólida não-volátil chamada *citropteno*, *limetina* ou *cânfora limonada*, que se dissolve a partir da casca. Além disso, há traços de vários outros componentes: *α-terpineol*; os *acetatos de linalool e geraniol*; *aldeídos octil, nonil e citronelal*; os sesquiterpenos *bisaboleno* e *cadineno*, e a cetona *metil-heptenona*.

Quando fresco, o óleo cheira a limão. Devido à instabilidade dos terpenos presentes, o óleo se deteriora rapidamente por oxidação, adquirindo um odor de terebintina.

Descrição — Líquido de cor amarela, intensa, pálida ou esverdeada, com o odor e o sabor característicos da parte externa da casca do limão fresco; densidade de 0,849 a 0,855.

Solubilidade — Em 3 partes de álcool; miscível em qualquer proporção com álcool desidratado, dissulfeto de carbono ou ácido acético glacial.

Usos — *Edulcorante* em preparações farmacêuticas e em alguns doces e alimentos.

ÓLEO DE NOZ-MOSCADA

Óleo Myristica NF XIII; Óleo de Noz-Moscada das Índias Orientais; Óleo de Noz-Moscada das Índias Ocidentais

O óleo volátil destilado a vapor dos núcleos secos das sementes maduras da *Myristica fragans* Houttuyn (Fam. *Myristicaceae*).

Constituintes — Contém cerca de 80% de d-*pineno* e d-*canfeno*; 8% de *dipenteno*; cerca de 6% dos álcoois d-*borneol*, *geraneol*, d-*linalool* e *terpineol*; 4% de *miristicina*; 0,6% de *safrol*; 0,3% de *ácido mirístico* livre e sob forma de ésteres; 0,2% de *eugenol* e *isoeugenol*; e traços do álcool *terpineol*-4, um aldeído semelhante ao citral, e de vários ácidos, todos presentes sob forma de ésteres.

Descrição — Líquido incolor ou amarelo pálido com o odor e o sabor característicos da noz-moscada; densidade (Óleo das Índias Orientais) de 0,880 a 0,910, e de (Óleo das Índias Ocidentais) de 0,854 a 0,880.

Solubilidade — Em igual volume de álcool; 1 parte de Óleo das Índias Orientais em 3 partes de álcool a 90%; 1 parte de Óleo das Índias Ocidentais em 4 partes de álcool a 90%.

Usos — Basicamente com *edulcorante*. É usado com esse fim no *Espírito Aromático de Amônia*. O óleo é também empregado como *edulcorante* em alimentos, algumas bebidas alcoólicas, dentifrícios e tabaco; também é utilizado em algum grau em perfumaria. *Antigamente*, era utilizado como *carminativo* e *estimulante local* do trato gastrintestinal na dose de 0,03 mL. Em superdoses, age como um veneno narcótico. *É um óleo muito difícil de conservar, e quando apresentar odor de terebintina, ainda que leve, não deve ser usado com fins edulcorantes.*

ÓLEO DE ROSA

Otto of Rose; Attar of Rose

O óleo volátil destilado a vapor a partir das flores frescas de *Rosa gallica* Linné, *Rosa damascena* Miller, *Rosa alba* Linné, *Rosa centifolia* Linné e variedades dessas espécies (Fam. *Rosaceae*).

Constituintes — Do ponto de vista quantitativo, os principais componentes são os alcoóis *geraniol* ($C_{10}H_{18}O$) e l-*citronelol* ($C_{10}H_{20}O$). Os alcoóis sesquiterpenos *farnesol* e *nerol* estão presentes nas proporções de 1% e de 5 e 10%, respectivamente. Juntos, os quatro alcoóis representam de 70 a 75% do óleo. O álcool feniletílico, que representa 1% do óleo, é um importante componente odorífero. Outros compostos presentes são o *linalool*, o *eugenol*, o *aldeído nonílico*, traços de *citral* e dois hidrocarbonetos sólidos do grupo da parafina.

Descrição e Solubilidade — Líquido incolor ou amarelo, com o odor e o sabor característicos de rosas; a 25°, um líquido viscoso; com o resfriamento gradual, muda para uma massa translúcida, cristalina, que pode ser facilmente liquefeita com o aquecimento; densidade de 0,848 a 0,863 a 30°, comparada com a água a 15°; 1 mL se mistura com 1 mL de clorofórmio sem turbidez; com a adição de 20 mL de álcool a 90% à solução, o líquido resultante é neutro ou ácido ao papel de tornassol úmido e precipita um resíduo cristalino após 5 min de repouso a 20°.

Usos — Principalmente como *perfume*. É reconhecido oficialmente por seu uso na *Pomada de Água Aromática de Rosas* e em cosmética.

SACARINA

1,1-Dióxido de 1,2-benzissotiazol-3(2*H*)-ona; Gluside; *o*-Benzossulfimida

1,1-Dióxido de 1,2-benzissotiazolin-3(2*H*)-ona [81-07-2] $C_7H_5NO_3S$ (183.18).

Preparo — Reage-se tolueno com ácido clorossulfônico para formar cloreto de *o*-toluenossufonila, que é convertido a sulfonamida com amônia. O grupo metila é então oxidado com dicromato, dando origem a ácido *o*-sulfamoilbenzóico, que, ao ser aquecido, forma a imida cíclica.

Descrição — Cristais brancos ou um pó branco cristalino; inodoro ou com um odor fraco aromático; em solução diluída, é intensamente doce; as soluções são ácidas ao tornassol; funde-se entre 226° e 230°.

Solubilidade — 1 g em 290 mL de água, 31 mL de álcool ou 25 mL de água fervente; ligeiramente solúvel em clorofórmio ou éter; prontamente solúvel por solução diluída de amônia, soluções de hidróxidos ou carbonatos alcalinos, com liberação de CO_2.

Usos — Como adoçante no *Extrato Fluido Aromático de Cáscara Sagrada* e em preparações de alto teor alcoólico. É uma substância extremamente doce. Uma porção de 60 mg equivale a cerca de 30 g de sacarose. É utilizada como *adoçante* em veículos, alimentos e bebidas enlatadas e em dietas para diabéticos no lugar da sacarose. O poder relativo de adoçamento da sacarina é aumentado com a diluição.

SACARINA CÁLCICA

Sal de cálcio hidratado de 1,1-dióxido de 1,2-benzissotiazol-3(2*H*)-ona (2:7); *o*-Benzossulfimida Cálcica

Sal de cálcio hidratado de 1,1-dióxido de 1,2-benzissotiazolin-3(2*H*)-ona (2:7) [6381-91-5] $C_{14}H_8CaN_2O_6S_2 \cdot$ H_2O (467.48); *anidro* [6485-34-3] (404.43).

Preparo — Reage-se sacarina com uma quantidade semimolar de hidróxido de cálcio em meio aquoso, e concentra-se a solução resultante até a cristalização.

Descrição — Cristais brancos ou um pó branco cristalino; inodoro ou com um leve odor aromático; e um gosto intensamente doce mesmo em soluções diluídas; em solução diluída é cerca de 300 vezes mais doce que a sacarose.

Solubilidade — 1 g em 2,6 mL de água ou 4,7 mL de álcool.

Usos — Ver *Sacarina*.

SACARINA SÓDICA

Sal de sódio diidratado de 1,1-dióxido de 1,2-benzissotiazol-3(2*H*)-ona; Sacarina Solúvel; Glusídio Solúvel; *o*-Benzossulfimida Sódica

Sal de sódio diidratado de 1,1-dióxido de 1,2-benzissotiazolin-3(2*H*)-ona [6155-57-3] $C_7H_4NNaO_3S \cdot 2\ H_2O$ (241.19); *anidro* [128-44-9] (205.16).

Preparo — Reage-se sacarina com uma quantidade equimolar de hidróxido de sódio aquoso, e concentra-se a solução resultante até a cristalização.

Descrição — Cristais brancos ou um pó branco cristalino; inodoro ou com um leve odor aromático; e um gosto intensamente doce mesmo em soluções diluídas; em solução diluída é cerca de 300 vezes mais doce que a sacarose; na forma de pó, contém geralmente cerca de 1/3 da quantidade teórica de água devido à eflorescência.

Solubilidade — 1 g em 1,5 mL de água ou 50 mL de álcool.

Usos — Como a *Sacarina*, com a vantagem de ser mais solúvel em soluções aquosas neutras.

SACAROSE

β-D-Frutofuranosil-α-D-glicopiranosídeo; Açúcar; Açúcar de Cana; Açúcar de Beterraba

Sacarose [57-50-1] $C_{12}H_{22}O_{11}$ (342.30); um açúcar obtido de *Saccharum officinarum* Linné (Fam. *Gramineae*), *Beta vulgaris* Linné (Fam. *Chenopodiaceae*) e outras fontes. Não contém nenhuma substância adicional.

Para a fórmula estrutural, ver Cap. 27.

Preparo — Comercialmente obtida a partir da cana-de-açúcar, da beterraba e do sorgo. Originalmente, a cana-de-açúcar era a única fonte, mas hoje a raiz de *Beta vulgaris* é amplamente utilizada na Europa, e cada vez mais nos Estados Unidos.

A cana-de-açúcar é prensada para a extração de seu suco, que totaliza cerca de 80%. O suco, após *purificação* com cal e remoção do excesso dessa com gás ácido carbônico, é posto em recipientes a vácuo para concentração, e o suco açucarado é evaporado até sua cristalização. Após esta estar completa, a mistura quente de cristais e xarope é colocada em centrífugas, nas quais os cristais de açúcar bruto (mascavo) são drenados e secados. O xarope resultante como um subproduto do açúcar mascavo é conhecido como *melado*. O açúcar bruto de beterraba é feito de maneira semelhante, porém é mais difícil de purificar que o de cana.

O açúcar refinado, seja da cana ou da beterraba, é preparado dissolvendo-se o açúcar bruto em água, clarificando-o, filtrando-o e finalmente descolorindo-se a solução passando-a através de filtros de carvão animal. A solução aquosa é então evaporada sob pressão reduzida até o ponto de cristalização e então forçada a cristalizar-se em pequenos grânulos, que são colocados em uma centrífuga.

Descrição — Cristais incolores ou brancos, massas ou blocos cristalinos, ou um pó branco cristalino; inodora; de sabor doce; estável quando expostos ao ar; soluções neutras ao tornassol; funde-se com decomposição a 160 a 185°; densidade de cerca de 1,57; rotação específica a 20° de pelo menos +65,9; ao contrário dos outros açúcares autorizados (dextrose, frutose e lactose), não reduz a solução de Fehling mesmo em soluções aquecidas; também difere desses outros açúcares por ser escurecida e queimada pelo ácido sulfúrico a frio, fermentável e, em soluções diluídas, fermentar a álcool e por vezes a ácido acético.

A sacarose é hidrolisada por ácidos minerais diluídos, lentamente a frio mas rapidamente a quente, a uma molécula de dextrose ou de levulose. Esse processo é conhecido tecnicamente como *inversão*, e o produto é chamado de *açúcar invertido*, sendo o termo inversão derivado da mudança, por meio da hidrólise, da rotação ótica de dextro da sacarose para levo do produto hidrolisado. A enzima *invertase* também hidrolisa a sacarose.

Solubilidade — 1 g em 0,5 mL de água, 170 mL de álcool, ou um pouco mais que 0,2 mL em água fervente; insolúvel em clorofórmio ou éter.

Usos — Principalmente para a fabricação de xaropes e pastilhas. Confere viscosidade e consistência a fluidos.

A administração intravenosa de soluções hipertônicas é empregada sobretudo para desencadear *diurese osmótica*. Tal procedimento não é completamente seguro, podendo ocasionar dano aos túbulos renais, particularmente em pacientes com doença renal prévia. Existem diuréticos mais seguros e efetivos.

AÇÚCAR DE CONFEITEIRO

Sacarose junto com amido de milho esmagado até a forma de um pó fino; contém 95 a 97% de sacarose.

Descrição — Pó fino, branco, inodoro; sabor doce; estável em contato com o ar; rotação específica de pelo menos +62,6.

Solubilidade — A porção de sacarose é solúvel em água fria; inteiramente solúvel em água fervente.

Usos — Em farmácia, como *excipiente para comprimidos* e *adoçante*. Ver também *Sacarose*.

SALICILATO DE METILA

Metil éster de ácido 2-hidroxibenzóico; Óleo de Gaultéria; Óleo de Bétula; Óleo de Vidoeiro; Óleo de Gaultéria Artificial; Óleo de Gaultéria Sintético

COOCH₃ / OH

Salicilato de metila [119-36-8] $C_6H_4(OH)COOCH_3$ (152.15); produzido sinteticamente ou obtido por maceração e subseqüente destilação a vapor das folhas da *Gaultheria procumbens* Linné (Fam. *Ericaceae*) ou da casca da *Betula lenta* Linné (Fam. *Betulaceae*).

Nota — Deve conter no rótulo a informação de que é sintético ou destilado a partir das plantas mencionadas anteriormente.

Preparo — Encontrado naturalmente nos óleos da gualtéria, da bétula, do vidoeiro e de muitas outras plantas, o produto comercial entretanto geralmente é sintético, feito a partir da esterificação do ácido salicílico com álcool metílico na presença de ácido sulfúrico, e destilação.

Descrição — Líquido incolor, amarelado ou avermelhado, com o odor e o sabor característicos da gualtéria; densidade (da forma sintética) de 1,180 a 1,185 e (da gualtéria ou bétula) de 1,176 a 1,182; ferve entre 219° e 224° com alguma decomposição.

Solubilidade — Levemente solúvel em água; solúvel em álcool ou ácido acético glacial.

Usos — Uma necessidade farmacêutica e um *contra-irritante* (analgésico local). Como necessidade farmacêutica, é utilizado para edulcorar o *Extrato Fluido Aromático de Cáscara Sagrada* oficial, seja como óleo de gualtéria ou de vidoeiro. Como contra-irritante, é aplicado na pele sob a forma de ungüento, pomada ou creme; é preciso ter cuidado, já que o salicilato é absorvido pela pele.

Precaução — Por cheirar a bala de gualtéria, é freqüentemente ingerido por crianças, o que já gerou muitas mortes. *Não manter ao alcance de crianças.*

SEMENTE DE CARDAMOMO

Fruta Cardamomo; Cardamomo; Cardamomo do Ceilão ou de Malabar

A semente madura e seca da *Elettaria cardamomum* (Linné) Maton (Fam. *Zingiberaceae*). Deve ser retirada da cápsula pouco antes do uso.

Constituintes — Um *óleo volátil*, correspondente a 1,3% das Sementes de Malabar ou do Ceilão e 2,6% das Sementes Mysore-Ceilão. Há ainda *óleo fixo* à razão de 10%, além de fécula, mucilagem, etc.

Usos — É um *edulcorante*. Por muitos anos, foi usado empiricamente como *carminativo*.

Óleo de Cardamomo — O óleo volátil é destilado da semente da *Elettaria cardamomum* (Linné) Maton (Fam. *Zingiberaceae*). Algumas variedades do óleo contêm d-α-*terpineol* $C_{10}H_{17}OH$, livre ou sob a forma de acetato; 5 a 10% de *cineol* $C_{10}H_{18}O$; e *limoneno* $C_{10}H_{16}$. O Óleo do Ceilão, no entanto, contém o álcool 4-*terpineol* (4-*carbomentenol*) $C_{10}H_{17}OH$, os terpenos *terpineno* e *sabineno*, e *ácidos acético* e *fórmico*, provavelmente combinados como ésteres. *Descrição e solubilidade*: Líquido incolor ou amarelo muito pálido com o odor aromático, penetrante e meio canforáceo do cardamomo e um gosto intensamente aromático e persistentemente pungente; sensível à luz; densidade de 0,917 a 0,947. Miscível com álcool; se dissolve em 5 partes de álcool a 70%. *Usos: Edulcorante.*

SORBITOL

Sionin; Sorbit; D-Sorbitol; D-Glucitol; Sorbo

```
   H  OH H  OH OH H
   |  |  |  |  |  |
HO-C--C--C--C--C--C-OH
   |  |  |  |  |  |
   H  H  OH H  H  H
```

D-Glucitol [50-70-4] $C_6H_{14}O_6$ (182.17); pode conter pequenas quantidades de outros alcoóis poliídricos.

Preparo — Comercialmente pela redução (hidrogenação) de alguns açúcares, como a glicose.

Descrição — Pó, grânulos ou flocos brancos, higroscópicos, de sabor doce; a forma usual funde-se a cerca de 96°.

Solubilidade — 1 g em cerca de 0,45 mL de água; ligeiramente solúvel em álcool, metanol ou ácido acético.

Usos — Um *diurético osmótico* administrado por via intravenosa em solução a 50% (percentual de peso em volume) para reduzir edema, baixar pressão intracraniana ou reduzir pressão intra-ocular no glaucoma. Também é usado como laxante, adoçante, umectante, plasticizante e, em solução a 70% (percentual de peso em peso), como veículo.

Solução de Sorbitol — Uma solução aquosa contendo, para cada 100 g, 69 a 71 g de sólidos representados essencialmente por D-sorbitol e uma pequena quantidade de manitol e outros alcoóis isoméricos poliídricos. O conteúdo de D-sorbitol $C_6H_8(OH)_6$ por 100 g é de pelo menos 64 g. *Descrição:* Líquido límpido, incolor e xaroposo, de gosto doce e sem cheiro característico; neutro ao tornassol; densidade de pelo menos 1,285; índice refrativo de 20 1,455 a 1,465. *Usos:* Não deve ser injetado. É usado como substituto de propileno glicol e glicerina.

TINTURA DE CASCA DE LARANJA DOCE

Preparo — Da casca de laranja doce, mais especificamente da parte externa da fruta madura, fresca e sem corantes artificiais de *Citrus sinensis* (Linné) Osbeck (Fam. *Rutaceae*), pelo Processo M (Cap. 39). Macerar 500 g da casca de laranja doce (*nota — descartar a parte interna e branca da casca*) em 900 mL de álcool e completar o preparado com álcool até que o produto meça 1.000 mL. Usar talco como meio de filtração.

A porção branca da casca não deve ser utilizada, já que isso reduziria a proporção de óleo, que deriva apenas da parte amarela, e por aquela conter um princípio amargo, a *hesperidina*.

Teor Alcoólico — 62 a 72%.

Usos — Um *edulcorante*, utilizado em xaropes, elixires e emulsões. Essa tintura passou a ser usada para prover um delicado sabor de laranja diretamente da fruta, sem depender do óleo de laranja, que freqüentemente está terebintinado e impróprio para o uso. A tintura se conserva bem.

VANILINA

4-Hidróxi-3-metóxi-benzaldeído

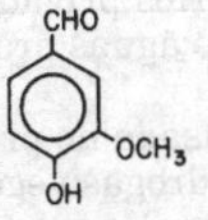

4-Hidróxi-3-metóxi-benzaldeído [121-33-5] $C_8H_8O_3$ (152.15).

Preparo — A partir da baunilha, na qual está presente na taxa de 2 a 3%. É também encontrada em muitas outras substâncias, como tecidos de algumas plantas, açúcar bruto de beterraba, aspargos e mesmo assafétida. Comercialmente, é sintética. Embora quimicamente idêntica ao produto obtido da *baunilha*, *preparações edulcorantes* feitas a partir da vanilina não se comparam àquelas em que é usada a baunilha, por esta conter outros compostos odoríferos. É sintetizada por oxidação de coniferina ou eugenol, pelo tratamento do guaiacol com clorofórmio na presença de um álcali, ou por outros métodos.

Descrição — Cristais finos, brancos a ligeiramente amarelos, geralmente aciculiformes, com odor e gosto sugestivos de baunilha; sensível à luz; as soluções são ácidas ao tornassol; funde-se a 81° a 83°.

Solubilidade — 1 g em cerca de 100 mL de água, cerca de 20 mL de glicerina ou 20 mL de água a 80°; francamente solúvel em álcool, clorofórmio, éter ou soluções dos hidróxidos alcalinos fixos.

Incompatibilidades — Reage com *glicerina*, formando um composto quase insolúvel em álcool. É decomposta por *álcalis* e oxidada lentamente pelo *ar*.

Usos — Apenas como *edulcorante*. Soluções de vanilina às vezes são vendidas como substitutos da baunilha para a edulcoração de alimentos, mas são inferiores em sabor ao verdadeiro extrato de baunilha.

XAROPE — ver adiante.

XAROPE DE ACÁCIA — Cap. 65.

XAROPE DE ÁCIDO IODÍDRICO — ver adiante.

XAROPE DE ALCAÇUZ — ver adiante.

XAROPE DE CACAU — ver adiante.

XAROPE DE CEREJA — ver adiante.

XAROPE DE CEREJA SILVESTRE — ver adiante.

XAROPE DE LARANJA

Xarope de Casca de Laranja

Contém, em cada 100 mL, 450 a 550 mg de ácido cítrico ($C_6H_8O_7$).

Tintura de Casca de Laranja Doce	50 mL
Ácido Cítrico (anidro)	5 g
Talco	15 g
Sacarose	820 g
Água Purificada, suficiente para	1.000 mL

Triturar o talco com a tintura e o ácido cítrico, e gradualmente juntar 400 mL de água purificada. Filtrar e refiltrar até que o filtrado esteja límpido. Lavar o almofariz e filtrar com água purificada suficiente para 450 mL. Dissolver a sacarose no filtrado, agitando, sem aquecer, e adicionar água purificada suficiente para 1.000 mL. Mexer e filtrar.

Nota — Não utilizar esse xarope se apresentar odor ou sabor terebintinado ou qualquer outra característica de deterioração.

Teor Alcoólico — 2 a 5%.

Usos — Um veículo ácido e agradável.

OUTROS EDULCORANTES

Anis NF IX [Semeste de Anis; Anisado Europeu; Sweet Cumin] — O fruto maduro e seco de *Pimpinella anisum* Linné. Contém cerca de 1,75% de óleo volátil. *Usos: Edulcorante* e *carminativo*.

Canela do Ceilão — A casca interna seca dos brotos das árvores de *Cinnamomum zeylanicum* Nees (Fam. *Laureaceae*); cada 100 g contém pelo menos 0,5 mL de óleo volátil. *Usos: Carminativo* e *edulcorante*.

Casca de Laranja Amarga [Bitter Orange; Curaçao Orange Peel; Bigarade Orange] — A casca seca do fruto verde mas já totalmente crescido de *Citrus aurantium* Linné (Fam. *Rutaceae*). *Constituintes:* A parte interna da casca da laranja amarga contém um óleo volátil e o glicosídeo *hesperidina* ($C_{28}H_{34}O_{15}$). Esta, por hidrólise e na presença de H_2SO_4, dá origem a *hesperitina* ($C_{16}H_{14}O_6$), *ramnose* ($C_6H_{12}O_5$) e D-glicose ($C_6H_{12}O_6$). *Usos: Edulcorante*. Também é usado para conferir amargor.

Casca de Laranja Doce USP XV — A parte externa da casca fresca do fruto maduro sem corantes artificiais de *Citrus sinensis* (Linné) Osbeck (Fam. *Rutaceae*); a parte interna branca da casca não deve ser utilizada. Contém óleo volátil mas não hesperidina, presente somente na porção branca interna. *Usos: Edulcorante*.

Casca de Limão USP XV, BP [Casca de Limão Fresco] — A parte externa amarela do fruto maduro e fresco de *Citrus limon* (Linné) Burmann filius (Fam. *Rutaceae*); contém um óleo volátil e hesperidina. *Usos: Edulcorante*.

Cereja Silvestre [Casca de Cereja Preta Silvestre] — A casca do tronco (secada com cuidado) de *Prunus serotina* Ehrhart (Fam. *Rosaceae*), colhida de preferência no outono. *Constituintes:* Um glicosídeo de d-*mandelonitrilo* ($C_6H_5 \cdot CHOH \cdot CN$) conhecido como prunasina (Cap. 26), a enzima *emulsina*, tanino, um princípio amargo, amido, resina, etc. Na BP e na literatura inglesa, a droga é chamada de *Ameixa Virginiana* — uma tradução literal mas incorreta do antigo nome científico, *Prunus virginiana*. *Usos: Edulcorante*, especialmente em remédios para tosse. É ingrediente do *Xarope de Cereja Silvestre*. Assim como ocorre com a amêndoa amarga, o contato com a água, na presença de emulsina, resulta na produção de benzaldeído e HCN. Todas as preparações com cereja silvestre devem ser feitas sem o uso de calor, para evitar a destruição da enzima responsável pela produção dos princípios ativos livres.

Coentro — O fruto maduro e seco de *Coriandrum sativum* Linné (Fam. *Umbelliferae*); produz pelo menos 0,25 mL de óleo volátil de coentro para cada 100 g. *Usos:* Raramente usado sozinho, mas por vezes combinado com outros agentes, principalmente como *edulcorante*. É também usado como condimento e *edulcorante* em culinária.

Cravo — Os botões de flores secos de *Eugenia caryophyllus* (Sprengel) Bullock et Harrison (Fam. *Myrtaceae*). Cada 100 g contêm pelo menos 16 mL de óleo de cravo. *Usos:* Um *edulcorante* na dose de 0,25 g como condimento em alimentos.

Erva-doce [Semente de Erva-doce] — O fruto maduro e seco das variedades cultivadas de *Foeniculum vulgare* Miller (Fam. *Umbelliferae*); contém de 4 a 6% de um óleo volátil oxigenado e 10% de um óleo fixo. *Usos: Aromatizante* e *carminativo*.

Eucaliptol [Cineol; Cajeputol] $C_{10}H_{18}O$ **(154.25)** — Obtido a partir do óleo de eucalipto e de outras fontes. Líquido incolor, com odor característico, nitidamente canforáceo e sabor pungente e refrescante; 1 parte é solúvel em 5 partes de álcool a 60%; miscível com álcool, clorofórmio, éter, ácido acético glacial ou óleos fixos ou voláteis; insolúvel em água. *Usos:* Basicamente como *edulcorante*. É aplicado topicamente por seu efeito *anti-séptico* em inflamações do nariz e da garganta e em algumas doenças de pele. Também é usado em inalações na bronquite.

Extrato de Alcaçuz [Extrato de Raiz de Alcaçuz; Alcaçuz] — Um extrato preparado com o rizoma e as raízes de espécies de *Glycyrrhiza* Tournefort ex Linné (Fam. *Leguminosae*). *Descrição:* Pó marrom ou rolos cilíndricos achatados, ou massas; os rolos ou as massas são preto brilhante por fora e têm uma fenda instável, lisa e concóide; o extrato tem sabor doce característico e algo acre. *Usos: Edulcorante.*

Gengibre NF — A raiz seca de *Zingiber officinale* Roscoe (Fam. *Zingiberaceae*), conhecido no comércio como Jamaica Ginger, African Ginger e Cochin Ginger. As camadas corticais externas geralmente são parcial ou totalmente removidas. *Constituintes:* Uma substância pungente, *gingerol*; óleo volátil (Gengibre da Jamaica, cerca de 1%; Gengibre da África, de 2 a 3%), contendo os terpenos d-*canfeno* e β-*felandreno* e o sesquiterpeno *zingibereno*; *citral*, *cineol* e *borneol*. *Usos: Aromatizante*. Já foi empregado na dose de 600 mg como estimulante intestinal e como *carminativo* em cólicas e diarréia.

Lavanda [Alfazema] — As flores de *Lavandula spica* (*Lavandula officinalis* ou *Lavandula vera*); contém um óleo volátil cujo principal constituinte é o acetato de *l*-linalil. *Usos: Perfume.*

Lírio Florentino [Orris Root; Iris; Florentine Orris] — O rizoma sem casca e seco de *Iris germanica* Linné, incluindo sua variedade *florentina* Dykes (*Iris florentina* Linné), ou de *Iris pallida* Lamarck (Fam. *Iridaceae*); contém cerca de 0,1 a 0,2% de um óleo volátil (manteiga de lírio florentino), ácido mirístico e a cetona irona; a irona provê o odor aromático do lírio florentino. *Usos: Perfume.*

Óleo de Alecrim — O óleo volátil destilado a vapor das flores frescas de *Rosmarinus officinalis* Linné (Fam. *Labiatae*); produz pelo menos 1,5% de ésteres, provavelmente o acetato de bornil ($C_{12}H_{20}O_2$) e no mínimo 8% de borneol total ($C_{10}H_{18}O$), livre ou esterificado. *Constituintes:* As quantidades de acetato de bornil e borneol total variam segundo a zona geográfica de origem. O cineol está presente em taxas de 19 a 25%, dependendo também da origem. Os terpenos d- e l-α-*pineno*, *dipenteno* e *canfeno* e a cetona *cânfora* também estão presentes nesse óleo. *Descrição e Solubilidade*: Líquido incolor ou amarelo claro, com o cheiro característico do alecrim e um sabor quente, canforáceo; densidade de 0,894 a 0,912. Solúvel em 1 parte de álcool a 90% por volume, porém com diluições adicionais pode ficar turvo. *Usos: Edulcorante* e *perfume*, sobretudo em ungüentos rubefacientes como o *Ungüento de Sabão e Cânfora*.

Óleo de Laranja Amargo — O óleo volátil obtido por meio da expressão da casca fresca do fruto de *Citrus aurantium* Linné (Fam. *Rutaceae*); contém basicamente *d*-limoneno. Líquido amarelo claro com o cheiro aromático característico da laranja de Sevilha; se apresentar odor terebintinado, não deve ser fornecido; índice de refração de 1,4725 a 1,4755 a 20°. Difere pouco do *Óleo de Laranja* (anteriormente), cuja fonte vegetal é outra. Miscível com álcool anidro e com cerca de 4 volumes de álcool. *Usos: Edulcorante.*

Óleo de Mírcia [Bay Oil; Oil of Bay] — O óleo volátil destilado a partir das folhas de *Pimenta racemosa* (Miller) JW Moore (Fam. *Myrtacea*); contém os compostos fenólicos eugenol e chavicol. *Usos:* No preparo do rum aromático e como *perfume*.

Óleo de Pimenta [Óleo de Pimenta-da-Jamaica] — O óleo volátil destilado do fruto de *Pimenta officinalis* Lindley (Fam. *Myrtaceae*). *Usos: Carminativo* e *estimulante*, além de *tempero* em alimentos.

Óleo de Sassafrás — O óleo volátil destilado a vapor de *Sassafras*. *Usos: Aromatizante* para confeiteiros, sobretudo em balas. O óleo ou o safrol podem também ser usados como *conservantes* em mucilagem, sendo muito superior ao salicilato de metila para isso. Como o óleo é *anti-séptico*, é às vezes utilizado junto com outros agentes para aplicação tópica em doenças do nariz e da garganta; o safrol também é usado com esse fim.

Oleorresina de Gengibre — Dá origem a 18 a 35 mL de óleo volátil de gengibre por 100 g de oleorresina. *Preparo*: Extrair a oleorresina do gengibre triturado através de percolação, usando acetona, álcool ou éter como solvente.

Sassafrás — A casca seca da raiz de *Sassafras albidum* (Nuttall) Nees (Fam. *Lauraceae*). *Usos:* Por seu alto teor de óleo volátil, serve para disfarçar o gosto ruim de certas substâncias. Uma infusão (*chá de sassafrás*) era usada amplamente como remédio caseiro, principalmente no sul dos Estados Unidos.

Tintura de Limão USP XVIII [Tintura da Casca do Limão] — *Preparo:* Preparada a partir da casca do limão, que é a parte externa amarela do fruto de *Citrus limon* (Linné) Burmann filius (Fam. *Rutaceae*), pelo *Processo M* (Cap. 39), macerando-se 500 g de casca em 900 mL de álcool, completando-se com álcool até 1.000 mL. Usar talco como meio de filtração. A parte branca interna da casca não deve ser utilizada, visto que não contém o óleo volátil e por conter hesperidina, um princípio amargo. *Teor Alcoólico:* 62 a 72%. *Usos*: *Edulcorante*, sendo obtido um sabor mais refinado quando preparado com frutas frescas. É mais estável em solução alcoólica que como óleo.

Diluentes

Diluentes (veículos) são substâncias indiferentes que são usadas como solventes para princípios ativos. São essenciais na diluição e na edulcoração de drogas de uso oral, mas alguns são específicos para injeções parenterais. Esse último grupo é considerado em separado.

A capacidade de selecionar corretamente um diluente contribuiu para tornar popular o conceito de quão *exclusivo* é o trabalho do farmacêutico industrial. Devido à ampla gama de diluentes disponíveis em várias cores e sabores, aqueles que prescrevem os medicamentos podem tornar suas prescrições mais aceitáveis para o paciente. O melhor diluente é em geral o melhor solvente para o fármaco. Substâncias hidrossolúveis, por exemplo, devem ser edulcoradas e diluídas em um agente aquoso, enquanto as solúveis em álcool devem ser um veículo alcoólico. Assim, os diluentes apresentados aqui estão divididos em três grupos segundo suas propriedades físicas: aquosos, hidroalcoólicos e alcoólicos.

DILUENTES AQUOSOS

Entre os diluentes aquosos estão as mucilagens, os xaropes e as águas aromáticas. As águas aromáticas são utilizadas como diluentes para substâncias hidrossolúveis e sais, porém não são capazes de disfarçar o gosto ruim de várias drogas. Estão listados a seguir alguns dos diluentes aquosos aromatizados mais comuns e as formas autorizadas de águas aromáticas.

ÁGUA

Água [7732-18-5] H_2O (18.02).

A água potável, que está sujeita a regulação específica da EPA e é fornecida pelo sistema municipal ou por outro sistema público local ou obtida de poços ou reservatórios privados, é a matéria-prima fundamental de todas as formas de águas aromáticas abrangidas pelos registros da Farmacopéia.

A água potável pode ser usada no preparo de substâncias USP (p. ex., na extração de algumas drogas vegetais e na fabricação de algumas preparações de uso externo) mas não no de apresentações farmacêuticas ou de reagentes ou soluções para exames. Não é mais um tópico específico (na USP) visto que os padrões mencionados variam de uma comunidade para outra e estão geralmente além do controle dos setores privados.

ÁGUA AROMÁTICA DE FLOR DE LARANJEIRA

Água Aromática de Flor de Laranjeira Forte; Água Aromática de Flor de Laranjeira Tripla

Uma solução saturada dos princípios odoríferos das flores de *Citrus aurantium* Linné (Fam. *Rutaceae*), preparada pela destilação das flores frescas com água e posterior separação do óleo volátil em excesso da porção aquosa límpida do destilado.

Descrição — Deve ser quase incolor, límpida ou apenas ligeiramente opalescente; deve ter o odor das flores da laranjeira; não deve estar mofada.

Usos — *Veículo edulcorante* e *perfume* em xaropes, elixires e soluções.

ÁGUA AROMÁTICA DE MENTA

Solução límpida e saturada de óleo de menta em água purificada, preparada por um dos processos descritos na seção *Águas Aromáticas* (Cap. 39).

Usos — Como *carminativo* e *veículo edulcorante.*

ÁGUA PURIFICADA

Água obtida por destilação, tratamento de troca de íons, osmose reversa ou por qualquer outro processo adequado; não contém nenhum aditivo.

Cuidado — Não utilizar em preparações de administração parenteral. Para tal fim, utilizar Água para Injeção, Água Bacteriostática para Injeção, ou Água Estéril para Injeção, ver adiante.

Preparo — A partir de água em conformidade com as normas da EPA de potabilidade. A seguir está descrito um processo autorizado para se obter água por destilação. Deve segui-lo o farmacêutico que prepara soluções estéreis e necessita de água recém-destilada de grau excepcionalmente alto, livre não apenas de bactérias ou de qualquer outro microrganismo mas também dos produtos metabólicos resultantes do crescimento de tais organismos na água.

PROCESSO DE DESTILAÇÃO

Água	1.000 volumes
Para fazer	750 volumes

Destilar a água em equipamento adequado com condensador de vidro ou estanho. Descartar os primeiros 100 volumes. Coletar então os 750 volumes seguintes e acondicionar a água destilada em garrafas de vidro bem arrolhadas que tenham sido lavadas com vapor ou água destilada muito quente imediatamente antes de serem enchidas. Os primeiros 100 volumes são descartados para eliminar substâncias voláteis encontradas na água comum, e apenas 750 volumes são coletados, já que o resíduo restante contém sólidos dissolvidos concentrados.

Descrição — Líquido incolor e límpido, insípido e inodoro.

Usos — *Adjuvante farmacêutico* (veículo e solvente). Deve ser usado na manipulação de formas farmacêuticas para uso interno (oral) e de produtos estéreis de uso externo, como colírios e preparações dermatológicas, devendo esses ser esterilizados antes do uso.

Sempre que for pedida água em exames e ensaios oficiais, é essa que deve ser utilizada.

XAROPE DE BÁLSAMO-DE-TOLU — ver anteriormente.

XAROPES EMPREGADOS COMO DILUENTES

Xaropes são bons diluentes para drogas hidrossolúveis, agindo tanto como solventes quanto como edulcorantes. Os xaropes edulcorantes geralmente são constituídos de xarope simples (85% de sacarose em água) contendo substâncias aromatizantes apropriadas. O *Xarope de Alcaçuz* é um excelente veículo para substâncias salgadas em razão de suas propriedades coloidais, de seu sabor doce e de seu gosto prolongado de alcaçuz. O *Xarope de Acácia* é ótimo para disfarçar o gosto de uréia. Xaropes de frutas são especialmente úteis na mascaragem de sabores azedos. O *Xarope de Eriodictyon Aromático* é o diluente de escolha para mascarar o amargor dos alcalóides. O *Xarope de Cacau* e o de *Cereja* são bons edulcorantes gerais.

XAROPE

Xarope Simples

Sacarose	850 g
Água Purificada, suficiente para	1.000 mL

Pode ser preparado utilizando-se água fervente ou, preferencialmente, sem aquecimento, pelo método a seguir:

Pôr a sacarose em um percolador apropriado cujo colo deve estar preenchido com compressas frouxas de algodão umedecidas com algumas poucas gotas de água. Verter cuidadosamente 450 mL de água purificada sobre a sacarose, regulando o fluxo de saída para que este seja um gotejamento contínuo de percolado. Repassar o percolado, se necessário, até que toda a sacarose se dissolva. Enfim, lavar o interior do percolador e o algodão com água purificada suficiente para atingir 1.000 mL de percolado e mexer bem.

Densidade — Pelo menos 1,30.

Usos — Um *veículo doce*, um adoçante e uma base para muitos xaropes edulcorados, em medicamentos ou não.

XAROPE DE ACÁCIA

Acácia, em pó ou granulada	100 g
Benzoato de Sódio	1 g
Tintura de Baunilha	5 mL
Sacarose	800 g
Água Purificada, suficiente para	1.000 mL

Misturar a acácia, o benzoato de sódio e a sacarose; adicionar 425 mL de água purificada e mexer bem. Aquecer a mistura em banho a vapor até que a dissolução se complete. Depois de esfriar, descartar a espuma, adicionar a tintura de baunilha e água purificada suficiente para 1.000 mL e filtrar, se necessário.

Usos — Como *veículo edulcorante* e *demulcente*.

XAROPE DE CACAU

Xarope de Chocolate; Xarope Achocolatado

Cacau	180 g
Sacarose	600 g
Glicose Líquida	180 g
Glicerina	50 mL
Cloreto de Sódio	2 g
Vanilina	0,2 g
Benzoato de Sódio	1 g
Água Purificada, suficiente para	1.000 mL

Misturar a sacarose e o cacau e adicionar gradualmente uma solução de glicose líquida, glicerina, cloreto de sódio, vanilina e benzoato de sódio em 325 mL de água purificada quente. Ferver a mistura por 3 minutos. Deixar esfriar em temperatura ambiente e adicionar água purificada suficiente para 1.000 mL.

Nota — O cacau contendo no máximo 12% de (*gordura*) extractivo não-volátil, solúvel em éter, dá origem a um xarope com tendência mínima à separação. O *chocolate do desjejum* contém mais de 22% de *gordura*.

Usos — Um *veículo* agradavelmente *edulcorado*.

XAROPE DE CEREJA

Syrupus Cerasi

Suco de Cereja	475 mL
Sacarose	800 g
Álcool	20 mL
Água Purificada, suficiente para	1.000 mL

Dissolver a sacarose no suco de cereja aquecendo em banho de vapor, deixar esfriar e descartar o espuma e as partículas sólidas em suspensão. Adicionar o álcool e água purificada suficiente para 1.000 mL e mexer.

Teor Alcoólico — 1 a 2%.

Usos — Um *veículo edulcorado* agradável que é especialmente útil para mascarar o gosto de drogas salgadas e azedas.

OUTROS XAROPES EMPREGADOS COMO DILUENTES

Xarope de Ácido Iodídrico — Contém, para cada 100 mL, 1,3 a 1,5 g de HI (127.91). *Preparo:* Misturar ácido iodídrico (140 mL) com água purificada (550 mL) e dissolver dextrose (450 g) nessa mistura através de agitação. Adicionar água purificada suficiente para 1.000 mL e filtrar. *Cuidado: Não deve ser fornecido se contiver iodo livre, o que é evidenciado por uma coloração vermelha. Descrição:* Líquido xaroposo transparente, incolor, ou no máximo de um amarelo pálido; inodoro, com um gosto doce e aciduloso; densidade de cerca de 1,18; o ácido iodídrico é facilmente decomposto em solução aquosa simples (a menos que seja protegido pelo ácido hipofosforoso), sendo liberado iodo livre que, se usado internamente, irrita o trato alimentar. A dextrose utilizada nesse xarope deve ser a de mais alto grau possível.

Incompatibilidades: As reações dos *ácidos* (Cap. 39) assim com as dos sais de iodeto hidrossolúveis. Agentes oxidantes ocasionam a liberação de iodo; alcalóides podem se precipitar. *Usos:* Tradicionalmente como um *veículo para drogas expectorantes*. Suas propriedades terapêuticas são as dos iodetos. *Dose: Usualmente* 5 mL.

Xarope de Alcaçuz USP XVIII — *Preparo:* Adicionar óleo de erva-doce (0,05 mL) e óleo de anis (0,5 mL) a extrato fluido de alcaçuz (250 mL) e agitar até misturar. Adicionar então xarope (qs) suficiente para 1.000 mL e mexer. *Teor Alcoólico:* 5 a 6%. *Incompatibilidades:* O sabor característico é destruído por ácidos em virtude da precipitação da glicirrizina. *Usos:* Um *veículo edulcorado*, especialmente indicado para a administração de substâncias amargas ou nauseantes.

Xarope de Cereja Silvestre USP XVIII — *Preparo:* Comprimir cereja silvestre (em pó grosseiro, 150 g) previamente umedecida com água (100 mL) em um percolador cilíndrico e adicionar água (qs) suficiente para formar uma camada sobre o pó. Deixar macerar por 1 hora e então proceder a uma percolação rápida, adicionando água até que o percolado atinja 400 mL. Filtrar o percolado, se necessário, adicionar sacarose (675 g) e dissolvê-la por agitação. Adicionar glicerina (150 mL), álcool (20 mL) e água (qs) suficiente para 1.000 mL. Filtrar se necessário. *Também pode ser feito da seguinte maneira*: A sacarose pode ser colocada em um segundo percolador como indicado para o preparo de *Xarope*, vertendo-se sobre ela o percolado de cereja silvestre, a ser coletado em um vasilhame graduado já com o álcool e a glicerina, até que se atinja 1.000 mL. *Nota*: Evita-se o aquecimento para que não se inative a enzima emulsina. Caso isso ocorra, o preparado não conterá HCN livre, do qual depende a ação sedativa sobre a tosse. Para uma discussão da química envolvida, ver *Cereja Silvestre* (ver anteriormente). *Teor Alcoólico:* 1 a 2%. *Usos:* Sobretudo como um *veículo edulcorado* para xaropes contra a tosse.

MUCILAGENS EMPREGADAS COMO DILUENTES

Mucilagens também são apropriadas para a diluição de substâncias hidrossolúveis, sendo especialmente úteis na estabilização de suspensões e emulsões.

A mucilagem a seguir utilizada com esse fim é descrita na seção *Emulsificantes e Suspensores*, ver adiante.

MUCILAGEM DE ACÁCIA — ver adiante.

DILUENTES HIDROALCOÓLICOS

Diluentes hidroalcoólicos são indicados para drogas solúveis tanto em água quanto em álcool diluído. Os mais importantes nesse grupo são os elixires. Essas soluções contêm cerca de 25% de álcool. Elixires *medicamentosos* que possuem atividade terapêutica por si próprios não estão incluídos nesta seção. A seguir estão listados os elixires não-medicamentosos mais comuns empregados puramente como diluentes ou solventes de drogas.

ELIXIR AROMÁTICO

Elixir Simples

Óleo de Laranja	2,4 mL
Óleo de Limão	0,6 mL
Óleo de Coentro	0,24 mL
Óleo de Anis	0,06 mL
Xarope	375 mL
Talco	30 g
Álcool e Água Purificada, ambos em volume suficiente para	1.000 mL

Dissolver os óleos em álcool suficiente para 250 mL. À solução obtida adicionar o xarope aos poucos, agitando vigorosamente a cada adição, e, depois, adicionar a água purificada da mesma forma. Misturar talco ao líquido e filtrar em um filtro umedecido com álcool diluído, repassando o filtrado até que se obtenha um líquido límpido.

Teor Alcoólico — 21 a 23%.

Usos — Um agradável *veículo edulcorado*, empregado no preparo de muitos outros elixires. A principal contra-indicação ao seu uso é o elevado teor alcoólico (cerca de 22%), que pode às vezes contrapor-se ao efeito de outros fármacos.

OUTROS DILUENTES HIDROALCOÓLICOS

Elixir de Alcaçuz [Elixir Adjuvans] — *Preparo:* Misturar extrato fluido de alcaçuz (125 mL) e elixir aromático (875 mL) e filtrar. *Teor Alcoólico:* 21 a 23%. *Usos:* Como *veículo edulcorado*.

SOLUÇÕES ALCOÓLICAS EDULCORADAS

Soluções alcoólicas edulcoradas de alto teor alcoólico são úteis como edulcorantes a serem adicionados em pequenas quantidades a xaropes e elixires. O teor alcoólico dessas soluções é de cerca de 50%. Há dois tipos de soluções alcoólicas edulcoradas: tinturas e essências. Apenas tinturas e essências não-medicamentosas são utilizadas como edulcorantes.

ESSÊNCIA DE LARANJA COMPOSTA — ver anteriormente.

TINTURA DE CASCA DE LARANJA DOCE — ver anteriormente.

TINTURA DE LIMÃO — ver anteriormente.

DILUENTES PARA INJEÇÕES

Injeções são preparados líquidos, geralmente soluções ou suspensões de fármacos, que são injetados através da pele para dentro do organismo. Os diluentes empregados nessas preparações podem ser aquosos ou não-aquosos e precisam atender às exigências de esterilidade e de não conter pirogênio. Entre os diluentes aquosos estão a *Água Estéril para Injeção* e várias soluções aquosas estéreis de eletrólitos e/ou glicose. Diluentes não-aquosos são geralmente óleos de origem vegetal, ésteres graxos e polióis como o propileno glicol e o polietileno glicol. Esses agentes são utilizados para dissolver ou diluir substâncias lipossolúveis e para pôr em suspensão substâncias hidrossolúveis quando se quer diminuir sua taxa de absorção e, assim, prolongar a duração de sua ação. Preparações desse tipo são administradas por via intramuscular. Ver *Preparações Parenterais*, Cap. 41.

ÁGUA BACTERIOSTÁTICA PARA INJEÇÃO

Água estéril para injeção contendo um ou mais antimicrobianos apropriados

Nota — Ao utilizar, levar em conta a compatibilidade entre o agente ou agentes antimicrobianos e a droga a ser dissolvida ou diluída.

Usos — *Veículo estéril* para preparações parenterais.

ÁGUA ESTÉRIL PARA INJEÇÃO

Água para Preparações Parenterais

Água para injeção esterilizada e adequadamente embalada. Não contém antibióticos ou qualquer outra substância adicional.

Descrição — Líquido límpido, incolor e inodoro.

Usos — No preparo de *todas as soluções parenterais aquosas*, inclusive as utilizadas em experimentos com animais. Ver Cap. 41 para uma discussão detalhada.

ÁGUA ESTÉRIL PARA IRRIGAÇÃO

Água esterilizada e adequadamente embalada. Não contém nenhum antibiótico nem qualquer outra substância adicional.

Descrição — Líquido límpido, incolor e inodoro.

Usos — *Solução de irrigação.*

ÁGUA PARA INJEÇÃO

Água purificada por destilação ou osmose reversa. Não contém nenhuma substância adicional.

Cuidado — É indicada como solvente para soluções parenterais. Para soluções parenterais que são preparadas sob condições de assepsia e que não são esterilizadas por filtração apropriada ou no recipiente final, é necessário primeiro torná-la estéril e então evitar contaminação microbiana posterior.

Descrição — Líquido límpido, incolor e inodoro.

Usos — *Adjuvante farmacêutico* (veículo e solvente).

OLEATO DE ETILA

Éster de etila do ácido *(Z)*-9-octadecenóico

$$\begin{array}{l} HC{-}CH_2(CH_2)_6COOC_2H_5 \\ \| \\ HC{-}CH_2(CH_2)_6CH_3 \end{array}$$

Oleato de etila [111-62-6] $C_{20}H_{38}O_2$ (310.52).

Preparo — Entre outras maneiras, pela reação entre o etanol e o cloreto de oleoil na presença de um agente desidroclorante apropriado.

Descrição — Líquido variável, praticamente incolor, de sabor agradável; densidade de 0,866 a 0,874; valor ácido de no máximo 0,5; valor de iodo de 75 a 85; esterilizado por aquecimento a 150° durante 1 hora; propriedades semelhantes às dos óleos de amêndoa ou de amendoim, porém é menos viscoso e mais rapidamente absorvido pelos tecidos; ferve a cerca de 207°.

Solubilidade — Não dissolve na água; miscível com óleos vegetais, minerais, alcoóis e com a maioria dos solventes orgânicos.

Usos — Um *veículo* para algumas preparações injetáveis por via intramuscular.

ÓLEO DE AMENDOIM

Arachis Oil; Groundnut Oil; Nut Oil; Earth-Nut Oil

O óleo fixo refinado obtido dos núcleos das sementes de uma ou mais variedades cultivadas de *Arachis hypogaea* Linné (Fam. *Leguminosae*).

Descrição — Líquido oleoso incolor ou amarelo pálido, com o odor característico do amendoim e um gosto suave; densidade de 0,912 a 0,920.

Solubilidade — Muito levemente solúvel em álcool; miscível com éter, clorofórmio ou dissulfeto de carbono.

Usos — Um *solvente* para preparações oleosas injetáveis (Cap. 42). Também é utilizado na fabricação de ungüentos, pomadas, emplastros e sabões e como substituto do azeite de oliva.

ÓLEO DE GERGELIM

Óleo de Sésamo

O óleo fixo refinado obtido da semente de uma ou mais variedades cultivadas de *Sesamum indicum* Linné (Fam. *Pedaliaceae*).

Descrição — Líquido oleoso amarelo pálido, quase inodoro, de sabor suave; densidade de 0,916 a 0,921.

Solubilidade — Levemente solúvel em álcool; miscível com éter, clorofórmio, solvente hexano e dissulfeto de carbono.

Usos — Como solvente e veículo em preparações injetáveis oficiais. É usado da mesma forma que o azeite de oliva tanto na alimentação quanto com fins medicinais. Custa a deteriorar-se. Também é utilizado na manufatura de cosméticos, óleo iodado, ungüentos, pomadas e margarina vegetal.

ÓLEO DE MILHO

O óleo fixo refinado obtido do germe de *Zea mays* Linné (Fam. *Gramineae*).

Preparo — Pela expressão do germe do milho indiano, separado do grão na fabricação do amido.

Descrição — Líquido oleoso límpido, amarelo claro, com odor e sabor fracos e característicos; densidade de 0,914 a 0,921.

Solubilidade — Levemente solúvel em álcool; miscível com éter, clorofórmio, benzeno ou solvente hexano.

Usos — O principal uso autorizado é como *solvente* e *veículo* para injeções. É utilizado como óleo comestível substituindo gorduras sólidas no tratamento da hipercolesterolemia. É usado ainda em sabões e como combustível. É um óleo semi-seco e portanto não deve ser usado para lubrificação nem deve ser misturado a tintas.

ÓLEO DE SEMENTE DE ALGODÃO

Óleo de Algodão

O óleo fixo refinado obtido das sementes das diversas variedades cultivadas de *Gossypium hirsutum* Linné ou de outras espécies de *Gossypium* (Fam. *Malvaceae*).

Preparo — As sementes do algodão contêm cerca de 15% de óleo. Primeiro, são retiradas as cascas das sementes, e seus núcleos são submetidos a altas pressões em prensas hidráulicas. O óleo cru assim obtido apresenta uma cor vermelho-brilhante a vermelho-enegrecido. É necessário purificá-lo antes de seu emprego em alimentação ou em farmácia.

Descrição — Líquido oleoso amarelo pálido de gosto suave; inodoro ou quase inodoro; partículas de gordura sólida podem se separar abaixo de 10°; solidifica-se entre 0° e −5°; densidade de 0,915 a 0,921.

Solubilidade — Levemente solúvel em álcool; miscível com éter, clorofórmio, solvente hexano ou dissulfeto de carbono.

Usos — Oficialmente como *solvente* e *veículo para injeções*. É também tomado oralmente como um catártico brando na dose de 30 mL ou mais. Quando usados internamente, óleos digeríveis retardam a secreção e a motilidade gástrica e aumentam a ingesta calórica. É ainda utilizado na fabricação de sabões, margarina, substitutos para banha de porco, glicerina, lubrificantes e cosméticos.

EMULSIFICANTES E SUSPENSORES

Uma emulsão é um sistema bifásico em que um líquido está disperso sob a forma de pequenos glóbulos em outro líquido com o qual é imiscível. Emulsões são formadas e estabilizadas com a ajuda de emulsificantes, que são surfactantes e/ou agentes que conferem viscosidade ao produto em questão. Uma suspensão é definida como um preparado que contém um material insolúvel dividido em partículas mínimas suspensas em um meio líquido. Um agente suspensor é necessário para sobrepujar a tendência de aglomeração das partículas e para aumentar a viscosidade do meio para que essas precipitem mais lentamente. Emulsificantes e agentes de suspensão são amplamente empregados na formulação de formas farmacêuticas para uso oral, parenteral e externo. O leitor interessado nos aspectos teóricos e práticos das emulsões deve consultar os Caps. 22 e 39. Maiores informações sobre o uso dos agentes de suspensão podem ser encontradas também nos Caps. 22 e 39.

ACÁCIA

Goma Arábica

A secreção espessa do tronco e dos galhos da *Acacia senegal* (Linné) Willdenow ou de outras espécies africanas da *Acacia* (Fam. *Leguminosae*).

Constituintes — Principalmente o polissacarídio *ácido arábico* sob a forma de sais de potássio, cálcio e magnésio que, submetidos a hidrólise ácida, dão origem a L-arabinose, L-ramnose, D-galactose e um ácido aldobiônico contendo ácido D-glicurônico e D-galactose.

Descrição — *Acácia*: fragmentos esferoidais de até 32 mm de diâmetro ou angulares de cor branca a branco-amarelada; translúcida ou um pouco opaca; muito frágil; praticamente inodora; produz uma sensação mucilaginosa na língua. *Acácia em Flocos*: Flocos finos, de cor branca a branco-amarelada. *Acácia em Pó*: Fragmentos microscópicos angulares, de cor branca a branco-amarelada. *Acácia Granulada:* Grânulos finos, de cor branca a branco-amarelada. *Spray de Acácia*: Fragmentos ou esferas compactas microscópicas de cor branca a bege.

Solubilidade — Insolúvel em álcool, mas quase totalmente solúvel em duas vezes seu volume em água à temperatura ambiente; a solução resultante escorre bem e é ácida ao tornassol.

Incompatibilidades — *Álcool ou soluções alcoólicas* causam a precipitação da acácia sob a forma de uma massa fibrosa quando o álcool corresponde a mais de 35% do volume total. A solução é feita por diluição em água. A goma é destruída através da precipitação da acácia por *metais pesados*. O *bórax* também causa precipitação, que é evitada pela glicerina. A goma arábica contém cálcio e, portanto, apresenta as incompatibilidades desse íon.

A acácia contém uma *peroxidase* que age como oxidante e produz derivados corados de *aminopirina, antipirina, cresol, guaiacol, fenol, tanino, timol, vanilina* e outras substâncias. Entre os alcalóides afetados estão *atropina, apomorfina, cocaína, homatropina, hiosciamina, morfina, fisostigmina* e *escopolamina*. O alcalóide é parcialmente destruído na reação. O aquecimento da goma por alguns minutos a 100° destrói a peroxidase, evitando assim essas reações.

Usos — Amplamente empregada como um *agente de suspensão* para substâncias insolúveis em água, no preparo de emulsões (Caps. 22 e 39) e na fabricação de pílulas e trociscos (Cap. 45).

É utilizada por sua ação *demulcente* em inflamações da garganta ou do estômago.

As soluções de acácia não devem ser utilizadas como um substituto para as proteínas séricas no tratamento do *choque* ou como *diurético* no edema hipoproteinêmico, por produzirem sérias síndromes que podem levar o paciente à morte.

Mucilagem de Acácia [Mucilagem de Goma Arábica] — *Preparo:* Pôr acácia (350 g em pequenos fragmentos) em uma garrafa graduada de boca larga de capacidade não muito superior a 1.000 mL. Lavar a acácia com água purificada fria e deixar secar. Adicionar água purificada quente com ácido benzóico (2 g) dissolvido, o suficiente para 1.000 mL. Após tampar a garrafa, deitá-la de lado e rolá-la ocasionalmente. Quando a acácia estiver já dissolvida, filtrar a mucilagem. *Um outro modo de preparo*: Dissolver ácido benzóico (2 g) em água purificada (400 mL) aquecendo a solução. Em um almofariz, adicionar a solução à acácia em pó ou granulada (350 g), triturando até a completa dissolução da última. Adicionar, então, água purificada suficiente para 1.000 mL, filtrando, se necessário. O segundo método é utilizado basicamente em preparação extemporânea. *Usos:* Como *demulcente* e *agente de suspensão*. Também é empregada como *excipiente* na confecção de pílulas e trociscos e como *emulsificante* de óleo de fígado de bacalhau e outras substâncias. *Cuidado — Não deve apresentar bolor ou qualquer outra característica que sugira decomposição.*

ÁCIDO ALGÍNICO

Ácido algínico [9005-32-7] (peso equivalente médio: 200); um carboidrato coloidal hidrofílico extraído com álcali diluído de várias espécies de algas marrons (*Phaeophyceae*).

Preparo — Precipita quando se trata uma solução aquosa de *Alginato de Sódio* com ácido mineral.

Descrição — Pó fibroso, branco a branco-amarelado; inodoro ou quase, e insípido; pH (dispersão em água de 3 para 100) de 1,5 a 3,5; pK_a (0,1 N de NaCl a 20°) de 3,42.

Solubilidade — Insolúvel em água ou solventes orgânicos; solúvel em soluções alcalinas.

Usos — Um *adjuvante farmacêutico* (agregante de comprimidos e emulsificante). Empregado como cola nas indústrias têxtil e de papel.

ÁCIDO ESTEÁRICO — ver adiante.

ÁGAR

Ágar-Ágar; Gelatina Vegetal; Gelosa; Gelatina Chinesa ou Japonesa

Substância coloidal hidrofílica seca extraída de *Gelidium cartilagineum* (Linné) Gaillon (Fam. *Gelidiaceae*), *Gracilaria confervoides* (Linné) Greville (Fam. *Sphaerococcaceae*) e outras algas vermelhas aparentadas (Classe *Rhodophyceae*).

Constituintes — Sobretudo o sal de cálcio de um sulfato monoácido do galactano.

Descrição — Geralmente em feixes de tiras finas, membranosas e coladas, ou ainda sob a forma de flocos, granulada ou picada; pode ser de cor laranja-amarelada fraca, cinza-amarelada, amarela pálida ou incolor; rígido quando úmido, quebradiço quando seco; inodoro ou quase; produz uma sensação mucilaginosa na língua. Também disponível sob a forma de um pó branco, branco-amarelado ou amarelo pálido.

Solubilidade — Insolúvel em água fria; solúvel em água fervente.

Incompatibilidades — Tal qual outras gomas, se desidrata e precipita na presença de *álcool*. O *ácido tânico* causa precipitação; eletrólitos causam desidratação parcial e queda na viscosidade de sóis.

Usos — Um laxante formador de bolo fecal, relativamente ineficaz, utilizado em vários catárticos. Em emulsões de óleo mineral, age como estabilizador. Também é utilizado como meio de cultura bacteriológico e na fabricação de sorvetes, confeitos, etc.

ÁLCOOL CETÍLICO — ver adiante.

ÁLCOOL ESTEARÍLICO

1-Octadecanol [112-92-5] $C_{18}H_{38}O$ (270.50); contém pelo menos 90% de álcool estearílico, sendo o restante constituído principalmente por álcool cetílico [$C_{16}H_{34}O$ = 242.44].

Preparo — Por meio da ação redutora do hidreto alumínico de lítio sobre o estearato de etila.

Descrição — Grânulos ou flocos brancos e oleosos com odor fraco característico e sabor suave; funde-se a 55 a 60°.

Solubilidade — Insolúvel em água; solúvel em álcool, clorofórmio, éter e óleos vegetais.

Usos — Um agente tensoativo utilizado para *estabilizar emulsões* e aumentar sua capacidade de reter grandes quantidades de água. Ver *Pomada Hidrofílica* (mais adiante); *Vaselina Hidrofílica* (adiante).

ÁLCOOL OLEÍLICO

(Z)-9-Octadecen-1-ol-, Aldol 85

$$\begin{matrix} HC{-}CH_2(CH_2)_7OH \\ \| \\ HC{-}CH_2(CH_2)_6CH_3 \end{matrix}$$

(Z)-9-Octadecen-1-ol [143-28-2] $C_{18}H_{36}O$ (268.48); uma mistura de alcoóis graxos de alto peso molecular saturados e insaturados, sendo o principal o álcool oleílico.

Preparo — Um método de obtenção é através da reação do oleato de etila com etanol absoluto e sódio metálico (*Org Syn Coll III*: 673, 1955).

Descrição — Líquido oleoso transparente, incolor a amarelo claro; odor fraco característico e sabor suave; valor de iodo entre 85 e 90; valor de hidroxila entre 205 e 215.

Solubilidade — Solúvel em álcool, éter, álcool isopropílico ou óleo mineral leve; insolúvel em água.

Usos — Um *adjuvante farmacêutico* (emulsificante ou emoliente).

ÁLCOOL POLIVINÍLICO

Homopolímero de Etenol

$$\left[CH_2{-}\underset{OH}{CH} \right]_n$$

Polímero de álcool vinílico [9002-89-5] $(C_2H_4O)_n$.

Preparo — Acetato de polivinil é aproximadamente 88% hidrolisado em uma solução de acetato metanol-metílico utilizando-se álcali ou ácido mineral como catalisador.

Descrição — Pó ou granulado branco a creme; inodoro.

Solubilidade — Francamente solúvel em água; a dissolução é mais acelerada em temperaturas um pouco elevadas.

Usos — Um *agente de suspensão* e *emulsificante*, com ou sem auxílio de um surfactante. Costuma ser empregado como lubrificante e protetor em várias preparações oftálmicas, como descongestionantes, lágrimas artificiais e produtos para lentes de contato (ver Cap. 43).

ALGINATO DE SÓDIO

Sal sódico do ácido algínico; Algin; Kelgin; Manucol; Norgine

Alginato de sódio [9005-38-3] (peso equivalente médio de 220); produto glicídico purificado extraído de algas marrons por meio de álcalis diluídos. Constituído principalmente pelo sal sódico do ácido algínico, um ácido poliurônico composto de resíduos de ácido beta-D-manurônico ligados de tal maneira que o grupamento carboxila de cada unidade está livre enquanto o grupamento aldeído se encontra protegido por uma ligação glicosídica.

Descrição — Pó fino ou grosseiro, praticamente inodoro e insípido, de cor branco-amarelada.

Solubilidade — Dissolve-se na água, dando origem a uma solução coloidal viscosa; insolúvel em álcool ou soluções alcoólicas em que o teor total de álcool ultrapassa 30% por massa; insolúvel em éter, clorofórmio ou ácidos quando o pH da solução é menor que 3.

Usos — Como *espessante e emulsificante*. Essas propriedades o tornam útil nas mais diversas áreas. É utilizado por exemplo para conferir estabilidade e para encorpar sorvetes e para prevenir a formação de partículas de gelo.

BENTONITA

Wilhinite; Sabão de Argila; Sabão Mineral

Bentonita [1302-78-9]; um silicato de alumínio encontrado na natureza, hidratado e coloidal.

Ocorrência — A bentonita pode ser encontrada no Meio-Oeste dos Estados Unidos e no Canadá. Chamada originalmente de *taylorita* logo após sua descoberta no estado americano de Wyoming, teve seu nome trocado após ser encontrada na formação do Cretáceo Superior chamada Fort Benton, também em Wyoming.

Descrição — Pó muito fino e inodoro com um odor ligeiramente terroso, sem areia; o pó é em geral quase branco, mas pode ser amarelo claro ou creme.

O US Geological Survey definiu a bentonita como uma *argila estratificada transportada formada pela transformação de cinzas vulcânicas logo após sua deposição*. Quimicamente, é representada por $Al_2O_3 \cdot 4SiO_2 \cdot H_2O$ mais outros minerais como impurezas. É constituída por placas cristalinas coloidais de espessura submicroscópica e largura de dimensões coloidais. Isso explica o enorme crescimento das peças quando postas em água, já que esta penetra entre o infinito número de placas. Uma boa peça aumenta de volume de 12 a 14 vezes.

Solubilidade — Insolúvel em água ou ácidos, mas tem a propriedade de adsorver grandes quantidades de água, aumentando seu volume original em cerca de 12 vezes e formando suspensões tixotrópicas altamente viscosas ou *géis*. Essa propriedade a torna utilíssima em farmácia. Essa capacidade de formar gel aumenta com a adição de pequenas quantidades de substâncias alcalinas, como o óxido de magnésio. A bentonita não aumenta seu volume quando em contato com solventes orgânicos.

Incompatibilidades — *Ácidos* e *sais ácidos* reduzem a capacidade de adsorção de água, causando assim um colapso do magma. Suspensões são mais estáveis em pH maior que 7.

Usos — Um *colóide protetor* para a *estabilização de suspensões*. Também é utilizada como emulsificante para óleos e como base para argamassas, pomadas e preparações similares.

Magma de Bentonita — *Preparo:* Espalhe bentonita (50 g), aos poucos, em água purificada quente (800 g), esperando até que cada porção colocada se umedeça completamente sem agitar. Deixe de molho agitando ocasionalmente por 24 horas. Agite até que se forme um magma uniforme, adicione água suficiente para 1.000 g e misture. O magma pode ainda ser preparado com um aparelho de bater ou mexer, como a seguir: Colocar água purificada (cerca de 500 g) no liquidificador e, já com ele em funcionamento, adicionar a bentonita (50 g). Adicionar água purificada suficiente para 1.000 g ou conforme a capacidade de operação da máquina. Bater a mistura por 5 a 10 minutos, adicionar água purificada suficiente para 1.000 g, se ainda necessário, e mexer. *Usos:* Um *agente de suspensão* para fármacos insolúveis.

CARBÔMERO

Carboxipolimetileno

Um polímero com ligações cruzadas, sintético, de ácido acrílico de alto peso molecular; contém de 56 a 68% de grupamentos de ácido carboxílico (-COOH). A viscosidade de uma preparação neutralizada (2,5 g/500 mL de água) é de 30.000 a 40.000 centipoises.

Descrição — Pó macio e branco de odor suave e característico; higroscópico; pH (dispersão de 1 para 100) por volta de 3; densidade de cerca de 1,41.

Solubilidade — Neutralizado com aminas ou hidróxidos ácidos; dissolve-se em água, álcool ou glicerina.

Usos — Como *espessante*, *emulsificante* e *agente de suspensão* e *dispersão* em produtos farmacêuticos, cosméticos, ceras, tintas e outros produtos industriais.

CARBOXIMETILCELULOSE SÓDICA

Carbose D; Carboxymethocel S; CMC; Goma de Celulose

Sal de sódio do éter carboximetílico de celulose [9004-32-4]; contém 6,5 a 9,5% de sódio (Na), estimado no produto seco. É encontrado no mercado com várias viscosidades: baixa, média, alta e muito alta.

Descrição — Pó ou granulado branco a creme; o pó é higroscópico; pH (solução aquosa de 1 para 100) por volta de 7,5.

Solubilidade — Facilmente dispersável na água para formar soluções coloidais; insolúvel em álcool, éter e na maioria dos outros solventes orgânicos.

Usos — *Adjuvante farmacêutico* (agente de suspensão, para aumento de viscosidade ou excipiente de comprimidos). Sob a forma de comprimido, é utilizado como um laxante colóide hidrofílico.

CARRAGENINA

Carragenina [9000-07-1].

Preparo — Hidrocolóide extraído com água ou álcali aquoso de algumas algas vermelhas da classe *Rhodophyceae* e separado da solução por precipitação com álcool (metanol, etanol ou isopropanol) ou por congelamento ou secagem por cilindros.

Constituintes — Trata-se de uma mistura variável de co-polímeros de ésteres de 3,6-anidrogalactose e galactose de sulfato de amônio, de potássio, sódio, cálcio e magnésio, estando as hexoses em ligações alternadas α-1,3 e β-1,4 no polímero. Os três principais tipos de co-polímeros presentes são *kappa*-carragenina, *iota*-carragenina e *lambda*-carragenina, que diferem na composição e no modo de ligação das unidades monoméricas e no grau de sulfação (o conteúdo de éster de sulfato nas carrageninas varia de 18 a 40%). *Kappa*-carragenina e *iota*-carragenina são as frações gelificantes; a *lambda*-carragenina não possui essa propriedade. As frações gelificantes podem ser separadas da fração não-gelificante através da adição de cloreto de potássio a uma solução aquosa de carragenina. A carragenina separada por secagem por cilindros pode conter mono- e diglicerídios ou até 5% de polissorbato 80, empregado como agente alisante.

Descrição — Pó fino ou grosseiro, amarelo-acastanhado a branco; inodoro; insípido, produz uma sensação mucilaginosa na língua.

Solubilidade — Todas as carrageninas hidratam-se rapidamente em água fria, mas apenas a *lambda*-carragenina e as carrageninas sódicas se dissolvem totalmente. As carrageninas gelificantes precisam, na presença de íons potássio e cálcio, ser aquecidas até cerca de 80° para se dissolverem completamente.

Usos — Nas indústrias farmacêutica e alimentícia como emulsificante, agente de suspensão e gelificante.

CELULOSE EM PÓ

Celulose [9004-34-6] $(C_6H_{10}O_5)_n$; celulose purificada e desintegrada mecanicamente produzida por meio do processamento de alfa-celulose obtida sob forma de uma polpa proveniente de matéria-prima fibrosa vegetal.

Descrição — Substância branca e inodora, constituída de partículas fibrosas que podem ser compactadas em comprimidos auto-agregantes que se desintegram rapidamente na água; existe em diversos graus de pureza, desde um pó denso, de fluxo livre, até um material grosseiro que não flui; pH (sobrenadante de uma suspensão aquosa de 10 g/90 mL após 1 h) de 5 a 7,5.

Solubilidade — Insolúvel em água, ácidos diluídos ou praticamente todos os solventes orgânicos; levemente solúvel em solução de NaOH (1 para 20).

Usos — *Adjuvante farmacêutico* (diluente de comprimidos, adsorvente ou agente de suspensão).

COLESTEROL

Colest-5-en-3-ol, (3β)-, Colesterina

Colest-5-en-3β-ol [57-88-5] $C_{27}H_{46}O$ (386.66).

Para a fórmula estrutural, ver Cap. 26.

Um álcool esteróide amplamente distribuído no organismo animal. Além do colesterol e de seus ésteres, diversos alcoóis esteróides parecidos ocorrem na gema dos ovos, no cérebro, no leite, no óleo de peixe, na gordura da lã (10 a 20%) etc. Esses possuem propriedades muito semelhantes às daqueles. Um dos métodos de produção comercial consiste na sua extração da matéria insaponificável da medula espinhal de gado bovino, utilizando benzina de petróleo. A gordura da lã também é usada como fonte.

Descrição — Grânulos ou folhetos perolados brancos ou amarelos claros, quase inodoros; geralmente fica amarelo a castanho claro quando exposto à luz ou a temperatura elevada por períodos prolongados; funde-se a 147 a 150°.

Solubilidade — Insolúvel em água; 1 g se dissolve lentamente em 100 mL de álcool ou cerca de 50 mL de álcool desidratado; solúvel em acetona, álcool quente, clorofórmio, dioxano, éter, acetato de etila, hexano solvente ou óleos vegetais.

Usos — Para aumentar a incorporação e a emulsificação de produtos medicinais em óleos ou gorduras. É utilizado na composição da *Vaselina Hidrofílica*, aumentando sua capacidade de absorção hídrica. Ver Cap. 21.

DIÓXIDO DE SILÍCIO COLOIDAL — ver adiante.

DOCUSATO SÓDICO — ver Cap. 66.

ÉSTERES DE SORBITANO

Spans

Ésteres de sorbitano (*monolaurato* [1338-39-2]; *monooleato* [1338-43-8]; *monopalmitato* [26266-57-9]; *monoestearato* [1338-41-6]; *trioleato* [26266-58-0]; *triestearato* [26658-19-5].

Preparo — Sorbitol é desidratado para formar um hexitano que é então esterificado com o ácido graxo em questão. Ver *Polissorbatos*, ver adiante, que são éteres de polietileno glicol de ésteres de ácidos graxos de sorbitano.

Descrição — *Monolaurato*: Líquido oleoso, âmbar; pode tornar-se brumoso ou formar um precipitado; viscosidade de cerca de 4.250 comprimidos; valor de HLB 8,6; valor ácido de no máximo 7,0; valor de saponificação de 158 a 170; valor de hidroxila de 330 a 358. *Monooleato*: Líquido âmbar; viscosidade de cerca de 1.000 comprimidos; valor de HLB 4,3; valor ácido de no máximo 8,0; valor de saponificação de 145 a 160; valor de hidroxila de 193 a 210. *Monopalmitato*: Sólido ceroso granulado acastanhado; valor de HLB 6,7; valor ácido de 4 a 7,5; valor de saponificação de 140 a 150; valor de hidroxila de 275 a 305. *Monoestearato*: partículas de cor creme a acastanhada; valor de HLB 4,7; valor ácido de 5 a 10; valor de saponificação de 147 a 157; valor de hidroxila de 235 a 260. *Trioleato*: Líquido âmbar oleoso; viscosidade de cerca de 200 comprimidos; valor de HLB 1,8; valor ácido de no máximo 15; valor de saponificação de 170 a 190; valor de hidroxila de 55 a 70. *Triestearato*: Partículas cerosas, acastanhadas; valor de HLB 2,1; valor ácido de 12 a 15; valor de saponificação de 176 a 188; valor de hidroxila de 66 a 80.

Solubilidade — *Monolaurato*: Solúvel em metanol ou álcool; dispersível em água destilada e água pesada (200 ppm); insolúvel em água pesada (20.000 ppm). *Monooleato*: Solúvel na maioria dos óleos vegetais e minerais; levemente solúvel em éter; dispersível em água; insolúvel em acetona. *Monopalmitato*: Dispersível (50) em água destilada ou água pesada (200 ppm); solúvel em acetato de etila; insolúvel em água destilada fria ou água pesada (20.000 ppm). *Monoestearato*: Solúvel (acima do ponto de fusão) em óleos vegetais ou minerais; insolúvel em água, álcool ou propileno glicol. *Trioleato*: Solúvel em óleo mineral, óleos vegetais, álcool ou metanol; insolúvel em água. *Triestearato*: Solúvel em álcool isopropílico; insolúvel em água.

Usos — *Surfactantes* não-iônicos utilizados como *emulsificantes* no preparo de emulsões hidrolipídicas.

GELATINA

Gelatina Branca

Produto obtido por hidrólise parcial do colágeno proveniente da pele, tecido conjuntivo e ossos de animais. A gelatina derivada de um precursor tratado com ácido é conhecida como do Tipo A e apresenta ponto isoelétrico entre pH 7 e 9. Já a gelatina derivada de um precursor tratado com álcali é conhecida como do Tipo B e apresenta ponto isoelétrico entre pH 4,7 e 5,2.

A gelatina utilizada para a produção de cápsulas para medicamentos ou para revestimento de comprimidos pode ser corada com corantes autorizados, deve conter no máximo 0,15% de dióxido de enxofre, deve conter uma concentração apropriada de lauril sulfato de sódio e antimicrobianos adequados e deve possuir uma força de gel apropriada indicada pelo número Bloom Gelometer.

A respeito da gelatina especial usada no preparo de emulsões, ver *Emulsões* (Cap. 39).

Descrição — Lâminas, tiras, flocos ou pó nem fino nem grosseiro; levemente amarela ou cor de âmbar, variando a intensidade da cor segundo o tamanho das partículas; odor fraco, característico de caldo de carne; estável se exposta ao ar quando seca, mas sujeita a decomposição microbiana quando úmida ou em solução.

Solubilidade — Insolúvel em água fria, porém, quando imersa, amolece e incha, absorvendo gradualmente 5 a 10 vezes o próprio peso em água; solúvel em água quente, ácido acético ou misturas quentes de glicerina ou água; insolúvel em álcool, clorofórmio, éter ou óleos fixos ou voláteis.

Usos — Em farmácia, para revestimento de pílulas e fabricação de cápsulas, e como veículo para supositórios. Também é recomendada como emulsificante. Ver as seções *Emulsões* nos Caps. 20 e 39, *Supositórios* (Cap. 44) e *Esponja Gelatinosa Absorvível* (Cap. 67). Também é empregada como suplemento proteico na desnutrição.

GOMA XANTANA

Keltrol

Uma goma polissacarídica de alto peso molecular produzida por fermentação de cultura pura de um carboidrato com *Xanthomonas campestris*, purificado então por recuperação com álcool isopropílico, sendo secado e moído; contém D-glicose e D-manose como hexoses predominantes, junto com ácido D-glicurônico, e é preparado como sal de sódio, cálcio ou potássio; dá origem a 4,2 a 5% de dióxido de carbono.

Preparo — Ver anteriormente e US Pats 3.433.708 e 3.557.016.

Descrição — Pó branco ou creme, insípido e de leve odor orgânico; pós e soluções estáveis a 25° ou menos; não apresenta polimorfismo; as soluções aquosas são neutras ao tornassol.

Solubilidade — 1 g em cerca de 3 mL de álcool; solúvel em água quente ou fria.

Usos — Colóide hidrofílico para espessar, suspender, emulsificar e estabilizar sistemas aquosos.

HIDROXIETILCELULOSE

Éter 2-hidroxietílico de celulose; Cellosize; Natrosol

Éter 2-hidroxietílico de celulose 9004-62-0.

Preparo — Trata-se celulose com NaOH e reage-se com óxido de etileno.

Descrição — Pó de fluxo livre, branco, inodoro e insípido; amolece por volta de 137°; índice de refração (solução a 2%) de cerca de 1,336; pH aproximadamente de 7; as soluções não são iônicas.

Solubilidade — Dissolve-se prontamente em água fria ou quente, dando origem a soluções transparentes e viscosas; parcialmente solúvel em ácido acético; insolúvel na maioria dos solventes orgânicos.

Usos — Assemelha-se à carbometilcelulose sódica por ser também uma celulose, com a diferença de que não é iônica e, portanto, suas soluções não são alteradas por cátions. É usada em farmácia como espessante, colóide protetor, aglutinante, estabilizante e agente suspensor em emulsões, geléias e pomadas, loções, soluções oftálmicas, supositórios e comprimidos.

HIDROXIPROPILCELULOSE

Éter 2-hidroxipropílico de celulose; Klucel

Éter 2-hidroxipropílico de celulose [9004-64-2].

Preparo — Após o tratamento com NaOH, a celulose reage com óxido de propileno sob altas pressão e temperatura.

Descrição — Pó de cor bege, inodoro e insípido; amolece a 130°; queima-se e se consome completamente por volta de 475°, gerando N_2 ou O_2; índice de refração (solução a 2%) de cerca de 1,337; pH (solução aquosa) entre 5 e 8,5; soluções não-iônicas.

Solubilidade — Solúvel em água abaixo de 40° (insolúvel acima de 45°); solúvel em muitos solventes orgânicos polares.

Usos — Uma combinação ampla de propriedades úteis em diversos ramos industriais. É usada em farmácia como aglutinante, agente de granulação e revestimento de comprimidos; um espessante solúvel em álcool e agente suspensor para elixires e loções; um estabilizante para emulsões.

HIDROXIPROPILMETILCELULOSE

Celulose, 2-hidroxipropil metil éter

Celulose, 2-hidroxipropil metil éter [9004-65-3], disponível contendo de 16,5 a 30,0% do grupamento metóxi e 4,0 a 32,0% do grupamento hidroxipropóxi, e portanto com diferentes graus de viscosidade e temperaturas de gelificação térmica conforme as concentrações.

Preparo — A quantidade adequada de metilcelulose (ver adiante) é tratada com NaOH e reage com óxido de propileno a altas temperatura e pressão por um período suficiente para produzir o grau desejado de ligação dos grupamentos metil e hidroxipropil (por ligações do tipo éter) aos anéis de anidroglicose da celulose.

Descrição — Pó de fluxo livre, branco a bege, fibroso ou granulado.

Solubilidade — Aumenta de volume na água e gera uma mistura coloidal viscosa e opalescente; passa reversivelmente de sol a gel com o aquecimento e resfriamento, respectivamente. Insolúvel em álcool anidro, éter ou clorofórmio.

Usos — Um colóide protetor, útil como dispersante e espessante, e em soluções oftálmicas, em que empresta sua ação demulcente e propriedades viscosas, essenciais para lentes de contato e formulação de *lágrimas artificiais*. Ver *Solução Oftálmica de Hidroxipropilmetilcelulose* (Cap. 65).

LANOLINA ANIDRA — ver adiante.

LAURIL SULFATO DE SÓDIO

Sal de sódio do éster de monododecil do ácido sulfúrico; Irium; Duponol C; Gardinol WA

Monododecil sulfato de sódio [151-21-3]; uma mistura de alquil sulfatos de sódio, principalmente lauril sulfato de sódio. O teor combinado de cloreto de sódio e sulfato de sódio não ultrapassa os 8%.

Preparo — Os ácidos graxos do óleo de coco, sendo o mais presente deles o ácido láurico, são cataliticamente hidrogenados para formar os alcoóis correspondentes. Estes são então esterificados com ácido sulfúrico (sulfatados) e a mistura resultante de alquil bissulfatos (ácidos alquilsulfúricos) é convertida a uma mistura de sais de sódio por reação com álcali sob condições controladas de pH.

Descrição — Cristais pequenos, brancos ou amarelos claros com um odor leve e característico.

Solubilidade — 1 g em 10 mL de água; gerando uma solução opalescente.

Incompatibilidades — Reage com *agentes tensoativos catiônicos* com perda de atividade, mesmo em concentrações demasiado baixas para causar precipitação. Ao contrário de sabões, é compatível com ácidos diluídos e íons de cálcio e magnésio.

Usos — Emulsificante, detergente e umectante em pomadas, pós dentários e outras preparações farmacêuticas, e nas indústrias de papel, metais e pigmentos.

METILCELULOSE

Éter metílico de celulose; Methocel

Éter metílico de celulose [9004-67-5]; um éter metílico de celulose contendo de 27,5 a 31,5% de grupamentos metóxi.

Preparo — Reagindo-se o cloreto de metila ou sulfato de dimetila em celulose dissolvida em hidróxido de sódio. O éter metílico de celulose formado é coagulado pela adição de metanol ou de outro agente adequado e centrifugado. Como a celulose possui três grupamentos hidroxila/radical de glicose, diversas metilceluloses podem ser formadas, variando, entre outras coisas, na viscosidade e na solubilidade. Os tipos úteis em farmácia são os que contêm 1 ou 2 radicais metóxi/radical de glicose.

Descrição — Grânulos ou pó fibroso brancos; suspensões aquosas neutras ao tornassol; estável a álcalis e ácidos diluídos.

Solubilidade — Insolúvel em éter, álcool e clorofórmio; solúvel em ácido acético glacial ou em uma mistura de partes iguais de álcool e clorofórmio; aumenta de volume na água, gerando uma solução coloidal, viscosa, transparente a opalescente; insolúvel em água quente e soluções salinas saturadas; suas soluções podem ser coaguladas por sais de minerais, ácidos, e particularmente ácidos polibásicos, fenóis e taninos, fato que pode ser evitado pela adição de álcool ou diacetato glacial.

Usos — Um substituto sintético para gomas naturais com aplicações farmacêuticas e terapêuticas. Em farmácia, é utilizada como *dispersante, espessante, emulsificante, colante* e *revestimento*. É ingrediente de muitas soluções de aplicação nasal, preparações oculares, medicamentos para queimaduras, cosméticos, pastas de dente, dentifrícios líquidos, fixadores de cabelo, cremes e loções. Funciona como um colóide protetor para muitos tipos de substâncias dispersas e é um estabilizante efetivo para emulsões hidrolipídicas.

Terapeuticamente, é utilizada como *laxante formador de bolo fecal* no tratamento da *constipação crônica*. Quando tomada com um ou dois copos cheios d'água, forma uma solução coloidal no trato digestivo alto. Essa solução perde água no cólon, formando um gel que amolece as fezes e aumenta seu volume. O gel é suave, emoliente e não irrita o trato gastrintestinal. Assim que forem obtidas fezes normais, deve-se reduzir a dose até a mínima capaz de manter uma boa função intestinal. Embora a metilcelulose absorva prontamente líquido do trato gastrintestinal, o uso de comprimidos sem uma quantidade adequada de água causa impactação fecal e obstrução intestinal. Também é um protetor oftálmico tópico, sob a forma de solução a 0,5% a 1%, usado como lágrimas artificiais ou solução para lentes de contato aplicada nas conjuntivas, 0,05 a 0,1 mL por vez, 3 a 4 vezes por dia segundo a necessidade.

MONOESTEARATO DE GLICERIL — ver adiante.

MONOESTEARATO DE PROPILENO GLICOL

Ácido octadecanóico, monoéster com 1,2-propanediol

Monoestearato de 1,2-propanediol [1323-39-3]; uma mistura dos mono- e diésteres de propilenoglicol dos ácidos esteárico e palmítico. Contém no mínimo 90% de monoésteres de ácidos graxos saturados; principalmente o momoestearato ($C_{21}H_{42}O_3$) e monopalmitato ($C_{19}H_{38}O_3$) de propileno glicol.

Preparo — Reagindo propileno glicol com cloreto de estearoil em ambiente desidroclorante apropriado.

Descrição — Sólido ceroso branco ou flocos cerosos brancos; odor e sabor leves, agradáveis, de caráter gorduroso; congela a no mínimo 45°; valor ácido de no máximo 2; valor de saponificação de 155 a 165; valor de hidroxila de 150 a 170; valor de iodo de no máximo 3.

Solubilidade — Dissolve-se em solventes orgânicos como álcool, óleos minerais ou fixos, benzeno, éter ou acetona; insolúvel em água mas pode se dispersar em água quente com a ajuda de pequenas quantidades de sabão ou outro agente apropriado.

Usos — *Surfactante*. É particularmente útil como dispersante para óleos de perfumes ou vitaminas lipossolúveis em água, e em preparações cosméticas.

POVIDONA

Homopolímero de 1-etenil-2-pirrolidinona; Polivinilpirrolidona; PVP

[—CHCH$_2$—]$_n$ (N-2-pirrolidinona)

Polímero de 1-vinil-2-pirrolidinona [9003-39-8] (C_6H_9NO)$_n$; um polímero sintético constituído de grupamentos de 1-vinil-2-pirrolidinona lineares, que conforme o grau de polimerização resultam em polímeros de diferentes pesos moleculares. É produzida comercialmente em séries de produtos contendo pesos moleculares médios variando de 10.000 a cerca de 700.000. A viscosidade de soluções a 10% ou menos é essencialmente a da água; soluções mais concentradas são mais viscosas, o que depende da concentração e do peso molecular do polímero utilizado. Contém de 12 a 13% de nitrogênio.

Preparo — O 1,4-butanodiol é desidrogenado a quente na presença de cobre a γ-butirolactona, que reage com amônia para formar 2-pirrolidinona. A adição desta ao acetileno gera a vinilpirrolidinona (monômero), que é polimerizado a quente na presença de peróxido de hidrogênio e amônia.

Descrição — Pó branco a creme, inodoro, higroscópico; pH (solução de 1 para 20) de 3 a 7.

Solubilidade — Solúvel em água, álcool ou clorofórmio; insolúvel em éter.

Usos — *Dispersante* e *agente de suspensão* em preparações farmacêuticas.

TRAGACANTO

Goma Tragacanto; Adraganta; Alcatira

A secreção viscosa seca do *Astragalus gummifer* Labillardière ou outras espécies asiáticas do *Astragalus* (Fam. *Leguminosae*).

Constituintes — 60 a 70% de bassorina e 30 a 40% de goma solúvel (*tragacantina*). A bassorina aumenta de volume na presença de água para formar um gel, e a tragacantina forma uma solução coloidal. A bassorina, constituída por ácidos metoxilados complexos, assemelha-se à pectina. A tragacantina dá origem a ácido glicurônico e arabinose quando hidrolisada.

Descrição — Fragmentos planos, laminares, freqüentemente curvos ou peças lineares retas ou torcidas de 0,5 a 2,5 mm de espessura; branco a amarelo claro; translúcido; áspero; inodoro; insípido, com sensação mucilaginosa na língua. Quando em pó, é de cor branca a branco-amarelada.

O tragacanto absorve muita água quando imergido, aumentando muito de volume, formando uma pasta adesiva mole, porém sem se dissolver. Se agitada com excesso de água, essa pasta forma uma mistura uniforme. Porém, no decorrer de 1 ou 2 dias, a maior parte se precipita, deixando um pouco dissolvido no sobrenadante. A mucilagem mais pura é obtida da goma total ou da forma em *flocos*. Deve-se esperar muitos dias até que se consiga uma mucilagem uniforme com o máximo de potência do gel. Um adulterante comum é a *Goma Caraia*, e a USP desenvolveu testes para detectar sua presença.

Solubilidade — Insolúvel em álcool.

Usos — Um *agente suspensor* em loções, misturas e prescrições e preparações extemporâneas. É utilizado juntamente com emulsificantes para aumentar a consistência e retardar a formação. É, às vezes, utilizado como *demulcente* para garganta inflamada, e o produto gelatinoso que se forma quando o produto absorve água serve de base para geléias farmacêuticas, como a *Geléia de Sulfato de Efedrina*. Também é usado em confeitaria. Sob a forma de glicereto, é usado como excipiente em pílulas.

Mucilagem de Tragacanto — *Preparo:* Misturar glicerina (18 g) com água purificada (75 mL) em um vasilhame tarado, aquecer a mistura até a fervura, desligar o fogo, adicionar tragacanto (6 g) e ácido benzóico (0,2 g) e deixar macerar por 24 horas, agitando ocasionalmente. Adicionar então água purificada suficiente para 100 g, agitar vigorosamente até que a mistura apresente consistência uniforme e filtrá-la passando-a com força através de tecido de musselina. *Usos:* Um agente de suspensão para substâncias insolúveis em misturas internas. Também é um agente *protetor*.

OUTROS EMULSIFICANTES E AGENTES DE SUSPENSÃO

Chondrus [Musgo Irlandês; Carragena] — A planta seca e branqueada pelo sol de *Chondrus crispus* (Linné) Stackhouse (Fam. *Gigartinaceae*). *Usos:* Principalmente como emulsificante para vaselina líquida e óleo de fígado de bacalhau. Também é um agente protetor. Ver também anteriormente.

Extrato de Malte — Produto obtido da extração do malte, o grão parcial e artificialmente germinado de uma ou mais variedades de *Hordeum vulgare* Linné (Fam. *Gramineae*). *Usos:* Como emulsificante, mas não freqüentemente.

Malte — O grão parcialmente germinado de uma ou mais variedades de *Hordeum vulgare* Linné (Fam. *Gramineae*) que contém amilases. Grãos amarelados ou cor de âmbar, com odor característico e sabor doce. O extrato aquoso evaporado constitui o extrato de malte.

BASES PARA POMADAS

Pomadas são preparações semi-sólidas de aplicação externa no corpo. Devem ser compostas de tal maneira que amoleçam, mas não necessariamente derretam, quando aplicadas na pele. Terapeuticamente, pomadas servem de protetores e emolientes para a pele, mas são utilizadas basicamente como veículos ou bases para aplicação tópica de substâncias medicinais. Pomadas também podem ser aplicadas nos olhos ou nas pálpebras.

A pomada ideal deve ser compatível com a pele, estável, permanente, suave, inerte, não ser irritante nem causar reações de sensibilização e liberar prontamente o fármaco incorporado. Como não há nenhuma base para pomada que reúna todas essas características, a pesquisa constante nesse campo tem resultado no desenvolvimento de inúmeras bases novas. De fato, as bases para pomadas se tornaram tão numerosas que passou a ser necessária uma classificação. Embora se possa agrupar as bases para pomadas segundo diversos critérios, é geralmente bem aceito que a melhor classificação é de acordo com sua composição. Assim sendo, trabalharemos com as seguintes quatro classes: oleaginosas, emulsificáveis, bases para emulsões e hidrossolúveis.

Para tornar nosso estudo mais completo, foram incluídas substâncias que, embora não sejam utilizadas sozinhas como bases para pomadas, contribuem com alguma propriedade farmacêutica para uma ou mais bases.

Bases para Pomadas Oleaginosas e Componentes

As bases para pomadas oleaginosas incluem óleos fixos de origem vegetal, gorduras animais e hidrocarbonetos semi-sólidos obtidos do petróleo. Os óleos vegetais são utilizados em pomadas principalmente para baixar o ponto de fusão ou para amolecer as bases. Esses óleos podem ser empregados como bases quando é incorporado a eles um alto percentual de pó.

Os óleos vegetais e as gorduras animais possuem duas grandes desvantagens como bases para pomadas: sua capacidade de absorção de água é baixa e eles tendem a se deteriorar, tornando-se rançosos. Essa última desvantagem, no caso dos óleos vegetais, pode ser superada por meio de hidrogenação, um processo que converte muitos óleos fixos em gorduras brancas semi-sólidas ou ceras duras, quase quebradiças.

As bases de hidrocarbonetos compreendem um grupo de substâncias com pontos de fusão bastante variáveis, portanto pode-se conseguir qualquer ponto de fusão e consistência com representantes desse grupo. São estáveis, brandas e quimicamente inertes, misturando-se com praticamente qualquer outra substância química. Bases oleaginosas são excelentes emolientes.

ÁCIDO OLEICO

Ácido (*Z*)-9-octadecenóico; Ácido Oleínico; Ácido Elaico

$$\begin{array}{l} HC-CH_2(CH_2)_6COOH \\ \| \\ HC-CH_2(CH_2)_6CH_3 \end{array}$$

Ácido oleico [112-80-1] obtido de sebo animal e de outras gorduras, constituído sobretudo por ácido (*Z*)-9-octadecenóico (282.47). O ácido oleico utilizado em preparações de uso interno é proveniente de fontes comestíveis.

Geralmente contém quantidades variáveis de outros ácidos graxos presentes no sebo animal, como os ácidos linoleico e esteárico.

Preparo — Obtido como subproduto da fabricação dos ácidos esteárico e palmítico sólidos utilizados na confecção de velas, estearatos e outros produtos. O ácido oleico cru é conhecido como *óleo vermelho*, sendo os ácidos esteárico e palmítico separados por resfriamento.

Descrição — Líquido oleoso incolor a amarelo claro; odor e sabor semelhantes aos de banha de porco; densidade de 0,889 a 0,895; congela a 10° ou menos; ácido puro solidifica-se a 4°; à pressão atmosférica se decompõe quando aquecido a 80 a 100°; quando exposto ao ar, rapidamente absorve oxigênio, escurece e adquire um odor rançoso.

Solubilidade — Praticamente insolúvel em água; miscível com álcool, clorofórmio, éter, benzeno e óleos voláteis ou fixos.

Incompatibilidades — Reage com *álcalis* para formar sabões. *Metais pesados* e *sais de cálcio* formam oleatos insolúveis. *Soluções de iodo* são descoradas pela formação de um composto de iodo adicionado ao ácido. É oxidado a vários derivados por *ácido nítrico, permanganato de potássio* e outros agentes.

Usos — Classificado como um adjunto de emulsão que reage com álcalis para formar sabões que agem como emulsificantes; é utilizado com esse fim em preparações como a *Loção de Benzoato de Benzila* e *Sabão Verde*. Também é utilizado para preparar sais oleatos de bases.

CERA DE ÉSTERES CETÍLICOS

Espermacete Sintético

Mistura contendo basicamente ésteres de alcoóis graxos saturados (C_{14} a C_{18}) e ácidos graxos saturados (C_{14} a C_{18}). Possuem valor de saponificação entre 109 e 120 e valor ácido de no máximo 5.

Descrição — Flocos brancos a bege um pouco translúcidos; estrutura cristalina e brilho peroláceo quando congelada; odor e sabor suaves; não se torna rançosa; densidade de 0,820 a 0,840 a 50°; valor de iodo de no máximo 1; funde-se entre 43 e 47°.

Solubilidade — Insolúvel em água; praticamente insolúvel em álcool frio; solúvel em álcool fervente, éter, clorofórmio ou óleos fixos e voláteis; ligeiramente solúvel em hexano solvente frio.

Usos — Um substituto para o espermacete utilizado para conferir consistência e textura a pomadas como o *Creme Frio* e a *Pomada de Água Aromática de Rosas*.

PARAFINA

Cera de Parafina; Parafina Dura

Mistura purificada de hidrocarbonetos sólidos obtidos do petróleo.

Descrição — Massa incolor ou branca, mais ou menos translúcida de estrutura cristalina; levemente oleosa, escorregadia ao toque; inodora e insípida; solidifica-se a 47 a 65°.

Solubilidade — Francamente solúvel em clorofórmio, éter, óleos voláteis ou na maioria dos óleos fixos quando quentes; ligeiramente solúvel em álcool desidratado; insolúvel em água ou álcool.

Usos — Principalmente para aumentar a consistência de algumas pomadas.

POMADA AMARELA

Cera Amarela	50 g
Vaselina	950 g
Para fazer	1.000 g

Derreter a cera amarela em um recipiente adequado em banho de vapor, adicionar vaselina, aquecer até que se liquefaçam e então interromper o aquecimento e mexer bem até que a mistura comece a se solidificar. Pode-se variar a proporção de cera a fim de obter-se uma consistência adequada da pomada conforme as diferentes condições climáticas.

Usos — Emoliente e veículo para outras pomadas. Tanto a pomada branca quanto a amarela são designadas pelo termo comum *pomada simples*. A pomada branca deve ser utilizada para preparar pomadas brancas, e a amarela, para corar pomadas quando for pedida pomada simples.

POMADA BRANCA

Pomada USP XI; Pomada Simples

Cera Branca	50 g
Vaselina Branca	950 g
Para fazer	1.000 g

Derreter a cera branca em um recipiente adequado em banho-maria, adicionar a vaselina branca, aquecer até que se liquefaçam e então interromper o aquecimento e mexer bem até que a mistura comece a se solidificar. Pode-se variar a proporção de cera a fim de obter-se uma consistência adequada da pomada conforme as diferentes condições climáticas.

Usos — Emoliente e veículo para outras pomadas.

VASELINA

Parafina Mole Amarela; Vaselina Âmbar; Vaselina Amarela; Geléia de Petróleo; Geléia de Parafina

Mistura purificada de hidrocarbonetos semi-sólidos obtidos a partir do petróleo. Pode conter um estabilizante.

Preparo — Os *resíduos*, como são chamados tecnicamente, obtidos pela destilação do petróleo são purificados por meio de fusão, geralmente tratamento com ácido sulfúrico e então percolação através de carvão animal, recém-queimado, ou argila adsortiva; esse processo remove o odor e modifica a cor. Solventes selecionados podem ser empregados para a eliminação de impurezas.

Sabe-se que o grau de purificação necessário para a produção de *Vaselina* e *Óleo Mineral Leve* de qualidade autorizada acaba por eliminar antioxidantes naturalmente presentes no produto. Portanto, o produto purificado tende a ser oxidado e a desenvolver um odor ruim. Isso pode ser evitado pela adição de quantidades mínimas de α-tocoferol ou de outro antioxidante adequado, o que é permitido atualmente.

Descrição — Massa oleosa amarelada ou âmbar; após fundida, apresenta uma leve fluorescência; transparente quando em camadas finas; insípida e inodora ou quase isso; densidade de 0,815 a 0,880 a 60°; funde-se entre 38 e 60°.

Solubilidade — Insolúvel em água; quase insolúvel em álcool frio ou quente ou em álcool desidratado frio; francamente solúvel em benzeno, dissulfeto de carbono, clorofórmio ou óleo de terebintina; solúvel em éter, hexano solvente ou na maioria dos óleos voláteis e fixos, variando o grau de solubilidade nesses solventes de acordo com a composição da vaselina.

Usos — Base para pomadas. É altamente oclusiva e portanto um bom emoliente, mas não libera algumas drogas rapidamente.

VASELINA BRANCA

Geléia de Vaselina Branca; Parafina Mole Branca

Mistura purificada de hidrocarbonetos semi-sólidos obtidos a partir do petróleo, e totalmente descorado ou quase. Pode conter um estabilizante.

Preparo — Igual à vaselina, continuando o processo de purificação até que desapareça a cor amarela.

Descrição — Massa oleosa branca ou levemente amarela; transparente em camadas finas, mesmo após resfriamento a 0°; densidade de 0,815 a 0,880 a 60°; funde-se entre 38 e 60°.

Solubilidade — Semelhante à descrita para a *Vaselina*.

Usos — Semelhantes aos da vaselina, porém costuma ser preferida por sua coloração. É empregada como protetor, base para pomadas e pastas e em curativos para queimaduras. Ver *Gaze de Vaselina* (Cap. 65).

Bases para Pomadas Absorventes

O termo absorvente é utilizado aqui para denotar as propriedades absorventes ou emulsificantes dessas bases e não para descrever sua ação na pele. Essas bases, às vezes chamadas de *bases para pomadas emulsificáveis*, são em geral substâncias anidras que possuem a propriedade de absorver (emulsificar) quantidades consideráveis de água e ainda manter sua consistência característica de pomada. Preparações dessa sorte não contêm água em sua fórmula básica, mas se a água é incorporada, quando e como desejado, o resultado é uma emulsão hidrolipídica. Os seguintes produtos autorizados estão incluídos nessa categoria.

LANOLINA ANIDRA

Gordura de Lã USP XVI; Gordura de Lã Refinada

Lanolina contendo no máximo 0,25% de água.

Constituintes — Contém os esteróis *colesterol* [$C_{27}H_{45}OH$] e *oxicolesterol*, assim como alcoóis alifáticos e triterpeno. Cerca de 7% dos alcoóis são encontrados sob a forma livre, estando o restante sob a forma de ésteres de ácidos graxos: *carnaúbico, cerótico, lanocérico, lanopalmítico, mirístico* e *palmítico*. A ação emoliente e emulsificante da lanolina é devida a alcoóis encontrados na fração insaponificável quando a lanolina é tratada com álcali. Constituindo cerca de metade dessa fração estão os chamados *alcoóis da lanolina*, compostos por *colesterol* (30%), *lanosterol* (25%), *colestanol* (*diidrocolesterol*) (3%), *agnosterol* (2%) e vários outros alcoóis (40%).

Preparo — Pela purificação da matéria gordurosa (*suarda*) existente na lã de ovelha. Essa gordura de lã natural contém cerca de 30% de ácidos graxos livres de *colesterol* e outros alcoóis maiores. Os compostos de colesterol são componentes importantes, e, para conseguilos em sua forma purificada, foram inventados vários processos. Em um deles, a gordura crua de lã é tratada com um álcali fraco e as gorduras saponificadas e as emulsões são centrifugadas para se obter uma solução saponácea aquosa, da qual, com o repouso, se destaca uma camada de gordura de lã purificada. Esse produto sofre então uma purificação adicional por meio de tratamento com cloreto de cálcio e é então desidratado por fusão com cal viva. É finalmente extraído com acetona, e o solvente separado subseqüentemente por destilação. Esse produto difere da lanolina por não conter quase nenhuma água.

Descrição — Massa oleosa amarela, pegajosa; odor fraco e característico; funde-se entre 36 e 42°.

Solubilidade — Insolúvel em água mas mistura-se sem separação com cerca de duas vezes seu peso de água; pouco solúvel em álcool frio; mais solúvel em álcool quente; francamente solúvel em éter ou clorofórmio.

Usos — Ingrediente de pomadas, especialmente quando é para ser incorporado um líquido aquoso. Proporciona uma característica especial à pomada, aumentando a absorção de ingredientes ativos e mantendo uma consistência uniforme sob as mais variadas condições climáticas. No entanto, não tem sido utilizada em muitas pomadas por recomendação de dermatologistas, que descobriram que muitos pacientes são alérgicos a essa cera animal.

VASELINA HIDROFÍLICA

Colesterol	30 g
Álcool Estearílico	30 g
Cera Branca	80 g
Vaselina Branca	860 g
Para fazer	1.000 g

Derreter o álcool estearílico, a cera branca e a vaselina branca juntos em banho de vapor. Adicionar o colesterol e mexer até que esteja completamente dissolvido. Interromper o aquecimento e misturar até que a mistura se solidifique.

Usos — *Protetor* e *base para pomada hidroabsorvente*. Absorve grandes volumes de água de soluções aquosas de substâncias medicinais, formando uma emulsão hidrolipídica. Ver *Pomadas* (Cap. 44).

Bases para Pomadas de Emulsões e Componentes

Bases para pomadas de emulsões são na verdade emulsões semi-sólidas. Essas preparações podem ser divididas em dois grupos segundo o tipo de emulsão: bases para emulsão do tipo água-em-óleo (A/O) e base para emulsão do tipo óleo-em-água (O/A). Ambos os tipos permitem a incorporação de quantidades adicionais de água sem reduzir a consistência original, não ficando mais mole que um creme. No entanto, apenas as emulsões O/A podem ser retiradas facilmente da pele e molhadas. Emulsões A/O são melhores emolientes e protetores que as O/A. Emulsões A/O podem ser diluídas em água.

ÁCIDO ESTEÁRICO

Ácido octadecanóico; Ácido Cetilacético; Ácido Estearofânico

Ácido esteárico [57-11-4]; uma mistura de ácido esteárico [$C_{18}H_{36}O_2$ = 284.48] e ácido palmítico [$C_{16}H_{32}O_2$ = 256.43], que são responsáveis por pelo menos 90% do total. Cada ácido é responsável por pelo menos 40% da mistura.

Ácido Esteárico Purificado USP é uma mistura dos mesmos ácidos, agora constituindo 96% do total, sendo que 90% só do $C_{18}H_{36}O_2$.

Preparo — A partir de óleos e gorduras comestíveis (ver exceção a seguir) fervidos com lixívia sódica, separando a glicerina e decompondo o sabão resultante com ácido sulfúrico ou clorídrico. O ácido esteárico é subseqüentemente separado de qualquer ácido oleico por expressão a frio. Também é preparado pela hidrogenação e posterior saponificação da *oleína*. Pode ser purificado por recristalização a partir do álcool.

Descrição — Sólido duro, branco ou amarelado, algo brilhoso e cristalino, ou pó branco ou amarelado; odor e sabor sugestivos de sebo animal; funde-se a 55,5° e não deve se solidificar a 54° ou menos; o ácido purificado funde-se a 69 a 70° e solidifica-se entre 66 e 69°; volatiliza-se lentamente entre 90 e 100°.

Solubilidade — Praticamente insolúvel em água; 1 g em cerca de 20 mL de álcool, 2 mL de clorofórmio, 3 mL de éter, 25 mL de acetona ou 6 mL de tetracloreto de carbono; francamente solúvel em dissulfeto de carbono; também solúvel em acetato de amila, benzeno ou tolueno.

Incompatibilidades — Estearatos insolúveis se formam com muitos *metais*. Bases para pomadas podem apresentar evidências de ressecamento ou encaroçamento devido a reações ocorridas quando sais de *zinco* ou *cálcio* são utilizados no composto.

Usos — No preparo do estearato de sódio, que é o solidificante do supositório de glicerina autorizado; no revestimento de comprimidos entéricos; pomadas; e para muitos outros produtos comerciais, como cremes de toalete e evanescentes, álcool sólido, etc. (Quando destinado somente a uso externo, não é necessário o uso exclusivo de gorduras e óleos comestíveis.)

ÁLCOOL CETÍLICO

Álcool Cetoestearílico; Álcool Palmitílico; Aldol 52

$CH_3(CH_2)_{14}CH_2OH$

1-Hexadecanol [124-29-8] $C_{16}H_{34}O$ (242.44); mistura de pelo menos 90% de álcool cetílico, sendo o restante predominantemente álcool cetoestearílico.

Preparo — Por hidrogenação catalítica do ácido palmítico ou saponificação de espermacete, que contém palmitato de cetila.

Descrição — Flocos, grânulo, cubos ou outras formas moldadas, de cor branca e natureza oleosa; odor e sabor fracos; funde-se a 45 a 50°; pelo menos 90% se destilam entre 316 e 336°.

Solubilidade — Insolúvel em água; solúvel em álcool, clorofórmio, éter ou óleos vegetais.

Usos — Semelhante aos do *Álcool Estearílico* (ver anteriormente). Também confere maciez à pele e é amplamente utilizado em cremes e loções em cosmética.

CREME FRIO

Pomada de Água Aromática de Rosas Vaselinada, USP XVI

Cera de Ésteres Cetílicos	125 g
Cera Branca	120 g
Óleo Mineral	560 g
Borato de Sódio	5 g
Água Purificada	190 mL
Para fazer cerca de	1.000 g

Reduzir a cera de ésteres cetílicos e a cera branca a pequenos pedaços, derretê-los em banho de vapor com o óleo mineral e continuar aquecendo até que a temperatura atinja 70°. Dissolver o borato de sódio em água purificada, aquecida a 70°, e adicionar aos poucos a solução à mistura derretida, mexendo rápida e continuamente até que se solidifique.

Se a pomada tiver sido resfriada, aquecê-la ligeiramente antes de tentar incorporar outros ingredientes (ver USP para variações permitidas).

Usos — Útil como emoliente, creme de limpeza e base para pomada. Parece-se com a *Pomada de Água Aromática de Rosas*, com a diferença de que no Creme Frio não há fragrância e se utililiza óleo mineral em vez de óleo de amêndoas. Essa diferença faz com que esse óleo não seja sujeito a deterioração como ocorre com os óleos que contêm óleo vegetal. É uma emulsão A/O.

LANOLINA

Gordura de Lã

A substância gordurosa purificada da lã da ovelha, *Ovis aries* Linné (Fam. *Bovidae*); contém de 25 a 30% de água.

Descrição — Massa pastosa branco-amarelada, de odor leve e característico; quando aquecida em banho de vapor, decompõe-se uma camada oleosa por cima e outra de água por baixo; quando a água é evaporada, resta um resíduo de *Lanolina* que é transparente quando fundido.

Solubilidade — Insolúvel em água; solúvel em clorofórmio ou éter com a separação de água da hidratação.

Usos — Amplamente utilizada como veículo para pomadas, para o que é admiravelmente adaptada em virtude de sua compatibilidade com os lipídios cutâneos. Emulsifica líquidos aquosos. A lanolina é uma emulsão A/O.

MONOESTEARATO DE GLICERIL

Monoéster de ácido octadecanóico com 1,2,3-propanetriol

Monoestearina [31566-31-1]; mistura composta principalmente por proporções variáveis de monoestearato de gliceril [$C_3H_5(OH)_2C_{18}H_{35}O_2$ = 358.56] e monopalmitato de gliceril [$C_3H_5(OH)_2C_{16}H_{31}O_2$ = 330.51].

Preparo — Entre outras maneiras, reagindo glicerina com cloreto de estearoil comercial.

Descrição — Sólido ceroso branco ou sob a forma de flocos ou glóbulos cerosos brancos; odor e sabor leves, agradáveis, gordurosos; se funde a no máximo 55°; sensível à luz.

Solubilidade — Insolúvel em água, mas pode ser disperso em água com a ajuda de pequenas quantidades de sabão ou outro agente tensoativo apropriado; dissolve-se em solventes orgânicos como álcool, óleo mineral ou fixo, benzeno, éter ou acetona.

Usos — Espessante e emulsificante para pomadas. Ver *Pomadas* (Cap. 44).

POMADA DE ÁGUA DE ROSAS

Creme Frio; Pasta de Galeno

Cera de Ésteres Cetílicos	125 g
Cera Branca	120 g
Óleo de Amêndoas	560 g
Borato de Sódio	5 g
Água de Rosas mais Potente	25 mL
Água Purificada	165 mL
Óleo de Rosas	0,2 mL
Para fazer cerca de	1.000 g

Reduzir a cera de ésteres cetílicos e a cera branca a pequenos pedaços, derretê-los em banho de vapor, adicionar o óleo de amêndoas e continuar aquecendo até que a temperatura atinja 70°. Dissolver o borato de sódio em água purificada e água aromática de rosas forte, aquecidas a 70°, e adicionar aos poucos a solução à mistura derretida, mexendo rápida e continuamente até que a temperatura caia a cerca de 45°. Incorporar o óleo de rosas.

Não deve apresentar-se rançoso. Se a pomada tiver sido resfriada, aquecê-la ligeiramente antes de tentar incorporar outros ingredientes (ver USP para variações permitidas).

História — Criada por Galeno, o famoso médico e farmacêutico romano do século I d.C.; foi conhecida por muitos séculos pelo nome de *Unguentum* ou *Ceratum Refrigerans*. Sofreu pequenas alterações nas proporções ou no modo de preparo ao longo dos séculos.

Usos — *Emoliente* e *base para pomadas*. É uma emulsão A/O.

POMADA HIDROFÍLICA

Metilparabeno	0,25 g
Propilparabeno	0,15 g
Lauril Sulfato de Sódio	10 g
Propileno Glicol	120 g
Álcool Estearílico	250 g
Vaselina Branca	250 g
Água Purificada	370 g
Para fazer cerca de	1.000 g

Derreter o álcool estearílico e a vaselina branca em banho de vapor, aquecendo até cerca de 75°. Adicionar os outros ingredientes, previamente dissolvidos em água e aquecidos a 75°, e agitar a mistura até a sua solidificação.

Usos — Uma *base para pomada hidrorremovível* para as chamadas *pomadas laváveis*. É uma emulsão O/A.

Bases para Pomadas Hidrossolúveis e Componentes

Estão incluídas nesta seção as bases preparadas a partir de polímeros de etilenoglicóis mais altos. Esses polímeros são comercializados sob a marca Carbowax, e variam enormemente em peso molecular. Os com peso molecular entre 200 e 700 são líquidos; os que têm peso superior a 1.000 são sólidos cerosos. Os polímeros são hidrossolúveis, não-voláteis e untuosos. Não estão sujeitos a hidrólise ou deterioração nem a crescimento fúngico. Essas propriedades explicam seu amplo emprego em pomadas laváveis. Misturas de polímeros de etilenoglicóis são utilizadas para o preparo de bases de variadas consistências, desde as mais moles a bases rígidas para supositórios.

ÉTERES DE GLICÓIS E DERIVADOS

Essa classe especial de éteres é de importância considerável em tecnologia farmacêutica. Os compostos tanto mono- quanto polifuncionais estão incluídos nesse grupo. O membro mais simples é o óxido de etileno, [$\overline{CH_2CH_2O}$], o éter interno ou cíclico do mais simples glicol, o etileno glicol $HOCH_2CH_2OH$. Mono- e diéteres externos do etileno glicol $ROCH_2CH_2OH$ e $ROCH_2CH_2OR'$ são bem conhecidos em grande parte devido às pesquisas empreendidas pela Union Carbide.

PREPARO — Na presença de NaOH, a temperaturas da ordem de 120 a 135° e sob pressão total de cerca de 4 atmosferas, o óxido de etileno reage com o etileno glicol para formar compostos que têm a fórmula geral $HOCH_2(CH_2OCH_2)_n CH_2OH$, comumente referidos como polímeros de condensação e denominados polietileno glicóis (ou polioxietileno glicóis). Outros glicóis além do etileno glicol funcionam com capacidade semelhante, e o termo comercial genérico aplicado a todo o grupo é polialquileno glicóis (ou polioxialquileno glicóis).

NOMENCLATURA — É digno de nota que esses polímeros de condensação são bifuncionais, ou seja, contêm ligações de álcool e de éter. O composto em $n = 1$ é o importante comercialmente dietileno glicol [$HOCH_2CH_2OCH_2CH_2OH$], e seu éter interno é o familiar dioxano [$\overline{CH_2CH_2OCH_2CH_2O}$]. Os mono- e diéteres derivados do dietileno glicol possuem as fórmulas $ROCH_2CH_2OCH_2CH_2OH$ e $ROCH_2CH_2OCH_2CH_2OR'$. O primeiro é chamado geralmente de *Carbitols* e o segundo de *Cellosolves*, marcas registradas da Union Carbide.

Polietileno glicóis são diferenciados na nomenclatura comercial pela adição de um número ao nome para representar o peso molecular médio. Portanto, polietileno glicol 400 possui um peso molecular médio de cerca de 400 (os valores medidos nas amostras comerciais variam entre 380 e 420), correspondendo um *n* de cerca de 8 para esse polímero em particular. São produzidos polímeros em que o valor de *n* chega à casa das centenas. Até um *n* de aproximadamente 15, os compostos são líquidos à temperatura ambiente, e a viscosidade e o ponto de ebulição crescem junto com o peso molecular. Polímeros maiores são sólidos cerosos e são chamados comercialmente de *Carbowaxes* (outra marca registrada da Union Carbide).

Deve ser observado que a presença de dois grupamentos hidroxila terminais nos polialquileno glicóis permite a formação tanto de éteres quanto de ésteres e derivados, muitos deles sendo produtos comerciais.

USOS — Em virtude de sua pressão de vapor, solubilidade, poder como solvente, higroscopicidade, viscosidade e capacidade de lubrificação, os polialquileno glicóis e seus derivados possuem muitas aplicações como substitutos efetivos para a glicerina e óleos insolúveis em água. Eles são consideravelmente úteis como plasticizantes, lubrificantes, condicionadores e no processamento final de tecidos e borracha. Também são importantes emulsificantes e dispersantes em diversos produtos como corantes, óleos, resinas, inseticidas e vários tipos de produtos farmacêuticos. Além disso, ainda são muito empregados em bases para pomadas e uma miríade de preparações cosméticas.

ESTEARATO DE POLIOXIL 40

Poli(oxi-1,2-etanedil), α-hidro-ω-hidróxi-, octadecanoato; Myrj

$RCOO(C_2H_4O)_nH$ ($RCOO$ é a porção de estearato; *n* é de cerca de 40).

Monoestearato de polietileno glicol [9004-99-3]; uma mistura de ésteres monoestearato e diestearato de dióis de polioxietilenos e os correspondentes glicóis livres, sendo o comprimento médio do polímero equivalente a 40 unidades de oxietileno. *Estearato de Polioxietileno 50* é uma mistura semelhante na qual o comprimento médio do polímero equivale a 50 unidades de oxietileno.

Preparo — Um dos métodos consiste no aquecimento do polietileno glicol correspondente com uma porção equimolar de ácido esteárico.

Descrição — Sólido ceroso branco a acastanhado; inodoro ou com leve odor gorduroso; solidifica-se entre 37 e 47°.

Solubilidade — Solúvel em água, álcool, éter ou acetona; insolúvel em óleos vegetais ou minerais.

Usos — Contém grupos funcionais de éster e de álcool, o que lhe confere características liofílicas e hidrofílicas, tornando-o útil como surfactante e emulsificante. É ingrediente de algumas pomadas hidrossolúveis e bases para cremes.

POLIETILENO GLICÓIS

Poli(oxi-1,2-etanedil), α-hidro-ω-hidróxi-, Carbowaxes; Atpeg

$H—[OCH_2CH_2—]_nOH$

Polietileno glicóis [25322-68-3].

Preparo — Etileno glicol é reagido com óxido de etileno na presença de NaOH, em temperaturas entre 120 e 135° e a cerca de 4 atm de pressão.

Descrição — *Polietileno glicóis 200, 300, 400* e *600* são líquidos transparentes e viscosos à temperatura ambiente. *Polietileno glicóis 900, 1.000, 1.450, 3.350, 4.500* e *8.000* são sólidos cerosos brancos. Os glicóis não sofrem hidrólise ou deterioração sob condições normais. À medida que cresce seu peso molecular, diminuem sua solubilidade na água, pressão de vapor, higroscopicidade e solubilidade em solventes orgânicos; ao mesmo tempo, aumentam o intervalo de congelamento e de fusão, densidade, ponto de fulgor e viscosidade. Caso esses compostos se inflamem, o fogo, se de pequena monta, deve ser extinguido com dióxido de carbono ou pós químicos, e se de grande monta, com espuma tipo *álcool*.

Solubilidade — Todos os membros dessa classe dissolvem-se em água formando soluções transparentes e são solúveis em muitos solventes orgânicos.

Usos — Esses compostos apresentam uma grande variação de solubilidades e compatibilidades, o que os torna úteis para preparações farmacêuticas e cosméticas. Sua brandura os torna altamente aceitáveis para produtos para o cabelo, loções para mãos e para pernas e cremes bronzeadores, de barbear e para a pele (p. ex., uma pomada de peróxido estável pode ser preparada com esses compostos, enquanto uma base oleosa inativaria o peróxido). Seu uso em pomadas laváveis é discutido na seção *Pomadas* (Cap. 44). Também são empregados na fabricação de supositórios, cremes hormonais, etc. Ver *Pomada de Polietileno Glicol* (a seguir) e *Éteres de Glicol* (anteriormente). O líquido polietileno glicol 400 e o sólido polietileno glicol 3.350, utilizados em proporções específicas (ou variações autorizadas dessas) no produto oficial Pomada de Polietileno Glicol, fornecem uma base para pomada hidrossolúvel empregada na formulação de muitas preparações dermatológicas. Os polietileno glicóis sólidos hidrossolúveis são geralmente usados para aumentar a viscosidade dos polietileno glicóis líquidos e para espessar bases para pomadas e supositórios. Além disso, eles são utilizados para compensar o efeito de outros agentes, como o hidrato de cloral, em baixar o ponto de fusão em algumas bases.

Pomada de Polietileno Glicol USP — *Preparo:* Aquecer polietileno glicol 3.350 (400 g) e polietileno glicol 400 (600 g) em banho-maria a 65°. Deixar esfriar e mexer até a solidificação. Caso se queira uma preparação firme, substituir 100 g de polietileno glicol 400 pela mesma quantidade de polietileno glicol 3.350. Se 6% a 25% de uma solução aquosa forem ser incorporados a essa pomada, substituir 50 g de polietileno glicol 3.350 por 50 g de álcool estearílico. *Usos:* Base para pomada hidrossolúvel.

POLISSORBATOS

Ésteres de sorbitano, derivados de poli(oxi-1,2-etanedil); Tweens

$HO(C_2H_4O)_w$ — $(OC_2H_4)_x OH$
H
$C(OC_2H_4)_y OH$
$H_2C(OC_2H_4)_z R$

[A soma de *w, x, y* e *z* é 20;
R é $(C_{11}H_{23})COO$]

Ésteres de sorbitano, derivados de polioxietileno; ésteres de ácidos graxos de sorbitol e seus anidridos co-polimerizados com um número variável de moles de óxido de etileno. A NF reconhece *Polissorbato 20* (*estrutura acima*), um éster de laurato; *Polissorbato 40*, um éster de palmitato; *Polissorbato 60*, uma mistura de ésteres de estearato e palmitato; e *Polissorbato 80*, um éster de oleato.

Preparo — Esses importantes surfactantes não-iônicos (Cap. 20) são preparados começando-se com sorbitol por meio de (1) eliminação de sorbitano formador de água (um anidrido de sorbitol cíclico); (2) esterificação parcial do sorbitano com um ácido graxo como ácido oleico ou esteárico, gerando um éster de hexitano conhecido comercialmente como *Span*; e (3) adição química de óxido de etileno, gerando *Tween* (o derivado do polioxietileno).

Descrição — *Polissorbato 80*: Líquido oleoso de cor limão a âmbar; odor fraco e característico; sabor algo amargo; densidade de 1,07 a 1,09; pH (solução aquosa 1:20) de 6 a 8.

Solubilidade — *Polissorbato 80*: Muito solúvel em água, produzindo uma solução inodora e quase incolor; solúvel em álcool, óleos de semente de algodão e de milho, acetato de etila, metanol ou tolueno; insolúvel em óleo mineral.

Usos — Em virtude de suas características hidrofílicas e liofílicas, esses surfactantes não-iônicos são muito úteis como emulsificantes, formando emulsões O/A em produtos farmacêuticos, cosméticos e outros. O polissorbato 80 é um ingrediente da *Solução* e da *Pomada de Alcatrão de Hulha*. Ver *Éteres de Glicol* (anteriormente).

SOLVENTES FARMACÊUTICOS

Pode-se atestar o impressionante crescimento da indústria farmacêutica pelos mais de 300 solventes sendo produzidos atualmente em escala industrial. Quimicamente, esses incluem uma grande variedade de compostos orgânicos, desde hidrocarbonetos, passando por alcoóis, ésteres, éteres e ácidos, até nitroparafinas. Suas principais aplicações estão na indústria e na síntese de compostos químicos orgânicos. Em farmácia, no entanto, são utilizados relativamente poucos solventes, em razão de sua toxicidade, volatilidade, instabilidade e inflamabilidade. Os solventes comumente utilizados em farmácia estão listados a seguir.

ACETONA

2-Propanona; Dimetil Cetona

CH_3COCH_3

Acetona [67-64-1] C_3H_6O (58.08).

Cuidado — É altamente inflamável. Não utilizar onde possa inflamar-se.

Preparo — Antigamente obtida exclusivamente a partir da destilação destrutiva da madeira. O destilado, composto principalmente por metanol, ácido acético e acetona, era neutralizado com cal, e a acetona era separada do álcool metílico por destilação fracionada. Quantidades adicionais eram obtidas pela pirólise do acetato de cálcio formado na neutralização do destilado.

Atualmente é conseguida em grande escala como um subproduto da indústria do álcool butílico. Esse álcool é formado durante a fermentação de carboidratos como amido de milho, melaço, etc., pela ação da bactéria *Clostridium acetobutylicum* (fermentação de Weizmann), e é sempre um dos produtos formados no processo. É também obtido por meio da oxidação catalítica do álcool isopropílico, que é preparado a partir do propileno resultante do *fracionamento* do petróleo cru.

Descrição — Líquido transparente incolor, móvel, volátil e inflamável com odor característico; densidade de no máximo 0,789; destilada entre 55,5 e 57; solidifica-se a cerca de −95°; solução aquosa neutra ao tornassol.

Solubilidade — Miscível com água, álcool, éter, clorofórmio ou a maioria dos óleos voláteis.

Usos — *Anti-séptico* em concentrações maiores que 80%. Combinada ao álcool, é utilizada como solução de *limpeza* anti-séptica. É utilizada como solvente no preparo de oleorresinas no lugar do éter. É usada como *solvente* para a dissolução de corpos gordurosos, resinas, piroxilina, mercuriais, etc., e ainda na fabricação de muitos compostos orgânicos como clorofórmio, clorobutanol e ácido ascórbico.

ÁGUA — ver anteriormente.

ÁLCOOL

Etanol; Spiritus Vini Rectificatus; S. V. R.; Espírito do Vinho; Metilcarbinol

Álcool etílico [64-17-5]; contém 92,3 a 93,8% por peso (94,9 a 96,0% por volume) a 15,56° (60°F) de C_2H_5OH (46.07).

Preparo — Tem sido feito ao longo dos séculos por fermentação de alguns carboidratos na presença de *zimase*, uma enzima presente em leveduras. Materiais que contêm carboidratos que podem ser utilizados são, entre outros, melaço, cana-de-açúcar, sucos de frutas, milho, cevada, trigo, batata, madeira e sulfitos líquidos. Como a levedura só é capaz de fermentar D-glicose, D-manose, D-frutose e D-galactose, é necessário que carboidratos mais complexos, como o amido, sejam convertidos a um ou mais desses açúcares simples para serem fermentados. Isso é feito de várias maneiras, geralmente por hidrólise catalisada por enzimas ou ácidos.

A reação final ocorrida quando uma hexose, glicose por exemplo, é fermentada a álcool pode ser representada como

$$C_6H_{12}O_6 \rightarrow 2\ C_2H_5OH + 2\ CO_2$$

mas o mecanismo do processo é bastante complexo. O líquido fermentado, contendo cerca de 15% de álcool, é destilado para se obter um produto com 94,9% de C_2H_5OH por volume. Para a produção de *álcool absoluto*, o produto a 95% é desidratado por vários processos.

Pode ser produzido também pela hidratação do etileno, que está disponível em quantidades abundantes em gases naturais e de fornos de coque, de gases desperdiçados pela indústria do petróleo e outras fontes. Em outra reação de síntese, o acetileno é hidratado cataliticamente a acetaldeído, que é então hidrogenado, também cataliticamente, a álcool etílico.

Descrição — Líquido transparente, incolor, móvel e volátil; odor leve mas característico; ardente ao paladar; ferve a 78° mas se volatiliza mesmo em temperatura baixa, e é inflamável; quando puro, é neutro segundo qualquer indicador; densidade a 15,56° (temperatura padrão do governo dos EUA para o álcool) de no máximo 0,816, indicando um mínimo de 92,3% de C_2H_5OH por peso ou 94,9% por volume.

Solubilidade — Miscível com água, éter, clorofórmio, acetona e muitos outros solventes orgânicos.

Incompatibilidades — O álcool puro e preparações que o contêm em altas concentrações precipitam muitos sais inorgânicos em uma solução aquosa. A *acácia* geralmente se precipita em uma solução hidroalcólica quando o teor de álcool é superior a 35%.

Agentes fortemente *oxidantes* como *cloro, ácido nítrico, permanganato* ou *cromato* em solução ácida reagem, às vezes violentamente, com o álcool para produzir produtos de oxidação.

Álcalis provocam um escurecimento do álcool devido às pequenas quantidades de aldeído geralmente presentes.

Usos — Em farmácia, principalmente por seu poder como solvente (Cap. 16). Também é utilizado como matéria-prima para a produção de muitos importantes compostos como éter, clorofórmio, etc. Também é utilizado como combustível, principalmente sob a forma desnaturada.

É um depressor do sistema nervoso central. Por isso, é ocasionalmente administrado por via intravenosa para sedação pré- ou pós-operatória em pacientes para quem há contra-indicação para outras medidas ou essas são inefetivas. A dose empregada é de 1 a 1,5 mL/kg. O uso intravenoso é um procedimento especializado, devendo ser empregado somente por pessoal experiente.

É amplamente utilizado e abusado por leigos como sedativo. Contudo, não é aprovado pela medicina com tal fim. Além disso, o álcool potencializa os efeitos no sistema nervoso central de muitos sedativos e drogas depressoras. Portanto, não deve ser utilizado por pacientes em uso de determinados fármacos ou medicações de venda livre (ver Cap. 102).

Externamente, possui diversas aplicações médicas. É um solvente para o toxicodendrol, veneno da *hera venenosa*, devendo ser usado para lavar a pele logo após o contato. À concentração de 25% é usado para a lavagem da pele com fins de *resfriamento* e *redução de febre*. Em altas concentrações, é *rubefaciente* e ingrediente de vários ungüentos. A 50%, é utilizado para evitar a sudorese em loções *adstringentes* e *anidróticas*. Também usado para limpar e fortalecer a pele, sendo útil na prevenção de escaras em pacientes acamados. Em concentrações entre 60 e 90%, é germicida. A uma concentração ótima (70% por peso) é um bom *anti-séptico* para a pele (*antiinfeccioso local*) e para instrumentos. Também é um *solvente* para limpar a pele respingada com fenol. A injeção de altas concentrações em nervos e gânglios, provoca *alívio de dores*, o que é conseguido pela degeneração nervosa.

ÁLCOOL DESNATURADO

Em decreto do Congresso americano de 7 de junho de 1906, foi autorizada a retirada de álcool sem pagamento de imposto de renda interno para fins de desnaturação e uso industrial e nas artes. Tratava-se do álcool etílico ao qual foram adicionadas substâncias desnaturantes para impedir seu uso como bebida intoxicante. É dividido em duas classes, *álcool completamente desnaturado* e *álcool especialmente desnaturado*, preparado conforme as fórmulas prescritas na Federal Industrial Alcohol Regulations 3.

Informações a respeito da utilização de álcool e requisições de permissão podem ser obtidas com o Diretor Regional do Escritório de Álcool, Tabaco e Armas de Fogo, em qualquer dos seguintes escritórios: Cincinnati, OH; Philadelphia, PA; Chicago, IL; Nova York, NY; Atlanta, GA; Dallas, TX; e San Francisco, CA. A regulação federal estabelece que alcoóis completamente e especialmente desnaturados só possam ser adquiridos por pessoas qualificadas de usinas de desnaturação propriamente estabelecidas ou comerciantes contratados. Não é requerida nenhuma permissão para a compra de álcool completamente desnaturado a menos que o comprador pretenda recuperar o álcool.

Álcool Completamente Desnaturado — Esse termo se aplica a álcool etílico ao qual foram adicionados materiais (cetona metilisobutílica, pironato, gasolina, acetaldol, querosene, etc.) tais que o produto possa ser vendido e utilizado dentro de certos limites na ausência de contratos ou autorizações.

Álcool Especialmente Desnaturado — Esse álcool é usado mais freqüentemente nos diversos campos específicos das artes e indústria do que o completamente desnaturado. A natureza dos desnaturantes é tal que esse álcool só pode ser vendido, possuído e utilizado por pessoas ou empresas autorizadas e sob contrato.

Fórmulas de produtos que contêm álcool especialmente desnaturado devem ser aprovadas antes de seu uso pelo Diretor Regional do Escritório de Álcool, Tabaco e Armas de Fogo em qualquer dos escritórios regionais listados anteriormente.

Usos — Existem cerca de 50 fórmulas de álcool especialmente desnaturado contendo combinações de mais de 90 desnaturantes diferentes para atender às necessidades dos usuários qualificados. Grandes quantidades de álcool especialmente desnaturado são utilizadas como matéria-prima para a produção de acetaldeído, borracha sintética, vinagre e cloreto de etila, assim como na fabricação de solventes patenteados e soluções de limpeza. Éter e clorofórmio podem ser produzidos a partir de álcool desnaturado adequado, e as fórmulas para a produção de Tintura de Iodo, Tintura de Sabão Verde e Álcool de Polimento constam nas normas.

Alcoóis especialmente desnaturados ainda são empregados como solventes para revestimentos exteriores, plásticos, tintas, produtos de toalete e farmacêuticos de uso externo. São usadas grandes quantidades no processamento de alimentos e drogas como pectina, vitaminas, hormônios, antibióticos, alcalóides e hemoderivados. Outros usos incluem combustível suplementar para motores, combustível de foguetes e jatos, soluções anticongelantes, refrigerantes e óleos de corte. Poucos são os produtos fabricados atualmente que não utilizam o álcool em algum estágio de sua produção. Álcool especialmente desnaturado não pode ser utilizado na fabricação de alimentos e drogas quando o produto final contiver qualquer porção do álcool.

ÁLCOOL DILUÍDO

Etanol Diluído

Mistura de álcool e água contendo de 41,0 a 42,0% por peso (48,4 a 49,5% por volume), a 15,56° de C_2H_5OH (46.07).

Preparo —

Álcool	500 mL
Água Purificada	500 mL

Medir o álcool e a água purificada separadamente e à mesma temperatura e misturá-los. Se a água e o álcool e a mistura resultante forem medidos a 25°, o volume final será de cerca de 970 mL.

Quando volumes iguais de álcool e água são misturados, ocorrem uma ascensão da temperatura e uma contração no volume de cerca de 3%. Em operações de pequena monta, essa contração geralmente não é levada em conta, porém em grande escala isso tem muita importância. Se 50 L de álcool oficial são misturados com 50 L de água, o resultado não será 100 L de álcool diluído, mas apenas 96,25 L, uma contração de 3,75 L. O *Proof Spirit* americano é diferente e mais puro; contém 50% por volume de álcool absoluto a 15,56° (60°F). Isso corresponde a 42,5% por peso, com uma densidade de 0,9341 à mesma temperatura. Se uma solução tem densidade inferior à do *espírito de ensaio* (0,9341), é chamada de *above proof*; se superior, de *below proof*.

Também pode ser preparado da seguinte forma:

Álcool	408 g
Água Purificada	500 g

Regras para Diluição — As seguintes normas se aplicam à produção de álcool de concentração mais baixa a partir de um álcool de concentração mais alta:

I. Por Volume — Chamaremos a porcentagem por volume do álcool mais forte de V e a do mais fraco de v.

Regra — Misturar v volumes do álcool mais forte com água purificada para fazer V volumes do produto final. Deixar a mistura em repouso até que se tenha efetivado totalmente a contração e até que tenha esfriado. Completar o que falta para V volumes com água purificada.

Exemplo — Um álcool a 30% por volume a ser feito a partir de um álcool a 94,9% por volume.— A 30 volumes do álcool a 94,9%, adicionar água purificada suficiente para 94,9 volumes à temperatura ambiente.

II. Por Peso — Chamaremos a porcentagem por peso do alcoólico mais forte de P e a do mais fraco de p.

Regra — Misturar p partes por peso do álcool mais forte com água purificada para fazer P partes por peso do produto.

Exemplo — Um álcool a 50% por peso a ser feito a partir de um álcool a 92,3% por peso.— A 50 partes por peso do álcool a 92,3%, adicionar água purificada suficiente para produzir 92,3 partes por peso.

Descrição — Como a do *Álcool*, exceto por sua densidade de 0,935 a 0,937 a 15,56°, indicando que a intensidade de C_2H_5OH corresponde à fornecida na definição oficial.

Usos — Solvente em tinturas, extrato fluidos, extratos, etc. Suas propriedades já foram descritas junto com as várias preparações. Seu valor não reside somente em suas propriedades *anti-sépticas*, mas também no fato de possuir o poder como solvente tanto do álcool quanto da água. Ver *Álcool*.

ÁLCOOL ISOPROPÍLICO — Cap. 87.

ÁLCOOL METÍLICO

Metanol; Álcool de Madeira

CH_3OH

Metanol [67-56-1] CH_4O (32.04).

Cuidado — É venenoso.

Preparo — Pela redução catalítica do monóxido ou dióxido de carbono com hidrogênio. Geralmente se usa um catalisador de óxido de zinco e óxido de cromo.

Descrição — Líquido transparente, incolor; odor característico; inflamável; densidade de no máximo 0,790; destila em um intervalo de 1 entre 63,5 e 65,7°.

Solubilidade — Miscível com água, álcool, éter, benzeno e a maioria dos solventes orgânicos.

Usos — *Adjuvante farmacêutico* (solvente). É tóxico. A ingestão pode causar cegueira; os vapores também causam reações tóxicas.

ÁLCOOL NÃO-BEBÍVEL

Trata-se de álcool ou de destilados taxados utilizados na fabricação, mediante aprovação de fórmulas, remédios, preparações medicinais, produtos alimentícios, aromatizantes, extratos aromatizantes e tendo em vista que são impróprios para uso como bebida. O Internal Revenue Service Regulations concede a detentores dos Selos de Imposto Especiais que utilizam álcool ou destilados taxados nos produtos listados anteriormente o direito de reivindicar a *restituição do imposto sobre o álcool*, total ou parcial.

CETONA METILISOBUTÍLICA

4-Metil-2-pentanona

$(CH_3)_2CHCH_2COCH_3$ [108-10-1]; contém pelo menos 99% de $C_6H_{12}O$ (100.16).

Descrição — Líquido transparente, volátil, móvel e incolor; odor fraco, cetônico, canforáceo; destila entre 114 e 117°.

Solubilidade — Levemente solúvel em água; miscível com álcool, éter ou benzeno.

Usos — *Desnaturante* para álcool de fricção e *solvente* para gomas, resinas, nitrocelulose, etc. Pode irritar olhos e mucosas e, em altas concentrações, ser narcótica.

CLOROFÓRMIO — ver adiante.

GLICERINA

1,2,3-Propanotriol; Glicerol

$$HOCH_2\underset{}{\overset{OH}{\overset{|}{C}}}HCH_2OH$$

Glicerol [56-81-5] $C_3H_8O_3$ (92.09).

Quimicamente, é o álcool triídrico mais simples. É digno de nota pelo fato de seus dois grupamentos alcoólicos terminais serem primários, enquanto o do meio é secundário. Portanto, é o primeiro álcool poliídrico capaz de gerar tanto uma aldose (gliceraldeído) quanto uma cetose (diidroxiacetona).

Preparo —

1. Por saponificação de gorduras e óleos na indústria do sabão.
2. Por hidrólise de gorduras e óleos sob pressão e sob vapor superaquecido.
3. Por fermentação de melaço de açúcar de beterraba na presença de grandes quantidades de sulfito de sódio. Sob essas condições, ocorre a seguinte reação:

$$\underset{\text{Glicose}}{C_6H_{12}O_6} \rightarrow \underset{\text{Glicerina}}{C_3H_5(OH)_3} + \underset{\text{Acetaldeído}}{CH_3CHO} + CO_2$$

4. Atualmente, a glicerina é preparada em grande escala a partir do propileno, um derivado do petróleo. Esse hidrocarboneto é clorado a cerca de 400° para formar cloreto de alil, que é convertido a álcool alílico. O tratamento do álcool insaturado com ácido hipocloroso

(HOCl) dá origem ao derivado cloroidrina. A extração de ácido clorídrico com cal de soda gera 2,3-epoxipropanol, que é hidratado a glicerina.

Descrição — Líquido xaroposo claro e incolor de gosto doce e com odor suave e característico que não é pungente nem desagradável; quando exposta ao ar úmido, absorve água e gases como H_2S e SO_2; as soluções são neutras; densidade de no mínimo 1,249 (no mínimo 95% de $C_3H_5(OH)_3$); ferve a 290° a 1 atm, com decomposição, mas pode ser destilada intacta a vácuo.

Solubilidade — Miscível com água, álcool ou metanol; 1 g em cerca de 12 mL de acetato de etila ou 15 mL de acetona; insolúvel em clorofórmio, éter ou óleos voláteis ou fixos.

Incompatibilidades — Pode ocorrer uma explosão se triturada com *agentes oxidantes* fortes como o *trióxido de cromo*, o *clorato de potássio* ou o *permanganato de potássio*. Em soluções diluídas, a reação ocorre lentamente, dando origem a vários produtos de oxidação. O ferro é um contaminante ocasional e pode ser a causa de escurecimento em misturas contendo *fenol, salicilatos, tanino*, etc.

Forma um complexo com *ácido bórico* ou *borato de sódio*, geralmente chamado de ácido glicerobórico, que é um ácido muito mais forte que o ácido bórico.

Usos — Um dos mais valiosos produtos conhecidos na prática farmacêutica em virtude de suas propriedades como *solvente*. É útil como *umectante* devido à sua higroscopicidade. Seu sabor agradável e alta viscosidade a tornam apta a diversos propósitos. Bolsas e colares de gelo modernos (usados para baixar a febre) contêm glicerina e água hermeticamente encerrados em bolsas de borracha vulcanizada. Essas são esterilizadas em soluções de imersão e acondicionadas na geladeira até que sejam necessárias. A glicerina também tem usos terapêuticos. Sob a forma pura anidra, é utilizada no olho para diminuir edema de córnea e facilitar o exame oftalmoscópico. É usada oralmente como laxante e, em soluções a 50 a 75%, como agente osmótico sistêmico.

MONOETANOLAMINA

2-Aminoetanol, Etanolamina; Etilolamina

$HOCH_2CH_2NH_2$ [141-43-5] C_2H_7NO (61.08).

Preparo — Essa alcanolamina é preparada convenientemente tratando-se óxido de etileno com amônia.

Descrição — Líquido transparente, incolor, moderadamente viscoso; odor amoniacal; sensível à luz; densidade de 1,013 a 1,016; destila entre 167 e 173°.

Solubilidade — Miscível em qualquer proporção com água, acetona, álcool, glicerina ou clorofórmio; imiscível com éter, hexano solvente ou óleos fixos; dissolve muitos óleos essenciais.

Usos — *Solvente* para gorduras, óleos e muitas outras substâncias, é um ingrediente farmacêutico da *Solução de Timerosal* (ver RPS-17, Cap. 62). Combina-se com ácidos graxos para formar sabões que encontram aplicações em vários tipos de emulsões como loções, cremes, etc.

PROPILENO GLICOL

$CH_3CH(OH)CH_2OH$

1,2-Propanediol [57-55-6 $C_3H_8O_2$] (76.10).

Preparo — O propileno é convertido sucessivamente à sua cloroidrina (com HOCl), epóxido (com Na_2CO_3) e glicol (com água e na presença de prótons).

Descrição — Líquido transparente, incolor, viscoso e quase inodoro; sabor ligeiramente azedo; densidade de 1,035 a 1,037; destila completamente entre 184 e 189°; absorve umidade do ar.

Solubilidade — Miscível com água, álcool, acetona ou clorofórmio; solúvel em éter; dissolve muitos óleos voláteis; imiscível com óleos fixos.

Usos — *Solvente, conservante* e *umectante*. Ver *Pomada Hidrofílica* (anteriormente).

TROLAMINA

2,2′,2″-Nitrilotrietanol, Trietanolamina

2,2′,2″-Nitrilotrietanol [102-71-6] $N(C_2H_4OH)_3$ (149.19); mistura de alcanolaminas representadas principalmente pela trietanolamina, contendo alguma dietanolamina [$NH(C_2H_4OH)_2$ = 105.14] e monoetanolamina [$NH_2C_2H_4OH$ = 61.08].

Preparo — Como a mono- e a dietanolamina, pela ação da amônia sobre o óxido de etileno.

Descrição — Líquido incolor a amarelo pálido, viscoso, higroscópico; leve odor de amônia; a solução aquosa é bastante alcalina; funde-se a cerca de 21°; densidade de 1,120 a 1,128; uma base forte que se combina rapidamente mesmo com ácidos fracos para formar sais.

Solubilidade — Miscível com água ou álcool; solúvel em clorofórmio; pouco solúvel em éter ou benzeno.

Usos — Combinado a um ácido graxo, como o ácido oleico (ver *Loção de Benzoato de Benzila*, 748), como *emulsificante*. Ver *Monoetanolamina*.

OUTROS SOLVENTES FARMACÊUTICOS

Álcool Desidratado, BP, PhI [Etanol Desidratado, Álcool Absoluto] — Líquido transparente, incolor, móvel e volátil; odor característico; ardente ao paladar; densidade de no máximo 0,798 a 15,56°; higroscópico, inflamável; ferve a cerca de 78°. Miscível com água, éter ou clorofórmio. *Usos:* Solvente farmacêutico; também usado por injeção para alívio da dor (ver *Álcool*, anteriormente, e Cap. 87).

OUTROS INGREDIENTES FARMACÊUTICOS

Os agentes relacionados nesta seção compreendem um grupo heterogêneo de substâncias com aplicações farmacêuticas e industriais. Em farmácia, alguns desses agentes são utilizados como diluentes, revestimentos entéricos, excipientes e agentes filtrantes, além de serem ingredientes de produtos citados em outros capítulos. Na indústria, alguns desses agentes são utilizados em diversos processos químicos e na fabricação de fertilizantes, explosivos, etc.

ACETATO FTALATO DE CELULOSE

Acetato 1,2-benzenodicarboxilato de celulose

Acetato ftalato de celulose [9004-38-0]; um produto da reação entre anidrido ftálico e um éster acetato parcial de celulose. Quando secado a 105° por 2 h, contém de 19 a 23,5% de grupamentos acetila (C_2H_3O) e 30 a 36,0% de grupamentos ftalil (*o*-carboxibenzoíla, $C_8H_5O_3$).

Preparo — A celulose é esterificada por meio de tratamento com anidridos acético e ftálico.

Descrição — Pó branco de fluxo livre; pode ter um leve odor de ácido acético.

Solubilidade — Insolúvel em água ou álcool; solúvel em acetona e dioxano.

Usos — *Material para revestimento de comprimidos entéricos*. Revestimentos dessa substância se desintegram por causa do efeito hidrolítico das enterases intestinais, mesmo quando o conteúdo intestinal é acido. Estudos *in vitro* demonstram que o acetato ftalato de celulose resiste à ação de suco gástrico artificial por longos períodos, enquanto se desintegra imediatamente em sucos intestinais artificiais.

ÁCIDO ACÉTICO

Ácido acético; uma solução contendo 36 a 37% por peso de $C_2H_4O_2$ (60.05).

Preparo — Pela diluição com água destilada de ácido em concentração mais alta, como a 80%, ou mais comumente o ácido acético glacial, usando 350 mL deste para o preparo de 1.000 mL de ácido acético.

Descrição — Líquido límpido e incolor, de odor forte característico e sabor bastante ácido; densidade de cerca de 1,045; congela a −14°; ácido ao tornassol.

Solubilidade — Miscível com água, glicerina ou álcool.

Usos — Em farmácia como *solvente* e *mênstruo* e para a feitura de ácido acético diluído. Também é matéria-prima para outros compostos orgânicos como acetatos, acetanilida, sulfonamidas, etc. É uma substância autorizada basicamente para o preparo da *Solução de Subacetato de Alumínio*.

ÁCIDO ACÉTICO DILUÍDO

Solução contendo, a cada 100 mL, 5,7 a 6,3 g de $C_2H_4O_2$.

Preparo —

Ácido Acético	158 mL
Água Purificada, suficiente para	1.000 mL

Misturar os ingredientes.

Nota — Esse ácido também pode ser preparado pela diluição de 58 mL de ácido acético glacial com água purificada suficiente para 1.000 mL.

Descrição — Essencialmente as mesmas propriedades, solubilidade, pureza e as mesmas reações de identificação do *Ácido Acético*, mas sua densidade é de cerca de 1,008, e congela a −2°.

Usos — *Bactericida* para muitos tipos de microrganismos e ocasionalmente usado em solução a 1% para curativos cirúrgicos para a pele. A solução a 1% é *espermicida*. Também utilizado em duchas vaginais no tratamento de infecções por *Trichomonas*, *Candida* e *Haemophilus*.

ÁCIDO ACÉTICO GLACIAL

Ácido Acético Concentrado; Ácido Acético Cristalizável; Ácido Etanólico; Ácido do Vinagre

CH_3COOH

Ácido acético glacial [64-19-7] $C_2H_4O_2$ (60.05).

Preparo — Esse ácido é chamado de *glacial* em razão de sua aparência sólida e vítrea quando congelado. Um dos processos de obtenção é pela destilação de ácidos mais fracos aos quais se adicionou uma substância que capta água como o dicloreto de etileno. Nesse método, chamado de *destilação azeotrópica*, o dicloreto de etileno destila com a água antes dos ácidos, que acabam por concentrar-se.

Em outro processo, o ácido aquoso é misturado com trietanolamina e aquecido. O ácido combina-se com a trietanolamina para formar acetato de trietanolamina. A água deixa a solução primeiro; depois, a temperaturas maiores, o composto de trietanolamina se decompõe, gerando esse ácido.

Uma porção mais significativa do ácido atualmente no mercado é sintetizada a partir do acetileno. Quando o acetileno é passado através desse ácido contendo um catalisador metálico como o óxido mercúrico, é produzido diacetato de etilideno, que vai gerar, sob aquecimento, anidrido acético e acetaldeído. A hidratação do primeiro e a oxidação pelo ar do último dão origem ao ácido acético.

Descrição — Líquido límpido, incolor; odor característico e pungente; quando bem diluído em água, possui sabor ácido; ferve a cerca de 118°; solidifica-se a temperatura de no mínimo 15,6°, correspondendo ao mínimo de 99,4% de CH_3COOH; densidade de cerca de 1,05.

Solubilidade — Miscível com água, éter, álcool, acetona ou glicerina; insolúvel em tetracloreto de carbono ou clorofórmio.

Usos — Como agente *cáustico* e *formador de vesículas* quando aplicado externamente, sendo muitas vezes vendido sob várias fantasias como *solvente de milho*. É um excelente solvente para óleos voláteis ou fixos e muitos outros compostos orgânicos. É usado basicamente como *acidulante*.

ÁCIDO BÓRICO

Ácido Borácico; Ácido Ortobórico

Ácido bórico [10043-35-3] H_3BO_3 (61.83).

Preparo — Antigamente, a maior parte do bórax e desse ácido provinha de lagoas de distritos vulcânicos de Tuscany. Atualmente, são encontrados naturalmente na Califórnia e outros estados do Oeste dos EUA, onde também se produzem boratos de cálcio e magnésio. O ácido bórico é produzido a partir do bórax natural ou de outros boratos por meio de reação como ácido clorídrico ou sulfúrico.

Descrição — Escamas incolores de brilho meio peroláceo, ou cristais, porém mais comumente um pó branco ligeiramente plástico ao toque; inodoro e estável ao ar; volatiliza-se com vapor.

Solubilidade — 1 g em 18 mL de água, 18 mL de álcool, 4 mL de glicerina, 4 mL de água fervente ou 6 mL de álcool fervente.

Usos — Um tampão (para manter constante o pH de uma solução), emprego que é reconhecido oficialmente. É um *germicida* muito fraco (*antiinfeccioso local*). Suas propriedades não-irritativas o tornam apropriado para aplicações em estruturas delicadas como a córnea. Soluções aquosas são usadas para lavagem dos olhos e da boca e irrigação da bexiga. Uma solução a 2,2% é isotônica em relação à lágrima. Solução, mesmo isotônicas, causam hemólise (destruição de hemácias). Também é empregado como talco, quando diluído com algum material inerte. Pode ser absorvido através de pele irritada, como a de bebês com assaduras devidas a fraldas.

Embora não seja absorvido por pele intacta em proporção significativa, consegue penetrar em pele lesada, fato que já gerou casos fatais de envenenamento, principalmente em bebês, devido à aplicação tópica em queimaduras, áreas lesadas, tecido de granulação e cavidades serosas. *A ingestão de pequenas quantidades* como 5 g *pode resultar em envenenamento grave.* Os sintomas de envenenamento são náuseas, vômitos, dor abdominal, diarréia, cefaléia e alterações visuais. Alopécia tóxica também já foi relatada devido à ingestão crônica de enxaguante bucal contendo ácido bórico. Podem ocorrer lesão renal e morte. Seu uso como conservante em alimentos e bebidas é proibido pela legislação americana federal e estadual. *Há sempre o risco de o ácido bórico ser confundido com dextrose no preparo de leite de fórmula para bebês. Acidentes fatais têm ocorrido.* Por essa razão, o ácido bórico é colorido, o que evita essa confusão.

É utilizado para evitar alterações de coloração em soluções de fisostigmina.

ÁCIDO CÍTRICO

Ácido 2-hidróxi-1,2,3-propanotricarboxílico

CH_2COOH
|
HOCCOOH
|
CH_2COOH

Ácido cítrico [77-92-9] $C_6H_8O_7$ (192.12); *monoidrato* [5949-29-1] (210.14).

Preparo — Encontrado em muitas plantas. Antigamente era obtido somente do suco de limas e limões e de restos de abacaxi. Desde 1925, esse ácido é amplamente produzido a partir da fermentação de soluções de sucrose, incluindo melaços, por fungos do grupo do *Aspergilus niger*, teoricamente de acordo com a seguinte reação

$$\underset{\text{Sacarose}}{C_{12}H_{22}O_{11}} + \underset{\text{Oxigênio}}{3O_2} \rightarrow \underset{\text{Ácido Cítrico}}{2H_3C_6H_5O)_7} + \underset{\text{Água}}{3H_2O}$$

mas na prática as relações estequiométricas não são exatamente assim.

Descrição — Cristais incolores e translúcidos ou pó branco granulado ou fino e cristalino; inodoro; sabor azedo forte; a forma hidratada efloresce em ar moderadamente seco porém é levemente deliqüescente em ar úmido; perde sua água de cristalização por volta de 50°; as soluções aquosas estão sujeitas a mofar (fermentação), tendo como um dos produtos de fermentação o ácido oxálico.

Solubilidade — 1 g em 0,5 mL de água, 2 mL de álcool ou cerca de 30 mL de éter; francamente solúvel em metanol.

Usos — No preparo da *Solução de Citrato Dextrose Anticoagulante, Solução de Citrato Fosfato Dextrose Anticoagulante, Xarope de Ácido Cítrico* e *sais efervescentes*. Também é utilizado para dissolver cálculos urinários de bexiga e como adstringente suave.

ÁCIDO CLORÍDRICO

Ácido Muriático; Espírito de Sal

Ácido clorídrico [7647-01-0] HCl (36.46); contém 36,5 a 38,0%, por peso, de HCl.

Preparo — Pela interação entre NaCl e H_2SO_4 ou por combinação de cloro e hidrogênio. É um subproduto da fabricação do carbonato de sódio a partir do NaCl pelo processo de Leblanc em que o sal de cozinha é decomposto com H_2SO_4. HCl é também subproduto da produção eletrolítica de NaOH a partir do NaCl.

Descrição — Líquido incolor fumegante; odor pungente; a fumaça e o odor desaparecem quando diluído com 2 partes de água; fortemente ácido ao tornassol mesmo quando muito diluído; densidade de cerca de 1,18.

Solubilidade — Miscível com água ou álcool.

Usos — Oficialmente classificado como um adjuvante farmacêutico utilizado como acidulante. É utilizado no preparo do *Ácido Clorídrico Diluído.*

ÁCIDO EDÉTICO

Glicina, *N,N'*-1,2-etanedilbis[*N*-(carboximetil)], $(HOOCCH_2)_2NCH_2CH_2N(CH_2COOH)_2$

Ácido (etilenodinitrilo)tetracético [60-00-4] $C_{10}H_{16}N_2O_8$ (292.24).

Preparo — Etilenodiamina é condensada com monocloroacetato de sódio com a ajuda do carbonato de sódio. Uma solução aquosa com os reagentes é aquecida a 90º por 10 horas, para então ser resfriada e acidificada com HCl, precipitando-se o ácido. US Pat 2.130.505.

Descrição — Pó branco e cristalino; funde-se com decomposição a 220°.

Solubilidade — Pouco solúvel em água; solúvel em soluções de hidróxidos alcalinos.

Usos — Um *adjuvante farmacêutico* (agente complexante de metais). Esse ácido, mais do que qualquer sal, é o mais potente removedor de cálcio de soluções. Pode ser adicionado a sangue colhido para evitar coagulação. É também utilizado em análise farmacêutica para a remoção ou a inativação de íons indesejados em soluções. Os sais do ácido são conhecidos como edetatos. Ver *Edetato de Cálcio Dissódico* (Cap. 67) e *Edetato Dissódico* (Cap. 67).

ÁCIDO FOSFÓRICO

Ácido Ortofosfórico; Ácido Fosfórico Xaroposo; Ácido Fosfórico Concentrado

Ácido fosfórico [7664-38-2] H_3PO_4 (98.00); contém 85 a 88%, por peso, de H_3PO_4.

Preparo — O fósforo é convertido a pentóxido de fósforo P_2O_5 quando exposto a corrente de ar quente, sendo o P_2O_5 tratado com água para formar ácido fosfórico. A conversão de fósforo a pentóxido ocorre quando o fósforo, na destilação usada em sua produção, está no estado gasoso.

Descrição — Líquido incolor e inodoro de consistência xaroposa; densidade de 1,71.

Solubilidade — Miscível com água ou álcool, com o desenvolvimento de calor.

Usos — Para fazer a forma diluída do ácido e como ácido fraco em muitas preparações farmacêuticas. Industrialmente, é utilizado em cimentos dentais e como acidulante em bebidas.

Ácido Fosfórico Diluído — Contém, para cada 100 mL, 9,5 a 10,5 g de H_3PO_4 (98.00). *Preparo:* Misturar ácido fosfórico (69 mL) e água purificada (qs) suficiente para 1.000 mL. *Descrição e Solubilidade:* Líquido límpido, incolor e inodoro; densidade de cerca de 1,057. Miscível com água ou álcool. *Usos:* Uma *necessidade farmacêutica*. Também é empregado nos casos de *envenenamento por chumbo* e em outras condições em que é desejável administrar grandes quantidades de fosfato e ao mesmo tempo produzir uma acidose moderada. É administrado na dose de 60 mL por dia (5 mL por hora) sob controle cuidadoso.

ÁCIDO HIPOFOSFOROSO

Ácido Fosfínico

Ácido hipofosforoso [6303-21-5] HPH_2O_2 (66.00); contém de 30 a 32%, por peso, de H_3PO_2.

Preparo — Reagindo hipofosfito de cálcio ou bário com ácido sulfúrico ou tratando hipofosfito de sódio com uma resina trocadora de íons.

Descrição — Líquido incolor ou amarelado, inodoro; a solução é ácida ao tornassol mesmo quando muito diluída; densidade de cerca de 1,13.

Solubilidade — Miscível com água ou álcool.

Incompatibilidades — É oxidado quando exposto ao ar e por quase todos os *agentes oxidantes*. *Sais de bismuto, prata* e *mercúrio* são reduzidos parcialmente a seu estado metálico, o que é evidenciado pelo seu escurecimento. *Compostos férricos* também são reduzidos a ferrosos.

Usos — *Antioxidante* em preparações farmacêuticas.

ÁCIDO LÁCTICO

Ácido 2-hidroxipropanóico, Ácido 2-hidroxipropiônico; Ácido propanolóico

$CH_3CH(OH)COOH$

Ácido láctico [50-21-5] $C_3H_6O_3$ (90.08); mistura de ácido láctico e lactato de ácido láctico ($C_6H_{10}O_5$) equivalente a um total de 85 a 90%, por peso, de $C_3H_6O_3$.

Descoberto por Scheele em 1780, é o ácido formado quando o leite azeda, daí sua denominação. Resulta da decomposição da lactose do leite.

Preparo — Uma solução de glicose ou amido previamente hidrolisado com ácido sulfúrico diluído é inoculada, após adição de compostos nitrogenados adequados e sais minerais, com *Bacillus lactis*. Adiciona-se carbonato de cálcio a fim de se neutralizar o ácido láctico assim que é formado — caso contrário, a fermentação pára quando a concentração do ácido ultrapassa 0,5%. Quando a fermentação já está completa, o que é verificado pela ausência de resposta para teste de glicose, a solução é filtrada, concentrada e deixada em repouso. O lactato de cálcio que se cristaliza é decomposto com ácido sulfúrico e filtrado com carvão. O ácido láctico contido no filtrado é extraído com éter etílico ou isopropílico, sendo o éter descartado por destilação e a solução aquosa do ácido concentrada sob baixa pressão.

Descrição — Líquido xaroposo incolor ou amarelado, quase inodoro; ácido ao tornassol; absorve água quando exposto a ar úmido; quando uma solução diluída é concentrada a uma concentração superior a 50%, começa a se formar lactato de ácido láctico; no ácido oficial este último representa 12 a 15% da solução; densidade de cerca de 1,20; decompõe-se quando destilado sob pressão normal, mas pode ser destilado sem decomposição sob baixas pressões.

Solubilidade — Miscível com água, álcool ou éter; insolúvel em clorofórmio.

Usos — No preparo da *Injeção de Lactato de Sódio* (Cap. 67). Também é empregado em leites de fórmula para bebês, como acidulante em alimentos e em geléias espermicidas, na concentração de 1 a 2%. Uma solução a 10% é utilizada como bactericida para a pele de neonatos. É corrosivo para tecidos se em contato prolongado. Uma solução a 16,7% em colódio flexível é usada para a remoção de verrugas e pequenos tumores cutâneos.

ÁCIDO NÍTRICO

Ácido nítrico [7697-37-2] HNO_3 (63.01); contém cerca de 70%, por peso, de HNO_3.

Preparo — Pode ser preparado por meio do tratamento do nitrato de sódio (salitre do Chile) com ácido sulfúrico, mas geralmente é produzido por oxidação catalítica de amônia.

Descrição — Líquido fumegante altamente corrosivo; odor característico bastante irritante; tinge tecidos animais de amarelo; ferve a cerca de 120°; densidade de cerca de 1,41.

Solubilidade — Miscível com água.

Usos — *Adjuvante farmacêutico* (acidulante).

ÁCIDO TARTÁRICO

Ácido *R*-(*R,*R**) 2,3-diidroxi-butanedióico**

COOH
H—C—OH
HO—C—H
COOH

Ácido L-(+)-tartárico [87-69-4] $C_4H_6O_6$ (150.09).

Preparo — A partir do *argol*, creme cru de tártaro (bitartarato de potássio) depositado na parede dos barris de vinho durante a fermentação das uvas, por conversão a tartarato de cálcio, que é hidrolisado a ácido tartárico e sulfato de cálcio.

Descrição — Grandes cristais, incolores ou translúcidos, ou um pó cristalino branco fino a granulado; inodoro, sabor ácido; estável se exposto ao ar; soluções ácidas ao tornassol; dextrorrotatório.

Solubilidade — 1 g em 0,8 mL de água, 0,5 mL de água fervente, 3 mL de álcool ou 250 mL de éter; francamente solúvel em metanol.

Usos — Principalmente como o ingrediente ácido de preparações em que é neutralizado pelo bicarbonato, como em sais efervescentes, estando o ácido livre completamente ausente ou presente em pequena monta no produto final. Também é empregado como substância tampão.

ALUMÍNIO

Alumínio Al (26.98); o metal livre sob a forma de pó fino. Pode conter ácido oleico ou esteárico como lubrificante. Contém pelo menos 95% de Al e no máximo 5% de *substâncias insolúveis em ácido*, inclusive qualquer ácido graxo adicionado.

Descrição — Pó prateado fluente finíssimo, sem partículas arenosas ou descoradas.

Solubilidade — Insolúvel em água ou álcool; solúvel em ácidos clorídrico e sulfúrico ou soluções de hidróxidos fixos.

Usos — Um *protetor*. Ingrediente da *Pasta de Alumínio*.

AMIDO

Amido de Milho; Amido de Trigo; Amido de Batata

Amido [9005-25-8] consiste em grânulos separados do grão maduro do milho *Zea mays* Linné (Fam. *Gramineae*) ou do trigo *Triticum aestivum* Linné (Fam. *Gramineae*) ou dos túberculos da batata *Solanum tuberosum* Linné (Fam. *Solanaceae*).

Preparo — Na produção de amido a partir do milho, o germe é separado mecanicamente, e as células amolecidas para permitir o escape dos grânulos de amido. Isso é geralmente conseguido permitindo-se que o material se torne azedo e decomposto, interrompendo a fermentação antes que o amido seja atingido. Em pequena escala, pode ser feito a partir da farinha de trigo, fazendo-se uma bola dura de massa de farinha e amassando-se enquanto sobre esta corre um filete de água. O amido é carregado pela água enquanto o *glúten* permanece sob a forma de uma massa mole e elástica; o glúten pode ser purificado e utilizado para diversos fins. Comercialmente, sua pureza depende muito da pureza da água utilizada na sua produção. O amido também pode ser feito com batatas, que devem ser inicialmente reduzidas a uma massa mole que é lavada em uma peneira, o que separa as substâncias celulares e permite que os grânulos de amido sejam levados. O resultante deve então ser completamente lavado por decantação, e a qualidade desse amido também depende muito da pureza da água utilizada.

Descrição — Massa ou pó fino irregular, angular, branco; inodoro; sabor suave e característico. *Amido de milho*: Grânulos poligonais, redondos ou esferóides de até 35 μm de diâmetro, geralmente com rachaduras centrais circulares ou radiais. *Amido de trigo*: Grânulos lentiformes simples de 20 a 50 μm de diâmetro e grânulos esféricos de 5 a 10 μm de diâmetro; estrias pouco acentuadas e concêntricas. *Amido de batata*: Grânulos simples, irregularmente ovóides ou esféricos, de 30 a 100 μm de diâmetro, e grânulos subesféricos de 10 a 35 μm de diâmetro; estrias acentuadas e concêntricas.

Solubilidade — Insolúvel em água fria ou álcool; quando fervido com cerca de 20 vezes o seu peso de água por alguns minutos e então resfriado, obtém-se uma geléia translúcida esbranquiçada; suspensão aquosa neutra ao tornassol.

Usos — Possui propriedades absorventes e demulcentes. É utilizado como pó de limpeza em várias preparações dermatológicas; também é um adjuvante farmacêutico (excipiente, agregante e desagregante). *Nota — Amidos obtidos de fontes vegetais diferentes não necessariamente têm as mesmas indicações de uso farmacêutico, p. ex., um agente de desintegração de comprimidos. Portanto, os diferentes tipos não devem ser usados uns no lugar dos outros até que seja garantida sua equivalência.*

Sob o título *Amido Pré-gelatinizado*, a NF reconhece o amido que é processado química ou mecanicamente para que se rompam todos ou uma parte dos grânulos na presença de água, gerando material que é então secado. Alguns tipos podem ser modificados para se tornarem compressíveis ou fluidos.

BENZOATO DE DENATÔNIO

Benzoato de *N*-2-(2,6-dimetilfenil)amino-2-oxoetil-*N*,*N*-dietilbenzenometanamínio

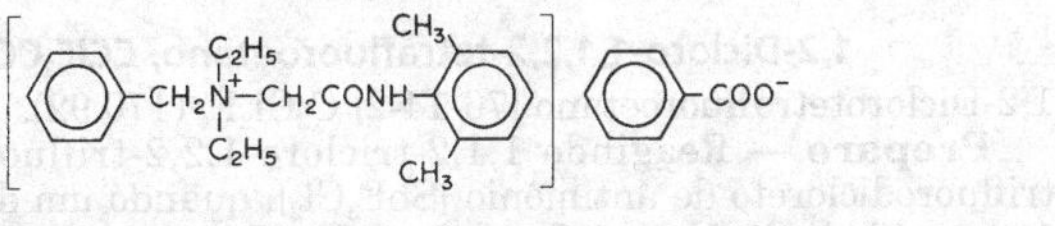

Benzoato de benzildietil (2,6-xililcarbamoil)metilamônio [3734-33-6] $C_{28}H_{34}N_2O_3$ (446.59).

Preparo — 2-(Dietilamino)-2′,6′-xilidida é quartenizada por reação com cloreto de benzila. O cloreto quaternário é então tratado com hidróxido de potássio metanólico para formar a base quaternária que, após o descarte por filtração do KCl, é posta para reagir com ácido benzóico. A xilidida inicial pode ser preparada pela condensação da 2,6-xilidida com cloreto de cloroacetila, condensando-se a cloroacetoxilidida com dietilamina. US Pat 3.080.327.

Descrição — Pó branco cristalino e inodoro; sabor intensamente amargo; funde a cerca de 168°.

Solubilidade — 1 g em 20 mL de água, 2,4 mL de álcool, 2,9 mL de clorofórmio ou 5.000 mL de éter.

Usos — Um *desnaturante* para o álcool etílico.

BORATO DE SÓDIO

Tetraborato de Sódio; Piroborato de Sódio; Biborato de Sódio

Bórax [1303-96-4] $Na_2B_4O_7 \cdot 10\ H_2O$ (381.37); *anidro* [1330-43-4] $Na_2B_4O_7$ (201.22).

Preparo — Encontrado em imensas quantidades na Califórnia em depósitos cristalinos. A terra, que é extremamente impregnada por bórax, é lixiviada; a solução é evaporada e cristalizada.

Borato de cálcio, ou *bolas de algodão*, também está presente nos depósitos de bórax da Califórnia, e o borato de sódio a partir desse por meio de dupla decomposição com carbonato de sódio.

Descrição — Cristais transparentes incolores, ou pó branco cristalino; inodoro; os cristais muitas vezes estão cobertos por pó branco em razão da eflorescência; a solução é alcalina ao tornassol e fenolftaleína; pH de cerca de 9,5.

Solubilidade — 1 g em 16 mL de água, 1 mL de glicerina ou 1 mL de água fervente; insolúvel em álcool.

Incompatibilidades — Precipita muitos *metais* como boratos insolúveis. Em solução aquosa é alcalino e precipita *sais de alumínio* como hidróxido de alumínio, *sais de ferro* como um borato básico, e hidróxido férrico e *sulfato de zinco* como borato de zinco e um sal básico. *Alcalóides* são precipitados de soluções de seus sais. Pesos aproximadamente iguais de *glicerina* e ácido bórico reagem produzindo um derivado ácido geralmente chamado de ácido glicerobórico. Portanto, a adição de glicerina a uma mistura contendo bórax supera as incompatibilidades geradas por uma reação alcalina.

Usos — Em farmácia, é utilizado como alcalinizante e como tampão para soluções alcalinas. Suas propriedades alcalinizantes o qualificam para uso em adesivos de próteses dentárias e sua ação de tampão para formulações para lavagem ocular.

CAL DE SODA

Mistura de hidróxido de cálcio mais hidróxido de sódio ou potássio ou ambos.

Pode conter um indicador que é inerte diante de gases anestésicos como o éter, ciclopropano e óxido nitroso e que muda de cor quando a cal de soda perde a capacidade de absorver dióxido de carbono.

Descrição — Grânulos brancos ou acinzentados; quando com indicador, pode ser colorido; absorve dióxido de carbono e água quando exposto ao ar.

Usos — Não é um agente terapêutico nem farmacêutico. É usado como *reagente para a absorção de dióxido de carbono* em respiradores utilizados em anestesia, oxigenoterapia e exames metabólicos. Em razão da importância de um padrão de qualidade para esses empregos, foi tornado oficial e padronizado.

CARBONATO DE SÓDIO

Monoidrato de sal dissódico de ácido carbônico; Carbonato de Sódio Monidratado USP XVII

Monoidrato de carbonato de sódio [5968-11-6] $Na_2CO_3 \cdot H_2O$ (124.00); *anidro* [497-19-8] (105.99).

Preparo — O processo inicial para sua produção foi desenvolvido por Leblanc, um farmacista francês, em 1784, e consiste em duas etapas: primeiro, a conversão do sal de cozinha (NaCl) em sulfato de sódio por meio do aquecimento do ácido sulfúrico, e, segundo, a decomposição do sulfato pelo carbonato de cálcio (calcário) e carvão a altas temperaturas a fim de se produzir o sal em questão e sulfeto de cálcio. O carbonato é então lixiviado com água.

Atualmente é preparado através da eletrólise do cloreto de sódio, pela qual são produzidos sódio e cloro, o primeiro reagindo com água e produzindo hidróxido de sódio e essa solução tratada com dióxido de carbono para produzir o sal. Esse processo é mais usado em lugares onde a energia elétrica é muito barata.

A forma monoidratada é feita pela cristalização de uma solução concentrada desse sal a uma temperatura superior a 35° (95°F), agitando-se o líquido para produzir pequenos cristais. Contém cerca de 15% de água de cristalização.

Soda calcinada é o termo usado para uma qualidade comercial do sal anidro. Sua produção anual é muito grande, apresentando várias aplicações, entre as quais a produção de vidro, sabão e sais de sódio; também é utilizada para a lavagem de tecidos.

Soda lavada, ou *sal soda*, é o sal com 10 moléculas de água. Tem a forma de cristais incolores que rapidamente eflorescem quando expostos ao ar.

Descrição — Cristais incolores ou pó branco e cristalino; estável quando exposto ao ar sob condições comuns; quando exposto a ar seco a temperatura maior que 50°, efloresce, e a 100° torna-se anidro; decomposto por ácidos fracos, formando o sal do ácido e liberando dióxido de carbono; solução aquosa alcalina a indicadores (pH de cerca de 11,5).

Solubilidade — 1 g em 3 mL de água ou 1,8 mL de água fervente; insolúvel em álcool.

Incompatibilidades — *Ácidos, sais ácidos* e *preparações ácidas* provocam sua decomposição. A maioria dos *metais* é precipitada como carbonatos, hidróxidos ou sais básicos. *Alcalóides* são precipitados de soluções de seus sais.

Usos — Ocasionalmente, para dermatites como loção tópica; é usado com enxaguante bucal e ducha vaginal. É usado no preparo de sais de sódio de muitos ácidos. A USP reconhece seu uso em farmácia como alcalinizante.

CAULIM — Cap. 66.

CELULOSE EM PÓ — ver anteriormente.

CELULOSE MICROCRISTALINA

Celulose [9004-34-6]; celulose purificada, parcialmente despolimerizada preparada por meio do tratamento de alfa-celulose, obtida de plantas fibrosas, com ácidos minerais.

Preparo — A celulose é submetida à ação hidrolítica de 2,5 *N* de HCl à temperatura de fervura de 105° por 15 minutos, através do que é removido material celulósico amorfo e se formam agregados de celulose cristalina. Estes são coletados por filtração, lavados com água e amônia aquosa, e reduzidos a pequenos fragmentos, geralmente chamados de cristalitos de celulose, por meio de processos mecânicos vigorosos, como um liquidificador. US Pat 3.141.875.

Descrição — Pó cristalino, fino, branco, inodoro; constituído por partículas não-fibrosas de fluxo livre.

Solubilidade — Insolúvel em água, ácidos diluídos e na maioria dos solventes orgânicos; levemente solúvel em solução de NaOH (1:20).

Usos — Diluente de comprimidos e desintegrador. Pode ser compactada em comprimidos que se desintegram rapidamente quando colocados em água.

Celulose Microcristalina e Carboximetilcelulose Sódica — Uma mistura atritante formadora de colóide reunindo celulose microcristalina e carboximetilcelulose sódica. *Descrição e Solubilidade:* Pó insípido, inodoro, branco a bege, grosseiro ou fino; pH (dispersão) de 6 a 8; aumenta de volume na água, produzindo, quando disperso, uma dispersão ou gel branco e opaco. Insolúvel em solventes orgânicos ou ácidos diluídos. *Usos:* Adjuvante farmacêutico (agente de suspensão). *Graus Disponíveis* (quantidades de carboximetilcelulose sódica e as viscosidades correspondentes às concentrações determinadas): 8,5%, 120 comprimidos em solução a 2,1%; 11%, 120 comprimidos em solução a 1,2%; 11%, 65 comprimidos em solução a 1,2%.

CERA DE CARNAÚBA

Obtida das folhas de *Copernicia cerifera* Mart (Fam. *Palmae*).

Preparo — Constituída principalmente por cerotato de miricil com pequenas quantidades de álcool miricílico, álcool cerílico e ácido cerótico. É obtida por meio do tratamento do olho (botão de folhas) e das folhas de *Copernicia cerifera*, chamada de carnaúba ou palmeira de cera brasileira, com água quente.

Descrição — Pó moderadamente grosseiro marrom claro a amarelo pálido; odor suave característico; não se torna rançosa; densidade de cerca de 0,99; funde a cerca de 84°.

Solubilidade — Insolúvel em água; francamente solúvel em benzeno quente; solúvel em clorofórmio ou tolueno quentes; ligeiramente solúvel em álcool fervente.

Usos — Um adjuvante farmacêutico utilizado para *polimento* na produção de comprimidos revestidos.

CLORETO DE MAGNÉSIO

Hexaidrato de cloreto de magnésio [7791-18-6] $MgCl_2 \cdot 6H_2O$ (203.30); *anidro* [7786-30-3] (95.21).

Preparo — Tratando magnesita ou outro mineral de magnésio adequado com HCl.

Descrição — Cristais ou flocos deliqüescentes, incolores e inodoros, que perdem água quando aquecidos a 100° e perdem HCl quando aquecidos a 110°; pH (solução 1:20 em água sem dióxido de carbono) de 4,5 a 7.

Solubilidade — Muito solúvel em água; francamente solúvel em álcool.

Usos — *Repositor eletrolítico*; *necessidade farmacêutica* para fluidos de hemodiálise e diálise peritoneal.

CLOROFÓRMIO

Triclorometano

Triclorometano [67-66-3] $CHCl_3$ (119.38); contém 99 a 99,5% de $CHCl_3$, sendo o resto constituído de álcool.

Cuidado — Evitar sua vaporização na presença de chama, pois produz gases tóxicos (cloreto de hidrogênio e fosgênio).

Preparo — Produzido por meio da redução do tetracloreto de carbono com água e ferro e pela cloração controlada do metano.

O composto puro se decompõe rapidamente quando armazenado, particularmente se exposto à luz do sol e à umidade, resultando na formação de fosgênio (cloreto de carbonil $COCl_2$) e outros produtos. A presença de uma pequena quantidade de álcool retarda consideravelmente essa decomposição, daí a exigência de 0,5 a 1% de álcool. O álcool combina-se com o fosgênio, formando carbonato de etila, que não é tóxico.

Descrição — Líquido límpido e incolor, móvel; odor etéreo característico; sabor doce, ardente; inflamável, mas os vapores resultantes de seu aquecimento queimam-se em uma chama verde; sensível à luz e à umidade; densidade de 1,474 a 1,478, indicando 99 a 99,5% de $CHCl_3$; ferve a 61°; não é afetado por ácidos mas é decomposto por hidróxidos alcalinos em cloreto do álcali e formato de sódio.

Solubilidade — Solúvel em 210 volumes de água; miscível com álcool, éter, hexano solvente; benzeno, acetona ou óleos voláteis e fixos.

Usos — Um *anestésico inalatório* obsoleto. Embora possua as vantagens de não ser inflamável e de ser potente, é raramente utilizado devido aos sérios danos que causa ao fígado e ao coração. Internamente, é usado como *carminativo* em pequenas doses. Externamente, é *irritante* e quando empregado em pomadas pode causar bolhas.

É classificado como um adjuvante farmacêutico. É utilizado como *conservante* na percolação de drogas vegetais para prevenir decomposição bacteriana durante o processo. Na maioria dos casos evapora-se antes do produto pronto. É um excelente solvente para alcalóides e muitos outros produtos químicos orgânicos e é utilizado na fabricação desses produtos e em análises químicas.

DEXTRINA

Goma Britânica; Goma de Amido; Leiocom

Dextrina [9004-53-9] $(C_6H_{10}O_5)_n$.

Preparo — Pela hidrólise incompleta do amido com ácido diluído ou pelo aquecimento do amido seco.

Descrição — Pó amorfo branco ou amarelo (*branco*: praticamente inodoro; *amarelo*: odor característico); dextrorrotatória; geralmente > 200°; não reduz a solução de Fehling; com iodo se cora, tornando-se avermelhada.

Solubilidade — Solúvel em 3 partes de água fervente, formando uma solução viscosa; menos solúvel em água fria.

Usos — Um *excipiente* e *emulsificante*.

DICLORODIFLUOROMETANO

Diclorodifluorometano, CCl_2F_2

Diclorodifluorometano [75-71-8] CCl_2F_2 (120.91).

Preparo — Tetracloreto de carbono reage com trifluoreto de antimônio na presença de pentafluoreto de antimônio.

Descrição — Gás límpido e incolor; odor fraco e etéreo; pressão de vapor a 25° de cerca de 4.883 torr.

Usos — Um *propelente* (N.º 12, ver Cap. 50).

DICLOROTETRAFLUOROETANO

1,2-Dicloro-1,1,2,2-tetrafluoroetano, $CClF_2CClF_2$

1,2-Diclorotetrafluoroetano [76-14-2] $C_2Cl_2F_4$ (170.92).

Preparo — Reagindo 1,1,2-tricloro-1,2,2-trifluoroetano com trifluorodicloreto de antimônio [SbF_3Cl_2], quando um dos átomos de 1-cloro é substituído por flúor. O triclorofluoroetano inicial pode ser preparado a partir do hexacloroetano, tratando-o com SbF_3Cl_2 (Henne AL: *Org Reactions II*: 65, 1944).

Descrição — Gás límpido e incolor; odor fraco e etéreo; pressão de vapor a 25° de cerca de 1.620 torr; contém geralmente 6 a 10% de seu isômero $CFCl_2$-CF_3.

Usos — *Propelente* (N.os 114 e 114a, ver Cap. 50).

DIÓXIDO DE SILÍCIO COLOIDAL

Sílica [7631-86-9] SiO_2 (60.08); sílica vaporizada submicroscópica preparada pela hidrólise a vapor de um composto de silício.

Descrição — Pó leve, branco e não-arenoso com partículas extremamente finas (cerca de 15 nm).

Solubilidade — Insolúvel em água ou ácidos (exceto fluorídrico); dissolvido por soluções quentes de hidróxidos.

Usos — Como *adsorvente de umidade em comprimidos*, *deslizante*, e como *agente suspensor* e *espessante* em preparações farmacêuticas.

DIÓXIDO DE TITÂNIO — Cap. 65.

ELIXIR ISOALCOÓLICO

Isoelixir

Elixir Alcoólico Fraco
Elixir Alcoólico Forte .... um volume de cada

Misturar os ingredientes

ELIXIR ALCOÓLICO FRACO

Essência de Laranja Composta	10 mL
Álcool	100 mL
Glicerina	200 mL
Sacarose	320 g
Água Purificada, suficiente para	1.000 mL

Teor Alcoólico — 8 a 10%.

ELIXIR ALCOÓLICO FORTE

Essência de Laranja Composta	4 mL
Sacarina	3 g
Glicerina	200 mL
Álcool, suficiente para	1.000 mL

Teor Alcoólico — 73 a 78%.

Usos — Um *veículo* geral para vários medicamentos que exigem solventes de diferentes teores alcoólicos. Quando especificada em uma prescrição, a proporção dos dois ingredientes a serem utilizados é aquela que irá gerar uma solução com o teor alcoólico exigido.

A potência alcoólica do elixir a ser utilizado junto com um produto galênico líquido único é aproximadamente a mesma desse produto galênico. Quando produtos galênicos de diferentes potências alcoólicas são usados na mesma prescrição, o elixir utilizado deve ter uma potência alcoólica que garanta a melhor solução possível. Geralmente, é a média das potências alcoólicas dos vários ingredientes.

Para substâncias não-extratoras, deve ser usado um elixir com o menor teor alcoólico que produza uma solução perfeita.

ESTEARATO DE CÁLCIO

Sal de cálcio do ácido octodecanóico

Estearato de cálcio [1592-23-0]; um composto de cálcio com uma mistura de ácidos orgânicos sólidos obtidos de gorduras, constituído principalmente por proporções variáveis de ácidos esteárico e palmítico [estearato de cálcio, $C_{36}H_{70}CaO_4$ = 607.03; palmitato de cálcio, $C_{32}H_{62}CaO_4$ = 550.92]; contém o equivalente a 9 a 10,5% de CaO (óxido de cálcio).

Preparo — Por precipitação resultante da interação de soluções de cloreto de cálcio e sais de sódio de ácidos graxos misturados (palmítico e esteárico).

Descrição — Pó fino, branco a branco-amarelado volumoso; odor leve e característico; consistência oleosa, plástica e não-arenosa.

Solubilidade — Insolúvel em água, álcool ou éter.

Usos — *Lubrificante* na compactação de comprimidos. Também um agente condicionador em farmácia e alimentos. Sua natureza praticamente atóxica e suas propriedades oleosas o tornam ideal para esses propósitos.

ESTEARATO DE MAGNÉSIO

Sal de magnésio do ácido octadecanóico

Estearato de magnésio [557-04-0]. Composto de magnésio com uma mistura de ácidos orgânicos sólidos obtidos de gorduras, constituídos principalmente por proporções variáveis de estearato e palmitato de magnésio. Contém o equivalente a 6,8 a 8,0% de MgO (40.30).

Descrição — Pó fino, branco, volumoso; odor fraco e característico; oleoso, adere imediatamente à pele e não apresenta granulações.

Solubilidade — Insolúvel em água, álcool ou éter.

Usos — Uma *necessidade farmacêutica* (*lubrificante*) na compactação de comprimidos.

ESTEARATO DE SÓDIO

Sal de sódio do ácido octodecanóico

Estearato de sódio [822-16-2] $C_{18}H_{35}NaO_2$ (306.47) constituído principalmente por estearato de sódio e palmitato de sódio ($C_{16}H_{31}NaO_2$ = 278.41).

Preparo — Reage-se ácido esteárico com porção equimolar de NaOH.

Descrição — Pó branco e fino, saponáceo ao toque; geralmente tem um odor leve semelhante ao de sebo animal; sensível à luz; as soluções são alcalinas à fenolftaleína TS.

Solubilidade — Lentamente solúvel em água ou álcool frios; imediatamente solúvel em água ou álcool quentes.

Usos — Oficialmente, um adjuvante farmacêutico usado como emulsificante ou enrijecedor. É ingrediente de supositórios de glicerina. Em dermatologia, é usado topicamente na sicose e em outras doenças de pele.

ESTORAQUE

Estoraque Líquido; Styrax; Goma Doce; Estoraque Preparado

Um bálsamo obtido do tronco de *Liquidambar orientalis* Miller, conhecido no comércio como Estoraque do Leste, ou de *Liquidambar styraciflua* Linné, conhecido no comércio como Estoraque Americano (Fam. *Hamamelidaceae*).

Constituintes — Os seguintes ocorrem em ambos os tipos: *estiracina* (*cinamato de cinamil*), *estirol* (*feniletileno*, C_8H_8), α- e β-*estoresina* (o éster de ácido cinâmico de um álcool chamado *estoresinol*), *cinamato de fenilpropila, ácido cinâmico* livre e *vanilina*. Além desses, o estoraque do leste contém *cinamato de etila, cinamato de benzila, estoresinol* livre, *ácido isocinâmico, etilvanilina, estirogenina* e *estirocanfeno*. Essa variedade produz de 0,5 a 1% de óleo volátil; deste foram isolados *estirocanfeno, vanilina,* os ésteres de ácido cinâmico de *etila, fenilpropila* e *benzila*, e *alcoóis de cinamil, naftaleno* e *estirol*.

A variedade americana contém ainda *estiaresina* (o éster de ácido cinâmico do álcool *estiresinol*, um isômero do estoresinol) e *ácido estiresinólico*. Produz até 7% de um óleo volátil dextrorrotatório, não tendo sido estudada completamente sua composição; foram isolados estirol e traços de vanilina.

Descrição — Massa pegajosa, opaca, semilíquida, cinza a marrom acinzentado, depositando quando em repouso uma camada marrom escura pesada (estoraque do leste); ou uma massa semi-sólida, por vezes sólida, amolecida por aquecimento leve (estoraque americano); transparente em finas camadas; odor e sabor característicos; mais denso que a água.

Solubilidade — Insolúvel em água, mas solúvel, geralmente de forma incompleta, em igual volume de álcool quente; solúvel em acetona, dissulfeto de carbono ou éter, geralmente deixando algum resíduo insolúvel.

Usos — Um *expectorante*, mas utilizado principalmente como um remédio local, sobretudo quando combinado ao benjoim; p. ex., é um ingrediente da *Tintura de Benjoim Composta* (Cap. 65). Pode ser usado, como o benjoim, para proteger substâncias gordurosas da rancidez.

ETILCELULOSE

Éter etílico de celulose [9004-57-3]; um éter etílico de celulose contendo 44 a 51% de grupamentos etóxi. A apresentação com grau de *viscosidade média* contém menos de 46,5% de grupamentos etóxi; a de *viscosidade padrão* contém 46,5% ou mais.

Preparo — Pelo mesmo procedimento geral descrito anteriormente para a *Metilcelulose*, exceto pelo detalhe de que o cloreto ou o sulfato de etila são empregados com agentes alquilantes. A taxa de 45 a 50% de grupamentos etóxi na etilcelulose oficial corresponde a 2,25 a 2,61 grupamentos etóxi por unidade de $C_6H_{10}O_5$, o que representa 75 a 87% da etoxilação teórica máxima, que é de 3 grupamentos etóxi por unidade $C_6H_{10}O_5$.

Descrição — Pó fluente branco a levemente acastanhado; forma filmes que possuem um índice de refração de cerca de 1,47; as suspensões aquosas são neutras ao tornassol.

Solubilidade — O tipo médio é francamente solúvel em tetraidrofurano, acetato de metila, clorofórmio ou misturas de hidrocarbonetos aromáticos com álcool; o tipo padrão é francamente solúvel em álcool, tolueno, metanol, clorofórmio ou acetato de etila; ambos os tipos são insolúveis em água, glicerina ou propileno glicol.

Usos — Um *adjuvante farmacêutico* como agregante de comprimidos e para revestimento de comprimidos e fármacos particulados.

FENOL

Ácido Carbólico

C_6H_5OH

Fenol [108-95-2] C_6H_6O (94.11).

Preparo — Por muitos anos, era obtido apenas pela destilação do ácido carbólico cru a partir do alcatrão de hulha, sendo o destilado separado e purificado por meio de cristalizações repetidas. Atualmente é sintetizado.

Um dos processos possíveis utiliza o clorobenzeno como matéria-prima. Esse, por sua vez, é produzido em uma reação de fase vapor com benzeno, HCl e oxigênio na presença de catalisador de cobre, seguida de hidrólise a vapor, dando origem a HCl e fenol (que é recuperado).

Descrição — Cristais aciculiformes incolores ou rosados, entrelaçados ou separados, ou uma massa cristalina de mesma coloração; odor característico; quando não-diluído, embranquece e cauteriza a pele e mucosas; quando cuidadosamente aquecido, o fenol funde-se, formando um líquido altamente refrativo; liquefeito pela adição de 10% de água; o vapor é inflamável; escurece gradualmente quando exposto ao ar e à luz; densidade de 1,07; ferve a 182°; solidifica-se a 39°.

Solubilidade — 1 g em 15 mL de água; muito solúvel em álcool, glicerina, clorofórmio, éter ou óleos voláteis ou fixos; pouco solúvel em óleo mineral.

Incompatibilidades — Produz um líquido ou uma massa mole quando triturado com *cânfora, mentol, acetanilida, acetofenetidina, aminopirina, antipirina, aminobenzoato de etila, metenamina, salicila-*

to de fenila, resorcinol, hidrato de terpina, timol e muitas outras substâncias, inclusive alguns *alcalóides*. Também amolece a *manteiga de cacau* em misturas para supositórios.

É solúvel em cerca de 15 partes de água; soluções mais fortes podem ser conseguidas utilizando-se a mesma quantidade de glicerina que de fenol. Apenas a forma cristalizada é solúvel em óleos fixos e petróleo líquido; a forma liquefeita não é tão solúvel em razão de seu conteúdo de água. O fenol precipita *albumina* e *gelatina*. O *colódio* é coagulado pela precipitação de piroxilina. Traços de *ferro* e vários outros elementos como *alume*, *bórax*, etc. podem conferir-lhe uma coloração verde.

Usos — *Cáustico*, *desinfetante*, *anestésico tópico* e necessidade farmacêutica como *conservante* para injeções, etc. Antigamente amplamente utilizado como germicida e ainda hoje o padrão de comparação com os outros anti-sépticos, apresenta poucos usos legitimados na medicina moderna. Contudo, é ainda usado em muitos enxaguantes bucais anti-sépticos, preparações para hemorróidas e medicamentos para queimaduras. Poucas gotas da solução com potência total podem ser usadas para a cauterização de pequenas feridas, mordidas de cachorro, picadas de cobra, etc. É comumente empregado como agente *antipruriginoso*, sob a forma de loção de calamina fenolada (1%), pomada de fenol (2%) ou solução aquosa simples (0,5 a 1%). Pode ser usado para esclerose de hemorróidas, mas existem drogas mais seguras e eficazes. Uma solução a 5% em glicerina é usada em dor de ouvido simples. O ácido carbólico cru é um desinfetante de excrementos eficaz e econômico. Possui algum valor terapêutico como *fungicida*, porém também existem agentes mais efetivos e menos tóxicos. Se derramado acidentalmente sobre a pele, deve ser imediatamente removido esfregando-se com álcool.

Fenol Liquefeito [Ácido Carbólico Liquefeito] — Fenol mantido no estado líquido pela presença de 10,0% de água. Contém pelo menos 89,0%, por peso, de C_6H_6O. *Nota — Quando o objetivo for misturar o fenol a óleo mineral, óleo fixo ou vaselina branca, deve-se utilizar a forma cristalina e não a líquida. Preparo:* Derreter o fenol (uma quantidade conveniente) colocando-o em um recipiente aberto em banho de vapor e aquecendo gradualmente. Passar o líquido para uma vasilha tarada, pesar e adicionar 1 g de água purificada para cada 9 g de fenol, mexendo bastante. *Descrição:* Líquido incolor que pode desenvolver uma coloração vermelha quando exposto ao ar ou à luz; odor característico, algo aromático; quando não-diluído, tem capacidade de embranquecer e cauterizar a pele e mucosas; densidade de cerca de 1,065; quando sujeito à destilação, a temperatura de ebulição não sobe além de 182°, que é a temperatura de ebulição do fenol; solidifica-se parcialmente a 15°. *Solubilidade*: Miscível com álcool, éter ou glicerina; uma mistura de fenol liquefeito e igual volume de glicerina é miscível com água. *Usos:* Uma formulação que facilita o preparo de fenol concentrado. Seus usos terapêuticos estão descritos em *Fenol*. É uma *necessidade farmacêutica* da *Loção de Calamina Fenolada* (ver RPS-18, Cap. 40).

FOSFATO DE POTÁSSIO MONOBÁSICO

Para o relato completo, ver Cap. 67.

Comentários — Um componente de várias soluções-tampão. Medicinalmente, é usado com acidificante urinário.

GELATINA — ver anteriormente.

GLICOSE

Dextrose; Dextrose Anidra; Monoidrato de Dextrose; D(+)-Glicose; α-D(+)-Glicopiranose; Glicose Medicinal; Glicose Purificada; Açúcar de Uva; Açúcar de Pão; Cerelose; Açúcar de Amido; Açúcar de Milho

Monoidrato de D-glicose [5996-10-1] $C_6H_{12}O_6 \cdot H_2O$ (198.17); *anidra* [50-99-7] (180.16). Um açúcar obtido geralmente da hidrólise do amido. Para a estrutura, ver Cap. 26.

Preparo — Ver *Glicose Líquida* (adiante).

Descrição — Cristais incolores ou pó branco, cristalino ou granular; inodoro; doce; rotação específica (anidra) +52,5 a +53; a dextrose anidra funde-se a 146°; a glicose reduz lentamente o tartarato cúprico alcalino TS a frio e rapidamente a quente, produzindo um precipitado vermelho de óxido cuproso (diferentemente da *sacarose*).

Solubilidade — 1 g em 1 mL de água ou 100 mL de álcool; mais solúvel em água fervente ou álcool fervente.

Usos — Ver *Injeção de Glicose* (Cap. 67). É também utilizada no lugar da lactose como suplemento para leite infantil.

GLICOSE LÍQUIDA

GLICOSE; XAROPE DE AMIDO; XAROPE DE MILHO

Produto obtido da hidrólise incompleta do amido. Constituído principalmente por glicose [D-(+)-glicose, $C_6H_{12}O_6$ = 180.16], dextrina, maltose e água.

Preparo — Comercialmente pela ação de H_2SO_4 ou HCl muito fracos sobre amido.

Um dos processos utilizados para sua fabricação é o seguinte: o amido, geralmente do milho, é misturado com 5 vezes o seu peso de água contendo menos de 1% de HCl, sendo a mistura aquecida a 45° e passada para um vasilhame de reação adequado, pelo qual é passado vapor sob pressão até que a temperatura atinja 120°. A temperatura é mantida por 1 hora ou até que seja verificado por meio de testes que o amido desapareceu completamente. O resultante disso é então aquecido para que se volatilize a maior parte do ácido clorídrico, adicionando-se carbonato de sódio ou de cálcio para neutralizar o ácido remanescente. O líquido é filtrado e descolorido em filtros de carvão, como é feito na refinação do açúcar, para enfim ser concentrado a vácuo até a consistência desejada.

Quando feito pelo processo acima, contém cerca de 30 a 40% de glicose misturada com igual proporção de dextrina, junto com outras pequenas quantidades de outros carboidratos, principalmente maltose. Variando as condições da hidrólise, também variam as proporções relativas dos carboidratos.

Se o que se quer é glicose cristalizada, a temperatura de conversão deve ser mais alta e durante um período maior de tempo. Quando se utiliza o termo *glicose* em literatura química e farmacêutica, refere-se geralmente ao produto cristalizável, também chamado de dextrose.

O nome *açúcar de uva* é geralmente aplicado à forma sólida comercial da glicose porque esse é o principal açúcar dessa fruta, que apesar disso nunca foi utilizada na obtenção comercial da glicose.

Descrição — Líquido xaroposo, incolor ou amarelado, espesso; inodoro ou quase; sabor doce; diferencia-se da sacarose por reduzir prontamente tartarato cúprico alcalino TS, produzindo um precipitado vermelho de óxido cúprico.

Solubilidade — Miscível com água; pouco solúvel em álcool.

Usos — Um ingrediente do *Xarope de Cacau* (ver anteriormente), como agente agregante e de revestimento de comprimidos e como diluente para extratos pilulares; substitui a glicerina em muitas preparações farmacêuticas. É às vezes administrada por via retal como *alimento* em ocasiões em que a nutrição pelo estômago é impossível. A glicose líquida não deve ser utilizada no lugar da glicose para injeções intravenosas.

HIDRÓXIDO DE CÁLCIO

Cal Extinta; Hidrato de Cálcio

Hidróxido de cálcio [1305-62-0] $Ca(OH)_2$ (74.09).

Preparo — Reagindo óxido de cálcio recém-preparado com água.

Descrição — Pó branco; sabor ligeiramente amargo, alcalino; absorve dióxido de carbono do ar, formando carbonato de cálcio; as soluções apresentam reação fortemente alcalina.

Solubilidade — 1 g em 630 mL de água ou 1.300 mL de água fervente; solúvel em glicerina ou xarope; insolúvel em álcool; a solubilidade em água diminui na presença de hidróxidos de álcalis fixos.

Usos — No preparo da *Solução de Hidróxido de Cálcio*.

HIDRÓXIDO DE SÓDIO

Soda Cáustica; Lixívia

Hidróxido de sódio [1310-73-2] NaOH (40.00); contém no máximo 3% de Na_2CO_3 (105.99).

Cuidado — Manusear com muita cautela, pois destrói tecidos avidamente.

Preparo — Tratando carbonato de sódio com óxido de cal ou pela eletrólise de uma solução de cloreto de sódio, como explicado em *Hidróxido de Potássio* (Cap. 65). Hoje em dia, é amplamente produzido pelo último processo. Ver também Carbonato de Sódio.

Descrição — Massas fundidas, pequenos *pellets*, flocos, palitos e outras formas, de cor branca ou quase branca; dura e quebradiça, de fratura cristalina; exposta ao ar, absorve rapidamente dióxido de carbono e umidade; funde-se a cerca de 318°; densidade de 2,13; quando dissolvida em água ou álcool ou quando sua solução é tratada com um ácido, é produzido muito calor; as soluções aquosas, mesmo muito diluídas, são fortemente alcalinas.

Solubilidade — 1 g em 1 mL de água; francamente solúvel em álcool ou glicerina.

Incompatibilidades — Exposta ao ar, absorve *dióxido de carbono* e é convertida a carbonato de sódio. Com *gorduras* e *ácidos graxos*, forma sabões solúveis; com *resinas*, forma sabões insolúveis. Ver *Hidróxido de Potássio* (Cap. 65).

Usos — Demasiadamente alcalina para ter valor medicinal, porém usada eventualmente em medicina veterinária como agente cáustico. É amplamente utilizada em processos farmacêuticos como alcalinizante e geralmente preferível ao hidróxido de potássio por sua menor deliqüescência e menor custo; além disso, é usada em menor quantidade, já que 40 partes equivalem a 56 partes de KOH. É um ingrediente farmacêutico no preparo de *Supositórios de Glicerina*.

LACTOSE

4-*O*-β-Galactopiranosil-D-glicose, Açúcar do Leite

Lactose [63-42-3] $C_{12}H_{22}O_{11}$ (342.30); *monoidrato* [10039-26-6] (360.31); um açúcar obtido a partir do leite.

Para a fórmula estrutural, ver Cap. 26.

Preparo — A partir do leite desnatado, ao qual é adicionado HCl diluído para precipitar a caseína. Após remoção da caseína por filtração, a reação do soro é ajustada a um pH de 6,2 pela adição de cal, e o material albuminoso remanescente é coagulado por aquecimento; esse então é eliminado por filtração, e deixa-se o líquido cristalizar. Carvão animal é utilizado para descolorir a solução de modo semelhante à purificação da sacarose.

Outra forma de lactose, conhecida como β-lactose, também está disponível no mercado. A diferença desta é que porção D-glicose é β e não α. Relata-se que essa variedade é mais doce e mais solúvel que a lactose comum e por isso preferível em preparações farmacêuticas quando se utiliza lactose. Quimicamente, a β-lactose aparentemente não difere da α-lactose. É fabricada da mesma maneira que a α-lactose até o momento da cristalização, quando a solução é então aquecida a temperaturas > 93,5°, temperatura em que a forma α é convertida à variedade β. A forma β ocorre apenas como um açúcar anidro, enquanto a variedade α pode estar sob a forma de anidro ou como monoidrato.

Descrição — Pó ou massas cristalinas, duras, brancas ou de cor creme; inodora; sabor doce fraco; estável quando exposta ao ar, mas absorve odores rapidamente; pH (solução de 1:10) de 4 a 6,5; rotação específica de +54,8 a +55,5.

Solubilidade — 1 g em 5 mL de água ou 2,6 mL de água fervente; muito pouco solúvel em álcool; insolúvel em clorofórmio ou éter.

Usos — Um *diluente* amplamente utilizado em medicina e farmácia. É geralmente um ingrediente do meio de cultura utilizado na produção de penicilina. É amplamente utilizada na alimentação de bebês quando adicionada a leite.

MANTEIGA DE CACAU

Óleo de Cacau

A gordura obtida da semente torrada de *Theobroma cacao* Linné (Fam. *Sterculiaceae*).

Preparo — Pela trituração das *sementes do cacau* e expressão de seu óleo em prensas hidráulicas horizontais potentes. O rendimento é de cerca de 40%. Também é preparada dissolvendo-se o óleo das sementes cruas com um solvente volátil.

Constituintes — Quimicamente, é uma mistura de estearina, palmitina, oleína, laurina, linoleína e traços de outros glicerídeos.

Descrição — Sólido branco-amarelado; odor leve e agradável; sabor suave (se obtido por extração) ou lembrando chocolate (se obtido por expressão); geralmente quebradiça abaixo de 25°; densidade de 0,858 a 0,864 a 100°/25°; índice de refração de 1,454 a 1,458 a 40°.

Solubilidade — Ligeiramente solúvel em álcool; solúvel em álcool desidratado fervente; francamente solúvel em éter ou clorofórmio.

Usos — Valioso em farmácia para a fabricação de supositórios em virtude de seu baixo ponto de fusão e de sua propriedade de tornar-se sólido logo abaixo do ponto de fusão. Ver *Supositórios* (Cap. 44). Além disso, é um excelente emoliente para a pele inflamada; é também utilizado em vários cremes para a pele, especialmente nos chamados *cremes nutrientes*. Também usado em massagem.

MEGLUMINA

1-Deoxi-1-(metilamino)-D-glucitol

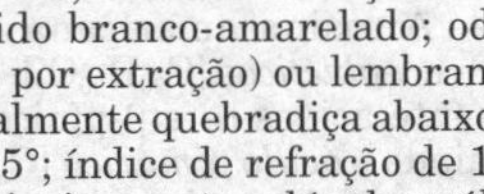

1-Deoxi-1-(metilamino)-D-glucitol [6284-40-8] $C_7H_{17}NO_5$ (195.21).

Preparo — Pelo tratamento de glicose com hidrogênio e sob pressão e na presença de níquel de Raney.

Descrição — Pó ou cristais brancos ou amarelados, inodoros; funde-se a cerca de 130°.

Solubilidade — Francamente solúvel em água; pouco solúvel em álcool.

Usos — Na formação de sais de alguns produtos farmacêuticos, agentes tensoativos e corantes. Ver *Injeções de Meglumina Diatrizoato* (Cap. 64), *Injeção de Meglumina Iodipamida* (Cap. 64) e *Injeção de Meglumina Iotalamato* (Cap. 64).

METAFOSFATO DE POTÁSSIO

Sal de potássio do ácido metafosfórico (HPO_3)

Metafosfato de potássio [7790-53-6] KPO_3 (118.07); um polifosfato de cadeia reta, com alto grau de polimerização; contém o equivalente a 59 a 61% de P_2O_5.

Preparo — Pela desidratação térmica do fosfato de monopotássio (KH_2PO_4).

Descrição — Pó branco e inodoro.

Solubilidade — Insolúvel em água; solúvel em soluções diluídas de sais de sódio.

Usos — *Adjuvante farmacêutico* (tampão).

MIRISTATO DE ISOPROPILA

1-Metiletil éster de ácido tetradecanóico

$CH_3(CH_2)_{12}COOCH(CH_3)_2$

Miristato de isopropila [110-27-0] $C_{17}H_{34}O_2$ (270.45).

Preparo — Reagindo-se cloreto de miristoíla com 2-propanol, na presença de um agente desidroclorante apropriado.

Descrição — Líquido de baixa viscosidade; praticamente incolor e inodoro; congela a cerca de 5° e se decompõe a 208°; resiste à oxidação e não deteriora rapidamente.

Solubilidade — Solúvel em álcool, acetona, clorofórmio, acetato de etila, tolueno, óleo mineral, óleo de rícino ou óleo de algodão; praticamente insolúvel em água, glicerina ou propileno glicol; dissolve muitas ceras, colesterol e lanolina.

Usos — *Adjuvante farmacêutico* utilizado em cosméticos e preparações medicinais tópicas como emoliente, lubrificante e para otimizar a absorção pela pele.

MONOESTEARATO DE ALUMÍNIO

Diidróxi(octadecanoato-*O*-) de Alumínio

Diidróxi(estearato) de alumínio [7047-84-9]; um composto de alumínio com ácidos orgânicos sólidos obtidos de gorduras, constituído principalmente por porções variadas de monoestearato de alumínio e monopalmitato de alumínio. Contém o equivalente a 14,5 a 16,5% de Al_2O_3 (101.96).

Preparo — Por interação de uma solução hidroalcoólica de estearato de potássio com uma solução aquosa de alume de potássio, sendo o precipitado purificado para remover ácido esteárico livre e algum diestearato de alumínio produzidos simultaneamente.

Descrição — Pó fino, branco a branco-amarelado, volumoso; odor fraco característico.

Solubilidade — Insolúvel em álcool, água ou éter.

Usos — Uma *necessidade farmacêutica* utilizada no preparo da *Penicilina G Procaína Estéril com Suspensão de Estearato de Alumínio*.

NITROGÊNIO

Nitrogênio [7727-37-9] N_2 (28.01); contém pelo menos 99% por volume de N_2.

Preparo — Pela destilação fracionada do ar liquefeito.

Usos — Diluente para gases medicinais. Farmaceuticamente, substitui o ar em recipientes de substâncias que sofreriam oxidação pelo ar. Como exemplo, temos óleos fixos, alguns compostos vitamínicos e vários produtos injetáveis. Também é usado como propelente.

OCTAACETATO DE SACAROSE

Tetraacetato de 1,3,4,6-tetra-*O*-acetil-β-D-frutofuranosil-α-D-glicopiranosídeo

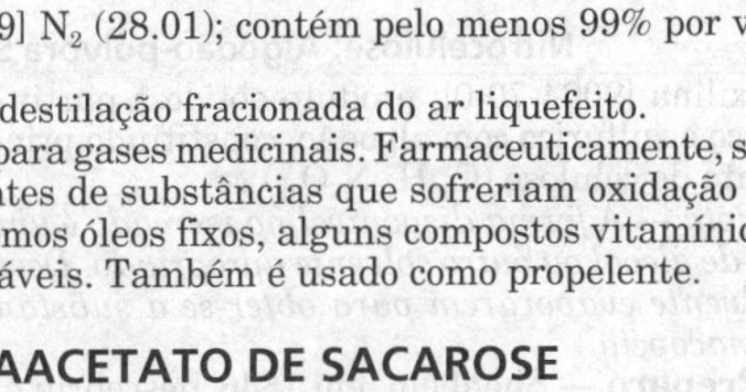

Octaacetato de glicose [126-14-7] $C_{28}H_{38}O_{19}$ (678.60).

Preparo — A sacarose é sujeita a acetilação exaustiva por reação com anidrido acético na presença de um agente condensante apropriado como a piridina.

Descrição — Pó branco praticamente inodoro; sabor intensamente amargo; higroscópico; funde-se a no mínimo 78°.

Solubilidade — 1 g em 1.100 mL de água, 11 mL de álcool, 0,3 mL de acetona ou 0,6 mL de benzeno; muito solúvel em metanol ou clorofórmio; solúvel em éter.

Usos — Um *desnaturante* para o álcool.

ÓLEO MINERAL LEVE

Vaselina Líquida Leve NF XII; Parafina Líquida Leve; Óleo Mineral Branco Leve

Mistura de hidrocarbonetos líquidos obtidos a partir do petróleo. Pode conter um estabilizante.

Descrição — Líquido incolor, transparente, oleoso, não apresentando nenhuma ou quase nenhuma fluorescência; inodoro e insípido quando frio, apresentando um leve cheiro de petróleo quando aquecido; densidade de 0,818 a 0,880; viscosidade cinemática de até 33,5 centistokes a 40°.

Solubilidade — Insolúvel em água ou álcool; miscível com a maioria dos óleos fixos, mas não com o óleo de rícino; solúvel em óleos voláteis.

Usos — Reconhecido oficialmente como um *veículo*. Já foi amplamente empregado como veículo em medicamentos para nariz e garganta, usos que são agora considerados perigosos em razão do risco de pneumonia lipóide. Às vezes, é usado para limpar áreas de pele inflamada e seca e para auxiliar na remoção de preparações dermatológicas. Nunca deve ser utilizado para uso interno devido *ao risco de extravasamento*. Ver *Óleo Mineral* (Cap. 66).

PANTOTENATO DE CÁLCIO RACÊMICO — Cap. 106.

PEDRA-POMES

Pumex

Substância de origem vulcânica, constituída principalmente por silicatos complexos de alumínio, potássio e sódio.

Descrição — Massa levíssima, dura, áspera, porosa e acinzentada ou um pó arenoso, também acinzentado, de diversos graus de fineza; inodora, insípida e estável se exposta ao ar.

Há três pós disponíveis:

Pó de Pedra-pomes ou Pedra-pomes Superfina — Pelo menos 97% passam através de um peneira padrão N.º 200.

Pedra-pomes Fina — Pelo menos 95% passam através de uma peneira padrão N.º 150, e no máximo 75% através de uma N.º 200.

Pedra-pomes Grossa — Pelo menos 95% passam através de uma peneira padrão N.º 60, e no máximo 5% por uma N.º 200.

Solubilidade — Insolúvel em água e não afetada por soluções de hidróxidos ou de ácidos.

Usos —*Meio de filtração* e *distribuição* para preparações farmacêuticas. Devido à sua arenosidade, o pó é usado em alguns tipos de sabões e sabonetes e pós de limpeza e como *abrasivo dentário*.

PIROXILINA

Nitrocelulose; Algodão-pólvora Solúvel

Piroxilina [9004-70-0]; produto obtido a partir da mistura de ácidos nítrico e sulfúrico com algodão, constituído principalmente por tetranitrato de celulose $(C_{12}H_{16}N_4O_{18})_n$.

Nota — A forma disponível no mercado é umedecida com cerca de 30% de álcool ou outro solvente apropriado. Deve-se deixar o álcool ou o solvente evaporarem para obter-se a substância seca descrita na Farmacopéia.

Preparo — Shönbein, em 1846, descobriu que o ácido nítrico age no algodão e produz um composto solúvel. Foi provado posteriormente que esse composto pertence a uma série de nitratos em que o radical ácido nítrico substitui a hidroxila na fórmula da celulose. Isso é geralmente indicado na fórmula empírica dupla da celulose $C_{12}H_{20}O_{10}$ e indicando a substituição de quatro dos grupamentos OH, como a seguir

$$\underset{\textbf{Celulose}}{C_{12}H_{20}O_{10}} + 4HNO_3 \rightarrow \underset{\textbf{Tetranitrato de Celulose}}{C_{12}H_{16}O_6(NO_3)_4} + 4H_2O$$

O composto utilizado no preparo do colódio é uma mistura variável de di-, tri-, tetra- e pentanitratos, mas principalmente do tetranitrato. O hexanitrato é o algodão-pólvora, que é realmente explosivo e é insolúvel em éter, álcool, acetona ou água.

Descrição — Massa ou filamentos desbotados, de cor amarelo-clara, parecida com o algodão mas áspera ao toque; *altamente inflamável*, queimando, quando não confinada, muito rapidamente e com uma chama luminosa; quando mantida em garrafas hermeticamente fechadas, decompõe-se, gerando vapores nitrosos e deixando um resíduo carbonáceo.

Solubilidade — Insolúvel em água; dissolve-se lenta mas completamente em 25 volumes de uma mistura de 3 partes de éter e 1 de álcool; solúvel em acetona ou ácido acético glacial, sendo precipitada dessas soluções por água.

Usos — Uma *necessidade farmacêutica* do *Colódio*.

POTASSA SULFURADA

Sal dipotássico do ácido tiossulfúrico, com sulfeto de potássio ($K_2(S_x)$); Liver of Sulfur

Mistura de tiossulfato dipotássico com sulfeto de potássio (K_2S_x) [39365-88-3]; uma mistura composta principalmente por polissulfetos de potássio e tiossulfato de potássio. Contém pelo menos 12,8% de S (enxofre) combinado como sulfeto.

Preparo — Misturando completamente 1 parte de enxofre sublimado com 2 partes de carbonato de potássio e gradualmente aquecendo a mistura em uma caçarola de ferro coberta até que a massa pare de crescer e esteja completamente derretida. Ela é então colocada sobre uma tábua de pedra ou vidro e, quando já fria, partida em pedaços e colocada em garrafas hermeticamente fechadas. Quando o calor é regulado de maneira apropriada durante sua produção, a reação é representada aproximadamente por

$$3K_2CO_3 + 8S \rightarrow 2K_2S_3 + K_2S_2O_3 + 3CO_2$$

Como esse produto se deteriora rapidamente quando exposto a umidade, oxigênio e dióxido de carbono, é importante que seja utilizado um produto recentemente preparado para que se garantam preparações satisfatórias.

Descrição — Pedaços irregulares, acastanhados quando recém-preparados, mudando para amarelo-esverdeado; decompõe-se quando exposta ao ar; odor de sulfeto de hidrogênio e um sabor amargo, acre, alcalino; mesmo ácidos fracos ocasionam a liberação de H_2S da potassa sulfurada; solução 1:10 de coloração marrom clara e alcalina ao tornassol.

Solubilidade — 1 g em cerca de 2 mL de água, geralmente deixando um pouco de resíduo; o álcool dissolve apenas os sulfetos.

Usos — Amplo uso em dermatologia, especialmente na *Loção Branca* oficial (Cap. 65). É usado como opacificador.

A equação da reação do trissulfeto de potássio no preparo dessa loção é

$$ZnSO_4 + K_2S_3 \rightarrow ZnS + 2S + K_2SO_4$$

ROSINA

Resina Colophony; Rosina de Pinheiro da Geórgia; Rosina de Pinheiro Amarela

Resina sólida obtida de *Pinus palustris* Miller e de outras espécies de *Pinus* Linné (Fam. *Pinaceae*).

Constituintes — A rosina americana contém *ácido sílvico* $[C_{20}H_{30}O_2]$, *ácidos* α-, β- e γ-*abiéticos* $[C_{20}H_{30}O_2]$, *ácido* γ-*pínico* (do qual se formam gradualmente ácidos α- e β-pínicos) e *reseno*. Algumas autoridades incluem ainda o *ácido pimárico* $[C_{30}H_{20}O_2]$ como um componente. A rosina francesa é chamada *galipódio*.

Descrição — Fragmentos angulares, translúcidos e cor-de-âmbar, freqüentemente recobertos por uma poeira amarela; quebram-se a temperaturas normais, brilhantes e concóides rasos; odor e sabor levemente terebintináceos; facilmente fundíveis e queimam-se com uma fumaça densa e amarelada; densidade de 1,07 a 1,09.

Solubilidade — Insolúvel em água; solúvel em álcool, éter, benzeno, ácido acético glacial, clorofórmio, dissulfeto de carbono, soluções diluídas de hidróxidos de sódio ou potássio, ou alguns óleos voláteis e fixos.

Usos — Um ingrediente farmacêutico do *Cimento de Zinco-Eugenol*. Antigamente, e ainda hoje um pouco, era usada como componente de argamassas, pastas e pomadas, às quais confere qualidades adesivas.

SOLUÇÃO FORTE DE AMÔNIA

Solução de Hidróxido de Amônio Forte; Espírito de Hartshorn

Amônia [1336-21-6]; solução de NH_3 (17.03) contendo de 27 a 31% (percentual de peso em peso) de NH_3. Quando exposto ao ar, perde amônia rapidamente.

Cuidado — Manusear cautelosamente em razão da natureza cáustica da solução e das propriedades irritantes de seu vapor. Resfriar bem o recipiente antes de abrir e cobrir com um pano ou algo similar durante a abertura. Não provar e evitar inalação do seu vapor.

Preparo — A amônia é obtida comercialmente principalmente por meio da síntese de seus elementos componentes, nitrogênio e hidrogênio, combinados a altas pressões e temperaturas na presença de um catalisador.

Descrição — Líquido transparente e incolor; odor característico, excessivamente pungente; mesmo quando bem diluída, é fortemente alcalina ao tornassol; densidade de cerca de 0,90.

Solubilidade — Miscível com álcool.

Usos — Apenas para fins farmacêuticos ou químicos. É utilizada basicamente na produção de água aromática de amônia por diluição e como reagente químico. É demasiado forte para administração interna. É ingrediente da *Essência de Amônia Aromática*.

SOLUÇÃO TÓPICA DE HIDRÓXIDO DE CÁLCIO

Solução de Hidróxido de Cálcio; Água de Cal

Uma solução contendo, em cada 100 mL, pelo menos 140 mg de $Ca(OH)_2$ (74.09).

Nota — A solubilidade do hidróxido de cálcio varia com a temperatura na qual a solução é armazenada, sendo de cerca de 170 mg/100 mL a 15°, decrescendo a temperaturas mais altas. A concentração oficial é baseada em uma temperatura de 25°.

Preparo —

Hidróxido de Cálcio .... 3 g
Água Purificada .... 1.000 mL

Adicionar o hidróxido de cálcio a 1.000 mL de água purificada fria e agitar a mistura vigorosa e repetidamente durante 1 hora. Deixar assentar o excesso de hidróxido de cálcio. Fornecer apenas líquido o sobrenadante límpido.

A porção da mistura que não se dissolveu não serve para o preparo de mais solução.

O objetivo desse preparo é a obtenção de uma solução saturada.

Descrição — Líquido límpido e incolor; sabor alcalino; reação fortemente alcalina; absorve dióxido de carbono do ar, formando-se um filme de carbonato de cálcio na superfície da solução; quando aquecido, torna-se turvo, levando à separação do hidróxido de cálcio, que é menos solúvel em água quente que em fria.

Usos — É diluído demais para ser efetivo como antiácido gástrico. Pode ser empregado *topicamente* como *protetor* em vários tipos de loção. Em algumas formulações de loções, é utilizado com azeite de oliva ou ácido oleico para formar oleato de cálcio, que funciona como emulsificante. A USP classifica essa solução como *adstringente*.

SUBNITRATO DE BISMUTO

Nitrato de Bismuto Básico; Oxinitrato de Bismuto; Branco Espanhol; Tinta de Bismuto; Nitrato de Bismutil

Óxido nitrato de hidróxido de bismuto [1304-85-4] $Bi_5O(OH)_9(NO_3)_4$ (1461.99); um sal básico que, secado a 135° durante 2 horas, gera ao se inflamar pelo menos 79% de Bi_2O_3 (465.96).

Preparo — Uma solução de nitrato de bismuto é adicionada a água fervente para produzir subnitrato por hidrólise.

Descrição — Pó branco ligeiramente higroscópico; a suspensão em água destilada é fracamente ácida ao tornassol (pH por volta de 5).

Solubilidade — Praticamente insolúvel em água ou solventes orgânicos; dissolve-se imediatamente em excesso de ácido clorídrico ou nítrico.

Incompatibilidades — Na *água* é lentamente hidrolisado com liberação de ácido nítrico; portanto, apresenta as incompatibilidades do ácido. *Agentes redutores* causam seu escurecimento com a produção de bismuto metálico.

Usos — *Necessidade farmacêutica* na preparação de leite de bismuto. Também é utilizado como *adstringente, adsorvente* e *protetor*; contudo, é questionável sua utilidade como protetor. Esse agente, como outros sais de bismuto insolúveis, é empregado em loções e pomadas de uso tópico.

SULFATO DE CÁLCIO

Sal de cálcio do ácido sulfúrico (1:1); Gesso; Terra Alba

Sulfato de cálcio (1:1) [7778-18-9] $CaSO_4$ (136.14); *diidrato* [10101-41-4] (172.17).

Preparo — De fontes naturais ou por precipitação resultante da interação de soluções de cloreto de cálcio e um sulfato solúvel.

Descrição — Pó fino branco a branco-amarelado, inodoro.

Solubilidade — Dissolve-se em HCl diluído; levemente solúvel em água.

Usos — *Diluente* na compactação de comprimidos. É suficientemente inerte, permitindo a ocorrência de poucas reações indesejáveis nos comprimidos. É também utilizado para estruturas de gesso.

TALCO

Talco Purificado; Giz Francês; Pedra-sabão; Esteatita

Silicato de magnésio hidratado de ocorrência natural, por vezes contendo um pouco de silicato de alumínio.

Ocorrência e Preparo — A forma natural, chamada *giz francês* ou *pedra-sabão*, é encontrada em diversas partes do globo. Uma qualidade excelente é obtida de depósitos da Carolina do Norte. Depósitos de alto grau, de acordo com as exigências da USP, também são achados na Manchúria, no nordeste da China. A forma natural geralmente é acompanhada de quantidades variáveis de substâncias minerais. Estas são separadas por meios mecânicos, como flutuação ou elutriação. É então finamente pulverizado, tratado com HCl diluído fervente, lavado bem e secado.

Descrição — Pó branco finíssimo ou branco acinzentado cristalino; untuoso ao toque, aderindo à pele, e sem arenosidade.

Usos — Oficialmente, como talco e um adjuvante farmacêutico; nas duas categorias apresenta muitos empregos específicos. Seu uso medicinal como um pó de limpeza depende de seus efeitos dessecante e lubrificante. Quando perfumado, e por vezes adicionado de substâncias medicinais, é um produto de toalete; para tal uso, deve estar sob a forma de um pó muito fino. Quando usado como meio de filtração para o clareamento de líquidos, é preferível um pó mais grosso para evitar a passagem pelos poros do papel-filtro; com esse propósito, pode ser usado para todas as classes de preparação, sem risco de que adsorva ou retenha princípios ativos. É utilizado como lubrificante na produção de comprimidos e como pó de limpeza na fabricação de supositórios feitos a mão. Embora seja utilizado como lubrificante para a colocação e a retirada de luvas de borracha, não deve ser usado em luvas cirúrgicas, pois mesmo pequeníssimas quantidades podem causar a formação de granulomas caso caiam em órgãos ou feridas em cicatrização.

TERRA SILICOSA PURIFICADA

Diatomito Purificado; Terra de Infusórios Purificada; Farinha Fóssil; Terra Diatomácea; Diatomito

Uma forma de sílica $[SiO_2]$ [7631-86-9] constituída por frústulas e fragmentos de diatomáceas, purificados por ebulição com ácido, lavagem e calcinagem.

Ocorrência e Preparo — São encontrados grandes depósitos dessa substância em Virgínia, Maryland, Nevada, Oregon e Califórnia, geralmente sob a forma de pedras com espessuras de dezenas de metros. Ao microscópio, vê-se que é constituída amplamente por diminutas frústulas de diatomáceas. Pode ser purificada cuidadosamente de modo semelhante ao indicado para o *Talco* (acima) e totalmente calcinado. Esse último processo destrói as bactérias presentes em grande quantidade na terra nativa.

Descrição — Mistura de pó amorfo branco-amarelado e, em menor quantidade, formações cristalinas polimórficas incluindo quartzo e cristobalito; arenoso, absorve umidade imediatamente e retém cerca de quatro vezes o seu peso de água sem tornar-se fluida.

Solubilidade — Insolúvel em água, ácidos ou soluções de hidróxidos alcalinos.

Usos — Introduzida na USP como um *meio de filtração* e distribuição para águas aromáticas; também apropriada para a filtração de elixires. Como o talco, não absorve constituintes ativos.

TETRACLORETO DE CARBONO

Tetraclorometano

Tetracloreto de carbono [56-23-5] CCl_4 (153.82).

Preparo — Um método que consiste na cloração catalítica do dissulfeto de carbono.

Descrição — Líquido límpido e incolor; odor característico parecido com o do clorofórmio; densidade de 1,588 a 1,590; ferve a cerca de 77°.

Solubilidade — Solúvel em cerca de 2.000 volumes de água; miscível com álcool, acetona, éter, clorofórmio ou benzeno.

Usos — Oficialmente reconhecido como uma *necessidade farmacêutica* (solvente). Antigamente era utilizado como um *anti-helmíntico* barato no tratamento de infecções por *tênia*, porém causa muito dano ao fígado se absorvido.

TILOXAPOL

Polímero de 4-(1,1,3,3-tetrametilbutil)-fenol com formaldeído e oxirano

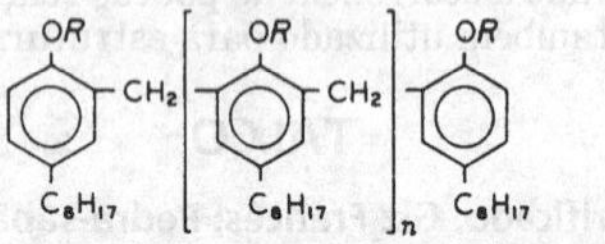

[R é $CH_2CH_2O(CH_2CH_2O)_mCH_2CH_2OH$; m é 6 a 8; n é no máximo 5]

Polímero de *p*-(1,1,3,3-tetrametilbutil)fenol com óxido de etileno e formaldeído [25301-02-4].

Preparo — *p*-(1,1,3,3-Tetrametilbutil)fenol e formaldeído são condensados por aquecimento na presença de um catalisador ácido, e o fenol polimérico assim obtido reage com o óxido de etileno a altas temperaturas e sob pressão na presença de NaOH. US Pat 2.454.541.

Descrição — Líquido viscoso âmbar; pode apresentar ligeira turbidez; odor aromático suave; densidade de cerca de 1,072; estável em temperatura de esterilização e na presença de ácidos, bases e sais; oxidado por metais; pH (solução aquosa a 5%) de 4 a 7.

Solubilidade — Lentamente porém francamente solúvel em água; solúvel em muitos solventes orgânicos, como ácido acético, benzeno, tetracloreto de carbono, dissulfeto de carbono, clorofórmio ou tolueno.

Usos — Detergente não-iônico que reduz tanto a tensão superficial quanto a interfacial. Também usado em formulações de limpeza de lentes de contato.

TRICLOROMONOFLUOROMETANO

Triclorofluorometano

$CFCl_3$

Triclorofluorometano [75-69-4] CCl_3F (137.37).

Preparo — Reage-se tetracloreto de carbono com trifluoreto de antimônio na presença de pequena quantidade de pentacloreto de antimônio. A reação produz uma mistura de CCl_3F e CCl_2F_2, separável por destilação fracionada.

Descrição — Gás límpido e incolor; odor fraco e etéreo; pressão de vapor a 25° de cerca de 796 torr; ferve a cerca de 24°.

Solubilidade — Praticamente insolúvel em água, solúvel em álcool, éter e outros solventes orgânicos.

Usos — *Propelente* (N.º 11, ver Cap. 50).

URÉIA

Para um informe completo, ver Cap. 75.

Comentários — Um desnaturante proteico que promove a hidratação de queratina e ceratólise moderada em pele seca e hiperceratótica. É usada em concentrações de 2 a 20% em vários cremes para pele ressecada.

OUTRAS NECESSIDADES FARMACÊUTICAS

Ácido Iodídrico Diluído — Contém, para cada 100 mL, 9,5 a 10,5 g de HI (127.91) e 600 mg a 1 g de HPH_2O_2 (66.00). O último é adicionado para evitar a formação de iodo livre. *Cuidado: O ácido iodídrico não deve ser fornecido ou utilizado no preparo de outros produtos se contém iodo livre. Preparo:* Em grande escala, por meio da interação entre iodo e dissulfeto de hidrogênio. *Descrição e Solubilidade:* Líquido incolor ou de um amarelo pálido, inodoro; densidade de cerca de 1,1. Miscível com água ou álcool. *Usos:* No *Xarope de Ácido Iodídrico* (anteriormente). Já este é utilizado como expectorante. Também é usado na produção de iodetos inorgânicos e desinfetantes. O ácido a 57% é também utilizado com fins de análise, como determinações de metoxil.

Bucrilato [Ácido propenóico, 2-ciano-, 2-metilpropil éster; 2-Cianoacrilato de isobutila [1069-55-2] $C_{80}H_{11}NO_2$ (153.18)] — *Preparo:* Um método consiste na reação entre 2-cloroacrilato de isobutila com cianeto de sódio. *Usos:* Adjuvante cirúrgico (adesivo tissular).

Cal [Calx; Óxido de Cálcio; Cal Viva; Cal Queimada, Burnt Lime; Calx Usta; CaO (56.08)] — *Preparo:* Por calcinação do *calcário* (carbonato de cálcio natural) em fornos muito quentes. *Descrição e Solubilidade:* Massas ou grânulos duros, brancos ou acinzentados, ou pó branco ou acinzentado; inodoro; solução fortemente alcalina; 1 g é solúvel em cerca de 840 mL de água e 1.740 mL de água fervente; solúvel em glicerina ou xarope; insolúvel em álcool. *Usos:* Caiação, argamassa e vários produtos. É um ingrediente da *Solução de Cal Sulfurada.* Na USP, foi substituída pelo hidróxido de cálcio, que é mais estável e mais prontamente disponível com qualidade apropriada para uso medicinal que a cal geralmente obtida. A menos que seja protegida do contato com o ar, a cal logo se torna imprópria para uso, em virtude da ação do dióxido de carbono e da umidade do ar. Ver *Hidróxido de Cálcio* (anteriormente).

Ceresina [Ozokerite; Cera da Terra; Cerosina; Cera Mineral; Cera Fóssil] — Um sólido duro, branco e inodoro que parece o espermacete quando purificado, ocorrendo naturalmente em depósitos nos Cárpatos, especialmente na Galícia. É uma mistura de hidrocarbonetos de parafina complexos naturais. Funde-se entre 61 e 78°; densidade de 0,91 a 0,92; estável frente a agentes oxidantes. Solúvel em álcool a 30%, benzeno, clorofórmio, petróleo, benzina ou óleos quentes. *Usos:* Substituto para cera de abelha; em odontologia, para ceras de cunhagem.

Glutamato de Sódio — Glutamato Ácido de Sódio [142-47-2] $HOOCCH(NH_2)CH_2CH_2COONa$. Pó cristalino branco ou quase branco. Muito solúvel em água; pouco solúvel em álcool. *Usos:* Confere um sabor de carne aos alimentos.

Hidrato de Etilenodiamina BP, PhI [$H_2NCH_2CH_2NH_2 \cdot H_2O$] — Líquido límpido, incolor ou levemente amarelo, de cheiro amoniacal e sabor alcalino característico; solidifica-se com o resfriamento, tornando-se uma massa cristalina (mp 10); ferve a 118 a 119°; densidade de cerca de 0,96; higroscópico e absorve CO_2 do ar; soluções aquosas alcalinas ao tornassol. Miscível com água ou álcool; solúvel em 130 partes de clorofórmio; levemente solúvel em éter ou benzeno. *Usos:* Na produção de aminofilina e no preparo de injeções de aminofilina. Ver *Etilenodiamina* (anteriormente).

Mel NF XII (Mel Clarificado; Mel Filtrado) — A secreção adocicada depositada no favo de mel pelas abelhas, *Apis mellifera* Linné (Fam. *Apidae*). Não deve conter substâncias estranhas como partes de insetos, folhas, etc., mas pode conter grãos de pólen. *História:* O mel é um dos alimentos e remédios mais antigos. Durante os séculos 16 e 17, era recomendado para a cura de quase tudo. *Constituintes: Açúcar invertido* (62 a 83%), *sacarose* (0 a 8%) e *dextrina* (0,26 a 7%). *Descrição:* Líquido espesso e xaroposo de cor amarelo-clara a marrom-avermelhada; translúcido quando fresco, tornando-se muitas vezes opaco e granulado em razão de cristalização da dextrose; odor característico e sabor doce e um pouquinho acre. *Usos:* Adoçante e necessidade farmacêutica.

Óleo de Pêssego — Um óleo parecido com o de amêndoas, obtido de *Persica vulgaris* (Fam. *Rosaceae*).

Óxido de Ferro Amarelo — Contém pelo menos 97,5% de Fe_2O_3. É preparado por meio do aquecimento de hidróxido ferroso ou carbonato ferroso a baixas temperaturas e na presença de ar. *Usos:* Como o *Óxido de Ferro Vermelho.*

Óxido de Ferro Vermelho — Contém pelo menos 90% de Fe_2O_3. É feito aquecendo-se óxido ou hidróxido de ferro natural a uma temperatura em que o produto adquire a coloração desejada. A cor é determinada pela temperatura e pelo tempo de aquecimento, pela presença e tipos de outros metais e pelo tamanho das partículas do óxido. Aquecimento a altas temperaturas e a presença de manganês favorecem uma cor escura. Partículas menores e a presença de alumínio favorecem uma cor mais clara. *Usos:* Confere cor à neocalamina e a cosméticos.

Poloxaleno — Glicóis, polímeros, polietileno-polipropileno [9003-11-6]. Reage-se propileno glicol com óxido de etileno. *Usos: Adjuvante farmacêutico* (surfactante).

Potássio Poliacrilínico — Sal de potássio do polímero de ácido metacrílico com divinilbenzeno [39394-76-5]; Amberlite IRP-88. Preparado através da polimerização do ácido metacrílico com divinilbenzeno, sendo a resina resultante neutralizada com KOH. Pó seco, amarelo claro, inodoro, insípido, de fluxo livre; estável à luz, ao ar e ao calor; insolúvel em água. *Usos: Adjuvante farmacêutico* (desagregante de comprimidos).

Sebo Preparado [Sebo de Carneiro] — Gordura interna do abdome do carneiro, *Ovis aries* (Fam. *Bovidae*), purificada por derretimento e filtragem. Gordura sólida branca de odor e sabor fracos e característicos quando frescos; derrete entre 45 e 50° e solidifica-se entre 37 e 40°; deve ser conservada em local frio, em vasilhames bem fechados. *Usos:* Em pomadas e pastas.

Suco de Framboesa — O sumo da fruta madura e fresca de *Rubus idaeus* Linné ou de *Rubus strigosus* Michaux (Fam. *Rosaceae*); contém pelo menos 1,5% de ácidos, supostamente o ácido cítrico. *Preparo:* Extrair bem o suco de framboesas vermelhas, maduras, frescas e lavadas. Dissolver 0,1% de ácido benzóico no suco e deixar repousar à temperatura ambiente (se possível, por vários dias) até que um pouco do suco filtrado produza uma solução límpida quando misturado à metade de seu volume de álcool, a solução mantendo-se límpida por pelo menos 30 min. Coar o suco da mistura ou filtrá-la, se necessário. *Descrição:* Líquido límpido de odor aromático e característico e de sabor azedo característico; o suco recém-preparado é vermelho ou laranja-avermelhado; sensível à luz. *Usos:* No preparo do *Xarope de Framboesa,* um *veículo edulcorado.*

Tioglicolato de Sódio [Mercaptoacetato de Sódio; $HSCH_2COONa$] — Cristais higroscópicos que mudam de cor quando expostos ao ar ou a ferro. Francamente solúvel em água; levemente solúvel em álcool. *Usos:* Agente redutor no Meio Fluido de Tioglicolato para exame de esterilidade.

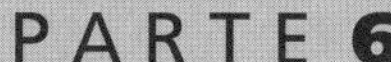
PARTE 6

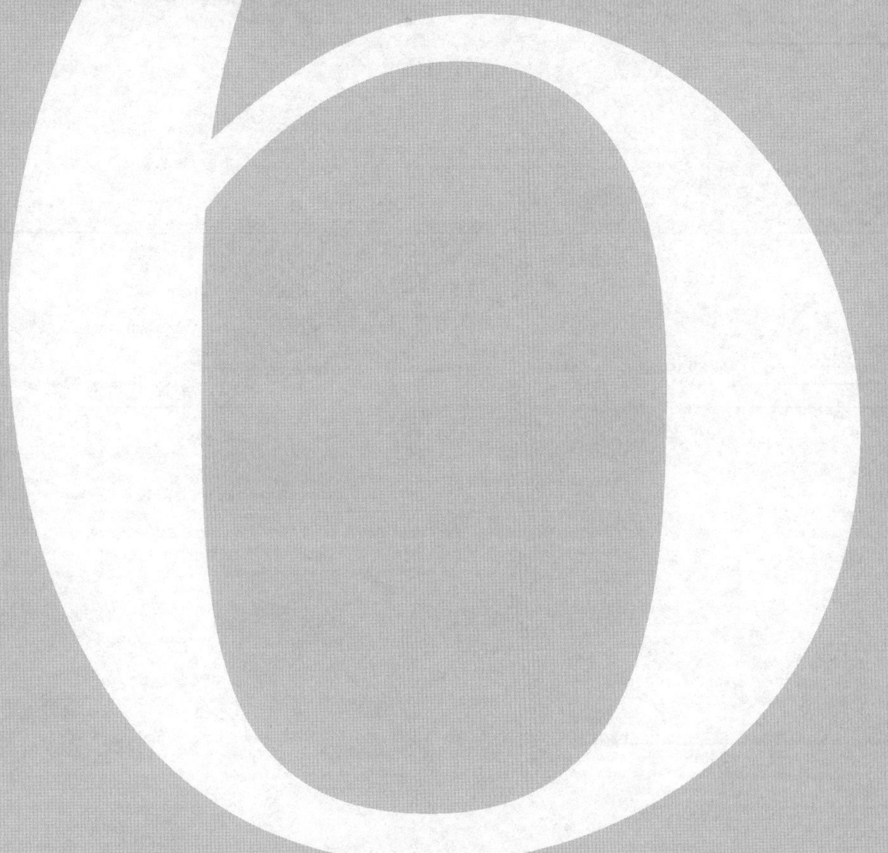

Farmacodinâmica

Glen R Hanson PhD, DDS
Professor of Pharmacology and Toxicology
H Steve White PhD
Associate Professor of Pharmacology and Toxicology
College of Pharmacy and School of Medicine
University of Utah
Salt Lake City, UT 84108

CAPÍTULO **56**

Doenças: Manifestações e Fisiopatologia

Martin C Gregory, BM, BCh, DPhil
Professor
Division of General Internal Medicine
School of Medicine
University of Utah
Salt Lake City, UT 84112

Keith G Tolman, MD
Professor
Division of Gastroenterology
School of Medicine
University of Utah
Salt Lake City, UT 84112

Este capítulo fornece uma breve visão geral de algumas informações básicas sobre as principais doenças e tem por objetivo preparar os estudantes e profissionais atuantes de farmácia para uma assistência mais eficaz como especialistas em farmacologia e consultores de terapia farmacológica.

São discutidos os sinais e sintomas, a fisiopatologia, a etiologia e a epidemiologia das doenças. Incluímos alguns aspectos relevantes da fisiologia, bioquímica, anatomia e patologia para proporcionar uma melhor compreensão das doenças mencionadas. São descritas as manifestações clínicas, bem como os métodos de diagnóstico. Algumas afecções são discutidas de modo mais pormenorizado do que outras, e muitas nem são consideradas. Essa abordagem não-uniforme decorre de variáveis como o estado de nossos conhecimentos, a freqüência da doença, a aplicabilidade da terapia farmacológica e os limites de espaço deste livro. Para obter informações adicionais, o leitor deve consultar livros de medicina ou de disciplinas de ciência básica para aprofundar o material introdutório aqui apresentado.

O uso de algum jargão médico é deliberado. O leitor pode deparar-se com alguns termos desconhecidos, mesmo quando o farmacêutico trabalha no ambiente clínico. As informações apresentadas neste capítulo pretendem, portanto, facilitar a comunicação com outros membros da equipe de profissionais de saúde.

DOENÇAS INFECCIOSAS

Infecções do Trato Urinário

As infecções do trato urinário (ITU) referem-se à presença de bactérias que se multiplicam no trato urinário. Trata-se da infecção bacteriana mais comum observada nos Estados Unidos. As ITU são amplamente divididas em infecções complicadas e não-complicadas. A cistite, uma ITU não-complicada, ocorre com muito mais freqüência e é bem menos perigosa do que ITU complicada, que implica a presença de alguma anormalidade anatômica. A pielonefrite aguda é uma infecção bacteriana aguda do rim. Tende a ocorrer na presença de refluxo vesicoureteral de urina infectada ou se a infecção do trato urinário normal for causada por uma cepa uropatogênica de *Escherichia coli*, cujas *fímbrias P* permitem a ascensão pela uretra sem ser eliminada pelo fluxo urinário. O primeiro caso constitui um problema potencial a longo prazo, enquanto o segundo exige tratamento imediato adequado, mas não representa um risco a longo prazo. A prostatite e a uretrite são infecções da próstata e da bexiga, respectivamente. Ambas podem ser assintomáticas, porém cada uma delas possui sinais e sintomas característicos. As infecções podem ser agudas ou crônicas.

Anatomia e Fisiologia Normais — O trato urinário é um sistema fechado para drenagem da urina dos rins até a bexiga e, por fim, até a sua eliminação através da uretra. Em circunstâncias normais, todo o trato urinário é estéril, à exceção da uretra anterior. Diversos mecanismos de defesa impedem a infecção do trato urinário. O fluxo de urina serve para remover os microrganismos e constitui, provavelmente, o mecanismo de defesa mais importante, podendo eliminar até 99% de microrganismos inoculados experimentalmente na bexiga. A própria urina possui certas características que desfavorecem o crescimento de bactérias. Essas características incluem o pH ácido (5,5), visto que as bactérias preferem um meio mais alcalino, de pH 6 a 8; baixa osmolaridade, habitualmente inferior àquela necessária para o crescimento ótimo das bactérias; e presença de uréia e ácidos orgânicos fracos. A anatomia do trato urinário impede o fluxo retrógrado de urina. As válvulas na junção ureterovesical impedem o refluxo de urina da bexiga para os ureteres e, daí, para os rins. As mulheres possuem uma uretra mais curta do que os homens (4 cm *versus* 12 cm), o que contribui para uma incidência muito maior de ITU nas mulheres. Além disso, a uretra feminina é facilmente colonizada por microrganismos provenientes da vagina ou do reto. As secreções prostáticas são provavelmente antibacterianas. O rim é particularmente suscetível à infecção, devido ao estado hipertônico das papilas e da medula. A hipertonicidade compromete a migração dos leucócitos, a atividade do complemento e a fagocitose, enquanto facilita o desenvolvimento de esferoplastos ou protoplastos pelas bactérias, o que as torna menos sensíveis aos antibióticos.

Etiologia — A maioria das ITU é causada por microrganismos gram-negativos que normalmente residem no intestino grosso. A *Escherichia coli* é responsável por 85% dos primeiros casos de ITU. Outros microrganismos, incluindo *Klebsiella, Enterobacter, Proteus* e *Pseudomonas*, são observados com menos freqüência. A instrumentação do trato urinário constitui um fator predisponente para o desenvolvimento de ITU causada por *Proteus* ou *Pseudomonas*. A uretrite pode ser causada por *Neisseria gonorrhoeae, Chlamydia* e por microrganismos vaginais.

Epidemiologia — A incidência das ITU depende da idade, do sexo, da atividade sexual e da presença de doenças subjacentes. O risco de contrair ITU nas mulheres é de 10 a 20%. A incidência anual situa-se em torno de 1% até a adolescência e atinge 10% aos 50 anos de idade. A incidência é muito menor em mulheres solteiras e maior durante a gravidez. Entre as gestantes com bacteriúria, 20% desenvolvem pielonefrite aguda. No lactente, a taxa de ITU nos indivíduos do sexo masculino, que geralmente está associada a alguma anomalia estrutural, ultrapassa a do sexo feminino. A obstrução urinária devido a uma próstata aumentada nos homens idosos é responsável por uma taxa superior àquela observada em mulheres. Os homens com menos de 50 anos de idade raramente apresentam ITU, a não ser que não tenham sido circuncisados, exibam alguma anormalidade anatômica do trato urinário, mantenham relações anais ativas sem proteção ou sejam portadores de AIDS com contagem de células T CD4 inferior a $200/\mu L$. Os cateteres de demora a longo prazo facilitam a entrada de uropatógenos e dificultam a sua eliminação.

Fisiopatologia — A maioria das ITU é causada por bactérias que ascendem pelo trato urinário através da uretra. Essa infecção ascendente é mais fácil na uretra mais curta das mulheres. A uretra anterior é normalmente colonizada por bactérias provenientes do intestino grosso nos indivíduos do sexo feminino. O traumatismo da uretra feminina que ocorre durante a relação sexual pode impelir as bactérias para a bexiga. Com freqüência, a instrumentação do trato urinário resulta em infecção. É comum a ocorrência de bacteriúria dentro de 24 a 48 h após a colocação de um cateter urinário de demora. A taxa de aquisição de bacteriúria associada ao uso de cateter é de 2 a 6% por dia para cada dia de cateterização.

Normalmente, a micção elimina qualquer bactéria que tenha penetrado na bexiga. Entretanto, certas condições interferem no fluxo de urina e, dessa maneira, predispõem o indivíduo ao desenvolvimento de ITU. A presença de tumores, cálculos, estenoses, divertículos vesicais, anormalidades anatômicas e hipertrofia da próstata pode impedir o fluxo de urina. As anormalidades estruturais, bem como a presença de bexiga neurogênica, podem impedir o esvaziamento completo da bexiga, favorecendo a permanência das bactérias e sua multiplicação na urina residual. As condições que permitem o fluxo retrógrado de urina aumentam a incidência de ITU.

No refluxo vesicoureteral, a urina da bexiga é forçada para os ureteres e, talvez, até o parênquima renal pelo aumento da pressão na bexiga durante a micção. O refluxo uretrovesical pode levar a urina contaminada de volta à bexiga durante a tosse, o espirro ou o riso. Durante a gravidez, o fluxo urinário é parcialmente obstruído pelo aumento de volume do útero, e os ureteres dilatados e a atividade peristáltica diminuída da bexiga favorecem o refluxo. Algumas cepas uropatogênicas de *E coli* possuem adesinas que se ligam a receptores na superfície do epitélio urinário. A forma mais conhecida de adesão ocorre através de fímbrias P existentes na parede celular da bactéria. As fímbrias P fixam-se ao carboidrato de um glicolipídio na célula epitelial. A adesão a esse receptor é aparentemente interrompida por substâncias presentes no suco de uva-do-monte (*cranberry*).

Raramente, as ITU podem ser causadas por disseminação hematogênica de bactérias provenientes de outros locais. Essa forma geralmente envolve a invasão do rim por *Staphylococcus aureus.*

Sinais e Sintomas — A uretrite é acompanhada de sintomas relacionados à micção, incluindo urgência e disúria (dor durante a micção). A cistite caracteriza-se por sintomas de polaciúria, urgência, disúria e, talvez, dor ou pressão na parte inferior do abdome. É raro haver sinais ou sintomas sistêmicos na cistite. A pielonefrite aguda manifesta-se por sintomas que se instalam dentro de poucas horas a 2 dias, incluindo dor na região lombar (dor no flanco), febre de até 39°, calafrios, náusea, vômitos e sintomas locais de urgência e disúria. Ao exame físico, pode haver hipersensibilidade dolorosa sobre o rim, na área do ângulo costovertebral. O exame de urina pode revelar bactérias, leucócitos, eritrócitos e restos epiteliais. Os cilindros leucocitários indicam pielonefrite.

O exame microscópico da urina à procura de leucócitos é suficiente para estabelecer o diagnóstico de ITU na maioria das circunstâncias. Se houver suspeita de ITU complicada, ou se as infecções forem resistentes à terapia, indica-se a realização de culturas e testes de sensibilidade da urina. A cultura é efetuada com uma amostra de urina do jato médio com técnica asséptica. A adequação da coleta pode ser avaliada pela ausência de células epiteliais escamosas ou múltiplos microrganismos na cultura. As células epiteliais escamosas e a presença de múltiplos microrganismos indicam contaminação. Se for obtida uma cultura de menos de 1.000 colônias bacterianas/mL de urina, é pouco provável que exista alguma infecção significativa, visto que as bactérias são, provavelmente, contaminantes da uretra ou da área perineal. Se for constatado um crescimento de 10^3 a 10^4 microrganismos/mL de urina, a interpretação irá depender do aparente grau de contaminação da amostra e da natureza plausível do microrganismo: com freqüência, deve-se repetir a cultura. Se forem obtidos mais de 10^5 microrganismos/mL de urina, o diagnóstico de ITU é correto em 80% dos casos. Quando a amostra de urina é obtida da bexiga, dos ureteres ou da pelve renal por técnica estéril, a presença de qualquer bactéria indica ITU.

A extensão da avaliação diagnóstica de um paciente com ITU depende da idade e do sexo do indivíduo, da presença de doença subjacente e de a ITU ser a primeira infecção. As crianças do sexo masculino devem ser submetidas a uma avaliação completa para excluir quaisquer anormalidades anatômicas. A mulher nos anos reprodutivos pode ser diagnosticada com base no exame de urina e na coloração das bactérias na urina pelo método de Gram se essa for a primeira infecção. As infecções posteriores podem ser diagnosticadas apenas pelos sintomas presentes. São obtidas culturas em outras situações. As ITU recorrentes e, em particular, as infecções que não desaparecem com um curso de tratamento de 3 dias necessitam de avaliação diagnóstica completa.

Em pacientes com ITU aguda, os sintomas podem regredir com ou sem terapia. A pielonefrite aguda pode regredir espontaneamente ou deixar uma cicatriz permanente. Em geral, os pacientes com doença subjacente não apresentam bacteriúria assintomática contínua. Entretanto, para pacientes com cálculos, obstrução, refluxo ou outras anormalidades anatômicas, a erradicação do microrganismo é difícil. Esses pacientes correm risco de septicemia ou de ITU repetidas, que são freqüentemente causadas pela persistência dos mesmos microrganismos.

Doença Sexualmente Transmissível

A doença sexualmente transmissível (DST) refere-se a uma doença adquirida através de atividade sexual. Existem muitas doenças nessa categoria, e a DST não se refere a nenhuma delas especificamente, de modo que o termo é confuso.

GONORRÉIA (GC) — Trata-se de uma doença extremamente comum, transmitida por contato genital, anogenital ou orogenital.

Etiologia — A gonorréia é causada pelo diplococo gram-negativo *Neisseria gonorrhoeae,* uma bactéria exigente, não-formadora de esporos. Esse microrganismo exige condições especiais para o seu crescimento. Morre rapidamente em *swab* seco, sobrevive apenas por um breve período de tempo numa toalha úmida e não cresce em temperatura ambiente. Determinadas cepas de *N gonorrhoeae* mostram-se resistentes à penicilina e à tetraciclina. Não existe nenhum reservatório não-humano da gonorréia.

Epidemiologia — A gonorréia é uma pandemia nos Estados Unidos, particularmente nas áreas urbanas pobres. A maior incidência é observada em indivíduos entre 15 e 24 anos de idade, e é mais comum no sexo masculino.

Fisiopatologia — Após a inoculação de gonococos por uma pessoa infectada numa mucosa, ocorre invasão local. A característica básica da GC consiste na formação de pus amarelo copioso. Os locais comuns de inoculação incluem a faringe, a uretra, o colo do útero e o ânus. O período de incubação da gonorréia é de 3 a 5 dias. Uma vez inoculada no trato genital, a infecção pode ascender, sobretudo nos indivíduos do sexo feminino. A epididimite e a prostatite são raras. Na mulher, o gonococo não sobrevive bem no útero, porém infecta as tubas uterinas em cerca de 15% dos casos. Essa infecção pode resultar em cicatriz e posterior esterilidade. Cerca de 1 a 3% dos adultos afetados desenvolvem gonococcemia, e dois terços são representados por mulheres. Os locais distantes de infecção incluem articulações, meninges, valvas cardíacas e pele.

Sinais e Sintomas — As manifestações clínicas da gonorréia dependem do local e da duração da infecção e da ocorrência de disseminação local ou sistêmica.

Em 90 a 95% dos homens infectados, ocorre corrimento uretral amarelo, purulento e profuso, associado a disúria e polaciúria. Caso não seja tratada, a uretrite sofre resolução em 8 semanas. As infecções anorretais são habitualmente assintomáticas, mas podem produzir queimação ou prurido anorretal, tenesmo e corrimento retal sanguinolento e mucopurulento. Esses sintomas podem desaparecer sem tratamento. As infecções faríngeas podem produzir tonsilite exsudativa, embora sejam mais comumente assintomáticas.

Apenas 5 a 10% das mulheres infectadas desenvolvem sintomas, que consistem em disúria, polaciúria, corrimento vaginal aumentado, sangramento menstrual anormal e desconforto anorretal. Os sintomas da uretrite podem ser confundidos com uma ITU, e o aumento do corrimento vaginal pode ser atribuído a uma vaginite. A vaginite e a ITU podem ocorrer concomitantemente com a GC. A hipersensibilidade e a dor na parte inferior do abdome sugerem doença inflamatória pélvica. Além disso, podem ocorrer febre, calafrios, náusea, vômitos e leucocitose. O exame físico revela sinais de peritonite pélvica.

A gonococcemia pode constituir o primeiro sinal de doença disseminada e consiste em febre, poliartralgias e lesões cutâneas papulares, petequiais, pustulares, hemorrágicas ou necróticas, que habitualmente se localizam na parte distal dos membros. A tenossinovite ou a artrite séptica de uma única articulação grande ou de várias articulações habitualmente acompanham os sinais e sintomas da gonococcemia, mas também podem precedê-los. O líquido sinovial é purulento, e a ocorrência de destruição articular é muito rápida sem tratamento apropriado.

O diagnóstico de gonorréia no homem é estabelecido com base na coloração do corrimento uretral pelo método de Gram, que revela a presença de diplococos gram-negativos no interior dos leucócitos. Se os diplococos gram-negativos observados forem extracelulares, é necessário efetuar uma cultura para o diagnóstico. O diagnóstico de gonorréia na mulher é estabelecido pela cultura de uma amostra do colo do útero. Deve-se efetuar também uma cultura de amostra do canal anal e da faringe em mulheres e homens homossexuais. As hemoculturas têm pouca probabilidade de serem positivas para gonococos dentro de 48 h após o início da gonococcemia.

SÍFILIS — Trata-se de uma infecção sistêmica crônica caracterizada por três estágios que progridem no decorrer de muitos anos. Na sífilis não-tratada, verifica-se finalmente a ocorrência de degeneração do sistema nervoso central e do sistema cardiovascular.

Etiologia — A sífilis é causada pelo espiroqueta *Treponema pallidum,* um microrganismo espiralado que não é visualizado ao microscópio óptico comum, mas que pode ser identificado utilizando-se a técnica de campo escuro. Não foram efetuadas culturas do microrganismo, devido às exigências específicas para o seu crescimento. O único hospedeiro natural do *T pallidum* é o homem.

Epidemiologia — A incidência da sífilis aumentou durante a última década. A incidência da sífilis terciária e da sífilis congênita vem declinando desde 1943, mas aumentou a níveis epidêmicos em 1982 e 1990. A exemplo de outras doenças venéreas, a sífilis é mais comum entre indivíduos não-caucasianos pobres de áreas urbanas, usuários de drogas, homossexuais e pacientes infectados por HIV.

Fisiopatologia — Quase todos os casos de sífilis são adquiridos por contato sexual com lesões infecciosas. A sífilis raramente pode ser adquirida por contato pessoal não-sexual, contato com fômito contaminado, transfusões sangüíneas e *in utero*. O espiroqueta penetra na mucosa intacta ou pele escoriada e penetra nos linfáticos e no sangue em poucas horas. O período médio de incubação para a sífilis é de 21 dias; entretanto, varia de 10 a 90 dias, dependendo do tamanho do inóculo. A sífilis primária caracteriza-se, essencialmente, por uma úlcera solitária, habitualmente elevada, de consistência firme e indolor no local de inoculação. O cancro primário cicatriza espontaneamente em 2 a 6 semanas. O cancro é altamente infeccioso. A sífilis secundária aparece dentro de aproximadamente 6 semanas após a cicatrização do cancro e manifesta-se por exantema maculopapular simétrico e linfadenopatia generalizada indolor. O exantema desaparece em 2 a 6 semanas, e o paciente passa para o estágio latente, que só pode ser detectado por teste sorológico. Em cerca de um terço dos pacientes não-tratados, verifica-se o desenvolvimento de sífilis terciária, que pode manifestar-se pela presença de gomas em qualquer parte do corpo ou por degeneração do sistema nervoso central ou sistema cardiovascular.

Sinais e Sintomas — O cancro surge como uma pápula, que rapidamente sofre erosão e forma uma úlcera. O cancro é encontrado mais comumente na genitália externa ou no canal anal, mas pode aparecer em qualquer parte. É indolor quando localizado na genitália. Além disso, podem ocorrer lesões primárias atípicas.

A *sífilis secundária* caracteriza-se pelo aparecimento de máculas róseas ou vermelhas não-pruriginosas no tronco e nas partes proximais dos membros. Em cerca de 1 a 2 meses, surgem também lesões papulares vermelhas que podem progredir para lesões pustulares ou necróticas. As lesões são disseminadas e podem acometer as palmas e as plantas, bem como a face e o couro cabeludo. As pápulas podem descamar, porém não se observam vesículas. É comum a ocorrência de linfadenopatia e cefaléia.

A *sífilis terciária*, que é observada em 5% dos pacientes, pode acometer o SNC de três maneiras. Pode ocorrer sífilis meningovascular dentro de 5 a 10 anos após a infecção primária, envolvendo inflamação da pia-máter e da aracnóide. Podem-se observar sintomas focais ou disseminados. A paresia geral reflete a lesão parenquimatosa disseminada ao cérebro. Provoca alterações na personalidade, no afeto, intelecto, discernimento, orientação, capacidade de cálculo e percepção. É provável haver reflexos hiperativos, dificuldade na fala e pupilas irregulares pequenas que reagem a curta distância, mas não à luz. A paresia geral surge dentro de cerca de 20 anos após a infecção. O *tabes dorsalis* é devido à desmielinização das colunas posteriores, das raízes dorsais e dos gânglios das raízes dorsais da medula espinhal. Os sinais e sintomas consistem em ataxia, marcha de base alargada, pés arrastados, parestesias e distúrbios vesicais. Podem ocorrer impotência e perda dos sentidos de posição, dor profunda e sensações térmicas. Pode-se verificar o desenvolvimento de degeneração articular trófica e de úlceras dos pés em conseqüência da perda de sensação da dor. O *tabes dorsalis* ocorre dentro de 20 a 30 anos após a infecção.

Em indivíduos co-infectados pelo HIV, a persistência dos cancros, a infecção secundária e neurossífilis precoce podem ser mais comuns.

O **HERPES GENITAL** é uma DST comum nos Estados Unidos. Ocorre nas formas aguda (primária) e recorrente.

Etiologia — A grande maioria dos casos de herpes genital é causada pelo vírus do herpes simples Tipo 2 (HSV-2). Um número muito pequeno pode ser causado pelo vírus do herpes simples Tipo 1 (HSV-1) ou por uma infecção concomitante por ambos os tipos. O vírus do herpes simples é um vírus de DNA, identificado através de culturas e testes sorológicos para anticorpos contra o vírus.

Epidemiologia — O herpes genital já alcançou proporções epidêmicas nos Estados Unidos, e a taxa de ocorrência parece estar aumentando. A incidência máxima é observada durante os anos sexualmente ativos, embora todos os grupos etários sejam afetados. As infecções herpéticas ocorrem em todos os grupos socioeconômicos. Os episódios recorrentes podem ser mais freqüentes do que os primários.

Fisiopatologia — O herpes genital é primariamente contraído através do contato sexual com um indivíduo portador de infecção ativa. A infecção primária consiste em vesículas agrupadas numa base inflamada. A disseminação ocorre pelos linfáticos, sangue e nervos sensitivos ascendentes: o vírus reside nos gânglios das raízes dorsais e migra periodicamente para a pele, onde provoca lesões. As causas de reativação do estágio latente não estão bem estabelecidas. Com freqüência, é difícil identificar casos primários de herpes genital, visto que muitos casos são assintomáticos. Em geral, os episódios recorrentes são de duração mais curta, menos graves, e têm menos tendência a estar associados ao comprometimento sistêmico em comparação com os casos primários.

Sinais e Sintomas — O aparecimento das lesões cutâneas é habitualmente precedido de um estágio prodrômico. Os sintomas durante essa fase podem consistir em dor, sensação de formigamento ou prurido. Em geral, dentro de 24 h, surgem as lesões, que inicialmente são papulares e progridem rapidamente para os estágios vesicular, de formação de úlcera e crosta num paciente assintomático sob os demais aspectos. Pode ocorrer comprometimento sistêmico nos recém-nascidos e pacientes imunocomprometidos.

O episódio primário típico estende-se por 2 a 3 semanas, enquanto os casos recorrentes são muito mais curtos (5 a 10 dias). A doença recorrente tem mais tendência a ser observada em pacientes com episódio inicial mais grave, recidiva prévia, história de DST, idade mais jovem e imunossupressão. Embora as lesões sejam freqüentemente limitadas aos órgãos genitais e à área perineal, elas também podem ocorrer nas coxas e nádegas.

O diagnóstico de herpes genital é estabelecido com base na história clínica, exame físico e cultura de raspado ou biopsia. As técnicas sorológicas podem ajudar a estabelecer o diagnóstico de uma infecção primária. A detecção do DNA do HSV pela reação em cadeia da polimerase (PCR) fornece uma demonstração rápida, sensível e específica da infecção utilizando amostras de líquido cefalorraquidiano (LCR) ou tecido ou líquido das vesículas.

Infecções do Trato Respiratório

Essas infecções são as mais comuns das doenças agudas. Os agentes etiológicos incluem vírus, bactérias, micoplasmas e, raramente, outros microrganismos. Cerca de 95% das infecções respiratórias superiores (IRS) são causados por vírus. As infecções das vias respiratórias inferiores freqüentemente indicam um comprometimento das defesas do hospedeiro.

Anatomia e Fisiologia Normais — Diversos microrganismos normalmente colonizam a nasofaringe. Esses microrganismos não são, em sua maioria, patogênicos e voltam a crescer após a antibioticoterapia. A flora normal pode inibir o crescimento de microrganismos patogênicos. Os patógenos potenciais muitas vezes colonizam as vias respiratórias superiores; embora freqüentemente não provoquem infecção no hospedeiro, eles transmitem doença para outros (por exemplo, meningococo). Em alguns indivíduos, os colonizadores transitórios podem tornar-se infecciosos. Os microrganismos anaeróbios representam 90% da flora normal das vias respiratórias superiores. Além disso, a flora normal geralmente não se estende além da faringe, de modo que a parte restante do trato respiratório é estéril nos indivíduos sadios.

Os pulmões são protegidos por diversos mecanismos de defesa. O revestimento do trato respiratório é constituído por superfícies viscosas às quais as partículas aderem. As partículas de mais de 5 mm são, em geral, filtradas eficientemente e, assim, não atingem os alvéolos. Os pulmões também dispõem de mecanismos para remover as partículas que alcançam os brônquios ou alvéolos. A tosse e o espirro são defesas naturais para remover as partículas. O trato respiratório inferior é revestido por células epiteliais ciliadas. O muco secretado pelas células caliciformes ajuda a reter as partículas e suspendê-las para serem transportadas pelos cílios. Esse sistema de transporte mucociliar constitui o mecanismo mais importante de remoção de partículas. Os macrófagos localizados nos alvéolos podem ingerir as partículas. Anticorpos específicos e outros fatores solúveis, como a lactoferrina e a lisozima, também contribuem para a remoção das partículas. Se não for possível remover ou destruir uma partícula no interior do pulmão, forma-se um granuloma ao redor, enclausurando-a.

Os mecanismos de defesa normais do pulmão podem ser suprimidos por fatores ambientais, como poluição do ar, tabagismo, drogas como o álcool e anestésicos, bem como por vários estados mórbidos, como a insuficiência cardíaca congestiva (ICC) e a leucemia.

Etiologia — Mais de 150 sorotipos, representando 12 grupos de vírus, foram associados às IRS. Os rinovírus são responsáveis por 40% dos casos de doença respiratória, os adenovírus, por 2 a 10%, enquanto o restante é causado pelo vírus sincicial respiratório, coronavírus ou vírus da influenza.

Epidemiologia — As infecções respiratórias superiores exibem uma variação sazonal, sendo a incidência mais elevada no inverno e mais baixa no verão. Esse tipo de infecção viral é transmitido principalmente através da tosse e do espirro de perdigotos infecciosos; entretanto, a transmissão ocorre principalmente através da contaminação das mãos e de objetos por secreções nasais e saliva. A infecção depende do tamanho do inóculo e da resposta do hospedeiro.

Fisiopatologia — Os vírus respiratórios causam descamação da mucosa e, conseqüentemente, diminuem os mecanismos de defesa dos pulmões. Isso predispõe a infecções bacterianas graves, embora essa supra-infecção seja apenas observada numa minoria de pacientes.

Sinais e Sintomas — Os sinais e sintomas de uma IRS viral são familiares e conhecidos como *resfriado comum.* Consistem numa síndrome de coriza caracterizada por congestão e secreção nasais, espirros, faringite de grau moderado e sintomas constitucionais leves. Pode ou não haver febre. As crianças com rinovírus podem desenvolver bronquite, bronquiolite e pneumonia. Tanto as crianças quanto os adultos com adenovírus, vírus sincicial respiratório ou vírus da influenza podem desenvolver infecção respiratória inferior.

As **INFECÇÕES ESTREPTOCÓCICAS** são importantes, devido à gravidade da doença aguda, bem como às complicações tardias, que não são infecciosas, porém mediadas imunologicamente. As infecções agudas do trato respiratório incluem faringite estreptocócica, escarlatina e pneumonia. As complicações tardias consistem em febre reumática aguda, cardiopatia reumática e glomerulonefrite pós-estreptocócica aguda.

Etiologia — Os estreptococos são cocos gram-positivos que tendem a formar cadeias. Foram identificados três grupos com base na sua capacidade de hemolisar eritrócitos em meios de cultura pelas enzimas estreptolisina O e S. Os três grupos são representados pelo estreptococo alfa ou viridans, estreptococo beta-hemolítico e estreptococo gama-não-hemolítico. Existem 13 tipos sorológicos de estreptococos, designados pelas letras A a O. A maioria das IRS bacterianas é causada por estreptococos do grupo A. As complicações tardias de febre reumática e glomerulonefrite só foram atribuídas aos estreptococos do grupo A.

Epidemiologia — As infecções estreptocócicas acometem toda a população. As infecções estreptocócicas respiratórias são mais comuns durante os meses mais frios. A IRS por estreptococos pode ser transmitida por inalação de secreções respiratórias. Ocorrem epidemias de IRS estreptocócicas. Os lactentes com menos de 3 meses de idade raramente apresentam infecções causadas por estreptococos. Em geral, a escarlatina é uma doença de crianças entre 6 meses e 10 anos de idade. É comum a ocorrência de faringite estreptocócica entre crianças e adultos jovens. Até 20% da população são portadores assintomáticos do estreptococo do grupo A.

Fisiopatologia — Os estreptococos são inalados na nasofaringe e normalmente são removidos pelos mecanismos de defesa ou tornam-se colonizadores transitórios. O tamanho do inóculo, a virulência do microrganismo, a presença de imunidade tipo-específica e os mecanismos de defesa do hospedeiro é que determinam se ocorrerá infecção. A imunidade tipo-específica persiste por vários anos.

Sinais e Sintomas — As infecções estreptocócicas caracterizam-se por uma síndrome clínica variável, e até 40% dos indivíduos podem ser assintomáticos. O período de incubação é habitualmente de 3 a 5 dias. O início é agudo, e a doença consiste em febre, calafrios, cefaléia, faringite, anorexia, mal-estar e, nas crianças, náusea e vômitos. Os sintomas atingem o seu auge em 1 a 2 dias. A deglutição agrava a faringite, verifica-se a presença de rouquidão, e podem ocorrer congestão e secreção nasais, bem como tosse improdutiva. É comum haver otalgia. A escarlatina é uma faringite estreptocócica seguida de exantema com palidez circum-oral.

Os pacientes com faringite estreptocócica podem estar leve a moderadamente doentes, com febre de até 40°, taquicardia e parte posterior da faringe e palato mole difusamente vermelhos. A úvula está edemaciada. Tipicamente, ocorre exsudato amarelo das tonsilas, que pode ser raspado sem sangramento. A secreção nasal é espessa e mucopurulenta e pode conter sangue.

A evolução clínica de uma IRS estreptocócica é curta, com resolução da febre em 3 a 4 dias nos adultos ou em 5 a 9 dias nas crianças. A esfoliação do epitélio começa quando o exantema da escarlatina desaparece.

O diagnóstico de faringite estreptocócica é estabelecido por um imunoensaio óptico rápido ou cultura de garganta para estreptococos beta-hemolíticos do grupo A positivo na presença de história clínica, sinais e sintomas característicos.

A **PNEUMONIA** é uma infecção dos alvéolos que só ocorre quando o comprometimento das defesas do hospedeiro permite o acesso dos microrganismos aos alvéolos e o processo infeccioso não consegue ser contido. A pneumonia acomete indivíduos com doença cardiopulmonar subjacente, comprometimento imunológico, tabagismo ou alcoolismo. Sua ocorrência também é mais provável em indivíduos que recentemente tiveram pneumonia viral ou que foram submetidos a anestesia geral.

Etiologia — O *Pneumococcus* (*Streptococcus pneumoniae*) é um coco gram-positivo encapsulado, que habitualmente cresce em pares, daí a designação diplococo.

Epidemiologia — Em diferentes circunstâncias e estações, 5 a 60% da população são portadores assintomáticos do pneumococo. A infecção é mais prevalente no inverno e na primavera. Quase 500.000 pacientes com pneumonia são internados a cada ano. A incidência da doença é maior entre homens de 30 a 50 anos de idade com bronquite crônica e/ou enfisema. A incidência da pneumonia pneumocócica sofreu pouca mudança, embora a taxa de mortalidade tenha diminuído acentuadamente com o advento dos antibióticos. O *Pneumococcus* é responsável por 30 a 60% dos casos de pneumonia adquirida na comunidade. Outros microrganismos comuns adquiridos na comunidade incluem *Chlamydia pneumoniae, Moraxella catarrhalis* e *Haemophilus influenzae.* O *Mycoplasma pneumoniae,* a *Legionella pneumophila,* a *Klebsiella* e os estafilococos são menos comuns. A discussão a seguir trata apenas da pneumonia pneumocócica. Juntas, a pneumonia e a influenza são responsáveis por mais mortes do que qualquer outra doença infecciosa e constituem a sexta causa principal de morte nos Estados Unidos.

Fisiopatologia — Não ocorrem infecções pneumocócicas da nasofaringe ou da faringe, embora ocorra otite média. O comprometimento dos mecanismos normais de defesa dos pulmões propicia o desenvolvimento da pneumonia. Os pneumococos são aspirados no pulmão e, em geral, alojam-se no lobo inferior direito, médio direito ou inferior esquerdo, onde se multiplicam rapidamente. A resposta aos microrganismos em multiplicação envolve a transudação de líquido nos alvéolos, que constitui um meio de crescimento para o microrganismo e uma forma de disseminação local para outros alvéolos, segmentos, lóbulos, lobos e pleura. Os leucócitos polimorfonucleares são recrutados para fagocitar as bactérias. Os macrófagos aparecem mais tarde, removendo a fibrina e os resíduos. Os anticorpos dirigidos contra os pneumococos intensificam a fagocitose e induzem a aglutinação e adesão dos microrganismos à parede alveolar, diminuindo assim a disseminação da infecção. A bacteremia é habitualmente transitória. As complicações incluem infecções das meninges, articulações, peritônio, pleura e pericárdio.

Sinais e Sintomas — A evolução clínica da pneumonia pneumocócica é clássica. A pneumonia pode ser precedida de uma síndrome de IRS de poucos dias. A instalação é abrupta, e o paciente freqüentemente pode determinar a hora de início. Em 80% dos pacientes, ocorrem calafrios súbitos e rápida elevação da temperatura, com taquicardia e taquipnéia. Em 75% dos casos, aparecem dor torácica pleurítica e tosse produtiva. O escarro é mucóide e de cor rosada ou ferrugem. A dispnéia é uma queixa comum. O paciente apresenta-se agudamente doente, mas não se queixa de náusea, cefaléia ou mal-estar. Quando não-tratados, os sinais e sintomas persistem por 7 a 10 dias. A seguir, ocorrem diaforese, queda súbita da temperatura e notável melhora. O colapso circulatório e a insuficiência cardíaca são comuns nos casos fatais.

Ao exame físico, os sons respiratórios estão diminuídos, e verifica-se a presença de estertores e roncos. A radiografia de tórax revela uma densidade homogênea nas áreas afetadas. Ocorre leucocitose, com 70 a 90% de leucócitos polimorfonucleares maduros ou imaturos, constituindo o *desvio para a esquerda.* A hemocultura é positiva em apenas 20 a 30% dos casos. A coloração do escarro pelo método de Gram revela numerosos leucócitos polimorfonucleares e cocos gram-positivos, geralmente em pares.

Os sinais de prognóstico sombrio incluem leucopenia, bacteremia, comprometimento multilobar, infecção extrapulmonar, doença sistêmica subjacente e colapso circulatório. A taxa de mortalidade na pneumonia pneumocócica é de cerca de 5%, a despeito do tratamento apropriado.

INFECÇÕES DO TRATO RESPIRATÓRIO CAUSADAS POR MICOPLASMA — O *Mycoplasma pneumoniae* (antigamente denominado microrganismo semelhante à pleuropneumonia [PPLO] ou agente de Eaton) causa infecções assintomáticas, IRS e pneumonia. A pneumonia por micoplasma foi denominada pneumonia atípica para diferenciá-la da pneumonia pneumocócica, embora a distinção clínica não seja nítida.

Etiologia — Os micoplasmas são microrganismos singulares de tamanho extremamente pequeno. Em lugar da parede celular, cada micoplasma é circundado por uma membrana. Como carecem de paredes celulares, esses microrganismos são resistentes aos antibióticos β-lactâmicos. Com freqüência, os micoplasmas podem ser encontrados na flora normal do trato respiratório superior.

Epidemiologia — A infecção, que é transmitida por inalação de secreções respiratórias, caracteriza-se pela sua ocorrência entre muitos membros da família ou em grande número de pessoas que vivem em ambientes de aglomeração, como bases militares e dormitórios universitários. As infecções por micoplasmas são comuns entre crianças e adultos jovens e raramente são observadas em indivíduos com mais de 40 anos de idade. O *Mycoplasma pneumoniae* é responsável por 15 a 20% de todos os casos de pneumonia. As infecções por micoplasma são mais comuns no inverno.

Sinais e Sintomas — O período de incubação varia de 9 a 12 dias. A doença começa na forma de IRS, que progride para a bronquite e a pneumonia em 3 a 10% dos casos. O sintoma mais característico consiste em tosse improdutiva. Nos casos de pneumonia, a tosse pode produzir, posteriormente na evolução, um escarro tingido de sangue. É comum a ocorrência de cefaléia, mal-estar generalizado, mialgias, congestão nasal e faringite. Em geral, 40% dos membros da família apresentam os mesmos sintomas.

A evolução clínica da doença é variável. A febre pode persistir por 2 semanas nos casos não-tratados. As anormalidades na radiografia de tórax persistem por 7 a 10 dias ou mais nos casos tratados e por 3 semanas naqueles não-tratados. A pneumonia é habitualmente multilobar e pode ser bilateral. Os lobos inferiores são mais comumente acometidos do que os lobos superiores. O infiltrado é menos denso do que na pneumonia bacteriana e, com freqüência, exibe padrão intersticial. Em geral, os achados físicos ao exame do tórax são muito menos notáveis do que a gravidade da doença observada na radiografia de tórax.

As complicações são raras, mesmo sem tratamento.

O diagnóstico baseia-se na história e no quadro clínico, bem como na radiografia de tórax. Observa-se um aumento mínimo na contagem de leucócitos, sem *desvio para a esquerda.* Pode haver linfocitose, com a presença de formas atípicas. As crioaglutininas estão positivas em 50% dos casos depois da 2.ª semana de doença. Um teste mais sensível e específico consiste na elevação dos anticorpos específicos contra micoplasma. A cultura dos micoplasmas leva 2 a 4 semanas.

INFECÇÕES DO TRATO RESPIRATÓRIO CAUSADAS POR *LEGIONELLA*

Epidemiologia — A *Legionella pneumophila* é disseminada nos abastecimentos de água, bem como no solo. Com freqüência, os surtos foram transmitidos através do abastecimento de água, favorecendo a contaminação dos indivíduos suscetíveis através de banhos e inalação de aerossol. Foram registrados surtos transmitidos pela água em hotéis e entre pacientes imunossuprimidos em hospitais.

Etiologia — A *L pneumophila* é um bastonete gram-negativo curto. São conhecidos 23 sorotipos.

Fisiopatologia — Os microrganismos inalados depositam-se nos alvéolos e são ingeridos por macrófagos. A bactéria vive no meio intracelular, e os anticorpos não são protetores. Nos pacientes que se recuperam, a imunidade celular elimina os microrganismos e impedem a reinfecção.

Sinais e Sintomas — Depois de um período de incubação de 2 a 10 dias e de um pródromo de mal-estar, mialgias e cefaléia leve de 1 dia de duração, verifica-se a rápida instalação de febre alta, calafrios, tosse improdutiva e aumento da freqüência respiratória. Muitos pacientes também apresentam dor pleurítica. Tipicamente, o escarro não se torna purulento. Podem-se observar vários sintomas extratorácicos, como dor abdominal, vômitos e diarréia. A infecção pode disseminar-se para o SNC, olhos, pericárdio, rim e trato GI. Em geral, não é possível identificar o microrganismo através de coloração direta; entretanto, pode-se efetuar uma cultura a partir de uma amostra de escarro ou outras amostras. Em cerca de um quinto dos casos, pode-se estabelecer rapidamente o diagnóstico com coloração imunofluorescente direta do escarro ou lavado broncoalveolar. A *Legionella pneumophila* do sorogrupo 1, mas não de outros sorogrupos, pode ser diagnosticada por radioimunoensaio do antígeno de *Legionella* na urina. Em muitos casos, nenhum desses testes leva ao diagnóstico, que é estabelecido por uma elevação de quatro vezes nos títulos de anticorpos.

Tuberculose

A tuberculose (TB) é uma infecção bacteriana cuja prevalência diminuiu acentuadamente nos Estados Unidos, mas que continua representando uma ameaça. Embora a TB possa acometer muitos órgãos, a TB pulmonar é a mais comum. A tuberculose bovina foi praticamente erradicada.

Etiologia — O *Mycobacterium tuberculosis* é um microrganismo em forma de bastonete que exige uma alta tensão de oxigênio para o seu crescimento ótimo e que não produz nenhuma toxina ou enzima. O microrganismo possui propriedades singulares de coloração, devido à composição lipídica da parede celular. A coloração com carbolfucsina não é removida com ácido, daí a designação *ácido-resistente.* Pode-se efetuar a cultura dos bacilos.

Epidemiologia — Desde o início do século 20, a incidência da TB declinou nos Estados Unidos; entretanto, esse declínio foi marcado por um aumento em torno de 1980, quando houve um influxo de refugiados da Indochina. Seguiu-se uma segunda elevação de cerca de 20% em 1985-1992, acometendo, em grande parte, indivíduos infectados pelo HIV. Em 1997, nos Estados Unidos, foram notificados menos de 20.000 casos. Com freqüência, são observadas microepidemias em asilos e famílias. A infecção é mais comum nos indivíduos pobres ou que vivem em asilos, prisões e centros de cidades do interior, particularmente se forem desabrigados. Outros indivíduos que correm alto risco incluem imigrantes, hispânicos, afro-americanos, alcoólatras, usuários de drogas e pacientes que foram submetidos a gastrectomia ou que apresentam câncer, transplante renal, insuficiência renal e outra afecção debilitante crônica.

Os bacilos da tuberculose são aerossolizados como gotículas durante a tosse de um indivíduo com doença cavitária. Após evaporação, os núcleos das gotículas, cujo diâmetro é de 1 a 5 mm, podem alcançar os alvéolos e estabelecer uma infecção no hospedeiro suscetível. A infectividade de um paciente está relacionada com a gravidade da doença, o número de bacilos na lesão e a proximidade e o tempo de contato. Uma pessoa infectada não é mais considerada contagiosa depois de cerca de 2 semanas de quimioterapia apropriada.

Fisiopatologia — Os bacilos da tuberculose são inalados e depositados nos alvéolos periféricos em todo o pulmão. Antes que a infecção possa ser contida por uma resposta celular local, os bacilos são drenados para os linfonodos no hilo e, a seguir, disseminados por todo o corpo através da corrente sangüínea.

Os locais onde os bacilos se estabelecem incluem os ápices dos pulmões, o córtex renal, as extremidades dos ossos em crescimento e outras áreas de alta tensão de oxigênio. Verifica-se o desenvolvimento de imunidade celular em várias semanas, envolvendo linfócitos, macrófagos e células gigantes. Uma vez desenvolvida a imunidade celular, a reação forma granulomas nos locais de infecção, e, com o decorrer do tempo, pode ocorrer necrose caseosa nesses granulomas. Durante o processo de caseificação, o material citotóxico liberado pelos linfócitos T destrói os bacilos, bem como o tecido circundante. A seguir, os locais cicatrizam por resolução, fibrose e calcificação. Em alguns casos, a imunidade é inadequada, com conseqüente desenvolvimento de infecção maciça. As lesões cicatrizadas ainda contêm bacilos viáveis. Esses microrganismos podem permanecer latentes durante a vida do indivíduo. Em 10% dos casos, essas lesões desenvolvem-se em doença clínica após a infecção inicial.

Sinais e Sintomas — Em geral, a infecção inicial da TB primária produz poucos sinais ou sintomas. O período de incubação é de 4 a 8 semanas. Pode haver febre leve e mal-estar com o desenvolvimento da hipersensibilidade à tuberculina. Em alguns casos, sobretudo em crianças com menos de 3 anos de idade, a infecção primária pode resultar em infecção maciça.

A tuberculose pulmonar geralmente ocorre depois de um período de dormência num indivíduo previamente infectado. O início é insidioso. O paciente pode ser assintomático, e o diagnóstico é estabelecido por uma radiografia de tórax de rotina. Pode ocorrer febre de até 40° no final da tarde ou à noite. A sudorese noturna é comum. Podem ocorrer mal-estar generalizado, fadiga, irritabilidade e perda de peso. É comum haver tosse produtiva de escarro verde ou amarelo, que pode ser raiado de sangue. Quando ocorre cavitação, o material altamente infeccioso passa para os brônquios e é expelido pela tosse.

A disseminação da tuberculose pulmonar para a pleura resulta em dor torácica pleurítica e na formação de derrame pleural como parte da reação inflamatória. A presença de grande derrame pode comprimir o pulmão e causar dispnéia. A tuberculose também pode disseminar-se dos pulmões ou dos linfonodos para o pericárdio, onde ocorre o mesmo processo inflamatório. Pode-se ouvir um atrito de fricção. Mais tarde, o pericárdio inflamado pode sofrer fibrose, calcificar, restringir os movimentos cardíacos e manifestar-se na forma de ICC.

Durante a disseminação, os bacilos implantam-se nos rins, ossos, supra-renais e meninges. Em cada um desses locais, observa-se o processo inflamatório, com caseificação e liquefação. Se a infecção não for contida, pode ocorrer disseminação local. A tuberculose no rim pode resultar em infecção do resto do trato genitourinário (GU), manifestando-se na forma de cistite, epididimite ou prostatite. Nas mulheres, a tuberculose das tubas uterinas e do útero pode resultar em dor abdominal, corrimento vaginal, esterilidade ou gravidez ectópica. A espondilite pode resultar em dor localizada nas costas ou compressão da medula espinhal. A tuberculose das glândulas supra-renais pode destruí-las e causar doença de Addison. Observa-se também a ocorrência de meningite tuberculosa. Os sinais e sintomas consistem em cefaléia, inquietação, irritabilidade, náusea, vômitos e rigidez do pescoço. Uma alteração da atividade mental pode constituir o único sinal da doença.

A tuberculose miliar é uma disseminação maciça dos bacilos da tuberculose por todo o corpo. As lesões são encontradas, além dos locais anteriormente mencionados, no fígado, baço e outros órgãos que não apresentam alta tensão de oxigênio. Os sinais e os sintomas são inespecíficos e consistem em dispnéia, perda de peso, fraqueza, febre, sudorese noturna e distúrbios GI. A morte é uma conseqüência certa, a não ser que o tratamento apropriado seja imediatamente instituído. O diagnóstico baseia-se numa biopsia do fígado ou da medula óssea, revelando a presença de granulomas caseosos.

O diagnóstico da tuberculose baseia-se na realização de um teste cutâneo com tuberculina, que é a fração proteica dos bacilos da tuberculose. Entretanto, esse teste é incapaz de discriminar entre doença latente e ativa. Os linfócitos sensibilizados acumulam-se no local da injeção intradérmica de tuberculina. São injetadas cinco unidades de tuberculina, e efetua-se a leitura do teste cutâneo em 48 a 72 h. O critério de teste positivo depende da idade do paciente, do grau de exposição e da presença do HIV. São obtidos resultados falso-positivos em 15 a 20% dos pacientes com tuberculose clínica. O teste cutâneo só se torna positivo com o desenvolvimento de imunidade celular. Em pacientes com contagem diminuída de linfócitos, infecção maciça, derrame pleural ou febre, o resultado do teste cutâneo pode ser falsamente negativo.

A radiografia de tórax também é essencial para o diagnóstico de tuberculose pulmonar. Tipicamente, revela infiltrados multinodulares, com ou sem cavitação, em um ou ambos os lobos superiores. A coloração de Ziehl-Neelsen para bacilos álcool-ácido-resistentes foi, em grande parte, suplantada por métodos de coloração fluorescente e técnicas de amplificação do ácido nucleico: essas últimas necessitam de menos de 6 horas, porém são de custo elevado. Deve-se efetuar uma cultura do escarro para os microrganismos. Com os modernos sistemas de cultura radiométricos BACTEC, freqüentemente é possível detectar o crescimento dos bacilos dentro de 10 dias.

Doença por Micobactérias Não-tuberculosas

Muitas micobactérias vivem livremente no ambiente e, em geral, não são patogênicas, a não ser que as defesas do hospedeiro estejam comprometidas. Essas micobactérias constituem importantes causas de doença em pacientes com AIDS.

Etiologia — O *Mycobacterium avium* difere do *M tuberculosis* na sua taxa de crescimento, morfologia das colônias e formação de pigmento, composição do DNA e patogenicidade. É facilmente visualizado com a coloração convencional de Ziehl-Neelsen.

Epidemiologia — O *M avium* é um microrganismo ubíquo, encontrado principalmente em fontes de água e ambientes úmidos. *Mycobacterium kansasii* concentra-se no Meio-oeste urbano dos Estados Unidos. Nunca foi demonstrada uma transmissão interpessoal, porém a infecção é extremamente comum. O teste cutâneo indica que pelo menos 40 milhões de norte-americanos foram infectados, porém poucos apresentaram doença.

Fisiopatologia — A infecção pulmonar constitui a característica mais comum. A infecção é contraída presumivelmente por inalação. Em geral, a doença evolui lentamente, mas, por vezes, o faz rapidamente. A disseminação é comum em pacientes com AIDS.

Sinais e Sintomas — Os pacientes com AIDS geralmente apresentam febre. Pode ocorrer aumento do fígado e do baço. O microrganismo pode crescer rapidamente a partir de muitos locais, incluindo o sangue. Os microrganismos crescem dentro de 5 dias em meios líquidos apropriados, e as sondas de DNA permitem uma rápida identificação da espécie.

INFECÇÕES DO TRATO GI

Hepatite Viral

Ver em *Gastroenterologia,* mais adiante.

Diarréia Infecciosa

Fisiologia Normal — O trato GI possui várias defesas contra infecção. O ácido gástrico mantém o estômago estéril. Se o pH intragástrico aumentar, é necessário um número muito menor de patógenos para estabelecer uma infecção. O restante do trato GI possui uma flora bacteriana normal que inibe o crescimento de outros microrganismos. A flora do intestino grosso é composta predominantemente de anaeróbios. A flora normal compete com patógenos pelos nutrientes e pode produzir substâncias que inibem o crescimento desses patógenos. Os antibióticos que suprimem a flora normal predispõem a infecções bacterianas. As células que produzem muco revestem o trato GI. Esse muco forma uma barreira contra a invasão bacteriana da parede intestinal. A IgA produzida localmente e a IgG produzida em outros locais potencializam a fagocitose das bactérias no trato GI. A motilidade do trato GI expulsa os microrganismos e, assim, limita as infecções. A diarréia aumenta o trânsito e livra o corpo dos microrganismos. Os agentes antimotilidade interferem nessa defesa.

A diarréia é definida por um aumento no número de evacuações por dia e/ou um aumento no volume das fezes. A diarréia aguda é de início súbito, dura menos de 2 semanas e, em geral, é causada por algum agente infeccioso. A diarréia crônica é de maior duração e é habitualmente produzida por doença GI não-infecciosa.

Etiologia — A diarréia pode ser causada por toxinas bacterianas, bactérias, vírus ou parasitas. A diarréia não é necessariamente causada por um patógeno; com efeito, pode decorrer de alterações na flora normal ou na flora colônica normal que atinge o intestino delgado. As bactérias que costumam causar diarréia devido à produção de toxinas incluem *Escherichia coli* enterotoxigênica, *Staphylococcus, Clostridium perfringens* e *Clostridium difficile.* A diarréia bacteriana é causada por *Shigella, Salmonella, Escherichia coli* O157:H7, *Campylobacter jejuni* e *Yersinia enterocolitica* nos Estados Unidos e também por *Vibrio cholera* em outros países. O agente Norwalk e os ecovírus e vírus coxsackie freqüentemente causam diarréia, o que não ocorre com o vírus influenza. Os parasitas incluem *Entamoeba histolytica, Giardia lamblia, Cryptosporidium* e *Cyclospora.*

Epidemiologia — A transmissão do agente etiológico ocorre, na maioria dos casos, por via fecal-oral. O agente também pode ser transmitido por objetos, mãos, alimentos e água contaminados.

Patologia — A diarréia viral pode causar encurtamento das vilosidades do intestino delgado, aumento no número de células das criptas e alargamento da lâmina própria. A diarréia causada por invasão bacteriana resulta em hiperemia, infiltração leucocitária e ulceração franca da parede intestinal. A *Entamoeba histolytica* produz colite inflamatória semelhante à colite ulcerativa, exceto pela presença do parasita e por úlceras maiores em forma de frasco da mucosa colônica.

Fisiopatologia — As bactérias podem causar diarréia através de hipersecreção induzida por enterotoxinas ou através de invasão da parede intestinal. As enterotoxinas estimulam a adenilil ciclase nas células da mucosa do intestino, resultando em secreção maciça de líquido e eletrólitos na luz intestinal. A integridade da mucosa é preservada e a absorção é normal. Quando ocorre invasão bacteriana, a lesão da mucosa resulta em absorção deficiente. A *Giardia* provavelmente provoca diarréia pelo mesmo mecanismo, visto que ocorre invasão do intestino delgado. O *Clostridium difficile* produz colite pseudomembranosa (colite associada a antibióticos).

Sinais e Sintomas — Exceto quando são ingeridas toxinas, a diarréia pode ser acompanhada, independentemente da causa, de sintomas sistêmicos, como febre, cefaléia, anorexia, vômitos, mal-estar e mialgias.

Dentro de 12 a 24 h após a ingestão de alimento contaminado por *Clostridium perfringens* ou *Staphylococcus*, ocorre diarréia com dor abdominal, cãibra e náusea, porém sem vômito ou sintomas sistêmicos. A diarréia não contém pus nem sangue. A recuperação ocorre em 12 a 24 h.

Na diarréia em que a mucosa é invadida por microrganismos, como *Shigella, E coli* O157:H7, *Salmonella* ou *Campylobacter,* surgem sintomas sistêmicos juntamente com cãibras abdominais inferiores, tenesmo e urgência retal. Verifica-se a presença de pus e eritrócitos ou sangue visível nas fezes. *Shigella* provoca diarréia explosiva e febre. Em geral, a doença é autolimitada, e a febre desaparece em 4 dias, e a diarréia, em 1 semana. *Shigella* também produz uma neurotoxina que pode causar convulsões em crianças. A *Salmonella* produz um quadro clínico menos agudo.

A *E coli* enterotoxigênica, que freqüentemente é o agente etiológico da *diarréia do turista* ou do *viajante,* pode produzir sintomas leves ou graves. O período de incubação é de 24 a 48 h, e a diarréia tem duração de 2 a 7 dias. As fezes contêm poucos leucócitos, mas nenhum sangue.

A diarréia viral é habitualmente acompanhada de náusea, vômitos e outros sintomas sistêmicos. Em geral, a diarréia é leve, a recuperação ocorre em 48 h, porém a má absorção devido à deficiência de lactase pode persistir por várias semanas. O exame das fezes não revela nenhum eritrócito ou leucócito.

O prognóstico da diarréia infecciosa aguda é, em geral, excelente quando tratada com reidratação adequada. As complicações são raras, exceto em lactentes ou em pacientes extremamente debilitados que são incapazes de tolerar a desidratação. A síndrome hemolítico-urêmica constitui uma complicação significativa da colite por *E coli* O157:H7. Em geral, a colite pseudomembranosa responde imediatamente à suspensão do antibiótico responsável, embora alguns pacientes necessitem de tratamento com antibiótico específico para *C difficile.*

Infecções do SNC

A meningite e a encefalite são emergências clínicas que exigem diagnóstico rápido e terapia específica. Enquanto a meningite acomete apenas as leptomeninges, a encefalite afeta o próprio tecido cerebral e também pode acometer as meninges.

Etiologia — A meningite é freqüentemente causada por bactérias: os patógenos mais comuns na maioria dos grupos etários são *Streptococcus pneumoniae, Haemophilus influenzae* e *Neisseria meningitidis.* Nos recém-nascidos, a *E coli* e os estreptococos do grupo B são comuns. Determinados vírus, como os enterovírus e o vírus da caxumba, também causam meningite. A meningite fúngica ocorre predominantemente em pacientes imunocomprometidos. Certos vírus, como vírus da caxumba e o herpes vírus, constituem a causa habitual da encefalite.

Epidemiologia — A incidência máxima da meningite bacteriana é observada durante os meses de inverno e, com freqüência, está associada a infecções do trato respiratório. A maioria dos casos acomete crianças com menos de 4 anos de idade, especialmente lactentes entre 3 e 18 meses. Ocorrem 30.000 a 40.000 casos anualmente.

Fisiopatologia — A infecção do espaço subaracnóideo resulta em inflamação das leptomeninges e do LCR. Pode haver acúmulo de pus. Em associação à presença de bactérias ou outros microrganismos e inflamação, os níveis de glicose e proteínas no LCR podem estar alterados. Na encefalite, a própria substância cerebral é acometida. Enquanto a disseminação da infecção na meningite e na encefalite ocorre habitualmente por via hematogênica, a meningite e os abscessos cerebrais podem ocorrer por extensão direta de infecção, freqüentemente secundária a traumatismo.

Sinais e Sintomas — As manifestações sistêmicas da infecção do SNC consistem em febre, irritabilidade e sonolência. Não é rara a ocorrência de convulsão isolada antes do estabelecimento do diagnóstico. Com freqüência, observam-se rigidez da nuca e cefaléia. O diagnóstico definitivo da meningite depende, em geral, da análise do LCR obtido através de punção lombar. Na meningite bacteriana clássica, a concentração de glicose do LCR está diminuída, a concentração de proteínas apresenta-se elevada, e verifica-se a presença de leucócitos (predominantemente polimorfonucleares) e bactérias. Entretanto, esses achados são muito variáveis na meningite viral e fúngica. Embora esses achados também possam ser observados na encefalite, esses pacientes freqüentemente apresentam disfunção mais grave do SNC e sintomas como coma e paresia. Com freqüência, é necessário efetuar uma cultura de material cerebral obtido por biopsia para identificar o agente etiológico na encefalite.

Endocardite Infecciosa

Trata-se de uma infecção das valvas cardíacas ou do revestimento endocárdico da parede cardíaca. O agente etiológico consiste mais comumente em bactérias, mas também pode consistir em fungos. Com base na evolução clínica, a endocardite é classificada em aguda ou subaguda (duração de mais de 6 semanas).

Etiologia/Epidemiologia — A endocardite aguda é causada por microrganismos virulentos que infectam uma valva normal. Por outro lado, a endocardite subaguda é habitualmente causada por microrganismos relativamente avirulentos e menos invasivos que infectam uma valva estruturalmente anormal. A anormalidade estrutural pode ser adquirida ou congênita.

As bactérias que causam endocardite aguda incluem *S aureus* (mais freqüente), *S pneumoniae,* estreptococo do grupo A, *N gonorrhoeae, Salmonella,* outros membros da família *Enterobacteriaceae* e *Pseudomonas aeruginosa*. Todavia, é importante assinalar que esses agentes estão algumas vezes associados a uma evolução subaguda.

As espécies bacterianas habitualmente associadas à endocardite subaguda são membros da flora normal. Os microrganismos mais comuns incluem estreptococos *viridans,* enterococos, estreptococos não-hemolíticos, estreptococos beta-hemolíticos de grupo não-A, estreptococos microaerofílicos e estreptococos anaeróbicos. Esses agentes costumam ser encontrados na cavidade oral e nos tratos GI e GU.

Cerca de 10% dos casos de endocardite apresentam *cultura negativa.* Esses casos são clinicamente compatíveis com endocardite, porém as hemoculturas repetidas não levam ao crescimento de microrganismos. As causas mais comuns de endocardite com cultura negativa incluem uso anterior de antibióticos, infecção por espécies exigentes quanto aos meios necessários para o seu crescimento e endocardite das valvas tricúspide e pulmonar por microrganismos relativamente avirulentos.

O aumento relativamente recente na incidência de endocardite por *S aureus* com comprometimento das valvas do lado direito do coração correlaciona-se ao abuso disseminado de drogas intravenosas. A endocardite fúngica por fungos ou microrganismos gram-negativos também ocorre mais freqüentemente nesse contexto. Os pacientes hospitalizados que recebem líquidos intravenosos e hiperalimentação por períodos prolongados também correm risco.

O advento da cirurgia de reposição com prótese valvar foi acompanhado de uma nova doença infecciosa. A endocardite que surge numa prótese valvar é dividida em infecção de início precoce (clinicamente aparente dentro de 60 dias após a cirurgia) e de início tardio. A endocardite de prótese valvar de início precoce geralmente resulta de contaminação durante a cirurgia, e os microrganismos são os mesmos da endocardite bacteriana aguda. A endocardite de prótese valvar de início tardio é causada por bacteremia transitória por microrganismos da flora nativa.

Fisiopatologia — Na endocardite subaguda, a anormalidade valvar congênita ou adquirida provoca distúrbios do fluxo que lesam o revestimento endotelial das valvas cardíacas ou da parede. Essa área de lesão transforma-se em foco de formação de trombo, que é invadido por bactérias durante períodos transitórios de bacteremia. Procedimentos dentários ou a manipulação do trato GI ou GU com endoscópios, cateteres e instrumentos cirúrgicos podem causar bacteremia pela flora nativa. A massa constituída pelo trombo aderente pelos microrganismos é conhecida como vegetação. As vegetações crescem, causam erosão da valva e podem produzir abscessos miocárdicos. Pode ocorrer ruptura de fragmentos, que se transformam em êmbolos. A endocardite aguda resulta do ataque direto das valvas normais por microrganismos agressivos capazes de destruí-las rapidamente. A formação de abscesso e a ruptura do tecido de condução cardíaco são mais comuns na endocardite aguda.

A endocardite está associada à lesão de muitos órgãos. A fisiopatologia envolve êmbolos (tanto sépticos quanto estéreis) do foco cardíaco e imunocomplexos. Na presença de infecção crônica com estimulação contínua do sistema imune, formam-se imunocomplexos de anticorpo e antígeno que se depositam em vários órgãos, iniciando assim uma resposta inflamatória potencialmente deletéria. Algumas manifestações dos êmbolos e da deposição de imunocomplexos são descritas na seção seguinte.

Sinais e Sintomas — A endocardite subaguda começa freqüentemente com queixas constitucionais inespecíficas. Febre, sudorese, anorexia, mal-estar, mialgias e artralgias são proeminentes. Com freqüência, esses sintomas persistem, e o paciente pode receber vários cursos de antibióticos, uma prática que interfere no diagnóstico correto.

Pode haver alteração de um sopro cardíaco prévio, ou pode aparecer um novo sopro. Pode-se verificar o aparecimento de petéquias no fundo do olho, conjuntiva, superfície das mucosas ou pele. As hemorragias lineares subungueais constituem uma característica dessa doença, bem como lesões peculiares nas mãos e pontas dos dedos (lesões de Janeway e nódulos de Osler). Na endocardite aguda, ocorrem pústulas cutâneas. Pode-se verificar o desenvolvimento de artrite, osteomielite, esplenomegalia e lesões retinianas. As manifestações renais (dor no flanco, hematúria) podem ser secundárias ao infarto renal por glomerulonefrite mediada por êmbolos ou imunocomplexos. Podem ocorrer infiltrados pulmonares causados por êmbolos sépticos na endocardite do lado direito. Pode-se verificar o desenvolvimento de defeitos da condução cardíaca ou ICC à medida que a infecção invade o sistema de condução ou as cordas tendíneas, respectivamente. Acidente vascular cerebral, convulsões ou meningite em conseqüência de êmbolos são observados mais comumente em pacientes com endocardite bacteriana aguda.

Em geral, os exames laboratoriais revelam leucocitose, anemia, elevação da velocidade de hemossedimentação, fator reumatóide (observado na endocardite subaguda) e imunocomplexos circulantes. Pode-se observar a presença de hematúria, proteinúria e azotemia. A bacteremia duradoura é revelada pelas hemoculturas positivas. A ecocardiografia transtorácica mostra a presença de vegetações valvulares em muitos casos, e a ecocardiografia transesofágica, em quase todos os casos.

Infecção por HIV e Síndrome de Imunodeficiência Adquirida

A síndrome de imunodeficiência adquirida (AIDS) é uma afecção caracterizada pelo desenvolvimento de infecções oportunistas potencialmente fatais ou neoplasias malignas num paciente com grave depressão do sistema imune mediado por células T causada por infecção pelo vírus da imunodeficiência humana (HIV). A AIDS foi descrita pela primeira vez em 1981, e, desde então, tanto a sua freqüência quanto a sua taxa de mortalidade aumentaram geometricamente, mas parecem ter-se estabilizado na América do Norte e na Europa.

Existe uma pandemia global de AIDS, predominantemente na África subsaariana, Estados Unidos, Europa, América do Sul e Canadá. Embora a AIDS tenha alcançado a Ásia relativamente tarde, ela agora está se disseminando rapidamente. Os portadores do HIV são responsáveis pela transmissão do vírus a outras pessoas.

Etiologia — A AIDS é causada por infecção pelo HIV, um dos quatro retrovírus distintos, porém relacionados, que causam doença humana. Os retrovírus pertencem a dois grupos: os retrovírus linfotrópicos (ou da leucemia) T humanos (HTLV-I e HTLV-II) e os vírus da imunodeficiência humana, HIV-1 e HIV-2.

Todos os retrovírus humanos compartilham certas características funcionais importantes. A exemplo de todos os retrovírus, produzem uma transcriptase reversa que tem a capacidade de produzir uma cópia de DNA a partir do material de RNA do vírus. Além disso, são notavelmente tróficos para os linfócitos T4. Todos os retrovírus que provocam doença humana tendem a residir silenciosamente nas células-alvo, até que sejam ativados para a sua replicação. Os vírus HIV, mas não os outros retrovírus humanos, ligam-se ao receptor CD4 das células-alvo, que consistem principalmente nos linfócitos T4 e monócitos/macrófagos.

Epidemiologia — Nos Estados Unidos, a AIDS foi descrita pela primeira vez em 1981 em homens homossexuais previamente sadios com pneumonia por *Pneumocystis carinii* e sarcoma de Kaposi. Em outubro de 1993, foram notificados mais de 339.000 casos de AIDS e 200.000 mortes nos Estados Unidos. Em 1992, a infecção pelo HIV-1 tornou-se a principal causa de morte em homens de 25 a 44 anos de idade. Os progressos efetuados na terapia reduziram a taxa de mortalidade, mas não a taxa de infecção. Historicamente, os casos foram registrados, em sua maioria, em homens homossexuais e usuários de drogas intravenosas, com diferentes proporções em diferentes áreas. Hoje em dia, a maior taxa de aquisição é observada em heterossexuais no final da adolescência e entre 20 e 25 anos de idade.

O HIV foi isolado do sangue, sêmen, líquido vaginal, urina e lágrimas de pacientes com AIDS. Acredita-se que o sangue, o sêmen e o líquido vaginal contenham vírus em quantidade suficiente para permitir a sua transmissão. Por conseguinte, o contato sexual, a injeção de sangue ou hemoderivados e o nascimento proveniente de uma mãe infectada constituem modos de transmissão bem-definidos. Não foi constatado que contatos casuais com indivíduos infectados podem transmitir a AIDS.

Atualmente, a transmissão sexual constitui a forma predominante de transmissão. A relação anal receptiva é mais eficaz do que outras formas de atividade sexual na transmissão do HIV em homens homossexuais. A relação vaginal é, em grande parte, responsável pela transmissão de homens para mulheres e destas para homens. A inoculação intravenosa de sangue infectado é responsável pela transmissão do vírus entre usuários de drogas intravenosas que compartilham agulhas. Em alguns casos, é impossível estabelecer se a transmissão ocorreu por atividade sexual ou pelo uso comum de agulhas infectadas. A inoculação de sangue ou hemoderivados, como concentrados de Fator VIII ou XI, transmitiu a infecção a pacientes que receberam esses produtos, mas que não tiveram outras atividades de risco. Com os métodos atuais de triagem do sangue, o risco de transmissão do HIV através da transfusão de uma unidade de sangue é estimado em um em 500.000. Cerca de 50% dos lactentes nascidos de mães infectadas parecem desenvolver infecção pelo HIV. A transmissão perinatal ocorre *in utero* ou durante o parto. A amamentação possivelmente também transmite o vírus.

Patogenia — A AIDS resulta da infecção e destruição subseqüente dos linfócitos T4 pelo HIV. Os linfócitos T4 desempenham um papel-chave na manutenção da imunidade celular; a sua depleção resulta em numerosas anormalidades que, em seu conjunto, debilitam a resposta às infecções. As infecções que resultam dessa imunodeficiência são freqüentemente letais. O vírus também infecta outras células e promove o desenvolvimento de certos tumores.

As atividades e as características dos vírus e dos linfócitos T são importantes para se compreender a patogenia da AIDS. O HIV penetra em células que contêm receptores CD4. No interior do citoplasma da célula, a transcriptase reversa do vírus produz uma cópia do DNA do RNA viral. A seguir, essa cópia de DNA é integrada no genoma da célula hospedeira. Segue-se um período latente, após o qual a ativação imune resulta em replicação viral, liberação de novos vírus da célula e morte celular.

Os linfócitos T4 constituem o principal alvo do HIV. Os linfócitos T4 são responsáveis pela indução de quase todos os aspectos da resposta imune, incluindo células citotóxicas, células supressoras, macrófagos, células B, células destruidoras naturais (*natural killer*) e até mesmo células progenitoras da medula óssea. Por conseguinte, a replicação do vírus leva, por sua vez, à depleção dos linfócitos T4 e ao comprometimento de inúmeras respostas imunes.

Outras células com receptores CD4 também podem ser infectadas, incluindo monócitos e macrófagos. Os monócitos são importantes na patogenia da AIDS. Ao contrário dos linfócitos T4, não são rapidamente destruídos pelo vírus. Por conseguinte, os monócitos que abrigam o HIV disseminam o vírus para o cérebro, a medula óssea e outros órgãos.

As manifestações clínicas da AIDS resultam, em sua maioria, de infecções oportunistas, tais como pneumonia por *Pneumocystis carinii,* toxoplasmose, meningite criptocócica, infecção disseminada por *Mycobacterium avium-intracellulare,* citomegalovírus, esofagite por *Candida,* outras infecções fúngicas e diarréia causada por *Cryptosporidium, Isosporia* ou *Cyclospera.* Outras manifestações clínicas decorrem da liberação de citotoxinas e de fatores de crescimento pelas células infectadas. A demência em pacientes com AIDS é promovida ou causada por mais citocinas liberadas dos macrófagos ou monócitos infectados pelo HIV do que pela infecção dos neurônios pelo vírus. De forma semelhante, o sarcoma de Kaposi parece ser produzido pela liberação de fatores promotores de tumores das células infectadas. A debilitação associada a AIDS também pode ser causada de modo semelhante.

Sinais e Sintomas — A infecção pelo HIV é geralmente seguida, dentro de poucos dias, de uma doença de 2 a 3 semanas de duração. Os sintomas consistem em mal-estar, febre, exantema maculopapular, mialgia e cefaléia. Podem ocorrer linfadenopatia e meningite asséptica. A seguir, o paciente torna-se assintomático por vários meses ou até mesmo vários anos. Durante esse período, podem-se detectar anticorpos anti-HIV em quase todos os pacientes, porém o vírus e o quadro clínico encontram-se num período de latência. Quando o HIV é ativado e sofre replicação, o número de linfócitos T4 declina, e começam a aparecer sinais e sintomas. Dentro de 5 a 10 anos após a infecção, 25 a 50% dos indivíduos evoluem para a AIDS manifesta. A transição da infecção pelo HIV para a AIDS é indicada por uma redução da contagem de células T CD4 abaixo de 200 células/mL ou pelo desenvolvimento da primeira infecção oportunista ou neoplasia que *definem a AIDS*.

O HIV e a AIDS são mais bem considerados como um *continuum,* com crescente probabilidade e diferentes espectros de infecções oportunistas e outras complicações à medida que a contagem de células T CD4 declina. Por conseguinte, o estágio da doença é mais bem definido pela contagem de células T CD4 do que por uma transição arbitrária da infecção pelo HIV para a AIDS. A maioria dos pacientes queixa-se inicialmente de fadiga, anorexia, perda de peso e febre inexplicada. O aumento crônico dos linfonodos, particularmente no pescoço, é comum. Com freqüência, ocorre diarréia. A tosse não-produtiva e a dispnéia freqüentemente anunciam a presença de pneumonia oportunista. Podem surgir inúmeros sintomas neuropsiquiátricos, incluindo confusão, cefaléia, convulsões, fraqueza focal, alterações da personalidade e comprometimento da memória. Essa relação é uma lista abreviada, visto que qualquer órgão pode ser acometido, e as manifestações clínicas possíveis são amplas.

DOENÇAS PULMONARES

Fisiologia Normal

Respiração — A respiração inclui todos os processos na transferência de oxigênio do ar para as mitocôndrias das células e do dióxido de carbono das células para o ar. Existem quatro etapas principais na respiração: ventilação, difusão alveolar, transporte e difusão tecidual.

Ventilação — Refere-se ao movimento de entrada e saída de gases dos pulmões para manter concentrações apropriadas de oxigênio e de dióxido de carbono nos alvéolos. O processo de ventilação exige o funcionamento apropriado do centro da respiração no tronco encefálico; dos nervos periféricos para os músculos; dos músculos como o diafragma, os músculos intercostais, abdominais e outros músculos; e dos próprios pulmões. A espirometria é uma técnica utilizada para medir a função ventilatória dos pulmões.

Com a finalidade de medir a função pulmonar, o pulmão é dividido arbitrariamente em diversos volumes e capacidades. O volume corrente (VC) é o volume de ar inspirado e expirado dos pulmões durante a respiração regular. A quantidade de ar que permanece nos pulmões após um esforço expiratório máximo é denominada volume residual (VR). O volume pulmonar após uma expiração normal é denominado capacidade residual funcional (CRF). A capacidade pulmonar total (CPT) refere-se a uma inspiração máxima, preenchendo os pulmões com a quantidade máxima possível de ar (ou gases). A capacidade vital (CV) é o volume máximo de ar que pode ser expirado dos pulmões após uma inspiração máxima. A CV representa a capacidade do indivíduo de modificar o tamanho da cavidade torácica, constituindo a função de fole do pulmão. A idade, o sexo, o tamanho e a doença podem afetar a capacidade vital. Quando a capacidade vital é expirada ao máximo, a medida é denominada capacidade vital forçada (CVF). A taxa de expiração da CVF é medida a intervalos de tempo, constituindo o volume expiratório forçado em 1 segundo (VEF_1), VEF_2, etc. O volume expirado durante o intervalo de tempo estabelecido pode ser expresso como percentagem da capacidade vital (VEF_1/CVF). Esse valor é útil na avaliação da gravidade da doença obstrutiva das vias aéreas. A determinação do fluxo de ar durante os 50% intermediários da CV é relativamente independente do esforço do paciente e possui utilidade na determinação das propriedades mecânicas do pulmão. Constitui o fluxo expiratório forçado (FEF) de 25 a 75% da CF ($VEF_{25-75\%}$). Trata-se da medida espirométrica mais sensível para a detecção de doença pulmonar obstrutiva precoce.

Cada respiração contém uma quantidade de ar que não entra em contato com uma membrana de troca gasosa, como, por exemplo, o ar presente nas grandes vias aéreas de condução. Constitui o denominado espaço morto. Quanto maior o espaço morto, menor a proporção de cada respiração que atinge uma membrana de troca gasosa. Isso afeta o conteúdo alveolar e arterial de oxigênio (O_2) e de dióxido de carbono (CO_2). No estado de equilíbrio dinâmico, a quantidade de CO_2 eliminada dos pulmões por minuto é igual à quantidade de CO_2 produzida pelo organismo. Como a pressão parcial de CO_2 na artéria (P_aCO_2) é quase igual à pressão parcial de CO_2 nos alvéolos (P_ACO_2), a determinação da P_aCO_2 avalia a suficiência da ventilação alveolar. Uma P_aCO_2 elevada (> 5 torr) indica hipoventilação alveolar, enquanto a redução da P_aCO_2 indica hiperventilação alveolar.

Difusão Alveolar — Ocorre troca de gases através das membranas capilares alveolopulmonares. A capacidade dessa difusão depende

1. Da área de superfície dos alvéolos.
2. Do gradiente entre as pressões parciais de gases nos alvéolos e no sangue.
3. Do estado das membranas.
4. Da quantidade de hemoglobina nos eritrócitos.

Quando o indivíduo respira 100% de oxigênio, o gradiente entre a pressão parcial de O_2 nos alvéolos e o do sangue é tão grande que o oxigênio alcança rapidamente o sangue, independentemente de uma redução da área de superfície, de alterações na difusão ou de reduções na concentração de hemoglobina. Em circunstâncias normais, a pressão parcial de oxigênio nas artérias (P_aO_2) aproxima-se da pressão parcial de oxigênio no alvéolo (P_AO_2). A diferença nessas medidas, isto é, o gradiente de oxigênio alveolar-arterial ($P_{(A-a)}O_2$), é uma medida da eficiência dos pulmões na transferência de oxigênio para o sangue. A $P_{(A-a)}O_2$ normal é de 10 a 15 torr no indivíduo jovem. Esse valor aumenta com a idade.

Transporte no Sangue — A quantidade máxima de oxigênio capaz de ser transportada pelo sangue é denominada capacidade de transporte de oxigênio e é determinada pela quantidade de hemoglobina presente no sangue. Um grama de hemoglobina pode transportar 1,39 mL de oxigênio. A presença de hemoglobina aumenta em 30 a 100 vezes a capacidade de transporte de oxigênio do sangue. Normalmente, 97% do oxigênio são transportados através de sua ligação à hemoglobina. A verdadeira quantidade de oxigênio transportado, que habitualmente é menor do que a capacidade de oxigênio, é o conteúdo de oxigênio. A saturação da oxiemoglobina (S_aO_2) é o conteúdo de O_2 dividido pela capacidade de transporte por $O_2 \times 100$, expressa na forma de percentagem. O conteúdo de O_2 pode ser calculado a partir da saturação de O_2 e do conteúdo de hemoglobina. A melhor medida de oxigenação tecidual é a liberação de O_2, que é o produto do débito cardíaco pelo conteúdo de O_2. Um paciente com pulmões normais, porém com nível extremamente baixo de hemoglobina, deve apresentar uma P_aO_2 normal, visto que a quantidade de O_2 dissolvido no plasma é normal; todavia, na realidade, o sangue irá transportar pouco O_2 para os tecidos, devido à capacidade reduzida de transporte. Além disso, a capacidade de transporte de O_2 da hemoglobina pode ser afetada por condições fisiológicas que modificam o pH ou a temperatura do sangue ou que transformam a hemoglobina em carboxiemoglobina ou metemoglobina.

Hipoxemia

A hipoxemia refere-se a uma redução da quantidade de oxigênio no sangue arterial. Existem cinco mecanismos gerais envolvidos no seu desenvolvimento.

Pressão de Oxigênio Inspirada Reduzida — Não se trata de uma doença, mas o resultado da inspiração de ar que contém uma quantidade de oxigênio menor do que o normal. Essas condições são observadas em grandes altitudes e em algumas minas profundas, onde o oxigênio pode ser substituído por metano. Se os pulmões estiverem normais, a $P_{(A-a)}O_2$ estará normal. A ventilação permanece normal ou pode aumentar, de modo que a eliminação de CO_2 está normal ou aumentada.

Hipoventilação Primária — Essa condição ocorre quando os pulmões são incapazes de permitir a entrada e saída de ar o suficiente para manter concentrações gasosas apropriadas. Os próprios pulmões podem ou não estar normais. A hipoventilação primária pode ser causada por anormalidades no centro respiratório, nos nervos periféricos para os músculos, nos músculos da respiração ou na parede torácica. Se os pulmões estiverem normais, a $P_{(A-a)}O_2$ estará essencialmente normal, porém a $P_{(A-a)}O_2$ estará aumentada, indicando uma ventilação alveolar inadequada. As drogas que inativam os centros da ventilação constituem, provavelmente, a causa mais comum de hipoventilação primária.

Desigualdade de Ventilação/Perfusão — Se cada alvéolo for perfundido com uma quantidade apropriada de sangue para a ocorrência de troca gasosa máxima, a relação ventilação-perfusão será igual a um. Em condições normais, na posição ereta, há um excesso de ventilação em relação à perfusão nos ápices dos pulmões e um excesso de perfusão em relação à ventilação nas bases. No ápice, $\dot{V}/\dot{Q} = 3$, e nas bases, $\dot{V}/\dot{Q} = 0{,}6$. Nos indivíduos normais, a $\dot{V}/\dot{Q}$ global é igual a 0,8. A obstrução ao fluxo de ar diminui a ventilação, enquanto a perfusão permanece inalterada. Nessa situação, a relação $\dot{V}/\dot{Q}$ é menor do que o normal. Se o fluxo sangüíneo para determinada área for restrito, enquanto a ventilação permanece normal, a relação $\dot{V}/\dot{Q}$ estará muito elevada. Se não houver nenhuma ventilação, porém a perfusão for normal, $\dot{V}/\dot{Q} = 0$; essa situação é definida como *shunt* verdadeiro. Quando não há nenhuma perfusão porém a ventilação é normal, $\dot{V}/\dot{Q} = \infty$, e essa situação é definida como espaço morto. Os valores elevados da relação $\dot{V}/\dot{Q}$ não diminuem a P_aO_2, visto que a ventilação é mais do que adequada para suprir o O_2 aos capilares que apresentam redução do fluxo sangüíneo. Por outro lado, uma baixa relação $\dot{V}/\dot{Q}$ provoca hipoxemia, visto que a ventilação é inadequada para oxigenar o fluxo sangüíneo relativamente aumentado para essa área. O desequilíbrio $\dot{V}/\dot{Q}$, que constitui a causa mais comum de hipoxemia, pode ser corrigido através da respiração de 100% de oxigênio durante 10 a 15 minutos, visto que a substituição do nitrogênio (que normalmente constitui 79% dos gases no alvéolo) por oxigênio eleva a PO_2 alveolar. Além disso, o desequilíbrio $\dot{V}/\dot{Q}$ resulta em aumento da $P_{(A-a)}O_2$. A baixa relação $\dot{V}/\dot{Q}$ que normalmente é observada nas bases pulmonares é provavelmente responsável por grande parte da $P_{(A-a)}O_2$ normal. A bronquite crônica, o enfisema, a asma e muitas outras doenças pulmonares causam hipoxemia ao afetarem a ventilação e ao reduzirem a relação $\dot{V}/\dot{Q}$ em muitas áreas do pulmão.

***Shunting* Verdadeiro da Direita para a Esquerda** — Ocorre quando o sangue venoso passa do coração direito para a circulação pulmonar sem entrar em contato com uma superfície de troca gasosa (alvéolo ventilado). Essa situação é observada nos *shunts* intracardíacos da direita para a esquerda, em malformações arteriovenosas pulmonares em que ocorre desvio dos capilares pulmonares, na síndrome de angústia respiratória do adulto, na atelectasia, em que os alvéolos estão sem ventilação, bem como na pneumonia e no edema pulmonar, em que o ar nos alvéolos é substituído por líquido. Como o sangue não entra em contato com uma membrana alveolar capaz de efetuar a troca de oxigênio, a respiração de 100% de oxigênio não irá corrigir a hipoxemia causada por *shunting* da direita para a esquerda.

Defeitos de Difusão — Os defeitos de difusão são causados por espessamento das membranas alveolares. Não constituem uma causa de hipoxemia significativa no paciente em repouso, mas provavelmente desempenham um papel durante o exercício. A respiração de 100% de oxigênio pode aumentar o gradiente através da membrana alveolar o suficiente para vencer o defeito de difusão.

Doença Obstrutiva

Os distúrbios obstrutivos, que constituem as doenças mais comuns dos pulmões, caracterizam-se por um aumento da resistência das vias aéreas. As alterações na resistência podem ser agudas ou crônicas, reversíveis ou irreversíveis.

A **bronquite crônica** é uma doença associada à produção excessiva de muco traqueobrônquico suficiente para causar diariamente tosse com expectoração de escarro durante pelo menos 3 meses por ano, em 2 anos consecutivos. A bronquite crônica é um diagnóstico clínico estabelecido após a exclusão de outras doenças pulmonares. O enfisema é definido como a distensão dos espaços aéreos distais aos bronquíolos terminais, com destruição dos septos alveolares. O diagnóstico de enfisema baseia-se em alterações anatômicas e, com freqüência, é estabelecido na necropsia. Entretanto, pode-se considerar a presença dessa doença com base em certos estudos fisiológicos. Essas duas doenças, apesar de serem processos distintos, freqüentemente ocorrem juntas.

Etiologia — A etiologia dessas doenças não foi delineada com clareza, embora tenham sido implicados diversos fatores ambientais e do hospedeiro. As infecções respiratórias por vírus, micoplasmas e bactérias podem desempenhar um papel no desenvolvimento da bronquite crônica, porém o tabagismo correlaciona-se fortemente com a prevalência e a gravidade da bronquite crônica e do enfisema. Hoje em dia, essas doenças afetam mais comumente homens acima de 35 anos de idade, embora a incidência nas mulheres esteja aumentando, acompanhando o aumento do fumo de cigarros por parte das mulheres. A poluição do ar foi incriminada na etiologia da bronquite crônica e do enfisema. Além disso, as pessoas que trabalham em ocupações associadas a poeiras e gases nocivos apresentam maior incidência de bronquite crônica. A deficiência hereditária da enzima alfa-1-antitripsina está associada ao desenvolvimento de enfisema grave numa fase relativamente precoce da vida em ambos os sexos.

Patologia — A bronquite crônica está associada a hiperplasia e hipertrofia das glândulas produtoras de muco nas grandes vias aéreas. Nas pequenas vias aéreas, ocorrem hiperplasia das células caliciformes, inflamação e edema da mucosa e submucosa, fibrose peribrônquica e tampões mucosos intraluminais. Há perda das células ciliadas. O enfisema é classificado de acordo com o padrão de comprometimento distal aos bronquíolos terminais. O enfisema centrolobular ou centroacinar afeta os bronquíolos respiratórios. O enfisema pan-acinar acomete os bronquíolos respiratórios, os ductos alveolares, os alvéolos e seu suprimento sangüíneo. Ambas as formas de enfisema freqüentemente ocorrem num único paciente, embora uma dessas formas possa predominar.

Fisiopatologia — Tanto a bronquite crônica quanto o enfisema podem ocorrer sem obstrução clinicamente significativa ao fluxo de ar. Entretanto, se forem utilizadas provas específicas de função pulmonar, é possível detectar a doença em sua fase inicial em fumantes jovens. Ambas as doenças provocam estreitamento das vias aéreas, com aumento da resistência das vias aéreas e redução das taxas de FEF. Devido à alteração da relação pressão-fluxo de ar, observa-se um aumento no trabalho da respiração em pacientes com bronquite crônica e enfisema. Em ambas as doenças, ocorre aumento da CPT e do VR. A hipoxemia resulta do desequilíbrio entre ventilação e perfusão. A P_aCO_2 pode estar normal, diminuída devido à hiperventilação ou elevada na doença grave ou durante uma exacerbação aguda. A hipoxia crônica provoca constrição vascular pulmonar e hipertensão arterial pulmonar. O aumento crônico da pós-carga no coração direito acaba por levar à insuficiência cardíaca direita (*cor pulmonale*). Outras seqüelas da hipoxemia grave incluem policitemia e alteração do estado mental do paciente.

Sinais e Sintomas — A obstrução grave das vias aéreas com aumento do trabalho da respiração provoca dispnéia de esforço e incapacidade funcional.

ENFISEMA PREDOMINANTE — Esses pacientes apresentam uma longa história de dispnéia de esforço, com pouca tosse ou produção de escarro. O paciente típico é magro, utiliza os músculos acessórios para respirar, apresenta taquipnéia com expiração prolongada através dos lábios franzidos, inclina-se freqüentemente para a frente ao sentar, tem hiper-ressonância à percussão e sons respiratórios diminuídos à ausculta. A radiografia de tórax revela um diafragma baixo e achatado e sinais de hiperinsuflação. A evolução clínica consiste em dispnéia grave progressiva, para a qual pouco pode ser feito. A gasometria em repouso torna-se anormal numa fase avançada da evolução da doença.

BRONQUITE PREDOMINANTE JUNTAMENTE COM ENFISEMA — O paciente típico fornece uma história impressionante de tosse e produção de catarro durante muitos anos. As exacerbações agudas aumentam na sua freqüência, duração e gravidade com o decorrer dos anos. Depois de cada episódio, pode-se verificar uma ligeira deterioração do estado basal do paciente. As queixas iniciais podem consistir em tosse, produção de escarro, dispnéia de esforço ou edema periférico secundário a insuficiência cardíaca direita. Em geral, o paciente apresenta excesso de peso corporal, cianose e taquipnéia apenas leve. À ausculta, podem-se ouvir roncos grosseiros e sibilos em todos os campos pulmonares. A gasometria arterial revela hipoxia e hipercapnia. A CV está normal ou apenas levemente diminuída, enquanto as taxas de FEF estão baixas. Alguns desses pacientes desenvolvem enfisema, com sintomas associados. O paciente com bronquite crônica pode sofrer numerosos episódios de insuficiência respiratória aguda, habitualmente precipitados por infecção do trato respiratório.

Obstrução Reversível das Vias Aéreas

A ASMA BRÔNQUICA é definida como uma doença caracterizada por aumento da responsividade da traquéia, dos brônquios e bronquíolos a diversos estímulos, que se manifesta por estreitamento generalizado das vias aéreas e cuja gravidade se modifica espontaneamente em resposta a substâncias irritantes ou alérgenos ou em conseqüência da terapia.

Etiologia e Epidemiologia — A asma afeta pelo menos 2% da população. Cerca da metade dos casos surge antes dos 10 anos de idade, enquanto um terço desenvolve-se antes dos 40 anos. A asma na infância afeta predominantemente o sexo masculino (2:1); mas depois dos 30 anos não se observa nenhuma diferença entre ambos os sexos.

Devido à diversidade da doença, a classificação da asma é difícil. A asma alérgica ou extrínseca é habitualmente encontrada em indivíduos com história pessoal ou história familiar de atopia ou doenças alérgicas, como rinite, urticária e eczema. A asma alérgica, que é responsável por 25% dos casos, tende a ser sazonal e ocorre mais comumente em crianças e adultos jovens. A asma alérgica não-sazonal pode ser devida a antígenos, como pêlos de animais, bolores, ácaros e poeira. Em outro grupo de pacientes, a ingestão de aspirina ou de agentes antiinflamatórios não-esteróides pode agravar a asma. A asma também pode ocorrer em situações de poluição maciça do ar, exercício físico ou distúrbio emocional. A asma também pode ser provocada por infecções pulmonares, ICC, embolia pulmonar e tratamento com agentes colinérgicos ou bloqueadores β-adrenérgicos. A asma que ocorre sem nenhuma causa identificável é denominada intrínseca ou idiossincrásica.

Patologia — A asma aguda caracteriza-se essencialmente por hiperdistensão dos pulmões, tampões gelatinosos nos bronquíolos, hipertrofia da musculatura lisa brônquica, edema da mucosa, desnudamento do epitélio de superfície, espessamento pronunciado da membrana basal e infiltração eosinofílica da parede brônquica. Em geral, não há alterações enfisematosas.

Fisiopatologia — Nos pacientes com asma alérgica, a broncoconstrição e as alterações observadas nas secreções brônquicas resultam de uma reação de hipersensibilidade imediata. Nessa resposta, a interação do antígeno e anticorpo, particularmente IgE, provoca a liberação de mediadores químicos dos mastócitos sensibilizados nos pulmões. Esses mediadores incluem histamina, leucotrienos, fator de ativação das plaquetas, fator quimiotático eosinofílico da anafilaxia (ECF-A, *eosinophil chemotactic factor of anaphylaxis*) e fator quimiotático neutrofílico da anafilaxia (NCF-A, *neutrophil chemotactic factor of anaphylaxis*). Os mediadores secundários incluem prostaglandinas e bradicinina. Esses mediadores causam constrição do músculo liso brônquico e aumentam a permeabilidade vascular.

A adenilil ciclase catalisa a formação do nucleotídio cíclico, o monofosfato de 3′5′-adenosina cíclico (AMP cíclico; AMPc), a partir do trifosfato de adenosina (ATP). O AMPc é um mediador intracelular que inibe a liberação de mediadores químicos. O aumento na concentração de AMPc provoca relaxamento da musculatura lisa brônquica. Acredita-se que a broncoconstrição nos pacientes asmáticos possa resultar de um defeito no AMPc em conseqüência da não-responsividade às catecolaminas endógenas, devido a uma infra-regulação dos receptores. As catecolaminas estimulam a adenilil ciclase a aumentar a concentração intracelular de AMPc.

Um segundo nucleotídio cíclico, o monofosfato de 3′5′-guanosina cíclico (GMP cíclico; GMPc), antagoniza a ação do AMPc. As ações que são facilitadas pelo AMPc são suprimidas pelo GMPc e vice-versa. O GMPc promove a liberação de substâncias broncoconstritoras dos mastócitos. A guanilil ciclase catalisa a síntese de GMPc em resposta à estimulação pela acetilcolina.

Sinais e Sintomas — Os sintomas consistem em dispnéia, sensação de constrição no tórax, tosse e sibilos. Nem todos os pacientes com asma apresentam sibilos e podem exibir apenas dispnéia e/ou tosse. Os sintomas são episódicos e, com freqüência, ocorrem à noite. A contração da musculatura lisa brônquica na asma e a presença de edema da mucosa e muco viscoso e espesso resultam em obstrução ao fluxo de ar. Verifica-se a presença de hipoxemia durante a crise aguda grave. Em geral, a gasometria revela diminuição da P_aCO_2 e alcalose respiratória. Os níveis normais ou elevados de dióxido de carbono durante um episódio agudo devem ser considerados insuficiência respiratória iminente. Os sinais e sintomas clínicos não são confiáveis para avaliar a oxigenação tecidual. Quando os sintomas graves persistem por vários dias ou semanas ou não respondem à terapia básica, a condição é conhecida como estado de mal asmático. A presença de eosinofilia no escarro e no sangue sugere asma, porém não é específica da doença. A radiografia de tórax revela hiperinsuflação, mas não é diagnóstica.

Doença Pulmonar Restritiva

Trata-se de um termo geral aplicado a um amplo espectro de doenças com redução da capacidade pulmonar total. Nos casos avançados, outros componentes do volume pulmonar também estão reduzidos. A maioria dos pacientes com doença pulmonar restritiva apresenta anormalidades estruturais e funcionais intrínsecas do pulmão, resultando em pulmão rígido. A rigidez dos pulmões é definida por uma diminuição da complacência pulmonar ou por uma alteração do volume pulmonar por unidade de mudança de pressão. Alguns pacientes apresentam pulmões normais, porém com redução dos volumes pulmonares devido a anormalidades da parede torácica, pleura ou abdome.

Patologia — Embora algumas doenças pulmonares restritivas tenham uma patologia peculiar, muitas exibem alterações terminais inespecíficas semelhantes. Essas alterações podem incluir fibrose pulmonar dos septos alveolares, fibrose peribronquiolar, infiltrado por células inflamatórias mononucleares, proliferação de músculo liso no interstício, metaplasia das células de revestimento alveolares e obliteração vascular com hipertensão pulmonar.

Etiologia — A doença pulmonar restritiva pode ser aguda ou crônica. O edema pulmonar fornece um exemplo de doença pulmonar restritiva aguda reversível. As doenças pulmonares restritivas crônicas são diversas. Na asbestose, na pneumonite por hipersensibilidade e na lesão pulmonar induzida por drogas ou toxinas, a etiologia permanece desconhecida, assim como na doença pulmonar associada à sarcoidose, nas doenças vasculares do colágeno ou em outras doenças sistêmicas bem-definidas. Na proteinose alveolar pulmonar ou na pneumonite intersticial descamativa (PID), a causa é desconhecida.

Sinais e Sintomas — Todas as doenças pulmonares restritivas caracterizam-se essencialmente por dispnéia, uma sensação de encurtamento da respiração. A dispnéia resulta do trabalho aumentado da respiração em conseqüência da rigidez dos pulmões. Além disso, a resistência ao fluxo de ar está aumentada, visto que os pacientes respiram com baixos volumes pulmonares, permitindo o fechamento das pequenas vias aéreas. Os achados comuns incluem taquipnéia e tosse não-produtiva. Embora possa haver estertores finos, os achados à ausculta são habitualmente mínimos em comparação com o grau de alterações patológicas. Os pacientes com fibrose extensa podem apresentar pneumotórax recorrente. A hipertensão pulmonar progredindo para o *cor pulmonale* pode ocorrer como seqüela tardia. Essa condição é causada pela obliteração do leito vascular pulmonar ou por um aumento da resistência pulmonar devido à hipoxemia.

A radiografia de tórax nas doenças pulmonares restritivas podem revelar diminuição dos volumes pulmonares e aumento das marcas intersticiais. A gasometria arterial freqüentemente revela hipoxemia e hipocapnia.

As anormalidades nos testes fisiológicos incluem aumento do gradiente de oxigênio alveolar-arterial e diminuição da capacidade de difusão.

Síndrome de Angústia Respiratória do Adulto

A síndrome de angústia respiratória do adulto (SARA) constitui uma causa comum de insuficiência respiratória aguda em pacientes hospitalizados. Caracteriza-se por lesão dos capilares pulmonares e do epitélio alveolar, resultando em aumento da permeabilidade e edema pulmonar agudo. A etiologia dessa síndrome é múltipla e inclui choque, infecção, quase-afogamento, exposição a drogas e toxinas, pancreatite aguda e pneumonia por aspiração. A despeito do amplo espectro de doenças passíveis de levar à SARA, existe um quadro clínico semelhante em todos os casos. A insuficiência respiratória aguda é acompanhada de infiltrado difuso na radiografia de tórax e distúrbios fisiológicos de doença pulmonar restritiva. Patologicamente, ocorrem edema, hemorragia, membranas hialinas, células inflamatórias e fibrose.

Trombose Venosa Profunda e Embolia Pulmonar

Tanto a trombose venosa profunda (TVP) quanto a embolia pulmonar (EP) constituem importantes causas de morbidade e mortalidade. O fator mais importante para reduzir tanto a morbidade quanto a mortalidade consiste na prevenção da TVP.

Anatomia e Fisiologia Normais — As veias são vasos de parede delgada, constituídos principalmente de colágeno, com algum músculo liso e pouca quantidade de tecido elástico. Normalmente, contêm uma grande proporção do sangue circulante, porém numa pressão significativamente menor do que nas artérias. O sistema venoso dos membros inferiores é constituído por veias comunicantes, superficiais e profundas.

O retorno venoso dos membros inferiores depende da contração dos músculos esqueléticos, sobretudo na panturrilha. As valvas impedem o fluxo retrógrado de sangue nas veias. Essas valvas são observadas até mesmo nas veias de calibre muito pequeno, e seu número diminui nas veias proximais. As valvas são compostas de tecido elástico e colágeno e atuam passivamente em resposta a alterações da pressão.

Os pulmões possuem dois suprimentos de sangue arterial. A artéria pulmonar origina-se do ventrículo direito, divide-se imediatamente nos ramos direito e esquerdo e transporta sangue desoxigenado do sistema venoso sistêmico para os pulmões para a troca gasosa. As artérias brônquicas ramificam-se a partir da aorta e transportam sangue oxigenado para o tecido de sustentação do pulmão.

Normalmente, não há formação de coágulos no sistema vascular. A superfície endotelial lisa dos vasos sangüíneos e a camada proteica de carga negativa na superfície endotelial, que repele as plaquetas, constituem provavelmente os fatores mais importantes na prevenção da formação de coágulos. Dois fatores impedem a ocorrência de coagulação excessiva. Cerca de 85% da trombina formada são adsorvidos aos filamentos de fibrina, impedindo a disseminação da trombina. A trombina remanescente é inativada em 20 min através de sua combinação com a antitrombina III.

Normalmente, o plasma contém uma proteína denominada plasminogênio que, quando ativada, forma plasmina. A plasmina é uma enzima proteolítica que digere a fibrina, o fibrinogênio, a protrombina e os fatores V, VIII e XII. O processo que ativa o plasminogênio não está bem elucidado. O plasminogênio é incorporado a todos os coágulos sangüíneos e participa na dissolução dos coágulos intravasculares.

Etiologia — Diversas condições e situações foram associadas a um risco aumentado de TVP e/ou EP, incluindo repouso prolongado ao leito, imobilização, câncer (particularmente adenocarcinomas do pâncreas, dos pulmões ou da próstata), policitemia vera, ICC, administração de estrogênio, estado pós-parto, lesões ortopédicas, cirurgia de grande porte, traumatismo, irritações químicas e infecções. Cerca de 85% dos episódios de embolia pulmonar são causados por TVP.

Epidemiologia — É difícil estimar a incidência da TVP. A incidência da EP foi estimada em 500.000 casos por ano e identificada como causa de pelo menos 50.000 mortes por ano nos Estados Unidos. Na necropsia, verifica-se a presença de EP em 20 a 25% das mortes em hospitais gerais, 25% das mortes em asilos e até 50% das mortes por ICC. O risco de TVP e de EP aumenta acentuadamente em indivíduos com mais de 40 anos de idade. Postula-se que o diagnóstico de EP seja freqüentemente omitido, em particular em pacientes idosos cronicamente doentes.

Fisiopatologia — Há mais de 100 anos, Virchow descreveu três fatores necessários para a ocorrência de trombose venosa: estase, hipercoagulabilidade e fatores da parede vascular. O aumento da adesão e agregação das plaquetas também pode estar envolvido.

As veias têm tendência ao desenvolvimento de estase. As bordas das válvulas produzem um fluxo sangüíneo turbulento, com formação de redemoinho e estase. As áreas adjacentes às válvulas e as junções das tributárias também constituem áreas de estase. As veias dilatadas (veias varicosas) ou as veias previamente lesadas podem apresentar fluxo vagaroso e válvulas incompetentes. A falta de bombeamento do sangue nas veias pela contração dos músculos esqueléticos ou compressão das veias pela massa muscular pode explicar o risco aumentado de TVP durante o repouso ao leito ou a imobilização, bem como parte do risco aumentado durante a cirurgia. Na policitemia vera, o sangue é viscoso e propenso a estase. A insuficiência cardíaca congestiva também pode aumentar a estase do sangue nos membros inferiores. A estase pode propiciar a ativação de fatores, bem como inibir a diluição ou a remoção dos fatores ativados.

Diversos fatores de risco para a TVP e a EP estão associados a estados de hipercoagulabilidade. Acredita-se que o câncer aumente a produção dos fatores V, VIII IX e XI; libere tromboplastina tecidual do tumor necrótico; e diminua a eficiência do sistema fibrinolítico. O traumatismo e a cirurgia podem aumentar as concentrações plasmáticas de fibrinogênio e pró-coagulantes, aumentar a adesão das plaquetas e diminuir a fibrinólise. Os estrogênios aumentam a produção dos fatores I, II, VIII, IX e X, bem como a adesão das plaquetas, e diminuem a atividade da antitrombina III. Os estrogênios também dilatam as veias e promovem a estase.

A idade avançada predispõe o indivíduo à trombose, devido a estase aumentada causada por dilatação venosa, disfunção das válvulas venosas, diminuição da massa muscular esquelética, redução da atividade física e diminuição do débito cardíaco. O aumento do fator VIII e da atividade da antitrombina III potencializa a coagulação.

Se houver ruptura da parede do vaso, ocorrem exposição do colágeno e/ou liberação de tromboplastina tecidual. O colágeno exposto e o sistema extrínseco ativam o sistema da coagulação intrínseco através da tromboplastina tecidual. As plaquetas aderem ao colágeno exposto, sofrem agregação para formar um tampão plaquetário e liberam o fator plaquetário III. O fator plaquetário III assemelha-se à tromboplastina tecidual, visto que inicia o sistema extrínseco da coagulação. O fator plaquetário III também ativa os fatores VIII, IX, XI e XII. O produto final da coagulação é o trombo, que é composto de fibrina, soro retido e células sangüíneas. O próprio coágulo inicia um ciclo vicioso que promove mais coagulação. O coágulo estende-se até alcançar uma área de fluxo sangüíneo mais rápido.

A forma mais temida de TVP envolve as veias iliofemorais, visto que os trombos nesses vasos têm maior tendência em provocar grandes êmbolos para os pulmões.

Quando um êmbolo se aloja numa artéria pulmonar, a área é ventilada, mas não perfundida. A área transforma-se em espaço morto. Os alvéolos sofrem constrição transitoriamente, devido à hipocapnia. Ocorre perda do surfactante, e verifica-se o desenvolvimento de atelectasia em 24 a 48 h. Em geral, ocorre hipoxemia. Na EP maciça, pode ocorrer hipertensão pulmonar, resultando em insuficiência cardíaca direita aguda. A ocorrência de infarto pulmonar irá depender do tamanho do êmbolo e do fluxo sangüíneo pulmonar duplo. Muitos êmbolos são rapidamente dissolvidos pelo sistema fibrinolítico. Pode ocorrer recanalização em 1 semana. Entretanto, alguns vasos permanecem totalmente ocluídos, com conseqüente perda da função pulmonar.

Sinais e Sintomas — A TVP pode manifestar-se na forma de aumento de volume da panturrilha ou da coxa, com edema do membro inferior. A área sobre a trombose pode ser hipersensível, quente e vermelha. A veia trombosada pode ser percebida como uma corda dura. As manobras físicas do membro ou a marcha podem intensificar a dor. Entretanto, não há nenhum sinal ou sintoma em muitos casos de TVP. Mais de 50% dos pacientes com sinais e sintomas sugestivos de TVP não apresentam a doença. O diagnóstico de TVP é estabelecido definitivamente por flebografia; entretanto, é difícil efetuar rapidamente esse teste invasivo, que é doloroso e pode causar flebite. A avaliação não-invasiva é efetuada de forma mais prática com estudos de fluxo Doppler. A TVP pode resultar em EP, síndrome pós-flebítica (edema, dor, aumento da pigmentação, eczema, induração e ulceração) ou recidiva da TVP.

Os sinais e sintomas de EP dependem do tamanho do êmbolo e da presença de infarto. A manifestação clássica da EP consiste no início súbito de dispnéia. Caso ocorra infarto, pode haver também dor torácica pleurítica e hemoptise. Pode-se verificar a presença de hipoxemia e aumento do gradiente de oxigênio alveolar-arterial. O exame físico pode ou não demonstrar os sintomas e sinais de TVP. Estertores, sibilos locais e atrito de fricção pleurítica podem ser audíveis à ausculta. Observam-se taquicardia e taquipnéia. Pode-se verificar a presença de sinais de insuficiência cardíaca direita aguda na EP maciça. Todavia, o exame físico pode ser totalmente normal. O exame laboratorial não é diagnóstico. Com freqüência, a radiografia de tórax é normal, mas pode revelar derrame pleural e/ou infiltrado e/ou alterações no tamanho dos vasos sangüíneos ou seu desaparecimento. Uma cintilografia de ventilação/perfusão pode fornecer evidências presuntivas para o diagnóstico de EP. O teste produz resultados falso-negativos se a área acometida for pequena, ou resultados falso-positivos na presença de outras doenças pulmonares. A arteriografia pulmonar constitui o método mais preciso utilizado para o diagnóstico de EP.

Fibrose Cística

A fibrose cística é uma doença com manifestações clínicas diversas, caracterizada por secreções anormais das glândulas exócrinas. Ocorre na infância; com os métodos aperfeiçoados de detecção nos casos leves e o tratamento mais apropriado, um maior número de adultos é atualmente acompanhado para essa doença.

Etiologia e Epidemiologia — A fibrose cística é uma doença autossômica recessiva transportada por um gene situado no braço longo do cromossomo 7 que codifica o regulador transmembrana da fibrose cística (CFTR, *cystic fibrosis transmembrane regulator*), uma proteína com peso molecular previsto de 170.000. Há uma mutação comum, a mutação D508, que responde por 70% das mutações, e pelo menos 200 mutações menos comuns. A fibrose cística afeta igualmente ambos os sexos e ocorre predominantemente em indivíduos caucasianos. No passado, a fibrose cística era considerada uma doença fatal da infância. Com a sua detecção mais precoce e os métodos aperfeiçoados de tratamento, a expectativa de vida mediana aumentou para 30 anos. Os heterozigotos podem ser identificados em 99% das famílias se o DNA de uma criança afetada for disponível.

Patogenia — Os defeitos no CFTR reduzem a condutância do cloreto apical e aumentam a absorção de sódio pelo epitélio respiratório. A redução do conteúdo de sal e de água das secreções respiratórias aumenta a viscosidade da fase sol em que os cílios normalmente batem. As secreções viscosas e espessas são retidas e proporcionam um local de abrigo para as bactérias. *S aureus* e *P aeruginosa* colonizam comumente as vias aéreas anormais e podem persistir como comensais ou progredir para pneumonia.

A bronquiectasia secundária desenvolve-se invariavelmente e leva a hipertensão pulmonar, hemoptise, pneumotórax e insuficiência respiratória.

Sinais e Sintomas — A manifestação inicial pode consistir em obstrução intestinal no recém-nascido, causada por mecônio anormalmente espesso. No início da vida, surgem complicações pulmonares. O muco viscoso e espesso provoca obstrução brônquica, com atelectasia subseqüente e infecção. Os patógenos bacterianos iniciais, incluindo *S aureus,* são substituídos posteriormente por *P aeruginosa* e outros microrganismos gram-negativos. A morte na fibrose cística é habitualmente causada por infecção pulmonar maciça e insuficiência respiratória. Em caso de sobrevida mais longa, observa-se mais freqüentemente a ocorrência de *cor pulmonale* e hemoptise recorrente.

A insuficiência pancreática, que se desenvolve em cerca de 80% dos pacientes, causa má absorção caracterizada por esteatorréia e deficiência de vitamina B_{12} e das vitaminas lipossolúveis. Alguns pacientes apresentam surtos recorrentes de pancreatite. Verifica-se o desenvolvimento de cirrose biliar em aproximadamente 10% dos pacientes. A incidência de cálculos biliares está aumentada. Os pacientes do sexo masculino são, em sua maioria, estéreis, devido a malformação ou bloqueio dos ductos deferentes. As características sexuais secundárias são normais. A taxa de fertilidade entre as mulheres é cerca de um quinto a de uma população de controle. A razão disso reside, provavelmente, na viscosidade aumentada do muco cervical e na possível presença de um tampão cervical.

O melhor teste diagnóstico é o teste do suor, que utiliza a iontoforese com pilocarpina. Em geral, observa-se um aumento de 3 a 5 vezes na concentração de cloreto no suor de pacientes com fibrose cística. O nível dos eletrólitos do suor não se correlaciona com a gravidade da doença. O teste do suor é um teste de execução difícil, que deve ser efetuado num laboratório especializado e confiável.

CARDIOPATIA

Aterosclerose

Constitui a causa isolada mais importante de morte nos Estados Unidos, visto que está envolvida no desenvolvimento da cardiopatia isquêmica e da doença cerebrovascular.

Anatomia e Fisiologia Normais — As paredes arteriais apresentam três camadas: a túnica íntima, a túnica média e a túnica externa. A íntima é constituída de células endoteliais; a média, de células musculares lisas; e a externa, de colágeno, fibras elásticas, fibroblastos e algumas células musculares lisas.

As artérias não são condutos inertes, porém estruturas metabolicamente complexas que mantêm a tensão do músculo liso e desempenham numerosas funções relacionadas às células endoteliais, incluindo inibição local da coagulação sangüínea e manutenção da integridade celular. Durante toda a vida, as artérias são submetidas a tremendas forças físicas. As áreas de estresse, atrito e turbulência em particular incluem as bifurcações e aberturas das artérias ramificadas.

Epidemiologia — Em todas as populações estudadas, foram observadas alterações precoces de aterosclerose em indivíduos jovens que morreram de causas não-relacionadas. A taxa de morbidade e de mortalidade da doença aterosclerótica é maior nos homens do que nas mulheres antes da menopausa. As diferenças diminuem depois da menopausa. A incidência de doença aterosclerótica também difere entre as várias nacionalidades. A mortalidade por doença aterosclerótica é duas vezes maior em norte-americanos e escoceses do que nos suecos. A incidência é baixa nos japoneses e nativos africanos. A incidência da doença aterosclerótica em imigrantes nos Estados Unidos assemelha-se mais à dos norte-americanos natos do que àquela de indivíduos da mesma idade que não imigraram. Os parentes de primeiro grau de indivíduos que apresentam doença aterosclerótica sintomática antes dos 50 anos de idade tendem a desenvolver doença aterosclerótica sintomática numa idade mais precoce.

Existe um interesse crescente pelo possível papel desempenhado por determinados agentes infecciosos, especificamente clamídias, na produção e estimulação da aterogênese. Outras pesquisas sugeriram que o fator responsável pode não ser um agente infeccioso específico, porém um estado inflamatório contínuo em resposta a diversas infecções crônicas.

Etiologia — A etiologia é desconhecida. Entretanto, os estudos epidemiológicos e clínicos realizados sugerem que muitos fatores aceleram o processo mórbido, independentemente dos eventos patológicos subjacentes. Os dois fatores de risco mais importantes são a idade avançada e o sexo masculino. Para homens de 35 a 65 anos de idade, outros fatores importantes incluem diabetes melito, nível plasmático de colesterol, pressão arterial e fumo de cigarros. Esses fatores de risco provavelmente aplicam-se também às mulheres após a menopausa.

Outros fatores de risco associados a uma alta incidência de doença aterosclerótica incluem dieta, falta de atividade física, obesidade e hereditariedade. O papel de uma personalidade agressiva competitiva (Tipo A) é controvertido. Esses fatores podem não ser independentes daqueles já citados.

Patologia — A aterosclerose consiste num espessamento focal e endurecimento das paredes arteriais, caracterizados, nos estágios iniciais, por estrias de macrófagos (células espumosas), colesterol e outros lipídios (*estrias gordurosas*) e, posteriormente, por ateromas. Os ateromas consistem num capuz fibroso que recobre células musculares lisas em proliferação. Quando avançados, contêm um cerne necrótico de lipídios e proteínas. Inicialmente, as lesões afetam a íntima e progridem até atingirem a média.

Fisiopatologia — O mecanismo de desenvolvimento é pouco compreendido, mas o estresse aumentado associado à elevação da pressão arterial e ao fluxo turbulento pode favorecer o desenvolvimento das lesões. O verdadeiro evento desencadeador na íntima é desconhecido; todavia, ocorrem nessa camada minúsculas lacerações que podem ser importantes. A agregação das plaquetas e as alterações na permeabilidade do endotélio e na deposição de fibrina são igualmente importantes no desenvolvimento dos ateromas.

Essas alterações podem induzir a proliferação do músculo liso na íntima, com acúmulo subseqüente de lipídios. Outra hipótese sustenta a deposição de lipídios como evento desencadeante e mais importante. Mais tarde, ocorrem fibrose, calcificação, hemorragia, ulceração e trombose, causando ruptura ou maior estreitamento da luz, com conseqüente redução crítica do fluxo sangüíneo.

Os lipídios no sangue consistem em colesterol e triglicerídios. São transportados em associação a fosfolipídios e proteínas e são denominados lipoproteínas. A aceleração da aterosclerose correlaciona-se melhor com as elevações da fração LDL (lipoproteínas de baixa densidade), que é rica em colesterol e pobre em triglicerídios. A elevação da fração HDL (lipoproteínas de alta densidade) protege contra o desenvolvimento de aterosclerose.

Sinais e Sintomas — Os sinais e sintomas da doença aterosclerótica dependem da localização e do grau de comprometimento do fluxo sangüíneo de determinado órgão. A doença aterosclerótica manifesta-se na forma de morte súbita (provavelmente em decorrência de arritmia ventricular), angina de peito, infarto do miocárdio, acidente vascular cerebral, aneurisma dissecante, trombose de um grande vaso, doença renal isquêmica, claudicação intermitente ou doença vascular periférica. Apenas as afecções não descritas em outros locais são discutidas aqui. A claudicação intermitente refere-se à ocorrência de dor nas pernas, que é precipitada pelo exercício e aliviada com o repouso. A doença vascular periférica também pode causar dor nas pernas à noite, atrofia e fraqueza dos músculos da perna, perda dos pulsos nos pés, neuropatia, sensibilidade extrema ao frio e, por fim, gangrena seca. A aterosclerose dos vasos mesentéricos pode causar dor abdominal, que é precipitada pela ingestão de alimento (angina abdominal), perda de peso, diarréia e esteatorréia. A trombose desses vasos provoca infarto intestinal. O diagnóstico de doença aterosclerótica é habitualmente estabelecido com base nos sintomas e sinais de redução da perfusão de órgãos. Os exames não-invasivos e a angiografia são freqüentemente úteis para definir os locais de estreitamento vascular.

Coronariopatia

A coronariopatia (CP) é também conhecida como *cardiopatia isquêmica* (CI). O suprimento de oxigênio inadequado para a demanda do miocárdio é causado mais comumente por doença aterosclerótica das artérias coronárias. Outras causas de redução do suprimento de oxigênio ao miocárdio incluem embolia coronariana, estenose dos óstios das artérias coronárias na sífilis terciária e espasmo da artéria coronária. A anemia, a carboxiemoglobinemia e a hipoxemia de doença pulmonar também podem reduzir a capacidade de transporte de O_2 do sangue. A perfusão e a liberação de O_2 no miocárdio estão diminuídas na hipotensão. A demanda de oxigênio do miocárdio aumenta com o esforço e na presença de hipertrofia do miocárdio, tireotoxicose e beribéri. Na maioria dos casos de CP, a aterosclerose constitui o distúrbio subjacente.

Anatomia Normal — As artérias da aorta nutrem o miocárdio. A artéria coronária direita supre o átrio direito, o ventrículo direito, o átrio esquerdo, o septo posterior, o nó AV e, em mais de 50% dos indivíduos, o nó SA. A artéria coronária principal esquerda ramifica-se em duas artérias. O ramo circunflexo supre as paredes ântero-lateral, lateral, póstero-lateral, lateral inferior e inferior do ventrículo esquerdo, átrio esquerdo e, em cerca de 45% dos indivíduos, o nó SA. O ramo descendente anterior esquerdo supre as paredes ventricular esquerda anterior, ântero-lateral e apical, o septo e o ventrículo direito adjacente ao septo.

Fisiologia Normal — Em condições normais de repouso, o miocárdio extrai cerca de 70% do oxigênio disponível do fluxo sangüíneo coronariano. Isso contrasta com o músculo esquelético em repouso, cuja extração é de apenas 25% do oxigênio disponível. Ao contrário do músculo esquelético, o miocárdio tem a capacidade de metabolismo anaeróbico durante apenas um curto período de tempo e não pode sofrer débito de oxigênio. O aumento da demanda de oxigênio do miocárdio deve ser suprido por um aumento do fluxo sangüíneo coronariano. Em condições normais, o miocárdio recebe 5% do débito cardíaco. O coração normal pode aumentar em 5 vezes o fluxo sangüíneo coronariano através de uma combinação de vasodilatação coronariana, devido a um processo auto-regulador, e aumento do débito cardíaco. O fluxo sangüíneo para o miocárdio ocorre quase exclusivamente durante a diástole. A hipoxia tecidual local resulta em poderosa vasodilatação, podendo aumentar o fluxo sangüíneo coronariano. Os fatores teciduais locais são mais importantes do que os fatores neurais na regulação da vasodilatação.

O consumo de oxigênio do miocárdio é determinado pela tensão da parede sistólica e diastólica, fração do tempo do ciclo cardíaco durante a sístole e contratilidade do miocárdio. A tensão da parede sistólica *(T)* é determinada pela pressão ventricular sistólica *(P)*, pelo raio *(r)* da cavidade ventricular e pela espessura da parede *(h)* $(T = P \cdot r/2h)$. Quanto maiores o tamanho da cavidade e a pressão, maior a tensão. A pressão diastólica aórtica (pós-carga) determina, em parte, a pressão sistólica ventricular. A fração de tempo levado na sístole é determinada pela freqüência cardíaca e pelo tempo de ejeção. A demanda de oxigênio e do miocárdio depende da quantidade de trabalho a ser executada pelo músculo.

Patologia — As lesões ateroscleróticas ocorrem, em sua maioria, na porção proximal das artérias coronárias, visto que não é uma doença de vasos de pequeno calibre. As lesões na artéria descendente anterior esquerda localizam-se, habitualmente, a 3 cm da bifurcação da artéria coronária principal esquerda. Em geral, as lesões na artéria coronária direita ocorrem a 6 a 8 cm do óstio. Uma lesão que provoca oclusão de menos de 50% da luz do vaso não costuma produzir sintomas.

Fisiopatologia — À medida que a luz dos vasos começa a sofrer estreitamento, o fluxo sangüíneo diminui. Os vasos distalmente à obstrução dilatam-se para manter o fluxo, presumivelmente em resposta à hipoxia. Quando a obstrução atinge um tamanho crítico, os vasos distais tornam-se permanentemente dilatados.

A isquemia provoca alterações nas propriedades bioquímicas, elétricas e mecânicas do coração. O miocárdio normalmente oxida a glicose e os ácidos graxos livres a dióxido de carbono e água. Na isquemia, ocorre acúmulo de lactato, piruvato e outros produtos metabólicos no miocárdio. A isquemia também altera as propriedades elétricas do coração, e verifica-se particularmente uma redução do potencial de membrana. Essas anormalidades resultam em diminuição da velocidade de condução e alteração da duração do potencial de ação, podendo levar ao desenvolvimento de arritmias. A isquemia provoca uma redução transitória da contratilidade, e a necrose causa perda irreversível da contratilidade. A isquemia pode produzir assimetria e assincronia da contração ventricular.

A localização da lesão é importante, visto que determina o tamanho e o local da isquemia. A presença de vasos colaterais pode impedir o desenvolvimento de lesão permanente. Infelizmente, a isquemia constitui o único estímulo conhecido para a formação de vasos colaterais. A ocorrência de uma súbita redução da luz, como a que ocorre na trombose ou na hemorragia, constitui um evento catastrófico, visto que ainda não houve formação de vasos colaterais que, portanto, não podem proporcionar uma fonte alternativa de oxigênio. Existe um grupo de pessoas nas quais o espasmo da artéria coronária desempenha um papel na cardiopatia isquêmica com ou sem lesões ateroscleróticas fixas. O mecanismo de produção de dor da isquemia é desconhecido.

Sinais e Sintomas — A coronariopatia pode manifestar-se na forma de arritmias ventriculares ou infarto do miocárdio, que é discutido adiante. A outra manifestação da CP é a angina de peito, uma síndrome clínica que resulta de isquemia miocárdica transitória, porém sem qualquer evidência de lesão permanente.

O paciente com angina de peito queixa-se habitualmente de desconforto torácico na forma de sensação de peso, pressão, aperto ou constrição. Com freqüência, os pacientes não empregam a palavra *dor* e podem atribuir seus sintomas a uma indigestão. O desconforto subesternal pode irradiar-se para o braço esquerdo, a garganta, a mandíbula, o ombro, as costas ou o abdome. Tipicamente, o desconforto é precipitado por exercício e, com menos freqüência, também pela ingestão de alimento, distúrbio emocional, exposição ao frio e fumo de cigarros. O repouso alivia esses sintomas. Em geral, os episódios duram mais de 1 min e não persistem por mais de 30 min.

A angina de peito é classificada de acordo com a sua freqüência, gravidade e evento precipitante. A angina instável descreve uma síndrome de ataques de início recente ou de freqüência, gravidade ou duração crescentes, ocorrendo com o exercício ou em repouso. O infarto do miocárdio e as arritmias têm mais tendência a ocorrer durante períodos de angina instável. A angina estável descreve um quadro clínico de ataques que variam pouco. A angina noturna ocorre durante o sono e pode estar associada a sonhos e ao sono de movimentos oculares rápidos (REM) ou a um aumento do retorno venoso em pacientes com insuficiência cardíaca congestiva. A angina de Prinzmetal é uma angina atípica. Ocorre em repouso, está associada a arritmias ventriculares, e acredita-se que seja devida a espasmos da artéria coronária.

O exame físico desses pacientes pode ser normal entre os ataques. O diagnóstico de angina é estabelecido com base na história clínica. A evidência de isquemia na prova do esforço com ECG consiste em inversão das ondas T e depressão do segmento S-T. A angiografia e a resposta terapêutica à nitroglicerina podem ser úteis para estabelecer o diagnóstico. No diagnóstico diferencial, é preciso considerar outras causas de dor torácica, como outras formas de cardiopatia e doenças GI e musculoesquelética.

A cardiopatia isquêmica constitui a principal causa de morte entre homens acima de 35 anos de idade nos Estados Unidos, e é responsável por um terço das mortes de homens antes dos 65 anos de idade. Os principais fatores de prognóstico incluem o estado da função ventricular esquerda e a extensão da doença aterosclerótica.

Infarto do Miocárdio

O infarto agudo do miocárdio (IAM) pode ser totalmente assintomático e pode ser fatal ou causar uma variedade de complicações.

Patologia — As artérias coronárias apresentam trombose em cerca de 90% dos casos; a trombose constitui a base da patogenia do IAM. Trata-se da morte do tecido miocárdico. A maioria dos infartos envolve a camada endocárdica. Se a área de necrose ultrapassar 3 cm de diâmetro, o infarto tende a ser transmural. Dentro de 24 horas após o infarto, as fibras miocárdicas exibem aglomeração, coagulação e edema intersticial. Em torno do 4.º dia, a área apresenta-se necrótica e exibe alteração gordurosa e fagocitose das fibras por neutrófilos. Entre o 4.º e 10.º dias, a área apresenta uma alteração gordurosa distinta, pode conter hemorragia e torna-se extremamente mole. Em torno do 10.º dia, o infarto começa a ser substituído por tecido cicatricial vascularizado. O infarto cicatriza por completo entre 6 a 8 semanas.

Sinais e Sintomas — A dor torácica costuma ser a queixa inicial. É descrita como dor intensa, excruciante, profunda, produzindo sensação de peso, constrição ou compressão. Não se pode identificar nenhuma causa precipitante para a dor. A dor assemelha-se à da angina de peito, porém é mais intensa, é de maior duração e não é aliviada pelo repouso ou pela administração de nitroglicerina sublingual. A dor pode diminuir e aumentar. Em 25% dos pacientes, a dor subesternal irradia-se para os braços, mas também pode irradiar-se para a mandíbula, o pescoço, o abdome e as costas. A dor é acompanhada de fraqueza, diaforese, náusea, vômitos, tontura, ansiedade profunda e sensação de morte iminente. O paciente procura em vão encontrar uma posição confortável. O IAM pode ser assintomático em 15 a 20% dos pacientes. Os indivíduos idosos podem queixar-se mais de dispnéia do que de dor. Outras manifestações do IM incluem síncope, confusão, arritmias e hipotensão. Mais de 50% das mortes por IM ocorrem dentro das primeiras 24 h e são devidos a arritmias.

Tipicamente, o exame físico mostra um paciente ansioso, que apresenta sudorese e extremidades frias. A ausculta do coração pode revelar uma redução das bulhas cardíacas, S3, S4 ou sopro da regurgitação mitral. A temperatura pode atingir 38°.

O exame laboratorial pode revelar aumento da contagem dos leucócitos para 15.000/mm^3. As enzimas liberadas pelas células miocárdicas lesadas são utilizadas para o diagnóstico do IAM. As concentrações séricas dessas enzimas exibem um padrão característico, com elevação e rápida queda da creatinina (CK) e da aspartato aminotransferase (AST), enquanto a desidrogenase láctica (LDH) aumenta mais tarde e permanece elevada por mais tempo. A determinação da troponina I sérica suplantou, em grande parte, a determinação dessas enzimas, devido à sua maior sensibilidade e especificidade e aparecimento mais rápido após a ocorrência do infarto.

A princípio, o ECG mostra uma inversão da onda T e depressão do segmento S-T, constituindo sinais de isquemia. Quando o infarto é transmural, aparecem ondas Q. O infarto também pode causar redução da voltagem nas derivações precordiais.

Complicações — As arritmias constituem a causa mais comum de morte nos estágios iniciais do IAM. As arritmias ventriculares são mais ominosas, e a fibrilação ventricular constitui a arritmia fatal mais comum. As unidades de cuidados coronarianos que impedem ou tratam agressivamente as arritmias diminuíram a mortalidade associada a essa complicação.

Hoje em dia, a insuficiência cardíaca constitui a principal causa de morte em pacientes hospitalizados com IAM. Se houver destruição de mais de 40% do miocárdio, o prognóstico é sombrio.

A ruptura ou disfunção dos músculos papilares podem resultar em regurgitação mitral. Isso pode diminuir o débito cardíaco e contribuir para a insuficiência cardíaca.

A tromboembolia contribui para a causa de morte em alguns casos. Pode ocorrer trombose mural no endocárdio do ventrículo esquerdo. Os êmbolos desse trombo podem causar acidente vascular cerebral ou novo IAM. Pode-se verificar o desenvolvimento de trombose venosa profunda nas pernas, que emboliza para os pulmões (embolia pulmonar).

Pode ocorrer ruptura do infarto durante a primeira semana, quando o infarto está extremamente mole. A pressão arterial cai rapidamente, e o paciente perde a consciência. O ECG pode não se alterar imediatamente. Ocorre tamponamento cardíaco quando o pericárdio é preenchido com sangue. Essa complicação é quase sempre fatal. O septo pode sofrer ruptura, resultando em *shunting* da esquerda para a direita. Um sopro pansistólico é audível, e o débito cardíaco diminui.

O enfraquecimento da parede ventricular é denominado aneurisma ventricular. Quando o miocárdio remanescente sofre contração, o aneurisma faz protrusão. Como essa porção da parede perdeu a sua contratilidade, o débito cardíaco diminui, e pode haver desenvolvimento de ICC. A embolia sistêmica pode resultar de um trombo mural no aneurisma. As arritmias são comuns na presença de aneurisma ventricular e estão associadas a um prognóstico sombrio.

Pode haver desenvolvimento de pericardite dentro de 2 a 3 dias após o infarto. A dor pericárdica é habitualmente aguda, em punhalada e subesternal. Pode irradiar-se para o pescoço e os ombros; é aliviada ao inclinar-se para a frente, enquanto é agravada pela respiração profunda. Pode-se ouvir um atrito de fricção pericárdica. A pericardite regride habitualmente com a cicatrização do infarto.

Insuficiência Cardíaca

A insuficiência cardíaca é definida pela incapacidade do coração, em condições normais de enchimento, de bombear o sangue numa taxa suficiente para suprir as demandas metabólicas dos tecidos. A incapacidade de bombear sangue pode ser causada por diversas anormalidades do miocárdio. Quando o coração bombeia sangue numa taxa insuficiente, os rins retêm sal e água, e ocorre acúmulo de líquido nos espaços intersticiais. Por conseguinte, utiliza-se habitualmente o termo insuficiência cardíaca congestiva (ICC). Entretanto, nem todos os tipos de sobrecarga de líquido ou congestão são devidos à insuficiência cardíaca. Outras causas de sobrecarga de líquido incluem síndrome nefrótica, insuficiência renal, hepatopatia e inanição. A insuficiência cardíaca pode surgir de forma aguda ou crônica e pode ser leve a grave. A insuficiência cardíaca grave é sinônimo de choque cardiogênico.

Fisiologia Normal — A função do coração como bomba depende do número de fibras musculares funcionantes e de seu comprimento no início da contração. O volume diastólico final (VDF), que é conhecido como pré-carga, a impedância cardíaca ou pós-carga contra a qual o sangue é ejetado e a atividade miocárdica intrínseca ou estado contrátil é que determinam o comprimento das fibras. A freqüência cardíaca e o volume sistólico determinam o débito cardíaco (DC). O volume sistólico (VS) normal é de 70 mL, e o volume sistólico final normal, de 5 a 60 mL. O VS é descrito pela equação do volume diastólico final menos o volume sistólico final.

O coração contrai-se em duas fases. Na fase isovolumétrica, o comprimento da fibra permanece constante, enquanto a pressão aumenta. Quando a pressão ventricular esquerda atinge a pressão diastólica, ocorre a fase de ejeção, durante a qual ocorre contração à medida que as fibras se encurtam. A freqüência cardíaca determina o tempo de enchimento dos ventrículos. O débito cardíaco permanece estável entre 50 e 180 batimentos/min. A pós-carga, ou resistência contra a qual o coração trabalha, influencia o débito cardíaco — quanto maior a resistência, menor o DC.

Normalmente, o coração bombeia para fora o sangue que nele penetra, de modo que o débito cardíaco é igual ao retorno venoso, que é controlado pelos tecidos. O débito cardíaco pode ser aumentado, dentro de certos limites, por estimulação autônoma, hipertrofia do músculo cardíaco e aumento do volume sangüíneo. O coração dispõe de uma enorme capacidade de reserva e pode aumentar o débito cardíaco através de um aumento da freqüência cardíaca e do volume sistólico.

A relação de Frank-Starling descreve a relação entre o volume sistólico, o volume diastólico ou pressão de enchimento e o comprimento das fibras no final da diástole. A relação de Frank-Starling também descreve a capacidade do coração de se adaptar a quantidades variáveis de influxo de sangue. Dentro de limites fisiológicos, quanto mais a câmara for preenchida, maior a quantidade de sangue bombeada. Se as fibras musculares forem distendidas pelo volume, o músculo contrai-se com mais força, com conseqüente aumento do débito cardíaco. O aumento da contratilidade resulta de estimulação simpática, e a ocorrência de contratilidade diminuída indica um coração em falência. Essa relação mostra que, para determinado volume diastólico final, os ventrículos recebem e ejetam um maior volume sistólico quando a contratilidade está aumentada e um menor volume sistólico quando a contratilidade está diminuída.

Etiologia — Os processos que levam à falência do coração são aqueles que aumentam o trabalho do coração, geralmente no decorrer de muitos anos, ou que lesam as fibras miocárdicas. Em conseqüência, o débito cardíaco diminui. A causa mais comum de insuficiência ventricular esquerda é a hipertensão sistêmica. A doença valvar estenótica resulta em insuficiência. Uma valva cardíaca incompetente acaba levando à insuficiência. Os defeitos congênitos podem resultar em aumento do trabalho cardíaco. As miocardiopatias, a coronariopatia aterosclerótica e o infarto do miocárdio provocam lesão das fibras musculares e comprometem a contratilidade. As taquiarritmias e a dissociação atrioventricular resultam em menor enchimento dos ventrículos, e as arritmias ventriculares também diminuem a contratilidade. A pericardite pode comprometer o enchimento ou a contração ventricular. A insuficiência cardíaca esquerda constitui a causa mais comum de insuficiência cardíaca direita. A insuficiência ventricular direita aguda pode ser precipitada por embolia pulmonar. O *cor pulmonale* é uma insuficiência cardíaca direita devido à hipertensão pulmonar, que pode ocorrer como complicação de hipoxemia em decorrência de doença pulmonar.

O aumento das demandas metabólicas ou a capacidade reduzida de transporte de oxigênio do sangue podem exceder a reserva cardíaca. As causas de insuficiência cardíaca de alto débito (veja adiante) incluem hipertireoidismo, anemia, fístulas A-V, gravidez, infecções (particularmente infecção pulmonar) e beribéri.

Fisiopatologia — A maioria dos casos de ICC é devida à insuficiência de baixo débito, como a que ocorre na hipertensão, cardiopatia aterosclerótica ou doença valvar. Em certos casos de insuficiência cardíaca, o débito cardíaco é maior do que o normal, sendo conhecido como insuficiência de alto débito. Isso se deve a um acentuado aumento das demandas metabólicas do tecido ou a uma redução pronunciada da capacidade de transporte de oxigênio do sangue. O hipertireoidismo e a gravidez constituem causas de aumento das demandas metabólicas dos tecidos. A anemia, as fístulas arteriovenosas e a hipoxemia constituem exemplos de redução do conteúdo de oxigênio do sangue.

Mecanismos Compensatórios do Débito Cardíaco Baixo — Quando o débito cardíaco cai, imediatamente ocorrem reflexos. Os barorreceptores percebem a redução da pressão arterial e aumentam o tônus simpático, enquanto diminuem o tônus parassimpático. Isso aumenta a força de contração do coração e a freqüência cardíaca, eleva a pressão arterial sistêmica média e aumenta o retorno venoso. Esses reflexos tornam-se máximos dentro de 30 segundos após uma queda da pressão arterial.

Ocorre redistribuição do fluxo sangüíneo, resultando em manutenção do fluxo de sangue para o miocárdio e o cérebro. O fluxo sangüíneo para a pele e para o músculo esquelético está acentuadamente reduzido devido à vasoconstrição induzida pela noradrenalina. O fluxo sangüíneo é também diminuído para os rins na ICC.

O débito cardíaco diminuído reduz a taxa de filtração glomerular, devido à redução do fluxo sangüíneo renal e da vasoconstrição simpática das arteríolas renais aferentes. O fluxo sangüíneo no interior do rim é redistribuído, devido à vasoconstrição, para os néfrons mais profundos, à custa do córtex superficial. A produção de renina pelo aparelho justaglomerular está aumentada em resposta à redução do fluxo sangüíneo. A renina cliva o angiotensinogênio em angiotensina I, que é convertida em angiotensina II, pela enzima conversora de angiotensina (ECA). A angiotensina II é um potente vasoconstritor periférico e estimulador da secreção de aldosterona pelo córtex supra-renal. A aldosterona promove a retenção de sódio e de água pelo túbulo contorcido distal e provoca expansão do volume sangüíneo e acúmulo de líquido nos espaços intersticiais. O nível sérico de sódio permanece normal ou apresenta-se diminuído, embora o sódio corporal total esteja aumentado.

O aumento do volume sangüíneo e a pressão arterial sistêmica elevada aumentam o retorno venoso ao coração. Por fim, o coração é incapaz de compensar o retorno venoso aumentado. Na insuficiência cardíaca leve, o aumento do volume de líquido ajuda a aumentar o débito cardíaco ao produzir um certo grau de estiramento das fibras miocárdicas. Na insuficiência cardíaca grave, a quantidade de sobrecarga de líquido torna-se tão grande que as fibras são distendidas além dos limites da contração eficiente, de modo que as fibras descem para uma curva de Frank-Starling mais baixa. É necessária uma pressão diastólica final maior para manter o débito cardíaco nessa curva mais baixa. O aumento da pressão diastólica final ventricular esquerda (PDFVE) é transmitido como aumento da pressão hidrostática às veias pulmonares, capilares e artérias. Por fim, a pressão elevada nas artérias pulmonares provoca falência do ventrículo direito. O aumento da pressão diastólica final ventricular direita é traduzido em pressão hidrostática elevada nas veias sistêmicas e capilares.

Formação de Edema — A maior parte do acúmulo de líquido nos espaços intersticiais resulta de aumento das pressões hidrostáticas. A pressão coloidal do sangue que mantém o líquido no compartimento vascular é de cerca de 25 a 30 torr. Quando a pressão hidrostática nos capilares ultrapassa 25 torr, o líquido é forçado para o espaço intersticial. A insuficiência cardíaca congestiva envolve a retenção de líquido no espaço tanto intravascular quanto extravascular. A retenção de líquido também resulta em distensão dos reservatórios venosos no fígado e no baço. Quando a PDFVE excede 22 torr, a pressão transmitida aos capilares pulmonares provoca edema pulmonar. O oxigênio não se difunde eficientemente nos alvéolos ocupados pelo líquido de edema, resultando em hipoxemia.

Sinais e Sintomas — Os pacientes com insuficiência ventricular esquerda queixam-se mais comumente de sensação de falta de ar (dispnéia). No início, a dispnéia só é observada com o esforço, mas a quantidade de atividade necessária para precipitá-la diminui progressivamente até o paciente se queixar de dispnéia em repouso. A ortopnéia é a sensação de falta de ar que ocorre em decúbito e que pode ser aliviada ao elevar-se a cabeça com o uso de vários travesseiros ou ao sentar. A dispnéia paroxística noturna (DPN) refere-se a uma dispnéia intensa que ocorre à noite e que acorda o paciente com uma sensação de sufocação; a DPN é habitualmente acompanhada de tosse e/ou sibilos. O paciente pode produzir escarro espumoso de coloração rosada.

Os pacientes com insuficiência ventricular esquerda também podem apresentar fadiga, fraqueza e alterações do estado mental, tais como confusão, dificuldade de concentração, comprometimento da memória, cefaléia, insônia e ansiedade.

O exame físico do paciente com insuficiência cardíaca esquerda mostra uma pessoa que pode ter perdido uma quantidade considerável de massa corporal. O paciente pode não ser capaz de ficar em decúbito durante o exame. O pulso pode estar fraco, porém a pressão arterial permanece normal até um estágio muito tardio da evolução. As extremidades estão pálidas e frias. Pode haver cianose dos lábios e dos leitos ungueias. O exame cardíaco revela taquicardia e galope S3. Podem-se ouvir estertores inspiratórios crepitantes úmidos sobre as bases pulmonares na ICC moderadamente grave e sobre todos os campos pulmonares no edema pulmonar. A radiografia de tórax revela a cardiomegalia e os sinais de congestão venosa pulmonar. O volume urinário está diminuído, e pode-se verificar a presença de azotemia pré-renal.

Os pacientes com insuficiência ventricular direita queixam-se de ganho de peso e acúmulo de líquido. Pode ocorrer um ganho de 10% no peso corporal antes do aparecimento de edema depressível. Em pacientes ambulatoriais, o edema é simétrico nos tornozelos e nas pernas. Como a gravidade influencia a distribuição do edema, as nádegas e o sacro podem estar edematosos nos pacientes acamados. A anasarca refere-se a uma sobrecarga maciça de líquido corporal, incluindo edema generalizado, ascite e derrames pleurais. Com o acúmulo de líquido na cavidade pleural, o paciente pode apresentar dispnéia. Os pacientes relatam um aumento da cintura à medida que o líquido se acumula na cavidade peritoneal. O fígado pode aumentar e tornar-se hipersensível, podendo ocorrer dor no hipocôndrio direito. Ocorrem anorexia, náusea e plenitude abdominal. Verifica-se o desenvolvimento de icterícia quando o comprometimento da função hepática se torna grave.

O exame físico do paciente com insuficiência cardíaca direita grave revela derrames pleurais, ascite, distensão venosa jugular, hepatomegalia, esplenomegalia e edema depressível.

Cardiopatia Valvar

A cardiopatia valvar ocorre quando as valvas cardíacas se tornam lesadas ou perdem a capacidade de abrir ou fechar adequadamente. Se houver formação de tecido cicatricial fibroso ou depósitos de cálcio na valva, ela torna-se estenótica e não consegue mais abrir facilmente. Se os folhetos valvares sofrerem constrição ou não se opuserem entre si adequadamente durante o fechamento, devido à presença de cicatriz ou lesão de infecção, a valva perde a sua suficiência, e ocorre fluxo sangüíneo retrógrado. Uma valva pode ser ao mesmo tempo estenótica e insuficiente. Pode haver comprometimento de mais de uma valva. As conseqüências da doença valvar incluem ICC, arritmias e êmbolos sistêmicos. A doença valvar caracteriza-se fundamentalmente por um sopro — um ruído que representa turbulência do fluxo sangüíneo através da valva.

Anatomia e Fisiologia Normais — As valvas entre os átrios e os ventrículos, a valva tricúspide do lado direito e a mitral do lado esquerdo, são grandes e normalmente oferecem pouca resistência ao fluxo. As valvas semilunares, a aórtica e a pulmonar, são menores. As valvas atrioventriculares são sustentadas pelas cordas tendíneas, o que não ocorre com as valvas semilunares. O fechamento e a abertura das valvas ocorre passivamente em resposta a gradientes de pressão.

A abertura e o fechamento das valvas produzem as bulhas cardíacas. A primeira bulha ocorre no início da sístole e representa o fechamento das valvas mitral e tricúspide. A segunda bulha é ouvida no início da diástole e indica o fechamento das valvas e pulmonar. Nos indivíduos normais, a segunda bulha pode ser desdobrada, visto que as valvas aórtica e pulmonar não se fecham simultaneamente. A intensidade das bulhas cardíacas é proporcional à taxa de mudança de pressão através das valvas. A primeira bulha é alta quando os folhetos da valva mitral estão muito distantes no início da sístole ventricular, o que ocorre na estenose mitral e na taquicardia de qualquer etiologia. Uma segunda bulha alta indica aumento de pressão, como na hipertensão sistêmica e pulmonar. Uma terceira bulha cardíaca (S3) é causada pelo fluxo de sangue nos ventrículos, particularmente nos ventrículos dilatados da ICC. Uma quarta bulha cardíaca (S4) também origina-se dos ventrículos, porém é causada pela contração atrial poderosa impelindo o sangue nos ventrículos cuja complacência está diminuída, como na cardiopatia hipertensiva.

Etiologia — Antigamente, a maioria das lesões valvares ocorria após a febre reumática. Hoje em dia, as causas são mais variadas e incluem lesões congênitas, como valva aórtica bicúspide, que pode sofrer estenose significativa apenas na vida adulta quando ela se calcifica. Outra condição congênita é o prolapso da valva mitral, em que a valva é excessiva e se expande no átrio esquerdo durante a sístole.

Diversas doenças sistêmicas estão associadas a lesões valvares: espondilite soronegativa, doença renal policística e síndrome de Marfan são alguns exemplos. A endocardite bacteriana aguda pode acometer valvas previamente normais e destruí-las rapidamente. As valvas aórtica e tricúspide são particularmente vulneráveis, sobretudo em usuários de drogas intravenosas. A endocardite bacteriana subaguda também provoca lesão valvar, mas costuma acometer valvas previamente anormais.

Uma causa cada vez mais comum de insuficiência mitral e tricúspide consiste em dilatação do anel valvar devido a sobrecarga crônica de líquido, como na ICC e na doença renal terminal.

Patologia — Na febre reumática aguda, os folhetos valvares aumentam de volume e tornam-se espessados, e surgem pequenos nódulos semelhantes a contas ao longo das linhas de fechamento das valvas e nas cordas tendíneas. Esses nódulos são constituídos de fibrina, plaquetas e leucócitos. A inflamação pode diminuir com o ataque agudo ou desenvolver-se num processo subagudo ou crônico. A inflamação leva a erosão da superfície endotelial e a deposição de colágeno pelos fibroblastos. A cicatriz fibrosa durante a organização resulta numa valva rígida deformada e permanentemente espessa. A contração da cicatriz resulta em encurtamento dos folhetos e deformação da arquitetura da valva. As bordas da valva deformada não se ajustam durante o fechamento, causando insuficiência valvar. As cordas tendíneas também podem estar envolvidas no processo de cicatrização e encurtamento. Podem surgir aderências fibrosas através das bordas das válvulas, e a valva pode sofrer calcificação. As aderências e a calcificação aumentam a rigidez da valva e produzem estenose. A estenose e a superfície irregular estão associadas a um aumento da turbulência do fluxo através da valva.

ESTENOSE MITRAL (EM)

Fisiopatologia — No adulto, a área normal da valva mitral é de 4 a 6 cm^2. Surgem sintomas de EM quando essa área é reduzida para 1,5 cm^2. Se houver estenose valvar, são necessárias pressões mais elevadas para bombear o sangue do átrio esquerdo para o ventrículo esquerdo. Normalmente, a pressão média no átrio esquerdo é de 12 torr. Um óstio valvar de menos de 1 cm^2 exige uma pressão de 25 torr no átrio esquerdo para bombear o sangue no ventrículo esquerdo. A pressão atrial elevada é transmitida nas veias, capilares e artérias pulmonares. As artérias pulmonares sofrem hipertrofia da média e espessamento da íntima, resultando em alta resistência e hipertensão pulmonar. Pode ocorrer também fibrose alveolar. Quando a pressão nos capilares pulmonares ultrapassa a pressão osmótica do sangue, ocorre edema pulmonar, embora o paciente não tenha insuficiência ventricular esquerda e a pressão diastólica final ventricular esquerda esteja normal. Por fim, ocorre falência do coração direito.

O débito ventricular esquerdo pode estar normal ou diminuído. O fluxo através da valva depende da freqüência cardíaca, bem como do tamanho da abertura. O aumento da freqüência cardíaca diminui o tempo disponível para o fluxo através da valva mitral.

Sinais e Sintomas — Em geral, observa-se um intervalo de duas décadas entre o episódio inicial de febre reumática e o aparecimento dos sinais e sintomas de EM. A maioria dos pacientes torna-se sintomática durante a 4.ª década de vida. Quando os sintomas aparecem, o prognóstico é sombrio, ocorrendo morte dentro de 2 a 5 anos, a não ser que a valva seja substituída ou corrigida. Os sintomas começam com dispnéia e tosse durante um esforço extremo; entretanto, com o decorrer dos anos, a quantidade necessária de exercício para produzir sintomas diminui até ocorrer dispnéia em repouso. Podem ocorrer ortopnéia e dispnéia paroxística noturna. Na EM de longa duração, é comum a ocorrência de arritmias atriais.

A extensa fibrose das paredes alveolares e o espessamento dos capilares pulmonares resultam em diminuição da capacidade vital, da capacidade pulmonar total, da capacidade respiratória máxima e da captação de oxigênio. Ocorre desequilíbrio $\dot{V}/\dot{Q}$. A complacência diminuída dos pulmões aumenta o trabalho da respiração e a sensação de falta de ar. A hemoptise resulta da ruptura de pequenos vasos nos bronquíolos.

Os pacientes com EM, particularmente aqueles com fibrilação atrial, tendem a apresentar embolização de trombos do átrio esquerdo para o cérebro, os rins, o baço ou os membros.

O exame físico de pacientes com EM revela freqüentemente a presença de cianose dos lábios e das unhas, bem como sinais de insuficiência cardíaca direita. A primeira bulha cardíaca é acentuada. Pode-se ouvir o estalido de abertura da valva mitral. Um sopro diastólico surdo e grave é característico de estenose mitral. A radiografia de tórax revela aumento do átrio esquerdo, das artérias pulmonares e do ventrículo direito, bem como marcas de aumento da pressão venosa pulmonar. O eletrocardiograma mostra sinais de aumento do átrio esquerdo e pode revelar uma arritmia atrial. O ecocardiograma, que constitui o teste não-invasivo mais útil, revela separação valvar inadequada, espessamento dos folhetos e aumento do átrio esquerdo.

INSUFICIÊNCIA MITRAL (IM)

Fisiopatologia — O sangue flui do ventrículo esquerdo em duas direções: na aorta e de volta ao átrio esquerdo. Com a deterioração da função ventricular esquerda, o volume diastólico final ventricular esquerdo aumenta. Por fim, ocorre elevação da pressão diastólica final esquerda, e o débito cardíaco acaba diminuindo.

Sinais e Sintomas — Os pacientes apresentam sintomas de diminuição do débito cardíaco, como fadiga, dispnéia, fraqueza e, talvez, caquexia. Podem-se observar palpitações, devido a arritmias atriais. Se a resistência vascular pulmonar estiver aumentada, ocorre insuficiência cardíaca direita. Se as pressões pulmonares estiverem altas, o paciente pode queixar-se de ortopnéia, dispnéia apenas com esforço e DPN. Os sintomas da IM são menos episódicos do que os da EM.

O exame físico revela um sopro pansistólico alto, que pode irradiar-se para as axilas. O sopro pansistólico ocorre na IM devido à cardiopatia reumática. Outras causas, particularmente o prolapso da valva mitral, não estão associadas a um sopro que continua durante a sístole. O ECG revela evidências de hipertrofia ventricular esquerda e/ou ventricular direita, aumento do átrio esquerdo e, nos casos crônicos, fibrilação atrial. A radiografia de tórax pode revelar aumento extremo do átrio esquerdo, bem como aumento ventricular esquerdo. O ecocardiograma mostra aumento do átrio esquerdo e ventrículo esquerdo hiperdinâmico. Podem-se observar calcificações da valva mitral na radiografia de tórax.

ESTENOSE AÓRTICA

Fisiopatologia — A estenose aórtica provoca obstrução do fluxo de sangue a partir do ventrículo esquerdo. O débito cardíaco é mantido pela geração de pressões aumentadas pelo ventrículo esquerdo. O ventrículo esquerdo responde a essa situação ao sofrer hipertrofia concêntrica sem dilatação se a obstrução surgir gradualmente. O diâmetro do óstio aórtico normal é de 3 a 3,5 cm^2, e a observação de uma redução para 0,5 a 1,0 cm^2 é crítica.

No início, o paciente apresenta sintomas durante o exercício, visto que o débito cardíaco não pode aumentar para suprir as demandas de oxigênio do exercício. Mais tarde, quando o ventrículo esquerdo começa a falhar, o débito cardíaco não pode ser mantido em repouso.

Sinais e Sintomas — A estenose aórtica já pode estar presente durante anos antes do aparecimento de sintomas. O início dos sintomas da estenose aórtica reumática é habitualmente observado na 4.ª ou 5.ª década de vida. Os sintomas característicos consistem em fadiga, dispnéia de esforço, angina e síncope. Em geral, a síncope é de esforço e ocorre quando o débito cardíaco não pode aumentar. A redução do fluxo sangüíneo cerebral pode causar síncope. Pode ocorrer também arritmia em conseqüência da diminuição do débito cardíaco e da síncope. Posteriormente na evolução da doença, o paciente apresenta sinais e sintomas de insuficiência ventricular esquerda e, finalmente, na fase pré-terminal, sinais e sintomas de insuficiência cardíaca direita.

Quando ocorre estenose aórtica com estenose mitral, uma menor quantidade de sangue penetra no ventrículo esquerdo, de modo que ocorre um menor gradiente de pressão através da valva aórtica. O ventrículo esquerdo não sofre tanta hipertrofia, e ocorre menos angina. Quando ocorre estenose aórtica com estenose mitral, o paciente apresenta mais os sinais e sintomas de estenose mitral.

Ao exame físico do paciente com estenose aórtica, pode-se ouvir um ruído de ejeção, bem como o fechamento da valva aórtica se a valva não estiver calcificada. Pode ocorrer fechamento da valva pulmonar antes da valva aórtica, resultando em desdobramento paradoxal da segunda bulha cardíaca. Pode-se ouvir um sopro de ejeção sistólico que começa após a primeira bulha cardíaca, aumenta de intensidade, atinge um pico na metade do período de ejeção e diminui de intensidade até o fechamento da valva aórtica. Por conseguinte, o sopro de ejeção é descrito como em crescendo decrescendo.

Quando o paciente se torna sintomático, o prognóstico é sombrio, com taxa de mortalidade de 80% em 4 anos. A insuficiência cardíaca congestiva constitui a causa de morte em até dois terços dos pacientes, e a sua instalação sugere um prognóstico médio de 1 1/2 ano. Dez a 20% dos pacientes morrem de arritmia.

INSUFICIÊNCIA AÓRTICA (IA)

Fisiopatologia — Na IA, uma fração do volume sistólico flui de volta ao ventrículo esquerdo, com conseqüente diminuição do débito cardíaco. Para compensar essa redução do débito cardíaco, o volume diastólico final ventricular esquerdo aumenta para permitir um maior volume sistólico. O ventrículo esquerdo dilata-se para acomodar o volume diastólico final aumentado. Por fim, ocorre falência da função ventricular esquerda, e o débito cardíaco diminui.

Sinais e Sintomas — O paciente que desenvolve IA permanece geralmente assintomático durante 10 a 20 anos. O primeiro sintoma consiste numa percepção desconfortável do batimento cardíaco, particularmente em decúbito ou durante o esforço ou em caso de distúrbio emocional. A seguir, surge dispnéia de esforço como sinal de diminuição da reserva cardíaca. Posteriormente, aparecem sinais de insuficiência ventricular esquerda. O paciente pode queixar-se de dor torácica, devido a palpitação da parede torácica. Pode-se verificar o desenvolvimento de angina típica ou atípica, que pode ser prolongada e não responde à nitroglicerina. Finalmente, aparecem sinais e sintomas de sobrecarga de líquido sistêmica e insuficiência cardíaca direita. O edema pulmonar pode constituir a causa de morte. É rara a ocorrência de síncope.

O exame físico do paciente com IA revela aumento da pressão sistólica e diminuição da pressão diastólica, com ampla pressão do pulso. Um sopro diastólico aspirativo em decrescendo, agudo, é audível. O ECG revela aumento do ventrículo esquerdo. A radiografia de tórax mostra o aumento ventricular esquerdo e a dilatação da aorta ascendente. A ecocardiografia revela aumento do átrio esquerdo e do ventrículo esquerdo e uma vibração de alta freqüência da valva mitral.

O prognóstico é sombrio na IA descompensada. A correção cirúrgica é necessária antes que ocorra deterioração ventricular esquerda.

ESTENOSE TRICÚSPIDE

Fisiopatologia — A estenose tricúspide manifesta-se na forma de obstrução ao fluxo do átrio direito e resulta em aumento da pressão diastólica final no átrio direito. A pressão atrial direita aumentada provoca fluxo retrógrado de sangue e congestão da circulação sistêmica. O débito cardíaco diminui, devido ao retorno diminuído para o átrio esquerdo.

Sinais e Sintomas — O paciente apresenta os sinais e sintomas de insuficiência cardíaca direita. Um sopro diastólico é característico de estenose tricúspide.

INSUFICIÊNCIA TRICÚSPIDE

Fisiopatologia — O fluxo de sangue do ventrículo direito retorna ao átrio direito, resultando em aumento do átrio direito e elevação da pressão atrial direita. A pressão atrial direita aumentada resulta em congestão venosa sistêmica.

Sinais e Sintomas — O paciente com insuficiência tricúspide avançada exibe os sinais de insuficiência cardíaca direita e diminuição do débito cardíaco. O fluxo de sangue do ventrículo direito de volta ao átrio direito e grandes veias provoca ondas v proeminentes no pulso venoso jugular e pode resultar em pulsação palpável do fígado. Um sopro sistólico aspirativo é audível na insuficiência tricúspide. Pode haver fibrilação atrial.

Distúrbios do Ritmo Cardíaco (Eletrofisiologia)

As disritmias *(arritmias)* são irregularidades do ritmo cardíaco que resultam de distúrbios na velocidade ou condução do impulso. Certas disritmias ocorrem na ausência de qualquer cardiopatia detectável. Outras disritmias são observadas tipicamente em determinadas cardiopatias ou na presença de quantidades tóxicas de drogas. Os fatores predisponentes para o desenvolvimento de disritmia incluem cardiopatia isquêmica, ICC, hipoxemia, desequilíbrio eletrolítico, acidose e tratamento com determinados fármacos, como agentes simpatomiméticos ou antiarrítmicos. O tratamento da disritmia pode ser difícil, a não ser que todos os fatores predisponentes sejam corrigidos.

Fisiologia Normal — A condução de um impulso através do miocárdio ocorre de maneira ordenada, de modo que os átrios e os ventrículos se contraem, cada um deles, como uma unidade, com enchimento dos ventrículos pelos átrios. Normalmente, a freqüência cardíaca é controlada pelo nó SA, que dispara em 60 a 100 batimentos/min. A eletrofisiologia do marca-passo determina que o marca-passo mais rápido controla a freqüência cardíaca: nó SA, 60 a 100 batimentos/min; nó AV, 40 a 60 batimentos/min; marca-passo ventricular, 20 a 40 batimentos/min.

O impulso é conduzido do nó SA através dos átrios até o nó AV. A despolarização atrial produz a onda P do ECG. O nó AV diminui a velocidade do impulso, de modo que os átrios possam ter o tempo necessário para contrair-se e encher os ventrículos. A seguir, o impulso prossegue pelo feixe de His, os ramos do feixe para as fibras de Purkinje. O complexo QRS do ECG é produzido pela despolarização ventricular, enquanto a onda T é causada por repolarização ventricular.

Fisiopatologia — Muitas disritmias resultam de uma diminuição ou de um aumento na automaticidade no tecido miocárdico. O aumento da automaticidade pode resultar de uma taxa mais rápida de despolarização, de potencial de limiar mais negativo, de potencial em repouso mais negativo ou de uma combinação dessas alterações. A diminuição da automaticidade resulta das situações opostas. Os distúrbios de condução, em particular a redução da velocidade ou a falha da propagação, também podem causar disritmias. Os distúrbios de condução são causados eletrofisiologicamente por baixo potencial de repouso, elevação lenta do potencial de ação e recuperação tardia da despolarização.

Muitas taquicardias paroxísticas são devidas a fenômenos de reentrada, isto é, um movimento circular, em que um impulso é propagado continuamente num circuito de tecido excitável. Esses circuitos podem ocorrer devido a anormalidades estruturais, como trato de derivação, ou devido a anormalidades funcionais do tecido cardíaco enfermo. Quando um impulso criticamente cronometrado atinge duas vias potenciais com diferentes períodos refratários, ele pode ser bloqueado em uma via, mas conduzido na segunda. O impulso pode ser então conduzido para a via inicialmente refratária numa direção retrógrada e de volta à segunda via, estabelecendo, assim, o movimento circular.

As disritmias podem ter vários efeitos ou nenhum efeito no indivíduo. Alterações significativas na freqüência cardíaca podem comprometer o débito cardíaco. Na bradicardia, o débito cardíaco não está aumentado durante condições de demanda aumentada, como exercício, infecção ou estresse. Na taquicardia, a sincronia da contração atrial-ventricular pode ser perdida, ou o tempo para o enchimento ventricular pode estar diminuído, com conseqüente diminuição do débito cardíaco.

A freqüência cardíaca é um determinante do consumo de oxigênio do miocárdio. O fluxo sangüíneo das artérias coronárias para os ventrículos só ocorre na diástole. A taquicardia aumenta a demanda cardíaca de oxigênio, enquanto diminui o suprimento.

FISIOPATOLOGIA E SINAIS E SINTOMAS DAS ARRITMIAS COMUNS — A bradicardia sinusal refere-se a uma freqüência cardíaca de menos de 60 batimentos/min, com o impulso originando-se no nó sinusal. A bradicardia sinusal é observada em indivíduos que estão em excelente condição física, que apresentam aumento do tônus parassimpático, elevação da pressão intracerebral ou hipotireoidismo, ou em pacientes com disfunção do nó SA devido a cardiopatia degenerativa ou isquêmica.

A *parada sinusal* refere-se a uma cessação total da atividade do nó sinusal. Pode ocorrer em conseqüência de bloqueio sinoatrial completo (interferência da condução entre o nó sinusal e o átrio) ou perda da automaticidade. Existe uma pausa de pelo menos 3 segundos entre duas ondas P no ECG. As causas de parada sinusal incluem estimulação vagal excessiva, cardiopatia isquêmica e toxicidade por digitálicos.

A *arritmia sinusal* geralmente não é uma disritmia, mas uma alteração normal da freqüência cardíaca (menos de 10% de variação na extensão de ciclos sinusais adjacentes) que ocorre com a respiração. A freqüência cardíaca aumenta durante a inspiração e diminui durante a expiração.

A *taquicardia sinusal* refere-se a uma freqüência cardíaca acima de 100 batimentos/min, com o impulso originando-se no nó sinusal. Em geral, a taquicardia sinusal é de menos de 140 batimentos/min. A etiologia da taquicardia sinusal inclui ansiedade, febre, anemia, perda de sangue, tireotoxicose, gravidez, feocromocitoma, hipoxemia, várias drogas e distúrbios eletrolíticos.

As *despolarizações atriais prematuras (DAP)* são batimentos atriais ectópicos. Em geral, as DAP têm pouca importância, embora possam preceder uma arritmia atrial mais grave. O ritmo com as DAP é habitualmente irregular. A onda P é anormal nas DAP ou pode estar oculta na onda T. A DAP pode ser confundida com uma contração ventricular prematura. A causa das DAP está relacionada à estimulação por nicotina, cafeína ou simpatomiméticos ou a uma perturbação da eletrofisiologia dos átrios em falência.

A *taquicardia ventricular paroxística (TSVP)* é um súbito ataque de taquicardia atrial sustentado pela reentrada. O ritmo cardíaco é regular e de 140 a 250 batimentos/min. Trata-se de uma arritmia benigna, a não ser que a freqüência seja muito rápida. A TSVP ocorre em indivíduos jovens sem cardiopatia óbvia, e o evento precipitante consiste habitualmente em distúrbio emocional, traumatismo, fadiga, ingestão, drogas estimulantes ou ingestão de álcool. O paciente pode ficar muito ansioso devido às palpitações proeminentes. A TSVP pode terminar de forma abrupta, espontaneamente ou através de massagem do seio carótico ou medicamentos. O prognóstico é excelente, a não ser que a freqüência rápida provoque ICC, angina ou infarto do miocárdio.

O *flutter atrial* refere-se a um ritmo regular com freqüência atrial de 250 a 350, geralmente 300 batimentos/min. A freqüência ventricular é de 75 a 150 batimentos/min, refletindo o bloqueio AV. O ritmo é sustentado pela reentrada. O ECG revela ondas de *flutter* serrilhadas em lugar das ondas P. O *flutter* atrial ocorre em pacientes com cardiopatia isquêmica, estenose mitral, tireotoxicose, hipertensão, defeito do septo atrial e hipoxemia causada por doença pulmonar crônica.

A *fibrilação atrial* é uma arritmia em que não ocorre contração dos átrios. A freqüência atrial é de 400 a 600, e a freqüência ventricular é de 80 a 180 batimentos/min. A freqüência ventricular, que é mais lenta do que a freqüência atrial devido ao bloqueio AV, costuma ser rápida e irregularmente irregular. O ECG revela ondulações fibrilantes em lugar das ondas P. Como os átrios não se contraem, o débito cardíaco apresenta-se diminuído, e podem-se observar sinais e sintomas de ICC. O sangue estagna nos átrios em fibrilação, e pode ocorrer formação de trombos que embolizam ou para os pulmões ou para a circulação sistêmica. O paciente também pode queixar-se de palpitações devido ao ritmo irregular. A fibrilação atrial paroxística pode preceder o início da fibrilação atrial permanente em pacientes com estenose mitral, pericardite constritiva, cardiopatia isquêmica, ICC e tireotoxicose.

As *despolarizações ventriculares prematuras (DVP)* são batimentos que se originam num marca-passo ventricular ectópico. O complexo QRS, que aparece alargado e de aspecto bizarro, não é precedido de ondas P. As DVP constituem uma arritmia benigna quando ocorrem em indivíduos jovens sem cardiopatia subjacente. Os fatores precipitantes nesses indivíduos incluem o consumo de cafeína, nicotina ou álcool, estresse emocional e reflexos do trato GI. As DVP podem constituir uma arritmia mais grave quando a sua freqüência aumenta, ocorrem em pares ou séries, próximo à onda T, ou originam-se de múltiplos focos. Nesses casos, a arritmia pode preceder a taquicardia ventricular ou a fibrilação atrial. As DVP estão associadas a cardiopatia isquêmica, infarto do miocárdio e intoxicação digitálica.

A *taquicardia ventricular* é uma arritmia com freqüência de 150 a 250 batimentos/min e ritmo regular. O ritmo origina-se de um foco ectópico ou ocorre por um mecanismo de reentrada. A onda P é freqüentemente independente do complexo QRS (dissociação A-V). Observa-se uma acentuada redução do débito cardíaco, e o paciente está habitualmente inconsciente se a arritmia for sustentada. A taquicardia ventricular pode resultar em fibrilação ventricular. As causas comuns de taquicardia ventricular incluem infarto agudo do miocárdio, cardiopatia isquêmica crônica, digitálicos e toxicidade dos agentes antiarrítmicos Tipo 1. A taquicardia ventricular é raramente observada no indivíduo sadio.

A *fibrilação ventricular* é um ritmo caótico irregular associado a nenhum débito cardíaco e morte se a arritmia for prolongada. O ECG revela formas de ondas desorganizadas.

Anormalidades da Condução

Normalmente, o nó AV retarda o impulso dos átrios. Em condições patológicas, o impulso pode sofrer retardo anormal ou bloqueio completo.

O bloqueio atrioventricular de primeiro grau (1.º) é uma disritmia que geralmente não exige tratamento. No bloqueio atrioventricular de 1.º grau, o retardo dos impulsos atriais pelo nó AV é prolongado (o intervalo PR é de mais de 0,20 s). Cada impulso atrial é conduzido através do nó AV e resulta num impulso ventricular. O bloqueio atrioventricular de 1.º grau pode resultar de qualquer doença cardíaca inflamatória ou degenerativa, cardiopatia isquêmica e numerosas drogas. Nos indivíduos sadios, o bloqueio atrioventricular de 1.º grau pode resultar de um aumento do tônus vagal.

O bloqueio cardíaco de segundo grau (2.º) é uma disritmia em que a freqüência atrial é maior do que a freqüência ventricular. O *de Mobitz Tipo 1* (Wenckebach) é um prolongamento progressivo do intervalo PR até não haver condução do impulso atrial para o ventrículo, de modo que não ocorre o QRS correspondente. O batimento ventricular cancelado pode ser observado a cada 6 a 8 batimentos atriais ou após cada segundo batimento, resultando em bloqueio 2:1. O bloqueio pode desaparecer durante o exercício ou com uma redução da estimulação vagal. A freqüência atrial é regular, enquanto a freqüência ventricular é irregular. O bloqueio de Mobitz Tipo 1 é causado por cardiopatia isquêmica, uma doença que acomete o nó AV, e aumentos do tônus vagal. A disritmia não necessita de tratamento, a não ser que haja comprometimento do débito cardíaco.

O bloqueio de Mobitz Tipo 2 é um bloqueio mais grave do complexo inferior do feixe de His que pode progredir para o bloqueio completo do coração. O ECG revela um intervalo PR normal ou aumentado que permanece constante. Os complexos QRS podem ser cancelados após a onda P numa base irregular 2:1, 3:1, 4:1. O bloqueio de Mobitz Tipo 2 é observado no infarto do miocárdio, na cardiopatia isquêmica crônica, na miocardite e em doenças esclerosantes do miocárdio.

O bloqueio atrioventricular de terceiro grau (3.º) ou completo envolve uma onda P normal que não está relacionada aos complexos QRS. A condução do impulso atrial para os ventrículos está totalmente bloqueada, e o ritmo é mantido pelos próprios marca-passos dos ventrículos. O bloqueio atrioventricular de 3.º grau é causado por toxicidade digitálica, infarto do miocárdio e degeneração do tecido de condução. O prognóstico para o bloqueio atrioventricular de 3.º depende do local exato do bloqueio e da ocorrência de sintomas no paciente. O tratamento consiste em inserção de marca-passo.

Os episódios de síncope produzidos por bradidisritmias com conseqüente redução do DC são conhecidos como síndrome de Stokes-Adams-Morgagni.

Hipertensão

A hipertensão refere-se a uma elevação anormal da pressão arterial. Pode referir-se a uma pressão elevada em qualquer vaso sangüíneo, como a hipertensão pulmonar ou a hipertensão porta. Entretanto, indica habitualmente uma elevação da pressão arterial sistêmica. A hipertensão não é uma doença, mas um achado físico. A hipertensão é freqüentemente definida por uma pressão diastólica acima de 90 torr, visto que, nesse valor, a freqüência das complicações decorrentes da hipertensão aumenta significativamente. Além disso, pode ocorrer hipertensão sistólica isolada. A elevação da pressão arterial sistólica também provoca aumento das complicações cardiovasculares.

Fisiologia Normal — A pressão arterial é determinada pelo débito cardíaco e pela resistência periférica (PA = DC × RP). O débito cardíaco é determinado pelo volume sistólico e pela freqüência cardíaca (DC = VS × FC). A resistência periférica é inversamente proporcional à quarta potência do raio interno dos vasos sangüíneos. Por conseguinte, a ocorrência de variações na luz interna dos vasos sangüíneos afeta profundamente a pressão arterial. A pressão arterial varia durante o dia em qualquer indivíduo e é afetada pela atividade física, por transtornos emocionais e por outros fatores.

Epidemiologia — Cerca de 20% da população nos Estados Unidos apresentam hipertensão. A incidência depende da idade, da raça e do sexo. Por exemplo, os negros de qualquer grupo etário apresentam uma incidência de hipertensão duas vezes maior que a dos caucasianos. A hipertensão é levemente mais comum nos homens do que nas mulheres.

Etiologia — Entre 5 e 10% dos casos apresentam uma etiologia identificável, e esses casos são denominados hipertensão secundária. As causas incluem: doença renal, doença renovascular, distúrbios endócrinos e coarctação da aorta, que são discutidos adiante. Os casos restantes, que representam 94 a 98%, não têm nenhuma causa conhecida e são denominados hipertensão essencial, primária ou idiopática. A etiologia da hipertensão essencial é provavelmente multifatorial e pode envolver diversas anormalidades nos sistemas reguladores fisiológicos. Os receptores de pressão no sistema cardiovascular, isto é, os barorreceptores, podem ser reajustados numa pressão mais elevada em resposta a situações de estresse crônico, hiperatividade do sistema nervoso central ou hereditariedade. Os rins podem reter uma quantidade excessiva de sal e de água em resposta a reflexos alterados que tendem a manter um volume de líquido intravascular anormal. As evidências estatísticas correlacionam a incidência da hipertensão com a quantidade de cloreto de sódio na dieta. Cerca de 30% dos pacientes com hipertensão são sensíveis ao sal, e a sua pressão arterial diminui significativamente com a restrição de sal.

Ocorre hipertensão sistólica em situações de aumento do débito cardíaco, como anemia, febre, beribéri, insuficiência da valva aórtica, fístulas arteriovenosas e tireotoxicose. A hipertensão sistólica também é observada em indivíduos idosos com vasos sangüíneos rígidos e não-complacentes, isto é, com aterosclerose.

Fisiopatologia — A hipertensão constitui um importante fator de risco de aterosclerose e complicações cardiovasculares, como ICC, IAM e angina de peito (veja discussões anteriores). A hipertensão duradoura resulta em lesão dos órgãos-alvo: olhos, cérebro, coração e rins.

A lesão ocular foi classificada por Keith, Wagener e Barker. A retinopatia dos Graus I e II correlaciona-se bem com a duração da hipertensão, enquanto os Graus III e IV correspondem à gravidade.

Grau I: estreitamento AV com leve depressão da vênula pela arteríola que cruza
Grau II: estreitamento AV maior e entalhe da vênula pelo cruzamento da arteríola (entalhe AV)
Grau III: espasmo arteriolar, hemorragias, exsudatos, afilamento e desaparecimento da vênula sob a arteríola
Grau IV: todos os outros achados, juntamente com papiledema.

A retinopatia hipertensiva leva a distúrbios visuais.

A lesão do cérebro resulta do edema cerebral, da trombose e da hemorragia (veja discussão sobre acidente vascular cerebral). Os acidentes vasculares cerebrais são 12 vezes mais comuns nos pacientes hipertensos. O acidente vascular cerebral pode ser pequeno e resultar em sinais focais, ou pode consistir numa grande hemorragia cerebral fatal.

O coração compensa o aumento de trabalho imposto pela pós-carga aumentada através de hipertrofia ventricular esquerda. Por fim, ocorre deterioração da função ventricular esquerda, a câmara sofre dilatação, e ocorre insuficiência ventricular esquerda (veja discussão da insuficiência cardíaca, anteriormente). A taxa de mortalidade da ICC hipertensiva é de 50% em 5 anos. A hipertensão acelera a cardiopatia aterosclerótica coronariana e aumenta o consumo de oxigênio do miocárdio. A angina do peito e o infarto do miocárdio são mais comuns nos pacientes hipertensos (veja discussão da CP, anteriormente).

A hipertensão provoca deposição de fibrina nos glomérulos e hipertrofia muscular das arteríolas aferentes. A hipertensão grave causa hipertrofia da íntima e necrose fibrinóide nas arteríolas aferentes. A hipertensão maligna acelera a lesão renal; por fim, verifica-se a ocorrência de insuficiência renal (veja discussão sobre insuficiência crônica, adiante).

Sinais e Sintomas — A hipertensão propriamente dita não provoca nenhum sinal ou sintoma, a não ser que a PA esteja muito elevada. Os sinais e sintomas da hipertensão essencial são secundários à lesão dos órgãos-alvo. Por exemplo, a retinopatia provoca escotomas, visão embaçada e, por fim, cegueira. Na hipertensão acelerada grave, os sintomas do SNC podem incluir letargia, confusão, aumento da irritabilidade neuromuscular, convulsões e coma. A lesão cardíaca resulta em angina de peito ou sinais e sintomas de ICC ou IAM. Os sinais e sintomas da insuficiência renal crônica são descritos adiante.

A elevação da pressão arterial pode constituir um achado incidental durante o exame físico de rotina. O diagnóstico de hipertensão baseia-se na documentação de um aumento da pressão arterial em várias leituras independentes, a não ser que a lesão dos órgãos-alvo já esteja presente. O tratamento adequado da hipertensão reduz a sua taxa de mortalidade e de morbidade.

HIPERTENSÃO SECUNDÁRIA — É atualmente responsável por apenas 2 a 6% dos casos. Pode ser curada se o distúrbio subjacente for tratado com êxito.

A hipertensão vascular renal é mediada pelo sistema da renina-angiotensina. Ocorre redução do fluxo sangüíneo renal devido a estenose da artéria renal secundária a displasia fibromuscular ou aterosclerose. A lesão da artéria renal pode ser unilateral ou bilateral. O fluxo sangüíneo renal diminuído é percebido pelo aparelho justaglomerular que secreta renina. A renina cliva o angiotensinogênio, produzindo angiotensina I (um decapeptídio). A enzima conversora na circulação pulmonar e em outros locais converte a angiotensina I em angiotensina II. A angiotensina II (um octapeptídio) provoca constrição dos vasos sangüíneos e estimula a produção de aldosterona. Esta última estimula a retenção de sódio e de água e a excreção de potássio pelo túbulo contorcido distal. A doença parenquimatosa renal também está associada a hipertensão; todavia, o mecanismo ainda não está bem elucidado. A depuração diminuída de sódio e de água que ocorre na insuficiência renal resulta em expansão do volume, o que contribui para a hipertensão.

Os distúrbios endócrinos provocam hipertensão em decorrência da produção de hormônio por tumores ou hiperplasia de uma glândula endócrina. Observa-se a ocorrência de hipertensão na síndrome de Cushing, no hiperaldosteronismo primário e no hiperparatireoidismo (veja discussão sobre esses distúrbios, adiante). Uma causa muito rara de hipertensão consiste na presença de um tumor da glândula supra-renal, conhecido como feocromocitoma, que secreta quantidades excessivas de noradrenalina e adrenalina. As elevações da pressão arterial são freqüentemente episódicas. Os sintomas que acompanham o excesso de catecolaminas incluem cefaléia aguda, taquicardia e sudorese. A administração de anticoncepcionais orais pode causar hipertensão, que é observada em mais de 5% das usuárias. Os estrogênios aumentam a síntese hepática do substrato da renina e da angiotensina I. A hipertensão desaparece quando se suspende o anticoncepcional oral.

A coarctação da aorta é uma malformação congênita que resulta numa área estreita da aorta, geralmente no arco. As alterações da hemodinâmica resultam em diminuição do fluxo sangüíneo renal, que ativa o sistema da renina-angiotensina.

REUMATOLOGIA

Fisiologia Normal — As articulações respondem pelo movimento de um osso em relação a outro osso. As extremidades dos ossos são recobertas por cartilagem hialina, enquanto as articulações sinoviais são recobertas por tecido colagenoso, denominado cápsula articular. A membrana sinovial reverte o espaço articular da cápsula articular. A membrana sinovial é uma delicada membrana relativamente acelular e altamente vascularizada, que secreta o líquido sinovial. A cartilagem, que é avascular, obtém a sua nutrição a partir do líquido sinovial. A articulação pode ser afetada por várias doenças inflamatórias, traumatismo e degeneração.

Artrite Reumatóide

A artrite reumatóide (AR) é uma doença sistêmica crônica que se manifesta primariamente por artrite inflamatória que acomete mais comumente as pequenas articulações periféricas, numa distribuição simétrica. A doença também pode afetar os sistemas cardiovascular, hematológico e pulmonar, bem como os olhos.

Etiologia — A etiologia permanece desconhecida. A tipagem de histocompatibilidade comprovou que existe uma predisposição herdada à doença. Fatores ambientais desconhecidos podem desempenhar algum papel no desenvolvimento da AR.

Epidemiologia — Nos Estados Unidos, cerca de 3 milhões de pessoas sofrem de AR. A instalação da doença é mais comum na terceira e quarta décadas de vida, mas pode afetar todos os grupos etários, incluindo as crianças. As mulheres desenvolvem a doença mais freqüentemente do que os homens, numa relação de 3:1.

Patologia — A doença caracteriza-se por inflamação da membrana sinovial. Ocorre infiltração de leucócitos mononucleares, juntamente com edema, congestão vascular e deposição de fibrina. Em conseqüência da inflamação crônica, a membrana sinovial torna-se espessa e forma grandes vilosidades, sendo denominada pano. O pano causa erosão da cartilagem subjacente e do osso. O processo inflamatório e a destruição da anatomia articular normal resultam no enfraquecimento dos tendões, ligamentos e outras estruturas de suporte. Esse processo leva a instabilidade e luxação parcial (subluxação) da articulação.

Os nódulos reumatóides, que são característicos da AR, são observados mais comumente no tecido subcutâneo sobre pontos de pressão, como a superfície extensora dos antebraços. Entretanto, podem ocorrer também nos pulmões, no coração e nas cordas vocais. Ao exame microscópico, os nódulos contêm uma área central de necrose circundada por células epitelióides em paliçada e células inflamatórias crônicas. A AR grave também pode ser complicada por vasculite acometendo múltiplos órgãos.

Fisiopatologia — São encontrados anticorpos contra a imunoglobulina G (IgG) no soro e no líquido sinovial da maioria dos pacientes com AR. Os anticorpos são das classes de imunoglobulinas IgM, IgG e IgA, e o complexo antígeno-anticorpo é denominado fator reumatóide. Acredita-se que a estimulação antigênica crônica possa estimular a produção desses anticorpos. O papel exato do fator reumatóide no desenvolvimento da AR ainda não foi demonstrado. Entretanto, mecanismos imunológicos parecem desempenhar um papel na sua patogenia. Os imunocomplexos de imunoglobulinas, fator reumatóide e complemento geram substâncias vasoativas e quimiotáticas na articulação. As enzimas lisossomais, que provocam lesão tecidual, são liberadas após a ingestão dos imunocomplexos pelas células fagocíticas.

Sinais e Sintomas — O início é habitualmente insidioso. Os sinais de inflamação articular podem ser precedidos de fadiga, fraqueza, rigidez articular, artralgias e mialgias. As articulações tornam-se gradualmente hipersensíveis, aumentadas, quentes e dolorosas. A rigidez articular, particularmente após um período prolongado de repouso (*gelificação*), constitui uma das principais queixas dos pacientes com AR. As articulações mais comumente acometidas incluem algumas articulações das mãos (articulações interfalângicas proximais e metacarpofalângicas), dos pés (articulações metatarsofalângicas), ombros, joelhos, cotovelos, tornozelos e punhos; a coluna cervical, os quadris e a articulação temporomandibular também podem ser afetados. A AR tende a acometer as articulações simetricamente.

Pode-se palpar a membrana sinovial hipertrofiada das articulações acometidas. A gravidade da doença articular é freqüentemente acompanhada de fraqueza e atrofia musculares. A amplitude do movimento, especialmente a extensão, torna-se limitada, resultando em contraturas de flexão. As deformidades em pescoço de cisne e em botoeira e os dedos dos pés virados são termos empregados para descrever as deformidades das mãos e dos pés. O desvio ulnar é uma deformidade característica dos dedos das mãos nas articulações metacarpofalângicas.

A duração da rigidez matinal, que habitualmente se estende por várias horas, pode ser utilizada para monitorar a atividade da doença. Outros indicadores incluem a força da preensão, o tempo necessário para percorrer uma determinada distância, o número e a avaliação clínica das articulações acometidas e as radiografias que revelam erosão do osso, perda do espaço articular e edema dos tecidos moles causado pela inflamação.

A AR é uma doença sistêmica que acomete múltiplos sistemas orgânicos além das articulações. São observados nódulos reumatóides em 20% dos pacientes com AR. Menos de 5% dos pacientes apresentam vasculite, que pode resultar em neuropatia periférica, trombos nas pregas ungueais, gangrena digital e úlceras de perna. A manifestação ocular mais comum é a ceratoconjuntivite seca (síndrome de Sjögren); pode ocorrer também episclerite. Nos pulmões, observa-se a presença de fibrose intersticial, nódulos reumatóides e derrames pleurais. A inflamação do pericárdio pode causar pericardite e tamponamento cardíaco. Os nódulos reumatóides nas valvas cardíacas podem provocar sopros, enquanto os nódulos no músculo cardíaco podem causar distúrbios de condução elétrica.

Os pacientes com artrite grave podem desenvolver síndrome de Felty, esplenomegalia e leucopenia.

Nos pacientes com AR, verifica-se a presença de anemia leve a moderada, que é normocrômica ou hipocrômica. A gravidade da anemia corresponde à atividade da doença. Acredita-se que o defeito consista numa utilização deficiente do ferro para a síntese de hemoglobina (veja *Anemia das Doenças Crônicas*).

Outro resultado anormal de testes laboratoriais consiste na velocidade de hemossedimentação rápida, que pode ser utilizada para monitorar a atividade da doença. O teste de agregação com látex para o fator reumatóide IgM é positivo em 70 a 80% dos pacientes. Entretanto, outras doenças de inflamação crônica também estão associadas a um resultado positivo do teste do fator reumatóide. A análise do líquido sinovial, apesar de não ser diagnóstica, revela tipicamente a presença de neutrófilos (10.000 a 50.000/mm^3) e níveis elevados de proteína.

A evolução clínica altamente variável da AR torna o prognóstico difícil no paciente individual. As remissões espontâneas e exacerbações são características. As remissões são observadas mais freqüentemente nos estágios iniciais da doença. Alguns pacientes podem apresentar remissão completa com pouca ou nenhuma deformidade articular. Outros exibem uma evolução cronicamente progressiva no decorrer de muitos anos, com desenvolvimento de graus variáveis de lesão articular. Um grupo menor, de 10 a 15%, apresenta uma evolução destrutiva inexorável, que resulta em graves deformidades e incapacidade. A evolução imprevisível da AR também dificulta sobremaneira a avaliação da terapia e contribui para o charlatanismo observado nesse campo.

O diagnóstico da AR baseia-se no quadro clínico de artrite inflamatória simétrica que habitualmente acomete as pequenas articulações, alterações radiográficas características e resultado positivo do fator reumatóide. Outras causas de artrite inflamatória incluem síndrome de Reiter, artrite psoriática e lúpus eritematoso sistêmico. Deve-se excluir a artrite associada à doença intestinal inflamatória. A artrite associada com a doença de Lyme ou a hepatite B pode simular a AR. Pode ocorrer doença articular degenerativa simultaneamente.

Doença Articular Degenerativa

A perda da cartilagem articular e a hipertrofia do osso caracterizam a DAD, também conhecida como osteoartrite ou osteoartrose.

Etiologia e Epidemiologia — Cerca de 40 milhões de norte-americanos apresentam evidências radiográficas de DAD, porém muitos não demonstram nenhum sintoma atribuível à doença. A prevalência da DAD aumenta com a idade, e 85% dos indivíduos a partir dos 70 anos de idade exibem alterações radiográficas características. As evidências epidemiológicas indicam que o uso intenso de uma articulação, o denominado *desgaste,* pode desempenhar um papel no processo de iniciação da degeneração da cartilagem. Em outros pacientes, são observadas alterações degenerativas quando a cartilagem foi lesada por infecção, traumatismo agudo, uso excessivo ou deformidades congênitas. Os mecanismos precisos da perda da cartilagem da DAD permanecem desconhecidos.

Patologia — Histologicamente, observam-se alterações degenerativas na cartilagem, sob a forma de perda progressiva da metacromasia, que constitui uma evidência de perda de proteoglicanos. Verifica-se um aumento no número de condrócitos, que formam aglomerados. A superfície da cartilagem desprende-se e descama, e verifica-se a formação de fissuras à medida que as camadas mais profundas são afetadas. Pode ocorrer perda completa da cartilagem. O osso nas bordas articulares responde através da formação de osteófitos e hipertrofia. O osso subcondral, que perdeu a cartilagem de revestimento, torna-se denso, liso e brilhante (eburnação). Podem surgir áreas císticas abaixo da superfície articular. A inflamação da membrana sinovial e da cápsula articular costuma ser leve.

Fisiopatologia — As fibras de colágeno e os proteoglicanos conferem à cartilagem normal as suas propriedades de compressibilidade e elasticidade. As moléculas de proteoglicano ligam-se a grande número de moléculas de água que são liberadas quando a cartilagem é comprimida e readquiridas quando a força é removida. O conteúdo de proteoglicanos da cartilagem na DAD encontra-se diminuído, e verifica-se uma alteração das espécies moleculares.

Em contraste com a cartilagem normal do adulto, os condrócitos proliferam. Os condrócitos formam continuamente a matriz cartilaginosa na DAD. Observa-se um aumento na quantidade de hidrolases. À medida que a doença progride, a destruição excede a taxa de reparo, resultando em perda efetiva da cartilagem. A cartilagem depositada durante o processo de reconstrução é do tipo normalmente encontrado nos tendões e na pele, mas não no osso. Simultaneamente, verifica-se o desenvolvimento de esclerose do osso subcondral e proliferação do osso marginal (esporão).

A DAD pode ser primária ou secundária. Não é possível identificar nenhuma causa predisponente na DAD primária. As causas de DAD secundária incluem infecção, traumatismo, fraturas, uso inusitado, lesão por inflamação, conforme observado na AR, e anormalidades congênitas. Além disso, a acromegalia, a alcaptonúria, a hemocromatose e a condrocalcinose constituem fatores que predispõem a DAD secundária.

Sinais e Sintomas — A dor nas articulações, particularmente com o movimento ou o suporte do peso, é característica da DAD. Ocorre rigidez articular após o repouso, que rapidamente desaparece ao reassumir a atividade. A duração da rigidez matinal estende-se por minutos, e não por várias horas, como ocorre na AR.

O exame das articulações revela diminuição da amplitude de movimento, hipersensibilidade local, aumento ósseo e, em geral, ausência de calor ou eritema. A DAD acomete comumente as articulações interfalângicas distais (IFD), em contraste com a AR. O aumento ósseo das articulações IFD é conhecido como nodos de Heberden. O aumento das articulações interfalângicas proximais (IFP) é conhecido como nodos de Bouchard. As articulações menos freqüentemente acometidas incluem as articulações metacarpofalângicas, os punhos, cotovelos, ombros e articulações metatarsofalângicas, a não ser que o traumatismo ocupacional predisponha a seu desenvolvimento. A DAD acomete a coluna e pode causar a compressão de raízes nervosas espinhais por esporões ósseos, podendo levar a uma variedade de queixas. A DAD do quadril pode constituir a forma mais incapacitante da doença.

Não há anormalidades laboratoriais características da DAD.

O diagnóstico baseia-se em alterações radiográficas do estreitamento do espaço articular e formação de esporões ósseos, bem como nos sinais e sintomas do paciente.

Artrite Induzida por Cristais: Gota e Pseudogota

Várias doenças distintas caracterizam-se pela deposição de cristais nos espaços articulares e em torno deles. A deposição pode resultar em inflamação aguda da articulação. A gota é um distúrbio da deposição de urato sódico, enquanto a pseudogota caracteriza-se pela deposição de cristais de pirofosfato de cálcio diidratados. Recentemente, a artrite foi atribuída à deposição de hidroxiapatita.

A **gota** é um distúrbio caracterizado por hiperuricemia com episódios recorrentes de artrite aguda e, por fim, depósitos tofáceos de urato sódico. As causas primárias de gota consistem em defeitos no metabolismo das purinas a ácido úrico ou numa redução específica da depuração renal de ácido úrico. A gota secundária resulta de outros distúrbios que provocam hiperuricemia.

Epidemiologia — Contrariamente ao folclore, a gota não está relacionada a nenhuma classe socioeconômica. Poucos indivíduos com gota consomem quantidades excessivas de alimentos contendo purina. A gota primária é uma doença do homem adulto. Apenas 10 a 15% dos casos são observados em mulheres, habitualmente após a menopausa. A gota secundária é responsável por apenas 5 a 10% de todos os casos. A gota primária pode ser herdada. O diabetes melito, a obesidade, a hipertensão, a aterosclerose coronariana e cerebral e a hipertrigliceridemia ocorrem mais freqüentemente entre pacientes gotosos por razões desconhecidas.

Fisiopatologia — As taxas de produção e eliminação do ácido úrico é que determinam a quantidade de ácido úrico existente no corpo. As purinas exógenas (dietéticas) e endógenas são oxidadas a ácido úrico. O rim excreta dois terços do ácido úrico, enquanto o trato GI é responsável pela excreção do terço restante. Os dois processos mais importantes no desenvolvimento da hiperuricemia consistem em anormalidades da produção endógena de purinas e da excreção renal de ácido úrico. A maioria dos pacientes com gota apresenta um defeito na depuração renal do ácido úrico. As anormalidades enzimáticas específicas que foram identificadas incluem redução da hipoxantina-guanina-fosforribosil transferase e aumento da PP-ribose-P sintetase, que resultam na hiperprodução de ácido ácido.

O ácido úrico é filtrado pelos glomérulos, porém 98% da quantidade filtrada são reabsorvidos pelos túbulos. A maior parte do ácido úrico excretado (80 a 85%) é ativamente secretada na urina pelos túbulos renais. A razão exata da secreção deficiente de ácido úrico pelos túbulos é desconhecida. A acidose metabólica ou o aumento da carga ácida, conforme observada na insuficiência renal crônica, após jejum prolongado ou com ingestão de etanol, inibem a secreção de ácido úrico.

A hiperuricemia é estatisticamente definida por um nível sérico de ácido úrico superior a 7,5 por 100 mL nos homens e superior a 6,6 mg por 100 mL nas mulheres, utilizando o método colorimétrico automático de determinação. O risco de desenvolver gota correlaciona-se com os níveis séricos de ácido úrico. A gota é rara em pacientes com níveis de ácido úrico inferiores a 7 mg por 100 mL, enquanto 83% dos pacientes com níveis de ácido úrico acima de 9 mg por 100 mL desenvolvem gota. Embora não se conheça o motivo exato que determina a ocorrência de um episódio súbito de gota num paciente hiperuricêmico, os ataques agudos podem ser precipitados por flutuações agudas nos níveis séricos de ácido úrico e traumatismo da articulação. A probabilidade de desenvolvimento de gota aumenta com a idade.

Patologia — A lesão patognomônica da gota é o tofo, que consiste em depósitos de urato sódico circundados por uma reação de corpo estranho. Os cristais hidrossolúveis são anisotrópicos (birrefringência negativa) quando examinados ao microscópio de luz polarizada. O urato sódico deposita-se na cartilagem, no osso epifisial, nas estruturas periarticulares e nos rins. Os locais comuns de formação de tofos incluem o lóbulo da orelha, o olécrano e as bolsas e tendões da patela. Os depósitos de urato nas articulações resultam em degeneração da cartilagem, proliferação sinovial e formação de pano, destruição do osso subcondral, proliferação do osso marginal e ancilose fibrosa ou óssea.

São encontrados cristais de urato sódico na medula do rim, com inflamação intersticial ou reação vascular. A inflamação intersticial, que pode ser aguda ou crônica, resulta em lesão tubular.

Sinais e Sintomas — A gota primária apresenta três manifestações: hiperuricemia assintomática, artrite gotosa aguda (que sofre recidiva após intervalos assintomáticos) e artrite gotosa crônica. Muitos pacientes com hiperuricemia nunca desenvolvem artrite gotosa, urolitíase ou lesão renal.

Artrite Gotosa Aguda — O início do ataque é abrupto e, em geral, envolve o hálux, embora o dorso do pé, o tornozelo ou o joelho possam ser acometidos. A dor é intensa e excruciante. Pode haver febre. Em geral, o ataque inicial desaparece em poucos dias a semanas, e a recuperação é completa.

O intervalo após o ataque inicial pode ser de poucas semanas a muitos anos. Posteriormente, os ataques tornam-se mais freqüentes e mais graves, podendo acometer um maior número de articulações.

O ataque agudo começa com a cristalização do urato sódico a partir do líquido sinovial supersaturado. Os cristais ativam o complemento e o fator de Hageman, são produzidas substâncias quimiotáticas e vasoativas, e os leucócitos acumulam-se e fagocitam os cristais, que, por sua vez, destroem os leucócitos, com liberação de enzimas lisossomais. Essas enzimas atacam e destroem a cartilagem.

Artrite Gotosa Crônica — Sem tratamento e depois de muitos anos, verifica-se o desenvolvimento de tofos visíveis, ocorre destruição articular permanente, e os sintomas tornam-se crônicos. Os tofos são relativamente indolores. Entretanto, ocorrem rigidez progressiva e dor persistente das articulações afetadas. A destruição das articulações e os grandes tofos podem produzir deformidades grotescas e incapacitação. Os tofos podem ulcerar e expulsar o urato sódico.

Urolitíase — Ocorrem cálculos de ácido úrico em cerca de 20% dos pacientes com gota. O desenvolvimento da urolitíase pode preceder o ataque agudo de gota. A excreção de urina ácida durante todo o dia constitui um fator que predispõe à formação de cálculos renais de urato.

Gota Secundária — Ocorre hiperuricemia adquirida em pacientes com policitemia vera, policitemia secundária, leucemia, linfoma, mieloma múltiplo e anemia hemolítica crônica, bem como após radioterapia ou quimioterapia para uma variedade de cânceres. Tanto a produção excessiva quanto a secreção deficiente de ácido úrico desempenham um papel no desenvolvimento da gota secundária. Os níveis séricos e urinários de ácido úrico tendem a ser mais elevados do que na gota primária. As drogas que interferem na secreção de ácido úrico, como os diuréticos tiazídicos, também podem causar gota secundária. A doença renal crônica pode provocar hiperuricemia, embora, em geral, não ocorra artrite gotosa. Com freqüência, verifica-se o desenvolvimento de gota em pacientes com intoxicação por chumbo.

O ataque agudo é diagnosticado pela presença de cristais semelhantes a agulhas e de birrefringência negativa com a luz polarizada em leucócitos do líquido sinovial. A artrite gotosa crônica pode ser confirmada pela análise química do material tofáceo. Deve-se excluir a possibilidade de pseudogota.

Doença por Deposição de Pirofosfato de Cálcio Diidratado (DPFC) — A doença por DPFC caracteriza-se por condrocalcinose e ataques agudos de pseudogota. A prevalência aumenta com a idade. Foi demonstrada uma associação com outras doenças, como hemocromatose, hiperparatireoidismo, ocronose, doença de Wilson e hipotireoidismo. A pseudogota refere-se a uma artrite inflamatória aguda, na qual são identificados cristais rombóides de DPFC de birrefringência positiva na análise do líquido sinovial. A articulação mais comumente acometida é, sem dúvida alguma, o joelho. Entre os ataques, a articulação pode estar totalmente assintomática ou pode exibir alterações de osteoartrite. Em geral, observam-se evidências radiográficas de calcinose na cartilagem e em outras estruturas relacionadas à articulação.

Recentemente, foram descritos *cristais de hidroxiapatita* no líquido sinovial de articulações agudamente inflamadas. Esses cristais não são identificáveis à microscopia óptica e exigem microscopia eletrônica ou técnicas microanalíticas para sua identificação. O joelho e o ombro são mais comumente acometidos.

Lúpus Eritematoso Sistêmico

O lúpus eritematoso sistêmico (LES) é uma doença multissistêmica de etiologia desconhecida que afeta predominantemente mulheres jovens, mas que também pode acometer indivíduos de ambos os sexos de qualquer grupo etário. Com freqüência, é considerada como protótipo das doenças auto-imunes, com produção de anticorpos dirigidos contra os próprios tecidos do indivíduo.

Etiologia — Embora muitas causas potenciais tenham sido sugeridas, como, por exemplo, infecções virais, nenhuma delas foi claramente demonstrada. Alguns pacientes em uso de procainamida ou de hidralazina desenvolvem uma síndrome que simula o LES.

Fisiopatologia — Ocorre produção de anticorpos dirigidos contra o próprio DNA do indivíduo. Esses auto-anticorpos ligam-se ao antígeno (DNA) e ao complemento, formando imunocomplexos que, uma vez depositados em vários órgãos, provocam lesão.

Sinais e Sintomas — Os pacientes com LES podem manifestar sintomas constitucionais inespecíficos, como febre, mal-estar, anorexia, perda de peso, artralgias ou mialgias. Os sinais específicos podem consistir em exantema fotossensível, erupção malar *em asa de borboleta,* erupção *em discóide*, alopecia, ulcerações da mucosa, artrite, serosite, vasculite, cerebrite e glomerulonefrite.

As anormalidades laboratoriais podem incluir leucopenia, anemia hemolítica, trombocitopenia, resultados falso-positivos de teste sorológico para sífilis, hipocomplementemia, sedimento urinário anormal e proteinúria, anticorpos antinucleares (AAN) e anticorpos contra o DNA de filamento duplo.

Esclerodermia

Trata-se de uma doença de etiologia desconhecida, caracterizada pela deposição aumentada de tecido fibroso e obliteração dos pequenos vasos em muitos órgãos. A pele da face das mãos tipicamente torna-se edematosa e, a seguir, firme, contraída, espessada e de aspecto coriáceo. Os pacientes também podem manifestar um ou mais de um conjunto de achados descritos como *CREST* (calcinose, fenômeno de *R*aynaud, comprometimento *e*sofágico, e*s*clerodactilia e *t*elangiectasia). A complicação mais temida da esclerodermia é a hipertensão maligna, com rápida instalação de insuficiência renal.

Polimiosite e Dermatomiosite

A polimiosite e a dermatomiosite (quando ocorre comprometimento cutâneo associado) são doenças caracterizadas por inflamação primariamente dos músculos esqueléticos. A miosite caracteriza-se por degeneração e regeneração da fibras musculares e infiltrados de células mononucleares. A fraqueza dos músculos proximais domina o quadro clínico. Alguns pacientes também apresentam neoplasia associada ou outra doença reumática. O diagnóstico baseia-se nos sinais e sintomas compatíveis, na elevação dos níveis séricos das enzimas musculares, em anormalidades do eletromiograma e na biopsia muscular.

Vasculite

A vasculite é um termo utilizado para descrever alterações inflamatórias nos vasos sangüíneos, podendo resultar em necrose, trombose e obliteração dos vasos acometidos. A vasculite pode ser uma manifestação de uma doença sistêmica subjacente ou pode constituir um processo primário. A elucidação das vasculites tem sido dificultada pela falta de um sistema de classificação claro e universalmente aceito. As classificações elaboradas baseiam-se em considerações clínicas, histopatológicas e etiológicas. O fato de a vasculite constituir uma manifestação de diversas doenças constitui um grande obstáculo à sua classificação, e a maioria dos casos individuais não se enquadra exatamente dentro de uma categoria bem-definida.

Como a vasculite pode acometer todos os órgãos, observam-se inúmeras expressões clínicas. Muitos pacientes apresentam queixas constitucionais, como febre, mal-estar, anorexia, perda de peso, mialgias e artralgias. Outras manifestações incluem glomerulonefrite, cardiopatia isquêmica, neuropatia periférica (mononeurite múltipla) ou comprometimento do SNC, infiltrados ou derrames pulmonares, doença intestinal isquêmica e exantema. Em geral, os exames laboratoriais sugerem uma reação inflamatória inespecífica (por exemplo, elevação da velocidade de hemossedimentação). O diagnóstico baseia-se no quadro clínico, juntamente com os resultados de biopsia e angiografia.

A **POLIARTERITE NODOSA** afeta primariamente os vasos de médio calibre e caracteriza-se pela infiltração dos vasos com leucócitos polimorfonucleares. Na maioria dos casos, desconhece-se a causa; entretanto, alguns pacientes exibem antigenemia da hepatite B. A lesão vascular pode ser mediada pela deposição de imunocomplexos de antígeno da hepatite B, anticorpo e complemento, com conseqüente lesão causada por neutrófilos que migraram até as lesões por quimiotaxia.

A **ANGIITE POR HIPERSENSIBILIDADE** é uma vasculite de vasos de pequeno calibre que afeta predominantemente a pele. Parece constituir uma manifestação de uma reação alérgica a algum antígeno exógeno (droga, infecção) ou endógeno (tumor). A histopatologia é descrita como *angiite leucocitoclástica,* que consiste em vasculite com neutrófilos e seus restos nucleares, eritrócitos extravasados e necrose fibrinóide da parede vascular.

A **GRANULOMATOSE DE WEGENER** caracteriza-se por vasculite granulomatosa das vias respiratórias superiores (sinusite, ulcerações nasais, otite média) e inferiores (infiltrados cavitários e nodulares), glomerulonefrite e grau variável de comprometimento dos pequenos vasos.

A **ARTERITE DE CÉLULAS GIGANTES** (também denominada arterite temporal) caracteriza-se pelo comprometimento segmentar dos vasos de grande calibre (primariamente ramos da artéria carótida), com infiltrado nuclear, incluindo células gigantes, e destruição da lâmina elástica interna. A complicação mais temida da arterite de células gigantes é a ocorrência de cegueira súbita em conseqüência de neurite óptica isquêmica.

NEUROLOGIA

Epilepsia e Distúrbios Convulsivos

A epilepsia é um distúrbio crônico da função cerebral que pode ser definida como distúrbio paroxístico da função do SNC, que é recorrente, de caráter estereotipado e associado a uma descarga neuronal excessiva sincrônica e autolimitada. As manifestações episódicas da epilepsia dependem da parte ou das partes acometidas do SNC.

Epidemiologia — Um a 3% da população sofrem de epilepsia, e 2,5 a 7,5 milhões de indivíduos nos Estados Unidos são afetados. A epilepsia pode começar em praticamente qualquer idade. Entretanto, a idade de início relaciona-se, com freqüência, com a etiologia do distúrbio convulsivo. Um exemplo é o das crises de ausência generalizadas ou pequeno mal, que tipicamente surgem no início da infância.

Etiologia — A epilepsia é um complexo sintomático que apresenta numerosas causas. O fator ou fatores precipitantes ou a causa do distúrbio convulsivo não são facilmente aparentes em muitos casos, e o distúrbio é descrito como idiopático. A hipoxia grave, os defeitos metabólicos genéticos, os defeitos de desenvolvimento do cérebro e as lesões perinatais podem resultar em convulsões em recém-nascidos e lactentes. Alguns distúrbios metabólicos, como hiperglicemia, hipocalcemia e deficiência de vitamina B_6, também podem resultar em convulsões durante a lactância. As infecções cerebrais, como a meningite e a encefalite, podem desencadear convulsões na infância. As convulsões na infância são causadas menos freqüentemente por tumores, toxinas, doença vascular, doença degenerativa ou traumatismo.

Nos adultos jovens, o traumatismo cranioencefálico foi identificado como importante causa de convulsões. De forma semelhante, a exclusão da presença de um tumor cerebral deve constituir parte do diagnóstico diferencial de qualquer indivíduo com mais de 20 anos de idade. Em pacientes com mais de 50 anos, a doença vascular cerebral constitui a causa mais identificada de convulsões. Em certas formas de epilepsia, a predisposição genética desempenha um papel. Os indivíduos com parente de primeiro grau portador de epilepsia apresentam um risco ligeiramente maior de desenvolver um distúrbio convulsivo em comparação com a população normal. A despeito da compreensão cada vez maior do distúrbio, é impossível estabelecer com certeza um diagnóstico etiológico em cerca de dois terços dos pacientes epilépticos.

Patologia — Várias lesões no cérebro, como cicatrizes gliótícas e vascularização anormal, foram associadas a epilepsia em alguns pacientes, mas não em outros. Quando a informação clínica sugere que a convulsão é de origem focal, nem sempre é possível identificar a lesão epileptogênica.

Fisiopatologia — A convulsão resulta de descargas neuronais súbitas, excessivas e desordenadas num córtex aparentemente normal ou comprometido. Os mecanismos e os motivos da descarga não estão bem definidos. Uma hipótese aventada é a de que um grupo de neurônios diencefálicos normalmente exerce uma influência inibitória constante sobre os neurônios corticais, impedindo assim uma descarga excessiva. Na epilepsia, os neurônios sofrem desaferenciação, tornam-se supersensíveis e suscetíveis a ativação ou despolarização por uma variedade de estímulos. As convulsões podem resultar de uma redução da neurotransmissão inibitória mediada pelo neurotransmissor ácido gama-aminobutírico (GABA) ou por aumento do sistema neurotransmissor excitatório mediado pelo glutamato e aspartato.

Durante uma convulsão, a consciência pode não ser afetada, pode ser totalmente perdida ou alterada, mas não completamente perdida. Os pacientes podem apresentar interrupções apenas mínimas em sua atividade motora, ou podem sofrer intensa ativação muscular, resultando no comportamento motor característico das convulsões tônico-clônicas generalizadas.

Sinais e Sintomas — A freqüência das convulsões em cada paciente pode variar desde apenas uma por ano a dúzias por dia, dependendo do tipo particular de convulsão. Por conseguinte, a necessidade de um diagnóstico exato do tipo de convulsão é mais do que um simples interesse teórico. Como existem numerosos tipos diferentes de convulsões, cada uma delas pode exigir uma abordagem terapêutica diferente, e o estabelecimento de um diagnóstico preciso permite ao médico selecionar o agente anticonvulsivante mais apropriado, evitando o uso de drogas contra-indicadas. A Classificação Internacional das Convulsões Epilépticas classifica os tipos de convulsões em parciais ou generalizadas.

Em geral, as convulsões parciais são divididas em simples, complexas ou secundariamente generalizadas e incluem aquelas tradicionalmente denominadas convulsões motoras focais e do lobo temporal. Todas as convulsões parciais surgem de uma região cerebral isolada e podem ser ou não precedidas de uma aura, que consiste em sensações ou experiências freqüentemente reconhecidas pelo paciente como alerta de convulsão iminente. Além disso, as convulsões parciais podem ou não envolver perda da consciência.

Os sintomas das convulsões parciais simples resultam de descargas anormais que se originam em áreas específicas do córtex e que freqüentemente permanecem unilaterais, independentemente de a convulsão ser motora, somatossensorial, psíquica, autônoma ou uma combinação desses tipos. Os pacientes com convulsões parciais simples podem apresentar sintomas somatossensoriais, incluindo alucinações (por exemplo, formigamento, clarões ou zumbido); sintomas autônomos, incluindo sensação epigástrica, palidez, sudorese, rubor, piloereção e dilatação pupilar; ou sintomas psíquicos.

Uma forma de convulsão parcial simples é a tradicionalmente conhecida como *jacksoniana*. Em geral, começa na forma de contrações dos dedos de uma mão, face ou de um pé. Em seguida, o movimento propaga-se (marcha) para outros músculos no mesmo lado do corpo. Quando os movimentos se generalizam para incluir ambos os lados do corpo, e o paciente perde a consciência, a convulsão torna-se secundariamente generalizada. Um tipo de convulsão com sintomatologia complexa é tradicionalmente conhecido como convulsão psicomotora.

As convulsões parciais complexas estão freqüentemente associadas a uma lesão do lobo temporal. Os pacientes atuam como se estivessem conscientes, embora estejam amnésicos. O paciente pode continuar a sua atividade ou a executar tarefas, porém não é capaz de responder a perguntas ou a comandos. Com freqüência, a convulsão é precedida de aura. A atividade motora devida à convulsão pode incluir mastigar, estalar os lábios e espasmos tônicos das extremidades.

Por outro lado, as convulsões generalizadas envolvem ambos os hemisférios desde o início. Ocorre perda da consciência, e os pacientes que sofrem convulsões generalizadas geralmente não apresentam aura nem exibem manifestações motoras focais. Os dois distúrbios convulsivos generalizados mais amplamente reconhecidos incluem a convulsão tônico-clônica generalizada (antigamente denominada grande mal) e a ausência generalizada (antigamente denominada pequeno mal). As convulsões tônico-clônicas generalizadas caracterizam-se por uma súbita perda de consciência, grito, queda, movimentos tônicos e, a seguir, clônicos dos músculos e incontinência dos esfíncteres. Após a cessação da convulsão motora, o paciente pode permanecer inconsciente durante muitos minutos. Ao readquirir a consciência, o paciente pode queixar-se de cefaléia. As crises de ausência generalizadas quase sempre começam entre 4 e 12 anos de idade. Caracterizam-se por uma breve perda de consciência, de poucos segundos de duração. Tipicamente, a criança exibe uma expressão facial parada e pode ou não apresentar um pestanejar característico. As crises de ausência quase sempre estão associadas a uma anormalidade EEG típica de descargas de ondas em pico e lentas de aproximadamente 3 Hz. Outras convulsões generalizadas incluem convulsões mioclônicas, convulsões clônicas, convulsões tônicas e convulsões atônicas.

A Classificação Internacional das Epilepsias e Síndromes Epilépticas leva em consideração o fato de que alguns pacientes com epilepsia apresentam mais de um tipo de convulsão. Afinal, as convulsões representam apenas um sintoma do distúrbio subjacente. Com freqüência, o prognóstico é um produto da síndrome epiléptica, cujo diagnóstico depende de numerosos fatores, incluindo história familiar, idade de início, velocidade da progressão, presença ou ausência de comprometimento neurológico e anormalidades EEG interictais, bem como da resposta do paciente ao tratamento farmacológico. Nesse aspecto, a síndrome epiléptica é geralmente classificada de acordo com as convulsões do paciente serem relacionadas com a localização (focais, locais, parciais) ou generalizadas e serem idiopáticas ou sintomáticas. Podem ser ainda classificadas quanto à sua localização anatômica em epilepsia do lobo frontal, rolândica, occipital ou temporal. Até o momento, foram propostas mais de 50 síndromes epilépticas.

O diagnóstico de epilepsia baseia-se na história clínica e no EEG. As primeiras etapas para o estabelecimento de um diagnóstico preciso geralmente incluem a obtenção de uma história exata e completa do paciente, bem como de uma testemunha. O exame físico detalhado é seguido de um exame neurológico ainda mais minucioso. O EEG pode fornecer informações precisas, que podem ser úteis na classificação do tipo de convulsão. Tipicamente, apresenta-se anormal durante uma convulsão, mas pode ser normal entre as crises. Os procedimentos diagnósticos especializados podem incluir tomografia computadorizada (TC) e imageamento por ressonância magnética (RM). Essas duas técnicas não-invasivas podem ser úteis para identificar uma lesão cerebral específica que pode ter levado ao desenvolvimento de um distúrbio convulsivo. A monitoração intensiva empregando um circuito fechado de televisão e registro EEG constitui um procedimento de alto custo que deve ser considerado quando as convulsões de um paciente não respondem à terapia farmacológica. Esse último procedimento também pode ser útil para determinar se as convulsões de diagnóstico difícil são de natureza não-epiléptica.

Parkinsonismo

Essa doença, também denominada paralisia agitante, é um distúrbio do sistema extrapiramidal originalmente descrito em 1817. James Parkinson descreveu uma síndrome que geralmente se torna evidente na 5.ª e 6.ª décadas de vida e que consiste em tremor em repouso, rigidez, anormalidades posturais e bradicinesia, mas que poupa os sentidos e o intelecto.

Etiologia — Embora a verdadeira causa da doença de Parkinson permaneça desconhecida, há evidências crescentes sobre a interação de múltiplos fatores genéticos e ambientais causando lesão dos neurônios dopaminérgicos extrapiramidais. Acredita-se que seja necessária a perda de 70 a 80% desses neurônios para que apareçam os sintomas da doença de Parkinson. Muitas das pessoas que sobreviveram à pandemia de encefalite de von Economo, em 1918 e 1922, desenvolveram parkinsonismo dentro de 20 a 30 anos. Os agentes psicoativos, como as fenotiazinas e as butirofenonas, podem causar uma síndrome semelhante ao parkinsonismo. As infecções, os tumores e determinadas substâncias químicas e drogas podem causar um distúrbio idêntico, porém reversível. O termo *doença de Parkinson* é reservado para paralisia agitante de causa desconhecida.

Epidemiologia — Em geral, o parkinsonismo ocorre na meia-idade ou no idoso, entre 60 e 70 anos de idade, enquanto é raramente observado em pessoas jovens. A prevalência da doença é estimada em 59 a 353 casos por 100.000 indivíduos em várias populações do mundo, respondendo, nos Estados Unidos, por 300.000 a 400.000 casos.

Patologia — Ocorre perda da melanina das células nervosas no tronco encefálico, particularmente na substância negra, acompanhada de extensa perda das células nervosas dopaminérgicas e de gliose reativa. Nos neurônios que sobrevivem nas áreas afetadas, são também observados corpúsculos de inclusão intracitoplasmáticos, denominados corpúsculos de Lewy.

Fisiopatologia — Os gânglios da base normalmente controlam o tônus postural e proporcionam os ajustes fundamentais para os movimentos intencionais. A via dopaminérgica do núcleo caudado para o tálamo inibe a inibição do movimento voluntário. A via colinérgica opõe-se a essa via, que é excitatória para a inibição do movimento voluntário. Uma via dopaminérgica inibe a via colinérgica no núcleo caudado da substância negra. A perda da inibição e o desequilíbrio das vias oponentes resultam nas dificuldades de movimento que caracterizam o parkinsonismo. A origem do tremor não está tão bem definida. Observa-se uma diminuição da dopamina na substância negra, no núcleo caudado e no putâmen.

Sinais e Sintomas — Os sinais e sintomas são característicos. Com freqüência, observa-se uma fase prodrômica que consiste em sintomas inespecíficos, tais como fadiga, dor musculoesquelética, declínio do desempenho e depressão. Dentro de 1 a 2 anos, surgem sintomas mais definitivos. O tremor típico é observado em repouso e diminui com o movimento voluntário. O tremor pode afetar as mãos, as pernas, os lábios, a língua e as pálpebras quando os olhos estão fechados. Nos estágios iniciais da doença, o tremor é unilateral, porém torna-se posteriormente bilateral durante a evolução da doença. O tremor ocorre numa freqüência de 4 a 8 ciclos/segundo. O tremor das mãos é descrito como em *rolar de pílulas*.

No estágio inicial da doença, ocorre bradicinesia, visto que a velocidade de todos os movimentos está reduzida. Posteriormente, o paciente demonstra uma dificuldade particular em iniciar o movimento. Por fim, observa-se uma ausência de movimento ou acinesia. Os movimentos espontâneos de mudança postural, tais como o balançar dos braços durante a marcha, desaparecem. A face torna-se inexpressiva, sendo conhecida como máscara facial. A voz torna-se monótona. A postura é curvada. Como o paciente é incapaz de efetuar ajustes reflexos para as mudanças posturais da marcha, *ele anda com passos rápidos arrastando os pés, num ritmo acelerado, como se tentasse alcançar o seu centro de gravidade*. O movimento passivo dos membros produz a movimentação em *roda dentada*.

A ansiedade e a tensão agravam os sintomas. O paciente também pode apresentar seborréia e sudorese e salivação excessivas.

Por fim, o paciente torna-se incapacitado pela rigidez, e o tremor desaparece. A evolução clínica é de progressão gradual da doença.

Síndromes de Acidente Vascular Cerebral

O acidente vascular cerebral é um processo que envolve um ou mais vasos sangüíneos no cérebro, resultando no desenvolvimento súbito e dramático de um déficit neurológico focal. O déficit reflete a localização e o tamanho da lesão cerebral. São reconhecidas três entidades separadas: o ataque isquêmico transitório (AIT), o acidente vascular cerebral em evolução e o acidente vascular cerebral completo. Enquanto os AIT são transitórios, os acidentes vasculares cerebrais em evolução e completos não o são.

Etiologia — Os acidentes vasculares cerebrais são causados, em sua grande maioria, por doença aterosclerótica das artérias cerebrais. São também produzidos por embolia do coração ou de placas ateroscleróticas ulceradas nas artérias carótidas. As hemorragias cerebrais são mais freqüentemente provocadas por hipertensão, mas também podem ocorrer após ruptura de aneurisma. As causas menos freqüentes incluem traumatismo, anticoagulação excessiva e doenças inflamatórias dos vasos sangüíneos cerebrais.

Patologia — Os efeitos da oclusão de vasos sangüíneos estão relacionados com a localização e a disponibilidade de fluxo sangüíneo colateral ou anastomótico. O círculo de Willis proporciona uma circulação colateral e é protetor para o cérebro. Essa circulação colateral impede a ocorrência de infarto se a lesão for proximal. O fluxo retrógrado da carótida externa pode evitar a ocorrência de lesão quando a carótida interna está ocluída. Existem vasos colaterais para a artéria vertebral. As anastomoses podem impedir ou diminuir o dano se a lesão for distal ao círculo de Willis.

Fisiopatologia — Ocorre doença vascular nas artérias do cérebro, assim como em outras partes do corpo (veja discussão da aterosclerose). Ocorre acidente vascular cerebral trombótico quando há formação de trombo numa placa aterosclerótica, quando a luz do vaso sofre estreitamento ou oclusão completa e quando os vasos colaterais não são suficientes para preservar a função. A extensão do trombo pode bloquear o fluxo sangüíneo colateral.

A embolia cerebral origina-se mais comumente de um trombo no átrio esquerdo de um coração cujo ritmo está em fibrilação atrial. Outras fontes de acidente vascular cerebral embólico incluem trombos murais que ocorrem após infarto do miocárdio e fragmentos de trombos intra-arteriais. Em geral, os êmbolos alojam-se em bifurcações. Causam infarto hemorrágico.

A hemorragia intracraniana constitui a terceira causa mais freqüente de acidente vascular cerebral. A hemorragia intracraniana é mais comumente causada por hipertensão, ruptura de aneurisma sacular e distúrbios hemorrágicos. As hemorragias cerebrais devido a hipertensão envolvem uma artéria penetrante e ocorrem no tecido cerebral. O tecido adjacente é comprimido e deslocado pela massa de sangue.

Os aneurismas saculares consistem em dilatações de parede delgada que fazem protrusão das artérias do círculo de Willis ou dos principais ramos do círculo nas bifurcações. Os aneurismas, que são compostos de íntima e adventícia, consistem em defeitos de desenvolvimento na média das artérias. O defeito na estrutura da parede é congênito, porém o seu aumento e posterior ruptura ocorrem numa fase mais tardia da vida, com incidência máxima entre 35 e 65 anos de idade. A ruptura do aneurisma resulta em sangramento no espaço subaracnóideo e, por vezes, no cérebro.

Sinais e Sintomas — A natureza do déficit é determinada pela localização da lesão. As lesões no sistema carótido resultam em sinais unilaterais de hemiplegia, hemi-hipoestesia, hemianopsia, afasia e agnosia. As lesões no sistema basilar resultam em sinais bilaterais, déficit motor e sensitivo, déficit do tronco encefálico e anormalidades variáveis dos nervos cranianos. O infarto cerebelar resulta em tontura intensa, náusea, vômitos, ataxia e nistagmo.

Na maioria dos casos de acidente vascular cerebral trombótico, documenta-se a ocorrência prévia de AIT. Um AIT devido à oclusão temporária ou parcial de todo ou de parte do sistema da artéria carótida ou artéria cerebral média pode consistir em hemiplegia, hemiparestesia, cegueira monocular ou outros sinais focais, dependendo da área afetada do cérebro. O AIT devido a uma oclusão temporária ou parcial do sistema vertebral-basilar consiste em tontura, diplopia, entorpecimento, comprometimento da visão e disartria. Em geral, o AIT dura cerca de 10 min, mas pode ter uma duração de poucos segundos ou de até 12 h. Entre os AIT, o paciente pode não apresentar nenhum déficit neurológico. Um ruído sobre as artérias carótidas é audível se elas estiverem gravemente ateroscleróticas.

O acidente vascular cerebral trombótico começa subitamente, mas pode progredir durante vários dias. Partes do corpo podem ser afetadas por etapas. O acidente vascular cerebral completo é definido por um período de 18 a 24 h sem progressão para o sistema carótido e de 72 h sem progressão para o sistema vertebral-basilar.

É difícil estabelecer o prognóstico no acidente vascular cerebral trombótico. Os pacientes comatosos têm prognóstico sombrio. Em geral, ocorre melhora quando as funções são assumidas por outras partes do cérebro, ou quando o edema que circunda um infarto desaparece. Caso não haja melhora na 2.ª semana, o prognóstico torna-se sombrio. Qualquer déficit que permaneça ao final de 6 meses tende a ser permanente.

Os acidentes vasculares cerebrais embólicos desenvolvem-se mais rapidamente e por completo dentro de minutos. O acidente vascular cerebral embólico não é precedido de nenhum sintoma de alerta. Podem ocorrer déficit focais, como afasia motora, afasia receptiva ou paralisia sensoriomotora. O prognóstico final depende da correção da doença subjacente.

A hemorragia cerebral causada por hipertensão ocorre sem qualquer sinal de alerta e evolui em várias horas. Ocorre mais comumente e numa idade mais jovem em negros. Os sinais e sintomas dependem do local e do tamanho da hemorragia. A hemorragia é mais comum no putâmen, onde provoca hemiplegia, perda hemissensorial e perda visual homônima e afasia quando a lesão se encontra no lado dominante. No início, ocorrem cefaléia intensa e vômitos. Oitenta e cinco por cento dos pacientes com hemorragias cerebrais causadas por hipertensão não sobrevivem às primeiras 8 h. A TC mostra-se confiável na detecção das hemorragias intracerebrais e intracerebelares de 1 cm ou mais se o exame for efetuado dentro de 2 semanas após a ocorrência da hemorragia.

A ruptura de aneurisma sacular pode manifestar-se na forma de perda súbita da consciência, precedida ou não de cefaléia excruciante. Não há sinais neurológicos lateralizantes quando o sangue é confinado ao espaço subaracnóideo. A hemorragia tende a sofrer recidiva se a correção cirúrgica não for bem-sucedida. O prognóstico é sombrio se o paciente estiver comatoso; todavia, se o paciente readquirir a consciência, é provável que haja recuperação.

Cefaléia

Os três principais tipos de cefaléia são a enxaqueca, a cefaléia em salvas e a cefaléia por contração muscular. A enxaqueca pode ser subdividida em tipos clássico e comum. As cefaléias por contração muscular constituem o tipo mais comum.

Patogenia e Fisiopatologia — A enxaqueca ocorre em três estágios. Os sintomas de cada um deles são descritos adiante e estão relacionados a uma vasoconstrição inicial e subseqüente vasodilatação dos vasos sangüíneos da cabeça. A vasoconstrição inicial, que também é denominada pródromo ou aura, é rapidamente seguida de vasodilatação. A enxaqueca sem aura não apresenta fase prodrômica. A patogenia da aura parece consistir em hipoperfusão cerebral, que surge bilateralmente no córtex occipital e migra anteriormente, sugerindo depressão de propagação cortical. A dor resulta, pelo menos em parte, de inflamação das artérias cranianas através de um mecanismo mediado pela liberação de neuropeptídios sensitivos que causam inflamação de terminações nervosas sensitivas de neurônios cujos corpos celulares estão no gânglio trigêmeo.

A liberação de serotonina (5-HT) das plaquetas no início do ataque também está envolvida na produção da dor, que pode ser bloqueada por bloqueadores seletivos dos receptores 5-HT$_1$. A cefaléia afeta mais freqüentemente as mulheres do que os homens. Não ocorre aura em 80% de todas as enxaquecas. Diversos fatores desencadeantes foram associados à enxaqueca, incluindo fatores psicológicos (por exemplo, estresse), determinados alimentos (por exemplo, alimentos que contêm tiramina) e hormônios (por exemplo, anticoncepcionais orais). Como o próprio nome sugere, as cefaléias em salva ocorrem em grupos estreitamente espaçados. São raras em comparação com a enxaqueca, e a sua fisiopatologia não está bem definida. As cefaléias de tipo tensional constituem o tipo mais comum de cefaléia. Sua patogenia não está bem esclarecida.

Sinais e Sintomas — O primeiro estágio da enxaqueca com aura consiste principalmente em distúrbios visuais, incluindo visão embaçada ou turva, escotomas e/ou clarões. Além disso, podem ocorrer vertigem, calafrios, tremores, entorpecimento unilateral, afasia, fotofobia ou palidez. No segundo estágio, o paciente apresenta cefaléia pulsátil intensa que inicialmente é unilateral. Nesse estágio, podem ocorrer também náusea, vômitos, diarréia, calafrios, tremores e sudorese. O terceiro estágio é uma fase de recuperação. A dor diminui acentuadamente, porém a cabeça apresenta-se hipersensível, e ocorre exaustão. A enxaqueca sem aura não apresenta nenhum estágio prodrômico (Estágio 1), porém a cefaléia propriamente dita pode ter maior duração (mais de 2 h) do que a da enxaqueca com aura.

As cefaléias em salva são habitualmente unilaterais e não-pulsáteis e podem estar associadas a congestão nasal transitória, rinorréia, ptose ou desigualdade pupilar. O paciente apresenta dor excruciante que persiste por 20 a 90 min.

As cefaléias do tipo tensional podem causar dor intermitente, recorrente ou constante. Os pacientes podem descrever uma hipersensibilidade do couro cabeludo com dor ao pentear os cabelos, dor em faixa ou constrição e pressão.

Doença Neuromuscular

SÍNDROME DE GUILLAIN-BARRÉ

Etiologia — A etiologia da maioria dos casos de síndrome de Guillain-Barré, ou polineurite idiopática aguda, é desconhecida, embora diversos casos tenham sido relatados em associação ao programa de vacinação com vírus da influenza suíno na década de 1970.

Fisiopatologia — As alterações patológicas observadas em pacientes que morrem de síndrome de Guillain-Barré incluem infiltrados linfocíticos perivasculares, habitualmente associados à desmielinização dos nervos afetados. Além disso, podem-se observar infiltrados no fígado, no baço, em linfonodos e no coração. Embora a patogenia não esteja bem definida, a síndrome pode envolver uma reação imunológica celular dirigida contra os nervos periféricos.

Sinais e Sintomas — O principal sintoma consiste em fraqueza muscular dos membros tanto proximais quanto distais. A fraqueza pode acometer os músculos do tronco. Enquanto a perda de sensação é rara, é freqüente a ocorrência de parestesias. Os pacientes afetados não apresentam febre, mas exibem algumas vezes uma elevação do número de leucócitos no LCR, juntamente com aumento das proteínas. Nos casos graves, o sistema respiratório pode estar afetado, exigindo assistência respiratória. A morte é rara, e ocorre recuperação completa na maioria dos casos.

MIASTENIA GRAVE — Trata-se de uma doença caracterizada por fadiga e fraqueza musculares, que afetam com mais proeminência os músculos dos olhos e do crânio.

Incidência e Epidemiologia — A incidência é de 1 em 20.000 na população geral. Todos os grupos etários são afetados, com predomínio de mulheres com 20 a 40 anos de idade.

Etiologia e Fisiopatologia — Embora a causa subjacente permaneça desconhecida, o defeito fisiológico foi elucidado. A doença é causada pela destruição auto-imune dos receptores de acetilcolina na placa terminal motora. Em modelos experimentais, observa-se uma infiltração fagocítica maciça das placas terminais motoras, com grandes áreas de destruição das membranas pós-sinápticas e diminuição associada dos receptores de acetilcolina. Esse processo resulta em desnervação das fibras musculares. Existem outras formas de miastenia que não estão associadas a um comprometimento da imunidade, incluindo deficiências hereditárias na biossíntese de acetilcolina ou seus receptores.

Sinais e Sintomas — O quadro clínico típico consiste em queda das pálpebras, afasia e incapacidade de executar funções musculares habitualmente simples. No início da doença, muitos pacientes têm poucos músculos afetados. A fadiga neuromuscular, em que o paciente é incapaz de sustentar ou de repetir movimentos musculares, constitui um sinal fundamental.

A eletromiografia constitui uma técnica diagnóstica útil, que revela um rápido declínio na amplitude dos potenciais de ação do músculo, com contração muscular repetitiva. Outros testes empregados no estabelecimento do diagnóstico incluem o uso de agentes anticolinesterásicos e a detecção de anticorpos dirigidos contra os receptores de acetilcolina, cuja presença pode ser demonstrada em 90% dos pacientes com miastenia grave.

ESCLEROSE MÚLTIPLA — Diversos distúrbios neurológicos caracterizam-se pela degeneração da bainha de mielina das fibras nervosas. Entre essas doenças, apenas a esclerose múltipla (EM) será discutida. Outras doenças incluídas nessa classificação são a encefalomielite disseminada aguda (encefalomielite que ocorre após vacinação e infecções) e encefalomielite hemorrágica necrotizante aguda.

Fisiologia Normal — Muitas das fibras nervosas existentes no corpo são recobertas por uma camada de material lipídico denominada mielina. Essa bainha de mielina é interrompida a intervalos por espaços denominados nós de Ranvier. Os nervos mielinizados são encontrados em grande número nos processos cranianos e espinhais, bem como na substância branca do cérebro e medula espinhal. A bainha de mielina influencia a velocidade de condução do impulso nervoso, sendo a transmissão mais rápida nas fibras nervosas mielinizadas.

Etiologia e Epidemiologia — A etiologia não está bem estabelecida, embora diversos fatores epidemiológicos possam fornecer alguns indícios. A esclerose múltipla é rara entre o Equador e as latitudes 30 a 35° norte e sul. Ocorre mais freqüentemente em latitudes maiores. A EM é mais comum em algumas famílias, sugerindo uma exposição simultânea a algum agente etiológico ou, talvez, um fator hereditário. Esses fatores sugerem uma etiologia infecciosa, com conseqüente resposta auto-imune.

Fisiopatologia — As lesões patológicas variam quanto ao tamanho e aspecto, porém sempre incluem ou refletem a desmielinização. As lesões (*placas*) ocorrem em toda a substância branca do SNC. Localizam-se mais comumente na substância branca subpial e periventricular do cérebro, nervos ópticos, cerebelo, tronco encefálico e medula espinhal. A alteração fisiopatológica associada consiste numa redução da velocidade de condução do impulso nervoso. Os sintomas agravam-se com a idade, refletindo a natureza contínua da doença.

Sinais e Sintomas — Enquanto a maioria dos pacientes apresenta evidências de comprometimento da medula espinhal ou do tronco encefálico, cerca de 40% exibem apenas neurite óptica. No primeiro caso, podem-se observar parestesias, entorpecimento ou fraqueza em uma distribuição assimétrica. Além disso, podem ocorrer diplopia, nistagmo e ataxia cerebelar. No segundo caso, podem ocorrer cegueira parcial ou completa em um ou ambos os olhos, escotomas ou dor com o movimento ocular. A doença progride com o tempo, com exacerbações intercaladas, podendo resultar finalmente em quadriplegia e coma. O paciente habitualmente sobrevive 20 anos ou mais a partir do diagnóstico inicial. O imageamento por ressonância magnética (RM) constitui o método mais sensível para a detecção das lesões. O líquido cefalorraquidiano pode conter bandas oligoclonais, proteína básica de mielina ou elevação da IgG.

Demência

A demência é um termo genérico para referir-se a uma síndrome de declínio da função cognitiva. A evolução clínica do distúrbio é extremamente variável, e as causas são múltiplas. Acredita-se que cerca de 70% dos casos de demência progressiva sejam devidos à doença de Alzheimer (DA).

Epidemiologia — As formas mais comuns de doença de Alzheimer são habitualmente esporádicas ou ocorrem em poucos membros de uma grande família. A agregação familiar é mais comum na doença de início precoce. Nos Estados Unidos, a idade média de início é 70 anos, e existem cerca de 4 milhões de casos.

Etiologia — A ocorrência de mutações de três genes separados é responsável por formas autossômicas dominantes da doença de Alzheimer de início precoce. Essas três mutações em seu conjunto são responsáveis apenas por uma pequena proporção de todos os casos. Existem três variações comuns do gene E da apolipoproteína. Dessas três, o alelo E2 é ligeiramente protetor, enquanto o alelo E4 correlaciona-se com uma doença mais grave de início precoce, particularmente quando homozigoto.

Fisiopatologia — Muitos tipos de demência envolvem uma doença estrutural do cérebro e diencéfalo. Com freqüência, ocorrem degeneração e perda de células nervosas, com alterações secundárias na substância branca do cérebro. Essas alterações podem ser observadas em uma ou muitas partes do cérebro. A DA caracteriza-se por emaranhados neurofibrilares e placas senis, que são encontrados predominantemente no hipocampo e córtex de associação.

Enquanto a etiologia subjacente é freqüentemente indetectável, a demência com suas várias lesões pode ser causada por distúrbios identificáveis, como hidrocefalia crônica, sífilis e determinadas infecções virais.

Sinais e Sintomas — O quadro inicial é muito variável. Os sintomas consistem em irritabilidade, falta de interesse, distração, pensamento confuso, perda da memória e amplas flutuações do humor. Com a progressão do distúrbio, verifica-se freqüentemente o desenvolvimento de incontinência, afasia e distúrbios da fala. Por fim, o paciente é incapaz de cuidar de si próprio e aparentemente não demonstra interesse em fazê-lo. A evolução é variável, ocorrendo progressão durante meses ou anos. É preciso ressaltar que a doença pode ser causada por uma ampla variedade de distúrbios, muitos dos quais podem ser tratados. Por conseguinte, justifica-se uma investigação diagnóstica detalhada.

DERMATOLOGIA

Anatomia e Fisiologia Normais — A pele é o maior órgão do corpo. As funções da pele incluem sensação, controle da temperatura, prevenção da perda ou penetração de água, síntese de vitamina D e proteção contra organismos e produtos irritantes. A pele é constituída de três camadas: a epiderme, a derme e o tecido hipodérmico ou subcutâneo. A camada externa da epiderme é o estrato córneo. As células do estrato córneo são totalmente queratinizadas e carecem de núcleos ou grânulos. No processo de queratinização, as células da camada basal ascendem, tornam-se achatadas, perdem água e são preenchidas com queratina. Normalmente, esse processo leva 28 dias entre a formação de uma célula-filha (através da divisão mitótica de uma célula na camada basal da epiderme) e a descamação da célula na superfície do estrato córneo. As células do estrato córneo normalmente sofrem descamação invisível na forma de escamas.

A derme é composta de tecido conectivo, no qual são encontrados vasos sangüíneos, linfáticos, nervos, músculos eretores dos pêlos, fibroblastos, mastócitos e apêndices dérmicos — folículos pilosos, glândulas sebáceas e glândulas sudoríparas. A elastina e o colágeno mergulhados no mucopolissacarídio conferem à pele a sua elasticidade. Os vasos sangüíneos nas papilas da derme trazem nutrientes para a epiderme avascular. As glândulas sebáceas estão ligadas a folículos pilosos e produzem o sebo que lubrifica a pele e que pode ajudar a evitar a perda de água. O sebo também possui algumas propriedades anti-sépticas e antifúngicas. Os pêlos e as unhas são estruturas queratinosas especializadas, compostos de tipos modificados de queratina. Os tecidos subcutâneos são constituídos de tecido conectivo e gordura.

Certos microrganismos podem ser encontrados na pele como flora normal. Outros microrganismos podem colonizar transitoriamente a pele.

Acne Vulgar

Essa doença comum afeta primariamente adolescentes. As lesões características consistem nos comedões abertos (pontos negros) e fechados (pontos brancos). A maioria dos pacientes só apresenta acne leve e nunca consulta um médico, embora esses indivíduos possam gastar grandes somas na compra de produtos para acne adquiridos sem prescrição médica. Nas formas graves, a acne pode resultar em cicatrização extensa. Até mesmo as formas leves causam considerável sofrimento psicológico.

Epidemiologia e Etiologia — Quase todas as pessoas apresentam certo grau de acne na adolescência. A acne pode persistir até os 30 a 40 anos de idade em algumas pessoas, ou pode surgir após a menopausa nas mulheres. A administração de certas drogas, como corticosteróides, halogênios, androgênios, lítio e anticonvulsivantes, pode resultar em acne. A acne também pode estar associada a determinadas ocupações com exposição da pele a alcatrões, óleo e hidrocarbonetos clorados. A aplicação de certos cosméticos, incluindo hidratantes, tem sido associada à acne.

A etiologia é multifatorial. A hereditariedade desempenha um papel. A estimulação androgênica da produção de sebo pelas glândulas sebáceas na puberdade é importante, porém o principal fator que precipita a acne parece consistir na oclusão dos ductos que drenam as glândulas sebáceas. Não há evidência científica de que a dieta desempenha comumente um papel no desenvolvimento da acne. A ansiedade, a fadiga, o calor e a umidade provavelmente agravam a acne.

Patologia — As lesões características consistem no comedão aberto (ponto negro) e no comedão fechado (ponto branco), que são glândulas sebáceas ocluídas com sebo e restos de queratina. A cor negra resulta da oxidação dos grânulos de pigmento nas células descamadas no tampão. Quando a epiderme recobre a abertura da glândula sebácea, impedindo a ocorrência de oxidação, a lesão é conhecida como ponto branco. Os comedões não são inflamados. Quando se tornam inflamados, formam-se as outras lesões: pápulas, pústulas e lesões nódulo-císticas. A acne ocorre mais comumente nas áreas oleosas da pele, principalmente na face, orelhas, pescoço e parte superior do tronco. A acne curada pode resultar em cicatrizes atróficas, deprimidas ou hipertróficas.

Fisiopatologia — Os androgênios induzem a maturação das glândulas sebáceas e a produção de grandes quantidades de sebo. Tanto o homem quanto a mulher produzem androgênios. As glândulas sebáceas respondem a níveis muito baixos de androgênios. A obstrução do fluxo de sebo da glândula sebácea para a superfície da pele resulta na formação do comedão. As quantidades aumentadas de sebo, a sua maior viscosidade e os restos de queratina contribuem para a obstrução. A obstrução crônica da glândula sebácea produz dilatação folicular (aumento dos poros). O sebo é composto de triglicerídios, ceras, colesterol, esqualeno e diminutas quantidades de ácidos graxos livres. Normalmente, o sebo não é inflamatório. Entretanto, a flora bacteriana no folículo hidrolisa os triglicerídios a ácidos graxos livres, que são extremamente irritantes e iniciam o processo inflamatório. Além disso, o *Propionibacterium acnes* libera fatores quimiotáticos que intensificam o processo inflamatório. O folículo inflamado pode sofrer ruptura e disseminar o processo para a derme adjacente, causando inflamação aumentada através de uma reação de corpo estranho.

Sinais e Sintomas — As anormalidades físicas da acne consistem nos comedões e outras lesões, incluindo cicatrizes. A evolução costuma ser crônica durante toda a adolescência, até que seja alcançado um equilíbrio hormonal, geralmente a partir dos 20 anos de idade. É comum a ocorrência de exacerbações ocasionais durante a evolução. O objetivo do tratamento é tratar as lesões, evitar as cicatrizes e minimizar o sofrimento psicológico.

Psoríase

Trata-se de uma doença crônica caracterizada por hiperplasia da epiderme e taxa acentuadamente acelerada de renovação da epiderme. Tipicamente, as lesões são vermelhas, levemente elevadas e escamosas. Embora a psoríase seja habitualmente um distúrbio de menor importância, ocorrem também formas generalizadas e manifestações sistêmicas.

Epidemiologia — Cerca de 1 a 3% dos indivíduos nos Estados Unidos apresentam alguma forma de psoríase. Observa-se uma maior incidência nos países da Europa Setentrional, e a doença não ocorre em algumas raças. A doença afeta igualmente ambos os sexos. A incidência máxima ocorre no início e na metade da vida adulta, embora a psoríase possa ser observada em qualquer idade.

Etiologia — A etiologia permanece desconhecida. Acredita-se que a hereditariedade desempenhe algum papel, sendo a transmissão autossômica dominante, com penetrância incompleta ou multifatorial. Com freqüência, as primeiras lesões estão associadas a uma lesão prévia no local, conhecida como fenômeno de Koebner.

Os fatores ambientais, como menor umidade, podem agravar a psoríase.

Patologia — As alterações histopatológicas consistem em paraceratose (retenção dos núcleos das células na camada de queratina), hiperceratose (aumento da espessura da camada de queratina), hipogranulose (perda da camada granular), alongamento das cristas interpapilares, pústulas com edema intercelular circundante (pústulas espongiformes) e papilomatose (aumento da altura das cristas papilares da derme) com adelgaçamento da epiderme suprapapilar. Verifica-se a presença de infiltrado inflamatório na derme superior e proliferação de pequenos vasos sangüíneos nas papilas (ectasia vascular). Observam-se figuras mitóticas nas três camadas celulares profundas da epiderme, e não apenas na camada basal.

Fisiopatologia — A alteração característica consiste na acentuada aceleração da renovação das células epidérmicas. Em lugar dos 28 dias normais levados desde a divisão celular nas camadas basais até a descamação das células do estrato córneo, o ciclo é reduzido para apenas 3 a 4 dias na psoríase. O mecanismo desse encurtamento, bem como os outros sinais e sintomas da psoríase, ainda não foi esclarecido.

Sinais e Sintomas — As lesões da psoríase consistem em placas e pápulas eritematosas isoladas ou confluentes, recobertas por escamas brancas ou prateadas. Tipicamente, as lesões são encontradas nas superfícies extensoras, como cotovelos e joelhos, bem como nas costas e no couro cabeludo. Entretanto, qualquer área da pele pode ser acometida. As unhas comumente apresentam depressões e cristas, enquanto as mucosas raramente são afetadas. As lesões podem ser localizadas ou generalizadas e, em geral, são assintomáticas, embora possam causar desconforto devido à sensação de queimação e prurido. O sinal de Auspitz é característico (sangramento puntiforme que ocorre quando as escamas psoriáticas são removidas). O início da psoríase é habitualmente insidioso, embora possa ser explosivo. A evolução clínica é crônica e recidivante, com períodos de remissão. É rara a ocorrência de curas espontâneas. Os casos são, em sua maioria, apenas cosmeticamente desfigurantes. Algumas formas, como a eritrodermia psoriática e a psoríase pustular, podem ser potencialmente fatais. Embora a psoríase pustular se assemelhe a uma infecção, as lesões são estéreis. Uma forma de artrite, que se assemelha à artrite reumatóide, mas que afeta as articulações distais, está associada à psoríase em alguns casos. Não existe nenhuma anormalidade laboratorial característica associada à psoríase.

Doenças Cutâneas Alérgicas

Essas doenças podem ser causadas por uma variedade de antígenos e podem manifestar-se de diversas maneiras. Essas reações podem ser classificadas de acordo com o tempo levado entre a exposição e o início no indivíduo sensibilizado. As reações imediatas ocorrem dentro de 1 a 60 min após a exposição ao antígeno e manifestam-se na forma de prurido generalizado e urticária. A IgE é o mediador das reações imediatas. Essas reações são as mais perigosas, visto que podem estar associadas a edema da laringe e/ou anafilaxia. Ocorrem reações aceleradas dentro de 1 a 72 h após contato com o antígeno; manifestam-se também na forma de urticária e prurido generalizados. Raramente observa-se o aparecimento de exantema nesse tipo de reação. Pode ocorrer reação tardia dentro de 3 a 21 dias após a exposição ao antígeno, que pode manifestar-se na forma de urticária. Nesse caso, a urticária pode desaparecer, embora a exposição ao antígeno continue, devido ao desenvolvimento de anticorpos bloqueadores IgG e IgA. A forma mais comum da reação tardia é o exantema. A erupção pode não surgir até a interrupção da exposição ao antígeno e pode durar de 2 semanas a 4 meses. À medida que o exantema desaparece, ocorre habitualmente descamação. As reações tardias são mediadas pela IgM. As reações crônicas persistem por mais de 6 semanas. Em geral, o antígeno não pode ser identificado nas reações crônicas.

A **URTICÁRIA** é uma reação cutânea caracterizada pela formação de pápulas, que pertence ao complexo de atopia, indicando uma base alérgica hereditária.

Epidemiologia e Etiologia — Cerca de 15 a 20% da população apresentam pelo menos um episódio de urticária. Os adultos jovens são mais freqüentemente acometidos pela forma aguda. A forma crônica, cuja duração é de mais de 6 semanas, é habitualmente observada em pacientes com mais de 35 anos de idade. Os indivíduos com urticária ou os membros de sua família tendem a ser alérgicos a diversos antígenos e também sofrem de rinite sazonal, asma e dermatite atópica. Na forma aguda, pode-se identificar geralmente o antígeno, enquanto o mecanismo é desconhecido em 70% dos casos crônicos de urticária. A urticária também é observada em associação com infecções parasitárias, lúpus eritematoso sistêmico, infecções bacterianas e neoplasia oculta. Em alguns indivíduos, a doença pode ser precipitada por exposição a agentes físicos, tais como frio, calor, luz UV ou pressão mecânica.

Fisiopatologia — A urticária pode desenvolver-se em conseqüência de vários processos diferentes, embora todos envolvam a liberação de histamina dos mastócitos na derme. A exposição sistêmica a um antígeno pode resultar na formação de anticorpos IgE dirigidos contra esse antígeno. Os anticorpos fixam-se aos mastócitos na derme e nos pulmões e aos basófilos circulantes. A interação entre antígeno e anticorpo resulta na liberação de histamina e outros mediadores (prostaglandina E e cininas). Essas substâncias provocam dilatação arteriolar e aumento da permeabilidade capilar na pele. A histamina é rapidamente degradada nos tecidos, de modo que a urticária raramente persiste por mais de 48 h. O mastócito desgranulado é refratário a uma estimulação posterior, até a formação de novos grânulos de histamina.

Outros anticorpos podem estar envolvidos na liberação de histamina e substâncias mediadoras dos mastócitos. Pode-se verificar a formação de IgM e IgG contra antígenos. Esses anticorpos, quando interagem com antígenos, podem ativar a cascata do complemento, resultando na liberação de histamina. A urticária do frio e a urticária solar são mediadas por anticorpos (IgE) que são apenas ativos em temperaturas diminuídas ou com exposição à luz, respectivamente.

A histamina pode ser liberada dos mastócitos por mecanismos não-imunológicos. Determinadas substâncias químicas estimulam diretamente a liberação de histamina dos mastócitos. Essas substâncias químicas incluem drogas, como morfina, codeína e dextranas, e toxina de camarão de água doce e veneno de serpente. A pressão física direta pode causar a liberação de histamina dos mastócitos.

Sinais e Sintomas — As lesões consistem em pápulas isoladas e bem-circunscritas, com bordas eritematosas, serpiginosas e elevadas e centros brancos. As lesões, que acometem apenas a camada superficial da pele, podem ser dispersas ou localizadas e podem coalescer. O paciente queixa-se de intenso prurido e sensação de queimação. A urticária isolada raramente ameaça a vida, mas pode indicar uma futura reação anafilática. O teste cutâneo geralmente é de pouca valia nesses indivíduos, visto que eles são alérgicos a numerosos antígenos. Em geral, a forma aguda dura menos de 6 semanas. A forma crônica pode estender-se por vários anos, mas, em geral, não perdura por toda a vida.

DERMATITE ATÓPICA (ECZEMA) — O eczema é uma doença cutânea que também faz parte do complexo atópico. A dermatite atópica caracteriza-se por prurido. O aspecto e a distribuição das lesões dependem da idade de início.

Etiologia — A etiologia é desconhecida. Obtém-se uma história familiar de atopia em 70% dos pacientes com dermatite atópica, e 50% também apresentam febre do feno ou asma. A doença pode ser observada em todos os grupos etários. Os indivíduos com início da doença na infância tendem a melhorar depois de certo período de tempo. A condição pode ser agravada por substâncias irritantes, banho excessivo, ampla variação da temperatura, baixa umidade e tensão nervosa.

Patologia — As alterações patológicas são as da dermatite inespecífica. Na dermatite atópica aguda, observam-se vesículas epidérmicas devido ao edema intercelular, paraceratose, acantose e infiltrado inflamatório da epiderme e da derme. Na forma crônica, ocorrem hiperceratose, paraceratose, acantose e infiltrado linfocítico da parte superior espessada da derme.

Fisiopatologia — Os mecanismos envolvidos no desenvolvimento do eczema ainda não foram elucidados. Foram aventadas várias hipóteses imunológicas para explicar o desenvolvimento da dermatite atópica, porém nenhuma delas é capaz de explicar todos os casos. Alguns pacientes com a doença apresentam níveis elevados de IgE e, talvez, níveis também elevados de IgG e IgM. Além disso, ocorre comumente em indivíduos imunodeficientes e pode ser causada por comprometimento da hipersensibilidade tardia ou da fagocitose. Foi também relatada uma redução da IgA em pacientes atópicos.

Sinais e Sintomas — A dermatite atópica do lactente (eczema infantil) começa nos primeiros meses de vida, talvez como reação ao alimento, embora esse fato seja controvertido. A erupção pode ser local ou generalizada, agudamente inflamada, vesicular ou papular, com rápida disseminação. O couro cabeludo, a face, o tronco, os membros e a área das fraldas são acometidos. Ocorrem exsudação considerável e formação de crostas em associação às lesões, juntamente com intenso prurido. A pele pode tornar-se secundariamente infectada. Em geral, a criança supera a doença espontaneamente aos 2 a 3 anos de idade.

A dermatite atópica do tipo infantil pode ser uma recidiva da dermatite atópica do lactente ou pode constituir a primeira manifestação da doença. Em contraste com as vesículas e a exsudação observadas na dermatite de contato do lactente, essas lesões consistem em placas liquenificadas secas. As lesões também são mais localizadas no tipo infantil, sendo encontradas nas superfícies flexoras e na face, pescoço, pés, genitália e couro cabeludo. Ocorre também prurido intenso. A doença pode desaparecer ou persistir na vida adulta.

Na dermatite atópica tipo adulto, as lesões consistem em placas liquenificadas crônicas, que são intensamente pruriginosas, podendo ser hiperpigmentadas. As áreas de flexão e as dobras do pescoço e pálpebras estão comumente acometidas, assim como as mesmas áreas afetadas no tipo infantil. A evolução clínica é crônica e caracteriza-se por exacerbações e remissões espontâneas. Por fim, a doença desaparece.

DERMATITE DE CONTATO ALÉRGICA — Trata-se de uma doença cutânea extremamente comum, causada por contato direto com a substância e caracterizada pelo desenvolvimento de hipersensibilidade tardia. A dermatite de contato por irritante primário é causada pela exposição da pele a agentes nocivos, como ácidos ou corrosivos, ou por contato excessivo com água e sabão. A reação cutânea inflamatória que resulta desse contato é observada em todos os indivíduos expostos a esses agentes e não envolve o desenvolvimento de hipersensibilidade.

Epidemiologia — Muitos pacientes com problemas dermatológicos apresentam essa doença, que afeta qualquer grupo etário e é igualmente comum em ambos os sexos.

Etiologia — As substâncias capazes de formar uma ligação estável com proteínas cutâneas e de ser transportadas até um linfonodo são alérgenos para a dermatite de contato. Incluem *Rhus* (hera venenosa e carvalho venenoso), ambrósia americana, solventes, polímeros de baixo peso molecular, metais (particularmente níquel) e medicações.

Patologia — Observam-se as alterações da espongiose (edema intercelular).

Fisiopatologia — O grupo químico liga-se à proteína cutânea e é transportado até os linfonodos. Ocorre proliferação celular na área paracortical dos linfonodos. Os pequenos linfócitos tornam-se sensibilizados ao antígeno dentro de 7 a 10 dias após a primeira exposição. Os linfócitos sensibilizados reagem com o antígeno e liberam fatores quimiotáticos solúveis, que atraem outros linfócitos e macrófagos na área. Além disso, os linfócitos sensibilizados liberam fatores inibitórios da migração, que inibem o movimento dos macrófagos e outras células da área. As enzimas lisossomais liberadas pelos macrófagos resultam em destruição da pele. Com exposições subseqüentes, a reação ocorre dentro de 24 a 48 h após a exposição.

Sinais e Sintomas — A distribuição das lesões é característica: o exantema ocorre no local de contato do alérgeno com a pele. O couro cabeludo raramente é afetado. As lesões começam como áreas relativamente bem delimitadas de eritema intenso, que estão logo associadas a edema. Formam-se pápulas e vesículas, com exsudação subseqüente. Algumas vezes, as lesões são bolhosas. O eritema diminui e é substituído por crostas e escamas. Ocorre sempre prurido de intensidade variável. Se o contato com o alérgeno for eliminado, ocorre cura em 1 a 3 semanas. Em caso de exposição crônica, pode-se verificar o desenvolvimento de dermatite de contato crônica, com espessamento, fissuras, escamas e hiperpigmentação da área. A vesiculação é mínima na forma crônica. O intenso prurido e a queimação podem levar a escoriações e infecção secundária. A doença sofre recidiva se houver outro contato com o alérgeno, ou a forma aguda pode persistir. O diagnóstico pode ser estabelecido através do teste de contato, embora os pacientes possam reagir a uma variedade de alérgenos, incluindo alguns aos quais não são alérgicos.

REAÇÕES FOTOALÉRGICAS — Essas reações de hipersensibilidade tardia raras necessitam de três fatores: luz, pele e a presença de alérgeno. A distribuição limita-se às áreas expostas à luz. As reações fotoalérgicas devem ser diferenciadas das reações fototóxicas mais comuns, que ocorrem quando uma substância fotossensibilizante, ingerida ou aplicada externamente, em associação a exposição mínima à luz solar ou artificial, resulta em queimadura solar exagerada em 6 a 18 h. Não há nenhum mecanismo imunológico envolvido nas reações fototóxicas, que podem ocorrer com a primeira exposição à substância. O pigmento é protetor na reação fototóxica, e ocorre bronzeamento quando a reação desaparece.

Epidemiologia e Etiologia — Essas reações são raras, mas ocorrem predominantemente nos homens (7:1) e no grupo etário dos 40 aos 60 anos. O pigmento e a pele escura não protegem contra essa reação.

Numerosas drogas, substâncias químicas e cosméticos podem causar reações fototóxicas e fotoalérgicas.

Fisiopatologia — A energia da luz depende do comprimento de onda no espectro eletromagnético. Uma molécula exposta à luz pode dissipar a energia absorvida na forma de calor ou pode sofrer numerosas reações fotoquímicas, incluindo a formação de ligações químicas. A substância química e a proteína cutânea constituem o antígeno para o desenvolvimento de hipersensibilidade tardia.

Sinais e Sintomas — A reação fotoalérgica ocorre na forma de urticária ou erupção eczematosa nas áreas de exposição à luz solar. A erupção inicial só é observada dentro de 7 a 10 dias após a primeira exposição, porém ocorre dentro de 24 a 48 h com exposições subseqüentes. Não há bronzeamento quando a reação desaparece. A reação pode sofrer recidiva em cada reexposição. O fototeste pode estabelecer o diagnóstico.

Reações Adversas a Drogas Manifestadas pela Pele

As reações cutâneas estão entre as reações adversas mais comuns a drogas. A importância dessas reações varia desde uma reação mínima a uma reação potencialmente fatal. As reações cutâneas não-alérgicas a drogas incluem alopecia, púrpura, infecções secundárias e reações fototóxicas. As reações alérgicas incluem urticária, exantema observado na doença do soro, dermatite de contato alérgica e reações fotoalérgicas, conforme discutido anteriormente. Além disso, podem ocorrer várias reações menos comuns, porém potencialmente mais graves.

DERMATITE ESFOLIATIVA (SÍNDROME DE ERITRODERMIA) — Trata-se de uma complicação potencialmente fatal, que pode ocorrer em conseqüência da extensão de outra dermatite.

Etiologia — A dermatite esfoliativa é observada na disseminação generalizada de reação farmacológica, na psoríase, dermatite de contato, dermatite seborréica e dermatite atópica, bem como em associação a leucemia ou linfoma.

Fisiopatologia — A fisiopatologia é totalmente desconhecida.

Sinais e Sintomas — Observa-se uma erupção eritematosa generalizada, com descamação afetando toda a superfície da pele. Na dermatite esfoliativa extensa, a demanda metabólica é tão pronunciada que o paciente desenvolve balanço nitrogenado negativo, edema e hipoalbuminemia, com perda da massa muscular. O grave desequilíbrio hidroeletrolítico pode resultar da perda acentuadamente aumentada de água pela pele. A causa e as complicações determinam a evolução do distúrbio. A síndrome de eritrodermia persiste em pacientes com neoplasia maligna. Nos casos em que a dermatite esfoliativa é causada por psoríase, dermatite atópica ou outras doenças cutâneas, observa-se uma melhora dentro de 8 a 10 meses. O prognóstico é melhor quando é possível eliminar o fator etiológico. Cerca de 30% dos pacientes com dermatite esfoliativa morrem.

ERITEMA MULTIFORME — Trata-se de uma reação cutânea característica que resulta de uma reação alérgica sistêmica a vários agentes. A síndrome pode incluir apenas algumas lesões cutâneas típicas ou pode transformar-se numa doença mais grave, conhecida como síndrome de Stevens-Johnson.

Etiologia — O eritema multiforme pode ser causado por agentes infecciosos, incluindo herpes vírus e *Mycoplasma pneumoniae;* drogas, incluindo penicilina, aspirina, anticonvulsivantes e sulfonamidas; e processos malignos.

Patologia — Histopatologicamente, as alterações observadas são as da dermatite espongiótica, com necrose epidérmica, balonização e alteração vacuolar. Ocorrem perivasculite superficial associada e infiltrado linfo-histiocítico de interface.

Fisiopatologia — Essa doença é provavelmente mediada por antígeno-anticorpo.

Sinais e Sintomas — As lesões podem consistir em pápulas, máculas, urticária, vesículas ou bolhas. O tipo de lesão pode mudar com a evolução da doença. As lesões são de distribuição simétrica e são observadas mais comumente nas superfícies extensoras, dorso e palmas das mãos e dorso e plantas dos pés. Tanto as mucosas quanto a pele estão acometidas na forma grave. As lesões começam na forma de vermelhidão, que se estende perifericamente, com centro pálido; tornam-se firmes e podem conter bolhas. As lesões, denominadas lesões em alvo em virtude de seu aspecto, são características, mas nem sempre ocorrem na doença. Na síndrome de Stevens-Johnson, ocorre comprometimento da pele, conjuntiva e mucosas. Essa reação inclui toxemia, prostração, febre elevada, tosse e inflamação dos pulmões. Em geral, a doença regride dentro de poucas semanas após remoção do agente desencadeante, embora a forma grave possa ser fatal.

Infecções Cutâneas

IMPETIGO — Trata-se de uma infecção bacteriana e superficial da pele que pode surgir na pele normal ou como infecção secundária de dermatite, intertrigo, infestações, outras infecções ou traumatismo.

Etiologia e Epidemiologia — Os microrganismos envolvidos são estreptococos beta-hemolíticos e estafilococos coagulase-positivos. Nas formas secundárias, podem ser também encontrados microrganismos gram-negativos. O impetigo pode ocorrer em qualquer idade, porém é mais comum nas crianças. As lesões podem ser auto-inoculáveis e são levemente contagiosas.

Sinais e Sintomas — A doença começa na forma de mácula, que evolui para uma vesícula, recobrindo cerca de 2 a 3 cm^2. A vesícula, que se localiza logo abaixo do estrato córneo, transforma-se numa pústula contendo leucócitos polimorfonucleares. A pústula sofre ruptura, podendo disseminar as bactérias para a pele adjacente. A lesão torna-se desnuda e exsuda. O líquido seropurulento seca rapidamente, formando a típica crosta amarelo-ouro friável da doença.

Infecções Micóticas

As dermatofitoses são infecções micóticas da pele que afetam a epiderme, as unhas e os pêlos. As doenças diferem quanto ao microrganismo causal, à área afetada, ao modo de transmissão e à resposta à terapia.

A **tinha do couro cabeludo** geralmente acomete crianças pré-púberes e pode ocorrer na forma de epidemias em escolas e instituições. As lesões são encontradas no couro cabeludo e aparecem na forma de placas escamosas e crostosas, com fratura da haste do pêlo rente ao couro cabeludo. Podem ocorrer inflamação e lesões mais profundas, podendo resultar em alopecia cicatricial. O fungo pertence ao gênero *Microsporum.*

A **tinha do corpo** é a dermatofitose clássica. As lesões aparecem em qualquer local na pele do corpo não-glabra. Surge uma pápula que cresce centrifugamente na forma de uma borda vermelha escamosa com clareamento central. A borda das lesões pode conter vesículas. Os microrganismos responsáveis pertencem aos gêneros *Microsporum* e *Trichophyton.*

A **tinha crural** é conhecida mais comumente como *coceira do jóquei.* As lesões começam na forma de uma erupção simétrica, vermelha e escamosa da virilha e parte interna das coxas. As lesões crônicas exibem uma cor castanha ou marrom. As lesões possuem margens específicas, que estão mais inflamadas do que o centro. A erupção é acompanhada de prurido intenso. O fungo pertence ao gênero *Epidermophyton* ou *Trichophyton.* O calor e a umidade constituem fatores predisponentes para o desenvolvimento da tinha crural. Essa dermatofitose deve ser diferenciada de uma erupção semelhante causada por outro fungo, *Candida albicans.*

A **tinha dos pés** (pé-de-atleta) é, talvez, a mais comum das dermatofitoses. Os sapatos fechados, o calor e a umidade predispõem o indivíduo ao desenvolvimento dessa infecção. O *Trichophyton mentagrophytes* provoca erupção inflamatória com vesículas e exsudação. *Trichophyton rubrum* causa erupção escamosa seca.

A **tinha das unhas** é uma infecção fúngica das unhas, mais comumente das unhas dos pés. As unhas tornam-se amarelas, quebradiças, espessas e elevadas pelos resíduos subjacentes. É difícil erradicar a infecção das unhas.

ENDOCRINOLOGIA

As glândulas endócrinas são órgãos que secretam hormônios diretamente no sangue. As principais glândulas endócrinas são: a adeno-hipófise, a neuro-hipófise, a tireóide, as supra-renais, as paratireóides, o pâncreas, os ovários e os testículos. A adeno-hipófise controla a função das outras glândulas, à exceção das paratireóides, do pâncreas e da neuro-hipófise. O hipotálamo e o SNC controlam a hipófise. Os hormônios regulam o metabolismo, e surgem distúrbios endócrinos quando há um excesso ou uma deficiência de determinado hormônio. É possível tratar com sucesso a maioria dos pacientes portadores de disfunção endócrina.

O Hipotálamo

Esse órgão é responsável pela integração do SNC e do sistema endócrino e está particularmente relacionado com a resposta fisiológica ao estresse.

Fisiologia Normal — Veja Cap. 77.

Distúrbios da Adeno-hipófise

A hipófise localiza-se na base do cérebro, na sela túrcica. As células do lobo anterior secretam os hormônios descritos adiante.

Fisiologia Normal — Veja Cap. 77.

Fisiopatologia — Os tumores que causam aumento na produção de TSH (hormônio tireoestimulante), ACTH (hormônio adrenocorticotrópico), GH (hormônio do crescimento) e prolactina desenvolvem-se na adeno-hipófise. Foram identificados apenas alguns tumores que produzem quantidades aumentadas de gonadotropinas. A presença de tumor que secreta TSH em excesso constitui uma causa rara de hipertireoidismo. Um tumor pode secretar ACTH em excesso, resultando em doença de Cushing (veja adiante). Os tumores secretores de hormônio do crescimento causam gigantismo ou acromegalia. Se o tumor surgir antes da puberdade e do fechamento da placa epifisial, ocorre gigantismo, com crescimento excessivo e generalizado do esqueleto e dos tecidos moles. Após a puberdade, os tumores secretores de GH causam acromegalia, caracterizada pelo crescimento excessivo de osso e cartilagem nas partes distais do corpo, como face, cabeça, mãos e pés.

A acromegalia também está associada a osteoartrite precoce, distúrbios psicológicos, intolerância à glicose e hipertensão. Os tumores secretores de prolactina, que constituem os tumores hipofisários funcionantes mais comuns, causam galactorréia e amenorréia.

A adeno-hipófise pode ser destruída por um grande tumor. A síndrome de Sheehan consiste em destruição da hipófise devido à ocorrência de hipotensão durante o parto. As manifestações clínicas de pan-hipopituitarismo dependem de a destruição ocorrer antes ou depois da puberdade. A destruição pré-puberal resulta em parada do crescimento e ausência de desenvolvimento sexual, podendo resultar em insuficiência tireóidea e supra-renal. A destruição pós-puberal provoca insuficiência gonadal, tireóidea e supra-renal.

Sinais e Sintomas — Os tumores hipofisários causam cefaléia, perda dos campos visuais temporais, hemianopsia bilateral, perda da acuidade visual e cegueira. Os outros sinais e sintomas estão relacionados ao excesso ou à deficiência de um ou mais hormônios.

Distúrbios da Neuro-hipófise

A neuro-hipófise secreta ADH e oxitocina.

Fisiologia Normal — Veja Cap. 77.

DIABETES INSÍPIDO — Trata-se de um distúrbio causado pela produção diminuída de ADH (hormônio antidiurético). Os tumores podem comprimir a neuro-hipófise, ou podem ser removidos cirurgicamente. Ocorre diabetes insípido nefrogênico quando os túbulos renais são incapazes de responder à ação do ADH.

Sinais e Sintomas — A característica essencial do diabetes insípido consiste em poliúria, com sede excessiva e polidipsia. Nas formas graves, o volume de urina atinge 16 a 24 L/dia. Pode ser necessário urinar a cada meia hora, durante o dia ou à noite. A osmolaridade urinária apresenta-se baixa, e a densidade da urina é inferior a 1,005. Se a ingestão não for igual ao débito, o paciente pode sofrer grave desidratação.

SÍNDROME DE SECREÇÃO INAPROPRIADA DE ADH — Essa síndrome é causada pela liberação contínua de ADH, independentemente da osmolaridade plasmática. A liberação inapropriada de ADH é causada por doenças dos pulmões, incluindo TB e carcinoma de pequenas células, traumatismo ou doença do SNC, e por determinadas drogas, tais como clorpropamida, vincristina, carbamazepina, etc.

Sinais e Sintomas — Ocorre retenção dos líquidos ingeridos, com conseqüente expansão do volume e hiponatremia dilucional. O paciente queixa-se de ganho de peso, fraqueza, letargia e confusão mental. O nível sérico de sódio, bem como a osmolaridade plasmática, está baixo, e a urina é concentrada.

Distúrbios da Tireóide

A glândula tireóidea, que se localiza na parte anterior do pescoço, secreta hormônios tireóideos que controlam diversos processos metabólicos.

Fisiologia Normal — Para a descrição da biossíntese e das ações dos hormônios tireóideos, veja o Cap. 77. Os distúrbios que afetam as proteínas séricas podem afetar a quantidade de T3 ou T4 ligadas, mas não o estado metabólico do paciente.

As ações dos hormônios tireóideos incluem manutenção da temperatura e peso corporais, controle da textura da pele, estimulação do catabolismo proteico, estimulação da freqüência cardíaca e da contratilidade do miocárdio, aumento do metabolismo do colesterol e funcionamento apropriado do SNC. Nos tecidos, as ações do hormônio tireóideo são sinérgicas com as da adrenalina.

HIPOTIREOIDISMO — Trata-se de um estado de produção deficiente de hormônios tireóideos. O cretinismo refere-se ao hipotireoidismo que surge ao nascimento, resultando em anormalidades de desenvolvimento e grave retardo mental. O mixedema refere-se ao hipotireoidismo grave com o acúmulo de mucopolissacarídios hidrofílicos na derme.

Etiologia — Vários mecanismos podem causar hipotireoidismo. Pode ocorrer um defeito hereditário na síntese dos hormônios tireóideos. A dieta pode estar deficiente em iodo. A hipófise pode não produzir TSH. Os anticorpos dirigidos contra a tireóide podem destruir a glândula. O tratamento do hipertireoidismo mediante cirurgia ou iodo radioativo geralmente resulta em hipotireoidismo.

Sinais e Sintomas — A criança com cretinismo apresenta constipação, sonolência, grito rouco e problemas alimentares. As anormalidades físicas consistem em estatura baixa, traços grosseiros, protrusão da língua, nariz largo e achatado, olhos afastados, abdome protuberante e hérnia umbilical. A criança apresenta retardo mental.

O hipotireoidismo no adulto possui início insidioso. As queixas incluem intolerância ao frio, letargia, constipação, menorragia, retardo da atividade intelectual e motora, ganho ponderal modesto, cabelos secos que caem, pele seca, dor e rigidez muscular e voz grave e rouca. Os pacientes com mixedema apresentam face inexpressiva, cabelos escassos, edema periorbitário, macroglossia e pele pálida, fria, áspera e pastosa. O coma constitui um sinal prognóstico sombrio.

O exame físico de pacientes com hipotireoidismo é notável pelas alterações cutâneas, bradicardia e prolongamento da fase de relaxamento dos reflexos tendíneos profundos. O bócio é causado por hiperplasia da glândula tireóide, devido à estimulação excessiva do TSH em condições de defeito na síntese dos hormônios tireóideos.

HIPERTIREOIDISMO — Trata-se de um estado de excesso de produção de hormônios tireóideos. Um bócio multinodular pode tornar-se autônomo depois de muitos anos. Pode ocorrer adenoma solitário da tireóide, cuja função é independente do TSH. Raramente, o hipertireoidismo pode ser causado por carcinoma da tireóide.

A *doença de Graves*, que constitui a causa mais comum de hipertireoidismo, caracteriza-se por hipertireoidismo com bócio difuso, oftalmopatia e dermatopatia. Essas três características não são necessárias para o estabelecimento do diagnóstico, e a evolução de cada uma pode ser independente.

Etiologia e Epidemiologia — A etiologia é desconhecida; entretanto, existe uma predisposição familiar. A doença, que apresenta uma relação entre sexo feminino e masculino de 7:1, ocorre habitualmente na 3.ª ou 4.ª décadas de vida.

Fisiopatologia — O mecanismo de desenvolvimento da doença é incerto. Acredita-se que seja causada por imunoglobulinas tireoestimulantes, que são encontradas em mais de 90% dos pacientes com a doença.

Patologia — A glândula tireóide exibe hiperplasia difusa e hipertrofia, com infiltração linfocítica. A órbita e os músculos orbitários apresentam infiltrado inflamatório de linfócitos e plasmócitos. A derme apresenta-se espessada e infiltrada por linfócitos e mucopolissacarídios hidrofílicos na tíbia.

Sinais e Sintomas — O paciente pode queixar-se de bócio, tremor fino, particularmente quando os dedos estão estendidos, nervosismo aumentado, instabilidade emocional, sudorese aumentada, intolerância ao calor, perda de peso, palpitações, fraqueza, aumento do apetite, diarréia, náusea, vômitos, dispnéia e amenorréia. O exame físico revela atrofia muscular, taquicardia sinusal, arritmias atriais e, talvez, ICC. A pele é quente, úmida e aveludada, e os pêlos, finos e sedosos. O bócio é habitualmente difuso, e pode-se ouvir um ruído sobre a glândula.

O paciente também pode queixar-se de lacrimejamento diminuído, vermelhidão e sensação de areia nos olhos. Os sinais oculares consistem no olhar fixo característico e fácies assustada, piscar infreqüente, retração palpebral, falha da convergência e sobrancelhas não-franzidas com o olhar para cima. Ocorrem graus variáveis de oftalmoplegia e proptose. Pode ocorrer laceração da córnea como complicação. A exoftalmia é habitualmente bilateral.

Distúrbios das Supra-renais

As glândulas supra-renais produzem três hormônios principais. Os distúrbios podem envolver um excesso ou uma deficiência de qualquer um ou de uma combinação dos hormônios. Os distúrbios podem ser primários, localizados nas glândulas supra-renais, ou secundários, causados por um problema fora da glândula supra-renal.

Fisiologia Normal — Veja Cap. 77.

SÍNDROME DE CUSHING — É causada por excesso de glicocorticóides.

Etiologia — A *doença* de Cushing resulta de um aumento na produção de cortisol devido à hiperplasia supra-renal bilateral causada por tumor hipofisário produtor de ACTH, que atua independentemente dos mecanismos de retroalimentação. A causa mais comum da *síndrome* de Cushing consiste no uso iatrogênico de corticosteróides. Certos tumores não-endócrinos, como carcinoma broncogênico, adenoma brônquico e carcinoma pancreático, secretam um peptídio semelhante ao ACTH responsável pela síndrome, que também pode resultar de adenomas ou carcinomas supra-renais.

Epidemiologia — A *síndrome* é observada mais comumente em mulheres de 30 a 40 anos de idade.

Sinais e Sintomas — A *síndrome* caracteriza-se por obesidade do tronco, hipertensão, fraqueza e fatigabilidade, hirsutismo, amenorréia, estrias abdominais púrpuras, edema e osteoporose. Cerca de 80% dos pacientes apresentam os primeiros quatro sintomas e sinais.

Os sinais e sintomas da *síndrome* são secundários ao excesso de cortisol. O aumento dos níveis de cortisol promove a deposição de tecido adiposo na face (fácies de lua cheia), na área interescapular (giba de búfalo) e no leito mesentérico (obesidade do tronco). A obesidade não é extrema, porém de grau moderado. A mobilização das proteínas do tecido de sustentação periférico resulta em fraqueza muscular, fadiga, osteoporose, estrias, equimoses e contusões fáceis. Devido ao aumento da gliconeogênese hepática e à resistência à insulina, ocorrem intolerância à glicose ou diabetes melito. Verifica-se quase sempre a presença de hipertensão. São observadas alterações emocionais pronunciadas, que incluem desde irritabilidade, instabilidade emocional e euforia até depressão grave e psicose. Nas mulheres, observa-se a ocorrência de amenorréia, acne e hirsutismo. A acne é observada em ambos os sexos.

Os exames laboratoriais revelam leucocitose neutrofílica leve, níveis séricos normais de sódio, hipopotassemia, alcalose metabólica e aumento dos níveis séricos de glicose com glicosúria intermitente. As radiografias revelam osteoporose generalizada, particularmente da coluna e da pelve, e, talvez, fraturas das vértebras por compressão.

O diagnóstico da síndrome baseia-se nos níveis séricos elevados de cortisol. A dexametasona em doses suficientes pode suprimir a liberação de ACTH e, subseqüentemente, a produção de cortisol na síndrome causada por tumor hipofisário; todavia, ela não afeta a secreção de cortisol na síndrome produzida por outras etiologias. Os pacientes com tumor supra-renal apresentam níveis séricos elevados de cortisol, porém níveis séricos diminuídos de ACTH.

HIPERALDOSTERONISMO PRIMÁRIO — Deve-se à produção excessiva de aldosterona independente de angiotensina II.

Etiologia — A síndrome de Conn consiste em hiperaldosteronismo primário devido a um adenoma da supra-renal. A doença é duas vezes mais freqüente no sexo feminino do que no masculino e, em geral, ocorre entre 30 e 50 anos de idade. Cerca de 60% dos casos de aldosteronismo primário são devidos a um adenoma supra-renal, 30% a hiperplasia supra-renal bilateral e o restante a carcinoma, hiperplasia nodular ou causas indeterminadas. Ocorre hiperaldosteronismo secundário em estados de estimulação excessiva do sistema da renina-angiotensina, como hipertensão vascular renal ou formação de edema de cirrose hepática, síndrome nefrótica ou ICC.

Sinais e Sintomas — A doença caracteriza-se essencialmente por hipopotassemia, hipertensão e expansão do volume. A hipopotassemia resulta em fraqueza e fadiga musculares, particularmente nas pernas, bem como em alterações no ECG. A hipopotassemia pode predispor ao desenvolvimento de pielonefrite. Os pacientes queixam-se de poliúria e polidipsia.

VIRILISMO SUPRA-RENAL — Consiste na produção excessiva de androgênios supra-renais.

Etiologia — A síndrome de hiperplasia supra-renal resulta de defeitos enzimáticos congênitos. Os tumores que produzem ACTH em excesso também aumentam a produção de androgênios supra-renais.

Fisiopatologia — O defeito enzimático consiste mais comumente na deficiência da C-21 hidroxilase, que impede a formação de cortisol, de modo que o mecanismo de retroalimentação não inibe a produção de ACTH. Em conseqüência, ocorre produção excessiva de androgênios.

Sinais e Sintomas — A síndrome, que ocorre ao nascimento, produz genitália externa ambígua nos indivíduos do sexo feminino e virilização prematura nos indivíduos do sexo masculino. Na mulher adulta, ocorrem hirsutismo, acne, calvície temporal, engrossamento da voz, diminuição do volume das mamas, atrofia do útero, amenorréia e aumento do clitóris.

INSUFICIÊNCIA SUPRA-RENAL PRIMÁRIA (DOENÇA DE ADDISON) — Essa doença, que foi originalmente descrita por Addison, apresenta prognóstico sombrio quando não-tratada.

Etiologia — Ocorre destruição das glândulas supra-renais. Cerca de 90% das glândulas devem estar destruídos para que apareçam as manifestações clínicas da doença. A destruição pode ser causada por infecções granulomatosas crônicas, como tuberculose, ou infecções fúngicas ou infecções agudas, como meningococcemia. A maioria dos casos deve-se a atrofia das glândulas supra-renais, que é imunologicamente mediada e que pode exibir predisposição genética.

Sinais e Sintomas — A doença manifesta-se na forma de fadiga progressiva, fraqueza, anorexia, náusea, vômitos, perda de peso, aumento da pigmentação da pele e das mucosas e hipotensão. Outros sintomas incluem aqueles produzidos pela hipoglicemia, bem como dor abdominal, diarréia, constipação, desejo compulsivo de sal e síncope. A fadiga constitui o sintoma mais proeminente. A hiperpigmentação é castanha ou bronzeada nas áreas tanto expostas quanto não-expostas, particularmente sobre pontos de pressão ou dobras da pele.

INSUFICIÊNCIA SUPRA-RENAL SECUNDÁRIA — Trata-se de uma deficiência de ACTH causada por destruição ou atrofia da hipófise secundária à administração prolongada de corticosteróides exógenos. O paciente apresenta os mesmos sinais e sintomas que aquele com insuficiência supra-renal primária (veja anteriormente), porém sem a hiperpigmentação. Em geral, a deficiência de ACTH devido a destruição da hipófise ocorre juntamente com outras deficiências hormonais.

CRISE SUPRA-RENAL — Trata-se de um estado de insuficiência supra-renal aguda.

Etiologia — Em pacientes com insuficiência supra-renal crônica, a insuficiência supra-renal aguda pode ser precipitada por estresse, cirurgia, traumatismo ou infecção. A hemorragia supra-renal devido a septicemia ou anticoagulantes ou a rápida suspensão de estrogênios exógenos podem precipitar uma crise supra-renal.

Sinais e Sintomas — Os sinais e sintomas são iguais aos da insuficiência supra-renal crônica, exceto a pigmentação. É difícil controlar a náusea, os vômitos e a dor abdominal, que contribuem para a desidratação. A sonolência é profunda. A pressão arterial está baixa, e o paciente pode morrer de choque hipovolêmico.

Distúrbios Pancreáticos

DIABETES MELITO — O diabetes melito é um distúrbio do metabolismo da glicose que resulta de uma deficiência absoluta ou relativa de insulina, cujas complicações incluem aterosclerose acelerada, retinopatia, nefropatia e neuropatia. A inter-relação entre a intolerância à glicose e a doença vascular não foi definida claramente. Acredita-se que o diabetes Tipo 1 (diabetes insulino-dependente, antigamente denominado *diabetes de início juvenil*) seja um distúrbio auto-imune. Caracteriza-se por acentuada deficiência de insulina e início rápido. O início tardio e a resposta diminuída à insulina caracterizam o diabetes Tipo 2 (também denominado diabetes não-insulino-dependente, antigamente conhecido como *diabetes de início no adulto*).

Epidemiologia — O diabetes melito é uma doença que ocorre no mundo inteiro, com cerca de 4,2 milhões de diabéticos nos Estados Unidos. A incidência é maior nos parentes de diabéticos, indivíduos com mais de 45 anos de idade e aqueles que foram ou que estão atualmente obesos.

Etiologia — Ambos os tipos possuem predisposição genética, que é mais óbvia no caso do diabetes Tipo 2. A destruição do pâncreas por pancreatite crônica, hemocromatose ou carcinoma resulta em diabetes. Outros distúrbios endócrinos estão associados à doença, incluindo síndrome de Cushing, hiperpituitarismo e hipertireoidismo. Ocorre intolerância à glicose durante a gravidez ou em épocas de estresse excessivo e durante a administração de glicocorticóides, tiazídicos e anticoncepcionais.

Patologia — As células beta do pâncreas estão reduzidas em número ou sofrem desgranulação no diabetes. A diminuição no número de células beta corresponde à deficiência de insulina. No diabetes Tipo 1, não há células beta; no diabetes Tipo 2, observa-se apenas cerca da metade dessas células. Em alguns casos, as células beta estão infiltradas com linfócitos, sugerindo um mecanismo auto-imune no diabetes Tipo 1. A presença de anticorpos dirigidos contra as ilhotas também sustenta uma hipótese auto-imune no diabetes Tipo 1. A aterosclerose observada no diabetes é igual àquela discutida anteriormente; todavia, ocorre com a mesma freqüência em ambos os sexos e numa idade mais precoce. Nos rins, ocorre glomerulosclerose nodular (de Kimmelsteil-Wilson), que consiste na deposição de glicoproteínas em massas esféricas nas regiões mesangiais dos tufos capilares. A glomerulosclerose difusa, que consiste na deposição de glicoproteína no mesângio, também é observada, bem como espessamento da membrana basal tubular. Os microaneurismas constituem o primeiro achado na retinopatia diabética. A retinopatia proliferativa, que consiste na formação de novos vasos sangüíneos em torno do disco óptico, ocorre no diabetes de longa duração. As hemorragias repetidas levam à formação de cicatrizes, podendo resultar em descolamento da retina. As alterações da retinopatia hipertensiva também são observadas em diabéticos com hipertensão.

Fisiopatologia — A deficiência de insulina resulta em redução do uso periférico e superprodução hepática de glicose, com conseqüente hiperglicemia. A insulina facilita a entrada de glicose nas células do tecido adiposo e no músculo, estimula a síntese de gordura nas células e a síntese de proteínas. Veja o Cap. 64. A ausência de glicose nas células musculares resulta em glicogenólise e na liberação de aminoácidos para a gliconeogênese. A ausência de insulina e de glicose no tecido adiposo compromete a síntese de triglicerídios e a liberação de ácidos graxos livres. O fígado metaboliza os ácidos graxos livres a cetonas, que são utilizadas, em grau limitado, pelos músculos como fonte de energia. A deficiência de insulina também leva à produção hepática excessiva de glicose a partir da glicogenólise e da gliconeogênese. Outro hormônio, o glucagon, está aumentado no diabetes. Os efeitos do glucagon opõem-se fisiologicamente à insulina.

A hiperglicemia resulta em glicosúria quando os níveis séricos de glicose ultrapassam o limiar renal para a reabsorção de glicose. A diurese osmótica causa poliúria e polidipsia, podendo provocar desidratação. As cetonas em excesso também são excretadas na urina sob a forma de cetoácidos. Isso resulta em perda urinária de bicarbonato, sódio e potássio e em desidratação.

Em condições normais, a insulina só é liberada em resposta a uma carga de glicose, como, por exemplo, uma refeição contendo carboidratos. Os níveis séricos de insulina aumentam dentro de 15 a 20 min após a ingestão de alimento. Os pacientes com diabetes Tipo 1 não produzem insulina. Aqueles com diabetes Tipo 2 produzem insulina em quantidade insuficiente e demasiado tarde para evitar a hiperglicemia. Os indivíduos obesos possuem células adiposas hipertrofiadas que, em virtude de seu tamanho, são menos sensíveis à ação da insulina.

As complicações vasculares do diabetes melito foram relacionadas à hiperglicemia. Postula-se que a glicoproteína se deposita nos capilares quando os níveis de glicose estão elevados. Acredita-se que ocorram a formação de cataratas e neuropatia devido ao metabolismo da glicose a sorbitol pela aldose redutase na hiperglicemia. O sorbitol provoca edema osmótico e lesão.

Sinais e Sintomas — O diabetes Tipo 1 apresenta início súbito e caracteriza-se por poliúria, polidipsia, polifagia, perda de peso, diminuição da força muscular, irritabilidade e, talvez, enurese. A apresentação pode consistir em cetoacidose. Cerca de um terço desses pacientes sofre remissão pouco depois do início do diabetes. A remissão pode durar semanas a 1 ano, e o paciente não necessita de insulina durante esse período de tempo. Após a remissão, os pacientes com diabetes Tipo 1 necessitam de insulina pelo resto da vida. São muito sensíveis aos efeitos da insulina e à atividade física. A evolução é marcada por hipoglicemia e cetoacidose. O quadro clínico do diabetes de início no adulto pode consistir no aparecimento insidioso de perda de peso, nictúria, complicações vasculares, visão diminuída ou embaçada, fadiga, anemia ou sinais e sintomas de neuropatia. A doença pode ser diagnosticada com base na presença de níveis elevados de glicose sem quaisquer sintomas. Os pacientes com diabetes Tipo 2 geralmente não são propensos ao desenvolvimento de cetoacidose. A maioria responde à perda de peso.

O diagnóstico do diabetes melito baseia-se na documentação de níveis elevados de glicemia em jejum, elevação da glicemia dentro de 2 h após uma refeição ou teste anormal de tolerância à glicose. A precisão do teste de tolerância à glicose é influenciada por dieta, atividade física, idade, doenças subjacentes e drogas.

Complicações — Ocorre *cetoacidose* em pacientes diabéticos que apresentam níveis elevados de glicose e cetonas, juntamente com acidose metabólica. A causa habitual consiste em falta de adesão à insulinoterapia; entretanto, a cetoacidose pode constituir o primeiro episódio do diabético não-diagnosticado ou a manifestação de uma infecção. Os sinais e sintomas de cetoacidose incluem náusea, vômitos, dor abdominal e fome de ar (respiração de Kussmaul — respiração profunda e rápida para compensar o pH diminuído). A desidratação pode ser grave. Podem ocorrer oligúria e hipotensão. A avaliação laboratorial pode revelar hiperglicemia, diminuição do nível sérico de bicarbonato, hipopotassemia, azotemia e acidose. Ocorre *coma hiperosmolar não-cetótico hiperglicêmico* em diabéticos Tipo 2. Em geral, os pacientes são idosos e apresentam algum comprometimento renal. As manifestações neurológicas são precedidas de poliúria e polidipsia. O paciente apresenta hiperpirexia, hipotensão, taquicardia, hiperventilação e sinais de desidratação. A hiper-reflexia, a desorientação leve, a confusão, as convulsões ou o coma refletem a desidratação intracelular do SNC. O exame laboratorial é notável pela osmolaridade aumentada do soro e hiperglicemia sem cetose ou hipernatremia.

Ocorre *retinopatia* na maioria dos diabéticos depois de 20 anos de doença. Verifica-se a presença de dilatação venosa, formação de microaneurismas e pequenas hemorragias na retina, porém sem interferência na visão. As hemorragias no vítreo causam cegueira temporária. Ocorre descolamento da retina devido às hemorragias repetidas e à formação de cicatrizes. Ocorre glaucoma hemorrágico secundário na retinopatia proliferativa. O diabetes constitui a segunda causa de cegueira. A doença também está associada a cataratas.

A *neuropatia* pode resultar da via do sorbitol ou de isquemia em conseqüência da doença vascular. A neuropatia diabética afeta mais freqüentemente os nervos periféricos, mas pode acometer qualquer nervo. As manifestações da neuropatia diabética incluem disfunção sexual no homem, atonia gástrica, diarréia noturna, incontinência fecal, hipotensão ortostática, bexiga neurogênica, parestesias e perda da sensação.

Ocorrem *úlceras diabéticas e gangrena* em conseqüência da neuropatia, da doença vascular ou de ambas. O pé indolor está mais sujeito a lesão. O pé isquêmico tem menos probabilidade de cicatrizar. Em geral, o paciente fornece uma história de claudicação intermitente, dor e cãibras noturnas na perna, queda dos cabelos e atrofia muscular. Tanto os pés quanto as pernas geralmente são afetados.

Ocorre *nefropatia* no diabetes de 15 anos ou mais de duração, geralmente em associação às outras complicações. O primeiro sinal de nefropatia diabética consiste em microalbuminúria, com excreção de 30 a 300 mg de albumina por dia. A microalbuminúria progride para a proteinúria com tira reagente positiva. Posteriormente, pode-se verificar o desenvolvimento de síndrome nefrótica, e a função renal deteriora, ou ocorre insuficiência renal progressiva sem síndrome nefrótica. A nefropatia diabética pode causar hipertensão. As infecções do trato urinário e a pielonefrite são mais comuns no diabético e podem contribuir para a insuficiência renal.

Distúrbios do Metabolismo do Cálcio

Esses distúrbios podem estar relacionados à disfunção das glândulas paratireóides ou à deficiência de vitamina D.

Fisiologia Normal — A homeostasia do cálcio e do fosfato é mantida por paratormônio (PTH), vitamina D e calcitonina. O cálcio sérico normal varia apenas ligeiramente no indivíduo. A vitamina D dietética ou aquela produzida na pele com a luz solar são inativas. A molécula é hidroxilada na posição 25 pelo fígado e na posição 1 pelo rim, com formação do 1,25-diidroxicolecalciferol ativo. O paratormônio é necessário para a hidroxilação nos rins. O paratormônio e a vitamina D atuam em conjunto para estimular a absorção GI de cálcio, a reabsorção óssea e a reabsorção renal de cálcio. As ações da vitamina D e do paratormônio são antagonizadas pela calcitonina. O paratormônio promove a excreção de fosfato pelo rim. A vitamina D promove a absorção de fosfato pelo trato GI. Veja também os Caps. 77 e 106.

HIPERPARATIREOIDISMO PRIMÁRIO — O hiperparatireoidismo primário caracteriza-se pela produção excessiva de PTH com aumento dos níveis séricos de cálcio e redução do fosfato sérico.

Etiologia — A maioria dos casos é produzida por adenomas benignos de uma glândula paratireóide; alguns são causados por hiperplasia das células principais em todas as quatro glândulas paratireóides, e um pequeno número de casos é devido a carcinoma das paratireóides. As neoplasias não-endócrinas sem metástases para o osso que secretam um peptídio relacionado ao PTH causam pseudo-hiperparatireoidismo.

Sinais e Sintomas — Os pacientes com hiperparatireoidismo primário são, em sua maioria, assintomáticos, e o diagnóstico é estabelecido após demonstração de níveis séricos elevados de cálcio na triagem de rotina.

Alguns pacientes apresentam nefrolitíase recorrente que resulta em obstrução do trato urinário, infecções recorrentes das vias urinárias, predisposição à pielonefrite e insuficiência renal crônica. Os cálculos são habitualmente constituídos de oxalato de cálcio ou fosfato de cálcio. A nefrocalcinose ou deposição de cálcio no parênquima renal também pode ocorrer em conseqüência do hiperparatireoidismo. A nefrocalcinose pode levar ao desenvolvimento de insuficiência renal crônica. O efeito dos níveis elevados de PTH sobre o osso resulta em diminuição do número de trabéculas, aumento dos osteoclastos e substituição do osso normal por tecido fibroso, uma condição conhecida como osteíte fibrosa cística. As mãos e o crânio são afetados mais comumente. As radiografias revelam reabsorção das falanges.

O aumento do cálcio sérico pode resultar em alterações do estado mental, incluindo desde um leve distúrbio da personalidade até distúrbios psicóticos graves, obnubilação e coma. Os níveis séricos elevados de cálcio provocam fraqueza muscular proximal, fadiga fácil e atrofia muscular. Os pacientes com hiperparatireoidismo apresentam uma alta incidência de úlceras duodenais, que podem estar relacionadas ao aumento do cálcio sérico.

É preciso excluir outras causas de hipercalcemia, como metástases osteolíticas de vários processos malignos, efeitos remotos de vários cânceres sem metástases para o osso, intoxicação por vitamina D, síndrome de leite-álcali e imobilização prolongada. Os níveis séricos de PTH não estão elevados nessas situações, porém os níveis do peptídio relacionado ao PTH (PTHrP) podem estar aumentados quando a hipercalcemia é causada por câncer.

HIPERPARATIREOIDISMO SECUNDÁRIO — O hiperparatireoidismo secundário ocorre em situações nas quais as paratireóides estão intactas e os níveis séricos de cálcio caem. A insuficiência renal crônica provoca hiperparatireoidismo secundário. Por conseguinte, a osteíte fibrosa cística constitui parte da doença óssea da insuficiência renal crônica. Os níveis séricos de cálcio estão normais, enquanto os níveis séricos de fosfato e de PTH estão elevados.

HIPOPARATIREOIDISMO — A produção de PTH encontra-se diminuída. O pseudo-hipoparatireoidismo refere-se a uma resistência dos túbulos renais à ação do PTH. Os níveis séricos de cálcio estão baixos, enquanto os níveis séricos de fosfato e de PTH estão elevados.

Etiologia — O hipoparatireoidismo é mais comumente provocado por remoção cirúrgica ou lesão das glândulas paratireóides. Raramente, ocorre ausência congênita de PTH. O pseudo-hipoparatireoidismo é um distúrbio hereditário ligado ao X.

Sinais e Sintomas — A hipocalcemia provoca irritabilidade neuromuscular, que se manifesta na forma de formigamento e entorpecimento ao redor dos lábios e nas mãos e pés. As manifestações mais graves da hipocalcemia consistem em tetania e convulsões.

O paciente com pseudo-hipoparatireoidismo possui estatura baixa e metacarpos e metatarsos curtos. O nível sérico de PTH apresenta-se elevado. Além dos sintomas e sinais de hipocalcemia, esses pacientes podem apresentar reabsorção óssea e calcificações dos tecidos moles, como no hiperparatireoidismo primário.

OSTEOMALACIA E RAQUITISMO — Ambos os distúrbios se devem a uma mineralização defeituosa da matriz óssea normal. A osteomalacia refere-se ao distúrbio que ocorre após a interrupção do crescimento dos ossos, enquanto o raquitismo é a doença que ocorre nos ossos em crescimento.

Etiologia — O defeito consiste em deficiência de vitamina D. A deficiência de vitamina D pode resultar do consumo de uma dieta deficiente, exposição inadequada à luz solar, má absorção intestinal de vitamina D (uma vitamina lipossolúvel), acidose crônica, defeitos tubulares renais e terapia com anticonvulsivantes.

Fisiopatologia — É necessária uma concentração precisa de cálcio e de fosfato para a mineralização da matriz óssea. A deficiência de vitamina D resulta em diminuição da absorção de cálcio e de fosfato pelo trato GI. A hipocalcemia estimula a produção de PTH, que aumenta a reabsorção de cálcio do osso e a excreção renal de fosfato. Não pode ocorrer mineralização, devido aos níveis diminuídos de cálcio e de fosfato.

Sinais e Sintomas — A criança com raquitismo apresenta deformidades esqueléticas, maior suscetibilidade a fraturas ósseas, fraqueza muscular, hipotonia, erupção dentária tardia, defeitos do esmalte dos dentes e, nos casos graves, tetania. Os adultos com osteomalacia apresentam dor esquelética, hipersensibilidade óssea, fraqueza muscular e fratura dos ossos com traumatismo mínimo.

OSTEOPOROSE — A osteoporose não é um distúrbio do metabolismo do cálcio. A quantidade de cálcio por unidade de massa óssea apresenta-se normal na osteoporose, enquanto a quantidade de osso está diminuída. A condição ocorre com o envelhecimento, quando a reabsorção óssea excede a formação de osso. Afeta a coluna vertebral, resultando em dor nas costas, colapso das vértebras e deformidade da coluna. Os ossos longos e os quadris também são suscetíveis à doença, com conseqüente facilidade de fraturas.

As Hiperlipoproteinemias

As hiperlipoproteinemias resultam de distúrbios na síntese ou degradação das lipoproteínas. A morbidade e a mortalidade associadas a essa família de doenças resultam da capacidade dos níveis anormalmente elevados de lipoproteínas de provocar aterosclerose e pancreatite. As lipoproteinemias primárias são causadas por distúrbios no metabolismo das lipoproteínas e possuem uma base genética, enquanto as hiperlipoproteinemias secundárias ocorrem em conseqüência de uma doença concomitante, como diabetes melito ou hipotireoidismo. Como não é possível apresentar aqui uma descrição completa de todas as hiperlipoproteinemias, serão discutidas apenas as duas formas primárias mais comuns: a hipercolesterolemia familiar e a hipertrigliceridemia familiar.

Fisiologia Normal — O papel fisiológico das lipoproteínas consiste no transporte dos lipídios (isto é, triglicerídios e ésteres de colesterol) através do plasma. As lipoproteínas compreendem os triglicerídios, o colesterol, os fosfolipídios e proteína (apoproteína). As várias lipoproteínas diferem na quantidade desses componentes e, portanto, na sua densidade e tamanho. Os lipídios são transportados no organismo por lipoproteínas, através de vias exógenas e endógenas.

Na via exógena, os lipídios dietéticos são incorporados aos quilomícrons, que são transportados até os tecidos adiposo e muscular, onde os triglicerídios são removidos. O remanescente do quilomícron, ou partícula remanescente, é transportado até o fígado para metabolismo posterior.

A via endógena ocorre primariamente no fígado, onde carboidratos e outros substratos são convertidos em triglicerídios. O fígado secreta esses triglicerídios no sangue sob a forma de lipoproteínas de densidade muito baixa (VLDL — *very low density lipoproteins*). Essas partículas são processadas praticamente da mesma maneira que os quilomícrons, exceto que ocorre transformação adicional após remoção dos triglicerídios pelo tecido adiposo. A maior parte da proteína é removida, produzindo as lipoproteínas de baixa densidade (LDL — *low-density lipoprotein*), constituídas principalmente de colesterol. Essas partículas de LDL fornecem colesterol para vários usos, incluindo composição da membrana celular e síntese de glicocorticóides. Além disso, algumas partículas de LDL são degradadas pelo sistema reticuloendotelial. À medida que as células desse sistema são renovadas, o colesterol é liberado e incorporado às lipoproteínas de alta densidade (HDL — *high-density lipoprotein*). Certos componentes da apoproteína das HDL são transferidos para as VLDL, e as HDL transportam o colesterol de volta ao fígado, que também constitui um importante local de síntese de colesterol.

HIPERCOLESTEROLEMIA FAMILIAR — Essa forma comum de hiperlipoproteinemia afeta cerca de 1 em 500 indivíduos na população geral.

Fisiopatologia — Os defeitos que ocorrem nesse distúrbio consistem na incapacidade de ligação e/ou transporte das LDL nas células para catabolismo subseqüente e regulação dos mecanismos de síntese de colesterol. Em conseqüência, os níveis plasmáticos de LDL estão elevados. Uma maior quantidade é captada pelo sistema reticuloendotelial, com conseqüente acúmulo em vários locais do corpo. Esses acúmulos são denominados xantomas. As LDL também infiltram as paredes dos vasos sangüíneos, resultando finalmente em aterosclerose.

Sinais e Sintomas — Os pacientes apresentam níveis sangüíneos elevados de LDL desde o nascimento, que assim permanecem durante toda a vida. A principal manifestação consiste em infarto do miocárdio, que resulta da aterosclerose coronariana. O infarto do miocárdio pode ocorrer já na 1.ª década de vida em homozigotos e, em geral, na 3.ª ou 4.ª décadas em heterozigotos. A freqüência dos xantomas, que constituem um sinal comum desse distúrbio, aumenta com a idade. Tendem a ocorrer nos tendões e nas pálpebras. Na forma homozigota da doença, pode-se verificar também a formação de xantomas na pele que recobre os joelhos, cotovelos e nádegas, bem como nas membranas interdigitais. Os níveis plasmáticos elevados de colesterol (ou LDL) embora com níveis normais de triglicerídios sugere o diagnóstico.

HIPERTRIGLICERIDEMIA FAMILIAR — Essa doença envolve níveis sangüíneos elevados de VLDL, com conseqüente hipertrigliceridemia.

Fisiopatologia — O defeito subjacente não está bem definido, embora possa estar localizado no catabolismo das VLDL. A incidência de diabetes melito e de obesidade é maior nessa população de pacientes, e ambos contribuem para a hipertrigliceridemia.

Sinais e Sintomas — Em geral, esses pacientes apresentam hiperglicemia, hiperinsulinismo e obesidade, além da hipertrigliceridemia. Esses achados só se manifestam habitualmente após a puberdade. À semelhança da hipercolesterolemia familiar, a aterosclerose é freqüente e pode provocar infarto do miocárdio. Ao contrário da hipercolesterolemia, os xantomas não são comuns. Além das complicações inerentes do diabetes e da obesidade, ambos contribuem para o distúrbio e, portanto, para a aterosclerose. O diagnóstico é sugerido pelo achado de níveis plasmáticos elevados de triglicerídios, com níveis normais de colesterol. Além das VLDL aumentadas, alguns pacientes exibem níveis elevados de quilomícrons.

HIPERLIPIDEMIA COMBINADA FAMILIAR — Constitui, talvez, a mais comum das hiperlipidemias, afetando 1 a 2% da população.

Fisiopatologia — Ocorre aumento na síntese e na secreção de apolipoproteína B e das VLDL. No início da vida adulta, podem-se detectar níveis elevados de VLDL, de LDL ou de ambas.

Etiologia — O distúrbio parece ser geneticamente heterogêneo; a coronariopatia ou várias anormalidades das lipoproteínas afetam cerca da metade de todos os parentes de primeiro grau.

Sinais e Sintomas — Os pacientes com hiperlipidemia combinada familiar são freqüentemente obesos ou apresentam diabetes. Raramente desenvolvem xantomas; todavia, o distúrbio está associado a um risco aumentado de coronariopatia prematura.

GASTROENTEROLOGIA

Esôfago

O esôfago é um tubo muscular oco que se estende da faringe até o estômago. Sua principal função consiste em transportar o alimento da orofaringe até o estômago. Possui um esfíncter em ambas as extremidades. O esfíncter esofágico superior mantém uma zona de alta pressão entre a orofaringe e o corpo do esôfago. A pressão do esfíncter aumenta com a respiração e impede a entrada do ar inspirado no trato GI. Atua também como barreira contra a regurgitação do conteúdo esofágico na faringe. O esfíncter esofágico inferior (EEI) consiste em músculo liso altamente especializado, tônico no estado de repouso. Por conseguinte, mantém uma zona de alta pressão entre o esôfago e o estômago. Sua principal função consiste em impedir o refluxo do conteúdo gástrico para o esôfago.

Os dois sintomas mais específicos da doença esofágica consistem em disfagia e pirose. A disfagia refere-se à sensação de "entalamento" do alimento no esôfago. Indica sempre a presença de doença esofágica. A disfagia pode ser de dois tipos: apenas para alimentos sólidos, indicando um distúrbio mecânico, como estenose ou tumor, ou para alimentos sólidos e líquidos, indicando motilidade, como o espasmo difuso da acalasia. A pirose refere-se a um desconforto em queimação que tipicamente migra do abdome para a área retrosternal do tórax. Os sintomas menos comuns incluem dor torácica e odinofagia (dor à deglutição e regurgitação).

Fisiologia Normal — O esôfago é um órgão muscular que transporta ativamente o alimento por meio de ondas peristálticas. A deglutição envolve a propulsão do bolo alimentar da orofaringe através do esfíncter esofágico superior relaxado. A seguir, as ondas peristálticas primárias transportam o bolo pelo esôfago e através do EEI, que se relaxa em resposta ao peristaltismo. O peristaltismo secundário é idêntico ao peristaltismo primário, porém é desencadeado pela presença de bolo de material no corpo do esôfago, conforme observado no refluxo do conteúdo gástrico. As contrações terciárias consistem em ondas não-propulsivas e não-peristálticas que, em sua maior parte, são patológicas e interferem no transporte normal do alimento através do esôfago. As contrações terciárias estão associadas à disfagia para sólidos e líquidos e, em alguns pacientes, a dor.

A regulação da função esofágica é complexa e modulada pelo centro da deglutição no cérebro. Os impulsos aferentes da faringe e do esôfago são mediados pelo nervo vago. Os impulsos eferentes também são mediados vagalmente através de fibras colinérgicas que se espalham ao redor do esôfago numa rede mioentérica conhecida como plexo de Auerbach. O tônus do corpo do esôfago em repouso é mantido, em grande parte, por estimulação colinérgica, embora a inervação simpática provavelmente possa desempenhar algum papel regulador. A pressão em repouso do EEI é mantida por músculo liso circular especializado. O relaxamento do EEI é mediado pela liberação, através de estimulação colinérgica-adrenérgica equilibrada, de neurotransmissores não-colinérgicos não-adrenérgicos. A pressão em repouso do EEI é modificada por diversos fatores. Os fatores que reconhecidamente aumentam a pressão do EEI incluem certos hormônios GI, como a gastrina; alimentos, como refeição proteica; determinadas drogas, como betanecol, metoclopramida, eritromicina, cisaprida e domperidona; e aumento do pH gástrico que ocorre com a ingestão de alimento. Os fatores que diminuem a pressão do EEI incluem os hormônios GI secretina e colecistocinina; alimentos como as gorduras; determinadas drogas como cafeína, álcool, anticolinérgicos, bloqueadores dos canais de cálcio e teofilina e redução do pH gástrico, que ocorre no jejum.

DOENÇAS

Doença por Refluxo Gastroesofágico — Trata-se do distúrbio mais comum do esôfago, que consiste no refluxo do conteúdo gástrico para o esôfago, com lesão subseqüente da mucosa esofágica. A doença por refluxo gastroesofágico (DRGE) é causada, na maioria das pessoas, por insuficiência do EEI, de modo que a pressão em repouso (normalmente de 12 a 20 torr) se encontra diminuída, ou, mais comumente, pelo relaxamento inapropriado do EEI, permitindo o refluxo do conteúdo gástrico para o esôfago. O conteúdo gástrico (constituído primariamente de ácido e, até certo grau, de bile) provoca lesão do epitélio escamoso do esôfago. Em alguns pacientes, um defeito no peristaltismo secundário, causado por tabagismo, ou um defeito do esvaziamento gástrico, como aquele observado no diabetes ou após cirurgia de grampeamento gástrico, podem contribuir para o processo. A esofagite caracteriza-se por inflamação da mucosa e espessamento da camada basal de células epiteliais. Em alguns pacientes, podem-se observar erosões e ulcerações. Na maioria dos pacientes, ocorre hérnia de hiato, uma protrusão do estômago na cavidade torácica, que atua como reservatório de ácido que tende a deslocar-se para o esôfago com a pressão intratorácica negativa que ocorre durante a inspiração. Raramente ocorre DRGE grave na ausência de hérnia de hiato; todavia, a maioria dos pacientes com esse tipo de hérnia não apresenta DRGE.

O principal sintoma da DRGE consiste em pirose, caracterizada por dor retroesternal em queimação que migra do epigástrio para o tórax. É algumas vezes acompanhada de gosto de ácido ou de bile na parte posterior da garganta ou de profusão de saliva aquosa (acidez). Tipicamente, a pirose é agravada pela ingestão excessiva de alimento, inclinação do corpo, esforço ou deitar após uma refeição. Pode ocorrer disfagia na DRGE, secundária ao espasmo esofágico (causando disfagia por líquido e sólido) ou causada por estenose (provocando disfagia apenas para alimentos sólidos).

O diagnóstico de DRGE depende da demonstração de esofagite por endoscopia com biopsia e da demonstração de refluxo de ácido no esôfago através de determinação direta do pH no esôfago distal através de sonda de pH esofágica. O tratamento da DRGE é dividido em duas fases: (1) cicatrização da mucosa esofágica e (2) prevenção da recidiva. Como a lesão é mediada por ácido, a terapia tem por objetivo a redução do ácido, que pode ser obtida com antagonistas dos receptores H2 (H2RA) (cimetidina, famotidina, nizatidina, ranitidina) ou inibidores da bomba de prótons (lansoprazol e omeprazol). Em geral, os inibidores da bomba de prótons (IBP) são cerca de 50% mais eficazes no tratamento de todos os graus de esofagite e, portanto, constituem o tratamento de escolha. Depois de 8 semanas de terapia, os IBP produzem cura de 90 a 95% dos pacientes com doença leve e 80 a 90% dos pacientes com doença grave, enquanto os H2RA curam 50% dos pacientes com doença leve e 20% daqueles com doença grave. As drogas procinéticas, metoclopramida e cisaprida, apesar de tratarem o problema subjacente da disfunção do esfíncter esofágico inferior, não proporcionam uma taxa de cura suficiente, apresentam índice terapêutico estreito e não estão aprovadas pela FDA como terapia primária para a DRGE.

Para a maioria dos pacientes (isto é, 90%), a DRGE é uma doença que permanece por toda a vida, exigindo terapia permanente. Essa terapia só pode ser efetuada com inibidores da bomba de prótons. As drogas procinéticas, em virtude de seu índice terapêutico estreito e tendência a taquifilaxia, não conseguem manter adequadamente uma cura. Os H2RA, devido à taquifilaxia, tampouco mantêm a cura. Até o momento, as únicas drogas que conseguem manter a cura acima de 80% são os inibidores da bomba de prótons em doses integrais — lansoprazol ou omeprazol.

Estenose do Esôfago — A estenose do esôfago pode ser benigna ou maligna. A DRGE crônica ou a ingestão de materiais tóxicos, como soda cáustica, geralmente provocam estenoses benignas. Manifestam-se anatomicamente por um estreitamento simétrico do esôfago, que pode ser observado através de deglutição de bário, radiografia ou endoscopia. Clinicamente, manifestam-se por disfagia apenas para alimentos sólidos. As estenoses malignas são causadas por carcinoma de células escamosas ou adenocarcinoma do esôfago, que surgem do estômago ou do epitélio colunar metaplásico no esôfago (o denominado esôfago de Barrett). Em geral, as estenoses malignas são irregulares e assimétricas na deglutição de bário ou na endoscopia e podem ser diagnosticadas através de biopsia endoscópica. Estão habitualmente associadas a um rápido agravamento da disfagia para alimentos sólidos e perda de peso. A incidência de adenocarcinoma está aumentando acentuadamente nos países desenvolvidos.

Espasmo Esofágico Difuso — Trata-se de um distúrbio de motilidade do esôfago, caracterizado por contrações terciárias freqüentes e intensas. Ocorre predominantemente em pacientes idosos, mas pode ser observado secundariamente a outros distúrbios do esôfago, como a DRGE. Clinicamente, manifesta-se por disfagia intermitente para alimentos sólidos e líquidos e/ou dor torácica. A deglutição de líquidos quentes ou frios freqüentemente precipita os sintomas. O diagnóstico é estabelecido através de deglutição de bário ou manometria.

Acalasia — Trata-se de um distúrbio de motilidade do esôfago caracterizado por um aumento da pressão do esfíncter esofágico inferior e ausência de peristaltismo primário. Do ponto de vista fisiopatológico, a acalasia é causada por uma perda do plexo mioentérico, que pode ocorrer como defeito primário, de etiologia desconhecida, ou como defeito secundário, devido a carcinoma invasivo do esôfago inferior ou infecção por *Trypanosoma cruzi,* a causa da doença de Chagas. O diagnóstico é estabelecido por manometria, que demonstra um aumento da pressão do EEI, relaxamento incompleto do EEI e ausência total de ondas peristálticas no corpo do esôfago. Podem-se observar contrações terciárias. O aspecto radiográfico também é característico, com dilatação do corpo do esôfago, e estreitamento distal até o esfíncter esofágico fechado (o denominado aspecto *em forma de bico*). O distúrbio é observado mais comumente em indivíduos jovens adolescentes e na faixa dos 20 anos, embora possa ocorrer em qualquer idade. Tipicamente, o paciente queixa-se de disfagia intermitente para alimentos sólidos e líquidos. Pode ocorrer regurgitação em decúbito dorsal, com sufocação e tosse por aspiração. Observa-se uma perda de peso quando os sintomas se tornam mais graves e mais contínuos.

Estômago e Duodeno

A principal função do estômago é receber o alimento ingerido e triturá-lo até formar uma mistura semi-líquida, o quimo, que é impelido no intestino delgado para digestão e absorção subseqüentes. A primeira etapa consiste na expansão do estômago para acomodar o alimento ingerido, sem aumento da pressão gástrica. A seguir, o estômago mistura, emulsifica, acidifica e impele o quimo no intestino delgado, através da motilidade gástrica. As partes proximal e distal do estômago desempenham papéis distintos na motilidade. A parte proximal do estômago recebe e armazena os alimentos sólidos, e é primariamente responsável pela transferência do alimento emulsificado do corpo do estômago para o duodeno. As propriedades que permitem o desempenho dessa função consistem em relaxamento receptivo (a capacidade de relaxar e de receber o alimento sem elevação da pressão intragástrica), acomodação (capacidade de distender até atingir um grande volume, sem elevação da pressão intragástrica) e contração. As ondas de contração da parte proximal do estômago são lentas e duradouras. Impelem o alimento sólido da porção proximal do estômago para a distal.

A principal função da parte distal do estômago consiste em triturar o alimento e impedir o refluxo do conteúdo duodenal para o estômago. A atividade motora da parte distal do estômago caracteriza-se por ondas peristálticas que se propagam em direção ao piloro. Essas contrações produzem obliteração da luz, de modo que as partículas sólidas sofrem retropulsão para emulsificação adicional. Somente quando as partículas atingem um diâmetro de menos de 1 mm é que elas passam para o duodeno. A função motora do estômago é regulada, em grande parte, pelo nervo vago.

O estômago também desempenha uma importante função secretora. Secreta ácido, pepsina e fator intrínseco. O ácido gástrico é secretado pelas células parietais do corpo do estômago. Sua função não está totalmente elucidada, porém ele não desempenha um papel particularmente importante na digestão; na verdade, parece atuar mais como barreira contra toxinas e bactérias provenientes do ambiente. Desempenha também um pequeno papel na homeostasia do pH. Existem dois tipos de secreção de ácido — a basal e a estimulada. A secreção basal de ácido ocorre de modo contínuo e independentemente de quaisquer estímulos externos. É mediada primariamente pela acetilcolina, o neurotransmissor do nervo vago. Caracteriza-se por ritmo circadiano, em que a secreção ácida torna-se máxima entre cerca de 22 horas e meia-noite e mínima entre cerca de 4 e 8 horas da manhã. Esse padrão de secreção ácida é responsável por uma das manifestações típicas da úlcera péptica, em que o indivíduo acorda à noite com dor, quando a secreção ácida apresenta-se elevada e não é neutralizada por alimento.

A secreção estimulada de ácido ocorre em resposta à visão, odor e ingestão de alimento. É regulada primariamente pelo hormônio gastrina, liberado do antro do estômago em resposta a um aumento do pH (isto é, ingestão de alimento). Quando a ingestão de alimento é interrompida, o pH do estômago cai, e a secreção de gastrina cessa, resultando em menor secreção de ácido. Dessa maneira, a ingestão de alimento regula a secreção estimulada de ácido. Tanto a acetilcolina quanto a gastrina estimulam a secreção de ácido, primariamente ao estimularem as células semelhantes às células enterocromafins (SCEC) no corpo do estômago. Por sua vez, as células SCEC liberam histamina, que estimula a secreção de ácido pelas células parietais adjacentes. A via comum final da secreção de ácido é a H^+K^+ATPase — a bomba de prótons que efetua a troca de íons hidrogênio por íons potássio.

A secreção de ácido também é inibida pela prostaglandina E_1 e pela somatostatina, porém o seu papel na regulação da secreção de ácido não está bem estabelecido.

Durante a maior parte do dia, o alimento que estimula a secreção ácida também a neutraliza, mantendo o pH entre 3 e 5. Entretanto, quando o estômago está vazio, aproximadamente 2 a 3 h após a ingestão de alimento, o pH cai novamente, e os pacientes portadores de úlcera tendem a se queixar de dor, que é aliviada pela ingestão de alimento ou por antiácidos. Em geral, a dor só ocorre quando o pH é inferior a 3.

O epitélio do estômago, do duodeno e do esôfago é protegido da autodigestão pelo ácido clorídrico por meio de um sistema de defesa da mucosa. O aspecto mais característico desse sistema consiste na secreção de muco e bicarbonato. O bicarbonato é secretado pelas células epiteliais no estômago e no duodeno e separado do ácido luminal por uma camada de muco, que também é secretado pelas células epiteliais. Essas células estão, em grande parte, sob a influência da prostaglandina E_1. Por conseguinte, o efeito final da prostaglandina E_1 consiste em diminuir a secreção de ácido e aumentar a defesa da mucosa, fornecendo outro exemplo dos efeitos adaptativos ou protetores das prostaglandinas no organismo.

O duodeno tem por função receber o conteúdo gástrico e misturá-lo com secreções provenientes do pâncreas e da vesícula biliar, que servem para digerir (enzimas pancreáticas) e solubilizar (bile) os nutrientes recebidos do estômago.

DOENÇAS — As principais doenças do estômago e do duodeno são a gastrite, a úlcera gástrica, a duodenite e a úlcera duodenal, que estão todas relacionadas, de algum modo, à gastrite com lesão mediada por ácido.

Úlcera Péptica — A úlcera péptica é um espectro de doenças que consistem em gastrite, úlcera gástrica e úlcera duodenal, que estão entre os distúrbios do trato GI observados com mais freqüência. A gastrite, uma inflamação da superfície epitelial e das glândulas gástricas do estômago, é comum a esses distúrbios, bem como ao câncer gástrico. A causa mais comum de gastrite e, portanto, de úlcera e câncer gástrico é a infecção por *Helicobacter pylori*.

A incidência da úlcera péptica, que atingiu um pico no início da década de 1900, está diminuindo nos países desenvolvidos, refletindo, provavelmente, as melhores condições sanitárias que reduzem a disseminação de infecções entéricas, como a causada por *H pylori*. Entretanto, a prevalência pontual ainda é de 1%, e a incidência durante toda a vida atinge 10%.

O quadro clínico da doença ulcerosa é característico e reflete o pH do estômago. Assim, a típica dor epigástrica em queimação é observada com o estômago vazio, isto é, dentro de 2 a 3 h após uma refeição, sendo aliviada pela ingestão de alimento. Ocorre também no final da noite e nas primeiras horas da manhã, quando a secreção de ácido apresenta-se elevada e o ácido não é neutralizado pela ingestão de alimento. A doença ulcerosa também pode manifestar-se através de suas complicações de sangramento (que se manifesta por hematêmese, melena e anemia), obstrução (manifestada por uma sensação de saciedade precoce e perda de peso) e penetração/perfuração (manifestadas por dor epigástrica persistente, dor nas costas e febre). Constituem as denominadas manifestações de alerta de doença ulcerosa, que devem sempre contraindicar qualquer tratamento empírico e exigir maior avaliação.

Ocorre doença ulcerosa sempre que houver aumento da secreção de ácido (por exemplo, síndrome de Zollinger-Ellison) ou redução da defesa das mucosas (por exemplo, terapia com antiinflamatórios não-esteróides) ou uma combinação de ambos (por exemplo, infecção por *H pylori*). *H pylori* é responsável por cerca de 70% dos casos de doença ulcerosa nos países desenvolvidos e por mais de 90% nos países subdesenvolvidos. Os agentes antiinflamatórios não-esteróides (AINE) causam 5 a 10% das úlceras duodenais e 20 a 25% das úlceras gástricas. Em 20 a 30% dos casos, a doença ulcerosa é idiopática.

H pylori é um microrganismo singular, visto que está notavelmente bem adaptado ao meio gástrico e, com efeito, é incapaz de sobreviver fora de um ambiente acidificado. Trata-se de um espiroqueta flagelado gram-negativo. Os flagelos permitem ao microrganismo escavar a camada mucosa do estômago e fixar-se à superfície epitelial. É um acidófilo facilitativo, tendo a propriedade de ajustar seu pH citoplasmático ao seu ambiente circundante. É também microaerofílico, o que o torna altamente adaptativo à interface do ambiente da luz gástrica com teor reduzido de oxigênio e do ambiente enriquecido de oxigênio da mucosa gástrica. Por fim, possui a enzima exclusiva urease, que decompõe a uréia em bicarbonato e amônia, criando assim um revestimento de amônia alcalinizado na interface com a luz gástrica acidificada.

A patogenia da doença ulcerosa por *H pylori* está apenas parcialmente elucidada. Parece que 70 a 80% das úlceras estão associadas a *H pylori*, porém apenas cerca de 10% dos indivíduos infectados por *H pylori* desenvolvem úlceras. Por conseguinte, os fatores do hospedeiro e co-fatores são importantes na patogenia. Em geral, parece haver dois padrões de infecção. O primeiro padrão caracteriza-se por gastrite difusa do antro, que resulta em aumento da secreção de ácido, metaplasia gástrica secundária do duodeno, úlcera duodenal na metaplasia gástrica e, em alguns pacientes, formação de linfomas no antro. O segundo tipo de infecção consiste em gastrite atrófica focal que acomete o antro e o fundo do estômago. Resulta em atrofia gástrica, diminuição da secreção de ácido, metaplasia intestinal do estômago seguida de úlcera gástrica e, em alguns pacientes, adenocarcinoma gástrico.

Em resumo, *H pylori* é responsável por 70 a 80% dos casos de úlcera, por quase 100% dos linfomas da mucosa gástrica e por 90% dos cânceres gástricos. A Organização Mundial de Saúde classificou o *H pylori* como carcinógeno de Classe I (isto é, definido) e estima que a erradicação desse microrganismo deverá levar a uma redução de 90% na incidência de câncer gástrico no mundo inteiro.

O diagnóstico de úlcera péptica é mais bem estabelecido por endoscopia. A infecção por *Helicobacter* pode ser diagnosticada por biopsia gástrica, por um teste de cor indicador de pH baseado na produção de amônio pela urease em pacientes infectados por *Helicobacter* ou por um teste de anticorpo sérico. Recentemente, foi desenvolvido um teste radioisotópico baseado na reação da urease. Nesse teste, administra-se uréia C^{14} ao paciente. Na presença de urease (isto é, *H pylori*), a uréia é convertida em amônio e dióxido de carbono, com presença de $^{14}CO_2$ no ar exalado. Tanto a especificidade quanto a sensibilidade desse teste são superiores a 95%.

O tratamento da doença péptica ácida consiste em: (1) redução da secreção de ácido para cicatrizar a úlcera e aliviar os sintomas e (2) prevenção das recidivas ao tratar a causa subjacente — uso de AINE ou presença de *H pylori*.

A redução da secreção de ácido pode ser obtida com antagonistas dos receptores H_2 (cimetidina, famotidina, nizatidina ou ranitidina) ou inibidores da bomba de prótons (lansoprazol, omeprazol). Os inibidores da bomba de prótons são bem superiores e, no caso da doença causada por *H pylori*, elevam o pH para níveis suficientes para melhorar a eficácia dos antibióticos. As úlceras induzidas por AINE podem ser evitadas ao interromper o medicamento ou ao aumentar a resistência da mucosa com o análogo da prostaglandina E_1, misoprostil. As úlceras por *H pylori* podem ser evitadas através de antibioticoterapia. É preciso assinalar que *H pylori* é um microrganismo que exibe acentuada diversidade genética, com alta taxa de mutação. Por conseguinte, é importante utilizar múltiplos antibióticos.

É também importante manter o pH gástrico acima de 5, a fim de criar um pH ideal no ambiente para os antibióticos. Isso só pode ser obtido com inibidores da bomba de prótons administrados duas vezes ao dia. Os antibióticos mais amplamente utilizados incluem metronidazol, amoxicilina e claritromicina. Entretanto, convém assinalar que, com o uso do metronidazol, a taxa de resistência ao fármaco é de 40%. As melhores taxas de erradicação por ocasião desta publicação foram obtidas com lansoprazol (30 mg duas vezes ao dia) ou omeprazol (40 mg duas vezes ao dia) e amoxicilina (1 g duas vezes ao dia) e claritromicina (500 mg duas vezes ao dia). Esse esquema é modificado de acordo com a evolução do microrganismo. Atualmente, existe uma vacina profilática/terapêutica em fase de desenvolvimento.

Câncer Gástrico — Os dois tipos principais de câncer gástrico são o adenocarcinoma e o linfoma, ambos observados mais comumente na presença de infecção por *H pylori*.

O adenocarcinoma ocorre quase exclusivamente na presença de atrofia gástrica causada por gastrite ambiental (principalmente por *H pylori*) ou gastrite auto-imune (anemia perniciosa). Em geral, permanece clinicamente silencioso até um estágio bem avançado, quando o paciente apresenta perda de peso (96%), dor (70%), vômitos (50%), anorexia (25%), saciedade precoce (10%), hematêmese (10%) ou disfagia. O diagnóstico é estabelecido por endoscopia com biopsia. O tratamento é cirúrgico, e a taxa de sobrevida de 5 anos é de apenas 5 a 10%.

O linfoma constitui a segunda neoplasia mais comum do estômago. Normalmente, o estômago é desprovido de tecido linfático; por conseguinte, os linfomas são responsáveis por menos de 5% de todas as neoplasias gástricas. Os linfomas originam-se, em sua maioria, do tecido linfóide associado à mucosa (MALT, *mucosa-associated lymphoid tissue*) e consistem em tumores de células B. Mais de 90% estão associados a *H pylori*. Podem estar associados a desconforto abdominal, náusea, vômitos, perda de peso ou hemorragia. Os tumores de baixo grau regridem após a erradicação do *H pylori*. Os tumores mais avançados exigem ressecção cirúrgica, seguida de radioterapia e quimioterapia combinadas.

Pâncreas

O pâncreas localiza-se no espaço retroperitoneal, aproximadamente no nível da 2.ª e 3.ª vértebras lombares. A cabeça do pâncreas ajusta-se dentro da alça C. O corpo estende-se através da coluna, atrás do estômago, e a cauda localiza-se no hilo do baço. O pâncreas possui funções tanto exócrinas quanto endócrinas.

Fisiologia Normal — As funções endócrinas do pâncreas são mediadas por hormônios secretados pelas ilhotas de Langerhans. Essas células representam menos de 1% da massa total do pâncreas e distribuem-se erraticamente por toda a glândula. No interior das ilhotas, são identificados quatro tipos distintos de células. As células beta constituem 80% da massa de células das ilhotas e secretam a insulina. As células alfa são encontradas na periferia das ilhotas, compreendem 16% de sua massa e secretam glucagon. As células delta secretam somatostatina, e as células polipeptídicas recém-reconhecidas secretam produtos que ainda não foram identificados.

A secreção pancreática exócrina consiste em água, bicarbonato e enzimas digestivas. O bicarbonato é secretado pelas células dos ductos intralobulares. Ele estabelece um ambiente de pH apropriado para as enzimas pancreáticas e protege a mucosa duodenal do ácido proveniente do estômago. Até o momento, foram identificadas pelo menos 15 enzimas digestivas. Essas enzimas são produzidas nas células acinares do pâncreas. As mais importantes são a lipase, que cliva os triglicerídios, com a formação de ácidos graxos e monoglicerídios; a amilase, responsável pela digestão de carboidratos complexos; e o tripsinogênio, que ativa diversas enzimas proteolíticas que degradam proteínas complexas.

As secreções de água e bicarbonato são estimuladas pela secretina, um peptídio de 27 aminoácidos secretado pelas células S na parte superior do intestino delgado. A liberação da secretina é induzida por acidificação do duodeno, que ocorre com o esvaziamento gástrico após uma refeição. A liberação das enzimas pancreáticas é mediada pela colecistocinina, um polipeptídio de 33 aminoácidos liberado pelas células mucosas da porção superior do intestino delgado em resposta à presença de aminoácidos e triglicerídios. Acredita-se que outros hormônios também possam desempenhar um papel na secreção pancreática, embora sua função precisa ainda não tenha sido elucidada.

DOENÇAS

Pancreatite Aguda — Trata-se de uma inflamação aguda do pâncreas. As causas mais comuns consistem em cálculos biliares e consumo de álcool. A hiperlipidemia constitui uma causa importante e cada vez mais reconhecida de pancreatite aguda. Usualmente, está associada a uma deficiência da lipoproteína lipase e provoca a forma mais grave de pancreatite aguda. Em geral, os níveis de triglicerídios ultrapassam 1.000 mg/L nesses pacientes. Outras causas incluem traumatismo, vasculite, infecções (das quais as mais comuns são a caxumba e a infecção por vírus Coxsackie), picadas de aranhas e drogas (as mais comuns incluem azatioprina, 6-mercaptopurina, asparaginase, 2′3′-didesóxi inosina, pentamidina, ácido valpróico e tiazídicos).

Os sintomas mais comuns da pancreatite consistem em dor, náusea e vômitos. Em geral, a dor ocorre na parte média do epigástrio e irradia-se para o dorso. Pode haver febre.

O diagnóstico de pancreatite aguda baseia-se nas manifestações clínicas, e é confirmado por uma acentuada elevação dos níveis séricos de amilase e lipase. A contagem de leucócitos está habitualmente elevada, e pode ocorrer icterícia leve. Em geral, a radiografia de abdome revela uma alça intestinal dilatada (a denominada alça sentinela) próximo ao pâncreas. A TC revela edema ou necrose mínima do pâncreas.

O tratamento da pancreatite aguda é de apoio. São necessários líquidos intravenosos. A aspiração nasogástrica pode ser necessária para diminuir a náusea e os vômitos. A dor é aliviada com narcóticos. Quando os pacientes apresentam infecção, administram-se antibióticos.

Pancreatite Crônica — Trata-se de uma inflamação recidivante crônica do pâncreas, que se manifesta por episódios recorrentes de dor abdominal, esteatorréia e diabetes. A causa mais importante consiste em alcoolismo. A doença pode ter início insidioso e só se manifestar na forma de esteatorréia e diabetes, que constituem manifestações de estágio terminal. A esteatorréia caracteriza-se por fezes volumosas, de odor fétido e cor clara. A desnutrição resulta da má absorção de gordura, balanço nitrogenado negativo e diabetes. A desnutrição pode estar associada com fraqueza, anorexia e sinais de deficiências nutricionais específicas, incluindo fraturas ósseas patológicas em conseqüência da deficiência de vitamina D, equimoses e sangramento devido à deficiência de vitamina K, cegueira noturna causada por deficiência de vitamina A e atrofia muscular e edema em decorrência da deficiência de proteínas. A dor pode constituir uma manifestação proeminente da doença. O tratamento da pancreatite crônica tem por objetivo a prevenção da desnutrição e, quando presente, o alívio da dor. A nutrição é restabelecida com o uso de boa dieta e reposição de enzimas pancreáticas. O controle da dor é muito difícil nesses pacientes, visto que muitos deles apresentam vício. Deve-se evitar o uso de narcóticos. A reposição das enzimas pancreáticas alivia a dor em alguns pacientes.

Tumores — São observados dois tipos principais de tumores pancreáticos: os adenocarcinomas, que surgem a partir do epitélio ductal, e os tumores de células das ilhotas, que se originam de células nas ilhotas de Langerhans. O adenocarcinoma do pâncreas costuma ter um início insidioso, com sintomas inespecíficos, incluindo perda de peso, dor abdominal leve e dor nas costas. Por fim, ocorre icterícia devido à obstrução do ducto colédoco. Por vezes, observam-se manifestações sistêmicas, como tromboflebite migratória, eritema multiforme, trombocitose e febre de origem indeterminada. O adenocarcinoma pancreático é quase sempre incurável por ocasião de seu diagnóstico.

Os pacientes com tumores de células das ilhotas freqüentemente exibem sinais e sintomas relacionados aos produtos secretados pelo tumor. Assim, por exemplo, a hiperinsulinemia pode produzir hipoglicemia, hiperfagia, ganho ponderal e alterações mentais. A hipergastrinemia pode estar associada a doença ulcerosa agressiva. Com freqüência, é difícil localizar esses tumores, que quase sempre escapam à TC e à angiografia. São diagnosticados mais comumente a partir da história clínica e da determinação de seus produtos secretores.

Fibrose Cística — Trata-se de uma doença herdada, autossômica recessiva, observada em cerca de 1 em 1.500 a 2.000 nascimentos vivos. O gene da fibrose cística foi encontrado no braço longo do cromossoma 7 e denominado regulador de condutância da transmembrana da fibrose cística (*CFTCR, cystic fibrosis transmembrane conductance regulator*). O gene provoca um defeito no canal de cloreto regulado pelo AMPc. A doença pulmonar grave predomina; entretanto, são também observadas manifestações GI, particularmente esteatorréia com desnutrição. A FC constitui a causa mais comum de má absorção em crianças.

Colo

O colo, ou intestino grosso, é um órgão tubular de 91 a 122 cm de comprimento. Estende-se em torno da periferia da cavidade abdominal. Suas principais funções consistem na reabsorção de água e eletrólitos e no armazenamento das fezes para evacuação num momento conveniente.

Fisiologia Normal — Cerca de 1.500 a 2.000 mL de quimo líquido alcançam diariamente a válvula ileocecal. Essa quantidade representa o volume final após ingestão, absorção e secreção pelo trato GI superior. O bolo intestinal passa lentamente pela válvula ileocecal para o ceco. No colo ascendente e transverso, as contrações segmentares retardam ainda mais o movimento do quimo. O sódio, seguido da água, é ativamente absorvido nessa parte do intestino, transformando o quimo numa massa fecal de consistência mole. No colo transverso e descendente, as contrações tônicas impelem a massa globular para baixo, freqüentemente por distâncias que atingem 1/3 do comprimento do colo. Com freqüência, esses movimentos de massa são observados como parte do reflexo gastrocólico após a ingestão de alimento.

A defecação é iniciada em resposta à distensão do reto pela massa fecal. Se o indivíduo resistir à necessidade de defecar, o estímulo diminui gradualmente e, algumas vezes, resulta em constipação. A contribuição do colo para o equilíbrio hídrico no intestino é relativamente pequena. Cerca de 10 L de líquido penetram diariamente no intestino. Essa quantidade é constituída por 2 L da ingestão oral, 1 L de saliva, 2 L de suco gástrico, 1 L de bile, 2 L de suco pancreático e 2 L de secreções jejunais. Dessa quantidade, 8 a 9 L são reabsorvidos no intestino delgado. Ocorre reabsorção de mais 1 a 2 L no colo, deixando 100 a 160 mL, que são excretados diariamente nas fezes. Deduz-se, portanto, que o volume das fezes ajuda a definir o local de disfunção intestinal que resulta em diarréia.

A diarréia de grande volume, isto é, com evacuação de mais 1 L por dia, é geralmente causada por um distúrbio do intestino delgado, enquanto a diarréia de volume pequeno, que consiste na evacuação de menos de 1 L por dia, é habitualmente de origem colônica. É difícil definir a diarréia e a constipação, visto que tanto a freqüência quanto o volume da defecação variam acentuadamente entre indivíduos e em diversas partes do mundo, dependendo da dieta. Em geral, a atividade intestinal normal é definida por uma faixa entre três evacuações por dia a três por semana.

SINTOMAS DE DISFUNÇÃO

Constipação — Geralmente indica uma redução na freqüência de defecação ou dificuldade na defecação. Trata-se mais de um sintoma do que de uma doença. Sem dúvida alguma, a causa mais comum é a síndrome do colo irritável, embora ocorra também em associação com hipotireoidismo, hiperparatireoidismo, estados hipercalcêmicos, distúrbios neurológicos e distúrbios psiquiátricos, bem como em associação a numerosas drogas. Podem-se observar episódios leves de constipação com alterações na dieta, particularmente redução na ingestão de fibras, e com alterações na rotina diária, como viagem e diminuição da atividade física. Além disso, pode ser observada em distúrbios da função anal que acompanham distúrbios neuromusculares da área anal.

A lei de LaPlace ($P = t / r^4$) descreve a importante relação entre a tensão na parede muscular (t), o raio da luz intestinal (r) e a pressão na luz (P). Constitui a base racional para o tratamento da constipação com aumento no conteúdo das fibras, que eleva o raio e, assim, reduz a tensão. O aspecto importante é que o aumento das contrações musculares, particularmente no colo, eleva a pressão intraluminal e retarda o movimento das fezes, aumentando assim o tempo de contato para a reabsorção de água, com conseqüente endurecimento das fezes. A dieta rica em fibras aumenta o raio luminal, diminuindo a pressão intraluminal e permitindo um maior fluxo das fezes. Por conseguinte, os laxantes que contêm fibras formam a base mais fisiológica para o alívio da constipação.

A **diarréia** é definida por um aumento na freqüência da defecação ou por uma redução na consistência das fezes. Em geral, é classificada de acordo com a sua origem em do intestino delgado ou do intestino grosso. A diarréia do intestino delgado é habitualmente muito volumosa, consiste em grandes evacuações e está associada a cólica periumbilical. A diarréia colônica é de pequeno volume, consiste em pequenas defecações e está associada a cólica hipogástrica.

A diarréia é ainda classificada em osmótica e secretora. Tipicamente, a diarréia osmótica é de volume menor, agravada pela ingestão de alimento e parcialmente aliviada pelo jejum. Em geral, a diarréia secretora é de grande volume e persiste com o jejum. É possível diferenciar a diarréia osmótica da secretora ao determinar-se a osmolalidade fecal. Entretanto, a logística da determinação da osmolalidade a torna difícil e quase rotineiramente imprecisa na maioria das situações clínicas.

As principais causas de diarréia osmótica incluem doença intestinal inflamatória, deficiência de lactase intestinal e diversas infecções. As principais causas de diarréia secretora, que é rara, consistem em adenoma viloso e nas várias síndromes hormonais de tumores pancreáticos e outros tumores não-GI que secretam peptídios que estimulam a secreção intestinal de água.

DOENÇAS

Síndrome do Colo Irritável — Trata-se do distúrbio GI crônico mais comum no mundo ocidental, que afeta quase 20% dos indivíduos nos Estados Unidos. Caracteriza-se por dor abdominal intermitente, sensação de evacuação incompleta, distensão abdominal, queixas de gases em excesso, intolerância alimentar e distúrbio da função intestinal, que consiste em diarréia ou constipação ou, mais tipicamente, ambas. Acredita-se que os sintomas sejam a conseqüência de uma alteração da motilidade intestinal, embora não se tenha identificado nenhum distúrbio específico da motilidade. Tipicamente, a dor localiza-se na parte inferior do abdome ou no hipogástrio esquerdo ou direito. É intermitente e freqüentemente aliviada pela evacuação ou eliminação de flato. Não desperta o paciente à noite. Quando a dor ocorre sob a margem costal esquerda, é conhecida como síndrome da flexura esquerda do colo, e, quando ocorre sob a margem costal direita, é conhecida como flexura direita do colo.

O diagnóstico é estabelecido primariamente com base nos sintomas. Com freqüência, a síndrome é observada durante períodos de estresse na vida do indivíduo ou durante alterações no estilo de vida, com alterações subseqüentes na dieta, particularmente mudança para dietas pobres em fibras. É também observada freqüentemente em associação à terapia farmacológica, sobretudo drogas com atividade anticolinérgica, como antidepressivos tricíclicos ou tranqüilizantes maiores. Os pacientes com menos de 30 anos de idade podem ser tratados sem *avaliação* diagnóstica; por outro lado, naqueles com mais de 30 anos, devem-se incluir a sigmoidoscopia e o exame microscópico das fezes. Em pacientes com predomínio de diarréia, é também importante excluir a possibilidade de deficiência de lactase intestinal.

O tratamento da síndrome do colo irritável consiste em tranqüilização do paciente, modificação dietética para uma dieta regular rica em fibras e suplementação de fibras com laxantes formadores de massa. Por vezes, é necessário o uso de antidepressivos para pacientes deprimidos. Nesses pacientes, é desejável evitar os antidepressivos com atividade anticolinérgica.

Diverticulose e Diverticulite — Os divertículos são herniações adquiridas da mucosa através das camadas musculares do intestino. A diverticulite refere-se à inflamação de um divertículo em conseqüência de microperfuração. Os divertículos podem constituir a expressão final da síndrome do colo irritável e são raros antes dos 35 anos de idade, porém são observados em 40 a 50% dos indivíduos com mais de 70 anos. São mais comuns no colo sigmóide, que apresenta a maior pressão intraluminal. Em geral, os divertículos são assintomáticos, embora ocasionalmente possam sangrar. O tratamento da diverticulose consiste em dieta rica em fibras ou laxantes formadores de massa, como aqueles utilizados no tratamento da síndrome do colo irritável.

A diverticulite, que resulta da perfuração de um divertículo, ocorre em apenas 10 a 20% dos indivíduos com divertículos. Manifesta-se na forma de dor abdominal no quadrante inferior esquerdo, febre e constipação. Em geral, o diagnóstico é estabelecido através de enema de bário ou colonoscopia. O tratamento da diverticulite consiste na administração de antibióticos e, inicialmente, numa dieta com baixo teor de resíduos, consistindo em fórmulas enterais. Após a recuperação, o tratamento é igual ao da diverticulose. Pode ser necessária a realização de cirurgia.

Colite Ulcerativa — A colite ulcerativa é uma doença crônica de etiologia desconhecida. Trata-se de uma doença mediada imunologicamente, embora não se saiba qual o fator que desencadeia a resposta imune. A doença é observada predominantemente em adultos, de 20 a 50 anos de idade, embora possa acometer qualquer idade. É mais comum nas mulheres, em caucasianos e judeus e naqueles que residem em áreas urbanas. É rara entre africanos, asiáticos e americanos nativos.

A patologia da doença é característica. A mucosa do reto e do intestino é edematosa, com exsudato purulento sanguinolento. O reto quase sempre é afetado pela doença, que tem tendência a disseminar-se do reto para áreas mais proximais num padrão contínuo.

A diarréia sanguinolenta constitui a manifestação mais característica da colite ulcerativa. As fezes também podem ser purulentas. É comum a ocorrência de diarréia com até 20 a 30 evacuações por dia. Ocorrem também dor na parte inferior do abdome e febre. Em geral, os dados laboratoriais revelam leucocitose e anemia. O diagnóstico é estabelecido por sigmoidoscopia com biopsia da mucosa.

A evolução clínica da colite ulcerativa é variável, porém refratária. Ocorre remissão espontânea; entretanto, em geral, a evolução da doença caracteriza-se por exacerbações e remissões. Trata-se de uma doença permanente.

As complicações colônicas incluem perfuração com peritonite, megacolo tóxico em decorrência de intestino dilatado não-funcional e adenocarcinoma do colo. O risco de adenocarcinoma aumenta com a idade e com a extensão da doença. Nos pacientes com colite universal, é de cerca de 2 a 3% na doença de 10 anos de duração e de 20 a 25% após 20 anos de doença. O diagnóstico de carcinoma na presença de colite ulcerativa é difícil, visto que os sintomas da colite mascaram os sintomas do carcinoma. Devido à dificuldade em se estabelecer o diagnóstico de câncer de colo em pacientes com colite ulcerativa, o diagnóstico é freqüentemente retardado, e a taxa de mortalidade é superior a 50%.

Podem ocorrer também complicações extracolônicas, incluindo eritema nodoso, pioderma gangrenoso, uveíte, irite e uma variedade de doenças hepáticas, como hepatite crônica e colangite esclerosante primária, que habitualmente exige transplante de fígado.

O tratamento da colite ulcerativa consiste em fármacos que reduzem a inflamação, incluindo corticosteróides, azatioprina e metotrexato. Devido a seus efeitos colaterais, os corticosteróides não são recomendados para terapia a longo prazo. Além disso, são utilizadas preparações de salicilato de ação intestinal, como azulfidina, olsalamina e mesalamina. Essas últimas drogas são particularmente úteis para reduzir a freqüência das exacerbações da doença. Devido ao risco de câncer de colo e à superposição de complicações, a maioria dos pacientes é submetida a colectomia total nos primeiros 10 anos após a instalação da doença.

Doença de Crohn (Colite Granulomatosa) — Trata-se de uma inflamação granulomatosa que afeta tanto o colo quanto o intestino delgado. Quando afeta apenas o colo, é freqüentemente indistinguível da colite ulcerativa. À semelhança dessa última, a etiologia é desconhecida, porém os mecanismos imunes parecem desempenhar um importante papel. As manifestações clínicas e os achados laboratoriais da colite de Crohn são indistinguíveis daqueles da colite ulcerativa. A diferenciação é feita por biopsia intestinal, que pode revelar a inflamação granulomatosa característica. Quando não há inflamação granulomatosa, a doença de Crohn pode ser indistinguível da colite ulcerativa durante vários anos. As complicações da colite da Crohn são iguais às da colite ulcerativa, mas, além disso, incluem doença perirretal, como fissuras e fístulas anais.

O tratamento clínico da colite da Crohn é igual ao da colite ulcerativa. Entretanto, na colite de Crohn, todos os esforços são envidados para preservar o colo, visto que a cirurgia tende a empurrar a doença para cima no intestino. A cirurgia na doença de Crohn só está indicada para determinadas complicações, como perfuração e estenose.

TUMORES

Lesões Polipóides do Colo — Verifica-se a presença de pólipos colônicos em 5 a 30% da população com mais de 45 anos de idade. A prevalência aumenta com a idade. Devido à sua freqüência e por serem precursores do câncer de colo, os pólipos adenomatosos constituem alvos na triagem do câncer de colo.

Em geral, os adenomas são descobertos durante exames de triagem para câncer de colo; entretanto, podem manifestar-se também na forma de sintomas de sangramento retal, dor abdominal ou diarréia. A maioria dos pacientes apresenta 1 a 3 pólipos; entretanto, podem ser observados até 50. A maioria deles pode ser removida através de colonoscopia por eletrocautério com alça. Após remoção, tendem a recidivar, e assim é importante a realização de exames de acompanhamento. A recomendação atual consiste em colonoscopia de acompanhamento a cada 3 anos.

Câncer de Colo — As lesões malignas do colo incluem adenocarcinoma, linfoma, sarcoma, tumores carcinóides e, raramente, tumores metastáticos. Entretanto, 95% das neoplasias malignas do colo consistem em adenocarcinomas. Nos Estados Unidos, são notificados aproximadamente 130.000 novos casos com 55.000 mortes por ano. Trata-se da segunda causa mais comum de morte por câncer nos homens (após o câncer de pulmão) e nas mulheres (após o câncer de mama). Verifica-se o desenvolvimento dessa neoplasia em 1 entre 20 norte-americanos. A incidência do câncer de colo aumenta com a idade, e é mais comum na 7.ª década de vida.

Foram implicados fatores tanto ambientais quanto genéticos na etiologia do câncer de colo. Uma alta incidência de casos foi associada a uma baixa ingestão de fibras na dieta e elevado consumo de gordura animal. O aumento da prevalência do câncer de colo em parentes de pacientes portadores de câncer de colo indica que fatores genéticos também são importantes.

A patogenia molecular do câncer de colo é a mais bem compreendida entre todas as outras neoplasias. Em nível patológico, consiste numa seqüência de eventos que se manifestam por displasia, seguida de crescimento extenso e, por fim, transformação maligna. Em nível molecular, esses eventos são observados como uma acomodação de eventos de mutações envolvendo os genes supressores tumorais, oncogenes e genes de reparo do DNA. Os genes que sofrem mutação incluem o gene da polipose adenomatosa (APC), os genes de reparo de pareamento errado (MMR, *mismatch repair genes*), o oncogene K-ras, o gene p53 e o gene que sofre deleção no câncer de colo (DCC, *deleted in colon cancer gene*). Em 8% dos casos, os adenomas surgem com mutações do K-ras, DCC e p53. Acredita-se que, em breve, será possível efetuar uma triagem genética para a predisposição ao câncer de colo. Por enquanto, foi claramente demonstrado que a triagem do câncer de colo com exame de fezes para sangue oculto e sigmoidoscopia diminui a taxa de mortalidade. A recomendação atual para triagem inclui teste de sangue oculto nas fezes anualmente e sigmoidoscopia a cada 5 anos, a partir dos 50 anos de idade.

Fígado

O fígado é responsável pela síntese de colesterol, sais biliares, fosfolipídios e várias proteínas. Além disso, armazena e transforma os carboidratos. Uma importante função do fígado consiste na desintoxicação e excreção de substâncias exógenas.

Os aminoácidos são sintetizados pelo fígado a proteínas teciduais e plasmáticas, especialmente albumina. Além disso, ele sintetiza aminoácidos não-essenciais, bem como todos os fatores da coagulação, à exceção do Fator VIII. A glicose é armazenada no fígado sob a forma de glicogênio. Uma função visível do fígado consiste na conjugação da bilirrubina, um produto de degradação da hemoglobina. O fígado converte a bilirrubina numa forma polar, que pode ser excretada na bile e, em certo grau, na urina. A incapacidade de metabolizar e de excretar a bilirrubina resulta em icterícia, uma pigmentação amarelada da pele e da esclera, que constitui um importante sinal de hepatopatia.

Praticamente todas as substâncias exógenas lipossolúveis são metabolizadas no fígado. Essa função é efetuada, em grande parte, através de hidroxilação pelas oxidases de função mista, seguida de conjugação. Esse processo é responsável pela maior parte do metabolismo das drogas e constitui o aspecto fundamental de muitas interações farmacológicas.

O fígado é singular, uma vez que possui dois suprimentos sangüíneos. As veias do trato GI e do baço formam a veia porta, que perfunde o fígado e, normalmente, é responsável por cerca de 70% de seu suprimento sangüíneo. O fígado também recebe sangue arterial da artéria hepática. Cerca de um quinto do débito cardíaco flui normalmente através do fígado.

O fígado apresenta um número limitado de formas de responder à lesão, incluindo hepatite aguda, hepatite crônica e fibrose e formação de tumores. Além disso, existem diversas doenças metabólicas e de armazenamento do fígado hereditárias. A notável capacidade de regeneração do fígado evita a ocorrência de insuficiência terminal na maioria dessas doenças.

DOENÇAS

Hepatite Viral — A hepatite viral aguda é uma infecção sistêmica que se manifesta primariamente por ataque agudo dos hepatócitos. Foram identificados seis vírus hepatotrópicos (HAV, HBV, HCV, HDV, HEV, TTV). Esses vírus diferem no seu modo de transmissão, período de incubação, suscetibilidade à cronicidade e seqüelas (Quadro 56.1). O vírus da hepatite G também foi identificado, mas não parece causar doença hepática. Pelo menos um outro vírus, que ainda não foi identificado, é responsável por 10 a 15% dos casos de hepatite viral. Os vírus são identificados com base nos testes sorológicos (Quadro 56.1). A evolução clínica da hepatite viral aguda é semelhante para todos os vírus e caracteriza-se por uma doença semelhante à influenza, que pode ou não

Quadro 56.1 Comparação dos Tipos de Hepatite

ASPECTO	A	B	C	D	E
Vírus	RNA	DNA	RNA	RNA	RNA
Incubação					
Faixa (dias)	15-50	30-150	15-160	30-150	20-40
Média (dias)	30	75	50		27
Transmissão					
Fecal-oral	Sim	Não	Min[a]	?	Sim
Domiciliar	Sim	Min[a]	Min[a]	?	Sim
Vertical	Não	Sim	? Min[a]	?	?
Sangue	Rara	Sim	Sim	Sim	Não
Sexual	Não	Sim	Min[a]	?	?
Estado de portador	Não	Sim	Sim	Sim	Não
Risco de hepatite crônica	Não	10%	70%-90%	Sim	Não
Risco de câncer hepático	Não	Sim	Sim	?	Não
Prevenção					
Vacina	Sim	Sim	Não	Não	Não
Imunoglobulina	Sim	Sim	Não	Não	?
Taxa de mortalidade	≈0,15%	≈1%	≈0,5%	Alta	0,5%-1,5%

[a]Min = mínima.

estar associada com icterícia. Todos produzem alterações histológicas semelhantes no fígado e são diferenciados apenas pelos seus marcadores sorológicos distintos. Todos se caracterizam por elevações pronunciadas das enzimas aminotransferases — de 4 a 200 vezes —, com elevação apenas discreta da fosfatase alcalina, pouca ou nenhuma redução da albumina sérica e hiperbilirrubinemia em 20 a 30% dos pacientes. A doença mais grave pode manifestar-se por prolongamento do tempo de protrombina ou redução da albumina sérica.

A **hepatite A** é responsável por cerca de 45% dos casos de hepatite clínica nos Estados Unidos e por 20 a 25% dos casos de hepatite viral no mundo inteiro. É causada por picornavírus de RNA de 27 nm. O vírus provoca lesão através de mecanismos imunes tanto celulares quanto não-celulares. Verifica-se a produção de anticorpos IgM (IgM anti-HAV) no início da evolução da doença, que tipicamente persistem por 2 a 6 meses. A IgG (IgG anti-HAV), que aparece no final da doença aguda, persiste por vários anos e, provavelmente, confere imunidade permanente. A hepatite A ocorre em formas esporádicas e epidêmicas. Ocorre epidemia em associação a fontes alimentares comuns, como mariscos, água de poço ou contaminação do alimento em restaurantes. O período de incubação é de 15 a 50 dias. Tipicamente, observa-se um período prodrômico, caracterizado por mal-estar, anorexia, cefaléia e alterações do paladar, que ocorre dentro de cerca de 3 semanas após a exposição. Pouco depois, o paciente pode apresentar urina escura, fezes de cor castanho-amarelada e desconforto leve no hipocôndrio direito. Dentro de poucos dias, pode ocorrer icterícia. Entretanto, a maioria dos pacientes não apresenta icterícia. A recuperação costuma ser completa dentro de 3 meses após a exposição. A hepatite fulminante, que ocorre em apenas 0,1% dos casos, é rara, mas pode ser fatal, especialmente em indivíduos de meia-idade e idosos.

A incidência da hepatite A está diminuindo nos países desenvolvidos, presumivelmente em decorrência de melhores padrões de vida. Além disso, tende a ocorrer numa idade mais avançada — o que caracteriza a maioria das infecções entéricas nos países desenvolvidos. As implicações desse fato são consideráveis, visto que a imunoglobulina sérica inespecífica tem menos probabilidade de ser protetora, uma vez que houve exposição de menor número de indivíduos no *pool* de doadores. Além disso, a doença tende a ser mais virulenta nos indivíduos de meia-idade e idosos, e a prevalência da hepatite fulminante é de cerca de 0,5%.

A hepatite A pode ser evitada mediante imunização passiva com imunoglobulina sérica específica ou imunização ativa com vacina do vírus da hepatite A. A imunização passiva confere imunidade passiva-ativa ao converter a infecção manifesta em infecção subclínica, enquanto ainda permite o desenvolvimento de anticorpos. A proteção dura cerca de 6 meses. A observação de que a imunoglobulina é capaz de transmitir a hepatite C leva a uma certa preocupação. Felizmente, foi desenvolvida uma vacina que, hoje em dia, é amplamente utilizada.

A **hepatite B** é causada por um vírus de DNA de 42 nm, membro da família dos hepadnavírus. A hepatite B é responsável por 34% dos casos de hepatite no mundo desenvolvido. O vírus é constituído por um cerne e por um envoltório superficial. O cerne é formado no núcleo do hepatócito e contém DNA-polimerase, antígeno do cerne (HBcAg) e antígeno *e* (antígeno BBe). As partículas de superfície (HBsAg) são formadas no citoplasma e complexadas com um determinante comum, a, e quatro subdeterminantes, d, y, w e r. Os quatro principais determinantes são adw, adr, ayw e ayr. Como o vírus se replica de conformidade com as características da família, esses determinantes são úteis em estudos epidemiológicos. O DNA é de filamento duplo e circular, com quatro estruturas de leitura abertas. O antígeno de superfície da hepatite B aparece precocemente na evolução da doença clínica e persiste até quase o final do curso clínico. A persistência do HBsAg indica estado de portador ou hepatite crônica. Entretanto, pode estar ausente na hepatite fulminante. A resposta imune ao HBV produz anticorpos contra o antígeno de superfície (anti-BB), que aparecem no final da doença clínica. Por vezes, existe um período perto do final da doença em que nem o HBsAg nem os anti-HB são detectáveis por radioimunoensaio, visto que nenhum deles está presente em excesso. Nesses períodos, a detecção da IgM anti-HBc é útil para estabelecer o diagnóstico de hepatite aguda. Isso é especialmente útil em pacientes com hepatite fulminante. O desenvolvimento dos anticorpos HBeAg está associado a recuperação da doença e imunidade permanente. O HBeAg correlaciona-se com a síntese do vírus e indica infectuosidade. Persiste por apenas algumas semanas. A persistência depois de 3 meses implica cronicidade. O anti-HBe é um marcador de infectuosidade baixa ou ausente e fornece uma forte evidência quanto à ocorrência de recuperação. Entretanto, o melhor marcador da hepatite B atualmente consiste na determinação do DNA por PCR. A PCR é utilizada para monitorar os níveis de viremia nos pacientes, particularmente aqueles que estão sendo tratados.

A hepatite B é transmitida por líquidos corporais, primariamente por via parenteral ou por contato sexual nos países desenvolvidos e por contato vertical (isto é, da mãe para o filho) nos países subdesenvolvidos. Estima-se que 300.000.000 de indivíduos estejam infectados no mundo inteiro. Observa-se uma elevada taxa de infectuosidade nos homens homossexuais. A taxa de transmissão da mãe para o recém-nascido é de 70 a 90%, e a maioria dos lactentes infectados desenvolve doença crônica. É por esse motivo que, hoje em dia, todas as gestantes são submetidas ao teste para hepatite B, com imunização subseqüente do lactente se a mãe estiver infectada. Os profissionais de saúde, especialmente cirurgiões e dentistas, também correm alto risco. Nos Estados Unidos, o risco residual de transfusão de hemoderivados é atualmente estimado em 1 em 163.000.

A evolução clínica da hepatite B assemelha-se à de outros tipos de hepatite viral, porém tende a ser mais grave que a da hepatite A ou C, especialmente nos adultos. Mesmo assim, a maioria dos casos não apresenta icterícia e passa despercebida. Ocorre hepatite fulminante em 1% dos pacientes com hepatite B aguda. Um aspecto característico da hepatite B é a sua propensão a se tornar crônica e, por fim, a causar cirrose e carcinoma hepatocelular. A hepatite B, numa base mundial, constitui a causa mais comum de carcinoma hepatocelular.

A hepatite B pode ser evitada através de imunização passiva (imunoglobulina anti-hepatite B, HBIG) ou imunização ativa. Idealmente, deveria ser feita uma vacinação universal. Entretanto, devido a seu custo, essa prática está sendo incorporada gradualmente na maioria dos países. Um programa de vacinação universal em Taiwan demonstrou uma redução da taxa de mortalidade do carcinoma hepatocelular.

Hepatite D (Delta) — O agente delta é uma partícula de RNA incompleta, de 36 nm, que necessita da presença do antígeno de superfície da hepatite B para a sua ativação e replicação. Por conseguinte, trata-se de um vírus satélite. É muito infeccioso e está fortemente associado ao abuso de drogas IV. Pode ocorrer como infecção simultânea com a hepatite B (co-infecção) ou infecção superposta (superinfecção). Tipicamente, a co-infecção segue a mesma evolução que a hepatite B e sofre resolução espontânea com a hepatite B. Com freqüência, a superinfecção resulta em evolução grave, e deve-se suspeitar de sua presença num paciente com hepatite B crônica que piora. A hepatite D é diagnosticada por testes sorológicos (IgM anti-HDV, HDVAg) ou por PCR do RNA do HDV. Por razões que ainda não estão bem definidas, o carcinoma hepatocelular ocorre menos comumente em pacientes com hepatite B que apresentam co-infecção ou superinfecção com HDV.

Hepatite C — O vírus da hepatite C, previamente conhecido como vírus não-A não-B, foi isolado em 1989. Trata-se de um vírus de RNA de filamento simples com envoltório, responsável por 10 a 20% dos casos de hepatite aguda. Como a maioria dos indivíduos (isto é, 80 a 85%) torna-se cronicamente infectada, a infecção acomete 1 a 2% da população. Assim, por exemplo, nos Estados Unidos, estima-se que 3,9 milhões de pessoas estejam infectados. O vírus é identificado por testes sorológicos (anti-HCV) ou por PCR do HCV. Existem várias subespécies do vírus, sendo a Ia e a Ib as mais comuns nos Estados Unidos. As subespécies Ia e Ib tendem a estar associadas a cargas virais maiores e a uma doença mais virulenta. A prevalência da hepatite C no mundo é estimada em 170 milhões. O vírus é transmitido primariamente através dos líquidos corporais, com alguma transmissão vertical e sexual. Em algumas áreas, mais de 50% dos usuários de drogas e hemofílicos são infectados. O risco de infecção com parceiro sexual regular é de 1 a 3% por ano. Entretanto, devido ao grande número de indivíduos cronicamente infectados, a transmissão sexual é provavelmente responsável por uma grande parcela dos casos. Devido à triagem dos doadores de sangue, o risco residual de transmissão pelo sangue nos Estados Unidos é, atualmente, de 1 em 103.000.

A evolução clínica da hepatite C assemelha-se à de outros tipos de hepatite viral, porém tende a ser mais leve e, em geral, passa despercebida. Apenas 20 a 25% dos pacientes apresentam icterícia. É rara a ocorrência de hepatite fulminante. O aspecto mais característico dessa infecção consiste na sua tendência a se tornar crônica, com o desenvolvimento de hepatite crônica em 85% dos pacientes. Desses, 20 a 25% irão desenvolver cirrose, e muitos desses últimos acabam desenvolvendo carcinoma hepatocelular.

A prevenção da hepatite C tem sido difícil. É interessante observar que a incidência da doença está diminuindo, presumivelmente devido a um declínio no uso compartilhado de agulhas por usuários de drogas IV.

O tratamento da hepatite C aguda com interferon alfa é altamente eficaz na prevenção da hepatite crônica.

A **hepatite E** é causada por um vírus de RNA de filamento simples, sem invólucro, de 35 nm, semelhante ao da hepatite A. É responsável pela ocorrência de hepatite esporádica epidêmica nos climas tropical e semitropical e em pessoas que retornam dessas regiões. Nos Estados Unidos, foram relatados alguns casos em indivíduos que não viajaram para o exterior. O agente é transmitido entericamente e tem sido detectado nas fezes e no soro utilizando-se a PCR.

A evolução clínica assemelha-se à da hepatite A, uma vez que infecta tipicamente indivíduos jovens e possui evolução autolimitada que não está associada a cronicidade. Um aspecto peculiar da doença consiste na sua evolução virulenta durante a gravidez, com taxas de mortalidade de cerca de 20%.

A hepatite aguda é causada por vírus ou toxinas. As causas mais importantes de hepatite aguda nos Estados Unidos são os vírus da hepatite A, B e C.

PREVENÇÃO DAS HEPATITES VIRAIS

Hepatite A — O controle ideal baseia-se numa boa higiene geral, descarte seguro das fezes e identificação das epidemias. A imunoglobulina sérica mostra-se eficaz na prevenção ou modificação da hepatite A em mais de 50% dos indivíduos expostos. Entretanto, um aspecto preocupante é que, com a redução da incidência de hepatite A na população jovem, uma quantidade cada vez menor da imunoglobulina específica misturada está sendo eficaz na prevenção da hepatite A. Foi desenvolvida uma vacina altamente eficaz com vírus da hepatite A.

Hepatite B — A maneira mais útil de prevenção da hepatite B consiste em evitar múltiplos parceiros sexuais e o uso de drogas IV. A imunoglobulina específica da hepatite B (HBIG) parece ser eficaz na prevenção da hepatite B em cerca de 75% dos casos. Existe também uma vacina eficaz para a prevenção da hepatite B (Energix B ou Recombivax V).

Hepatite C — Não existe nenhum método conhecido de prevenção da hepatite C. A imunoglobulina misturada não é eficaz, e não existe nenhuma vacina.

Hepatite Crônica — Constitui a manifestação patológica e clínica de um grupo heterogêneo de distúrbios, tanto genéticos quanto adquiridos. Possuem em comum uma reação inflamatória crônica dirigida contra o hepatócito. Sem dúvida alguma, as causas mais comuns consistem nos vírus da hepatite B e da hepatite C, que são responsáveis por 70 a 80% dos casos na maioria das séries. O restante é representado pela hepatite auto-imune crônica, doença de Wilson e uso de certas drogas. Os distúrbios podem ser distinguidos com base em vários testes sorológicos. A compreensão dessas doenças ampliou-se, em grande parte, no decorrer dos últimos 20 anos e foi estimulada pela descoberta dos vírus da hepatite.

A infecção crônica pelo vírus da hepatite B constitui a causa mais importante de hepatite crônica no mundo inteiro. A lesão hepática resulta de um ataque imune inflamatório contra os hepatócitos. Na maioria dos pacientes, o vírus da hepatite B não é, em si, citopático. As células infectadas não são eliminadas, permitindo um ataque contínuo. Na situação habitual, o hepatócito expressa marcadores de superfície celular (nesse caso, HBcAg e antígeno HLA da Classe I). A seguir, os linfócitos sensibilizados atacam os hepatócitos infectados. A expressão dos marcadores HLA é estimulada pelo interferon. Atualmente, há evidências consideráveis de que os pacientes com hepatite B crônica apresentam deficiência de interferon e, conseqüentemente, são incapazes de expressar os marcadores HLA que estimulariam uma resposta apropriada dos linfócitos. Essa deficiência é provavelmente genética em algumas populações e adquirida em outras. A deficiência adquirida ocorre em conseqüência da transfecção do cromossomo 9 no local que codifica o interferon.

A descoberta da deficiência de interferon na hepatite B crônica levou ao uso bem-sucedido do interferon como tratamento em alguns desses pacientes. Cerca da metade dos pacientes responde com perda da replicação viral, redução da inflamação e, em alguns casos, perda dos marcadores da infecção da hepatite B, incluindo HBsAg. Em geral, os pacientes com níveis das enzimas aminotransferases (ALT ou AST) de 100 a 200, níveis de DNA inferiores a 100 e HBeAg positivo respondem melhor. O tratamento consiste na administração diária de 5 milhões de unidades por via subcutânea, durante 6 meses. Dentro de cerca de 12 ou 14 semanas, pode-se esperar a ocorrência de uma exacerbação da hepatite. Trata-se de um bom sinal, que geralmente está associado à conversão do HBeAg em anti-HBe e à interrupção da replicação viral. A resposta, uma vez obtida, costuma ser prolongada, com taxa de recidiva de apenas 2 a 3% por ano.

Hepatite C Crônica — A hepatite C representa a causa mais comum de hepatite crônica nos Estados Unidos. Oitenta por cento dos casos de hepatite C aguda tornam-se crônicos, e, na maioria dos pacientes, essa infecção persiste por toda a vida. Cerca de 20 a 30% dos pacientes com hepatite C crônica evoluem para hepatite crônica grave, cirrose e, em alguns casos, carcinoma hepatocelular no decorrer de um período de 20 a 30 anos. A notável capacidade dessa infecção de persistir constitui uma de suas principais características singulares. Os mecanismos envolvidos estão apenas parcialmente elucidados. Isso parece constituir, em grande parte, um aspecto da capacidade do vírus de sofrer mutação sob pressão imune. Assim, a despeito da produção de anticorpos, ocorre mutação do vírus, permitindo o aparecimento de cepas recém-formadas (conhecidas como *quase-espécies*) que escapam à detecção imune. Além disso, parece que o vírus é capaz de regular a sua replicação no fígado, reduzindo-a para escapar à detecção imune, enquanto persiste nesse órgão numa forma quiescente.

A história natural da doença hepática progride desde a hepatite aguda até a hepatite crônica, hepatite crônica grave, cirrose e, por fim, carcinoma hepatocelular em alguns pacientes. A taxa e a freqüência dessa progressão estão provavelmente relacionadas com o genótipo viral específico e o ambiente no qual existe esse genótipo. Por exemplo, nos Estados Unidos, predominam os genótipos Ia e Ib, que tendem a ser bastante agressivos, mas que tipicamente não levam ao desenvolvimento de carcinoma hepatocelular. No Japão, onde predominam também Ia e Ib, o carcinoma hepatocelular é mais comum, sugerindo a atuação de fatores ambientais na história natural da doença. O mecanismo de carcinogênese permanece desconhecido, porém acredita-se que o vírus da hepatite C destrói preferencialmente as células normais, permitindo a replicação de células que sofreram mutação para o gene supressor tumoral, o receptor do fator de crescimento insulino-símile de manose-6-fosfato 11, deixando um clone de células suscetíveis à carcinogênese.

O diagnóstico da hepatite C crônica é estabelecido pela detecção do vírus da hepatite por PCR e biopsia hepática, que é particularmente útil na determinação da gravidade e do prognóstico.

Os pacientes com hepatite C crônica são, em sua maioria, assintomáticos. Com efeito, na maior parte dos casos, os pacientes são diagnosticados incidentalmente quando a realização de testes de triagem revela uma elevação das enzimas aminotransferases ou quando são submetidos a triagem devido a transfusões sangüíneas efetuadas antes de 1991, ano em que foi introduzida a triagem de rotina dos hemoderivados. Quando ocorrem sintomas, predomina o mal-estar.

Um dos aspectos clínicos mais característicos da hepatite C consiste numa ampla série de manifestações auto-imunes extra-hepáticas. Cerca de 60% dos pacientes produzem auto-anticorpos, incluindo anticorpo antinuclear (28%), fator reumatóide (21%), anticorpos antitireóideos (20%), anticorpos antimúsculo liso (11%) e anticorpos microssomais antifígado anti-rim Tipo 1. Mais de 20% dos pacientes apresentam doença auto-imune concomitante, incluindo doença desencadeada por auto-antígenos e doença desencadeada por antígenos estranhos (imunocomplexos). As doenças por auto-antígenos incluem tireoidite auto-imune, síndrome seca, miastenia grave, líquen plano, diabetes melito Tipo 2 e várias outras doenças. Essas doenças tendem a ocorrer em pacientes HLA DR3-positivos. As doenças induzidas por antígenos estranhos tendem a ocorrer em pacientes DR4-positivos e incluem nefrite glomerular, poliarterite nodosa, crioglobulinemia mista, vasculite, sinovite e urticária.

O tratamento da hepatite C crônica consiste em alfa-interferon ou interferon consensual, que podem ou não ser administrados em combinação com ribavirina. As terapias aprovadas por ocasião da publicação desta edição incluem interferon 3 MU por via subcutânea, três vezes por semana, com ou sem ribavirina, 1,0 a 1,2 g ao dia. Entretanto, estudos recentes sugerem que o uso de doses mais altas e doses diárias é mais eficaz. Por conseguinte, é comum usar uma terapia de indução com 10 MU de interferon diariamente, durante 1 semana, seguida de 5 MU ao dia, durante 1 ano. Com esse esquema, as taxas de remissão prolongada são de cerca de 50%.

Hepatite Crônica Auto-imune — Trata-se também de um grupo heterogêneo de distúrbios que podem ser distinguidos com base nos testes sorológicos. A hepatite auto-imune Tipo I caracteriza-se pela presença de anticorpos antinucleares (50 a 80%), anticorpos antimúsculo liso e anticorpos antimitocondriais em baixos títulos. Os pacientes com Tipo II apresentam anticorpos microssomais antifígado anti-rim na ausência de anticorpos antinucleares. Entretanto, ainda não se sabe se os diferentes tipos de hepatite auto-imune apresentam evoluções ou respostas diferentes ao tratamento. É menos comum do que a hepatite B ou C crônica. As características clínicas incluem predomínio no sexo feminino, idade jovem, associação a auto-anticorpos e outros distúrbios auto-imunes, presença de hiperglobulinemia e resposta praticamente universal aos corticosteróides. A hepatite crônica auto-imune está associada aos fenótipos HLA B8, DR3 e DR4.

É interessante assinalar que os pacientes com hepatite crônica viral ou auto-imune associada a outros distúrbios auto-imunes têm mais tendência a exibir o fenótipo DR4. Os pacientes com fenótipo DR3 tendem a ser mais jovens, apresentam doença mais agressiva e sofrem mais freqüentemente recidiva com terapia imunossupressora. Os pacientes com fenótipo DR4 tendem a exibir níveis séricos mais elevados de imunoglobulinas, alta incidência de outros distúrbios auto-imunes e resposta mais satisfatória à terapia com corticosteróides. Em geral, a doença é progressiva, com o desenvolvimento de cirrose e insuficiência hepática dentro de poucos anos.

Do ponto de vista clínico, a doença é altamente variável. Os pacientes são, em sua maioria, assintomáticos, embora possa ocorrer cansaço incapacitante. É típico observar níveis moderadamente elevados (2 a 5 vezes) das enzimas aminotransferases. Os níveis de bilirrubina podem estar levemente aumentados. Em geral, as alfa-globulinas séricas estão elevadas, enquanto a albumina pode estar diminuída. Os corticosteróides melhoram acentuadamente o prognóstico da hepatite crônica auto-imune. A esteroidoterapia inicial é titulada pelos níveis séricos das aminotransferases. Os pacientes devem ser mantidos indefinidamente com baixas doses de esteróides após a obtenção da resposta inicial. A azatioprina, em doses que dificilmente causam linfopenia, também mantém a remissão.

Doença de Wilson — A doença de Wilson é um distúrbio autossômico recessivo do metabolismo do cobre que se manifesta primariamente como doença neuropsiquiátrica ou doença hepática. Apresenta uma freqüência gênica de 1/200 e uma freqüência de doença de 1/30.000. Foram identificadas mais de 30 mutações diferentes no cromossomo 13. A doença de Wilson manifesta-se habitualmente antes dos 30 anos de idade, embora tenham sido descritos vários pacientes com 50 e 60 anos de idade. Por motivos desconhecidos, as crianças tendem a apresentar comprometimento predominantemente hepático, enquanto os adolescentes e adultos apresentam as manifestações neuropsiquiátricas. As manifestações hepáticas consistem em hepatite fulminante, hepatite crônica e cirrose. Praticamente não ocorre carcinoma hepatocelular em pacientes com doença de Wilson. Em cerca de 25% dos casos, há evidências de comprometimento de mais de um sistema orgânico por ocasião do diagnóstico.

Os achados laboratoriais característicos incluem elevação moderada das aminotransferases (2 a 5 vezes), níveis normais ou quase normais de fosfatase alcalina e ausência ou quase ausência da proteína transportadora de cobre, a ceruloplasmina. O papel da ceruloplasmina na patogenia da doença de Wilson é desconhecido. Entretanto, o gene da ceruloplasmina localiza-se no cromossoma 3, e não no cromossoma 13, de modo que a deficiência de ceruloplasmina provavelmente representa um aspecto secundário. A fisiopatologia subjacente, independentemente do mecanismo envolvido, consiste na incapacidade de excretar o cobre biliar, que se acumula em vários tecidos, levando às manifestações clínicas características, que consistem em alterações neuropsiquiátricas, incluindo alteração do comportamento, psicose, sinais extrapiramidais e sinais cerebelares ou pseudobulbares. A presença de anéis em torno da córnea, conhecidos como anéis de Kayser-Fleischer, é praticamente patognomônica; entretanto, esses anéis freqüentemente estão ausentes em pacientes mais jovens com doença hepática. Outras manifestações da doença de Wilson incluem disfunção tubular renal proximal, osteopenia, osteoartropatia e hemólise.

O diagnóstico baseia-se no achado de distúrbios do metabolismo do cobre, incluindo redução ou ausência da ceruloplasmina sérica, excreção urinária de cobre superior a 100 mg por dia e concentração hepática de cobre que ultrapassa 250 mg/g de tecido hepático.

A doença de Wilson não-tratada é fatal. O tratamento, que deve ser administrado durante toda a vida, consiste em terapia de quelação com D-penicilamina. Os pacientes que desenvolvem hepatite fulminante morrem, a não ser que sejam submetidos a transplante de fígado. Os pacientes com hepatite crônica progridem finalmente para a cirrose, a despeito do tratamento, e também necessitam de transplante de fígado.

Hepatite Induzida por Fármacos — A outra causa de hepatite crônica, entre as principais categorias, é a hepatite induzida por fármacos. Foram incriminados diversos fármacos, incluindo metildopa, nitrofurantoína, isoniazida, cetoconazol e acetaminofeno. As mulheres parecem ser mais suscetíveis, e, com freqüência, existe um antecedente de doença auto-imune. O quadro clínico simula o da hepatite crônica auto-imune. O tratamento consiste na interrupção do fármaco.

Cirrose — A cirrose (do grego *kirrhos* = amarelo) é definida por um aumento difuso do tecido fibroso no fígado, com a presença de nódulos regenerativos. A fibrose resulta da fibrogênese ativa. Em geral, acredita-se que a fibrogênese seja estimulada por citocinas liberadas durante a inflamação e a ocorrência de necrose. Praticamente todas as doenças hepáticas crônicas podem levar finalmente ao desenvolvimento de cirrose. O tecido fibroso provoca deformação da arquitetura do fígado, com perda da função normal. Embora ocorra regeneração dos hepatócitos, a arquitetura deformada compromete a função global do órgão.

Sem dúvida alguma, as causas mais comuns de cirrose nos Estados Unidos consistem no consumo de álcool e na hepatite C crônica. Outras causas incluem hepatite crônica de todos os tipos, cirrose biliar primária, hemocromatose, doença de Wilson e deficiência de alfa-1 antitripsina. O paciente típico com cirrose alcoólica consumiu cerca de 500 mL de uísque por dia durante 15 anos. Entretanto, a maioria dos pacientes que consomem essa grande quantidade de álcool nunca desenvolve cirrose. É provável que a ocorrência de cirrose seja geneticamente determinada. No caso da cirrose alcoólica, apenas cerca de 20% dos pacientes alcoólatras desenvolvem cirrose.

A apresentação clínica da cirrose resulta primariamente do desenvolvimento de hipertensão porta e da perda da função hepatocelular. A hipertensão porta resulta da resistência do fluxo através do fígado. A pressão aumentada no sistema porta é transmitida nesse sistema, especialmente na veia coronária, produzindo *varizes esofágicas*; nas veias gástricas, levando ao desenvolvimento de *varizes gástricas;* e na veia mesentérica inferior, causando *hemorróidas*. Quando a pressão atinge determinado nível, essas veias tendem a romper, causando hemorragia GI. Isso ocorre particularmente com as varizes gástricas e esofágicas.

Outra manifestação da cirrose é a *ascite,* isto é, o acúmulo de líquido na cavidade abdominal. A fisiopatologia da formação da ascite é complexa, porém os dois aspectos mais importantes parecem consistir numa elevação da pressão hidrostática na circulação porta, em conseqüência da hipertensão porta, e em redução da pressão oncótica, devido ao desenvolvimento de hipoalbuminemia. A hipoalbuminemia é causada pela síntese diminuída de albumina nos hepatócitos e pela perda de albumina da superfície do fígado. Isso resulta em diminuição da pressão oncótica na circulação (devido à síntese diminuída de albumina) e em aumento da pressão oncótica no espaço peritoneal livre (devido à albumina no espaço peritoneal). Esses fatores combinados favorecem o acúmulo de líquido no espaço abdominal. A perda de líquido do espaço intravascular provoca hiperaldosteronismo secundário, que ativa o sistema da renina-angiotensina, causando retenção de sódio e de água pelos rins. Assim, forma-se um ciclo vicioso, dirigido para a retenção de líquido.

A *encefalopatia portossistêmica (EPS)* é outra manifestação da cirrose, que se caracteriza por um espectro de declínio da função mental e neurológica. Acredita-se que a EPS ocorra devido à incapacidade do fígado de remover produtos nocivos do metabolismo proteico, particularmente a amônia. Essa incapacidade é devida à perda dos hepatócitos ou ao *shunting* de hepatócitos em decorrência da hipertensão porta. Os sintomas típicos incluem reversão do sono, hipersonia, apatia, alterações da personalidade e deterioração intelectual. Podem-se observar anormalidades neurológicas, como fala indistinta, asterixe e reflexos tendíneos profundos exagerados. O diagnóstico é estabelecido com base nas manifestações clínicas.

Outras características clínicas incluem as manifestações do excesso de feminização, devido ao efeito tóxico do álcool sobre a função testicular e à incapacidade do fígado de metabolizar os estrogênios. O efeito final do excesso de feminização consiste em angioma aracniforme, eritema palmar, contratura de Dupuytren, aumento das parótidas, ginecomastia e atrofia testicular.

Sinais e Sintomas — As manifestações mais características da cirrose consistem em icterícia e ascite. Entretanto, pode ocorrer início insidioso, caracterizado por fraqueza, fadiga, anorexia e, por fim, sinais de EPS, incluindo reversão do sono, apatia, esquecimento, confusão, euforia e alterações da personalidade. A cortesia social é freqüentemente perdida. Por fim, ocorrem estupor e coma. Nessa ocasião, os achados neurológicos podem incluir asterixe, fala indistinta, rigidez muscular, hiper-reflexia e, por vezes, sinais neurológicos localizantes. Tipicamente, a cirrose biliar primária apresenta manifestações singulares, como prurido, urina escura, fezes pálidas, esteatorréia e xantelasma.

As anormalidades laboratoriais incluem hiperbilirrubinemia, hipoalbuminemia, tempo de protrombina prolongado e níveis ligeiramente elevados de AST e ALT. Pode haver pancitopenia. Na cirrose biliar primária, os níveis séricos de fosfatase alcalina estão acentuadamente elevados, bem como o nível sérico de colesterol. Verifica-se a presença de anticorpos antimitocondriais no soro.

A evolução clínica da cirrose é habitualmente inexorável. Nos pacientes alcoólatras, essa evolução desfavorável pode continuar, a despeito da abstinência. O evento fatal consiste habitualmente na ocorrência de hemorragia de varizes esofágicas, infecção ou encefalopatia hepática.

Não existe nenhum tratamento curativo específico para qualquer forma de cirrose. Entretanto, o prognóstico na cirrose alcoólica melhora com a abstinência. O prognóstico na hepatite crônica auto-imune melhora com a terapia contínua com baixas doses de corticosteróides ou tratamento com azatioprina. Um estudo preliminar mostrou ser o metotrexato parcialmente eficaz no tratamento da cirrose biliar primária. A cirrose da hemocromatose é tratada através de remoção do ferro por flebotomia; entretanto, há poucas evidências de que, uma vez instalada a cirrose, o prognóstico seja melhorado. O prognóstico da doença de Wilson é melhorado através de terapia de quelação do cobre com D-penicilamina. Os estudos realizados mostraram que a evolução da hepatite B crônica e da hepatite C crônica melhora com tratamento com alfa-interferon. Entretanto, o transplante de fígado continua sendo o tratamento de escolha para pacientes com doença hepática terminal.

Vesícula Biliar e Cálculos Biliares

A vesícula biliar armazena e concentra bile. Trata-se do local habitual de formação de cálculos biliares.

Fisiologia Normal — A vesícula biliar recebe passivamente a bile secretada pelo fígado. O processo de enchimento é facilitado pela secreção da bile e fechamento do esfíncter de Oddi entre as refeições, o que permite o enchimento da vesícula biliar, que concentra bile e, a seguir, se contrai após as refeições para esvaziar o seu conteúdo no intestino, onde a bile solubiliza os lipídios para a digestão e absorção. A vesícula biliar contrai-se e libera a bile concentrada em resposta à colecistocinina liberada pela mucosa duodenal durante as refeições.

A bile constitui o principal produto secretor do fígado. A bile é constituída de água, na qual estão solubilizadas pequenas quantidades de colesterol, fosfolipídios e sais biliares. Contém também bilirrubina, que lhe confere a sua cor amarela característica. A bile torna-se cada vez mais concentrada à medida que flui pela árvore biliar, atingindo uma concentração 10 a 20 vezes maior na vesícula biliar, que absorve a água. O colesterol é insolúvel na água, porém é dissolvido na bile através de sua incorporação a micelas mistas e pequenas vesículas. As micelas mistas são compostas de ácidos biliares, que são detergentes, e de lecitina, que, juntos, solubilizam o colesterol. Existe um limite na quantidade de colesterol capaz de ser dissolvida nas micelas. Se essa quantidade for ultrapassada, o colesterol precipita, predispondo à formação de cálculos biliares.

Os ácidos biliares são sintetizados a partir do colesterol nos hepatócitos. Os ácidos biliares primários, o ácido cólico e o ácido quenodesoxicólico, são conjugados no fígado e excretados na bile, atingindo finalmente o intestino delgado, onde atuam na solubilização dos lipídios. Cerca de um terço dos ácidos biliares primários secretados na bile é convertido pelas bactérias intestinais nos ácidos biliares secundários, o ácido litocólico e o ácido desoxicólico, que são eliminados nas fezes. Os ácidos biliares primários remanescentes são reabsorvidos na parte terminal do íleo e retornam ao fígado para serem reciclados, constituindo a circulação êntero-hepática. Essa massa de ácidos biliares recirculantes, denominada reservatório de ácidos biliares, recircula aproximadamente duas vezes a cada refeição. A maior parte da reabsorção ocorre nos 100 cm finais do íleo terminal, resultando numa alta concentração de ácidos biliares que participam na digestão no nível do jejuno e íleo proximal. A perda dos 100 cm finais do íleo terminal, como a que ocorre com cirurgia ou na presença de enterite regional (doença de Crohn), resulta em má absorção de gordura, diminuição da absorção de lipídios e diarréia (induzida por ácidos biliares no colo).

COLELITÍASE (CÁLCULOS BILIARES) — Os cálculos biliares são classificados de acordo com a sua composição: cálculos de colesterol, de pigmentos e mistos. Os cálculos mistos são, sem dúvida alguma, os mais comuns. Consistem predominantemente em colesterol, mas contêm também pigmentos biliares, sais de cálcio e proteína. Provavelmente, possuem uma patogenia semelhante à dos cálculos de colesterol puros. Com freqüência, são múltiplos, com centro castanho, invólucro duro e superfície facetada. Os cálculos de pigmento contêm pigmento biliar, como o bilirrubinato. São pretos, redondos e amorfos, e de consistência dura. Nos Estados Unidos, dois terços dos cálculos biliares são predominantemente cálculos de colesterol.

Epidemiologia — Estima-se que 24 milhões de norte-americanos sejam portadores de cálculos biliares. Nos indivíduos com mais de 65 anos de idade, a incidência aproxima-se de 30%. Os cálculos de colesterol e os cálculos mistos são três vezes mais comuns em mulheres de idade fértil do que nos homens. A incidência aumenta nos indivíduos obesos, idosos, mulheres multíparas ou pacientes cirróticos. A incidência ultrapassa 70% em mulheres de algumas tribos de índios americanos.

Fisiopatologia — A patogenia da formação de cálculos biliares de colesterol foi esclarecida. A incapacidade de solubilizar o colesterol leva à sua precipitação e, potencialmente, à formação de cálculo biliar. Os indivíduos normais podem secretar bile litogênica (supersaturada com colesterol) em jejum, quando a secreção de ácidos biliares é mínima, porém nem todos desenvolvem cálculos biliares. Entretanto, foram identificados certos defeitos em pacientes com cálculos biliares de colesterol. As pessoas magras com cálculos biliares tendem a apresentar uma redução na secreção biliar de ácidos biliares e fosfolipídios. Os indivíduos obesos secretam quantidades excessivas de colesterol na bile. Certas drogas, como clofibrato, nicotina e estrogênio, predispõem à hipersecreção de colesterol e à formação de cálculos biliares. Alguns indivíduos apresentam um reservatório de ácidos biliares reduzido devido à perda de ácidos biliares que excede a taxa máxima de síntese hepática de ácidos biliares. Por exemplo, a ressecção ou a doença inflamatória crônica do íleo podem causar perda efetiva de sais biliares, assim como a ingestão crônica da resina de ligação colestiramina.

Após a formação de um cristal em decorrência da precipitação de colesterol da bile, o cristal pode crescer, ou pode ocorrer a agregação de vários cristais. Essa fase na formação dos cálculos biliares não está bem elucidada. Os fatores que promovem ou que retardam a nucleação estão apenas parcialmente esclarecidos. Entretanto, a mucina, uma glicoproteína secretada pela vesícula biliar, pode atuar como fator nucleante, enquanto se acredita que as apoproteínas AI e AII retardam a nucleação. Existem fatores nucleantes na bile que parecem promover a precipitação de cristais de colesterol. O processo de crescimento dos cálculos biliares parece envolver a captação de cristais pelo muco da vesícula biliar, podendo o processo ser favorecido pelo esvaziamento inadequado da vesícula biliar.

As informações relativas à formação de cálculos de pigmento são escassas. Muitos pacientes apresentam uma produção aumentada de bilirrubina em conseqüência de hemólise crônica. Por conseguinte, o fígado conjuga e excreta quantidades aumentadas de bilirrubina. A beta-glicuronidase na bile pode desconjugar a bilirrubina, tornando-a menos solúvel na bile e possivelmente favorecendo a sua precipitação.

Os cálculos biliares provocam morbidade ao irritarem diretamente a mucosa vesicular (colecistite) ou ao sofrerem impactação no ducto cístico. Além disso, podem passar para o ducto colédoco e obstruí-lo.

Sinais e Sintomas — Os pacientes com cálculos biliares são, em sua maioria, assintomáticos. Quando os cálculos se alojam no ducto cístico, o paciente apresenta dor epigástrica, que pode lateralizar para o lado direito e irradiar-se para a ponta da escápula direita. A dor é intensa e não é influenciada pela posição do corpo. A dor aparece rapidamente, aumenta de intensidade e desaparece de forma bastante abrupta. A duração da dor varia, mas, em geral, é de cerca de 2 a 6 h. Pode ser acompanhada de náusea e vômitos. Pode aparecer icterícia dentro de vários dias quando os cálculos permanecem no ducto colédoco. Os sintomas de flatulência, distensão e intolerância a alimentos gordurosos, que são freqüentemente atribuídos a doença da vesícula biliar, não são característicos de doença da vesícula biliar e são mais provavelmente devidos a síndrome do colo irritável.

O exame físico no caso agudo revela hipersensibilidade, defesa muscular e rigidez sobre a área da vesícula biliar. Raramente, pode-se palpar uma massa. Os níveis séricos de fosfatase alcalina e de bilirrubina podem estar elevados; a contagem de leucócitos está aumentada na presença de infecção. A ultra-sonografia revela os cálculos biliares na maioria dos casos.

COLECISTITE — A colecistite aguda é causada mais comumente por cálculos biliares na vesícula biliar. Entretanto, pode ocorrer colecistite acalculosa como complicação de cirurgia ou queimaduras.

Cerca de 90% dos episódios de colecistite aguda são induzidos por obstrução do ducto cístico por um cálculo biliar. Essa obstrução, por sua vez, resulta em elevação da pressão na vesícula biliar com lesão direta, bem como em retenção de lipídios ativos sobre a membrana, que lesam o epitélio vesicular. Além disso, o aumento da pressão na vesícula biliar pode comprometer o fluxo sangüíneo, resultando em isquemia e infarto (colecistite gangrenosa). A regurgitação das enzimas pancreáticas na vesícula biliar pode agravar ainda mais a lesão, e, na presença de estase, a invasão bacteriana pode provocar inflamação adicional.

O sintoma mais comum da colecistite aguda consiste em dor abdominal no hipocôndrio direito, que se irradia para a ponta da escápula direita. Podem ocorrer sintomas sistêmicos, tais como náusea, vômitos e febre. Os ataques tendem a ocorrer nas horas avançadas da noite. A dor, apesar de ser descrita como dor biliar, raramente é em cólica, mas consiste em dor intensa de 1 a 4 h de duração. Se o cálculo passar para o ducto colédoco, pode ocorrer eliminação de urina escura e fezes castanho-amareladas, juntamente com icterícia. O exame físico revela hipersensibilidade no hipocôndrio direito. Pode-se observar o sinal de Murphy (apnéia devido à dor durante a inspiração).

Em geral, o diagnóstico é estabelecido por ultra-sonografia. Os achados laboratoriais incluem leucocitose e, por vezes, ligeira elevação dos níveis de fosfatase alcalina, bilirrubina e aminotransferases. O tratamento é cirúrgico.

HEMATOLOGIA

FISIOLOGIA NORMAL

Hematopoese — O sangue é um órgão que desempenha muitas funções. Constitui o sistema de transporte no corpo. O oxigênio, a glicose, os aminoácidos e as gorduras são transportados até as células para metabolismo. Os produtos de degradação do metabolismo são transportados para os órgãos de excreção. Os hormônios transportados pelo sangue regulam as funções de diversos órgãos e tecidos. As células e proteínas sangüíneas são responsáveis pelas defesas do hospedeiro contra a infecção e o câncer. O sangue também desempenha uma função de autopreservação da hemostasia ou formação de coágulo.

No embrião, o saco vitelino é o órgão formador de sangue até aproximadamente 3 meses de gestação. A seguir, o fígado e o baço passam a constituir os órgãos responsáveis pela formação do sangue. Normalmente, esses órgãos não continuam o processo de hematopoese após o nascimento. A medula óssea transforma-se em órgão hematopoético com 6 meses de gestação e assim continua após o nascimento. No adulto, a medula óssea ativa é encontrada no esqueleto axial, enquanto a hematopoese durante a infância também ocorre nos ossos longos. Com a idade, a medula óssea nos ossos longos é progressivamente substituída por gordura. Em estados mórbidos nos quais existe um acentuado aumento na necessidade de eritrócitos, a medula óssea pode reverter para o padrão do lactente, aumentando em 5 a 8 vezes a produção de eritrócitos. Quando esse mecanismo compensatório também é excedido, o baço e o fígado podem assumir uma função hematopoética. O feto produz hemoglobina F, que é mais eficiente no transporte de oxigênio em baixas tensões de oxigênio. Ao nascimento, a hemoglobina F é substituída, em grande parte, pela hemoglobina A, apesar de a produção de hemoglobina F continuar durante toda a vida, especialmente em determinadas doenças. O feto apresenta uma elevada contagem de eritrócitos, que declina ao nascimento, visto que não há mais necessidade desse número aumentado de eritrócitos.

As células sangüíneas obedecem a certos princípios de maturação. A célula-tronco da medula óssea é pluripotente e pode transformar-se em eritrócito, leucócito ou plaqueta. Durante o processo de maturação, o tamanho das células sangüíneas diminui. As células jovens têm a capacidade de sintetizar proteínas, enquanto as células maduras, à exceção dos linfócitos e macrófagos, perdem essa capacidade. O núcleo numa célula jovem é grande e contém cromatina fina e frouxa. A célula madura possui um pequeno núcleo sem nucléolos, com cromatina densa.

O reticulócito é a penúltima etapa na maturação dos eritrócitos. O núcleo já está ausente no reticulócito, porém ainda existem alguns ribossomas e RNA, que estão ausentes nos eritrócitos maduros. Os reticulócitos são observados na circulação periférica e normalmente representam 1% dos eritrócitos. O eritrócito normal possui um tempo de sobrevida de 120 dias. A produção dos eritrócitos é estimulada pela eritropoetina, que é sintetizada, em parte, no rim em resposta a hipoxia. Os androgênios também aumentam a produção de eritrócitos, provavelmente através de seus efeitos sobre a eritropoetina.

ANEMIA POR DEFICIÊNCIA DE COBALAMINA (VITAMINA B_{12}) — Trata-se de uma anemia macrocítica e megaloblástica decorrente da deficiência de vitamina B_{12}.

Fisiopatologia — Caracteriza-se pela ausência de secreção de fator intrínseco e conseqüente atrofia da mucosa gástrica. Nesses pacientes, são encontrados auto-anticorpos dirigidos contra as células parietais e o fator intrínseco, embora a relação de causa e efeito entre esses anticorpos e a anemia perniciosa não esteja bem elucidada.

Outras causas de deficiência de vitamina B_{12} incluem gastrectomia total, lesão gástrica devido a substâncias corrosivas, má absorção intestinal causada por doença inflamatória, ressecção do íleo e competição com grandes quantidades de bactérias ou com a tênia do peixe pela vitamina B_{12}.

Sinais e Sintomas — Observam-se os sinais e sintomas inespecíficos da anemia, e, devido a defeitos nas células epiteliais, a língua apresenta-se vermelha, lisa e brilhante. As anormalidades neurológicas consistem em entorpecimento, formigamento e perda do sentido vibratório nos membros, perda do sentido de posição, perda da coordenação fina, espasticidade, irritabilidade, perda da memória e depressão leve. As queixas GI incluem anorexia e perda de peso significativa. O exame de sangue revela a presença de macrócitos ovais. Os eritrócitos podem exibir uma forma bizarra (poiquilocitose) e diferentes tamanhos (anisocitose). A contagem de reticulócitos apresenta-se diminuída. Os núcleos dos neutrófilos podem ter cinco ou mais lóbulos (hipersegmentação), e podem ocorrer neutropenia leve a moderada e trombocitopenia, com plaquetas exibindo também um aspecto bizarro. A medula óssea caracteriza-se pela presença de megaloblastos, hiperplasia eritróide, mitoses anormais na série eritrocitária, grandes leucócitos com núcleos de forma bizarra e número diminuído de megacariócitos.

ANEMIA POR DEFICIÊNCIA DE ÁCIDO FÓLICO — Trata-se de uma anemia megaloblástica devido à deficiência de ácido fólico, que pode ser confundida com a anemia por deficiência de vitamina B_{12}.

Etiologia — A maioria dos casos deve-se a uma dieta inadequada. A deficiência de ácido fólico é freqüentemente observada em alcoólatras. A deficiência dietética também pode estar associada a um aumento das demandas, conforme observado durante a gravidez, na anemia hemolítica, hemoglobinopatias ou mielofibrose. Ocorre má absorção de ácido fólico nas doenças intestinais inflamatórias. Determinados fármacos, como metotrexato, pirimetamina, trianterendo, pentamidina, trimetoprima e óxido nitroso, inibem a conversão do ácido fólico em sua forma biologicamente ativa. Os anticoncepcionais orais, os barbitúricos, a fenitoína e o etanol foram associados a anemia megaloblástica que responde ao tratamento com ácido fólico.

Sinais e Sintomas — Além dos outros sinais e sintomas de anemia, o paciente com deficiência de ácido fólico pode ter uma aparência debilitada. A diarréia é uma queixa proeminente. Não há nenhum déficit neurológico atribuível à deficiência de ácido fólico.

ANEMIA DA DOENÇA CRÔNICA — É observada em associação a diversas doenças inflamatórias ou infecciosas crônicas.

Fisiopatologia — O problema envolve um defeito que impede o transporte de ferro dos depósitos. O comprometimento na produção de eritrócitos, juntamente com uma ligeira redução da sobrevida dos eritrócitos, leva ao desenvolvimento de anemia.

Sinais e Sintomas — Em geral, a anemia é normocítica normocrômica, mas pode ser microcítica normocrômica ou até mesmo hipocrômica. O nível de ferro sérico apresenta-se baixo, e a capacidade total de ligação do ferro está normal ou baixa. O índice de saturação é superior a 10%. Os níveis séricos de ferritina estão normais a elevados. Quantidades aumentadas de ferro são armazenadas no sistema reticuloendotelial.

ANEMIA DA INSUFICIÊNCIA RENAL — Essa anemia costuma ser grave e de origem multifatorial.

Fisiopatologia — Os rins constituem a fonte de eritropoetina, cuja produção encontra-se diminuída na insuficiência renal crônica. A anemia também pode ser devida à deficiência de ferro, em conseqüência da perda de sangue dos tratos GI e GU na uremia. Os pacientes perdem sangue através de repetidas punções venosas, e os pacientes submetidos a hemodiálise o perdem repetidamente no circuito extracorpóreo. Ocorre anemia hemolítica possivelmente devido à presença de toxinas no sangue. A medula óssea é suprimida pelo acúmulo de toxinas.

Sinais e Sintomas — Em geral, a anemia é grave, com hematócrito de 15 a 30%. Entretanto, os pacientes não são tão sintomáticos como poderia sugerir a gravidade da anemia. A não ser que exista deficiência de ferro concomitante, a anemia é normocítica normocrômica.

ANEMIAS HEMOLÍTICAS — Envolvem a destruição dos eritrócitos na corrente sangüínea ou por macrófagos no fígado e no baço.

Etiologia — A hemólise pode ser causada por uma variedade de fatores. Pode-se verificar o desenvolvimento de anticorpos contra os eritrócitos em conseqüência de sensibilização, exposição a drogas ou infecções, ou espontaneamente. O traumatismo externo excessivo, como aquele que ocorre durante a marcha ou corrida, ou a ocorrência de traumatismo interno excessivo, conforme observado na presença de prótese valvular cardíaca, podem causar hemólise. A hemólise também é causada por toxinas do veneno de cobra, da aranha reclusa castanha e de *Clostridium welchii*. A infecção dos eritrócitos com malária e a bacteremia por pneumococos, estafilococos e *E coli* provocam hemólise. Os eritrócitos podem ser defeituosos devido a um erro herdado ou podem apresentar erros hereditários nos sistemas enzimáticos envolvidos no metabolismo.

Anemia Hemolítica Auto-imune — Caracteriza-se pelo desenvolvimento de anticorpos IgG ou IgM contra os próprios eritrócitos do paciente.

Etiologia e Epidemiologia — A doença pode ocorrer em qualquer idade e pode ser idiopática ou estar associada a outro distúrbio imune, como linfoma, leucemia linfocítica crônica ou lúpus eritematoso sistêmico.

Sinais e Sintomas — A anemia varia de leve a grave. A contagem de reticulócitos está aumentada. Observam-se esferócitos no esfregaço de sangue periférico. Os níveis de bilirrubina estão aumentados. A evolução é variável, mas pode levar a hemólise maciça e fatal.

O teste de Coombs direto é positivo; esse teste utiliza anti-soros específicos para detectar a presença de IgG, IgM ou C3 recobrindo os eritrócitos circulantes.

Anemia Hemolítica Imune Induzida por Fármacos — Podem-se observar três tipos. A metildopa provoca anemia hemolítica auto-imune idêntica à forma idiopática. O anticorpo consiste em IgG dirigida contra componentes do antígeno Rh. O teste de Coombs direto é positivo em cerca de 15% dos pacientes em uso de metildopa. Ocorre hemólise extravascular.

A penicilina e as cefalosporinas produzem uma anemia hemolítica ao atuarem como hapteno. O hapteno forma um complexo com o eritrócito, e ocorre produção de anticorpos contra esse complexo. A hemólise é extravascular. O teste de Coombs direto é positivo.

A quinina e a quinidina causam hemólise por um mecanismo de *espectador inocente*. A droga forma um complexo com proteínas plasmáticas, e verifica-se a produção de anticorpos IgG e IgM contra o complexo droga-proteína. O complexo anticorpo-droga-proteína plasmática adere ao eritrócito e fixa o complemento. O componente C3 permanece ligado ao eritrócito. O teste de Coombs direto é positivo. Ocorre hemólise intravascular. A hemoglobina aparece na urina, e pode ocorrer necrose tubular aguda. Veja também o Cap. 61.

Anemia Hemolítica Devido a Defeitos na Derivação da Hexose Monofosfato — O metabolismo da glicose através da derivação da hexose monofosfato aumenta várias vezes quando os eritrócitos são expostos a oxidantes. A derivação produz glutationa para proteger o grupo sulfidrila da hemoglobina contra a oxidação. A hemoglobina oxidada precipita nos eritrócitos, com a formação de corpúsculos de Heinz. O baço remove da circulação os eritrócitos que possuem corpúsculos de Heinz. O defeito mais comum na derivação da hexose monofosfato consiste na hipofunção da glicose 6-fosfodesidrogenase (G6PD), da qual existem mais de 100 variantes. O gene da G6PD localiza-se no cromossoma X (traço ligado ao sexo).

Epidemiologia — As duas formas clinicamente mais significativas de deficiência de G6PD são observadas em negros provenientes da África Central e indivíduos da região mediterrânea, particularmente judeus sefarditas.

Fisiopatologia — Alguns pacientes com deficiência de G6PD só se tornam sintomáticos quando os eritrócitos estão submetidos ao estresse de infecções ou oxidantes, incluindo fármacos, como as sulfonamidas, os agentes antimaláricos ou a nitrofurantoína. As mulheres heterozigotas possuem duas populações de células, uma com concentração normal da enzima e a outra deficiente.

Sinais e Sintomas — Dentro de poucas horas após o início de alguma infecção ou exposição a um fármaco, o paciente sofre hemólise aguda. Em geral, os eritrócitos mais velhos estão deficientes em G6PD e são destruídos. Por conseguinte, a hemólise é autolimitada, mesmo se a exposição ao oxidante prosseguir. A forma mediterrânea caracteriza-se por uma hemólise mais grave. O paciente apresenta hematócrito diminuído, níveis elevados de bilirrubina não-conjugada e hemoglobinúria. O teste para G6PD pode fornecer um resultado falso-negativo se for efetuado pouco depois de uma crise hemolítica.

Anemia Falciforme — Trata-se da anemia hemolítica crônica mais comum. É causada pela substituição do ácido glutâmico por valina na cadeia beta da hemoglobina, com produção de hemoglobina S (HbS).

Etiologia — O distúrbio é herdado de forma mendeliana, de modo que um quarto dos descendentes de pais heterozigotos é homozigoto, um quarto é normal e metade é heterozigota.

Epidemiologia — Cerca de 8% dos afro-americanos são heterozigotos ou apresentam o caráter falciforme. A doença ou forma homozigota é observada em 0,15% das crianças afro-americanas.

Fisiopatologia — O eritrócito deve ser capaz de suportar a deformabilidade para atravessar a circulação microcapilar. O eritrócito que contém HbS perde a sua forma normal de disco bicôncavo e transforma-se numa célula alongada, em forma de crescente (foice), com a desoxigenação. As células falcizadas causam obstrução do fluxo sangüíneo capilar, resultando em hipoxia tecidual, maior desoxigenação dos eritrócitos e maior formação de células falciformes. À medida que o processo continua, uma pequena área de isquemia pode transformar-se numa grande área de infarto. A princípio, a formação de células falciformes é um processo reversível; entretanto, com o decorrer do tempo, ocorre lesão da membrana eritrocitária, e a formação de células falcizadas torna-se irreversível. Os pacientes homozigotos também apresentam 2 a 20% de hemoglobina F, que impede a polimerização da hemoglobina S. Os eritrócitos com alta concentração de hemoglobina F não sofrem falcização irreversível. Qualquer condição passível de provocar hipoxia ou desidratação dos eritrócitos aumenta a formação de células falcizadas. A HbS possui afinidade diminuída pelo oxigênio, de modo que o conteúdo de oxigênio do sangue se encontra reduzido. As células falcizadas são removidas da circulação pelo baço e apresentam uma sobrevida média de 15 dias.

Sinais e Sintomas — Os indivíduos com caráter falciforme, mas não com a doença, geralmente não apresentam problemas clínicos significativos. Nesses indivíduos, é necessário ocorrer hipoxia grave para causar uma crise falciforme. O indivíduo homozigoto com anemia falciforme desenvolve sintomas dentro de cerca de 6 meses, quando grande parte da hemoglobina F foi substituída. Os sintomas iniciais podem consistir em comprometimento do crescimento e do desenvolvimento. Mais tarde, verifica-se o desenvolvimento de anemia hemolítica grave.

A taxa de mortalidade e de morbidade da anemia falciforme está relacionada aos episódios recorrentes de oclusão vascular. A crise refere-se a um episódio de formação de células afoiçadas, resultando em dor intensa no tórax, no abdome, nas articulações ou em outros locais. A crise pode ser precipitada por infecção, exposição ao frio, com conseqüente vasoespasmo, ou condições que produzem desidratação. A crise pode ser confundida com *abdome agudo*. A lesão crônica dos órgãos resulta em crises recorrentes. A função pulmonar apresenta-se diminuída, devido a infartos pulmonares recorrentes. A ICC resulta da anemia crônica grave, hipoxemia e hipertensão pulmonar. Formam-se cálculos biliares, devido à renovação aumentada da bilirrubina. Os infartos hepáticos podem evoluir para abscessos hepáticos. A medula renal hipertônica, hipóxica e acidótica é mais suscetível a infartos. Após a ocorrência de infartos repetidos, o rim perde a capacidade de concentrar a urina. Ocorre também necrose papilar. A hematúria prolongada pode resultar em anemia ferropriva. Pode-se verificar o desenvolvimento de osteomielite nos infartos ósseos. Ocorre necrose asséptica do fêmur. Verifica-se a ocorrência de infartos da retina, hemorragia vítrea e descolamento da retina. Observam-se úlceras cutâneas crônicas nos membros inferiores. A oclusão vascular cerebral pode resultar em acidente vascular cerebral, convulsões ou coma. Com os infartos esplênicos repetidos, ocorre comprometimento da função esplênica, com conseqüente aumento na suscetibilidade a infecções, particularmente por pneumococos.

DISCRASIAS SANGÜÍNEAS — Discrasia sangüínea é um termo utilizado para referir-se a um distúrbio generalizado do sangue. As discrasias sangüíneas mais comuns incluem anemia aplásica, agranulocitose e trombocitopenia. Muitas drogas e substâncias químicas foram incriminadas como agentes etiológicos nas discrasias sangüíneas.

Anemia Aplásica — Esse termo é, na realidade, incorreto. A pancitopenia, decorrente de lesão das células-tronco pluripotentes, é um termo descritivo mais preciso. Caracteriza-se por medula óssea acelular ou hipocelular.

Etiologia — Diversas drogas e substâncias químicas foram associadas ao desenvolvimento de anemia aplásica, incluindo benzeno, cloranfenicol, fenilbutazona, ouro e agentes quimioterápicos para o câncer. Radiação, hepatite infecciosa e outras doenças também podem estar associadas à anemia aplásica. Cerca da metade dos pacientes não apresenta nenhuma causa identificável; entretanto, evidências recentes sugerem que muitos casos podem ser devidos a uma atividade aumentada dos linfócitos supressores.

Sinais e Sintomas — O paciente queixa-se de fraqueza progressiva e fadiga, sangramento leve das mucosas, equimoses e petéquias. Os sinais habituais de infecção não são observados, embora possa haver infecção. Os sinais e sintomas da anemia estão presentes.

O exame do sangue revela anemia normocítica normocrômica sem reticulócitos. A contagem de leucócitos está baixa, sendo composta, em sua maioria, por linfócitos. Não há aumento dos níveis de biliurrubina, a não ser que ocorra também hepatopatia.

Agranulocitose — Caracteriza-se por acentuada redução ou desaparecimento dos granulócitos neutrófilos no sangue periférico. A neutropenia grave é definida por menos de 500 leucócitos polimorfonucleares (PMN)/mm^3. A incidência de infecção está diretamente correlacionada com o número de PMN.

Etiologia — Várias drogas podem causar agranulocitose, incluindo agentes quimioterápicos para o câncer, tiouracilas, fenotiazinas, sulfonamidas ou diuréticos tiazídicos.

Fisiopatologia — Diversos mecanismos diminuem o número de PMN circulantes. Os fármacos utilizados na quimioterapia do câncer, bem como a irradiação, causam uma redução previsível na produção de PMN. Essa interferência na produção costuma ser reversível quando o agente é suspenso, a não ser que as células precursoras na medula óssea tenham sido destruídas. Outras drogas diminuem a produção de PMN de maneira imprevisível ou por algum mecanismo desconhecido, incluindo fenotiazinas, sulfonamidas e tiouracilas. A redução no número de PMN ocorre dentro de cerca de 10 dias após o início da terapia com o fármaco. Quando o fármaco responsável é interrompido, a contagem de leucócitos se normaliza. Em alguns casos, a droga pode ser readministrada sem qualquer problema. A neutropenia pode resultar da destruição aumentada de PMN. Nas infecções graves, a taxa de uso dos PMN pode ultrapassar a sua taxa de produção. A aminopirina é o protótipo da granulocitopenia induzida por fármacos através do mecanismo de *espectador inocente*. O fármaco atua como hapteno com proteínas plasmáticas, e verifica-se a produção de anticorpos dirigidos contra o complexo droga-proteína. O complexo anticorpo-droga-proteína adere aos granulócitos e fixa o complemento. O leucócito é removido da circulação pelo baço. A princípio, com a destruição aumentada, a produção também aumenta, mas, eventualmente, a medula óssea torna-se incapaz de acompanhar esse ritmo.

Sinais e Sintomas — O paciente pode apresentar febre, calafrios, grave prostração, faringite grave e úlceras orais. Não há acúmulo de pus nos locais de infecção.

Trombocitopenia — Trata-se de uma discrasia sangüínea caracterizada por contagem plaquetária inferior a 100.000/mm³. Ocorre sangramento espontâneo quando a contagem é inferior a 20.000/mm³.

Fisiopatologia — Diversas drogas, como agentes quimioterápicos para o câncer, ouro, etanol, tiazidas e sulfonamidas, podem diminuir a produção de plaquetas. Outras drogas atuam como haptenos e induzem a formação de anticorpos contra o complexo droga-plaqueta. Esses fármacos incluem: quinidina, quinina, analgésicos, antibióticos, sedativos e sulfonamidas. As drogas que causam deficiência de folato ou anemia aplásica também provocam trombocitopenia.

Sinais e Sintomas — O paciente queixa-se de petéquias, púrpura e equimoses nas costas, na parte superior do tórax e nos membros, bem como de sangramento das mucosas. Observam-se na boca bolhas contendo sangue. Pode ocorrer sangramento em qualquer superfície mucosa. Pode ocorrer sangramento espontâneo, que pode ter vários dias de duração. O cérebro constitui o local mais grave de sangramento. Observa-se um prolongamento do tempo de sangramento.

DISTÚRBIOS DA HEMOSTASIA — Os distúrbios da coagulação sangüínea podem resultar de um defeito em qualquer uma das etapas da coagulação. Eles podem ser leves ou graves. O defeito da coagulação pode ser herdado ou adquirido.

Fisiologia Normal — Quando um vaso sangüíneo é cortado, ocorrem dois eventos para impedir a perda de sangue: a formação do tampão plaquetário e a coagulação sangüínea. As plaquetas aderem à superfície do vaso lesado e também sofrem agregação entre si. Durante a aderência e a agregação, as plaquetas assumem formas bizarras, com numerosas protrusões ou pseudópodes que se superpõem. A próxima etapa na hemostasia é a coagulação sangüínea. A via intrínseca ou extrínseca da coagulação é ativada pela superfície do vaso lesado ou por substâncias liberadas do tecido traumatizado ou das plaquetas. Esse processo é concluído em menos de 10 min. O coágulo é composto de uma rede de fibrina na qual são retidos células sangüíneas, plaquetas e soro. A etapa final da hemostasia é a retração do coágulo, que remove o soro do coágulo e une fisicamente as bordas do vaso sangüíneo lesado. A retração do coágulo é observada dentro de 1 h. Os coágulos que se formam no processo de reparo de um vaso sangüíneo lesado são substituídos posteriormente por tecido cicatricial. Outros coágulos se dissolvem.

Distúrbios Hemorrágicos Devidos a Defeitos Plaquetários — A trombocitopenia pode constituir uma reação adversa a drogas, um defeito congênito ou um defeito adquirido, ou pode ocorrer em associação a outras doenças.

Etiologia e Fisiopatologia — A trombocitopenia pode ser causada por um defeito congênito de produção. Ocorre produção diminuída de plaquetas quando a medula óssea é substituída por tecido fibroso ou células cancerosas. A deficiência de vitamina B_{12} e de folato pode resultar em maturação deficiente das plaquetas. Na esplenomegalia maciça, o baço seqüestra 80% das plaquetas. Em geral, a destruição aumentada das plaquetas é mediada por anticorpos e ocorre no lúpus eritematoso sistêmico, na leucemia linfocítica crônica e na síndrome de Evans (trombocitopenia com anemia hemolítica autoimune). Ocorrem defeitos congênitos na aderência, agregação ou liberação de ADP das plaquetas. A função plaquetária está anormal na uremia e nas hepatopatias.

Púrpura Trombocitopênica Idiopática — Em geral, ocorre em mulheres jovens. Pode-se verificar a ocorrência de púrpura trombocitopênica idiopática aguda em crianças após ITU.

Fisiopatologia — Ocorre produção de IgG, que sensibiliza as plaquetas para seqüestro no baço ou no fígado, com conseqüente redução do tempo de sobrevida das plaquetas.

Sinais e Sintomas — Observa-se a presença de púrpura nos membros, na parte superior do tórax e nas costas, bem como sangramento da mucosa. O início é súbito. O sangramento não está associado a adenopatia, febre ou mal-estar. A medula óssea revela um número normal ou aumentado de megacariócitos. A contagem plaquetária está baixa, e o tempo de sangramento, prolongado.

Hemofilia A — É causada por deficiência hereditária da atividade do Fator VIII.

Epidemiologia — Trata-se de um caráter recessivo ligado ao sexo, que afeta 1 em 10.000 indivíduos. Os homens e, raramente, as mulheres homozigotas apresentam a doença.

Fisiopatologia — O Fator VIII é uma grande glicoproteína encontrada em diminutas quantidades no plasma normal. Possui três componentes: a atividade promotora da coagulação ou fator anti-hemofílico, o antígeno e o fator de von Willebrand (FVW). O defeito consiste na deficiência da atividade promotora da coagulação. Pode residir mais na atividade do Fator VIII do que na sua quantidade.

Sinais e Sintomas — Na hemofilia grave, o sangramento é freqüentemente espontâneo, ao passo que, nos casos mais leves, o sangramento excessivo só ocorre após lesão ou cirurgia. A gravidade do sangramento depende do grau de deficiência do Fator VIII. Ocorre sangramento espontâneo nas articulações e músculos. As hemartroses recorrentes são características da doença e resultam em lesão e deformidade permanentes das articulações. Observa-se também a ocorrência de sangramento nos tratos urogenital ou GI. A hemorragia pode ocorrer em qualquer órgão e pode ser fatal. Os pacientes com hemofilia grave não apresentam uma sobrevida normal.

As provas de função plaquetária, o tempo de sangramento e a contagem de plaquetas estão normais. O tempo de protrombina também está normal, porém o tempo de tromboplastina parcial está prolongado.

Hemofilia B — É causada por uma deficiência hereditária da atividade do Fator IX.

Epidemiologia — Trata-se de uma forma rara de hemofilia ligada ao sexo.

Fisiopatologia e Sinais e Sintomas — Assemelham-se aos da hemofilia A.

Doença de von Willebrand — É causada por uma deficiência hereditária da atividade do FVW (fator de von Willebrand).

Epidemiologia — Essa condição autossômica dominante pode constituir o distúrbio hemorrágico herdado mais comum.

Fisiopatologia — O FVW é o componente de alto peso molecular do complexo do fator VIII. O FVW favorece a interação das plaquetas com o subendotélio. Além disso, possui atividade de coagulação do fator VIII e impede a sua eliminação. A deficiência do FVW provoca redução da adesão das plaquetas e níveis diminuídos de fator VIII.

Sinais e Sintomas — Em geral, o sangramento é mucocutâneo. Os homozigotos podem apresentar sinais e sintomas tão graves quanto os da hemofilia. Os heterozigotos são freqüentemente assintomáticos. O tempo de sangramento está prolongado.

Deficiência de Vitamina K — Resulta nas deficiências dos fatores II, VII, IX e X. A vitamina K é uma vitamina lipossolúvel encontrada nos vegetais de folhas verdes. As reservas de vitamina K são limitadas, e verifica-se o desenvolvimento de deficiência em 1 a 3 semanas se a ingestão da vitamina for interrompida.

Etiologia — A deficiência de vitamina K possui etiologia multifatorial e envolve uma redução de sua absorção, devido a concentrações diminuídas de ácidos biliares, comprometimento da absorção intestinal devido a doença intestinal inflamatória, bem como alteração ou diminuição da flora intestinal, que sintetiza vitamina K.

Sinais e Sintomas — São aqueles associados ao sangramento, observados em outras coagulopatias. Ocorre prolongamento do tempo de protrombina e do tempo de tromboplastina parcial.

A hepatopatia resulta em coagulopatia, devido à síntese diminuída de todos os fatores, à exceção do fator VIII. Além disso, a remoção de proteases ou enzimas que inativam os fatores da coagulação pelo fígado está diminuída, causando coagulopatia de consumo. Os sinais e sintomas da coagulopatia causada por hepatopatia assemelham-se aos de outras coagulopatias. Tanto o tempo de protrombina quanto o tempo de tromboplastina parcial estão prolongados. Além disso, a trombocitopenia e a disfunção plaquetária comprometem ainda mais a hemostasia.

DOENÇA RENAL

Glomerulonefrite

A glomerulonefrite (GN) é uma inflamação imunologicamente mediada dos glomérulos que afeta ambos os rins de modo simétrico. A GN deve ser diferenciada da nefrite intersticial, que é uma inflamação do tecido conjuntivo entre os glomérulos.

Etiologia — O antígeno que desencadeia a reação imune pode ser endógeno ou exógeno. Entre os exemplos de antígenos endógenos destacam-se a membrana basal glomerular (síndrome de Goodpasture) e o DNA (lúpus eritematoso sistêmico). Os antígenos exógenos incluem estreptococos do grupo A, soro de outras espécies, drogas e, possivelmente, vírus. Na maioria dos casos, o antígeno específico é desconhecido.

Epidemiologia — A glomerulonefrite constitui a principal causa de insuficiência renal crônica. Ocorre nefrite do lúpus em dois terços dos pacientes com a doença.

Patologia — Na GN aguda, como a GN pós-estreptocócica, os glomérulos estão aumentados e infiltrados por PMN, e verifica-se a proliferação de células endoteliais e células glomerulares epiteliais. Nos casos graves, formam-se crescentes epiteliais na cápsula de Bowman. Na GN por imunocomplexos, são encontrados depósitos granulares, nodulares ou protuberantes de imunoglobulinas nos glomérulos. Na nefrite por anticorpo antimembrana basal glomerular, os anticorpos são observados num padrão linear ao longo da parede capilar do glomérulo.

A classificação patológica da GN crônica inclui GN membranoproliferativa, membranosa, proliferativa focal ou difusa e rapidamente progressiva. A descrição das características histopatológicas dessas formas de GN está além dos objetivos deste capítulo.

Fisiopatologia — Todos os casos de GN resultam de reações imunes. Quase 95% dos casos envolvem a formação de anticorpos contra antígenos extra-renais circulantes. Em geral, esses anticorpos são IgG e também circulam no sangue. Formam-se complexos antígeno-anticorpo quando uma relação crítica entre anticorpo e antígeno é alcançada no sangue. Os complexos são retidos nos glomérulos durante o processo de filtração, daí a designação de glomerulonefrite por imunocomplexos. Na verdade, o processo é mais complexo do que uma simples retenção e envolve disfunção das células mesangiais, as células reticuloendoteliais nos glomérulos que normalmente removem materiais estranhos. Os complexos antígeno-anticorpo nos glomérulos ativam a cascata do complemento através das vias clássica ou alternativa. A ativação do complemento também ativa o Fator XII e o sistema da coagulação, levando à deposição de fibrina. O Fator XII também ativa o sistema da cinina, que causa liberação de fatores quimiotáticos e de substâncias que aumentam a permeabilidade dos vasos sangüíneos. A reação inflamatória com liberação de enzimas lisossomais provoca lesão dos glomérulos. Em conseqüência, ocorre fibrose.

Os 5% de casos remanescentes de GN são devidos ao desenvolvimento de anticorpos contra a membrana basal glomerular. Esses anticorpos também são ativos contra a membrana basal alveolar. A reação inflamatória é responsável pela lesão dos glomérulos e alvéolos.

Sinais e Sintomas — As características essenciais da GN consistem em hematúria (presença de eritrócitos na urina) macroscópica ou microscópica, hipertensão, proteinúria e edema facial, periorbitário e pedal. O edema também é observado na síndrome nefrótica e é discutido adiante. A glomerulonefrite também pode estar associada a hipertensão, fadiga, anorexia e sintomas congestivos, como ortopnéia e dispnéia de esforço. A urina também pode conter cilindros hemáticos, leucócitos, cilindros granulosos ou hialinos e restos epiteliais. A GN crônica leva eventualmente aos sinais e sintomas de insuficiência renal crônica.

A oligúria, a urina *cor de carvão* ou *enegrecida,* a dor constante no flanco bilateral e o mal-estar assinalam tipicamente o início da GN pós-estreptocócica aguda. Verifica-se o aparecimento de edema em poucos dias, a não ser que haja restrição de sal e de líquidos.

O prognóstico da GN pós-estreptocócica aguda é excelente em crianças: 90% recuperam-se por completo, embora os sinais urinários possam persistir durante 1 ano. O prognóstico para a GN crônica mostra-se variável. Algumas formas progridem lentamente, enquanto outras sofrem rápida deterioração para a insuficiência renal crônica.

Síndrome Nefrótica

A síndrome nefrótica não é uma doença, mas uma constelação de anormalidades que surgem quando a parede capilar glomerular torna-se permeável às proteínas.

Fisiologia Normal — Os glomérulos normais filtram apenas pequenas quantidades de proteína, uma situação explicada, em grande parte, pelas barreiras à filtração de proteínas e pela natureza das próprias proteínas. A parede capilar glomerular normal é quase impermeável às proteínas. O endotélio não atua como barreira, porém a membrana basal glomerular impede a filtração de grandes proteínas e células sangüíneas. A carga negativa existente sobre a membrana basal glomerular repele as moléculas proteicas. Por conseguinte, apenas as proteínas com peso molecular inferior a 40.000 podem ser filtradas normalmente pelos glomérulos, sendo essas proteínas reabsorvidas pelos túbulos, de modo que aparecem na urina quantidades insignificantes de proteína.

Etiologia — Qualquer doença glomerular capaz de lesar a membrana basal e permitir o extravasamento de proteína pode causar a síndrome. A causa mais comum de síndrome nefrótica é a doença por lesão mínima. Outras causas incluem: diabetes melito, glomerulonefrite, amiloidose, trombose da veia renal, doenças vasculares do colágeno e nefrotoxinas, como mercúrio, ouro, bismuto, agentes anticonvulsivantes e penicilamina. Os distúrbios tubulares podem causar proteinúria leve a moderada, mas não provocam a síndrome, a não ser que haja também alguma doença glomerular.

Fisiopatologia — Na síndrome nefrótica, ocorre perda de grandes quantidades de proteína na urina, principalmente albumina. Nos adultos, a proteinúria é habitualmente de 3 a 4 g/dia, mas pode atingir 30 a 40 g/dia. Na síndrome nefrótica, a proteína é filtrada e degradada pelos túbulos. Por conseguinte, a proteinúria medida fornece uma subestimativa da perda total de proteínas. A síntese de albumina pelo fígado pode compensar uma perda de 3 g/dia se a ingestão de proteína dietética for adequada. Quando as perdas excedem a capacidade de síntese do fígado, ocorre hipoalbuminemia. A hipoalbuminemia resulta em diminuição da pressão oncótica nos vasos sangüíneos. A redução da pressão oncótica determina uma diminuição da reabsorção de líquido no nível do capilar venoso, com conseqüente formação de edema. A perda do volume de líquido vascular causa hipotensão. Os rins respondem à queda da pressão arterial e do volume através da retenção de sódio e de água pelo sistema da renina-angiotensina. Até 20 L de água podem ser retidos numa tentativa inútil de restaurar o volume sangüíneo, visto que a água retida simplesmente representa uma maior quantidade de líquido de edema. A proteinúria leva à formação de cilindros nos túbulos, que podem ser observados na forma de cilindros hialinos, granulosos ou céreos.

Surgem hipercolesterolemia e hipercoagulabilidade em decorrência da produção excessiva de apolipoproteínas e de fatores da coagulação, respectivamente. Ocorre também lipidúria, porém não como conseqüência da hiperlipidemia.

Sinais e Sintomas — Os sinais e sintomas clássicos consistem em proteinúria (mais de 3,5 g/m²/dia), hipoalbuminemia e edema. O edema pode ser dependente, e ocorre nos pés e tornozelos ou se acumula no tecido periorbitário e facial. Por vezes, o edema ocorre em todo o corpo, condição conhecida como anasarca. A hiperlipidemia e a lipidúria podem ou não ocorrer e não são essenciais para o estabelecimento do diagnóstico. As complicações da síndrome nefrótica incluem hipotensão e, possivelmente, choque, ICC, desnutrição proteica e predisposição à trombose.

O prognóstico está relacionado ao prognóstico da causa subjacente. Entretanto, a síndrome de qualquer etiologia pode ser fatal se a sobrecarga de líquido não for corrigida.

Insuficiência Renal

A insuficiência renal refere-se à incapacidade do rim de desempenhar as suas funções fisiológicas normais e de manter a homeostasia.

A insuficiência renal pode ser classificada em aguda, subaguda ou crônica, dependendo do curso temporal dos eventos.

Fisiologia Normal — Os rins desempenham muitas funções. O volume de líquido e a osmolalidade do soro são mantidos pela regulação da excreção de sódio e de água. O pH dos líquidos corporais é mantido dentro de limites muito estreitos, normalmente de 7,40 ± 0,04. Os rins excretam numerosos produtos de degradação.

A faixa normal da função renal é extremamente ampla, devido à acentuada variação na ingestão de sal, água e proteínas. A taxa de filtração glomerular (TFG) normal é de 125 mL/min e diminui com a idade. O rim pode excretar 20% do filtrado glomerular se houver expansão do volume sangüíneo, o que significa que a ingestão de água poderia atingir 35 L/dia. A carga osmolar obrigatória exige um débito urinário de 400 a 500 mL/dia. O rim tem a capacidade de excretar até 500 mEq de sódio/dia ou de manter o equilíbrio do sódio se a sua ingestão for limitada a 5 mEq/dia. Normalmente, os rins excretam 50 a 80 mEq de potássio/dia. O rim não pode produzir urina que não contenha potássio, como pode fazê-lo no caso do sódio. Por conseguinte, a perda renal obrigatória de potássio pode não ser compensada por uma baixa ingestão de potássio. O indivíduo que ingere 70 g de proteína forma 40 a 60 mEq de ácido/dia. A faixa de pH compatível com a vida é de 6,9 a 7,6, porém a faixa normal é muito mais estreita. Metade do ácido é excretada como ácido titulável: $Na_2HPO_4 + H_2CO_3\ NaH_2PO_4 + NaHCO_3$. A outra metade é excretada através da formação de amônia: $2\ NH_3 + Na_2SO_4 + 2\ H_2CO_3\ (NH4)_2SO_4 + 2\ NaHCO_3$. O bicarbonato filtrado é reabsorvido por completo. Os rins são responsáveis pela excreção de outros produtos de degradação. Cerca de 20% do fosfato filtrado são excretados na urina. Uma dieta de 80 g de proteína/dia resulta na formação de 20 g de uréia, que são excretados. O nível sangüíneo de uréia (uréia sangüínea) é normalmente mantido abaixo de 20 mg/dL. Os rins também excretam ácido úrico, magnésio, cálcio e outras substâncias para manter a homeostasia.

Os rins desempenham várias funções endócrinas ou metabólicas. Produzem a eritropoetina, que regula a massa de eritrócitos, e renina, que regula a pressão arterial e o equilíbrio do sódio e da água. Os rins degradam a insulina e, possivelmente, o hormônio paratireóideo e a gastrina. Os rins também participam no metabolismo da vitamina D e, portanto, na homeostasia do cálcio ao converterem um derivado da vitamina D, o 25-hidroxicolecalciferol, na forma biologicamente ativa, 1,25-diidroxicolecalciferol.

INSUFICIÊNCIA RENAL AGUDA

INSUFICIÊNCIA RENAL AGUDA — A insuficiência renal aguda é mais comumente produzida por necrose tubular aguda (NTA), mas também pode ser devida a causas pré-renais e à obstrução dos ureteres, bexiga ou uretra. Ocorre perda de toda a função renal excretora em poucos dias.

Etiologia — A NTA é mais comumente causada por isquemia ou toxinas. Qualquer evento que leve à ocorrência de choque e de vasoconstrição intensa no leito vascular renal pode causá-la. A NTA também pode ser produzida por hemorragia, hipotensão durante anestesia, queimaduras, sepse, lesões por esmagamento, hemólise intravascular maciça, cirurgia cardíaca exigindo oxigenação extracorpórea e parto. As toxinas isoladamente ou em associação com isquemia podem levar à NTA. Incluem antibióticos aminoglicosídicos, meios de contraste radiológicos, bicloreto de mercúrio, tetracloreto de carbono, etileno glicol, metanol, mioglobina devido a lesões por esmagamento e hemoglobina da hemólise intravascular. Alguns casos não exibem nenhuma causa identificável.

Patologia — A isquemia provoca necrose focal das células epiteliais tubulares e da membrana basal. Outras áreas do túbulo podem estar normais. As toxinas causam necrose difusa das células epiteliais tubulares, mas não provocam lesão da membrana basal. Os glomérulos são poupados na NTA, a não ser que a lesão seja grave e prolongada. As lesões são reversíveis se o paciente sobreviver.

Fisiopatologia — Imediatamente após a lesão, o fluxo sangüíneo renal pode ser reduzido em até 50% devido à constrição arteriolar. O líquido filtrado pelos glomérulos retorna ao interstício através dos túbulos lesados. O conseqüente edema do interstício aumenta a pressão hidrostática, o que diminui ainda mais o fluxo sangüíneo renal e provoca colapso dos túbulos. Os cilindros de células epiteliais em degeneração bloqueiam o fluxo urinário na luz e provocam maior aumento do líquido intersticial. Os rins perdem a sua capacidade de manter a homeostasia através da excreção de sódio, água e produtos de degradação.

Sinais e Sintomas — Em geral, a oligúria (volume de urina inferior a 400 a 500 mL/dia) constitui o primeiro sinal de NTA; todavia, só costuma aparecer dentro de vários dias após a lesão. A urina formada é essencialmente um filtrado glomerular, mas também contém proteínas e eritrócitos. A concentração de sódio na urina permanece fixa em cerca de 50 mEq/L. Pode não ocorrer oligúria, porém o volume urinário pode ser fixo em 800 a 1.200 mL/dia. A uréia sangüínea começa a aumentar, e o pH cai. Se a terapia com líquido não for administrada apropriadamente, verifica-se o desenvolvimento de hiponatremia e edema. Ocorre hiperpotassemia. O paciente queixa-se de náusea e letargia. Pode ocorrer morte dentro de poucos dias, devido a acidose e/ou hiperpotassemia.

Durante a 2.ª semana, aparecem náusea, sonolência, fraqueza e sede. A uréia sangüínea continua aumentando, e ocorre agravamento da acidose, do edema, da hiponatremia e da hiperpotassemia. As complicações são comuns durante essa fase. Pode haver desenvolvimento de edema pulmonar, ICC e hipertensão devido à sobrecarga de líquido. A hiperpotassemia pode causar arritmias cardíacas. A encefalopatia metabólica, particularmente devido à uréia, à hiponatremia e à hipocalcemia, resulta em deterioração neurológica, convulsões e coma. A anemia causada pela produção diminuída de eritrócitos, maior destruição dos eritrócitos e diluição aparece na 2.ª semana. A infecção hospitalar constitui a causa mais comum de morte nessa fase.

Durante a fase de recuperação, o volume urinário aumenta diariamente. A uréia sangüínea pode continuar aumentando até que o volume de urina tenha ultrapassado 1.000 mL/dia durante vários dias. Pode-se verificar o desenvolvimento de poliúria (volume de urina superior a 3.000 mL/dia). A perda de peso é rápida à medida que o edema regride. Como os túbulos ainda podem não ser capazes de conservar a água, o sódio ou o potássio, podem ocorrer desidratação, hiponatremia e hipopotassemia. A diurese pode continuar por 1 a 3 semanas. A TFG pode nunca retornar ao normal, porém os sinais e sintomas de insuficiência renal desaparecem.

INSUFICIÊNCIA RENAL CRÔNICA

INSUFICIÊNCIA RENAL CRÔNICA — A insuficiência renal crônica (IRC) refere-se a uma perda da função renal que ocorre ao longo de vários anos. A azotemia consiste no acúmulo de produtos de degradação nitrogenados no sangue, podendo ou não ser causada por insuficiência renal. A uremia é a síndrome de sintomas e sinais causada pela IRC quando a função renal é de menos de 10% do normal.

Etiologia — Muitas doenças podem destruir o tecido parenquimatoso renal e levar à IRC. O diabetes constitui a causa mais comum nos Estados Unidos. Outras causas incluem: glomerulonefrite crônica, hipertensão, doença renal policística, nefropatia por analgésicos, nefrocalcinose, pielonefrite crônica, uropatia obstrutiva e nefrite intersticial. Em determinados pacientes, mais de uma doença pode ter causado a IRC. Em algumas circunstâncias, não é possível estabelecer a causa.

Fisiopatologia — O desenvolvimento da IRC deve-se a uma diminuição do número de néfrons funcionantes abaixo daquele necessário para manter a homeostasia. Ocorrem insuficiência renal e uremia quando 90 a 95% dos néfrons estão destruídos. Com a deterioração da função renal, ocorre hipertrofia nos néfrons remanescentes, e a quantidade de soluto e água excretada por néfron pode aumentar. Os mecanismos compensatórios acabam sendo sobrepujados até mesmo com uma ingestão diária normal de água, sódio, potássio, ácido e nitrogênio. Em conseqüência, ocorre uremia.

O comprometimento renal inicial consiste na perda da capacidade de concentrar a urina. Isso se deve, em parte, à carga aumentada de solutos por néfron. A seguir, o paciente deve aumentar a ingestão de água para evitar a desidratação. O padrão diurno de excreção de água é revertido.

Na maioria dos pacientes, verifica-se uma tendência à retenção de sal e de água no início da evolução da IRC. Em algumas formas de insuficiência renal, a perda de sal ocorre precocemente, visto que os rins são incapazes de conservar o sódio até mesmo quando a sua ingestão é restrita. A diurese osmótica da carga de solutos provoca perda obrigatória de sódio. Podem ocorrer hiponatremia e desidratação, agravando a insuficiência renal ao reduzir a TFG. Finalmente, a perda de sal cessa, e os rins são então incapazes de excretar o sódio dietético. A retenção de sódio e de água resulta em edema, congestão pulmonar ou hipertensão.

O potássio sérico apresenta-se normal durante os primeiros estágios de insuficiência renal. A produção de aldosterona induzida pelo sistema da renina-angiotensina estimula a excreção de potássio, e a diurese osmótica aumenta ainda mais a excreção de potássio. Finalmente, o volume de urina pode cair para menos de 500 mL/dia, e o nível sérico de potássio começa a aumentar. A acidose agrava a hiperpotassemia ao determinar a saída de potássio das células.

Com a deterioração da função renal, a capacidade de formar amônia e, portanto, de excretar hidrogênio encontra-se diminuída. Ocorre também comprometimento na capacidade de reabsorver o bicarbonato filtrado. O processo resulta em acidose.

A percentagem de fosfato excretada diminui com o declínio da TFG. Os níveis séricos elevados de fosfato e outros fatores descritos adiante provocam uma queda do nível sérico de cálcio. A hipocalcemia estimula a produção de hormônio paratireóideo, que aumenta a excreção renal de fosfato e a reabsorção de cálcio dos ossos. Quando a TFG cai para menos de 20 mL/min, os níveis séricos elevados de PTH não são mais eficazes para aumentar a excreção de fosfato.

A hipocalcemia é devida a outros fatores além do aumento do fosfato sérico. A hipoalbuminemia reduz a quantidade de proteínas transportadoras de cálcio. A absorção de cálcio pelo trato GI encontra-se diminuída, devido à ausência do metabólito ativo da vitamina D. A fração ionizada do cálcio sérico está diminuída, visto que determinados íons, como sulfato, fosfato e citrato, se ligam ao cálcio.

Em geral, os níveis de magnésio não aumentam até que a TFG seja inferior a 30 mL/min. Os níveis de ácido úrico geralmente não ultrapassam 10 mg/dL, e a artrite gotosa é rara.

Não há excreção de uréia na IRC, e verifica-se uma elevação da uréia sangüínea. A magnitude da elevação correlaciona-se pouco com os sintomas de uremia, à exceção dos sintomas GI. São excretadas quantidades aumentadas de uréia na luz intestinal, presumivelmente contribuindo para a irritação e a ulceração. A uréia precipita no saco pericárdico e provoca pericardite.

Outras substâncias presumivelmente tóxicas acumulam-se na uremia, incluindo indóis, fenóis, aminoácidos, ácidos orgânicos e derivados da guanidina. O acúmulo de pigmentos semelhantes ao caroteno resulta numa coloração amarelada da pele.

Ocorre anemia normocítica normocrômica, que acompanha a gravidade da azotemia. Verifica-se uma redução na produção de eritrócitos, devido à deficiência de eritropoetina e à deficiência de ferro como conseqüência da perda GI crônica de sangue. Nesses pacientes, observa-se também a anemia da doença crônica (veja anteriormente).

Podem ocorrer diversas complicações. A tendência hemorrágica decorre da disfunção plaquetária. O acúmulo de ácido guanidinossuccínico pode ser responsável pela perda de adesão e agregação plaquetárias. A osteomalacia ocorre, em parte, pelo fato de a vitamina D não ser convertida no metabólito ativo. A hipertensão é exacerbada pela retenção de líquido. A ocorrência de neuropatia desmielinizante periférica, principalmente nas pernas, resulta em diminuição da condução nervosa e perda das funções motora e sensitiva.

Os pacientes com insuficiência renal estão predispostos a infecções devido ao estado nutricional deficiente, edema pulmonar, falta de atividade física, insuficiência vascular e numerosas punções venosas necessárias durante o tratamento. As transfusões repetidas aumentam o risco de hepatite viral.

Sinais e Sintomas — O início da insuficiência renal é insidioso. Os primeiros sinais podem consistir em poliúria, nictúria ou ambas. Com a deterioração da função renal, os sinais e sintomas estão relacionados com os sistemas orgânicos acometidos.

O acúmulo de líquido produz os sinais e sintomas de edema, ICC e hipertensão. A hiponatremia leva à incapacidade de concentrar a urina e causa sonolência, letargia, distúrbios psicomotores, torpor e coma. A hiperpotassemia pode provocar arritmias cardíacas. A acidose contribui para a náusea, a fadiga, o mal-estar e a dispnéia e provoca a respiração de Kussmaul. A hipocalcemia pode resultar em tremor, contração muscular, câibras musculares e convulsões. O aumento dos níveis de PTH leva às alterações erosivas e císticas e à dor óssea da osteíte fibrosa cística. A deposição de cálcio na pele contribui para o prurido intenso; nos olhos, para a conjuntivite; nos vasos sangüíneos, para a gangrena; e nas articulações, para a dor. A hipermagnesemia resulta em retenção vesical, sonolência, fraqueza muscular e coma.

A formação de amônia a partir da uréia no trato GI contribui para o gosto desagradável, a anorexia, a náusea, os vômitos e os soluços. A pericardite pode causar dor e pode ser detectada por um atrito de fricção audível. A pneumonite pode causar dispnéia e hipoxemia. Nos casos não-tratados avançados, a uréia no suor precipita na pele, sendo conhecida como *neve urêmica.*

Observam-se sinais e sintomas de anemia quando o hematócrito cai abaixo de 15 a 20%. Os pacientes com insuficiência renal apresentam equimoses, epistaxe e perda de sangue das mucosas, causadas por anormalidades da coagulação.

A neuropatia resulta em entorpecimento, formigamento, fraqueza muscular e, por vezes, paralisia.

Os sinais e sintomas da uremia agravam-se progressivamente. A insuficiência renal é fatal, a não ser que o paciente seja submetido a hemodiálise ou diálise peritoneal ou receba transplante renal.

Distúrbios do Equilíbrio Ácido-básico e Hidroeletrolítico

Os distúrbios do equilíbrio ácido-básico e hidroeletrolítico podem ser causados por uma grande variedade de doenças, incluindo as doenças renais anteriormente discutidas nesta seção. Além disso, podem ser causados por distúrbios GI (por exemplo, diarréia intensa), pulmonares (por exemplo, doença pulmonar obstrutiva crônica) ou metabólicos (por exemplo, diabetes). Os defeitos observados nessas doenças foram descritos em seções anteriores deste capítulo.

Fisiologia Normal — Diversos mecanismos atuam para manter o pH normal do plasma (7,35 a 7,45), um dos quais consiste no tamponamento químico por sistemas tampões extra- e intracelulares. Esses tampões incluem a hemoglobina, as proteínas plasmáticas e o sistema tampão de ácido carbônico-bicarbonato. Os íons hidrogênio (H^+) migram para dentro ou para fora das células em troca de potássio (K^+) para manter a neutralidade elétrica. O sistema respiratório contribui através da troca de dióxido de carbono (formador de ácido). Por fim, os rins ajudam a manter o pH normal através da eliminação ou da conservação de H^+ e bicarbonato (HCO_3^-). Cada um desses mecanismos atua para manter uma relação H_2CO_3:CO_2 constante de aproximadamente 20:1. Enquanto essa relação é mantida, o pH permanece em 7,4 (veja Cap. 17).

O corpo humano é constituído, em grande parte, de água, que representa 50 a 60% do peso corporal total. A água corporal distribui-se entre o espaço intracelular (líquido intracelular ou LIC) e o espaço extracelular (líquido extracelular ou LEC). Dois terços da água corporal total encontram-se no LIC, e um terço, no LEC. O LEC é subdividido em líquido intravascular (LIV) e líquido intersticial (LIS), que contém um quarto e três quartos, respectivamente. Os eletrólitos distribuem-se desigualmente entre o LIC e o LEC. O potássio constitui o principal cátion do LIC, enquanto os íons fosfato, sulfato e orgânicos constituem os ânions do LIC. O sódio é o principal cátion do LEC, enquanto o cloreto e o bicarbonato são os ânions. Apesar de a água mover-se facilmente para dentro e para fora das células, os eletrólitos não o fazem, exigindo freqüentemente um transporte ativo. Embora as concentrações de eletrólitos variem entre o LIC e o LEC, a osmolaridade é igual.

A homeostasia da água é regulada pelas inter-relações entre a ingestão de água, a função renal e a perda de água através dos pulmões, da pele e do trato GI. Uma diminuição do volume do LEC ou uma elevação da pressão osmótica do plasma estimulam a ingestão de água. Os rins atuam preservando a homeostasia da água através de sua relação com o hormônio antidiurético (ADH), que foi discutido na seção *Endocrinologia.* A liberação de ADH é controlada por fatores tanto osmóticos quanto de volume. A elevação da pressão osmótica ou a redução do volume do LEC estimulam a produção e a secreção aumentadas de ADH. A TFG é normalmente de 125 mL/min. A TFG é afetada pelo fluxo sangüíneo renal, pela pressão hidrostática no espaço de Bowman e pela concentração plasmática de proteínas. Praticamente todas as substâncias no plasma são filtradas, à exceção das proteínas. Os túbulos renais reabsorvem e secretam solutos através de transporte ativo e difusão passiva. Quase toda a água (90%) e os eletrólitos inicialmente filtrados são reabsorvidos por transporte ativo nos túbulos e na alça de Henle. A amônia e a uréia são secretadas no filtrado.

Fisiopatologia — Os distúrbios do equilíbrio ácido-básico podem ser divididos em acidose e alcalose respiratórias e acidose e alcalose metabólicas. A *acidose respiratória* está associada a distúrbios que causam comprometimento da troca de gases e, portanto, retenção de CO_2. A gasometria arterial (GA) revela diminuição do pH, elevação da pCO_2 (gás CO_2 dissolvido) e bicarbonato elevado. A *alcalose respiratória* é causada por condições que levam à hiperventilação, com perda anormalmente grande de CO_2. A GA reflete aumento do pH e diminuição da PCO_2 e do HCO_3. Ocorre *acidose metabólica* em conseqüência da adição de ácido ou da perda de bicarbonato. Os ácidos podem ser endógenos, como no caso da cetoacidose diabética, ou exógenos, como no caso da ingestão de metanol. Pode ocorrer perda de bicarbonato através de diarréia ou pelos rins, como na acidose tubular renal. A GA revela baixos valores de pH, HCO_3 e PCO_2. O cálculo do hiato aniônico ($Na^+ - Cl + HCO_3$) mostra-se útil para estabelecer se a acidose metabólica é causada pela adição de ácido orgânico ou pela perda de HCO_3. O hiato aniônico normal é de 10 a 12 mEq/L e apresenta-se elevado quando a acidose é devida à adição de ácido orgânico. Em geral, a *alcalose metabólica* é devida à perda de ácido (H^+), mas, por vezes, pode ocorrer com a ingestão excessiva de HCO_3. Caracteriza-se por elevação do pH e do HCO_3.

Uma vez instalada uma das condições citadas anteriormente, o corpo compensa com outra. Assim, por exemplo, no caso da acidose metabólica, o organismo compensa com um aumento da atividade respiratória, removendo assim o CO_2 e elevando o pH.

As causas dos desequilíbrios hidroeletrolíticos são numerosas. Essas alterações podem estar inter-relacionadas, ou podem ocorrer concomitantemente ou de forma independente. São observadas perdas hídricas em vários distúrbios GI, como vômitos e diarréia. Nessas situações, ocorre perda de eletrólitos com água. Em outros distúrbios, as perdas de eletrólitos e de água não são proporcionais, resultando em hipo- ou hiperosmolaridade. Nos vários distúrbios renais, é comum a ocorrência de vários desvios de líquido e eletrólitos. Na fase diurética da necrose tubular aguda, ocorre perda de grandes volumes de líquido devido à ausência de reabsorção. Na síndrome nefrótica, é freqüente a ocorrência de grandes desvios de água. Essa água não é necessariamente perdida do corpo, mas pode ser perdida do compartimento vascular, freqüentemente na forma de edema. Além dos desvios dos líquidos, são observados distúrbios dos eletrólitos. Em conseqüência da redução do fluxo sangüíneo renal e, portanto, da diminuição da TFG, o sistema da renina-angiotensina é ativado, causando maior retenção de líquido. Os aspectos específicos dos distúrbios hidroeletrolíticos associados a doenças renais foram descritos com mais detalhes anteriormente nesta seção.

Sinais e Sintomas — Os sinais de depleção de volume incluem diminuição do turgor da pele, mucosas secas e ausência de lacrimejamento, hipotensão e perturbação do sensório. A hipovolemia excessiva pode resultar em choque. O excesso de líquido pode manifestar-se na forma de edema, hipertensão ou, em última análise, ICC. De todos os distúrbios eletrolíticos, apenas dois dos mais graves, os que envolvem o K^+, são discutidos aqui. Outros foram considerados em seções anteriores. Os sinais de hiperpotassemia incluem fraqueza muscular e disrritmias cardíacas. A hiperpotassemia grave resulta em parada cardíaca. A hipopotassemia também pode manifestar-se na forma de fraqueza muscular. Pode ocorrer desconforto abdominal devido ao comprometimento da motilidade do músculo liso intestinal. A distensão abdominal e a depressão dos reflexos tendíneos profundos podem ser evidentes. Na hipopotassemia, observam-se também distúrbios do ritmo cardíaco.

A GA e a determinação dos eletrólitos plasmáticos, débito urinário, eletrólitos e pressão arterial são úteis na avaliação de um paciente com distúrbios do equilíbrio ácido-básico ou hidroeletrolítico.

BIBLIOGRAFIA

Dale DC, Federman DD. *Scientific American Medicine.* New York: Scientific American, 1999.

CAPÍTULO **57**

Absorção, Ação e Disponibilização de Drogas

Michael R Franklin, PhD
Professor of Pharmacology
College of Pharmacy and School of Medicine
University of Utah
Salt Lake City, UT 84132

Donald N Franz, PhD
Professor of Pharmacology and Toxicology
School of Medicine
University of Utah
Salt Lake City, UT 84132

Embora as drogas difiram amplamente em seus efeitos farmacodinâmicos e aplicações clínicas; na penetração, absorção e via usual de administração; na distribuição entre os tecidos corporais; e na disponibilização e modo de término de ação, há certos princípios gerais que ajudam a explicar essas diferenças. Esses princípios têm implicações tanto farmacêuticas quanto terapêuticas. Eles facilitam um entendimento tanto das características que são comuns a uma classe de drogas quanto das diferenças entre os membros dessa classe.

Para que uma droga aja, ela tem de ser absorvida, transportada para o tecido ou órgão apropriado, penetrar na estrutura subcelular respondente e evocar uma resposta ou alterar processos em andamento. A droga pode ser distribuída simultânea ou seqüencialmente para vários tecidos, ligada ou armazenada, metabolizada a produtos inativos ou ativos ou excretada. A história de uma droga no corpo encontra-se resumida na Fig. 57.1. Cada um dos processos ou eventos representados se relaciona de maneira importante aos efeitos terapêuticos e tóxicos de uma droga e ao modo de administração, e o projeto da droga tem de levar em conta cada um deles. Como o efeito evocado por uma droga é sua *raison d'etre*, o *efeito* e a *ação das drogas* são discutidos primeiramente no texto que se segue, mesmo que eles sejam precedidos por outros eventos.

AÇÃO E EFEITO DE DROGAS

A palavra *droga* impõe um contexto de ação-efeito dentro do qual as propriedades de uma substância são descritas. A descrição tem de incluir necessariamente as propriedades pertinentes do receptor da droga. Assim, quando uma droga é definida como um analgésico, fica subentendido que o receptor reage a um estímulo nocivo de uma certa forma, chamada dor. (Estudos indicam que dor não é simplesmente a *percepção* de um certo tipo de estímulo, mas uma *reação* à percepção de vários tipos de estímulo ou de padrões de estímulos.) Tanto porque as propriedades pertinentes estão retidas no contexto biológico complexo e um pouco impreciso quanto porque os tipos de resposta possíveis são muitos, descrições das propriedades das drogas tendem a enfatizar as características qualitativas dos efeitos que elas evocam. Logo, uma droga pode ser descrita como possuindo propriedades analgésicas, vasodepressoras, convulsivantes, antibacterianas, etc. As categorias específicas de efeito (ou uso) nas quais muitas drogas podem ser colocadas são o assunto dos Caps. 64 até 89, e não são elaboradas neste capítulo. Entretanto, a descrição de uma droga não termina com a enumeração das respostas que ela pode evocar. Há certas propriedades intrínsecas do sistema droga-receptor que podem ser descritas em termos quantitativos e que são essenciais para a descrição completa da droga e para a validação da droga para usos específicos. Em *Definições e Conceitos*, a seguir, certos termos gerais são definidos em linguagem qualitativa; em *Relações Dose-Efeito*, são lançados os fundamentos para uma apreciação de alguns dos aspectos quantitativos da farmacodinâmica.

DEFINIÇÕES E CONCEITOS

No campo da farmacologia, o vocabulário que é exclusivo da disciplina é relativamente pequeno, e o vocabulário geral é aquele das ciências biológicas e da química. Entretanto, há algumas definições que são importantes para o entendimento apropriado da farmacologia. É necessário diferenciar entre ação, efeito, seletividade, dose, potência e eficácia.

AÇÃO *vs* EFEITO — O *efeito* de uma droga é uma *alteração de função* da estrutura ou processo sobre o qual a droga age. É comum usar o termo *ação* como um sinônimo de efeito. Entretanto, a ação precede o efeito. *Ação* é a *alteração da condição* que realiza o efeito.

O efeito final de uma droga pode ser bem distante do seu local de ação. Por exemplo, a diurese subseqüente à ingestão de etanol não resulta de uma ação dos rins, mas de uma depressão da atividade na região do hipotálamo, o qual regula a liberação de hormônio antidiurético da hipófise posterior. A alteração da função hipotalâmica é, evidentemente, um efeito da droga, assim como cada alteração subseqüente na cadeia de eventos que levam à diurese. A ação do etanol foi exercida apenas na etapa inicial, sendo, assim, cada efeito subseqüente à ação para uma próxima etapa.

EFEITOS MÚLTIPLOS — Nenhuma droga conhecida é capaz de exercer um efeito único, embora sejam conhecidas algumas que parecem ter um único mecanismo de ação. Efeitos múltiplos podem se originar de um único mecanismo de ação. Por exemplo, a inibição da acetilcolinesterase pela fisostigmina evoca um efeito em todos os locais onde a acetilcolina é produzida, é potencialmente ativa e é hidrolisada pela colinesterase. Assim, a fisostigmina evoca uma constelação de efeitos.

Uma droga também pode causar efeitos múltiplos em vários locais diferentes através de uma ação única em apenas um local, desde que a função alterada inicialmente no local de ação se ramifique para controlar outras funções em locais distantes. Assim, uma droga que suprime a síntese de esteróides no fígado pode não apenas baixar o colesterol sérico, prejudicar a mielinização e a função dos nervos e alterar a condição da pele (como uma conseqüência da deficiência de colesterol) mas também pode afetar funções digestivas (devido a uma deficiência de ácidos biliares) e alterar o equilíbrio adrenocortical e dos hormônios sexuais.

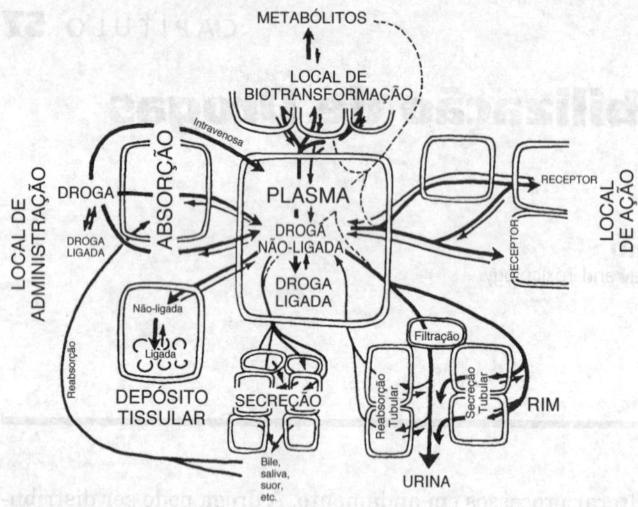

Fig. 57.1 Absorção, distribuição, ação e eliminação de uma droga (as setas representam o movimento da droga). A administração intravenosa é o único processo pelo qual uma droga pode entrar em um compartimento sem passar através de uma membrana biológica. Observe que drogas excretadas na bile e na saliva podem ser reabsorvidas.

Embora uma única ação possa levar a múltiplos efeitos, a maior parte das drogas exerce ações múltiplas. As várias ações podem estar relacionadas — p. ex., os efeitos simpaticomiméticos do metaraminol, que advêm de sua semelhança estrutural com a norepinefrina, e sua capacidade parcial para suprimir respostas simpáticas, porque ele ocupa as reservas de armazenamento de catecolamina no lugar da norepinefrina —, ou as ações podem ser não-relacionadas — como as ações da morfina para interferir com a liberação de acetilcolina a partir de certos nervos autônomos, bloquear algumas ações da 5-hidroxitriptamina (serotonina) e liberar histamina. Muitas drogas realizam respostas imunológicas (alérgicas ou de hipersensibilidade) que não têm qualquer relação com as outras ações farmacodinâmicas da droga.

SELETIVIDADE — Apesar do potencial que a maior parte das drogas tem para evocar múltiplos efeitos, um efeito geralmente é mais imediatamente evocável do que outro. Essa responsividade diferenciada é chamada de *seletividade*. Ela geralmente é considerada uma propriedade da droga, mas também é uma propriedade da constituição e da biodinâmica do paciente receptor.

A seletividade pode acontecer de várias formas. A estrutura subcelular (receptor) com a qual uma droga se combina para iniciar uma resposta pode ter uma afinidade maior pela droga do que por alguma outra ação. A atropina, por exemplo, tem uma afinidade muito mais alta pelos receptores muscarínicos que servem à função da sudorese do que pelos receptores nicotínicos (Cap. 71) que auxiliam a transmissão neuromuscular voluntária, de modo que a supressão da sudorese pode ser obtida com apenas uma minúscula fração da dose necessária para causar paralisia dos músculos esqueléticos. Uma droga pode ser distribuída de forma desigual, atingindo uma concentração mais alta em um local do que através dos tecidos de maneira geral; a cloroquina é muito mais eficaz contra a amebíase hepática do que contra a amebíase intestinal (colônica) porque alcança uma concentração muito mais alta no fígado do que na parede do cólon. Uma função afetada pode ser muito mais crítica, ou ter menos reserva, em um órgão do que em um outro, de forma que uma droga estará predisposta a evocar um efeito no local mais crítico. Alguns inibidores da dopa descarboxilase (que é também 5-hidroxitriptofano descarboxilase) deprimem mais a síntese de histamina do que a da norepinefrina ou da 5-hidroxitriptamina (serotonina), mesmo sendo a histidina descarboxilase menos sensível à droga, simplesmente porque a histidina descarboxilase é a única etapa e, assim, é limitada pelo ritmo na biossíntese da histamina. A dopa descarboxilase não é limitada pelo ritmo na síntese tanto da norepinefrina quanto da 5-hidroxitriptamina até que a enzima seja quase totalmente inibida. Um outro exemplo da determinação de seletividade pelo equilíbrio crítico da função afetada é o das drogas diuréticas mercuriais. Uma inibição de apenas 1% da reabsorção tubular do filtrado glomerular geralmente irá dobrar o fluxo urinário, desde que 99% do filtrado glomerular são normalmente reabsorvidos. Fora a questão da possível concentração de diuréticos na urina, uma redução induzida por droga de 1% na atividade da enzima sulfidrílica em tecidos diferentes do rim geralmente não é acompanhada por uma alteração observável na função. A seletividade também pode ser determinada pelo padrão de distribuição de enzimas inativadoras ou ativadoras entre os tecidos e por outros fatores.

DOSE — Mesmo a pessoa não-iniciada sabe que a dose de uma droga é a quantidade administrada. Entretanto, a dose apropriada de uma droga não é uma certa quantidade invariável, fato algumas vezes negligenciado por farmacêuticos, comitês oficiais e médicos. A prática da farmácia está enredada em um sistema de formulações de doses fixas, de forma que ajustes finos de dosagem são freqüentemente difíceis de se obter. Felizmente, em geral há uma extensão bastante ampla permissível nas dosagens. É óbvio que o tamanho do indivíduo receptor deve ter uma influência sobre a dose, e o médico pode optar por administrar a droga com base no peso corporal ou na área de superfície, em vez de fazê-lo em uma dose fixa. Geralmente, entretanto, uma dose fixa é administrada a todos os adultos, a não ser que o adulto seja excepcionalmente grande ou pequeno. A dose para lactentes e crianças é determinada freqüentemente por uma de várias fórmulas que levam em consideração a idade ou o peso, dependendo do grupamento etário da criança e do tipo de ação exercido pela droga. Lactentes, relativamente, são mais sensíveis a muitas drogas, freqüentemente porque sistemas envolvidos na inativação e eliminação das drogas podem não estar completamente desenvolvidos no lactente.

A condição nutricional do paciente, a perspectiva mental, a presença de dor ou desconforto, a gravidade da condição que está sendo tratada, a presença de doença ou patologia secundária e fatores genéticos e muitos outros afetam a dose de uma droga necessária para obter-se determinada resposta terapêutica ou para causar um efeito adverso (Cap. 61). Mesmo duas pessoas normais aparentemente bem parecidas podem necessitar de doses muito diferentes para a mesma intensidade de efeito. Além disso, uma droga não é sempre empregada para o mesmo efeito e, portanto, não na mesma dose. Por exemplo, a dose de uma progestina necessária para o efeito de um contraceptivo oral é consideravelmente diferente daquela necessária para evitar aborto espontâneo, e uma dose de um estrogênio para o tratamento da menopausa é pequena demais para o tratamento do carcinoma prostático.

Pelo exposto até aqui, é evidente que o médico sensato sabe que *a dose de uma droga* não é uma quantidade rígida, mas sim aquela que é necessária e que pode ser tolerada, e individualiza o regime de acordo. O farmacêutico sensato também reconhece que doses recomendadas oficiais ou de fabricantes são algumas vezes definidas de forma bastante restrita, e devem servir apenas como um guia útil em vez de uma imposição.

POTÊNCIA E EFICÁCIA — A *potência* de uma droga é a recíproca da dose. Assim, terá as unidades de pessoas/peso por unidade da droga ou peso corporal/peso por unidade da droga, etc. A potência geralmente tem pouca utilidade além da de fornecer um meio de comparação das atividades relativas de drogas em uma série, caso em que a *potência relativa*, relacionada a algum membro prototípico de uma série, é um parâmetro comumente utilizado entre os farmacologistas e na indústria farmacêutica.

Se determinada droga é mais potente do que uma outra tem pouca importância na sua utilidade clínica, desde que a potência não seja tão baixa que o tamanho da dose seja fisicamente impossível de ser trabalhado ou o custo do tratamento seja maior do que com uma droga equivalente. Se uma droga é menos potente, porém mais seletiva, é ela que deve ser preferida. Argumentos promocionais em favor de uma droga mais potente são, assim, irrelevantes para as importantes considerações que devem reger a escolha de uma droga. Entretanto, algumas vezes ocorre que drogas da mesma classe diferem na intensidade máxima de efeito; ou seja, algumas drogas da classe podem ser menos eficazes do que outras, independentemente do tamanho da dose utilizada.

Eficácia conota a propriedade de uma droga de alcançar a resposta desejada, e *eficácia máxima* denota o máximo efeito alcançável. Mesmo doses muito altas de codeína freqüentemente não podem alcançar o alívio da dor intensa que doses relativamente pequenas de morfina alcançam; assim, diz-se que a codeína tem uma eficácia máxima mais baixa do que a da morfina. A eficácia é um dos determinantes primários da escolha de uma droga.

RELAÇÕES DOSE-EFEITO

A importância de se conhecer como alterações na intensidade de resposta de uma droga variam com a dose é praticamente auto-evidente. Tanto o médico, que prescreve ou administra uma droga, quanto o fabricante, que tem de embalar a droga em tamanhos de formas farmacêuticas apropriados, têm de traduzir tal conhecimento para a prática diária. Farmacologistas teóricos ou moleculares também estudam tais relações em investigações sobre mecanismo de ação e teoria dos receptores (veja adiante). É necessário definir dois tipos de relações: (1) relação dose-intensidade, ou seja, a maneira pela qual a intensidade do efeito no receptor individual se relaciona com a dose e (2) relação dose-freqüência, ou seja, a maneira pela qual o número de respondedores entre uma população de receptores se relaciona com a dose.

RELAÇÕES DOSE-INTENSIDADE DE EFEITO — Seja a intensidade de efeito determinada *in vivo* (p. ex., a resposta da pressão arterial à epinefrina no paciente humano) ou *in vitro* (p. ex., a resposta do íleo isolado de cobaia à histamina), a curva de dose-intensidade de efeito (freqüentemente chamada de curva de dose-efeito) geralmente tem uma forma característica, a saber, uma curva que se assemelha estreitamente a um quadrante de uma hipérbole retangular.

Na curva de dose-intensidade representada na Fig. 57.2, a curva parece interceptar o eixo de x em 0 apenas porque as doses mais baixas são muito pequenas na escala da abscissa, sendo a menor dose $1{,}5 \times 10^{-3}$ µg. Na verdade, a interseção de x tem um valor positivo, desde que uma dose finita de droga é necessária para efetuar uma resposta, sendo essa dose mínima eficaz conhecida como *dose limiar*. A estatística e a cinética química predizem que a curva deve aproximar-se do eixo de y de forma assintótica. Entretanto, se a intensidade da variável medida não começar de zero, a curva possivelmente pode ter interseção de y positiva (ou interseção de x negativa), especialmente se a atividade basal em andamento antes da administração da droga for intimamente relacionada àquela induzida pela droga.

Na prática, em vez de uma assíntota ao eixo de y, curvas de dose-intensidade quase sempre mostram uma base côncava para cima na origem da curva, de maneira que a curva tem uma forma sigmóide assimétrica. Em altas doses, a curva se aproxima de uma assíntota que é paralela ao eixo de x, e o valor da assíntota estabelece a resposta máxima possível à droga, ou *eficácia máxima*. Entretanto, dados experimentais nas regiões das assíntotas geralmente são muito erráticos para permitir uma definição exata da curva em doses muito baixas e muito altas. O exemplo mostrado representa um conjunto incomumente bom de dados.

Como a variação de dosagem pode ser de 100 a 1.000 vezes da dose mais baixa à mais alta, a prática passou a ser plotar curvas de dose-intensidade em uma escala logarítmica de abscissa; ou seja, plotar o logaritmo da dose *versus* a intensidade

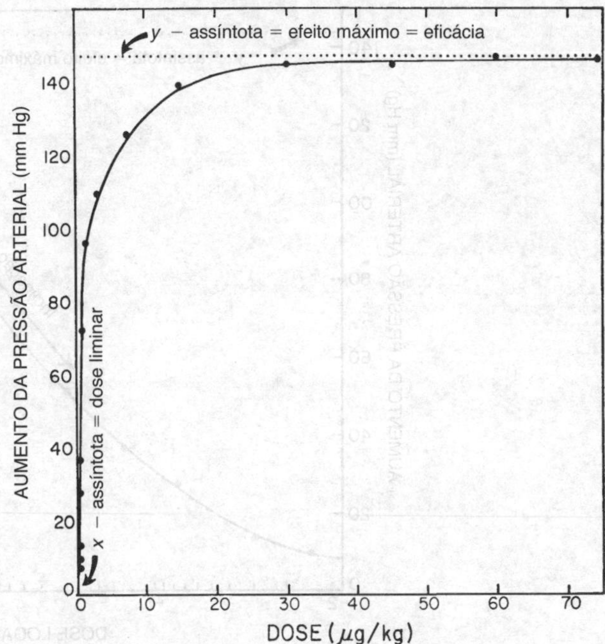

Fig. 57.2 Relação da intensidade da resposta da pressão sanguínea do gato com a dose intravenosa de norepinefrina.

do efeito. A Fig. 57.3 é uma dessas plotagens semilogarítmicas dos mesmos dados utilizados na Fig. 57.2. Na figura, a intensidade do efeito é plotada tanto em unidades absolutas (à esquerda) quanto em unidades relativas, como porcentagens (à direita).

Embora nenhuma informação nova seja criada por uma representação semilogarítmica, a curva é estendida de forma a facilitar a inspeção dos dados; a comparação dos resultados de múltiplas observações e a testagem de diversas drogas também se tornam mais fáceis. No exemplo mostrado, a curva é essencialmente o que é chamado uma *curva sigmóide*, e é quase simétrica ao redor do ponto que representa uma intensidade igual a 50% do efeito máximo, ou seja, ao redor do ponto médio. A simetria é conseqüência do caráter hiperbólico retangular da curva cartesiana prévia (Fig. 57.2). A curva semilogarítmica revela melhor as relações de dose-efeito na faixa de baixa dosagem, que são perdidas na inclinação abrupta da curva cartesiana. Além disso, os dados sobre o ponto médio são quase uma linha reta; a porção quase linear cobre aproximadamente 50% da curva. A inclinação da porção linear da curva ou, mais corretamente, a inclinação no ponto de inflexão, tem significado teórico (veja *Receptores de Drogas e Teoria dos Receptores,* adiante).

A porção superior da curva se aproxima de uma assíntota, que é a mesma que aquela na curva cartesiana. Se o sistema de resposta estiver completamente em repouso antes da administração da droga, a porção mais baixa da curva deve ser assintótica ao eixo de x. Ambas as assíntotas e a simetria são derivadas da lei da ação de massa (veja mais adiante).

Curvas de dose-intensidade freqüentemente se desviam da configuração ideal ilustrada e discutida anteriormente. Em geral, a curva de desvio permanece sigmóide, mas não estendida simetricamente ao redor do ponto médio do segmento *linear*. Por vezes, outras formas ocorrem. Desvios podem ser derivados de múltiplas ações que convergem sobre o mesmo sistema efetor final, de graus variáveis de alteração metabólica da droga em diferentes doses, de modulação da resposta por sistemas de retroalimentação, de não-linearidade na relação entre ação e efeito ou de outras causas.

É freqüentemente necessário identificar a dose que evoca uma determinada intensidade de efeito. A intensidade de efeito que é geralmente designada é de 50% da intensidade máxima.

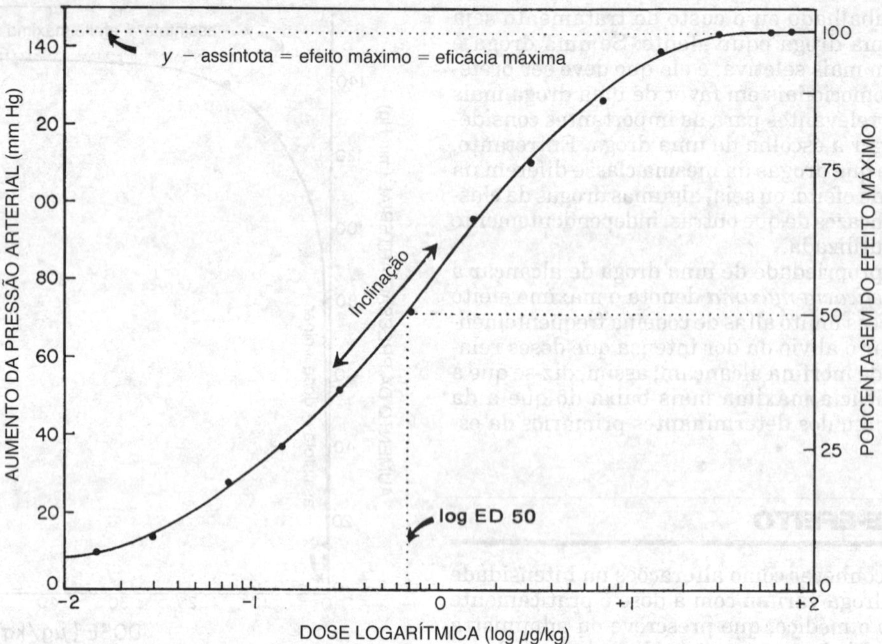

Fig. 57.3 Relação da intensidade da resposta da pressão sanguínea do gato com o logaritmo da dose intravenosa de norepinefrina.

A dose correspondente é chamada de *dose efetiva de 50%* ou de *ED50 individual* (Fig. 57.3). O uso do adjetivo *individual* distingue a ED50 baseada na intensidade de efeito da dose efetiva mediana, também abreviada ED50, determinada a partir dos dados de freqüência de resposta em uma população (veja *Relações Dose-Freqüência*, neste capítulo).

Drogas que evocam a mesma qualidade de efeito podem ser comparadas graficamente. Na Fig. 57.4, cinco drogas hipotéticas são comparadas. As drogas *A, B, C* e *E* podem todas alcançar o mesmo efeito máximo, o que sugere que o mesmo sistema efetor pode ser comum a todas. *D* possivelmente pode estar trabalhando através do mesmo sistema efetor, mas não há nenhuma razão *a priori* para pensar que seja assim. Apenas *A* e *B* têm curvas paralelas e inclinações comuns. Inclinações comuns são compatíveis com, mas de forma nenhuma provam, a idéia de que *A* e *B* não apenas agem através do mesmo sistema efetor, mas também pelo mesmo mecanismo. Embora a teoria da droga-receptor (veja *Receptores de Drogas e Teoria dos Receptores*, adiante) exija que as curvas de mecanismo idêntico tenham inclinações iguais, exemplos de exceções são conhecidos. Além disso, a estatística das leis de massa exige que todas as interações simples droga-receptor gerem a mesma inclinação; as inclinações só fornecem evidências de mecanismos específicos quando partem dessa inclinação universal de acordo com características distintas do sistema de resposta.

A potência relativa de qualquer droga só pode ser obtida dividindo-se a ED50 da droga padrão ou prototípica por aquela da droga em questão. Qualquer nível de efeito diferente de 50% pode ser usado, mas deve ser reconhecido que, quando as inclinações não são paralelas, a potência relativa depende da intensidade do efeito escolhido. Assim, a potência de *A* em relação a *C* (na Fig. 57.4), calculada a partir da ED50, será menor do que aquela calculada a partir da ED25.

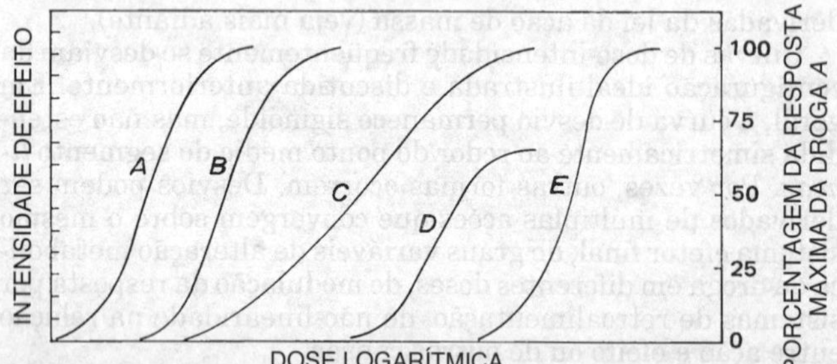

Fig. 57.4 Curvas de logaritmo da dose-intensidade de efeito de cinco drogas hipotéticas diferentes (veja o texto para explicação).

A baixa intensidade máxima induzível por *D* apresenta ainda mais complicações na determinação da potência relativa do que as inclinações desiguais das outras drogas. Se essa curva de dose-intensidade for plotada em termos de porcentagem do seu próprio efeito máximo, sua ineficácia relativa é obscurecida, e as limitações da potência relativa no nível de ED50 não serão evidentes. Esse dilema ressalta o fato de que drogas podem ser comparadas melhor a partir de suas curvas inteiras de dose-intensidade do que a partir de um único número derivado como ED50 ou potência relativa.

Drogas que evocam múltiplos efeitos irão gerar uma curva de dose-intensidade para cada efeito. Mesmo que os vários efeitos sejam qualitativamente diferentes, as várias curvas podem ser plotadas em conjunto em uma escala comum de abscissa, e a intensidade pode ser expressa em termos de porcentagem de efeito máximo; assim, todas as curvas podem compartilhar uma escala comum de ordenadas além de uma abscissa comum. Escalas separadas de ordenadas poderiam ser empregadas, mas isso tornaria mais difícil comparar os dados.

A seletividade de uma droga pode ser determinada observando-se que porcentagem do máximo de um efeito pode ser alcançada antes que um segundo efeito ocorra. Como ocorre com a potência relativa, a seletividade pode ser expressa em termos da razão entre a ED50 para um efeito e aquela para um outro efeito, ou de uma razão em alguma outra intensidade de efeito. Como ocorre com a potência relativa, dificuldades resultam do não-paralelismo. Em tais circunstâncias, a seletividade expressada em razões de doses varia de um nível de intensidade para outro.

Quando as curvas de dose-intensidade para diversos indivíduos são comparadas, observa-se que elas variam consideravelmente de indivíduo para indivíduo em muitos aspectos; por exemplo, dose limiar, ponto médio, intensidade máxima e algumas vezes até mesmo a inclinação. Obtendo-se as médias de intensidades do efeito em cada dose, uma curva de média de dose-intensidade pode ser construída.

Curvas de média de dose-intensidade gozam de uma aplicação limitada na comparação de drogas. Uma linha única expressando uma resposta média tem pouco valor na predição de respostas individuais, a não ser que ela seja acompanhada por alguma expressão da extensão do efeito nas várias doses. Isso pode ser feito pela indicação do erro padrão da resposta em cada dose. Ocasionalmente, um diagrama de dispersão simples é plotado no lugar de uma curva de média e de parâmetros estatísticos (veja Fig. 12.2, Cap. 12). Uma curva de média de dose-intensidade também pode ser construída a partir de uma população na qual diferentes indivíduos recebem diferentes doses; se populações grandes o suficiente forem empregadas, as curvas de média determinadas pelos dois métodos irão se aproximar entre si.

É óbvio que a determinação de tais curvas de média a partir de uma população grande o suficiente para ser estatisticamente significativa exige uma grande quantidade de trabalho. Dados clínicos retrospectivos ocasionalmente são tratados dessa forma, mas estudos em perspectiva não são freqüentemente projetados antecipadamente para produzir curvas de média. A prática usual na comparação de drogas é empregar um ponto final quântico (tudo ou nada) e plotar a freqüência ou a freqüência cumulativa de resposta através da extensão da dosagem, conforme discutido adiante.

RELAÇÕES ENTRE DOSE E FREQÜÊNCIA DE RESPOSTA — Quando um ponto final é verdadeiramente tudo ou nada, tal como na morte, é um assunto fácil plotar o número de indivíduos respondentes (por exemplo, indivíduos mortos) em cada dose de droga ou intoxicante. Muitas outras respostas que variam em intensidade podem ser tratadas como tudo ou nada se for registrada simplesmente a presença ou a ausência de uma resposta (por exemplo, tosse ou ausência de tosse, convulsão ou ausência de convulsão), sem que seja considerada a intensidade da resposta quando ela ocorre.

Quando a resposta muda do estado basal ou de controle de uma forma menos abrupta (por exemplo, taquicardia, miose, taxa de secreção gástrica), pode ser necessário designar arbitrariamente alguma intensidade de efeito particular como o ponto final. Se o ponto final for tomado como um aumento de 20 batimentos/min no ritmo cardíaco, todos os indivíduos cuja taquicardia seja menor que 20 batimentos/min seriam registrados como não-respondedores, enquanto todos aqueles com 20 ou acima seriam registrados como respondedores. Quando a porcentagem de respondedores na população é plotada contra a dose, uma curva característica de dose-resposta, mais propriamente chamada de curva de *freqüência dose-cumulativa* ou curva de *dose-porcentagem*, é gerada. Tal curva é, de fato, uma curva cumulativa de freqüência-distribuição, sendo a porcentagem de respondedores em uma dose dada a freqüência de resposta.

Curvas de freqüência dose-cumulativas são geralmente da mesma forma geométrica que as curvas de dose-intensidade (isto é, sigmóide) quando a freqüência é plotada contra a dose logarítmica (Fig. 57.5). A tendência da freqüência acumulada de resposta (ou seja, porcentagem) a ser linearmente proporcional ao logaritmo da dose no meio da extensão da dose é chamada de *lei de Weber-Fechner*, embora ela não seja invariável, como uma verdadeira lei natural deveria ser. Em muitas circunstâncias, a freqüência cumulativa é simplesmente proporcional à dose em vez da dose logarítmica. A lei de Weber-Fechner se aplica tanto aos dados de dose-intensidade quanto aos de freqüência dose-cumulativa. A semelhança entre as curvas de dose-freqüência e de dose-intensidade pode ser mais do que fortuita, já que a intensidade de resposta geralmente terá uma relação aproximadamente linear com a porcentagem de *unidades* respondentes (células de músculo liso, fibras nervosas, etc.) e, portanto, é também um tipo de freqüência cumulativa de resposta. Esse é o mesmo tipo de estatística que rege a lei de ação de massa.

Se for plotado apenas o aumento no número de respondentes a cada nova dose, em vez da porcentagem cumulativa de respondentes, obtém-se uma curva em forma de sino. Essa curva é a primeira derivada da curva de freqüência dose-cumulativa, e é uma curva de *freqüência-distribuição* (veja Fig. 12.5, Cap. 12). A distribuição será simétrica — ou seja, *normal* ou gaussiana (veja Cap. 12) — apenas se a

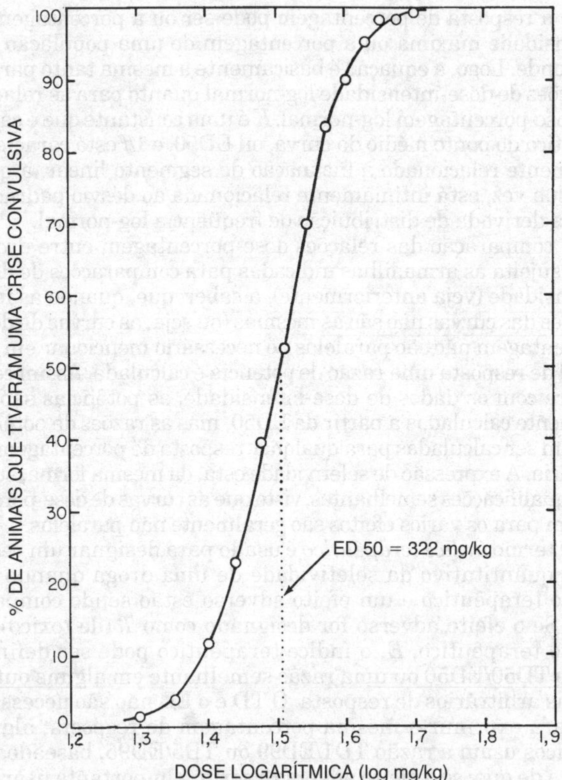

Fig. 57.5 Relação do número de respondedores em uma população de camundongos à dose de pentilenotetrazol.

curva de freqüência dose-cumulativa for simetricamente hiperbólica. Como a maioria das curvas de freqüência dose-cumulativas é mais aproximadamente simétrica quando plotada semilogaritmicamente (ou seja, como dose logarítmica), as curvas de freqüência dose-cumulativas são geralmente *log-normais*.

Como as curvas de freqüência de dose-intensidade e dose-cumulativa têm formas basicamente semelhantes, segue-se que as curvas têm características definidoras semelhantes, tais como ED50, efeito máximo (eficácia máxima) e inclinação. Em dados de freqüência dose-cumulativa, a ED50 (*dose eficaz mediana*) é a dose à qual 50% da população respondem (veja Fig. 57.5). Se a distribuição de freqüências for normal, a ED50 é tanto a média aritmética quanto a dose mediana, e é representada pelo ponto médio na curva; se a distribuição for log-normal, a ED50 é a dose mediana, mas não a dose aritmética média. A eficácia é a freqüência cumulativa somada de todas as doses; ela é geralmente, mas não sempre, 100%. A inclinação é característica tanto da droga quanto da população testada. Mesmo duas drogas de mecanismo idêntico podem dar origem a diferentes inclinações nas curvas de dose-porcentagem, enquanto nas curvas de dose-intensidade as inclinações são as mesmas.

Parâmetros estatísticos (tais como desvio padrão), além da ED50, freqüência cumulativa máxima (eficácia) e inclinação, caracterizam as relações de freqüência dose-cumulativas (veja Cap. 12).

Há várias formulações para curvas de freqüência dose-cumulativa, algumas das quais são empregadas apenas para definir o segmento linear de uma curva e para determinar os parâmetros estatísticos desse segmento. Para o tratamento estatístico de dados de dose-freqüência, veja Cap. 12. Uma expressão matemática simples da curva sigmóide log-simétrica inteira é

$$\text{log da dose} = \text{K} + f \log \left(\frac{\%\ \text{de resposta}}{100\% - \text{resposta}} \right) \qquad (1)$$

onde a resposta de porcentagem pode ser ou a porcentagem de intensidade máxima ou a porcentagem de uma população que responde. Logo, a equação é basicamente a mesma tanto para as relações de dose-intensidade log-normal quanto para as relações de dose-porcentagem log-normal. *K* é uma constante que é característica do ponto médio da curva, ou ED50, e 1/*f* está caracteristicamente relacionado à inclinação do segmento linear, a qual, por sua vez, está intimamente relacionada ao desvio padrão da curva derivada de distribuição de freqüência log-normal.

A comparação das relações dose-porcentagem entre drogas está sujeita às armadilhas indicadas para comparações de dose-intensidade (veja anteriormente), a saber, que, quando as inclinações das curvas não são as mesmas (ou seja, as curvas de dose-porcentagem não são paralelas), é necessário mencionar em que nível de resposta uma razão de potência é calculada. Assim como ocorre com os dados de dose-intensidade, as potências são geralmente calculadas a partir da ED50, mas as razões de potência podem ser calculadas para qualquer resposta de porcentagem arbitrária. A expressão de seletividade está, da mesma forma, sujeita a qualificações semelhantes, visto que as curvas de dose-porcentagem para os vários efeitos são geralmente não-paralelas.

O termo *índice terapêutico* é usado para designar um resultado quantitativo da seletividade de uma droga quando um efeito terapêutico e um efeito adverso estão sendo comparados. Se o efeito adverso for designado como *T* (de tóxico) e o efeito terapêutico, *E*, o índice terapêutico pode ser definido como TD50/ED50 ou uma razão semelhante em alguns outros níveis arbitrários de resposta. O TD e o ED não são necessários para exprimir a mesma porcentagem de resposta; alguns médicos usam a razão TD1/ED99 ou TD5/ED95, baseados na lógica de que, se o efeito adverso é sério, é importante usar um índice terapêutico muito severo para fornecer um julgamento sobre a droga. Infelizmente, índices terapêuticos são conhecidos no homem apenas para algumas drogas.

Haverá um índice terapêutico diferente para cada efeito adverso que uma droga pode evocar e, se há mais de um efeito terapêutico, uma família de índices terapêuticos para cada efeito terapêutico. Entretanto, na prática clínica, é costumeiro distinguir entre as várias toxicidades indicando-se a incidência em porcentual de um determinado efeito colateral.

VARIAÇÕES EM RESPOSTA E RESPONSIVIDADE — Da discussão anterior sobre relações dose-freqüência e do Cap. 12, é óbvio que em uma população normal de pessoas pode haver uma diferença bastante grande entre a dose necessária para evocar determinada resposta no membro menos responsivo da população e aquela necessária para evocar a resposta no membro mais responsivo. A diferença ordinariamente será uma função da inclinação da curva dose-porcentagem ou, em termos estatísticos, do desvio padrão. Se o desvio padrão é grande, os extremos de responsividade dos respondedores são, da mesma forma, grandes.

Em uma população normal, 95,46% da população responde a doses dentro de dois desvios padrões da ED50, e 99,73%, dentro de três desvios padrões. Em populações log-normais, a mesma distribuição se aplica quando o desvio padrão é expresso como dose logarítmica.

Na população representada na Fig. 57.5, 2,25% da população (dois desvios padrões da média) exigiriam uma dose mais de 1,4 vez a ED50; uma porcentagem igualmente pequena responderia a 0,7 da ED50. O médico que não está familiarizado com estatística tende a considerar os 2,25% em qualquer dos dois extremos como reatores anormais. O estatístico irá argumentar que esses 4,5% estão dentro da população normal e que apenas aqueles que respondem bem fora da população normal, pelo menos três desvios padrões da média, merecem ser chamados de anormais.

Independentemente de quais sejam os critérios de anormalidade que o médico ou o estatístico obtêm, o termo *hiporreativo* se aplica àqueles indivíduos que necessitam de doses anormalmente altas, e o termo *hiper-reativo*, àqueles que necessitam de doses anormalmente baixas. Os termos *hiporresponsivo* e *hiper-responsivo* também podem ser usados. É incorreto usar os termos hipossensível e hipersensível nesse contexto; *hipersensibilidade* denota uma resposta alérgica a uma droga, e não deve ser usado para se referir a hiper-reatividade. O termo *supersensibilidade* se aplica corretamente à hiper-reatividade que resulta de desnervação do órgão efetor; ele é freqüentemente chamado de forma mais definitiva de supersensibilidade de desnervação. Algumas vezes, a hiporreatividade é o resultado de uma desativação imunoquímica da droga, ou *imunidade*. A hiporreatividade deve ser distinguida de uma exigência de dosagem aumentada que resulta de uma condição patológica grave. Dor intensa exige altas doses de analgésicos, mas o paciente não é um hiporreator; o que mudou foi o referencial a partir do qual o quantum final é medido. A responsividade de um paciente a certas drogas algumas vezes pode ser determinada pela história de exposição prévia a drogas apropriadas.

Tolerância é uma diminuição na responsividade à medida que o uso da droga continua. A conseqüência da tolerância é um aumento da dose necessária. Ela pode ser causada por um aumento na taxa de eliminação de droga (conforme discutido em outro local deste capítulo), a ajustes homeostáticos compensatórios reflexos ou outros, a uma diminuição no número de receptores ou no número de moléculas de enzima ou de outras proteínas de ligação na seqüência efetora, à exaustão do sistema efetor ou depleção de mediadores, ao desenvolvimento de imunidade ou a outros mecanismos. A tolerância pode ser gradual, exigindo muitas doses e dias a meses para se desenvolver, ou aguda, exigindo apenas a primeira ou algumas doses e apenas minutos a horas para se desenvolver. A tolerância aguda é chamada de *taquifilaxia*.

Resistência à droga é a diminuição na resposta de microrganismos, neoplasias ou pestes a agentes quimioterápicos, antineoplásicos ou pesticidas, respectivamente. Ela não é tolerância no sentido de que a sensibilidade do microrganismo individual ou célula cancerosa diminui; ela é antes a sobrevivência de células normalmente não-responsivas, que passam então os fatores genéticos de resistência à sua progênie.

Pacientes que falham em responder a uma droga são chamados de *refratários*. A refratariedade pode resultar de tolerância ou resistência, mas ela também pode resultar da progressão de estados patológicos que anulam a resposta ou tornam a resposta incapaz de superar patologias avassaladoras. Raramente, ela pode resultar de um receptor ou de um sistema de resposta maldesenvolvido.

Algumas vezes uma droga evoca uma resposta não-usual que é *qualitativamente* diferente da resposta esperada. Tal resposta inesperada é chamada de *meta-reação*. Uma *meta-reação* não incomum é um efeito estimulante, em vez de depressivo, do fenobarbital sobre o sistema nervoso central (SNC), especialmente em mulheres. Dor e certos estados patológicos algumas vezes favorecem a *meta*-reatividade. Respostas que são diferentes em lactentes ou nos idosos daquelas das pessoas jovens ou de meia-idade não são *meta*-reações se a resposta é usual no grupamento etário. O termo *idiossincrasia* também denota *meta*-reatividade, mas a palavra tem sido tão mal utilizada, que é recomendável que ela seja abandonada. Embora a hipersensibilidade possa causar efeitos não-usuais, ela não está incluída na *meta*-reatividade.

RECEPTORES DE DROGAS E TEORIA DOS RECEPTORES

A maior parte das drogas age pela combinação com alguma substância chave no meio biológico que tem uma função reguladora importante no órgão ou tecido alvo. Esse parceiro biológico da droga responde pelo nome de *substância receptiva* ou *receptor de drogas*. A substância receptiva é considerada principalmente um constituinte celular, embora em algumas circunstâncias ela possa ser extracelular, como o são, em parte, as colinesterases. A substância receptiva é considerada como tendo uma afinidade química especial e condições estruturais para a droga. Drogas tais como emolientes, que têm uma base física em vez de química para sua ação, obviamente não agem sobre receptores. Drogas tais como demulcentes e adstringentes, que agem de uma forma química não-seletiva ou não-específica, também não são consideradas atuantes sobre receptores, visto que os receptores candidatos não têm nem uma definição química nítida nem uma definição biológica. Mesmo os antiácidos, que reagem com o íon hidrônio, que é extremamente bem-definido, não podem ser considerados como tendo um receptor, já que o próton reativo não tem nenhuma residência biológica permanente.

Devido a uma preocupação anterior com teorias físicas de ação e à dicotomia clássica e ilógica das interações químicas e físico-moleculares, há uma relutância para se admitir receptores para drogas tais como anestésicos locais, anestésicos gerais, certos eletrólitos, etc., que geralmente não se aceita que se combinem seletivamente com componentes celulares ou da membrana das organelas distintos. A palavra "receptor" é freqüentemente usada de forma inconsistente e intuitiva. Entretanto, o termo é um símbolo legítimo para a estrutura biológica com a qual uma droga interage ou inicia uma resposta. A ignorância da identidade de muitos receptores não diminui, mas, em vez disso, aumenta a importância do termo e do conceito geral.

Uma vez identificado um receptor, ele freqüentemente não é mais considerado um receptor, embora tal identificação possa fornecer a base de profundos avanços na teoria dos receptores. Como os efeitos dos anticolinesterásicos são derivados apenas indiretamente da inibição da colinesterase, e não se conhece nenhuma droga que estimule a enzima, pode-se argumentar que ela não é um receptor. Entretanto, várias drogas em última instância agem indiretamente através da inibição de tais enzimas moduladoras, e é importante para o teórico desenvolver modelos baseados em tais inter-relações indiretas.

As enzimas, evidentemente, são prontamente auto-sugeridas como candidatas a receptores. Entretanto, há mais em termos de função celular do que enzimas. Os receptores podem ser componentes da membrana ou componentes intracelulares que regem a orientação espacial de enzimas, da expressão genética, da compartimentalização do citoplasma, das propriedades contráteis ou de complacência de estruturas subcelulares ou a permeabilidade e as propriedades elétricas de membranas. Para quase todo componente celular, pode ser imaginado um possível caminho através do qual uma droga afeta a sua função; logo, poucos componentes celulares podem ser descartados *a priori* como possíveis receptores. Todos os receptores para neurotransmissores e agonistas autonômicos são proteínas de membrana com grupamentos que se ligam a agonistas projetando-se no espaço extracelular. O equipamento transdutor, por meio do qual um receptor ocupado evoca uma resposta, é chamado de *sistema de acoplamento*. Neurotransmissores excitatórios no SNC, e receptores de ACh em outros locais, se ligam a canais iônicos que, quando abertos, permitem a entrada rápida, especialmente de íons sódio. Cada canal iônico é composto de cinco subunidades, e cada subunidade tem quatro regiões de transposição transmembrana. O GABA (ácido γ-aminobutírico) e a glicina se ligam a canais de cloreto inibitórios. Cada um desses receptores é composto de proteínas pentaméricas, cada uma das quais tem dois a quatro tipos diferentes de subunidades. Os receptores benzodiazepínicos são ligados ao receptor GABA. Os receptores beta-adrenérgicos, os receptores histamínicos (H2) e vários receptores para hormônios polipeptídicos interagem com uma proteína ligante de GDP/GTP (proteína G) que pode ativar a enzima adenilato ciclase. A ciclase produz, então, AMP 3′,5′-cíclico (AMPc), o qual, por sua vez, ativa proteíno-cinases. Outros receptores interagem com proteínas G inibitórias. Alguns receptores se ligam à guanilil ciclase.

Receptores alfa-adrenérgicos α_1, alguns receptores muscarínicos (M_1 e M_3) e vários outros receptores se ligam à enzima de membrana fosfolipase-C, que cliva fosfatos de inositol a partir de fosfoinositídios. O produto da clivagem, 1,4,5-inositol trifosfato (IP_3), causa então um aumento no cálcio intracelular, enquanto o produto, diacilglicerol (DAG), ativa a cinase C. Há vários outros sistemas de ligação menos ubíquos. Substâncias tais como o AMPc, o GMPc, o IP_3 e o DAG são chamadas de *mensageiros secundários*.

Foi descoberto que podem existir vários receptores diferentes para um determinado agonista. Diferenças podem ser mostradas não apenas nos tipos de sistemas de ligação e efeitos, mas também pela ligação diferenciada de agonistas e antagonistas, pela cinética de dessensibilização, pelas propriedades físicas e químicas, pelos genes e pelas seqüências de aminoácidos. A diferenciação entre subtipos de receptores é chamada de *classificação de receptores*. Os subtipos de receptores são designados por prefixos alfabéticos gregos ou arábicos e/ou por subscritos numéricos. Há pelo menos um par de cada um dos seguintes receptores: beta-adrenérgicos, histaminérgicos, serotoninérgicos, GABAérgicos e benzodiazepínicos; três receptores muscarínicos e três alfa-adrenérgicos; e cinco subtipos de receptores opióides.

OCUPAÇÃO E OUTRAS TEORIAS

As interações droga-receptor são regidas pela lei da ação de massa. Entretanto, a maior parte das aplicações químicas da lei de massa está relacionada com a taxa em que reagentes desaparecem ou produtos são formados, enquanto a teoria dos receptores geralmente está relacionada com a fração dos receptores combinados com uma droga. O conceito usual é que apenas quando o receptor realmente está ocupado pela droga a sua função é transformada de modo a evocar uma resposta. Esse conceito se tornou conhecido como *teoria da ocupação*. A mais antiga declaração apresentada de forma clara sobre suas suposições e formulações é freqüentemente atribuída a Clark em 1926, mas tanto Langley quanto Hill fizeram importantes contribuições para a teoria nas primeiras duas décadas do século 20.

Em todas as teorias de receptores, os termos "agonista", "agonista parcial" e "antagonista" são empregados. Um *agonista* é uma droga que se combina com um receptor para iniciar uma resposta.

Na teoria da ocupação clássica, dois atributos da droga são exigidos: (1) *afinidade*, uma medida da constante de equilíbrio da interação droga-receptor, e (2) *atividade intrínseca*, ou *eficácia intrínseca* (que não deve ser confundida com eficácia como intensidade de efeito), uma medida da habilidade da droga para induzir uma alteração positiva na função do receptor.

Um *agonista parcial* é uma droga que pode evocar alguns efeitos, mas não um efeito máximo, e que antagoniza um agonista. Na teoria da ocupação, ela seria uma droga com uma afinidade favorável, mas com uma atividade intrínseca baixa.

Um *antagonista competitivo* é uma droga que ocupa uma proporção significativa dos receptores e, assim, evita que eles reajam de forma máxima com um agonista. Na teoria da ocupação, a propriedade de pré-requisito é afinidade sem atividade intrínseca.

Um *antagonista não-competitivo* pode reagir com o receptor de forma a não evitar a combinação agonista-receptor, mas de modo a evitar que a combinação inicie uma resposta, ou pode agir para inibir algum evento subseqüente na cadeia de ação-efeito-ação-efeito que leva à resposta evidente final.

A formulação matemática da teoria dos receptores é derivada diretamente da lei da ação de massa e da cinética química. Certas suposições são necessárias para simplificar os cálculos. A suposição chave é que a intensidade de efeito é uma função linear direta da proporção de receptores ocupados. A precisão dessa suposição é muitíssimo improvável com base em considerações teóricas, mas empiricamente ela parece ser uma aproximação precisa o suficiente para ser útil. Uma segunda suposição sobre em quais formulações se baseiam é que a interação droga-receptor encontra-se em equilíbrio. Uma outra suposição comum é que o número de moléculas do receptor é insignificantemente pequeno quando comparado com aquele da droga. Essa suposição é indubitavelmente verdadeira na maior parte dos casos, e desvios dessa situação complicam muito a expressão matemática das interações droga-receptor.

A primeira formulação matemática claramente expressa da cinética droga-receptor foi a de Clark.[1] Em sua equação

$$Kx^n = \frac{y}{100 - y} \quad (2)$$

onde K é a constante de afinidade, x é a concentração da droga, n é a molecularidade da reação e y é a porcentagem de resposta máxima. Clark considerou que y era uma função linear da porcentagem de receptores ocupados pela droga, de forma que y também poderia simbolizar a porcentagem de receptores ocupados. Quando a equação é rearranjada para resolver para y

$$y = \frac{100Kx^n}{1 + Kx^n} \quad (3)$$

Uma curva cartesiana dessa equação é idêntica na forma àquela mostrada na Fig. 57.2. Quando y é plotado contra o logaritmo de x em vez de x, obtém-se a curva sigmóide usual. Logo, pode ser visto que a curva de dose-intensidade é derivada da cinética de equilíbrio da ação de massa, a qual, por sua vez, é derivada da natureza estatística da interação molecular. O fato de que as curvas de dose-intensidade e dose-porcentagem têm a mesma forma mostra que elas envolvem estatísticas semelhantes.

Se a Equação 2 for colocada em forma logarítmica

$$\log K + n \log x = \log \frac{y}{100 - y} \quad (4)$$

uma curva do logaritmo de $y/100 - y$ contra o logaritmo de x irá produzir, então, uma linha reta com uma inclinação de n; n é teoricamente o número de moléculas da droga que reagem com cada molécula do receptor. Atualmente, não há nenhum exemplo conhecido no qual mais de uma molécula de agonista se combina com um único receptor. Por isso, n deve ser igual a 1, universalmente. No entanto, n freqüentemente se desvia de 1. Os desvios ocorrem devido a interações cooperativas entre receptores (*cooperatividade*), *receptores de reserva* (veja adiante), amplificações no sistema de resposta (*cascatas*), acoplamento de receptores a mais de uma seqüência (por exemplo, tanto à adenilato ciclase quanto a canais de cálcio) e por outras razões. Nesses desvios de $n = 1$, a inclinação se torna uma característica do mecanismo de ação e do sistema de resposta.

A probabilidade de que uma molécula da droga reagirá com um receptor é uma função da concentração tanto da droga quanto do receptor. A concentração de moléculas de receptor não pode ser manipulada, como ocorre com a concentração de uma droga. Mas, à medida que cada molécula de droga se combina com um receptor, a população de receptores livres diminui de forma correspondente. Se a droga é um antagonista competitivo, ela diminuirá a probabilidade de uma combinação agonista-receptor em proporção direta à porcentagem de moléculas de receptor evitadas pelo antagonista. Conseqüentemente, a intensidade de efeito diminuirá. Entretanto, a probabilidade de interação agonista-receptor pode ser aumentada aumentando-se a concentração de agonista, e a intensidade de efeito pode ser restaurada por doses apropriadamente maiores de agonista. A adição de mais antagonista diminuirá novamente a resposta, a qual pode, novamente, ser superada ou *sobrepujada* por mais agonista.

Clark mostrou empiricamente e por teoria que, desde que a razão entre antagonista e agonista fosse constante, a concentração das drogas competitivas poderia ser modificada em uma faixa imensa sem alterar a magnitude da resposta (Fig. 57.6). Como a presença de antagonista competitivo apenas diminui a probabilidade de combinação agonista-receptor em uma determinada concentração de agonista, e não altera a molecularidade da reação, segue-se também que o efeito do antagonista competitivo é desviar a curva de dose-intensidade para a direita proporcionalmente à quantidade de antagonista presente; nem a forma nem a inclinação da curva são alteradas (Fig. 57.7).

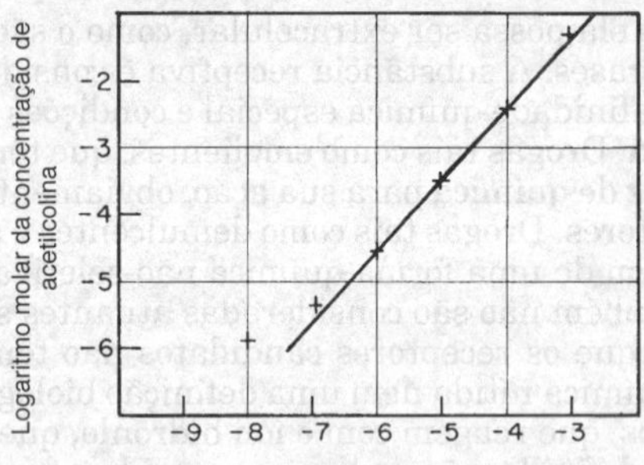

Fig. 57.6 Proporcionalidade direta da dose de agonista (acetilcolina) à dose de antagonista (atropina) necessária para causar um grau constante de inibição (50%) da resposta do coração da rã. (Cortesia, adaptação, Clark[1].)

Muitos refinamentos da fórmula de Clark foram feitos, mas eles não serão tratados aqui; detalhes e citações de literatura relevante podem ser encontrados em várias obras sobre receptores citadas na *Bibliografia*. Vários refinamentos são introduzidos para facilitar os estudos de inibição competitiva. A introdução dos conceitos de atividade intrínseca[2] e de eficácia[3] exigiu alterações apropriadas no tratamento matemático.

Um outro conceito importante foi adicionado à teoria da ocupação, a saber, o conceito de *receptores de reserva*. Clark admitia que a resposta máxima ocorria apenas quando os receptores eram completamente ocupados, o que não responde pela possibilidade de que a resposta máxima poderia ser limitada por alguma etapa na seqüência de ação-efeito subseqüente à ocupação de receptores. O trabalho com agonistas e antagonistas marcados isotopicamente e com cinética de dose-efeito mostrou que o efeito máximo algumas vezes é obtido apenas quando uma pequena fração dos receptores é ocupada. O tratamento matemático desse fenômeno permitiu aos teóricos explicar várias observações misteriosas que anteriormente pareciam contradizer a teoria da ocupação.

A teoria da ocupação clássica não consegue explicar vários fenômenos satisfatoriamente, e é incapaz de gerar um modelo realístico de atividade intrínseca e agonismo parcial. Uma teoria de taxa, na qual a intensidade de resposta é proporcional

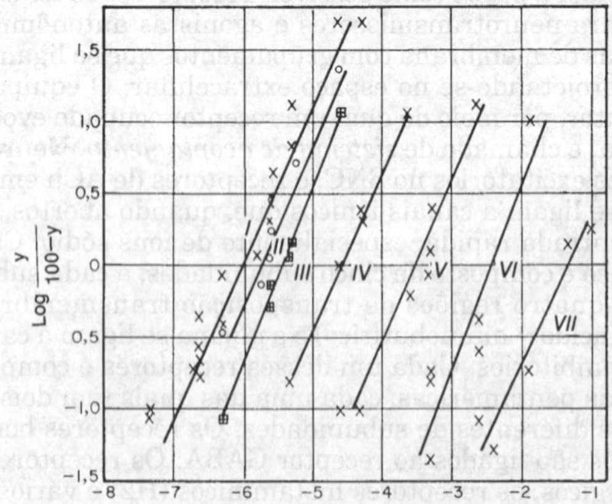

Fig. 57.7 Efeito de um antagonista para desviar a curva de logaritmo da dose-intensidade para a direita sem alterar a inclinação. O efetor é o coração isolado. *I*: nenhuma atropina; *II*: atropina, 10^{-8} M; *III*: 10^{-7} M; *IV*: 10^{-6} M; *V*: 10^{-5} M; *VI*: 10^{-4} M; *VII*: 10^{-3} M; *Y*: % da intensidade máxima de resposta. A função log $y/(100 - y)$ converte a relação de logaritmo da dose-intensidade a uma linha reta. (Cortesia, adaptação, Clark[1].)

à taxa de interação droga-receptor em vez da ocupação, foi proposta para explicar alguns dos fenômenos que a teoria da ocupação não podia explicar, mas a teoria de taxa era incapaz de fornecer um modelo mecanístico realístico de geração de resposta, e apresentava, também, outras limitações sérias.

Os fenômenos que nem a teoria da ocupação clássica nem a teoria de taxa puderam explicar podem ser explicados por várias teorias nas quais o receptor pode existir em pelo menos dois estados conformacionais, um dos quais é o ativo; a droga pode reagir com um ou mais conformadores. Em um *modelo de dois estados*[4]

$$R \rightleftharpoons R^*$$

onde R é o conformador inativo e R* é o conformador ativo. O agonista se combina principalmente com R*, o agonista parcial pode se combinar tanto com R quanto com R*, e o antagonista pode se combinar com R, sendo o equilíbrio desviado de acordo com a extensão da ocupação de R e R*. Outras variações da teoria da ocupação tratam o receptor como um agregado de subunidades que interagem cooperativamente.[5]

MECANISMOS DE AÇÃO DE DROGAS

As drogas são distribuídas para muitas ou todas as partes do corpo pela circulação. Entretanto, elas não agem em toda parte; elas teriam uma utilidade extremamente limitada se o fizessem. Drogas clinicamente úteis agem apenas sobre certos sistemas biológicos existentes. Embora as drogas não possam criar novos sistemas, algumas drogas podem danificar temporariamente ou permanentemente sistemas funcionais existentes que sejam susceptíveis a elas, produzindo, dessa forma, efeitos tóxicos. Quase todas as drogas agem de forma mais ou menos *seletiva* sobre grandes proteínas, glicoproteínas ou lipoproteínas específicas localizadas na membrana celular ou no citoplasma celular, núcleos ou outras organelas intracelulares. Essas proteínas específicas são denominadas *receptores*. Embora sejam freqüentemente consideradas receptores de drogas, elas são na realidade receptores para substâncias *endógenas* que medeiam processos reguladores biológicos e fisiológicos normais.

Praticamente todas as células do corpo têm receptores múltiplos, visto que são reguladas por várias substâncias endógenas que agem continuamente, intermitentemente ou apenas ocasionalmente. De forma semelhante, células teoricamente podem ser influenciadas por várias drogas que agem sobre os diversos receptores que as células contêm. A natureza química de muitas das substâncias endógenas que ativam receptores é conhecida, mas substâncias novas continuam a ser identificadas e procuradas. Por exemplo, o antigo mistério do porquê de os animais terem receptores para morfina, que é produzida por algumas espécies de plantas de papoula, foi solucionado quando peptídios opióides endógenos foram identificados no encéfalo e em alguns tecidos periféricos em meados da década de 1970.

Drogas que ativam receptores seletivamente e produzem os mesmos *efeitos* normalmente produzidos por uma substância endógena respectiva são chamadas *agonistas*. Drogas que bloqueiam receptores seletivamente são chamadas *antagonistas* porque elas antagonizam, ou bloqueiam, os efeitos normais da substância endógena respectiva. Antagonistas puros não ativam os seus receptores. Algumas drogas experimentais estimulam ou ativam certas enzimas, mas nenhuma é um agente terapêutico útil porque os seus efeitos são muito difusos. A forscolina é um desses exemplos; ela estimula diretamente a enzima adenilil ciclase a sintetizar AMP cíclico, o qual é um mensageiro secundário em muitos sistemas celulares através do corpo.

Por outro lado, muitas drogas terapêuticas bastante úteis são *inibidores enzimáticos*, que inibem seletivamente a atividade normal de apenas um tipo de enzima, reduzindo assim a capacidade da enzima para agir em seu substrato bioquímico normal. Nesse contexto, as enzimas são os receptores de drogas. Embora a natureza química dos receptores e enzimas e suas interações com drogas fosse freqüentemente vaga no passado, a aplicação de novas técnicas em biologia molecular, bioquímica e farmacologia desde meados da década de 1980 mostrou um progresso sem precedentes na definição das estruturas de receptores e enzimas e das conseqüências das interações droga-receptor.

TIPOS DE ALVOS PARA A AÇÃO DE DROGAS

Os *efeitos* das drogas são o resultado das *ações* das drogas. A ação da droga pode ser definida como a interação droga-receptor, enquanto os efeitos da droga são as conseqüências dessa ação. Por exemplo, a interação da epinefrina com β-receptores no coração põe em movimento uma cascata de eventos intracelulares (ações) que levam a aumentos no ritmo cardíaco e na força de contração (efeitos). A interação da epinefrina com α-receptores na vasculatura põe em movimento uma cascata de eventos intracelulares (ações) que levam à vasoconstrição e à elevação da pressão arterial (efeitos).

Respostas típicas que envolvem interações droga-receptor são aquelas que envolvem interações de agonista ou antagonista em um receptor. Os agonistas também podem agir através de vários mecanismos de transdução para produzir várias alterações intracelulares que alteram a atividade celular. Os mecanismos de transdução são considerados com mais detalhes próximo ao final desta seção. As ações dos agonistas podem ser diretas, como no caso da acetilcolina agindo nos receptores nicotínicos na junção neuromuscular para abrir brevemente os canais de sódio. Isso produz despolarização rápida da musculatura esquelética, levando à contração muscular. As drogas também podem agir diretamente sobre os canais de íons para bloquear a sua atividade. Por exemplo, a lidocaína (*Xylocaine*) e outros anestésicos locais bloqueiam os canais de sódio nas fibras nervosas (axônios) de forma que a condução dos potenciais de ação é bloqueada e a área servida por essas fibras nervosas é anestesiada. Drogas também podem agir diretamente sobre os canais de íons para modular sua atividade. Os benzodiazepínicos, caracterizados pelo diazepam (*Valium*), produzem múltiplos efeitos (sedação, hipnose, atividade anticonvulsivante e ansiolítica e relaxamento muscular) *modificando* as ações do GABA em seus receptores no SNC. O GABA é o neurotransmissor inibitório predominante no SNC, e age sobre complexos $GABA_A$-receptores através da abertura dos canais cloreto dos neurônios para hiperpolarizá-los e torná-los menos excitáveis. As benzodiazepinas agem sobre um receptor diferente no complexo $GABA_A$-receptor para acentuar as ações do GABA sobre seus receptores, tornando, assim, os neurônios alvos ainda menos excitáveis.

Muitas drogas agem inibindo enzimas de forma que elas não possam realizar as suas funções normais tão eficientemente. Uma dessas drogas, o omeprazol (*Prilosec*), reduz a capacidade das células parietais do estômago para produzir ácido clorídrico através da inibição da enzima, ou bomba de prótons, H^+, K^+-ATPase, que é encontrada apenas nessas células parietais. Ela é usada para facilitar a cicatrização de úlceras pépticas e para controlar o refluxo esofágico (pirose). As enzimas normais do corpo também podem converter falsos substratos em drogas ativas. Por exemplo, a α-metildopa (*Aldomet*) é convertida a α-metilnorepinefrina pelas enzimas que normalmente sintetizam dopamina e norepinefrina a partir de dopa. A α-metilnorepinefrina age em receptores cerebrais para reduzir a atividade simpática sobre os vasos sanguíneos, reduzindo assim a pressão sanguínea em pacientes hipertensos. Os antimetabólitos utilizados para tratar do câncer também são falsos substratos, que são semelhantes em estrutura aos metabólitos endógenos envolvidos nas reações do ciclo celular, mas que funcionam de forma alterada para interferir com a síntese de metabólitos essenciais. Algumas drogas são, ou foram, projetadas para serem inativas até que sejam convertidas, geralmente por enzimas hepáticas metabolizadoras de drogas, tais como o citocromo P-450, a droga ativa; a droga inativa é chamada de *pró-droga*.

Vários *carreadores* são usados pelas células para captar neurotransmissores que foram liberados. As ações da dopamina liberada dos terminais nervosos dopaminérgicos no cérebro são encerradas pela recaptação para o interior dos terminais nervosos através de um carreador de dopamina. A dopamina é então reutilizada para neurotransmissão. Se o carreador for bloqueado por um bloqueador da recaptação tal como a cocaína, as concentrações de dopamina entre as terminações nervosas e os receptores dopaminérgicos se acumulam por algum tempo e produzem efeitos maiores.

Finalmente, antibióticos e drogas antivirais, antimicóticas e antiparasitárias devem suas seletividades a ações seletivas sobre certos processos bioquímicos que são essenciais para o organismo agressor, mas que não são compartilhados pelo hospedeiro mamífero. As penicilinas e antibióticos relacionados interferem com a síntese de paredes celulares rígidas por bactérias em crescimento, mas as células dos mamíferos são contidas apenas por membranas plasmáticas e, logo, não são afetadas pelas penicilinas. As drogas antiparasitárias visam a enzimas encontradas apenas em parasitas, enzimas que são indispensáveis apenas em parasitas ou funções bioquímicas com propriedades farmacológicas diferentes no parasita e no hospedeiro.

LIGAÇÃO A RECEPTORES

Drogas que se ligam seletivamente a certos receptores em concentrações farmacológicas são conhecidas como *ligantes de receptores*; elas podem ser agonistas ou antagonistas. Muitas drogas também se ligam de modo não-seletivo a proteínas não-receptoras através do corpo, onde não exercem nenhuma ação ou efeito farmacológico. Muitas drogas se ligam a proteínas plasmáticas, especialmente à albumina. A droga ligada à albumina pode agir como um reservatório para a droga livre, com a qual está em equilíbrio, e a competição entre drogas pela ligação a proteínas plasmáticas pode levar a níveis de droga livre aumentados e a interações entre drogas à medida que elas deslocam umas às outras.

Drogas e ligantes ou substratos endógenos se ligam seletivamente a certos receptores, devido tanto a uma atração química quanto a um *ajuste* apropriado à proteína. A analogia fechadura-chave fornece um conceito útil de adaptação apropriada. Levado um passo adiante, um agonista se encaixa na fechadura e a abre, mas um antagonista apenas se encaixa na fechadura, mas não pode abri-la; no entanto, ele bloqueia a entrada da chave agonista. Geralmente, várias drogas com ambas as características podem se combinar com o mesmo receptor. O estudo das relações estrutura-atividade entre drogas semelhantes e seus receptores sempre foi uma abordagem importante e proveitosa tanto da farmacologia quanto da química medicinal. Drogas altamente seletivas tendem a ligar-se a apenas um ou a vários receptores intimamente relacionados. Entretanto, algumas drogas podem combinar-se com, e ativar ou inativar, vários receptores diferentes que tenham estruturas semelhantes, diminuindo assim a seletividade e aumentando os efeitos colaterais.

Os tipos de ligações químicas pelas quais as drogas se ligam a seus receptores são, em ordem decrescente de força de ligação: ligação covalente, iônica, de hidrogênio, hidrofóbica e de van der Waals. Relativamente poucas drogas formam ligações covalentes com seus receptores. As ligações covalentes são *irreversíveis* e de duração muito longa; novos receptores ou enzimas têm de ser sintetizados para restaurar a função, e esse processo demanda uma a duas semanas. A maior parte das drogas conta com combinações das outras ligações mais fracas para se ligar firmemente, mas *reversivelmente,* a receptores. Por exemplo, a ligação da acetilcolina, que é uma molécula relativamente simples, a receptores nicotínicos na junção neuromuscular envolve ligações iônicas, de hidrogênio e de van der Waals, sendo as ligações iônicas e de hidrogênio as mais importantes. Não é por acaso que as drogas que se ligam a receptores são parcialmente ionizadas no pH corporal, porque as proteínas receptoras também são ionizadas parcialmente. Drogas e proteínas contêm grupamentos nitrogênio com cargas positivas e grupamentos carboxila com cargas negativas que se atraem fortemente e em geral fornecem as ligações droga-receptor iniciais. As ligações de hidrogênio, formadas entre átomos de hidrogênio ligados e átomos de oxigênio, nitrogênio, fluoreto ou enxofre, orientam ainda a molécula da droga para o seu receptor para acentuar o ajuste apropriado. Uma ou várias ligações de hidrogênio podem estar envolvidas. As ligações hidrofóbicas se formam entre estruturas de anel não-polares (por exemplo, benzeno) ou cadeias de grupamentos metileno para estabilizar ainda mais a orientação.

Finalmente, as forças muito fracas de van der Waals fornecem alguma ligação adicional, eletrostática, através de distâncias muito curtas. Moléculas de droga que contêm átomos de carbono assimétricos podem existir como estereoisômeros, dos quais apenas um é orientado para se ligar bem com seus receptores. Por exemplo, a cadeia lateral da epinefrina contém um átomo de carbono assimétrico na posição alfa da cadeia lateral, com um grupamento hidroxil anexado, permitindo que a epinefrina exista nas formas D- e L- (imagens em espelho). A forma L- sendógena é cerca de 1.000 vezes mais potente do que a forma D- ssintetizada, porque a forma L- tem uma afinidade de ligação muito maior para os seus receptores, devido à sua configuração preferida (veja Cap. 28). No passado, drogas sintetizadas como misturas de estereoisômeros eram formuladas como misturas racêmicas, mas técnicas melhoradas de separação química agora freqüentemente permitem o isolamento do isômero mais ativo para formulação.

ESTRUTURA E FUNÇÃO DE RECEPTORES

O número de receptores e de seus subtipos continua a crescer em um ritmo rápido como resultado da identificação de novos ligantes endógenos e da aplicação de técnicas em desenvolvimento para estudá-los. Apesar do seu grande número, a maior parte dos receptores pode ser classificada estrutural e funcionalmente em apenas alguns tipos básicos que são descritos a seguir. Não é feita nenhuma tentativa para fornecer descrições detalhadas de receptores individuais dentro de cada categoria. Em vez disso, um ou dois exemplos serão suficientes para cada um, com uma breve referência a alguns tipos proeminentes que são terapeuticamente relevantes.

CANAIS SENSÍVEIS À VOLTAGEM — Embora não sejam geralmente classificados como receptores, os canais sensíveis à voltagem contêm receptores que são influenciados por drogas ou toxinas para bloquear ou modificar sua função normal. Os canais de sódio sensíveis à voltagem nos axônios permitem a iniciação e a condução de potenciais de ação em resposta a uma alteração de voltagem na membrana plasmática. Quando os canais de sódio se abrem, os íons sódio avançam pelo citoplasma, causando assim despolarização e propagação do potencial de ação. O componente crucial do canal de sódio é uma proteína única composta de uma cadeia de cerca de 2.000 aminoácidos e chamada de subunidade α. Várias subunidades β com papéis secundários também estão associadas com a subunidade α. A subunidade α tem quatro domínios de repetição compostos de cerca de 250 aminoácidos cada um, e cada domínio contém seis segmentos α-helicoidais de ligação transmembrana com 22 a 25 aminoácidos. Cada domínio forma um dos quatro grupamentos das seis regiões de ligação da membrana para circundar o canal de sódio assim formado. No final, o canal lembra 24 cilindros uniformemente organizados ao redor do canal de sódio que, em repouso, é carregado positivamente devido a cargas positivas nas quatro hélices transmembrana que circundam o canal. À ativação, acredita-se que essas hélices em particular rodam para cima, movendo assim as cargas elétricas positivas para longe do canal e permitindo que os íons positivos de sódio avancem através dele. O canal permanece aberto por apenas cerca de 1 ms, porque as alterações de voltagem atraem uma alça de proteína do canal para o citoplasma para fechar o canal como uma bola. Anestésicos locais bloqueiam o canal de sódio a partir do aspecto citoplasmático, pela ligação a receptores dentro do canal. Várias neurotoxinas bloqueiam-no a partir de fora.

Os axônios são repolarizados pela breve (~1 ms) abertura de canais de potássio ativados por voltagem que são construídos de forma semelhante a canais de sódio, mas que são compostos de quatro subunidades idênticas de peptídios que se associam na membrana para formar o canal de potássio. Cada subunidade se estende sobre a membrana seis vezes. Ela provavelmente funciona de forma muito semelhante ao canal de sódio, incluindo a inativação por um segmento em forma de bola de corrente de peptídio citoplasmático. A quinidina, que é uma droga antiarrítmica, bloqueia esse canal de potássio no coração.

Canais de cálcio do tipo L ativados por voltagem são compostos de cinco unidades protéicas semelhantes que se agregam através das membranas do músculo cardíaco e da musculatura lisa vascular para formar o canal de cálcio. O seu arranjo na membrana é semelhante ao dos canais de sódio e potássio. Os bloqueadores de canais de cálcio, tais como o verapamil (*Calan*) e a nifedipina (*Procardia*), são usados para tratar de várias condições cardiovasculares, devido à sua capacidade de bloquear canais de cálcio no coração e nos vasos sanguíneos.

CANAIS DE ÍONS ATIVADOS POR LIGANTES — O canal de íons ativado por ligante mais bem caracterizado é o complexo de receptor nicotínico na junção neuromuscular. Conforme o nome sugere, esses canais são ativados por ligantes de receptores, nesse caso a acetilcolina. O complexo do receptor nicotínico é composto de cinco proteínas de subunidades com estruturas semelhantes que se associam através da membrana plasmática para formar um canal de sódio. O complexo do receptor é formado a partir de duas subunidades α e de uma subunidade β, uma γ e uma δ (Fig. 57.8). Ao contrário dos canais de íons ativados por voltagem, cada uma das cinco proteínas cruza a membrana apenas quatro vezes. As duas subunidades α contêm os receptores nicotínicos, que a acetilcolina ativa, e ambas têm de ser ativadas para abrir o canal de sódio a 6,5 Å por cerca de 4 ms. Os receptores podem ser bloqueados por agentes bloqueadores neuromusculares como o curare. Os receptores nicotínicos nos gânglios autonômicos são semelhantes em estrutura, mas são compostos de um conjunto diferente de subunidades, que responde pelas diferenças há muito conhecidas entre os antagonistas seletivos nos dois locais.

Outros canais de íons ativados por ligantes, o $GABA_A$, a glicina e o glutamato, têm estruturas que são semelhantes àquelas do complexo de receptor nicotínico. Os canais de GABA e de glicina são canais de cloreto, que permitem o influxo de cloreto para o interior dos neurônios para produzir hiperpolarização e diminuição da excitabilidade neuronal. Os canais de glutamato são primariamente canais de sódio, e eles também contêm receptores modificadores para glicina e poliaminas. O complexo $GABA_A$-receptor contém receptores não apenas para o GABA mas também receptores separados para benzodiazepinas (p. ex., *Valium*), barbituratos e esteróides, que modificam as ações do GABA no canal de cloreto. A atividade convulsivante da estricnina se deve unicamente à sua capacidade para bloquear receptores de glicina, primariamente no tronco encefálico e na medula espinhal.

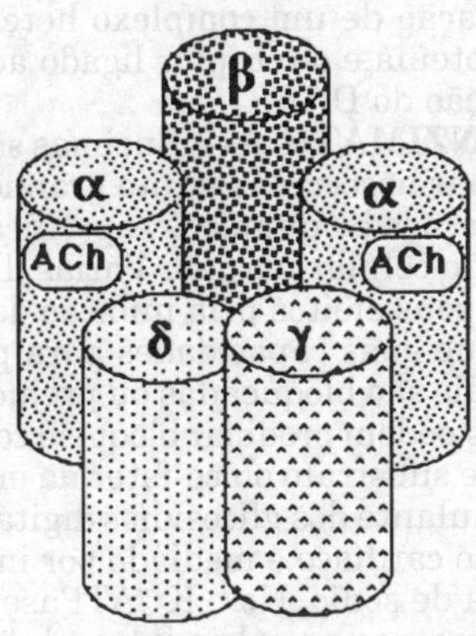

Fig. 57.8 Complexo do receptor nicotínico.

RECEPTORES LIGADOS À PROTEÍNA G — Esses receptores compreendem uma família muito grande de receptores que são ativados por monoaminas (epinefrina, norepinefrina, dopamina e serotonina), acetilcolina (receptores muscarínicos), opióides e uma série de peptídios ativos, incluindo vários hormônios. Estruturalmente, esses receptores são proteínas isoladas, a maior parte das quais é composta de cadeias de 350 a 550 aminoácidos e cruza a membrana plasmática sete vezes em um arranjo *serpiginoso* (Fig. 57.9). Cada um dos sete domínios transmembranosos é composto de 22 a 30 aminoácidos configurados em uma α-hélice. A terceira das três alças intracelulares (citoplasmáticas) é muito mais longa do que as outras duas, e é responsável pela ligação com as proteínas G. Em vez de se localizarem na superfície extracelular do receptor, os locais reais de ligação de receptores freqüentemente se encontram *dentro* da membrana, entre os sete domínios transmembrana. Por exemplo, o receptor β-adrenérgico se encontra 11 Å abaixo da superfície extracelular, ou cerca de um terço da distância através da membrana. O nitrogênio carregado positivamente na cadeia lateral da molécula de epinefrina forma uma ligação iônica com o grupamento carboxila carregado negativamente em um aspartato aminoácido (Posição 113) no terceiro domínio transmembranoso (TM3). Os dois grupamentos catecol hidroxila da epinefrina formam ligações de hidrogênio com os grupamentos hidroxila livres de dois aminoácidos serina nas Posições 204 e 207 em TM5, e o anel aromático da epinefrina forma uma ligação hidrofóbica com aquela de uma fenilalanina na Posição 290 em TM6. A localização dos receptores ligados à proteína G dentro da membrana enfatiza a importância do *tamanho e da configuração* na estrutura molecular tanto dos agonistas quanto dos antagonistas para esses receptores. No entanto, alguns ligantes carregados negativamente e peptídicos se ligam a um domínio extracelular.

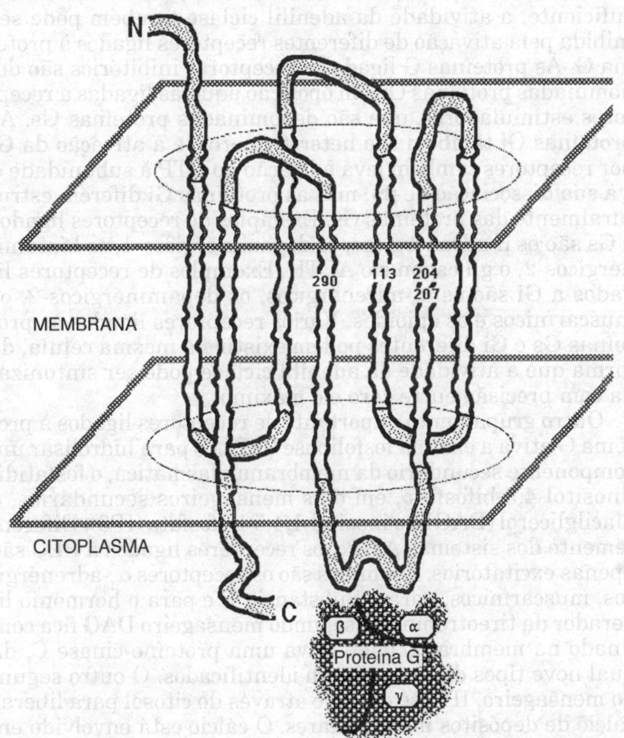

Fig. 57.9 Complexo de receptor acoplado à proteína G.

Entre algumas famílias de receptores ligados à proteína G, há uma considerável homologia estrutural, ou seja, os mesmos aminoácidos e as mesmas seqüências compõem grandes porções de vários receptores diferentes. Conseqüentemente, vários ligantes de receptores antagonistas se ligam a esses arranjos semelhantes de aminoácidos nos domínios transmembranosos. Por exemplo, muitas das drogas antipsicóticas (neurolépticas) são antagonistas não apenas em receptores dopaminérgicos, onde se acredita que elas exerçam os seus efeitos terapêuticos, mas também em receptores α_1-adrenérgicos, serotoninérgicos, histaminérgicos e muscarínicos, produzindo assim hipotensão, sedação, borramento visual, boca seca e constipação como efeitos colaterais.

As proteínas G intimamente associadas com a terceira alça citoplasmática dos receptores são heterotrímeros compostos de três subunidades diferentes: α, β e γ. À ativação dos receptores, a subunidade α troca um GDP ligado por um GTP e se dissocia das subunidades $\beta\gamma$ para ativar uma enzima de membrana tal como a adenilil ciclase ou para influenciar um canal de íons. Em alguns casos, as subunidades $\beta\gamma$ podem interagir com o mesmo efetor intracelular ou com um efetor intracelular diferente. A duração de ação da subunidade GTP-α ativa é determinada pela hidrólise de GTP a GDP por uma GTPase, que é intrínseca à subunidade α, e sua reassociação com as subunidades $\beta\gamma$. Esse processo é de duração mais longa do que a associação do ligante com o receptor ligado à proteína G do ligante, resultando em *amplificação* do sinal original.

No caso da ativação da adenilil ciclase, essa enzima sintetiza 3′,5′-monofosfato de adenosina cíclico (AMPc) a partir do ATP. Como um *mensageiro secundário*, o AMPc prossegue, então, para ativar uma ou várias proteíno-cinases As que fosforilam uma ou várias outras proteínas para produzir os efeitos celulares apropriados. A proteína visada pode ser uma enzima, uma proteína transportadora, uma proteína contrátil ou um canal de íons. A especificidade desses efeitos reguladores depende dos diferentes substratos proteicos que são expressos nas diferentes células (p. ex., fígado *versus* músculo liso). As ações do AMPc são concluídas por vários tipos de fosfodiesterases intracelulares que convertem o AMPc a 5′-AMP. A inibição competitiva de fosfodiesterases para prolongar as ações do AMPc é um dos mecanismos pelos quais a cafeína produz os seus efeitos.

Como se o exposto anteriormente não fosse complicado o suficiente, a atividade da adenilil ciclase também pode ser inibida pela ativação de diferentes receptores ligados à proteína G. As proteínas G ligadas a receptores inibitórios são denominadas proteínas Gi, em oposição àquelas ligadas a receptores estimuladores, que são denominadas proteínas Gs. As proteínas Gi também são heterotrímeros, e a ativação da Gi por receptores também leva à ligação do GTP à subunidade α e à sua dissociação de $\beta\gamma$, mas as proteínas Gi diferem estruturalmente das proteínas Gs. Exemplos de receptores ligados a Gs são os β-adrenérgicos, os dopaminérgicos-1, os histaminérgicos-2, o glucagon e o ACTH. Exemplos de receptores ligados a Gi são os α_2-adrenérgicos, os dopaminérgicos-2, os muscarínicos e os opióides. Vários receptores ligados às proteínas Gs e Gi diferentes podem existir na mesma célula, de forma que a atividade da adenilil ciclase pode ser sintonizada com precisão entre zero e o máximo.

Outro grupamento importante de receptores ligados à proteína G ativa a enzima fosfolipase C (PLC) para hidrolisar um componente secundário da membrana plasmática, o fosfatidilinositol-4,5-bifosfato, em dois mensageiros secundários, o diacilglicerol (DAG) e o inositol-1,4,5-trifosfato (IP3). Diferentemente dos sistemas AMPc, os receptores ligados à PLC são apenas excitatórios. Exemplos são os receptores α_1-adrenérgicos, muscarínicos, para a Substância P e para o hormônio liberador da tireotropina. O segundo mensageiro DAG fica confinado na membrana, onde ativa uma proteíno-cinase C, da qual nove tipos distintos foram identificados. O outro segundo mensageiro, IP3, se difunde através do citosol para liberar cálcio de depósitos intracelulares. O cálcio está envolvido em muitas atividades reguladoras celulares, incluindo a ativação da cálcio-calmodulina, que regula as atividades de outras enzimas, incluindo outras cinases. As cinases, por sua vez, fosforilam enzimas, canais de íons ou outras proteínas para produzir efeitos celulares. Quando os sistemas de sinalização do fosfoinositídio e do AMPc coexistem, eles podem se opor ou se complementar de formas complexas.

Um terceiro sistema mensageiro secundário utiliza o guanosina-3′,5′-monofosfato cíclico (GMPc) da mucosa intestinal e da musculatura lisa vascular. Ele é sintetizado a partir do GTP pela ativação da guanilil ciclase e ativa a proteíno-cinase G, que desfosforila, então, as cadeias leves da miosina na musculatura lisa vascular, produzindo assim relaxamento muscular. Agonistas, como por exemplo a acetilcolina e a histamina, causam a liberação de óxido nítrico a partir das células do endotélio vascular, que se difundem, então, no interior das células da musculatura lisa para ativar a guanilil ciclase. Uma ativação direta mediada por receptores é produzida pelo fator natriurético atrial (FNA), um hormônio peptídico transportado pelo sangue. Nesse caso, o domínio do receptor se encontra fora da membrana, e está conectado através de um domínio transmembrana isolado à enzima guanilil ciclase intracelular, que é ativada pela ligação de receptores.

RECEPTORES LIGADOS À TIROSINA CINASE — Esses receptores são compostos de um domínio de receptor extracelular, de um domínio transmembrana *isolado* e de um domínio catalítico intracelular, que catalisa a fosforilação de radicais de tirosina em proteínas alvos. Alguns receptores são compostos de proteínas isoladas, enquanto outros são montados a partir de duas subunidades (p. ex., receptores de insulina). A ativação dos receptores insulínicos desencadeia a absorção aumentada de glicose e de aminoácidos e regula o metabolismo do glicogênio e dos lipídios na célula. As ações catalíticas persistem por vários minutos depois de a insulina deixar o local de ligação. Vários fatores de crescimento também exercem os seus complexos efeitos celulares pela ativação da tirosina cinase ou de receptores semelhantes. Os fatores de crescimento desencadeiam alterações no transporte de membrana e em outros eventos metabólicos, incluindo a regulação da síntese de DNA.

RECEPTORES INTRACELULARES QUE CONTROLAM A TRANSCRIÇÃO DE DNA — A ativação de receptores intracelulares para esteróides (glicocorticóides, mineralocorticóides, esteróides sexuais, vitamina D) e de hormônios da tireóide estimula a transcrição de certos genes pela ligação a seqüências específicas de DNA no núcleo. Os receptores são geralmente compostos de uma única proteína com um domínio de ligação de ligantes, um domínio de ligação de DNA e um domínio de ativação de transcrição. No estado desativado, a proteína receptora é ligada a uma outra proteína, uma proteína de choque térmico (hsp 90), que se dissocia à ativação por um hormônio, permitindo a ligação de DNA e a transcrição de RNAm, que é, então, traduzido em proteína nova. Esse processo tipicamente exige várias horas, e os efeitos podem perdurar por dias ou semanas se houver uma reposição lenta com as novas proteínas sintetizadas. Um processo semelhante responde pela indução de enzimas metabolizadoras de drogas no fígado por certas drogas e outras substâncias químicas. Nesse processo, a formação de um complexo heterodimérico entre uma segunda proteína e o receptor ligado ao ligante é necessária para a ligação do DNA.

INIBIÇÃO ENZIMÁTICA — Enzimas são proteínas complexas ou proteínas associadas muito grandes que evoluíram para catalisar reações bioquímicas específicas que são essenciais para a função celular normal. Várias drogas muito seletivas exercem os seus efeitos pela inibição de enzimas específicas, de forma que suas capacidades para processar os seus substratos normais são bloqueadas ou prejudicadas. Os inibidores enzimáticos podem produzir bloqueio competitivo em um local de ligação de substrato ou co-fator na enzima. Por exemplo, o efeito estimulante dos glicosídios digitálicos sobre a contração do músculo cardíaco é mediado por inibição competitiva de uma bomba de sódio, Na^+, K^+-ATPase, que leva indiretamente a um aumento no cálcio intracelular para interagir com proteínas contráteis. Outros inibidores enzimáticos agem não-competitivamente em locais alostéricos (locais afastados do local de ligação do substrato), que impedem que a enzima realize sua função catalítica. Por exemplo, a aspirina se liga irreversivelmente a um local na ciclooxigenase (COX) que é afastado do local de ligação para o ácido araquidônico, que é normalmente convertido a prostaglandinas pela enzima. A ligação de drogas relacionadas, tais como o ibuprofeno (*Advil*), é reversível. A inibição irreversível pela formação de ligações covalentes entre uma droga e uma enzima é tipicamente de longa duração, porque enzima adicional tem de ser sintetizada para restaurar a função.

REGULAÇÃO DE RECEPTORES — A regulação de números ou densidade de receptores é normalmente constante, já que a síntese acompanha a degradação das proteínas. Entretanto, a estimulação contínua de receptores com agonistas pode levar à dessensibilização ou *infra-regulação* da sensibilidade ou número de receptores. A dessensibilização pode ocorrer rapidamente sem alteração no número de receptores, enquanto a infra-regulação geralmente implica um declínio no número de receptores. Por exemplo, o uso excessivo de agonistas β-adrenérgicos para o tratamento da asma brônquica pode levar à perda da sensibilidade do receptor ao agonista, causada por alterações nos mecanismos de ligação às proteínas G. O bloqueio crônico de receptores pode levar à *regulação ascendente*, a qual, em alguns casos, se deve à síntese de novos receptores. Um exemplo é o bloqueio crônico dos receptores β-adrenérgicos cardíacos, no qual novos β-receptores são sintetizados, levando a supersensibilidade pela retirada abrupta do bloqueador. Uma outra forma de supersensibilidade é demonstrada pela desnervação de músculos esqueléticos, que é seguida por uma proliferação de receptores nicotínicos dentro e próximo à junção neuromuscular.

ABSORÇÃO, DISTRIBUIÇÃO E EXCREÇÃO

Seja qual a for a rota pela qual uma droga é administrada, ela tem de passar através de várias a muitas membranas biológicas durante os processos de absorção, distribuição, biotransformação e eliminação. Como membranas são atravessadas em todos esses eventos, esta seção se inicia com uma breve descrição de membranas biológicas e processos de membrana e da relação das propriedades físico-químicas de uma molécula de droga com a penetração e o transporte.

ESTRUTURA E PROPRIEDADES DE MEMBRANAS

O conceito de que uma membrana circunda cada célula surgiu pouco depois da descoberta da natureza celular dos tecidos. As propriedades biológicas e físico-químicas das células pareciam estar de acordo com essa visão. Investigações microquímicas, por difração de raios X, por microscopia eletrônica, por ressonância magnética nuclear, por ressonância de spin eletrônico e outras estabelecerão a natureza das membranas plasmática, mitocondrial, nuclear e de outras membranas celulares. A descrição da membrana plasmática que se segue é muito simplificada, mas será suficiente para fornecer uma base para a compreensão da penetração de drogas dentro e através de membranas.

ESTRUTURA E COMPOSIÇÃO — A membrana celular tem sido descrita como uma camada bimolecular de material lipídico situada entre duas camadas monomoleculares paralelas de proteína. Entretanto, a proteína não forma camadas contínuas, mas, em vez disso, é dispersa esporadicamente sobre as superfícies, como *icebergs*; ou seja, a maior parte da proteína se encontra abaixo da superfície. Na Fig. 57.10, as camadas lipídicas são representadas como um arranjo um tanto ordenado, acondicionado compactamente e lamelar de moléculas de fosfolipídios associadas cauda a cauda, sendo cada *cauda* uma cadeia alquila ou um grupamento esteróide, e as *cabeças* sendo grupamentos polares, incluindo as frações glicerato, com os seus oxigênios éter e carbonil e seu fosfato com grupamentos polares anexados. Na realidade, a porção lamelar provavelmente não é tão ordenada, já que a sua composição é bastante complexa. Cadeias de ácidos graxos de diversos graus de saturação e colesterol não podem se organizar em arranjos paralelos simples. Além disso, as cabeças polares assumem várias orientações, dependendo das substâncias e grupamentos envolvidos. Ademais, a porção lamelar é penetrada por grandes proteínas globulares, cujo interior, como as camadas lipídicas, tem uma alta hidrofobicidade, e por algumas proteínas fibrosas.

A membrana plasmática parece ser assimétrica. A composição lipídica varia de um tipo celular para outro, e talvez de um local para outro na mesma membrana. Há, por exemplo, diferenças entre a membrana do retículo endoplasmático e a membrana plasmática, apesar de as membranas serem coextensivas. Onde as membranas são duplas, as camadas interna e externa podem diferir consideravelmente; foi mostrado que as membranas interna e externa das mitocôndrias têm composições e propriedades notavelmente diferentes. Algumas autoridades expressaram dúvidas sobre a existência das camadas proteicas nas membranas biológicas, embora a evidência seja preponderantemente a favor de pelo menos um revestimento glicoproteico externo. Frações de carboidratos também se encontram anexadas às proteínas externas, mais freqüentemente ao resíduo de asparagina. Essas frações de carboidratos são importantes para o reconhecimento e a adesão celulares e imunológicos, e têm também outras funções.

A membrana celular parece ser perfurada por poros de vários tamanhos preenchidos por água, variando de cerca de 4 a 10 Å, a maioria dos quais tem cerca de 7 Å. Provavelmente todos os canais de íons principais são através das grandes proteínas globulares que atravessam a membrana. Através desses poros passam íons inorgânicos e pequenas moléculas orgânicas. Como os íons de sódio são mais hidratados do que os íons de potássio e de cloreto, eles são maiores e não passam tão livremente através dos poros como o potássio e o cloreto. O

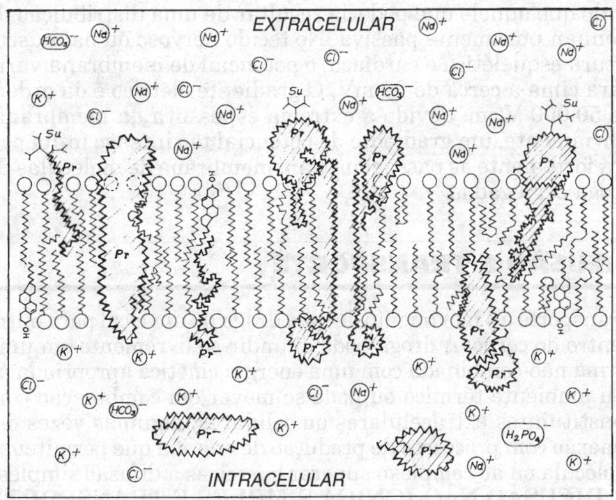

Fig. 57.10 Corte transversal simplificado de uma membrana celular (os componentes não estão em escala). O interior lipídico da porção lamelar da membrana consiste em vários fosfolipídios, ácidos graxos, colesterol e outros esteróides. Os íons estão indicados para ilustrar diferenças de tamanho em relação ao canal. *Pr*, proteína; *Su*, açúcar.

endotélio vascular parece ter poros pelo menos tão grandes quanto 40 Å, mas esses parecem ser passagens intersticiais em vez de poros transmembrana. Moléculas lipídicas pequenas o suficiente para passar através dos poros podem fazê-lo, mas elas têm maior probabilidade de entrar na camada lipídica, de onde irão se equilibrar quimicamente com o interior da célula. A partir de trabalhos em monocamadas, alguns pesquisadores sustentam que não é necessário postular poros para explicar a permeabilidade à água e a pequenas moléculas hidrossolúveis.

ESTRATO CÓRNEO — Embora o estrato córneo não seja uma membrana no mesmo sentido de uma membrana celular, ele oferece uma barreira à difusão, a qual é de importância na aplicação tópica de drogas. O estrato córneo consiste em várias camadas de células epiteliais cutâneas mortas e queratinizadas emaranhadas em uma matriz de fibras de queratina e mantidas ligadas com desmossomas cementantes e tonofibrilas de queratina penetrantes. Quantidades variáveis de lipídios e ácidos graxos de células agonizantes, sebo e suor estão contidas entre as células escamosas mortas. Imediatamente abaixo da camada de células mortas e acima das células epiteliais epidérmicas viáveis encontra-se uma camada de grânulos querato-hialinos e várias substâncias hidrossolúveis, tais como α-aminoácidos, purinas, monossacarídios e uréia.

Tanto as camadas superiores quanto as inferiores do estrato córneo estão envolvidas na barreira cutânea à penetração. A barreira à penetração a partir da superfície encontra-se nas camadas superiores para as substâncias hidrossolúveis e nas camadas inferiores para as substâncias lipossolúveis, e a barreira ao movimento de água para fora se encontra na camada mais baixa.

POTENCIAIS DE MEMBRANA — Através da membrana celular existe um potencial elétrico, sempre negativo no interior e positivo no exterior. Se uma célula não tivesse processos especiais de membrana para o transporte de eletrólitos, o seu potencial de membrana seria principalmente o resultado do equilíbrio de Donnan (veja Cap. 14) conseqüente à semipermeabilidade da membrana. Tais potenciais geralmente se encontram entre 2 e 5 mV.

Deve-se esperar que uma célula com uma membrana através da qual a distribuição difusa de eletrólitos é puramente passiva tenha uma alta concentração interna de sódio, o que é verdadeiro para os eritrócitos de algumas espécies. Entretanto, o interior da maior parte das células é alto em potássio e baixo em sódio, conforme representado na Fig. 57.10. Essa distribuição desigual de cátions confirma processos especiais de transporte de eletrólitos e permeabilidades diferenciais de íons difusíveis, de forma que o potencial de membrana é maior do que aquele que poderia resultar de uma distribuição de Donnan puramente passiva. No tecido nervoso ou na musculatura esquelética e cardíaca, o potencial de membrana varia para cima a cerca de 90 mV. O gradiente elétrico é da ordem de 50.000 V/cm, devido à extrema espessura da membrana. Obviamente, um gradiente de potencial tão intenso influenciará fortemente as passagens transmembrana de moléculas de droga carregadas.

DIFUSÃO E TRANSPORTE

Transporte é o movimento de uma droga de um local para outro dentro do corpo. A droga pode difundir-se livremente em uma forma não-combinada com uma energia cinética apropriada ao seu ambiente térmico ou pode se mover em combinação com constituintes extracelulares ou celulares, algumas vezes em conexão com processos de produção de energia que permitem à molécula ou ao complexo superar barreiras à difusão simples.

DIFUSÃO NÃO-IÔNICA SIMPLES E TRANSPORTE PASSIVO — Moléculas em solução se movem de forma puramente aleatória, desde que não estejam eletricamente carregadas e se movendo em um gradiente elétrico. Tal movimento aleatório é chamado de *difusão*; se a molécula for sem carga, ele é chamado de *difusão não-iônica*.

Em uma população de moléculas de droga, a probabilidade de que durante o tempo unitário qualquer molécula de droga irá se mover através de uma fronteira é diretamente proporcional ao número de moléculas que se limitam com aquela fronteira e, portanto, à concentração da droga. Exceto em diluições tão extremas que só existem algumas moléculas, a taxa de movimento real (moléculas/unidade de tempo) é diretamente proporcional à probabilidade e, logo, à concentração. Uma vez que as moléculas tenham passado através da fronteira para o lado oposto, sua movimentação aleatória pode fazer com que algumas retornem e outras continuem a se mover para mais longe da fronteira. A taxa de retorno é também proporcional à concentração no lado oposto da fronteira. Segue-se que, embora as moléculas estejam se movendo em ambas as direções, haverá um movimento final da região de maior concentração para a região de menor concentração, e a transferência final será proporcional ao diferencial de concentrações. Se a fronteira for uma membrana, que tem tanto substância quanto dimensão, a taxa de movimento é também diretamente proporcional à permeabilidade e inversamente proporcional à espessura. Esses fatores se combinam na lei de difusão de Fick

$$\frac{dQ}{dt} = \frac{\overline{D}A(C_1 - C_2)}{x} \tag{5}$$

onde Q é a quantidade final de droga transferida através da membrana, t é o tempo, C_1 é a concentração em um lado e C_2 é aquela do outro lado, x é a espessura da membrana, A é a área e $\overline{D}$ é o coeficiente de difusão, relacionado à permeabilidade. Como uma membrana biológica é heterogênea, com poros de diversos tamanhos e provavelmente com espessura e composição variáveis, tanto $\overline{D}$ quanto x provavelmente variam de local para local. Apesar disso, alguns valores médios podem ser admitidos.

É costumeiro combinar os fatores de membrana em uma constante única, chamada de constante ou coeficiente de permeabilidade, P, de forma que $P = \overline{D}/x$, e A na Equação 5 tenha valor unitário. A taxa de transporte (difusão) final através da membrana se torna então

$$\frac{dQ}{dt} = P(C_1 - C_2) \tag{6}$$

À medida que a difusão continua, C_1 se aproxima de C_2, e a taxa final, dQ/dt, se aproxima de zero de forma exponencial, o que é característico de um processo de primeira ordem. Equilíbrio é definido como aquele estado no qual $C_1 = C_2$. O equilíbrio é, evidentemente, dinâmico, com números iguais de moléculas sendo transportados em cada direção durante o tempo unitário. Se a água também estiver se movendo através da membrana, ela pode ou facilitar o movimento da droga ou impedi-lo, de acordo com as direções relativas do movimento da água e da droga; esse efeito do movimento da água é chamado de *arrasto de solvente*.

DIFUSÃO IÔNICA OU ELETROQUÍMICA — Se uma droga for ionizada, as propriedades de transporte são modificadas. A probabilidade de penetrar na membrana ainda é uma função da concentração, mas ela é também uma função da diferença de potencial ou do gradiente elétrico através da membrana. Uma molécula de droga catiônica será repelida da carga positiva no exterior da membrana, e apenas aquelas moléculas com uma alta energia cinética passarão através da barreira de íons. Se o cátion for polivalente, ele pode não penetrar de forma alguma.

Uma vez dentro da membrana, um cátion será simultaneamente atraído para a carga negativa na superfície intracelular da membrana e repelido pela superfície externa; diz-se que ele se move ao longo do *gradiente elétrico*. Se ele também estiver se movendo de uma concentração mais alta para uma concentração mais baixa, diz-se que ele está se movendo ao longo do seu *gradiente eletroquímico*, que é a soma das influências do campo elétrico e do diferencial de concentração através da membrana.

Uma vez dentro da célula, os cátions tenderão a ser mantidos no seu interior pela carga negativa atrativa no interior da célula, e a concentração intracelular da droga aumentará até que, em números absolutos de partículas acumuladas da droga, a difusão para fora ou a taxa de escape de massa seja igual à taxa de transporte para dentro, e se considere que tenha ocorrido equilíbrio eletroquímico. Em equilíbrio eletroquímico à temperatura corporal (37°), moléculas de droga ionizadas serão distribuídas de acordo com a equação de Nernst,

$$\pm\log\frac{C_0}{C_i} = \frac{ZE}{61} \quad (7)$$

onde C_o é a concentração molar extracelular e C_i, a concentração intracelular; Z é o número de cargas por molécula e E é o potencial de membrana em milivolts. O log C_o/C_i é positivo quando a molécula está carregada negativamente e negativo quando a molécula está carregada positivamente.

DIFUSÃO FACILITADA — Algumas vezes, uma substância se move mais rapidamente através de uma membrana biológica do que se poderia esperar do processo de difusão simples. Esse movimento acelerado é denominado *difusão facilitada*. Acredita-se que ele se deva à presença de uma molécula especial dentro da membrana, chamada de *carreador*, com a qual a substância transportada se combina. Considera-se que há maior permeabilidade ao complexo carreador-droga do que à droga isoladamente, de forma que a taxa de transporte é acentuada. Depois que o complexo atravessa a membrana, ele se dissocia. O carreador tem de ou retornar para o lado original da membrana para ser reutilizado ou ser produzido constantemente em um lado e eliminado no outro para que o processo do carreador seja contínuo. Muitas características de difusão facilitada, anteriormente atribuídas a carreadores de íons, podem ser explicadas por troca de íons. Embora a difusão facilitada lembre o transporte ativo, abaixo, em sua dependência de uma fonte contínua de energia, ele difere sob o aspecto de que a difusão facilitada transportará apenas uma molécula ao longo de seu gradiente eletroquímico.

TRANSPORTE ATIVO — Transporte ativo pode ser definido como o movimento dependente de energia de uma substância através de uma membrana biológica contra um gradiente eletroquímico. Ele é caracterizado por

1. A substância é transportada de uma região de atividade eletroquímica mais baixa para uma região de atividade eletroquímica mais alta.
2. Venenos metabólicos interferem com o transporte.
3. A taxa de transporte se aproxima de uma assíntota (ou seja, se satura) à medida que a concentração aumenta.
4. O sistema de transporte geralmente mostra uma exigência de estruturas químicas específicas.
5. Substâncias químicas intimamente relacionadas são competitivas para o sistema de transporte.

Muitas drogas são secretadas dos túbulos renais na urina, das células hepáticas na bile ou do líquido cefalorraquidiano no sangue por transporte ativo, mas o papel do transporte ativo de drogas na distribuição pela maioria dos compartimentos e tecidos corporais é menos bem conhecido. Transporte ativo é necessário para a penetração de vários simpaticomiméticos no tecido neural e para o movimento de várias drogas anticâncer através das membranas celulares.

PINOCITOSE E EXOCITOSE — Muitas, talvez todas as células são capazes de um tipo de fagocitose chamado de *pinocitose*. Observou-se que a membrana celular se invagina em uma estrutura sacular contendo materiais extracelulares, e então destaca o sáculo na membrana, de forma que o sáculo permanece como uma vesícula ou vacúolo no interior da célula. Como é exigida atividade metabólica, e como uma substância extracelular pode ser transportada contra um gradiente eletroquímico, a pinocitose mostra algumas das mesmas características do transporte ativo. Entretanto, a pinocitose é relativamente lenta e ineficiente quando comparada com a maior parte do transporte ativo, exceto na absorção GI, na qual a pinocitose é de importância considerável.

Não se sabe até que ponto a pinocitose contribui para o transporte da maior parte das drogas, mas muitas macromoléculas e mesmo partículas maiores podem ser absorvidas pelo intestino. A pinocitose provavelmente explica a eficácia oral da vacina Sabin contra a pólio. Algumas drogas afetam a pinocitose por si mesmas; por exemplo, os glicocorticóides supra-renais inibem acentuadamente o processo nos macrófagos e em outras células envolvidas na inflamação.

A exocitose é mais ou menos o inverso da pinocitose. Grânulos, vacúolos ou outras organelas intracelulares se movimentam para a membrana celular, se fundem com ela e promovem a extrusão do seu conteúdo para dentro do espaço intersticial.

FATORES FÍSICO-QUÍMICOS NA PENETRAÇÃO

Drogas e outras substâncias podem atravessar a membrana primariamente através dos poros ou por dissociação para dentro dos lipídios da membrana e difusão subseqüente da membrana para dentro do citosol ou outro líquido no lado mais distante da membrana. Os pré-requisitos físico-químicos diferem de acordo com a via utilizada. Para passar através dos poros, o *diâmetro* da molécula tem de ser menor do que o poro, mas a molécula pode ser mais longa do que o diâmetro do poro. A probabilidade de que uma molécula longa e fina será orientada apropriadamente é baixa, a não ser que haja também fluxo maciço, e a passagem transmembrana de moléculas grandes é lenta.

Acredita-se geralmente que substâncias hidrossolúveis com baixa solubilidade lipídica passam através da membrana principalmente por meio dos poros e, em menor extensão, por pinocitose, embora trabalhos com monocamadas lipídicas sugiram que moléculas pequenas e hidrossolúveis também possam ser capazes de passar imediatamente através do lipídio, e a necessidade de postular a existência de poros foi questionada. Apesar disso, dados experimentais sobre penetração favorecem preponderantemente o conceito de passagem de substâncias hidrossolúveis e insolúveis em lipídios através dos poros. Se há um carreador de membrana ou um sistema de transporte ativo, uma baixa solubilidade da droga nos lipídios da membrana não é um impedimento à penetração, já que o complexo droga-carreador é considerado como tendo uma solubilidade apropriada, e a energia de um sistema de transporte ativo possibilita que a droga penetre na barreira de energia *imposta pelos lipídios*. Na verdade, os lipídios não são uma barreira de energia importante; em vez disso, a barreira está na força de atração da água solvente para o seu soluto dipolar a polar, de forma que é difícil para o soluto deixar a água e entrar no lipídio.

Drogas com uma alta solubilidade nos lipídios da membrana passam facilmente através da membrana. Mesmo quando suas dimensões são pequenas o suficiente para permitirem a passagem através dos poros, as drogas lipossolúveis passam primariamente através dos lipídios da membrana, não apenas porque a partição química favorece a fase lipídica, mas também porque a área de superfície ocupada pelos poros é apenas uma pequena fração da área total da membrana.

COEFICIENTES DE SOLUBILIDADE E DE PARTIÇÃO LIPÍDICAS — Já no ano de 1902, Overton investigou a importância da solubilidade lipídica para a penetração e a absorção de drogas. Finalmente, foi reconhecido que mais importante do que a solubilidade lipídica era o coeficiente de distribuição lipídio-água; ou seja, uma alta solubilidade lipídica não favorece a penetração, a não ser que a solubilidade na água seja baixa o suficiente para que a droga não seja carreada na fase aquosa.

Na Fig. 57.11 está ilustrada a relação entre o coeficiente de partição clorofórmio-água e a absorção colônica de barbituratos. O clorofórmio provavelmente não é o solvente lipídico ideal para tal estudo, e foi mostrado que lipídios naturais de tecido nervoso ou outros são superiores nas poucas circunstâncias nas quais eles foram empregados. Ainda assim, a correlação mostrada na figura é convincente.

Quando a solubilidade de uma substância em água é tão baixa que uma concentração significativa de água ou líquido extracelular não pode ser obtida, a absorção pode ser desprezível, apesar de um coeficiente de partição favorável. Assim, óleo mineral, petrolato, etc. praticamente não são absorvidos. O coeficiente de partição ideal para a impregnação da pele parece ser mais baixo do que aquele para a impregnação da membrana celular, talvez sendo tão baixo quanto um.

DIPOLARIDADE, POLARIDADE E DIFUSÃO NÃO-IÔNICA — O coeficiente de partição de uma droga depende da polaridade e do tamanho da molécula. Drogas com um momento dipolo alto, mesmo não estando ionizadas, têm baixa lipossolubilidade e, assim, penetram pouco. Um exemplo de substância altamente dipolar com um baixo coeficiente de partição, que não penetra nas células, é o sulfisoxazol. A sulfadiazina é um pouco menos dipolar, tem um coeficiente de partição clorofórmio-água de 10 vezes o do sulfisoxazol e penetra imediatamente nas células. A ionização não apenas diminui muito a lipossolubilidade mas também impede a passagem através de membranas carregadas (veja *Difusão Iônica*, anteriormente).

Freqüentemente se afirma que moléculas ionizadas não penetram em membranas, exceto íons de pequeno diâmetro. Isso não é necessariamente verdadeiro, devido à presença de carreadores de membrana para alguns íons, que efetivamente podem encobrir ou neutralizar a carga (formação de par de íons). Os sistemas de transporte tubular renal, que transportam íons obrigatórios tais como o tetraetilamônio, provavelmente formam pares de íons. Além disso, se uma molécula ionizada tiver uma grande fração não-polar tal que uma solubilidade lipídica apreciável seja transmitida à molécula apesar da carga, a droga pode penetrar, embora geralmente em um ritmo lento. Por exemplo, vários derivados da morfina são absorvidos passivamente do estômago mesmo que eles sejam completamente ionizados no pH do suco gástrico. Ainda assim, quando uma droga é um ácido ou base fraca, a forma não-ionizada, com um coeficiente de partição favorável, passa através de uma membrana biológica tão mais prontamente do que a forma ionizada, que, para todos os propósitos práticos, diz-se que apenas a forma não-ionizada passa através da membrana. Isso se tornou conhecido como o *princípio da difusão não-iônica*.

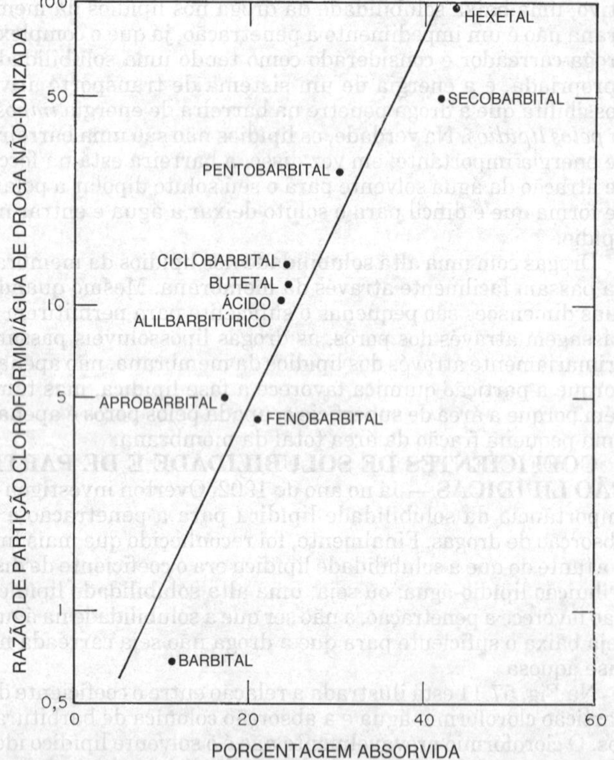

Fig. 57.11 Relação da absorção das formas não-ionizadas de drogas a partir do cólon do rato com o coeficiente de partição clorofórmio:água. (Cortesia, Schanker[6].)

Esse princípio é a razão pela qual apenas as concentrações da forma não-ionizada dos barbituratos estão plotadas na Fig. 57.11.

Com o propósito de ilustrar ainda mais o princípio, é fornecido o Quadro 57.1.[7] No quadro, as constantes de permeabilidade para penetração no líquido cefalorraquidiano de ratos são maiores para drogas não-ionizadas do que para drogas ionizadas. As aparentes exceções — barbital, sulfaguanidina e acetilaminoantipirina — podem ser explicadas pela dipolaridade das moléculas não-ionizadas. No caso do barbital, os dois grupamentos etil lipofílicos são muito pequenos para compensarem a dipolaridade considerável do anel ácido barbitúrico não-ionizado; também pode ser visto que o barbital é apreciavelmente ionizado, o que contribui para a constante de permeabilidade relativamente pequena. A sulfaguanidina e a acetilaminoantipirina são moléculas muito polares. A mecamilamina também poderia ser considerada uma exceção, já que ela mostra uma permeabilidade modesta apesar de ser intensamente ionizada; não há nenhuma dipolaridade na mecamilamina, exceto no grupamento amino.

Absorção de Drogas

Absorção é o processo de movimento de uma droga do local de aplicação para o compartimento extracelular do corpo. Visto que há uma grande semelhança entre as várias membranas através das quais uma droga pode passar para ganhar acesso ao líquido extracelular, poder-se-ia esperar que o local particular de aplicação (ou *via*) faria pouca diferença para a absorção bem-sucedida da droga. Na realidade, isso faz muita diferença; muitos fatores, além da estrutura e composição da membrana, determinam a facilidade com que uma droga é absorvida. Esses fatores são discutidos nas seções seguintes, juntamente com uma descrição das formas pelas quais formulações de drogas podem ser manipuladas para alterar a capacidade de uma droga para ser absorvida imediatamente.

VIAS DE ADMINISTRAÇÃO

Drogas podem ser administradas por muitas vias diferentes. As várias vias incluem as vias oral, retal, sublingual ou bucal, parenteral, de inalação ou tópica. A escolha de uma via depende tanto da conveniência quanto da necessidade.

VIA ORAL — Essa é obviamente a via mais conveniente para acesso à circulação sistêmica, desde que vários fatores não atuem contra essa via. A administração oral nem sempre leva a concentrações plasmáticas suficientemente altas para que sejam eficazes; algumas drogas são absorvidas de forma imprevisível ou errática; os pacientes ocasionalmente têm uma disfunção de absorção. Drogas não podem ser administradas pela boca a pacientes com intolerância GI ou que estejam em preparação para anestesia ou que tenham sido submetidos a cirurgia GI. A administração oral também está excluída no coma.

VIA RETAL — Drogas que comumente são administradas pela via oral geralmente podem ser administradas por injeção ou pela via alternativa *enteral inferior*, através do portal anal para o interior do reto ou do intestino inferior. Em relação ao último, *supositórios retais* ou *enemas de retenção* eram usados antigamente com bastante freqüência, mas sua popularidade diminuiu um pouco, devido a aperfeiçoamentos nas preparações parenterais. Apesar disso, eles continuam a ser formas válidas e, algumas vezes, muito importantes de administração de uma droga, especialmente em pediatria e geriatria. Na

Quadro 57.1 Taxas de Entrada de Drogas no LCR e Graus de Ionização de Drogas em pH 7,4[7]

DROGAS/SUBSTÂNCIA QUÍMICA	% DE LIGAÇÃO ÀS PROTEÍNAS PLASMÁTICAS	pK_a[a]	% NÃO-IONIZADA EM pH 7,4	CONSTANTE DE PERMEABILIDADE ($P\ min^{-1}$) ± ERRO PADRÃO
Drogas ionizadas principalmente em pH 7,4				
Ácido 5-sulfossalicílico	22	forte	0	<0,0001
N-metilnicotinamida	<10	forte	0	0,0005 ± 0,00006
Ácido 5-nitrossalicílico	42	2,3	0,001	0,001 ± 0,0001
Ácido salicílico	40	3,0	0,004	0,006 ± 0,0004
Mecamilamina	20	11,2	0,016	0,021 ± 0,0016
Quinina	76	8,4	9,09	0,078 ± 0,0061
Drogas essencialmente não-ionizadas em pH 7,4				
Barbital	<2	7,5	55,7	0,026 ± 0,0022
Tiopental	75	7,6	61,3	0,50 ± 0,051
Pentobarbital	40	8,1	83,4	0,17 ± 0,014
Aminopirina	20	5,0	99,6	0,25 ± 0,020
Anilina	15	4,6	99,8	0,40 ± 0,042
Sulfaguanidina	6	>10,0[b]	>99,8	0,003 ± 0,0002
Antipirina	8	1,4	>99,9	0,12 ± 0,013
N-acetil-4-aminoantipirina	<3	0,5	>99,9	0,012 ± 0,0010

[a]A constante de dissociação tanto dos ácidos quanto das bases é expressa como pK_a, o logaritmo negativo da constante de dissociação ácida.
[b]A sulfaguanidina tem um grupamento ácido muito fraco ($pK_a > 10$) e dois grupamentos básicos muito fracos (pK_a 2,75 e 0,5). Conseqüentemente, o comportamento é quase completamente não-dissociado em pH 7,4.

Fig. 57.12,[8] a disponibilidade de uma droga administrada por enema de retenção pode ser comparada com a das vias intravenosa e oral e da administração de supositório por via retal. É evidente que o enema de retenção pode ser um meio muito satisfatório de administração, mas que os supositórios retais podem ser inadequados quando são necessários absorção rápida e níveis plasmáticos altos. A ilustração não tem a intenção de levar o leitor à conclusão de que um enema de retenção irá sempre fornecer níveis sanguíneos mais rápidos e mais altos do que a via oral, pois achados opostos para a mesma droga foram relatados,[9] mas sim de mostrar que o enema de retenção pode oferecer um substituto útil para a via oral.

VIAS SUBLINGUAL OU BUCAL — Apesar de ser possível obter-se, em última instância, uma concentração plasmática adequada por via oral, ela pode se elevar de forma excessivamente lenta para uso em algumas situações em que se deseja uma resposta rápida. Em tais situações, geralmente está indicada a terapia parenteral. Entretanto, pacientes com angina de peito podem obter alívio bastante rápido de um ataque agudo pela administração *sublingual* ou *bucal* de nitroglicerina (NTG), de forma que a administração parenteral pode ser evitada. Quando se necessita que apenas pequenas quantidades de drogas ganhem acesso ao sangue, a via bucal pode ser muito satisfatória, desde que os pré-requisitos físico-químicos para absorção por essa via estejam presentes na droga e na forma de dosagem. Apenas algumas drogas podem ser administradas com êxito por essa via.

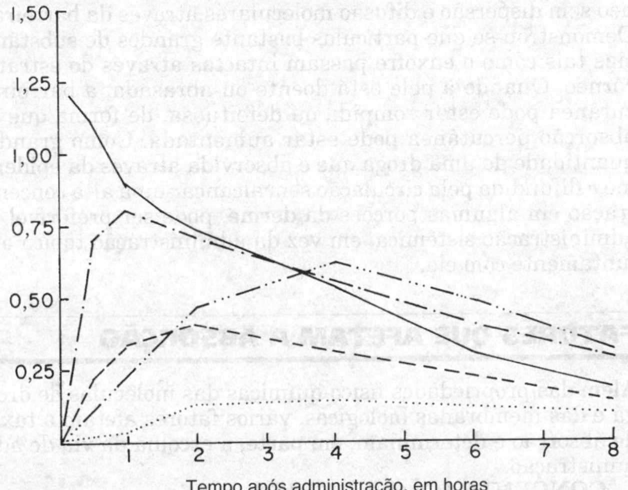

Fig. 57.12 Concentração no sangue em mg/100 mL de teofilina (ordenada) seguindo-se à administração em humanos de aminofilina nas quantidades e pelas vias indicadas. Doses: por 70 kg. Teofilina-etilenodiamina por várias vias: —— intravenosa, 0,5 g; — — enema de retenção, 0,5 g; —··— comprimidos orais-PI, 0,5 g; - - - comprimidos orais-PI, 0,3 g; ···· supositório retal, 0,5 g. (Cortesia, Truitt, *et al*,[8], adaptado.)

VIAS PARENTERAIS — Essas vias, por definição, incluem qualquer via que não seja o trato gastrointestinal (enteral), mas na prática médica comum o termo exclui a administração tópica e inclui apenas várias vias hipodérmicas. A administração parenteral inclui as vias intravenosa, intramuscular e subcutânea. As vias parenterais podem ser empregadas sempre que as vias enterais sejam contra-indicadas (veja anteriormente) ou inadequadas.

A via *intravenosa* (IV) pode ser preferida ocasionalmente, mesmo quando uma droga é bem absorvida pela via oral. Não há nenhuma demora imposta pela absorção antes que a droga administrada atinja a circulação, e os níveis sanguíneos aumentam quase tão rapidamente quanto o tempo necessário para esvaziar a seringa ou o frasco de infusão. Conseqüentemente, a via intravenosa é a via preferida quando uma emergência pede uma resposta imediata.

Além da rápida elevação na concentração plasmática da droga, uma outra vantagem da administração IV é a maior previsibilidade quanto à concentração plasmática, a qual, quanto a algumas drogas, pode ser calculada com um grau razoável de precisão. Geralmente são necessárias doses menores pela via IV do que por outras vias, mas isso geralmente não proporciona nenhuma vantagem, visto que a dosagem injetável estéril custa mais do que as preparações entéricas, e as exigências de supervisão médica ou paramédica da administração também podem contribuir para o custo e a inconveniência.

Devido à rapidez com que cada droga entra na circulação, podem ocorrer efeitos colaterais perigosos da droga, os quais freqüentemente não ocorrem por outras vias. O principal efeito adverso é a depressão da função cardiovascular, que é freqüentemente chamada de *choque por droga*. Conseqüentemente, algumas drogas têm de ser administradas muito lentamente para evitar concentrações vasculotóxicas da droga no plasma. Respostas alérgicas agudas e graves têm mais probabilidade de ocorrer pela via intravenosa do que por outras vias.

Muitas drogas são irritantes demais para serem administradas pela via oral, intramuscular ou subcutânea e têm de ser, necessariamente, administradas por via intravenosa. Entretanto, tais drogas também podem causar danos às veias (flebite) ou, se extravasadas, causar necrose ao redor do local de injeção. Conseqüentemente, tais drogas irritantes podem ser diluídas em soluções isotônicas de soro fisiológico, dextrose ou outros meios e administradas por infusão lenta, desde que a taxa mais lenta de liberação não anule o propósito da administração em situações de emergência.

A absorção pela *via intramuscular* é relativamente rápida, e essa via parenteral pode ser usada quando não é necessário um efeito imediato, mas é desejável um efeito rápido. Também pode ser feita a deposição intramuscular (IM) com certas apresentações de depósito, quando não se deseja absorção rápida. A absorção a partir de um depósito IM é mais previsível e uniforme do que a partir de um local subcutâneo.

Irritação ao redor do local da injeção é um acompanhamento freqüente da injeção intramuscular, dependendo da droga e de outros ingredientes. Devido aos perigos de injeção intravenosa acidental, geralmente é necessária supervisão médica. É necessária esterilização.

Na administração *subcutânea*, a droga é injetada dentro do tecido conjuntivo alveolar logo abaixo da pele. A absorção é mais lenta do que pela via intramuscular, mas, apesar disso, pode ser preparada com muitas drogas. Freqüentemente, no entanto, a absorção por essa via pode não ser mais rápida do que pela via oral. Portanto, quando é desejada uma resposta razoavelmente rápida com algumas drogas, a via subcutânea pode não oferecer muita vantagem sobre a via oral, a não ser que por alguma razão a droga não possa ser administrada oralmente.

O ritmo mais lento de absorção pela via subcutânea é geralmente a razão pela qual a via é escolhida, e as drogas administradas por essa via são geralmente aquelas nas quais se deseja estender a ação por várias horas, para evitar uma resposta muito intensa, uma resposta muito curta ou injeções freqüentes. Exemplos de drogas administradas por essa via são a insulina e a heparina sódica, nenhuma das quais é absorvida por via oral, tendo ambas a necessidade de serem absorvidas lentamente por muitas horas. No tratamento da asma, a epinefrina geralmente é administrada por via subcutânea (SC) para evitar os perigos da absorção rápida e os conseqüentes efeitos cardiovasculares perigosos. Muitas preparações de depósito, incluindo comprimidos ou pílulas, são administradas por via SC. Como com outras vias parenterais, pode ocorrer irritação. Preparações estéreis também são necessárias. Entretanto, não é sempre necessária supervisão médica, e a auto-administração por essa via é habitual com certas drogas, tais como a insulina.

A injeção *intradérmica*, na qual a droga é injetada na derme, em vez de abaixo dela, é empregada raramente, exceto em certos procedimentos diagnósticos e de exame, tais como rastreamento para respostas alérgicas ou irritativas locais.

Ocasionalmente, mesmo pela via intravenosa não é possível, prático ou seguro obter concentrações plasmáticas altas o suficiente para que uma quantidade adequada da droga penetre em compartimentos especiais, tais como o líquido cefalorraquidiano, ou em várias cavidades, tais como a cavidade pleural. O encéfalo é especialmente difícil de penetrar com drogas hidrossolúveis. O nome *barreira hematoencefálica* é aplicado ao impedimento à penetração. Quando drogas penetram, o plexo coróide freqüentemente as secreta de volta para o sangue muito rapidamente, de forma que níveis adequados de drogas no líquido cefalorraquidiano podem ser difíceis de serem obtidos. Conseqüentemente, as administrações *intratecal* ou *intraventricular* podem estar indicadas.

Cavidades corporais como a cavidade pleural normalmente são umedecidas por uma pequena quantidade de líquido de efusão que se encontra em equilíbrio de difusão com o sangue e, logo, é acessível a drogas. Entretanto, infecções e inflamações podem levar a cavidade a ser preenchida por exsudato serofibrinoso que é muito grande para estar em equilíbrio de difusão rápido com o sangue. A administração *intracavitária*, assim, pode ser necessária. É extremamente importante que preparações estéreis e não-irritantes sejam usadas para administração intratecal ou intracavitária.

VIA DE INALAÇÃO — A inalação pode ser empregada para distribuir substâncias gasosas ou voláteis na circulação sistêmica, como ocorre com a maior parte dos anestésicos gerais. A absorção é praticamente tão rápida quanto a droga pode ser liberada no interior dos alvéolos pulmonares, já que as membranas epiteliais alveolar e vascular são bastante permeáveis, o fluxo sanguíneo é abundante e há uma superfície muito grande para absorção.

Aerossóis de substâncias não-voláteis também podem ser administrados por inalação, mas a via é usada infreqüentemente para distribuição na circulação sistêmica, devido a vários fatores que contribuem para níveis sanguíneos irregulares ou difíceis de serem alcançados. Se um aerossol alcançará e será retido nos alvéolos pulmonares ou não depende fundamentalmente do tamanho da partícula. Partículas maiores do que 1 μm de diâmetro tendem a se acomodar nos bronquíolos e brônquios, enquanto partículas menores do que 0,5 μm não conseguem se acomodar e são essencialmente exaladas. Os aerossóis são empregados principalmente quando o propósito da administração é uma ação da droga sobre o trato respiratório propriamente dito. Um exemplo de droga comumente administrada como aerossol é o isoproterenol, que é empregado para relaxar os bronquíolos durante uma crise de asma.

VIA TÓPICA — A administração tópica é empregada para distribuir uma droga no ponto de aplicação ou imediatamente abaixo. Embora ocasionalmente droga suficiente seja absorvida na circulação sistêmica para causar efeitos sistêmicos, a absorção é muito irregular para que a via tópica seja usada rotineiramente para tratamento sistêmico. Entretanto, várias apresentações transdérmicas de nitroglicerina e clonidina são empregadas com bastante sucesso para uso sistêmico. Algumas investigações com veículos solventes apróticos, tais como o dimetil-sulfóxido (DMSO), também geraram interesse na administração tópica para efeitos sistêmicos. Um grande número de medicamentos tópicos é aplicado na pele, embora drogas tópicas também sejam aplicadas no olho, no nariz, na garganta, no ouvido, na vagina, etc.

No homem, a absorção percutânea provavelmente ocorre principalmente a partir da superfície. A absorção através dos folículos pilosos ocorre, mas os folículos no homem ocupam uma porção muito pequena do tegumento total para serem de importância primária. A absorção através das glândulas sudoríparas e sebáceas geralmente parece ser de importância secundária. Quando o medicamento é friccionado vigorosamente, a quantidade da preparação que é forçada para dentro dos folículos pilosos e das glândulas é aumentada. A fricção também força alguma quantidade de material através do estrato córneo sem dispersão e difusão moleculares através da barreira. Demonstrou-se que partículas bastante grandes de substâncias tais como o enxofre passam intactas através do estrato córneo. Quando a pele está doente ou abrasada, a barreira cutânea pode estar rompida ou defeituosa, de forma que a absorção percutânea pode estar aumentada. Como grande quantidade de uma droga que é absorvida através da epiderme é difundida pela circulação sem alcançar uma alta concentração em algumas porções da derme, pode ser preferível a administração sistêmica, em vez da administração tópica ou juntamente com ela.

FATORES QUE AFETAM A ABSORÇÃO

Além das propriedades físico-químicas das moléculas de droga e das membranas biológicas, vários fatores afetam a taxa de absorção e determinam, em parte, a escolha da via de administração.

CONCENTRAÇÃO — É evidente por si mesmo que a concentração, ou, mais exatamente, a atividade termodinâmica, de uma droga em uma preparação de droga terá uma influência importante sobre a taxa de absorção, já que a taxa de difusão de uma droga a partir de um local de administração é diretamente proporcional à concentração. Assim, uma solução de lidocaína a 2% induzirá anestesia local mais rapidamente do que uma solução a 0,2%. Entretanto, drogas administradas em forma sólida não são absorvidas necessariamente à taxa máxima (veja *Estado Físico da Formulação e Taxa de Dissolução*, adiante).

Após administração oral, a concentração de drogas no intestino é uma função da dose, mas a relação não é necessariamente linear. Drogas com uma baixa solubilidade aquosa (p. ex., digitoxina) saturam rapidamente os líquidos GI, de forma que a taxa de absorção tende a alcançar um limite à medida que a dose é aumentada. Os efeitos peptizantes e solubilizantes da bile e de outros constituintes dos conteúdos GI auxiliam no aumento da taxa de absorção, mas são em si mesmos algo irregulares. Além disso, muitas drogas afetam as taxas de secreção gástrica, biliar e do intestino delgado, o que causa desvios adicionais de uma relação linear entre concentração e dose.

Drogas que são administradas por via subcutânea ou intramuscular também podem não mostrar sempre uma relação linear direta entre a taxa de absorção e a concentração de droga na solução aplicada, porque os efeitos osmóticos podem causar diluição ou concentração da droga, se o movimento de água ou de eletrólitos for diferente daquele da droga. Sempre que possível, drogas para injeção hipodérmica são preparadas como soluções isotônicas. Algumas drogas afetam o fluxo sanguíneo local e a permeabilidade capilar, de forma que no local de injeção pode haver uma relação complexa entre a concentração alcançada e a concentração administrada.

ESTADO FÍSICO DA FORMULAÇÃO E TAXA DE DISSOLUÇÃO — A taxa de absorção de uma droga pode ser muito afetada pela taxa em que a droga é disponibilizada para o líquido biológico no local de administração. As propriedades físico-químicas intrínsecas, tais como a solubilidade e a termodinâmica de dissolução, são apenas alguns dos fatores que afetam a taxa de dissolução de uma droga a partir de uma forma sólida. Outros fatores incluem não apenas as interações inevitáveis entre os vários ingredientes em uma determinada formulação mas também intervenções deliberadas para facilitar a dispersão (p. ex., cominuição, Cap. 38, e dissolução, Cap. 35) ou retardá-la (p. ex., revestimentos, Cap. 46, e formulações de liberação lenta, Cap. 47). Também há fatores que afetam a taxa de distribuição a partir de formas líquidas. Por exemplo, uma droga em um veículo altamente viscoso é absorvida mais lentamente do veículo do que uma droga em um veículo de baixa viscosidade; em emulsões de óleo em água, a taxa depende do coeficiente de partição. Essas manipulações são o objeto da biofarmácia (veja Cap. 47).

ÁREA DE SUPERFÍCIE ABSORVENTE — A área de superfície absorvente é um determinante importante da taxa de absorção. Na medida em que o terapeuta tem de trabalhar com as superfícies absorventes disponíveis no corpo, a superfície absorvente não está sujeita a manipulação. Entretanto, a extensão em que as superfícies existentes podem ser usadas está sujeita a variação. Nas raras circunstâncias em que a absorção percutânea é planejada para administração sistêmica, toda a superfície da pele está disponível.

Subseqüentemente a injeções subcutâneas ou intramusculares, o local de aplicação pode ser massageado para difundir o líquido injetado a partir de uma massa compacta para um depósito bem-disperso. Alternativamente, a dose pode ser dividida em múltiplas pequenas injeções, embora esse recurso seja geralmente indesejável.

As diferentes áreas para absorção proporcionadas pelas várias vias respondem, em parte, pelas diferenças nas taxas de absorção por essas vias. A grande superfície alveolar dos pulmões permite a absorção extremamente rápida de gases, vapores e soluções apropriadamente distribuídas em aerossol; no caso de algumas drogas, a taxa de absorção pode ser quase tão rápida quanto com a injeção intravenosa. No intestino, o intestino delgado é o local de absorção mais rápida e, portanto, maior, devido ao lúmen pequeno e às vilosidades e microvilosidades muito desenvolvidas; o estômago tem uma área de superfície relativamente pequena, de forma que mesmo a maior parte dos ácidos fracos é absorvida predominantemente no intestino delgado, apesar de um fator de partição de pH que deveria favorecer a absorção a partir do estômago (veja *O Princípio de Partição do pH*, mais adiante).

VASCULARIDADE E FLUXO SANGUÍNEO — Embora a velocidade térmica de uma molécula de droga média livremente difusível seja da ordem de metros por segundo, em solução a taxa na qual ela irá se difundir a partir de um ponto de referência será muito mais lenta. Colisões com água e/ou outras moléculas que causam uma movimentação aleatória, e as forças de atração entre a droga e a água ou outras moléculas, reduzem a velocidade média final.

O tempo utilizado para atravessar uma distância determinada é uma função do quadrado da distância; em média, seriam necessários cerca de 0,01 segundo para um movimento final para fora de 1 μm, 1 segundo para 10 μm, 100 segundos para 100 μm, etc. Em um tecido muito vascularizado, como a musculatura esquelética, na qual pode haver mais de 1.000 capilares por mm^2 de corte transversal, uma molécula de droga não teria de percorrer mais que alguns micra, portanto menos de um segundo, em média, para alcançar um capilar a partir de um ponto de injeção extravascular.

Uma vez que a droga tenha alcançado o sangue, a difusão não é importante para o transporte, e a taxa de fluxo sanguíneo determina o movimento. A velocidade de fluxo sanguíneo em um capilar é de cerca de 1 mm/s, a qual é 100 vezes mais rápida do que a velocidade média final das moléculas de droga afastadas 1 mm do local de injeção. A velocidade do fluxo sanguíneo é ainda mais rápida nos vasos maiores. Ao todo, menos de um minuto é necessário para distribuir moléculas de droga dos capilares no local de injeção para o resto do corpo.

Dessa discussão, segue-se que a absorção é máxima nos tecidos vascularizados. Drogas são absorvidas mais rapidamente de locais intramusculares do que de locais subcutâneos menos vascularizados, etc. Apesar da pequena superfície absorvente para a absorção bucal ou sublingual, a alta vascularidade das superfícies bucal, gengival e sublingual favorece uma taxa de absorção inesperadamente alta. Devido à hiperemia, a absorção será mais rápida em áreas inflamadas do que em áreas normais, a não ser que a presença de edema aumente a distância média entre os capilares e, assim, anule os efeitos da hiperemia à absorção.

A vasoconstrição pode ter um efeito profundo sobre a taxa de absorção. Quando se deseja um efeito local de uma droga, como na anestesia local, a absorção a distância do local infiltrado pode ser bastante impedida pelos vasoconstritores incluídos na preparação. Vasoconstrição indesejável algumas vezes pode causar problemas sérios. Por exemplo, nos campos de batalha da Segunda Guerra Mundial muitos soldados feridos receberam morfina subcutânea sem efeitos evidentes. Como resultado, as injeções foram algumas vezes repetidas mais de uma vez. Quando o paciente era removido para o hospital do campo, os efeitos tóxicos ocorreriam subitamente. A explicação é que ocorria vasoconstrição induzida pelo frio no campo; quando o paciente era aquecido no hospital, resultaria vasodilatação e a vítima seria inundada com droga. O choque também contribui para o efeito, já que durante o choque o fluxo sanguíneo está diminuído, e também pode haver vasoconstrição superposta; a correção do estado de choque facilita, então, a absorção.

Moléculas muito grandes para passar através do endotélio dos capilares injetadas por via extravascular penetrarão, necessariamente, na circulação sistêmica através da linfa. Assim, o fluxo linfático pode ser importante para a absorção de algumas drogas.

MOVIMENTO — Vários fatores se combinam para que o movimento no local de injeção aumente a taxa de absorção. No intestino, os movimentos segmentares e a peristalse ajudam na divisão e dispersão da massa de droga. A mistura contínua do quimo ajuda a manter a concentração de forma máxima na superfície mucosa. As pressões desenvolvidas durante a segmentação e a peristalse também favorecem uma pequena quantidade de filtração. O movimento no local da injeção hipodérmica também favorece a absorção, já que ele tende a forçar o material injetado através do tecido, aumentando a área de superfície da massa de droga e diminuindo a distância média para os capilares. O movimento também aumenta o fluxo de sangue e de linfa. A seleção de um local para injeção intramuscular pode ser determinada pela quantidade de movimento esperado, conforme se pretenda utilizar a preparação como uma preparação de ação rápida ou de depósito.

MOTILIDADE E ESVAZIAMENTO GÁSTRICO — A motilidade do estômago é mais importante para a taxa com que uma droga administrada oralmente prossegue para o intestino delgado do que para a taxa de absorção a partir do estômago propriamente dito, já que, pelas várias razões mencionadas anteriormente, a absorção a partir do estômago é geralmente de importância secundária.

O tempo de esvaziamento médio do estômago descarregado é de cerca de 40 minutos, e o meio-tempo é de cerca de 10 minutos, embora isso varie de acordo com o seu conteúdo, com o reflexo e com fatores psicológicos, e de acordo com a ação de certas drogas autonômicas ou doenças. O efeito do alimento no retardo da absorção se deve, em parte, à sua ação no prolongamento do tempo de esvaziamento. O tempo de esvaziamento causa um atraso na absorção da droga, que pode ser desfavorável ou favorável de acordo com o que é desejado. No caso do tratamento com antiácidos, o esvaziamento gástrico é um inconveniente, já que ele remove o antiácido do estômago, onde ele é necessário.

SOLUBILIDADE E LIGAÇÃO — A dissolução de drogas de baixa solubilidade é geralmente um processo lento. Na verdade, a baixa solubilidade é o resultado de uma baixa taxa de saída das moléculas de droga a partir da fase não-dispersa. Além disso, como a concentração ao redor da massa de droga é baixa, o gradiente de concentração a partir do local de deposição para o plasma é pequeno, e a taxa de difusão, conseqüentemente, é baixa.

Quando se deseja que uma droga tenha uma ação prolongada, mas não uma alta concentração plasmática, busca-se freqüentemente um derivado de baixa solubilidade. Os estolatos *insolúveis* e outros ésteres de vários esteróides têm durações de ação de semanas, devido às taxas lentas de absorção a partir dos locais de injeção. Sais insolúveis ou complexos de drogas ácidas ou básicas também são empregados como preparações de depósito; por exemplo, o sal de procaína da penicilina G tem uma baixa solubilidade e é usado em uma forma de liberação lenta do antibiótico.

A solubilidade de certas macromoléculas depende fundamentalmente da ionização de grupamentos substituintes. Quando são anfipróticos, eles são minimamente solúveis em seu pH isoelétrico. A insulina é normalmente solúvel no pH do líquido extracelular, mas, através da combinação com a proporção correta de uma proteína básica, tal como a protamina, o pH isoelétrico pode se tornar aproximadamente 7,4, e o complexo pode ser utilizado como uma droga de baixa solubilidade e ação prolongada. Para maiores detalhes, veja o Cap. 47.

Algumas drogas podem ligar-se com substâncias naturais, no local de aplicação ou nas suas proximidades. Os mucopolissacarídios intensamente ionizados no tecido conjuntivo, na substância processada e nas secreções mucosas do intestino retardam a absorção de várias drogas, especialmente de grandes moléculas catiônicas ou policatiônicas. No intestino, a ligação é mínima em pH baixo, o que deveria favorecer a absorção de grandes cátions do estômago; entretanto, a absorção a partir do estômago é lenta (veja anteriormente), de forma que a absorção de grandes cátions ocorre principalmente no duodeno superior, onde o pH ainda é relativamente baixo. Compostos de amônio quaternário farmacologicamente inativos algumas vezes são incluídos em uma preparação oral de uma droga de amônio quaternário com o propósito de saturação dos locais de ligação da mucina e de outros polissacarídios e, assim, acentuando a absorção de drogas.

Além dos mucopolissacarídios nas secreções mucosas, o alimento no trato GI liga-se a muitas drogas e torna mais lenta a absorção. Antiácidos, especialmente o hidróxido de alumínio acrescido de outros compostos de alumínio básicos e de trissilicato de magnésio, ligam-se a drogas de amina e de amônio e interferem com a absorção.

EFEITO DONNAN — A presença de uma macromolécula carregada em um lado de uma membrana semipermeável (impermeável à macromolécula) altera a concentração de partículas ionizadas permeantes de acordo com o equilíbrio de Donnan (mais adiante). Conseqüentemente, moléculas de droga da mesma carga elétrica da macromolécula serão retidas no lado oposto da membrana. A presença de macromoléculas apropriadamente carregadas não apenas influencia a distribuição de íons de droga de acordo com a equação de Donnan mas também aumenta a taxa de transferência da droga através da membrana, devido à repulsão iônica mútua. Esse efeito é utilizado algumas vezes para facilitar a absorção de drogas ionizáveis a partir do trato GI. O efeito Donnan também age para retardar a absorção de íons de droga de carga oposta; entretanto, a atração eletrostática mútua de uma macromolécula e um íon de droga geralmente resulta na ligação efetiva, que é mais importante do que o efeito Donnan.

VEÍCULOS E ADJUVANTES DE ABSORÇÃO — Drogas que são para serem aplicadas topicamente na pele e nas mucosas freqüentemente são dissolvidas em veículos que se acredita que acentuam a penetração. Por muito tempo, pensou-se que veículos oleaginosos promoviam a absorção de drogas lipossolúveis. Entretanto, o papel e o efeito do veículo se mostraram bastante complexos. Na pele, pelo menos cinco fatores estão envolvidos:

1. O efeito do veículo para alterar a hidratação da queratina na camada de barreira.
2. O efeito do veículo na promoção ou na prevenção da coleção de suor na superfície da pele.
3. O coeficiente de partição da droga em um sistema veículo-água.
4. A permeabilidade da pele à droga não-dissolvida.
5. A permeabilidade da pele ao veículo.

O efeito do veículo para auxiliar no acesso da droga aos folículos pilosos e às glândulas sebáceas também pode estar envolvido, embora no homem os folículos e glândulas sejam provavelmente, de maneira geral, de importância secundária para a absorção.

Uma camada de material oleaginoso sobre a pele evita a evaporação da água, de modo que o estrato córneo pode tornar-se macerado e mais permeável a drogas. Em dermatologia, algumas vezes a prática é envolver o local de aplicação com uma cobertura plástica ou algum outro material à prova d'água com o propósito de aumentar a maceração do estrato córneo. Entretanto, a camada de perspiração que se forma sob um veículo oclusivo pode se tornar uma barreira ao movimento de drogas lipossolúveis do veículo para a pele, mas ela pode facilitar o movimento de drogas hidrossolúveis. Ao contrário, veículos à base de polietileno glicol removem a perspiração e desidratam a barreira, o que diminui a permeabilidade a drogas; tais veículos removem o meio aquoso através do qual drogas hidrossolúveis podem passar para o interior do estrato córneo, mas ao mesmo tempo facilitam a transferência de drogas lipossolúveis do veículo para a pele.

Mesmo na ausência de um veículo, não se sabe claramente quais são as propriedades físico-químicas de uma droga que favorecem a penetração cutânea, sendo um pré-requisito a lipossolubilidade alta, de acordo com algumas autoridades, e um coeficiente de partição éter-água de aproximadamente um, de acordo com outras. Ainda assim, a penetração do etanol e do dibromometano são quase sempre iguais e existem outros enigmas. Portanto, não é surpreendente que os efeitos dos veículos não sejam previsíveis.

Uma declaração geral poderia ser feita: se uma substância é muito solúvel em um veículo mal absorvido, o veículo retardará o movimento da substância para a pele. Por exemplo, o ácido salicílico é 100 vezes mais penetrante quando absorvido a partir da água do que a partir do polietileno glicol e o pentanol é cinco vezes mais penetrante a partir da água do que a partir do azeite. Ainda assim, o etanol penetra cinco vezes mais rápido a partir do azeite do que a partir da água ou do etanol, e tudo isso nega a confiabilidade de generalizações acerca de veículos.

Por várias décadas, houve muito interesse em certos solventes apróticos altamente dielétricos, especialmente o dimetilsulfóxido (DMSO). Tais substâncias geralmente provam ser excelentes solventes tanto para compostos hidrossolúveis e lipossolúveis quanto para alguns compostos que não são solúveis nem em solventes aquosos nem em solventes lipídicos. As extraordinárias propriedades solventes provavelmente se devem a uma alta capacidade de polarização e à capacidade de ligação de van der Waals, a um alto grau de polarização (momento dipolo) e a uma ausência de associação através da ligação ao hidrogênio. Como um veículo, o DMSO facilita muito a penetração da pele e de outras membranas biológicas por numerosas drogas, incluindo moléculas tão grandes quanto a insulina. O mecanismo é pouco compreendido. Tais veículos têm um potencial para muitos usos importantes, mas eles são, até o momento, apenas experimentais, dependendo de maiores investigações sobre toxicidade.

De tempos em tempos, alega-se que um novo ingrediente de um comprimido ou elixir acentua a absorção de uma droga, e uma comparação dos níveis plasmáticos da preparação antiga e da nova parece sustentar a alegação. Após maiores investigações, entretanto, pode ser revelado que o novo chamado adjuvante de absorção está repondo um ingrediente que anteriormente se ligava à droga ou retardava sua absorção; assim, o novo *adjuvante* não é um adjuvante, mas apenas um não-impediente.

OUTROS FATORES — Vários outros fatores menos bem definidos afetam a absorção de drogas, alguns dos quais podem operar, em parte, através de fatores já citados anteriormente. Doenças ou ferimentos têm um efeito considerável sobre a absorção. Por exemplo, o desbridamento do estrato córneo aumenta a permeabilidade a agentes tópicos, a meningite aumenta a permeabilidade da barreira hematoencefálica, a insuficiência biliar diminui a absorção de substâncias lipossolúveis a partir do intestino e distúrbios ácido-básicos podem afetar a absorção de ácidos ou bases fracos. Certas drogas que afetam processos de transporte ativo, tais como a ouabaína, podem interferir com a absorção de certas outras drogas. A condição da *substância de base*, ou *cimento intracelular*, provavelmente tem ligação com a absorção de certos tipos de moléculas. Pode-se demonstrar que a hialuronidase, que despolimeriza a substância de base dos mucopolissacarídios, facilita a absorção de algumas drogas, mas não de todas elas, a partir de locais subcutâneos.

Disponibilização de Drogas

O termo *disponibilização de drogas* é usado aqui para incluir todos os processos que tendem a baixar a concentração plasmática de droga, de forma oposta à absorção de drogas, que eleva o nível plasmático. Conseqüentemente, a distribuição de drogas para os vários tecidos é considerada em *Disponibilização*. Alguns autores usam o termo "disponibilização" como sinônimo de "eliminação", ou seja, para incluir apenas aqueles processos que diminuem a quantidade de droga no corpo. No presente contexto, a disponibilização compreende três categorias de processos: distribuição, biotransformação e excreção.

DISTRIBUIÇÃO, BIOTRANSFORMAÇÃO E EXCREÇÃO

O termo *distribuição* denota o fracionamento de uma droga entre as numerosas localizações onde uma droga pode ser contida dentro do corpo. *Biotransformações* são as alterações na estrutura química de uma droga que são impostas sobre ela pelos processos vitais. *Excreção* é, em um certo sentido, o oposto da absorção, ou seja, o transporte de uma droga ou de seus produtos para fora do corpo. O termo é apropriado, estando envolvidos ou não os órgãos de excreção.

Distribuição

Pode-se considerar o corpo como compreendendo vários *compartimentos*: entérico (GI), plasma, intersticial, líquido cefalorraquidiano, bile, secreções glandulares, urina, vesículas de armazenamento, citoplasma ou espaço intracelular, etc. Alguns desses *compartimentos*, tais como a urina e as secreções, não têm delimitação, mas, como os seus conteúdos se relacionam com os dos compartimentos fechados, eles também têm de ser incluídos.

À primeira vista, pode parecer que, se uma droga fosse distribuída passivamente (ou seja, por difusão simples) e a concentração plasmática pudesse ser mantida em um nível uniforme, a concentração de uma droga na água em todos os compartimentos teria que se tornar igual. É verdade que algumas substâncias, tais como o etanol e a antipirina, são distribuídas quase uniformemente através de toda a água corporal, mas elas são mais a exceção do que a regra. Tais substâncias são principalmente moléculas pequenas, sem carga elétrica, não-dissociáveis e altamente hidrossolúveis.

A circunstância de pequeno tamanho e alta solubilidade em água permite a passagem através dos poros sem a necessidade de transporte através de carreador ou de transporte ativo. O pequeno tamanho também impõe um limite na energia de ligação de van der Waals e na complementaridade de configuração, de forma que a ligação a proteínas no plasma, ou nas células, é pequena. A presença de uma carga em uma molécula de droga leva à distribuição desigual através de membranas carregadas, de acordo com a distribuição de Donnan (veja adiante). A dissociabilidade causa distribuição desigual quando há um diferencial de pH entre compartimentos, conforme discutido em *O Princípio de Partição do pH* (veja adiante). Assim, mesmo se uma droga for distribuída passivamente, sua distribuição pode ser irregular através do corpo. Quando ocorre transporte ativo para dentro de alguns compartimentos, ou biotransformação rápida em seu interior, também é inevitável a distribuição irregular.

O PRINCÍPIO DE PARTIÇÃO PELO pH — Uma conseqüência importante da difusão não-iônica é que uma diferença de pH entre dois compartimentos terá uma influência importante sobre a partição de uma droga fracamente ácida ou básica entre esses compartimentos. A partição é tal que a forma não-ionizada da droga tem a mesma concentração em ambos os compartimentos, já que essa é a forma que é livremente difusível; a forma ionizada em cada compartimento terá a concentração que é determinada pelo pH naquele compartimento, o pK e a concentração da forma não-ionizada. O efeito determinante do pH e do pK na partição é conhecido como *princípio de partição pelo pH*.

Para ilustrar o princípio, considere a partição do ácido salicílico entre o suco gástrico e o interior de uma célula da mucosa gástrica. Considere que o pH do suco gástrico seja 1, o que ele ocasionalmente vem a ser. O pK_a do ácido salicílico é 3 (Martin[10] fornece uma fonte de valores de pK de drogas). Com a equação de Henderson-Hasselbalch (veja Cap. 17), pode-se calcular que a droga é apenas 1% ionizada em pH 1. (A relação da ionização e da partição com o pH e o pK foi formulada de várias maneiras diferentes, mas o estudante pode calcular as concentrações a partir de equações simples de lei de massa. Cálculos mais sofisticados e revisões desse assunto estão disponíveis.[6,11-16]) O pH intracelular da maior parte das células é de cerca de 7. Considerando o pH da célula da mucosa como sendo o mesmo, pode ser calculado que o ácido salicílico será 99,99% ionizado dentro das células. Como a concentração da forma não-ionizada é teoricamente a mesma tanto no suco gástrico quanto nas células da mucosa, segue-se que a concentração total da droga (ionizada + não-ionizada) dentro da célula da mucosa será 10.000 ve-

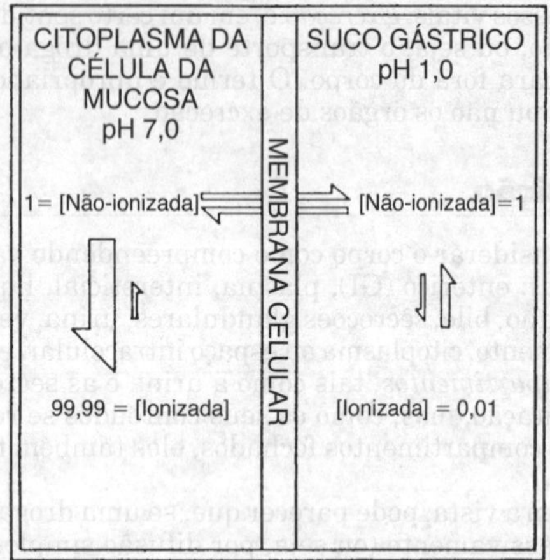

Fig. 57.13 Partição hipotética de ácido salicílico entre o suco gástrico e o citoplasma de uma célula da mucosa gástrica. Admite-se que a forma ionizada não possa passar através da membrana celular. A concentração intragástrica de ácido salicílico é organizada arbitrariamente para fornecer concentração unitária da forma não-ionizada. *Valores entre colchetes,* concentração; *setas,* o tamanho relativo ilustra a direção na qual a dissociação-associação é favorecida em equilíbrio.

zes maior do que no suco gástrico. Isso é ilustrado na Fig. 57.13. Tal concentração intracelular relativamente alta pode ter importantes conseqüências osmóticas e toxicológicas.

Se a droga fosse uma base fraca em vez de um ácido, a alta concentração poderia ter estado no suco gástrico. No intestino delgado, onde o pH pode variar entre 7,5 e 8,1, a partição de um ácido ou base fracos serão o inverso daquela no estômago, mas o diferencial de concentração será mais baixo, porque o diferencial de pH do lúmen para as células da mucosa, etc. será mais baixo. A inversão da partição à medida que a droga se move do estômago para o intestino delgado responde pelo fenômeno pelo qual algumas drogas podem ser absorvidas de um segmento GI e devolvidas a outro. A base fraca atropina é absorvida do intestino delgado, mas, devido à partição pelo pH, ela é *secretada* dentro do suco gástrico.

Nunca se demonstrou que a partição de drogas pelo pH seja tão acentuada como aquela ilustrada na Fig. 57.13 e no texto. Não apenas muitos íons de droga provavelmente passam através dos poros da membrana em uma quantidade significativa, mas, além disso, alguns podem passar através da fase lipídica, conforme explicado anteriormente para as morfinanas e para a mecamilamina. Além disso, a formação de pares de íons no transporte por carreador também passa ao largo da difusão não-iônica. Todos os processos que tendem na direção de uma distribuição igual de drogas através de membranas e entre compartimentos causarão desvios adicionais das predições teóricas de partição pelo pH.

DISTRIBUIÇÃO ELETROQUÍMICA E DE DONNAN — Um íon de droga pode ser distribuído passivamente através de uma membrana de acordo com o potencial de membrana, a carga sobre o íon de droga e o efeito Donnan. A relação entre o potencial de membrana e a distribuição passiva de íons é expressa quantitativamente pela equação de Nernst (Equação 7), e já foi discutida. Excetuando-se o transporte ativo, a partição pelo pH e a ligação, será dito que a droga é distribuída de acordo com o gradiente elétrico ou com o seu potencial de *equilíbrio.* Se o potencial de membrana é de 90 mV, a concentração de um cátion univalente será 30 vezes mais alta dentro da célula do que fora dela; se o cátion de droga for divalente, a proporção será de 890. A distribuição de ânions seria exatamente o oposto. Se o potencial de membrana é de somente 9 mV, a proporção para um cátion univalente será de apenas 1,4 e, para um cátion divalente, de apenas 2,0. Pode-se ver, assim, como pode ser importante o potencial de membrana para a distribuição de drogas ionizadas.

Foi mostrado em *Potenciais de Membrana*, anteriormente, que grandes potenciais derivam do transporte ativo de íons, mas que pequenos potenciais podem resultar da distribuição de Donnan. A teoria da membrana de Donnan é discutida no Cap. 20. De acordo com a teoria, a proporção de concentração intracelular/extracelular de um ânion univalente permeante é igual à proporção de concentração extracelular/intracelular de um cátion univalente permeante. Uma expressão matemática mais geral que inclui íons de quaisquer valências é

$$\left(\frac{A_i}{A_e}\right)^{1/Z_a} = \left(\frac{C_e}{C_i}\right)^{1/Z_c} = r \qquad (8)$$

onde A_i é a concentração intracelular e A_e é a concentração extracelular de ânion, E_c é a valência de cátion, Z_a é a valência de ânion, C_i é a concentração intracelular e C_e é a concentração extracelular de cátion e r é o fator de Donnan. O valor de r depende do peso molecular e valência médios das macromoléculas (principalmente proteínas) dentro da célula e dos volumes intracelular e extracelular. Como as macromoléculas dentro da célula são carregadas negativamente, a concentração de cátions será mais alta dentro da célula; ou seja, $C_i > C_e$. Como uma distribuição de Donnan resulta em um potencial de membrana, a distribuição do íon de droga também estará de acordo com o potencial de membrana.

A distribuição de Donnan também se aplica à distribuição de uma droga carregada entre o plasma e o compartimento intersticial, devido à presença de proteínas aniônicas no plasma. A Equação 8 se aplica trocando-se o subscrito i por p, de plasma, e e por i, de intersticial. O fator de Donnan, r, para a partição plasmática intersticial é de cerca de 1,05:1.

LIGAÇÃO E ARMAZENAMENTO — Drogas são freqüentemente ligadas a proteínas plasmáticas (especialmente albumina), substâncias intersticiais, constituintes intracelulares, osso e cartilagem. Se a ligação é extensa e firme, ela terá um impacto considerável sobre a distribuição, a excreção e a permanência da droga no corpo. Obviamente, uma droga que esteja ligada a uma proteína ou a qualquer outra macromolécula não passará através da membrana na forma ligada; apenas a forma não-ligada pode transitar entre os diversos compartimentos.

A partição entre compartimentos é determinada pela capacidade de ligação e pela constante de ligação em cada compartimento. Desde que a capacidade de ligação exceda a quantidade de droga no compartimento, a seguinte equação geralmente se aplica:

$$\log D_b = \log K + a \log D_f$$

onde D_b é a concentração de droga ligada, D_f é a concentração de droga livre e a e K são constantes características da droga e da molécula de ligação. A equação é aquela de uma isoterma de Freundlich. À medida que a capacidade de ligação se torna mais próxima, a relação não mais se aplica. Para uma droga não-dissociável em equilíbrio, D_f será a mesma em todos os compartimentos comunicantes, de forma que seria possível calcular a partição se K e a são conhecidas para cada compartimento. Exceto para o plasma, os valores de K e de a são geralmente desconhecidos, mas a porcentagem ligada é freqüentemente conhecida.

A partir da porcentagem ligada, a partição também pode ser calculada, como na Fig. 57.14.[12] Entretanto, as relações logarítmicas mostradas na Equação 9 servem como um lembrete de que a porcentagem ligada se modifica com a concentração, de forma que a partição irá variar com a dose. Se a droga é um ácido ou base fraca, a forma livre não-ionizada transita entre os compartimentos, mas a forma ionizada é com freqüência a mais firmemente ligada, e os cálculos têm de levar em conta a constante de dissociação e as diferentes *K*s e *a*s das formas ionizada e não-ionizada.

Comumente acredita-se de forma equivocada que a ligação no plasma interfere com a atividade de uma droga, e que a ligação intracelular em uma célula responsiva aumenta a atividade ou a toxicidade. Tanto a ligação no plasma quanto nos tecidos diminui a concentração de droga livre, mas isso é facil-

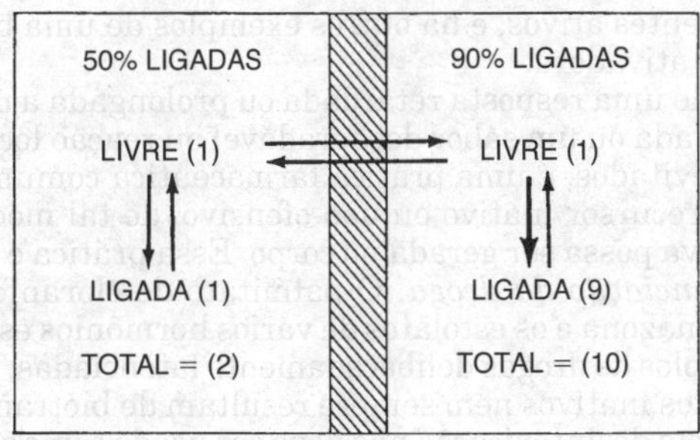

Fig. 57.14 Distribuição de uma droga entre dois compartimentos na qual os graus de ligação a proteínas diferem. A porcentagem de ligação está indicada. Apenas a droga livre consegue atravessar a membrana. *Valores entre parênteses:* concentração. (Cortesia, Schanker[12].)

mente corrigido ajustando-se a dose para fornecer uma concentração suficiente para atividade farmacológica. A distribuição e a atividade da forma livre não são afetadas pela ligação. O principal efeito da ligação é aumentar a exigência de dose inicial para a droga e criar um reservatório de droga a partir do qual a droga pode ser retirada à medida que a forma livre é excretada ou metabolizada. Entretanto, se a ligação é extremamente firme e a liberação é lenta, a taxa de liberação pode não ser suficiente para sustentar a forma livre em um nível suficiente para atividade farmacológica; em tais circunstâncias, a droga ligada não pode ser considerada uma reserva.

O efeito da ligação sobre a permanência de uma droga pode ser considerável. Por exemplo, a quinacrina, que pode estar concentrada no fígado por vários milhares de vezes a concentração no plasma, pode permanecer no corpo por meses. Alguns agentes diagnósticos radiopacos contendo iodo são ligados intensamente às proteínas plasmáticas, e podem permanecer no plasma por até 2 anos. Em condições patológicas, tais como nefrose, diabete ou cirrose, nas quais os níveis de proteínas plasmáticas podem estar diminuídos, a ligação às proteínas plasmáticas, a dose de ataque e a duração de ação podem todas estar diminuídas.

Se uma droga estiver ligada a uma macromolécula funcional, a ligação pode se relacionar à atividade farmacológica e à toxicidade, desde que a ligação esteja em um centro crítico da macromolécula. A ligação por ácidos nucleicos de certos antimaláricos, tais como a quinacrina, indubitavelmente contribui para as ações parasiticidas, assim como para a toxicidade.

A maior parte das drogas é ligada a proteínas por forças relativamente fracas, tais como as forças de van der Waals (London, Keesom ou Debye) ou ligações de hidrogênio ou iônicas. Conseqüentemente, as constantes de ligação geralmente são pequenas, e a ligação é imediatamente reversível, de maneira geral. Quanto maior a molécula, maior a ligação de van der Waals, de forma que grandes moléculas de droga têm maior probabilidade de serem ligadas firmemente do que moléculas pequenas.

Assim como a forma e a natureza dos grupamentos funcionais são importantes para a combinação droga-receptor, também o são para a ligação. Drogas de forma e/ou afinidades químicas semelhantes podem ligar-se nos mesmos locais em uma proteína de ligação e, assim, competir uma com a outra. Por exemplo, a fenilbutazona desloca a warfarina da albumina plasmática humana, o que pode causar um aumento no efeito anticoagulante da warfarina. Algumas drogas também podem deslocar constituintes endógenos ligados a proteínas. Por exemplo, o sulfisoxazol desloca a bilirrubina das proteínas plasmáticas; em lactentes com *kernicterus*, a bilirrubina liberada inunda o SNC e causa, algumas vezes, toxicidade fatal.

Dependendo do coeficiente lipídio-água, uma droga pode ser absorvida no tecido gorduroso. A proporção de concentração em gordura para aquela no plasma não será a mesma determinada pelo coeficiente de partição, devido ao conteúdo de água e de não-lipídios no tecido adiposo, e porque eletrólitos e outros solutos alteram a constante dielétrica e, portanto, as solubilidades a partir daquelas da água pura. Lipoproteínas e mesmo substitutos não-polares nas proteínas plasmáticas também absorvem moléculas lipossolúveis, de forma que a solubilidade no plasma pode ser consideravelmente mais alta do que a na água. A solubilidade relativamente alta do éter no plasma torna o plasma um reservatório para o éter, cujo preenchimento retarda o início da anestesia. Entretanto, o éter e outros anestésicos voláteis são absorvidos gradualmente no interior do tecido adiposo, o qual age como um depósito para o anestésico. Quanto maior o período durante o qual o anestésico for administrado, maior o depósito e maior o período necessário para o término quando a inalação for interrompida.

Uma outra substância notável que é absorvida imediatamente na gordura é o tiopental. Apesar de haver uma alta solubilidade desse barbiturato em gordura, a baixa taxa de fluxo sanguíneo na gordura limita a taxa de absorção. Como o fluxo sanguíneo no encéfalo é muito alto, o tiopental entra rapidamente no tecido cerebral. Entretanto, ele logo se equilibra com os outros tecidos, e a concentração cerebral cai à medida que aquela nos outros tecidos (p. ex., músculo ou fígado) aumenta. À medida que a concentração cerebral cai, a anestesia cessa. Gradualmente, a gordura acumula a droga à custa de outros compartimentos. A entrada gradual de tiopental na gordura à custa de plasma, músculo ou fígado está ilustrada na Fig. 57.15.

NÃO-EQUILÍBRIO E REDISTRIBUIÇÃO — Até agora, a distribuição de drogas foi discutida principalmente como se condições de equilíbrio ou de estado constante existissem depois que uma droga é absorvida e distribuída. Entretanto, como a maior parte das drogas é administrada a intervalos e o conteúdo corporal da droga se eleva e cai com a absorção e com a biotransformação-excreção, não existem nem um equilíbrio verdadeiro entre os compartimentos corporais nem um estado constante.

O termo "equilíbrio" é usado erradamente para descrever as condições que existem quando a concentração plasmática e a concentração em um tecido são iguais, conforme exemplificado no ponto de interseção das curvas para plasma e músculo ou plasma e gordura na Fig. 57.15. Mas esse *equilíbrio* com a gordura ocorre muito mais tarde do que o *equilíbrio* com o músculo, de forma que nenhum equilíbrio verdadeiro existe realmente entre todos os compartimentos. Além disso, o ponto de interseção para o plasma e qualquer outro tecido não é necessariamente um ponto de equilíbrio, porque as taxas de entrada e saída do tecido não são necessariamente iguais quando as concentrações interna e externa são iguais, já que há numerosos fatores que contribuem para a distribuição desigual (partição pelo pH, efeito Donnan, distribuição eletroquímica, transporte ativo, ligação, etc.).

Um estudo da Fig. 57.15 mostra que a distribuição de tiopental mudou continuamente durante as 3,5 horas de observação.

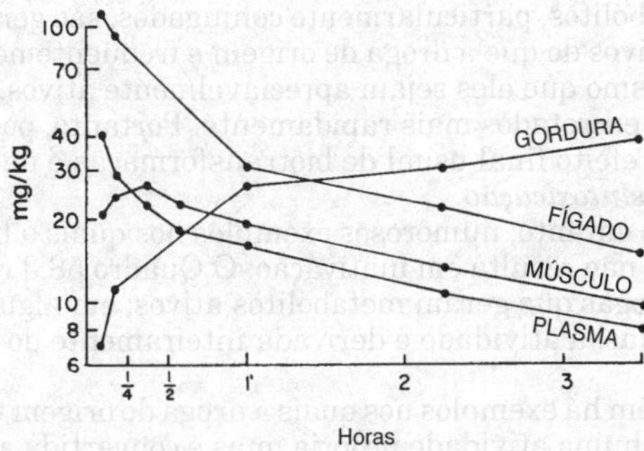

Fig. 57.15 Predisposição do tiopental por gordura; 25 mg/kg foram administrados a um cão. Após uma breve permanência nos tecidos mais vascularizados, o tiopental gradualmente se transfere para a gordura, onde a droga lipossolúvel se dissolve em gotículas de gordura. (Cortesia, Brodie e Hogben[13].)

vação. No final do período, o conteúdo na gordura ainda estava aumentando, enquanto aquele em cada um dos outros compartimentos estava diminuindo. Esse desvio dependente do tempo na partição é chamado de *redistribuição*. No fim, o conteúdo na gordura teria alcançado um pico, que representaria o ponto mais próximo de um ponto de equilíbrio que se poderia obter na situação dinâmica em que a biotransformação e uma pequena quantidade de excreção da droga estivessem ocorrendo. Uma vez que a concentração na gordura tivesse alcançado o seu pico, o seu conteúdo teria diminuído em paralelo com aquele nos outros tecidos, e a partição entre os compartimentos teria permanecido essencialmente constante. A redistribuição, então, tem lugar apenas até que a concentração no compartimento de enchimento mais lento alcance o seu pico, desde que a cinética de eliminação seja constante.

Um índice de distribuição conhecido como o *volume de distribuição* (quantidade de droga no corpo dividida pela concentração plasmática) é de utilidade considerável em farmacocinética, mas é de valor limitado na definição da forma com que uma droga é repartida no corpo. O volume de distribuição é discutido no Cap. 58.

A palavra *espaço* é freqüentemente utilizada como sinônimo de volume de distribuição. Ela é empregada especialmente quando a substância distribuída tem um volume de distribuição que é essencialmente idêntico ao de um espaço físico real ou de um compartimento corporal. A *N*-acetil-4-aminoantipirina é distribuída uniformemente pela água corporal total, e não é ligada a proteínas ou outros constituintes dos tecidos. Assim, o espaço, ou volume de distribuição, da acetilaminoantipirina coincide com o da água corporal total. A inulina, a sacarose, o sulfato e várias outras substâncias estão essencialmente confinados à água extracelular, de forma que um espaço de inulina, por exemplo, mede o volume de líquido extracelular. O azul de Evans é confinado ao plasma, de modo que o espaço do azul de Evans é o volume plasmático. Tais medidas de espaços com indicadores padrões de espaço são uma parte necessária dos estudos sobre a distribuição de drogas, já que é desejável comparar o volume de distribuição de uma droga com os espaços fisiológicos.

Biotransformações

A maior parte das drogas sofre a ação de enzimas no corpo e é convertida a derivados metabólicos chamados metabólitos. O processo de conversão é chamado de *biotransformação*. Os metabólitos são geralmente mais polares e menos lipossolúveis do que a droga de origem, devido à introdução de oxigênio na molécula, à hidrólise para produzir grupamentos mais altamente polares ou à conjugação com uma substância altamente polar. Como conseqüência, metabólitos freqüentemente mostram menos penetração nos tecidos e menos reabsorção tubular renal do que a droga de origem, de acordo com o princípio da baixa penetração de substâncias polares e alta penetração de substâncias lipossolúveis. Devido a razões semelhantes, metabólitos, particularmente conjugados, são geralmente menos ativos do que a droga de origem e freqüentemente inativos. Mesmo que eles sejam apreciavelmente ativos, eles em geral são excretados mais rapidamente. Portanto, pode-se dizer que o efeito final usual de biotransformação é de *inativação* ou *desintoxicação*.

Há, no entanto, numerosos exemplos nos quais a biotransformação não resulta em inativação. O Quadro 58.3 relaciona várias drogas que geram metabólitos ativos; em algumas circunstâncias, a atividade é derivada inteiramente do metabólito.

Também há exemplos nos quais a droga de origem tem pouca ou nenhuma atividade própria, mas é convertida a um metabólito ativo: paration, malation e certas outras anticolinesterases exigem ativação metabólica; a cloroguanida inativa é convertida a um derivado triazina ativo; a fenilbutazona é hidroxilada ao anti-reumático hidroxifenilbutazona; os arsenicais pentavalentes inativos são reduzidos aos seus metabólitos trivalentes ativos, e há outros exemplos de uma biotransformação ativadora.

Quando uma resposta retardada ou prolongada a uma droga é desejada ou um sabor desagradável ou reação local precisam ser evitados, é uma prática farmacêutica comum preparar um precursor inativo ou não-ofensivo, de tal modo que a forma ativa possa ser gerada no corpo. Essa prática é denominada *latenciação da droga*. O palmitato de cloranfenicol, a dicloralfenazona e os estolatos de vários hormônios esteróides são exemplos de drogas deliberadamente latenciadas. Como os metabólitos inativos nem sempre resultam de biotransformação, o termo desintoxicação não deve ser usado como sinônimo de biotransformação.

A biotransformação ocorre principalmente no fígado, embora os rins, a musculatura esquelética, os intestinos ou mesmo o plasma possam ser locais importantes do ataque enzimático de algumas drogas. As biotransformações no plasma são, em sua maior parte, hidrolíticas.

RETÍCULO ENDOPLASMÁTICO E SISTEMA MICROSSÔMICO — Muitas biotransformações no fígado ocorrem no *retículo endoplasmático*. O retículo endoplasmático é um sistema tubular intracelular, mas que também parece se comunicar com o espaço intersticial, e sua membrana é contínua com a membrana celular. Parte do retículo é revestida com partículas de ribonucleoproteína, chamadas ribossomos, que estão envolvidas na síntese proteica; esse é o retículo endoplasmático *rugoso*. O retículo endoplasmático liso não possui tal aparência granular. O retículo endoplasmático é revestido maciçamente com numerosas enzimas, as quais biotransformam muitas drogas e algumas substâncias endógenas.

Quando um homogeneizado de células fragmentadas do fígado é preparado, o retículo se torna fragmentado, e os fragmentos formam estruturas vesiculares chamadas de *microssomos*. Embora os microssomos sejam artefatos, é prática freqüente se referir ao metabolismo de drogas como ocorrendo nos microssomos em vez de no retículo endoplasmático.

O sistema microssômico é peculiar sob o aspecto de que tanto as oxidações quanto as reduções geralmente exigem o co-fator redutor, que é o dinucleotídeo fosfato de nicotinamida adenina reduzido (NADPH). Isso ocorre porque as oxidações microssômicas atuam através da introdução de oxigênio em vez de desidrogenação, e o NADPH é essencial para reduzir um dos átomos de oxigênio. A droga primeiramente se liga a um citocromo P-450 oxidado. O complexo droga-citocromo é então reduzido pela NADPH-citocromo P-450 redutase; o complexo reduzido se combina então com o oxigênio, após o que o metabólito é liberado e o citocromo P-450 oxidado é regenerado. Citocromo P-450 é um termo genérico para uma superfamília de enzimas.[17]

A designação geral dos citocromos P-450 é *CYP* seguida por subdivisões de número (a família) e letra (a subfamília). A classificação é baseada na homologia de seqüências de aminoácidos. Para pertencer à mesma família, a homologia tem de ser maior do que 40%, e a mesma subfamília maior do que 59%. A forma é indicada por um número que é baseado na ordem cronológica de descobrimento. As principais formas humanas envolvidas no metabolismo de drogas são os CYP1A1 e CYP1A2, o CYP2A6, o CYP2B6, o CYP2C8, o CYP2C9/10, o CYP2C18/19, o CYP2D6, o CYP2E1, o CYP3A4, o CYP3A5 e o CYP3A7. Em concentração, os CYP3As compreendem 40% do P-450 do fígado, os CYP2Cs compreendem 25% e o CYP1A2, cerca de 15%. Apesar da sua concentração limitada (2%), o CYP2D6 metaboliza cerca de um quarto das drogas atualmente utilizadas, e é amplamente avaliado, devido a um polimorfismo genético no qual 5% a 10% da população são maus metabolizadores. As diferentes isozimas presentes em humanos, juntamente com o conhecimento de que drogas elas metabolizam, estão tendo uma importância crescente na compreensão das interações e toxicidades de drogas e das respostas individuais a doses padronizadas.

Além do citocromo P-450, o retículo endoplasmático contém monooxigenases de flavoproteínas, que são responsáveis também pelo metabolismo oxidativo de drogas. O mecanismo de oxidação difere daquele do citocromo P-450, e a sua seletividade pelo substrato (qualquer droga que contenha um heteroátomo nucleofílico) é muito menor. A *FMO3* é a principal forma hepática humana.

Algumas das enzimas do sistema microssômico são bastante facilmente *induzidas*; ou seja, uma droga pode aumentar consideravelmente a atividade da enzima através do aumento da biossíntese da enzima. Um aumento na quantidade de retículo endoplasmático algumas vezes ocorre concomitantemente com indução enzimática.

O mecanismo de indução está mais bem documentado para os indutores do hidrocarbono aromático policíclico do tipo (Ah), mas acredita-se que seja semelhante para todos os agentes; entretanto, ele envolve diferentes receptores, que interagem com diferentes elementos reguladores no DNA (Fig. 57.16). O citosol contém proteínas que têm uma alta afinidade pelos agentes indutores. No tratamento medicamentoso normal, a droga (D) entra no hepatócito e, se for adequadamente metabolizada, é descarregada como metabólitos. A depuração ineficiente a partir da célula, possivelmente causada por alta dosagem, resulta em acúmulo (ou seja, excesso), e uma quantidade é capaz de se ligar à proteína, que tem uma alta afinidade pela droga em acúmulo. Quando o agente indutor se liga ao seu receptor, há uma alteração conformacional (para um receptor Ah, uma *proteína de choque térmico* é deslocada), permitindo que o complexo receptor-indutor seja translocado para o interior do núcleo, ligando-se com fatores nucleares adicionais e iniciando a transcrição de RNAm para um número limitado de proteínas, pela ligação a regiões do DNA denominadas elemento de resposta de droga (DRE) (elemento de resposta xenobiótico para o complexo do receptor Ah) que ativam a transcrição gênica. (Para os hidrocarbonetos aromáticos policíclicos, os genes ativados, incluindo isozimas específicas do citocromo P-450, glutationa *S*-transferase e UDP glicuronosiltransferase.) Essas moléculas de RNAm se movimentam para fora do núcleo e são traduzidas em novas proteínas nos ribossomos fixados ao retículo endoplasmático.

As enzimas metabolizadoras de drogas diferem em sua capacidade para serem induzidas. No caso dos citocromos P-450, o CYP1A2 é induzido preferencialmente por hidrocarbonetos aromáticos policíclicos e outras substâncias químicas contidas na fumaça do cigarro e em carnes grelhadas no carvão, assim como por componentes de vegetais crucíferos. O CYP2A6 é induzido por barbituratos, assim como o CYP2C9 e o CYP3A4. O CYP2C9, o CYP2C19 e o CYP3A4 são todos induzidos pela rifampicina, mas o CYP3A4 é induzido ainda por muitas drogas, incluindo a carbamazepina, a fenitoína, os glicocorticóides (dexametasona), o clotrimazol, a sulfimpirazona e os antibióticos macrolídeos tais como a troleandomicina. O CYP2E1 pode ser induzido pelo etanol e pela isoniazida. Não há indutores conhecidos do CYP2D6.

O tratamento de um indivíduo experimental com fenobarbital aumentará a taxa de metabolismo do fenobarbital, o que torna necessárias doses maiores e mais freqüentes da droga para manter um efeito sedativo constante. Além disso, o fenobarbital pode induzir um metabolismo aumentado de alguns outros barbituratos, mas não de todos, assim como de algumas drogas não-relacionadas, tais como a estricnina e a warfarina. Estranhamente, a warfarina não induz imediatamente a sua própria biotransformação.

A indução pode criar problemas terapêuticos. Por exemplo, o uso de fenobarbital durante o tratamento com warfarina aumenta a dose necessária de warfarina. Se o médico não estiver ciente dessa interação e deixar de aumentar a dose, o paciente pode sofrer um episódio trombótico. Se a dose de warfarina tiver sido aumentada e o fenobarbital for descontinuado, a taxa de metabolismo de warfarina pode cair para o seu nível anterior, de forma que o paciente terá uma superdose, com conseqüências hemorrágicas. Algumas drogas inibem, em vez de induzir, as enzimas microssômicas, o que reduz a exigência de dose e pode levar a toxicidade. A cimetidina é um exemplo de uma droga que inibe o metabolismo hepático de várias outras drogas.

A atividade das enzimas de biotransformação microssômicas é afetada por muitos fatores além da presença de drogas. Idade, sexo, estados nutricionais, condições patológicas e fatores genéticos estão entre as influências que foram identificadas. A idade, particularmente, tem recebido atenção considerável. Recém-natos têm um sistema de biotransformação microssômica maldesenvolvido, que responde pela necessidade de baixas doses de morfina e também explica a alta toxicidade do cloranfenicol em recém-natos.

A atividade e a seletividade do sistema de biotransformação microssômico variam muito de espécie para espécie, de forma que se deve tomar cuidado na extrapolação de achados experimentais em animais de laboratório para seres humanos.

TIPOS DE BIOTRANSFORMAÇÕES — As biotransformações podem ser *de degradação*, em que a molécula da droga é diminuída a uma estrutura menor, ou *sintéticas*, em que um ou mais átomos ou grupamentos podem ser adicionados à molécula. Muito poucas drogas são degradadas completamente. Entretanto, é mais útil categorizar as biotransformações como *metabólicas* (de não-conjugação) e de conjugação. As primeiras são chamadas de Fase I, e as últimas, de Fase II. Na Fase I, a atividade farmacodinâmica pode ser perdida; entretanto, intermediários ativos e quimicamente reativos também podem ser gerados. A polaridade da molécula pode ou não ser aumentada suficientemente para aumentar a excreção acentuadamente. Na Fase II, metabólitos da Fase I podem ser conjugados, e algumas vezes a droga original pode ser conjugada, ignorando assim a Fase I. A Fase II gera metabólitos de alta polaridade, que são excretados imediatamente.

As biotransformações podem ser colocadas em quatro categorias principais: (1) oxidação, (2) redução, (3) hidrólise e (4) conjugação. A oxidação, a redução e a hidrólise compreendem a Fase I. A conjugação compreende a Fase II.

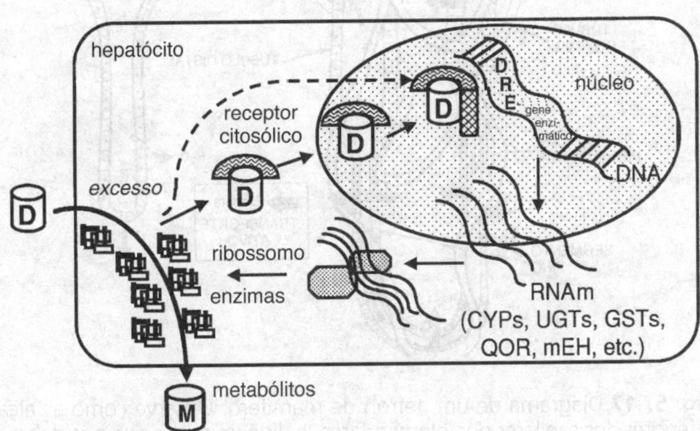

Fig. 57.16

Oxidação — A oxidação é mais comum do que qualquer outro tipo de biotransformação. As oxidações que ocorrem primariamente no sistema microssômico hepático incluem hidroxilação de cadeia lateral; hidroxilação aromática; desaminação (que é oxidativa e resulta em uma formação intermediária de RCHO); *N*-, *O*- e *S*-desalquilação (que provavelmente envolve hidroxilação do grupamento alquil, seguida por oxidação ao aldeído); e formação de sulfóxido.

Oxidações que ocorrem em locais diferentes dos microssomos são geralmente desidrogenações seguidas pela adição de oxigênio ou água. Exemplos são a oxidação de alcoóis pela álcool desidrogenase, a oxidação de aldeído pela aldeído desidrogenase e a desaminação de monoaminas pela monoamino oxidase (MAO) e de diaminas pela diamina oxidase.

Redução — Reduções são relativamente incomuns. Elas ocorrem principalmente nos microssomos hepáticos, mas ocasionalmente têm lugar em outros tecidos. São exemplos a redução de grupamentos nitro e nitroso (como no cloranfenicol, na nitroglicerina e nos nitritos orgânicos), do grupamento azo (como no prontosil) e de certos aldeídos aos alcoóis correspondentes.

Hidrólise — Hidrólise é uma biotransformação comum entre ésteres e amidas. As esterases estão localizadas em muitas estruturas além dos microssomos. Por exemplo, colinesterases são encontradas no plasma, nos eritrócitos, no fígado, nas terminações nervosas, nos interstícios juncionais e nas estruturas pós-juncionais, e as procaínoesterases são encontradas no plasma. Várias fosfatases e sulfatases também estão distribuídas amplamente nos tecidos e no plasma, embora poucas drogas sejam substratos apropriados. A desamidação hidrolítica da meperidina ocorre primariamente nos microssomos hepáticos. A hidrólise de epóxidos, freqüentemente gerada pelas oxidações do citocromo P-450, para formar diidrodióis é uma reação de desintoxicação importante.

A *dessulfuração*, na qual o oxigênio pode substituir o enxofre, tem lugar no fígado. O tiopental é convertido, em parte, a pentobarbital por dessulfuração, e o paration é transformado em paraoxon.

A *desalogenação* de certos inseticidas e de vários hidrocarbonos halogenados pode ocorrer, principalmente no fígado, mas não nos microssomos.

Conjugação — Um grande número de drogas, ou de seus metabólitos, é conjugado. Conjugação é o processo biossintético de combinação de um composto químico com uma substância natural altamente polar e hidrossolúvel para produzir um produto hidrossolúvel e geralmente inativo. As conjugações geralmente envolvem esterificação, amidação, formação de anidridos mistos, formação de hemiacetal ou eterização.

O *ácido glicurônico* é o parceiro mais freqüente para a droga em conjugação. Na verdade, a droga reage com ácido uridino-difosfoglicurônico em vez do ácido glicurônico simples. A droga ou metabólito da droga se combina no carbono de número 1 (extremidade aldeído), e não na extremidade carboxila do ácido glicurônico. O grupamento hidroxila de um álcool ou um fenol ataca o carbono número 1 do anel pirano para substituir a uridina difosfato. O produto é um derivado semelhante ao hemiacetal. Como o produto não é um éster, o termo *glicuronídio* é apropriado. Raramente, tióis e aminas podem formar glicuronídios análogos.

Compostos de carboxila formam ésteres, apropriadamente chamados de glicuronatos, pela substituição da uridina difosfato. O *ácido sulfúrico* é também um conjugador freqüente, especialmente com fenóis e, em menor extensão, com alcoóis simples. O produto sulfurado é chamado de *sulfato etéreo*.

Ocasionalmente o ácido sulfúrico se conjuga com aminas aromáticas para formar *sulfamatos*. O *ácido fosfórico* também se conjuga com fenóis e aminas aromáticas. A conjugação do ácido benzóico com a glicina para produzir ácido hipúrico é um exemplo clássico de um processo de conjugação por *amidação*.

Muitos compostos eletrofílicos se conjugam com o tripeptídio nucleofílico glutationa. Através de uma série de reações enzimáticas, os resíduos γ-glutamil e glicil são removidos, o conjugado de cisteína remanescente é *N*-acetilado, e o produto se desidrata espontaneamente para formar um ácido mercaptúrico.

Amidações com aminoácidos são menos freqüentes do que a *acetilação*, em parte porque poucas drogas são compostos carboxílicos. Aminas aromáticas e, ocasionalmente, aminas alifáticas ou nitrogênio heterocíclico são freqüentemente acetilados. A acetil-CoA é o reagente biológico, em vez do ácido acético propriamente dito. Diferentemente da maioria dos outros conjugados, o acetilato (amido) é geralmente menos hidrossolúvel do que o composto de origem. A acetilação do grupamento para-amino das sulfonamidas é um exemplo básico desse tipo de conjugação.

Embora a maior parte das conjugações ocorra no fígado, uma parte ocorre nos rins ou em outros tecidos.

Muitas aminas, especialmente derivados da β-feniletilamina e compostos heterocíclicos, são metiladas no corpo. Os produtos são geralmente biologicamente ativos, algumas vezes mais do que o composto de origem. *N-metilação* pode ocorrer no citoplasma do fígado e em outros locais, especialmente em tecido cromafim no caso das feniletilaminas.

Compostos fenólicos podem ser *O*-metilados. A *O-metilação* é a principal via de biotransformação de catecolaminas tais como a epinefrina e a norepinefrina, sendo o grupamento metil introduzido no substituinte *meta*-hidróxi. Tanto a *N*- quanto a *O*-metilação necessitam da *S*-adenosilmetionina.

Todas as reações de conjugação de drogas são catalisadas por enzimas especializadas presentes em múltiplas formas. A glicuronidação é catalisada pelas UDP-glicuronosiltransferases, *UGT*, localizadas no retículo endoplasmático. As UGT são classificadas em duas classes principais, UGT1As e UGT2Bs, com base na homologia dos aminoácidos, mas as duas classes também diferem na seletividade para o substrato, com as UGT1As preferindo drogas planares e as UGT2Bs preferindo moléculas mais volumosas. Da mesma forma que ocorre com os citocromos P-450, essas enzimas são induzíveis, e as duas classes diferem em sua resposta a várias drogas e outras substâncias químicas.

A sulfatação é catalisada por sulfotransferases, *SULT*, localizadas no citoplasma. As muitas isoenzimas exibem seletividade para o substrato, e algumas diferem em estabilidade térmica. Diferentemente da maior parte das principais enzimas metabolizadoras de drogas, as SULTs são refratárias à indução por drogas.

As conjugações de glutation são catalisadas por glutationa-*S*-transferases, *GST*, também localizadas no citoplasma. As múltiplas isoenzimas são classificadas em quatro classes principais: alfa, mu, pi e teta. As isozimas têm relativamente pouca seletividade pelo substrato (eletrófilo). As reações de metilação são catalisadas pelas *O*-, *N*- e *S*-metiltransferases citoplasmáticas, e cada uma delas existe em múltiplas formas.

A acetilação é catalisada por *N*-acetiltransferases citoplasmáticas, *NAT*1, e, no fígado, pela *NAT*2. A NAT2 exibe um polimorfismo genético, originando fenótipos acetiladores *rápidos e lentos*, com incidências diferentes em várias populações (o lento é alto no Oriente Médio e baixo na Ásia).

Excreção

Algumas drogas não são biotransformadas no corpo. Outras podem ser biotransformadas, mas os seus produtos ainda permanecem para serem eliminados. Segue-se que a excreção está envolvida na eliminação de todas as drogas e/ou de seus metabólitos. Embora o rim seja o órgão de excreção mais importante, algumas substâncias são excretadas na bile, no suor, na saliva, no suco gástrico ou a partir dos pulmões.

EXCREÇÃO RENAL — A unidade excretora do rim é chamada de *néfron* (Fig. 57.17). Há vários milhões de néfrons no rim humano. O néfron é essencialmente um funil de filtragem, chamado de *cápsula de Bowman*, com uma longa haste, chamada de *túbulo renal*. Também se reconhece atualmente que o ducto coletor é funcionalmente uma parte do néfron. Os *vasos sanguíneos* que envolvem a cápsula e o túbulo também são uma parte essencial do néfron.

A cápsula de Bowman é guarnecida com um tufo de capilares ramificados interligados (*tufo glomerular*), que fornece uma grande área de superfície de endotélio capilar (*papel de filtro*), através do qual líquido e pequenas moléculas podem ser filtrados para o interior da cápsula e iniciar a descida pelo túbu-

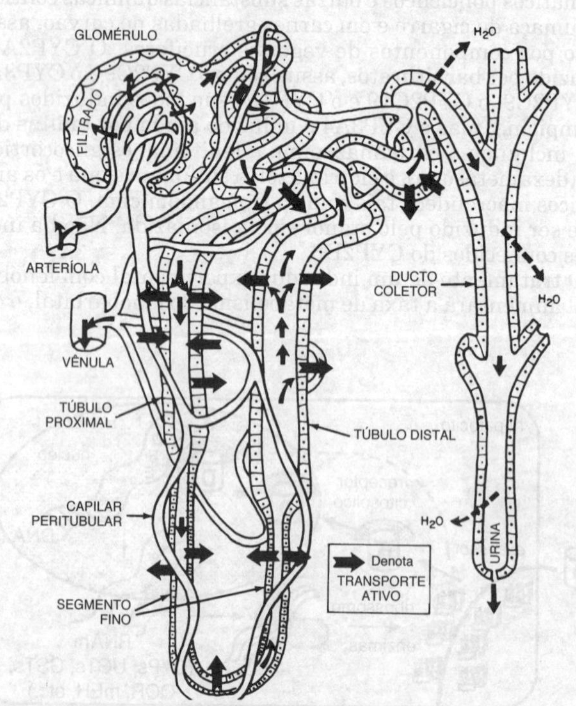

Fig. 57.17 Diagrama de um néfron de mamífero. Observe como as alças inferiores dos capilares pós-glomerulares se dirigem para baixo e se dobram para trás juntamente com o túbulo. Isso permite que a distribuição de contracorrente mantenha a urina hiperosmolar dentro do segmento fino.

lo. O tufo glomerular, juntamente com a cápsula de Bowman, constitui o *glomérulo*. O endotélio capilar glomerular e a camada de suporte da cápsula de Bowman têm canais variando de maneira crescente até 40 Å. Conseqüentemente, todos os solutos cristalóides não-ligados no plasma, e mesmo uma pequena quantidade de albumina, passam ou são forçados por pressão para o filtrado glomerular.

Os vasos pós-glomerulares, que estão localizados próximo aos túbulos, são fundamentalmente importantes para a função renal sob o aspecto de que as substâncias reabsorvidas do filtrado pelo túbulo são devolvidas ao sangue ao longo desses vasos. O túbulo não é reto, mas, em vez disso, realiza um número de convoluções (chamadas de *túbulo contorcido proximal*), seguindo, então, para baixo e para trás, subindo por uma longa alça (chamada de *alça de Henle*), realiza mais convoluções (o *túbulo contorcido distal*) e finalmente se une ao ducto coletor. A alça de Henle é dividida em um *túbulo proximal (descendente)*, um segmento fino e um *túbulo distal (ascendente)*.

À medida que o filtrado glomerular passa através do túbulo proximal, parte do soluto pode ser reabsorvida *(reabsorção tubular)* através do epitélio tubular e devolvida ao sangue. A reabsorção ocorre em parte por difusão passiva e, em parte, por transporte ativo, especialmente com sódio e glicose. O cloreto segue o sódio obrigatoriamente.

Na região proximal, o túbulo é bastante permeável à água, de forma que solutos reabsorvidos são acompanhados por água suficiente para manter o material reabsorvido isotônico. Conseqüentemente, embora o filtrado sofra uma diminuição de volume de cerca de 80% no túbulo proximal, ele não é concentrado.

Ocorre alguma *acidificação* no túbulo proximal como resultado da atividade da anidrase carbônica nas células tubulares e da difusão de íons hidrônio para o lúmen. No lúmen, o íon hidrônio reage com íon bicarbonato, que é convertido a CO_2 não-iônico reabsorvível.

Há também transporte ativo de cátions e ânions orgânicos para o interior do lúmen *(secreção tubular)*, cada um deles por um sistema separado. Esses sistemas de transporte ativo são extremamente importantes na excreção de várias drogas; por exemplo, a penicilina G é secretada rapidamente pelo sistema de transporte de ânions, e o íon tetraetilamônio, pelo sistema de transporte de cátions. A probenecida é um inibidor da secreção de ânions e, portanto, diminui a taxa de perda de penicilina a partir do corpo.

À medida que o filtrado progride através do segmento fino, ele se torna concentrado, especialmente no fundo, como resultado da reabsorção ativa e de um efeito de distribuição de contracorrente possibilitado pelo arranjo recorrente e paralelo do segmento ascendente, pela orientação paralela do ducto coletor e pela geometria recorrente semelhante dos capilares associados.

No segmento espesso da alça ascendente de Henle, tanto o sódio quanto o cloreto são transportados ativamente.

No túbulo distal, a reabsorção de sódio ocorre parcialmente na *troca* por potássio *(secreção de potássio)* e por íons hidrogênio. Os mineralocorticóides supra-renais promovem reabsorção de sódio e secreção de potássio e hidrônio no túbulo distal. *Secreção de amônia* também ocorre, de forma que a urina pode ser acidificada ou alcalinizada, de acordo com as necessidades ácido-básicas e eletrolíticas.

A água é reabsorvida seletivamente da extremidade distal do túbulo contorcido distal e dos ductos coletores; a reabsorção de água está sob o controle do HAD.

Drogas também podem ser reabsorvidas no túbulo distal; o pH da urina ali é extremamente importante na determinação da taxa de reabsorção, de acordo com o princípio da difusão não-iônica e da partição pelo pH. O pH do líquido tubular também afeta a secreção tubular de drogas.

Como exemplo da importância do pH urinário, em humanos, a amina secundária mecamilamina é excretada mais de quatro vezes mais rapidamente quando o pH urinário está abaixo de 5,5 do que quando ele está acima de 7,5; a Fig. 57.18 ilustra o efeito do pH urinário sobre a excreção dessa amina.

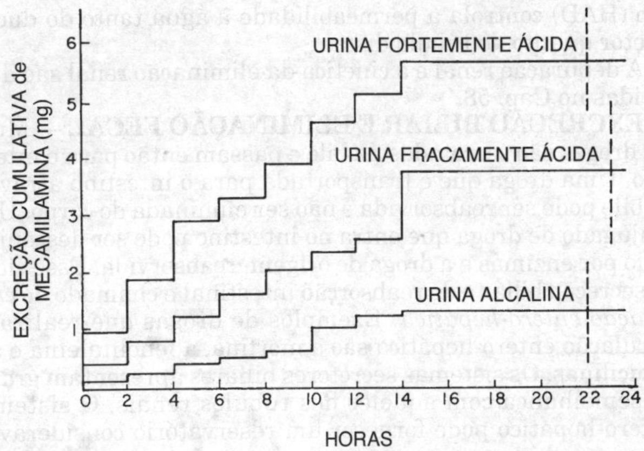

Fig. 57.18 Efeito do pH urinário na excreção cumulativa média da mecamilamina no homem durante o primeiro dia após a administração oral de 10 mg. *Linhas tracejadas verticais*: desvio padrão. (Cortesia, Milne *et al*[18].)

O efeito do pH urinário sobre a excreção de um ácido fraco, sulfaetidol, é mostrado na Fig. 57.19.

O pH urinário e, portanto, a excreção de droga podem flutuar amplamente, de acordo com dieta, exercício, drogas, momento do dia e outros fatores. Obviamente, a excreção de ácidos e bases fracos pode ser controlada parcialmente com sais acidificantes ou alcalinizantes, tais como o cloreto de amônio ou o bicarbonato de sódio, respectivamente. Estudos comparativos de potência e eficácia no homem demonstraram a importância de controlar-se o pH urinário. O pH urinário é importante apenas quando a droga em questão é um ácido ou base fraco do qual uma fração significativa é excretada. Os níveis plasmáticos irão se alterar inversamente à taxa de excreção. Por exemplo, foi mostrado clinicamente com quinidina que a alcalinização da urina não apenas diminui a concentração de urina mas também aumenta a concentração plasmática e a toxicidade.

O ducto coletor também reabsorve sódio e água, secreta potássio e acidifica e concentra a urina. O hormônio antidiuré-

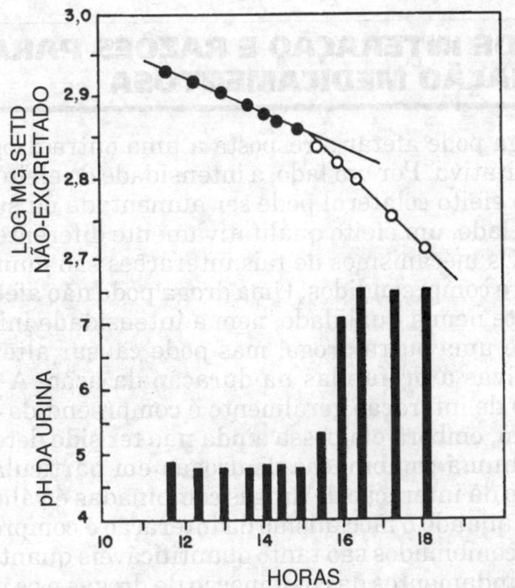

Fig. 57.19 Efeito do pH urinário sobre a excreção de sulfaetidol em um sujeito humano após a administração oral de 2 g. *Barras* (metade inferior): pH urinário; *círculos* (cheios e vazados, em cima): logaritmo da quantidade de droga restante no corpo; *inclinações negativas* (das linhas definidas pelos círculos): uma função da constante de ritmo de excreção. Observe o aumento abrupto no ritmo quando o pH urinário é modificado de ácido para neutro ou ligeiramente alcalino. (Cortesia, Kostenbauder *et al*[19].)

tico (HAD) controla a permeabilidade à água tanto do ducto coletor quanto do túbulo distal.

A depuração renal e a cinética da eliminação renal são discutidas no Cap. 58.

EXCREÇÃO BILIAR E ELIMINAÇÃO FECAL — Muitas drogas são secretadas na bile e passam então para o intestino. Uma droga que é transportada para o intestino através da bile pode ser reabsorvida e não ser eliminada do corpo. Um conjugado de droga que entra no intestino pode ser desconjugado por enzimas e a droga de origem, reabsorvida. Esse ciclo de secreção biliar e de reabsorção intestinal é chamado de *circulação êntero-hepática*. Exemplos de drogas que realizam circulação êntero-hepática são a morfina, a fenolftaleína e as penicilinas. Os sistemas secretores biliares apresentam grande semelhança com aqueles dos túbulos renais. O sistema êntero-hepático pode fornecer um reservatório considerável para uma droga.

Se uma droga não for absorvida completamente do intestino, a fração não-absorvida será eliminada nas fezes. Uma droga não-absorvível que é secretada na bile irá, da mesma forma, ser eliminada nas fezes. Tal eliminação fecal é chamada de *excreção fecal*. Apenas raramente drogas são secretadas no intestino através do suco entérico (secreções intestinais), embora várias aminas sejam secretadas no suco gástrico.

EXCREÇÃO ALVEOLAR — A grande área alveolar e o alto fluxo sanguíneo tornam os pulmões ideais para a excreção de substâncias apropriadas. Apenas líquidos voláteis ou gases são eliminados dos pulmões. Anestésicos gasosos e voláteis são essencialmente eliminados completamente por essa via. Somente uma pequena quantidade de etanol é eliminada pelos pulmões, mas a concentração no ar alveolar está relacionada tão constantemente à concentração sanguínea de álcool que a análise do ar expirado é aceitável para propósitos legais. A alta hidrossolubilidade e a pressão de vapor relativamente baixa do etanol na temperatura corporal são responsáveis pela retenção da maior parte da substância no sangue. O dióxido de carbono originado daquelas drogas que são parcialmente degradadas também é excretado nos pulmões.

FARMACOCINÉTICA

Farmacocinética é a ciência que trata da taxa de absorção, extensão de absorção, taxas de distribuição entre compartimentos corporais, taxa de eliminação e fenômenos relacionados. Devido à sua importância, os Caps. 58 e 59, *Farmacocinética Básica* e *Farmacocinética Clínica,* foram dedicados ao assunto.

INTERAÇÃO E COMBINAÇÃO MEDICAMENTOSAS

Freqüentemente, um paciente pode receber mais de uma droga simultaneamente. Registros de casos mostram que pacientes cirúrgicos comumente recebem mais de 10 drogas, e o paciente está freqüentemente sob a influência de várias drogas de uma só vez. A administração de múltiplas drogas também é comum em pacientes hospitalizados por infecções e outros distúrbios. Além disso, um paciente pode estar sofrendo de dois ou mais distúrbios não-relacionados, o que exige tratamento simultâneo com duas ou mais drogas. Em tais circunstâncias, interações são indesejadas e freqüentemente inesperadas.

Além da administração de drogas simultaneamente por seus efeitos independentes e não-relacionados, algumas vezes drogas são administradas simultaneamente de forma deliberada, para que sejam aproveitadas interações esperadas.

TIPOS DE INTERAÇÃO E RAZÕES PARA A ASSOCIAÇÃO MEDICAMENTOSA

Uma droga pode afetar a resposta a uma outra droga de forma quantitativa. Por um lado, a intensidade do efeito terapêutico ou do efeito colateral pode ser aumentada ou suprimida. Por outro lado, um efeito qualitativamente diferente pode ser evocado. Os mecanismos de tais interações são muitos, e não são sempre compreendidos. Uma droga pode não afetar necessariamente nem a qualidade, nem a intensidade inicial, nem o efeito de uma outra droga, mas pode causar alterações de significativas a profundas na duração da ação. A natureza desse tipo de interação geralmente é compreendida razoavelmente bem, embora ela possa ainda não ter sido determinada para nenhuma combinação de drogas em particular. O uso deliberado da interação de drogas combinadas é válido principalmente quando o mecanismo da interação é compreendido e os efeitos combinados são tanto quantificáveis quanto previsíveis. Os fundamentos da combinação de drogas e os princípios envolvidos são discutidos a seguir.

COMBINAÇÕES PARA AUMENTAR A INTENSIDADE DE RESPOSTA OU A EFICÁCIA — Algumas vezes a base para a ação de uma droga para aumentar a intensidade de resposta a uma outra é bem compreendida, mas freqüentemente a razão para uma interação positiva é obscura. Surgiu uma terminologia que freqüentemente é não apenas esclarecedora quanto a mecanismos e princípios mas que é também um pouco confusa.

Drogas que evocam a mesma qualidade de efeito e são mutuamente interativas são chamadas de *homérgicas*, independentemente de haver qualquer aspecto em comum entre os sistemas separados de resposta. Assim, a imprecisão do termo permite que uma resposta pressórica conseqüente a um aumento no débito cardíaco seja homérgica a uma que resulta de constrição arteriolar, ainda que não haja nenhum elemento responsivo comum, sendo a própria pressão sanguínea apenas um indicador passivo. Entretanto, drogas homérgicas geralmente têm em comum pelo menos parte de um sistema de resposta. Assim, tanto a norepinefrina quanto a vasopressina estimulam uma parte da mesma musculatura lisa vascular, ainda que elas não excitem os mesmos receptores.

Duas drogas homérgicas podem ser agonistas do mesmo receptor, de forma que todo o sistema de resposta seja comum a ambas. Tais drogas são chamadas de *homodinâmicas*. Conforme discutido em *Receptores de Drogas e Teoria dos Receptores* (anteriormente), drogas homodinâmicas irão gerar curvas de dose-intensidade de efeito com inclinações paralelas, mas não necessariamente com máximos ou eficácias idênticos, se uma das drogas for um agonista parcial.

A partir da cinética das leis de massa e dados de dose-efeito das drogas em separado, é possível predizer os efeitos combinados de dois agonistas do mesmo receptor. Se ambas as drogas forem agonistas totais, a teoria prediz que uma EDx da Droga A adicionada a uma EDy da Droga B deve evocar o mesmo efeito que uma EDy da Droga A adicionada a uma EDx da Droga B. Um exemplo é mostrado na Fig. 57.20. Dados de dose-porcentagem com drogas homodinâmicas podem ser tratados da mesma forma.[21]

Drogas cujos efeitos combinados atendem a essas condições são chamadas de *aditivas*. Se a resposta à combinação exceder o valor esperado para aditividade, as drogas são consideradas *supra-aditivas*. Drogas puramente homodinâmicas não mostram supra-aditividade; entretanto, se uma droga no par tiver uma ação adicional que afete a concentração ou penetração da outra ou que prepare o sistema de resposta de alguma forma, dois agonistas ao mesmo receptor podem exibir supra-aditividade. Duas drogas homérgicas são *infra-aditivas* se o seu efeito combinado for menor do que o esperado a partir da aditividade. Como ocorre na supra-aditividade, a infra-aditivida-

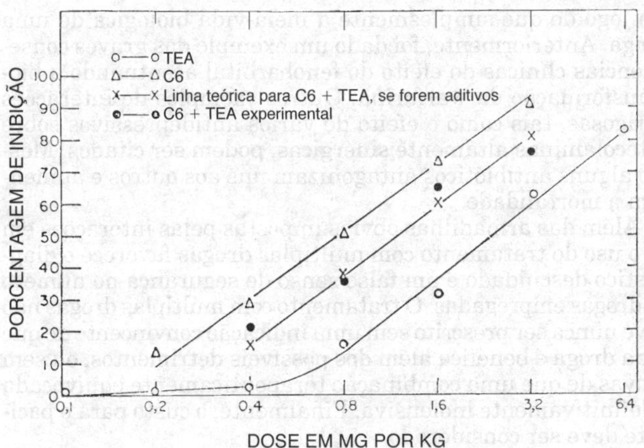

Fig. 57.20 Efeitos inibitórios aditivos do tetraetilamônio (TEA) e do hexametônio (C6) sobre o gânglio cervical superior do gato. A linha teórica para aditividade foi calculada considerando-se que um incremento de TEA adicionado a uma *EDx* de C6 deve ter o mesmo efeito que teria se fosse adicionado a uma *EDx* de TEA. Quando o TEA e o C6 foram administrados em conjunto, uma quantidade igual de cada um deles foi administrada. A dose é a soma das doses dos dois componentes. (Cortesia, Harvey[20].)

de tem de envolver uma ação em um local diferente de um receptor comum.

Diz-se que duas drogas são *somativas* se uma dose de droga que evoca uma resposta x adicionada a uma dose de uma outra droga que evoca uma resposta y fornece a resposta combinada $x + y$. Muito pouco significado pode geralmente ser atribuído à somação. A não ser que a curva de dose-intensidade de cada droga seja linear, em vez de log-linear, a somação não pode ser prevista a partir das duas curvas. Quando a somação ocorre nas doses clínicas usuais de duas drogas, ela quase nunca ocorre por toda a extensão de dose; na realidade, se a dose de cada uma das duas drogas for maior do que uma ED50, a somação é teoricamente impossível, a não ser que seja possível aumentar a resposta máxima. Na melhor das hipóteses, a somação é um achado clínico infreqüente, limitado a uma ou duas doses.

Diz-se que duas drogas são *heterérgicas* se as drogas não causam respostas da mesma qualidade. Quando a heterergia é positiva, ou seja, quando a resposta a uma droga é acentuada pela outra, diz-se que ocorre *sinergismo*. A palavra tem sido utilizada freqüentemente para descrever qualquer interação positiva, mas ela deve ser usada apenas para descrever uma interação positiva entre drogas heterérgicas. O termo *potenciação* tem sido utilizado como sinônimo de sinergismo, mas o uso equivocado do termo levou à recomendação de que o termo seja abandonado. O sinergismo é freqüentemente o resultado de um efeito para interferir com a eliminação de uma droga e, assim, para aumentar a concentração; o sinergismo também pode resultar de um efeito sobre a penetração ou sobre a responsividade do sistema efetor. Exemplos de um efeito sinergístico, nos quais a responsividade é acentuada, são a ação dos corticóides supra-renais para acentuar a resposta vasoconstritora à epinefrina e o aumento da hiperglicemia induzida pela epinefrina conseqüente ao comprometimento pela teofilina da destruição enzimática do AMPc que medeia a resposta.

Na prática clínica, duas drogas homodinâmicas raramente são co-administradas com o propósito de aumentar a resposta, já que uma dose suficiente de qualquer uma das duas drogas deve ser capaz de obter o mesmo efeito que uma combinação das duas. A maior parte das combinações clínicas com drogas que interagem positivamente envolve drogas heterérgicas.

COMBINAÇÕES PARA DIMINUIR DOSES INDIVIDUAIS E TOXICIDADE — Quando drogas homodinâmicas são co-administradas, isso é feito geralmente com o propósito de diminuir a toxicidade. Se as toxicidades das duas drogas homodinâmicas forem infra-aditivas, a toxicidade de doses parciais combinadas das duas drogas freqüentemente será menor do que com doses totais de qualquer uma das duas drogas. Esse princípio é válido para a mistura de trissulfapirimidinas (veja RPS-18, Cap. 63).

COMBINAÇÕES PARA ATACAR UMA DOENÇA COMPLEXA EM DIFERENTES PONTOS — Em muitas doenças, mais de um órgão ou tecido pode ser afetado, ou eventos em mais de um local podem se abater sobre a perturbação final. Por exemplo, na úlcera duodenal, fatores psíquicos parecem aumentar a atividade no nervo vago, que modula a secreção gástrica, de modo que é racional explorar os efeitos de sedativos, agentes bloqueadores ganglionares, agentes antimuscarínicos e antiácidos, usados isoladamente ou em combinação. Na insuficiência cardíaca, o decremento no fluxo plasmático renal e alterações nos níveis de aldosterona promovem a retenção de sais e água, de forma que diuréticos e digitálicos são geralmente empregados concomitantemente. Dor, ansiedade e agitação ou depressão são acompanhamentos freqüentes de vários processos patológicos, de modo que é de se esperar que analgésicos, tranqüilizantes, sedativos ou antidepressivos serão administrados freqüentemente ao mesmo tempo, juntamente com outras drogas que têm como finalidade corrigir a patologia específica.

COMBINAÇÕES PARA ANTAGONIZAR AÇÕES INDESEJÁVEIS — Os efeitos colaterais de várias drogas podem ser evitados ou suprimidos por outras drogas. Um antagonista pode competir com a droga no receptor que inicia o efeito colateral, deprimir o sistema efetor colateral em um ponto diferente do receptor ou estimular um sistema opositor.

O antagonismo no receptor é *antagonismo competitivo* se o antagonista se liga ao mesmo grupamento receptor que o agonista (veja anteriormente). O antagonismo em um grupamento receptor diferente ou a inibição em outra parte do sistema de resposta é *antagonismo não-competitivo*. Tanto o antagonismo competitivo quanto o não-competitivo são classificados como *antagonismo farmacológico*. A estimulação de um sistema opositor é *antagonismo fisiológico*.

Exemplos de antagonismo farmacológico são o uso de atropina para suprimir os efeitos muscarínicos de acetilcolina em excesso conseqüente ao uso de neostigmina e o uso de anti-histamínicos para prevenir os efeitos da histamina liberada pela tubocurarina. Exemplos de antagonismo fisiológico são o uso de anfetamina para corrigir parcialmente a sedação causada por doses anticonvulsivantes de fenobarbital e a administração de efedrina para corrigir a hipotensão resultante da anestesia espinhal.

COMBINAÇÕES QUE AFETAM A ELIMINAÇÃO — Apenas algumas drogas são usadas atualmente de forma proposital para elevar ou prolongar os níveis plasmáticos através da interferência com a eliminação, embora o interesse continuado em tais drogas provavelmente aumentará o número.

A probenecida, que já foi mencionada como antagonizando a secreção renal de penicilina, foi introduzida originalmente com esse propósito. Entretanto, como a penicilina G é barata e disponível em formas de depósito assim como em formas orais (evitando a necessidade de injeção), é menos imperativo retardar a excreção de penicilina. A toxicidade baixa e não-alergênica da penicilina permite que doses muito grandes sejam administradas sem preocupação com as altas concentrações plasmáticas resultantes, o que também significa que há pouca necessidade de aumentar a meia-vida biológica da droga. Conseqüentemente, a probenecida não é usada rotineiramente hoje em dia em combinação com a penicilina.

O uso de vasoconstritores para aumentar a permanência de anestésicos locais no local de infiltração continua, mas poucos outros exemplos clínicos do uso deliberado de uma droga para interferir tanto com a distribuição quanto com a eliminação de outra podem ser citados. Entretanto, o tópico do efeito de uma droga na eliminação de uma outra se tornou imensamente ativo. Inúmeras drogas afetam o destino de outras, e o terapeuta tem de estar ciente de tais interações.

Drogas que induzem o citocromo P-450s e outras enzimas metabolizadoras de drogas intensificam a eliminação de drogas que são metabolizadas pelo fígado. De maneira geral, faria pouco sentido solicitar combinações que encurtassem a duração de ação ou baixassem os níveis plasmáticos, a não ser que fosse para reduzir a possibilidade de overdose. Entretanto, como tais combinações são usadas inconscientemente ou inevitavelmente, esse tipo de interação é de grande importância clínica.

Drogas que inibem o citocromo P-450 irão, logicamente, reduzir o metabolismo de uma ampla gama de drogas adicionais, e servem para prolongar ou elevar a concentração plasmática.

COMBINAÇÕES PARA ALTERAR A ABSORÇÃO — Na seção *Veículos e Adjuvantes de Absorção* (anteriormente), foi mencionado que certas substâncias facilitam a absorção de outras. O uso de tais adjuvantes de absorção geralmente é incluído no tópico "formulação", em vez de ser incluído em "combinação de drogas". Embora drogas que aumentam o fluxo sanguíneo, a motilidade, etc. tenham um efeito de aumento da taxa de absorção, não foi provado até agora que o uso de tais drogas seja muito prático. Quando se deseja diminuir a velocidade de absorção de drogas, vários meios físicos ou físico-químicos se mostram mais eficazes e menos problemáticos do que combinações de drogas.

Combinações Fixas de Drogas

O tratamento concomitante com duas ou mais drogas freqüentemente é desnecessário, e, geralmente, complica muito o tratamento e a avaliação da resposta e da toxicidade. No entanto, ele é freqüentemente justificado, mesmo essencial, e não pode ser condenado categoricamente. Entretanto, com combinações de dose fixa ou proporção fixa, nas quais as drogas estão juntas na mesma preparação, há certas desvantagens, exceto por poucas e raras circunstâncias, tal como no caso das trissulfapirimidinas.

As desvantagens são as seguintes: os pacientes diferem em sua responsividade ou sensibilidade às drogas, e ajustes de dosagem ou de intervalo de dose podem ser necessários. Se o ajuste de apenas um componente da mistura for necessário, é indesejável que o horário do segundo componente seja ajustado obrigatoriamente, como ocorre em uma combinação fixa. De acordo com a forma com que a dose é ajustada, pode resultar toxicidade ou perda do efeito terapêutico. Além disso, quando ocorrem efeitos adversos relacionados a qualquer um dos componentes, ambas as drogas têm de ser interrompidas. A combinação fixa não permite ao médico o controle flexível do tratamento. Especialmente quando um componente em uma mistura é supérfluo e, ainda assim, potencialmente tóxico, como é freqüentemente o caso, a promoção de combinações fixas é condenável. Entretanto, a administração separada de drogas usadas em combinação freqüentemente complica o tratamento para pacientes que, em uma situação ambulatorial e, algumas vezes, no hospital podem não tomar toda a sua medicação ou podem tomá-la em intervalos inapropriados. As conseqüências resultantes podem ser piores do que aquelas de combinações fixas em algumas circunstâncias. Conseqüentemente, uma rejeição sumária de combinações fixas não se justifica. Em vez disso, os fundamentos da farmacocinética e da experiência clínica têm de ser reconciliados com a biofarmácia para analisar as combinações atuais e para predizer as possíveis novas combinações permissíveis.

PERIGOS DO TRATAMENTO COM MÚLTIPLAS DROGAS

Algumas objeções às combinações de dose fixa foram expostas anteriormente. Também os efeitos não-antecipados de combinações de drogas foram abordados, sobretudo em relação aos efeitos sobre a eliminação. Mas deve ficar claro que há mais em jogo do que simplesmente a meia-vida biológica de uma droga. Anteriormente, foi dado um exemplo das graves conseqüências clínicas do efeito do fenobarbital acentuando a biotransformação da warfarina. Outros exemplos de interações perigosas, tais como o efeito de vários antidepressivos sobre catecolaminas altamente sinérgicas, podem ser citados. Mesmo alguns antibióticos antagonizam uns aos outros e aumentam a mortalidade.

Além das armadilhas óbvias impostas pelas interações em si, o uso do tratamento com múltiplas drogas favorece o diagnóstico descuidado e um falso senso de segurança no número de drogas empregadas. O tratamento com múltiplas drogas não deve nunca ser prescrito sem uma indicação convincente de que cada droga é benéfica além dos possíveis detrimentos, ou sem provas de que uma combinação terapeuticamente equivocada é definitivamente inofensiva. Finalmente, o custo para o paciente deve ser considerado.

REFERÊNCIAS

1. Clark AJ. *J Physiol (London)* 1926; 61: 547.
2. Ariens EJ, ed. *Molecular Pharmacology,* vol 1. New York: Academic, 1964, p 176.
3. Stephenson RP. *Br J Pharmacol* 1956; 11: 379.
4. Rang HP. *Ibid* 1973; 48: 475.
5. Colquhoun D. In *Drug Receptors.* Rang HP, ed. Baltimore: University Park, 1973.
6. Schanker LS. *Adv Drug Res* 1964; 1: 71.
7. Brodie BB, *et al. J Pharmacol Exp Ther* 1960; 130: 20.
8. Truitt EB, *et al. Ibid* 1950; 100: 309.
9. Lillehei JP. *JAMA* 1968; 205: 531.
10. Martin AN, *et al. Physical Pharmacy,* 2nd ed. Philadelphia: Lea & Febiger, 1969, pp 247, 253.
11. Jacobs MH. *Cold Spring Harbor Symp Quant Biol* 1940; 8: 30.
12. Schanker LS. *Pharmacol Rev* 1961; 14: 501.
13. Brodie BB, Hogben CA. *J Pharm Pharmacol* 1957; 9: 345.
14. Hogben CA. *Fed Proc* 1960; 19: 864.
15. Albert A. *Pharmacol Rev* 1952; 4: 136.
16. Ariens EJ, *et al.* In *Molecular Pharmacology,* vol 1. Ariens EJ, ed. New York: Academic, 1964, p 7.
17. Nelson DR, *et al. DNA Cell Biol* 1993; 12; 1.
18. Milne MD, *et al. Clin Sci* 1957; 16: 599.
19. Kostenbauder HB, *et al. J Pharm Sci* 1962; 51: 1084.
20. Harvey SC. *Arch Intern Pharmacodyn* 1958; 114: 232.
21. Weaver LC, *et al. J Pharmacol Exp Ther* 1955; 113: 359.

BIBLIOGRAFIA

Anders MW. *Bioactivation of Foreign Compounds.* New York: Academic, 1985.

Barlow RB. *Quantitative Aspects of Chemical Pharmacology.* Baltimore: University Park, 1980.

Bend JR, Serabjit-Singh CJ, Philpot RM. The pulmonary uptake accumulation and metabolism of xenobiotics. *Annu Rev Pharmacol Toxicol* 1985; 25: 97.

Benford D, *et al. Drug Metabolism. From Molecules to Man.* New York: Taylor & Francis, 1987.

Bertolino M, Llinas R. The central role of voltage activated and receptor operated calcium channels in neuronal cells. *Annu Rev Pharmacol Toxicol* 1992; 32: 399.

Black, JW, *et al,* eds. *Perspectives on Receptor Classification.* New York: Liss, 1987.

Boeynaems JM, Dumont JE, eds. *Outlines of Receptor Theory.* Amsterdam: Elsevier/North Holland, 1980.

Brodie BB. Physicochemical factors in drug absorption. In *Absorption and Distribution of Drugs.* Binns TB, ed. Baltimore: Williams & Wilkins, 1964.

Burgen ASV, Roberts GCK, eds. *Topics in Molecular Pharmacology,* vols 1 & 2. Amsterdam: Elsevier, 1983, p 1981.

Caldwell J, Jakoby WB. *Biological Basis of Detoxification.* New York: Academic, 1983.

Colquhoun D. The link between drug binding and response: theories and observations. In *The Receptors. A Comprehensive Treatise,* vol 1. O'Brien RD, ed. New York: Plenum, 1979.

Coulson CJ. *Mechanisms of Drug Action.* New York: Taylor & Francis, 1987.

Dean PM. *Molecular Foundations of Drug-Receptor Interaction.* Cambridge: Cambridge University Press, 1987.

DeRobertis E. *Synaptic Receptors, Isolation and Biology*. New York: Dekker, 1975.

Featherstone RM, ed. *A Guide to Molecular Pharmacology,* parts I and II. New York: Dekker, 1973.

Finean JB, Michell RH, eds. *Membrane Structure*. Amsterdam: Elsevier/North Holland, 1981.

Gibson GG, Skett PL. *Introduction to Drug Metabolism*. London: Chapman & Hall, 1986.

Gilman AG. G proteins: transducers of receptor generated signals. *Annu Rev Biochem* 1987; 56: 615.

Gonzalez FJ. The molecular biology of cytochrome P450s. *Pharmacol Rev* 1989; 40: 243.

Gregoriadis G, Senior J. *Targeting of Drugs with Synthetic Systems*. New York: Plenum, 1986.

Hulme EC, Birdsall NJM, Buckley NJ. Muscarinic receptor subtypes. *Annu Rev Pharmacol Toxicol* 1990; 30: 633.

Ioannides C, ed. *Cytochromes P450, Metabolic and Toxicological Aspects*. Boca Raton, FL: CRC Press, 1996.

Jakoby WB, *et al*, eds. *Metabolic Basis of Detoxification*. New York: Academic, 1982.

Jolles G, Woolridge KRH, eds. *Drug Design: Fact or Fancy?* London: Academic, 1984.

Kalow W, *et al*, eds. *Ethnic Differences in Reactions to Drugs and Xenobiotics*. New York: Liss, 1986.

Karlin A. Anatomy of a receptor. *Neurosci Comment* 1983; 1: 111.

Kenakin TP. The classification of drugs and drug receptors in isolated tissues. *Pharmacol Rev* 1984; 36: 165.

Kenakin TP. *Pharmacological Analysis of Drug Receptor Interaction*. New York: Raven, 1987.

La Du B, *et al*. *Fundamentals of Drug Metabolism and Drug Disposition*. Baltimore: Williams & Wilkins, 1971.

Lamble JW, Abbott AC, eds. *Receptors Again!* Amsterdam: Elsevier, 1984.

Lefkowitz RJ, ed. *Receptor Regulation*. London: Chapman & Hall, 1981.

Levine RR. *Pharmacology: Drug Actions and Reactions,* 4th ed. Boston: Little, Brown, 1990.

Limbird LE. *Cell Surface Receptors. A Short Course on Theory and Methods*. Boston: Nijhoff, 1986.

Loh HH, Smith AP, Birnbammer L. Molecular characterization of opioid receptors G proteins in signal transduction. *Annu Rev Pharmacol Toxicol* 1990; 30: 123.

Makrikanis A. *New Methods in Drug Research*. Barcelona: Prous, 1985.

Martonosi AN. *Membranes and Transport*. New York: Plenum, 1982.

Meyer UA. Drugs in special patient groups: clinical importance of genetics in drug effects. In *Clinical Pharmacology,* 3rd ed. Melman KL, *et al*, eds. New York: McGraw-Hill, 1992.

Mitchell JR, Horning MG, eds. *Drug Metabolism and Drug Toxicity*. New York: Raven, 1984.

Mulder GJ, ed. *Conjugation Reactions in Drug Metabolism*. New York: Taylor & Francis, 1990.

Mulder GJ: Glucuronidation and its role in regulation of biological activity of drugs. *Annu Rev Pharmacol Toxicol* 1992; 32: 25.

Nelson DR, *et al*. The P450 superfamily: update on new sequences, gene mapping, accession numbers, early trivial names of enzymes and nomenclature. *DNA Cell Biol* 1993; 12: 1.

O'Dowd BF, *et al*. Structure of the adrenergic and related receptors. *Annu Rev Neurosci* 1989; 12: 67.

Olson RW, Venter JC, eds. *Benzodiazepine/GABA Receptors and Chloride Channels*. New York: Liss, 1986.

Ortiz de Montellano PR, ed. *Cytochrome P450. Structure, Mechanism, and Biochemistry,* 2nd ed. New York: Plenum, 1995.

Post G, Crooke ST, eds. *Mechanisms of Receptor Regulation*. New York: Plenum, 1986.

Pratt WB, Taylor P. *Principles of Drug Action*. New York: Churchill Livingstone, 1990.

Putney JW Jr, ed. *Phosphoinositides and Receptor Mechanisms*. New York: Liss, 1986.

Rietbrock N, Woodcock BG. *Progress in Drug Protein Binding*. Philadelphia: Heyden, 1981.

Roche EB, ed. *Bioreversible Carriers in Drug Design*. New York: Pergamon, 1987.

Roth SH, Miller KW, eds. *Molecular and Cellular Mechanisms of Anesthetics*. New York: Plenum, 1986.

Sandler M, ed. *Enzyme Inhibitors As Drugs*. Baltimore: University Park, 1980.

Schmucker DL. Aging and drug disposition. *Pharmacol Rev* 1985; 37: 133.

Schou JS, *et al*, eds. *Drug Receptors and Dynamic Processes in Cells*. New York: Raven, 1986.

Stein WD. *Transport and Diffusion across Cell Membranes*. Orlando: Academic, 1986.

Stenlake JB. *The Chemical Basis of Drug Action*. London: Athlone, 1979.

Stoughton RB. Percutaneous absorption of drugs. *Annu Rev Pharmacol Toxicol* 1989; 29: 55.

Strange PG, ed. *Cell Surface Receptors*. Chichester: Norwood, 1983.

Stroud RM. Acetylcholine receptor structure. *Neurosci Comment* 1983; 1: 124.

Testa, B, ed. *Advances in Drug Research,* vols 14, 15. London: Academic, 1985, 1986.

Thummel KE, Wilkinson GR. In vitro and in vivo drug interactions involving human CYP3A. *Annu Rev Pharmacol Toxicol* 1998; 38: 389.

Triggle DJ, Janis RA. Calcium channel ligands. *Ibid* 1987; 27: 347.

Usdin E, *et al*. *Neuroreceptors*. Chichester: Wiley, 1981.

Van Rossum JM, ed. *Kinetics of Drug Action*. Berlin: Springer-Verlag, 1977.

Venter JC, Harrison LC, eds. *Molecular and Chemical Characterization of Membrane Receptors*. New York: Liss, 1984.

Vesell ES. Pharmacogenetic perspectives: Genes, drugs and disease. *Hepatology* 1984; 4: 959.

Wardle EN. *Cell Surface Science in Medicine and Pathology*. New York: Elsevier, 1985.

Zaki Y, *et al*. Opioid receptor types and subtypes: the δ receptor as a model. *Annu Rev Pharmacol Toxicol* 1996; 36: 379.

CAPÍTULO **58**

Farmacocinética Básica

Raymond E Galinsky, PharmD
Professor
Department of Industrial and Physical Pharmacy
School of Pharmacy and Pharmacal Sciences
Purdue University
West Lafayette, IN 47907

Craig K Svensson, PharmD, PhD
Professor
Department of Pharmaceutical Sciences
College of Pharmacy and Allied Health Professions
Wayne State University
Detroit, MI 48202

O objetivo da farmacoterapia é a utilização ótima dos fármacos no tratamento ou na prevenção de doenças. Um dos principais obstáculos para tanto é a enorme variabilidade de efeitos farmacológicos observada após a administração de um fármaco (Fig. 58.1[1]). A capacidade de instaurar um tratamento medicamentoso racional e seguro exige a compreensão dos fatores que levam a essa variabilidade. Entre esses, um dos mais importantes é a concentração do fármaco que é atingida no local de sua ação.

A NATUREZA CRÍTICA DA RELAÇÃO CONCENTRAÇÃO *VERSUS* EFEITO

A resposta quantitativa a um fármaco está estreitamente relacionada com a concentração desse no local de ação. Muitas vezes, não é possível quantificar a concentração no sítio real de ação. A mensuração é feita, portanto, a partir de outro tecido, de fácil acesso, que seja considerado como estando em equilíbrio com o local de ação do fármaco em questão (p. ex., sangue ou um de seus componentes). A Fig. 58.2[2] é um bom exemplo de um fármaco cujos efeitos farmacológicos são particularmente sensíveis a alterações na concentração sangüínea. Têm sido publicados vários estudos que fundamentam a natureza crítica da relação concentração-efeito para uma grande variedade de fármacos.

Sabe-se agora que o tratamento medicamentoso pode ser otimizado planejando-se esquemas que levem em conta a concentração de determinada droga necessária para atingir uma resposta farmacológica esperada. No entanto, muitas vezes é difícil atingir as concentrações desejadas. Em particular, observa-se que, se uma certa dose fixa de um fármaco é administrada a um grupo de pessoas, a concentração plasmática da droga pode variar muito entre os membros do grupo. A título de exemplo, as concentrações máximas de 6-mercaptopurina obtidas em um grupo de 20 pacientes que receberam uma dose padronizada de 1 mg/m^2 são mostradas na Fig. 58.3.[3] As concentrações variaram de 0 a 660 ng/mL. Isso sugere que a variabilidade na concentração de um fármaco é uma importante causa de variabilidade observada no seu efeito, e pode haver, em diferentes pessoas, um grau significativo de variabilidade nas concentrações obtidas com determinada dose de uma droga.

É importante, para o uso ótimo dos fármacos, a compreensão básica dos fatores que controlam sua concentração no seu local de ação. Disso trata a *farmacocinética*, que consiste no estudo da absorção, distribuição, metabolismo e eliminação de um fármaco em relação ao tempo transcorrido.

PERFIL CONCENTRAÇÃO DA DROGA *VERSUS* TEMPO

O sangue (ou seus componentes, plasma ou soro) é o fluido mais utilizado para a caracterização da farmacocinética das drogas. A concentração sangüínea de uma droga é o resultado de vários processos (Fig. 58.4[4]). Inicialmente, a caracterização visual dos processos que controlam a concentração sangüínea de um fármaco pode ser feita através de um perfil concentração *versus* tempo (ou seja, um gráfico relacionando a concentração sangüínea da droga e o tempo transcorrido). Como se pode ver na Fig. 58.5, várias informações podem ser obtidas a partir desse perfil. Por exemplo, pode-se calcular a concentração máxima e o momento aproximado em que ela é atingida. Se for conhecida a concentração mínima necessária para se manter determinado efeito, pode-se ainda estimar o momento do início do efeito e sua duração. Embora muitos dados úteis possam ser apreendidos por meio de um simples gráfico como o retratado na Fig. 58.5, é necessária uma descrição mais rigorosa da farmacocinética de uma droga para que se possa planejar com exatidão um esquema posológico que proporcione um uso eficaz e seguro das drogas. Esse maior grau de exatidão exige o desenvolvimento de modelos matemáticos que descrevam a evolução temporal da absorção, distribuição, metabolismo e eliminação.

MODELOS FARMACOCINÉTICOS

Um dos objetivos primários dos modelos farmacocinéticos é desenvolver um método quantitativo que descreva a relação entre a concentração ou a quantidade de fármaco no organismo e o tempo. A complexidade do modelo farmacocinético varia com a via de administração, o grau e a duração da distribuição para os vários líquidos e tecidos corporais, os processos de eliminação e a aplicação desejada para o modelo. Muitas vezes, existem vários modelos matemáticos potenciais para determinada droga. Nesses casos, deve ser escolhido o mais simples que descreva adequada e precisamente a farmacocinética da droga.

Há vários usos possíveis para os modelos farmacocinéticos. Entre eles estão

1. Previsão da concentração plasmática, sangüínea ou tissular do fármaco.
2. Cálculo do esquema posológico.
3. Avaliação quantitativa do efeito da doença na cinética do fármaco.
4. Elucidação do mecanismo de alterações na cinética do fármaco induzidas pela doença.
5. Determinação do mecanismo de interações medicamentosas.
6. Previsão das relações entre concentração e efeito do fármaco.

Há três tipos básicos de modelos farmacocinéticos: compartimental, não-compartimental e fisiológico.

Os modelos compartimentais descrevem a farmacocinética da droga agrupando os tecidos cineticamente indistinguíveis e descrevem a transferência da droga entre os tecidos por meio de constantes.

Os modelos não-compartimentais descrevem a farmacocinética da droga utilizando parâmetros ponderados para o tempo e a concentração.

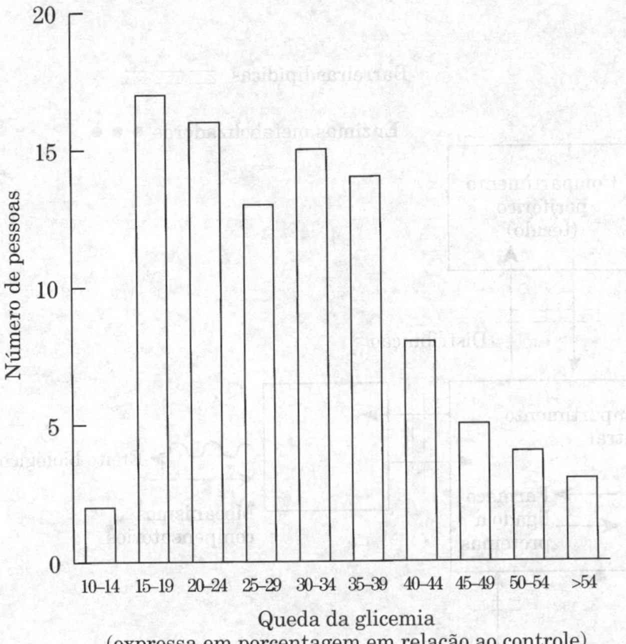

Fig. 58.1 Queda da glicemia em 97 pessoas 30 min após uma dose intravenosa de 1 g de tolbutamida. É notável a ampla variedade observada após a administração de uma mesma dose nesse grupo. (Cortesia, dados, Swerdloff *et al*[1].)

Os modelos fisiológicos se preocupam em descrever a cinética da droga em termos de parâmetros fisiológicos realistas, como coeficientes de fluxo sangüíneo e coeficientes de partição de tecidos.

TAXAS E ORDENS DE REAÇÕES

Muitos modelos farmacocinéticos usam parâmetros análogos a constantes da cinética química. Por exemplo, considere-se o caso de uma droga (D) que é metabolizada a um metabólito (M).

$$D \rightarrow M$$

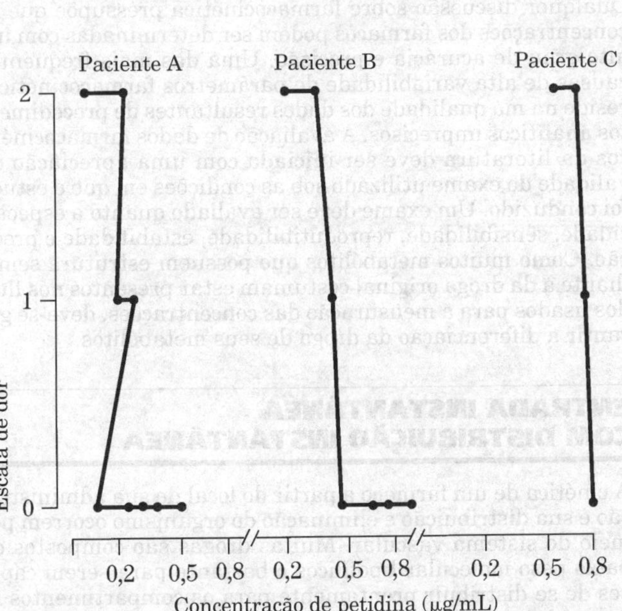

Fig. 58.2 Curvas de resposta à concentração sangüínea de petidina em três pacientes, ilustrando uma variação típica na resposta entre pacientes. (Cortesia, Edwards *et al*[2].)

Essa reação pode ser descrita como uma função do desaparecimento da droga ou como uma função do surgimento de metabólito. Se a *quantidade* de fármaco que é convertido em metabólito é constante em relação ao tempo, trata-se de uma reação de *ordem zero*, que é expressa como

$$\frac{-dD}{dt} = k_0 \tag{1}$$

onde k_0 é a constante de ordem zero em unidades de massa por tempo (p. ex., mg/min). Um gráfico da evolução temporal da quantidade de droga no organismo que é convertida em um metabólito por uma cinética de ordem zero é mostrado na Fig. 58.6. A integração da Equação 1 gera uma equação de uma reta, que calcula a quantidade de droga no organismo em qualquer momento (t):

$$Quantidade_t = -k_0 t + \text{Quantidade}_{t=0} = -k_0 t + \text{Dose} \tag{2}$$

Processos de ordem zero ocorrem geralmente quando um sistema enzimático ou de transporte se torna saturado e não pode ter sua produção aumentada por elevações da concentração do substrato. Esses processos são típicos de apresentações de liberação prolongada e administração intravenosa com taxa de infusão constante.

Se a droga é convertida em um metabólito a uma taxa que é uma *fração* constante da quantidade total de fármaco no organismo, a reação de D para M é dita de primeira ordem, descrita por

$$\frac{dD}{dt} = -kD \tag{3}$$

onde k é a constante de primeira ordem expressa em unidades de tempo recíproco (p. ex., min^{-1}). Reorganizando a Equação 3, chegamos a

$$\frac{dD}{D} = -kdt \tag{4}$$

e a integração dessa expressão gera

$$\int_0^t \frac{dD}{D} \Rightarrow \ln D = -kt + \ln D_0 \tag{5}$$

onde ln é o logaritmo neperiano. Essa equação também pode

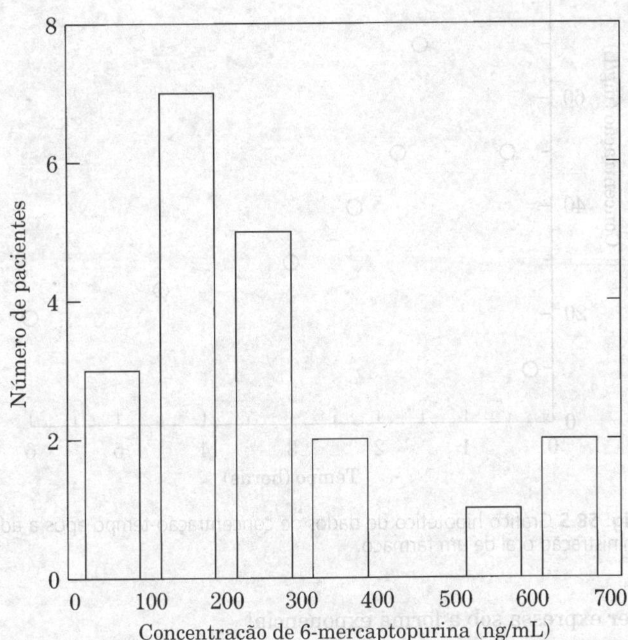

Fig. 58.3 Distribuição das concentrações máximas de 6-mercaptopurina obtidas em um grupo de 20 pacientes que recebem uma dose oral de 1 mg/m². (Cortesia, dados, Sulh *et al*[3].)

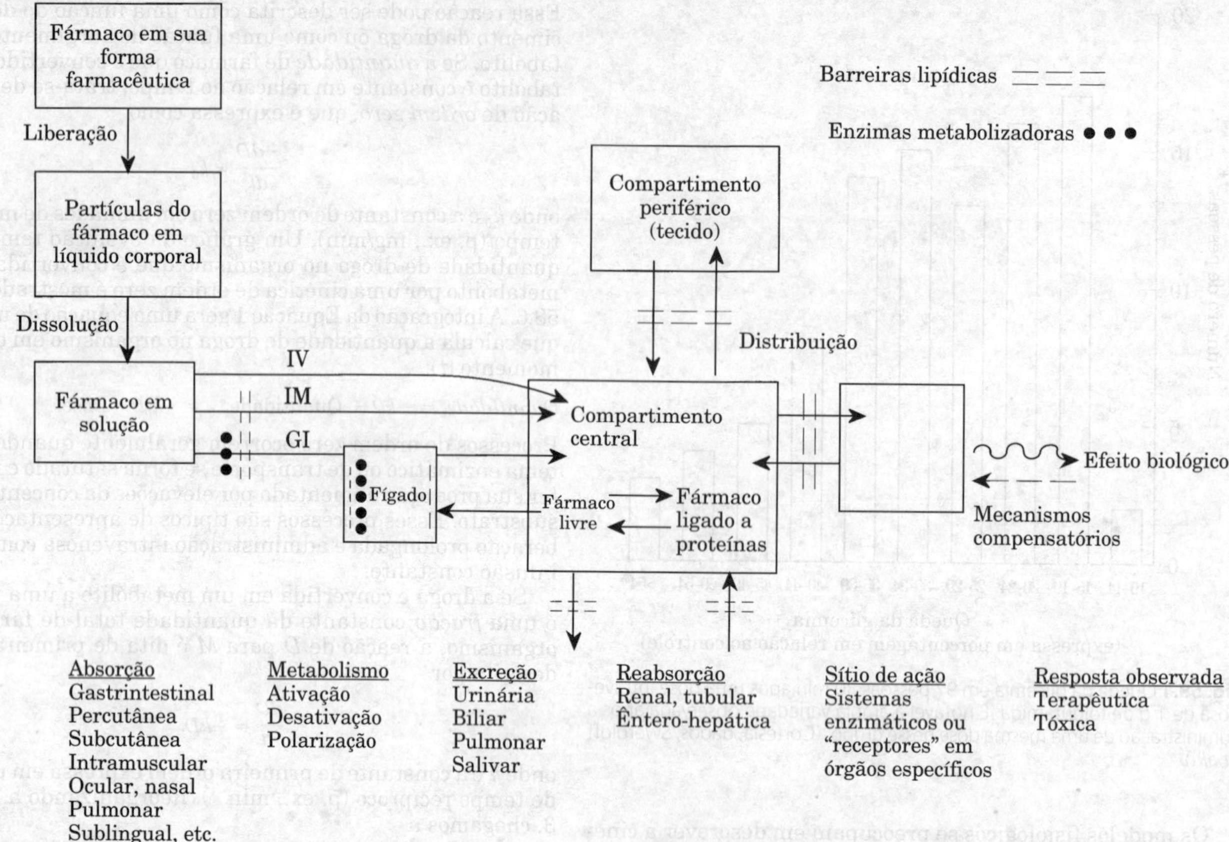

Fig. 58.4 Diagrama que ilustra os fatores que influenciam o início, a duração e a intensidade dos efeitos dos fármacos. Notar que o fármaco deve dissolver-se antes de ser absorvido e passar por diversas barreiras lipídicas e alguns sistemas metabolizadores antes de atingir o seu sítio de ação. (Cortesia, Barr[4].)

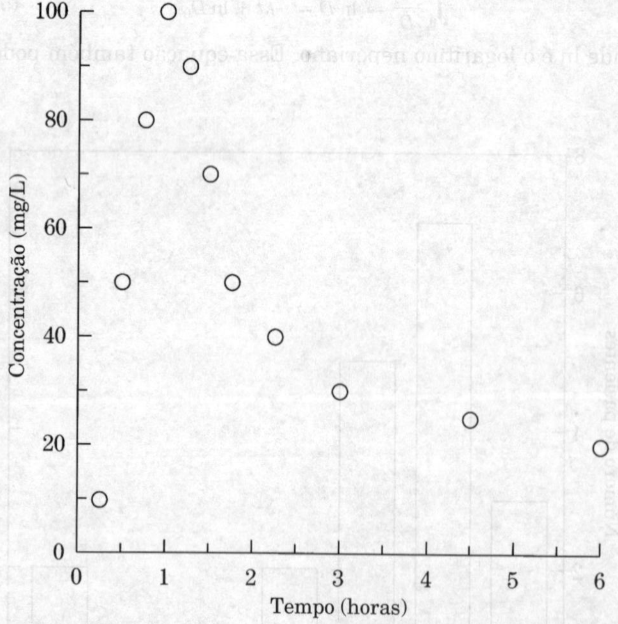

Fig. 58.5 Gráfico hipotético de dados de concentração-tempo após a administração oral de um fármaco.

ser expressa sob a forma exponencial

$$D_t = D_0 e^{-kt} \tag{6}$$

Graficamente, a forma integrada costuma ser expressa com $\log_{10}$ em vez de logaritmo neperiano (Fig. 58.6):

$$\log D = \frac{-kt}{2{,}303} + \log D_0 \tag{7}$$

CONSIDERAÇÕES ANALÍTICAS

Qualquer discussão sobre farmacocinética pressupõe que as concentrações dos fármacos podem ser determinadas com um alto grau de acurácia e precisão. Uma das mais freqüentes causas de alta variabilidade de parâmetros farmacocinéticos reside na má qualidade dos dados resultantes de procedimentos analíticos imprecisos. A avaliação de dados farmacocinéticos da literatura deve ser iniciada com uma apreciação da validade do exame utilizado sob as condições em que o estudo foi conduzido. Um exame deve ser avaliado quanto a especificidade, sensibilidade, reprodutibilidade, estabilidade e precisão. Como muitos metabólitos que possuem estrutura semelhante à da droga original costumam estar presentes nos fluidos usados para a mensuração das concentrações, deve-se garantir a diferenciação da droga de seus metabólitos.

ENTRADA INSTANTÂNEA COM DISTRIBUIÇÃO INSTANTÂNEA

A cinética de um fármaco a partir do local de sua administração e sua distribuição e eliminação do organismo ocorrem por meio do sistema vascular. Muitas drogas são compostos de baixo peso molecular lipofílicos o bastante para serem capazes de se distribuir prontamente para os compartimentos líquidos intra- e extracelulares do organismo. A transferência do fármaco da circulação para esses fluidos e daí para os tecidos é chamada de distribuição. O parâmetro farmacocinético *volume de distribuição* é uma constante de proporcionalidade

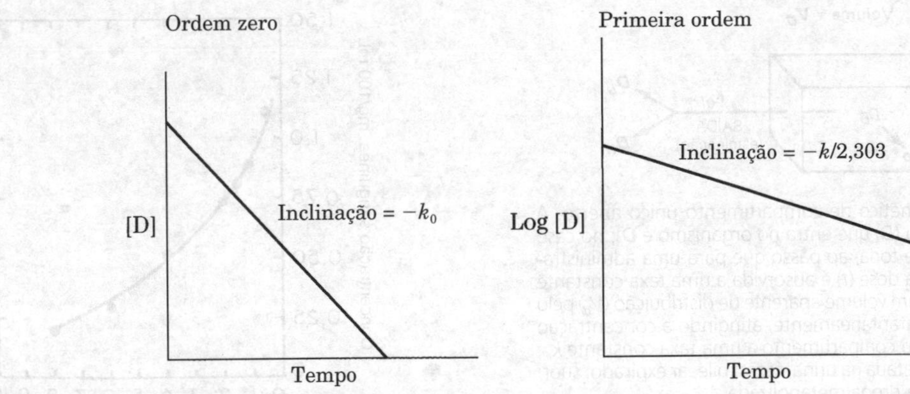

Fig. 58.6 Gráficos que ilustram uma reação de ordem zero e uma de primeira ordem.

que relaciona a concentração do fármaco em um fluido de referência, geralmente o plasma, à quantidade total do fármaco distribuída pelo organismo.

Volume de distribuição (V_D)

$$= \frac{\text{Quantidade de droga no organismo } (D_B)}{\text{Concentração da droga } (Cp)} \quad (8)$$

Os fármacos que são amplamente distribuídos para os tecidos apresentam grandes volumes de distribuição e baixas concentrações plasmáticas em relação à dose administrada, enquanto aqueles que se encontram intensamente ligados a proteínas plasmáticas (p. ex., varfarina, fenilbutazona) ou que não penetram imediatamente nas células (p. ex., amicacina) apresentam volumes de distribuição mais baixos e concentrações plasmáticas altas em relação à dose administrada.

Øie e Tozer[5] desenvolveram um modelo fisiológico para a expressão do volume aparente de distribuição, que leva em consideração o LEC, inclusive o plasma, e a ligação a proteínas tanto plasmáticas quanto tissulares. Para um homem mediano com 70 kg, o volume total de água no organismo é de cerca de 42 L, dos quais 3 L são plasma e 12 L correspondem ao compartimento fluido extracelular. Além disso, 55 a 60% da albumina do espaço extracelular encontram-se fora do plasma. Portanto, para drogas ligadas principalmente à albumina, o volume aparente de distribuição pode ser expresso como

$$V_D = 7 + 8f_u + V_T\left[\frac{f_u}{f_{u_T}}\right] \quad (9)$$

onde f_u é a fração da droga que não se encontra ligada (em inglês, *unbound*), geralmente chamada de *fração livre*, f_{uT} é a fração livre da droga no tecido e V_T é o volume de líquido tissular intracelular. A Equação 9 pode ser ainda simplificada para

$$V_D = 7 + 8f_u + 27\left[\frac{f_u}{f_{u_T}}\right] \quad (10)$$

Esse modelo é extremamente útil na previsão da magnitude das alterações do volume aparente de distribuição devidas a modificações no (1) estado de ligação a proteínas plasmáticas, (2) estado de ligação a proteínas tissulares e (3) volume dos líquidos intracelular e extracelular. Por exemplo, se um dado fármaco se distribui para o líquido extracelular (LEC), mas não para o líquido intracelular (LIC), o seu volume aparente de distribuição pode ser expresso como

$$V_D = 7 + 8f_u \quad (11)$$

e variará entre 7 e 15 L, conforme o grau de ligação à albumina. Para tal composto, com um volume de distribuição relativamente pequeno, alterações no estado de ligação a proteínas plasmáticas não vão ocasionar mudanças proporcionais no volume aparente de distribuição. Na verdade, como descrito por Williams *et al*,[6] a fração livre da tolbutamida no plasma em pacientes cirróticos aumenta 28%, de 0,068 para 0,087, enquanto o volume aparente de distribuição sobe menos de 10%, de 0,15 para 0,164 L/kg. Por outro lado, volumes de distribuição maiores que o volume de água corporal total indicam distribuição do fármaco e ligação a proteínas tissulares e a outros componentes celulares. Tais compostos podem estar amplamente ligados a proteínas plasmáticas. No caso de fármacos com grandes volumes de distribuição (>50−100 L), a contribuição do plasma e do líquido extracelular pode ser ignorada, e a Equação 3 pode ser simplificada para

$$V_D = 27\left[\frac{f_u}{f_{u_T}}\right] \quad (12)$$

Alterações na fração plasmática ou na fração plasmática livre vão se refletir proporcionalmente no volume aparente de distribuição. Por exemplo, dobrando-se a fração livre de fármaco no tecido, f_{uT}, o volume aparente de distribuição cairia pela metade. Menos fármaco seria distribuído para os tecidos, o que se refletiria em aumento das concentrações plasmáticas. O volume necessário para comportar a quantidade total de droga no organismo diminuiria.

Depois que o fármaco está no sistema vascular, ele é transportado pelo sangue aos tecidos, onde pode ser eliminado da circulação por meio da distribuição para o tecido, do metabolismo pelo tecido ou da excreção a partir do tecido (Fig. 58.4).Todos esses processos provocam uma queda da concentração plasmática do fármaco. Cada processo em separado pode ser descrito por uma constante de primeira ordem, e a alteração final na concentração plasmática é o efeito resultante de todos esses processos de primeira ordem que ocorrem paralelamente.

A injeção intravenosa de um fármaco que apresenta distribuição praticamente instantânea e eliminação de primeira ordem pode ser descrita por um modelo de compartimento único aberto (Fig. 58.7). O organismo se comporta como se fosse um compartimento homogêneo. No modelo de compartimento único, a distribuição é muito rápida, podendo ser considerada instantânea e sendo, portanto, ignorada. Após a administração IV, a concentração plasmática cai exponencialmente de acordo com a fórmula

$$C = C_0 e^{-\lambda t} \quad (13)$$

onde C_0 é a concentração inicial e λ é a taxa global de eliminação. A eliminação exponencial da teofilina administrada por via IV é dada como exemplo na Fig. 58.8.[7] De acordo com a Equação 13, se representarmos os dados da Fig. 58.8 em um gráfico semilogarítmico, obteremos uma reta. Esse gráfico constitui a Fig. 58.9. Podem ser obtidos muitos dados a partir de um gráfico de logaritmo da concentração *versus* tempo. A extrapolação para o tempo zero (ou seja, onde a reta intercepta o eixo *y*) fornece uma estimativa da concentração plasmática teórica no momento zero, da qual pode ser calculado o volu-

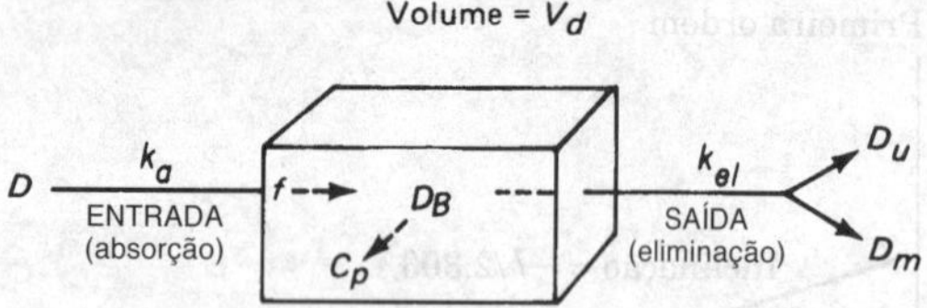

Fig. 58.7 O modelo farmacocinético de compartimento único aberto. A quantidade de dose do fármaco (*D*) que entra no organismo é D_B; no caso da injeção intravenosa, é a dose toda, ao passo que para uma administração extravascular uma fração da dose (*f*) é absorvida a uma taxa constante de k_a. O compartimento possui um volume aparente de distribuição (V_d) pelo qual as drogas se distribuem instantaneamente, atingindo a concentração de C_p. O fármaco é eliminado do compartimento a uma taxa constante k_{el}. D_u é a quantidade de droga excretada na urina, fezes, bile, ar expirado, suor, leite, etc.; D_m é a quantidade de droga metabolizada.

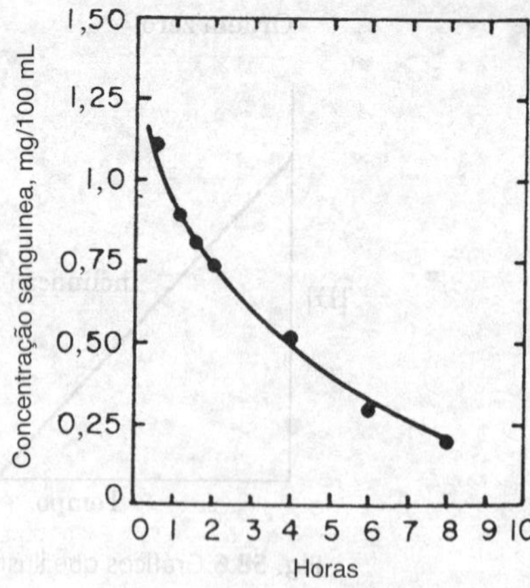

Fig. 58.8 Curva de eliminação com concentrações sangüíneas médias de teofilina em 11 pessoas após injeção IV de 0,5 g de aminofilina por 70 kg. (Cortesia, dados, Truitt *et al*[7].)

me aparente de distribuição (V_D) pela simples divisão da dose por C_0. Trata-se de uma concentração teórica porque nem a injeção nem a distribuição são de fato instantâneas.

A *meia-vida* de um fármaco é o tempo necessário para reduzir pela metade a quantidade total de droga no organismo ou sua concentração plasmática. Para um processo de primeira ordem, a meia-vida é constante e independente da quantidade de droga inicial (ou concentração plasmática). A meia-vida plasmática, $t_{1/2}$, pode ser determinada diretamente do gráfico ou através da constante de eliminação, λ ou k_{el}, por meio da relação

$$t_{1/2} = \frac{0{,}693}{\lambda} = \frac{0{,}693}{k_{el}} \qquad (14)$$

Como se pode ver, a meia-vida se relaciona de maneira inversa com a constante de eliminação. Quando a constante de eliminação, k_{el}, é determinada a partir da inclinação da curva concentração *versus* tempo, deve-se ter em mente que os dados devem ser dispostos em uma escala semilogarítmica. Na Fig. 58.9, calcula-se uma k_{el} de 0,22 h^{-1}. Essa é a constante instantânea e indica que 22% da teofilina são eliminados do organismo a cada hora. A constante de eliminação (Fig. 58.7) não depende da via de eliminação. É importante que se saiba que a k_{el} representa a eliminação global por todas as vias e é igual ao somatório das constantes de cada um dos vários processos simultâneos (ou seja, paralelos) que contribuem para essa eliminação, p. ex., metabolismo, excreção renal ou secreção biliar. Assim, a constante global, $k_{el} = k_1 + k_2 + k_3 + ...k_N$, onde $k_1 + k_2 + k_3 + ...k_N$ são as constantes dos diferentes processos contribuintes.

A meia-vida é um parâmetro farmacocinético útil na prática clínica, pois indica quando será necessário administrar a próxima dose. Portanto, auxilia no planejamento de um esquema posológico ótimo. A meia-vida também é útil para determinar:

1. A flutuação das concentrações plasmáticas entre as doses.
2. O tempo necessário para se alcançar o estado de equilíbrio após iniciada, sem interrupções, a administração do fármaco.
3. A persistência do fármaco no sistema após a cessação da administração.

Em algumas condições, não é possível a obtenção de dados relativos às concentrações plasmáticas por um tempo suficiente para permitir uma estimativa precisa da meia-vida e, conseqüentemente, o planejamento de esquemas posológicos. A constante de eliminação, e, portanto, a meia-vida podem então ser calculadas a partir da taxa de excreção de droga inalterada. Como a constante de eliminação de primeira ordem é independente da quantidade total de fármaco no organismo, a taxa de excreção instantânea, dD_u/dt é diretamente proporcional a essa quantidade

$$\frac{dD_u}{dt} = k_e D_B \qquad (15)$$

onde D_B e D_u são respectivamente a quantidade total de droga no organismo no tempo zero e a quantidade total de droga excretada na urina, e k_e é a constante de excreção urinária. A representação gráfica de log Dd_u/dt *versus* tempo dá origem a uma reta com uma inclinação de $-k_e/2{,}3$. Pode-se também calcular a meia-vida a partir de dados sobre a excreção urinária utilizando-se o método de quantidade acumulada de fármaco excretado (sigma-minus). Utilizando essa abordagem,

$$D_u = D_B \frac{k_u}{k_{el}} (1 - e^{-k_{el}t}) \qquad (16)$$

k_u/k_{el} representa a fração de fármaco no organismo que é excretada na urina inalterada e D_u^∞, a quantidade total de fármaco excretada na urina inalterada. O gráfico da quantidade de droga ainda por ser excretada ($D_u^\infty - D_u$) *versus* tempo é uma reta com inclinação igual a $-k_{e/2{,}303}$. Esse método exige que se colete urina durante pelo menos 6-8 meias-vidas para se assegurar uma medida precisa da D_u^∞.

Para um fármaco eliminado por cinética de primeira ordem, a constante de eliminação, k_{el}, pode ser expressa como a fração do volume de distribuição que é disponibilizada a um órgão eliminador e depurada do fármaco por unidade de tempo (*depuração*) relativa ao volume total de distribuição, V_D. Logo, a k_{el} representa a taxa de remoção fracional da droga do sistema, e a constante de eliminação pode ser expressa em função da depuração e do volume de distribuição:

$$\frac{\text{Depuração}}{V_D} = \text{Constante de eliminação } (k_{el}) \qquad (17)$$

Como registrado na Equação 17, a constante de eliminação (e, portanto, a meia-vida) é um parâmetro dependente que, por si só, não é sempre o indicador mais confiável da eliminação de um fármaco do organismo. Estados patológicos ou fisiológicos alterados (p. ex., envelhecimento, gravidez) podem causar alterações no estado de ligação a proteínas, afetando assim o volume aparente de distribuição, ou na função de determinados órgãos, atingindo assim a depuração, mas essas modificações podem não se refletir na meia-vida. Por exemplo, o volume de distribuição pode ser alterado devido a modificações no estado de ligação a proteínas plasmáticas ou tissulares, independentemente da função de um órgão específico (depuração). Nesse caso, a meia-vida de um fármaco pode ser alterada, mas a depuração pode permanecer constante. Embora a meia-vida seja um parâmetro útil, é preciso lembrar que ela constitui um parâmetro dependente ou derivado que não reflete de forma confiável a remoção irreversível de um fármaco do organismo. Uma maneira mais precisa de expressar a meia-vida (Equação 14) é, portanto,

$$t_{1/2} = 0{,}693 \frac{V_D}{CL} \qquad (18)$$

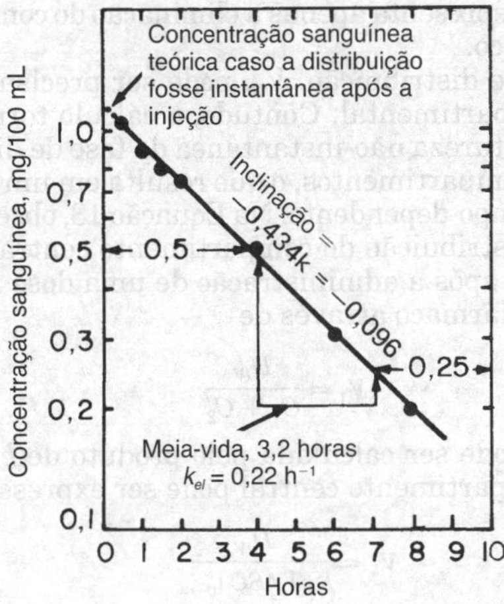

Fig. 58.9 Gráfico semilogarítmico da curva de eliminação da Fig. 58.8. Notar a escala logarítmica da ordenada.

A depuração é o indicador farmacocinético mais útil da perda irreversível de um fármaco pelo organismo. Refere-se ao volume de fluido do qual o fármaco é totalmente eliminado durante um determinado período de tempo. A depuração também pode ser expressa como o quociente da taxa global de eliminação de um fármaco relativo à concentração deste em um determinado órgão eliminador,

$$\text{Depuração} = \frac{\text{Taxa de eliminação}}{\text{Concentração}} \tag{19}$$

e, se for ponderado para o tempo, ao longo da evolução temporal das concentrações plasmáticas, a depuração de um droga pode ser expressa como

$$\text{Depuração} = \frac{\text{Quantidade de droga eliminada}}{\text{ASC}} \tag{20}$$

onde *ASC* é a área sob a curva concentração *versus* tempo. A depuração corporal total, CL_T, também pode ser calculada dividindo-se a dose pela área sob a curva concentração *versus* tempo do zero até o infinito.

$$CL_T = \frac{Dose_{IV}}{ASC_0^{\infty}} \tag{21}$$

A depuração corporal total é a resultante de todas as diferentes depurações que contribuem para a eliminação do fármaco

$$CL_T = CL_{RENAL} + CL_{HEPÁTICO} + CL_{OUTROS} \tag{22}$$

ENTRADA INSTANTÂNEA COM DISTRIBUIÇÃO NÃO-INSTANTÂNEA

O modelo de compartimento único descreve adequadamente a farmacocinética de drogas com distribuição instantânea. No entanto, para alguns compostos, a distribuição exige algum tempo, finito, para atingir o equilíbrio. Durante esse tempo, o fármaco sofre distribuição e eliminação, e suas concentrações caem rapidamente. Quando atinge o equilíbrio da distribuição, o organismo continua perdendo droga por eliminação, e as concentrações plasmáticas decrescem mais lentamente. Essa evolução temporal biexponencial das concentrações plasmáticas pode ser descrita por um modelo bicompartimental. Nesse modelo, o organismo parece comportar-se como se fosse constituído por dois compartimentos, um central e um periférico. Por convenção, a absorção (ou injeção) e a eliminação do fármaco são feitas apenas pelo compartimento central, sendo o periférico fechado e comunicando-se com o meio ambiente somente por meio do compartimento central (Fig. 58.10). O movimento de uma droga entre os compartimentos em seguida a uma injeção intravenosa rápida com eliminação a partir do compartimento central pode ser descrito por

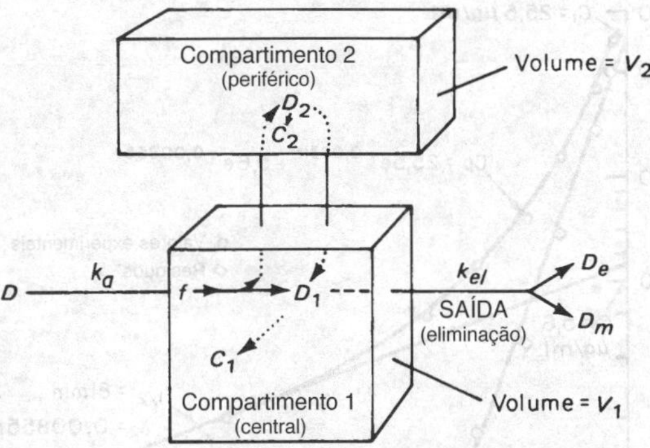

Fig. 58.10 Diagrama do modelo farmacocinético bicompartimental aberto. A quantidade da dose que entra no organismo após uma injeção intravenosa é a dose toda, e a administração é instantânea. A porção da dose absorvida de uma administração extravascular é *f D*, em que *f* é a fração da dose absorvida a uma taxa constante, k_a. Uma parte da droga absorvida entra no Compartimento 2 a uma taxa constante de primeira ordem k_{12} e retorna ao Compartimento 1 a uma taxa constante k_{21}. D_1 é a quantidade de fármaco no Compartimento 1, e D_2, no Compartimento 2. C_1 e C_2 são respectivamente as concentrações nos Compartimentos 1 e 2 ($C_1 = C_p$). A droga é eliminada do Compartimento 1 a uma taxa constante de primeira ordem, k_{el}, que, no entanto, é obscurecida pelo atraso na transferência de fármaco do Compartimento 1 para o 2. D_u é a quantidade de droga excretada na urina, fezes, bile, ar expirado, suor, leite, etc.; D_m é a quantidade de droga metabolizada. Os volumes relativos V_1 e V_2 podem variar bastante, sendo V_1 às vezes o maior, outras o menor.

$$\frac{dD_1}{dt} = k_{21}D_2 - k_{12}D_1 - k_{10}D_1$$

e

$$\frac{dD_2}{dt} = k_{12}D_1 - k_{21}D_2 \tag{23}$$

onde D_2 é o montante de fármaco no compartimento periférico ou tissular, D_1 é o montante de fármaco no compartimento central, k_{21} e k_{12} são as constantes manifestas de distribuição intercompartimental de primeira ordem e k_{10} ou k_{el} é a constante manifesta de eliminação de primeira ordem do Compartimento 1.

Após a injeção intravenosa de uma droga que segue a farmacocinética bicompartimental, a concentração plasmática cai de forma biexponencial complexa. Quando representados graficamente em escala semilogarítmica, os processos de distribuição e eliminação podem ser identificados em separado pelo método de resíduos (Fig. 58.11[8]). A Fig. 58.11 mostra a decomposição do decaimento biexponencial em dois componentes, um de distribuição e outro de eliminação. A partir das inclinações e de intercepções dos resíduos, a concentração plasmática, *C*, em qualquer momento, *t*, pode ser descrita como a resultante de duas exponenciais, a saber

$$C = C_1e^{-\lambda_1 t} + C_2e^{-\lambda_2 t} \tag{24}$$

onde

$$C_1 = \frac{Dose(\lambda_1 - k_{21})}{V_1(\lambda_1 - \lambda_2)} \tag{25}$$

e

$$C_2 = \frac{Dose(k_{21} - \lambda_2)}{V_1(\lambda_1 - \lambda_2)} \tag{26}$$

A distribuição é mais rápida que a eliminação, a tal ponto que o primeiro termo da Equação 24, $C_1e^{\lambda_1 t}$, tende a zero e a meia-vida biológica pode ser determinada pela inclinação da fase terminal

$$t_{1/2} = \frac{0{,}693}{\lambda_2} \tag{27}$$

C_1, C_2, λ_1 e λ_2 são constantes híbridas, representando as inter-

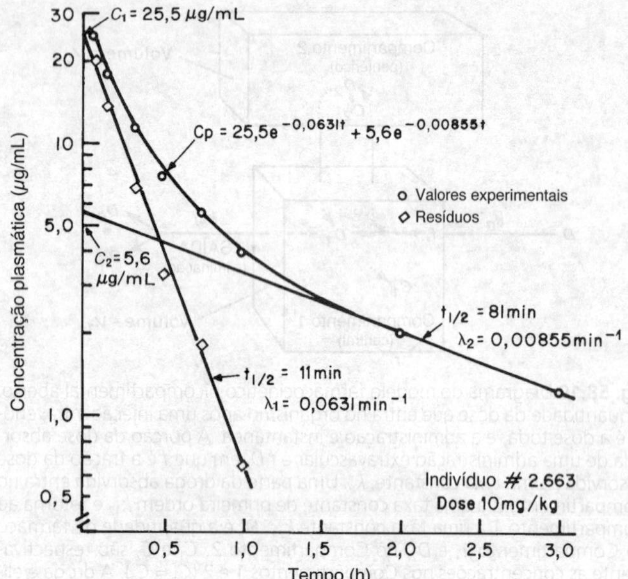

Fig. 58.11 Decomposição da curva de concentrações plasmáticas da pralidoxima em seus componentes de distribuição e eliminação após administração intravenosa. Notar que as concentrações plasmáticas estão em escala logarítmica. A constante temporal da fase de eliminação é determinada pela inclinação, –0,434 λ_2; trata-se de uma constante híbrida e λ_2 não é a mesma que k_{el} (ver texto). Do mesmo modo, a constante temporal da distribuição, λ_1, é obtida pela inclinação, –0,434 λ_1, da reta da distribuição; λ_1 é também uma constante híbrida. (Cortesia, Gibaldi e Perrier[8].)

cepções, C_1, C_2, e inclinações, λ_1, λ_2, das duas fases exponenciais, que podem ser obtidas processando-se os dados biexponenciais em computador. A intercepção do tempo zero e o volume do compartimento central, V_1, e os reais parâmetros farmacocinéticos k_{12}, k_{21} e k_{el} podem ser derivados das constantes híbridas por meio das relações a seguir. No momento $t = 0$

$$C_0 = C_1 + C_2;\ V_1 = \frac{Dose}{C_1 + C_2} \quad (28)$$

As constantes híbridas, λ_1 e λ_2, podem ser definidas através das duas equações a seguir:

$$\lambda_1 \lambda_1 = k_{21} k_{el} \quad (29)$$

$$\lambda_1 + \lambda_1 = k_{12} + k_{21} + k_{el} \quad (30)$$

Assim

$$k_{el} = \frac{\lambda_1 \lambda_2}{k_{21}} \quad (31)$$

$$k_{21} = \frac{C_1\lambda_2 + C_2\lambda_1}{\lambda_1 - \lambda_2} \quad (32)$$

$$k_{12} = \lambda_1 + \lambda_2 - k_{21} - k_{el} \quad (33)$$

O leitor deve consultar Gibaldi e Perrier (veja *Bibliografia*) para uma derivação mais aprofundada dessas expressões. A inclinação da fase final da curva, λ_2, pode ser relacionada à constante de eliminação, k_{el}, por

$$\lambda_2 = f_C k_{el} \quad (34)$$

onde f_C é a fração do fármaco presente no compartimento central após ser atingido o equilíbrio de distribuição. Após a distribuição, a fração da droga no compartimento central é uma constante.

$$f_C = \frac{k_{21} - \lambda_2}{k_{21} + k_{12} - \lambda_2} \quad (35)$$

A constante da disposição terminal, λ_2, reflete a disposição em todo o corpo e é uma função da distribuição e da eliminação. A constante, k_{el}, representa apenas a eliminação do compartimento central teórico.

O volume de distribuição, V_D, pode ser precisado em um sistema bicompartimental. Contudo, o cálculo torna-se complicado pela natureza não-instantânea da fase de distribuição entre os dois compartimentos, o que resulta em um volume de distribuição tempo-dependente. Na Equação 18, observa-se que o volume de distribuição do compartimento central, V_1, pode ser conseguido após a administração de uma dose intravenosa, D_{IV}, de um fármaco através de

$$V_1 = \frac{D_{IV}}{C_1 + C_2} \quad (36)$$

A depuração pode ser calculada pelo produto de k_{el} e V_1, e o volume do compartimento central pode ser expresso como

$$V_1 = \frac{D_{IV}}{k_{10}[ASC]_{0\to\infty}} \quad (37)$$

O método mais preciso para o cálculo do volume de distribuição consiste em estimá-lo no estado de equilíbrio. O volume de distribuição do estado de equilíbrio, V_{SS}, representa o estado de equilíbrio em relação à distribuição do fármaco do compartimento central para o tissular e não é alterado por modificações na eliminação ou depuração da droga. A quantidade total de fármaco no organismo no estado de equilíbrio é o somatório das quantidades de todos os compartimentos, assim

$$V_{SS} = V_1 + \frac{k_{12}}{k_{21}} V_1 \quad (38)$$

Deve-se notar que V_{SS} é independente da constante de eliminação, k_{el}, e de λ_2.

O volume de distribuição por área, V_β, é um método alternativo para o cálculo do volume aparente de distribuição e se baseia na pressuposição de que o plasma e a quantidade de fármaco no organismo decaem paralelamente durante a fase pós-distributiva.

$$V_\beta = \frac{V_1 k_{el}}{\lambda_2} \quad (39)$$

O método menos preciso para a estimativa do volume de distribuição de um fármaco que se submete a uma cinética de eliminação biexponencial é por extrapolação, V_{EXTRAP}, já que alterações na distribuição podem levar a modificações do cálculo da intercepção híbrida, C_2.

$$V_{EXTRAP} = \frac{D_{IV}}{C_2} \quad (40)$$

A distribuição para os vários tecidos depende do fluxo sangüíneo para o tecido e da taxa de captação (coeficiente de partição efetiva) por um determinado tecido e suas células. O padrão global de distribuição de um fármaco é regulado tanto pela perfusão tecidual quanto pela difusão do fármaco para cada um dos tecidos. Aqueles com os maiores fluxos sangüíneos, como fígado, rins e cérebro, alcançam o equilíbrio antes dos tecidos menos perfundidos, como pele e tecido adiposo. Uma vez tendo alcançado a vasculatura do tecido, a distribuição do fármaco passa a ser controlada principalmente pelas barreiras de difusão das membranas celulares. Rowland e Tozer (ver *Bibliografia*) têm uma expressão útil para a constante de primeira ordem para a distribuição de fármacos para os tecidos.

$$k_{TECIDO} = \frac{(Q/V_{TECIDO})}{k_{PARTIÇÃO}} \quad (41)$$

onde $k_{PARTIÇÃO}$ é a razão entre a distribuição no equilíbrio da concentração venosa e da concentração tissular do fármaco, Q é o fluxo sangüíneo tissular, V_{TECIDO} é o volume tissular e o quociente de Q e V_{TECIDO} é a taxa de perfusão tissular. O tempo para se alcançar o equilíbrio tissular é a recíproca da Equação 41. Para um tecido pouco perfundido como o adiposo, a $k_{PARTIÇÃO}$ pode ser bem alta e a Q/V_{TECIDO} baixa, resultando em um tempo prolongado para se atingir o equilíbrio. Mesmo em tecidos muito bem perfundidos, como o cérebro, a distribuição de alguns fármacos pode ser bastante variável, dependendo da difusão através das membranas celulares. Nesse caso, a distribuição é dita limitada pela taxa de difusão e depende do coeficiente de partição hidrolipídica e do grau de ionização ao pH fisiológico.

Na maioria dos fármacos, a distribuição geralmente ocorre mais rapidamente que a eliminação, resultando distribuição completa antes que a maior parte da droga tenha sido eliminada. Para alguns fármacos, após serem injetados, a distribuição é tão rápida que a evolução temporal da concentração plasmática global representa somente a eliminação (Fig. 58.7). Assim, tanto a administração quanto a distribuição parecem ser instantâneas, e a farmacocinética pode ser modelada pelo modelo de compartimento único mais simples (Fig. 58.7). Para fármacos desse tipo, o volume de distribuição pode ser calculado dividindo-se a dose intravenosa pela concentração plasmática extrapolada no tempo zero, C_0.

ENTRADA CONTÍNUA

Às vezes, é interessante administrar um fármaco de forma contínua para se garantirem níveis plasmáticos constantes. Esse é o caso de fármacos com uma eliminação muito rápida ou com um índice terapêutico baixo. Geralmente, quando se fala em entrada contínua, pensa-se em infusão IV. No entanto, apresentações orais de liberação prolongada e aplicação de drogas através da pele por meio de adesivos são também exemplos de entrada contínua. A farmacocinética da administração do fármaco é semelhante para todos os sistemas com entrada contínua.

Na infusão IV constante, as concentrações plasmáticas sobem de modo logarítmico até alcançarem um platô (Fig. 58.12[8]). O tempo necessário para se atingir o platô ou estado de equilíbrio é determinado pela constante de eliminação. A taxa de modificação do fármaco no organismo (D_B) a uma taxa de infusão constante (R_0) é a diferença entre a taxa de infusão de ordem zero e a taxa de eliminação de primeira ordem.

$$\frac{dD_B}{dt} = R_0 - (k_{el} \cdot D_B) \quad (42)$$

A concentração plasmática (C) em qualquer momento da infusão constante é

$$C = \frac{R_0}{CL_T}(1 - e^{-k_{el}t_{inf}}) \quad (43)$$

onde t_{inf} é o tempo de infusão. À medida que o tempo de infusão aumenta, a expressão exponencial tende a zero, e a concentração se aproxima do estado de equilíbrio. No estado de equilíbrio, a taxa de infusão é igual à taxa de eliminação, o que pode ser expresso de forma simplificada como

$$C_{SS} = \frac{R_0}{CL_T} \quad (44)$$

A fração do estado de equilíbrio dinâmico obtida em um dado momento, t_{inf}, após o início da infusão, pode ser calculada como

$$\frac{C}{C_{SS}} = (1 - e^{-k_{el}t_{inf}}) \quad (45)$$

e pode ser expressa em função da meia-vida como

$$\frac{C}{C_{SS}} = (1 - 2^{-n}) \quad (46)$$

onde n é a razão entre tempo de infusão e meia-vida. Por exemplo, quando o tempo de infusão é igual a três meias-vidas (n = 3), a concentração está a 87,5% da do estado de equilíbrio, e quando a infusão é mantida por quatro meias-vidas (n = 4), a concentração chega a 93,75% da do equilíbrio. Teoricamente, o estado de equilíbrio nunca é alcançado, pois se trata de um processo exponencial. Porém, na prática clínica, pode-se presumir, com pequena margem de erro, que as concentrações do

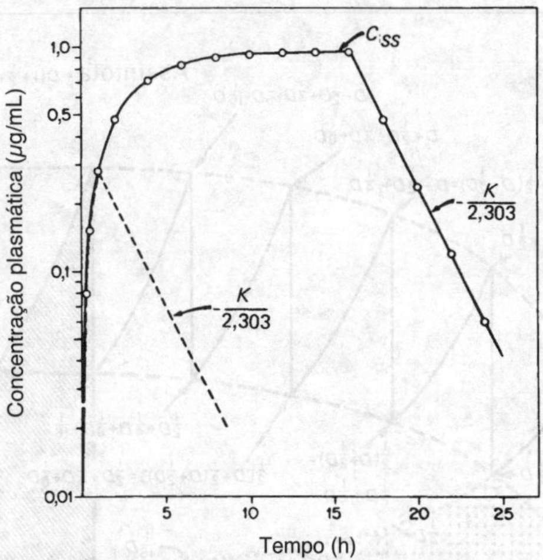

Fig. 58.12 Gráfico semilogarítmico das concentrações plasmáticas durante e após a cessação de infusão intravenosa constante de um fármaco em um sistema de compartimento único. Se a infusão é interrompida antes de atingido o platô ou depois disso, a concentração plasmática cai seguindo um padrão logarítmico linear com uma inclinação de $-0{,}434k_{el}$. Na figura, K é k_{el}, e 1/2,303 = 0,434. C_{ss} é a concentração no estado de equilíbrio, C_p^{ss}. (Cortesia, Gibaldi e Perrier[8].)

estado de equilíbrio são atingidas após um período de quatro a cinco meias-vidas.

Se um fármaco apresenta uma meia-vida relativamente longa e se a situação clínica enfrentada exige um rápido alcance das concentrações plasmáticas terapêuticas, é interessante administrar uma dose de ataque no início da infusão a taxa constante. A dose de ataque deve ser próxima à quantidade de fármaco total no organismo no estado de equilíbrio. Se são conhecidos o volume aparente de distribuição e a concentração a ser atingida, a dose de ataque pode ser facilmente calculada por

$$Dose_{ATAQUE} = (\text{Concentração alvo})(V_D) \quad (47)$$

A concentração plasmática é o resultado das contribuições da dose de ataque e da infusão, e pode ser estimada em qualquer momento, após ter sido dada a primeira e iniciada a segunda, por meio de

$$C = \frac{Dose_{ATAQUE}}{V_D}(e^{-k_{el}t}) + \frac{R_0}{CL_T}(1 - e^{-k_{el}t_{inf}}) \quad (48)$$

Se a meia-vida do fármaco é conhecida, a dose de ataque pode ser calculada dividindo-se a taxa de infusão, R_0, pela constante de eliminação, k_{el}. Para algumas drogas, como a lidocaína, a dose de ataque total não pode ser administrada em uma injeção IV rápida única, por haver uma fase de distribuição significativa. Nesse caso, esquemas de fracionamento da dose de ataque podem ser utilizados, dividindo-se essa em várias injeções rápidas menores, a serem dadas no início da infusão.

Finalmente, é bom sublinhar que, aplicando-se ou não uma dose de ataque, a obtenção do estado de equilíbrio dinâmico é determinada pela meia-vida de eliminação, e não pela taxa de infusão ou pelo uso de doses de ataque rápidas, que são utilizadas para se obterem concentrações mais depressa.

ADMINISTRAÇÃO DE DOSES MÚLTIPLAS

Muitas vezes, a administração contínua de um fármaco não é prática. São utilizados, então, esquemas de doses múltiplas para manter a concentração da droga dentro de um intervalo aceitável que minimize o desenvolvimento de toxicidade e impeça a perda da eficácia. Geralmente, a dose de um fármaco é administrada a intervalos constantes. Vamos nos referir a esse intervalo como τ. Algumas características do esquema

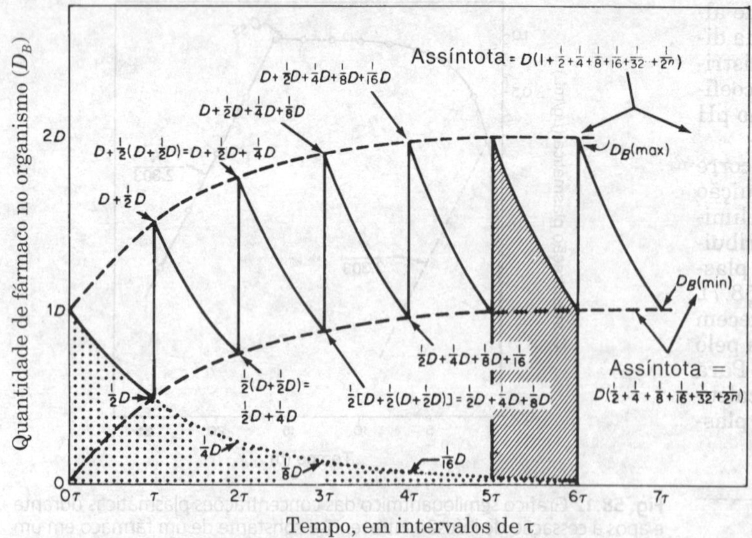

Fig. 58.13 O acúmulo de fármaco no organismo em um esquema posológico múltiplo. A dose, *D*, é administrada por via intravenosa a intervalos, τ, iguais à meia-vida, $t_{1/2}$. Assim, após cada dose, a quantidade de fármaco no organismo, D_B, cai à metade da quantidade máxima obtida anteriormente no momento da administração. Quando a quantidade de droga acumulada no organismo após injeção chega a 2*D*, o conteúdo de fármaco no organismo passa a variar entre 2*D* e 1*D* durante cada intervalo de dosagem a seguir. Cerca de cinco meias-vidas são necessárias para ser atingido esse nivelamento (platô) do conteúdo corporal de droga. A área pontilhada corresponde à área sob a curva de eliminação de uma injeção única, caso não fosse administrada uma segunda dose. A área listrada corresponde à área sob a curva durante um único intervalo de dosagem no estado de equilíbrio. As duas áreas são iguais.

posológico múltiplo são mostradas na Fig. 58.13. O fármaco é administrado a uma dose fixa a intervalos fixos. Cada dose sucessiva é administrada antes que a dose anterior tenha sido totalmente eliminada, ocorrendo portanto a acumulação do fármaco. Como ocorre com a infusão IV constante, o tempo necessário para a obtenção do estado de equilíbrio depende da meia-vida de eliminação, e não do tamanho das doses ou do intervalo entre elas. Na Fig. 58.13, a dose, *D*, é administrada a intervalos iguais à meia-vida. Logo após a administração da primeira dose, a quantidade de fármaco no organismo é igual a essa dose. Quando a segunda dose é administrada, essa quantidade é de $D + 0{,}5D$. Ao fim de cada intervalo de dosagem, a quantidade total de fármaco no organismo corresponde à metade do pico pós-injeção e é a soma do que restou de cada uma das doses anteriores. As concentrações máxima, $C_{MAX,SS}$, e mínima, $C_{MIN,SS}$, no estado de equilíbrio são descritas por

$$C_{MAX,SS} = \frac{Dose/V_D}{(1 - e^{-k_{el}\tau})} \tag{49}$$

e

$$C_{MIN,SS} = C_{MAX,SS}e^{-k_{el}\tau} \tag{50}$$

A concentração no ponto médio de um intervalo de dosagem no estado de equilíbrio é uma concentração tempo-ponderada, C_{AV}, ao longo de todo o intervalo, e é obtida por

$$C_{AV} = \frac{D_{IV}}{V_D k_{el} \tau} = \frac{1{,}44 t_{1/2} D_{IV}}{\tau} \tag{51}$$

ANÁLISE NÃO-COMPARTIMENTAL APÓS ENTRADA INSTANTÂNEA

Há muitas desvantagens em se analisar a disposição de um fármaco do ponto de vista compartimental, e uma delas é a falta de relevância fisiológica de tais modelos. Foram desenvolvidos modelos não-compartimentais, que são *preferidos* na avaliação da disposição global do fármaco, em parte porque parâmetros como volume de distribuição e depuração podem ser calculados diretamente a partir dos dados, sem necessidade de computação. Além disso, parâmetros calculados por esses métodos geralmente são menos sensíveis a variações dos dados. Os métodos não-compartimentais caracterizam a disposição do fármaco utilizando parâmetros ponderados para o tempo e a concentração que foram descritos por Jusko.[9] Essa análise também é conhecida como não-paramétrica e admite que todos os processos são de primeira ordem e que os parâmetros do modelo refletem o comportamento do estado de equilíbrio. Uma ferramenta primária utilizada nessa metodologia é a dos momentos estatísticos.[10]

MOMENTOS ESTATÍSTICOS — O uso de momentos estatísticos na análise da evolução temporal de concentrações de fármacos é especialmente útil porque dispensa a utilização, pelo pesquisador, de modelos como o compartimental, que geralmente são derivados empiricamente e não representam eventos fisiológicos.

A evolução temporal da concentração do fármaco no sangue pode ser vista geralmente como uma curva de distribuição estatística e descrita de modo semelhante a qualquer outra série de dados. Um momento nada mais é do que a descrição matemática de uma distribuição distinta de dados. No campo da estatística, p. ex., o tamanho da amostra (*n*), a média, e a variação são o momento zero (M_0), o primeiro momento (M_1) e o segundo momento (M_2), respectivamente, para uma série de dados. Em física, por exemplo, peso, centro de massa e momento de inércia representam (M_0), (M_1) e (M_2), respectivamente.

Em estatística, a média da população é calculada pela média da amostra. De modo semelhante, em farmacocinética, é possível fazer estimativas da função real que descreve a concentração da droga *versus* tempo com a utilização de momentos estatísticos. Partimos do pressuposto de que existe uma relação teórica entre *C(t)* e o tempo, sendo o primeiro uma função do segundo. Os momentos não-normalizados, S_r, onde r = 0, 1, 2,...,*m*-ésimo momento, sobre a origem são calculados por

$$S_r = \int_0^\infty t^r C(t)\, dt \quad (r = 0, 1, 2, \ldots m) \tag{52}$$

Logo

$$S_0 = \int_0^\infty C(t)\, dt = ASC \tag{53}$$

$$S_1 = \int_0^\infty tC(t)\, dt = ASMC \tag{54}$$

onde *ASMC* é a área sob a curva $C \cdot t$ *versus* tempo, enquanto S_0 e S_1 são os momentos não-normalizados zero e primeiro, respectivamente. Esses dois parâmetros, *ASC* e *ASMC*, são derivados dos dados de concentração *versus* tempo e são utilizados para o cálculo de parâmetros farmacocinéticos de interesse.

O uso de métodos não-compartimentais exige um meio de se determinar a *ASC*. Há muitos métodos disponíveis para essa determinação, e o mais simples é o da régua trapezoidal.[11] Esse método permite o cálculo da *ASC* ou da *ASMC* do zero até a última amostragem (t^n). Contudo, é geralmente necessário determinar a área desde o zero até o infinito. Se se admite que há um declínio logaritmicamente linear de t^n até o infinito, então

$$ASC_{t^n}^{\infty} = \int_{t^n}^{\infty} C\, dt = \frac{C^n}{\lambda_Z} \tag{55}$$

onde λ_Z é a inclinação da exponencial terminal. Portanto, a *ASC* do zero ao infinito pode ser calculada como

$$ {}_0^\infty = ASC_0^{t^n} + \frac{C^n}{\lambda_Z} \qquad (56)$$

pois a *ASMC*

$$ASMC_{t^n}^\infty = \frac{C^n}{(\lambda_Z)^2} + \frac{t^n C^n}{\lambda_Z} \qquad (57)$$

e

$$ASMC_0^\infty = ASMC_\infty^{t^n} + \frac{C^n}{(\lambda_Z)^2} + \frac{t^n C^n}{\lambda_Z} \qquad (58)$$

PARÂMETROS FARMACOCINÉTICOS DERIVADOS DE MOMENTOS ESTATÍSTICOS — Há quatro parâmetros primordiais derivados de momentos estatísticos, e o mais importante deles é a depuração. Para uma consideração conceitual acerca da depuração, considere-se um órgão pelo qual passa sangue contendo um fármaco.

C_A → [Órgão] → C_V
Q_{IN} Q_{OUT}

Onde Q_{IN}, Q_{OUT}, C_A e C_V são, respectivamente, o fluxo sangüíneo aferente, o fluxo sangüíneo eferente, a concentração de fármaco no sangue arterial e a no venoso. Se $C_V < C_A$, o órgão é capaz de proceder à eliminação e é chamado de órgão depurador, ou órgão eliminador. A eliminação de um fármaco pode ser descrita por meio de um equilíbrio de massa:

$$\text{Taxa de fármaco entrando no órgão} = QC_A \qquad (59)$$

$$\text{Taxa de fármaco deixando o órgão} = QC_V \qquad (60)$$

$$\text{Taxa de eliminação do fármaco} = QC_A - QC_V = Q(C_A - C_V) \qquad (61)$$

A razão entre a taxa de eliminação do fármaco e a taxa à qual esse entra no órgão é definida como *coeficiente de extração*, *E*.

$$E = \frac{\text{Taxa de eliminação}}{\text{Taxa de entrada}} = \frac{Q(C_A - C_V)}{QC_A} = \frac{(C_A - C_V)}{C_A} \qquad (62)$$

O coeficiente de extração é a medida da eficiência com a qual um órgão elimina o fármaco. Com base nesse parâmetro, a depuração de uma droga por um órgão pode ser descrita como

$$CL_T = QE = \frac{Q(C_A - C_V)}{C_A} \qquad (63)$$

É preciso lembrar que a depuração é definida como o volume de sangue do qual todo o fármaco seria removido por unidade de tempo. Por analogia à definição de depuração por um órgão, pode-se definir a depuração total ou sistêmica como a razão entre a taxa de eliminação global, dX/dt, e a concentração sangüínea do fármaco, C:

$$CL_T = \frac{dX/dt}{C} \qquad (64)$$

A integração do zero ao infinito gera

$$CL_T = \frac{\int_0^\infty \frac{dX}{dt}\, dt}{\int_0^\infty C\, dt} \qquad (65)$$

onde o numerador indica a quantidade total de droga finalmente eliminada (a dose IV) e o denominador, a *ASC* do zero ao infinito. Portanto, a depuração total é o quociente entre a dose intravenosa e a *ASC* do zero ao infinito.

$$CL_T = \frac{Dose_{IV}}{ASC_0^\infty} \qquad (66)$$

O volume de distribuição no estado de equilíbrio, V_{SS}, determinado de forma mais confiável durante uma infusão no estado de equilíbrio dinâmico, pode agora ser determinado a partir de dados de experimentos de dose única e com a utilização de análise com momentos estatísticos.[12]

$$V_{SS} = \frac{(Dose_{IV})(ASMC)}{(ASC)^2} \qquad (67)$$

A Equação 67 pressupõe que

1. Todos os processos envolvidos na disposição do fármaco (p. ex., distribuição, eliminação) são lineares.
2. O fármaco é administrado e eliminado pelo local de amostragem.
3. A entrada de fármaco é instantânea.

Se o fármaco é administrado por meio de uma infusão curta, o volume de distribuição no estado de equilíbrio dinâmico pode ser estimado a partir de

$$V_{SS} = \frac{(R_0 T)(ASMC)}{(ASC)^2} - \frac{R_0 T^2}{2(ASC)} \qquad (68)$$

onde R_0 é a taxa de infusão e T é a duração da infusão.

Um outro importante parâmetro farmacocinético que pode ser determinado a partir da análise de momento estatístico é a *disponibilidade sistêmica*, *F*, que corresponde à fração da dose administrada que atinge a circulação sistêmica após a administração oral. Esse parâmetro pode ser calculado como

$$F = \frac{ASC_{VO} Dose_{IV}}{ASC_{IV} Dose_{VO}} \qquad (69)$$

onde ASC_{VO} e $Dose_{VO}$ são a área sobre a curva concentração *versus* tempo da administração oral e a dose oral, respectivamente.

Na administração de um fármaco, a quantidade administrada é geralmente dada em função do peso (p. ex., mg, g ou µg). É mais apropriado, contudo, utilizar como referência as *moléculas* quando se tratar de eventos farmacocinéticos e farmacodinâmicos. Mesmo uma dose relativamente pequena de fármaco pode representar um grande número de moléculas. Considere-se a administração de 1 mg de uma droga cujo peso molecular é de 300 daltons. O número de moléculas nessa dose é de cerca de 2×10^{18}. A administração instantânea dessa dose resultará em moléculas do fármaco permanecendo no organismo por diferentes períodos. Após a injeção intravenosa de um fármaco, pode-se conceber que algumas moléculas serão eliminadas imediatamente, enquanto outras necessitarão de um tempo maior para serem eliminadas, e outras ainda permanecerão por muito tempo no organismo antes de sua eliminação. O tempo de permanência no organismo, para uma dada molécula, é o seu tempo de residência. O *tempo de residência médio*, *TRM*, é o somatório de todos os tempos de residência dividido pelo número de moléculas. Uma compreensão conceitual disso pode ser obtida pelo seguinte exemplo.

Suponha-se que uma criança ganhe 20 moedas de presente de aniversário e imediatamente as ponha em seu cofrinho. Durante o mês seguinte, ela retira periodicamente uma ou mais moedas do cofrinho para comprar bala. Especificamente, 3 dias após guardar as moedas, ela retira 5; no dia 10, ela retira 4; no dia 21, mais 6 e no dia 30, 5 moedas. No 30.º dia após terem sido guardadas, todas as moedas já foram retiradas. Portanto, a *eliminação* das moedas do cofrinho está completa. O *TRM* das moedas no cofrinho nada mais é do que a soma dos períodos que as moedas permaneceram no cofrinho dividida pelo número de moedas colocadas:

$$TRM = \frac{3+3+3+3+3+10+10+10+10+21+21+21+21+21+21+30+30+30+30+30}{20}$$

$$TRM = \frac{3{*}5 + 10{*}4 + 21{*}6 + 30{*}5}{20}$$

$$TRM = 16{,}55 \text{ dias}$$

Com isso, tem-se uma relação com a qual se pode determinar o *TRM* de um dado número de moléculas, A_i, que permaneceram um dado período de tempo no corpo, t_i, logo

$$TRM = \frac{\sum_{i=1}^{n} A_i t_i}{A_{TOTAL}} \tag{70}$$

onde n é igual ao total de tempos de residência. A taxa média de fármaco deixando o organismo em relação à quantidade total eliminada também pode ser expressa em função da concentração.

$$TRM = \frac{\int_0^\infty tC(t)\,dt}{\int_0^\infty C(t)\,dt} = \frac{ASMC}{ASC} \tag{71}$$

A Equação 71 não é uma definição de *TRM*, mas uma expressão derivada da qual se pode calcular o *TRM* quando a depuração é constante. O tempo de residência médio pressupõe administração instantânea e, portanto, é tecnicamente incorreto calculá-lo para uma dose oral por meio do quociente entre $ASMC_{VO}$ e ASC_{VO}. Quando calculado dessa maneira, freqüentemente se afirma que o *TRM* é uma função da via de administração. Na verdade, o *TRM* é *independente* da via de administração porque o tempo médio que as moléculas permanecem no organismo não é influenciado pela via de administração.[13] Contudo, a interpretação da razão entre *ASMC* e *ASC* se altera em função da administração porque essa razão somente leva ao *TRM* quando a entrada é instantânea.

Uma maneira melhor de expressar a dependência da *ASMC/ASC* em relação à via de administração é se referir a essa razão como o *tempo de trânsito médio*, *TTM*. O *TTM* é a média do tempo necessário para a molécula deixar o sistema cinético após a administração. Assim, como a injeção IV rápida pressupõe entrada instantânea,

$$ASMC_{IV}/ASC_{IV} = TRM = TTM_{IV} \tag{72}$$

enquanto

$$ASMC_{VO}/ASC_{VO} = TTM_{VO} = TTM_{IV} + TAM = TRM + TAM \tag{73}$$

onde *TAM* é o tempo de absorção médio. Logo, para a absorção oral, a *ASMC/ASC* fornece um *TTM* no sistema cinético que é composto pelo trato gastrintestinal (GI) e pelo organismo. O *TRM* também pode ser calculado como o quociente entre o V_{SS} e a depuração. Finalmente, pode-se relacionar o *TRM* à meia-vida de eliminação em situações em que o fármaco apresenta um declínio monoexponencial. O *TRM* pode ser descrito como

$$TRM = \frac{ASMC}{ASC} = \frac{C_0/\lambda^2}{C_0/\lambda} = \frac{1}{\lambda} \tag{74}$$

e representa o tempo necessário para 63,2% de uma dose intravenosa serem eliminados do organismo.

ABSORÇÃO

Se um fármaco é administrado por via intravenosa por meio de uma injeção simples e única, o processo de absorção é dispensado. O tempo gasto na injeção é geralmente tão curto quando comparado a outros processos farmacocinéticos que é ignorado. Como já descrito para o modelo de compartimento único, a concentração plasmática máxima e o equilíbrio de distribuição são conseguidos instantaneamente. Isso é retratado na Fig. 58.14*A*.[14] No modelo da figura, não há eliminação, e a concentração permanece constante após a administração. Com uma infusão intravenosa constante (*B*), a concentração cresce de modo retilíneo enquanto a infusão é mantida a uma taxa constante, de ordem zero. Com outras vias de administração, existe um intervalo de tempo até o aparecimento do fármaco no sistema vascular, já que a droga precisa ainda ser absorvida no local da administração (VO, IM, subcutânea, retal). A absorção de um fármaco depende tanto de suas propriedades físico-químicas (pK_a, forma farmacêutica, coeficiente de partição) quanto da fisiologia do local de absorção (área da superfície, fluxo sangüíneo). A maioria das drogas é absorvida por difusão simples, e sua cinética é de primeira ordem. Absorção de ordem zero ocorre em processos saturáveis e no caso de formas farmacêuticas de liberação prolongada. A absorção e a eliminação de um fármaco constituem um processo seqüencial, e a taxa de modificação da droga no organismo é a diferença entre a taxa de captação (absorção) e a taxa de efluxo (eliminação). Para uma droga que é tanto absorvida quanto eliminada por processos de primeira ordem, com distribuição instantânea, a taxa de modificação da quantidade de fármaco no organismo pode ser expressa como

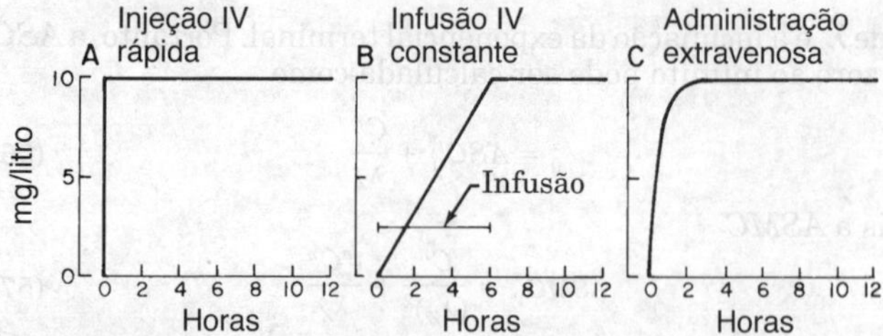

Fig. 58.14 Curvas de concentração-tempo de injeção (*A*), infusão (*B*) e administração extravenosa (*C*) de um fármaco no modelo de compartimento único. O volume do compartimento é 100 L (V_d = 100 L); a quantidade de droga administrada em cada situação é 1.000 mg. A eliminação do fármaco foi estabelecida como zero, logo as curvas de concentração-tempo para cada modelo podem ser examinadas sem o fator de complicação que é a eliminação simultânea. (Cortesia, Bigger,[12] adaptado.)

$$\frac{dD_B}{dt} = TAXA_{ENTRADA} - TAXA_{SAÍDA} \tag{75}$$

Para um fármaco absorvido no trato GI, a taxa de modificação de sua quantidade no organismo é

$$\frac{dD_B}{dt} = Fk_aD_{GI} - kD_{ORGANISMO} \tag{76}$$

A evolução temporal da absorção e eliminação é mostrada na Fig. 58.15.[7] A concentração plasmática em qualquer momento t é igual a

$$C = \frac{k_aD_0F}{V_D(k_a - k_{el})}(e^{-k_{el}t} - e^{-k_at}) \tag{77}$$

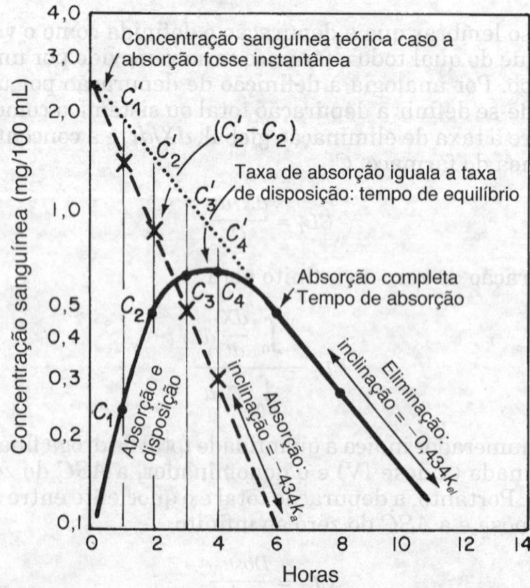

Fig. 58.15 Cinética da absorção e disposição da teofilina em uma pessoa após a administração oral de 0,5 g de aminofilina por 70 kg. As concentrações sangüíneas estão em escala logarítmica. (Cortesia, dados, Truitt *et al*[7].)

onde F é a fração da dose, D_0, que é absorvida no trato GI, e k_{el} e k_a são as constantes de primeira ordem para eliminação e absorção, respectivamente. O tempo necessário para atingir a concentração máxima, t_{MAX}, pode ser determinado a partir de

$$t_{MAX} = \frac{2{,}3 \log (k_a/k)}{k_a - k} \tag{78}$$

e esse tempo, substituído na Equação 77, determinará a concentração máxima, C_{MAX}. A fase ascendente do gráfico (Fig. 58.15) não é logaritmicamente linear porque absorção e eliminação estão ocorrendo simultaneamente. À C_{MAX}, a taxa de absorção é igual à de eliminação, e após a absorção estar completa o gráfico declina de modo logaritmicamente linear. Essa linha logaritmicamente linear descrita pela fase de eliminação, quando extrapolada ao tempo zero, fornece a concentração teórica no tempo zero. A constante de absorção, k_a, pode ser obtida através da diferença entre a curva empírica e a linha extrapolada por meio do *método dos resíduos*. Trata-se de uma técnica comumente utilizada em farmacocinética que consiste em *decompor* a curva. Sugere-se ao leitor que busque Gibaldi e Perrier (ver *Bibliografia*) para uma discussão mais detalhada, com exemplos de aplicação dessa técnica.

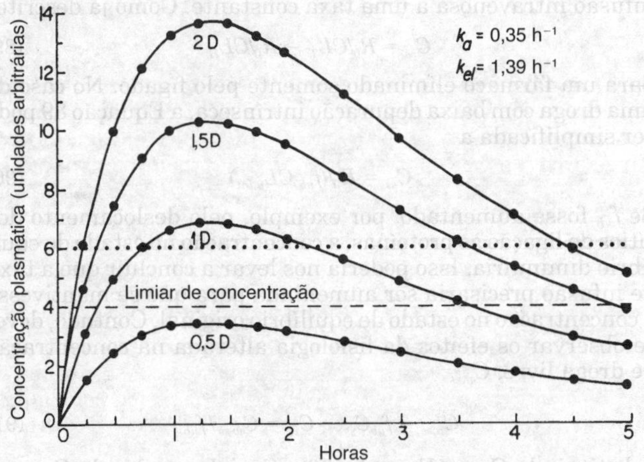

Fig. 58.16 O efeito do tamanho da dose de um fármaco na concentração máxima, tempo necessário para obtenção da concentração máxima e duração de ação. Os dados foram calculados a partir de um modelo de compartimento único.

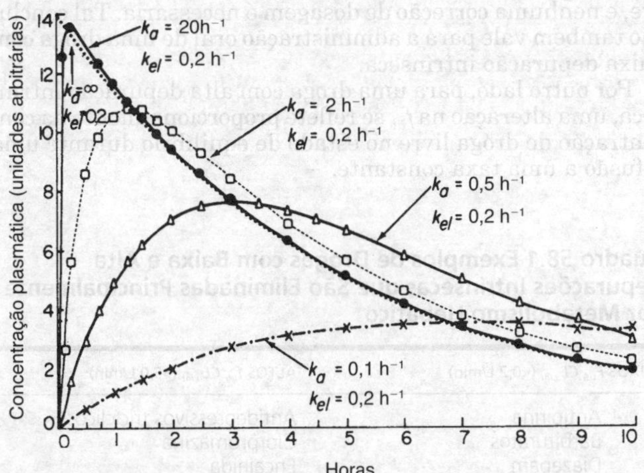

Fig. 58.17 O efeito das diferenças na taxa de absorção de fármacos na concentração máxima, tempo necessário para obtenção da concentração máxima e permanência no organismo. A taxa de eliminação é a mesma para todas as curvas. A linha pontilhada ($k_a = \infty$) é aproximadamente o que seria a curva de concentração se a administração fosse por via intravenosa. Os dados foram calculados a partir de um modelo de compartimento único.

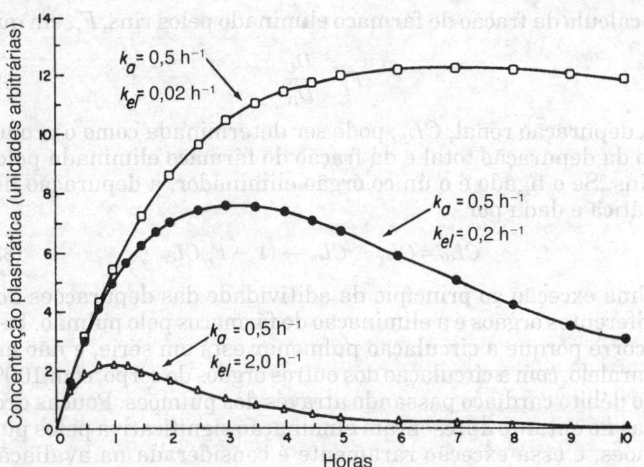

Fig. 58.18 O efeito das diferenças na taxa de eliminação de fármacos na concentração máxima, tempo necessário para obtenção da concentração máxima e permanência no organismo. A taxa de absorção é a mesma para todas as curvas. Os dados foram calculados a partir de um modelo de compartimento único.

Que a concentração máxima deve variar com a dose está evidente nas Equações 77 e 78 e na Fig. 58.16. O tempo necessário para se atingir essa concentração máxima é o mesmo para qualquer dose. Esse tempo pode ser afetado pela taxa de absorção e pela de eliminação. Na Fig. 58.17, é mostrado o efeito de uma mudança na taxa de absorção no tempo necessário para se obter a concentração máxima. Com uma absorção mais rápida, a concentração máxima é maior e atingida mais cedo que com uma absorção mais lenta. Já a Fig. 58.18 retrata o efeito de uma mudança na constante de eliminação sobre a t_{MAX}. Com uma taxa de eliminação mais rápida (meia-vida mais curta), a concentração máxima é menor e mais precoce do que com uma eliminação mais lenta (meia-vida mais longa).

A concentração máxima no estado de equilíbrio dinâmico em um esquema oral é dada por

$$C_{MAX,SS} = \frac{FDose}{V_D}\left(\frac{1}{1 - e^{-k\tau}}\right) e^{-kt\,MÁXIMA} \tag{79}$$

A concentração mínima no estado de equilíbrio é

$$C_{MIN,SS} = \frac{k_a FD}{V(k_a - k)}\left(\frac{1}{1 - e^{-k\tau}}\right) e^{-k\tau} \tag{80}$$

Para o planejamento de esquemas posológicos múltiplos orais, as equações que descrevem as concentrações máxima e mínima no estado de equilíbrio dinâmico são de certa forma impraticáveis. Na prática clínica, os valores de k_a não estão sempre prontamente disponíveis, e em várias situações as equações correspondentes para a administração intravenosa são geralmente suficientes, contanto que seja lembrado que, como a absorção não é instantânea, a concentração máxima não será atingida imediatamente.

DEPURAÇÃO ESPECIFICADA POR ÓRGÃO

A depuração de um fármaco do organismo envolve quase sempre mais de um órgão eliminador. A anatomia do corpo humano é tal que os órgãos depuradores cumprem essa função em paralelo, portanto, de maneira aditiva. Por exemplo, se um fármaco é eliminado somente pelo fígado e pelos rins, a sua depuração total, CL_T, é dada por

$$CL_T = CL_H + CL_R \tag{81}$$

onde CL_H e CL_R são respectivamente a depuração hepática e renal. A medida da quantidade total de droga eliminada inalterada na urina, D_U, após uma dose intravenosa, D_{IV}, permite o cálculo da fração de fármaco eliminado pelos rins, F_r, em que

$$F_r = \frac{D_U}{D_{IV}} \quad (82)$$

A depuração renal, CL_R, pode ser determinada como o produto da depuração total e da fração do fármaco eliminada pelos rins. Se o fígado é o único órgão eliminador, a depuração hepática é dada por

$$CL_H = CL_T - CL_R \rightarrow (1 - F_r)CL_T \quad (83)$$

Uma exceção ao princípio da aditividade das depurações dos diferentes órgãos é a eliminação de fármacos pelo pulmão. Isso ocorre porque a circulação pulmonar está em série, e não em paralelo, com a circulação dos outros órgãos do corpo, com 100% do débito cardíaco passando através dos pulmões. Poucas drogas no entanto apresentam eliminação significativa pelos pulmões, e essa exceção raramente é considerada na avaliação global da eliminação de fármacos.

DEPURAÇÃO HEPÁTICA — Já foi mostrado que a razão entre a taxa de eliminação do fármaco e a taxa na qual este entra no órgão eliminador é definida como coeficiente de extração, E, que é uma medida da eficiência com a qual o órgão elimina a droga. Pode-se definir a depuração de um fármaco por um órgão como o produto do fluxo sangüíneo para o órgão, Q, e o coeficiente de extração. No caso da depuração hepática, a equação é

$$CL_H = Q_H E \quad (84)$$

onde Q_H é o fluxo sangüíneo hepático. Embora à primeira vista esse modelo simplista para a depuração hepática possa sugerir que a CL_H é diretamente proporcional a Q_H, essa conclusão está errada porque E varia inversamente com Q_H. Especificamente, quando Q_H aumenta, E cai. Essa observação indica que um modelo mais complexo para a depuração hepática é necessário caso se pretenda fazer previsões qualitativas e quantitativas da depuração hepática de um fármaco. Em particular, esse parâmetro deve ser descrito em função de outros que sejam fisiologicamente independentes.

Já foram propostos e testados vários modelos para descrever a depuração hepática de fármacos. Embora a discussão das vantagens e desvantagens de cada um fuja ao objetivo deste capítulo, o modelo do *equilíbrio venoso* mostrou utilidade substancial na previsão de alterações fisiopatológicas e fármaco-induzidas na depuração hepática. Para uma boa discussão acerca dos vários modelos de depuração hepática, deve-se consultar a revisão feita por Morgan e Smallwood.[15] No modelo do equilíbrio venoso, a extração hepática é descrita por

$$E = \frac{f_{ub}CL_{u,int}}{Q_H + f_{ub}CL_{u,int}} \quad (85)$$

onde f_{ub} e $CL_{u,int}$ representam a fração livre no sangue e a depuração hepática livre intrínseca, respectivamente. A depuração livre intrínseca reflete a capacidade do fígado de retirar fármaco do sangue na ausência de outros fatores de confusão, como Q_H e f_{ub}. Como já foi mostrado que a depuração hepática é o produto de Q_H e E

$$CL_H = \frac{(Q_H)(f_{ub}CL_{u,int})}{Q_H + f_{ub}CL_{u,int}} \quad (86)$$

Esse modelo para a depuração hepática fornece uma ferramenta poderosa para a previsão de alterações na depuração de um fármaco e, subseqüentemente, nas concentrações no estado de equilíbrio, levando-se em conta certas condições limitantes. Em particular,

Quando $Q_H \gg f_{ub}\ CL_{u,int}$, CL_H pode ser calculada por $f_{ub}\ CL_{u,int}$ (87)

Quando $Q_H \ll f_{ub}\ CL_{u,int}$, CL_H pode ser calculada por Q_H (88)

Compostos com um alto $f_{ub}\ CL_{u,int}$ apresentam o que se chama de eliminação limitada pela taxa de perfusão; ou seja, sua taxa de eliminação é limitada pelo fluxo sangüíneo hepático. Compostos com baixo $f_{ub}\ CL_{u,int}$ são ditos independentes da taxa de perfusão. Essas limitações nos permitem classificar os fármacos segundo critérios farmacocinéticos. Por exemplo, agentes com $f_{ub}\ CL_{u,int} < 0{,}2$ L/min podem ser classificados como drogas de baixa depuração intrínseca, enquanto os com $f_{ub}\ CL_{u,int} > 5$ L/min são definidos como de alta depuração intrínseca (Quadro 58.1).

O modelo do equilíbrio venoso também é útil na avaliação do impacto das alterações no estado de ligação a proteínas na depuração hepática. A Equação 87 indica que, para um fármaco que apresenta uma depuração intrínseca baixa, alterações no estado de ligação a proteínas se traduzirão em mudanças proporcionais na depuração hepática. Dizemos que esse tipo de fármaco apresenta *depuração restritiva*; ou seja, apenas o fármaco livre (ou não-ligado) está disponível para a depuração hepática. Já as drogas de alta depuração intrínseca apresentam *depuração não-restritiva*.

Essas relações nos permitem um importante discernimento a respeito dos efeitos das alterações do estado de ligação a proteínas na concentração dos fármacos no estado de equilíbrio. Considere-se o caso de uma droga sendo administrada por infusão intravenosa a uma taxa constante. Como já descrito

$$C_{ss} = R_0/CL_T \rightarrow R_0/CL_H \quad (89)$$

para um fármaco eliminado somente pelo fígado. No caso de uma droga com baixa depuração intrínseca, a Equação 89 pode ser simplificada a

$$C_{ss} = R_0/(f_{ub}\ CL_{u,int}) \quad (90)$$

Se f_{ub} fosse aumentado, por exemplo, pelo deslocamento dos sítios de ligação às proteínas, a concentração no estado de equilíbrio diminuiria. Isso poderia nos levar a concluir que a taxa de infusão precisaria ser aumentada para que se mantivesse a concentração no estado de equilíbrio original. Contudo, deve-se observar os efeitos da fisiologia alterada na concentração de droga livre, $C_{u,ss}$

$$C_{u,ss} = f_{ub}C_{ss} \rightarrow C_{ss} = C_{u,ss}/f_{ub} \quad (91)$$

substituindo C_{ss} na Equação 90 e tirando o valor de $C_{u,ss}$, temos

$$C_{u,ss} = R_0/CL_{u,int} \quad (92)$$

Está claro que a concentração no estado de equilíbrio de fármaco livre (ativo) é independente das alterações na fração livre, e nenhuma correção de dosagem é necessária. Tal conclusão também vale para a administração oral de uma droga com baixa depuração intrínseca.

Por outro lado, para uma droga com alta depuração intrínseca, uma alteração na f_{ub} se reflete proporcionalmente na concentração de droga livre no estado de equilíbrio durante uma infusão a uma taxa constante.

Quadro 58.1 Exemplos de Drogas com Baixa e Alta Depurações Intrínsecas que São Eliminadas Principalmente por Metabolismo Hepático

BAIXOS $F_{UB}\ CL_{u,int}$ (<0,2 L/min)	ALTOS $f_{ub}\ CL_{u,int}$ (>5,0 L/min)
Antipirina	Antidepressivos tricíclicos
Barbituratos	Clorpromazina
Diazepam	Encainida
Digitoxina	Meperidina
Fenitoína	Metoprolol
Isoniazida	Organonitratos
Teofilina	Propafenona
Tolbutamida	Propranolol
Varfarina	Verapamil

Uma consideração adicional, que deve ser levada em conta para os fármacos com alta depuração intrínseca, é o impacto do metabolismo de primeira passagem. Quando um fármaco é absorvido no estômago e no intestino delgado, o fluxo venoso vindo desses órgãos entra no sistema venoso porta. Como conseqüência, todos os fármacos absorvidos passam pelo fígado antes de alcançarem a circulação sistêmica. Para os fármacos com alta depuração intrínseca, o resultado do metabolismo hepático pré-sistêmico é uma substancial redução da sua disponibilidade sistêmica quando administrados por via oral. Esse fenômeno explica a acentuada discrepância entre as doses necessárias por via oral e intravenosa para se atingir as mesmas concentrações plasmáticas. Por exemplo, a dose terapêutica de propranolol varia entre 1 e 6 mg por via IV, enquanto, por via oral, são necessárias doses de 40 a 200 mg para se alcançar o intervalo terapêutico.

A disponibilidade sistêmica, F, de um fármaco que é absorvido completamente pelo trato GI após administração oral é a fração do que é absorvido que escapa à extração, e é dada por

$$F = 1 - E \tag{93}$$

Reorganizando a Equação 85 e substituindo E na Equação 93, temos

$$F = \frac{Q_H}{Q_H + f_{ub}CL_{u,int}} \tag{94}$$

Assim como as condições limitantes descritas para CL_H, pode-se definir duas condições limitantes para a disponibilidade sistêmica, F. Especificamente, quando $Q_H \ll f_{ub}CL_{u,int}$, F tende a 1, ao passo que quando $Q_H \gg f_{ub}CL_{u,int}$, F tende a zero. Essas condições limitantes indicam que um fármaco com alto $f_{ub}\ CL_{u,int}$ apresentará baixa disponibilidade sistêmica após administração oral, devido ao importante metabolismo de primeira passagem. Por outro lado, fármacos com baixo $f_{ub}\ CL_{u,int}$ não sofrerão metabolismo de primeira passagem significativo.

Geralmente, o parâmetro mais comumente determinado para avaliar a disponibilidade global de um fármaco após administração oral é a área sob a curva de concentração *versus* tempo, *ASC*. Recordemos da Equação 67 que a depuração total é igual ao quociente entre a dose intravenosa e a *ASC* do zero ao infinito. Se a droga é inteiramente eliminada por metabolismo, a depuração hepática é definida como:

$$CL_H = \frac{Dose_{IV}}{ASC_{IV}} = \frac{FDose_{VO}}{ASC_{VO}} \tag{95}$$

Substituindo CL_H pela Equação 86 e F pela Equação 94, temos:

$$\frac{(Q_H)(f_{ub}CL_{u,int})}{Q_H + f_{ub}CL_{u,int}} = \left(\frac{Dose_{VO}}{ASC_{VO}}\right)\left(\frac{Q_H}{Q_H + f_{ub}CL_{u,int}}\right) \tag{96}$$

Simplificando,

$$f_{ub}CL_{u,int} = Dose_{VO} / ASC_{VO} \tag{97}$$

Por conseguinte, para um fármaco com alta depuração hepática intrínseca, a ASC_{VO} independe de Q_H. Além disso, a *ASC* do fármaco livre no estado de equilíbrio dinâmico é independente da fração livre. Para uma discussão mais profunda desses conceitos sobre depuração hepática, o leitor deve consultar o artigo de Wilkinson e Shand.[16]

DEPURAÇÃO RENAL — Os fisiologistas começaram a estudar a depuração renal de substâncias endógenas e exógenas muito antes de os conceitos de depuração se tornarem *populares* em farmacocinética. Na verdade, as bases para a compreensão da depuração de fármacos em farmacocinética têm suas raízes nas décadas de trabalho dos fisiologistas renais. Além disso, há diferenças significativas na complexidade dos processos envolvidos no manejo renal e hepático de drogas. Nos rins, há três processos primordiais (e um secundário) responsáveis pela eliminação renal de fármacos, chamados filtração, secreção e reabsorção (e metabolismo), respectivamente. Os processos principais são influenciados por determinantes comuns, ou mesmo únicos.

A taxa de filtração renal de um fármaco é dada por

$$\textit{Taxa de filtração} = (TFG)(C_u) \tag{98}$$

onde *TFG* é a taxa de filtração glomerular e C_u é a previamente definida concentração livre do fármaco. A depuração por filtração é o quociente da taxa de filtração a uma dada concentração; portanto, a depuração renal, CL_R, de um fármaco devida a filtração é

$$CL_R = (TFG)(f_u) \tag{99}$$

A depuração renal de uma droga que só é eliminada por filtração pode ser calculada se a taxa de filtração glomerular e a fração livre do fármaco são conhecidas. Há duas substâncias comumente utilizadas para o cálculo da *TFG* — a creatinina, produto endógeno do metabolismo muscular, e a inulina, um polissacarídio. Ambas são essencialmente 100% eliminadas na urina por filtração, e, portanto, as CL_T dessas duas substâncias podem ser utilizadas para estimativas razoáveis da *TFG*.

Outro processo fundamental para a eliminação renal de fármacos é a secreção tubular ativa, *STA*. Há vários sistemas de transporte ativo nos túbulos proximais capazes de excretar drogas do filtrado para a urina. Aparentemente, há vários sistemas de *STA* de cátions e ânions. Quando a depuração renal é maior que o produto da fração livre pela *TFG*, deve haver secreção tubular em adição à depuração por filtração. A depuração renal devida à *STA*, CL_{ATS}, é dada por

$$CL_{ATS} = \frac{(Q_{RP})(f_u CL_{u,s,int})}{Q_{RP} + f_u CL_{u,s,int}} \tag{100}$$

onde *QRP* e $CL_{u,s,int}$ representam o fluxo plasmático renal efetivo e a depuração secretória intrínseca livre, respectivamente. Semelhantemente ao que foi descrito para a depuração hepática, os fármacos podem apresentar uma depuração secretória intrínseca alta ou baixa. O impacto das alterações do estado de ligação a proteínas plasmáticas vai diferir consideravelmente conforme essas duas situações.

Para fármacos que sofrem tanto filtração quanto *STA*, a depuração renal nada mais é que a soma das depurações devidas à filtração e à secreção

$$CL_R = (f_u)(TFG) + CL_{STA} \tag{101}$$

Além desses dois processos, alguns fármacos são submetidos a reabsorção tubular, por meio da qual uma fração da droga excretada na urina por filtração ou secreção é reabsorvida para o organismo. Por conseguinte, a expressão completa da depuração renal, levando em conta todos esses processos, é dada por

$$CL_R = (f_u)(TFG) + CL_{STA} - F_{TR}((f_u)(TFG) + CL_{STA} \quad \text{ou}$$
$$CL_R = (1 - F_{TR})\ (f_u)\ (TFG) + CL_{STA}) \tag{102}$$

onde F_{TR} é a fração submetida a reabsorção tubular.

Essas relações fornecem as bases para a determinação dos mecanismos principais envolvidos no manejo renal de uma determinada droga. Especificamente, o cálculo da razão entre a depuração renal do fármaco e a da inulina fornece um modo clinicamente útil de se determinar os principais processos envolvidos na excreção renal. Se a razão é igual a 1, o fármaco aparentemente é filtrado somente pelos rins. Podem ocorrer também *STA* e reabsorção tubular, mas em taxas iguais (o que é improvável). Se a razão entre a depuração renal e a depuração da inulina é maior que 1, está claro que o fármaco está sofrendo secreção tubular (em taxa maior que a reabsorção) assim como filtração. E se for menor que 1, a droga está sofrendo mais reabsorção.

A avaliação dos mecanismos da excreção renal de fármacos específicos é importante porque diferentes fatores podem alterar a CL_R. Por exemplo, se o fármaco sofre secreção tubular, outras drogas secretadas pelo mesmo sistema de transporte podem competir por sítios secretórios, resultando em uma queda global da excreção renal do fármaco. Em contrapartida, se um fármaco sofre reabsorção tubular e é um ácido fraco (p. ex., salicilato) ou uma base fraca (p. ex., anfetamina), a depuração renal pode ser alterada pela manipulação do pH ou fluxo urinários. Consultar a revisão de Tucker[17] para uma descrição dos métodos para cálculo da CL_R.

LIGAÇÃO A PROTEÍNAS — Os fármacos circulantes no sangue podem ligar-se reversivelmente a vários componentes, inclusive às proteínas plasmáticas. Essa ligação reversível pode ser descrita por relações simples da lei de massas.

$$[D_{livre}] + [P] \Leftrightarrow [D-P] \quad (103)$$

onde $[D_{livre}]$, $[P]$ e $[D-P]$ são as concentrações molares de fármaco livre, da proteína à qual o fármaco se liga e do complexo fármaco-proteína, respectivamente. Fica óbvio por essa relação que o montante de complexo fármaco-proteína formado é uma função tanto da concentração de fármaco e proteína quanto da afinidade entre eles. Assim, mudanças na concentração de proteína podem alterar o estado de ligação, assim como mudanças na concentração total da droga. Para a maioria dos fármacos e suas respectivas proteínas de ligação, a concentração de proteína ultrapassa de longe a da droga, tanto que a fração de fármaco que se encontra ligada é independente de sua concentração plasmática ou sangüínea.

Por terem as proteínas plasmáticas em geral um tamanho molecular que limita sua passagem através das membranas celulares e paredes dos capilares, os fármacos que se encontram ligados a proteínas plasmáticas também têm sua movimentação restringida. Assim, o estado de ligação a proteínas plasmáticas pode possuir um efeito acentuado na distribuição e eliminação dos fármacos. É um princípio básico da farmacologia o fato de apenas o fármaco não-ligado (livre) ser farmacologicamente ativo, por se pressupor que o fármaco livre é capaz de atravessar as membranas biológicas e alcançar seu sítio de ação. Embora tenha havido poucos testes diretos para essa hipótese, os que foram feitos sustentam a hipótese de que o fármaco livre é a espécie farmacologicamente ativa principal.

Há muitos métodos pelos quais o estado de ligação de drogas a proteínas pode ser descrito quantitativamente, embora o mais freqüente e útil seja a fração livre, f_u. A f_u pode ser determinada como

$$f_u = \frac{C_u}{C_u + C_B} = \frac{C_u}{C_T} \quad (104)$$

onde C_u é a concentração de fármaco livre, C_B, a concentração de fármaco ligado a proteínas e C_T, a concentração de fármaco total (livre mais ligado). Obviamente, a f_u pode variar de zero a 1. Por essa relação, torna-se possível calcular a droga livre *in vivo* se são conhecidas a concentração total e a fração livre.

$$C_u = (C_T)(f_u) \quad (105)$$

O reconhecimento de alterações no estado de ligação a proteínas é importante porque isso pode modificar substancialmente a farmacocinética de uma droga. A seção anterior descreveu o impacto do estado de ligação a proteínas na depuração, com referência à concentração total de fármaco. Alterações no estado de ligação a proteínas também podem acarretar modificações de outros parâmetros farmacocinéticos. O volume de distribuição no estado de equilíbrio pode ser expresso como

$$V_{ss} = V_{sangue} + V_{TW}\frac{f_u}{f_{u_T}} \quad (106)$$

onde V_{TW} é o volume de água tissular e f_{uT} é a fração livre do fármaco no tecido. Da relação na Equação 106 (que é análoga à Equação 12, para fármacos com um volume de distribuição > 50 L), fica claro que uma queda na ligação a proteínas (isto é, um aumento na f_u) resulta em um aumento do V_{SS}. O impacto de modificações da f_u na meia-vida de drogas com grande volume de distribuição pode ser avaliado pelas Equações 18 e 87 ou 88. O impacto resultante de alterações no estado de ligação a proteínas depende da magnitude dessas modificações de ligação no V_{SS} e na CL_T.

As duas principais proteínas de ligação a fármacos do plasma são a albumina e a glicoproteína α^1-ácida (GAA). A albumina é a principal proteína no plasma e no espaço extracelular fora do plasma, estando presente em concentrações entre 3,5 a 5,5 g/dL em indivíduos normais hígidos. A albumina é a proteína de ligação primordial para fármacos ácidos, como salicilato, tolbutamida ou varfarina. Várias doenças podem acarretar uma queda acentuada da concentração de albumina, como síndrome nefrótica, queimaduras graves, hepatopatias, desnutrição e algumas condições inflamatórias crônicas.[18] Portanto, estados mórbidos podem causar um aumento da f_u nos fármacos com ligação significativa à albumina.

A substância GAA pertence à família das *proteínas de fase aguda*, substâncias endógenas cuja concentração aumenta acentuadamente em certas condições de estresse. As concentrações normais da GAA variam entre 80 e 120 mg/dL, mas podem subir a mais de 300 mg/dL em pacientes submetidos a situações de grande estresse, como cirurgia, trauma ou queimaduras. Elevações mais moderadas da GAA foram observadas em pacientes após infarto do miocárdio ou com doenças inflamatórias como a doença de Crohn. O aumento da concentração de GAA acarreta uma queda da f_u, e a GAA é a principal proteína de ligação de muitos fármacos básicos e lipofílicos.

Uma causa importante de interações medicamentosas é a competição por sítios de ligação a proteínas. Cada molécula de albumina contém pelo menos quatro sítios de ligação a fármacos, dois dos quais são sítios onde a maioria das drogas que se ligam à albumina interage com outras moléculas. Se dois fármacos se ligam ao mesmo sítio na proteína, eles competirão pela ligação. Assim, a adição de um fármaco ao esquema terapêutico já em uso por um paciente pode resultar em deslocamento de moléculas de uma droga já ligada. Contudo, como descrito neste capítulo na seção *Depuração Hepática*, esses tipos de interação raramente são significativos (ou seja, essas alterações não alteram significativamente a concentração de droga livre). Portanto, embora as interações devido à ligação a proteínas sejam provavelmente as interações medicamentosas mais relatadas, elas raramente exigem modificações na terapêutica.

FARMACOCINÉTICA DEPENDENTE DE DOSE E DE TEMPO

Até agora, pressupusemos que os processos de absorção, distribuição, metabolismo e eliminação dos fármacos são caracterizados por constantes de primeira ordem, e os conceitos e equações gerais apresentados são aplicáveis a uma ampla gama de drogas, com modificações. Além disso, com qualquer dos modelos farmacocinéticos (compartimental, não-compartimental ou fisiológico), várias hipóteses básicas se aplicam, em particular o princípio da superposição. Em outras palavras, as medidas da concentração plasmática do fármaco, excreção urinária de droga inalterada ou quantidade de metabólito presente na bile aumentam proporcionalmente à dose. Quando essas medidas ou outras observações são corrigidas para a dose, encontram-se valores idênticos ou que podem ser sobrepostos. Assim, os parâmetros farmacocinéticos V_D, CL_T e F continuam constantes em relação ao tempo e à dose ou concentração.

Porém os processos que controlam a disposição dos fármacos são biológicos, sendo alguns portanto mediados por carreadores ou enzimas especializadas. Em determinadas condições, esses processos podem se saturar, e alterações na dose podem gerar modificações desproporcionais, p. ex., na concentração, quantidade de metabólito produzido, etc. O Quadro 58.2 relaciona algumas das várias causas de comportamento farmacocinético não-linear.

Não-linearidade é um termo aplicado a todas as situações em que a representação gráfica dos dados de concentração *versus* tempo não pode ser completamente resolvida em componentes logaritmicamente lineares (ou seja, processos de primeira ordem). Há várias causas para a não-linearidade, como metabolismo de capacidade limitada, absorção de capacidade limitada, metabolismo de primeira passagem saturado, mudanças no suprimento sangüíneo para o local de absorção e/ou órgão de eliminação, formas farmacêuticas com taxas de dissolução ou liberação baixas ou erráticas, baixa solubilidade do fármaco, ou alterações induzidas por drogas na função dos

Quadro 58.2 Exemplos de Mecanismos para Farmacocinética Dependente de Dose e de Tempo (Disposição Medicamentosa Não-linear)

PROCESSO CINÉTICO E MECANISMO	EXEMPLOS
Absorção gastrintestinal	
Transporte saturável	Riboflavina, penicilinas
Metabolismo intestinal	Salicilamida
Biotransformação	
Metabolismo saturável	Fenitoína, salicilato
Inibição do produto	Fenitoína (rato)
Depleção de co-substrato	Acetaminofeno
Ligação a proteínas plasmáticas	Prednisolona, disopiramida
Excreção renal	
Filtração glomerular/ligação a proteínas	Naproxeno
Secreção tubular	Ácido *p*-amino-hipúrico, mezlocilina
Reabsorção tubular	Riboflavina, cefapirina
Excreção biliar	
Secreção biliar	Iodipamida, bromossulfoftaleína
Ciclo êntero-hepático	Cimetidina, isotretinoína
Distribuição tissular	
Ligação a proteínas plasmáticas	Prednisolona, ceftriaxona
Captação hepática	Indocianina verde, varfarina (rato)
Transporte liquórico	Benzilpenicilinas
Captação celular	Meticilina (coelho)
Ligação aos tecidos	Ciclosporina, didesoxiinosina (rato)

órgãos ou na temperatura corporal. A disposição não-linear de fármacos é primariamente determinada pela medida da farmacocinética para vários níveis de dosagem. Quando um metabolismo enzimático de capacidade limitada é a fonte da não-linearidade, a equação de Henri-Michaelis-Menten

$$Velocidade = \frac{V_{MAX} C_{SS}}{K_M + C_{SS}} \quad (107)$$

pode ser aplicada para avaliar a relação velocidade *versus* concentração do substrato (fármaco). Há várias técnicas para a determinação da causa direta da não-linearidade na cinética do fármaco, inclusive o cálculo direto da CL_T, CL_{ORAL}, F, V_{SS} e V_1. Mais comumente, a falta de superposição (aumento desproporcional da *ASC* com o aumento da dose) indica a não-linearidade do sistema.

LIGAÇÃO A PROTEÍNAS — Quando a quantidade de fármaco ligado a proteínas plasmáticas se aproxima da saturação, a porcentagem de fármaco livre pode variar consideravelmente com o aumento da dose. Em condições de saturação, por exemplo, após uma superdosagem por salicilato, a f_u pode variar consideravelmente com a quantidade total de droga no organismo, e, portanto, alguns parâmetros farmacocinéticos, como o volume de distribuição, podem ser influenciados.

CINÉTICA DEPENDENTE DE TEMPO — A carbamazepina é uma droga com depuração intrínseca baixa a moderada, que também induz um aumento da atividade do sistema enzimático de biotransformação pelo qual ela própria é metabolizada. Essa indução causa um aumento da depuração total e diminui a meia-vida. Como essa auto-indução do metabolismo só ocorre após vários intervalos de dosagem com doses repetidas, a farmacocinética varia com o tempo. A inibição *alostérica* (*feedback*) por acúmulo de metabólitos do fármaco, ou um efeito da droga de prejudicar sua via de eliminação, também acaba por causar mudanças na farmacocinética dependentes de tempo e de dose. Fármacos que causam a depleção de fatores intermediários que são repostos lentamente, como a depleção da norepinefrina pela reserpina ou a depleção do sulfato inorgânico pelo acetaminofeno, também vão apresentar efeitos dependentes de tempo.

CINÉTICA DEPENDENTE DE DOSE — Quando a via de eliminação é saturada pela capacidade limitada do metabolismo ou da excreção renal, é evidente que a depuração total do fármaco irá diminuir e a meia-vida aumentar à medida que se aumenta a dose. Exemplos de fármacos importantes que apresentam cinética dependente de dose são o ácido salicílico, a fenilbutazona, a probenecida, a levodopa, a fenitoína, a heparina e o dicumarol. O etanol segue essencialmente uma cinética de eliminação de ordem zero em concentrações sangüíneas maiores que 0,02 a 0,04%, o que constitui um fato de importância social e legal considerável.

O ácido salicílico é um dos exemplos mais interessantes de cinética dependente de dose por várias causas. Essa substância é eliminada do organismo por pelo menos cinco processos paralelos que apresentam competição.[19] Dois desses são processos saturáveis de formação do ácido salicilúrico (o conjugado glicínico do ácido salicílico) e do glicuronídio salicilfenol. Os outros três processos de eliminação, excreção do fármaco inalterado na urina e formação de ácido gentísico e salicil glicuronídio são processos de primeira ordem. A meia-vida do ácido salicílico aumenta de 3 h para 20 h quando a dose é aumentada de 300 mg para 10 g. Em baixas doses, a meia-vida é de cerca de 3 h, o volume aparente de distribuição, de cerca de 9 L, e a depuração total pode ser estimada em 2 L/h. A ligação do ácido salicílico à albumina também é saturável, saturação essa que ocorre mesmo em doses terapêuticas (baixas) do fármaco. Portanto, à medida que a quantidade de droga no organismo aumenta, a $CL_{u,int}$ diminui, enquanto a f_u sobe. Esses dois efeitos tendem a se opor, tanto que a depuração total se mantém relativamente inalterada dentro do intervalo antiinflamatório de concentrações de droga livre (entre 10 e 60 mg/L; Fig. 58.19[20]). Finalmente, a excreção renal do ácido salicílico (pK_a = 3,5) pode ser aumentada pela alcalinização da urina, resultando em reabsorção tubular renal diminuída (dados não mostrados). As conseqüências toxicológicas da superdosagem por ácido salicílico são bem conhecidas, mas não é sempre lembrado que, à medida que sobem as concentrações do fármaco, a quantidade total de droga no organismo aumenta desproporcionalmente à concentração plasmática total.

CONSIDERAÇÕES ESTEREOQUÍMICAS

Dos fármacos comercialmente disponíveis, cerca de 60% são quirais. A maioria desses é posta no mercado sob a forma de misturas racêmicas. Isso revela a importância de se conhecer o impacto da estereoquímica na farmacocinética e na farmacodinâmica. Embora se saiba há muito tempo que isômeros ópticos muitas vezes diferem na potência do efeito farmacológico ou tóxico, apenas recentemente passou-se a dar mais aten-

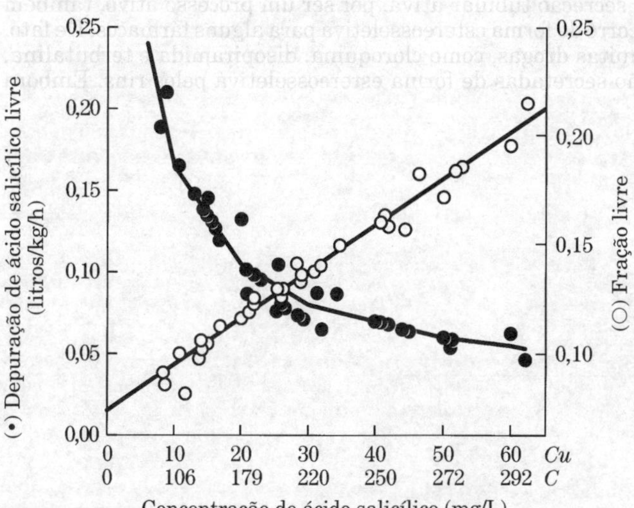

Fig. 58.19 A depuração de um fármaco livre (●), determinada em condições de equilíbrio, e a fração livre no plasma (○) variam inversamente à medida que é aumentada a concentração do ácido salicílico. As concentrações plasmáticas totais de ácido salicílico correspondentes se superpõem à escala linear da concentração de droga livre; 1 mg/L = 7,2 micromolar. (Cortesia, redesenhado de Furst, Tozer e Melmon[20].) (Reproduzido com permissão de CV Mosby.)

ção à influência da quiralidade nos processos farmacocinéticos envolvidos na absorção, distribuição e eliminação. Isso se deveu principalmente ao fato de que não havia a metodologia analítica necessária para separar os enantiômeros de um fármaco. O desenvolvimento recente de métodos razoavelmente baratos para a separação de estereoisômeros levou a uma melhor avaliação da farmacocinética de fármacos que são administrados como misturas racêmicas.

Enantiômeros apresentam propriedades físicas e químicas idênticas, apesar de diferenças significativas na configuração espacial. Assim, processos biológicos de natureza passiva (e que portanto dependem exclusivamente das propriedades físicas e químicas da molécula) não apresentam seletividade para um ou outro isômero. Em contrapartida, processos biológicos que se baseiam na interação da molécula do fármaco com uma macromolécula (como ligação a proteína ou metabolismo) podem apresentar estereosseletividade. Esse conhecimento permite algumas generalizações acerca de quando os processos farmacocinéticos podem diferir entre enantiômeros.

ABSORÇÃO — Como a maioria dos fármacos é absorvida por difusão passiva, não apresentam alterações estereosseletivas na absorção. Drogas que são absorvidas por transporte ativo ou por meio de carreadores podem ter tal estereosseletividade. Na verdade, a demonstração de que uma absorção é estereosseletiva é uma forte evidência de que esse processo ocorre via um carreador.

LIGAÇÃO A PROTEÍNAS — As associações de fármaco com proteínas plasmáticas exigem a interação de uma molécula pequena com uma macromolécula, interação essa que é dependente da configuração espacial de ambos os componentes. Não deve causar surpresa, portanto, o achado de o estado de ligação a proteínas apresentar estereosseletividade para algumas drogas, como disopiramida, ibuprofeno, mexiliteno, propranolol e verapamil.

METABOLISMO — A biotransformação exige a interação de um fármaco com uma enzima, uma interação na qual é crítico o arranjo espacial. Muitas drogas que sofrem metabolismo apresentam depuração hepática estereosseletiva. Por exemplo, a depuração oral de verapamil (um fármaco de alta depuração intrínseca) apresenta uma intensa estereosseletividade, sendo a razão entre as depurações orais dos isômeros *R* e *S* de cerca de 4.

EXCREÇÃO RENAL — A filtração nos rins é um processo passivo. No entanto, se o fármaco se liga a proteínas de modo estereosseletivo, a filtração também terá essa característica. A secreção tubular ativa, por ser um processo ativo, também ocorre de forma estereosseletiva para alguns fármacos. De fato, muitas drogas, como cloroquina, disopiramida e terbutalina, são secretadas de forma estereosseletiva pelos rins. Embora não seja esperado que a reabsorção tubular passiva apresente efeitos estereosseletivos, a reabsorção ativa pode apresentá-los, como demonstrado para algumas substâncias endógenas tais como a glicose e aminoácidos.

REFERÊNCIAS

1. Swerdloff RS, *et al. Diabetes* 1967; 16: 161.
2. Edwards DJ, *et al. Clin Pharmacokinet* 1982; 7: 421.
3. Sulh H, *et al. Clin Pharmacol Ther* 1986; 40: 604.
4. Barr WH. *Am J Pharm Educ* 1968; 52: 958.
5. Øie S, Tozer TN. *J Pharm Sci* 1979; 68: 1203.
6. Williams RL, *et al. Clin Pharmacol Ther* 1977; 21: 301.
7. Truitt EB Jr, *et al. J Pharmacol Exp Ther* 1950; 100: 309.
8. Gibaldi M, Perrier D. *Pharmacokinetics,* 2nd ed. New York: Dekker, 1982, pp 30, 276, 441.
9. Jusko WJ. In *Applied Pharmacokinetics. Principles of Therapeutic Drug Monitoring,* 3rd ed. Evans WE, Schentag JJ, Jusko WJ, eds. Spokane, WA: Applied Therapeutics, 1992, 2-1.
10. Nuesch EA. *Drug Metab Rev* 1984; 15: 103.
11. Yeh KC, Kwan KC. *J Pharmacokinet Biopharm* 1978; 6: 79.
12. Benet LZ, Galeazzi RL. *J Pharm Sci* 1979; 68: 1071.
13. Karol MD. *Biopharm Drug Dispos* 1990; 11: 179.
14. Bigger JT. *Am J Med* 1975; 58: 479.
15. Morgan DJ, Smallwood RA. *Clin Pharmacokinet* 1990; 18: 61.
16. Wilkinson GR, Shand DG. *Clin Pharmacol Ther* 1975; 18: 377.
17. Tucker GT. *Br J Clin Pharmacol* 1981; 12: 761.
18. Svensson CK, *et al. Clin Pharmacokinet* 1986; 11: 450.
19. Levy G, Tsuchuya T. *N Engl J Med* 1972; 287: 430.
20. Furst DE, Tozer TN, Melmon KL. *Clin Pharmacol Ther* 1979; 26: 380.

BIBLIOGRAFIA

Evans WE, Schentag JJ, Jusko WJ. *Applied Pharmacokinetics. Principles of Therapeutic Drug Monitoring,* 3rd ed. Spokane, WA: Applied Therapeutics, 1992.

Gibaldi M. *Biopharmaceutics and Clinical Pharmacokinetics,* 4th ed. Philadelphia: Lea & Febiger, 1991.

Gibaldi M, Perrier D. *Pharmacokinetics,* 2nd ed. New York: Dekker, 1982.

Pecile A, Rescigno A. *Pharmacokinetics. Mathematical and Statistical Approaches to Metabolism and Distribution of Chemicals and Drugs.* New York: Plenum Press, 1988.

Pratt WB, Taylor P. *Principles of Drug Action. The Basis of Pharmacology,* 3rd ed. New York: Churchill Livingstone, 1990.

Reidenberg MM, Erill S, eds. *Drug-Protein Binding,* Esteve Found Symp I. New York: Praeger Publ, 1986.

Rowland M, Tozer TN: *Clinical Pharmacokinetics. Concepts and Applications,* 3rd ed. Philadelphia: Lea & Febiger, 1995.

Shargel L, Yu ABC. *Applied Biopharmaceutics and Pharmacokinetics.* Norwalk, CT: Appleton & Lange, 1993.

Winter ME. *Basic Clinical Pharmacokinetics,* 3rd ed. Spokane, WA: Applied Therapeutics, 1994.

CAPÍTULO **59**

Farmacocinética Clínica

Douglas E Rollins, MD, PhD
Professor of Pharmacology and Toxicology
College of Pharmacy
University of Utah
Salt Lake City, UT 84112

No Cap. 58 foram apresentados os princípios básicos da farmacocinética. A farmacocinética clínica é a disciplina na qual esses princípios são aplicados ao desenvolvimento de esquemas racionais de dosagem. Neste capítulo, os conceitos de farmacocinética são colocados em perspectiva com o desenvolvimento de esquemas posológicos individualizados. São enfatizadas a importância clínica dos processos de absorção, distribuição e eliminação dos fármacos e a influência das doenças nesses processos. São dados exemplos de como os princípios farmacocinéticos podem ser aplicados no cálculo e na correção de esquemas posológicos que levem em conta tanto as propriedades farmacocinéticas e farmacodinâmicas dos fármacos quanto doenças que as modifiquem. Além disso, são discutidos os princípios da monitoração terapêutica dos fármacos e o uso racional dessa ciência clínica no tratamento dos pacientes.

Um esquema posológico individualizado leva em consideração a dose ou quantidade de fármaco a ser administrado, o intervalo entre as doses, a via de administração e os fatores relacionados ao paciente que possam mudar durante o curso do tratamento. Esses fatores próprios de cada paciente implicam a necessidade de monitoração dos efeitos terapêuticos e adversos do fármaco. As decisões acerca de dose, intervalo de dosagem e via de administração baseiam-se no conhecimento clínico a respeito da doença a ser tratada, na eficácia do fármaco no tratamento dessa doença e na absorção, distribuição e eliminação da droga.

ABSORÇÃO

Os fármacos são administrados por diversas vias, como intravenosa, intramuscular, inalatória, oral, retal, vaginal e tópica cutânea. A escolha da via depende dos vários fatores relacionados ao paciente ou à droga discutidos no Cap. 57. Em termos práticos, o mais importante a ser considerado nessa escolha são a disponibilidade sistêmica de determinada preparação, a velocidade e o grau de absorção do fármaco e a conveniência do paciente.

VIA ORAL — Essa é a via mais escolhida devido à facilidade de administração e à boa aceitação pelo paciente. No entanto, as muitas variáveis envolvidas na absorção dos fármacos no estômago e no intestino delgado tornam a via oral bastante complexa.

Os gráficos de concentração plasmática-tempo refletem algumas dessas complexidades. Uma delas são as taxas de absorção relativas de diferentes apresentações do mesmo fármaco (Fig. 59.1[1]). Representado como *A* está uma preparação simples e rapidamente absorvida, enquanto *B* é um derivado da mesma base que é absorvido mais lentamente. As biodisponibilidades de *A* e *B* são as mesmas, e *C* é o mesmo composto que *B*, porém em uma apresentação que possui apenas 50% da sua biodisponibilidade. *A* é absorvido rapidamente (ou seja, o k_a de *A* é maior que os de *B* ou *C*), e sua concentração máxima encontra-se dentro do intervalo de concentrações plasmáticas terapêuticas.

A vantagem de uma preparação como *A* é a rapidez de sua resposta farmacodinâmica, visto que essa está relacionada à concentração plasmática. Para que se compreenda melhor a relevância clínica disso, considere-se que *A* seja o sulfato de quinidina, uma droga antiarrítmica. A constante de absorção (k_a) do sulfato de quinidina é maior que sua constante de eliminação (k_{el}), e a concentração máxima geralmente é atingida em 1 a 2 horas. Uma absorção rápida é importante em situações clínicas em que há algum grau de urgência.

No início do tratamento para contrações ventriculares prematuras potencialmente perigosas, pode ser desejável utilizar uma preparação com as características do sulfato de quinidina. A meia-vida da quinidina é de 4 a 6 horas, portanto são necessárias doses freqüentes (a cada 4 horas) para que se mantenham concentrações sangüíneas terapêuticas. Uma meia-vida curta pode ser vantajosa, visto que o estado de equilíbrio dinâmico é alcançado nas primeiras 24 horas (princípio do platô). Portanto, em um dia já se pode decidir se a quinidina vai ser útil ou não na supressão das contrações ventriculares prematuras. Contudo, o fato de o fármaco precisar ser administrado a cada 4 a 6 horas é um tanto desvantajoso visto que é inconveniente para o paciente e pode dificultar sua adesão ao tratamento.

Já a apresentação *B*, com sua taxa de absorção mais lenta, atinge uma concentração máxima mais baixa e em um intervalo de tempo maior, mesmo quando administrada na mesma dose que *A*. Isso tem conseqüências clínicas. Por exemplo, considerando-se *B* a apresentação de liberação prolongada do gliconato de quinidina, esse seria menos indicado que o sulfato para o início do tratamento, quando é necessária uma resposta rápida. Devido à sua absorção prolongada, o gliconato geralmente é administrado a cada 8 a 12 horas. Isso ocorre porque a taxa de absorção mais lenta possibilita que se aumentem as doses proporcionalmente ao seu intervalo, sem que com isso as concentrações máximas atinjam níveis tóxicos.

Para tratar um paciente para o qual é necessário um efeito rápido, porém não imediato (como no caso de contrações ventriculares prematuras assintomáticas), é aconselhável o uso, no início do tratamento, de uma apresentação que seja rápida e completamente absorvida. Tendo o fármaco já se mostrado efetivo para determinado paciente, a apresentação pode ser trocada por outra com características semelhantes às de *B*. Desse modo, obtém-se uma administração menos freqüente e uma melhor adesão do paciente ao tratamento.

A apresentação representada por *C*, *na mesma dose* que *A* ou *B*, provavelmente não é um meio aceitável para a administração desse fármaco. A quantidade total de *C* que é absorvida é apenas metade da de *B* (a área sob a curva concentração

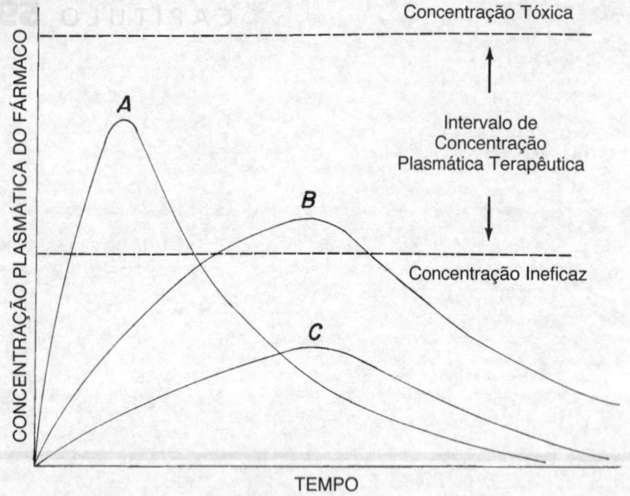

Fig. 59.1 Curvas de concentração plasmática-tempo do fármaco de três formas farmacêuticas da mesma droga. *A* é absorvido rápida e completamente. *B* não é absorvido tão rapidamente quanto *A*, mas apresenta disponibilidade de 100%. *C* atinge a concentração máxima no mesmo tempo que *B*, porém com apenas 50% de sua disponibilidade. (Cortesia, adaptação, Benet[1].)

plasmática-tempo, *ASC*, para *C* equivale à metade da *ASC* para *B*). Assim, seria preciso o dobro da dose para que se atingissem concentrações sangüíneas equivalentes às de *A* ou *B*.

O tratamento da asma com teofilina é um exemplo em que uma apresentação rapidamente absorvida é utilizada no início da terapia e outra, de liberação prolongada, é utilizada na manutenção. Quando um paciente apresenta uma crise de asma aguda ou uma agudização de bronquite que exijam broncodilatação, é aconselhável o uso de complexo teofilina-etilenodiamina (aminofilina). Essa apresentação pode ser administrada por via intravenosa ou oral. A primeira deve ser utilizada inicialmente no paciente asmático agudo que precise de tratamento imediato; nesse caso, portanto, a resposta terapêutica inicial não sofreria a influência da biodisponibilidade nem de um retardo na obtenção de concentrações plasmáticas terapêuticas.

Após uma dose de ataque de aminofilina (ver em *Distribuição*, adiante), o fármaco deve ser administrado por infusão intravenosa contínua até que os sintomas iniciais tenham sido controlados, o que pode levar de 24 a 72 horas. Em pacientes com sintomas mais brandos, a aminofilina pode ser administrada por via oral quatro vezes ao dia. Assim que o paciente melhorar e for estabelecida uma dose efetiva de teofilina, pode-se introduzir uma forma farmacêutica de liberação prolongada como tratamento de manutenção.

A absorção e a biodisponibilidade de Theodur e Sustaire, duas apresentações de teofilina de liberação prolongada, permitem intervalos entre as doses de 12 horas; Slo-Phyllin Gyrocaps pode ser administrado a cada 8 horas. A dose diária total de teofilina que tenha sido necessária durante a administração intravenosa de aminofilina deve ser dividida em doses orais menores administradas em intervalos apropriados para as características da preparação ou forma farmacêutica utilizada.

É importante lembrar que as características da absorção e da curva concentração plasmática-tempo para essas preparações geralmente são estabelecidas a partir de voluntários sadios ou asmáticos sem nenhuma outra doença. Pacientes que eliminam a teofilina rapidamente (ou seja, fumantes) necessitam de dosagens maiores, e o intervalo entre as doses deve ser reduzido a fim de evitar sintomas de asma recorrentes entre uma dose e outra.

As formas farmacêuticas de liberação prolongada ainda possuem a vantagem de acarretar menos flutuações nas concentrações sangüíneas que as de absorção rápida. Há evidências de que, para alguns fármacos, quando se evitam as rápidas alterações nas concentrações sangüíneas, aumenta-se a eficácia e diminuem-se os efeitos adversos. Por exemplo, a dose de fentanil ou cetamina necessária para manter anestesia foi reduzida praticamente à metade quando essas drogas passaram a ser infundidas continuamente em vez de administradas por meio de injeções intravenosas rápidas intermitentes.[2]

Essa diminuição da dose também resultou em recuperação mais rápida e sedação menos prolongada. Esses achados sugerem que a redução da flutuação das concentrações plasmáticas diminuiria a dose total necessária. Se tal redução também se aplica às formas farmacêuticas de liberação prolongada, essa seria uma outra vantagem de seu uso.

A biodisponibilidade de determinado produto farmacêutico, seja qual for a via de administração, pode ser determinada pela comparação da *ASC* do fármaco administrado pela via em estudo com a da mesma dose por via intravenosa (veja Cap. 57). No caso de um fármaco administrado por via oral, é a razão entre a ASC após uma dose oral e a *ASC* após uma dose intravenosa. Uma biodisponibilidade reduzida de uma dose oral pode se dever a uma baixa absorção gastrintestinal (GI) do fármaco causada por solubilização incompleta, à sua degradação na luz GI ou à sua incapacidade de atravessar a mucosa intestinal. Além disso, para alcançar a circulação sistêmica, o fármaco administrado por via oral precisa atravessar a parede do trato GI e, através da veia porta, passar pelo fígado. Assim, a droga pode ser metabolizada em um desses dois locais, o que limita bastante seu aporte da substância original à circulação sistêmica.

Se a extração do fármaco pelo fígado for eficiente, a administração oral resulta em baixa biodisponibilidade e, às vezes, em efeito farmacológico limitado. Isso é comumente chamado de *metabolismo de primeira passagem* (metabolismo pré-sistêmico). O Quadro 59.1 relaciona alguns dos fármacos que apresentam metabolismo de primeira passagem. Como sua extração e sua taxa de metabolismo são altas, o fator limitante na depuração dos fármacos listados no Quadro 59.1 é o fluxo sangüíneo hepático. O metabolismo dessas drogas pode ser classificado como *limitado pelo fluxo sangüíneo*. A importância clínica de alterações do fluxo sangüíneo hepático em relação à biodisponibilidade dos fármacos é discutida em *Tratamento Medicamentoso na Doença Hepática*.

Diferentes apresentações do mesmo fármaco podem ter diferentes biodisponibilidades sistêmicas. A razão entre a ASC de uma apresentação e a de outra é denominada *biodisponibilidade relativa*. Um fármaco geralmente apresenta a maior biodisponibilidade quando administrado por via oral como solução aquosa; logo atrás estão as drogas em suspensão sob forma finamente fragmentada. Contudo, se o fármaco é acondicionado em cápsulas gelatinosas duras ou compactado em comprimidos, sua biodisponibilidade diminui. Além disso, a apresentação de um fabricante de determinado fármaco pode ter uma biodisponibilidade diferente da mesma apresentação de outro fabricante.

No caso de fármacos cuja biodisponibilidade varia significativamente de produto para produto, é aconselhável continuar

Quadro 59.1 Fármacos que Apresentam Metabolismo de Primeira Passagem

Ácido acetilsalicílico	Morfina
Alprenolol	Nitroglicerina
Amitriptilina	Nortriptilina
Desipramina	Pentazocina
Dopamina	Prazosina
Imipramina	Propoxifeno
Isoproterenol	Propranolol
Lidocaína	Salicilamida
Meperidina	Verapamil
Metoprolol	

com o mesmo quando esse demonstrar inicialmente sua eficácia. Se, por razões econômicas ou outras quaisquer, for necessário trocar o produto por outro de fabricante diferente, é bom observar o paciente com atenção para uma possível mudança na resposta clínica, indicativa de uma alteração da biodisponibilidade. Os produtos planejados para serem liberados lentamente às vezes possuem uma baixa biodisponibilidade. Entretanto, isso pode não ser um problema no tratamento de manutenção, caso as concentrações terapêuticas já tenham sido atingidas de maneira consistente.

A presença de alimento no estômago ou intestino pode ter uma grande influência na taxa e no grau (biodisponibilidade) de absorção do fármaco. Estudos iniciais de absorção para um novo fármaco, realizados com voluntários sadios, incluem a comparação entre condições de jejum e de não-jejum. Portanto, para situações gerais e no caso de dietas controladas, a influência da comida na absorção do fármaco deve ser conhecida quando uma nova substância é introduzida no mercado. Infelizmente, as interações entre fármaco e alimento não são coerentes, podendo a presença da última aumentar ou diminuir a absorção do primeiro. O tipo mais comum de interação ocorre quando um constituinte do alimento se liga ao fármaco e o complexo alimento-fármaco não é capaz de atravessar a parede do trato GI. Por exemplo, a formação de complexos com tetraciclinas pode ocorrer quando essas são administradas com laticínios ou antiácidos contendo alumínio, cálcio ou magnésio.

Uma refeição farta no estômago pode retardar o esvaziamento gástrico. Se um fármaco que é absorvido no intestino é ingerido com uma refeição farta, o retardo no esvaziamento gástrico pode se refletir na absorção da droga. Todavia, também se demonstrou que a presença de alimento no estômago pode *aumentar* a absorção de alguns fármacos. Por exemplo, as biodisponibilidades dos bloqueadores β-adrenérgicos, propranolol e metoprolol, aumentam na presença de alimentos.[3] Por isso, devido à dificuldade em se predizer o padrão de absorção de um fármaco na presença de alimento, geralmente se aconselha a administração de drogas com o estômago vazio ou 30 minutos antes das refeições. Uma exceção são as que causam irritação GI ou náuseas; essas devem ser administradas com alimento para que se evitem esses efeitos colaterais. Recomenda-se tomar esses fármacos sempre com alimento a fim de que se compensem as diferenças de absorção que poderiam ocorrer caso fossem administrados ora com alimento, ora sem.

A ingestão de água concomitantemente à administração de certos fármacos pode aumentar sua biodisponibilidade. Administrando-se aspirina, estearato de eritromicina, amoxicilina ou teofilina juntamente com 250 mL de água obtêm-se biodisponibilidades mais altas do que se as mesmas drogas fossem ingeridas com apenas 25 mL de água.[4] É provável que o maior volume de água aumente a absorção do fármaco por otimizar sua dissolução e acelerar o esvaziamento gástrico.

As doenças que acarretam modificações estruturais e funcionais do trato GI também podem alterar a absorção de fármacos administrados oralmente. No entanto, isso não ocorre de modo padronizado; pelo contrário, parece haver uma relação complexa entre o efeito da doença nas funções gástrica e intestinal e a absorção do fármaco em questão. Por exemplo, doenças como diabetes melito e insuficiência renal crônica, que retardam o esvaziamento gástrico, retardam bastante a absorção e o início do efeito de fármacos que só são absorvidos no intestino delgado. Isso tem constituído um problema em alguns casos, como na administração de fenitoína a pacientes com insuficiência renal crônica. A doença celíaca e a doença de Crohn, que causam modificações no epitélio intestinal, têm sido estudadas detalhadamente.[5] Nessas enfermidades, a absorção de alguns fármacos é muito afetada, porém não há um padrão coerente para essa alteração.

Ao se administrar por via oral um fármaco em pacientes com motilidade GI alterada, doenças de estômago, intestino delgado ou grosso, cirurgia gástrica ou intestinal prévia ou infecção GI, há uma probabilidade considerável de que as características de absorção do fármaco nesses pacientes difiram das de voluntários sadios. Isso pode resultar em uma alteração no tempo de concentração máxima ou no grau de absorção. É aconselhável observar tais pacientes com atenção para os efeitos clínicos durante a administração inicial e crônica da droga. Pode-se, assim, identificar a influência das alterações de absorção e corrigir os esquemas posológicos. A monitoração das concentrações sangüíneas do fármaco pode auxiliar na correção da dose.

OUTRAS VIAS — Os fármacos são administrados por diversas vias além da oral, como subcutânea, intramuscular, intravenosa, inalatória, percutânea, bucal, sublingual, retal, vaginal, intra-arterial, intratecal e intra-ocular. A inalação, a aplicação tópica em pele ou mucosas e as vias retal, vaginal, intra-arterial ou intratecal são freqüentemente escolhidas a fim de garantir que o fármaco alcance um local específico com um mínimo de absorção sistêmica. Estando a concentração máxima da droga limitada ao sítio de ação, reduzem-se os efeitos colaterais. No entanto, se forem administradas doses altas por essas vias, pode chegar à circulação sistêmica uma quantidade de fármaco suficiente para produzir efeitos adversos. Portanto, a dose e a preparação devem ser tais que apenas uma quantidade limitada da droga alcance a circulação sistêmica.

Os agonistas β-adrenérgicos metaproterenol e albuterol, quando administrados por inalação, provocam broncodilatação em doses que não causam efeitos colaterais sistêmicos sérios. Da mesma maneira, o corticosteróide beclometasona pode ser administrado por essa via para o tratamento da asma crônica. Doses baixas de beclometasona por via inalatória não produzem os sérios efeitos sistêmicos dos esteróides orais. Contudo, quando a dose é aumentada para mais de duas inalações 4 vezes ao dia, com uma dose diária média de 400 μg, há uma maior incidência de efeitos colaterais, inclusive supressão supra-renal.

A administração *tópica*, outrora utilizada para drogas de efeito local em doenças da pele, está sendo agora estudada para fármacos com efeitos sistêmicos e vem rapidamente adquirindo importância nesse sentido.

A nitroglicerina (NTG) é comumente aplicada na pele sob a forma de pomada ou adesivos transdérmicos. Desse modo, é rapidamente absorvida e garante concentrações sangüíneas persistentes. A NTG sublingual também é empregada na obtenção de concentrações plasmáticas terapêuticas, produzindo efeito sobre a angina em 3 a 5 minutos, não persistindo, porém, por mais de 20 a 60 minutos. Em contrapartida, a pomada de NTG produz concentrações plasmáticas máximas em cerca de 1 hora, e seu efeito sobre a dor da angina pode durar várias horas. Os comprimidos sublinguais devem ser usados para controlar episódios de angina aguda, enquanto a pomada e os adesivos transdérmicos podem ser úteis para prevenir recorrências por períodos prolongados, como durante a noite. A possibilidade de a administração contínua de nitratos por essas vias causar o desenvolvimento de tolerância ainda não está bem definida. Já existem adesivos transdérmicos contendo clonidina, estrogênio, fentanil ou nicotina para o tratamento de hipertensão, terapia de reposição hormonal de estrogênio, analgesia ou como adjunto em programas de abandono do tabagismo, respectivamente.

A administração *intra-arterial* é utilizada para levar um fármaco diretamente ao local-alvo em altas concentrações. Após ter passado pelo local-alvo, a droga é distribuída pelo volume total de sangue, o que reduz sua concentração sistêmica e conseqüentes efeitos colaterais. Um exemplo é o emprego de fármacos citotóxicos no tratamento de tumores primários ou metastáticos do fígado. A infusão do fármaco diretamente na artéria hepática expõe o tumor a concentrações mais altas que as que seriam toleradas pela administração intravenosa. Se a droga for extraída eficientemente pelo fígado, diminui-se a exposição de tecidos sensíveis como a medula óssea e o epitélio GI. Por exemplo, após a infusão de fluxoridina (FUDR) pela artéria hepática, as concentrações na veia hepática são de 2 a 6 vezes maiores que as obtidas com a administração IV, enquanto as concentrações sangüíneas sistêmicas são 75% menores.[6] Assim, o índice terapêutico da FUDR no tratamento do câncer de fígado é aumentado consideravelmente com a infusão através da artéria hepática. Esse tipo de administração seletiva pode ser útil para outros fármacos com baixo índice terapêutico.

A injeção *intratecal* é utilizada para aplicar fármacos na medula vertebral ou encéfalo em uma concentração suficiente para produzir efeito, porém reduzindo a incidência ou a gravidade de efeitos adversos sistêmicos. A injeção intratecal de metotrexato, um quimioterápico usado para câncer, é freqüentemente empregada no tratamento do acometimento do sistema nervoso central (SNC) por leucemia. Estudos estão demonstrando que a administração epidural de morfina, que produz analgesia persistente (6 a 30 horas) com efeitos colaterais mínimos, é útil no tratamento da dor crônica.

DISTRIBUIÇÃO

Assim que é absorvido e alcança a circulação sistêmica, o fármaco é distribuído para os vários tecidos e líquidos corporais. A natureza e a extensão dessa distribuição dependem de vários fatores como a porcentagem do fármaco que está ligado a proteínas plasmáticas ou tissulares, o fluxo sangüíneo para certas partes do corpo, a lipossolubilidade da substância e, conseqüentemente, sua capacidade de atravessar membranas. Na prática clínica, questões a respeito da distribuição de um fármaco surgem freqüentemente em situações em que se está procurando saber o grau de penetração de dado antibiótico no SNC, em abscessos de qualquer localização, em ossos em tratamento para osteomielite e em líquidos corporais específicos como o líquido sinovial.

Na maioria dos casos, a distribuição de um fármaco no organismo é determinada pela natureza do primeiro. Contudo, a distribuição é ocasionalmente modificada pela doença para a qual está sendo usada a droga. Por exemplo, em indivíduos sadios, a concentração da penicilina no SNC é muito menor que no soro. Porém, em pacientes com meninges inflamadas, como os com meningite bacteriana, altas doses diárias de penicilinas podem resultar em concentrações bactericidas no liquor. Assim, as meningites pneumocócica e meningocócica podem ser tratadas eficazmente com penicilina IV. Essa maior penetração no SNC é explicada pelo fato de meninges inflamadas serem mais permeáveis à penicilina. Além disso, o transporte ativo de penicilina do liquor para o plasma pode estar prejudicado na meningite, contribuindo para o aumento da concentração de penicilina no sistema nervoso central.

No Cap. 58, foi apresentado o termo *volume de distribuição* (V_d). Embora o V_d de um fármaco seja um importante conceito farmacocinético, é importante lembrar que conhecer o V_d de uma droga não significa saber como e onde ela é distribuída no organismo. A natureza abstrata do V_d pode ser ilustrada com a amitriptilina, um antidepressivo tricíclico. O V_d da amitriptilina é de 20 L/kg, o que representa um V_d total de 1.400 L para um homem de 70 kg. Esse alto V_d indica que a concentração de fármaco no plasma é pequena em relação à contida nos compartimentos extravasculares, o que implica concentrações tissulares provavelmente muito altas. Como o volume total de água em um homem de 70 kg é menor que 70 L, um *Vd* de 1.400 L também mostra que esse índice não representa um volume real. Fármacos com V_d alto geralmente são amplamente distribuídos para os tecidos, onde costumam estar ou ligados a constituintes tissulares, como o DNA ou outras macromoléculas, ou dissolvidos em lipídios. Por outro lado, as drogas amplamente ligadas a proteínas *plasmáticas* apresentam um V_d mais baixo.

Uma situação na qual é útil o conhecimento do V_d é o tratamento de uma vítima de superdose medicamentosa grave. Se uma droga como a amitriptilina possui um baixo V_d, é provável que, após uma superdose, nem hemodiálise nem hemoperfusão sejam eficazes para reduzir a concentração total do fármaco no organismo. A diálise pode baixar a concentração plasmática da droga temporariamente, mas ela será redistribuída dos tecidos para o plasma logo após o término do procedimento.

O conhecimento do V_d também é importante na determinação da dose de ataque de um fármaco, que é a dose administrada no início do tratamento com o objetivo de elevar a concentração plasmática ao nível que se deseja durante a manutenção. Um exemplo mostrará como o V_d é usado na determinação da dose de ataque da teofilina. O V_d da teofilina é de cerca de 0,5 L/kg, e a concentração plasmática geralmente desejada é de 10 μg/mL (10 mg/L). A Equação 58.8 (Cap. 58) mostra que

$$V_d = \frac{fD}{C_p}$$

onde f é o fator de biodisponibilidade ou a fração do fármaco que alcança a circulação sistêmica, D é a dose administrada do fármaco e C é a concentração plasmática desejada. Como o f da teofilina é 0,96, pode-se considerá-lo igual a 1. Assim,

$$0{,}5\ \text{L/kg} = \frac{1 \cdot D}{10\ \text{mg/L}}$$

e

$$D = 5\ \text{mg/kg} = 350\ \text{mg/70 kg}$$

Essa dose, administrada por infusão IV em 30 minutos, ou por solução oral ou por comprimido sem revestimento rapidamente dissolvido, resultará em uma concentração plasmática máxima de teofilina de aproximadamente 10 mg/L em pacientes que não tenham recebido essa substância recentemente.

O V_d geralmente é considerado um parâmetro constante de um fármaco, assim a dose de ataque não depende de mudanças subseqüentes na eliminação do fármaco induzidas por alguma doença. Por exemplo, a dose de ataque de gentamicina em um paciente com insuficiência renal grave geralmente não é diferente da de um outro com função renal normal.

No entanto, é preciso avaliar a gravidade de insuficiência renal de um paciente por meio da medida da depuração da creatinina (ver adiante) antes de se calcular a dose de manutenção. Todavia, existem algumas situações clínicas nas quais os V_ds de vários fármacos podem ser modificados, sendo preciso então alterar a dose de ataque apropriadamente. O V_d de uma droga pode ser influenciado por diversos fatores como ligação a proteínas, doenças, biotipo e idade. De modo geral, o efeito de alterações na ligação a proteínas no V_d só é importante para fármacos cuja taxa de ligação é igual ou maior que 90%.

Um exemplo é o comportamento do propranolol em pacientes hepatopatas crônicos. Esses apresentam um V_d significativamente elevado porque a ligação às proteínas plasmáticas está reduzida e uma maior fração de fármaco livre tem acesso aos tecidos. O V_d da digoxina é geralmente menor em pacientes com insuficiência cardíaca congestiva (ICC) grave que naqueles com débito cardíaco normal. Conseqüentemente, a dose de ataque da digoxina é reduzida nesses pacientes. A desidratação grave e a sepse resultam em contração do espaço extracelular e conseqüente queda do V_d de fármacos que se concentram fortemente nesse espaço fisiológico.

O grau de obesidade também pode afetar o V_d de alguns fármacos. O V_d relativo (Δ'; V_d/kg) de drogas hidrossolúveis porém insolúveis em lipídios varia inversamente com a porcentagem de gordura corporal; o Δ' de drogas lipossolúveis porém insolúveis em água, em contrapartida, varia diretamente com a gordura corporal. Mesmo em pacientes extremamente obesos, o aumento do peso corporal pode não ser acompanhado por um aumento no V_d, como ocorre com os antibióticos aminoglicosídios, que não se distribuem no tecido adiposo.

O cálculo da dose de ataque desses antibióticos em pacientes obesos ilustra esse problema. Se o peso corporal real, e não o peso corporal ideal ou a massa magra, for usado para calcular a dose de ataque de um antibiótico aminoglicosídio, podem ocorrer concentrações máximas em pacientes obesos. No entanto, é preferível uma dose de ataque excessiva ao risco de possíveis concentrações subterapêuticas advindas de uma dose ajustada malcalculada em um paciente gravemente doente.

O cálculo das doses de manutenção deve ser realizado utilizando-se o peso corporal ideal, para que se evitem concentrações plasmáticas máximas persistentemente elevadas. Sabe-se que crianças no primeiro ano de vida possuem um espaço extracelular proporcionalmente maior que o dos adultos. Portanto, o Δ' de alguns fármacos também é maior. Isso já foi provado para ampicilina, ticarcilina e amicacina. Em pacientes idosos, são freqüentes as mudanças do V_d em decorrência de alterações da massa magra. Demonstrou-se um aumento linear do Δ' do diazepam em função da idade.[7]

É preciso lembrar sempre que o V_d de um fármaco em determinado paciente pode mudar durante o tratamento. Um exemplo seria um desidratado grave tratado com líquidos intravenosos. Infelizmente, não há como medir com exatidão o V_d de um fármaco em um paciente antes de administrá-lo. Portanto, quando houver suspeitas de alterações no V_d, é importante monitorizar as concentrações sangüíneas ou a evolução clínica para garantir concentrações plasmáticas terapêuticas, e não tóxicas ou inadequadas. Isso é particularmente importante na administração cumulativa inicial de um fármaco ou de uma dose de ataque.

LIGAÇÃO A PROTEÍNAS — O efeito farmacológico está estreitamente relacionado à concentração de fármaco livre em seu sítio de ação. No entanto, todos os fármacos se apresentam, em maior ou menor grau, ligados a proteínas plasmáticas ou tissulares, e a concentração de droga livre muitas vezes representa apenas uma fração de sua quantidade total no organismo. Para a maioria dos fármacos, obtém-se a concentração de droga total no plasma, e esse índice é relacionado a um dado efeito terapêutico observado. Desse modo, as concentrações terapêuticas recomendadas são geralmente expressas em termos de concentração da droga total no plasma, pelo simples fato de essa ser muito mais fácil de ser mensurada que a de droga livre. No caso de uma perturbação do estado de ligação a proteínas, mais ou menos fármaco pode encontrar-se livre no plasma (e, logo, livre no local de ação), e as diretrizes *padrões* acerca das concentrações terapêuticas do fármaco não mais se aplicam. Isso é ainda mais complexo, visto que alterações no estado de ligação a proteínas podem ocasionar mudanças na eliminação e na distribuição. Definitivamente, é necessário que se compreendam as conseqüências terapêuticas das alterações no estado de ligação a proteínas, a fim de que se individualize o tratamento medicamentoso.

Entre os principais fatores que influenciam o estado de ligação da droga a proteínas estão os tipos de proteínas disponíveis para ligação, as capacidades e afinidades de ligação e a presença de substâncias competidoras, sejam endógenas ou outros fármacos. A principal proteína do soro é a albumina, e portanto sua ligação a fármacos já foi estudada detalhadamente. Também já foi demonstrada a relevância clínica da ligação de lipoproteína e glicoproteína α_1-ácida a certos fármacos. Há poucos dados a respeito da capacidade de outras proteínas plasmáticas se ligarem à maioria das drogas.

No tocante à ligação a proteínas, os fármacos podem ser classificados como ácidos ou básicos (Quadro 59.2). Fármacos ácidos geralmente se ligam à albumina plasmática, e, quando há a administração concomitante de mais de um deles, um pode deslocar o outro de seu sítio de ligação. Fármacos básicos, por sua vez, podem ligar-se tanto à albumina quanto à glicoproteína α_1-ácida. Se um fármaco é deslocado de seu local de ligação por uma outra droga ou em virtude de uma doença, a concentração de sua forma livre no plasma (e no local receptor) aumentará temporariamente, o que se refletirá na resposta farmacológica.

O impacto clínico desse deslocamento depende da quantidade total de fármaco no organismo sob a forma ligada, do grau de deslocamento, de o fármaco também ligar-se aos tecidos ou não, do V_d e de a droga ser muito ou pouco depurada. Fármacos de alta depuração são aqueles com taxa de extração (ver adiante) perto de 1, sendo sua extração em geral indiferente ao grau de ligação a proteínas. Um fármaco de baixa depuração, por sua vez, possui uma baixa taxa de extração, e sua depuração pode estar bastante relacionada à ligação a proteínas.

Quadro 59.2 Fármacos que Apresentam Taxas de Ligação às Proteínas Plasmáticas Maiores que 90%

FÁRMACOS BÁSICOS	FÁRMACOS ÁCIDOS
Alfentanil	Ácido acetilsalicílico
Amitriptilina	Cloxacilina
Clorpromazina	Fenilbutazona
Desipramina	Fenitoína
Diazepam	Naproxeno
Flurazepam	Penicilina
Imipramina	Probenecida
Lidocaína	Sulfimpirazona
Lorazepam	Tolbutamida
Nifedipina	Varfarina
Nortriptilina	
Propranolol	
Quinidina	
Verapamil	

A varfarina é um exemplo de fármaco de baixa depuração, variando a depuração conforme a fração de droga livre. Assim, após a varfarina ser deslocada de seus sítios de ligação às proteínas, sua $C_{p(livre)}$ aumenta, juntamente com sua depuração. O metabolismo aumentado resulta na eliminação da $C_{p(livre)}$ em excesso e na restauração dos níveis originais de droga livre. No entanto, a liberação inicial da varfarina que estava ligada pode causar uma depleção temporária dos fatores de coagulação e conseqüente sangramento.

Os efeitos do deslocamento da ligação a proteínas geralmente são clinicamente relevantes apenas quando a taxa de ligação é maior que 85 a 90%. Considere-se um fármaco que está ligado às proteínas plasmáticas à razão de 98%. Um deslocamento de 2% poderia aumentar a concentração de fármaco livre em 100%. Contudo, isso não quer dizer necessariamente que a concentração plasmática realmente aumentaria em 100%, visto que o fármaco livre se distribui para os tecidos rapidamente.

Após a redistribuição, o aumento real na concentração plasmática de fármaco livre vai depender do V_d. Se este é alto, o aumento da concentração plasmática pode ser mínimo; se é baixo, a concentração no sítio receptor do fármaco pode elevar-se significativamente, aumentando também a intensidade da ação da droga. Para complicar ainda mais, uma queda da taxa de ligação a proteínas também pode causar diretamente um aumento do V_d por reduzir a concentração plasmática total, que é a base do cálculo do V_d.

Doenças podem modificar a ligação de fármacos a proteínas através da diminuição da quantidade de proteína disponível para ligação ou ainda inibindo a ligação de fármacos. O Quadro 59.3 relaciona algumas condições que aumentam ou diminuem as proteínas plasmáticas.

As condições descritas como tendo os efeitos mais dramáticos na ligação de fármacos a proteínas são a hipoalbuminemia e a elevação de α_1-glicoproteína ácida. Uma concentração normal de albumina sérica é de 4 g/dL, e uma de 2 g/dL já seria considerada como hipoalbuminemia grave. O efeito da hipoalbuminemia na ligação a proteínas tem efeito maior quando 90% ou mais do fármaco se encontram ligados, se o número de locais de ligação na molécula de albumina é limitado ou se o fármaco possui um baixo V_d. Demonstrou-se que uma queda na concentração plasmática de albumina de 3,5 para 2,3 g/dL causa uma diminuição de 90 para 80,8% na ligação a proteínas da fenitoína.[8] A redução da ligação ocasiona um aumento inversamente proporcional da depuração plasmática, logo, no estado de equilíbrio, a concentração de fármaco livre continua a mesma. Portanto, provavelmente não é preciso mudar a dose diária total. Porém, a diminuição da concentração plasmática total do fármaco constitui um problema potencial para a interpretação de concentrações plasmáticas obtidas de rotina. Essa questão é discutida melhor em *Tratamento Medicamentoso na Doença Renal*.

Quadro 59.3 Condições que Podem Modificar as Proteínas no Plasma

	ALBUMINA	α_1-GLICOPROTEÍNA ÁCIDA
Diminuição das proteínas plasmáticas	Queimaduras Hepatopatia crônica Fibrose cística Enteropatia com perda de proteína Síndrome nefrótica Gravidez Insuficiência renal crônica Trauma	Síndrome nefrótica
Aumento das proteínas plasmáticas	Hipotireoidismo	Doença celíaca Doença de Crohn Infarto do miocárdio Insuficiência renal Artrite reumatóide Trauma

Algumas doenças também podem influenciar a afinidade de fármacos pela albumina. O exemplo mais conhecido é o da insuficiência renal crônica, em que substâncias endógenas que se acumulam, e que não são significativamente removidas pela diálise, deslocam fármacos ácidos dos sítios de ligação da albumina. Em distúrbios ou situações em que há um aumento dos níveis de ácidos graxos livres, fármacos ácidos também são deslocados dos sítios de ligação da albumina. Quantitativamente, quando a razão entre ácidos graxos livres e albumina ultrapassa 3,5, a ligação de fármacos ácidos a proteínas é significativamente reduzida.[9]

ELIMINAÇÃO

A eliminação de fármacos do organismo geralmente ocorre tanto pela excreção pela urina quanto pela biotransformação a metabólitos que são eliminados pela urina ou pelas fezes. Os mecanismos pelos quais rins e fígado eliminam fármacos e os princípios farmacocinéticos por trás desses processos foram já discutidos nos Caps. 57 e 58, respectivamente. Neste capítulo, é enfatizada a aplicação prática desses princípios com vistas ao desenvolvimento de esquemas de dosagem individualizados.

Quando um fármaco é aprovado pela Food and Drug Administration (FDA), sua eliminação já foi bem estudada, geralmente em voluntários sadios. No entanto, costuma haver informação disponível suficiente para se tomarem decisões racionais em pacientes que apresentem a eliminação comprometida. A informação mais importante é se o fármaco é eliminado inalterado na urina ou biotransformado pelo fígado. No caso de um fármaco cuja principal via de eliminação é a renal, é preciso saber se a excreção é feita por secreção tubular ou filtração glomerular, ou por ambas. No caso de eliminação predominantemente hepática, deve-se saber se a biotransformação é primariamente realizada por reação de Fase I (oxidação) ou de Fase II (conjugação), se os metabólitos são farmacologicamente ativos e se o fármaco apresenta metabolismo de primeira passagem. Com o conhecimento desses fatores para cada fármaco, pode-se determinar a necessidade de correção da dosagem em um paciente com comprometimento hepático ou renal.

Como dito no Cap. 58, a depuração de um fármaco expressa mais diretamente a sua eliminação do que a meia-vida. É importante lembrar isso para que o leitor não confunda comprometimento da função renal ou hepática com modificação da meia-vida do fármaco. Se a diminuição da eliminação renal de um fármaco é acompanhada de aumento da meia-vida, é preciso que esse fato seja conhecido para que se corrija a dosagem. No entanto, a meia-vida de eliminação é uma função complexa da eliminação e do V_d, e é possível que haja uma modificação tal do V_d em pacientes com comprometimento renal ou hepático que a meia-vida acaba por não se alterar. Além disso, existem fármacos que apresentam alta depuração e, mesmo assim, uma meia-vida longa. Essa aparente contradição acontece no caso de drogas com depuração muito alta e V_d também alto.

Uma classe de fármacos que apresentam essa contradição é a dos antidepressivos tricíclicos. Estes possuem depurações rápidas de cerca de 1.500 mL/min como resultado do metabolismo hepático, porém sua meia-vida de eliminação plasmática pode chegar a 20 horas. Em virtude de seu alto V_d (1.000 a 2.000 L) e de sua rápida redistribuição entre tecidos e plasma, o fármaco que é depurado do plasma é quase completamente reposto pelo que se encontrava no compartimento periférico. Como já mencionado, é importante que isso seja lembrado ao se decidir sobre o uso ou não de sistemas extracorpóreos (hemodiálise ou hemoperfusão) para remover um fármaco do organismo de um paciente que tenha sofrido uma superdose.

No caso de um fármaco com meia-vida de 20 horas, pode parecer que um sistema extracorpóreo aceleraria sua eliminação. É um engano, visto que a depuração dos tricíclicos pela diálise é pequena quando comparada à feita normalmente pelo fígado. Se o fármaco ainda tem um alto V_d, é provável que a redistribuição mantenha as concentrações plasmáticas elevadas, tendo que se continuar a hemodiálise ou hemoperfusão por um período incomumente longo para acelerar significativamente a remoção da droga do organismo.

EXCREÇÃO RENAL — O fármaco, seja inalterado ou sob a forma de metabólitos, pode ser eliminado do organismo pelos rins, como já foi dito. A excreção do fármaco por essa via pode ser feita por filtração glomerular e/ou secreção tubular. O conhecimento de como o fármaco é excretado pode auxiliar a predição do efeito de uma doença renal sobre essa eliminação. Os fármacos excretados por secreção tubular geralmente podem ser divididos em ácidos orgânicos, como penicilina e probenecida, ou bases orgânicas, como a cimetidina.

Como foi dito no Cap. 57, os ácidos e as bases orgânicos são secretados por sistemas de transportes separados. Entre os ácidos orgânicos, existe competição pelo sistema de transporte, do que se conclui que a co-administração de dois fármacos desse tipo pode acarretar redução na eliminação de ambos e concentrações sangüíneas elevadas de ambos.

Às vezes, pode-se tirar vantagem dessa competição, como na administração concomitante de penicilina e probenecida para o tratamento da gonorréia. O resultado é a redução da depuração da penicilina, e suas concentrações plasmáticas permanecem altas por um período prolongado. A combinação é mais eficaz que a penicilina sozinha. Como o índice terapêutico da penicilina é alto, essas interações são úteis. No entanto, se a probenecida for administrada com a droga citotóxica metotrexato, a secreção do último fica prejudicada e seus efeitos tóxicos podem manifestar-se. Quando a secreção tubular é alta, o estado de ligação às proteínas geralmente não afeta a secreção ativa pelo túbulo proximal.

A maioria dos fármacos é excretada pelos rins por filtração através da membrana glomerular. A filtração glomerular é um processo passivo e não sujeito a saturação. Em razão das pequenas dimensões dos poros da membrana glomerular, apenas fármacos sob a forma livre podem ser filtrados. Como conseqüência, aqueles que se encontram ligados às proteínas apresentam baixa filtração. O deslocamento dos fármacos ligados a proteínas pode na verdade aumentar a quantidade de fármaco filtrado no glomérulo e, portanto, eliminado pela urina.

A depuração glomerular de fármacos é diretamente proporcional à taxa de filtração glomerular (TFG). Daí decorre que uma redução da TFG se refletirá em uma redução proporcional na taxa de eliminação glomerular de dado fármaco. Por conseguinte, a medida da TFG pode ajudar muito na individualização da dosagem em pacientes com função renal comprometida. A TFG é geralmente estimada através da mensuração da depuração da creatinina ou da inulina. A inulina tem de ser infundida por via IV, enquanto a creatinina, um produto do metabolismo muscular, é produzida *in vivo* a uma taxa relativamente constante, dispensando a necessidade de infusão IV constante. A excreção urinária de creatinina geralmente é cerca de 10% maior que a quantidade filtrada, porque existe uma certa secreção tubular dessa substância. Contudo, como a determinação da TFG pela depuração de creatinina é fácil e barata, e como a diferença entre a depuração de creatinina e a de inulina não é *clinicamente* significativa, o primeiro método é comumente utilizado. É muito importante dar-se conta de que a depuração de creatinina só é um método preciso para a estimativa da TFG quando a função renal está estável. Quando esta está em queda, as concentrações séricas de creatinina estão em elevação, e o estabelecimento de um novo estado de equilíbrio dinâmico pode durar vários dias. Até que se atinja um novo estado de equilíbrio dinâmico, a TFG não pode ser estimada com exatidão pela creatinina sérica, e esta não deve ser utilizada para o cálculo de uma dose de fármaco individualizada. Embora a depuração de creatinina meça apenas a TFG, é comum que aquela seja utilizada para a determinação de dosagens de fármacos que são eliminados tanto por filtração glomerular quanto por secreção tubular. Infelizmente, não há um exame simples que mensure a secreção tubular. Portanto, correções de dosagem baseadas na depuração de creatinina podem não ser apropriadas para pacientes que recebem fármacos secretados ativamente nos túbulos renais.[10]

O efeito de alterações no pH e o fluxo urinário na excreção de drogas são discutidos no Cap. 57. No tratamento medicamentoso de rotina, esses parâmetros não são considerados muito importantes. No entanto, a alcalinização da urina a pH 8 por meio da administração de bicarbonato de sódio é utilizada rotineiramente no tratamento de superdoses por fenobarbital ou salicilatos, visto que a ionização dessas drogas, que são ácidos fracos, reduz sua reabsorção, aumentando sua eliminação.

TRATAMENTO MEDICAMENTOSO NA DOENÇA RENAL — A administração de fármacos a pacientes com função renal comprometida é complicada pelos problemas médicos associados, pelo número de fármacos recebidos e por possíveis alterações na distribuição e na eliminação das drogas. Na doença renal, a ligação a proteínas de fármacos ácidos ou neutros, mas não básicos, geralmente sofre modificações. Algumas explicações para essas modificações são:

1. Hipoalbuminemia resultante da perda de proteínas na urina.
2. Competição pelos sítios de ligação às proteínas com moléculas ácidas de baixo peso que se acumulam na uremia.
3. Mudanças na conformação da albumina com conseqüente queda da afinidade pelos sítios de ligação.
4. Acumulação de metabólitos que podem deslocar o fármaco original.

Qualquer que seja sua causa, a importância clínica das alterações no estado de ligação a proteínas e/ou da concentração de proteínas reside no fato de que se deve tomar cuidado ao interpretar concentrações plasmáticas de fármacos.

As medidas de concentração plasmática geralmente se referem ao fármaco total, ou seja, a fração ligada mais a fração livre. Por exemplo, a concentração plasmática terapêutica de fenitoína em pessoas com níveis proteicos plasmáticos normais varia de 10 a 20 mg/L, dos quais apenas 1 a 2 mg/L representam o fármaco livre. Em pacientes com insuficiência renal, a concentração de fenitoína *livre* permanece inalterada, porém a concentração *total* cai para 5 a 10 mg/L, em razão das modificações na concentração de proteínas. O médico pode ser levado a crer, equivocadamente, que seria necessário um aumento da dose para aumentar a concentração plasmática. De fato, como os níveis de fenitoína livre continuam os mesmos no paciente com doença renal, uma correção da dosagem não se justifica. O comprometimento da função renal também pode afetar a eliminação renal de metabólitos.

Foi demonstrado que o estado urêmico tem efeitos sobre a biotransformação de muitos fármacos. Esses efeitos, entretanto, são incoerentes e imprevisíveis, e sua importância clínica não é conhecida. É mais bem compreendida a relevância clínica da redução da eliminação dos metabólitos das drogas.

A procainamida é acetilada no fígado, gerando a *N*-acetilprocainamida, que possui efeitos cardíacos semelhantes aos da droga original. Esse metabólito é eliminado pelo fígado, e sua concentração plasmática encontra-se aumentada em pacientes com função renal comprometida. Os pacientes com insuficiência renal tratados com procainamida devem ser observados com atenção à procura de sinais de toxicidade clínica por procainamida. Deve-se ainda, em tais pacientes, monitorizar as concentrações plasmáticas de procainamida e de *N*-acetilprocainamida.

A meperidina é metabolizada no fígado a ácido meperidínico e normeperidina. A normeperidina é um metabólito ativo com metade da potência analgésica da meperidina e com o dobro do potencial neurotóxico. A normeperidina é eliminada por excreção renal e pode se acumular na insuficiência renal.

A correção da dosagem de um fármaco em pacientes com comprometimento renal deve basear-se no conhecimento dos parâmetros farmacocinéticos do fármaco e, quando indicado, na monitoração das concentrações plasmáticas da droga. O objetivo da individualização das dosagens em pacientes com eliminação (renal ou hepática) comprometida é manter uma concentração plasmática média ($C_{p(m)}$) semelhante à do paciente com eliminação normal e, assim, evitar uma perda de eficácia ou toxicidade desnecessárias.

No Cap. 58 podemos ver que a $C_{p(m)}$ é uma função direta da dose (D) e da biodisponibilidade (f) e uma função inversa do intervalo entre as doses (τ) e da depuração ($V_d \cdot k_{el}$). No paciente com comprometimento da eliminação ou diminuição da depuração, a $C_{p(m)}$ aumentará até atingir um novo platô (princípio do platô). Se o comprometimento da depuração for acentuado ou se o índice terapêutico do fármaco for baixo, este pode apresentar efeitos tóxicos.

Conclui-se, a partir da mesma equação, que tanto uma diminuição apropriada da dose quanto um aumento do intervalo entre as doses contrabalançarão uma redução da eliminação, e pode ser atingida uma $C_{p(m)}$ semelhante à de um paciente sem comprometimento.

No paciente com comprometimento renal, a individualização do tratamento medicamentoso exige o conhecimento acerca do grau de comprometimento e do efeito deste na eliminação da droga, para que se possam escolher a dose e o intervalo apropriados para atingir-se a $C_{p(m)}$ desejada. Como discutido anteriormente, a depuração da creatinina endógena é geralmente o índice mais prático da TFG e é amplamente utilizada (com as limitações já descritas) para determinar o grau de comprometimento renal em um paciente com doença nos rins.

A tradução de determinado grau de comprometimento em um esquema posológico não é simples. Há na literatura vários nomogramas e equações disponíveis para calcular esquemas de dosagem em pacientes com comprometimento renal. Há defensores e opositores para cada um dos métodos, cujas limitações de uso decorrem das próprias suposições em que se baseiam. Nenhum leva em conta todas as complexidades discutidas anteriormente. Portanto, uma equação ou um nomograma para determinar a dose de um fármaco para um paciente com comprometimento renal deve ser utilizado apenas como um guia e, quando possível, em conjunto com a monitoração das concentrações plasmáticas e a observação clínica cuidadosa para que se garanta um tratamento ótimo.

A depuração de fármacos em paciente com insuficiência renal (Cl_{ir}) pode ser estimada a partir da relação entre a depuração de creatinina no paciente com comprometimento renal, a depuração de creatinina na pessoa normal e a depuração do fármaco por meio de mecanismos renais e não-renais, de acordo com a equação

$$Cl_{ir} = Cl_{\text{renal}} \times \frac{Cl_{\text{creat comprometida}}}{Cl_{\text{creat normal}}} + Cl_{\text{não-renal}} \qquad (1)$$

onde Cl_{renal} é a depuração renal normal, $Cl_{creat\ comprometida}$ é a depuração de creatinina do paciente, $Cl_{creat\ normal}$ é a depuração de creatinina em pessoas normais e $Cl_{não\text{-}renal}$ a depuração não-renal. As depurações renal e não-renal podem não estar disponíveis; portanto, para determinar-se um esquema de dosagem adequado, deve-se contar com a informação farmacocinética disponível na literatura; as constantes de eliminação, k_{el}, em pacientes normais e em pacientes completamente anúricos estão freqüentemente disponíveis. No Quadro 59.4 estão relacionados os valores dessas constantes para vários fármacos. Dettli[11] deduziu um nomograma em que essas constantes de eliminação e a depuração de creatinina podem ser utilizadas na determinação de esquemas posológicos individualizados para pacientes com função renal diminuída. Esse nomograma consta na Fig. 59.2.

Eis, a seguir, um exemplo de aplicação desse nomograma. A razão $k_{el(anéfrico)}/k_{el(normal)}$ é a fração da dose usual de um fármaco que deve ser administrada em um paciente com anú-

Quadro 59.4 Constantes de Eliminação de Fármacos em Pacientes Normais e Anéfricos

FÁRMACO	k_{el} NORMAL (h^{-1})	k_{el} ANÉFRICO (h^{-1})
α-Metildopa	0,17	0,03
Amicacina	0,40	0,04
Amoxicilina	0,70	0,10
Ampicilina	0,70	0,10
Aztreonam	0,40	0,1
Canamicina	0,40	0,01
Carbenicilina	0,60	0,05
Cefacetril	0,70	0,03
Cefalexina	1,00	0,03
Cefalotina	1,40	0,04
Cefazolina	0,40	0,04
Cefotaxima	0,70	0,21
Cefoxitina	0,80	0,08
Ceftazidima	0,40	0,04
Ciprofloxacina	0,20	0,07
Clindamicina	0,47	0,10
Cloranfenicol	0,30	0,20
Clorpropamida	0,02	0,008
Clortetraciclina	0,10	0,10
Cloxacilina	1,40	0,35
Dicloxacilina	1,2	0,60
Digitoxina	0,004	0,003
Digoxina	0,017	0,006
Doxiciclina	0,03	0,03
Eritromicina	0,50	0,14
Estreptomicina	0,27	0,01
Flucitosina	0,24	0,01
Gentamicina	0,30	0,01
Imipenem	0,70	0,18
Isoniazida		
(acetiladores rápidos)	0,60	0,20
(acetiladores lentos)	0,20	0,08
Lidocaína	0,40	0,36
Lincomicina	0,15	0,06
Meticilina	1,40	0,17
Minociclina	0,05	0,03
Nafcilina	1,20	0,48
Oxacilina	1,40	0,35
Penicilina G	1,40	0,05
Piperacilina	0,5	0,17
Polimixina B	0,16	0,02
Procainamida	0,22	0,01
Propranolol	0,20	0,16
Quinidina	0,07	0,06
Rifampicina	0,25	0,25
Sulfadiazina	0,08	0,03
Sulfametoxazol	0,70	0,70
Tetraciclina	0,08	0,01
Ticarcilina	0,60	0,06
Tobramicina	0,36	0,01
Trimetoprim	0,60	0,02
Vancomicina	0,12	0,003

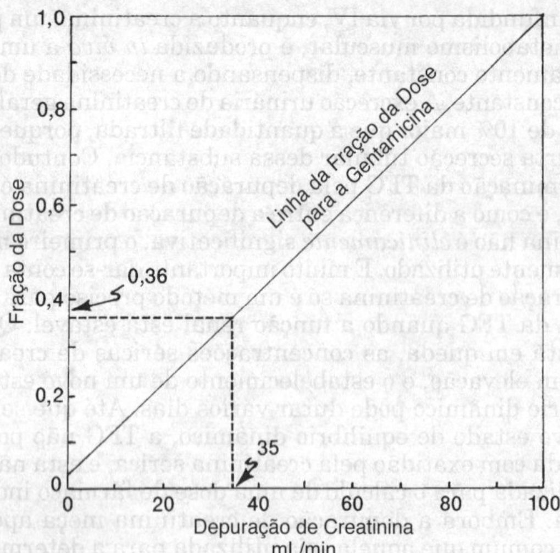

Fig. 59.2 Nomograma utilizado para determinar a fração da dose que deve ser administrada a um paciente com determinada depuração de creatinina. É dado um exemplo de um paciente com uma depuração de creatinina de 35 mL/min e uma razão $k_{el(anéfrico)}/k_{el(normal)}$ de 0,03. A fração da dose, nesse caso, é de 0,36. Essa fração é então utilizada na correção da dose ou do intervalo entre as doses para um paciente com esse grau de comprometimento renal. (Cortesia, adaptação, Dettli[11].)

ria. Esse número deve ser marcado no eixo esquerdo das ordenadas do nomograma da Fig. 59.2. A partir do ponto marcado, deve-se traçar uma linha até o canto superior direito do gráfico. Essa linha indicará a fração da dose a ser administrada para valores de depuração de creatinina de 0 a 100 mL/min (100 mL/min correspondem a uma pessoal normal de 70 kg). Deve-se, então, traçar uma outra linha, agora vertical, ligando o valor da depuração de creatinina do paciente, no eixo inferior das abscissas, à linha da fração da dose traçada anteriormente. A partir desse ponto de interseção, traça-se uma linha horizontal até o eixo esquerdo das ordenadas. O ponto de interseção nesse eixo corresponde à fração da dose do fármaco em questão relativa à depuração de creatinina do paciente.

Como isso se refere à dose de manutenção, a dosagem do paciente em insuficiência renal pode ser modificada corrigindo-se ou a dose ou o intervalo entre as doses de acordo com a fração calculada. A dose de manutenção pode ser corrigida multiplicando-se a dose normal pela fração da dose

$$D_{ir} = D \cdot \text{Fração da dose} \quad (2)$$

onde D_{ir} é a dose na insuficiência renal, D é a dose usada por pessoas normais e a fração da dose é o valor determinado pelo nomograma, como descrito anteriormente. O intervalo entre as doses, θ, pode ser corrigido dividindo-se a fração da dose

$$\tau_{ir} = \tau/\text{Fração da dose} \quad (3)$$

onde τ_{ir} é o intervalo entre as doses na insuficiência renal. Um exemplo de uma correção na dosagem da gentamicina para um paciente com depuração de creatinina de 35 mL/min é o seguinte: o esquema posológico habitual da gentamicina para um paciente com função renal normal consiste em uma dose de ataque de 80 mg seguida de 80 mg cada 8 horas. No Quadro 59.4, pode-se ver que

$$k_{el(anéfrico)}/k_{el(normal)} = 0{,}01/0{,}30 = 0{,}03$$

Quando 0,03 é marcado no eixo esquerdo do nomograma, e desse ponto se traça uma linha até o canto superior esquerdo, obtém-se a linha da fração da dose da gentamicina. Para uma depuração de creatinina de 35 mL/min, marcada no eixo das abscissas, traça-se uma linha vertical até a linha da fração da dose da gentamicina. Desse ponto de interseção, o ponto correspondente na ordenada à esquerda do nomograma é a fração de dose de 0,36. O intervalo entre as doses pode então ser calculado em

$$\tau_{ir} = \tau/\text{Fração da dose} = 8\ \text{h}/0{,}36 = 22{,}2\ \text{h}$$

Portanto, para um paciente com comprometimento da função renal desse grau, uma dose de 80 mg uma vez ao dia é provavelmente suficiente para manter concentrações plasmáticas terapêuticas. A dose de manutenção da gentamicina pode ser corrigida utilizando-se a Equação 2 como a seguir:

$$D_{ir} = D \cdot \text{Fração da dose} = 80\ \text{mg} \cdot 0{,}36 = 28{,}8\ \text{mg}$$

Assim, a administração de 29 mg a cada 8 horas basta para assegurar concentrações plasmáticas terapêuticas nesse paciente. A escolha entre corrigir a dose ou o intervalo também deve ser individualizada. As flutuações nas concentrações plasmáticas de gentamicina serão menores se o intervalo for estendido para 24 horas. Contudo, pode haver uma razão terapêutica para que haja 3 picos plasmáticos em vez de apenas um. Como já foi dito, esse ou qualquer outro nomograma ou cálculo para correção de dosagem não passa de uma aproximação. Uma vez corrigida a dosagem, justifica-se ainda uma observação clínica cuidadosa e, quando indicado, monitoração das concentrações plasmáticas. Como a dose de ataque depende primariamente do V_d, uma modificação no k_{el} não se reflete necessariamente nela.

TRATAMENTO MEDICAMENTOSO NA DOENÇA HEPÁTICA — A biotransformação dos fármacos foi bastante discutida no Cap. 57. Entre os vários órgãos envolvidos nesse processo, o mais importante é o fígado. Poder-se-ia concluir, a partir disso, que seria possível prever em todos os pacientes com doença hepática uma redução na eliminação de fármacos pelo fígado. Não é o que acontece, contudo. Há vários fatores que complicam a prescrição de medicamentos para um paciente com doença hepática.

Não há exames laboratoriais de rotina que possam predizer o efeito de uma doença hepática sobre o metabolismo de fármacos. Ao contrário do que ocorre entre a depuração de creatinina e a depuração de fármacos pelos rins, não há uma boa correlação entre as provas de função hepática e a depuração de fármacos pelo fígado. Na verdade, as taxas de eliminação de vários fármacos biotransformados não sofrem alterações na doença hepática.

A eliminação de fármacos pelo fígado pode ser influenciada por diversos fatores como o fluxo sangüíneo hepático, o estado de ligação às proteínas e o volume de distribuição, além da capacidade de metabolização do fármaco.

A doença hepática não constitui uma entidade única e bem-definida, compreendendo várias alterações estruturais e funcionais. Entre essas alterações, incluem-se inflamação e necrose, que geralmente prejudicam apenas a função do hepatócito e, portanto, a atividade de metabolização de fármacos; a cirrose, que pode afetar tanto a função do hepatócito quanto o fluxo sangüíneo hepático; a colestase, que pode comprometer a eliminação biliar e a biotransformação; e neoplasia, que pode acarretar dano funcional ao hepatócito e diminuição do fluxo sangüíneo.

A discussão sobre biotransformação do Cap. 57 indica que o processo de eliminação hepática de fármacos é complexo, envolvendo reações químicas de muitos tipos. No entanto, na prática, é mais importante saber se determinado fármaco é eliminado por oxidação (Fase I) ou conjugação (Fase II). O tipo específico da reação química é menos importante do ponto de vista clínico. Muitos fármacos são primeiro metabolizados por oxidação, sendo o metabólito resultante submetido à conjugação para facilitar sua excreção urinária. Nesses casos, a reação de oxidação é provavelmente mais importante.

É importante, na prática clínica, conhecer as reações gerais do metabolismo dos fármacos. Essa importância está relacionada à administração dessas drogas no paciente com comprometimento hepático. É geralmente aceito que doenças hepáticas que acarretam prejuízo funcional ao hepatócito comprometem a oxidação de fármacos muito antes que a conjugação. Um exemplo específico é o dos benzodiazepínicos. O clordiazepóxido e o diazepam são inicialmente metabolizados por oxidação. Demonstrou-se que essa reação está comprometida em pacientes com cirrose alcoólica.[7,12] Portanto, a eliminação desses dois fármacos está diminuída nesses pacientes, e suas concentrações plasmáticas serão elevadas durante o tratamento crônico. Já o oxazepam e o lorazepam passam apenas por conjugação com ácido glicurônico antes de serem eliminados pela urina. Não se demonstrou nenhuma influência da cirrose alcoólica clinicamente estável sobre a glicuronidação, e a eliminação desses dois fármacos não foi diferente entre os doentes e os voluntários sadios.[13,14] Do ponto de vista farmacocinético, o lorazepam e o oxazepam são escolhas mais racionais que o diazepam e o clordiazepóxido para os pacientes com cirrose alcoólica.

A maioria dos estudos sobre eliminação de fármacos em hepatopatas foi realizada com pacientes com hepatite viral aguda ou hepatopatia alcoólica. Deve-se ter cuidado com a extrapolação desses dados para outros tipos de doenças hepáticas, como hepatites crônicas, neoplasias ou colestase. Além disso, é preciso não extrapolar os estudos acerca do metabolismo de determinado fármaco para outra droga, mesmo que as reações metabólicas em questão sejam semelhantes. Existem múltiplas isozimas das enzimas do citocromo P-450. Diferentes fármacos podem ser metabolizados por diferentes isozimas. Por isso, costuma ser baixa a correlação entre as oxidações de duas drogas.

Doenças hepáticas também podem causar alterações nas proteínas séricas e no fluxo sangüíneo hepático que podem influenciar a eliminação de fármacos. Como o fígado é a sede da síntese de proteínas séricas, pacientes com hepatopatias crônicas graves freqüentemente apresentam diminuição da ligação de fármacos às proteínas. Essa ligação pode estar reduzida também em virtude de alterações qualitativas nas proteínas séricas. O fluxo sangüíneo hepático é dominado pelo sistema venoso porta que drena as veias mesentéricas. Desse modo, todos os fármacos absorvidos após administração oral passam pelo fígado por meio da veia porta. Em alguns tipos de doença hepática, mais comumente na cirrose alcoólica, parte da circulação porta se desvia dos hepatócitos funcionantes. Isso acarreta aumento de pressão no sistema porta e desvio de fármacos, que não passam pelas enzimas metabolizadoras.

Um método para classificar os fármacos por suas características de eliminação hepática é dividi-los naqueles que apresentam alta ou baixa taxa de extração hepática. A taxa de extração hepática é definida como

$$E = \frac{C_{ap} - C_v}{C_{ap}}$$

onde C_{ap} é a média hipotética das concentrações dos fármacos na veia porta e na artéria hepática, e C_v é a concentração do fármaco na veia hepática. A depuração hepática, Cl_H, de um fármaco é determinada por meio de sua taxa de extração como

$$Cl_H = FSH \cdot E$$

onde FSH é o fluxo sangüíneo hepático total. A classificação dos fármacos segundo suas taxas de extração hepática é mostrada no Quadro 59.5. O fluxo sangüíneo hepático é geralmente o fator limitante na depuração de fármacos com alta taxa de extração, e o metabolismo desses fármacos é considerado um metabolismo *limitado pelo fluxo*. Demonstrou-se que esses fármacos apresentam metabolismo de primeira passagem, pois a maior parte do que é administrado por via oral não alcança a circulação sistêmica. Sua biodisponibilidade é baixa, e seu metabolismo é sensível a tudo que altere o fluxo sangüíneo hepático. Dessa maneira, por exemplo, a eliminação da lidocaína pode estar substancialmente reduzida em um paciente com insuficiência cardíaca congestiva, condição que geralmente causa diminuição do fluxo sangüíneo hepático. Em pacientes com cirrose e hipertensão porta, o fato de parte do sangue desviar-se dos hepatócitos funcionantes tem maior impacto sobre os fármacos com alta taxa de extração. Em pacientes com hipertensão porta, a biodisponibilidade de fármacos com alta taxa de extração pode ser aumentada significativamente, de modo que níveis tóxicos podem ser atingidos. Atualmente, não há exames laboratoriais de rotina que pos-

Quadro 59.5 Classificação de Fármacos Segundo Suas Taxas de Extração Hepática

FÁRMACOS COM TAXA DE EXTRAÇÃO MAIOR QUE 0,5	
Lidocaína	Nortriptilina
Propranolol	Morfina
Petidina	Labetalol
Pentazocina	Verapamil
Propoxifeno	Metoprolol

FÁRMACOS COM TAXA DE EXTRAÇÃO MENOR QUE 0,5	
SENSÍVEIS AO ESTADO DE LIGAÇÃO	INDIFERENTES AO ESTADO DE LIGAÇÃO
Fenitoína	Teofilina
Diazepam	Acetaminofeno
Tolbutamida	Hexobarbital
Varfarina	Cloranfenicol
Clorpromazina	
Digitoxina	
Quinidina	

sam predizer esse efeito em dado paciente. É aconselhável, pois, iniciar-se o tratamento com uma dose baixa e aumentá-la gradualmente até que se atinja a resposta desejada.

A taxa de metabolismo para fármacos com baixa taxa de extração depende da concentração destes fármacos no local onde se encontra a enzima hepática. Essa concentração é proporcional à concentração de fármaco livre no sangue. Conseqüentemente, os fármacos dessa classe podem ser divididos segundo sua eliminação hepática, que pode ser sensível ou indiferente ao estado de ligação às proteínas. Drogas com eliminação hepática claramente sensível ao estado de ligação a proteínas apresentam geralmente taxas de ligação entre 80 e 99+%. Já aquelas cuja eliminação é claramente indiferente têm taxas de ligação de menos de 30%. Condições que influenciam o estado de ligação a proteínas plasmáticas podem ter um efeito significativo na depuração hepática de um fármaco sensível a esse estado, mas geralmente não o fazem com fármacos indiferentes à ligação a proteínas plasmáticas.

Embora muito se saiba acerca do metabolismo hepático de drogas e dos fatores que influenciam a eliminação dessas, o uso de fármacos em pacientes com depuração hepática potencialmente alterada é ainda empírico, pois não há diretrizes específicas que correlacionem a gravidade de doença hepática com a eliminação de fármacos. Em grande parte, isso se deve à multiplicidade de isozimas metabolizadoras. É improvável que uma única ou simples série de exames laboratoriais seja suficiente para prever a eliminação hepática de todos os fármacos. A aplicação dos conhecimentos sobre doença hepática e sobre eliminação de drogas geralmente possibilita um uso racional de fármacos em pacientes com hepatopatias.

MONITORAÇÃO TERAPÊUTICA DE FÁRMACOS

Um tratamento medicamentoso racional exige a individualização do esquema posológico para determinado paciente. Em várias ocasiões, isso pode ser conseguido através da *monitoração da resposta clínica* ao tratamento medicamentoso. Por exemplo, se um paciente hipertenso não está respondendo ao tratamento e se não há nenhuma razão para suspeitar-se de desobediência à medicação proposta, pode ser apropriado aumentar a dose do fármaco até que se controlem os níveis pressóricos. Sempre que um fármaco estiver sendo administrado, deve-se priorizar o estabelecimento de objetivos bem-definidos como parte do plano de tratamento.

A observação da resposta clínica ou a monitorização por meio de exames laboratoriais confiáveis pode ser fácil para algumas classes de fármacos, como anti-hipertensivos, hipoglicemiantes orais, analgésicos ou drogas usadas para baixar os níveis sangüíneos de lipídios ou ácido úrico. No caso de outros fármacos, a definição de um objetivo terapêutico pode não ser clara, ou o início da toxicidade pode ocorrer com dosagens apenas levemente acima das concentrações terapêuticas. Para alguns desses fármacos, é necessário medir suas concentrações séricas e, com isso, determinar se a dose administrada para determinado paciente está atingindo concentrações terapêuticas.

A seguir, estão vários critérios e exemplos típicos que devem ser considerados antes de se decidir que a mensuração das concentrações séricas do fármaco possui valor clínico.

É necessário que o fármaco tenha uma ação reversível. Um exemplo de fármacos com ação irreversível são os agentes alquilantes que exercem um efeito duradouro após uma dose única. Atualmente, parece haver pouca necessidade de monitoração das concentrações plasmáticas dessas drogas.

Não deve ocorrer desenvolvimento de tolerância no receptor. Um intervalo de concentrações terapêuticas para a morfina não seria racional, visto que, com o uso, são necessárias doses cada vez maiores.

Na programação da coleta de amostras de sangue, deve-se levar em conta as propriedades farmacocinéticas da droga. Se a coleta é feita em um esquema de manutenção, deve-se realizá-la apenas depois de atingido o estado de equilíbrio, o que costuma ocorrer apenas após quatro ou cinco meias-vidas, contadas a partir do início do tratamento, quando não foi usada uma dose de ataque. Alterações da meia-vida em decorrência da doença devem ser levadas em conta. Diferenças qualitativas no metabolismo ou na excreção de fármacos também ocorrem em nefropatas e hepatopatas. Por exemplo, pacientes com função renal comprometida podem apresentar depressão respiratória prolongada quando tratados com morfina, em parte por causa de acúmulo de um metabólito ativo, a morfina-6-glicuronídio. No caso de fármacos com meia-vida curta, é recomendada a determinação das concentrações máximas (1 a 2 horas após uma dose oral) e mínimas (antes de uma dose). A fase de distribuição deve estar já terminada para que se mensure a concentração de um fármaco. Formulações de liberação prolongada apresentam diferentes características de absorção e diferentes perfis de concentração plasmática *versus* tempo, o que não deve ser esquecido quando se for interpretar uma concentração plasmática isolada. A administração crônica de alguns fármacos (p. ex., barbitúricos) resulta na indução de enzimas metabolizadoras hepáticas. Uma diminuição na concentração plasmática no estado de equilíbrio do fármaco que causou a indução ou de outro que seja metabolizado também pela enzima induzida pode ocorrer, a menos que a dose seja aumentada.

Deve-se considerar a presença de metabólitos ativos. As concentrações séricas do metabólito da procainamida chamado *N*-acetilprocainamida devem ser consideradas quando se avalia a atividade antiarrítmica após a administração de procainamida. Isso é importante sobretudo em pacientes com insuficiência renal que podem estar eliminando o metabólito lentamente. Metabólitos ativos também podem ser responsáveis por efeitos tóxicos (p. ex., acetaminofeno). A maioria dos estudos de mensuração de concentrações plasmáticas de fármacos não leva em conta metabólitos tóxicos ativos presentes em concentrações plasmáticas muito baixas.

O método de análise tem de ser sensível o bastante para medir com precisão as concentrações séricas esperadas e específico o bastante para assegurar que outras substâncias não influenciarão os resultados. A maioria dos ensaios clínicos sobre fármacos não faz distinção entre os enantiômeros quando uma mistura racêmica do fármaco é administrada. É importante considerar esse fato ao interpretar-se a concentração plasmática de um fármaco caso haja um enantiômero mais ativo ou uma distribuição estereosseletiva. O enantiômero *(S)* da varfarina é cerca de cinco vezes mais potente que o enantiômero (R); o enantiômero S-(+) da disopiramida se liga mais avidamente às proteínas plasmáticas que seu correspondente R-(−). Algumas drogas (p. ex., a fenitoína) podem ser adsorvidas a plásticos em equipos intravenosos, seringas e tubos de coleta de sangue. Quando os resultados analíticos não se adequarem à situação clínica, deve-se considerar a adsorção como um problema potencial.

Os dados têm de ser analisados à luz de um julgamento clínico seguro. Deve-se tratar o paciente, não a concentração sérica do fármaco. Um exemplo é o do paciente que está tomando digoxina e cujo nível de potássio sérico se torna baixo. A hipopotassemia torna o miocárdio mais sensível aos distúrbios do ritmo cardíaco provocados pela digoxina. Assim, o paciente com uma concentração de digoxina sérica normal pode ser vítima de cardiotoxicidade medicamentosa na vigência de hipopotassemia.

Quadro 59.6 Limites Terapêuticos de Alguns Fármacos

Ácido valpróico	50-100 mg/L
Amicacina	
Concentração mínima	4-8 mg/L
Concentração máxima	20-30 mg/L
Carbamazepina	4-8 mg/L
Digoxina	0,8-2 µg/L
Disopiramida	2-5 mg/L
Etossuximida	40-100 mg/L
Fenitoína	10-20 mg/L
Fenobarbital	15-40 mg/L
Gentamicina	
Concentração mínima	0,5-2 mg/L
Concentração máxima	5-10 mg/L
Lidocaína	1,2-5 mg/L
N-acetilprocainamida	10-30 mg/L[a]
Primidona (veja fenobarbital)	5-12 mg/L
Procainamida	4-10 mg/L
Quinidina	1,5-4,5 mg/L
Teofilina	10-20 mg/L
Tobramicina	
Concentração mínima	0,5-2 mg/L
Concentração máxima	4-10 mg/L

[a]Total de procainamida e *N*-acetilprocainamida.

A monitoração terapêutica de fármacos exige tanto capacidade clínica quanto o ajuste da dose de um anticoagulante oral de acordo com o tempo de protrombina. Uma suposição básica desse princípio é de que o fármaco livre no *local de atividade* está em equilíbrio com o fármaco total no plasma ou soro. Demonstrou-se que isso é provavelmente verdadeiro para muitos fármacos. Além disso, para estes, foram observados efeitos terapêuticos ótimos e efeitos tóxicos mínimos quando as concentrações séricas estavam dentro do intervalo de concentrações plasmáticas terapêuticas determinado empiricamente. No entanto, há uma superposição entre as concentrações terapêuticas e as subterapêuticas. Portanto, a monitoração terapêutica do fármaco não deve ser considerada um substituto, mas um auxílio à observação clínica cuidadosa durante o tratamento medicamentoso.

O objetivo desta seção foi fornecer algumas diretrizes para a monitoração terapêutica de fármacos e citar algumas das peculiaridades que estes podem apresentar quando monitorados. O Quadro 59.6 apresenta uma lista de fármacos comumente monitorizados e as concentrações séricas tidas como o intervalo terapêutico.

A interpretação de concentrações plasmáticas de fármacos exige claramente um conhecimento amplo de farmacocinética clínica. Recentemente, várias fontes de dados farmacocinéticos se tornaram disponíveis.

Um apêndice com dados farmacocinéticos[15] está disponível. Estão incluídas excelentes compilações de disponibilidade, excreção urinária, ligação a proteínas, depuração, volume de distribuição, meia-vida e concentrações terapêuticas e tóxicas da maioria dos fármacos usados atualmente. Os dados estão acompanhados de referências, portanto os trabalhos originais podem ser documentados.

Outra referência útil é Gerson.[16] Estão incluídos capítulos sobre as principais classes de fármacos, com discussões detalhadas a respeito dos mais utilizados.

A farmacocinética de drogas usadas de forma abusiva é discutida por Barnett e Chiang.[17]

O Quadro 59.7 fornece informações farmacocinéticas importantes sobre fármacos comumente monitorados. Uma boa base de conhecimentos sobre a farmacocinética clínica de cada fármaco, um uso crítico das concentrações plasmáticas como des-

Quadro 59.7 Parâmetros Farmacocinéticos de Drogas Comumente Monitorizadas

DROGA	VOLUME DE DISTRIBUIÇÃO (L/Kg)	LIGAÇÃO A PROTEÍNAS (%)	DISPONIBILIDADE ORAL (%)	VIA DE ELIMINAÇÃO	MEIA-VIDA: NORMAL	MEIA-VIDA: ANÉFRICA	NECESSIDADE DE CORREÇÃO DA DOSE: INSUFICIÊNCIA RENAL	NECESSIDADE DE CORREÇÃO DA DOSE: INSUFICIÊNCIA HEPÁTICA
Ácido valpróico	0,2	90	70-100	Hepática	10-15 h	—	Não	Sim, usar com cuidado
Amicacina	0,25	< 5	Somente parenteral	Renal	3 h	2-4 dias	Sim	Não
Carbamazepina	0,8-1,4	75	70	Hepática — metabólito epóxido é ativo	10-26 h	—	Não	Não
Digoxina	5,1-7,4	20-40	50-93	Renal	33-51 h	3,6 dias	Sim	Não
Disopiramida	0,5	50-80	80-85	Renal e hepática	6-10	45	Sim	Não
Etossuximida	0,62	Desprezível	100	Hepática	60 h (adultos) 30 h (crianças)	—	Não	Não
Fenitoína	0,6	90	90	Hepática	10-30 h dependente da concentração	—	Não	Somente em casos graves
Fenobarbital	1,0	46	80-100	Basicamente hepática	3-4 dias	—	Não	Sim
Gentamicina	0,25	< 5	Somente parenteral	Renal	2 h	2-3 dias	Sim	Não
Lidocaína	1,6	60	Somente parenteral	Hepática — os metabólitos são ativos	1,5 h	—	Não	Sim
Primidona	0,6	14	100	Hepática — fenobarbital e feniletilmalonilamida (PEMA) são metabólitos ativos	3-12 h 29-36 h para metabólitos	—	Não	Não
Procainamida	2,2	15	75-95	Renal e hepática *N*-acetilprocainamida é ativa	2,5-4,5 h	10-15 h	Sim	Não
Quinidina	0,5	60-80	70-95	Hepática — metabólito ativo	6 h	—	Não	Não
Teofilina	0,3-0,6	55	Completa	Hepática	3-9 h	—	Não	Sim
Tobramicina	0,25	< 5	Somente parenteral	Renal	2 h	2-4 dias	Sim	Não

crito anteriormente e uma avaliação clínica completa do paciente são necessários para o desenvolvimento de um tratamento medicamentoso racional.

REFERÊNCIAS

1. Benet LZ. In *Principles and Techniques of Human Research and Therapeutics*. McMahon FG, ed. Mt Kisco, NY: Futura, 1974, p 9.
2. White PF. *Anesthiology* 1983; 59: 294.
3. Melander A, *et al*. *Clin Pharmacol Ther* 1979; 22: 108.
4. Welling PG. In *Progress in Drug Metabolism 4*. Bridges JW, Chasseavel LF, eds. New York: Wiley, 1980.
5. Welling PG. In *Pharmacokinetic Basis for Drug Treatment*. Benet LZ, *et al*, eds. New York, Raven, 1984, p 131.
6. Ensminger WD, *et al*. *Cancer Res* 1978; 38: 3784.
7. Klotz U, *et al*. *J Clin Invest* 1975; 55: 347.
8. Gugler R, *et al*. *Ibid* 1975; 1182.
9. Spector AA, *et al*. *Ann NY Acad Sci* 1973; 226L: 247.
10. Hori R, *et al*. *Clin Pharmacol Ther* 1983; 34: 792.
11. Dettli L. *Clin Pharmacokinet* 1976; 1: 126.
12. Roberts RK, *et al*. *Gastroenterology* 1978; 75: 479.
13. Kraus JW, *et al*. *Clin Pharmacol Ther* 1978; 24: 411.
14. Shull HJ, *et al*. *Ann Intern Med* 1976; 84: 420.
15. Hardman JG, *et al*, eds. *The Pharmacological Basis of Therapeutics*, 9th ed. New York: McGraw Hill, 1996, p 1712.
16. Gerson B. *Essentials of Therapeutic Drug Monitoring*. New York: Igaku-Shoin, 1983.
17. Barnett G, Chiang CN. *Pharmacokinetics and Pharmacodynamics of Psychoactive Drugs*. Foster City, CA: Biomedical, 1985.

CAPÍTULO **60**

Princípios de Imunologia

Gilbert L Zink, PhD
Associate Professor of Biology
Department of Biological Sciences
University of the Sciences in Philadelphia
Philadelphia, PA 19104

A ciência da imunologia se preocupa com os mecanismos específicos através dos quais os tecidos vivos reagem a materiais biológicos estranhos (incluindo microrganismos invasores) de modo a desenvolver resistência ou imunidade. A integridade do sistema de defesa do hospedeiro e sua capacidade em reagir e sobrepujar a invasão por microrganismos são de vital importância para a sobrevivência dos indivíduos.

IMUNÓGENOS

O imunógeno é considerado o ramo aferente do sistema imune (Fig. 60.1), e é qualquer célula ou molécula que provoca uma resposta imune (produção de anticorpos e/ou sensibilização de células linfóides) em um indivíduo imunologicamente competente. Em geral, o peso molecular dos imunógenos precisa ser > 2.000; os imunógenos têm de ser proteínas, carboidratos ou glicoproteínas e estranhos ao indivíduo no qual estão sendo introduzidos. Moléculas menores, menos rígidas ou menos complexas normalmente não são imunógenos em sua forma pura, mas podem tornar-se através da ligação dessas moléculas a estruturas maiores ou mais complexas; as moléculas menores são chamadas de *haptenos*, enquanto as células ou moléculas maiores são chamadas de *carreadoras*. Ocasionalmente, o termo antígeno é usado como sinônimo de imunógeno, embora essa prática seja incorreta. Um antígeno é uma célula ou uma molécula que se liga a um anticorpo preexistente, mas não induz a produção de anticorpos. Exemplos de antígenos são os próprios eritrócitos de um indivíduo — eles não induzem a formação de anticorpos no próprio indivíduo, mas reagem com um anticorpo contido em uma transfusão sangüínea erroneamente cruzada.

A prática de administrar imunógenos com o propósito expresso de estimular uma resposta imune protetora é denominada imunização. A vacinação é uma forma de imunização na qual o imunógeno (agente infeccioso, tornado não-patogênico, em sua totalidade ou em partes) é colocado em suspensão (vacina) e então é administrado ao paciente. Se esse procedimento for bem-sucedido, o paciente gera uma defesa prolongada contra a estrutura particular contida na vacina. Inúmeras doenças como caxumba, sarampo, poliomielite e catapora são controladas através da administração das vacinas apropriadas durante o início da infância. Vacinações desse tipo usualmente resultam em imunidade que dura anos. Para maiores informações sobre imunização, veja Cap. 89.

Embora o termo imunógeno se refira a uma estrutura como uma célula ou molécula, cada célula ou molécula, por sua vez, possui estruturas de superfície denominadas determinantes antigênicos, ou epitopos. Cada epitopo consiste em um pequeno número (p. ex., 3 a 6) de aminoácidos ou açúcares simples cuja configuração exata é geneticamente controlada e contribui para a especificidade característica (singularidade imunológica) do imunógeno. Logo, o padrão preciso de cada epitopo permite que o sistema imune de um indivíduo reconheça células ou moléculas como próprias ou como estranhas.

Exemplos dos epitopos amplamente conhecidos são o grupo sangüíneo humano ABO e as estruturas Rh. Os epitopos A, B e O são os produtos de diferentes alternativas do(s) mesmo(s) gene(s). Diversos determinantes cuja herança é controlada pelo mesmo gene ou grupo de genes são agrupados em um sistema de epitopos. Os diversos determinantes do Rh compõem outro sistema. O sistema Rh é bem conhecido por seu envolvimento na eritroblastose fetal e, juntamente com os epitopos ABO e muitos outros identificados ao longo dos anos (por exemplo, Lewis, Kell, Duffy, MNS, P e I), é muito importante nos procedimentos de transfusão sangüínea. O sistema de antígeno leucocitário humano (HLA) encontrado nos leucócitos e na maioria das outras células do corpo também tem significância vital. O sistema HLA é de especial importância nos transplantes de órgãos e tecidos.

À medida que prossegue a ciência da imunologia, deve-se lembrar que a base para uma resposta imunológica em um indivíduo é a sua capacidade de identificar os epitopos na superfície das bactérias, vírus ou células provenientes de indivíduos geneticamente diferentes e processar adequadamente a estrutura do imunógeno de modo a produzir uma resposta apropriada e extremamente especializada enquanto a integridade do indivíduo é mantida e a vida continua.

SISTEMAS IMUNES

A geração de uma resposta imune depende da interação de três componentes do mecanismo imune, conforme ilustrado na Fig. 60.1. O imunógeno é chamado de ramo aferente, e estimula as partes centrais ou intermediárias a produzir moléculas de anticorpos e/ou a sensibilizar linfócitos (ramo eferente), dependendo da natureza do imunógeno estimulante.

Imunidade Humoral

Anticorpos são moléculas de imunoglobulinas (proteínas séricas) das quais existem diversas classes, designadas IgA, IgD, IgE, IgG e IgM. Cada classe possui tamanho molecular, velocidade de migração eletroforética, conteúdo de carboidrato, número de sítios para ligação de antígenos e propósito imunológico característicos. Por exemplo, IgM é quase sempre a primeira classe de anticorpos produzida na maioria das respostas humorais, mas usualmente é substituída por IgA, IgE ou IgG precocemente na resposta imune. A IgG é a classe mais abundante de anticorpos a participar da maioria das reações imunes humorais. Além disso, ela atravessa a placenta para dar ao recém-nascido imunidade temporária contra quaisquer

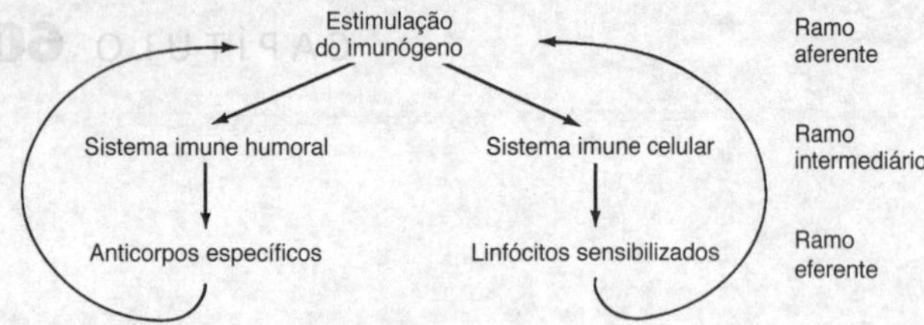

Fig. 60.1 O mecanismo imune.

imunógenos contra os quais a mãe possua IgG. Anticorpos IgA são encontrados em secreções como lágrimas, saliva e mucosas, e são freqüentemente considerados a primeira linha de defesa, pois a maioria das bactérias, vírus e fungos que penetram no corpo o faz através de uma membrana mucosa. Anticorpos IgE são importantes em nossa defesa contra infecções por vermes parasitários e são proeminentes em muitas alergias que causam a liberação de histamina, que, por sua vez, causa distúrbios associados a febre do feno, urticária ou asma extrínseca. Anticorpos IgD servem como receptores de superfície em algumas células imunologicamente ativas, capacitando-as a se ligarem a imunógenos.

Moléculas de anticorpos são produzidas por plasmócitos que são diferenciadas das células B. As células B são linfócitos produzidos a partir de células-tronco na medula óssea. Células B são concentradas no baço, tecido linfóide associado a mucosas e linfonodos regionais, onde esperam o contato através de epitopos estranhos para iniciar a conversão em plasmócitos.

Cada célula B é caracterizada por uma composição genética que dá a ela a capacidade de produzir apenas uma especificidade de anticorpo. Essa especificidade é obtida através do rearranjo aleatório dos genes que controlam a estrutura geral e minuciosa do anticorpo. Esse rearranjo genético é independente do imunógeno. Assim, células B com a capacidade de produzir anticorpos de uma certa especificidade para os epitopos no imunógeno já estão presentes no corpo quando o imunógeno penetra. As células B são continuamente produzidas por toda a vida, pois o tempo de vida de uma célula B madura é de apenas alguns dias, a menos que seja contatada por um imunógeno para o qual é específica. Cada célula B madura carreia anticorpos IgD de superfície idênticos ao anticorpo específico que essa célula é capaz de sintetizar quando convertida em célula plasmática.

A produção de anticorpos ocorre através da cooperação e interação entre diversos tipos de células. Macrófagos e outras células da mesma linhagem encontram o imunógeno estranho extracelular no sangue ou na linfa, fagocitam esse imunógeno e o destroem. Durante o processo de fagocitose, o macrófago identifica as estruturas do epitopo do imunógeno e guarda-as na forma de peptídios curtos com 10 a 18 aminoácidos de extensão, denominados peptídios imunodominantes (IDP). O macrófago então combina os IDP com suas próprias moléculas de superfície, identificadas como proteínas da Classe II do MHC (complexo principal de histocompatibilidade). O complexo IDP-Classe II do MHC é, então, colocado na superfície da célula para sua apresentação a uma célula T-auxiliar (T_H) (comumente denominada célula CD4). Assim, o macrófago, ou célula similar, é chamado de célula apresentadora de antígeno (APC).

A APC apresenta o complexo IDP-Classe II do MHC para uma célula T_H apropriada. Uma célula T_H apropriada é aquela que possui uma série de receptores de superfície capazes de interagir com a Classe II do MHC da APC e também específicos para os epitopos no IDP. A série de receptores de superfície da célula T consiste em receptores de célula T (TcRs) específicos para epitopos estranhos no IDP; receptores de CD4 (T4) que interagem com estruturas da Classe II do MHC; CD28, que é uma estrutura co-estimuladora; e moléculas de superfície de CD3, que servem como um elo de comunicação entre o TcR, CD4 e o citoplasma da célula T_H.

Quando a APC e as células T_H interagem, a APC secreta uma citocina chamada interleucina-1 (IL-1), que auxilia a ativar a célula T_H. A célula T_H ativada produz, então, outra citocina, chamada interleucina-2 (IL-2), que serve como autócrina para elevar as células T_H até um nível mais alto de atividade metabólica e induzir a proliferação dessas células. As células T_H duplicadas e ativadas produzem mais IL-2 e também produzem interleucinas 4, 6 e 13 (IL-4, IL-6 e IL-13) juntamente com diversas outras moléculas, incluindo CD40L, que ativa coletivamente as células B apropriadas. Uma célula B apropriada é aquela que possui receptores IgD de superfície específicos para os epitopos do IDP apresentado à célula T_H pela APC, e também deve interagir com imunógenos intactos idênticos àqueles originalmente fagocitados pela APC que iniciou a resposta imune. As células B e os imunógenos se encontram em seus percursos através do corpo. Sua interação ativa os receptores de superfície das células B e, desse modo, faz com que as células B se tornem suscetíveis à ativação e à diferenciação em plasmócitos e células de memória.

O resultado do mecanismo imune humoral é uma ampla e homogênea população de plasmócitos (clones), cada qual produzindo anticorpos específicos para o mesmo epitopo estimulante. As moléculas de anticorpo são sintetizadas em grande quantidade pela clonagem dos plasmócitos durante um período de diversos dias. As células de memória não tomam parte na ação imunológica em curso, mas estarão disponíveis para iniciar respostas apropriadas se o mesmo imunógeno for encontrado no futuro. A seqüência geral de eventos que acabamos de descrever está ilustrada na Fig. 60.2.

Biólogos celulares aprenderam como remover e isolar células B sensibilizadas a partir de baços de animais de laboratório e cultivar as células *in vitro* para que os clones de plasmócitos produzam anticorpos de especificidade idêntica. Além disso, esses plasmócitos podem ser cultivados indefinidamen-

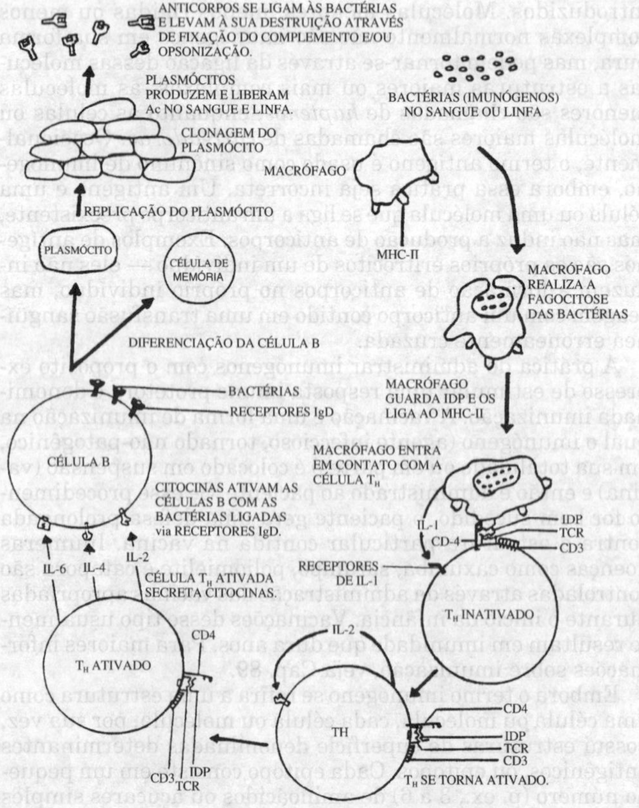

Fig. 60.2 Produção de anticorpo.

te ou congelados e estocados por anos, descongelados e novamente cultivados. A capacidade de usar células imunocompetentes dessa maneira deu aos cientistas um suprimento interminável de anticorpos de especificidade particular. Essa é a técnica do anticorpo monoclonal, agora amplamente usada para produzir grandes quantidades de anticorpos de especificidade selecionada para pesquisa, testagem diagnóstica e imunização passiva. A aplicação dessa técnica se estende além da imunologia à genética, bioquímica, biologia molecular e muitas outras áreas da ciência. O desenvolvimento da técnica do anticorpo monoclonal representa um dos maiores avanços da ciência no século 20.

Os mecanismos de comunicação entre os diferentes tipos de células participantes da resposta humoral não estão completamente compreendidos, mas são, ao menos em parte, devidos às citocinas produzidas pelas respectivas células. Por exemplo, as APCs ativam as células T_H por interação direta com elas e através da produção de IL-1. As células T_H então recrutam e levam à proliferação das células B apropriadas através da produção de uma família de célula B de crescimento e de fatores de ativação incluindo interleucinas 2, 4, 6, 13 e outras. Além dessas proteínas, e talvez de diversas outras ainda não-identificadas, sabe-se também que receptores de superfície específicos e geneticamente controlados são necessários no processo de comunicação. Essas moléculas de comunicação e seus receptores são objeto de intensa pesquisa como alvos potenciais de medicamentos projetados para influenciar a operação do sistema imune, nos casos de imunodeficiências, nos quais uma ou mais citocinas ou receptores estão faltando, ou nos casos de doenças auto-imunes nas quais uma porção do sistema imune é hiperativo.

Anticorpos migram através do sistema circulatório e combinam-se com os imunógenos recomendados, que, então, são destruídos de várias maneiras. Se o imunógeno consistir em hemácias estranhas transfundidas ou certos tipos de bactérias, o complexo resultante de imunógeno-anticorpo dá início à fixação do complemento, que resulta na lise (rotura) da célula que possui os epitopos. Essa é então removida pelo fígado ou baço. O complemento, que é composto de uma série de proteínas plasmáticas (ao menos 11), combina-se com o complexo imunógeno-anticorpo em uma ordem definida (fixação do complemento) de modo que a integridade da membrana da célula que possui o epitopo é destruída. Essa reação resulta em destruição celular.

A célula que possui epitopos também pode ser destruída se o anticorpo for um estimulador da fagocitose (consumo) celular por macrófagos ou neutrófilos. Isso é chamado de *opsonização* e é importante, particularmente na resistência contra infecção causada por pneumococos encapsulados. É também possível que um anticorpo (antitoxina) neutralize um produto celular (toxina) e evite que esta reaja com seu alvo bioquímico. A célula produtora de toxina acaba sendo destruída, usualmente por fagocitose.

As respostas iniciais (primárias) diferentes do anticorpo, já discutidas, usualmente são acompanhadas pela produção de *células de memória*. Estas dão ao corpo uma resposta imune disponível (secundária) contra um certo epitopo se este for encontrado novamente. A segunda reação e todas as subseqüentes contra o epitopo são mais rápidas, intensas e prolongadas, dando, desse modo, ao corpo uma proteção mais forte e permanente. Essa resposta secundária, ilustrada na Fig. 60.3, freqüentemente é denominada imunidade permanente, pois pode durar a vida toda se as novas células de memória forem produzidas periodicamente.

Imunidade Mediada por Células

A imunidade mediada por células (CMI) envolve o sistema responsável pela rejeição de alguns transplantes de órgãos, assim como os mecanismos de defesa contra microrganismos intracelulares, células hospedeiras infectadas por vírus e crescimentos neoplásicos endógenos (tumores). Essa divisão do sistema imune, como na imunidade humoral, depende da estimulação por imunógenos para sua ativação.

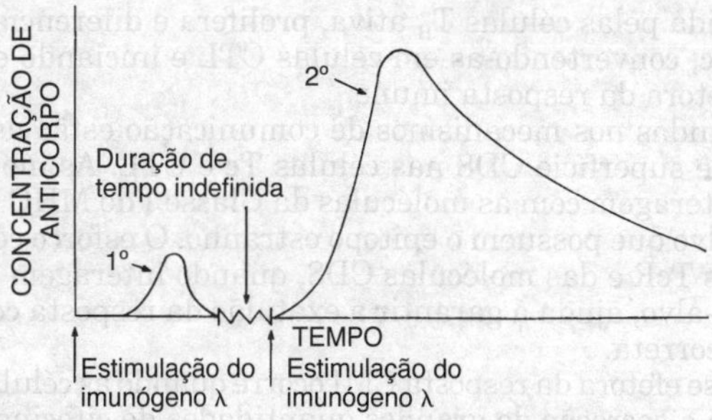

Fig. 60.3 Respostas primária e secundária de anticorpo.

As células responsáveis (células T efetoras) pela CMI são originadas a partir das células precursoras (células-tronco) produzidas na medula óssea, como é o caso das células formadoras de anticorpo na imunidade humoral. Na CMI, no entanto, as células efetoras devem completar o processo de diferenciação no timo antes de circularem livremente na rede vascular ou de serem coletadas no baço ou nos linfonodos regionais. Essas células diferenciadas são de diferentes tipos, dependendo da natureza da resposta mediada por células e das estruturas singulares dos TcR em sua superfície, e são obtidas através de reorganização genética aleatória durante a diferenciação na medula óssea e da maturação no timo.

As respostas da CMI são divididas em dois tipos principais que requerem diferentes populações de células efetoras:

1. Requer que células Tc sejam convertidas em linfócitos T citotóxicos (CTLs) que possuem efeito tóxico direto no alvo.
2. Requer células T_H modificadas e adaptadas para uma reação de hipersensibilidade do tipo tardio.

Ambas as reações serão descritas.

A CMI envolvendo os linfócitos T citotóxicos (CTLs) é efetiva como defesa contra infecções virais, crescimentos neoplásicos e transplantes teciduais. Infelizmente, o sistema imune não percebe que essa última situação serve para ajudar o corpo, e não o destruir.

Como todas as respostas imunes, a resposta do CTL pode ser dividida em fase de sensibilização e fase efetora. A fase de sensibilização é iniciada quando um macrófago ou outra célula apresentadora de antígeno (APC) detecta células desprendidas de crescimentos tumorais, tecidos transplantados ou já destruídas por um vírus infectante. É normal que células mortas, danificadas ou alteradas sejam desalojadas do tecido original e circulem até o baço ou fígado para serem destruídas. A APC fagocita a célula-alvo, pois reconhece seus epitopos estranhos, virais ou tumorais na superfície celular durante a sua jornada pelo sistema vascular ou linfático. Como na imunidade humoral, a APC guarda os peptídios imunodominantes que contêm os epitopos da célula-alvo e os apresenta às células T_H apropriadas através da Classe II do MHC e outros receptores de superfície necessários, juntamente com a IL-1, para iniciar a ativação da célula T_H. A célula T_H ativada secreta IL-2, que produz maior ativação e duplicação das células T_H. As células T_H altamente ativadas agora secretam diversas citocinas que coletivamente produzem efeitos quimiotáticos, estimuladores e de localização nos macrófagos, neutrófilos e nas células T citotóxicas não-estimuladas previamente (comumente, chamadas Tc, células T efetoras ou células CD8). À medida que as células Tc são recrutadas para uma área de infecção viral, crescimento tumoral ou órgão estranho, aquelas com TcRs específicos para os epitopos do alvo se ligam com a célula-alvo que exibir os epitopos do vírus ou tumor estranho em conjunto com suas estruturas de superfície da Classe I do MHC. Isso ativa os receptores de IL-2 nas células Tc recrutadas e ligadas. A IL-2 produzida pelas células T_H ativa, prolifera e diferencia as células Tc, convertendo-as em células CTL e iniciando então a fase efetora da resposta imune.

Incluídas nos mecanismos de comunicação estão as moléculas de superfície CD8 nas células Tc e CTL. As moléculas CD8 interagem com as moléculas da Classe I do MHC nas células-alvo que possuem o epitopo estranho. O esforço cooperativo dos TcR e das moléculas CD8, quando interagem com as células-alvo, ajuda a garantir a exatidão da resposta contra a célula correta.

A fase efetora da resposta CMI ocorre quando as células CTL iniciam a secreção de grandes quantidades de citocinas diretamente na membrana das células-alvo. As citocinas como as perforinas, granzimas A-F, proteoglicanos e fator de necrose tumoral-β (TNF-β) matam a célula-alvo em cerca de 1 a 3 horas ao destruírem a integridade da membrana. Essas citocinas são eficazes contra todas as células e, desse modo, são capazes de causar muita necrose. No entanto, elas são confinadas à célula-alvo pelas moléculas de adesão que interagem entre a CTL e a célula-alvo. Além disso, as citocinas estão contidas em diminutos grânulos presos na membrana, que possuem TcR em sua superfície, permitindo sua ligação apenas à superfície da célula-alvo. Assim, as citocinas não destroem as CTL que as produzem.

Se as citocinas são liberadas na membrana da célula-alvo, a afinidade das moléculas de adesão e das ligações do TcR-Classe I do MHC diminui, permitindo que a CTL se mova para outra célula-alvo com epitopos específicos para seus receptores TcR, de modo que o processo de destruição possa ocorrer novamente. Qualquer CTL saudável pode repetir o processo inúmeras vezes.

Devido ao fato de sermos constantemente bombardeados por viroses e rotineiramente produzirmos células anormais, muitas das quais são capazes de crescer em tumores metastáticos, acredita-se que a resposta imune do CTL seja um mecanismo de defesa altamente eficiente e efetivo. Infelizmente, pode também ser responsável pela rejeição de órgãos transplantados tencionados a prolongar a vida do paciente. Caso o sistema imune seja estimulado por células que são naturalmente espalhadas por um órgão funcionante, o ataque resultante é direcionado contra as células que revestem os vasos sangüíneos do órgão. O resultado é a destruição da rede vascular do órgão, causando redução na função e, por fim, a morte do órgão. A resposta do CTL está ilustrada na Fig. 60.4.

O primeiro encontro com um vírus, tecido estranho ou célula anormal do hospedeiro resulta em uma resposta primária, chamada rejeição de primeiro curso, e na produção de células de memória (células Tc que não se diferenciam). Se um encontro subseqüente ocorrer com a célula, vírus ou órgão carreando os mesmos epitopos, as células de memória iniciam uma intensa e acelerada resposta de segundo curso, similar à resposta secundária da imunidade humoral. O segundo encontro e os outros subseqüentes são rejeitados mais rapidamente, pois o corpo já foi sensibilizado pela primeira experiência. Assim, os linfócitos sensibilizados já estão presentes e necessitam apenas de ativação pelo imunógeno. Além disso, usualmente durante ou após a rejeição de primeiro curso, os anticorpos são produzidos e permanecem livres na circulação corporal. Esses anticorpos são citotóxicos, mas podem ou não representar um papel na rejeição de primeiro curso.

Na segunda estimulação pelo mesmo imunógeno (p. ex., vírus ou órgão transplantado), os anticorpos citotóxicos se combinam com o alvo. As células enxertadas ou infectadas, cobertas com o anticorpo, tornam-se alvos de uma célula especial chamada *natural killer* (NK), que entra em contato com as células-alvo através das moléculas de anticorpo e as destrói. Esse tipo de CMI é chamado de citotoxicidade mediada por célula anticorpo-dependente (ADCC). O mecanismo pelo qual as células NK eliminam as células-alvo não é completamente compreendido, mas envolve a destruição direta por citocinas como perforinas e granzimas.

IMUNOSSUPRESSÃO — Muitas drogas imunossupressoras são empregadas para prolongar a vida de um órgão transplantado. No entanto, nenhuma é plenamente satisfatória. Quando pequenas doses de drogas imunossupressoras são usadas, o sistema imune do receptor supera a droga, e a rejeição é indicada pela perda gradual da função do órgão. O sintoma mais comum de rejeição, independentemente do órgão, é o espessamento fibroso das pequenas artérias mais internas do órgão transplantado. A alternativa extrema é administrar grandes doses de drogas imunossupressoras. O resultado usual é a completa interrupção do sistema imune do receptor, seguida por morte devido a uma infecção que o paciente normalmente seria capaz de vencer sem ajuda médica. Um programa adequado de terapia imunossupressora é usualmente diferente para cada paciente.

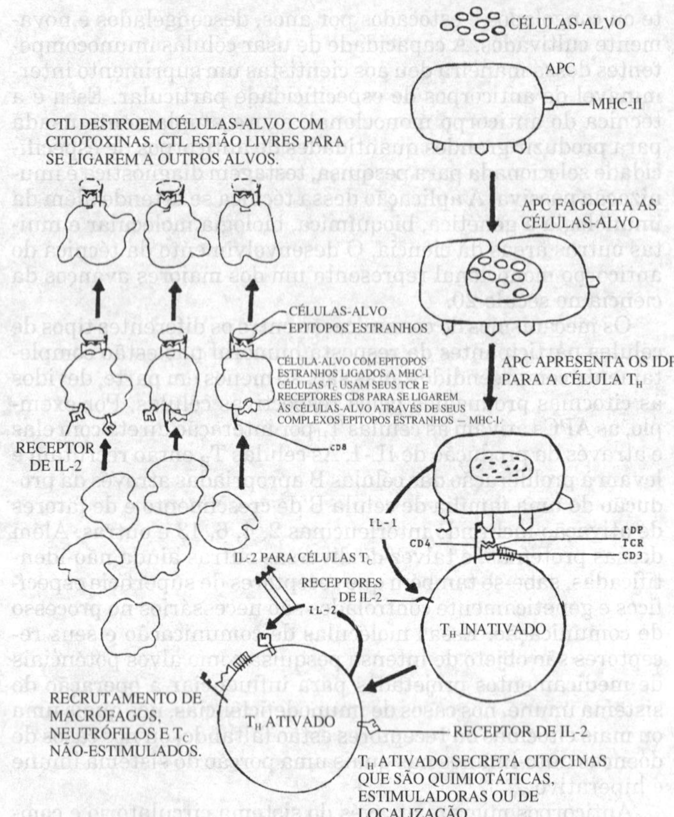

Fig. 60.4 Imunidade mediada por CTL.

Outro método de controle do sistema imune é a administração de *soro antilinfócito T* (ATS). Esse soro contém anticorpos contra células T que, quando injetados em um indivíduo, induzem fixação do complemento, resultando em lise dos linfócitos T e piora na imunidade celular. Recentemente, anticorpos monoclonais foram desenvolvidos contra moléculas de superfície de linfócitos T características das células ativadas. Quando os anticorpos se ligam às moléculas de superfície, eles impedem apenas que aquelas células T funcionem.

Atualmente, um dos melhores imunossupressores para redução da rejeição de transplantes orgânicos é a ciclosporina A. Ela age como supressora específica das células T_H por evitar que essas células produzam IL-2 e receptores para IL-2. Assim, a reação imune contra o enxerto é inibida, pois a etapa auxiliar necessária é interrompida.

LOCAIS PRIVILEGIADOS PARA ENXERTOS — Os problemas com rejeição de enxertos não são encontrados em todos os casos. Existem algumas partes do corpo humano que aceitam facilmente tecidos estranhos, com pequena ou nenhuma rejeição, em quase todas as tentativas de transplante. Essas áreas são chamadas de locais imunologicamente privilegiados de enxertia. Um desses locais é a córnea do olho. Os transplantes são quase sempre bem-sucedidos pois não há suprimento vascular direto para esse tecido. Imunógenos provenientes de uma córnea transplantada praticamente nunca alcançam um linfonodo no qual possam sensibilizar linfócitos.

REAÇÃO ENXERTO *VERSUS* HOSPEDEIRO — Além da situação usual na qual o receptor rejeita o enxerto doado, o inverso pode ocorrer quando o enxerto contém células imunocompetentes. Esse fenômeno é denominado reação enxerto *versus* hospedeiro e é caracterizado pelo enxerto que rejeita imunologicamente o hospedeiro.

Na teoria, três condições devem existir antes que sejam possíveis as reações enxerto *versus* hospedeiro: o enxerto deve conter células imunocompetentes, o hospedeiro deve possuir epitopos transplantados que estão faltando no enxerto, e o hospedeiro deve ser incapaz de reagir imunologicamente contra o enxerto. Assim, de acordo com o último critério, o receptor é imunologicamente imaturo e/ou deficiente.

Quando indivíduos se tornam imunologicamente incompetentes por doença, anormalidades genéticas, radiação X ou por terapia com drogas imunossupressoras, eles podem ser grave ou fatalmente lesionados por um transplante que contém células imunocompetentes. O resultado usual, se não tratado, é a morte. Essa situação é cuidadosamente monitorada nos transplantes de medula óssea, que estão se tornando mais comuns como forma de corrigir alguns tipos de deficiências imunes e cânceres. Em uma porcentagem significativa de casos, os transplantes de medula óssea são bem-sucedidos se as células T maduras forem removidas da medula óssea doada antes do transplante. Isso dá aos receptores a chance de produzir suas próprias células T usando como precursoras as células pré-T doadas.

HIPERSENSIBILIDADE DO TIPO TARDIO — Como mencionado anteriormente, um segundo tipo de imunidade mediada por células (CMI) é denominado hipersensibilidade do tipo tardio (DTH) e se caracteriza por células T_H especialmente modificadas.

Quando algumas células T_H encontram certos tipos de imunógeno, elas secretam citocinas que induzem uma reação inflamatória localizada. Essa reação é caracterizada por um grande influxo local de células, sobretudo macrófagos, que ocorre em um período que vai de diversas horas até diversos dias, daí a designação *tardio*. A palavra *hipersensibilidade* é usada porque a reação pode resultar em extenso dano tecidual e necrose. No entanto, DTH é usualmente um controle efetivo de bactérias intracelulares como *Mycobacterium tuberculosis*, fungos intracelulares como *Pneumocystis carinii* e *Candida albicans*, parasitas intracelulares como *Leishmania* e *Schistosoma*, vírus como o herpes simples e a varíola, e na dermatite de contato causada por detergentes, tinturas, metais e hera venenosa.

A fase de sensibilização da DTH é similar à da resposta de CTL. APC como macrófagos, células de Langerhans ou células endoteliais vasculares (que revestem os vasos sangüíneos) processam o material estranho e apresentam os epitopos para as células T_H no usual complexo epitopo-Classe II do MHC. Lembre-se de que as células de Langerhan são células dendríticas da epiderme que podem transportar, até os linfonodos regionais, a maior parte dos materiais estranhos que penetram pela pele. Um segundo contato com o material estranho serve para ativar as células T_H, levando-as a secretar citocinas responsáveis pelo recrutamento e ativação de mais macrófagos e outras células fagocíticas inespecíficas como os neutrófilos. As células T_H ativadas são chamadas de células T_{DTH}. A reação pode ter um pico em 48 a 72 horas, que corresponde ao período de espera de um típico teste de tuberculose.

A resposta de DTH é muito efetiva no que diz respeito à destruição de patógenos intracelulares à medida que esses tentam mover-se de uma célula hospedeira para outra. No entanto, a maioria dos organismos que incitam esse tipo de resposta imune não é destruída quando fica confinada no ambiente intracelular do hospedeiro, pois esses organismos não alteram a célula hospedeira de nenhuma forma detectável. Assim, um paciente pode carrear *M. tuberculosis* ou vírus herpes simples por anos de forma subclínica, pois o sistema imune é incapaz de identificar as células hospedeiras que contêm o organismo alvo, permitindo, desse modo, que ele sobreviva indefinidamente no hospedeiro. Por outro lado, a importância do mecanismo de DTH para a nossa saúde estável e contínua é bem ilustrada pelos pacientes com AIDS/SIDA, nos quais o processo de DTH não funciona. A maioria dos pacientes com AIDS/SIDA morre devido a uma infecção causada por um ou mais dos microrganismos rotineiramente encontrados no corpo humano, mas mantidos sob controle pela DTH. A AIDS/SIDA é discutida mais adiante neste capítulo.

O RECONHECIMENTO DO QUE É PRÓPRIO

Como o indivíduo normal distingue entre seus próprios epitopos, que ele não ataca, e os epitopos provenientes de um organismo geneticamente diferente, que ele destrói? A resposta a essa questão não está clara. No entanto, sabe-se que o reconhecimento inicial dos próprios epitopos ocorre *in utero*, enquanto o sistema imune ainda é imaturo. Além do reconhecimento dos próprios epitopos durante o desenvolvimento fetal, a tolerância imunológica em relação aos seus próprios epitopos é mantida durante toda a vida. O modo exato como isso acontece não é compreendido.

Como na maioria dos fenômenos biológicos, há exceções. Existem algumas partes do corpo que não são reconhecidas como sendo epitopos próprios e, por isso, são chamadas de *antígenos ocultos*. Quando esses são recuperados de um indivíduo e mais tarde são reinjetados no doador original, anticorpos são produzidos. Tais anticorpos são chamados de auto-anticorpos. Exemplos de tecidos que possuem esses epitopos são a córnea ocular, certas partes do cérebro e o esperma.

Auto-anticorpos podem ser produzidos experimentalmente e podem ser naturalmente sintetizados se epitopos estranhos sofrerem reação cruzada com os seus próprios epitopos, ou se os próprios epitopos se tornarem alterados de algum modo, possivelmente como resultado de mutação ou pela ação de um agente terapêutico. Quando se desenvolve alguma dessas situações, várias doenças auto-imunes, a maioria das quais é grave, podem ocorrer. Exemplos dessas doenças incluem febre reumática (caracterizada por anticorpos direcionados contra os estreptococos do grupo A e que também podem reagir com o músculo cardíaco humano) e anemia hemolítica auto-imune (caracterizada pela destruição dos próprios eritrócitos). Além disso, vírus podem causar doenças auto-imunes através da estimulação da produção de epitopos virais na superfície das células hospedeiras que infectam, fazendo, então, com que o corpo destrua um grande número de suas próprias células por um longo período de tempo.

TOLERÂNCIA

Além de ser imunotolerante em relação aos seus próprios epitopos, é também possível que um indivíduo normal se torne tolerante aos epitopos de indivíduos geneticamente diferentes. Tolerância imunológica é definida como uma condição na qual um indivíduo imunocompetente não responde a um dado epitopo, embora a reação a outras estruturas não esteja prejudicada. Desse modo, a tolerância pode ser específica para um dado epitopo.

Tolerância imunológica pode ser adquirida artificialmente. No primeiro trimestre, os embriões humanos são expostos a um epitopo estranho, e podem tornar-se tolerantes a ele; eles o reconhecem como se fosse próprio. A maneira ou o porquê desse acontecimento não estão claros. Pode ser que os epitopos que estão presentes no momento em que o sistema imune alcança um certo grau de maturidade sejam considerados como epitopos próprios, independentemente da origem. Nos indivíduos após o nascimento, a tolerância também pode ser induzida quando são dadas doses maciças de um imunógeno. Nesse caso, os imunócitos responsáveis pela resistência contra estruturas estranhas ficam sobrecarregados. Além disso, em ambos os casos a exposição subseqüente aos imunógenos é exigida quando se quer manter a tolerância. Cientistas estão explorando meios pelos quais esses mecanismos de tolerância possam ser aplicados na medicina humana.

A administração intravenosa ou intramuscular de baixas doses de um imunógeno purificado possui alguma aplicabilidade prática. A indução da tolerância a baixas doses tem sido usada com sucesso para prolongar a sobrevivência de enxertos em animais de laboratório. O princípio da tolerância a baixas doses também é usado para dessensibilizar humanos contra muitos imunógenos responsáveis por várias síndromes alérgicas.

O estado atual de conhecimentos indica que, se os mecanismos de tolerância puderem ser descobertos, os transplantes de órgãos podem ser bem-sucedidos sem terapia imunossupressora. Desse modo, receptores de órgãos poderiam viver normalmente e defender-se totalmente contra as infecções comuns que tiram as vidas de muitos receptores ou levam à rejeição do novo órgão.

INTENSIFICAÇÃO

Esse é um fenômeno similar ao da tolerância em um aspecto, mas é bastante diferente em outro. A intensificação é o prolongamento da sobrevivência do enxerto ou a promoção do crescimento viral ou tumoral induzidos por anticorpos, em vez de serem destruídos por anticorpos. Sua similaridade com a tolerância se baseia no fato de a vida de enxertos e transplantes ser prolongada (intensificada), mas difere no que diz respeito à responsividade imunológica do receptor, que não está prejudicada. Isso se deve ao fato de existirem efetores específicos do enxerto rejeitado (CMI), mas esses serem impedidos de cumprir a tarefa para a qual foram designados devido à existência de anticorpos que não funcionam adequadamente.

Os mecanismos de intensificação não são bem compreendidos atualmente, mas diversas teorias possuem evidência experimental para substanciá-las. Uma teoria declara que anticorpos não-fixadores de complemento (não-citotóxicos) são produzidos em resposta ao enxerto, tumor ou agente infeccioso. Esses são chamados de *anticorpos de bloqueio*, e podem ligar-se com os epitopos-alvo para revesti-los de modo que os linfócitos sensibilizados sejam incapazes de fazer contato direto.

No laboratório, a intensificação pode ser demonstrada através da transferência de tumores de um doador para dois grupos de receptores histoincompatíveis. Em um grupo apenas um tumor é transferido, enquanto no outro grupo a transferência do tumor é acompanhada por uma injeção de anticorpos contra o tumor. Os receptores que recebem os anticorpos mantêm o tumor por muito mais tempo que o grupo controle.

O princípio da intensificação imunológica foi colocado em uso prático na medicina humana. Mães Rh-negativas que deram à luz o seu primeiro bebê Rh-positivo recebem uma injeção de anticorpo Rh algumas semanas antes e logo após o parto. O anti-soro Rh evita a produção de anticorpos contra as células Rh-positivas do recém-nascido que quase certamente entraram na circulação materna durante o parto. O resultado das injeções dos anticorpos anti-Rh é que a mãe não se sensibiliza contra futuras gestações Rh-positivas.

IMUNOLOGIA TUMORAL

Sabe-se há algum tempo que os agentes carcinogênicos abrangem uma ampla gama de produtos químicos, radiação eletromagnética e vírus. Todos esses materiais causam uma mudança no genoma das células. Em alguns casos, como nas infecções virais, a alteração imposta na célula infectada é consistente de um hospedeiro para outro. No caso dos carcinógenos químicos e radioativos, a alteração genética é aleatória e variável de hospedeiro para hospedeiro. Essas mudanças, consistentes ou não, resultam em alterações celulares básicas que convertem células saudáveis em células neoplásicas. Acompanhando essas alterações está a produção de uma mudança na densidade do epitopo da superfície celular e/ou a criação de novos antígenos (epitopos) específicos do tumor (TA), os quais supostamente identificam a célula anormal e preparam o caminho para a sua destruição pelo sistema imune.

Biólogos moleculares foram capazes de extrair de células cancerosas humanas porções de DNA que transformam células saudáveis em células cancerosas. Esses segmentos de genes são chamados de oncogenes (genes do câncer) e são encontrados também em células saudáveis. Evidências adicionais indicam que esses oncogenes se submetem à transposição no interior do genoma da célula como um ato normal da fisiologia celular ou devido à indução por um carcinógeno. Em qualquer caso, os genes são ativados e então ditam a transformação da célula saudável em uma célula cancerosa.

O evento da ativação do gene já mencionado é considerado normal e provavelmente ocorre milhares de vezes a cada dia em um indivíduo normal. A(s) célula(s) anormal(is) resultante(s) é(são) detectada(s) devido à produção de TA e, então, é(são) destruída(s) por fagocitose ou por alguns ramos do sistema imune.

Os mecanismos de defesa do corpo contra o desenvolvimento do câncer são bastante formidáveis e abrangentes. O ataque é conduzido pelas células destruidoras naturais (NK, *natural killer*), células de defesa direcionadas contra qualquer célula hospedeira anormal. Elas fazem contato direto com a célula anormal e a destroem através de um mecanismo citotóxico similar ao funcionamento dos CTL. Se por alguma razão as células NK não conseguem identificar nem destruir as células anormais, é provável que seja montada uma resposta imune normal. A resposta será mediada por células, sendo a célula-alvo destruída por CTL. Se essa abordagem não for completamente bem-sucedida, o número de células anormais aumentará até um ponto em que a produção de anticorpo será induzida. Os primeiros anticorpos produzidos se ligam às células anormais para preparar o caminho para a citotoxicidade mediada por células anticorpo-dependentes (ADCC) através das células NK e dos macrófagos. Essas células destroem as células anormais cobertas com anticorpo. Se as células anormais ainda assim não forem destruídas, anticorpos tardios fixam o complemento (citotóxicos) e destroem as células anormais por lise.

Essa abordagem abrangente da prevenção do câncer funciona, pois todos os seres humanos produzem numerosas células anormais a cada dia, e a maioria dos indivíduos não apresenta câncer. Por outro lado, há obviamente um ponto fraco no sistema, pois o câncer em geral é um problema monumental para a saúde.

Nos indivíduos cujos sistemas imunes não conseguem destruir as células anormais e então surge um tumor, algo obviamente tornou o sistema imune ineficaz. Talvez a principal questão na pesquisa do câncer atualmente não seja o que causa o câncer, e sim por que o sistema imune não destrói as células transformadas. Diversas teorias foram propostas nos últimos anos, todas com alguma evidência para dar-lhes suporte.

Uma possibilidade para a resposta imune ineficaz é a de que as células tumorais possuam uma densidade menor que a normal de determinantes antigênicos (TA) ou uma relação alterada de determinantes normais. Seja qual for o caso, as células imunocompetentes podem não ser capazes de reconhecer a célula como incomum e, assim, não tentam destruí-la antes que ela se replique diversas vezes. Quando uma massa suficientemente grande de células se acumula, uma resposta imune humoral pode ser gerada, mas, como o sistema imune está brincando de *"pique-pega"*, ele está mais propenso ao erro; assim, os anticorpos que são produzidos são incompletos de algum modo e não são capazes de induzir sua função fisiológica após a ligação com a superfície do tumor. Esses anticorpos bloqueiam a ligação dos linfócitos com a superfície da massa, e assim a CMI não é efetiva. Esses anticorpos são chamados de anticorpos de bloqueio, ou de intensificação, pois eles intensificam o crescimento do tumor.

Outra possibilidade para uma resposta imune ineficaz é a de que pelo menos algumas células tumorais produzam uma capa protetora externa que camufla as estruturas do epitopo de modo que o sistema imune não possa reconhecer essas células. Além disso, há evidências que mostram que as células cancerosas produzem uma substância que pode induzir algum grau de imunossupressão. É uma estatística bem-documentada de que os pacientes com câncer demonstram algum grau de imunodeficiência. Por muitos anos acreditou-se que as pessoas desenvolviam câncer por serem imunodeficientes. Atualmente acredita-se que o câncer cause a imunodeficiência. O alvo mais provável do produto da célula cancerosa parece ser o macrófago, uma célula que não apenas fagocita células hostis mas também ativa as respostas imunes humorais e celulares.

Como resultado de todo o progresso recente na pesquisa sobre o câncer, diversas abordagens para a detecção, o controle e a cura do câncer estão sendo investigadas. Algumas delas são antigas; outras, novas. Uma das mais antigas tentativas de controle, cura ou prevenção do câncer é o desenvolvimento de uma vacina contra um tipo particular de câncer. O principal problema é que os tumores humanos, mesmo dentro de determinada categoria, são muito variáveis na expressão dos epitopos de superfície celular de um paciente para outro. Uma vacina que pode ser eficaz para um indivíduo com câncer de cólon não terá efeito na maioria dos outros pacientes com o mesmo tipo de câncer pois a maior parte dos epitopos do câncer (TA) é tumor-específica, e não característica de um tipo particular de câncer. Por outro lado, alguns investigadores acreditam que possa haver semelhança suficiente de epitopos entre tumores similares se a capa protetora puder ser removida das células cancerosas. Ainda está para ser determinado se essa teoria será útil.

Outra abordagem para o uso do TA é continuar a busca por estruturas de superfície características de um tipo particular de tumor que possam ser expressas na membrana celular de uma nova célula cancerosa antes que seja produzida a capa protetora. Se existir tal estrutura, pode haver alguma membrana exposta em todos os momentos, pois as células de um tumor proliferam rapidamente. Essas estruturas identificadas podem ser usadas de duas formas óbvias: como alvo de anticorpos marcados usados para diagnosticar e localizar um tumor e como alvo de anticorpos com níveis terapêuticos de partículas radioativas ou moléculas tóxicas ligadas a eles. Nesses casos, espera-se que quimioterapia ou radiação terapêuticas possam ser transportadas por anticorpos injetados diretamente no tumor sem os costumeiros efeitos colaterais.

Outra abordagem imunológica para o controle do câncer é o isolamento do TA puro, a partir de amostras de sangue ou de material de biopsia, para injetá-lo novamente no paciente. A intenção é elevar a resposta da CMI para que ela seja agressiva contra as novas células que expressem as mesmas especificidades antigênicas.

Talvez as abordagens imunológicas mais promissoras incluam a administração de citocinas como modificadoras biológicas. Os linfócitos retirados de um paciente com câncer podem ser *ativados in vitro* por exposição a citocinas como o interferon e a interleucina-2 (IL-2). Os linfócitos ativados são então transfundidos de volta para o paciente juntamente com a infusão contínua de citocinas. Relatos iniciais indicam que esse tratamento é eficaz contra diversos tipos diferentes de câncer. O interferon em sua forma pura tem o potencial para estimular as células NK e os macrófagos, as células que podem ser responsáveis por as células anormais saírem do controle, pois podem ser alvo de uma substância supressora produzida pelas células anormais. Agora que o interferon pode ser produzido em grandes quantidades através das técnicas de recombinação genética, os principais obstáculos para um amplo uso são a purificação do material sintetizado e a identificação de uma dose terapêutica efetiva.

Resultados promissores também foram obtidos a partir da injeção de um organismo como o bacilo de Calmette-Guerin (BCG) no local de um tumor não-metastático. No ser humano, o BCG é uma bactéria extremamente imunogênica, mas não-patogênica, que intensifica o desempenho das células NK e dos linfócitos responsáveis pela resposta da CMI. Quando o sistema imune responde à bactéria, os produtos citotóxicos da resposta também destroem o tumor que está próximo. A principal desvantagem desse tipo de terapia é que ela não induz uma resposta imune sistêmica. Assim, metástases tumorais podem ainda ocorrer.

Enquanto a imunoterapia contra o câncer está progredindo, as técnicas de imunodiagnóstico estão representando um papel de crescente significado na detecção e no tratamento precoces de vegetações neoplásicas. O uso dessas técnicas pode ser agrupado em quatro categorias:

Aquelas que identificam os marcadores fenotípicos que caracterizam certos tumores.
Aquelas que estimam a competência imune do paciente em relação ao tumor.
Aquelas que avaliam a resposta de anticorpo do paciente contra as moléculas circulantes relacionadas ao tumor.
Aquelas que detectam substâncias solúveis associadas ao tumor, como enzimas e hormônios inapropriados.

A maioria das técnicas disponíveis atualmente, nessas categorias, ainda precisa submeter-se a refinamento em termos de especificidade, resolução e sensibilidade. No entanto, há uma grande prioridade para esses aperfeiçoamentos, pois a maioria dos especialistas em câncer concorda que a detecção precoce é a chave para o tratamento acurado e, desse modo, para uma vida prolongada para o paciente.

Muito se aprendeu nos últimos anos com relação à causa e ao desenvolvimento do câncer e à natureza das respostas imunes normais que usualmente evitam o surgimento do câncer. As abordagens atuais na pesquisa sobre o câncer refletem o novo conhecimento que muito certamente nos conduzirá para mais perto da prevenção, detecção e cura.

IMUNOGENÉTICA

Genética é uma disciplina biológica intimamente associada à imunologia. A disciplina combinada, a imunogenética, está relacionada a fenômenos como a estrutura e especificidade do anticorpo, o grau de resposta humoral ou celular possível contra um imunógeno particular, a expressão dos epitopos teciduais e dos eritrócitos e a maioria dos tipos de condições de imunodeficiência. Devido às limitações de espaço, restringiremos nosso interesse à área do transplante humano. Assim sendo, esta discussão inclui apenas aspectos gerais da imunogenética e de sua aplicação na genética de hemácias e tecidos, e também algumas anormalidades imunológicas encontradas nos seres humanos.

A ciência da imunogenética teve seu início logo após o começo do século 20. Décadas de pesquisa confirmaram as hipóteses iniciais: tecidos normais e tumorais contêm estruturas que são geneticamente determinadas. Estruturas presentes no tecido do doador mas ausentes no hospedeiro são capazes de causar uma resposta no hospedeiro que pode levar à destruição do enxerto.

Como resultado de décadas de pesquisa, alguns princípios gerais da imunogenética dos transplantes foram definidos, notavelmente

A aceitação ou rejeição do enxerto é controlada pela presença ou ausência, no enxerto, de epitopos de histocompatibilidade geneticamente determinados. Esses genes responsáveis pelo desenvolvimento desses epitopos são chamados de *genes de histocompatibilidade* e são encontrados nos *loci de histocompatibilidade* nos cromossomos. Em cada locus, pode existir uma família de genes alternativos, chamados *alelos*.

Os alelos da histocompatibilidade são co-dominantes. Assim, cada um dos dois alelos presentes para cada gene em cada indivíduo (um gene de cada genitor) é sempre expresso. Esse é o caso de um ser humano que tem o tipo sangüíneo AB.

Enxertos entre gêmeos idênticos são sempre aceitos, pois o doador e o receptor possuem a mesma constituição genética.

Enxertos entre indivíduos com parentesco (não gêmeos idênticos) são mais provavelmente aceitos que os enxertos entre indivíduos sem nenhum parentesco, pois os indivíduos que são parentes provavelmente dividirão mais epitopos de histocompatibilidade do que aqueles que não possuem parentesco.

No ser humano, dois principais sistemas de antígeno são conhecidos, e um grande número de pequenos sistemas tem sido investigado. Apenas os principais sistemas são discutidos aqui — o sistema sangüíneo ABO característico dos eritrócitos e o sistema HLA (antígeno leucocitário humano) característico da maioria das outras células do corpo.

Há muitos anos a influência do sistema ABO nas transfusões sangüíneas é conhecida. É também sabido que o sistema ABO é importante na enxertia de tecidos, particularmente nos transplantes de pele e rins. Mesmo os rins que são lavados para a retirada de eritrócitos e leucócitos (que também carreiam os antígenos ABO) são rejeitados muito mais rapidamente se o transplante for feito entre indivíduos com incompatibilidade ABO, pois as células endoteliais também carreiam epitopos ABO e possivelmente Rh (ver Quadro 60.1 para uma revisão do sistema ABO como é atualmente compreendido).

O principal sistema de histocompatibilidade no homem não é encontrado nas hemácias maduras, mas sim em quase todas as células nucleadas. A tipagem tecidual (testagem de leucócitos para a presença de epitopos de histocompatibilidade) fornece uma determinação bastante abrangente dos epitopos teciduais do corpo, pois se acredita que quase todos os epitopos característicos do organismo estejam representados nos leucócitos.

Algumas das muitas coisas que foram aprendidas sobre a tipagem dos leucócitos dizem respeito ao fato de certos epitopos de histocompatibilidade ocorrerem mais freqüentemente que outros e alguns serem muito mais imunogênicos que outros. Alguns epitopos são até mesmo característicos de uma determinada raça. Os pesquisadores são capazes de fazer estimativas do número de alelos presentes em cada sistema e do número de epitopos controlados por cada alelo. Pode haver poucos alelos como um ou dois, ou até mais de 30 alelos em cada sistema, com cada alelo controlando um ou mais epitopos estruturalmente diferentes.

Investigações sobre a complexidade dos sistemas de histocompatibilidade de antígenos revelaram a presença de genes que controlam o grau no qual podemos responder a um epitopo estranho (*Genes de Resposta Imune*). Além disso, a intensidade da resposta imune humana é epitopo-específica. Pessoas podem responder bem a algumas estruturas, mal a outras e de modo intermediário a outras. A variação na resposta também difere entre os indivíduos. A pessoa *A* pode ter um amigo ou um parente que nunca teve um resfriado, enquanto *A* está resfriado na maior parte do tempo. Isso pode se dever ao fato de o amigo possuir inerentemente a capacidade de produzir mais e melhores anticorpos ou linfócitos sensibilizados contra o vírus do resfriado em comparação com *A*. Por outro lado, o amigo pode sucumbir aos vírus influenza muito facilmente, enquanto *A* nunca teve uma gripe. Nesse caso, *A* possui uma resposta imune mais intensa e eficiente em relação ao imunógeno invasor.

Os epitopos de histocompatibilidade também parecem estar associados à freqüência de várias doenças na população. O sistema HLA consiste em seis *loci* diferentes chamados HLA-A, HLA-B, HLA-C, HLA-DP, HLA-DQ e HLA-DR. Cada locus possui diversos alelos (genes alternativos), e cada alelo controlará a expressão de um epitopo HLA diferente. Cada epitopo é indicado por um número (A1, B27, C5, DR2, etc.). Em muitas situações há uma associação entre a expressão de um certo epitopo e a ocorrência de uma doença específica. Não se conhece exatamente a conexão entre a expressão de um epitopo e a susceptibilidade ou resistência a uma determinada doença. Como a tipagem da histocompatibilidade pode ser feita rotineiramente por muitos laboratórios clínicos, espera-se que esse tipo de informação algum dia possa ser usado para o diagnóstico ou como um dispositivo de triagem para indicar o provável desenvolvimento de uma certa doença ou condição em uma época futura da vida do paciente. Isso tem implicações importantes em um momento no qual há preocupação em relação à medicina preventiva e à manutenção da saúde.

Algumas associações atualmente reconhecidas entre vários epitopos de histocompatibilidade e doenças específicas são ilustradas no Quadro 60.2. Durante a revisão desse quadro, deve ser lembrado que as várias associações não são absolutas. Nem todo mundo que possui um epitopo B27 será acometido por espondilite anquilosante ou síndrome de Reiter. Essas associações reconhecidas indicam apenas que as pessoas que possuem o epitopo B27 são mais propensas ao desenvolvimento de uma dessas doenças do que se esperaria puramente por acaso.

Nos anos recentes, tornou-se aparente que alguns epitopos de histocompatibilidade na superfície de linfócitos, monócitos e macrófagos são importantes na comunicação entre as células. Tal comunicação é necessária na inicialização, perpetuação e interrupção das respostas imunes. O papel das moléculas de superfície da Classe I do MHC na comunicação entre as células foi anteriormente indicado na discussão sobre a imunidade mediada por células. Além disso, as moléculas de superfície da Classe II do MHC são importantes na comunicação entre a APC e o T_H tanto na imunidade humoral quanto naquela mediada por células, como já foi discutido. As moléculas de superfície da Classe I do MHC incluem as estruturas HLA-A, HLA-B e HLA-C, enquanto as moléculas de superfície da Classe II do MHC consistem nas estruturas HLA-DP, HLA-DQ e HLA-DR. Obviamente, como se pode ver, nosso sistema HLA faz muito mais que apenas identificar a origem genética de um tecido particular.

O conhecimento obtido a partir das pesquisas em imunogenética tem várias outras aplicações. A compreensão da genética do sistema de classificação sangüínea ABO e de outros sistemas de classificação tem sido muito útil na redução do risco de morte por transfusões sangüíneas. Esse conhecimento tem aplicação limitada nos testes de paternidade. A imunogenética tem sido valiosa no estudo do desenvolvimento fetal e neonatal à procura de defeitos congênitos e até para fins de controle da natalidade.

O uso mais emocionante e talvez mais recompensador da imunogenética é a seleção e a triagem de doadores e receptores para transplante de órgãos. À medida que as técnicas para

Quadro 60.1 Características do Sistema ABO de Grupo Sangüíneo Humano

GRUPOS SANGÜÍNEOS	EPITOPOS PRESENTES A	EPITOPOS PRESENTES B	ANTICORPOS PRESENTES ANTI-A	ANTICORPOS PRESENTES ANTI-B	FREQÜÊNCIA EM CAUCASIANOS (%)
O	–	–	+	+	44
A	+	–	–	+	40
B	–	+	+	–	12
AB	+	+	–	–	4

Quadro 60.2 Associações Representativas entre HLA e Doença

DOENÇA	ALELO HLA
Artrite reumatóide	DR4
Doença celíaca	DR3
Esclerose múltipla	DR2
Espondilite anquilosante	B27
Hemocromatose idiopática	A3
Miastenia grave	B8
Psoríase vulgar	CW6
Síndrome de Goodpasture	DR2
Síndrome de Reiter	B27

preservação e armazenamento de órgãos viáveis melhoram, pode chegar um momento em um grande banco de vários órgãos possa ser mantido, de modo que os órgãos do doador possam ser cruzados quase perfeitamente com os receptores. Talvez igualmente emocionante seja o potencial para o diagnóstico e o tratamento de deficiências imunológicas que são geneticamente controladas.

DEFICIÊNCIAS IMUNOLÓGICAS

Dentro do objetivo deste capítulo é apropriado discutir brevemente as diversas deficiências imunológicas que existem em seres humanos. O primeiro defeito imunológico geneticamente controlado foi descoberto por Bruton em 1952. Atualmente é conhecido como agamaglobulinemia ligada ao X, uma doença ligada ao sexo que ocorre apenas em homens. É evidente durante o 6.º até o 12.º mês de vida, após os anticorpos recebidos da mãe terem sido consumidos. Os indivíduos que sofrem dessa síndrome são incapazes de produzir anticorpos, embora sua resposta mediada por células seja normal. O local provável do defeito é a ausência de maturação da célula B na medula óssea.

A condição oposta é chamada de síndrome de DiGeorge e se caracteriza por aplasia tímica causada por uma falha embriônica no desenvolvimento da terceira e quarta bolsas faríngeas, que resulta em ausência das glândulas paratireóides e do timo ou, na melhor das hipóteses, em um timo gravemente hipoplásico. Existe uma deficiência de células T nas áreas corticais dos linfonodos, resultando na ausência de CMI, embora a imunidade humoral contra muitos imunógenos não seja significativamente afetada.

A síndrome de Wiskott-Aldrich é uma condição caracterizada por depressão da CMI assim como pela ausência de anticorpos IgM na imunidade humoral. A gravidade da condição varia consideravelmente, e uma simples cura ou tipo de tratamento não é possível.

A disgenesia reticular, ou aleucocitose congênita, é uma condição fatal encontrada em crianças pequenas. Existe uma anormalidade no desenvolvimento de todos os leucócitos, o que leva a inúmeros problemas imunológicos simultâneos. Os precursores B e T não se desenvolvem, e, por isso, não há imunidade humoral nem celular. Todos os tecidos linfóides, incluindo o timo, são hipoplásicos. Até recentemente essa condição ligada ao sexo recessiva e autossômica recessiva (existem dois padrões de genótipo) era fatal, embora alguns pacientes tenham sido tratados com sucesso através de transplantes de medula óssea de parentes ou de indivíduos HLA-compatíveis.

Um exemplo final de imunodeficiência geneticamente controlada é a hipogamaglobulinemia do adulto, provavelmente controlada por um gene autossômico recessivo. Níveis séricos de imunoglobulina caem a 10% ou menos que o normal, e tardiamente na doença ocorrem defeitos variáveis na CMI. Esse foi o primeiro exemplo de uma condição hereditária envolvendo o sistema imune que se manifesta na vida adulta.

Técnicas diagnósticas e pesquisas atuais identificaram uma longa lista de imunodeficiências geneticamente controladas, e a lista promete continuar a crescer. No entanto, a deficiência imune que recebe a maior atenção não é controlada geneticamente, mas sim adquirida. A Síndrome da Imunodeficiência Adquirida (AIDS/SIDA) é a mais temida e atualmente é uma das doenças menos compreendidas de toda a humanidade. É uma condição transmissível com um período de incubação de até 15 anos e parece ter uma taxa de letalidade de 100%. A AIDS/SIDA é causada pelo vírus da imunodeficiência humana (HIV), classificado como retrovírus (seu material genético é o RNA). Ele usa a enzima transcriptase reversa para preparar seu material para incorporação no genoma da célula do hospedeiro infectado. As células-alvo principais são as células CD4 (T-auxiliar), embora os macrófagos e outras células da mesma linhagem sejam alvo da infecção secundária por carrearem o receptor de superfície do CD4, mas em uma densidade menor. Essas células são destruídas pelo vírus, mas o(s) mecanismo(s) não é(são) completamente compreendido(s). Quando um número significativo de células CD4 é destruído, a eficiência e a eficácia do sistema imune são comprometidas. Isso é claramente ilustrado pelas Figs. 60.2 e 60.4, que mostram o papel central do CD4 na resposta humoral e mediada por células. O resultado é o desenvolvimento de inúmeras infecções oportunistas que individualmente ou em conjunto causam a morte do paciente. As doenças oportunistas mais proeminentes identificadas nos pacientes com AIDS/SIDA incluem sarcoma de Kaposi, pneumonia por *Pneumocystis carinii*, tuberculose e candidíase oral (lesões na cavidade oral por *Candida albicans*).

A maioria das pessoas que desenvolvem AIDS/SIDA pertence a uma ou mais das seguintes categorias de alto risco: homossexuais masculinos com múltiplos parceiros sexuais, usuários de drogas intravenosas e seus filhos e hemofílicos do Tipo A. No entanto, devido ao fato de algumas pessoas serem bissexuais em suas atividades sexuais, a doença penetrou na população heterossexual com uma alta freqüência. Atualmente, a AIDS/SIDA está crescendo mais rapidamente nas mulheres com 15 a 25 anos de idade do que em qualquer outro segmento da sociedade.

Foram desenvolvidas novas terapias usando combinações de drogas que inibem a ação da transcriptase reversa e das enzimas proteases na replicação viral. No entanto, todas as terapias usadas atualmente são decepcionantes, e não há cura à vista. Logo, parece que a melhor arma para o controle da doença é a educação e a reestruturação das práticas sexuais da população. Fabricantes de produtos farmacêuticos e o governo federal estão tentando, de forma aplicada, desenvolver melhores agentes terapêuticos para controlar a doença. Finalmente, espera-se que uma vacina específica para o HIV possa ser desenvolvida, mas isso parece improvável em um futuro próximo. Existem inúmeros problemas, incluindo o fato de que o genoma do HIV é altamente mutável, o que torna muito difícil o desenvolvimento de uma vacina eficaz na sociedade. Além disso, a testagem acurada de uma vacina será difícil, pois o vírus é patogênico apenas em primatas.

A melhor expectativa para o desenvolvimento de uma vacina contra o HIV se baseia na tecnologia do DNA recombinante. Existem estudos a caminho para incorporar fragmentos de genes e genes do HIV em outros vírus, bactérias, leveduras e células de mamíferos na tentativa de produzir proteínas do HIV que sejam estáveis e constantes entre os pacientes. Espera-se que essas proteínas sirvam como componente imunogênico da vacina.

Tão mortal e temida é a AIDS/SIDA que, à medida que o seu enigma lentamente começou a ser solucionado, ocorreu uma explosão de informações, respondendo a muitas questões sobre como é o funcionamento do sistema imune.

ALERGIA MEDICAMENTOSA

Um problema de crescente significado no uso de medicamentos terapêuticos é a ocorrência de alergias medicamentosas. Estas não são reações causadas por interações, toxicidade ou superdose de drogas; na verdade, elas são o resultado de uma resposta imunológica iniciada por um metabólito de droga. Tais reações em última instância reduzem a eficácia da droga e causam novos problemas para o paciente.

Uma explicação sobre alergias medicamentosas pode ser a seguinte. Muitas drogas, ou seus metabólitos, são moléculas muito pequenas, estruturalmente simples, que não são imunogênicas. Os imunologistas chamam-nas de *haptenos*, pois, por si mesmas, elas não são capazes de induzir uma resposta imune. No entanto, se um metabólito de uma droga se liga às proteínas plasmáticas ou estruturas semelhantes do paciente, ele pode adquirir tamanho e complexidade suficientes para parecer estranho ao sistema imune. Ele induz o paciente a produzir anticorpos que se ligam ao metabólito e assim impedem sua eficácia farmacológica. Mais importante, quando o metabólito é conjugado com as proteínas plasmáticas, a estrutura da proteína pode ser levemente alterada e parecer diferente ou *estranha* ao sistema imune do paciente. Os pacientes, na verdade, podem produzir anticorpos contra suas próprias proteínas que podem levar à destruição dessas; isso se chama *doença auto-imune* e usualmente é bastante grave.

Alergias medicamentosas são bastante difíceis de investigar devido às diversas complexidades que acarretam:

Drogas são degradadas através de várias vias enzimáticas, muitas das quais não são conhecidas.

Muitos agentes medicinais são convertidos em inúmeros metabólitos, cada um com características levemente diferentes.

Em alguns casos, uma pequena quantidade de um determinado metabólito representa tudo que é necessário para iniciar uma resposta imune, e essa quantidade pode ser tão pequena que o metabólito pode nunca ter sido identificado em estudos laboratoriais.

A investigação sobre alergia a drogas se torna especialmente difícil quando não é possível identificar e isolar o(s) metabólito(s) responsável(is) pela reação imunológica. Além disso, a reação imunológica pode tomar várias formas além daquela relacionada a algum tipo de mecanismo auto-imune. Assim, o paciente pode desenvolver febre, vasculite, doença renal, erupção cutânea, doença do soro, anafilaxia ou qualquer variação ou combinação dessas reações.

A probabilidade de ocorrência de alergia a drogas é influenciada por muitos fatores. A duração e o número de cursos da terapia, a ocorrência de doenças que interfiram com a biotransformação ou com a excreção da droga, drogas que são tomadas esporadicamente ou a partir de lotes diferentes e alergias existentes, todos tendem a aumentar o início da alergia a drogas. Adultos são mais propensos a ter alergia a drogas do que crianças. A sensibilidade relacionada a uma droga usualmente diminui após a exposição ter sido interrompida.

Como a testagem laboratorial para alergia a drogas é muito difícil, pouco pode ser feito para evitar o desenvolvimento dessas condições. No entanto, uma vez que se suspeite da alergia medicamentosa, diversas coisas podem ser feitas, através da cooperação de um médico e um farmacêutico, para minimizar o problema do paciente. Relatos precisos, incluindo gráficos apropriadamente rotulados, pertinentes ao uso da medicação, são essenciais. Sempre que possível, devem-se usar outras drogas com efeito terapêutico similar. Uma medicação que possa ser dada oralmente deve ser usada, pois drogas administradas por via oral são menos propensas a induzir uma resposta imune.

A complexidade estrutural de muitos medicamentos modernos amplia um problema que, no passado, era relativamente menor. Além disso, até que os cientistas sejam capazes de identificar todos os metabólitos de um agente medicinal, determinar o modo pelo qual o corpo lida com cada metabólito e isolar ou sintetizar cada um em sua forma pura para investigação laboratorial, as alergias medicamentosas provavelmente continuarão a ser um problema de significado crescente em terapêutica.

À medida que olhamos para o futuro, esperamos que a imunologia represente um papel ainda maior na saúde humana do que o que se estima atualmente. Pesquisadores estão começando a compreender a comunicação entre o sistema nervoso central, o sistema endócrino e o sistema imune. Perguntas relacionadas à maneira como a personalidade e as emoções influenciam nosso estado diário de saúde são reais e muito importantes para os pacientes e para os que trabalham na área da saúde. Uma das maiores responsabilidades dos profissionais da área da saúde é incutir em cada paciente a importância de confiar na droga. Se os pacientes acreditarem que podem e vão melhorar, eles provavelmente irão obedecer e retornar à boa saúde. Essa área relativamente nova da imunologia é chamada de *psiconeuroimunologia* ou *neuroimunomodulação*. Qualquer que seja a terminologia, existe um crescente acervo de conhecimentos que indicam que o modo como pensamos e reagimos às situações da vida influencia significativamente a eficiência e eficácia do sistema imune e, portanto, nosso estado de saúde e nossa qualidade de vida.

Os imunologistas têm também estudado intensamente a relação entre o processo do envelhecimento e um declínio progressivo no desempenho do sistema imune. Se pudermos entender como e por que o nosso sistema imune se torna menos efetivo à medida que envelhecemos, talvez o processo possa ser retardado ou interrompido. Poderemos, então, iniciar uma rotineira aproximação com a nossa expectativa de vida geneticamente programada, que muitos acreditam ser de 110 a 120 anos. Quão próximo cada um de nós chega de nosso tempo máximo de vida depende de muitos fatores. No entanto, parece certo, atualmente, que o nosso sistema imune representa um papel extremamente importante, bem como o modo como pensamos e agimos.

Agradecimento — O autor agradece à Sra. Diana Hawkins por suas contribuições artísticas às Figs. 60.2 e 60.4.

BIBLIOGRAFIA

Davies D, Halablab M, Clarke J, *et al. Infection and Immunity.*, PA: Taylor & Francis, 1999.

Janeway C, Travers P. *Immunobiology*, 3rd ed. New York: Current Biology/Garland, 1997.

Kuby J. *Immunology*. New York: Freeman, 1997.

Roitt I, Brostoff J, Male D. *Immunology*, 5th ed. St. Louis: Mosby, 1998.

Stites D, Terr A, Parslow T. *Medical Immunology*, 9th ed. Norwalk, CT: Appleton & Lange, 1997.

CAPÍTULO **61**

Reações Medicamentosas Adversas

Douglas E Rollins, MD, PhD
Professor of Pharmacology and Toxicology
College of Pharmacy
University of Utah
Salt Lake City, UT 84112

Desde a organização econômica da assistência de saúde na última década do século 20, a prevenção das reações medicamentosas adversas tornou-se extremamente importante. As reações medicamentosas adversas sempre foram importantes para os profissionais de saúde, mas no contexto de algo que pode acontecer embora todos desejem que não ocorra em seus pacientes. A Joint Commission on the Accreditation of Healthcare Organizations (JCAHO) há muito considerava necessário um sistema de notificação das reações medicamentosas adversas para o funcionamento hospitalar ótimo. Os profissionais de saúde, incluindo médicos, enfermeiros e farmacêuticos, sempre tentaram evitar as reações medicamentosas adversas (RMA) em seus pacientes. A indústria farmacêutica tenta desenvolver novas substâncias com baixa incidência de RMA e também descobrir RMA sérias durante o desenvolvimento da droga ou o mais cedo possível, com programas de vigilância pós-lançamento. Entretanto, as RMA continuam sendo um problema clínico sério. Agora, a prevenção de RMA também é considerada em termos econômicos. É bem documentado que pacientes que apresentam uma RMA séria precisarão de internação ou de prolongamento de sua internação atual, aumentando drasticamente os custos do sistema de saúde.[1] Os programas que apenas monitoram a ocorrência de RMA não satisfazem as necessidades das corporações de assistência de saúde. Os programas de monitoração da ocorrência de RMA têm de ser acoplados a programas de prevenção de RMA, reduzindo o custo e melhorando a qualidade da assistência ao paciente.

As drogas sempre estarão associadas a RMA. No entanto, aprendemos muito sobre fatores de risco, causas e meios de reduzir a probabilidade de ocorrência de RMA. A aplicação desse conhecimento a pacientes individuais será um passo para reduzir a ocorrência de RMA, diminuir seus custos e melhorar a assistência à saúde. Está-se tornando cada vez mais difícil para os médicos conhecer as RMA que podem acontecer por causa do grande número de drogas disponíveis no arsenal terapêutico em expansão. Essa tarefa tem sido delegada, apropriadamente, para os farmacêuticos, que geralmente são os profissionais com maiores conhecimentos farmacêuticos da equipe de saúde. Os farmacêuticos devem preparar-se para desempenhar esse papel.

Este capítulo trata da incidência, dos fatores de risco associados, das causas, dos custos econômicos e dos métodos de monitoração, notificação e prevenção das RMA. Erros nas prescrições não são, estritamente falando, considerados RMA e são mais apropriadamente considerados na vasta categoria dos eventos medicamentosos adversos. Embora os erros na medicação sejam um sério problema por si sós, eles não são discutidos detalhadamente neste capítulo, exceto quando são incluídos como parte de um grande estudo de RMA. A definição de RMA mais usada é dada pela Organização Mundial de Saúde (OMS): "Qualquer resposta a uma droga que seja nociva, involuntária e que ocorra em doses normalmente usadas no homem para profilaxia, diagnóstico ou tratamento de doenças."[2] Essa definição conservadora não inclui superdose medicamentosa, erros de prescrição ou administração, fracassos terapêuticos, uso abusivo ou desobediência ao tratamento. Mesmo não sendo parte da definição mais comum de RMA, esses eventos adversos não são menos importantes na otimização da terapia farmacológica, melhorando a assistência ao paciente e reduzindo os custos do sistema de saúde.

INCIDÊNCIA E MAGNITUDE DO PROBLEMA

Durante as décadas de 1970 e 1980, o número de RMA fatais não mudou drasticamente. Em 1974, Talley e Laventurier estimaram que as mortes por RMA variavam entre 60.000 e 140.000, uma estimativa conservadora, visto que não havia dados sobre as mortes relacionadas a RMA em ambulatórios e em programas de assistência estendida à população.[3] Lazarou *et al* estimaram que em 1994 houve 106.000 (variando entre 76.000 e 137.000) mortes em hospitais dos EUA devidas a RMA.[4] O menor índice e a média desses números colocaram as mortes por RMA entre a sexta, acima das mortes por pneumonia (75.719), e a quarta, acima das doenças pulmonares (101.077), principais causas de morte. A estimativa é que as reações adversas sérias, que requerem hospitalização, prolongam as internações, são permanentemente incapacitantes ou resultam em morte, afetem 1.721.000 e 2.711.000 pacientes anualmente. Esses números estarrecedores enfatizam a importância da prevenção das RMA para melhorar a assistência à saúde dos nossos pacientes.

A meta-análise de Lazarou *et al*[4] confirma os relatos de outros estudos. Em 1991, Leape *et al*[5] relataram numa avaliação de 30.195 prontuários médicos de 1984 que houve 1.133 pacientes (3,7%) que tiveram lesões incapacitantes decorrentes do tratamento médico. Eventos relacionados a drogas foram os mais comuns (19,4%). Seus dados incluem eventos inevitáveis como mielossupressão por agentes antineoplásicos e, assim, não refletem a incidência de RMA mais conservadora descrita por Lazarou *et al*. Entretanto, o estudo de Leape *et al* realmente incluiu várias RMA que poderiam ter sido evitadas. Em um estudo de acompanhamento, Bates *et al*[6] descobriram 247 eventos adversos de drogas num estudo de 4.031 internações de adultos em dois hospitais terciários. Ao estratificar esses eventos em fatais, potencialmente fatais, sérios e significativos, eles constataram que 42% dos eventos potencialmente fatais ou sérios são evitáveis. Como no estudo feito por Leape *et al,* eles incluíram erros de prescrição e administração de medicamentos.[5]

Esses estudos mostram claramente que RMA e eventos adversos das drogas, incluindo erros na medicação, são um problema significativo para o sistema de saúde. Eles também mostram que muitas dessas reações poderiam ter sido prevenidas. Apenas através do conhecimento dos fatores de risco e das causas e do desenvolvimento de programas efetivos de monitoração e prevenção, podemos diminuir o impacto das RMA na saúde de nossos pacientes e reduzir os custos da assistência à saúde.

FATORES DE RISCO PARA RMA

Os fatores de risco para RMA incluem a idade do paciente, doenças associadas, classificação do medicamento a ser administrado e o número de drogas administradas concomitantemente. As RMA podem ocorrer em qualquer faixa etária,[7-10] embora sejam mais freqüentes em pacientes com mais de 65 anos de idade. No Harvard Medical Practice Study,[11] o maior estudo de eventos adversos até esta data, a taxa de incidência mais elevada foi em pacientes com mais de 65 anos de idade. Eventos fármaco-relacionados também foram mais freqüentes nessa faixa etária.[5] Um achado similar foi descrito por Classen *et al*,[12] que descobriram que a taxa de eventos adversos fármaco-relacionados em pacientes com mais de 60 anos de idade foi duas vezes maior que em pacientes com menos de 60 anos. Esses dados não são surpreendentes, porque os pacientes com mais de 60 anos de idade estão com freqüência mais doentes, precisam de um número maior de medicações e eliminam fisiologicamente as drogas mais devagar que pacientes mais jovens. Não é claro se a idade isoladamente é um fator de risco ou se outros fatores de risco, que podem estar associados aos idosos, contribuem mais que a idade. O paciente idoso deve ser considerado de alto risco para desenvolvimento de RMA e deve ser um foco maior de programas de monitoração e prevenção.

A natureza e o estágio da doença que precisa do tratamento farmacológico também são um fator de risco para desenvolvimento de RMA. É um fato óbvio que os pacientes em estado muito grave precisam de doses mais altas de medicamentos por períodos mais prolongados de tempo, pois as RMA ocorrem com freqüência nesses casos. Todavia, isso não é tão evidente em pacientes que têm doenças associadas (uma que não está sendo tratada ao mesmo tempo), que também correm risco de RMA, sobretudo se as doenças associadas envolvem os rins ou o fígado. O fígado é o órgão principal para o metabolismo de drogas, e o rim é o principal órgão para a excreção de drogas. Hepatopatias, especialmente as doenças comuns como hepatite e cirrose, podem limitar bastante o metabolismo e, portanto, a desintoxicação das drogas. As doenças renais também podem limitar a excreção das drogas originais e seus metabólitos. Os efeitos das doenças renais e hepáticas na eliminação das drogas são discutidos detalhadamente no Cap. 59. A eliminação diminuída de drogas leva a alterações no perfil farmacocinético plasmático da droga (aumento da meia-vida e diminuição da depuração) que resultam em acúmulo da droga no plasma. Se essas alterações farmacocinéticas não forem consideradas na administração dos medicamentos, elas podem provocar concentrações plasmáticas tóxicas, e é provável que ocorram RMA. Um exemplo comum é a diminuição da eliminação da gentamicina que ocorre quando há comprometimento da função renal. Se isso não é levado em conta e a dose ou os intervalos das doses da gentamicina não forem ajustados, o resultado serão concentrações plasmáticas na faixa tóxica e comprometimento adicional da função renal, uma RMA evitável. É responsabilidade do médico e do farmacêutico saber os mecanismos de eliminação de todas as drogas que estão administrando para que possam fazer os ajustes posológicos apropriados para pacientes que apresentam doenças renais ou hepáticas. Se um metabólito é farmacologicamente ativo ou tóxico, sua eliminação também tem de ser considerada quando há doença renal ou hepática. Um exemplo seria a eliminação diminuída de normeperidina, um metabólito da meperidina em pacientes com disfunção renal, resultando em neurotoxicidade.[13]

O tipo de medicação administrado também é um fator de risco para o desenvolvimento de RMA. A maioria dos estudos mostrou que as seguintes classes de drogas apresentam maiores incidências de RMA: antibióticos, analgésicos (narcóticos), anticonvulsivantes, sedativos, anticoagulantes, psicotrópicos e drogas cardiovasculares. No entanto, é preciso mencionar que todas as drogas podem causar RMA, e essa lista é de pouco uso na prevenção de RMA. Além disso, deve-se mencionar que as principais drogas da lista de causalidade são geralmente aquelas com índices terapêuticos baixos e pequena faixa terapêutica. Os antibióticos são uma exceção. As drogas com faixa terapêutica estreita apresentam pequenas diferenças entre concentrações plasmáticas subterapêuticas e tóxicas. Quando essas drogas são administradas a pacientes com outros fatores de risco, uma vigilância maior é necessária para prevenir RMA.

O número de medicações administradas ao mesmo tempo é um fator de risco importante para o desenvolvimento de RMA. Classen *et al*[12] relataram 731 efeitos adversos de drogas em 36.653 pacientes internados durante um período de 18 meses. Os pacientes que apresentaram uma reação medicamentosa adversa foram submetidos, em média, a 33 exposições a drogas, *versus* uma média de apenas 13 exposições em pacientes que não apresentaram nenhuma reação. É óbvio que quanto maior o número de drogas, maior o risco de uma RMA. Infelizmente, os pacientes que receberam mais drogas estão amiúde em estado grave, têm doenças que precisam de doses maiores por tempos mais prolongados, têm doenças que poderiam alterar a eliminação e precisam de drogas com pequena margem de segurança. Mesmo sendo difícil evitar esses fatores de risco, conhecê-los permite a monitoração focalizada de RMA e mostra áreas nas quais os profissionais de saúde devem aumentar sua vigilância na prevenção de RMA.

CAUSAS E CLASSIFICAÇÕES DE RMA

A maioria das RMA pode ser dividida em dois mecanismos. O primeiro (Tipo A) é uma extensão do efeito farmacológico normal da droga ou seus metabólitos. O segundo (Tipo B) não é relacionado ao efeito farmacológico normal da droga.[14,15] As reações do Tipo A são geralmente previsíveis, dependentes de dose ou de depuração e evitáveis na maioria dos casos. As reações do Tipo B são idiossincráticas, às vezes alérgicas ou de natureza imunogênica, não relacionadas à dose ou à depuração, e raramente são evitáveis. A sedação intensa causada pela diminuição do depuração de uma dose usual de um benzodiazepínico é um exemplo de RMA do Tipo A. A anafilaxia é um exemplo de RMA do Tipo B. As reações do Tipo B também podem ser divididas pelo tipo de mediador envolvido, ou seja, IgE, IgM ou célula T.[15] Um outro tipo de RMA resulta de uso prolongado da droga, e as doses cumulativas são a causa da reação. Um exemplo dessa reação seria a cardiotoxicidade que ocorre após uso prolongado de doxorrubicina.[16] Efeitos retardados das drogas e seus metabólitos, ou seja, teratogenicidade e carcinogenicidade, também podem ser considerados mecanismos de RMA.

A classificação de reações medicamentosas adversas é mais proveitosa em termos de desenvolvimento de programas de monitoração e determinação onde aplicar recursos de saúde na prevenção das mesmas. As RMA podem ser divididas em quatro classes: previsíveis, imprevisíveis, evitáveis e inevitáveis. Um exemplo de RMA poderia ser uma reação distônica a proclorperazina. Nós sabemos que essas reações ocorrem e devemos avisar os nossos pacientes desta possibilidade. De modo geral, essas reações também são inevitáveis e, a menos que a droga seja totalmente evitada, essas reações serão observadas. Um exemplo de reação imprevisível poderia ser o angioedema decorrente do uso de midazolam intravenoso. Esta reação é rara e sua ocorrência não pode ser prevista. A classificação mais importante é a das RMA evitáveis. Um exemplo de RMA evitável é a administração de doses habituais de gentamicina nos intervalos posológicos habituais a um paciente com comprometimento renal. Existem muitas maneiras de calcular o ajuste posológico desse esquema (ver Cap. 59) e esta reação é obviamente evitável. Este exemplo também cairia na categoria de evitável e previsível. São estas reações (previsíveis e evitáveis) que podem ser mais facilmente afetadas por um sistema de educação e monitoração efetivo das RMA.

IMPACTO DAS RMA NOS CUSTOS DE SAÚDE

Numa estimativa recente, o custo anual nos EUA da morbidade e mortalidade relacionadas a drogas foi estimado em 76,6 bilhões de dólares, na maioria dos casos relacionadas a internações hospitalares associadas à terapia farmacológica ou à ausência de tratamento medicamentoso apropriado.[17] Dois estudos recentes estimaram especificamente os custos com eventos adversos relacionados às drogas. Classen *et al* mostraram que em pacientes que apresentaram reações adversas durante hospitalização a internação durou mais de 3,23 dias, e o custo médio da hospitalização foi maior que 4.655 dólares, comparando com pacientes que não apresentaram nenhuma RMA.[1] Em uma análise mais detalhada, foi determinado que a duração extra da estada hospitalar atribuída a RMA foi de 1,74 dia, e o custo excedente atribuído aos eventos relacionados às drogas foi de 2.013 dólares, variando de 677 a 9.022 dólares. No local desse estudo (LDS Hospital, em Salt Lake City), os autores estimaram que num período de 4 anos os custos hospitalares excedentes atribuídos a eventos adversos de drogas foram de 4.482.951 dólares, e o excesso de dias no hospital foi de 3.874. Se 50% desses eventos adversos fármaco-relacionados fossem evitáveis, um programa de prevenção bem-sucedido poderia poupar mais de 500.000 dólares anualmente.

Num estudo de caso-controle associado com estudo de coorte em perspectiva com 4.108 internações hospitalares, Bates *et al* acharam 190 eventos adversos de drogas, dos quais 60 eram evitáveis.[18] Os custos atribuídos a um efeito adverso foram de 2.595 dólares para todos os efeitos adversos e de 4.685 dólares para reações evitáveis. Os autores estimaram, com base nesses custos e dados sobre a incidência de reações medicamentosas adversas, que o custo anual atribuído a todos os eventos adversos das drogas e aos efeitos adversos evitáveis, para um hospital-escola de 700 leitos, é de 5,6 milhões de dólares e de 2,8 milhões de dólares, respectivamente.

Esses dados confirmam o impacto substancial das RMA e de eventos adversos das drogas nos custos da saúde. Esses custos estimados são conservadores, pois não incluem reações adversas menos sérias, o custo da lesão ao paciente ou de processos por imperícia ou negligência. Também não incluem os gastos com reações adversas em pacientes externos. Assim, o custo real para as empresas de saúde e pacientes é maior que os surpreendentes custos estimados e relatados nos dois estudos. Numa base financeira isolada, é garantido investir recursos para melhorar o processo do uso de drogas, programas de monitoração que identifiquem eventos adversos de drogas, programas de educação que melhorem a prescrição e a administração e programas que visem à redução dos eventos adversos evitáveis. Esses programas não devem apenas baixar os custos hospitalares mas também beneficiar a qualidade da assistência de saúde prestada ao paciente.

PREVENÇÃO E MONITORAÇÃO DE RMA

A FDA é o órgão governamental nos EUA com responsabilidade de proteger os cidadãos de drogas, produtos biológicos, dispositivos médicos e suplementos nutricionais especiais que não sejam seguros ou eficazes. Durante estudos clínicos, são elaborados procedimentos e protocolos que devem ser seguidos para detectar reações medicamentosas adversas. Esses procedimentos são geralmente eficazes, mas o número relativamente pequeno de pacientes estudados limita seu alcance. Durante o mais extenso estudo clínico apenas alguns milhares de pacientes receberão a droga ativa; a intenção não é descobrir todas as RMA. Reações raras e, muitas vezes, fatais que ocorrem em menos de 1 paciente em 1.000 não serão, provavelmente, detectadas durante as fases iniciais do desenvolvimento da droga. Em contrapartida, quando uma droga é comercializada, é provável que seja consumida por milhões de pacientes, e as RMA logo se tornam aparentes. Os programas de vigilância pós-lançamento são desenvolvidos pela indústria farmacêutica para avaliar o perfil de RMA da medicação após esta ser distribuída para o público. Depois de muitos anos de vigilância pós-lançamento, é raro haver reações adversas graves desconhecidas ou não-detectadas. A vigilância dos profissionais de saúde é necessária devido às reações idiossincráticas (ou do Tipo B) que continuarão a ocorrer e pelas reações do Tipo A que continuarão a ocorrer em pacientes com alto risco ou com drogas de alto risco.

A FDA também mantém um sistema voluntário de notificação de RMA através de seu programa MedWatch. Os profissionais de saúde que trabalham em todo tipo de unidade são encorajados a relatar as reações medicamentosas adversas para a FDA. O formulário para relato está disponível no *Physicians Desk Reference* (PDR) ou na página do MedWatch da FDA na internet (http://www.fda.gov/medwatch). Esse formulário pode ser enviado por fax para a FDA pelo telefone 1-800-FDA-1078. Os relatos podem também ser feitos pelo telefone 1-800-FDA-1088, que funciona 24 horas por dia, 7 dias por semana (ligação gratuita).

Por mais que esse programa governamental seja efetivo, ele não tem a intenção nem ajudará a reduzir substancialmente a incidência das RMA em um hospital ou consultório. Também não atende aos requisitos da JCAHO de um programa de vigilância. Para atingir esses objetivos, é necessário um programa de prevenção e monitoração projetado para necessidades específicas. As características mínimas para fazer tal programa incluem:

1. Um sistema de vigilância que identifica RMA e permite seu rastreamento e tendências.
2. As RMA devem ser classificadas em uma (ou mais) das quatro classes: evitável, inevitável, previsível ou imprevisível.
3. As causas das RMA devem ser avaliadas.
4. As RMA devem ser categorizadas por gravidade.
5. As RMA devem ser revistas e avaliadas por um comitê multidisciplinar como o Pharmacy and Therapeutics Committee.
6. O retorno deve ser dado de forma oportuna ao profissional de saúde.

Os aspectos de um sistema abrangente de monitoração e notificação de RMA são descritos nas American Society of Hospital Pharmacists (ASHP) Guidelines sobre notificação e monitoração de reações medicamentosas adversas.[19] Os tópicos principais desse programa devem incluir os elementos já mencionados, bem como:

Um sistema de vigilância concomitante ao tratamento farmacológico, ou seja, as RMA serão detectadas logo após ocorrerem.

Um sistema de prevenção em perspectiva capaz de monitorar drogas e pacientes de alto risco.

Um sistema que monitore drogas de tratamento das RMA (por ex., anti-histamínicos para reações alérgicas) e suas concentrações laboratoriais.

Um sistema que faça as notificações das RMA para os profissionais de saúde e pacientes de forma oportuna.

Um sistema que documente a reação no prontuário médico e alerte futuros usuários do registro das ocorrências de RMA.

As diretrizes completas da ASHP sobre monitoração e notificação das reações adversas são muito mais extensas e fornecem elementos adicionais para um programa de vigilância de RMA abrangente.

Já foram descritos sistemas computadorizados de vigilância de RMA que apresentam os elementos descritos anteriormente.[12,20,21] O sistema descrito por Classen *et al*[12] é particularmente sofisticado, mas poderia estar disponível em qualquer hospital com recursos adequados de informática. Os autores integraram seus sistemas de computadores com o sistema de informática do hospital para a detecção de possíveis RMA em pacientes hospitalizados. Os sinais de potenciais eventos medicamentosos adversos incluíam ordens para interrupção súbita do uso de uma droga, pedidos de antídotos (por ex., difenidramina, naloxona) e certos valores laboratoriais anormais, tais como altas concentrações séricas de drogas ou leucopenia. Um farmacêutico revia diariamente os prontuários de todos os pacientes com suspeita de eventos adversos por medicação, em relação a acurácia e causalidade. Os efeitos adversos comprovados eram classificados como leves, moderados ou graves, e como reações do Tipo A ou B. Os médicos eram notificados de todas as reações adversas verificadas. A notificação precoce e pontual da ocorrência de RMA tinha o potencial de encurtar o tempo de curso de alguns eventos relativos a drogas do Tipo A e possivelmente evitar que se tornassem severos. Também aumentou a conscientização de todos os profissionais de saúde sobre a ocorrência de RMA em seus pacientes. Esse programa informatizado de vigilância de eventos adversos de drogas reduziu o número de reações adversas do Tipo B.[22] Permitiu também trocas de drogas e doses para reduzir a progressão de eventos leves ou moderados para condições mais graves.

Programas educacionais são essenciais para a prevenção de RMA. Programas planejados para informar pacientes sobre suas medicações e suas potenciais RMA são um passo necessário para aumentar a responsabilidade do paciente no cuidado de sua saúde. Programas educacionais para médicos e enfermeiros são necessários para continuar a conscientizá-los de potenciais RMA em seus pacientes, sobretudo se forem de alto risco ou usarem drogas de alto risco. Os farmacêuticos devem orientar esses eventos educacionais. O farmacêutico tem uma oportunidade singular de informar os pacientes no momento em que a prescrição é aviada ou repetida. O farmacêutico, como o membro da equipe de saúde com maiores conhecimentos sobre drogas e RMA, também deve ser o líder na educação dos outros membros da equipe.

RESUMO

Os dados indicam claramente a necessidade de programas hospitalares de monitoração, relato e prevenção das RMA para melhorar a assistência ao paciente. Os resultados seriam a diminuição das taxas de morbidade e mortalidade dessas reações e o aumento da confiança do paciente nos sistemas de saúde. Além disso, tais programas também diminuem os custos hospitalares ao encurtarem o tempo de internação e diminuírem os gastos com o tratamento das RMA. O sistema de saúde também deve ter em foco os programas relativos a RMA que incluam pacientes ambulatoriais. Visto que uma fração cada vez maior da população dos EUA está aderindo a organizações de manutenção de saúde (HMOs), a prevenção das RMA nos pacientes ambulatoriais é importante no controle de gastos com assistência à saúde.

REFERÊNCIAS

1. Classen DC, *et al. JAMA* 1997; 277: 301.
2. *International Drug Monitoring: The Role of the Hospital,* [Tech Rpt Ser No 425]. Geneva, Switzerland: World Health Organization, 1966.
3. Talley RB, Laventurier MF. *JAMA* 1974; 229: 1043.
4. Lazarou J, *et al. JAMA* 1998; 279: 1200.
5. Leape LL, *et al. N Engl J Med* 1991; 324: 377.
6. Bates DW, *et al. JAMA* 1995; 274: 29.
7. Knight M. *J Clin Pharmacol* 1994; 34: 128.
8. Gupta A, Waldhauser LK. *Pediatr Clin North Am* 1997; 44: 79.
9. Nightingale SL, Hoffman FA. *J Adolesc Health* 1994; 15: 279.
10. Mitchell AA, *et al. J Am Diet Assoc* 1985; 85: 174.
11. Brennan TA, *et al. N Engl J Med* 1991; 324: 370.
12. Classen DC, *et al. JAMA* 1991; 266: 2847.
13. Kaiko RF, *et al. Ann Neurol* 1983; 13: 180.
14. Rawlins MD, *Br Med J* 1981; 282: 974.
15. Young LR, *et al. Am J Manage Care* 1997; 3: 1884.
16. Lipschultz SE, *et al. N Engl J Med* 1991; 324: 808.
17. Johnson JA, Bootman JL. *Arch Intern Med* 1995; 155: 1949.
18. Bates DW, *et al. JAMA* 1997; 277: 307.
19. Anon, *Am J Health-Syst Pharm* 1995; 52: 417.
20. Johnston PE, *et al. Am J Hosp Pharm* 1990; 47: 1321.
21. Ries AJ, *et al. Formulary* 1995; 30: 697.
22. Evans RS, *et al. Ann Pharmacother* 1994; 28: 523.

CAPÍTULO 62

Farmacogenética

John P Tischio, PhD
Independent Consultant
Pharmaceutical Consulting Services
Manasquan, NJ 08736

Uma dimensão fascinante das reações medicamentosas é revelada a partir da relação entre os sistemas de enzimas e os efeitos das drogas. As grandes diferenças interindividuais que ocorrem na distribuição de muitas drogas são controladas, em parte, por fatores genéticos. Variações genéticas e suas subseqüentes variações na estrutura da enzima-proteína refletem-se em diferentes taxas e na magnitude da eliminação da droga do organismo dentro de parâmetros normais e ajudam a explicar as diferentes necessidades de doses em muitos pacientes. Assim, existe uma evidente necessidade de individualizar as doses de medicações comumente usadas. Em 1959, Vogel introduziu o termo *farmacogenética* na medicina clínica. A farmacogenética foi definida como "o estudo de variações geneticamente determinadas que são reveladas somente pelos efeitos das drogas". A aberração genética resulta na ausência e na insuficiência ou alteração de certos sistemas enzimáticos específicos. Embora definida originalmente para explicar variações interindividuais na resposta às medicações, esse mesmo fenômeno ajuda a explicar diferenças interindividuais e suscetibilidades observadas em estados de doença, tais como hipercolesterolemia, alcoolismo, câncer e intoxicação por substâncias industriais e poluentes ambientais. Termos usados no decorrer deste capítulo são definidos no Quadro 62.1.

A farmacogenética revela uma condição genética polimórfica ao detectar respostas muito diferentes às mesmas drogas. O fenômeno de *polimorfismo* está diretamente envolvido na farmacogenética. A farmacogenética reconhece a coexistência de indivíduos com qualidades obviamente distintas como membros normais de uma população. As conseqüências da variação farmacogenética nas enzimas podem incluir (1) cinética e duração de ação de uma droga específica alteradas, (2) interações droga-droga como um resultado de cinética alterada e (3) reações adversas idiossincráticas às drogas, que incluem ligação covalente de metabólitos reativos para macromoléculas celulares.[5] Visto que indivíduos são heterozigotos em muitos loci genéticos (alelos heterogêneos), a inferência de que a genética é responsável em parte pela variedade de respostas observadas às drogas é razoável. Classicamente, o reconhecimento de uma condição polimórfica tem sido alcançado pelas demonstrações de diferenças eletroforéticas entre as enzimas consideradas. Avanços recentes nas técnicas genéticas têm permitido a determinação precisa de loci gênicos e auxiliado a comparação de diferenças estruturais dos genes entre variantes polimórficas. Enzimas fármaco-metabolizadoras de Fase I (oxidação por isoenzimas do citocromo P-450) e Fase II (conjugação) no fígado humano têm sido estudadas. Entre as enzimas de Fase I que sabidamente possuem polimorfismo genético estão CYP2D6 (debrisoquina-esparteína oxidase), CYP2C19 (mefenitoína hidroxilase), oxidorredutase e CYP2E1.[2] As enzimas de Fase II que exibem polimorfismo genético incluem glutation S-transferase, *N*-acetil transferase e UDP-glicuroniltransferase.[2] Kalow[3] descreve uma lista geral de enzimas geneticamente variáveis descritas na literatura.

Em geral, se o nível sérico de uma droga ou seu(s) metabólito(s) é medido durante um período de tempo específico após a administração de uma dose padrão para muitos indivíduos, uma curva única em forma de sino (distribuição normal ou unimodal) é habitualmente observada (Fig. 62.1*A*) que descreve a variação na taxa com que a droga inicial desaparece ou o(s) metabólito(s) aparece(m). Essa distribuição resulta, em parte, da natureza cinética heterogênea das enzimas envolvidas na biotransformação da droga entre a população. Esse fenômeno descreve um sistema de enzimas com polimorfismo genético limitado, modesto. Alguns pacientes metabolizam a droga mais rapidamente (exibindo níveis séricos da droga mais baixos), alguns mais lentamente (exibindo níveis séricos da droga mais elevados), e a maioria em uma taxa média (exibindo níveis séricos *médios* da droga). Essa pequena variação de efeito reflete o padrão heterozigoto dos genes na população, os quais são responsáveis por variações não só na taxa de desaparecimento da droga inicial, mas também na taxa de aparecimento do metabólito. Portanto, a reação adversa evidente relacionada com droga inicial ou metabólito é a conseqüência de um sistema de enzimas que determinam a biotransformação.

Se, por outro lado, em vez de uma distribuição unimodal existe uma distribuição bimodal ou trimodal (duas ou três curvas em forma de sino, respectivamente) (Fig. 1*B* e *C*), isso implica uma variação mais notável entre os genes responsáveis pelas enzimas fármaco-metabolizadoras na população. Essas variações genéticas maiores e mais demonstráveis são importantes em orientar o reconhecimento da farmacogenética como um fator nas respostas e efeitos adversos variados observados com as drogas.

Em geral, existem três classes de fenótipos para metabolismo de droga que indicam polimorfismo genético: (1) metabolizadores amplos (MA) característicos da população normal; (2) metabolizadores fracos (MF) associados a acúmulos da droga original ou de seu(s) metabólito(s), que são habitualmente um traço autossômico recessivo resultante da mutação e/ou deleção dos dois alelos; e (3) metabolizadores muito amplos (MMA) associados a aumento do metabolismo da droga, e sua condição é um traço autossômico dominante resultante de amplificação gênica.[2]

Por exemplo, a farmacogenética tem mostrado ter um efeito importante sobre o curso de tratamento em pacientes cuja pressão arterial (PA) não é controlada por 200 mg de hidralazina. O composto inicial, hidralazina, é o agente ativo e, metabolizado por acetilação, reduz sua atividade. Assim, pacientes que não respondem devem ser submetidos a fenotipagem para determinar se eles são acetiladores rápidos. Se o forem, a dose de hidralazina poderá ser seguramente aumentada para alcançar níveis sangüíneos mais altos da forma ativa da droga e, assim, melhor controle da PA. Contudo, se forem acetiladores lentos, então o aumento da dose pode resultar em reações adversas relacionadas a níveis elevados da droga inicial, e, por

Quadro 62.1 Glossário de Termos

Alelo: Uma de duas ou mais formas alternativas de um gene no mesmo sítio em um cromossomo que determina características hereditárias alternativas.
Autossômico dominante: Um traço que é expresso no estado heterozigoto.
Autossômico recessivo: Um traço que é expresso apenas no estado homozigoto.
Autossomo: Um dos 22 pares de cromossomos não conectados com a determinação do sexo do indivíduo.
Enzima: Um polipeptídio ou proteína com propriedades catalíticas.
Fenótipo: A expressão visível ou digna de nota de um gene.
Gene: Um segmento de DNA em um cromossomo que carreia as informações necessárias para direcionar a síntese de uma única cadeia de polipeptídio.
Genótipo: Uma combinação de genes em um locus específico ou qualquer combinação especificada de loci.
Heterozigoto: Aquele que possui diferentes alelos no locus genético determinando uma característica especial.
Homozigoto: Aquele que possui alelos idênticos no locus genético determinando uma característica especial.
Isoenzima: Formas eletroforéticas distintas de uma enzima com função idêntica.
Polimorfismo: A coexistência de indivíduos com qualidades distintas como membros normais de uma população.

conseguinte, seria mais apropriado prescrever outra droga que não envolva esse sistema enzimático.

RESUMO DE CONDIÇÕES FARMACOGENÉTICAS

Para fornecer um melhor entendimento do fenômeno da farmacogenética, um resumo de alguns exemplos notáveis de condições farmacogenéticas com suas aparentes deficiências de enzimas, modos de herança, freqüência e sensibilidade às drogas é dado no Quadro 62.2.[4,5] A discussão de algumas pesquisas em curso e vários distúrbios é apresentada a seguir.

G6PD (GLICOSE 6-FOSFATO DESIDROGENASE) — O protótipo histórico e clássico de uma doença farmacogenética é a anemia hemolítica sofrida por membros de certos grupos étnicos — sobretudo moradores da bacia do Mediterrâneo, mas raramente encontrada em escandinavos ou africanos. Nessa doença farmacogenética, há deficiência quantitativa ou qualitativa de uma enzima intra-eritrocitária, a glicose 6-fosfato desidrogenase (G6PD), que não é clinicamente aparente até a pessoa ser exposta a uma de várias drogas. Hemólise rápida pode ocorrer após a exposição a vários agentes terapêuticos comuns, incluindo 4-aminoquinolinas, certas sulfonamidas, ácido acetilsalicílico (AAS), nitrofuranos, sulfonas, ácido aminossalicílico, fenacetina, *N*-fenilacetamida, propantelina e

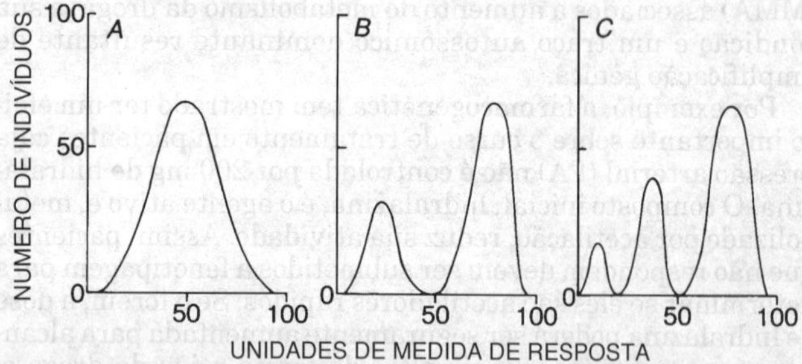

Fig. 62.1 Três curvas de distribuição geneticamente distintas para resposta a uma droga por parte de indivíduos numa população. *A*, unimodal; *B*, bimodal; *C*, trimodal.

análogos hidrossolúveis da vitamina K. A seqüência de aminoácidos dessa enzima é especificada por um gene sobre o cromossomo X.[6] Originalmente estimado a ter pelo menos 80 diferentes mutações afetando a atividade dessa enzima, o número cresceu para 300.[7] A deficiência de G6PD tem sido citada como uma causa de icterícia neonatal.

O polimorfismo de G6PG é indiretamente importante para o metabolismo da droga, embora ela não seja na verdade a única enzima metabolizadora da droga. A G6PD é necessária por todas as células para a via de desvio da hexose monofosfato para a produção de nicotinamida adenina dinucleotídio fosfato (NADPH), por sua vez necessário para reações de redução. A produção de glutation exige NADPH, e, visto que o glutation é necessário para reações de conjugação no metabolismo de drogas, a G6PG afeta as vias de metabolismo de droga.

ENZIMAS METABOLIZANTES DE GLOBINA E HEME — Como a hemoglobina catalisa a captação, o transporte e a liberação de oxigênio dos tecidos, a farmacogenética de enzimas associadas a seu metabolismo ou o metabolismo de componentes globina ou heme podem ser importantes.

Uma influência farmacogenética é vista em *soldados azuis* que sofrem de insuficiência de enzima intra-eritrocitária congênita. Foi descoberto que a insuficiência congênita de metemoglobina redutase heteróloga pode causar metemoglobinemia significativa quando esses indivíduos recebem profilaxia antimalárica de rotina com cloroquina, primaquina ou dapsona (DDS), entre outras drogas. Além disso, há uma condição de metemoglobinemia induzida por fenacetina que parece estar relacionada a uma deficiência de um sistema de enzimas microssomais que desetila a droga.[8]

Variações na resposta à piridoxina resultando em *anemia hipocrômica microcítica* são suspeitas de serem estados de insuficiência enzimática. As reações porfirinúricas aos barbituratos estão relacionadas a falhas nos mecanismos regulatórios que resultam na superprodução da sintetase do ácido α-aminolevulínico. Isso, por sua vez, causa produção excessiva de porfirina que excede a capacidade da medula óssea de empregá-los na síntese de heme. As porfirinas acumulam-se no sangue e podem causar exacerbação de porfiria intermitente aguda.

De forma similar, constatou-se que certos esteróides que ocorrem naturalmente estão associados a *porfiria aguda intermitente*.[9] Parece que em pacientes com essa doença também existe deficiência de atividade em uma Δ^4-5α-esteróide redutase que promove a produção de isômero 5β-H-esteróide. O último é um indutor da Δ-aminolevulinato sintetase e, conseqüentemente, da síntese de porfirina. A base para essa relação da esteróide redutase na porfiria intermitente aguda permanece obscura e requer investigação mais profunda. Porfirinúria aguda intermitente induzida por drogas também tem sido relacionada a sulfonamidas, cloranfenicol, quinina, anticoagulantes, tranqüilizantes, dietilestilbestrol (DES) e contraceptivos orais.

Se uma certa família suíça não tivesse recebido sulfonamida, é quase certo que uma doença com hemoglobina anormal, a *hemoglobina Zurique* não teria sido detectada. Uma anemia hemolítica franca ocorreu após a administração de sulfadimetoxina e sulfametoxipiridazina aos membros da família. Uma única hemoglobina com mobilidade eletroforética entre A e S foi identificada.

Os pacientes com doença da hemoglobina H (uma variante de α-talassemia) têm hemoglobina que é um tetrâmero de quatro cadeias β. Os eritrócitos desses indivíduos parecem normais até eles tomarem sulfissoxazol; então, pode ocorrer anemia hemolítica aguda.

CATECOL-*O*-METILTRANSFERASE (COMT) — Os níveis de atividade alto, baixo ou intermediário e a estabilidade térmica de enzima COMT são controlados por um polimorfismo genético comum. Não foram encontradas diferenças na massa molecular ou ponto isoelétrico da enzima para atividades altas, baixas ou intermediárias de COMT.[10]

TIOPURINA METILTRANSFERASE (TPMT) — Um outro polimorfismo genético nos eritrócitos é encontrado na

Quadro 62.2 Algumas Condições Farmacogenéticas[1,2]

CONDIÇÃO	ENZIMA ABERRANTE E LOCALIZAÇÃO	MODO DE HERANÇA	FREQÜÊNCIA	DROGAS QUE PROVOCAM RESPOSTAS ANORMAIS
1. Deficiência de glicose 6-fosfato desidrogenase, favismo ou hemólise fármaco-induzida	Glicose 6-fosfato desidrogenase	Co-dominância incompleta ligada ao X	Cerca de 400.000.000 afetados no mundo; ocorre em alta freqüência onde a malária é endêmica; 300 mutações bioquimicamente distintas	Vários analgésicos (acetanilida, AAS, fenacetina, antipirina, aminopirina), sulfonamidas e sulfonas, antimaláricos, agentes antibacterianos não-sulfonamidas (furazolidona, nitrofurantoína, cloranfenicol, ácido aminossalicílico), outras substâncias (vitamina K, probenecida, azul de metileno, dimercaprol, fenil-hidrazina, quinina, quinidina)
2. Metemoglobinemia induzida por fenacetina	? Oxidase de função mista nos microssomos hepáticos que desetila fenacetina	Autossômico recessivo	Apenas 1 heredograma pequeno	Fenacetina
3. Hemoglobinas fármaco-sensíveis				
a) Hemoglobina Zurique	Substituição da histidina por arginina na 63.ª posição da cadeia β de hemoglobina	Autossômico dominante	2 heredogramas pequenos	Sulfonamidas
b) Hemoglobina M (doença H)	Hemoglobina composta de 4 cadeias β	Autossômico dominante	Cerca de 150 casos	Sulfissoxazol
4. Acatalasia	Catalase nos eritrócitos	Autossômico recessivo	Principalmente no Japão e na Suíça, alcançando 1% em certas pequenas áreas do Japão	Peróxido de hidrogênio
5. Inativação lenta de isoniazida	Isoniazida acetilase no fígado NAT1, NAT2	Autossômico recessivo	Cerca de 50% da população dos EUA	Isoniazida, sulfametazina, sulfamaprina, fenelzina, dapsona, hidralazina
6. Sensibilidade à succinilcolina ou pseudocolinesterase atípica	Pseudocolinesterase no plasma	Autossômico recessivo	Vários alelos aberrantes; distúrbios mais comuns ocorrem em 1:2.500	Succinilcolina
7. Hipertermia maligna com rigidez muscular	Desconhecida	Autossômico dominante	Cerca de 1:20.000 pacientes anestesiados	Anestésicos como halotano, metoxiflurano, éter, ciclopropano, também succinilcolina
8. Intoxicação por difenil-hidantoína relacionada a para-hidroxilação deficiente	? Oxidase de função mista nos microssomos hepáticos que *para*-hidroxila difenil-hidantoína	Autossômico ou ligado ao X dominante	Apenas 1 heredograma pequeno	Difenil-hidantoína (fenitoína)
9. Resistência à varfarina	? Receptor alterado ou enzima no fígado com afinidade aumentada por vitamina K	Autossômico dominante	2 heredogramas grandes	Varfarina
10. Sensibilidade ao dicumarol	? Oxidase de função mista nos microssomos hepáticos que hidroxila dicumarol	Desconhecido	Apenas 1 heredograma pequeno	Dicumarol
11. Incapacidade de sentir o gosto de feniltiouréia ou feniltiocarbamida	Desconhecida	Autossômico recessivo	Cerca de 30% dos caucasianos	Drogas contendo o grupamento N-C-S, p. ex., feniltiouréia, metil ou propiltiouracil
12. Glaucoma relacionado à resposta anormal da pressão intra-ocular a esteróides	Desconhecida	Autossômico recessivo	Cerca de 5% da população dos EUA	Corticosteróides
13. Deficiência de metemoglobina redutase	Metemoglobina redutase	Autossômico recessivo, portadores heterozigotos afetados	Cerca de 1 em 100 é portador heterozigoto	Mesmas substâncias arroladas para a deficiência de 6-fosfato desidrogenase
14. Hipotensão induzida por debrisoquina	Hidroxilase aromática CYP2P6	Autossômico recessivo	1,5 a 9% com uma grande variação entre etnias	Debrisoquina
15. Diplopia induzida por esparteína, borramento visual, útero superestimulado	Enzima de *N*-oxidação (aminoxidase)	Autossômico recessivo	5%	Esparteína
16. Morte cardiovascular induzida por tolbutamida	Oxidase de função mista	Autossômico recessivo	25%	Tolbutamida

TPMT, a qual catalisa a *S*-metilação de drogas tiopurina. Essa variação tem sido demonstrada em norte-americanos, britânicos, franceses brancos, noruegueses e coreanos. A distribuição fenotípica trimodal que é observada com essa variação aparentemente não é afetada pelo sexo ou pela idade. Recentemente, pesquisadores determinaram que a baixa atividade enzimática está associada a seis alelos variantes do gene fundamental para TPMT, com o mais comum sendo *TPMT*3A* e o próximo mais comum sendo *TPMT*3C*. *TPMT*3A* foi o mais comum em crianças norueguesas; no entanto, ele não é encontrado em todas as crianças coreanas. Amostras de crianças coreanas mostram a presença de **3C* e **6*.[11] A base molecular desse polimorfismo genético está sendo investigada.[12]

ENZIMAS GLICOLÍTICAS — Outras deficiências de enzimas eritrocitárias de grande sutileza começaram a emergir, incluindo aldolase, catalase, hexoquinase, glutation redutase, fosfoglicomutase, piruvato quinase, triose fosfatases e isomerases. Quase todas as enzimas envolvidas na via glicolítica (anaeróbica) de Emden-Meyerhof já foram pesquisadas na avaliação do papel de drogas capazes de precipitar hemólises clinicamente significativas.

Da mesma forma, uma causa de *kernicterus* no prematuro está relacionada à imaturidade do fígado neonatal. Esse órgão é deficiente em glicuronil transferase e, assim, deficiente em seu esforço para conjugar bilirrubina. A administração de sulfissoxazol ou análogos de vitamina K exagera essa reação. A novobiocina pode provocar icterícia no recém-nascido (e, raramente, em adultos) pela inibição direta de glicuronil transferase. A *síndrome cinzenta* de recém-nascidos pode estar relacionada a um defeito no metabolismo do cloranfenicol causado por imaturidade das enzimas hepáticas microssomais.

DIIDROPIRIMIDINA DESIDROGENASE (DPD) — Um exemplo benigno de farmacogenética é observado nas células mononucleares do sangue. DPD catalisa a oxidação de 5-fluoracila (5FU) como, também, uracila endógena e tiamina. Embora uma distribuição bimodal de atividade de DPD seja observada em pacientes e indivíduos normais, não há correlação das variações com a toxicidade exibida durante o tratamento com 5FU.

ENZIMAS *N*-ACETIL TRANSFERASE (NAT1 E NAT2) — Uma variação na capacidade de determinados pacientes de metabolizar isoniazida (INH), sulfametoxazol e hidralazina é bem conhecida. Nessa categoria estão incluídas ainda cafeína, nitrazepam, salicilazassulfapiridina, sulfametazina, procainamida e dapsona. Esses indivíduos são classificados em fenótipos segundo sua capacidade de assimilar essas drogas. Os acetiladores lentos têm deficiência de acetil transferase hepática e mantêm concentrações altas de drogas não-acetiladas por períodos mais longos nos líquidos corporais que acetiladores rápidos. Assim, acetiladores lentos sofrem uma grande incidência de reações adversas das drogas relacionadas ao acúmulo do composto inicial. A variação de freqüência desse distúrbio em diferentes populações é muito interessante, embora o significado de sua prevalência seja obscuro.[13] A incidência de acetiladores lentos na população é de 5% para esquimós canadenses; de 50% para a maioria das populações de origem européia, incluindo norte-americanos; de 74% para hmong (laocianos); e de 83% para egípcios, os quais apresentam a maior cotação. Erros inatos em diferentes alelos no locus *NAT2* são responsáveis pelo tradicional polimorfismo acetilador. Alelos variantes no locus *NAT1* também foram determinados.[1]

Em outro estudo, a investigação do antidepressivo inibidor da monoamina oxidase (IMAO) fenelzina revelou reações adversas significativamente mais graves em um grupo de acetiladores lentos que em um grupo de acetiladores rápidos. Outras drogas metabolizadas pela enzima *N*-acetil transferase também estão associadas a efeitos colaterais graves. Por exemplo, reações semelhantes a lúpus eritematoso com o uso de hidralazina são observadas principalmente em acetiladores lentos. Por outro lado, com a procainamida, a mesma síndrome parece ser mais prevalente em acetiladores rápidos, sugerindo que o metabólito acetilado de procainamida é responsável por esse efeito adverso.

A expressão fenotípica de *NAT2* pode ser influenciada pela AIDS/SIDA.[14] Os pacientes HIV-positivos, mas sem doença franca mostraram a taxa esperada de acetiladores rápidos e lentos; no entanto, pacientes com AIDS/SIDA são predominantemente acetiladores lentos. Isso explicaria a maior incidência de reações adversas às sulfonamidas entre os pacientes com AIDS/SIDA.

COLINESTERASE — A colinesterase plasmática é necessária para metabolizar succinilcolina. Sem essa enzima, inesperados níveis séricos elevados de droga persistirão, com paralisia dos músculos de respiração. Constatou-se que várias formas anormais de tioenzima (pseudocolinesterase) são responsáveis pela incapacidade dessas variantes de hidrolisar succinilcolina.[6] Os determinantes genéticos dessa enzima já foram identificados, e parece que há quatro genes alelos (um normal e três anormais) que são responsáveis pelos vários tipos dessa enzima. Os alelos anormais foram identificados como atípicos (dibucaína-resistentes), fluoreto-resistentes e silenciosos (atividade negligenciável), e a variante atípica contribui para a maior incidência dessa condição. Cerca de 4% da população é heterozigota para a forma atípica, e em torno de 1 em 2.500 indivíduos é homozigoto e expressa esse distúrbio. Essa doença permanecerá assintomática e indetectável, a menos que o paciente seja exposto a succinilcolina, geralmente em indução de anestesia preparatória para cirurgia. A resposta é dramática; resulta em um período de 2 a 3 minutos de apnéia.

O distúrbio *hipertermia maligna* é caracterizado por dramática rigidez muscular e um rápido aumento na temperatura corporal após a administração de um anestésico geral como halotano ou succinilcolina.[15] Embora essa condição seja considerada autossômica dominante, há uma incidência maior em homens à medida que aumenta a idade. As estatísticas mostram que 1 em 20.000 indivíduos que recebem anestesia tem esse distúrbio, e que dois de três afetados morrem.

CITOCROMO P-450, ISOENZIMA CYP2D6 — Já foram descritas reações oxidativas no metabolismo de droga que envolve hidroxilação benzílica de debrisoquina, *N*-oxidação de esparteína, *C*-hidroxilação de tolbutamida, *O*-desetilação de fenacetina, *p*-hidroxilação de fenitoína ou mefenitoína e *N*-glicosidação de amilobarbitona. A incidência dessas várias condições varia entre 2 a 9% da população. O exemplo mais estudado dessas condições é a oxidação de debrisoquina e esparteína. Em estudos na população, o processo metabólico responsável por remover a maior parte da respectiva droga do corpo estava reduzido ou quase ausente em alguns indivíduos. Esses indivíduos foram designados metabolizadores fracos (debrisoquina) ou não-metabolizadores (esparteína). A freqüência do fenótipo metabolizador fraco (debrisoquina) é de 8,9% na população branca britânica, e o fenótipo de não-metabolizador de esparteína ocorre em 5% da população alemã. Para ambas as drogas, a 4-hidroxilação da debrisoquina e a *N*-oxidação de esparteína são determinadas por dois genes alelos em um único locus gênico, e a herança é autossômica recessiva. Metabolizadores fracos de debrisoquina são homozigotos para 2 alelos recessivos de perda de função do gene *CYP2D6* codificador da monooxigenase CYP2D6 do citocromo microssomial P-450. Metabolizadores ultra-rápidos estão relacionados à amplificação de genes funcionais *CYP2D6*.[16] Metabolizadores fracos e indivíduos não-metabolizadores correm maior risco de desenvolver efeitos colaterais fármaco-relacionados quando doses padrões dessas drogas são administradas. Como os não-metabolizadores de esparteína são metabolizadores fracos de debrisoquina, a deficiência metabólica respectiva parece ser controlada pelo mesmo ou por um locus gênico muito similar. Nesses indivíduos, o metabolismo prejudicado não é restrito a essas duas drogas. Metabolizadores fracos de debrisoquina exibiram comprometimento da capacidade de efetuar a *O*-desetilação de fenacetina, hidroxilação aromática de quanoxam, *p*-hidroxilação de fenitoína e fenformina e hidroxilação benzílica de nortriptilina.[4] Além disso, estudos sugeriram que metabolizadores fracos de debrisoquina estão associados a maior risco ou suscetibilidade ao câncer de pulmão.

CITOCROMO P-450 ISOENZIMA, CYP2C19 — O polimorfismo de *S*-mefenitoína hidroxilase foi descoberto por Kupfer e colaboradores.[17] O principal metabólito dessa droga antiepilética é a 4-hidroximefenitoína, o qual é formado do *S*-enantiômero. O *R*-enantiômero é mais lentamente metabolizado por *N*-demetilação. Portanto, metabolizadores fracos do *S*-enantiômero metabolizam a droga mais lentamente que amplos metabolizadores, na medida em que as duas vias (para enantiômeros *R* e *S*) são lentas. A indicação do fenótipo é feita pela observação da taxa de enantiômero *S* para *R*. Metabolizadores fracos têm uma taxa de 1, enquanto metabolizadores amplos têm uma taxa < 1. CYP2C19 tem sido identificada como a enzima que catalisa o metabolismo de *S*-mefenitoína.[18] Os metabolizadores fracos ocorrem em 1 a 3% de caucasianos e em até 23% nas populações orientais.[19]

OXIDAÇÃO MICROSSOMAL — O controle genético da disposição de tolbutamida em humanos foi estudado para fornecer subsídios a respeito do potencial para níveis sangüíneos elevados da droga em indivíduos recebendo esquemas de dose fixa. Tolbutamida foi administrada intravenosamente em 42 indivíduos não-diabéticos, em 8 de seus parentes em 5 pares de gêmeos. Foi encontrada uma variação de 9 vezes na taxa de desaparecimento da tolbutamida do plasma. Essa variação foi caracterizada por uma freqüência de distribuição trimodal, sugerindo herança monogênica e compatível com a análise da árvore genealógica, indicando transmissão autossômica de inativação rápida e lenta da tolbutamida. Análise de metabólitos da tolbutamida em amostras de urina forneceu evidência de que oxidação microssomal da droga para hidroxitolbutamida é o local principal de controle genético. Os resultados sugerem que esquemas de dose fixa podem levar a níveis séricos resultantes mais altos em inativadores lentos.[20]

HIPOXANTINA-GUANINA FOSFORIL TRANSFERASE (HGPTASE) — Uma outra relação curiosa entre drogas e enzimas existe na gota. Sabe-se que certos superprodutores de ácido úrico (ao contrário de subexcretores) não têm a enzima HGPTase. Essa é a lesão básica da síndrome de Nyhan-Lesch. Sem entrar em detalhes sobre a função complexa dessa enzima de resgate, parece que um fator significativo no efeito do alopurinol contra o ácido úrico depende de um farto suprimento de HGPTase. O alopurinol parece diminuir a taxa de biossíntese *de novo* de purina. Essa função aparentemente é distinta da sua ação mais conhecida, que é a inibição da hipoxantina oxidase, uma enzima que catalisa a oxidação de hipoxantina em xantina e de xantina em ácido úrico. Aparentemente, a influência exercida pelo alopurinol diminuindo a biossíntese de purina contribui para a sua eficácia em diminuir níveis de ácido úrico. Nos pacientes com deficiência relativa de HGPTase, o alopurinol não diminuirá a biossíntese de purina. Parece que a atividade de HGPTase é necessária para o alopurinol exercer seu efeito supressivo sobre a síntese de purina. Contudo, esse efeito do alopurinol é errático; ele não suprimiu a síntese de purina em vários pacientes com gota que tinham produção de ácido úrico e atividade normal de HGPTase (subexcretores) normais.

RECEPTOR DE ENZIMA — Há outros erros inatos de metabolismo que podem alterar a capacidade de indivíduos afetados de usar ou eliminar outras drogas de forma efetiva. O raquitismo hipofosfatêmico refratário à vitamina D estaria relacionado a um receptor de enzima defeituoso, que tem pouca afinidade pela vitamina D. Isso interferiria com o transporte de vitamina D através da mucosa intestinal. Em outro extremo, suspeita-se de que pacientes que apresentam respostas excessivas às doses convencionais de vitamina D com resultante hipercalcemia e suas seqüelas nefastas tenham alguma outra aberração nos mecanismos de transporte de enzima.

ÁLCOOL DESIDROGENASE (ADH) — Várias evidências convincentes relacionam uma predisposição ao alcoolismo a fatores genéticos.[21] Curiosamente, a biossíntese da álcool desidrogenase humana (ADH) é controlada por três alelos separados (*ADH*^{1}, *ADH*^{2} e *ADH*^{3}), cada qual levando à formação de um polipeptídio (α, β e γ, respectivamente). Homodímeros (p. ex., $\alpha\alpha$, $\beta\beta$ e/ou $\gamma\gamma$) e heterodímeros (p. ex., $\alpha\beta$, $\beta\gamma$ etc.) são isoenzimas que foram reconhecidas em tecidos humanos. Contudo, estudos eletroforéticos identificaram um polimorfismo envolvendo o alelo *ADH*^{2}. O β-polipeptídio correspondente tem sido chamado *atípico* (β^2). Isoenzimas heterodiméricas contendo β^2 foram identificadas ($\alpha\beta^2$, $\beta^2\gamma^1$, e $\beta^2\gamma^2$), mas ainda não foi encontrado um homodímero de β^2. A enzima ADH *atípica* tem sido demonstrada como sendo diferente da enzima normal (p. ex., enzimas β^2 são mais ativas sob condições fisiológicas, têm substrato com especificidades diferentes e têm uma sensibilidade diferente à inibição por tiouréia do que as enzimas β). A real importância biológica desse polimorfismo genético no metabolismo de alcoóis (não limitado ao metabolismo do etanol) ainda não foi determinada, mas os dados que corroboram a predisposição genética ao alcoolismo estão próximos de ser conclusivos.[22,23]

PROTEÍNAS DE LIGAÇÃO — Vários estudos têm sugerido uma sensibilidade especial dos asiáticos a vários agentes psicotrópicos como haloperidol e alguns benzodiazepínicos. Esses resultados são complicados pelo polimorfismo farmacodinâmico genético nas proteínas que ligam essas drogas e refletem diferenças nas frações livres e ligadas.

A doença de Wilson (caracterizada por ceruloplasmina deficiente ou defeituosa) ou a hemocromatose (na qual um defeito permite a passagem excessiva de ferro através do intestino delgado para o sangue) podem estar relacionadas a anormalidades enzimáticas ou de proteínas carreadoras.

REAÇÕES MEDICAMENTOSAS GRAVES IDIOSSINCRÁTICAS — Diferenças farmacogenéticas no manejo e nas respostas às drogas podem alterar o risco de reações medicamentosas graves e idiossincráticas, incluindo neutropenia, agranulocitose e anemia aplásica.[24] Podem ser formados intermediários tóxicos relacionados às deficiências nas enzimas metabolizadoras de drogas (p. ex., metabolismo da 6-mercaptopurina para nucleotídeos 6-tioguanina) ou metabólitos eletrofílicos que podem matar células ou levar a resposta imune do hospedeiro (p. ex., metabolismo da sulfonamida para metabólitos de hidroxilamina). Se a conjugação do glutation, que é uma via de desintoxicação, é comprometida, podem ocorrer reações adversas.

CONCLUSÕES

Como um reflexo do grande número de sistemas enzimáticos conhecidos, bem como aqueles suspeitos como latentes ou subclínicos, mas ainda não identificados, pode ser que muitas reações agora classificadas como idiossincráticas ou mesmo alérgicas acabarão sendo reconhecidas como distúrbios farmacogenéticos ou insuficiências enzimáticas adquiridas. Muita pesquisa está em andamento à procura dos loci gênicos verdadeiros e alelos envolvidos no polimorfismo genético inerente nos seres humanos. O aumento do conhecimento permitirá a administração mais informada e segura de drogas aos pacientes.

REFERÊNCIAS

1. Spielberg SP. *J Pharmacoki Biopharm* 1996; 24: 509.
2. Linder MW, *et al. Clin Chem* 1997; 43: 254.
3. Kalow W. *Clin Pharm Ther* 1993; 54: 235.
4. Eichelbaum M. *Clin Pharmacokinet* 1982; 7: 1.
5. Vesell ES. In *Drug Interactions.* Grahame-Smith DG, ed. Baltimore: University Park Press, 1977, chap 10.
6. Motulsky AG. *Fed Proc* 1972; 31: 1286.
7. Eichelbaum M, Evert B. *Clin Exp Pharm Phys* 1996; 23: 983.
8. Vesell ES. *Fed Proc* 1972; 31: 1253.
9. Kappas A, *et al. Ibid* 1972; 31: 1293.
10. Aksoy S, *et al. Pharmacogen* 1993; 3: 116.
11. Otterness D, *et al. Clin Pharm Ther* 1997; 62: 60.

12. Szumlanski C, *et al. DNA & Cell Biol* 1996; 15: 17.
13. LaDu BN. *Fed Proc* 1972; 31: 1276.
14. Lee BL, *et al. Clin Pharmacol Ther* 1993; 53: 529.
15. Kalow W. *Fed Proc* 1972; 31: 1270.
16. Meyer UA. *Proc Natl Acad Sci, USA* 1994; 91: 1983.
17. Kupfer A, *et al. Pharmacologist* 1979; 21: 173.
18. Goldstein JA, *et al. Pharmacogen* 1994; 4: 285.
19. Bertilsson L. *Clin Pharmacokinet* 1995; 29: 192.
20. Scott J, Poffenbarger PL. *Diabetes* 1979; 28: 41.
21. Evans DAP. Human pharmacogenetics. In *Drug Metabolism—From Microbe to Man*. Parke DV, Smith RL, eds. London: Taylor & Francis, 1977, pp 369–391.
22. Peterson DR. *Recent Dev Alcohol* 1983; 1: 49.
23. Cruz-Coke R. *Neurobehav Toxicol Teratol* 1983; 5: 179.
24. Speilberg S. *Euro J Haematol* 1996; (Suppl 60): 93.

BIBLIOGRAFIA

Boerwinkle E, Sing CF. *Ann Hum Genet* 1987; 51: 211.
Eichelbaum M. *Fed Proc* 1972; 31: 1253–1330.
Eichelbaum M. *Clin Pharmacokinet* 1982; 7: 1.
Eichelbaum M, Evert B. *Clin Exp Pharm Phys* 1996; 23: 983.
Gibaldi M. *Ann Pharmacother* 1992; 26: 121.
Gibaldi M. *Ibid* 1992; 255.
Kalow W. *Pharmacogenetics: Heredity and the Response to Drugs*. Philadelphia: Saunders, 1962.
Kalow W. *Clin Pharm Ther* 1993; 54: 235.
Linder MW. *Clin Chem* 1997; 43: 254.
Meyer UA. *Proc Natl Acad Sci USA* 1994; 91: 1983.
Vesell ES. *N Engl J Med* 1972; 287: 904.
Vesell ES. *Br J Ind Med* 1987; 44: 505.

CAPÍTULO **63**

Aspectos Farmacológicos do Abuso de Substâncias

Annette E Fleckenstein, PhD
Assistant Professor
Department of Pharmacology and Toxicology
University of Utah
Salt Lake City, Utah 84112

O abuso de substâncias é um problema importante e crescente nos EUA. Milhões de norte-americanos usaram drogas ilícitas, ou usam e abusam delas atualmente. Milhões mais usam e/ou abusam de substâncias *lícitas*, incluindo cigarros e álcool etílico. De acordo com algumas estimativas, o custo econômico do abuso de substâncias se aproxima de 100 bilhões de dólares a cada ano.

A definição de *abuso de substâncias* segundo a 4.ª edição do *Diagnostic and Statistical Manual of Mental Disorders* (DSM-IV) inclui sua descrição como

> um padrão de desajuste do uso de substâncias levando ao sofrimento ou à deterioração clinicamente significativos, conforme manifestados por um (ou mais) dos seguintes:
>
> 1. Uso recorrente de substância resultando em incapacidade de realização das principais obrigações no trabalho, escola ou em casa.
> 2. Uso recorrente de substância em situações nas quais é fisicamente perigoso.
> 3. Problemas legais recorrentes relacionados à substância.
> 4. Uso contínuo de substância a despeito da existência de problemas sociais ou interpessoais persistentes ou recorrentes causados ou exacerbados pelos efeitos da substância.

Substâncias mais provavelmente relacionadas ao abuso incluem agentes que causam euforia e/ou que garantem alívio do estresse ou do tédio. Esses incluem agentes comumente disponíveis (p. ex., nicotina, álcool), substâncias vendidas apenas com prescrição médica (p. ex., anfetaminas, barbituratos) ou ilícitas (p. ex., cocaína, heroína). Fatores fisiológicos, genéticos e/ou ambientais podem contribuir para o início do abuso de substâncias.

O corpo humano se adapta ao uso prolongado e repetido de substâncias. Tolerância, dependência e abstinência são manifestações dessa adaptação.

> *Tolerância* é um fenômeno no qual a resposta fisiológica e/ou psicológica a uma substância está diminuída com o uso contínuo da mesma dose dessa substância. Isso resulta de mudanças reais nas enzimas efetoras, nos receptores ou nas ações de membrana de uma droga (*tolerância funcional*) ou devido à capacidade de compensar o efeito da droga (*tolerância comportamental*). A administração de doses mais altas da droga ocasionalmente sobrepuja a tolerância.
>
> *Abstinência* refere-se aos efeitos incômodos resultantes da interrupção, ou redução, no uso prolongado ou acentuado de uma substância. Esses efeitos são freqüentemente opostos em sua natureza àqueles causados pela droga ou desejados pelo usuário.
>
> *Dependência* refere-se às adaptações fisiológicas e/ou psicológicas que ocorrem em resposta à administração freqüente de uma droga. A dependência psicológica pode manifestar-se através de um comportamento ansioso e compulsivo em busca da droga. Existe dependência física quando a abstinência de uma droga provoca sintomas fisiológicos de abstinência.

Embora tolerância, dependência e abstinência sejam todas conseqüências da adaptação do corpo ao uso prolongado de uma substância, elas não estão necessariamente ligadas. Por exemplo, é possível se tornar dependente de uma droga sem desenvolver tolerância, e vice-versa.

SUBSTÂNCIAS DE ABUSO

Álcool

Alcoóis são compostos orgânicos que contêm ligações únicas de carbono-oxigênio, com o oxigênio ligado a um hidrogênio. Existem muitos tipos de alcoóis, incluindo metanol (álcool de madeira), etilenoglicol (muitas vezes usado como anticongelante) e álcool isopropil (*álcool de látex*). Cada um desses é venenoso se consumido. Um quarto tipo, etanol, é o constituinte psicoativo das bebidas alcoólicas como cerveja, vinho e bebidas destiladas. Etanol (referido comumente, e neste capítulo, simplesmente como álcool) é a segunda, perdendo apenas para a cafeína, droga psicoativa mais amplamente usada e abusada nos EUA.

O álcool é um depressor do sistema nervoso central (SNC) que é consumido por cerca de 80% dos adultos nos EUA. O álcool é um anestésico. Pode causar sedação, sonolência, fala ininteligível e ataxia. É comumente percebido, embora erroneamente, como um estimulante, visto que o álcool suprime os sistemas inibitórios no cérebro, os quais normalmente reprimem comportamentos impulsivos e/ou inapropriados. O álcool prejudica a memória recente e, em altas concentrações, pode causar uma forma de amnésia (*blecaute*) na qual os indivíduos não conseguem se lembrar do que aconteceu enquanto estavam intoxicados.

Além das suas propriedades depressoras do SNC, o álcool possui outros efeitos farmacológicos e toxicológicos. É um vasodilatador, e esse efeito nos vasos sanguíneos da pele causa a sensação de calor associada com o consumo de álcool. O álcool aumenta a secreção de ácido gástrico e agrava as úlceras. O uso crônico pode causar extenso sangramento gastrointestinal, esofagite, gastrite e má absorção intestinal (de gordura, ácido fólico, tiamina, vitamina B_{12}). Pancreatite crônica pode se desenvolver após anos de uso intenso de álcool. Falência pancreática pode produzir diabetes melito insulino-dependente. O uso de álcool pode aumentar a probabilidade de cânceres de estômago, garganta e intestinos.

Alterações degenerativas na morfologia e função hepáticas parecem acompanhar o consumo de álcool e se desenvolver progressivamente na seguinte ordem (incluindo seqüelas): esteatose hepática alcoólica (dor espontânea e à palpação do fígado), hepatite alcoólica (náusea, vômitos, anorexia, perda de peso, dor abdominal) e cirrose (icterícia, encefalopatia). Ingesta acentuada de álcool mesmo de alguns dias consecutivos pode levar ao fígado gorduroso. Hepatite e cirrose estão associadas mais comumente a abuso crônico de álcool. A interrupção do consumo de álcool usualmente resulta em reversão da esteatose hepática e da hepatite, mas não da cirrose. A cirrose é uma das principais causas de morte entre os alcoólatras.

Efeitos a longo prazo do álcool no sistema cardiovascular são dose-dependentes. O uso moderado pode diminuir a incidência de hipertensão arterial e de certas doenças cardiovasculares. Em contrapartida, o uso crônico de altas doses pode contribuir para hipertensão, arritmias, miocardiopatia e morte. Outros efeitos adversos do uso crônico de álcool incluem pseudo-síndrome de Cushing, hipogonadismo, amenorréia, níveis plasmáticos baixos de testosterona, impotência, infertilidade e atrofia testicular. A abstinência após um período relativamente curto de uso intenso de álcool pode ser seguida por cefaléia, náusea, vômitos, mal-estar generalizado e discretos tremores durante o período de *ressaca*.

Os efeitos agudos do álcool variam de acordo com seus níveis sanguíneos, conhecidos como concentração sanguínea de álcool (BAC). Os fatores que influenciam a BAC incluem

1. Concentração do álcool consumido.
2. Velocidade de consumo.
3. Quantidade e composição de alimentos no estômago.
4. Sexo e composição corporal do etilista.

A diluição do álcool em bebidas não-carbonadas e carbonadas tende a diminuir e a apressar, respectivamente, a absorção do álcool. Diminuição no tempo de reação e deterioração de julgamento ocorrem com uma BAC de 0,05. Uma BAC de 0,08 a 0,10 é definida como intoxicação legal em muitos estados nos EUA. Uma BAC de 0,15 geralmente leva à deterioração importante do controle físico e mental, e uma BAC de 0,40 a 0,60 leva a coma e morte.

Existem diferenças relacionadas ao sexo nas respostas farmacológicas e toxicológicas ao álcool. As mulheres têm um metabolismo de primeira passagem mais lento e uma menor atividade da álcool desidrogenase da mucosa gástrica, se comparadas com os homens. Além disso, o corpo feminino em geral possui proporcionalmente menos água que o masculino. Como o álcool se mistura à água corporal, o álcool se torna mais concentrado em uma mulher que em um homem; isso resulta em uma BAC mais alta em comparação com os homens que consomem uma quantidade idêntica de álcool, em termos de mg/kg. A dependência do álcool e os problemas clínicos correlatos, como lesão hepática e cerebral, evoluem mais rapidamente nas mulheres que nos homens.

O álcool passa facilmente da circulação materna para a fetal. As crianças de mães alcoólatras usualmente são subdesenvolvidas e exibem crescimento lento e retardo mental. Aberrações cardiovasculares, incluindo sopros sistólicos e insuficiência cardíaca congestiva, e anormalidades craniofaciais têm sido documentadas como padrões de más formações em filhos de mulheres alcoólatras crônicas. Esse padrão dismórfico foi classificado como síndrome do alcoolismo fetal (SAF). Visto que qualquer exposição ao álcool pode ser danosa à futura criança, uma gestante deve se abster da ingestão de álcool em qualquer forma.

O uso repetido de álcool pode resultar em tolerância bem como em dependência física e psicológica. A tolerância ao álcool é semelhante à tolerância a barbituratos e benzodiazepínicos (veja adiante). A interrupção abrupta do consumo de álcool após uma semana ou mais de intoxicação pode se acompanhar de ansiedade, insônia, confusão, tremores e alucinações. Longos períodos de intoxicação intensa podem, após a abstinência, resultar em *delirium tremens* (*DT*), uma síndrome caracterizada por atividade autônoma aumentada (p. ex., febre, sudorese e taquicardia), agitação, desorientação, tremores graves ou crises convulsivas e alucinações assustadoras. O tratamento durante a abstinência envolve tipicamente a substituição do álcool por hipnótico-sedativos de longa ação, e então se dá a gradual (semanas a meses) redução (*retirada*) da dose. Benzodiazepínicos são comumente administrados com esse fim. Além disso, o antagonista de opióides naltrexona foi aprovado recentemente pela FDA como tratamento para diminuir a ansiedade pelo álcool. O dissulfiram inibe a aldeído desidrogenase, desse modo elevando o acúmulo de acetaldeído e desencorajando o consumo de bebidas alcoólicas por causar náuseas, vômitos e outras reações físicas desagradáveis.

Opióides (Narcóticos)

O ópio e seus derivados de ocorrência natural são obtidos a partir da papoula *Paparver somniferum*. A morfina e a codeína podem ser extraídas da papoula. A metadona e a meperidina são opióides sintéticos. O termo *narcótico* tecnicamente se refere a qualquer substância que produza estupor associado à analgesia, embora nesta seção esse termo designe compostos derivados, ou correlatos, do ópio.

A heroína é o opióide de ação mais rápida e o mais amplamente utilizado. É processada a partir da morfina e toma a forma de pó branco/acastanhado ou de uma substância negra, pegajosa, denominada *alcatrão negro*. A maior parte da heroína das ruas é *misturada* com outras drogas ou com substâncias como açúcar, amido, leite em pó ou quinina. A quinina é empregada, pois, como o opióide, é amarga e provoca vasodilatação, estimulando os efeitos agudos do opióide. Por conseguinte, os viciados não conseguem detectar facilmente a adulteração e, sem saber, injetam-se com grandes quantidades de quinina, o que pode produzir significativa depressão miocárdica. A heroína usualmente é injetada, aspirada ou fumada. A injeção IV provoca euforia mais rápida e intensa (ou seja, em segundos), enquanto a injeção IM provoca um início relativamente lento da euforia (~ 5 minutos). Quando a heroína é aspirada ou fumada, os efeitos máximos são usualmente sentidos em 15 minutos.

A heroína é altamente lipofílica e dessa maneira cruza rapidamente a barreira hematoencefálica. Uma vez absorvida, é convertida em morfina e se liga aos receptores de opióides. A absorção rápida provoca uma intensa sensação de prazer que é comparada ao orgasmo sexual: essa sensação é denominada *rush* (*barato*). O *barato* é acompanhado por rubor quente da pele, boca seca, náuseas, vômitos e/ou prurido intenso. Após o *barato*, podem ocorrer sedação e alentecimento das freqüências respiratória e cardiovascular.

Com a administração freqüente e repetida, o indivíduo se torna dependente da heroína, de modo que ela precisa ser tomada regularmente para preservar a sensação de bem-estar e equilíbrio e a fim de evitar a angústia da síndrome de abstinência. Assim, os dependentes usam a heroína não pelos efeitos prazerosos, mas basicamente para evitar os sintomas da abstinência.

A tolerância à heroína (e aos opióides em geral) não se desenvolve uniformemente. Por exemplo, os viciados experimentam, durante o uso crônico, a diminuição da depressão respiratória, dos efeitos analgésicos, sedativos, eméticos e eufóricos. A maioria sofre cronicamente com os efeitos constipantes da droga. A tolerância à droga nunca é absoluta: sempre existe uma dose que é capaz de causar a morte por paralisia respiratória, e a superdose é uma causa comum de mortes de viciados em opióides.

Os sintomas de abstinência da heroína podem ocorrer algumas horas após a última administração da droga. Os sinais e sintomas são usualmente máximos entre 36 e 72 horas após a última dose e cedem gradualmente em 7 a 10 dias. Entre as manifestações de abstinência de opióides estão bocejos, espirros, lacrimejamento, agitação, ansiedade, insônia, náuseas, vômitos, diarréia, sudorese, arrepios, dores generalizadas no corpo, febre, tremores, espasmos musculares e movimentos espasmódicos. Transpiração excessiva, vômitos e diarréia combinados ao consumo reduzido de alimentos e líquidos podem resultar em desidratação, distúrbios ácido-básicos e cetose. Ocasionalmente, ocorre colapso cardiovascular.

Os sinais e sintomas de abstinência podem ser suprimidos pela administração da droga causadora da dependência ou de outro narcótico. A metadona, por exemplo, pode ser usada para reduzir o desejo pela heroína. Quando usada adequadamente, a metadona não é um sedativo e ainda suprime a reação de abstinência do narcótico por 24 a 36 horas. As doses típicas de heroína usadas nas ruas não são efetivas na produção de euforia entre os pacientes em uso de metadona. O levo-α-acetilmetadol (LAAM) é outro opióide sintético que foi aprovado pela FDA para o tratamento de viciados em heroína. Sua ação é mais prolongada que a da metadona; o LAAM pode bloquear os efeitos da heroína por até 72 horas com mínimos efeitos colaterais quando usado por via oral. O antagonista de opióides naltrexona também pode bloquear os efeitos da heroína; apresenta efeitos de longa duração, variando de 1 a 3 dias. A buprenorfina é também usada como tratamento para os viciados em heroína, visto que não provoca o mesmo nível de dependência física se comparada aos outros opióides, como a metadona. Daí, alguns sintomas de abstinência podem resultar da descontinuidade do tratamento com a buprenorfina.

As mulheres que persistem usando heroína durante a gestação dão à luz filhos dependentes de opióides. Os sinais de abstinência da droga no recém-nascido aparecem em algumas horas até alguns dias após o parto e incluem choro de forte intensidade, insônia, irritabilidade, tremores, vômitos e diarréia; esta última pode provocar grave desidratação. Bebês dependentes de narcóticos nascem menores e exibem um reflexo de sucção não-coordenado e ineficaz que reduz o consumo nutricional.

Diversos análogos dos opióides foram sintetizados nos últimos 50 anos. Eles incluem MPTP (1-metil-4-fenil-1,2,3,6-tetrahidropiridina), um subproduto extremamente tóxico da síntese ilícita da meperidina. MPTP destrói regiões cerebrais que contêm neurônios dopaminérgicos após algumas doses apenas; isso leva à doença de Parkinson no usuário, que, de modo semelhante ao da doença clínica degenerativa que ocorre nos idosos, é irreversível. Outro análogo, o fentanil, é um narcótico sintético usado como analgésico em procedimentos cirúrgicos. O fentanil é 50 vezes mais potente que a heroína e pode interromper tão rapidamente a respiração que usuários foram encontrados mortos com a agulha utilizada para injeção da droga ainda no braço.

Barbituratos

Historicamente, os barbituratos foram usados como agentes sedativo-hipnóticos. Recentemente, seu uso clínico diminuiu porque outros agentes (p. ex., benzodiazepínicos), embora não destituídos de reações adversas, possuem uma margem mais ampla de segurança.

Os sinais e sintomas de intoxicação aguda por barbiturato e por álcool são surpreendentemente similares. Percepção visual, memória, tempo de reação, coordenação e outros indicadores do funcionamento psicomotor estão reduzidos. Outros sintomas incluem dificuldade no pensamento, redução dos controles do ego, julgamento precário, confusão e instabilidade emocional. Deterioração neurológica e falta de coordenação muscular são os principais fatores relacionados a lesões pessoais e ao envolvimento em acidentes com veículos, que são ocorrências comuns durante o curso da intoxicação por essas drogas. Os efeitos supressores do SNC causados pelo álcool, barbituratos e opióides são mutuamente reforçados; combinações desses depressores resultam em grave incapacitação.

Os barbituratos reduzem o período de tempo gasto na fase REM (movimentos rápidos dos olhos) do sono. A redução do sono REM por um período de vários dias pode levar o indivíduo a se tornar irritável ou a expressar transtornos da personalidade e racionalidade. Quando o hipnótico é suspenso abruptamente, há um aumento rebote da fase REM, muitas vezes associado a pesadelos, com uma sensação de ter dormido mal ou com insônia verdadeira. O REM de *rebote* torna difícil para o paciente abandonar a droga e contribui para o desenvolvimento da dependência da droga.

O abuso contínuo de barbituratos pode causar morte por depressão respiratória ou cardiovascular. Devido a essa toxicidade, essas drogas têm contribuído para muitos suicídios e mortes acidentais.

As reações de abstinência, que em alguns casos podem ser mais perigosas que a síndrome de abstinência de opióides, desenvolvem-se após a interrupção abrupta do uso crônico exagerado de barbituratos. Reações leves a moderadas incluem anorexia, apreensão, tremores, fraqueza muscular, confusão mental e hipotensão postural. Uma síndrome grave de abstinência de barbituratos pode envolver desorientação profunda, delírio e alucinações e crises convulsivas de natureza episódica ou arrastada. Em casos extremos, a síndrome de abstinência de barbituratos pode terminar em colapso cardiovascular e morte. Com os barbituratos de longa ação, os sintomas de abstinência são mais lentos em seu início e menos graves que os associados a derivados de ação curta.

A farmacoterapia da dependência de barbituratos geralmente é iniciada pela substituição por pentobarbital ou fenobarbital em doses iniciais suficientes para estabilização; a dose é então gradualmente reduzida durante um período de vários dias até semanas, dependendo da resposta individual do paciente.

Sedativos-hipnóticos Não-barbituratos

Deterioração neurológica, dependência física e psicológica e uma síndrome de abstinência similar àquela associada a abuso de barbituratos podem resultar do uso excessivo de muitos agentes sedativo-hipnóticos não-barbituratos e ansiolíticos, incluindo hidrato de cloral, glutetimida, metiprilon, metaqualona, clordiazepóxido ou diazepam.

Hidrato de cloral é um álcool. Como agente hipnótico, ganhou uma notória reputação como as *pastilhas nocauteadoras* adicionadas ao álcool para criar uma bebida denominada *Mickey Finn*. O termo *slipping a Mickey* (no Brasil o equivalente ao *Boa-noite Cinderela*) se refere à adição de hidrato de cloral à bebida de indivíduos insuspeitados a fim de deixá-los inconscientes. O hidrato de cloral é um irritante gástrico. Ele ou seus metabólitos podem ser carcinogênicos.

A glutetimida é semelhante ao barbiturato. Pode causar náuseas, febre, taquicardia, anormalidades sangüíneas e, ocasionalmente, convulsões. Pode causar graves sintomas de abstinência e pode ter uma margem de segurança mais estreita em comparação com os barbituratos. O metiprilon é um não-barbiturato de curta ação similar à glutetimida.

A metaqualona, atualmente ilegal nos Estados Unidos, é outro sedativo-hipnótico não-barbiturato. Pode causar acroparestesia (formigamento e entorpecimento das extremidades) antes do início da atividade hipnótica, sobretudo quando o sono não se segue rapidamente. Fadiga, vertigens, náuseas, vômitos, secura na boca e cefaléia são comuns. A toxicidade aguda difere daquela vista nos barbituratos pelo fato de depressão respiratória e cardiovascular acentuadas não ocorrerem após grandes doses de metaqualona. Sintomas de abstinência, como cefaléia, anorexia, náuseas, cólicas abdominais e alterações no sono, têm sido descritos. Reações graves que podem ser encontradas ocasionalmente durante a abstinência da metaqualona incluem convulsões e psicoses tóxicas. Mandrax, uma combinação de metaqualona e difenidramina, tem sido usado pelos dependentes na Grã-Bretanha, Canadá e Austrália. Superdoses dessa combinação de drogas são potencialmente mais graves que aquelas relacionadas à metaqualona *per se*, visto que a difenidramina, um anti-histamínico que possui atividade antimuscarínica central, pode produzir distúrbios psicológicos, excitação, ataxia e crises convulsivas.

Conforme descrito no Cap. 80, clordiazepóxido e diazepam são benzodiazepínicos. Como na maioria dos depressores do SNC, o uso crônico e freqüente desses agentes pode causar dependência, tolerância e sintomas com a abstinência. A retirada desses agentes causa agitação, insônia, anorexia, convulsões, cólicas gástricas, sudorese, tremores, confusão, desorientação, alucinações, delírios, paranóia e/ou depressão.

Inalantes

Inalantes são substâncias químicas voláteis com efeitos psicoativos. Esses agentes têm uso abusivo mais freqüentemente por adultos jovens e adolescentes. Os inalantes se enquadram em quatro principais categorias: solventes, aerossóis, gases e nitritos. Os solventes incluem (1) solventes industriais ou caseiros ou produtos contendo solvente (p. ex., solventes para tinta, fluidos de lavagem a seco, gasolina e colas) e (2) acessórios para trabalhos de arte ou para escritório (p. ex., líquidos corretivos e líquido marcador com ponta de feltro). Aerossóis se referem a (1) produtos artesanais ou comerciais (p. ex., acendedores de butano, aerossóis de creme chantilly e gases para refrigerante) e (2) propelentes domésticos em aerossol (p. ex., tintas em *spray*, desodorante em *spray, sprays* para cabelos e *sprays* de proteção para tecidos). Os gases anestésicos incluem éter, clorofórmio, halotano e óxido nitroso. Entre os nitritos estão os de amila e butila (encontrados em odorizadores de ambientes) e nitrito de amila (um vasodilatador disponível sob prescrição médica).

Os inalantes são derramados ou borrifados em trapos e inalados pela boca ou são colocados em sacos plásticos ou de papel e inalados através do nariz. A intoxicação ocorre rapidamente e dura apenas alguns minutos, a menos que os inalantes sejam utilizados repetidamente. Alegria, euforia e excitação do SNC iniciais podem ocorrer em segundos. Distúrbios visuais, fala ininteligível e marcha vacilante também ocorrem. Com inalações repetidas e dependendo do volume de vapor inalado, podem ocorrer alucinações, sonolência, torpor e inconsciência. Outros sinais físicos associados com o uso de hidrocarbonos voláteis incluem odores característicos, irritação das mucosas, espirros, tosse, aumento da salivação e da sede, cefaléia e freqüência de pulso elevada ou irregular.

Uso e abuso de inalantes podem causar falência cardíaca, hipóxia e morte. Além disso, a exposição ao tolueno (colas e *sprays* de tinta) pode causar perda auditiva e dano ao SNC, fígado e rins. Exposição ao tricloroetileno (líquidos de limpeza e de correção) pode causar perda auditiva. Síndrome de morte súbita por inalação (SSDS) é um desfecho fatal que ocorre mais freqüentemente após a inalação de cimento de aeromodelo ou de fluido corretor de máquina de escrever. Freqüentemente, a vítima inala uma grande dose de inalante e então fica apavorada ou realiza uma atividade extenuante. Em segundos, iniciam-se arritmia cardíaca e morte.

A dependência física de inalantes não se desenvolve, visto que a duração do uso de hidrocarbonos voláteis é limitada, e não devido às propriedades farmacológicas desses produtos químicos. O uso crônico pode, no entanto, causar vício e exigir intervenção profissional.

Maconha

A maconha (*Cannabis sativa*) é uma das mais antigas plantas cultivadas e existe como planta macho ou fêmea. De acordo com os estatutos dos Estados Unidos, o termo *maconha* engloba todas as partes, extratos, derivados ou preparações feitas com *Cannabis*, incluindo a resina pura. No entanto, maconha no Hemisfério Ocidental usualmente inclui uma mistura de folhas, talos e outras partes estruturais da planta *Cannabis*, geralmente secas, picadas e incorporadas em uma forma para fumar.

Os princípios biologicamente ativos da *Cannabis*, incluindo o α-9-tetra-hidrocanabinol (THC), são mais concentrados nas flores e folhas superiores da planta fêmea. A potência de preparações derivadas de *Cannabis* varia enormemente, dependendo da espécie da planta e das condições de crescimento. Por exemplo, a maconha indica possui a resina mais potente. O cultivo de plantas fêmeas de modo que não possam ser polinizadas resulta em uma forma extremamente potente de maconha conhecida como *sinsemilla*. A potência também depende da pureza da resina. O haxixe, a resina inalterada feita a partir do talo de plantas fêmeas cultivadas, é a forma mais potente.

Dependendo de sua potência, o cigarro de maconha pode provocar efeitos psicofarmacológicos moderados a intensos minutos após o seu uso. A euforia, ou *plenitude*, induzida pela maconha persiste por 1 a 4 horas e está associada a alteração da percepção, memória recente prejudicada e, muitas vezes, má coordenação motora. Alteração intensa da personalidade, perda do discernimento, pensamento e fala desorganizados e percepção altamente distorcida ocorrem com altas doses, mas verdadeiras alucinações raramente são vivenciadas, exceto em níveis tóxicos.

O aumento da freqüência cardíaca é um efeito extremamente comum associado ao uso de maconha. As alterações da pressão arterial (PA) são variáveis. Dilatação dos vasos oculares e conseqüente ruborização da conjuntiva são respostas bem conhecidas à administração de maconha. Outras alterações fisiológicas notadas com a maconha incluem secura da boca e garganta, dilatação das vias aéreas, irritação da mucosa da orofaringe, náuseas e vômitos ocasionais, zumbidos e parestesias. A maconha estimula o apetite e aumenta o ganho de peso, mas sem alteração concomitante dos níveis sanguíneos de glicose. A droga prolonga o tempo necessário para recuperar a visão normal após exposição à luz viva, por exemplo, proveniente dos faróis de um automóvel que se aproxima. Mortes por causa da administração de maconha são extremamente raras.

O uso continuado de maconha pode resultar em dependência psicológica, e pode-se desenvolver tolerância aos efeitos psicológicos (característico apreço pelo tempo de *euforia*), fisiológicos (taquicardia) e combinados (coordenação psicomotora) da maconha. A evidência de tolerância psicológica resulta, em parte, da observação de que os usuários crônicos tendem a aumentar a quantidade consumida ou a recorrer a uma variedade mais potente a fim de vivenciar estados alterados de consciência. Os mecanismos envolvidos na tolerância à maconha podem incluir adaptação celular, sobretudo no SNC, e uma capacidade elevada de biotransformação. Por outro lado, o fenômeno de *tolerância reversa*, ou sensibilização à maconha, já foi descrito. Isso pode ser atribuível a fatores psicológicos ou metabólicos ou a uma combinação de ambos. A experiência inegavelmente desempenha um papel na percepção e no deleite da euforia relacionada à maconha, e, com o condicionamento repetido, um menor estímulo é necessário para deflagrar os efeitos subjetivos antecipados. Além disso, usuários de longo prazo parecem ser mais eficientes em inalar e são capazes de reter mais fumaça em cada tragada, em comparação com os principiantes. THC e, possivelmente, os metabólitos ativos dessa molécula são eliminados lentamente do corpo. Alguns usuários crônicos continuam a excretar THC na urina por 20 a 30 dias após o fim da inalação e/ou consumo de maconha. O uso freqüente de maconha, desse modo, pode resultar em significativo acúmulo *in vivo* com conseqüente redução na quantidade de droga necessária para exceder o limiar psicoativo do cérebro.

Pode ocorrer dependência física, visto que, após 1 semana da administração de THC, uma síndrome de abstinência tem sido observada, a qual consiste em anorexia, náuseas, insônia, sudorese, hipertermia e tremores. A suavidade dessas respostas provavelmente se deve à lenta eliminação de THC do corpo, o que permite que os sistemas fisiológico e psicológico sofram ajuste gradual à ausência da droga.

Em condições experimentais utilizando animais machos e usuários humanos, a maconha diminui os níveis sanguíneos de testosterona, o tamanho e o peso dos testículos, a espermatogênese e a potência sexual. A inibição da liberação do hormônio luteinizante (LH) pela hipófise e as respostas testiculares ao estímulo do LH têm sido citadas como possíveis mecanismos. No entanto, THC também possui uma fraca atividade estrogênica, como demonstrado por estudos animais e pelo exame clínico (incluindo biopsia) de homens jovens que desenvolveram ginecomastia durante uso intenso de maconha. THC inibe a ovulação em ratos, coelhos e macacos. A interrupção dos ciclos menstruais tem ocorrido em mulheres que fumam maconha regularmente.

O uso prolongado de maconha pode levar a grave toxicidade pulmonar. Mais de 100 substâncias químicas foram identificadas no alcatrão e na fumaça de maconha. Algumas dessas são comprovadamente carcinogênicas. Como a fumaça da maconha é inalada profundamente, muitas substâncias químicas podem ficar retidas nos pulmões. Estudos indicaram que o consumo diário de um a três cigarros de maconha parece produzir aproximadamente o mesmo dano pulmonar e risco potencial de câncer que fumar cinco vezes essa mesma quantidade de cigarros.

Alterações de personalidade, de atitude e de comportamento estão freqüentemente associadas ao uso crônico de maconha. Há caracteristicamente redução da motivação, e o indivíduo pode experimentar sensações agudas de insegurança. Embora elementos dessa síndrome sejam típicos dos conflitos normais da adolescência, o envolvimento compulsivo com maconha pode acelerar ou projetar, intensificar e retardar a saída dessa fase ambivalente da vida. A maconha pode fomentar perturbações similares em pessoas mais velhas, mas também há evidências de que indivíduos conseguem atuar efetivamente nas áreas artísticas e em outras áreas da criatividade enquanto se entregam ao uso freqüente, mas moderado, da maconha.

Alguns estudos, mas não todos, demonstraram uma correlação positiva entre a dose de maconha e defeitos ao nascimento. Mulheres que fumam maconha durante a gestação apresentam um trabalho de parto mais longo, e seus recém-nascidos pesam menos que o normal e possuem atividade alterada do SNC. THC é lipossolúvel e passa para o leite das lactantes. Logo, a maconha deve ser evitada pelas mulheres que estejam amamentando.

Embora a atenção primária seja direcionada aos efeitos sociais e fisiológicos adversos da maconha, existem diversas indicações de que os tetra-hidrocanabinóis têm propriedades clinicamente úteis. Quando administradas a pacientes com câncer avançado, doses orais de THC produzem discretos efeitos analgésicos, antidepressivos, tranqüilizantes e antieméticos. Outras investigações mostraram redução significativa e prolongada da pressão intra-ocular nos pacientes com glaucoma, causada pela maconha.

Nicotina

Fumar cigarros é a causa mais evitável de doença e morte prematura nos EUA. Durante 1995, mais de 2 milhões de indivíduos, nos países desenvolvidos, morreram em conseqüência do fumo. De acordo com a American Cancer Society, o uso de tabaco é responsável por quase uma em cada cinco mortes nos EUA. A fumaça de tabaco presente no ambiente (ETS; *environmental tobacco smoke*: *fumante passivo*), uma substância declarada pela Agência de Proteção Ambiental dos EUA como carcinogênico humano, contribui para aproximadamente 3.000 mortes de adultos não-fumantes por ano.

A nicotina, um alcalóide líquido volátil, é o constituinte do tabaco que causa dependência. A quantidade de nicotina absorvida varia de acordo com o tipo de tabaco usado, o comprimento do cigarro e a presença e o tipo de filtro usado. A exposição ao tabaco também depende do número de cigarros fumados ao dia e do volume de fumaça inalada.

A nicotina causa estimulação inicial do SNC. A droga aumenta a liberação de catecolaminas pelos neurônios periféricos. Também aumenta a freqüência respiratória, o fluxo sanguíneo coronariano, a freqüência cardíaca e a PA. Secreções salivares e brônquicas são inicialmente aumentadas, mas diminuem depois. Depressão do SNC ocorre após a estimulação central inicial. A nicotina causa depressão temporária do apetite e diminui o paladar.

Fumantes de cigarro possuem níveis elevados de carboxiemoglobina (COHb) devido à inalação de excessivas quantidades de monóxido de carbono proveniente da combustão do tabaco. Devido à incapacidade da COHb de carrear oxigênio, menos oxigênio será transportado pelo sistema circulatório. Essa deficiência pode contribuir para a diminuição da tolerância aos exercícios físicos dos fumantes. Bronquite e distúrbios do trato respiratório, em geral, são mais prevalentes, não apenas em fumantes, mas também entre seus familiares não-fumantes.

Os tabagistas também apresentam maior incidência de doenças periodontais em comparação com os não-fumantes. Distúrbios cardiovasculares ocorrem mais freqüentemente, e o risco de morte por doença coronariana é significativamente maior nos fumantes que nos não-fumantes. Nos pacientes com hipertensão arterial, hipercolesterolemia ou diabetes melito, o risco de doença coronariana é aumentado ainda mais pelo fumo de cigarro. Doença vascular periférica e insuficiência vascular cerebral também são mais freqüentes em fumantes.

Distúrbios gastrointestinais (GI) associados ao fumo incluem desconforto epigástrico, gastrite e, possivelmente, úlceras gástrica e duodenal. Um aumento na regurgitação de ácido gástrico para o esôfago aparentemente contribui para a pirose induzida pelo cigarro que freqüentemente é dolorosa nos grandes fumantes. Incompetência pilórica e subseqüente refluxo do suco duodenal podem ser um fator contribuinte na gastrite e ulcera gástrica, visto que a bile lesa a mucosa gástrica, particularmente na ausência de alimentos no estômago. Além disso, a nicotina pode produzir áreas de isquemia no trato GI e pode reduzir as secreções tamponadas pancreáticas, e assim úlceras pépticas podem ocorrer na vigência de taxas mesmo normais de secreção de ácido gástrico.

Fumantes de cigarros tendem a morrer mais cedo que os não-fumantes. De acordo com o Ministério da Saúde dos EUA, pessoas que abandonam o fumo, independentemente da idade, vivem mais tempo que as pessoas que continuam a fumar. O câncer de pulmão é um importante fator contribuinte para essas mortes. O câncer de pulmão causa mais de 125.000 mortes ao ano, e cerca de 70 a 80% dos cânceres de pulmão são causados pelo fumo de cigarro. Fumar também aumenta o risco individual de câncer de laringe, boca, bexiga, pâncreas, colo uterino e rins.

Dados consideráveis mostram que o tabagismo durante a gestação está associado a taxas mais altas que o normal de abortamento, aborto espontâneo, morte pré-natal e parto prematuro. Os recém-nascidos de mulheres que fumaram durante a gestação têm maior probabilidade de apresentar peso insuficiente, baixa estatura e uma cabeça menor.

Tem havido um ressurgimento do uso de tabaco sem fumaça. O *rapé*, por exemplo, é uma prática na qual o tabaco é colocado entre a bochecha e a gengiva, permitindo desse modo que a nicotina seja absorvida através do tecido oral. Essa prática é altamente viciante e expõe o corpo a níveis de nicotina iguais aos do cigarro. A absorção de nicotina é rápida, com níveis plasmáticos máximos ocorrendo 5 minutos após a aplicação na mucosa oral. Em 1986, o Ministério da Saúde dos EUA concluiu que esse uso do tabaco não é um substituto seguro para os cigarros, visto que pode causar câncer, problemas orais não-cancerosos e/ou vício e dependência de nicotina.

O uso de charutos e cigarrilhas aumentou 45% desde 1993, até o nível mais alto desde a metade da década de 1980. O Congresso norte-americano não incluiu explicitamente os charutos na lei de 1984 que exige advertências de saúde nos cigarros; portanto, os pacotes de charuto não precisam exibir advertências do Ministério da Saúde. Ainda assim, o total de mortes por câncer entre pessoas que fumam charutos é maior do que de não-fumantes. A maioria dos carcinógenos encontrados nos cigarros é a mesma dos encontrados nos charutos.

Anfetaminas

As indicações clínicas para anfetamina incluem

1. Controle do transtorno do déficit de atenção (síndrome hipercinética).
2. Controle sintomático da narcolepsia.
3. Tratamento de obesidade exógena, como adjunto de curto prazo (ou seja, por algumas semanas) em um regime de redução de peso baseado em restrição calórica.

Os efeitos periféricos das anfetaminas estão descritos no Cap. 70. Efeitos centrais da anfetamina incluem estado de alerta aumentado, elevação do humor, euforia e sensação reduzida de fadiga. Irritabilidade, mania e uma psicose tóxica difícil de distinguir da esquizofrenia paranóide também podem ocorrer.

O abuso de anfetaminas relaciona-se basicamente ao consumo ou injeção não-supervisionada de grandes doses de anfetamina ou de seus muitos derivados químicos a fim de vivenciar a estimulação do SNC induzida pela droga. Em um padrão típico de abuso, grandes doses de anfetaminas são injetadas com intervalos de poucas horas, o tempo todo. Esses *episódios,* durante os quais o indivíduo permanece acordado continuamente, geralmente duram 3 a 6 dias, mas podem ser prolongados até semanas nas quais o usuário pode dormir somente uma hora. O apetite por alimentos é suprimido, e há uma sensação de energia descontrolada e uma compulsão por atividade constante. Essa intensa síndrome psicotóxica, por fim, força a uma interrupção do uso da droga, e o indivíduo cai em um período prolongado de sonolência profunda (o *bode*).

Um grau acentuado de tolerância às anfetaminas pode ser adquirido, visto que alguns gramas da droga podem ser consumidos por dia. Dependência física também ocorre, e a abstinência abrupta resulta em efeitos opostos à atividade farmacológica, como letargia, sonolência, depressão (possivelmente levando a aumento das tentativas de suicídio) e, após a recuperação da privação do sono, apetite aumentado.

A administração parenteral ou oral de grandes doses de aminas simpatomiméticas, incluindo efedrina, pode resultar em morbidade ou mortalidade devido à hemorragia intracraniana ou em arritmias cardíacas secundárias a hipertensão grave. A injeção IV de anfetaminas pode resultar em uma síndrome caracterizada por febre, coagulação intravascular disseminada (CID) e rabdomiólise. Esses fatores podem ser responsáveis pelo desenvolvimento de insuficiência renal aguda em certos usuários de anfetaminas.

A metanfetamina é um análogo da anfetamina que é facilmente sintetizado a partir de precursores encontrados em medicamentos de venda livre; esses precursores incluem a efedrina e a pseudo-efedrina. O abuso da metanfetamina aumentou drasticamente desde o início da década de 1990. Outros estimulantes quimicamente relacionados à anfetamina incluem meticatinona, metilenodioximetanfetamina (MDMA; *ecstasy*) e metilenodioxianfetamina (MDA). As propriedades desses e de outros compostos similares à anfetamina são descritas no Quadro 63.1.

Além de suas propriedades estimulantes, MDMA é um alucinógeno. Tem tido uso amplamente abusivo em festas denominadas *raves* em uma tentativa de intensificar as percepções sensoriais. Tem sido referido como a *anfetamina suave*, visto que parece não causar a grave depressão associada à anfetamina. Os usuários descrevem sensações de empatia aumentada por, ou *ligação* a outras pessoas. Os efeitos adversos são aqueles associados à anfetamina.

Cocaína

Os efeitos subjetivos e as reações adversas da cocaína são notavelmente similares aos da anfetamina. Independentemente da via de administração da cocaína (oral, inalação nasal, IV), há uma boa correlação entre o aparecimento de certos efeitos físicos (taquicardia, pressão sanguínea elevada) e as alterações psicológicas (*plenitude*). A cocaína de base livre, disponível como *crack*, é absorvida rapidamente após o fumo; o pico dos níveis plasmáticos ocorre dentro de minutos.

Mortes têm sido descritas após quase todas as vias de administração da cocaína. Efeitos tóxicos incluem arritmias cardíacas, infarto do miocárdio e hemorragia cerebral, todos causadores de morte em jovens usuários de cocaína. Outras complicações envolvem a musculatura esquelética (rabdomiólise), os pulmões (edema e hemorragia pulmonares), o intestino (infarto), os rins (insuficiência renal aguda), o cérebro (convulsões) e o fígado (hepatotoxicidade, especialmente quando combinada com abuso de álcool, quando a hepatotoxina cocaetileno pode ser formada). O uso prolongado pode estar associado a perda de peso, insônia, ansiedade, paranóia, sensação de que insetos estão rastejando sob a pele (*insetos da cocaína*) e alucinações. Ulceração e perfuração do septo nasal também podem ocorrer.

A tolerância à cocaína se desenvolve muito rapidamente (taquifilaxia), sobretudo quando usada diariamente. Embora uma *carreira* de cocaína possua cerca de 25 mg, alguns viciados usam 8 a 9 g por dia. O tratamento consiste em interrupção abrupta e completa (de forma oposta à redução gradual feita com a maioria dos depressores do SNC). Uma síndrome de abstinência, que inclui aumento do apetite, fadiga e depressão, usualmente ocorre nos casos de administração crônica. O desejo por cocaína durante a abstinência é muito intenso durante os primeiros 7 dias.

Quadro 63.1 Propriedades dos Compostos Similares às Anfetaminas

COMPOSTOS SIMILARES ÀS ANFETAMINAS	PROPRIEDADES
MDMA	Estimulante e alucinógeno
Meticatinona (*CAT*)	Similar à anfetamina
MDA	Alucinógeno menos poderoso, mas um estimulante mais potente que a MDMA
4-Metilaminorex	Similar à anfetamina
Dimetoximetilanfetamina (DOM)	Um alucinógeno

Alucinógenos

Alucinógenos são substâncias que alteram o processamento sensorial do cérebro, causando alteração da personalidade, distúrbios de percepção e mudanças no processamento do pensamento. Alguns possuem valor como instrumentos de pesquisa na psiquiatria experimental e na exploração dos mecanismos neuroquímicos centrais, mas sua aplicação terapêutica permanece limitada e altamente controversa.

A dietilamida do ácido lisérgico (LSD) é um alucinógeno altamente potente. É rapidamente absorvida e se liga avidamente às proteínas plasmáticas. Menos de 1% de uma dose administrada por via oral penetra no SNC. Nos seres humanos, sua meia-vida é de cerca de 3,5 horas; isso corresponde a quase a duração dos efeitos psicossensoriais máximos que, então, diminuem gradualmente durante um período de 8 a 12 horas.

LSD provoca um padrão seqüencial, embora algo superposto, de alterações fisiológicas e comportamentais, cuja intensidade e duração dependem muito da dose. Alterações perceptivas constituem seus efeitos mais dramáticos. São comumente vivenciadas ilusões e pseudo-alucinações, a maioria de natureza visual ou tátil. Sinestesia, que significa o cruzamento de uma modalidade sensorial com outra, é um fenômeno causado pelo LSD encontrado freqüentemente. As cores podem ser "ouvidas" e a música pode se tornar "palpável". Humor e emoções podem variar da euforia, exaltação e êxtase até disforia, depressão e desespero. Como ocorre com outras drogas psicotrópicas, a resposta depende de muitas variáveis, incluindo a dose administrada, a personalidade e expectativas do indivíduo, assim como das influências ambientais. Outros efeitos do LSD podem incluir dilatação da pupila, taquicardia, hipertermia e níveis sanguíneos elevados de glicose: esses efeitos provavelmente resultam de efeitos primários da droga e de reações inespecíficas relacionadas ao estresse e à ansiedade. Piora global do comportamento adaptativo e do desempenho psicomotor também ocorre, especialmente em relação aos processos e procedimentos que exijam julgamento crítico e coordenação. Atenção e motivação são também prejudicadas. LSD possui considerável atividade estimulante do SNC: provoca insônia e um padrão de EEG característico de ativação ou excitação central.

LSD tem sido empregado extensamente para induzir psicoses experimentais com o propósito principal de estudar estados mentais aberrantes sob condições controladas. A despeito dos esforços prodigiosos, o modelo de LSD não resultou em indícios pertinentes da etiologia bioquímica da esquizofrenia. Diversos pesquisadores propuseram que o LSD sirva como adjuvante na psicoterapia convencional e como um auxílio no tratamento do alcoolismo crônico. Tem sido descrito que o LSD também fornece *euforanalgesia* de longa duração em pacientes com câncer terminal. A exeqüibilidade e a eficácia do LSD para esses fins permanecem controvertidas e não-estabelecidas. LSD não possui uso terapêutico aprovado pela FDA e atualmente é objeto de investigação pelas rígidas regulamentações estaduais e federais americanas.

Dependência psicológica acentuada relacionada ao LSD é rara, visto que o uso tende a ser ocasional ou esporádico e não freqüente ou compulsivo. Um alto grau de tolerância aos efeitos fisiológicos e comportamentais do LSD se desenvolve após três a quatro doses tomadas dentro de um período de tempo relativamente curto. Essa resistência adquirida desaparece rapidamente se a ingesta da droga for interrompida. Como não se desenvolve dependência física relacionada ao LSD, não há uma síndrome de abstinência característica após a interrupção abrupta.

A despeito de sua extrema potência psicogênica, a toxicidade aguda do LSD é notavelmente baixa. A literatura médica fornece poucas evidências de letalidade em seres humanos atribuível aos efeitos tóxicos diretos da droga, embora acidentes fatais e suicídios tenham ocorrido durante estados de intoxicação por LSD.

Sensações, induzidas pelo LSD, de alteração da personalidade e distorções afetivas, perceptivas e cognitivas podem, ocasionalmente, resultar em desorientação, confusão e reações agudas de pânico caracterizadas por ansiedade, medo e sensação de impotência e perda do controle. *Viagens ruins* geralmente acompanham a ingestão de altas doses de LSD por pessoas não-tolerantes. Elas também têm mais probabilidade de ocorrer em usuários inexperientes e naqueles com atitudes ambivalentes em relação à experiência com a droga ou em ambientes ameaçadores ou incômodos. A recorrência de distorções perceptivas pode ser vivenciada no estado pós-droga por uma porcentagem relativamente alta de usuários de LSD. Essas *retrospectivas*, que variam em duração desde alguns segundos até vários minutos, podem ocorrer até 5 horas após a última utilização da droga. Retrospectivas podem ser espontâneas, mas freqüentemente são desencadeadas por períodos de estresse emocional ou de ansiedade ou por outras drogas psicotrópicas como a maconha. O mecanismo de alucinações recorrentes não é conhecido, mas pode refletir uma rotura persistente dos mecanismos psicológicos de defesa, com um surgimento periódico de conflitos ou medos reprimidos.

A *dimetiltriptamina* (*DMT*) é um alucinógeno de curta ação encontrado nas sementes de *Piptadenia peregrina*. Um pó preparado a partir dessas sementes (*cohaba snuff*) é usado pelos nativos do Haiti para induzir estados místicos de consciência. DMT não é eficaz por via oral. Alterações perceptivas e no humor ocorrem quando o composto é inalado (cheirado), fumado ou introduzido por via parenteral. Seus efeitos apresentam início rápido e têm duração limitada (algumas horas), independentemente da via de administração. Homólogos sintéticos maiores do DMT, como dietiltriptamina (DET) e dipropiltriptamina (DPT), provocam efeitos psicológicos qualitativamente similares que são, no entanto, considerados mais duradouros.

Psilocibina, o éster fosfato de 4-hidróxi-DMT, ocorre nos cogumelos do México, *Psilocybe mexicana* (*cogumelos mágicos*). A desfosforilação *in vivo*, pela ação da fosfatase alcalina, converte a psilocibina em psilocina (4-hidróxi-DMT). A perda do ácido fosfórico reduz a polaridade da molécula, permitindo uma penetração mais eficiente na barreira hematoencefálica, o que contribui para a potência alucinógena relativamente maior da psilocina em comparação com a psilocibina. Embora a psilocina seja menos potente que o LSD e produza um estado psicodélico menos persistente, quando doses equivalentes são administradas às cegas, é geralmente impossível a diferenciação entre as duas drogas para os indivíduos familiarizados com o fenômeno do LSD.

A *mescalina* (3,4,5-trimetoxifenetilamina) foi um dos primeiros alucinógenos da fenilalquilamina a ser identificado. Foi isolado originalmente a partir de *botões de mescal*, das porções superiores das flores do peiote, *Lophophora williamsii*, um cacto. A mescalina não é um psicomimético particularmente potente. A dose oral equivalente de mescalina (usualmente 5 mg/kg em seres humanos) é cerca de 4.000 vezes maior que a do LSD. Após a administração oral, a mescalina provoca uma síndrome característica com efeitos simpatomiméticos como ansiedade, hiper-reflexia, tremores estáticos e perturbações psíquicas incluindo alucinações vívidas, usualmente de natureza visual. A adição de um substituinte α-metil à mescalina produz 3,4,5-trimetoxianfetamina (TMA), um psicógeno aproximadamente duas vezes mais potente que a mescalina. Sua potência intensificada é presumivelmente devida à suscetibilidade diminuída à deaminação oxidativa causada pela alquilação do carbono α.

O análogo da TMA, *2,5-dimetóxi-4-metilanfetamina* (*DOM*), é um potente agente psicodélico muito utilizado por certos usuários de drogas e designado por eles como STP (um acrônimo aparentemente derivado dos termos *serenidade, tranqüilidade, paz*). Provoca distorções perceptivas e alterações emocionais intensas e de duração relativamente longa. Foram descritos casos nos quais indivíduos vivenciaram ativamente alucinações por vários dias após uma única dose oral.

A *fenciclidina* (PCP, *pó do anjo*), química e farmacologicamente similar a um anestésico dissociativo, a cetamina, é provavelmente a substância mais perigosa usada de modo abusivo nos EUA. Não há consenso sobre a classificação farmacológica precisa da PCP, embora seja conhecida por bloquear o canal de cálcio associado aos receptores de glutamato do tipo NMDA (*N*-metil-*d*-aspartato), assim como por aumentar a atividade da dopamina. O composto pode, dependendo da dose e das outras circunstâncias de uso, apresentar propriedades estimulantes, depressoras, analgésicas e alucinógenas. Na forma vendida *nas ruas*, a PCP é muitas vezes adulterada e freqüentemente é descrita enganosamente como THC, mescalina, LSD, anfetamina, cocaína ou como muitos outros agentes psicoativos.

Embora ocasionalmente consumida por via oral ou injetada por via IV, a PCP mais comumente é fumada (após a colocação desta na maconha ou em folhas secas de salsa para formar uma *liga*) ou *cheirada*. Quando fumam, os usuários experientes podem limitar a dose de PCP (autotitulação) a um nível com o qual fiquem confortáveis e é menor a probabilidade de ocorrer uma superdose em comparação com a droga ingerida oralmente.

Embora a ingestão de PCP possa produzir euforia, reações adversas são observadas mais comumente, particularmente nos usuários ingênuos. Indivíduos podem ficar desorientados, combativos e violentos. Eles também experimentam taquicardia; ataxia; alterações na percepção das sensações visuais, auditivas e táteis; sudorese e salivação excessivas; e analgesia (eles podem se machucar sem querer devido a essa propriedade analgésica). Mortes ocorrem quando os indivíduos perdem o controle da função motora embora tentem realizar atividades que exigem habilidades físicas significativas. Em doses mais altas, podem também estar presentes espasmos musculares, hipertermia grave, coma e convulsões. Embora os dados sejam mais difíceis de interpretar, parece que muitas mortes são única e diretamente relacionadas a níveis sangüíneos excessivos de PCP. Hipóxia cerebral decorrente de espasmo intenso dos vasos sangüíneos cerebrais seria um mecanismo de letalidade.

Foram observadas reações psicológicas retardadas (delírio, psicose e/ou agitação) ocorrendo aproximadamente 1 semana após o consumo de altas doses de PCP. Isso pode se dever à alta lipossolubilidade da droga, resultando em acúmulo, e em lenta liberação, no tecido adiposo. Rabdomiólise (degeneração do músculo esquelético), mioglobinúria e insuficiência renal se desenvolveram após grandes e agudas doses de PCP, enquanto o uso crônico está associado a dependência física e psicológica e alterações na memória, fala e visão. Essas últimas alterações sugerem dano orgânico cerebral.

Esteróides Anabolizantes

Esses são derivados sintéticos do hormônio masculino testosterona. Esses agentes são classificados como drogas do Schedule III de acordo com o Federal Controlled Substances Act. Esteróides anabolizantes promovem as características masculinas, estimulam o crescimento da musculatura esquelética e aumentam a massa magra do corpo. Esteróides são injetados ou ingeridos por via oral. As pessoas que fazem uso abusivo dessas substâncias tipicamente auto-administram as drogas em ciclos de semanas ou meses (e não continuamente), em padrões denominados cíclicos. Diversos esteróides diferentes são muitas vezes combinados a fim de maximizar a eficácia, ao mesmo tempo minimizando os efeitos negativos, um processo conhecido como *stacking*.

Esteróides foram usados de forma excessiva pela primeira vez por atletas de elite buscando melhorar a força e/ou a resistência. Atualmente, atletas e outros usam esteróides para melhorar a aparência física. Os riscos de curto e longo prazos associados aos esteróides anabolizantes não são bem compreendidos. Acne grave freqüentemente ocorre em decorrência do uso. Nas mulheres, os esteróides anabolizantes podem engrossar a voz, causar hirsutismo e amenorréia. Em homens, foram descritas atrofia testicular, infertilidade, calvície e ginecomastia. Em adolescentes, o crescimento pode ser tolhido. Tumores hepáticos, icterícia, retenção líquida e elevação da PA têm sido associados ao uso desses compostos. O abuso de esteróides pode causar excitação e uma sensação de força e desempenho superiores. Os usuários podem sofrer com agressividade aumentada, ciúmes paranóides, irritabilidade extrema e delírios.

PARTE 7

Agentes Farmacêuticos e Medicinais

Glen R Hanson PhD, DDS
Professor of Pharmacology & Toxicology
H Steve White PhD
Research Associate Professor of Pharmacology & Toxicology
College of Pharmacy
University of Utah
Salt Lake City, UT 84108
A R Gennaro PhD
Professor of Chemistry
Department of Chemistry & Biochemistry
University of the Sciences in Philadelphia
Philadelphia, PA 19104

CAPÍTULO **64**

Drogas e Reagentes Usados para Diagnóstico

Jan N Bair, PhD
Professor Emeritus of Hospital Pharmacy
College of Pharmacy
University of Utah
Salt Lake City, UT 84132

O estudo clássico de Abed e Rowntree em 1909 demonstrou que a tetraclorofenolftaleína administrada por via parenteral só era excretada pela bile, enquanto a sulfofenolftaleína era excretada quase exclusivamente pela urina. Esses achados foram prontamente adotados por Rowntree e seus colaboradores, como um meio para avaliar as funções renal e hepática.

Os métodos diagnósticos têm-se tornado cada vez mais complexos e não raro utilizam compostos orgânicos e inorgânicos, que precisam atender a todos os critérios necessários à aprovação de qualquer droga. Essas substâncias químicas, ou melhor dizendo drogas, podem ser usadas *in vitro,* por exemplo, tiras reagentes usadas em exames de sangue e urina, ou *in vivo,* p. ex., o hormônio tireoestimulante (TSH) usado como prova de função tireóidea. Algumas substâncias radioativas têm sido usadas para avaliar as funções orgânicas, e estas são discutidas no Cap. 104.

Embora algumas das drogas usadas para diagnóstico sejam inócuas e bastante específicas nas suas ações, outras possuem atividade farmacológica e/ou efeitos colaterais indesejáveis. Na verdade, nenhuma droga ou teste diagnóstico *in vivo* é completamente desprovido de risco. Morte súbita por reação anafilática já ocorreu como conseqüência da injeção de substâncias inertes como o ácido desidrocólico. Respostas farmacológicas alarmantes já ocorreram após o uso de agentes mais ativos, como os compostos iodados.

O iodismo pode ocorrer após o uso de agentes diagnósticos com alto conteúdo de iodo, p. ex., contrastes radiográficos. Desequilíbrio eletrolítico e reações cardiovasculares podem ocorrer em resposta à liberação de grande quantidade de cátions, p. ex., sódio, potássio ou cálcio. Outros efeitos indesejados são sinais e sintomas leves e transitórios como inquietação, sensação de calor e espirros, perspiração, salivação, rubor, sensação de pressão na parte alta do abdome, tonteira, náusea, vômito, calafrios, febre, cefaléia, palidez e tremores. Raramente ocorrem edema palpebral, laringoespasmo, dificuldade respiratória, hipotensão, reações cardíacas e cianose.

Podem ocorrer reações de hipersensibilidade. Em situações raras, e apesar dos mais cuidadosos testes de sensibilidade, reações anafilactóides podem ocorrer. Além disso, as provas de função renal podem ser comprometidas e pode ocorrer insuficiência renal. Além disso, essas drogas têm de ser usadas com muito cuidado em pacientes portadores ou com suspeita de feocromocitoma. Essas drogas notoriamente provocam o fenômeno de hemácias em forma de foice em pacientes homozigóticos para anemia falciforme. Contrastes iodados podem afetar os resultados das provas de função tireóidea; esses testes, quando há indicação, devem ser realizados antes do emprego dos contrastes.

Esses agentes devem ser usados com extremo cuidado em pacientes com história pregressa de asma brônquica ou alergia, história familiar de alergia ou história prévia de reação ou de hipersensibilidade a contrastes e naqueles portadores tanto de doença hepática quanto renal, hipertensão arterial grave ou insuficiência cardíaca congestiva (ICC). O uso seguro de drogas iodadas durante a gravidez ainda não foi confirmado; assim sendo, o uso dessas drogas durante a gravidez fica reservado àquelas situações que o médico julgar indispensáveis ao bem-estar da gestante. Em geral, a amamentação deve ser interrompida após o uso de qualquer uma dessas substâncias iodadas. Por conseguinte, é consenso que o médico deve avaliar bem a necessidade de cada um dos testes, reservando o uso das drogas diagnósticas *in vivo* para os casos em que o tratamento do paciente efetivamente depende do seu emprego. Além disso, deve haver uma infra-estrutura adequada para lidar com as situações que podem decorrer da realização desses procedimentos, assim como para o tratamento de emergência das formas graves de reação aos agentes. Durante a administração intravascular do contraste radiográfico, deve haver não só uma infra-estrutura adequada mas uma equipe competente, que deve permanecer acessível por 30 a 60 minutos, uma vez que é notório que ocorrem graves reações tardias.

Existe um número muito grande de contrastes radiográficos, e as estimativas indicam que mais de 10 milhões de injeções intravasculares são dadas por ano nos EUA.[1] A quantidade de iodo colocada no trajeto dos raios X determina a opacificação que o contraste provocará e, em última análise, o valor do resultado do teste. Os contrastes radiográficos podem ser divididos em dois grandes grupos: contrastes de alta osmolalidade (CAO), conhecidos como *contrastes convencionais* ou *iônicos*, e contrastes de baixa osmolalidade (CBO), que são mais recentes, tendo seu uso aprovado nos EUA em 1985, que amiúde são chamados de *agentes não-iônicos*. A referência a esses grupos como iônicos e não-iônicos nem sempre é verdadeira, visto que o grupo não-iônico possui um dímero iônico de baixa osmolalidade, o ioxaglato sódico de meglumina.[2]

Os representantes típicos do grupo dos CAO são os sais de diatrizoato, iotalamato e metrizoato, que são iônicos e produzem uma pressão osmótica muito alta, até oito vezes maior que a do plasma humano normal. Representantes dos CBO são ioexol, iopamidol e ioversol, que são não-iônicos e produzem uma pressão osmótica quase duas vezes maior que a do plasma. Outro fato sobre os CBO é que seu custo é cerca de 10 a 20 vezes maior que o dos CAO, o que pode ter um grande impacto no preço da assistência médica.

Existem várias categorias de procedimentos nos quais os contrastes radiopacos são usados. Uma discussão mais detalhada desses procedimentos está além do propósito deste capítulo. Alguns dos procedimentos mais comuns são mencionados a seguir.

Angiografia periférica, angiografia cerebral, tomografia computadorizada (TC), ventriculografia e cineangiocoronariografia, urografia excretora (pielografia intravenosa), ressonância magnética e mielografia (os contrastes de baixa osmolalidade são o padrão aceito de conduta).

Este capítulo inclui a maioria das drogas e compostos utilizados atualmente para diagnóstico. Eles são arrolados em ordem alfabética segundo a categoria de funcionabilidade do exame, p. ex., função da vesícula biliar. Muitas drogas têm a referência da seção deste livro na qual suas principais ações farmacológicas são descritas. O uso de algumas dessas drogas para exames diagnósticos pode, a bem da verdade, ser uma decorrência casual da sua função farmacológica primária.

Muitos reagentes para testes em tiras ou comprimidos são arrolados no nome da substância a qual eles dosam, p. ex., Acetona ou Albumina. Esses testes são, basicamente, reações qualitativas com mudança de cor que indicam a ausência ou a presença de determinado composto e, por vezes, um nível aproximado de seu teor. Eles são usados como exames complementares *in vivo* tanto pelo paciente em casa quanto pelo médico no consultório. Características detalhadas e usos específicos podem ser encontrados nas suas respectivas bulas. Alguns outros agentes de teste são usados somente em laboratórios especializados, mas foram incluídos aqui para fins de comparação.

ACETONA (Veja também *Corpos Cetônicos*, Cap. 32)

Acetest Reagent — comprimidos para exame de urina e sangue.

Chemstrip K — tiras com reagente para exame de urina.

Ketostix Strips — tiras com reagente para exame de urina.

ÁCIDO FENILPIRÚVICO (Veja também *Ácido Fenilpirúvico*, Cap. 32)

Phenistix — tiras reagentes para exame de urina para detectar fenilcetonúria (PKU) em neonatos.

ALBUMINA (Veja também *Proteína*, Cap. 32)

Albustix Strips — tiras reagentes para exame de urina. Chemstrip Micral — tiras reagentes para exame de urina.

ANTÍGENO DE CAXUMBA PARA TESTE CUTÂNEO (Veja Cap. 89)

ANTÍGENO DE COCCIDIOIDOMICOSE PARA TESTE CUTÂNEO (Veja Cap. 89)

Coccidioidina.

ANTÍGENO DE HISTOPLASMOSE PARA TESTE CUTÂNEO (Veja Cap. 89)

TESTES DE VÍRUS DA IMUNODEFICIÊNCIA HUMANA (HIV).

HIV-1 LA Recombination HIV-1 Latex Agglutination Test — *kit* reagente por aglutinação de látex para detecção de HIV-1 em sangue, plasma, soro ou amostra de sangue capilar.

HIVAB HIV-1 EIA — *kit* reagente para amostras de soro ou plasma.

HIVAG-1 — *kit* reagente para testes de soro ou plasma.

OraSure — *kit* reagente para teste de líquidos orais.

AUXILIARES EM DIAGNÓSTICO OFTALMOLÓGICO

FLUORESCEÍNA SÓDICA

Espiro[isobenzofurano-1(3*H*),9′-[9*H*]xanteno]-3-ona, 3′-6′-diidróxi-, sal de sódio; Resorcinolphtalein Sodium, Soluble Fluorescein, Uranin, Uranine Yellow

Colour Index: Amarelo Ácido 73; CI n.º 45350 [518-47-8] $C_{20}H_{10}Na_2O_5$ (376.28).

Preparo — Obtido do aquecimento do resorcinol com o anidrido ftálico a 94°C. Depois de purificada, a ftaleína é dissolvida em quantidade suficiente de solução de hidróxido de sódio e evaporada até secar.

Descrição — Pó laranja-avermelhado, inodoro; higroscópico; a solução aquosa é fortemente fluorescente mesmo em diluição extrema; a fluorescência desaparece quando a solução é acidificada e reaparece quando é novamente alcalinizada.

Solubilidade — Livremente solúvel em água e pouco solúvel em álcool.

Comentários — Usada como tiras oftálmicas ou como solução a 2%, trata-se de auxiliar em *diagnóstico oftálmico.* É aplicada topicamente para o diagnóstico de *lesões da córnea,* pontos de pressão na superfície da córnea sob lentes de contato e detecção de pequenos *corpos estranhos* localizados na córnea. Uma solução fraca não manchará a córnea, mas as úlceras e pontos sob pressão ficarão verdes e assim permanecerão por um bom tempo; corpos estranhos aparecerão rodeados por um anel verde; a perda de substância na conjuntiva é indicada por um matiz amarelo. Também revela defeitos ou doenças do endotélio da córnea, produzindo uma coloração forte na área doente. Também é usada para demarcar *tumores*, sobretudo no sistema nervoso central (SNC). Algumas vezes é usada por via IV como auxiliar diagnóstico em várias situações, sobretudo para determinar o tempo de circulação (veja *Injeção de Fluoresceína Sódica,* adiante).

Como a substância é aplicada no olho, é muito importante que a solução seja estéril e que não tenha havido contaminação acidental por *Pseudomonas aeruginosa.* Um olho doente ou ferido é facilmente infectado por esse microrganismo que pode causar cegueira. Como é aniônica, não é compatível com conservantes como cloreto de benzalcônio ou substâncias sabidamente eficazes contra *P. aeruginosa*, como a polimixina B. A solução é usada então em embalagens de dose única, ou armazenada em recipiente que a proteja de contaminação. Também é disponível em tiras de papel impregnadas que são secas e esterilizadas, além de fechadas em embalagens herméticas individuais. Uma dessas tiras entrando em contato com o fluido lacrimal libera quantidade suficiente da tintura, muito solúvel, para que se possa examinar o olho em busca de lesões ou feridas.

Injeção de Fluoresceína Sódica — [Fluorescite, Ful-Glo, Funduscein] *Comentários:* Um auxiliar diagnóstico na *angiografia oftálmica,* que inclui exame de fundo de olho, avaliação da vascularização da íris, distinção de tecido viável e não-viável e observação do fluxo de humor aquoso. É útil na diferenciação entre tumores oculares malignos e não-malignos. Também é usada para determinar o *tempo de circulação* e a *adequação da circulação.* Para determinar o tempo de circulação, 5 mL da solução são injetados rapidamente na veia antecubital; os lábios do paciente são observados sob luz ultravioleta de ondas longas, e anota-se o tempo decorrido da injeção até os lábios adquirirem uma coloração verde-amarelada; o tempo de circulação em adultos é de 15 a 20 segundos; o tempo de circulação aumenta na insuficiência cardíaca direita e no hipotireoidismo, é encurtado no hipertireoidismo e na anemia e está essencialmente inalterado na asma brônquica.

Reações adversas incluem parada cardíaca, isquemia de artéria basilar, choque grave e tromboflebite no local da injeção. Náusea transitória, vômito e reações alérgicas já foram registrados em pacientes sensíveis. Um gosto forte pode apresentar-se depois de uma alta dose.

FOSFATO DE SÓDIO P32 — Cap. 29.

BACTERIÚRIA

Microstix-3 Strips — pesquisa de nitrito e crescimento bacteriano na urina.

Uricult — cultura de urina para detectar bacteriúria e identificar uropatógenos.

Isocult for Bacteriuria — cultura para bacteriúria.

BILIRRUBINA (Veja também *Bilirrubina*, Cap. 32)

Ictotest Tablets — reagente para exame de urina.

CANDIDA

Isocult for *Candida* — teste de cultura para amostra da superfície vaginal.

CandidaSure — placas de reagentes para testes em amostras vaginais.

CAVIDADE UTERINA

Hyscon A Dextran 70 — soluções a (32% peso/volume) em dextrose (10% peso/volume) feitas para auxiliar na histeroscopia na distensão da cavidade uterina e irrigação e visualização de suas superfícies.

CHLAMYDIA TRACHOMATIS

Chlamydiazyme — *kit* com reagente para imunoensaio enzimático para fase sólida. MicroTrak — placa de teste direto de *Chlamydia trachomatis* em amostras urogenital, retal, conjuntival ou nasofaríngea.

Sure Cell — *kit* com reagente para clamídia em amostras endocervical, uretral, de urina de homens ou ocular.

Clearview Chlamydia — imunoensaio com reação colorida para amostras endocervicais.

COLECISTOGRAFIA, COLANGIOGRAFIA E FUNÇÃO DA VESÍCULA BILIAR

ÁCIDO IOCETÂMICO

Ácido propanóico, 3-[acetil(3-amino-2,4,6-triiodofenil)amino]-2-metil-, Cholebrine

Uma mistura de dois diastereoisômeros (A e B). *N*-acetil-*N*-(3-amino-2,4,6-triiodofenil)-2-metil-β-alanina [16034-77-8] $C_{12}H_{13}I_3N_2O_3$ (613.96).

Preparo — *m*-Nitroanilina é aquecida com ácido metacrílico e a *N*-(3-nitrofenil)-2-metil-β-alanina resultante é então *N*-acetilada com uma mistura de anidrido acético e ácido acético. Após a redução de NO_2 a NH_2 com a ajuda do níquel de Raney, a iodação é efetuada com $NaICl_2$.

Descrição — Pó branco a branco cremoso; sem odor ou com um vago odor de ácido acético; instável na luz; derrete entre 82°C e 105°C (o isômero A aproximadamente 211°C e o isômero B a aproximadamente 95°C; o pK_a (isômero A) é de 4,25; o pK_b (isômero B) é de 4,10.

Solubilidade — Insolúvel em água e pouco solúvel em álcool, acetona ou clorofórmio. Muito pouco solúvel em éter ou benzeno.

Comentários — Um agente *colecistográfico* oral, indicado para a visualização radiográfica da vesícula biliar. É rapidamente absorvido após ingestão, conjugado no fígado ao ácido glicurônico e secretado na bile como um glicuronídeo radiopaco e concentrado na vesícula biliar funcional. A contração da vesícula biliar pode possibilitar a visualização das vias biliares funcionais. Contra-indicações, avisos, precauções e reações adversas são semelhantes aos de outros agentes diagnósticos iodados.

ÁCIDO IOPANÓICO

Ácido benzenopropanóico, 3-amino-α-etil-2,4,6-triiodo, Telepaque

Ácido 3-amino-α-etil-2,4,6-triiodo-hidrocinâmico [96-83-3] $C_{11}H_{12}I_3NO_2$ (570.93).

Preparo — Uma mistura de *m*-nitrobenzaldeido, anidrido butírico e butirato de sódio é aquecida em xilol até produzir uma condensação de Perkin gerando ácido *m*-nitro-α-etilcinâmico. O ácido é reduzido com hidrogênio na presença de níquel de Raney. O ácido *m*-amino-α-etil-hidrocinâmico é iodado com monocloreto de iodo em solução de ácido acético.

Descrição — Pó de coloração creme; sem gosto ou quase sem gosto; odor característico muito suave; fotossensível; derrete com decomposição entre 67°C e 71°C.

Solubilidade — Insolúvel em água; solúvel em álcool, clorofórmio ou éter; solúvel em soluções de carbonatos hidróxidos de álcalis.

Comentários — Uso oral como *contraste radiopaco* em *colecistografia* e *colangiografia*. É prontamente absorvido pelo trato GI, concentrado na vesícula biliar e em seguida excretado na proporção de aproximadamente dois terços pelo trato GI e um terço pela urina. Cerca de 50% de uma dose oral são excretados em 24 horas, o resto é excretado em 5 dias. É relativamente isento de reações indesejáveis e de toxicidade. Náusea e diarréia podem ocorrer por vezes, e disúria já foi descrita. Uma discreta sensação de pontada ao urinar pode ocorrer. Reações de hipersensibilidade envolvendo pele e mucosas e uma síndrome tipo doença do soro já foram descritas. É contra-indicado para pacientes com nefrite aguda e uremia, visto que é excretado pelos rins. Não deve ser usado em pacientes com doença do trato GI que evitem sua absorção.

O esquema habitual consiste em dar ao paciente uma refeição vespertina isenta de gordura, após a qual ele ingere o contraste 14 horas antes do horário programado para a radiografia. Imediatamente após a radiografia, o paciente ingere uma refeição rica em lipídios, e outras chapas são feitas em seguida para se avaliar a atividade motora das vias biliares e a permeabilidade dos ductos extra-hepáticos. Quando essas últimas estruturas são as de interesse, a dose do contraste pode ser aumentada para 5 a 6 g.

IOPAMIDATO DE MEGLUMINA

Ácido benzóico, 3,3′-[(1,6-dioxo-1,6 hexanedil)diimino]bis2,4,6-triiodo, composto com 1-desóxi-1-(metilamino)-D-glicitol (1:2); Cholografin Meglumine, Renovue-Dip e Renovue-65

1-Desóxi-1-(metilamino)-D-glucitol3,3′-(adipoildiimino)-bis-[2,4,6-triiodobenzoato] (2:1) (sal) [3521-84-4] $C_{20}H_{14}I_6N_2O_6.2C_7H_{17}NO_5$ (1530.20)

Preparo — A iopamida é combinada a uma quantidade equimolar dupla de metilglucamina (meglumina), usando água o suficiente até se obtenha na injeção a concentração desejada.

Descrição — Líquido levemente viscoso, amarelo-claro, de incolor a pálido.

Comentários — Para *colangiografia intravenosa* e *colecistografia* nas seguintes circunstâncias: visualização da vesícula biliar e ductos biliares no diagnóstico diferencial de quadros abdominais agudos, visualização das vias biliares, sobretudo em pacientes com sintomas pós-colecistectomia, visualização da vesícula biliar em pacientes que não conseguem tomar contraste oral ou incapazes de absorver o contraste pelo trato GI. O contraste aparece na bile 10 a 15 minutos após a sua injeção e os ductos biliares podem ser visualizados em 25 minutos; a vesícula biliar começa o seu enchimento em 1 hora, ocorrendo seu enchimento máximo em 2 horas a 2 1/2 horas. As reações adversas e as contra-indicações são semelhantes às dos outros agentes contendo iodo.

IPODATO DE CÁLCIO

Ácido benzenopropanóico, 3-[[(dimetilamino)metileno]amino]-2,4,6-triiodo, sal de cálcio; Orografin Calcium

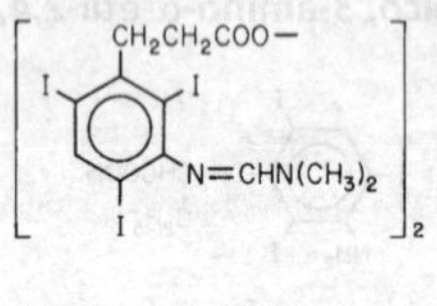

3-[[(dimetilamino)metileno]amino-]2,4,6-triiodo-hidrocinamato de cálcio [1151-11-7] $C_{24}H_{24}CaI_6N_4O_4$ (1233.99).

Preparo — Por precipitação, usando soluções aquosas de ipodato de sódio e cloreto de cálcio. O precipitado é recristalizado em um solvente viável, como dimetilformamida aquosa. O preparo do ipodato de sódio é descrito no próximo verbete.

Descrição — Pó fino, cristalino, de branco a transparente; inodoro e com sabor muito amargo, gredoso; deve ser guardado à temperatura ambiente em um recipiente hermético, protegido da luz; derrete a 150°C, com decomposição.

Solubilidade — 1 g em 1.700 mL de água ou 2,6 mL de clorofórmio; pouco solúvel em álcool.

Comentários — Um composto insolúvel em água que contém 61,7% de iodo e é usado como contraste para *colecistografia*. Também pode ser usado para *colangiografia*, embora não seja a droga de eleição. O agente é facilmente absorvido no trato GI e excretado na bile em quantidade suficiente para contrastar a vesícula biliar em aproximadamente 30 minutos. A opacificação ideal das vias biliares se dá em 1 a 3 horas após a ingestão. A visualização ótima da vesícula se dá 10 horas após a ingestão do sal. Os efeitos indesejados registrados incluem cólica abdominal, diarréia, náuseas, vômitos, disúria, urticária, cefaléia, pirose e dor epigástrica. Embora raros, hipotensão e colapso circulatório já foram descritos. É contra-indicado para pacientes com alergia a iodo e doença renal grave. Também interfere nas provas de função tireóidea baseadas na captação de iodo radioativo pela glândula.

IPODATO DE SÓDIO

Ácido benzenopropanóico, 3-[[(dimetilamino)metileno]amino]-2,4,6-triiodo, sal de sódio; Orografin Sodium

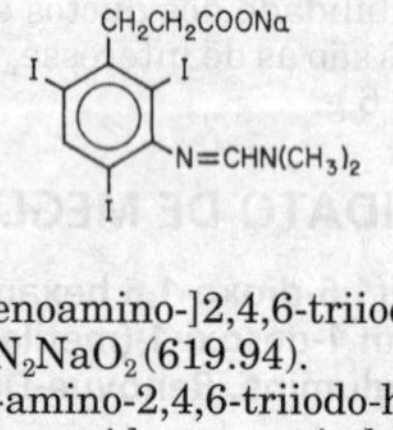

3-[[(dimetilamino)metilenoamino-]2,4,6-triiodo-hidrocinamato de sódio [1221-56-3] $C_{12}H_{12}I_3N_2NaO_2$ (619.94).

Preparo — Ácido 3-amino-2,4,6-triiodo-hidrocinâmico é condensado com *N,N*-dimetilformamida com a ajuda do cloreto de iodometanossulfonil para produzir ácido 3-[[(dimetilamino)metileno]amino]-2,4,6-triiodo-hidrocinâmico. A neutralização do ácido com hidróxido de sódio produz o sal de sódio (*Chem Ber* 1960; 93; 2347).

Descrição — Pó cristalino de branco a transparente; inodoro; deve ser conservado à temperatura ambiente em recipiente hermético protegido da luz; derrete entre 151°C e 153°C com decomposição.

Solubilidade — 1 g em 1 mL de água ou 2 mL de álcool; muito pouco solúvel em clorofórmio.

Comentários — Contraste radiopaco para *colecistografia* e *colangiografia*. Fora o fato de ser um pouco menos absorvível no trato GI, ser solúvel em água, conter um pouco menos de iodo (61,4%), é semelhante ao *Ipodato de Cálcio* em termos de contra-indicações, usos, duração e início de ação.

SINCALIDA

Ceruleína, 1-de(5-oxo-L-prolina)-2-de-L-glutamida-5-L-metionina; Kinevac

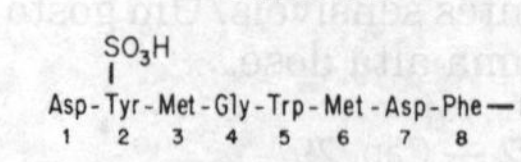

SO_3H (on 2)
Asp-Tyr-Met-Gly-Trp-Met-Asp-Phe—NH_2
1 2 3 4 5 6 7 8

[25126-32-3] $C_{49}H_{62}N_{10}O_{16}S_3$ (1143.27).

A sincalida é o octapeptídio sintético C-terminal da colecistocinina.

Descrição — Pó branco liofilizado.

Solubilidade — Muito pouco solúvel em água, praticamente insolúvel em álcool.

Comentários — Um fragmento sintético da colecistocinina descrito como sendo pelo menos cinco vezes mais potente que a mesma na estimulação da contração da vesícula biliar e no aumento da motilidade intestinal. É usada na obtenção de *amostras de bile da vesícula*, juntamente com a secretina, para *estimular a secreção pancreática* para análise, assim como para *colecistografia pós-evacuação* quando o médico deseja evitar as típicas refeições gordurosas. Pode também ser associada à secretina como *exame complementar para o carcinoma pancreático.* Efeitos indesejados incluem desconforto abdominal leve e transitório, além de urgência para defecar e tonteira ocasional, náusea e pletora. Sua segurança em crianças e gestantes ainda não foi confirmada.

TIROPANOATO DE SÓDIO

Ácido benzenopropanóico, α-etil-2,4,6-triiodo-3-[(1-oxobutil)amino]-, sal monossódico; Bilopaque Sodium

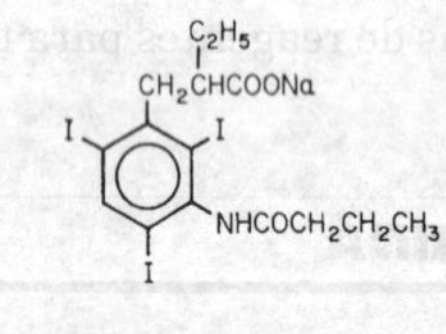

3-butiramido-α-etil-2,4,6-triiodo-hidrocinamato de sódio [7246-21-1] $C_{15}H_{17}I_3NNaO_3$ (663.01).

Preparo — O ácido iopanóico reage com anidrido butírico na presença de H_2SO_4 como catalisador. O produto da reação é convertido ao sal de sódio com NaOH e purificado por recristalização em um solvente como isopropil.

Descrição — Pó transparente; inodoro; higroscópico; de sabor amargo; decompõe-se quando aquecido.

Solubilidade — Solúvel em água ou álcool. Muito pouco solúvel em acetona ou éter.

Comentários — Agente radiopaco oral usado em *colecistografia*. A visualização ótima se dá em 10 a 12 horas após a administração oral. A droga é contra-indicada para pacientes com doença hepatorrenal avançada, grave comprometimento da função renal ou importante doença do trato GI que impeça a absorção. Efeitos colaterais comuns incluem náuseas, vômitos e desconforto abdominal e cólicas. Outras reações alérgicas características de compostos contendo iodo têm sido observadas. Não é recomendado para crianças com menos de 12 anos. Apesar de nenhum efeito teratogênico ter sido observado em animais, o uso em gestantes ainda não teve sua segurança comprovada.

CORONARIOPATIA

DIPIRIDAMOL (Persantine) — Um vasodilatador tipicamente usado como adjuvante de anticoagulantes cumarínicos que também pode ser usado em cintigrafias de perfusão miocárdica com tálio como uma alternativa ao exercício durante a avaliação de doença da artéria coronária em pacientes que não conseguem exercitar-se adequadamente.

DIABETES MELITO

Existem muitos produtos para avaliar o conteúdo de glicose do sangue e da urina. Muitos outros produtos também estão disponíveis para testar a presença de mais de uma substância no sangue e na urina (veja também *Glicose* (substâncias redutoras) Cap. 32).

Exame de Urina com Glicose Oxidase

ChemstripuG Strips

Clinistix Strips
Diastix Strips
Tes-Tape

Método de Teste da Urina por Redução do Sulfato de Cobre

Clinitest tablets

Testando o Conteúdo de Glicose do Sangue

Accu-Check Advantage
ChemstripbG Strips
Dextrostix Reagent Strips
Diascan Reagent Strips
First Choice
Glucofilm
Glucometer
Glucometer Elite
Glucostix Strips
One Touch

Testando o Conteúdo de Glicose e Outras Substâncias na Urina

Bili-Labstix — testa glicose, proteína, pH, hematúria, corpos cetônicos e bilirrubina.
Biotel Kidney — testa proteína e hematúria.
Chemstrip 2 GP — pesquisa tanto glicose quanto proteína.
Chemstrip 2 LN — pesquisa tanto nitrito quanto leucócitos.
Chemstrip 4 THE OB — pesquisa glicose, proteína, hematúria e leucócitos.
Chemstrip 6 — pesquisa glicose, proteína, hematúria, corpos cetônicos e leucócitos e mede pH.
Chemstrip 7 — pesquisa glicose, proteína, hematúria, corpos cetônicos, leucócitos e bilirrubina.
Chemstrip 8 — pesquisa glicose, proteína, hematúria, corpos cetônicos, leucócitos, bilirrubina e urobilinogênio e mede pH.
Chemstrip 9 — faz os mesmos nove testes do Chemstrip 10 with SG, mas não dosa a densidade da urina.
Chemstrip 10 with SG — pesquisa glicose, proteína, hematúria, corpos cetônicos, leucócitos, bilirrubina, urobilinogênio e nitrito e mede pH e densidade da urina.
Chemstrip uGK — teste de amplo espectro para glicose e corpos cetônicos.
Combistix — testa glicose, proteína e pH.
Glucose & Ketone Urine Test — pesquisa glicose e corpos cetônicos.
Hema-Combistix — pesquisa glicose, proteína, pH e hematúria.
Keto-Diastix — pesquisa glicose e corpos cetônicos.
Labstix — testa glicose, proteína, pH, hematúria e corpos cetônicos.
Multistix — pesquisa glicose, proteínas, corpos cetônicos, hematúria, bilirrubina e urobilinogênio e dosa pH.
Multistix SG — faz tudo que faz o Multistix, além de dosar a densidade urinária.
Multistix 2 — pesquisa nitrito e leucócitos.
Multistix 7 — pesquisa glicose, proteínas, corpos cetônicos, nitrito e hematúria e dosa pH.
Multistix 8 SG — além dos mesmos testes do Multistix 7, determina a densidade urinária.
Multistix 9 — faz os mesmos nove testes do Chemstrip 9.
Multistix 9 SG — testa a glicose, proteína, hematúria, corpos cetônicos, bilirrubina, nitrito e leucócitos, além de determinar pH e densidade urinária.
Multistix 10 SG — todos os mesmos testes do Multistix 9 SG, além de urobilinogênio.
N-Multistix — testa glicose, proteína, pH, hematúria, corpos cetônicos, bilirrubina, urobilinogênio e nitrito.
N-Multistix SG — Os mesmos testes do N-Multistix, além de dosar a densidade urinária.
Uristix testa tanto a glicose quanto a proteína.
Uristix 4 testa tanto a glicose quanto a proteína, nitrito e leucócitos.

FEOCROMOCITOMA

FOSFATO DE HISTAMINA — Cap. 84.

MESILATO DE FENTOLAMINA — Cap. 72.

FUNÇÃO GÁSTRICA

Em algumas situações clínicas, é importante saber se o estômago consegue secretar ácido clorídrico. A comprovação da ausência de secreção de ácido clorídrico no estômago é essencial para o diagnóstico de anemia perniciosa e, em algumas situações, é uma evidência presuntiva de câncer gástrico. Por outro lado, a presença de ácido clorídrico é importante no diagnóstico de úlcera péptica e esofagite péptica, que podem ser excluídas se for comprovada a verdadeira acloridria.

Como o volume de ácido secretado pelo estômago normal pode ser igual ao secretado durante processos mórbidos e como não existe uma linha de separação bem-definida na capacidade secretória do estômago com várias doenças, o volume de ácido secretado, mesmo em resposta a um estímulo controlado, raramente tem importância diagnóstica. Por isso, geralmente é importante apenas determinar se existe ou não ácido clorídrico livre no estômago. Os estimulantes gástricos incluídos neste capítulo, assim como os listados a seguir, comumente são importantes para esse fim.

ÁLCOOL — Cap. 55.

CAFEÍNA — Cap. 85.

CAFEÍNA E BENZOATO DE SÓDIO — Cap. 85.

FOSFATO DE HISTAMINA — Cap. 84.

PENTAGASTRINA

L-Fenilalaninamida, *N*-[(1,1-dimetiletóxi)carbonil]-β-alanil-L-triptofil-L-metionil-L-α-aspartil-, Peptavlon

$N\text{-}(CH_3)_3COC(=O)-\beta Ala\text{-}Trp\text{-}Met\text{-}Asp\text{-}Phe-NH_2$

N-carbóxi-β-alanil-L-triptofil-L-metionil-L-aspartilfenil-L-alaninamida, *N-terc*-butil éster [5534-95-2] $C_{37}H_{49}N_7O_9S$ (767.90).

Descrição — Agulhas finas e incolores; derrete a aproximadamente 110°C com decomposição.

Solubilidade — Solúvel em dimetilsulfóxido ou dimetilsulfonamida; levemente solúvel em álcool ou em soluções diluídas de amônia; praticamente insolúvel em água, éter ou benzeno.

Comentários — Agente usado em diagnóstico para avaliar a função secretória de ácido gástrico. É útil para avaliar a *hipocloridria* em pacientes com suspeita de anemia perniciosa, gastrite atrófica e carcinoma gástrico; usado para *hipersecreção* nos pacientes com possível úlcera duodenal ou úlcera pós-operatória em estoma; para o diagnóstico de tumor de Zollinger-Ellison; e para determinar a adequação das cirurgias redutoras da secreção de ácido para úlcera péptica. A secreção de ácido aumenta nos 10 minutos seguintes à injeção subcutânea e atinge seu máximo na maioria dos pacientes em 20 a 30 minutos. A duração da ação é entre 60 e 80 minutos. A meia-vida plasmática é descrita como inferior a 1 minuto. Doses excessivas podem inibir a secreção de ácido gástrico. É contra-indicado para os pacientes com hipersensibilidade à droga, assim como deve ser usada com cautela em pacientes com doença hepática, pancreática ou biliar. As reações adversas incluem dor abdominal, náuseas, vômitos, rubor, taquicardia, tonteira, sensação de desmaio, vertigem, sonolência, borramento visual e cefaléia. Seu uso ainda não foi estudado em gestantes e crianças.

FUNÇÃO HEPÁTICA

Infelizmente, os métodos disponíveis para a avaliação de dano hepático através da queda de função hepática são comparativamente pouco satisfatórios. O próprio fígado possui uma reserva funcional tão grande que a maioria dos métodos permanece inalterada até que haja lesão de 70 a 90% dos hepatócitos. A prova de função hepática mais usada envolve a injeção IV de indocianina verde, um agente que *não* é captado por nenhum outro órgão que não o fígado. Além disso, é relativamente atóxico, pode ser analisado em baixas concentrações, não é metabolizado e possui uma curva de depuração do plasma que é quase exponencial.

INDOCIANINA VERDE

1*H*-Benz[*e*]indólio, 2-[7-[1,3-diidro-1,1-dimetil-3-(4-sulfobutil)-2*H*-benz[*e*]indol-2-ilideno]-1,3,5-heptatrienil]-1,1-dimetil-3-(4-sulfobutil)-, hidróxido, sal interno, sal de sódio; Cardio-Green

[3599-32-4] $C_{43}H_{47}N_2NaO_6S_2$ (774.96).

Preparo — Oriundo da reação do sal interno de hidróxido de [*e*]indolínio 1,1,2-trimetil-3-(4-sulfobutil)-1*H*-benz (I) com uma base bis de Schiff derivada do aldeído glutacético. O composto I é preparado pelo aquecimento de 1,1,2-trimetil-1*H*-benz[*e*]indol com 4-hidróxi-1-ácido butanossulfônico δ-sultona. Detalhes do preparo dessa tintura tricarbocinínica encontram-se na US Pats 2.251.286 e 2.895.955.

Descrição — Pó verde-escuro, verde-azulado, marrom-oliva, azul-escuro ou negro; inodoro ou com leve odor; A solução é verde-esmeralda; pH (solução 1:200) de aproximadamente 6; instável em solução.

Solubilidade — Solúvel em água e metanol; praticamente insolúvel na maioria dos solventes orgânicos.

Comentários — Usada na determinação do *débito cardíaco, função hepática* e *fluxo sanguíneo hepático.* Também é usada para medir o *volume plasmático* e o *fluxo sanguíneo regional* em outros órgãos como rins, olhos e pulmões. Após uma injeção IV, o volume de distribuição é relativamente constante entre os indivíduos e se aproxima do volume plasmático, porque a captação tissular é desprezível e a porção não-ligada às proteínas plasmáticas é muito baixa. Na verdade, é tão fortemente ligada às proteínas plasmáticas, sobretudo α-lipoproteínas, que não se distribui pelo meio extravascular, e a sua depuração não é limitada pela ligação. A depuração intrínseca da droga ligada e não-ligada é alta, variando a taxa de extração hepática entre 50 e 80%. Ela não é metabolizada e sim eliminada inteiramente por captação ativa para o interior dos hepatócitos. Ela então é secretada na bile e, uma vez lançada ao intestino delgado, não é reabsorvida; assim sendo, ela produz fezes de coloração esverdeada. A meia-vida de eliminação em adultos saudáveis varia de 2,2 a 3 minutos. Essas propriedades, juntamente com sua baixa toxicidade e facilidade de dosagem no plasma, fizeram dela uma escolha freqüente na avaliação do fluxo sanguíneo hepático.

Para os estudos de função hepática, a dose estimada do agente é injetada numa veia do braço. Vinte minutos depois, 6 mL de sangue venoso são colhidos no braço oposto. Após coagulação e centrifugação, o soro é lido em um fotômetro de 800 a 810 nm. Uma retenção do corante de menos de 4% é obtida em indivíduos sadios. Incapacidade de remover o corante, indicado por nível sérico superior a 4%, indica comprometimento da função hepática. Contém uma pequena fração de iodeto de sódio, e, por isso, deverá ser usada com cautela em pacientes alérgicos a iodo, e estudos de captação de iodo radioativo não devem ser feitos por pelo menos 1 semana depois do seu uso. Desde que se constatou que a probenecida tem a capacidade de afetar a captação hepática em cães, esta possibilidade tem de ser lembrada. Seu uso seguro na gravidez ainda não foi demonstrado.

FUNÇÃO HIPOFISÁRIA

ACETATO DE SEMORRELINA

Somatoliberina (ilhota pancreática humana), acetato (sal), hidratado; Geref, Groliberin

H—Tyr—Ala—Asp—Ala—Ile—Phe—Thr—Asn—Ser—Tyr—Arg—Lys—Val— (1–13)
Leu—Gly—Gln—Leu—Ser—Ala—Arg—Lys—Leu—Leu—Gln—Asp—Ile— (14–26)
Met—Ser—Arg—NH_2 · $xC_2H_4O_2$ · yH_2O (27–29)

[114466-38-5] $C_{149}H_{246}N_{44}O_{42}S.xC_2H_4O_2.yH_2O$.

Preparo — Veja US 4.703.035 (1987).

Comentários — Agente diagnóstico usado para avaliar a capacidade das células somatotróficas da hipófise de secretar o hormônio do crescimento (GH). É usado no diagnóstico diferencial da deficiência de GH. Pode também ser usado no tratamento da deficiência de GH. Efeitos adversos incluem irritação no local da injeção e mal-estar durante tratamentos subcutâneos.

ADENOSINA

Adenocard; adenoscan

Veja Comentários — Cap. 68 para descrição completa.

Um agente diagnóstico adjunto à cintigrafia miocárdica com tálio-201 para pacientes que não podem se exercitar adequadamente. Tem uma meia-vida > 10 segundos. Seu uso em terapêutica é para terminar episódios de taquicardia supraventricular paroxística aguda. Eritema e dispnéia são efeitos colaterais comuns.

CLORIDRATO DE ARGININA — Cap. 58.

CLORIDRATO DE GONADORRELINA

Factrel

5-oxoPro—His—Trp—Ser—Tyr—Gly—Leu—Arg—Pro—Gly—NH_2 · xHCl (1–10)

Cloridrato de fator liberador de hormônio luteinizante [51952-41-1] $C_{55}H_{75}N_{17}O.xHCl$ (1182.33; a base livre — o *cloridrato*, pode ser tanto o mono- quanto o dicloridrato ou uma mistura desses).

Preparo — Isolado do hipotálamo de porcos e ovelhas. A preparação industrial é descrita em German Pat 2.213.737.

Descrição — A base é um pó branco a amarelado muito pálido contendo não menos que 85% do peptídio ativo e não mais que 6% do ácido acético.

Comentários — Um agente usado no diagnóstico de distúrbios da função *hipotálamo-hipofisária-gonadotrófica.* O teste deve ser conduzido na ausência de outras drogas que afetem a secreção hipofisária de gonadotropinas, incluindo preparações que contenham androgênios e estrogênios, progestinas ou glicocorticóides. Reações adversas incluem cefaléia, náusea, tonteira, desconforto abdominal e eritema. Edema localizado pode ocorrer no local da injeção. A segurança para o uso durante a gravidez ainda não foi estabelecida.

METIRAPONA

2-metil-1,2,-di-3-piridinil-1-propanona; Metipirone

[54-36-4] $C_{14}H_{14}N_2O$ (226.28).

Preparo — Metil 3-piridil cetona é reduzida eletroliticamente ao pinacol correspondente, 2,3-bis(3-piridil)-2,3-butanediol; aquecimento com um ácido forte inorgânico leva à desidratação do pinacol resultante com rearranjo subseqüente para formar metirapona. US Pat 2.966.493.

Descrição — Pó branco a âmbar claro, fino, cristalino; odor característico; escurece ao ser exposto à luz.

Solubilidade — Muito pouco solúvel em água; solúvel em metanol ou clorofórmio; forma sais hidrossolúveis com ácidos.

Comentários — Um composto sintético com a ação peculiar de inibir a 11-β-hidroxilação na biossíntese do cortisol, corticosterona e aldosterona. Assim sendo, é usada para testar a *função hipotálamo-hipofisária.* No indivíduo normal, a metirapona bloqueia a etapa enzimática que leva à formação do cortisol e da corticosterona, produz intensa estimulação da secreção de ACTH e induz um aumento da excreção urinária de 17-hidroxicorticosteróides. Quando a função hipofisária está anormal, não existe a capacidade de aumentar a produção de ACTH e não ocorre nenhum aumento significativo dos 17-hidroxicorticosteróides. A droga é valiosa sobretudo para o diagnóstico de pacientes com suspeita de hipopituitarismo e síndrome de Cushing. Tem uma $T_{1/2}$ de cerca de 20 a 26 minutos. Dois dias após a administração de 750 mg a cada 4 horas totalizando 6 doses, aproximadamente 0,5% da droga é excretado como metabólito reduzido e 37% como conjugados glicuronídeos da metirapona.

Efeitos indesejados incluem náuseas, anorexia, desconforto abdominal, diarréia, tonteira, vertigem, cefaléia, sedação e erupção cutânea alérgica. A metirapona é contra-indicada para pacientes com hipofunção do córtex supra-renal. Como algumas drogas modificam os resultados obtidos, o teste deve ser realizado em pacientes que não tenham feito uso de outra medicação.

PROTIRRELINA

L-Prolinamida, 5-oxo-L-propil-L-histidil-; Relefact-TRH, Thypinone, TRH

Fator liberador de tireotropina [24305-27-9] $C_{16}H_{22}N_6O_4$ (362.39).

Preparo — A protirrelina obtida da maioria dos mamíferos parece ser idêntica e aparentemente não é espécie-específica. Uma revisão dos métodos de síntese pode ser vista em *Methods Enzymol* 1975; 37:408.

Solubilidade — O material altamente purificado é parcialmente solúvel em clorofórmio e muito solúvel em metanol.

Comentários — Um adjuvante na avaliação diagnóstica da *função tireóidea e disfunções hipotalâmicas e hipofisárias*. É um tripeptídio sintético que se acredita ser idêntico ao hormônio natural liberador de tireotropina produzido pelo hipotálamo. Após a injeção intravenosa, a $T_{1/2}$ é de aproximadamente 5 minutos; os níveis de TSH atingem seu máximo em 20 a 30 minutos e caem lentamente em um período de 3 horas até níveis basais. Efeitos adversos ocorrem em 50% dos pacientes e incluem hipertensão ou hipotensão com ou sem síncope e aumento de mamas. Outras reações incluem náusea, urgência para urinar, rubor, lipotimia, gosto ruim, desconforto abdominal, cefaléia e boca seca. Deve ser usada em gestantes somente quando houver uma indicação clara.

TRIFLUATO DE CORTICORRELINA OVINO

Fator liberador de corticotrofina (de ovelha), sal trifluoroacetato; Acthrel, CRF, CRH

H—Ser—Gln—Glu—Pro—Pro—Ile—Ser—Leu—Asp—Leu—Thr—Phe—His—
1 2 3 4 5 6 7 8 9 10 11 12 13
Leu—Leu—Arg—Glu—Val—Leu—Glu—Met—Thr—Lys—Ala—Asp—Gln—
14 15 16 17 18 19 20 21 22 23 24 25 26
Leu—Ala—Gln—Ala—His—Ser—Asn—Arg—Lys—Leu—Leu—Asp—
27 28 29 30 31 32 33 34 35 36 37 38 39
Ile—Ala—NH_2 • x$HOCCF_3$
40 41

[121249-14-7] $C_{205}H_{339}N_{59}O_{63}S$ (4670.36).

Preparo — Ver *Science* 1981; 213: 1394.

Comentários — Para o diagnóstico diferencial da síndrome de Cushing. Quando administrado, causa uma rápida e persistente elevação dos níveis plasmáticos de ACTH com resposta adenocortical semelhante. É usado para diferenciar a produção ectópica de ACTH da produção hipofisária nos pacientes com síndrome de Cushing dependente de ACTH e na insuficiência adrenal. Combinado ao teste padrão da dexametasona, os seus resultados são mais precisos.

Reações adversas incluem pletora e dispnéia, com hipotensão, assistolia e perda de consciência, possível no uso de doses mais altas (até 100 µg).

FUNÇÃO INTESTINAL

Antes da introdução do sulfato de bário como contraste em 1910, sais insolúveis de bismuto eram usados em radiografias do trato GI. O subcarbonato de bismuto era preferido ao subnitrito por sua menor toxicidade. Na prática moderna o bário substituiu o bismuto por ser totalmente inócuo mesmo em grande quantidade, além de ser barato. Como os sais solúveis de bário são muito tóxicos, recomenda-se que ao se prescrever o sulfato de bário escreva-se sempre o nome por extenso.

SULFATO DE BÁRIO

Ácido sulfúrico, sal de bário (1:1); formas sintéticas ou artificiais

Sulfato de bário (1:1) [7727-43-7] $BaSO_4$ (233.39).

Atenção — Quando o Sulfato de Bário é prescrito, o título sempre deve ser escrito por extenso para evitar confusão com sulfito de bário, altamente tóxico.

Preparo — O sulfato de bário precipita quando uma solução aquosa contendo íon bário é misturada a uma solução aquosa contendo íon sulfato. Também pode ser obtido pela purificação apropriada de sulfato de bário natural.

Descrição — Pó branco, fino, consistente e sem fragmentos inteiros; inodoro; sem gosto; sua suspensão em água é neutra em tornassol.

Solubilidade — Praticamente insolúvel em água, soluções de ácidos ou álcalis, ou mesmo solventes orgânicos.

Comentários — Uso na medicina em radiologia, visando a tornar o trato GI radiopaco durante a realização de radiografia. A quantidade necessária é grande, de 60 a 250 g, e, como os sais solúveis de bário são extremamente tóxicos, é importante verificar a origem e a qualidade do sulfato de bário. Ao preparar as misturas de sulfato de bário para as radiografias, elas devem ser bem misturadas à comida ou bem espalhadas com uma gaze, caso contrário os grumos do sal podem dar a falsa impressão de se tratar de úlcera. As sugestões seguintes são dadas se instruções específicas não forem feitas pelo médico assistente.

Para o Exame Radiológico do Estômago — Na tarde anterior ao exame, o paciente recebe 30 mL de óleo de rícino ou outro catártico adequado. Na manhã do exame, o paciente come um prato de mingau de aveia com 60 g de sulfato de bário bem misturado, juntamente com açúcar ou creme. O paciente é orientado a não comer mais depois disso. O exame é realizado 6 horas depois.

Para o Exame Radiológico do Cólon — Um enema contendo sulfato de bário e um ou mais agentes dispersores e/ou suspensores é aquecido até a temperatura do corpo e injetado no reto de uma altura de 90 a 180 cm. O exame é feito com um fluoroscópio enquanto a seringa é introduzida no reto.

As suspensões de sulfato de bário podem ser muito constipantes; já ocorreu impacção de fezes com seu uso.

XILOSE

D-Xilose; Xylo-Pfan

β-D-Xilopiranose [2460-44-8] $C_5H_{10}O_5$ (150.13).

Preparo — Preparado de espigas de milho, através de destilação com 8% de ácido sulfúrico. *J Am Chem Soc* 1919; 41:1002.

Descrição — Prismas ou agulhas brancas que derretem a 62°C; gosto muito doce; pK_a 12,14.

Solubilidade — 1 g em 0,8 mL de água; solúvel em álcool quente ou piridina.

Comentários — Monossacarídio com cadeia de 5 carbonos (açúcar de madeira) usado em sua forma dextrorrotatória para avaliar a *absorção intestinal* tanto em adultos quanto em crianças. Má absorção pode acontecer em qualquer doença que afete direta ou indiretamente o intestino delgado, inclusive espru celíaco, espru tropical, linfoma, isquemia de intestino delgado, síndrome de alça cega, síndrome do intestino curto, gastrenterite de Whipple, doença amilóide do intestino, doença de Crohn, enterite actínica, intolerância à proteína do leite de vaca (pós-teste provocativo) e algumas parasitoses como giardíase, coccidiose e ascaridíase.

Nos pacientes com sinais e sintomas de má absorção, o teste de absorção de xilose pode ser útil porque é um indicador do grau de comprometimento e dos resultados terapêuticos. Tanto amostras de sangue quanto de urina podem ser coletadas, e esses resultados podem ser analisados juntos no mesmo paciente, conseguindo assim uma definição mais precisa da anomalia. Não há contra-indicações conhecidas ao uso de xilose para a avaliação da absorção intestinal.

FUNÇÃO PANCREÁTICA

BENTIROMIDA

Ácido benzóico, (*S*)-4-[[2-(benzoilamino)-3-(4-hidroxifenil)-1-oxopropil]amino]-; Chymex

[37106-97-1] $C_{23}H_{20}N_2O_5$ (404.42).

Preparo — Ver *J Med Chem* 1972;15:1098.

Descrição — Cristais brancos; derretem a 115°C.

Comentários — Para diagnosticar insuficiência pancreática exócrina e para monitorar a terapia de reposição hormonal nos pacientes com insuficiência pancreática exócrina. A quimotripsina pancreática seletivamente degrada a bentiromida em ácido para-aminobenzóico (PABA) após a administração oral daquela. O PABA é rapidamente absorvido quando não há problemas no trato GI, conjugado no fígado e excretado na urina em cerca de 6 horas. Se cerca de 50% do conteúdo de PABA da bentiromida (170 mg em 500 mg) forem coletados na urina de 6 horas, então a função exócrina do pâncreas é boa, assim como o esvaziamento gástrico e as funções intestinal e renal.

Esse é um teste simples, não-invasivo e reprodutível, que comprovadamente diagnostica insuficiência pancreática. Efeitos adversos são transitórios e relativamente raros; diarréia, flatulência, vômitos, náusea, cefaléia e fraqueza são os mais freqüentes. Segurança e eficácia em crianças acima de 6 anos de idade ainda não foram estabelecidas. Não deve ser usada durante a gestação e nem a lactação, a menos que muito necessário. Drogas e alimentos que são metabolizados a arilaminas primárias e polivitamínicos devem ser interrompidos pelo menos 3 dias antes do uso da droga.

SECRETINA

Secretin-Kabi

A secretina [1393-25-5] é um hormônio polipeptídico, secretado pela mucosa duodenal e em menor grau pela mucosa jejunal superior, que estimula a secreção de água e bicarbonato pelo pâncreas. Isolado e purificado a partir da mucosa suína, o hormônio consiste em 27 resíduos de 12 aminoácidos diferentes e possui fórmula molecular $C_{122}H_{220}N_{44}O_{41}$; já foi sintetizado (Bodanszky *et al*, *J Am Chem Soc* 1967; 89:685, 6753). É o octapeptídio sintético que é o fragmento C-terminal da colecistocinina. O hormônio fornecido para uso diagnóstico é de origem suína; é um pó estéril, refinado e ressecado a frio estável por 2 anos se armazenado em seu recipiente fechado a 2 a 7°C, porém instável em solução.

Comentários — Usada no diagnóstico de *distúrbios pancreáticos*, como doença pancreática exócrina e gastrinoma (*síndrome de Zollinger-Ellison*). Pode ser combinada à sincalida (veja anteriormente) como auxiliar diagnóstico para a função pancreática crônica e o carcinoma. A injeção IV desse agente em pessoas com função pancreática normal aumenta a secreção de bicarbonato e o volume total secretado pelo pâncreas. Volume de secreção e concentração de bicarbonato diminuídos são sinais de insuficiência pancreática. Reduções de volume indicam ducto pancreático obstruído como nas neoplasias, enquanto reduções na concentração de bicarbonato sugerem doença inflamatória parenquimatosa.

Para realizar o teste, um cateter de duplo lúmen é passado pela boca após jejum de 12 a 15 horas, sob orientação fluoroscópica para que haja posicionamento apropriado da luz proximal no antro gástrico e da luz distal depois da papila de Vater. Sucção constante é aplicada nas duas luzes ao longo do teste. Após um período de coleta de fluido para controle de 10 a 20 minutos e após teste cutâneo de sensibilidade à secretina para evitar anafilaxia, uma dose padrão de uma unidade clínica (UC)/kg da droga é injetada por via IV. Uma coleta de amostras por 60 minutos dividida em quatro momentos, os dois primeiros a intervalos de 10 minutos e os outros em intervalos de 20 minutos, fornece amostras de estômago e duodeno que são analisadas na busca de variações de volume, concentração de bicarbonato e outros componentes.

É contra-indicada para pacientes com história de asma atópica ou teste cutâneo positivo. Deve ser usada com extrema cautela, ou nunca, em pacientes com pancreatite aguda.

TOLBUTAMIDA — Cap. 77.

FUNÇÃO PARATIREÓIDEA

ACETATO DE TERIPARATIDA

L-fenilalanina, L-valil-L-seril-L-α-glutamil-L-isoleucil-L-glutaminil-L-leucil-L-metionil-L-histidil-L-asparaginil-L-leucilglicil-L-lisil-L-histidil-L-leucil-L-asparaginil-L-seril-L-metionil-L-α-glutamil-L-arginil-L-valil-L-α-glutamil-L-triptofil-L-leucil-L-arginil-L-lisil-L-leucil-L-glutaminil-L-α-aspartil-L-valil-L-histidil-L-asparaginil-, hidrato acetato (sal); Parathar

H–Ser–Val–Ser–Glu–Ile–Gln–Leu–Met–His–Asn–Leu–Gly–Lys–His–Leu–Asn–
(1 2 3 4 5 6 7 8 9 10 11 12 13 14 15 16)

Ser–Met–Glu–Arg–Val–Glu–Trp–Leu–Arg–Lys–Lys–Leu–Gln–Asp–Val–His–Asn–
(17 18 19 20 21 22 23 24 25 26 27 28 29 30 31 32 33)

Phe–OH (34) • xH_2O • yCH_3COOH

[99294-94-7] $C_{181}H_{291}N_{55}O_{51}S_2.xH_2O.yC_2H_4O_2$.

Descrição — Um polipeptídio sintético composto de 34 aminoácidos.

Comentários — É usado para distinguir a *hipocalcemia* devida a *hipoparatireoidismo* daquela por *pseudo-hipoparatireoidismo* mas não entre essas e o normal. Efeitos adversos incluem náusea, cólica abdominal, urgência para defecar e diarréia. Crise hipertensiva, convulsões por hipocalcemia e formigamento nos membros também têm sido relatados. Seu uso seguro durante a gravidez e a lactação, assim como em crianças abaixo de 3 anos de idade, ainda não foi estabelecido.

FUNÇÃO RENAL

A taxa de excreção de inúmeras drogas pela urina já foi proposta como meio de avaliar a função renal. A taxa de filtração glomerular (TFG) pode ser medida pela depuração plasmática renal da inulina, tiossulfato, manitol ou creatinina endógena. Acredita-se que a depuração de inulina é a mais fidedigna, visto que o manitol está sujeito a um certo grau de reabsorção tubular, e a creatinina endógena a alguma secreção tubular. O fluxo plasmático renal efetivo e a capacidade funcional tubular podem ser medidos pelo uso de amino-hipurato de sódio e iodo-hipurato. Pelo maior número de métodos e melhor exatidão na determinação bioquímica, o amino-hipurato de sódio é o preferido. Apesar de a excreção de sulfofenolftaleína partilhar os mesmos mecanismos de excreção que o amino-hipurato de sódio, a sua depuração plasmática é em média cerca de dois terços do fluxo plasmático efetivo, e a sua toxicidade torna seu uso proibitivo para determinação da capacidade tubular funcional.

AMINO-HIPURATO DE SÓDIO

Glicina, *N*-(4-aminobenzoil); sal monossódico

$H_2N–C_6H_4–CONHCH_2COONa$

p-amino-hipurato monossódico [94-16-6] $C_9H_9N_2NaO_3$ (216.17).

Preparo — O ácido *p*-amino-hipúrico (PAH) é feito com *p*-nitrobenzoato de cloro e glicina, tendo o grupamento nitro reduzido com Sn e HCl. O sal de sódio se forma a partir do ácido na reação com NaOH, ajustando-se o pH da solução para 7 a 7,2 com ácido cítrico. No preparo da solução, não se isola o sal da solução.

Comentários — Usado para estimar o *fluxo plasmático renal efetivo* (FPRE) e medir a capacidade funcional do *mecanismo secretor tubular renal*. Após a administração IV, distribui-se pelo espaço extracelular. É excretado principalmente por secreção tubular proximal, embora ocorra alguma secreção glomerular. A meia-vida em pacientes com função renal normal é de 24 min. Cerca de 90% da droga em concentrações plasmáticas de 10 a 20 μg/mL são extraídos da circulação renal a cada passagem pelos rins; isso leva a concentrações urinárias de 4 a 8 mg/mL. Valores normais de FPRE são 675 ± 150 mL/min para homens e 595 ± 125 mL/min para mulheres. A capacidade máxima das células tubulares de secretar PAH está nos níveis entre 400 e 600 μg/mL. Os valores normais médios de *capacidade tubular secretória máxima* são de 80 a 90 mg/min tanto para homens quanto para mulheres. Entre as condições que dificultam a excreção renal podemos listar insuficiência cardíaca, doença vascular primária e a maioria das doenças renais.

Reações adversas incluem náusea, vômito, cólica e distúrbios vasomotores. Esses testes são contra-indicados em pacientes fazendo uso de diuréticos, penicilina, probenecida ou salicilatos, por possuírem os mesmos mecanismos secretórios tubulares, assim como não devem ser usados em conjunto com agentes como procaína, tiossulfonas e sulfonamidas, por possuírem qualidades que podem interferir no reconhecimento colorimétrico do composto. A segurança e a eficácia em gestantes, lactantes e crianças ainda não foram estabelecidas. Referências especializadas devem ser consultadas para informações sobre os procedimentos de análise.

INDIGOTINDISSULFONATO SÓDICO

Ácido 1*H*-indol-5-sulfônico, 2-(1,3-diidro-3-oxo-5-sulfo-2*H*-indol-2-ilideno)-2,3-diidro-3-oxo-, sal dissódico; Indigo Carmine, Soluble Indigo Blue

NaO_3S … SO_3Na

3,3′-dioxo[$\Delta^{2,2'}$biindolina]-5,5-dissulfonato dissódico; *Colour Index:* Azul Alimentício 1; CI n.º 73015 [860-22-0] $C_{16}H_8N_2Na_2O_8S_2$ (466.35).

Preparo — Ácido antralínico é tratado com ácido cloroacético para formar ácido carbóxi-*o*-fenilglicínico. Este então é combinado com KOH ou NaOH, e o ácido indoxilacético resultante perde dióxido de carbono e vira *indoxil*, que é oxidado no ar a *índigo blue*. Índigo carmine é preparado a partir do índigo blue sulfonando-o com H_2SO_4 e neutralizando o grupamento SO_3H com carbonato de sódio.

Descrição — Pó roxo-azulado e escuro, ou grânulos azuis com brilho acobreado, afetado pela luz; as soluções são azuis ou azul-arroxeadas.

Solubilidade — 1 g em cerca de 100 mL de água, levemente solúvel em álcool; praticamente insolúvel na maioria dos solventes orgânicos.

Comentários — Originalmente usado para medir a função renal, entretanto a excreção da tintura não se correlaciona bem com a insuficiência renal. Atualmente é usado para localizar o orifício uretral na cistoscopia e cateterismo ureteral e como marcador para identificar ureteres lacerados e fístulas. É retirado rapidamente da circulação após injeção IV; a meia-vida é de 4,5 minutos; aproximadamente 10% são excretados pela urina em 1 hora. Pacientes com história de alergia devem ter sua sensibilidade testada antes de receberem a droga. Também é usado como *reagente*, na *coloração* para microscopia e como *tintura*.

INULINA

CH_2OH OH HO HO $HOCH_2$ HO CH_2 OH OH n

Inulina [9005-80-5] $C_6H_{11}O_5(C_6H_{10}O_5)_nOH$. Uma substância encontrada em algumas plantas da família *Compositae* quimicamente relacionada ao amido, é um levulano em vez de ser um dextrano. Difere do amido nas seguintes particularidades: é corado em amarelo pelo iodo, não gelatiniza na água e não é achado em plantas na forma de grânulos com camadas concêntricas. Quando hidrolisado em ácido, produz frutose.

Preparo — Isolada de vários membros das *Compositae*, p. ex., Inula, Taraxacum, Pyrethrum, Lappa.

Comentários — É filtrada somente pelos glomérulos sem ser secretada nem reabsorvida pelos túbulos. Assim sendo, é um *agente diagnóstico usado na avaliação da filtração glomerular*. É considerada o método mais sensível e exato na avaliação da taxa de filtração glomerular. Geralmente, o paciente é hidratado com 1.000 mL de água seguidos de 200 mL a cada 30 minutos até o final do teste; 2 horas após a primeira ingestão de água, uma amostra de sangue é coletada, a droga é administrada por via intravenosa e o momento exato é anotado; 1 hora depois, a bexiga é esvaziada, a urina é descartada e o momento é anotado, obtém-se uma amostra de sangue e novamente anota-se o intervalo de tempo transcorrido. Amostras de urina e sangue são então coletadas a cada hora por 2 horas. As amostras têm então sua inulina dosada e os cálculos são então realizados. Embora exista considerável variação, os valores normais de depuração são 130 ± 20 mL/min para homens e 120 ± 15 mL/min para mulheres. Reações adversas são raras e em geral brandas.

IODO-HIPURATO DE SÓDIO I-131 — Veja Cap. 29.

MANITOL — Cap. 75.

FUNÇÃO TIREÓIDEA

IODETO DE SÓDIO I-131 — Cap. 29.

IODETO DE SÓDIO I-123 — Cap. 29.

TIREOTROPINA — Cap. 77.

HIPER-REATIVIDADE BRÔNQUICA

CLORETO DE METACOLINA

Para a descrição completa, veja Cap. 71.

Comentários — Um agente parassimpaticomimético (colinérgico) para *diagnóstico de hiper-reatividade brônquica* em pessoas que não apresentam sinais ou sintomas de asma. Os asmáticos são significativamente mais sensíveis ao cloreto de metacolina inalado do que os indivíduos sãos. A diferença da resposta é a base farmacológica desse exame complementar. Não deve ser usado em pacientes com doença cardiovascular, doença tireóidea ou úlcera péptica; também está contra-indicado para pacientes com obstrução do trato urinário. Efeitos adversos após a *inalação* incluem cefaléia, irritação de garganta, tonteira e prurido; os efeitos após *uso oral* são náusea, vômito, hipotensão, desmaios e bloqueio atrioventricular (BAV) total transitório. Os pacientes devem ser informados da possibilidade de tais efeitos adversos e instruídos quanto à conduta diante desses sinais e sintomas. A segurança desse teste durante a gravidez, lactação e em crianças com menos de 5 anos ainda não foi confirmada.

HIPERSENSIBILIDADE A DROGAS

BENZILPENICILOIL POLILISINA

Pre-Pen

Peniciloil polilisina [53608-77-8].

Preparo — A partir do ácido penicilênico e polilisina. Veja *J Exp Med* 1962; 115:803.

Comentários — Um *antígeno para teste cutâneo* usado para avaliar o risco de reações de hipersensibilidade antes do uso da penicilina G em adultos com história de sensibilidade à penicilina. Aparentemente é mais sensível que os testes cutâneos com penicilina G na pesquisa de hipersensibilidade. Esse teste é particularmente importante nos pacientes com infecções potencialmente fatais nas quais a penicilina é a droga de escolha. O indivíduo cujo teste é positivo pode ser dessensibilizado antes do início do tratamento. Efeitos adversos incluem uma eventual resposta inflamatória local, prurido, eritema, halo inflamatório, urticária e/ou edema. Raramente essas reações tornam-se generalizadas com ou sem edema angioneurótico, urticária, dispnéia, hipotensão ou broncoespasmo. Seu uso ainda não foi confirmado como seguro durante a gravidez.

INSUFICIÊNCIA ADRENOCORTICAL

Corticotropina — veja Cap. 56. Cosyntropin — veja Cap. 56.

MIASTENIA GRAVE (Veja Cap. 56)

Cloreto de Edrofônio — Cap. 71. Metilsulfato de Neostigmina — Cap. 71.

MONONUCLEOSE (Veja Quadro 64.1)

Quadro 64.1 Testes de Mononucleose: Reconhecimento Qualitativo e Quantitativo de Anticorpos Heterofílicos

NOME COMERCIAL DO TESTE	FABRICANTE	FORMA DISPONÍVEL
Mono-Diff	Wampole	*Kit* com reagente para plasma ou soro
Mono-Latex	Wampole	*Kit* com reagente para plasma ou soro
Mono-Plus	Wampole	*Kit* com reagente para plasma ou soro
Monospot	Meridian Diagnostics	Lâmina de teste para plasma ou soro
Monosticon Dri-Dot	Organon Teknika	Lâmina de teste para plasma, soro ou sangue total
Mono-Sure	Wampole	Lâmina de teste para soro ou plasma
Mono-Test	Wampole	Lâmina de teste para soro e plasma
Quantaffirm	Organon Teknika	*Kit* com reagente para soro e plasma

PESQUISA DE ESTAFILOCOCOS

Isocult for *Staphylococcus aureus* — placas de cultura de amostras de exsudatos para pesquisa de *S. aureus*.

PESQUISA DE ESTREPTOCOCOS (Veja Quadro 64.2)

Quadro 64.2 Testes de Estreptococos: Determinam a Presença de Estreptococos Beta-hemolíticos do Grupo A e Estreptococos do Grupo B, Faringite por Estreptococos, Anticorpos Anti-DNase B, *Streptococcus pneumoniae* e Antígenos Estreptocócicos Extracelulares

NOME COMERCIAL	FABRICANTE	MICRORGANISMO	FONTE DA AMOSTRA PARA CULTURA
Sure Cell Streptococci	Kodak	Estreptococos do grupo A	Sangue e *swabs* de orofaringe
Culturette 10 minute Group A Strep ID	Becton Dickinsor	Estreptococos do grupo A	*Swabs* de orofaringe
Isocult for Streptococcal pharyngitis	Remel	*S. pharyngitidis*	*Swabs* de orofaringe
Respiracult-Strep	Orion Diagnostica	Estreptococos beta-hemolíticos do grupo A	Nasofaringe e orofaringe
Streptonase-B	Wampole	Anticorpos anti-Dnase B	Soro
Test Pack	Abbott	Estreptococos do grupo A	Orofaringe
Bactigan Strep B	Wampole	Estreptococos do grupo B	Sangue, soro, urina e liquor
Bactigan B Streptococcus-CS	Wampole	Estreptococos do grupo B	*Swabs* do colo uterino e vagina
Bactigan S Pneumonia	Wampole	*Streptococcus pneumoniae*	Sangue, urina e liquor
Streptozyme	Wampole	Antígenos estreptocócicos extracelulares	Soro, plasma e sangue
Detect-A-Strep	Antibodies Inc	Antígenos estreptocócicos	*Swabs* de orofaringe
Strep Detect	Navillus, Inc	Antígenos estreptocócicos	*Swabs* de orofaringe

PESQUISA DE FATOR REUMATÓIDE

Rheumatex Slide — teste em lâmina para determinar fator reumatóide em amostra de sangue.
Rheumatex Slide — teste em lâmina para demonstrar fator reumatóide em soro ou líquido sinovial.

PESQUISA DE SANGUE OCULTO

(Veja Quadro 64.3)

Quadro 64.3 Pesquisa de Sangue Oculto nas Fezes

NOME COMERCIAL DO TESTE	FABRICANTE	FORMA DISPONÍVEL
Colo-Care	Helena Labs	*Kit* para amostras de fezes
ColoScreen	Helena Labs	Lâminas de teste para amostras de fezes
EZ Detect	Biomerica	*Kit* para amostras de fezes
Hemoccult II Dispensapak	SmithKline Diagnostics	Lâminas de teste para amostras de fezes
Hemoccult II Dispensapak	SmithKline Diagnostics	Lâminas de teste para amostras de fezes
Hemoccult II Dispensapak Plus	SmithKline Diagnostics	Lâminas de teste para amostras de fezes, incluindo material para envio pelo correio
Hemoccult II	SmithKline Diagnostics	Lâminas de teste para amostras de fezes
Hemoccult Slides	SmithKline Diagnostics	Lâminas de teste para amostras de fezes
Hemoccult Tape	SmithKline Diagnostics	Fita para amostras de fezes
Hemoccult SENSA	SmithKline Diagnostics	Lâminas de teste para amostras de fezes
Heme Select Reagent	SmithKline Diagnostics	*Kit* com reagente para amostras de fezes
Heme Select Collection	SmithKline Diagnostics	*Kit* para coletar amostras de fezes
Hema-Chek	Bayer Corp	Lâminas de teste para amostras de fezes, para uso doméstico
Hematest	Bayer Corp	Tabletes reagentes para amostras de fezes
Hemastix	Bayer Corp	Tiras de reagentes para amostras de urina
Gastroccult	SmithKline Diagnostics	Lâminas de teste para amostras gástricas

PESQUISA DE VÍRUS

Há uma grande variedade de testes usados em laboratórios de virologia na detecção de herpes, rubéola, HTLV-1, HSV-1, HSV-2 e proteína C reativa. Pedimos aos leitores que acessem seu laboratório de virologia mais próximo para detalhes específicos.

PRODUTOS RADIOGRÁFICOS: SUBSTÂNCIAS USADAS COMO CONTRASTES

ÁCIDO DIATRIZÓICO

Ácido benzóico, 3,5-bis (acetilamino)-2,4,6-triiodo-

[117-96-4] $C_{11}H_9I_3N_2O_4$ (613.92); *diidrato* [50978-11-5] (649.95).

Preparo — A partir do ácido benzóico por (1) adição de nitrogênio formando o ácido 3,5-dinitro, (2) redução ao ácido diamino utilizando cloreto estanhoso ou outro agente redutor, (3) iodação com monocloreto de iodo em ácido acético para formar o derivado 2,4,6-triiodo ou (4) acetilação dos grupamentos amino pelo uso de anidrido acético.

Descrição — Pó branco e inodoro.

Solubilidade — Muito pouco solúvel em água ou álcool; solúvel em dimetilformamida ou soluções de hidróxidos de álcalis.

Comentários — Componente radiopaco de *Injeção de Diatrizoato de Meglumina, Injeção de Diatrizoato de Meglumina* e de *Diatrizoato de Sódio e Solução Oral de Diatrizoato de Sódio.*

ÁCIDO IOTALÂMICO

Ácido benzóico, 3-(acetilamino)-2,4,6-triiodo-5-[(metilamino)carbonil]-, Vascoray

[2276-90-6] $C_{11}H_9I_3N_2O_4$ (613.92).

Preparo — Pela oxidação do *m*-xileno com o permanganato de potássio, condensando o ácido isoftálico resultante com quantidade equimolar de metilamina e iodando com monocloreto de iodo em ácido acético.

Descrição — Pó branco inodoro.

Solubilidade — Discretamente solúvel em água ou álcool; solúvel em soluções de hidróxidos de álcalis.

Comentários — Componente radiopaco da *Injeção de Iotalamato de Meglumina, Iotalamato de Meglumina* e *Injeção de Iotalamato de Sódio.*

DIATRIZOATO DE MEGLUMINA

Ácido benzóico, 3,5-bis(acetilamino)-2,4,6-triiodo-, composto com 1-desóxi-1-(metilamino)-D-glicitol (1:1); Cardiografin, Cystografin, Hyspaque-Cysto, Hypaque Meglumine, Reno-M

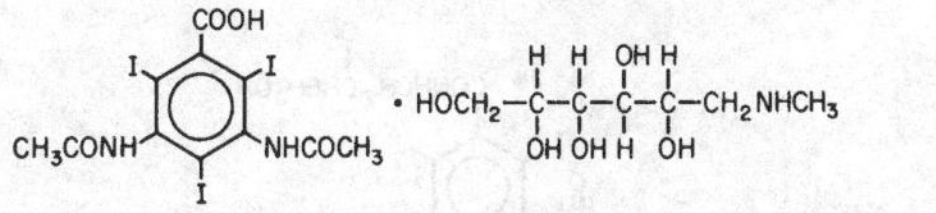

1-desóxi-1(metilamino)-L-glicitol 3,5-diacetamido-2,4,6-triiodobenzoato (sal) [131-49-7] $C_7H_{17}NO_5.C_{11}H_9I_3N_2O_4$ (809.13).

Preparo — Ácido diatrizóico é combinado com uma quantidade equimolar de metilglucamina (meglumina), geralmente em água para injeção, produzindo uma solução da concentração requerida.

Comentários — Usado em diferentes concentrações para diferentes testes diagnósticos. A injeção de 76% é usada em adultos para *angiocardiografia* e *aortografia torácica.* Na injeção em um vaso ou no coração, ele se difunde rapidamente pelo sistema circulatório e excretado pelos rins. À medida que o contraste penetra nas câmaras e vasos cardíacos além da aorta, lesões, más-formações, obstruções e anomalias podem ser notadas. A droga deve ser usada com extremo cuidado em pacientes notoriamente portadores de mieloma múltiplo; anúria levando a uremia progressiva, falência renal e até morte já foram relatadas. Também deve ser usada com extrema cautela em pacientes com feocromocitoma ou doença hepática ou renal grave e pacientes notoriamente sensíveis aos compostos com iodo ou homozigotos para anemia falciforme. Seu uso seguro durante a gravidez ainda não foi estabelecido.

A solução a 76% é usada na *angiocardiografia* e *aortografia torácica* em adultos; a solução a 60 ou 76% na *urografia excretora, aortografia, angiocardiografia pediátrica* e *arteriografia periférica;* a solução a 60% é usada na *urografia excretora, angiografia cerebral, arteriografia periférica, venografia* e *esplenoportografia, artrografia* e *discografia* e uma solução a 30% na *uretrocistografia retrógrada* e *urografia de infusão,* assim como contraste na *tomografia computadorizada* do cérebro. Reações adversas, precauções e contra-indicações são semelhantes às de outros agentes iodados.

DIATRIZOATO DE MEGLUMINA E DIATRIZOATO DE SÓDIO [INJEÇÃO]

Angiovist, Gastrovist, Hypaque-M, MD-Gastroview, Renografin, Renovist

Uma solução estéril de diatrizoato de meglumina e diatrizoato de sódio em água para injeção ou uma solução estéril de ácido diatrizóico em água para injeção preparada com a ajuda de NaOH e meglumina. Pode conter pequenas quantidades de tampões compatíveis e de edetato cálcico dissódico ou de edetato dissódico como estabilizadores. Quando seu uso é intravascular, não contém antimicrobianos.

Descrição — Líquido claro, de incolor a amarelo pálido, levemente viscoso; pode cristalizar à temperatura ambiente ou abaixo.

Comentários — Projetado para combinar a menor toxicidade do sal de meglumina com a menor viscosidade e o teor maior de iodo do sal de sódio. Nas concentrações apropriadas, é usado como meio radiopaco para *angiocardiografia, aortografia, angiografia, urografia excretora, histerossalpingografia, arteriografia periférica* e *venografia,* além de outros procedimentos radiográficos. Contra-indicações, recomendações gerais e efeitos adversos são semelhantes aos de qualquer agente iodado.

Uma solução a 66% de diatrizoato de meglumina e 10% de diatrizoato de sódio (Gastrografin, *Squibb)* é usada como contraste para exame radiográfico do trato GI após uso oral ou retal. O preparo é indicado sobretudo quando o uso do bário não é exeqüível. É contra-indicado em pacientes sensíveis a sais de ácido diatrizóico e deve ser usado com cautela nos pacientes sensíveis a iodo. A segurança da solução oral durante a gravidez ainda não foi estabelecida. Geralmente é bem tolerado; ocasionalmente ocorre alguma diarréia.

DIATRIZOATO DE MEGLUMINA E IODIPAMIDATO DE MEGLUMINA [INJEÇÃO]

Sinografin

Solução aquosa e estéril de diatrizoato de meglumina equivalente a 40% de ácido diatrizóico e iodipamida meglumina equivalente a 20% de iodipamida, contendo cerca de 38% de iodo ligado.

Comentários — Meio radiopaco indicado para *histerossalpingografia.* Após a administração intra-uterina, obtém-se visualização imediata do útero e das trompas. O contraste que atinge a cavidade peritoneal é absorvido em 20 a 60 minutos. Esse preparado é contra-indicado durante a gravidez ou em pacientes com doença inflamatória pélvica (DIP) aguda. O teste não deve ser realizado até 30 dias após curetagem. Afora isso os cuidados, as recomendações e efeitos adversos e contra-indicações são semelhantes aos de outros agentes iodados.

DITRIZOATO DE SÓDIO

Ácido benzóico, 3,5-bis(acetilamino)-2,4,6-triiodo, sal monossódico; MD-50, Urovist Sodium 300

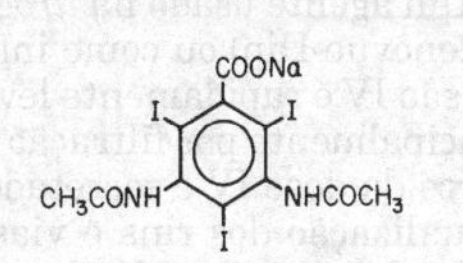

[737-31-5] $C_{11}H_8I_3N_2NaO_4$ (635.90).

Preparo — O ácido diatrizóico é combinado de forma equimolar com NaOH, geralmente em água para injeção, para produzir a solução da concentração necessária.

Comentários — Um agente diagnóstico com usos, perfil de toxicidade e cuidados similares aos do *Diatrizoato de Meglumina* e aos de outros agentes iodados. Contém um pouco mais de iodo (59,87%) que o sal de meglumina (47,01%); conseqüentemente, é um pouco mais tóxico. As soluções são bem menos viscosas que as preparadas a partir do diatrizoato de meglumina. Essa droga não deve ser usada em cineangiocoronariografia porque a probabilidade é maior de causar arritmias cardíacas sérias que o sal de meglumina. Quando administrado por via oral ou como enema, é usado como meio radiopaco para delinear as porções alta e baixa do trato GI.

GADOPENTATO DE DIMEGLUMINA

Gadolinato(2-), [*N,N*-bis[2-[bis(carboximetil)amino]etil]glicinato(5-)-, diidrogenado, composto com 1-desóxi-1-(metilamino)-D-glicitol (1:2); Magnevist, Gd-DTPA

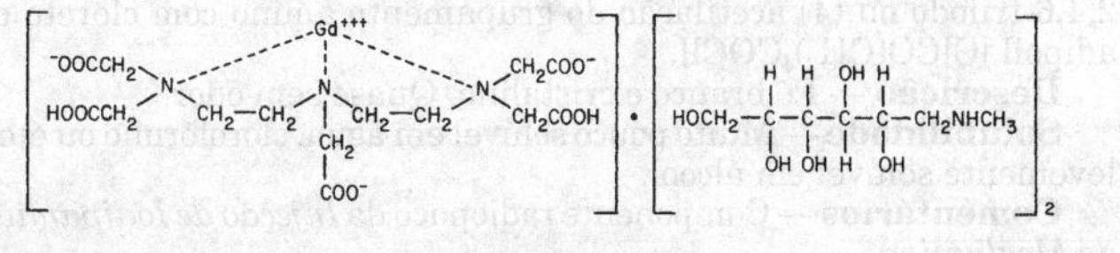

[86050-77-3] $C_{14}H_{20}GdN_3O_{10}.2C_7H_{17}NO_5$(938.01).

Preparo — Ver US 4.687.659 (1983).

Solubilidade — Muito solúvel em água.

Comentários — Contraste positivo para ressonância magnética (RM). Efeitos adversos incluem cefaléia, frio no local da injeção e náusea. Também pode provocar hipotensão, anafilaxia e convulsões, parestesia, tonteira, fraqueza, vômito, dor de estômago, erupções cutâneas e urticária.

INJEÇÃO DE IOTALAMATO DE SÓDIO

Ácido benzóico, 3-(acetilamino)-2,4,6-triiodo-5-[(metilamino)carbonil]-, sal monossódico; Angio-Conray, Conray 325, Conray 400

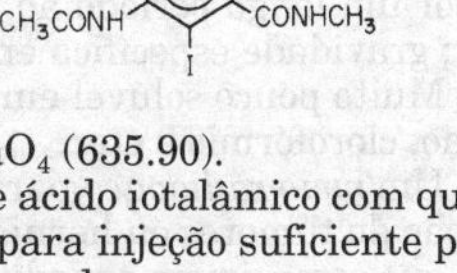

[1225-20-3] $C_{11}H_8I_3N_2NaO_4$ (635.90).

Preparo — Reage-se ácido iotalâmico com quantidade equimolar de NaOH, usando água para injeção suficiente para produzir a solução na concentração adequada.

Comentários — Para *angiocardiografia intravascular, aortografia, urografia excretora* e contraste de *tomografia computadorizada.* É contra-indicada na angiografia cerebral e em pacientes com sensibilidade ao ácido iotalâmico. Seus efeitos adversos e cuidados são semelhantes aos de outros agentes iodados.

IODAMIDA DE MEGLUMINA

Ácido benzóico, 3-(acetilamino)-5-[(acetilamino)metil]-2,4,6-triiodo-, composto com 1-desóxi-1-(metilamino)-D-glicitol (1:1); Renovue

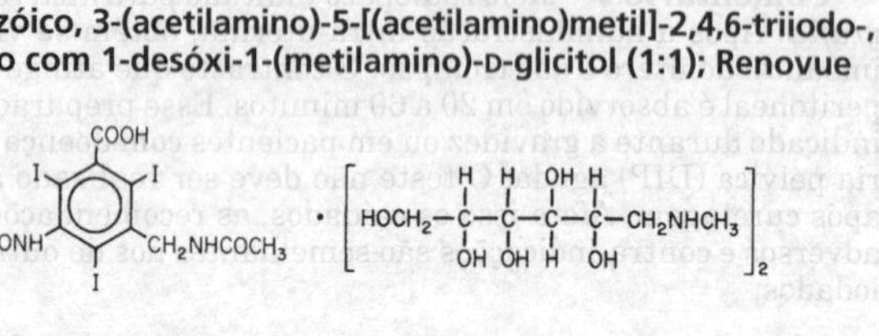

[18656-21-8] $C_{12}H_{11}I_3N_2O_4.C_7H_{16}NO_5$ (823.16).

Preparo — Para a síntese do ácido iodâmico veja *Helv Chim Acta* 1965; 48; 259; esse material é convertido ao sal da mesma forma que o diatrizoato de meglumina, descrito previamente.

Comentários — Um agente usado na *urografia excretora*, ministrado como injeção (Renovue-Dip) ou como infusão IV (Renovue-65). Após a injeção ou infusão IV é rapidamente levado ao rim e excretado sem modificação, principalmente por filtração glomerular. Entretanto, pelo menos um terço da dose IV é secretado pelos túbulos renais. Assim, permite a visualização dos rins e vias urinárias através de mecanismos fisiológicos de excreção. Não há contra-indicações absolutas ao seu uso. Todavia, a urografia deve ser realizada com extrema cautela em pacientes com doença hepática e renal grave ou anúria. As precauções e efeitos adversos e contra-indicações são iguais aos de outros agentes iodados.

IODIPAMIDA

Ácido benzóico, 3-3′-[(1,6-dioxo-1,6-hexanodiil)diimino]bis[2,4,6-triiodo-; Cholografin

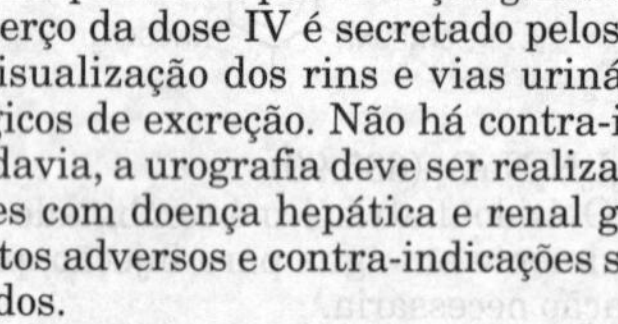

[606-17-7] $C_{20}H_{14}I_6N_2O_6$ (1139.77).

Preparo — A partir do ácido benzóico por (1) adição de nitrogênio formando ácido 3-nitrobenzóico, (2) redução com cloreto estanhoso ou outro agente redutor formando ácido 3-aminobenzóico, (3) adição de iodo com monocloreto de iodo em ácido acético formando o derivado 2,4,6-triiodo ou (4) acetilação do grupamento amino com cloreto de adipoil [ClCO(CH$_2$)$_4$COCl].

Descrição — Pó branco e cristalino. Quase sem odor.

Solubilidade — Muito pouco solúvel em água, clorofórmio ou éter; levemente solúvel em álcool.

Comentários — Componente radiopaco da *Injeção de Iodipamida de Meglumina.*

IOFENDILATO

Ácido benzenodecanóico, iodo-x-metil, éster etil; Pantopaque

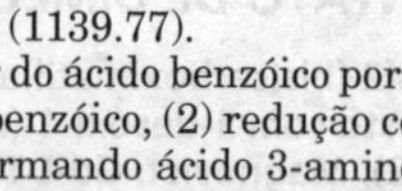

O iofendilato é uma mistura de isômeros de etil iodofenilundecanoato, consistindo principalmente em etil 10-(iodofenil)undecanoato [1320-11-2] $C_{19}H_{29}IO_2$ (416.34).

Preparo — Pelos relatos, essa substância é fabricada da seguinte maneira. Benzeno reage com o ácido undecilênico, formando uma mistura de isômeros de ácido fenilundecilênico. A mistura é iodada e finalmente esterificada com álcool etílico. Após a descoloração, a fração desejada é separada por destilação.

Descrição — Líquido viscoso de incolor a amarelo pálido; escurece quando exposto por um longo período ao ar; inodoro ou com odor leve, lembrando éter; gravidade específica entre 1,248 e 1,257.

Solubilidade — Muito pouco solúvel em água, plenamente solúvel em álcool, benzeno, clorofórmio e éter.

Comentários — Um *meio radiopaco* para *mielografia.* Usado em geral para visualização de tumores ou herniação de disco intervertebral ou outras lesões que comprimem a medula espinhal. É absorvido à velocidade de 1 mL/ano, variando com a condição do tecido. Níveis persistentes no organismo podem interferir com marcadores de iodo radioativo. De 80 a 100% podem ser removidos por aspiração do espaço subaracnóide após a injeção subaracnóide. O índice de reações adversas é baixo.

Nota — O uso desse agente tem sido amplamente substituído pelo uso de contrastes não-iônicos.

IOHEXOL

1,3-Benzenodicarboxamida, 5-[acetil(2,3-diidroxipropil)amino]-*N,N*-bis(2,3-diidroxipropil)-2,4,6-triiodo-, Omnipaque

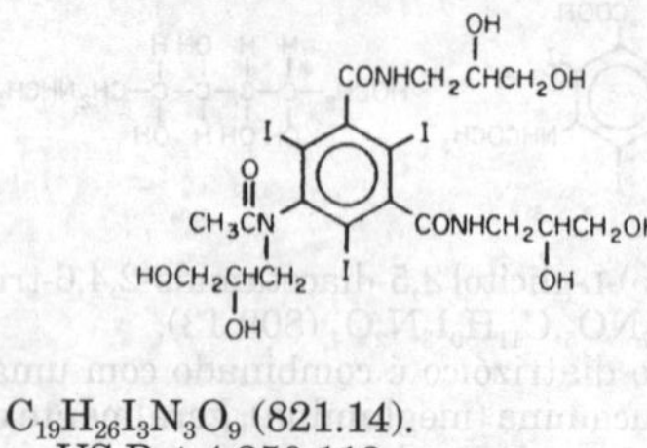

[66108-95-0] $C_{19}H_{26}I_3N_3O_9$ (821.14).

Preparo — US Pat 4.250.113.

Descrição — Cristais brancos que derretem a aproximadamente 80°C.

Solubilidade — Solúvel em água, formando solução estável.

Comentários — Contraste radiológico não-iônico, solúvel em água, usado em concentrações diferentes para diferentes testes tanto em adultos quanto em crianças. Doses intratecais usadas para *mielografia* (lombar, torácica, cervical e total da coluna) e em tomografia computadorizada (TC) para *mielografia* e *cisternografia*, são levadas pelo líquido cefalorraquidiano para a circulação e eliminadas pelos rins. Não ocorrem nenhuma metabolização importante, desiodação ou biotransformação.

O iohexol também pode ser usado por via intravascular, quando é distribuído pelo líquido extracelular e excretado sem transformação por filtração glomerular. O uso intravascular é usado em TC de crânio e do corpo todo, assim como em *angiocardiografia, arteriografia, subtração digital, angiografia periférica* e *urografia excretora.*

O iohexol pode ser injetado diretamente nas cavidades corporais ou usado por via oral para uma ampla variedade de procedimentos como *artrografia, histerossalpingografia, herniografia*, etc.

O iohexol não deve ser usado na vigência de infecção local ou sistêmica significativa quando existe a possibilidade de bacteriemia. O uso concomitante de corticosteróide intratecal é contra-indicado. Recomenda-se cautela em pacientes com história de epilepsia, doença cardiovascular grave, alcoolismo crônico ou esclerose múltipla.

Drogas que baixem o limiar de convulsão, especialmente derivados da fenotiazina, inclusive os usados como anti-histamínicos ou antieméticos, não são recomendadas para o uso concomitante com iohexol. Outras incluem inibidores da MAO, antidepressivos tricíclicos e estimulantes do SNC, agentes psicoativos (analépticos, tranqüilizantes maiores ou antipsicóticos). Essas medicações devem ser interrompidas pelo menos 48 h antes da mielografia, não devem ser usadas para controle de náusea ou vômito durante ou após a mielografia e não devem ser reiniciadas durante pelo menos 24 h após o procedimento.

IOPAMIDOL

1,3-Benzenodicarboxiamida, (*S*)-*N,N′*-bis[2-hidróxi-1-(hidroximetil)etil]-5-[(2-hidróxi-1-oxopropil)amino]-2,4,6-triiodo-, Isovue

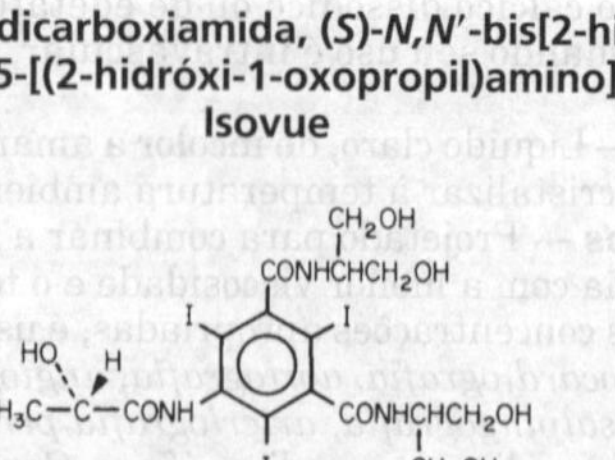

[60166-93-0] $C_{17}H_{22}I_3N_3O_8$ (777.09).

Preparo — Ver US Pat 4.001.323.

Descrição — Cristais brancos e inodoros, decompõem-se a aproximadamente 150°C sem derreter.

Solubilidade — Muito solúvel em água ou metanol; solúvel em etanol em ebulição; praticamente insolúvel em clorofórmio.

Comentários — Contraste não-iônico para neurorradiologia, com uso intratecal incluindo *mielografia* (*lombar, torácica, cervical* e *total da coluna*), *contraste de cisternografia por TC* e *angiografia* em todo o sistema cardiovascular, incluindo *arteriografia cerebral* e *periférica, arteriografia coronária* e *ventriculografia.* É rapidamente absorvido para o sangue a partir do liquor. Após a administração intratecal, aparece no plasma em 1 hora e não se liga às proteínas plasmáticas. É excretado pelos rins e eliminado em 48 horas. Deve ser administrado com cautela em pacientes com pressão intracraniana elevada, história de convulsão, doença cardiovascular grave, alcoolismo crônico ou esclerose múltipla e em pacientes idosos. Como outros agentes diagnósticos radiopacos, é potencialmente arriscado em pacientes com mieloma múltiplo e feocromocitoma. Deve ser usado durante a gravidez somente quando houver indicação clara. Deve ser evitado próximo ao parto e em lactantes. A segurança e a eficácia em crianças ainda não foram estabelecidas.

IOTALAMATO DE MEGLUMINA [INJEÇÃO]

Ácido benzóico, 3-(acetilamino)-2,4,6-triiodo-5-[(metilamino)carbonil]-, composto com 1-desóxi-1-(metilamino)-D-glicitol (1:1); Conray, Cysto-Conray

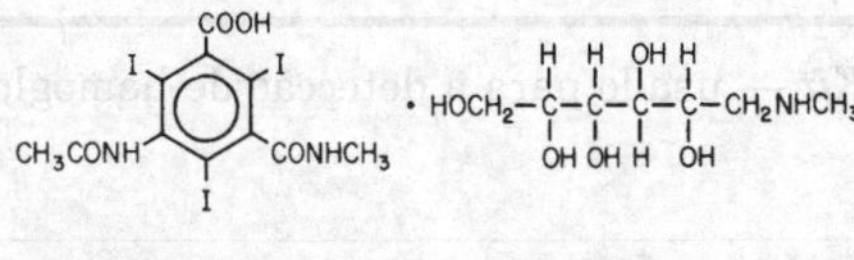

[13087-53-1] $C_{11}H_9I_3N_2O_4.C_7H_{17}NO_5$ (809.13).

Preparo — Reage-se ácido iotalâmico com quantidade equimolar de metilglucamina (meglumina), usando água para injeção suficiente para produzir uma solução da concentração necessária.

Comentários — Meio radiopaco de uso *parenteral* em soluções de 30, 43 ou 60% para *urografia*, 30 ou 60% para *angiografia* e *tomografia computadorizada*, a 43 ou 60% para *venografia*, a 43% para *pielografia* e *cistouretrografia* e uma solução a 60% para *colangiografia, arteriografia, ventriculografia* e *artrografia.* Também é disponível em solução de 17,2 % e 43% para *urografia retrógrada, cistografia* e *cistouretrografia.* É contra-indicado para pacientes com hipersensibilidade conhecida a sais do ácido iotalâmico e não deve ser usado para urografia em pacientes anúricos. Urografia intravenosa é perigosa para pacientes com mieloma múltiplo; anúria, uremia progressiva, insuficiência renal e morte já foram relatadas nessa situação. Nenhuma forma de terapia, incluindo diálise, se mostrou eficaz na reversão desse efeito. Também deve ser usado com muito cuidado em pacientes com feocromocitoma ou indivíduos homozigotos para anemia falciforme. Contrastes contendo iodo podem alterar os resultados das provas de função tireóidea. Efeitos adversos, recomendações e contra-indicações são semelhantes aos dos outros agentes iodados. Sua segurança durante a gravidez ainda não foi comprovada.

IOTALAMATO DE MEGLUMINA E IOTALAMATO DE SÓDIO [INJEÇÃO])

Vascoray

Uma solução estéril de ácido iotalâmico em água para injeção, preparada com o auxílio da meglumina e NaOH. Pode conter pequenas quantidades de tampões adequados e de edetato dissódico de cálcio ou de edetato dissódico como estabilizadores. Quando para uso intravascular, não contém nenhum agente antimicrobiano.

Descrição — líquido incolor a amarelo claro, levemente viscoso.

Comentários — para *angiocoronariografia intravascular, aortografia, arteriografia renal seletiva, arteriografia coronária seletiva, urografia excretora* e *tomografia computadorizada.* Suas precauções, contra-indicações e efeitos adversos são os mesmos dos outros agentes iodados.

IOVERSOL

1,3-Benzenodicarboxiamida, *N,N'*-bis(2,3-diidroxipropil)-5-[(hidroxiacetil)-2-hidroxietil)amino]-2,4,6-triiodo-, Optiray

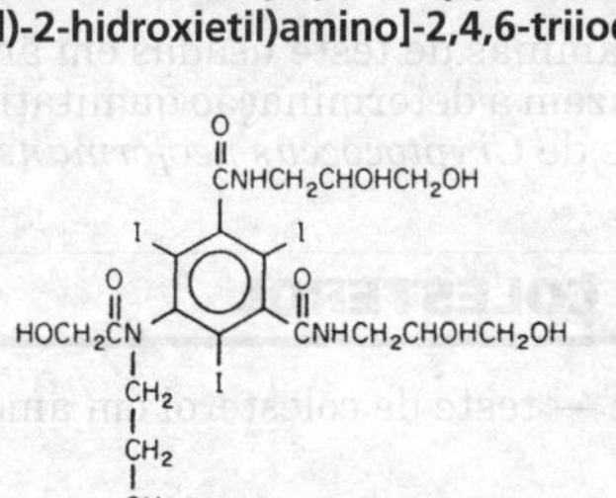

[87771-40-2] $C_{18}H_{24}I_3N_3O_9$ (807.12).

Comentários — Contraste não-iônico, hidrossolúvel, usado em diferentes concentrações para diferentes exames em adultos. A segurança e a eficácia em crianças ainda não foram estabelecidas. Doses intravenosas são usadas para *angiografia* em todo o sistema cardiovascular, para contraste de tomografia computadorizada da cabeça e do corpo, *urografia excretora* e *angiografia* e *venografia digitais de subtração.* É também indicada para *angiografia intra-arterial de subtração digital* (*AI-ASD*). Não ocorre nenhum metabolismo, deiodação ou biotransformação. O ioversol não se liga às proteínas plasmáticas e nem atravessa a barreira hematoencefálica. As soluções de ioversol têm osmolaridade de 1,2 a 2,8 vezes a do plasma e são hipertônicas nas condições de uso.

O ioversol se distribui rapidamente (30 a 90 segundos) após a administração intravenosa. A farmacocinética se encaixa no modelo de dois compartimentos abertos com eliminação de primeira ordem, ou seja, uma fase alfa de distribuição rápida e uma fase beta de eliminação lenta. A $T_{1/2}$ é de 1,5 hora.

É preciso ter cuidado com os pacientes com função renal muito comprometida, combinação de doenças hepática e renal, tireotoxicose grave, mielomatose ou anúria, sobretudo quando se usam altas doses. Meios radiopacos intravenosos contendo iodo são potencialmente perigosos em pacientes com mieloma múltiplo e outras paraproteinemias, sobretudo nos portadores de anúria refratária a tratamento. A injeção arterial nunca deve ser feita após o uso de vasopressores, visto que potencializa os efeitos neurológicos. Nos pacientes que se sabe ou que se acredita serem portadores de feocromocitoma, deve-se ter todo cuidado; a pressão arterial deve ser aferida durante todo o procedimento, e medidas para o tratamento de crise hipertensiva deverão estar à mão. Os pacientes deverão ser bem hidratados antes e depois do procedimento.

IOXAGLATO DE MEGLUMINA E IOXAGLATO DE SÓDIO

Hexabrix

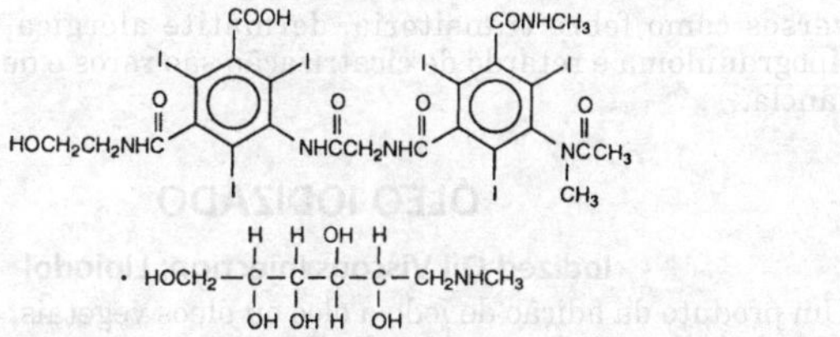

Uma mistura de ioxaglato de meglumina a 39,3% [59018-13-2] $C_{24}H_{21}N_5O_9.C_7H_{17}O_5$ (1464.10) e ioxaglato de sódio a 19,6% ([67992-58-9] $C_{24}H_{20}I_6N_5NaO_8$ (1290.87)). A estrutura da meglumina está desenhada acima. O outro componente do Hexabrix é o sal de sódio da porção ácido benzóico do ioxaglato.

Comentários — Meio radiopaco contendo 32% de iodo usado em *urografia, artrografia, angiografia, angiocardiografia, arteriografia, aortografia, venografia, histerossalpingografia* e *tomografia computadorizada.* Os cuidados, interações medicamentosas, reações adversas e procedimentos clínicos são semelhantes aos de outros agentes radiopacos contendo iodo. Também não deve ser usado durante a gestação ou a amamentação.

METRIZAMIDA

D-Glicose, 2[[-3-(acetilamino)-5-(acetilmetilamino)-2,4,6-triiodobenzoilamino-2-desóxi-; Amipaque

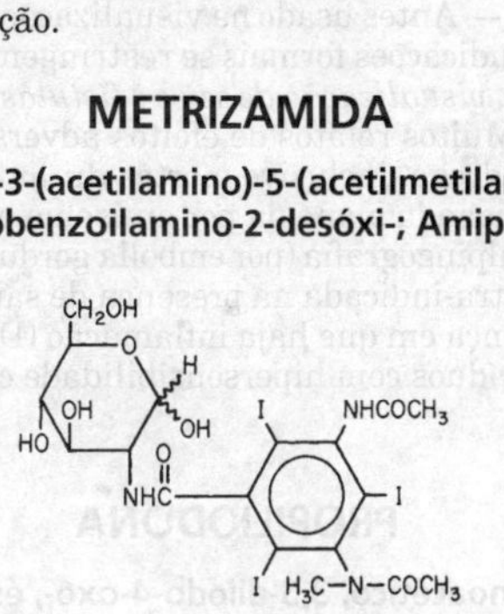

[31112-62-6] $C_{18}H_{22}I_3N_3O_8$ (789.10).

Preparo — Reage-se o acil haleto do ácido metrizóico [3-(acetilamino)-5-(acetilmetilamino)-2,4,6-ácido triiodobenzóico] e a glicosamina em que a porção amina da glicosamina é acetilada preferencialmente, recebendo um grupamento hidroxila.

Descrição — Cristais brancos; derrete a 110°C.

Solubilidade — Livremente solúvel em água; protege as soluções aquosas da luz.

Comentários — Um agente radiopaco injetado no espaço subaracnóide para *mielografia lombar, torácica, cervical* e *total da coluna,* além de *tomografia computadorizada* do *espaço subaracnóide intracraniano* após injeção subaracnóide espinhal. Nas crianças também é indicada para cisternografia e ventriculografia. É absorvido do liquor para a corrente sanguínea. Cerca de 60% da dose administrada são excretados inalterados na urina em 48 h. Após a injeção subaracnóide, a radiografia convencional fornece bom contraste por cerca de 30 minutos; após 1 hora, o grau de contraste é inadequado. A metrizamida não deve ser dada a pacientes notoriamente alérgicos a ela. A associação de corticosteróides e metrizamida é contra-indicada. A punção lombar não deve ser realizada na vigência de infecção bacteriêmica importante. Esse agente deve ser usado com cuidado em pacientes com história de epilepsia, doença cardiovascular grave, alcoolismo crônico ou esclerose múltipla. As reações adversas são semelhantes às de outros agentes iodados.

ÓLEO ETIODIZADO

Ethiodol

Um produto da adição de iodo ao éster etil dos ácidos graxos obtidos do óleo de semente de papoula, contendo 35,2 a 38,9% de iodo organicamente combinado. É estéril [8008-53-5].

Preparo — Obtido da saponificação do óleo de semente de papoula e iodando o ácido graxo resultante e em seguida esterificando-o com etanol.

Descrição — Líquido oleoso cor de palha a âmbar. Pode ter cheiro de alho.

Solubilidade — Insolúvel em água, solúvel em acetona, clorofórmio ou éter.

Comentários — Um *contraste* usado em *histerossalpingografia* e *linfografia.* Não deve ser usado na vigência de sangramento intrauterino, infecção pélvica ou gravidez. Além disso, não deve ser usado em pacientes sabidamente sensíveis ao iodo. Além de embolismo pulmonar por vazamento acidental do contraste, outros efeitos adversos como febre transitória, dermatite alérgica, formação de lipogranuloma e retardo de cicatrização são raros e de pouca importância.

ÓLEO IODIZADO

Iodized Oil Viscous Injection; Lipiodol

Um produto da adição de iodo a óleo ou óleos vegetais, contendo 38 a 42% de iodo orgânico combinado. É estéril.

Preparo — Os métodos de preparo envolvem a adição de iodo aos constituintes lipídicos insaturados de óleos vegetais, o óleo resultante contendo iodoglicerídeos saturados. O óleo mais usado é o da semente de papoula.

Descrição — Líquido oleoso espesso e viscoso; odor de alho; sabor de óleo; cor de marrom-claro a marrom-escuro, e exposto ao ar ou luz se torna mais escuro pela liberação de iodo; densidade de 1,35 vez a da água.

Solubilidade — Insolúvel em água, solúvel em éter, clorofórmio ou benzina; 1 mL de óleo diodado resulta em uma solução clara quando combinado a 10 mL de hexano solvente.

Comentários — Antes usado na visualização de várias cavidades internas, hoje as indicações formais se restringem a *histerossalpingografia, sialografia, visualização de seios e fístulas* e, com muita cautela, *broncografia.* Muitos relatos de efeitos adversos ou tóxicos surgiram do uso dessa droga, inclusive mortes durante broncografia (primariamente relacionada a anóxia por enfisema ou broncoespasmo) e durante histerossalpingografia (por embolia gordurosa para o cérebro). Essa injeção é contra-indicada na presença de sangramento ativo em pacientes com doença em que haja inflamação (DIP, tuberculose pulmonar) e em indivíduos com hipersensibilidade conhecida ou suspeitada a iodo.

PROPILIODONA

1(4H)-ácido piridinoacético, 3,5-diiodo-4-oxo-, éster propil; Dionosil Oily

[587-61-1] $C_{10}H_{11}I_2NO_3$ (447.01).

Preparo — 4(1*H*)-Piridona, sob a forma de nitrato em solução aquosa, é iodada com uma mistura de iodeto de sódio com iodato de sódio na presença de ácido sulfúrico. A 3,5-diiodo-4(1*H*)-piridona assim formada é isolada e condensada com ácido cloroacético, formando 3,5-diiodo-4-oxo-1(4*H*)-ácido piridinacético, que é então esterificado com álcool propílico.

Descrição — Pó cristalino branco, ou quase branco; inodoro ou com um odor fraco; derrete entre 79 e 82°C.

Solubilidade — Praticamente insolúvel em água; solúvel em acetona, álcool ou éter.

Comentários — Um *meio radiopaco* para uso em *broncografia.* A instilação direta nos brônquios leva a broncogramas bem-definidos por pelo menos 30 minutos. Normalmente é eliminado dos pulmões em 7 a 10 dias. Por sua toxicidade, deve ser usada apenas se absolutamente essencial. É contra-indicada em pacientes com enfisema pulmonar ou bronquiectasia.

PROVA DE ANEMIA FALCIFORME

Sickledex *Kit* — usado para a detecção de hemoglobina S no sangue.

SISTEMA LINFÁTICO

ISOSSULFANO AZUL

Etanamínio, *N*-[4-[[4-(dietilamino)-fenil(2,5-dissulfofenil)metileno]-2,5-ciclo-hexadieno-1-ilideno]-*N*-etil-, hidróxido, sal interno, sal de sódio; Lymphazurin

Colour Index: Azul Sulfano; CI n.º 42045 (comumente confundido com o Patent Blue V, CI n.º 42051) [68238-36-8] $C_{27}H_{31}N_2NaO_6S_2$ (566.66).

Preparo — Obtém-se da condensação do ácido 4-formilbenzeno-1,3-dissulfônico e *N,N*-dietilanilina. Ver *Colour Index v4,* 1971.

Descrição — Pó violeta; soluções aquosas são azuis, e a cor é estável em um amplo espectro de pH se protegido da luz.

Solubilidade — Solúvel em água (1 em 20); parcialmente solúvel em álcool.

Comentários — Adjuvante na linfografia para visualização do sistema linfático que drena a área em que é injetado. Não possui ação farmacológica conhecida. Estudos de absorção realizados em ratos indicam que, após uma injeção subcutânea de 1 mL de solução a 1%, 34% são absorvidos em 30 minutos, 69% em 60 minutos e 100% em 24 horas; 10% são excretados inalterados pela urina em 24 horas e o restante, pelo sistema biliar. Reações adversas do tipo alérgicas ocorrem em cerca de 1,5% dos pacientes e incluem edema localizado e prurido das mãos, abdome e pescoço. Edema de face e glote, angústia respiratória e choque já foram descritos. Essas reações são mais prováveis em pacientes com história de hipersensibilidade. Seu uso seguro durante a gravidez e a lactação, assim como em crianças, ainda não foi estabelecido.

TESTES COM ANTÍGENOS CRIPTOCÓCICOS

Crypto-LA — lâminas de teste usadas em amostras de liquor e plasma que fazem a determinação qualitativa ou quantitativa de antígenos de *Cryptococcus neoformans.*

TESTES DE COLESTEROL

Advanced Care — teste de colesterol em amostra de sangue.

TESTES DE GRAVIDEZ (Veja Quadro 64.4)

Quadro 64.4 Testes de Gravidez: Pesquisa de Gonadotrofina Coriônica Humana

NOME COMERCIAL DO TESTE	FABRICANTE	FORMA DISPONÍVEL
Advance	Ortho	Bastão para exame de urina
Answer Plus	Carter Wallace	*Kit* para exame de urina
Answer Quick & Simple	Carter Wallace	*Kit* para exame de urina
Conceive Pregnancy	Quidel	*Kit* para exame de urina
Clearblue Easy	Whitehall	Bastão para exame de urina
e.p.t. Quick Stick	Parke Davis	Bastão para exame de urina
Fact Plus	Ortho	*Kit* para exame de urina
First Response	Carter Wallace	Bastão para exame de urina
Fortel Midstream	Biomerica	Bastão para exame de urina
Fortel Plus	Biomerica	*Kit* para exame de urina
Pregnosis	Roche	Lâminas para exame de urina
Nimbus Quick Strip	Biomerica	Tiras de teste para urina
RapidVue	Quidel	*Kit* para exame de urina
QTest	Quidel	Bastão para exame de urina
UCG Slide	Wampole	Lâminas para teste em urina
Abbott Test Pack hCG Urine Plus	Abbott	*Kit* para exame de urina
Nimbus	Biomerica	*Kit* para exame de urina
Nimbus Plus	Biomerica	*Kit* para exame de urina
Unistep hCG	Orion Diagnostica	*Kit* para exame de urina
QuickVue	Quidel	Cassetes para teste em urina
Sure Cell Pregnancy	Kodak	*Kit* para exame de urina
UCG Beta Slide Monoclonal II	Wampole	Lâminas para teste em urina
Clearview hCG	Wampole	Tiras para teste em urina

TESTES DE MENINGITE

Usados para a detecção qualitativa de *Neisseria meningitidis* sorogrupos A, B, C, Y e antígenos W135.

Bactigen N Meningitides — lâminas de teste para sangue, soro, urina ou liquor.

TESTES DE OVULAÇÃO (Veja Quadro 64.5)

TESTES DE RASTREAMENTO DE ALERGIA

CAST Reagent Sticks — bastões reagentes usados em amostras de plasma para pesquisar imunoglobulina E.

Quadro 64.5 Testes de Ovulação: Medidas do Hormônio Luteinizante para Prever a Ovulação

NOME COMERCIAL DO TESTE	FABRICANTE	FORMA DISPONÍVEL
Answer Ovulation	Carter Wallace	*Kit* para exames de urina
Clearplan Easy	Whitehall	*Kit* para exames de urina
OvuQUICK Self-Test	Quidel	*Kit* para exames de urina
OvuKIT Self-Test	Quidel	*Kit* para exames de urina
Color Ovulation Test	Biomerica	*Kit* para exames de urina
First Response Ovulation Predictor	Carter Wallace	*Kit* para exames de urina
Conceive Ovulation Predictor	Quidel	Cassetes para exames de urina
QTest Ovulation	Quidel	*Kit* para exames de urina

TESTE DE TOXOPLASMOSE

TPM Test Kit — para pesquisar *Toxoplasma gondii* no sangue.

TESTES GASTROINTESTINAIS

Os seguintes testes são usados na abordagem diagnóstica das doenças do trato GI.

Entero-Test — cápsulas com filamento para coleta de líquido duodenal.

Entero-Test Pediatric Capsules — cápsulas com filamento para coleta de líquido duodenal em crianças.

Gastro-Test — cápsulas com filamento para coleta de ácido gástrico.

Pyloriset — *kit* reagente para teste no soro.

TESTES PARA GONORRÉIA

Biocult-GC — pás de cultura de mostra endocervical, da uretra anterior, anal ou orofaríngea. Gonozyme — *kit* reagente para amostras urogenitais.

Isocult for *Neisseria gonorrhoea* Culture Confirmation Test — *kit* para cultura de amostras retal, uretral e endocervical, faríngea e conjuntival.

TUBERCULOSE (Veja Cap. 56)

TUBERCULINA, ANTIGA — Cap. 89.

TUBERCULINA, DERIVADO PROTEICO PURIFICADO (PPD) — Cap. 89.

URÉIA SANGUÍNEA

Azostix Strips — tiras reagentes para exame de urina.

REFERÊNCIAS

1. Jacobson PD, Rosenquist CH. *JAMA* 1988; 260: 1586.
2. Lawrence V, Matthai W, Hartmaier S. *Invest Radiol* 1992; 1992: 2.

CAPÍTULO **65**

Medicamentos Tópicos

Kristine Knutson, PhD
Associate Professor of Pharmaceutics
College of Pharmacy
University of Utah
Salt Lake City, UT 84112

Lynn K Pershing, PhD
Research Associate Professor of Dermatology
School of Medicine
University of Utah
Salt Lake City, UT 84132

Os agentes químicos podem ser aplicados à pele e às mucosas para efeitos locais na pele ou na membrana. Muitos desses, como os antibióticos, os anti-sépticos, os corticosteróides, os antineoplásicos e os anestésicos locais, pertencem a classes farmacológicas distintas abordadas em outros capítulos, e não serão discutidos especificamente aqui. Entretanto, os sistemas de administração transdérmica para componentes cuja atividade farmacológica é discutida em outro local são esquematizados rapidamente do ponto de vista da administração neste capítulo. O foco primário deste capítulo é o grupo heterogêneo de agentes que não fazem parte da classe medicamentosa farmacêutica, mas que também têm efeitos nas superfícies epiteliais e que são, em sua maior parte, não-seletivos em termos de ação.

Esses agentes tópicos que agem localmente e têm atividade química e farmacocinética limitadas geralmente têm uma ação basicamente *física*. Incluídos nesse grupo estão os agentes protetores, adsorventes, demulcentes, emolientes e de limpeza. A neutralidade relativa de muitas dessas substâncias dá a eles grande valor como veículo e excipiente. Conseqüentemente, muitos agentes nesse grupo também são necessidades farmacêuticas e podem ser tratados no Cap. 55.

Os agentes tópicos que têm reatividade *química* geral incluem a maioria dos adstringentes, irritantes, rubefacientes, vesicantes, agentes esclerosantes, cáusticos, escaróticos, muitos agentes queratolíticos (esfoliantes) e um grupo variado de agentes dermatológicos, que inclui agentes hipopigmentantes e antipruriginosos.

Embora a pele (descrita com maiores detalhes no Cap. 37) e outras membranas (veja Cap. 44 sobre olhos e Cap. 59 sobre absorção através de outras membranas) difiram consideravelmente em estrutura e função, elas exibem propriedades absortivas semelhantes para alguns agentes químicos e respostas semelhantes a certos estímulos físicos e farmacológicos. Assim, muitos desses agentes encontrados neste capítulo podem ser aplicados a outras membranas. Contudo, é óbvio que muitos agentes, para os quais exista tanto uma contra-indicação ou não exista nenhuma justificativa na aplicação nas membranas mucosas, podem ser aplicados apenas na pele.

PROTETORES E ADSORVENTES

No seu senso farmacológico mais amplo, um protetor é qualquer agente que isola a superfície exposta (pele ou outras membranas) do estímulo nocivo ou irritante. As substâncias que protegem por meio mecânico ou por outro meio físico são consideradas protetoras. Embora a superfície de ação dos adsorventes e demulcentes possa conferir alguma proteção, os demulcentes e emolientes são colocados em categorias separadas que refletem suas funções dermatológicas principais.

A categoria resumida dos protetores compreende principalmente os pós, os adsorventes, os agentes protetores mecânicos e os emplastros.

Pós

Certas substâncias relativamente inertes e insolúveis são usadas para cobrir e proteger as superfícies epiteliais, as úlceras e os ferimentos. Usualmente, essas substâncias são pós finos. Geralmente absorvem a umidade e, portanto, agem como dessecantes. A absorção da umidade cutânea diminui a fricção e também desfavorece o crescimento de algumas bactérias.

Os pós que absorvem água não devem ser aplicados em superfícies úmidas ou com escoriações por causa da formação de crostas empastadas e aderentes. O amido e outros carboidratos em pó podem tornar-se pastosos com a absorção de líquidos com base aquosa, mas também podem fermentar. Conseqüentemente, tais pós freqüentemente contêm um anti-séptico. A maioria dos pós finos é um tanto absortiva. Se a absorção a substâncias outras que não a água contribui para a proteção da pele é incerto; entretanto, a absorção dos ácidos graxos e dos constituintes perspirantes associada aos secadores cutâneos contribui para uma ação desodorante de tais pós. É geralmente aceito que a capacidade adsortiva é importante para a ação protetora gastrointestinal (GI) dos pós inertes quimicamente tomados internamente.

Os pós quimicamente inertes não são inteiramente inertes biologicamente, a despeito do nome. Quando carreados para os poros ou cortes ou deixados sobre a pele ou superfícies epiteliais, os pós, por exemplo os talcos, podem causar irritação, granulomas, fibrose ou adesões. Mesmo sem irritação direta ou obstrução da perspiração, o pó pode ser incômodo.

Os pós absorvíveis (Biosorb, Ezon) estão disponíveis nas luvas cirúrgicas. Esse pó absorvível é misturado com 2% de óxido de magnésio e contém porções residuais de sulfato de sódio e cloreto de sódio. Essa mistura não produz reação nos tecidos e é absorvida completamente em um período curto de tempo. O amido também tem qualidades secadoras e absortivas (Fordustin powder; 90 e 24 g). Esses produtos, no entanto, podem ser metabolizados pela *Candida* e podem assim agravar uma infecção.

Um produto contendo detranomerzzaq;1 (Debrisan) promove o debridamento das superfícies secretoras, incluindo estase venosa e úlceras de decúbito, ferimentos traumáticos e cirúrgicos infectados, assim como queimaduras infectadas. Ele consiste em pequenas esferas hidrofílicas (0,1 a 0,3 mm de diâmetro) de dextranômero. As esferas são compostas por um entrelaçamento tridimensional de dextrana com ligações cruzadas. Esse entrelaçamento embebe seletivamente as moléculas no âmbito da massa molecular (moléculas $<$1.000 dáltons são embebidas; moléculas de 1.000 a 5.000 dáltons sofrem absorção diminuída conforme aumenta o peso molecular, e as moléculas $>$5.000 dáltons não são embebidas). Quatro mililitros de água são absorvidos para cada grama de dextranômero, e a absorção é contínua enquanto as esferas insaturadas estiverem em contato com o ferimento. Essa terapia está associada a remoção rápida e contínua do exsudato da superfície do ferimento, resultando em acentuada redução da inflamação, do edema e da dor, assim como em aumento na formação de tecido de granulação e na redução do tempo de cura do ferimento.

Diversos pós são incorporados aos ungüentos, cremes e loções. Eles também servem para outras funções em comprimidos e outras formas farmacêuticas.

ÁCIDO BÓRICO — Cap. 55.

AMIDO DE MILHO — Cap. 55.

BENTONITA — Cap. 55.

BISMUTO, SUBSALICILATO DE — Cap. 66.

CARBONATO DE CÁLCIO, PRECIPITADO — Cap. 66.

CELULOSE, EM PÓ — veja RPS-19, Cap. 78.

DIÓXIDO DE TITÂNIO — Adiante, no final deste capítulo.

ESTEARATO DE MAGNÉSIO — Cap. 55.

ESTEARATO DE ZINCO

Ácido octadecanóico, sal de zinco

Estearato de zinco [557-05-1]. É um composto de zinco com uma mistura de ácidos orgânicos obtidos das gorduras, que consiste principalmente em proporções variáveis de estearato de zinco e palmitato de zinco. Contém o equivalente a 12,5 a 14,0% de ZnO (81.38).

Preparação — Uma solução aquosa de sulfato de zinco é adicionada a uma solução de estearato de sódio, e o precipitado é lavado com água até estar livre do sulfato e secado.

Descrição — Pó volumoso, fino, branco, sem granulações, com uma cor pálida característica; neutro quando embebido no papel tornassol.

Solubilidade — Insolúvel em água, álcool ou éter; solúvel em benzeno.

Comentários — É usado nos ungüentos que *repelem a água* e como *pós* na prática dermatológica para esse efeito dessecador, adstringente e *protetor*. Tem sido removido dos pós para bebês, devido a inalações acidentais, fatais.

ÓXIDO DE ZINCO — Mais adiante.

TALCO — Cap. 55.

Protetores Mecânicos e Químicos

Diversos materiais podem ser aplicados na pele para formar um filme aderente, contínuo, que possa ser tanto flexível como semi-rígido, dependendo dos materiais e de suas formulações, assim como da maneira pela qual eles são aplicados. Tais materiais podem ter diversos propósitos, incluindo (1) fornecer proteção oclusiva do ambiente externo, (2) fornecer suporte mecânico e/ou (3) servir como veículo para vários medicamentos.

As duas classes principais de protetores mecânicos são os colóides e os emplastros. Seu uso está diminuindo com o reconhecimento progressivo da importância da exposição ao ar na manutenção de uma flora bacteriana balanceada normalmente de baixa patogenicidade. Também, os protetores mecânicos podem ser algo irritantes pela interferência no transporte percutâneo normal de água causado por certos oligômeros, resinas e outros componentes, especialmente nos emplastros. Os ceratos podem ser empregados semelhantemente aos emplastros. As ataduras, os curativos, as novas membranas polímeras permeáveis ao vapor e também as ataduras rígidas proporcionam proteção e suporte mecânico (veja Cap. 108 para informações adicionais). Uma breve discussão dos emplastros é incluída no Cap. 44.

Vários pós insolúveis e relativamente inertes que permanecem essencialmente inalterados quimicamente no trato GI podem possuir propriedades de superfície que favorecem sua absorção na mucosa GI. Tais materiais podem oferecer proteção mecânica contra a abrasão e podem até oferecer uma pequena proteção contra toxinas e irritantes químicos. Muitos desses tais protetores também são adsorventes (carvão vegetal, compostos do bismuto, caulim) ou adstringentes (compostos com zinco e bismuto). Eles são discutidos em outras categorias.

CARBONATO DE ZINCO

Smithsonite; Zincspar

[3486-35-9] CO_3Zn (125.38).

Descrição — Romboedróides brancos.

Solubilidade — Solúvel em 10 ppm na água a 15°; solúvel em ácidos, álcalis ou soluções de sais de amônio diluídos.

Comentários — É tanto um lubrificador quanto um agente secante. Como protetor cutâneo, ele cai na Categoria I da FDA. É incluído nos produtos comerciais tópicos para queimaduras comuns e queimaduras solares, além de serem protetores improvisados.

CAULIM — Cap. 66.

COLÓDIO

Adicione o álcool e o éter à piroxilina contida num recipiente apropriado, e tampe bem o recipiente. Agite a mistura de vez em quando até que a piroxilina esteja dissolvida.

Contém não menos que 5,0%, por peso, de piroxilina.

Piroxilina	40 g
Éter	750 mL
Álcool	250 mL
Para fazer cerca de	1.000 mL

Descrição — Líquido claro ou levemente opalescente; incolor, ou levemente amarelado, com o odor de éter; gravidade específica entre 0,765 e 0,775.

Conteúdo Alcoólico — 22 a 26% de C_2H_5OH.

Comentários — Usado especialmente para selar pequenos ferimentos para a preparação de medicamentos colódios, e para proteger as áreas não-afetadas da pele dos irritantes, corrosivos, etc. aplicados topicamente.

Cuidado — O colódio é altamente inflamável.

COLÓDIO DE ÁCIDO SALICÍLICO — Cap. 66.

DIMETICONA

Simeticona; 360 Medical Fluid; Sentry Dimethicone

[9006-65-9] $(C_2H_6OSi)_n$. É um óleo siliconizado que repele a água, consistindo essencialmente em polímeros de dimetil siloxano (200 séries de líquidos; ver *Silicones*, adiante).

Preparação — US Pat. 2.441.098.

Descrição — Transparente como água, viscosa, líquido semelhante ao óleo.

Solubilidade — Imiscível com a água ou o álcool; miscível com clorofórmio ou éter.

Comentários — Exibe as propriedades de aderência cutânea e repulsora de água. É tanto *protetora* quanto *emoliente*, para a qual a classificação da Food and Drug Administration (FDA) é Categoria I. Aplicada na pele, forma um filme *protetor* que fornece uma barreira ao sabão comum e à água e aos irritantes comuns solúveis em água. O filme pode durar diversas horas se a pele estiver exposta, principalmente em meio aquoso. O filme fornece uma barreira menos eficaz aos detergentes sintéticos e aos materiais solúveis em lipídios, tais como aos solventes orgânicos. Ela não deve ser aplicada, exceto nas dermatoses de contato e nas dermatoses agravadas por substâncias que podem ser repelidas pelo silicone. É útil na prevenção da irritação da amônia produzida pela urina das crianças, mas pode exacerbar uma irritação preexistente. A proteção oclusiva pelo silicone é prejudicial para a pele inflamada, traumatizada ou escoriada e para lesões que necessitam de drenagem livre. Entretanto, aplicada nas áreas adjacentes a tais lesões, oferece proteção contra as descargas irritantes e a maceração. É praticamente inofensiva e não sensibiliza a pele, mas causa uma irritação temporária nos olhos. Pode ser incorporada a cremes ou loções.

EMULSÃO DE ÓLEO MINERAL — veja RPS-19, Cap. 41.

ESPONJA DE GELATINA, ABSORVÍVEL — Cap. 67.

GAZE DE PETROLATO

Petrolated Gauze

É uma gaze absorvente saturada com petrolato branco. O peso do petrolato é 70 a 80% do peso da gaze. É estéril.

Preparação — Pela adição, sob condições assépticas, do petrolato branco fundido e estéril, para secar, a gaze absorvente, previamente cortada no tamanho para ser aplicada na superfície, na proporção de 60 g de petrolato para cada 20 g de gaze.

Comentários — É um curativo *protetor*; também usado como material de embrulho para tampões pós-operatórios, máscaras, rolos e compressas, e como um dreno, ou para intubação. Alega-se que não existe nenhum perigo de maceração tecidual e que não ocorre nenhum crescimento de tecido de granulação através dele.

GEL DE HIDRÓXIDO DE ALUMÍNIO — Cap. 66.

LANOLINA — Cap. 55.

LANOLINA, ANIDRA — Cap. 55.

ÓLEO DE AMENDOIM — Cap. 55.

ÓLEO DE OLIVA (AZEITE) — veja RPS-19, Cap. 79

ÓLEO MINERAL — Cap. 66.

ÓLEO MINERAL, LEVE — Cap 55.

PETROLATO — Cap. 55.

SILICONES

Poliorganossiloxanos; Silastic; Silicone Rubber

São polímeros de organossilicone contendo cadeias que alternam entre os átomos de oxigênio e silício com grupamentos orgânicos, freqüentemente metil ou fenil, ligadas a cada átomo de silício.

Preparação — Podem ser preparados sinteticamente por *silanóis* alquilados ou arilados. *Silanodióis* dissubstituídos [$R_2Si(OH)_2$] formam polímeros lineares, com a fórmula geral

$$\mathrm{HO{-}\underset{R}{\overset{R}{Si}}{-}O{-}\left[\underset{R}{\overset{R}{Si}}{-}O\right]_n{-}\underset{R}{\overset{R}{Si}}{-}OH}$$

Os polímeros com ligação cruzada resultam da condensação de misturas de silanodióis substituídos e *silanotrióis* monossubstituídos [$RSi(OH)_3$], representados por uma fórmula parcial na qual R é um radical hidrocarboneto:

$$\left[\begin{array}{ccccccc} & R & & R & & R & \\ -O- & Si & -O- & Si & -O- & Si & -O- \\ & R & & | & & R & \\ & & & O & & & \\ & R & & | & & R & \\ -O- & Si & -O- & Si & -O- & Si & -O- \\ & R & & R & & R & \end{array}\right]_n$$

Um método de preparação envolve a interação do tetracloreto de silício com os reagentes de Grignard apropriados para formar diclorossilanos alquilados ou arilados. Após a hidrólise aos silanóis substituídos correspondentes, os procedimentos de desidratação são usados para efetuar a polimerização condensadora. A reação global, como envolve um silanodiol dissubstituído, pode ser representada como

Tetracloreto de silício — **Diclorossilano dissubstituído** — **Silanodiol dissubstituído** — **Polímero de silicone linear**

Descrição — Os silicones com um espectro amplo de propriedades podem ser produzidos pela variação no peso molecular, pela variação na substituição dos grupamentos R, ou da razão R:Si (seja polímero linear, cíclico, ou com ligação cruzada) e dos graus de ligações cruzadas. Fisicamente, os silicones variam de líquidos até líquidos de baixa viscosidade e semi-sólidos a sólidos. Os silicones lineares (líquidos a semi-sólidos) têm um espectro de viscosidade variando de 0,65 a 1.000.000 de centistokes. Os silicones lineares com peso molecular maior formam sólidos. Os silicones com ligação cruzada podem exibir desde propriedades parecidas com o gel a propriedades parecidas com os sólidos, dependendo do grau de ligação cruzada e da estrutura química da unidade repetitiva. Em geral, os silicones são inodoros, insípidos, repelem a água, são relativamente inertes quimicamente, estáveis sob alta e baixa temperaturas e eficientes como agentes antiespuma.

Solubilidade — Os silicones não-modificados são geralmente insolúveis na água, e freqüentemente são denominados *óleos de silicone*. Entretanto, um sal de sódio solúvel na água de um silicone simples, o *siliconato metil de sódio* [$CH_3Si(OH)_2ONa$], é comercializado.

Comentários — As preparações que contêm silicones têm vários usos dermatológicos (veja *Dimeticona*) e são usadas como ingredientes básicos em ungüentos e linimentos. Na forma de *sprays* de inalação, as preparações com silicone têm sido empregadas no tratamento do edema pulmonar envolvendo a formação de espuma no trato respiratório superior. Elas também têm sido usadas por via oral como agente antiflatulento ou antifisético (veja *Simeticona*, Cap. 66).

Uma *pomada especial* de silicone tem encontrado aceitação para o uso como agente físico no tratamento de condições que requerem exercício com os dedos. As propriedades de repelir a água dos silicones são empregadas em várias aplicações nas quais a drenagem de líquidos aquosos das superfícies é desejada.

Os silicones exibem baixa irritação como resultado das propriedades químicas, físicas e mecânicas da sua superfície. Conseqüentemente, as borrachas siliconizadas são componentes de vários cateteres e tubos projetados para uso por pouco tempo. Os implantes sólidos que incorporam o silicone nas suas composições incluem o nariz, o queixo e outros tipos de próteses de plástico, reconstrutoras e usadas em procedimentos ortopédicos.

Além do uso envolvendo as características antifiséticas, de repelir a água e não-irritantes, os líquidos de silicone também são empregados para prevenir a adesão entre os componentes ou materiais e como agentes liberadores. Os exemplos do seu uso como agente liberador incluem a liberação da borracha e dos plásticos de moldes, os alimentos do metal, o gelo das asas das aeronaves e as cápsulas e comprimidos dos moldes e cubos nos quais eles são fabricados.

Os silicones líquidos têm sido usados para preencher áreas do corpo que sejam hipoplásticas para fins cosméticos, embora esse líquido tenda a deslocar-se pelo fluxo sob a gravidade e o movimento. Embora o uso dos silicones líquidos na cirurgia reconstrutora da mama e aplicações semelhantes esteja sendo reavaliado em relação à segurança, os materiais sólidos continuam a ser bem aceitos nas aplicações biomédicas.

As borrachas de silicone de maior peso molecular (sólido) são usadas para encapsular hormônios esteróides e outros medicamentos feitos para implantação crônica. Por exemplo, Norplant (*Wyeth-Ayerst*) é um implante contraceptivo que incorpora o levonorgestrel em bastões com base em borracha siliconizada. O esteróide é liberado lentamente do implante num período prolongado para fornecer aproximadamente 5 anos de uso contínuo.

Os materiais com base em silicone são também uma classe importante de materiais para lentes de contato. O polímero de silicone é permeável ao gás, permitindo assim que o oxigênio passe através da lente de contato até a córnea. Entretanto, os silicones não são hidrogéis e não absorvem grandes quantidades de água como as lentes de contato com base hidrogel. O material exibe uma irritação mínima, se houver alguma, como resultado das propriedades químicas e físicas de superfície, e são confortáveis de usar pela permeabilidade do gás e pelas propriedades mecânicas.

Bandagens Oclusivas

As bandagens oclusivas alteram os aspectos ambientais de certos tipos de ferimentos que podem facilitar a cura. Embora um ambiente úmido para o ferimento possa ser benéfico, existem certas desvantagens. A umidade tem sido associada a taxas acentuadas de reepitelização. O aumento rápido do número de células inflamatórias no local do ferimento pode destruir alguns restos celulares. Apesar de serem observados aumentos transitórios nas contagens bacterianas em bandagens oclusivas, as infecções usualmente não ocorrem, em parte como resultado do aumento transitório das populações de células inflamatórias. A cura dérmica e epidérmica também pode ser favorecida pelo pH baixo e por um ambiente pobre em oxigênio. Portanto, tais bandagens fornecem proteção física.

Bandagens sintéticas feitas de polímeros permeáveis aos gases foram desenvolvidas. Esses materiais fornecem proteção química e física enquanto mantêm um microambiente mais aceitável. Os filmes feitos de poliuretano que são permeáveis ao oxigênio e ao vapor de água incluem Op-site, Tegaderm e Bioclusive. O Duo-Derm (*Conva Tec*) é um polímero hidrofóbico com partículas hidroativas embebidas que é impermeável ao vapor d'água e ao oxigênio. A aplicação depende de se a bandagem é auto-aderente.

DEMULCENTES

Os demulcentes (latim, *demulcere*, suavizante) são agentes protetores empregados principalmente no alívio da irritação, sobretudo das mucosas ou dos tecidos escarificados. Eles também são freqüentemente aplicados na pele. Eles geralmente são aplicados na superfície em preparações viscosas e pegajosas que cobrem a área prontamente. Eles também podem ser curativos. A ação local dos irritantes químicos, mecânicos ou bacterianos, então, é diminuída, e a dor, os reflexos, os espasmos ou o catarro são atenuados. Eles também impedem que a superfície afetada resseque. Os demulcentes podem ser aplicados na pele (loções, ungüentos, bandagens úmidas), no trato GI (bebidas demulcentes ou enemas), na garganta (pastilhas ou gargarejos) ou nas membranas córneas (lágrimas artificiais e em agentes umidificadores para lentes de contato). Quando os demulcentes são aplicados como material sólido (como pastilhas ou pós), o líquido é fornecido por fluidos secretados ou exsudados. Os demulcentes freqüentemente são medicados. Em tais exemplos o demulcente pode ser um adjuvante, um corretivo ou uma necessidade farmacêutica. Muitos demulcentes são também laxantes (Cap. 66) e são usados como tais, ou são usados com os laxantes ou antiácidos para sua ação demulcente e lubrificante.

Várias substâncias químicas possuem propriedades demulcentes. Entre essas estão alginatos, mucilagens, resinas, dextrinas, amidos, certos açúcares e glicóis poliídricos poliméricos. O muco por si só é um demulcente natural. Certos silicatos que formam ácido salicílico na exposição ao ar ou ao suco gástrico e glicerina, embora o ácido salicílico tenha um baixo peso molecular e relativamente baixo poder de ligação, freqüentemente são colocados entre os demulcentes. Também os óxidos aquosos coloidais, os hidróxidos e os sais básicos de vários metais são demulcentes por direito, mas uma prova clínica aceitável dessa alegação não foi fornecida.

As propriedades coloidais hidrofílicas da maioria dos demulcentes os habilitam a funcionar como emulsificadores e agentes em suspensão em ungüentos e suspensões solúveis em água. Eles também retardam a absorção de muitas injeções e, portanto, podem ser empregados em várias preparações de depósito. Muitos desses demulcentes mascaram o gosto dos medicamentos através de pelo menos três fenômenos físicos: (1) aparentemente encobrem os receptores gustatórios e os deixam menos sensíveis; (2) incorporam muitos solutos orgânicos em micelas e, portanto, diminuem as concentrações livres de tais solutos; e (3) encobrem as superfícies de muitas partículas em suspensão. Pela adesividade dos demulcentes, eles são empregados amplamente como agentes ligadores em comprimidos, pastilhas e apresentações similares. Conseqüentemente, certos demulcentes são discutidos no Cap. 55.

ACÁCIA — Cap. 55.

ÁGAR — Cap. 55.

ÁLCOOL POLIVINÍLICO — Cap. 55.

ALGINATO DE SÓDIO — Cap. 55.

BENZOÍNA

Gum Benjamin; Benzoe

A resina balsâmica da *Styrax benzoin* Dryander ou *Styrax paralleloneurus* Perkins, conhecida no comércio como Sumatra Benzoin, ou do *Styrax tonkinensis* (Pierre) Craib ex Hartwick, ou outras espécies da Seção *Anthostyrax* do gênero *Styrax*, é conhecida no comércio como Siam Benzoin (Fam *Styraceae*).

A benzoína Sumatra forma não menos que 75,0% de extrato álcool-solúvel, e a benzoína Siam forma não menos que 90,0% do extrato álcool-solúvel.

Constituintes — A Siam Benzoin contém cerca de 69% de *coniferil benzoato* cristalino [$C_{17}H_{16}O_4$]; até 10% de uma forma amorfa desse composto está também presente. Algum *álcool coniferil* (*álcool m-metóxi-p-hidroxicinamil*, mp 73° a 74°) ocorre também no estado livre. Outros compostos que foram isolados são o *ácido benzóico*, 11,7%; *ácido d-siarresinólico*, 6%; *benzoato cinamil*, 2,3%; e *vanilina* 0,3%.

Tem sido relatado que a benzoína Sumatra contém álcool benzóico e cinâmico, ésteres do álcool *benzorresinol* e provavelmente também do álcool coniferil, os *ácidos benzóico* livre e *cinâmico, styrene*, 2 a 3% *cinamil cinamato* (também chamado *estiracina*), 1% *cinamato fenilpropil*, 1% *vanilina*, um traço de *benzaldeído*, um pouco de *benzil cinamato*, e o álcool *d-sumarresinol* $C_{30}H_{48}O_4$.

Descrição — *Benzoína Sumatra*: Blocos ou torrões de tamanhos variados feitos de gotas compactadas, com uma massa resinosa vermelho-amarronzada, vermelho-acinzentada ou cinza-amarronzada. *Benzoína Siam*: Blocos comprimidos tipo cristal de rocha de tamanhos e formas variados. Ambas as variedades são amareladas a marrom cor de ferrugem externamente e branco leitoso na fratura; duras e quebradiças a temperaturas normais, mas amolecem pelo calor; odor aromático e balsâmico; gosto aromático e levemente picante.

Comentários — Constitui uma aplicação *protetora* para as irritações da pele. Quando misturada com glicerina e água, a tintura pode ser aplicada localmente em *úlceras cutâneas, escaras, fissuras mamilares* e *fissuras* dos lábios e do ânus. Para inflamação da garganta e brônquica, a tintura pode ser administrada com açúcar. A tintura e o composto da tintura algumas vezes são usados no vapor como inalantes por sua *ação expectorante* e *calmante* na laringite aguda e no crupe. Em combinação com o óxido de zinco, é usada em ungüentos para bebês.

Tintura Composta de Benzoína [Balsamum Equitis Sancti Victoris, Balsamum Commendatoris, Balsamum Catholicum, Balsamum Traumaticum, Balsamum Vulnerarium, Balsamum Persicum, Balsamum Suecium, Balsamum Friari, Balsamum Vervaini, Guttae Nader, Guttae Jesuitarium, Tinctura Balsamica, Balsam of the Holy Victorious Knight, Commander's Balsam, Friar's Balsam, Turlington's Drops, Persian Balsam, Swedish Balsam, Vervain Balsam, Turlington's Balsam of Life, Balsam de Maltha, Ward's Balsam, Jerusalem Balsam, Saint Victor's Balsam, Wade's Drops, Wound Elixir e Balsamic Tincture] — *Preparação:* Com a benzoína (em pó moderadamente grosseiro, 100 g), o aloé (em pó moderadamente grosseiro, 20 g), o bálsamo storax (80 g) e o tolu (40 g), prepare uma tintura (1.000 mL) pelo Processo M (Cap. 39), usando o álcool como solvente. *Conteúdo Alcoólico*: 74 a 80% C_2H_5OH. *Comentários:* Especialmente valiosa na *laringite* aguda, também no crupe, quando adicionada à água quente e ao vapor inalado. Pela adição de uma colher de chá cheia de tintura à água fervendo num inalador e inalando o vapor, resultados muito eficazes podem ser obtidos. Veja Cap. 109. É também administrada, com açúcar, para inflamação na garganta e nos brônquios e com uma aplicação local, quando misturada com glicerina e água, para *úlceras, escaras, fissuras mamilares* e *fissuras* dos lábios e do ânus.

CELULOSE HIDROXIETIL — Cap. 55.

CELULOSE HIDROXIPROPIL — Cap. 55.

CELULOSE HIDROXIPROPIL (IMPLANTE)

Lacrisert

Descrição — Estéril; translucente; forma de bastão.

Solubilidade — Solúvel na água.

Comentários — Para administração no fundo-de-saco inferior do olho. É usado quando o lacrimejamento está inadequado ou para aumentar a espessura do filme lacrimal e prolongar o seu tempo, que usualmente está acelerado nos pacientes com estados de xeroftalmia moderada a grave, incluindo hiperemia conjuntival, coloração de córnea e conjuntiva com rosa-de-bengala, exsudação, prurido, sensação de queimação, sensação de corpo estranho, pontadas, fotofobia, ressecamento e borramento visual.

GELATINA — Cap. 55.

GLICERINA — Cap. 75.

GLICIRRIZA — Cap. 55.

METILCELULOSE — Cap. 55.

METILCELULOSE CARBÔMERO — veja RPS-19, Cap. 78.

METILCELULOSE HIDROXIPROPIL — Cap. 55.

PECTINA — Cap. 66.

POLIETILENO GLICÓIS — Cap. 55.

PROPILENOGLICOL — Cap. 55.

SOLUÇÃO OFTÁLMICA DE ÁLCOOL POLIVINÍLICO

VasoClear A

É uma solução estéril de álcool polivinílico, que pode conter agentes antimicrobianos, tampões e estabilizadores e outras substâncias demulcentes.

[9002-89-5] (Álcool polivinil).

Preparação — Pela hidrólise parcial (*ca* 90%) de acetato de polivinil.

Descrição — É um pó branco que é um polímero linear, —$(CH_2$—$CHOH)_n$—, em que o valor do n é entre 500 e 5.000; pH (solução aquosa 1 para 25) entre 5 e 8.

Solubilidade — Solúvel em água; insolúvel em solventes orgânicos.

Comentários — É uma *solução umidificadora* para lentes de contato. O álcool polivinílico tem uma ação demulcente que ajuda a proteger os olhos da irritação pelas lentes de contato. É também usado nas *lágrimas artificiais*, empregadas quando existe lacrimejamento insuficiente.

SOLUÇÃO OFTÁLMICA DE METILCELULOSE

É uma solução estéril de metilcelulose; pode conter agentes antimicrobianos, tamponadores e estabilizadores.

Comentários — Usada para os mesmos propósitos, e da mesma maneira, que a *Solução Oftálmica de Metilcelulose Hidroxipropil*, a seguir.

SOLUÇÃO OFTÁLMICA DE METILCELULOSE HIDROXIPROPIL

É uma solução estéril de metilcelulose hidroxipropil, de um grau contendo 19,0 a 30,0% de grupos metóxi e 4,0 a 12,0% de hidroxipropóxi; pode conter agentes antimicrobianos, tampões e estabilizadores.

Comentários — É uma *solução umidificadora para lentes de contato*. Sua ação demulcente diminui o efeito irritante da lente na córnea. Também confere propriedades viscosas à solução umidificadora, que ajudam a manter a lente no lugar. O efeito demulcente também tem aplicação nos descongestionantes oftálmicos. As formulações de *lágrimas artificiais* contendo esse medicamento podem ser usadas quando o lacrimejamento é inadequado. Uma solução a 2,5% é usada em gonioscópios.

TRAGACANTO (ALCANTIRA) — Cap. 55.

EMOLIENTES

Os emolientes (latim, *emollier*, amolecer) são substâncias leves, oleosas ou oleaginosas que podem ser aplicadas localmente, sobretudo na pele, mas também nas mucosas. A pele usualmente parece *seca* pela falta de umidade. Os emolientes ou umectantes aumentam a umidade contida no tecido, portanto tornam a pele mais macia e maleável. A umidade da pele pode ser aumentada se for evitada a perda de água com uma barreira oclusiva imiscível com a água, aumentando a capacidade de retenção da água na pele com os umectantes, ou alterando a descamação da camada mais superficial da pele, o estrato córneo.

A classe de veículos para emolientes que fornece a faixa de efeito mais umectante ao mais ressecante na pele inclui bases oleaginosas, bases de absorção anidras, emulsões A/O (água em óleo), emulsões O/A (óleo em água), os compostos miscíveis com água (mais neutros) e, finalmente, as bases em gel e em solução mais secativas.

Os emolientes têm certas desvantagens. Agora é reconhecido que a retenção da perspiração sob o emoliente e a exclusão do ar produzem condições favoráveis ao crescimento de bactérias anaeróbias. Além disso, esfregar e massagear durante a aplicação auxiliam a espalhar as bactérias cutâneas. Conseqüentemente, o uso de emolientes para cobrir queimaduras e abrasões está diminuindo. Alguns emolientes (p. ex., lanolina, tanto a forma hidroxilada como a acetilada; miristato e palmitato de isopropil; álcool oleil e sulfato lauril de sódio) são comedogênicos. Outros líquidos emolientes podem ser usados para uma catarse leve (Cap. 66) e para proteção contra os corrosivos GI; entretanto, o óleo de rícino é hidrolisado no intestino ao ácido ricinoleico irritante e, nesse local, é empregado como um emoliente apenas externamente. Os emolientes líquidos administrados por via oral podem ser aspirados para a traquéia e os pulmões, especialmente pelas crianças; no doente, tal aspiração induz a *pneumonia por aspiração de óleo*. Essa condição também pode ser induzida pelas gotas nasais do emoliente.

O principal uso das substâncias emolientes, além das suas ações terapêuticas, é fornecer veículo para medicamentos solúveis em lipídios (como nos ungüentos e linimentos); daí muitos deles serem descritos entre as necessidades farmacêuticas (Cap. 55). É uma crença geral, embora incorreta, de que tais veículos facilitam o transporte dos seus ingredientes ativos através da pele. Pelo contrário, quando o coeficiente de partição água:óleo é maior que 1,0, a penetração é retardada e o veículo emoliente prolonga a ação do ingrediente ativo. As substâncias emolientes também são empregadas tanto nos cremes e nas loções de limpeza quanto nos antiflogísticos. Os compostos das bases dos ungüentos, dos cremes e outras aplicações medicamentosas são tratados no Cap. 43. Apenas os emolientes simples e os ungüentos com compostos importantes que são usados freqüentemente pelas suas ações emolientes estão listados a seguir.

Óleos e Gorduras Animais

LANOLINA — Cap. 55.

ÓLEO MINERAL — Cap. 66.

ÓLEO MINERAL, LEVE — Cap. 55.

PARAFINA — Cap. 55.

PETROLATO — Cap. 55.

PETROLATO BRANCO — Cap. 55.

PETROLATO VERMELHO

Descrição — Tem qualidades de absorção UV em 340 nm. Fornece uma ação protetora contra água pela sua base de petrolato.

Comentários — Devido à sua opacidade, é usado como *bloqueador solar* em cremes, ungüentos e bastões. Também é usado como *filtro físico* com o óxido de zinco em algumas formulações e para proteção labial (20% de petrolato com 5% de ácido *p*-aminobenzóico (PABA)).

UNGÜENTO AMARELO — Cap. 55.

UNGÜENTO BRANCO — Cap. 55.

Óleos Vegetais

MANTEIGA DE CACAU — Cap. 55.

ÓLEO DE AMENDOIM — Cap. 55.

ÓLEO DE COCO — veja RPS-18, Cap. 71.

ÓLEO DE GERGELIM — Cap. 55.

ÓLEO DE MILHO — Cap. 55.

ÓLEO DE OLIVA — veja RPS-18, Cap. 70.

ÓLEO DE RÍCINO — Cap. 66.

ÓLEO DE SEMENTE DE ALGODÃO — Cap. 55.

ÓLEO PÉRSICO — Veja RPS-18, Cap. 72.

Ceras

CERA DE ÉSTERES CETIL — Cap. 55.

EMULSÃO ÁGUA EM ÓLEO — Cap. 55.

UNGÜENTO DE ÁGUA DE ROSA — Cap. 55.

UNGÜENTO HIDROFÍLICO — Cap. 55.

Outros Emolientes

ÁLCOOL CETIL — Cap. 55.

ÁLCOOL MIRISTÍLICO

Tetradecyl Alcohol

[112-72-1] $CH_3(CH_2)_{12}CH_2OH$ (214.38).

Preparação — Pela redução dos ésteres de ácidos graxos.

Descrição — Álcool cristalino, branco; densidade 0,824; funde a 30°.

Solubilidade — Insolúvel em água; solúvel em éter; levemente solúvel em álcool.

Comentários — É um *emoliente* em emulsões água em óleo.

ÁLCOOL OLEÍLICO — Cap. 55.

GLICERINA — Caps. 55 e 75.

MIRISTATO, ISOPROPIL — Cap. 55.

ÓLEO DE FÍGADO DE TUBARÃO

O óleo é extraído do fígado dos *tubarões Galeorhinus zyopterus* ou *Hypoprion brevirostris*, ambos ricos em vitaminas A e D.

Comentários — É um *emoliente* e um *protetor* (categoria de Classificação I da FDA) usado em ungüentos para queimaduras comuns e solares.

PETROLATO, HIDROFÍLICO — Cap. 55.

ADSTRINGENTES E ANTIPERSPIRANTES

Os adstringentes são precipitantes proteicos aplicados localmente com baixa penetrabilidade celular e cuja ação está essencialmente limitada à superfície celular e aos espaços intercelulares. A permeabilidade da membrana celular é reduzida, mas as células permanecem viáveis. A ação adstringente é acompanhada por contração e enrugamento do tecido e pelo seu alvejamento. O cimento do endotélio capilar e da membrana basal é endurecido, então esse movimento patológico transcapilar da proteína plasmática é inibido, e o edema local, a inflamação e a exsudação, portanto, são reduzidos, e então as áreas afetadas se tornam mais secas.

Os adstringentes são usados terapeuticamente para deterem a hemorragia por coagularem o sangue (ação *estíptica*, Cap. 67), para conterem a diarréia, para reduzirem a inflamação das mucosas, para promoverem cicatrização, para endurecerem a pele ou diminuírem a sudorese.

Os principais adstringentes são

1. Sais dos cátions alumínio, zinco, manganês, ferro ou bismuto.
2. Alguns outros sais que contenham esses metais (como os permanganatos).
3. Taninos ou compostos polifenólicos relacionados.

O sulfato de zinco (0,25%) é o único adstringente de venda livre recomendado. Os ácidos, os alcoóis, os fenóis e as outras substâncias que precipitam proteínas podem ser adstringentes na quantidade ou na concentração apropriada. Entretanto, tais substâncias geralmente não são empregadas pelos seus efeitos adstringentes, porque penetram imediatamente nas células e promovem dano tecidual. As soluções hipertônicas concentradas ressecam os tecidos afetados e são freqüentemente incorretamente chamadas adstringentes, já que a precipitação proteica também ocorre. Muitos adstringentes são irritantes ou cáusticos em concentrações moderadas a elevadas. Conseqüentemente, atenção estrita deve ser dada à concentração apropriada. A maioria dos adstringentes é também anti-séptica, e muitos deles são discutidos no Cap. 87.

Os adstringentes também possuem algumas propriedades *desodorantes* em virtude da sua interação com os ácidos graxos odorantes liberados ou produzidos pela ação da bactéria nos lipídios no suor e pela supressão do crescimento bacteriano, em parte pela diminuição no pH. O efeito *antiperspirante* é o resultado tanto do fechamento dos ductos sudoríparos pela precipitação proteica que forma um tampão quanto pela irritação peritubular que promove um aumento na pressão interna do túbulo.

Os antiperspirantes e os desodorantes podem ser aplicados como aerossóis, *sprays*, massas, bastões e líquido *roll-on*, cremes e semi-sólidos para o controle da perspiração excessiva e do odor do corpo. A população adulta em geral secreta entre 0,5 e 1,5 L de perspiração inodora por dia. O odor desagradável associado à perspiração é o resultado da degradação química e bacteriana dessas secreções cutâneas. Os antiperspirantes são projetados para diminuir o fluxo e/ou inibir a degradação bacteriana das secreções cutâneas. Os agentes mais comumente usados como antiperspirantes incluem o cloridrato de alumínio, o cloreto de alumínio, o sulfato de alumínio tamponado e o cloridrato zirconil. Esses agentes reduzem a perspiração em 20 a 40% na população geral adulta.

Os cloridratos de alumínio estão disponíveis numa variedade de formulação dos sais a 25% (anidro) que diferem na razão entre o alumínio e o cloro, assim como nos complexos com polietileno glicol ou propileno glicol. Os cloridratos de alumínio são menos acidíferos que o cloreto de alumínio; logo, realmente não permanecem nos tecidos em contato com a pele tratada e mantêm a atividade antiperspirante e a atividade antiodor pela inibição do crescimento de bactérias gram-negativas na superfície cutânea.

O sulfato de alumínio tamponado (8% de sulfato de alumínio tamponado com 8% de lactato de alumínio, sódio) é eficaz e não irrita a pele.

Pelos granulomas tipo sarcóides e pelas reações alérgicas aos cloridratos de zircônio e alumínio, eles não são usados em antiperspirantes tipo aerossol. Eles são usados topicamente como anti-hidróticos na axila em concentrações que não ultrapassem 20%.

O glutaraldeído (solução tamponada 2 a 10%), o formaldeído (soluções de 5 a 30%), a metenamina (5% em bastão ou solução a 10%) e o bromidrato de escopolamina (solução a 0,025%) também são usados para tratar a hiperidrose das superfícies palmar e plantar, mas não da superfície axilar. Os desodorantes reduzem a flora bacteriana residente da pele, inibindo, portanto, a decomposição bacteriana da perspiração.

Os agentes comumente usados incluem o cloreto de benzalcônio, o cloreto de metilbenzetônio e o sulfato de neomicina. Os cloretos de amônio quaternário, entretanto, são inativados pelos sabões. Eles podem irritar a pele em concentrações maiores que 1%. O uso concomitante de antibióticos pode sensibilizar o indivíduo suscetível e/ou resultar na produção de cepas bacterianas resistentes.

ÁCIDO TÂNICO

Ácido Galotânico; Tanino; Ácido Digálico; Zibactin Medicated

[1401-55-4]. É um tanino usualmente obtido de bugalhos, a excrescência produzida nos brotos da *Quercus infectoria* Olivier e espécies associadas de *Quercus* Linné (Fam. *Fagaceae*).

Descrição — Pó amorfo branco-amarelado a marrom-claro; são flocos brilhantes, ou massas esponjosas; usualmente inodoro; gosto adstringente forte; escurece progressivamente com a exposição ao ar e à luz.

Solubilidade — 1 g em cerca de 0,35 mL de água ou 1 mL de glicerina morna; muito solúvel em álcool; praticamente insolúvel no clorofórmio ou éter.

Incompatibilidades — As soluções escurecem gradualmente com a exposição ao ar e à luz através da oxidação dos grupos fenólicos a estruturas quinóides. É incompatível com a maioria das enzimas, das gomas, dos sais ou de muitos metais e muitas outras substâncias.

Comentários — Em uma ferida aberta ou numa superfície desnuda, forma um filme de uma proteína tânica que age como um *protetor mecânico*, o que exclui os irritantes e infectantes externos e, portanto, proporciona algum alívio da dor. Entretanto, não é antibacteriano, e, além de realmente não inibir o crescimento bacteriano que penetra sob o filme, de fato pode criar condições favoráveis ao crescimento de certos anaeróbios. Por essa razão e também pelo fato de ser suficientemente absorvido em grandes áreas desnudas e assim poder causar dano hepático, não é mais usado no tratamento de queimaduras e não deve ser usado em qualquer lesão extensa. No entanto, é incorporado em concentrações de 8 a 10% em vários produtos para tratar o envenenamento pela hera ou pelo sumagre venenoso. Como um gel a 7%, é usado em herpes simples, nas bolhas de febre e nos cancros. É incluído nas concentrações de 2,16% em uma preparação para hemorróidas e numa concentração de 4% nos produtos queratolíticos para remover calos, calosidades e verrugas, sendo essas concentrações provavelmente muito baixas para contribuir significativamente para a suposta eficácia. Em uma solução a 25%, é usado para reduzir a inflamação e endurecer a pele ao redor de unhas encravadas, aumentando assim o conforto e tornando o corte da unha mais fácil.

O seu conteúdo em chás contribui para o uso de chás fortes como um antídoto interno, presumivelmente para o propósito duplo de precipitar alcalóides e endurecer a superfície mucosa GI e da sua camada mucosa.

ÁLCOOL — Caps. 55 e 87.

ALUME

Ácido sulfúrico, alumínio, sal potássio (2:1:1), dodecaidrato; Ácido sulfúrico, alumínio, sal de amônio (2:1:1), dodecaidrato; Alumen; Alumen Purificatum; Purified Alum

Sulfato de amônio e alumínio (1:1:2) dodecaidrato [7784-26-1]; anidro [7784-25-0] (237.14); ou sulfato potássico de alumínio (1:1:2) dodecaidrato [7784-24-9]; anidro [10043-67-1] (258.19).

A bula do recipiente deve indicar se o sal é um alume amoníaco [$AlNH_4(SO_4)_2 \cdot 12H_2O$, 453.32] ou um alume potássico [$AlK(SO_4)_2 \cdot 12H_2O$, 474.38].

Preparação — Preparado do mineral *bauxita* (um óxido de alumínio hidratado) e do ácido sulfúrico, com a adição de sulfato de amônio ou potássio para os respectivos alumes. O alume de amônio domina o mercado devido ao seu menor custo.

Descrição — Pós ou fragmentos cristalinos de cristais incolores, grandes; inodoro e com um gosto adocicado, fortemente adstringente; as soluções são ácidas no tornassol.

Solubilidade — 1 g de alume de amônio em 7 mL de água, e 1 g de alume de potássio em 7,5 mL de água; são solúveis em aproximadamente 0,3 mL de água fervente, mas insolúveis em álcool; o alume é livremente solúvel na glicerina porém dilui lentamente.

Incompatibilidades — Quando o alume é fornecido em pós com *fenol, salicilatos* ou *ácido tânico*, as cores cinza ou verde podem aparecer pelos traços de ferro no alume. Uma liberação parcial da sua água de cristalização permite que ele aja como um ácido em relação ao *bicarbonato de sódio*, liberando assim dióxido de carbono. A amônia é liberada simultaneamente ao alume de amônio. Os *hidróxidos* e *carbonatos álcalis*, o *bórax* ou a *água de cal* precipitam o hidróxido de alumínio das soluções de alume. Os alumes possuem incompatibilidades com os sulfatos solúveis em água.

Comentários — É um *adstringente* potente em soluções acidíferas. É apenas levemente anti-séptico provavelmente pela bacteriostase através da liberação do ácido na hidrólise. Ele é algumas vezes usado como um *estíptico* local, e freqüentemente é empregado para se fazer loções adstringentes e duchas. É usado especialmente por atletas para enrijecer a pele. Como adstringente, é usado em concentrações de 0,5 a 5%. Algumas preparações vulvovaginais de limpeza e desodorantes também contêm alume.

Os *lápis estípticos* são feitos pela fusão do alume de potássio, usualmente com a adição de algum nitrato de potássio, e derramando-o em matrizes adequadas.

Cuidado — Não confunda lápis *estípticos* com lápis *cáusticos* (veja adiante); o último contém *nitrato de prata*.

CALAMINA

Óxido de ferro (Fe_2O_3), misturado com óxido de zinco; Prepared Calamine; Lapis Calaminaria; Artificial Calamine

Calamina [8011-96-9]; contém, após a combustão, não menos que 98,0% de ZnO (81.38).

Preparação — Obtida pela mistura completa de óxido de zinco com uma quantidade suficiente de óxido de ferro (usualmente 0,5 a 1%) para se obter um produto da cor desejada.

Originalmente foi obtida pela torrefação do carbonato de zinco nativo, então conhecido como *calamina*, daí o nome. Esse nome também é aplicado pelos mineralogistas para a forma nativa do silicato de zinco, o qual não é adequado para se fazer a calamina medicinal.

Descrição — Pó rosa, o qual é todo passado na malha de uma peneira padronizada N.° 100. É inodoro e quase insípido.

Solubilidade — Insolúvel em água; dissolve-se quase completamente nos ácidos minerais.

Comentários — Semelhante ao óxido de zinco, sendo empregada principalmente como *adstringente* e *protetor* e nos ungüentos e loções calmantes para *queimaduras solares, envenenamento pela hera*, etc. É freqüentemente prescrita pelos dermatologistas para dar opacidade e cor do tipo frescor em loções ou ungüentos.

Loção de Calamina [Lotio Calaminae] — *Preparação:* Dilua a magma bentonita (250 mL) com um volume igual de solução de hidróxido de cálcio. Misture a calamina (80 g) e o óxido de zinco (80 g) intimamente com a glicerina (20 mL) e cerca de 100 mL de magma diluído, triturando até que uma pasta uniforme e macia seja formada. Gradualmente incorpore o restante do magma diluído. Finalmente adicione a solução do hidróxido de cálcio (qs) para fazer 1.000 mL, e mexa bem. Se for desejada uma consistência viscosa na Loção, a quantidade do magma de bentonita pode ser aumentada para não mais do que 400 mL. *Nota: Agite completamente antes de fornecer.* Comentários: veja *Calamina*.

Loção de Calamina Fenolada [Lotio Calaminae Composita; Compound Calamine Lotion] — *Preparação:* Misture o fenol liquidificado (10 mL) e a loção de calamina (990 mL) para fazer 1.000 mL. As preparações comerciais também contêm 8,4% de álcool isopropílico e têm várias outras modificações. *Nota: Mexa completamente antes de fornecer. Comentários:* veja *Calamina*.

CAPRILATO DE ZINCO

Octanoato de Zinco

[557-09-5] $C_{16}H_{30}O_4Zn$ (351.79).

Preparação — Pela metátese do sulfato de zinco e do caprilato de amônio.

Descrição — Flocos brilhantes; funde a aproximadamente 136°.

Solubilidade — Muito pouco solúvel em água fervente; moderadamente solúvel em álcool fervente.

Comentários — Usado no tratamento da *tinha do pé*. A adstringência do zinco diminui a inflamação e a umidade. O caprilato tem uma fraca ação antifúngica.

CLORETO DE ALUMÍNIO

[7784-13-6] $AlCl_3 \cdot 6H_2O$ (241.43); anidro [7446-70-0] (133.34).

Preparação — Pelo aquecimento do alumínio no gás cloro, depois dissolvendo e cristalizando o produto na água, ou pela dissolução do hidróxido de alumínio recém-precipitado no ácido clorídrico e concentrando-o para permitir cristalização.

Descrição — Pó branco ou branco-amarelado, cristalino; deliqüescente; gosto doce, adstringente; as soluções são ácidas ao tornassol.

Solubilidade — 1 g em cerca de 0,9 mL de água ou 4 mL de álcool; solúvel na glicerina.

Comentários — Muito empregado na pele como *adstringente* e *anidrótico*; é incluído em algumas preparações patenteadas formuladas com esse propósito. É usado especialmente no tratamento da tinha do pé, para promover secamento e, portanto, para realçar a eficácia dos medicamentos antifúngicos específicos. Para o uso apenas como antiperspirante, o sal básico cloroidróxido de alumínio, $Al_2Cl(OH)_5$, é preferível por ser menos irritante e causar menor deterioração na roupa do que esse medicamento. Pode ter um uso especial no tratamento da *hiper-hidrose das palmas, solas ou axilas*, para o qual uma solução a 20% em álcool absoluto é usada. Na presença de água, ele se hidrolisa em cloridrato de alumínio e ácido clorídrico, que pode causar irritação, especialmente em fissuras, além de desconforto, e também deterioração da roupa. As concentrações abaixo de 15% causam baixa incidência de irritação. Conseqüentemente, é essencial que a área a ser tratada esteja completamente seca antes da aplicação. Para proteger a roupa de cama, a área tratada é algumas vezes protegida com uma cobertura de plástico, mas tal oclusão da axila pode resultar em pústulas ou furúnculos. Não deve ser aplicado nas axilas imediatamente após estas serem raspadas, nem usado onde a pele estiver irritada ou fissurada. Concentrações > 15% são usadas como *cáusticos*.

CLORETO DE ZINCO

Butter of Zinc

[7646-85-7] $ZnCl_2$ (136.29).

Preparação — Pela reação do metal zinco ou do óxido de zinco com o ácido clorídrico e evaporando a solução até secar.

Descrição — Pó cristalino branco, ou quase branco, inodoro, ou como uma massa tipo porcelana, ou em lápis moldado; muito deliqüescente; solução aquosa (1 para 10) ácida no tornassol; a solução na água ou no álcool usualmente é um pouco turva, mas a opalescência desaparece com a adição de uma pequena quantidade de ácido clorídrico.

Solubilidade — 1 g em 0,5 mL de água, cerca de 1,5 mL de álcool, ou cerca de 2 mL de glicerina.

Incompatibilidades — Os sais de zinco solúveis são precipitados como hidróxido de zinco pelos hidróxidos álcalis, incluindo o hidróxido de amônio; o precipitado é solúvel em um excesso tanto de hidróxido fixo como de hidróxido de amônio. Os *carbonatos, fosfatos, oxalatos, arsenatos* e *taninos* causam precipitação. A precipitação com o borato de sódio pode ser evitada pela adição de uma quantidade de glicerina de peso igual ao borato de sódio. Em soluções aquosas fracas, ele tem uma tendência a formar um sal básico insolúvel pela hidrólise, e aproximadamente a metade do peso do cloreto de amônio tem sido usada para o propósito de estabilização. É muito *deliqüescente*. Tem as incompatibilidades dos cloretos, sendo precipitado pela *prata* e pelos *sais de chumbo*.

Comentários — Em altas concentrações, é um *cáustico* e tem sido usado como um agente cáustico para tratar calos, calosidades e verrugas. Nas baixas concentrações nas quais é comercializado, é adstringente e levemente antibacteriano e provavelmente não contribui para ceratólise. Embora seja usado em anti-sépticos bucais, o tempo de contato é curto demais e resulta apenas numa ação adstringente, e não antibacteriana.

CLORIDRATOS DE ALUMÍNIO

Hidrato do hidróxido cloreto de alumínio [1327-41-9] $Al_2Cl(OH)_5$.

Comentários — Principalmente empregado em produtos antiperspirantes, para os quais eles têm sido considerados seguros nas concentrações ≤ 25% (como anidrido). Como as soluções ou suspensões são menos ácidas do que aquelas de cloreto de alumínio, causam uma incidência menor de irritação na pele.

GLUTARAL — Cap. 87.

LOÇÃO ALBA

Lotio Alba; Lotio Sulfurata

Sulfato de Zinco	40 g
Potassa Sulfurada	40 g
Água Purificada, em volume suficiente, para fazer	1.000 mL

Dissolva o sulfato de zinco e a potassa sulfurada separadamente, cada uma em 450 mL de água purificada, e filtre cada solução. Adicione lentamente a solução de potassa sulfurada à solução de sulfato de zinco com agitação constante. Então adicione a quantidade necessária de água purificada e mexa.

Nota — Prepare na hora e agite completamente antes de fornecer. Para mais discussão, veja *Potassa Sulfurada* (Cap. 55).

Comentários — É um *adstringente, protetor* e *antimicrobiano* leve. A adstringência é atribuída ao íon zinco. Os tiossulfatos e os polissulfatos nele exercem ações antibacterianas e antifúngicas. A loção alba é usada no tratamento da acne vulgaris.

METENAMINA — Cap. 87.

NITRATO DE PRATA — Mais adiante.

ÓXIDO DE ZINCO

Flowers of Zinc; Zinc White; Pompholyx; Nihil Album; Lana Philosophica

Óxido de zinco [1314-13-2] ZnO (81.38).

Preparação — Pelo aquecimento do carbonato de zinco no calor rubro baixo até o dióxido de carbono e a água serem expelidos.

Descrição — Pó muito fino, inodoro, amorfo, branco a branco-amarelado, sem partículas arenosas; absorve gradualmente o dióxido de carbono do ar; quando fortemente aquecido, assume uma cor amarela que desaparece com o resfriamento; sua suspensão em água é praticamente neutra.

Solubilidade — Insolúvel em água ou álcool; solúvel em ácidos diluídos, nas soluções dos hidróxidos álcalis, ou na solução de carbonato de amônio.

Incompatibilidades — Reage lentamente com os ácidos graxos em *óleos* e *gorduras* para produzir massas encrespadas de oleato de zinco, estearato, etc. Os *cremes evanescentes* tendem a secar completamente e a fragmentar-se. Sempre que for permitido, é aconselhável pulverizá-lo numa pasta macia com um pouco de óleo mineral antes da incorporação a ungüento.

Comentários — Tem uma leve ação como *adstringente, protetor* e *anti-séptico*. Na forma de seus vários ungüentos e pastas oficiais, é empregado amplamente no tratamento da pele ressecada e nos transtornos cutâneos e infecções como *acne vulgar, sensação de queimação, picadas e ferroadas de inseto, intoxicação pela hera, dermatite das fraldas, caspa, seborréia, eczema, impetigo, tinha, psoríase, úlceras varicosas* e *prurido*. Está contido em alguns protetores solares. É incluído em algumas preparações de desodorantes vulvovaginais e em preparações para o tratamento das hemorróidas. É também usado em cimentos dentários e em preenchimentos temporários. É um ingrediente essencial da *Calamina* (veja anteriormente).

PERMANGANATO DE POTÁSSIO — veja RPS-18, Cap. 62.

PIRITIONA DE ZINCO — veja RPS-18, Cap. 62.

SOLUÇÃO TÓPICA DE ACETATO DE ALUMÍNIO

Ácido acético, sal de alumínio; Liquor Burowii; Burow's Solution $Al(OCOCH_3)_3$

Formam-se, de cada 100 mL, 1,20 a 1,45 g de óxido de alumínio [Al_2O_3, 101.96] e 4,24 a 5,12 g de ácido acético [$C_2H_4O_2$, 60.05], correspondendo a 4,8 a 5,8 g de acetato de alumínio [139-12-8] $C_6H_9AlO_6$ (204.12). Pode ser estabilizado pela adição de ácido bórico a não mais que a 0,6%. *Cuidado — Essa solução não deve ser confundida com Solução Tópica de Subacetato de Alumínio, que é uma preparação mais forte.*

Nota — Forneça apenas a Solução de Acetato de Alumínio.

Descrição — Líquido incolor, límpido, com um leve odor acetoso e adocicado, gosto adstringente; densidade aproximadamente de 1,022; pH 3,6 a 4,4.

Comentários — Como líquido *adstringente* ou como um *adstringente para lavar a boca* ou para *gargarejar*. O acetato de alumínio está incluído em preparações para tratar tinha do pé, dermatites, dermatite das fraldas, pele seca, intoxicação pelo veneno da hera e a inflamação na orelha externa.

SUBCARBONATO DE BISMUTO — veja RPS-18, Cap. 41.

SUBNITRATO DE BISMUTO — Cap. 55.

SULFATO DE ALUMÍNIO

Ácido sulfúrico, sal de alumínio (3:2), hidrato; Cake Alum; Patent Alum; Perl Alum; Pickle Alum; *Papermaker's Alum*

Sulfato de alumínio (3:2) hidrato [17927-65-0] $Al_2(SO_4)_3{\cdot}xH_2O$; anidro [10043-01-3] (342.14).

Preparação — Pela reação do hidróxido de alumínio recém-precipitado com uma quantidade apropriada de ácido sulfúrico. A solução resultante é evaporada e permite-se a cristalização.

Descrição — Pó cristalino branco, placas brilhantes ou fragmentos cristalinos; estável no ar; inodoro e com um gosto adocicado levemente adstringente; a solução aquosa (1 para 20) é ácida e tem um pH não inferior a 2,9.

Solubilidade — 1 g em cerca de 1 mL de água; insolúvel em álcool.

Comentários — É um *adstringente* potente, agindo mais como alume. É usado amplamente como *antiperspirante local* e é o ingrediente eficaz em alguns produtos antiperspirantes comerciais. As soluções são usualmente tamponadas com o lactato sódico de alumínio para torná-los menos irritantes. É usado na purificação da água em processo de *floculação do alume*. É uma *necessidade farmacêutica* na *Solução do Subacetato de Alumínio*.

SULFATO DE ZINCO — veja RPS-19, Cap. 67.

UNDECILENATO DE ZINCO — veja RPS-18, Cap. 66.

IRRITANTES, RUBEFACIENTES E VESICANTES

Os *irritantes* são medicamentos que agem localmente na pele e nas membranas mucosas para induzir, com base na concentração irritante, a hiperemia, a inflamação e, quando a ação for grave, a vesicação. Os agentes que induzem apenas a hiperemia são conhecidos como *rubefacientes*. A rubefação é produzida pela circulação aumentada na área lesada e é acompanhada por uma sensação de conforto, aquecimento e, algumas vezes, coçadura e hiperestesia. Concentrações apropriadamente baixas de vapores dos irritantes aromáticos aplicados diretamente ou inalados, como a cânfora ou o mentol, induzem uma sensação de resfriamento em vez de aquecimento. Quando a irritação é mais grave, o plasma escapa dos capilares danificados e forma bolhas (vesículas). Os agentes que induzem as bolhas são conhecidos como *vesicantes*. A maioria dos rubefacientes também é vesicante em concentrações mais altas. Certos irritantes podem ser relativamente seletivos para vários tecidos ou tipos celulares, de forma que a hipersecreção da superfície, os abscessos seborreicos, a parestesia ou os outros efeitos podem ser observados na ausência de uma hiperemia apreciável.

Os irritantes têm sido usados empiricamente há muitos séculos, provavelmente mesmo na pré-história. Eles podem ser empregados para contra-irritação, cujo mecanismo é pouco compreendido. Uma dor moderada a grave pode ser obscurecida por uma dor mais leve surgindo em áreas de irritação apropriadamente localizadas para induzir a estimulação do reflexo de certos órgãos ou sistemas, especialmente o respiratório. Os efeitos sensoriais e visíveis da irritação algumas vezes dão aos pacientes a certeza de que eles estão recebendo uma medicação eficaz. O rubefaciente de escolha é simplesmente a aplicação do calor, já que os medicamentos são muito menos eficientes. Tomados internamente, muitos irritantes exercem sua ação emética ou laxativa. Os laxantes irritativos estão listados no Cap. 66. Pouco irritantes, especialmente os catárticos, pela absorção na corrente sanguínea, irritam o trato urogenital e, conseqüentemente, têm sido perigosamente empregados como *afrodisíacos*. Certos irritantes também possuem uma ação curativa em ferimentos, possivelmente como resultado da estimulação local. Muitos condimentos são irritantes. Em altas concentrações, muitos irritantes podem ser até corrosivos.

ALCATRÃO DE HULHA

Pix Carbonis; Prepared Coal Tar BP; Pix Lithanthracis; Gas Tar

O alcatrão é obtido como um subproduto durante a destilação destrutiva do carvão betuminoso.

Descrição — Líquido viscoso quase preto, mais pesado do que a água, com um odor tipo naftalina característico e um gosto forte com queimação; à combustão, queima com uma chama avermelhada, luminosa e muito fuliginosa, deixando não mais do que 2% de resíduo.

Solubilidade — Apenas levemente solúvel na água, que lhe confere o odor e gosto característicos e uma reação alcalina indistinta; parcialmente dissolvível pelo álcool, acetona, metanol, solvente hexano, dissulfito de carbono, clorofórmio ou éter; em até 95% pelo benzeno, e inteiramente pelo nitrobenzeno, com a exceção de uma pequena quantidade de material em suspensão.

Comentários — É um *irritante local* usado no tratamento das *doenças cutâneas crônicas.* Como a antralina, sua principal ação é diminuir a síntese epidérmica de DNA e, portanto, suprimir a hiperplasia. Ocasionalmente, causa erupção cutânea, sensação de queimação ou outras manifestações de irritação ou sensibilização excessivas. Como pode ocorrer fotossensibilização, a área tratada deve ser protegida da luz do sol. Deve ser mantido longe dos olhos e das superfícies escoriadas, exsudativas ou vesicantes. Pode ocorrer descoloração temporária da pele.

ALCATRÃO DO PINHEIRO

Pix Pini; Pix Liquida; Tar

O produto é obtido pela destilação destrutiva da madeira do *Pinus palustris* Miller ou de outras espécies de *Pinus* Linné (Fam. *Pinaceae*). Usualmente obtido como subproduto na manufatura do carvão vegetal ou do ácido acético da madeira. É uma mistura complexa de corpos fenólicos e em sua maioria insolúvel na água. Entre esses estão os éteres de *cresol, florol, guaiacol, pirocatecol, caerulignol* e *pirogalol*. Há traços de *fenol* e *cresóis*, assim como os hidrocarbonetos da parafina e da série do benzeno.

Descrição — Líquido marrom-escuro, muito viscoso; translúcido em camadas finas, mas se torna granular e opaco com o tempo; tem odor terebintináceo, gosto picante, empireumático, e é mais denso que a água; a solução é ácida no tornassol.

Solubilidade — Miscível com álcool, éter, clorofórmio, ácido acético glacial ou óleos fixos e voláteis; levemente hidrossolúvel, a solução é amarelo-pálida a castanho-amarelada.

Comentários — É usado externamente como leve *irritante* e um agente *antibacteriano local* em *doenças cutâneas* crônicas, especialmente eczema e psoríase. Alega-se que seus constituintes voláteis são *expectorantes*, mas sua eficácia não está provada; já foi usado como inalante para esse fim.

ALCATRÃO JUNÍPERO

Cade Oil

É um óleo empireumático volátil obtido das porções amadeiradas do *Juniperus oxycedrus* Linné (Fam. *Pinaceae*).

Descrição — Líquido espesso marrom-escuro, translúcido; tem odor que permanece; é fracamente aromático, tem gosto amargo.

Solubilidade — Muito solúvel em água; 1 volume em 9 volumes de álcool ou 3 volumes de éter, deixa um leve resíduo floculento; miscível com clorofórmio.

Comentários — É um óleo levemente irritante empregado como *antipruriginoso tópico* em vários transtornos dermatológicos crônicos, como *psoríase, dermatite atópica, prurido, eczema* e *seborréia*. Como é irritante para as conjuntivas e também pode causar quemose da córnea, deve ser tomado cuidado para mantê-lo longe dos olhos. A absorção sistêmica pode resultar em dano renal.

ÁLCOOL — Caps. 55 e 87.

ÁLCOOL, PARA LIMPEZA — veja RPS-19, Caps. 67 e 87.

ANTRALINA

1,8,9-Antracenetriol; Ditranol; Dioxiantranol; Cignolin; Anthra-Derm

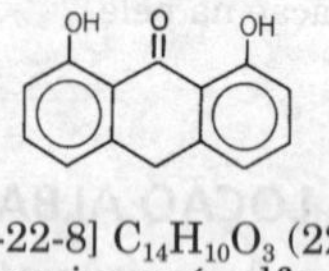

1,8-Diidroxiantranol [480-22-8] $C_{14}H_{10}O_3$ (226.23).

Preparação — A antraquinona é sulfonada ao ácido 1,8-dissulfônico, que é isolado da reação de mistura e então é aquecido com uma mistura de hidróxido de cálcio e cloreto de cálcio para formar a 1,8-diidroxi-9,10-antraquinona, que é reduzida com o estanho e o HCl a antralina.

Descrição — Pó cristalino marrom-amarelado; inodoro e insípido; funde entre 175° e 181°.

Solubilidade — Insolúvel em água; levemente solúvel em álcool; solúvel em clorofórmio; levemente solúvel em éter.

Comentários — Embora seja há muito considerada um irritante, sua principal ação terapêutica é a redução da síntese do DNA epidérmico e da atividade mitótica. É usada no tratamento da *psoríase,* da *alopecia areata,* do *eczema* e de outras *dermatoses crônicas*. É usualmente usada em combinação com a luz ultravioleta e um *banho* diário com o alcatrão de hulha. Para evitar a irritação prejudicial, os medicamentos contendo esse produto não devem ser usados na face, no couro cabeludo, na genitália ou nas áreas cutâneas intertriginosas; não devem ser aplicados em áreas cutâneas com bolhas, escoriadas, ou de transpiração, e devem ser mantidos longe dos olhos, já que podem causar conjuntivites, ceratites ou opacidades córneas graves. A irritação renal, os cilindros e a albuminúria podem ocorrer quando o medicamento é absorvido sistemicamente. As mãos devem ser lavadas imediatamente após a aplicação do medicamento. Uma leve descoloração reversível da pele pode ocorrer.

BÁLSAMO DE TOLU — Cap. 55.

BÁLSAMO-DO-PERU

Peru Balsam; Balsam of Peru; Indian Balsam; Black Balsam

Obtido do *Myroxilon pereirae* (Royle) Klotzsch (Fam. *Leguminosae*). Contém de 60 a 64% de um óleo volátil denominado *cinameína* e de 20 a 28% de resina. A cinameína é uma mistura de componentes, entre os quais já foram identificados: os ésteres *benzoato de benzila, cinamato de benzila* e *cinamato de cinamila (estiracina)* e o álcool *peruviólico* (considerado por alguns idêntico ao álcool sesquiterpênico *nerolidol*, $C_{15}H_{26}O$) como o éster, sem o *ácido cinâmico*: cerca de 0,05% de *vanilina* e traços de *cumarina*. A resina consiste em ácidos benzóico e cinâmico.

Descrição — Líquido viscoso, marrom-escuro; transparente, parece marrom-avermelhado em finas camadas; odor agradável que lembra a baunilha; gosto amargo, picante, com um sabor restante persistente e livre de fiapos ou viscosidade. Não endurece com a exposição ao ar; gravidade específica, 1,150 a 1,170.

Solubilidade — Quase insolúvel em água; solúvel em álcool, clorofórmio ou ácido acético glacial, com não mais que uma opalescência; em parte solúvel no éter ou no solvente hexano.

Comentários — É um *irritante* e um *remédio vulnerário* local. Foi uma vez usado como um curativo para promover o crescimento de células epiteliais no tratamento de *úlceras indolentes, cortes* e certas *doenças de pele*, por exemplo, a escabiose. Atualmente é um ingrediente de supositórios usados no tratamento de hemorróidas e prurido anal. As reações alérgicas a ele ocasionalmente ocorrem. Os ungüentos contendo tanto esse produto quanto o enxofre constituem um problema na composição, já que a parte resinosa do bálsamo tende a se separar. Essa dificuldade pode ser superada pela mistura do bálsamo com uma quantidade equivalente de óleo de rícino antes de incorporá-lo na base ou, alternativamente, pela mistura dele com a petroxolina sólida — um veículo para ungüento (petróleo oxigenado) que consiste em parafina líquida, ácido oleico e álcool amoníaco.

CÂNFORA

2-Canfanona; 2-Bornanona; Gum Camphor; Laurel Camphor

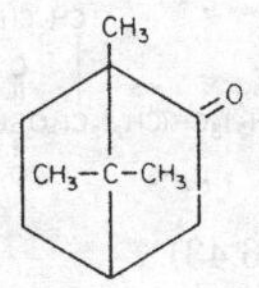

[76-22-2] $C_{10}H_{16}O$ (152.24). É uma cetona obtida da *Cinnamomum camphora* (Linné) Nees et Ebermaier (Fam. *Lauraceae*) (Cânfora Natural) ou produzida sinteticamente (Cânfora Sintética).

Preparação — A cânfora natural crua pode ser obtida por lascas destiladas a vapor da árvore da cânfora; a cânfora crua então obtida é purificada, usualmente por sublimação. Um método de produção de cânfora sintética se inicia com o *pineno* [$C_{10}H_{16}$], um hidrocarboneto obtido do óleo de turpentina. O pineno é saturado com o cloreto de hidrogênio a 0°, formando o cloreto de bornil [$C_{10}H_{17}Cl$]. No aquecimento do cloreto de bornil com o acetato de sódio e o ácido acético glacial, é convertido ao acetato isobornil, que é hidrolisado subseqüentemente ao álcool isobornil [$C_{10}H_{17}OH$] e oxidado com o ácido crômico a cânfora. A cânfora sintética lembra a cânfora natural na maioria das suas propriedades, exceto no fato de ser uma mistura racêmica e, portanto, não possuir atividade óptica. Quando a cânfora é misturada em proporções aproximadamente moleculares com o hidrato de cloral, o mentol, o fenol ou o timol, surgem misturas líquidas conhecidas como *misturas eutéticas* (veja Cap. 13).

Descrição — Cristais brancos ou incolores, grânulos ou massas cristalinas ou incolores a brancas, translúcidas, massas duras; odor penetrante característico, gosto aromático pungente e prontamente pulverizável na presença de um pouco de álcool, éter ou clorofórmio; densidade de aproximadamente 0,99; funde entre 174° e 179° e volatiliza lentamente à temperatura ambiente e no vapor.

Solubilidade — 1 g em cerca de 800 mL de água, 1 mL de álcool, aproximadamente 0,5 mL de clorofórmio ou 1 mL de éter; livremente solúvel em dissulfeto de carbono, no solvente hexano ou em óleos fixos e voláteis.

Incompatibilidades — Forma um líquido ou uma massa mole quando friccionada com *hidrato de cloral, hidroquinona, mentol, fenol, fenil salicilato, resorcinol, ácido salicílico, timol* ou outras substâncias. É precipitado da sua solução alcoólica pela adição de água. É precipitado da água da cânfora pela adição de sais solúveis.

Comentários — Localmente, é um *analgésico* fraco, *analgésico* leve (*antipruriginoso*) e *rubefaciente* quando friccionado na pele. A intenção é aplicar localmente para diminuir o prurido causado pela picada de inseto. Também é usado como contra-irritante em seres humanos em *articulações inflamadas, entorses,* condições *reumáticas* e outras condições *inflamatórias* como nos resfriados (era aplicada na garganta e no tórax). Embora o paciente possa sentir melhora, a inflamação não se modifica. Entretanto, a vasoconstrição induzida reflexamente pode mediar um efeito descongestionante nasofaríngeo leve. Quando tomada em pequenas quantidades, provoca uma sensação de calor e conforto no trato GI e, portanto, já foi usada como *carminativo*. Sistemicamente, é um estimulante *circulatório* e *respiratório* que age reflexamente. Entretanto, seu uso como um estimulante é obsoleto. Também possui uma ação *expectorante* leve e está incluída em algumas misturas para supressão da tosse. As concentrações $>11\%$ não são seguras. A toxicidade consiste em náuseas e vômito, cefaléia, sensação de calor, confusão, delírio, confusão, coma ou parada respiratória. A cânfora é uma *necessidade convulsões* nos *Colódios do Ácido Salicílico* e nas *Tinturas de Ópio Canforadas*.

CANTARIDINA

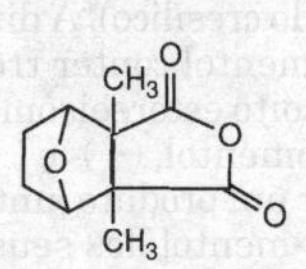

[56-25-7] $C_{10}H_{12}O_4$ (186.21). É o princípio ativo de *Cantáridas*.

Preparação — *JACS* 1980; 102; 6893.

Descrição — Plaquetas brancas.

Solubilidade — 1 g em 40 mL de acetona, 65 mL de clorofórmio, 560 mL de éter ou 150 mL de acetato etil; solúvel em óleos.

Comentários — É um *irritante* e um *vesicante* para a pele. Como resultado da sua vesiculação intradérmica, também é empregada para cessar o crescimento epitelial benigno como nas verrugas (sobretudo do tipo periungueal), no molusco contagioso e nas lesões hiperceratóticas espessas sem deixar cicatriz. É usualmente aplicada sob bandagens oclusivas. A vesícula acaba se rompendo, e forma-se uma crosta que cai em 1 a 2 semanas. Não é um afrodisíaco como o folclore sugere.

CAPSICUM

A fruta madura seca de *Capsicum frutescens* Linné, *Solonaceae*, contém nada menos que 0,5% de capsaicina [(*E*)-*N*-[4-hidróxi-3-metóxifenil]-8-metil-6-nonaneamida [404-86-4] $C_{18}H_{27}NO_3$ (305.40), que é o ingrediente ativo.

Comentários — Seus ingredientes ativos são levemente irritantes, causando eritema e sensação de aquecimento sem vesicação. Suas preparações são usadas como *contra-irritantes*.

ESTORAQUE — Cap. 55.

ICTAMOL

Ictosulfonato de amônio; Betume sulfonado; Ictiol; Icthymall; Ichthyol

[8029-68-3]. Ele forma não menos que 2,5% de amônia e não menos que 10% do enxofre total.

Preparação — Pela destilação destrutiva de certos xistos betuminosos, sulfonando o produto da destilação e neutralizando o produto com amônia.

Descrição — Líquido viscoso avermelhado a marrom-escuro, com um odor intenso empireumático característico.

Solubilidade — Miscível com a água, com os óleos fixados na glicerina ou nas gorduras; parcialmente solúvel em álcool ou éter. *Incompatibilidades*: Torna-se granular na presença de *ácidos* ou sob a influência do *calor*. Na solução, é precipitado por ácidos e *sais ácidos* como uma massa escura, pegajosa; a amônia libera *álcalis;* muitos *sais metálicos* causam precipitação.

Constituintes — Pertence à classe de preparações que contêm, como constituintes essenciais, sais ou compostos de uma mistura de ácidos designados pelo grupo dos *ácidos sulfoictiólicos*, formados pela sulfonação do óleo obtido na destilação destrutiva de certos xistos betuminosos. O ácido sulfoictiólico é caracterizado por um alto conteúdo de enxofre, o enxofre existindo amplamente na forma de sulfonatos, sulfonas e sulfetos.

Comentários — É um *irritante adstringente suave* e um *agente antibacteriano local* com propriedades *emolientes* e *demulcentes*. É usado isoladamente ou associado a outros anti-sépticos no tratamento de distúrbios cutâneos como na *picada e ferroada de insetos, erisipelas, psoríase* e *lúpus eritematoso* e para produzir a cura em *inflamações crônicas*. Também é usado para tratar *inflamação* e *furúnculos* no canal auditivo externo. A opinião médica está dividida sobre se esse agente seria útil. Em altas concentrações, a irritação é freqüente e as erupções podem desenvolver-se. Deve ser mantido longe dos olhos e de outras superfícies sensíveis. Tem sido relatado que causa hiperepitelialização, uma ação que seria contraproducente no tratamento da psoríase.

MENTOL

Peppermint Camphor

[1490-04-6] $C_{10}H_{20}O$ (156.27). É um álcool obtido de diversos óleos de menta ou de preparados sintéticos. Pode ser levorrotatório [(−)-Mentol] de fontes naturais ou sintéticas, ou racêmico [(±)-Mentol)].

Preparação — Possui um odor principalmente de mentol, e é obtido deste por destilação fracionada e permitindo a fração própria à cristalização ou por processo cromatográfico. Entre os vários métodos de síntese do mentol opticamente inativo, o mais popular envolve a hidrogenação catalítica do timol (obtido de fontes naturais ou do *m*-cresol sintetizado ou do ácido cresílico). A dificuldade na síntese do (−)-mentol surge do fato de o mentol conter três átomos de carbono assimétricos e existirem então oito estereoisômeros, designados como (−)- e (+)-mentol, (−)- e (+)-isomentol, (−)- e (+)-neomentol, e (−)- e (+)-neoisomentol. Para se obter um produto juntando os requisitos da USP, é necessário separar o (−)-mentol dos seus estereoisômeros, para os quais a cristalização fracionada, a destilação sob pressão reduzida ou a esterificação podem ser usadas. Os outros estereoisômeros diferem do (−)-mentol oficial nas propriedades físicas e, possivelmente em alguma extensão, na ação farmacológica.

Descrição — Cristais ou massas fundidas ou pó cristalino incolores, hexagonais, usualmente parecidos com agulhas, com um odor agradável parecido com a menta; o (−)-mentol funde entre 41° e 44°; o (±)-mentol congela a 27° a 28°.

Solubilidade — Muito solúvel em álcool, clorofórmio ou éter; livremente solúvel em ácido acético glacial, óleo mineral ou em óleos fixos e voláteis; levemente solúvel em água.

Identificação — Quando misturado com aproximadamente um peso igual de cânfora, hidrato de cloral ou timol, forma uma mistura *eutética* liquidificando à temperatura ambiente.

Incompatibilidades — Produz um líquido ou uma massa macia quando triturado com *cânfora, fenol, hidrato de cloral, resorcinol, timol* ou várias outras substâncias. *Rótulo*: O rótulo do recipiente indica se é levorrotatório ou racêmico.

Comentários — Em baixas concentrações, estimula seletivamente as terminações neurais sensitivas para o frio e, conseqüentemente, causa uma *sensação de frieza*. Alguns efeitos dos *analgésicos locais* também acompanham esse efeito. As concentrações elevadas não apenas estimulam as terminações nervosas para o calor e para a dor mas também causam alguma irritação. Conseqüentemente, pode primeiro haver uma sensação de frieza, depois uma leve sensação de irritação e uma sensação de queimação. A *analgesia local* e a *sensação de frieza* são empregadas no tratamento das picadas e ferroadas de insetos, prurido (efeito antipruriginoso), queimaduras menores e queimaduras solares, hemorróidas, dores de dente, cancros, herpes simples e inflamação da garganta. O efeito do analgésico local também está baseado provavelmente no seu uso como *antitussígeno*, embora o valor do medicamento como antitussígeno permaneça não-comprovado. Algum cuidado deve ser tomado para evitar a inalação nas concentrações irritantes. A possibilidade da contribuição de um efeito placebo para alguns desses efeitos não pode ser descartada. Está incorporado nos produtos *irritantes* usados para tratar acne vulgar, caspa, seborréia, calos, calosidades, verrugas e tinha do pé e nas preparações vaginais para diminuir a sensação de irritação. Ao se efetuar a fricção do ungüento contendo mentol no tórax obtém-se alívio da congestão pulmonar nos resfriados e nas alergias que são atribuídos a *contra-irritação* e ao efeito placebo. Está também contido nos contra-irritantes para o tratamento de dores musculares.

METIL SALICILATO — Cap. 55.

TINTURA DE BENZOÍNA, COMPOSTA — veja anteriormente.

AGENTES ESCLEROSANTES

Vários medicamentos irritantes têm atividade suficiente para danificar as células, mas não são tão potentes para destruir um grande número de células no local de aplicação. Tais agentes promovem fibrose e são usados para fortalecer as estruturas de sustentação, fechar anéis inguinais, etc. A superfície íntima dos vasos sanguíneos pode se romper sob o ataque de tais agentes e então iniciar uma trombose que pode ser um efeito colateral indesejável. Essa ação é a base do uso dos agentes esclerosantes na redução das veias varicosas e das hemorróidas. Eles podem ser prejudiciais quando usados impropriamente e algumas vezes mesmo quando usados com cuidado.

INJEÇÃO DE MORRUATO SÓDICO

Scleromate

É uma solução estéril de sais de sódio dos ácidos graxos do óleo de fígado de bacalhau. Um agente antimicrobiano adequado, não excedendo 0,5%, e os alcoóis etílico ou benzílico, não excedendo 3%, podem ser adicionados.

Nota — Pode ocorrer separação da matéria sólida se ficar parado. Não usar o material se tal sólido não dissolver completamente depois de aquecido.

Preparação — Pelo aquecimento do óleo de fígado de bacalhau com o hidróxido de sódio alcoólico até estar completamente saponificado. Após a diluição com água, o álcool é removido pela destilação. O H_2SO_4 diluído é, então, adicionado à solução aquosa e os ácidos orgânicos liberados são separados ou preferencialmente extraídos com um solvente imiscível apropriado tal como o éter. Apenas o suficiente do NaOH aquoso é adicionado para neutralizar os ácidos. Cerca de 20 mg do álcool benzílico/mL da Injeção costumam ser adicionados para aliviar a dor da injeção.

Comentários — Já foi muito usado como agente *esclerosante* e *fibrosante* para obliterar *veias varicosas*. Os irritantes desse tipo já foram empregados para o fechamento dos anéis de hérnia, para fibrosar hemorróidas não-complicadas, para remover condiloma acuminado e em outras condições em que o objetivo final era a produção de tecido fibroso.

SULFATO TETRADECIL DE SÓDIO

STS; Sotradecol

$CH_3(CH_2)_3CH(C_2H_5)(CH_2)_2CH(CH_2CH(CH_3)_2)OSO_2ONa$

[139-88-8] $C_{14}H_{29}NaO_4S$ (316.43).

Preparação — Um método reage o álcool correspondente com $ClSO_3H$ e neutraliza o éster sulfato de hidrogênio resultante com o Na_2CO_3.

Descrição — Sólido branco, maleável, inodoro.

Solubilidade — Solúvel em água, álcool ou éter.

Comentários — É um agente *esclerosante* de ação semelhante ao morruato de sódio. Anteriormente era usado amplamente como uma solução tampão na *obliteração de veias varicosas e de hemorróidas internas*. Para tais propósitos, a solução é injetada diretamente na veia. A injeção no lado de fora da veia pode causar necrose. Por essa razão, a substância não é usada para fechar os canais inguinais. O principal efeito indesejado é a dor imediata à injeção, embora seja breve; uma resposta anafilactóide e idiossincrásica raramente ocorre. Como a substância é um agente aniônico de superfície ativo, ele também é usado como um *agente umidificante* para promover a difusão de certos agentes tópicos anti-sépticos.

CÁUSTICOS E ESCARÓTICOS

Qualquer agente tópico que cause destruição tecidual no local da aplicação é um *cáustico* (ou corrosivo).

Os cáusticos podem ser usados para induzir a descamação do epitélio cornificado (ação *ceratolítica*) e, portanto, são usados para destruir verrugas, condilomas, ceratoses, certos nevos e tecidos hiperplásicos.

Se o agente também precipitar as proteínas da célula e o exsudato inflamatório, forma-se uma crosta (ou escara), que posteriormente é organizada em uma cicatriz; tal agente é um *escarótico* (ou cauterizante). A maioria dos cáusticos, mas não todos, também é escarótica. Além disso, certos cáusticos, sobretudo os álcalis, tornam a dissolver as proteínas precipitadas, parcialmente por hidrólise, e então nenhuma crosta ou apenas uma crosta fina se forma; esses agentes penetram profundamente e, em geral, são inapropriados para o uso terapêutico. Os escaróticos algumas vezes são empregados para selar úlceras cutâneas e aftosas, feridas, etc. Como a maioria dos escaróticos é bactericida, já se acreditou que a cauterização química causava esterilização; entretanto, a esterilização não é sempre atingida, especialmente por aqueles agentes que permanecem ligados à proteína precipitada. O crescimento de certas bactérias pode ser favorecido pela necrose induzida quimicamente e pela crosta protetora.

ÁCIDO ACÉTICO, GLACIAL — Cap. 55.

ÁCIDO DICLOROACÉTICO

Bichloroacetic Acid

$Cl_2CHCOOH$

[79-43-6] $C_2H_2Cl_2O_2$ (128.95).

Preparação — Do cloral; *Chem Ind* 1960; 718.
Descrição — Líquido pungente; ferve a cerca de 194°.
Solubilidade — Miscível com a água, álcool ou éter.
Comentários — É um *agente cauterizante*. Penetra rapidamente e cauteriza a pele, a queratina, etc. Sua capacidade de cauterizar se compara com aquela da eletrocauterização ou do congelamento. É usado em calosidades, calos duros e moles, xantoma palpebral, ceratoses seborreicas, unhas encravadas, cistos e erosões benignas da cérvix. Veja também *Ácido Tricloroacético*.

ÁCIDO NÍTRICO, CONCENTRADO

Solução aquosa contendo 67 a 71% de HNO_3.
Preparação — Por oxidação da amônia.
Descrição — Líquido fumegante; muito cáustico; odor altamente irritante, característico; ferve a 120°; densidade de cerca de 1,41.
Solubilidade — Miscível com água.
Comentário — É um *agente cauterizante* para a esterilização imediata de feridas perigosamente infectadas, como a mordida de um animal raivoso; não penetra muito profundamente e forma uma escara firme.

ÁCIDO SALICÍLICO — veja adiante.

ÁCIDO TRICLOROACÉTICO

Tri-Chlor

[76-03-9] $C_2HCl_3O_2$ (163.39).
Preparação — Usualmente por oxidação do hidrato de cloral com o ácido nítrico fumegante.
Descrição — Cristais incolores, deliqüescentes, com um leve odor característico; funde a aproximadamente 58° e entra em ebulição a 196° a 197°.
Solubilidade — 1 g em aproximadamente 0,1 mL de água; solúvel em álcool ou éter.
Comentários — Precipita as proteínas e é usado como um *cáustico* na pele ou nas membranas mucosas para destruir lesões locais e para o tratamento de várias doenças dermatológicas. Seu principal uso é para destruir verrugas comuns e as verrugas planas juvenis. É empregado extensamente como um precipitante de proteína na análise química dos líquidos corporais e dos extratos teciduais, assim como na *descalcificação* e na *fixação* em microscopia.
Cuidado — O Ácido Tricloroacético é altamente corrosivo para a pele.

ALUME — veja anteriormente.

CLORETO DE ALUMÍNIO — veja anteriormente.

FENOL — Cap. 55.

HIDRÓXIDO DE POTÁSSIO

Soda Caústica, Lixívia

[1310-58-3] KOH (56.11); contém não menos que 85,0% de K_2CO_3 (138.21).
Cuidado — *Manipule com muito cuidado, visto que destrói rapidamente os tecidos. Não manuseie com as mãos desprotegidas.*
Preparação — Por eletrólise de uma solução de cloreto de potássio numa célula do diafragma que não permita que o cloro liberado reaja com ele. É preparado na forma de bastões, *pellets*, flocos ou massas liquefeitas. Os bastões ou os *pellets* são feitos pela evaporação de uma solução com o produto em um fluido de consistência oleosa e então despejando de uma vez o líquido quente em matrizes apropriadas nas quais ele se solidifica.
Descrição — Massas liquefeitas ou pequenos *pellets*, flocos, bastões e outras formas brancas, ou quase brancas; duras e quebradiças e mostram uma fratura cristalina; quando exposto ao ar, absorve rapidamente o dióxido de carbono e a umidade e dissolve-se; funde a cerca de 360 a 380°; quando dissolvido em água ou álcool ou quando sua solução é tratada com um ácido, gera muito calor; as soluções, mesmo quando altamente diluídas, são extremamente alcalinas.
Solubilidade — 1 g em 0,9 mL de água, 3 mL de álcool ou 2,5 mL de glicerina a 25°; muito solúvel em álcool fervente.
Incompatibilidades — As bases reagem com os *ácidos* para formar sais, liberam alcalóides das soluções aquosas dos *sais alcalóides* e promovem várias reações de hidrólise, tal como a decomposição do *hidrato de cloral* em clorofórmio e formato na quebra do *salol* em fenol e num salicilato. Apenas os hidróxidos álcalis são apreciavelmente solúveis na água. Quase todos os *metais* comuns serão precipitados como hidróxidos quando as soluções dos seus sais forem adicionadas às soluções de hidróxidos álcalis. Certos hidróxidos, entretanto, notadamente aqueles do alumínio, do zinco, do arsênio ou do chumbo, irão dissolver num excesso de hidróxido de potássio ou de sódio.
Comentários — É um *cáustico*, principalmente na prática veterinária. A ponta de um bastão de hidróxido de potássio pode ser inserida num pedaço de tubo para friccionar e ser embrulhada diversas vezes com uma folha-de-flandres para evitar a cauterização dos dedos do operador. É usado também como uma *necessidade farmacêutica* em diversas preparações farmacêuticas.

NITRATO DE PRATA

Ácido nítrico, sal de prata (1+); Argenti Nitras

Nitrato de prata (1+) [7761-88-8] $AgNO_3$ (169.87).
Preparação — Pela ação do ácido nítrico na prata metálica.
Descrição — Cristais incolores ou brancos; com a exposição à luz na presença de matéria orgânica, torna-se cinza ou preto-acinzentado; pH das soluções aproximadamente 5,5.
Solubilidade — 1 g em 0,4 mL de água, 30 mL de álcool, aproximadamente 250 mL de acetona, ligeiramente mais do que 0,1 mL de água fervendo ou cerca de 6,5 mL de álcool fervendo; ligeiramente solúvel em éter.
Incompatibilidades — Facilmente reduzido a prata metálica pela maioria dos *agentes redutores*, incluindo *sais ferrosos, arsenitos, hipofosfitos, tartaratos, açúcares, taninos, óleos voláteis* e outras *substâncias orgânicas*. Nas soluções neutras ou alcalinas, precipitados por *cloretos, brometos, iodetos, borato de sódio, hidróxidos, carbonatos, fosfatos, sulfatos, arsenitos* e *arsenatos*. O *permanganato de potássio*, o *ácido tânico* e os *citratos e sulfatos solúveis* podem causar precipitação se forem suficientemente concentrados. Na solução ácida, apenas o *cloreto*, o *brometo* e o *iodeto* são insolúveis. A *amônia líquida* dissolve muitos sais de prata insolúveis através da formação do complexo da prata diamina, $Ag(NH_3)_2^+$.
Comentários — Os íons de prata combinam-se com as proteínas e causam desnaturação e precipitação. Como resultado, os íons de prata têm propriedades *adstringentes, cáusticas, bactericidas* e *antivirais*. Em baixas concentrações, a proteína desnaturada pela prata é confinada aos espaços intersticiais e à superfície de áreas desnudadas, exsudativas, de modo que apenas efeitos adstringentes e antimicrobianos ocorrem; em altas concentrações, as membranas celulares são rompidas e os efeitos cáusticos ocorrem. O local corroído será recoberto por uma crosta de precipitado de proteína-prata.

É usado principalmente em podiatria como um cáustico para *destruir tecido de granulação excessivo*, como *calos, calosidades, granuloma piogênico* e *verruga plantar; reduzir helomas neurovasculares; remover papilomas e cauterizar pequenas terminações nervosas* e *vasos sanguíneos*. Como adstringente, é usado para tratar o *impetigo vulgar* e o *prurido*, assim como *úlceras indolentes, feridas* e *fissuras*. Também é usado como *estíptico*, sobretudo em odontologia.

Como anti-séptico, é principalmente empregado profilaticamente contra a *oftalmia neonatal*. Outrora era aplicado regularmente nas superfícies queimadas por sua alta eficácia contra estafilococos e *Pseudomonas*. Entretanto, a precipitação do AgCl no local da aplicação e nos curativos depleta o cloreto plasmático e pode causar sérios distúrbios eletrolíticos; conseqüentemente, hoje o medicamento raramente é usado no tratamento da queimadura.

A corrosão excessiva no sítio-alvo e a corrosão da aplicação inadvertida ou o extravasamento do local pretendido podem ocorrer. Os cones dentais ou pedaços de nitrato de prata endurecidos que são acidentalmente ingeridos podem causar morte. A prata elementar da biorredução do íon prata pode residir permanentemente no local da aplicação e causar uma descoloração azulada a preta chamada de argiria. O tiossulfato de sódio localmente injetado algumas vezes consegue remover a prata. O íon nitrato absorvido das superfícies extensas desnudadas pode causar metemoglobinemia. Apenas as concentrações de 0,5% ou menores devem ser aplicadas nos ferimentos abertos, nos cortes recentes ou na pele fissurada.

PODOFILO

Mandrágora

O rizoma seco e as raízes do *Podophyllum peltatum* Linné (Fam. *Berberidaceae*); fornece pelo menos 5% de resina do podofilo.
Constituintes — De 3 a 6% de resina juntamente com até 1% de quercetina e podofilotoxina e glicosídios de peltatina. Pelo menos 16 compostos diferentes foram isolados e caracterizados. A *podofilotoxina* aglicona [$C_{22}H_{22}O_8$] é a lactona do 1-hidróxi-2-(hidroximetil)-6,7-metilenedioxi-4-(3′,4′,5′-trimetoxifenil)-1,2,3,4-tetra-hidronaftaleno-3-ácido carboxílico. A ruptura hidrolítica do anel lactona forma o *ácido podofílico* [$C_{22}H_{24}O_9$], cuja forma 2,3-*trans* é o *ácido podofilínico*, enquanto a forma 2,3-*cis* é o *ácido picropodofilínico*.

Embora tenha sido demonstrado que a podofilotoxina possui propriedades cáustica, catártica e tóxica acentuadas, acredita-se que não seja ela, mas sim uma *resina* amorfa chamada *podofilorresina*, o princípio catártico principal do medicamento. Entretanto, a podofilotoxina é mais segura e em última análise provavelmente irá substituir as preparações não-refinadas.

Comentários — Ver *Resina do Podofilo*.

PODOFILOX

Furo[3′,4′:6,7]nafto[2,3-*d*]-1,3-dioxol-6(5a*H*)-ona, [5*R*-(5α,5aβ, 8aα,9α)]-5,8,8a,9-tetra-hidro-9-hidróxi-5-(3,4,5-trimetoxifenil)-, Condylox

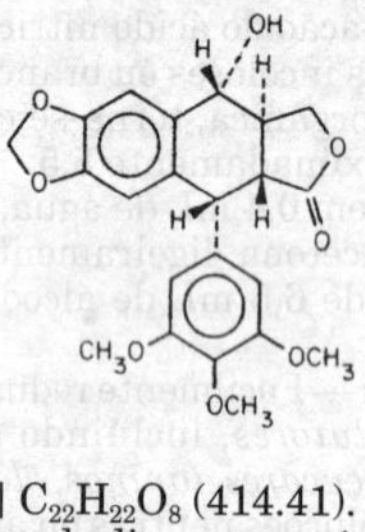

Podofilotoxina [518-28-5] $C_{22}H_{22}O_8$ (414.41).

Encontrado nos rizomas de diversas espécies de plantas, principalmente *Podophyllum peltatum* latim *Berberidaceae, P. emodi* e *Juniperus virginiana* latim *Coniferae*.

Preparação — Veja *JACS* 1981; 103: 6208.

Descrição — Cristais hidratados; funde a cerca de 115° (dec) e aproximadamente 184° após secar; existem várias formas polimórficas.

Solubilidade — Muito pouco solúvel em água; solúvel em álcool, clorofórmio ou acetona.

Comentários — As ações, os usos e os efeitos adversos são os da *Resina do Podofilo* (a seguir), exceto pelo índice terapêutico, que é maior. É muitas vezes mais potente.

RESINA DO PODOFILO

Comentários — Suplanta o *Podofilo*. Certos glicosídios e lactonas polinucleares na resina interagem com a tubulina e, portanto, interferem com o ciclo celular e a dinâmica intracelular, tal como causar a morte eventual das células afetadas. Aplicada topicamente, é corrosiva na região de contato. É principalmente usada no tratamento do *condiloma acuminado*, mas também no *papiloma juvenil da laringe*, nas *epiteliomatoses superficiais múltiplas* (carcinomas basocelulares e epidermóides), *ceratoses pré-cancerosas* (seborreica, actínica e por radiação), *verruga fibróide* e *calosidades*. Alguma dor costuma ocorrer no local de aplicação; se for excessiva, o medicamento deve ser removido com álcool etílico ou isopropílico. A resina nos tecidos normais adjacentes também deve ser removida. A dor pode ser um tanto evitada pelo tratamento de apenas uma pequena área da superfície a cada vez. *É especialmente irritante para os olhos e para as membranas mucosas*. O tratamento de superfícies extensas também pode resultar em absorção excessiva e em efeitos sistêmicos, tais como náuseas e vômitos, taquicardia, respiração superficial, leucopenia, trombocitopenia, dano renal, íleo paralítico, letargia, estupor, estados confusionais psicóticos e neuropatia periférica, incluindo paralisia flácida. A absorção sistêmica é aumentada pela oclusão. É contra-indicada para gestantes e lactantes.

QUERATOLÍTICOS (AGENTES ESFOLIANTES)

A epiderme consiste em camadas de células achatadas, chamadas de *células epiteliais escamosas estratificadas*. Elas estão ligadas entre si por desmossomos e por tonofibrilas penetrantes; ambos consistem sobretudo em queratina. A camada mais superficial da epiderme (epitélio cornificado ou estrato córneo) é composta de restos colapsados de células escamosas (queratinócitos ou corneócitos) que são principalmente tramas apertadas de queratina e lipoproteína numa matriz de múltiplas camadas lipídicas. Diferentemente da maioria das membranas celulares, os lipídios incluem os ácidos graxos, os lipídios neutros, as ceramidas, etc., e estão predominantemente num estado gel (tipo sólido). Certos fungos, especialmente os dermatófitos, usam a queratina e, portanto, localizam-se no estrato córneo naqueles locais onde os graus de hidratação e de pH são suficientemente elevados. Uma maneira de essas micoses poderem ser suprimidas é a remoção do estrato córneo, um processo chamado *descamação*. Certas substâncias químicas, especialmente fenóis e os compostos de sulfidrila, liberam a queratina e assim facilitam a descamação. Essas substâncias são chamadas de *queratolíticos*. A maceração aquosa do estrato córneo também favorece a descamação. Além do tratamento da epidermofitose, os queratolíticos são usados para afinar as áreas hiperceratóticas. A maioria dos queratolíticos é irritante. Os irritantes também podem produzir descamação por causarem dano e edema das células basais.

ÁCIDO SALICÍLICO

Ácido benzóico, 2-hidróxi-, ácido *o*-Hidroxibenzóico

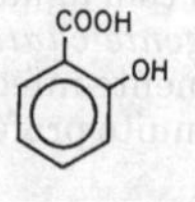

Ácido salicílico [69-72-7] $C_7H_6O_3$ (138.12).

Preparação — Em geral é preparado pelo processo Kolbe-Schmidt, no qual o CO_2 reage com o fenolato de sódio sob pressão a aproximadamente 130° para formar o salicilato de sódio, seguido pelo tratamento com o ácido mineral.

Descrição — Cristais brancos, finos, tipo agulha, ou um pó cristalino macio, branco; o ácido sintético é branco e inodoro; gosto adocicado, posteriormente picante; estável no ar; funde entre 158° e 161°.

Solubilidade — 1 g em 460 mL de água, 3 mL de álcool, 45 mL de clorofórmio, 3 mL de éter, 135 mL de benzeno ou aproximadamente 15 mL de água fervente.

Comentários — Usado *externamente* na pele, onde exerce ação levemente *anti-séptica* e ação *ceratolítica* considerável. A ação ceratolítica faz dele um agente benéfico no tratamento local de certas formas de *dermatite eczematóide*. Também está incluído nos produtos para o tratamento da *psoríase*, para o qual a classificação da FDA é Categoria I. As células teciduais edemaciam, amolecem e, por fim, descamam. O Emplastro de Ácido Salicílico freqüentemente é usado com esse propósito. O medicamento é especialmente útil no tratamento da *tinha do pé* e da *cabeça*, visto que o fungo cresce e prolifera no estrato córneo. A ceratólise tanto remove as camadas córneas infectadas quanto auxilia na penetração dos medicamentos antifúngicos. É combinado com o ácido benzóico em um agente amplamente conhecido como *Ungüento de Whitfield* (veja RPS-18, Cap. 66). Também é combinado comumente com óxido de zinco, enxofre ou enxofre e carvão de hulha. É incorporado em misturas para o tratamento de acne, caspa e seborréia, picadas e ferroadas de insetos, e em sabonetes e duchas vaginais, mas a sua eficácia ainda não está estabelecida. Em altas concentrações, é um *cáustico* e pode ser usado para remover *calos*, *calosidades*, *verrugas* e outras tumorações.

As soluções ou colódios de 17% ou mais e outras formas com concentração acima de 25% não devem ser empregados se o paciente tem diabetes melito, doença vascular periférica, inflamação ou infecção no local de aplicação. A aplicação contínua do medicamento na pele pode causar dermatite. A toxicidade sistêmica resultando da aplicação em áreas extensas da pele tem sido relatada. Não é empregado internamente como um analgésico pelo seu efeito irritativo local no trato GI.

ÁCIDO TRICLOROACÉTICO — veja adiante.

ENXOFRE, PRECIPITADO — Cap. 88.

FLUOROURACIL — Caps. 86 e 87.

PERÓXIDO DE BENZOÍLA

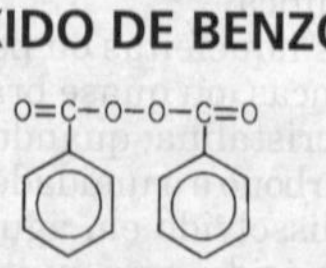

[94-36-0] $C_{14}H_{10}O_4$ (242.23); contém 65 a 82% de peróxido de benzoíla; também contém cerca de 26% de água com o propósito de reduzir a inflamabilidade e a sensibilidade ao choque.

Preparação — O cloreto de benzoíla reage com uma solução fria de peróxido de sódio.

Descrição — Pó granular branco, com um odor característico; funde a aproximadamente 104°; *pode explodir com o calor*.

Solubilidade — Muito pouco solúvel em água ou álcool; solúvel em acetona, clorofórmio ou éter.

Cuidado (pela entidade medicamentosa, não pelas formas farma-

cêuticas) — Pode explodir a temperaturas maiores que 60° ou causar incêndios na presença de substâncias redutoras. Armazene no recipiente original, tratado para reduzir cargas estáticas. Não o transfira para recipientes metálicos ou de vidro fechados com tampas que atritam. Não retorne o material não-utilizado para o recipiente original, mas destrua-o pelo tratamento com uma solução contendo NaOH (1:10) até que a adição de um cristal de KI resulte em nenhuma liberação de iodo livre.

Comentários — Possui propriedades antibacterianas leves, especialmente contra bactérias anaeróbias. Também é levemente irritante e exerce uma ação queratolítica e anti-seborréica. Seu principal uso é no tratamento da *acne vulgar* leve (na qual é comedolítico) e na *acne rosácea*, mas também é usado no tratamento das úlceras de decúbito e de estase.

Causa sensação de picada ou de queimação por um período curto de tempo após a aplicação; com o uso contínuo, esses efeitos na maioria das vezes desaparecem. Após 1 a 2 semanas de uso, pode haver ressecamento excessivo súbito da pele e descamação. O medicamento deve ser mantido longe dos olhos e das áreas da pele inflamadas, desnudas ou muito sensíveis, como as áreas circum-orais, o pescoço e a pele das crianças. Não deve ser associado a produtos abrasivos para a limpeza da pele. Pode causar dermatite de contato. Pode alvejar o cabelo e os tecidos.

TRETINOÍNA

Ácido retinóico; Retin-A

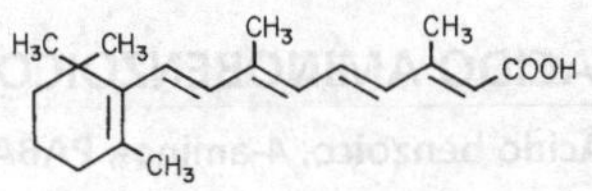

Todo ácido *trans*-Retinóico [302-79-4] $C_{20}H_{28}O_2$ (300.44).

Preparação — Por oxidação do aldeído da vitamina A que pode ser obtido por oxidação da vitamina A. *Biochem J* 1964; 90: 569.

Descrição — Cristais ou pó cristalino amarelo a laranja claro com odor de ensilagem; deve ser armazenado no frio e protegido da luz e do ar; funde entre 176° e 181°.

Solubilidade — Insolúvel em água; levemente solúvel em álcool; levemente solúvel em clorofórmio; 1 g em 10 mL de benzeno fervendo.

Comentários — É o ácido retinóico, ou o chamado *ácido da vitamina A*, que é formado quando o grupo aldeído de retineno (retinal) é oxidado a grupo carboxil. Não se sabe se o ácido retinóico tem alguma função fisiológica, mas algumas autoridades o consideram como sendo a forma da vitamina A que age na pele. Essa visão é sustentada pelo fato de o retinol e o retinal terem pouca ação na pele, mas as doses sistêmicas elevadas de vitamina A provocarem alterações dermatológicas proeminentes.

Topicamente, causa inflamação, espessamento da epiderme (acantose) e edema intercelular local, que leva a alguma separação das células epidérmicas. As células epiteliais foliculares se tornam menos adesivas, o estrato córneo se desprende, e a esfoliação pode ocorrer. Altas concentrações podem causar vesiculação. Essas ações são usadas no tratamento da *acne vulgar*. As camadas córneas desprendidas facilitam a superficialização e a erupção do comedão, e a resposta inflamatória mobiliza os leucócitos que atacam a bactéria no folículo. Nos estados iniciais do tratamento, a superficialização súbita dos comedões preexistentes obscurecidos parece exacerbar a acne, mas os novos comedões não coalescem em cistos ou nódulos, e não haverá cicatriz. O estado de exacerbação pode durar por até 6 semanas, após o qual a melhora vem rapidamente. Logo após a interrupção do tratamento, a recaída ocorre imediatamente. A acne nodular cística profunda (acne conglobata) ou os casos graves usualmente não se beneficiam com o medicamento.

Várias condições hiperceratóticas são referidas como sensíveis, sendo as respostas algumas vezes excepcionalmente drásticas. A *ceratose solar* e *folicular*, a *ictiose lamelar*, a *ceratose palmar* e *plantar* e outras dermatoses hiperplásicas têm sido tratadas com sucesso com o medicamento. Ele também tem sido usado no tratamento de alguns cânceres cutâneos. Relatos recentes indicam que ele pode rejuvenescer um pouco a pele envelhecida pelo sol.

É um antioxidante e retira os radicais livres. Existe alguma evidência não apenas de que as aplicações tópicas possam fornecer alguma proteção contra os efeitos da radiação actínica e de outras radiações na pele, incluindo o câncer, mas de que internamente ele pode ser protetor contra a carcinogênese da radiação e dos carcinógenos. Sistemicamente, não causa os efeitos tóxicos de doses elevadas de vitamina A.

Em concentrações de 0,05 a 0,1%, causa uma sensação transitória de calor ou de ardência leve, e se segue o eritema. Pode ocorrer descamação da pele. A irritação e a descamação são mais acentuadas quando a concentração ultrapassa 0,1%. Quando ocorrem descamação, formação de crosta ou vesiculação, a medicação deve ser interrompida até que a pele se recupere, ou a concentração deve ser reduzida. O medicamento não deve ser aplicado ao redor dos olhos, no nariz ou nos cantos dos lábios, por ser a mucosa muito mais sensível aos efeitos irritantes do que a pele. Também pode causar irritação grave em peles eczematosas. Não deve ser aplicado junto ou logo após outros medicamentos irritantes ou ceratolíticos. A exposição à luz do sol deve ser evitada, se possível. Tanto hiperpigmentação como hipopigmentação têm sido relatadas, mas as condições parecem ser reversíveis e temporárias.

PREPARAÇÕES PARA LIMPEZA

A pele pode ser limpa com detergentes solventes ou abrasivos, isoladamente ou combinados. Entre os detergentes, os sabonetes têm desfrutado do melhor *status* oficial, mais pelo costume do que por méritos especiais. Os detergentes que não o sabão tornaram-se importantes não apenas como limpadores das mãos de donas de casa mas também na prática dermatológica e cirúrgica. Entretanto, como muitos detergentes sem sabão não são decompostos pelas instalações que tratam do esgoto, tem havido um retorno ao sabão normal. Alguns dos *sabões* anti-sépticos ainda contêm detergentes sintéticos. O sabão interfere com a ação de muitos anti-sépticos, o que é uma razão para os detergentes sintéticos freqüentemente serem usados em preparações anti-sépticas para limpeza. Entretanto, os detergentes sintéticos também interagem com alguns anti-sépticos. Os detergentes aniônicos para a pele, sem sabão, raramente sensibilizam a pele e, portanto, são prescritos quando o usuário é alérgico a sabão.

Os sabões comuns tendem a ser alcalinos, com o pH variando entre 9,5 e 10,5. Os sabões supergordurosos têm um pH no extremo inferior dessa variação. Os detergentes sintéticos usualmente têm um pH $\leq$5,6. As barras neutras de higiene contêm detergentes sintéticos. Os detergentes surfactantes aniônicos e catiônicos emulsificam as gorduras com a água, assim como auxiliam na remoção de partículas estranhas da pele, do couro cabeludo ou do cabelo.

Os xampus são sabonetes líquidos ou detergentes usados para limpar o cabelo e o couro cabeludo. Tanto os sabões quanto os xampus freqüentemente são usados como veículos para agentes dermatológicos.

Muitos sabões em barra contêm triclosan ou triclocarban como anti-sépticos em concentrações que suprimem a produção bacteriana dos odores corporais, mas que efetivamente não são anti-sépticos. Vários sabões e xampus contêm ingredientes ceratolíticos e antiacne. Os sabões abrasivos contêm partículas de alumina, polietileno ou decaidrato tetraborato de sódio.

É uma crença comum, embora errônea, de que o sabão tem ação anti-séptica. A prescrição de sabões e detergentes sintéticos isoladamente para o controle da acne não se justifica; as substâncias anti-sépticas devem ser adicionadas ao material de limpeza ou ser usadas separadamente. Estudos quantitativos da flora cutânea antes e após a limpeza com o sabão ou com outros detergentes aniônicos mostram efeito anti-séptico insignificante. Entretanto, a remoção da epiderme solta diminui a probabilidade de as bactérias cutâneas serem transferidas da pele para outras estruturas. Certos detergentes catiônicos empregados em dermatologia são anti-sépticos. Os detergentes são tratados em *Agentes Tensoativos*, Cap. 39.

A escolha de solventes orgânicos para limpar a pele depende amplamente da natureza do material a ser removido. Na prática médica o etanol e o álcool isopropílico são os solventes mais empregados. Os cremes de limpeza agem tanto como solventes quanto como detergentes. Outros veículos de limpeza sem sabão contêm petrolato, óleos vegetais, lanolina, alcoóis de alto peso molecular, vários derivados de carboidrato, farinha de aveia e outros ingredientes.

ÁLCOOL — Caps. 55 e 87.

ÁLCOOL ISOPROPÍLICO PARA FRICCIONAR — Cap. 87.
ÁLCOOL, PARA FRICCIONAR — veja RPS-19, Caps. 67 e 87.
CLORETO DE BENZALCÔNIO — Cap. 87.
EMULSÃO DE LIMPEZA COM HEXACLOROFENO — Cap. 87.
SULFATO LAURIL DE SÓDIO — Cap. 55.
SULFETO DE SELÊNIO — Cap. 87.

SISTEMAS TRANSDÉRMICOS

Os sistemas transdérmicos são indicados para aplicar na pele como uma barreira de controle proporcional à absorção dos medicamentos ou como um reservatório para a absorção do medicamento. Os compostos primários distribuídos por sistemas transdérmicos incluem estradiol (Cap. 77), nitroglicerina (Cap. 68), nicotina (Cap. 71), clonidina (Cap. 68), fentanil (Cap. 83), escopolamina (Cap. 73) e testosterona (Cap. 77) .

Esses medicamentos são discutidos em outra parte, visto que sua atividade farmacológica não é relacionada principalmente à pele. Entretanto, sistemas transdérmicos foram desenvolvidos para distribuir o ácido salicílico para a terapia localizada na pele na remoção das verrugas (ácido salicílico, ver anteriormente).

Os princípios subjacentes da absorção percutânea são discutidos em maiores detalhes no Cap. 37, enquanto os sistemas são discutidos no Cap. 50. Entretanto, os sistemas transdérmicos podem provocar efeitos localizados na pele pela hidratação excessiva como resultado de oclusão, metabolismo do medicamento ou degradação na pele, alterações cutâneas associadas ao aumento da penetração, populações bacterianas locais aumentadas, etc.

OUTRAS PREPARAÇÕES DERMATOLÓGICAS

Os *gargarejos*, os *descongestionantes nasais tópicos*, as *duchas*, *enemas* etc. geralmente contêm ingredientes básicos que são descritos em outras categorias neste capítulo. Essas preparações são descritas em *Soluções Aquosas*, Cap. 39.

Os *antiflogísticos* incluem o álcool e diversos cremes e loções que resfriam a pele por evaporação. Muitas preparações antiflogísticas também contêm um adstringente e um anestésico local ou cânfora ou mentol.

Comumente empregados, os *antipruriginosos* também dependem em parte de anestésicos locais e do efeito calmante de resfriamento, embora alguns emolientes ou demulcentes possam ser incluídos, especialmente dependendo da causa do prurido. As propriedades antipruriginosas das preparações com fenol derivam amplamente da anestesia local.

As propriedades *vulnerárias* e *epitelizantes* são atribuídas a vários irritantes e a diversas tinturas; entretanto, existem poucos dados confiáveis para apoiar a maioria das alegações de ação vulnerária.

Os *filtros solares* contêm compostos aromáticos como o ácido aminobenzóico, que absorvem eficientemente os raios UV prejudiciais da luz solar incidente e transmitem principalmente os comprimentos de onda menos prejudiciais, ou o dióxido de titânio, que reflete a luz do sol das superfícies de aplicação. A luz UV na faixa espectral de 290 a 320 nm causa bronzeamento e queimadura solar; portanto, um filtro solar para prevenir o bronzeamento ou as queimaduras deve ter uma alta absortividade molar nessa variação. Entretanto, a *fotossensibilização* (p. ex., a fotoativação dos químicos para fazê-los tóxicos ou alergênicos) pode ocorrer com comprimentos de onda de até 500 nm; conseqüentemente, para proteger aqueles que recebem certos medicamentos (tetraciclinas, sulfonamidas, eritromicina, promazina, clorpromazina, prometazina, psoralenos), os filtros solares com um espectro de ação mais amplo são necessários. Um espectro adequadamente amplo é usualmente atingido com as combinações de filtros solares (por exemplo, dioxibenzona e oxibenzona).

Os *melanizadores* são substâncias que promovem a pigmentação da pele. A maioria dos melanizadores produz seu efeito pela sensibilização da pele à luz UV, de modo que o efeito é principalmente o mesmo daquele obtido se o indivíduo tivesse sido exposto por um longo tempo ao sol.

Essa ação é denominada *ação fotodinâmica*. O termo tem sido usado liberalmente para incluir todos os exemplos de sensibilidade aumentada à luz, mas na sua definição estrita está confinado à fotossensibilização na qual a participação do oxigênio é necessária. No processo fotodinâmico, a luz de comprimento de onda longo demais para ser normalmente efetivo pode ser usada, de modo que o espectro ativador pode ser desviado para comprimentos de onda mais longos.

Os *clareadores*, ou *desmelanizadores*, em sua maioria contêm derivados da hidroquinona.

Os *clareadores para os cabelos* geralmente contêm peróxidos.

Existe uma ampla variedade de *depilatórios* no mercado. Muitos deles são compostos de sulfidrila, especialmente os tioglicolatos, que reduzem as ligações dissulfeto da queratina, e então liberam o pêlo do local onde ele pode ser facilmente separado da epiderme. Alguns dos mesmos compostos são usados em concentrações mais baixas em preparações para permanentes. Existe um medicamento, o minoxidil, um anti-hipertensivo, que pode *aumentar o crescimento capilar* e *tratar a calvície*.

Os *antiperspirantes* foram incluídos entre os adstringentes.

ÁCIDO AMINOBENZÓICO

Ácido benzóico, 4-amino-, PABA

$H_2N-C_6H_4-COOH$

Ácido *p*-aminobenzóico [150-13-0] $C_7H_7NO_2$ (137.14).

Preparação — O *p*-nitrotolueno é oxidado com o permanganato para o ácido *p*-nitrobenzóico, e o grupamento nitro é então reduzido a um grupamento amínico com o ferro e o ácido clorídrico.

Descrição — Cristais ou pó cristalino 8, branco ou levemente amarelo, inodoro; funde entre 186° e 189°; descolore com a exposição ao ar ou à luz.

Solubilidade — Levemente solúvel em água ou em clorofórmio; livremente solúvel em álcool ou em soluções dos hidróxidos álcalis e dos carbonatos; pouco solúvel em éter.

Comentários — É um *filtro solar*. Absorve a luz UV dos comprimentos de onda na região de 260 a 313 nm; sua absortividade molar a 288,5 nm é de 18.300. Entretanto, não absorve através da variação UV próxima, de modo que a fotossensibilidade e a fototoxicidade relacionadas ao medicamento podem não ser prevenidas por ele, mas em combinação com a benzofenona realmente protege contra algumas fototoxicidades fármaco-induzidas. Contudo, na variação 260 a 313 nm, tem o mais alto índice de proteção dos filtros solares atuais.

Para as espécies animais que não usam o ácido fólico pré-formado, que contém a porção *p*-aminobenzoil, é a vitamina B. Entretanto, os seres humanos não a usam, e sua promoção em preparações de vitaminas explora a ignorância do consumidor. Ela ou o seu sal com potássio são promovidos como um agente que amolece ou regride os tecidos fibróticos na doença de Peyronie, na esclerodermia, na dermatomiosite, na hanseníase e no pênfigo. A alegação das ações antifibróticas é fracamente substanciada, e as ações e usos não são mencionados nos principais trabalhos de farmacologia e terapêutica.

Topicamente, é raramente alergênico para os usuários, mas ocorrem fototoxicidade e fotoalergenicidade. Os efeitos colaterais sistêmicos incluem náusea, anorexia, febre e exantema.

ALANTOÍNA

Uréia, (2,5-dioxo-4-imid-azolidinil)-,

[Estrutura: H_2NCONH ligado ao anel imidazolidina-2,5-diona, com N–H e NH]

[97-59-6] $C_4H_6N_4O_3$ (158.12).

Preparação — Por oxidação do ácido úrico.

Descrição — Cristais incolores; funde a 238°.

Solubilidade — 1 g em 190 mL de água ou 500 mL de álcool; quase insolúvel em éter.

Comentários — Na Primeira Guerra Mundial, foi observado que as feridas da infestação por larvas de moscas pareciam curar melhor do que as feridas não-infectadas, um efeito atribuído a esse medicamento produzido pelas larvas das moscas. É usada topicamente como um *cicatrizante* para estimular o reparo do tecido em feridas supuradas, úlceras resistentes, acne, seborréia, herpes simples, hemorróidas e em várias infecções dermatológicas e na psoríase. Freqüentemente é combinada com medicamentos adstringentes, ceratolíticos, carvão de hulha, anti-sépticos e antifúngicos. O sal de prata tem sido usado no tratamento tópico de queimaduras extensas.

ÁLCOOL CETILÍCO — Cap. 55.

BICARBONATO DE SÓDIO — Caps. 66 e 67.

CINOXATO

Ácido propenóico, 3-(4-metoxifenil)-, éster 2-etoxietil

[104-28-9] $C_{14}H_{18}O_4$ (250.29).

Preparação — Brit Pat 856.411.

Descrição — É um líquido viscoso; pode ter uma cor levemente amarela; ferve a aproximadamente 185°.

Solubilidade — Praticamente insolúvel em água; miscível com o álcool.

Comentários — É um *filtro solar* que absorve a luz UV entre 270 a 328 nm e tem uma absorção molar relativamente alta (19.400 a 306 nm), mas não absorve completamente a variação prejudicial da luz UV. Conseqüentemente, é usado sobretudo em preparações que pretendem promover bronzeamento em vez de proteção contra fotossensibilidade e fototoxicidade.

DEXTRANÔMERO

Para a monografia completa, veja Cap. 108.

Comentários — Para *secagem, limpeza* e *debridamento* das *úlceras de estase venosa* exsudativas; de *feridas* e *queimaduras infectadas*; não é útil na limpeza das lesões ou feridas não-exsudativas. As pequenas esferas absorvem não apenas a água, mas também as proteínas, incluindo os produtos da degradação da fibrina/fibrinogênio, e assim previnem a formação de crostas. As pequenas esferas são despejadas nas feridas limpas, que são circunscritas com o gel de petróleo, e uma compressa é colocada no local para reter o material. As trocas podem ser feitas três ou quatro vezes ao dia, conforme o necessário. As pequenas esferas devem ser removidas antes de o enxerto de pele ser feito. É preciso tomar cuidado para prevenir a contaminação cruzada dos pacientes. No assoalho, as pequenas esferas são escorregadias e, portanto, perigosas.

DIIDROXIACETONA

Chromelin Complexion Blender

[96-26-4] $C_3H_6O_3$ (90.08).

Preparação — Por oxidação do álcool secundário do grupo da glicerina.

Descrição — Pó cristalino; bem pouco higroscópico; odor característico; gosto doce; funde a aproximadamente 77°.

Solubilidade — *Dímero* (forma normal): solúvel lentamente em 1 parte de água ou 15 partes de álcool. É um *monômero* (formado em solução): muito solúvel em água, álcool ou éter.

Comentários — Interage com a ceratina do estrato córneo para formar um pigmento escuro que estimula o aparecimento do bronzeado. É incorporada em diversas preparações de *filtros solares*. Como o componente do filtro solar está usualmente presente numa concentração inferior à ótima, tais preparações podem não conferir proteção a pessoas fotossensíveis. Também usada para tratar o vitiligo.

DIOXIBENZONA

Metanona, (2-hidróxi-4-metoxifenil)(2-hidroxifenil)-, Solaquin

2,2′-Diidróxi-4-metoxibenzofenona [131-53-3] $C_{14}H_{12}O_4$ (244.25).

Preparação — Por reação de Friedel-Crafts, na qual o cloreto *o*-metoxibenzoil é adicionado gradualmente a uma mistura de 1,3-dimetoxibenzeno, clorobenzeno e cloreto de alumínio. As condições da reação são tais que ambos os grupos metoxi orto para a ponte carbonila na condensação inicial do produto são desmetilados. US Pat 2.853.521.

Descrição — Pó bege a amarelo; congela a uma temperatura não inferior a 68°.

Solubilidade — Praticamente insolúvel em água; livremente solúvel em álcool ou tolueno.

Comentários — É um *filtro solar* de absortividade molar intermediária (11.950 a 282 nm), mas absorve completamente o espectro UV e, conseqüentemente, fornece proteção não apenas contra queimadura solar, mas também contra os efeitos fotodinâmicos, fotossensibilizadores e fototóxicos dos medicamentos. Atualmente, é comercializado em combinação com o composto relacionado *Oxibenzona* (ver adiante).

DIÓXIDO DE TITÂNIO

Anidrido Titânico

Óxido de titânio (TiO_2) [13463-67-7] TiO_2 (79.88).

Preparação — Por adição de amônia ou de um carbonato álcali à solução de titanil sulfato ($TiOSO_4$). O ácido titânico $Ti(OH)_4$ ou $Ti(OH)_2$ é precipitado e, após a filtração e a lavagem, é secado e inflamado.

Descrição — Pó branco, amorfo, insípido, inodoro, infundível; densidade de aproximadamente 4; suspensão em água (1 para 10) neutra no tornassol.

Solubilidade — Insolúvel em água, HCl, HNO_3, ou dilui H_2SO_4.

Comentários — Seu pó tem uma refletância muito alta nos comprimentos de ondas UV e visíveis, e, portanto, serve como um excelente pigmento branco. Em ungüentos ou loções, reflete uma proporção muito alta da luz solar incidente, protegendo a pele de queimadura solar e servindo como um bloqueador solar. Também é usado em cosméticos e como pó. Topicamente, não tem efeitos tóxicos.

ETILEXIL *p*-METOXICINAMATO

Parsol MCX

Metoxicinamato octil [5466-77-3] $C_{18}H_{26}O_3$ (290.40).

Preparação — US Pat 4.713.473.

Descrição — Líquido de ebulição elevada.

Comentários — É um *filtro solar* com uma faixa de absorção estreita de 290 a 320 nm e absorção molar moderada.

ETRETINATO

Ácido 2,4,6,8-nonanetetraenóico, 9-(4-metóxi-2,3,6-trimetilfenil)-3,7-dimetil-, éster etil (*all-E*); Tegison

[54350-48-0] $C_{23}H_{30}O_3$ (354.49).

Preparação — Um esquema envolve a condensação de Wittig do cloreto difenil 2,3,6-trimetil-4-metoxibenzilfosfônio e do ácido 8-oxo-3,7-dimetil-2,4,6-octano-trienóico na presença do óxido de butileno; *Experientia* 1978; 34: 1113.

Descrição — Sólido cristalino que funde a aproximadamente 104°.

Solubilidade — Solúvel em álcool; insolúvel em água.

Comentários — Embora não seja um medicamento tópico, é um retinóide intimamente relacionado à tretinoína e é usado apenas por suas ações dermatológicas; conseqüentemente, está incluído neste capítulo. É usado no tratamento da *psoríase* recalcitrante, especialmente os tipos grave, pustular e eritrodérmico. Diminui a descamação, o eritema e o espessamento das lesões e faz com que as células epiteliais e dérmicas se rediferenciem em células normais. Algumas vezes, uma melhora drástica ocorre em 2 semanas, e uma remoção completa, em 1,5 a 4,5 meses. Entretanto, as recidivas são freqüentes uma vez suspenso o tratamento e algumas vezes mesmo durante a manutenção crônica. Pode ser usado isoladamente ou em combinações de baixas doses com a terapia PUVA (psoralen augmented UVA). O mecanismo de ação é desconhecido, mas é indubitavelmente como o da vitamina A. A atividade reside no metabólito do ácido.

Os efeitos adversos ocorrem em mais de 75% dos usuários. Eles incluem lábios rachados; descamação das palmas, solas e pontas dos dedos; ressecamento das mucosas; dor na língua; queilite; rinorréia; sangramento nasal; sangramento gengival; perda dos cabelos; anormalidades das unhas; xerose e irritação das córneas, escleras e conjuntivas (50%); fragilidade epidérmica; predisposição a queimadura solar e outros efeitos. Ocasionalmente, ocorrem pseudotumor cerebral, calcificação metastática dos ligamentos e dos tendões e disfunção ou necrose hepática. Em crianças e adolescentes pode haver o fechamento prematuro das epífises. O colesterol plasmático e os triglicerídios aumentam, e as lipoproteínas de alta densidade diminuem. O medicamento é também teratogênico. Os efeitos adversos são menores com as baixas doses usadas em conjunto com a terapia PUVA.

A absorção após a administração oral é incompleta. Pode ser aumentada pelos alimentos contendo leite e outros lipídios. Existe um metabolismo rápido durante o qual é desesterificado ao metabólito ácido. Uma degradação muito mais lenta e a conjugação se seguem, e os metabólitos são secretados na bile e na urina. Quase todo o medicamento circulante está ligado às lipoproteínas plasmáticas, mas o metabólito ativo está ligado à albumina. Por fim, é absorvido pelas gorduras, onde pode ser encontrado até 2 anos após a última dose. A meia-vida de eliminação aparente é de cerca de 120 dias. Essa persistência do medicamento no organismo impede o uso do medicamento por mulheres em idade fértil, visto que a incidência de defeitos congênitos é alta mesmo quando a concepção ocorre meses após o medicamento ter sido interrompido. O medicamento é também excretado no leite; os efeitos nos lactentes não são conhecidos.

FLUORETO DE SÓDIO

Fluoreto de sódio [7681-49-4] NaF (41.99).

Preparação — Por interação de 40% HF com uma quantidade equivalente de NaOH ou de Na_2CO_3.

Descrição — Pó branco, inodoro.

Solubilidade — 1 g em 25 mL de água; insolúvel em álcool.

Comentários — É um *profilático das cáries dentárias*. A fluoração do suprimento de água municipal é considerada uma medida de saúde pública segura e prática; uma concentração de aproximadamente 1 ppm de fluoreto na água resulta em redução de 50 a 65% da incidência de cáries dentais nos dentes permanentes. O fluoreto ingerido é eficaz apenas enquanto os dentes estão sendo formados. O fluoreto é incorporado nos sais dos dentes como fluoroapatita. A ingestão excessiva durante o desenvolvimento dos dentes pode causar manchas nos dentes; logo, dentes recém-erupcionados manchados são uma indicação para a redução da ingestão de fluoreto. Quando a água potável tem menos de 0,7 ppm de fluoreto, a suplementação dietética para as crianças cujos dentes ainda não nasceram fornece alguma proteção futura.

A aplicação tópica resulta em alterações apenas nas camadas mais externas do esmalte ou da dentina exposta. Em crianças, a aplicação repetida de uma solução a 2% do medicamento para limpar os dentes resulta em uma redução de 16 a 49% das cáries dentárias; os dentes dos adultos são menos protegidos pela aplicação tópica. A aplicação tópica também é usada para *dessensibilizar* os dentes.

Por via oral, produz neoformação óssea em alguns pacientes com osteoporose, especialmente quando o cálcio e a vitamina D (e o estrogênio na mulher) são administrados concomitantemente para facilitar a desmineralização do osso novo. Entretanto, o osso pode se tornar quebradiço.

Ele remove o cálcio dos tecidos e também "envenena" certas enzimas. Grandes doses orais podem causar náuseas e vômitos, que usualmente podem ser evitados se a substância for tomada com o alimento. As pastas, os colutórios, as soluções e os géis para aplicação tópica não devem ser deglutidos.

FLUORETO ESTANOSO

Difluoreto de Estanho; Fluoristan

Fluoreto estanoso (SnF_2) [7783-47-3] (156.69); contém não menos que 71,2% de Sn_2^+ (estanho estanhoso) e aproximadamente 24% F^- (fluoreto).

Preparação — O óxido estanhoso é dissolvido em 40% de HF, e a solução é evaporada sem o contato com o ar.

Descrição — Pó cristalino, branco, com um gosto amargo, salgado; funde a aproximadamente 213°.

Solubilidade — Livremente solúvel em água; praticamente insolúvel em álcool, éter ou clorofórmio.

Comentários — Altera a composição e a estrutura cristalina dos sais tipo hidroxiapatita que compõem a parte principal do esmalte e da dentina, tornando o material dentário mais resistente à erosão acidífera e às caries dentárias (decomposição). A substância é aplicada apenas topicamente, sendo a substância dentária apenas afetada nas camadas superficiais, e deve ser aplicado periodicamente. É mais eficaz quando aplicado às superfícies dentárias após o dente ter sido completamente limpo por um dentista. Entretanto, há boas evidências de que, mesmo quando incorporado a pastas de dente, retarda o desenvolvimento de cáries dentárias.

HIDROQUINONA

1,4-Benzenediol; *p*-Diidroxibenzeno; Hidroquinol; Quinol; Eldoquin e Eldopaque Forte

Hidroquinona [123-31-9] $C_6H_6O_2$ (110.11).

Preparação — Vários processos são empregados. Um envolve a reação com uma solução de ácido sulfúrico da anilina com o dióxido de manganês e a redução do *p*-benzoquinona resultante com o bissulfito de sódio.

Descrição — Agulhas finas, brancas; escurece com a exposição ao ar; funde entre 172° e 174°.

Solubilidade — 1 g em aproximadamente 17 mL de água, 4 mL de álcool, 51 mL de clorofórmio ou 16,5 mL de éter.

Comentários É um agente *hipopigmentador* empregado percutaneamente para clarear áreas localizadas de pele hiperpigmentada, como manchas de pele, lentigo, melasma, cloasma, sardas, etc. Sua ação é temporária, então é necessário repetir a aplicação a intervalos freqüentes. É um irritante leve e pode desencadear eritema ou exantema, que requer a interrupção do medicamento. Não deve ser usado perto dos olhos ou quando há soluções de continuidade na pele. É contra-indicada quando há queimadura solar, nódulos miliares ou pele irritada. Não é para ser usada em crianças. A ingestão de 1 g resulta em tinito, náusea, vômito, sensação de sufocação, dispnéia, cianose, convulsões, delírio e colapso. A morte pode ocorrer com a ingestão de 5 g. A irritação do trato GI ocorre com a ingestão oral. A dermatite resulta do contato da pele. Máculas e opacificações córneas têm sido observadas naqueles expostos por períodos prolongados ao vapor de hidroquinona em concentrações que não sejam suficientemente altas para provocar efeitos sistêmicos.

HIDROXIURÉIA — Cap. 86.

HOMOSALATO

Ácido benzóico, 2-hidróxi-, éster 3,3,5-trimetilciclo-hexil; ing of Coppertone

Homomentil salicilato [118-56-9] $C_{16}H_{22}O_3$ (262.36).

Preparação — US Pat 2.369.084.

Descrição — Líquido incolor, ferve a cerca de 163° a 4 mm.

Comentários — É um líquido com absorção molar relativamente baixa (6.720 a 310 nm) e absorção limitada próximo à variação ultravioleta (290 a 315 nm), sendo usado principalmente para *promover bronzeamento*. As pessoas fotossensíveis podem não ser protegidas de queimaduras e fototoxicidade.

ISOTRETINOÍNA

Ácido 13-*cis*-retinóico; Accutane

Ácido 3,7-dimetil-9-(2,6,6-trimetil-1-ciclo-hexeno-1-il)-2-*cis*-4-*trans*-6-*trans*-8-*trans*-nonatetraenóico [4759-48-2] $C_{20}H_{28}O_2$ (300.44). Difere da tretinoína (vitamina A) apenas na configuração da insaturação nos átomos α e β, que é *cis em vez de trans.*

Comentários — Embora não seja um medicamento tópico, é um agente dermatológico e, conseqüentemente, está descrito aqui. Sua ação primária é diminuir a produção de sebo, que auxilia no tratamento da *acne modular* e *cística* (acne conglobata). O tamanho da glândula sebácea diminui, e existe uma alteração na morfologia e na capacidade de secretória das células (desdiferenciação). A redução completa das lesões ocorre em cerca de 90% dos casos. Um único curso de tratamento usualmente promove remissões prolongadas, algumas vezes permanentes.

Também parece diminuir a hiperceratose e tem sido descrita como eficaz na *rosácea*, nas *foliculites* por gram-negativos, na *ictiose lamelar*, na *doença de Darier*, na *pitiríase rubra pilosa* e no *ceratoacantoma*.

Os efeitos adversos incluem dermatite facial, fragilidade cutânea, adelgaçamento e ressecamento do cabelo, queilite reversível e ressecamento da pele, boca e olhos, além de conjuntivite, em 25 a 80% dos usuários. A descamação das palmas e plantas e a sensibilidade às queimaduras solares ocorrem em aproximadamente 5% dos usuários. Inflamação uretral também ocorre com freqüência. Dores articulares e exacerbação da artrite reumatóide também têm sido relatadas em cerca de 16% dos pacientes. A velocidade de hemossedimentação (VHS), a concentração sérica de triglicerídios e os níveis séricos de alanina e aspartato transaminases aumentam transitoriamente em 25% dos usuários. Hiperostose vertebral tem sido observada com os esquemas posológicos recomendados. Foi observada originalmente em pacientes que recebiam isotretinoína para vários transtornos da queratinização em dosagens mais altas e por períodos mais longos do que aqueles recomendados para a acne. Apesar da incidência relativamente alta de efeitos colaterais, o tratamento raramente precisa ser descontinuado.

Após a administração oral, as concentrações sanguíneas máximas ocorrem em 1 a 4 h. O composto é oxidado ao ácido 4-hidróxi-13-*cis*-retinóico, que então é glicuronidado e é secretado na bile. A meia-vida de eliminação é de 11 a 39 h (média de 20 h). A isotretinoína não deve ser dada durante a gravidez ou a lactação.

LISADIMATO

1,2,3-Propanetriol, éster 1-(4-aminobenzoato); Escalol 106

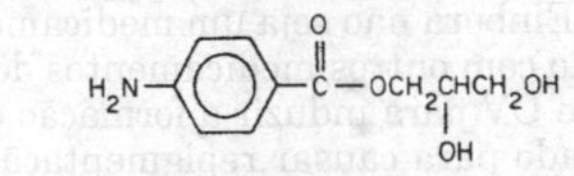

Glíceril *p*-aminobenzoato [136-44-7] $C_{10}H_{13}NO_4$ (211.21).

Preparação — Por esterificação do ácido aminobenzóico com a glicerina.

Descrição — Cera semi-sólida ou xarope.

Solubilidade — Insolúvel em água, óleo ou gordura; solúvel em álcool, álcool isopropílico ou propileno glicol.

Comentários — É um *filtro solar* que absorve a luz UV a 264 a 315 nm e que tem uma absorção molar alta (17,197 a 295 nm), mas com um espectro limitado, portanto é usado principalmente para promover bronzeamento em vez de proteger as pessoas sensíveis.

METIL ANTRANILATO

Ácido 2-aminobenzóico, éster metil

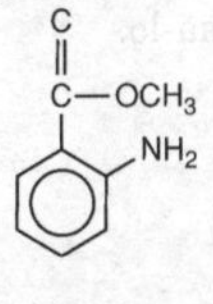

[134-20-3] $C_8H_9NO_2$ (151.16).

Preparação — É constituinte de diversos óleos essenciais; também, por esterificação do ácido antranílico com o álcool metílico.

Descrição — É uma substância cristalina; funde a 25°.

Solubilidade — Levemente solúvel em água; livremente solúvel em álcool ou em éter.

Comentários — É um *filtro solar*, com a mais baixa absorção molar de todos os filtros solares (941 a 315 nm); também, não absorve completamente a faixa UV (faixa de absorção, 290 a 320 nm) e, portanto, é associado a outros filtros solares ou protetores contra a luz. Também é usado como perfume em ungüentos e cosméticos.

METOXSALENO

7*H*-Furo[3,2-g][1]benzopiran-7-ona, 9-metóxi-, Ammoidin;
9-Methoxipsoralen; Xanthotoxin; Oxsoralen

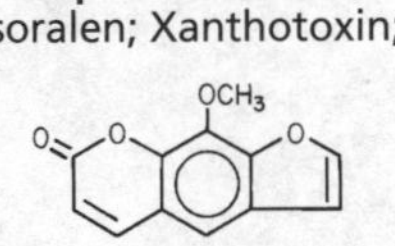

[298-81-7] $C_{12}H_8O_4$ (216.19).

Preparação — Ocorre naturalmente na *Psorales coryfolia, Ammi majus, Ruta chalepensis* e em várias outras plantas. Pode ser sintetizado pelos métodos descritos em *JACS* 1957; 79: 3491, e na US Pat 2.889.337.

Descrição — Cristais tipo agulha, brancos a cor de creme, inodoros, macios; funde entre 143° e 148°.

Solubilidade — Praticamente insolúvel na água fria, muito pouco solúvel na água fervente; livremente solúvel em clorofórmio; solúvel em álcool, acetona ou ácido acético ferventes; solúvel em álcalis aquosos com anel de clivagem. A reconstituição ocorre com a neutralização.

Comentários — É um *melanizador psoralênico*. Aumenta a pigmentação fotodinâmica da pele; não induz a pigmentação na ausência da luz UV ou de melanócitos. É prescrito para *vitiligo* e *dessensibilização à luz do sol*. As queimaduras solares graves podem ocorrer com a aplicação tópica; costumeiramente se protege a pele circunjacente com um filtro solar. Também é usado no tratamento com o PUVA na *psoríase, micose fungóide* e *linfoma cutâneo de células T*; nessas, a irradiação o ativa. Pode ter valor no tratamento com o PUVA na *alopecia areata, dermatoses inflamatórias, eczema* e *líquen plano*. Após a administração oral, também ocorrem distúrbios GI e efeitos tóxicos no sistema nervoso central, como vertigem e excitação. Conseqüentemente, o medicamento deve ser usado por via oral apenas sob supervisão médica. É aditivo com outros medicamentos fotossensibilizadores e com os pigmentos furocumarínicos encontrados em cenouras, aipo, figo, limão-galego, mostarda, salsinha e pastinacas. Inibe o metabolismo da cafeína.

MINOXIDIL — Cap. 68.

MONOBENZONA

Fenol, 4-(fenilmetóxi)-, Éter Monobenzil de Hidroquinona; Benoquin

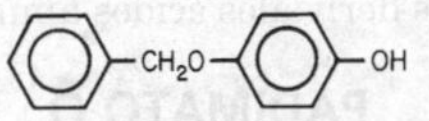

p-(Benziloxi)fenol [103-16-2] $C_{13}H_{12}O_2$ (200.24).

Preparação — É preparado de várias maneiras. Um método envolve a condensação do *p*-nitrofenolato de sódio com o cloreto benzil para produzir o éter benzil *p*-nitrofenil seguido pela (1) redução do nitro a amino, (2) diazotização do amino e (3) decomposição hidrolítica do composto diazônio ao fenol correspondente.

Descrição — Pó cristalino, branco, inodoro com muito pouco gosto; funde entre 117° e 120°.

Solubilidade — 1 g em >10.000 mL de água, 14,5 mL de álcool, 29 mL de clorofórmio ou 14 mL de éter.

Comentários — É um *agente despigmentante* ou *desmelanizador*. Age interferindo com a formação de melanina, que é o principal pigmento cutâneo. É recomendado apenas para a despigmentação final no *vitiligo*. Não é recomendado no tratamento do lentigo, efélides graves e de outros tipos de hiperpigmentação. Não é eficaz contra as manchas pigmentadas nem contra o melanoma maligno. Sua ação de diminuição da pigmentação é algo errática. Irritação de grau variável ocorre em um número considerável de pacientes.

MONOFLUOROFOSFATO DE SÓDIO

Ácido fosforofluorídico, sal sódico

$FPO(ONa)_2$

Fosforofluoridato dissódico [10163-15-2] (143.95).

Preparação — Droga substancialmente pura é produzida pela fusão de uma mistura de metafosfato de sódio e fluoreto de sódio, em proporção estequiométrica, num vaso fechado do qual o ar úmido é excluído.

Descrição — Pó branco a discretamente cinza, inodoro.

Solubilidade — Livremente solúvel em água.

Comentários — Como o *Fluoreto de Sódio*, anteriormente, promove a reposição da hidroxiapatita pela fluoroapatita nos sais dentários e, portanto, é usado como *profilático dentário* contra as cáries dentárias. Tem a vantagem sobre o fluoreto de sódio de que o dente não exige uma preparação especial antes da aplicação, é eficaz quando incluído em dentifrícios e nos dentifrícios não existe perigo com respeito a toxicidade local à gengiva ou intoxicação em decorrência de ingestão.

OXIBENZONA

Metanona, (2-hidróxi-4-metoxifenil)fenil-,

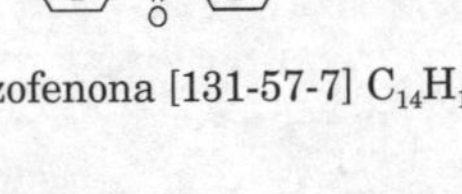

2-Hidróxi-4-metoxibenzofenona [131-57-7] $C_{14}H_{12}O_3$ (228.25).

Preparação — O ácido benzóico é condensado com o éter monometil resorcinol pelo aquecimento na presença de $ZnCl_2$ ou do ácido polifosfórico (equivalente a 103% do H_3PO_4), e PCl_3. US Pat 3.073.866.

Descrição — Pó branco a bege; congela a não menos que 62°.

Solubilidade — Praticamente insolúvel em água; livremente solúvel em álcool ou tolueno.

Comentários — É um *filtro solar* com uma absorção molar alta (20.381 a 290 nm), e absorve tanto o espectro UV curto quanto longo (270 a 350 nm). Portanto, serve não apenas para prevenir a queimadura solar mas também protege contra os efeitos da fotossensibilização, da fotodinâmica e da fototoxicidade de vários medicamentos. O contato com os olhos deve ser evitado. No momento, é comercializado apenas em combinação com outros filtros solares.

PADIMATO A

Ácido benzóico, 4-(dimetilamino)-, éster pentil

[14779-78-3] $C_{14}H_{21}NO_2$ (235.33). É uma mistura dos ésteres pentil, isopentil e 2-metilbutil de ácido *p*-aminobenzóico.

Descrição — Líquido amarelo; odor aromático fraco.

Solubilidade — Praticamente insolúvel em água ou em glicerina; solúvel em álcool, clorofórmio, álcool isopropílico ou óleo mineral.

Comentário — É um *filtro solar* de absorção molar moderada, mas com espectro de absorção UV relativamente estreito (290 a 315 nm) característico de outros derivados ácidos aminobenzóicos.

PADIMATO O

Ácido benzóico, 4-(dimetilamino)-, éster 2-etilexil

[21245-02-3] $C_{17}H_{27}NO_2$ (277.41).

Preparação — Por esterificação do ácido *p*-dimetilaminobenzóico com o 2-etil-hexanol na presença de HCl seco. O produto é liberado do sal por neutralização com a base.

Descrição — Líquido amarelo-claro móvel; odor aromático fraco.

Solubilidade — Praticamente insolúvel em água, em álcool ou em óleo mineral.

Comentários — Veja Padimato A.

ROXADIMATO

Ácido benzóico, 4-[bis-(2-hidroxipropil)amino]-, éster etil; Amerscreen

[58882-17-0] $C_{15}H_{23}NO_4$ (281.35).

Comentários — É um *filtro solar* com um espectro de absorção limitado (280 a 330 nm) característico dos *p*-aminobenzoatos mas com uma absorção molar alta. É usado principalmente nos bronzeadores.

SOLUÇÃO DE PERÓXIDO DE HIDROGÊNIO — Cap. 87.

TRIOXSALENO

Ácido 7*H*-furo[3,2-*g*][1]benzopiran-7-ona, 2,5,9-trimetil-, 6-hidróxi-*β*,2,7-trimetil-5-benzofuranacrílico *δ*-lactona; Trisoralen

[3902-71-4] $C_{14}H_{12}O_3$ (228.25).

Cuidado — Evite o contato com a pele.

Preparação — 2-Metilresorcinol é ciclizado com o etil acetoacetato com a adição do ácido sulfúrico à 7-hidróxi-4,8-dimetilcumarina (I). O tratamento com brometo alil na presença do carbonato de potássio transforma I no composto 7-alilóxi, que, na reação com o anidrido acético na presença de *N,N*-dietilanilina e acetato de sódio anídrico, rearranja e esterifica para dar o composto 7-acetóxi-6-alil (II). A brominação do II seguida pela reação com o metóxido de sódio forma o trioxsaleno. US Pat 3.201.421.

Descrição — Sólido cristalino branco a bege, inodoro, insípido; estável na luz, ar e calor; funde a aproximadamente 230°.

Solubilidade — 1 g em 1.150 mL de álcool, 84 mL de clorofórmio ou 43 mL de metilenodicloreto; praticamente insolúvel em água.

Comentários — Embora não seja um medicamento tópico, guarda uma boa correlação com outros medicamentos desta seção. Facilita a ação da luz quase UV para induzir a formação de melanina (pigmento da pele). É usado para causar repigmentação no *vitiligo* idiopático e para realçar a pigmentação para *aumentar a tolerância à luz do sol* ou para *fins cosméticos*. A tolerância aumentada à luz do sol não se dá até que a pigmentação aumentada tenha ocorrido, e o paciente deve ser alertado de que uma queimadura solar com uma exposição solar menor que a normal pode ocorrer cedo durante o curso do tratamento. O aumento do pigmento dérmico ocorre gradualmente num período de diversos dias com exposição repetida. Deve ser tomado cuidado para proteger os olhos e os lábios durante o tratamento. O esquema de exposição recomendado pelo fabricante deve ser usado exceto em grandes altitudes, onde os tempos de exposição devem ser reduzidos apropriadamente.

É contra-indicado para pessoas com doenças fotossensibilizadoras, como leucodermia infecciosa, porfiria ou lúpus eritematoso, e quando medicamentos fotossensibilizadores estão sendo usados. O medicamento pode causar irritação gástrica e êmese. As crianças menores de 12 anos de idade não devem tomá-lo.

URÉIA — Caps. 55 e 75.

CAPÍTULO 66

Fármacos do Trato Gastrintestinal e do Fígado

Keith G Tolman, MD
Professor
Division of Gastroenterology
School of Medicine
University of Utah
Salt Lake City, Utah 84132

As principais categorias de fármacos discutidas neste capítulo são antiácidos, antagonistas dos receptores H_2, inibidores da bomba de prótons, fármacos que aumentam a resistência da mucosa, digestivos, incluindo enzimas pancreáticas, laxantes, antidiarreicos, eméticos, antieméticos, agentes procinéticos, adsorventes e fármacos diversos. Vários outros fármacos, utilizados primariamente para outras indicações, mas também empregados no tratamento de doenças gastrintestinais (GI), não são incluídos neste capítulo. Nesse grupo estão os agentes imunossupressores, antiinflamatórios, imunoestimulantes e antibióticos.

FÁRMACOS UTILIZADOS NO TRATAMENTO DAS DOENÇAS ÁCIDO-PÉPTICAS

A lesão da mucosa nas doenças acidopépticas (isto é, úlcera gástrica, úlcera duodenal e doença por refluxo gastroesofágico (DRGE)) é mediada pelo ácido gástrico. O ácido clorídrico é secretado pelas células parietais no corpo do estômago. Sua secreção é regulada por células endócrinas, parácrinas e neurócrinas adjacentes. A célula parietal possui receptores para acetilcolina (neurócrina), gastrina (endócrina), histamina (parácrina), somatostatina (endócrina) e prostaglandina E_2 (parácrina). Tanto a acetilcolina quanto a gastrina ativam os canais de cálcio, embora sejam canais diferentes. Essa ativação leva ao acúmulo intracelular de cálcio. Por sua vez, o cálcio estimula proteína cinases que fosforilam a H^+K^+ ATPase, a bomba de prótons. A essência fisiológica da bomba de prótons consiste em efetuar a troca do K^+ extracelular pelo H^+ intracelular. Por conseguinte, constitui a via comum final da secreção ácida. A gastrina e a acetilcolina constituem estímulos relativamente fracos para a célula parietal. Atuam primariamente através da célula enterocromafin-símile (ECL, *enterochromaffin-like*) adjacente, causando a liberação de histamina. A histamina constitui o mais potente estímulo da secreção de ácido e atua como mediador comum. Induz a adenilil ciclase, que converte o ATP em AMP cíclico (AMPc) e que ativa as proteína cinases. Essa interação complexa é responsável pelo fenômeno bem-conhecido de potenciação, em que o efeito de dois ou mais estímulos é maior do que a soma de seus efeitos aditivos. O inverso também é verdadeiro; os antagonistas da histamina inibem a secreção ácida que é estimulada pela gastrina e pela acetilcolina, bem como pela histamina.

Existem dois tipos de secreção ácida sob o controle de secreções fisiológicas: (1) secreção ácida estimulada por alimento, da qual 90% são estimulados pela gastrina, e (2) basal, estimulada, em grande parte, pela acetilcolina. A secreção ácida estimulada pelo alimento é regulada, em grande parte, pela gastrina. A secreção de gastrina é modulada por um mecanismo de retroalimentação negativa, de modo que a alcalinização, isto é, a ingestão de alimento, estimula a liberação de gastrina e, portanto, a secreção ácida, enquanto a acidificação, isto é, a interrupção da ingestão de alimento, inibe a liberação de gastrina e interrompe a secreção ácida. O alimento estimula a liberação de gastrina através de três mecanismos: (1) distensão gástrica; (2) presença de constituintes alimentares específicos, como aminoácidos, hidrolisados de proteína, etanol e cálcio; e (3) elevação do pH gástrico. O ácido constitui o principal inibidor da liberação de gastrina e, portanto, da secreção ácida. Como a ingestão de alimento aumenta o pH gástrico, ocorre desinibição da liberação de gastrina, e a secreção ácida prossegue. Com a interrupção da ingestão de alimento, o pH gástrico cai, ocorre inibição da liberação de gastrina, e a secreção ácida retorna a seus níveis basais. É dessa maneira que o alimento regula a secreção ácida. A acidificação também estimula as células D adjacentes a liberar somatostatina, que parece inibir a secreção ácida através de inibição direta da adenilil ciclase na célula parietal. Entretanto, o principal efeito da somatostatina consiste em inibir a liberação de histamina da célula ECL adjacente.

A secreção de ácido basal exibe um ritmo circadiano, em que a secreção gástrica é maior à noite (aproximadamente à meia-noite) e mais baixa nas primeiras horas da manhã. Essa secreção não é acompanhada de alterações na gastrina sérica circulante e é abolida pela vagotomia. Por conseguinte, parece que a secreção basal é controlada, em grande parte, pelo nervo vago e seu neurotransmissor, a acetilcolina. A importância da secreção basal é dupla:

1. É responsável pelo despertar noturno característico da dor da úlcera péptica.
2. Serve de base racional para a administração de uma dose única de antagonistas dos receptores H_2 à noite.

Além de uma via estimuladora de secreção ácida, existe um sistema inibitório estreitamente relacionado. Esse sistema é ativado pela prostaglandina E_2 (PGE_2), que parece atuar sobre um receptor de membrana que ativa uma proteína inibitória (GIP), que bloqueia a ativação da adenilil ciclase pela histamina. Outra função da PGE_2 na mucosa gástrica consiste em aumentar a secreção de bicarbonato e de muco, aumentando assim a resistência da mucosa à lesão. Por conseguinte, o efeito combinado da PGE_2 consiste em inibir a secreção de ácido e aumentar a proteção da mucosa — fornecendo outro exemplo da função constitutiva ou protetora das prostaglandinas. A inibição da PGE_2 por agentes antiinflamatórios não-esteróides (AINE) constitui o mecanismo subjacente pelo qual esses fármacos provocam lesão. O outro inibidor importante da secreção ácida é a somatostatina.

Em geral, ocorre úlcera toda vez que houver aumento na secreção de ácido ou redução da resistência da mucosa. Por outro lado, as doenças ácido-pépticas podem ser tratadas ao diminuir-se o ácido ou ao aumentar-se a resistência da mucosa. Ocorre dor mediada pela presença de ácido quando o pH gástrico é inferior a 2. A cicatrização nas doenças ácido-pépticas ocorre quando o pH médio de 24 h é mantido acima de 3 a 4. Pode-se aumentar o pH ao neutralizar-se o ácido (antiácidos) ou ao inibir-se a secreção gástrica (antagonistas dos receptores H_2 ou inibidores da bomba de prótons). A resistência da mucosa pode ser aumentada com análogos das prostaglandinas.

FÁRMACOS QUE DIMINUEM O ÁCIDO

O mecanismo exato de secreção de ácido gástrico ainda não foi elucidado. Sabe-se que quatro substâncias endógenas estimulam a secreção de ácido — a acetilcolina, o neurotransmissor do nervo vago; a gastrina, um hormônio sistêmico secretado pelas células G no antro do estômago; a histamina, um hormônio parácrino secretado por células enterocromafins na parede do estômago; e cálcio. Existem receptores para a acetilcolina (receptores muscarínicos), a gastrina (receptores de gastrina) e a histamina (receptores H_2). O cálcio pode aumentar a gastrina e atuar como segundo mensageiro para a gastrina e a acetilcolina. A histamina provavelmente ativa a adenilil ciclase, que converte o ATP citosólico em AMPc, que atua como segundo mensageiro. Há algumas evidências de que a histamina possa atuar como mediador comum da secreção ácida, visto que aumenta a secreção estimulada pela acetilcolina e pela gastrina, e os bloqueadores H_2 inibem a secreção estimulada tanto pela acetilcolina quanto pela gastrina.

A via final comum da secreção de ácido é a bomba de prótons, Na^+/K^+ ATPase. A essência fisiológica da Na^+/K^+ ATPase consiste na troca de K^+ por H^+; o H^+ é secretado contra um acentuado gradiente de concentração de 2.000.000:1 ou mais. Essa secreção ácida é estimulada pela visão, pelo olfato e pela ingestão de alimento. Além da secreção ácida estimulada, existe uma secreção ácida basal que ocorre independentemente da ingestão de alimento. Um aspecto importante da secreção de ácido basal é a sua variação diurna, de modo que a secreção ácida é baixa durante o dia porém relativamente alta durante a noite — atingindo geralmente um pico entre 22 horas e meia-noite. Por esse motivo, os pacientes tendem a acordar em torno de meia-noite com dispepsia e pirose. É nesse momento que o pH gástrico tende a cair para 1 ou 2, visto que a secreção ácida é relativamente alta e não é neutralizada pela presença de alimento.

Durante o dia, o alimento que estimula a secreção ácida também a neutraliza, mantendo o pH gástrico em torno de 4 ou 5. A variação diurna da secreção ácida proporciona a justificativa para o uso dos antagonistas dos receptores H_2 numa dose única à noite para o tratamento de úlceras gástricas e duodenais.

Conforme assinalado anteriormente, a PGE_2 atua inibindo a secreção de ácido e aumentando a proteção da mucosa. Existem outros inibidores da secreção de ácido. A somatostatina e a secretina são provavelmente os mais importantes em condições fisiológicas.

Antiácidos

Os antiácidos são fármacos que reagem com ácido clorídrico para formar sal e água. Isso neutraliza o ácido e, conseqüentemente, eleva o pH gástrico. Os antiácidos mais amplamente utilizados incluem bicarbonato de sódio, carbonato de cálcio, hidróxido de alumínio e hidróxido de magnésio. Veja o Cap. 24 para a química dos antiácidos.

Os antiácidos são amplamente utilizados para alívio da pirose e da dispepsia, bem como de uma grande variedade de sintomas GI inespecíficos. O principal papel dos antiácidos no tratamento de distúrbios ácido-pépticos consiste em aliviar a dor. Os antiácidos são, em sua maior parte, seguros. Todavia, em pacientes com comprometimento da função renal, o seu uso indiscriminado pode resultar em alcalose e outras complicações.

Os antiácidos costumam ser utilizados em combinação. As diferenças na mistura são responsáveis pelas diferenças relativas na capacidade de neutralização e nos efeitos colaterais. Evidentemente, quanto mais ácido for neutralizado, maior a eficácia do antiácido. Entretanto, para fins práticos, a eficácia é obtida aumentando-se o pH gástrico para 3,5 ou mais. Essa elevação é rapidamente produzida com os modernos antiácidos, com a administração de doses de 15 a 30 mL, 1 e 3 h após as refeições. Essas doses também cicatrizam as úlceras dentro de 4 a 8 semanas em cerca de 80% dos pacientes.

O mecanismo de ação dos antiácidos é complexo. Um mecanismo proposto consiste em impedir a retrodifusão de íons hidrogênio através da mucosa GI. Cinqüenta por cento do ácido numa determinada quantidade de suco gástrico com pH de 1,3 podem ser neutralizados ao elevar-se o pH para 1,6, enquanto 90% podem ser neutralizados com elevação do pH para 2,3, e 99%, com elevação do pH para 3,3. Em geral, pressupõe-se que a elevação do pH gástrico para cerca de 4 tenha a capacidade de prevenir a úlcera de estresse, que se acredita seja mediada por retrodifusão de ácido. Outra ação dos antiácidos consiste em impedir a conversão do pepsinogênio gástrico em pepsina, a forma ativa. Trata-se de uma enzima proteolítica que se acredita possa mediar a lesão tecidual na úlcera. Os pepsinogênios são inativados irreversivelmente em pH de 5 e inativados em pH de 7. Por conseguinte, pode ser necessário elevar o pH para 5, a fim de obter-se um benefício máximo com os antiácidos. Esses agentes também podem aumentar a citoproteção no estômago. Por fim, os antiácidos podem proporcionar um benefício terapêutico ao inativar os sais biliares, que se acredita sofram refluxo do duodeno para o estômago, podendo desempenhar algum papel na doença ácido-péptica.

Existem diferenças nos tipos de antiácidos quanto a seu conteúdo de cátions, capacidade de neutralização, duração de ação, efeitos colaterais e custo. Essas diferenças devem ser consideradas no momento da escolha de um antiácido para uso terapêutico.

CAPACIDADE DE NEUTRALIZAÇÃO — Os antiácidos são comparados quantitativamente em termos de capacidade de neutralização de ácido (CNA), definida pelo número de miliequivalentes de ácido clorídrico necessários para manter 1 mL de uma suspensão de antiácido em pH de 3 durante 2 h *in vitro*. A taxa de neutralização varia de acordo com o grau de cominuição, forma cristalina, precipitantes utilizados e presença de agentes de suspensão reativos. Por conseguinte, a CNA e a taxa de neutralização de vários antiácidos diferem enormemente. Assim, por exemplo, 5 mL de suspensão de hidróxido de alumínio (Amphojel) irão neutralizar 6,5 mEq de ácido em 60 min, enquanto um volume semelhante de suspensão de hidróxido de alumínio-hidróxido de magnésio (Delcid) irá neutralizar 42 mEq durante o mesmo período de tempo.

INTERVALO ENTRE AS DOSES — Um antiácido ideal deve ser rápido no seu início de ação e proporcionar uma ação de tamponamento contínuo. Os antiácidos com início de ação rápido incluem o hidróxido de magnésio, o óxido de magnésio e o carbonato de cálcio; aqueles com início de ação intermediário incluem o magaldrato e o carbonato de magnésio; e aqueles com início lento, o trissilicato de magnésio e os compostos de alumínio. A duração da ação de tamponamento é determinada, em grande parte, pelo momento de administração do antiácido; quando administrado na presença de alimento no estômago, a ação de tamponamento terá uma duração de 2 h. Uma dose adicional dentro de 3 h após as refeições estende o tempo de tamponamento em 1 h. Por conseguinte, o intervalo ideal entre as doses é de 1 e 3 h após as refeições e ao deitar.

O PACIENTE — Certos pacientes, em virtude da natureza de sua doença subjacente, podem correr risco aumentado de toxicidade do antiácido. Assim, por exemplo, os pacientes com insuficiência cardíaca podem correr risco devido a uma ingestão excessiva de sódio. Os antiácidos disponíveis têm, em sua maioria, um baixo conteúdo de sódio, de modo que a presença de edema ou de insuficiência cardíaca constitui uma contra-indicação apenas para o uso de bicarbonato de sódio. Os pacientes com insuficiência renal não devem utilizar antiácidos que contenham magnésio, devido à possibilidade de hipermagnesemia, ou bicarbonato de sódio, que pode causar alcalose sistêmica. Embora os antiácidos contendo alumínio sejam algumas vezes prescritos a pacientes com insuficiência renal devido ao seu efeito de redução do fosfato, existe uma preocupação crescente quanto à possibilidade de neurotoxicidade do alumínio nesses pacientes.

EFEITOS COLATERAIS — Um antiácido sistêmico, como bicarbonato de sódio, é solúvel e rapidamente absorvido. Pode causar distúrbios eletrolíticos e alcalose. Os denominados antiácidos não-sistêmicos, como os antiácidos que contêm alumínio, cálcio e magnésio, formam compostos relativamente insolúveis no trato GI. Entretanto, não é verdade que esses compostos não sejam absorvidos. Ocorre toxicidade em conseqüência da absorção sistêmica de todos esses antiácidos. A ingestão de grandes quantidades de carbonato de cálcio pode resultar em hipercalcemia, alcalose e insuficiência renal, constituindo a denominada síndrome de leite-álcali. Os antiácidos que contêm magnésio podem causar diarréia e hipermagnesemia. O tratamento prolongado com antiácidos contendo alumínio pode provocar depleção de fosfato e, por fim, osteoporose e osteomalácia, bem como neurotoxicidade. Todas as toxicidades do antiácido não-sistêmico são mais comuns e mais graves nos pacientes com insuficiência renal.

BICARBONATO DE SÓDIO

Sal Monossódico do Ácido Carbônico; Carbonato Ácido de Sódio

Carbonato monossódico [144-55-8] $NaHCO_2$ (84.01).

Preparo — Pode ser produzido pelo processo de amônio-soda ou *processo Solvay*, como é habitualmente denominado. Nesse processo, o CO_2 passa numa solução de sal comum em água de amônia, o bicarbonato de sódio é precipitado, e o cloreto de amônio, que é muito mais solúvel, permanece em solução. A solução de cloreto de amônio é aquecida com óxido de cálcio, com regeneração da amônia e seu retorno ao processo.

Descrição — Pó cristalino branco; inodoro e com sabor salino e ligeiramente alcalino; as soluções recém-preparadas com água fria sem agitação são alcalinas ao papel de tornassol; a alcalinidade aumenta quando a solução permanece em repouso ou é agitada ou aquecida; estável ao ar seco, porém decompõe-se lentamente no ar úmido.

Solubilidade — 1 g em 12 mL de água; com água quente, é convertido em carbonato; insolúvel em álcool.

Comentários — Amplamente empregado como antiácido, especialmente por leigos, a despeito de suas numerosas desvantagens. O bicarbonato de sódio reage com o HCl, produzindo CO_2 e causando, conseqüentemente, desconforto epigástrico e eructação. Embora o início de ação seja rápido, a duração de ação é curta. No tratamento da acidose sistêmica, é específico, visto que o sal é constituído pelos dois íons necessários à correção desse distúrbio.

O bicarbonato de sódio é aplicado localmente à pele na forma de pasta úmida ou solução. Nessa forma, é eficaz como antipruriginoso. O sal também é um ingrediente de muitas misturas efervescentes, soluções alcalinas, duchas, etc.

O bicarbonato de sódio é rapidamente absorvido. A terapia prolongada com grandes doses provoca alcalose sistêmica. Além disso, a terapia crônica juntamente com leite ou cálcio pode precipitar a síndrome de leite-álcali em pacientes com insuficiência renal. O uso de quantidades até mesmo moderadas pode expandir o volume plasmático, aumentar a pressão arterial e levar à formação de edema. Por conseguinte, pode ser perigoso em pacientes com insuficiência renal, hipertensão ou insuficiência cardíaca.

CARBONATO DE CÁLCIO

Children's Mylanta Upset Stomach Relief; Titrilac

Carbonato de cálcio (1:1) [471-34-1] $CaCO_3$ (100.09)

Preparo — Através de dupla decomposição do cloreto de cálcio e carbonato de sódio em solução aquosa. Sua densidade e tamanho das partículas são determinados pela concentração das soluções; dispõe-se de formas pesadas e leves no mercado.

Descrição — Pó microcristalino fino e branco, inodoro ou sem sabor e estável ao ar; a suspensão aquosa é praticamente neutra ao tornassol.

Solubilidade — Praticamente insolúvel em água (a sua solubilidade em água aumenta com a presença de qualquer sal de amônio e de dióxido de carbono; é reduzida pelo hidróxido de álcali); insolúvel em álcool; dissolve-se com efervescência em ácidos acético diluído, clorídrico ou nítrico.

Comentários — *Antiácido* de ação rápida. Utilizado no tratamento da dispepsia e azia e como tratamento aditivo da gastrite, úlcera péptica e esofagite. O carbonato de cálcio precipitado também é empregado em dentifrícios e como necessidade farmacêutica para a Solução de Subacetato de Alumínio e formas de suspensão oral de antiácidos.

Efeitos Adversos — Embora o carbonato de cálcio seja classificado como antiácido *não-sistêmico*, a terapia prolongada com grandes doses pode causar alcalose sistêmica e hipercalcemia (síndrome de leite-álcali) em pacientes com insuficiência renal. O sal reage com ácido clorídrico no estômago, formando cloreto de cálcio, que é em grande parte (90%) insolúvel. Todavia, ocorre absorção de uma proporção do cálcio (7 a 19%). O cálcio é constipante. Por esse motivo, os antiácidos de cálcio e magnésio são freqüentemente alternados na terapia ou administrados em combinação fixa.

Os antiácidos que contêm cálcio produzem *rebote ácido* — aumento na secreção de ácido que ocorre após o efeito neutralizante. Esses antiácidos são utilizados para prevenção, mas não para tratamento, da osteoporose. O objetivo da terapia é manter a massa óssea, mais do que restaurá-la. São necessárias grandes doses diárias de cálcio elementar, isto é, 1.000 a 1.500 mg, para prevenir ou retardar a progressão da osteoporose.

CARBONATO DE SÓDIO DIIDROXIALUMÍNIO

[Carbonato(1-)-*O*]diidroxialumínio, sal monossódico; Rolaids

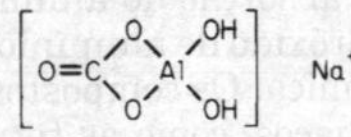

(*T*-4)-[carbonato(2-)-*O,O'*]diidroxialuminato(1-) de sódio [16482-55-6] $NaAl(OH)_2O_3$ (144.00); contém o equivalente de 34,8 a 38,2% de Al_2O_3 (óxido de alumínio).

Preparo — Reação do isopropóxido de alumínio com uma solução básica de bicarbonato de sódio. US Pat 2.783.179.

Descrição — Pó branco fino, inodoro e sem sabor; estável à luz, ligeiramente higroscópico à temperatura ambiente, sofre desidratação e perde CO_2 acima de 100°.

Solubilidade — Praticamente insolúvel em água; dissolve-se em ácidos minerais diluídos.

Comentários — Utilizado no tratamento da dispepsia e azia e como tratamento aditivo da gastrite, úlcera péptica e esofagite. Trata-se de um *antiácido* sistêmico parcial. Apresenta rápido início de ação, visto que o ácido gástrico reage com o carbonato de sódio da molécula; essa reação é seguida de uma ação antiácida duradoura, porém menos intensa, devido ao hidróxido de alumínio produzido. Como cada comprimido contém 53 mg de sódio, seu uso está contra-indicado em pacientes submetidos a restrição dietética de sódio. Esse produto interage com tetraciclinas e não deve ser administrado durante o uso desse antibiótico.

FOSFATO DE CÁLCIO, DIBÁSICO — Cap. 67.

GEL DE CARBONATO DE ALUMÍNIO, BÁSICO

Basaljel

Comentários — Para controlar a hiperacidez gástrica e como adjuvante no tratamento da úlcera péptica. Por ser excretado na forma de fosfato de alumínio, esse antiácido é também utilizado com uma dieta pobre em fosfato para prevenir a formação de cálculos urinários de fosfato.

GEL DE HIDRÓXIDO DE ALUMÍNIO

Hidróxido de Alumínio Coloidal; Amphojel; Alternagel

Hidróxido de Alumínio [21645-51-2]$Al(OH)_3$ (78.00); suspensão, em que cada 100 g contêm o equivalente de 3,6 a 4,4 g de óxido de alumínio [Al_2O_3 = 101,96] na forma de hidróxido e óxido hidratado de alumínio.

Pode conter óleo de hortelã, glicerina, sorbitol, sacarose, sacarina e outros aromatizantes apropriados, bem como agentes antimicrobianos apropriados.

Preparo — Segue-se um processo empregado na preparação desse tipo de hidróxido de alumínio:

Dissolver 1.000 g de $Na_2CO_3 \cdot 10H_2O$ em 400 mL de água quente e filtrar. Dissolver 800 g de alume de amônio em 2.000 mL de água quente e filtrar na solução de carbonato com agitação constante. A seguir, adicionar 4.000 mL de água quente e remover todo o gás. Diluir até 80.000 mL com água fria. Coletar e lavar o precipitado e suspendê-lo em 2.000 mL de água purificada aromatizada com óleo de hortelã a 0,01% e preservar com 0,1% de benzoato de sódio. Homogeneizar o gel resultante.

A principal propriedade desejada consiste num tamanho muito pequeno de partículas para obter-se uma grande superfície e, assim, tornar a capacidade de adsorção máxima.

Descrição — Suspensão branca e viscosa a partir da qual pequenas quantidades de água podem ser separadas em repouso; translúcida em camadas finas; afeta ligeiramente o papel de tornassol vermelho e azul, porém não adquire coloração vermelha com a fenolftaleína.

Incompatibilidades — O uso de Gel de Hidróxido de Alumínio e substâncias semelhantes para aliviar os problemas GI que acompanham o uso de tetraciclinas resultou na forma de complexos, com absorção diminuída do antibiótico.

Comentários — Utilizado primariamente como antiácido no tratamento da *úlcera péptica, gastrite* e *esofagite*. É também empregado como protetor da pele e adstringente leve. Trata-se de um antiácido relativamente fraco, que não eleva o pH gástrico o suficiente para inibir a atividade da pepsina. O hidróxido de alumínio não possui propriedades demulcentes significativas. Apesar de o hidróxido de alumínio ser um antiácido não-sistêmico, ocorre a absorção de quantidades significativas em pacientes com insuficiência renal. O hidróxido de alumínio é excretado na forma do fosfato. Essa excreção proporciona a base não apenas para o uso ocasional do hidróxido de alumínio no tratamento da *nefrolitíase por fosfato*, mas também constitui a causa da síndrome de depleção de fosfato algumas vezes observada após a administração crônica desse agente. Existe uma preocupação crescente quanto à possibilidade de absorção do alumínio levar à demência. A principal vantagem do hidróxido de alumínio consiste na ausência de produção de alcalose sistêmica. Os compostos de alumínio diminuem a absorção de alguns fármacos, como as tetraciclinas. Além disso, o agente interfere na ação antifisética da simeticona. Esses compostos também causam constipação.

HIDRÓXIDO DE MAGNÉSIO

Leite de Magnésia, Hidróxido de magnésio

[1309-42-8] $Mg(OH)_2$(58.32).

Preparo — Por precipitação utilizando-se soluções aquosas de cloreto ou sulfato de magnésio e hidróxido de sódio. US Pat 3.127.241. Um método para a sua preparação em vários tamanhos de partículas é descrito na US Pat 3.232.708.

Descrição — Pó branco, muito fino e volumoso; absorve lentamente o dióxido de carbono quando exposto ao ar.

Solubilidade — Praticamente insolúvel em água ou em álcool; dissolve-se em ácidos diluídos.

Comentários — Como laxante e antiácido (embora, nas doses habituais, não tenha capacidade neutralizante suficiente para ser definido como antiácido). O hidróxido de magnésio é um catártico leve, que habitualmente produz evacuação em a 6 h. Atua provavelmente alterando a motilidade intestinal. Não deve ser utilizado em pacientes com vômitos ou dor abdominal.

Não é recomendado como antiácido, embora seja freqüentemente utilizado para essa finalidade. A exemplo de outros compostos que contêm magnésio, não deve ser administrado a pacientes com comprometimento da função renal.

ÓXIDO DE MAGNÉSIO

Magnésia; Magnésia Leve; Magnésia Calcinada; Óxido de Magnésio Pesado; Magnésia Pesada; Magnésia Calcinada Pesada; Usta; Uro-Mag e Mag-Ox 400

[1309-48-4] MgO (40.30)

Preparo — O carbonato de magnésio leve ou pesado é exposto ao calor vermelho; em conseqüência, CO_2 e H_2O são expelidos, com permanência de óxido de magnésio leve ou pesado. A densidade do óxido também é influenciada pela temperatura de calcinação; as altas temperaturas produzem formas mais compactas.

Descrição — Pó branco muito volumoso, conhecido como óxido de magnésio leve, ou pó branco relativamente denso, conhecido como óxido de magnésio pesado. Absorve rapidamente a umidade e o dióxido de carbono quando exposto ao ar.

Solubilidade — Praticamente insolúvel em água, que, entretanto, induz uma reação alcalina; insolúvel em álcool, solúvel em ácidos diluídos.

Comentários — Antiácido não-sistêmico de ação bastante longa e eficaz. Como é convertido no hidróxido em água, suas propriedades biológicas são iguais às do hidróxido. Algumas vezes empregado como catártico.

Prefere-se a magnésia leve à pesada para administração em líquido, visto que, por ser um pó mais fino, sofre suspensão mais rápida.

SOLUÇÃO TÓPICA DE HIDRÓXIDO DE CÁLCIO — Cap. 79.

SUBSALICILATO DE BISMUTO

Subsalicilato de Bismuto Básico; Pepto-Bismol

[14882-18-19] $C_7H_5BiO_4$ (362.11).

Solubilidade — Praticamente insolúvel em água ou em álcool; solúvel em álcali; decomposto por água quente.

Comentários — Trata-se do principal constituinte num produto popular adquirido sem prescrição médica, empregado para *indigestão, náusea* e *diarréia*. Como agente antidiarreico, exibe boa atividade contra *Salmonella*, porém menos atividade contra *Escherichia coli*. Como fármaco antiúlcera, parece aumentar a taxa de cicatrização das úlceras pépticas. Reduz também a secreção intestinal ativa induzida por *E. coli* e *Vibrio cholerae*. Acredita-se que isso seja devido à atividade antiprostaglandina do componente subsalicilato. O subsalicilato de bismuto também é utilizado como antibiótico para profilaxia da diarréia do viajante e da amebíase. É também utilizado no tratamento da forma comum de gastrite e úlcera duodenal causada por *Helicobacter pylori*. Nessa circunstância, é utilizado em combinação com um antibiótico (geralmente amoxicilina e/ou metronidazol) e um bloqueador H_2 ou inibidor da bomba de prótons, embora seja eficaz quando administrado isoladamente.

O subsalicilato de bismuto possui várias propriedades além de seu efeito sobre *H. pylori* que podem ser responsáveis pela sua eficácia no tratamento das úlceras. Forma um complexo de glicoproteína-bismuto com o muco, que pode criar uma barreira protetora contra a digestão ácido-péptica. Além disso, pode estimular a PGE_2, que, por sua vez, estimula a secreção de muco e de bicarbonato. Por fim, pode estimular o fator de crescimento da epiderme, que pode intensificar a cicatrização das úlceras.

Efeitos Adversos — A maior parte do subsalicilato de bismuto ingerido é excretada nas fezes sob a forma de sulfeto de bismuto. Entretanto, ocorre absorção de pequenas quantidades, e os níveis plasmáticos do fármaco são detectáveis. Foi relatada a ocorrência de encefalopatia com outros sais de bismuto. Seu uso não é recomendado em pacientes com insuficiência renal. A toxicidade da terapia a longo prazo é incerta. Como esse agente é um salicilato, pode causar ruídos de campainha nos ouvidos quando tomado com aspirina. O subsalicilato de bismuto produz um escurecimento temporário das fezes e da língua. O escurecimento das fezes simula a melena e pode sugerir incorretamente sangramento GI.

TRISSILICATO DE MAGNÉSIO

Silicato de Magnésio Hidratado

Silicato de magnésio hidratado [39365-87-2] $2MgO \cdot 3SiO_2 \cdot xH_2O$; *anidro* [14987-04-3] (260.86). Composto de óxido de magnésio e dióxido de silício, com proporções variáveis de água. Não contém menos de 20% de óxido de magnésio [MgO = 40,30] e menos de 45% de dióxido de silício [SiO_2 = 60,08].

Preparo — Por precipitação de uma solução de silicato de sódio de composição apropriada [$Na_4Si_3O_8$, ou com uma relação entre Na_2O e SiO_2 de 1:1,5] com uma solução de cloreto ou sulfato de magnésio.

Descrição — Pó fino, branco, inodoro e sem sabor, isento de arenosidade; sua suspensão é neutra ou apenas ligeiramente alcalina ao tornassol.

Solubilidade — Insolúvel em água ou em álcool; rapidamente decomposto por ácidos minerais, com liberação de ácido silícico.

Comentários — *Antiácido* não-sistêmico e *adsorvente*. Como antiácido, é lento no seu início de ação e relativamente fraco; como entidade isolada, não preenche as atuais exigências de pH para antiácidos adquiridos sem prescrição médica. É disponível apenas em combinação com outros antiácidos. Cerca de 5% do magnésio e 7% do silicato podem ser absorvidos. Em conseqüência, foram relatados diversos casos de nefrolitíase silicosa após uso crônico. Sua administração em grandes doses pode causar diarréia, devido à reação dos sais de magnésio solúveis no trato GI.

MISTURAS DE ANTIÁCIDOS

Os antiácidos costumam ser utilizados em associação com o objetivo de

1. Combinar antiácidos de reação rápida e lenta para obter-se um produto de início rápido e ação prolongada e relativamente uniforme.

Quadro 66.1 Início e Duração de Ação Relativos, Conteúdo de Sódio, Capacidade de Neutralização de Ácido (CNA) e Efeitos Adversos Potenciais dos Antiácidos Isolados Comuns

ANTIÁCIDO	INÍCIO DE AÇÃO	DURAÇÃO DE AÇÃO	SÓDIO (mg/UNIDADE)	CNA[a]	EFEITOS ADVERSOS[b]
Bicarbonato de sódio	Rápido	Curta	88	12/g	CEJ
Carbonato de cálcio	Rápido	Prolongada	<2,3	10	ABCEH
Carbonato de magnésio	Intermediário	Prolongada	—	20/g	BD
Carbonato de sódio diidroxialumínio	Rápido	Moderada	53	7,5-8,0	AGI
Gel de carbonato de alumínio	Lento	Curta	0,12	12	AFGI
Gel de hidróxido de alumínio	Lento	Prolongada	<2,5	16	AFGI
Hidróxido de magnésio	Rápido	Curta	0,12	14	BD
Óxido de magnésio	Rápido	Curta	—	21	BD

[a]CNA por cápsula, comprimido ou 5 mL de suspensão, a não ser que indicado de outro modo.
[b]A, constipação; B, laxante; C, hipercalcemia; D, hipermagnesemia; E, alcalose metabólica; F, neurotoxicidade na insuficiência renal; G, osteomalácia e osteoporose; H, cálculos renais; I, depleção de fósforo; J, edema dos pés.

2. Reduzir a dose de cada componente e minimizar a possibilidade de determinados efeitos adversos.
3. Usar um componente para antagonizar um ou mais efeitos colaterais de outro componente (por exemplo, laxante *versus* constipante).

As substâncias antiácidas relacionadas no Quadro 66.1 são extensamente empregadas no preparo de misturas de antiácidos. Com efeito, constituem os principais ingredientes em quase 100 preparações de antiácidos adquiridas sem prescrição médica, incluindo comprimidos mastigáveis, suspensões e géis. Por exemplo, a análise de 78 misturas de antiácidos revelou que 72% são compostos de hidróxido de alumínio e hidróxido de magnésio isoladamente ou com simeticona, 12% de hidróxido de alumínio e trissilicato de magnésio ou carbonato de magnésio, 11% de óxido de magnésio e/ou carbonato de cálcio com simeticona, e 5% de magaldrato com simeticona. A simeticona não é um antiácido. É utilizada em combinações de antiácidos para remover os gases do suco gástrico a fim de diminuir a incidência de refluxo gastroesofágico. Ela não diminui a necessidade de antiácidos.

A capacidade de neutralização de ácido (CNA) das suspensões aproxima-se estreitamente da dos comprimidos; todavia, em geral, sua capacidade neutralizante tende a ser maior, visto que os comprimidos dissolvem-se menos bem. O Gaviscon está incluído nos Quadros 66.2 e 66.3, embora não seja utilizado na úlcera péptica e a CNA de sua preparação comum não o qualifique como antiácido. Sua formulação peculiar produz uma espuma que flutua no conteúdo gástrico. Quando ocorre refluxo de ácido, a espuma precede o conteúdo gástrico no esôfago e protege a mucosa contra uma irritação adicional. Por conseguinte, é formulado especificamente para o refluxo ácido.

ANTAGONISTAS DOS RECEPTORES H_2

Existem três tipos de receptores de histamina. O segundo desses receptores medeia a secreção de ácido pelas células parietais gástricas e é inibido pelos fármacos bloqueadores dos receptores H_2 (Black *et al. Nature* 1972; 236: 385). A identificação desse receptor e de sua modulação introduziu uma nova era de farmacologia e deu o Prêmio Nobel ao Dr. Black. Os antagonistas dos receptores H_2 são análogos da histamina. Consistem em estruturas com anel com cadeias laterais. Embora os anéis e as cadeias laterais sejam diferentes entre os compostos, todos compartilham um nitrogênio no anel ou imediatamente adjacente a ele, bem como um nitrogênio na cadeia lateral que é reconhecido pelo receptor.

Os antagonistas dos receptores H_2 são fármacos planejados, desenvolvidos como resultado da modificação intencional da estrutura da histamina com o objetivo de produzir análogos com maior afinidade de ligação ao receptor H_2 do que a histamina. Esses compostos deslocam a histamina e, portanto, atuam como inibidores competitivos. A primeira dessas substânci-

Quadro 66.2 Composição, Conteúdo de Sódio e Capacidade Neutralizante de Algumas Suspensões de Antiácidos Comerciais

	CONTEÚDO (mg/5 mL)				
PRODUTO	$Al(OH)_3$	$Mg(OH)_2$	$CaCO_3$	Na	CNA[a] (POR 5 mL)
Aludrox	307	103	0	2,3	12
Alternagel	0	0	0	0	0
Amphojel	0	0	0	0,10	10
Basaljel	0	0	0	2,9	12
Camalox	225	200	250	1,2	18,5
Di-Gel	200	200	0	<5	10,5
Gaviscon	31,7	137[b]	0	13	1
Gelusil	200	200	0	0,7	12
Gelusil-II	400	400	0	1,3	24
Maalox	225	200	0	1,4	13,3
Maalox TC	600	300	0	0,8	28,3
Marblen	0	400[b]	520	3	18
Mylanta	200	200	0	0,68	12,7
Mylanta II	400	400	0	1,14	25,4
Nephrox	320	0	0	0,19	9
Riopan Plus	0	540[c]	0	>0,1	15
WinGel	180	160	0	2,5	11,6

[a]Capacidade de neutralização de ácido (em miliequivalentes).
[b]Carbonato de magnésio.
[c]Magaldrato.

Quadro 66.3 Composição, Conteúdo de Sódio e Capacidade de Neutralização de Alguns Comprimidos Mastigáveis de Antiácidos Comerciais

PRODUTO	CONTEÚDO (mg/5 mL)				CNA[a] (POR 5 mL)
	$Al(OH)_3$	$Mg(OH)_2$	$CaCO_3$	Na	
Aludrox	233	83	0	1,4	10
Camalox	225	200	250	1	18
Di-Gel	282[b]	85	0	<5	9
Gaviscon	80	20[c]	0	18,4	0,5
Gelusil	200	200	0	0,8	11
Gelusil-M	300	200	0	1,3	12,5
Gelusil-II	400	400	0	2,1	21
Maalox No 1	200	200	0	0,7	8,5
Maalox No 2	400	400	0	1,4	18
Maalox Plus	200	200	0	0,8	11,4
Maalox TC	600	300	0	0,5	28
Mylanta	200	200	0	0,77	11,5
Mylanta II	400	400	0	1,3	23
Riopan Plus[e]	0	480[d]	0	<0,1	13,5
Tums	0	500	0	<5	20
WinGel	180	160	0	<2,5	12,3

[a]Capacidade de neutralização de ácido (em miliequivalentes)
[b]Carbonato de magnésio.
[c]Hidróxido de alumínio e carbonato de magnésio.
[d]Trissilicato de magnésio.
[e]Magaldrato.

as foi a burimamida, que era apenas eficaz quando administrada por via intravenosa. A substância seguinte desenvolvida foi a metiamida, eficaz por via oral e intravenosa, mas cujo uso foi abandonado pelo fato de causar agranulocitose. Por fim, em 1977, a cimetidina foi aprovada pela Food and Drug Administration (FDA). Tornou-se rapidamente o fármaco mais vendido no mundo. Contém um anel imidazólico substituído semelhante ao da histamina. Subseqüentemente, foram aprovadas a ranitidina, com anel furânico substituído, e a famotidina e a nizatidina, com anel diazólico substituído.

Os antagonistas dos receptores H_2 constituem um grupo de fármacos notavelmente seguros. A lista de reações adversas é longa, porém a sua incidência é baixa. Entre os efeitos colaterais associados aos quatro fármacos incluem-se cefaléia, tontura, mal-estar, mialgia, náusea, diarréia, constipação, exantema, prurido e impotência. Foi declarado que a confusão mental e a bradicardia são mais comuns com a cimetidina por via intravenosa (especialmente nos pacientes idosos), porém as evidências que sustentam essa alegação não são convincentes. A ocorrência de cardiotoxicidade leve pode ser mais comum com a famotidina. Foi relatado que a impotência ocorre mais comumente com grandes doses IV de cimetidina, mas, nesse caso também, os dados que sustentam essa afirmação são ainda menos convincentes. Foi observada a ocorrência de hepatotoxicidade leve com todos os compostos, sendo provavelmente mais comum com a ranitidina. De modo global, a incidência de efeitos colaterais é tão baixa que eles são de pouca importância prática.

A principal questão da segurança relaciona-se com as interações farmacológicas. A cimetidina liga-se à parte do sistema de oxidase de função mista dependente do citocromo P-450. Algumas das propriedades dos antagonistas dos receptores H_2 são comparadas nos Quadros 66.4 e 66.5.

CIMETIDINA

Guanidina, *N*″-ciano-*N*-metil-*N*′-[2[[(5-metil-1*H*-imidazol-4-il)-metil]tio]etil]-, Tagamet; Tagamet HB

[51481-61-9] $C_{10}H_{16}N_6S$ (252.34)

Preparo — Os métodos de síntese de análogos da histamina capazes de atuarem como antagonistas dos receptores H_2 do tipo da cimetidina são descritos em German Pats 2.344.779 e 2.344.833 (veja *CA* 1974; 80:146167h, 146168j). Em um desses métodos, uma guanidina substituída, como $CH_3NHC(:NCN)SCH_3$, é submetida a refluxo com um imidazol relacionado à histamina, como $NH_2CH_2CH_2SCH_2Z$ (onde Z é um metilimidazol) em cianeto de metila para produzir o produto $N{=}CHNH(CH_3)C{=}CHCH_2CH_2SCH_2Z$.

Descrição — Pó cristalino branco a bege; odor desagradável; fusão entre 141° e 143°; pK_a 6,8.

Solubilidade — 1 g em cerca de 200 mL de água, 18 mL de álcool, 1.000 mL de clorofórmio; insolúvel em éter.

Comentários — Inibidor competitivo dos receptores H_2. É utilizada para o tratamento agudo da úlcera gástrica, úlcera duodenal e refluxo gastroesofágico. É também utilizada no tratamento de manutenção dessas condições e no tratamento de estados hipersecretórios patológicos, como síndrome de Zollinger-Ellison e mastocitose sistêmica. A cimetidina é utilizada no tratamento a longo prazo do refluxo gastroesofágico, porém a ocorrência de taquifilaxia limita o seu uso nessa condição. Os estudos realizados também sugerem que a cimetidina é eficaz tanto na prevenção quanto no tratamento da úlcera de estresse.

A cimetidina inibe competitivamente os receptores H_2 das células parietais, reduzindo a secreção de ácido gástrico. Essa redução é observada em condições basais, bem como quando a secreção de ácido gástrico é estimulada pelo alimento. A administração oral de 800 mg de cimetidina reduz o débito de ácido gástrico noturno em 80% no decorrer de um período de 8 h, sem nenhum efeito sobre a secreção ácida diurna. Ocorre elevação do pH gástrico para 5 ou mais durante pelo menos 2 ½ h. A administração oral de 300 mg de cimetidina após

Quadro 66.4 Comparação dos Antagonistas dos Receptores H_2

CARACTERÍSTICA	CIMETIDINA	FAMOTIDINA	NIZATIDINA	RANITIDINA
Potência relativa	1	20-50	4-8	4-8
Dose equivalente	1.600 mg	40 mg	300 mg	300 mg
Biodisponibilidade	60-80%	40-50%	50-60%	90-100%
Tempo para atingir a concentração máxima (h)	1-2	1-3	1-3	1-3
Meia-vida sérica (h)	1,5-2,5	2,5-4	2-3	1-2

Quadro 66.5 Taxas de Cicatrização das Úlceras Duodenais e Supressão Ácida por Fármacos Anti-secretórios

	TAXA DE CICATRIZAÇÃO DE 4 SEMANAS (%)	SUPRESSÃO DA ACIDEZ NOTURNA	ACIDEZ DE 24 H
Lansoprazol, 30 mg pela manhã, em jejum	92-100	90	92
Omeprazol, 20 mg pela manhã, em jejum	75-97	88	90
Cimetidina, 800 mg ao dia	80	79	48
Cimetidina, 300 mg quatro vezes ao dia	74	68	65
Famotidina, 40 mg ao dia	82	94	64
Famotidina, 20 mg quatro vezes ao dia	67		
Ranitidina, 300 mg ao dia	84	90	68
Ranitidina, 150 mg duas vezes ao dia	79	70	68

uma refeição padrão inibe a secreção gástrica em 50% durante a primeira hora e em 75% durante as 2 h subseqüentes.

A cimetidina é absorvida rapidamente e bem após administração oral, com biodisponibilidade relativa de 70%. Uma pequena porção da droga é metabolizada em sua primeira passagem pelo fígado. A ligação às proteínas séricas é de 19%; o volume de distribuição é de 1,5 L/kg; 48% de uma dose são excretados de modo inalterado; a meia-vida de eliminação varia de 2 a 3 h; a concentração sérica média é de 500 ng/mL, e o nível sangüíneo máximo médio é de 1.440 ng/mL.

Foi relatado que a cimetidina reduz o metabolismo hepático dos fármacos metabolizados primariamente pelo citocromo P-450, retardando assim a eliminação e elevando os níveis sangüíneos desses fármacos. Por conseguinte, a cimetidina deve ser utilizada com muita cautela em pacientes em uso de *anticoagulantes do tipo varfarina, fenitoína, agentes bloqueadores beta-adrenérgicos, lidocaína* e *teofilina*; a cimetidina reduz o metabolismo hepático dessas substâncias, retarda a sua eliminação e aumenta seus níveis sangüíneos. A meia-vida dos benzodiazepínicos também é aumentada em pacientes tratados com cimetidina. Pode ocorrer uma redução do nível sérico de digoxina em pacientes em uso concomitante de digoxina e cimetidina.

As reações adversas são habitualmente leves e transitórias; em alguns pacientes, foi relatada a ocorrência de diarréia, dor muscular, tontura e exantema. Foram também relatados alguns casos de cefaléia, variando de leve a intensa. Em raras ocasiões, foi observada a ocorrência de artralgia reversível, mialgia e exacerbação dos sintomas articulares em pacientes com artrite preexistente. Foi relatado o desenvolvimento de ginecomastia em cerca de 4% dos pacientes com distúrbios hipersecretores tratados com grandes doses; em todos os demais, a incidência foi de 0,3 a 1%. Em pacientes que receberam cimetidina por via IV, foram observados alguns casos de estados confusionais em pacientes idosos ou gravemente enfermos. Foi constatada uma pequena elevação da creatinina plasmática e das aminotransferases séricas; todas essas enzimas diminuíram quando o fármaco foi interrompido. Foi também relatada a ocorrência de nefrite intersticial. A segurança da cimetidina em gestantes ou mulheres durante a lactação não foi estabelecida.

FAMOTIDINA

Propanimidamida, *N'*-(aminossulfonil)-3-[[[2-(diaminometileno)-amino]-4-tiazolil]metil]tio-, Pepcid; Pepcid AC

[76824-35-6] $C_8H_{15}N_7O_2S_3 \cdot HCl$ (337.43)

Preparo — Sintetizada a partir da *S*-(2-aminotiazol-4-ilmetil) isotiouréia, 3-cloropropionitrila e benzoilisotiocianato em 9 etapas. Belg Pat 882.071.

Descrição — Sólido cristalino branco a amarelo pálido, com fusão entre 163 e 164°.

Solubilidade — Livremente solúvel em ácido acético glacial; ligeiramente solúvel em metanol; apenas ligeiramente solúvel em água; praticamente insolúvel em etanol. A 25°, em água, pK_a de 7,1.

Comentários — Inibidor dos receptores H_2. A famotidina é recomendada para tratamento a curto prazo da úlcera duodenal aguda, úlcera gástrica e refluxo gastroesofágico. Está também indicada para terapia de manutenção da úlcera duodenal e tratamento de estados hipersecretórios patológicos, como síndrome de Zollinger-Ellison e adenomas endócrinos múltiplos. A ocorrência de taquifilaxia compromete o seu uso a longo prazo. A famotidina sofre absorção incompleta. A biodisponibilidade de doses orais é de 40 a 45%, podendo aumentar ligeiramente com a presença de alimento ou diminuir levemente com antiácidos. Atinge níveis plasmáticos máximos em 1 a 3 h após administração oral; o nível plasmático máximo não é alterado com a administração crônica, e a meia-vida de eliminação é de 2,5 a 3,5 h. É eliminada em grande parte em sua forma inalterada por via renal (65 a 70%), sendo o restante (30 a 35%) eliminado por vias metabólicas. O único metabólito identificado é o *S*-óxido. Por conseguinte, a famotidina deve ser utilizada em doses menores ou com intervalos mais longos entre as doses em pacientes com insuficiência renal grave. Foi relatada a ocorrência de reações adversas em mais de 1% dos pacientes, incluindo cefaléia (4,7%), tontura (1,8%), constipação (1,2%) e diarréia (1,7%). Outras reações adversas relatadas incluem: febre, astenia, fadiga, palpitações, náusea, vômitos e desconforto abdominal, anorexia, boca seca, anormalidades das enzimas hepáticas, trombocitopenia, edema orbitário, dor, artralgia, parestesias, distúrbios psíquicos (depressão, ansiedade, diminuição da libido, alucinações, insônia e sonolência), broncospasmo, alopecia, acne, prurido, exantema e rubor. Embora os estudos de reprodução em animais de laboratório não tenham revelado qualquer evidência de comprometimento da fertilidade ou danos para o feto, a segurança da famotidina durante a gravidez e na mãe durante a lactação não foi estabelecida.

NIZATIDINA

1,1-Etenodiamina, *N*-[2-[[[2-dimetilamino)metil]-4-tiazolil]-metil]tio]etil]-*N'*-metil-2-nitro-, Axid.

[76963-41-2] $C_{12}H_{21}N_5O_2S_2$ (331.45)

Comentários — Inibidor reversível dos receptores H_2. A nizatidina é utilizada no tratamento da úlcera duodenal aguda, úlcera gástrica e refluxo gastroesofágico e no tratamento de manutenção da úlcera duodenal. Com freqüência, é utilizada no tratamento de manutenção do refluxo gastroesofágico, porém a ocorrência de taquifilaxia compromete esse uso. Após administração oral de 100 e 300 mg, são obtidas concentrações plasmáticas máximas de 700 a 1.800 μg/L e 1.400 a 3.600 μg/L, respectivamente, dentro de 0,5 a 3 h; as concentrações plasmáticas depois de 12 h são inferiores a 10 μg/L. A meia-vida de eliminação é de 1 a 2 h; a depuração plasmática, de 40 a 60 L/h; e o volume de distribuição, de 0,8 a 1,5 L/kg. Mais de 90% de uma dose oral são excretados na urina em 12 h, 60% na forma inalterada. Por conseguinte, a nizatidina deve ser utilizada em dose reduzida em pacientes com insuficiência renal grave. As reações adversas incluem sonolência, sudorese e urticária. Raramente, foi relatada a ocorrência de lesão hepatocelular, taquicardia ventricular, diminuição da libido, ginecomastia e trombocitopenia. A segurança e a eficácia do fármaco em crianças ainda não foram estabelecidas.

RANITIDINA

1,1-Etenodiamina, *N*-[2-[[[5-[(dimetilamino)metil]-2-furanil]metil]tio]etil]-*N'*-metil-2-nitro-, Zantac; Zantac 75.

[66357-35-5] $C_{13}H_{22}N_4O_3S$ (314.40)

Preparo — Ver US Pat 4.128.658

Descrição — Sólido branco com fusão a cerca de 70°.

Comentários — Derivado furânico substituído. Trata-se de um antagonista dos receptores H_2 indicado para o tratamento a curto prazo da úlcera duodenal e o tratamento de estados hipersecretórios, como síndrome de Zollinger-Ellison e mastocitose sistêmica. O perfil farmacocinético da ranitidina assemelha-se ao da cimetidina. A absorção oral parece ser variável, sendo diminuída quando o fármaco é administrado concomitantemente a antiácidos. A biodisponibilidade após uma dose oral de 150 mg é de cerca de 50% (faixa de 40 a 88%); 15% ligam-se às proteínas plasmáticas; o volume de distribuição é de 1,4 L/kg; 30% da dose administrada são excretados na forma inalterada; a meia-vida de eliminação varia de 2,5 a 3 h; as concentrações séricas variam de 36 a 94 ng/mL; e os níveis sangüíneos máximos são, em média, de 440 a 545 ng/mL. A ranitidina carece de uma relação dose-resposta previsível. Por exemplo, 75, 100 e 150 mg de ranitidina inibem o débito de ácido gástrico noturno em 95, 96 e 92%, respectivamente. Foram relatadas interações com a varfarina, benzodiazepínicos, fentanil, metoprolol, nifedipina e acetaminofeno. Ocorre rapidamente tolerância farmacológica com a ranitidina. O fármaco perde 50% de sua atividade de supressão do ácido dentro de uma semana.

As reações adversas incluem cefaléia, mal-estar, tontura, constipação, náusea, dor abdominal e exantema. Foi também relatada uma diminuição na contagem de leucócitos e plaquetas. Observaram-se aumentos (de até cinco vezes o limite superior da normalidade) nos níveis séricos de aminotransferases e gamaglutamil transpeptidase. Foram também descritos raros casos de hepatite. Em voluntários normais, a ALT aumentou pelo menos duas vezes em relação aos níveis anteriores ao tratamento em 6 de 12 indivíduos que receberam 100 mg de ranitidina quatro vezes ao dia por via intravenosa, durante 7 dias, e em 4 de 24 indivíduos tratados com 50 mg quatro vezes ao dia por via intravenosa, durante 5 dias. Entretanto, esse efeito relacionado com a dose não está associado a hepatotoxicidade. Quanto ao uso da ranitidina durante a gravidez e a lactação, os estudos realizados em ratos e coelhos não revelaram qualquer evidência de comprometimento da fertilidade ou de dano ao feto. Entretanto, o fármaco não deve ser utilizado durante a gravidez, a não ser que seja necessário. A ranitidina é secretada no leite; por conseguinte, não deve ser utilizada em mulheres durante a lactação, a não ser que absolutamente necessário.

INIBIDORES DA BOMBA DE PRÓTONS

A via comum final da secreção de ácido gástrico é a *bomba de prótons* — uma H^+/K^+ ATPase. A essência fisiológica dessa enzima consiste na troca de íons hidrogênio por íons potássio. Assim, a célula parietal na luz gástrica secreta hidrogênio em troca de potássio. Os inibidores da bomba de prótons, lansoprazol e omeprazol, pertencem a uma nova classe de fármacos anti-secretores, denominados benzimidazóis substituídos. O protótipo, o omeprazol, é um inibidor irreversível da bomba de prótons. Possui meia-vida plasmática de 0,5 a 1 h, porém essa duração de ação é maior do que 24 h, refletindo o tempo necessário para a produção de nova H^+/K^+ ATPase. Os inibidores da bomba de prótons devem ser tomados antes das refeições. Esse requisito deve-se ao fato de que, no estado basal, a bomba de prótons localiza-se na membrana interna de vesículas secretoras no interior da célula parietal. Quando a célula é ativada pela ingestão de alimentos (ou por estímulo farmacológico), a membrana interna da vesícula é externalizada e passa a ser externa, isto é, constitui a membrana secretora da vilosidade secretora. A importância fisiológica desse aspecto é que os inibidores da bomba de prótons são pró-fármacos que precisam ser protonados, o que só pode ocorrer quando a bomba de prótons estiver externalizada e secretando ácido. Por conseguinte, esses fármacos são mais potentes quando administrados antes das refeições e por via oral. São também absorvidos com mais eficiência pela manhã e devem ser tomados cerca de 30 min antes do desjejum.

Os inibidores da bomba de prótons são utilizados no tratamento a curto prazo da doença ácido-péptica, refluxo gastroesofágico, úlcera gástrica, úlcera duodenal e síndrome de Zollinger-Ellison e no tratamento de manutenção da DRGE. As vantagens terapêuticas dos inibidores da bomba de prótons em relação aos antagonistas dos receptores H_2 consistem numa maior velocidade de cicatrização, maior taxa de cicatrização e capacidade de curar pacientes que não responderam à terapia com antagonistas dos receptores H_2.

Os inibidores da bomba de prótons produzem numerosos efeitos colaterais, que ocorrem infreqüentemente. Cefaléia, diarréia, dor abdominal, tontura, exantema e constipação são observados aproximadamente na mesma freqüência daquela dos bloqueadores H_2, isto é, 1 a 5%. Uma preocupação relativa ao uso dos inibidores da bomba de prótons consiste na elevação dos níveis séricos de gastrina. As elevações registradas são de 1,5 a 4 vezes — isto é, cerca de duas vezes aquelas observadas com bloqueadores H_2. A gastrina é um hormônio trófico que produz proliferação das células enterocromafins em ratos. Essas células produzem histamina e são precursores de tumores carcinóides em ratos. O efeito observado nos ratos é quase certamente mediado através da gastrina, e não através de um efeito carcinogênico da própria droga, visto que os tumores não ocorrem após antrectomia, uma situação que impede qualquer aumento da gastrina sérica. Estudos realizados em seres humanos demonstraram apenas um ligeiro aumento da população de células enterocromafins com o uso crônico dos inibidores da bomba de prótons. Foi relatado o desenvolvimento de tumores carcinóides em seres humanos em uso de omeprazol. Todavia, verifica-se uma incidência aumentada de tumores carcinóides em pacientes com anemia perniciosa, uma condição que também está associada a hipergastrinemia. A princípio, a FDA advertiu contra o uso prolongado do omeprazol. Entretanto, os estudos a longo prazo apóiam o ponto de vista de que o omeprazol é seguro e eficaz para tratamento a longo prazo (mais de 10 anos) da úlcera. Algumas das propriedades dos inibidores da bomba de prótons estão relacionadas nos Quadros 66.5 e 66.6.

LANSOPRAZOL

1*H*-Benzimidazol, 2-[[[3-metil-4-(2,2,2-trifluoroetóxi)-2-piridil]metil]sulfinil-, Prevacid

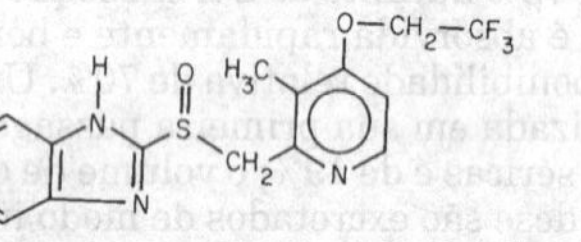

[103577-45-3] $C_{16}H_{14}F_3N_3O_2S$ (369.36).

Preparo — Ver US Pat 5.374.730 (1994).

Descrição — Cristais brancos a bege, inodoros, com fusão a cerca de 166° (decomposição a 180°).

Solubilidade — Livremente solúvel em DMF; solúvel em metanol; ligeiramente solúvel em acetato de etila, acetonitrila ou cloreto de metileno; apenas ligeiramente solúvel em éter; insolúvel em água ou hexano. Sofre degradação em solução aquosa, cuja taxa aumenta com a redução do pH. A 25°, $t_{1/2}$ = 0,5 h em pH de 5 e 18 h em pH = 7.

Comentários — Inibidor da bomba de prótons. Como todos os inibidores da bomba de prótons, trata-se de uma base fraca lipofílica, instável em ácido. O lansoprazol é administrado na forma de grânulos de revestimento entérico resistentes a ácidos, que são liberados no ambiente neutro-alcalino do intestino delgado. Os grânulos não-encapsulados podem ser suspensos em suco de maçã ou salpicados em molho de maçã tomado por via oral ou através de sonda nasogástrica. O lansoprazol está indicado para tratamento a curto prazo da úlcera duodenal aguda, úlcera gástrica e esofagite erosiva. Está também indicado no tratamento de manutenção da úlcera duodenal idiopática cicatrizada, esofagite erosiva e estados hipersecretórios patológicos, como síndrome de Zollinger-Ellison.

Trata-se de um pró-fármaco que requer protonação para sua ativação. Por conseguinte, é mais eficaz quando administrado 30 a 60 min antes de uma refeição. Atinge a concentração máxima em cerca de 1,7 h. A meia-vida plasmática de eliminação é de 1,5 h; entretanto, por ser um inibidor irreversível da bomba de prótons, seu efeito inibitório ácido é de mais de 24 h. Numa base molar, é cerca de 30 a 35% mais potente do que o omeprazol, sendo as doses equivalentes de 30 mg de lansoprazol e 40 mg de omeprazol.

Como outros inibidores da bomba de prótons, é muito eficaz na cicatrização da doença ácido-péptica, com taxas de cicatrização de 4 semanas de cerca de 95% para a úlcera duodenal, taxas de cicatriza-

Quadro 66.6 Efeitos Anti-secretórios dos Inibidores da Bomba de Prótons

		LANSOPRAZOL (30 mg)		OMEPRAZOL (20 mg)	
	VALOR BASAL	DIA 1	DIA 5	DIA 1	DIA 5
pH médio de 24 h	2,1	3,6	4,9	2,5	4,6
pH noturno médio	1,9	2,6	3,8	2,2	3,0
% de tempo com pH > 3	18	51	72	30	60
% de tempo com pH > 4	12	41	66	19	51

ção de 8 semanas de 95% para a úlcera gástrica e taxas de cicatrização de 8 semanas também de 95% para a esofagite erosiva.

As reações adversas, que são observadas em mais de 1% dos pacientes, incluem dor abdominal (1,8%), diarréia (3,6%) e náusea (1,4%); todavia, apenas a diarréia ocorre com maior freqüência do que com o placebo. A preocupação inicial em relação ao desenvolvimento de tumores carcinóides em ratos machos tratados com altas doses por períodos prolongados não foi corroborada em estudos clínicos. Embora haja um aumento nos níveis séricos de gastrina e hiperplasia das células enterocromafin-símiles, não foi observada a ocorrência de displasia e carcinóides em outras espécies animais ou no homem depois de vários anos de tratamento contínuo.

O lansoprazol é metabolizado através das isozimas CYP3A e CYP2C19. Os estudos realizados não demonstraram qualquer interação significativa com fármacos de uso comum, à exceção de um aumento de 10% na depuração da teofilina. Essa interação não parece ter importância clínica. Entretanto, o lansoprazol não deve ser administrado com cetoconazol, que exige a presença de pH baixo para sua absorção. A categoria para gravidez é B.

OMEPRAZOL

1*H*-Benzimidazol, 5-metóxi-2-[[(4-metóxi-3,5-dimetil-2-piridinil)-metil]sulfinil]-, Prilosec

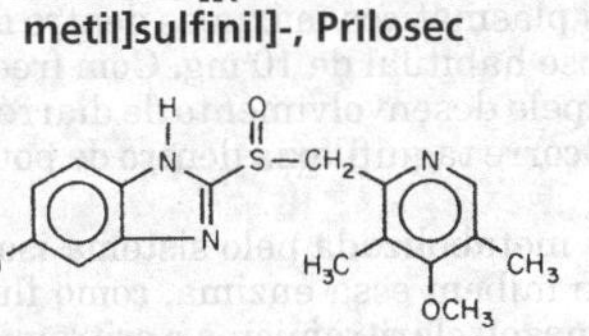

[73590-58-6]$C_{17}H_{19}N_3O_3S$(345.42).

Preparo — US Pat 4.255.431.

Descrição — Cristais brancos que sofrem fusão a cerca de 156°; pK_a (piridina-N) 4,0, (imidazol-N) 8,7.

Solubilidade — 1 g em cerca de 8.000 mL de água ou 25 mL de álcool.

Comentários — Utilizado no tratamento de distúrbios ácido-pépticos. É aprovado para tratamento a curto prazo da úlcera duodenal, refluxo gastroesofágico grave ou refluxo que responde precariamente à terapia e estados hipersecretórios, como síndrome de Zollinger-Ellison, mastocitose sistêmica e adenomas endócrinos múltiplos. Mostra-se também eficaz na prevenção de úlceras causadas por AINE e suas complicações. Apesar de não ter sido aprovado para esse uso, o omeprazol parece ser tão eficaz quanto o misoprostol e apresenta menos efeitos colaterais. Hoje em dia, acredita-se que, com a exceção das úlceras induzidas por AINE e por *H. pylori*, as doenças ácido-pépticas em caráter permanente exigem tratamento durante toda a vida. Estudos a longo prazo demonstraram a eficácia do fármaco na prevenção da recidiva da esofagite de refluxo e da úlcera duodenal. A tendência na prática atual é utilizar inibidores da bomba de prótons como terapia inicial e de manutenção; a denominada precaução de tarja preta para uso a longo prazo do omeprazol foi removida e nunca foi colocada no lansoprazol, o inibidor da bomba de prótons subseqüentemente aprovado.

O omeprazol, em virtude de sua labilidade em ácido, é administrado na forma de cápsula de liberação retardada. A absorção ocorre no intestino delgado, com níveis plasmáticos máximos em 0,5 a 3,5 h. Os níveis plasmáticos máximos e a área sob a curva (ASC) de concentração-tempo são aproximadamente proporcionais à dose na faixa terapêutica. A biodisponibilidade é de 30 a 40%. A meia-vida plasmática é de 0,5 a 1 h, com depuração corporal total de 500 a 600 mL/min. A ligação às proteínas é de cerca de 95%. Foram identificados dois metabólitos plasmáticos: o hidroxiomeprazol e seu ácido carboxílico correspondente. Os metabólitos praticamente não têm atividade anti-secretora. A maior parte da droga é eliminada na forma de metabólitos na urina. Não há necessidade de ajuste da dose em pacientes com comprometimento da função renal.

O efeito anti-secretor do omeprazol é observado dentro de 1 h, com ocorrência do efeito máximo dentro de 2 h. A inibição da secreção permanece em cerca de 50% dentro de 24 h e dura aproximadamente 72 h. O efeito prolongado, além daquele esperado para um fármaco com meia-vida curta, deve-se à sua ligação irreversível à H^+/K^+ ATPase. A inibição da secreção de ácido torna-se máxima em 3 a 4 dias e persiste por 3 a 5 dias após a interrupção do tratamento. O omeprazol, em doses terapêuticas de 20 a 40 mg, produz uma redução de 80 a 95% na acidez intragástrica de 24 h.

Ocorre cicatrização das úlceras duodenais em 80 a 95% dos pacientes dentro de 4 semanas e em mais de 95% dentro de 8 semanas. A cicatrização da esofagite de refluxo é observada dentro de 8 semanas em cerca de 80% dos pacientes.

As reações adversas relatadas em mais de 1% dos pacientes incluem cefaléia (6,9%), diarréia (3,0%), dor abdominal (2,4%), náusea (2,2%), tontura (1,5%), vômitos (1,5%), exantema (1,5%), constipação (1,1%), astenia (1,1%) e dor nas costas (1,1%). A antiga preocupação relativa ao desenvolvimento de tumores carcinóides após tratamento a longo prazo não é mais justificada depois de vários anos de estudos clínicos; com efeito, esses tumores não foram relatados, a não ser em pacientes com síndrome de Zollinger-Ellison e síndromes de adenomas endócrinos múltiplos Tipo C. Esses pacientes são predispostos ao desenvolvimento de tumores carcinóides gástricos.

O omeprazol prolonga a eliminação do diazepam, da varfarina e da fenitoína. Foram observadas interações clínicas com a ciclosporina, o dissulfiram e os benzodiazepínicos. O omeprazol também inibe a absorção de fármacos que dependem do pH, como o cetoconazol, e não deve ser utilizado durante a gravidez.

FÁRMACOS QUE AUMENTAM A PROTEÇÃO DA MUCOSA

MISOPROSTOL

Ácido Prost-13-en-1-óico, (11α, 13*E*)-(±)-11,16-diidróxi-16-metil-9-oxo-, metil, éster de metila; Cytotec

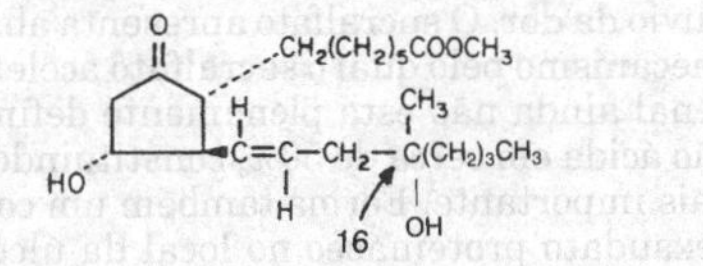

[59122-46-2]$C_{22}H_{38}O_5$(382.54).

Preparo — *J Med Chem* 1957; 20:1152.

Descrição — Óleo amarelo pálido. Trata-se de uma mistura das formas (±)-*R* e (±)-*S* com referência ao átomo de carbono n.º 16.

Solubilidade — 1 g em 2.500 mL de água ou 100 mL de álcool.

Comentários — Utilizado na prevenção da gastropatia causada por AINE. Trata-se de um análogo da prostaglandina E_1, que difere do composto natural por ser mais hidrossolúvel e ter meia-vida mais longa. Inibe a secreção de ácido gástrico e aumenta a resistência da mucosa. Entretanto, a inibição da secreção ácida pode não ser suficiente para produzir um efeito terapêutico. O benefício terapêutico do misoprostol no trato GI provavelmente resulta do aumento da secreção de muco e de bicarbonato pelo epitélio gástrico ao aumentar a regeneração epitelial e o fluxo sangüíneo da mucosa, potencializando assim a proteção da mucosa.

O misoprostol é utilizado na prevenção da lesão gástrica por AINE. Estudos controlados demonstraram que as doses de 100 μg quatro vezes ao dia, 200 μg quatro vezes ao dia e 200 μg duas vezes ao dia são eficazes na prevenção da lesão gástrica induzida por AINE e na redução da incidência de complicações graves em cerca de 50%. O misoprostol é superior aos bloqueadores H_2 na prevenção das úlceras gástricas, mas não das úlceras duodenais. É superior ao sucralfato na prevenção de úlceras gástricas e duodenais e superior aos antagonistas dos receptores H_2 na prevenção da úlcera gástrica.

Ainda não foi estabelecido quais os pacientes que devem receber misoprostol rotineiramente para profilaxia da lesão induzida por AINE ou em que circunstâncias o fármaco apresenta uma relação custo-benefício favorável. Os pacientes que correm maior risco de lesão por AINE são aqueles com história pregressa de úlcera, indivíduos idosos, pacientes com doença debilitante concomitante e aqueles submetidos a terapia com múltiplas drogas. Está se tornando uma prática comum tratar profilaticamente todos esses pacientes.

O misoprostol também é eficaz no tratamento da úlcera gástrica, úlcera duodenal e úlcera de estresse, porém não foi aprovado para esses usos, presumivelmente pelo fato de apresentar mais efeitos colaterais e nenhuma vantagem terapêutica em relação aos bloqueadores H_2 ou aos inibidores da bomba de prótons. Os efeitos colaterais do misoprostol limitaram, em certo grau, o seu uso. Numa dose de 200 μg quatro vezes ao dia, mais de 30% dos pacientes apresentam diarréia. Essa incidência parece ser menor com 100 μg quatro vezes ao dia, que deve ser a dose inicial. Não tem nenhum efeito sobre os hormônios GI (gastrina, motilina, somatostatina e peptídio intestinal vasoativo) e tampouco exerce efeito sobre a motilidade gástrica.

O misoprostol é contra-indicado durante a gravidez, uma vez que provoca contrações uterinas. Sofre absorção rápida (T_{max}, 12 min) e extensa. Possui meia-vida terminal de 20 a 40 min, com recuperação de 80% na urina. Não há necessidade de ajuste na dose em pacientes com comprometimento renal. O fármaco não tem nenhum efeito sobre os sistemas hepáticos de oxidase de função mista, e não foi relatada nenhuma interação farmacológica. O misoprostol não inibe o benefício terapêutico dos AINE na artrite reumatóide.

SUCRALFATO

α-D-Glicopiranosídio, β-D-frutofuranosil-, octacis(sulfato de hidrogênio), complexo de alumínio; Carafate

(*R* é $SO_3[Al_2(OH)_x(H_2O)_y]$)

[54182-58-0] $C_{12}H_mAl_{16}O_nS_8$ (*m* e *n* são aproximadamente 54 e 75, respectivamente, produzindo uma massa molecular média de cerca de 2.086 daltons).

Preparo — Veja US Pat 3.432.489.

Descrição — Pó branco; pK_a entre 0,43 e 1,19.

Solubilidade — Praticamente insolúvel em água; solúvel em álcali ou ácidos fixos.

Comentários — Aprovado para terapia a curto prazo (8 semanas) das úlceras duodenais e, em dose reduzida, para terapia de manutenção da úlcera duodenal. Segundo relatos clínicos, a administração de 1 g quatro vezes ao dia, durante 4 semanas, cicatriza 73 a 92% das úlceras duodenais. Os antiácidos podem ser prescritos, quando necessário, para alívio da dor. O sucralfato apresenta absorção mínima pelo trato GI. O mecanismo pelo qual o sucralfato acelera a cicatrização da úlcera duodenal ainda não está plenamente definido. O fármaco reduz a secreção ácida em cerca de 50%, constituindo, provavelmente, o seu efeito mais importante. Forma também um complexo aderente à úlcera com exsudato proteináceo no local da úlcera; esse complexo recobre o local da úlcera e o protege contra o ataque por ácido, pepsina e sais biliares. Estudos realizados em animais sugerem que o sucralfato também aumenta a síntese local de prostaglandina, que aumenta a proteção da mucosa ao estimular a secreção de muco e de bicarbonato. Independentemente do mecanismo envolvido, o sucralfato é eficaz na cicatrização de úlceras. Não existem contra-indicações conhecidas. Entretanto, não deve ser utilizado durante a gravidez ou em mães que amamentam, a não ser que claramente necessário. Como é um sal de alumínio de um dissacarídio sulfatado, o sucralfato pode impedir a absorção de tetraciclina, fenitoína, bloqueadores H_2, varfarina ou digoxina se esses fármacos forem administrados simultaneamente. A administração de fármacos com intervalos de 2 h minimiza esses efeitos. Ocorrem efeitos adversos em cerca de 5% dos pacientes, sendo a constipação o mais comum dos efeitos colaterais (2,2%). Outros efeitos adversos incluem: diarréia, náusea, desconforto gástrico, indigestão, secura da boca, exantema, prurido, dor nas costas, tontura, sonolência e vertigem.

AGENTES PROCINÉTICOS

Os agentes procinéticos aumentam a motilidade GI e são utilizados no tratamento da doença por refluxo gastroesofágico (DRGE), gastroparesia e constipação. A motilidade GI é regulada através de uma complexa integração do sistema nervoso autônomo, sistema nervoso entérico e hormônios GI. Cada órgão, isto é, esôfago, estômago, intestino delgado e colo, possui uma regulação fisiológica integrada, bem como uma regulação peculiar de cada órgão. As características exclusivas de cada órgão são pouco compreendidas, e muitos dos receptores específicos ainda não foram identificados. Por conseguinte, os fármacos tendem a apresentar uma ampla faixa de atividade, com efeitos benéficos e adversos semelhantes. É importante ter em mente que, nos distúrbios de esvaziamento gástrico, a absorção oral dos fármacos pode estar reduzida ou retardada, razão pela qual pode ser necessária uma terapia IV como tratamento inicial.

CISAPRIDA

Benzamida, *cis*-4-amino-5-cloro-*N*-[1-[3-(4-fluorofenóxi)propil]-3-metóxi-4-piperidinil]-2-metóxi-, monoidrato; Propulsid

[81098-60-4] $C_{23}H_{29}ClFN_3O_4 \cdot H_2O$ (483.97).

Preparo — Veja US 5.665.884 (1997).

Descrição — Pó branco a bege, com fusão a cerca de 110°.

Solubilidade — Praticamente insolúvel em água; escassamente solúvel em metanol ou acetona.

Comentários — Estimula a liberação de acetilcolina dos nervos entéricos e atua como estimulante direto da musculatura lisa. Além disso, parece ser um agonista da serotonina 4 (5-HT_4) e antagonista da 5-HT_3. Exerce efeitos ao longo de todo o trato GI. Aumenta a pressão do esfíncter esofágico inferior, bem como o peristaltismo esofágico. Por conseguinte, possui efeito benéfico na DRGE ao aumentar a pressão do esfíncter esofágico inferior, bem como a depuração de ácido do esôfago.

A cisaprida aumenta o esvaziamento gástrico de líquidos e de sólidos, com redução do refluxo do duodeno gástrico. Por conseguinte, possui benefício potencial em pacientes com distúrbios do esvaziamento gástrico, como gastroparesia diabética.

Além disso, exerce efeitos procinéticos sobre o jejuno e o colo, que explicam seu efeito algumas vezes benéfico em pacientes com constipação, bem como a ocorrência de diarréia como principal efeito colateral.

A cisaprida está indicada para o tratamento sintomático da azia noturna, porém é amplamente utilizada para a gastroparesia e a constipação.

Atinge níveis plasmáticos máximos dentro de 2 h após a administração oral da dose habitual de 10 mg. Com freqüência, o uso da cisaprida é limitado pelo desenvolvimento de diarréia, que ocorre em 10 a 20% dos casos. Ocorre taquifilaxia dentro de poucos meses de uso contínuo.

A cisaprida é metabolizada pelo sistema isoenzimático CYP 3A4. Os fármacos que inibem essa enzima, como fluconazol, cetoconazol, traconazol, miconazol, claritromicina e eritromicina, elevam os níveis sangüíneos de cisaprida, podendo resultar em graves arritmias cardíacas, incluindo taquicardia ventricular e *torsades de pointes*. Foram relatados casos de morte. A categoria para gravidez é C. A FDA restringiu o uso da cisaprida devido a seus efeitos cardíacos.

CLORETO DE BETANECOL

Para a monografia completa desse fármaco, veja Cap. 71.

Comentários — Agente parassimpatomimético que estimula os receptores muscarínicos. Aumenta a pressão do esfíncter esofágico inferior e, dessa maneira, reduz o refluxo gastroesofágico noturno. Aumenta também as contrações no fundo e no antro do estômago, mas não estimula a atividade motora migratória. Por conseguinte, não aumenta o esvaziamento gástrico e, portanto, não é um verdadeiro fármaco procinético.

Está indicado para o tratamento da retenção urinária aguda pós-operatória e pós-parto na ausência de obstrução do trato urinário.

CLORIDRATO DE METOCLOPRAMIDA

Benzamida, 4-amino-5-cloro-*N*-[2-(dietilamino)etil]-2-metóxi-monocloridrato, monoidrato; Clopra; Maxolon; Reglan

[54143-57-6] $C_{14}H_{22}ClN_3O_2 \cdot HCl \cdot H_2O$

Preparo — Veja *Arch Pharm* 1980; 313:297.

Descrição — Cristais brancos que sofrem fusão a cerca de 185° com decomposição.

Solubilidade — 1 g em cerca de 0,7 mL de água, 3 mL de álcool ou 55 mL de clorofórmio. Uma solução aquosa a 10% tem um pH de cerca de 5,5.

Comentários — Benzamida substituída com atividade dopaminérgica. Suas atividades procinéticas limitam-se à parte proximal do intestino, razão pela qual o fármaco é utilizado para profilaxia dos *vômitos* associados à *quimioterapia do câncer*, bem como para alívio dos sintomas associados a *gastroparesia diabética aguda* e *recorrente*. O cloridrato de metoclopramida é também utilizado como terapia adjuvante em pacientes com refluxo gastroesofágico. No tratamento da gastroparesia diabética, deve ser utilizado por via IV até restauração de algum grau de esvaziamento gástrico para garantir a sua absorção.

Além de sua capacidade de estimular o intestino, possui também propriedades colinérgicas entéricas, aparentemente sensibilizando o músculo liso intestinal à ação da acetilcolina, em lugar de atuar diretamente sobre os receptores colinérgicos. O fármaco não é eficaz na cinetose. O uso da metoclopramida é limitado por dois fatores — índice terapêutico estreito e taquifilaxia que ocorre habitualmente dentro de 6 semanas.

ERITROMICINA

Para a monografia completa desse fármaco, veja Cap. 87.

Comentários — Embora seja amplamente utilizada como antibiótico, é evidente que a eritromicina em baixas doses também possui atividade procinética. Trata-se de um agonista da motilina, que produz atividade prematura do complexo motor migratório quando utilizada em doses de 1 a 2 mg/kg. É interessante observar que, quando administrada em altas doses, a eritromicina não possui atividade procinética significativa. A taquifilaxia, que representa um problema comum a todos os agentes procinéticos, constitui também um problema significativo com a eritromicina.

Não tem nenhuma indicação aprovada para o tratamento da gastroparesia, embora seja amplamente utilizada. Parece ser especialmente útil quando administrada por via IV para tratamento da gastroparesia aguda. Não deve ser utilizada em conjunção com a cisaprida.

DIGESTIVOS

Ácidos Biliares

A bile é composta por uma variedade de substâncias, porém apenas os sais biliares (sais dos ácidos biliares naturais, Cap. 26) são terapeuticamente importantes. Quando administrados por via oral, os sais biliares são absorvidos pelo intestino e reexcretados pelo fígado na bile, entrando, assim, no mesmo processo cíclico (circulação êntero-hepática) dos sais biliares endógenos. São de pouca valia na promoção da absorção de lipídios e vitaminas lipossolúveis do trato GI, porém são úteis na dissolução dos cálculos biliares e no tratamento da cirrose biliar primária e, talvez, da esteato-hepatite ou da esteatose hepática.

A bile, um líquido viscoso, amargo e alcalino (pH de 7,8), isotônico com o soro e de cor castanho-amarelada a amarelo-ouro, é excretada nos adultos a uma taxa de 500 a 1.100 mL por 24 h. Os principais constituintes orgânicos são ácidos biliares (na forma de sais), pigmentos biliares, colesterol, lecitina e mucina. Os principais constituintes inorgânicos incluem: água, sódio, cálcio, cobre, ferro, magnésio, potássio, bicarbonato, fosfato e sulfato.

Os sais biliares, presentes sob a forma de sais sódicos de uma mistura de ácidos, são divididos em dois grupos: os ácidos biliares primários (derivados de colesterol) e os secundários (derivados dos ácidos biliares primários). Os sais biliares são conjugados através de ligações peptídicas com glicina ou taurina. Os sais biliares primários são conjugados de taurina ou glicina do ácido fólico e ácido quênico; os sais biliares secundários são conjugados de taurina e glicina dos ácidos desoxicólico e litocólico.

Os ácidos biliares predominantes encontrados na bile são os ácidos cólico, quênico, desoxicólico e litocólico. As relações estruturais entre esses ácidos biliares e sua molécula original, o ácido 5b-colânico, são mostradas adiante. O ácido desidrocólico sintético é incluído para comparação.

Esses ácidos biliares combinam-se com fosfolipídios para solubilizar o colesterol e os ácidos graxos no intestino na forma de micelas mistas. Ao fazê-lo, solubilizam os lipídios e promovem a absorção de gorduras, colesterol e vitaminas lipossolúveis. Entretanto, o principal uso clínico dos ácidos biliares consiste na dissolução dos cálculos biliares de colesterol e no tratamento da cirrose biliar primária.

EXTRATO DE MALTE — Cap. 55.

PANCREATINA — Cap. 105.

URSODIOL

Ácido colan-24-óico; (3α,5β,7β)-3,7-diidróxi-, Ácido Ursodesoxicólico; Actigall; Urso

[128-13-2]$C_{24}H_{40}O_4$ (392.58).

Preparo — Para isolamento, veja *J Biochem (Japan)* 1927; 7; 505.

Descrição — Plaquetas, fusão a cerca de 203°; $pK_a \approx 5$.

Solubilidade — Praticamente insolúvel em água; livremente solúvel em álcool; levemente solúvel em clorofórmio; apenas levemente solúvel em éter.

Comentários — Ácido biliar natural encontrado em pequenas quantidades no homem e em grandes quantidades no urso (daí o nome *urso*). Trata-se do epímero 7β do ácido quenodesoxicólico — um importante ácido biliar primário no homem. Reduz a saturação da bile com colesterol ao inibir a HMG-CoA redutase, a enzima que limita a velocidade na síntese de colesterol. É indicado para a dissolução de cálculos biliares radiotransparentes (isto é, de colesterol) e para o tratamento da cirrose biliar primária. É também utilizado no tratamento da colangite esclerosante primária, hepatite ativa crônica e esteato-hepatite não-alcoólica (esteatose hepática), porém sem benefício terapêutico comprovado.

Ocorre absorção de 90% do ursodiol no intestino delgado. Uma vez absorvido, o fármaco penetra na circulação porta e, a seguir, é extraído pelo fígado, onde é conjugado com glicina ou taurina e, por fim, secretado na bile e, em última análise, de volta ao intestino. Essa circulação intra-hepática do ursodiol resulta em alguma reposição dos ácidos biliares endógenos, de modo que, depois de cerca de 3 semanas de terapia, o ursodiol representa cerca de 60% do reservatório total de ácidos biliares. Como o reservatório total de ácidos biliares está aumentado, o colesterol pode ser mais rapidamente solubilizado, e ocorre dissolução gradual dos cálculos biliares de colesterol. Após a conjugação do ursodiol, ocorre pouca alteração no fígado ou no intestino. São encontradas pequenas quantidades de ácido 7-cetolitocólico ou de ácido litocólico, porém a maior parte é perdida nas fezes. Essa perda é útil, visto que o ácido litocólico em quantidades maiores é hepatotóxico. Ocorre também alguma desconjugação do ursodiol no intestino. O ursodiol livre resultante é reabsorvido e subseqüentemente reconjugado no fígado.

Os estudos clínicos realizados com ursodiol no tratamento da cirrose biliar primária mostraram um retardo da progressão da doença e um retardo também na necessidade de transplante de fígado.

O ursodiol reduz a quantidade de gordura no fígado de pacientes com esteato-hepatite não-alcoólica, devendo conseqüentemente reduzir a progressão da cirrose. Entretanto, isso não foi provado, e tampouco se sabe se ocorre alteração na expectativa de vida.

Os estudos clínicos realizados também constataram uma dissolução dos cálculos biliares em cerca de 30% dos pacientes com cálculos biliares com diâmetro de menos de 20 mm tratados durante um período de até 2 anos. Raramente ocorre dissolução dos cálculos em pacientes com cálculos maiores ou com vesícula biliar não-visualizada na colecistografia oral. Entretanto, os cálculos que flutuam com menos de 0,5 cm de diâmetro têm uma probabilidade de mais de 50% de dissolução.

ENZIMAS PANCREÁTICAS

As enzimas pancreáticas são aprovadas para tratamento da má absorção secundária à insuficiência pancreática causada por pancreatite crônica, pancreatectomia e fibrose cística. Foram também recomendadas para tratamento da pancreatite crônica e das fístulas pancreáticas. As preparações de enzimas pancreáticas consistem em misturas de lipase, amilase e protease.

A *lipase* hidrolisa os triglicerídios dietéticos na posição alfa, formando duas moléculas de ácido graxo e uma molécula de β-monoglicerídio. Nessa reação, a grande molécula de triglicerídio é convertida em três moléculas menores que podem ser incorporadas às micelas de ácidos biliares mistos para solubilização e transportadas no intestino.

A *amilase* é uma α-1,4-glicosidase que cliva poliglicosídios de cadeia simples (as amilases no amido da dieta) em maltose e maltotriose. Ambas são subseqüentemente clivadas em glicose por enzimas dissacaridases da borda em escova intestinal e absorvidas.

A *protease* é uma mistura de enzimas proteolíticas — tripsina, quimotripsina e elastase — que clivam ligações peptídicas no centro das proteínas e dos polipeptídios. Os produtos hidrolíticos dessas enzimas consistem em aminoácidos e oligopeptídios. Os aminoácidos são absorvidos diretamente, enquanto os oligopeptídios são ainda clivados por enzimas da borda em escova ou enzimas intracelulares antes de serem transportados na circulação porta do fígado.

A principal indicação para uso das enzimas pancreáticas consiste no tratamento da má absorção. A principal manifestação de má absorção pancreática é a esteatorréia — evacuação de fezes volumosas e fétidas de cor clara, que contêm grandes quantidades de gorduras não-absorvidas. A esteatorréia clínica só ocorre quando o débito de lipase pancreática se torna inferior a 10% do normal. Por conseguinte, o conteúdo de lipase da preparação de reposição de enzimas pancreáticas constitui o fator crítico no tratamento da esteatorréia. É necessário suprir cerca de 28.000 U de lipase durante o período pós-prandial de 4 h.

Apenas algumas preparações contêm uma quantidade suficiente de lipase para serem eficazes (veja Quadro 66.7 para o conteúdo de enzimas). Como a lipase sofre inibição irreversível abaixo de um pH de 4, as preparações de enzimas devem estar numa forma de revestimento entérico ou devem ser administradas com suplemento de bicarbonato de sódio para evitar a sua inativação. As novas preparações com microesferas, Creon, Entolase-HP, Pancrease MT16 e Zymase, parecem ter maior biodisponibilidade. A dose habitual é de 3 cápsulas antes de cada refeição. Quando se utilizam Viokase (8 comprimidos), Cotazym (6 cápsulas) ou Ilozyme (4 cápsulas), pode ser necessária uma terapia adjuvante com antagonistas dos receptores H_2 ou inibidor da bomba de prótons para garantir a biodisponibilidade. A dose é geralmente de 2 a 3 comprimidos ou cápsulas a cada refeição, mas deve ser ajustada para aliviar a esteatorréia.

O tratamento da dor abdominal em pacientes com pancreatite crônica é complexo e controvertido. Muitos dos pacientes apresentam síndrome de dor crônica com dependência de narcóticos.

Nesses pacientes, um importante componente do controle da dor consiste na interrupção dos analgésicos que podem eles próprios perpetuar a dor. Uma vez tomada essa medida, a correção dos problemas mecânicos é essencial, isto é, drenagem dos pseudocistos e correção da estenose ductal. Se a dor persistir, há evidências de que a administração de grandes doses de enzimas pancreáticas diminui a dor nesses pacientes. A base racional para esse tratamento é que o *repouso* do pâncreas irá permitir a sua cicatrização.

As enzimas pancreáticas inibem a colecistocinina, que estimula a secreção pancreática quando o alimento atinge o duodeno. A manutenção do pâncreas num estado de repouso presumivelmente elimina a dor que ocorre quando o pâncreas está secretando ativamente. Os componentes eficazes das enzimas pancreáticas para alívio da dor consistem nas serina proteases (tripsina, quimotripsina e elastase). Os pacientes com pancreatite crônica idiopática parecem responder de modo mais satisfatório do que os pacientes com pancreatite alcoólica crônica.

Por fim, as enzimas pancreáticas também foram recomendadas para o tratamento de fístulas pancreáticas e para reduzir a freqüência de crises de pancreatite recorrente aguda. Até o momento, não foram efetuados estudos controlados para corroborar esse tipo de terapia.

LACTASE

Lactaid

Preparo — β-D-galactosidase isolada de *Aspergillus oryzae* (cápsulas) ou *Kluyveromyces lactis* (gotas).

Comentários — A enzima lactase hidrolisa a lactose — o açúcar encontrado no leite — em dois açúcares simples: a glicose e a galactose. É indicada para pacientes com deficiência de lactose sintomática, que se manifesta na forma de cólicas abdominais, distensão, flatulência e diarréia e após a ingestão de laticínios. A ocorrência de alergia constitui o único efeito colateral conhecido. Os diabéticos devem estar cientes de que a glicose formada através da degradação pela lactase será absorvida, aumentando, de fato, a sua ingestão de açúcar. As gotas de lactase são utilizadas no tratamento do leite antes de sua ingestão; a adição de 10 a 15 gotas a 1 litro de leite reduz a lactose em 90 a 99%. As cápsulas devem ser tomadas com refeições que contenham laticínios.

LAXANTES

Os laxantes são fármacos que aceleram a eliminação de fezes ou que diminuem a sua consistência. Atuam promovendo um ou mais dos mecanismos que causam diarréia.

A constipação tem diferentes significados para pessoas diferentes, mas, em geral, refere-se a evacuações muito pequenas ou muito infreqüentes ou a uma excessiva dificuldade em evacuar. Os pacientes também podem descrevê-la como uma sensação de evacuação incompleta. Nenhuma dessas definições é fácil de quantificar, e a faixa normal é ampla. O peso normal das fezes constitui, em grande parte, uma função da dieta. Assim, as fezes produzidas por uma dieta ocidental, que tende a ser pobre em fibras não-digeríveis, pesam 100 a 200 g por dia, enquanto as fezes na África tendem a pesar 400 a 500 g por dia. De forma semelhante, a freqüência das evacuações varia enormemente e constitui, em grande parte, uma função da dieta. Diz-se que a freqüência normal de evacuação varia de três evacuações por dia a três por semana. Existem poucos

Quadro 66.7 Enzimas Pancreáticas

NOME	FORMULAÇÃO	CONTEÚDO DE ENZIMAS[a, b]
Cotazyme	Pó em cápsulas	L, 8.000; P, 30.000; A, 30.000
Cotazyme S	Esferas de revestimento entérico em cápsulas	L, 8.000; P, 30.000; A, 30.000
Creon 10	Microesferas de revestimento entérico em cápsulas	L, 8.000; P, 13.000; A, 30.000
Creon 25	Microesferas de revestimento entérico em cápsulas	L, 25.000; P, 62.500; A, 74.700
Donnazyme	Comprimidos	L, 1.000, P, 12.500; A, 12.500
Ku-zyme	Cápsulas	L, 1.200; P, 6 mg; A, 30 mg
Pancrease	Microesferas de revestimento entérico em cápsulas	L, 4.000; P, 25.000; A, 30.000
Pancrease MT 4	Microcomprimidos de revestimento entérico em cápsulas	L, 4.000; P, 12.000; A, 12.000
Pancrease MT 10	Microcomprimidos de revestimento entérico em cápsulas	L, 10.000; P, 30.000; A, 30.000
Pancrease MT 16	Microcomprimidos de revestimento entérico em cápsulas	L, 16.000; P, 48.000; A, 48.000
Viokase	Comprimidos Pó (1/4 colher de chá)	L, 8.000; P, 30.000; A, 30.000
Zymase	Esferas de revestimento entérico em cápsulas	L, 12.000; P,24.000; A,24.000

[a]L, lipase; P, protease; A, amilase.
[b]Expresso em unidades USP. As unidades USP (método de teste *in vitro*) indicam a capacidade digestiva em que 1.000 unidades de lipase digerem 3,5 g de gordura, 1.000 unidades de protease digerem 1 g de proteínas e 1.000 unidades de amilase digerem 1 g de amido.

Quadro 66.8 Composição e Dose de Alguns Laxantes Formadores de Massa

PRODUTO	COMPONENTE ATIVO	QUANTIDADE DE FIBRA (g/DOSE UNITÁRIA)	DOSE HABITUAL PARA ADULTOS[a]
Citrucel Orange Flavor	Metilcelulose	2 g	1 colher de sopa
Effer-Syllium Natural	Psílio	3 g	1 colher de chá
Fiberall Fiber Wafers	Psílio	2,2 g	1 wafer
Fiberall Powder	Policarbófilo	2,2 g	1 colher de chá
FiberCon	Policarbófilo	0,5 g	2 comprimidos
Hydrocil Instant	Psílio	~3,5 g	1 envelope
Metamucil Regular	Psílio	3,4 g	1 colher de chá
Metamucil Sugar Free Orange	Psílio	3,4 g	1 envelope
Perdiem Fiber	Psílio	~4 g	1 colher de chá
Serutan	Psílio	2,5 g	1 colher de chá

[a]As quantidades numa colher de chá e numa colher de sopa são aproximadas, a não ser que especificado em contrário.

estudos para estabelecer o que realmente pode ser considerado normal; entretanto, no mundo ocidental, acredita-se que uma freqüência de menos de cinco evacuações por semana seja anormal. Outra definição de constipação consiste numa alteração da freqüência de evacuação habitual de determinado indivíduo para uma freqüência menor.

Como a constipação é mais um sintoma do que uma doença, deve-se efetuar uma avaliação médica nos pacientes que desenvolvem constipação. A ampla disponibilidade da comercialização de laxantes adquiridos sem prescrição médica leva ao potencial de impossibilitar o estabelecimento de um diagnóstico apropriado. A causa mais comum consiste em síndrome do colo irritável; entretanto, a constipação pode estar associada a doenças neurogênicas, doenças sistêmicas e causas farmacológicas. Todas podem exigir tratamento primário, independentemente do tratamento sintomático com laxantes. A doença intestinal em si, excluindo-se a síndrome do colo irritável, geralmente não provoca constipação.

Os laxantes são divididos em várias categorias com base no seu mecanismo de ação.

Os **laxantes estimulantes**, como o bisacodil, a fenolftaleína e o sene, atuam através de vários mecanismos, incluindo inibição da absorção, aumento da secreção e efeitos sobre a motilidade. Em geral, esses laxantes são menos fisiológicos nas ações e são os que apresentam maior toxicidade.

Os **laxantes salinos**, como o citrato de magnésio e o fosfato de sódio, exercem um efeito osmótico, que aumenta o conteúdo de água e o volume das fezes.

Os **laxantes hiperosmóticos**, como a lactulose, exercem um efeito osmótico, resultando em secreção de água no intestino.

Os **laxantes formadores de massa** consistem em polissacarídios e derivados da celulose que não são digeríveis. Em virtude de sua propriedade de absorver água, aumentam o volume das fezes e, ao fazê-lo, proporcionam um estímulo fisiológico para a defecação. Além disso, podem inibir a absorção de ácidos biliares, com efeitos subseqüentes sobre a absorção e a secreção de água pelo intestino.

Os **laxantes lubrificantes**, como o óleo mineral, facilitam a passagem das fezes devido a um revestimento oleoso. Além disso, podem inibir a reabsorção colônica de água.

Os **laxantes emolientes**, como o docusato sódico, são surfactantes que facilitam a mistura de água e substâncias lipossolúveis, amolecendo o bolo fecal. Estimulam também a secreção de água no trato GI.

Os pacientes que fazem uso de laxantes devem lembrar os seguintes aspectos: os laxantes não devem ser utilizados a longo prazo; se não forem eficazes depois de 1 semana, é preciso consultar um médico. Os laxantes que contêm mais de 15 mEq (345 mg) de sódio, mais de 25 mEq (975 mg) de potássio ou mais de 50 mEq (600 mg) de magnésio na dose diária máxima não devem ser utilizados na presença de doença renal. As preparações de fenolftaleína devem ser interrompidas se ocorrer erupção cutânea. Os laxantes salinos não devem ser administrados por via oral a crianças com menos de 6 anos de idade nem por via retal a lactentes com menos de 2 anos de idade; não se deve administrar óleo mineral a crianças com menos de 6 anos de idade. O sulfossuccinato sódico de dioctila não deve ser utilizado com óleo mineral. Para serem eficazes, os enemas e os supositórios devem ser administrados apropriadamente. *Os laxantes não devem ser utilizados para aliviar sintomas GI de causa desconhecida.*

Embora o uso ocasional de um laxante seja relativamente inócuo, o seu uso crônico pode provocar depleção de líquidos e eletrólitos. O óleo mineral deve ser administrado ao deitar para minimizar sua interferência na absorção das vitaminas lipossolúveis. Além disso, a aspiração de óleo mineral pode resultar em pneumonite crônica; por conseguinte, seu uso é contra-indicado para pacientes com distúrbios de esvaziamento gástrico ou esofágico. Foi relatado que até mesmo os mais suaves laxantes formadores de massa causam obstrução entérica em pacientes ocasionais com estenoses inflamatórias ou neoplásicas do intestino.

Laxantes Estimulantes

Os *laxantes estimulantes* possuem múltiplas ações no intestino, incluindo estimulação da atividade motora e efeitos sobre a reabsorção e a secreção de água. Compartilham a capacidade de aumentar a quantidade de água no bolo fecal, bem como a capacidade de reduzir o tempo de trânsito colônico. Os agentes mais comumente empregados são os laxantes antraquinônicos: *cáscara sagrada* e *sene*; os derivados do difenilmetano: a *fenolftaleína* e o *bisacodil*; e o *óleo de rícino*.

Os *laxantes que contêm antraquinona*, como a cáscara sagrada e o sene, são amplamente utilizados. Os glicosídios ativos são absorvidos no intestino delgado, circulam pelo sistema porta e penetram na circulação geral, sendo excretados na bile, urina, saliva, mucosa colônica e no leite de mulheres durante a fase de lactação. Esses glicosídios estimulam o plexo mioentérico, aumentando o peristaltismo. Em geral, atuam dentro de 6 a 12 h após sua ingestão. Os *derivados do difenilmetano*, como a fenolftaleína e o bisacodil, possuem ações farmacológicas semelhantes; estimulam os nervos sensitivos na mucosa colônica, iniciando o peristaltismo reflexo. A fenolftaleína é habitualmente ativa dentro de 6 a 8 h após sua administração; o bisacodil resulta na eliminação de fezes formadas dentro de 6 a 10 h após administração oral e dentro de 15 a 60 min após administração retal. O *óleo de rícino* é classificado como estimulante, visto que a sua lipólise no intestino delgado libera ácido ricinoleico, um ácido graxo de cadeia curta que estimula o peristaltismo e inibe a absorção de água e de eletrólitos do intestino delgado. A *glicerina*, na forma de supositório, promove a defecação ao estimular a mucosa retal; além disso, atua lubrificando e amolecendo o bolo fecal inspissado. Os laxantes estimulantes possuem muitas características em comum; aumentam a motilidade intestinal, resultando em cólicas abdominais, aumentam a secreção de muco e também aumentam a fluidez das fezes. A intensidade de seu efeito está relacionada à dose; entretanto, as doses eficazes variam acentuadamente de um indivíduo para outro.

ÁCIDO DESIDROCÓLICO — Veja RPS-18, Cap. 41.

BISACODIL

Fenol, 4,4'-(2-piridinilmetileno)bis-, diacetato (éster); Dulcolax; Fleet Bisacodil

Diacetato (éster) de 4,4'-(2-piridilmetileno) [603-50-9] $C_{22}H_{19}NO_4$ (361.40).

Precauções — Evitar a inalação e o contato com os olhos, a pele e as mucosas.

Preparo — O 2-piridinocarboxaldeído é condensado com fenol com o auxílio de um desidratante apropriado, como ácido sulfúrico, e o 4,4'-(2-piridil)difenol resultante é esterificado mediante tratamento com anidrido acético e acetato de sódio anidro. US Pat 2.764.590.

Descrição — Pó cristalino branco a bege, em que predominam partículas cujo diâmetro maior é inferior a 50 μm; fusão entre 131° e 135°.

Solubilidade — 1 g em > 10.000 mL de água, 210 mL de álcool, 2,5 mL de clorofórmio ou 275 mL de éter.

Comentários — Laxante estimulante que atua diretamente sobre as fibras nervosas sensitivas na mucosa do colo, aumentando o peristaltismo em todo o intestino grosso. É administrado por via oral ou retal para constipação e evacuação do intestino antes de cirurgia, proctoscopia ou exame radiológico. Em geral, é eficaz de véspera ou dentro de 6 a 10 h. O bisacodil permite uma limpeza satisfatória do intestino, evitando a necessidade de enema. Em geral, os efeitos colaterais limitam-se a cólicas abdominais. O uso contínuo do supositório pode causar irritação retal. Não existem contra-indicações ao uso do bisacodil, exceto em caso de abdome cirúrgico agudo.

CASANTROL

Peri-Colace; ing of Dialose Plus; ing of D-S-S Plus

Mistura purificada do antranol de glicosídios extraídos da cáscara sagrada.

Preparo — US Pat 2.552.896.

Comentários — Laxante estimulante contendo antraquinona, que é 10 vezes mais potente do que a cáscara sagrada. É utilizado para alívio da constipação transitória. Na maioria dos pacientes, produz eliminação de fezes semi-sólidas em 8 a 12 h. O casantrol é um componente de numerosas preparações comerciais de laxantes. As reações adversas relatadas incluem: cólica abdominal, diarréia e náusea. Não deve ser utilizado em pacientes com dor abdominal, náusea ou vômitos. O uso contínuo por vários meses pode causar melanose do colo — deposição inócua de pigmento de antraquinona na mucosa colônica, que desaparece dentro de poucos meses após a interrupção do laxante. Freqüentemente utilizado em misturas (Quadro 66.9).

CÁSCARA SAGRADA

Nature's Remedy; ing of Peri-Colace; Sacred Bark; Chittem; Dogwood; Bear-berry; Bitter Bark

Casca seca de *Rhammus purshiana* De Candolle (Fam. *Rhamnaceae*).

Componentes — Foram relatados os seguintes princípios ativos: *Aloe-emodina* (1,8-diidróxi-3-hidroximetilantraquinona), *ácido crisofânico* (1,8-diidróxi-3-metilantraquinona), *iso-emodina* (3,5,8-triidróxi-2-metilantraquinona), *metilidrocotoína* (2,4,6-trimetoxibenzofenona) e *purshianina*, um cristal vermelho-acastanhado que forma glicosídios, com fusão a cerca de 237°. A cáscara também contém várias resinas, uma das quais é muito amarga e produz uma cor vermelho-viva com solução de hidróxido de potássio, que pode ser utilizada para testar as fezes em pacientes com suspeita de abuso de laxantes.

Comentários — Catártico amplamente utilizado. A cáscara sagrada é utilizada para alívio da constipação transitória. Seu mecanismo preciso de ação permanece desconhecido. Tem pouca ação no intestino delgado, mas promove o peristaltismo no intestino grosso. A ação da cáscara é suave e não é acompanhada de cólicas. A administração de uma dose terapêutica produz uma única evacuação em aproximadamente 8 h. As fezes podem ser sólidas ou semi-sólidas. A ingestão prolongada de cáscara sagrada freqüentemente resulta em melanose do colo, que regride após a interrupção do fármaco. Não deve ser administrada a mães durante a lactação, visto que é excretada no leite materno.

FENOLFTALEÍNA

1(3*H*)-Isobenzofuranona, 3,3-bis(4-hidroxifenil)-,

3,3-Bis(*p*-hidroxifenil)ftalida [77-09-8] $C_{20}H_{14}O_4$ (318.33).

Preparo — Uma mistura de fenol, anidrido ftálico e ácido sulfúrico é aquecida a 120° durante 10 a 12 h. O produto é extraído com água em ebulição, sendo o resíduo dissolvido em solução diluída de NaOH, filtrado e precipitado com ácido.

Descrição — Pó cristalino branco ou branco fracamente amarelado; inodoro e estável ao ar; fusão não inferior a 258°.

Solubilidade — Praticamente insolúvel em água; 1 g em cerca de 15 mL de álcool ou cerca de 100 mL de éter.

Comentários — A fenolftaleína foi um dos *catárticos* mais amplamente utilizados, constituindo a base de muitos laxantes comercializados (Quadro 66.9). É classificado como catártico estimulante, embora se desconheça o mecanismo preciso de sua ação. Tende a atuar por mais tempo do que outros laxantes, visto que penetra na circulação êntero-hepática e é novamente excretado pela bile no intestino. Atua dentro de 4 a 8 h após a sua ingestão. Em indivíduos sensíveis, a fenolftaleína pode causar reações alérgicas, incluindo síndrome de Stevens-Johnson e lúpus eritematoso. As lesões cutâneas podem persistir por vários meses após a interrupção do fármaco. As mortes foram atribuídas a alergia ao fármaco. Além disso, pode causar uma síndrome semelhante à de Bartter, com hiperaldosteronismo e hipocalemia. A fenolftaleína confere uma cor vermelha à urina alcalina, e pequenas quantidades podem aparecer na urina após ingestão oral. É também utilizada como indicador na análise volumétrica. Essa reação constitui a base de um teste em que se utiliza KOH para detectar a presença de fenolftaleína nas fezes de indivíduos que fazem uso abusivo de laxantes. O fármaco foi abandonado.

ÓLEO DE RÍCINO

Emulsoil; Neoloid; Purge

Óleo fixo obtido da semente de *Ricinus communis* Linné (Fam. *Euphorbiaceae*).

Preparo — Por expressão fria e clarificação subseqüente do óleo por calor. Consiste principalmente em glicerídios e ácidos ricinoleico

Quadro 66.9 Composição de Algumas Misturas de Laxantes

	CONTEÚDO (mg) POR CÁPSULA OU COMPRIMIDO				
PRODUTO	DOCUSATO[a]	CASANTRANOL	FENOLFTALEÍNA	OUTRO	DOSE
Correctol Tab	100 (Na)				1-2 comprimidos
Dialose Plus	100 (K)	30			1 cápsula, duas vezes ao dia
Extra Gentle Ex-Lax	75 (Na)		65		1-2 comprimidos
Feen-A-Mint	100 (Na)		65		1-2 comprimidos
LaxCaps da Phillips	83 (Na)		90		1-2 cápsulas
Nature's Remedy	100 (Na)			100[b]; 150[c]	1-2 comprimidos
Peri-Colace	100 (Na)	30			1-2 cápsulas

[a]Na, sódio; K, potássio.
[b]Aloé.
[c]Cáscara sagrada.

e isorricinoleico. A ação purgativa tem sido atribuída à hidrólise da ricinoleína no intestino, com produção de ácido ricinoléico. As sementes contêm dois princípios, a *ricina*, uma albumina muito venenosa (150 mg tóxicos *por via oral*), e a *ricinina*, uma base venenosa (1,2-diidro-4-metóxi-1-metil-2-oxonicotinonitrila). Devido à presença dessas substâncias tóxicas, as sementes são definitivamente venenosas.

Descrição — Líquido viscoso amarelado ou quase incolor, transparente, com leve odor e ligeiramente acre e, em geral, de gosto repugnante; densidade específica entre 0,945 e 0,965.

Solubilidade — Solúvel em água; miscível com álcool desidratado, ácido acético glacial, clorofórmio ou éter.

Comentários — Usado internamente como *laxante* e externamente como *emoliente*. O óleo é leve e calmante para a pele. O óleo de rícino é metabolizado a ácido ricinoleico, que estimula a secreção de água no intestino enquanto diminui a absorção de glicose. Estimula também a motilidade do colo. Quando administrado por via oral, produz uma ou mais evacuações copiosas dentro de 2 a 6 h após a sua ingestão. Utilizado freqüentemente para esvaziamento do trato GI antes de proctoscopia ou de exames radiográficos do trato GI ou para ameaçar crianças. Não deve ser utilizado na terapia da constipação aguda. Não se recomenda o uso crônico, visto que a absorção de nutrientes pode ser reduzida.

SENOSÍDIOS

Gentle Nature

Complexo natural de glicosídios da antraquinona encontrados no sene, isolado de *Cassia angustifolia* como sais de cálcio; contém 55-65% dos sais de cálcio.

Descrição — Pó acastanhado; pH (mistura de 1 g/10 mL de água) entre 6,3 e 7,3.

Comentários — *Laxante.* Ocorre evacuação dentro de 8 a 10 h após sua administração oral.

Laxantes Salinos (Hiperosmóticos)

Diversos sais de magnésio e de sódio na forma de citratos, sulfatos, fosfatos e tartaratos são utilizados como *laxantes salinos*. Esses cátions e ânions são, quando muito, apenas levemente absorvidos pelo trato GI. Por conseguinte, quando administrados por via oral em soluções hipertônicas, retiram a água dos tecidos para o intestino, aumentam o peristaltismo e induzem evacuação aquosa profusa. Essa explicação tradicional do mecanismo de ação dos laxantes salinos tem sido questionada. Na verdade, diversos estudos indicam que outros mecanismos diferentes, independentes do efeito osmótico, são responsáveis pelas propriedades laxantes desses sais. Por exemplo, foi constatado que o magnésio estimula a liberação de colecistocinina-pancreozimina endógena, um hormônio que provoca acúmulo de líquido e eletrólitos no interior do intestino delgado humano. Por conseguinte, a ação laxante dos sais que contêm magnésio pode resultar de sua capacidade de diminuir a absorção efetiva de líquidos e eletrólitos.

A escolha de um laxante salino baseia-se, em geral, no seu custo e sabor agradável. Entretanto, existem situações nas quais o uso não-criterioso de um laxante salino resulta em efeitos adversos graves. Até 20% do íon magnésio podem ser absorvidos após administração oral de um sal de magnésio. Em pacientes com comprometimento da função renal, pode ocorrer acúmulo de concentrações tóxicas do íon. Os laxantes que contêm sódio são contra-indicados para indivíduos com edema e insuficiência cardíaca congestiva. O uso crônico de laxantes salinos também pode resultar em desidratação excessiva. Outras contra-indicações são mencionadas nas monografias respectivas.

FOSFATO DE SÓDIO

Ácido fosfórico, sal dissódico, heptaidratado; Fosfato de Sódio Dibásico; Ortofosfato Dissódico; Fosfato de Hidrogênio Dissódico; Fosfato de Sódio Secundário; Fleet Enema, Phospho-Soda

Fosfato de sódio heptaidratado [7782-85-6] $Na_2HPO_4 \cdot 7H_2O$ (268.07); *anidro* [7558-79-4] (141.96).

Preparo — A partir do *fosfato ósseo* ou *cinza óssea* obtido por aquecimento dos ossos até a brancura, que consiste principalmente em fosfato tribásico de cálcio. Utiliza-se também um mineral *fosforita*, que é um fosfato tribásico de cálcio. O material fosfático finamente pulverizado é digerido com ácido sulfúrico, sendo então a mistura lixiviada com água quente, neutralizada com carbonato de sódio, com cristalização do fosfato de sódio a partir do filtrado.

Descrição — Sal granular incolor ou branco; efloresce ao ar seco e quente; as soluções são alcalinas ao tornassol e à fenolftaleína (pH de cerca de 9,5).

Solubilidade — 1 g em 4 mL de água; apenas ligeiramente solúvel em álcool.

Comentários — Um dos *laxantes salinos* de sabor mais agradável. É também utilizado na forma de solução oral (ver adiante) como *anti-hipercalcêmico*. Entretanto, é principalmente utilizado para procedimentos diagnósticos, como proctoscopia, colonoscopia ou enema de bário.

Precauções — Esse fosfato não deve ser confundido com o fosfato tribásico de sódio, que é muito alcalino e possui ação cáustica.

FOSFATO DE SÓDIO E ENEMA DE BIFOSFATO DE SÓDIO

Enema de Fosfatos de Sódio; Fleet Enema

Comentários — *Laxante* administrado na forma de enema primariamente na preparação para cirurgia, endoscopia ou exame radiológico. Não deve ser utilizado na presença de dor abdominal, náusea ou vômitos.

ÓXIDO DE MAGNÉSIO — Ver anteriormente.

SOLUÇÃO ORAL DE FOSFATO DE SÓDIO E BIFOSFATO DE SÓDIO

Solução Oral de Fosfatos de Sódio; Fleet Phospho-Soda Sodium Phosphates

Comentários — *Laxante* salino administrado por via oral, utilizado primariamente na preparação para cirurgia, endoscopia ou exame radiológico. Em geral, é eficaz à noite ou dentro de 1 h quando tomado antes das refeições. Não deve ser utilizado em pacientes com dor abdominal, náusea ou vômitos.

SULFATO DE MAGNÉSIO

Sal de magnésio de ácido sulfúrico (1:1), heptaidratado; Bitter Salts; Sais Epsom

Sulfato de magnésio (1:1) heptaidratado [10034-99-8] $MgSO_4 \cdot 7H_2O$ (246.47); *anidro* [7487-88-8] (120.36).

Preparo — O sulfato de magnésio pode ser preparado através de neutralização do ácido sulfúrico com carbonato ou óxido de magnésio, mas também pode ser obtido diretamente de fontes naturais. Na forma de um sal duplo com metais alcalinos, é encontrado em abundância em diversas minas, que constituem uma grande fonte do sal. É também produzido em grandes quantidades a partir dos sais de magnésio que ocorrem na salmoura usada para extração do bromo. As *soluções* após a remoção do bromo são tratadas com hidróxido de cálcio, precipitando assim o magnésio na forma do hidróxido. O dióxido de enxofre e ar são passados numa suspensão aquosa do hidróxido de magnésio, produzindo sulfato de magnésio.

$$Mg(OH)_2 + SO_2 + \quad O_2 \rightarrow MgSO_4 + H_2O$$

Descrição — Cristais pequenos e incolores, geralmente aciculares, com sabor refrescante, salino e amargo; efloresce ao ar seco e quente; a 100°, perde 5 moléculas de sua água; a solução aquosa é neutra ao tornassol.

Comentários — *Laxante salino* eficaz e amplamente utilizado. A ação laxante resulta provavelmente de dois fatores: (1) o sulfato de magnésio não é absorvido pelo trato GI e, portanto, retira água na luz do intestino, produzindo uma solução isotônica, e (2) o íon magnésio estimula a liberação de colecistocinina-pancreozimina, que provoca acúmulo de líquido e eletrólitos no intestino delgado. É o aumento de volume que promove a atividade motora do intestino. Quando dissolvido em água gelada, seu sabor repugnante não é tão perceptível quanto quando se utiliza a água em temperatura ambiente; o sabor desagradável pode ser disfarçado pelo uso de suco de laranja.

Para uso parenteral como anticonvulsivante, veja *Injeção de Sulfato de Magnésio*, RPS-19, Cap. 63.

Laxantes Formadores de Massa

Os laxantes formadores de massa (Quadro 66.8) incluem uma ampla variedade de polissacarídios e derivados celulares naturais e semi-sintéticos, que são apenas parcialmente digeridos. As porções não-digeridas são hidrofílicas e aumentam de volume na presença de água, formando uma solução viscosa ou gel. As conseqüentes alterações na tensão da parede intestinal e na pressão intraluminal promovem o trânsito. Outros mecanismos também podem estar envolvidos. Por exemplo, o metabolismo dos sais biliares pode ser alterado, resultando em efeito colerético. Os laxantes formadores de massa tornaram-se a base do tratamento da síndrome do colo irritável, que tipicamente se manifesta por diarréia e constipação alternadas, dor na parte inferior do abdome, distensão abdominal e sensação de evacuação incompleta. Mostram-se particularmente úteis nessa síndrome, visto que não apenas aliviam a constipação como também diminuem a diarréia, devido à sua propriedade hidrofílica. Apesar de serem amplamente utilizados no tratamento da síndrome do colo irritável, existem poucas evidências convincentes de sua eficácia. Isso pode ser devido à variabilidade dessa síndrome e à falta de parâmetros objetivos para avaliar a sua eficácia. São também utilizados no tratamento sintomático da diarréia aguda, bem como no tratamento sintomático da doença intestinal inflamatória, como colite ulcerativa e colite de Crohn. Podem ser úteis no tratamento contínuo da doença diverticular ou em situações nas quais é conveniente manter fezes de consistência mole, como, por exemplo, após cirurgia anorretal. Podem aliviar o desconforto das evacuações no período pós-operatório.

Os laxantes formadores de massa exercem habitualmente um efeito laxante dentro de 12 a 24 h, embora possa ser necessário um período de até 3 dias. Cada dose deve ser tomada com um grande copo de água. Esses fármacos interagem e combinam-se com outros fármacos, como salicilatos, digitálicos etc. Por conseguinte, como regra geral, não devem ser tomados com outros fármacos. Nos demais aspectos, são seguros. São desprovidos de efeitos colaterais sistêmicos, mas podem aumentar a flatulência. Foram relatados casos raros de obstrução intestinal e esofágica. Por conseguinte, é importante tomar esses agentes com grande volume de líquidos, pelo menos um copo d'água com cada dose. Os laxantes formadores de massa são contra-indicados para pacientes com obstrução esofágica ou intestinal conhecida. A dose desses agentes é altamente variável e precisa ser ajustada individualmente.

CARBOXIMETILCELULOSE SÓDICA — Cap. 55.

LAXANTES DE PSÍLIO

Effer-Syllium Natural; Metamucil; Perdiem; Serutan

Descrição — Várias preparações são obtidas das partes externas das sementes maduras, secas e limpas de *Plantago psyllium* Linné ou *indica*. Conhecidas comercialmente como French Psyllium Seed. As sementes são pequenas, escuras, inodoras e sem sabor, e as cascas moídas formam uma massa mucilaginosa com água.

Comentários — Trata-se de laxantes suaves, utilizados principalmente na síndrome do colo irritável. São farmacologicamente inertes, mas absorvem a água, aumentando, assim, o volume do bolo fecal e produzindo estímulo fisiológico para a evacuação. São também utilizados em estados diarreicos, como a doença intestinal inflamatória, para aumentar o volume e a consistência das fezes. São contra-indicados na presença de obstrução parcial ou completa de qualquer parte do trato GI.

METILCELULOSE — Cap. 55.

POLICARBÓFILO

Co-polímero de Ácido Acrílico-Divinil Glicol; Fiberall Chewable Tablets; Noveon AA-1

Policarbófilo [9003-97-8]; poliacrílico de ligação cruzada com divinil glicol.

Preparo — O ácido acrílico e o divinil glicol (1,5-hexadieno-3,4-diol) são co-polimerizados numa suspensão semilíquida de sal quente utilizando azobis [metilpropionitrila] como iniciador. US Pat 3.202.577.

Descrição — Grânulos brancos a branco cremoso com leve odor semelhante a éster característico; contém, no máximo, 1,5% de água.

Solubilidade — Intumesce, porém é insolúvel em água; insolúvel na maioria dos solventes orgânicos.

Comentários — Substância farmacologicamente inerte que tem a capacidade de ligar-se à água fecal livre. Por conseguinte, é utilizada em distúrbios diarreicos para diminuir a fluidez ou a consistência mole das fezes. O policarbófilo, administrado por via oral, só exerce sua ação hidroabsortiva mais pronunciada quando atinge o meio levemente ácido ou alcalino do intestino delgado e colo. O policarbófilo também é utilizado como laxante formador de massa. Essa resina poliacrílica hidrofílica não é digerível nem absorvível e liga-se a uma maior quantidade de água do que outros laxantes desse tipo. Foi relatado que o policarbófilo não tem nenhum efeito sobre as enzimas digestivas, sendo, portanto, metabolicamente inativo. O único efeito adverso observado consiste numa sensação de plenitude e distensão em alguns pacientes, que pode ser minimizada com a administração de doses menores a intervalos mais curtos. Esse composto contém cálcio, que pode interagir com tetraciclina. É contra-indicado na obstrução intestinal ou na impactação fecal.

Laxantes Lubrificantes

Os *laxantes lubrificantes* (óleo mineral e óleos vegetais) lubrificam o trato intestinal, amolecem o bolo fecal e facilitam a eliminação das fezes. Os numerosos efeitos adversos induzidos pelo óleo mineral, como *pneumonite lipídica, avitaminose A lipóide*, reações a corpos estranhos na mucosa intestinal e perda anal, atestam contra o seu uso.

ÓLEO DE SEMENTE DE ALGODÃO — Cap. 55.

ÓLEO MINERAL

Parafina Líquida; Petrolato Líquido; Óleo Mineral Branco; Petrolato Líquido Pesado

Mistura de hidrocarbonetos alifáticos obtidos do petróleo. É indigerível e, portanto, tem absorção limitada.

Preparo — Após a remoção dos hidrocarbonetos mais leves do petróleo por destilação, o resíduo é novamente submetido à destilação numa temperatura entre 330 e 390°, e o destilado é tratado inicialmente com H_2SO_4, a seguir com NaOH e então descolorido por filtração através de carvão animal ou greda de pizoeiro. O produto purificado é novamente resfriado para remover a parafina e redestilado numa temperatura acima de 330°. Em alguns casos, omite-se o tratamento com H_2SO_4.

Descrição — Líquido oleoso transparente, incolor, isento ou quase isento de fluorescência; inodoro e insípido quando frio e, quando aquecido, apresenta leve odor de petróleo; densidade específica entre 0,860 e 0,905; viscosidade cinemática não inferior a 38,1 centistokes a 37,8°.

Solubilidade — Insolúvel em água ou álcool; miscível com a maioria dos óleos fixos, mas não com o óleo de rícino; solúvel em óleos voláteis.

Comentários — Utilizado internamente como *laxante*. Quando administrado por via oral, o óleo mineral, em virtude de sua capacidade de amolecer o bolo fecal e retardar a absorção de água, é um laxante suave. É provavelmente inócuo quando administrado ocasionalmente em doses laxantes; entretanto, o seu uso contínuo em grandes quantidades pode prejudicar o apetite, reduzir a absorção de vitaminas lipossolúveis e, possivelmente, sofrer absorção o suficiente para causar alterações visíveis no fígado e nos linfonodos mesentéricos. Não deve ser utilizado na presença de dor abdominal, náusea ou vômitos. Os efeitos adversos, especialmente a pneumonia lipídica, atestam contra o seu uso como laxante, sobretudo em crianças ou em indivíduos idosos.

Emolientes

Os emolientes do bolo fecal representam a abordagem mais recente para o tratamento da constipação e da impactação fecal. As substâncias incluídas nessa categoria são agentes *tensoativos* ou *umectantes*, que são relativamente atóxicos e não-absorvíveis. Sua ação é atribuída à sua propriedade tensoativa; ao reduzirem a tensão superficial, permitem a penetração mais rápida dos líquidos intestinais no bolo fecal e, dessa maneira, produzem fezes de consistência mole, que são facilmente eliminadas. Entretanto, foi constatado que agentes como o sulfossuccinato sódico de dioctila aumentam o AMPc da mucosa e alteram o transporte de íons de modo semelhante ao dos ácidos biliares. Por conseguinte, a secreção ativa de ânions mediada pelo AMPc pode ser responsável pelo aumento de acúmulo do líquido luminal. A importância relativa desses dois mecanismos ainda não foi estabelecida.

DOCUSATO CÁLCICO

Ácido butanedióico, sulfo-, éster 1,4-bis(2-etilexil), sal de cálcio; Sulfossuccinato Bis(2-etilexil) *S*-Cálcico; Dioctilsulfossuccinato Cálcico; Surfak

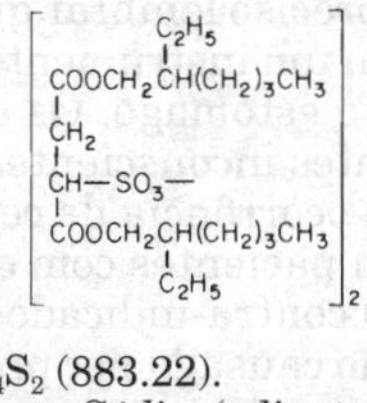

[128-49-4] $C_{40}H_{74}CaO_{14}S_2$ (883.22).

Preparo — O *Docusato Sódico* (adiante) é dissolvido em 2-propanol para reagir com uma solução metanólica de cálcio. US Pat 3.035.973.

Descrição — Sólido amorfo branco com odor característico de álcool octílico; desprovido do odor de outros solventes.

Solubilidade — 1 g em 3.300 mL de água, < 1 mL de álcool, < 1 mL de clorofórmio ou < 1 mL de éter.

Comentários — Agente *emoliente* útil na *prevenção da constipação* ou em pacientes para os quais a terapia com laxantes é contra-indicada ou não é desejável. O docusato cálcico não aumenta a motilidade GI e, portanto, pode ser utilizado em pacientes para os quais os catárticos são contra-indicados. À exceção da ocorrência ocasional de dor em cólica leve e transitória, o dioctilsulfossuccinato cálcico não tem efeitos colaterais nem contra-indicações. É também utilizado como agente emulsificante, umectante e dispersor para preparações externas.

DOCUSATO POTÁSSICO

Ácido butanedióico, sulfo-, éster 1,4-bis(2-etilexil), sal de potássio; Dialose; Kasof

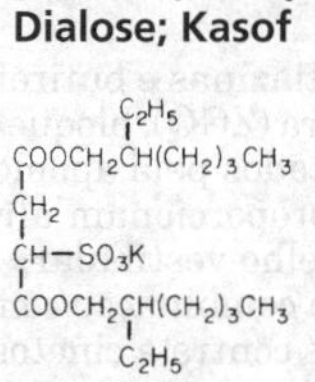

1,4-bis(2-etilexil) sulfossuccinato potássico (7491-09-0) $C_{20}H_{37}KO_7S$ (460.67).

Preparo — Veja *Docusato Sódico*, adiante; o bissulfito de sódio é substituído por bissulfito de potássio.

Descrição — Sólido amorfo branco com odor de álcool octílico.

Solubilidade — Pouco solúvel em água; solúvel em álcool ou glicerol; muito solúvel em ligroína.

Comentários — Emoliente do bolo fecal isento de sódio, que não produz hábito. Facilita a absorção de água pelo bolo fecal, formando uma massa de consistência mole facilmente eliminada. Ajuda a eliminar o esforço da defecação associado a condições obstétricas, cardíacas, cirúrgicas, anorretais ou proctológicas. Veja também *Docusato Sódico*.

DOCUSATO SÓDICO

Ácido butanedióico, sulfo-, éster 1,4-bis(2-etilexil), sal de sódio; Dioctilsulfossuccinato Sódico; Aerosol OT

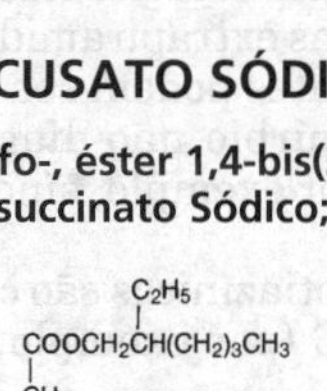

1,4-bis(2-etilexil) sulfossuccinato sódico [577-11-7] $C_{20}H_{37}NaO_7S$ (444.56).

Preparo — Várias patentes foram registradas para a preparação desse composto. Em geral, o anidrido maleico é tratado com 2-etilexanol para produzir dioctil maleato, em seguida reage com bissulfito de sódio em condições que levam à saturação da ligação olefínica, com rearranjo simultâneo do bissulfito na estrutura sulfonato.

Descrição — Sólido plástico, ceroso e branco, com odor característico que lembra o do álcool octílico; em geral disponível na forma de *pellets* (drágeas).

Solubilidade — 1 g lentamente em cerca de 70 mL de água; livremente solúvel em álcool ou glicerina.

Comentários — Agente tensoativo utilizado no tratamento da constipação e de condições anorretais dolorosas. Não é um laxante, porém é utilizado para amolecer o bolo fecal em determinadas condições, como fissuras anais e dor anal pós-operatória, como a que ocorre após hemorroidectomia. É também útil no tratamento da constipação em pacientes geriátricos, pediátricos e obstétricos. Entretanto, podem ser necessários 1 ou 2 dias de tratamento para se observar um efeito. Embora a ação do docusato sódico seja atribuída às suas propriedades *detergentes* ou *umectantes*, ele não aumenta o AMPc da mucosa de modo semelhante aos ácidos biliares, o que pode aumentar a secreção de líquido e eletrólitos no intestino. Como auxiliar farmacêutico, é empregado como agente emulsificante, umectante e dispersor em formulações para uso externo.

Associações de Laxantes

Existem numerosos produtos laxantes adquiridos sem prescrição médica que contêm mais de um tipo de laxante. Por exemplo, um produto pode conter tanto um emoliente quanto um laxante estimulante. Em geral, os produtos de combinação têm mais tendência a produzir efeitos adversos devido aos múltiplos ingredientes, especialmente quando os ingredientes separados são utilizados em dose integral. Além disso, as associações de laxantes não oferecem qualquer vantagem sobre os produtos que contêm apenas um tipo de laxante. O Quadro 66.9 fornece a composição de algumas das associações de laxantes mais comumente utilizadas, que são disponíveis na forma de cápsulas ou comprimidos.

ANTIDIARREICOS

A diarréia constitui a manifestação de numerosas doenças. Sua etiologia inclui infecções (virais, bacterianas, fúngicas, parasitárias), síndrome do colo irritável, doença intestinal inflamatória (colite ulcerativa, doença de Crohn e outras), toxinas (intoxicação alimentar e colite pseudomembranosa), fármacos, abuso sub-reptício de laxantes, tumores neuroendócrinos, tumores secretores (adenoma viloso), síndromes de má absorção (espru celíaco, deficiência de lactase, distúrbios da motilidade, doença diverticular e ileostomia). O tratamento deve ser orientado para a causa subjacente. Entretanto, é algumas vezes necessário utilizar antidiarreicos por conveniência ou para condições para as quais não existe tratamento primário, como, por exemplo, anastomose ileorretal e cirurgia *pull-through* ileoanal. Os antidiarreicos mais comumente utilizados são anticolinérgicos (Cap. 73), narcóticos opióides, congêneres da meperidina (difenoxilato) e loperamida.

CLORIDRATO DE DIFENOXILATO

Ácido 1-(3-ciano-3,3-difenilpropil)-4-fenil-, 4-piperidinocarboxílico, éster etílico, monocloridrato; ing of Lomotil

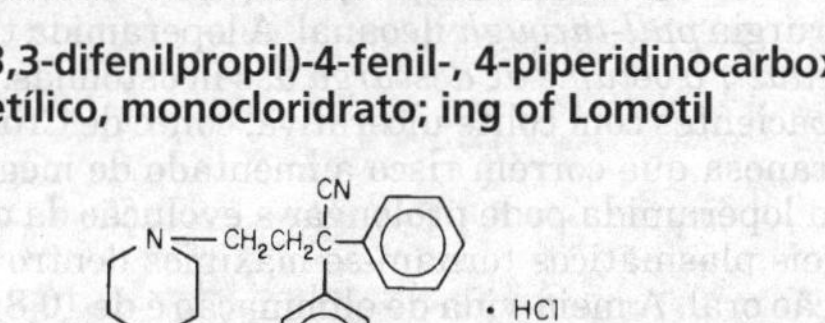

Monocloridrato de etil 1-(3-ciano-3,3-difenilpropil)-4-fenilisonipecotato [3810-80-8] $C_{30}H_{32}N_2O_2 \cdot HCl$ (489.06).

Preparo — O etil 4-fenilisonipecotato (preparado conforme descrito em *Cloridrato de Meperidina* (Cap. 83), exceto pela omissão da etapa final de *N*-metilação), é condensado com 2,2-difenil-4-bromobutironitrila através de refluxo em tolueno, utilizando um excesso do éster ou outro agente desidrobromante apropriado. US Pat 2.898.340. Combinado com atropina.

Descrição — Pó cristalino branco, inodoro; pH (solução saturada) de cerca de 3,3; fusão entre 220° e 226°.

Solubilidade — Pouco solúvel em álcool ou acetona; levemente solúvel em água ou álcool isopropílico; livremente solúvel em clorofórmio; praticamente insolúvel em éter ou solvente hexano.

Comentários — Congênere sintético da meperidina que inibe a propulsão GI excessiva ao diminuir a motilidade intestinal. Mostra-se *eficaz como terapia adjuvante* no tratamento da diarréia associada a gastroenterite, colo irritável, infecções agudas, intoxicação alimentar e efeitos colaterais de alguns fármacos. É também útil no controle do tempo de trânsito intestinal em pacientes com ileostomias ou colostomias e após cirurgia *pull-through* ileoanal.

É preciso ter cautela em pacientes com colite ulcerativa e colite pseudomembranosa, que correm risco aumentado de desenvolver megacolo tóxico. Além disso, pode prolongar a diarréia infecciosa.

Quando administrado em altas doses (40 a 60 mg), pode produzir euforia semelhante àquela induzida por morfina e evitar sintomas de abstinência em dependentes de narcóticos; entretanto, na faixa posológica recomendada para terapia antidiarreica, não foi relatada nenhuma evidência de tendência à dependência. As formas posológicas disponíveis contêm uma dose subterapêutica de 0,025 mg de sulfato de atropina e uma dose de 2,5 mg do cloridrato. O sulfato de atropina diminui o trânsito GI após dose cumulativa e, além disso, em virtude de seus efeitos colaterais, desestimula o uso de quantidades excessivas, minimizando assim o potencial de abuso.

Em geral, os efeitos colaterais são de pouca importância e incluem náusea, sedação, vertigem, vômitos, prurido, erupção cutânea, insônia e cólicas abdominais. Foi também relatada a ocorrência de dormência dos membros, cefaléia, visão embaçada, edema das gengivas e mal-estar generalizado. O fármaco é contra-indicado para pacientes com cirrose ou hepatopatia avançada e para crianças com menos de 2 anos de idade. Os estudos laboratoriais mostram que o difenoxilato inibe as enzimas microssomais. Por conseguinte, deve ser administrado com cautela a pacientes em uso de barbitúricos, tranqüilizantes e álcool, visto que a atividade dessas drogas pode ser potencializada pelo difenoxilato. O uso concomitante do difenoxilato com inibidores da monoamina oxidase (IMAO) pode, teoricamente, precipitar uma crise hipertensiva.

CLORIDRATO DE LOPERAMIDA

1-Piperidinobutanamida, 4-(4-clorofenil)-4-hidróxi-*N,N*-dimetil-α, α-difenil-, monocloridrato; Imodium A-D; Imodium

HO Cl N—$CH_2CH_2CCON(CH_3)_2$ · HCl

Monocloridrato de 4-(*p*-Clorofenil)-4-hidróxi-*N,N*-dimetil-α,α-difenil-1-piperidinobutiramida [34552-83-5] $C_{29}H_{33}ClN_2O_2 \cdot HCl$ (513.51).

Preparo — O ácido 4-bromo-2,2-difenilbutírico é convertido, através de uma série de reações, em brometo de dimetil(tetraidro-3,3-difenil-2-furilideno) amônio, que reage com *p*-clorofenil-4-piperidinol para produzir loperamida. US Pat 3.714.159; *J Med Chem* 1973; 16:782.

Descrição — Pó amorfo ou microcristalino branco a fracamente amarelo; fusão em cerca de 222°.

Solubilidade — Levemente solúvel em água; solúvel em álcool.

Comentários — Agente sintético utilizado no controle e no alívio sintomático da *diarréia inespecífica aguda* e *diarréia crônica* associada à cirurgia *pull-through* ileoanal. A loperamida também é utilizada para *reduzir o volume de descarga* das ileostomias. Deve-se ter cautela em pacientes com colite ulcerativa, colite de Crohn e colite pseudomembranosa que correm risco aumentado de megacolo tóxico. Além disso, a loperamida pode prolongar a evolução da diarréia infecciosa. Os níveis plasmáticos tornam-se máximos dentro de 5 h após administração oral. A meia-vida de eliminação é de 10,8 h, com faixa de 9,1 a 14,4 h. O nível do fármaco inalterado permanece abaixo de 2 ng/mL após a ingestão de uma cápsula de 2 mg. A maior parte da droga é excretada nas fezes. A segurança do uso desse agente durante a gravidez, em mães durante a fase de lactação, lactentes e crianças ainda não foi estabelecida. Os efeitos adversos são mínimos e, em geral, autolimitados. Foi relatada a ocorrência de dor ou desconforto abdominal, constipação, sonolência, tonteira, secura da boca, náusea, vômitos e cansaço. Foram também relatadas reações de hipersensibilidade. A loperamida deve ser interrompida se houver distensão abdominal ou se surgirem outros sintomas adversos em pacientes com colite ulcerativa.

EMÉTICOS

Os *eméticos* são drogas que induzem o vômito. Podem atuar diretamente ao estimular a *zona de gatilho quimiorreceptora* localizada na área postrema do bulbo (por exemplo, apomorfina, morfina, alcalóides hidrogenados do esporão do centeio e glicosídios digitálicos), ou podem atuar de modo reflexo através de ação irritante sobre o trato GI (por exemplo, sulfato de cobre, mostarda, cloreto de sódio e sulfato de zinco). Além disso, podem produzir estimulação do vago (por exemplo, veratrum). É preciso lembrar que o uso de uma sonda nasogástrica constitui um instrumento mais seguro e mais eficiente para esvaziar o estômago. Os eméticos não devem ser utilizados em pacientes inconscientes ou semicomatosos, nem naqueles em que a ocorrência de coma é iminente. Não devem ser utilizados em pacientes com cardiopatia grave ou gravidez avançada. São contra-indicados para pacientes debilitados e na intoxicação causada por produtos corrosivos ou de petróleo.

CLORETO DE SÓDIO — Cap. 67.

CLORIDRATO DE EMETINA — Cap. 87.

IPECA — veja RPS-19, Cap. 50.

SULFATO DE ZINCO — veja RPS-19, Cap. 67.

ANTIEMÉTICOS

A náusea e os vômitos estão entre os sintomas mais freqüentes de doenças GI e sistêmicas. Podem ser induzidos por drogas e, com freqüência, ocorrem após cirurgia e radioterapia, durante a gravidez, na presença de tumores GI e em conseqüência de certos tipos de movimento em pessoas sensíveis. Os agentes úteis são encontrados nos seis grupos seguintes:

1. Os *antipsicóticos* (fenotiazinas e butirofenonas) atuam na zona de gatilho quimiorreceptora (ZGQ), bloqueando os receptores dopaminérgicos eméticos excitados pela apomorfina.
2. Os *anti-histamínicos* proporcionam alívio na cinetose através de uma ação sobre o aparelho vestibular.
3. Os *anticolinérgicos*, em combinação com *d*-anfetamina e escopolamina, são mais eficazes contra a cinetose (mecanismo desconhecido).
4. Os *canabinóides* são especialmente úteis no controle dos vômitos induzidos pela quimioterapia do câncer.
5. Os antagonistas dos receptores 5-HT_3, como a ondansetrona, bloqueiam os receptores 5-HT_3 tanto periféricos quanto centrais e são especialmente eficazes contra os efeitos emetogênicos da quimioterapia do câncer.
6. *Outros agentes*, como a trimetobenzamida e a metoclopramida, bloqueiam os receptores dopamínicos na ZGQ, enquanto o difenidol deprime o aparelho vestibular.

Os antieméticos de ação central, como a trimetobenzamida, as fenotiazinas e agentes semelhantes não devem ser utilizados no tratamento dos vômitos não-complicados em crianças, visto que os sintomas extrapiramidais que freqüentemente ocorrem com esses agentes podem ser confundidos com sinais do SNC de algum distúrbio não-diagnosticado responsável pelos vômitos, como, por exemplo, síndrome de Reye ou outra encefalopatia.

Os antieméticos fenotiazínicos são capazes de potencializar os depressores do SNC (por exemplo, anestésicos, opiáceos, álcool, etc).

As reações adversas incluem

Fenotiazinas (alifáticas) — Sonolência, hipotensão ortostática, alterações oculares, efeitos anticolinérgicos, reações extrapiramidais (distonia, acatisia, síndrome parkinsoniana, disartria), reações de hipersensibilidade, amenorréia, reversão do efeito pressor da adrenalina, potencialização dos depressores do SNC, ginecomastia, lactação, hiperglicemia, hipoglicemia e glicosúria.

Anti-histamínicos — Sonolência, tonteira, visão embaçada, secura da boca e retenção urinária.

Anticolinérgicos — Glicosúria, sonolência, excitação ou alucinações, secura da boca, midríase, visão embaçada e retenção urinária.

Canabinóides — Distúrbios cardíacos, dependência, hipertensão, mania ou estados depressivos ou psicoses.

Antagonistas dos receptores 5-HT_3 — Constipação, erupção cutânea e convulsões.

Como a sonolência é comum à maioria desses agentes, os pacientes devem ser avisados para não dirigir veículos nem operar máquinas perigosas enquanto estão fazendo uso desses fármacos.

Os vômitos persistentes resultam em perda de ácido clorídrico, alcalose e desidratação, os quais, por sua vez, podem precipitar mais vômitos. Por conseguinte, pode ser necessária uma terapia hidroeletrolítica quando os vômitos já estão presentes há algum tempo (veja Cap. 67).

CLORIDRATO DE DIFENIDRAMINA — Cap. 84.

CLORIDRATO DE FLUFENAZINA — Cap. 82.

CLORIDRATO DE GRANISSETRONA

1*H*-Indazol-3-carboxamida, endo-1-metil-*N*-(9-metil-9-azabiciclo[3.3.1]non-3-il-, Kytril

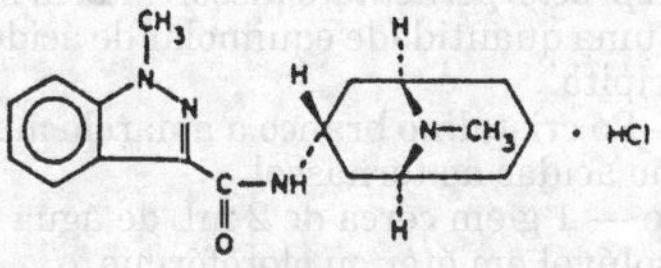

[107007-99-8] $C_{18}H_{24}N_4O \cdot HCl$ (348.88).

Preparo — European Pat Appl. 200.444.

Descrição — Tufos brancos que sofrem fusão a cerca de 291°.

Solubilidade — Muito solúvel em água ou solução salina normal.

Comentários — Antagonista seletivo da 5-hidroxitriptamina (5-HT_3) injetável. Os receptores 5-HT_3 localizam-se perifericamente nas terminações do nervo vagal e centralmente na ZGQ. A granissetrona está indicada para o controle da náusea e dos vômitos associados à quimioterapia do câncer. Mostra-se eficaz na prevenção dos vômitos e da náusea quando utilizada com cisplatina, carboplatina e ciclofosfamida. Além disso, pode ser co-administrada com dexametasona. A depuração total apresenta-se reduzida em pacientes com comprometimento hepático devido a metástase; todavia, não há necessidade de ajuste posológico.

Os principais efeitos adversos incluem cefaléia (14%), astenia (5%), sonolência (4%), diarréia (4%) e constipação (3%).

CLORIDRATO DE HIDROXIZINA — Caps. 80 e 84.

CLORIDRATO DE MECLIZINA

Piperazina, 1-[(4-clorofenil)fenilmetil]-4-[(3-metilfenil)metil-, dicloridrato, monoidratado; Antivert; Bonine

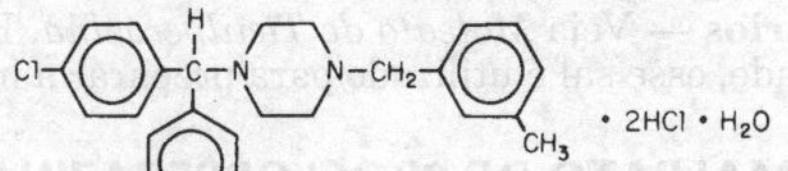

[31884-77-2] $C_{25}H_{27}ClN_2 \cdot 2HCl \cdot H_2O$ (481.89); *anidro* [1104-22-9] (463.88).

Preparo — A meclizina é formada pela condensação da *N*-(*m*-metilbenzil) piperazina com cloreto de *p*-clorobenzidrila na presença de trietilamina. A base purificada é dissolvida em solvente apropriado e convertida no diidrocloridrato por corrente de cloreto de hidrogênio.

Descrição — Pó cristalino branco ou levemente amarelado; leve odor; insípido; fusão entre 217° e 224°, com decomposição.

Solubilidade — Praticamente insolúvel em água e éter; livremente solúvel em clorofórmio; ligeiramente solúvel em álcool.

Comentários — Anti-histamínico de ação longa eficaz na prevenção ou no tratamento da *náusea*, dos *vômitos* e da *tontura* associados à cinetose. Pode ser eficaz na *vertigem* associada a doenças que afetam o sistema vestibular. A atividade antiemética começa dentro de 60 min e dura 8 a 24 h. A exemplo de outros anti-histamínicos, pode causar sonolência e outros efeitos colaterais, como visão embaçada, secura da boca e fadiga. É preciso avisar os pacientes sobre a necessidade de evitar dirigir veículos e operar máquinas. A ação de uma dose única pode persistir por 9 a 24 h. O seu uso é contra-indicado durante a gravidez ou para mulheres que podem engravidar. Como o fármaco possui alguma atividade anticolinérgica, não deve ser utilizado em pacientes com asma, glaucoma ou aumento da próstata.

CLORIDRATO DE ONDANSETRONA

4*H*-Carbazol-4-ona, (±)-1,2,3,9-tetraidro-9-metil-3- [(2-metil-1*H*-imidazol-1-il)metil]-, monocloridrato, diidratado; Zofran

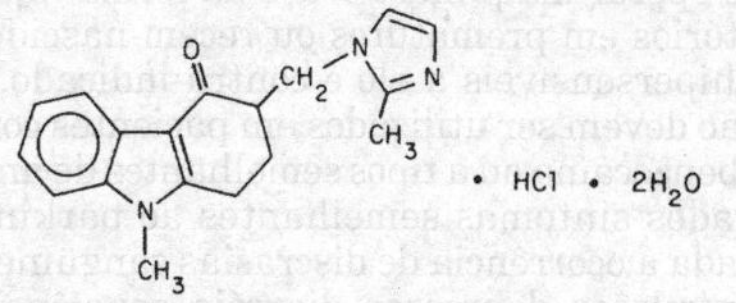

[103639-04-9] $C_{18}H_{19}N_3O \cdot HCl \cdot 2H_2O$ (365.86).

Preparo — US Pat 4.695.578.

Descrição — Cristais brancos que sofrem fusão a cerca de 180°; pK_a 7,4.

Solubilidade — 1 g em 3 mL de água.

Comentários — Antagonista seletivo dos receptores 5-HT_3. Esses receptores são encontrados nas terminações do nervo vagal e na ZGQ da área postrema do cérebro. Não se sabe ao certo se o fármaco tem ação periférica, ação central ou ambas. A ondansetrona está indicada na prevenção da náusea e dos vômitos associados à quimioterapia do câncer. Parece que a quimioterapia citotóxica, como a cisplatina, está associada à liberação de serotonina das células enterocromafins no intestino delgado. Acredita-se que a serotonina desencadeia o vômito através dos receptores vagais 5-HT_3 que ativam o reflexo do vômito.

A ondansetrona sofre extenso metabolismo; apenas 5% do fármaco inalterado são recuperados na urina. Inicialmente, sofre hidroxilação do anel indol, seguida de glicuronidação ou sulfatação. A meia-vida de eliminação é, em média, de cerca de 4 a 5 h, porém aumenta com a idade. A ligação às proteínas plasmáticas é de 70 a 75%.

A ondansetrona mostra-se eficaz na redução dos vômitos, na quimioterapia com cisplatina e com ciclofosfamida. Utilizando uma escala visual analógica (0 a 100), a satisfação global aumenta de 10,5 para 96 após terapia com cisplatina de 1 dia e de 52 para 100 após terapia com ciclofosfamida em dose única.

Os efeitos colaterais mais comuns da ondansetrona consistem em diarréia (22%) e cefaléia (16%). Outras reações adversas após terapia durante vários dias incluem constipação, elevação das enzimas hepáticas, exantema, broncoespasmo, taquicardia, angina, hipocalemia e convulsões. A acatisia e a distonia, que são observadas com o uso da metoclopramida, não ocorrem com a ondansetrona.

CLORIDRATO DE PROMETAZINA — Cap. 84.

CLORIDRATO DE TRIMETOBENZAMIDA

Benzamida, *N*-[[4-[2-dimetilamino)etóxi]fenil]metil]-3,4,5-trimetóxi-, monocloridrato; Tigan

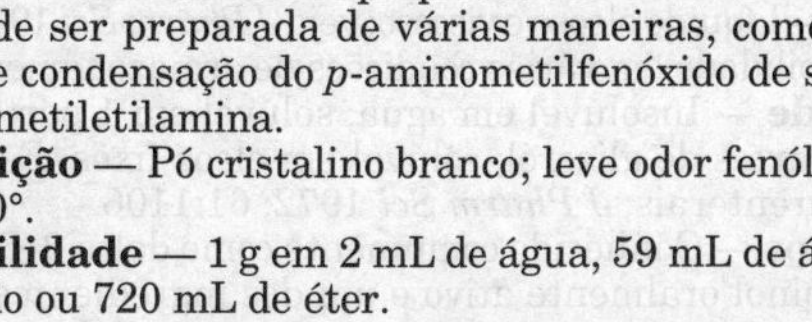

[554-92-7] $C_{21}H_{28}N_2O_5 \cdot HCl$ (424.92).

Preparo — A 4-[2-(Dimetilamino)etóxi]benzilamina é condensada com cloreto de 3,4,5-trimetoxibenzoíla por refluxo em solvente inerte. A trimetoxibenzamida resultante pode ser convertida no cloridrato ao dissolvê-la em solvente apropriado e ao tratá-la com HCl. A amina inicial pode ser preparada de várias maneiras, como, por exemplo, através de condensação do *p*-aminometilfenóxido de sódio com 2-cloro-*N,N*-dimetiletilamina.

Descrição — Pó cristalino branco; leve odor fenólico; fusão entre 186° e 190°.

Solubilidade — 1 g em 2 mL de água, 59 mL de álcool, 67 mL de clorofórmio ou 720 mL de éter.

Comentários — Derivado dimetilaminoetanólico indicado para o controle de *náusea* e *vômitos*. Sua segurança na gravidez ainda não foi estabelecida, porém a trimetobenzamida é freqüentemente utilizada nessa situação. Sua potência antiemética corresponde a cerca de $^1/_{10}$ daquela da clorpromazina quando administrada por via subcutânea e a dessa última quando administrada por via oral. Os efeitos colaterais de menor gravidade relatados incluem sonolência, vertigem, diarréia e irritação local. Em pacientes com doença febril aguda, foi relatada a ocorrência de encefalite, gastroenterite, desidratação e desequilíbrio eletrolítico (especialmente em crianças e em indivíduos idosos e debilitados), reações do SNC, como opistótono, convulsões, coma e sintomas extrapiramidais; todavia, não se sabe ao certo se esses efeitos resultaram, em todos os casos, do uso do fármaco. Por conseguinte, é preciso ter cautela quando o cloridrato de trimetobenzamida for prescrito na presença dessas condições. Pode ocorrer sonolência, e deve-se avisar os pacientes sobre a necessidade de evitar dirigir veículos e operar máquinas. O uso da forma injetável em crianças, de supositórios em prematuros ou recém-nascidos e do fármaco em pacientes hipersensíveis a ele é contra-indicado. Além disso, os supositórios não devem ser utilizados em pacientes com sensibilidade reconhecida à benzocaína ou a tipos semelhantes de anestésicos locais. Foram observados sintomas semelhantes ao parkinsonismo. Além disso, foi relatada a ocorrência de discrasias sangüíneas, visão embaçada, coma, convulsões, depressão, diarréia, sonolência, cãibras musculares e icterícia. Uma advertência na bula, relativa à síndrome de Reye, não parece ser justificada, mas ainda deve ser considerada.

CLORPROMAZINA — Cap. 82.

DIMENIDRINATO

Composto de 8-cloro-3,7-diidro-1,3-dimetil-1*H*-purino-2,6-diona com 2-(difenilmetóxi)-*N,N*-dimetiletanamina (1:1); Dramamine

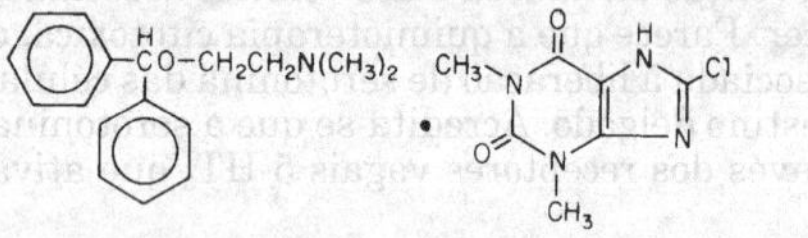

8-cloroteofilina, composta com 2-(difenilmetóxi)-*N,N*-dimetiletilamina (1:1) [523-87-5] $C_{17}H_{21}NO \cdot C_7H_7ClN_4O_2$ (469.97); contém 53-55,5% de difenilidramina ($C_{17}H_{21}NO$) e 44-47% de 8-cloroteofilina ($C_7H_7ClN_4O_2$).

Preparo — Por interação da difenidramina, uma base, com 8-cloroteofilina, um ácido, em álcool isopropílico.

Descrição — Pó cristalino branco, inodoro; fusão entre 102° e 107°.

Solubilidade — Levemente solúvel em água; livremente solúvel em álcool ou clorofórmio; escassamente solúvel em éter.

Comentários — *Anti-histamínico*, que é uma combinação da difenidramina (Benadryl) com 8-cloroteofilina. Esta última contribui pouco, ou nada, na sua ação como antiemético ou como anti-histamínico. O dimenidrinato é empregado principalmente como *antinauseante* na *cinetose*. Foi também utilizado com sucesso no tratamento da vertigem associada à síndrome de Ménière e à doença por irradiação. Seu uso costuma ser acompanhado de leve sedação. Ver anteriormente. Em virtude de suas propriedades sedativas, é preciso avisar os pacientes sobre a necessidade de evitar dirigir veículos ou operar máquinas.

DRONABINOL

6*H*-Dibenzo[*b,d*]piran-1-ol, (6a*R-trans*)-6a,7,8,10a-tetraidro-6,6,9-trimetil-3-pentil-, Delta-9-tetraidrocanabinol; Marinol

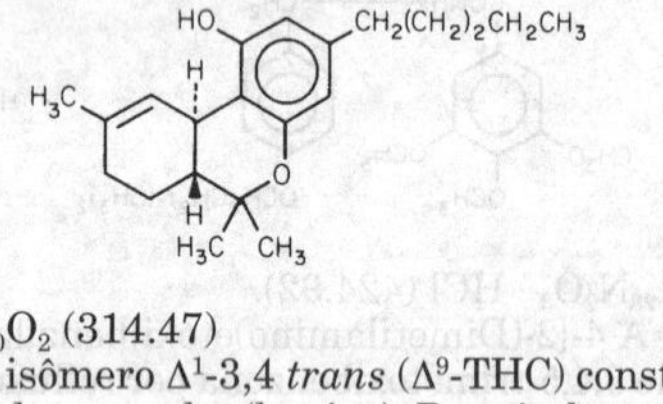

[1972-08-3] $C_{21}H_{30}O_2$ (314.47)

Preparo — O isômero Δ^1-3,4 *trans* (Δ^9-THC) constitui o principal componente ativo da maconha (haxixe). Para isolamento, consultar *J Am Chem Soc* 1964; 86:1646; para síntese, *ibid* 1974; 96:5860.

Descrição — Líquido oleoso e viscoso; veja *J Pharm Sci* 1973; 62:1601 para a sua estabilidade em várias condições de armazenamento.

Solubilidade — Insolúvel em água; solúvel em 1 parte de álcool ou acetona, 3 partes de glicerol; solúvel em óleos fixos. Estabilidade das soluções parenterais; *J Pharm Sci* 1972; 61:1106.

Comentários — Conhecido comumente como delta 9-THC, trata-se de um canabinol oralmente ativo e um dos ingredientes ativos da maconha. Por conseguinte, pode levar à indução de hábito. Mostra-se especialmente útil para a náusea e os vômitos induzidos pela quimioterapia do câncer. Acredita-se que atua centralmente. Após administração oral, o dronabinol possui biodisponibilidade sistêmica de 10 a 20%. O início de ação ocorre dentro de 0,5 a 1 h, com efeito máximo em 2 a 4 h. O fármaco sofre extenso metabolismo de primeira passagem. Foram identificados numerosos metabólitos, incluindo o 11-hidroxitetraidrocanabinol, que aparece no plasma aproximadamente na mesma concentração da substância original. Dentro de 72 h após a sua administração oral, cerca de 50% da dose administrada são excretados nas fezes e 15%, na urina, na forma da droga inalterada ou como metabólito.

Os pacientes podem apresentar alterações do humor, alucinações, depressão mental, nervosismo e taquicardia seguida de bradicardia. Em virtude de seus efeitos sobre o estado mental, é preciso avisar os pacientes para evitar dirigir veículos, operar máquinas ou tomar decisões que exijam discernimento. Por conseguinte, deve-se enfatizar a necessidade de estrita adesão do paciente à dose prescrita, devendo a quantidade prescrita ser limitada àquela necessária para um único ciclo de quimioterapia. Ocorre taquifilaxia à maioria de seus efeitos, mas não ao efeito estimulador do apetite. Os sintomas de abstinência, que consistem em irritabilidade, insônia e inquietação, ocorrem dentro de 12 h após interrupção aguda.

EDISILATO DE PROCLORPERAZINA

10*H*-Fenotiazina, 2-cloro-10-[3[(4-metil-1-piperazinil)propil]-, 1,2-etanodissulfonato (1:1); Etanodissulfonato de Proclorperazina; Compazine

[1257-78-9] $C_{20}H_{24}ClN_3S \cdot C_2H_6O_6S_2$ (564.13).

Para a estrutura da base, ver *Proclorperazina*.

Preparo — A *proclorperazina* é dissolvida em solvente apropriado e tratada com uma quantidade equimolar de ácido 1,2-etanodissulfônico. O sal precipita.

Descrição — Pó cristalino branco a amarelo muito pálido, inodoro; as soluções são ácidas ao tornassol.

Solubilidade — 1 g em cerca de 2 mL de água ou cerca de 1.500 mL de álcool; insolúvel em éter ou clorofórmio.

Comentários — Possui as mesmas ações e usos que o Maleato de Proclorperazina, exceto que pode ser administrada por via IM. Em geral, a terapia parenteral é reservada para o tratamento da náusea e dos vômitos intensos, para controle imediato de psicóticos agudamente perturbados ou para pacientes que não podem ou não irão tomar a medicação oral. Não deve ser utilizado em crianças com vômitos não-complicados de etiologia desconhecida. Veja *Maleato de Proclorperazina.*

MALATO DE TIETILPERAZINA

10*H*-Fenotiazina, 2-(etiltio)-10-[3-(4-metil-1-piperazinil)propil]-, 2-hidróxi-1,4-butanodioato (1:2); Torecan, Norzine

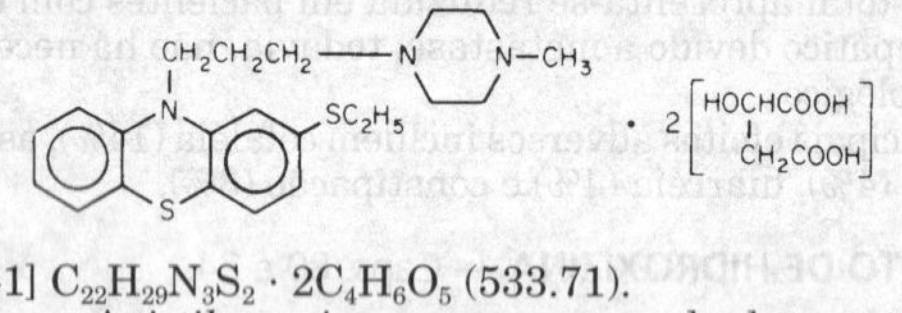

[52239-63-1] $C_{22}H_{29}N_3S_2 \cdot 2C_4H_6O_5$ (533.71).

Preparo — A *tietilperazina* reage com uma dupla quantidade equimolar de ácido málico.

Descrição — Pó cristalino branco a fracamente amarelo; apenas ligeiro odor; pH (recém-preparado em solução 1 em 100) entre 2,8 e 3,8.

Solubilidade — 1 g em 40 mL de água, 90 mL de álcool, 525 mL de clorofórmio ou 3.400 mL de éter.

Comentários — Veja *Maleato de Tietilperazina*. Em virtude de sua solubilidade, esse sal é utilizado para preparar a injeção.

MALEATO DE PROCLORPERAZINA

10*H*-Fenotiazina, 2-cloro-10-[3-(4-metil-1-piperazinil)propil]-, (*Z*)-2-butenedioato (1:2); Compazine

[84-02-6] $C_{20}H_{24}ClN_3S \cdot 2C_4H_4O_4$ (606.09).

Para a estrutura da base, veja *Proclorperazina*.

Preparo — Pelo método descrito para o *Edisilato de Proclorperazina*, exceto que se emprega ácido maleico em lugar do ácido etanodissulfônico, utilizando-se uma quantidade equimolar dupla em relação à base proclorperazina.

Descrição — Pó cristalino branco ou amarelo pálido, praticamente inodoro; a solução saturada é ácida ao tornassol.

Solubilidade — Praticamente insolúvel em água ou álcool; ligeiramente solúvel em clorofórmio quente.

Comentários — *Agente antiemético, antipsicótico* e *tranqüilizante*. Trata-se de um *antiemético* eficaz no controle da náusea e dos vômitos leves ou intensos devido a uma variedade de causas, como início de gravidez, anestesia, cirurgia e radioterapia. A sua segurança durante a gravidez ainda não foi estabelecida. Existem relatos de icterícia prolongada, sinais extrapiramidais, hiper-reflexia ou hiporreflexia em recém-nascidos cujas mães fizeram uso de fenotiazinas. Todavia, o Compazine é amplamente utilizado durante a gravidez e tem longo registro de segurança. Entretanto, não é aprovado para esse uso. O maleato de proclorperazina não deve ser administrado em crianças com vômitos não-complicados de etiologia desconhecida (veja anteriormente). O fármaco também é um *agente antipsicótico eficaz*. Os resultados benéficos atribuídos à sua ação incluem redução da agitação e excitação psicomotoras, diminuição da agressividade e destrutividade, redução das alucinações e delírios e efeito calmante geral. Como *agente tranqüilizante,* é possivelmente eficaz em distúrbios mentais leves em que predominam ansiedade, tensão e agitação.

As reações adversas incluem *sonolência, tontura, amenorréia, reações cutâneas, hipotensão, icterícia colestática, reações neuromusculares (extrapiramidais), inquietação motora, distonias, pseudoparkinsonismo, discinesia tardia persistente* e *dermatite de contato.* As crianças com infecções agudas (varicela, infecções do SNC, sarampo, gastroenterite) ou com desidratação são mais sensíveis a reações neuromusculares, particularmente distonias, e esses pacientes devem ser mantidos sob estreita supervisão. O maleato de proclorperazina pode mascarar os sinais de superdose de drogas tóxicas e obscurecer o diagnóstico de certas condições, como obstrução intestinal ou tumor cerebral. As reações adversas ao fármaco podem ser minimizadas através da avaliação periódica da dose administrada a pacientes submetidos a terapia a longo prazo.

MALEATO DE TIETILPERAZINA

10*H*-Fenotiazina, 2-(etiltio)-10-[3-(4-metil-1-piperazinil)propil-, (*Z*)-1,4-butenodioato (1:2), Torecan

Maleato de 2-(etiltio)-10-[3-(4-metil-1-piperazinil)propil]fenotiazina (1:2) [1179-69-7] $C_{22}H_{29}N_3S_2 \cdot 2C_4H_4O_4$ (631.76). Para a estrutura da base, veja *Malato de Tietilperazina.*

Preparo — A tietilperazina é preparada fazendo-se reagir a 2-(etiltio) fenotiazina com 1-(3-cloropropil)-4-metilpiperazina na presença de sodamida ou outro agente desidroclorante. A base é dissolvida em solvente apropriado e reage com uma dupla quantidade molar de ácido maleico para produzir o sal oficial. O composto fenotiazínico inicial pode ser preparado ao se condensar a fenotiazina com etanotiol e o composto piperazínico semelhante a partir de metilpiperazina e cloreto de trimetileno. US Pat 3.336.197.

Descrição — Pó volumoso cristalino, fino, ligeiramente amarelado; inodoro ou com odor muito leve e de sabor amargo; sofre fusão a cerca de 183°, com decomposição; pH (solução 1 em 1.000, aquecida) entre 2,8 e 3,8.

Solubilidade — 1 g em 1.700 mL de água, 530 mL de álcool, > 10.000 mL de clorofórmio ou > 10.000 mL de éter.

Comentários — Fenotiazina utilizada no tratamento de náusea e vômitos. Possivelmente eficaz no tratamento da vertigem. Não deve ser utilizada em pacientes com depressão do SNC ou durante a gravidez.

PAMOATO DE HIDROXIZINA — Cap. 80.

PERFENAZINA — Cap. 82.

PROCLORPERAZINA

10*H*-Fenotiazina, 2-cloro-10[3-(4-metil-1-piperazinil)propil]-, Chlorazine; Compazine

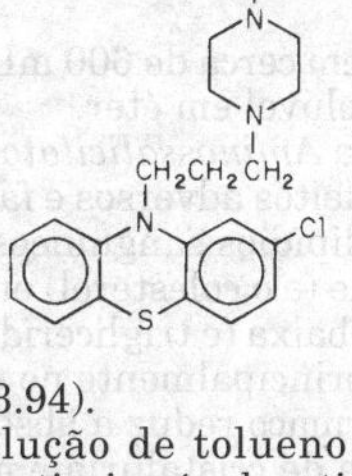

[58-38-8]$C_{20}H_{24}ClN_3S$ (373.94).

Preparo — Uma solução de tolueno de 1-(3-cloropropil)-4-metilpiperazina e 2-clorofenotiazina é submetida a refluxo com sodamida durante várias horas. Após filtração e destilação do tolueno, a proclorperazina é obtida por destilação em via curta sob alto vácuo.

Descrição — Líquido viscoso claro e amarelo pálido; sensível à luz.

Solubilidade — Apenas levemente solúvel em água; livremente solúvel em álcool, clorofórmio ou éter.

Comentários — Fenotiazina de tipo piperazina com ações, usos e limitações semelhantes aos do *Maleato de Proclorperazina.* Todavia, a proclorperazina, na forma da base, é administrada por via retal.

ADSORVENTES

Os adsorventes são pós quimicamente inertes, que têm a capacidade de adsorver gases, toxinas e bactérias. O estado fino de subdivisão desses pós inertes lhes confere alta capacidade de adsorção. Entretanto, no meio complexo das secreções GI, os adsorventes físicos (van der Waals) têm mais tendência a serem seletivos para substâncias tensoativas, como os sais biliares, do que para toxinas bacterianas e outras substâncias nocivas. Conseqüentemente, apenas determinados materiais que possuem propriedades adsortivas químicas são eficazes para desintoxicação e adsorção de gases provenientes da fermentação intestinal anormal. Essas substâncias incluem o caulim e o carvão ativado. Entretanto, é duvidoso que ambos sejam adsorventes eficazes no trato GI inferior, visto que a sua passagem pelo trato superior satura e desativa esses agentes.

Muitos dos antiácidos não-sistêmicos podem atuar como protetores internos e adsorventes, especialmente após regeneração no intestino delgado alcalino. Afirma-se que o trissilicato de magnésio exerce uma ação protetora no estômago em virtude da liberação de ácido silícico, que atua mais como demulcente do que como protetor sólido. Os *antiácidos* são comumente associados com caulim ou outros adsorventes.

CARVÃO ATIVADO

Actidase-Aqua; Actidase com Sorbitol; Charcoal Plus DE Enteric Coated Tablets; Carvão Medicinal

Trata-se do resíduo da destilação destrutiva de vários materiais orgânicos, tratados para aumentar seu poder de adsorção.

Preparo — Antigamente, era produzido um produto denominado *Carbo Ligni* ou *Wood Charcoal* pela combustão da madeira sem contato com o ar; o resíduo obtido consistia em carvão quase puro. O carvão obtido por esse processo apresentava poder adsortivo variável e, com freqüência, era totalmente desprovido dessa propriedade. Descobriu-se que o poder adsortivo do carvão poderia ser enormemente aumentado através de seu tratamento com diversas substâncias, como vapor, ar, dióxido de carbono, oxigênio, cloreto de zinco, ácido sulfúrico, ácido fosfórico ou uma combinação dessas substâncias, em temperaturas de 500 a 900°. Esse tratamento é conhecido como ativação, e o agente ativador presumivelmente remove substâncias previamente adsorvidas ao carvão e, pelo menos em alguns casos, subdivide os grânulos de carvão em grânulos menores, que passam a apresentar maior área de superfície total. Foi estimado que 1 mL de carvão finamente dividido possui uma superfície total de cerca de 1.000 m^2.

Além da madeira, muitas outras substâncias são utilizadas como fonte de carvão, incluindo sacarose, lactose, amido do arroz, pericarpo do coco, osso, sangue, vários resíduos industriais, etc. Devido à disponibilidade de numerosos tipos diferentes de carvão ativado para várias finalidades, é preciso certificar-se para utilizar apenas a variedade medicinal para fins medicinais.

Descrição — Pó preto fino, inodoro e insípido, isento de partículas arenosas.

Solubilidade — Insolúvel em água ou nos outros solventes conhecidos.

Comentários — Utilizado no tratamento agudo do envenenamento — primariamente como *antídoto* de emergência em muitas formas de envenenamento. Constitui o tratamento de emergência de escolha para praticamente todos os fármacos e substâncias químicas. São também utilizadas cápsulas de carvão ativado para alívio da flatulência e desconforto causado por gases abdominais, porém existem poucas evidências de que ele seja eficaz para esse propósito.

Em nível industrial, são utilizadas grandes quantidades na fabricação química e farmacêutica como descolorante. Veja *Clarificação e Descoloração* (Cap. 36).

CAULIM

Light Kaolin; White Bole; Barro da China; Suspensão de Caulim-Pectina

Silicato de alumínio hidratado natural; obtido em pó e isento de partículas arenosas por elutriação.

Preparo — O caulim é amplamente distribuído na natureza. Entretanto, os depósitos de caulim são, em sua maior parte, contaminados com óxido férrico (daí a cor vermelha do barro comum) e algumas outras impurezas, como carbonato de cálcio, carbonato de magnésio etc. Para tornar o caulim apropriado para uso farmacêutico, é preciso purificá-lo mediante tratamento com ácido clorídrico ou ácido sulfúrico, ou ambos, seguido de lavagem com água.

No estado americano da Georgia, foi extraído um caulim de alto grau de pureza, diretamente apropriado para uso farmacêutico sem purificação em ácido. A Inglaterra possui grandes depósitos de caulim de grau fino. O caulim desses depósitos tem as partículas grosseiras removidas por elutriação ou peneiração. O caulim é essencialmente um colóide, e o *caulim colóide* no mercado difere apenas do caulim comum pelo fato de conter uma maior percentagem de partículas finas e ser preparado por peneiração especial.

Descrição — Pó branco ou amarelado ou massas de consistência macia; sabor característico semelhante ao de barro, e, quando umedecido com água, adquire uma cor mais escura e desenvolve acentuado odor de barro.

Solubilidade — Insolúvel em água, ácidos diluídos frios ou soluções dos hidróxidos alcalinos.

Comentários — O caulim, isoladamente ou na forma de *Mistura de Caulim com Pectina* (ver adiante), é utilizado medicinalmente como *adsorvente*. É talvez valioso no tratamento da *diarréia* causada por agentes passíveis de adsorção, como, por exemplo, a diarréia da intoxicação alimentar ou disenteria. O caulim também foi utilizado no tratamento da colite ulcerativa crônica, porém é duvidoso se ainda possui qualquer capacidade de adsorção quando a preparação atinge o colo. Externamente, o caulim possui algum uso como cataplasma, polvilho e ingrediente de talcos.

PECTINA

Carboidrato purificado obtido do extrato ácido diluído da porção interna da casca de frutos cítricos ou bagaços de maçã. Consiste principalmente em ácidos poligalacturônicos parcialmente metoxilados.

A pectina produz não menos de 6,7% de grupos metóxi e não menos de 74,0% de $C_6H_{10}O_7$ (ácido galacturônico), calculados em base seca.

A pectina pode ser padronizada para o "grau de gelatina 150" mediante adição de dextrose ou outros açúcares, e pode conter citrato de sódio ou outros sais tampões. Essa pectina não é apropriada para uso medicinal.

Descrição — Pó fino ou grosso, branco-amarelado, quase inodoro e de sabor mucilaginoso.

Solubilidade — Quase totalmente solúvel em 20 partes de água a 25°, formando uma solução coloidal viscosa e opalescente, que flui facilmente, sendo ácida ao tornassol; insolúvel em álcool ou álcool diluído e em outros solventes orgânicos; dissolve-se mais facilmente em água se for inicialmente umedecida com álcool, glicerina ou xarope simples e inicialmente misturada com 3 ou mais partes de sacarose.

Incompatibilidades — Precipitada da solução por um excesso de *álcool*. Os *metais*, em particular os metais pesados, formam derivados insolúveis. Na presença de *álcalis*, a pectina sofre hidrólise progressiva, resultando em desmetilação seguida de clivagem das ligações glicosídicas das unidades de ácido galacturônico. Em *solução ácida fria*, é mais estável; o aquecimento prolongado dessa solução provoca hidrólise. A liquefação de pastas de pectina pode ser devida à hidrólise que acompanha o crescimento de certos tipos de *bolores*.

Comentários — Protetor utilizado no tratamento da diarréia em lactentes e crianças. As moléculas inalteradas dos ácidos poligalacturônicos podem ter ação adsorvente no intestino.

SUBNITRATO DE BISMUTO — Cap. 55.

TRISSILICATO DE MAGNÉSIO — Ver anteriormente.

FÁRMACOS UTILIZADOS NO TRATAMENTO DA DOENÇA INTESTINAL INFLAMATÓRIA

As principais doenças inflamatórias do intestino consistem na colite ulcerativa, que se limita ao colo, e na doença de Crohn, que mais freqüentemente acomete o íleo terminal e o colo, mas que pode comprometer todo o trato GI. A etiologia permanece desconhecida, porém a lesão em ambas as doenças parece representar a conseqüência de uma reação inflamatória imunologicamente mediada. Por conseguinte, a terapia consiste em agentes antiinflamatórios (salicilatos) e em agentes imunossupressores (corticosteróides, azatioprina, metotrexato, ciclosporina e anticorpos monoclonais). A terapia tem por objetivo manter a nutrição e uma boa qualidade de vida e evitar o desenvolvimento de câncer. Existem dois componentes na terapia — tratamento das exacerbações agudas e manutenção da remissão.

CORTICOSTERÓIDES — A terapia com corticosteróides é utilizada para exacerbações agudas da doença de Crohn ou colite ulcerativa moderada a grave. Em geral, inicia-se com uma dose alta (isto é, 40 mg de prednisona ou equivalente ao dia), que é reduzida gradualmente à medida que a doença evolui para a remissão clínica. Ao mesmo tempo, inicia-se a terapia de manutenção com salicilatos ou agentes imunossupressores. Os corticosteróides são ineficazes na terapia de manutenção e, devido a seus efeitos colaterais, estão contra-indicados para manutenção.

SALICILATOS — A sulfassalazina, o primeiro dos salicilatos, foi desenvolvida na década de 1930 para o tratamento da artrite reumatóide. Subseqüentemente, foi observado um efeito benéfico do fármaco em pacientes com colite ulcerativa associada, e, na década de 1960, os estudos clínicos controlados com placebo confirmaram esse benefício. Posteriormente, foi constatado que a maioria das reações adversas graves à sulfassalazina ocorria em acetiladores lentos da sulfapiradina, sendo o ácido 5-aminossalicílico (5-ASA) o componente ativo. Subseqüentemente, foram desenvolvidos pró-fármacos e fármacos de liberação lenta consistindo em 5-ASA e 4-ASA, capazes de liberar o salicilato na porção distal do intestino. A olsalazina consiste em duas moléculas de 5-ASA unidas por uma ligação azo, que é clivada pela azo redutase liberada por bactérias colônicas. A mesalamina é o ácido 5-amino-2-hidroxibenzóico apresentado na forma de revestimento entérico para dissolver-se em pH de cerca de 6 a 7 no intestino delgado e colo.

Apesar das numerosas pesquisas, o mecanismo de ação dos salicilatos está apenas parcialmente elucidado. As ações sugeridas incluem: atenuação de diversas citocinas, incluindo o interferon-γ e o fator de necrose tumoral, inibição da secreção de cloreto, inibição da expressão do HLA-DR, inibição de moléculas de adesão, inibição da síntese de leucotrieno B_4 e remoção de espécies de oxigênio reativas. Qualquer que seja o mecanismo envolvido, os salicilatos são amplamente utilizados para o tratamento inicial da doença leve e como base da terapia de manutenção. A Pentasa (mesalamina), em virtude de sua liberação em todo o trato GI, possui vantagem teórica para o tratamento da doença de Crohn que acomete o intestino delgado.

ÁCIDO AMINOSSALICÍLICO

Ácido 4-amino-2-hidroxibenzóico, PAS

COOH, NH_2, OH

Ácido 4-aminossalicílico [65-49-6] $C_7H_7NO_3$ (153.14).

Precauções — Em nenhuma hipótese deve-se utilizar uma solução cuja cor é mais escura que a de uma solução recém-preparada.

Preparo — A partir do *m*-aminofenol através de uma modificação da reação de Kolbe-Schmitt, que envolve aquecimento do fenol sob pressão com uma fonte de dióxido de carbono, como carbonato de amônio ou bicarbonato de potássio.

Descrição — Pó volumoso, branco ou quase branco: escurece quando exposto à luz e ao ar; inodoro ou com ligeiro odor acetoso; fusão entre 135° e 140° com decomposição; pH (solução aquosa saturada) entre 3 e 3,7.

Solubilidade — 1 g em cerca de 600 mL de água e cerca de 21 mL de álcool; ligeiramente solúvel em éter.

Comentários — Veja *Aminossalicilato de Sódio* para suas ações *antituberculosas*, usos, efeitos adversos e farmacocinética. É também utilizado para baixar os lipídios sangüíneos; pode reduzir as lipoproteínas de baixa densidade (e o colesterol) em 15 a 20% e as lipoproteínas de densidade muito baixa (e triglicerídios) em 25%. O ácido aminossalicílico é utilizado principalmente no tratamento da hipercolesterolemia *familiar*. O fármaco reduz a absorção do colesterol. A incidência de distúrbios GI e de cristalúria é maior do que com o sal de sódio. Foi relatado que uma preparação de ácido aminossalicílico em que grande parte de suas impurezas irritantes é removida por recristalização com ácido ascórbico (PAS-C, *Hellwig*) induz menor incidência de efeitos colaterais GI. O ácido aminossalicílico pode causar acidose sistêmica em crianças. A urina deve ser alcalinizada.

MESALAMINA

Ácido 5-amino-2-hidroxibenzóico, Asacol (comprimidos de liberação tardia); Pentasa (cápsulas de liberação prolongada); Rowasa (suspensão retal)

COOH, OH, H_2N

[89-57-6] $C_7H_7NO_3$ (153.13).

Preparo — Por redução do ácido *m*-nitrossalicílico com poeira de zinco ou ferro e HCl ou por redução eletrolítica.

Descrição — Pó branco cremoso ou bege, com fusão em cerca de 280° (decomposição). Escurece quando exposto à luz.

Solubilidade — Solúvel em ácidos minerais diluídos e bases fixas; levemente solúvel em água; mais solúvel em água quente.

Comentários — O *Asacol* e o *Pentasa* estão indicados para o tratamento da colite ulcerativa leve a moderadamente ativa e para manutenção da remissão da colite ulcerativa. As preparações orais são de revestimento entérico para liberação lenta. Cerca de 20% de uma dose são absorvidos, o mesmo ocorrendo com os supositórios e a suspensão retal. O enema de suspensão *Rowasa* está indicado para o tratamento da colite ulcerativa distal moderadamente ativa e da proctite. Os supositórios estão indicados para a proctite ulcerativa ativa. As taxas de remissão na colite ulcerativa leve a moderada variam de 30 a 65%. Numerosos estudos clínicos utilizando a mesalamina como terapia de manutenção na colite ulcerativa demonstraram uma redução na recidiva de 1 ano de cerca de 70 para 20%.

A mesalamina é menos eficaz na doença de Crohn; entretanto, constatou-se que o *Pentasa* é eficaz em altas doses (4 g/dia) na doença de Crohn ileal e ileocolônica.

A escolha do salicilato depende da extensão anatômica da doença. O *Pentasa*, que é liberado em todo o trato GI, é teoricamente preferível para tratamento da doença de Crohn que acomete o intestino delgado; entretanto, nenhum dos fármacos demonstrou ser eficaz em pacientes com doença proximal.

Os efeitos colaterais mais comuns consistem em diarréia (2 a 3%), cefaléia (2%), náusea (1 a 2%), dor abdominal (1 a 2%) e exantema; entretanto, é raramente necessário interromper a terapia devido a reações adversas.

OLSALAZINA DE SÓDIO

Ácido 3,3,'-azobis[6-hidroxibenzóico-], sal dissódico; Dipentum

[6054-98-4] $C_{14}H_8N_2Na_2O_6$ (346.21)

Preparo — O ácido 5-nitrossalicílico é esterificado com cloreto de metanossulfonila, e o composto nitrossulfonado resultante é reduzido com hidrogênio e paládio à amina, que é então diazotizada e acoplada ao metilsalicilato em condições alcalinas. Após acidificação, obtém-se o éster dimetil do composto com um grupo hidroxila sulfonado. A fervura com hidróxido de sódio e ajuste do pH para 6 fornece o produto.

Descrição — Cristais amarelos, com fusão a cerca de 240°.

Solubilidade — Solúvel em água e DMSO; praticamente insolúvel em etanol, clorofórmio ou éter.

Comentários — Indicada para manutenção da remissão da colite ulcerativa em pacientes que não toleram a sulfassalazina. Ocorre absorção de menos de 1% do fármaco. Os 99% restantes atingem o colo, onde a olsalazina é convertida em mesalamina. Por conseguinte, possui a maior biodisponibilidade entre os salicilatos, e, em um estudo comparativo, demonstrou-se que a olsalazina é mais eficaz do que a mesalamina. Seu principal efeito colateral consiste em diarréia, que ocorre em 3 a 5% dos pacientes.

SULFASSALAZINA

(Veja Cap. 87 para a monografia completa.)

Comentários — A sulfassalazina é pouco absorvida pelo intestino delgado, de modo que a maior parte do fármaco atinge o colo, onde as enzimas bacterianas liberam ácido 5-aminossalicílico e sulfapiridina do fármaco. Possui efeito supressor na *colite ulcerativa*, que ainda não foi precisamente definido. O efeito antibacteriano local da sulfapiridina na redução das bactérias anaeróbicas pode ser significativo, devido à absorção sistêmica. O 5-aminossalicilato inibe a cascata do ácido araquidônico, tanto a via da cicloxigenase quanto a da lipoxigenase. Mais importante pode ser a inibição da produção de leucotrieno B_4 pelos PMN.

Como uma certa quantidade da sulfapiridina é absorvida pelo colo, esse fármaco tem o potencial tóxico da *Sulfapiridina*. Os efeitos adversos são principalmente observados quando os níveis plasmáticos de sulfapiridina ultrapassam 50 μg/mL. Ocorrem anemia com corpúsculos de Heinz e anemia hemolítica aguda, exigindo uma monitorização regular do estado hematológico do paciente. O fármaco também compromete a absorção de ácido fólico. Foi relatada a ocorrência de necrólise epidérmica tóxica. Se a dose inicial não ultrapassar 2 g/dia, afirma-se que o potencial tóxico é minimizado, sem afetar seriamente a ação terapêutica do fármaco. Confere à urina alcalina uma cor amarela. Os compostos de ferro diminuem a sua absorção, cujo significado terapêutico não é conhecido. Foram relatados poucos casos em que a sulfassalazina exacerbou a colite ulcerativa. Foi utilizada a dessensibilização nos casos em que houve necessidade de readministração a pacientes com hipersensibilidade.

Ocorrem recidivas em cerca de 33% dos casos, de modo que se recomenda freqüentemente o seu uso profilático contínuo. Entretanto, depois de 1 ano de supressão contínua bem-sucedida, a taxa de recidiva é aproximadamente a mesma do que quando não se utiliza nenhuma profilaxia.

IMUNOSSUPRESSORES — Foi demonstrada a eficácia da azatioprina (Cap. 86) e de seu metabólito, a 6-mercaptopurina (Cap. 86) no tratamento da doença de Crohn. Em geral, o tratamento é iniciado com uma baixa dose de 50 mg ao dia, que é gradualmente aumentada para 1,5 a 2,5 mg/kg ao dia ou até que o paciente apresente linfopenia leve. Os efeitos terapêuticos são observados apenas depois de 3 a 6 meses. Existem algumas controvérsias quanto ao papel que a terapia imunossupressora poderia desempenhar na doença de Crohn, porém a tendência é considerá-la a base do tratamento a longo prazo. Há algumas evidências de que a terapia imunossupressora pode ser útil na cicatrização das fístulas da doença de Crohn.

Foi também demonstrada a eficácia da azatioprina no tratamento da colite ulcerativa.

A toxicidade constitui o fator limitante no uso dos agentes imunossupressores, visto que esses fármacos freqüentemente causam leucopenia grave. Devem ser rigorosamente monitorizados e só utilizados em pacientes que aderem ao tratamento. Outras toxicidades incluem pancreatite, reações alérgicas e complicações infecciosas em 7% dos pacientes. Foi relatada a ocorrência de neoplasias, mas provavelmente apenas o linfoma histiocítico do cérebro está associado ao fármaco.

CICLOSPORINA

Para a monografia completa, veja Cap. 86.

Comentários — Existe uma experiência crescente com o uso da ciclosporina tanto por via IV quanto por via oral em pacientes com doença de Crohn grave ou colite ulcerativa. A ciclosporina é inicialmente administrada por via IV, numa dose de 4 mg/kg/dia, e, a seguir, mantida numa dose de 5 a 8 mg/kg/dia por 2 a 3 meses, quando se inicia a terapia imunossupressora com azatioprina ou com 6-mercaptopurina. Seu uso a longo prazo é impossibilitado devido à sua nefrotoxicidade.

INFLIXIMAB

Remicaid

Descrição — Anticorpo monoclonal IgG1K quimérico com peso molecular aproximado de 149.000 dáltons. É composto de regiões constantes humanas e regiões variáveis murinas.

Comentários — Liga-se ao fator de necrose tumoral alfa (FNT_α) humano, um indutor de citocinas pró-inflamatórias, como IL-1 e IL-6. O FNT_α também intensifica a migração dos leucócitos, ativa os neutrófilos e induz os reagentes de fase aguda. Sua atividade, que está aumentada na doença de Crohn, correlaciona-se com a atividade da doença. O tratamento com esse agente reduz a infiltração das células inflamatórias e a produção do FNT_α nas áreas inflamadas do intestino. Foi constatado que o infliximab reduz os sintomas, diminui a atividade da doença e melhora a qualidade de vida após uma dose única IV a pacientes com doença de Crohn que não responderam a outras terapias.

O infliximab está indicado para o tratamento da doença de Crohn moderada a grave resistente à terapia convencional e para pacientes com fístulas de Crohn enterocutâneas.

É administrado por infusão IV, numa dose de 5 mg/kg. Possui meia-vida terminal de 9,5 dias. O volume de distribuição é aumentado pela terapia concomitante com corticosteróides. Podem-se administrar até dois ciclos de terapia a intervalos de 2 e 4 meses.

O infliximab tem sido associado a reações de hipersensibilidade, incluindo urticária, dispnéia e hipotensão. Deve-se dispor de medicações para o tratamento de reações de hipersensibilidade durante a infusão do infliximab. Além disso, podem ocorrer reações auto-imunes, incluindo uma síndrome semelhante ao lúpus com anticorpos anti-

DNA de filamento duplo positivos. Foi também relatada a ocorrência de linfomas. Como os pacientes com doença de Crohn e os pacientes submetidos a terapia imunossupressora a longo prazo são predispostos a desenvolver linfoma, a importância dos casos relatados é incerta. São observadas reações adversas em cerca de 85% dos pacientes, incluindo cefaléia, náusea, infecções das vias respiratórias superiores, dor abdominal, febre, exantema e vômitos — ocorrendo, cada uma delas, em mais de 5% dos pacientes.

METOTREXATO

Para a monografia completa, veja Cap. 86.

Comentários — Embora não seja aprovado para o tratamento da doença de Crohn ou da colite ulcerativa, o metotrexato tem sido utilizado nessas condições e parece ser eficaz na indução e manutenção de remissões em cerca de 40% dos pacientes. A exemplo da terapia imunossupressora, são necessários 3 a 6 meses para obter-se um benefício completo. A toxicidade constitui o principal fator limitante no uso desse fármaco.

FÁRMACOS UTILIZADOS NO TRATAMENTO DA HEPATITE VIRAL CRÔNICA

Utiliza-se a imunoestimulação para o tratamento da hepatite B e hepatite C crônicas. Cerca de 10 a 15% dos pacientes infectados pelo vírus da hepatite B desenvolvem doença crônica, manifestada por hepatite crônica, cirrose e carcinoma hepatocelular. As razões pelas quais os pacientes desenvolvem doença crônica ainda não foram esclarecidas. Em algumas partes do mundo, como, por exemplo, o sudeste da Ásia, quase 90% dos lactentes nascidos de mulheres positivas para a hepatite B tornam-se cronicamente infectados. Quando a doença é adquirida numa idade mais avançada, existe pouca probabilidade de ocorrer doença crônica. Os níveis séricos de interferon estão diminuídos em muitos pacientes com hepatite B crônica. Esses níveis reduzidos podem ser secundários à transfecção do cromossoma 9 pelo vírus no sítio que codifica o interferon. O interferon tem ação antiviral devido a duas propriedades: ele estimula a síntese da 2,5-A sintetase, que inibe a replicação viral, e ele induz os antígenos de histocompatibilidade principal HLA na superfície dos hepatócitos, que, assim, podem tornar-se alvo das células T citotóxicas. A demonstração de deficiência de interferon na hepatite B crônica constitui a base racional para o seu uso nessa doença. O interferon induz remissão em cerca da metade dos pacientes, com taxa de recidiva de 2 a 3% ao ano. Não se sabe se o interferon impede o desenvolvimento de carcinoma hepatocelular nesses pacientes.

Cerca de 85% dos pacientes com hepatite C tornam-se cronicamente infectados. Em cerca da metade desses pacientes, verifica-se o desenvolvimento de hepatite crônica e cirrose. Uma vez instalada a cirrose, o carcinoma hepatocelular ocorre numa taxa de 2 a 3% ao ano. O mecanismo de persistência provavelmente está relacionado ao desenvolvimento de mutantes, conhecidos como quase-espécies, que escapam à detecção imune. Os estudos clínicos com interferon para a hepatite não-A, não-B começaram antes da descoberta do vírus da hepatite C. Subseqüentemente, foi constatado que a maioria dos pacientes tinha, na realidade, hepatite C, e que o fármaco induzia a remissão em cerca de 20% desses pacientes, ocorrendo recidivas em cerca da metade dentro de 1 ano. Subseqüentemente, verificou-se que a dose padrão em pulso de interferon, de 3 MU por via SC, três vezes ao dia, induz mutações no vírus da hepatite C que podem predispor ao desenvolvimento de resistência ao fármaco. Por conseguinte, é mais comum tratar os pacientes com 3 MU ao dia, durante 6 meses a 1 ano.

INTERFERON ALFA-2B

Intron A

Veja Cap. 86 para a monografia completa.

Comentários — Os interferons alfa constituem uma família de proteínas com PM de 15.000 a 27.600, que são secretadas por linfócitos em resposta a infecções virais. Ligam-se a proteínas celulares e exercem diversos efeitos, incluindo a indução de determinadas enzimas, como a 2,5 A sintetase, que inibe a replicação viral; inibição da proliferação celular; e atividade imunomoduladora, incluindo a expressão de antígenos de histocompatibilidade principal HLA que se tornam os alvos dos linfócitos T citotóxicos. Dados recentes indicam que os interferons também podem ser antiinflamatórios, antifibrinogênicos e anticarcinogênicos.

O interferon alfa numa dose de 5 MU ao dia está indicado para o tratamento da hepatite B crônica, sendo o tratamento mantido por 6 meses. Com freqüência, observa-se uma exacerbação da hepatopatia dentro de 12 a 14 semanas, quando o antígeno e da hepatite transforma-se em anticorpo e. Em geral, isso assinala o término da replicação viral e uma resposta positiva ao tratamento. Os pacientes com hepatopatia descompensada, manifestada por ascite, encefalopatia ou coagulopatia, não devem ser tratados, exceto em circunstâncias controladas especiais, devido ao elevado risco de efeitos colaterais fatais, especialmente peritonite bacteriana com sepse.

Os efeitos colaterais são comuns com o interferon alfa-2b. Os efeitos colaterais observados em mais de 10% dos pacientes incluem: febre (45%), cefaléias (45%), mialgias (40%), depressão (40%), astenia (20%), calafrios (25%), fadiga (20%), artralgias (20%), náusea (25%), diarréia (15%) e alopecia (15%). Foi também relatada a ocorrência de irritabilidade, insônia, dor abdominal, prurido, retinite, neuropatia periférica, convulsões, erupções cutâneas e inflamação no local da injeção. Em cerca de 1% dos pacientes, ocorre disfunção tireoidiana na forma de hiper- ou de hipotireoidismo, que tem sido irreversível em alguns casos. Recomenda-se a monitorização do TSH antes da terapia e dentro de 1 mês, especialmente nas mulheres. Em 10 a 30% dos pacientes, ocorrem anemia, leucopenia e trombocitopenia, podendo exigir uma modificação da dose ou a interrupção temporária do fármaco. A toxicidade limitante com interferon (IFN) consiste em leucopenia. Recomenda-se a realização de hemograma completo a intervalos de 2 a 4 semanas para monitorização dos pacientes. Apesar da longa lista de efeitos colaterais e de sua freqüência bastante elevada, a terapia quase sempre consegue ser concluída. Entretanto, não deve ser instituída em pacientes com hepatopatia descompensada.

Indicados para o tratamento da hepatite B e da hepatite C crônicas, o interferon alfa-2b e o interferon alfacon-1 também são indicados para o tratamento da hepatite C crônica. Enquanto os interferons estão indicados para o tratamento de pacientes com 18 anos de idade ou mais portadores de hepatopatia compensada, a conduta rotineira, hoje em dia, consiste em tratar todos os pacientes com hepatite C infectados, incluindo aqueles com hepatite C aguda. O tratamento da hepatite C aguda reduziu a taxa de desenvolvimento de doença crônica de cerca de 80 a 85% para 10 a 15%.

Foram efetuados estudos iniciais para o tratamento da hepatite C crônica com doses de 3 MU por via SC, três vezes por semana, durante 3 a 6 meses. Foram obtidas taxas de remissão sustentadas de 15 a 20%. A dose em pulsos inicialmente empregada com o interferon alfa foi planejada para reduzir a toxicidade. Entretanto, os dados farmacocinéticos mostram que os níveis séricos não são mantidos. Ocorrem concentrações séricas máximas dentro de 3 a 12 h após a injeção. A meia-vida de eliminação é de 2 a 3 h, e os níveis séricos tornam-se indetectáveis depois de 16 h. A taxa de replicação do vírus da hepatite C encontra-se na faixa dos trilhões por dia, com meia-vida viral de cerca de 5 h. Por conseguinte, existe um desequilíbrio farmacocinético/farmacodinâmico que acaba aumentando a taxa de replicação do vírus acima dos valores basais. Foi também constatado que essa posologia aumentava a taxa de mutação, levando potencialmente à formação de quase-espécies que escapam aos mecanismos imunes.

Estudos subseqüentes utilizaram 5 MU durante 6 a 12 meses e obtiveram um aumento de duas vezes nas taxas de remissões duradouras. Entretanto, parece que a dose inicial ótima é de 10 MU. Estudos atuais utilizando 10 MU ao dia durante alguns dias, seguidos de 5 MU ao dia durante 6 a 12 meses, mostraram-se promissores no sentido de aumentar ainda mais a taxa de remissões prolongadas. Além disso, estudos realizados com interferon pegelado — uma forma de liberação prolongada administrada uma vez por semana — mostraram resultados promissores, com taxas ainda mais elevadas de remissão prolongada, com menos toxicidade.

RIBAVIRINA EM COMBINAÇÃO COM INTERFERON ALFA-2β

Rebetron

Comentários — Análogo da guanosina que possui atividade antiviral contra o vírus sincicial respiratório, mas não contra o vírus da hepatite B ou C. Entretanto, em combinação com o interferon alfa, aumenta a taxa de remissão prolongada na hepatite C crônica. É apresentado na forma de interferon alfa-2b, 3 milhões de unidades/frasco e cápsulas de ribavirina (Rebetol), 200 mg. Seu uso está indicado para o novo tratamento da hepatite C crônica em pacientes previamente não-tratados e naqueles que não responderam à terapia com interferon ou que sofreram recidiva após tratamento prévio com interferon alfa. Em um grande estudo multicêntrico, a terapia de combinação durante 24 semanas produziu uma resposta virológica duradoura de 31%, em comparação com 6% com uso isolado de interferon (3 MU por via SC, três vezes por semana).

FÁRMACOS QUE DISSOLVEM CÁLCULOS BILIARES

Veja *Bile, Ácidos Biliares e Sais Biliares,* anteriormente.

FÁRMACOS DO TRATO GASTRINTESTINAL DIVERSOS

Vários fármacos com ações diversas sobre o trato GI são incluídos nesta seção. Eles variam desde o carminativo empírico *espírito de hortelã* até o novo agente para dissolução de cálculos biliares, o *ursodiol*, e a combinação antidiarreica bem-estabelecida de *cloridrato de difenoxilato-sulfato de atropina*. Os carminativos são substâncias que antigamente eram utilizados para aliviar a distensão gasosa do estômago ou do intestino. Muitos óleos voláteis carminativos são utilizados como agentes aromatizantes (veja Cap. 55 e as referências cruzadas relacionadas adiante).

CÂNFORA — Cap. 65.

CLOROBUTANOL — Cap. 55.

CLOROFÓRMIO — Cap. 55.

LACTULOSE

D-Frutose, 4-*O*-β-D-galactopiranosil-, Cephulac e Chronulac

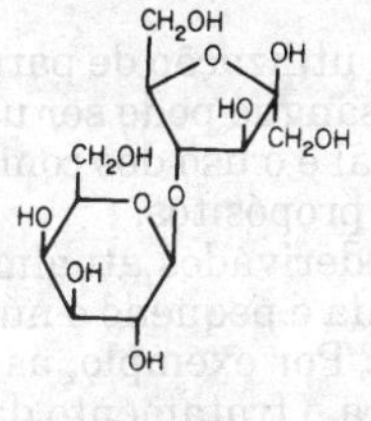

4-*O*-β-D-Galactopiranosil-D-frutofuranose [4618-18-2] $C_{12}H_{22}O_{11}$ (342.30).

Preparo — A lactulose (um dissacarídio que contém 1 molécula de galactose e 1 molécula de frutose) pode ser preparada por epimerização da lactose (um dissacarídio que contém 1 molécula de galactose e 1 molécula de glicose) em meio de água com cal. *J Am Chem Soc* 130; 52:2101.

Descrição — Pó branco; fusão a cerca de 169°; levorrotatório; reduz a solução de Fehling; produz galactose e frutose com hidrólise ácida. O xarope comercialmente disponível é um líquido doce, viscoso, amarelo pálido a amarelo; cada 15 mL contêm 10 g de lactulose (e menos de 2,2 g de galactose, menos de 1,2 g de lactose e 1,2 g ou menos de outros açúcares).

Solubilidade — Muito solúvel em água; apenas ligeiramente solúvel em álcool.

Comentários — Dissacarídio constituído por 1 molécula de galactose e 1 molécula de glicose. A lactulose é utilizada para reduzir os níveis sangüíneos de amônia em pacientes com encefalopatia portossistêmica. Melhora o estado mental do paciente e os padrões do EEG, porém não altera a evolução da hepatopatia subjacente. A ação da lactulose, que é pouco absorvida após administração oral, depende de sua degradação por bactérias colônicas a dióxido de carbono, ácido láctico e pequenas quantidades de ácidos acético e fórmico, que acidificam o conteúdo do colo. O meio ácido converte a amônia em íon amônio ($NH4^+$), que não pode ser absorvido. Favorece a difusão da amônia do sangue para o colo. A ação laxante osmótica da lactulose e/ou de seus metabólitos expele os íons amônio retidos no colo. Foi relatado que a terapia com lactulose reduz os níveis sangüíneos de amônia em 25 a 50% e produz uma resposta clínica favorável em cerca de 75% dos pacientes. A lactulose é pouco absorvida, e apenas 3% aparecem na urina em 24 h.

A lactulose pode produzir distensão gasosa com flatulência ou eructação e desconforto abdominal, como cólicas, em cerca de 20% dos pacientes. Sua administração em doses excessivas provoca diarréia; entretanto, é necessária a ocorrência de algum grau de diarréia (2 a 4 evacuações de fezes moles por 24 h) para seu efeito terapêutico máximo. Raramente, foram relatados náusea e vômitos.

O xarope de lactulose contém alguns monossacarídios e deve ser utilizado com cautela em pacientes diabéticos. O uso concomitante de neomicina com lactulose pode resultar na eliminação de bactérias colônicas que são essenciais para a degradação necessária da lactulose e, assim, impedir a acidificação do colo. Não devem ser utilizados outros laxantes, especialmente durante a fase inicial da terapia, visto que a evacuação de fezes moles pode sugerir falsamente que a dose de lactulose está adequada. A lactulose não altera a evolução da hepatopatia subjacente, que pode exigir outra terapia. A segurança do xarope de lactulose durante a gravidez e o efeito sobre a mãe e o feto ainda não foram avaliados.

METILBROMETO DE ANISOTROPINA — Veja RPS-19, Cap. 55.

ÓLEO DE ANIS — Cap. 55.

ÓLEO DE CARDAMOMO — Cap. 55.

SEMENTES DE CARDAMOMO — Cap. 55.

SIMETICONA

Gás-X; Mylicon; Phazyme; Silain

Simeticona [8050-81-5]; mistura de polímeros de siloxana lineares totalmente metilados contendo unidades repetidas da fórmula $[—(CH_3)_2SiO]_n$, estabilizados com unidades terminais trimetilsilóxi da fórmula $[(CH_3)_3SiO—]$ e dióxido de silício.

Descrição — Líquido viscoso translúcido, cinzento; densidade específica entre 0,964 e 0,984; índice de refração entre 1.400 e 1.410; viscosidade (25° ± 0,1°) não inferior a 300 centistokes.

Comentários — Agente antifisético, que se supõe aliviar os gases no trato GI. É utilizado como terapia adjuvante em distúrbios nos quais a presença de gases constitui um problema, como *distensão gasosa pós-operatória, deglutição de ar, dispepsia funcional, colo irritável* e *diverticulose*. A simeticona é também utilizada em combinações de antiácidos para remover os gases do suco gástrico, diminuindo a tendência ao refluxo gastroesofágico; entretanto, *não* diminui a necessidade de antiácidos. Ainda não foi comprovado se a simeticona possui qualquer efeito terapêutico. Acredita-se que seja fisiologicamente inerte e desprovida de toxicidade.

CAPÍTULO 67

Sangue, Líquidos, Eletrólitos e Drogas Hematológicas

Karleen S Callahan, PhD
Research Assistant Professor of Pharmacology
College of Pharmacy
University of Utah
Salt Lake City, UT 84112

O sangue é um tecido único. Como tecido, pode ser retirado do corpo, e uma extensa série de suas partes pode ser separada para uso em terapia. Como líquido corporal circulante, o sangue supre um conjunto vital de funções fisiológicas. Um grande número de drogas exerce ações específicas úteis dirigidas para a manutenção ou a restauração dessas funções.

O leitor deve procurar o Cap. 31 para uma discussão básica de hematologia e tecnologia de armazenamento de sangue.

A responsabilidade pela promulgação e pela administração de regulamentos federais aplicáveis ao sangue e aos produtos do sangue é da Food and Drug Administration (FDA), Bureau of Biologics. Os regulamentos aplicáveis são encontrados no *Code of Federal Regulations, 21 CFR 273.3*. Também são estabelecidos padrões pela American Association of Blood Banks e pela Organização Mundial de Saúde (OMS).

SANGUE TOTAL E SEUS COMPONENTES

O sangue desempenha muitas funções vitais e também reflete a condição de outros tecidos corporais. Apesar de o sangue total normalmente não entrar em contato direto com células não-circulantes além do endotélio vascular, eletrólitos e muitos compostos orgânicos pequenos encontrados no plasma realizam trocas livremente tanto com a linfa quanto com o fluido intersticial. Assim, a composição do sangue é um indicador importante do estado dos íons celulares e do estado metabólico. O plasma é o veículo para o transporte da maioria dos nutrientes para os tecidos e de muitos resíduos para fora deles. O plasma transporta drogas, freqüentemente de forma combinada ou ligada; logo, o plasma é um fator importante na determinação da eficácia de drogas (Cap. 57). As proteínas no plasma estão envolvidas de forma importante na regulação da hidratação dos tecidos em virtude da osmose que resulta da impermeabilidade do endotélio vascular à maioria das proteínas. Algumas das proteínas plasmáticas estão envolvidas intimamente com a coagulação do sangue e, portanto, com a sua conservação.

Os eritrócitos estão envolvidos especialmente com o transporte de oxigênio e de dióxido de carbono. Os leucócitos desempenham papéis importantes na defesa contra as infecções (veja Cap. 60), e as plaquetas exercem várias funções importantes na hemostasia e na resposta ao trauma.

UTILIZAÇÕES DO SANGUE E DOS SEUS COMPONENTES — As muitas funções fisiológicas do sangue derivam dos papéis específicos de suas muitas partes; além dos elementos formados, há mais de 80 proteínas distintas no plasma. Quando há perda de sangue total, como na hemorragia, é necessário sangue total para a reposição. Entretanto, o uso de sangue total para superar uma deficiência de um único componente constitui-se em um desperdício dos outros componentes úteis.

Na maioria dos casos, a administração de um componente isolado em forma concentrada evoca uma resposta muito melhor do que a administração daquele componente como sangue total. Além disso, pela utilização de partes específicas do sangue, o suprimento de sangue pode ser usado mais economicamente; o resultado final é o uso dos componentes de uma única doação para vários propósitos.

O número de hemoderivados atualmente disponíveis está aumentando, mas ainda é pequeno o número de componentes conhecidos do sangue. Por exemplo, as hemácias podem tornar-se disponíveis para o tratamento da anemia, a albumina para o tratamento do choque, as imunoglobulinas para a profilaxia de certas doenças infecciosas, os granulócitos para a granulocitopenia e as plaquetas para a trombocitopenia. Esses e outros importantes componentes disponíveis do sangue são discutidos nas seções seguintes.

Nos Estados Unidos, a coleta, o processamento, a preservação e a distribuição de sangue e de seus componentes isolados são realizados por uma ampla variedade de empresas. Para o propósito dessa discussão, no entanto, o fato importante é onde e como o sangue e seus componentes se tornam disponíveis para o uso de pacientes e do público em geral. Os principais canais para o fornecimento de serviços de sangue e de produtos do sangue são

1. Hemocentros e bancos de sangue. Esses fornecem uma grande variedade de serviços que alcançam o paciente por prescrição, geralmente através de um banco de sangue hospitalar ou de um serviço de transfusão. Os serviços principais incluem o fornecimento de sangue total, hemácias isoladas, plaquetas, granulócitos, fator VIII crioprecipitado, plasma de doador único e plasma fresco congelado. Esses geralmente são denominados sangue e hemoderivados. Eles são distinguidos pelo fato de serem preparados localmente no hemocentro e fornecidos na forma de unidades individuais identificadas pelo doador.
2. O fabricante farmacêutico e a farmácia. Isso se aplica aos produtos do fracionamento do plasma, que são preparados por fabricantes farmacêuticos a partir de grandes lotes de plasma humano armazenado e estão, assim, sujeitos a regulamentos de controle biológicos diferentes daqueles que se aplicam a unidades simples de sangue e de seus componentes.

3. Agências de saúde pública e grandes hemocentros. Esses podem fornecer diretamente para médicos ou mesmo para pacientes individuais sob certas circunstâncias.

TRANSMISSÃO DE INFECÇÕES — O uso do sangue e de seus componentes é acompanhado por algum risco de transmissão de citomegalovírus (CMV), de vírus da hepatite, do vírus da imunodeficiência humana (HIV), do vírus de Epstein-Barr, de vírus herpes simples, da mononucleose infecciosa, da sífilis, da malária, da doença de Chagas, etc. Esse risco é diferente dependendo de que componente do sangue é usado e também de como ele é preparado.

No caso de unidades de sangue total e de hemoderivados preparados e distribuídos por bancos de sangue e hemocentros, o grau de risco depende da capacidade para detectar o agente infeccioso no sangue do doador. Está sendo feito um progresso rápido nessa área. Entretanto, provavelmente ainda será necessário algum tempo antes que o risco chegue a zero, ou seja, antes que a absoluta segurança do sangue do doador possa ser assegurada, caso isso ocorra algum dia. Entretanto, o risco pode ser diminuído ou, na verdade, eliminado, por tratamentos de processamento adequados. Assim é que a imunoglobulina preparada através do procedimento de fracionamento etanol-água fica livre de vírus mesmo sem tratamento viricida específico.

A *Albumina Humana* não apresenta nenhum risco de transmissão viral, como resultado do aquecimento da solução a 60°C por 10 horas. Logo, é provável que qualquer produto que possa ser aquecido a 60°C por 10 horas apresentará um risco bastante diminuído, se não zero, de transmissão viral. Infelizmente, muito poucos produtos podem suportar tratamento tão rigoroso, e outros meios têm sido buscados para inativar vírus, mas sem sucesso completo. Esses incluem irradiação com luz ultravioleta, raios catódicos e tratamento químico com várias substâncias, tais como a β-propiolactona. Nenhum desses métodos, da forma como são utilizados atualmente, pode ser considerado confiável para inativar completamente todos os vírus que poderiam estar presentes, embora diminuam o risco associado ao uso do material.

Em resumo, exceto por certos produtos, tais como a albumina e a imunoglobulina, que se sabe que estão livres de vírus, tem-se que considerar que a maioria dos hemoderivados envolve um risco de transmissão viral, e esse risco tem de ser ponderado contra as conseqüências médicas da retenção do produto.

SANGUE TOTAL

O sangue para uso humano só pode ser coletado de pessoas que sejam atestadas por um médico como estando livres de doenças transmissíveis, tanto quanto possa ser determinado pela história pessoal do doador, pelo exame físico, etc. Infelizmente, nas doações em massa (p. ex., nas coletas de sangue volantes), esses exames e certificações tendem a ser apressados e limitados. A quantidade usual coletada é de 500 mL. O sangue é coletado em uma solução anticoagulante. Uma amostra de sangue é coletada no momento da punção e submetida a exames sorológicos e virológicos.

O uso das misturas anticoagulantes conhecidas como ACD e CPD (veja adiante) prolonga a vida útil das hemácias, com o resultado de que, seguindo-se ao armazenamento sob condições apropriadas, o sangue pode ser usado com segurança por um período de 21 dias após a coleta. A adição de adenina à solução de CPD (para produzir CPDA-1) aumenta a validade por mais 14 dias, possibilitando, assim, um tempo útil de armazenamento de 35 dias. O uso dessas soluções aumentou bastante a flexibilidade dos bancos de sangue hospitalares e comunitários. Entretanto, com heparina a validade é muito mais curta, sendo o tempo oficial de expiração de 2 dias.

Se for usado sangue total, ele é manuseado cuidadosamente e armazenado no frio sem processamento ou testagem adicionais, exceto pela observação ocasional para detectar evidências de hemólise ou contaminação.

COMPONENTES DO SANGUE

As agências coletoras de sangue — hemocentros e bancos de sangue — fornecem vários serviços às áreas que atendem. Esses incluem o fornecimento de sangue total e de vários hemoderivados preparados no centro a partir de sangue fresco de doador. Os componentes do sangue são feitos de unidades isoladas de sangue sem abrir ou violar a esterilidade do sistema de bolsa plástica no qual o sangue foi coletado originalmente. Assim, esses componentes são individualizados em relação ao doador; se forem necessários volumes maiores do que os disponíveis de um doador, são usadas múltiplas unidades. Além do sangue total, os componentes comumente disponíveis são hemácias em CPD ou CPDA-1, hemácias congeladas, hemácias lavadas em soro fisiológico, hemácias sem leucócitos, concentrado de granulócitos, concentrado de plaquetas, fator anti-hemofílico crioprecipitado (mais adiante), plasma fresco congelado e plasma líquido.

CONCENTRADO DE GRANULÓCITOS

É um concentrado de leucócitos de doador único obtido por separação de sangue total sedimentado ou por férese com uma centrífuga de fluxo contínuo ou intermitente. Os granulócitos (e os leucócitos carreados) são recolocados em suspensão no plasma do receptor. O componente deve ser usado dentro de 24 horas após a coleta.

Comentários — Heterologamente em pacientes com leucopenia intensa, geralmente aquela que resulta da quimioterapia do câncer ou de outras reações adversas a drogas.

CONCENTRADO DE PLAQUETAS

São as plaquetas retiradas de plasma obtido através da coleta de sangue total, por plasmaférese ou por plaquetoférese, a partir de um doador humano único e adequado de sangue total; ou a partir de um doador de plaquetoférese. Uma unidade de concentrado de plaquetas consiste em não menos que $5{,}5 \times 10^{10}$ plaquetas suspensas em um volume especificado do plasma original. (Consulte a USP quanto ao procedimento de coleta.)

Plaquetas preservadas podem ser infundidas com sucesso em receptores que sofrem de deficiência de plaquetas. Plaquetas obtidas por plaquetoférese têm que ser usadas dentro de 24 horas da coleta, porque o sistema aberto permite contaminação bacteriana. Embora o prazo de validade oficial seja de apenas 72 horas, atualmente é possível armazenar plaquetas por até 120 horas, e é provável que métodos para preservá-las por um período mais longo sejam criados em futuro próximo.

Comentários — Para controlar ou evitar o sangramento resultante de trombocitopenia ou trombopatia. Na deficiência de plaquetas resultante de coagulação intravascular disseminada e de púrpura trombocitopênica (na qual ocorre um tipo de coagulação intravascular), as plaquetas têm que ser administradas juntamente com heparina. Quando a trombocitopenia é causada por destruição imune, a administração de plaquetas na maior parte das vezes é inútil, devido à rápida destruição das plaquetas acrescentadas. Da mesma forma, na trombocitopenia induzida por drogas, os efeitos das plaquetas na maior parte das vezes são inúteis, a não ser que a droga seja descontinuada, de preferência antecipadamente. Plaquetas podem ser usadas no estabelecimento de circuitos extracorpóreos, mas elas podem ser submetidas a uma destruição mais rápida no circuito do que plaquetas endógenas. A meia-vida das plaquetas é de cerca de 1 a 2 dias.

HEMÁCIAS

Hemácias Humanas; Concentrado de Hemácias

São as hemácias do sangue total humano, separadas do plasma por centrifugação ou sedimentação durante o prazo de validade do sangue do qual elas derivam, mas não mais de 21 dias após o sangue ser colhido se a solução anticoagulante for uma solução de ACD ou CPD; se uma solução de citrato ácido em dextrose com adenina tiver sido usada como anticoagulante, tal preparado deve ser feito dentro de 35 dias a partir daí; se for usada heparina, o prazo de validade é de 48 horas. Os prazos de validade vigoram apenas se o hematócrito não exceder 80% e se o lacre não tiver sido violado. As preparações são denominadas Hemácias com CPD, Hemácias com CPDA-1 ou Hemácias Heparinizadas, de acordo com o anticoagulante usado.

Descrição — Vermelho-escuras quando armazenadas, e podem apresentar uma leve camada cremosa na superfície e uma pequena camada sobrenadante de plasma amarelo ou opalescente. Hemácias humanas colocadas novamente em suspensão constituem um líquido de cor vermelho-escura.

Comentários — São um *expansor de sangue* em qualquer condição na qual a deficiência primária no sangue seja de eritrócitos. Assim, elas são usadas no tratamento de emergência de várias anemias que anteriormente eram tratadas com transfusões de sangue total. Elas também podem ser devolvidas ao doador por transfusão autóloga após plasmaférese ou férese de outros componentes. Hemácias humanas não estão disponíveis isoladamente como um líquido de reposição na hemorragia, mas elas podem ser empregadas em casos em que a perda sanguínea crônica não seja tão grande que diminua apreciavelmente o volume plasmático e o conteúdo proteico do plasma. Cada unidade de concentrado é misturada preferivelmente com 50 a 100 mL de uma injeção de NaCl a 0,9% para diminuir a viscosidade. A injeção de Ringer-lactato é contra-indicada por fornecer cálcio suficiente para iniciar coagulação; a injeção de dextrose é contra-indicada por causar hemólise. A meia-vida é de cerca de 4 semanas, mas varia consideravelmente, dependendo do receptor.

HEMÁCIAS COM LEUCÓCITOS REMOVIDOS

Concentrado de Hemácias Pobre em Leucócitos

É um concentrado de hemácias de doador único que contém menos de 25% dos leucócitos originais. O prazo de validade é o das *Hemácias*, e é determinado pelo tipo de anticoagulante utilizado. O hematócrito geralmente varia entre 0,7 e 0,8.

Comentários — Principalmente para transfusão autóloga em indivíduos leucêmicos nos quais é indispensável uma redução nos leucócitos circulantes. Pode ser usado na reposição heteróloga de hemácias se o sangue do doador original for normal (ou seja, o sangue do doador serviu como fonte de leucócitos terapêuticos). Como o preparado tem menos fragmentos de leucócitos pirogênicos do que as Hemácias, as reações febris são menos intensas e menos freqüentes.

HEMÁCIAS CONGELADAS

Hemácias (Humanas) Congeladas; Hemácias Frescas Congeladas

É um preparado no qual hemácias humanas são suspensas em uma solução de glicerol e congeladas a temperaturas que variam entre −80° e −120°. Há dois tipos de preparado: o que utiliza uma baixa concentração de glicerol e congelamento rápido e o que utiliza uma alta concentração de glicerol e congelamento lento. O prazo de validade é de 3 anos. Antes do uso, a suspensão é descongelada e o meio de glicerol é substituído por uma solução fisiológica. Nesse estágio, a preparação é denominada Concentrado de Hemácias Desglicerolizado. O prazo de validade da preparação descongelada é de 24 horas.

Comentários — Congelando-se as hemácias imediatamente ou pouco tempo depois da coleta, tanto o ATP quanto o ácido 2,3-difosfoglicérico (2,3-DPG) são mais bem preservados do que nos métodos de preparo e de armazenamento clássicos, e as hemácias congeladas têm melhor capacidade de transporte de oxigênio. Logo, elas são especialmente adequadas para uso em recém-natos, em lactentes prematuros e em pacientes mais velhos com demandas excessivas de oxigênio. Por serem originadas de doador único, elas são usadas especialmente para transfusões autólogas. Elas também são usadas quanto há uma necessidade rara de sangue, em cirurgias ginecológicas e cardíacas eletivas, na hemodiálise e no transplante renal. Elas são essencialmente livres de anticorpos irregulares e de proteínas plasmáticas, sendo, portanto, úteis em pacientes com reações alérgicas febris a hemácias lavadas em solução fisiológica ou em pacientes com hemoglobinúria noturna. Como há poucos leucócitos sobreviventes, o risco de resposta enxerto *versus* hospedeiro é reduzido. O procedimento congelamento-descongelamento remove hemácias senescentes, deixando assim uma população mais jovem de células com um tempo de sobrevivência maior no receptor. O procedimento de lavagem pós-descongelamento diminui grandemente o risco de hepatite sérica e de reações pirogênicas a restos de leucócitos e de plaquetas. Hemácias congeladas são muito caras.

HEMÁCIAS LAVADAS EM SOLUÇÃO FISIOLÓGICA

Concentrado de Hemácias, Lavadas

É um concentrado de hemácias de doador único no qual a maior parte do plasma, dos leucócitos e das plaquetas foi removida dentro de 24 horas da transfusão por uma ou mais lavagens com uma solução salina isotônica. O hematócrito geralmente se encontra entre 0,7 e 0,8.

Comentários — A lavagem pode ser empregada com cinco propósitos: (1) para remover componentes adversos em distúrbios específicos (p. ex., linfócitos e/ou imunoglobulinas em certos distúrbios auto-imunes, fatores Rh na aloimunidade, fatores de anticoagulação em certos distúrbios hemorrágicos, hormônio tireoidiano na tempestade tireoidiana, etc.); em tais circunstâncias, as hemácias devem ser reinfundidas no doador; (2) para reduzir o risco de infecções transmissíveis pelo sangue (exceto malária); as hemácias são planejadas para transmissão heteróloga; (3) para remover citrato em sangue citratado quando o volume a ser transfundido é grande e o receptor pretendido tem uma disfunção hepática na qual o citrato não pode ser tolerado; (4) para diminuir a intensidade de reações de transfusão heteróloga em situações de emergência na qual sangue fora de grupo (inadequado) tem que ser utilizado; ou (5) para reduzir a incidência e a gravidade da reação transfusional febril causada por fragmentos de leucócitos e plaquetas.

LINFÓCITOS CONGELADOS

É um concentrado congelado de linfócitos de doador único obtido por sedimentação diferencial do sangue total ou da remoção de linfa do ducto torácico. As células são resfriadas à razão de 3,5/min. DMSO é adicionado a uma concentração de 5% quando a temperatura alcança 0°. A reconstituição exige descongelamento cuidadoso e lavagem repetida do DMSO. As células viáveis são quantificadas a partir da absorção de radiotimidina em suspensões estimuladas pela fito-hemaglutinina.

Comentários — Como método de pesquisa no tratamento de doenças neoplásicas, substituindo linfócitos obtidos por férese a partir do sangue de pacientes afetados por certos distúrbios auto-imunes mediados por timócitos, e como um agente diagnóstico em avaliações especializadas *in vitro* da função imune.

PLASMA CONGELADO DE DOADOR ÚNICO

Plasma Humano Congelado

É o plasma de doador único que foi congelado dentro do prazo de validade do plasma líquido mas depois de 6 horas após a remoção do doador. O prazo de validade do plasma descongelado é o do *Plasma de Doador Único*.

Comentários — Veja *Plasma de Doador Único*.

PLASMA DE DOADOR ÚNICO

Plasma Humano

É a porção líquida de uma única unidade de sangue total em ACP, CPD ou CPDA-1 cuja separação foi realizada durante o tempo de expiração do sangue total. Ela é armazenada a 1 a 6°; pode ser armazenada por 5 dias além do prazo de validade do sangue total do qual foi separada (26 e 40 dias, se a partir de CPD ou de CPDA-1, respectivamente). A compatibilidade ABO é aquela do sangue total do doador. Uma unidade tem 220 a 250 mL.

Descrição — Líquido transparente, cor de palha, que pode algumas vezes exibir uma discreta opalescência.

Comentários — Principalmente para *reposição de volume* no tratamento do *choque*, sobretudo após queimaduras graves, nas quais a perda de proteínas plasmáticas é considerável. É usado ocasionalmente como uma fonte dos fatores de coagulação estáveis II, VII, IX e X, e assim pode ser usado para tratar a hemofilia B. A compatibilidade ABO é desejável, mas não é um pré-requisito para o uso.

PLASMA DE DOADOR ÚNICO LIOFILIZADO

Plasma Humano Liofilizado

É o plasma de doador único que foi liofilizado. Se o Plasma Fresco Congelado for a fonte do criodessecado, o plasma pode ser denominado Plasma Anti-hemofílico. O prazo de validade do plasma reconstituído é o do *Plasma de Doador Único*.

Comentários — Se o dessecado for feito de *Plasma Fresco Congelado*, veja a monografia; se for feito de Plasma Congelado, veja *Plasma de Doador Único*.

PLASMA FRESCO CONGELADO DE DOADOR ÚNICO

Plasma Humano Fresco Congelado; Plasma Anti-hemofílico

É o plasma de doador único congelado dentro de 6 horas da coleta e armazenado a uma temperatura de −20° ou mais baixa (preferivelmente abaixo de −30°). O plasma congelado não deve ser armazenado por mais de 12 meses. Como uma fonte de fatores da coagulação, o prazo de validade do plasma fresco congelado descongelado é de 24 horas; como um expansor de volume, o prazo de validade é o do Plasma de Doador Único. A compatibilidade ABO é a do sangue total do doador. Uma unidade varia entre 200 e 250 mL.

Descrição — Cor amarelo-clara a creme vivo. Quando visto microscopicamente, pode ser observada uma estrutura reticulada sem evidência de fusão.

Comentários — É indicado especialmente para o tratamento de *deficiências de múltiplos fatores da coagulação* (desde que os Fatores da coagulação lábeis V e XIII sejam preservados em plasma fresco congelado), tais como aquelas que ocorrem em casos de transfusão maciça com sangue armazenado, após heparinização na coagulação intravascular disseminada ou nas doenças hepáticas e para a *hemofilia*. O preparado também pode ser usado como *Plasma de Doador Único* (anteriormente), embora tal uso seja desnecessariamente dispendioso. Ele é o plasma de escolha em pacientes com púrpura trombocitopênica trombótica. Também é útil em pacientes com deficiências de imunoglobulina e/ou de complemento. O vírus da hepatite sérica não é eliminado pelo congelamento.

SANGUE TOTAL

É o sangue que foi coletado de doadores humanos adequados sob precauções assépticas rígidas. Ele contém íon citrato (dextrose-citrato-ácido, dextrose-citrato-fosfato ou dextrose-citrato-fosfato com adenina) ou heparina como anticoagulante. Os preparados são denominados Sangue Total com ACD, Sangue Total com CPD, Sangue Total com CDPA-1 ou Sangue Total Heparinizado, de acordo com o anticoagulante utilizado. O sangue total do qual foi removido o fator anti-hemofílico é denominado Sangue Total Modificado (ver adiante).

Descrição — É um líquido opaco, de tom vermelho-vivo, a partir do qual os corpúsculos se depositam imediatamente, após repouso de 24 a 48 horas, deixando uma camada de sobrenadante claro, amarelado ou rosado. Se o sangue tiver sido coletado logo após o doador ter-se alimentado, ele pode, em repouso, adquirir uma camada de material semelhante a gordura próximo à sua superfície. Uma cor rosa vivo ou vermelha no plasma ou um matiz purpúreo na superfície da porção celular geralmente indica que o sangue não é satisfatório para uso.

Comentários — É a reposição natural para perdas sanguíneas e, portanto, está indicado quando houve hemorragia ou perda sanguínea traumática > 20% do volume sanguíneo. Quando a perda sanguínea é pequena, não é essencial que toda a perda sanguínea seja reposta, exceto em pessoas com alta demanda de oxigênio (p. ex., tireotoxicose, beribéri) ou na anemia. Conseqüentemente, alguns profissionais podem repor apenas parte do sangue perdido e suprir o restante do déficit com uma solução fisiológica, hetamido ou de dextrana. No choque hemorrágico, algumas autoridades sustentam que não se deve corrigir todo o déficit de volume somente com sangue total, devido à agregação e sedimentação de hemácias, e uma dextrana algumas vezes também é adicionada, para suprimir não apenas a agregação eritrocitária mas também a agregação plaquetária, visto que algumas vezes ocorre coagulação intravascular como uma complicação. Os efeitos adversos do sangue total incluem reações pelo uso de sangue inapropriado, transferência passiva de alergias, hepatite sérica e outras infecções, sobrecarga de volume na administração monitorada de forma imprópria e viscosidade aumentada do sangue circulante. O sangue total armazenado é praticamente destituído de plaquetas e também pode ser deficiente em fatores V e VII, de forma que defeitos da coagulação podem ocorrer após transfusões maciças.

SANGUE TOTAL MODIFICADO

É o sangue total de doador único do qual o fator anti-hemofílico (definição da USP) ou um ou mais componentes não-eritrocitários foram removidos. Os componentes e o plasma podem ser removidos por métodos de sedimentação ou por dispositivos de separação contínua; após separação seletiva, o plasma é reintegrado com os eritrócitos.

Comentários — Os usos são determinados, em parte, pela saúde tanto do doador quanto do receptor e pelo motivo para a remoção do(s) componente(s). Se a razão para a férese dos componentes é remover um componente adverso, como leucócitos em uma leucemia ou linfócitos em um distúrbio auto-imune, o sangue total modificado é restituído de forma autóloga ao doador. Se, em vez disso, o doador for saudável e a férese é conduzida para fornecer uma fonte heteróloga do(s) componente(s) com propósitos terapêuticos, o sangue total modificado residual pode ser usado para os mesmos propósitos que o *Sangue Total*, desde que o volume a ser transfundido seja suficientemente pequeno para não causar, por diluição, um déficit clinicamente significativo do(s) componente(s) correspondente(s) no receptor.

EXPANSORES PLASMÁTICOS E LÍQUIDOS INTRAVENOSOS

SOLUÇÕES PROTEICAS E SOLUÇÕES COLÓIDES

Hemorragia e choque resultam em perda de volume sanguíneo, que, se levado além de um determinado ponto crítico, leva a insuficiência circulatória. A reposição de proteínas plasmáticas ou a injeção de uma substância que tenha propriedades osmóticas semelhantes irá restaurar o volume sanguíneo pelo menos temporariamente, de forma que a circulação de oxigênio para os tecidos possa ser mantida. Muitas substâncias foram empregadas com esse propósito: o *sangue total*, que em certas situações é o ideal, mas que não se encontra imediatamente disponível; o *plasma*, que é bastante efetivo, mas que é instável na forma líquida, que é relativamente desconfortável, que envolve a injeção de sais e água, o que é indesejável em alguns casos, e que, por fim, não pode ser tornado prontamente livre de vírus patogênicos; a *albumina sérica*, a proteína plasmática que atua controlando o volume sanguíneo e os polissacarídios, tais como as *dextranas* e o *hetamido*.

Fisiologicamente, o papel da albumina mais claramente estabelecido parece ser a sua capacidade de retenção de água (capacidade osmótica). É devido principalmente à albumina plasmática que a água do plasma, em vez de difundir-se para os tecidos, é retida na corrente sanguínea, mantendo o volume de sangue que é necessário para o débito cardíaco e a circulação efetivos. A albumina, embora compreenda menos de 60% das proteínas plasmáticas, em virtude de ter o mais baixo peso molecular entre essas proteínas, contribui com 80% de seu efeito osmótico. Uma outra propriedade altamente importante da albumina é a sua capacidade de ligar-se a várias substâncias químicas, incluindo certos íons, alguns hormônios e numerosas drogas.

Foram criados métodos para preparar albumina plasmática humana com mais de 99% de pureza. Diferentemente da maior parte das proteínas plasmáticas, ela é extraordinariamente estável. Ela não necessita de dessecação ou de refrigeração contínua e, assim, pode ser mantida à mão com uma solução estéril a 25%, pronta para uso imediato. A separação da albumina deixa as proteínas plasmáticas remanescentes como subprodutos. É possível derivar muitos agentes farmacêuticos específicos de uma doação de sangue, permitindo o uso mais eficiente de determinada quantidade de sangue.

ALBUMINA HUMANA

Albumina Sérica Humana Normal; Albuminar; Albuteína; Plasbumina; Buminato

A albumina humana é um preparado estéril, não-pirogênico, de albumina sérica, obtido pelo fracionamento de sangue, plasma, soro ou placentas de doadores humanos saudáveis e examinado quanto à ausência de antígeno de superfície da hepatite B. Ela é preparada por um processo que garante a segurança para o uso intravenoso. O conteúdo de albumina não é menor do que 96% da proteína total. A solução contém 5 ou 25 g de albumina, respectivamente, correspondendo a 100 ou 500 mL de plasma humano normal. Ela pode conter acetitriptofanato de sódio isoladamente ou associado a caprilato de sódio como agente estabilizador. O conteúdo de sódio não é menor que 130 mEq/L nem maior que 160 mEq/L. Nenhum agente antimicrobiano é acrescentado. Ela preenche as exigências dos exames de limite de heme, estabilidade térmica e pH. As soluções são aquecidas em recipientes finais a 60° por 10 horas para eliminar quaisquer organismos patogênicos que possam estar presentes. A temperatura de armazenamento é indicada no rótulo. A solução não deve ser usada se estiver turva ou se houver sedimento.

Descrição — É um líquido moderamente viscoso, claro e amarronzado; é praticamente inodora; pode desenvolver um leve depósito granular ou escamoso durante o armazenamento. Quando seca, tem uma cor que varia do amarelo-claro ao creme-escuro.

Comentários — Serve como um agente de emergência para a restauração do volume sanguíneo no tratamento do *choque* ou da *hemorragia*. Está especialmente indicada quando a perda sanguínea excede 20% do volume sanguíneo. Se a albumina for administrada em concentrações hipertônicas, ela irá extrair água dos líquidos intersticial e intracelular e aumentar o volume sanguíneo em uma quantidade maior do que o volume administrado; em uma concentração isotônica, ela irá expandir o volume sanguíneo apenas em uma quantidade igual ao volume acrescentado. Cada grama de albumina retém cerca de 18 mL de água na corrente sanguínea. Como sua ação depende da disponibilidade de água tissular, a albumina hipertônica não deve ser utilizada em pacientes gravemente desidratados sem a administração simultânea de soluções fisiológicas ou de dextrose.

Ela é utilizada na terapia de reposição proteica quando os níveis de proteínas séricas encontram-se baixos devido a perda excessiva, como em queimaduras extensas e na nefrose, em certas doenças de pele e em outras condições, ou devido à formação inadequada de proteínas resultante de distúrbios nutricionais, cirrose ou outras causas. Entretanto, o valor da albumina no tratamento da nefrite crônica ou da cirrose é menos notável do que na hipoalbuminemia aguda. Soluções de albumina hiperoncóticas podem ser usadas para causar diurese transitória em pacientes edematosos ou naqueles que estejam sendo submetidos à hemodiálise. Ela também é usada no tratamento da hiperbilirrubinemia e da eritroblastose fetal para aumentar a capacidade de ligação da bilirrubina.

O baixo conteúdo de sais e a alta estabilidade do componente de proteína única presente tornam a albumina *pobre em sais* o agente de escolha em certos tipos de terapia de reposição proteica, tendo-se em mente as seguintes limitações: a albumina não substitui, de nenhuma forma, as hemácias e, portanto, não deve ser usada no choque hemorrágico, exceto como um remédio de emergência. Ela não possui as outras proteínas contidas no plasma, não sendo, por isso, um agente adequado para o tratamento de deficiências de proteínas plasmáticas específicas (p. ex., fibrinogênio, protrombina), tal como ocorre na hepatite aguda ou nas queimaduras. Ela não repõe perdas líquidas e, portanto, tem que ser administrada com amplas quantidades de solução cristalóide quando usada em pacientes desidratados, conforme observado anteriormente. Calafrios, febre, urticária e perturbações da respiração e da pressão sanguínea ocorrem algumas vezes. A albumina é contra-indicada na insuficiência cardíaca congestiva. Altas doses não devem ser administradas na anemia grave, com reserva cardíaca baixa e na ausência de hipoalbuminemia.

FATOR ANTI-HEMOFÍLICO — ver adiante.

FRAÇÃO DE PROTEÍNA PLASMÁTICA

Fração de Proteína Plasmática Humana; Plasmanato; Plasma Plex; Plasmateína; Protenato

É uma solução estéril de proteínas selecionadas derivadas do plasma sanguíneo de doadores humanos adultos saudáveis. Ela contém 4,5 a 5,5 g de proteína/100 mL, dos quais cerca de 83 a 90% são constituídos de albumina, e o restante, de globulinas alfa e beta. Ela não contém nenhum agente antimicrobiano, mas pode conter estabilizantes apropriados. O prazo de validade é de 5 anos se a temperatura de armazenamento for de 2 a 10°, e de 3 anos se essa temperatura for de 11 a 29°, não incluindo 1 ano de armazenamento a 5° no local de fabricação.

Preparo — Por um processo semelhante àquele pelo qual é produzida a albumina. O produto se assemelha ao plasma do qual certas globulinas instáveis tenham sido removidas, incluindo a gamaglobulina e certas lipoproteínas. A solução é tratada por aquecimento a 60° por 10 horas para reduzir o risco de transmissão de vírus. A solução é isotônica ao plasma normal e é isotônica em relação aos íons difusíveis, sendo os íons principais o sódio e o cloreto.

Descrição — É um líquido transparente, quase incolor ou levemente amarronzado; é quase inodoro; pode desenvolver um leve depósito granular ou escamoso durante o armazenamento.

Comentários — É indicado, como a albumina, como um substituto para o plasma no tratamento do *choque* não-hemorrágico. Ela também é uma fonte conveniente de proteínas para nutrição intravenosa. Como não contém nenhum fator da coagulação, ela não é um substituto para o plasma fresco no tratamento de estados hemorrágicos. A meia-vida plasmática é de cerca de 27 dias.

Efeitos adversos são incomuns; eles incluem náuseas, vômitos e salivação aumentada. É preciso cuidado para evitar sobrecarga circulatória, especialmente em pacientes não-hipovolêmicos. As soluções dessa fração não devem ser misturadas com outros líquidos intravenosos, tanto no frasco quanto nos tubos.

EXPANSORES PLASMÁTICOS (EXPANSORES DE VOLUME)

Muitos esforços têm sido empenhados na procura por substâncias não-tóxicas, que não sejam de origem humana, que poderiam ser usadas em uma emergência para restaurar o volume sanguíneo. Deve ser enfatizado que essas substâncias não são de forma alguma substitutos para o plasma; seguindo-se ao seu uso de emergência, plasma ou sangue devem ser repostos tão rapidamente quanto possível. Alguns substitutos, entretanto, têm ações favoráveis na reologia do sangue e na adesividade plaquetária e, portanto, algumas vezes podem ser administrados juntamente com sangue ou plasma apenas para esses efeitos. Além disso, em alguns tipos de choque hipovolêmico, o plasma na realidade não é perdido a partir da árvore vascular, mas seqüestrado em vários leitos vasculares. Nessas situações, não é necessário administrar plasma, porque a correção do suposto déficit de volume com um expansor plasmático irá mobilizar uma parte do plasma de volta para a circulação. Mesmo proteínas plasmáticas perdidas no interior de espaços intersticiais retornam por intermédio da linfa. Na hipovolemia, por desidratação ou insuficiência supra-renal, soluções eletrolíticas ou de dextrose apropriadas estão indicadas.

A expansão de volume (expansão plasmática) evidentemente não está indicada a não ser que a pressão em cunha da artéria pulmonar (PAW), que é uma aproximação da pressão venosa pulmonar, esteja abaixo de 12 torr. É aconselhável administrar uma injeção de teste (cerca de 200 mL) de solução fisiológica isotônica ou de dextrana. Se a PAW se elevar apenas levemente mas o débito cardíaco se elevar mais substancialmente, é indicada expansão plasmática adicional; se a PAW se elevar nitidamente, o mesmo não ocorrendo com o débito cardíaco, a expansão plasmática é supérflua, e o tratamento deve ser dirigido para a melhora da função cardíaca. Na expansão de volume, o ponto final é geralmente de 16 torr (raramente 18 torr), e uma expansão adicional irá tender a causar edema pulmonar.

Os expansores de volume também são usados para abastecer circuitos extracorpóreos.

ALBUMINA — ver anteriormente.

DEXTRANA 40

Gentran 40; LMD a 10%; Rheomacrodex

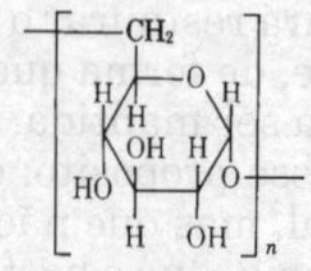

É a dextrana 9004-54-0 $(C_6H_{10}O_5)_n$; é um polímero da glicose, com um peso molecular médio de cerca de 40.000, no qual as ligações glicosídicas são predominantemente do tipo $\alpha(1\rightarrow6)$.

Preparo — A sacarose é submetida à ação da bactéria *Leuconostoc mesenteroides* B 512, e a dextrana crua de alto peso molecular assim formada é hidrolisada e fracionada a um peso molecular médio de cerca de 40.000 conforme medido por técnicas de dispersão de luz. US Pat 2.644.815.

Descrição — É um pó branco e amorfo que é inodoro e insípido; a solução a 10% em dextrose a 5% em água escurece levemente em um longo período de armazenamento, assim como ocorre com outras soluções contendo dextrose; o escurecimento é acelerado por temperaturas ambientes aumentadas.

Solubilidade — É livremente solúvel em água; é solúvel em dimetil sulfóxido; é insolúvel em álcool ou éter.

Comentários — Como uma solução isotônica para abastecer bombas ou melhorar o fluxo em cirurgias que exigem *derivação cardiopulmonar*. Tem a propriedade de diminuir a viscosidade do sangue e de melhorar o fluxo; em parte, a melhora no fluxo é o resultado da hemodiluição. Por essa razão, 10% de dextrana 40 em solução salina isotônica ou em dextrose a 5% é superior à dextrana 40 em sangue total. As dextranas diminuem a adesividade plaquetária. Essa propriedade é usada para a *profilaxia da trombose e do tromboembolismo durante e após cirurgia*, e ocasionalmente para diminuir as coagulopatias na síndrome do pulmão de choque. Do contrário, ela é raramente usada no choque, devido à curta permanência no corpo (2 a 4 horas) e também devido aos seus efeitos adversos freqüentes.

O tamanho da molécula é tal que o polissacarídio é filtrado nos glomérulos mais rapidamente do que macromoléculas maiores, tais como a dextrana 70 ou 75. Como o filtrado é concentrado nos túbulos renais, ele algumas vezes pode tornar-se muito viscoso para fluir, podendo sobrevir lesão renal. Por essa razão, muitos cirurgiões preferem abastecer sua derivação com outras soluções. Insuficiência renal, insuficiência cardíaca congestiva grave, distúrbios graves da coagulação, hipervolemia, hipersensibilidade e desidratação grave contra-indicam o uso dessa substância. Ela pode causar reações alérgicas. Ela interfere com a reação cruzada de sangue, especialmente quando são utilizados métodos enzimáticos. Ela também interfere com algumas provas de função renal e hepática, e com ensaios para glicose sanguínea nos quais é usada hidrólise ácida.

DEXTRANA 70

Gentran 70; Macrodex

É a dextrana 9004-54-0 $(C_6H_{10}O_5)_n$; é um polímero de glicose com um peso molecular médio de cerca de 70.000, no qual as ligações glicosídicas são predominantemente do tipo α(1→6). Para a fórmula estrutural, veja *Dextrana 40*.

Preparo — Conforme descrito para a *Dextrana 40*, exceto pelo fato de que a hidrólise e o fracionamento são ajustados para produzir um produto de peso molecular médio de cerca de 70.000.

Descrição — É um pó fino, branco e amorfo; é inodoro e insípido; é estável na luz e muito higroscópico; os graus comerciais geralmente contêm cerca de 5% de água.

Solubilidade — É livremente solúvel em água quente ou em dimetil sulfóxido; é insolúvel em álcool ou éter.

Comentários — É um expansor plasmático para a prevenção ou o tratamento do *choque hipovolêmico*. A macromolécula está contida dentro do plasma e, logo, retém líquido no leito vascular por osmose. Soluções hipertônicas causam a desidratação de tecidos, sendo a água extraída acrescentada ao plasma. Por essa razão, ela é útil no tratamento da *toxemia da gravidez* e da *nefrose*. Embora a solução de dextrana 70 seja inferior ao plasma, ela tem a vantagem de não exigir refrigeração, e a solução não tem que ser preparada imediatamente antes do uso. Assim, ela pode ser mantida pronta para uso em veículos de emergência, kits de campo, etc. É também menos dispendiosa que o plasma. Como o plasma, ela é inferior ao sangue total como reposição quando a hipovolemia é causada por hemorragia. Quando existe hipoproteinemia, ela não deve ser usada no lugar do plasma. Ela diminui a adesividade plaquetária, aumentando portanto o tempo de coagulação. Em algumas utilizações, isso pode ser uma desvantagem, embora a hemorragia ocorra principalmente na presença de distúrbios da coagulação. Em alguns tipos de choque, o efeito sobre a adesividade plaquetária é uma vantagem, porque as coagulopatias induzidas por choque serão atenuadas. O seu efeito anticoagulante pode ser útil clinicamente; foi mostrado que ela é igual ao dicumarol na *prevenção da trombose* após fraturas de colo do fêmur e cirurgias pélvicas de grande porte. Também é utilizada uma solução para distender o útero para histeroscopia e para irrigar a cavidade. Também é usada em lágrimas artificiais.

Uma pequena porção da dextrana 70, correspondendo às moléculas de baixo peso molecular, é excretada durante os primeiros 1 ou 2 dias. O restante é absorvido pelo sistema retículo-endotelial e é metabolizado posteriormente, o que requer aproximadamente 10 dias.

Os efeitos colaterais incluem principalmente reações alérgicas (febre, hipotensão, urticária, angioedema, broncoespasmo e anafilaxia). A substância pode interferir com a reação cruzada de sangue se forem utilizadas diluições de hemácias e de soro inadequadas. A droga é contra-indicada quando há hipersensibilidade, distúrbios graves da coagulação, insuficiência cardíaca congestiva grave e hipervolemia.

DEXTRANA 75

Gendex 75; Macrodex

Química, Preparo, Descrição, Solubilidade — Veja *Dextrana 70* (anteriormente); leia 75.000 no lugar de 70.000.

Comentários — Veja *Dextrana 70*, anteriormente. A dextrana 75 não é utilizada como um auxiliar para histeroscopia.

HETAMIDO

Éter 2-hidroxietil de amido; Hespan

Derivado da amilose:

CH_2OR', O, OR, H—O, OH, OR, n — no qual tanto ***R*** quanto ***R'*** podem ser ou H ou CH_2CH_2OH

Derivado da amilopectina: Semelhante ao acima, exceto que a seqüência é freqüentemente interrompida por uma unidade semelhante que difere sob o aspecto de que ***R'*** é o radical de uma fração α-D-glicopiranosil *O*-hidroxietilada que constitui a primeira unidade em uma ramificação ou sub-ramificação do polímero.

[9005-27-0]. Consiste em mais de 90% de amilopectina que foi tratada com cloridrina de etileno de forma que uma média de 7 a 8 dos grupos hidroxila que ocorrem a cada 10 unidades de D-glicopiranose do polímero de amido tenham sido convertidas a grupos 2-hidroxietóxi. A massa molecular é de cerca de 450.000 daltons.

Comentários — Uma solução de 6% é osmoticamente equivalente a uma solução de albumina a 5%. No sangue, ela extrai uma quantidade de água dos líquidos intersticial e intracelular, expandindo assim o volume sanguíneo um pouco acima do volume infundido. A expansão persiste por 1 dia a 1 1/2 dia. O hetamido é usado na prevenção e no tratamento do *choque hipovolêmico*. Também é usado como um meio de suspensão para leucaférese.

Ele não causa as alterações da coagulação causadas pela dextrana nem interfere com a reação cruzada de sangue. Há um consenso geral, porém não completo, de que ele apresenta menor probabilidade que a dextrana de causar anafilaxia e outras manifestações alérgicas (febre, calafrios, urticária, prurido). Afirma-se que a incidência de reações anafilactóides é de menos de 0,1%.

A eliminação tem uma cinética complexa, principalmente devido à heterogeneidade no tamanho molecular e na ligação. Cerca de 40% das moléculas com massas moleculares abaixo de 50.000 daltons são eliminados na urina em um dia, 64% em 8 dias, 90% em 41 dias e 100% em 48 dias. Moléculas maiores são absorvidas pelo sistema retículo-endotelial e degradadas pela amilase. Há uma meia-vida composta: 90% são eliminados com uma meia-vida de 17 dias; o restante, com uma meia-vida de 48 dias.

PLASMA DE DOADOR ÚNICO — ver anteriormente.

SOLUÇÕES ELETROLÍTICAS BALANCEADAS

INJEÇÃO DE RINGER

Solução Isotônica de Três Cloretos

É uma solução estéril de cloreto de sódio (8,6 g), cloreto de potássio (0,30 g) e cloreto de cálcio (0,33 g) em 1 litro de solução preparada com Água para Injeção. Ela contém aproximadamente 147,5 mEq de sódio, 4,0 mEq de potássio, 4,5 mEq de cálcio e 156 mEq de íon cloreto por litro; não estão presentes agentes antimicrobianos.

Descrição — É uma solução incolor e inodora, com sabor salgado; o pH encontra-se entre 5,0 e 7,5.

Comentários — É teoricamente superior à *Injeção de Cloreto de Sódio* como um *repositor hidroeletrolítico* na medida em que supre os três cátions importantes do líquido extracelular. Entretanto, na prática real, a adição de potássio e de cálcio aumenta apenas levemente o valor terapêutico de uma solução isotônica de cloreto de sódio. Nem potássio nem cálcio estão presentes em concentração suficiente para torná-lo útil para a correção de déficits desses íons. Além disso, enquanto a administração de grandes volumes resultaria em distorção mínima da composição catiônica do líquido extracelular, como a *Injeção de Cloreto de Sódio*, ela alteraria o equilíbrio ácido-básico. Ela é usada freqüentemente para abastecer bombas para derivação cardiopulmonar em cirurgias cardíacas. Também pode ser aplicada topicamente com propósitos de irrigação.

INJEÇÃO DE RINGER-LACTATO

Solução de Hartmann

É uma solução estéril de cloreto de cálcio, cloreto de potássio, cloreto de sódio e lactato de sódio em água para injeção. Não contém agentes antimicrobianos. O conteúdo de cálcio, potássio e sódio é de aproximadamente 2,7, 4 e 130 mEq/L, respectivamente.

Descrição — pH de 6,0 a 7,5.

Comentários — Veja *Injeção de Ringer*. Exceto pela concentração de lactato e pela ausência de bicarbonato, a composição dessa injeção se aproxima estreitamente daquela dos líquidos extracelulares. Ela é empregada como *repositor hidroeletrolítico*. O lactato, por fim, é metabolizado a bicarbonato, tendo, assim, um efeito alcalinizante no corpo; em pessoas com atividade oxidativa celular normal, necessita de 1 a 2 horas para ser completamente efetivo. Ela é inapropriada para o tratamento da acidose láctica. A ausência de bicarbonato na solução estabiliza o cálcio, que algumas vezes tende a se precipitar como carbonato de cálcio a partir de soluções aquecidas que contêm bicarbonato.

LÍQUIDOS DIVERSOS

Líquidos Parenterais Diversos — Há pelo menos 69 líquidos parenterais comercialmente disponíveis, alguns dos quais diferem apenas levemente e outros consideravelmente de um ou mais daqueles descritos nas seções anteriores. Excelentes quadros de resumo da composição, nomes e fabricantes desses produtos podem ser encontrados em *AMA Drug Evaluations* e *Drug Facts and Comparisons* (relacionadas em *Intravenous Nutritional Therapy*). A *AMA Drug Evaluations* também fornece um quadro útil de soluções peritoneais.

Soluções Diversas Orais de Eletrólitos — Soluções orais contendo 2 a 2,5% de dextrose, 75 a 90 mEq/L de sódio e 20 mEq/L de potássio se tornaram amplamente utilizadas no lugar das soluções intravenosas para o tratamento da desidratação por diarréia, especialmente em lactentes e crianças. O *Oral Rehydration Salts* da OMS contém 90, 20, 80 e 30 mEq/L de sódio, potássio, cloreto e bicarbonato, respectivamente, e 20 g/L de dextrose quando reconstituído. As *soluções de manutenção/prevenção* contêm 45 a 50 mEq/L de sódio, mas aproximadamente as mesmas concentrações de potássio, base e dextrose que as soluções de reidratação.

INJEÇÃO DE DEXTROSE

Injeção de Glicose

É uma injeção estéril de dextrose em água para injeção. Contém 95 a 105% da quantidade rotulada de $C_6H_{12}O_6.H_2O$. Não contém nenhum agente antimicrobiano.

Preparo — A potência da solução pode variar de 2,0 a 5, 10, 20, 25 ou 50%. As quantidades que são administradas podem variar de 100 mL a 1.000 mL ou mais. Com a administração de quantidades tão grandes, um hospital necessitará de quantidades consideráveis dessa solução diariamente, e muitas simplificações foram desenvolvidas para a sua fabricação. É prática geral preparar soluções concentradas e então diluí-las com água para injeção, poupando assim uma quantidade imensa de trabalho e de tempo, particularmente na operação de filtração.

Deve-se ter cuidado na seleção da dextrose, visto que o próprio açúcar pode ser uma fonte de pirogênios, e muito cuidado deve ser tomado durante todo o preparo das injeções de dextrose para evitar contaminação, pois as condições são praticamente ideais para o desenvolvimento de bactérias e, portanto, de pirogênios.

Soluções mais fracas podem ser esterilizadas em uma autoclave sem que se produza qualquer alteração na cor, mas no caso das soluções mais concentradas há uma possibilidade maior de se produzir uma leve alteração de cor à esterilização em temperaturas altas. Conseqüentemente, a esterilização por filtração freqüentemente é empregada nesses casos.

O pH das soluções de dextrose é diminuído pelo aquecimento. No entanto, tampões raramente são acrescentados diretamente à solução durante o seu preparo, visto que essa é freqüentemente a causa da alteração de cor e a capacidade de tamponamento diminui depois que a solução repousa por algum tempo. Quando se desejam tampões, eles devem ser preparados separadamente, de forma que o médico possa acrescentar o tampão extemporaneamente quando a preparação estiver para ser administrada. Soluções de dextrose devem ser examinadas quanto a fungos.

Observação — Agentes antimicrobianos são proibidos, visto que são administradas quantidades tão grandes de dextrose de uma só vez que doses excessivas do agente antimicrobiano seriam assim administradas.

Descrição — É uma solução clara e incolor, com um pH de 3,5 a 6,5, determinada em uma porção de injeção diluída em água, se necessário, a uma concentração de não mais de 5% de dextrose.

Comentários — É a injeção mais extensamente utilizada na prática hospitalar. A dextrose fornece um nutriente imediatamente metabolizável. Durante períodos de inanição, a injeção intravenosa de solução isotônica de dextrose *fornece tanto líquido quanto carboidrato.* Cada 25 g de dextrose fornecem cerca de 85 cal. Uma solução de 20 a 50% pode ser infundida em uma veia de alto fluxo como uma fonte de calorias na nutrição parenteral total. Uma solução de 50% é administrada no coma insulínico ou na sua suspeita. Uma solução de 20 a 50%, com ou sem insulina, é usada na hiperpotassemia para mobilizar o potássio intracelularmente. As proteínas corporais são poupadas, e a cetose e a acidose por inanição são evitadas. Também é empregada para a terapia líquida parenteral, quando se deseja fornecer água desacompanhada de eletrólitos. No corpo, a dextrose é convertida lentamente a glicogênio ou metabolizada, deixando assim o componente aquoso da injeção sem um componente osmótico; o resultado final é como se tivesse sido administrada água, mas sem a hemólise que acompanha as infusões intravenosas de água. A injeção também fornece um *veículo* apropriado *para a infusão intravenosa lenta* de numerosas drogas.

A dextrose geralmente é administrada intravenosamente como uma solução a 5% que é isosmótica com os líquidos corporais. A injeção subcutânea é menos desejável, visto que tais soluções são irritativas e podem causar necrose local. Além disso, tais soluções causam seqüestro temporário dos eletrólitos extracelulares para o depósito subcutâneo, podendo resultar em anúria, oligúria e colapso circulatório. Se for para ser empregada a via subcutânea, deve ser usada a *Injeção de Dextrose e Cloreto de Sódio*.

Quando administradas intravenosamente rapidamente, as soluções hipertônicas de dextrose causam desidratação celular que pode ser benéfica no tratamento do *edema cerebral,* do *choque* e do *colapso circulatório. Entretanto, a Injeção de Dextrose e Cloreto de Sódio é preferida.* Soluções hipertônicas de dextrose também são administradas intravenosamente para iniciar *diurese osmótica*. A dextrose no filtrado glomerular que excede aquela que pode ser reabsorvida pelo túbulo renal causa excreção de um equivalente osmótico de água. Quantidades adicionais de eletrólitos extracelulares também escapam à reabsorção tubular renal durante a diurese osmótica.

Podem resultar hiperglicemia e glicosúria, dependendo da taxa de infusão e do estado metabólico. Devido tanto à diluição de líquido extracelular quanto ao movimento endocelular de potássio durante a absorção de glicose, uma conseqüência pode ser a hipopotassemia. Hipoglicemia reacional pode resultar do término abrupto da administração.

INJEÇÃO DE DEXTROSE E CLORETO DE SÓDIO

Injeção de Dextrose e Cloreto de Sódio

É uma solução estéril de dextrose e cloreto de sódio em água para injeção. Ela contém 95% a 105% da quantidade rotulada de $C_6H_{12}O_6.H_2O$ e de NaCl. Ela não contém nenhum agente antimicrobiano.

Preparo — Esse título pode incluir uma solução altamente concentrada para uso como agente esclerosante ou soluções muito mais fracas para serem usadas de forma semelhante ao uso da solução de dextrose a 5% ou a 10%. Essa pode ser uma mistura de partes iguais de solução isotônica de cloreto de sódio e de solução isotônica de dextrose, ou pode representar dextrose a 5% em solução isotônica de cloreto de sódio. Ambas podem ser preparadas de acordo com as sugestões fornecidas para o preparo da *Injeção de Dextrose*.

Descrição — É uma solução clara e incolor com um pH de 3,5 a 6,5, determinado em uma porção de injeção diluída em água, se necessário, a uma concentração de não mais que 5% de dextrose.

Comentários — Pode ser empregada para fornecer dextrose como um nutriente (veja anteriormente) em um meio que não hidrata os tecidos, ou como uma fonte de cloreto de sódio isotônico, ou com ambos os propósitos. Quando soluções hipertônicas de dextrose são empregadas no edema cerebral ou em estados de hidratação, o cloreto de sódio isotônico na injeção evita uma hidratação de rebote retardada. Como a dextrose, isoladamente, não pode ser administrada com segurança pela via subcutânea (veja *Injeção de Dextrose*), essa é a preparação preferida.

INJEÇÃO DE FRUTOSE — Cap. 106.

INJEÇÃO DE FRUTOSE E CLORETO DE SÓDIO — Cap. 106.

INJEÇÃO DE HIDROLISADO DE PROTEÍNAS — Cap. 106.

ANTICORPOS E ISOAGLUTININAS

O plasma humano contém anticorpos de vários tipos, que estão concentrados quase totalmente nas Frações II e III. Alguns deles ocorrem naturalmente, outros surgem como resultado de infecções ou são estimulados por imunização artificial.

O soro de todos os seres humanos contém anticorpos (aglutininas ou isoaglutininas) que reagem com os fatores de grupos sanguíneos principais (aglutinogênios) que o indivíduo *não* possui (Quadro 67.1).

Assim, por exemplo, 45% da população dos Estados Unidos possuem o fator do grupo sanguíneo O em suas hemácias e aglutininas contra os fatores A e B no plasma. Caso o sangue total ou as células de um indivíduo do Grupo A sejam injetados em um paciente do Grupo O, as aglutininas anti-A do paciente irão aglutinar as células recebidas e geralmente irão destruí-las (lisá-las), causando uma grave reação em muitos casos, mesmo que o volume de células injetadas seja tão baixo quanto 50 mL.

A importância de se estabelecer o grupo sanguíneo de qualquer pessoa que esteja doando ou recebendo sangue total é, assim, óbvia. Isso é feito misturando-se um espécime das células do indivíduo com o soro de um indivíduo selecionado cujo grupo é conhecido; por exemplo, se as células de um doador não-tipado forem aglutinadas pelo soro de um indivíduo conhecido do Grupo B, mas não pelo soro de um indivíduo conhecido do Grupo A, o doador evidentemente pertence ao Grupo A.

Na prática, as isoaglutininas anti-A obtidas de indivíduos selecionados do Grupo B e as isoaglutininas anti-B obtidas de indivíduos do Grupo A selecionados de forma semelhante fornecem há muitos anos reagentes altamente eficazes para a identificação dos grupos sanguíneos. Foi demonstrado que a administração de pequenas quantidades das substâncias específicas A ou B dos grupos sanguíneos (que podem ser obtidas de hemácias ou, em quantidades maiores, de outros tecidos animais) a indivíduos que possuam as isoaglutininas correspondentes irá induzir uma tremenda elevação nos títulos da aglutinina. Dessa forma, soros extremamente potentes para identificação de grupos sanguíneos têm sido preparados em grandes quantidades. Também é possível produzir soros para identificação de grupos sanguíneos como um subproduto do fracionamento do plasma pelo etanol.

Na prática (veja Cap. 31), é costumeiro não apenas determinar o grupo sanguíneo de um doador e do recipiente de uma transfusão sanguínea, mas realizar a *reação cruzada* das células do doador com o soro do paciente e vice-versa para detectar qualquer incompatibilidade, que de outra forma seria imprevisível, nos sangues dos dois indivíduos. Essa precaução extra é inestimável, não apenas para o propósito indicado mas também como uma verificação final contra a identificação equivocada dos espécimes. Numerosas outras precauções estão envolvidas na identificação correta do grupo sanguíneo, de forma que ela se tornou uma técnica altamente especializada, que só deve ser realizada por um técnico qualificado.

O FATOR RH — Um anticorpo muito mais raro ocorre em uma pequena proporção de indivíduos como resultado da injeção do chamado *sangue Rh-positivo* ou da absorção de tal sangue através da placenta durante a gravidez em mulheres grávidas. Esse *fator Rh* consiste em pelo menos nove fatores diferentes, sendo que qualquer um deles ou vários deles podem estar presentes nas hemácias de um determinado indivíduo. As isoaglutininas que reagem com esses fatores não ocorrem normalmente no homem, mas aparecem apenas como resultado da *imunização* acidental de indivíduos com um tipo de fator Rh que eles não possuem. Na realidade, o sangue de cerca de 85% dos europeus ocidentais ou dos americanos contém um ou dois dos mais comuns desses fatores, que também são os mais potentes como antígenos. Logo, na prática geral é costumeiro e bastante permissível classificar os indivíduos simplesmente ou como *Rh-positivos* ou como *Rh-negativos*. A técnica de tipagem do Rh é essencialmente a mesma da identificação dos grupos sanguíneos.

Como o soro anti-A e anti-B para identificação do grupo sanguíneo, a fonte principal de soro para a tipagem Rh é o sangue de doadores humanos que, casual ou intencionalmente, se tornou hiperimunizado a um dos fatores Rh. Uma das fontes mais comuns é o sangue de mulheres Rh-negativas que deram à luz várias crianças Rh-positivas, absorveram o seu fator Rh e, dessa forma, se tornaram sensibilizadas. Uma outra fonte são indivíduos Rh-negativos que foram transfundidos com sangue Rh-positivo. A injeção de pequenas quantidades da substância Rh nesses últimos indivíduos irá induzir títulos muito altos de anticorpos, tornando-os doadores adequados de soro hiperimune para propósitos de tipagem. O perigo de transfusão inadequada em tais indivíduos é, na realidade, reduzido, visto que sua identificação se torna extremamente fácil.

Quadro 67.1 Fatores de Grupos Sanguíneos

GRUPOS SANGUÍNEOS (CÉLULAS)		
FATORES PRESENTES	FREQÜÊNCIA NA POPULAÇÃO	ISOAGLUTININAS (PLASMA)
O	45%	Anti-A e Anti-B
A	41%	Anti-B
B	10%	Anti-A
AB	4%	Nenhuma

SOROS PARA IDENTIFICAÇÃO DE GRUPOS SANGUÍNEOS E PARA TIPAGEM

SUBSTÂNCIAS A, B E AB ESPECÍFICAS DE GRUPOS SANGUÍNEOS

Uma solução estéril e isotônica dos complexos polissacarídio-aminoácido é capaz de reduzir o título das isoaglutininas anti-A e anti-B de sangue do grupo O. A substância A específica de grupo sanguíneo é preparada a partir da mucina gástrica do porco, e as substâncias B e AB específicas de grupos sanguíneos são a partir da porção glandular da mucosa gástrica do cavalo. As Substâncias A, B e AB Específicas de Grupos Sanguíneos não contêm nenhum preservativo.

Descrição — É uma solução clara, que pode ter um leve odor devido ao preservativo; o pH varia entre 6,0 e 6,8.

Comentários — É adicionada ao sangue do grupo O como um *neutralizador de isoaglutininas*, tornando assim o sangue razoavelmente seguro para transfusão em pacientes cujo sangue seja de outro grupo. Ela também pode ser usada para condicionar o plasma. Entretanto, plasma condicionado que contenha imunoaglutininas anti-A e anti-B pode causar reações. Além disso, não deve ser esquecido que sangue de doadores do grupo O que tenham recebido previamente sangue condicionado do grupo O pode conter isoemaglutininas A e B. O uso desse sangue é perigoso na doação universal, a não ser que ele seja condicionado com as substâncias A e B específicas de grupos sanguíneos.

SORO ANTI-A PARA IDENTIFICAÇÃO DE GRUPOS SANGUÍNEOS

É derivado de soros de humanos com alta titulação, com ou sem estimulação pela injeção de hemácias ou substâncias grupo-específicas. Ele aglutina hemácias humanas contendo antígenos A, ou seja, grupos sanguíneos A e AB (incluindo os subgrupos A_1, A_2, A_3, A_1B e A_2B). Ele pode conter um preservativo antibacteriano adequado.

Descrição — Líquido claro ou ligeiramente opalescente, a não ser quando colorido artificialmente, quando então apresenta uma cor azul ou azul-esverdeada. O produto seco é de cor amarela clara a creme escura, a não ser quando colorido artificialmente, conforme indicado para o soro líquido, e microscopicamente apresenta uma estrutura semelhante a um favo de mel.

SORO ANTI-B PARA IDENTIFICAÇÃO DE GRUPOS SANGUÍNEOS

Obtido a partir de soros de seres humanos com títulos elevados de anticorpos, com ou sem estimulação (através de injeção) de substâncias ou hemáceas grupo-específicas. Aglutina as hemáceas humanas que contêm antígenos B, ou seja, as hemáceas dos grupos B e AB (inclusive subgrupos A_1B e A_2B). Pode conter um conservante antibacteriano apropriado.

Descrição — Líquido claro ou discretamente opalescente a menos que seja colorido artificialmente, quando apresenta coloração amarela. O produto desidratado é amarelo-claro a creme-forte, a menos que seja artificialmente colorido (conforme o soro líquido) e sua estrutura é semelhante a favos de mel no exame microscópico.

SOROS ANTI-RH PARA IDENTIFICAÇÃO DE GRUPOS SANGUÍNEOS

Soros Anti-D, Anti-C e Anti-E para Identificação de Grupos Sanguíneos

São derivados do sangue de humanos que tenham desenvolvido anticorpos específicos para o Rh. Os Soros Anti-Rh para Identificação de Grupos Sanguíneos são livres de aglutininas para antígenos A ou B e de aloanticorpos diferentes das alegações feitas no rótulo. Eles podem conter agentes antimicrobianos adequados.

São reconhecidas duas variedades de Soros Anti-Rh para Identificação de Grupos Sanguíneos: (1) soros completos (*aglutinadores em salina*), que aglutinam especificamente hemácias humanas em TS salina, e (2) soros incompletos (*bloqueadores*), que aglutinam hemácias humanas apenas em um meio contendo proteínas ou outras substâncias macromoleculares, que podem ser fornecidas em um diluente acompanhante. Soros completos são comumente denominados *Para teste em tubo com salina*, e os soros incompletos são denominados *Para teste em tubo em lâmina ou modificado (rápido)*. Na forma líquida, o último contém, como aditivos, as substâncias micromoleculares necessárias.

A coluna da esquerda do Quadro 67.2 relaciona as denominações dos soros anti-Rh para identificação de grupos sanguíneos mais comumente usados, e a coluna da direita relaciona os fatores sanguíneos com os quais cada soro reage especificamente. As denominações usadas em um sistema alternativo de nomenclatura são indicadas entre parênteses.

Comentários — Como agentes diagnósticos.

Quadro 67.2 •••

SORO	ANTÍGENO(S) REAGENTE(S)
Anti-D (Anti-Rh_0)	D (Rh_0)
Anti-C (Anti-rh′)	C (rh′)
Anti-E (Anti-rh′)	E (rh′)
Anti-CD (Anti-Rh_0′)	D (Rh_0), C (rh′)
Anti-DE (Anti-Rh_0′)	D (Rh_0), E (rh′)
Anti-CDE (Anti-Rh_0′)	D (Rh_0), C (rh′), E (rh′)
Anti-c (Anti-hr′)	c (hr′)
Anti-e (Anti-hr′)	e (hr′)

IMUNOGLOBULINAS

O sangue do adulto contém anticorpos específicos para vários agentes infecciosos para os quais o indivíduo estabeleceu uma resistência. No plasma armazenado normal usado para fracionamento, alguns desses têm concentração suficientemente alta para exercer uma ação protetora. Isso geralmente é verdadeiro em relação aos anticorpos contra o sarampo e contra a poliomielite. Os anticorpos do plasma do adulto irão proteger contra a doença se administrados após a exposição. Em certas outras condições, é possível selecionar indivíduos com níveis de anticorpos já detectáveis e, pela injeção de uma vacina apropriada, elevar o seu nível de anticorpos a títulos muito altos, de forma bastante semelhante à descrita anteriormente para identificação de grupos sanguíneos e soros para tipagem de Rh. Essa prática tem sido empregada principalmente na produção de globulina hiperimune antipertussis para o tratamento ou a profilaxia da coqueluche.

Durante o fracionamento do plasma, a maior parte dos anticorpos está concentrada em uma única fração (Fração II); eletroforeticamente, as proteínas nessa fração são caracterizadas como gamaglobulinas. Imunoglobulinas isoladas, administradas como uma solução a 16%, representam uma concentração da maior parte dos anticorpos aproximadamente 25 vezes maior que a do plasma. Como resultado, descobriu-se a sua utilidade na profilaxia de certas doenças infecciosas, incluindo o sarampo, a hepatite infecciosa (que não deve ser confundida com a hepatite sérica) e a poliomielite.

A utilidade é derivada da imunidade conferida pelo anticorpo *adicionado*. Entretanto, como o anticorpo adicionado é metabolizado lentamente e, portanto, desaparece, a imunidade é passiva, e perdura apenas enquanto a concentração do anticorpo se encontra acima de um nível efetivo, geralmente de 1 a 2 meses. Depois disso, o receptor se torna mais uma vez susceptível a infecções. Alternativamente, e particularmente quando a exposição a infecções pode ser determinada com precisão razoável, como no sarampo, uma dose de anticorpos modificadora pode ser administrada.

Apesar de falhar em evitar infecção ativa, o anticorpo adicionado diminui a gravidade da doença, e os pacientes respondem à infecção produzindo anticorpos próprios. Essa produção de anticorpos persiste por longos períodos após isso, conferindo assim imunidade duradoura.

A imunoglobulina é administrada intramuscularmente; ela não pode ser usada intravenosamente. Reações são incomuns e, quando ocorrem, são predominantemente locais e geralmente brandas. Uma outra fonte de gamaglobulina é o sangue de placentas humanas normais. A aplicação dos métodos de processamento de imunoglobulina a partir de sangue humano, no entanto, tornou possível a preparação de uma globulina semelhante a partir de placentas.

A *Imunoglobulina* e as imunoglobulinas para *hepatite B, pertussis, raiva, Rh_o(D), tétano, citomegalovírus, vírus sincicial respiratório* e *varicela-zoster* estão descritas no Cap. 89.

SOROS IMUNES

Vários produtos biológicos obtidos do sangue de humanos ou animais e usados por seus efeitos profiláticos ou terapêuticos, como, por exemplo, antitoxinas, soros imunes e imunoglobulina, são discutidos no Cap. 89.

AGENTES QUE AFETAM A COAGULAÇÃO SANGUÍNEA

A coagulação sanguínea é um processo muito importante (veja Cap. 31). Ela depende da existência de um sistema complexo de reações que envolve proteínas plasmáticas, plaquetas, fator tissular e íon cálcio. Esse sistema está normalmente em um estado de equilíbrio conhecido como hemostasia, que se refere à interrupção espontânea do sangramento. Entretanto, se um fator se encontrar defeituoso ou estiver ausente, como é o caso na hemofilia, existe uma tendência hemorrágica que pode levar a hemorragia importante sob certas circunstâncias. Na hemofilia, o defeito é congênito. Outros defeitos, freqüentemente transitórios, podem surgir como resultado de doença ou desnutrição. Sob certas circunstâncias, é encontrada a situação inversa. A hipercoagulabilidade — uma tendência anormal à coagulação do sangue — pode ser muito grave, levando à trombose.

PROTEÍNAS DA COAGULAÇÃO SANGUÍNEA

Os distúrbios da coagulação hereditários associados com sangramento afetam 1 em cada 10.000 a 15.000 pessoas, exceto pela doença de von Willebrand (DVW), que pode afetar até 1% da população. Essas doenças geralmente são o resultado de defeitos qualitativos ou quantitativos em uma única proteína plasmática. Na hemofilia A os níveis plasmáticos de fator VIII estão diminuídos, e na hemofilia B os níveis plasmáticos de fator IX estão diminuídos. A DVW se deve a uma alteração no complexo fator VIII-fator de von Willebrand (FVW), que é necessário para a adesão plaquetária normal. Em sua forma mais comum, a DVW está associada com sangramentos mucocutâneos brandos, tais como contusões, epistaxe e menorragia. Há também vários distúrbios adquiridos que resultam em sangramento excessivo, incluindo a deficiência de vitamina K, as doenças hepáticas ou os inibidores de anticorpos circulantes para o fator VIII que podem ocorrer com a idade, doenças autoimunes, pós-parto ou em pacientes hemofílicos previamente transfundidos. O tratamento principal é a terapia de reposição do fator deficiente através do uso de produtos sanguíneos derivados de pessoas ou animais normais ou de proteínas da coagulação recombinantes. A atividade dos vários fatores da coagulação é expressa em unidades, referindo-se à atividade encontrada em 1 mL de plasma fresco armazenado a partir de doadores normais.

ANTITROMBINA III (HUMANA)

Trombato III; AT nativa

[52014-67-2]

A antitrombina III (AT III) é uma α_2-globulina de peso molecular de cerca de 60.000, encontrada no sangue, e é um importante inibidor endógeno da coagulação que inativa várias proteases serinas da cascata da coagulação, incluindo a trombina.

Preparo — É produzida a partir de unidades armazenadas de plasma humano de doadores normais através de modificações e refinamentos do método do etanol frio de Cohn (Cohn EJ, *et al. J Am Chem Soc* 1946; 68(3): 459).

Descrição — É um pó liofilizado, que consiste em uma glicoproteína de peso molecular 58.000 que tem um pH de 6,0 a 7,5 quando reconstituído.

Usos — É administrado a pacientes com deficiência hereditária de AT III antes de procedimentos cirúrgicos ou obstétricos ou quando eles sofrem de tromboembolia. A AT III é o principal inibidor plasmático da trombina, devido à sua ligação covalente com o resíduo ativo de trombina, formando um complexo inativo. A AT III também inativa outros componentes da cascata da coagulação, incluindo os fatores IXa, Xa, XIa e XIIa. A taxa de neutralização dessas proteases serinas é relativamente lenta, mas é grandemente acelerada na presença de heparina. A deficiência hereditária de AT III pode resultar em episódios espontâneos de trombose e embolia pulmonar, e esses riscos aumentam com a idade, cirurgias, gravidez ou parto. Tanto para tratar quanto para prevenir eventos trombóticos agudos, o nível de AT III deve ser elevado ao normal e mantido nesse nível por 2 a 8 dias, dependendo da indicação de tratamento, assim como da condição clínica do paciente. Em algumas situações, tais como na hemorragia ou na trombose aguda, no período pós-operatório ou na terapia concomitante com heparina, a meia-vida da AT III pode estar diminuída, de forma que os níveis plasmáticos devem ser monitorados com maior freqüência e a dosagem ou a freqüência da administração de drogas ajustadas conforme necessário.

Dose — A administração *intravenosa* de 1 U/kg eleva o nível de AT III em 1 a 2%, dependendo da condição do paciente. A dose de ataque deve ser determinada de forma individualizada, com base no nível de AT III pré-terapia, para alcançar o nível encontrado no plasma normal, usando a seguinte fórmula:

$$\text{Unidades de dosagem} = \frac{[\text{Nível de AT III desejado }(\%) - \text{Nível de AT III inicial }(\%)] \times \text{peso (kg)}}{1,4}$$

Essa fórmula é baseada em um aumento com incremento de 1,4% por UI/kg administrada. Como o aumento varia entre os pacientes, é essencial medir os níveis de AT III precedentes e 20 minutos pós-infusão, de forma que as doses subseqüentes possam ser ajustadas se necessário com base no efeito da dose inicial. Os níveis plasmáticos de AT III devem ser monitorados inicialmente pelo menos duas vezes ao dia até que o paciente esteja estabilizado, e, depois disso, uma vez a cada 24 horas, com o objetivo de manter os níveis plasmáticos de AT III acima de 80%. Os níveis devem ser sempre obtidos antes da infusão seguinte de Trombato III. Níveis plasmáticos entre 80 e 120% geralmente são mantidos com doses de 60% da dose inicial de ataque a cada 24 horas. Essas recomendações são uma diretriz geral para a terapia, e ajustes na dose de manutenção e nos intervalos de dose devem ser baseados nos níveis reais de AT III alcançados. A taxa de infusão sugerida é de 50 UI/min, e não deve exceder 100 UI/min.

COMPLEXO COAGULANTE ANTIINIBIDOR

Autoplex; Feiba

É um complexo criodessecado de fatores da coagulação ativados e precursores e de fatores do sistema gerador de quininas que é preparado a partir de plasma humano armazenado. Ele é padronizado pela sua capacidade de restaurar ao tempo de coagulação normal plasma deficiente em fator VIII. Uma unidade de correção irá corrigir o tempo de coagulação para 35 s no teste do TTPA com ácido elágico. O complexo é reconstituído com Água Estéril para Injeção. Não deve haver mais de 2 U/mL de heparina e citrato a 0,02 *M* após reconstituição.

Usos — Como um tratamento alternativo para diátese hemorrágica em pacientes com títulos de inibidores do fator VIII acima de 5 Unidades Bethesda/mL, apenas após o insucesso do tratamento convencional. É contra-indicado quando existem sinais de fibrinólise ou de coagulação intravascular disseminada. Ele pode causar hipofibrinogenemia transitória em crianças, de forma que os níveis de fibrinogênio devem ser monitorizados em pacientes jovens. Cefaléia, rubor, taquicardia e hipotensão podem resultar de infusão muito rápida. Ele não está livre do risco de hepatite sérica.

Dose — *Intravenoso, inicialmente* 25 a 100 U/kg, a ser ajustada de acordo com o TTPA 30 minutos após o final da infusão. A taxa de infusão não deve exceder 10 mL/min.

COMPLEXO DE FATOR IX

Konyne

É um preparado de fração proteica de plasma humano armazenado contendo os fatores da coagulação II, VII, IX e X e baixos níveis de fator VIII. O preparado é padronizado em termos de fator IX; a atividade é de uma unidade internacional (UI) de fator IX, o que é aproximadamente igual ao nível de fator IX encontrado em 1,0 mL de plasma normal fresco.

Preparo — Veja US Pat 3.717.708.

Descrição — É um pó branco com um leve odor; é relativamente estável na luz mas instável no calor. Após reconstituição, as soluções são estáveis por até 3 horas à temperatura ambiente; entretanto, só devem ser preparadas imediatamente antes do uso.

Solubilidade — Solúvel em água.

Comentários — Principalmente como uma fonte de fator IX para o tratamento da hemofilia B, uma forma de hemofilia separada e distinta da hemofilia A, mais prevalente, ou da hemofilia clássica por deficiência de fator VIII. Ele pode ser usado para o tratamento de episódios de sangramento em pacientes com hemofilia A (deficientes em fator VIII) que tenham inibidores do fator VIII. Diferentemente de outros preparados, que estão associados a risco significativo de hepatite pós-transfusional, acredita-se que o tratamento pelo calor empregado no preparo reduza substancialmente a incidência de transmissão de infecções. Também pode ser usado no tratamento de deficiências congênitas dos outros fatores da coagulação dependentes da vitamina K, a saber, fatores II e X.

Veja Quadro 67.3.

FATOR ANTI-HEMOFÍLICO

Humate P

É um concentrado estéril, purificado e liofilizado de fator anti-hemofílico humano preparado a partir da fração de crioproteína do plasma venoso humano rica em fator VIII.

Preparo — É precipitado pela glicina a partir de uma solução de primeiro precipitado rico em FAH de plasma humano normal armazenado. Após tratamento para baixar o conteúdo de glicina e de proteínas inativas, uma solução da fração ativa é pasteurizada pelo aquecimento a 60°C por 10 horas em solução aquosa.

Descrição — É uma substância amorfa que varia em cor do branco ou cinzento ao amarelo, secada a partir do estado congelado; é incolor ou opalescente quando reconstituída com o diluente fornecido. Uma unidade é a atividade em 1 mL de plasma humano com menos de 1 hora de armazenamento.

Quadro 67.3 Produtos do Fator IX

PRODUTO	MÉTODO DE PURIFICAÇÃO	PUREZA
Complexos do Fator IX Humanos		
Bebulin VH (*Immuno*)	Tratamento pelo calor do vapor em duas etapas, uma de 10 horas a 60° e outra de mais 1 hora a 80°	Segurança contra a hepatite Fator VII baixo
Konyne-80 Factor IX Complex (*Bayer Biologicals*)	Tratado pelo calor por 72 horas a 80°	Baixo risco para transmissão de HIV e hepatite Fator VII baixo
Profilnine SD (*Alpha Therapeutics*)	Solvente e detergente (TNBP e polissorbato 80)	Risco reduzido para transmissão de HIV e hepatite Fator VII baixo
Proplex T Factor IX Concentrate[a] (*Baxter-Biotech*)	Tratado pelo calor por 144 horas a 60°	Risco de hepatite e soroconversão
Produtos do Fator IX Purificados		
Alpha Nine SD (*Alpha Therapeutics*)	Cromatografia por afinidade e tratamento com solvente e detergente	Segurança contra hepatite
Mononine (*Centeon*)	Anticorpo monoclonal e ultrafiltração	Segurança contra hepatite e baixo risco para HIV Teores mínimos de proteína murina
Fator IX Recombinante		
BeneFIX (*Genetics Institute*)	Produto de DNA recombinante	Pureza máxima Risco muito baixo ou nenhum de transmissão viral

[a]Também indicado na deficiência de fator VII.

Comentários — O defeito da coagulação na hemofilia clássica (hemofilia A) é predominantemente um déficit do fator VIII da coagulação, chamado de fator anti-hemofílico (FAH). Na hemorragia grave no paciente com hemofilia A, ele é usado como um crioprecipitado ou concentrado, ou em plasma fresco ou sangue total, conforme necessário *para eliminar a hemorragia* ou para prevenir hemorragias cirúrgicas ou conseqüentes a vários procedimentos nos quais pode ocorrer sangramento. O concentrado geralmente é preferido ao plasma ou ao sangue total, visto que os títulos de FAH do sangue e do plasma são bastante variáveis, mas na DVW o crioprecipitado (a seguir) é mais efetivo. Embora o concentrado contenha FVW, ele carece das formas multiméricas de alto peso molecular encontradas no plasma e do produto crioprecipitado. O preparo é insuficientemente efetivo na hemofilia B. O FAH tem uma meia-vida de distribuição de 4 a 8 horas e uma meia-vida de eliminação de 12 a 15 horas.

No passado, a transmissão viral dos vírus da hepatite e da imunodeficiência humana (HIV) era substancial, visto que os preparados concentrados eram preparados a partir de grandes estoques de plasma. A transmissão viral específica foi reduzida significativamente, já que os concentrados atualmente são esterilizados através de tratamento com solventes e detergentes ou pelo calor. Os produtos preparados com anticorpos monoclonais mostraram segurança quanto à hepatite e risco muito baixo para HIV, enquanto os produtos recombinantes são considerados de risco muito baixo ou de nenhum risco tanto para a hepatite quanto para o HIV. Traços de isoemaglutininas ABO estão presentes em precipitados de glicina, de forma que grandes doses podem, algumas vezes, causar hemólise grave. Em contraste com isso, produtos purificados com anticorpos monoclonais reduziram significativamente os anticorpos específicos para grupos sanguíneos. Além disso, um anticorpo inibidor do fator VIII ocorre em aproximadamente 10% dos pacientes, secundariamente a transfusões prévias. Pacientes com altos títulos de inibidor do fator VIII são tratados com Complexo Coagulante Antiinibidor ou fator VIII de origem animal. Reações alérgicas brandas são freqüentes. Ocasionalmente, pode haver calafrios, febre, eritema, urticária, broncospasmo, cefaléia, letargia, sonolência e lombalgia. O concentrado é mais dispendioso que o crioprecipitado.

Veja Quadro 67.4.

Quadro 67.4 Derivados do Fator VIII

PRODUTO	MÉTODO DE PURIFICAÇÃO	PUREZA
Fator VIII derivado do plasma humano		
Alphanate (*Alpha Therapeutics*)	Solvente e detergente	Alta pureza com FVW sob avaliação
Hemofil M (*Baxter Healthcare*)	Anticorpo monoclonal mais solvente e detergente	Alta pureza com FVW reduzido Teores mínimos de proteína murina
Humate-P (*Centeon*)	Precipitação de glicina; pasteurizado	Algum FVW
Koate-HP (*Cutter*)	Cromatografia com gel e solvente e detergente	Alta pureza
Monoclate-P (*Centeon*)	Anticorpo monoclonal e tratamento pelo calor	Alta pureza com FVW reduzido Teores mínimos de proteína murina
Fator VIII derivado do plasma porcino		
Hyate: C (*Speywood*)	Fracionamento de crioprecipitado	Alta pureza com FVW significativo
Fator VIII recombinante		
Bioclate (*Centeon*)	Produto de DNA recombinante	Pureza máxima Teores mínimos de proteína murina e de hamster
Helixate (*Centeon*)	Produto de DNA recombinante	Pureza máxima Quantidades mínimas de proteína murina e de hamster
Kogenate (*Bayer Biological*)	Produto de DNA recombinante	Pureza máxima Teores mínimos de proteína murina e de hamster
Recombinate (*Baxter-Hyland*)	Produto de DNA recombinante	Pureza máxima Teores mínimos de proteína murina, de hamster e bovina

FATOR ANTI-HEMOFÍLICO CRIOPRECIPITADO

É um concentrado estéril e congelado de fator anti-hemofílico preparado a partir da fração de crioproteína rica em fator VIII de uma única unidade de plasma venoso humano obtido de sangue total ou por plasmaférese. Pode ser conservado por um ano a −18° ou abaixo e é descongelado logo antes de ser utilizado, a uma temperatura que não exceda 37°.

Comentários — Veja *Fator Anti-hemofílico*. A forma criopreciptada é usada quando é necessária uma reposição autóloga. Além disso, a criopreservação mantém melhor a potência do que a preservação líquida. O crioprecipitado contém outros fatores, incluindo um que melhora o tempo de sangramento em pacientes com DVW. Esse fator não está presente em preparações comerciais de fator anti-hemofílico, e a preparação criopreciptada ou o plasma fresco congelado devem ser usados em seu lugar. Como o crioprecipitado é tipo-específico, ele pode ser colocado em reação cruzada com o sangue do paciente para evitar hemólise.

Anticoagulantes

Anticoagulantes são substâncias ou drogas que retardam a coagulação sanguínea. Eles são de três tipos gerais.

Agentes Seqüestradores de Cálcio — O cálcio é essencial para várias etapas no processo de coagulação; logo, a sua remoção evita a coagulação. Os agentes seqüestradores de cálcio ligam-se ao cálcio e a outros cátions divalentes; esses agentes são empregados apenas em sangue coletado. Assim, o seu uso mais comum se dá em soluções anticoagulantes usadas por bancos de sangue. Essas substâncias agem rapidamente, e o seu efeito pode ser superado rapidamente pela adição de cálcio ou por outra forma de restauração do cálcio ao normal. Desse modo, o sangue contendo citrato é, com efeito, recalcificado na transfusão de volta à corrente sanguínea.

Heparina e Substitutos da Heparina — Esses agentes se combinam com a AT III. O complexo interage então com certos fatores da coagulação ativados, a saber, fatores IX, X, XI e XII, para evitar a conversão de protrombina em trombina. Em altas concentrações, o complexo interage com a trombina e inibe seus efeitos para promover a conversão de fibrinogênio em fibrina. Eles inibem a agregação plaquetária. São drogas de ação rápida. A heparina apresenta a vantagem de ser uma substância de ocorrência natural.

Anticoagulantes Protrombopênicos (Anticoagulantes Orais) — Nesse grupo, o dicumarol fornece o protótipo de ação, mas não necessariamente de estrutura. Os anticoagulantes protrombopênicos inibem competitivamente a vitamina K na produção hepática de protrombina (fator II), o conteúdo plasmático de protrombina é assim reduzido, e a coagulação sanguínea é prejudicada. Essas drogas também suprimem a formação dos fatores VII, IX e X, embora o efeito sobre a protrombina seja o que predomina. Drogas nessa categoria são de ação lenta, porque seu efeito é dirigido para a inibição da síntese proteica, e há uma latência determinada pela meia-vida longa (cerca de 60 horas) da protrombina. Justamente por isso, sua ação só é superada pela vitamina K lentamente.

A heparina e os anticoagulantes protrombopênicos geralmente não são empregados para o mesmo propósito, visto que o tratamento crônico com heparina é dispendioso e impõe o inconveniente da administração parenteral. Em vez disso, eles podem ser complementares, sendo a heparina empregada agudamente ou inicialmente, e os anticoagulantes protrombopênicos sendo empregados para o tratamento de longo prazo. Anticoagulantes devem ser usados com extrema cautela em estados de doença nos quais haja um risco aumentado de hemorragia. Esses incluem hipertensão grave não-controlada, endocardite bacteriana aguda, distúrbios hemorrágicos congênitos ou adquiridos, doença ulcerativa aguda, AVC, pós-operatório imediato de cirurgia encefálica, espinhal ou oftalmológica e uso pós-operatório de cateter epidural de demora.

As enzimas uroquinase e estreptoquinase não são anticoagulantes verdadeiros, embora os seus efeitos para aumentar a atividade fibrinolítica do sangue tenham o efeito de retardar a formação de trombo vermelho.

ANTICOAGULANTES PROTROMBOPÊNICOS

ANISINDIONA

Miradon

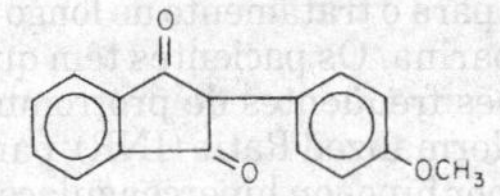

[117-37-3] $C_{16}H_{12}O_3$ (252.27).

Preparo — Pelo rearranjo do 3-(*p*-metoxibenzilideno) ftalídio. US Pat 2.899.359.

Descrição — É um pó cristalino branco ou bege.

Solubilidade — É praticamente insolúvel em água.

Comentários — É um anticoagulante protrombopênico com ações e usos semelhantes aos do *Dicumarol*. É reservado para pacientes que não podem tolerar cumarinas. Seu início de ação ocorre em 24 a 72 horas, e a duração de ação é ordinariamente de 3 a 5 dias. A dose efetiva e a duração de ação são afetadas por fatores incluindo ingesta alimentar, síntese bacteriana de vitamina K e administração concomitante de drogas que afetam o sistema microssômico hepático metabolizador de drogas. Agranulocitose, dermatite e hepatite ocorreram em pacientes em uso dessa droga, de forma que exames de sangue e provas de função hepática têm que ser realizados periodicamente. Se surgir febre ou dermatite, a droga deve ser descontinuada, devido ao possível perigo de discrasias sanguíneas. Como ocorre com outros anticoagulantes orais, o risco de sangramento é aumentado e relacionado à dose. Os pacientes devem ser aconselhados a se submeter a exames de coagulação periódicos. Superdoses podem ser antagonizadas pela fitonadiona (vitamina K_1), mas há uma longa demora antes que os níveis de protrombina retornem a uma faixa segura. Ele pode causar alguma alteração da cor da urina para o laranja, o que pode obscurecer o início de hematúria, que é um sinal importante de hemorragia iminente; a cor desaparece à acidificação. As complicações hemorrágicas, incluindo necrose hemorrágica, e as interações medicamentosas são as mesmas do *Dicumarol*. A droga é contra-indicada na gravidez devido aos seus efeitos teratogênicos.

DICUMAROL

2*H*-1-Benzopiran-2-ona, 3,3′-metilenebis[4-hidróxi-, Biscumarol; Bis-hidroxicumarina; Dicumarol

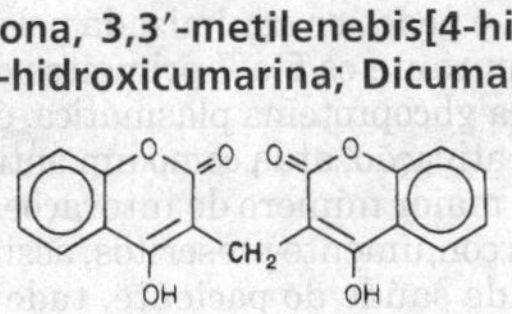

3,3′-Metilenebis[4-hidroxicumarina] [66-76-2] $C_{19}H_{12}O_6$ (336.30).

Preparo — O metil-acetil-salicilato é misturado com sódio, efetuando assim o fechamento do anel através de desmetanolação para formar o derivado sódico da 4-hidroxicumarina. O tratamento com HCl libera 4-hidroxicumarina, que forma imediatamente metilenebis-hidroxicumarina pelo aquecimento com formaldeído e água.

Descrição — É um pó cristalino branco ou branco cremoso, com um odor fraco e agradável e um sabor levemente amargo; dissolve-se a cerca de 290°.

Solubilidade — É praticamente insolúvel em água, álcool ou éter; é levemente solúvel em clorofórmio; é imediatamente solúvel em soluções de hidróxidos alcalinos fixos.

Comentários — É um *anticoagulante protrombopênico*. Deprime a produção hepática de protrombina, provavelmente pela competição com a vitamina K, tanto para o transporte para o interior das células hepáticas quanto no sítio principal da síntese de fatores da coagulação dependentes da vitamina K; a redução resultante dos níveis sanguíneos de protrombina torna o sangue menos coagulável. Os níveis plasmáticos de VII, IX e X também são deprimidos; na verdade, em algumas pessoas o principal efeito do dicumarol é sobre esses fatores. Os níveis plasmáticos de fator VII são os primeiros a cair, visto que ele tem uma meia-vida de cerca de 6 horas; as meias-vidas dos fatores IX, X e II (protrombina) são 20, 40 e 60 horas, respectivamente.

Ele apresenta vantagens sobre a heparina (veja adiante) para tratamento anticoagulante ambulatorial e prolongado por ser *oralmente eficaz*, ter uma duração de ação mais longa (2 a 7 dias; meia-vida plasmática de cerca de 8,2 horas em doses baixas mas de até 30 horas em doses altas) e ser consideravelmente menos dispendioso. É inadequado para tratamento de curto prazo ou de emergência porque o efeito máximo de uma dose inicial total não ocorre por 48 a 96 horas após a administração, o que reflete tanto a meia-vida longa da protrombina quanto o início lento do estado estável. Durante o período de início de ação, pode ser administrada heparina. Essa droga, ou um de seus congêneres, é empregada para o tratamento de longo prazo de forma muito mais ampla que a heparina. Os pacientes têm que ter seu tratamento monitorado por exames freqüentes de protrombina, preferivelmente com o International Normalized Ratio (INR), para evitar trombose ou hemorragia causada por hipo- ou hipercoagulação. Ele pode ser usado no tratamento das seguintes condições: na *embolia pulmonar*, para prevenir embolia adicional; na *tromboflebite* primária aguda e pós-operatória e nas *lesões traumáticas dos vasos sanguíneos*, para evitar *trombose venosa* e para prevenir *tromboêmbolos*; na *oclusão arterial* súbita *por trombose ou embolia*; na profilaxia da *trombose venosa ou embolia pós-operatória ou da cirurgia vascular* e na profilaxia após valvas prostéticas mecânicas ou valvas cardíacas de tecido.

Na ausência de contra-indicações específicas, ele é usado freqüentemente como rotina na *trombose coronária* aguda com infarto do miocárdio. Também é recomendado no tratamento de doenças crônicas que predispõem a trombos ou êmbolos, tais como insuficiência cardíaca congestiva, flebite migratória persistente, tromboflebite recorrente, trombose coronária recorrente e fibrilação atrial. Entretanto, a condição exata desse tratamento de longo prazo é indeterminada.

O objetivo do tratamento é manter a atividade de protrombina no sangue em um nível de 15% a 25% do normal. O início de ação é de 1 a 5 dias; a duração é de 2 a 10 dias.

Na dosagem recomendada, a incidência de hemorragia é de 2% a 4%, e é obrigatório um controle laboratorial estrito para prevenir diátese hemorrágica. O sangramento é mais comum a partir das membranas mucosas, da pele, do trato gastrintestinal, do trato urogenital e do útero. As fezes devem ser monitoradas quando a perda oculta de sangue, e a urina, quanto a hematúria. A hemorragia pode ser controlada com vitamina K (que tem uma latência), com plasma congelado fresco, com sangue total ou com concentrado de fator IX (que contém protrombina, juntamente com outros fatores da coagulação dependentes da vitamina K).

Outros efeitos colaterais incluem anorexia, náuseas, vômitos e diarréia. Raramente, pode haver reações de hipersensibilidade, tais como púrpura; alopécia; urticária; necrose da pele, mama e genitália; e coloração púrpura dos artelhos. Necrose tecidual tem sido associada a deficiência de proteína C, e pode ser minimizada pelo tratamento concomitante com heparina durante os 5 a 7 primeiros dias de tratamento. A proteína C, que é uma glicoproteína plasmática, é um fator dependente da vitamina K que, à ativação, atua como um anticoagulante endógeno.

Ele tem, talvez, o maior número de interações medicamentosas de qualquer dos agentes comumente prescritos, assim como é afetado pelo estado nutricional e de saúde do paciente, tudo isso podendo levar a resultados imprevisíveis. Logo, sempre que um paciente que esteja em uso dessa droga for submetido a um novo regime medicamentoso ou que uma droga antiga for retirada, é essencial que o tempo de protrombina do paciente seja monitorizado e que a dose de dicumarol seja ajustada se necessário.

As interações medicamentosas ocorrem de várias formas. Os mecanismos de antagonismo e as drogas ofensivas são os que se seguem (as palavras em *itálico* indicam as interações clínicas mais importantes):

Interferência com a absorção: *griseofulvina, colestiramina*, clofibrato.
Estimulação da síntese de fatores da coagulação: *vitamina K*, glicocorticóides, estrogênios.
Indução de enzimas hepáticas: *barbituratos, etclorvinol, glutetimida, carbamazepina, griseofulvina*, meprobamato, fenitoína, rifampicina.

Mecanismos de aumento da resposta ao dicumarol, e as drogas precipitantes são as que se seguem:

Deslocamento a partir das proteínas plasmáticas: *aspirina, hidrato de cloral* (como o metabólito tricloroacetato), *clofibrato*, diazóxido, ácido etacrínico, ácido mefenâmico, ácido nalidíxico, fenilbutazona e hidroxifenilbutazona, sulfonamidas de ação prolongada.
Inibição do metabolismo hepático: *cloranfenicol, clofibrato*, hipoglicemiantes orais, *cimetidina, dissulfiram*, alopurinol, mercaptopurina, metilfenidato, nortriptilina.
Redução da disponibilidade de vitamina K: *esteróides anabólicos, antibióticos de amplo espectro, clofibrato, colestiramina, óleo mineral*, D-tiroxina.
Inibição da síntese de fatores da coagulação: acetaminofen, *esteróides anabólicos, glucagon*, mercaptopurina, *quinidina, salicilatos*.
Catabolismo aumentado de fatores da coagulação: *esteróides anabólicos, D-tiroxina*.
Aumento da afinidade de ligação à enzima receptora: D-tiroxina.
Somação de efeitos anticoagulantes: *heparina, salicilatos*, quinidina.

Um quadro completo de interações pode ser encontrado na *USP DI*.

A droga é contra-indicada se não estiverem disponíveis instalações laboratoriais para a determinação de níveis de protrombina, e se não houver disponibilidade de vitamina K, sangue fresco ou plasma. Ela também é contra-indicada em qualquer pessoa com tendências hemorrágicas, discrasias sanguíneas, úlcera péptica, colite ulcerativa, colite, diverticulite, endocardite bacteriana subaguda, cirurgia recente do sistema nervoso central (SNC), anestesia regional ou de bloqueio lombar e doença renal ou hepática grave. Ela não apenas está contra-indicada na ameaça de abortamento como deve ser evitada na gravidez, visto que podem ocorrer hemorragia no feto e várias alterações teratogênicas, incluindo hidrocefalia, microcefalia, atrofia óptica, outros defeitos do SNC, hipoplasia nasal e condrodisplasia punctata. Pacientes com insuficiência cardíaca congestiva são mais sensíveis ao dicumarol do que pessoas com função cardíaca normal.

Ele é metabolizado pelo sistema do citocromo P450 hepático. A meia-vida é de 24 a 96 horas.

VARFARINA SÓDICA

2*H*-1-Benzopiran-2-ona, 4-hidróxi-3-(3-oxo-1-fenilbutil)-, sal de sódio; Coumadin; Panwarfin

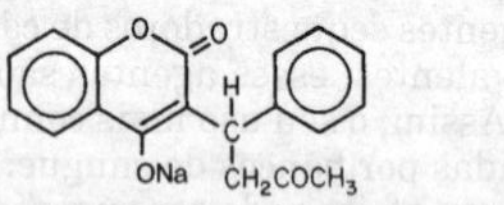

É o sal sódico da 3-(α-acetonilbenzil)-4-hidroxicumarina [129-06-6] $C_{19}H_{15}NaO_4$ (330.31); é um sólido amorfo ou um clatrato cristalino. O clatrato consiste principalmente em varfarina sódica, álcool isopropílico e água, cujas proporções moleculares variam entre 8:4:0 e 8:2:2.

Preparo — Pela adição de 4-hidroxicumarina a benzalacetona sob a influência catalítica de uma substância suavemente básica como a amônia ou a piperidina. A reação é uma *condensação* de Michael típica. A conversão ao sal sódico é efetuada pela reação da varfarina purificada com uma porção equimolar de solução de NaOH diluída à temperatura ambiente.

Descrição — É um pó branco, inodoro, amorfo ou cristalino com um sabor levemente amargo; tem a cor alterada pela luz; o pH (solução de 1 para 100) é de 7,2 a 8,3.

Solubilidade — É muito solúvel em água e livremente solúvel em álcool; é muito levemente solúvel em clorofórmio ou éter.

Comentários — É o *anticoagulante protrombopênico* mais amplamente utilizado (veja *Dicumarol*). Embora geralmente seja administrado oralmente, sua principal distinção em relação às outras drogas protrombopênicas é o fato de que ela é hidrossolúvel e pode ser administrada intravenosamente. Pela via intravenosa, o seu início de ação é de 12 a 18 horas, e a sua duração é de 5 a 6 dias. É metabolizada pelo sistema do citocromo P450 hepático. A meia-vida plasmática é de 41 a 57 horas, exceto por cerca de 27 horas em alcoólicos e provavelmente até mesmo menos em pessoas que estejam utilizando fenobarbital ou outros indutores das enzimas microssômicas hepáticas.

As complicações hemorrágicas, as precauções e as interações medicamentosas são as do *Dicumarol*. A vacina para a gripe aumenta a resposta; essa interação provavelmente também ocorre com o dicumarol e com a anisindiona.

Dose — *Oral, intramuscular* ou *intravenosa*. Em adultos, 10 a 15 mg por 2 a 4 dias, seguida por uma dose diária *de manutenção* de 2 a 10 mg, de acordo com o tempo de protrombina. Um tempo de protrombina de 1,2 a 1,5 vez o tempo de controle é efetivo para a anticoagulação, e no entanto está associado a uma incidência de hemorragia de apenas 4,3%.

ANTICOAGULANTES NÃO-PROTROMBOPÊNICOS

CITRATO DE SÓDIO

Ácido 1,2,3-propanotricarboxílico, 2-hidróxi-, sal trissódico

$CH_2(COONa)C(OH)(COONa)CH_2COONa$

Citrato trissódico [68-04-2] $C_6H_5Na_3O_7$ (258.07) ou diidrato de citrato trissódico [6132-04-3] (294.10).

Preparo — Geralmente, pela adição de carbonato de sódio a uma solução de ácido cítrico até que cesse a efervescência, evaporando e granulando o produto.

Descrição — São cristais incolores ou um pó branco e cristalino; sabor refrescante e salino; estável no ar; a solução aquosa é levemente alcalina ao tornassol, mas não deve ser tornada vermelha pela fenolftaleína.

Solubilidade — 1 g em 1,5 mL de água a 25° ou em 0,6 mL de água fervente; insolúvel em álcool.

Comentários — O uso mais importante é como *anticoagulante* para sangue ou plasma que está para ser fracionado ou para sangue que está para ser armazenado. O efeito anticoagulante se deve à conversão de cálcio ionizado no sangue a um quelato citrato-cálcio. É um ingrediente da *Solução Anticoagulante de Dextrose com Citrato,* da *Solução Anticoagulante de Dextrose com Citrato e Fosfato* e da *Solução de Citrato de Sódio e Ácido Cítrico.*

Também é usado como um *expectorante* e como um *alcalinizador* sistêmico e urinário. Os expectorantes salinos são úteis especialmente quando se deseja liquefazer escarro espesso e viscoso. No corpo, o citrato de sódio é oxidado a bicarbonato e excretado na urina. Assim, quando administrado oralmente, ele é útil na acidose, para vencer a acidez urinária excessiva e para auxiliar na dissolução de nefrólitos de ácido úrico.

É um agente quelante, aumentando portanto a *excreção urinária de cálcio* e *chumbo.* Tem sido empregado na hipercalcemia e na urolitíase e para facilitar a eliminação de chumbo no envenenamento devido ao último. Como um *auxílio farmacêutico,* o citrato de sódio pode ser usado para prevenir o escurecimento quando se inclui ferro em preparações que contêm tanino.

Oxalato de Sódio

[62-76-0] $Na_2C_2O_4$ (134.01). As ações e os usos do oxalato de sódio são praticamente idênticos aos do *Oxalato de Potássio.*

DANAPRÓIDE SÓDICO

Orgaran

Preparo — Ele é extraído de mucosa porcina e tem um peso molecular médio de aproximadamente 5.500.

Descrição — O danapróide consiste em sulfato de heparan (84%), sulfato de dermatan (12%) e uma pequena quantidade de condroitina 4 e 6-sulfatos (4%) como os sais sódicos.

Comentários — É um antitrombótico que age através da antitrombina III para inibir tanto o fator Xa quanto a trombina, com efeito inibitório adicional sobre a trombina através do co-fator II da heparina. Seu efeito predominantemente inibitório é exercido sobre o fator Xa com a razão anti-Xa e antitrombina > 22. Tem pouco efeito sobre exames de coagulação (ou seja, o tempo de tromboplastina parcial [TTP] ou o tempo de protrombina [TP]), portanto eles não são úteis para monitorar o tratamento com essa droga. Ele tem apenas efeitos menores sobre a função e a agregabilidade plaquetária. É indicado para a profilaxia da trombose venosa profunda pós-operatória, que pode levar à embolia pulmonar em pacientes submetidos a tratamento eletivo de substituição de quadril. A droga é administrada por injeção subcutânea. Assim como ocorre com outros agentes anticoagulantes, sangramento e hemorragia são os principais efeitos adversos, e os pacientes têm que ser monitorados cuidadosamente enquanto estiverem fazendo uso da medicação. Não há nenhuma evidência de que o sulfato de protamina seja capaz de reduzir sangramento não-cirúrgico grave devido ao danapróide. Na eventualidade de sangramento grave, a droga deve ser descontinuada, devendo ser administrados transfusão de sangue ou produtos hematológicos. Como o agente inclui sulfito de sódio como preservativo, reações do tipo alérgico, incluindo sintomas asmáticos suaves a graves ou anafilaxia, podem ocorrer com essa droga. A sensibilidade ao sulfito é mais comum em pacientes asmáticos que em pacientes não-asmáticos.

EDETATO DISSÓDICO — ver adiante.

HEPARINA SÓDICA

Heparina

É uma mistura de glicosaminoglicanos que tem a propriedade de prolongar o tempo de coagulação do sangue. É obtida geralmente de tecido pulmonar ou da mucosa intestinal bovina ou suína. Potência: não menos de 120 (quando derivada de pulmões) e não menos de 140 (quando derivada de outros tecidos) Unidades de Heparina USP/mg.

Nota — As Unidades de Heparina USP são consistentemente estabelecidas com base no ensaio da USP, independentemente das Unidades Internacionais, e as respectivas unidades não são equivalentes.

Preparo — A heparina é o anticoagulante natural do corpo, participando da função fisiológica de manutenção da fluidez do sangue. É produzida pelos mastócitos de Ehrlich, que estão agrupados no tecido conjuntivo perivascular das paredes dos vasos sanguíneos principais e dos capilares. A heparina é um éster polissulfúrico da mucoitina. O esqueleto molecular é construído a partir de glicosamina acetilada e ácido glicurônico. A unidade dissacarídica é semelhante àquela do *ácido sulfúrico da mucoitina* e do *ácido hialurônico.* Amostras de heparina livres de proteínas contêm cerca de 10% de enxofre, presente como sulfatos de ésteres. Preparados originais de heparina contêm misturas que consistem em ácidos dissulfúrico e trissulfúrico de mucoitina. A ação anticoagulante é maior em preparados com o maior conteúdo sulfúrico. A heparina na forma terapêutica final é fornecida em uma solução feita a partir do sal sódico, mas nas etapas de sua purificação os sais de bário da heparina são preparados. A heparina, por ser uma mistura dos vários ésteres sulfúricos, não é inteiramente homogênea, e há controvérsias sobre se um preparado verdadeiramente cristalino ou homogêneo foi preparado ou será algum dia preparado.

Descrição — É um pó branco ou de cor pálida; é inodoro ou quase inodoro; é higroscópico. O peso molecular pode variar entre 6.000 e 20.000, dependendo da fonte e do método usado para determinar o peso molecular. O pH (solução a 1%) varia de 5,0 a 7,5. Ela não será dialisada através de uma membrana de pergaminho e o será apenas ligeiramente através de uma membrana de colódio. A heparina é resistente a todos os tipos de agentes químicos, dá origem a um precipitado insolúvel com a protamina e com o azul de toluidina, e a interferência com os grupos sulfúricos reduz sua atividade anticoagulante. Tem uma pressão osmótica muito baixa em relação ao seu alto grau de ionização. Contrastando com o efeito do oxalato, ela não tem nenhuma influência osmótica sobre as hemácias. Ela pode ser armazenada por longos períodos sem perda da atividade.

Solubilidade — 1 g em 20 mL de água; solúvel em álcool, acetona ou ácido acético glacial.

Comentários — Suas ações anticoagulantes foram descritas anteriormente. Além disso, ela libera lipase lipoproteica do endotélio vascular, o que tem o efeito de remover quilomícrons e lipoproteínas de densidade muito baixa do sangue; são necessárias apenas doses baixas para essa ação. Ela tem efeito antiaterogênico, mas foram feitos apenas alguns estudos de sua eficácia profilática. Também tem ações antiinflamatória e antialérgica através de seus efeitos sobre o fator Hageman (XIIa), calicreínas e outras enzimas que têm grupos ativos contendo ou agindo sobre substratos com frações lisina e/ou arginina.

Ela é empregada clinicamente em condições nas quais se deseja uma redução rápida na coagulabilidade sanguínea. É empregada freqüentemente para iniciar tratamento anticoagulante prolongado para cobrir o período latente de início de ação de anticoagulantes do tipo do dicumarol. Também é usada no lugar de drogas do tipo do dicumarol no tratamento prolongado quando não se dispõe de instalações laboratoriais para a determinação do tempo de protrombina.

Algumas das aplicações clínicas primárias são o tratamento e a prevenção da *embolia pulmonar,* a *prevenção da trombose mural* após infarto do miocárdio, o *tratamento inicial de trombose de veias profundas* e de *trombose de veias proximais, tromboflebite* primária e pós-operatória, *oclusão arterial* súbita por trombose ou embolismo, profilaxia da *trombose venosa* ou embolia pós-operatórias, *prevenção da trombose cerebral* durante AVC em evolução e após *cirurgia vascular.* Para esses propósitos, doses baixas administradas subcutaneamente são populares; entretanto, relatos recentes indicam que os níveis sanguíneos são irregulares, e a monitoração é aconselhável. É indicada para o tratamento da *coagulação intravascular difusa* (CID; coagulopatia de consumo) em pacientes com leucemia aguda (apenas) e da *trombocitopenia imune* (na qual vasculite causa coagulopatia e consumo de plaquetas).

É administrada algumas vezes durante e após conversão de fibrilação atrial para prevenir trombose por êmbolo ou trombo mural. É recomendado que pacientes com infarto do miocárdio sejam tratados com heparina por 24 a 72 horas após o tratamento fibrinolítico para reduzir o risco de reoclusão precoce.

As indicações para o tratamento prolongado são as mesmas dos anticoagulantes protrombopênicos (veja *Dicumarol*), mas geralmente essa droga é usada apenas durante os estágios iniciais do tratamento, quando o distúrbio é agudo, para manter a supressão da coagulação sanguínea até que anticoagulantes orais possam ser administrados e passem a fazer efeito. Ela também tem usos especiais, tais como a prevenção da coagulação de amostras de sangue ou de sangue total para transfusão; *prevenção da coagulação* durante *transfusões de sangue, hemodiálise extracorpórea* ou *derivação cardiopulmonar*; e para o teste de tolerância à heparina.

É usada em baixas concentrações em soluções para a lavagem de cateteres intravenosos para injeções intermitentes; a heparina residual no cateter evita que coágulos ocluam o orifício do cateter. Também é usada para prevenir *adesões* pleurais e peritoneais. Algumas vezes é usada como um adjuvante ao tratamento antineoplásico para suprimir a formação de uma rede de fibrina através da qual a neoplasia pode se disseminar.

A infusão constante parece ser mais eficaz e segura que a injeção intermitente. A injeção intramuscular freqüentemente resulta na formação de hematoma e deve ser evitada.

Hemorragia é o principal efeito tóxico, geralmente como resultado de superdosagem; a protamina, com a qual ela se combina, pode ser empregada para o controle imediato da hipereparinemia. Tem que ser administrada cautelosamente quando anticoagulantes orais estiverem em uso ou quando houver trombocitopenia, devido ao risco acentuado de hemorragia; também interfere com exames laboratorais para avaliação do efeito de anticoagulantes orais. O risco de hemorragia também é aumentado pelos salicilatos, pelo dipiridamol, pelo glicerilguaiacolato ou por outros inibidores da adesividade plaquetária.

Certos compostos de amina ou de amônio, especialmente os bifuncionais, interagem diretamente com ela, diminuindo assim os níveis circulantes no sangue; a cimetidina, vários anti-histamínicos, a quinina e a quinidina são exemplos. Mesmo as tetraciclinas supostamente interagem. Sabe-se que as polimixinas e as colistinas interagem durante infusão simultânea, mas não foi relatada a sua interação quando administradas separadamente.

Hipersensibilidade e outros efeitos colaterais adversos podem ocorrer. As manifestações incluem broncospasmo (dispnéia, aperto no peito, chiado), exantema, urticária, prurido, calafrios, febre, vasospasmo (dor torácica, dor nas extremidades, priapismo), neuropatia com parestesias e perda de cabelos.

A trombocitopenia ocorre em até 30% dos pacientes, é freqüentemente branda (a contagem de plaquetas permanece $> 100.000/mm^3$) e pode ser revertida ou permanecer estável enquanto o tratamento com heparina é mantido. Entretanto, uma forma mais grave de trombocitopenia, com contagem de plaquetas $< 100.000/mm^3$, é acompanhada de resistência à heparina, freqüentemente levando à tromboembolia ou à CID. O tratamento com heparina deve ser interrompido, e as complicações tromboembólicas devem ser tratadas com lepirudina em tais casos.

Ela é inativa oralmente, e tem que ser administrada parenteralmente. Sua meia-vida plasmática é de 1,3 a 1,6 hora.

HEPARINAS DE BAIXO PESO MOLECULAR

Ardeparin, Dalteparin, Enoxaparin, Fragmin, Lovenox, Normiflo

Há vários produtos que consistem em uma mistura de fragmentos de heparina de baixo peso molecular obtidos pela despolimerização de heparina porcina não-fracionada. A Ardeparin contém fragmentos de 5.650 a 6.350 daltons, a Dalteparin contém fragmentos de 2.000 a 9.000 daltons e a Enoxaparin contém fragmentos de 2.000 a 8.000 daltons.

Comentários — A heparina padrão forma um complexo ternário com a AT III e a trombina, enquanto as heparinas de baixo peso molecular formam primariamente complexos binários com a AT III. Isso resulta em inibição acentuada do fator Xa, com menos efeito inibitório sobre a trombina. Assim como ocorre com a heparina, esses agentes também inibem a trombina pela ligação com o co-fator II da heparina. Como as moléculas pequenas de heparina ligadas à AT III reagem apenas ligeiramente com as plaquetas, a trombose venosa profunda pode ser evitada ou retardada sem tanto risco de hemorragia quanto ocorre com a heparina padrão.

A Ardeparin é indicada para a prevenção de trombose venosa profunda que pode levar a embolia pulmonar em pacientes submetidos a tratamento de substituição de joelho. A Dalteparin é indicada para a profilaxia da trombose venosa profunda em pacientes submetidos a cirurgia abdominal que estejam sob risco de complicações tromboembólicas, ou seja, aqueles acima de 40 anos de idade, obesos, submetidos a anestesia geral com duração acima de 30 minutos, ou aqueles com uma doença maligna ou com história prévia de trombose.

A Enoxaparin é indicada para a prevenção da trombose venosa profunda em pacientes submetidos a tratamento de substituição de quadril ou de joelho, assim como para pacientes submetidos a cirurgia abdominal que se encontram sob risco de complicações tromboembólicas. Esses agentes também têm sido utilizados (fora das indicações oficiais) para anticoagulação sistêmica, na profilaxia primária e secundária contra eventos tromboembólicos. Essas drogas são administradas unicamente através de injeção subcutânea. A incidência de complicações hemorrágicas é mais baixa que com a heparina padrão; entretanto, o sulfato de protamina é útil no tratamento de pacientes que sofrem eventos hemorrágicos. O uso concomitante de agentes antiplaquetários ou de anticoagulantes orais pode aumentar o risco de hemorragia.

Essas drogas devem ser administradas com particular cautela em pacientes que tenham uma história de trombocitopenia induzida pela heparina. Além disso, tem havido casos de hematomas epidurais ou espinhais causando paralisia de longa duração ou permanente com o uso de heparinas ou heparinóides de baixo peso molecular em pacientes submetidos a anestesia espinhal ou dural. O risco parece ser aumentado por punções epidurais ou espinhais de repetição, pelo uso de cateteres epidurais de demora ou pelo uso concomitante de outras drogas que afetam a hemostasia.

OXALATO DE POTÁSSIO

[583-52-8]$K_2C_2O_4.H_2O$ (183.23).

Descrição — Cristais incolores; eflorescem no ar seco.

Solubilidade — 1 g em 3 mL de água.

Comentários — O ânion oxalato do oxalato de potássio se combina com íons cálcio para formar o oxalato de cálcio, muito insolúvel. Assim, quando é adicionado a sangue coletado (derramado), ele age como um anticoagulante, podendo ser empregado com esse propósito em procedimentos de laboratório clínico. Deve-se ter cuidado com o seu armazenamento e uso, porque é altamente tóxico.

SOLUÇÃO ANTICOAGULANTE DE CITRATO DE SÓDIO

É uma solução estéril a 4% de citrato de sódio — $C_6H_5Na_3O_7H_2O$ (294.10) em água para injeção. Ela não contém nenhum agente antimicrobiano.

Preparo — Dissolva 40 g de citrato de sódio em água para injeção suficiente para fazer 1.000 mL e filtre até que fique clara. Coloque a solução em recipientes apropriados e esterilize.

Nota — O citrato de sódio anidro (35,1 g) pode ser usado no lugar do diidrato.

Descrição — É uma solução clara e incolor que possui um sabor levemente salino; pH de 6,4 a 7,5.

Comentários — Previne a coagulação sanguínea pela formação de um quelato de citrato de cálcio não-dissociado. A solução também previne tanto a crenação quanto o edema celular. A solução estéril é empregada para o preparo de sangue para fracionamento, para sangue estocado para transfusão e para o preparo de plasma humano citratado.

SOLUÇÃO ANTICOAGULANTE DE CITRATO E DEXTROSE

Solução ACD

É uma solução estéril de ácido cítrico ($C_6H_8O_7$), citrato de sódio ($C_6H_5Na_3O_7.2H_2O$) e dextrose ($C_6H_{12}O_6.H_2O$) em água para injeção. Não contém nenhum agente antimicrobiano.

Preparo — Veja a USP.

Comentários — O citrato promove a quelação de íons cálcio, agindo assim como um anticoagulante. A razão de ácido cítrico para citrato de sódio é tal que o pH é ótimo para a armazenagem de sangue total. A dextrose fornece um substrato para glicólise durante o armazenamento, estendendo assim o tempo de vida dos eritrócitos. O prazo de validade do sangue total anticoagulado com solução ACD é de 21 dias. A solução estéril é empregada principalmente para a anticoagulação e a preservação de sangue total para transfusão.

SOLUÇÃO ANTICOAGULANTE DE CITRATO E DEXTROSE MODIFICADA

Solução ACD Modificada

Cada 10 mL estéreis contêm 80 mg de ácido cítrico, 224 mg de citrato de sódio anidro e 120 mg de dextrose anidra.

Comentários — Ela é usada com a *Injeção de Cromato de Sódio Cr 51* para a marcação de eritrócitos em exames diagnósticos *in vitro* e *in vivo*.

SOLUÇÃO ANTICOAGULANTE DE CITRATO, FOSFATO E DEXTROSE

Solução CPD

É uma solução estéril de ácido cítrico ($C_6H_8O_7$), citrato de sódio ($C_6H_5Na_3O_7.2H_2O$), bifosfato de sódio ($NaH_2PO_4.H_2O$) e dextrose ($C_6H_{12}O_6H_2O$) em água para injeção. Não contém nenhum agente antimicrobiano.

Preparo — Veja a USP.

Descrição — É um líquido claro, incolor e inodoro; pH de 5,0 a 6,0.

Comentários — O íon citrato promove a quelação de cálcio, tornando assim o cálcio indisponível para o sistema de coagulação. O ácido cítrico, o citrato de sódio e o bifosfato de sódio encontram-se nas proporções apropriadas para tamponar a solução no pH ótimo para o armazenamento do sangue e de seus componentes. A dextrose fornece um substrato para a glicólise e aumenta tanto o armazenamento quanto a vida pós-transfusional das células sanguíneas. O prazo de validade do sangue total com solução CPD é de 21 dias. O conteúdo de 2,3-difosfoglicerato (2,3-DPG) de eritrócitos armazenados em solução CPD é de 120% do conteúdo original em 7 dias e de 40% em 21 dias. A preservação ajuda a manter baixa a afinidade da hemoglobina pelo oxigênio, de forma que ela possa fornecer seu oxigênio para os tecidos imediatamente. Conseqüentemente, o CPD é o anticoagulante preferido para o sangue a ser utilizado em transfusão de troca.

A concentração de sódio é de 284 mEq/L, e, assim, 17,8 mEq são adicionados a cada unidade de sangue total.

SOLUÇÃO ANTICOAGULANTE DE FOSFATO, DEXTROSE E ADENINA

Solução de CPDA-1; Solução de Adenina-CPD

Comentários — A adição de adenina à solução de CPD aumenta a vida útil do sangue armazenado em 40%, ou seja, o sangue pode ser armazenado por 35 dias. Entretanto, a solução de CPDA-1 não preserva o 2,3-difosfoglicerato tão bem quanto a solução de CPD; há 97% do conteúdo inicial em 7 dias, mas apenas 10% em 21 dias. Logo, o sangue total em CPDA-1 não deve ser usado em transfusão de troca.

Aplicação — 14 mL por 100 mL de sangue total.

AGENTES TROMBOLÍTICOS

O sistema fibrinolítico compreende um grupo de proteínas que interagem de forma complexa para causar a lise de trombos e também para manter os fatores fibrinolíticos sob controle. O plasminogênio desempenha um papel chave na ativação da fibrinólise. Ele é uma proenzima que é convertida à enzima ativa, plasmina, por interações entre fatores intrínsecos circulantes (pré-calicreína; quininogênios; fatores XII, XIIIa e proativador do plasminogênio) e o fator extrínseco; tecido endotelial, que libera ativador do plasminogênio (ativador do plasminogênio tissular, tPA). A atividade fibrinolítica é mantida sob controle pelos inibidores, *in*ativador de C1, α_2-macroglobulina e α_2-antiplasmina. Uma vez formada, a plasmina cliva a fibrina em seus produtos de cisão. Entretanto, ela também pode degradar os fatores V, VIII e XII e outras proteínas. As taxas de formação e de inativação da plasmina normalmente são equilibradas, de tal forma que há sempre uma pequena quantidade de fibrina sendo formada para manter a integridade vascular normal, e o restante é lisado antes da formação do coágulo. Lesão e inflamação vasculares aumentam tanto a deposição de fibrina quanto a atividade fibrinolítica.

No início da década de 1960, descobriu-se que um produto bacteriano chamado estreptoquinase-estreptodornase ativava o plasminogênio. Subseqüentemente, o componente ativo, estreptoquinase (SK), foi suficientemente purificado para permitir o uso clínico na dissolução de trombos. O interesse tem sido alto, especialmente em relação à capacidade para dissolver trombos coronários e restaurar a perfusão coronária. A escolha do momento é muito crítica, porque, uma vez que a fibrina tenha *envelhecido* (mais de 4 horas), ocorre muito pouca dissolução. Originalmente, a administração era através da via intracoronária, exigindo a colocação de um cateter coronariano. Entretanto, a SK e outros agentes trombolíticos atualmente são administrados primariamente por via intravenosa, com eficácia semelhante à da distribuição intracoronariana e menos complicações hemorrágicas devido ao procedimento invasivo. A SK atualmente ainda apresenta um risco consideravelmente alto de reações de hipersensibilidade.

Um ativador natural do plasminogênio, a uroquinase (UK), foi isolada e purificada para os mesmos usos que a SK. Ele é livre de potencial alérgico, mas tem um potencial ligeiramente mais baixo para fibrinólise generalizada e hemorragia que a SK. É várias vezes mais caro. Há menos dados clínicos concernentes à eficácia de longo prazo da UK no tratamento do infarto do miocárdio, visto que a administração intracoronariana já não é mais comum. Mais recentemente, vários outros ativadores do plasminogênio foram isolados, caracterizados e modificados. São eles o complexo plasminogênio-ativador da estreptoquinase anisoilado (APSAC) e o ativador do plasminogênio tissular (tPA). O APSAC é um complexo inativo de plasminogênio humano e SK que é gradualmente desacilado e, assim, ativado após injeção. Tem eficácia semelhante à da SK intracoronariana na obtenção da reperfusão, e pode ser ligeiramente superior na prevenção da reoclusão. A maior vantagem do APSAC sobre a SK é sua facilidade de administração devido à meia-vida prolongada.

Ambas as formas recombinantes de tPA teoricamente têm tendências consideravelmente menores para produzir hemorragia, porque elas se ligam seletivamente à fibrina e não a fatores circulantes da coagulação. Assim, elas são seletivas para o alvo objetivado, um coágulo previamente formado. Entretanto, elas não estão livres de risco de sangramento, porque atacam os muitos microcoágulos que estão se formando constantemente nos sítios de ruptura endotelial, e a opinião clínica está dividida sobre se há uma vantagem significativa sobre a SK e a UK sob esse aspecto. Na realidade, a seletividade para o alvo cria um problema de sangramento, na medida em que coágulos tendem a se formar ao redor dos cateteres intravenosos usados para infusão, de modo que heparina também é infundida para prevenir esse efeito. Além disso, suas meias-vidas curtas favorecem a retrombose, a não ser que heparina seja co-administrada. A anistreplase e os produtos de tPA recombinante são consideravelmente mais dispendiosos que a SK ou a UK.

Em relação ao tratamento da oclusão coronariana, há muito pouca diferença na porcentagem de artérias coronárias reabertas e na reperfusão (65% a 70%) ou nas freqüências de reoclusão (cerca de 20%) se o tratamento é iniciado antes de 4 horas após a oclusão. Alguns acreditam que o tempo de vida muito curto do tPA infundido limita a concentração no alvo, uma situação que poderia ser passível de correção por taxas mais altas de infusão. Parece haver alguma vantagem com o tPA recombinante em momentos mais tardios, devido a razões que não estão totalmente claras.

ABCIXIMAB

Imuglobulina G, ReoPro, Centocor

[143653-53-6]

Descrição — É o fragmento Fab do anticorpo monoclonal humano-murino quimérico 7E3 produzido em cultura de células de mamífero. O fragmento Fab de 47.615 daltons é purificado em uma série de etapas a partir do sobrenadante da cultura de células.

Comentários — Ele se liga ao receptor da glicoproteína plaquetária IIb/IIIa, resultando em inibição da agregação plaquetária pela prevenção da ligação de fibrinogênio, FVW e outras moléculas adesivas a esse receptor. Além disso, ele se liga ao receptor da vitronectina, que medeia as propriedades procoagulantes das plaquetas, assim como a resposta proliferativa da musculatura lisa e das células endoteliais. É indicado como um auxiliar da intervenção coronária percutânea para a prevenção de complicações isquêmicas cardíacas em pacientes submetidos a intervenção coronária percutânea. Além disso, o seu uso é recomendado em pacientes com angina instável que não responde ao tratamento convencional, quando a intervenção coronária percutânea é planejada dentro de 24 horas. A segurança e a eficácia do abciximab só foram avaliadas com a administração concomitante de tratamento convencional com heparina e aspirina. Ele apresenta o risco de complicações hemorrágicas, que podem ser reduzidas significativamente com o uso de heparina em baixas doses, ajustadas de acordo com o peso, pela remoção precoce da bainha femoral, pelo manejo cuidadoso do paciente e do sítio de acesso e pelo ajuste da dose de infusão do abciximab de acordo com o peso. É contra-indicado em pacientes com risco significativo de sangramento, incluindo aqueles com sangramento interno ativo, sangramento gastrintestinal ou genitourinário recente, diátese hemorrágica, cirurgia ou trauma recentes de grande porte ou hipertensão grave não-controlada. Além do sangramento, a trombocitopenia é uma ocorrência comum, e ocorre mais freqüentemente dentro das primeiras 24 horas de tratamento. As contagens plaquetárias devem ser monitoradas antes da administração, em 2 a 4 horas após a administração e em 24 horas após a administração ou antes da alta, o que ocorrer primeiro. Se for verificada trombocitopenia, a droga deve ser descontinuada imediatamente.

ALTEPLASE (RECOMBINANTE)

Activase

[105857-23-6] $C_{2736}H_{4174}N_{914}O_{824}S_{45}$ (59.050,00).

É a glicoproteína purificada de cadeia única e contínua que contém 527 aminoácidos, com três cadeias laterais de carboidratos. A potência biológica é determinada por um ensaio de lise de coágulo *in vitro* expressa em Unidades Internacionais conforme testado em confronto com um padrão da OMS. Veja Cap. 49.

Preparo — Usando-se o DNA complementar (DNAc) para o ativador natural do tipo de tecido humano obtido de uma linhagem celular do melanoma humano. A enzima alteplase é secretada no interior do meio de cultura por uma linhagem celular de mamífero estabelecida (células ovarianas de hamster chinês) em cujo interior o DNA para a alteplase tenha sido inserido geneticamente. Ela é colhida, purificada por cromatografia e liofilizada.

Descrição — É um pó que varia do branco ao bege.

Comentários — É indicada para trombólise em pacientes com infarto agudo do miocárdio (IAM), para melhorar a função ventricular, reduzir a incidência de insuficiência cardíaca congestiva e reduzir a mortalidade. Deve ser administrada tão brevemente quanto possível após o início dos sintomas. Há um regime de administração padrão e um regime acelerado, ambos incluindo também a administração concomitante de heparina e aspirina. Os resultados de estudos controlados comparando os desfechos clínicos relacionados aos dois regimes ainda não se encontram disponíveis. A droga também é indicada para uso em pacientes com embolia pulmonar aguda maciça quando o diagnóstico tiver sido confirmado por meios objetivos, tais como angiografia pulmonar ou cintilografia pulmonar. A activase foi aprovada em 1998 para o tratamento do AVC *isquêmico* agudo em adultos, para melhorar a recuperação neurológica e reduzir a incidência de incapacidade. O tratamento só deve ser iniciado dentro de 3 horas após o início dos sintomas de AVC e após a exclusão de hemorragia intracraniana através de uma tomografia computadorizada ou outro método de diagnóstico por imagem sensível à presença de hemorragia. Devido a essas diretrizes estritas, a experiência com resultados terapêuticos em pacientes com AVC isquêmico tratados com essa droga tem sido limitada. Ela está contra-indicada se houver sangramento interno ou externo, má-formação arteriovenosa, aneurisma, hipertensão grave, história de acidente cerebrovascular, trauma recente (menos de 2 meses) ou cirurgia intracraniana ou espinhal. Efeitos adversos incluem náuseas, vômitos, reações brandas de hipersensibilidade, febre e sangramento. Parte do problema de hemorragia é o resultado da administração concomitante de heparina, que é dada para prevenir coágulos na ponta do cateter e para diminuir a taxa de reoclusão para pacientes de IAM. A alteplase é eliminada pelo fígado; a meia-vida é de menos de 5 minutos.

ANISTREPLASE

Eminase

[81669-57-0]

Preparo — Pela *p*-anisoilação do complexo SK lis-plasminogênio humano primário (1:1) de estreptococos β-hemolíticos do grupo C.

Descrição — É um pó que varia do branco ao bege.

Comentários — É indicada para trombólise em pacientes que exibam sintomas compatíveis com IAM. Sua comparação com a SK é descrita anteriormente. Estudos randomizados e controlados comparando-a com pacientes tratados tanto com placebo quanto com heparina demonstraram que a anistreplase reduziu significativamente a mortalidade. Como ocorre com outros trombolíticos, ela está contra-indicada em pacientes com sangramento interno ativo, história de acidente cerebrovascular, cirurgia ou trauma intra-espinhal ou intracraniano recentes, hipertensão grave, má-formação arteriovenosa ou aneurisma. Reações do tipo alérgico, incluindo exantema, broncospasmo, febre, angioedema e anafilaxia foram observadas em pacientes que receberam anistreplase e têm incidência semelhante às que ocorrem com a SK. Outros efeitos adversos relatados incluem rubor facial, náuseas, vômitos e dores musculares. A meia-vida da anistreplase é de aproximadamente 90 minutos, com uma duração da atividade fibrinolítica de 4 a 6 horas após a administração.

ESTREPTOQUINASE

Kabikinase; Streptase

[9002-01-1] Peso molecular de cerca de 4.700.

Preparo — É uma coenzima de cadeia única obtida a partir de culturas da cepa β do grupo C de *Streptococcus haemolyticus*. (*Methods Enzymol.* 1950; 19: 807.)

Descrição — É um pó branco higroscópico de solidez friável.

Solubilidade — É livremente solúvel em água; é instável em concentrações de menos de 10.000 UI/mL.

Comentários — É indicada para o tratamento do infarto agudo do miocárdio (IAM) em adultos, para a lise de trombos intracoronários; para a melhora da função ventricular; para a redução da mortalidade associada com IAM, quando administrada pela via IV ou intracoronária; assim como para a redução do tamanho do infarto e da insuficiência cardíaca congestiva associada com o IAM quando administrada pela via IV. A administração mais precoce está correlacionada a um maior benefício clínico. Também está indicada para a lise de êmbolos pulmonares diagnosticados objetivamente, envolvendo obstrução do fluxo sanguíneo para um lobo ou para múltiplos segmentos, com ou sem hemodinâmica instável. Além disso, essa droga está indicada para a lise de trombos agudos e extensos das veias profundas diagnosticados objetivamente, assim como para trombos e êmbolos arteriais. Indivíduos com infecções estreptocócicas recentes podem ter quantidades significativas de anticorpos antiestreptoquinase circulantes; assim, é necessária uma dose de ataque suficiente para neutralizar esses anticorpos. Ela é contra-indicada para pacientes com predisposição a sangramento. Febre e calafrios ocorrem em 1% a 4% dos pacientes com outras manifestações alérgicas, incluindo urticária, coceira, rubor, náuseas, cefaléia e dor músculo-esquelética, que também é relativamente comum. Reações anafiláticas variando em gravidade de dificuldades respiratórias menores a broncospasmo, edema periorbitário ou angioedema foram observadas mais raramente, porém podem exigir interrupção da droga. A SK interage com o plasminogênio para formar um *complexo ativador*, e a meia-vida desse complexo é de aproximadamente 23 minutos. O complexo é inativado, em parte, por anticorpos antiestreptocócicos.

RETEPLASE

Retavase, ativador do plasminogênio 173-527 (do tipo tecido humano)

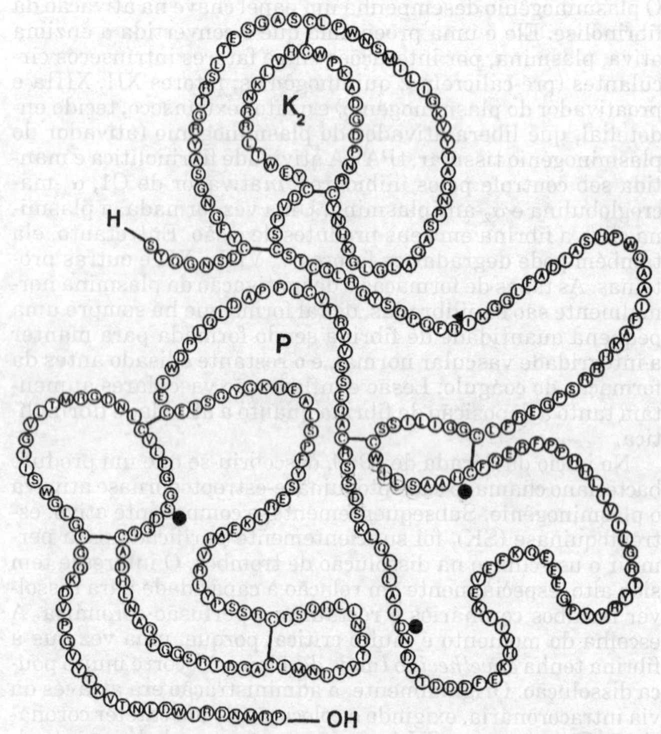

[133652-38-7]

Descrição — É um mutante não-glicosilado por deleção do tPA contendo 355 dos 527 aminoácidos do tPA nativo; ou seja, aminoácidos 1 a 3 e 176 a 527. Ocorre como um pó liofilizado.

Preparo — É produzida por tecnologia de DNA recombinante na *Escherichia coli*, e a proteína é isolada como corpúsculos inativos de inclusão. É convertida à sua forma ativa por um processo de dobragem *in vitro* e purificada por cromatografia. A potência é expressa em unidades (U) usando-se um padrão de referência que é específico para a reteplase e que não é comparável com unidades usadas para outros agentes trombolíticos.

Comentários — É indicada para uso no tratamento do infarto agudo do miocárdio em adultos para a melhora da função ventricular, redução da incidência de insuficiência cardíaca congestiva e redução da mortalidade associada com o infarto do miocárdio. A reação adversa mais comum associada com a administração de reteplase é sangramento, e a droga é contra-indicada em pacientes com riscos significativos de sangramento. Além disso, a trombólise das coronárias pode resultar em arritmias associadas com reperfusão, e tratamento antiarrítmico deve estar imediatamente disponível. Outros efeitos adversos incluem náuseas e/ou vômitos, hipotensão e febre. A reteplase é eliminada primariamente pelo fígado e pelos rins, e tem uma meia-vida efetiva de 13 a 16 minutos.

UROQUINASE

Abbokinase

[9039-53-6]

Preparo — A partir de urina humana ou de culturas de tecido de células renais humanas. (*Am J Physiol* 1952; 171: 768.)

Descrição — É uma cadeia polipeptídica de duas formas ativas com pesos moleculares de 33.000 e 55.000; o componente principal é o menor dos dois.

Solubilidade — É livremente solúvel em água.

Comentários — É indicada para a lise de êmbolos pulmonares maciços agudos e de êmbolos pulmonares acompanhados por hemodinâmica instável quando o diagnóstico tiver sido confirmado por meios objetivos tais como uma angiografia pulmonar ou cintilografia pulmonar. Foi relatado que ela lisa trombos agudos que obstruem as artérias coronárias associados com infarto do miocárdio transmural em evolução (IAM); entretanto, não foi estabelecido que a administração intracoronariana durante IAM em evolução resulta em recuperação de tecido miocárdico nem que ela reduz a mortalidade. Os pacientes de IAM que poderiam se beneficiar dessa terapia não podem ser definidos. Assim como com outros trombolíticos, ela está contra-indicada em condições com predisposição para sangramento. Reações alérgicas relativamente brandas, tais como exantema e broncospasmo, foram relatadas. Quando administrada intravenosamente, ela é eliminada rapidamente pelo fígado, com meia-vida plasmática de 20 minutos ou menos.

DROGAS ANTIPLAQUETÁRIAS

As plaquetas desempenham um papel chave na hemostasia e na formação de trombo. As plaquetas aderem à trombina, ao colágeno, a superfícies sensibilizadas imunologicamente e a várias outras substâncias. No sítio da lesão vascular, o colágeno é exposto, causando assim adesão plaquetária e a liberação de ADP, de prostaglandinas PGG_2 e PGH_2, de TXA_2 e de outras substâncias. O agregado plaquetário em crescimento se torna um *trombo branco*, que pode obstruir uma pequena falha vascular ou se tornar grande o suficiente para causar oclusão vascular. Em um coágulo sanguíneo, a adesão à trombina causa um agregado conhecido como *cabeça branca* de um trombo vermelho, o qual, através de um processo de auto-regeneração (visto que o ADP e o TXA_2 causam agregação adicional), aumenta o trombo. A serotonina, a PGG_2, a PGH_2, o TXA_2 e o fator de crescimento derivado de plaquetas (PDGF) causam vasospasmo local, que ajuda a deter o sangramento de capilares rompidos.

O endotélio vascular gera prostaciclina (PGI_2), a qual suprime a aderência e a agregação plaquetárias, sendo, portanto, uma substância protetora que ajuda a limitar a progressão de um trombo branco além do ponto de lesão. A PGI_2 é também um vasodilatador potente.

As plaquetas que aderem à parede de um vaso sanguíneo promovem aterogênese. O PDGF leva as células musculares lisas locais a aumentar a síntese de colesterol, ligar-se a lipoproteínas de baixa densidade (LDL), aumentar a taxa de replicação celular e se transformar nas células espumosas características de um ateroma. As plaquetas também são cruciais para o processo de oclusão vascular trombótica após a ruptura de um ateroma. As plaquetas também estão envolvidas na inflamação, na asma brônquica, na eosinofilia, no tono vascular, na regulação microcirculatória, na mitogênese e no crescimento e reparo teciduais, mas as drogas antiplaquetárias têm recebido pouca atenção nesses papéis.

As chamadas drogas antiplaquetárias podem suprimir a aderência e a agregação plaquetárias e estender a viabilidade plaquetária pela ação direta sobre mecanismos no interior da plaqueta (atividade antiplaquetária verdadeira) ou indiretamente, para diminuir a disponibilidade de agonistas não-derivados de plaquetas que promovem agregação. Tem havido muito interesse nos inibidores da síntese de prostaglandinas e de tromboxano, especialmente na *aspirina* (Cap. 83).

A aspirina inibe irreversivelmente (por acetilação) o sistema da ciclooxigenase que gera as prostaglandinas, a prostaciclina e o TXA_2. O efeito da redução do TXA_2 é a inibição da agregação plaquetária, mas inicialmente ele é contrabalançado por uma redução na PGI_2. Entretanto, as células vasculares endoteliais continuam a sintetizar ciclooxigenase, enquanto as plaquetas anucleares não o fazem. Logo, dentro de algumas horas após a administração de aspirina, a síntese de PGI_2 retorna ao normal, mas não a síntese de TXA_2. Além disso, a aspirina oral interage com as plaquetas circulantes durante a absorção, mas com a maioria das células endoteliais apenas após passar através do fígado, onde o metabolismo de primeira passagem reduz grandemente a concentração plasmática, e após diluição com sangue não-hepático; conseqüentemente, as plaquetas são as mais afetadas, e é possível suprimir a agregação plaquetária com doses que têm pouco efeito na geração de PGI_2. Além disso, a aspirina provavelmente inibe a função plaquetária por mecanismos adicionais não-relacionados à inibição do TXA_2.

Outras drogas antiinflamatórias não-esteróides (AINEs), tais como outros salicilatos, a hidroxicloroquina, a indometacina, etc., não são inibidores irreversíveis da ciclooxigenase, e não são tão efetivas como drogas antiplaquetárias. A sulfimpirazona (Cap. 83) é um inibidor fraco da ciclooxigenase, e possivelmente pode ter um outro mecanismo de ação. A aspirina também tem uma ação de supressão da secreção de grânulos densos que contêm ADP a partir das plaquetas, o que também contribui para a atividade antiplaquetária.

CLORIDRATO DE TICLOPIDINA

Tieno[3,2-e]piridina, 5-[(2-clorofenil)metil]-4,5,6,7-tetraidro-, cloridrato; Cloridrato de Ticlid

[53885-35-1] $C_{14}H_{14}ClNS.HCl$ (300.25).

Preparo — A partir do 2-tiofenocarboxaldeído mais 2-aminoacetaldeído dietil acetal para formar a base de Schiff, que é ciclizada com ácido para formar pirido[3,4-*b*]tiofeno. Esse último composto com α,2-diclorotolueno produz cloreto de imínio terciário, o qual, com o boroidrido de sódio, afeta a redução do anel de piridina para produzir o produto. (*J Med Chem* 1974; 9; 483.)

Descrição — É um sólido branco e cristalino; funde-se a 189°.

Solubilidade — É livremente solúvel em metanol ou água em pH 3,6; é pouco solúvel em cloreto de metileno ou álcool; é levemente solúvel em acetona; é insolúvel em uma solução tamponada em pH 6,3.

Comentários — É um *inibidor plaquetário* oralmente ativo que previne tanto a agregação plaquetária quanto a liberação de constituintes granulares. O seu mecanismo de ação não está completamente delineado, mas aparentemente resulta da interferência com a função da membrana plaquetária pela sua inibição. Inibe a ligação plaqueta-fibrinogênio induzida pelo ADP e as interações plaqueta-plaqueta, mas tem efeitos variáveis sobre a agregação devido a outros estímulos, incluindo trombina, fator ativador plaquetário, epinefrina ou colágeno. O efeito inibitório é irreversível e persiste pela vida da plaqueta. Após a suspensão da droga, as provas de função plaquetária retornam ao normal dentro de 2 semanas na maior parte dos pacientes. A ticlopidina é indicada para reduzir o risco de AVC trombótico (fatal ou não-fatal) em pacientes que tenham sofrido precursores de AVC ou que tenham tido um AVC trombótico completo. Em um estudo comparando o tratamento com ticlopidina e com aspirina em pacientes sofrendo precursores de AVC ou um AVC menor, a ticlopidina reduziu significativamente o risco de AVC fatal e não-fatal quando comparada com a aspirina. A redução de riscos pela ticlopidina foi semelhante em mulheres e homens. Os efeitos colaterais eram mais freqüentes com a ticlopidina do que com a aspirina, e sintomas gastrintestinais eram a queixa mais comum. A neutropenia é o efeito adverso mais sério da ticlopidina, e ocorreu em 2,4% dos pacientes. Conseqüentemente, os pacientes *têm* que ter o seu sangue testado a cada 2 semanas pelos primeiros 3 meses do tratamento. Os pacientes também devem ser aconselhados a contactar o seu médico imediatamente se apresentarem sintomas de infecção, tais como febre, calafrios ou dor de garganta. A droga é extensamente metabolizada pelo fígado e é contra-indicada em pacientes com dano hepático grave. Além disso, ela não deve ser administrada a pacientes que tenham um distúrbio hematopoiético ou hemostático ou sangramento patológico ativo, tal como uma úlcera péptica sangrante ou sangramento intracraniano.

Dose — *Oral, adultos,* 250 mg duas vezes ao dia, administrados com alimento.

Forma Farmacêutica — Comprimidos: 250 mg.

Outras Drogas Antiplaquetárias

Outras drogas agem de outras formas.

O *dipiridamol* inibe a fosfodiesterase plaquetária, aumentando assim os níveis de AMP cíclico, os quais suprimem a agregação plaquetária e a secreção dos grânulos densos. Ele também bloqueia a recaptação e o metabolismo da adenosina e potencializa a ação antiagregante da PGI_2.

Os *bloqueadores dos canais de cálcio* (Cap. 68) diminuem a concentração de cálcio intraplaquetário e, assim, também suprimem a secreção dos grânulos densos.

Os *bloqueadores β-adrenérgicos* previnem a operação dos receptores β dos canais de cálcio.

Os α-bloqueadores previnem a secreção dos grânulos densos induzida pelos agonistas α.

O *anagrelídio* suprime a resposta plaquetária a todos os estímulos; o seu mecanismo pode ser o de inibição de um estoque distinto de fosfodiesterase de AMPc.

Outros inibidores da função plaquetária são as dextranas (ver anteriormente), o gliceril-guaiacolato (muito ativo), a penicilina, os antidepressivos tricíclicos, os glicocorticóides, o clofibrato, o carbamato de piridinol, a PGE_1, o glucagon, as drogas anti-serotoninérgicas, certos anti-histamínicos, a cafeína, a teofilina, a pentoxifilina, os anestésicos gerais e o etanol em alta concentração.

Bissulfato de Clopidogrel — É um derivado da tienopiridina quimicamente relacionado à ticlopidina que inibe a agregação plaquetária pela modificação irreversível do receptor de ADP plaquetário. É indicado para a redução de eventos ateroscleróticos, incluindo IAM, AVC e morte vascular em pacientes com aterosclerose documentada. Os efeitos adversos principais incluem dor torácica, sintomas semelhantes à gripe, dor abdominal, artralgia e púrpura.

Eptifibatídio — É um heptapeptídio cíclico que se liga ao receptor IIb/IIIa de glicoproteína plaquetária, inibindo assim a agregação plaquetária, de forma semelhante ao *Abciximab*. É indicado para o tratamento de pacientes com síndromes coronarianas agudas, incluindo tanto aqueles que devem ser tratados clinicamente quanto aqueles submetidos a intervenção coronária percutânea. Nos ensaios clínicos com essa droga, demonstrou-se que ela diminui a taxa de desfecho combinado de morte, novo IAM ou necessidade de intervenção urgente. A maior parte dos pacientes estava também recebendo aspirina e heparina nesses ensaios clínicos. A experiência em 1998 era limitada ao tratamento de grandes números de pacientes com essa droga.

Cloridrato de Tirofiban — É um antagonista não-peptídico do receptor IIb/IIIa de glicoproteína plaquetária, que inibe de forma reversível a agregação plaquetária. É indicado para uso conjunto com a heparina no tratamento de síndromes coronarianas agudas, incluindo tanto aquelas que devem ser tratadas clinicamente quanto aquelas submetidas a intervenção coronariana percutânea. Nesse contexto, demonstrou-se que diminui a taxa de um desfecho combinado de morte, novo IAM ou isquemia refratária/procedimento cardíaco de repetição. A experiência em 1998 estava limitada ao tratamento de grandes números de pacientes com essa droga.

Nenhum uso clínico de drogas antiplaquetárias é isento de controvérsias. Em geral, exceto pelas dextranas 70 e 75, as drogas antiplaquetárias não foram consideradas efetivas isoladamente na prevenção ou na limitação da trombose venosa e da embolia pulmonar, mas elas provavelmente melhoram a resposta aos anticoagulantes orais. Em tal combinação, a aspirina aumenta a incidência e a gravidade de hemorragia gastrintestinal, enquanto o dipiridamol não o faz. Esse efeito deletério de tratamento combinado é reduzido se a dose da aspirina for reduzida, ou seja, de 325 mg por dia ou menos. Além disso, é essencial que testes de coagulação e de função plaquetária sejam monitorados rotineiramente, com o ajuste correspondente das doses de anticoagulante.

As combinações de drogas antiplaquetárias e anticoagulantes parecem ser superiores aos anticoagulantes orais isoladamente na prevenção de trombose a partir de válvulas cardíacas prostéticas e outras superfícies estranhas. Após cirurgia de quadril, a aspirina isoladamente (em homens), a aspirina associada ao dipiridamol e a hidroxicloroquinina foram relatadas como sendo de valor na prevenção da trombose venosa e da embolia pulmonar. A sulfimpirazona diminui a incidência de embolia sistêmica na estenose reumática da valva mitral.

A aspirina é aprovada nos Estados Unidos para reduzir o risco de morte e/ou IAM não-fatal em pacientes com um infarto ou angina de peito instável prévios. Recomenda-se um comprimido imediatamente no início dos sintomas de IAM. Ela também é aprovada para reduzir o risco de AVC em pessoas que sofrem ataques isquêmicos transitórios, embora a ticlopidina talvez seja superior. AVCs completos não são afetados. Distúrbios microvasculares oclusivos nos dedos são resolvidos em 2 a 3 dias e prevenidos adicionalmente após tratamento com aspirina. A oclusão microvascular após o transplante de órgãos também parece ser diminuída pela aspirina. Em geral, a combinação de aspirina e dipiridamol é mais efetiva do que a aspirina isoladamente.

Há muito interesse na suposta capacidade das drogas antiplaquetárias na redução da taxa de IAM. Foram feitos dois ensaios randomizados examinando se a aspirina tem um efeito protetor na prevenção primária da doença vascular, com resultados conflitantes. Em um estudo de 5 anos, o US Physician's Health Study, houve uma redução de 44% (de aproximadamente 0,4% a 0,2%/ano) na incidência de IAM em homens recebendo aspirina (325 mg em dias alternados) comparada com o placebo. Esse efeito só foi observado em homens com 50 anos de idade ou mais. Durante o período de 5 anos, a taxa de mortalidade por processos cardiovasculares foi semelhante tanto nos grupos tratados com placebo quanto naqueles tratados com aspirina. Em contraste, no British Doctor's Trial não houve diferença na taxa de IAM ou morte cardiovascular no grupo da aspirina (500 mg/dia) em confronto com o grupo do placebo em um período de 6 anos de estudo. Em ambos os estudos, houve um ligeiro aumento na incidência de AVC e um risco aumentado de hemorragia gastrintestinal na coorte tratada com aspirina. A US Preventive Services Task Force recomenda que "o tratamento com aspirina em baixas doses pode ser considerado para homens a partir dos 40 anos de idade que apresentem um risco significativamente aumentado de infarto do miocárdio e que não apresentem contra-indicações ao uso da droga". O tratamento com aspirina deve ser considerado uma abordagem auxiliar no tratamento da doença cardiovascular. A redução de fatores de risco significativos, incluindo hipertensão, altos níveis de colesterol e tabagismo, são o tratamento mais efetivo para pacientes sob risco de IAM e AVC. Deve-se notar que as evidências epidemiológicas atuais sugerem que a aspirina é benéfica em mulheres assim como em homens; entretanto, recomendações definitivas têm que aguardar os resultados do Women's Health Study, que se encontra em andamento.

ANTAGONISTAS DA ANTICOAGULAÇÃO

O tratamento anticoagulante traz o risco de hemorragia grave, de forma que pode haver necessidade de deter a ação anticoagulante. Os anticoagulantes protrombopênicos, conforme o esperado do seu modo de ação, são antagonizados pela vitamina K ou seus substitutos sintéticos. Nem todas as preparações de vitamina K são igualmente eficazes, sendo a vitamina K_1 (fitonadiona) superior e a menadiona inferior. A eficácia das preparações de vitamina K também varia de acordo com o anticoagulante, mas todos os agentes do grupo do dicumarol podem ser antagonizados por uma dose apropriada de vitamina K_1. O antagonismo não se manifesta imediatamente, visto que a coagulação normal é obtida apenas depois que o fígado teve tempo para repor a protrombina e os fatores da coagulação dependentes da vitamina K.

Altas doses de vitamina K_1 podem antagonizar os anticoagulantes orais, apesar de eles serem inibidos continuamente em seu sítio de ação, porque altas doses podem ativar uma segunda enzima latente não significativamente produtiva com concentrações ordinárias de vitamina K, cuja enzima não é inibida pelos anticoagulantes. A heparina é antagonizada por várias aminas, compostos de amônio e proteínas básicas que precipitam o polissulfato. Substâncias heparinóides circulantes no sangue também podem ser analisadas com tais substâncias.

DIFOSFATO SÓDICO DE MENADIOL — Cap. 106.

FITONADIONA — Cap. 106.

LEPIRUDINA

1-L-Leucina-2-L-treonina-63-dessulfo-hirudina; isoforma HVI do *Hirudo medicinalis*

Leu-Thr-Tyr-Thr-Asp-Cys-Thr-Glu-Ser-Gly-Gln-Asn-Leu-Cys-Leu-
1 2 3 4 5 6 7 8 9 10 11 12 13 14 15

Cys-Glu-Gly-Ser-Asn-Val-Cys-Gly-Gln-Gly-Asn-Lys-Cys-Ile-Leu-
16 17 18 19 20 21 22 23 24 25 26 27 28 29 30

Gly-Ser-Asp-Gly-Glu-Lys-Asn-Gln-Cys-Val-Thr-Gly-Glu-Glu-Thr-
31 32 33 34 35 36 37 38 39 40 41 42 43 44 45

Pro-Lys-Pro-Gln-Ser-His-Asn-Asp-Gly-Asp-Phe-Glu-Glu-Ile-Pro-
46 47 48 49 50 51 52 53 54 55 56 57 58 59 60

Glu-Glu-Tyr-Leu-Gln
61 62 63 64 65

[138068-37-8] $C_{287}H_{440}N_{80}O_{111}S_6$ (6979.56).

Descrição — A lepirudina é uma hirudina recombinante composta de 65 aminoácidos, e é produzida em fungos. Difere da hirudina natural pela ausência de um grupo sulfato na tirosina na posição 63 e pela substituição da leucina pela isoleucina no terminal amino.

Comentários — É um inibidor direto da trombina, com uma molécula de lepirudina combinando-se com uma molécula de trombina. Não tem nenhum efeito sobre a antitrombina III. É indicada para anticoagulação em pacientes com trombocitopenia induzida por heparina (HIT) e distúrbios tromboembólicos associados, para prevenir complicações tromboembólicas adicionais. O principal efeito adverso é o sangramento, e tem ocorrido sangramento intracraniano em pacientes com IAM seguindo-se ao tratamento trombolítico concomitante com alteplase ou estreptoquinase. Outros eventos adversos incluem reações alérgicas envolvendo a pele e as vias aéreas. A depuração sistêmica da lepirudina depende da taxa de filtração glomerular, e é recomendado o ajuste de dose baseado na depuração da creatinina. Não há nenhum antídoto específico para a lepirudina, e sangramento com risco de vida exige a interrupção imediata da droga, assim como uma possível transfusão sanguínea. O tratamento é monitorizado com o uso da razão de TTP, com uma faixa-alvo de 1,5 a 2,5, e os dados atuais sugerem que razões mais altas aumentam o risco de sangramento sem um aumento significativo na eficácia clínica.

SULFATO DE PROTAMINA

É uma mistura purificada de princípios proteicos simples, obtida do esperma ou dos testículos de espécies adequadas de peixe, a qual tem a propriedade de neutralizar a heparina. Cada miligrama neutraliza não menos que 80 Unidades USP de atividade de heparina derivada de tecido pulmonar, e não menos que 100 Unidades USP de atividade de heparina derivada da mucosa intestinal.

Preparo — Testículos de salmão congelados e maduros são triturados, enxaguados com água, centrifugados e desidratados por meio de solventes e secagem a vácuo. O material seco é então extraído com H_2SO_4 a 10%, e, após a filtragem, uma fração rica em sulfato de protamina é precipitada a partir do filtrado com álcool frio. Essa fração é dissolvida em água quente, e o sulfato de protamina se separa como óleo ao resfriamento. Esse óleo rico em protamina é dissolvido em água quente e fracionado novamente com álcool frio. A fração resultante é desidratada por meio de solventes e seca a vácuo.

Descrição — É um pó fino, branco ou fracamente colorido, amorfo ou cristalino e higroscópico.

Solubilidade — Pouco solúvel em água.

Comentários — É um *antagonista da heparina*. Por ser uma macromolécula fortemente básica, ele se combina avidamente com a heparina, a qual é uma macromolécula polianiônica. Ele se combina com a heparina em uma taxa de aproximadamente 1:1 por peso, independentemente da fonte de heparina; como a potência da heparina a partir de fontes diferentes varia, a dose de protamina baseada em Unidades USP também varia. Ela é injetada lentamente por via intravenosa após diluição adequada com solução salina fisiológica, para contrabalançar o efeito da *medicação excessiva com heparina*. A duração do efeito é de cerca de 2 horas.

Efeitos adversos são incomuns. Eles incluem hipotensão abrupta, dispnéia, bradicardia, rubor e uma sensação de aquecimento. Uma superdose pode ela própria exercer efeito anticoagulante.

INIBIDORES FIBRINOLÍTICOS

ÁCIDO AMINOCAPRÓICO

Ácido *Epsilon* Aminocapróico; Ácido Aminocapróico; Amicar

$H_2C(CH_2)_3CH_2COOH$ (com NH_2 ligado ao primeiro carbono)

Ácido 6-amino-hexanóico [60-32-2] $C_6H_{13}NO_2$ (131.17).

Preparo — O grupo lactâmico do caprolactam disponível comercialmente (hexaidro-2*H*-azepin-2-ona) é clivado na ligação C-N pelo aquecimento de uma solução aquosa com hidróxido de cálcio. O aminocaproato de cálcio assim formado reage com ácido sulfúrico para liberar o ácido oficial e precipitar o cálcio. Vários outros métodos de preparo também estão disponíveis.

Descrição — É um pó fino, branco e cristalino; é inodoro, ou praticamente inodoro; é insípido e estável na luz e no ar; funde-se a cerca de 205°.

Solubilidade — 1 g em 3 mL de água; é ligeiramente solúvel em álcool; é praticamente insolúvel em clorofórmio ou éter.

Comentários — É um inibidor competitivo de ativadores do plasminogênio, que também expressa atividade antiplasmina. É usado no tratamento de *procedimentos ou distúrbios nos quais a fibrinólise encontra-se aumentada*, tais como derivação cardíaca, derivação pós-cava, cirurgia torácica de grande porte, hematúria prostática pós-operatória, e também hematúria não-cirúrgica, leucemia, carcinoma prostático metastático, cirrose e outras doenças hepáticas, eclâmpsia, morte fetal intra-uterina, embolia por líquido amniótico e descolamento prematuro de placenta. Também é usado para corrigir fibrinólise excessiva induzida por tratamento. Foi relatado que é útil no angioedema e na hemorragia subaracnóide. A droga não tem nenhum valor na hemorragia causada por trombocitopenia, hiper-heparinemia ou outros defeitos da coagulação ou por rompimento vascular.

Pode causar coceira, eritema exantema, diurese, pirose, náuseas e diarréia. Também tem um efeito antiadrenérgico semelhante ao da guanetidina, de forma que podem ocorrer obstrução nasal, sufusão conjuntival e hipotensão. A droga pode acentuar processos trombóticos pela supressão da fibrinólise reativa, que tende a limitar a formação de coágulos e favorecer a resolução de coágulos. Logo, ela não deve ser administrada a não ser que haja evidências inequívocas de que coagulação intravascular disseminada não é a causa da atividade fibrinolítica elevada. Não se sabe se essa droga pode causar dano fetal, e ela atualmente se encontra na Categoria C da gravidez.

É excretada pelos rins; na presença de doença renal, a dose deve ser reduzida.

ÁCIDO TRANEXÂMICO

Cyklokapron

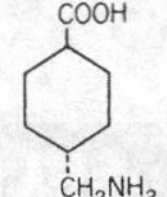

[1197-18-8] $C_8H_{15}NO_2$ (157.21).

Preparo — *J Org Chem* 1959; 24: 115, e USP Pat 3.499.925.

Descrição — Cristais brancos; funde-se acima de 300°.

Solubilidade — 1 g em cerca de 6 mL de água; muito levemente solúvel em álcool ou éter; solução aquosa a 5%, pH 6,5 a 7,5.

Comentários — Lembra o ácido aminocapróico na redução da atividade do sistema de fibrinólise, em parte pela inibição do plasminogênio; é aprovado para uso em pacientes hemofílicos para prevenir hemorragia e reduzir a necessidade de reposição de fatores sanguíneos. Seu uso mais interessante tem sido no tratamento de tumores malignos de ovário, para promover a formação de uma cápsula de fibrina para isolar e inibir o crescimento do tumor. Também causa regressão de ascite secundária a carcinoma. Nessas utilizações, a heparina foi administrada concomitantemente para prevenir coagulação intravascular. Causa náuseas, vômitos, diarréia, vertigem ocasional e hipotensão por injeção rápida. Atravessa a barreira placentária. É excretado rapidamente na urina.

HEMOSTÁTICOS E ESTÍPTICOS

Muitas substâncias não relacionadas especialmente ao mecanismo de coagulação são capazes de promover coagulação. Ao contato com a maior parte das superfícies, as plaquetas aderem, se agregam e liberam mediadores que promovem a deposição de fibrina. Materiais esponjosos e diáfanos, que fornecem uma grande área de superfície, são portanto utilizados para estancar sangramentos; esponjas absorvíveis podem ser deixadas permanentemente no sítio de sangramento. A fibrina, o fibrinogênio e a trombina também são hemostáticos potentes. Adstringentes (veja Cap. 65) também iniciam a coagulação pela precipitação de proteínas e pela promoção da labilidade das plaquetas; principalmente os sais férricos são empregados como estípticos.

ALUME — Cap. 65.

CELULOSE, OXIDADA — Cap. 108.

COLÁGENO MICROFIBRILAR

Avitene

É um preparado de origem animal da substância polipeptídica que ocorre como o principal constituinte da pele, do tecido conjuntivo e da substância orgânica dos ossos.

Comentários — As plaquetas aderem naturalmente ao colágeno, e são estimuladas a liberar substâncias que promovem agregação adicional. Colágeno microfibrilar é usado para estancar sangramentos, especialmente durante cirurgias, com exceção de procedimentos neurológicos, urológicos e oftalmológicos. Geralmente interrompe o sangramento capilar em um minuto, sangramento *vivo* em 4 a 5 minutos e gotejamento a partir de ossos em 5 a 10 minutos. O colágeno é absorvido em menos de 84 dias. Pode causar inflamação branda e crônica no sítio de aplicação, provavelmente como resultado de ligeira contaminação por albumina bovina. Não interfere com a regeneração do osso. Ele pode interferir mecanicamente com o fechamento de incisões. A obstrução de poros em ossos esponjosos diminui a força dos adesivos de metacrilato. O extravasamento sobre superfícies não-sangrantes deve ser evitado, porque pode causar aderências.

DESMOPRESSINA — Cap. 77.

ESPONJA DE GELATINA ABSORVÍVEL

Gelfoam

É gelatina sob a forma de uma esponja estéril, absorvível e insolúvel em água.

Descrição — É um sólido leve, quase branco, não-elástico, resistente, poroso e hidrofílico; um cubo de 10 mm pesando aproximadamente 9 mg irá absorver aproximadamente 45 vezes o seu peso de sangue total oxalatado bem-agitado; é estável em calor seco a 150° por 4 horas.

Solubilidade — É insolúvel em água, mas absorvível em líquidos corporais; é completamente digerido por uma solução de pepsina.

Comentários — É um *hemostático* e *anticoagulante* usado para controlar sangramentos. É umedecido com solução de cloreto de sódio ou de trombina estéril, e pode então ser mantido no local após o fechamento de uma incisão cirúrgica. Não deve ser usado no fechamento de incisões de pele devido à interferência com a reaproximação das bordas. É absorvido em 4 a 6 semanas.

PÓ DE GELATINA ABSORVÍVEL

Gelfoam

Pó fino, esterilizado com calor, leve e preparado pela trituração de esponja de gelatina absorvível.

Comentários — Pó estéril, saturado com solução estéril de cloreto de sódio; está indicado para procedimentos cirúrgicos com o propósito de controlar sangramento capilar, venoso e arteriolar quando procedimentos convencionais (compressão e laqueadura) não são efetivos.

TROMBINA

Thrombinair; Thrombogen; Thrombostat

É uma substância proteica estéril preparada a partir da protrombina de origem bovina através da interação com tromboplastina acrescentada na presença de cálcio. É capaz, sem a adição de outras substâncias, de causar a coagulação de sangue total, de plasma ou de uma solução de fibrinogênio. Pode conter um agente antibacteriano adequado.

Nota: Soluções de trombina devem ser usadas dentro de algumas horas após o preparo, e não devem ser injetadas.

Descrição — É uma substância branca ou acinzentada, amorfa, seca a partir do estado congelado.

Comentários — Quando concentrada, tem um efeito hemostático ou de coagulação extraordinariamente potente sobre o sangue. Sua poderosa ação anticoagulante é empregada na coagulação da solução de fibrinogênio. Também é útil para aplicação local em *cortes* ou *ferimentos*. Em cirurgia e em emergência, é usada para aplicação local no controle de gotejamentos menos importantes. Para *hemorragia* mais extensa ou inacessível, uma matriz tem que ser aplicada para manter a trombina no local e fornecer uma estrutura para a formação do coágulo. Tal matriz é fornecida por vários produtos, incluindo espuma de fibrina, esponja de gelatina, etc. Não é efetiva no sangramento arterial.

ELETRÓLITOS E TAMPÕES SISTÊMICOS

A concentração de vários dos eletrólitos no plasma é crítica para o funcionamento apropriado das células, especialmente aquelas dos tecidos excitáveis. O equilíbrio apropriado de vários íons é complexo, dependendo não apenas da concentração no líquido extracelular (do qual o plasma é um compartimento), mas também da concentração intracelular, sendo a razão através da membrana celular um fator essencial, assim como a razão de um tipo de íon para outro. Assim, as concentrações de eletrólitos plasmáticos fornecem apenas uma pista grosseira do estado eletrolítico do paciente, e o estudo do equilíbrio ou outros exames complementares é freqüentemente necessário para determinar as verdadeiras necessidades eletrolíticas. Certos eletrólitos, como por exemplo o cálcio e o fosfato, servem também como elementos estruturais em tecidos duros (ossos, dentes, etc.) e podem ser empregados para esse propósito.

Vários dos fosfatos descritos nesta seção são freqüentemente usados para remover cálcio do sangue na hipercalcemia e para prevenir e até mesmo dissolver cálculos renais de cálcio, em vez de o serem para a adição de um eletrólito.

ACETATO DE POTÁSSIO

[127-08-2] $C_2H_3KO_2$ (98.14).

Preparo — O bicarbonato ou carbonato de potássio reage com ácido acético previamente diluído em água, e a solução é evaporada até se tornar seca.

Descrição — São cristais incolores e monoclínicos ou um pó branco e cristalino; é rapidamente deliqüescente em ar úmido; tem sabor salino e ligeiramente alcalino; as soluções aquosas são alcalinas ao tornassol, mas não afetam a fenolftaleína TS.

Solubilidade — 1 g em cerca de 0,5 mL de água ou em cerca de 3 mL de álcool.

Comentários — Terapeuticamente, como *alcalinizador* sistêmico e urinário, e para os efeitos do *íon potássio*. Seu valor na hipopotassemia é limitado, visto que a condição está freqüentemente associada a uma alcalose hipoclorêmica. Conseqüentemente, o cloreto de potássio geralmente é preferido na hipopotassemia. O ânion acetato é metabolizado a bicarbonato. Quando usado oralmente como alcalinizante, o sal deve ser diluído generosamente em água ou suco de fruta para evitar desconforto gástrico. O uso indiscriminado desse ou de outros sais de potássio pode produzir manifestações tóxicas de hiperpotassemia (veja *Cloreto de Potássio*).

ACETATO DE SÓDIO

Triidrato de Acetato de Sódio

[6131-90-4] $C_2H_3NaO_2.3H_2O$ (136.08); anidro [127-09-3] (82.03).

Preparo — Por neutralização do ácido acético com carbonato de sódio.

Descrição — São cristais incolores e transparentes ou um pó granular e cristalino; tem um sabor ligeiramente amargo e salino; efloresce em ar quente e seco; o triidrato se liquidifica a cerca de 60°.

Solubilidade — 1 g em 0,8 mL de água ou 19 mL de álcool.

Comentários — O íon acetato é metabolizado rápida e completamente no corpo; em conseqüência, a administração é por vezes equivalente a fornecer bicarbonato de sódio. As soluções são estáveis e prontamente esterilizadas, e esse sal tem sido usado para a terapia parenteral da acidose metabólica e da hiponatremia. Também pode ser usado para alcalinizar a urina. É uma necessidade farmacêutica usada em soluções para hemodiálise e para diálise peritoneal.

BICARBONATO DE SÓDIO

Ácido carbônico, sal monossódico; Bicarbonato de Sódio; Carbonato Ácido de Sódio

Carbonato monossódico [144-55-8] $NaHCO_3$ (84.01).

Preparo — Pode ser produzido pela amônia-soda ou *processo Solvay*. Nesse processo, CO_2 é passado em uma solução de sal comum em água de amônia, o bicarbonato de sódio é precipitado e o cloreto de amônio, por ser muito mais solúvel, permanece em solução. A solução de cloreto de amônio é aquecida com cal, com o que a amônia é regenerada e retornada ao processo.

Descrição — É um pó branco e cristalino; é inodoro, com um sabor salino e ligeiramente alcalino; as soluções, quando preparadas recentemente com água fria sem agitação, são alcalinas ao papel de tornassol; a alcalinidade aumenta à medida que as soluções ficam em repouso, são agitadas ou são aquecidas; é estável no ar seco, mas se decompõe lentamente no ar úmido.

Solubilidade — 1 g em 12 mL de água; com água quente, é convertido a carbonato; é insolúvel em álcool.

Comentários — Todos os usos terapêuticos resultam das propriedades alcalinas do $NaHCO_3$. Seus usos mais importantes são *corrigir a acidose metabólica, alcalinizar a urina* e servir como um *tampão* em várias soluções parenterais, extracorpóreas e tópicas. Exemplos de condições que dão origem à acidose metabólica são diabetes melito descontrolado, intoxicação por AAS, ingestão de drogas ácidas ou formadoras de ácidos e de outros produtos químicos, hipoadrenocorticismo, disfunção tubular renal, diarréia grave e choque circulatório. Na acidose metabólica, pode ocorrer parada cardíaca, e *reanimação cardíaca* pode ser alcançada com $NaHCO_3$. Suas propriedades alcalinizantes sistêmicas também são usadas no tratamento da *anemia falciforme*, com a supressão do afoiçamento dos eritrócitos por meio de um pH plasmático elevado. A alcalinização urinária é indicada na uricosúria (para favorecer a formação de urato de sódio, que é mais solúvel, prevenindo assim a formação de nefrólitos de ácido úrico), no *tratamento com sulfonamida* (para aumentar a solubilidade das sulfonamidas e de seus metabólitos, prevenindo assim cristalúria e nefrolitíase) e na *intoxicação com ácidos fracos*, na qual a forma aniônica é excretada com rapidez suficiente para que a alcalinização urinária acelere significativamente a eliminação (por exemplo, aspirina ou certos barbituratos).

É usado amplamente como *antiácido gástrico* na medicina leiga, mas tal uso é desencorajado pelos gastroenterologistas. Isso ocorre porque o $NaHCO_3$ não é retido no estômago por muito tempo, e a evolução rápida do CO_2 causa eructação excessiva, desconforto epigástrico e, algumas vezes, até mesmo distensão gástrica perigosa. A alcalinização urinária é considerável e favorece nefrolitíase cálcica e nefrocalcinose, e, além disso, a administração do íon sódio é considerada indesejável.

Os efeitos da administração aumentada de sódio são considerados hipervolemia com edema e hipertensão como conseqüência. Entretanto, algumas autoridades médicas sustentam que é o cloreto e não o íon sódio no sal que favorece a hipervolemia e a hipertensão em pessoas com função renal normal. Isso pode explicar por que foram encontrados poucos efeitos adversos sistêmicos em estudos clínicos nos quais doses maciças foram administradas cronicamente. Isso significa que a alcalose sistêmica, por si mesma, pode ser benigna. Apesar de tais estudos, é prudente evitar o $NaHCO_3$ em pessoas com insuficiência cardíaca congestiva, estados edematosos, cirrose hepática, hipertensão ou toxemia da gravidez. É terminantemente contra-indicado na insuficiência renal, na hipernatremia (pode causar lesão renal, sobretudo em crianças abaixo de 2 anos de idade) e na nefrolitíase cálcica. Pode promover um deslocamento de potássio do meio extracelular para o meio intracelular, o que pode ser especialmente adverso se existirem hipopotassemia e/ou hipocloremia.

Uma pasta ou solução de $NaHCO_3$ é usada topicamente na pele como antipruritíco. Também é usado em várias misturas efervescentes como uma fonte de dióxido de carbono. A efervescência não confere nenhum benefício terapêutico, exceto por um efeito placebo, mas a palatabilidade é aumentada.

CARBONATO DE CÁLCIO — Cap. 66.

CITRATO DE CÁLCIO

Ácido 1,2,3-propanetricarboxílico, 2-hidróxi-, sal de cálcio (2:3), tetraidrato; Citracal

$$\left[\begin{array}{c} CH_2COO- \\ | \\ HO-C-COO- \\ | \\ CH_2COO- \end{array}\right]_2 Ca_3 \cdot 4H_2O$$

[5785-44-4]

$C_{12}H_{10}Ca_3O_{14}.4H_2O$ (570.50).

Preparo — Pelo tratamento de ácido cítrico obtido de frutas cítricas, com cal.

Descrição — É um pó branco, inodoro e cristalino, que perde toda a sua água de cristalização a 120°.

Solubilidade — 1 g em 1.050 mL de água fria; é mais solúvel em água quente; é insolúvel em álcool.

Comentários — A maior parte dos compostos de cálcio administrados oralmente como uma fonte de cálcio é solúvel no ácido gástrico, mas é convertida principalmente em carbonato de cálcio insolúvel no duodeno, de forma que apenas uma fração do cálcio está disponível para absorção. O carbonato de cálcio, especialmente, depende bastante do ácido gástrico para tornar uma parte do cálcio biodisponível. Pessoas com acloridria, piloroplastia ou outras condições nas quais um composto de cálcio não permanece em um ambiente ácido por tempo suficiente para liberar ou manter cálcio muito mais solúvel geralmente não obtêm absorção adequada de cálcio a partir do carbonato de cálcio e de certos outros compostos de cálcio. Nessa droga, o íon cálcio é quelado de forma suficientemente firme para que uma grande proporção permaneça na forma solúvel no ambiente alcalino do intestino delgado. Em indivíduos com secreção normal de ácido gástrico, 20% a 66% mais cálcio encontram-se disponíveis a partir do citrato do que a partir do carbonato, e em pessoas com acloridria ele é 100% mais disponível. Ele é usado para tratar *hipocalcemia* e como um *suplemento* para o cálcio alimentar, especialmente em pessoas nas quais há uma probabilidade de desenvolvimento ou exacerbação de osteoporose.

CITRATO DE SÓDIO E SOLUÇÃO DE ÁCIDO CÍTRICO

É uma solução de citrato de sódio e ácido cítrico em água purificada. Contém, em cada mL, 95 a 105 mg de diidrato de citrato de sódio ($C_6H_5Na_3O_7.2H_2O$) e 57 a 63 mg de ácido cítrico anidro ($C_6H_8O_7$). Pode conter preservativos e agentes edulcorantes.

Comentários — É um *alcalinizante sistêmico* e *urinário*. No corpo, o citrato é metabolizado a bicarbonato, de forma que o efeito é o de uma dose de bicarbonato. O ácido cítrico é metabolizado a dióxido de carbono e água, tendo, portanto, apenas um efeito transitório no estado ácido-básico sistêmico; sua função é de um componente de tampão temporário. O citrato pode mobilizar cálcio dos ossos e e aumentar sua excreção renal; isso, juntamente com o pH urinário elevado, pode predispor à urolitíase. O citrato oral também interfere com a absorção do cálcio.

CLORETO DE AMÔNIO — Cap. 75.

CLORETO DE CÁLCIO

Cloreto de cálcio, diidrato [10035-04-8] $CaCl_2.2H_2O$ (147.02); *anidro* [10043-52-4] (110.99).

Preparo — Pela saturação do HCl com giz ou mármore, adicionando então hidróxido de cálcio até a alcalinização e levando à fervura, o que precipita o magnésio, o ferro e outros metais. Após filtração, o filtrado é neutralizado com HCl e evaporado até que contenha cerca de 24% de água.

Descrição — São fragmentos ou grânulos brancos, duros e inodoros; é deliqüescente.

Solubilidade — 1 g em 0,7 mL de água ou 4 mL de álcool.

Comentários — Fornece íons cálcio no tratamento da *tetania hipocalcêmica*. Também alivia os espasmos musculares e a dor de *picadas de viúva-negra*. É administrado durante *transfusões de troca*, para corrigir o déficit de cálcio no sangue citratado; entretanto, o gluceptato de cálcio é preferido para essa utilização. É *antiespasmódico* para a musculatura lisa e é eficaz no alívio da dor abdominal e da diarréia da *tuberculose intestinal* e da *cólica pelo chumbo*; para esse propósito, é administrado oralmente, sendo preferido um sal neutro. Estimula a automaticidade e a contratilidade cardíacas, e é usado na *ressuscitação cardíaca*. O cálcio é usado no tratamento das *reações de hipersensibilidade*, especialmente da urticária e do edema angioneurótico, e de *picadas e ferroadas de insetos*.

É um antídoto específico em casos de *envenenamento pelo magnésio*. É usado no tratamento da *hiperpotassemia*, visto que antagoniza os efeitos cardíacos do potássio.

Como um *repositor de eletrólitos*, é uma necessidade farmacêutica para a *Injeção de Ringer*, para a *Injeção de Ringer-Lactato* e para a *Solução de Ringer*.

Efeitos colaterais resultam de injeção muito rápida; eles incluem vasodilatação e uma sensação de queimação na pele. A superdosagem pode causar hipercalcemia, caracterizada por náuseas e vômitos persistentes, letargia, fraqueza, coma e morte súbita. Devido ao perigo de superdosagem, é contra-indicado na insuficiência renal, mesmo se existir hipocalcemia. Deve ser administrado cautelosamente ao paciente digitalizado, e o eletrocardiograma deve ser monitorado. Em geral, as concentrações de eletrólitos plasmáticos devem ser monitoradas antes e durante o uso. O extravasamento e a injeção muscular ou subcutânea podem causar necrose tecidual. Por essa razão, sais menos irritativos são preferidos, especialmente em pediatria.

CLORETO DE POTÁSSIO

Cloreto de potássio [7447-40-7] KCl (74.55).

Preparo — Ocorre na água do mar e em muitas fontes minerais. Anteriormente era importado em grande parte da Alemanha, onde é extraído de minas em Stassfurt, ocorrendo ali como *carnalita* [KCl. $MgCl_2.6H_2O$] e como *silvita* [KCl]. Atualmente é obtido de depósito do Lago Searles no Deserto de Mojave, do sul da Califórnia, e de depósitos de carnalita e de silvita no Novo México e no Texas. Uma outra fonte é o Mar Morto, onde quantidades consideráveis são encontradas como carnalita dissolvida. Esse sal duplo, em solução aquosa, é tratado com vapor vivo, os dois sais separados se formam, e o sal menos solúvel, cloreto de potássio, se cristaliza à medida que a solução esfria. No laboratório, ele pode ser preparado a partir do carbonato de potássio ou de bicarbonato e HCl.

Descrição — São cristais incolores, alongados, prismáticos ou cúbicos, ou um pó branco granular; é inodoro, tem sabor salino e é estável no ar; o pH (em solução aquosa) é de cerca de 7.

Solubilidade — 1 g em 2,8 mL de água a 25° ou em cerca de 2 mL de água fervente; é insolúvel em álcool.

Comentários — É o sal mais freqüentemente empregado quando a ação do cátion potássio é desejada. É usado quando existe *hipopotassemia* ou *alcalose hipoclorêmica*, como após diarréia ou vômitos prolongados, ou em conseqüência de tratamento com esteróides adrenais ou tratamento com certos diuréticos, especialmente as tiazidas. É usado quando se deseja elevar os níveis normais de potássio plasmático, como no tratamento da intoxicação digitálica. Pode ser usado como diurético. O cloreto de potássio é valioso para o alívio dos sintomas da *paralisia periódica hipopotassêmica*, uma doença rara caracterizada por ataques recorrentes de fraqueza muscular. Um aumento na ingestão diária de potássio diminui o risco de mortalidade associada a AVC; um incremento de 10 mEq por dia resulta em um decremento médio de 40% na mortalidade. Foi descoberto que os sais de potássio aliviam os sintomas da doença de Ménière.

O cloreto de potássio é um ingrediente da *Injeção Salina Potássica Lactada*, da *Solução de Ringer*, da *Injeção de Ringer-Lactato*, da *Injeção de Ringer* e de várias outras combinações eletrolíticas parenterais e orais.

É irritativo para o trato gastrintestinal, e as preparações orais podem causar náuseas, vômitos, desconforto epigástrico, desconforto abdominal e diarréia. Altas concentrações locais no trato gastrintestinal podem levar a ulceração. Pode ocorrer ulceração esofágica se houver disfagia e ulceração gástrica, especialmente se houver retardo no esvaziamento gástrico. O revestimento entérico diminui a incidência de tais efeitos colaterais, mas favorece o desenvolvimento de lesões do intestino delgado, especialmente quando são usadas tiazidas concomitantemente. Em uma matriz de cera, ele foi divulgado como uma forma segura, mas, apesar disso, ulcerações esofágicas, gástricas e do intestino delgado ocorrem ocasionalmente. É melhor evitar as formas sólidas; se forem utilizadas, elas devem ser ingeridas com um ou mais copos cheios de água. Superdosagens podem causar parestesias, fraqueza generalizada, paralisia flácida, desatenção, vertigem, confusão mental, hipotensão, arritmias cardíacas e bloqueio cardíaco. Morte pode sobrevir.

Sinais de toxicidade podem ocorrer mesmo com níveis sanguíneos aparentemente normais; conseqüentemente, os sinais têm que ser monitorados com freqüência, e pacientes ambulatoriais têm que ser informados sobre sintomas premonitórios. A maior parte dos pacientes pode ser tratada adequadamente e com maior segurança com alimentos com alto teor de potássio e baixo teor de sódio (frutas, especialmente secas, e cereais).

Ele tem que ser administrado cautelosamente na presença de doença cardíaca ou renal. É contra-indicado na doença de Addison não-tratada, nas câibras térmicas, na adinamia episódica hereditária, na desidratação aguda e na hiperpotassemia por qualquer causa.

CLORETO DE SÓDIO

Sal; Sal de Mesa; Sal de Rocha; Sal Marinho

É o cloreto de sódio [7647-14-5] NaCl (58.44). Não contém nenhuma substância adicionada. (O sal de mesa pode conter iodo e/ou um agente anti-solidificador.)

Preparo — O sal comum está distribuído amplamente por todo o mundo, e pode ser obtido por mineração, como sal de rocha, pela evaporação de uma solução purificada de depósitos salinos, ou pela evaporação da água do mar e sua purificação posterior. Se estiver livre de sais contaminantes, ele não é higroscópico.

Descrição — São cristais incolores e cúbicos ou um pó branco e cristalino, inodoro e com sabor salino; a solução é praticamente neutra; uma solução a 23% em água congela a −20°.

Solubilidade — 1 g em 2,8 mL de água, 10 mL de glicerina ou 2,7 mL de água fervente; ligeiramente solúvel em álcool.

Comentários — Soluções desse sal se aproximam mais estreitamente da composição do líquido corporal extracelular do que soluções de qualquer outro sal isolado. Por exemplo, mais de 90% dos cátions do líquido extracelular são sódio e mais de 60% dos ânions são cloreto. Além disso, uma solução a 0,9% tem aproximadamente a mesma pressão osmótica que os líquidos corporais, ou seja, é isotônica com os líquidos corporais. Assim, uma solução isotônica pode ser injetada sem afetar a pressão osmótica dos líquidos corporais e sem causar nenhuma distorção apreciável na composição química. Uma solução isotônica, portanto, é a escolha como veículo para muitas drogas que têm que ser administradas parenteralmente. A injeção a 0,9% é usada amplamente como um substituto para o plasma na *expansão de volume*, sendo preferida em vez da dextrana pela maioria dos profissionais, não apenas por ser livre de alergenicidade mas também porque aumenta o fluxo linfático. A solução tem a vantagem adicional de não ser irritante para os tecidos. Soluções isotônicas podem ser usadas como enema ou aplicadas topicamente a tecidos intactos ou expostos para propósitos de *irrigação*, para manter os tecidos úmidos ou para manter uma cavidade limpa, como na irrigação da bexiga urinária; para esse propósito, é usada a *Irrigação com Cloreto de Sódio* a 0,45% ou a 0,9%. Embora a *Irrigação* seja estéril e satisfaça as exigências de pirogênio da *Injeção*, ela não deve ser usada parenteralmente. Soluções hipertônicas (2% a 5%) podem ser aplicadas à córnea, para diminuir o edema de córnea na inflamação ou na quemose. Soluções hipertônicas também são injetadas no líquido amniótico entre a 16.ª e a 24.ª semana de gestação para *causar aborto*. Como a injeção IV acidental pode causar choque, pneumonia, febre e outros efeitos adversos, esse procedimento deve ser realizado apenas se estiver disponível uma unidade de terapia intensiva.

A injeção é usada como um *repositor eletrolítico* para a manutenção ou a reposição de déficits de líquido extracelular. Como a solução é potencialmente capaz de produzir acidose metabólica (pela diluição do íon bicarbonato) e não supre todos os principais cátions do líquido extracelular, outras soluções, tais como a injeção de Ringer-Lactato, podem ser preferidas se houver a necessidade de administração de grandes volumes de líquidos. Outras soluções de composição apropriada também têm que ser empregadas se a composição do líquido extracelular estiver muito distorcida. Soluções estéreis e livres de pirogênios geralmente são administradas intravenosamente.

Em pessoas que estejam incapacitadas para receber líquidos por via oral, uma injeção hipotônica (0,45%) pode ser usada como fonte de água, mas soluções eletrolíticas hipotônicas balanceadas com dextrose geralmente são preferidas. Quando existe um déficit de sal desproporcional à desidratação, pode ser usada uma injeção hipertônica (3% a 5%), preferivelmente em conjunto com bicarbonato de sódio.

É administrado por via oral para a prevenção de *câibras térmicas* (câibras dos mineradores, síndrome do sódio diminuído) causadas pela depleção de sais de sódio através de perspiração copiosa. É comum o uso de comprimidos, mas uma bebida contendo apenas 0,5% evitará o desenvolvimento de sintomas. Esse sal é fornecido na *insuficiência cortical adrenal* (doença de Addison), na qual ele diminui a necessidade de extrato cortical adrenal. É usado no tratamento da hipercalcemia, para aumentar a filtração glomerular e, conseqüentemente, a excreção de cálcio.

O sal comum é usado como conservante; 6% ou mais previnem o crescimento do *Clostridium botulinum* e de outros patógenos.

A superdosagem pode causar edema pulmonar; edema generalizado; cefaléia; tinido; sensação de calor nos lábios, língua e tronco; hipernatremia (caracterizada por dor abdominal, lombar e pélvica, diarréia, abalos musculares, hiper-reatividade, confusão, dormência, estupor, convulsões ou coma); e, ocasionalmente, desidratação celular. Ele tem que ser usado cautelosamente em pacientes com redução da capacidade cardíaca ou renal ou com hipoproteinemia.

FOSFATO DE CÁLCIO DIBÁSICO

Ácido fosfórico, sal de cálcio (1:1); Ortofosfato Dicálcico

Fosfato de cálcio (1:1) anidro [7757-93-9] $CaHPO_4$ (136.06); *diidrato* [7789-77-7] (172.09).

Preparo — Um mineral de fosfato, por exemplo, *apatita*, ou preferivelmente osso animal queimado, é decomposto com H_2SO_4, resultando na produção de ácido fosfórico e sulfato de cálcio. Após a remoção do sulfato de cálcio por filtragem, a quantidade apropriada de hidróxido de cálcio é adicionada para formar fosfato de cálcio dibásico.

Também pode ser preparado a partir de ossos animais, conforme descrito no preparo de *Fosfato de Cálcio Tribásico*, usando apenas hidróxido de cálcio suficiente para formar o sal dibásico.

Descrição — É um pó branco, inodoro e insípido; é estável no ar; a suspensão aquosa é neutra ao tornassol.

Solubilidade — É praticamente insolúvel em água; é imediatamente solúvel nos ácidos clorídrico ou nítrico; é insolúvel em álcool.

Comentários — É uma *fonte* excelente de *cálcio* e *fósforo* durante a gravidez, na lactação ou na *hipocalcemia* leve a moderada caracterizada por um baixo grau de tetania. Devido ao conteúdo de fosfato, é contra-indicado no hipoparatireoidismo. Se a tetania for grave, é administrada medicação de cálcio intravenosa. Veja *Cloreto de Cálcio, Gluconato de Cálcio, Gluceptato de Cálcio, Glicerofosfato de Cálcio* ou *Levulinato de Cálcio*.

FOSFATO DE CÁLCIO TRIBÁSICO

Fosfato de Hidróxido de Cálcio

$Ca_5(OH)(PO_4)_3$

[12167-74-7] $Ca_5HP_3O_{13}$ (502.32).

Preparo — Comercialmente, a partir da pedra de fosfato; também ocorre naturalmente.

Descrição — É um pó amorfo, inodoro e insípido.

Solubilidade — É insolúvel em água, álcool ou ácido acético; é solúvel em ácidos minerais.

Comentários — Principalmente para a profilaxia e o tratamento da *hipocalcemia*, embora também sirva como uma fonte de fosfato.

FOSFATOS DE POTÁSSIO

São uma mistura de fosfatos de potássio monobásico e dibásico na razão descrita sob cada categoria a seguir.

Comentários — Para ações, utilização e efeitos adversos, veja *Fosfato de Potássio Dibásico* e *Fosfato de Potássio Monobásico*. Utilizado principalmente para hipercalcemia e hipofosfatemia.

FOSFATO DE POTÁSSIO DIBÁSICO

Fosfato de Potássio Dibásico; Neutra-Phos

[7758-11-4] K_2HPO_4 (174.18).

Preparo — Pela neutralização parcial do ácido fosfórico com hidróxido ou carbonato de potássio.

Descrição — Pó granulado; higroscópico; pH (em solução aquosa a 5%) de cerca de 8,5.

Solubilidade — Muito solúvel em água.

Comentários — No corpo, o ânion HPO_4^{2-} interage com o íon cálcio de uma forma que favorece a deposição tanto do cálcio quanto do fosfato em sais ósseos e em outros depósitos teciduais. Uma parte do fosfato também é convertida a pirofosfato, que é um quelante do cálcio, sendo o complexo cálcio-pirofosfato excretado na urina. Além disso, altos níveis plasmáticos de fosfato diminuem os níveis de calcitriol e, assim, diminuem a absorção de cálcio. Assim, o $KHPO_4$ causa a redistribuição do plasma para os tecidos, a eliminação e a incorporação diminuída de cálcio. Seu uso principal é no tratamento da *hipercalcemia*. Ele não é usado isoladamente como uma fonte de potássio ou de fosfato na deficiência de potássio ou de fosfato. É um componente dos *Fosfatos de Potássio, Fosfatos de Potássio e de Sódio* e *Fosfatos Dibásicos de Potássio e de Sódio*. Também é um reagente e uma necessidade farmacêutica para vários tampões e líquidos parenterais. Não é mais usado como laxativo; pode causar diarréia pela via oral. Veja *Fosfato de Potássio Monobásico* para informações sobre outros efeitos adversos.

FOSFATO DE POTÁSSIO MONOBÁSICO

Fosfato de Potássio Monobásico; K-Phos; Neutra-Phos

[7778-77-0] K_2HPO_4 (136.09).

Preparo — Como para o *Fosfato de Potássio Dibásico*.

Descrição — pH (em solução aquosa a 5%) de cerca de 5.

Solubilidade — 1 g em cerca de 5 mL de água.

Comentários — Veja *Fosfato de Potássio Dibásico* para ações para diminuir a absorção de cálcio, deprimir os níveis de cálcio no plasma e acentuar a excreção de cálcio como complexo pirofosfato. O sal dibásico é da mesma forma usado para tratar *hipercalcemia*. É usado para tratar *nefrolitíase* quando os cálculos são de cálcio. Nessa, a diminuição na excreção de cálcio livre dentro da urina reduz a formação de cálculos, e a acidificação da urina (o $H_2PO_4^-$ causa acidose) e do íon pirofosfato livre favorece a dissolução de cálculos. É um componente dos *Fosfatos de Potássio* e dos *Fosfatos de Potássio e de Sódio Monobásicos* e uma necessidade farmacêutica para vários líquidos e tampões parenterais. Os efeitos adversos são diarréia pela via oral (ele é pouco absorvido oralmente e age como um catártico osmótico), hipocalcemia (parestesias, confusão, fraqueza, câibras musculares, dispnéia, ritmo cardíaco irregular), quando empregado vigorosamente em pacientes não-hipercalcêmicos e na excreção de cálculos renais soltos.

FOSFATO DE SÓDIO DIBÁSICO — Cap. 66.

FOSFATO DE SÓDIO MONOBÁSICO

Ácido fosfórico, sal monossódico, monoidrato; Fosfato Ácido de Sódio; Fosfato de Diidrogênio Sódico; Ortofosfato Monossódico; Fosfato de Sódio Monobásico

Monoidrato de fosfato monossódico [10049-21-5] $NaH_2PO_4.H_2O$ (137.99); *anidro* [7558-80-7] (119.98).

Preparo — Pela adição de ácido fosfórico a uma solução concentrada quente de fosfato dissódico até que o líquido deixe de fornecer um precipitado com o cloreto de bário. A solução é então concentrada até o ponto de cristalização.

Descrição — São cristais incolores ou um pó branco e cristalino; inodoro e ligeiramente deliqüescente; as soluções são ácidas ao tornassol e sofrem efervescência com o carbonato de sódio.

Solubilidade — É livremente solúvel em água; é praticamente insolúvel em álcool.

Incompatibilidades — Como o bifosfato de sódio é um sal ácido, é incompatível com o *carbonato* e com os *álcalis* em geral. Em solução com *metenamina*, causa uma formação lenta de formaldeído.

Comentários — É uma fonte de fósforo na *hipofosfatemia* e na *nutrição parenteral total*. O fosfato plasmático excessivo não apenas interage com o cálcio plasmático para transferi-lo para os ossos mas também efetua indiretamente uma redução na absorção intestinal de cálcio. Conseqüentemente, algumas vezes é usado para tratar *hipercalcemia*. Ele é uma necessidade farmacêutica para a *Injeção de Fosfatos de Sódio*, para a *Solução Oral de Fosfatos de Sódio*, para o *Enema* e para a *Solução Oral de Fosfato de Sódio e de Bifosfato de Sódio*, para os *Fosfatos de Potássio e de Sódio* e para várias soluções e tampões parenterais e tópicos. Os efeitos adversos são diarréia, hipertensão, edema na insuficiência cardíaca, ascite na disfunção hepática, hipocalcemia, calcificação metastática e lesão renal na insuficiência adrenal.

FOSFATOS DE POTÁSSIO E DE SÓDIO

São uma mistura de fosfatos mono- e dibásico de sódio e potássio.

Comentários — Veja *Fosfato de Potássio Dibásico, Fosfato de Sódio Monobásico, Fosfato de Sódio Dibásico* (anteriormente). A mistura é vantajosa porque reduz o risco de sobrecarga de sódio e de potássio a partir de um preparado que contém uma única substância. É usado principalmente para a *hipercalcemia* e para a *hipofosfatemia*.

FOSFATOS DE POTÁSSIO E DE SÓDIO MONOBÁSICOS

São uma mistura de fosfatos monobásicos de potássio e de sódio.

Comentários — Veja *Fosfato de Potássio Monobásico* e *Fosfato de Sódio Monobásico*. A combinação é usada para acidificar a urina para a prevenção e o tratamento da urolitíase. A combinação é vantajosa porque diminui a probabilidade de fornecimento excessivo tanto de sódio quanto de potássio a partir daquela dos componentes da substância única.

GLICEROFOSFATO DE CÁLCIO

Calphosan; Neurosin; Phos-Cal

$(HOCH_2)_2CHOPO_3Ca$

[27214-00-2] $C_3H_7CaO_6P$ (210.15). É uma mistura do sal de β-cálcio (o centro hidroxil do glicerol é fosforilado) e do α-sal (a terminação hidroxil é fosforilada). Como o α-sal goza de um centro quiral, ele existe como dois estereoisômeros; apenas a forma racêmica está presente nesse sal.

Preparo — *J Chem Soc* 1914; 105: 1238.

Descrição — É um pó inodoro e insípido; decompõe-se a cerca de 170°.

Solubilidade — 1 g em cerca de 50 mL de água a 20°; menos solúvel em temperaturas mais altas.

Comentários — As ações, os usos e os efeitos adversos são muito semelhantes aos do *Gluconato de Cálcio*. Os efeitos de superdoses, as interações medicamentosas e as precauções são aqueles do *Cloreto de Cálcio*. O sal é comercializado apenas em combinação com lactato de cálcio ou levulinato de cálcio.

GLICONATO DE POTÁSSIO

Kaon

HOCH$_2$—C(H)(OH)—C(H)(OH)—C(OH)(H)—C(H)(OH)—COOK

[299-27-4] $C_6H_{11}KO_7$ (234.25).

Preparo — A glicose pode ser oxidada a ácido glucônico por vários processos, por exemplo, oxidação eletrolítica de uma solução alcalina, reação com hipobromitos ou fermentação com o uso de *Aspergillus niger* ou outros microrganismos. A neutralização com hidróxido de potássio fornece o sal.

Descrição — É um pó ou grânulos cristalinos, de cor branca a branco-amarelada; inodoro; sabor ligeiramente amargo; estável no ar; soluções ligeiramente alcalinas ao tornassol.

Solubilidade — 1 g em 3 mL de água; praticamente insolúvel em álcool desidratado, éter ou clorofórmio.

Comentários — É uma *fonte de potássio* para o tratamento de *estados hipopotassêmicos*, tais como os que ocorrem em conseqüência de tratamento com adrenocorticóides ou do uso de diuréticos tiazídicos, ou para a produção deliberada de hiperpotassemia, como para o tratamento da intoxicação digitálica. O ânion gluconato supostamente torna o composto mais bem tolerado no trato gastrintestinal do que o cloreto de potássio. Também se afirma que o potássio do gluconato é absorvido em situação alta no trato gastrintestinal, acima da localização onde lesões mucosas ocorrem algumas vezes no tratamento combinado tiazida-potássio, enquanto outros sais não são absorvidos tão rapidamente. Tais suposições e afirmações errôneas ignoram o fato químico inevitável de que, independentemente do sal usado, o íon potássio só é dissociável completamente e, portanto, não é afetado em suas ações irritativas e na sua absorção pelo ânion no composto.

Seus comprimidos revestidos com açúcar se dissolvem em um nível mais alto do que comprimidos de cloreto de potássio com revestimento entérico, mas, por isso mesmo, são livres para causar a irritação devido à qual o comprimido de cloreto foi revestido. O fato de que ele pode causar náuseas, vômitos, diarréia e desconforto abdominal mostra que o gluconato não apresenta nenhuma vantagem sobre os comprimidos de cloreto de potássio sem revestimento entérico. Um copo cheio de água ingerido com qualquer um dos dois reduz grandemente os efeitos irritativos de ambos os sais. A hipocloremia é um acompanhamento freqüente da hipopotassemia; em tais circunstâncias, o cloreto é certamente preferido. Além disso, como o gluconato se metaboliza a bicarbonato, ele contribui para a alcalose, que também pode estar presente na hipopotassemia. Apenas em uma acidose hipocalêmica e hiperclorêmica (como na insuficiência renal, na desidratação e na acidose diabética ocasional) a droga é racional; entretanto, a experiência clínica não indica nenhuma superioridade óbvia sobre o KCl. A utilização, a toxicidade e as contra-indicações são as mesmas do *Cloreto de Potássio*.

GLUBIONATO DE CÁLCIO

Cálcio (4-*O*-β-D-galactopiranosil-D-gluconato-*O*[1])(D-gluconato-*O*1)-, monoidrato; Neo-Calglucon

[12569-38-9] $C_{18}H_{32}CaO_{19}.H_2O$ (610.53).

Comentários — Como uma fonte de cálcio, mais como um suplemento alimentar do que para o tratamento da hipocalcemia.

GLUCEPTATO DE CÁLCIO

Ácido D-*glicero*-D-*gulo*-heptônico, sal de cálcio (2:1); Gluceptato de Cálcio

[HOCH$_2$—C(H)(OH)—C(H)(OH)—C(OH)(H)—C(OH)(H)—C(H)(OH)—COO—]$_2$ Ca

D-*glicero*-D-*gulo*-heptonato de cálcio (1:2) [17140-60-2] $C_{14}H_{26}CaO_{16}$ (490.43); *hidrato* [56348-83-5] (508.45).

Preparo — A partir do glicoeptonato de sódio, US Pat 3.033.900.

Comentários — Para fornecer íons cálcio quando é exigida rápida disponibilidade. As condições clínicas nas quais o cálcio é exigido são especificadas em *Cloreto de Cálcio*. Essa droga é ainda menos irritante do que o *Gluconato de Cálcio*, de forma que ela é preferida quando é necessária administração intramuscular, como no tétano neonatal. Muitas autoridades também preferem o gluceptato ao gluconato para injeção intravenosa, mas, uma vez que os sintomas sejam controlados, a manutenção geralmente é alcançada com gluconato de cálcio administrado por infusão intravenosa. A duração de ação após administração intravenosa é de 2 a 3 horas, e, após injeção intramuscular, de 1 a 4 horas.

Após injeção intravenosa rápida, pode haver sensações de formigamento e um gosto de giz. Os efeitos de superdoses, as precauções e as interações medicamentosas são os do *Cloreto de Cálcio*. Reações locais brandas podem ocorrer no sítio de injeção, mas abscessos aparentemente não ocorrem.

GLUCONATO DE CÁLCIO

Ácido D-glucônico, sal de cálcio (2:1)

[HOCH$_2$—C(H)(OH)—C(H)(OH)—C(OH)(H)—C(H)(OH)—COO—]$_2$ Ca

Gluconato de cálcio (1:2) [299-28-5] $C_{12}H_{22}CaO_{14}$ (430.38).

Preparo — A D-glicose é oxidada a ácido glucônico na presença de carbonato de cálcio. A oxidação pode ser efetuada por certos fungos, por exemplo, *Aspergillus niger*, ou pelo bromo.

Descrição — São grânulos ou pó brancos cristalinos, sem odor ou sabor; são estáveis no ar e não perdem sua água à secagem sem sofrer decomposição; as soluções são neutras ao papel de tornassol; são decompostos por ácidos minerais diluídos a ácido glucônico e ao sal de cálcio do ácido mineral usado.

Solubilidade — 1 g lentamente em cerca de 30 mL de água, ou em cerca de 5 mL de água fervente; é insolúvel em álcool ou em muitos outros solventes orgânicos.

Comentários — Seus usos são os do *Cloreto de Cálcio*. É menos irritante do que o cloreto de cálcio e pode ser administrado oralmente ou por injeção intramuscular ou intravenosa. Entretanto, a injeção intramuscular pode causar abscessos. Geralmente é considerado o sal de cálcio de escolha para uso intravenoso.

INJEÇÃO DE FOSFATOS DE SÓDIO

A injeção geralmente disponível contém 276 mg (2 mmol) de fosfato de sódio monobásico ($NaH_2PO_4.H_2O$) e 142 mg (1 mmol) de fosfato de sódio dibásico (Na_2HPO_4) por mL, equivalentes a um total de 93 mg (3 mmol) de fósforo.

Comentários — É uma fonte de fósforo para *reposição* em pacientes com depleção de fósforo. Também pode ser usado para tratar *hipercalcemia*, visto que níveis plasmáticos elevados de potássio promovem deposição de cálcio nos sais ósseos e também a perda urinária. A injeção deve ser diluída antes do uso e deve ser infundida lentamente para evitar intoxicação pelo fosfato. O paciente deve ser monitorado quanto aos níveis séricos de cálcio, fósforo e sódio e quanto à função renal a intervalos freqüentes. A administração concomitante com tiazidas pode causar lesão renal. Cada mililitro da injeção descrita acima representa 92 mg (4 mEq) de sódio, o qual deve ser levado em consideração quando se utiliza a injeção em pacientes com restrição de sódio.

INJEÇÃO DE LACTATO DE SÓDIO

Ácido propanóico, 2-hidróxi-, sal monossódico

$CH_3CH(OH)COONa$

Lactato monossódico [72-17-3] $C_3H_5NaO_3$ (112.06); é uma solução estéril de ácido láctico ($C_3H_6O_3$) em água para injeção, preparada com o auxílio de NaOH.

Nota — Esterilize a solução de lactato de sódio, preferivelmente por vapor sob pressão.

Preparo — Uma dose de ácido láctico suficiente para produzir a quantidade desejada de lactato de sódio é diluída em água para injeção. Um volume de solução de NaOH analisada e concentrada, equivalente à quantidade de ácido láctico, é acrescentada, e a mistura é fervida gentilmente até que todo o anidrido láctico também tenha sido convertido a lactato de sódio. Após resfriamento rápido, a solução é diluída com *Água para Injeção* ao volume apropriado, prontamente filtrada se necessário, embalada e esterilizada.

Descrição — O pH, diluído se necessário para cerca de 0,16 *M* (20 mg/mL), é de 6,0 a 7,3.

Comentários — Como um substituto do bicarbonato de sódio em soluções para *terapia hidroeletrolítica parenteral*. Como o íon lactato geralmente é metabolizado rapidamente no corpo, esse sal é uma fonte potencial de cátions fixos para a correção da *acidose metabólica*. Entretanto, no choque, na doença hepática grave e em vários outros estados acidêmicos hiperlácticos, a oxidação do lactato está prejudicada, e o composto está contra-indicado. Em pessoas com capacidade oxidativa celular normal, o lactato será convertido a bicarbonato em 1 a 2 horas. Uma vantagem sobre o bicarbonato de sódio é que suas soluções podem ser esterilizadas pela fervura. É usado para acelerar o coração na hipopotassemia.

INJEÇÃO DE RINGER — ver anteriormente.

INJEÇÃO DE RINGER-LACTATO — ver anteriormente.

LACTATO DE CÁLCIO

Ácido propanóico, 2-hidróxi-, sal de cálcio (2:1), hidrato

$[CH_3CH(OH)COO—]_2Ca \cdot xH_2O$

Lactato de cálcio (1:2) hidrato [41372-22-9] $C_6H_{10}CaO_6.xH_2O$; *anidro* 814-80-2 (218.22); *pentaidrato* (308.30).

Preparo — Pela fermentação de amido hidrolisado com um fungo adequado na presença de carbonato de cálcio, purificando-se até que o produto satisfaça os requisitos de pureza da USP. Também é obtido, agora em quantidades decrescentes, pela fermentação dos licores-mãe resultantes da produção de açúcar do leite.

Descrição — É um pó ou grânulos brancos e quase inodoros, um pouco eflorescentes; tornam-se anidro a 120°; as soluções aquosas têm tendência a se tornarem mofadas.

Solubilidade — 1 g em cerca de 20 mL de água; praticamente insolúvel em álcool.

Comentários — É uma fonte excelente de íons cálcio no tratamento oral da *deficiência de cálcio*. Causa menos irritação gastrintestinal do que o cloreto de cálcio. É usado na prevenção e no retardo da *osteoporose*. A biodisponibilidade do cálcio não é tão dependente do ácido gástrico quanto o é do $CaCO_3$; conseqüentemente, o lactato é superior em muitos pacientes idosos.

LEVULINATO DE CÁLCIO

Ácido pentanóico, 4-oxo-, sal de cálcio (2:1)

$[CH_3COCH_2CH_2OOO\text{-}]_2Ca.2H_2O$
[5743-49-7] $C_{10}H_{14}CaO_6.2H_2O$ (306.33).

Preparo — A partir do ácido levulínico e do carbonato de cálcio. O ácido pode ser obtido a partir de celulose crua e como um subproduto na fabricação do furfural. (*Ind Eng Chem* 1956; 48: 1331.)

Descrição — É um pó branco, cristalino ou amorfo; odor fraco sugestivo de açúcar queimado; sabor amargo e salgado.

Solubilidade — É livremente solúvel em água; é ligeiramente solúvel em álcool; é insolúvel em éter ou clorofórmio.

Comentários — Muito semelhante ao *Gluceptato de Cálcio*, sob o aspecto de que é menos irritativo do que o gluconato de cálcio. Os efeitos colaterais também são essencialmente os mesmos. Os efeitos da superdosagem, as precauções e as interações medicamentosas são aqueles do *Cloreto de Cálcio*. O sal é comercializado apenas em combinação com o glicerofosfato de cálcio.

MISTURAS DE POTÁSSIO

Vários produtos contendo potássio são misturas de KCl e $KHCO_3$; KCl, $KHCO_3$ e K_2CO_3; KCl, $KHCO_3$ e ácido cítrico; KCl, $KHCO_3$ e citrato de potássio; $KHCO_3$ e ácido cítrico; KCl e gluconato de potássio; $KHCO_3$, citrato de potássio e acetato de potássio; e citrato de potássio e gluconato de potássio. Aqueles que combinam $KHCO_3$ com ácido cítrico são efervescentes; alguns preparados efervescentes contêm betaína.HCl ou lisina.HCl no lugar do ácido cítrico, ou adicionada a ele. Aqueles que não são reconstituídos para efervescência são utilizados por seus efeitos alcalinizantes, além dos seus efeitos na correção de déficits de potássio. O $KHCO_3$ e o K_2CO_3 são diretamente alcalinos; o acetato, o citrato e o gluconato de potássio são todos metabolizados a $KHCO_3$. Como a hipopotassemia geralmente é acompanhada por *alcalose*, há poucas situações nas quais uma fonte alcalinizante de potássio é racional. Exemplos nos quais coexistem hipopotassemia e acidose são a insuficiência renal, a desidratação e, algumas vezes, a acidose diabética. Mesmo nesses casos, a experiência clínica é que o KCl isoladamente parece ser tão útil quanto as combinações.

TROMETAMINA

1,3-Propanediol, 2-amino-2-(hidroximetil)-, THAM

$HOCH_2C(CH_2OH)(NH_2)CH_2OH$

2-Amino-2-(hidroximetil)-1,3-propanediol [77-86-1] $C_4H_{11}NO_3$ (121.14).

Preparo — O nitrometano reage aditivamente com o formaldeído para produzir tris(hidroximetil)nitrometano, e o composto nitro é então hidrogenado com a ajuda do níquel de Raney. US Pat 2.174.242.

Descrição — É um pó branco e cristalino, com odor leve e característico e sabor suave, doce e lembrando o sabão; estável na luz e no ar; funde-se entre 168 e 172°; pH (em solução a 1 para 20) de 10,0 a 11,5.

Solubilidade — 1 g em 1,8 mL de água, 46 mL de álcool ou > de 10.000 mL de clorofórmio.

Comentários — Para a prevenção e a correção da acidose metabólica grave. É uma base amina fraca, com um pK_b de 7,8 em temperatura corporal. Isso é próximo do pH plasmático (7,4), de forma que o composto é apropriado para o preparo de uma mistura tampão para o controle do pH extracelular.

Além disso, em pH 7,4 é 30% não-ionizada, e, assim, penetra gradualmente nas células, onde também pode tamponar o conteúdo intracelular. Ela pode reagir com qualquer doador de prótons, e a noção de que reage primariamente com o ácido carbônico ou com o dióxido de carbono é errônea. Pela remoção de prótons de íons hidrônio, a ionização do ácido carbônico é desviada de forma a reduzir a pCO_2 e a aumentar a concentração de bicarbonato. O excesso de bicarbonato é então excretado gradualmente no rim. Essa é uma forma especialmente útil de tratar uma pCO_2 excessivamente alta na *acidose respiratória* (síndrome do desconforto respiratório, intoxicação por drogas, etc.), na qual a ventilação pulmonar é inadequada. Entretanto, é igualmente útil no tratamento da *acidose metabólica* (intoxicações por drogas, cirurgia cardíaca, acidose diabética, etc.), sobretudo quando o pH intracelular está baixo, visto que penetra imediatamente nas células.

É usada para prevenir acidose em cirurgias de derivação cardíaca, e pode ser usada juntamente com outras drogas no tratamento da parada cardíaca. A droga ionizada é excretada pelo rim, de forma que o efeito é o de excreção de íons hidrogênio. A eliminação da droga a partir do corpo ocorre inteiramente através de excreção renal. A excreção do íon trometamônio é acompanhada por diurese osmótica, visto que doses clínicas da droga contribuem consideravelmente para a osmolaridade do filtrado glomerular. A droga deve ser usada cautelosamente na doença renal. Também é usada para tamponar sangue para transfusões, e pode ser adicionada ao sangue ACD como um tampão para propósitos de armazenamento.

Os principais efeitos adversos estão relacionados à sua ação tampão, ou seja, superdoses podem causar alcalose; pode haver depressão respiratória devido a redução da pCO_2 e aumento do pH plasmático. Além disso, é irritativa localmente devido à sua alcalinidade; pode desenvolver-se uma crosta em um local de extravasamento, e também podem ocorrer venospasmo e trombose. O fato de que 70% permanecem no espaço extracelular significa que um volume suficiente de água precisa ser administrado para prevenir hiperosmolaridade e, assim, evitar desidratação tecidual e as conseqüências hemodinâmicas de um volume sanguíneo aumentado.

A hiperosmolaridade plasmática, em geral, causa lesão hepática e renal, e a trometamina não é uma exceção. A necrose de linhas hemorrágicas vista freqüentemente em recém-natos tratados com a droga pode possivelmente ter outra origem, talvez relacionada à via de administração (veia umbilical). A droga também causa hiperpotassemia e hipoglicemia, e pode deprimir o centro respiratório, sobretudo em neonatos e em prematuros.

AGENTES QUE FORMAM COMPLEXOS COM CÁTIONS

A introdução do gás de guerra arsenical Lewisite e a prova por Carl Voegtlin de que os arsenicais se combinam com grupos sulfidrila levaram ao desenvolvimento eventual do dimercaprol (British antilewisite; BAL) na década de 1940. O BAL possui uma alta constante de afinidade porque os dois grupamentos –SH adjacentes permitem que o arsênico se ligue a ambos os grupos sulfidrila em uma estrutura em anel de cinco membros muito estável. Tais complexos em anel foram mais tarde chamados *quelatos*. Também foi demonstrado que o BAL promove a quelação de vários metais pesados, e ele monopolizou o papel de antídoto de metais pesados por quase duas décadas.

Em 1962, o edetato dissódico foi introduzido na medicina. Ele promove a quelação do cálcio (e, em menor grau, do magnésio), além de vários metais pesados. Isso levou a uma era na qual o edetato foi usado amplamente para baixar os níveis plasmáticos de cálcio e para tentar a descalcificação de órgãos arterioscleróticos e atingidos por calcinose, e posteriormente se tornou um eliminador do chumbo. Apesar de vários compostos quelantes ainda mais novos, essas drogas antigas ainda se encontram em uso.

A seletividade é um problema importante na terapia de quelação. Cátions monovalentes não podem ser quelados de forma suficientemente intensa para que agentes quelantes possam ser usados para reduzir as concentrações plasmáticas. Certos éteres de coroamento podem seqüestrar cátions monovalentes de forma não-seletiva, mas atualmente apenas resinas orais de troca de cátions são usadas clinicamente na eliminação de íons monovalentes. Com os cátions polivalentes, a seletividade é alcançada através dos tipos de grupos reativos, das dimensões internas e das relações estéricas no reagente. Ainda assim, a seletividade atualmente é inadequada. Por exemplo, agentes quelantes de cálcio também eliminam o zinco e outros metais terrosos alcalinos. Com os radionuclídios, esse problema é contornado, em parte, pelo uso do quelato de zinco como um reagente para o radionuclídio. O desenvolvimento nessa área tem sido lento, mas não apenas devido a limitações químicas, mas também devido a um mercado pequeno e, conseqüentemente, a incentivos escassos de investimento.

CLORIDRATO DE TRIENTINA

1,2-Etanodiamina, *N,N'*-bis(2-aminoetil)-, dicloridrato; Syprine (antes Cuprid)

$H_2N(CH_2)_2NH(CH_2)_2NH(CH_2)_2NH_2 . 2HCl$

Cloridrato de trietilenotetramina [38260-01-4] $C_6H_{18}N_4.2HCl$ (219.16).

Preparo — Veja *J Org Chem* 1944; 9:125.

Descrição — Cristais higroscópicos de cor branca a amarelo-pálida; fundem-se a cerca de 117°.

Solubilidade — Livremente solúvel em água; levemente solúvel em álcool; insolúvel em clorofórmio ou éter.

Comentários — É um agente quelante da tetramina que não possui grupos sulfidrila e que contenham oxigênio e, portanto, tem baixa afinidade pela maioria dos metais de transição e pesados, retendo porém uma alta afinidade pelo cobre. A afinidade relativa pelo cobre permite que a droga seja usada no tratamento da *doença de Wilson* sem os efeitos colaterais atribuíveis à eliminação do zinco. Ela também, no momento, não parece causar a hipersensibilidade e os distúrbios imunes evocados pela penicilamina. Entretanto, o lúpus eritematoso induzido pela penicilamina algumas vezes deixa de sofrer remissão ou até mesmo apresenta recidiva durante o tratamento. Ela só é aprovada pela FDA para o tratamento da doença de Wilson em pacientes intolerantes à penicilamina, mas sua baixa toxicidade muito certamente resultará na retirada da penicilamina para o tratamento dessa doença. O único efeito adverso significativo observado até agora é uma anemia ferropriva; que ela é realmente o resultado de deficiência de cobre e não de eliminação de ferro é demonstrado pela resposta da anemia ao cobre.

DIMERCAPROL

1-Propanol, 2,3-dimercapto-; British Anti-Lewisite; BAL in Oil

CH_2CHCH_2OH (com SH no C1 e no C2)

[59-52-9] $C_3H_8OS_2$ (124.22) e não mais de 1,5% de 1,2,3-trimercaptopropano ($C_3H_8S_3$).

Preparo — Uma solução de metanol de NaOH é saturada com sulfeto de hidrogênio, resultando na formação de sulfeto sódico de hidrogênio (NaSH). 2,3-Dibromopropanol é adicionado e a mistura é aquecida a 40° sob pressão. O 2,3-dibromopropanol é preparado pela brominação do alil-álcool.

Descrição — É um líquido incolor ou quase incolor; tem odor ofensivo e semelhante ao do mercaptano; gravidade específica, 1,242 a 1,244; faixa de ebulição, 66 a 68° (0,2 torr).

Solubilidade — 1 g em cerca de 20 mL de água; solúvel em álcool, benzoato de benzila ou óleos vegetais.

Comentários — É um *antídoto*, em solução oleosa, no tratamento do *envenenamento pelo arsênico, ouro* ou *mercúrio*. A droga pode ser valiosa no tratamento do envenenamento pelo antimônio, pelo tálio ou pelo bismuto. É usada no tratamento da *encefalopatia aguda pelo chumbo* apenas em associação com o *Edetato de Cálcio Dissódico*. Os grupos tiol do dimercaprol competem com os grupamentos –SH fisiologicamente essenciais encontrados nos tecidos, removendo assim os íons metálicos. A combinação de metal pesado e dimercaprol é um composto estável que é excretado. É útil sobretudo na encefalite hemorrágica resultante da arsenoterapia, na dermatite pelo arsênico ou pelo ouro e, possivelmente, na icterícia pós-arsenical.

Geralmente causa hipertensão e taquicardia, que perdura por cerca de 2 horas. Freqüentemente causa náuseas, vômitos, cefaléia, sensação de queimação na boca e na garganta e uma sensação de pressão na garganta, no tórax e nas mãos. Também pode causar conjuntivite, lacrimejamento, salivação e rinorréia, sudorese e dor abdominal. Abscessos estéreis ocorrem freqüentemente no local da injeção. Em crianças, freqüentemente ocorre febre; a febre aparece após a terceira dose e permanece através do curso.

EDETATO DISSÓDICO

Glicina, *N,N'*-1,2-etanodiilbis[*N*-(carboximetil)-, sal dissódico, diidrato; Diso-Tate; Endrate; Edathamil; Disodium Versenate

$(HOOCCH_2)_2NCH_2CH_2N(CH_2COONa)_2 . 2H_2O$

Dissódio (etilenodinitrilo)tetraacetato diidrato [6381-92-6] $C_{10}H_{14}N_2Na_2O_8.2H_2O$ (372.24); *anidro* [139-33-3] (336.21).

Preparo — O ácido (etilenodinitrilo)tetraacético é dissolvido em uma solução quente contendo dois equivalentes de NaOH, e permite-se que o sal dissódico se cristalize.

Descrição — É um pó branco e cristalino.

Solubilidade — É hidrossolúvel; o pH (em solução a 1 por 20) é de 4,0 a 6,0.

Comentários — Para remover íons cálcio livres de solução, visto que ele promove a quelação imediata do cálcio; assim, ele pode ser usado como *anticoagulante* da mesma forma que o citrato de sódio. Por via IV, *reduz temporariamente a concentração plasmática de cálcio*, mas o efeito é breve demais para ter valor no tratamento da hipercalcemia; a infusão constante pode produzir um efeito mais sustentado. Às vezes, é empregado para *interromper* abruptamente *os efeitos de cálcio injetado* e para *antagonizar a intoxicação digitálica* ou *suprimir taquiarritmias*. A droga não é efetiva no tratamento da arteriosclerose, visto que o cálcio é mobilizado mais facilmente do osso. Pode dissolver sais de cálcio precipitados.

Pode causar náuseas, vômitos, diarréia, parestesias periorais transitórias, dormência, cefaléia e hipotensão transitória. Uma injeção muito rápida pode levar à morte. Febre, anemia, dermatite esfoliativa e outros efeitos tóxicos sobre a pele e as mucosas ocorrem ocasionalmente. Quando administrado por via IV, ele tem, algumas vezes, ação nefrotóxica. A superdose pode resultar em dano ao sistema retículo-endotelial. A infusão prolongada pode causar deficiências de zinco e de magnésio. É contra-indicado em pacientes com função renal comprometida com azotemia grave e deve ser usado com cautela quando há comprometimento hepático e hipopotassemia.

EDETATO DISSÓDICO DE CÁLCIO

Calciato(2-), [[*N,N'*-1,2-etanodiilbis[*N*-(carboximetil)-glicinato-(4-)-*N,N', O,O'O''O'''*-, dissódio, hidrato *(OC*-6-21)-, Calcium Dissodium Versenate

NaOOCCH₂ / CH₂COONa; N–CH₂CH₂–N; CH₂, Ca, CH₂; COO⁻, ⁻OOC; · x H₂O

Dissódio (etilenodinitrilo)tetraacetato] calciato(2-) hidrato; cálcio dissódio etilenodiaminotetraacetato hidrato [23411-34-9] $C_{10}H_{12}CaN_2Na_2O_8.xH_2O$; *anidro* [62-33-9] (374.27); é uma mistura do diidrato e do triidrato etilenodiaminotetraacetato de cálcio dissódico (predominantemente o diidrato).

Preparo — Entre outras formas, pela fervura de uma solução aquosa de edetato dissódico com pouco mais que uma quantidade equimolar de carbonato de cálcio, até que não seja mais emitido dióxido de carbono, pela sua filtração enquanto quente e pela sua cristalização.

Descrição — Grânulos brancos e cristalinos ou pó branco e cristalino; inodoro, ligeiramente higroscópico e com um sabor salino fraco; estável no ar.

Solubilidade — Livremente hidrossolúvel.

Comentários — Primariamente no diagnóstico e tratamento do *envenenamento pelo chumbo*, mas pode ser usado para remover alguns outros metais pesados do corpo. Como um agente diagnóstico, causa a eliminação abrupta de chumbo pela urina, cuja magnitude revela a carga corporal de chumbo. O tratamento é efetuado geralmente através de infusão IV, mas na encefalopatia pelo chumbo o líquido de infusão exacerba o edema cerebral, de forma que a droga é administrada por via IM em uma concentração hiperosmótica. Como esse agente já contém cálcio, é inútil como anticoagulante e para o tratamento da hipercalcemia. Na verdade, o propósito do cálcio no composto é prevenir a perda de cálcio.

Durante a infusão, pode haver hipotensão transitória, inversão da onda T do ECG e prolongamento do tempo de protrombina. Febre algumas vezes ocorre 4 a 8 horas após uma infusão. Ela é acompanhada por mal-estar, fadiga, sede e calafrios. Freqüentemente seguem-se mialgia, cefaléia, vômitos e urgência urinária aumentada. Espirros, congestão nasal, lacrimejamento, glicosúria, anemia e dermatite também ocorrem ocasionalmente. O edetato algumas vezes causa degeneração hidrópica do epitélio tubular renal geralmente reversível, especialmente no néfron inferior. Alguns dos efeitos adversos resultam da eliminação do zinco.

É eliminado totalmente na urina, com uma meia-vida de 1 hora, exceto na insuficiência renal, na qual é mais prolongada.

FOSFATO SÓDICO DE CELULOSE

Calcibind

[68444-58-6] É uma resina de troca de íons insolúvel e não-absorvível, com uma grande afinidade por íons cálcio.

Preparo — US Pat 2.759.924.

Descrição — É um pó de cor branca a creme; tem que ser armazenado em recipientes hermeticamente fechados para minimizar a hidrólise durante o armazenamento. Contém cerca de 34% de fosfato inorgânico e 11% de sódio. Cada grama troca aproximadamente 1,8 mmol de Ca.

Solubilidade — É praticamente insolúvel em água, ácidos diluídos e solventes orgânicos.

Comentários — Troca sódio por cálcio e outros cátions polivalentes. Pela via oral, ele diminui a quantidade de cálcio absorvido da dieta, supostamente sem alterar o equilíbrio do cálcio. É usado para tratar um tipo de hipercalciúria de absorção que ocorre mesmo em dietas com baixos níveis de cálcio. A eficácia na supressão da formação de nefrólitos varia de zero a muita, de acordo com vários relatos. Durante o tratamento, ocorrem hiperoxalúria e hipermagnesemia, que favorecem certos tipos de cálculos renais. A droga é intragável e pode causar desconforto gastrintestinal. Foram relatadas artralgias agudas por hiperparatireoidismo induzido por drogas. Cada 15 g contêm 25 a 50 mEq de sódio.

MESILATO DE DEFEROXAMINA

Butanodiamida, *N'*-[5[[4-[[5-(acetilidroxiamino)pentil]amino]-1,4-dioxobutil]idroxiamino]pentil]-*N*-(5-aminopentil)-*N*-hidróxi-, monometanessulfonato; Desferal Mesylate

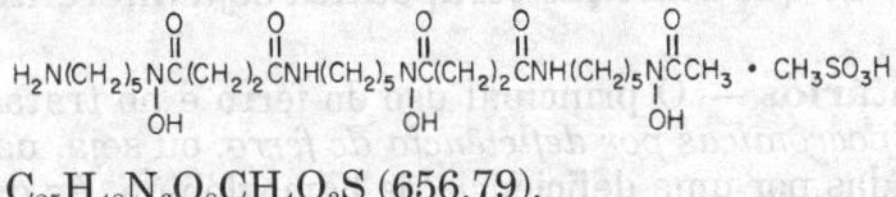

$H_2N(CH_2)_5N(OH)C(=O)(CH_2)_2C(=O)NH(CH_2)_5N(OH)C(=O)(CH_2)_2C(=O)NH(CH_2)_5N(OH)C(=O)CH_3 \cdot CH_3SO_3H$

[138-14-7] $C_{25}H_{48}N_6O_8CH_4O_3S$ (656.79).

Preparo — É isolado de culturas de *Streptomyces pilosus* pelo método de Bickel *et al* (*Helv Chim Acta* 1960; 43: 2118) ou sintetizado pelo método de Prelog e Walser (*Helv Chim Acta* 1962; 45: 631).

Descrição — Cristais brancos; as soluções reconstituídas são estáveis por 2 semanas em temperatura ambiente.

Solubilidade — 1 g em 5 mL de água ou 20 mL de álcool; praticamente insolúvel em solventes orgânicos.

Comentários — É um agente quelante que é seletivo para o ferro, mas forma complexos com o alumínio. É usado para o tratamento da *intoxicação grave pelo ferro*, da sobrecarga de ferro resultante de hemólise (por drogas, talassemia, anemia falciforme, transfusões sanguíneas freqüentes, etc.) ou de *doenças do armazenamento do ferro*. É prescrito para a *porfiria relacionada à hemodiálise*. Estequiometricamente, 100 mg de deferoxamina seqüestram 8,5 mg de ferro férrico. Embora não se ligue apreciavelmente ao ferro ferroso, ele tem, no entanto, se mostrado útil no tratamento da intoxicação por sais ferrosos e férricos, provavelmente em parte porque um pouco da toxicidade dos sais ferrosos se deve ao íon férrico resultante da oxidação do ferro divalente. Também, em parte porque a formação de complexos a partir do íon férrico favorece a oxidação adicional do íon ferroso e promove, assim, uma diminuição no conteúdo da forma divalente. Ele pode eliminar o alumínio, e tem sido usado para tratar do acúmulo de alumínio nos ossos de pacientes em hemodiálise.

A droga não é absorvida por via oral e tem de ser administrada por via parenteral. Por infusão subcutânea intermitente ou contínua, a droga é duas ou três vezes mais eficaz do que por injeção intramuscular ou intravenosa. Isso pode ser obtido em pacientes ambulatoriais com uma seringa automática fixada à cintura. O ácido ascórbico, 1 g duas vezes ao dia, também aumenta bastante a sua eficácia.

Dor e induração podem ocorrer no local de uma injeção IM. Outros efeitos indesejados incluem eritema, rubor, diarréia, borramento da visão, neuropatia óptica, perda da audição para altas freqüências, desconforto abdominal, espasmos musculares nas pernas, coceira, taquicardia e febre. Na terapia a longo prazo, foram relatadas várias reações alérgicas, incluindo anafilaxia. Ele é um fator de crescimento para muitas bactérias e acentua a virulência; sepse por *Yersinia* e mucormicose ocorreram em pacientes em tratamento com a droga. Por causa dos efeitos colaterais, não deve ser prescrito para a intoxicação branda pelo ferro. A droga é contra-indicada no comprometimento renal grave. O tratamento a longo prazo já causou distúrbios visuais e auditivos. O quelato de ferro (ferrioxamina) é excretado pelo rim e imprime uma cor avermelhada à urina.

PENICILAMINA

D-Valina, 3-mercapto-, Cuprimine; Depen

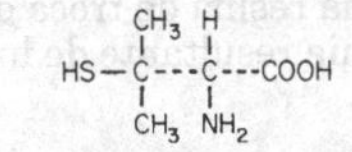

$HS-C(CH_3)_2-CH(NH_2)-COOH$

β,β-dimetilcisteína; D-3-Mercaptovalina [52-67-5] $C_5H_{11}NO_2S$ (149.21).

Preparo — Por hidrólise ácida da penicilina. É precipitada a partir da mistura de hidrólise como o sal mercúrico, o qual é então coletado, suspenso em água e tratado com sulfeto de hidrogênio para liberar o ácido livre. A purificação envolve apenas a recristalização a partir da água. A penicilamina também é obtida por síntese.

Descrição — É um pó cristalino fino, branco ou praticamente branco; odor leve e característico e sabor levemente amargo; relativamente estável tanto na luz quanto no ar; funde-se a cerca de 200° com decomposição; o pH (em solução a 1:100) é de 4,5 a 5,5.

Solubilidade — Livremente solúvel em água; levemente solúvel em álcool; insolúvel em clorofórmio ou éter.

Comentários — É um agente quelante útil no tratamento da *doença de Wilson* e da *cirrose biliar* (nas quais as concentrações de cobre sérico e hepático, respectivamente, encontram-se excessivamente altas) e do *envenenamento pelo chumbo, ouro* ou *mercúrio*. É útil sobretudo para o tratamento a longo prazo do envenenamento pelo chumbo devido à sua eficácia oral, que o edetato não possui. Também é útil no tratamento da *cistinúria* e da *artrite reumatóide*; os níveis plasmáticos de cistina se reduzem na primeira durante o tratamento, mas se elevam na última. O mecanismo na artrite reumatóide é incerto, mas tem sido atribuído a uma redução acentuada nas concentrações de fator reumatóide IgM ou à depuração de radicais livres de oxigênio. A droga encontra-se em fase de pesquisa para o tratamento da cirrose biliar.

Efeitos colaterais aparecem mais freqüentemente após o início do tratamento. Pode causar equimose, dermatite com hematúria, erupções das mucosas, leucopenia, trombocitopenia, agranulocitose, febre, poliartralgia, glomerulopatia, nefrose, linfadenopatia e neurite óptica. Anorexia, náuseas, dor epigástrica, diarréia, vômitos, estomatite, úlcera péptica e distúrbios do paladar também são efeitos comuns. Alguns desses efeitos são o resultado da eliminação do zinco. Tinido e neurite óptica resultam da deficiência de piridoxina fármaco-induzida; é recomendada a suplementação de piridoxina. Icterícia colestática, hepatite tóxica, lúpus eritematoso, bronquiolite, alveolite, penfigóide, miastenia e pancreatite ocorrem raramente. Hemogramas devem ser feitos a cada 2 semanas durante os primeiros 6 meses de tratamento. Uma vez que o tratamento tenha se iniciado, deve ser continuado de forma diária, visto que mesmo interrupções curtas têm sido seguidas de reações de sensibilidade.

SUCCÍMER

Ácido butanodióico, *(R,S)*-2,3-dimercapto-, Chemet

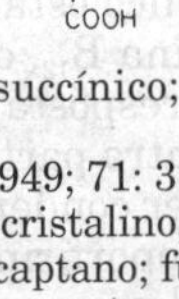

$HOOC-CH(SH)-CH(SH)-COOH$

Ácido *meso*-2,3-dimercaptossuccínico; DMSA; DIM-AS [304-55-2] $C_4H_6O_4S_2$ (182.21).

Preparo — *J Chem Soc* 1949; 71: 3109.

Descrição — Pó branco e cristalino, com odor e sabor desagradáveis, semelhantes aos do mercaptano; funde-se a cerca de 193°.

Comentários — Tem um espectro mais amplo de atividade quelante do que o dimercaprol, devido aos grupamentos carboxila na molécula. Entretanto, é seletivo para o chumbo e é usado no tratamento da intoxicação pelo chumbo. Suas vantagens são de que pode ser administrado por via oral e de que os efeitos adversos são poucos e brandos. Ocorre elevação branda e transitória dos níveis plasmáticos de TGP. Foi notado um aumento na excreção de cobre e de zinco, mas não foi observada nenhuma patologia atribuída à perda desses metais. A droga provavelmente acabará substituindo o dimercaprol no tratamento do envenenamento pelo chumbo e por alguns outros metais pesados. O DSMA com tecnécio-99 (Tc^{99}) é usado para a obtenção de imagens renais. O composto é excretado tanto na urina quanto na bile.

SULFONATO SÓDICO DE POLIESTIRENO

Benzeno, etenil-, homopolímero, sulfonatado, sal de sódio; Kayexalate

Polímero de estireno sulfonatado, sal sódico; é uma resina de troca de cátions preparada na forma de sódio. Cada grama troca 2,8 a 3,5 mEq de potássio.

Descrição — Pó fino, de cor marrom-dourada; inodoro e insípido.

Solubilidade — Insolúvel em água.

Comentários — É uma resina de troca de íons usada para o tratamento da hiperpotassemia resultante de insuficiência renal aguda. A resina é administrada por um cateter gástrico ou como um enema de alta retenção. A fração sódica da resina é substituída, em parte, por potássio, o qual é subseqüentemente eliminado do organismo quando a resina é excretada nas fezes ou no enema. A capacidade de remoção de potássio da resina é de aproximadamente um terço daquela que é possível quando medida em condições nas quais o potássio é o único cátion presente. A resina deve ser um auxiliar de outras medidas terapêuticas, tais como restrição da entrada de eletrólitos, controle da acidose e dieta hipercalórica. Os efeitos indesejáveis incluem anorexia, náuseas, vômitos e constipação. Constipação e impactação fecal podem ser minimizadas pela administração de uma solução de sorbitol a 70% a cada 2 horas conforme necessário para produzir fezes aquosas. Os níveis séricos de potássio devem ser determinados diariamente para evitar hipopotassemia.

A resina pode causar irritação gástrica, náuseas, vômitos e diarréia ocasional. Especialmente em pacientes idosos, doses altas podem causar impactação fecal. Como a resina pode seqüestrar cálcio e magnésio, podem ocorrer hipocalcemia, hipomagnesemia ou efeitos correlatos, e o metabolismo mineral deve ser monitorado durante tratamento prolongado. A droga deve ser usada com cautela em pacientes com insuficiência cardíaca instalada ou iminente; a absorção do sódio liberado (trocado) pode ser perigosa nesses pacientes. Ela também pode exagerar os efeitos dos digitálicos.

DROGAS HEMATOLÓGICAS QUE AFETAM A PRODUÇÃO DO SANGUE

HEMATOPOIÉTICOS

Os hematopoiéticos são *antianêmicos* que auxiliam na produção de hemácias e leucócitos; *hematínicos* são *antianêmicos* que aumentam o conteúdo de hemoglobina do sangue através da eritropoiese ou através de aumento do conteúdo de hemoglobina dos eritrócitos. A escolha de um hematínico depende criticamente da natureza da anemia. As anemias hipocrômicas são quase todas anemias por deficiência de ferro (ferroprivas), caracteristicamente, e são tratadas com preparações de ferro. Ocasionalmente, outros fatores acessórios são indicados para o tratamento das anemias hipocrômicas. Podem ser necessários até 6 meses de tratamento para repor os depósitos corporais de ferro e corrigir várias anemias. Por exemplo, a anemia dos lactentes pode exigir cobre para facilitar a mobilização de ferro do intestinto e dos tecidos.

O ácido ascórbico ocasionalmente favorece a ação antianêmica do ferro. Quando associado a sais de ferro, favorece a absorção de ferro, em parte pela redução do íon férrico, menos bem absorvido, ao íon ferroso, mais bem absorvido, ou pela manutenção do estado ferroso de sais ferrosos administrados, e em parte pela formação de um complexo absorvível com o ferro. Entretanto, o ácido ascórbico parece ter um papel adicional, mas obscuro, na hematopoiese; é incluído em vários produtos que contêm ferro.

O cobalto e o molibdênio provavelmente também desempenham um papel na hematopoiese, mas não se conhecem síndromes de deficiência no homem, e a inclusão desses metais em preparações hematínicas é irracional. O uso do cobalto pode até mesmo ser perigoso. Embora se saiba que o cobre tem uma função hematopoiética, nunca foi demonstrada no homem uma deficiência grave o suficiente para comprometer a eritropoiese, apesar de a trientina poder causar uma anemia responsiva ao cobre.

Todas as anemias macrocíticas respondem à cianocobalamina, mas a via de administração e os fatores acessórios dependem criticamente da anemia específica. No espru tropical, a absorção de ácido fólico está prejudicada em maior extensão do que a da vitamina B_{12}, de forma que o ácido fólico geralmente evoca a maior resposta hematopoiética. Devido às razões mencionadas em outra parte, o uso promíscuo dos ácidos fólico e folínico deve ser condenado. Na deficiência de piridoxina, a síntese de protoporfirina, e, assim, a eritropoiese, está prejudicada, e a piridoxina restaura a eritropoiese normal.

O Ferro e Seus Compostos

O ferro é usado na medicina na forma de compostos ferrosos inorgânicos e orgânicos simples (sulfato ferroso, etc.) e de compostos ferrosos complexos.

Os compostos de ferro complexos (não-iônicos) não respondem aos testes ordinários para íons ferrosos ou férricos porque o ferro neles é parte de um radical complexo. As estabilidades desses radicais complexos diferem amplamente. Alguns são convertidos a ferro iônico simples pela ação de ácidos diluídos, enquanto outros resistem ao tratamento com ácidos fortes ou com álcalis. Os compostos de ferro complexos que ocorrem naturalmente em tecidos animais e vegetais (chamados de *ferros alimentares*) pertencem geralmente à classe mais resistente, enquanto os compostos de ferro complexo produzidos artificialmente são, em geral, decompostos muito rapidamente. Não há, no entanto, nenhuma distinção nítida entre os compostos de ferro complexos naturais e os produtos sintéticos, nem há boas evidências de que sua ação terapêutica seja diferente.

Comentários — O principal uso do ferro é no tratamento das *anemias hipocrômicas por deficiência de ferro*, ou seja, nas anemias caracterizadas por uma deficiência de hemoglobina. As duas causas mais comuns de tais anemias são nutricionais (ingestão deficiente, especialmente no primeiro ano de vida, na infância, na puberdade, durante a gravidez e no final da vida menstrual ou na menopausa) e perda crônica de sangue (sobretudo úlcera péptica sangrante, carcinoma do cólon ou do estômago, sangramento a partir do trato urinário ou perda excessiva de sangue durante a menstruação). O tratamento com ferro não tem nenhum valor específico em outras formas de anemia, tais como a anemia perniciosa, a não ser que o paciente tenha entrado em um estágio de deficiência de ferro da doença.

Os complexos compostos de ferro geralmente têm menos tendência a produzir desconforto gástrico do que os compostos ferrosos simples; eles também são usados de forma menos eficiente fisiologicamente. Na verdade, em alguns complexos o ferro pode ser quelado tão efetivamente que isso impede por completo a sua utilização.

Existem diferenças entre as diferentes preparações de ferro quanto às suas ações locais irritativas e adstringentes, que estão ausentes na maioria dos complexos compostos de ferro; por essa razão, os sais ferrosos, menos adstringentes e menos irritativos, são usados no lugar dos sais férricos. A irritação ocorre principalmente no estômago e na porção superior do duodeno, onde o pH é baixo. Ela pode exacerbar úlcera péptica, enterite regional, colite ulcerativa e outros distúrbios gastrintestinais. Revestimentos entéricos permitem que as preparações passem para as porções mais alcalinas do intestino antes de ocorrer a liberação. Entretanto, a absorção de ferro a partir de preparações com revestimento entérico é menor do que com as preparações sem revestimento, especialmente em pessoas com hipermotilidade intestinal. Na esteatorréia ou em pessoas com gastrectomia parcial, as preparações de ferro são freqüentemente mal absorvidas. Os antiácidos também diminuem a absorção. A constipação causada pelas ações locais do ferro pode ser combatida por catárticos, individualizados de forma apropriada. Uma dieta adequada (sobretudo fígado, rim e carne) é algumas vezes mais eficaz do que as preparações de ferro, presumivelmente pela cooperação de outros fatores.

Todas as preparações de ferro são capazes de causar intoxicação grave em superdosagens, sobretudo em crianças. As preparações de ferro são uma causa comum de intoxicação letal em crianças.

ÁCIDO ASCÓRBICO — Cap. 106.

FUMARATO FERROSO

Ácido 2-Butenodióico, *(E)*-, sal de ferro(2+)

Fumarato de ferro(2+) [141-01-5] $C_4H_2FeO_4$ (169.90).

Preparo — O sulfato ferroso e o fumarato de sódio sofrem metátese em solução aquosa quente, após o que o fumarato ferroso anidro, pouco solúvel, se precipita.

Descrição — Pó laranja-avermelhado a marrom-avermelhado, inodoro; pode conter grumos moles que produzem uma listra amarela quando esmagados.

Solubilidade — Levemente hidrossolúvel; muito levemente solúvel em álcool; sua solubilidade em HCl diluído é limitada pela separação do ácido fumárico livre insolúvel.

Comentários — No tratamento clínico das *anemias por deficiência de ferro*. Sua eficácia é quase a mesma do sulfato ferroso, mas os efeitos indesejáveis são um pouco menos graves. A droga pode, algumas vezes, ser empregada sem dificuldade em pacientes que não podem tolerar outras preparações de ferro. Quando ocorrem efeitos colaterais, incluem anorexia, náuseas, vômitos, cãibras e constipação ou diarréia. Como outras preparações de ferro, pode exacerbar doenças gastrintestinais, sobretudo as ulcerativas. Os efeitos geralmente melhoram à medida que o tratamento prossegue. Os efeitos indesejáveis são minimizados se a dose for administrada logo após a alimentação.

GLUCONATO FERROSO

Ácido D-glucônico, sal (2:1) de ferro(2+), diidrato

Gluconato (1:2) de ferro(2+) diidratado [12389-15-0] $C_{12}H_{22}FeO_{14}.2H_2O$ (482.17); *anidro* [299-29-6] (446.14).

Preparo — Por metátese entre soluções quentes de gluconato de cálcio e de sulfato ferroso, através da qual são formados gluconato ferroso e sulfato de cálcio. A mistura é filtrada enquanto está quente para minimizar a solubilidade do sulfato de cálcio, e o filtrado é evaporado até a cristalização.

Ele também pode ser produzido pelo aquecimento de carbonato ferroso preparado recentemente com a quantidade apropriada de ácido glucônico em solução aquosa.

Descrição — Pó ou grânulos finos, de cor cinza-amarelada ou amarelo-esverdeada pálida, com discreto odor semelhante ao do açúcar queimado; afetado pela luz; o ferro ferroso se oxida lentamente a férrico na exposição ao ar; a solução aquosa é ácida ao tornassol (a cor da solução depende do pH — é amarelo-claro em pH 2, marrom em pH 4,5 e verde em pH 7); o ferro se oxida rapidamente em pH mais alto.

Solubilidade — 1 g em cerca de 5 mL de água ao aquecimento leve; praticamente insolúvel em álcool; forma soluções supersaturadas que são estáveis por um determinado período de tempo; sua solubilidade é aumentada pela adição de ácido cítrico ou do ferro de citrato.

Comentários — É um *hematínico*, semelhante a outros sais ferrosos. Seus efeitos colaterais e a sua toxicidade são os de todos os compostos de ferro; alega-se que causa menos efeitos colaterais do que o sulfato ferroso (veja em *Ferro e Compostos de Ferro*). O elixir pode causar alteração na coloração dos dentes se for diluído.

INJEÇÃO DE FERRO-DEXTRANA

InFeD

É uma solução estéril e coloidal de hidróxido férrico em complexo com dextrana de baixo peso molecular parcialmente hidrolisado, em água para injeção. Ele não pode conter mais que 0,5% de fenol como conservante.

Preparo — A uma solução aquosa de dextrana parcialmente despolimerizada (viscosidade intrínseca de 0,04 a 0,07) são adicionadas uma solução de álcali e uma solução de um sal férrico. A mistura é aquecida, e então resfriada à temperatura ambiente e clarificada por centrifugação, e a solução é dialisada contra água corrente. Após ser concentrada ao conteúdo de ferro exigido, a solução é filtrada, embalada e esterilizada por autoclavagem.

Descrição — É um líquido marrom-escuro, algo viscoso; pH de 5,2 a 6.

Comentários — Como o ferro é intensamente quelado pela dextrana, ele não é localmente irritativo à injeção IM. A absorção é rápida a partir de um local intramuscular. Assim, a droga é usada para injeção IM em pacientes com anemias por deficiência de ferro quando o tratamento oral não pode ser tolerado ou não evoca uma resposta terapêutica. Se a droga for administrada a pessoas sem deficiência de ferro, pode ocorrer hemossiderose. A absorção é muito lenta a partir de um sítio subcutâneo, e ocorre uma mancha marrom, que pode permanecer por 1 a 2 anos. Conseqüentemente, na injeção da droga, é preciso cuidado para prevenir o extravasamento por sob a pele. As injeções são aplicadas profundamente no quadrante súpero-externo da nádega através de uma técnica especial chamada de injeção em Z, que diminui o extravasamento para sítios subcutâneos.

No ser humano, o sistema linfático é bem desenvolvido, e a dose do complexo é relativamente baixa, de forma que o perigo de malignidade, como ocorre em alguns animais, é muito pequeno. Entretanto, ele pode causar fibrose no sítio de injeção. Reações alérgicas, até mesmo anafilaxia, têm ocorrido. Conseqüentemente, um teste de 0,5 mL da injeção deve ser realizado antes da administração terapêutica. Cefaléia, febre, náuseas, vômitos, parestesias e linfadenopatia regional são efeitos colaterais relativamente comuns. Hipotensão, reativação de artrite quiescente, leucocitose com febre e abscessos estéreis no local de injeção intramuscular podem ocorrer. Flebite ocorre ocasionalmente após administração intravenosa. O uso parenteral de ferro e carboidrato tem resultado em reações do tipo anafilático fatais. Conseqüentemente, o uso da dextrana de ferro deve ser reservado para pacientes com deficiência de ferro claramente estabelecida não acessível ao tratamento com ferro oral.

POLIFEROSE

β-D-frutofurasonil α-D-glicopiranosídio deriv, polímero, complexo de ferro; Jefron

[9009-29-4] É um quelato de ferro com um derivado polimerizado de sacarose, contendo cerca de 45% de Fe.

Comentários — Para o tratamento das anemias ferroprivas. O complexo é menos adstringente do que os sais ferrosos e, portanto, é mais palatável em suspensão oral.

SULFATO FERROSO

Ácido sulfúrico, sal (1:1) de ferro(2+), heptaidrato; Ferri Sulfas; Feosol

Sulfato (1:1) de ferro(2+) heptaidratado [7782-63-0] $FeSO_4.7H_2O$ (278.01); *anidro* [7720-78-7] (151.90).

Nota — Não use Sulfato Ferroso que esteja revestido com sulfato férrico básico amarelo-amarronzado.

Preparo — Pela dissolução de ferro em H_2SO_4 diluído. A solução resultante é filtrada e concentrada, se necessário, ao ponto de cristalização do sulfato ferroso. Comercialmente, fragmentos de ferro são usados no processo.

Descrição — São cristais ou grânulos pálidos, verde-azulados; inodoros, têm um sabor salino adstringente e eflorescem no ar seco, tornando-se brancos; oxidam-se imediatamente em ar úmido para formar sulfato férrico básico amarelo-amarronzado; o pH (em solução a 1 para 10) é de cerca de 3,7.

Solubilidade — 1 g em 1,5 mL de água ou 0,5 mL de água fervente; insolúvel em álcool.

Comentários — É uma das *preparações hematínicas* usadas nas anemias por deficiência de ferro mais comumente empregadas (veja em *Ferro e Compostos de Ferro*). A droga é fornecida mais comumente como cápsulas ou comprimidos revestidos para proteção contra o ar e a umidade. O sal algumas vezes é misturado com glicose ou lactose para protegê-lo da oxidação.

Seus efeitos adversos são aqueles dos compostos de ferro em geral, mas eles raramente são graves quando o sal é administrado em doses terapêuticas; entretanto, superdosagens relativamente pequenas podem causar intoxicação grave em lactentes e crianças. A solução oral pode causar alteração na coloração dos dentes se for diluída.

Cerca de 20% dessa droga são absorvidos quando administrados por via oral. Preparações de liberação programada e de revestimento entérico tendem a ser absorvidas de forma mais errática, e não são recomendadas. Os hidróxidos de magnésio e de alumínio, presentes em algumas preparações, tornam o ferro indisponível para absorção.

Agentes para Anemias Macrocíticas

As anemias macrocíticas são caracterizadas por eritrócitos grandes e hipocrômicos. Elas incluem a *anemia perniciosa*, a *anemia do espru*, a *anemia macrocítica tropical*, a *anemia da tênia do peixe*, a *anemia acréstica* e as anemias resultantes de carcinoma gástrico e de ressecção ou doença do trato intestinal. Em todas essas, a ingestão ou a absorção insuficiente de *cianocobalamina* (vitamina B_{12}) é a causa do distúrbio, sendo essencial essa vitamina para a hematopoiese normal e para a integridade do sistema nervoso central. Os trabalhos iniciais sobre anemia perniciosa estabeleceram a necessidade de um fator alimentar, chamado de *fator extrínseco*, e de um fator gástrico e duodenal superior, chamado de *fator intrínseco*.

Atualmente está bem estabelecido que a cianocobalamina é o fator extrínseco; a vitamina é também o *componente antianêmico* do fígado. O fator intrínseco é essencial para a absorção apropriada da vitamina B_{12}. O fator intrínseco não é encontrado na anemia perniciosa; nessa doença, a secreção de ácido clorídrico e de pepsina também está diminuída ou ausente. Antes do advento da cianocobalamina (uma vitamina B_{12}), várias preparações de fígado eram empregadas como fontes de fator extrínseco, e preparações de estômago como fontes do fator intrínseco. Como o fígado por via oral não era confiável, porque não fornecia o fator intrínseco, era necessário administrar uma preparação de estômago simultaneamente ou administrar o fígado por via parenteral. Atualmente, a preparação de escolha é a cianocobalamina, que é mais barata e causa menos desconforto no sítio de injeção do que o fígado. A cianocobalamina oral, é claro, como o fígado, exige idealmente uma fonte de fator intrínseco.

Para o paciente com anemia perniciosa não-complicada em recidiva, a dose inicial de cianocobalamina é de 30 μg/dia, por via parenteral, ou em dias alternados por 5 a 10 doses, seguidas por 15 a 30 μg uma ou duas vezes por semana até que o quadro sanguíneo esteja normal. Para manutenção, 40 a 60 μg a cada 2 semanas ou 80 a 100 μg uma vez por mês são geralmente adequados. Se houver lesão neurológica demonstrável, pode ser necessário administrar 1.000 μg/semana durante vários meses antes de mudar para o esquema de manutenção. O tratamento tem que ser mantido pelo resto da vida, visto que a deficiência básica na fisiologia gastrintestinal permanece. Entretanto, o paciente pode ser mantido em boa saúde e pode levar uma vida razoavelmente normal.

Apesar da superioridade da cianocobalamina, preparações de fígado e de estômago ainda se encontram disponíveis. A ingestão de 200 a 400 g de fígado completo pode ser irregularmente efetiva na indução de uma remissão na anemia perniciosa. Concentrados para administração oral são feitos de tais quantidades de fígado, mas a concentração resulta em alguma perda de atividade. Extratos adequados para administração parenteral podem ser preparados a partir de 10 a 15 g de fígado. Efeitos semelhantes podem ser produzidos pela ingestão de 30 a 40 g de estômago dessecado; entretanto, as combinações de estômago e fígado são necessárias para o tratamento oral ideal.

As preparações de fígado para injeção podem ser analisadas microbiologicamente, empregando-se o *Lactobacillus leichmannii* ATCC 7830, sendo o ensaio expresso em termos de cianocobalamina. Entretanto, como as preparações orais raramente são efetivas, devido à ausência do fator intrínseco, o ensaio tem que ser feito no paciente humano de anemia perniciosa em recidiva, e o ensaio é expresso em termos de unidades orais. Isso reflete o ridículo de se utilizar preparações arcaicas e irregularmente efetivas quando o ingrediente ativo, a cianocobalamina, ou derivados, se encontra imediatamente disponível e é administrado de forma mais fácil e segura.

A *anemia megaloblástica do lactente*, a *anemia megaloblástica da gravidez*, a *anemia acréstica* e a *anemia macrocítica nutricional* geralmente respondem melhor a preparações de fígado do que à cianocobalamina, e deficiências na ingestão ou no metabolismo de *ácido fólico* e de *ácido folínico* estão implicadas; logo, qualquer desses dois ácidos pode evocar uma resposta dramática em tais anemias. O ácido ascórbico ocasionalmente também pode conferir benefícios adicionais. As funções metabólicas do ácido fólico ou folínico e da vitamina B_{12} convergem sob certos aspectos. Portanto, o ácido fólico ou folínico pode induzir uma remissão na patologia sanguínea na anemia perniciosa, mas não reverterá ou retardará a progressão das patologias epitelial e neurológica, que podem se desenvolver insidiosamente e emergir de forma explosiva e irreversível. Conseqüentemente, o tratamento da anemia perniciosa com ácido fólico ou folínico deve ser condenado. *Igualmente ofensiva e irresponsável é a inclusão desses ácidos em preparações de fígado ou hematínicas multivitamínicas* porque, atenuando a patologia sanguínea da anemia perniciosa não-diagnosticada, eles previnem a detecção da doença até que a patologia neurológica tenha avançado a um estado perigoso. Preparações de fígado não-fortificadas também podem conter ácido fólico suficiente para se constituírem no mesmo perigo. *Em geral, um hematínico deve ser empregado apenas a partir de um diagnóstico preciso de anemia e sob indicação específica.* Preparações múltiplas devem ser evitadas. Para as descrições da cianocobalamina, da hidroxicobalamina e do ácido fólico, veja Cap. 106.

FATORES HEMATOPOIÉTICOS DE CRESCIMENTO

Os fatores hematopoiéticos de crescimento regulam a proliferação e a diferenciação de células-tronco progenitoras encontradas na medula óssea. Eles são glicoproteínas que se ligam a receptores de superfície celular específicos, resultando em uma seqüência de eventos que culminam na hematopoiese. A tecnologia de DNA recombinante permitiu a fabricação de quantidades suficientes desses fatores para possibilitar ensaios clínicos em pacientes. A eritropoietina, que estimula a produção de hemácias, foi o primeiro fator hematopoiético de crescimento humano a ser isolado e estudado. Ele melhora a anemia associada com várias condições clínicas. Vários dos fatores estimulantes de colônias também foram purificados, clonados molecularmente e expressos como proteínas recombinantes. Estudos clínicos em andamento estão avaliando sua eficácia no tratamento de pacientes para vários distúrbios hematológicos (consulte o Apêndice A no Cap. 49). Dois dos fatores estimulantes de colônias, o fator estimulante de colônias de granulócitos (G-CSF) e o fator estimulante de colônias de granulócitos-macrófagos (GM-CSF), são eficazes no tratamento da hipoplasia de medula óssea, sobretudo após quimioterapia mielossupressiva. Eles não apenas estimulam o alvo de células progenitoras mas também resultam em alguma ativação funcional da célula madura. Antecipa-se que tratamentos futuros usarão fatores hematopoiéticos de crescimento adicionais em várias condições que envolvem estados hematológicos alterados.

EPOETINA ALFA

1-165-Eritropoietina (fração proteica do clone humano λHEPOFL 13), glicoform α; Epogen; Procrit

[113427-24-0] $C_{809}H_{1301}N_{229}O_{240}S_5$ (34.400 ± 400). Uma glicoproteína com 165 aminoácidos produzida pelas células ovarianas do hamster chinês nas quais o gene da eritropoietina humana foi incorporado.

Comentários — A eritropoietina, que é uma glicoproteína de ocorrência natural, estimula a divisão e a diferenciação de progenitores eritróides na medula óssea, resultando na produção de hemácias. O rim é a principal fonte de eritropoietina em adultos. A epoetina alfa estimula a eritropoiese em pacientes com insuficiência renal crônica (IRC) que estão anêmicos devido ao comprometimento de sua produção de eritropoietina endógena. Ela é eficaz tanto em pacientes em diálise quanto naqueles que não necessitam de diálise regular. Como são necessários vários dias para que os progenitores eritróides amadureçam e sejam liberados no sangue, um aumento clinicamente significativo no hematócrito geralmente não é observado antes de 2 semanas. O objetivo do tratamento é aumentar o hematócrito para 30% a 33% e eliminar a necessidade de transfusões sanguíneas. A taxa de aumento do hematócrito depende de vários fatores, incluindo disponibilidade de depósitos de ferro, hematócrito inicial, problemas clínicos concomitantes e dose administrada. Pelas razões discutidas a seguir, um aumento rápido do hematócrito (p. ex., > de 4 pontos em qualquer período de 2 semanas) é indesejável. A epoetina alfa também é indicada para o tratamento de anemias relacionadas ao tratamento com zidovudina (AZT) em pacientes infectados pelo HIV que tenham níveis de eritropoietina endógena < de 500 Um/mL e estejam recebendo < 4.200 mg de AZT por semana. Pacientes com níveis de eritropoietina endógena > 500 Um/mL não parecem apresentar uma resposta clinicamente significativa à epoetina alfa.

Antes e durante o tratamento, os depósitos de ferro do paciente devem ser avaliados; a saturação de transferrina deve ser de pelo menos 20%, e a ferritina, de pelo menos 100 ng/mL. Ferro suplementar pode ser necessário para aumentar e manter a saturação de transferrina em níveis adequados. O tratamento com epoetina alfa tem sido associado a elevação da pressão sanguínea em muitos pacientes com IRC. A pressão sanguínea deve ser controlada adequadamente antes da administração da droga e tem que ser monitorada estreitamente e controlada durante o tratamento. No tempo em que o hematócrito está aumentando, aproximadamente 25% dos pacientes de diálise necessitam de introdução ou de aumento da dose de medicação anti-hipertensiva. A dose da droga deve ser diminuída em pacientes com uma taxa excessiva de elevação do hematócrito (p. ex., > de 4 pontos em qualquer período de 2 semanas), visto que o aumento rápido pode exacerbar a resposta hipertensiva. A epoetina alfa é contra-indicada em pacientes com hipertensão não-controlada ou com hipersensibilidade conhecida tanto quanto a produtos derivados de células de mamíferos quanto à albumina humana. Durante a hemodiálise, pacientes em uso dessa droga podem necessitar de anticoagulação aumentada com heparina para prevenir coagulação do rim artificial.

FILGRASTIM

Fator estimulante de colônias (clone humano 1034), *N*-L-metionil-, Neupogen

[121181-53-1] $C_{845}H_{1339}N_{223}O_{243}S_9$ (18.000,00). É uma cadeia única de 175 aminoácidos, não-glicosilada, produzida por tecnologia de DNA recombinante, expressa por *E coli*.

Comentários — O fator estimulante de colônias de granulócitos (G-CSF) é uma glicoproteína endógena que age primariamente em células hematopoiéticas que regulam a produção de neutrófilos dentro da medula óssea. Ele é efetivo na aceleração da recuperação de contagens de neutrófilos seguindo-se a uma variedade de regimes quimioterápicos. Além de regular a produção de neutrófilos, o G-CSF também acentua a atividade funcional dos neutrófilos, incluindo capacidade fagocítica acentuada, preparo do metabolismo celular associado a explosão respiratória e "assassinato" dependente de anticorpos. Ele está indicado para reduzir a incidência de infecção em pacientes com malignidades não-mielóides que recebem drogas antineoplásicas mielossupressoras. Tais pacientes sofrem uma incidência significativa de neutropenia grave com febre. Devido à sensibilidade potencial de células mielóides em divisão rápida a agentes citotóxicos, não deve ser usado 24 horas antes ou dentro de 24 horas após quimioterapia. É essencial obter hemogramas completos e contagens de plaquetas antes da quimioterapia e duas vezes por semana durante o tratamento com filgrastim. Um aumento transitório na contagem de neutrófilos tipicamente ocorre durante os primeiros 1 ou 2 dias que se seguem à administração de filgrastim; entretanto, para um efeito terapêutico sustentado, ele deve ser continuado até que a contagem mais baixa pós-quimioterapia atinja 10.000/mm³. Dor na medula óssea de intensidade leve a moderada é o principal efeito adverso, e ocorre em aproximadamente 24% dos pacientes. Ela é mais freqüente em pacientes tratados com doses mais altas (20 a 100 μg/kg/dia) administradas IV, e é menos relatada em pacientes tratados com doses mais baixas SC (3 a 10 μg/kg/dia). Embora o filgrastim seja um fator de crescimento que estimula primariamente os neutrófilos, ele pode potencialmente agir como um fator de crescimento para células tumorais, e deve-se usar de cautela se essa droga for administrada em qualquer malignidade com características mielóides. Ela é contra-indicada em pacientes com hipersensibilidade conhecida a proteínas derivadas de *E. coli*.

OPRELVEQUINA

Interleucina 11 2-178 (clone humano PXM/IL-11)

```
H- GPPPGPPRVS   PDPRAELDST   VLLTRSLLAD   TRQLAAQLRD
   KFPADGDHNL   DSLPTLAMSA   GALGALQLPG   VLTRLRADLL
   SYLRHVQWLR   RAGGSSLKTL   EPELGTLQAR   LDRLLRRLQL
   LMSRLALPQP   PPDPPAPPLA   PPSSAWGGIR   AAHAILGGLH
   LTLDWAVRGL   LLLKTRL-OH
```

[145941-26-0] $C_{854}H_{1411}N_{253}O_{235}S_2$ (19.047,40).

Preparo — A oprelvequina é uma proteína não-glicosilada de aproximadamente 19.000 daltons, que consiste em 177 aminoácidos que são produzidos por tecnologia de DNA recombinante em bactérias *E. coli*. Ela difere da IL-11 nativa, que é composta de 178 aminoácidos, apenas por não possuir prolina no terminal amino.

Descrição — A interleucina 11 (IL-11) é um fator de crescimento de ocorrência natural que estimula a proliferação de células-tronco hematopoiéticas e células progenitoras de megacariócitos, assim como promove a maturação de megacariócitos, resultando em produção aumentada de plaquetas.

Comentários — Ela é indicada para aumentar contagens plaquetárias e diminuir a necessidade de transfusão de plaquetas após quimioterapia em pacientes com malignidades não-mielóides que têm a probabilidade de desenvolver trombocitopenia. Em estudos clínicos de pacientes submetidos a quimioterapia para várias malignidades que necessitaram previamente de uma transfusão de plaquetas, observou-se que a oprelvequina reduzia significativamente as transfusões de plaquetas quando comparada com a administração de placebo. Um estudo em pacientes de câncer de mama que não tinham mostrado previamente trombocitopenia grave causada por quimioterapia demonstrou que 65% (26 de 40) das pacientes evitaram transfusão de plaquetas quando comparadas com 41% (15 de 37) na coorte de placebo seguindo-se a quimioterapia intensiva de duas doses com ciclofosfamida e doxorrubicina. A oprelvequina foi administrada de forma segura com o uso do esquema de dosagem recomendado por até 6 ciclos após quimioterapia; entretanto, a eficácia e a segurança de dosagens mais prolongadas e crônicas não estão estabelecidas. Pacientes tratados concomitantemente com G-CSF não demonstraram efeitos adversos em sua atividade pela oprelvequina; poucas informações estão disponíveis atualmente quanto à combinação de oprelvequina e GM-CSF. Um hemograma completo deve ser obtido antes da quimioterapia e a intervalos regulares durante a terapia com a dosagem continuada até que a contagem plaquetária pós-nadir seja < 50.000 células/mm³. Decréscimos moderados de 10% a 15% na hemoglobina, no hematócrito e no hemograma ocorrem comumente alguns dias após o início do uso da droga, e se devem primariamente a um aumento do volume plasmático. Pacientes que recebem esse agente amiúde experimentam retenção líquida leve a moderada, resultando em edema periférico (~ 60%) e em dispnéia ao esforço (~ 50%). A retenção líquida é reversível dentro de vários dias após a interrupção do tratamento. A droga deve ser usada com cautela em pacientes com insuficiência cardíaca congestiva (ICC), e o equilíbrio hídrico deve ser monitorado nesses pacientes. A monitoração rigorosa do equilíbrio hidroeletrolítico também é necessária em pacientes que recebem tratamento diurético crônico. Arritmias atriais transitórias ocorrem em aproximadamente 10% dos pacientes tratados com oprelvequina, e a droga deve ser usada com cautela em pacientes com história de arritmias atriais. Não foi encontrada nenhuma associação do agente com arritmias ventriculares. Borramento visual leve e transitório foi relatado por pacientes em uso de oprelvequina, e a droga deve ser usada com cautela em pacientes com papiledema preexistente.

SARGRAMOSTIM

Fator estimulante de colônias 2 (fração proteica do clone humano pHG$_{25}$), 23-L-leucina, rhu GM-CSF; Leukine; Prokine

[123774-72-1] $C_{639}H_{1002}N_{168}O_{196}S_8$ (15.500 a 19.500). É uma cadeia única de 127 aminoácidos, glicosilada, produzida por tecnologia de DNA recombinante, expressa pelo *Saccharomyces cerevisiae*. Há três espécies com pesos moleculares aproximados de 19.500, 16.800 e 15.500, dependendo da extensão de glicosilação.

Descrição — É um pó branco liofilizado.

Comentários — O fator estimulante de colônias de granulócitos-macrófagos (GM-CSF) é um fator de crescimento hematopoiético multipotencial endógeno que estimula a proliferação e a diferenciação tanto de células progenitoras precoces quanto tardias, resultando em aumentos em granulócitos e macrófagos. É indicado para acelerar o enxerto mielóide no transplante de medula óssea (TMO) autólogo em pacientes com linfoma não-Hodgkin, leucemia linfoblástica aguda e doença de Hodgkin. É efetivo na redução da duração média da antibioticoterapia, na redução de episódios infecciosos e na redução da duração média de hospitalização nesses pacientes. Também é indicado para pacientes que foram submetidos a TMO alogênico ou autólogo nos quais o enxerto tenha apresentado retardo ou insucesso. Nesses pacientes, o sargramostim é seguro e efetivo no prolongamento da sobrevivência tanto na presença quanto na ausência de infecção. A resposta hematológica ao tratamento deve ser avaliada duas vezes por semana através de hemograma completo com contagem diferencial. O sargramostim pode induzir aumentos nos leucócitos, e o tratamento deve ser interrompido se ocorrer leucocitose excessiva (leucometria > 50.000 células/mm³; contagem absoluta de neutrófilos > 20.000/mm³). Está contra-indicado em pacientes com blastos mielóides leucêmicos excessivos (> 10%) na medula óssea ou no sangue periférico ou com hipersensibilidade conhecida a produtos derivados de fungos. Os efeitos adversos incluem edema periférico e uma síndrome de extravasamento capilar, e deve ser usado com cautela em pacientes com retenção líquida preexistente, insuficiência cardíaca congestiva ou infiltrados pulmonares. Devido ao potencial para a promoção de crescimento tumoral, é necessária precaução ao utilizar-se essa droga em qualquer malignidade com características mielóides.

DROGAS ANTI-HEMATOPOIÉTICAS

Policitemia e eritrocitose são condições nas quais há um aumento no número de eritrócitos circulantes. A causa é geralmente o resultado de oxigenação deficiente do sangue arterial, e as duas condições podem ser corrigidas pelo tratamento do distúrbio primário subjacente. Entretanto, na policitemia rubra vera a condição é primária, e tratamento, portanto, é direcionado aos eritrócitos, através de sua remoção por punção venosa, de sua destruição por fenil-hidrazinas ou da supressão de sua formação, através de drogas anti-hematopoiéticas ou de irradiação com raios X. Várias das drogas antineoplásicas, tais como as mostardas nitrogenadas, os ácidos antifólicos, os arsenicais ou o radiofosfato, podem ser empregadas. As *leucemias* resultam de atividade hematopoiética leucocítica excessiva de natureza neoplásica; tanto a medula óssea (leucemia mielógena ou granulocítica) quanto o tecido linfático (leucemia linfocítica) podem ser envolvidos. Na leucemia mielógena, pode haver anemia, porque as células eritropoiéticas são substituídas por células leucopoiéticas. As drogas usadas no tratamento das leucemias e das policitemias são tratadas no Cap. 86.

OUTRAS DROGAS QUE AFETAM O SANGUE

AZUL DE METILENO

Fenotiazin-5-io, 3,7-bis(dimetilamino)-, cloreto, triidrato; Cloreto de Metiltionina; Violeta de Anilina

$$\left[(CH_3)_2N-\text{[fenotiazínio]}-N(CH_3)_2\right]Cl^- \cdot 3H_2O$$

Triidrato de Azul Básico C I [7220-79-3] $C_{16}H_{18}ClN_3S.3H_2O$ (373.90); *anidro* [61-73-4] (319.85).

Preparo — Pelo tratamento de uma solução de cloridratos de *N,N*-dimetil-*p*-fenilenodiamina e *N,N*-dimetilanilina com H_2S e $FeCl_3$ ou outro agente oxidante apropriado.

Descrição — Cristais ou pó cristalino de cor verde-escura, com um brilho semelhante ao do bronze; inodoro ou com um odor leve; estável no ar; as soluções têm uma cor azul-escura.

Solubilidade — 1 g em 25 mL de água ou 65 mL de álcool; solúvel em clorofórmio.

Comentários — Reduzido prontamente a azul de leucometileno, o qual, por sua vez, é prontamente reoxidado a azul de metileno. Assim, é útil como um indicador reversível de *oxirredução*. Seu uso terapêutico principal, no *tratamento da metemoglobinemia*, provém dessa propriedade química. Age como um aceitador de elétrons na transferência de elétrons de nucleotídios de piridina reduzidos (NADPH e NATPH) para a metemoglobina, facilitando assim a redução do ferro férrico a ferroso. É necessária glicose-6-fosfato desidrogenase; se essa enzima estiver ausente, como ocorre em certos indivíduos propensos à hemólise, a droga não é efetiva. Se a dose for alta, o potencial de oxidação favorece a formação de metemoglobina a partir da hemoglobina. Esse efeito é usado no *tratamento do envenenamento pelo cianeto*. A metemoglobina assim formada forma um complexo com o cianeto, o que tende a poupar o sistema do citocromo. Entretanto, outras drogas são superiores.

O azul de metileno já foi empregado como agente antibacteriano urinário, mas esse uso atualmente é obsoleto. Uma seqüela desse uso é a crença de que a droga é eficaz na urolitíase. Embora tenha sido relatado um ligeiro efeito de retardo na formação de cristais *in vitro*, não foi provado nenhum benefício clínico, e a opinião das autoridades considera o corante ineficaz. Seu uso como analgésico, antipirético e parasiticida também foi abandonado. O corante é usado como um corante bacteriológico.

Ele colore a urina e as fezes de verde e a pele de azul. Pode causar irritação vesical, náuseas, vômitos e diarréia. Doses altas podem causar vertigem, cefaléia, confusão, metemoglobinemia com sudorese (paradoxal) e dores torácicas e abdominais. Pode causar hemólise em pessoas que tenham eritrócitos deficientes em glicose-6-fosfato desidrogenase.

HEMINA

Ferrato(2–), cloro[7, 12-dietenil-3,8,13,17-tetrametil-21*H*,23*H*-porfina-2,18-dipropanoato(4-)-$N^{21}N^{22}N^{23}N^{24}$], diidrogênio-, (*SP*-5-13).

Cloroemina [16009-13-5] $C_{34}H_{32}ClFeN_4O_4$ (651.96).

Preparo — Geralmente a partir da hemoglobina, por tratamento com uma solução salina de ácido acético quente. *Org Syn Coll*, vol III, 1955, p 442.

Descrição — Cristais policromáticos (geralmente amarronzados a azuis) que não se fundem abaixo de 300°.

Solubilidade — Livremente solúvel em base diluída através da conversão a *hematina* pela substituição do átomo de cloro por hidroxila; pouco solúvel em álcool; insolúvel em água.

Comentários — Inibe a biossíntese da porfirina nos eritrócitos jovens e, por isso, também diminui indiretamente a taxa de formação de porfirinas. É usada para melhorar os sinais e sintomas na *porfiria intermitente*, na *porfiria variegata* e na *coproporfiria* hereditária. Em alguns pacientes, mas não em todos, dor, taquicardia, hipertensão, comprometimento neurológico leve a moderado e alteração do estado mental são reduzidos. A melhora neurológica algumas vezes é retardada por semanas ou meses após o tratamento. As remissões não são permanentes.

Está contra-indicada na hipersensibilidade a ela mesma e na porfiria cutânea tarda. Doses excessivas podem causar insuficiência renal. Pode ocorrer flebite na veia onde a substância foi injetada. Foram relatadas coagulopatia e insuficiência renal por superdosagem. Ela pode ser antagonizada pelos barbituratos, pelos estrógenos e por vários metabólitos esteróides que induzem a síntese do aminolevulinato.

É convertida parcialmente em bilirrubina e parcialmente excretada intacta na bile. Os metabólitos da bilirrubina e o urobilinogênio também aparecem na urina.

NITRITO DE SÓDIO

Nitrito de sódio [7632-00-0] $NaNO_2$ (69.00).

Preparo — Por vários métodos, como pela redução de nitrato de sódio com chumbo, um sulfito, ou dióxido de enxofre, ou pela absorção de NO obtido da oxidação catalítica da amônia em solução de carbonato de sódio.

Descrição — Pó granular branco a levemente amarelo ou massas ou bastões quase brancos, opacos e fundidos; deliqüescente no ar; as soluções são alcalinas ao tornassol.

Solubilidade — 1 g em 1,5 mL de água; pouco solúvel em álcool.

Comentários — Principalmente para o tratamento do *envenenamento pelo cianeto*, baseado na sua produção de metemoglobina, que forma complexo com o cianeto. No envenenamento pelo cianeto, é injetado por via IV em doses muito altas para produzir metemoglobina, que se combina com o cianeto, que é extremamente letal, e o torna temporariamente inativo na forma de cianometemoglobina. Tiossulfato de sódio é então injetado por via IV para formar o tiocianato, não-tóxico. O íon nitrito relaxa a musculatura lisa, de forma que o nitrito de sódio causa hipotensão. As soluções são instáveis, e devem ser preparadas imediatamente antes do uso.

PENTOXIFILINA

1*H*-Purina-2,6-diona, 3,7-diidro-3,7-dimetil-1-(5-oxoexil)-, Trental

$$CH_3C(=O)CH_2CH_2CH_2CH_2-\text{[3,7-dimetilxantina, N-1]}$$

1-(5-Oxoexil)teobromina [6493-05-6] $C_{13}H_{18}N_4O_3$ (278.31).

Preparo — Etilacetoacetato e 1,3-dibromopropano reagem para formar o etil-éster do ácido 3*H*-diidropirano-3-carboxílico, que é clivado com HBr para formar 6-bromo-2-hexanona. Esse último composto, com teobromina, na presença de base, produz pentoxifilina.

Descrição — Agulhas de sabor amargo, incolores e inodoras; funde-se a cerca de 105°.

Solubilidade — 1 g em 13 mL de água a 25° ou em 5,5 mL a 37°; 1 g em 9 mL de benzeno.

Comentários — Aumenta o conteúdo de ATP dos eritrócitos, o que os torna mais deformáveis e menos passíveis de agregação. Conseqüentemente, atravessam os esfíncteres pré-capilares e capilares mais facilmente, o que melhora o fluxo sanguíneo através da microcirculação. Também estimula a síntese de prostaciclina pelas células endoteliais e inibe a atividade da fosfodiesterase (aumentando assim os níveis de AMP cíclico) nas plaquetas; essas duas ações diminuem a agregação das plaquetas. Ela aumenta a atividade fibrinolítica, diminuindo a concentração de fibrinogênio. Esses efeitos se somam para diminuir a viscosidade do sangue, o que aumenta o fluxo sanguíneo e diminui o trabalho miocárdico. É aprovada pela FDA para o tratamento da *claudicação intermitente*. Também se encontra em fase de pesquisa para o tratamento da insuficiência vascular cerebral, dos ataques isquêmicos transitórios (AIT), do AVC, da angiopatia diabética, da talassemia de células falciformes e das úlceras de perna.

Os efeitos adversos são dispepsia (2,8%), náuseas (2,2%), vômitos (1,2%), distensão abdominal (0,6%), eructação, flatulência, anorexia, boca seca, sede, constipação e colecistite; tontura (1,9%), cefaléia (1,2%), tremor (0,3%), ansiedade e confusão; dor anginosa (0,3%), hipotensão e edema; borramento visual, conjuntivite e escotomas; dispnéia, sintomas semelhantes aos da gripe, laringite, congestão nasal e epistaxe; unhas quebradiças, prurido, erupções cutâneas e urticária; otalgia, leucopenia, mal-estar, sialorréia, gosto ruim na boca, dor de garganta e linfadenopatia cervical e alteração do peso; arritmias, hepatite e icterícia, hiperfibrinogenemia, pancitopenia, púrpura e trombocitopenia são efeitos raros.

É absorvida imediatamente e metabolizada na primeira passagem pela via oral. Os níveis plasmáticos máximos ocorrem em 2 a 4 horas. Há mais de cinco metabólitos, dois dos quais provavelmente têm atividade farmacodinâmica. A meia-vida de eliminação é de apenas cerca de 0,4 a 0,8 h, mas a dos metabólitos principais é de 1 a 1,6 hora.

CAPÍTULO 68

Medicamentos Cardiovasculares

Donald N Franz, PhD
Professor of Pharmacology and Toxicology
School of Medicine
University of Utah
Salt Lake City, UT 84108

Qualquer agente que afete o coração ou os vasos sangüíneos, direta ou indiretamente, é do tipo cardiovascular, embora o termo geralmente englobe apenas os medicamentos que são usados por suas ações cardiovasculares. Existem muitos desses medicamentos. Quase todo medicamento autonômico tem ações cardiovasculares clinicamente aplicáveis.

Os *simpatomiméticos* (veja Cap. 70) podem ser usados para elevar a pressão arterial (PA), estimular o coração, lentificar reflexamente a freqüência dos batimentos cardíacos, etc., dependendo dos agentes em particular e das condições clínicas.

Os *medicamentos bloqueadores α-adrenérgicos* (veja Cap. 72) podem ser usados na hipertensão arterial sistêmica, em condições vasoespásticas, no diagnóstico e no tratamento do feocromocitoma e, raramente, nas crises hipertensivas malignas e toxêmicas.

Os *medicamentos bloqueadores β-adrenérgicos* (Cap. 72) são empregados no tratamento da hipertensão essencial, da hipertensão porta, da angina de peito, de certas arritmias e da insuficiência cardíaca congestiva.

O anticolinesterásico edrofônio (Cap. 71) é usado no diagnóstico e no tratamento da taquicardia atrial paroxística.

A atropina e os outros *medicamentos antimuscarínicos* (veja Cap. 73) podem ser usados para bloquear o nervo vago cardíaco na síndrome de Adams-Stokes e em algumas outras bradicardias.

Os *agentes bloqueadores ganglionares* são tratados neste capítulo.

Um grande número de medicamentos, exceto os agentes autônomos, tem ações cardiovasculares úteis.

Os *digitálicos* e seus aliados, os *dilatadores periféricos* e *coronarianos*, e os *agentes antiarrítmicos* estão incluídos adiante.

As *soluções parenterais* (veja Cap. 67), que podem ser usadas no tratamento do choque, e os diuréticos (veja Cap. 75), que são auxiliares no tratamento da insuficiência cardíaca e da hipertensão, são discutidos em outra parte, assim como outros medicamentos.

MEDICAMENTOS ANTI-HIPERTENSIVOS E HIPOTENSORES

Os medicamentos anti-hipertensivos são prescritos para a hipertensão arterial, embora alguns (p. ex., os medicamentos bloqueadores ganglionares) possuam diversas aplicações em outros procedimentos terapêuticos, diagnósticos e cirúrgicos. Alguns são usados como medicamentos hipotensores em pacientes não-hipertensos. Os tipos predominantes de hipertensão são a hipertensão primária (essencial, idiopática) e a secundária. A hipertensão maligna é uma fase grave e progressiva da hipertensão primária. Não existe terapia universal para a hipertensão primária, e os pacientes individualmente variam amplamente em resposta aos vários medicamentos.

As evidências hoje sugerem que possa existir um fator simpático em alguns tipos de hipertensão anteriormente classificados como hipertensão diastólica ou essencial. A influência neural simpática é exercida tanto diretamente nos vasos sangüíneos quanto no sistema produtor de renina no rim. Sem contar com a existência de um fator neural simpático envolvido, a retirada do suporte nervoso simpático normal do tônus vascular e do débito cardíaco usualmente diminui a pressão arterial (PA) na pessoa hipertensa e favorece o retardo da progressão da doença.

O papel do sistema renina-angiotensina (veja adiante) na patogenia da hipertensão essencial e na ação anti-hipertensiva de vários medicamentos é compulsório. Os estudos clínicos isoladamente indicam que o sistema renina-angiotensina é hiperativo em menos de um terço dos casos de hipertensão arterial essencial, mas os efeitos dos inibidores e antagonistas da enzima conversora da angiotensina indicam que o sistema renina-angiotensina está envolvido em pelo menos 70% dos casos de hipertensão essencial. É possível que o efeito dos vários medicamentos anti-hipertensivos em diminuir a atividade plasmática da renina contribua de forma importante para a sua eficácia.

A terapia para a hipertensão sistólica tem-se aperfeiçoado desde 1958 devido ao grande número de agentes introduzidos desde então. O achado de que o diurético clorotiazida (veja Cap. 75) não apenas é um anti-hipertensivo leve mas também potencializa muito os efeitos anti-hipertensivos de outros medicamentos iniciou uma revolução na conduta médica da hipertensão. Logo após a clorotiazida vieram a reserpina e a guanetidina (veja Cap. 72), e depois a α-metildopa e a clonidina, os β-agonistas, os inibidores da enzima conversora da angiotensina (ECA) e os bloqueadores do canal de cálcio.

Atualmente os especialistas nos EUA acreditam que PA diastólica > 90 torr é uma indicação de tratamento. Estudos a longo prazo têm provado inequivocamente que o tratamento tanto diminui a morbidade quanto prolonga a expectativa de vida. Anteriormente, o primeiro medicamento a ser prescrito era um diurético tiazídico, mas agora parece que a terapia pode da mesma forma ser iniciada apenas com β-antagonistas, inibidores da ECA ou bloqueadores do canal de cálcio como únicos agentes na hipertensão recente. Se nenhum medicamento for efetivo, dois de classes diferentes são usados em combinação. Na hipertensão leve, os primeiros medicamentos a serem adicionados a um tiazídico são os β-bloqueadores, os inibidores da ECA ou os bloqueadores da entrada de cálcio. Na hipertensão moderada, a hidralazina, os α_1-antagonistas ou os medicamentos de ação central podem ser adicionados. Como os bloqueadores β-adrenérgicos e os inibidores da ECA diminuem os níveis de angiotensina II, eles são indicados sempre que os níveis de renina estiverem elevados e possivelmente mesmo quando eles estiverem normais. Os β-bloqueadores também são comumente associados aos vasodilatadores, como a hidralazina, para prevenir a taquicardia reflexa e a estimulação da secreção de renina. O diazóxido, o nitroprussiato de sódio, o captopril ou a hidralazina e, em menor extensão, o trimetafano são prescritos para as crises hipertensivas, como a eclâmpsia.

É difícil antecipar como e quando o tratamento da hipertensão se estabilizará. Atualmente, os inibidores da ECA, os β-agonistas, os bloqueadores do canal de cálcio e os α_1-bloqueadores dominam o campo. Os diuréticos ainda são essenciais; tem havido um declínio acentuado no uso da guanetidina, da reserpina, da metildopa e da clonidina; e a hidralazina será prescrita principalmente como agente terciário para casos resistentes, usualmente associada a um β-agonista e um diurético.

Saluréticos

Há muito tempo existe a suspeita de que certas pessoas hipertensas têm um metabolismo do sal anormal, e estudos epidemiológicos e endemiológicos estabeleceram uma relação entre o consumo de sal e a PA. Nos indivíduos hipertensos essenciais e malignos com um volume sangüíneo expandido e com sobrecarga de sódio, a justificativa para o uso de medicamentos saluréticos é quase auto-evidente. Entretanto, em certos medicamentos saluréticos observou-se haver diminuição da PA mesmo nos indivíduos com hipertensão essencial que têm um pequeno volume extracelular de líquidos.

Aceita-se amplamente que a musculatura lisa vascular em tais pessoas tem um conteúdo de sódio intracelular alto. Quando os saluréticos tiazídicos são administrados, a queda na pressão sangüínea na primeira ou segunda semana se correlaciona com a salurese e com a diminuição no volume do líquido extracelular (conseqüentemente, no retorno venoso, no débito cardíaco e na pressão arterial sistólica). Nessa fase, a freqüência cardíaca está acelerada e a resistência periférica aumentada. A ação anti-hipertensiva passa para uma fase na qual o volume extracelular e a freqüência cardíaca retornam ao normal e a resistência periférica cai. Nem todos os saluréticos são iguais nesse efeito, o que sugere que algo além da salurese esteja envolvido. Por exemplo, os saluréticos com potência máxima nunca diminuem a resistência vascular, e a PA é diminuída apenas porque o débito cardíaco está diminuído. A espironolactona é um agente anti-hipertensivo útil apenas quando a aldosterona ou os níveis da 18-hidroxicorticosterona estão aumentados.

Os mecanismos homeostáticos aumentam a atividade da renina plasmática, a qual aumenta os níveis plasmáticos do potente vasoconstritor endógeno angiotensina II. Se eles estiverem disponíveis, os medicamentos que inibem a secreção de renina seriam agentes racionais a serem combinados com os saluréticos.

No momento, os saluréticos do tipo tiazídico freqüentemente são os primeiros medicamentos a serem prescritos para a hipertensão essencial, sendo habitualmente usados como agente único na hipertensão essencial leve; outros medicamentos são adicionados na hipertensão essencial moderada a grave. Os tiazídicos também corrigem o sal e a retenção de água que ocorre como um efeito colateral à maioria dos outros medicamentos anti-hipertensivos. Os diuréticos mais potentes são inapropriados para uso geral e devem ser usados apenas na insuficiência cardíaca congestiva, na diminuição da capacidade renal, em emergências hipertensivas nas quais haja acúmulo de água e sal, ou em combinações medicamentosas, nas quais a retenção de sal e de água seja especialmente grave (p. ex., metildopa, minoxidil, hidralazina).

Para a farmacologia de saluréticos específicos, veja Cap. 75.

Medicamentos Antiadrenérgicos Periféricos

Apesar da possível existência de um componente simpático na perpetuação da hipertensão essencial ou maligna, qualquer redução na atividade simpática pode efetuar uma diminuição na pressão arterial de quatro formas.

Uma diminuição na constrição arteriolar mediada simpaticamente (receptor α) diminui a resistência periférica sistêmica.

Uma diminuição no tônus venoso mediada simpaticamente (receptor α_1) aumenta a capacitância venosa e diminui o retorno venoso e, conseqüentemente, o débito cardíaco. Entretanto, esse efeito tende a não ser mantido por longo tempo pela retenção de líquido compensatória.

Uma diminuição mediada simpaticamente (receptor β_1) no suporte da contratilidade cardíaca e da freqüência cardíaca diminui o débito cardíaco.

Uma diminuição na secreção da renina mediada simpaticamente (receptor β_1) pelo aparelho justaglomerular do rim diminui os níveis plasmáticos de angiotensina II, um vasoconstritor e sensibilizador potente da atividade do sistema nervoso simpático e estimulador da secreção de aldosterona, um hormônio anti-salurético.

Medicamentos como a reserpina e a guanetidina, que agem nas terminações nervosas adrenérgicas para depletar a norepinefrina ou para prevenir a liberação de norepinefrina, são potencialmente anti-hipertensivos pelas quatro formas, embora suas ações não sejam exercidas uniformemente em todo o sistema nervoso simpático e o coração possa ser afetado mais do que os vasos, etc. Os bloqueadores dos α-adrenorreceptores, como a fenoxibenzamina e a fentolamina, têm ações anti-hipertensivas, mas a estimulação cardíaca reflexa e a secreção aumentada de renina limitam a sua eficácia. Entretanto, tanto a fenoxibenzamina quanto a fentolamina são anti-hipertensivos importantes no tratamento do feocromocitoma. Graças à seletividade por α_1-receptores, a prazosina provoca menos os tais ajustes homeostáticos contraprodutivos e, conseqüentemente, é mais eficaz. Os bloqueadores dos β-adrenorreceptores, como o propranolol, agem para diminuir o débito cardíaco e a renina e por isso a resistência vascular periférica. Contudo, eles não apenas são efetivos isoladamente, mas também são auxiliares importantes dos medicamentos vasodilatadores, que causam estimulação cardíaca simpática reflexa e aumento na secreção de renina, e dos diuréticos, que aumentam a secreção de renina. Os antagonistas dos β-adrenorreceptores também agem nas terminações nervosas adrenérgicas para diminuir a liberação de norepinefrina. Os medicamentos mais novos como o labetalol, com bloqueio da atividade adrenorreceptora tanto α quanto β, são úteis no tratamento da hipertensão essencial, já que o bloqueio de um tipo de receptor não pode resultar na ativação reflexa contrária de outro.

Os medicamentos anti-hipertensivos bloqueadores dos adrenorreceptores α e β importantes e os medicamentos que agem nas terminações adrenérgicas são descritos no Cap. 72.

CLORIDRATO DE PRAZOSINA — Cap. 72

CLORIDRATO DE TERAZOSINA — Cap. 72

MESILATO DE DOXAZOSINA — Cap. 72

Medicamentos Anti-hipertensivos com Ação Central

Diversos medicamentos agem diretamente ou indiretamente no centro vasomotor e na medula espinhal para diminuir o efluxo simpático para os vasos sangüíneos e para o coração. Eles também ativam o efluxo parassimpático (vagal) para o coração. Menos se conhece sobre a inibição central do efluxo para o aparelho justaglomerular, mas todos os medicamentos clinicamente significativos dessa classe diminuem a atividade plasmática da renina. Apenas clonidina, guanabenz, guanfacina, metildopa e metildopato são descritos nesta seção. Não existe razão lógica para o uso de mais de um desses medicamentos por vez.

Esses medicamentos são usados principalmente no tratamento da *hipertensão* moderada. Eles também são usados no tratamento da *instabilidade vasomotora da pós-menopausa* e da *dismenorréia* e na profilaxia da *enxaqueca e da cefaléia em salvas*. A clonidina tem mostrado suprimir os sintomas e o desejo ardente pelos opiáceos, álcool, benzodiazepínicos e tabaco e tem sido usada no tratamento da *de-*

pendência dos opiáceos. As ações anti-hipertensivas são uma ação central. Uma diminuição na atividade simpática causa vasodilatação, bradicardia e bloqueio atrioventricular ocasional, além de uma diminuição na liberação de renina pelo rim; um aumento na atividade vagal também contribui para bradicardia.

As ações centrais parecem ser o resultado de uma ação estimulante nos receptores α_2-adrenérgicos dos centros vasomotor e cardioinibidor e na medula espinhal nos neurônios pré-ganglionares simpáticos. Também parece ter uma ação periférica em reduzir a liberação de norepinefrina nos nervos simpáticos. Eles estimulam os receptores α_2-adrenérgicos nas terminações dos nervos simpáticos, os quais os realimentam negativamente para suprimir a liberação do mediador.

A metildopa é convertida a metilnorepinefrina no cérebro, a qual desloca a norepinefrina dos seus sítios de armazenamento e é liberada como um *falso* transmissor pelos impulsos nervosos dos nervos adrenérgicos. O metabólito α-metilnorepinefrina tem uma atividade α_2-agonista potente e provavelmente age para diminuir a pressão sangüínea da mesma forma que a clonidina. Na medula espinhal e no centro vasomotor, o resultado é uma diminuição no efluxo vasomotor simpático, o qual diminui a pressão arterial e a atividade plasmática da renina. Sua ação se inicia em aproximadamente 2 h, se torna máxima em 6 a 8 h e dura 18 a 24 h.

Doses moderadas realmente causam uma alta incidência de sedação, boca seca e hipotensão ortostática leve a moderada em muitos pacientes. A retenção de água e de sal ocorre nos primeiros dias de tratamento, mas usualmente não persiste. Impotência, dificuldade na ejaculação, constipação, anorexia, náusea e vômito, xeroftalmia acompanhada de ardência, dor nas glândulas salivares, depressão e pesadelos também ocorrem em menos de 5% dos usuários. Vários efeitos colaterais secundários das reduções excessivas na pressão arterial podem ocorrer, assim como ocorre na maioria dos medicamentos anti-hipertensivos. A tolerância algumas vezes ocorre, usualmente em resultado da retenção de líquidos que pode ser superada pela adição de um diurético. As preparações transdérmicas da clonidina comumente causam irritação cutânea; os locais de aplicação devem ser alternados.

Uma hipertensão de rebote grave pode ocorrer se os medicamentos são interrompidos abruptamente. A clonidina é um pouco fetotóxica em animais de laboratório e, conseqüentemente, deve ser evitada na gestação. Todos esses medicamentos aumentam a depressão do sistema nervoso central (SNC) induzida pelo etanol.

ACETATO DE GUANABENZ

Carboximidameto de hidrazina, 2-[(2,6-diclorofenil)metileno]-, monoacetato; Wytensin

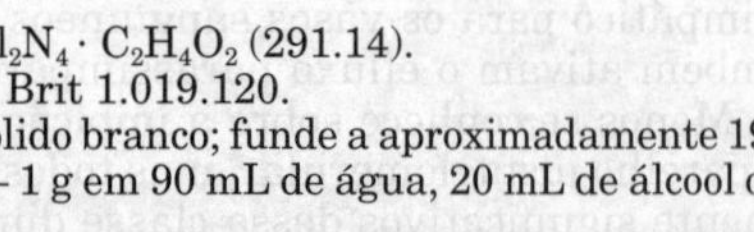

[23256-50-0] $C_8H_8Cl_2N_4 \cdot C_2H_4O_2$ (291.14).

Preparo — Pat Brit 1.019.120.

Descrição — Sólido branco; funde a aproximadamente 193° (dec).

Solubilidade — 1 g em 90 mL de água, 20 mL de álcool ou 10 mL de propileno glicol.

Comentários — Deprime os centros vasomotor e cardioacelerador e, portanto, diminui o efluxo simpático para as arteríolas e para o coração. Age como um agonista α_2-adrenérgico nos centros cardiovasculares no bulbo e na medula espinhal como faz a clonidina. É efetivo na hipertensão essencial leve a moderadamente grave. Embora seja usualmente efetivo isoladamente, sua eficácia é reforçada pelos saluréticos. A meia-vida é de 7 a 10 h. Causa uma hipotensão postural ou ao exercício leve, usualmente insignificante. Boca seca, sedação e constipação são efeitos colaterais comuns. A hipertensão de rebote ocorre após a interrupção abrupta de grandes doses. Não causa distorções das lipoproteínas plasmáticas clinicamente significativas.

CLORIDRATO DE CLONIDINA

Cloridrato de 2-(2,6-diclorofenilamino)-2-imidazolina; Catapres

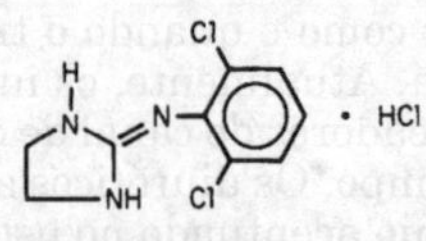

[4205-91-8] $C_9H_9Cl_2N_3 \cdot HCl$ (266.56)

Preparo — O tiocianato de amônio converte a 2,6-dicloroanilina a tiouréia, que é tratada com o metil iodeto para formar o sal *S*-metiltilurônio. O último composto, com etileno diamina, fecha o anel imidazolina para formar o produto. Veja US Pat 3.202.660.

Descrição — Pó cristalino branco a bege, inodoro, com gosto amargo; estável na luz, ar e calor; não exibe polimorfismo; funde a aproximadamente 300° com decomposição; pK_a 8,2.

Solubilidade — 1 g em aproximadamente 13 mL de água (20°), aproximadamente 25 mL de álcool ou aproximadamente 5.000 mL de clorofórmio.

Comentários — Os adesivos transdérmicos liberam esse medicamento por 1 semana.

CLORIDRATO DE GUANFACINA

Benzenacetamida, *N*-(aminoiminometil)-2,6-dicloro-, monocloridrato; Tenex

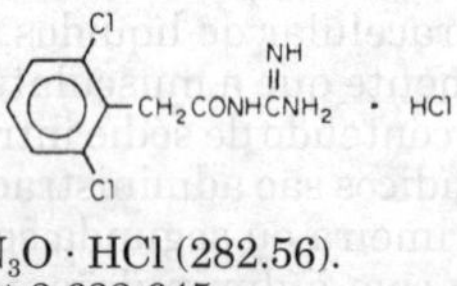

[29110-48-3] $C_9H_2Cl_2N_3O \cdot HCl$ (282.56).

Preparo — US Pat 3.632.645.

Descrição — Agulhas brancas; funde a aproximadamente 215°.

Comentários — Sua meia-vida longa permite dose única diária. É um α_2-agonista que age no centro vasomotor e na medula espinhal para diminuir o efluxo simpático para os vasos sangüíneos e, em menor extensão, para o coração. É, portanto, parecido com a clonidina e o guanabenz. Entretanto, seu efeito dura mais tempo. É usado (comumente com um salurético) principalmente para tratar a *hipertensão leve* a *moderada*, mas também é efetivo na *toxemia da gestação* e basicamente pode provar-se útil nas *emergências hipertensivas*. A tolerância é comum na ausência de um salurético. Os efeitos adversos são principalmente os da clonidina (veja *Clonidina*), mas tendem a ser mais leves. A hipertensão de rebote pode ocorrer 2 a 7 dias após a interrupção do tratamento. A eliminação é tanto pelo metabolismo hepático (60 a 70%) quanto pela excreção renal (30 a 40%); a dosagem parece não necessitar de ajustes na insuficiência renal. A meia-vida de eliminação é de 14 a 17 h.

CLORIDRATO DE METILDOPATO

Cloridrato de L-tirosina, 3-hidróxi-α-metil-, éster etil; Aldomet Ester Hydrochloride

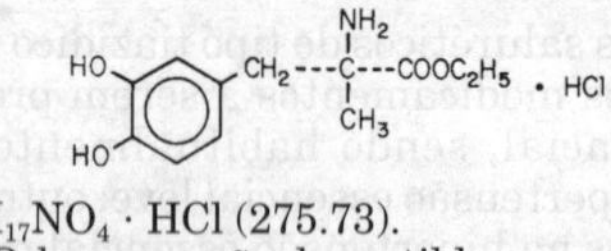

[5208-79-4] $C_{12}H_{17}NO_4 \cdot HCl$ (275.73).

Preparo — Pela conversão da metildopa em seu éster etil e passando o cloreto hidrogênio para uma solução de éster num solvente orgânico adequado.

Descrição — Pó cristalino branco ou praticamente branco; inodoro ou praticamente inodoro com um gosto amargo; relativamente estável tanto na luz quanto no ar; funde a aproximadamente 160°; pH (solução 1:100) 3 a 5.

Solubilidade — Livremente solúvel em água, álcool ou metanol; levemente solúvel em clorofórmio; praticamente insolúvel em éter.

Comentários — Forma parenteral para injeção IV.

METILDOPA

L-Tirosina, 3-hidróxi-α-metil-, sesquiidrato; Alpha-methyldopa; Aldomet

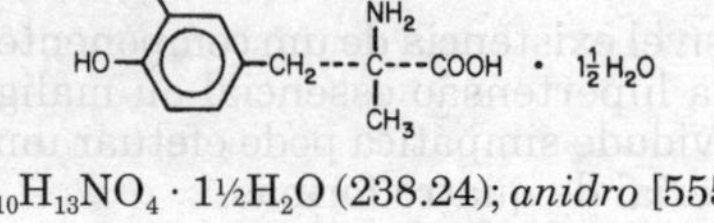

[41372-08-1] $C_{10}H_{13}NO_4 \cdot 1\frac{1}{2}H_2O$ (238.24); *anidro* [555-30-6] (211.22).

Preparo — O produto da reação da 3,4-dimetoxifenilacetonitrila com o etóxido de sódio é hidrolisado com o ácido para produzir 3,4-dimetoxifenilacetona. Esse é reagido com o carbonato de amônio e o cianeto de potássio para formar uma hidantoína intermediária substituta a qual, na hidrólise alcalina, forma a metildopa racêmica. A forma acetilada desse racemato é determinada usando-se (−)-α-metilbenzilamina. O sal acetilado isolado (−)-metildopato é desacetilado com a base e tratado com ácido mineral para liberar (−)-metildopa. US Pat 2.868.818.

Descrição — Pó fino branco a amarelo claro, inodoro, que pode conter uma massa uniforme friável; quase insípido e relativamente estável tanto na luz quanto no ar; funde acima de 290° com decomposição; pK_a 2,2 (COOH), 10,6 (NH_2), 9,2 e 12 (anel OH).

Solubilidade — Pouco solúvel em água; muito solúvel no ácido clorídrico diluído; levemente solúvel em álcool; praticamente insolúvel em éter.

Comentários — Convertido a metilnorepinefrina no cérebro, o qual desloca a norepinefrina dos seus sítios de armazenamento e é liberada como um *falso transmissor* pelos impulsos nervosos nos nervos adrenérgicos. O metabólito α-metilnorepinefrina tem uma atividade α_2-agonista potente e provavelmente age diminuindo a pressão sangüínea da mesma forma que a clonidina. Na medula espinhal e no centro vasomotor, o resultado é uma diminuição no efluxo vasomotor simpático, o qual diminui a pressão arterial e a atividade plasmática da renina. Sua ação começa em aproximadamente 2 h, se torna máxima em 6 a 8 h e dura 18 a 24 h.

Anti-hipertensivos Vasodilatadores Diretos

Os vasodilatadores diretos agem por diversos mecanismos, como pela inibição do nucleotídio cíclico fosfodiesterase, pela mimetização da adenosina, pelo impedimento do influxo de cálcio e sódio na musculatura lisa vascular, pela abertura dos canais de potássio, pela liberação do óxido nítrico (NO), pela estimulação da guanilato ciclase e por mecanismos desconhecidos. Sua utilidade no tratamento ambulatorial da hipertensão depende em grande parte da seletividade do medicamento na resistência aos vasos sangüíneos, isto é, as arteríolas, as quais causam uma redução da pressão arterial. Se as veias de capacitância também estiverem dilatadas, o retorno venoso para o coração e conseqüentemente os ajustes cardiovasculares à hipotensão postural e ao exercício são prejudicados, e o paciente pode sentir hipotensões posturais e ao exercício, algumas vezes até síncope. Um grau leve de interferência no retorno venoso usualmente é considerado desejável, especialmente no tratamento da hipertensão grave, por permitir uma diminuição da pressão arterial maior do que pela dilatação isoladamente.

Os vasodilatadores diretos invariavelmente causam palpitação e taquicardia reflexas e também aumentam a atividade plasmática de renina, todas as quais tendem a se opor à ação hipotensora; os efeitos cardíacos causam desconforto ao paciente. Portanto, freqüentemente é recomendável combinar os vasodilatadores com antagonistas do β-adrenorreceptor para antagonizar esses efeitos.

Além do edema resultante causador de seqüela para uma secreção aumentada de renina, a diminuição da pressão sangüínea pode diminuir tanto a pressão da natriurese quanto o fluxo sangüíneo renal. Essa diminuição promove a retenção de sódio e água, a qual, em retorno, pode diminuir os efeitos anti-hipertensivos do medicamento; portanto, é racional usar os saluréticos em combinação com os vasodilatadores.

CLORIDRATO DE HIDRALAZINA

Ftalazina, 1-hidrazino-, monocloridrato; Apresoline

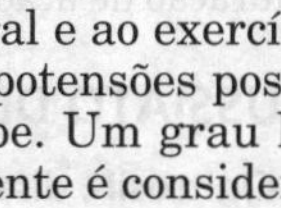

[304-20-1] $C_8H_8N_4.HCl$ (196.64).

Preparo — A ftalazona é convertida a 1-cloroftalazina pelo tratamento com oxicloreto de fósforo, condensada com hidrato de hidralazina e neutralizada com HCl para produzir o cloridrato.

Descrição — Pó cristalino branco a bege; funde entre 270° e 280° com decomposição; pK_a 0,5; 7,3.

Solubilidade — 1 g em 25 mL de água, 500 mL de álcool; muito levemente solúvel em éter.

Comentários — Causa vasodilatação ao estimular a guanilato ciclase na musculatura lisa arteriolar; o estimulante parece ser o óxido nítrico (NO) da oxidação local da porção da hidralazina. O NO é um fator natural, derivado do endotélio.

É um dos poucos medicamentos que causa vasodilatação substancial no rim, e aumenta o fluxo plasmático renal mesmo quando a pressão arterial reduz consideravelmente. A vasodilatação também é pronunciada nos leitos vasculares esplâncnicos, cerebrais e coronarianos; exerce apenas ações vasodilatadoras leves na pele e no músculo esquelético. As veias participam muito pouco no efeito, então a hipotensão postural é desprezível. Como resultado da redução na pressão arterial, a taquicardia reflexa, as palpitações e os aumentos na atividade da renina plasmática ocorrem, embora a atividade da renina algumas vezes diminua no tratamento a longo prazo.

Pode ser usado no tratamento da *hipertensão essencial moderada* ou da *hipertensão maligna precoce* e das *emergências hipertensivas*, praticamente sempre em conjunto com outros medicamentos anti-hipertensivos. Entretanto, basicamente pelos seus efeitos colaterais, geralmente não é utilizado até que outra terapia mais segura tenha falhado. Como aumenta o fluxo sangüíneo renal, é freqüentemente usado para tratar a *toxemia da gestação*. Também é algumas vezes usado na *insuficiência cardíaca congestiva aguda ou após infarto agudo do miocárdio* porque diminui a pós-carga cardíaca com muito pouco efeito na pré-carga, então o débito cardíaco é melhorado. Está disponível tanto em formas farmacêuticas oral quanto parenteral.

A tolerância algumas vezes ocorre durante o tratamento a longo prazo. Em parte, isso é provavelmente o resultado da depleção dos compostos sulfidrílicos teciduais e provavelmente é reversível com a *N*-acetilcisteína. Em parte, é o resultado da retenção de sódio.

Seus principais efeitos tóxicos graves são as síndromes que lembram a artrite reumatóide ou o lúpus eritematoso, cujo aparecimento requer a interrupção do medicamento. Essa toxicidade é mais freqüente em acetiladores lentos do que nos rápidos. A maioria das queixas dos pacientes é taquicardia e palpitações. Esses efeitos são contraprodutivos por tenderem a limitar a queda da pressão arterial. Além disso, eles podem precipitar ataques de angina de peito. Os medicamentos bloqueadores β_1-adrenérgicos impedem esses efeitos e também o aumento reflexo nos níveis de renina plasmáticos e, conseqüentemente, aumentam a resposta anti-hipertensiva.

Outros efeitos colaterais freqüentes incluem sonolência, cefaléia e cardiomegalia. Parestesias, ansiedade, náusea, vômito, mal-estar, desorientação, depressão, impotência, priapismo, edema, congestão nasal, lacrimejamento, eritema ocular, exantema, urticária gigante, febre medicamentosa, agranulocitose, leucocitose e anemia também ocorrem ocasionalmente. Mesmo quando a atividade da renina plasmática é suprimida, ocorre uma retenção contraprodutiva de sódio e água; os saluréticos suprimem o efeito e melhoram os efeitos anti-hipertensivos.

É absorvido por via oral. Com baixas doses, o metabolismo de primeira passagem limita a biodisponibilidade em 16 a 35%; o alimento melhora a biodisponibilidade. A eliminação é tanto pelo anel de hidroxilação e *N*-acetilação, e apenas 10% da hidralazina é excretada inalterada. A eliminação é dose-dependente, e os níveis plasmáticos aumentam desproporcionalmente com a dose. A meia-vida é de 1,5 a 6 h; a diferença entre os acetiladores rápidos e lentos é usualmente pequena. Acumula-se na gordura e na musculatura lisa vascular, onde tem uma vida mais longa do que no plasma.

DIAZÓXIDO

2*H*-1,2,4-Benzotiadiazina, 7-cloro-3-metil-, 1,1-dióxido; Hyperstat IV

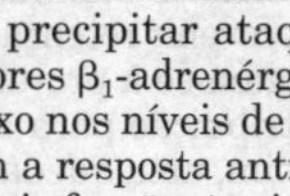

[364-98-7] $C_8H_7ClN_2O_2S$ (230.67).

Preparo — Um método reage 2,4-dicloronitrobenzeno com benzil mercaptano e KOH e o grupo 2-(benziltiol) assim introduzido é convertido a $-SO_2Cl$ com cloro e ácido acético aquoso e então a $-SO_2NH_2$ pela reação com NH_3. Após a redução do NO_2 a NH_2 com Fe e NH_4Cl, a ciclização é efetuada pela condensação com o ortoacetato etil. *Science* 133:2067, 1961. US Pats 2.986.573 e 3.345.365.

Descrição — Cristais ou pós cristalinos branco a branco cremoso; inodoros; funde a aproximadamente 330°; pk_a 8,5.

Solubilidade — Praticamente insolúvel a levemente solúvel em água.

Comentários — Exerce ações vasodepressoras proeminentes, especialmente pela via intravenosa. Nas doses terapêuticas, a vasodepressão é principalmente resultado da dilatação arteriolar, então a hipotensão ortostática é usualmente mínima. Entretanto, alguma dilatação venosa realmente ocorre, a qual às vezes é suficiente para causar hipotensão ortostática. Os efeitos relaxantes da musculatura lisa vascular resultam da hiperpolarização da musculatura lisa vascular pela ativação dos canais de potássio sensíveis à ATP-ase. É usado intravenosamente como um medicamento hipotensor nas *crises hipertensivas agudas*. Seus efeitos colaterais impedem o seu uso no tratamento crônico da hipertensão essencial, mas pode ser usado no início do tratamento, para controlar a pressão arterial até que os anti-hipertensivos orais possam ser utilizados.

Embora seja uma benzotiazida, não é um diurético, mas em vez disso causa na verdade retenção de sal e água e conseqüente ganho no peso. Essa ação algumas vezes precipita insuficiência cardíaca congestiva, especialmente se a função renal estiver prejudicada. Também causa hiperglicemia pela inibição da secreção de insulina das células β pancreáticas. Ocasionalmente, é necessário administrar hipoglicemiantes orais ou insulina para suprimir a hiperglicemia.

Outros efeitos colaterais incluem náusea, vômitos e outras desordens gastrintestinais (GI); sensações de queimação na veia de infusão (por causa das soluções de pH elevado); taquicardia; dor retroesternal; hipotensão ortostática; hiperuricemia transitória; cefaléia; e sonolência. A superdosagem pela via intravenosa pode causar choque.

É contra-indicado na toxemia da gravidez por relaxar a musculatura lisa uterina e poder interferir no início do parto. Deve ser usado em diabéticos apenas quando a glicose sangüínea estiver monitorada de perto. A glicose sangüínea também deve ser determinada em todas as pessoas recebendo injeções múltiplas. Deve ser usado cautelosamente em pessoas com insuficiência coronariana ou cerebral e em pacientes com comprometimento da função renal. Entretanto, pode ser mais seguro para uso em crises hipertensivas renais do que os outros anti-hipertensivos. O medicamento é contra-indicado se houver hipersensibilidade às tiazidas. Os diuréticos tiazídicos e outros medicamentos anti-hipertensivos aumentam a resposta ao diazóxido, mesmo quando eles falham em diminuir a pressão arterial. Alguns especialistas administram a furosemida junto com esse medicamento, para prevenir retenção de sal e água.

Aproximadamente 90% ligam-se à proteína, mas a infusão intravenosa rápida permite a distribuição para a musculatura lisa antes da sua ligação à proteína. Assim, uma queda maior e mais duradoura na pressão arterial resulta em taxas mais rápidas de infusão. É interessante que o medicamento persista no sangue mais tempo do que o seu efeito hipotensor. A meia-vida plasmática é de 20 a 60 h em pessoas com função renal normal, mas o efeito hipotensor dura apenas 2 a 15 h. Diferentes populações podem eliminar o medicamento diferentemente, alguns principalmente pela secreção tubular renal e outros principalmente pela biotransformação. Compete com medicamentos acidíferos fracos como o alopurinol, a aspirina, a colchicina, a probenicida, a sulfimpirazona e a varfarina pelo sistema de secreção renal e assim aumenta as suas concentrações plasmáticas. Também desloca diversos medicamentos da proteína plasmática; no caso da varfarina, pode causar diátese hemorrágica.

MINOXIDIL

2,4-Pirimidinodiamina, 6-(1-piperidinil)-, 3-óxido; Loniten; Rogaine

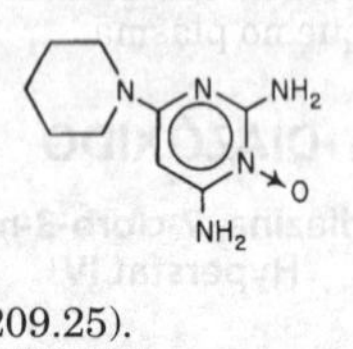

[38304-91-5] $C_9H_{15}N_5O$ (209.25).

Preparo — US Pat 3.461.461.

Descrição — Pó cristalino branco a bege; pK_a 4,6.

Solubilidade — 1 g em aproximadamente 500 mL de água; 25 mL de álcool; praticamente insolúvel em clorofórmio.

Comentários — Dilata as arteríolas por abrir os canais de potássio, os quais causam hiperpolarização e relaxamento do músculo liso. Isso diminui a resistência vascular total e portanto a pressão arterial. O máximo decréscimo alcançável na pressão arterial média é usualmente de pelo menos 35 torr na maioria dos pacientes hipertensos. A dilatação das veias de capacitância é apenas leve a moderada, e os reflexos vasculares simpáticos são prejudicados, então as hipotensões postural e ao exercício são usualmente mínimas.

A taquicardia reflexa e as palpitações ocorrem, mas elas são menores que o esperado pela queda na pressão arterial, a qual sugere ações cardioaceleradoras-supressoras não ainda elucidadas. Todavia, pode ser necessária a co-administração de um medicamento bloqueador do β_1-adrenorreceptor para suprimir a estimulação cardíaca reflexa. O fluxo plasmático renal e a taxa de filtração glomerular são muito pouco afetados, o que implica uma vasodilatação renal substancial. A atividade da renina plasmática pode estar elevada como resultado da atividade simpática reflexa ou diminuída por um mecanismo desconhecido. Sem considerar a atividade plasmática da renina, a retenção de sal e água ocorre suficientemente para causar tolerância considerável dos efeitos hipertensivos, e os saluréticos, mesmo que ocasionalmente com diuréticos de máxima potência, são necessários para restaurar os efeitos anti-hipertensivos.

Na dosagem apropriada, o minoxidil pode ser usado para tratar todos os tipos de hipertensão, embora haja mais experiência no tratamento da *hipertensão essencial moderada a grave*. Freqüentemente é efetivo na hipertensão refratária a todas as outras terapias. Também é útil na *restrição ventricular*, e o efeito é principalmente diminuir a pós-carga.

Um efeito colateral é o crescimento capilar excessivo. Conseqüentemente, o medicamento é usado topicamente para restaurar o crescimento capilar na *alopécia androgênica* e na *alopécia areata*. Há melhora em aproximadamente 60% dos casos, mas é cosmeticamente aceitável em apenas 30%.

Os efeitos adversos do uso sistêmico incluem retenção de líquidos, estimulação cardíaca e hipotensão postural leve, ataques anginosos (tanto da estimulação cardíaca quanto da diminuição de perfusão coronariana), hipertricose moderada mas usualmente reversível com pigmentação aumentada em aproximadamente 70% dos pacientes, e hipertensão pulmonar rara (controversa), derrame pericárdico e sensibilidade mamária. Uma anemia leve (diminuição de 7% na RBC, em parte resultado da hemodiluição), um pequeno aumento na fosfatase alcalina e um aumento de 6% na creatinina plasmática e no BUN ocasionalmente ocorrem. Náusea e vômito algumas vezes ocorrem; trombocitopenia e leucopenia, raramente. Nenhum efeito teratogênico foi observado até o momento, mas é prudente evitar o medicamento durante a gestação. Também provavelmente deve ser evitado por um mês após um infarto miocárdico. Os efeitos adversos usualmente são leves com a administração tópica, mas alguma hipotensão pode ocorrer com concentrações acima de 3%.

O medicamento é bem absorvido pela via oral. O volume de distribuição é de 9 a 15 L/kg. É concentrado no tecido vascular. O metabolismo hepático no fígado contribui para aproximadamente 90% da eliminação, e nenhuma modificação da dose é necessária na insuficiência renal ou na hemodiálise. A meia-vida aparente de aproximadamente 4 h parece ser um parâmetro de distribuição; a meia-vida β é de aproximadamente 24 h. A duração de ação é de 1 a 3 dias.

NITROPRUSSIATO DE SÓDIO

Ferrato(2-), pentacis(ciano-*C*)nitrosil-, dissódico, (*OC*-6-22)-diidrato; Sodium Nitroferricyanide; Nipride; Nitropress

[13755-38-9] $Na_2[Fe(CN)_5NO]\cdot 2H_2O$ (297.95); *anidro* [14402-89-2] (261.92).

Preparo — O ferrocianeto de potássio é dissolvido em HNO_3 a 50%, e a solução é fervida por aproximadamente 1 h. Após o resfriamento e a filtração para remover o nitrato de potássio, a solução é neutralizada com o Na_2CO_3 e evaporada até a cristalização.

Descrição — Cristais ou pó marrom-avermelhados, praticamente inodoros; todas as soluções recentemente preparadas têm um tom marrom claro. Como o íon nitroprussiato forma compostos coloridos com muitas substâncias inorgânicas, soluções azuis, verdes, vermelhas ou muito coloridas devem ser descartadas; as soluções aquosas são fotossensíveis e devem ser protegidas da luz.

Solubilidade — 1 g em aproximadamente 2,5 mL de água; levemente solúvel em álcool.

Comentários — É um vasodilatador periférico com ação direta, potente. Libera óxido nítrico (NO), o qual é também um fator relaxante derivado do endotélio. O NO ativa a guanilil ciclase no músculo liso vascular para produzir vasodilatação. Suas ações nas arteríolas diminuem a resistência vascular sistêmica total, a qual é a principal causa da queda na pressão arterial que desperta. Tem menor ação nas veias de capacitância de modo que, com as doses usuais, o retorno venoso é impedido insignificantemente no decúbito; entretanto, em pé existe hipotensão ortostática considerável. O débito cardíaco é aumentado no decúbito e diminuído na posição ortostática. A freqüência cardíaca invariavelmente é aumentada reflexamente. Existe um efeito variável no fluxo plasmático renal e na taxa de filtração glomerular, mas é usualmente aumentado na posição supina. A atividade plasmática da renina está leve a moderadamente aumentada.

É administrado por infusão intravenosa contínua para o tratamento de *emergências hipertensivas* e para *restrição ventricular* na insuficiência cardíaca congestiva aguda e após o infarto do miocárdio. Sua predileção pelas arteríolas permite que reduza seletivamente a pós-carga cardíaca. Também é usado na hipotensão controlada durante cirurgia. Devido a uma duração de ação extremamente curta, o medicamento deve ser dado intravenosamente. Como existe uma variação terapêutica muito estreita, a taxa de infusão e a pressão arterial devem ser monitoradas continuamente a princípio e então a intervalos de 5 min durante o curso da infusão. Por essa razão, o medicamento usualmente é empregado apenas nas emergências e nas unidades de terapia intensiva.

A interrupção da infusão pode causar hipertensão de rebote em vez de efeitos hipotensores. Outros efeitos adversos são taquicardia (em parte reflexa, por isso evitável pelo bloqueio β), náusea, vômito, insônia, agitação, tonteira transitória, tremores e contrações musculares. Dispnéia, cianose, midríase e colapso cardiovascular já ocorreram como resultado de uma queda excessiva na pressão arterial.

O nitroprussiato é inativado rapidamente pela reação com a hemoglobina ao NO, ao íon cianeto e à cianometemoglobina com uma meia-vida de aproximadamente 2 min. O cianeto é convertido a tiocianato pela enzima rodanase no fígado. Os lactentes não possuem essa enzima, por isso o medicamento não deve ser usado em neonatos e provavelmente nem no tratamento da toxemia da gravidez. A conversão a tiocianato requer tiossulfato endógeno, o qual pode ser depletado por altas doses ou pela administração prolongada, levando a níveis tóxicos de cianeto. O tiocianato é eliminado pelo rim normal, com uma meia-vida de 3 dias.

Agentes Bloqueadores Ganglionares

Os medicamentos bloqueadores ganglionares disponíveis clinicamente competem com a acetilcolina nos receptores nicotínicos pós-sinápticos. Já que os gânglios do sistema nervoso tanto simpático quanto parassimpático são colinérgicos, esses medicamentos interrompem o efluxo através de ambos os sistemas; assim, não é possível se atingir um bloqueio terapêutico do efluxo autonômico a num dado locus sem os vários efeitos colaterais indesejáveis porém inevitáveis resultantes do bloqueio dos outros nervos autonômicos. O bloqueio do efluxo simpático para os vasos sangüíneos causa hipotensão e aumento do fluxo sangüíneo (com uma pele rosada, quente).

O bloqueio simpático para o coração pode causar redução da freqüência, mas o efluxo parassimpático também é bloqueado, podendo resultar uma aceleração em pessoas com tônus parassimpático predominante. A hipotensão ortostática resulta do bloqueio nos ajustes reflexos à postura. O bloqueio do efluxo parassimpático resulta em boca seca, midríase, cicloplegia (perda da acomodação ocular), motilidade GI diminuída e retenção urinária.

Os agentes bloqueadores ganglionares devem ser usados com cautela quando outros hipotensores, anti-hipertensivos ou medicamentos anestésicos são usados concomitantemente, porque a hipotensão pode ser exagerada a um ponto em que o fluxo sangüíneo para o cérebro, coração ou rim pode ser comprometido. A superdosagem do medicamento bloqueador ganglionar isoladamente pode ter esse efeito. Como os reflexos compensatórios cardiovasculares estão suprimidos pelos medicamentos bloqueadores ganglionares, os medicamentos pressores dados durante o bloqueio ganglionar podem induzir respostas perigosamente exacerbadas.

Os medicamentos bloqueadores ganglionares são contraindicados quando existe estenose pilórica, arterioesclerose cerebral, insuficiência coronariana, infarto miocárdico recente ou glaucoma. Eles devem ser usados cuidadosamente nos pacientes idosos, nos pacientes com insuficiência renal, e naqueles recebendo antibióticos bloqueadores neuromusculares.

CANSILATO DE TRIMETAFANO

Tieno[1′,2′:1,2]tienol[3,4-*d*]imidazol-5-io, decaidro-2-oxo-1,3-bis(fenilmetil)-, sal com ácido (+)-7,7-dimetil-2-oxobiciclo[2,2,1]heptano-1-metanossulfônico (1:1); Arfonad

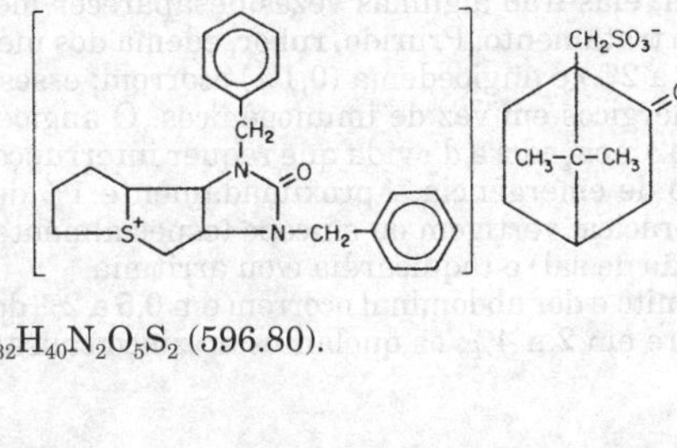

[68-91-7] $C_{32}H_{40}N_2O_5S_2$ (596.80).

Preparo — O brometo, preparado de um intermediário produzido na síntese da biotina, é metatizado com o *d*-cânfor-10-sulfonato de prata; o brometo de prata é removido por filtração, e o cansilato é obtido pela evaporação do filtrado.

Descrição — Cristais brancos ou pó cristalino; funde entre 230° e 235° com decomposição.

Solubilidade — Livremente solúvel em água, álcool ou clorofórmio; insolúvel em éter.

Comentários — Usualmente classificado como um agente bloqueador gangliônico, mas bloqueia apenas moderadamente o gânglio no espectro da dose terapêutica. Alguns dos seus efeitos hipotensores resultam de uma ação vasodilatadora periférica direta. Tem uma duração de ação extremamente curta. Assim, a hipotensão induzida está sujeita a controle momento a momento simplesmente pela variação da taxa de infusão intravenosa. É algumas vezes usado no tratamento de *emergências hipertensivas*, mas outros medicamentos usualmente são preferidos. Ocasionalmente é usado para a *indução de hipotensão curta, controlada*, como em procedimentos cirúrgicos, para reduzir um campo sangüíneo diferente ou para certos procedimentos diagnósticos. Também é usado para tratar a *disreflexia autonômica*. Os efeitos adversos são em sua maioria resultado de bloqueio ganglionar. Eles necessitam de uma redução na dosagem. São eles anorexia, náusea, vômito, constipação e possivelmente íleo paralítico, midríase, cicloplegia e possivelmente ataques glaucomatosos, boca seca, dor anginosa, taquicardia, hipotensão postural e retenção urinária. Causa liberação da histamina, então deve ser usado com cautela em pessoas alérgicas e asmáticas.

CLORIDRATO DE MECAMILAMINA

Biciclo[2.2.1]heptan-2-amina, *N*,2,3,3-tetrametil-, monocloridrato; Inversine

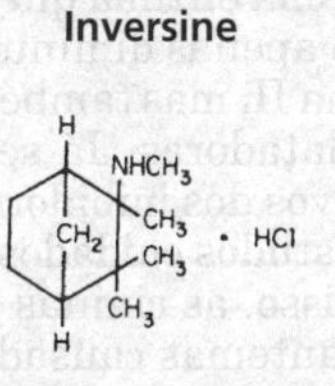

[826-39-1] $C_{11}H_{21}N.HCl$ (203.75).

Preparo — Do canfeno *J Am Chem Soc* 1946; 78:1514.

Descrição — Pó cristalino, branco; funde a aproximadamente 245° (dec); pode ser esterilizado pela autoclave.

Solubilidade — 1 g em 5 mL de água, 12 mL de álcool ou 10 mL de glicerol.

Comentários — Difere da maioria dos outros agentes bloqueadores ganglionares por não ser um composto de amônio quaternário, então é pouco ionizado no intestino delgado e em conseqüência é pronta e completamente absorvido. É o único bloqueador ganglionar efetivo disponível oralmente. Era usado no passado para tratar a *hipertensão essencial*, mas tem sido amplamente substituído por medicamentos mais novos. Sua forma não-iônica lhe permite passar para o SNC, por isso ocasionalmente podem ocorrer distúrbios centrais bizarros. Tem uma depuração renal baixa e conseqüentemente uma duração de ação longa. Irá produzir uma variedade de efeitos colaterais desagradáveis e inevitáveis que resultam da interrupção do efluxo tanto simpático quanto parassimpático. Hipotensão ortostática, turvamento da visão, boca seca, diarréia seguida de constipação, íleo paralítico ocasional, náusea e vômito, retenção urinária, fadiga, sedação e impotência estão entre esses efeitos colaterais gerais. Tremor e delírio ou alucinações podem ocorrer. É absorvido prontamente no intestino. Penetra no SNC pela barreira hematoencefálica e também no feto (por isso, deve ser evitado na gestação). A eliminação é pela secreção tubular renal. A duração de ação é de 6 a 12 h.

Medicamentos que Afetam o Sistema Renina-Angiotensina

A renina é uma protease liberada pelo rim em resposta a perfusão renal diminuída, a hiponatremia ou a atividade simpática. Ela age no substrato plasmático α_2-globulina, o angiotensinogênio, para formar o decapeptídio, angiotensina I. A angiotensina I é hidrolisada por uma *enzima conversora* para formar o octapeptídio angiotensina II. A angiotensina II pode perder um resíduo de aminoácido para formar angiotensina III. As angiotensinas II e III são destruídas pelas carboxipeptidases.

A angiotensina I é inativa no sistema cardiovascular, embora possa ter algum efeito de contração do mesângio glomerular renal. A angiotensina II tem diversas ações cardiovasculares-renais.

Ela estimula a zona glomerular do córtex adrenal para secretar aldosterona. A aldosterona causa a retenção renal do sódio (e conseqüentemente da água) e a perda de potássio. O volume do líquido extracelular e a carga corporal de sódio são, portanto, aumentados, o que promove um aumento na pressão sangüínea em muitas pessoas e edema na insuficiência cardíaca congestiva. A angiotensina III também estimula a secreção adrenal de aldosterona.

É um vasoconstritor muito potente, que contribui para uma elevação da pressão sangüínea na maioria das pessoas e para o débito cardíaco reduzido (da pós-carga aumentada) na insuficiência cardíaca congestiva.

Ela facilita a transmissão nos gânglios simpáticos, aumenta a liberação de norepinefrina nas terminações nervosas adrenérgicas e aumenta a resposta dos vasos sangüíneos e do coração à norepinefrina, amplificando assim os fatores simpáticos na manutenção da pressão sangüínea elevada.

Ela estimula a liberação de ADH (vasopressina) da neuro-hipófise e dos receptores da sede, somando-se assim aos fatores volumétricos e vasopressores em algumas condições de hipertensão e na insuficiência cardíaca congestiva. A angiotensina II é também um suposto neurotransmissor no SNC.

O local mais importante da enzima conversora da angiotensina (ECA) é no pulmão, mas a ECA também é encontrada no rim, SNC e em outras partes. Uma forma da ECA circula no plasma. A ECA é a mesma enzima que a cininase II. Portanto, a inibição da ECA não apenas diminui a quantidade do vasoconstritor, angiotensina II, mas também aumenta a quantidade das cininas vasodilatadoras. Já se pensou que muito dos efeitos anti-hipertensivos dos inibidores da ECA eram atribuíveis às cininas, mas estudos cuidadosos têm desprezado esse envolvimento. Além disso, as cininas provavelmente não são responsáveis pelos exantemas causados pelo captopril, como se pensava comumente.

Os inibidores da ECA são usados para tratar as *hipertensões essenciais leves a moderadas e renovasculares*, especialmente quando a atividade da renina plasmática (ARP) é alta, embora eles sejam anti-hipertensivos efetivos mesmo quando a ARP não é elevada. Eles freqüentemente proporcionam uma monoterapia efetiva. São também usados na *disfunção sistólica ventricular esquerda* com ou sem *insuficiência cardíaca congestiva* evidente, para não sobrecarregar o ventrículo e para suprimir o fator renina-angiotensina na formação de edema. Os inibidores da ECA diminuem a resistência arteriolar na hipertensão. Eles melhoram o índice de performance do trabalho cardíaco e diminuem o aumento ventricular na hipertensão, na insuficiência cardíaca e após o *infarto miocárdico*. Eles também são usados para tratar a *proteinúria diabética*; a ação parece ser intra-renal.

Isoladamente ou em combinação, os inibidores da ECA estão-se tornando os medicamentos de escolha no tratamento de primeira linha da hipertensão essencial. Muitos medicamentos que diminuem a pressão sangüínea homeostaticamente aumentam a liberação de renina, e conseqüentemente aumentam as concentrações de angiotensina II.

Os medicamentos anti-hipertensivos de ação central e os antagonistas do β-adrenorreceptor diminuem as elevações nos níveis de angiotensina mediados simpaticamente, mas não hemodinamicamente ou intra-renalmente; os inibidores da ECA suprimem os níveis aumentados de angiotensina de qualquer causa. Em combinação com os saluréticos, eles suprimem o fator renina-angiotensina-aldosterona na hipopotassemia induzida pelo salurético, atenuando assim o risco de hipopotassemia. De fato, eles podem produzir *hiper*potassemia, se existir insuficiência renal concomitante ou se os diuréticos poupadores de potássio ou suplementos de potássio estiverem sendo administrados. Pela prevenção dos aumentos homeostáticos nos níveis de aldosterona e mesmo por eles causarem uma diminuição no volume do líquido extracelular, os inibidores da ECA têm um sinergismo maior com os saluréticos do que com os outros medicamentos anti-hipertensivos. Os pacientes e os médicos escolhem interrompê-los com menos freqüência do que em relação à metildopa ou ao propranolol.

Os inibidores da ECA reduzem a excreção do lítio e podem produzir intoxicação pelo lítio em pacientes que estejam tomando lítio. Os AINEs tendem a reduzir o efeito hipotensor dos inibidores da ECA mas aumentam a probabilidade de hiperpotassemia.

Exceto pelo captopril e pelo lisinopril, todos os outros inibidores da ECA listados a seguir são pró-medicamentos esterificados que são bem absorvidos no trato GI e então são desesterificados em metabólitos muito mais ativos com longa duração de ação. O sufixo *-ato* é adicionado ao respectivo nome genérico para denotar o metabólito ativo (p. ex., enalaprilato, para a administração IV). Todos eles exceto o captopril são efetivos com doses únicas diárias.

Embora os inibidores da ECA, como grupo, sejam relativamente livres de efeitos colaterais ou toxicidades na maioria dos pacientes, esses ocorrem, e alguns podem ser ameaçadores à vida. As doses iniciais podem produzir *hipotensão da primeira dose*, especialmente em pacientes em uso de diuréticos ou com depleção de volume de outra forma. Os relatos de *vertigem* podem ser devido a uma redução esperada, porém menos grave, da pressão sangüínea. *Angioedema* ou *edema angioneurótico* ocorre cedo na terapia em 0,1 a 0,2% dos pacientes e é caracterizado por edema rápido dos tecidos na cavidade oral, garganta e laringe, uma condição ameaçadora da vida que deve ser tratada com epinefrina e/ou um corticosteróide. Essa condição assim como a incidência elevada de *tosse* seca parecem ser devidas à inibição do metabolismo da bradicinina pela ECA.

O captopril, que contém um grupo sulfidrila, produz uma elevada incidência de *exantema*, e os outros inibidores da ECA o fazem com menor freqüência. Os inibidores da ECA são definitivamente *contra-indicados na gestação*, especialmente durante o segundo e terceiro trimestres, quando são *teratogênicos*; eles devem ser interrompidos tão logo a gestação seja detectada. A *neutropenia* e a *hepatotoxicidade* são raras, mas são efeitos colaterais potencialmente graves dos inibidores da ECA; ambas são reversíveis se detectadas precocemente.

CAPTOPRIL

L-Prolina, 1-[(2S)-3-mercapto-2-metil-1-oxopropil]-, Capoten

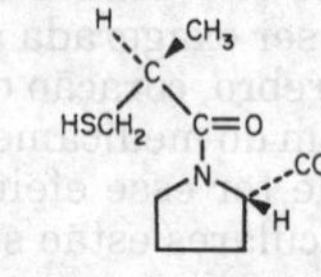

[62571-86-2] $C_9H_{15}NO_3S$ (217.28).

Preparo — Veja *Science* 1977; 196:441.

Descrição — Cristais brancos que fundem a aproximadamente 88° e ressolidificam e fundem novamente a aproximadamente 105°; pK_1=3,7; pK_2 = 9,8.

Solubilidade — Livremente solúvel em água, álcool ou clorofórmio.

Comentários — Foi o primeiro inibidor da ECA efetivo oralmente a ser comercializado. Para os usos, veja a introdução (anteriormente). É especialmente efetivo nas hipertensões renais e malignas. O captopril eleva o humor nos pacientes depressivos, possivelmente pela ação da enzima conversora no cérebro.

As erupções (eritematosa, morbiliforme, macropapular, edematosa, urticária) ocorrem durante as primeiras 4 semanas de tratamento em 4 a 10% dos usuários. Aproximadamente 7 a 10% desses manifestam eosinofilia e anticorpo antinuclear, por isso as erupções podem ter uma origem imune. As erupções não ocorrem até que a dose exceda 600 mg por dia; elas irão algumas vezes desaparecer mesmo com a continuação do tratamento. Prurido, rubor, edema dos membros, tosse (ao todo 0,5 a 2%) e angioedema (0,1%) ocorrem; esses são provavelmente cininérgicos em vez de imunogênicos. O angioedema pode ser uma reação ameaçadora da vida que requer interrupção e, se grave, tratamento de emergência. Aproximadamente 1% dos usuários pode ter dor torácica, vertigem ou síncope (especialmente os pacientes com depleção de sal) e taquicardia e/ou arritmia.

Náusea, vômito e dor abdominal ocorrem em 0,5 a 2% dos usuários. Disgeusia ocorre em 2 a 4%; os quelantes do zinco causam o mesmo distúrbio, e o captopril pode possivelmente eliminar o zinco do organismo. Vertigem, fadiga, cefaléia, insônia e parestesias ocorrem em 0,5 a 2% dos casos. Dor de garganta (com neutropenia grave) e calafrios e febre ocorrem em aproximadamente 0,3%. A neutropenia é *dose-dependente* e ocorre em 10 a 30 dias de tratamento; persiste por aproximadamente 2 semanas após a interrupção; as contagens de granulócitos são mandatórias. Ele aumenta a uréia nitrogenada sangüínea, a creatinina e as enzimas hepáticas em alguns pacientes. Pode causar testes falso-positivos para acetona urinária. Como diminui os níveis de aldosterona, os medicamentos ou as situações que causem hiperpotassemia, hiponatremia ou hipovolemia podem interagir adversamente.

Aproximadamente 50% são eliminados na urina, o restante é metabolizado. As doses devem ser diminuídas na insuficiência renal. Sua meia-vida é menos de 2 h.

CLORIDRATO DE BENAZEPRILA

1*H*-1-Benzazepina-1-ácido acético, [*S*-(*R,*R**)]-,3-[[1-(etoxicarbonil)-3-fenilpropil]-amino]-2,3,4,5-tetraidro-2-oxo-, monocloridrato, Lotensin**

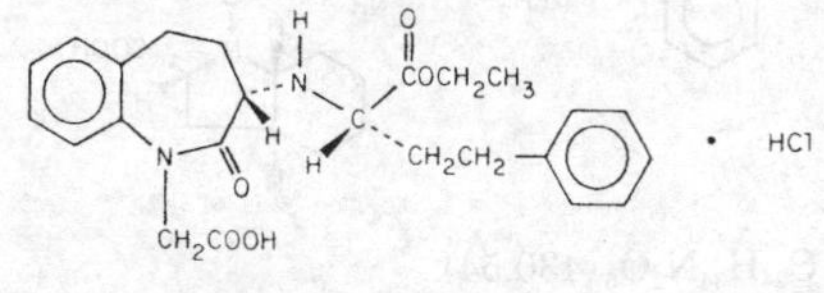

[86541-74-4] $C_{24}H_{28}N_2O_5 \cdot HCl$ (490.96).

Descrição — Pó cristalino branco a bege.

Solubilidade — Mais de 1 g em 10 mL de água, etanol ou metanol.

Comentários — É um pró-medicamento rapidamente absorvido e convertido ao inibidor da ECA *benazerilato*, o qual tem uma meia-vida de 10 a 11 h. Está aprovado no tratamento da *hipertensão essencial* e pode ser efetivo no tratamento da *insuficiência cardíaca congestiva*. Produz um espectro e uma incidência de efeitos colaterais e interações medicamentosas que são semelhantes aos do enalapril; veja também a introdução.

CLORIDRATO DE MOEXIPRIL

Ácido 3-isoquinolinocarboxílico, (3*S*)-2-[(2*S*)-*N*-[(1*S*)-1-carbóxi-3-fenil-propil]alanil]-1,2,3,4-tetraidro-6,7-dimetóxi-, Univasc

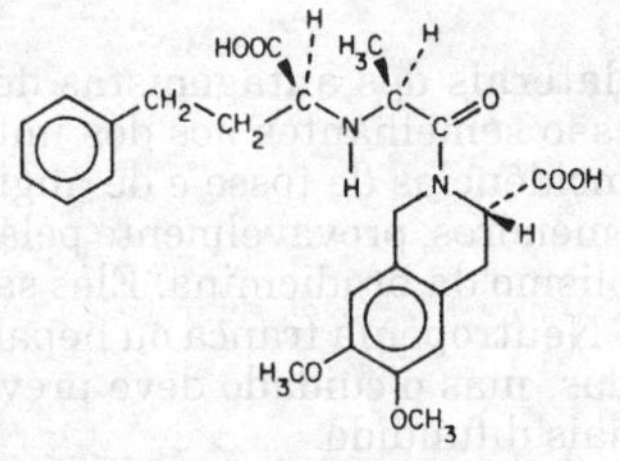

[103775-14-0] $C_{25}H_{30}N_2O_7$ (470.53).

Descrição — Pó fino branco a bege.

Solubilidade — Solúvel em água aproximadamente 1 g em 10 mL a 20°.

CLORIDRATO DE QUINAPRIL

Ácido 3-isoquinolinocarboxílico, [3*S*-[2[*R(*R**)]], 3*R**]-2-[2-[[1-(etoxicarbonil)-3-fenilpropil]amino]-1-oxopropil]-1,2,3,4-tetraidro-, monocloridrato, monoidrato; Accupril**

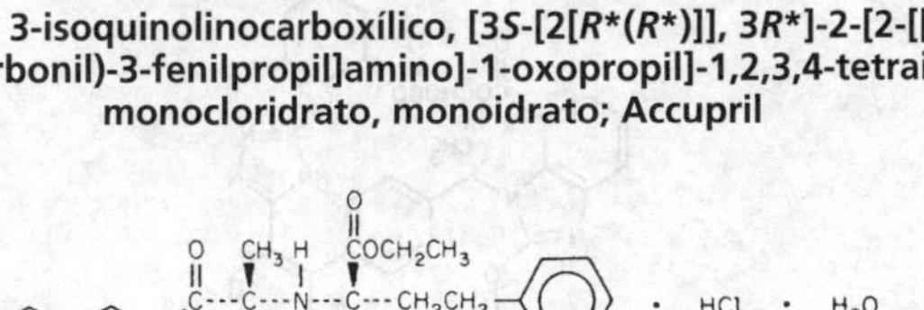

[90243-99-5] $C_{25}H_{30}N_2O_5 \cdot HCl \cdot H_2O$ (493.00).

Preparo — *J Med Chem* 1986; 29:1953.

Descrição — Cristais brancos que fundem entre 120 e 130° (sal desidratado).

Comentários — É um pró-medicamento rapidamente absorvido e rapidamente hidrolisado ao inibidor da ECA mais ativo, *quinaprilato*, o qual é ativo por 24 h apesar da meia-vida plasmática de cerca de 2 h. Está aprovado no tratamento da *hipertensão essencial*, e em diversos ensaios clínicos tem mostrado ser efetivo no tratamento da *insuficiência cardíaca congestiva*. Como 60% são excretados na urina, a dosagem deve ser reduzida na diminuição grave da capacidade renal. Seus efeitos colaterais e interações medicamentosas são semelhantes aos de outros inibidores da ECA. Veja a introdução.

ENALAPRILATO

L-Prolina, (*S*)-1-[*N*-[1-(carbóxi)-3-fenilpropil]-L-alanil]-, diidrato; Vasotec IV

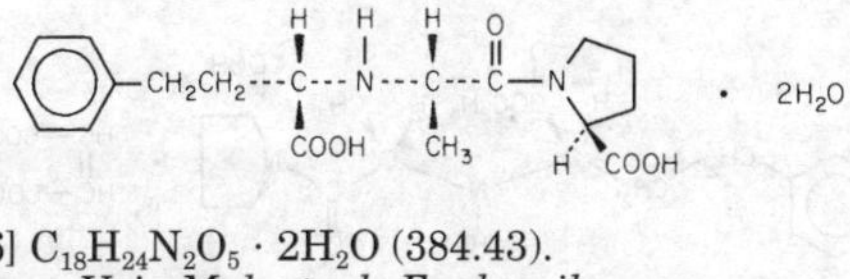

[84680-54-6] $C_{18}H_{24}N_2O_5 \cdot 2H_2O$ (384.43).

Preparo — Veja *Maleato de Enalapril*.

Descrição — Cristais brancos que fundem a aproximadamente 150°.

Comentários — É a forma ativa do enalapril (veja *Enalapril*). É solúvel em água e, portanto é a forma parenteral do enalapril. É absorvido muito lentamente e irregularmente para ser dado por via oral.

FOSINOPRIL SÓDICO

L-Prolina, *trans*-4-cicloexil-1-[[[2-metil-1-(1-oxopropóxi)propóxi] (4-fenilbutil)fosfinil]acetil]-, sal de sódio; Monopril

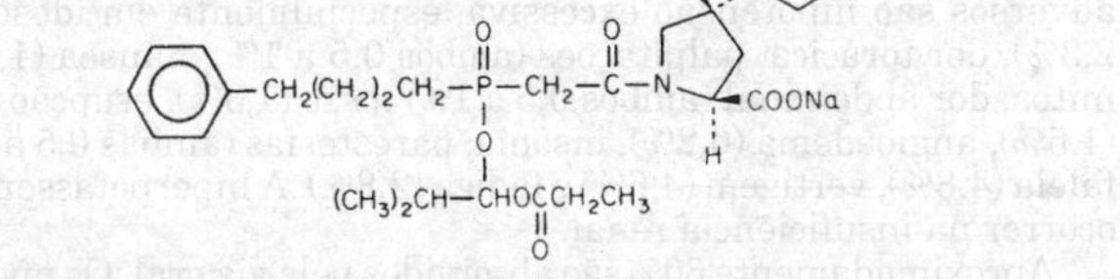

[88889-14-9] $C_{30}H_{45}NNaO_7P$ (585.65).

Preparo — Veja *J Med Chem* 1988; 31:1148.

Descrição — Pó cristalino branco a bege.

Solubilidade — 1 g em 10 mL de água; solúvel em metanol ou etanol.

Comentários — É um pró-medicamento rapidamente absorvido e hidrolisado por estearases no intestino e no fígado para formar o inibidor da ECA *fosinoprilato*, o qual tem uma meia-vida de aproximadamente 12 h. É aprovado para o tratamento da *hipertensão essencial*. Produz um espectro e incidência de efeitos colaterais e interações medicamentosas semelhantes aos do enalapril; veja também a introdução. A depuração corporal total não é reduzida pela diminuição da capacidade renal por ser conjugado para um glicuronídeo inativo no fígado e excretado na bile e urina.

LISINOPRIL

L-Prolina, (*S*)-1-[N^2-[1-(carbóxi)-3-fenilpropil]-L-lisil]-, diidrato; Prinivil

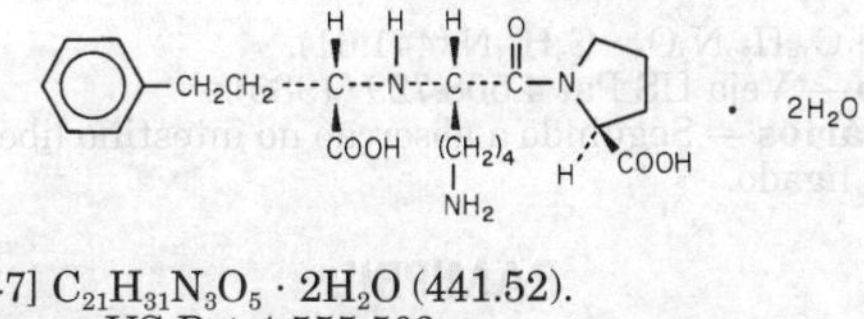

[83915-83-7] $C_{21}H_{31}N_3O_5 \cdot 2H_2O$ (441.52).

Preparo — US Pat 4.555.502.

Descrição — Cristais brancos; pK_a 2,5; 4,0; 6,7 e 10,1.

Solubilidade — 1 g em 10 mL de água ou 70 mL de metanol.

Comentários — É um inibidor da ECA usado no tratamento das *hipertensões renovascular, essencial* e *maligna* e na *insuficiência cardíaca congestiva* ventricular sem sobrecarga. Pode ser usado isoladamente ou em associação com outros medicamentos.

Não possui o grupo sulfidrila do captopril e, portanto, causa menos provavelmente erupções cutâneas, proteinúria, leucopenia e disgeusia. Os efeitos adversos são hipotensão excessiva (0,3 a 5%), dor torácica (1,3%), palpitações (0,3 a 1%), náusea (2,3%), vômito (1,3%), dor abdominal (0,3 a 1%), diarréia (3,2%), dispnéia (1,1%), tosse (2,9%), prurido (0,3 a 1%), erupções cutâneas (1,5%), angioedema (0,1%), tonteira (6,3%), cefaléia (5,3%), fadiga (3,3%), insônia (0,3 a 1%) e parestesias (0,8%). A hiperpotassemia pode ocorrer na insuficiência renal. Não existe disgeusia, o que distingue esse medicamento do captopril e do enalapril.

Apenas cerca de 30% são absorvidos pela via oral. Os níveis plasmáticos máximos ocorrem em aproximadamente 7 h. A eliminação é quase inteiramente pela excreção renal; a dose deve ser ajustada na insuficiência renal. A meia-vida normal é de aproximadamente 12 h, mas é mais longa nos pacientes idosos.

MALEATO DE ENALAPRIL

L- Prolina, (*S*)-1-[*N*-[1-(etoxicarbonil)-3-fenilpropil]-L-alanil]-, (*Z*)-2-butenodioato (1:1); Vasotec

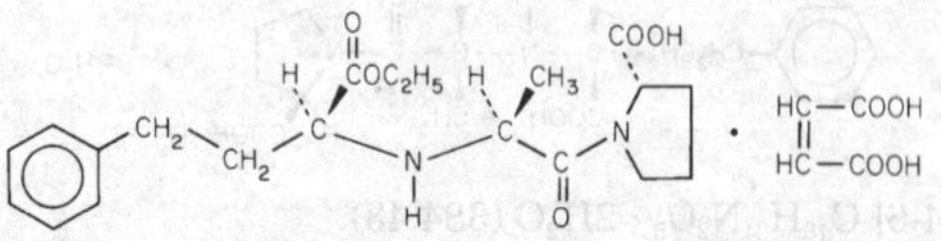

[76095-16-4] $C_{20}H_{28}N_2O_5 \cdot C_4H_4O_4$ (492.52).

Preparo — Veja *Nature* 1980; 288:280.

Descrição — Pó cristalino branco a bege que funde a aproximadamente 143°; pH (1% de solução aquosa) aproximadamente 2,5; pK_a 3,0; 5,4.

Solubilidade — Muito solúvel em água; solúvel em etanol; livremente solúvel em metanol.

Comentários — É um produto do enalaprilato, o inibidor de ação longa da ECA, usado no tratamento das *hipertensões renovascular, essencial* e *maligna* e para a diminuição da sobrecarga ventricular na *insuficiência cardíaca congestiva*. Pode ser usado isoladamente ou em associação.

Nele falta o grupo sulfidrila do captopril e por isso provavelmente causa menos erupções, proteinúria, leucopenia e disgeusia. Os efeitos adversos são hipotensão excessiva, especialmente em idosos (0,9 a 2,3%), dor torácica, palpitações (ambos 0,5 a 1%), náusea (1,3%), vômitos, dor abdominal (ambos 0,5 a 1%) tosse (1,3%), erupção cutânea (1,5%), angioedema (0,2%), insônia, parestesias (ambas 0,5 a 1%), cefaléia (4,8%), vertigem (4,6%) e fadiga (2,8%). A hiperpotassemia pode ocorrer na insuficiência renal.

Aproximadamente 60% são absorvidos pela via oral. Os níveis plasmáticos máximos ocorrem em 0,5 a 1 h. No corpo, cerca de 40% são desesterificados para enalaprilato, a forma ativa do medicamento (veja *Enalaprilato*). O enalaprilato e o enalapril restante são eliminados na urina. A meia-vida do enalapril é de 1,3 h, mas a do enalaprilato é de aproximadamente 11 h, fornecendo, conseqüentemente, uma duração de ação de mais de um dia.

PERINDOPRIL ERBUMINA

Ácido 1*H*-indol-2-carboxílico, [2*S*-[1[*R(*R**)], 2αβ, 3*a*, 7*a*β]]-1-[2-[[1-(etoxicarbonil)butil]amino]-1-oxopropil]octaidro-, composto com 2-metil-2-propaneamina; Aceon; Procaptan**

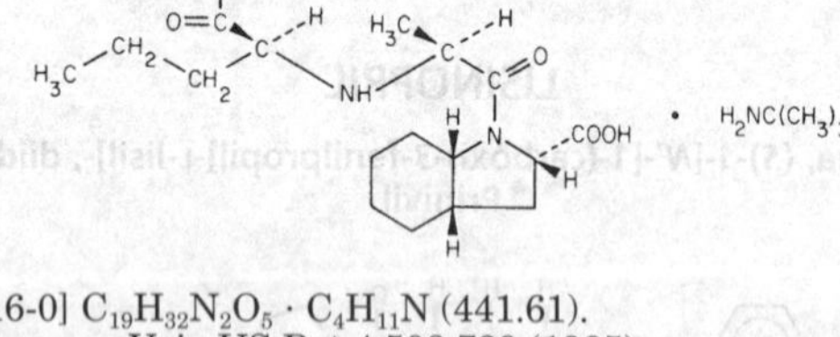

[82834-16-0] $C_{19}H_{32}N_2O_5 \cdot C_4H_{11}N$ (441.61).

Preparo — Veja US Pat 4.508.729 (1985).

Comentários — Seguindo a absorção no intestino libera o perindoprilato no fígado.

RAMIPRIL

Ciclopenta[*b*]pirrol-2-ácido carboxílico, [2*S*-[1-*R(*R**)],2α,3*a*β,6*a*β]]-1-[2[[1-(etoxicarbonil)-3-fenilpropil]amino]-1-oxopropil]octaidro, Altace**

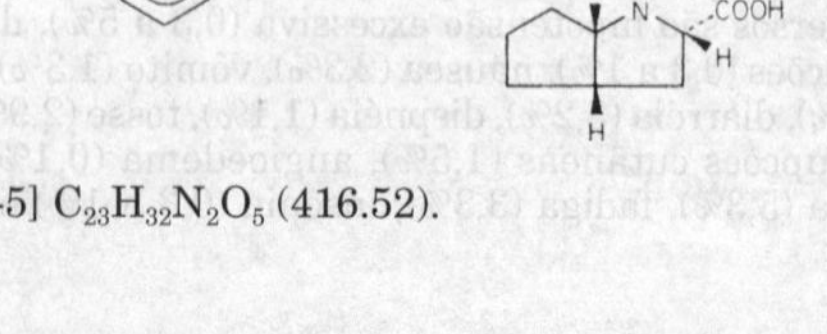

[87333-19-5] $C_{23}H_{32}N_2O_5$ (416.52).

Preparo — Veja *Arzneimittel-Forsch* 1984; 34:1399.

Descrição — Agulhas finas que fundem a aproximadamente 109°; pK_a (ramiprilato) 3,1; 5,6.

Solubilidade — Solúvel em álcool; muito pouco solúvel em água.

Comentários — É um pró-medicamento absorvido e convertido ao inibidor da ECA altamente potente, *ramiprilato*, o qual tem uma meia-vida de 13 a 17 h. Está aprovado no tratamento da *hipertensão essencial* e pode ser efetivo no tratamento da *insuficiência cardíaca congestiva*. A dosagem deve ser reduzida na insuficiência renal, já que 60% são excretados na urina. Os efeitos colaterais e as interações medicamentosas são semelhantes aos do enalapril. Veja a introdução.

TRANDOLAPRIL

Ácido 2-indolinocarboxílico (2*S*, 3*aR*, 7*aS*)-1-[(*S*)- *N*-[(*S*)-1-carbóxi-3-fenilpropil]alanil]hexaidro-, Mavik; Odrik

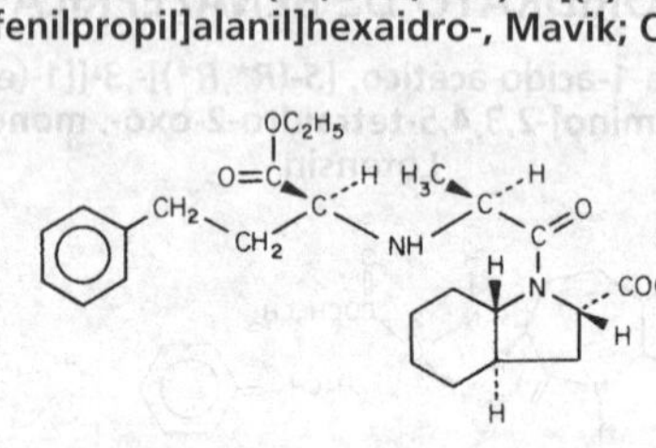

[87679-37-6] $C_{24}H_{34}N_2O_5$ (430.54).

Preparo — Veja US Pat 4.933.361 (1990).

Descrição — Cristais incolores que fundem a aproximadamente 125°.

Solubilidade — Solúvel em clorofórmio, cloreto metileno ou metanol a mais de 100 mg/mL.

Comentários — É um pró-medicamento inibidor da ECA não-sulfidril, trandoliprato, que é formado pela hidrólise do éster etil.

ANTAGONISTAS DO RECEPTOR DA ANGIOTENSINA II — A introdução recente de diversos antagonistas não-peptídicos do receptor da angiotensina II trouxe uma nova abordagem terapêutica à manipulação do sistema renina-angiotensina. Eles estão inicialmente indicados no tratamento da *hipertensão*, onde eles parecem ser tão efetivos quanto os inibidores da ECA, mas seu papel em potencial no tratamento da insuficiência cardíaca e no infarto do miocárdio será provavelmente expandido se os resultados dos ensaios clínicos permitirem.

Os efeitos colaterais dos antagonistas dos receptores da angiotensina II são semelhantes aos dos inibidores da ECA. Entretanto, as incidências de tosse e de angioedema são significativamente menores, provavelmente pela ausência do seu efeito no metabolismo da bradicinina. Eles são contra-indicados na gestação. Neutropenia franca ou hepatotoxicidade não têm sido relatadas, mas o cuidado deve prevalecer até que o seu uso esteja mais difundido.

CANDESARTAN CILEXETIL

Ácido(±)-1-*H*-benzimidazol-7-carboxílico 2-etóxi-1-[[2'-(1*H*-tetrazol-5-il)[1,1-bifenil]-4-il]metil]-, 1-[[cicloexilóxi)carbonil]óxi]éster etil; Atacand

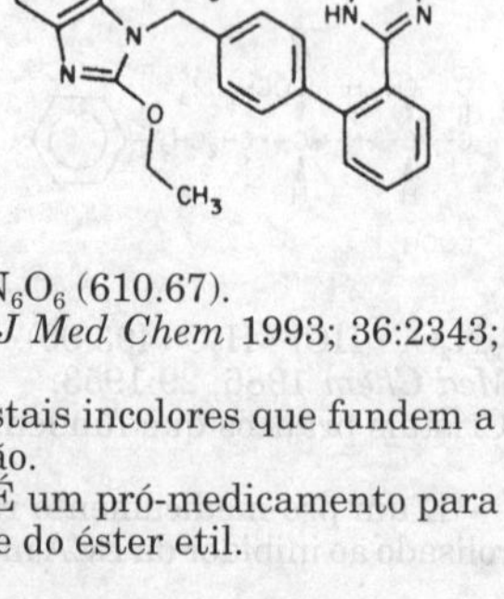

[145040-37-5] $C_{33}H_{34}N_6O_6$ (610.67).

Preparo — Veja *J Med Chem* 1993; 36:2343; US Pat 5.196.444 (1993).

Descrição — Cristais incolores que fundem a aproximadamente 163° com decomposição.

Comentários — É um pró-medicamento para o ácido livre que é formado pela hidrólise do éster etil.

LOSARTAN POTÁSSICO

1*H*-Imidazol-5-metanol, 2-butil-4-cloro-1-[[2′(1*H*-tetrazol-5-il)-[1,1′-bifenil]-4-il]metil]-, sal potássico; Cozaar

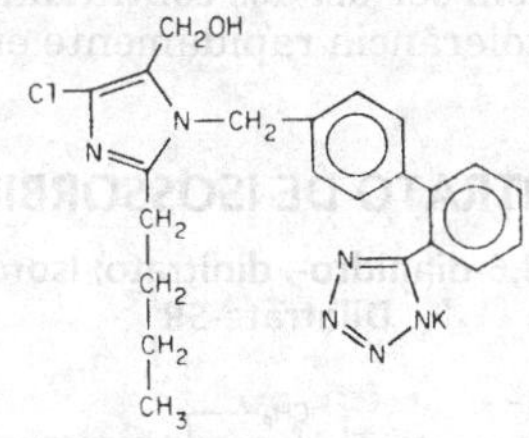

[124750-26-4] $C_{22}H_{22}ClKN_6O$ (461.01).

Preparo — Veja *J Med Chem* 1991; 34:2525; US Pat 5.138.069 (1992).

Descrição — Pó cristalino branco a bege de fluxo livre que funde a aproximadamente 184°; pK_a aproximadamente 5,5 (ácido livre).

Solubilidade — Livremente solúvel em água; solúvel em álcool; levemente solúvel em acetonitrila ou 2-butanona.

Comentários — A oxidação do grupo hidroximetil na posição 5 do anel imidazólico produz a forma ativa do metabólito.

VALSARTAN

L-Valina, *N*-(1-oxopentil)-*N*-[[2′-(1*H*-tetrazol-5-il)[1,1′-bifenil]-4-il]metil], Diovan

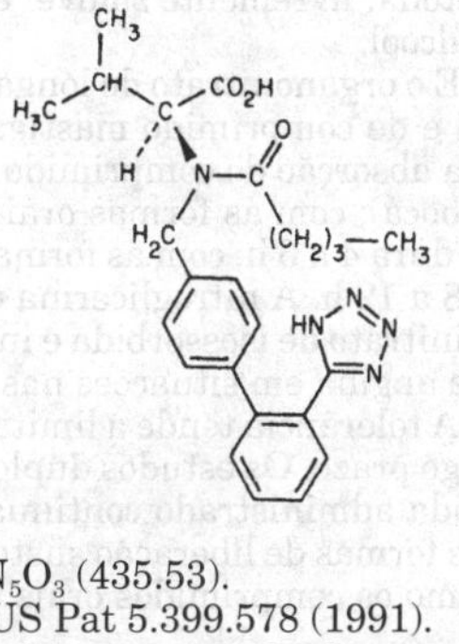

[137862-53-4] $C_{24}H_{29}N_5O_3$ (435.53).

Preparo — Veja US Pat 5.399.578 (1991).

Descrição — Cristais brancos que fundem a aproximadamente 117°.

VASODILATADORES PERIFÉRICOS

Os vasodilatadores periféricos são substâncias que dilatam as arteríolas e aumentam o fluxo sangüíneo em vários leitos vasculares sistêmicos, especialmente nos membros. Para o farmacologista, a palavra *periférico* pode indicar que a ação é diretamente nas arteríolas, mas para o clínico a palavra apenas indica o local do efeito final. Portanto, os medicamentos de ação central, de ação reflexa, e os bloqueadores ganglionares que reduzem o tônus simpático na periferia são vasodilatadores periféricos, clinicamente falando. Conseqüentemente, todos os hipotensores listados na seção anterior podem ser considerados dilatadores periféricos. Alguns simpatomiméticos com ações estimulantes proeminentes do receptor β_2 são empregados pelos seus efeitos vasodilatadores periféricos. Os medicamentos bloqueadores adrenérgicos também são usados para melhorar o fluxo através dos leitos vasculares periféricos. Veja Quadro 68.1.

Quadro 68.1 Outros Vasodilatadores Periféricos

MEDICAMENTO	DESCRIÇÃO
Ciclandelato (Cyclospasmol)	Sintético
HCl de etaverina (Ethaquin, Ethatab)	Homólogo semi-sintético da papaverina
HCl de papaverina	Alcalóide não-opióide do ópio bruto

Os vasodilatadores periféricos são empregados no tratamento dos transtornos vasoespásticos como na *doença de Raynaud,* nas *causalgias* e na *distrofia reflexa*, no vasoespasmo associado à *embolia arterial e às tromboflebites,* ao *pé de imersão,* ao *herpes zoster*, à *úlcera de decúbito* e às doenças arteriais degenerativas como a *tromboangiite obliterante,* a *acrocianose* e a *gangrena diabética*. Entretanto, existe uma grande dose de ceticismo justificável acerca do valor dos vasodilatadores periféricos na maioria dos seus usos, já que a isquemia vasoespástica usualmente é autolimitada pelos fatores auto-reguladores que agem contra os espasmos. Uma obstrução orgânica não pode ser corrigida pela vasodilatação, já que a obstrução é a principal resistência no curso. Entretanto, a vasodilatação pode (ou não) melhorar a circulação na área isquêmica através de vasos colaterais. A papaverina, sozinha ou em associação com a fentolamina, tem sido usada, pela injeção intracavernosa, para impotência.

CLORIDRATO DE ISOXSUPRINA — Cap. 70.

CLORIDRATO DE NILIDRINA — Cap. 70.

DIPIRIDAMOL — veja RPS-18, Cap. 44.

FENTOLAMINA — Cap. 72.

NIACINA — Cap. 106.

NITRATOS E NITRITOS (veja Organonitratos, adiante).

MEDICAMENTOS ANTIANGINOSOS

Os medicamentos considerados nesta seção são usados principalmente no tratamento da angina de peito de diversos tipos: anginas *clássica* (induzida por exercício ou estável), *variante* (vasoespástica ou de Prinzmetal) e *instável*.

As três classes de medicamentos são o suporte da terapia anginosa: os organonitratos, os medicamentos bloqueadores da entrada de cálcio e os antagonistas do β-adrenorreceptor. Embora os nitratos e os bloqueadores do canal de cálcio dilatem as artérias coronarianas, a dilatação coronariana tem uma contribuição mínima nos seus efeitos antianginosos, exceto na angina vasoespástica, já que as artérias coronárias tendem a estar dilatadas ao máximo e usualmente são incapazes de dilatar mais.

Nas doses usadas para a profilaxia ou para o alívio dos ataques agudos da angina de peito estável, os *organonitratos* dilatam as veias de capacitância (as quais diminuem as pressões de enchimento ventricular) e as artérias condutoras (as quais diminuem a impedância). O primeiro efeito tende a diminuir o débito cardíaco, e o último, a aumentá-lo, e o efeito resultante é uma diminuição no débito cardíaco e na pós-carga. Ambos os efeitos diminuem o tamanho cardíaco, o principal determinante da demanda de oxigênio miocárdica, e, conseqüentemente, fornecem alívio da angina de peito. A diminuição no débito cardíaco e a resistência periférica total diminuída reduzem a pressão sangüínea, a qual induz constrição arteriolar reflexa (a qual opõe as ações dilatadoras arteriolares diretas do medicamento) e taquicardia, ambas as quais são contraprodutivas.

Os organonitratos são erráticos na angina vasoespástica (variante). Seu efeito é diminuir o retorno venoso e a pós-carga cardíaca, que por fim diminuem a pressão venosa pulmonar. O resultado é uma diminuição na congestão pulmonar e no edema da insuficiência cardíaca esquerda e após o infarto miocárdico; por isso, os organonitratos podem ser usados para aliviar a *ortopnéia* e a *dispnéia paroxística noturna*. No decúbito, o efeito de diminuir o retorno venoso é menos acentuado do que na posição ortostática e o efeito de diminuir a pós-carga cardíaca também é maior, então o débito cardíaco é mantido no decúbito.

Todos os organonitratos têm um mecanismo comum de ação brevemente resumida como se segue. Os nitratos são denitrados *in vivo* para formar óxido nítrico (NO), o qual é também um fator relaxante derivado do endotélio (FRDE) endogenamente produzido pela oxidação da L-arginina. Por sua vez, o NO estimula a guanilil ciclase, causando, portanto, relaxamento muscular do endotélio. O uso sustentado dos nitratos orgânicos produz tolerância aos nitratos. Portanto, muitos especialistas agora recomendam a dose em pulsos ou intermitente em vez da administração contínua, para reduzir a probabilidade de tolerância durante a terapia crônica. A exposição sustentada a altas doses de nitratos pode resultar em dependência física que, sob interrupção abrupta do medicamento, pode se manifestar como ataque anginoso grave e/ou infarto cardíaco e morte súbita. Eles devem ser retirados gradualmente após o uso contínuo ou crônico.

Os organonitratos são relaxantes de toda a musculatura lisa e podem ser empregados como espasmolíticos em certos casos, por exemplo, nos *espasmos biliares* e *uretrais*. Como suas ações são diretamente no músculo liso, eles são independentes do tipo de inervação e não podem ser evitados por qualquer agente conhecido.

Os *medicamentos bloqueadores da entrada de cálcio* agem um tanto diferentemente dos organonitratos no alívio da angina. Embora alguns sejam dilatadores arteriolares coronarianos e periféricos extremamente efetivos, o efeito antianginoso mais importante nas anginas induzidas pelo exercício e nas anginas instáveis deriva da redução na pós-carga cardíaca. Entretanto, a dilatação arterial coronariana é a principal causa de alívio na angina vasoespástica. Os efeitos na pré-carga cardíaca são insignificantes. Alguns antagonistas da entrada de cálcio lentificam diretamente o coração; esse efeito diminui a demanda pela oxigenação miocárdica e modera as respostas reflexas à dilatação arteriolar. A prevenção do influxo de cálcio nas células miocárdicas isquêmicas também pode ter um efeito direto na diminuição da demanda de oxigenação miocárdica pela preservação do ATP miocárdico. Os medicamentos bloqueadores da entrada de cálcio são discutidos mais adiante neste capítulo.

Outras abordagens farmacológicas no tratamento da angina incluem o uso dos antagonistas do β-adrenorreceptor e vários medicamentos que diminuem a incidência e as conseqüências da doença arterial coronariana.

O propranolol e outros antagonistas do β-adrenorreceptor aumentam a tolerância ao exercício na angina por melhorarem o fluxo sangüíneo ao subendocárdio sensível, basicamente por diminuírem a freqüência cardíaca e aumentarem o tempo diastólico, durante o qual a perfusão subendocárdica principalmente ocorre. Também, uma diminuição na freqüência cardíaca diminui a demanda pela oxigenação miocárdica. Além disso, o β-bloqueador também diminui a demanda miocárdica por diminuir a entrada de cálcio; o trabalho cardíaco aumentado simpaticamente tem um custo de oxigênio levemente maior do que o desempenhado pelo mecanismo de Starling. Portanto, os β-bloqueadores forçam o coração a selecionar o mecanismo mais eficiente de energia para aumentar o trabalho demandado pelo exercício. Esses medicamentos são discutidos no Cap. 72. O uso dos medicamentos para diminuir o colesterol sangüíneo e, conseqüentemente, a aterosclerose coronariana merece muita atenção (ver adiante).

Os *medicamentos antiplaquetários*, como a aspirina e a sulfimpirazona, estão sob investigação contínua como profiláticos, com a análise racional de que a trombose subseqüente à ruptura da placa ateromatosa pode ser prevenida e de que a formação do trombo branco e a liberação de um fator transformador que precipita na aterogênese sejam suprimidas. A aspirina tem mostrado diminuir a incidência de reinfarto miocárdico no homem.

ORGANONITRATOS

Os organonitratos estão disponíveis numa variedade de formas farmacêuticas listadas a seguir. Para abortar um ataque de angina agudo, o nitrito de amila inalado, o *spray* translingual ou os nitratos sublinguais têm um início de ação rápido e são efetivos por períodos curtos. Para profilaxia, os comprimidos de liberação sustentada fornecem níveis sangüíneos mais uniformes do que os comprimidos regulares ou as cápsulas e fornecem uma duração de ação de mais de 8 h. Os ungüentos tópicos e os sistemas transdérmicos de nitroglicerina podem fornecer níveis sangüíneos sustentados por mais de 24 h. Entretanto, eles não devem ser usados continuamente, já que o desenvolvimento de tolerância rapidamente enfraquece sua eficácia.

DINITRATO DE ISOSSORBIDA

D-Glucitol, 1,4:3,6-dianidro-, dinitrato; Isordil; Sorbitrate; Dilatrate-SR

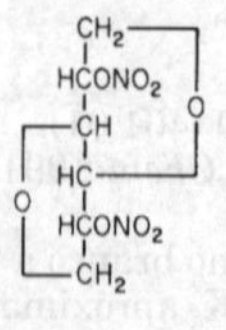

[87-33-2] $C_6H_8N_2O_8$ (236.14).

Preparo — Um xarope aquoso de 1,4:3,6-dianidro-D-glucitol é adicionado lentamente a uma mistura resfriada de HNO_3 e H_2SO_4. Depois de ficar em repouso por alguns minutos, a mistura é despejada em água fria e o produto precipitado é coletado e recristalizado do etanol.

Descrição — *Diluído* (com manitol, lactose ou outro ingrediente inerte): pó branco-marfim, inodoro. *Não-diluído*: rosetas cristalinas, brancas.

Solubilidade — *Não-diluído*: muito levemente solúvel em água; muito solúvel em acetona; livremente solúvel em clorofórmio; esparsamente solúvel em álcool.

Comentários — É o organonitrato de longa ação de escolha. Com as formas sublingual e de comprimido mastigável, o início do efeito ocorre em 2 a 5 min (a absorção do comprimido mastigável é também principalmente pela boca); com as formas orais, o início é de aproximadamente 30 min e dura 4 a 6 h; com as formas de liberação sustentada, a duração é de 8 a 12 h. A nitroglicerina então propicia um alívio mais rápido, e o dinitrato de isossorbida é indicado apenas na profilaxia dos ataques de angina em situações nas quais os ataques possam ser antecipados. A tolerância tende a limitar os benefícios da profilaxia contínua a longo prazo. Os estudos duplo-cegos mostram que o dinitrato de isossorbida administrado continuamente é menos eficiente que o placebo. As formas de liberação sustentada não têm provado ser tão efetivas como os comprimidos orais para a profilaxia aguda.

A queixa mais freqüente dos usuários é a cefaléia. Em algumas pessoas existe também um aumento paradoxal na dor anginosa. Transtornos GI leves assim como a vertigem e outros sinais de hipotensão ortostática podem ocorrer. Deve ser administrado com cuidado aos pacientes com glaucoma.

A biodisponibilidade oral é de aproximadamente 22% pelo elevado metabolismo de primeira passagem. Diz-se que a administração sublingual aumenta a biodisponibilidade, mas existe alguma divergência nesse ponto. Entretanto, as doses sublinguais e dos comprimidos mastigáveis são baseadas na biodisponibilidade de pelo menos duas vezes a biodisponibilidade com a administração oral. Os metabólitos do dinitrato de isossorbida são os 2- e 5-mononitratos, ambos os quais têm efeitos antianginosos. O 5-mononitrato é mais ativo. A meia-vida varia com a via de administração entre 20 min (IV) a 4 h (oral), provavelmente por existir mais mononitrato formado após a administração oral; o mononitrato inibe o metabolismo do medicamento original. Existe uma variação considerável entre os pacientes. O fenobarbital, e provavelmente outros indutores do citocromo P-450, aumenta o metabolismo e diminui a eficácia do medicamento.

MONONITRATO DE ISOSSORBIDA

D-Glucitol, 1:4,3:6-dianidro-, 5-nitrato; ISMO

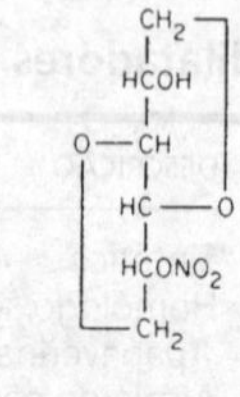

[16051-77-7] $C_6H_9NO_6$ (191.14).

Preparo — Veja *Acta Physiol Scand* 1948; 15:173.

Descrição — Pó branco que funde a aproximadamente 90°.

Solubilidade — Aproximadamente 1 g em 20 mL de álcool ou água.

Comentários — É um metabólito do dinitrato de isossorbida (veja *Dinitrato de Isossorbida*). É efetivo no tratamento de todos os tipos de *angina de peito*. Sua biodisponibilidade é de aproximadamente 100%. A meia-vida é de 4 a 6 h. As vantagens sobre o dinitrato de isossorbida incluem nenhum metabolismo de primeira passagem, nenhum metabólito ativo e uma meia-vida significativamente mais longa. A variação na resposta entre os pacientes é muito menor do que com o dinitrato de isossorbida.

NITRITO DE AMILA

Mistura de ácido nitroso, éster 2-metilbutil e ácido nitroso, éster 3-metilbutil; Vaporole; Aspiroles

[8017-89-8] $C_5H_{11}NO_2$ (117.15).

Preparo —Um bom grau de álcool amílico comercial (álcool isoamílico) fervendo acima de 125° é esterificado com o ácido nitroso. O ácido é gerado em contato com o álcool do nitrato de sódio e dilui o H_2SO_4.

Descrição — Líquido claro, amarelado, com um odor etéreo e penetrante que cheira a fruta; entra em ebulição a aproximadamente 96°, mas é volátil mesmo em baixas temperaturas e é inflamável; decompõe-se lentamente pela exposição ao ar e à luz; a umidade acelera a decomposição; densidade 0,870 e 0,876.

Solubilidade — Praticamente insolúvel em água; miscível com álcool, clorofórmio ou éter.

Comentários — Embora seja um *nitrito*, suas ações são aquelas dos organonitratos (veja a introdução). Causa mais constrição arteriolar reflexa do que os nitratos. É bastante volátil e é inalado para obter-se efeito rápido (início de 0,5 min). Na prática, entretanto, o nitrito de amila é raramente empregado no tratamento dos ataques de *angina de peito*, mas é um pouco mais usado no alívio da *cólica biliar ou renal*. Um uso incomum, mas algumas vezes salvador, do nitrito de amila é o tratamento de emergência do *envenenamento por cianeto*, quando os nitritos são dados para produzir metemoglobina, a qual inativa temporariamente o íon tóxico cianeto pela combinação com ele para formar cianometemoglobina. Para esse propósito, o nitrito de sódio é empregado intravenosamente, mas esse medicamento pode ser inalado enquanto a solução de nitrito de sódio estiver sendo preparada. É administrado esmagando-se a *ampola desse medicamento* num lenço e inalando-se o líquido que se volatiliza, ou derramando-se uma pequena quantidade no lenço e inalando-se o vapor. Tem-se tornado um medicamento de uso abusivo pela *agitação* (um episódio vasodilatador agudo) sentida após a inalação. O uso excessivo pode causar metemoglobinemia, anemia hemolítica e transtornos imunológicos.

Cuidado — O Nitrito de Amila é muito inflamável. Não use onde puder ser incendiado.

NITROGLICERINA

1,2,3-Propanetriol, tinitrato; Gliceryl Trinitrate, Glonoin, Trinitrin

CH_2ONO_2
H—C—ONO_2
CH_2ONO_2

Nitroglicerina [55-63-0] $C_3H_5N_3O_9$ (227.09).

Preparo — Pela combinação da glicerina com uma mistura de ácidos nítrico e sulfúrico chamada *nitração ácida*. O ácido usualmente consiste em 3 partes de ácido nítrico concentrado e 5 partes de ácido sulfúrico.

Descrição — Líquido praticamente incolor, inodoro, com um gosto doce.

Acondicionamento — É suficientemente volátil para necessitar do acondicionamento dos comprimidos em recipientes de vidro com tampas de rosca de metal firmemente ajustadas contendo até 100 comprimidos em cada recipiente; apenas os recipientes originais lacrados podem ser fornecidos. Os pacientes devem manter os comprimidos no recipiente original, fechá-lo firmemente após cada uso e evitar exposição ao calor. Alguns fabricantes têm adicionado um agente *de fixação* (polietilenos glicóis) na preparação do comprimido para diminuir a volatilização. *Apenas* o recipiente fechado deve ser fornecido e sob nenhuma circunstância um rótulo, algodão, ou dessecativo pode ser colocado no recipiente.

Comentários — O organonitrato clássico já foi o medicamento de escolha para o tratamento da angina de peito. Veja a introdução para ações e uso.

Após a administração oral, é rapidamente metabolizada na parede intestinal e no fígado, e assim a biodisponibilidade sistêmica é um pouco baixa. Conseqüentemente, as doses orais são um pouco altas, e os níveis plasmáticos são irregulares. A biodisponibilidade é muito maior pelas vias bucal e sublingual. As autoridades médicas não recomendam as formas da nitroglicerina de liberação sustentada, já que a biodisponibilidade oral é muito pequena e a tolerância é favorecida. Por via sublingual, os efeitos vasodilatadores do medicamento aparecem em 2 a 3 min e duram aproximadamente 20 min, mas a tolerância aos exercícios pode ser aumentada por até uma hora em alguns pacientes. Os comprimidos bucais, se retidos na boca, liberam nitroglicerina por 3 a 5 h. As cápsulas e os comprimidos orais de liberação sustentada mantêm os níveis plasmáticos por 8 a 12 h. Um ungüento de nitroglicerina pode fornecer níveis sangüíneos terapêuticos por 2 a 12 h por aplicação, mas não é recomendado para uso rotineiro. As preparações transdérmicas podem manter os níveis plasmáticos por 24 h ou mais.

O volume de distribuição é de aproximadamente 3 L/kg. A meia-vida de distribuição é de 1 a 4 min, e a meia-vida de eliminação, de aproximadamente 2 h.

A vasodilatação cerebral pode causar cefaléias transitórias. A angina paradoxal ocorre quando a dose é muito grande e a pressão sangüínea cai muito para sustentar o fluxo coronariano. Vertigem, náusea, e outros sintomas de hipotensão também ocorrem. Doses elevadas, repetitivas podem causar metemoglobinemia.

TETRANITRATO DE ERITRITIL

(*R,*S**)-1,2,3,4-Butanetetrol, tetranitrato; Tetranitrol; Cardilato**

CH_2ONO_2
H---C---ONO_2
H---C---ONO_2
CH_2ONO_2

[7297-25-8] $C_4H_6N_4O_{12}$ (302.11); uma mistura seca com lactose ou outro excipiente inerte adequado, para permitir manipulação e adesão a regulações federais da ICC relativas a embarque interestadual.

Cuidado: O tetranitrato de eritritil não-diluído é um explosivo potente, e as precauções adequadas devem ser tomadas na manipulação. Pode ser explodido por percussão ou por calor excessivo. Apenas quantidades extremamente pequenas devem ser isoladas.

Preparo — O eritritol é reagido com o ácido nítrico na presença do ácido sulfúrico sob temperatura controlada.

Descrição — Pó branco com um odor leve de óxidos nítricos e um gosto amargo; instável na luz ou no calor.

Solubilidade — Solúvel (não-diluído) em acetona ou álcool; praticamente insolúvel em água.

Comentários — Veja a introdução de organonitratos. Por via sublingual, tem uma duração de ação relativamente longa (aproximadamente 2 h). Por via oral, a duração é maior, mas muito variável. Seu uso principal é na profilaxia da *angina de peito* em situações *agudas* nas quais um ataque possa ser antecipado. As autoridades médicas não o consideram útil como um profilático crônico, de rotina, pelo desenvolvimento de tolerância proeminente. De fato, não tem se mostrado não bom quanto o placebo. A sensibilidade pode ser restaurada pela trégua de alguns dias. Como com a nitroglicerina e outros nitratos orgânicos, seus efeitos periféricos em diminuir o retorno venoso e a impedância arterial e não a vasodilatação coronariana contribuem para a melhora da tolerância ao exercício nos pacientes anginosos.

Os efeitos adversos incluem taquicardia, cefaléia, rubor, vertigem, síncope e náusea; a tolerância a esses efeitos freqüentemente se desenvolve. Deve ser dado cautelosamente no paciente com glaucoma.

A biodisponibilidade pela via oral é imprevisível pelas diferenças entre os indivíduos e também às vezes como resultado de variações no metabolismo hepático durante a absorção. O fenobarbital aumenta o seu metabolismo.

TETRANITRATO DE PENTAERITRITOL

Éster 1,3-propanodiol, 2,2-bis-[(nitroxi)metil]-, dinitrato; Peritrate

$CH_2—ONO_2$
$O_2NO—CH_2CCH_2—ONO_2$
$CH_2—ONO_2$

[78-11-15] $C_5H_8N_4O_{12}$ (316.14).

Descrição — É uma mistura seca de tetranitrato de pentaeritritol (preparado pela nitração do pentaeritritol) com lactose ou um outro excipiente adequado para permitir a manipulação segura da substância explosiva não-diluída; funde a aproximadamente 140°.

Solubilidade — Praticamente insolúvel em água; levemente solúvel em solventes orgânicos polares.

Comentários — É um organonitrato chamado de longa ação; essa longa duração é principalmente resultado da liberação e da absorção prolongadas das formas farmacêuticas orais. É usado na profilaxia dos ataques de *angina de peito*, mas não no tratamento do ataque agudo. Não é melhor que o placebo como uma rotina profilática crônica na angina de peito; a tolerância se desenvolve com o uso crônico. Cefaléia transitória e náusea podem acompanhar o seu uso. Deve ser dado com cuidado aos pacientes com glaucoma. As autoridades médicas afirmam que as formas de liberação prolongadas são pouco efetivas. Não é absorvido na forma sublingual. Como a absorção na forma oral é irregular, a eficácia é imprevisível.

MEDICAMENTOS VASOPRESSORES

Vários medicamentos de outras classes tratados em outros locais neste texto têm atividade vasoconstritora ou cardioestimulante e podem ser usados para elevar a pressão sangüínea sob condições apropriadas. O mais importante desses são os simpatomiméticos, os quais são tratados no Cap. 70. Em condições nas quais o volume plasmático está diminuído, como no choque hipovolêmico, a reposição de líquidos tende a restaurar a pressão sangüínea, mas os expansores plasmáticos (Cap. 67) não são verdadeiramente vasopressores, já que não causam vasoconstrição.

A utilidade dos agentes vasoconstritores no tratamento do choque tem sido debatida intensamente. Em quase todo tipo de choque, o corpo responde com vasoconstrição reflexa, e tem sido discutido que, se as arteríolas e as veias de capacitância podem responder para aumentar a estimulação simpática reflexa, os vasoconstritores são redundantes. Se a função arteriolar estiver tão deteriorada que não pode responder aos impulsos simpáticos, não poderá também responder aos medicamentos vasoconstritores. Além disso, existem muitas evidências de que os aumentos na vasoconstrição aumentam o dano isquêmico já em progressão como resultado de uma circulação inadequada. Conseqüentemente, a atenção em 1960 se desviou para os medicamentos bloqueadores α-adrenérgicos e para os vasodilatadores e mais recentemente para os cardioestimulantes.

A *dopamina* (Cap. 70) vem preencher as necessidades de um medicamento vasopressor ideal para sustentar a pressão sangüínea no choque. Na dosagem apropriada, ela dilata os vasos sangüíneos nos leitos renal, esplâncnico, cerebral e coronariano, leitos que são de vital importância; contrai os leitos vasculares cutâneos e dos músculos esqueléticos, onde muito pouco fluxo é necessário no choque, e estimula o coração. (Veja também *Dobutamina*, Cap. 70.

LIPRESSINA — Cap. 77

DIGITOXINA

Card-20(22)-enolide, (3β,5β)-3-(*O*-2,6-didesóxi-β-D-*ribo*-hexopiranosil-(1 →4)-*O*-2,6-didesóxi-β-D-ribo-hexopiranosil-(1 → 4)-2,6-didesóxi-D-*ribo*-hexopiranosil)oxi-14-hidróxi-,

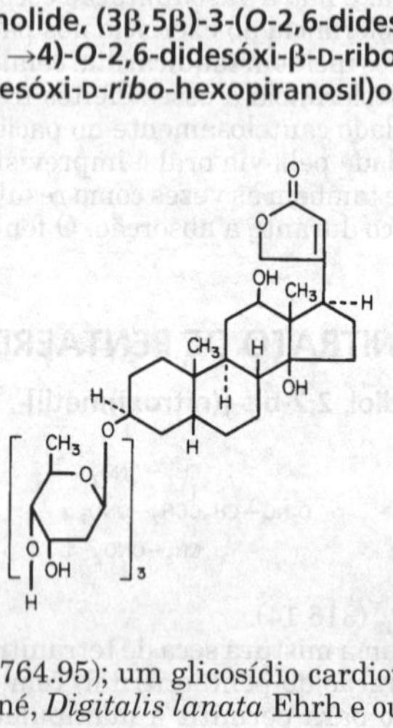

[71-63-6] $C_{41}H_{64}H_{13}$ (764.95); um glicosídio cardiotônico obtido de *Digitalis purpurea* Linné, *Digitalis lanata* Ehrh e outras espécies apropriadas de *Digitalis*.

As cadeias laterais consistem em três moléculas de digitoxose em ligação glicosídica. A remoção das cadeias laterais pela hidrólise forma a aglicona, digitoxigenina ($C_{23}H_{34}O_4$).

Descrição — Pó microcristalino branco ou cor de couro pálida, inodoro.

Solubilidade — Praticamente insolúvel em água; 1 g em aproximadamente 150 mL de álcool ou 40 mL de clorofórmio; muito levemente solúvel em éter.

Comentários — Veja a introdução. É absorvida quase completamente após a administração oral, exceto quando a colestiramina também estiver sendo usada. A ação é máxima em 4 a 12 h. Após a digitalização plena, a duração da ação é de aproximadamente 14 dias. No plasma, aproximadamente 97% estão ligados à proteína. O volume de distribuição é de aproximadamente 0,6 mL/g. As concentrações plasmáticas de 15 a 25 ng/mL são consideradas terapêuticas, e de 35 a 40 ng/mL ou mais como sendo tóxicas, mas os níveis plasmáticos de potássio e cálcio e de outros fatores causam variação considerável. O metabolismo hepático é responsável por 52 a 70% da eliminação. A meia-vida varia de 2,4 a 9,6 (média 7,6) dias. A fenitoína e o fenobarbital podem induzir as enzimas microssomais hepáticas e diminuir a meia-vida, interferindo, conseqüentemente, na eficácia do medicamento.

Cuidado — Maneje a digitoxina com cuidado excepcional, já que ela é altamente potente.

DIGOXINA

Card-20(22)-enolide, (3β,5β,12β)-3-[(*O*-2,6-didesóxi-β-D-*ribo*-hexopiranosil-(1β→ 4)-*O*-2,6-didesóxi-D-*ribo*-hexopiranosil-(1 →4)-2,6-, didesóxi-β-D-*ribo*-hexopiranosil)oxi]-12,14-diidróxi-, Lanoxin

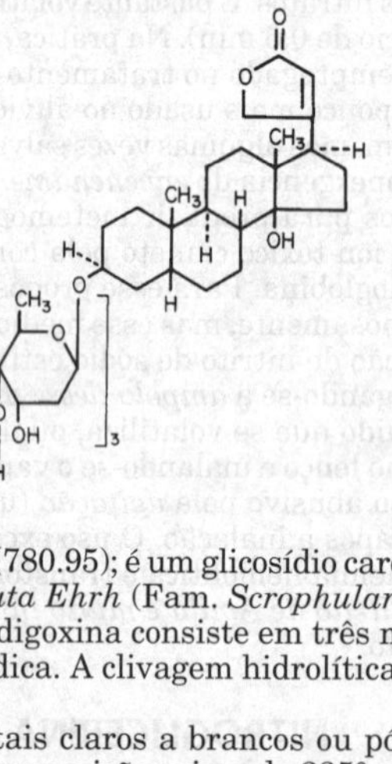

[20830-75-5] $C_{41}H_{64}O_{14}$ (780.95); é um glicosídio cardiotônico obtido das folhas de *Digitalis lanata Ehrh* (Fam. *Scrophulariaceae*).

A cadeia lateral da digoxina consiste em três moléculas de digitoxose em ligação glicosídica. A clivagem hidrolítica forma aglicona digoxigenina ($C_{23}H_{34}O_5$).

Descrição — Cristais claros a brancos ou pó branco cristalino; inodoro; funde com decomposição acima de 235°.

Solubilidade — Praticamente insolúvel em água ou éter; levemente solúvel em álcool ou clorofórmio diluído.

Comentários — Veja a introdução. Por ser uma preparação purificada, freqüentemente é usada intravenosamente para digitalização muito rápida. Intravenosamente, sua ação se manifesta em 15 a 30 min, e o efeito atinge o seu máximo em 2 a 5 h. Por via oral, sua ação se manifesta dentro de 1 a 2 h e atinge o máximo em 6 a 8 h. Após digitalização plena, a duração da ação é de aproximadamente 6 dias. No plasma, 20 a 30% estão ligados à proteína. Tem um grande volume de distribuição, com um v_d^{ss} de aproximadamente 5,1 L/kg em adultos normais e em neonatos e ainda maior em lactentes; na insuficiência renal, o v_d^{ss} é de aproximadamente 3,3 L/kg. A ligação intracelular extensa é responsável pelo grande volume de distribuição.

A concentração terapêutica plasmática é de 0,5 a 2,4 ng/mL, e as concentrações acima de 2,4 ng/mL são tóxicas; baixas concentrações são tóxicas quando se mantém a hipopotassemia, a hipercalcemia e algumas outras condições. Portanto, a análise dos níveis sangüíneos tem apenas um significado bruto; eles são de utilidade especial na determinação da biodisponibilidade. Em adultos, a excreção renal contribui para 60 a 90% da eliminação; parte é convertida no fígado a diidrodigoxina. Os lactentes parecem ter uma maior fração de eliminação extra-renal. As secreções biliares e a recirculação êntero-hepática contribuem para aproximadamente 7 a 30% da carga corporal. A meia-vida de eliminação é de 29 a 135 (usualmente 36 a 41) h nos adultos normais; nos lactentes de 1 mês a 2 anos, é suficientemente curta para necessitar de um regime de dosagem especial. Na insuficiência renal, a meia-vida β pode ser tão longa quanto 89 a 177 h. A amiodarona, a indometacina, a propafenona, a quinidina, o tiapamil e o verapamil também prolongam consideravelmente a sua meia-vida.

Esse medicamento freqüentemente é preferido à digitoxina pela sua meia-vida mais curta; quando a sobrecarga não é usada, o estado de equilíbrio é alcançado antes, e quando a toxicidade ocorre, os níveis não-tóxicos são alcançados mais precocemente após a interrupção do medicamento. Entretanto, é difícil atingir a digitalização e é mais fácil perder o controle da digitalização se a dose for omitida. Atenção considerável ao espaçamento das doses de manutenção é necessária para a digitalização suave. Pela via oral, aproximadamente 50 a 85% são absorvidos das formas farmacêutica sólidas, mas 90 a 100% são absorvidos pelas soluções hidroalcoólicas em cápsulas. A motilidade GI aumentada diminui e a motilidade reduzida aumenta a sua absorção.

Os antiácidos, os medicamentos antineoplásicos, a colestiramina, as fibras na dieta, a eritromicina, o pectato de caulim, a metoclopramida, a neomicina, a propantelina, a sulfassalazina e as tetraciclinas alteram todos a sua biodisponibilidade.

Cuidado — Manipule com cuidado excepcional pois ela é extremamente tóxica.

DIGOXINA IMUNE FAB (OVINA)

F(ab); Digibind

Comentários — A toxicidade freqüente e a meia-vida longa dos glicosídios digitálicos levam ao desenvolvimento de anticorpos específicos antidigoxina obtidos de carneiros imunizados. Os anticorpos se ligam às moléculas inativas de digoxina ou de digitoxina, e o complexo resultante é excretado na urina. São necessários 40 mg de Fab para se ligarem a aproximadamente 0,6 mg de digoxina ou digitoxina. As reações alérgicas são raras (0,8%), mas as reações hipopotassêmicas podem se desenvolver rapidamente. As medidas para o tratamento com a perda de ação terapêutica dos glicosídios digitálicos devem estar disponíveis. É administrada intravenosamente, na base da quantidade do medicamento ingerido ou da concentração de digoxina sérica (veja o encarte da embalagem).

GLICOSÍDIOS CARDÍACOS (DIGITÁLICOS)

A ação primária dos digitálicos no coração é uma *ação cardiotônica direta no miocárdio* para *aumentar a força de contração*. A contratilidade aumentada resulta da inibição da ATPase de membrana sódio/potássio-ativada, cuja inibição aumenta por fim os estoques intracelulares de cálcio. Na insuficiência cardíaca congestiva, o volume de pulso é aumentado, o qual mais efetivamente esvazia os ventrículos e diminui as pressões ventriculares diastólicas e por fim as pressões pulmonar e venosa central. A congestão é, então, diminuída.

O débito cardíaco aumentado melhora o fluxo sangüíneo renal e a filtração glomerular e diminui a secreção de renina justaglomerular, portanto a reabsorção renal de sódio e água e, conseqüentemente, do edema é diminuída. A diurese é promovida. O fluxo sangüíneo hepático é também aumentado, o que aumenta a depuração de aldosterona e contribui para a redução no edema.

A diminuição da freqüência cardíaca ocorre apenas quando a freqüência era originalmente rápida, como resultado dos reflexos compensatórios simpáticos, conseqüentes à insuficiência. Quando a insuficiência é abolida, não existe mais qualquer necessidade de taquicardia compensatória, e conseqüentemente a freqüência cardíaca diminui, voltando ao normal. Essa diminuição tem sido erroneamente atribuída a uma *ação vagal* do digitálico. Entretanto, o digitálico realmente sensibiliza o nodo sinoatrial, o átrio e o nodo atrioventricular aos impulsos vagais e, em doses terapêuticas e tóxicas altas, aumenta o trânsito vagal pelas ações no SNC e nos barorreceptores. Altas doses também lentificam o ventrículo por uma ação direta na condução atrioventricular.

O principal uso terapêutico dos digitálicos é no tratamento da *insuficiência cardíaca congestiva de baixo débito*. É valioso independentemente de a insuficiência ser predominantemente no lado direito ou esquerdo do coração. Existe alguma controvérsia sobre os benefícios do tratamento prolongado com os digitálicos, mas a prática é excessivamente popular. As arritmias e os defeitos valvulares podem modificar as respostas aos digitálicos, mas sua presença nem indica nem contra-indica o uso do medicamento. Entretanto, é geralmente verdade que as respostas mais drásticas são vistas em pacientes tanto com *fibrilação atrial* quanto com *insuficiência cardíaca congestiva*.

Os corações muito danificados não respondem bem. Quando a insuficiência é devido a um processo tóxico agudo ou infeccioso, como a febre tifóide ou a miocardite diftérica, em vez de ser por um processo degenerativo crônico como a arteriosclerose ou a insuficiência secundária a doença cardíaca hipertensiva, o digitálico pode dar poucos resultados e pode estar ainda contra-indicado. A insuficiência de alto débito em pacientes com anemia, hipertireoidismo e deficiência de tiamina não é também muito beneficiada. Também, a insuficiência cardíaca secundária a sífilis cardiovascular se beneficia pouco da terapia com digitálicos.

Os sinais e sintomas da insuficiência cardíaca em pessoas com insuficiência cardíaca leve são abolidos pelos digitálicos, mas o repouso no leito, os sedativos e freqüentemente os diuréticos e a restrição na ingestão de sal podem ser necessários para se obterem melhores resultados. A dispnéia paroxística noturna e ao exercício desaparece; tosse, cianose, ascite, edema e congestão passiva crônica dos pulmões e das vísceras abdominais são aliviados. O tamanho cardíaco na diástole é diminuído, as veias obstruídas causadas pela pressão venosa aumentada retornam ao normal, e o período de repouso diastólico em cada ciclo cardíaco é prolongado.

A ação do digitálico de impedir a condução atrioventricular é empregada no tratamento do *flutter atrial*, da *fibrilação atrial* e da *taquicardia supraventricular paroxística* (TSVP). Nos pacientes com fibrilação atrial, o digitálico ocasionalmente pode reverter a arritmia se a insuficiência cardíaca congestiva estiver presente. Os glicosídios digitálicos não curam a arritmia diretamente, mas, ao melhorarem a condição cardíaca e diminuírem o estiramento e a isquemia, a fibrilação pode cessar em alguns casos. A fibrilação atrial usualmente persiste.

A ação na verdade procurada é o bloqueio cardíaco de segundo grau, o qual diminui a freqüência cardíaca em direção a um valor mais favorável. A mesma ação é procurada no *flutter* atrial, notadamente um bloqueio cardíaco parcial para diminuir o número de impulsos atriais que passam através dos ventrículos. Em um caso eventual de *flutter* atrial, o uso apropriado de doses razoavelmente elevadas de digitálicos pode abolir a arritmia. Na TSVP uma dose selecionada adequadamente pode interromper um segmento da via de reentrância no nodo AV, terminando assim o *movimento circular*, embora permitindo a condução ortógrada de impulsos normais. Os glicosídios cardíacos são comumente usados profilaticamente contra a recorrência da TSVP.

A escolha do glicosídio oferece dificuldade considerável a muitos médicos. Quando absorvido em quantidades adequadas, os princípios dos digitálicos ativos produzem efeitos idênticos no miocárdio, e seus efeitos tóxicos são essencialmente os mesmos, embora exista alguma evidência de que o benefício da digitoxina chegue mais no SNC e cause mais efeitos colaterais neurológicos e arritmias iniciadas no SNC. Eles diferem amplamente um do outro em velocidade de início de ação, duração dos efeitos cardíacos e grau de absorção pela via oral. Com alguns glicosídios (p. ex., a digoxina), a biodisponibilidade varia amplamente de produto a produto, o que impõe condições para a monitoração clínica ou dos níveis plasmáticos quando produtos não-conhecidos são empregados.

A digitalização inicial pode ser realizada rapidamente ou lentamente, dependendo da urgência do caso. A ampla maioria dos pacientes com insuficiência cardíaca congestiva não está *in extremis* e pode ser digitalizada sem uma grande dose; então, aproximadamente 5 meias-vidas são necessárias para se atingir a manutenção do estado de equilíbrio.

Na insuficiência cardíaca ou na taquiarritmia atrial incapacitante, a sobrecarga é desejável. O processo de sobrecarga é conhecido como *digitalização rápida*. Não é incomum digitalizar-se um paciente em 12 a 24 h dando-se a metade da dose calculada de uma vez e o restante em duas a três doses divididas em intervalos de 6 h. Esse princípio é aplicado aos outros glicosídios cardíacos, e apenas o tempo difere. Nenhuma fórmula fixa ou regra pode ser empregada. Cada caso é individualizado, e os clínicos devem estar constantemente atentos aos seus pacientes para observar o desenvolvimento dos efeitos do medicamento e para impedir os efeitos tóxicos indesejáveis ou graves da superdosagem.

Os efeitos ótimos podem ser obtidos sem efeitos tóxicos, e a dose ótima não é necessariamente a maior dose tolerada. Pode ser encontrada apenas pela observação cuidadosa do paciente. Quando a digitalização rápida é empregada, usualmente o paciente deve ser visto imediatamente antes de a próxima dose ser administrada.

Em casos raros pode ser necessário injetar uma preparação parenteral intravenosa para salvar a vida. Tais pacientes usualmente estão *in extremis* e podem morrer antes que o digitálico dado pela boca possa exercer seu efeito (em 2 h) ou são pacientes incapazes de tolerar o digitálico oral ou que têm transtornos GI que impedem a dosagem oral. Pequenas doses são empregadas como uma regra, e a digitalização com uma preparação oralmente eficaz então é completada pela via oral.

Os glicosídios cardíacos têm uma pequena margem de segurança. Eles podem causar náusea, vômito, diarréia, dor abdominal, cefaléia, sonolência, fadiga, mal-estar, dor lombar, diminuição da libido, impotência, neuralgia trigeminal, *visão branca* e outros transtornos visuais, convulsões, transtornos mentais, eosinofilia, erupções cutâneas, ginecomastia e, raramente, trombocitopenia.

As arritmias cardíacas de todos os tipos são relativamente comuns como um sinal de níveis plasmáticos excessivos. O bloqueio cardíaco e as contrações ventriculares prematuras (CVP) são as mais freqüentes e a taquicardia ventricular é a mais perigosa. A toxicidade é mais provável na presença de hipopotassemia, um resultado comum da terapia concomitante com diuréticos para o edema cardíaco. A anfotericina B e os mineralocorticóides também causam hipopotassemia e podem promover toxicidade digitálica. Os sais de cálcio intravenosos também podem precipitar intoxicação.

A toxicidade pode ser antagonizada pela digoxina imune Fab (veja anteriormente), edetato de sódio, potássio (especialmente se existir hipopotassemia), lidocaína, fenitoína ou, em uma extensão menor, propranolol, quinidina ou procainamida. As doses tóxicas também originam graves arritmias ventriculares.

O tratamento da insuficiência cardíaca congestiva com inibidores da ECA progressivamente tem substituído o tratamento com glicosídios digitálicos, especialmente nos estágios iniciais. Eles diminuem a resistência periférica e promovem a diurese e têm mostrado reduzir a morbidade e a mortalidade.

INIBIDORES DA FOSFODIESTERASE

Embora os glicosídios cardíacos tenham sido os medicamentos de escolha no tratamento da insuficiência cardíaca congestiva durante dois séculos, eles não são isentos de falhas graves. A primeira é a alta incidência de efeitos colaterais, os quais parecem estar aumentando, apesar do reconhecimento dos fatores predisponentes e da tentativa muito difundida de educar os clínicos sobre os efeitos colaterais e as interações medicamentosas.

Já em 1950, internistas proeminentes procuraram abandonar os digitálicos e tratar a doença com dieta e saluréticos somente. Mais tarde, a dopamina e a dobutamina foram introduzidas pelas suas ações inotrópicas positivas no tratamento da insuficiência cardíaca congestiva aguda refratária. A dopamina, inicialmente, era o foco das atenções porque as ações vasodilatadoras diminuíam a impedância cardíaca (sobrecarga do ventrículo esquerdo), o que aumenta o débito sistólico além do atingido pela ação inotrópica positiva. Entretanto, sua farmacocinética e efeitos colaterais restringem o seu uso. Nos anos 1980, os vasodilatadores se tornaram amplamente comuns, isoladamente ou em associação com os digitálicos com o propósito de diminuir a sobrecarga no coração insuficiente.

A descoberta da amrinona em 1977 levou a um interesse renovado nos medicamentos que combinam positivamente o inotropismo com ações vasodilatadoras. Tais medicamentos são inibidores da fosfodiesterase seletivos e não-seletivos e se tornaram conhecidos como *medicamentos inodilatadores*. Eles podem em última análise vir a tirar o lugar dos digitálicos. A amrinona e a milrinona são atualmente os únicos inodilatadores disponíveis, mas muitos outros estão em processo de desenvolvimento. O flosequinan tem ações adicionais em produzir efeitos semelhantes.

AMRINONA

[3,4′-Bipiridin]-6(1*H*)-ona, 5-amino-, Inocar

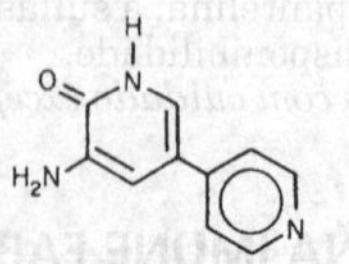

[60719-84-8] $C_{10}H_9N_3O$ (187.20).

Preparo — US Pat 4.004.012.

Descrição — Cristais amarelo-claros; funde a aproximadamente 295° com decomposição.

Solubilidade — Com pH 4, 6 e 8 é 25, 0,9 e 0,7 mg/mL, respectivamente.

Comentários — Inibe a fosfodiesterase III e assim aumenta o AMPc e o cálcio intracelulares. No músculo cardíaco o resultado é um aumento na contratilidade, e no músculo liso vascular o resultado é o relaxamento. Ambos os efeitos contribuem para a melhora do débito cardíaco na *insuficiência cardíaca congestiva*, mas a sobrecarga ventricular conseqüente à dilatação arteriolar é a mais importante. No momento, seu uso deve ser limitado aos pacientes que se encontram refratários a outros medicamentos. Apenas o tratamento a curto prazo é recomendado. Os efeitos adversos pela administração intravenosa incluem náusea (1,7%), vômito (0,9%), anorexia (0,4%), dor abdominal (0,4%) (os efeitos GI ocorrem com um aumento de aproximadamente 50% com a administração oral), arritmia (3%), dor torácica (0,2%), hipotensão (1,3%), trombocitopenia leve (2,4%, maior com a administração oral), febre (0,9%) e dor em queimação no local da injeção (0,2%). O conservante metabissulfito na preparação pode causar hipersensibilidade em certos indivíduos. A amrinona não é efetiva pela via oral mesmo que seja absorvida. Tem um volume de distribuição de 1,2 L/kg. Cerca de 70% são conjugados no fígado, e o restante é excretado na urina. A meia-vida é de aproximadamente 3,6 h nas pessoas normais, mas de 5 a 8 h nas pessoas com insuficiência cardíaca. A duração de ação é de 30 a 120 min.

FLOSEQUINAN

4(1*H*)-Quinolona, 7-fluoro-1-metil-3-(metilsulfinil)-, Manoplax

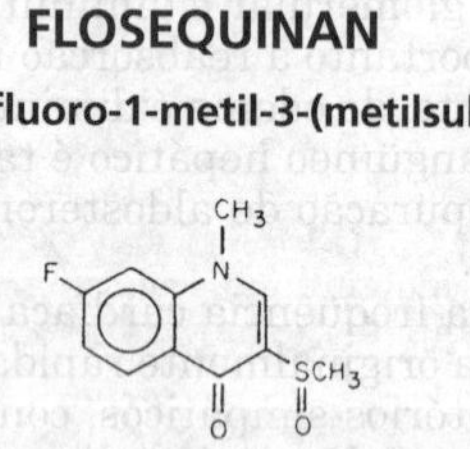

[76568-02-0] $C_{11}H_{10}FNO_2S$ (239.26).

Preparo — US Pat 4.302.460.

Descrição — Cristais brancos que fundem a aproximadamente 227°.

Comentários — É um derivado da fluoroquinolona que produz vasodilatação tanto venosa quanto arterial e aumenta a freqüência cardíaca e a contratilidade. Embora seu mecanismo preciso de ação permaneça desconhecido, parece influenciar na liberação intracelular de cálcio por diminuir os níveis de inositol trifosfato ou por inibir a proteína cinase C. É também um inibidor não-seletivo das fosfodiesterases.

Está aprovado no tratamento da *insuficiência cardíaca congestiva* nos pacientes que não estão respondendo adequadamente aos diuréticos (com ou sem digitálicos) e que tanto não podem tolerar os inibidores da ECA quanto não têm tido uma resposta adequada ao regime que inclui um inibidor da ECA. Aumenta o débito cardíaco, o volume sistólico, a freqüência cardíaca e a tolerância ao exercício e diminui a pré-carga e a pós-carga por reduzir a resistência periférica e a pressão sangüínea. Os principais efeitos colaterais são cefaléia a que usualmente se desenvolve tolerância, taquicardia, hipotensão e vertigem. Outros são náusea e vômito, transtorno no paladar e aumentos reversíveis na transaminase sérica. Também tem alguma atividade anticoagulante que se torna clinicamente significativa nos pacientes em uso de medicamentos anticoagulantes.

É absorvido rapidamente após a administração oral e sofre conversão lenta a um metabólito sulfona igualmente ativo. Embora a meia-vida do flosequinan seja de apenas 1,7 h, a do seu metabólito ativo é de 30 a 40 h. As meias-vidas podem estar acentuadamente prolongadas nos pacientes com insuficiência cardíaca congestiva ou com comprometimento da função renal ou hepática. Os metabólitos ativos e diversos inativos são excretados na urina.

LACTATO DE MILRINONA

[3,4′-Bipiridina]-5-carbonitrilo, 1,6-diidro-2-metil-6-oxo-, Primacor

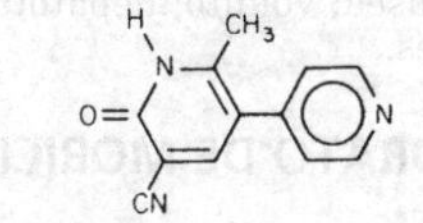

[78415-72-2] $C_{12}H_9N_3O$ (211.22).

Preparo — US Pat 4.313.951.

Descrição — Cristais brancos que fundem acima de 300°.

Comentários — É 20 a 30 vezes mais potente do que a amrinona como um agente inotrópico positivo e algo mais potente como um dilatador arteriolar e venoso. Não afeta a função renal significativamente. Em pacientes com insuficiência cardíaca congestiva, melhora o índice cardíaco em 34% e diminui a resistência vascular sistêmica em 31%. É superior à amrinona por ser efetivo oralmente e também não causa nem trombocitopenia nem febre. Entretanto, a forma oral não está ainda disponível. O medicamento pode ser usado no tratamento da insuficiência cardíaca congestiva a longo prazo. Tem um volume de distribuição de 0,4 L/kg e uma meia-vida média de 2,3 h. É excretado rapidamente na urina por secreção ativa.

MEDICAMENTOS ANTIARRÍTMICOS

As arritmias cardíacas podem resultar de distúrbios na função de marca-passo do nodo sinoatrial, de alterações na via de condução e na velocidade, de forma que ocorre o bloqueio cardíaco ou um ritmo autoperpetuador *circular* ou reentrante, ou pela ativação de marca-passos dormentes fora do nodo sinusal. As arritmias originadas no nodo sinoatrial podem ser taquicardia, bradicardia, e mesmo parada cardíaca.

Os medicamentos autonômicos são suficientes para tratar tais arritmias. Por exemplo, a taquicardia sinusal pode ser lentificada pelos medicamentos bloqueadores β_1-adrenérgicos ou pela ação reflexa que resulta dos efeitos pressores de certos vasoconstritores, usualmente simpatomiméticos que não têm ações diretas significativas no coração (veja Cap. 70), ou eles podem ser lentificados diretamente por medicamentos colinérgicos ou por anticolinesterases. Os agonistas β_1 são usados para reanimar um coração em parada e para abrandar certos tipos de bloqueio cardíaco. As arritmias reentrantes incluem a taquicardia paroxística atrial, o *flutter* atrial e a fibrilação atrial.

O ritmo circular pode ser determinado por:

Medicamentos que aumentem a velocidade de condução atrial para que a onda de excitação com movimento circular alcance a si mesma e então morra na sua própria zona refratária.

Depressores cardíacos que aumentam o período refratário do músculo cardíaco e diminuem a responsividade da membrana ou alterem o bloqueio de condução unidirecional na via reentrante para bloqueio bidirecional.

Medicamentos que melhoram a responsividade celular miocárdica, de forma que o bloqueio unidirecional é abolido.

Medicamentos que encurtam o período refratário relativo, de modo que existe menos tempo para um impulso prematuro para encontrar um tecido relativamente refratário e conseqüentemente uma via de condução aberrante.

Os impulsos prematuros dos marca-passos aberrantes, ou dos focos ectópicos, originam certas taquicardias atriais, alguns *flutters* atriais, algumas fibrilações atriais, ritmos nodais, taquicardias ventriculares, extra-sístoles ventriculares e fibrilação ventricular, e também causam arritmias reentrantes por despolarizarem no momento em que encontram o músculo cardíaco relativamente refratário. Eles podem ser suprimidos pelos medicamentos que diminuem a automaticidade. Os glicosídios cardíacos podem ser usados para invocar o bloqueio cardíaco em casos intratáveis de taquicardia atrial, *flutter* e fibrilação, de modo que o ventrículo não é desarmado com impulsos de origem atrial.

Os medicamentos antiarrítmicos são classificados de acordo com as suas propriedades eletrofisiológicas. A classificação que se segue é baseada na classificação de Vaughn-Williams modificada por Harrison.

Medicamentos da Classe 1 têm propriedades anestésicas, por exemplo, bloqueadores dos canais de sódio sensíveis à voltagem.

Medicamentos da Subclasse 1A deprimem o curso ascendente do potencial de ação (Fase-0) e lentificam moderadamente a condução, e prolongam a repolarização da membrana. Os medicamentos discutidos a seguir que pertencem a esse grupo são a quinidina, a procainamida e a disopiramida.

Medicamentos da Subclasse 1B têm efeitos mínimos na Fase-0 e na condução e encurtam a repolarização da membrana. Os agentes nessa classe são a lidocaína, a tocainida e a mexiletina.

Medicamentos da Subclasse 1C deprimem a Fase-0 e a condução, mas têm pouco efeito na repolarização. A flecainida e a propafenona pertencem a esse grupo.

Medicamentos da Classe 2 têm propriedades antiadrenérgicas e são antagonistas do adrenorreceptor β. Esses medicamentos (veja Cap. 72) são usados no tratamento das taquicardias supraventriculares, dos batimentos prematuros ventriculares (apenas o acebutalol), da taquicardia ventricular e das taquiarritmias induzidas pela intoxicação digitálica. Os principais efeitos colaterais são os efeitos complexos no SNC, os efeitos cardiovasculares complexos incluindo bradicardia, os distúrbios da condução e o bloqueio cardíaco. São levemente pró-arrítmicos. Estão contra-indicados ou são usados com cuidado no diabetes e nas doenças broncoespásticas. Evite a retirada abrupta. A maioria desses medicamentos aumenta os triglicerídios e o colesterol.

Medicamentos da Classe 3 prolongam a repolarização e aumentam a refratariedade. A amiodarona, o bretílio e o sotalol compõem esse grupo.

Medicamentos da Classe 4 bloqueiam correntes lentas intrínsecas de cálcio, por exemplo, são bloqueadores clássicos da entrada de cálcio e são representados pelo verapamil.

Para fins de simplicidade, os efeitos mais proeminentes em doses normais são usados para determinar a disposição nos grupos, mas os medicamentos podem ter propriedades que os colocam em mais de um grupo. Eles podem agir diferentemente em partes diferentes do coração, e em corações normais e doentes podem ser modificados pelos efeitos reflexos indiretos e podem ser complicados por aqueles de metabólitos ativos.

DIGITAL E GLICOSÍDIOS CARDÍACOS — veja anteriormente.

Todos os medicamentos antiarrítmicos podem causar arritmias novas ou piores, uma característica denominada *pró-arrítmica*. Embora a incidência de pró-arritmias seja maior com os medicamentos das Classes 1 e 3, tanto os medicamentos bloqueadores do adrenorreceptor β (Classe 1) quanto os medicamentos bloqueadores do canal de cálcio (Classe 4) podem ser pró-arrítmicos, usualmente causando bradicardia sinusal ou bloqueio AV. Essas novas arritmias são freqüentemente difíceis de distinguir da piora da arritmia original, a qual pode levar ao tratamento adicional ou mais agressivo com o medicamento ofensor. Os grandes ensaios clínicos de diversos medicamentos da Classe 1 para os pacientes após o infarto miocárdico revelaram um aumento significativo na mortalidade ou na parada cardíaca não-fatal em pacientes em uso dos medicamentos em comparação com aqueles em uso de placebo. Esses ensaios levaram à retirada voluntária de um dos medicamentos.

Os medicamentos antiarrítmicos estão resumidos a seguir.

ACETATO DE FLECAINIDA

Benzamida, *N*-(2-piperidinilmetil)-2,5-bis(2,2,2-trifluoretóxi)-, monoacetato; Tambocor

[54143-56-5] $C_{17}H_{20}F_6N_2O_3 \cdot C_2H_4O_2$ (474.40).

Preparo — Veja *J Med Chem* 1977; 20:821.

Descrição — Sólido branco cristalino que funde a aproximadamente 146°; pK_a 9,3.

Solubilidade — 1 g em aproximadamente 21 mL de água a 37° ou 3,5 mL de álcool.

Comentários — É um medicamento antiarrítmico da Subclasse 1C aprovado na *fibrilação/flutter atrial paroxístico,* na *taquicardia supraventricular paroxística* e nas *arritmias ventriculares ameaçadoras da vida*. Não é recomendado na fibrilação atrial crônica e é teratogênico e muito pró-arrítmico. Os principais efeitos colaterais são os efeitos complexos no SNC, vertigem, dispnéia, cefaléia, náusea, fadiga, e distúrbios visuais.

ADENOSINA

9*H*-Purina, 6-amino-9-β-D-ribofuranosil-, Adenocard

[58-61-7] $C_{10}H_{13}N_5O_4$ (267.24).

Preparo — Derivado dos ácidos nucleicos fermentados.

Descrição — Cristais brancos fundem a aproximadamente 235°.

Solubilidade — Muito solúvel em água; a solução pode ser esterilizada por filtração ou pelo uso rápido de autoclave.

Comentários — É um medicamento antiarrítmico aprovado na *taquicardia supraventricular*. É administrada apenas IV, e tem uma meia-vida de aproximadamente 10 s. Os principais efeitos colaterais são rubor e dispnéia.

CLORIDRATO DE AMIODARONA

Metanona, (2-butil-3-benzofuranil)[4-[2-(dietilamino)etóxi]-3,5-diiodofenil]-, Cordarone

[1951-25-3] $C_{25}H_{29}I_2NO_3$ (645.32).

Preparo — US Pat 3.248.301.

Descrição — Pó cristalino branco a creme; funde a aproximadamente 156°; pK_a 6,56.

Solubilidade — Levemente solúvel em água; solúvel em álcool; livremente solúvel em clorofórmio.

Comentários — É um medicamento antiarrítmico da Classe 3 aprovado nas *arritmias ventriculares recorrentes ameaçadoras* que não *respondam a outros medicamentos antiarrítmicos*. Sua meia-vida é de 25 a 100 dias. Inibe o metabolismo de muitos medicamentos (P-450). Os principais efeitos colaterais são toxicidade pulmonar grave (aproximadamente 10% fatais), efeitos complexos no SNC, pró-arritmias, hiper- e hipotireoidismo, fotossensibilidade, depósitos do medicamento nos olhos e na pele, náusea, vômito e toxicidade hepática.

CLORIDRATO DE FENILEFRINA — Cap. 70.

CLORIDRATO DE LIDOCAÍNA

Para a monografia completa, veja Cap. 79.

Comentários — É um medicamento antiarrítmico da Subclasse 1B aprovado nas *arritmias ventriculares ameaçadoras da vida*. Os principais efeitos colaterais são vertigem, tonteira, náusea, parestesias, erupções cutâneas, discrasias sangüíneas e pró-arritmias.

CLORIDRATO DE MEXILETINA

Etilamina, 1-metil-2-(2,6-xililóxi)-, Mexitil

[31828-71-4] $C_{11}H_{17}NO$ (179.26).

Preparo — US Pat 3.659.019.

Descrição — Cristais brancos; fundem a aproximadamente 205°; pK_a 8,4.

Solubilidade — 1 g em 2 mL de água ou 3 mL de álcool.

Comentários — É um medicamento antiarrítmico da Subclasse 1B aprovado nas *taquicardias supraventriculares*. Os principais efeitos colaterais são as pró-arritmias, os efeitos complexos no SNC (incluindo convulsões), náusea, vômito, hepatotoxicidade, leucopenia, agranulocitose e erupções.

CLORIDRATO DE MORICIZINA

Ácido carbâmico, [10-[3-(4-morfolinil)-1-oxopropil]-10*H*-fenotiazina-2-il]-, éster etil; Ethmozine

Etil 10-(3-morfolinopropionil)fenotiazina-2-carbamato [31883-05-3] $C_{22}H_{25}N_3O_4S$ (427.52).

Preparo — US Pat 3.864.487.

Descrição — Cristais brancos que fundem a aproximadamente 190° (dec).

Solubilidade — Solúvel em água ou álcool.

Comentários — É um medicamento antiarrítmico da Subclasse 1A aprovado nas *arritmias ventriculares ameaçadoras da vida*. Os principais efeitos colaterais são pró-arritmias graves, vertigem e náusea.

CLORIDRATO DE PROCAINAMIDA

Benzamida, 4-amino-*N*-[2-(dimetilamino)etil]- monocloridrato; Procan; Pronestyl

[614-39-1] $C_{13}H_{21}N_3O \cdot HCl$ (271.79).

Preparo — Entre outras formas, pela condensação do cloreto *p*-nitrobenzoíla com a β-dietilaminoetilamina e reduzindo, então, o grupamento nitro para amino por qualquer dos métodos usuais. O cloridrato se forma prontamente quando uma corrente de cloreto de hidrogênio é passada para uma solução de base num solvente orgânico apropriado.

Descrição — Pó cristalino branco a castanho, inodoro; pH (solução 1:10) 5 a 6,5; funde entre 165° e 169°; pK_a 9,2.

Solubilidade — Muito solúvel em água; solúvel em álcool; levemente solúvel em clorofórmio; muito levemente solúvel em éter.

Comentários — É um antiarrítmico da Subclasse 1A aprovado nas *arritmias ventriculares ameaçadoras da vida*. Tem menos efeito muscarínico que a quinidina. Os principais efeitos colaterais são as pró-arritmias, síndrome do lúpus eritematoso sistêmico, agranulocitose, náusea e diarréia.

CLORIDRATO DE PROPAFENONA

Cloridrato de propiofenona, 2′-[2-hidróxi-3-(propilamino)propóxi]-3-fenil-; Rythmol

[34183-22-7] $C_{21}H_{27}NO_3 \cdot HCl$ (377.91).

Preparo — Pat Alemã 2.001.431.

Descrição — Cristais brancos; pK_a 8,8.

Solubilidade — Solúvel em água quente ou álcool; levemente solúvel em água fria.

Comentários — É um medicamento antiarrítmico da Subclasse 1C aprovado nas *arritmias supraventriculares*. Aproximadamente 10% dos pacientes são metabolizadores lentos com um aumento de 3 vezes na meia-vida. É teratogênico. Os principais efeitos colaterais são náusea, vômito, gosto incomum, vertigem, constipação e discrasias sangüíneas.

CLORIDRATO DE SOTALOL

Para a monografia completa, veja Cap. 72.

Comentários — É um medicamento antiarrítmico da Classe 3 aprovado nas *arritmias ventriculares ameaçadoras da vida*. Evitar o uso no diabetes e nas doenças broncoespásticas. É um antagonista do adrenorreceptor β com ações da Classe 3 proeminentes; evitar a retirada abrupta. Os principais efeitos colaterais são efeitos complexos no SNC, efeitos cardiovasculares complexos e pró-arritmias.

CLORIDRATO DE TOCAINIDA

Propanamida, 2-amino-*N*-[2,6-dimetilfenil)-, Tonocard

[35892-53-1] $C_{11}H_{16}N_2O \cdot HCl$ (228.72).

Preparo — *J Med Chem* 1979; 22:1171.

Descrição — Pó cristalino, branco; gosto amargo; funde a aproximadamente 247°; pK_a 7,7.

Solubilidade — Livremente solúvel em água ou álcool.

Comentários — É um medicamento antiarrítmico da Subclasse 1B aprovado nas *arritmias ventriculares ameaçadoras da vida*. Os principais efeitos colaterais são pró-arritmias, vertigem, tonteira, parestesia, erupção cutânea, e discrasias sangüíneas.

FENITOÍNA — Cap. 81.

FENITOÍNA SÓDICA

Para a monografia completa, veja Cap. 81.

Comentários — É um medicamento antiarrítmico da Subclasse 1B aprovado nas *arritmias ventriculares* e na *intoxicação digitálica*. É saturável e sofre metabolização hepática. Os principais efeitos colaterais são os efeitos complexos no SNC, hiperplasia gengival, hirsutismo, erupções cutâneas, discrasias sangüíneas e pró-arritmias.

FOSFATO DE DISOPIRAMIDA

2-Piridinoacetamida, α-[2-bis(1-metiletil)amino]etil-α-fenil-, fosfato (1:1); Norpace

[22059-60-5] $C_{21}H_{29}N_3O \cdot H_3PO_4$ (437.47).

Preparo — Um processo para síntese da disopiramida converte a 4-diisopropilamino-2-fenil-2-(2-piridil)butironitrila à amida correspondente (disopiramida) pelo aquecimento com o H_2SO_4, seguido pelo isolamento e a purificação do produto (*CA 58*:12522c, 1963).

Descrição — Pó cristalino branco; pK_a 8:36.

Solubilidade — Livremente solúvel em água.

Comentários — É um medicamento antiarrítmico da Subclasse 1A aprovado nas *arritmias ventriculares ameaçadoras à vida*. Tem uma atividade antimuscarínica proeminente. Os principais efeitos colaterais são os efeitos pró-arrítmicos e antimuscarínicos típicos.

FUMARATO DE IBUTILIDA

Metanossulfonamida, (±)-*N*-[4-[4-(etileptilamino)-1-hidroxibutil]fenil]-, (*E*)-2-butenodioato (2:1) sal; Corvert

[122647-31-8] $(C_{20}H_{36}N_2O_3S)_2 \cdot C_4H_4O_4$ (885.23).

Preparo — Veja *J Med Chem* 1991; 34:308; US Pat 5.155.268.

Descrição — Pó branco a bege que funde a aproximadamente 118°.

Solubilidade — Solúvel (1:10) em água com pH 7 ou menor.

Comentários — É um medicamento antiarrítmico da Classe 3 aprovado na *fibrilação/flutter atrial*. É administrado apenas IV. O principal efeito colateral é a pró-arritmia.

GLICONATO DE QUINIDINA

Cinchonan-9-ol, (9*S*)-6′-metóxi-, mono-D-gliconato (sal); Quinidine Monogluconate (sal); Quinaglute

[7054-25-3] $C_{20}H_{24}N_2O_2 \cdot C_6H_{12}O_7$ (520.58); o gliconato de um alcalóide que pode ser obtido das várias espécies de *Cinchona* e seus híbridos ou de *Remijia pedunculata* Flückiger (Fam. *Rubiaceae*) ou preparado da quinidina. Para a estrutura da quinidina, veja Cap. 26.

Descrição — Pó branco; inodoro; gosto muito amargo.

Solubilidade — Livremente solúvel em água; levemente solúvel em álcool.

Comentários — É um medicamento antiarrítmico da Subclasse 1A aprovado na *fibrilação/flutter atrial* e na *taquicardia ventricular*. Exerce ação antimuscarínica no coração e no bloqueio alfa nos vasos sangüíneos. Seus principais efeitos colaterais são as pró-arritmias, cinchonismo, náusea, vômito, diarréia, síncope quinidínica e discrasias sangüíneas.

MEDICAMENTOS BLOQUEADORES β-ADRENÉRGICOS — Cap. 72.

POLIGALACTURONATO DE QUINIDINA

Cardiaquin

É um composto descrito como sendo um polímero da quinidina e do ácido poligalacturônico e determinado pela fórmula $(C_{20}H_{24}N_2O_2 \cdot C_6H_{10}O_7 \cdot H_2O)_x$ [7681-28-9].

Preparo — Da quinidina e do ácido poligalacturônico (da pectina); descrito em *Am J Pharm* 1958; 130:190; e US Pat 2.878.252.

Descrição — Pó amorfo branco cremoso; funde a aproximadamente 180° com decomposição.

Solubilidade — Pouco solúvel em água.

Comentários — Veja *Gliconato de Quinidina*.

SULFATO DE QUINIDINA

Cinchonan-9-ol, (9*S*)-6′-metóxi-, sulfato (2:1) (sal), diidrato

[6591-63-5] $(C_{20}H_{24}N_2O_2)_2 \cdot H_2SO_4 \cdot 2H_2O$ (782.95); anidro [50-54-4] (746.92); o sulfato de um alcalóide obtido das várias espécies de *Cinchona* e seus híbridos e de *Remijia pedunculata* Flückiger (Fam. *Rubiaceae*) ou preparado da quinidina.

A quinidina é um estereoisômero da quinina (Cap. 72) e ocorre na casca da cinchona em quantidades que variam de 0,3 a mais de 1%, embora em algumas cascas possa estar praticamente ausente. A quinidina do comércio usualmente está acompanhada por mais de 20% de *hidroquinidina* (que é a quinidina com um grupo etil substituindo o vinil), a qual, entretanto, é terapeuticamente tão potente quanto a quinidina sem ser mais tóxica.

Preparo — Pelo tratamento da quinina com um alcalóide metálico (Doering WE *et al. J Am Chem Soc* 1947; 69:1700; ou pela quinina oxidante a quininona e então reduzida a última com o isopropóxido de sódio (Woodward RB *et al. J Am Chem Soc* 1945; 67:1428. Também pode ser obtida diretamente dos líquidos originais que permanecem após a remoção da quinina dos extratos de *Cinchona*; a separação da cinchonina e de outros alcalóides é efetuada por processos especiais.

Descrição — Cristais finos, tipo agulha, freqüentemente aderidos em massas; gosto muito amargo; escurece com a exposição à luz; as soluções são neutras ou alcalinas ao tornassol; pK_{a1} 5,4; pK_{a2} 10,0.

Solubilidade — 1 g em aproximadamente 100 mL de água, 10 mL de álcool ou 15 mL de clorofórmio; insolúvel em éter.

Comentários — Veja *Gliconato de Quinidina*.

TOSILATO DE BRETÍLIO

Benzenometanamínio, 2-bromo-*N*-etil-*N,N*-dimetil-, sal com ácido 4-metilbenzenossulfônico (1:1); Darenthin; Bretylol

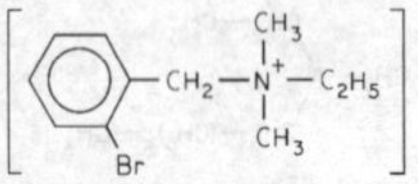

[61-75-6] $C_{18}H_{24}BrNO_3S$ (414.36).

Preparo — Pela interação do brometo de *o*-bromobenzil com a metiletilamina, sendo o produto quaternizado com o ácido *p*-toluenossulfônico.

Descrição — Pó cristalino, branco; funde a aproximadamente 98°.

Solubilidade — Livremente solúvel em álcool.

Comentários — É um medicamento antiarrítmico da Classe 3 aprovado nas *arritmias ventriculares comprovadamente ameaçadoras à vida* que não respondam aos medicamentos antiarrítmicos de primeira linha nem à fibrilação ventricular. O uso IV é limitado às unidades de terapia intensiva. O principal efeito colateral é a hipotensão (mecanismo de bloqueio neuronal adrenérgico).

MEDICAMENTOS BLOQUEADORES DO CANAL DE CÁLCIO

Os bloqueadores do canal de cálcio (BCCs) são um grupo heterogêneo de medicamentos cujo efeito farmacológico principal é impedir ou diminuir a entrada de cálcio nas células pelos canais de cálcio especializados. Outros nomes usados para essa classe de medicamentos incluem bloqueadores da entrada de cálcio, antagonistas do cálcio, e bloqueadores dos canais lentos de cálcio, já que a entrada de cálcio nas células é mais lenta do que a entrada de sódio após a estimulação. Dez BCCs estão agora disponíveis nos EUA (outubro de 1998; veja adiante), e outros provavelmente serão introduzidos em breve. A maioria dos BCCs é de diidropiridinas.

A entrada de cálcio nas células é de fundamental importância para o funcionamento normal do sistema cardiovascular. No nodo SA e no nodo AV no coração, a despolarização lenta observada nessas células de tecido especializado é uma conseqüência do movimento lento de entrada dos íons cálcio. Nos músculos atrial e ventricular no miocárdio, a fase de platô do potencial de ação (Fase 2) é resultado do movimento de entrada do cálcio, o qual, por sua vez, liga a excitação elétrica dessas células com a contração muscular. Portanto, os BCCs deprimem a formação do impulso no nodo SA, diminuem a velocidade de condução através do nodo AV e das células de Purkinje e deprimem a contração miocárdica. No músculo liso vascular, o influxo de cálcio para as células é a conexão da excitação-contração necessária para a contração da musculatura lisa vascular sempre que o músculo liso é estimulado. Finalmente, os movimentos de entrada de cálcio contribuem para o potencial de repouso e podem ser responsáveis pelos potenciais de ação em alguns músculos lisos.

Embora a entrada de cálcio nas células seja importante para muitas funções teciduais fora do sistema cardiovascular (p. ex., ligação da excitação-contração no músculo esquelético e no músculo liso não-vascular, ligação da excitação-liberação nas terminações nervosas e ligação da excitação-secreção nas glândulas), os canais de cálcio no sistema cardiovascular que são sensíveis aos BCCs são únicos. Conseqüentemente, a utilidade clínica dos BCCs disponíveis atualmente tem sido as suas aplicações na terapia das doenças cardiovasculares, mas outros usos clínicos em potencial estão sendo investigados.

O cálcio entra nas células através de poros especializados na parede da membrana, chamados canais de cálcio. Alguns canais são ativados pela despolarização da membrana (operados por voltagem, canais tipo L) e outros pelos receptores ativados pelos neurotransmissores e/ou por vários hormônios e pelos fatores teciduais (operados por receptores). Os BCCs diminuem a entrada de cálcio tanto nos canais operados por voltagem quanto nos operados por receptores, mas o canal operado por voltagem é muito mais sensível ao bloqueio do medicamento.

Embora todos os BCCs tenham em comum a capacidade de diminuir a entrada de cálcio nas células, os efeitos medicamentosos variam de local para local e de medicamento para medicamento dependendo do tipo de canal, da freqüência de abertura e da cinética de ativação-inativação.

Três diferentes canais de cálcio foram caracterizados. Os canais L (abertura longa) e T (transitória) foram encontrados nas células neurossecretoras e cardíacas, nas células musculares lisas e esqueléticas; os canais N (neuronais) foram localizados apenas nos neurônios. Cada tipo de canal tem suas próprias características de ativação e de variações na voltagem de inativação, canais de condutância, sensibilidade ao bloqueio pelos compostos orgânicos e inorgânicos, etc.; assim, cada um tem um perfil farmacorresponsivo único. Nas concentrações terapêuticas, os BCCs bloqueiam apenas os canais tipo L. Também, os BCCs exibem tanto dependência da freqüência quanto da voltagem na sua capacidade de bloquear os movimentos do cálcio. O verapamil, por exemplo, se liga aos canais para abrir e então selecionar as células que são freqüentemente estimuladas; em contraste, as diidropiridinas se ligam mais fortemente aos canais inativados e conseqüentemente mostram pouca dependência da freqüência. Entretanto, todos os BCCs são voltagem-dependentes, já que são bloqueadores muito melhores quando o tecido está despolarizado. Nenhum dos BCCs atualmente oclui o canal diretamente; em vez disso, eles agem nos sítios alostéricos nas proteínas do canal para evocar alterações conformacionais que causam oclusão.

As diidropiridinas são variavelmente mais seletivas ao músculo liso vascular do que à condução cardíaca e à contração muscular. Essas diferenças tendem a favorecer a taquicardia reflexa em resposta à vasodepressão que não é contrabalançada pelos efeitos depressores cardíacos diretos.

Os BCCs foram aprovados no tratamento oral da *angina de peito variante (vasoespástica)* e da *angina de exercício crônica estável e instável*. Eles são úteis na terapia dessas doenças por três razões: eles dilatam diretamente as artérias coronarianas e aumentam o fluxo sangüíneo miocárdico, diminuem a demanda por oxigenação miocárdica pela dilatação arteriolar periférica que diminui a pós-carga e exercem ações cronotópicas e inotrópicas negativas que também diminuem a demanda por oxigênio.

O verapamil tem sido aprovado na terapia intravenosa das *taquiarritmias supraventriculares* pelos seus efeitos depressores significativos na automaticidade do nodo SA e na condução AV. O verapamil oral também está aprovado nas diversas arritmias crônicas. Até o ponto em que a atividade do canal de cálcio é importante para as descargas elétricas espontâneas no miocárdio doente, os BCCs também podem ser úteis na terapia de outras arritmias.

Sete dos dez BCCs estão aprovados para a terapia da *hipertensão sistêmica* por serem potentes vasodilatadores arteriolares e por estarem relativamente livres de efeitos colaterais e toxicidades. Os BCCs fornecem monoterapia efetiva embora possam ser combinados com outros medicamentos anti-hipertensivos. Eles não afetam adversamente o potássio, a glicose ou o metabolismo sangüíneo lipídico; não causam tolerância; e têm farmacocinética apropriada. Eles são efetivos em quase todos os pacientes e produzem efeitos colaterais mínimos. Diversas diidropiridinas são usadas como vasodilatadores na *insuficiência cardíaca congestiva.*

Outros usos dos BCCs incluem o tratamento da *hipertensão pulmonar*, da *doença vascular periférica*, da *insuficiência cardíaca congestiva leve* e da *estenose subaórtica hipertrófica*. O papel dos *bloqueadores* da entrada de cálcio *na proteção contra a lesão isquêmica* no coração, cérebro, rins e outros tecidos está sob intensa investigação. Atualmente, parece que o diltiazem diminui a mortalidade do infarto cardíaco apenas quando não existe congestão pulmonar concomitante.

Certos BCCs têm sido eficientes nos transtornos do SNC como o acidente vascular cerebral e a enxaqueca e na supressão da aterogênese. A escolha do medicamento para um propósito particular depende das propriedades farmacológicas dos medicamentos, da presença de outros medicamentos e do estado cardiovascular do paciente.

Os efeitos adversos dos BCCs são conseqüências do bloqueio da entrada de cálcio e estão limitados principalmente ao sistema cardiovascular. A vasodilatação induzida pelo medicamento leva a hipotensão e vertigem, tonteira, rubor e cefaléia. A vasodilatação pode se somar adversamente com a de outros vasodilatadores. A automaticidade SA diminuída causa bradicardia, e condução AV diminuída algumas vezes pode resultar em bloqueio cardíaco. A contratilidade miocárdica diminuída pode resultar em insuficiência cardíaca congestiva, particularmente quando esses medicamentos são usados com medicamentos bloqueadores β-adrenérgicos. O uso com β-bloqueadores pode induzir bloqueio cardíaco. O edema periférico causado por esses medicamentos pode ser devido a uma combinação de insuficiência cardíaca e vasodilatação periférica, mas os efeitos diretos para diminuir a excreção de sódio foram observados com alguns BCC. Os efeitos dos medicamentos fora do sistema cardiovascular são mínimos.

Constipação algumas vezes é relatada e pode ser causada pela contração-excitação leve separada no músculo liso GI. A ligação excitação-secreção nas glândulas exócrinas e endócrinas é outro papel importante do cálcio, mas os efeitos dos BCCs na função glandular não têm se mostrado importantes clinicamente, embora tenha sido relatado que a nifedipina diminui a secreção de insulina. Nas doses usuais, os antagonistas do cálcio não parecem afetar a liberação de norepinefrina das terminações nervosas simpáticas, embora o cálcio seja necessário na liberação de norepinefrina. Em acentuado contraste com os bloqueadores β_1-adrenérgicos, os BCCs não aumentam a resistência das vias aéreas.

Os BCCs podem realçar a neurotoxicidade do lítio. Tanto o verapamil quanto o diltiazem lentificam o metabolismo hepático da carbamazepina e provavelmente de vários outros medicamentos. Diversos BCCs aumentam as concentrações plasmáticas da digoxina quando os medicamentos são usados concomitantemente, provavelmente pela diminuição da eliminação renal de digoxina. O verapamil comprovadamente diminui a depuração não-renal de digoxina. A cimetidina, mas não a ranitidina, diminui a depuração de primeira passagem da nifedipina em cerca de 50% e aumenta adequadamente a sua biodisponibilidade. Tem sido relatado que a rifampina diminui a biodisponibilidade oral de nifedipina por aumentar a atividade hepática do citocromo P-450.

CLORIDRATO DE BEPRIDIL

Monocloridrato, monoidrato de β-[(2-metilpropóxi)metil]-*N*-fenil-*N*-(fenilmetil)-; Vascor

(CH₃)₂CHCH₂OCH₂CHCH₂—N(C₆H₅)CH₂C₆H₅ · HCl · H₂O

[74764-40-2] $C_{24}H_{34}N_2O \cdot HCl \cdot H_2O$ (421.02).

Preparo — US Pat 3.962.238.

Descrição — Cristais brancos que fundem a cerca de 91°.

Comentários — Aprovado na *angina crônica*. Causa pró-arritmias por suas propriedades de Classe 1. Aproximadamente 15% dos pacientes interrompem o seu uso pelos distúrbios GI (náusea, dispepsia, diarréia), arritmias ventriculares, vertigem ou síncope. *Torsades de pointes* têm sido raramente relatadas.

CLORIDRATO DE DILTIAZEM

Benzotiazepina-4-(5*H*)-ona, (+)-*cis*-3-(acetilóxi)-5-[2-(dimetilamino)etil]-2,3-diidro-2-(4-metoxifenil)-monocloridrato; Cardizem; Dilacor XR

[33286-22-5] $C_{22}H_{26}N_2O_4S \cdot HCl$ (450.98).

Preparo — *Chem Pharm Bull* 1971; 19:595.

Descrição — Cristais brancos que fundem a aproximadamente 188°; pK_a 7,7.

Solubilidade — Livremente solúvel em água, álcool ou clorofórmio; levemente solúvel em álcool desidratado.

Comentários — Aprovado na *angina estável crônica vasoespástica* e na *fibrilação/flutter atrial*; também usado na síndrome de Raynaud.

CLORIDRATO DE NICARDIPINA

Ácido 3,5-piridinodicarboxílico, 1,4-diidro-2,6-dimetil-4-(3-nitrofenil)-, éster metil 2-[metil(fenilmetil)aminoetil, monocloridrato; Cardene

[54527-84-3] $C_{26}H_{29}N_3O_6 \cdot HCl$ (515.99).

Preparo — *Chem Pharm Bull* 1979; 27:1426.

Descrição — Cristais brancos que fundem a cerca de 180° (forma α) ou a aproximadamente 169° (forma β); pK_a 7,2.

Comentários — Está aprovado na *angina estável crônica* e na *hipertensão*; também é usado na insuficiência cardíaca congestiva. Sua meia-vida é de 3 a 4 h.

CLORIDRATO DE VERAPAMIL

Benzenoacetonitrila,α-[3-[[2-(3,4-dimetoxifenil)etil]-metilamino]propil]3,4-dimetóxi-α-(1-metiletil)-, cloridrato; Calan; Isoptin; Veralan

[52-53-9] $C_{27}H_{38}N_2O$ (454.61).

Preparo — Veja *Arzneimittel-Forsch* 1962; 12:563; e *Helv Chim Acta* 1975; 58:2050.

Descrição — Cristais brancos a bege que fundem a aproximadamente 140°; pH (solução 7% de peso em peso) aproximadamente 4,2.

Solubilidade — 1 g se dissolve em cerca de 15 mL de água, 25 mL de álcool ou 2 mL de clorofórmio; solúvel na maioria dos solventes orgânicos polares.

Comentários — Está aprovado na *angina estável crônica vasoespástica* e na *angina instável*, na *fibrilação/flutter atrial* e na *hipertensão;* também é usado na enxaqueca e na miocardiopatia. A cinética de saturação tem sido observada após doses repetidas.

FELODIPINA

Ácido 3,5-piridina dicarboxílico; (±)-4-(2,3-diclorofenil)-1,4-diidro-2,6-dimetil-, etil metil éster; Plendil

[72509-76-3] $C_{18}H_{19}Cl_2NO_4$ (384.26).

Preparo — US Pat 4.264.611.

Descrição — Cristais brancos que fundem a cerca de 145°.

Solubilidade — Praticamente insolúvel em água, muito solúvel em álcool.

Comentários — Aprovada na *hipertensão*; também é usada na síndrome de Raynaud e na insuficiência cardíaca congestiva. Os efeitos colaterais incluem cefaléia, vertigem, rubor e edema maleolar; outros incluem fadiga, insônia, palpitações e dispnéia.

ISRADIPINA

Ácido 3,5-piridinodicarboxílico, (±)-4-(4-benzofurazanil)-1,4-diidro-2,6-dimetil-, éster metil 1-metiletil; DynaCirc

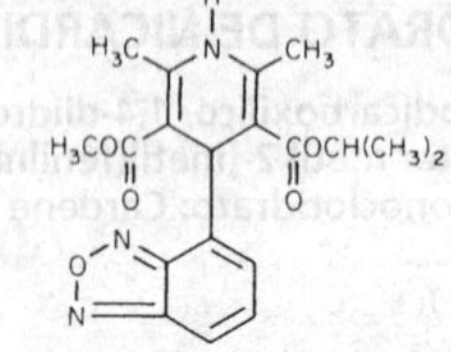

[75695-93-1] $C_{19}H_{21}N_3O_5$ (371.39).

Preparo — US Pat 4.466.972.

Descrição — Cristais brancos que fundem a aproximadamente 142°.

Solubilidade — Praticamente insolúvel em água; muito solúvel em álcool.

Comentários — Aprovada na *hipertensão;* também usada na síndrome de Raynaud e na insuficiência cardíaca congestiva. É bem tolerada, e os efeitos colaterais são geralmente extensões da vasodilatação dose-relacionada.

MALEATO DE AMLODIPINA

Ácido 3,5-piridinocarboxílico, 2-[(2-aminoetóxi)metil]-4-(2-clorofenil)-1,4-diidro-6-metil-, 3-etil 5-metil éster, (±)-, (*Z*)-2-butenodioato (1:1); Norvasc

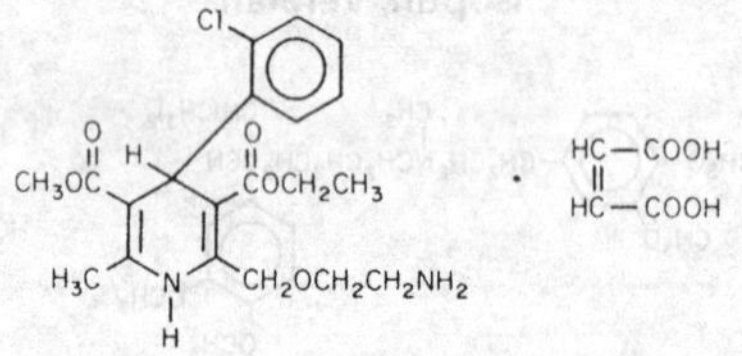

[88150-47-4] $C_{20}H_{25}ClN_2O_5 \cdot C_4H_4O_4$ (524.96).

Preparo — *J Med Chem* 1986; 29:1696.

Descrição — Cristais brancos que fundem a cerca de 180°; pK_a (base NH_2) 9,0.

Comentários — É aprovado na *angina estável crônica vasoespástica* e na *hipertensão.* Sua meia-vida é de 34 h. Os efeitos colaterais são geralmente leves e típicos dos vasodilatadores BCC.

NIFEDIPINA

Ácido 3,5-piridinocarboxílico, 1,4-diidro-2,6-dimetil-4-(2-nitrofenil)-, éster dimetil; Adalat; Procardia

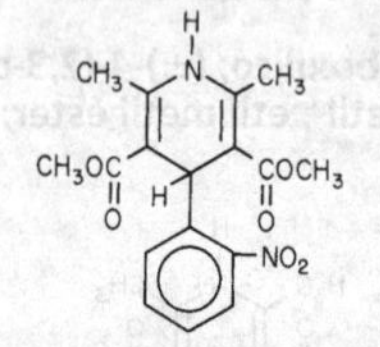

[21829-25-4] $C_{17}H_{18}N_2O_6$ (346.34).

Preparo — Veja US Pat 3.485.847.

Descrição — Cristais amarelos que fundem a aproximadamente 174°.

Solubilidade — Praticamente insolúvel em água; levemente solúvel em álcool; muito solúvel em clorofórmio ou acetona; as soluções são extremamente sensíveis à luz.

Comentários — Está aprovada na *angina estável crônica vasoespástica* e na *hipertensão*; é também usada na enxaqueca, na síndrome de Raynaud, na insuficiência cardíaca congestiva e na miocardiopatia. Sua meia-vida é de 4 h.

NIMODIPINA

Ácido 3,5-piridinodicarboxílico, 1,4-diidro-2,6-dimetil-4-(3-nitrofenil)-, éster 2-metoxietil 1-metiletil; Nimotop

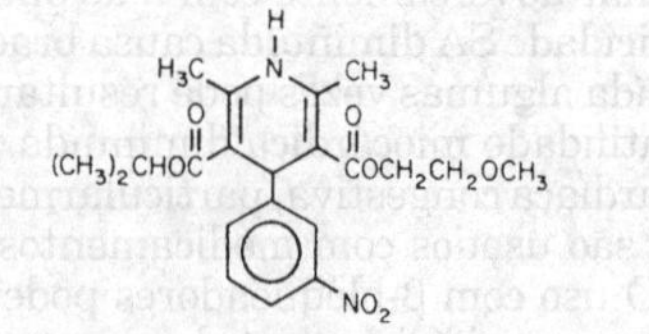

[66085-59-4] $C_{21}H_{26}N_2O_7$ (418.45).

Preparo — US Pat 3.799.934.

Descrição — Cristais amarelos que fundem a aproximadamente 125°.

Solubilidade — Insolúvel em água; solúvel em álcool.

Comentários — Aprovada na *hemorragia subaracnóide* (o único BCC aprovado com esse propósito); também usada na enxaqueca. Causa níveis cerebrais elevados por sua solubilidade lipídica elevada apesar de uma meia-vida plasmática curta. Seus principais efeitos são hipotensão e diarréia.

NISOLDIPINA

Ácido 3,5-piridinocarboxílico, (±)-1,4-diidro-2,6-dimetil-4-(2-nitrofenil)-, éster metil 2-metilpropil; Sular

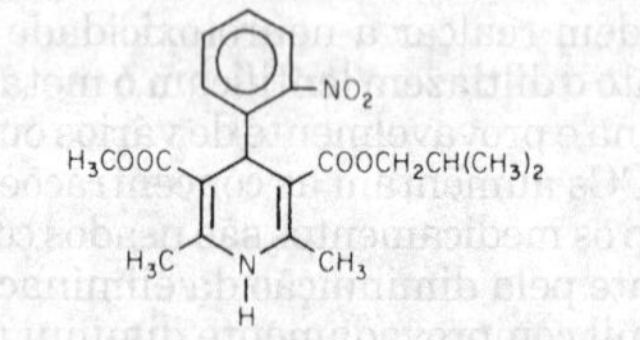

[63675-72-9] $C_{20}H_{24}N_2O_6$ (388.42).

Preparo — Pela reação do isobutil 2-(o-nitrobenzilideno)-3-oxobutirato e metil 3-aminobutirato na reação tipo Knoevenagel. Veja US Pat 4.154.839 (1979).

Descrição — Pó cristalino amarelo que funde a cerca de 152°.

Solubilidade — Praticamente insolúvel em água; solúvel em etanol.

Comentários — Aprovada na *angina estável crônica vasoespástica* e na *angina instável,* na *fibrilação/flutter atrial* e na *hipertensão;* também é usada na enxaqueca e na miocardiopatia.

MEDICAMENTOS QUE AFETAM OS LIPÍDIOS SANGÜÍNEOS

Os medicamentos que afetam os lipídios sangüíneos são classificados como cardiovasculares pela relação com os lipídios sangüíneos na aterosclerose. A aterosclerose pode ser um distúrbio no metabolismo dos lipídios ou um efeito normal de uma dieta elevada em certos lipídios. Como um dos principais lipídios de um medicamento no ateroma é o colesterol, muita atenção tem sido centrada no colesterol da dieta e do sangue.

Existe uma correlação entre o conteúdo de colesterol sangüíneo e a incidência de oclusão coronariana, embora não seja uma correlação perfeita. Experimentalmente, uma dieta rica em colesterol promove ou exacerba a aterosclerose em certas espécies. Conseqüentemente, tem havido interesse nos medicamentos que afetam a absorção do colesterol do intestino. Entretanto, o colesterol também é sintetizado dos ácidos graxos no corpo, e tem havido grande interesse nas capacidades relativas dos diferentes ácidos graxos em elevar ou reduzir os níveis plasmáticos de colesterol.

As gorduras saturadas, especialmente os palmitatos, induzem níveis sangüíneos mais elevados do que as gorduras insaturadas, mas agora parece que um pouco do que era atribuído à saturação era o resultado do colesterol das gorduras derivadas dos animais. Pensava-se que as gorduras poliinsaturadas não são apenas menos ofensivas na elevação do colesterol sangüíneo mas que também antagonizam os efeitos colesterogênicos dos ácidos graxos saturados.

O papel dos vários ácidos graxos na aterogênese agora necessita de reavaliação. A β-lipoproteína sangüínea e os níveis de triglicerídios séricos também se correlacionam de alguma forma com a incidência de oclusão coronariana e com o tipo de gordura na dieta. Desde o primeiro estudo de Framingham, estudos epidemiológicos e terapia se preocuparam com as lipoproteínas de baixa densidade (LDL) e as de muito baixa densidade (VLDL) e também em relação aos quilomícrons. Agora se sabe, entretanto, que um fator muito importante na aterogênese é o nível plasmático das lipoproteínas de alta densidade (HDL), as quais servem como "varredoras" do colesterol e não apenas protegem as artérias da deposição de colesterol mas parecem estar envolvidas no transporte de colesterol para fora da parede dos vasos. Os lipídios sangüíneos são apenas um dos vários fatores que causam aterosclerose e oclusão coronariana.

Um estudo na Suécia indicou uma diminuição extraordinária na taxa de reinfarto coronariano nos pacientes tratados com uma combinação de clofibratos e niacina. Nos EUA, as resinas seqüestradoras de ácidos biliares têm mostrado diminuir a taxa de infarto miocárdico. Além disso, continuam a avolumar-se as evidências de que dietas baixas em gordura em combinação com medicamentos antilipidêmicos têm um efeito protetor na coronariopatia. Diversos grandes estudos mostraram que as estatinas melhoraram a sobrevida nos pacientes com uma história de angina ou infarto do miocárdio. Outros estudos relataram falta de progressão ou, em alguns casos, regressão real da aterosclerose nas artérias coronarianas estenosadas.

CLORIDRATO DE COLESTIPOL

Polímero de tetraetilenopentamina com cloreto de 1-cloro-2,3-epoxipropano; Colestid

Co-polímero de dietilenotriamina e cloridrato de 1-cloro-2,3-epoxipropano [37296-80-3].

Preparo — O cloridrato de colestipol tem um elevado peso molecular, com muitas ligações cruzadas, co-polímero com troca de ânion básico da dietilenotriamina e do 1-cloro-2,3-epoxipropano, cerca de um de cinco nitrogênios amínicos protonados (forma de cloreto). US Pats 3.692.895 e 3.803.237.

Descrição — Contas brancas a amarelo-claras; inodoras; insípidas; higroscópicas.

Solubilidade — Insolúvel em água, as contas incham quando colocadas em água ou em líquidos aquosos.

Comentários — É uma resina de troca de ânions semelhante à *Resina Colestiramina* (veja adiante) na sua ação e usos, mas existem diferenças nos ânions que são trocados. Ambas as resinas se ligam e aumentam a excreção fecal dos ácidos biliares. As conseqüências e os usos que derivam dela são descritos em *Colestiramina*. Os efeitos adversos e as interações medicamentosas também são os mesmos.

FENOFIBRATO

Ácido propiônico, 2-[4-(4-clorobenzoil)fenóxi-, éster 1-metiletil

[49562-28-9] $C_{20}H_{21}ClO_4$ (360.84).

Preparo — Um método envolve a formulação do sal de sódio da 4-cloro-4'-hidroxibenzofenona com o hidróxido de sódio na acetona anidra seguida pela reação nucleofílica com o ácido α-cloroisobutírico para formar o éter (método de Williamson) e a esterificação subseqüente com o álcool isopropílico para gerar o produto. Veja *Arzneimittel-Forsch* 1976; 26:885; US Pat 4.059.552 (1977).

Descrição — Cristais brancos que fundem a aproximadamente 78°.

Solubilidade — Praticamente insolúvel em água; levemente solúvel em etanol ou metanol; solúvel em éter, acetona, clorofórmio ou benzeno.

Comentários — É o derivado ácido fíbrico mais novo estruturalmente similar ao genfibrozil. Como o fibrosil, *aumenta a atividade da lipase lipoproteica*, aumentando, portanto, a depuração dos triglicerídios. Ele aumenta a *secreção hepática do colesterol VLDL* e *aumenta os níveis de HDL*. É relatado que ele reduz os níveis de triglicerídios em aproximadamente 30 a 50% e que aumenta significativamente os níveis do colesterol HDL. Os níveis de LDL são também mais reduzidos do que com o genfibrozil, mas em menor grau do que com as estatinas. Os efeitos colaterais são semelhantes aos do genfibrozil. A dosagem de uma vez ao dia é uma vantagem.

GENFIBROZIL

Ácido pentanóico, 5-(2,5-dimetilfenóxi)-2,2-dimetil-, Lopid

[25812-30-0] $C_{15}H_{22}O_3$ (250.34).

Preparo — Veja US Pat 3.674.836.

Descrição — Cristais brancos que fundem a aproximadamente 61°.

Solubilidade — Praticamente insolúvel em água ou álcool; levemente solúvel em álcalis diluídos; pK_a 4,7.

Comentários — *Diminui a incorporação dos ácidos graxos de cadeia longa aos triglicerídios* e assim *diminui a síntese hepática de VLDL*, e também *diminui a síntese da apolipoproteína carreadora do VLDL*. Também diminui VLDL e, irregularmente, LDL. Também aumenta HDL e a razão HDL:colesterol. No momento, está aprovado para uso na *hiperlipidemia do Tipo IV* (hipertrigliceridemia). Noventa por cento dos pacientes com os Tipos IIa e IIb de hiperlipoproteinemia respondem significativamente.

Os efeitos adversos mais freqüentes são dor abdominal (6%), dor epigástrica (5%), diarréia (5%), náusea (4%), vômito (1,6%) e flatulência (1%). Mialgia e artralgia, hepatite e miosite podem ocorrer.

É bem absorvido oralmente. Aproximadamente 30% são oxidados no fígado a dois metabólitos; os 70% restantes são excretados inalterados na urina. A meia-vida de uma única dose é de 1,5 h, mas é encurtada para 1,3 h durante a manutenção, o que implica a indução do sistema microssomial hepático.

RESINA COLESTIRAMINA

Cholybar; Questran

Colestiramina [11041-12-6]; uma resina de troca de ânions fortemente básica na forma de cloreto, consiste em co-polímero estirenodivinilbenzeno com grupos funcionais de amônio quaternário. Cada grama troca 1,8 a 2,2 g de glicolato de sódio, calculado na base seca.

Preparo — O cloreto de trimetilbenzilamônio poliestireno é copolimerizado através da ligação cruzada com o divinilbenzeno.

Descrição — Pó fino branco a cor de couro, higroscópico; inodoro ou tem não mais que um odor leve do tipo amina; pH entre 4 e 6 numa pasta fluida (1:100).

Solubilidade — Muito levemente solúvel em água ou álcool; insolúvel em clorofórmio ou éter.

Comentários — Liga-se fracamente aos ânions ácidos com caráter hidrofóbico parcial. É empregada para se ligar aos ácidos biliares no intestino e, conseqüentemente, para prevenir sua absorção nas *hipercolesterolemias*, especialmente a familiar (Tipo IIa) e heterozigota (Tipo IIb), na *colestase* e nas *diarréias bile-dependentes*. Também é usada para diminuir a absorção do oxalato na *hiperoxalúria*, das porfirinas na *porfiria cutânea tardia* e na *protoporfiria*, dos glicosídios cardíacos na *intoxicação digitálica*, da clordecona na *intoxicação por clordecona*, e da toxina clostrídica na *colite associada ao antibiótico*.

A depleção dos ácidos biliares nos intestinos não apenas diminui a absorção da dieta e do colesterol êntero-hepático, mas também aumenta a síntese de ácidos biliares do colesterol, o qual diminui o tamanho do *pool* de colesterol sistêmico. Na hipercolesterolemia familiar, a concentração plasmática de LDL está diminuída em 20 a 30%, o que aumenta as populações de receptor LDL nos hepatócitos e nos miócitos vasculares e acelera então o catabolismo do LDL. A aterogênese é retardada e provavelmente até revertida. O efeito é ainda mais pronunciado na presença dos inibidores da coenzima A hidroximetilglutaril (o LDL está diminuído em aproximadamente 40%) e da niacina. Hoje há evidências de que pode ocorrer diminuição na taxa de oclusão coronariana.

Na colestase, a diminuição na concentração dos ácidos biliares na pele alivia o prurido.

Os efeitos colaterais, atribuíveis à diminuição dos ácidos biliares intra-intestinais, incluem constipação (20 a 50%), pirose e dispepsia, cólica, eructação, distensão abdominal, estase biliar e obstrução por cálculos biliares, esteatorréia e síndrome de má absorção (com doses > 24 g/dia) e hipoavitaminoses A, D e K decorrentes. O volume da dose juntamente com a diminuição da motilidade intestinal exacerba a constipação e favorece a impactação e pode ser a causa de náusea, vômito e sangramento GI das úlceras. Alcalose hipoclorêmica algumas vezes ocorre. A causa da diarréia ocasional não é conhecida. Nas hipertrigliceridemias, o medicamento pode elevar VLDL e as lipoproteínas de densidade intermediária (IDL). As doses elevadas e a idade dos pacientes acima de 60 anos predispõem a efeitos adversos. A preparação tem um gosto arenoso. Se o volume anidro for ingerido ou inalado acidentalmente, podem ocorrer pneumonite ou esofagite.

Liga-se a vários medicamentos fracamente acidíferos e interfere na sua absorção durante a administração oral concomitante. Exemplos proeminentes são anticoagulantes protrombopênicos (varfarina, etc.), saluréticos, ácido quenodesoxicólico, digitálicos (especialmente a digitoxina), penicilinas, cefalosporinas, tetraciclinas, vancomicina, clindamicina, trimetoprim, hormônios da tireóide, ácido fólico, fenilbutazona e fenobarbital.

As Estatinas — Inibidores da HMG-CoA Redutase

Seis inibidores da 3-hidróxi-3-metilglutaril co-enzima A (HMG-CoA) redutase foram introduzidos há pouco mais que uma década, e eles revolucionaram o tratamento da hiperlipidemia. Para a maioria das hiperlipidemias, eles não apenas são mais efetivos do que as antigas resinas ligadoras dos ácidos biliares, os derivados do ácido fíbrico e a niacina, eles são mais saborosos e produzem uma incidência muito menor de efeitos colaterais e toxicidades. Agem como inibidores de alta afinidade da HMG-CoA redutase, a qual é a etapa limitadora na biossíntese do colesterol. A síntese do colesterol é suprimida pelas doses terapêuticas, mas colesterol suficiente é sintetizado para as necessidades corporais. As concentrações intracelulares diminuídas de colesterol causam supra-regulação dos receptores de LDL e desse modo o catabolismo de LDL é aumentado, e as concentrações plasmáticas de LDL caem 25 a 40%; quando combinados com a colestiramina, os níveis de LDL podem declinar 50 a 60%. As doses máximas da atorvastatina também reduzem os níveis de LDL em 50 a 60%. Os níveis de HDL podem aumentar em até 12%, aumentando assim ainda mais a razão HDL:LDL. Os triglicerídios são reduzidos em 10 a 30%. O LDL não é afetado na hipercolesterolemia familiar homozigota. As estatinas estão indicadas no tratamento das *hipercolesterolemias familiares primárias* (heterozigotas do Tipo IIa e do Tipo IIb), da *disbetalipoproteinemia* (Tipo III), da *hiperlipidemia familiar combinada* (Tipo IV), da *dislipidemia diabética* e da *dislipidemia nefrótica*. A associação com resinas quelantes de ácidos biliares é segura e efetiva.

Os efeitos colaterais, se houver, são usualmente leves e transitórios e correspondem a menos de 2% das interrupções no tratamento. Eles incluem cefaléia, flatulência, dor abdominal ou cólicas, diarréia, erupções cutâneas, prurido, constipação, náusea, mialgia, vertigem, turvamento visual, câibras e disgeusia. Alguns pacientes têm relatado transtornos do sono. Fotossensibilidade pode ocorrer em alguns pacientes.

A miopatia, ocasionalmente levando a rabdomiólise franca, tem também sido associada com a terapia e parece ser agravada pela co-administração com genfibrozil, niacina, ciclosporina ou eritromicina. Os níveis de creatininafosfocinase (CPK) estão tipicamente um pouco elevados, mas podem tornar-se acentuados em pacientes com mialgias ou dor muscular e fraqueza. As estatinas são concentradas no fígado, onde inibem a HMG-CoA redutase e podem causar transaminases séricas elevadas, as quais devem ser monitoradas durante o tratamento; são contra-indicadas na doença hepática ativa. Visto que o colesterol é um nutriente essencial no desenvolvimento do feto e do lactente, as estatinas são contra-indicadas durante a gestação e a lactação.

Como a maior parte da biossíntese do colesterol ocorre à noite e todas as estatinas, exceto uma, têm uma meia-vida curta, os medicamentos devem ser tomados na hora de dormir. A lovastatina deve ser tomada com um lanche ou uma refeição. Se associada a uma resina quelante de sais biliares, as estatinas devem ser tomadas 1 h antes ou 4 h após a tomada da resina, para evitar a absorção diminuída.

ACETATO DE NORETINDRONA — Cap. 77.

ATORVASTATINA CÁLCICA

Ácido 1-*H*-pirrol-1-heptanóico, [*R*-(*R,*R**)]-2-(4-fluorofenil)-β,δ-diidróxi-5-(1-metiletil)-3-fenil-4-[(fenilamino)carbonil]-, sal de cálcio (2:1)**

[134523-03-8] $C_{66}H_{68}CaF_2N_4O_{10}$ (1155.37).

Preparo — Veja US Pat 5.273.995 (1993).

Comentários — É um inibidor da HMG-CoA redutase que parece diminuir os níveis de LDL e de triglicerídios mais do que os outros medicamentos da sua classe nas doses recomendadas. Tem uma meia-vida efetiva longa de 20 h.

CERIVASTATINA SÓDICA

Ácido 6-heptenóico, 7-[4-(4-fluorofenil)-5-metoximetil-2,6-bis(1-metiletil)-3-piridinil]-3,5-diidróxi-[*S*-[*R,*S**-(*E*)]], sal de sódio; Baycol**

[143201-11-0] $C_{26}H_{33}FNNaO_5$.

Comentários — É um inibidor da HMG-CoA redutase que é cerca de 100 vezes mais potente que os outros medicamentos dessa classe e custa menos do que a maioria dos outros.

FLUVASTATINA SÓDICA

Ácido 6-heptenóico, [*R,*S**-(*E*)](±)-7-[3-(4-fluorofenil)-1-(1-metil)-1*H*-indol-2-il]-3,5-diidróxi-, sal monossódico; Lescol; Fluindostatin**

Preparo — Veja US Pat 4.739.073 (1988).

Descrição — Pó branco a amarelo claro, higroscópico, que funde a aproximadamente 195° com decomposição.

Solubilidade — Solúvel em água, etanol ou metanol.

Comentários — É um inibidor da HMG-CoA redutase que custa menos do que a maioria dos outros medicamentos dessa classe.

LOVASTATINA

Ácido butanóico, (*S*)-2-metil-, [1α(*R),3α,7β,8β(2*S**,4*S**),8αβ]-1,2,3,7,8,8α-hexaidro-3,7-dimetil-8-[2-(tetraidro-4-hidróxi-6-oxo-2*H*-piran-2-il) etil]-1-naftalenil éster; Mevacor**

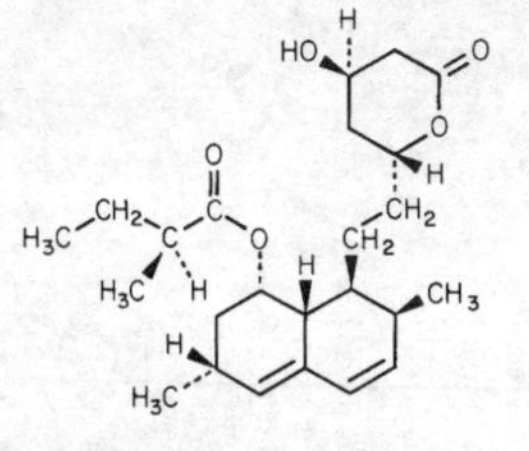

[75330-75-5] $C_{24}H_{36}O_5$ (404.55).

Descrição — Pó cristalino branco, não-higroscópico, que é isolado de uma raça de *Asperigillus terreus*. O medicamento é uma lactona inativa, a qual, após a ingestão, é hidrolisada ao β-hidroxiácido correspondente, o princípio ativo.

Solubilidade — Insolúvel em água; levemente solúvel em álcool, metanol ou acetonitrila.

Comentários — É um inibidor da HMG-CoA redutase, a enzima da etapa limitadora na biossíntese do colesterol. A parte de ácido mevalônico da lovastatina se combina com o centro ativo da enzima com uma afinidade de mais de 6.000 vezes a do substrato natural e ela própria é reduzida. A gênese de colesterol é suprimida nas doses terapêuticas, mas permanece atividade bastante para permitir que colesterol suficiente seja sintetizado para as necessidades corporais. As concentrações intracelulares diminuídas do colesterol causam aumento de receptores de LDL e desse modo o catabolismo do LDL é aumentado e as concentrações plasmáticas de LDL caem. Na hipercolesterolemia familiar heterozigota, 80 mg ao dia diminuem os níveis plasmáticos de LDL em 35 a 40%; quando combinado com a colestiramina ou o colestipol, os níveis de LDL podem diminuir em 50 a 60%. O LDL não é afetado na hipercolesterolemia familiar homozigota. O medicamento está indicado para *hipercolesterolemias familiares primárias* (heterozigotas do Tipo IIa e Tipo IIb). Também é efetivo na disbetalipoproteinemia (Tipo III), na *hiperlipidemia familiar combinada* (Tipo IV), na *dislipidemia diabética* e na *dislipidemia nefrótica*. A associação com resinas quelantes de ácidos biliares é segura e efetiva.

Os efeitos adversos usualmente são leves e transitórios, e os efeitos colaterais correspondem a menos de 2% da interrupção do tratamento. Eles incluem cefaléia, flatulência, dor/cólica abdominal, diarréia, erupção cutânea/prurido, constipação, náusea, mialgia, vertigem, turvamento visual, câibras e disgeusia.

A miopatia, ocasionalmente levando a rabdomiólise franca, tem sido associada à terapia e pode ser agravada com ciclosporina, eritromicina, niacina, ou genfibrozil. Os níveis de creatininafosfocinase (CPK) estão tipicamente um pouco elevados, mas podem tornar-se acentuados nos pacientes com mialgias ou dor/fraqueza musculares. A lovastatina é concentrada no fígado e pode causar elevação das transaminases séricas, portanto os seus níveis devem ser monitorados durante a terapia; é contra-indicada na doença hepática ativa.

Por via oral, aproximadamente 40% são absorvidos. No corpo, o anel lactona é hidrolisado para chegar à forma ativa do medicamento. O medicamento também é oxidado no fígado em quatro metabólitos. Os agentes originais e os metabólitos são excretados principalmente na bile, mas cerca de 10% são excretados na urina.

NIACINA — Cap. 106.

OXANDROLONA — Cap. 77.

PRAVASTATINA SÓDICA

Ácido 1-naftaleno-heptanóico, [1*S*]-1α(β*S,δ*S**),2α,6α,8β(*R**),8*a*α]]-1,2,6,7,8,8*a*-hexaidro-β,δ,6-triidróxi-2-metil-8-(2-metil-1-oxobutóxi)-, sal monossódico; Pravachol**

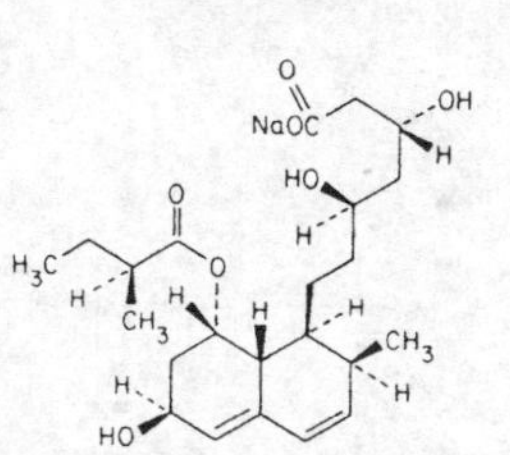

[81131-70-6] $C_{23}H_{35}NaO_7$ (446.52).

Preparo — US Pat 4.346.227; pela ação microbiana na mevastatina.

Descrição — Pó cristalino branco.

Solubilidade — Muito solúvel em água ou álcool.

Comentários — Seu mecanismo de ação, efeitos, indicações, efeitos colaterais e precauções são essencialmente os mesmos da *Lovastatina*. Entretanto, é 100 vezes mais hidrofílica e não atravessa a barreira hematoencefálica nem penetra nas células não-hepáticas com tanta facilidade. É absorvida mais rapidamente. Como a lovastatina, sofre significativo metabolismo de primeira passagem e é concentrada no fígado, seu principal local de ação. Tem uma meia-vida de 1,1 a 1,7 h, e 70% do principal metabólito são excretados nas fezes. Os seqüestradores dos ácidos biliares reduzem a biodisponibilidade em cerca de 50%; deve ser tomada pelo menos 1 h antes ou 4 h após a resina.

SINVASTATINA

Ácido butanóico, 2,2-dimetil-, [1*S*-[1α,3α,7β,8β-(2*S,4*S**) 8αβ]]-1,2,3,7,8,8a-hexaidro-3,7-dimetil-8-[2-(tetraidro-4-hidróxi-6-oxo-2*H*-piran-2-il)etil]-1-naftalenil éster, Zocor**

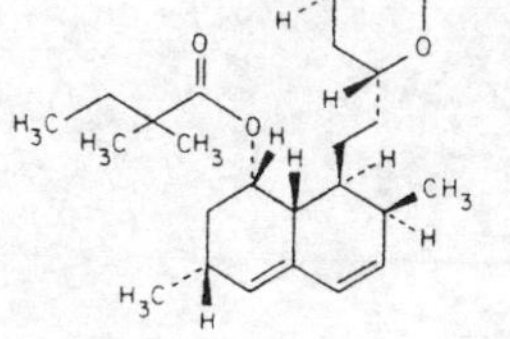

[79902-63-9] $C_{25}H_{38}O_5$ (418.57).

Preparo — *J Med Chem* 1986; 29:849.

Descrição — Cristais brancos que fundem a cerca de 137°; é um derivado da lovastatina.

Solubilidade — Praticamente insolúvel em água, livremente solúvel em álcool.

Comentários — Seu mecanismo de ação, efeitos, indicações, efeitos colaterais e precauções são essencialmente os mesmos da *Lovastatina*, à qual está muito relacionada quimicamente. Sua absorção, seqüestro pelo fígado, metabolismo e excreção são também muito semelhantes.

Medicamento Cardiovascular de Uso Especial

ALPROSTADIL

Ácido prost-13-en-1-óico, (11α,13*E*,15*S*)-11,15-diidróxi-9-oxo-, Edex; MUSE; Prostaglandin E_1; Prostin VR

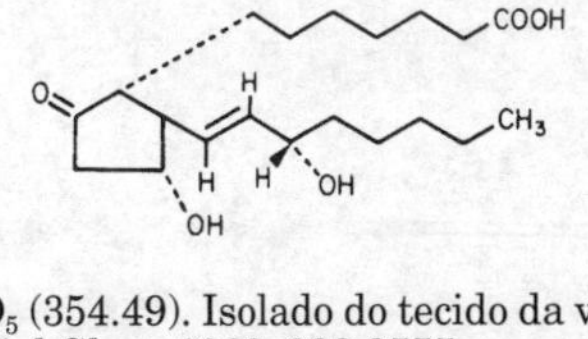

[745-65-3] $C_{20}H_{34}O_5$ (354.49). Isolado do tecido da vesícula seminal do carneiro. Veja *J Biol Chem* 1963; 238:3555.

Preparo — Para a síntese, veja *J Org Chem* 1974; 37:2921.

Descrição — Cristais brancos que fundem a cerca de 115°; $[\alpha]_{578}$ = 61,6° c = 0,56, THF). Instável (desidrata) em solução com pH baixo (<4) ou alto (>8).

Comentários — É uma prostaglandina endógena E_1 que *ajuda a manter a desobstrução do canal arterial do feto*. Após o nascimento, a produção da prostaglandina cai e o canal se fecha. Entretanto, quando existem defeitos cardíacos congênitos, como na *tetralogia de Fallot*, na *transposição dos grandes vasos*, na *atresia pulmonar*, na *estenose pulmonar*, na *coarctação da aorta*, na *atresia tricúspide* ou no *arco aórtico imperfeito*, é necessário que o canal arterial permaneça desobstruído até que a cirurgia corretiva possa ser realizada. Em tais circunstâncias, a infusão de alprostadil (PGE) ajuda a manter a permeabilidade até a cirurgia.

Os seguintes efeitos colaterais podem ocorrer: apnéia (12%); bradipnéia, taquipnéia, depressão respiratória, broncoespasmo (ao todo <1%); rubor (10%); bradicardia (7%); hipotensão (4%); taquicardia (3%); e parada cardíaca.

O medicamento deve ser usado com cuidado quando houver qualquer condição preexistente que possa adicionar ou exagerar qualquer um dos efeitos mencionados anteriormente. Deve haver monitoração da PA e do estado pulmonar, especialmente quando o fluxo pulmonar já estiver comprometido.

O alprostadil também é prescrito para disfunção erétil pela injeção nos corpos cavernosos do pênis (Edex) ou pela inserção de um supositório na uretra (MUSE). Um creme transdérmico também está sendo pesquisado. Ele promove o relaxamento do músculo liso trabecular e dilatação das artérias cavernosas. O priapismo prolongado é um efeito colateral infreqüente, mas potencialmente grave.

CAPÍTULO **69**

Fármacos do Aparelho Respiratório

William K Nichols, PhD
Associate Professor of Pharmacology and Toxicology
College of Pharmacy
University of Utah
Salt Lake City, UT 84112

Os fármacos utilizados no tratamento da asma constituem o principal grupo de fármacos do aparelho respiratório enfatizados neste capítulo, visto ser a asma uma afecção respiratória extremamente comum que acomete 14 a 15 milhões de pessoas nos EUA. A asma é, hoje em dia, reconhecida como doença inflamatória, caracterizada por hiper-reatividade brônquica e broncoespasmo, responsável por mais de 100 milhões de dias de atividade restrita e 470.000 internações anualmente. Os estudos clínicos realizados demonstraram os benefícios da terapia antiinflamatória no tratamento do componente inflamatório subjacente dessa afecção respiratória, reservando os broncodilatadores primariamente para uso sintomático. Os fármacos utilizados na terapia da asma incluem broncodilatadores, corticosteróides, inibidores da liberação de mediadores, inibidores da via dos leucotrienos e agentes anticolinérgicos. Outras categorias importantes de fármacos do aparelho respiratório mencionados neste capítulo incluem os antitussígenos, os expectorantes e as preparações de surfactante.

Os *broncodilatadores* são utilizados para aumentar o calibre das vias aéreas e facilitar a respiração, bem como para diminuir o broncoespasmo ao relaxar os músculos lisos dos bronquíolos. Proporcionam alívio respiratório em diversas afecções, como asma, bronquite, enfisema ou bronquiectasia. Diversos grupos de drogas farmacologicamente diferentes possuem propriedades broncodilatadoras. Os *agentes simpatomiméticos*, como metaproterenol, salbutamol, terbutalina, bitolterol, isoetarina, pirbuterol e salmeterol, exercem um efeito preferencial sobre os receptores β_2-adrenérgicos e medeiam o relaxamento da musculatura lisa do trato respiratório. Os músculos brônquicos são controlados pelo sistema nervoso autônomo com predomínio das fibras parassimpáticas tanto em número quanto nos seus efeitos. A estimulação dos nervos parassimpáticos provoca contração cálcio-dependente dos brônquios e intensifica a liberação de mediadores químicos que induzem broncoespasmo. Por conseguinte, os *agentes anticolinérgicos* (p. ex., atropina) mostram-se úteis para reduzir o broncoespasmo. Veja Quadro 69.1.

Os *corticosteróides*, como, por exemplo, dipropionato de beclometasona, dexametasona, acetonido de triancinolona, flunisolida e fluticasona, não apenas são agentes antiinflamatórios eficazes como também potencializam os efeitos broncodilatadores dos agentes adrenérgicos. Esses corticosteróides não são broncodilatadores diretos e não se mostram eficazes para o rápido alívio do broncoespasmo. O uso de inaladores de corticosteróides proporciona atividade antiinflamatória localizada e eficaz nas vias aéreas brônquicas, com efeitos sistêmicos mínimos. Veja Quadro 69.2.

O cromoglicato dissódico e o nedocromil inibem a liberação de mediadores da inflamação dos mastócitos. Esses mediadores incluem a histamina, os leucotrienos, o fator de ativação das plaquetas (PAF, *platelet activating factor*), as prostaglandinas, proteases, interleucinas e numerosas citocinas. Esses diversos mediadores são induzidos por antígenos específicos, bem como por mecanismos inespecíficos (como exercício), resultando em vasodilatação, extravasamento microvascular, quimiotaxia dos leucócitos, secreção de muco e broncoconstrição. As células recrutadas durante a inflamação consistem em eosinófilos, linfócitos T, basófilos e macrófagos. Seus mediadores podem causar ruptura epitelial, broncoconstrição, alteração da função ciliar, hipertrofia da musculatura lisa, secreção de muco, edema das vias aéreas e lesão tecidual. As reações asmáticas iniciais à exposição a alérgenos são dominadas por mediadores liberados dos mastócitos, enquanto as reações asmáticas tardias (2 a 8 h) estão associadas a mediadores liberados dos eosinófilos.

O nedocromil e o cromoglicato dissódico bloqueiam as respostas asmáticas tanto precoces quanto tardias induzidas por inalação episódica ou contínua de alérgenos ou por exercício. Eles controlam os sintomas da asma crônica leve a moderada em 60 a 70% dos pacientes, em doses que produzem poucos efeitos adversos ou mesmo nenhum. Esses fármacos não são recomendados para a asma aguda ou o estado de mal asmático, visto que não possuem atividade broncodilatadora intrínseca. O cromoglicato dissódico exerce efeitos locais sobre os pulmões e, por conseguinte, é freqüentemente administrado na forma de aerossol. Com freqüência, é utilizado em associação com tratamento com corticosteróides e/ou broncodilatadores.

Os *inibidores da via dos leucotrienos* incluem antagonistas dos receptores e inibidores da síntese de leucotrienos. Os leucotrienos são mediadores endógenos claramente envolvidos no processo inflamatório associado à asma, que apresentam três efeitos principais: aumento da permeabilidade vascular, recrutamento de leucócitos inflamatórios (PMN) e indução de broncoconstrição. O primeiro inibidor da síntese de leucotrienos aprovado pela Food and Drug Administration (FDA) foi o zileuton, que inibe a 5-lipoxigenase, melhora a função das vias aéreas e reduz os sintomas asmáticos em pacientes com asma leve a moderada. O zafirlucast é o primeiro antagonista do receptor D4 de leucotrienos aprovado; entretanto, existem outros antagonistas atualmente em fase de investigação que produzem benefícios semelhantes, sem os aumentos das enzimas hepáticas ou sem as interações farmacológicas relatadas com o uso do zileuton e do zafirlucast.

Acredita-se que as *xantinas*, especialmente a teofilina, seus sais solúveis e derivados, sejam os broncodilatadores de maior utilidade para o broncoespasmo reversível moderado ou grave. Além disso, esses fármacos também melhoram as trocas respiratórias através de um aumento na contratilidade do diafragma. O mecanismo do efeito terapêutico da teofilina sobre o sistema respiratório não está bem definido. Entretanto, a ação broncodilatadora pode ser devida, em parte, a um aumento do monofosfato de adenosina cíclico (AMPc) após inibição competitiva da fosfodiesterase, a enzima que degrada o AMPc. Outros mecanismos propostos incluem mobilização do cálcio intracelular no músculo liso, inibição da ação das prostaglandinas, bloqueio dos receptores de adenosina e inibição da liberação de histamina e leucotrienos dos mastócitos. Esse fármaco possui várias ações notáveis que influenciam outros órgãos-alvo, como o músculo cardíaco e o sistema nervoso central (SNC), incluindo

1. Inibe competitivamente a fosfodiesterase, com aumento do AMPc e liberação de adrenalina endógena.
2. Inibe a transmissão neural em determinadas sinapses, especialmente no SNC, onde a adenosina, um análogo estrutural, pode atuar como neurotransmissor.
3. Antagoniza a ação da PGE_2 e da $PGF_{2\alpha}$.
4. Afeta a mobilização do cálcio intracelular.

É importante assinalar que a teofilina induz problemas de aprendizado e comportamentais em cerca de 5% das crianças em idade escolar em uso do fármaco.

A eficácia dos sais de teofilina e derivados no tratamento da asma brônquica depende de sua conversão hepática em teofilina, que é o constituinte ativo. Por conseguinte, a dose de teofilina, seus sais e difilina é habitualmente expressa em termos de base de teofilina anidra, apesar da acentuada variabilidade farmacocinética observada entre pacientes com essas preparações. O conteúdo aproximado de teofilina anidra de alguns derivados da teofilina é: teofilina monoidratada (91%), aminofilina anidra (86%), aminofilina diidratada (79%), difilina (70%) e oxitrifilina (64%). Numerosas preparações de ação prolongada da teofilina são também utilizadas para o controle dos sintomas noturnos em pacientes asmáticos. Uma importante variável observada em todos esses produtos consiste na variabilidade de sua farmacocinética, sobretudo o metabolismo hepático da teofilina, que pode ser alterado por uma extensa lista de outros fármacos. Os efeitos adversos e as toxicidades potenciais da teofilina estão relacionados à dose, razão pela qual é freqüentemente necessário monitorizar os níveis séricos do fármaco em pacientes submetidos a terapia crônica. Um resumo da farmacocinética da teofilina e reações adversas associadas é incluído numa monografia.

Os agentes anticolinérgicos são discutidos no Cap. 73, os agentes β_2-adrenérgicos e outras drogas adrenérgicas são considerados no Cap. 72, e os corticosteróides, no Cap. 77. Os agonistas β_2-adrenérgicos inalados que atualmente estão disponíveis para tratamento da asma são apresentados nas referências adiante.

PIRBUTEROL — Cap. 70.

SALBUTAMOL (ALBUTEROL) — Cap. 70.

SALMETEROL — Cap. 70.

SULFATO DE TERBUTALINA — Cap. 70.

AMINOFILINA

3,7-Diidro-1,3-dimetil-1*H*-purino-2,6-diona, composto de 1,2-etanodiamina (2:1)

Composto de teofilina com etilenodiamina [317-34-0] $C_{16}H_{24}N_{10}O_4$ (420.43); *diidratada* [49746-06-7] (456.46).

Preparo — Mediante adição, com agitação vigorosa, de uma quantidade de teofilina a um volume de solução contendo a quantidade equivalente desejada da diamina em álcool anidro. Depois de algumas horas, o precipitado de aminofilina é filtrado, lavado com álcool frio e secado em temperatura baixa.

Descrição — Grânulos ou pó brancos ou levemente amarelados, com leve odor amoniacal e sabor amargo; com exposição ao ar, perde gradualmente a etilenodiamina e absorve CO_2, com liberação de teofilina livre; sua solução é alcalina ao tornassol.

Solubilidade — 1 g em cerca de 5 mL de água; todavia, devido à hidrólise, a separação dos cristais de teofilina menos aminada começa em poucos minutos, e esses cristais dissolvem-se com a adição de uma pequena quantidade de etilenodiamina. Todavia, quando se dissolve 1 g em 25 mL de água, a solução permanece transparente; insolúvel em álcool ou éter.

Incompatibilidades — As soluções aquosas são alcalinas e exibem as incompatibilidades dos álcalis. Os *ácidos* provocam precipitação da teofilina; até mesmo o *dióxido de carbono* do ar comporta-se dessa maneira.

Comentários — Indicada para a *asma brônquica*, bem como para o broncoespasmo reversível associado à bronquite crônica e ao enfisema. A aminofilina (injeção, solução oral, enema) também é utilizada como estimulante respiratório na apnéia neonatal e na respiração de Cheyne-Stokes. Além disso, possui utilidade como agente diurético. A absorção pelo trato GI após administração oral ou retal é incompleta, lenta e variável. Cerca de 79% são convertidos em teofilina. Os níveis terapêuticos séricos ideais variam de 10 a 20 μg/mL. Mostra-se mais eficaz quando administrada por via intravenosa. Se for administrada lentamente em solução diluída, a droga é relativamente atóxica, embora possam ocorrer náuseas, vômitos e anorexia em alguns pacientes. A administração simultânea de hidróxido de alumínio diminui a incidência desse efeito colateral. Veja *Teofilina*.

ATROPINA — Cap. 73.

BITOLTEROL — Cap. 70.

CROMOGLICATO DISSÓDICO — ver adiante e Cap. 84.

DIFILINA

7-(2,3-Diidroxipropil)-3,7-diidro-1,3-dimetil-1-*H*-purino-2,6-diona, Dilor; Lufyllin; Neothylline

7-(2,3-Diidroxipropil)teofilina $C_{10}H_{14}N_4O_4$ (254.25).

Preparo — Através da interação do 1-cloro-2,3-diidroxipropano com teofilina dissolvida em solução de hidróxido de sódio ou hidróxido de potássio. US Pat 2.577.344 (veja *CA* 1952; 46:1722i).

Descrição — Pó cristalino branco; sabor amargo; sofre fusão a cerca de 158°; pH (solução 1 em 100) de 6,6 a 7,3; deve-se proteger a solução aquosa da luz.

Solubilidade — 1 g em 3 mL de água, 50 mL de álcool ou 100 mL de clorofórmio.

Comentários — Indicada para alívio da *asma brônquica* e *broncoespasmo* reversível associado à *bronquite crônica* e ao *enfisema*. Possui ações broncodilatadoras e vasodilatadoras periféricas características da teofilina. Exerce também alguns efeitos diuréticos e estimulantes sobre o miocárdio e mostra-se eficaz por via oral. A difilina é um derivado da teofilina, que não é metabolizado a teofilina *in vivo*. Após administração oral, a biodisponibilidade da difilina é de 68 a 82%. Atinge concentrações plasmáticas máximas em 1 h e possui meia-vida de 2 h. A concentração terapêutica mínima é de 12 μg/mL; 88% são excretados de modo inalterado na urina. Em virtude de sua meia-vida ligeiramente mais curta, outros derivados da teofilina são habitualmente preferidos para terapia broncodilatadora crônica. Nos demais aspectos, seu perfil farmacológico, os níveis séricos eficazes e tóxicos, as contra-indicações, as precauções, reações adversas e interações farmacológicas assemelham-se aos da teofilina.

EFEDRINA — Cap. 70.

EPINEFRINA (ADRENALINA) — Cap. 70.

ETILNOREPINEFRINA — Cap. 70.

ISOETARINA — Cap. 70.

ISOPROTERENOL — Cap. 70.

METAPROTERENOL — Cap. 70.

NEDOCROMIL — ver adiante.

OXTRIFILINA

2-Hidróxi-*N,N,N*-trimetil etanamínio, sal com 3,7-diidro-1,3-dimetil-1*H*-purino-2,6-diona; Teofilinato de Colina; Choledyl

Sal colina de teofilina (1:1) [4499-40-5] $C_{12}H_{21}N_5O_3$ (283.33).

Preparo — Consiste em fazer reagir uma solução aquosa de bicarbonato de colina com teofilina em 2-propanol. Após concentração por destilação em vácuo, o produto bruto é cristalizado a partir da solução de 2-propanol-metanol. US Pat 2.776.287 e 2.776.288.

Descrição — Pó cristalino branco com odor semelhante a amina; pH (solução 1 em 100) de cerca de 10,3; deve-se proteger a solução aquosa da luz.

Solubilidade — 1 g em 1 mL de água; livremente solúvel em álcool; muito pouco solúvel em clorofórmio.

Comentários — A oxtrifilina, o sal colina da teofilina, é mais solúvel, mais estável e mais bem absorvido pelo trato GI do que a aminofilina, e também produz menos irritação gástrica; todavia, possui ações farmacológicas semelhantes às de outros derivados xantínicos. (Veja *Teofilina*.) Por conseguinte, mostra-se eficaz por via oral no tratamento da *asma brônquica aguda* e *broncoespasmo reversível* associado a *bronquite crônica* e *enfisema*. É raro haver desenvolvimento de tolerância; por conseguinte, o fármaco mostra-se útil para terapia a longo prazo. Sua utilidade na tensão pré-menstrual ou na dismenorréia ainda não foi estabelecida. Os efeitos adversos incluem desconforto gástrico e, por vezes, palpitações e estimulação do sistema nervoso central.

PIRBUTEROL — Cap. 70.

SULFATO DE TERBUTALINA — Cap. 70.

TEOFILINA

3,7-Diidro-1,3-dimetil-1*H*-purino-2,6-diona, monoidratada ou anidra; 1,3-Dimetilxantina

Teofilina monoidratada [5967-84-0] $C_7H_8N_4O_2 \cdot H_2O$ (198.18); *anidra* [58-55-9] (180.17); para a fórmula estrutural, veja Cap. 26.

Preparo — Presente no chá, porém em quantidade insuficiente para torná-la uma fonte econômica. Tem sido preparada a partir da cafeína, porém é produzida com mais sucesso por síntese total. Veja Cap. 66.

Descrição — Pó cristalino branco, inodoro, de sabor amargo; estável ao ar; sofre fusão entre 270 e 274°; a solução aquosa saturada é neutra ou ligeiramente ácida ao tornassol; mais fraca como base do que a cafeína ou teobromina e quase não forma sais até mesmo com os ácidos fortes, porém é mais "ácida" do que estes e dissolve-se prontamente em água de amônia.

Solubilidade — 1 g em cerca de 120 mL de água ou 80 mL de álcool; mais solúvel em água quente; escassamente solúvel em éter ou clorofórmio; livremente solúvel em soluções de hidróxidos de álcalis ou amônia.

Comentários — A teofilina e seus sais e derivados são utilizados como *broncodilatadores* no tratamento sintomático da *asma brônquica leve* e do *broncoespasmo reversível*, que pode ocorrer em associação a *bronquite crônica*, *enfisema* e *outras doenças pulmonares obstrutivas*. A droga também suprime a asma induzida por exercício e, em doses que mantêm os níveis séricos terapêuticos, evita os sintomas da asma crônica. A teofilina é bem absorvida após a sua administração. O alimento exerce pouco efeito sobre a sua biodisponibilidade, embora a absorção possa ser mais lenta na presença de alimento. Os supositórios retais são absorvidos lenta e erraticamente. O tempo necessário para atingir níveis plasmáticos máximos varia de acordo com a via de administração e a formulação utilizadas; após a administração oral de líquidos ou comprimidos não-revestidos, os níveis plasmáticos máximos são alcançados em 2 h. O volume médio de distribuição é de 0,5 L/kg. Em geral, são necessários níveis plasmáticos ou séricos de cerca de 10 a 20 μg/mL para produzir uma resposta broncodilatadora ótima.

Quadro 69.1 Agonistas β_2-adrenérgicos Inalados

FÁRMACO	COMENTÁRIOS
Salbutamol (albuterol)	Início rápido (<5 min), duração de 3 a 8 h
Bitolterol	Pró-fármaco éster, semelhante ao salbutamol
Metaproterenol	Semelhante ao salbutamol
Pirbuterol	Semelhante ao salbutamol
Terbutalina	Semelhante ao salbutamol
Salmeterol	Início mais lento (20 min), duração longa (12 h)
Fenoterol	Semelhante ao salmeterol

Quadro 69.2 Corticosteróides Inalados

FÁRMACO	COMENTÁRIOS
Dipropionato de beclometasona	Alta atividade tópica, metabólito ativo formado no líquido pulmonar, baixa biodisponibilidade sistêmica devido à alta lipofilicidade
Budesonida	Alta atividade tópica, utilizada na forma de pó, metabolismo hepático rápido, biodisponibilidade sistêmica limitada
Flunisolida	Boa atividade tópica, maior biodisponibilidade sistêmica, meia-vida plasmática curta
Propionato de fluticasona	Atividade tópica muito alta, biodisponibilidade sistêmica muito baixa
Acetonido de triancinolona	Boa atividade tópica, meia-vida plasmática curta, biodisponibilidade sistêmica limitada

A teofilina é excretada pelos rins. Menos de 15% da droga são excretados de modo inalterado na urina. A cinética de eliminação varia acentuadamente entre indivíduos. A meia-vida de eliminação da teofilina é, em média, de cerca de *7 a 9 h no adulto não-fumante*, *4 a 5 h no adulto fumante* (um ou dois maços por dia), *3 a 5 h em crianças* e *20 a 30 h em prematuros*. O prematuro excreta cerca de 50% da teofilina em sua forma inalterada e pode acumular o metabólito cafeína. A teofilina, seus sais e a difilina exercem ações farmacológicas idênticas.

A teofilina possui menos efeito estimulante do que a cafeína no SNC e na musculatura esquelética, porém exerce maior efeito sobre a dilatação coronariana, o relaxamento do músculo liso, a diurese e a estimulação cardíaca em comparação com a cafeína. Em geral, exibe atividade farmacológica relativamente maior do que a teobromina em todas as categorias.

A teofilina produz estimulação do SNC e irritação GI após administração por qualquer via. A teofilina e seus sais e análogos são, todos eles, levemente irritantes para a mucosa gástrica. Os efeitos colaterais GI mais comuns (mediados tanto localmente quanto centralmente) consistem em náusea, vômitos, dor epigástrica, cólica abdominal, anorexia e, raramente, diarréia. Os efeitos colaterais cardiovasculares incluem palpitações, taquicardia sinusal e aumento da freqüência do pulso. Em geral, esses efeitos colaterais são leves e transitórios. Além disso, pode produzir aumento transitório da freqüência urinária, desidratação, contrações dos dedos e das mãos e elevação dos níveis de SGOT. Foi relatada a ocorrência de reações de hipersensibilidade caracterizadas por urticária, prurido generalizado e edema angioneurótico com a administração de teofilina.

As interações farmacológicas são comuns em pacientes tratados com teofilina. Os agentes que *diminuem* os efeitos da teofilina incluem o fumo de cigarros e de maconha, fenobarbital e alimentos grelhados em carvão. Os agentes que *aumentam* os efeitos da teofilina incluem cimetidina, eritromicina, vacina do vírus influenza, troleandomicina, alopurinol e tiabendazol. A teofilina *aumenta* os efeitos dos agentes simpatomiméticos, digitálicos e anticoagulantes orais. *Diminui* os efeitos da fenitoína e do carbonato de lítio. A administração concomitante de teofilina com agentes bloqueadores β-adrenérgicos pode resultar em efeitos antagonistas; a teofilina com reserpina ou halotano pode induzir taquicardia ou arritmias cardíacas, respectivamente.

A toxicidade da teofilina tem mais probabilidade de ocorrer quando os níveis plasmáticos ultrapassam 20 μg/mL, tornando-se progressivamente mais grave com concentrações séricas mais elevadas. A taquicardia, na ausência de hipoxia, febre ou administração de agentes simpatomiméticos, pode constituir uma indicação de toxicidade da teofilina. É comum a ocorrência de anorexia, náusea e vômitos ocasionais, diarréia, insônia, irritabilidade, inquietação e cefaléia. Ocorreram casos fatais em adultos durante ou após a administração IV de grandes doses de teofilina a pacientes com complicações renais, hepáticas ou cardiovasculares. Em outros pacientes, a velocidade da injeção, mais do que a dose utilizada, parece constituir o fator mais importante na precipitação de hipotensão aguda, convulsões, coma, parada cardíaca, fibrilação ventricular e morte. Não existe nenhum antídoto específico para a toxicidade da teofilina; em geral, a terapia é de suporte. O tratamento consiste em interromper o fármaco, efetuar uma lavagem gástrica e/ou emese e administrar antiácidos ou demulcentes e oxigênio. A restauração imediata do equilíbrio hidroeletrolítico é essencial. Outros procedimentos sintomáticos são instituídos quando necessário.

CORTICOSTERÓIDES

Em geral, os corticosteróides inalados são utilizados no tratamento da asma persistente e no controle do componente inflamatório dessa doença. Entretanto, podem-se administrar corticosteróides orais intensivamente por períodos de tempo limitados no tratamento de exacerbações agudas mais graves, quando outras medidas, como agonistas β_2-seletivos, não proporcionam alívio adequado. O uso a longo prazo de corticosteróides sistêmicos pode ser necessário para alguns pacientes, podendo causar insuficiência supra-renal. A terapia com corticosteróides para a asma é freqüentemente administrada em combinação com outro medicamento antiasmático, como agonistas β_2-adrenérgicos inalados e/ou medicação oral relacionada à teofilina, de ação prolongada. Essas associações ajudam a reduzir o número de doses de corticosteróides necessárias para obter um controle adequado da asma e diminuir a probabilidade de efeitos colaterais graves. Quando administrados de modo conservador, os glicocorticóides inalados costumam ser eficazes no alívio da hiper-reatividade brônquica associada à asma moderadamente grave, sem supressão significativa da função supra-renal. Entretanto, não se deve utilizar a inalação oral de corticosteróides, como a dexametasona, no tratamento de crises leves ocasionais de asma, que são controladas adequadamente através de simpatomiméticos β_2-seletivos.

É preciso lembrar que os corticosteróides não são broncodilatadores e não proporcionam rápido alívio do broncoespasmo; por conseguinte, não devem constituir o tratamento primário para o estado epiléptico ou outros episódios agudos de asma. A potência tópica relativa dos corticosteróides inalados é a seguinte: flunisolida = acetonido de triancinolona < dipropionato de beclometasona < budesonida < propionato de fluticasona. Os sistemas de liberação utilizados podem afetar a atividade tópica e sistêmica dos corticosteróides inalados. Os fatores que influenciam a eficácia clínica e a toxicidade sistêmica dos corticosteróides inalados incluem atividade tópica, retenção nos líquidos brônquicos e rápida inativação quando a droga é absorvida pelos pulmões. A lipofilicidade aumentada pode retardar a dissolução e prolongar a permanência do fármaco no pulmão; entretanto, os estudos farmacocinéticos completos não compararam todos esses parâmetros. Além disso, não há evidências bem-definidas de uma maior eficácia de quaisquer corticosteróides inalados quando administrados em doses equipotentes. Os efeitos adversos mais comuns associados aos corticosteróides inalados consistem em rouquidão da voz (disfonia) e candidíase. A lavagem da boca após a inalação geralmente controla o potencial de candidíase oral. As doses mais altas de todos os corticosteróides inalados podem produzir efeitos sistêmicos, que incluem supressão do eixo hipotálamo-hipófise-supra-renal, reabsorção óssea, alterações do metabolismo dos carboidratos e dos lipídios, cataratas, adelgaçamento da pele e retardo do crescimento. Alguns dos corticosteróides inalados têm menos potencial de produzir esses efeitos sistêmicos, devido a seu rápido metabolismo hepático após absorção sistêmica, como a budesonida e o dipropionato de beclometasona. Esses fármacos são discutidos com mais detalhes no Cap. 77. Um resumo dos corticosteróides inalados atualmente disponíveis é apresentado adiante. Os corticosteróides inalados e alguns corticosteróides tópicos potentes, incluindo a dexametasona, também estão disponíveis na forma de *spray* aquoso ou aerossol para administração intranasal e são utilizados extensamente no tratamento da rinite alérgica, sem efeitos adversos significativos na maioria dos pacientes. Alguns pacientes podem apresentar irritação nasofaríngea leve, ressecamento e cefaléia. Os efeitos não são imediatos, porém o uso regular do fármaco geralmente produz benefícios em poucos dias.

ANTAGONISTAS DA VIA DOS LEUCOTRIENOS

As principais diferenças nas novas drogas desenvolvidas para interferir na formação ou na ação dos leucotrienos broncoconstritores (LTC_4, LTD_4 e LTE_4) consistem na sua duração de ação, freqüência de efeitos colaterais e interações farmacológicas potenciais. O zileuton inibe a enzima 5-lipoxigenase, que converte o ácido araquidônico em leucotrieno A, um precursor do leucotrieno pró-inflamatório (LTB_4) que aumenta a migração dos neutrófilos e dos eosinófilos, bem como dos potentes leucotrienos broncoconstritores. O zafirlucast e o montelucast são antagonistas do receptor de LTC_4 que atenuam a broncoconstrição resultante da liberação imediata e tardia desse leucotrieno em pacientes asmáticos expostos a alérgenos, bem como a outros tipos de estímulos inalatórios. Além disso, esses fármacos não estão indicados para as crises de asma aguda.

MONTELUCAST SÓDICO

Ácido ciclopropanoacético, [*R*-(*E*)-1-[[[1-[3-[2-(7-cloro-2-quinolinil)etinil]-fenil]-3-[2-1-hidróxi-1-metiletil)fenil]propil]tio]metil]-, sal sódico; Singulair

[151767-02-1] $C_{35}H_{35}ClNNaO_3S$ (608.18).

Preparo — Veja *Drugs of the Future*, 1997; 22:1103.

Comentários — Aprovado para *profilaxia oral* e *tratamento crônico* da asma em pacientes com ≥ 6 anos de idade. Trata-se de um antagonista seletivo dos receptores de leucotrienos, dos receptores de LTD_4. É rapidamente absorvido após administração oral, com biodisponibilidade média de 64%, que não é influenciada pela presença de alimento. É extensamente metabolizado pela CYP3A4 e CYP2C9, mas não inibe essas enzimas em doses terapêuticas. A meia-vida média é de 2,7 a 5,5 h. Os efeitos colaterais incluem dispepsia em alguns pacientes. O seu metabolismo pode ser induzido pelo fenobarbital.

ZAFIRLUCAST

Ácido carbâmico, [3-[[2-metóxi-4-[[[(2-metilfenil)sulfonil]amino]-carbonil]fenil]metil]-1-metil-1*H*-indol-5-il]-, éster ciclopentil; Accolate

Preparo — Veja US Pat 4.859.692; *J Med Chem* 1990;33:1781.

Descrição — Sólido branco que sofre fusão a cerca de 139°.

Comentários — Aprovado para *profilaxia oral* e *tratamento crônico* da asma em pacientes com ≥ 12 anos de idade. Trata-se de um antagonista seletivo e competitivo dos receptores de leucotrienos, dos receptores de LTD_4, que induzem broncoconstrição. Pode atenuar o aumento da hiper-responsividade brônquica à histamina inalada que ocorre após estímulo alergênico inalado. O tratamento prévio também atenua as reações de fase precoce tardia a alérgenos inalados. Sofre rápida absorção após administração oral e é extensamente metabolizado, com meia-vida média de 10 h. Inibe as isoenzimas do citocromo P-450 3A4 e 2C9. A presença de alimento reduz a sua biodisponibilidade em 40%, de modo que o fármaco deve ser tomado 1 h antes ou 2 h depois das refeições. Os efeitos adversos consistem em cefaléia, tonteira, náusea, diarréia, elevação das enzimas hepáticas séricas e dispepsia. As interações farmacológicas devido à inibição da CYP2C9 e CYP3A4 incluem aspirina, eritromicina, terfenadina, teofilina e varfarina.

ZILEUTON

(±)-*N*-(1-benzo[*b*]tien-2-iletil)-*N*-hidróxi-uréia, Zileuton

[406-87-2] $C_{11}H_{12}N_2O_2S$ (236.29).

Preparo — Em um procedimento, o 2-acetilbenzotiofeno é convertido na oxima e reduzido com BH_3/piridina para formar o derivado hidroxilamina correspondente. Este último é acilado e esterificado com cloreto de acetil em trietilamina; o éster é clivado com LiOH e, a seguir, tratado com HCl e fosfogênio, produzindo o cloreto de *N*-hidroxiacil que, com amônia, é convertido no produto de uréia. Veja US Pat 4.873.259 (1989).

Descrição — Cristais que sofrem fusão a cerca de 158°.

Comentários — Aprovado para *profilaxia oral* e *tratamento crônico* da asma em pacientes com ≤ 12 anos de idade. Trata-se de um inibidor específico da 5-lipoxigenase, que resulta na inibição da formação de leucotrienos (LTB_4, LTC_4, LTD_4, LTE_4). O LTB_4 aumenta a migração dos neutrófilos e eosinófilos, bem como a adesão e ativação dos neutrófilos. Esses leucotrienos produzem aumento da inflamação, permeabilidade capilar, edema, secreção de muco e broncoconstrição. O zileuton sofre rápida absorção após administração oral e pode ser tomado com ou sem alimento. É extensamente metabolizado por enzimas hepáticas do citocromo P-450 (1A2, 2C9 e 3A4), com meia-vida média de 2,5 h. Os efeitos adversos incluem hepatotoxicidade, que exige monitorização dos níveis séricos de transaminases hepáticas. São observadas interações farmacológicas com várias drogas que sofrem metabolismo hepático, como propranolol, terfenadina, teofilina e varfarina. Outros efeitos adversos incluem dispepsia e náusea em alguns pacientes.

OUTROS FÁRMACOS INALADOS UTILIZADOS EM PACIENTES ASMÁTICOS (ANTICOLINÉRGICOS E INIBIDORES DA LIBERAÇÃO DE MEDIADORES)

O agente anticolinérgico sintético brometo de ipratrópio é um composto de amônio quaternário que atua como a atropina para bloquear os receptores muscarínicos. É administrado por inalação para limitar suas ações anticolinérgicas sistêmicas e para reduzir a broncoconstrição, devido ao tônus parassimpático presente em alguns pacientes com doença pulmonar obstrutiva crônica (p. ex., bronquite crônica e enfisema). Os inibidores da liberação de mediadores, o cromoglicato dissódico e o nedocromil não são utilizados no tratamento do broncoespasmo agudo, mas necessitam de vários dias a semanas para haver uma redução do broncoespasmo e dos sintomas congestivos associados à liberação de mediadores inflamatórios dos mastócitos, eosinófilos, neutrófilos, basófilos e macrófagos alveolares envolvidos no componente inflamatório dessa doença. A terapia de combinação com esses agentes pode ajudar a diminuir a dose de corticosteróide inalado ou sistêmico, bem como a freqüência de uso de agonistas β_2-seletivos inalados.

BROMETO DE IPRATRÓPIO

3-(3-hidróxi-1-oxo-2-fenilpropóxi)-8-metil-(1-metiletil)-brometo monoidratado; $C_{20}H_{30}BrNO_3.H_2O$ (430.38)

Para a monografia completa, veja Cap. 73.

Comentários — *Broncodilatador* por inalação para manutenção do tratamento do broncoespasmo associado à doença pulmonar obstrutiva crônica (DPOC), incluindo bronquite crônica e enfisema. É também utilizado na forma de *spray* nasal para alívio sintomático da rinorréia associada à rinite alérgica e não-alérgica em pacientes com ≥ 12 anos de idade. O brometo de ipratrópio é um composto sintético anticolinérgico de amônio quaternário, quimicamente relacionado à atropina. Possui efeitos locais quando inalado, sendo pouco absorvido na circulação sistêmica a partir da mucosa nasal quando utilizado como *spray* intranasal. Cerca da metade da dose é deglutida e eliminada nas fezes. A meia-vida é de 3 a 4 h. Os efeitos adversos observados com a inalação consistem em tosse, secura da boca, cefaléia, tontura e náusea. Na maioria dos pacientes, observam-se poucos efeitos sistêmicos. O uso do brometo de ipratrópio na forma de *spray* nasal induz epistaxe, ressecamento nasal, garganta seca e congestão nasal em alguns pacientes.

CROMOGLICATO DISSÓDICO (ÁCIDO CROMOGLÍCICO)

Sal dissódico de 1,3-bis(2-carboxicromon-5-ilóxi)-2-hidróxi propano $C_{23}H_{14}Na_2O_{11}$ (512.34)

Para a monografia completa, veja Cap. 84.

Comentários — Tratamento profilático da asma brônquica grave por inalação de solução nebulizada, aerossol ou pó seco contido em cápsulas. Os pacientes devem ter um componente reversível broncodilatador significativo de sua obstrução das vias aéreas. Em geral, a resposta ao tratamento é observada nas primeiras 2 a 4 semanas. A terapia pode também incluir prevenção do broncoespasmo induzido por exercício ou exposição a outros fatores precipitantes conhecidos (p. ex., ar seco frio, poluentes ambientais, alérgenos). Pode-se utilizar solução nasal no tratamento da rinite alérgica sazonal ou perene. O cromoglicato dissódico inibe a liberação de histamina e de leucotrienos broncoconstritores dos mastócitos, que podem envolver efeitos sobre os canais de cálcio; todavia, o mecanismo exato ainda não foi definido. Apenas 7 a 8% do fármaco são absorvidos pelos pulmões após inalação, sendo o fármaco rapidamente excretado de modo inalterado na urina e na bile. Quando o cromoglicato dissódico do trato respiratório é deglutido, é pouco absorvido pelo trato GI. As reações adversas com a inalação incluem tonteira, cefaléia, tosse, sibilos, congestão nasal, sabor desagradável e erupção cutânea.

NEDOCROMIL SÓDICO

Ácido 9-etil-6,9-diidro-4,6-dioxo-10-propil-*4H*-pirano[3,2-*g*] quinolona-2,8-dicarboxílico, sal dissódico; Tilade

[69049-74-7] $C_{19}H_{15}NNa_2O_7$ (415.31).

Preparo — Veja US Pat 4.474.787; *J Med Chem* 1985; 28:1832.

Descrição — Pó amarelo.

Comentários — Utilizado na forma de aerossol inalado na terapia de manutenção de pacientes com asma brônquica leve a moderada. Inibe a ativação e a liberação de mediadores de uma variedade de células inflamatórias associadas à asma, incluindo eosinófilos, neutrófilos, macrófagos, mastócitos, monócitos e plaquetas. Inibe a liberação de mediadores, incluindo histamina, leucotrieno C_4 e prostaglandina D_2. Essas ações fornecem a base para a inibição das respostas broncoconstritoras precoces e tardias a antígenos inalados e outras causas de broncoconstrição, como exercício, ar frio e poluentes (p. ex., dióxido de enxofre). A biodisponibilidade sistêmica é baixa, e o fármaco absorvido é excretado na sua forma inalterada, com meia-vida média de 3,3 h. O nedocromil é bem tolerado, com poucas reações adversas. Alguns pacientes queixam-se de sabor desagradável, infecções das vias respiratórias superiores, náusea, dispepsia e cefaléia.

ANTITUSSÍGENOS

Os antitussígenos são substâncias que inibem ou suprimem especificamente o ato da tosse. Essa inibição pode ser devida aos seguintes fatores

1. Depressão do centro bulbar ou centros superiores associados.
2. Aumento do limiar das zonas reflexogênicas periféricas.
3. Interrupção dos impulsos da tosse no ramo aferente do reflexo da tosse.
4. Inibição da condução ao longo das vias motoras.
5. Remoção de irritantes ao facilitar a drenagem brônquica e a atividade mucociliar.

Acredita-se que as quatro primeiras vias de inibição da tosse caracterizam os agentes *antitussígenos*, enquanto a última via está teoricamente associada aos *expectorantes*.

Os antitussígenos podem ser classificados de diversas maneiras. Por exemplo, os antitussígenos de ação central deprimem o SNC e inibem o *centro da tosse* na medula oblonga ou elevam o limiar para estímulos nocivos centrais e diminuem o reflexo da tosse, enquanto os antitussígenos de ação periférica atuam principalmente no trato respiratório. Outra classificação possível divide esses fármacos em *antitussígenos narcóticos* e *antitussígenos não-narcóticos*. Essa classificação não é utilizada nesta seção, visto que os antitussígenos narcóticos são discutidos, em sua maioria, no Cap. 83. Entretanto, são identificados os agentes que apresentam potencial de adição, visto que a tendência dessas substâncias à adição é igual, independentemente do uso terapêutico.

BENZONATATO

Ácido 4-(butilamino)-benzóico, 2,5,8,11,14,17,20,23,26-nonaoxaoctacosan-28-il éster; Tessalon

$CH_3(CH_2)_2CH_2NH-C_6H_4-COOCH_2CH_2(OCH_2CH_2)_n OCH_3$

Média: $n = 8$; [104-31-4] $C_{30}H_{43}NO_{11}$ (média, 603).

O benzonatato é uma mistura dos ésteres *p*-butilaminobenzoato dos éteres monometila derivados de uma mistura de polietileno glicóis que possuem a composição média de um nonaetileno glicol. O nome químico refere-se ao composto médio.

Preparo — O etil *p*-(butilamino)benzoato é transesterificado com uma fração monometil éter de polietileno glicol numa solução metanol de metóxido de sódio. O éster bruto é purificado mediante extração de sua solução de benzeno com solução de carbonato de sódio, sendo o éster retido no benzeno. US Pat 2.714.606.

Descrição — Líquido viscoso amarelo pálido, transparente, com ligeiro odor característico e sabor amargo, seguido de sensação de entorpecimento.

Solubilidade — Livremente solúvel em clorofórmio, álcool ou benzeno; miscível com água em todas as proporções.

Comentários — Trata-se de um agente *antitussígeno*. Está relacionado com a tetracaína e reduz o reflexo da tosse na sua origem ao anestesiar os receptores de estiramento nas vias respiratórias, nos pulmões e na pleura. Começa a atuar dentro de 15 a 20 min, e seu efeito dura 3 a 8 h. Embora a sua potência antitussígena seja essencialmente a mesma da codeína quando avaliada na tosse experimentalmente induzida em animais e no homem, é um pouco menos eficaz do que a codeína no alívio da tosse associada a doença clínica. O benzonatato é bem tolerado em doses terapêuticas. Os efeitos adversos relatados até hoje consistem em cefaléia, tontura leve, prurido e erupções cutâneas, congestão nasal, constipação, náusea, distúrbio GI, sensação de queimação dos olhos e dormência ou sensação de aperto no tórax. Foram relatadas reações de hipersensibilidade. Se a pessoa deixar dissolver as cápsulas na boca, estas exercem um efeito anestésico local, que é desagradável para alguns indivíduos. Não foi relatada a ocorrência de dependência, euforia, depressão respiratória ou constipação. A superdose pode resultar em estimulação do SNC, produzindo inquietação, tremores e, por fim, convulsões.

BITARTARATO DE HIDROCODONA — Cap. 83.

BROMIDRATO DE DEXTROMETORFANO

3-metóxi-17-metil-(9α,13α,14α)-morfinano, bromidrato, monoidratado

[6700-34-1] $C_{18}H_{25}NO.HBr.H_2O$ (370.33); *anidro* [125-69-9] (352.32).

Preparo — A base dextrometorfano (*d*-3-metóxi-*N*-metilmorfinano) é preparada a partir do composto *d*-3-hidróxi correspondente através de metilação com hidróxi de feniltrimetilamônio. O procedimento é análogo àquele empregado para metilação da morfina na produção da codeína. O tratamento da base com HBr produz o bromidrato.

Descrição — Cristais ou pó cristalino praticamente brancos, com odor leve; sofre fusão a cerca de 126° com decomposição, pH (solução 1 em 100) de 5,2 a 6,5.

Solubilidade — 1 g em cerca de 65 mL de água; livremente solúvel em álcool ou clorofórmio; insolúvel em éter.

Comentários — O dextrometorfano, o isômero *d* do análogo codeínico do levorfanol, é utilizado como *agente antitussígeno*. Controla os espasmos da tosse ao deprimir o centro da tosse na medula oblonga. Estudos controlados realizados em seres humanos indicam que possui uma potência de supressão da tosse que corresponde a cerca da metade daquela da codeína. A administração oral de 30 mg a um adulto proporciona uma atividade antitussígena eficaz durante um período de 8 a 12 h. Ao contrário da codeína, é desprovido de propriedades analgésicas e produz pouca ou nenhuma depressão do SNC. Em geral, não ocorre vício, mesmo após a administração de doses bastante elevadas por períodos prolongados. Todavia, existem relatos de abuso de remédios para o resfriado e a tosse contendo dextrometorfano adquiridos sem prescrição médica, particularmente por adolescentes. Os estudos realizados em animais sugerem que esse fármaco possui alguns efeitos semelhantes aos da fenciclidina (PCP), o que pode explicar o seu abuso. São necessários dados adicionais para uma melhor avaliação do potencial de dependência do dextrometorfano. Esse fármaco, quando administrado em altas doses, pode causar ataxia, depressão respiratória e convulsões em crianças, ao passo que, em altas doses para adultos, pode alterar a percepção sensorial e causar ataxia, fala arrastada e disforia. Os efeitos colaterais consistem em sonolência leve e distúrbio GI, que são menos graves e menos freqüentes do que os produzidos pela codeína. O envenenamento acidental em crianças caracteriza-se por estupor e ataxia, com rápida recuperação após o vômito. O bromidrato de dextrometorfano não deve ser administrado a pacientes em uso de inibidores da monoamina oxidase.

CLORIDRATO DE APOMORFINA — veja RPS-19, Cap. 46.

CLORIDRATO DE DIFENIDRAMINA — Cap. 84.

CLORIDRATO DE METADONA — Cap. 83.

CODEÍNA — Cap. 83.

FOSFATO DE CODEÍNA — Cap. 83.

SULFATO DE CODEÍNA — Cap. 83.

SULFATO DE MORFINA — Cap. 83.

EXPECTORANTES

Os expectorantes são fármacos considerados úteis para desprender e liquefazer o muco, aliviar a mucosa brônquica irritada e tornar a tosse mais produtiva. Acredita-se que esses agentes afetam o trato respiratório de duas maneiras:

1. Ao diminuir a viscosidade das secreções brônquicas e ao facilitar a sua eliminação, de modo a remover os irritantes locais e aliviar a tosse ineficaz ou torná-la mais produtiva.
2. Ao aumentar a quantidade de líquido do trato respiratório, de modo que seja exercida uma ação demulcente sobre o revestimento seco da mucosa, aliviando assim a tosse não-produtiva.

A FDA propôs a classificação dos expectorantes orais disponíveis sem prescrição médica em três categorias:

Categoria I — expectorantes geralmente reconhecidos como seguros e eficazes.
Categoria II — expectorantes geralmente não reconhecidos como seguros e eficazes.
Categoria III — aqueles com dados insuficientes para classificá-los como seguros e eficazes.

A FDA aprovou apenas a guaifenesina como expectorante da Categoria I. Por conseguinte, não é surpreendente que muitas das combinações para tosse e resfriado administradas por via oral incluam a guaifenesina como expectorante. Mesmo assim, faltam evidências científicas para demonstrar o valor desse fármaco no tratamento da tosse. Entretanto, é preciso lembrar que a umidificação do ar do aposento e a ingestão adequada de líquidos (6 a 8 copos de água por dia) podem liquefazer eficazmente o muco respiratório, constituindo procedimentos terapêuticos úteis.

ACETILCISTEÍNA

***N*-acetil-L-cisteína, Mucomyst**

$HSCH_2-CH(NHCOCH_3)-COOH$

N-acetil-L-cisteína [616-91-1] $C_5H_9NO_3S$ (163.19).

Preparo — Através de acetilação direta da L-cisteína.

Descrição — Pó cristalino branco com odor acético muito leve e sabor azedo característico; estável na luz comum; não-higroscópico (oxida no ar úmido); estável em temperaturas de até 120°; sofre fusão entre 104 e 110°; pK_a de 3,24; pH (solução 1 em 100) de 2 a 2,75.

Solubilidade — 1 g em 5 mL de água ou 4 mL de álcool; praticamente insolúvel em clorofórmio ou éter.

Comentários — Para *reduzir a viscosidade das secreções pulmonares* e *facilitar sua remoção*. Por conseguinte, a acetilcisteína é utilizada como terapia adjuvante em distúrbios broncopulmonares quando a mucólise é apropriada. Acredita-se que o grupo sulfidrila na molécula *abre* as pontes de dissulfeto no muco e reduz a viscosidade. A atividade mucolítica da acetilcisteína está relacionada ao pH; ocorre mucólise significativa com pH entre 6 e 9. Os estudos clínicos realizados indicam que, após a sua inalação, o início da ação ocorre dentro de 1 min, com efeito máximo em 5 a 10 min. Os efeitos colaterais são raros. Entretanto, foi observada a ocorrência de broncoespasmo, hemoptise, náusea e vômitos. Os agentes antimicrobianos, incluindo ampicilina, tetraciclinas, anfotericina B e lactobionato de eritromicina, não devem ser administrados em solução de acetilcisteína, visto que ela inativa os antibióticos. A eficácia da acetilcisteína como mucolítico é difícil de avaliar e tem sido baseada em observações subjetivas; pode não ser superior a uma umidificação adequada.

A acetilcisteína é administrada por vias oral e parenteral como antídoto para evitar ou minimizar a hepatotoxicidade na sua superdose aguda de acetaminofeno. Foi também utilizada com algum sucesso na forma de solução oftálmica para o tratamento da ceratoconjuntivite seca (olhos secos) e como enema no tratamento da obstrução intestinal devido a íleo meconial.

BÁLSAMO-DE-TOLU — Cap. 55.

CARBONATO DE AMÔNIO — veja RPS-19, Cap. 50.

CITRATO DE SÓDIO — Cap. 67.

CLORETO DE AMÔNIO — Cap. 75.

GLICERINA — Caps. 55 e 75.

GUAIFENESINA

3-(2-metoxifenóxi)-1,2-propanodiol, Gliceril Guaiacolato

3-(*o*-metoxifenóxi)-1,2-propanodiol [93-14-1] $C_{10}H_{14}O_4$ (198.22).

Preparo — O guaiacol e o 3-cloro-1,2-propanodiol são condensados através de desidrocloração ao se aquecer uma mistura dos reagentes com uma base.

Descrição — Pó cristalino branco a levemente cinza com sabor amargo; pode ter leve odor característico; estável à luz e ao calor; não-higroscópico; fusão com faixa de 3° entre 78° e 82°; pH (solução 1 em 100) entre 5 e 7.

Solubilidade — 1 g em 60 a 70 mL de água; solúvel em álcool, clorofórmio, glicerina ou propileno glicol; insolúvel em éter de petróleo.

Comentários — Utilizada para *alívio sintomático de afecções respiratórias caracterizadas* por tosse seca e não-produtiva e pela presença de muco nas vias respiratórias. Estudos clínicos subjetivos sugerem que a ação da guaifenesina melhora a tosse não-produtiva seca ao diminuir a viscosidade do escarro e a dificuldade na expectoração e ao aumentar o volume de escarro. Todavia, experimentalmente, a guaifenesina aumenta apenas as secreções das vias respiratórias, porém somente quando administrada em doses maiores do que as empregadas clinicamente. Os efeitos adversos são raros e, em geral, consistem em náusea, distúrbio gástrico e sonolência. A guaifenesina pode produzir um resultado falso-positivo no teste para o ácido 5-hidroxiindolacético. Trata-se de um ingrediente de muitas formulações de expectorantes adquiridas sem prescrição médica.

HIDRATO DE TERPINA

Monoidrato de 4-hidróxi-α,α-4-trimetil-cicloexanometanol; Terpinum; Terpinol

Monoidrato de *p*-mentano-1,8-diol[2451-01-6] $C_{10}H_{20}O_2.H_2O$ (190.28); *anidro* [80-53-5] (172.27).

Preparo — Por hidratação dos pinenos em óleo de terebintina (ou óleo de pinheiro) na presença de um ácido forte.

Descrição — Cristais brilhantes incolores ou pó branco; ligeiro odor, eflorescente no ar seco; a solução aquosa 1:100 quente é neutra ao tornassol; quando seca em H_2SO_4 no vácuo, sofre fusão a cerca de 103°.

Solubilidade — 1 g em cerca de 200 mL de água, 13 mL de álcool, 140 mL de clorofórmio ou cerca de 140 mL de éter a 25°; 1 g em cerca de 35 mL de água em ebulição ou cerca de 3 mL de álcool em ebulição.

Comentários — Como *expectorante* na *bronquite*. O elixir de hidrato de terpina contém uma quantidade muito pequena do composto para ser eficaz isoladamente e é utilizado principalmente como veículo para misturas contra a tosse, como *Elixir de Hidrato de Terpina e Codeína* e *Elixir de Hidrato de Terpina e Dextrometorfano*.

Elixir de Hidrato de Terpina contém, em cada 100 mL, 1,53 a 1,87 g de $C_{10}H_{20}O_2.H_2O$. *Preparo*: Dissolver o hidrato de terpina (17 g) no álcool (430 mL); adicionar sucessivamente tintura de casca de laranja doce (20 mL), benzaldeído (0,05 mL), glicerina (400 mL), xarope (100 mL) e água purificada (qs) para obter 1.000 mL do produto; misturar bem e filtrar, se necessário, até o produto se tornar transparente. *Nota* — A tintura de casca de laranja doce pode ser substituída por 1 mL de óleo de laranja dissolvido em 15 mL de álcool. *Conteúdo do Álcool*: 39 a 44%. O alto conteúdo alcoólico nesse elixir é necessário para a solução de hidrato de terpina. *Incompatibilidades*: A diluição desse elixir com água ou líquidos de baixo conteúdo alcoólico provoca precipitação do hidrato de terpina.

O Elixir de Hidrato de Terpina e Codeína contém, em cada 100 mL, 1,53 a 1,87 g de $C_{10}H_{20}O_2.H_2O$ (hidrato de terpina) e 180 a 220 mg de $C_{18}H_{21}NO_3.H_2O$ (codeína). *Preparo*: Dissolver a codeína (2 g) em elixir de hidrato de terpina (qs) para obter 1.000 mL do produto. *Conteúdo de Álcool*: 39 a 44%. *Comentários*: Esse elixir é um *expectorante* e *sedativo* utilizado para aliviar a tosse excessiva. Seu valor reside primariamente no conteúdo de codeína. *Cautela* — Esse elixir é algumas vezes utilizado por dependentes, pelos quais é conhecido como *GI Gin*, devido a seu conteúdo de álcool e codeína. Nos EUA, alguns estados exigem farmacêuticos para registrar e limitar a sua venda. Sua venda repetida a determinada pessoa deve ser assinalada e interrompida.

O Elixir de Hidrato de Terpina e Bromidrato de Dextrometorfano contém, em cada 100 mL, 1,53 a 1,87 g de $C_{10}H_{20}O_2.H_2O$ (hidrato de terpina) e 180 a 220 mg de $C_{18}H_{25}NO.HBr.H_2O$ (bromidrato de dextrometorfano). *Preparo*: Dissolver o bromidrato de dextrometorfano (2 g) em elixir de hidrato de terpina (qs) para obter 1.000 mL do produto. *Comentários*: As mesmas indicações do *Elixir de Hidrato de Terpina e Codeína*. É utilizado no controle da tosse associada ao resfriado comum, laringite, traqueíte e bronquite. O dextrometorfano atua para elevar o limiar da tosse. Ao contrário da codeína, raramente produz sonolência ou distúrbios GI.

IODETO DE POTÁSSIO

Iodeto de potássio [7681-11-0] KI (166.00).

Preparo — O iodeto de potássio pode ser preparado ao fazer reagir o iodo com uma solução quente de hidróxido de potássio, sendo o iodato simultaneamente formado reduzido subseqüentemente a iodeto por aquecimento da mistura da reação seca com carbono.

Descrição — Cristais hexaédricos, transparentes ou incolores ou ligeiramente opacos e brancos, ou pó granulado branco; ligeiramente higroscópicos no ar úmido; a solução aquosa é neutra ou ligeiramente alcalina ao tornassol.

Solubilidade — 1 g em 0,7 mL de água, 22 mL de álcool, 2 mL de glicerina, 75 mL de acetona a 25°, ou 0,5 mL de água fervente; quando dissolvido em água, o calor é absorvido; 100 mL de uma solução aquosa saturada a 25° contêm 100 g de KI.

Comentários — Utilizado como *expectorante* e nos casos em que se necessita da ação do iodeto. O iodeto de potássio é utilizado como expectorante para liquefazer o escarro espesso e viscoso na bronquite crônica, bronquiectasia, asma brônquica e enfisema pulmonar. É também utilizado como tratamento adjuvante na fibrose cística, na sinusite crônica e após cirurgia para evitar a atelectasia. Entretanto, o valor terapêutico do iodeto de potássio como expectorante ainda não foi demonstrado de modo convincente. Embora o iodeto de potássio seja bem tolerado por um número significativo de pacientes, foi constatado o desenvolvimento de bócio induzido pelo iodeto e hipotireoidismo. Por conseguinte, deve-se considerar o uso de fármacos alternativos mais seguros e mais eficazes quando se necessita de uma ação expectorante.

Com freqüência, ocorrem reações adversas leves com a medicação de iodeto. A síndrome é conhecida como iodismo. Os sintomas consistem em salivação, lacrimejamento, coriza, sensibilidade dolorosa dos dentes e das gengivas, erupção cutânea, cefaléia, aumento de volume das glândulas salivares e irritação gástrica. Os sintomas desaparecem quando o fármaco é interrompido. Raramente ocorrem reações graves. O uso concomitante de iodeto de potássio com lítio e outros agentes antitireóideos pode potencializar os efeitos hipotireoidianos e bociogênicos dessas medicações. De forma semelhante, o uso do iodeto de potássio com outros medicamentos contendo potássio e diuréticos poupadores de potássio pode induzir hiperpotassemia e arritmias cardíacas ou parada cardíaca.

Solução de Iodeto de Potássio — [Solução de Iodeto de Potássio Saturada] Contém, em cada 100 mL, 97 a 103 g de KI. *Preparo*: Dissolver iodeto de potássio (1.000 g) em água purificada quente (680 mL), esfriar a cerca de 25° e adicionar uma quantidade suficiente de água purificada para obter 1.000 mL; filtrar, se necessário. *Nota*: Se a solução não for utilizada dentro de um curto período de tempo, devem-se adicionar 500 mg de tiossulfato de sódio a cada 1 L. *Descrição*: Solução transparente, incolor e inodora com sabor fortemente salgado característico; neutra ou levemente alcalina ao papel de tornassol; densidade de cerca de 1,700. *Comentário*: Suplemento de iodeto e expectorante; veja *Iodeto de Potássio*.

TARTARATO POTÁSSICO DE ANTIMÔNIO — Cap. 88.

Combinações de Expectorantes

As combinações de expectorantes mais freqüentes incluem um agente antitussígeno com guaifenesina. Entretanto, os expectorantes também são encontrados em associação com simpatomiméticos, anti-histamínicos e analgésicos em remédios para resfriado e tosse adquiridos sem prescrição médica. O benefício dessas combinações no tratamento da tosse ou de outras afecções respiratórias é controvertido.

PREPARAÇÕES DE SURFACTANTE

As preparações de surfactante são utilizadas como terapia de reposição para o tratamento de prematuros com síndrome de angústia respiratória neonatal (também conhecida como doença da membrana hialina). Essa afecção pulmonar é observada em cerca de 20% dos 250.000 prematuros nascidos anualmente nos Estados Unidos, sendo responsável por 5.000 mortes anualmente. O principal fator que contribui para a patologia da síndrome de angústia respiratória consiste numa deficiência significativa do surfactante pulmonar endógeno (cujo fosfolipídio primário é o palmitato de colfoscerila). As preparações de surfactante pulmonar são utilizadas em combinação com oxigênio suplementar e ventilação mecânica para facilitar a troca gasosa no tratamento profilático ou de resgate da síndrome de angústia respiratória neonatal. Os surfactantes exógenos são derivados de animais ou sintetizados. A eficácia dos surfactantes pulmonares foi demonstrada em estudos duplo-cegos randomizados em comparação com ar placebo em prematuros com síndrome de angústia respiratória, particularmente em lactentes com peso ao nascer acima de 700 g. Os estudos realizados sugerem que os surfactantes pulmonares exógenos são bem tolerados, com poucos efeitos adversos diretos.

PALMITATO DE COLFOSCERILA

(*R*)-4-hidróxi-*N,N,N*-trimetil-10-oxo-7-[(1-oxoexadecil)oxi]- 3,5,9-trioxa-4-fosfapentacosan-1-amínio, hidróxido, sal interno, 4-óxido; componente de Exosurf; Beractant

1,2-Dipalmitoil-*sn*-glicero-3-fosfocolina [63-89-8] $C_{40}H_{80}NO_8P$ (734.05)

Comentários — O *beractant* é um extrato bovino modificado que consiste em fosfolipídios, lipídios neutros, ácidos graxos e proteínas associadas ao surfactante. São adicionados palmitato de colfoscerila, ácido palmítico e tipalmitina para melhorar as propriedades tensoativas. O Exosurf é um surfactante pulmonar sintético composto de palmitato de colfoscerila, álcool cetílico e tiloxapol. O álcool cetílico facilita a disseminação e a absorção do palmitato de colfoscerila na interface ar-alveolar.

CAPÍTULO **70**

Drogas Simpatomiméticas

Kristen A Keefe, PhD
Assistant Professor
Department of Pharmacology and Toxicology
College of Pharmacy
University of Utah
Salt Lake City, UT 84112

É útil proceder inicialmente a uma breve revisão do sistema nervoso autônomo (SNA) e da classificação dos fármacos que atuam em componentes desse sistema ou que os estimulam. Em geral, o SNA é definido como a parte do sistema nervoso envolvida na regulação da função visceral involuntária. Assim, o SNA é responsável pela regulação da atividade do músculo cardíaco; da atividade do músculo liso das vísceras, dos vasos sangüíneos e do olho; e da atividade secretora das células nas vísceras, bem como das glândulas sudoríparas, salivares e lacrimais. O SNA atua para manter ou restaurar a homeostasia de funções fisiológicas vitais, como o fluxo sangüíneo cerebral, a temperatura corporal, a acomodação visual, a glicemia e a composição dos líquidos orgânicos.

O SNA possui duas divisões eferentes principais: a divisão simpática (toracolombar) e a parassimpática (craniossacral). Os órgãos e os sistemas (efetores) recebem, em sua maioria, inervação de ambas as divisões. Em geral, mas nem sempre, as duas divisões exercem influências opostas sobre determinado efetor.

Os efeitos opostos exercidos pelas duas divisões do SNA devem-se, em grande parte, ao fato de que as substâncias químicas (neurotransmissores/neuromoduladores) liberadas pelas terminações nervosas pós-ganglionares nos seus órgãos efetores não são iguais para as duas divisões. Os nervos *pós*-ganglionares parassimpáticos liberam acetilcolina e, portanto, são denominados *colinérgicos*. A acetilcolina atua sobre receptores muscarínicos nos órgãos efetores. Os nervos *pós*-ganglionares simpáticos liberam, em sua maioria, noradrenalina (norepinefrina) e, portanto, são considerados *noradrenérgicos*. Entretanto, a medula supra-renal, que é inervada por nervos pré-ganglionares simpáticos, libera tanto adrenalina (epinefrina/*adrenérgicos*) quanto noradrenalina, com liberação predominante de adrenalina em muitas condições, mas não em todas elas. Essas duas catecolaminas ativam receptores α- e β-adrenérgicos. Embora a maioria dos neurônios simpáticos *pós*-ganglionares seja do tipo noradrenérgico, é preciso assinalar que as fibras *pós*-ganglionares simpáticas para as glândulas sudoríparas e algumas fibras para os leitos vasculares da boca, da face e dos músculos esqueléticos são colinérgicas.

Nos gânglios simpáticos, os nervos *pré*-ganglionares de ambas as divisões liberam acetilcolina (isto é, são colinérgicos). Entretanto, a acetilcolina que é liberada pelos neurônios pré-ganglionares atua mais sobre receptores colinérgicos nicotínicos do que sobre receptores muscarínicos. Por conseguinte, os efeitos da liberação de acetilcolina nesses dois locais (gânglios simpáticos *versus* órgãos efetores) não são bloqueados pelos mesmos fármacos. Os neurônios motores somáticos também são colinérgicos e, nesse aspecto, assemelham-se aos nervos pré-ganglionares autônomos. Entretanto, os receptores nicotínicos na junção neuromuscular também são farmacologicamente distinguíveis daqueles nos gânglios simpáticos.

As drogas do sistema nervoso autônomo são classificadas com bases nos seus efeitos sobre a ativação do SNA. Assim, as *drogas simpatomiméticas* são aquelas cujos efeitos imitam (daí o sufixo *-mimético*) os efeitos observados com ativação do sistema nervoso simpático. De forma semelhante, as drogas *parassimpatomiméticas* são aquelas que imitam os efeitos da ativação do sistema nervoso parassimpático. Como o sistema nervoso simpático libera noradrenalina (norepinefrina) e adrenalina (epinefrina), os agentes simpatomiméticos são algumas vezes designados como adrenomiméticos. Os agentes parassimpatomiméticos são também conhecidos como colinomiméticos, visto que o sistema parassimpático libera acetilcolina no órgão efetor.

Os efeitos da ativação do sistema nervoso simpático e, portanto, os efeitos dos agentes simpatomiméticos são determinados, em grande parte, pelo tipo e pela localização do receptor pós-sináptico ao qual se liga o neurotransmissor liberado ou o agente simpatomimético exógeno. A noradrenalina e a adrenalina ligam-se a duas famílias gerais de receptores, os receptores α e β-adrenérgicos. Os receptores α-adrenérgicos são subdivididos em receptores α_1 e α_2 com base na sua farmacologia, e cada uma dessas subclasses pode ser ainda dividida com base na sua farmacologia e biologia molecular. Assim, foram identificados pelo menos três receptores α_1 distintos, designados como α_{1A}, α_{1B} e α_{1D}. De forma semelhante, as técnicas de biologia molecular identificaram pelo menos três receptores α_2 distintos, denominados $\alpha_{2A\text{-}2C}$. Os receptores β foram subdivididos em receptores β_1, β_2 e β_3, com base nas suas propriedades farmacológicas e clonagem molecular. Entretanto, convém assinalar que, a despeito da clonagem de vários dos receptores α e β, os agentes farmacológicos que hoje estão clinicamente disponíveis são capazes de distinguir apenas as classes gerais de receptores α_1, α_2, β_1 e β_2. Por conseguinte, este capítulo não fará referência aos subtipos de receptores dentro de cada classificação geral.

Os receptores α_1 aumentam a hidrólise do fosfatidil inositol, resultando na produção de trifosfato de inositol (IP_3) e diacilglicerol (DAG). Esses segundos mensageiros determinam um aumento nas concentrações intracelulares de cálcio. Por outro lado, os receptores α_2 estão acoplados negativamente à adenil ciclase através do sistema de sinalização $G_{i/o}$, levando a uma redução dos níveis intracelulares de AMP cíclico (AMPc). Além disso, a estimulação dos receptores α_2 diminui a abertura dos canais de cálcio sensíveis à voltagem e aumenta a atividade dos canais de potássio sensíveis à voltagem, contribuindo, ambos os efeitos, para a redução da excitabilidade celular. Todos os três tipos de receptores β estão acoplados positivamente à adenilil ciclase, resultando em aumento dos níveis de AMPc e da atividade da proteína cinase A na célula.

O conhecimento da localização dos diferentes receptores adrenérgicos e dopaminérgicos é de suma importância para se compreender os efeitos fisiológicos das drogas simpatomiméticas. O Quadro 70.1 fornece a localização dos receptores adrenérgicos e dopaminérgicos em diversos órgãos efetores importantes para a utilidade terapêutica das drogas simpatomiméticas, bem como os efeitos da estimulação desses receptores. Os destaques em negrito indicam, quando relevante, o subtipo de receptor que predomina em determinada função, em condições normais. Entretanto, é preciso salientar que, em condições patológicas, as contribuições relativas dos receptores podem estar alteradas. Assim, por exemplo, enquanto os receptores β_1 predominam na regulação da função cardíaca em condições normais, os efeitos mediados pelos receptores α_1 tornam-se mais proeminentes após tratamento crônico com β-bloqueadores, após isquemia do miocárdio e na presença de insuficiência cardíaca congestiva. O conhecimento da localização dos diferentes subtipos dos receptores e do efeito de sua estimulação sobre o órgão efetor permite predeterminar muitas das indicações terapêuticas e prováveis efeitos colaterais dos agentes simpatomiméticos. Por conseguinte, as drogas simpatomiméticas são classificadas, em grande parte, com base nos subtipos de receptores que afetam e, neste capítulo, serão apresentadas de acordo com esse tipo de classificação.

O papel da dopamina no sistema nervoso simpático permanece controvertido. Existem poucas evidências da existência de nervos dopamínicos individualizados no sistema nervoso simpático. Embora a dopamina seja o precursor biossintético imediato da noradrenalina e, portanto, esteja presente nos nervos simpáticos pós-ganglionares, existem poucos dados para sustentar o conceito de que a dopamina é liberada das terminações nervosas como neurotransmissor em resposta à ativação do sistema nervoso simpático. Entretanto, acredita-se que a dopamina seja sintetizada por células nos túbulos proximais do rim e possa exercer uma função parácrina nessa região. A despeito da ausência de inervação dopamínica, diversos órgãos efetores expressam receptores de dopamina de ambas as famílias D1 e D2 de receptores de dopamina. Por exemplo, os receptores dopamínicos D1 localizam-se nos leitos vasculares esplâncnicos, renais, cardíacos e cerebrais. A estimulação desses receptores D1 produz vasodilatação. Além disso, os receptores D1 estão expressos em todo o néfron do rim humano. A estimulação desses receptores diminui a reabsorção tubular de sódio, promovendo assim a natriurese e diurese. Embora a dopamina não pareça mediar os efeitos da ativação do sistema nervoso simpático, a estimulação dos receptores dopamínicos produz efeitos análogos aos observados com outros simpatomiméticos e, portanto, são considerados nessa seção.

Quadro 70.1 Localização e Função dos Receptores Adrenérgicos e Dopaminérgicos na Periferia

ÓRGÃO EFETOR	SUBTIPO DE RECEPTOR	EFEITO
Músculo liso vascular arterial	$\boldsymbol{\alpha}_1$	Vasoconstrição
	$\boldsymbol{\alpha}_2$	Vasoconstrição
	β_2	Vasodilatação (especialmente nos leitos dos músculos esqueléticos)
Músculo liso vascular venoso	$\boldsymbol{\alpha}_1$	Vasoconstrição
	$\boldsymbol{\alpha}_2$	Vasoconstrição
	β_2	Vasodilatação (especialmente nos leitos dos músculos esqueléticos)
Coração	$\boldsymbol{\beta}_1$	Inotropismo positivo, cronotropismo positivo
	α_1	Inotropismo positivo
Pulmões	β_2	Relaxamento do músculo liso
Olho		
Músculo radial	α_1	Contração (midríase)
Fluxo de humor aquoso	α_2	Diminuição
Rim	α_1	Diminuição da excreção de sódio e de água
		Redução da liberação de renina
	β_1	Aumento da liberação de renina
Trato gastrintestinal	α_2	
Motilidade		Diminuição da liberação de ACh, com redução da motilidade
Absorção de íons	α_2	Aumento da absorção de Na^+ e Cl^-
Pâncreas	α_2	Diminuição da liberação de insulina
Bexiga		
Músculo detrusor	β_2	Relaxamento
Músculo trígono e esfíncter	α_1	Contração
Uretra	α_1	Contração
Próstata	α_1	Contração do músculo liso
Útero	α_1	Contração
	$\boldsymbol{\beta}_2$	Relaxamento
Músculo esquelético	β_2	Aumento da captação de K^+; aumento da glicogenólise
Fígado	$\boldsymbol{\beta}_2$	Aumento da glicogenólise e da gliconeogênese
	α_1	
Células adiposas	β_3	Lipólise; termogênese

AGONISTAS α_1

Com base na distribuição dos receptores α_1 anteriormente resumidos e nos efeitos de sua estimulação, pode-se concluir que os agonistas α_1 puros são freqüentemente utilizados pela sua capacidade de produzir vasoconstrição. Os aumentos da resistência periférica total obtidos com estimulação α_1 sistêmica são úteis no tratamento da hipotensão associada ao choque ou à anestesia espinhais, situações nas quais existe uma perda de fluxo simpático para a vasculatura. Embora os agonistas α_1 possam ser utilizados no tratamento de outros tipos de choque uma vez restaurado o volume sangüíneo, seu emprego nessas situações não é recomendado, visto que não desejável produzir maior vasoconstrição em órgãos vitais que já apresentam perfusão deficiente.

A administração local de agonistas α_1 é benéfica para a produção de vasoconstrição local. Assim, a administração local desses agentes é freqüentemente utilizada em cirurgias para controlar a hemorragia local. Essa vasoconstrição também é benéfica quando associada a um anestésico local, visto que a vasoconstrição diminui a absorção do anestésico, prolongando assim a sua duração de ação. Quando aplicados topicamente à mucosa nasal ou ao olho, a vasoconstrição local produzida promove descongestão.

A estimulação dos receptores α_1 no olho produz midríase (dilatação pupilar), devido à contração do músculo radial da íris. Por conseguinte, os agonistas α_1 mostram-se úteis na produção de midríase para exame oftalmológico.

Segundo o mesmo princípio de sua utilidade clínica, a maioria das contra-indicações e dos efeitos colaterais dos agonistas α_1 origina-se de sua acentuada capacidade de produzir vasoconstrição. A conseqüente elevação da pressão arterial pode precipitar acidentes vasculares cerebrais, oclusão das artérias coronárias resultando em infarto do miocárdio ou aneurisma. Como o coração deve trabalhar mais intensamente contra a pressão aumentada, pode ocorrer angina, ou pode haver exacerbação da insuficiência cardíaca. Por esses motivos, o uso de agonistas α_1 em pacientes com *hipertensão, coronariopatia, arteriosclerose, aterosclerose, arritmias cardíacas* ou história de *infarto do miocárdio* é contra-indicado, exceto quando administrados sob rigorosa supervisão médica. Os agonistas α_1 são contra-indicados para pacientes com *trombose venosa* e *diabetes*, visto que a patologia vascular que está ou pode estar presente nesses pacientes pode ser exacerbada pela vasoconstrição produzida. É preciso assinalar que pode ocorrer uma absorção suficiente de agonistas α_1 após a sua administração tópica à conjuntiva ou mucosa nasal para produzir hipertensão sistêmica.

Outros efeitos colaterais periféricos dos agonistas α_1 decorrem da estimulação de receptores α_1 em outros locais. Assim, a estimulação dos receptores α_1 na uretra e no esfíncter da bexiga pode resultar em retenção urinária. Por esse motivo, os agonistas α_1 devem ser utilizados com cautela em pacientes com *hipertrofia prostática*. A midríase ocasionada pela estimulação dos receptores α_1 no músculo radial da íris pode resultar em *fotofobia*. Devido à possível ocorrência de miose de rebote após o desaparecimento dos efeitos adrenérgicos, os agonistas α_1 devem ser utilizados com cautela se houver *descolamento da retina*. Além disso, a midríase produzida por agonistas α_1 pode aumentar significativamente a pressão intra-ocular em pacientes com *glaucoma de ângulo fechado* (*de ângulo agudo*).

BITARTARATO DE METARAMINOL

[*R*-(*R,*S**)]-α-(1-Aminoetil)-3-hidroxibenzenometanol, [R-(*RI*,*R**)]-2-3-diidroxibutanodioato (1:1) (sal) Aramine; Pressonex**

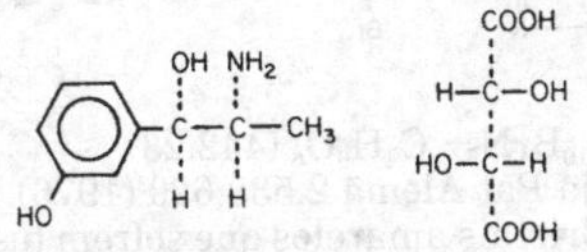

Álcool (−)-α-(1-aminoetil)-*m*-hidroxibenzílico, tartarato (1:1) (sal) [33402-03-8] $C_9H_{13}NO_2 \cdot C_4H_6O_6$ (317.29).

Preparo — Entre outros métodos, através de reações que utilizam o *m*-hidroxibenzaldeído e a benzilamina como principais reagentes. A base é convertida no bitartarato com uma quantidade equimolar de ácido tartárico.

Descrição — Pó cristalino branco, praticamente inodoro; sofre fusão entre 171° e 175°; pH (solução 1 em 20) entre 3,2 e 3,5.

Solubilidade — Livremente solúvel em água; 1 g em cerca de 100 mL de álcool; praticamente insolúvel em clorofórmio ou éter.

Comentários — Agonista α_1 e β_1 de ação direta, com pouca atividade β_2. Libera noradrenalina e é utilizado principalmente para manter a pressão arterial durante o choque ou a anestesia espinhal.

CLORIDRATO DE FENILEFRINA

3-Hidróxi-α-[(metilamino)metil]-benzenometanol, cloridrato

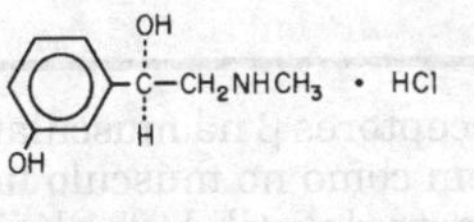

Álcool (−)-*m*-hidróxi-α-[(metilamino)metil]benzílico, cloridrato [61-76-7] $C_9H_{13}NO_2 \cdot HCl$ (203.67).

Preparo — O brometo de *m*-hidroxifenacil é condensado com metilamina, e o grupo carbonil é então reduzido a carbinol através de hidrogenação catalítica. A fenilefrina assim formada é dissolvida em solvente apropriado e neutralizada com HCl.

Descrição — Cristais brancos ou quase brancos; inodoro, sabor amargo; sofre fusão entre 140° e 145°.

Solubilidade — Livremente solúvel em água ou álcool.

Comentários — A fenilefrina é utilizada para manter a pressão arterial e como descongestionante nasal, escleroconjuntival e uveal. É também utilizada como midriático, bem como para promover o fluxo de humor aquoso no tratamento do glaucoma de ângulo aberto. Suas propriedades vasoconstritoras são utilizadas em associação com anestésicos locais ou espinhais para prolongar sua duração de ação. Ativa por via oral.

CLORIDRATO DE METOXAMINA

α-(1-Aminoetil)-2,5-dimetoxibenzenometanol, cloridrato; Vasoxyl Hydrochloride

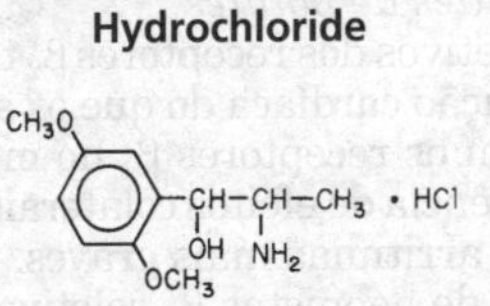

Álcool (±)-α-(1-aminoetil)-2,5-dimetoxibenzílico, cloridrato [61-16-5] $C_{11}H_{17}NO_3 \cdot HCl$ (247.72).

Preparo — Entre outros métodos, a partir da 2′,5′-dimetoxipropiofenona, através de sua reação com ácido nitroso para formar o derivado 2-isonitroso, seguida de hidrogenação catalítica que reduz tanto a função carbonil a carbinol quanto a função isonitroso a amino. A metoxamina, dissolvida em solvente orgânico apropriado, é rapidamente convertida no cloridrato por uma corrente de cloreto de hidrogênio.

Descrição — Cristais semelhantes a placas incolores ou brancos, ou pó cristalino branco; inodoro ou apenas com leve odor; as soluções são ácidas ao tornassol, com pH de cerca de 5; sofre fusão entre 214° e 219°.

Solubilidade — 1 g em cerca de 2,5 mL de água ou 12 mL de álcool; quase insolúvel em clorofórmio ou éter.

Comentários — Agonista α_1 de ação direta com ação pressora rápida e prolongada. Possui também algumas propriedades bloqueadoras dos receptores β. É utilizado principalmente para manter a pressão arterial durante a anestesia.

CLORIDRATO DE NAFAZOLINA

4,5-Diidro-2-(1-naftalenilmetil)- 1*H*-imidazol, monocloridrato; Privine Hydrochloride

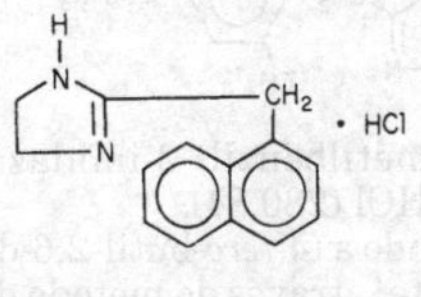

2-(1-Naftilmetil)-2-imidazolina, monocloridrato [550-99-2] $C_{14}H_{14}N_2 \cdot HCl$ (246.74).

Preparo — Nos métodos quase quantitativos, o aquecimento da 1-naftaleno-acetonitrila com monocloridrato de etilenodiamina a 175° a 200° durante 1 h. A 1-naftalenoacetonitrila é obtida a partir do naftaleno por clorometilação com formaldeído e HCl, seguida de tratamento do cloreto de 1-naftilmetil resultante com cianeto de potássio.

Descrição — Pó cristalino branco, inodoro e amargo; fusão na faixa de 253° a 258°, com decomposição; pH (solução 1 em 100) entre 5 e 6,6.

Solubilidade — Livremente solúvel em água ou álcool; levemente solúvel em clorofórmio; praticamente insolúvel em éter.

Comentários — Descongestionante nasal e ocular adquirido sem prescrição médica, utilizado topicamente.

CLORIDRATO DE OXIMETAZOLINA

3-[(4,5-Diidro-1*H*-imidazol-2-il)metil]-6-(1,1-dimetiletil)-2,4-dimetilfenol, monocloridrato

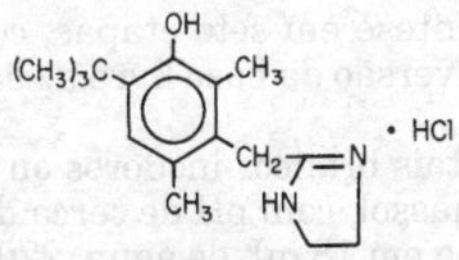

6-*terc*-Butil-3-(2-imidazolin-2-ilmetil)-2,4-dimetilfenol, monocloridrato [2315-02-8] $C_{16}H_{24}N_2O \cdot HCl$ (296.84).

Preparo — O 2,4-Dimetil-6-*terc*-butilfenol é convertido no intermediário cianeto benzílico, que reage com etilenodiamina *p*-toluenossulfonato, através do qual se forma o anel imidazolina mediante adição e desamoniação. A oximetazolina resultante é convertida no sal através de sua interação com uma quantidade equimolar de cloreto de hidrogênio. US Pat 3.147.275.

Descrição — Pó cristalino branco a quase branco, fino; inodoro; estável à luz e ao calor, não-higroscópico; sofre fusão a cerca de 300°, com decomposição; pH (solução 1 em 20) entre 4 e 6,5.

Solubilidade — 1 g em 6,7 mL de água, 3,6 mL de álcool ou 860 mL de clorofórmio; praticamente insolúvel em éter.

Comentários — Fármaco adquirido sem prescrição médica, utilizado topicamente como descongestionante nasal e ocular. Causa menos congestão de rebote do que a *Nafazolina*.

CLORIDRATO DE TETRAIDROZOLINA

4,5-Diidro-2-(1,2,3,4-tetraidro-1-naftalenil)-imidazol, monocloridrato; Collyrium Fresh; Murine; Soothe;Tyzine

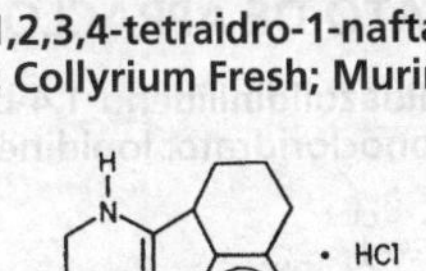

[522-48-5] $C_{13}H_{16}N_2 \cdot HCl$ (236.74).

Preparo — O etil fenilacetato e o acrilato de metila sofrem condensação de Michael e ciclização utilizando etóxido de sódio como catalisador, seguidas de acidificação para formar o ácido 4-ceto-1,2,3,4-tetraidro-1-naftóico. O grupo ceto é reduzido por hidrogenação catalítica a metileno, e o ácido 1,2,3,4-tetraidro-1-naftóico resultante é condensado com etilenodiamina na presença de HCl.

Descrição — Cristais brancos; inodoros; sofrem fusão com decomposição a cerca de 256°.

Solubilidade — 1 g em 3,5 mL de água ou 7,5 mL de álcool; ligeiramente solúvel em clorofórmio ou éter.

Comentários — Fármaco adquirido sem prescrição médica, utilizado topicamente como descongestionante nasal e ocular. Provoca constrição sistêmica.

CLORIDRATO DE XILOMETAZOLINA

2-[[4-(1,1-Dimetiletil)-2,6-dimetilfenil]-metil]-4,5-diidro-1*H*-imidazol, monocloridrato; Otrivin Hydrochloride

2-(4-*terc*-Butil]-2,6-dimetilbenzil)-2-imidazolina, monocloridrato, [1218-35-5] $C_{16}H_{24}N_2 \cdot HCl$ (280.84).

Preparo — Utilizando a (4-*terc*-butil-2,6-dimetilfenil)acetonitrila como nitrila participante, através do método descrito para o *cloridrato de nafazolina*, anteriormente.

Descrição — Pó cristalino branco, inodoro; sofre fusão acima de 300°, com decomposição; pH (solução 1 em 20) entre 5 e 6,6.

Solubilidade — 1 g em cerca de 30 mL de água; livremente solúvel em álcool; escassamente solúvel em clorofórmio; praticamente insolúvel em benzeno ou éter.

Comentários — Descongestionante nasal com hiperemia possivelmente menos reativa.

SULFATO DE MEFENTERMINA

Sulfato de *N*,α,α-trimetilbenzenoetamina; Wyamine Sulfate

[1212-72-2]$(C_{11}H_{17}N)_2 \cdot H_2SO_4$ (424.60); *diidratado* [6190-60-9] (460.63).

Preparo — Por síntese em sete etapas, começando com a fenil isopropil cetona de conversão da base livre no sal com ácido sulfúrico. US Pat 2.590.079.

Descrição — Cristais brancos inodoros ou pó cristalino; as soluções são ácidas ao tornassol, com pH de cerca de 6.

Solubilidade — 1 g em 18 mL de água, 220 mL de álcool, >1.000 mL de clorofórmio ou >10.000 mL de éter.

Comentários — Possui ações diretas e indiretas.

AGONISTAS α_2

Os agonistas α_2 apresentados nesta seção são utilizados pelas suas ações nos receptores α_2 periféricos, imitando assim os efeitos da ativação do sistema nervoso simpático. Esses agonistas α_2 são utilizados perifericamente no tratamento do glaucoma de ângulo aberto, visto que a estimulação dos receptores α_2 aumenta a drenagem uveoescleral e diminui a produção de humor aquoso. Outros agonistas α_2, como a clonidina e a guanfacina, atuam sobre os receptores α_2 no sistema nervoso central (SNC) para diminuir a atividade do sistema nervoso simpático. Esses fármacos são considerados no Cap. 68.

CLORIDRATO DE APRACLONIDINA

2,6-Dicloro-*N*[1]-2-imidazolidinilideno-1,4-benzenediamina, monocloridrato; Iopidine

[73218-79-8] $C_9H_{10}Cl_{12}N_4 \cdot HCl$ (281.57).

Preparo — US Pat 4.517.199.

Descrição — Pó branco a bege.

Solubilidade — 1 g em 34 mL de água, 74 mL de etanol, 13 mL de metanol; praticamente insolúvel em clorofórmio ou solventes orgânicos não-polares; o pH de uma solução a 1% é de cerca de 5,5.

Comentários — A apraclonidina é utilizada na prevenção de aumentos da pressão intra-ocular após cirurgia ocular, incluindo trabeculoplastia com *laser* de argônio, iridotomia, capsulotomia e cirurgia de catarata. Sua utilidade no tratamento a longo prazo do glaucoma é limitada, devido ao desenvolvimento de taquifilaxia e alergia ocular.

TARTARATO DE BRIMONIDINA

5-Bromo-*N*-(4,5-diidro-1*H*-imidazol-2-il)-quinoxalinamina, sal de [S-(*R,*R**-2,3-diidroxibutanodioato (1:1); Alphagan**

[79570-19-7]) $C_{11}H_{10}BrN_5 \cdot C_4H_6O_6$ (442.23).

Preparo — Veja Pat Alemã 2.538.620 (1976).

Descrição — Cristais amarelos que sofrem fusão a cerca de 207°.

Comentários — Primeiro agonista α_2 seletivo aprovado para uso prolongado no tratamento do glaucoma de ângulo aberto ou hipertensão ocular. A brimonidina também é indicada para uso na prevenção da pressão intra-ocular elevada em pacientes submetidos a trabeculoplastia com *laser* de argônio. É aplicada topicamente ao olho e atinge um efeito máximo dentro de 2 h após a instilação, com duração de ação de até 12 h. Mostra-se eficaz no tratamento a longo prazo de pacientes com glaucoma que não podem tolerar β-bloqueadores ou como terapia auxiliar. Apesar de possuir uma seletividade 1.000 vezes maior para os receptores α_2 do que para os receptores α_1, podem ocorrer midríase, vasoconstrição e retração palpebral, devido à estimulação α_1. Os efeitos colaterais adversos são mínimos e consistem em secura da boca, hiperemia e ardência oculares (25%) e reações alérgicas (10%). A eficácia da brimonidina na redução da pressão intra-ocular pode diminuir com o decorrer do tempo em alguns pacientes. A brimonidina é contra-indicada para pacientes em uso de *inibidores da monoamina oxidase* (IMAO).

AGONISTAS β

A localização dos receptores β na musculatura lisa da traquéia e dos brônquios, bem como no músculo liso uterino, constitui a base da maior parte da utilidade clínica dos agonistas β. Como os receptores β localizados no músculo liso nesses órgãos efetores pertencem ao subtipo β_2, foram envidados esforços para desenvolver agonistas β_2-seletivos. Os agonistas β são utilizados no tratamento de doenças pulmonares obstrutivas reversíveis, como asma, enfisema e bronquite, uma vez que produzem broncodilatação, inibem a liberação de mediadores inflamatórios dos mastócitos e aumentam a motilidade ciliar. Sua capacidade de produzir relaxamento do músculo liso uterino é responsável pela sua utilidade na prevenção do trabalho de parto e do parto prematuros. Os agonistas β_2 também foram utilizados no tratamento da doença vascular periférica, particularmente claudicação intermitente e tromboflebite, que possui um componente vasoespástico predominante e ocorre nos leitos vasculares que contêm receptores β_2 (por exemplo, músculo esquelético). Os agonistas β também têm alguma aplicação no tratamento de emergência do bloqueio cardíaco, bradicardia e *torsades de pointes*.

Os agonistas seletivos dos receptores β_2 têm menos tendência a produzir estimulação cardíaca do que os agonistas β não-seletivos que estimulam os receptores β_1 no músculo cardíaco. Por conseguinte, a incidência de efeitos colaterais cardíacos adversos, como taquicardia e arritmias mais graves, é menor, porém não ausente, com o uso de agonistas β_2-seletivos. Os pacientes com doença cardiovascular subjacente e aqueles tratados com inibidores da MAO ou antidepressivos tricíclicos correm maior risco de apresentar esses efeitos colaterais cardiovasculares. Por conseguinte, os agonistas β_1 são contra-indicados para pacientes com *cardiopatia* ou *arritmias cardíacas*. São também contra-indicados para pacientes com *tireotoxicose*, visto que o coração nessa situação é sensível aos efeitos estimuladores da ativação dos receptores β. Os agonistas dos receptores β_2 também podem precipitar taquicardia e arritmias, pois podem reduzir a pressão arterial (através de vasodilatação), resultando em taquicardia reflexa. Por conseguinte, devem ser utilizados com cautela em pacientes com doença cardiovascular subjacente. Outros efeitos potenciais dos agonistas β incluem tremor dos músculos esqueléticos (β_2), embora ocorra geralmente tolerância a esse efeito; diminuição da tensão de O_2 arterial (β_1 e β_2), sensação de inquietação, ansiedade ou apreensão; redução das concentrações plasmáticas de K^+ (β_2); e aumento das concentrações plasmáticas de glicose (β_2) e ácidos graxos livres ($\beta_{1/3}$). A redução da concentração plasmática de K^+ pode ser problemática para pacientes cardíacos, especialmente aqueles tratados com glicosídios cardíacos e diuréticos, e a hiperglicemia pode exigir alterações da dieta ou da insulina em pacientes diabéticos. Todos os efeitos colaterais têm menos probabilidade de ocorrer quando os agonistas β são administrados por inalação.

CLORETO DE PIRBUTEROL

α^6-[[(1,1-Dimetiletil)amino]metil]-3-hidróxi-2,6-piridinodimetanol, cloridrato; Maxair

$(CH_3)_3CNHCH_2CH(OH)$–[piridina]–CH_2OH, OH · 2HCl

[38029-10-6] $C_{12}H_{20}N_2O_3 \cdot 2HCl$ (313.22); [65652-44-0 (acetato)]. $C_{12}H_{20}N_2O_3 \cdot C_2H_4O_2$ (300.35); [38677-82-5 (pirbuterol)].

Preparo — Numa síntese em 7 etapas a partir da 3-hidroxipiridina; veja Pat Alemã 2.105.464 (CA 77:151974h, 1972).

Descrição — (Cloridrato) Pó cristalino branco; sofre fusão com decomposição a cerca de 182º; a estabilidade máxima das soluções aquosas ocorrem em pH de 1 a 2 (*J Pharm Sci* 1977; 66:819).

Solubilidade — Solúvel em água.

Comentários — Broncodilatador β_2-seletivo.

CLORIDRATO DE ISOETARINA

4-[1-Hidróxi-2-[(1-metiletil)amino]butil]-1,2-benzenodiol, cloridrato; cloridrato de *N*-isopropiletilnoradrenalina; Bronkosol; Arm-a-Med

OH, OH · HCl; $CHCHCH_2CH_3$; HO $NHCH(CH_3)_2$

Álcool 3,4-diidróxi-α-[1-(isopropilamino)propil]benzílico, cloridrato $C_{13}H_{21}NO_3 \cdot HCl$ [2576-92-3] (275.77).

Preparo — A síntese da isoetarina e de outros 1-(3,4-diidroxifenil)-2-monoalquil-1-butanóis, que começa com a 3,4-diidroxibutirofenona, é descrita na Pat Alemã 638.650 (*CA* 1937; 31:3209[4]). A base é convertida no cloridrato ou no mesilato (veja *Mesilato de Isoetarina*).

Descrição — Sólido cristalino branco a bege, inodoro; sofre fusão entre 196° e 208°, com decomposição.

Solubilidade — Solúvel em água; escassamente solúvel em álcool; praticamente insolúvel em éter.

Comentários — Agonista α e β moderado utilizado como broncodilatador. Possui duração de ação de 1 a 3 h.

CLORIDRATO DE ISOPROTERENOL

4-[1-Hidróxi-2-[(1-metiletil)amino]etil]-1,2-benzenodiol, cloridrato; Cloridrato de Isopropilarterenol

HO, HO–[benzeno]–$CH(OH)$–CH_2–$NHCH(CH_3)_2$ · HCl

Álcool 3,4-diidróxi-α-[(isopropilamino)metil]benzílico, cloridrato, [51-30-9] $C_{11}H_{17}NO_3 \cdot HCl$ (247.72).

Preparo — Pelo método sintético descrito para a *Epinefrina* (adiante), utilizando a isopropilamina em lugar da metilamina; a seguir, a base é convertida no cloridrato sem resolução.

Descrição — Pó cristalino branco a quase branco, inodoro, com sabor ligeiramente amargo; escurece gradualmente com exposição ao ar e à luz; as soluções tornam-se rosadas a rosa-acastanhado em repouso quando expostas ao ar e quase imediatamente quando tornadas alcalinas; pH (solução aquosa a 1%) de cerca de 5; faixa de fusão entre 165° e 170°.

Solubilidade — 1 g em 3 mL de água ou 50 mL de álcool; menos solúvel em álcool desidratado; insolúvel em clorofórmio ou éter.

Comentários — Protótipo dos agonistas β não-seletivos, utilizados para estimular a freqüência cardíaca da bradicardia, bloqueio cardíaco ou *torsades de pointes*. Seu uso no tratamento da asma foi substituído, em grande parte, por agentes mais seletivos.

CLORIDRATO DE ISOXSUPRINA

4-Hidróxi-α-[1-[(1-metil-2-fenoxietil)-amino]etil]-benzenometanol, cloridrato; Vasodilan

HO–[benzeno]–C(H)(OH)–C(H)(CH_3)–NH–C(H)(CH_3)–CH_2O–[benzeno] · HCl

[579-56-6] $C_{18}H_{23}NO_3 \cdot HCl$ (337.85).

Preparo — A fenoxiacetona (a partir do fenóxido de sódio e da cloroacetona), com aminação redutiva, produz o 1-fenóxi-2-aminopropano (**I**). O *p*-propionilfenóxido de sódio é convertido no éter com brometo de benzila para proteger o grupo fenólico; é bromado em α a carbonil e, a seguir, condensado com **I**. A aminocetona secundária resultante é cataliticamente hidrogenada para remover o grupo benzil protetor, o carbonil reduzido ao álcool secundário com $NaBH_4$ e a base convertida no sal. *Rec Trav Chim* 1956; 75:1215.

Descrição — Pó cristalino branco, inodoro, de sabor amargo; sofre fusão com decomposição a cerca de 200°; pH (solução 1 em 100) entre 4,5 e 6.

Solubilidade — 1 g em 500 mL de água, 100 mL de álcool, >10.000 mL de clorofórmio ou >10.000 mL de éter.

Comentários — Antagonista α com ligeira atividade β_2 e ação vasodilatadora não-seletiva.

CLORIDRATO DE NILIDRINA

4-Hidróxi-α-[1-[(1-metil-3-fenilpropil)amino]-etil]-benzenoetanol, cloridrato

HO–[benzeno]–CH(OH)–CH(CH_3)–NHCH(CH_3)CH_2CH_2–[benzeno] · HCl

[900-01-6;849-55-8]$C_{19}H_{25}NO_2 \cdot HCl$ (335.87).

Preparo — Fazer reagir a *p*-hidroxonorefedrina e a benzilacetona em álcool e hidrogenar cataliticamente o produto.

Descrição — Pó cristalino branco, inodoro; praticamente insípido.

Solubilidade — 1 g em cerca de 65 mL de água ou 40 mL de álcool; ligeiramente solúvel em clorofórmio ou éter.

Comentários — Possui atividade β_2 mais seletiva para o músculo esquelético. A nilidrina é utilizada no tratamento da doença vascular do músculo esquelético com componente vasoespástico.

CLORIDRATO DE RITODRINA

(*R,*S**)-4-Hidróxi-α-[1-[[2-4-hidroxifenil)-etil]amino]etil]-benzenometanol, cloridrato; Yutopar**

HO–[benzeno]–CH(OH)–CH(CH_3)–$NHCH_2CH_2$–[benzeno]–OH · HCl

[23239-51-2] $C_{17}H_{21}NO_3 \cdot HCl$ (323.82).

Preparo — A *p*-metoxifenetilamina e a *p*-(benzilóxi)-2-bromopropiofenona são condensadas para formar a amina secundária correspondente que, a seguir, é sucessivamente reduzida com hidrogênio na presença de paládio, para formar o grupo benzila, e HBr, para clivar o grupo metoxila. A redução do grupo carbonila, utilizando um catalisador de paládio, produz o álcool secundário ritodrina. A base é convertida no cloridrato do modo habitual. US Pat 3.410.944.

Descrição — Cristais brancos inodoros, que sofrem fusão com decomposição entre 196° e 205°.

Solubilidade — Livremente solúvel em água.

Comentários — Agente beta-2-seletivo, utilizado apenas para suprimir o trabalho de parto.

MESILATO DE BITOLTEROL

Ácido 4-metilbenzóico, 4-[2-[(1,1-dimetiletil)amino]-1-hidroxietil]-1,2-fenileno éster, metanossulfonato (sal); Tornalate

[30392-41]-7] $C_{28}H_{31}NO_5 \cdot CH_4O_3S$ (557.66).

Preparo — *J Med Chem* 1976; 19:834.

Descrição — Sólido cristalino que sofre fusão a cerca de 171°.

Comentários — Pró-fármaco convertido em colterol; agonista β_2-seletivo. Utilizado como broncodilatador com duração de ação longa (5 a 8 h).

MESILATO DE ISOETARINA

4-[1-Hidróxi-2-[(1-metiletil)amino[butil]-1,2-benzenodiol, metanossulfonato (sal); metanossulfonato de *N*-isopropiletilnoradrenalina; Bronkometer

Para a fórmula da base isoetarina, ver *Cloridrato de Isoetarina.* Álcool 3,4-diidróxi-α-[1-(isopropilamino)propil]benzílico metanossulfonato [7279-75-6] $C_{13}H_{21}NO_3 \cdot CH_4O_3S$ (335.41).

Preparo — Veja *Cloridrato de Isoetarina.*

Descrição — Sólido cristalino branco a bege, inodoro, ligeiramente amargo, com sabor salgado; sofre fusão a cerca de 165°.

Solubilidade — Livremente solúvel em água; solúvel em álcool; ligeiramente solúvel em éter.

Comentários — Veja *Cloridrato de Isoetarina.*

SALBUTAMOL (ALBUTEROL)

α^1-[[(Dimetiletil)amino]metil]-4-hidróxi-1,3-benzenodimetanol, Proventil; Ventolin

α^1-[(*terc*-Butilamino)metil]-4-hidróxi-*m*-xileno-α,α-diol, [18559-94-9] $C_{13}H_{21}NO_3$ (239.31).

Preparo — *J Med Chem* 1970; 13:674.

Descrição — Pó cristalino bege a branco; inodoro; sabor ligeiramente amargo.

Solubilidade — 1 g dissolve-se em 4 mL de água; ligeiramente solúvel em álcool, clorofórmio ou éter.

Comentários — Protótipo dos agonistas β_2-seletivos e o mais amplamente utilizado no tratamento da asma e de outras formas de doença pulmonar obstrutiva reversível. Possui fraca atividade agonista β_1. É administrado por inalação oral através de um inalador dosimetrado ou nebulizador (sulfato de salbutamol) ou por via oral, na forma de xarope ou comprimidos (sulfato de salbutamol). O salbutamol é o único inalador dosimetrado atualmente aprovado pela FDA para uso em crianças a partir de 4 anos de idade. É freqüentemente administrado na forma nebulizada no pronto-socorro para tratamento de exacerbações agudas da asma.

Embora se tenha utilizado no passado a administração oral de salbutamol e outros agonistas β_2 para obter-se uma duração de ação mais prolongada, essa abordagem está suplantada pelo uso de agonistas β_2 que possuem longa duração de ação quando administrados por inalação, já que a via inalatória diminui a incidência de efeitos colaterais sistêmicos.

SULFATO DE METAPROTERENOL

Hidróxi-2-[(1-metiletil)amino]etil]-1,3-benzenodiol, sulfato (2:1) sal; Sulfato de Orciprenalina; Alupent; Metaprel

Álcool 3,5-diidróxi-α-[(isopropilamino)metil]benzílico, sulfato (2:1) [5874-97-5] $(C_{11}H_{17}NO_3)_2 \cdot H_2SO_4$ (520.59).

Preparo — Um método envolve a condensação da 2-cloro-3′,5′-diidroxiacetofenona com isopropilamina, reduzindo o grupo CO a CHOH e fazendo reagir a base metaproterenol resultante com H_2SO_4. US Pat 3.341.594.

Descrição — Pó cristalino branco a bege, inodoro e amargo; fotossensível; oxida ao ar; fusão a cerca de 202°.

Solubilidade — Livremente solúvel em água ou álcool.

Comentários — Agonista β_2 eficaz por via oral, freqüentemente utilizado no tratamento de exacerbações agudas da asma.

SULFATO DE TERBUTALINA

5-[2-[(1,1-Dimetiletil)amino]-1-hidroxietil]-1,3-benzenodiol, sulfato (2:1) (sal); Brethaire, Brethine; Bricanyl

Álcool α-[*terc*-butilamino)metil]-3,5-diidroxibenzílico, sulfato (2:1) (sal) [23031-32-5] $(C_{12}H_{19}NO_3)_2 \cdot H_2SO_4$ (548.65).

Preparo — Um método envolve a redução da 2-(*terc*-butilamino)-3′-5′-diidroxiacetofenona (I) ao carbinol por hidrogenação catalítica, seguida de neutralização da base com H_2SO_4 (Pat Brit 1.199.630). A substância I pode ser preparada por diversas vias, iniciando com o ácido 3,5-diidroxibenzóico.

Descrição — Pó cristalino branco a branco-acinzentado; inodoro ou com leve odor de ácido acético; ligeiramente amargo; instável à luz; sofre fusão a cerca de 247°; pK_{a1} de 8,8; pK_{a2} de 10,1; pK_{a3} de 11,2.

Solubilidade — 1 g em 1,5 mL de água ou 250 mL de álcool.

Comentários — Recomendado, mas não indicado na bula, para tratamento do trabalho de parto prematuro. É utilizado por via parenteral para tratamento de emergência do estado de mal asmático.

XINAFOATO DE SALMETEROL

(±)-4-Hidróxi-α^1-[[[6-(4-fenilbutóxi)hexil]amino]-metil]-1,3-benzenodimetanol, 1-hidróxi-2-naftalenocarboxilato (sal); Serevent

[94749-08-3] $C_{25}H_{37}NO_4 \cdot C_{11}H_8O_3$ (603.76).

Preparo — Veja US Pat 4.992.474 (1991). Trata-se de um análogo do salbutamol de ação mais longa (ver anteriormente) com potência quase 10 vezes maior, obtida através da extensão da cadeia lateral amino secundária não-polar de 3 átomos de carbono (salbutamol) para 16, incluindo um anel aromático.

Descrição — Pó branco a bege, que sofre fusão a cerca de 138°.

Solubilidade — Livremente solúvel em metanol; ligeiramente solúvel em etanol, 2-propanol ou clorofórmio; escassamente solúvel em água.

Comentários — Agonista β_2 mais lipofílico, indicado para o tratamento de manutenção a longo prazo da asma, duas vezes ao dia, com duração de ação de 12 h após inalação.

AGONISTAS α-β MISTOS

Vários agentes simpatomiméticos exercem efeitos sobre os receptores tanto α quanto β. Por conseguinte, os efeitos desses fármacos dependem de suas atividades relativas pelos diferentes receptores e consistem, em grande parte, numa soma ponderada de suas ações através dos diferentes receptores.

CLORIDRATO DE DOBUTAMINA

(±)-4-[2-[[3-(4-Hidroxifenil)-1-metilpropil]amino]etil]-1,2-benzenodiol, cloridrato, Dobutrex

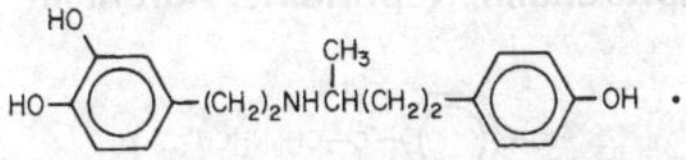

Cloridrato de (±)-4-[2-[[3-(*p*-hidroxifenil)-1-metilpropil]amino]etil] pirocatecol [49745-95-1] $C_{18}H_{23}NO_3 \cdot HCl$ (337.85).

Preparo — Para um resumo de um processo patenteado, veja *CA* 80:14721z, 1974.

Descrição — Pó branco a bege; sofre fusão a cerca de 185°; pK_a (dobutamina) de 9,4.

Solubilidade — Escassamente solúvel em água ou metanol; solúvel em etanol.

Comentários — Simpatomimético cardiosseletivo com acentuadas propriedades agonistas β_1 e propriedades de agonista β_2 e α mais fracas. Trata-se de um agente singular, visto que seus efeitos sobre o coração consistem em aumentar a força da contração (inotropismo positivo) e a condução atrioventricular e intraventricular, sem aumentar significativamente a freqüência cardíaca em doses terapêuticas. Entretanto, a infusão em taxas mais altas pode provocar taquicardia. Em geral, a pressão arterial é apenas afetada em grau mínimo, devido à vasodilatação β_2-mediada e à vasoconstrição α-mediada combinadas. Constitui o tratamento preferido para pacientes com descompensação cardíaca após cirurgia ou com insuficiência cardíaca congestiva ou IM agudo que apresentam apenas hipotensão leve a moderada. A dobutamina aumenta o débito cardíaco, diminui a pressão arterial pulmonar em cunha e aumenta o débito urinário nesses pacientes. Além disso, é algumas vezes utilizada no tratamento do choque hipovolêmico ou séptico após reposição do volume, embora a dopamina ou a noradrenalina sejam preferidas para o tratamento do choque. Possui meia-vida de 2 min, de modo que deve ser administrada por infusão IV contínua.

AGONISTAS INDIRETOS

A atividade de vários agentes simpatomiméticos decorre de sua capacidade de promover a liberação de noradrenalina das terminações dos neurônios pós-ganglionares simpáticos ou de bloquear a recaptação de noradrenalina e adrenalina nas terminações nervosas simpáticas. Como a recaptação constitui a principal forma de interromper a ação das catecolaminas, o seu bloqueio resulta em aumento na intensidade e/ou na duração da resposta às catecolaminas liberadas pelos nervos simpáticos ou pela medula supra-renal. Apesar de esses compostos aumentarem predominantemente a liberação/concentração de noradrenalina, os níveis alcançados freqüentemente excedem aqueles observados com a ativação normal da estimulação dos neurônios pós-ganglionares. Por conseguinte, os efeitos desses fármacos, apesar de serem mediados pela noradrenalina, podem consistir em maior ativação dos receptores β_2 do que o normalmente observado. Além disso, os efeitos de alguns agonistas de ação indireta podem ser maiores em determinados órgãos efetores, restringindo assim os tipos de efeitos observados.

BITARTARATO DE EPINEFRINA

(*R*)-4-[1-Hidróxi-2-(metilamino)etil]-1,2-benzenodiol, [*R*-(*R,*R*)]-2,3-diidroxibutanodioato (1:1) (sal); Adrenaline Bitartrate BP**

Álcool (−) 3,4-diidróxi-α-[(metilamino)metil]benzílico, sal (+)-tartarato (1:1) [51-42-3] $C_9H_{13}NO_3 \cdot C_4H_6O_6$ (333.29).

Para a estrutura da base, veja *Epinefrina*.

Preparo — Consiste em fazer reagir a epinefrina com uma porção equimolar de ácido tartárico, com precipitação pela adição de álcool.

Descrição — Pó cristalino branco, branco-acinzentado ou cinza ligeiramente acastanhado; inodoro; escurece lentamente com exposição ao ar e à luz; faixa de fusão de 147° a 152°, com decomposição; pH (solução a 1%) de 3,5.

Solubilidade — 1 g em cerca de 3 mL de água ou cerca de 500 mL de álcool; praticamente insolúvel em clorofórmio ou éter.

Comentários — Veja *Epinefrina*.

BITARTARATO DE NOREPINEFRINA

4-(2-Amino-1-hidroxietil)-1,2-benzenodiol, (*R*)-[*R*-(*R,*R**)]-2,3-diidroxibutanodioato (1:1) (sal), monoidratado; Bitartarato de Levarterenol; Noradrenaline Acid Tartrate; Levophed Bitartrate**

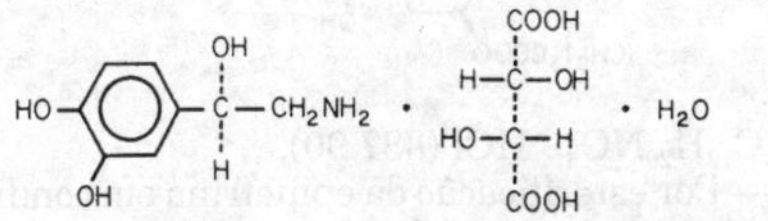

Álcool (−)-α-(aminometil)-3,4-diidroxibenzílico, tartarato (1:1) (sal), monoidratado [69815-49-2] $C_8H_{11}NO_3 \cdot C_4H_6O_6 \cdot H_2O$ (337.28); *anidro* [51-40-1] (319.27).

Preparo — Pelo procedimento de síntese descrito para a *Epinefrina* (adiante), utilizando amônia em lugar de metilamina; a seguir, a base é convertida no bitartarato e resolvida.

Descrição — Pó cristalino branco a ligeiramente cinza, inodoro; escurece lentamente com exposição ao ar e à luz; as soluções são ácidas ao tornassol, com pH de cerca de 3,5; sofre fusão, sem secagem prévia, entre 98° e 104° para formar um material derretido turvo.

Solubilidade — 1 g em cerca de 2,5 mL de água ou cerca de 300 mL de álcool; praticamente insolúvel em clorofórmio ou éter.

Comentários — Agonista α e β_1 com afinidade relativamente baixa pelo receptor β_2. Atua como transmissor endógeno nas terminações nervosas simpáticas. É utilizado principalmente no tratamento do choque após restauração do volume.

BROMIDRATO DE HIDROXIANFETAMINA

4-(2-Aminopropil)-fenol, bromidrato; Paredrine

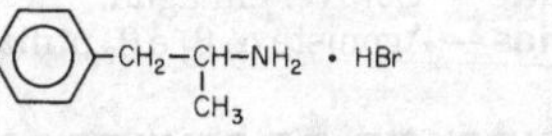

Bromidrato de (±)-*p*-(2-aminopropil)fenol [306-21-8] $C_9H_{13}NO \cdot HBr$ (232.12).

Preparo — Entre outros métodos, através da redução da *p*-metoxibenzil metil cetoxima, seguida de hidrólise do grupo metóxi com ácidos minerais. A seguir, a base livre pode ser liberada com álcali e, após extração, convertida no sal mediante tratamento com ácido bromídrico.

Descrição — Pó cristalino branco; as soluções são ligeiramente ácidas ao tornassol, com pH de cerca de 5; faixa de fusão de 180° a 192°.

Solubilidade — 1 g em cerca de 1 mL de água ou cerca de 2,5 mL de álcool; ligeiramente solúvel em clorofórmio; insolúvel em éter.

Comentários — A hidroxianfetamina é utilizada topicamente como midriático e vasoconstritor no olho. Tem uma capacidade bem menor de penetrar na barreira hematoencefálica e, conseqüentemente, possui menos efeitos colaterais no SNC do que outras anfetaminas. Além disso, não provoca vasoconstrição quando injetada por via intradérmica e exerce efeitos mínimos sobre os bronquíolos e o trato gastrintestinal (GI).

A maioria dos outros agonistas indiretos, como as anfetaminas, o metilfenidato e a pemolina, mostra-se útil pelos seus efeitos sobre o SNC, em contraposição aos seus efeitos simpatomiméticos. Os efeitos sobre o SNC são considerados no Cap. 85. Todavia, os efeitos colaterais periféricos desses agentes são, em grande parte, previsíveis e podem ser interpretados com base na sua capacidade de aumentar a liberação de noradrenalina no sistema nervoso simpático.

CLORIDRATO DE COCAÍNA

Para a monografia completa, veja Cap. 79.

Comentários — A cocaína bloqueia a recaptação da noradrenalina liberada nas terminações nervosas, aumentando assim a sua concentração e duração de ação. É mais amplamente conhecida pelo seu potencial de abuso, que está relacionado à sua capacidade de aumentar os níveis extraneuronais de catecolaminas no SNC. Entretanto, como agente simpatomimético, é freqüentemente utilizada para produzir homeostasia local e anestesia durante a cirurgia, especialmente do olho, nariz, ouvido, reto e vagina. Enquanto a vasoconstrição produzida pela cocaína está relacionada com a atividade da noradrenalina nos receptores α_1, as propriedades anestésicas não estão relacionadas à sua capacidade de bloquear a recaptação de noradrenalina. Muitos dos efeitos adversos da administração de cocaína, como taquicardia e hipertensão, são secundários ao aumento da atividade do sistema nervoso simpático.

CLORIDRATO DE DIPIVEFRINA

Ácido propanóico, (±)-2,2-dimetil-, 4-[1-hidróxi-2-(metilamino)-etil]-1,2-fenileno éster, cloridrato; Propine

[64019-93-8] $C_{19}H_{29}NO_5 \cdot HCl$ (387.90).

Preparo — Por esterificação da epinefrina em condições levemente básicas, com cloreto de pivaloil (cloreto de trimetilacetil); US Pat 4.085.270.

Descrição — Cristais brancos que sofrem fusão a cerca de 158°.

Solubilidade — Solúvel em água ou álcool.

Comentários — Pró-fármaco convertido em epinefrina, utilizado topicamente para o glaucoma de ângulo aberto.

CLORIDRATO DE ETILNOREPINEFRINA

4-(2-Amino-1-hidroxibutil)-1,2-benzenodiol, cloridrato; Bronkephrine

[3198-07-0] $C_{10}H_{15}NO_3 \cdot HCl$ (233.70).

Preparo — Pelo procedimento utilizado para a *norepinefrina*, utilizando etilamina em lugar de metilamina.

Descrição — Substância cristalina, que se decompõe a cerca de 200°. Escurece com exposição à luz.

Solubilidade — Solúvel em água.

Comentários — Agonista α, β_1 e β_2 utilizado como broncodilatador.

CLORIDRATO DE FENILPROPANOLAMINA

(*R,*S**)-α-(1-Aminoetil)-(±)-benzenometanol, cloridrato**

Cloridrato de (±)-norefedrina [154-41-6] $C_9H_{13}NO \cdot HCl$ (187.67).

Preparo — Ao fazer reagir benzaldeído com nitroetano para formar álcool α-(1-nitroetil)benzílico e, em seguida, ao reduzir esse nitroálcool ao composto amino correspondente, que é então convertido no cloridrato. US Pat 2.151.517. Para um processo industrial mais aprimorado, veja US Pat 3.028.429.

Descrição — Pó cristalino branco com ligeiro odor aromático; fotossensível; sofre fusão entre 191° e 196°; pH (solução 3 em 100) entre 4,2 e 5,5; pK_{a1} (0,10) de 9,04; pK_{a2} (0,005) de 9,06.

Solubilidade — 1 g em 1,1 mL de água, 7,4 mL de álcool ou 4.100 mL de clorofórmio; insolúvel em éter.

Comentários — Descongestionante nasofaríngeo e brônquico. A fenilpropanolamina também é utilizada no tratamento da incontinência urinária e da ejaculação retrógrada.

CLORIDRATO DE PSEUDO-EFEDRINA

[*S*-(*R,*R**)]-α-[1-(Metilamino)etil]-benzenometanol, cloridrato; Cloridrato de *d*-isoefedrina**

Cloridrato de (+)-pseudo-efedrina [345-78-8] $C_{10}H_{15}NO \cdot HCl$ (201.70).

Preparo — O cloridrato de (−)-efedrina é acetilado para produzir cloridrato de (+)-*N*-acetilpseudo-efedrina, que é então desacetilado para produzir o produto oficial. A efedrina e a pseudo-efedrina são diastereoisômeros, tendo a primeira a configuração *eritro*, e a segunda, a configuração *treo*.

Descrição — Cristais finos brancos a bege ou pó com ligeiro odor característico; sofre fusão entre 182° e 186°; pH (solução 1 em 20) entre 4,6 e 6.

Solubilidade — 1 g em 0,5 mL de água, 3,6 mL de álcool, 91 mL de clorofórmio ou 7.000 mL de éter.

Comentários — Descongestionante nasal e ocular com efeitos cardiovasculares e do SNC mais fracos do que a efedrina.

EPINEFRINA (ADRENALINA)

(*R*)-4-[1-Hidróxi-2-(metilamino)etil]-1,2-benzenodiol, Adrenalina; Suprarenalin; Nephridine; Adrenalin

Álcool (−)-3,4-diidróxi-α-[(metilamino)metil]benzílico [51-43-4] $C_9H_{13}NO_3$ (183.21).

Preparo — Através de vários processos; um deles começa com o catecol (1,2-diidroxibenzeno), que é convertido sucessivamente em (cloroacetil)catecol com cloreto de cloroacetil, a seguir em (metilaminoacetil)-catecol com metilamina e em epinefrina racêmica por hidrogenação. A forma racêmica é resolvida com ácido D-tartárico.

Descrição — Pó microcristalino branco a quase branco, inodoro, que escurece gradualmente com exposição à luz e ao ar; combina-se com ácidos, formando sais que são prontamente solúveis em água; a partir dessas soluções, a base pode ser precipitada por água de amônia ou carbonatos alcalinos; as soluções são alcalinas ao tornassol; pK_a (aparente) de 5,5.

Solubilidade — Ligeiramente solúvel em água ou álcool; insolúvel em éter, clorofórmio ou óleos fixos ou voláteis.

Incompatibilidades — As soluções são habitualmente preparadas com o auxílio de HCl, sendo essencial uma reação ácida para a estabilidade dessas soluções, não apenas devido à possibilidade de precipitação, mas também devido à possível oxidação rápida a produtos inertes. A oxidação é geralmente evidenciada pelo aparecimento de uma cor rosada a castanha. O ar, a luz, o calor e os álcalis promovem a deterioração. As soluções tamponadas para um pH de 4,2 e contendo um antioxidante apropriado, como metabissulfeto de sódio a 0,1%, são estáveis por períodos prolongados de tempo, se forem protegidas da luz, do calor e da exposição indevida ao ar. Sua atividade é destruída por *metais*, notavelmente o *cobre*, o *ferro* e o *zinco*.

Comentários — A epinefrina (adrenalina) constitui a principal catecolamina endógena liberada pela medula supra-renal em resposta à ativação do sistema nervoso simpático. Atua sobre todos os receptores α e β, embora a afinidade dos receptores β pela adrenalina seja maior que a dos receptores α. Por conseguinte, com o uso de baixas doses e taxa lenta de infusão, a adrenalina pode diminuir a pressão arterial diastólica, devido à vasodilatação mediada pelos receptores β_2 e ao aumento da freqüência cardíaca através da ativação dos receptores β_1. A pressão arterial sistêmica pode aumentar em conseqüência do aumento do débito cardíaco. Com doses crescentes, surge rapidamente a vasoconstrição mediada pelos receptores α_1, com conseqüente aumento efetivo da resistência vascular e da pressão arterial. Constitui o tratamento de escolha das reações alérgicas graves, como choque anafilático e edema angioneurótico. Constitui também o fármaco de escolha para tratamento parenteral das crises graves de asma aguda. Em situações de apoio da vida, é utilizada na restauração da função cardíaca em pacientes com parada cardíaca, visto ser benéfica na restauração da atividade elétrica em pacientes com assistolia e na intensificação dos efeitos da desfibrilação. Com freqüência, é combinada com um anestésico local para reduzir o fluxo sangüíneo para a região, retardando assim a absorção do anestésico e prolongando a sua duração de ação. No passado, foi também utilizada no tratamento do glaucoma de ângulo aberto, na prevenção do trabalho de parto prematuro, como midriático e descongestionante. Entretanto, seu uso nessas condições foi suplantado, em grande parte, por outros compostos mais seletivos.

Pode causar efeitos colaterais cardiovasculares graves, devido à estimulação excessiva dos receptores α e β. A epinefrina é contra-indicada para pacientes em uso de *β-bloqueadores*, visto que a estimulação não-controlada dos receptores α pode precipitar uma crise hipertensiva. Deve ser utilizada com cautela (incluindo todas as catecolaminas) em pacientes aos quais são administrados *anestésicos halogenados* que sensibilizam o coração aos efeitos estimulantes das catecolaminas, bem como em pacientes com *doença cardiovascular, hipertensão, diabetes* ou *hipertireoidismo*. Deve ser administrada com cautela a pacientes tratados com *antidepressivos tricíclicos*, visto que é depurada da corrente sangüínea pelo transportador de alta afinidade que é bloqueado pelos antidepressivos tricíclicos.

PROPILEXEDRINA

(±)-*N*,α-Dimetilcicloexantenamina, Benzedrex; Dristan

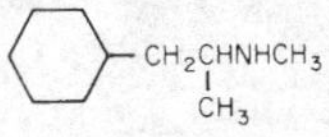

(±)-*N*-α-Dimetilcicloexantetilamina [101-40-6] $C_{10}H_{21}N$ (155.28).

Preparo — Conforme descrito na US Pat 2.454.746, consiste em fazer reagir uma solução de cicloexilacetona em ácido fórmico com *N*-metilformamida por aquecimento durante 4 h a 160° a 180°. O derivado formil resultante de propilexedrina é então hidrolisado por refluxo com H_2SO_4 a 50%, e o hidrolisado é extraído com éter para remover o material insolúvel em ácido. A seguir, a solução aquosa é fortemente alcalinizada com NaOH, e a propilexedrina é extraída com éter e purificada com destilação sob pressão reduzida.

Descrição — Líquido claro e incolor com odor característico semelhante à amina; volatiliza lentamente à temperatura ambiente; as soluções são alcalinas ao tornassol; absorve CO_2 do ar; densidade específica de 0,848 a 0,852; ebulição a cerca de 205°.

Solubilidade — 1 g em >500 mL de água, 0,4 mL de álcool, 0,2 mL de clorofórmio ou 0,1 mL de éter.

Comentários — Descongestionante nasal sem nenhum efeito sobre o SNC.

SULFATO DE EFEDRINA

[*R*-(*R,*S**)]-α-[1-(Metilamino)etil]-benzenometanol, sulfato (2:1) (sal)**

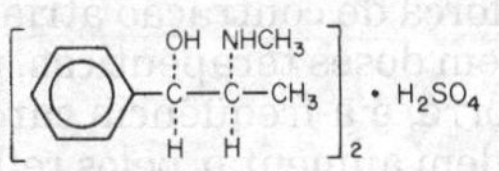

Sulfato de (−)-efedrina (2:1) (sal) [134-72-5] $(C_{10}H_{15}NO)_2 \cdot H_2SO_4$ (428.54).

Preparo — A efedrina, obtida em 1887 pela primeira vez por Nagai de uma erva chinesa, *ma huang*, está estreitamente relacionada à epinefrina. A efedrina pode ser obtida por alcalinização da erva *ma huang* pulverizada com leite de cal ou solução de carbonato de sódio e extração da base com álcool ou benzeno. Hoje em dia, entretanto, é quase exclusivamente produzida por métodos sintéticos. O processo mais econômico (Neuberg) de produção por síntese começa com a fermentação de uma mistura de benzaldeído e melaço para formar o cetoálcool, $C_6H_5CH(OH)COCH_3$, que é hidrogenado numa solução de metilamina. Por conseguinte, o grupo ceto é reduzido a —CHOH—, que se condensa com a metilamina.

Descrição — Cristais brancos finos inodoros ou pó; fotossensível; solução aquosa praticamente neutra ao tornassol; rotação −30,5° a −32,5°.

Solubilidade — 1 g em cerca de 1,3 mL de água ou cerca de 90 mL de álcool; insolúvel em éter.

Incompatibilidades — Veja *Cloridrato de Efedrina*.

Comentários — Atua como agonista direto e indireto (isto é, libera noradrenalina). Possui ações estimuladoras sobre o SNC e é utilizado principalmente em remédios adquiridos sem prescrição médica para resfriado, alergia e asma.

AGONISTAS DOPAMÍNICOS

A dopamina e o mesilato de fenoldopam são os únicos dois agonistas dopamínicos utilizados clinicamente pelos seus efeitos simpatomiméticos periféricos.

CLORIDRATO DE DOPAMINA

4-(2-Aminoetil)-1,2-benzenodiol, cloridrato; Dopastat; Intropin

Cloridrato de 3,4-diidroxifenetilamina [62-31-7] $C_8H_{11}NO_2 \cdot HCl$ (189.64).

Preparo — A dopamina, que é a 3-hidroxitiramina, pode ser preparada a partir da tiramina através de nitratação sucessiva a 3-nitrotiramina, redução a 3-aminotiramina por hidrogenação catalítica e diazotização a 3-hidroxitiramina.

Descrição — Pó cristalino branco, que sofre decomposição a cerca de 241°; para evitar a oxidação da injeção do cloridrato, o ar nos recipientes é substituído por nitrogênio; a coloração amarela ou castanha das soluções indica a decomposição do fármaco, e essas soluções não devem ser utilizadas.

Solubilidade — Livremente solúvel em água; solúvel em álcool; praticamente insolúvel em clorofórmio ou éter.

Comentários — Atua sobre os receptores dopamínicos e receptores α e β para exercer seus efeitos simpatomiméticos. Sua afinidade pelas diferentes classes de receptores é a seguinte: dopamínico > β e > α. A dopamina aumenta a freqüência e a contratilidade cardíacas e, portanto, o débito cardíaco ao estimular os receptores β no coração. A ativação dos receptores α pela dopamina provoca vasoconstrição, enquanto os receptores dopamínicos D1 nos leitos vasculares esplâncnico, coronariano e cerebral produzem vasodilatação. Assim, teoricamente, a dopamina aumenta a pressão arterial, enquanto mantém a perfusão desses órgãos vitais. Embora essa característica da dopamina tenha sido mencionada como justificativa para o seu uso preferido no tratamento do choque, o grau de superioridade terapêutico em relação a outros vasoconstritores, como a norepinefrina, permanece controvertido. A estimulação dos receptores dopamínicos D1 no rim inibe a reabsorção de sódio e de água, resultando em natriurese e diurese. Devido a essas propriedades, a dopamina é utilizada no tratamento da insuficiência cardíaca associada a descompensação cardíaca após cirurgia cardíaca congestiva ou IM, quando há hipotensão significativa (isto é, choque cardiogênico). A dopamina também é utilizada no tratamento do choque séptico e de outros tipos de choque para restaurar a pressão arterial antes da reposição de volume.

Os efeitos colaterais associados à administração de dopamina estão relacionados à estimulação β-mediada excessiva do coração e à vasoconstrição α-mediada. Está contra-indicada para pacientes com *feocromocitomas*, para pacientes com *taquiarritmias não-corrigidas* ou *fibrilação ventricular* e para aqueles em uso de *inibidores da MAO* ou *antidepressivos tricíclicos*.

MESILATO DE FENOLDOPAM

6-Cloro-2,3,4,5-tetraidro-1-(4-hidroxifenil)-1*H*-3-benzazepina-7,8-diol, metanossulfonato (sal); Corlopam

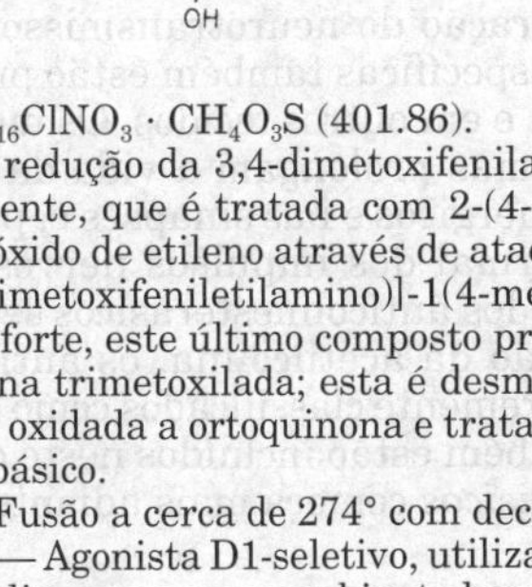

[67277-57-0] $C_{16}H_{16}ClNO_3 \cdot CH_4O_3S$ (401.86).

Preparo — A redução da 3,4-dimetoxifenilacetonitrila produz a amina correspondente, que é tratada com 2-(4-metoxifenil)oxirano, abrindo o anel de óxido de etileno através de ataque nucleofílico para formar 2-[2-(3,4-dimetoxifeniletilamino)]-1(4-metoxifenil)etanol. Na presença de ácido forte, este último composto produz a estrutura em anel de benzazepina trimetoxilada; esta é desmetilada com BBr_3 ao derivado triidróxi, oxidada a ortoquinona e tratada com 9*N* HCl para formar o produto básico.

Descrição — Fusão a cerca de 274° com decomposição.

Comentários — Agonista D1-seletivo, utilizado no tratamento IV da hipertensão maligna grave em ambiente hospitalar.

CAPÍTULO **71**

Medicamentos Colinomiméticos

Donald N Franz, PhD
Professor of Pharmacology and Toxicology
School of Medicine
University of Utah
Salt Lake City, UT 84108

Os termos colinomimético (*colinérgico*) e parassimpatomimético não são equivalentes, mas são algumas vezes usados erroneamente como sinônimos. É preciso lembrar (ver a Descrição Geral dos *Medicamentos Autônomos e do Sistema Nervoso Autônomo*, Cap. 70) que a acetilcolina é liberada não apenas pelas terminações nervosas *pós*-ganglionares parassimpáticas, mas também por todas as terminações nervosas *pré*-ganglionares autônomas, nas terminações nervosas motoras somáticas e em determinadas sinapses centrais. Assim, um colinomimético pode ser um estimulante ganglionar ou neuromuscular (p. ex., pode ser *nicotínico;* ver *Nicotina*, adiante), possivelmente até ser um medicamento que age centralmente, sendo ou não também um parassimpatomimético. Um agente parassimpatomimético é literalmente uma substância cuja ação colinomimética está limitada aos neuroefetores parassimpáticos (p. ex., é um *muscarínico*). Algumas substâncias muscarínicas também possuem vários graus de ação nos gânglios autônomos e nas junções neuromusculares (p. ex., ações nicotínicas). Mesmo a metacolina, que geralmente é considerada apenas muscarínica, exerce ações nicotínicas na junção neuromuscular na miastenia grave ou nos tumores da medula supra-renal no feocromocitoma. Existem receptores muscarínicos nos gânglios autônomos, mas suas funções normais são complexas e de difícil compreensão. A maioria das glândulas sudoríparas é inervada por neurônios parassimpáticos *pós*-ganglionares que se originam nos gânglios *simpáticos* e são ativados por neurônios sinápticos espinhais que são anatomicamente *simpáticos*. Os receptores das glândulas sudoríparas são, portanto, *muscarínicos*.

A acetilcolina é hidrolisada a colina e a ácido acético pelas várias isoenzimas chamadas de *acetilcolinesterases* no ou perto do local de liberação do neurotransmissor. As estearases específicas e não-específicas também estão presentes no plasma, nos eritrócitos e em outros tecidos. Os medicamentos que inibem essas enzimas prolongam a vida da acetilcolina nos neuroefetores colinérgicos e nas sinapses e, por isso, facilitam a transmissão normal dos impulsos nervosos colinérgicos. Embora essa ação dos anticolinesterásicos seja de suporte em vez de mimetização da acetilcolina, os anticolinesterásicos geralmente são livremente classificados como colinomiméticos. Portanto, eles também estão incluídos neste capítulo. A parte dos *Anticolinesterásicos* começa mais adiante.

COLINOMIMÉTICOS

Exceto pela nicotina, os medicamentos colinomiméticos terapêuticos são usados pelas suas ações muscarínicas. Os medicamentos muscarínicos dilatam quase todos os vasos sangüíneos, mas contraem certas veias. Embora os receptores estejam nos miócitos lisos, não existe um acoplamento direto no interior da célula; em vez disso, os receptores ativam as células endoteliais que, de volta, liberam o fator relaxante derivado do endotélio (FRDE), agora conhecido como óxido nítrico (NO), o qual induz o relaxamento do músculo liso pela ativação da guanilil ciclase para aumentar o GMP cíclico nos músculos lisos. Em altas doses podem diminuir a freqüência cardíaca e a velocidade da condução atrioventricular e causar bloqueio atrioventricular (BAV) de vários graus; eles também podem diminuir a força de contração atrial, mas não a ventricular. Entretanto, em doses terapêuticas, usualmente apenas a vasodilatação ocorre, e a freqüência cardíaca e a contratilidade realmente podem aumentar pelos reflexos mediados simpaticamente, sendo a hipotensão causada pela vasodilatação. Os medicamentos muscarínicos estimulam o músculo liso gastrintestinal (GI) e aumentam a peristalse, conseqüentemente diminuem o tempo de trânsito intestinal e promovem defecação; em altas doses, os espasmos intestinais e esfincterianos são também estimulados. Existem também ações muscarínicas de contrair a musculatura lisa do músculo detrusor da bexiga urinária, mas de relaxar a do esfíncter do trígono, causando então a micção. O músculo liso brônquico é contraído, e o broncoespasmo pode resultar. A estimulação do esfíncter da íris causa miose (pupiloconstrição); a estimulação do músculo ciliar causa espasmo ciliar e uma diminuição na tensão intra-ocular no glaucoma. A miose e o espasmo ciliar usualmente não ocorrem após a administração sistêmica, desde que os medicamentos muscarínicos penetram pouco nos olhos pela corrente sangüínea; a administração tópica intra-ocular é empregada para atingir miose terapêutica. A maioria das glândulas exócrinas é estimulada; assim, a salivação excessiva, a rinorréia, a broncorréia (e os tampões mucosos), o aumento das secreções gástricas e pancreáticas e a sudorese copiosa podem ser induzidos.

Todos os medicamentos muscarínicos têm algum grau de atividade nicotínica, embora alguns possam ser considerados destituídos de tal atividade para propósitos práticos. Mesmo com aqueles que têm atividade nicotínica relativamente forte, como a acetilcolina (o neurotransmissor natural nicotínico), os efeitos nicotínicos, como a estimulação neuromuscular e a paralisia com liberação simpatoadrenal, usualmente se manifestam apenas nas doses altamente tóxicas; entretanto, nas doses terapêuticas, o carbacol parece exercer algumas ações nicotínicas no gânglio mural no intestino e talvez no gânglio parassimpático sacral.

USOS — Os efeitos espásticos mióticos e ciliares são usados no tratamento tópico do *glaucoma de ângulo aberto* e de *ângulo fechado*, antes ou *durante a cirurgia intra-ocular*, como na cirurgia para catarata (após o cristalino ser liberado), na iridectomia, na ceratoplastia penetrante e em outras cirurgias do segmento anterior; eles também são usados em alternância com os medicamentos midriáticos para *romper as adesões entre a íris e o cristalino*. São ocasionalmente usados no tratamento do *estrabismo de acomodação*. Os medicamentos muscarínicos podem ser usados para antagonizar os midriáticos.

Na gastroenterologia, certos medicamentos muscarínicos são usados no tratamento da *constipação atônica,* no *megacó-*

lon congênito (doença de Hirschsprung), no *íleo intestinal adinâmico* pós-operatório e pós-parto e na *atonia gástrica pós-vagotomia*. Eles também são usados ocasionalmente para estimular a secreção pancreática nos testes da função pancreática. Na prática genitourinária, os medicamentos muscarínicos podem ser usados para tratar a *retenção urinária funcional*. Seu principal uso cardiovascular é no diagnóstico e na tentativa de deter a *taquicardia atrial paroxística*; mesmo que as doses terapêuticas usualmente não deprimam as funções cardíacas normais, eles com freqüência induzem um bloqueio na condução nas vias de condução aberrantes no nodo atrioventricular, o que permite a ocorrência dessa arritmia reentrante. Os *transtornos vasculares periféricos vasoespásticos*, como o que acompanha a doença de Raynaud e a exposição ao frio ou a dermatite por congelação, têm sido tratados com sucesso com esses agentes, mas medicamentos superiores estão disponíveis. Isso é também verdade sobre os seus usos para aumentar o fluxo sangüíneo cutâneo na *esclerodermia*. Os medicamentos muscarínicos não são úteis no tratamento das doenças vasculares oclusivas.

Na prática pulmonar, a metacolina é usada como agente diagnóstico para a asma, sendo os pacientes asmáticos ultra-sensíveis aos efeitos broncoconstritores.

EFEITOS ADVERSOS — Os efeitos adversos dos medicamentos muscarínicos são simplesmente extensões das suas ações farmacodinâmicas. Assim, a salivação excessiva e as secreções nasofaríngeas e brônquicas não são apenas desconfortáveis, mas podem ser ameaçadoras à vida por impedirem o movimento do ar até os pulmões. A sudorese excessiva pode causar desconforto, afetar o vestuário e interferir no controle da temperatura corporal. Em baixas doses, a vasodilatação principalmente pode estar confinada à pele, causando rubor e sensação de prurido ou queimação. As doses moderadas a elevadas podem causar hipotensão moderada a grave, levando à síncope e até ao choque. As doses excessivas podem causar bradicardia grave, mesmo parada cardíaca e distúrbios da condução atrioventricular, especialmente BAV. Além disso, a liberação do reflexo simpatoadrenal combinado aos efeitos muscarínicos diretos na condução forma o cenário para arritmias cardíacas graves. Os efeitos adversos incluem desconforto epigástrico, eructação, diarréia, defecação involuntária, náusea e vômito (parcialmente como resultado da hipotensão) e cólica. Pode haver também uma sensação de tensão na bexiga urinária, polaciúria e enurese.

Os medicamentos muscarínicos tópicos aplicados na conjuntiva ou intra-ocularmente podem interferir na visão para perto (miopia acomodativa) e causar borramento visual, dor ocular, cefaléia frontal e congestão ciliar e conjuntival, contração da pálpebra e diminuição da visão com pouca luz. Após a aplicação conjuntival, podem existir absorção local e drenagem nasolacrimal para a corrente sangüínea suficientes para produzir efeitos sistêmicos.

PRECAUÇÕES E CONTRA-INDICAÇÕES — Os medicamentos muscarínicos devem ser usados cuidadosamente nos pacientes com hipertensão, especialmente aqueles sob tratamento com medicamentos anti-hipertensivos, e quando existir arterioesclerose (desde que os ajustes reflexos aos efeitos hipotensores podem ser prejudicados). Os medicamentos muscarínicos sistêmicos são contra-indicados na presença de defeitos na condução atrioventricular, na insuficiência coronariana, no feocromocitoma (liberação de catecolamina e crises hipertensivas podem ser iniciadas), no hipertireoidismo (pode ocorrer fibrilação atrial), na asma e na úlcera péptica. Mesmo no uso oftalmológico, algum cuidado deve ser exercido nessas condições. Após a instilação de soluções no saco conjuntival, o ducto nasolacrimal deve ser ocluído pela pressão digital para diminuir a drenagem e a absorção oral.

A atropina deve estar à mão no caso de ocorrerem efeitos colaterais graves. As ações muscarínicas (parassimpatomiméticas) podem ser bloqueadas pela atropina e seus congêneres, os quais servem como antídotos na superdosagem, e as ações estimulantes ganglionares e neuromusculares (nicotínicas) podem ser antagonizadas, respectivamente, pelos bloqueadores ganglionares e agentes bloqueadores neuromusculares.

CARBACOL

Cloreto de etanamínio 2-[(aminocarbonil)óxi]-*N,N,N*-trimetil; Miostat

$[NH_2COOCH_2CH_2N^+(CH_3)_3]Cl^-$

Cloreto colina, carbamato [51-83-2] (182.65).

Preparo — Pela reação da cloroidrina etileno com o fosfogênio, o cloroetil cloroformato resultante é tratado com amônia para produzir o cloroetil uretano, que forma o carbacol quando reagido com a trimetilamina aquosa.

Descrição — Cristais ou pó cristalino branco ou amarelo claro; inodoro ou com um odor levemente tipo amina; higroscópico; funde entre 200° e 204°; pK_a 4,8.

Solubilidade — 1 g em aproximadamente 1 mL de água ou 50 mL de álcool; praticamente insolúvel em clorofórmio ou éter.

Comentários — Atualmente, o carbacol é usado em oftalmologia, principalmente no tratamento do glaucoma de ângulo fechado e para induzir a miose antes da cirurgia ocular. Não é hidrolisado pela colinesterase e conseqüentemente tem uma duração de ação maior do que a acetilcolina. Veja lista geral para as ações, efeitos adversos e contra-indicações.

CLORETO DE ACETILCOLINA

Cloreto de etanamínio, 2-(acetilóxi)-*N,N,N*-trimetil; Miochol

$$CH_3CO(CH_2)_2N^+(CH_3)_3Cl^-$$

Acetato de cloreto colina [60-31-1] $CH_{16}ClNO_2$ (181.66).

Preparo — A trimetilamina é reagida com o acetato 2-cloroetil como descrito em *Bull Soc Chim France* 1914; 15(4): 544.

Descrição — Pó cristalino, higroscópico.

Solubilidade — Muito solúvel na água fria ou no álcool; é decomposto pela água fria ou por álcalis; praticamente insolúvel em éter.

Comentários — É principalmente um medicamento oftalmológico tópico para *induzir miose* durante certos procedimentos cirúrgicos intra-oculares, como cirurgia para catarata (*após* o cristalino ser liberado), iridectomia, ceratoplastia penetrante e outras cirurgias do segmento anterior. É conhecido como um irrigante da câmara anterior. Quando aplicada na córnea intacta, a acetilcolina penetra muito pouco para ser um miótico clinicamente útil.

Pela rapidez com a qual é destruída pela acetilcolinesterase, a acetilcolina não tem nenhum uso sistêmico; mesmo quantidades enormes raramente causam morte. Quando a morte ocorre, é usualmente uma morte hipóxica pelos tampões mucosos na árvore brônquica ou morte cardíaca pela fibrilação causada pela combinação da estimulação colinérgica e do reflexo simpatoadrenal.

CLORETO DE BETANECOL

Cloreto de 1-propanamínio,2-[(aminocarbonil)óxi]-*N,N,N*-trimetil; Duvoid; Urebeth; Urecholine Chloride

$$\left[\begin{array}{l} CH_3CHCH_2N^+(CH_3)_3 \\ \quad | \\ \quad OCONH_2 \end{array}\right] Cl^-$$

Cloreto de carbamato (2-hidroxipropil)trimetilamônio [590-63-6] $C_7H_{17}ClN_2O_2$ (196.68).

Preparo — Pelo tratamento da propileno cloroidrina com o fosgênio, reagindo o produto da condensação (2-cloro-1-metiletil cloroformato) com amônia na solução com o éter, e aquecendo o uretano resultante com a trimetilamina.

Descrição — Cristais incolores ou brancos, ou um pó cristalino branco, tendo usualmente um leve odor tipo amina; levemente higroscópico; pH (solução a 1%) entre 5,5 e 6,5; exibe polimorfismo (uma forma funde a aproximadamente 211° e a outra a aproximadamente 219°).

Solubilidade — 1 g em 0,6 mL de água ou 13 mL de álcool; menos solúvel em álcool desidratado; insolúvel em clorofórmio ou éter.

Comentários — Tem uma atividade muscarínica algo mais forte nos tratos GI e urinário do que no sistema cardiovascular e conseqüentemente é empregado sistemicamente apenas para o uso gastroenterológico e genitourinário indicado na descrição geral. Veja a descrição geral para os efeitos adversos, precauções e contra-indicações. O cloreto de betanecol não é hidrolisado pelas colinesterases e tem uma duração de ação relativamente prolongada.

O cloreto de betanecol é fornecido para administração subcutânea e oral. Deve ser tomado com o estômago vazio. Não deve ser administrado pela via intravenosa ou intramuscular. Mesmo com a administração subcutânea, os efeitos adversos sistêmicos podem ocorrer.

CLORETO DE METACOLINA

Propanamínio, cloreto de 2-(acetilóxi)-*N,N,N*-trimetil; Provocholine

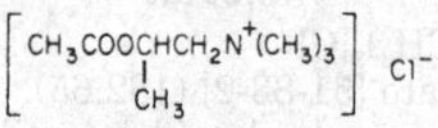

$$\left[\begin{array}{c} CH_3COOCHCH_2\overset{+}{N}(CH_3)_3 \\ | \\ CH_3 \end{array}\right] Cl^-$$

Cloreto acetato (2-hidroxipropil)trimetil amônio [62-51-1] $C_8H_{18}ClNO_2$ (195.69).

Preparo — Obtido do cloreto de trimetilacetonilamônio por redução seguida por acetilação (US Pat 2.040.145).

Descrição — Altamente deliqüescente; débil odor de peixe; as soluções aquosas são neutras e estáveis por apenas curtos períodos mesmo quando refrigeradas; os excipientes alcalinos promovem degradação.

Solubilidade — Livremente solúvel em água, álcool ou clorofórmio.

Comentários — É um agente muscarínico seletivo. Entretanto, as ações nicotínicas fracas se manifestam na junção neuromuscular das pessoas miastênicas e nos tumores medulares da adrenal no feocromocitoma. Atualmente é comercializado apenas para o diagnóstico da asma brônquica. As pessoas com asma são muito mais sensíveis às ações broncoconstritoras do que as pessoas normais. Um teste com resultado positivo seria uma diminuição de 20% ou mais no volume expiratório forçado. Entretanto, existe uma tendência em direção aos falso-positivos entre os fumantes não-asmáticos e os parentes de asmáticos; existe também uma pequena porcentagem de falso-negativos. Os hipertensos são extremamente sensíveis aos efeitos hipotensores, mas as pessoas com feocromocitoma respondem com uma hipertensão aguda. Os efeitos adversos do medicamento inalado são a síncope e a parada cardíaca, para os quais 0,5 a 1 mg de atropina é dado. Existe uma incidência rara de vertigem, irritação na garganta e prurido. A metacolina é contra-indicada na presença de medicamentos bloqueadores do β-adrenorreceptor. A cromolina pode atenuar a resposta broncoconstritora.

CLORIDRATO DE PILOCARPINA

2(3*H*)-Furanona, (3*S-cis*)-3-etildiidro-4-[(1-metil-1*H*-imidazol-5-il)metil]-, monocloridrato

Monocloridrato de pilocarpina [54-71-7] $C_{11}H_{16}N_2O_2$.HCl (244.72).

Descrição — Cristais incolores, translúcidos, inodoros, levemente amargos; higroscópicos e afetados pela luz; as soluções são ácidas ao tornassol; funde a uma variação de 3° entre 199° e 204°; pK_{a1} 6,8, pK_{a2} 1,3.

Solubilidade — 1 g em 0,3 mL de água, e 3 mL de álcool ou 360 mL de clorofórmio; insolúvel no éter.

Incompatibilidades — Veja *Alcalóides* (Cap. 26). Como os alcalóides livres são relativamente solúveis em água, os *álcalis* não causam prontamente uma precipitação quando adicionados a soluções dos seus sais. Reduz o *nitrato de prata*.

Comentários — É um agonista muscarínico totalmente isento de atividade nicotínica, mas não é seletivo com respeito aos alvos muscarínicos. Devido à sua amina terciária, penetra nas membranas muito melhor do que os colinomiméticos de amônio quaternário o fazem. Conseqüentemente, presta-se bem para administração tópica na oftalmologia (ver adiante).

A pilocarpina é mais bem tolerada do que outros mióticos. Raramente causa irritação ou hipersensibilidade, e as respostas sistêmicas após a aplicação tópica são incomuns; entretanto, a absorção das soluções de alta concentração pode resultar em efeitos colaterais sistêmicos. As opacidades do cristalino podem resultar do uso prolongado. Os sistemas oculares de liberação controlada podem causar irritação mecânica da conjuntiva e algumas vezes um pequeno aumento na secreção mucosa, a qual usualmente diminui durante o uso contínuo.

A base livre, pilocarpina, é empregada no sistema ocular de liberação controlada, já que apenas a forma não-ionizada pode se difundir prontamente através da membrana *hidrofóbica*. O cloridrato ou o sal nitrato é empregado para fazer soluções e géis; o nitrato menos higroscópico é mais conveniente de se manipular farmaceuticamente, mas não oferece vantagens terapêuticas.

Nos pacientes com glaucoma de ângulo fechado que sejam responsivos à pilocarpina e que possam manter a unidade dentro do saco conjuntival, o sistema ocular de liberação controlada tem a vantagem da longa duração; o sistema precisa de alteração apenas uma vez por semana. As gotas aplicadas topicamente servem melhor no antagonismo agudo dos midriáticos muscarínicos. Os sais também podem ser usados no tratamento tanto do glaucoma de ângulo fechado como no glaucoma simples crônico do tipo ângulo aberto.

NICOTINA

Piridina, 3-(1-metil-2-pirrolidinil)

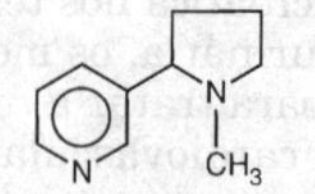

[54-11-5] $C_{11}H_{14}N_2$ (162.23). É um alcalóide da *Nicotiana tabacum* ou *N. rustica*.

Preparo — Comercialmente, é um subproduto da indústria do tabaco onde ocorre na extensão de 2 a 8%. É extraído dos resíduos do tabaco com solventes orgânicos e é purificado através do duplo sal cloreto de zinco.

Descrição — Venenoso, líquido oleoso; odor desagradável tipo tabaco; gosto ardente; reação fortemente alcalina; pK_1 6,16; pK_2 10,96 a 15°.

Solubilidade — Solúvel em água, álcool, clorofórmio e na maioria dos solventes orgânicos.

Comentários — A nicotina é um protótipo dos colinomiméticos do chamado tipo nicotínico. Por ter sido usada por investigadores anteriores para determinar tanto os agonistas colinomiméticos quanto as ações antagonistas no gânglio, na medula da adrenal e na junção neuromuscular, os receptores colinérgicos nesses locais foram designados como subtipos nicotínicos. A ação da nicotina no corpo é caracterizada por uma estimulação transitória primária seguida pela depressão persistente de todos os gânglios simpáticos e parassimpáticos. As ações são explicadas por um mecanismo comum, ou seja, pela despolarização da membrana pós-sináptica. Durante o começo da despolarização, os potenciais de ação nervosos são gerados. Uma vez que a membrana pós-sináptica se torne completamente despolarizada, potenciais de ação adicionais não podem ser iniciados, já que eles necessitam de uma membrana pós-sináptica polarizada no seu princípio. Assim, um bloqueio na transmissão sináptica resulta da despolarização persistente induzida pela nicotina. Mesmo após o potencial de membrana ser restaurado, o bloqueio pode persistir. Os efeitos sinápticos estimulatórios e depressores da nicotina não podem ser superados pela atropina.

A nicotina também estimula e em seguida paralisa os músculos esqueléticos e conseqüentemente induz a ação do tipo da succinilcolina, a qual é a principal razão para o efeito tóxico do alcalóide na respiração. Entretanto, a nicotina é mais ativa no gânglio do que nos músculos esqueléticos, enquanto o inverso é verdade sobre a succinilcolina. Em adição às ações anteriores bem-estabelecidas, a nicotina também primeiro estimula e então deprime o sistema nervoso central (SNC).

Os efeitos cardiovasculares da nicotina são hipertensão (a qual tende a trocar para hipotensão com o tempo), mistura de ritmos circadianos cardiovasculares, a taquicardia, efeito inotrópico positivo (apenas uma parte do qual pode ser explicada por um efeito nos receptores nicotínicos) e, em grandes doses, uma variedade de efeitos eletrocardiográficos anormais. A relação desses efeitos na cardiomiopatia dos fumantes é desconhecida. A nicotina não parece elevar os níveis lipídicos sangüíneos e por isso sua relação com a doença arterial coronariana agravada pelo fumo é desconhecida.

Os efeitos da nicotina no SNC são os mais importantes para a iniciação e a manutenção do hábito de fumar. A nicotina é um estimulante do SNC que lembra os estimulantes psicomotores e pode induzir alterações do comportamento súbitas e complexas. Embora seja freqüentemente disfórica no usuário virgem, é euforigênica nos usuários do tabaco. Ela aumenta a agilidade e a atenção e, conseqüentemente, pode melhorar a memória de alguma forma. Ela diminui a irritabilidade e o apetite. Os reflexos tendinosos profundos e o tônus do músculo esquelético são diminuídos, o que pode contribuir para uma sensação de relaxamento. Entretanto, também pode induzir o tremor muscular esquelético e mesmo causar convulsões ou parada respiratória como resultado da depressão do SNC e da paralisia do músculo esquelético. A dose letal no adulto é de 40 a 60 mg. Mesmo as doses baixas podem causar náusea e vômito por ações nos quimiorreceptores na zona de disparo e no *centro do vômito* no bulbo. As ações do SNC resultam de uma combinação da estimulação dos receptores dopaminérgicos, do bloqueio de algumas sinapses colinérgicas centrais, da inibição da colina acetilase e da liberação da acetilcolina, dopamina, norepinefrina e serotonina. A nicotina também causa a liberação de diversos hormônios, aos quais alguns efeitos são secundários.

A nicotina é metabolizada a colina no fígado. A meia-vida plasmática é de aproximadamente 2 h. A nicotina, junto com vários outros constituintes do fumo no tabaco, induz várias enzimas microssomais hepáticas nas fases tanto 1 quanto 2 do metabolismo. A eliminação do estrogênio é acelerada e pode causar conseqüências parecidas com a menopausa. A nicotina também aumenta a eliminação de hidrocortisona, a qual é contrabalançada por liberações maiores do hormônio do córtex adrenal devido à liberação aumentada de ACTH. O metabolismo da cafeína, da teofilina, da imipramina, da pentazocina, do propranolol, do propoxifeno, do mexiletino e provavelmente de vários outros medicamentos é acelerado.

Embora a nicotina nunca tenha sido usada como agente terapêutico, nos últimos anos o chiclete de nicotina e os adesivos de nicotina transdérmicos têm sido lançados para diminuir os sintomas da retirada nos usuários crônicos do tabaco que estão tentando parar. A estratégia é de substituir a nicotina por aquela previamente obtida do tabaco e então diminuir a dose num período de semanas até a dependência do tabaco cessar.

No chiclete de nicotina, a nicotina é misturada com resina poliacrílica. A liberação da resina é lenta, então a euforigênese é menos aparente. Entretanto, a dependência da nicotina é mantida. Os efeitos adversos do conteúdo da nicotina incluem (em ordem decrescente de incidência) náusea e vômito, eructações, vertigem, sialorréia, cefaléia e irritabilidade. Os efeitos da mastigação constante são dor orofaríngea e na musculatura mandibular. Cada chiclete contém 2 a 4 mg de nicotina; deve ser mastigado por 20 a 30 min, e durante esse tempo aproximadamente 90% da nicotina são absorvidos.

Os sistemas transdérmicos de nicotina são aplicados na pele glabra e limpa uma vez ao dia e liberam uma dose inicial rápida de nicotina seguida por uma liberação lenta nas 24 h restantes, em cujo tempo o adesivo é trocado por um novo aplicado num local diferente. Um fabricante dirige a aplicação para 16 h/dia com remoção na hora de dormir. A dose diária (5 a 22 mg) é regulada usando-se adesivos de tamanhos diferentes (3,5 a 30 cm^2). O efeito colateral mais comum é um eritema reversível, prurido ou queimação no local da aplicação. As reações de hipersensibilidade ocorrem em 2% dos pacientes. Cefaléia, insônia, sonhos anormais, nervosismo e queixas GI são relativamente comuns. Toxicidade grave pode resultar da ingestão oral de adesivos ou da aplicação de múltiplos adesivos.

NITRATO DE PILOCARPINA

2(3*H*)-Furanona, (3*S*-*cis*)-3-etildiidro-4-[(1-metil-1*H*-imidazol-5-il)metil]-mononitrato; P.V. Carpine Liquifilm

Mononitrato de pilocarpina [148-72-1] $C_{11}H_{16}N_2O_2.HNO_3$ (271.27).

Descrição — Cristais brancos brilhantes; estável no ar, mas afetado pela luz; as soluções são ácidas ao tornassol; funde a uma variação de 3° entre 171° e 176°.

Solubilidade — 1 g em 4 mL de água ou 75 mL de álcool; insolúvel em clorofórmio ou éter.

Incompatibilidades — Veja *Cloridrato de Pilocarpina.*

Comentários — Veja *Cloridrato de Pilocarpina.*

PILOCARPINA

2(3*H*)-Furanona, (3*S*-*cis*)-3-etildiidro-4-[(1-metil-1*H*-imidazol-5-il)metil]-, Ocusert

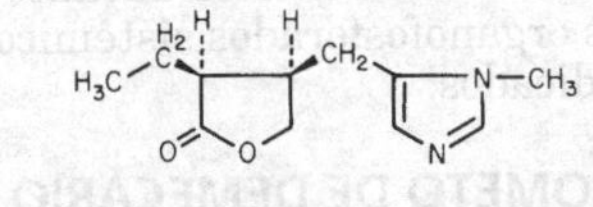

Monocloridrato de pilocarpina [92-13-7] $C_{11}H_{16}N_2O_2$ (208.25).

Preparo — Os alcalóides totais são extraídos das folhas secas e trituradas de *Pilocarpus microphyllus* ou de outras espécies apropriadas de *Pilocarpus* com o álcool contendo uma pequena quantidade de ácido clorídrico. O solvente é destilado, e o resíduo aquoso neutralizado com amônia e deixado em descanso até que as resinas estejam todas depositadas. É, então, filtrado, e o filtrado é evaporado, ficando um pequeno volume. A amônia é então adicionada em excesso, e os alcalóides livres são extraídos com clorofórmio. O solvente é removido por destilação, e o resíduo é deixado para cristalizar.

Descrição — Cristais incolores, translúcidos, inodoros, fracamente amargos; higroscópicos e afetados pela luz; as soluções são ácidas ao tornassol; funde a uma variação de 3° entre 199° e 204°; pK_{a1} 6,8, pK_{a2} 1,3.

Solubilidade — Solúvel em água, álcool ou clorofórmio; levemente solúvel em éter.

Incompatibilidades — Veja *Alcalóides*, Cap. 26. Como os alcalóides livres são relativamente solúveis em água, os *álcalis* não causam prontamente uma precipitação quando adicionados às soluções dos seus sais. Reduz o *nitrato de prata.*

Comentários — Veja *Cloridrato de Pilocarpina.*

ANTICOLINESTERÁSICOS

O termo *colinesterases* é um termo genérico que inclui todas as enzimas capazes de hidrolisar a acetilcolina. Existem também duas categorias principais de colinesterases. O termo *acetilcolinesterase* é aplicado a qualquer ou a toda uma família de isoenzimas dependentes da serina que hidrolisam muito seletivamente a acetilcolina e, portanto, são chamadas de colinesterases verdadeiras ou específicas; elas não são verdadeiramente específicas, já que outros ésteres das colinas podem ser hidrolisados em baixas taxas. A acetilcolinesterase está concentrada na região da placa terminal isolada, nos gânglios autônomos, nos neurônios colinérgicos dentro e fora do SNC e nos eritrócitos. O termo *butirilcolinesterase* (também chamado de colinesterase, pseudocolinesterase ou colinesterase não-específica) é aplicado a várias enzimas que podem hidrolisar a acetilcolina, mas para as quais a butirilcolina, e não a acetilcolina, é o substrato ótimo. A butirilcolinesterase está presente nas células gliais e satélites no SNC e no gânglio autônomo, no músculo liso, nas glândulas exócrinas e em vários órgãos como o fígado, e no plasma; a sua concentração nos neurônios colinérgicos é usualmente insignificante.

A inibição da acetilcolinesterase e da butirilcolinesterase tem várias conseqüências, dependendo de onde as enzimas são inibidas. Nem a butirilcolinesterase no plasma nem a acetilcolinesterase nos eritrócitos têm funções conhecidas, e sua inibição não tem nenhuma conseqüência fisiológica conhecida, mas a inibição pode causar aumentos moderados na meia-vida plasmática e na concentração da acetilcolina e de certos outros ésteres da colina hidrolisáveis. Os únicos efeitos importantes resultam da inibição nos locais de transmissão em neuroefetores colinérgicos. A preservação da acetilcolina em tais locais prolonga e intensifica a atividade colinérgica ali. Assim, na junção neuromuscular, os anticolinesterásicos facilitam a transmissão neuromuscular, com um aumento inicial na força muscular (ao recrutar as junções subliminares) e depois com uma diminuição na força muscular, ou mesmo com paralisia, se muitas placas terminais isoladas permanecerem despolarizadas pelos níveis persistentes de acetilcolina. Também ocorrem fasciculações e fibrilações musculares excessivas, as quais diminuem a força muscular, por causarem assincronia entre as unidades motoras e as fibras. No gânglio autônomo, o efeito predominante é o de facilitar a transmissão, e o resultado final depende do sistema orgânico efetor inervado pelos nervos pós-ganglionares excitados. No caso dos nodos atrial e atrioventricular, a atividade dos nervos pós-ganglionares tanto adrenérgicos quanto colinérgicos será aumentada, então os efeitos mediados pelos nervos parassimpáticos serão antagonizados por aqueles dos nervos simpáticos. Entretanto, na inervação parassimpática, a acetilcolina é preservada pelo anticolinesterásico em dois locais, nos gânglios e nas células cardíacas inervadas, as quais amplificam a ação, enquanto na inervação simpática a transmissão é facilitada apenas nos gânglios. Portanto, onde existe inervação dupla e antagônica, como no átrio, no nodo atrioventricular, na pupila, no estômago e nos intestinos, no trato urinário, etc., os efeitos parassimpáticos predominam. Assim, bradicardia, BAV parcial, miose, secreção e motilidade gástrica aumentadas e a tendência a urinar resultam, todas, da atividade significativa do anticolinesterásico. A pressão arterial (PA) pode estar elevada, por existir pouca inervação colinérgica da árvore vascular e por a facilitação na via simpática não ser antagonizada no músculo liso vascular. O espasmo ciliar pode ser intenso, por existir uma inervação simpática antagonista do corpo ciliar. A facilitação tanto nas vias simpáticas quanto parassimpáticas causa aumento da salivação e da sudorese (a qual é predominantemente colinérgica). A ação dos anticolinesterásicos no SNC pode causar uma mistura bizarra de estimulação e depressão.

Existem duas categorias principais de inibidores da colinesterase: aqueles que são compostos amínicos ou de amônio quaternário, os quais interagem com os locais aniônicos da colinesterase assim como com o local esterásico, e aqueles que são usualmente organofosforados (mas podem conter outras porções nucleofílicas), os quais esterificam o grupamento hidroxil serina no local esteárico. Os anticolinesterásicos amínicos ou de amônio reagem reversivelmente com as enzimas e firmemente com a ligação iônica; sua duração de ação vai de alguns minutos a poucas horas e é determinada pela farmacocinética de eliminação. Os anticolinesterásicos do tipo organofosforado formam uma ligação mais firme, algumas tão firmes quanto essencialmente irreversíveis. Com essas, a duração da ação é determinada pela cinética de dissociação no local esterásico, ou, com outras que agem essencialmente de forma irreversível (como o isofluorofato), o tempo para ressíntese da colinesterase é de semanas a meses.

Os anticolinesterásicos do tipo organofosforado não podem aumentar a transmissão neuromuscular sem os efeitos excessivos nas glândulas e no músculo liso. Eles são não-ionizados e, portanto, também penetram prontamente na barreira hematoencefálica e causam efeitos no SNC. Eles também podem ser absorvidos através da pele. Os agentes amínicos e de amônio são especialmente mais seletivos para os anticolinesterásicos e freqüentemente podem aumentar a função neuromuscular com apenas efeitos colaterais autônomos mínimos a moderados. Os agentes amínicos, como a fisostigmina e a tacrina, podem passar pela barreira hematoencefálica e induzir efeitos centrais, e eles são empregados apenas por suas ações centrais, exceto a fisostigmina, que também é aplicada topicamente nos olhos. Os compostos de amônio quaternário têm uma atividade nicotínica agonista, a qual, nos gânglios e na junção neuromuscular, se adiciona ao efeito indireto do anticolinesterásico; portanto, pelo seu duplo efeito, são os agentes de escolha para aumentar a função neuromuscular. Devido a seu confinamento na periferia, os agentes quaternários também são escolhidos para ações periféricas.

USOS — Os anticolinesterásicos do tipo de amônio quaternário são usados por via sistêmica para abolir a paralisia muscular dos *medicamentos bloqueadores neuromusculares* competitivos, para melhorar a função na *miastenia grave*, para tratar a *distensão intestinal*, como no *megacólon congênito*, no *íleo adinâmico* pós-operatório e no pós-parto, na *atonia gástrica pós-vagotomia* e na *retenção urinária*. O edrofônio e a neostigmina são usados também no *diagnóstico diferencial da crise miastênica*, casos em que eles irão melhorar a função muscular; na *crise colinérgica*, casos em que eles irão piorar a função muscular; e para diagnosticar a *miotonia congênita*. Os anticolinesterásicos, sobretudo a fisostigmina, são prescritos para o envenenamento pela atropina ou pelos antidepressivos tricíclicos.

A fisostigmina, um anticolinesterásico amínico que atravessa a barreira hematoencefálica, é empregada para *antagonizar os efeitos tóxicos dos medicamentos antimuscarínicos, dos antidepressivos tricíclicos e dos anti-histamínicos H_1 no SNC*.

Os anticolinesterásicos são aplicados topicamente nos olhos no tratamento do *glaucoma primário de ângulo aberto, no estrabismo convergente acomodativo* e *na esotropia acomodativa* e no *tratamento de emergência do glaucoma congestivo agudo*. Eles também podem ser usados para tratar as *úlceras córneas marginais*. Na miastenia grave, a aplicação tópica pode ser usada para melhorar a função dos músculos extra-oculares e da pálpebra. Os anticolinesterásicos com ação reversível podem ser alternados com os midriáticos para *romper aderências entre o cristalino e a íris*.

EFEITOS ADVERSOS E INTOXICAÇÕES — Os anticolinesterásicos aplicados às conjuntivas podem causar ardência, lacrimejamento, dor ocular e cefaléia frontal (do espasmo ciliar), borramento visual, blefaroespasmo, hiperemia conjuntival e intra-ocular, aumento precoce transitório da pressão intra-ocular, iridociclite, cistos pigmentares da íris, sinéquias anterior e posterior e, raramente, descolamento da retina. A atropina pode antagonizar alguns desses efeitos. Alergias também podem ocorrer. Além disso, os organofosforados podem causar irite fibrinosa, catarata, especialmente em pacientes idosos (em 50% dos casos cronicamente tratados) e uveíte.

Os efeitos adversos sistêmicos, da administração sistêmica ou da absorção sistêmica após a aplicação tópica incluem salivação excessiva, sudorese, secreção traqueobrônquica, lacrimejamento, broncoconstrição, miose acentuada, borramento visual, náusea e vômito, diarréia, espasmos e cólicas abdominais, defecação involuntária, palidez, hipertensão ou hipotensão, bradicardia, e polaciúria, urgência urinária e enurese. Esses efeitos podem ser antagonizados por doses suficientemente grandes de atropina. Laringoespasmo, tremores, miofasciculação, espasmos musculares, fraqueza (mesmo paralisia respiratória), potencialização da succinilcolina e vertigem são efeitos nicotínicos que não podem ser antagonizados com a atropina. Esses efeitos usualmente ocorrem apenas após superdosagens relativamente grandes. A pralidoxina irá antagonizar essas ações apenas se dada suficientemente cedo. A intoxicação aguda causada por grandes doses de fisostigmina ou de organofosforados também induz efeitos no SNC, como confusão, ataxia, perda dos reflexos, fala arrastada, respiração de Cheyne-Stokes, convulsões, coma e paralisia respiratória e circulatória. Doses elevadas de atropina e pralidoxina, se usadas precocemente, podem suprimir esses efeitos. Medidas de suporte geral também são necessárias no tratamento tanto da toxicidade central quanto da periférica.

Alguns organofosforados, mas não todos, causam desmielinização latente e degeneração de vários axônios nervosos.

PRECAUÇÕES E CONTRA-INDICAÇÕES — Quando os anticolinesterásicos sistêmicos são usados, a margem entre o primeiro aparecimento de efeitos colaterais e os efeitos tóxicos graves é pequena. Os primeiros sinais podem ser razoavelmente súbitos. Além disso, existe uma ampla variação entre os pacientes e no mesmo paciente momento a momento, então cada paciente deve ser abordado com cautela. Por isso, a supervisão médica cuidadosa é indispensável. Os anticolinesterásicos devem ser usados com cuidado, ou evitados, nos pacientes com asma brônquica, obstrução intestinal mecânica ou urinária, úlcera péptica, vagotonia, bradicardia, hipotensão, infarto miocárdico recente, epilepsia, parkinsonismo, ou hipersensibilidade conhecida aos medicamentos bloqueadores neuromusculares despolarizantes e quando for necessário usar colinomiméticos. A quinidina e a quinina antagonizam os efeitos neuromusculares dos anticolinesterásicos. Não devem ser aplicadas topicamente nos olhos quando houver história pregressa de descolamento de retina, uveíte ou glaucoma de ângulo fechado. Seus efeitos sistêmicos em potencial comandam as mesmas precauções que os anticolinesterásicos sistêmicos. Os anticolinesterásicos sistêmicos antagonizam os agentes bloqueadores ganglionares. A segurança dos agentes amina e amônio quaternário na mãe e no feto durante a gestação não foi estabelecida; os organofosforados sistêmicos estão absolutamente contra-indicados.

BROMETO DE DEMECÁRIO

Dibrometo benzenamínio, 3,3′-[1,10-decanedilbis(metilimino)carbonilóxi]bis[*N,N,N*-trimetil]-; Humorsol

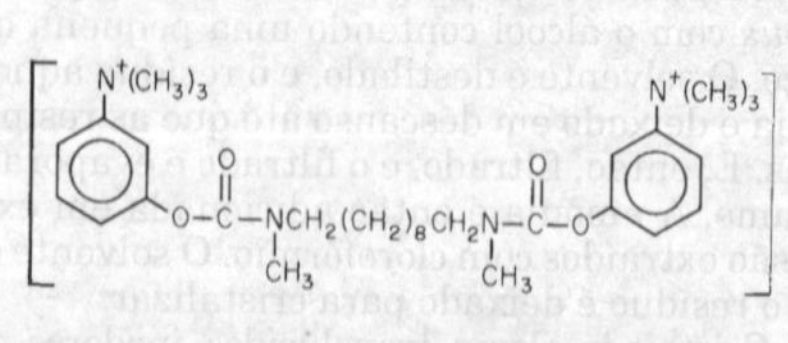

Brometo de (*m*-hidroxifenil)trimetilamônio decametilenobis[metilcarbamato] (2:1) [56-94-0] $C_{32}H_{52}Br_2N_4O_4$ (716.60).

Preparo — *N,N′*-Dimetil-1-10-decametilenodiamina é adicionado a carbonato 3-(dimetilamino)fenil fundido para produzir 1,10-decametilenobis[3-(dimetilenobis[3-(dimetilamino)fenil *N*-metilcarbamato]. Esse éster, um óleo viscoso, é dissolvido em etanol e é duplamente quaternizado com uma solução acetona de brometo de metil. US Pat 2.789.981.

Descrição — Pó cristalino branco, ou levemente amarelo, levemente higroscópico; funde a cerca de 165° com decomposição; pH (solução 1:100) entre 5 e 7.

Solubilidade — Livremente solúvel em água ou álcool; muito pouco solúvel em acetona; solúvel em éter; as soluções aquosas são estáveis e podem ser esterilizadas pelo calor.

Comentários — É um anticolinesterásico reversível. É usado como uma solução com duração de ação de 3 a 5 dias.

BROMETO DE NEOSTIGMINA

Brometo de benzenamínio, 3-[[(dimetilamino)carbonil]óxi]-*N,N,N*-trimetil-; Prostigmin Bromide

(Brometo *m*-hidroxifenil)trimetilamônio dimetilcarbamato [114-80-7] $C_{12}H_{19}BrN_2O_2$ (303.20).

Preparo — Pode ser preparado reagindo o dimetilcarbamoilcloreto $[(CH_3)_2NCOCl]$ com o fenolato-*m*-dimetilamino)-fenolato, então quaternizando com o brometo metil.

Descrição — Pó cristalino, branco; inodoro e com um gosto amargo; as soluções são neutras ao tornassol; funde entre 171° e 176° com decomposição.

Solubilidade — 1 g em aproximadamente 0,5 mL de água; solúvel em álcool; praticamente insolúvel em éter.

Comentários — Anticolinesterásico do tipo amônio quaternário. Age no local esterásico da enzima para formar a enzima dimetilcarbamoil inativa. Seus efeitos são mais proeminentes em certas estruturas do que em outras, sendo efetiva sobretudo no intestino, na bexiga e no músculo esquelético; a pupila, o coração, a PA e as secreções são menos afetadas em doses que são geralmente efetivas nas estruturas mencionadas antes. A duração de ação por via oral é de 3 a 6 h e por via IM de 2 a 4 h.

A neostigmina é prescrita para usos genitourinário e neuromuscular. Entretanto, hoje é raramente usada para antagonizar os medicamentos do tipo curare ou no diagnóstico da miastenia grave por sua duração de ação ser longa demais.

A neostigmina é pouco absorvida por via oral; algumas vezes apenas 1%. Alterações na condição intestinal podem mudar consideravelmente a sua absorção, o que pode tornar o tratamento difícil. A neostigmina é administrada por via parenteral como metilsulfato e por via oral como sal brometo.

BROMETO DE PIRIDOSTIGMINA

Brometo de piridínio, 3-[[(dimetilamino)carbonil]óxi]-1-metil-; Mestinon; Regonal

Brometo 3-hidróxi-1-metilpiridínio dimetilcarbamato [101-26-8] $C_9H_{13}BrN_2O_2$ (261.12).

Preparo — O 3-piridinol é condensado com o cloreto dimetilcarbamoil na presença do catalisador básico apropriado como a dimetilanilina, o óxido de magnésio, etc. O éster resultante, 3-piridil dimetilcarbamato, é isolado, dissolvido num solvente orgânico apropriado e quaternizado com o brometo metil.

Descrição — Pó branco ou praticamente branco, cristalino, higroscópico, com um odor agradável característico; funde entre 154° e 157°.

Solubilidade — Livremente solúvel em água, álcool ou clorofórmio; levemente solúvel no solvente hexano; praticamente insolúvel em éter.

Comentários — É um medicamento anticolinesterásico de amônio quaternário que tem aproximadamente um quarto da potência da neostigmina na junção neuromuscular e aproximadamente um oitavo da potência no intestino, no trato genitourinário e nas glândulas exócrinas. A duração de sua ação por via oral usualmente é algo mais longa e a absorção é menos errática do que com a neostigmina, o que é uma vantagem. Por sua afinidade relativa na junção neuromuscular, seu uso principal é no tratamento da *miastenia grave*, uso em que causa menos efeitos colaterais do que a neostigmina. Também é superior à neostigmina porque não é necessário interromper o sono para tomar a medicação. Entretanto, em alguns pacientes, fornece menos controle da fraqueza muscular do que a neostigmina. A piridostigmina é administrada por via oral, exceto quando o paciente precisa se submeter a cirurgia ou ao parto ou está em crise miastênica. Os neonatos de mães miastênicas também podem receber a piridostigmina por via parenteral para melhorar a respiração, a deglutição e a sucção. O medicamento também é usado para antagonizar competitivamente os bloqueadores neuromusculares.

CLORETO DE AMBENÔNIO

Dicloreto benzenometanamínio, *N,N'*-[(1,2-dioxo-1,2-etanedil)bis-(imino-2,1-etanedil)]bis[2-cloro-*N,N*-dietil]; Mysuran; Mytelase

[Oxalilbis(iminoetileno)bis(*o*-clorobenzil)dietilamônio] dicloreto [115-79-7] $C_{28}H_{42}Cl_4N_4O_2$ (608.48); *tetrahidrato* [52022-31-8] (680.54).

Preparo — *N,N*-Dietiletilenodiamina é reagida com etil oxalato para dar *N,N'*-bis[2-(dietilamino)etil]oxamida, a qual é duplamente quaternizada com o cloreto 2-clorobenzil. US Pat 3.096.373.

Descrição — Pó branco, inodoro, que se funde a cerca de 200°.

Solubilidade — 1 g em 5 mL de água, 20 mL de álcool, >1.000 mL de clorofórmio ou >1.000 mL de éter.

Comentários — É um *anticolinesterásico* de amônio quaternário com ações semelhantes às da neostigmina; o cloreto de ambenônio é 2 a 4 vezes mais potente, e sua duração de ação após a administração oral (4 h) pode ser um pouco mais longa. Também se alega ter uma incidência menor de efeitos colaterais do que a neostigmina, particularmente do trato GI. É usado no tratamento da *miastenia grave*. Para efeitos colaterais e precauções, ver a descrição geral, anteriormente.

CLORETO DE EDROFÔNIO

Benzenamínio, *N*-etil-3-hidróxi-*N,N*-dimetil-, cloreto; Enlon-Plus; Tensilon

Cloreto de etil(*m*-hidroxifenil)dimetilamônio [116-38-1] $C_{10}H_{16}ClNO$ (201.70).

Preparo — O *m*-dimetilaminofenol é dissolvido num solvente orgânico adequado e quaternizado com o iodeto etil. O iodeto dimetiletil (3-hidroxifenil)amônio se precipita e é convertido ao cloreto de várias formas, uma das quais envolve o tratamento com óxido de prata úmido para formar a base quaternária seguida pela neutralização com o cloridrato ácido.

Descrição — Pó cristalino branco, inodoro; a solução 1:10 é praticamente incolor, pH (solução 1:10) entre 4 e 5; funde entre 165° e 170° com decomposição.

Solubilidade — 1 g em 0,5 mL de água ou 5 mL de álcool; insolúvel em clorofórmio ou éter.

Comentários — Inibe a colinesterase principalmente na junção neuromuscular e muito pouco em outros locais. Também tem algumas ações estimulantes na junção neuromuscular, mas não nos gânglios autônomos. A duração de ação de uma única pequena dose é de apenas aproximadamente 5 min, mas grandes doses podem agir por 1 a 2 h. É usado para *abolir a paralisia neuromuscular devido à d-tubocurarina* ou para agir semelhantemente aos medicamentos estabilizadores da placa terminal isolada. Também é usado como *agente diagnóstico na miastenia grave* ou para diferenciar uma crise miastênica de uma crise colinérgica. Pode ser usado ocasionalmente para tratar *crises miastênicas*.

Borramento visual transitório, lacrimejamento, perspiração e vertigem podem acompanhar o seu uso. Causa miofasciculação no homem normal. Quando é usado para diferenciar a crise miastênica da colinérgica, facilita a intubação endotraqueal e deve-se ter à mão equipamento para ventilação mecânica.

IODETO DE ECOTIOFATO

Etanamínio, 2-[(dietoxifosfinil)tio]-*N,N,N*-trimetil-iodeto; Ecodide; Phospholine Iodide

Iodeto de (2-mercaptoetil)trimetilamônio *S*-éster com *O,O*-dietil fosforotioato [513-10-0] $C_9H_{23}INO_3PS$ (383.22).

Preparo — O β-(dimetilamino)etanol é reagido com o sódio e o alcóxido de sódio resultante é condensado com *O,O*-dietil fosforocloridotioato [ClP(S)$(OC_2H_5)_2$] para formar *S*-[2-(dimetilamino)-etil] *O,O*-dietil fosforotioato. Esse éster é quaternizado com o iodeto metil. US Pat 2.911.430.

Descrição — Sólido cristalino, branco, higroscópico, com leve odor tipo mercaptano; sua solução tem um pH ~ 4.

Solubilidade — 1 g em 1 mL de água, 3 mL de metanol ou 25 mL de álcool desidratado; praticamente insolúvel em outros solventes orgânicos.

Comentários — É um anticolinesterásico irreversível. É usado como uma solução com duração de ação de 3 a 7 dias.

ISOFLUROFATO

Ácido fosforofluorídico, éster bis(1-metiletil); DFP; Floropryl

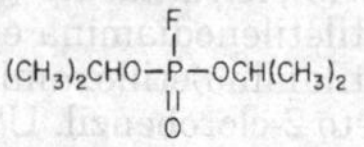

Fosforofluoridato diisopropil [55-91-4] $C_6H_{14}FO_3P$ (184.15).

Preparo — O álcool isopropílico é reagido com o PCl_3 para formar o fosfito de diisopropil. A oxidação com o cloreto dá o fosforocloridato de diisopropil, o qual faz metátese com o NaF para formar o fosforofluoridato.

Descrição — Líquido transparente, incolor ou amarelo claro; sofre ebulição a 183°; densidade de aproximadamente 1,05; o vapor é extremamente irritante para os olhos e para as mucosas; na presença de umidade, se decompõe com a formação do fluoreto de hidrogênio.

Solubilidade — Pouco solúvel em água; solúvel em álcool.

Comentários — É um anticolinesterásico irreversível. É usado como ungüento; organofosforado com duração de ação de 2 a 4 semanas.

METILSULFATO DE NEOSTIGMINA

Metil sulfato de benzenamínio, 3-[[(dimetilamino)carbonil]óxi]-*N,N,N*-trimetil-; Prostigmin Methylsulfate

Metil sulfato de (*m*-hidroxifenil)trimetilamônio dimetilcarbamato [51-60-5] $C_{13}H_{22}N_2O_6S$ (334.39).

Preparo — É feito pelo método esboçado em *Brometo de Neostigmina*, usando o sulfato dimetil no lugar do brometo metil.

Descrição — Pó cristalino branco, inodoro, que tem um gosto amargo; as soluções são neutras ao tornassol; funde entre 144° e 149°.

Solubilidade — Bastante solúvel em água; solúvel em álcool.

Comentários — Veja *Brometo de Neostigmina*.

SALICILATO DE FISOSTIGMINA

Metilcarbamato (éster) pirrolo[2,3-*b*]indol-5-ol, (3a*S*-*cis*)-1,2,3,3a,8,8a-hexaidro-1,3a,8-trimetil-; mono-(2-hidroxibenzoato); Eserine Salicylate; Isopto-Eserine; Antilirium

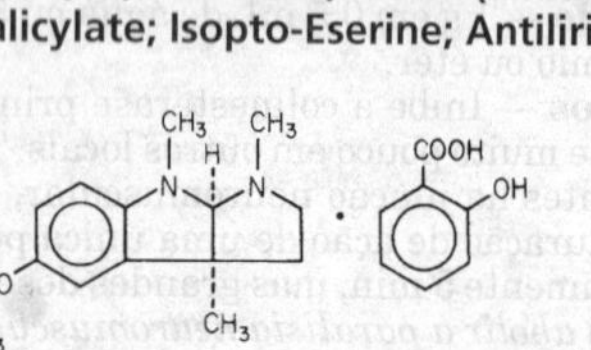

Monossalicilato de fisostigmina [57-64-7] $C_{15}H_{21}N_3O_2.C_7H_6O_3$ (413.47).

Preparo — Pela extração das sementes trituradas de *Physostigma* com álcool quente. Após a destilação do álcool, o resíduo é misturado com o carbonato de sódio e extraído com éter, de cuja solução a fisostigmina é removida com o ácido sulfúrico diluído. O alcalóide livre pode ser obtido pela alcalinização da solução ácida. O salicilato pode ser feito adicionando-se 2 partes de fisostigmina a uma solução com 1 parte de ácido salicílico em 35 partes de água destilada fervente e permitindo que o sal cristalize ao esfriar.

Descrição — Cristais brilhantes ou pó branco ou amarelo claro, inodoro; adquire uma tinta vermelha quando exposto à luz e ao ar; funde a cerca de 184°.

Solubilidade — 1 g em 75 mL de água, 16 mL de álcool, 6 mL de clorofórmio ou cerca de 250 mL de éter.

Incompatibilidades — As soluções aquosas tendem a desenvolver uma cor vermelha quando paradas; uma solução rosa não necessariamente indica ausência completa de eficácia, mas, à medida que a cor se torna vermelha, o produto rapidamente perde a sua potência. O ácido bórico retarda a alteração, mas os álcalis aceleram a decomposição. Um recipiente de vidro sem álcali deve ser usado. É precipitado pelos precipitantes alcalóides usuais.

Comentários — É um dos anticolinesterásicos mais antigos. Combina-se com uma enzima no local esteárico para formar a enzima metilcarbamoil inativa. Compartilha com a neostigmina ações estimulatórias acentuadas no intestino, mas causa mais secreção das glândulas, mais efeito na PA, mais constrição da pupila e menos ação no músculo esquelético. Como é uma amina terciária, penetra no sistema nervoso central e pode exercer ação central quando dado em doses suficientes. É usado para tratar o envenenamento por agentes antimuscarínicos, anti-histamínicos H_1 e antidepressivos tricíclicos. Também penetra prontamente no olho. Embora seu uso principal na medicina seja topicamente na oftalmologia, para os propósitos indicados na descrição geral, existe algum interesse em seus usos no SNC. O salicilato é usado tanto para ações no SNC quanto oftalmológicas; o sulfato é usado apenas no olho.

A duração dos efeitos oculares após a aplicação tópica é de 6 a 12 h; a duração dos efeitos sistêmicos é menor do que 2 h. A biodisponibilidade sistêmica após a administração oral é de aproximadamente 5 a 12%.

O salicilato tem a vantagem de ser menos deliqüescente do que o sulfato. Diz-se que a adição de pequenas quantidades de ácido bórico a uma solução do sal inibiria a formação do produto da decomposição vermelha produzido pelos álcalis, o que freqüentemente ocorre em soluções dos sais de fisostigmina fornecidos em prescrição. Uma solução que desenvolveu uma cor vermelha não deve ser usada.

Anticolinesterásicos na Doença de Alzheimer

CLORIDRATO DE DONEPEZIL

(±)-2-[(1-Benzil-4-piperidil)metil]-5,6-dimetóxi-1-indanona; Aricept

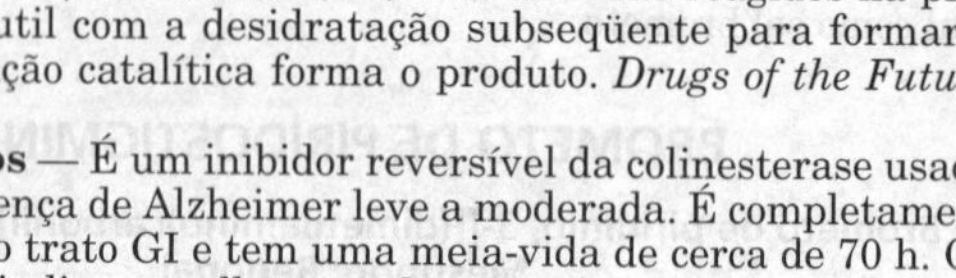

[120014-06-4 (base)] $C_{24}H_{29}NO_3HCl$ (416.02).

Preparo — Numa reação aldol cruzada, o 1-benzil-4-piperidina-carboxaldeído e a 5,6-dimetóxi-2(1*H*)-indenona são reagidos na presença do lítio butil com a desidratação subseqüente para formar o alqueno. A redução catalítica forma o produto. *Drugs of the Future* 1997; 22:397.

Comentários — É um inibidor reversível da colinesterase usado para tratar a doença de Alzheimer leve a moderada. É completamente absorvido pelo trato GI e tem uma meia-vida de cerca de 70 h. Os ensaios clínicos indicam melhora modesta na função cognitiva e nas atividades do dia-a-dia; uma minoria dos pacientes mostrou um progresso maior. Efeitos colaterais muscarínicos e insônia ocorrem em alguns pacientes. Toxicidade hepática não tem sido relatada.

CLORIDRATO DE TACRINA

Cloridrato de acridina, 9-amino-1,2,3,4-tetraidro-; Cognex

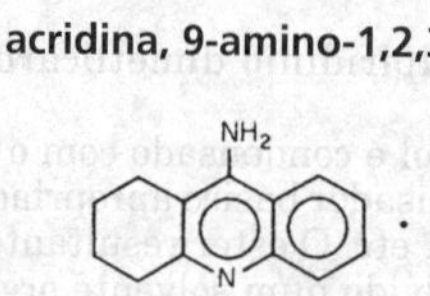

[1684-40-8] $C_{13}H_{14}N_2.HCl$ (234.73)

Preparo — Pelo aquecimento da 9-cloro-1,2,3,4-tetraidroacridina com o carbonato de amônio em fenol a 130° seguido pela conversão usual a cloridrato. (Veja *J Soc Chem Ind* 1945; 64: 169.)

Descrição — Agulhas amarelas que se fundem a ~ 284°; gosto amargo; pH na solução a 1,5% de cerca de 5.

Solubilidade — Solúvel em água.

Comentários — Possui tanto ação anticolinesterásica quanto uma ação de bloquear os canais de potássio nas membranas celulares. A última ação causa potenciais de ação prolongados, os quais, nas terminações nervosas colinérgicas, aumentam a liberação de acetilcolina. Assim, as duas ações se complementam. Como o medicamento consegue penetrar prontamente na barreira hematoencefálica (na forma não-ionizada) e ter acesso ao SNC, é de especial interesse como um anticolinesterásico para ações no SNC. O foco atual está nos seus efeitos em melhorar o aprendizado, a memória e o humor nos pacientes com demência senil do tipo Alzheimer. Estudos anteriores relataram melhoras consideráveis, algumas dramáticas, em cerca de 75% dos usuários, especialmente nos estágios precoces da doença, mas estudos subseqüentes têm sido muito menos encorajadores. No máximo, o medicamento é apenas paliativo e não impede a degeneração eventual dos tratos nervosos afetados. Os efeitos colaterais muscarínicos ocorrem em cerca de 25 a 35% dos usuários, mas eles são comumente mínimos e tolerados; incluem eructação, náuseas, vômito, enurese, desconforto abdominal, diarréia e sudorese. A evidência de toxicidade hepática exige redução da dosagem ou interrupção do agente.

REATIVADORES DA COLINESTERASE

Diversas substâncias conseguem deslocar grupamentos dialquilfosfato (dos anticolinesterásicos do tipo organofosforado) e os grupamentos metil- ou dimetilcarbamoil (da fisostigmina ou da neostigmina) dos locais esteráticos das colinesterases envenenadas pelos anticolinesterásicos. No momento, todas essas substâncias de valor contêm grupamentos oxima, os quais se empenham em vários ataques nucleofílicos no grupamento ligado ao fosfato ou a carbamoil e rompem a ligação entre o grupamento inibidor e o local esterático. Essa ação é especialmente importante no tratamento da intoxicação pelo isopropil e por alguns outros anticolinesterásicos organofosforados, visto que esses organofosfatos têm uma duração de ação tão longa. A reativação da enzima carbamoilada é menos proeminente. Infelizmente, dentro de um período de minutos a horas após o envenenamento com um organofosfato isopropil, existe uma alteração na enzima fosforilada (*maturação*, desalquilação da porção fosfato alquil), de modo que a ligação alquilfosfato-enzima se torna estável demais para ser deslocada pelos reativadores. A eficácia de qualquer reativador varia de acordo com qual anticolinesterase está envolvida, devido às diferenças na eletroafinidade do fósforo nos vários radicais fosfato; um anticolinesterásico, octametilfosforamida, é refratário ao deslocamento pelos reativadores da colinesterase. A atropina também precisa ser associada a reativadores para a terapia ótima. Os reativadores podem ser usados profilaticamente.

CLORETO DE PRALIDOXIMA

Piridínio, cloreto 2-[(hidroxiimino)metil]-1-metil-; 2-PAM Chloride; Protopam Chloride

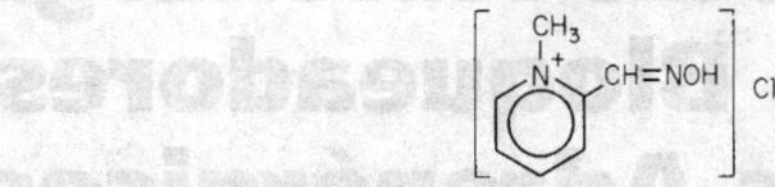

Cloreto oxima 2-formil-1-metilpiridínio [51-15-0] $C_7H_9ClN_2O$ (176.61).

Preparo — Picolinal é convertido à sua oxima, que então é quaternizada com o sulfato dimetil. A metátese do metossulfato de pralidoxima resultante forma, com o HCl, o cloreto oficial. US Pat 3.123.613.

Descrição — Pó cristalino branco a amarelo claro; inodoro; estável no ar; funde entre 215° e 225° com decomposição.

Solubilidade — Livremente solúvel em água.

Comentários — É um reativador da colinesterase. A porção quaternária da molécula se liga ao local aniônico da molécula da colinesterase e traz a oxima a uma íntima proximidade no local esterásico envenenado. O medicamento é usado no tratamento do envenenamento pelos anticolinesterásicos do tipo organofosfato; tem valor questionável no envenenamento pela neostigmina ou pela fisostigmina. O efeito terapêutico (remissão) usualmente ocorre em 1 h. A pralidoxima também é dada profilaticamente às pessoas que manipulam organofosforados, mas esse uso está sendo discutido. A pralidoxima não antagoniza todos os anticolinesterásicos; a literatura da embalagem dos fabricantes deve ser consultada para averiguar-se se o medicamento será efetivo. Após um período de tempo, a colinesterase inibida pelo organofosfato sofre uma alteração que torna a reativação difícil; com o isoflurofato, esse tempo é de apenas 1 h.

A meia-vida plasmática da pralidoxima é de cerca de 2,5 h.

Quando a pralidoxima é injetada mais rapidamente do que o recomendado, podem ocorrer vertigem, náusea, cefaléia, fraqueza leve, borramento visual, diplopia ou taquicardia.

CAPÍTULO 72

Antagonistas Adrenérgicos e Fármacos Bloqueadores dos Neurônios Adrenérgicos

Annette E Fleckenstein, PhD
Assistant Professor of Pharmacology and Toxicology
University of Utah
Salt Lake City, UT 84112

O termo *bloqueio* é utilizado para indicar uma interferência em determinado sistema de resposta, de modo a impedir o efeito final. Por conseguinte, o *bloqueio adrenérgico* indica uma interferência nos sistemas de respostas que envolvem os neurotransmissores catecolamínicos, epinefrina (adrenalina), norepinefrina (noradrenalina, levarterenol) e dopamina. Os agentes bloqueadores adrenérgicos podem ser classificados em duas categorias: antagonistas dos receptores adrenérgicos (adrenorreceptores) e fármacos bloqueadores dos neurônios adrenérgicos. Os antagonistas dos receptores adrenérgicos são compostos desprovidos de atividade intrínseca em si e que exercem seus efeitos inibindo a interação das catecolaminas ou agentes simpatomiméticos com os receptores adrenérgicos. Por outro lado, o termo *fármacos bloqueadores dos neurônios adrenérgicos* refere-se, em geral, a fármacos que reduzem a liberação de catecolaminas nos receptores adrenérgicos ao comprometerem a síntese, o armazenamento ou a liberação das catecolaminas. Os agentes bloqueadores adrenérgicos são algumas vezes denominados simpatolíticos, visto que abolem (*lisam*) a resposta à estimulação dos nervos simpáticos, ou adrenolíticos, pois abolem determinadas respostas à epinefrina.

ANTAGONISTAS ADRENÉRGICOS

Com base nas suas propriedades farmacológicas, os receptores adrenérgicos foram divididos em três classes: alfa (α), beta (β) e dopamínicos. Enquanto os fármacos que bloqueiam os receptores dopamínicos periféricos não têm nenhuma importância clínica estabelecida, aqueles que bloqueiam os receptores dopamínicos centrais constituem agentes psicofarmacológicos importantes, que são discutidos no Cap. 82.

Os receptores adrenérgicos α e β foram classicamente divididos em quatro subclasses: α_1, α_2, β_1 e β_2. Os respectivos efeitos farmacológicos da ativação dessas subclasses de receptores são descritos no Cap. 70. Os antagonistas não-seletivos e seletivos dirigidos contra essas subclasses possuem considerável importância terapêutica e são descritos adiante. Recentemente, os estudos de biologia molecular identificaram pelo menos três subtipos α_1 (α_{1A}, α_{1B}, α_{1D}) e três subtipos α_2 (α_{2A}, α_{2B}, α_{2C}), com distribuições regionais específicas no corpo. Além disso, foi identificada uma subclasse β adicional, β_3, no tecido de mamíferos. Embora poucos antagonistas seletivos tenham sido identificados, a utilidade terapêutica de usar essas subclasses adrenérgicas recém-descritas como alvos seletivos ainda precisa ser demonstrada clinicamente.

ANTAGONISTAS DOS RECEPTORES α-ADRENÉRGICOS

Os antagonistas α-adrenérgicos podem ligar-se de modo reversível (por exemplo, fentolamina, prazosina) ou irreversível (por exemplo, fenoxibenzamina) a seus receptores. O bloqueio dos receptores α_1-adrenérgicos produz efeitos rapidamente aparentes, enquanto o bloqueio dos receptores α_2 geralmente produz efeitos sutis. O bloqueio dos impulsos α_1-adrenérgicos para as arteríolas diminui a resistência vascular, o que tende a reduzir a pressão arterial e a produzir uma pele rosada e quente. O bloqueio dos receptores α_1 nas vênulas (vasos de capacitância) aumenta a capacitância venosa e provoca hipotensão postural. Esses fármacos diminuem apenas o componente da resistência vascular resultante da ativação simpática.

Os α-antagonistas não-seletivos (por exemplo, fentolamina, fenoxibenzamina) podem causar palpitações e taquicardia reflexa. Esses efeitos são parcialmente atribuíveis à ativação de barorreflexos em decorrência da hipotensão induzida por bloqueio α_1. Ocorre também aumento da liberação de noradrenalina das terminações nervosas adrenérgicas (*fluxo excessivo* de transmissor) em conseqüência do bloqueio concomitante dos receptores α_2-adrenérgicos, que desempenham uma função de retroalimentação negativa para diminuir a liberação de transmissor. Conseqüentemente, podem surgir taquicardia e palpitações até mesmo quando ocorre uma queda muito pequena da pressão arterial. Esses efeitos reflexos e de fluxo excessivo são contraproducentes nos usos principais dos agentes α-bloqueadores não-seletivos.

Outros efeitos associados ao bloqueio dos receptores α incluem melhora da taxa de fluxo urinário em conseqüência do relaxamento do músculo liso no colo vesical e na próstata. Além disso, podem ocorrer miose e congestão nasal após a administração de antagonista dos receptores α.

Os α_1-antagonistas seletivos aprovados para uso nos Estados Unidos incluem a prazosina, a terazosina e a doxazosina. Como esses agentes apresentam pouca afinidade pelos receptores α_2, eles não aumentam a liberação de catecolaminas e, portanto, não causam taquicardia excessiva. Os efeitos colaterais mais adversos do bloqueio α_1 podem consistir em hipotensão postural grave e síncope, especialmente no início do tratamento.

Os α_2-antagonistas seletivos incluem a ioimbina e a rauwolscina. Teoricamente, esses agentes podem ser utilizados para corrigir insuficiências autônomas, visto que aumentam a liberação de noradrenalina ao bloquearem os efeitos inibitórios da noradrenalina nos receptores α_2 pré-sinápticos. Embora não haja, no momento atual, nenhuma indicação terapêutica aprovada para o bloqueio α_2, a ioimbina tem sido utilizada no tratamento da neuropatia diabética e da impotência.

Alguns antagonistas não-seletivos dos receptores α_2-adrenérgicos foram aprovados para uso no tratamento do feocromocitoma. Os fármacos podem ser utilizados antes da cirurgia para evitar os episódios hipertensivos causados pela manipulação do tumor ou para o tratamento a longo prazo de feocromocitoma metastático inoperável. Foram relatados outros usos dos α-antagonistas não-seletivos, incluindo tratamento de

1. Distúrbios vasculares periféricos, em que existe um componente vasoespástico adrenergicamente mediado, como a síndrome de Raynaud e a dermatite por congelação.
2. Distúrbios da micção em decorrência de bexiga neurogênica.

Teoricamente, os antagonistas seletivos dos receptores α_1 devem ser úteis no tratamento de muitos dos mesmos distúrbios tratados por α-bloqueadores não-seletivos; entretanto, os antagonistas α_1 estão atualmente aprovados apenas para o tratamento da hipertensão e da hiperplasia prostática benigna. Todavia, esses agentes são muito utilizados no tratamento da insuficiência cardíaca refratária e do vasoespasmo associado à doença de Raynaud.

CLORIDRATO DE FENOXIBENZAMINA

***N*-(2-cloroetil)-*N*-(1-metil-2-fenoxietil)-, benzenometamina, cloridrato; Dibenzyline Hydrochloride**

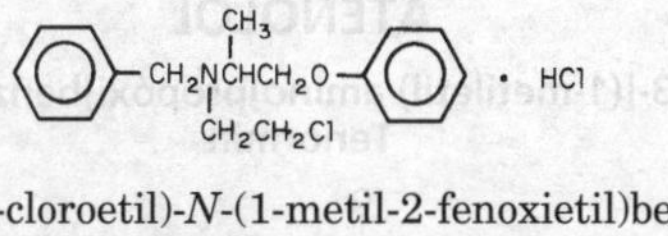

Cloridrato de *N*-(2-cloroetil)-*N*-(1-metil-2-fenoxietil)benzilamina [63-92-3] $C_{18}H_{22}ClNO \cdot HCl$ (340.29).

Preparo — O método começa com a adição de fenol ao óxido de propileno para produzir 1-fenóxi-2-propanol, que reage com cloreto de tionil para produzir 1-fenóxi-2-cloropropano. O refluxo desse último com excesso de etanolamina produz o *N*-(fenoxiisopropilamino)etanol, e o refluxo adicional desse último com cloreto de benzila, na presença de $NaHCO_3$, produz o 2-[*N*-benzil-*N*-(1-metil-2-fenoxietil)amino]etanol. O tratamento com cloreto de tionila e HCl em $CHCl_3$ completa a síntese da droga. US Pat 2.599.000.

Descrição — Pó cristalino branco, inodoro; fusão entre 136° e 141°.

Solubilidade — 1 g em 25 mL de água, 6 mL de álcool, 3 mL de clorofórmio ou > 1.000 mL de éter.

Comentários — Antagonista irreversível com ações não-seletivas.

CLORIDRATO DE PRAZOSINA

1-(4-amino-6,7-dimetóxi-2-quinazolinil)-4-(2-furanilcarbonil)-piperazina, monocloridrato; Minipress

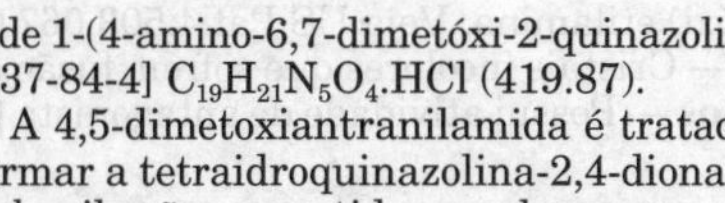

Monocloridrato de 1-(4-amino-6,7-dimetóxi-2-quinazolinil)-4-(2-furoil) piperazina [19237-84-4] $C_{19}H_{21}N_5O_4.HCl$ (419.87).

Preparo — A 4,5-dimetoxiantranilamida é tratada com cianato de sódio para formar a tetraidroquinazolina-2,4-diona correspondente. Os grupos carbonila são convertidos em cloro e no anel heterocíclico aromatizado utilizando $POCl_3$ mais PCl_5. O tratamento subseqüente com amônia substitui o átomo de cloro adjacente ao anel benzenóide com função amino, e o derivado monocloro resultante é condensado com a 1-(2-furoil)-piperazina para produzir o produto. Ver British Pat 1.156.973.

Descrição — Pó cristalino branco; pK_a (em solução de água-etanol 1:1) de 6,5.

Solubilidade — Ligeiramente solúvel em água; apenas ligeiramente solúvel em álcool.

Comentários — Antagonista α_1-seletivo.

CLORIDRATO DE TERAZOSINA

1-(4-amino-6,7-dimetóxi-2-quinazolinil-4-[(tetraidro-2-furanil)carbonil], piperazina, monocloridrato, diidrato; Hytrin

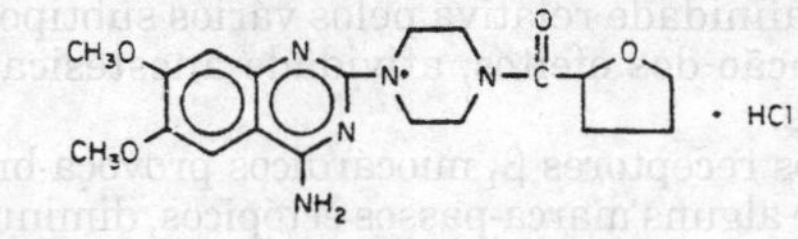

[70024-40-7] $C_{19}H_{25}N_5O_4.HCl.2H_2O$ (459.93).

Preparo — Veja *Cloridrato de Prazosina;* a 1-(tetraidrofuroil)piperazina é condensada com a monocloroquinazolina.

Descrição — Pó cristalino branco.

Solubilidade — Livremente solúvel em água.

Comentários — Antagonista α_1-seletivo.

MESILATO DE DOXAZOSINA

Piperazina, 1-(4-amino-6,7-dimetóxi-2-quinazolinil)-4-[(2,3-diidro-1,4-benzodioxin-2-il)carbonil]-, monometanossulfonato; Cardura

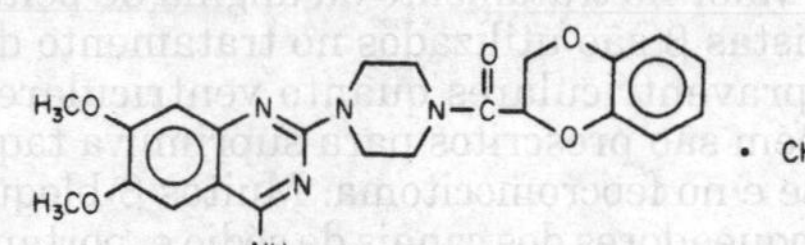

[77883-43-3] $C_{23}H_{25}N_5O_5 \cdot CH_4O_3S$ (547.58).

Preparo — Veja US Pat 4.188.390.

Descrição — Pó bege; pK_a 6,93.

Solubilidade — Escassamente solúvel em água e em solventes orgânicos mais comuns.

Comentários — Antagonista α_1-seletivo.

MESILATO DE FENTOLAMINA

3-[[(4,5-diidro-1*H*-imidazol-2-il)metil](4-metilfenil)-amino]-fenol, monometanossulfonato (sal); Regitine Mesylate

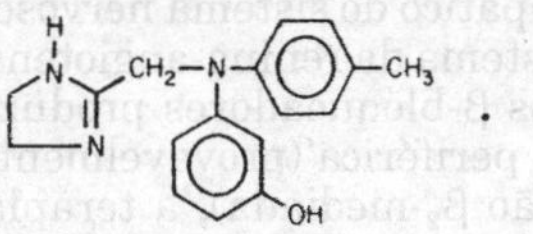

[65-28-1] $C_{17}H_{19}N_3O.CH_4O_3S$ (377.46).

Preparo — O *m*-(*p*-Toluidino)fenol é submetido a refluxo com cloridrato de 2-clorometilimidazolina, e a base fentolamina resultante é tratada com uma porção equimolar de ácido metanossulfônico.

Descrição — Pó cristalino branco ou bege, inodoro; as soluções são ácidas ao tornassol, com pH de cerca de 5, e deterioram lentamente; fusão a cerca de 178°.

Solubilidade — 1 g em 1 mL de água, 4 mL de álcool ou 700 mL de clorofórmio.

Comentários — A fentolamina é um antagonista não-seletivo dos receptores α-adrenérgicos com início de ação imediato e curta duração de ação. Além de sua atividade α-bloqueadora, possui atividade muscarínica fraca no trato gastrintestinal (GI) e atividade histaminérgica fraca a leve no estômago. Esses efeitos limitam a dose que pode ser administrada; por conseguinte, o bloqueio α é habitualmente incompleto. Os efeitos farmacológicos são descritos na parte introdutória. Esse fármaco é aprovado para tratamento de indivíduos com feocromocitoma e tratamento ou prevenção da necrose e descamação dérmicas resultantes do extravasamento ou da administração intravenosa de noradrenalina. Outros usos incluem o controle das crises hipertensivas causadas por interações farmacológicas com inibidores da monoamina oxidase (IMAO) ou da interrupção abrupta de clonidina. O mesilato de fentolamina é utilizado como agente diagnóstico para o feocromocitoma, embora a determinação das concentrações sangüíneas e/ou urinárias das catecolaminas e/ou seus metabólitos constitua um método mais seguro. Tem sido combinado com papaverina para injeção intracavernosa no tratamento da impotência. Os efeitos adversos são aqueles produzidos por bloqueio α (veja parte introdutória) além da ocorrência de fraqueza.

ANTAGONISTAS DOS RECEPTORES β-ADRENÉRGICOS

A maioria dos antagonistas dos receptores β-adrenérgicos (*β-bloqueadores)* inibe de modo reversível e competitivamente a ligação da noradrenalina a seus receptores. Apesar de serem antagonistas puros em sua maioria, alguns β-bloqueadores de importância clínica possuem atividade agonista parcial. Os β-bloqueadores podem ser diferenciados por diversos fatores, incluindo a sua afinidade relativa pelos vários subtipos de receptores β, duração dos efeitos, atividade anestésica local e lipossolubilidade.

O bloqueio dos receptores β_1 miocárdicos provoca bradicardia, supressão de alguns marca-passos ectópicos, diminuição da força de contração do miocárdio e retardo no tempo de condução atrioventricular. Em conseqüência, pode ocorrer comprometimento da tolerância ao exercício. Os β-bloqueadores podem diminuir a demanda de oxigênio do miocárdio ao impedir aumentos induzidos pelas catecolaminas na freqüência e contratilidade cardíacas. Todavia, esses agentes também podem aumentar a demanda de oxigênio do miocárdio através de um aumento na pressão diastólica final e na duração da ejeção sistólica. Contudo, o efeito final do bloqueio dos receptores β sobre a demanda de oxigênio é geralmente vantajoso. Os β-bloqueadores possuem valor no tratamento da angina de peito.

Os antagonistas β são utilizados no tratamento das arritmias tanto supraventriculares quanto ventriculares. Esses fármacos também são prescritos para suprimir a taquicardia na tireotoxicose e no feocromocitoma. Muitos β-bloqueadores atuam como bloqueadores dos canais de sódio e, portanto, como anestésicos locais. Essa atividade de estabilização da membrana era antigamente considerada responsável pela ação antiarrítmica desses agentes; todavia, hoje em dia sabe-se que esse efeito provavelmente tem poucas conseqüências, visto que a dose de β-bloqueadores administrada no tratamento das arritmias é, em geral, demasiado baixa para exercer esse efeito.

Os antagonistas β são utilizados no tratamento da hipertensão essencial. Embora o mecanismo exato responsável por esse efeito não tenha sido estabelecido, foi sugerido que os β-bloqueadores diminuem a pressão arterial (1) através de um efeito direto sobre o coração e os vasos sangüíneos, (2) ao diminuírem o fluxo simpático do sistema nervoso central (SNC) e/ou (3) afetarem o sistema da renina-angiotensina-aldosterona. Apesar de muitos β-bloqueadores produzirem aumento agudo da resistência periférica (provavelmente ao antagonizarem a vasodilatação β_2-mediada), a terapia crônica pode resultar em diminuição da resistência periférica que contribui para os efeitos hipotensivos a longo prazo do fármaco. Os antagonistas β são especialmente úteis em combinação com vasodilatadores anti-hipertensivos (isto é, hidralazina, minoxidil) na prevenção da taquicardia reflexa.

A taxa de formação de líquido intra-ocular é reduzida pelos antagonistas β; esse efeito é útil no tratamento do glaucoma. Os β-bloqueadores com atividade anestésica local significativa geralmente não são utilizados para esse propósito, de modo a evitar a anestesia local da córnea. Nesse distúrbio, betaxolol, carteolol, levobunalol, metipranolol e timolol são aplicados topicamente.

Os antagonistas β possuem utilidade variada na profilaxia da enxaqueca, reduzindo a dor em muitos casos, porém intensificando-a em outros. O propranolol e o timolol são aprovados para tratamento da enxaqueca. O mecanismo de ação permanece desconhecido.

No tratamento de certos tipos de ansiedade, como medo do palco e medo de exames, os antagonistas β são freqüentemente eficazes. A eficácia é provavelmente atribuível à prevenção das manifestações periféricas da descarga simpatoadrenal (isto é, taquicardia, palpitações ou tremor muscular), mais do que a uma ação central. Seu valor no tratamento dos distúrbios de ansiedade patológicos é controvertido, visto que parecem exercer pouco efeito sobre o distúrbio subjacente.

Teoricamente, os antagonistas β_1-seletivos podem ser utilizados para todas as finalidades relacionadas na seção sobre bloqueadores não-seletivos, embora não tenham sido aprovados universalmente para esses usos.

Nem todos os antagonistas β penetram no SNC, e esses fármacos tampouco exercem efeitos semelhantes sobre o SNC. Por exemplo, alguns deles bloqueiam determinados subtipos de receptores de serotonina. As ações centrais explicam o aumento nos distúrbios do sono, a tonteira e ataxia que podem resultar da administração de β-bloqueadores. A administração de β-bloqueadores também pode resultar em sonolência, cansaço, cefaléia, vertigem, distúrbios visuais, depressão, alucinações e confusão mental. A tolerância a esses efeitos é freqüente. Os β-bloqueadores são altamente lipossolúveis e têm mais probabilidade de penetrar no SNC.

O antagonismo dos receptores β nos bronquíolos provoca aumento de resistência das vias aéreas. Esse efeito pode causar broncoespasmo na asma brônquica, bronquite, enfisema e doença pulmonar obstrutiva crônica. Além disso, pode ocorrer laringoespasmo. Na superdose de insulina, o bloqueio β_2 pode impedir a mobilização da glicose do fígado para compensar a hipoglicemia; além disso, a prevenção da taquicardia reflexa priva o paciente de um sinal de alerta precoce de choque insulínico iminente. Os β-bloqueadores podem inibir a lipólise resultante da estimulação nervosa simpática.

Outros efeitos adversos do bloqueio β incluem perda da libido em ambos os sexos, impotência, aumento das lipoproteínas de densidade muito baixa e redução das lipoproteínas de alta densidade, ocorrência ocasional de náusea e vômitos, diarréia leve ou constipação e respostas alérgicas raras, como exantema, febre e púrpura.

Alguns antagonistas β também estimulam os receptores β-adrenérgicos (isto é, possuem atividade simpatomimética intrínseca ou ASI). Por exemplo, o carteolol e o pindolol exibem notáveis propriedades de agonista parcial. Algumas autoridades acreditam que a atividade agonista parcial não oferece nenhuma vantagem sobre a atividade antagonista integral. Outros sustentam que as propriedades agonistas parciais podem ser vantajosas em pacientes propensos à bradicardia.

ATENOLOL

4-[2-hidróxi-3-[(1-metiletil) amino]propóxi]benzenoacetamida-; Tenormin

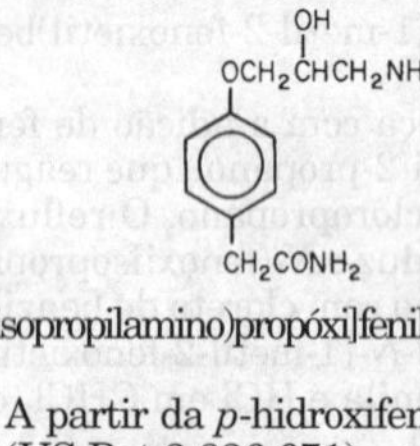

2-[*p*-[2-Hidróxi-3-(isopropilamino)propóxi]fenil]acetamida [29122-68-7] $C_{14}H_{22}N_2O_3$ (266.34).

Preparo — A partir da *p*-hidroxifenilacetamida, etileno cloroidrina e isopropilamina (US Pat 3.836.671).

Descrição — Cristais brancos com fusão a cerca de 147°.

Comentários — Fármaco β_1-seletivo com baixa lipossolubilidade.

CARVEDILOL

(±)-1-(9*H*-carbazol-4-ilóxi)-3-[[2-(2-metoxifenóxi)etil]-amino]-2-propanol-, Coreg

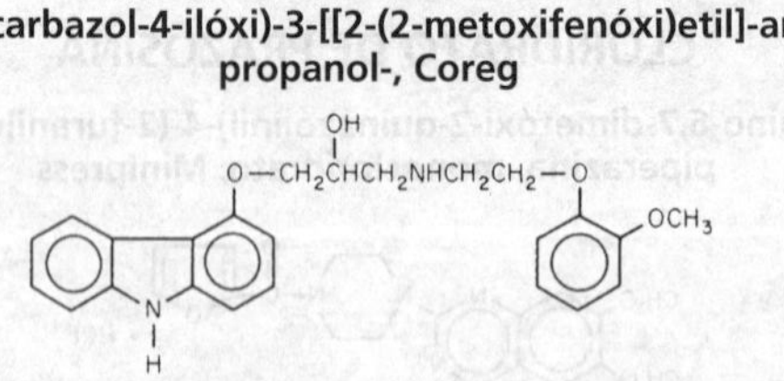

[72956-09-3] $C_{24}H_{26}O_4$ (406.48).

Preparo — Por condensação do 4-(2,3-epóxi-1-propil)carbazol com 2-(2-metoxifenóxi) etilamina. Veja US Pat 4.503.067 (1985).

Descrição — Cristais incolores que sofrem fusão a cerca de 115°.

Comentários — Possui atividade de antagonista β-não-seletivo e antagonista α.

CLORIDRATO DE ACEBUTOLOL

(±)-*N*-3-acetil-4-[2-hidróxi-3-[(1-metiletil)-amino[propóxi]fenil butaneamida, cloridrato; Sectral

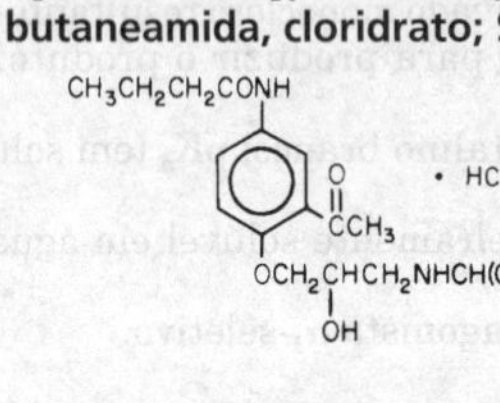

Cloridrato de (±)-3′-acetil-4′[2-hidróxi-3-(isopropilamino)propóxi] butiranilida [34381-68-5] $C_{18}H_{28}N_2O_4$.HCl (372.93).

Preparo — Pat Sul-Afric 68 08.345.

Descrição — Pó branco a levemente bege, com fusão a cerca de 142°.

Solubilidade — Livremente solúvel em água; parcialmente solúvel em álcool.

Comentários — Agente β_1-seletivo com baixa lipossolubilidade.

CLORIDRATO DE BETAXOLOL

1-[4-[2-(ciclopropilmetóxi)-etil]fenóxi]-3-[(1-metiletil)amino]-2-propanol, cloridrato; Betoptic; Kerlone

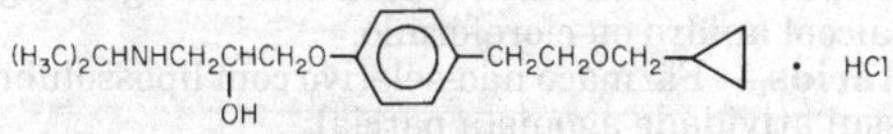

[63659-19-8] $C_{18}H_{29}NO_3$.HCl (343.89).

Preparo — O éster de metila do ácido 2-(ciclopropilmetóxi)etanossulfônico e o *p*-benziloxifenol reagem para formar o éster de 2-(ciclopropilmetóxi)etoxifenilbenzila, que é desbenzilado para produzir o fenol livre, tratado com epicloridrina para formar o éter glicidil, seguido de abertura do anel com isopropilamina para produzir o produto na forma da base. O tratamento da base em éter seco com HCl forma o sal. US Pat 4.252.984; *Chem Abstr* 87:13454.

Descrição — Cristais que sofrem fusão a cerca de 116°.

Comentários — Fármaco β_1-seletivo com baixa lipossolubilidade. É utilizado no tratamento do glaucoma de ângulo aberto.

CLORIDRATO DE CARTEOLOL

5-[3-[(1,1-dimetiletil)amino]-2-hidroxipropóxi]-3,4-diidro-2(1*H*)-quinolinona, monocloridrato; Cartrol; Ocupress

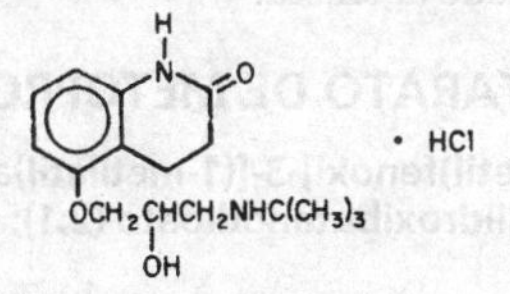

[51781-21-6] $C_{16}H_{24}N_2O_3 \cdot$ HCl (328.84).

Preparo — Sintetizado a partir do 3,4-diidro-5-hidroxicarbostiril e da epicloridrina para produzir o éter 2,3-epoxipropil. A abertura do epóxido com *t*-butilamina produz a base, que é convertida no cloridrato. Veja *J Med Chem* 1974; 17:529.

Descrição — Cristais brancos que sofrem fusão a cerca de 278°.

Solubilidade — Solúvel em água; ligeiramente solúvel em álcool.

Comentários — Fármaco não-seletivo com baixa lipossolubilidade. É utilizado no tratamento do glaucoma de ângulo aberto.

CLORIDRATO DE ESMOLOL

Ácido benzenopropanóico, (±)-4-[2-hidróxi-3-[(1-metiletil)-amino]propóxi]-, éster de metila, cloridrato; Brevibloc

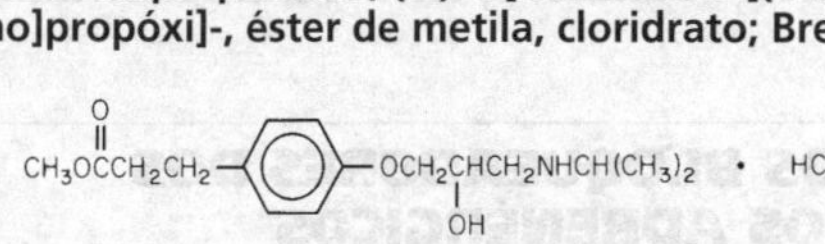

[84057-94-3] $C_{16}H_{25}NO_4$.HCl (331.84).

Preparo — *J Med Chem* 1982; 25:1408.

Descrição — Cristais brancos que sofrem fusão a cerca de 85°.

Comentários — Fármaco β_1-seletivo com baixa lipossolubilidade. Possui duração de ação ultracurta.

CLORIDRATO DE LABETALOL

2-Hidróxi-5-[1-hidróxi-2-[(1-metil-3-fenilpropil)amino]etil]-, benzamida, monocloridrato; Normodyne; Trandate

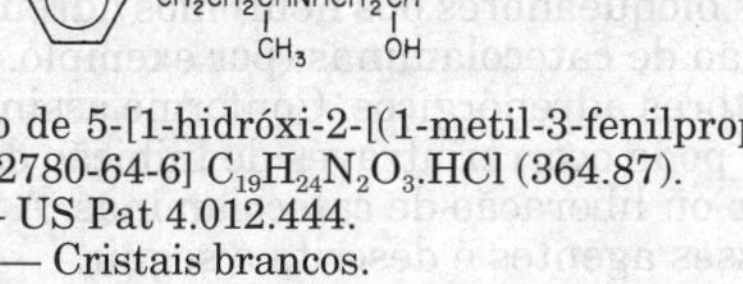

Monocloridrato de 5-[1-hidróxi-2-[(1-metil-3-fenilpropil)amino]etil] salicilamida [32780-64-6] $C_{19}H_{24}N_2O_3$.HCl (364.87).

Preparo — US Pat 4.012.444.

Descrição — Cristais brancos.

Solubilidade — Solúvel em água ou etanol; insolúvel em éter ou clorofórmio.

Comentários — Possui atividade de antagonista β não-seletivo e antagonista α_1-seletivo.

CLORIDRATO DE LEVOBUNOLOL

(−)-5-[3-[(1,1-dimetiletil)-amino]-2-hidroxipropóxi]-3,4-diidro-1(2*H*)-naftalenona, cloridrato; Betagan Liquifilm

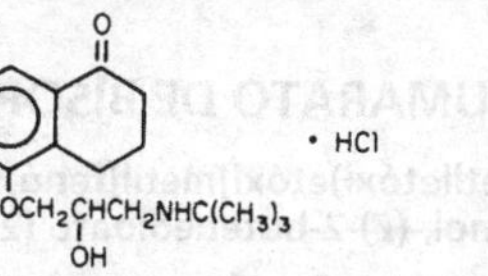

[27912-14-7] $C_{17}H_{25}NO_3$.HCl (327.85).

Preparo — Veja *J Med Chem* 1970; 13:684.

Descrição — Cristais brancos que sofrem fusão a cerca de 210°.

Solubilidade — Solúvel em água; ligeiramente solúvel em álcool.

Comentários — Fármaco não-seletivo utilizado no tratamento do glaucoma de ângulo aberto.

CLORIDRATO DE METIPRANOLOL

(±)-4-[2-Hidróxi-3-[(1-metiletil)amino]propóxi]-2,3,6-trimetil-fenol, 1-acetato, cloridrato; MPR; OptiPranolol

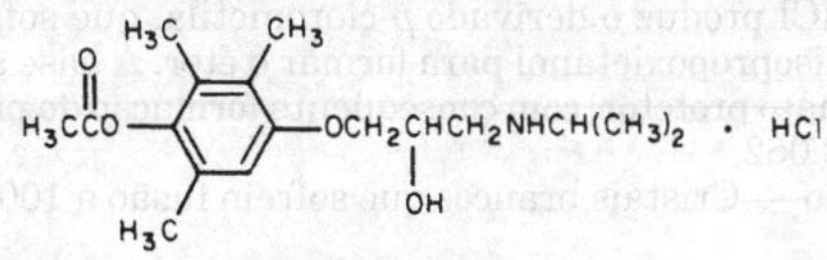

[22664-55-7(base)] $C_{17}H_{27}NO_4$ (345.86).

Preparação — Pat Tcheca 128.471.

Descrição — Cristais brancos que sofrem fusão a cerca de 106°.

Solubilidade — Ligeiramente solúvel em água.

Comentários — Fármaco não-seletivo utilizado no tratamento do glaucoma de ângulo aberto.

CLORIDRATO DE PROPRANOLOL

1-[(1-Metiletil)amino]-3-(1-naftaleniloxi)-2-propanol, cloridrato; Inderal

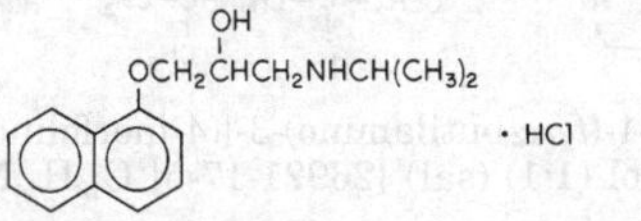

[318-98-9] $C_{16}H_{21}NO_2 \cdot$ HCl (295.81).

Preparo — Fazer reagir o α-naftol com epicloridrina em álcali aquoso para formar o éter 2,3-epoxipropil α-naftil, com ruptura do anel epóxi mediante reação com isopropilamina. A base é convertida em cloridrato com HCl.

Descrição — Pó branco ou quase branco, inodoro, com sabor amargo; estável ao calor, instável à luz e não-higroscópico; sofre fusão a cerca de 161°; pK_a de 9,45.

Solubilidade — 1 g em 20 mL de água ou 20 mL de álcool; ligeiramente solúvel em clorofórmio; praticamente insolúvel em éter.

Comentários — O protótipo dos antagonistas β não-seletivos, com todas as ações, usos, efeitos adversos e contra-indicações que caracterizam essa classe de fármacos (ver introdução geral), exceto que não é utilizado no tratamento do glaucoma. O fármaco penetra no SNC e produz os efeitos centrais mencionados na introdução geral. Foi constatado o seu valor no tratamento de mais de 20 distúrbios não-cardiovasculares, muitos dos quais associados ao SNC. Sua eliminação $t_{1/2}$ é de 4 a 6 h.

CLORIDRATO DE SOTALOL

***N*-[4-[1-Hidróxi-2-[(1-metiletil)-amino]etil]fenil]-metassulfonamida; monocloridrato; Betapace**

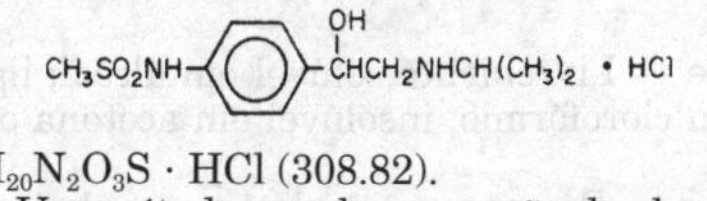

[959-24-0] $C_{12}H_{20}N_2O_3S \cdot$ HCl (308.82).

Preparo — Um método envolve a reação do cloreto de metanossulfonil com *p*-aminoacetofenona para formar a sulfonamida, que é então bromada por um procedimento de radicais livres, produzindo brometo de fenacila. Uma substituição nucleofílica do bromo por isopropilamina produz a base, que é convertida no sal. Veja *J Med Chem* 1967; 10:462.

Descrição — Cristais brancos que sofrem fusão a cerca de 207°; pK_1 de 8,3, pK_2 de 9,8.

Solubilidade — Livremente solúvel em água; insolúvel em álcool.

Comentários — Fármaco não-seletivo com baixa lipossolubilidade.

FUMARATO DE BISOPROLOL

(±)-1-[4-[[2-(1-metiletóxi)etóxi]metil]fenóxi]-3-[(1-metiletil)amino]-2-propanol, (*E*)-2-butenedioato (2:1) (sal); Zebeta

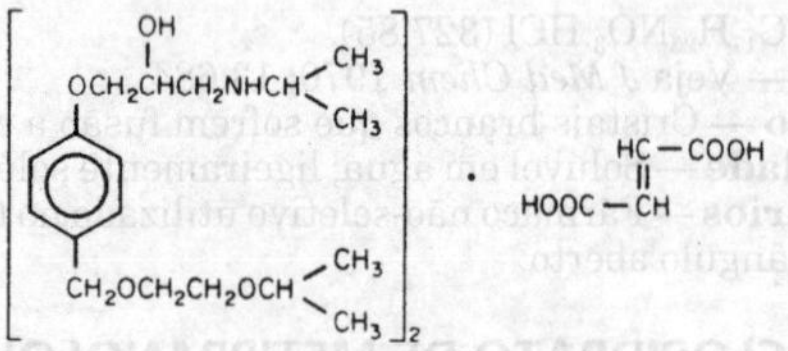

[104344-23-2] $(C_{18}H_{31}NO_4)_2 \cdot C_4H_4O_2$ (766.97).

Preparo — A ciclização do 1-(isopropilamino)-3-fenóxi-2-propanol com $COCl_2$ forma um carbamato cíclico. O tratamento com paraformaldeído e HCl produz o derivado *p*-clorometila, que sofre uma reação S_N com 2-isopropoxietanol para formar o éter. A base aquosa abre o anel carbamato protetor, com conseqüente formação do produto. Veja US Pat 4.258.062.

Descrição — Cristais brancos que sofrem fusão a 100°; pK_a (amina) de 4,8.

Solubilidade — Muito solúvel em água; 1 g dissolve-se em 20 mL de álcool.

Comentários — Fármaco β_1-seletivo com baixa lipossolubilidade.

MALEATO DE TIMOLOL

1-[(1,1-Dimetiletil)amino]-3-[(4-(4-morfolinil-1,2,5-tiadiazol-3-il]óxi]-(*S*)-2-propanol, (*Z*)-2-butenodioato (1:1) (sal); Blocadren, Timoptic

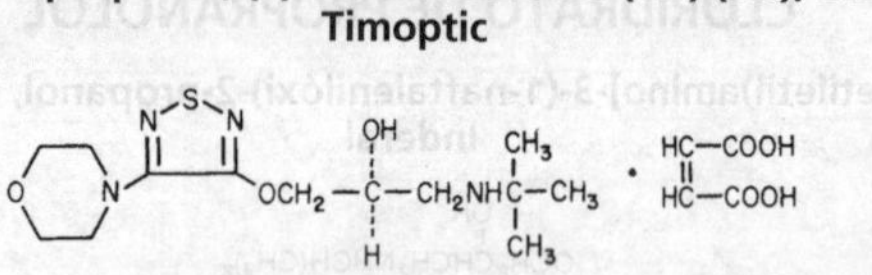

Maleato de (−)-1-(*terc*-butilamino)-3-[(4-morfolino-1,2,5-tiadiazol-3-il)óxi]-2-propanol (1:1) (sal) [26921-17-5] $C_{13}H_{24}N_4O_4 \cdot S \cdot {-C_4H_4O_4}$ (432.49).

Preparo — *J Med Chem* 1972; 15:651.

Descrição — Cristais brancos que sofrem fusão a cerca de 202°; pH (solução aquosa a 5%) de cerca de 4; estável em solução aquosa até um pH de cerca de 12.

Solubilidade — Livremente solúvel em água; solúvel em álcool; escassamente solúvel em clorofórmio; praticamente insolúvel em éter.

Comentários — Fármaco não-seletivo com lipossolubilidade moderada. Utilizado no glaucoma de ângulo aberto.

NADOLOL

***cis*-5-[3-[(1,1-Dimetiletil)amino]-2-hidroxipropóxi]-1,2,3,4-tetraidro-2,3-naftalenodiol, Corgard**

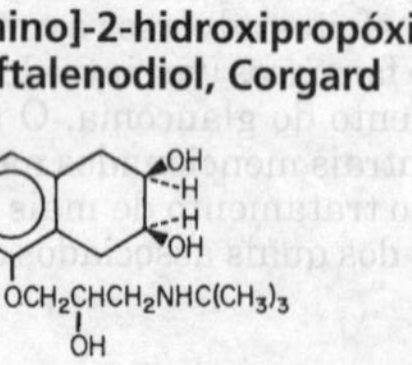

1-(*terc*-Butilamino)-3-[(5,6,7,8-tetraidro-*cis*-6,7-diidróxi-1-naftil)óxi]-2-propanol [42200-33-9] $C_{17}H_{27}O_4$ (309.40).

Preparo — US Pat 3.935.267.

Descrição — Pó cristalino branco, com fusão a cerca de 130°; pK_a de 9,68.

Solubilidade — Livremente solúvel em álcool; ligeiramente solúvel em água ou clorofórmio; insolúvel em acetona ou solventes de hidrocarbonetos.

Comentários — Fármaco não-seletivo com baixa lipossolubilidade.

PINDOLOL

1-(1*H*-Indol-4-ilóxi)-3-[(1-metiletil)amino]-2-propanol, Visken

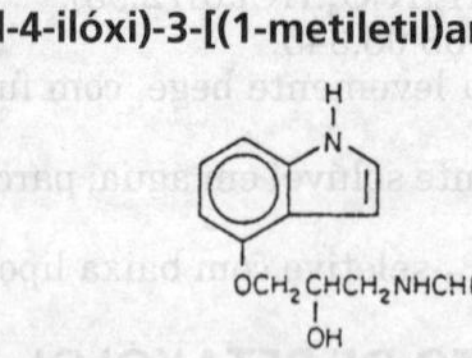

[13523-86-9] $C_{14}H_{20}N_2O$ (248.32).

Preparo — Pat Suíça 472.404.

Descrição — Pó cristalino bege; quase inodoro; fusão a cerca de 172°.

Solubilidade — Praticamente insolúvel em água; ligeiramente solúvel em álcool anidro ou clorofórmio.

Comentários — Fármaco não-seletivo com lipossolubilidade moderada. Possui atividade agonista parcial.

SULFATO DE PENBUTOLOL

(*S*)-1-(2-ciclopentilfenóxi)-3-[(1,1-dimetiletil)amino]-2-propanol, sulfato (2:1) (sal); Levatol

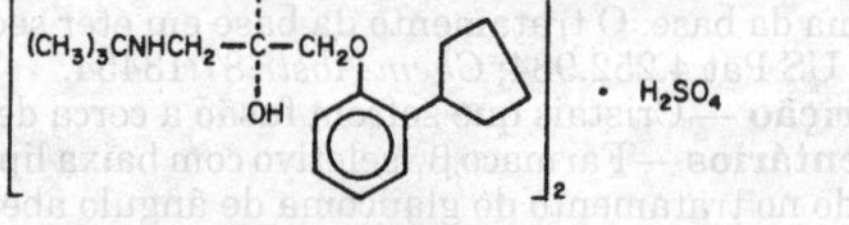

[38363-32-5] $(C_{18}H_{29}NO_2)_2 \cdot H_2SO_4$ (680.94).

Preparo — Ver US Pat 3.551.493.

Descrição — Cristais brancos que sofrem fusão a cerca de 217°.

Solubilidade — Solúvel em água; ligeiramente solúvel em álcool.

Comentários — Fármaco não-seletivo com alta lipossolubilidade. Possui alguma atividade agonista.

TARTARATO DE METOPROLOL

(±)-1-[4-(2-Metoxietil)fenóxi]-3-[(1-metiletil)amino]-2-propanol (sal) [*R*[(*R,*R**)]-2,3-diidroxibutanodioato (2:1); Lopressor; Toprol XL**

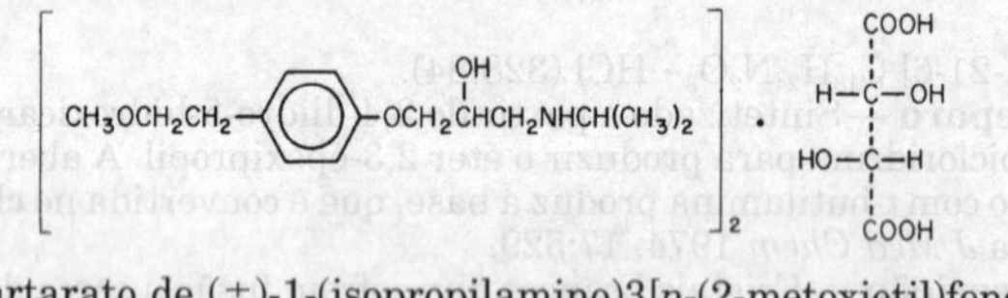

L-(±)-tartarato de (±)-1-(isopropilamino)3[*p*-(2-metoxietil)fenóxi]-2-propanol (2:1) (sal) [56392-17-7] $(C_{15}H_{25}NO_3)_2 \cdot C_4H_4O_6$ (684.82).

Preparo — A partir do 4-(2-metoxietil)fenol, do 3-cloro-1,2-propanediol e da isopropilamina (Pat Sueca 368.004).

Descrição — Pó branco inodoro; sabor amargo; fusão a cerca de 120°.

Solubilidade — Muito solúvel em água; solúvel em álcool ou clorofórmio; insolúvel em acetona ou éter.

Comentários — Fármaco β_1-seletivo com lipossolubilidade moderada.

FÁRMACOS BLOQUEADORES DOS NEURÔNIOS ADRENÉRGICOS

O neurotransmissor adrenérgico, noradrenalina, é sintetizado nos neurônios adrenérgicos simpáticos. A 3,4-diidroxifenilalanina (DOPA), que é formada no neurônio adrenérgico pela hidroxilação da tirosina, é descarboxilada (pela aminoácido aromático descarboxilase), produzindo a catecolamina dopamina (3,4-diidroxifeniletilamina). No interior do neurônio adrenérgico, na região das terminações nervosas, existem organelas granulares que contêm a enzima dopamina β-hidroxilase, que introduz o grupo hidroxila de cadeia lateral na dopamina para formar noradrenalina. A noradrenalina é armazenada nas organelas granulares. Os impulsos nervosos causam influxo de cálcio, que libera a noradrenalina dos grânulos de armazenamento.

Os agentes bloqueadores dos neurônios adrenérgicos reduzem a liberação de catecolaminas (por exemplo, noradrenalina) nos receptores adrenérgicos. Conforme assinalado anteriormente, isso pode ocorrer através de inibição da síntese, armazenamento ou liberação de catecolaminas. A farmacologia de alguns desses agentes é descrita a seguir.

METIROSINA

(−)-α-Metil-L-tirosina, Demser

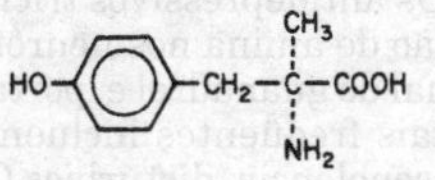

[672-87-7] $C_{10}H_{13}NO_3$ (195.22).

Preparo — *J Org Chem* 1967; 32:4074.

Descrição — Sólido cristalino branco; fusão a cerca de 310°.

Solubilidade — Cerca de 1 g em 1750 mL de água.

Comentários — A metirosina inibe a atividade dos neurônios catecolaminérgicos, visto que bloqueia a tirosina hidroxilase e, portanto, suprime a síntese de catecolaminas. Essa ação provoca depleção das catecolaminas nos neurônios adrenérgicos tanto no sistema nervoso simpático quanto no sistema nervoso central e nas células feocrômicas da medula supra-renal e tecido acessório. O fármaco é utilizado no tratamento do feocromocitoma. O efeito colateral mais comum consiste em sedação; entretanto, ocorre alguma tolerância durante a primeira semana de tratamento. Em cerca de 10% dos pacientes, ocorrem discinesias extrapiramidais. Outros efeitos adversos do SNC incluem ansiedade, confusão, depressão, desorientação e alucinações. Os efeitos colaterais GI consistem em diarréia, náusea, vômitos e dor abdominal. Outros efeitos adversos incluem congestão nasal, impotência, secura da boca, cefaléia, ginecomastia, galactorréia, edema periférico, urticária e eosinofilia. A metirosina potencializa os efeitos extrapiramidais das fenotiazinas e das butirofenonas.

MONOSSULFATO DE GUANETIDINA

[2-(Hexaidro-1(2*H*)-azocinil)etil-guanidina, sulfato (2:1); Ismelin Sulfate

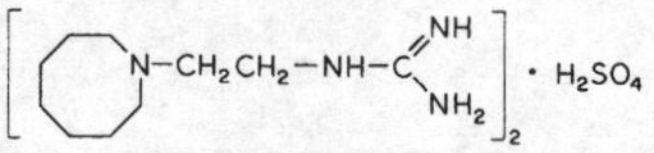

[60-02-6] $(C_{10}H_{22}N_4)_2.H_2SO_4$ (494.69).

Preparo — A ciclo-heptanona oxima sofre rearranjo de Beckmann para formar hexaidro-2(1*H*)-azocinona, $CH_2(CH_2)_5CONH1$, que é então reduzida a heptametileneimina [$CH_2(CH_2)_6NH$]. Esta última é condensada com cloracetonitrila, e a nitrila resultante é hidrogenada a 1-(2-aminoetil)-heptametileneimina. A condensação com sulfato de 2-metil-2-tiopseudouréia [NH=C)SCH_3)NH_2] elimina CH_3SH, produzindo o sulfato de guanetidina bruto. Veja *Experientia* 1959; 15:267.

Descrição — Pó cristalino branco a bege.

Solubilidade — Escassamente solúvel em água; ligeiramente solúvel em álcool; praticamente insolúvel em clorofórmio.

Comentários — A guanetidina é captada nas terminações nervosas noradrenérgicas através do mesmo transportador responsável pela captação do transmissor. Uma vez no interior das terminações nervosas, a droga é transportada até as vesículas, onde é concentrada e substitui a noradrenalina. Ao substituir a noradrenalina, a guanetidina provoca uma depleção gradual da catecolamina das terminações nervosas. O início de ação é lento, exigindo várias horas a 2 ou 3 dias para atingir o efeito completo, e sua duração de ação pode ser de 4 dias ou mais.

A guanetidina causa vasodilatação e aumenta a capacitância venosa. O fármaco reduz a pressão arterial com muita eficácia, especialmente quando o indivíduo está de pé ou praticando exercício. Como a pressão arterial pode cair para níveis perigosamente baixos em alguns pacientes, o fármaco é habitualmente prescrito em doses submáximas e combinado com tiazidas ou hidralazina para permitir alguma função adrenérgica. Em geral, a guanetidina não é utilizada no tratamento da hipertensão leve a moderada, sendo apenas indicada para a hipertensão moderadamente grave a grave.

Os efeitos adversos mais comuns da guanetidina são aqueles que obrigatoriamente surgem em decorrência dos efeitos do bloqueio simpático. Eles incluem hipotensão ortostática com vertigem associada, fraqueza, cansaço, náusea e ocorrência ocasional de síncope, bradicardia, secura da boca, diarréia, incontinência urinária e nictúria. Os antidepressivos tricíclicos e outros fármacos que inibem a recaptação de aminas nos neurônios adrenérgicos impedem a captação neuronal da guanetidina e, portanto, atenuam seus efeitos. A guanetidina potencializa os efeitos pressores da noradrenalina e de outros α-simpatomiméticos de ação direta ao inibirem a captação nas terminações nervosas adrenérgicas e causarem supersensibilidade dos receptores. Além disso, podem induzir a liberação de catecolaminas em feocromocitomas e, portanto, precipitar crises hipertensivas. O fármaco é contra-indicado na presença de feocromocitoma, para pacientes hipersensíveis ao fármaco e para aqueles em uso de IMAO.

RESERPINA

Ácido ioimbam-16-carboxílico, (3β,16β,17α,18β,20α)-11,17-dimetóxi-18-[(3,4,5-trimetoxibenzoil)óxi]-, éster de metila

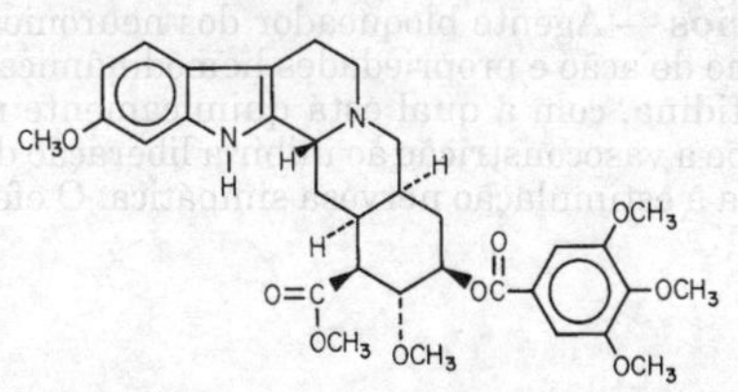

[50-55-5] $C_{33}H_{40}N_2O_9$ (608.69).

A reserpina, um dos mais de 20 alcalóides da *Rauwolfia serpentina*, foi isolada pela primeira vez na forma cristalina pura por Müller *et al* (*Experientia* 1952; 8:338). Subseqüentemente, foi também encontrada em outras espécies de *Rauwolfia*. Um procedimento para sua separação é descrito em US Pat 2.833.771 (1958). Embora tenha sido sintetizada (Woodward *et al*, *J Am Chem Soc* 1956; 78:2023), sua produção por essa via não é economicamente viável.

Descrição — Pó cristalino branco ou amarelo claro a ligeiramente amarelado, inodoro; escurece lentamente quando exposto à luz, porém mais rapidamente quando em solução; sofre fusão entre 255° e 265°, com decomposição.

Solubilidade — Insolúvel em água; apenas ligeiramente solúvel em éter; 1 g em cerca de 1.800 mL de álcool ou cerca de 6 mL de clorofórmio; ligeiramente solúvel em benzeno; livremente solúvel em ácido acético.

Comentários — A reserpina é um alcalóide derivado das raízes de *Rauwolfia serpentina*. Atua ao inibir os transportadores de grânulos neuronais e cromafins. Em conseqüência, o acúmulo de catecolaminas é bloqueado. A depleção é mais lenta e menos completa na medula supra-renal do que em outros tecidos. Ao impedir o armazenamento de catecolaminas, a reserpina causa inicialmente a liberação de catecolaminas, seguida de profunda depleção de transmissores, que pode persistir por vários dias a semanas. Os efeitos da reserpina parecem ser irreversíveis.

A reserpina foi o primeiro alcalóide da *Rauwolfia* a ser reconhecido oficialmente. Foi utilizada pela primeira vez no tratamento sintomático de pacientes com psiconeuroses de ansiedade ou de tensão ou com psicoses crônicas envolvendo ansiedade, hiperatividade psicomotora ou comportamento agressivo compulsivo. Trata-se de um sedativo, embora possa causar depressão mental. É preciso ter muita cautela ao administrar reserpina a pacientes com história de depressão, visto que a reserpina pode revelar ou agravar essa condição.

Devido à gravidade dos efeitos colaterais, a reserpina é raramente utilizada como agente ansiolítico e antipsicótico. Com efeito, a reserpina é utilizada na terapia anti-hipertensiva. Ao causar depleção das aminas periféricas, a reserpina baixa a pressão arterial. As ações centrais também podem contribuir para esse efeito anti-hipertensivo. O fármaco é utilizado principalmente em combinação com diuréticos tiazídicos no tratamento da hipertensão essencial leve a moderada.

Os efeitos colaterais freqüentemente observados incluem congestão nasal, congestão escleroconjuntival, sonolência, bradicardia, náusea, vômitos, anorexia, ganho ponderal e diarréia. Além disso, podem ocorrer secura da boca, cefaléia, tonteira, disúria, mialgia e sensório embotado. O efeito adverso mais grave consiste em depressão suicida. Outras reações graves incluem hipotensão ortostática, fadiga, fraqueza, insônia, pesadelos, excitação, ansiedade paradoxal, rigidez semelhante à do parkinsonismo, glaucoma, sintomas semelhantes à angina, surdez, prurido, exantema, púrpura e atrofia óptica.

A reserpina é absorvida precária e erraticamente pelo trato GI, produzindo consideráveis diferenças na eficácia das doses orais. Tipicamente, apresenta uma longa latência de início de ação e duração de ação prolongada. Por exemplo, com administração oral diária, os efeitos do fármaco geralmente só se manifestam de forma completa dentro de vários dias a 2 semanas e podem persistir por um período de até 4 semanas após a interrupção da medicação oral. Não ocorre tolerância ao fármaco com a administração contínua.

SULFATO DE GUANADREL

(1,4-Dioxaspirol[4,5]dec-2-ilmetil)-guanidina, sulfato (2:1); Hylorel

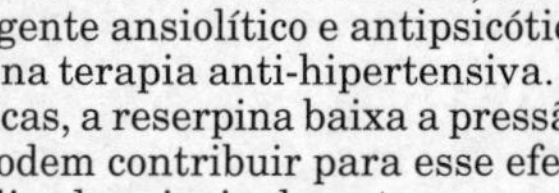

[22195-34-2] $(C_{10}H_{19}N_3O_2)_2.H_2SO_4$ (524.63).

Preparo — US Pat 3.547.951.

Descrição — Sólido branco que sofre fusão a cerca de 235°, com decomposição.

Solubilidade — 1 g dissolve-se em cerca de 13,5 mL de água.

Comentários — Agente bloqueador dos neurônios adrenérgicos com mecanismo de ação e propriedades hemodinâmicas semelhantes aos da guanetidina, com a qual está quimicamente relacionado. O guanadrel inibe a vasoconstrição ao inibir a liberação de noradrenalina em resposta à estimulação nervosa simpática. O efeito anti-hipertensivo resultante é maior na posição ortostática do que em decúbito. Com freqüência, ocorre hipotensão ortostática. Ao contrário da guanetidina, o guanadrel é utilizado no tratamento da hipertensão essencial leve e moderada. Os antidepressivos tricíclicos e outros fármacos que inibem a recaptação de amina nos neurônios adrenérgicos impedem a captação neuronal do guanadrel e, portanto, atenuam seus efeitos. Os efeitos colaterais freqüentes incluem palpitações, dispnéia, tosse, fadiga, cefaléia, sonolência, distúrbios GI (diarréia ou constipação), edema e ganho/perda excessiva de peso.

CAPÍTULO **73**

Drogas Antimuscarínicas e Antiespasmódicas

Donald N Franz, PhD
Professor of Pharmacology and Toxicology
School of Medicine
University of Utah
Salt Lake City, UT 84132

A transmissão colinérgica ocorre não apenas nos neuroefetores supridos por nervos parassimpáticos e determinados nervos pós-ganglionares simpáticos, mas também em todos os gânglios autônomos, na junção neuromuscular somática e em certas sinapses centrais (ver introdução, Cap. 63). As drogas *antimuscarínicas* são antagonistas competitivos que agem apenas nos receptores colinérgicos dos músculos lisos e das células secretoras e em certas sinapses centrais. O termo *droga bloqueadora colinérgica* é usado livremente por algumas pessoas como sinônimo de droga antimuscarínica, mas ele denota qualquer droga que possa antagonizar estímulos colinérgicos em qualquer sítio colinérgico, nicotínico ou muscarínico. Outros sinônimos para o termo antimuscarínico são *drogas anticolinérgicas, colinolíticas, parassimpatolíticas* e *bloqueadoras parassimpáticas.* Como as drogas bloqueadoras colinérgicas, ganglionares e neuromusculares têm em comum o antagonismo da acetilcolina, é de se esperar que algumas dessas drogas bloqueiem mais de um tipo de receptor colinérgico.

AÇÕES E SELETIVIDADE — Os efeitos das drogas antimuscarínicas como um todo são previstos prontamente pela consideração das conseqüências da interrupção da estimulação do sistema nervoso parassimpático (e simpático colinérgico). Assim, os efeitos são motilidade gastrintestinal (GI) diminuída, secreção gástrica diminuída, boca seca, ressecamento das mucosas em geral, midríase, perda de acomodação (com conseqüente tendência a pressão intra-ocular aumentada), retenção urinária, sudorese diminuída e rubor cutâneo compensatório, broncodilatação, dilatação biliar, taquicardia (embora o bloqueio efetivo dos nervos inibitórios cardíacos seja difícil de ser obtido), etc. Alguns antimuscarínicos têm ações importantes no sistema nervoso central (SNC) (veja adiante).

Há diferenças consideráveis entre as drogas antimuscarínicas quanto à extensão em que os vários efeitos são evocados, e atualmente parece que existem pelo menos três e, possivelmente, cinco tipos de receptores muscarínicos, cada um deles com diferentes exigências estruturais para o bloqueio. Logo, as seletividades (ou seja, perfis de atividade e espectro de eficácia) podem diferir consideravelmente de droga para droga. Por exemplo, a escopolamina tem excelente atividade midriática e cicloplégica, mas não consegue bloquear a atividade vagal cardíaca em doses não-tóxicas, enquanto o seu derivado metescopolamina é a droga mais eficaz para o antagonismo de efeitos cardíacos de mediação vagal. Muitas características estruturais contribuem para os diferentes perfis farmacológicos e terapêuticos das drogas antimuscarínicas, mas a de maior importância é a função amina, diferindo dos compostos de amônio quaternário em certos aspectos importantes das aminas secundárias e terciárias.

DIFERENÇAS ENTRE ANTIMUSCARÍNICOS TERCIÁRIOS E QUATERNÁRIOS — Drogas amínicas antimuscarínicas terciárias (e secundárias) podem penetrar em membranas celulares na forma não-ionizada e, portanto, conseguem ultrapassar a barreira hematoencefálica. No encéfalo, elas podem exercer ações tanto terapêuticas quanto tóxicas.

As drogas antimuscarínicas de amônio quaternário não ultrapassam facilmente a barreira hematoencefálica e, logo, geralmente carecem de ações proeminentes sobre o SNC. De forma semelhante, os compostos de amônio quaternário penetram pouco no olho a partir da corrente sanguínea ou da córnea, e têm menos probabilidade de causar midríase e cicloplegia do que as drogas antimuscarínicas de amina terciária. A maior parte das drogas antimuscarínicas midriáticas tópicas é de aminas terciárias. Além disso, os compostos quaternários geralmente são absorvidos irregularmente e incompletamente do intestino, diferentemente das aminas terciárias.

Os compostos quaternários têm uma maior afinidade pelos receptores nicotínicos, de forma que um certo grau de bloqueio ganglionar pode resultar de doses terapêuticas de algumas drogas antimuscarínicas de amônio quaternário, mas não de todas. Alguns dos análogos do amônio quaternário também têm um potencial para paralisia neuromuscular, especialmente em interações de drogas, em pessoas com miastenia grave ou quando administrados em doses tóxicas.

O grupo do amônio quaternário parece conferir vários graus de seletividade para a função secretora gástrica e, talvez, para outras funções GI. Não se sabe o quanto o bloqueio ganglionar está envolvido.

As drogas antimuscarínicas de amônio quaternário são excretadas em sua maior parte na urina sem alterações, enquanto os membros secundários e terciários geralmente são biotransformados consideravelmente no fígado.

USOS — Em oftalmologia, as drogas antimuscarínicas são usadas topicamente para *dilatar a pupila* (*causam midríase* para facilitar a visualização do fundo óptico) e para *paralisar a acomodação* (*causam cicloplegia* para exame de refração); algumas dessas drogas (p. ex., eucatropina, homatropina) não podem efetuar uma cicloplegia completa, portanto elas não são todas equivalentes. Geralmente, drogas antimuscarínicas tópicas de ação curta (ciclopentolato, tropicamida, eucatropina, homatropina) são as preferidas para exame, de forma que a interferência com a visão ou com a tensão intra-ocular perdurará pelo tempo mais curto possível. Elas são administradas em combinação com fenilefrina para *promover o máximo de dilatação da pupila* para permitir maior acesso cirúrgico e, após cirurgia, para *prevenir aderências* e, alternadamente com mióticos ou com fenilefrina, para *romper aderências entre a íris e o cristalino* (sinéquias). Elas também são usadas para *tratar irite, uveíte, iridociclite e ceratite agudas*. Paradoxalmente, essas drogas podem ser usadas para tratar glaucoma maligno (bloqueio ciliar); nesse, a base racional é que o relaxamento do músculo ciliar ajuda a empurrar o cristalino/diafragma para trás e a restabelecer uma direção anterior de fluxo de líquido intra-ocular.

Drogas antimuscarínicas, especialmente a atropina, são usadas algumas vezes para *medicação pré-anestésica*, para *inibir secreções salivares e brônquicas excessivas* e para *prevenir bron-*

coespasmo e laringoespasmo. Os efeitos anti-secretores também são buscados no tratamento da *sialorréia, coriza aguda, febre do feno e rinite*; antigripais costumavam conter vários alcalóides da beladona com esse propósito, mas as doses eram, em sua maior parte, subliminares. Os efeitos para antagonizar broncoespasmo e broncorréia mediados parassimpaticamente são empregados também no tratamento da *asma brônquica* e de outras doenças pulmonares obstrutivas crônicas; administrados por via sistêmica, não são tão efetivos como certos aerossóis simpatomiméticos, mas várias drogas antimuscarínicas são igualmente efetivas quando administradas como aerossóis. Quando administradas por inalação, os efeitos sistêmicos são menos freqüentes e, algumas vezes, insignificantes.

Em cardiologia e anestesiologia, os agentes antimuscarínicos são usados para prevenir ou suprimir *bradiarritmias mediadas vagalmente* (tal como as que ocorrem após oclusão coronariana), *bloqueio cardíaco* ou *síncope cardíaca* causada por seios carotídeos hiperativos; nesses casos, a convenção médica apega-se à atropina, que é menos eficaz do que a metescopolamina (e não escopolamina!).

Na prática genitourinária, os agentes antimuscarínicos são prescritos para aliviar *a polaciúria e a urgência urinária*, para controlar a enurese em crianças e para aliviar *cólica ureteral* (freqüentemente associadas a opiáceos). Eles também são usados para controlar incontinência urinária.

Em gastroenterologia, as drogas antimuscarínicas são usadas algumas vezes por seus efeitos GI, embora efeitos parassimpáticos no intestino sejam difíceis de suprimir completamente. Na *síndrome do cólon irritável* (cólon espástico), elas podem fornecer algum alívio inicialmente, mas alguma refratariedade geralmente se desenvolve mais tarde. *Distúrbios GI funcionais (diarréia funcional, constipação espástica, cardioespasmo, piloroespasmo, cólon neurogênico, hipermotilidade geral)* podem responder, assim como distúrbios leves a moderados, irritativos ou infecciosos, tais como *diarréia branda*; entretanto, disenterias infecciosas graves, enterite regional e colite ulcerativa não o fazem. *Enterocolite aguda, colite mucosa e a síndrome da flexura esplênica* podem responder irregularmente. *Diverticulite* algumas vezes pode ser melhorada. Drogas antimuscarínicas podem ser usadas em combinação com meperidina no alívio da *discinesia biliar*. Nesses usos, são empregados comumente alcalóides da beladona; embora sejam menos onerosos do que as drogas antimuscarínicas não-solanáceas, eles também causam efeitos colaterais mais intensos do que muitas drogas sintéticas, especialmente de amônio quaternário. Para uso GI, várias drogas antimuscarínicas são comercializadas em combinação com barbituratos ou outras drogas hipnótico-sedativas, uma prática que merece ser condenada (Quadro 73.1).

Quadro 73.1 Drogas Antimuscarínicas Utilizadas para Ação sobre o Trato Gastrintestinal[a]

DROGA (NOME COMERCIAL)	DROGA (NOME COMERCIAL)
Aminas quaternárias	*Aminas terciárias*
Brometo de clidínio (Quarzan; ing. de Librax)	Cloreto de tridiexetil (Pathilon)
Brometo de mepenzolato (Cantil)	Cloridrato de diclomina (Bentil)
Brometo de metantelina (Banthine)	Cloridrato de oxifenciclimina (Daricon)
Brometo de metescopolamina (Pamine)	
Brometo de propantelina (Pro-Banthine)	
Glicopirrolato (Robinul)	
Iodeto de isopropamida (Darbid)	
Metilbrometo de anisotropina (Valpin)	
Metilsulfato de hexocíclio (Tral)	

[a]Para maiores informações, veja RPS-18, Cap. 46.

Drogas antimuscarínicas, especialmente as terciárias e quaternárias — alcalóides da beladona, alcalóides da beladona levorrotatórios, bromidrato de hematropina e sulfato de hiosciamina —, já foram muito prescritas para *suprimir a secreção ácida gástrica* na doença de úlcera péptica. Embora as drogas quaternárias sejam isentas de efeitos no SNC, doses necessárias para redução modesta da secreção ácida gástrica também produziam efeitos colaterais periféricos significativos, os quais alguns pacientes não podiam tolerar, e outros sofriam de uma redução da qualidade de vida. A *pirenzepina* (Gaotrozepine, *Boehringer Ingelheim*) é uma droga antimuscarínica que é seletiva em receptores M1 e que reduz efetivamente a secreção ácida e promove cura de úlceras com uma baixa incidência de efeitos colaterais antimuscarínicos. Embora disponível em muitos países, ela ainda não está aprovada nos Estados Unidos.

A alta eficácia dos antagonistas da histamina H_2 como a cimetidina, que reduzem muito efetivamente a secreção gástrica de ácido com efeitos colaterais mínimos, inicialmente substituiu as drogas antimuscarínicas para a úlcera péptica. Além disso, o *omeprazol* (Prilosec, *MSD*) e vários outros inibidores de bomba de prótons, que bloqueiam a capacidade das células parietais secretoras de ácido no estômago de secretar íons de hidrogênio, fornecem outro tratamento altamente efetivo para úlceras GI (veja Cap. 66). Achados recentes de que úlceras recorrentes estão associadas com a presença de bactérias *Helicobacter pylori* acrescentaram uma outra estratégia para prevenir a recorrência através de tratamento medicamentoso antimicrobiano co-administrado com um antagonista H_2 ou com um inibidor de bomba de prótons.

As drogas antimuscarínicas de aminas secundárias e terciárias podem ser usadas por suas ações sobre o SNC. No tratamento do parkinsonismo, algumas desempenham um papel secundário, mas são bastante importantes em combinações com drogas de primeira escolha (veja Cap. 61). Elas podem ser de algum benefício ocasional em outras *condições espásticas e rígidas de origem cerebral*. Elas também são usadas como antídotos para a toxicidade muscarínica sobre o sistema nervoso central (e periférico) na *intoxicação por anticolinesterásicos*. A escopolamina é bastante efetiva contra a cinetose e é utilizada algumas vezes por seus efeitos sedativos e amnésicos, mas esses efeitos não são típicos das drogas antimuscarínicas.

Outros usos das drogas antimuscarínicas incluem o tratamento da *dismenorréia* (eficácia questionável), da *hiper-hidrose* e do envenenamento pela *Amanita muscaria*.

EFEITOS ADVERSOS — Com quase todas as drogas antimuscarínicas, *boca seca* é o primeiro efeito colateral e pele seca é o segundo mais comum. *Sede e dificuldade de deglutição* ocorrem quando a boca e o esôfago se tornam suficientemente secos; boca seca crônica também favorece cáries dentárias. A supressão da sudorese causa *enrubescimento e intolerância ao calor* reflexos, e pode resultar em exaustão térmica ou em choque térmico em um ambiente quente; ela também contribui para a hipertermia vista na intoxicação. *Midríase* ocorre com freqüência, especialmente com compostos secundários e terciários; *fotofobia* e *borramento da visão* são conseqüências da midríase. Com as aminas secundárias e terciárias, *cicloplegia* (que exacerba o borramento visual) ocorre aproximadamente ao mesmo tempo da midríase, mas geralmente são necessárias doses mais altas com muitas drogas antimuscarínicas de amônio quaternário. Em pessoas suscetíveis, especialmente no idoso, a cicloplegia pode contribuir para uma *elevação da pressão intra-ocular*. Dificuldade para urinar e retenção urinária podem ocorrer, especialmente em homens idosos com aumento da próstata. Taquicardia é um efeito colateral comum. *Constipação*, e até mesmo *estase intestinal*, podem ocorrer. As drogas antimuscarínicas relaxam o esfíncter esofágico inferior e, assim, promovem refluxo gastroesofágico, pirose e esofagite de refluxo. Portanto, são contra-indicadas para essas condições.

Nas doses terapêuticas maiores, as drogas antimuscarínicas de aminas secundárias e terciárias podem causar *ton-*

tura, inquietação, tremores, fadiga e *dificuldades locomotoras*. Pode ocorrer intoxicação sistêmica grave mesmo por aplicação de produtos oftalmológicos tópicos, especialmente em crianças, porque tanto a absorção local quanto a drenagem nasolacrimal para o intestino podem enviar quantidades consideráveis para a circulação. Nas intoxicações graves, podem ocorrer *hiperpirexia, enrubescimento, náuseas, vômitos, sonolência, desorientação, estupor, alucinações, leucocitose, erupções cutâneas não-alérgicas, colapso circulatório ou respiratório* e mesmo *morte*, além de todos os efeitos já mencionados. Crianças, especialmente *lactentes e crianças com síndrome de Down, paralisia espástica ou lesão cerebral*, são mais sensíveis do que adultos aos efeitos tóxicos. Pessoas louras e com íris claras também são consideradas mais sensíveis.

Quando barbituratos são incluídos em um produto antimuscarínico, efeitos adversos dos barbituratos têm de ser antecipados, e a possibilidade de que o uso crônico possa levar à dependência tem de ser considerada.

As drogas de amônio quaternário em sua maior parte têm um baixo componente de toxicidade sobre o SNC, mas, por outro lado, podem *causar hipotensão ortostática* (por bloqueio ganglionar) e *paralisia neuromuscular*.

Hipersensibilidade, com várias manifestações, usualmente *rash*, podem seguir-se ao uso de qualquer droga antimuscarínica, mas ela é mais comum com os alcalóides solanáceos.

INTERAÇÕES MEDICAMENTOSAS — Outras drogas, tais como fenotiazinas, antidepressivos tricíclicos, certos anti-histamínicos, meperidina, etc., que têm atividade antimuscarínica significativa, podem intensificar consideravelmente os efeitos das drogas antimuscarínicas. Drogas com atividade paralisante neuromuscular (bloqueadores neuromusculares, aminoglicosídios, polimixina, etc.) e bloqueadores ganglionares irão se somar com as drogas antimuscarínicas de amônio quaternário. Foi demonstrado que antiácidos contendo trissilicato de alumínio e de magnésio diminuem a absorção de algumas drogas antimuscarínicas e podem possivelmente fazê-lo com todas elas.

PRECAUÇÕES — Se houver midríase e fotofobia, devem ser usados *óculos escuros*. O paciente também deve ser alertado de que *a condução de veículos e outras capacidades dependentes da visão* podem ser prejudicadas. Precauções apropriadas de dosagem têm de ser tomadas com *lactentes, crianças e pessoas com síndrome de Down, lesão cerebral, espasticidade ou íris claras*. Pressão intra-ocular elevada, dificuldade e retenção urinárias e constipação são mais prováveis em *pessoas idosas*. Homens com *hipertrofia prostática*, especialmente, devem ser monitorados quanto à função urinária. Antimuscarínicos devem ser utilizados com cautela no *megacólon tóxico*. Devido aos efeitos taquicárdicos das drogas, deve-se ter cuidado quando houver *taquicardia*, outras *taquiarritmias, coronariopatia, doença cardíaca congestiva* ou *hipertireoidismo prexistentes*. Pessoas com *hipertensão* podem experimentar tanto hipotensão ortostática exagerada quanto taquicardia. De forma semelhante, a *neuropatia autonômica* exige cautela. Pessoas com uma história de *alergias* ou de *asma brônquica* mostrarão uma incidência maior do que o normal de reações de hipersensibilidade. Drogas antimuscarínicas de amônio quaternário, especialmente, podem causar paralisia neuromuscular (com parada respiratória fatal) em pessoas com *miastenia grave*. Embora essas drogas sejam usadas algumas vezes no tratamento de *aderências entre o cristalino e a íris*, pode ocorrer lesão, e precauções especializadas devem ser tomadas. Quando soluções de drogas antimuscarínicas são aplicadas topicamente no olho, deve ser aplicada pressão imediatamente abaixo do canto interno do olho para prevenir drenagem nasolacrimal.

Precauções são apropriadas na *colite ulcerativa*. Na *hérnia de hiato ou no refluxo gastroesofágico*, o refluxo e a esofagite são exacerbados por drogas antimuscarínicas, porque o esfíncter esofágico inferior é estimulado por nervos colinérgicos. Em um *ambiente quente*, o usuário está mais susceptível à ruptura da regulagem do calor. Para algumas drogas antimuscarínicas, *doenças hepáticas*, e, para outras, *doenças renais* podem diminuir a taxa de eliminação. Deve-se tomar conhecimento de possíveis *interações entre drogas*. Por fim, até que se prove o contrário, deve ser admitido que todas as drogas antimuscarínicas podem ultrapassar a barreira placentária; a ameaça ao feto *in utero* é desconhecida, mas um lactente nascido com uma quantidade efetiva de droga no organismo pode ter dificuldades GI e problemas na nutrição inicial.

CONTRA-INDICAÇÕES — Uma droga antimuscarínica geralmente é contra-indicada no *glaucoma de ângulo estreito*, na *obstrução pilórica* ou *intestinal*, na *atonia intestinal* do idoso, no *íleo paralítico*, na *acalasia do esôfago*, na *obstrução do colo vesical* franca ou quando há uma *hipersensibilidade* àquela droga ou a uma outra droga que seja intimamente relacionada. Há exceções específicas, dependendo da via empregada e do grau de seletividade (perfil de atividade) da droga utilizada.

ALCALÓIDES LEVORROTATÓRIOS DA BELADONA

Uma mistura sintética dos sais puros dos alcalóides levorrotatórios encontrados na beladona. A razão dos sais é tal que uma única dose contém a quantidade aproximada de cada um dos seguintes: bromidrato de escopolamina: 0,006 mg; sulfato de atropina: 0,02 mg; e sulfato de hiosciamina: 0,1 mg.

Comentários — Veja *Beladona*.

BELADONA

A folha seca e o ápice florescente ou frutescente da *Atropa belladonna* Linné ou da sua variedade *acuminata* Royle ex Lindley (Fam *Solanaceae*); produz não menos que 0,35% dos alcalóides da Folha de Beladona USP.

Comentários — Suas ações são aquelas dos alcalóides principais, hiosciamina e atropina (veja a introdução geral).

BROMETO DE IPRATRÓPIO

(±)-(*endo, sin*)-8-Azaniabiciclo[3,2,1]octano,3-(3-hidróxi-1-oxo-2-fenilpropóxi)-8-metil-8-(1-metiletil)-, brometo monoidrato; Atrovent

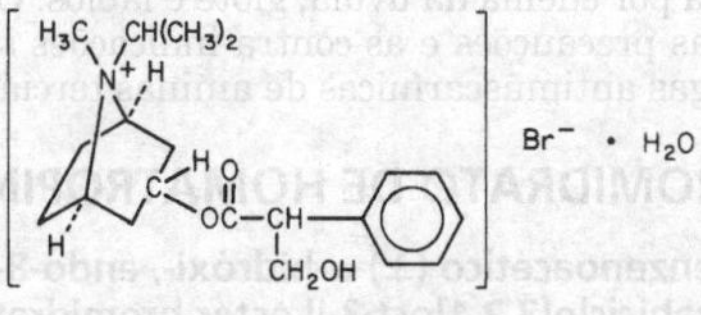

(8*r*)-3α-Hidróxi-8-isopropil-1αH,5αH-tropânio brometo (±)-tropato monoidrato [66985-17-9]; anidro [22254-24-6] $C_{20}H_{30}BrNO_3.H_2O$ (430.38).

Preparo — A atropina é quaternizada com isopropil brometo.

Descrição — Substância branca e cristalina com sabor amargo.

Solubilidade — Livremente solúvel em água ou álcool; insolúvel em clorofórmio ou éter.

Comentários — Um antimuscarínico de amônio quaternário usado para o tratamento da *asma brônquica* e da *doença pulmonar obstrutiva crônica*, para a qual é administrado como aerossol para inalação. Ele parece ser aproximadamente equivalente aos agonistas β_2 em sua eficácia contra a asma brônquica, mas a duração de ação é maior. Parece ser mais efetivo do que os agonistas β_2 contra a doença pulmonar obstrutiva crônica. Ele parece agir principalmente nas vias aéreas de maior calibre.

Por via inalatória, a incidência e a gravidade de efeitos colaterais são baixas, e os efeitos mais comuns são boca seca, irritação na garganta, tosse e paladar desagradável. Outros efeitos são bastante raros, e incluem borramento da visão, sonolência, tontura, *bradicardia branda* e obstrução de vias aéreas causada por escarro tornado viscoso pela diminuição das secreções traqueobrônquicas.

Por inalação, o ipratrópio causa broncodilatação em doses de 1/1.000 daquelas orais ou intravenosas, o que evita a maioria dos efeitos colaterais sistêmicos. A broncodilatação ocorre em alguns minutos, atinge um pico em 1 a 2 h e permanece por 4 a 8 h. Cerca de metade da dose é eliminada nas fezes. A meia-vida é de 3 a 4 h. *Sprays* nasais de ipratrópio (0,03 e 0,06%) encontram-se agora disponíveis para o tratamento tópico da rinite alérgica ou da rinorréia associada ao resfriado comum, respectivamente.

BROMIDRATO DE ESCOPOLAMINA

Ácido benzenoacético, [7(S)-(1α,2β,4β,5α,7β)]-α-(hidroximetil)-,9-metil-3-oxa-9-azatrici-clo[3,3,1,0^{2,4}]não-7-il éster, bromidrato, triidrato; Transderm-Scōp

6β,7β-Epóxi-1αH,5αH-tropan-3α-ol(−)-tropato(éster) bromidrato triidrato [6533-68-2]$C_{17}H_{21}NO_4$.HBr.3H_2O (438.31); *anidro* [114-49-8] (384.27). Para a fórmula estrutural da escopolamina, veja o Cap. 26.

Preparo — A escopolamina, um alcalóide que ocorre em várias plantas solanáceas, pode ser obtida de tais plantas por procedimentos de extração de alcalóides seguidos por fracionamento do extrato para remover outros alcalóides, particularmente a hiosciamina.

Descrição — Cristais incolores ou brancos ou pó branco granular; inodoro; ligeiramente eflorescente no ar seco; o sal anidro se dissolve entre 195° e 199°; pH (solução de 1 em 10) entre 4 e 5,5.

Solubilidade — 1 g em 1,5 mL de água ou 20 mL de álcool; ligeiramente solúvel em clorofórmio; insolúvel em éter.

Comentários — Ele difere de outras drogas antimuscarínicas no fato de que, em doses terapêuticas, é um sedativo e um depressor tranqüilizante do SNC. Em suas ações periféricas, difere da atropina no fato de que é um agente bloqueador mais forte para a íris, corpo ciliar e glândulas salivares, brônquicas e sudoríparas, mas é mais fraco em sua ação sobre o coração (no qual é incapaz de exercer ações nas doses toleradas), trato intestinal e musculatura brônquica. É algumas vezes administrado como uma medicação *pré-anestésica* tanto por suas ações sedativas tranqüilizantes quanto por suas ações anti-secretoras. É efetivo como profilático contra a *cinetose*, para o que foram projetadas formas de dosagem transdérmicas de liberação lenta. Sistemas transdérmicos fornecem liberação sustentada por 3 dias. Ele também é usado algumas vezes em outros tipos de *vertigem*. É usado ocasionalmente para suprimir *delirium*. Ele é usado como agente *amnésico* em *obstetrícia* (combinado com morfina, era utilizado anteriormente para produzir *estado de semiconsciência*). Como *midriático* e *cicloplégico*, tem uma duração um pouco mais curta (3 a 7 dias), e a pressão intra-ocular é bem menos afetada do que com a atropina.

Exceto pela sonolência, seus efeitos colaterais são aqueles das drogas antimuscarínicas de aminas terciárias. Ocasionalmente, em doses terapêuticas um paciente pode experimentar excitação, agitação, alucinações, delírio ou desorientação, confusão, perda de memória, estupor e, raramente, coma. Lactentes e crianças pequenas são bastante susceptíveis à toxicidade do SNC. Depois que um sistema transdérmico permaneceu em uso por 3 dias ou mais, a remoção algumas vezes causa uma síndrome de abstinência, que consiste em tontura, desequilíbrio, náuseas, vômitos e cefaléia. Raramente, pode haver hipersensibilidade, caracterizada por edema da úvula, glote e lábios. Os efeitos tóxicos de superdoses, as precauções e as contra-indicações são semelhantes àqueles das drogas antimuscarínicas de aminas terciárias.

BROMIDRATO DE HOMATROPINA

Ácido benzenoacético (±)-α-hidróxi-, endo-8-metil-8-azabiciclo[3,2,1]oct-3-il éster bromidrato

1αH,5αH-Tropan-3-α-ol mandelato (éster) hidrobrometo [51-56-9] $C_{16}H_{21}NO_3$.HBr (356.26); o bromidrato de mandelato de tropina. Para a fórmula estrutural, veja Cap. 26.

Preparo — Pelo aquecimento da *tropina* com *ácido mandélico* na presença de ácido clorídrico; amônia é adicionada, e a homatropina que é liberada é extraída com clorofórmio; a solução é evaporada, ácido hidrobrômico é adicionado e o bromidrato de homatropina é cristalizado.

Descrição — Cristais brancos, ou um pó branco cristalino; afetado pela luz; funde-se entre 214° e 217°, com ligeira decomposição; a solução aquosa é praticamente neutra ou apenas fracamente ácida ao tornassol.

Solubilidade — 1 g em 6 mL de água, 40 mL de álcool ou cerca de 420 mL de clorofórmio; insolúvel em éter.

Comentários — Para uso oftalmológico apenas. Tem uma duração de ação de 0,5 a 2 dias.

SULFATO DE ATROPINA

Ácido benzenoacético, *endo*-(±)-α-(hidroximetil)-, 8-metil-8-azabiciclo[3,2,1]oct-3-il éster, sulfato (2:1) (sal), monoidrato

1αH,5αH-Tropan-3α-ol (±)-tropato(éster)sulfato (2:1) (sal) monoidrato [5908-99-6] $(C_{17}H_{23}NO_3)_2.H_2SO_4.H_2O$ (694.82); *anidro* [55-48-1] (676.82).

Cuidado — O Sulfato de Atropina é muito venenoso.

Preparo — A atropina é dissolvida em acetona quente, ácido sulfúrico diluído suficiente é adicionado para formar o sulfato 2:1 e sulfato de atropina é cristalizado da solução.

Descrição — Cristais incolores ou um pó branco cristalino; inodoro; floresce no ar seco; afetado lentamente pela luz; quando previamente seco a 120° por 4 h, ele não se funde abaixo de 187°.

Solubilidade — 1 g em 0,4 mL de água, 5 mL de álcool ou cerca de 2,5 mL de glicerol.

Comentários — A atropina é um agente antimuscarínico de amina terciária com todas as ações e a maior parte dos usos e dos efeitos adversos descritos no relato geral no início deste capítulo. A atividade antimuscarínica reside em sua maior parte no *l-isômero (l-hiosciamina)*. Por precedência histórica, ela se tornou o protótipo e a mais amplamente utilizada das drogas antimuscarínicas, embora sob muitos aspectos ela não mereça mais o *status* especial de que continua a usufruir.

Como a atropina é obtida de espécies de *Belladonna*, a palavra atropina freqüentemente é utilizada como sinônimo de beladona. Na realidade, vários gêneros de *Solanaceae* produzem atropina e alcalóides relacionados, de forma que a atropina e outros congêneres naturais ou semi-sintéticos relacionados são algumas vezes chamados de alcalóides *solanáceos*.

A atropina é absorvida rápida e completamente do intestino e é distribuída rapidamente através do corpo. Seguindo-se à aplicação tópica, ela penetra imediatamente no olho. Produz midríase e cicloplegia prolongadas por mais de 1 semana. É metabolizada principalmente no fígado. A meia-vida plasmática da *l-hiosciamina* é inferior a 4 h. A meia-vida no olho é longa, e os efeitos podem permanecer por 7 a 12 dias após aplicação tópica no olho. Inflamação intra-ocular, no entanto, reduz bastante a meia-vida no olho.

SULFATO DE HIOSCIAMINA

Ácido benzenoacético, α-(hidroximetil)-, [3(S)-*endo*]-8-metil-8-azabiciclo[3,2,1]oct-3-il éster, sulfato (2:1), diidrato; Cistospaz

[6835-16-1] $(C_{17}H_{23}NO_3)_2.H_2SO_4 2H_2O$ (712.85); *anidro* [620-61-1] (676.82). O sulfato de um alcalóide geralmente obtido de espécies de *Hyoscyamus* Linné ou outros gêneros ou Fam *Solanaceae*. Para a fórmula estrutural da hiosciamina, veja Cap. 26.

Cuidado — O Sulfato de Hiosciamina é extremamente venenoso.

Preparo — Isolado dos alcalóides da beladona pela resolução da atropina.

Descrição — Cristais brancos e inodoros ou um pó cristalino; deliqüescente; afetado pela luz; quando previamente seco a 105° por 4 h, não se dissolve abaixo de 200°; pH (em solução de 1 em 100) de cerca de 5,3.

Solubilidade — 1 g em 0,5 mL de água ou 5 mL de álcool; praticamente insolúvel em éter.

Comentários — É o isômero levorrotatório da atropina. É usado como um *antiespasmódico*.

DROGAS OFTALMOLÓGICAS

CLORIDRATO DE CICLOPENTOLATO

Ácido benzenoacético, α-(1-hidroxiciclopentil)-, 2-(dimetilamino)etil éster, cloridrato; AK-Pentolate; Cyclogyl

2-(Dimetilamino)etil 1-hidróxi-α-fenilciclopentanoacetato cloridrato [5870-29-1] $C_{17}H_{25}NO_3$.HCl (327.85).

Preparo — A fração ácida do éster, ácido 1-hidróxi-α-fenilciclopentanoacético (I), pode ser preparada adicionando-se fenilacetato de sódio a uma solução etérea de brometo de isopropil magnésio; o tratamento do brometo de fenilacetato de magnésio sódico resultante com uma solução etérea de ciclopentanona produz um produto de adição de Grignard que, à hidrólise, produz I. O éster é produzido por metátese entre o sal de sódio de I e o cloreto de 2-dimetilaminoetil em álcool isopropílico. Após cristalização a partir da acetona, o éster é convertido a cloridrato com HCl.

Descrição — Pó branco e cristalino, o qual em repouso desenvolve um odor característico; funde entre 137° e 141°; pH (em solução de 1 em 100) entre 4,5 e 5,5.

Solubilidade — Muito solúvel em água; livremente solúvel em álcool; insolúvel em éter.

Comentários — É uma droga *antimuscarínica* utilizada primariamente por suas ações *oftalmológicas*. Após aplicação na córnea, a cicloplegia está completa em 25 a 75 min; a recuperação está completa em 6 a 24 h. Os efeitos colaterais e a toxicidade sobre o SNC são aqueles das drogas antimuscarínicas, mas a duração do efeito é muito curta.

TROPICAMIDA

Benzenoacetamida, *N*-etil-α-(hidroximetil)-*N*-(4-piridinilmetil)-, Mydryacil

CH_2OH / CH—CON—CH_2 / C_2H_5

N-Etil-2-fenil-*N*-(4-piridilmetil)hidracrilamida [1508-75-4]
$C_{17}H_{20}N_2O_2$ (284.36).

Preparo — O ácido trópico é esterificado com acetil cloreto, e o acetato de ácido trópico resultante é convertido ao cloreto ácido correspondente pela reação com cloreto de tionil. A condensação do cloreto ácido com 4 (etilamino)metilpiridina na presença de um agente desidroclorinante apropriado produz o éster do acetato de tropicamida, que sofre saponificação imediata a tropicamida. US Pat 2.726.245.

Descrição — Pó branco ou praticamente branco, cristalino; inodoro, ou com não mais que um ligeiro odor; funde entre 96° e 100°.

Solubilidade — 1 g em 500 mL de água ou 3 mL de clorofórmio; livremente solúvel em álcool ou em soluções de ácidos fortes.

Comentários — É um *antimuscarínico* usado para induzir *midríase* e *cicloplegia* na prática oftalmológica. Aplicada topicamente no olho, ela tem uma curta duração de ação. O tempo para um efeito máximo é geralmente de 20 a 25 min. A duração do efeito máximo é de apenas cerca de 15 a 20 min, mas a recuperação completa exige de 5 a 6 h. Entretanto, fotofobia e outros índices subjetivos de um efeito podem desaparecer tão precocemente quanto 2 h após a aplicação. Assim, a droga tem uma vantagem óbvia sobre os alcalóides da beladona em sua duração de ação mais curta e sobre a homatropina em sua capacidade de induzir cicloplegia. Ela é desvantajosa sob o aspecto de que o oftalmologista tem que programar o exame para coincidir com o momento de efeito máximo, e tem um breve período de tempo para o exame, ou então se faz necessário repetir a administração em intervalos de 30 minutos para evitar o problema de programação do tempo.

Embora a tropicamida não aumente a pressão intra-ocular em pessoas normais, ela pode fazê-lo em pacientes com glaucoma ou naqueles que tenham certas deformidades estruturais da câmara anterior do olho. Assim, ela deve ser usada com cautela em tais pacientes. Se uma droga antimuscarínica tiver que ser empregada em tais pacientes, a tropicamida é indicada por sua breve duração de ação.

Efeitos colaterais podem ocorrer pela passagem das soluções através do ducto nasolacrimal e absorção subseqüente. Ocorreram boca seca e taquicardia. Embora não tenha sido relatada intoxicação em crianças, deve-se tê-la em mente. A tropicamida geralmente arde transitoriamente quando aplicada.

DROGAS ANTIESPASMÓDICAS

Espasmo pode ser resultante de um distúrbio local no qual a lesão celular inicia o processo contrátil e hormônios locais ou outras substâncias excitatórias ou irritantes são liberados (ou reflexos locais são ativados), ou pode ser o resultado de hiperatividade em nervos autonômicos excitatórios eferentes ou de distúrbios eletrolíticos que favorecem um aumento da atividade neuronal e muscular. Portanto, de acordo com o local, a causa e os mediadores de uma condição espástica, uma ou mais de várias classes de drogas seletivas podem ser empregadas, como, por exemplo, relaxantes de bloqueio neuromuscular ou de ação central para várias condições espásticas da musculatura esquelética, anestésicos locais para certos espasmos localizados de mediação neural, bloqueadores de receptores α-adrenérgicos ou agonistas de receptores β_2-adrenérgicos para vasoespasmo, agonistas β_2 para espasmos brônquicos e uterinos, drogas antimuscarínicas para espasmo ciliar ou intestino espástico, cálcio para tetania hipocalcêmica, bloqueadores de canais de cálcio para vários espasmos da musculatura lisa, etc. Assim, o termo antiespasmódico poderia aplicar-se a muitos tipos diferentes de drogas. O termo deve ser reservado, no entanto, para aquelas drogas que relaxam a musculatura lisa de forma não-seletiva. Apenas o cloridrato de flavoxato e o cloreto de oxibutinina influenciam potencialmente toda a musculatura lisa, independentemente do tipo de inervação e do neurotransmissor afetado. Drogas bloqueadoras de canais de cálcio são discutidas em outro local. Os antagonistas seletivos são tratados nos capítulos apropriados. Bem antes de as ações antagonistas competitivas seletivas das drogas antimuscarínicas serem conhecidas, sabia-se que algumas preparações e drogas antimuscarínicas aliviavam certas condições intestinais espásticas. Portanto, o termo antiespasmódico veio a conotar drogas antimuscarínicas que têm usos GI importantes, e se tornou comum incluir antiespasmódicos nos capítulos sobre drogas antimuscarínicas.

CAPÍTULO **74**

Relaxantes da Musculatura Esquelética

H Steve White, PhD
Associate Professor of Pharmacology and Toxicology
College of Pharmacy
University of Utah
Salt Lake City, UT 84112

A musculatura esquelética pode ser relaxada através do bloqueio do efeito dos impulsos nervosos somáticos motores, da depressão dos neurônios apropriados no sistema nervoso central (SNC) de forma que os impulsos nervosos somáticos motores não sejam gerados, ou da diminuição da disponibilidade de íons cálcio para o sistema contrátil miofibrilar. A interrupção de determinadas vias reflexas aferentes, como na anestesia local, também pode relaxar grupos musculares circunscritos; o bloqueio anestésico local do efluxo motor somático eferente também é empregado às vezes para aliviar espasmo localizado da musculatura esquelética. Neste capítulo, apenas as drogas que agem na junção mioneural, os *bloqueadores neuromusculares*, e as drogas que agem sobre os neurônios centrais, os *relaxantes musculares de ação central*, são discutidas.

BLOQUEADORES NEUROMUSCULARES

Os bloqueadores neuromusculares evitam que os impulsos nervosos somáticos motores iniciem respostas contráteis nos músculos esqueléticos (estriados) efetores e, por conseguinte, causam a paralisia dos músculos. Há duas categorias dessas drogas: paralisantes *competitivos* (ou paralisantes *estáveis*) e paralisantes *despolarizadores,* discutidos separadamente.

USOS — Os bloqueadores neuromusculares competitivos e despolarizantes têm, em geral, os mesmos usos principais. A farmacocinética e o padrão de efeitos colaterais, mais que o mecanismo, determinam os usos de um dado agente. O principal uso é fornecer *adequado relaxamento do músculo esquelético* durante *cirurgia, respiração controlada* e *manipulações ortopédicas*. As drogas de ação curta são usadas para relaxar os músculos da laringe durante *intubação endotraqueal* e *broncoscopia.* Paralisantes neuromusculares podem ser empregados para *diminuir a gravidade da contração muscular* durante o tratamento *eletroconvulsivo.* Paralisantes neuromusculares competitivos têm sido usados no tratamento do *tétano* e em *vários distúrbios espásticos*, mas os resultados geralmente têm sido desapontadores. Drogas bloqueadoras competitivas podem ser usadas no *diagnóstico de miastenia grave*; o paciente miastênico é extremamente sensível às ações paralisantes.

Bloqueadores Neuromusculares Competitivos

Quando impulsos nervosos somáticos motores chegam às terminações nervosas na região da placa terminal motora, eles provocam a liberação de acetilcolina, que se difunde para a membrana pós-sináptica da placa motora. Ali, acetilcolina se combina com receptores colinérgicos nicotínicos para ativá-los, o que leva à abertura de canais iônicos transmembranosos, fluxo de íons e conseqüente despolarização da membrana. A despolarização da membrana da placa terminal é seguida pela despolarização da membrana muscular e subseqüente contração. Qualquer interrupção na seqüência de eventos acima leva à paralisia muscular.

As drogas bloqueadoras neuromusculares competitivas combinam-se com receptores nicotínicos e os ocupam sem ativá-los. A acetilcolina não pode ativar os receptores já ocupados, logo, os impulsos nervosos motores não podem desencadear contrações, o que resulta na paralisia. Alguns deles também se alojam no receptor operado por ionóforo e então diminuem ativação elétrica da membrana pós-sináptica.

ANTAGONISMO FARMACOLÓGICO — A interação de uma droga bloqueadora e o receptor é reversível e dinâmica. As moléculas das drogas combinam, dissociam, recombinam, etc., deixando assim receptores temporariamente desocupados. A probabilidade de a molécula de acetilcolina encontrar um receptor desocupado é diretamente proporcional à concentração. Se a concentração está suficientemente elevada, moléculas da droga bloqueadora dissociada vão encontrar receptores ocupados com acetilcolina e não podem recombinar-se com o receptor para manter o bloqueio. Assim, um bloqueio pode ser vencido competitivamente. Na prática, a concentração de acetilcolina é aumentada pela inibição da acetilcolinesterase na região terminal da placa. Neostigmina e edrofônio são os anticolinesterásicos mais empregados para antagonizar paralisantes neuromusculares competitivos. Os anticolinesterásicos são discutidos no Cap. 71.

PRECAUÇÕES E EFEITOS COLATERAIS — As drogas bloqueadoras neuromusculares competitivas são inteiramente seletivas para os músculos não-respiratórios, de forma que é possível alcançar relaxamento cirúrgico dos músculos abdominais, membros, pescoço ou músculos laríngeos sem perda significativa da função respiratória. Entretanto, a respiração freqüentemente pode ser deprimida até um ponto perigoso, até mesmo apnéia; logo *essas drogas devem ser usadas apenas quando houver material de suporte respiratório disponível e a traquéia estiver intubada*, no caso de ser necessário assistência respiratória. Nos procedimentos hipotérmicos como cirurgia de derivação cardiopulmonar, o bloqueio é menos completo, de forma que são necessárias doses mais altas que as padronizadas; paralisia excessiva pode ocorrer quando a temperatura corporal é elevada.

Os outros dois principais efeitos colaterais são a liberação de histamina pelos mastócitos e bloqueio ganglionar. A liberação de histamina liberada varia entre as várias drogas: é maior com tubocurarina. A histamina liberada pode causar vasodilatação e conseqüente hipotensão e taquicardia reflexa, broncoespasmo, urticária, erupção e, raramente, até mesmo edema angioneurótico. *A liberação de histamina por bloqueadores neuromusculares deve ser evitada em pessoas com história pregressa de asma, bronquite, edema angioneurótico ou anafilaxia.*

Bloqueio ganglionar pode ocorrer, porque os receptores colinérgicos pós-sinápticos ganglionares são nicotínicos. Entretanto, esses receptores têm demandas estruturais algo diferentes daquelas da junção neuromuscular, logo, o bloqueio ganglionar é apenas leve a moderado com as doses clínicas usuais dos bloqueadores neuromusculares. Os tipos de efeitos de bloqueio ganglionar dependem de quais gânglios estão bloqueados. O bloqueio de gânglios simpáticos contribui para hipotensão, e o de gânglios vagais, para taquicardia. Alguns agentes curimiméticos têm ação *vagolítica* de mecanismo desconhecido em locais muscarínicos cardíacos; essa ação também contribui para a taquicardia. O bloqueio ganglionar é benéfico quando os reflexos adversos à manipulação cirúrgica são atenuados.

Todos os bloqueadores neuromusculares disponíveis no mercado são compostos de amônio quaternário, portanto não penetram na barreira hematoencefálica e, assim, não agem no SNC. Entretanto, alguns atravessam a barreira placentária e atingem o feto.

INTERAÇÕES MEDICAMENTOSAS — Qualquer droga que diminua a excitabilidade da membrana pós-sináptica na placa motora terminal aumenta o efeito bloqueador dos agentes bloqueadores neuromusculares competitivos. Os éteres anestésicos, o halotano, o trimetafano e o propranolol estão entre essas drogas.

Vários antibióticos podem causar paralisia neuromuscular se usados em altas doses e em doses terapêuticas podem agravar o bloqueio neuromuscular promovido pelos bloqueadores competitivos. Aparentemente, alguns desses antibióticos (gentamicina, canamicina, neomicina, estreptomicina, tobramicina, paramomicina e viomicina) também atuam competitivamente nos receptores nicotínicos e, portanto, podem ser antogonizados por anticolenesterásicos. Outros (polimixina, colistina, colistimetato, tetraciclinas, lincomicina e clindamicina) têm uma ação mais obscura e não são antagonizados por anticolinesterásicos, embora os anticolinesterásicos antagonizem os bloqueadores neuromusculares e atenuem a paralisia exagerada; o cálcio antagoniza parcialmente essas drogas. Anestésicos locais (quinina, quinidina, bloqueadores ganglionares e íon magnésio) também potencializam as ações dos agentes bloqueadores competitivos.

Bloqueadores Neuromusculares Despolarizantes

Os bloqueadores neuromusculares despolarizantes são agonistas nicotínicos, os quais, como a acetilcolina, interagem com os receptores nicotínicos pós-sinápticos para efetuar a despolarização da membrana na placa motora. Ao contrário da acetilcolina, sua permanência na placa motora é longa, de modo que a membrana pós-sináptica permanece despolarizada. Como a membrana do músculo e a conseqüente contração podem ser excitadas apenas por uma despolarização nova, o músculo permanece paralisado. Ou seja, o deflagrador do impulso muscular conduzido é a queda temporária do potencial de membrana na placa e não a despolarização persistente.

A membrana da placa motora acaba repolarizando a despeito da presença contínua da droga (fase dois do bloqueio), mudando a conformação do receptor. No entanto, a despeito do fato de que a membrana está preparada para uma nova despolarização, impulsos nervosos motores e acetilcolina não desencadeiam uma resposta porque o receptor nicotínico não está na sua configuração apropriada. Durante essa fase, o bloqueio neuromuscular tem algumas características do bloqueio competitivo e pode até ser parcialmente antagonizado por anticolinesterásicos. Essa segunda fase tem início errático entre os vários músculos, e o bloqueio pode ser de um tipo misto, complicando então o tratamento de superdoses. Além disso, nem todos os receptores de drogas respondem de forma semelhante. Estado eletrolítico, condição muscular, doença, fatores genéticos, a presença de outras drogas e temperatura, tudo afeta o tempo de início e a duração da fase dois do bloqueio. Além disso, nem todas as drogas despolarizantes são idênticas no padrão de bloqueio. Clinicamente, a fase dois é usualmente significativa apenas quando a dose da droga é repetida ou a droga é infundida em níveis séricos sustentados dentro do limite normal de uma única dose. Monitorar a função neuromuscular por estimulação nervosa para evitar superdose e/ou conversão para paralisia de fase dois é aconselhável.

EFEITOS COLATERAIS E PRECAUÇÕES — Durante o início da despolarização induzida por droga, à medida que o potencial de membrana despolariza até o ponto crítico, podem surgir impulsos conduzidos que causam contração ao acaso (fibrilação) das fibras musculares. Terminais motores nervosos são estimulados para gerar reflexos axonais que deflagram unidades motoras inteiras. Além disso, drogas bloqueadoras neuromusculares despolarizantes estimulam tanto as fibras intrafusais quanto as terminações nervosas aferentes do feixe muscular, o que resulta na condução nervosa facilitada para dentro da medula. Assim, freqüentemente há um padrão organizado de contração, denominado *fasciculações* e até *repuxos*. O resultado é dor muscular. Fasciculações e repuxos podem exacerbar espasmo e também podem causar dano na presença de ossos fraturados; conseqüentemente, as drogas despolarizadoras devem ser evitadas nessas condições.

Os músculos da respiração (intercostais e diafragmático) são mais resistentes aos efeitos paralisantes que os outros músculos esqueléticos, e freqüentemente é possível atingir relaxamento cirúrgico dos músculos abdominais, membros, do pescoço ou laríngeos sem perda significativa da função respiratória. No entanto, a respiração freqüentemente pode ser deprimida, às vezes até o ponto de apnéia. Isso é provável especialmente após o uso prolongado, o qual favorece considerável perda de potássio na região terminal da placa motora. Conseqüentemente, *os bloqueadores neuromusculares despolarizantes devem ser usados apenas com intubação traqueal e quando instalações para respiração assistida prolongada estiverem disponíveis.* Deve-se ter cuidado quando a respiração já estiver deprimida e também quando as posições de litotomia ou Trendelenburg são empregadas, especialmente em crianças pequenas e idosos.

Durante a fase de despolarização do bloqueio neuromuscular, potássio é perdido rapidamente dos músculos, o que pode causar hiperpotassemia. Se uma quantidade suficiente do potássio mobilizado é excretado, pode haver hipopotassemia mais tarde. Várias arritmias cardíacas, até parada cardíaca, podem resultar desse processo, especialmente se o paciente é digitalizado. Paralisia prolongada por esses agentes pode levar a hipertermia maligna.

Os efeitos das drogas bloqueadoras despolarizantes no gânglio autonômico e nos estoques de histamina são variáveis.

INTERAÇÕES DAS DROGAS — Paralisia muscular com drogas bloqueadoras neuromusculares é aumentada por hipotermia, hipocalemia, hipermagnesemia, polimixina B, colistina, colistimetato e antibióticos aminoglicosídeos (estreptomicina, canamicina, gentamicina, tobramicina e neomicina).

BESILATO DE ATRACÚRIO

Isoquinolínio 2,2′-[1,5-pentanodilbis[oxi(3-oxo-3,1-propanodil)]]-bis[1-(3,4-dimetoxifenil)metil]]-1,2,3,4-tetraidro-6,7-dimetóxi-2-metil dibenzenossulfonato; Tracrium

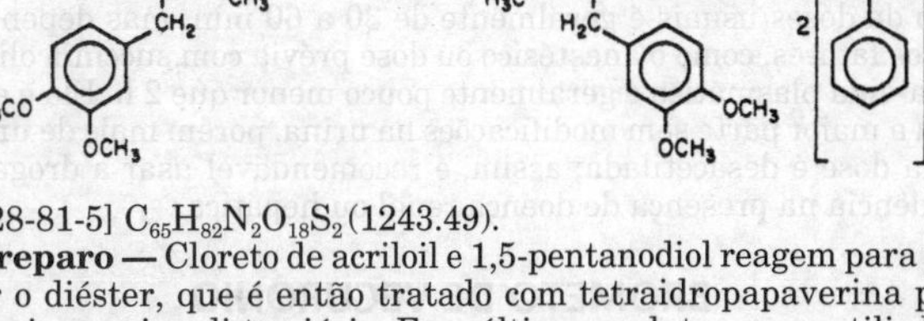

[64228-81-5] $C_{65}H_{82}N_2O_{18}S_2$ (1243.49).

Preparo — Cloreto de acriloil e 1,5-pentanodiol reagem para produzir o diéster, que é então tratado com tetraidropapaverina para produzir a amina di-terciária. Esse último produto, com metiliodeto, forma o iodeto bis-quaternário, o qual é convertido para o besilato com ácido benzenossulfônico. Veja US Pat 4.179.507.

Descrição — Pó bege funde a 87°. A molécula tem o potencial de conformação em qualquer dos 16 diferentes isômeros, mas devido à sua simetria somente existem 10. A entidade da droga consiste na mistura de vários isômeros possíveis, e o procedimento sintético resulta na produção de uma proporção consistente de isômeros, mas em quantidades desiguais. O isômero que predomina (aproximadamente na proporção 3:1) é aquele no qual o grupo metil quaternário e o grupo dimetoxibenzil assumem uma configuração *trans* sobre o original tetraidroisoquinolina.

Solubilidade — 1 g em 20 mL de água.

Comentários — Um bloqueador neuromuscular competitivo que é 2,5 vezes mais potente que tubocurarina (veja adiante). Seus efeitos são mais previsíveis que aqueles da tubocurarina, especialmente com respeito a doses repetidas. Sua duração de ação é 33 a 50% a da tubocurarina, e 90% de recuperação da função muscular ocorrem em 60 a 70 min. A droga presta-se para o uso em cirurgia de duração curta a intermediária. Em doses terapêuticas, efeitos colaterais são mínimos, mas graus moderados de liberação de histamina e conseqüentes seqüelas ocorrem ocasionalmente.

Interações das drogas e antagonismo por anticolinesterásicos são essencialmente as mesmas com tubocurarina, mas os efeitos anestésicos potenciais são menos marcantes.

A droga não é metabolizada de forma apreciável no fígado, nem é excretada na urina. Em vez disso, a ponte entre as metades da isoquinolina é rompida espontaneamente pela eliminação de Hoffman e por hidrólise no plasma. Essa única eliminação torna o efeito e a duração de ação independentes de insuficiência hepática e/ou renal. A meia-vida de eliminação é em torno de 20 min.

BROMETO DE PANCURÔNIO

Piperidínio,1,1′-[2β,3α,5α,16β,17β)-3,17-bis(acetilóxi)androstano-2,16-diil]bis[1-metil]-, dibrometo; Pavulon

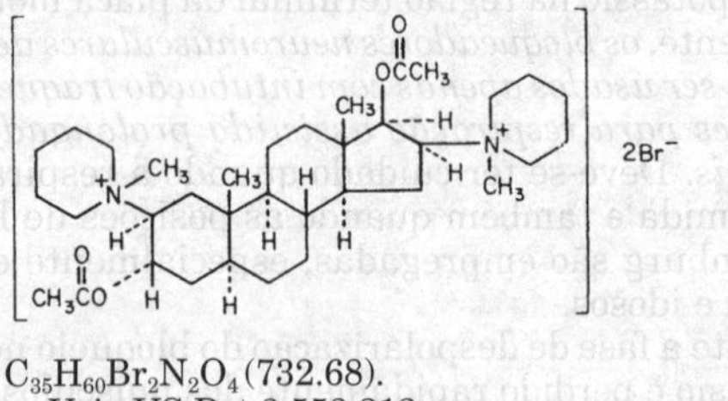

[15500-66-0] $C_{35}H_{60}Br_2N_2O_4$ (732.68).

Preparo — Veja US Pat 3.553.212.

Descrição — Pó branco, cristalino; higroscópico; funde a cerca de 215°.

Solubilidade — Muito solúvel em água; solúvel em álcool ou clorofórmio.

Comentários — Bloqueador neuromuscular competitivo; veja a introdução para ações, usos, efeitos colaterais e interações das drogas. Seu mecanismo de ação usualmente é tido como idêntico ao da tubocurarina, mas a curva dose-resposta é mais íngreme, o que sugere uma diferença. O pancurônio difere da tubocurarina nos seus efeitos colaterais, porque não bloqueia gânglios autônomos e raramente libera histamina, de forma que não causa nem hipotensão nem broncoespasmo. Na verdade, pode causar taquicardia discreta e hipertensão como resultado de uma ação *vagolítica* e também interfere com a recaptação neuronal de norepinefrina. Além disso, uma erupção cutânea leve e transitória ocorre ocasionalmente. Secreção salivar durante anestesia leve é comum. As interações medicamentosas são as mesmas que com a tubocurarina, exceto que tratamento prévio com succinilcolina aumenta a paralisia e a duração; além disso, analgésicos narcóticos não parecem afetar suas ações. É mais seguro prescrever o pancurônio para pacientes com doença cardiovascular ou asma brônquica do que qualquer outro bloqueador neuromuscular. Na verdade, ele tem sido usado no *tratamento de estado de mal asmático*, para relaxar os músculos, facilitando desse modo a respiração artificial e diminuindo a demanda de oxigênio. Após a injeção IV, seus efeitos se tornam máximos em menos de 4,5 min em adultos e 90 s em crianças. A duração de ação de doses usuais é geralmente de 30 a 60 min, mas depende de vários fatores, como o anestésico ou dose prévia com succinilcolina. A meia-vida plasmática é geralmente pouco menor que 2 h. Ela é excretada a maior parte sem modificações na urina, porém mais de um terço da dose é desacetilada; assim, é recomendável usar a droga com prudência na presença de doença renal ou hepática.

BROMETO DE VECURÔNIO

Piperidínio,1-[(2β,3α,5α,16β,17β)-3,17-bis(acetilóxi)-2-(1-piperidinil)androstan-16-il]-1-metil-, brometo, diacetato; Norcuron

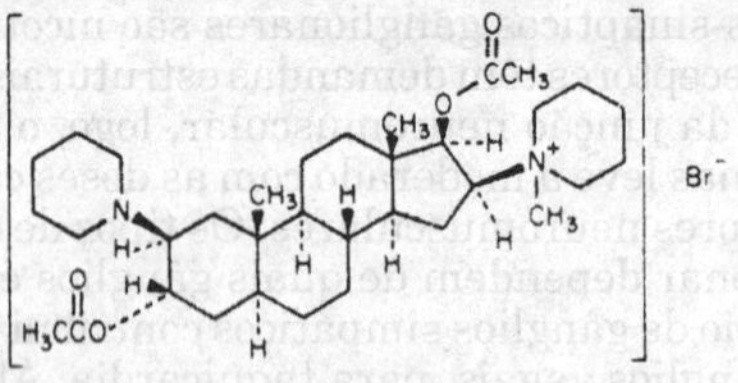

[50700-72-6] $C_{34}H_{57}BrN_2O_4$ (637.74).

Preparo — Veja *J Med Chem* 1973; 16:1116.

Descrição — Cristais brancos; funde a cerca de 230°.

Comentários — Retém a ação bloqueadora neuromuscular competitiva do pancurônio, mas não tem alguns dos efeitos colaterais e, conseqüentemente, tem vantagens clínicas sobre o pancurônio. Não libera histamina significativamente, causa bloqueio ganglionar ou interfere com a recaptação neuronal de norepinefrina, portanto tem efeitos colaterais cardiovasculares embora insignificantes. A duração de ação em adultos é em torno de 15 a 30 min para doses que causam menos de 100% de paralisia. Recuperação parcial suficiente para permitir respiração leva igual ou menos tempo. Conseqüentemente, pode ser usado para procedimentos cirúrgicos relativamente curtos e intubação endotraqueal em adultos. O tempo de recuperação é um pouco mais longo em crianças pequenas e mais de duas vezes maior em lactentes. Quando doses são repetidas depois de apenas 25% de recuperação da função muscular, aparentemente não ocorre acúmulo.

É excretado principalmente na bile, e o grau de paralisia e a duração de ação estão aumentados na insuficiência hepática. Dez a 25% são excretados na urina, e insuficiência renal pode prolongar a duração de ação em até 32%.

CLORETO DE DOXACÚRIO

Bicloreto de isoquinolínio, 2,2′-[(1,4-dioxo-1,4-butanodil)bis(oxi-3,1-propanodil)] bis[1,2,3,4-tetraidro-6,7,8-trimetóxi-2-metil-1-[(3,4,5-tri-metoxifenil)metil]-, Nuromax

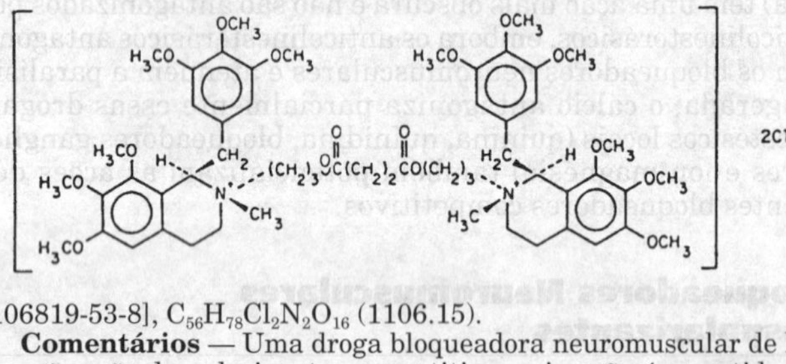

[106819-53-8], $C_{56}H_{78}Cl_2N_2O_{16}$ (1106.15).

Comentários — Uma droga bloqueadora neuromuscular de longa ação, não-despolarizante, competitiva, cuja ação é revertida por anticolinesterásicos. Doxacúrio é indicado como auxiliar na anestesia geral. Seu tempo de início após uma dose intravenosa é aproximadamente 1,5 a 2 vezes maior que o dos agentes de ação intermediária não-despolarizante atracúrio e venocúrio, e 4 a 5 vezes maior que o do agente de ação curta despolarizante succinilcolina. O tempo de recuperação de 25% é aproximadamente 10 a 15 vezes mais longo que o da succinilcolina e 2 a 3 vezes mais longo que o dos agentes intermediários. O doxacúrio não parece causar liberação de histamina. A principal via de eliminação de doxacúrio é através da excreção da droga não-modificada na urina e na bile. A duração de ação do doxacúrio é aumentada em pacientes com doença renal ou hepática em estágio terminal.

CLORETO DE MIVACÚRIO

Isoquinolínio, [R-[R*,R*-(E)]]-2,2′-[1,8-dioxo-4-octeno-1,8-dil)bis (oxi-3,1-propanedil)]bis-(1,2,3,4-tetraidro-6,7-dimetóxi-2-metil-1[(3,4,5-trimetoxifenil)metil], dicloreto; Mivacron

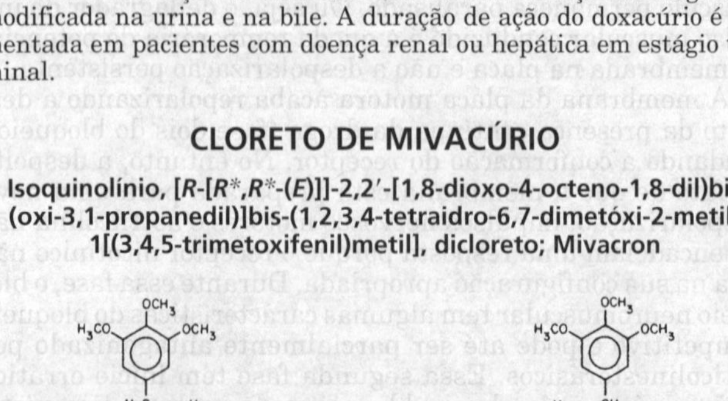

[106861-44-3(racemato total)] $C_{58}H_{80}Cl_2N_2O_{14}$ (1100.18).

Comentários — Bloqueador neuromuscular competitivo, não-despolarizante e de ação curta. Sua ação é revertida por anticolinesterásicos. Seu início de ação após uma dose IV é equivalente à dos agentes de ação intermediária não-despolarizantes atracúrio e vecurônio e duas a três vezes mais longo que o agente de ação curta despolarizante succinilcolina. O tempo de recuperação de 25% é cerca de 2 vezes mais longo que com succinilcolina (16 *versus* 8 min, respectivamente) e duas a três vezes mais curto que com agentes intermediários (16 *versus* 25 a 45 min, respectivamente). Para procedimentos de curta duração que não requeiram indução rápida de anestesia, o mivacúrio representa uma alternativa viável à succinilcolina. Doses IV de mivacúrio podem causar liberação de histamina que leva a eritema cutâneo na face e no pescoço, aumento da freqüência cardíaca e hipotensão. Como a succinilcolina, o mivacúrio é metabolizado rapidamente pela colinesterase plasmática. A duração de ação do mivacúrio é aumentada em pacientes em estágio terminal de doença renal ou hepática e em pacientes com deficiência de colinesterase plasmática.

CLORETO DE SUCCINILCOLINA

Etanamínio, 2,2′-[(1,4-dioxo-1,4-butanodil)bis(oxi)]bis[*N,N,N*-trimetil-, bicloreto; Cloreto de Suxametônio; Anectine; Quelicin; Sucostrin

$$\left[\begin{matrix} COOCH_2CH_2N^+(CH_3)_3 \\ | \\ (CH_2)_2 \\ | \\ COOCH_2CH_2N^+(CH_3)_3 \end{matrix}\right] 2Cl^-$$

Succinato de cloreto de colina (2:1) *anidro* [71-27-2] $C_{14}H_{30}Cl_2N_2O_4$ (361.31); *diidrato* [6101-15-1] (397.34); geralmente ocorre como o diidrato.

Preparo — Ele pode ser preparado pela condensação de cloreto de succinil com β-dimetilaminoetanol e tornando quaternário o éster resultante com metil cloreto.

Descrição — Pó branco, cristalino, inodoro; as soluções são ácidas ao tornassol (pH em torno de 4); o diidrato funde em torno de 160°, o anidro em torno de 190°; higroscópico.

Solubilidade — 1 g em cerca de 1 mL de água ou cerca de 350 mL de álcool; levemente solúvel em clorofórmio; praticamente insolúvel em éter.

Comentários — Bloqueador neuromuscular despolarizante; veja a introdução para ações, usos, efeitos colaterais, precauções e interações das drogas. Tem usualmente uma duração de ação muito transitória por causa da rápida hidrólise da droga por butiril (pseudo)colinesterases séricas. Os efeitos de uma única injeção geralmente duram apenas poucos minutos; conseqüentemente, ele é de uso especial para relaxamento durante manipulações breves. Relaxamento muscular prolongado é alcançado por infusão intravenosa contínua, e a intensidade da paralisia muscular é prontamente controlada pelo ajuste da taxa de infusão. Alternativamente, relaxamento muscular prolongado pode ser alcançado com injeções periódicas quando a droga é dada em combinação com *brometo de hexafluorênio* (anteriormente). Embora possa ocorrer uma fase de estabilidade de ação, sua ocorrência é errática e geralmente resulta apenas do uso prolongado.

Ele não causa liberação de histamina, mas reações de hipersensibilidade ocorrem algumas vezes. À medida que a droga despolariza a placa motora terminal, impulsos reflexos conduzidos por axônio e contrações das unidades motoras (fasciculações) podem ocorrer. Dor muscular resultante dessa ação estimulatória transitória é minimizada por administração lenta. Hiperpotassemia, relacionada à perda de potássio do músculo, e mioglobinemia resultam algumas vezes dessas ações estimulatórias. Salivação excessiva pode ocorrer; isso pode ser evitado por pré-medicação com atropina ou escopolamina. Pode induzir uma bradicardia que pode ser suprimida por atropina ou metescopolamina, mas não por escopolamina. Pode causar arritmias em pacientes com lesão miocárdica. Entre os bloqueadores neuromusculares, é o único que tem efeito de aumentar a pressão intra-ocular; é contra-indicado para pessoas com glaucoma ou deslocamento de retina e em pessoas com hipersensibilidade conhecida. Raramente, pode causar uma hipertermia grave (maligna) quando um éter anestésico ou ciclopropano é usado. Nenhum antagonista farmacológico específico dos efeitos no músculo esquelético está disponível, mas dantroleno pode suprimir hipertermia maligna. Drogas bloqueadoras do canal de cálcio também são úteis nesse caso. Essas ações podem ser prolongadas em indivíduos com atividade da colinesterase plasmática reduzida, como resultado de um defeito genético ou de doença hepática ou caquexia.

CLORETO DE TUBOCURARINA

Tubocurarânio, 7′,12′-diidróxi-6,6′-dimetóxi-2,2′,2′-trimetil-, cloreto, cloridrato, pentaidrato, (+)-Bicloreto de Tubocurarina; Cloreto de *d*-Tubocurarina

$Cl^- \cdot HCl \cdot 5H_2O$

(+)-Pentaidrato, cloridrato, cloreto de tubocurarina [6989-98-6] $C_{37}H_{41}ClN_2O_6 \cdot HCl \cdot 5H_2O$ (771.73); *anidro* [57-94-3] (681.65).

Preparo — Isolado dos caules e da casca da recentemente colhida planta *Chondodendron tomentosum*, o qual é extraído com pequenas porções de água.

Descrição — Pó cristalino, inodoro, branco ou branco amarelado até branco acinzentado; funde em torno de 270°, com decomposição.

Solubilidade — 1 g em 20 mL de água ou 45 mL de álcool; insolúvel em clorofórmio ou éter.

Comentários — Agente bloqueador neuromuscular competitivo; veja a introdução para as ações, usos, efeitos colaterais e interações das drogas.

Não é absorvido pelo intestino. Após administração intravenosa, rapidamente desaparece do plasma, com uma meia-vida de distribuição de aproximadamente 12 min; entretanto, sua meia-vida plasmática terminal é de 1 a 3 h. A duração de ação da primeira dose é de 10 a 30 min, mas um efeito residual que leva algumas horas foi demonstrado. Doses subseqüentes podem ter uma ação mais longa. É, tanto excretado na urina (43%) quanto degradado no fígado e rins, e insuficiência renal ou insuficiência hepática podem prolongar a meia-vida.

CURARE

Um nome empregado para o extrato principalmente da casca e outras partes da planta de certas espécies de *Chondodendron* ou *Strychnos*, especialmente *Chondodendron tomentosun* e *Strychnos toxiferin*, preparado por índios sul-americanos das bacias do Alto Amazonas e do Orinoco para ser usado como veneno para flechas. O extrato contém alcalóides paralisantes neuromusculares e outros numerosos contaminantes. Os alcalóides de condodendro contêm derivados terciários e quaternários de benzolisoquinolina como *d*-tubocurarina (veja *Cloreto de Tubocurarina*), *curina* e compostos relacionados. Os alcalóides de estricno contêm alcalóides β-carbolina, tais como toxiferinas e *curarinas* cabaceiras. Nenhuma das preparações brutas é usada em terapêutica. Apenas preparações purificadas ou alcalóides derivados de *Chondodendron tomentosun* estão disponíveis comercialmente.

DANTROLENO DE SÓDIO

2,4-Imidazolidinediona,1-[[[5-(4-nitrofenil)-2-furani]metileno] amino]-, sal de sódio, hidrato (2:7); Dantrium

1-[[5-(*p*-Nitrofenil)furfurilideno]amino] hidantoína sal de sódio hidrato [24868-20-0] $C_{14}H_9N_4NaO_5 \cdot 3\ 1/2H_2O$ (399.29).

Preparo — Veja *J Med Chem* 1967; 10:807, e US Pat 3.415.821.

Descrição — Pó laranja, *ácido livre* funde em torno de 280°; pK_a em torno de 7,5.

Solubilidade — Pouco solúvel em água; mais solúvel em álcali.

Comentários — Diferencia-se das drogas bloqueadoras neuromusculares clássicas, pois sua ação é distal aos receptores nicotínicos e junção neuromuscular. Em vez disso, ele suprime a dupla excitação-contração interferindo com a liberação do cálcio do retículo sarcotubular. As fibras musculares ainda respondem aos impulsos nervosos; a resposta contrátil é diminuída, mas não abolida. Portanto, fraqueza muscular, em vez de paralisia, é o resultado. Fibras musculares rápidas (brancas) são mais afetadas que fibras musculares lentas (vermelhas). Como a contratilidade das fibras intrafusais nos fusos musculares também está diminuída, reflexos de estiramento mediados pela medula espinhal são atenuados, o que fornece a explicação básica de sua capacidade de aliviar certos tipos de espasmo. Ele é usado para tratar *espasmo resultante de lesões do neurônio motor superior*, tais como na *lesão muscular, AVC, esclerose múltipla* e *paralisia cerebral*, mas não espasmo resultante de lesão muscular esquelética, lumbago ou distúrbios reumatológicos. É possível que um efeito direto no neurônio motor possa estar envolvido no seu espectro de atividade limitada, já que a droga exerce algumas ações depressoras da SNC. Na verdade, a droga é usada para tratar a *síndrome neuroléptica maligna*. Seu efeito sobre o cálcio intracelular presta-se ao tratamento da *hipertermia maligna*, que pode ser deflagrada por anestesia geral e drogas bloqueadoras neuromusculares.

Interferência com a função muscular pode causar fraqueza e fadiga, má postura com conseqüente dor nas costas e mialgia, uma sensação de sufocação, dificuldade de engolir, diplopia e outros distúrbios visuais. Efeitos no SNC incluem sonolência, tontura, mal-estar, cefaléia, nervosismo, dislalia, confusão, depressão, e, raramente, convulsões. Outros efeitos adversos incluem constipação, diarréia, cólicas abdominais, irritação gástrica, sangramento gastrintestinal, aumento da freqüência urinária até oligúria, lacrimejamento, sudorese, desordens do paladar, urticária, erupção cutânea acneiforme, dermatite eczematóide, derrames pleurais e pericardite, hepatite, calafrios e febre. É contra-indicado em doenças hepáticas e pulmonares, em situações nas quais o alerta é essencial e quando anormalidades posturais grosseiras resultam do seu uso. Pode colorir a urina de laranja a vermelho.

Por via oral, ele é pouco porém mais ou menos consistentemente absorvido, de forma que os níveis séricos são proporcionais à dose. É metabolizado no fígado a vários produtos. Está estabelecido que a meia-vida plasmática é de 5 h pela via intravenosa, mas de 9 h pela via oral. O primeiro é provavelmente uma aproximação da meia-vida de distribuição (α), e o último, da meia-vida de eliminação (β).

IODETO DE METOCURINA

Tubocurarânio, 6,6′,7′,12′-tetrametóxi-2,2,2′,2′-tetrametil-, diiodeto; Dimetil Iodeto de Tubocurarina; Iodeto de Metubina

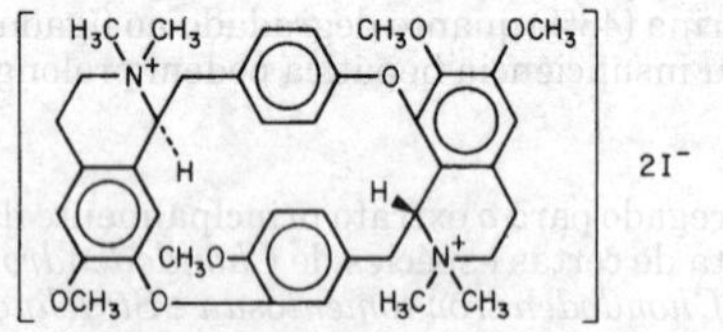

(+)-*O,O′*-Diiodeto de dimetilcondrocurarina [7601-55-0] $C_{40}H_{48}I_2N_2O_6$ (906.64).

Preparo — Pela metilação da *d*-tubocurarina que ocorre naturalmente com metil iodeto ou dimetil sulfato, e conversão para diiodeto.

Descrição — Pó cristalino, branco ou amarelo.

Solubilidade — 1 g em 400 mL de água; muito pouco solúvel em álcool; praticamente insolúvel em clorofórmio ou éter.

Comentários — Bloqueador neuromuscular competitivo; veja a introdução para ações, usos, efeitos colaterais e interações medicamentosas. No homem, é aproximadamente três vezes mais potente que o cloreto de *d*-tubocurarina. É eliminado principalmente por excreção renal e biliar; a meia-vida é em torno de 3,5 h. Consegue atravessar a barreira placentária.

RELAXANTES MUSCULARES DE AÇÃO CENTRAL

Os corpos celulares dos neurônios motores somáticos estão dentro da medula espinhal e, portanto, dentro do SNC. A atividade dos neurônios motores é afetada não apenas pela modulação facilitadora ou inibidora advinda de receptores e através do mecanismo de *feedback* de estiramento ipsolateral e contralateral como também por centros no cérebro. Espasticidade pode surgir em decorrência de lesão do músculo esquelético, que pode usar tráfego aberrante de impulsos aferentes para a medula espinhal, ou por lesão ou doença dos neurônios motores ou interneurônios dentro da medula espinhal ou neurônios sensitivos, gânglio sensitivo e de distúrbios no cérebro que alteram o fluxo de impulsos supra-segmentares dos neurônios motores. Movimento involuntário como o que é visto nas paralisias, coréia ou parkinsonismo é resultado principalmente da diminuição do controle por *feedback* no cérebro.

Quando o distúrbio é músculo-esquelético ou é dentro da medula espinhal, a seletividade das drogas é relativamente baixa, porque o conjunto de neurônios envolvidos nos arcos reflexos não é suficientemente diferente em termos qualitativos dos neurônios motores e sensitivos no que diz respeito à sensibilidade química para permitir uma depressão seletiva das influências hiperativas sobre o neurônio motor. Entretanto, alguma seletividade é alcançada quando os interneurônios estão envolvidos, simplesmente porque um pequeno efeito de cada interneurônio convergente pode somar-se para causar uma diminuição moderada no sinal interneuronal para o neurônio motor. Devido ao fato de os interneurônios estarem envolvidos no ajuste fino da atividade neuronal, suas influências são precisamente equilibradas e, portanto, eles são mais susceptíveis à ação farmacológica que o próprio neurônio motor. Conseqüentemente, a maioria dos relaxantes centrais é *depressor de interneurônios,* os quais, contudo, vão manifestar ações depressoras variáveis em todo o SNC. De forma interessante, muitos ansiolíticos e alguns sedativos possuem atividade relaxante muscular, provavelmente por causa da alta sensibilidade a distúrbios apresentada pelos interneurônios precisamente equilibrados.

Em doses toleradas, a ação central de relaxantes musculares é errática, por causa de sua seletividade limitada. Por via oral, geralmente eles não são efetivos (as doses toleradas são muito baixas). Por via intravenosa, têm algum valor comprovado no tratamento agudo de espasmos musculares resultantes de trauma ou inflamação. Disfunções motoras que resultam de distúrbios medulares ou cerebrais são pouco afetadas.

Os efeitos relaxantes centrais e usos de certos benzodiazepínicos, como diazepam, diferem daqueles dos depressores de interneurônios.

BACLOFENO

Ácido butanóico, 4-amino-3-(4-clorofenil)-, Atrofen; Lioresal

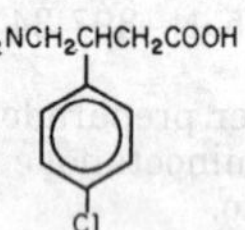

β-(Aminometil)-*p*-ácido cloro-hidrocinâmico [1134-47-0] $C_{10}H_{12}ClNO_2$ (213.67).

Preparo — A síntese por hidrogenação do ácido *β*-ciano-*p*-cloro-hidrocinâmico no etanol acidificado na presença de óxido platínico catalisador é descrita na Pat Suíça 449.046 (*CA* 1968; 69: 106273f).

Descrição — Pó cristalino; funde a cerca de 207° (190°?); pK_a 3,85; 9,25.

Solubilidade — Ligeiramente solúvel em água; pouco solúvel em solventes orgânicos.

Comentários — Suas ações relaxantes musculares resultam de ação na medula espinhal, onde reflexos monossinápticos e polissinápticos são inibidos pela droga. É um análogo do ácido γ-aminobutírico (GABA), um neurotransmissor inibitório no SNC. Parte da ação do baclofeno é, provavelmente, atribuível às suas propriedades agonistas no receptor $GABA_B$, o qual é acoplado a um canal de K^+ ativado pela proteína G. Entretanto, o mecanismo preciso das suas propriedades relaxantes musculares não é conhecido. Suas ações sedativas e atáxicas estão de acordo com ação semelhante no cérebro.

É usado no alívio de espasticidade dolorosa na *esclerose múltipla*, para a qual é mais efetivo que o diazepam. É preciso que o paciente ainda consiga andar; a droga não fará milagres — pacientes que não conseguem mais andar não conseguirão fazê-lo. Embora a espasticidade possa ser diminuída, a marcha e a postura de alguns pacientes podem ser agravadas porque a incoordenação "aparecerá". O baclofeno também pode proporcionar algum alívio aos pacientes com *doenças da medula espinhal* e *mielopatias transversas traumáticas.* Não é tão efetivo quanto a carbamazepina no tratamento de neuralgias, mas é um substituto importante quando necessário. Tem sido relatado seu valor na discinesia tardia. É útil no controle da *hipertonicidade do esfíncter urinário externo* e da *dissinergia do detrusor–esfíncter externo.* Não está indicado nos distúrbios espásticos músculo-esqueléticos.

Sedação é o efeito adverso mais freqüente, embora seja menos freqüente e intenso do que a sedação associada ao diazepam. Deve-se evitar sua associação com outros depressores do SNC ou etanol, se possível. Fraqueza muscular pode ocorrer, mas é menos incapacitante que a associada ao dantroleno. Outros efeitos colaterais comuns incluem vertigem, insônia, prurido e erupção cutânea. A droga é contra-indicada quando há hipersensibilidade. Efeitos colaterais menos freqüentes incluem hipotensão e confusão mental. Tem sido relatado que a supressão abrupta causa ansiedade, taquicardia e até alucinações visuais; portanto, as doses devem ser reduzidas gradualmente. Em pacientes com epilepsia, pode aumentar a freqüência das convulsões. Superdoses podem causar convulsões, coma, perda dos reflexos do tronco cerebral e depressão respiratória. É teratogênico, e esse risco precisa ser avaliado na gravidez. Constatou-se também que é uma causa de cistos ovarianos e de aumento ou hemorragia das glândulas adrenais em animais experimentais.

É absorvido rapidamente por via oral; o tempo de absorção é de aproximadamente 2 h. Mais de 80% da droga é excretada na urina. A meia-vida de eliminação é de 3 a 4 h.

CARBAMATO DE CLORFENESINA

1,2-Propanodiol, 3-(4-clorofenóxi)-,1-carbamato; Maolate

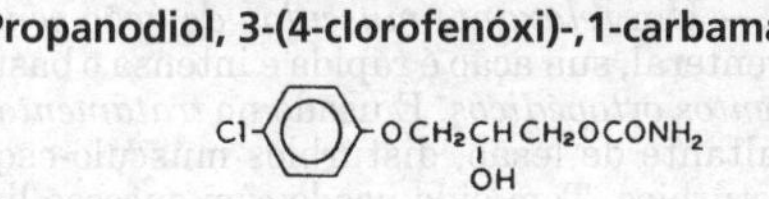

[886-74-8] $C_{10}H_{12}ClNO_4$ (245.66).

Preparo — *p*-Clorofenol e glicidol (2,3-epóxi-1-propanol) formam 3 (*p*-clorofenóxi)-1,2-propanodiol, o qual é esterificado com cloreto de carbamol na posição 1-hidróxi. US Pats 3.161.567 e 3.214.336.

Descrição — Pó branco, cristalino; funde entre 89° e 91°.

Solubilidade — Muito pouco solúvel em água; livremente solúvel em álcool; pouco solúvel em clorofórmio.

Comentários — Um relaxante muscular esquelético central similar em suas ações ao *Metocarbamol*. É usado para diminuir *espasmos do músculo esquelético* resultantes de trauma, inflamação, síndrome do disco vertebral, osteoartrite e artrite reumatóide. (Na Comunidade Britânica, a *clorfenesina* é usada de forma tópica para tratar pé-de-atleta.) Efeitos colaterais incluem sonolência, vertigem, dor epigástrica, náusea, erupção cutânea, cefaléia, insônia, nervosismo e agitação. Raramente, leucopenia, trombocitopenia, pancitopenia ou agranulocitose podem ocorrer. Anafilaxia e febre medicamentosa também foram relatadas. Os vários efeitos de hipersensibilidade podem ser causados, em parte, por tartrazina no produto comercial. Provavelmente, pode causar dependência, como outros carbamatos. Pessoas que tomam a droga não devem dirigir, operar maquinário ou empreender atividades que requeiram agilidade, julgamento ou mentalização. A eliminação é por glicuronidação no fígado. A meia-vida de eliminação é de 2,3 a 5,1 h.

CARISOPRODOL

1,3-Propanodiol, 2-metil-2-propil-, carbamato isopropil carbamato ésteres, Soma

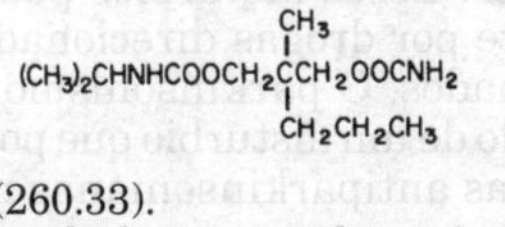

[78-44-4] $C_{12}H_{24}N_2O_4$ (260.33).

Preparo — A síntese da droga, a qual é um isopropil meprobamato, é descrita em US Pat 2.937.119.

Descrição — Pó branco, cristalino; funde a cerca de 93°.

Solubilidade — 1 g em aproximadamente 3.300 mL de água; 2,5 mL de acetona ou álcool; solúvel em muitos solventes orgânicos comuns.

Comentários — Um sedativo com propriedades relaxantes musculares que resultam da depressão reticuloespinhal. É usado para tratar espasmo muscular de origem local, semelhante aos resultantes de esforço, torção ou lumbago. Parte de sua ação pode resultar de analgesia, sedação e alívio de ansiedade. Início do alívio em torno de 30 min; a duração de ação é de 4 a 6 h.

Os efeitos adversos da primeira dose podem incluir sedação, diplopia, fraqueza extrema, ataxia, tetraplegia transitória, taquicardia, hipotensão postural, síncope, midríase, perda temporária da visão, vertigem, confusão, irritabilidade, agitação, depressão, desorientação e disartria. Geralmente, esses efeitos diminuem em algumas horas, embora possam persistir em forma mais branda durante todo o tratamento. Náuseas e vômitos, soluços e dor epigástrica também podem ocorrer. Sedação pode ocorrer durante todo o tratamento. O paciente deve ser avisado para não dirigir veículos motorizados ou maquinário ou tentar atividades que exijam agilidade, julgamento ou atividade mental complexa. Dependência pode ocorrer; sinais e sintomas da supressão são espasmo abdominal, calafrios, náuseas, cefaléia e insônia. Gestantes ou lactantes não devem usar a droga. Hipersensibilidade ocorre ocasionalmente, em parte atribuível à tartrazina em alguns produtos; manifestações podem ser ardência nos olhos, episódios asmáticos, prurido, erupção cutânea, erupção medicamentosa, eosinofilia, febre, edema angioneurótico, hipotensão ou anafilaxia. É contra-indicado na porfiria intermitente.

A droga é metabolizada principalmente no fígado; a meia-vida de eliminação é geralmente em torno de 8 h.

CITRATO DE ORFENADRINA

***N,N*-Dimetil-2-[(2-metilfenil)fenilmetóxi]-, etanoamina,2-hidróxi-1, 2-3-propanotricarboxilato (1:1) Banflex; Flexoject; Myotrol; Norflex; Orfro; Orphenate**

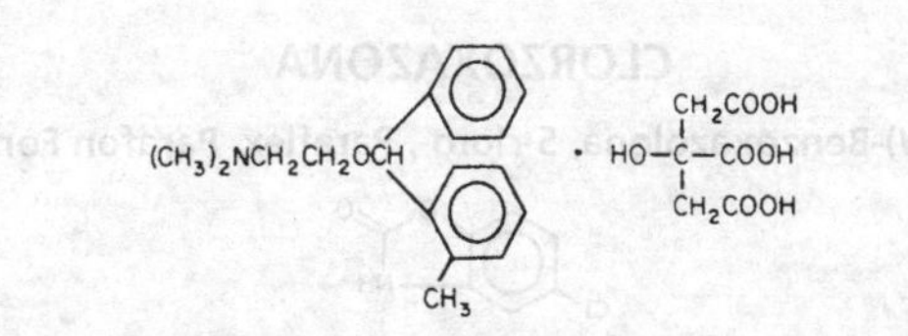

[4682-36-4] $C_{18}H_{23}NO.C_6H_8O_7$ (461.51).

Preparo — Derivado de 2-metilbenzidrol e 2-(dimetilamino) etanol; a base é convertida para o sal com ácido cítrico (US Pat 2.991.225).

Descrição — Pó branco, cristalino; funde a cerca de 136°.

Solubilidade — Cerca de 1 g em 70 mL de água ou 400 mL de álcool.

Comentários — Orfenadrina, um análogo metil do anti-histamínico difenidramina, tem atividades anti-histamínica e antimuscarínica fracas. A droga reduz o espasmo da musculatura voluntária graças a um efeito central. Indicações para o citrato são a de um auxílio para o alívio do desconforto associado com condições dolorosas agudas do músculo esquelético, através de um modo de ação não definido claramente, mas que pode estar relacionado às propriedades analgésicas do composto. Ele não relaxa diretamente os músculos esqueléticos tensos no homem. Algumas vezes induz excitação leve e também uma euforia leve em pacientes fatigados ou deprimidos. As ações periféricas semelhantes à atropina são fracas, mas visão turva, pele seca e boca seca podem ocorrer. Outros efeitos colaterais incluem náusea, vertigem, erupção cutânea, cefaléia, tonteira, sonolência, constipação, aumento da pressão intra-ocular, fraqueza muscular, confusão mental e alucinações ocasionais. É contra-indicado em pacientes com glaucoma de ângulo fechado ou miastenia grave. Deve ser usado com cautela em pacientes com obstrução gastrointestinal, retenção urinária, obstrução do trato urinário ou taquicardia; aparentemente o propoxifeno interage e exacerba a confusão mental, a ansiedade e os tremores. A recomendação do fabricante de um intervalo longo entre as doses é baseada no efeito de retardo da matriz maleável na qual o citrato é composto na forma de comprimido. O citrato pode ser dado por via parenteral.

CLORIDRATO DE CICLOBENZAPRINA

1-Propanamina, 3-(5*H*-dibenzo[*a,d*]ciclo-hepteno-5-ildeno)-*N,N*-dimetil-, cloridrato; Flexeril

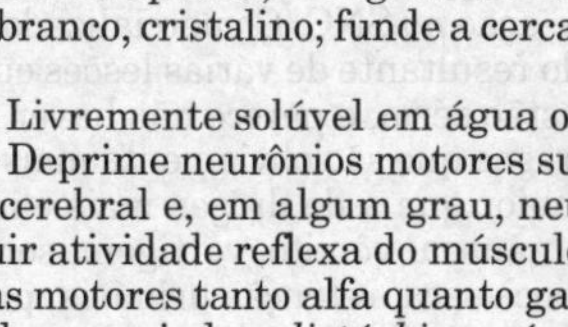

N,N-Dimetil-5*H*-dibenzo[*a,d*]ciclo-hepteno-$\Delta^{5,\gamma}$-cloridrato de propilamina [6302-23-9] $C_{20}H_{21}N \cdot HCl$ (311.85).

Preparo — A ciclobenzaprina pode ser sintetizada pela adição de Grignard de cloreto de α-dimetilaminopropilmagnésio a 10,11-diidro-5*H*-dibenzo[*a,d*]ciclo-hepteno-5-ona, seguido pela eliminação de água do carbinol terciário resultante (Villani *et al*, *J Med Pharm Chem*, 1962; 5:373; veja também Winthrop *et al*, *J Org Chem* 1962; 27:230).

Descrição — Pó branco, cristalino; funde a cerca de 217°; pK_a 8,47 (ciclobenzaprina).

Solubilidade — Livremente solúvel em água ou álcool.

Comentários — Deprime neurônios motores supra-segmentares (superior) no tronco cerebral e, em algum grau, neurônios espinhais motores para diminuir atividade reflexa do músculo esquelético e tônus. Inibe os sistemas motores tanto alfa quanto gama. É usado para diminuir espasmo e dor associada a *distúrbios músculo-esqueléticos* e aumentar a extensão de movimento. A droga também tem fraca atividade antimuscarínica.

Efeitos colaterais freqüentes incluem sedação, boca seca e tonteira. Fraqueza, fadiga, insônia, gosto ruim e outras parestesias, visão borrada, taquicardia, náusea e dispepsia são menos freqüentes. Raramente pode haver cefaléia, nervosismo, confusão, desorientação, tremores, ataxia, depressão ou euforia, alucinações, dispnéia, sudorese, constipação, dificuldade urinária e retenção, disartria e várias reações alérgicas (p. ex., erupção cutânea, urticária e edema facial). A droga deve ser usada com cuidado quando a pessoa toma inibidores da monoamina oxidase (IMAO) ou depressores do SNC (incluindo etanol) e quando drogas antimuscarínicas também são dadas. É contra-indicado em glaucoma de ângulo fechado, quando há hipertrofia prostática, após infarto do miocárdio ou durante insuficiência cardíaca congestiva (ICC), BAV, distúrbios de condução, taquiarritmias e tireotoxicose.

É absorvido erraticamente. O início de ação é em torno de 1 h. É altamente ligado à albumina plasmática. É biotransformado e conjugado a glicuronídio no fígado. A meia-vida de eliminação é de 1 a 3 dias. Muito pouco é excretado não-modificado na urina, mas algo é excretado no leite.

CLORIDRATO DE PROPRANOLOL — Cap. 72.

CLORZOXAZONA

2(3*H*)-Benzoxazolona, 5-cloro-, Paraflex, Parafon Forte

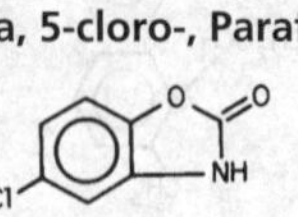

5-Cloro-2-benzoxazolol [95-25-0] $C_7H_4ClNO_2$ (169.58).

Preparo — Derivado do 2-amino-5-clorobenzoxazol (US Pat 2.895.877).

Descrição — Pó branco, cristalino; funde a cerca de 192°.

Solubilidade — Pouco solúvel em água; livremente solúvel em soluções aquosas de hidróxidos álcalis ou amônia.

Comentários — Inibe reflexos polissinápticos na medula espinhal e regiões subcorticais do cérebro. É usado para reduzir tônus e tensão musculares e assim aliviar espasmo e dor associada com distúrbios músculo-esqueléticos, tais como fibrosite, bursite, espondilite, torções e lesão muscular. É de pouca utilidade em espasticidade resultante de lesões que envolvem neurônios motores ou em distúrbios discinéticos. Também exerce ações sedativas que auxiliam no fornecimento de alívio.

Efeitos colaterais são infreqüentes e geralmente brandos. Efeitos no SNC incluem sonolência, vertigem, tonteira, cefaléia, mal-estar e, ocasionalmente, estimulação. Manifestações de hipersensibilidade são erupção cutânea, petéquias, equimoses e, raramente, edema angioneurótico ou anafilaxia. Lesão hepática pode ocorrer, de forma que é prudente evitar a droga se há história de doença hepática. Náusea e vômito são relativamente freqüentes, e diarréia e sangramento gastrointestinal também podem ocorrer, por isso a droga é contra-indicada na úlcera péptica. Etanol ou outros depressores do SNC não devem ser usados concomitantemente.

O tempo de absorção é de 3 a 4 h. A meia-vida de eliminação é de cerca de 60 min. Mais de 90% da droga sofre glicuronidação no fígado.

DIAZEPAM — Cap. 80.

MEPROBAMATO — Cap. 80.

METAXALONA

2-Oxazolidinona, 5-[(3,5-dimetilfenóxi)metil]-, Skelaxin

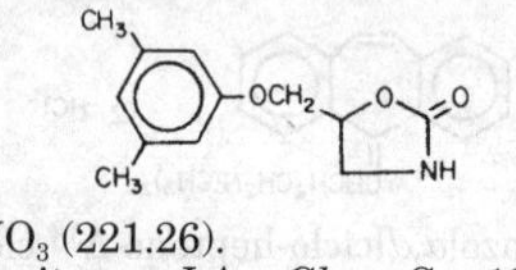

[1665-48-1] $C_{12}H_{15}NO_3$ (221.26).

Preparo — Descrita em *J Am Chem Soc* 1960; 82: 1166; US Pat 3.062.827.

Descrição — Pó branco, cristalino; funde a cerca de 123°.

Solubilidade — Muito pouco solúvel em água; solúvel em álcool; livremente solúvel em clorofórmio.

Comentários — Supõe-se que tem propriedades relaxantes musculares com foco de ação no SNC. Comercializado para alívio de espasmo muscular agudo resultante de várias lesões ou distensões, mas sua eficácia é uma questão séria, e parece não haver razão para usar essa droga em vez de drogas que são obviamente mais eficazes. Além disso, sua toxicidade é maior que a de drogas mais eficazes. Efeitos tóxicos incluem anorexia, náusea, vômito, vertigem, sonolência, nervosismo, confusão mental, boca seca, retenção urinária, prurido, dermatite; raramente leucopenia, anemia e icterícia; podem ocorrer piúria, albuminúria e nefrolitíase. Pode exacerbar epilepsia do tipo grande mal. Não deve ser usada quando há anemia, doença renal ou hepática, ou em pessoas com uma história de doença semelhante. Os níveis séricos máximos ocorrem em torno de 2 h; a duração de ação é de 4 a 6 h. A eliminação é por metabolismo hepático; a meia-vida é de 2 a 3 h.

METOCARBAMOL

1,2-Propanodiol, 3-(2-metoxifenóxi)-, 1-carbamato; Neuraxin; Robaxin

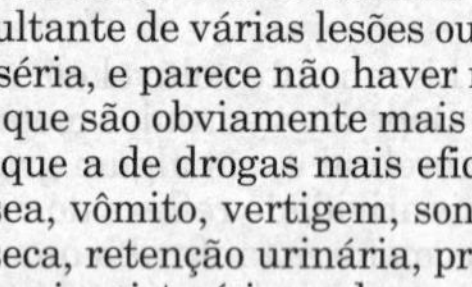

3-(*o*-Metoxifenóxi)-1,2-propanodiol 1-carbamato [532-03-6] $C_{11}H_{15}NO_5$ (241.24).

Preparo — 3-(*o*-Metoxifenóxi)-1,2 propanodiol participa da reação de transesterificação com etil carbonato na presença de um catalisador alcalino para eliminar etanol e produzir o carbonato cíclico do diol inicial. Tratamento subseqüente com amônia rompe com o anel cíclico de um carbonato e forma o carbonato primário do composto inicial. US Pat 2.770.649.

Descrição — Pó branco, fino; inodoro ou com um leve odor característico; funde entre 93° e 97°.

Solubilidade — 1 g em 40 mL de água; livremente solúvel em álcool; moderadamente solúvel em clorofórmio.

Comentários — Um *relaxante muscular de ação central.* Após administração parenteral, sua ação é rápida e intensa o bastante para *facilitar procedimentos ortopédicos.* É usado no *tratamento de espasmo muscular* resultante de lesão, distúrbios músculo-esqueléticos, tétano e outros distúrbios. Tem sido usado com sucesso limitado no tratamento de *paralisia com agitação, paralisia cerebral, esclerose múltipla, acidente vascular cerebral* (com manifestações espásticas). Os efeitos colaterais da administração oral incluem sonolência, vertigem, cefaléia, febre, erupção cutânea, prurido, urticária, alterações gastrointestinais e, raramente, síncope. Após administração parenteral também podem ocorrer ruborização, cefaléia, incoordenação muscular, nistagmo, diplopia, hipotensão, bradicardia e gosto metálico. Esses efeitos são minimizados se a injeção é dada lentamente numa taxa menor que 300 mg/min e não mais que 200 mg/injeção. Injeções extravasadas são localmente irritantes e podem causar necrose com esfacelamento da pele ou tromboflebite. O veículo para soluções comerciais, 50% polietileno glicol 300, causa uremia nas pessoas com disfunção renal, e a administração parenteral está contra-indicada se houver doença renal. Não deve ser prescrito para gestantes e lactantes.

Por via oral, a absorção é errática, provavelmente por causa de metabolismo de primeira passagem. Concentração máxima ocorre em torno de 30 min. A maior parte da droga é metabolizada, com uma meia-vida de eliminação de 1 a 2 h.

SULFATO DE QUININA — Cap. 87.

DROGAS ANTIPARKINSONIANAS

Alguns tipos de espasticidade e movimentos involuntários surgem de transtornos em estruturas nervosas bem-definidas que contêm neurônios predominantemente de um ou de dois tipos transmissores. Esses distúrbios podem ser controlados mais seletivamente por drogas direcionadas aos neurotransmissores determinados. O parkinsonismo (paralisia com agitação) é um exemplo de um distúrbio que possui um tratamento específico; as drogas antiparkinsonianas não são depressores dos interneurônios.

O distúrbio no parkinsonismo encontra-se principalmente na substância negra e no corpo estriado. As células na substância negra que conectam ao corpo estriado são na maioria dopaminérgicas e inibidoras; no parkinsonismo, a substância negra é deficiente em dopamina. Neurônios do corpo estriado que atuam retrogradamente sobre as células da substância negra são colinérgicas e excitatórias. Portanto, intervenção com drogas dopaminérgicas ou antimuscarínicas é capaz de aumentar atividade da substância negra e do corpo estriado e melhorar a condição. A intervenção dopaminérgica é a mais efetiva, especialmente contra a rigidez; L- dopa e amantadina exercem influências dopaminérgicas. As drogas antimuscarínicas, como monoterapia, são drogas de segunda ou terceira ordem, mostrando eficácia em menos de 25% dos pacientes, mas elas são usadas freqüentemente de forma efetiva em combinação com L-dopa ou amantadina.

As drogas antimuscarínicas podem suprimir os efeitos extrapiramidais dos agentes antipsicóticos (fenotiazinas, reserpina, etc.), mas, como mascaram as discinesias tardias, não devem ser usadas cronicamente com esses agentes.

CARBIDOPA

Ácido benzanopropanóico, (*S*)-α-hidrazino-3,4-diidróxi-α-metil-, monoidrato, associado a levodopa no Sinemet

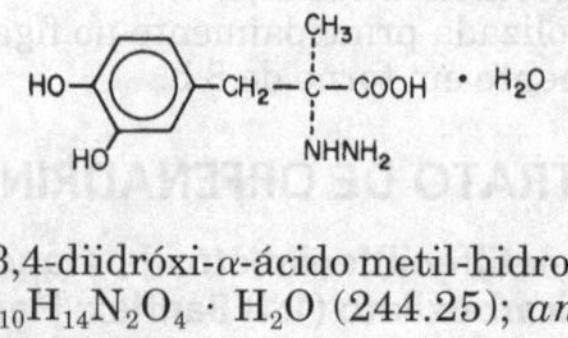

(−)-L-α-Hidrazino-3,4-diidróxi-α-ácido metil-hidrocinâmico monoidrato [38821-49-7] $C_{10}H_{14}N_2O_4 \cdot H_2O$ (244.25); *anidro* [28860-95-9] (226.23).

Preparo — Condensação de 1-(4′-hidróxi-3′-metoxifenil)-2-propanona com hidrazina aquosa e cianeto de potássio forma o correspondente hidrozinanitrila, o qual é hidrolisado primeiro com HCl para converter a nitrila a amido e então fundido com HBr para converter o amido para carboxil e o grupo metóxi para OH, fornecendo a forma DL da carbidopa (Sletzinger *et al, J Med Chem* 1963;6:101). Para obter-se a forma L, um método envolve a acetilação da hidrazinanitrila, já mencionada, e resolução com cloreto de 1-metoxiacetil, produzindo cristais que ao sofrerem hidrólise fornecem o composto levorrotatório (Karady *et al, J Org Chem* 1971; 36:1946, 1949).

Descrição — Pó branco a branco-amarelado; inodoro ou praticamente inodoro, funde a cerca de 205° com decomposição; pK_a 2,3, 7,3.

Solubilidade — Pouco solúvel em água; praticamente insolúvel em álcool, clorofórmio ou éter; livremente solúvel em ácido clorídrico 3*N*.

Comentários — Um inibidor da L-aminoácido aromático descarboxilase, freqüentemente chamada dopa-descarboxilase. Não tem ações terapêuticas diretas próprias, mas, em vez disso, é usada para *proteger levodopa* e L-*5-hidroxitriptofano*, ambos os quais são descarboxilados pela aminoácido aromático descarboxilase. A levodopa é 95% descarboxilada na periferia.

Não penetra no SNC em concentrações suficientes para inibir a descarboxilase de aminoácidos aromáticos, logo sua ação é limitada à periferia, que é precisamente o que se deseja. É essencial que levodopa e 5-hidroxitriptofano sejam descarboxilados no cérebro para seus respectivos produtos amina biogênicos, dopamina e serotonina (5-hidroxitriptamina), os quais são os agentes ativos. Mas não é desejável que esses aminoácidos sejam descarboxilados na periferia, desde que a descarboxilação não só reduz a concentração de aminoácido aromático disponível para o cérebro mas também aumenta a concentração de produtos amínicos na periferia, o que aumenta alguns dos efeitos desagradáveis dos aminoácidos aromáticos. Quando é dada concomitantemente com a levodopa, apenas em torno de 25% de levodopa é necessária; o início da resposta é mais rápido; piridoxina não diminui mais a eficácia; controle dietético não é mais necessário; e certos efeitos colaterais tais como náusea, vômito e natriurese são reduzidos. A combinação permite controle do parkinsonismo mais facilmente que com levodopa sozinha.

Os efeitos colaterais que resultam das aminas derivadas da levodopa no cérebro (distúrbios psíquicos, discinesias) ou a hipotensão ortostática e as arritmias cardíacas não são afetados. Na verdade, eles podem ocorrer mais cedo e ser mais sérios se a dose de levodopa não é suficientemente reduzida.

Nas doses aprovadas, ela não parece causar efeitos adversos, ainda que a produção periférica de dopamina e serotonina, as quais têm papéis fisiológicos naturais na periferia, possa estar diminuída. Por isso, efeitos colaterais, precauções e contra-indicações da combinação de levodopa e carbidopa são aqueles da levodopa (veja *Levodopa*).

A carbidopa pode ser associada à levodopa desde o início da terapia com levodopa ou adicionada depois. Como a inibição da dopa-descarboxilase periférica aproximadamente quadruplica a disponibilidade de levodopa para o cérebro, é recomendável reduzir a dose de levodopa quando adicionar essa droga. Conseqüentemente, a levodopa deve ser primeiro suspensa durante pelo menos 8 horas e então reinstituída em 20 a 25% da dose efetiva prévia. Embora esteja disponível em uma preparação única para adicionar a levodopa, é mais simples empregar uma dose fixa combinada das duas. Doses fixas na proporção de 1:10 e 2,5:10 estão disponíveis. A carbidopa satura dopa-descarboxilase em doses diárias em torno de 70 a 100 mg. Alguns programas de doses fixas combinadas não fornecem uma quantidade suficiente dessa droga, e pode haver persistência de alguns dos efeitos adversos periféricos da levodopa. Esse é o caso especialmente quando a dose diária de levodopa é menor que 700 mg. Portanto, há um papel para a preparação única na correção dessas pequenas falhas dessa droga. A dose limite aprovada para uso é de 200 mg por dia.

CLORIDRATO DE AMANTADINA

Para a monografia inteira, veja Cap. 87.

Comentários — Possui atividades antiparkinsonianas e antivirais, tendo sido introduzido como um agente antiviral. Seu uso na *profilaxia da infecção pelo vírus influenza A_2 (gripe asiática)* é menos bem estabelecido e é discutido no Cap. 87.

No cérebro, parece bloquear a recaptação de dopamina nas terminações nervosas dopaminérgicas, aumentando assim a concentração de dopamina nas sinapses. Ele facilita a função das vias neuronais nigroestriadas remanescentes em pacientes com parkinsonismo. É inferior à levodopa, mas algo superior aos agentes antimuscarínicos. Os pacientes algumas vezes melhoram dramaticamente, mas a resposta usual é moderada a medíocre. Mesmo quando a resposta é excelente, geralmente após 6 a 8 semanas de tratamento contínuo, a eficácia diminui gradativamente e pode-se perder o controle entre 2 e 18 meses. A tolerância é mínima se a droga é usada por períodos de apenas 2 a 3 semanas separados por intervalos de várias semanas. Conseqüentemente, muitos médicos administram a droga apenas por curtos períodos, quando os pacientes requerem tratamento adicional. Em combinação com a levodopa, é mantido um controle melhor que com cada agente sozinho.

Pode causar hiperexcitabilidade, tremores, ansiedade, ataxia, fala ininteligível, insônia, sonolência, letargia, depressão psíquica, vertigem e hipotensão postural. Menos freqüentemente, pode induzir boca seca, constipação, dor abdominal, náusea, vômito, cefaléia, tonteira, dispnéia, fadiga e retenção urinária. Dermatite, prurido e levedo reticular ocorrem ocasionalmente. Edema, que pode precipitar congestão cardíaca, não é incomum. Confusão e alucinações visuais são vistos, especialmente se a dose recomendada é excedida. A fosfatase alcalina no sangue pode estar elevada. Ela exagera os efeitos periféricos dos agentes antimuscarínicos usados durante o tratamento. A amantadina é contra-indicada para epilépticos. Há indicações de que aumenta a incidência de sarampo. As pessoas medicadas devem evitar dirigir ou outras tarefas nas quais a segurança dependa de vigilância.

Por via oral, é absorvida rápida e completamente. Mais de 90% são excretados na urina de forma não-modificada. A meia-vida de eliminação é de 10 a 37 horas; a meia-vida é dependente do pH, estando aumentada em pH urinário mais alto. Também está aumentada na insuficiência renal. Atravessa a barreira placentária e também é excretada no leite.

CLORIDRATO DE BIPERIDENO

1-Piperidinopropanol, α-biciclo[2,2,1]hept-5-en-2-il-α-fenil-, Cloridrato; Akineton

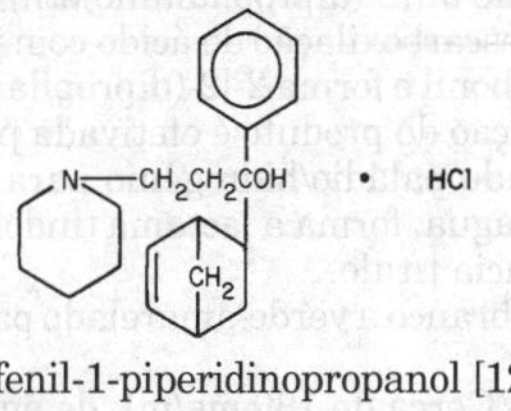

N—CH_2CH_2COH · HCl
CH_2

α-5-Norbornen-2-il-α-fenil-1-piperidinopropanol [1235-82-1] $C_{21}H_{29}NO \cdot HCl$ (347.93).

Preparo — Acetofenona é submetida a condensação de Mannich com formaldeído e cloridrato de piperidina e a 3-piperidinopropiofenona resultante é transformada pela reação de Grignard em benzeno com 5-cloro-2-norborneno para fornecer o carbinol biperideno terciário, o qual é extraído com metanol. A saturação da solução com HCl seco fornece o sal. US Pat 2.789.110.

Descrição — Pó branco, cristalino, inodoro; decompõe-se a cerca de 275°; um pouco sensível à luz.

Solubilidade — Levemente solúvel em água, álcool, clorofórmio ou éter; moderadamente solúvel em metanol.

Comentários — Exerce ações *antimuscarínicas* e *antiparkinsonianas* similares àquelas do triexifenidil, do qual o biperideno é um congênere. No tratamento da *paralisia com agitação* (parkinsonismo), reduz o tremor, a acinesia, a rigidez muscular, a salivação e a sudorese. Também pode diminuir a incidência e a gravidade das crises oculogíricas. Às vezes é útil em diminuir espasticidade em certos distúrbios do trato piramidal, particularmente discinesia extrapiramidal fármaco-induzida. A forma IV (p. ex., o lactato) é empregada para o controle da discinesia extrapiramidal grave fármaco-induzida.

Efeitos desagradáveis resultam das propriedades antimuscarínicas e incluem boca seca, borramento visual, retenção urinária e excesso de calor no tempo quente. Esses efeitos geralmente são de baixa intensidade e usualmente não resultam em intolerância. Menos freqüentemente, ocorrem sonolência, tonteira, cefaléia, disúria, irritação gástrica, erupção cutânea e, raramente, confusão, desorientação, alucinação ou episódios psicóticos. O paciente deve ser monitorizado cuidadosamente se existirem glaucoma ou obstrução do colo vesical.

CLORIDRATO DE ETOPROPAZINA — veja RPS-19, Cap. 55.

CLORIDRATO DE PROCICLIDINA

1-Pirrolidinapropanol, α-ciclo-hexil-α-fenil-cloridrato; Kemadrin

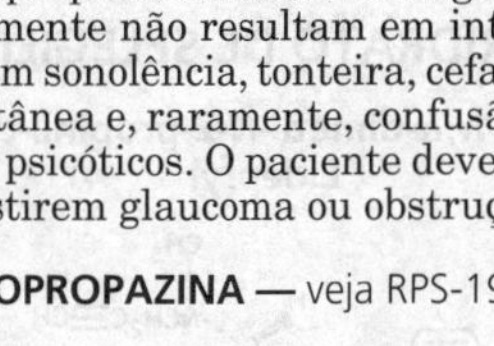

N—CH_2CH_2COH · HCl

[1508-76-5] $C_{19}H_{29}NO \cdot HCl$ (323.91).

Preparo — Derivado do reagente de Grignard cicloexil e 3-(1-pirrolidina) propiofenona; a base resultante é então convertida para o cloridrato.

Descrição — Pó branco, cristalino; funde a cerca de 226°.

Solubilidade — Cerca de 1 g em 33 mL de água; mais solúvel em álcool.

Comentários — Uma droga antimuscarínica usada principalmente como um substituto para triexifenidil no tratamento do parkinsonismo, quando essa última droga falha no controle dos sintomas. Às vezes é usado em combinação com outras drogas. Os efeitos colaterais, precauções e contra-indicações são aqueles do triexifenidil.

CLORIDRATO DE ROPIRINOL

2(*H*)-Indol-2-ona, 4-[2-(dipropilamino)etil]-1,3-diidro-, monocloridrato; Requip

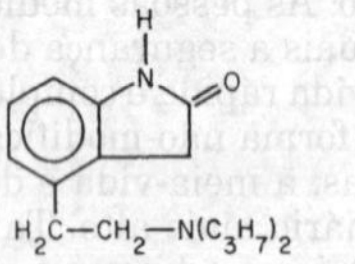

[91374-20-8] $C_{16}H_{24}N_2O \cdot HCl$ (296.84).

Preparo — O cloreto ácido de 2-(2-metil-3-nitrofenil) ácido acético é preparado com cloreto de tionil e então tratado com dipropilamina para formar a amida. O grupo carbonil é reduzido com borano em THF e então reage com dietil oxalato e sódio em álcool numa reação tipo Claisen para produzir o éster etil de 3-[[2-(dipropilamino)etil]-6-nitrofenil]-ácido pirúvico. Hidrólise e descarboxilação do ácido com peróxido e base removem o grupo etoxicarbonil e forma 2-[2-(dipropilamino)etil]-6-nitrofenil ácido acético. Ciclização do produto é efetivada pela redução catalítica do grupo nitro, usando paládio/hidrogênio para dar a amina, a qual, através da perda da água, forma a lactama (indolona). Aquecendo com HCl forma a substância título.

Descrição — Pó branco a verde-amarelado pálido, fundindo a cerca de 245°.

Solubilidade — Cerca de 130 mg/mL de água.

Comentários — Um antagonista do receptor de dopamina. Esse derivado não-ergótico exibe especificidade de alta afinidade para os receptores dopaminérgicos D_2.

Foi aprovado para o tratamento de sintomas associados com doença de Parkinson branda a grave. O mecanismo de ação preciso não foi elucidado claramente. Ao contrário da levodopa, a qual age elevando as concentrações sinápticas da dopamina, presume-se que o ropirinol seja efetivo pela ativação direta de receptores de dopamina pós-sinápticos no corpo estriado.

Em vários estudos controlados duplos-cegos, foi verificado que o ropirinol é efetivo para melhorar as atividades diárias de pacientes com síndrome parkinsoniana e reduzir suas manifestações motoras, tais como bradicinesia, tremor, rigidez e instabilidade postural. Além disso, foi relatado que ele diminui o tempo de desligamento de pacientes com sintomas avançados que estavam experimentando a deterioração da resposta ao tratamento com levodopa.

Pacientes recebendo agonistas dopaminérgicos devem ser aconselhados a evitar transições rápidas na postura devido à grande probabilidade de desenvolvimento de hipotensão ortostática. Pacientes recebendo ropirinol também têm um risco maior para alucinações. Esse efeito adverso particular é maior na população geriátrica.

CLORIDRATO DE SELEGILINA

Benzenoetanamina, *N*,α-dimetil-*N*-2-propinil-cloridrato; Atapryl; Eldepryl

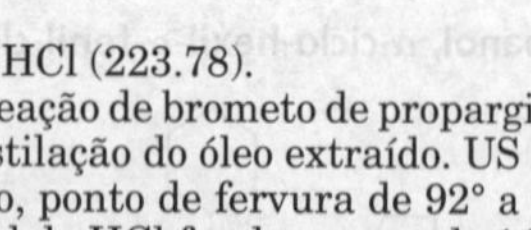

[14611-52-0] $C_{13}H_{17}N.HCl$ (223.78).

Preparo — Pela reação de brometo de propargil com L-(*N*,α-dimetil) fenetilamina e destilação do óleo extraído. US Pat 3.496.195.

Descrição — Óleo, ponto de fervura de 92° a 93° a 0,8 mm; η_D^{20} 1,518; $t\alpha_D$ −11,2. O sal de HCl funde a cerca de 141°.

Comentários — Um inibidor da monoamino oxidase B, enzima que é seletiva para dopamina mais que para a norepinefrina e a epinefrina. Assim, a selegilina é um auxiliar para a levodopa aprovada para o tratamento de parkinsonismo. A droga diminui a dose efetiva de levodopa e reduz flutuações na eficácia relacionadas à dose, efeitos que devem despertar apenas pequeno interesse. No entanto, relatos recentes indicam que ela lentifica o progresso do parkinsonismo idiopático e aumenta o período de vida do doente. A droga é convertida a anfetamina e metanfetamina no corpo, as quais possivelmente contribuem para alguma atividade antiparkinsoniana. Discinesias têm sido relatadas em torno de um terço dos usuários, mas essa incidência alta de efeitos adversos é sem dúvida o resultado da falha em reduzir a dose de levodopa para qual a droga foi adicionada. Boca seca, náusea e tonteira ocorrem em 10 a 20% dos casos. Efeitos colaterais de baixa incidência são hipotensão postural, gosto desagradável, parestesias periorais, alucinações, depressão e paranóia.

CLORIDRATO DE TRIEXIFENIDIL

1-Piperidinopropanol, α-cicloexil-α-fenil-, cloridrato; Artane; Trihexane

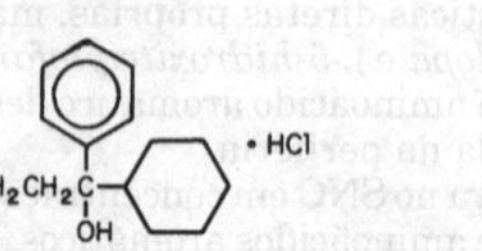

α-Cicloexil-α-fenil-1-piperidinopropanol cloridrato [52-49-3] $C_{20}H_{31}NO \cdot HCl$ (337.93).

Preparo — Derivado de uma reação de Mannich de acetofenona, piperidina e formaldeído. A piperidinopropiofenona formada é tratada como para a *Prociclidina* (veja anteriormente).

Descrição — Pó branco ou ligeiramente bege, cristalino; não mais que um odor muito fraco; funde entre 247° e 253° com decomposição discreta.

Solubilidade — Pouco solúvel em água; solúvel em álcool ou clorofórmio.

Comentários — Possui atividade *antimuscarínica* e *antiespasmódica* fraca. No tratamento do parkinsonismo, é preferível à levodopa em pacientes com sintomas não-incapacitantes brandos a moderados, e a maioria dos neurologistas prefere iniciar o tratamento com ele. É efetivo em todas as formas da doença, embora não uniformemente. É mais eficaz contra rigidez, tremor, sialorréia e oculogiria. Pode desenvolver-se tolerância, mas não necessariamente. Também é útil no tratamento de *discinesias extrapiramidais induzidas por drogas*.

Os efeitos adversos derivam principalmente das ações antimuscarínicas, mas eles são muito menos incômodos que com atropina. Os mais freqüentes são boca seca, visão turva, taquicardia, constipação, pele seca, nervosismo, cefaléia, sedação e fraqueza muscular. Alguns desses efeitos diminuem após a administração continuada. Às vezes, pode ocorrer insônia. Retenção urinária é infreqüente, mas ocorre. Ocasionalmente, vômito, tinido severo, vertigem, parotidite supurativa ou erupção cutânea ocorrem, e pode ser preciso descontinuar a medicação. Com doses altas, dificuldade de concentração, deterioração da memória, desorientação e confusão podem ocorrer, e, se a dose não é reduzida, eles são seguidos por agitação, excitação, delírio, alucinações visuais e psicose. Pacientes idosos ou pessoas com arteriosclerose são especialmente susceptíveis a efeitos centrais adversos. Deve ser usado cuidadosamente em pessoas com patologia cardiovascular ou hepática, glaucoma, obstrução do colo vesical, prostatite, hipertireoidismo ou arteriosclerose e em pacientes idosos. Triexifenidil pode interagir com drogas anti-hipertensivas ativas no SNC, etanol e outros depressores do SNC, antidepressivos tricíclicos, IMAO, outras drogas antimuscarínicas, agonistas dopaminérgicos, antagonistas dopaminérgicos, fenotiazínicos e procainamida. Quando é usado em combinação com levodopa, bromocriptina ou amantadina, as doses de ambas as drogas na combinação podem precisar de redução.

DIFENIDRAMINA — Cap. 83.

LEVODOPA

L-Tirosina, 3-hidróxi, L-Dopa; Bendopa; Dopar; Larodopa; em associação com carbidopa no Sinemet

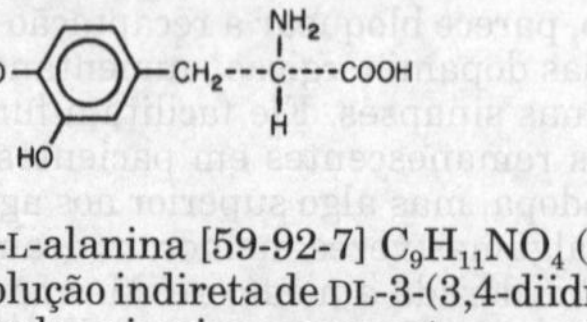

(−)-3-(3,4-Diidroxifenil)-L-alanina [59-92-7] $C_9H_{11}NO_4$ (197.19).

Preparo — Pela resolução indireta de DL-3-(3,4-diidroxifenil)-alanina (DL-dopa). Um método primeiro a converte para DL-N-acetil-3-metóxi-4-acetoxifenilalanina e então resolve o último com a adição de α-fenetilamina. A hidrólise do enantiômero desejado com HBr aquoso fornece levodopa. A DL-dopa inicial pode ser sintetizada iniciando com vanila e glicina.

Descrição — Pó refinado, branco a bege, cristalino; oxidado pelo oxigênio da atmosfera na presença de umidade e escuridão; funde a cerca de 280° com decomposição; pK_a 2,3; 8,7; 9,7; 13,4.

Solubilidade — 1 g em 10 mL 0,1 *N* de HCl, 250 mL de água, em cerca de 555 mL de álcool, ou 1.000 mL de clorofórmio.

Comentários — A droga única mais importante no tratamento da *paralisia com agitação* (parkinsonismo) incapacitante. A base neuroquímica foi indicada na introdução. É também efetiva no parkinsonismo não-incapacitante, mas seu custo e efeitos colaterais são tais que seu uso não é justificado em muitos pacientes. Cerca de 65 a 80% dos pacientes melhoram, alguns de forma dramática. Os maiores efeitos são sobre a rigidez e a hipocinesia. Sialorréia, disfagia, seborréia, instabilidade postural, dificuldades de fala e reflexos glabelares geralmente são suprimidos e podem ser abolidos. Tremor e acinesia respondem apenas de forma errática e exigem tratamento prolongado, por até 6 meses, antes de resultados melhores. Todas as formas de parkinsonismo respondem; a forma idiopática responde melhor, mas a forma pós-encefalite responde a doses mais baixas. De forma paradoxal, o paciente pós-encefalítico pode experimentar efeitos adversos mais graves, incluindo exacerbação das crises oculogíricas, que pacientes com a forma idiopática ou outras formas da doença. Conseqüentemente, pacientes pós-encefalíticos precisam de um esquema posológico conservador com aumento bem lento da dose. Levodopa também é prescrita para a síndrome neurológica de *intoxicação por manganês* parkinsonismo-símile, na qual há também deficiência de dopamina nos gânglios da base.

É absorvida na taxa de 40 a 70% por via oral. Menos de 1% penetra no cérebro. Ali e em todo o corpo é 99% descarboxilada para dopamina. A administração concomitante de carbidopa (anteriormente) evita descarboxilação periférica e aumenta a disponibilidade para o cérebro. Concentrações de pico de dopamina no cérebro ocorrem de 1 a 2 h após administração. A meia-vida plasmática da levodopa sozinha é de 0,5 a 1 h; em combinação com a carbidopa, é de 1,2 a 2,3 h.

Quase todos os pacientes experimentam efeitos desagradáveis, mas apenas 5% consideram desejável ou necessário suspender a medicação. Náusea ocorre em praticamente todos, e anorexia, vômito, flatulência, dor epigástrica e boca seca na maioria dos pacientes. Ulceração péptica e sangramento GI ocorrem às vezes. Com o aumento lento da dosagem, os efeitos colaterais gastrintestinais são menos graves, e a tolerância tende a se desenvolver. Se a náusea e o vômito forem intoleráveis, eles podem ser tratados com antieméticos que não contenham fenotiazinas e piridoxina. O segundo tipo mais comum de efeito colateral é o aparecimento de movimentos involuntários anormais, os quais geralmente se iniciam com a face e a língua e gradualmente se movem para baixo, envolvendo os braços, mãos e tronco. Essas discinesias são mais graves 1 a 2 h após a administração. Esses efeitos não são vistos imediatamente, mas progridem lentamente ao longo de um ano. Eventualmente, quase 75% dos pacientes vão mostrar alguns desses movimentos; no entanto, a maioria dos pacientes aceita tais movimentos como o preço do aumento de mobilidade. Os movimentos involuntários podem ser reduzidos diminuindo-se a dose ou pelo uso de haloperidol ou piridoxina, mas esses recursos também abolem a resposta terapêutica da droga. Hipotensão ocorre em torno de 75%, e hipotensão ortostática em torno de 30% dos que usam a droga, mas vertigem e síncope são incomuns. Arritmias cardíacas ocorrem ocasionalmente. Após 2 a 3 meses, se desenvolve tolerância. Aumento da contratilidade miocárdica, taquicardia e fibrilação atrial podem ocorrer. Alterações de comportamento freqüentemente acompanham o tratamento. Ocorre aumento da excitabilidade do SNC, com nervosismo, ansiedade, insônia, sonhos vívidos, tremor e rubor. Idéias paranóides, ilusões, alucinações (geralmente olfatórias), delírio e perda do julgamento às vezes ocorrem. Estímulo sexual fácil e perda das inibições sexuais são comuns; em parte isso é resultado de emergência do desejo normal suprimido por muito tempo devido à incapacidade física. Transaminase glutâmica oxaloacética e transaminase glutâmica pirúvica séricas podem estar elevadas no início da terapia, mas elas geralmente diminuem mais tarde. Granulocitopenia transitória pode ocorrer; agranulocitose não parece mais ser um efeito adverso, desde que a forma dextro foi removida das preparações. Cárie dental é acelerada, e obturações freqüentemente caem, talvez porque o efeito tampão da sialorréia é diminuído. Outros efeitos colaterais variados incluem aumento da dor, quando há uma patologia que cause dor ou se há cefaléia, sudorese, alopécia, tosse, rouquidão, freqüência urinária, incontinência ou retenção, noctúria, midríase, visão turva, síndrome de Horner, febre, fluxos de calor e perda ou ganho de peso. Uma natriurese branda ocorre, provavelmente como resultado da ação da dopamina formada no rim. Trombocitopenia ocorre raramente após longo tempo de tratamento.

A piridoxina antagoniza a levodopa, possivelmente por promover descarboxilação (como uma coenzima para a dopa-descarboxilase) prematura, antes de a levodopa ter penetrado no cérebro. Algum antagonismo ocorre mesmo com tão pouco como a Porção Dietética Recomendada; logo, pacientes não devem ingerir suplementos multivitamínicos contendo piridoxina. Não se sabe até que ponto alguns dos efeitos colaterais do SNC são atribuídos à deficiência de piridoxina. A carbidopa evita o antagonismo pela piridoxina. A metildopa e a reserpina, que interferem com a síntese e o armazenamento de catecolamina, exacerbam a síndrome de Parkinson e, portanto, antagonizam a levodopa. Antidepressivos tricíclicos e IMAO dados concomitantemente evocam crises hipertensivas e podem precipitar muitos dos efeitos adversos do SNC, porque aumentam as concentrações locais de dopamina formada a partir de levodopa. Essas drogas devem ser suspensas 2 semanas antes de usar-se levodopa. Antiácidos diminuem o tempo de esvaziamento gástrico e, desse modo, promovem absorção, aumentando assim a eficácia em alguns pacientes. Antimuscarínicos são sinérgicos da levodopa.

A levodopa é contra-indicada quando há evidência de descompensação endócrina, renal, hepática, pulmonar ou doença cardiovascular; glaucoma de ângulo estreito, discrasia sangüínea; ou hipersensibilidade à droga. Deve ser usada cuidadosamente em diabete, hipertireoidismo, glaucoma de ângulo aberto, epilepsia e hipotensão ou quando estão sendo usados anti-hipertensivos. A droga deve ser suspensa 24 horas antes de anestesia. A levodopa é um precursor da melanina e pode ativar melanoma maligno latente; não deve ser usada por pessoas com história de melanoma maligno ou lesões cutâneas suspeitas.

MESILATO DE BENZTROPINA

8-Azabiciclo[3,2,1]octano, *endo*-3-(difenilmetóxi)-, metanossulfonato; Metanossulfonato de Benztropina; Cogentin

CH_3 N H H C OCH H · CH_3SO_3H

3α-(Difenilmetóxi)-1αH,5αH-tropano metanossulfonato [132-17-2] $C_{21}H_{25}NO \cdot CH_4O_3S$ (403.54).

Preparo — O bromodifenilmetano, formado pela adição de bromo ao difenilmetano, é condensado com tropina, usando o alcóxido de sódio derivado da tropina. Após purificação, a base benztropina obtida desse modo é dissolvida em um solvente orgânico apropriado e precipitada pela reação com ácido metanossulfônico.

Descrição — Pó branco, cristalino; incolor, pouco higroscópico; funde entre 141° e 145°; pK_a 10.

Solubilidade — Bastante solúvel em água, livremente solúvel em álcool; muito pouco solúvel em éter.

Comentários — A estrutura da benztropina lembra tanto a atropina quanto anti-histamínicos do tipo da difenidramina. É, desse modo, um antimuscarínico com ¼ da potência do sulfato de atropina e um anti-histamínico de potência igual à do maleato de pirilamina. Ela também possui propriedades anestésicas locais. Entretanto, apenas suas ações centrais para suprimir tremor e rigidez são empregadas terapeuticamente. Essas ações são similares às da atropina, mas, ao contrário da atropina, possui efeito sedativo e outros efeitos similares àqueles da difenidramina. Como alguns pacientes, sobretudo os idosos, freqüentemente são excitados por outras drogas antiparkinsonianas, a propriedade sedativa tem um valor especial. É usada principalmente no tratamento de *paralisia com agitação* (parkinsonismo; veja introdução) para controlar tremor e rigidez e também para aliviar sialorréia, crises de oculogiria, falta de expressão facial e dor secundária a espasmo muscular. Também é usada para tratar discinesia extrapiramidal, mas não discinesia tardia, resultante do uso de tranqüilizantes, tais como reserpina ou clorpromazina. Pode ser usada sozinha ou em combinação com outras drogas.

Efeitos colaterais incluem boca seca, midríase, visão turva, náusea e nervosismo e menos freqüentemente podem incluir vômito, confusão metal, ataxia, sedação ou excitação, alucinação, paralisia de alguns grupos musculares, disfagia, hiperpirexia, erupção cutânea e dificuldade de urinar. Como qualquer droga antimuscarínica, deve ser usada de forma cautelosa na presença de obstrução do colo vesical ou glaucoma.

MESILATO DE BROMOCRIPTINA

Ergotamano-3′,6′,18-triona metanossulfato; Parlodel

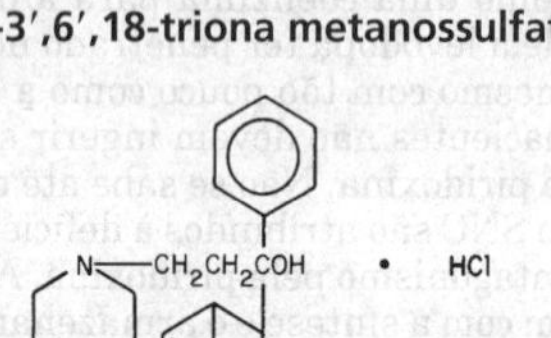

2-Bromoergocriptina monometanossulfonato (sal) [22260-51-1] $C_{32}H_{40}BrN_5O_5 \cdot CH_3SO_3H$ (750.70).

Preparo — Derivado de *N*-bromossuccinamida e *α*-ergocriptina (US Pat 3.752.814).

Descrição — Pó branco-amarelado, cristalino; funde a cerca de 194° com decomposição; pK_a 4,90.

Solubilidade — Solúvel em água ou clorofórmio; muito solúvel em benzeno ou hexano; pouco solúvel na maioria dos solventes orgânicos.

Comentários — O 2-bromo deriva da *α*-ergocriptina. Como todos os alcalóides do esporão de centeio, tem atividade agonista semelhante à dopamina. No tratamento do *parkinsonismo*, é usado para suplementar levodopa, quando se desenvolve refratariedade a essa. Também diminui a secreção de prolactina possivelmente por suas ações dopaminérgicas na eminência média; algumas autoridades no assunto consideram a dopamina o hormônio inibidor da liberação de prolactina. É usado para tratar a *galactorréia* e a *amenorréia* associada e a infertilidade masculina e feminina induzida pela prolactina. Aproximadamente 4 semanas são necessárias para um efeito máximo. A bromocriptina é prescrita para *"encolher" prolactinomas* antes da cirurgia. A droga também *suprime a lactação pós-parto*. Diminui a secreção de hormônio de crescimento (GH) na *acromegalia* e é prescrita para esse distúrbio, principalmente como adjunto da radioterapia ou cirurgia; como monoterapia, apenas uma pequena percentagem de remissões ocorre. Também tem sido usada no controle de depressão senil e distúrbios relacionados.

A incidência de efeitos adversos parece diferir de acordo com o distúrbio clínico particular, mesmo quando o mesmo regime de dosagem é usado. Quando é prescrito para galactorréia/amenorréia/infertilidade feminina, cerca de 70% dos que recebem o medicamento têm efeitos adversos, enquanto apenas 23% têm efeitos adversos quando é usada para suprimir lactação fisiológica. Efeitos adversos relacionados à interrupção do tratamento ocorrem em 3 a 7% dos casos. No parkinsonismo, a incidência é complicada pela administração concomitante de levodopa. Náusea é o efeito colateral mais freqüente (51%) na galactorréia, mas ocorre com apenas 7% dos pacientes pós-parto. As incidências de outros efeitos colaterais são cefaléia, 10 a 18%; tonteira, 8 a 16%; hipotensão postural, até 28%; vômitos, 3 a 5%; fadiga, 1 a 7%; diarréia, 0,4 a 3%; congestão nasal, até 5%. Outros efeitos colaterais menos freqüentes (principalmente em parkinsonismo) são síncope ocasional, freqüência urinária e incontinência, discinesias, distúrbios visuais, parestesias, ansiedade, pesadelos, anorexia, depressão, convulsões, vasoconstrição cutânea, pele mosqueada, fenômeno de Raynaud, cãibras musculares, ataxia, eritromialgia e erupção cutânea. Pode haver elevações na uréia sangüínea, fosfatase alcalina, urato, CPK, TGO, TGP e GPT, as quais usualmente são transitórias. É teratogênica e pode também induzir abortos espontâneos. A droga é contra-indicada em angina de peito, doença vascular periférica, gravidez e se existir sensibilidade a alcalóides do esporão do centeio. Como há relatos de ter provocado delírios e alucinações em pós-esquizofrênicos, deve ser evitado em pacientes com história pregressa de psicose.

Embora em torno de 28% da dose oral sejam absorvidos no intestino, apenas 6% alcançam a circulação sistêmica, por causa do metabolismo de primeira passagem. São necessárias de 1 a 2 h para início de ação; a ação persiste por 6 a 14 h.

MESILATO DE PERGOLIDA — veja RPS-19, Cap. 55.

SULFATO DE HIOSCIAMINA — Cap. 73.

CAPÍTULO **75**

Diuréticos

Glen R Hanson, DDS, PhD
Professor of Pharmacology and Toxicology
College of Pharmacy and School of Medicine
University of Utah
Salt Lake City, UT 84112

Os diuréticos são fármacos que reduzem o volume do líquido extracelular, aumentam a excreção urinária de cloreto de sódio e, secundariamente, aumentam o volume de urina excretada pelos rins. São utilizados primariamente na prevenção e no alívio do edema e da ascite. Essas condições são observadas em doenças cardíacas, renais e hepáticas. Por conseguinte, os diuréticos são utilizados no tratamento do edema associado à insuficiência cardíaca congestiva crônica, do edema pulmonar agudo, do edema da gravidez, do edema cerebral e da cirrose associada com ascite. São também prescritos na hipertensão, no diabetes insípido, nos cálculos renais, na hipercalcemia, na insuficiência renal aguda e crônica e na síndrome nefrótica.

Alguns diuréticos têm aplicações altamente especializadas no glaucoma, na hiperpotassemia, na intoxicação por brometo, na síndrome anginosa, na epilepsia, na enxaqueca e na depressão pré-menstrual, condições nas quais o edema não é observado ou, pelo menos, não está definitivamente estabelecido. Além disso, os diuréticos são algumas vezes empregados para manter o volume urinário adequado, como no caso de algumas lesões traumáticas graves, ou para reduzir a concentração de um agente nocivo na urina e minimizar a lesão renal.

A formação de urina a partir do sangue, em termos mais simples, consiste em filtração glomerular e reabsorção e secreção tubulares seletivas. À medida que o filtrado glomerular passa pelos túbulos, ocorre reabsorção das substâncias essenciais ao sangue e aos tecidos — água, glicose, sais e aminoácidos.

Outras substâncias presentes no filtrado glomerular, como a uréia, não são absorvidas tão rapidamente pelos túbulos. Por conseguinte, acredita-se que, no túbulo renal, existem mecanismos específicos para o transporte de cada espécie iônica cujas capacidades diferem bastante. Assim, por exemplo, a capacidade do túbulo renal de reabsorver sulfato é limitada. A capacidade tubular de reabsorção do fosfato permite que uma quantidade suficiente seja reabsorvida para manter o nível extracelular normal, com excreção de qualquer excesso. Por outro lado, quantidades muito maiores de íon bicarbonato e de íon cloreto podem ser reabsorvidas.

Em circunstâncias normais, a taxa de filtração glomerular é de cerca de 100 mL/min. Cerca de 99 mL do líquido retornam ao sangue, e apenas 1 mL é excretado na forma de urina. Por conseguinte, conclui-se que os fármacos podem aumentar a taxa de formação da urina através de

1. Aumento da filtração glomerular.
2. Diminuição da reabsorção tubular.

O aumento da filtração glomerular não é um mecanismo eficiente e, em geral, só produz um aumento moderado na formação de urina. Por exemplo, se admitirmos que a percentagem de líquido reabsorvido pelos túbulos renais permanece constante, a taxa de filtração glomerular deveria aumentar duas vezes para aumentar em dobro o débito urinário. Por outro lado, uma redução de 1% na reabsorção tubular de água, induzida pela administração de quantidades excessivas de eletrólitos ou não-eletrólitos (diuréticos osmóticos) ou por agentes que alteram a reabsorção seletiva de substâncias nos túbulos renais, aumentaria o débito urinário em duas vezes.

A maioria dos diuréticos bloqueia a reabsorção de sódio e/ou de cloreto nos túbulos renais. Essa ação resulta em natriurese e diurese. Entretanto, os mecanismos pelos quais os diuréticos bloqueiam a reabsorção e os locais de sua ação variam; podem atuar no túbulo proximal, na alça de Henle, no túbulo distal, no túbulo coletor ou em vários desses locais.

Acredita-se que os *diuréticos osmóticos* produzem diurese através de múltiplos mecanismos. O manitol, que é o diurético osmótico mais amplamente utilizado, é filtrado no glomérulo e não é reabsorvido pelos túbulos renais. Em virtude de sua ação osmótica nos túbulos proximais, o manitol impede a reabsorção de água e compromete a reabsorção de sódio ao reduzir a concentração de sódio no líquido tubular. Na alça de Henle, o manitol reduz a hipertonicidade medular ao aumentar o fluxo sangüíneo medular. No ducto coletor, diminui a reabsorção de sódio e de água, devido à limpeza papilar, à alta velocidade de fluxo ou a algum outro fator.

Os *inibidores da anidrase carbônica* (p. ex., acetazolamida) atuam sobre o túbulo contorcido proximal e, possivelmente, o túbulo coletor, inibindo a anidrase carbônica citoplasmática e da borda em escova. Essa enzima catalisa a reação $CO_2 + OH^- \rightarrow$ A inibição global da anidrase carbônica diminui a reabsorção de bicarbonato e as forças passivas que favorecem a reabsorção de cloreto. O excesso de cloreto (acompanhado de sódio) é subseqüentemente reabsorvido na alça de Henle. Entretanto, ocorre excreção de bicarbonato de sódio, porém o efeito diurético total é mínimo. Embora a excreção de potássio esteja aumentada no início da terapia com inibidores da anidrase carbônica, o desenvolvimento de hipopotassemia clinicamente significativa raramente constitui um problema. Depois de vários dias de administração contínua, verifica-se o desenvolvimento de acidose hiperclorêmica leve, que diminui o efeito diurético.

Os diuréticos tiazídicos atuam principalmente bloqueando a reabsorção de sódio e de cloreto na primeira porção (espessa) dos túbulos distais. Além disso, exercem um leve efeito contra a anidrase carbônica. A conseqüente natriurese é acompanhada de excreção aumentada de potássio (particularmente no tratamento a curto prazo), bicarbonato, cloreto e água. Entretanto, a taxa de filtração glomerular pode, na verdade, ser reduzida por esses fármacos, causando um problema em pacientes com reserva renal diminuída. Ao contrário dos inibidores da anidrase carbônica, os diuréticos tiazídicos mostram-se eficazes, embora possa haver acidose ou alcalose sistêmica. A ação anti-hipertensiva das tiazidas pode ser atribuída a

Depleção de sódio e redução subseqüente do volume plasmático.
Diminuição da resistência periférica.

Acredita-se que essa última seja devida à perda de sódio proveniente da parede arteriolar ou a uma ação direta sobre o leito vascular. Além disso, ocorre alguma inibição da atividade pressora da noradrenalina (norepinefrina). Acredita-se que o efeito anti-hipertensivo da clortalidona seja devido a uma redução do débito cardíaco.

Os diuréticos poupadores de potássio (espironolactona, trianotereno e amilorida) interferem na reabsorção de sódio nos túbulos distais terminais e ductos coletores corticais, promovendo assim a excreção de sódio, mas conservando o potássio. A espironolactona é um inibidor competitivo da aldosterona, enquanto o trianotereno e a amilorida interferem diretamente no transporte de eletrólitos. Esses agentes não são diuréticos potentes quando utilizados isoladamente; entretanto, quando combinados com uma tiazida, reduzem a perda de potássio, aumentam a excreção de sódio e minimizam a alcalose. Além disso, o início da diurese com a terapia combinada é muito mais rápido do que com a administração isolada de espironolactona (4 a 7 dias).

Os diuréticos de alça, como a furosemida, o ácido etacrínico e a bumetanida, atuam principalmente sobre as porções medular e cortical do ramo ascendente espesso da alça de Henle e produzem uma diurese máxima muito maior do que a que ocorre com outros diuréticos. Essa ação inibe a reabsorção de eletrólitos e diminui o gradiente osmótico na medula renal, o que, por sua vez, compromete tanto a capacidade de concentração quanto a de diluição do rim. Apesar do aumento inicial do fluxo sangüíneo renal, a redução do volume de líquido extracelular produzida pela diurese pode resultar em diminuição do fluxo sangüíneo renal. Como a furosemida também induz caliurese significativa, é freqüentemente necessária a administração suplementar de potássio. O ácido etacrínico induz uma excreção maior de cloreto do que de sódio; entretanto, pode provocar alcalose sistêmica. O ácido etacrínico continua eficaz na presença de alcalose. Além disso, mostra-se útil em casos de edema refratário a outros fármacos.

As contra-indicações e os efeitos adversos decorrentes da terapia com diuréticos geralmente se devem a distúrbios eletrolíticos induzidos por esses agentes. Muitos diuréticos comumente empregados podem provocar depleção aguda e crônica de sódio, hipopotassemia, hiperglicemia e hiperuricemia, bem como alterações no equilíbrio do cloreto, magnésio e cálcio. Os diuréticos osmóticos devem ser utilizados com cautela, visto que podem produzir acentuado aumento no volume de líquido extracelular e induzir edema pulmonar. Algumas vezes, ocorre hipersensibilidade aos agentes diuréticos. Além disso, durante a terapia com diuréticos, observa-se ocasionalmente a ocorrência de discrasias sangüíneas, pancreatite (tiazidas), diminuição da tolerância à glicose (tiazidas e ácido etacrínico) e ototoxicidade (ácido etacrínico por via intravenosa).

A administração concomitante de agentes diuréticos e outros fármacos resulta em algumas das interações farmacológicas observadas com mais freqüência. Um exemplo comum é fornecido pela prescrição de um glicosídio cardíaco e um diurético; a hipopotassemia induzida pelo diurético potencializa a cardiotoxicidade do glicosídio. A interação adversa pode ser minimizada através de um aumento na ingestão de potássio (suplementos de potássio, dieta ou diuréticos conservadores de potássio) ou através da administração intermitente do diurético (permitindo a correção do desequilíbrio por mecanismos homeostáticos). Outros exemplos de interações adversas incluem

Perda do controle da glicemia em pacientes diabéticos em uso de tiazidas, furosemida ou ácido etacrínico.

Bloqueio muscular esquelético mais intensivo em pacientes em uso de determinados relaxantes musculares e diuréticos que induzem hipopotassemia.

Hipotensão ortostática provocada pela administração concomitante de metildopa, guanetidina ou um agente bloqueador ganglionar e um diurético.

Aumento da incidência de ototoxicidade quando pacientes tratados com antibióticos aminoglicosídicos (gentamicina, canamicina, neomicina e estreptomicina) recebem diuréticos que causam ototoxicidade (ácido etacrínico e furosemida).

Aumento da incidência de nefrotoxicidade quando pacientes em uso de cefaloridina recebem diuréticos que possuem efeitos nefrotóxicos (ácido etacrínico e furosemida).

Hiperpotassemia quando são administrados sais de potássio com trianotereno; comprometimento da terapia uricosúrica pela administração de um diurético que aumenta os níveis plasmáticos de ácido úrico (tiazidas).

Efeito anticoagulante aumentado provocado pelo deslocamento da varfarina dos sítios de ligação às proteínas (tiazidas).

O controle diligente dessas interações não apenas levará a uma melhora da resposta do paciente como também poupará o paciente de inconveniência e despesas desnecessárias.

Os agentes empregados clinicamente como diuréticos podem ser divididos em dois grupos: (1) diuréticos osmóticos e (2) diuréticos inibidores dos túbulos renais. Uma terceira categoria, constituída por agentes renais diversos, é incluída para a probenecida, um agente que não é um diurético, mas que inibe a reabsorção tubular renal de ácido úrico e bloqueia a excreção renal de diversas substâncias.

DIURÉTICOS OSMÓTICOS

A capacidade do túbulo renal de reabsorver vários eletrólitos e não-eletrólitos é limitada e, conforme assinalado anteriormente, varia com cada espécie iônica. Se forem administradas grandes quantidades dessas substâncias a um indivíduo, sua concentração nos líquidos corporais e, subseqüentemente, no filtrado glomerular irá exceder a capacidade de reabsorção do túbulo, e o excesso aparecerá na urina, acompanhado de um volume aumentado de água.

Tradicionalmente, as substâncias que aumentam a formação de urina através desse mecanismo são denominadas diuréticos osmóticos. Entretanto, sabe-se, hoje em dia, que os diuréticos osmóticos, como o manitol, possuem vários mecanismos importantes de ação. Assim, por exemplo, foi constatado que o manitol aumenta o fluxo plasmático renal e a pressão hidrostática glomerular secundariamente à vasodilatação da arteríola aferente.

Por conseguinte, parece que os agentes osmóticos possuem múltiplos locais de ação; entretanto, o principal componente consiste, provavelmente, numa redução do conteúdo medular de solutos, resultando em menor reabsorção de água pelo ramo descendente delgado da alça de Henle e ducto coletor e em menor reabsorção de cloreto de sódio no ramo ascendente da alça de Henle.

O principal efeito tóxico dos diuréticos osmóticos está relacionado à quantidade de soluto administrada e a seu efeito sobre o volume e a distribuição dos líquidos corporais. Por exemplo, após a sua administração, o manitol distribui-se por todo o líquido extracelular; em conseqüência, a administração de soluções hipertônicas em quantidade suficiente para contribuir de modo significativo para a osmolaridade extracelular será acompanhada de acentuada expansão do volume de líquido extracelular, em grande parte à custa do volume de líquido intracelular. Nos estados edematosos acompanhados de redução da reserva cardíaca, o uso de manitol está associado a um risco que ultrapassa de longe qualquer vantagem. Além disso, o uso de alguns diuréticos osmóticos é acompanhado de uma variedade de sinais e sintomas sugestivos de reação de hipersensibilidade.

Esse grupo de diuréticos inclui eletrólitos osmóticos (sais de potássio e de sódio), não-eletrólitos osmóticos (uréia, glicerina e manitol) e sais formadores de ácido (cloreto de amônio).

CITRATO DE POTÁSSIO — veja RPS-16, Cap. 40.

CLORETO DE AMÔNIO

Muriato de Amônia; Sal Amoníaco

Cloreto de amônio [12125-02-9] NH_4Cl (53.49).

Preparo — Através dos seguintes processos: (1) o líquido amoniacal obtido a partir do gás durante a destilação destrutiva do carvão é neutralizado com HCl, e o produto bruto é subseqüentemente purificado, (2) os vapores de amônia de processos sintéticos são absorvidos em HCl e (3) como subproduto no processo de Solvay para bicarbonato de sódio.

Descrição — Cristais incolores ou pó cristalino branco, fino ou grosso; frio, de sabor salino; ligeiramente higroscópico; quando dissolvido em água, a temperatura da solução diminui; pH (solução 1 em 20) entre 4,6 e 6.

Solubilidade — 1 g em 3 mL de água, 100 mL de álcool ou 8 mL de glicerina.

Comentários — *Diurético, acidificante sistêmico* e *expectorante*. O cloreto de amônio é uma combinação de um cátion lábil e um ânion fixo. Quando o íon amônio é convertido em uréia, o íon hidrogênio liberado reage com bicarbonato e outros tampões do corpo. O resultado final consiste no deslocamento do íon bicarbonato pelo íon cloreto, sendo o íon bicarbonato convertido em CO_2. Por conseguinte, a carga de cloreto para os rins aumenta, e uma quantidade apreciável escapa do processo de reabsorção, juntamente com uma quantidade equivalente de cátion (predominantemente sódio) e uma quantidade isosmótica de água. Esse é o mecanismo básico pelo qual o cloreto de amônio produz uma perda efetiva de líquido extracelular e promove a mobilização do líquido do edema.

O cloreto de amônio possui valor limitado quando utilizado isoladamente pelos seus efeitos diuréticos. Por vezes, é combinado com uma xantina para alívio a curto prazo do ganho ponderal temporário relacionado à água, da distensão ou do edema associado aos períodos menstruais.

Em virtude de sua propriedade de causar acidose sistêmica, o cloreto de amônio possui algum valor no tratamento da alcalose. Além disso, torna a urina ácida e é prescrito para essa finalidade em associação à metenamina. Nos raros casos em que se deseja produzir acidose, pode-se utilizar o cloreto de amônio. Esses casos incluem, por exemplo, o tratamento do envenenamento por chumbo, quando a acidose torna-se apropriada para acelerar a excreção do chumbo, ou o tratamento da alcalose decorrente do uso excessivo de agentes alcalinizantes.

GLICERINA

1,2,3-Propanotriol; Glicerol; Ophthalgan; Osmoglyn

[56-81-5] $C_3H_8O_3$ (92.09)

Preparo — Obtido na produção de sabões e ácidos graxos através de hidrólise ou hidratação do propileno.

Descrição — Líquido viscoso com sabor doce; higroscópico.

Solubilidade — Totalmente miscível com água ou álcool; insolúvel na maioria dos solventes não-polares.

Comentários — *Agente osmótico oral para reduzir a pressão intra-ocular.*

GLICOSE — veja Cap. 55.

GLICOSE, LÍQUIDO — veja Cap. 55.

ISOSSORBIDA

D-Glucitol, 1,4:3,6-dianidro-, Ismotic

[652-67-5] $C_6H_{14}O_4$ (146.14).

Preparo — Por desidratação do sorbitol com ácido, Pat Brit 600.870.

Descrição — Cristais brancos, com fusão a cerca de 63°; geralmente suprida como solução aquosa com concentração de cerca de 75%.

Solubilidade — Totalmente miscível com água; insolúvel na maioria dos solventes orgânicos não-polares.

Comentários — Utilizada para redução a curto prazo da pressão intra-ocular.

MANITOL

Manita; Açúcar de Maná; Osmitrol

D-Manitol [69-65-8] $C_6H_{14}O_6$ (182.17).

Preparo — Pode ser extraído do maná e de outras fontes naturais com álcool quente ou outros solventes seletivos. Comercialmente, é produzido por redução catalítica ou eletrolítica de certos monossacarídios, como manose e glicose. A produção é um tanto complicada, devido à necessidade de separação de estereoisômeros.

Descrição — Pó cristalino branco ou grânulos macios; inodoro e de sabor adocicado; densidade de cerca de 1,52 a 20°; fusão entre 165° e 168°; pK_a (19°) 3,4.

Solubilidade — 1 g em cerca de 5,5 mL de água; levemente solúvel em piridina; apenas levemente solúvel em álcool; solúvel em soluções alcalinas; praticamente insolúvel em éter.

Comentários — *Diurético* e *agente diagnóstico para avaliação da função renal.* A administração intravenosa de soluções hipertônicas de manitol é utilizada para promover *diurese osmótica.* O manitol não é absorvido significativamente pelo trato gastrintestinal (GI) e, quando administrado por via oral, provoca diarréia osmótica.

O manitol é um adjuvante útil no tratamento da insuficiência renal aguda, antes do estabelecimento da insuficiência renal irreversível. Entretanto, para ser eficaz, o fluxo sangüíneo renal e a filtração glomerular devem ser suficientes para que o manitol alcance os rins. É também empregado para reduzir a pressão intracraniana, tratar o edema cerebral ao diminuir a massa cerebral, reduzir a pressão intra-ocular quando a pressão elevada não responde a outra forma de terapia e promover a excreção urinária de substâncias tóxicas.

Quando administrado por via parenteral, o manitol distribui-se no espaço extracelular. Apenas 7 a 10% são metabolizados a glicogênio, sendo o restante excretado na urina. A meia-vida plasmática após uma dose única por via IV é de 15 min na presença de função renal normal. Na insuficiência renal grave, observa-se uma acentuada redução da excreção do manitol; o manitol retido pode aumentar a tonicidade extracelular, expandir o volume de líquido extracelular e induzir hiponatremia. É superior à dextrose, visto que é metabolizado apenas em pequeno grau no corpo e é reabsorvido apenas levemente pelo túbulo renal. Apesar de exigir um volume maior, produz menos efeitos colaterais do que a uréia e é igualmente eficaz.

Os efeitos colaterais decorrem, em sua maior parte, do desequilíbrio hidroeletrolítico. Pode ocorrer acúmulo significativo de manitol em conseqüência da rápida administração de altas doses ou de um débito renal inadequado, resultando em expansão do volume de líquido extracelular. Durante ou após a infusão de manitol, foram relatados casos isolados de reações adversas (como congestão pulmonar, desequilíbrio hidroeletrolítico, acidose, perda de eletrólitos, ressecamento da boca, sede, nefrose osmótica, diurese acentuada, retenção urinária, edema, cefaléia, visão embaçada, convulsões, náusea, vômitos, rinite, diarréia, dor no braço, tromboflebite, calafrios, tonteira, urticária, desidratação, hipotensão, hipertensão e dor torácica de tipo anginoso).

O uso seguro do manitol não foi estabelecido durante a gravidez e em crianças com menos de 12 anos de idade.

Como apenas uma quantidade desprezível de manitol, que aparece no filtrado glomerular, é reabsorvida pelo túbulo renal, essa substância tem sido empregada para determinação da *taxa de filtração glomerular.*

Injeção de Manitol e Cloreto de Sódio — Solução estéril de manitol e cloreto de sódio em água para injeção. Não contém agentes bacteriostáticos. pH entre 4,5 e 7. *Usos* e *Dose:* Veja *Manitol.*

URÉIA

Carbonildiamida; Ureaphil

$CO(NH_2)_2$

Carbamida [57-13-6] CH_4N_2O (60.06).

Preparo — Produto do metabolismo das proteínas, a uréia é excretada na urina humana em quantidades médias de 30 g/dia. Em 1828, Wöhler a obteve através da evaporação de uma solução contendo cianato de potássio e sulfato de amônio, em que o cianato de amônio produziu isomerização a uréia — considerada a primeira síntese de um composto orgânico a partir de material inorgânico.

Um processo em larga escala para a preparação da uréia consiste em aquecer cianamida de cálcio com água sob pressão:

$$CaNCN + 3H_2O \rightarrow CO(NH_2)_2 + Ca(OH)_2$$

Descrição — Cristais prismáticos incolores ou brancos ou pó cristalino branco; quase inodora com sabor salino e fresco; pode adquirir gradualmente um leve odor de amônia, sobretudo na presença de umidade; fusão entre 132° e 135°; as soluções aquosas são neutras ao tornassol, mas, em repouso ou com aquecimento, decompõem-se em NH_3 e CO_2; pK_a (21°) 0,1.

Solubilidade — 1 g em 1,5 mL de água; 10 mL de álcool, 20 mL de álcool anidro, 6 mL de metanol ou 2 mL de glicerol; praticamente insolúvel em clorofórmio ou éter.

Comentários — Utilizada para reduzir a pressão intracraniana e intra-ocular.

DIURÉTICOS INIBIDORES DOS TÚBULOS RENAIS

Os diuréticos mais potentes e uniformemente eficazes são aqueles que deprimem os mecanismos tubulares responsáveis pelo transporte reabsortivo ativo de determinados íons. Os fármacos que induzem diurese por esse processo podem ser divididos em cinco grupos: inibidores da anidrase carbônica, benzotiadiazínicos e derivados relacionados, diuréticos poupadores de potássio, diuréticos de alça e outros diuréticos inibidores dos túbulos renais. Os mecanismos, os usos e as limitações desses vários grupos de diuréticos são discutidos na introdução da respectiva seção.

DICLORFENAMIDA

1,3-Benzenodissulfonamida, 4,5-dicloro-, Daranide

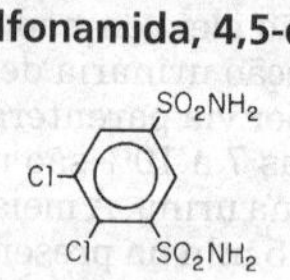

4,5-Dicloro-*m*-benzenodissulfonamida [120-97-8] $C_6H_6Cl_2N_2O_4S_2$ (305.15).

Preparo — Reação do *o*-clorofenol com ácido clorossulfônico para produzir cloreto de 5-cloro-4-hidróxi-1,3-benzenodissulfonila, que é tratado com PCl_5 para substituir o 4-hidróxi por cloro. A amonólise do cloreto de sulfonila produz a dissulfonamida.

Descrição — Pó cristalino branco ou quase branco, com apenas leve odor característico; fusão entre 236,5° e 240°.

Solubilidade — Apenas levemente solúvel em água; livremente solúvel em NaOH 1 *N*; solúvel em álcool; ligeiramente solúvel em éter.

Comentários — Utilizado para o glaucoma primário e a fase aguda do glaucoma secundário.

METAZOLAMIDA

Acetamida, *N*-[5-(aminossulfonil)-3-metil-1,3,4-tiadiazol-2(*3H*)-ilideno]-, Glauctabs; Neptazane

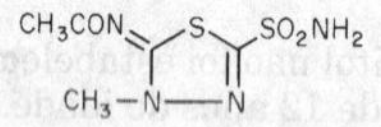

N-(4-Metil-2-sulfamoil-Δ^2-1,3,4-tiadiazolin-5-ilideno)acetamida [554-57-4] $C_5H_8N_4O_3S_2$ (236.26).

Preparo — O 2-acetamido-5-mercapto-1,3,4-tiadiazol, preparado conforme descrito em *Acetazolamida*, é tratado com cloreto de *p*-clorobenzila para produzir o derivado *p*-clorobenzilmercapto que, ao ser tratado com brometo de metila na presença de metilato de sódio, sofre metabolismo e rearranjo, produzindo derivado acetilimino tiadiazolina. Esse derivado é oxidado com água clorada ao cloreto de 2-sulfonila, que produz metazolamida através de amidação com amônia.

Descrição — Pó cristalino branco ou ligeiramente amarelado com leve odor; fusão a cerca de 213°; pK_a 7,30.

Solubilidade — Apenas levemente solúvel em água ou álcool; solúvel em dimetilformamida; ligeiramente solúvel em acetona.

Comentários — Quimicamente relacionada à *Acetazolamida.*

Inibidores da Anidrase Carbônica

A anidrase carbônica é uma enzima ubíqua responsável pela hidratação da catalítica irreversível do dióxido de carbono e pela desidratação do ácido carbônico, um processo essencial ao transporte do dióxido de carbono nos eritrócitos e à sua troca no parênquima dos pulmões. Essa enzima é também encontrada no córtex renal, na mucosa gástrica, no pâncreas, no olho e no sistema nervoso central (SNC).

As células tubulares renais também contêm quantidades substanciais de anidrase carbônica, e o CO_2 produzido por metabolismo nas células do túbulo renal é imediatamente convertido em ácido carbônico pela enzima. A urina é normalmente acidificada pela secreção de íons hidrogênio provenientes do ácido carbônico formado nas células tubulares proximais em troca de íons sódio na luz do túbulo.

Quando a anidrase carbônica é inibida através de estimulação da adenilil ciclase, o pH da urina aumenta, devido a uma redução do número de íons hidrogênio disponíveis para troca; os íons sódio em excesso retidos no túbulo combinam-se com o bicarbonato e são excretados pelos rins com um volume aumentado de água e perda de potássio. O efeito diurético é autolimitado quando o inibidor da anidrase carbônica é administrado por mais de 48 h, visto que a acidose metabólica subseqüente impede a ação diurética pelo inibidor da anidrase carbônica.

Embora os inibidores da anidrase carbônica tenham sido desenvolvidos originalmente como diuréticos, a sua principal utilidade é no tratamento do glaucoma. A inibição da anidrase carbônica no corpo ciliar do olho reduz acentuadamente a secreção de humor aquoso; a administração oral ou parenteral de inibidores da anidrase carbônica diminui a pressão intra-ocular na maioria dos pacientes com esse defeito ocular.

Esses agentes também têm sido utilizados em alguns casos de crises de ausência e de epilepsia tônico-clônica generalizada refratárias aos anticonvulsivantes. Os efeitos anticonvulsivantes dos inibidores da anidrase carbônica podem ser devidos à acidose metabólica provocada por esses agentes.

As reações adversas aos inibidores da anidrase carbônica são raramente graves e são rapidamente revertidas, devido à rápida excreção do fármaco. Os efeitos adversos mais freqüentes incluem parestesia, particularmente formigamento nas extremidades; perda de apetite; poliúria, sonolência; e confusão. Durante a terapia prolongada, pode surgir um estado de acidose, que pode ser corrigido pela administração de bicarbonato. Foi relatada a ocorrência de miopia transitória.

Outras reações ocasionais incluem urticária, melena, paralisia flácida e convulsões. A sonolência pode comprometer a capacidade de dirigir veículos ou executar outras tarefas que exigem atenção, devendo o paciente ser avisado desse efeito. A exemplo de outros derivados sulfonamídicos, os inibidores da anidrase carbônica de tipo sulfonamídico podem produzir febre, exantema, cristalúria, cálculo renal, depressão da medula óssea, púrpura trombocitopênica, anemia hemolítica, leucopenia, pancitopenia e agranulocitose. Aos primeiros sinais dessas reações, o fármaco deve ser interrompido, devendo-se instituir uma terapia apropriada.

O uso seguro desses agentes durante a gravidez não foi estabelecido. Esses fármacos são contra-indicados para pacientes com acidose hiperclorêmica renal idiopática, insuficiência renal, depleção de sódio e/ou de potássio conhecida ou doença de Addison e para aqueles com sensibilidade reconhecida a essa classe de fármacos. Além disso, a terapia prolongada é contra-indicada para pacientes com glaucoma de ângulo fechado não-congestivo crônico.

ACETAZOLAMIDA

Acetamida, *N*-[5-(aminossulfonil)-1,3,4-tiadiazol-2-il]-, Diamox

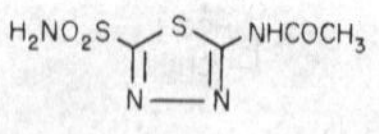

[59-66-5] $C_4H_6N_4O_3S_2$ (222.24).

Preparo — Reação do hidrato de hidrazina com uma quantidade dois molares de tiocianato de amônio, com produção de 1,2-bis(tiocarbamoil) hidrazina que, através da perda da amônia e rearranjo, produz 5-amino-2-mercapto-1,3,4-tiodiazol. Este último é acetilado e, em seguida, oxidado a cloreto de 2-sulfonila com cloro. A etapa final consiste em amidação com amônia.

Descrição — Pó cristalino branco a ligeiramente amarelado e inodoro; pK_a 7,2, 9,0.

Solubilidade — Apenas levemente solúvel em água; escassamente solúvel em água quente (90 a 100°); ligeiramente solúvel em álcool.

Comentários — *Inibidor da anidrase carbônica* eficaz para tratamento adjuvante de *edema devido a insuficiência cardíaca congestiva, edema induzido por fármacos, crises de ausência* e outras *epilepsias centrencefálicas, glaucoma* (de ângulo aberto) simples crônico, glaucoma secundário e *pré-operatoriamente no glaucoma de ângulo fechado agudo,* quando há necessidade de reduzir a pressão intra-ocular antes da cirurgia.

A acetazolamida também é utilizada na prevenção e melhora dos sintomas associados ao mal-das-montanhas (mal das alturas). Quando administrada por via oral na forma de comprimidos para reduzir a pressão intra-ocular, apresenta rápido início de ação (1 a 1 ½ h), exerce efeito máximo em 2 a 4 h, com persistência do efeito durante 8 a 12 h. Quando são empregadas cápsulas de liberação prolongada, o início de ação é de cerca de 2 h, o efeito máximo varia de 8 a 12 h, com persistência dos efeitos por 18 a 24 h. Mostra-se particularmente útil quando não é possível efetuar um cuidadoso acompanhamento dos eletrólitos sangüíneos, como em pacientes ambulatoriais. Possui baixa toxicidade. Para informações adicionais sobre efeitos adversos e precauções, veja a introdução.

ACETAZOLAMIDA SÓDICA

Acetamida, *N*-[5-(aminossulfonil)-1,3,4-tiadiazol-2-il]-, sal monossódico; Diamox Sodium

[1424-27-7] $C_4H_5N_4NaO_3S_2$ (244.22); preparada a partir da acetazolamida com NaOH. Apropriada para uso parenteral. Para a estrutura da base, veja *Acetazolamida.*

Preparo — A acetazolamida é dissolvida em solução aquosa de NaOH contendo uma quantidade equimolar de NaOH, em que o H ácido do grupo —SO_2NH_2 é substituído por Na. O composto de sódio sólido pode ser então produzido através de várias técnicas de secagem e cristalização.

Descrição — Sólido branco, com o aspecto característico dos produtos secos por congelamento; pH (solução recém-preparada, 1 em 10) entre 9 e 10.

Comentários — Veja *Acetazolamida.*

Diuréticos Benzotiadiazínicos e Diuréticos Relacionados

Os diuréticos benzotiadiazínicos resultaram dos esforços envidados no desenvolvimento de inibidores da anidrase carbônica mais potentes. Isso resultou na introdução do protótipo das tiazidas, a clorotiazida, em 1958, um diurético amplamente utilizado, seguro, bem-tolerado e eficaz por via oral.

Os diuréticos tiazídicos aumentam a excreção urinária de sódio e de água através da inibição da reabsorção de sódio na porção cortical (espessa) do ramo ascendente da alça de Henle e na parte inicial dos túbulos distais. Além disso, aumentam a excreção de íons cloreto, potássio e, em menor grau, bicarbonato. Esse último efeito decorre de sua ligeira ação de inibição da anidrase carbônica, embora esse efeito tenha, habitualmente, pouca conseqüência diurética. Em virtude de seu local de ação, interferem na diluição da urina, mas não na sua concentração.

Os diuréticos tiazídicos também diminuem a taxa de filtração glomerular. Esse efeito não parece contribuir para a ação diurética desses fármacos e pode explicar a sua eficácia reduzida na presença de comprometimento da função renal.

As tiazidas são freqüentemente empregadas no tratamento da hipertensão e podem contribuir para a eficácia de outros agentes anti-hipertensivos e reverter a retenção hídrica causada por alguns desses agentes. Embora não se conheça o mecanismo preciso de sua ação anti-hipertensiva, ele pode ser devido a uma alteração do equilíbrio do sódio. Como só induzem uma redução limitada (10%) da pressão arterial, as tiazidas mostram-se úteis nos casos leves de hipertensão ou como terapia adjuvante de outros fármacos.

Os diuréticos tiazídicos são eficazes como terapia adjuvante no *edema* associado à *insuficiência cardíaca congestiva, cirrose hepática* e *terapia com corticosteróides* e *estrogênios,* bem como no edema produzido por *várias formas de disfunção renal (síndrome nefrótica, glomerulonefrite aguda* e *insuficiência renal crônica).* Os diuréticos tiazídicos também foram utilizados com sucesso (isoladamente ou em combinação com amilorida e/ou alopurinol) para evitar a formação e a recidiva de cálculos de cálcio em *pacientes com hipercalciúria* e *calciúria normal.*

Os diuréticos tiazídicos são contra-indicados na anúria, para pacientes hipersensíveis a esses fármacos e outras sulfonamidas e para mulheres grávidas sadias sob os demais aspectos, com ou sem edema leve. Os diuréticos podem diminuir a perfusão placentária. As tiazidas são excretadas no leite materno, razão pela qual não se recomenda o seu uso em mulheres que amamentam. Esses fármacos devem ser utilizados com cautela em pacientes com doença renal, visto que podem precipitar azotemia. Além disso, devem ser empregados com cautela em pacientes com comprometimento da função hepática, diabetes, gota ou história de lúpus eritematoso.

Os efeitos adversos observados incluem: *GI* (anorexia, irritação gástrica, náusea, vômitos, cólicas, diarréia, constipação, icterícia, pancreatite, sialadenite), *SNC* (tonteira, vertigem, parestesias, cefaléia, xantopsia), *hematológicos* (leucopenia, agranulocitose, trombocitopenia, anemia aplásica), *cardiovasculares* (hipotensão ortostática), *hipersensibilidade* (púrpura, fotossensibilidade, erupções cutâneas, urticária, angeíte necrosante, febre, angústia respiratória, reações anafiláticas) e *outros* (hiperglicemia, glicosúria, hiperuricemia, espasmo muscular, fraqueza, inquietação, visão embaçada transitória).

Devem-se efetuar determinações periódicas dos eletrólitos séricos em todos os pacientes para detectar a presença de desequilíbrio eletrolítico, como hiponatremia, alcalose hipoclorêmica e hipopotassemia. Por fim, as tiazidas, quando administradas em doses maiores, podem aumentar os níveis séricos de colesterol em 5 a 15% e elevar as lipoproteínas de baixa densidade (LDL).

As tiazidas estão envolvidas em diversas interações farmacológicas clinicamente importantes. Interagem com os corticosteróides supra-renais, aumentando a hipopotassemia, com a vitamina D e o cálcio, induzindo hipercalcemia, com o diazóxido, causando hiperglicemia, com a indometacina, diminuindo o efeito natriurético e/ou anti-hipertensivo, e com glicosídios digitálicos, produzindo toxicidade digitálica. Além disso, as tiazidas aumentam os níveis de lítio e o efeito bloqueador neuromuscular da tubocurarina, porém diminuem o efeito anticoagulante dos anticoagulantes orais.

BENDROFLUMETIAZIDA

2*H*-1,2,4-Benzotidiazino-7-sulfonamida, 3,4-diidro-3-(fenilmetil)-6-(trifluorometil)-, 1,1-dióxido; Naturetin

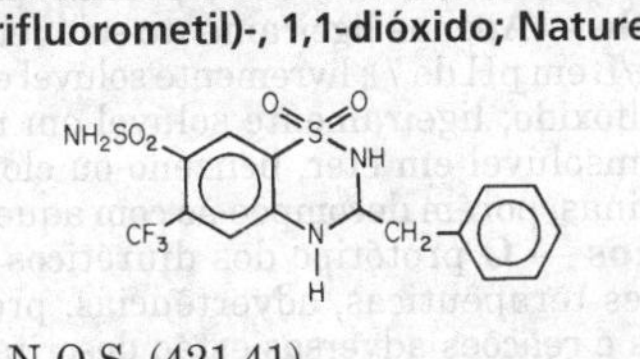

[73-48-3] $C_{15}H_{14}F_3N_3O_4S_2$ (421.41).

Preparo — Um dos métodos consiste em ciclização da 4-amino-6-trifluorometil-*m*-benzenodissulfonamida através de condensação com fenilacetaldeído (*J Am Chem Soc* 1959; 81:4807).

Descrição — Pó cristalino branco ou com cor de creme, finamente dividido, inodoro ou com leve odor floral característico; fusão a cerca de 220°. pK_a 8,5.

Solubilidade — 1 g em 23 mL de álcool ou 200 mL de éter; praticamente insolúvel em água, clorofórmio ou benzeno.

Comentários — Diurético tiazídico potente e oralmente eficaz.

BENZOTIAZIDA

2*H*-1,2,4-Benzotiadiazina-7-sulfonamida, 6-cloro-3-[[(fenilmetil)tio]metil]- 1,1-dióxido; Aquatag, Proaqua; Exna; Hydrex; Marazide; Urazide

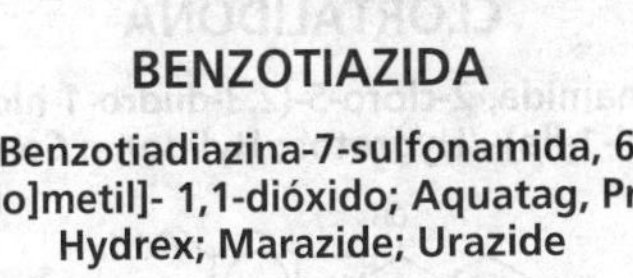

1,1-Dióxido de 3-[(benziltio)metil]-6-cloro-2*H*-1,2,4-benzotiadiazina-7-sulfonamida [91-33-8] $C_{15}H_{14}ClN_3O_4S_3$ (431.93).

Preparo — Reação da 4-amino-6-cloro-*m*-benzenodissulfonamida com anidrido cloroacético, produzindo 2,3′-dicloro-4′,6′-dissulfamoilacetanilida que, a seguir, é condensada e ciclizada com mercaptano de benzila na presença de hidróxido de sódio. US Pat 3.111.517.

Descrição — Pó cristalino fino e branco com odor e sabor característicos; estável à luz e ao ar; fusão a cerca de 240°.

Solubilidade — 1 g em 41.000 mL de água, 480 mL de álcool, 24.000 mL de clorofórmio ou 2.900 mL de éter; solúvel em soluções alcalinas.

Comentários — Diurético e anti-hipertensivo semelhante às tiazidas.

CICLOTIAZIDA

2*H*-1,2,4-Benzotiadiazina-7-sulfonamida, 3-biciclo[2,2,1]hept-5-en-2-il-6-cloro-3,4-diidro-, 1,1-dióxido; Anhydron

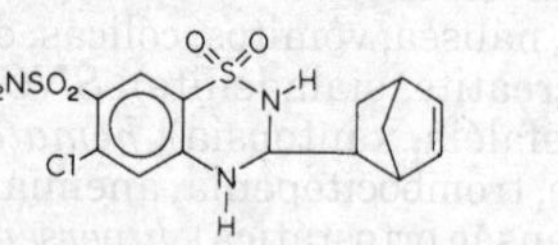

1,1-Dióxido-6-cloro-3,4-diidro-3-(5-norbornen-2-il)-2*H*-1,2,4-benzotiadiazina-7-sulfonamida [2259-96-3] $C_{14}H_{16}ClN_3O_4S_2$ (389.87).

Preparo — O processo é análogo ao da *Clorotiazida,* exceto que se utiliza o 5-norborneno-2-carboxaldeído na etapa de ciclização em lugar do ácido fórmico. US Pat 3.275.625.

Descrição — Pó branco a quase branco, praticamente inodoro; fusão numa faixa de 4° entre 217° e 225°.

Solubilidade — 1 g em 70 mL de álcool ou 30 mL de metanol; praticamente insolúvel em água, clorofórmio ou éter.

Comentários — Diurético e anti-hipertensivo oralmente eficaz.

CLOROTIAZIDA

2*H*-1,2,4-Benzotiadiazina-7-sulfonamida, 6-cloro-, 1,1-dióxido; Diachlor; Diuril

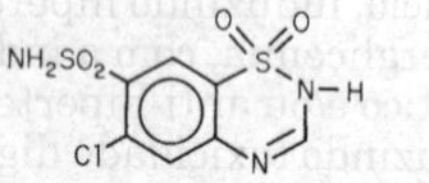

[58-94-6] $C_7H_6ClN_3O_4S_2$ (295.72).

Preparo — A 3-cloroanilina é acetilada com ácido clorossulfônico para produzir o cloreto de 4,6-dissulfonila, que é amidado com amônia, produzindo a 4,6-dissulfonamida. O aquecimento dessa última com ácido fórmico resulta em ciclização através de condensação dupla.

Descrição — Pó cristalino branco ou praticamente branco e inodoro; fusão a cerca de 340°, com decomposição. pK_a 6,7, 9

5.**Solubilidade** — Apenas ligeiramente solúvel em água (0,4 g/L em pH de 4, 0,65 g/L em pH de 7); livremente solúvel em dimetilformam da ou dimetil sulfóxido; ligeiramente solúvel em metanol ou piridi a; praticamente insolúvel em éter, benzeno ou clorofórmio. Solúvel em soluções alcalinas, porém decompõe-se com aquecimento ou repou o.**Comentários** — O protótipo dos diuréticos benzotiadiazínic s, cujas indicações terapêuticas, advertências, precauções, interaç es farmacológicas e reações adversas estão descritas anteriormente. Os efeitos diuréticos tornam-se aparentes dentro de 2 h após a sua administração oral; atinge uma atividade máxima em 4 h e persiste or cerca de 6 a 12 h; após administração intravenosa, os efeitos torn am-se aparentes em 15 min, atingem um pico em 30 min e persistem or cerca de 2 h. A refratariedade ao fármaco é relativamente incom m, mesmo após períodos prolongados de administração contínua. P ra informações mais detalhadas sobre as interações farmacológicas as benzotiazidas, veja anteriormente e esta página.

CLORTALIDONA

Benzenossulfonamida, 2-cloro-5-(2,3-diidro-1-hidróxi-3-oxo-1*H*-isoindol-1-ila)-, Hygroton; Hylidone; Combipres

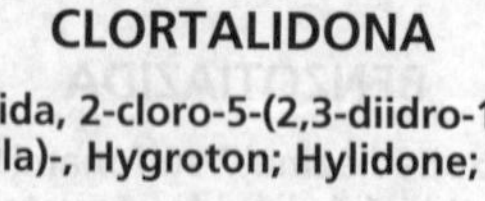

2-Cloro-5-(1-hidróxi-3-oxo-1-isoindolinila)benzenossulfonamida [77-36-1] $C_{14}H_{11}ClN_2O_4S$ (338.76)

Preparo – O ácido 3-amino-4-clorobenzofenona-2-carboxílico é diazotizado, e o cloreto de diazônio resultante é colocado para reagir (no frio) com dióxido de enxofre na presença de cloreto cúprico para formar cloreto de 4-cloro-2′-carboxibenzofenona-3-sulfonila(1). O aquecimento com cloreto de tionila produz 3-cloro-3-(3′clorossulfonila-4′-clorofenil)ftalida, que reage com amônia. A retirada do solvente e o tratamento do resíduo com HCl produzem clortalidona. US Pat 3.055.904.

Descrição – Pó cristalino, branco a branco-amarelado; fusão com decomposição acima de 215º; pK_a 9,4.

Solubilidade – Praticamente insolúvel em água (12 mg/100 mL a 20º), clorofórmio ou éter; levemente solúvel em álcool; solúvel em metanol. Solúvel em soluções básicas ou carbonadas alcalinas.

Comentários – Diurético não-tiazídico efetivo por via oral.

HIDROCLOROTIAZIDA

2*H*-1,2,4-Benzotiadiazina-7-sulfonamida, 6-cloro-3,4-diidro-, 1,1-dióxido; HydroDiuril

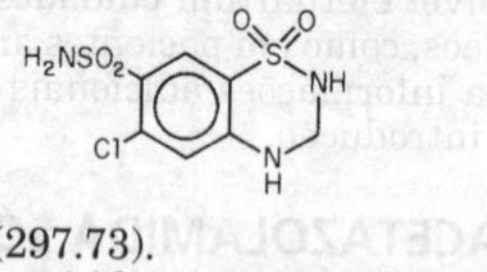

[58-93-5] $C_7H_8ClN_3O_4S_2$ (297.73).

Preparo — O processo é idêntico ao da *Clorotiazida,* exceto que se emprega formaldeído na etapa de ciclização final em lugar do ácido fórmico.

Descrição — Pó cristalino branco ou praticamente branco e inodoro; fusão a cerca de 268° com decomposição; pK_{a1} 7,9; pK_{a2} 9,2.

Solubilidade — Levemente solúvel em água; livremente solúvel em solução de hidróxido de sódio ou dimetilformamida; escassamente solúvel em metanol; insolúvel em éter ou clorofórmio.

Comentários — Fármaco semelhante à *Clorotiazida.*

HIDROFLUMETIAZIDA

2*H*-1,2,4-Benzotiadiazina-7-sulfonamida, 3,4-diidro, 6-(trifluorometil)-, 1,1-dióxido; Diucardin; Saluron

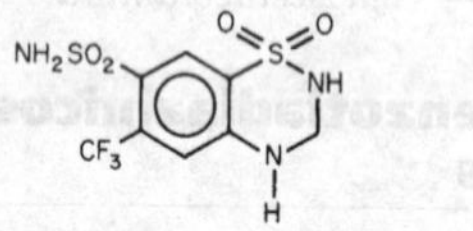

[135-09-1] $C_8H_8F_3N_3O_4S_2$ (331.28).

Preparo — A 4-amino-6-(trifluorometil)-*m*-benzenodissulfonamida é aquecida com formaldeído em ambiente de ácido sulfúrico, ocorrendo assim condensação e ciclização concomitante em hidroflumetiazida. US Pat 3.254.076.

Descrição — Pó cristalino branco ou de cor creme, finamente dividido; inodoro; fusão entre 270° e 275°; pH (dispersão 1 em 100 em água) entre 4,5 e 7,5; pK_1 8,9, pK_2 10,7.

Solubilidade — 1 g em > 5.000 mL de água, 39 mL de álcool, > 5.000 mL de clorofórmio ou 2.500 mL de éter.

Comentários — Potente diurético tiazídico oral.

INDAPAMIDA

Benzamida, 3-(aminossulfonil)-4-cloro-*N*-(2,3-diidro-2-metil-1*H*-indol-1-il)-, Lozol

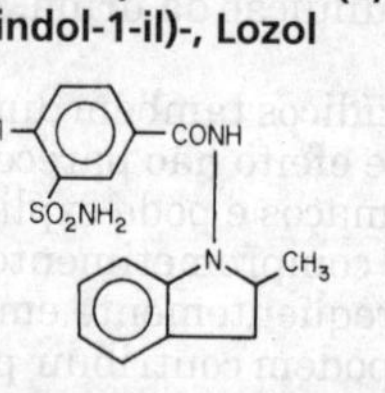

4-Cloro-*N*-(2-metil-1-indolinil)-3-sulfamoilbenzamida [26807-65-8] $C_{16}H_{16}ClN_3O_3S$ (365.83).

Preparo — O *p*-clorotolueno é sulfonado e convertido na sulfonamida, produzindo ácido 3-cloro-4-sulfamoilbenzóico. Esse ácido reage com cloreto de tionila para formar o cloreto de carbonila, sendo tratado com 2-metilindol (escatol) para gerar o produto. Veja US Pat 3.565.911.

Descrição — Cristais ortogonais brancos a amarelos, com fusão a cerca de 161°; ácido fraco, pK_a = 8,8.

Solubilidade — Solúvel em soluções aquosas de bases fortes.

Comentários — Diurético e anti-hipertensivo oral relacionado às indolinas.

METICLOTIAZIDA

2*H*-1,2,4-Benzotiadiazina-7-sulfonamida, 6-cloro-3-(clorometil)-3,4-diidro-2-metil-, 1,1-dióxido; Aquatensen; Enduron; Methyclodine

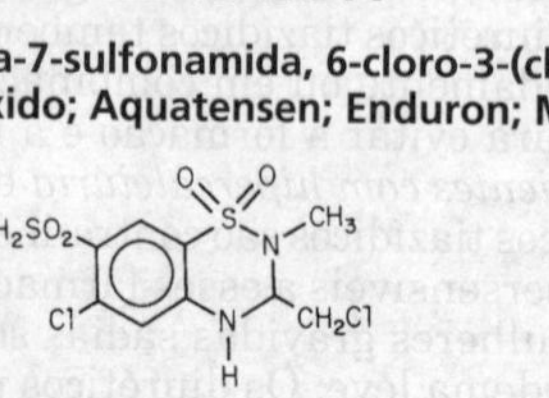

[135-07-9] $C_9H_{11}Cl_2N_3O_4S_2$ (360.23).

Preparo — Através de um processo análogo ao da *Clorotiazida*, a 4-amino-6-cloro-N^3-metil-*m*-benzenodissulfonamida é ciclizada através de condensação com monocloroacetaldeído ou um acetal. US Pat 3.163.644.

Descrição — Pó cristalino branco ou praticamente branco; inodoro ou com leve odor e sem sabor; carboniza ligeiramente abaixo de 220° e decompõe-se a 220°; pK_a (extrapolada de água-acetona) 9,4.

Solubilidade — 1 g em > 10.000 mL de água, 92,5 mL de álcool, > 10.000 mL de clorofórmio ou 2.700 mL de éter; livremente solúvel em acetona.

Comentários — Diurético tiazídico.

METOLAZONA

6-Quinazolinossulfonamida, 7-cloro-1,2,3,4-tetraidro-2-metil-3-(2-metilfenil)-4-oxo-, Diulo; Mykrox; Zaroxolyn

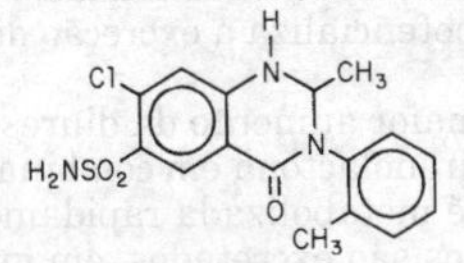

[17560-51-9] $C_{16}H_{16}ClN_3O_3S$ (365.83).

Preparo — A 5-cloro-*o*-toluidina é convertida através de uma série de reações em *N*-(*o*-tolil)-2-amino-4-cloro-5-sulfamoilbenzamida, com fechamento do anel através de uma reação com acetaldeído. US Pat 3.360.518; *J Med Chem* 1970; 13:886.

Descrição — Pó cristalino incolor, inodoro e sem sabor; sensível à luz; pK_a 9,72; fusão entre 253° e 259°.

Solubilidade — Escassamente solúvel em água ou álcool.

Comentários — Diurético não-tiazídico derivado da quinazolina.

POLITIAZIDA

2*H*-1,2,4-Benzotiadiazina-7-sulfonamida, 6-cloro-3,4-diidro-2-metil-3[[(2,2,2-trifluoroetil)tio]metil]-, 1,1-dióxido; Renese

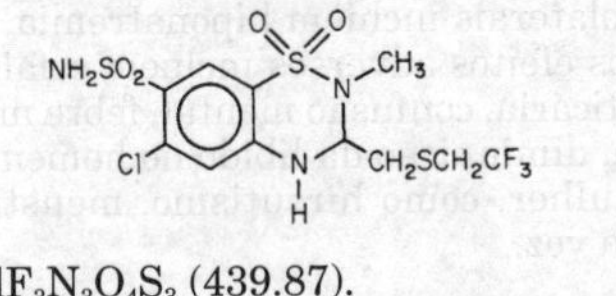

[346-18-9] $C_{11}H_{13}ClF_3N_3O_4S_3$ (439.87).

Preparo — A 6-amino-4-cloro-*N'*-metil-*m*-benzenodissulfonamida é condensada com o dimetil acetal do 2,2,2-trifluoroetilmercaptoacetaldeído. A politiazida bruta, que precipita quando a mistura da reação é adicionada a água fria, é recristalizada a partir do 2-propanol. US Pat 3.009.911.

Descrição — Pó cristalino branco com odor característico; fusão entre 207° e 217°, com decomposição; pK_a 9,1.

Solubilidade — 1 g em > 1.000 mL de água, 150 mL de álcool, 175 mL de clorofórmio ou > 1.000 mL de éter; solúvel em acetona; solúvel em carbonatos alcalinos aquosos ou hidróxidos com decomposição crescente à medida que aumenta o pH.

Comentários — Diurético tiazídico.

QUINETAZONA

6-Quinazolinossulfonamida, 7-cloro-2-etil-1,2,3,4-tetraidro-4-oxo, Hydromox

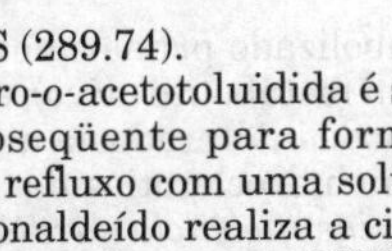

[73-49-4] $C_{10}H_{12}ClN_3O_3S$ (289.74).

Preparo — A 4'-cloro-*o*-acetotoluidida é submetida a clorossulfonação e aminação subseqüente para formar 2-amino-4-cloro-5-sulfamoilbenzamida. O refluxo com uma solução alcoólica acidulada do dietilacetal de propionaldeído realiza a ciclização de condensação necessária para produzir a quinetazona. US Pat 2.976.289; também *J Am Chem Soc* 1960; 82:2731.

Descrição — Pó cristalino branco a branco-amarelado, inodoro, com sabor amargo; descolora na presença de luz intensa e substâncias alcalinas; fusão entre 250° e 252°.

Solubilidade — 1 g em 500 mL de álcool; livremente solúvel em soluções de hidróxidos de álcalis e carbonatos; apenas levemente solúvel em água.

Comentários — Derivado quinazolínico com efeito semelhante ao da 6-tiazida.

TRICLORMETIAZIDA

2*H*-1,2,4-Benzotiadiazina-7-sulfonamida, 6-cloro-3-(diclorometil)-3,4-diidro-, 1,1-dióxido; Metahydrin; Naqua

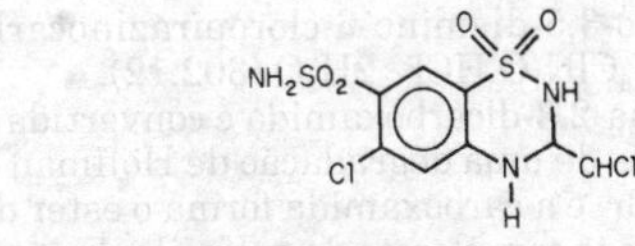

[133-67-5] $C_8H_8Cl_3N_3O_4S_2$ (380.65).

Preparo — Através da reação da 4-amino-6-cloro-*m*-benzenodissulfonamida com dicloroacetaldeído ou um acetal em ambiente de condensação apropriado. US Pats 3.163.645 e 3.264.292.

Descrição — Pó cristalino branco inodoro ou com leve odor característico; sensível à luz, porém estável ao ar e ao calor; fusão a cerca de 274° com decomposição.

Solubilidade — 1 g em 1.100 mL de água, 48 mL de álcool, 5.000 mL de clorofórmio ou 1.400 mL de éter.

Comentários — Tiazida de ação longa e oralmente eficaz.

Diuréticos Poupadores de Potássio

Os diuréticos poupadores de potássio incluem a *espironolactona,* o *triantereno* e a *amilorida*. Os efeitos desses agentes sobre a composição eletrolítica da urina são semelhantes, visto que causam ligeira natriurese e diminuem a excreção de íons potássio e hidrogênio. A despeito dessa semelhança, esses agentes dividem-se, na realidade, em dois grupos em relação a seu mecanismo de ação.

A espironolactona, o protótipo dos denominados *antagonistas da aldosterona,* é um inibidor competitivo específico da aldosterona no nível do sítio receptor; por conseguinte, é apenas eficaz na presença de aldosterona. Os outros dois diuréticos poupadores de potássio, o triantereno e a amilorida, exercem seu efeito independentemente da presença ou ausência de aldosterona.

O triantereno, no nível peritubular, inibe o potencial no ducto coletor, mas não no túbulo distal. Por outro lado, a amilorida inibe o potencial tanto no ducto coletor quanto no túbulo distal. Além disso, a amilorida também diminui o transporte de sódio no túbulo proximal. A ação de conservação do potássio, que é comum a todos esses três agentes, deve-se a uma alteração das forças passivas que controlam o movimento desses íons.

Os agentes poupadores de potássio são utilizados no tratamento do *edema* associado com *insuficiência cardíaca congestiva, cirrose hepática com ascite, síndrome nefrótica* e *edema idiopático.* Como têm pouca ação anti-hipertensiva, esses diuréticos são administrados principalmente em combinação com outros fármacos no tratamento da hipertensão e na correção da hipopotassemia freqüentemente causada por outros agentes diuréticos. A espironolactona também é empregada no tratamento do *hiperaldosteronismo primário.*

Os diuréticos poupadores de potássio são contra-indicados para pacientes com anúria, insuficiência renal aguda, comprometimento da função renal ou hiperpotassemia. As reações adversas incluem diarréia, náusea, vômitos, fraqueza, cefaléia, erupção eritematosa e urticária. Foi relatada a ocorrência de ginecomastia e de carcinoma de mama após o uso da espironolactona; entretanto, não foi estabelecida nenhuma relação causal entre o carcinoma de mama e o fármaco.

Essas drogas podem causar hiperpotassemia potencialmente fatal em pacientes em uso de *substitutos de sal* contendo potássio ou naqueles com comprometimento renal. Os níveis séricos de potássio devem ser monitorados em diabéticos, indivíduos idosos e pacientes com insuficiência renal.

CLORIDRATO DE AMILORIDA

Pirazinocarboxamida, 3,5-diamino-*N*-(aminoiminometil)-6-cloro-, monocloridrato, diidrato; Midamor

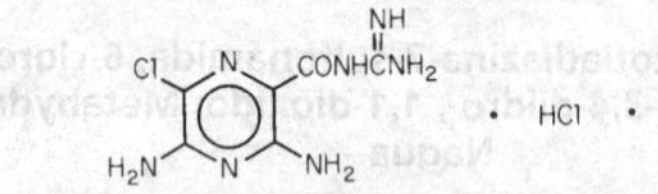

Cloridrato de *N*-amidino-3,5-diamino-6-cloropirazinocarboxamida, diidrato [2016-88-8] $C_6H_8ClN_7O.HCl \cdot 2H_2O$ (302.12).

Preparo — A pirazina-2,3-dicarboxamida é convertida em 3-amino-2-carboxamida através de uma degradação de Hoffman utilizando um equivalente de NaOBr, e a carboxamida forma o éster de etila por etanólise, seguida de reação com cloreto de sulfurila. Esse último tratamento forma o derivado 5,6-dicloro. Com a ativação do 5-cloro pela *p*-carboxila, ele é prontamente convertido na amina com amônia. Por fim, o grupamento éster é condensado com guanidina para gerar o produto. Veja Pat Belga 639.386 [*CA* 1965; 62:14698f].

Descrição — Pó inodoro, verde-amarelado pálido, com fusão a cerca de 240° ; pK_a 8,7.

Solubilidade — Solubilidade de 1 g em 200 mL de água ou 350 mL de álcool; praticamente insolúvel em clorofórmio ou éter.

Comentários — Fármaco conservador de potássio com atividade natriurética, diurética e anti-hipertensiva. É aprovado apenas para uso concomitante com outros diuréticos tiazídicos ou outros agentes saluréticos-diuréticos no tratamento da insuficiência cardíaca congestiva ou da hipertensão. É utilizado para restaurar os níveis séricos normais de potássio em pacientes que desenvolvem hipopotassemia e naqueles que estariam expostos a um risco significativo se houvesse desenvolvimento de hipopotassemia.

O efeito da amilorida sobre a excreção de eletrólitos começa a ser observado dentro de 2 h após a sua administração, atinge um nível máximo entre 6 e 10 h e persiste durante cerca de 24 h. Os níveis plasmáticos máximos são atingidos em 3 a 4 h, e a meia-vida plasmática varia de 6 a 9 h. A amilorida não é metabolizada pelo fígado e é excretada de modo inalterado na urina. Está contra-indicada para pacientes com hiperpotassemia ou para aqueles em uso de suplementos de potássio ou outros agentes poupadores de potássio. Deve ser utilizada com extrema cautela em pacientes com diabetes ou comprometimento da função renal.

Em geral, a amilorida é bem tolerada, e os efeitos colaterais graves são raros, embora sejam observados efeitos adversos mínimos em 20% dos usuários. Os efeitos adversos incluem cefaléia, náusea, anorexia, diarréia e vômitos (3 a 8%). Outros efeitos adversos, como tonteira, encefalopatia, dor abdominal, constipação, fraqueza, cãibras musculares, diminuição da libido, tosse e impotência, ocorrem com menos freqüência. A amilorida isoladamente tem pouco efeito sobre os eletrólitos, a não ser o potássio; entretanto, podem ocorrer distúrbios eletrolíticos quando administrada com outros agentes diuréticos. Os níveis séricos de potássio devem ser monitorados.

ESPIRONOLACTONA

Ácido (7α,17α)-pregn-4-eno-21-carboxílico, 7-(acetíltio)-17-hidróxi-3-oxo γ-lactona; Aldactone

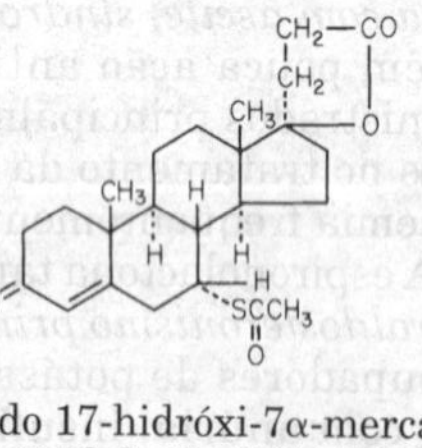

γ-Lactona acetato do ácido 17-hidróxi-7α-mercapto-3-oxo-17α-pregn-4-eno-21-carboxílico [52-01-7] $C_{24}H_{32}O_4S$ (416.57).

Preparo — Através de aquecimento da desidroepiandrosterona (preparada a partir do colesterol ou sitosterol) com acetileno para formar o derivado 17α-etinil-17β-hidróxi, que é carbonado ao ácido 17α-propiólico. A redução do ácido não-saturado em solução alcalina produz o ácido saturado, que é ciclizado a lactona com acidificação. A bromação ao composto 5,6-dibromo seguida de oxidação do grupamento 3-hidroxila à cetona, e, a seguir, a desidrobromação ao derivado 7α-hidroxila produzem a espironolactona quando esterificada com ácido tiolacético.

Descrição — Pó cristalino claro, de cor creme a ligeiramente acastanhado, com ligeiro odor semelhante ao mercaptano; estável ao ar; fusão entre 198° e 207°, com decomposição.

Solubilidade — Praticamente insolúvel em água; livremente solúvel em clorofórmio; solúvel em álcool; levemente solúvel em óleos fixos.

Comentários — Esteróide sintético que atua como antagonista competitivo do potente mineralocorticóide endógeno, aldosterona. Possui início de ação mais lento do que o triantereno ou a amilorida, porém seu efeito natriurético é levemente maior durante a terapia prolongada.

A espironolactona está indicada no tratamento da *hipertensão essencial*, do *edema* associado com *insuficiência cardíaca congestiva*, da *cirrose hepática* com ascite, da *síndrome nefrótica* e do *edema idiopático*, bem como no diagnóstico do aldosteronismo primário. Ao bloquear os efeitos de retenção de sódio da aldosterona sobre o túbulo contornado distal, a espironolactona corrige um dos mecanismos mais importantes responsável pela produção de edema, embora seja eficaz apenas na presença de aldosterona.

O início da ação diurética é gradual (24 a 48 h), atinge o seu máximo em 48 a 72 h e perdura por 48 a 72 h. A espironolactona, que é um diurético relativamente fraco, é habitualmente empregada como adjuvante de outros diuréticos, como as tiazidas. Quando utilizada nessa forma combinada, potencializa a excreção do sódio e diminui a excreção de potássio.

Pode-se obter um maior aumento da diurese com o uso de um glicocorticóide com a espironolactona em combinação com outro diurético. A espironolactona é metabolizada rapidamente após administração oral. Os metabólitos são excretados, em grande parte, na urina, mas também na bile. O principal metabólito, a canrenona, atinge níveis plasmáticos máximos dentro de 2 a 4 h após a administração oral do fármaco.

A meia-vida da canrenona, após a administração de múltiplas doses de espironolactona, é de 13 a 24 h. Tanto a espironolactona quanto a canrenona exibem uma ligação de mais de 90% às proteínas plasmáticas. Em estudos de toxicidade crônica em ratos, constatou-se que a espironolactona é um agente tumorigênico; a administração de 500 mg/kg induziu hepatocitomegalia, nódulos hepáticos hiperplásicos e carcinoma hepatocelular.

A espironolactona é contra-indicada na insuficiência renal aguda, anúria e hiperpotassemia. É, também contra-indicada para pacientes tratados com digoxina; o uso concomitante eleva os níveis plasmáticos de digoxina e pode induzir toxicidade da digoxina. De forma semelhante, o uso concomitante com lítio aumenta o risco de toxicidade do lítio. Os efeitos colaterais incluem hiponatremia, hiperpotassemia e sonolência. Outros efeitos adversos incluem cefaléia, diarréia, erupções cutâneas, urticária, confusão mental, febre medicamentosa, ataxia, ginecomastia, diminuição da libido no homem e efeitos androgênicos leves na mulher, como hirsutismo, menstruação irregular e engrossamento da voz.

TRIANTERENO

2,4,7-Pteridinotriamina, 6-fenil-, Dyrenium

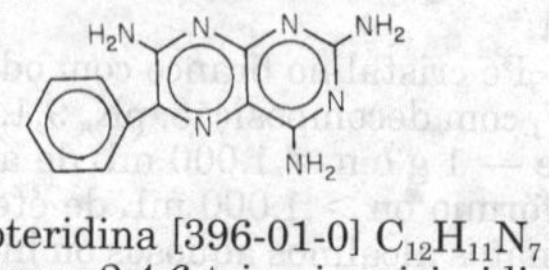

2,4,7-Triamino-6-fenilpteridina [396-01-0] $C_{12}H_{11}N_7$ (253.27).

Preparo — A 5-nitroso-2,4,6-triaminopirimidina é submetida a refluxo com fenilacetonitrila na presença de metóxido de sódio. US Pat 3.081.230; *J Org Chem* 1963; 28:1191.

Descrição — Pó cristalino amarelo, inodoro; estável à temperatura e à luz; pK_a 6,2.

Solubilidade — Praticamente insolúvel em água, clorofórmio ou éter; apenas ligeiramente solúvel em álcool.

Comentários — Inibe a reabsorção de íons sódio em troca de íons potássio e hidrogênio no segmento do túbulo distal sob o controle dos mineralocorticóides supra-renais. O efeito não está relacionado ao nível de secreção de aldosterona. Após administração oral, 30 a 70% são absorvidos, e 50 a 67% ligam-se às proteínas plasmáticas. Ocorre diurese dentro de 2 h após a administração, que atinge o seu máximo em 6 a 8 h e dura 12 a 16 h.

O triantereno é metabolizado primariamente pelo fígado (sulfato de hidroxitriantereno, um metabólito ativo), e cerca de 3 a 5% de uma dose são excretados de modo inalterado na urina. O triantereno é utilizado em combinação com hidroclorotiazida (Dyazide) no tratamento do edema associado com *insuficiência cardíaca congestiva, cirrose* e *síndrome nefrótica*. É também indicado no tratamento do edema induzido por esteróides, edema idiopático, edema causado por hiperaldosteronismo secundário e em pacientes edematosos que não respondem a outra terapia. Inibe diretamente a reabsorção de sódio e de cloreto, independentemente da aldosterona.

Apesar de promover a excreção de sódio e de cloreto, acredita-se que o triantereno conserva o potássio ao reduzir o transporte desse íon da célula tubular para a luz tubular. Por conseguinte, não deve ser utilizado com suplementos de potássio e deve ser administrado com cautela a pacientes com elevação preexistente dos níveis séricos de potássio.

O trianterenο também é contra-indicado para pacientes com doença renal e hepatopatia grave e deve ser utilizado com cautela em pacientes com diabetes melito. Os pacientes submetidos a tratamento prolongado com triantereno devem ser monitorados devido à possibilidade de desequilíbrio eletrolítico. Em geral, os efeitos colaterais são leves e incluem náusea, vômitos, distúrbios GI, fraqueza, cefaléia, boca seca e exantema.

Diuréticos de Alça

Os diuréticos de alça ou de alta eficácia — ácido etacrínico (Edecrin), furosemida (Lasix) e bumetanida (Bumex) — são os mais potentes agentes diuréticos atualmente disponíveis. Embora existam diferenças entre esses agentes, eles se assemelham pelo fato de exercerem a sua ação mais importante no ramo ascendente (espesso) medular e cortical da alça de Henle. Os diuréticos de alça inibem o transporte ativo do cloreto e, possivelmente, do sódio no ramo espesso ascendente da alça de Henle.

Os diuréticos de alça possuem efeito diurético muito mais acentuado do que as tiazidas e mostram-se eficazes até mesmo na presença de distúrbios eletrolíticos e do equilíbrio ácido-básico. Esses diuréticos potentes podem, em quantidades excessivas, provocar grave depleção de água e eletrólitos, exigindo, portanto, uma cuidadosa monitoração médica. O início e a duração de ação dos diuréticos de alça são mais curtos do que os das tiazidas. Esses potentes agentes são habitualmente reservados para pacientes com comprometimento da função renal, edema pulmonar agudo ou crise hipertensiva.

Apesar de suas ações semelhantes, existem algumas diferenças essenciais entre os diuréticos de alça. A furosemida é habitualmente preferida ao ácido etacrínico por várias razões

1. Possui uma maior curva de dose-resposta.
2. É menos ototóxica.
3. Provoca menos efeitos colaterais gastrintestinais.
4. É mais conveniente para uso intravenoso.
5. Pode ter menos tendência para produzir alcalose.

Continua havendo uma considerável controvérsia em relação à eficácia anti-hipertensiva desses agentes em comparação com as tiazidas. Os estudos realizados sugeriram que os diuréticos de alça não são mais eficazes do que as tiazidas no tratamento da hipertensão leve a moderada não-complicada na maioria dos pacientes. Existe pouca controvérsia no que concerne à superioridade dos diuréticos de alça no controle da hipertensão associada à insuficiência renal. Além disso, os diuréticos de alça *aumentam* o fluxo sangüíneo renal, enquanto as tiazidas tendem a *diminuir* o fluxo sangüíneo renal e a comprometer ainda mais a função renal.

Muitos dos efeitos adversos são semelhantes tanto para as tiazidas quanto para os diuréticos de alça, e o tratamento desses efeitos é igual. Entretanto, devido à potência muito maior dos diuréticos de alça, em comparação com a das tiazidas, justifica-se uma monitoração rigorosa para evitar a ocorrência de desequilíbrios eletrolíticos graves.

ÁCIDO ETACRÍNICO

Ácido acético, [2,3-dicloro-4-(2-metileno-1-oxobutil)fenóxi]-, Edecrin

$CH_3CH_2C(=CH_2)C(=O)$–[anel com Cl, Cl]–OCH_2COOH

Ácido [2,3-dicloro-4-(2-metilenobutiril)fenóxi]acético [58-54-8] $C_{13}H_{12}Cl_2O_4$ (303.14).

Advertência — Ter cautela na sua manipulação, visto que o fármaco irrita a pele, os olhos e as mucosas.

Preparo — O ácido 2,3-diclorofenoxiacético é submetido a uma reação de Friedel-Crafts com cloreto de butirila para formar o derivado 4-butiril. Esse derivado sofre uma reação de Mannich com formaldeído e dimetilamina, com decomposição térmica do produto para introduzir o grupo metileno; *J Med Pharm Chem* 1962; 5:660.

Descrição — Pó cristalino branco ou quase branco, inodoro ou praticamente inodoro, com sabor amargo; relativamente estável à luz e à temperatura ambiente; não-higroscópico; sofre fusão entre 121° e 125°; pK_a 3,5.

Solubilidade — 1 g em 1,6 mL de álcool, 3,5 mL de éter ou 6 mL de clorofórmio; apenas ligeiramente solúvel em água.

Comentários — O ácido etacrínico é um derivado do ácido ariloxiacético, que atua como potente diurético de ação curta. A diurese máxima de água e de sódio assemelha-se àquela produzida com a furosemida, porém excede acentuadamente a das tiazidas. Mostra-se particularmente útil para pacientes que necessitam de um agente com maior potencial diurético do que aqueles comumente utilizados. É empregado no tratamento dos *estados de retenção hídrica* causados por *insuficiência cardíaca congestiva, cirrose hepática e doença renal,* incluindo a síndrome nefrótica.

O ácido etacrínico também é recomendado para tratamento a curto prazo da ascite causada por neoplasia maligna, edema idiopático e linfedema. Além disso, é útil no tratamento a curto prazo de pacientes pediátricos hospitalizados com cardiopatia congênita ou com síndrome nefrótica. Exerce a sua ação sobre o ramo ascendente (espesso) cortical da alça de Henle e sobre os túbulos proximal e distal, onde afeta os mecanismos de concentração e de diluição do rim.

Provoca a excreção de uma urina praticamente isosmótica ao impedir a reabsorção de sódio da alça de Henle; a excreção de cloreto é ainda maior que a de sódio. Após administração oral, a diurese começa dentro de _ h, atinge o seu valor máximo em 2 h e persiste por 6 a 8 h. Após administração intravenosa, a diurese começa dentro de 5 min, atinge o seu máximo em 15 a 30 min e persiste por cerca de 2 h. Cerca de 95% do fármaco ligam-se às proteínas plasmáticas. A meia-vida plasmática é de cerca de 1 h. O ácido etacrínico pode ser utilizado com efeito aditivo com agentes diuréticos que possuem locais de ação diferentes.

As reações adversas incluem efeitos *GI* (anorexia, desconforto abdominal, disfagia, náusea, vômitos e diarréia; ocorreram também sangramento GI e pancreatite); *renais* (hiperuricemia, gota aguda e hipoglicemia aguda com convulsões em pacientes urêmicos); *metabolismo dos carboidratos* (hiperglicemia em alguns pacientes); *hematopoéticos* (agranulocitose ou neutropenia grave; foi observada apenas raramente a ocorrência de trombocitopenia); *hepáticos* (icterícia e anormalidades da função hepática) e *diversos* (vertigem, surdez e zumbido com sensação de plenitude nas orelhas; raramente, exantema, cefaléia, febre, calafrios, hematúria, visão embaçada, fadiga, apreensão e confusão). Devem-se efetuar determinações da uréia sangüínea, dióxido de carbono sérico e eletrólitos, com contagens freqüentes dos leucócitos.

BUMETANIDA

Ácido benzóico, 3-(aminossulfonil)-5-(butilamino)-4-fenóxi-, Bumex

[Estrutura: anel benzênico com COOH; H_2NSO_2; $NH(CH_2)_3CH_3$; O–fenil]

Ácido 3-(butilamino)-4-fenóxi-5-sulfamoilbenzóico [28395-03-1] $C_{17}H_{20}N_2O_5S$ (364.42).

Preparo — O ácido 3-cloro-5-(clorossulfonil)benzóico é nitratado na posição 3 com ácido nítrico/sulfúrico, tratado com amônio para formar a sulfonamida e, a seguir, com fenóxido de sódio para formar o éter de fenila (substituindo o halogênio do anel ativo), sendo o grupamento nitro reduzido com bissulfeto ácido a amina, com geração de um grupamento butilamino por acoplamento redutivo do grupamento amino do anel com butiraldeído na presença de Pd e H_2. Essa última etapa também produz o éster butílico da função dos ácidos carboxílicos, que é subseqüentemente saponificado com base, sendo o ácido livre gerado com HCl. Veja *J Med Chem* 1971; 14:432.

Descrição — Cristais brancos que sofrem fusão a cerca de 230°; pK_{a1} 0,3; pK_{a2} 4,0; pK_{a3} 10.

Solubilidade — 1 g em 30 mL de álcool ou 10.000 mL de água.

Comentários — Derivado da metanilamida que atua como potente *diurético de alça,* com eficácia e efeitos bioquímicos semelhantes aos da furosemida. Quando administrada por via oral, mostra-se eficaz no tratamento de pacientes com *insuficiência cardíaca congestiva crônica, insuficiência renal crônica, cirrose com ascite* e *síndrome nefrótica.* Além disso, é útil quando administrada por via intravenosa no *edema pulmonar agudo.*

Por via oral, 1 mg de bumetanida equivale a 40 mg de furosemida. Ocorre ligação de 95% às proteínas plasmáticas, e o volume de distribuição é de 12 a 35 L. Cerca de 45% de uma dose oral são excretados em sua forma inalterada. A meia-vida é de 1 a 1,5 h, e apresenta-se prolongada em pacientes com insuficiência renal. O início da diurese é observado dentro de 30 a 60 min, atinge o seu máximo em 1 a 2 h e persiste por 3 a 6 h. A bumetanida inibe a reabsorção do cloreto e do sódio no ramo ascendente da alça de Henle; é ligeiramente mais clorurética do que natriurética.

A bumetanida provoca dilatação da rede vascular renal e aumenta o fluxo sangüíneo renal. Como as alterações hidroeletrolíticas assemelham-se às da furosemida, as mesmas precauções devem ser seguidas (veja adiante). Além disso, pode causar azotemia, hiperuricemia e, raramente, comprometimento da tolerância à glicose.

Foi relatada a ocorrência de náusea, vômitos, dor musculoesquelética, dor abdominal, erupções cutâneas e síndrome de Stevens-Johnson. Raramente ocorreram discrasias sangüíneas. As interações farmacológicas observadas assemelham-se às da furosemida.

ETACRINATO SÓDICO

Ácido acético, [2,3-dicloro-4-(2-metileno-1-oxobutil)fenóxi]-, sal sódico; Edecrin Sodium

[2,3-Dicloro-4-(2-metilenobutiril)fenóxi] acetato de sódio [6500-81-8] $C_{13}H_{11}Cl_2NaO_4$ (325.12).

Preparo — Pó estéril criodessecado preparado por neutralização do ácido etacrínico com NaOH.

Comentários — Veja *Ácido Etacrínico.*

FUROSEMIDA

Ácido benzóico, 5-(aminossulfonil)-4-cloro-2-[(2-furanilmetil)amino]-, Lasix

Ácido 4-cloro-*N*-furfuril-5-sulfamoilantranílico [54-31-9] $C_{12}H_{11}ClN_2O_5S$ (330.74).

Preparo — O ácido 2,4-diclorobenzóico é aquecido com ácido clorossulfônico, e o derivado 5-clorossulfonil resultante reage com amônia concentrada, convertendo no análogo 5-sulfamoil (I). O refluxo de I com furfurilamina em grande excesso ou na presença de bicarbonato de sódio produz furosemida bruta, que é recristalizada a partir de etanol aquoso. US Pat 3.058.882.

Descrição — Pó cristalino fino, branco a ligeiramente amarelo; inodoro e praticamente sem sabor; instável à luz, porém estável ao ar; fusão entre 203° e 205° com decomposição; pK_a 3,9 (ácido).

Solubilidade — Praticamente insolúvel em água; livremente solúvel em acetona ou em soluções de hidróxidos de álcalis; escassamente solúvel em álcool; levemente solúvel em éter; apenas ligeiramente solúvel em clorofórmio.

Comentários — *Diurético* quimicamente relacionado aos diuréticos sulfonamídicos. Caracteriza-se por alta eficácia, rápido início de ação, duração de ação comparativamente curta e relação de dez vezes entre a dose diurética mínima e máxima. Além disso, é levemente mais potente do que os agentes organomercuriais, é eficaz por via oral, e sua ação diurética não depende de alterações no equilíbrio ácido-básico. Atua não apenas nos túbulos proximal e distal, mas também no ramo ascendente da alça de Henle.

A furosemida está indicada no tratamento do *edema* associado com *insuficiência cardíaca congestiva, cirrose hepática* e *doença renal,* incluindo a *síndrome nefrótica.* Está indicada particularmente quando há necessidade de um maior potencial diurético do que aquele produzido pelos agentes diuréticos comumente empregados. Além disso, é útil no tratamento de pacientes selecionados com *hipertensão.* Acredita-se que a furosemida diminui a resistência periférica em pacientes hipertensos e dilata as veias nos pacientes com insuficiência cardíaca congestiva (TIPS 1987; 8:254).

É administrada por vias oral e parenteral; a administração parenteral deve ser reservada para os casos nos quais a terapia oral não é possível. Administrada por via oral, o efeito diurético da furosemida começa dentro de 1 h, atinge seu valor máximo em 1 ou 2 h e persiste por 6 a 8 h. Quando administrada por via intravenosa, o efeito diurético começa dentro de 5 min, atinge o seu valor máximo em 30 min e persiste por 2 h.

Os estudos farmacocinéticos clínicos efetuados após uma única dose intravenosa de 0,5, 1,0 ou 1,5 mg/kg indicam que a diurese máxima ocorre entre 20 e 60 min após a injeção. O volume aparente de distribuição do fármaco corresponde, em média, a 11,4% do peso corporal e não depende da dose. Nesses estudos, a meia-vida plasmática média foi de 29,5 min, com taxa de depuração de 162 mL/min.

Foi constatado que a excreção renal é a principal via de eliminação da furosemida, atingindo, em média, 92% da dose administrada, com depuração renal média de 149 mL/min. Como esse valor excede a taxa de filtração glomerular, acredita-se que ocorra secreção tubular desse fármaco, apesar do fato de 95% estarem ligados às proteínas plasmáticas.

A exemplo dos outros diuréticos, a furosemida está envolvida em diversas interações farmacológicas. A furosemida aumenta a toxicidade do lítio, dos digitálicos e da teofilina. Diminui a resposta arterial à noradrenalina e antagoniza os efeitos relaxantes da tubocurarina sobre a musculatura esquelética e pode potencializar a ação da succinilcolina. A administração concomitante de indometacina pode reduzir os efeitos natriuréticos e anti-hipertensivos do fármaco. Esse efeito também pode ocorrer com outros agentes antiinflamatórios não-esteróides, como ibuprofeno ou naproxeno. A metolazona atua de modo sinérgico, estimulando uma acentuada diurese em pacientes resistentes.

A furosemida é contra-indicada na anúria, no coma hepático e para pacientes com sensibilidade reconhecida ao fármaco. Os efeitos adversos que podem ser produzidos com a terapia incluem redução do fluxo sangüíneo renal, cerebral e cardíaco; perda de potássio com conseqüentes anormalidades cardíacas e neuromusculares; elevação dos níveis sangüíneos de ácido úrico e da glicemia; reações alérgicas; raros casos de dermatite esfoliativa; prurido; e discrasias sangüíneas (trombocitopenia e leucopenia). Podem ocorrer parestesias, visão embaçada, hipotensão postural, náusea, vômitos ou diarréia. Além disso, foram relatados casos de surdez reversível e zumbido.

A diurese induzida pelo fármaco também tem sido acompanhada de fraqueza, fadiga, vertigem ou tontura, cãibras musculares, sede e polaciúria. A terapia excessiva pode resultar em diurese profunda com depleção de água e eletrólitos. Nos pacientes tratados com esse fármaco, devem-se efetuar determinações da uréia sangüínea e das concentrações de sódio, potássio, cloreto e dióxido de carbono a intervalos freqüentes. O fármaco não deve ser utilizado em pacientes cirróticos, a não ser que não respondam a outra terapia. A furosemida é contra-indicada para mulheres com potencial de engravidar.

Outros Diuréticos Inibidores dos Túbulos Renais

TEOBROMINA — veja RPS-19, Cap. 55.

AGENTES RENAIS DIVERSOS

PROBENECIDA

Ácido benzóico, 4-[(dipropilamino)sulfonil]-, Benemid

[57-66-9] $C_{13}H_{19}NO_4S$ (285.36).

Preparo — A oxidação do grupamento metila do cloreto de *p*-toluenossulfonil produz o ácido *p*-carboxibenzenossulfônico. Esse ácido é então convertido no cloreto de sulfonila correspondente por tratamento com ácido clorossulfônico, que é condensado com di-*n*-propilamina (US Pat 2.608.507).

Descrição — Pó cristalino branco ou quase branco, fino; praticamente inodoro; sofre fusão entre 198° e 200°; pK_a 5,8.

Solubilidade — Solúvel em álcool, clorofórmio ou acetona; praticamente insolúvel em água. Solúvel em álcali aquoso diluído.

Comentários — Agente que bloqueia o transporte renal e no LCR de ácidos fracos. No que concerne ao transporte renal, trata-se de um agente *uricosúrico* eficaz no tratamento da gota e da artrite gotosa. Inibe a reabsorção tubular de urato no túbulo contornado proximal, aumentando assim a excreção urinária de ácido úrico e diminuindo os níveis séricos de ácido úrico. Quanto ao transporte renal externo, a probenecida bloqueia a secreção de ácidos orgânicos fracos nos túbulos proximal e distal e mostra-se eficaz como terapia adjuvante com a penicilina G, O ou V, ou com ampicilina, meticilina, oxacilina, cloxacilina ou nafcilina para elevação e prolongamento dos níveis plasmáticos de penicilina, independentemente da via de administração do antibiótico.

Inibe a excreção renal e pode aumentar os níveis plasmáticos de metotrexato, sulfonamidas, sulfoniluréias, naproxeno, indometacina, rifampicina, ácido aminossalicílico, dapsona, clofibrato ou ácido pantotênico. Os pacientes em uso concomitante de qualquer um desses agentes devem ser monitorados rigorosamente, devendo-se ajustar apropriadamente o esquema posológico.

A probenecida sofre absorção rápida e completa após administração oral. São necessários níveis plasmáticos de 100 a 200 μg/mL para se obter um efeito uricosúrico adequado, enquanto níveis plasmáticos de apenas 40 a 60 μg/mL produzem inibição máxima da excreção de penicilina. São atingidos níveis plasmáticos de 25 μg/mL dentro de 30 min após uma dose única oral de 1 g; os níveis plasmáticos máximos são atingidos em 2 a 4 h e permanecem acima de 30 μg/mL durante 8 h. Após uma dose única oral de 2 g, os níveis plasmáticos máximos de 150 a 200 μg/mL são atingidos em 4 h, e níveis de 50 μg/mL persistem por 8 h. A meia-vida plasmática varia de 4 a 17 h. Numa concentração plasmática de 14 μg/mL, cerca de 17% do fármaco estão ligados às proteínas plasmáticas.

A probenecida é contra-indicada para indivíduos hipertensos, crianças com menos de 2 anos de idade e indivíduos com discrasias sangüíneas conhecidas ou cálculos de ácido úrico. O tratamento só deve ser iniciado após cessar o ataque gotoso agudo. Pode ocorrer exacerbação da gota após a terapia; nesses casos, aconselha-se a administração de colchicina ou de outra terapia apropriada. A probenecida não deve ser administrada com metotrexato, visto que ocorre aumento dos níveis plasmáticos desse último agente. O uso de salicilatos também é contra-indicado, visto que essas substâncias antagonizam a ação uricosúrica da probenecida. Os pacientes que necessitam de um analgésico suave devem ser aconselhados a utilizar acetaminofeno em lugar de salicilatos. A probenecida é desprovida de atividade analgésica.

É bem tolerada; entretanto, alguns pacientes podem apresentar cefaléia, anorexia, náusea, vômitos, polaciúria, reações de hipersensibilidade, dor gengival, rubor, tontura e anemia. Nos pacientes gotosos, foi observada uma exacerbação da gota e dos cálculos de ácido úrico com ou sem hematúria, cólica renal e dor costovertebral. Raramente, ocorrem síndrome nefrótica, necrose hepática e anemia aplásica. Foi relatada a ocorrência de anemia hemolítica, que, em alguns casos, poderia estar relacionada a uma deficiência genética da glicose-6-fosfato desidrogenase eritrocitária.

CAPÍTULO **76**

Ocitócicos e Agentes Antienxaqueca

Glen R Hanson, DDS, PhD
Professor of Pharmacology and Toxicology
College of Pharmacy and School of Medicine
University of Utah
Salt Lake City, UT 84112

OCITÓCICOS

Os agentes que estimulam a musculatura lisa do útero são conhecidos como ocitócicos (oxitócicos). Na prática clínica, são usados principalmente três tipos químicos de ocitócicos: (1) a fração ocitócica (ocitocina) do extrato da hipófise posterior, (2) certos alcalóides do esporão do centeio (ergonovina) e (3) certas prostaglandinas (dinoprostona). Entretanto, alguns outros agentes possuem ações ocitócicas de leves a intensas. Alguns desses, por exemplo, hidraste e quinina, eram usados antigamente, mas agora estão obsoletos. Os principais usos clínicos dos ocitócicos incluem (1) indução do aborto, (2) evacuação do útero no caso de abortos incompletos, (3) indução e estimulação do trabalho de parto e (4) involução do útero para o normal durante o puerpério.

A resposta do útero aos ocitócicos depende das influências hormonais estrogênicas e progestacionais. A progesterona hiperpolariza a musculatura lisa do útero e, dessa forma, diminui sua sensibilidade e coordenação, ao passo que o estrogênio aumenta a excitabilidade miométrica. Portanto, e felizmente, durante os dois primeiros trimestres da gravidez, os ocitócicos geralmente são incapazes de induzir o trabalho de parto. Posteriormente no terceiro trimestre, à medida que os níveis de progesterona diminuem e a influência do estrogênio aumenta, a sensibilidade uterina aumenta gradualmente com o aumento do relaxamento pélvico, a dilatação cervical e a coordenação das contrações uterinas necessárias para o parto adequado do feto. A indução prematura do trabalho de parto por ocitócicos pode resultar em danos tanto para a mãe quanto para o concepto e em natimortalidade se ocorrerem separação prematura da placenta, vasoconstrição placentária ou estrangulação umbilical. Portanto, apenas em certas circunstâncias os ocitócicos devem ser usados para induzir o trabalho de parto; na verdade, eles geralmente são adiados durante o trabalho de parto até que o colo uterino esteja dilatado e a apresentação do feto tenha ocorrido (isto é, até o terceiro estágio do trabalho de parto). O ocitócico então é dado para acelerar o parto da placenta e para diminuir o sangramento uterino pela compressão contrátil dos sinusóides sangüíneos e vasoconstrição. Os ocitócicos podem também ser empregados durante o puerpério para auxiliar a involução do útero para o estado normal. A ocitocina promove e facilita as contrações fásicas normais que são características do parto normal. Os alcalóides do esporão de centeio induzem contrações ou contraturas prolongadas, que podem ser prejudiciais para o parto seguro, e, portanto, são empregados principalmente no terceiro estágio do trabalho de parto para diminuir o sangramento. As prostaglandinas, sobretudo PGE_2 e PGF_2, promovem as contrações fásicas do tipo normal. Entretanto, os efeitos das prostaglandinas (PG) não são tão dependentes do equilíbrio de estrogênio-progesterona como os da ocitocina; dessa forma as PG podem induzir trabalho de parto consideravelmente no avanço do termo e, então, podem ser usadas para induzir o aborto.

DINOPROSTONA

Ácido prosta-5,13-dien-1-óico, (5*Z*, 11α, 13*E*, 15*S*)-11, 15-diidróxi-9-oxo-, PGE_2; Prostin E_2

Prostaglandina E_2 [363-24-6] $C_{20}H_{32}O_5$ (352.47).

Preparo — A disponibilidade limitada das prostaglandinas (Cap. 26) a partir de fontes naturais tem estimulado esforços para sintetizá-las, e tem sido alcançada a síntese total das prostaglandinas F_2 (dinoprost) e E_2 (dinoprostona). As sínteses complexas estão descritas em artigos em *J Am Chem Soc* 1969; 91:5675; 1586, 1970; 92:397; 1972; 94:2123, 4342.

Descrição — Cristais incolores ou sólidos cristalinos brancos a bege; fusão entre 66° e 68°.

Solubilidade — 1 g em cerca de 1.000 mL de água; solúvel em álcool.

Comentários — É um componente de uma família de mais de 30 ácidos alquenóicos naturais, parcialmente cíclicos (veja Cap. 26), chamados prostaglandinas (PG) derivados do ácido araquidônio. Estão envolvidos na regulação dos sistemas endócrino, reprodutivo, secretório, digestivo, nervoso, cardiovascular, respiratório, renal e hemostático. Certas PG estão envolvidas em mudanças cíclicas no tônus e na atividade uterinos e nas mudanças conseqüentes à gravidez. Além disso, as PG no sêmen estimulam o miométrio e a tuba uterina no sentido de facilitar o transporte do esperma ao óvulo. Nem todas as PG têm as mesmas ações, isto é, as prostaglandinas E_2 (PGE_2, dinoprostona) são ocitócicas e também induzem o amolecimento cervical. Ao contrário da ocitocina, são ocitócicas apenas no segundo trimestre de gravidez e, dessa forma, podem ser usadas como um abortígeno prematuro. A dinoprostona é usada para a gravidez terminal a partir da 12.ª semana durante o segundo trimestre (80 a 90% de efetividade), para evacuar o útero na morte fetal intra-uterina ou aborto oculto após 28 semanas depois da concepção e para tratar a mola hidatiforme benigna. Também é usada para induzir o trabalho de parto no segundo trimestre ou mais tarde, contrair o útero pós-parto e, portanto, diminuir a hemorragia e "amadurecer" o colo uterino antes da curetagem ou procedimentos de aborto.

Por via intravaginal, pode ser absorvida suficientemente para a corrente sangüínea para causar efeitos colaterais sistêmicos; alguns dos efeitos atribuídos à droga possivelmente podem ser resultado de mudanças hormonais e da liberação de substâncias da unidade fetoplacentária ou da mola hidatiforme conseqüente para esfacelar e movimentar ou para movimentar a si próprio. Os efeitos adversos incluem os seguintes: náusea e vômito (67%), febre transitória (50%; a PGE_2 é o mediador de pirógenos), diarréia (40%), cefaléia (10%), calafrios e tremores (10%), hipotensão (10%), dorsalgia, artralgia, rubor, vertigem, dor vaginal, dor torácica, dispnéia, endometrite, desmaio, síncope, vulvovaginite, astenia, cãibra muscular e mialgia, sensação de aperto torácico, sensibilidade na mama, visão embaçada, tosse, erupção cutânea, rigidez de nuca, desidratação, tremor, parestesias, comprometimento auditivo, retenção urinária, faringite, laringite, sudorese, respiração ofegante, taquicardia, descoloração da pele, vaginismo, tensão e convulsões (raro). Além disso, não é fetotóxica, e perto do final do segundo trimestre um feto vivo pode ser apresentado. Deve-se ter cuidado quando há asma ou doença pulmonar obstrutiva crônica, hipotensão, hipertensão, outra doença cardiovascular, doença renal ou hepática, anemia, icterícia, diabetes, história pregressa de epilepsia, doença endocervical, vaginite ou cervicite. É contra-indicada em doença pélvica inflamatória aguda e quando há hipersensibilidade à droga.

MALEATO DE ERGONOVINA

Ergolina-8-carboxamida, [8*β*(*S*)]-9,10-didesidro-*N*-(2-hidróxi-1-metiletil)-6-metil-, (*Z*)-2-butenodioato (1:1) (sal); Ergometrine Maleate; Ergotrate Maleate

9,10-Didesidro-*N*-[(*S*)-2-hidróxi-1-metiletil)-6-metil-ergolina-8β-maleato de carboxamina (1:1) (sal) [129-51-1] $C_{19}H_{23}N_3O_2 \cdot C_4H_4O_4$ (441.48).

Para a fórmula estrutural da ergonovina, veja Cap. 26.

Preparo — Pode ser preparada a partir do alcalóide natural ergonovina pela dissolução do último em solvente apropriado e reação com uma porção equimolar de ácido maleico.

O alcalóide ergonovina também é preparado sinteticamente a partir do ácido isolisérgico obtido pela hidrólise alcalina do alcalóide de esporão de centeio. Um dos métodos de síntese envolve as seguintes etapas: (1) conversão do ácido a seu metil éster pela reação com o diazometano; (2) hidrazinólise do éster para hidrazida do ácido lisérgico; (3) condensação da hidrazida com ácido nitroso para formar azida; (4) metátese da azida com D-2-amino-1-propanol para formar a amida; e (5) isomerização da amida para a forma normal pelo tratamento com ácido acético ou fosfórico.

Descrição — Pó microcristalino branco a branco-acinzentado ou francamente amarelo, inodoro; afetado pela luz.

Solubilidade — 1 g em cerca de 36 mL de água ou cerca de 120 mL de álcool; insolúvel em éter ou clorofórmio.

Comentários — A ergonovina é o mais valioso dos alcalóides de esporão de centeio para uso em obstetrícia. É um estimulante uterino poderoso e é ativo após a administração tanto oral quanto parenteral. É menos tóxico que outros alcalóides do esporão de centeio naturais (veja *Esporão de Centeio*, Cap. 26) e é muito menos propenso a causar gangrena. É administrada após o parto da placenta para o propósito de indução de contrações prolongadas, não-fásicas, do útero, visando a reduzir o sangramento pós-parto. Pode também ser administrada durante o puerpério para promover a involução do útero. No abortamento incompleto, pode ser usada para acelerar a expulsão do conteúdo uterino. Contrai os vasos cerebrais e, portanto, é usada no tratamento de enxaqueca, mas é inferior para esse propósito e não é recomendada. Contrai as artérias coronárias; na angina de peito variante, as artérias respondem a doses de outra maneira ineficazes, portanto doses muito baixas podem ser usadas no diagnóstico da angina de peito variante.

O maleato de ergonovina pode causar náuseas e vômito, especialmente quando administrado de forma intravenosa. Como outros ocitócicos, ocasionalmente invoca episódios hipertensivos graves, especialmente em pacientes toxêmicos ou hipertensos ou quando os anestésicos regionais que contêm vasoconstritores foram usados. Tais episódios hipertensivos podem ser suprimidos por clorpromazina. Tem sido relatada hipersensibilidade, incluindo choque anafilático.

A ergonovina é contra-indicada antes da apresentação do feto e não deve ser usada para induzir ou aumentar o trabalho de parto. Além disso, a ergonovina não deve ser prescrita para pessoas com alergia conhecida a alcalóides do esporão de centeio, sepse uterina, toxemia da gravidez, doença vascular periférica, insuficiência coronariana ou doença renal ou hepática. Deve ser usada com cautela se houver cardiopatia ou hipertensão arterial. As ações são antagonizadas pela hipocalcemia, e o gluconato de cálcio pode ser usado judiciosamente para aumentar a resposta.

Quando usada corretamente, há poucos efeitos colaterais adversos; entretanto, doses altas por via IV podem causar náuseas e vômito, cefaléias, zumbido, dispnéia, cãibras musculares, congestão nasal, diarréia e falta de paladar.

MALEATO DE METILERGONOVINA

Ergolina-8-carboxamida, [8*β*(*S*)]-9,10-diidro-*N*-[1-(hidroximetil)propil]-6-metil-, (*Z*)-2-butenodioato (1:1) (sal); Methergine

9,10-Didesidro-*N*-[(*S*)-1-(hidroximetil)propil]-6-metil-ergolina-8β-maleato de carboxamida (1:1) (sal) [7054-07-1] [57432-61-8] $C_{20}H_{25}N_3O_2 \cdot C_4H_4O_4$ (455.51).

Para a fórmula estrutural da metilergonovina, veja Cap. 26.

Preparo — Sintetizada pelo método descrito para a ergonovina, exceto que na etapa (4) é empregado D-2-amino-1-butanol. A base, dissolvida em um solvente apropriado, produz o maleato pela reação com uma quantidade equimolar de ácido maleico.

Descrição — Pó microcristalino branco a castanho-róseo; inodoro e de gosto amargo; deve ser protegido da luz e do calor; pH (solução de 1 em 5.000) entre 4,4 e 5,2.

Solubilidade — 1 g em 100 mL de água, 175 mL de álcool, 1.900 mL de clorofórmio, ou 8.400 mL de éter.

Comentários — Possui ações similares às da ergonovina.

MESILATO DE DIIDROERGOTAMINA

Ergotaman-3',6',18-triona, (5'*α*)-9,10-diidro-12'-diidróxi-2'-metil-5'-(fenilmetil)-, monometanossulfonato (sal); DHE 45

Diidroergotamina monometanossulfonato [6190-39-2] $C_{33}H_{37}N_5O_5 \cdot CH_4O_3S$ (679.79).

Para a fórmula estrutural da diidroergotamina, veja Cap. 26.

Preparo — Diidroergotamina, preparada por hidrogenação catalítica da ergotamina, é reagida com uma porção equimolar de ácido metanossulfônico em um solvente apropriado.

Descrição — Pó branco, amarelado ou fracamente vermelho; pH (solução 1 em 1.000) entre 4,4 e 5,4.

Solubilidade — 1 g em 125 mL de água, 90 mL de álcool, 175 mL de clorofórmio ou 2.600 mL de éter.

Comentários — Um estimulante da musculatura lisa com ação um tanto mais fraca que a ergotamina.

OCITOCINA

Alfa-Hipofamina; Pitocin; Syntocinon

H-Cys-Tyr-Ile-Glu(NH$_2$)-Asp(NH$_2$)-Cys-Pro-Leu-Gly-NH$_2$
(1 2 3 4 5 6 7 8 9; ponte entre Cys 1 e Cys 6)

[50-56-6] $C_{43}H_{66}N_{12}O_{12}S_2$ (1007.19).

Preparo — Obtida do lobo posterior da hipófise de porcos ou gado saudáveis; qualquer que seja a fonte, tem a mesma composição de aminoácidos. A síntese foi alcançada por du Vigneaud e está além do âmbito deste texto (veja *J Am Chem Soc* 1954; 76:3107). A preparação comercial é descrita em US Pat 3.076.797.

Descrição — Pó branco; $[\alpha]_D^{22}$ – 26,2° (c = 0,53).

Solubilidade — Solúvel em água, 1-butanol ou 2-butanol.

Comentários — Veja *Hipófise Posterior*, Cap. 72. A ocitocina endógena natural está envolvida na parturição normal. O hormônio estimula a guanilil ciclase no tecido miometrial, que promove a entrada do íon sódio nas células e o conseqüente aumento tanto da freqüência quanto da força das contrações. As contrações induzidas são as contrações fásicas normais. Ela não parece iniciar a atividade não-latente.

Portanto, a ocitocina não é muito ativa até perto do termo e tem menos probabilidade de causar dano para o feto e para a mãe que a ergonovina. Todavia, se o colo uterino não estiver dilatado, a ocitocina pode causar lesão. A ocitocina é usada no pré-parto quando se deseja um parto vaginal prematuro. É a droga de escolha para a indução e a manutenção do trabalho de parto uma vez que a gravidez chegue a termo. É usada mais freqüentemente quando há uma inércia uterina prolongada do que quando o trabalho de parto é um tanto lento. Pode ser usada para auxiliar um aborto em andamento. Não é capaz de induzir aborto exceto em altas doses (20 a 30 unidades) e normalmente não até a 20.ª semana de gravidez. Pode ser usada para controlar hemorragia pós-parto e promover a involução do útero, mas é preferível um alcalóide do esporão de centeio. Induz a contração das células mioepiteliais em volta dos alvéolos mamários, dessa forma espremendo o leite para dentro dos dutos maiores e aumentando o fluxo pelo mamilo, e é usada ocasionalmente no tratamento do ingurgitamento mamário ou para aumentar o fluxo de leite para a criança.

Possui uma fraca atividade diurética hormônio-símile, e durante a infusão prolongada pode causar intoxicação hídrica com convulsões e coma, sobretudo em pacientes com toxemia gravídica. Para a infusão de ocitocina é preferível a solução salina à solução glicosada, porque reduz o risco de intoxicação hídrica. Às vezes, também induz um episódio hipertensivo, o que pode causar hemorragia subaracnóidea ou morte fetal. Hematomas pélvicos e reações alérgicas podem ocorrer na mãe, e arritmias cardíacas e icterícia no feto. A ocitocina é contra-indicada na toxemia, descolamento de placenta, colo uterino não-dilatado, distensão uterina, apresentação anormal e doença renal ou cardiovascular.

Cuidado extremo deve ser dispensado quando combinada a outro ocitócico.

TROMETAMINA DE CARBOPROST

Ácido prosta-5,13-dieno-1-óico (5Z,9α,11α,13E,15S)-9,11,15-triidróxi-15-metil-, composto com 2-amino-2-(hidroximetil)-1,3-propanodiol (1:1); Hemabate

(15*S*)-15-Metilprostaglandina F_α trometamina [58551-69-2] $C_{21}H_{36}O_5 \cdot C_4H_{11}NO_3$ (489.65).

Preparo — Por uma série de alterações complexas nos precursores da prostaglandina. Veja US Pat 3.728.382.

Comentários — Semelhante ao dinoprost, com uma duração de ação mais longa.

AGENTES ANTIENXAQUECA

Cerca de 20 milhões de pessoas sofrem a dor intensa associada à enxaqueca. As enxaquecas são distintas de outros tipos de dor de cabeça e podem causar de 4 a 72 horas de intensa dor unilateral acompanhada por náusea e sensibilidade à luz (fotofobia) ou ao barulho (fonofobia). Embora o mecanismo exato que leva à enxaqueca não seja conhecido, elas parecem estar relacionadas à hereditariedade e a fatores ambientais (p. ex., alguns alimentos, aditivos alimentares, estresse e fadiga). Como 70% das pessoas com enxaqueca são mulheres, é possível que as alterações hormonais mensais estejam envolvidas na patogenia. Embora existam teorias sobre a causa das enxaquecas, a maioria dos especialistas acredita que a dor associada é decorrente de dilatação dos vasos sangüíneos cerebrais. Uma possível explicação é que a liberação de neuropeptídios pelos neurônios dos gânglios trigêmeo é incitada pela vasoconstrição inicial induzida por serotonina e por inflamação dos vasos sangüíneos cerebrais, o que causa sua vasodilatação persistente e dolorosa.

As quatro fases principais de uma crise de enxaqueca incluem os pródromos (sensibilidade à luz e ao som, mudanças de humor, fadiga, etc.), a aura (cegueira parcial, clarões, vertigem e zumbido), cefaléia (persiste por diversas horas e, em casos extremos, dias) e o período posterior à crise (inquietação, fraqueza e irritabilidade). As medicações mais prescritas para tratar os problemas associados à enxaqueca são aquelas que aliviam os sintomas de uma crise aguda. Tipicamente são mais efetivas quando administradas nas fases iniciais da enxaqueca e incluem os populares e efetivos compostos do *triptano* (p. ex., sumatriptano, naratriptano e zolmitriptano), as ergotaminas associadas ou não a cafeína, agentes antiinflamtórios não-esteróides (AINE) e analgésicos narcóticos. É recomendado tratamento profilático para pacientes que apresentam mais de dois ou três episódios de enxaqueca por mês. Essas drogas são tipicamente usadas diariamente para a prevenção ou a redução da incidência e da gravidade das enxaquecas. As únicas medicações aceitas pela FDA para o tratamento profilático das enxaquecas são os bloqueadores β-adrenérgicos (veja propranolol e timolol, Cap. 72), as ergotaminas, a diidroergotamina e a metisergida. Outros agentes também relatados para prevenir enxaquecas, mas não endossados pela FDA, são os bloqueadores dos canais de cálcio (Cap. 68), os inibidores da monoamina oxidase (IMAO) (Cap. 82), os AINE (Cap. 83), os antidepressivos tricíclicos (Cap. 82) e o ácido valpróico (Cap. 81).

CLORIDRATO DE NARATRIPTANO

1*H*-Indol-5-etanossulfonamida, *N*-metil-3-(1-metil-4-piperidinil)-, monocloridrato; Amerge

[143388-64-1] $C_{17}H_{25}N_3O_2S \cdot HCl$ (371.93).

Preparo — Um método envolve o refluxo de 1-metil-4-piperidona e 5-bromo-(1*H*)-indol em álcali alcoólico para produzir 3-[(1-metil-1,2,3,6-tetraidropiridina-4il)-5-bromoindol. O anel de piridina é novamente reduzido a piperidina cataliticamente, e o indol resultante é tratado com *N*-metilalilsulfonamida para deslocar a bromina na posição 5; o alqueno produzido é novamente reduzido cataliticamente para formar o produto. *Drugs of the Future,* 1996; 21(5):476. US Pat 4.977.841.

Descrição — Cristais brancos que se fundem a cerca de 157°.

MALEATO DE METISERGIDA

Ergolina-8-carboxamida, (8β)-9,10-didesidro-*N*-1-(hidroximetil) propil-1,6-dimetil-, (*Z*)-2-butenodioato (1:1) (sal); Sansert

9,10-Didesidro-*N*-1-(hidroximetil)propil-1,6-dimetil-ergolina-8β-maleato de carboxamida (1:1) (sal) [129-49-7] $C_{21}H_{27}N_3O_2.C_4H_4O_4$ (469.54).

Para a fórmula estrutural da metisergida, veja Cap. 26.

Preparo — Metilergonovina (base) (veja *Maleato de Metilergonovina*) é metilada em nitrogênio indol com metil iodeto e a metisergida (base) resultante é dissolvida em um solvente adequado e reagida com uma porção equimolar de ácido maleico. US Pat 3.113.133.

Descrição — Pó cristalino branco a branco-amarelado ou branco-avermelhado; sem ponto de fusão característico, que mostra decomposição acima de cerca de 165°; inodoro ou não mais que um leve odor.

Solubilidade — 1 g em 200 mL de água, 165 mL de álcool, ou 3.400 mL de clorofórmio; praticamente insolúvel em água.

Comentários — A metisergida é o *N*-metil derivado da metilergonovina. Entretanto, sua atividade ocitócica é muito mais fraca, e não é empregada como um ocitócico. Seu principal uso terapêutico é o tratamento e a profilaxia de enxaqueca e cefalalgia, para os quais a droga é bastante eficaz, mas é de muito pouco uso durante um ataque agudo. Visto que possui apenas uma fraca atividade vasoconstritora, a vasoconstrição cerebral tem sido desprezada como mecanismo de ação contra a enxaqueca; dessa forma, sua ação provavelmente difere da ação da ergotamina (veja *Tartarato de Ergotamina*, adiante). É um potente antagonista da serotonina, e tem sido sugerido que sua utilidade contra a enxaqueca está baseada nessa ação; vários fatos contradizem essa sugestão. A droga não é efetiva na cefaléia tensional e em outros tipos de cefaléia.

Efeitos colaterais ocorrem em mais de um terço dos pacientes, mas geralmente são leves e breves. Em 20% dos usuários eles são graves o suficiente para exigirem a interrupção da droga. Os efeitos adversos mais comuns são náusea, cãibras abdominais, cãibras nas pernas, vertigem, inquietação, insônia, sonolência, confusão, dor epigástrica (com secreção aumentada de ácido clorídrico), sensação de despersonalização e distúrbios mentais.

Efeitos menos freqüentes incluem vômitos, diarréia, constipação, miastenia, mialgia, artralgia, parestesia nos membros, ataxia, rubor facial, erupção cutânea, telangiectasia, edema e ganho de peso, fraqueza, taquicardia, hipotensão postural, insuficiência arterial coronariana e periférica, alopécia e indução de trabalho de parto prematuro. Neutropenia e eosinofilia são raras. A terapia prolongada tem sido conhecida como causadora de fibrose retroperitoneal. Os pacientes devem ser instruídos sobre os sinais e sintomas da síndrome, e uma urografia deve ser feita a cada 6 meses durante o uso crônico. Também causa fibrose pleuropulmonar, miocárdica e aórtica. Suprime a secreção de prolactina relacionada ao sono e aumenta a secreção de hormônio do crescimento (GH) durante o sono, efeitos que podem ser adversos ou benéficos, dependendo das circunstâncias. Muitos dos efeitos colaterais diminuem após a administração contínua da droga. É contra-indicada durante a gravidez e em pacientes com doença vascular periférica; valvulopatia cardíaca; coronariopatia; tromboflebite; hipertensão arterial grave; distúrbios renais, hepáticos ou pulmonares; artrite reumatóide ou outras colagenoses; ou qualquer condição que possa causar fibrose.

SUCCINATO DE SUMATRIPTANO

1*H*-Indol-5-metanossulfonamida, 3-[2-(dimetilamino)etil]-*N*-metil-, butanomedioato; Imitrex

[103628-8-4] $C_{14}H_{21}N_3O_2S.C_4H_6O_4$ (413.49).

Preparo — Pat Alemã 3.320.521.

Descrição — Pó cristalino branco; funde-se a cerca de 165°.

Comentários — É um agonista serotonínico no receptor 5HT-1, usado para o tratamento de enxaquecas. Acredita-se que essa ação alivie a enxaqueca por contrair seletivamente os grandes vasos sangüíneos intracranianos da circulação carotídea. Pensa-se que essa ação seja terapeuticamente vantajosa porque ajuda a aliviar a inflamação em volta dos nervos sensoriais causada por dilatação dos vasos intracranianos durante os episódios de enxaqueca. O sumatriptano não atravessa a barreira hematoencefálica; também não diminui o fluxo sangüíneo cerebral e não tem nenhuma ação analgésica direta. Quando o sumatriptano é administrado por via subcutânea, ele é rapidamente absorvido e alcança concentrações máximas em 5 a 20 min. A droga é inativada pelo metabolismo hepático, e após a administração oral apenas 15% alcançam a circulação sistêmica devido à depuração de primeira passagem pelo fígado. A $t_{1/2}$ média após a administração subcutânea é de cerca de 2 h.

O sumatriptano não é recomendado para uso profilático. Em testes clínicos, 70% dos pacientes que receberam essa droga relataram alívio da enxaqueca, em comparação com 22% que receberam placebo. Além disso, 33% dos pacientes tratados com sumatriptano permaneceram sem dor por 24 h, comparados com 11% dos pacientes que receberam placebo. Em um estudo, foi observado que, 30 min após a injeção subcutânea de 6 mg de sumatriptano, 50% dos pacientes obtiveram alívio da dor da enxaqueca, e 2 h depois 90% dos pacientes com enxaqueca experimentaram diminuição da dor (Study Group, *N Engl J Med* 1991; 325: 316). Esse agonista serotonínico também é mais eficaz que o placebo no alívio da náusea, do vômito, da fonofobia e da fotofobia associados à enxaqueca. Além disso, há relatos de que o sumatriptano alivia a dor associada às cefalalgias nos 15 min seguintes à administração subcutânea em 70% dos pacientes.

Em geral, o sumatriptano parece ser mais efetivo que as drogas previamente disponíveis para o tratamento de crises agudas de enxaqueca e cefalalgias. A apresentação subcutânea, auto-injetada, parece ter ação mais rápida e mais efetiva do que os comprimidos; no entanto, nenhuma das duas apresentações é recomendada para uso profilático. Recentemente, um produto intranasal (Imitrex spray) se tornou disponível nos Estados Unidos e foi considerado mais efetivo que a forma oral, porém menos efetivo que a forma de injeção, para o alívio de enxaquecas.

Se administrado por via intravenosa pode causar elevação transitória da pressão arterial e, ocasionalmente, constrição das artérias coronárias. Conseqüentemente, o sumatriptano não é recomendado para pacientes com coronariopatia isquêmica ou hipertensão arterial não-controlada. Além disso, os fabricantes recomendam cuidado quando usado em pacientes com fatores de risco cardíaco, como homens de mais de 40 anos de idade, mulheres após a menopausa, diabetes, obesidade, tabagismo e hipercolesterolemia.

A injeção subcutânea de sumatriptano pode causar dor localizada e vermelhidão. Outros efeitos colaterais do sumatriptano injetado incluem formigamento, rubor e queimação da pele, náuseas e sensação de aperto e pressão torácica. As queixas mais freqüentes com o sumatriptano oral são náusea e vômito. O sumatriptano não deve ser usado até 24 h após administrar-se uma ergotamina, e preparações com ergotamina não devem ser usadas até 6 h após o sumatriptano. Além disso, o sumatriptano não deve ser usado nas 2 semanas seguintes ao uso de um IMAO e deve ser usado com cautela por pessoas que usam inibidores seletivos da captação de serotonina.

TARTARATO DE ERGOTAMINA

Ergotaman-3′,6′,18-triona, 12′-hidroxi-2′-metil-5′-(fenilmetil)-, (5′α)-*R*-(*R,*R**)-2,3-diidroxibutanodioato (2:1) (sal); Ergomar; Ergostat; Medihaler Ergotamine; Wigraine**

Tartarato de ergotamina (2:1) (sal) [379-79-3] $(C_{33}N_{35}N_5O_5)_2 \cdot C_4H_6O_6$ (1313.43).

Para a fórmula estrutural da ergotamina, veja Cap. 26.

Descrição — Cristais incolores ou pó cristalino branco a branco-amarelado, normalmente contendo um solvente de cristalização; esses cristais perdem o solvente de cristalização em alto vácuo; funde-se a cerca de 180° com decomposição.

Solubilidade — 1 g em cerca de 500 mL de água ou cerca de 500 mL de álcool; levemente mais solúvel na presença de pouco excesso de ácido tartárico.

Comentários — Possui as ações características dos alcalóides do esporão de centeio (Cap. 26). É a droga de escolha no tratamento da enxaqueca, cefalalgia e outras dores de cabeça vasculares, e confere alívio em cerca de 90% dos casos. Contrai os vasos cerebrais dilatados dolorosos nesses distúrbios. A droga é mais efetiva se administrada precocemente no curso do ataque. Normalmente é administrada por via sublingual ou por inalação oral. Quando combinada à cafeína, a ergotamina é administrada por via oral ou retal. Entretanto, recentemente um derivado semi-sintético da ergotamina, a diidroergotamina, também tornou-se disponível nos Estados Unidos como preparação intranasal (Migranal). A ergotamina também exerce ações ocitócicas, porém estimula as contrações uterinas de modo muito menos eficaz que a ergonovina. Não há evidência aceitável do fato de que a ergotamina seja benéfica em distúrbios da menopausa. O uso da ergotamina para o tratamento de distúrbios cardiovasculares pode ser perigoso.

Muitos dos produtos que contêm ergotamina são associações. A cafeína (100 mg) freqüentemente é incluída nessas associações e pode reforçar o alívio de cefaléias vasculares pela ergotamina por aumentar sua absorção gastrintestinal (GI) ou por causar vasoconstrição cerebral. Alguns produtos contêm alcalóides de beladona em doses marginalmente efetivas, segundo o argumento (sem evidências) de que os alcalóides corrigem algum hipotético desequilíbrio autônomo. Os produtos que contêm pentobarbital também são promovidos com base racional incorreta; se um ansiolítico é justificável, deve ser usado um benzodiazepínico.

Níveis plasmáticos máximos após a administração oral ocorrem em 30 min a 3 h, mas a farmacocinética após a inalação sublingual, oral ou retal não está bem estudada.

Efeitos adversos são mais comuns depois de altas doses ou do acúmulo de pequenas doses. Eles incluem náuseas, vômito, desconforto epigástrico, diarréia, fraqueza muscular, angústia e dor precordiais (indicativas de espasmo coronariano), resfriamento da pele (devido à vasoconstrição), bradicardia ou taquicardia, parestesias nos membros, mialgia (sobretudo nos músculos do pescoço e da coxa), edema localizado (principalmente na face e nos membros), prurido e dermatite. Ocasionalmente ocorrem episódios hipertensivos. Com a administração contínua, podem resultar vasoconstrição intensa, endarterite e gangrena. Com combinações, os efeitos adversos potenciais de outros componentes também devem ser relevados. É contra-indicado na gravidez, doença vascular periférica, insuficiência coronariana ou angina de peito, tromboflebite, úlcera péptica, doença renal, doença hepática, sepse, desnutrição e quando existe história pregressa de hipersensibilidade a alcalóides do esporão de centeio.

ZOLMITRIPTANO

2-Oxazolidinona, (*S*)-4[[3[2-(dimetilamino)etil-1*H*-indol-5-il]-metil-], Zonig

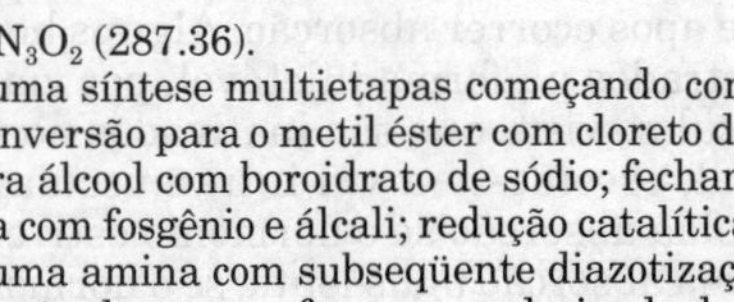

[139264-17-8] $C_{16}H_{21}N_3O_2$ (287.36).

Preparo — Por uma síntese multietapas começando com a 4-(*p*-nitrofenil)alanina, conversão para o metil éster com cloreto de tionil e metanol; redução para álcool com boroidrato de sódio; fechamento do anel de oxazolidinona com fosgênio e álcali; redução catalítica do grupamento nitro para uma amina com subseqüente diazotização e tratamento com cloreto estanhoso para formar um derivado da hidrazina. O último composto com 4,4-dimetoxibutironitrila fornece a base de Schiff, a qual é ciclizada a 3-cianoindol, que por sua vez é animada com dietilamina para formar o produto. *Drugs of the Future* 1997; 22(3): 260; *J Med Chem* 1995; 38:3566. US Pat 5.466.699.

Descrição — Cristais brancos que se fundem a cerca de 141° $[\alpha]_D^{22}$ − 5,79° (c = 0,5, MeOH); maleato, pf 152°; succinato, pf 123°; benzoato, pf 91°; HCl, pf 119° $[\alpha]_D^{23}$ − 9,35° (c = 0,31, água) (mps aprox.).

Comentários — Como o sumatriptano, mas atravessa facilmente a barreira hematoencefálica. Pode ser efetivo em pacientes que não respondem ao sumatriptano.

CAPÍTULO **77**

Hormônios e Antagonistas Hormonais

William K Nichols, PhD
Associate Professor of Pharmacology and Toxicology
College of Pharmacy
University of Utah
Salt Lake City, UT 84112

Os hormônios são substâncias secretadas diretamente no sangue pelas glândulas endócrinas, ou glândulas sem ductos. Este capítulo trata dos hormônios que regulam o crescimento, a reprodução e o metabolismo intermediário. A síntese e a secreção de muitos hormônios são controladas por outros hormônios ou por alterações nas concentrações de substâncias químicas essenciais ou eletrólitos no sangue. As inter-relações entre os hormônios peptídicos do hipotálamo, os hormônios trópicos da adeno-hipófise e as glândulas endócrinas periféricas fornecem primorosos exemplos de regulação por retroalimentação (*feedback*). Determinadas drogas e doenças são capazes de modificar a secreção dos hormônios, bem como efeitos hormonais específicos nos órgãos-alvo. Alguns hormônios afetam quase todos os tecidos do corpo, enquanto a ação de outros restringe-se a apenas alguns tecidos ou órgãos.

Do ponto de vista químico, os hormônios constituem um grupo muito diversificado de compostos. Alguns, como a adrenalina e a tiroxina, são derivados relativamente simples de aminoácidos. Vários grupos de hormônios, como aqueles produzidos pelo córtex supra-renal e pelas gônadas, são esteróides, enquanto os hormônios hipofisários, paratireóideos e pancreáticos são polipeptídios ou proteínas; o peso molecular desses últimos varia de cerca de 1.000 a 30.000 ou mais.

ADMINISTRAÇÃO — Alguns hormônios podem ser administrados por via oral com efeitos integrais, como, por exemplo, os hormônios tireóideos e determinados hormônios esteróides. Em geral, ocorre alguma perda, devido à destruição do hormônio no trato digestório, sua eliminação da circulação ou inativação durante o seu trânsito pelo fígado, imediatamente após ocorrer absorção. Alguns hormônios devem ser administrados na forma injetável, por via subcutânea ou intramuscular, visto que são inativados no sistema digestório. Em geral, escolhe-se a via intramuscular, que proporciona uma rápida absorção se o hormônio estiver em solução aquosa, ou uma absorção mais lenta, se o hormônio estiver em óleo. As suspensões de cristais de diferentes dimensões possuem ações de depósito variáveis. Outra técnica consiste no implante de *pellets* comprimidos de hormônios que são apenas levemente solúveis nos líquidos teciduais; esses *pellets* são colocados no tecido subcutâneo e são absorvidos no decorrer de um período de alguns meses. Os hormônios em polímeros degradáveis ou até mesmo em silicone podem ser utilizados para formas de liberação lenta. Outra forma é o comprimido bucal de hormônio esteróide altamente comprimido, que é mantido na área bucal (em geral, anteriormente, entre o lábio superior e a gengiva). Isso evita a desvantagem da via oral, em que os esteróides devem passar pelo fígado, onde são, em grande parte, inativados. Alguns dos hormônios sintéticos ou semi-sintéticos são estruturados de modo a reduzir acentuadamente a destruição enzimática no fígado, sendo portanto eficazes por via oral. Entre esses últimos destacam-se os anticoncepcionais orais. Alguns fármacos, particularmente a insulina, podem ser administrados por via subcutânea através de uma cânula de implantação permanente, em que a injeção é acionada por uma minúscula bomba programável. Alguns hormônios peptídicos, como a oxitocina, também são administrados na forma de *spray* nasal para evitar a inativação no trato digestório.

HORMÔNIOS HIPOFISÁRIOS

A hipófise é constituída por um lobo anterior (*adeno-hipófise*) e por um lobo posterior (*neuro-hipófise*), que estão sob a influência de hormônios hipotalâmicos que controlam a secreção de hormônios tróficos específicos envolvidos na regulação das secreções de glândulas endócrinas periféricas e dos tecidos-alvo. Alguns dos hormônios adeno-hipofisários também são produzidos fora da adeno-hipófise, e essa produção extra-hipofisária pode desempenhar algum papel nas funções fisiológicas de certos hormônios hipofisários. Os hormônios do lobo intermediário da hipófise de animais apresentam propriedades melanócito-estimulantes que influenciam mudanças na cor da pele; entretanto, não foram identificados como hormônios distintos nos seres humanos. O lobo anterior da hipófise possui pelo menos seis hormônios distintos: o hormônio do crescimento (somatotropina, GH), a adrenocorticotropina (ACTH), o hormônio tireoestimulante (TSH), o hormônio folículo-estimulante (FSH), o hormônio luteinizante (LH) e a prolactina (PRL). Os elos entre os hormônios hipotalâmicos, os hormônios hipofisários, e as glândulas-alvo são mostrados no Quadro 77.1.

1. Somatropina (*Hormônio do Crescimento, GH, Somatotropina, STH;* o derivado de metionina recombinante é conhecido como Somatrem) — Esse hormônio produz aumento no peso e no comprimento do corpo. O aumento no comprimento é especialmente proeminente, devido ao crescimento ósseo, porém seu efeito manifesta-se em quase todos os tecidos do corpo. O GH humano também exibe a maioria das atividades do hormônio lactogênico. Para que o hormônio do crescimento exerça sua ação máxima, é necessária a presença de todos os aminoácidos essenciais e quase essenciais em quantidades abundantes. Os efeitos do GH são mediados por várias somatomedinas, duas das quais são denominadas fatores de crescimento insulino-símiles (I e II) e dos quais pelo menos um é o fator de sulfatação. O GH humano contém 191 radicais de aminoácidos e possui peso molecular de 22.000.

Além de sua ação anabólica proteica, o GH afeta o metabolismo dos carboidratos, dos lipídios e dos esteróides. Esses efeitos incluem: (1) manutenção de uma quantidade normal de glicogênio muscular em animais submetidos à hipofisectomia, (2) redução da responsividade à insulina e (3) aumento na concentração plasmática de ácidos graxos não-esterificados e promoção dos citocromos P-450 envolvidos no metabolismo dos esteróides, que diferem em ambos os sexos. Por sua vez, os hormônios sexuais regulam a secreção de GH. O GH humano também exerce efeitos proeminentes sobre os rins e o metabolismo dos eletrólitos.

Ao contrário da corticotropina, da insulina e de alguns dos outros hormônios proteicos, foi observada uma considerável diferença entre

Quadro 77.1 Resumo dos Hormônios Hipotalâmicos, Adeno-hipofisários e dos Órgãos-alvo

HORMÔNIO HIPOTALÂMICO	HORMÔNIO HIPOFISÁRIO	ÓRGÃO-ALVO (PRODUTO HORMONAL)
Hormônios estimulantes		
GH-RH	Somatotropina, GH	Fígado (IGF, somatomedinas)
CRH	ACTH	Córtex supra-renal (glicocorticóides, mineralocorticóides, androgênios)
TRH	TSH	Tireóide (tiroxina, triiodotironina)
GnRH	FSH, LH	Gônadas (estrogênio, progesterona, testosterona)
Hormônios inibidores		
Somatostatina	GH	Fígado (IGF)
		Pâncreas (insulina)
Dopamina	Prolactina	Mama (nenhum)

espécies na resposta à administração de GH. O GH é preparado a partir de hipófises de símios ou humanos e mostra-se ativo em ambas as espécies de primatas, enquanto o GH de outras fontes é inativo nos seres humanos. O GH humano é utilizado para estimular o crescimento em indivíduos com nanismo hipofisário e com outras formas de retardo do crescimento, e o efeito anabólico poupador de nitrogênio pode suprimir o catabolismo de queimaduras e outros traumatismos graves. Os usos potenciais do GH incluem a estimulação da hematopoese e da mineralização óssea após a menopausa e em outras circunstâncias, o tratamento da insuficiência renal, a obesidade, a hiperlipidemia, distúrbios imunes, o envelhecimento e a hipofunção hipotalâmica.

2. Hormônios Gonadotrópicos (*FSH* e *LH*) — Esses dois hormônios distintos atuam em combinação e seqüencialmente para controlar o ciclo menstrual.

a. Hormônio Folículo-estimulante (FSH) — O FSH humano é uma glicoproteína constituída de duas subunidades, com peso molecular de 32.000. Promove a maturação dos folículos primordiais e, em associação a pequenas quantidades de LH (veja adiante), estimula a secreção de estrogênio pelo folículo em desenvolvimento. Durante os primeiros 7 dias do ciclo menstrual, os estrogênios suprimem a liberação de FSH, em conseqüência de ações de retroalimentação negativa sobre a adeno-hipófise e o hipotálamo. Entre os dias 9 e 18, os estrogênios exercem um efeito de retroalimentação positiva, aumentando a secreção de FSH; a progesterona bloqueia o efeito de retroalimentação positiva, mas não o de retroalimentação negativa.

b. Hormônio Luteinizante (LH) — O LH humano também é uma glicoproteína constituída de duas subunidades, com peso molecular de 32.000. A secreção de LH aumenta próximo à metade do ciclo. Conforme assinalado anteriormente, pequenas quantidades de LH, atuando em conjunto com o FSH, estimulam a secreção de estrogênio pelo folículo ovariano. À medida que a quantidade de LH aumenta, ocorre ovulação, e o corpo lúteo começa a formar-se.

O LH também atua sobre as gônadas masculinas, especificamente sobre as células intersticiais do testículo, com conseqüente produção de testosterona. Em virtude dessa propriedade, o LH é também descrito algumas vezes como hormônio estimulante das células intersticiais (ICSH).

A exemplo do FSH, os estrogênios exercem um efeito supressor sobre a secreção inicial de LH e, posteriormente, um efeito estimulante no ciclo menstrual; entretanto, o percurso cronológico de sensibilidade difere daquele do FSH. De forma semelhante, a progesterona bloqueia o efeito de retroalimentação positiva. Os androgênios também suprimem a secreção de LH.

Outras Substâncias Gonadotrópicas — As células coriônicas da placenta de mulheres e de éguas produzem duas dessas substâncias. A terceira é uma gonadotropina (urofolitropina), que é uma preparação de extrato de FSH altamente purificado da urina de mulheres pós-menopáusicas. As folitropinas alfa e beta são preparações de FSH humano a partir de DNA recombinante. A gonadotropina coriônica humana (HCG) é secretada no sangue materno e excretada na urina, onde pode ser detectada dentro de 48 h após a implantação do óvulo. A HCG mantém a secreção do corpo lúteo, permitindo o prosseguimento da gravidez. À semelhança do LH, atua sobre as células intersticiais gonadais. A HCG é uma glicoproteína com peso molecular de 35.000.

Usos dos Hormônios Gonadotrópicos — As folitropinas ou outras preparações de FSH (urofolitropina ou menotropinas) são administradas com HCG para induzir ovulação em mulheres anovulatórias, cuja infertilidade é funcional e não causada por insuficiência ovariana primária. As gonadotropinas também são utilizadas para estimular o desenvolvimento dos folículos em pacientes ovulatórias submetidas a tecnologias de reprodução assistida (por exemplo, fertilização *in vitro*). A HCG também é prescrita para estimular a secreção de androgênios pelas células intersticiais testiculares e para acelerar a descida dos testículos em meninos e em homens jovens com criptorquidismo. Entretanto, a HCG parece induzir ovulação apenas na presença de um folículo ovariano maduro. A HCG não é eficaz no tratamento da obesidade.

3. Prolactina (Prl; hormônio lactogênico, mamotropina) — Trata-se de uma proteína com PM de 20.000, que deriva de um pró-hormônio com PM de 50.000. Nos últimos 50 aminoácidos *N*-terminais da prolactina, existe uma identidade de 24% com o hormônio do crescimento nos aminoácidos e na sua seqüência. O lactogênio placentário humano tem uma identidade de 76%, responsável pelas maiores propriedades do lactogênio placentário semelhantes às do hormônio do crescimento. A placenta produz um hormônio relacionado, o lactogênio placentário (PL; somatomamotropina coriônica). Hoje em dia, sabe-se que a Prl é um hormônio com numerosas ações diferentes, talvez em maior número do que as do hormônio do crescimento, cujo precursor filogenético parece ser a prolactina primitiva. A Prl em si não induz o crescimento das mamas, porém, em conjunto com os estrogênios, a progesterona e as ações permissivas da hidrocortisona e da insulina, é mamotrópica. Nos seres humanos, a prolactina também estimula a secreção de leite pelas glândulas mamárias, porém somente após preparação apropriada pelos estrogênios e progesterona. Outros efeitos observados nos seres humanos incluem lipólise, luteotropismo e luteólise, promoção do crescimento e da secreção, aumento da esteroidogênese testicular e desenvolvimento dos órgãos sexuais acessórios masculinos e atuação na regulação da liberação de gonadotropinas.

4. Hormônio Tireotrópico (*Tireotropina, TSH*) — O TSH obtido de hipófises bovinas é uma glicoproteína com peso molecular de cerca de 28.000. A tireotropina mantém a atividade da glândula tireóide, promovendo a captação aumentada de iodo inorgânico e a liberação de iodo organicamente ligado. Na ausência de TSH, a glândula tireóide sofre atrofia, produzindo apenas pequenas quantidades de hormônio tireóideo. O TSH em excesso provoca hipertrofia e hiperplasia da tireóide e um quadro clínico que se assemelha à doença de Graves.

5. Hormônio Adrenocorticotrópico (*Corticotropina, ACTH*) — Trata-se de um polipeptídio que contém 39 radicais de aminoácidos, com peso molecular de 4.566. O ACTH é produzido não apenas pela adeno-hipófise, mas também pela placenta. Os hormônios da hipófise de várias espécies de animais diferem quanto à seqüência dos aminoácidos 25 a 32, porém essas diferenças não afetam suas ações biológicas. Um polipeptídio sintético contendo os primeiros 23 radicais de aminoácidos da corticotropina natural exibe essencialmente todas as propriedades biológicas e clínicas da corticotropina. Foram sintetizados vários peptídios que são mais potentes do que o ACTH natural.

Efeitos Fisiológicos — O ACTH mantém e controla as funções do córtex supra-renal e, por conseguinte, afeta indiretamente o metabolismo dos carboidratos, das proteínas e dos minerais. Como as ações fisiológicas conhecidas da corticotropina são mediadas através do córtex supra-renal, seus efeitos assemelham-se aos dos hormônios córtico-supra-renais, especialmente os glicocorticóides (veja *Esteróides Adrenocorticais,* adiante). O ACTH também aumenta levemente a produção córtico-supra-renal de aldosterona e, portanto, exerce uma discreta ação sobre o metabolismo dos minerais. Entretanto, a secreção de aldosterona encontra-se, em sua maior parte, sob o controle do sistema da renina-angiotensina (veja Cap. 68). Como a seqüência dos primeiros 13 aminoácidos do ACTH é idêntica à do α-MSH (hormônio melanócito-estimulante), o ACTH produz alguma hiperpigmentação da pele. O ACTH também provoca cetose, mobilização das gorduras (adipocinese), hipoglicemia e resistência à insulina em altas doses.

REGULAÇÃO HIPOTALÂMICA DA SECREÇÃO ADENO-HIPOFISÁRIA

HORMÔNIOS DE LIBERAÇÃO E FATORES DE INIBIÇÃO (*Hormônios Hipotalâmicos*) — A secreção de um hormônio adeno-hipofisário não é constante, mas sofre variações cíclicas intrínsecas, além de ser afetada por fatores não-cíclicos, como estresse e impulsos de nervos sensitivos. Os ciclos intrínsecos são determinados, em sua maioria, pelas denominadas alças de retroalimentação negativa, o que significa que um hormônio acaba suprimindo a sua própria liberação indiretamente ao suprimir a secreção de um hormônio de liberação específico da eminência mediana do hipotálamo. Para cada hormônio adeno-hipofisário, existe um hormônio de liberação distinto (à exceção do LH e do FSH, que compartilham o mesmo hormônio de liberação das gonadotropinas). Os hormônios de liberação hipotalâmicos específicos incluem: o CRH para a liberação de corticotropina, o TRH para a tireotropina, o LH-RH/FSH-RH ou hormônio de liberação das gonadotropinas (GnRH) para os hormônios luteinizante e folículo-estimulante, e o GH-RH para o hormônio do crescimento. Para o hormônio do crescimento e a prolactina, existem também fatores inibitórios da liberação específicos (GH-RIH e dopamina, respectivamente). Esses fatores são secretados na corrente sangüínea do sistema porta hipofisário, através do qual atingem a adeno-hipófise, onde desencadeiam um surto de atividade elétrica. Para serem eficazes, os hormônios de liberação devem ser liberados em pulsos. Os congêneres de liberação prolongada e ação longa (por exemplo, leuprolida) exercem uma infra-regulação nos receptores e, portanto, têm ações inibitórias. O GH-RIH, o LHRH e o TRH distribuem-se amplamente no cérebro e, provavelmente, são também neurotransmissores; o CRF também é produzido na periferia e liberado durante situações de estresse; o GH-RIH (somatostatina) também é produzido no pâncreas. Existe também um pró-GH-RIH, que é um inibidor mais poderoso da liberação de insulina, mas que atua como inibidor mais fraco da liberação de glucagon em comparação com o GH-RIH. A liberação de dopamina por células hipotalâmicas específicas atua como inibidor prolongado ou tônico da secreção de prolactina.

A alça de retroalimentação negativa que se estende da adeno-hipófise até o hipotálamo é denominada alça de retroalimentação negativa curta. Existe também uma alça de retroalimentação negativa longa que envolve o hormônio apropriado da glândula-alvo (cortisol para o ACTH, hormônio tireóideo para o TSH, estrogênio para o FSH, etc.). O hormônio-alvo não apenas exerce uma retroalimentação negativa sobre o hipotálamo como também atua diretamente sobre a adeno-hipófise, que parece constituir o principal local de retroalimentação para alguns hormônios-alvo. A retroalimentação negativa para o hipotálamo aparentemente induz uma redução na secreção de determinado hormônio de liberação e um aumento na secreção do fator inibitório. Existe também uma retroalimentação negativa longa não mediada por estrogênio sobre a secreção de FSH; os fatores envolvidos são denominados inibinas. No caso do LH, existe uma alça de retroalimentação positiva longa, em que a secreção de estrogênios favorece a secreção de GnRH. As perturbações não-cíclicas na secreção de hormônios adeno-hipofisários também são produzidas através dos fatores hipotalâmicos de liberação e de inibição.

Os hormônios de liberação hipotalâmicos consistem em polipeptídios relativamente pequenos, com pesos moleculares que atingem até 8.000. No homem, o fator de liberação da prolactina pode ser tanto a noradrenalina (ou norepinefrina) quanto o polipeptídio intestinal vasoativo (VIP). O fator de liberação mais simples é o TRH, cuja estrutura é um tripeptídio cíclico. Alguns fatores de liberação parecem atuar como neurotransmissores ou neuromoduladores em outras partes no sistema nervoso central (SNC) e no sistema nervoso autônomo.

Os hormônios de liberação hipotalâmicos naturais e sintéticos são utilizados como recursos diagnósticos para a avaliação de anormalidades da função hipotalâmica e hipofisária bem como para uso terapêutico. Por exemplo, quando um paciente hipotireóideo responde ao TRH com um aumento nos níveis de TSH, o hipotireoidismo pode ser causado por uma lesão no hipotálamo ou no sistema porta hipofisário, mais do que na adeno-hipófise. Na tireotoxicose, o TRH não consegue afetar as concentrações plasmáticas de TSH ou de hormônio tireóideo, de modo que o TRH pode permitir uma distinção entre tireotoxicose e estados hipertireóideos aparentes. O GnRH pode diferenciar defeitos hipotalâmicos e hipofisários em homens com hipogonadismo hipogonadotrópico, porém não é confiável para mulheres. O GnRH pode ser utilizado no tratamento da infertilidade, se o defeito estiver localizado no hipotálamo; mesmo quando o defeito parece ocorrer da adeno-hipófise, as mulheres anovulatórias submetidas a um curso de tratamento freqüentemente passam a secretar quantidades normais de LH. O GH-RH é utilizado para acelerar o crescimento em crianças com retardo do crescimento. O GH-RIH pode ser utilizado no tratamento da acromegalia, do gigantismo e do diabetes melito associado à secreção excessiva de GH. Na atualidade, dispõe-se de análogos estruturais de alguns hormônios de liberação, que são utilizados como agonistas e antagonistas. A leuprolida, a nafarrelina, a goserrelina e a histrelina são agonistas análogos do GnRH que induzem supressão hipofisária e estão disponíveis para tratamento do câncer de próstata. Utiliza-se a administração pulsátil de leuprolida para estimular a função hipofisária; a leuprolida é disponível para tratamento da infertilidade causada por hipogonadismo hipogonadotrópico hipotalâmico em ambos os sexos.

Os hormônios de liberação e os fatores de inibição estão não apenas sob o controle dos vários hormônios periféricos mas também sob o controle do cérebro, e foi demonstrado que a secreção de alguns deles é afetada por drogas neurofarmacológicas. Por conseguinte, determinados fármacos, como a reserpina e a metildopa, que diminuem a liberação de dopamina e/ou de noradrenalina, aumentam a secreção dos hormônios lactogênico e do crescimento. A bromocriptina, a lergotrila e a pergolida, que são potentes agonistas dopaminérgicos, suprimem o débito desses dois hormônios e, portanto, foram utilizadas com sucesso no tratamento da galactorréia, de tumores secretores de prolactina com hipogonadismo nos homens, da infertilidade associada a hiperprolactinemia em mulheres e da acromegalia.

ACETATO DE GONADORRELINA

Acetato do fator de liberação do hormônio luteinizante (sal), hidrato; LH-RH; Lutrepulse

5-oxoPro-His-Trp-Ser-Tyr-Gly-Leu-Arg-Pro-Gly-NH_2 • $xC_2H_4O_2$ • yH_2O
1 2 3 4 5 6 7 8 9 10

[52699-48-6] $C_{55}H_{75}N_{17}O_{13} \cdot xC_2H_4O_2 \cdot yH_2O$

Preparo — Por síntese ou a partir do hipotálamo, *Science* 1973; 179:34.

Descrição — Pó amarelo claro.

Solubilidade — 1 g em 25 mL de água, 50 mL de metanol ou 25 mL de ácido acético a 1%.

Comentários — Idêntico ao GnRH natural. A gonadorrelina é utilizada no tratamento da amenorréia hipotalâmica primária. O cloridrato de gonadorrelina (Factel, *Ayerst*) é a preparação relacionada, utilizada como agente diagnóstico para estabelecer se o hipogonadismo resulta de algum defeito na liberação de LH pela adeno-hipófise ou na liberação hipotalâmica de LH-RH. Se a gonadorrelina induzir uma elevação dos níveis de LH, o distúrbio localiza-se no hipotálamo; caso contrário, o distúrbio encontra-se na adeno-hipófise. Quando administrada de forma pulsátil, a gonadorrelina induz a secreção de FSH e de LH. Entretanto, quando os níveis plasmáticos permanecem elevados por mais de algumas horas, ocorre infra-regulação dos receptores. Os receptores de LH são mais afetados do que os do FSH. Através de uma cuidadosa seleção do esquema posológico, é portanto possível aumentar ou diminuir a fertilidade masculina ou feminina, sem alterações pronunciadas da secreção de estrogênio no caso da fertilidade feminina.

Após injeção subcutânea, podem ocorrer edema local, prurido ou dor e exantema ocasional no local da injeção. Podem ocorrer cefaléia, náusea, tonteira, desconforto abdominal e, raramente, rubor. Não provoca múltiplos nascimentos.

ACETATO DE NAFARRELINA

Fator de liberação do hormônio luteinizante (suíno), acetato de 6-[3-(2-naftadenil)-D-alanina, hidrato; Synarel

H-5-oxo-L-Pro-L-His-L-Trp-L-Ser-L-Tyr—N---C---C—
L-Leu-L-Arg-L-Pro-Gly—NH_2 • xCH_3COOH • yH_2O

[86620-42-0] $C_{66}H_{83}N_{17}O_{13} \cdot xC_2H_4O_2 \cdot yH_2O$.

Preparo — US Pat 4.234.571.

Comentários — Trata-se de um agonista dos receptores de LH-RH. Entretanto, a sua duração de ação é demasiadamente longa para administração pulsátil, de modo que o efeito de sua administração repetida consiste em infra-regulação dos receptores de LH-RH. Foi constatada a sua eficácia no tratamento da endometriose e da puberdade precoce central. Nas mulheres, os efeitos adversos são aqueles da hipoestrogenemia, isto é, fogachos, secura vaginal, diminuição da libido e redução moderada da mineralização óssea trabecular na coluna em cerca de 67% das pacientes. Nos homens, ocorrem ganho ponderal, fogachos, diminuição da libido e redução dos impulsos e da iniciativa. Esses efeitos desaparecem após a suspensão do fármaco. A nafarrelina é absorvida rapidamente por via intranasal, mas não pela via sublingual. A biodisponibilidade por via intranasal é de cerca de 21%. O fármaco é metabolizado a pelo menos seis metabólitos. A meia-vida é de cerca de 2 h.

CLORIDRATO DE ARGININA — Cap. 106.

CORTICOTROPINA

ACTH; Adrenocorticotropina

Hormônio polipeptídico derivado da adeno-hipófise de mamíferos utilizados como alimento pelo homem, que aumenta a taxa de secreção de corticosteróides supra-renais.

Preparo — As preparações comerciais de *corticotropina* são obtidas, em sua maioria, de glândulas hipofisárias de porco ou carneiro, embora as glândulas bovinas e de baleia também tenham sido utilizadas. O isolamento do(s) princípio(s) hormonal(is) de hipófises suínas e ovinas foi relatado em 1943 por Sayers *et al. J Biol Chem* 1943; 149: 425 e por Li *et al.* 1943; *Ibid*413. Um processo de purificação da substância hormonal está descrito em US Pat 3.124.509. Para outras informações, veja *Hormônio Adrenocorticotrópico,* anteriormente.

Dispõe-se de dois tipos de preparações: de ação curta e de ação longa. As preparações de ação curta consistem em pó liofilizado ou solução aquosa estável contendo 1% de fenol. O pó é dissolvido em solução salina fisiológica ou outro meio apropriado antes de sua injeção. As preparações de ação curta são administradas por via intramuscular ou intravenosa.

As preparações de ação longa (de depósito e gel) contêm a *droga* incorporada a um solvente de gelatina para retardar a velocidade de absorção e aumentar o período de eficácia. A combinação com suspensão de hidróxido de zinco também retarda a velocidade de absorção. Essas preparações são administradas por via intramuscular.

A droga é padronizada pelo ensaio Sayers. Entretanto, a sua eficácia clínica varia de acordo com o modo de administração. A diferença torna-se evidente particularmente em comparações de preparações de ação curta injetadas por via intramuscular com preparações de ação longa administradas de forma semelhante. Por esse motivo, as preparações em gel são indicadas em *unidades clínicas* para ajustar-se mais precisamente à sua potência fisiológica esperada. Quatorze Unidades USP em meio de gelatina possuem a eficácia clínica aproximada de 40 Unidades USP de solução aquosa por injeção intramuscular intermitente.

Descrição — Sólido branco ou praticamente branco, solúvel e amorfo, com o aspecto característico de substâncias preparadas por congelamento-secagem; pH (da forma líquida ou após reconstituição do estado sólido) entre 3 e 7.

Comentários — Estimula a glândula supra-renal a produzir hidrocortisona, desoxicorticosterona e androgênios. A corticotropina é utilizada como agente diagnóstico para avaliar a capacidade funcional da glândula supra-renal. Após a sua injeção, a ocorrência de uma elevação do cortisol plasmático ou da 17-hidroxicorticosterona urinária indica uma glândula funcional. No momento atual, esse uso constitui a aplicação clínica mais importante desse hormônio. A cosintropina, uma forma sintética da corticotropina contendo os primeiros 24 de seus 36 aminoácidos, é preferida por ser menos alergênica. Esse fármaco foi promovido como agente terapêutico numa ampla variedade de distúrbios responsivos aos glicocorticóides (veja adiante). Em geral, com a exceção da insuficiência supra-renal primária, mostra-se eficaz em todas as condições nas quais os glicocorticóides são úteis, porém é ineficaz quando aplicada localmente. A administração contínua de grandes quantidades do hormônio pode resultar em uma ou mais das manifestações da síndrome de Cushing, pode exacerbar os sintomas de diabetes latente ou franco e, em virtude de sua ação antiinflamatória, pode mascarar os sintomas de infecção. Por conseguinte, nunca é demais enfatizar a necessidade de uma supervisão médica adequada durante o seu uso. Vários efeitos colaterais mediados pelos glicocorticóides liberados da glândula supra-renal estão relacionados mais adiante. Eles ocorrem freqüentemente quando a dose ultrapassa 40 unidades por dia.

A interrupção abrupta das injeções de corticotropina pode ser seguida de efeitos de abstinência, que assumem a forma de sintomas de insuficiência supra-renal. Esses resultam da inibição hipofisária que ocorre durante o tratamento com corticotropina e podem ser minimizados ou eliminados através de uma redução gradual da quantidade injetada. A corticotropina causa alguns efeitos colaterais não produzidos pelos glicocorticóides, isto é, hipersensibilidade, retenção de sal e de água e efeitos androgênicos (acne, hirsutismo e amenorréia) nas mulheres. É contra-indicada na presença de osteoporose, micose sistêmica, herpes da córnea ou esclerodermia.

GONADOTROPINA CORIÔNICA

Gonadotropina Coriônica Humana; HCG

Hormônio polipeptídico estimulador das gônadas, obtido da urina de mulheres grávidas. Sua potência não é inferior a 1.500 Unidades de Gonadotropina Coriônica USP em cada miligrama.

Descrição — Pó branco ou praticamente branco, amorfo.

Solubilidade — Livremente solúvel em água.

Comentários — Veja *Hormônios Gonadotrópicos* (anteriormente). A administração isolada de gonadotropina coriônica raramente induz ovulação em mulheres anovulatórias. Em seqüência com *Menotropinas* (veja adiante), que favorecem a maturação dos folículos ovarianos, ou após a administração de clomifeno, a ovulação pode ser produzida em mulheres com baixa secreção de gonadotropinas. Foi sustentado que o hormônio pode ser eficaz no tratamento da infertilidade feminina secundária a hipofunção lútea. Há algumas evidências de utilidade do fármaco no tratamento da esterilidade masculina. O hormônio estimula a secreção de testosterona no homem, e alguns autores o consideram superior aos androgênios orais ou parenterais para a terapia de reposição na insuficiência androgênica, porém a necessidade de injeção constitui uma desvantagem, e essa terapia é de custo elevado.

Para obter uma espermatogênese normal no eunucoidismo hipogonadotrópico, o hormônio é utilizado em combinação com menotropinas ou clomifeno. Entretanto, os túbulos espermáticos podem ser lesados em decorrência de tratamento prolongado. No criptorquidismo, a gonadotropina coriônica geralmente promove a descida dos testículos quando estes são retráteis. Raramente produz a descida dos testículos no criptorquidismo verdadeiro. A HCG é utilizada como recurso diagnóstico para avaliar a causa de puberdade tardia no sexo masculino, testar a responsividade dos testículos às gonadotropinas e identificar a fonte de androgênios em mulheres com hirsutismo, nas quais a HCG não é confiável.

A gonadotropina coriônica pode causar virilização e puberdade precoce em meninos pré-púberes, e a observação desse efeito é uma indicação para a interrupção do tratamento. Ocorre hiperestimulação ovariana com distensão abdominal e dor pélvica em cerca de 7% das mulheres que recebem gonadotropina coriônica e menotropinas combinadas. Pode favorecer o tromboembolismo arterial e a ruptura de cistos ovarianos. É também freqüente a ocorrência de múltiplos nascimentos. Nos meninos, pode causar acne, crescimento dos pêlos púbicos e rápido aumento da altura. Nos homens, pode ocorrer edema secundário à secreção aumentada de testosterona. Além disso, a HCG pode causar ginecomastia, cefaléia, inquietação, irritabilidade, depressão, astenia, edema dos membros inferiores e dor no local de injeção. Não foi demonstrada a eficácia do hormônio no tratamento da obesidade.

LEUPROLIDA — Cap. 83.

MENOTROPINAS

Pergonal

Menotropinas [9002-68-6]; extrato de urina pós-menopáusica contendo o hormônio folículo-estimulante (FSH) e o hormônio luteinizante (LH) numa relação de 1:1.

Comentários — Possui as atividades gonadotrópicas do FSH e do LH (veja anteriormente). O pergonal é utilizado para induzir ovulação em mulheres com infertilidade secundária à produção endógena insuficiente de gonadotropinas. A HCG é administrada após as menotropinas. A experiência clínica mostra que cerca de 75% das mulheres anovulatórias ovulam após o tratamento, e 25% engravidam depois de dois ciclos de tratamento. Ocorre gestação múltipla em cerca de 15 a 30% das gestações a termo. Verifica-se a ocorrência da síndrome de hiperestimulação em 1 a 2% dos casos.

As menotropinas também são utilizadas concomitantemente com a HCG durante > 3 meses para induzir espermatogênese em homens com hipogonadismo hipogonadotrópico.

Os efeitos colaterais incluem aumento do ovário, flatulência, desconforto abdominal, oligúria, ganho ponderal, ascite, derrame pleural, hipotensão e hipercoagulabilidade, que constituem, todos eles, evidências de hiperestimulação. Outras reações adversas incluem tromboembolismo arterial, hipersensibilidade e reações febris. Foram observados defeitos congênitos em 5 de 287 gestações. Por vezes ocorrem ruptura ovariana e hemorragia intraperitoneal, exigindo cirurgia.

MESILATO DE BROMOCRIPTINA — Cap. 74.

MESILATO DE PERGOLIDA

Permax

[66104-22-1] $C_{19}H_{26}N_2S \cdot CH_4O_3S$ (410.59).

Preparo — Derivado do alcalóide do esporão de centeio, ergolina. US Pat 4.166.182.

Descrição — Cristais bege; fusão a cerca de 225°.

Comentários — Possui todas as ações e os usos da *Bromocriptina* (Cap. 74). Sua vantagem reside na sua maior duração de ação, isto é, de mais de 24 h.

OCTREOTIDA

[*R*-(*R**,*R**)]-D-fenilalanil-L-cisteinil-L-fenilalanil-D-triptofil-L-treonil-*N*-[2-hidróxi-1-(hidroximetil)propil]-L-cisteinamida, dissulfeto cíclico (2 → 7); Sandostatin

H–D-Phe-Cys-Phe-D-Trp-Lys-Thr-Cys-Thr-ol (S—S entre Cys e Cys)

[83150-76-9] $C_{49}H_{66}N_{10}O_{10}S_2$ (1019.24).

Preparo — US Pat 4.395.403.

Comentários — Análogo da somatostatina (veja mais adiante) que difere pelo fato de inibir a secreção do hormônio do crescimento em doses menores do que as necessárias para afetar a secreção de insulina. Possui ação longa (meia-vida de 2 h), e não ocorre hipersecreção de rebote após a sua suspensão. Eficaz por via oral. A octreotida é aprovada para tratamento sintomático de tumores carcinóides e da diarréia profusa associada a tumores secretores de peptídio intestinal vasoativo (lipomas). O fármaco é bem tolerado. Durante os primeiros dias de tratamento, verifica-se a ocorrência de flatulência, evacuação de fezes moles, diarréia e dor abdominal. Em alguns pacientes, ocorre esteatorréia leve, que pode persistir durante o tratamento ou desaparecer em poucos dias. Não ocorre má absorção. Pode haver uma redução moderada da tolerância à glicose pós-prandial, porém não foram relatadas quaisquer complicações.

SOMATREM E SOMATROPINA

SOMATREM

N-L-Metionilsomatotropina (humana); Protropin

[82030-87-3] $C_{995}H_{1537}N_{263}O_{301}S_8$ (22.256.21)

SOMATROPINA

Humatrope

Hormônio do crescimento humano, somatotropina (humana) [12629-01-5] $C_{990}H_{1528}N_{262}O_{300}S_7$ (21.500.00)

Preparo — Cadeia polipeptídica simples de 191 aminoácidos antigamente obtida do lobo anterior da hipófise humana. Veja US Pat 3.118.815.

Comentários — Tanto o somatrem quanto os produtos de somatotropina provêm da síntese dirigida por DNA recombinante. O humatrope é idêntico à somatropina derivada de hipófise humana. O somatrem (Protropin) é idêntico ao hormônio do crescimento natural, exceto que contém uma metionina adicional na extremidade *N*-terminal da molécula. Entretanto, os efeitos e as potências são idênticos, de modo que ambos os peptídios são considerados juntos. A somatropina derivada de extratos hipofisários foi abandonada devido a relatos de o seu uso ter constituído algumas vezes a causa da doença de Creutzfeldt-Jakob. Para a descrição, as ações e os usos, veja *Hormônio do Crescimento* (anteriormente).

A administração intramuscular do hormônio é preferida à injeção subcutânea, visto que o hormônio provoca lipodistrofia ou lipoatrofia no local de injeção cutânea. Em geral, ocorrem dor e inchação no local da injeção, de modo que é preciso alternar os locais de administração. Com freqüência, ocorre hipercalciúria, que costuma regredir em 2 a 3 meses. Podem ocorrer hiperglicemia e diabetes melito franco, devido à resistência à insulina. As mialgias e a cefaléia matinal são relativamente freqüentes. Foram detectados anticorpos dirigidos contra o hormônio em 30 a 40% dos pacientes tratados com somatrem; todavia, esses pacientes raramente deixaram de responder à terapia. Em cerca de 2% dos pacientes que recebem somatropina, verifica-se o desenvolvimento de anticorpos; todavia, as respostas de crescimento foram limitadas nesses pacientes. Por vezes, a somatotropina provoca hipotireoidismo. Se as epífises estiverem fechadas, o hormônio não deve ser administrado, visto que a estimulação contínua do crescimento das falanges e do osso da mandíbula, mas não de outros ossos, pode levar a proporções corporais anormais. Os produtos disponíveis são de custo extremamente elevado.

NEURO-HIPÓFISE (HIPÓFISE POSTERIOR)

A neuro-hipófise contém dois hormônios peptídicos: a oxitocina e a vasopressina. Esses dois hormônios não são produzidos na neuro-hipófise, porém sintetizados em neurônios no hipotálamo. A oxitocina é sintetizada no núcleo paraventricular, e a vasopressina, no núcleo supra-óptico. Os axônios das células nervosas secretoras de hormônios estendem-se do hipotálamo até a zona infundibular interna da neuro-hipófise (daí o termo neuro-hipófise). Os hormônios fluem ao longo dos axônios em grânulos ou vesículas constituídos por um hormônio e uma proteína transportadora, denominada neurofisina. Sua liberação nas terminações nervosas é induzida por impulsos nervosos. Por conseguinte, o controle da liberação situa-se, na verdade, nos núcleos hipotalâmicos apropriados.

A vasopressina humana e da maioria dos mamíferos é Cys-Tyr-Phe-Gln-Asn-Cys-Pro-Arg-GlyNH_2, denominada arginina vasopressina. Uma exceção é constituída pelos suínos, cuja vasopressina, denominada lipressina, contém lisina na posição 8. A vasopressina possui atividades do hormônio antidiurético (ADH) e vasopressoras. A atividade de ADH diminui o fluxo urinário ao aumentar a reabsorção de água pelos túbulos contornados distais e ductos coletores do rim. O efeito consiste em redução da osmolaridade do líquido extracelular.

Quando ocorre um defeito na secreção hipotálamo-hipofisária de ADH, o diabetes insípido resulta em diurese aquosa. A vasopressina é utilizada principalmente pelos seus efeitos antidiuréticos nessa doença, mais do que pelas suas ações vasoconstritoras, que levaram ao nome vasopressina. Entretanto, a vasopressina não apenas estimula o músculo liso vascular como também aumenta a motilidade intestinal, de modo que tem sido utilizada no tratamento da estase intestinal e para a eliminação pós-operatória de gases. As ações vasoconstritoras e espásticas intestinais têm utilidade especial no controle da hemorragia de úlceras pépticas. Os efeitos estimulantes sobre a musculatura lisa são observados com doses mais altas do que as necessárias para afetar a função renal. A vasopressina também apresenta atividade oxitócica fraca. A vasopressina possui meia-vida de curta duração (menos de 20 min). A lipressina possui atividade estimulante da musculatura lisa mais fraca do que a vasopressina, sendo a relação entre atividade antidiurética e pressora de cerca de 1.000:1.

A oxitocina estimula a contração do músculo liso no útero e nos alvéolos da mama em fase de lactação. No coito, a estimulação uterina pela oxitocina produz atividade peristáltica que auxilia a migração dos espermatozóides. Durante o parto, o hormônio aumenta as contrações uterinas. Os usos da oxitocina no trabalho de parto e na ingurgitação das mamas são descritos no Cap. 76. Nem a vasopressina nem a oxitocina resistem ao ácido e às enzimas do trato gastrintestinal (GI), razão pela qual devem ser administradas por via parenteral ou intranasal.

Cada um dos octapeptídios foi sintetizado. A oxitocina possui a seguinte estrutura:

```
                       Tirosina          Isoleucina
           NH          CH2C6H4OH  CH3
           |           |          |
         CH2CHCONHCHCONHCHCHC2H5
          |                   |
          S                   CO
  Cistina |                   |
          S                   NH
          |     Asparagina         Glutamina
         CH2CHNHCOCHNHCOCH(CH2)2CONH2
               |          |
              C=O         CH2
               |          |
               |          CONH
       H2C—N              |     Leucina
  Prolina |   \CHCONHCHCONHCH2CONH2
       H2C—CH2            |
                          CH2     Glicinamida
                          |
                          CH(CH3)2
                      Oxitocina
```

A estrutura da vasopressina de hipófises humana, de macaco, cão, gato, boi, camelo, coelho e rato é idêntica à da oxitocina, exceto que os radicais de isoleucina e de leucina são substituídos por radicais de fenilalanina e de arginina, respectivamente. A síntese bem-sucedida dos hormônios neuro-hipofisários naturais forneceu o estímulo para a síntese de vários análogos da oxitocina e da vasopressina. Assim, foram preparadas substâncias em que um ou mais dos aminoácidos dos hormônios naturais foram substituídos por outros, ou substâncias que contêm uma quantidade menor ou adicional de radicais de aminoácidos, e suas propriedades farmacológicas foram investigadas. Uma dessas substâncias foi a vasotocina, que contém o anel pentapeptídio da oxitocina e a cadeia lateral tripeptídica da vasopressina. Essa substância possui as propriedades biológicas de ambos os hormônios neuro-hipofisários, porém em menor grau. Os análogos sintéticos da oxitocina e as duas vasopressinas, em que foram substituídos um ou mais dos aminoácidos dos hormônios naturais, são designados por números que indicam as alterações representadas no produto sintético. A vasopressina sintética em que o radical na posição 8 é arginina é denominada simplesmente 8-arginina vasopressina; quando o radical é a lisina, o peptídio é denominado 8-lisina vasopressina.

ACETATO DE DESMOPRESSINA

Vasopressina, monoacetato de 1-(ácido 3-mercaptopropiônico)-8-D-arginina (sal), triidrato; DDVAP; Concentraid

```
┌──────────────────────────────┐
       O
       ‖
SCH2CH2C-Tyr-Phe-Gln-Asn-Cys-Pro-D-Arg-Gly-NH2 · CH3COOH · 3H2O
   1      2   3   4   5   6   7    8   9
```

[62357-86-2] $C_{48}H_{68}N_{14}O_{14}S_2 \cdot 3H_2O$ (1183.22).

Preparo — Análogo sintético da 8-arginina vasopressina, em que o grupo amino foi removido da cisteína *N*-terminal e a L-arginina na posição 8 foi substituída pelo D-enantiômero. *Helv Chim Acta* 1966; 49:695.

Descrição — Pó fofo branco; pK_a (gly-NH_2) de 4,8.

Solubilidade — Solúvel em álcool ou em água.

Comentários — A desmopressina é utilizada no tratamento do diabetes insípido central (*neurogênico*). É também utilizada para avaliar a capacidade dos rins de concentrar a urina. Como o hormônio pode elevar os níveis plasmáticos do Fator VIII (fator anti-hemofílico), é algumas vezes utilizado no tratamento dos distúrbios hemorrágicos por deficiência de Fator VIII e para aumentar os níveis de Fator VIII antes de uma cirurgia. A desmopressina pode ser utilizada isoladamente ou como adjuvante em alguns casos refratários de enurese noturna primária.

Algumas vezes, ocorrem cefaléia, hipertensão leve, congestão nasal, cólicas abdominais leves, intoxicação hídrica e dor vulvar. A clorpropamida e o clofibrato potencializam a ação antidiurética, enquanto a gliburida a inibe.

LIPRESSINA

Vasopressina, 8-L-lisina-, Diapid

```
┌────────────────────┐
Cys-Tyr-Phe-Gln-Asn-Cys-Pro-Lys-Gly—NH2
 1   2   3   4   5   6   7   8   9
```

[50-57-7] $C_{46}H_{65}N_{13}O_{12}S_2$ (1056.22).

Preparo — Isolada de hipófises suínas e preparada sinteticamente (*J Biol Chem* 1956; 222:951; *J Am Chem Soc* 1960; 32:3195). Um método de síntese comercial termina ao fazer reagir o tripeptídio *N*-tosil-*S*-benzil-L-cisteinil-L-tirosil-L-fenilalanil-hidrazida protegido com o hexapeptídio L-glutamil-L-asparaginil-*S*-benzil-L-cisteinil-L-prolil-*N*-tosil-L-lisil-glicinamida protegido, seguido de clivagem dos grupos protetores com sódio metálico.

Afirma-se que 1 miligrama de lipressina equivale a 270 unidades de neuro-hipófise USP (1 unidade equivale a 3,7 μg).

Comentários — Possui acentuada atividade antidiurética, porém atividade pressora fraca. É utilizada apenas no controle ou na prevenção do diabetes insípido neurogênico leve a moderado. Quando a condição é grave, não proporciona um controle suficiente em virtude de sua breve duração de ação; até mesmo no diabetes insípido moderado, o controle é apenas periódico, de acordo com o esquema posológico. No distúrbio grave, utiliza-se o tanato de vasopressina, embora esse hormônio possa ser utilizado como adjuvante entre as injeções de tanato.

O diabetes insípido causado por distúrbios renais não é afetado. Após aplicação nasal, a antidiurese torna-se máxima dentro de ½ a 2 horas e dura 3 a 8 h. A meia-vida é de cerca de 15 min.

Quando utilizada de acordo com as recomendações, os efeitos adversos são infreqüentes e leves e consistem em irritação e congestão nasais, rinorréia, prurido nasal, ulceração nasal, conjuntivite e cefaléia. A superdosagem pode causar azia por gotejamento pós-nasal, câibras abdominais, hipermotilidade intestinal e retenção hídrica. A inalação do *spray* pode resultar em sensação de aperto torácico semelhante ao da asma, dispnéia e tosse. Até o momento, não foi relatada a ocorrência de reações alérgicas. Como a substância comercializada é sintética e, portanto, desprovida de proteínas estranhas, é possível que careça de alergenicidade, embora a sua composição seja levemente diferente da do hormônio humano.

VASOPRESSINA

Beta-Hipofamine; Pitressin

```
Lys—Tyr—Phe—Glu—Asp—Cys—Pro—Arg*—Gly—NH2
 1   2   3   4   5   6   7   8    9
```

(*na vasopressina suína, a Arg é Lys)

8-L-lisina (ou arginina) vasopressina: Forma com lisina [50-57-7] $C_{46}H_{65}$-$N_{13}O_{12}S_2$ (1056.22); Forma com arginina [113-79-1] $C_{46}H_{65}N_{15}O_{12}S_2$ (1084.23).

Comentários — Suas ações são discutidas anteriormente. É empregada pelo seu efeito antidiurético no diabetes insípido central e espalha sombras gasosas na radiografia do intestino e na pielografia. Não deve ser utilizada como agente pressor.

Os efeitos adversos relacionados à superdosagem consistem em intoxicação hídrica (com cefaléia, náusea, vômitos, confusão, letargia, coma e convulsões), especialmente quando os pacientes ingerem quantidades excessivas de água ou recebem líquidos intravenosos, e estimulação da musculatura lisa vascular, uterina e intestinal, podendo resultar em palidez, hipertensão, constrição coronariana (com dor torácica anginosa, alterações eletrocardiográficas e infarto do miocárdio ocasional), cólicas uterinas, menorragia, náusea, vômitos, diarréia e cólicas abdominais. Por vezes ocorre hipersensibilidade; as manifestações incluem urticária, neurodermatite, rubor, febre, sibilos, dispnéia e, raramente, choque anafilático. As grandes doses são oxitócicas e também causam ejeção de leite. A vasopressina é antagonizada por álcool, heparina, demeclociclina, lítio e grandes doses de adrenalina, enquanto é potencializada por carbamazepina, clorpropamida, clofibrato, glicocorticóides e uréia.

A meia-vida plasmática é de 10 a 20 min. Entretanto, o efeito de uma injeção intramuscular dura 2 a 8 h. Ocorre excreção de 10 a 15% do fármaco em sua forma inalterada. O tanato de vasopressina também é disponível numa preparação de ação mais longa.

ESTERÓIDES ADRENOCORTICAIS

Os hormônios esteróides do córtex supra-renal são divididos em duas classes: os corticosteróides (glicocorticóides e mineralocorticóides), que possuem 21 carbonos, e os androgênios, que possuem 19. Os corticosteróides supra-renais diferem nas suas atividades glicocorticóide (reguladora de carboidratos) e mineralocorticóide (reguladora de eletrólitos) relativas. Nos seres humanos, a hidrocortisona (cortisol) constitui o principal glicocorticóide, enquanto a aldosterona é o principal mineralocorticóide. O córtex, ou porção externa, da glândula supra-renal é uma das estruturas endócrinas de maior importância para a função metabólica normal. Embora seja possível que a vida continue na ausência completa de função córtico-supra-renal, surgem graves perturbações metabólicas, e a capacidade do organismo de responder a estresses fisiológicos ou ambientais é totalmente perdida.

AÇÕES FISIOLÓGICAS — Os esteróides adrenocorticais possuem efeitos diversos, que incluem alterações no metabolismo dos carboidratos, das proteínas e dos lipídios; manutenção do equilíbrio hidroeletrolítico; e preservação da função normal do sistema cardiovascular, sistema imune, rim, músculo esquelético, sistema endócrino e sistema nervoso. Um dos principais usos farmacológicos dessa classe de fármacos baseia-se nas suas ações antiinflamatórias e imunossupressoras. O papel protetor do cortisol é aparente na resposta fisiológica ao estresse intenso, podendo resultar em aumento de mais de 10 vezes na produção diária. Além disso, muitos mediadores imunes associados à resposta inflamatória podem resultar em diminuição do tônus vascular e colapso cardiovascular se não forem regulados pelos corticosteróides supra-renais. A ausência relativa ou completa de função adrenocortical, conhecida como doença de Addison, é acompanhada de perda de cloreto de sódio e água, retenção de potássio, diminuição dos níveis de glicemia e de glicogênio hepático, aumento da sensibilidade à insulina, retenção de nitrogênio e linfocitose. Os distúrbios no metabolismo dos eletrólitos constituem a causa de morbidade e de mortalidade na maioria dos casos de insuficiência supra-renal grave. Todos esses distúrbios podem ser corrigidos pela administração de extrato córtico-supra-renal ou dos esteróides adrenocorticais puros atualmente disponíveis.

Na sua biossíntese dos hormônios esteróides, o córtex supra-renal utiliza colesterol, que está presente na glândula em grandes quantidades; durante os períodos de atividade secretora, o córtex supra-renal também consome grandes quantidades de ácido ascórbico, que também é encontrado em altas concentrações. A síntese e a secreção dos glicocorticóides (essencialmente hidrocortisona) ocorrem na zona fasciculada. A corticotropina (ACTH) constitui o estímulo primário para a secreção de hidrocortisona. O ACTH é liberado em resposta ao hormônio hipotalâmico CRH (veja anteriormente). A secreção glicocorticóide é regulada, portanto, através de núcleos supra-hipotalâmicos e hipotalâmicos, que integram as respostas em estímulos sensitivos, emocionais e químicos, incluindo os próprios glicocorticóides, e as células basofílicas da adeno-hipófise, cuja liberação é suprimida pelos glicocorticóides circulantes. O estresse físico (lesão, cirurgia, etc.) e emocional e a hipoglicemia aumentam a secreção. A síntese na zona fasciculada pode ser alterada por drogas que inibem as enzimas específicas envolvidas. A liberação de CRH, de ACTH e dos glicocorticóides segue um ritmo circadiano, de modo que as concentrações sangüíneas de hidrocortisona apresentam-se mais elevadas entre 6 e 8 horas da manhã e mais baixas em torno de meia-noite.

A síntese e a liberação do mineralocorticóide aldosterona ocorrem na zona glomerular. O ACTH exerce apenas um leve efeito na secreção de aldosterona. Com efeito, as angiotensinas II e III constituem os estímulos primários, embora a hiperpotassemia também seja um estímulo importante. A produção das angiotensinas está sob controle renal, do SNC e do sistema nervoso simpático. No rim, a mácula densa em torno dos túbulos distais justaglomerulares monitoriza as concentrações de Na^+ e Cl^- e a osmolaridade luminal. A presença de concentração de Na^+ e osmolaridade baixas ou de níveis elevados de Cl^- produz sinais que são transferidos às células justaglomerulares (JG) nas arteríolas aferentes, que então liberam renina. A secreção de renina também aumenta pela presença de pressão arterial baixa nas células JG e por impulsos simpáticos, que atuam através dos receptores β_1-adrenérgicos. A seguir, a renina cliva a angiotensina I do angiotensinogênio, tanto localmente quanto no sangue. A angiotensina I é convertida em angiotensina II por uma enzima conversora (EC ou cininase II), principalmente nos pulmões. (A angiotensina III é um metabólito da angiotensina II.) Por conseguinte, a secreção de aldosterona pode ser afetada indiretamente por uma variedade de fatores eletrolíticos, emocionais, cardiovasculares e farmacológicos.

RELAÇÃO ENTRE ESTRUTURA E ATIVIDADE — A experiência clínica mostrou que a atividade antiinflamatória dos esteróides adrenocorticais no homem correlaciona-se com sua atividade glicocorticóide. Os efeitos colaterais indesejáveis de retenção de sódio e edema estão associados à atividade mineralocorticóide. Foram preparados e comercializados esteróides sintéticos que possuem atividade glicocorticóide maior e atividade mineralocorticóide menor do que a cortisona. O Quadro 77.2 fornece uma comparação de alguns corticosteróides sistêmicos de uso comum.

Todos os corticóides supra-renais exigem o grupo 3-ceto e a insaturação 4,5. A insaturação adicional no anel A aumenta as propriedades antiinflamatórias e, ao mesmo tempo, reduz o efeito de retenção do sódio. A presença de oxigênio na posição 11 é necessária para uma atividade glicocorticóide significativa; o grupo 11β-hidróxi é mais potente do que o grupo 11-ceto; o grupo 11-ceto é convertido no grupo β-hidróxi ativo no organismo. O grupo 17α-hidróxi também é importante para a atividade glicocorticóide. A introdução de um grupo metila ou hidroxila na posição 16 reduz acentuadamente a atividade

Quadro 77.2 Principais Corticosteróides Supra-renais[a]

FÁRMACO	ATIVIDADE RELATIVA ANTIINFLAM	TÓPICA	RET Na+	FORMA FARMACÊUTICA
Glicocorticóides de ação curta a média				
Hidrocortisona (Cortisol)	1	1	1	Oral, Inj, Top
Cortisona	0,8	0	0,8	Oral, Inj, Top
Prednisona	4	0	0,3	Oral
Prednisolona	5	4	0,3	Oral, Inj, Top
Metilprednisolona	5	5	0	Oral, Inj, Top
Glicocorticóides de ação intermediária				
Triancinolona	5	5-100	0	Oral, Inj, Top
Fluprednisolona	15	7	0	Oral
Glicocorticóides de ação longa				
Betametasona	25-40	10	0	Oral, Inj, Top
Dexametasona	30	10-40	0	Oral, Inj, Top
Mineralocorticóides				
Fludrocortisona	10	10	250	Oral, Inj, Top
Acetato de desoxicorticosterona	0	0	20	Inj, *pellets*

[a]Legenda: Atividade relativa, potência relativa à hidrocortisona; antiinflamatória, antiinflam; retenção de sódio, Ret Na+; injeção, Inj; tópica, Top.

mineralocorticóide, mas diminui apenas ligeiramente a atividade glicocorticóide e antiinflamatória. O grupo 9α-fluoro potencializa tanto a atividade glicocorticóide quanto a atividade mineralocorticóide, porém os efeitos de substituintes nas posições 6 e 16 suprimem esse efeito.

ATIVIDADE BIOLÓGICA — Os glicocorticóides parecem afetar todas as células, embora nem todas da mesma maneira. O interesse clínico é primariamente dirigido para seus efeitos antiinflamatórios e imunossupressores. Impedem a liberação de várias enzimas líticas que estendem a lesão tecidual durante a inflamação e geram substâncias leucotáticas. Os glicocorticóides diminuem a fagocitose pelos macrófagos. Os efeitos antiinflamatórios incluem retardo da migração dos leucócitos polimorfonucleares, supressão do reparo e da granulação, redução da velocidade de hemossedimentação, diminuição da fibrinogênese e produção diminuída de proteína C reativa. Os glicocorticóides suprimem a produção de citocinas (por exemplo, IL-1, IL-6, interferon-gama, FNT-alfa e outras) pelas células inflamatórias (por exemplo, monócitos, macrófagos e linfócitos) que recrutam eosinófilos. Além disso, diminuem a produção de prostaglandinas e eicosanóides ao inibir a produção de citocinas que induzem a ciclooxigenase II nas células inflamatórias. Os efeitos imunossupressores podem resultar, em parte, da supressão da fagocitose, da expressão gênica de citocinas e de uma redução no número de eosinófilos e linfócitos, supressão das reações de hipersensibilidade tardia, diminuição da reação tecidual a interações antígeno-anticorpo e redução dos níveis plasmáticos de imunoglobulinas.

Os efeitos sobre o metabolismo dos carboidratos, dos lipídios e das proteínas são responsáveis por efeitos tanto benéficos quanto adversos. Esses hormônios aumentam a gliconeogênese hepática e a deposição de glicogênio, tanto a lipólise quanto a lipogênese (porém aumentam a deposição de gordura em apenas alguns locais especializados) e o catabolismo proteico em diversos tecidos (especialmente músculo esquelético).

Além das alterações já citadas produzidas pelos glicocorticóides, observam-se também os denominados efeitos permissivos. Nesses casos, os esteróides não causam alterações, porém são necessários em quantidades fisiológicas para que determinados órgãos ou estruturas possam responder a estímulos. Assim, por exemplo, nem o rim pode responder a uma carga hídrica nem as arteríolas à adrenalina na ausência de níveis adequados de glicocorticóides.

Após a penetração de um hormônio glicocorticóide na membrana celular, ele combina-se com um receptor de glicocorticóide citosólico que é inativo, uma vez que está ligado a algumas proteínas específicas, incluindo algumas proteínas de choque térmico, que impedem que alcancem o núcleo e se liguem ao DNA. O complexo glicocorticóide-receptor sofre alterações de configuração, que permitem a dissociação das proteínas de choque térmico e de outras proteínas imunomoduladoras; a seguir, é translocado para o núcleo da célula, onde se fixa a elementos do receptor de glicocorticóides no DNA. O resultado dessa ligação consiste em aumento ou redução da transcrição gênica, resultando em incremento ou redução na síntese de determinadas proteínas. Outros fatores de transcrição também interagem nos mesmos sítios de ligação do DNA. A proteína sintetizada é determinada, em parte, pelo receptor de glicocorticóide, do qual existe mais de um tipo no interior da célula. Estima-se que existam 10 a 100 genes-alvo de glicocorticóides por célula; entretanto, nem todos estão expressos em cada célula. A seletividade tecidual para diferentes hormônios esteróides parece ser consideravelmente determinada por enzimas envolvidas no metabolismo dos esteróides, que alteram diferencialmente os esteróides intracelulares que, ao serem transportados até o núcleo, se ligam a elementos de resposta hormonais específicos no DNA.

Os mineralocorticóides atuam sobre os túbulos distais e ductos coletores do rim, aumentando a expressão de genes que codificam proteínas que incrementam a reabsorção de Na^+ do líquido tubular. Os efeitos sobre os eletrólitos estão associados a um aumento no número de canais de Na^+ e de K^+ abertos na membrana luminal das células tubulares, aumentando a atividade da ATPase Na^+/K^+-ativada da membrana basolateral. O resultado final consiste em retorno do Na^+ à circulação sistêmica em troca de K^+. Os mineralocorticóides promovem efeitos eletrolíticos semelhantes em outros tecidos (por exemplo, colo, glândulas salivares e glândulas sudoríparas).

Os glicocorticóides também inibem a peroxidação dos lipídios de membrana, o que possivelmente contribui para os efeitos salutares no edema cerebral; o efeito parece consistir em reduzir a atividade das enzimas de função mista ligadas à membrana, geradoras de radicais superóxido. Uma ação possivelmente relacionada consiste em bloquear a fosfolipase-A2, que impede a liberação de ácido araquidônico dos fosfolipídios de membrana e sua conversão subseqüente em eicosanóides. Esse efeito inibitório resulta da produção de uma proteína inibitória, a lipocortina, nos leucócitos.

Os mineralocorticóides exercem seus efeitos primários sobre as células dos túbulos coletores corticais no rim, aumentando a reabsorção de sódio e a secreção de potássio. Por conseguinte, os títulos elevados de aldosterona causam retenção de sódio e depleção de potássio, com conseqüente expansão do volume e ganho ponderal, hipertensão e alcalose metabólica.

EFEITOS COLATERAIS — Durante a primeira semana de tratamento com glicocorticóides, podem surgir certos efeitos colaterais, que consistem em euforia e rara depressão suicida paradoxal, psicoses (especialmente com altas doses), hipertensão (raramente), anorexia, hiperglicemia ocasional, ulceração colônica (rara), aumento da suscetibilidade a infecções (especialmente infecções virais e fúngicas, tuberculose) e acne. Depois de 7 a 10 dias de tratamento, a liberação hipofisária de ACTH é suprimida, e a secreção supra-renal de cortisol torna-se temporariamente inadequada uma vez interrompida a administração de glicocorticóides. No caso de uma emergência médica, a resposta hipófise-supra-renal deprimida pode fazer com que o paciente seja incapaz de responder ao estresse. Administra-se uma quantidade adicional de corticosteróides exógenos numa dose e duração apropriadas para a gravidade do estresse. Por conseguinte, os pacientes em uso de altas doses ou submetidos a tratamento a longo prazo devem carregar consigo uma identificação declarando que estão sendo tratados com corticosteróides. A suspensão dos corticosteróides deve ser lenta.

Entre a primeira semana e o primeiro ano de terapia, podem surgir efeitos colaterais adicionais, como redistribuição da gordura na nuca (*giba de búfalo*) e parte inferior do abdome, diabetes melito e hiperglicemia, *face de lua cheia* e outros estados edematosos, e perda renal de potássio (devido à atividade mineralocorticóide), alcalose, infecções adicionais (incluindo tuberculose), papiledema, glaucoma, cataratas subcapsulares posteriores, diplopia, paralisia do sexto nervo craniano, osteoporose, miopatia, equimoses, púrpura e estrias cutâneas. Após supressão prolongada da secreção adeno-hipofisária de ACTH, pode ocorrer defeito permanente na função hipofisário-supra-renal. O uso contínuo ou repetido de glicocorticóides pode causar destruição articular indolor, especialmente se o fármaco for administrado por via intra-articular. Após terapia prolongada com glicocorticóides, outros efeitos adversos incluem fraturas ósseas e colapso vertebral (devido à osteoporose acentuada), hiperlipidemia e possível aterosclerose prematura.

Os efeitos adversos dos glicocorticóides aplicados à pele incluem sensação de ardência ou queimação, prurido, irritação, ressecamento, descamação, vasoconstrição, foliculite, acne, infecções bacterianas ou fúngicas, hipopigmentação, atrofia e estrias. Além disso, podem ocorrer efeitos sistêmicos, especialmente quando se utilizam curativos oclusivos. Os glicocorticóides oftalmológicos tópicos não apenas podem causar exacerbações de infecções virais, fúngicas e bacterianas do olho, como também glaucoma. Com base em todos os efeitos já citados, pode-se constatar que os glicocorticóides são fármacos que possuem efeitos colaterais numerosos e potencialmente graves.

Como os mineralocorticóides são utilizados principalmente em doses fisiológicas para terapia de reposição, os efeitos adversos costumam ser raros e leves. Com o uso de doses excessivas, podem ocorrer retenção de sódio e de água (com *face de lua cheia*), perda de potássio, alcalose e hipertensão.

INTERAÇÕES FARMACOLÓGICAS — Os glicocorticóides diminuem a atividade hipoglicêmica da insulina e dos hipoglicemiantes orais, podendo exigir uma alteração na dose dos agentes antidiabéticos. Os glicocorticóides, quando administrados em altas doses, também diminuem a resposta à somatotropina. As doses habituais de mineralocorticóides e alguns glicocorticóides em grandes doses causam hipopotassemia e podem exacerbar os efeitos hipopotassêmicos dos diuréticos tiazídicos e de alta eficácia. Em combinação com anfotericina B, podem causar também hipopotassemia. Os glicocorticóides parecem incrementar os efeitos ulcerogênicos dos agentes antiinflamatórios não-esteróides (AINE). Diminuem os níveis plasmáticos de salicilatos, e pode ocorrer salicilismo com a interrupção dos esteróides. Os glicocorticóides podem aumentar ou diminuir os efeitos de anticoagulantes protrombopênicos. Os estrogênios, o fenobarbital, a fenitoína e a rifampicina aumentam a depuração metabólica dos corticosteróides supra-renais, exigindo, portanto, um ajuste das doses.

PRECAUÇÕES E CONTRA-INDICAÇÕES — Tanto os glicocorticóides quanto os mineralocorticóides devem ser utilizados com cautela na insuficiência cardíaca congestiva, hipertensão, insuficiência hepática, insuficiência renal ou nefrolitíase. Quando se administram glicocorticóides a indivíduos com instabilidade emocional ou tendências psicóticas, hiperlipidemia, diabetes melito, hipotireoidismo, miastenia grave, osteoporose, úlcera péptica, colite ulcerativa, infecções crônicas (especialmente tuberculose ou teste positivo) ou com história de infecções herpéticas, é preciso efetuar uma monitorização freqüente à procura de efeitos adversos. A aplicação tópica ao olho é absolutamente contra-indicada na presença de infecções oftalmológicas.

FARMACOCINÉTICA — A maioria dos corticosteróides sofre absorção rápida e completa pelo trato GI. Alguns corticosteróides (hidrocortisona e alguns congêneres inalados, incluindo beclometasona e budesonida) são rapidamente inativados por metabolismo durante a sua passagem pelo fígado. Por conseguinte, alguns corticosteróides devem ser administrados por via parenteral para produzir efeitos sistêmicos. A esterificação com grandes ácidos orgânicos hidrofóbicos diminui a solubilidade e, portanto, retarda a absorção sistêmica dos locais de injeção. A esterificação com ácidos hidrossolúveis, como o ácido fosfórico ou succínico, aumenta a taxa de absorção dos locais de injeção e até mesmo pode permitir a sua administração intravenosa. Todos os glicocorticóides são absorvidos pela pele, porém alguns sofrem absorção lenta o suficiente para que a sua destruição metabólica possa limitar o acúmulo sistêmico. Muitos glicocorticóides também são metabolizados na pele. A fluoração na posição 9 e a introdução de vários substituintes na posição 17 tornam os glicocorticóides resistentes à destruição local, de modo que esses derivados têm mais tendência a produzir efeitos sistêmicos.

No plasma, os corticosteróides ligam-se à globulina de ligação dos corticosteróides (CBG, transcortina, α_1-macroglobulina) e à albumina, que atuam como veículos de transporte. O grau de ligação varia entre os esteróides. Vários fármacos e doenças podem afetar a concentração das proteínas de transporte e suas capacidades. Os corticóides atravessam a barreira placentária e podem causar más-formações congênitas. Além disso, aparecem no leite materno e podem suprimir o crescimento do lactente. A ação de um complexo esteróide-receptor nos genes persiste por mais tempo do que as concentrações plasmáticas significativas do esteróide, de modo que a meia-vida plasmática tem pouca importância num esquema posológico. Com efeito, o principal determinante dos intervalos entre as doses consiste num parâmetro conhecido como meia-vida biológica.

USOS TERAPÊUTICOS — Os corticosteróides supra-renais são utilizados para terapia de reposição na insuficiência supra-renal (por exemplo, doença de Addison e hiperplasia supra-renal congênita). Nesse contexto, os efeitos tóxicos são raros, visto que o objetivo é aproximar-se das concentrações corporais fisiológicas. Tanto os mineralocorticóides quanto os glicocorticóides podem ser necessários. Além disso, os glicocorticóides são utilizados no tratamento de distúrbios reumáticos, inflamatórios, alérgicos, neoplásicos e outros distúrbios; os efeitos são apenas paliativos e não erradicam o distúrbio subjacente. É necessário utilizar doses suprafisiológicas, de modo que alguns efeitos adversos são inevitáveis.

As ações antiinflamatórias dos glicocorticóides são utilizadas no tratamento da inflamação ocular aguda não-infecciosa e de certas inflamações infecciosas, especialmente em combinação com antibióticos. Os glicocorticóides são de grande valia na redução de alguns edemas cerebrais, como, por exemplo, vasogênicos. Seu valor no tratamento da meningite bacteriana provavelmente decorre da permeabilidade diminuída da barreira hematoencefálica e da inibição da produção de citocinas, especialmente do fator de necrose tumoral (FNT-alfa).

Nas afecções alérgicas agudas graves, os glicocorticóides sistêmicos podem estar indicados; não devem ser utilizados cronicamente em distúrbios alérgicos, exceto nas exacerbações agudas. Entretanto, hoje em dia, são utilizados corticosteróides tópicos potentes regularmente por inalação no tratamento crônico da asma brônquica e por via intranasal na rinite não-infecciosa crônica (veja *Fármacos do Aparelho Respiratório,* no Cap. 69). De forma semelhante, a asma brônquica aguda, o estado de mal asmático e algumas doenças pulmonares obstrutivas crônicas podem exigir o uso sistêmico de glicocorticóides. Esses fármacos suprimem as manifestações alérgicas e inflamatórias da triquinose.

Com freqüência, os glicocorticóides tópicos ou sistêmicos melhoram notavelmente algumas doenças cutâneas, como prurido, psoríase, dermatite herpetiforme e eczema. O pênfigo, o eritema multiforme, a dermatite esfoliativa e a micose fungóide geralmente necessitam de tratamento sistêmico, que pode salvar a vida do paciente.

Provavelmente a aplicação mais amplamente conhecida das ações antiinflamatórias dos glicocorticóides seja no tratamento dos distúrbios artríticos e reumáticos. As ações imunossupressoras também podem desempenhar um papel no tratamento dessas afecções. Essas doenças incluem: lúpus eritematoso sistêmico, poliarterite nodosa, poliarterite temporal, granulomatose de Wegener, polimiosite e polimialgia reumática. Os glicocorticóides podem estar indicados para casos graves de artrite reumatóide que não respondem a outro tratamento, bem como para a doença de Still, doença mista do tecido conjuntivo, síndromes lupóides induzidas por fármacos e artropatia psoriática.

As condições reumáticas ou artríticas nas quais os glicocorticóides podem ou não proporcionar alívio temporário, mas cujo uso crônico não é justificado devido à alta relação toxicidade/benefício, incluem a osteoartrite, a espondilite ancilosante sistêmica, a fibrosite gotosa e a síndrome de Reiter. Apesar de a síndrome nefrótica não ser inflamatória, ela pode responder ao tratamento, talvez como resultado da imunossupressão. Algumas vezes, a colite ulcerativa pode responder notavelmente. Os efeitos benéficos na miastenia grave são provavelmente imunossupressores. A esclerose múltipla crônica não responde, porém as recidivas agudas podem fazê-lo. A incidência e a gravidade da síndrome de angústia respiratória em prematuros podem ser reduzidas mediante tratamento com glicocorticóides.

Os glicocorticóides podem ser paliativos na leucemia aguda, bem como na leucemia linfocítica crônica, e constituem componentes de determinadas combinações antineoplásicas curativas. Suprimem a anemia hemolítica auto-imune associada e a anemia não-hemolítica, a granulocitopenia e a trombocitopenia que resultam de invasão da medula óssea. Esses efeitos são apenas temporários, e o paciente acaba se tornando refratário à esteroidoterapia. A doença de Hodgkin, o linfossarcoma e o mieloma múltiplo também podem ser suprimidos temporariamente.

No tratamento do choque endotóxico, a administração de doses maciças de glicocorticóides suprime os efeitos vasculotóxicos da toxina. Em todos os tipos de choque, os glicocorticóides em doses maciças diminuem a resistência periférica, estimulam o coração e reduzem a quantidade de fator depressor miocárdico circulante. Para serem totalmente eficazes, devem ser administrados na forma de bolo.

MODALIDADES E ESQUEMAS DE CORTICOTERAPIA — *Terapia de Reposição* — O tratamento da insuficiência supra-renal primária e secundária exige a reposição dos glicocorticóides e dos mineralocorticóides em doses suficientes para aliviar os sinais e sintomas de insuficiência. Entretanto, quando o paciente sofre algum estresse adicional, podem ser necessários suplementos de glicocorticóides. A dose e o intervalo entre as doses variam de um paciente para outro, porém as doses são pequenas, e as complicações são raras e mínimas; o desafio mais difícil consiste em ajustar a dose em resposta a alterações no estresse.

TERAPIA SISTÊMICA CRÔNICA DE DOENÇAS COM BAIXAS DOSES — Nos distúrbios inflamatórios ou do colágeno leves, os glicocorticóides em baixas doses são freqüentemente suficientes para efeito paliativo, e os esquemas com baixas doses são preferíveis, visto que os efeitos adversos são, em geral, de baixa intensidade, contanto que o parâmetro de avaliação terapêutica seja apenas a melhora, e não a eliminação da morbidade. Embora a terapia com baixas doses possa causar alguma supressão da função hipofisário-supra-renal, a supressão é prontamente reversível, e existe alguma reserva no sistema. Entretanto, a interrupção abrupta do fármaco pode ser seguida não apenas de um retorno à condição prévia, mas também de exacerbação aguda da doença. A supressão hipofisário-supra-renal e a conseqüente exacerbação aguda com a interrupção do fármaco podem ser reduzidas ao evitar-se a administração contínua, dando-se o fármaco em vez disso entre 6 e 9 horas da manhã, de modo que os níveis plasmáticos e, portanto, a supressão hipofisário-supra-renal sejam mínimos durante as primeiras horas de sono pela manhã, quando a função hipofisário-supra-renal atinge o seu pico diurno. Além disso, a seleção de um esteróide com meia-vida biológica curta permite um período de tempo livre do fármaco durante o dia, ao longo do qual pode ocorrer recuperação hipofisário-supra-renal.

TERAPIA SISTÊMICA CRÔNICA COM ALTAS DOSES — Nos distúrbios inflamatórios ou imunológicos crônicos graves ou em neoplasias que respondem aos glicocorticóides, podem-se administrar grandes doses durante longos períodos de tempo. Em conseqüência, os efeitos colaterais são freqüentes, e a supressão hipofisário-supra-renal pode ser grave. A supressão pode persistir por várias semanas a meses após o término do tratamento, de modo que a suspensão do fármaco deve ser lenta e gradual para permitir a recuperação do sistema hipófise-supra-renal.

A suspensão abrupta dos glicocorticóides resulta em insuficiência supra-renal, que pode ser potencialmente fatal, bem como em recrudescência aguda do distúrbio original. A supressão hipofisário-supra-renal e os efeitos colaterais sistêmicos podem ser menos graves se a dose for administrada pela manhã, resultando em menor inibição da atividade noturna da hipófise e supra-renal. Outra estratégia para minimizar esses efeitos sistêmicos adversos consiste no uso da terapia em dias alternados. Nessa abordagem, administra-se duas vezes a dose diária habitual, porém apenas em dias alternados, permitindo que o segmento hipotalâmico-hipofisário do sistema de retroalimentação negativa da hipófise-supra-renal e vários órgãos-alvo não-acometidos tenham te°mpo suficiente para recuperar-se parcialmente entre as doses. Apenas os glicocorticóides com duração de ação intermediária (12 a 36 h) devem ser utilizados para terapia em dias alternados.

TERAPIA SISTÊMICA A CURTO PRAZO INTENSIVA — Podem ser necessárias doses maciças de glicocorticóides em determinadas condições agudas, como choque bacterêmico ou estado de mal asmático. A curta duração desse tratamento, que algumas vezes não ultrapassa 48 h, não é suficiente para produzir supressão hipofisário-supra-renal, imunossupressão grave ou infecções oportunistas, embora possam ocorrer supra-infecções no choque séptico. Nesse uso a curto prazo, podem ocorrer psicose, sangramento GI e coma diabético hiperosmolar.

TRATAMENTO LOCAL (APLICAÇÃO TÓPICA) — A eficácia tópica depende da atividade glicocorticóide inerente (ou potência) do esteróide, da concentração na preparação, do coeficiente de permeabilidade, do veículo e excipientes e de processos metabólicos locais. Com a exceção de doenças graves, os glicocorticóides de baixa potência são preferidos por muitas autoridades, visto que os efeitos adversos cutâneos parecem ser menos graves do que com o uso de agentes de alta potência, mesmo quando esses últimos são utilizados em concentrações apropriadamente mais baixas. Apenas a hidrocortisona e seu acetato são disponíveis para uso tópico sem a necessidade de prescrição médica.

Os fármacos com alto coeficiente de distribuição lipídio-água penetram bem a partir de veículos absorvíveis ou não-oleaginosos e tendem a permanecer por mais tempo na pele do que os agentes hidrossolúveis, exercendo uma ação local mais extensa, porém com menos efeitos colaterais sistêmicos, especialmente se o fármaco for rapidamente metabolizado. Entretanto, é desejável que os agentes sejam metabolizados na pele, resultando em menor liberação do fármaco na circulação sistêmica. Os esteróides que apresentam o grupo 17-OH substituído e/ou que são fluorados apresentam metabolismo local precário e, portanto, podem ter um potencial significativo de causar efeitos sistêmicos; por esse motivo, é preciso ter cautela especial quando esses compostos são utilizados em crianças.

Podem-se utilizar curativos oclusivos, especialmente para os esteróides de baixa potência e pouca penetração. O extrato córneo sob o curativo torna-se macerado e mais permeável. Entretanto, esses curativos aumentam a absorção do fármaco na corrente sangüínea e, portanto, favorecem o aparecimento de efeitos sistêmicos. A potência relativa de vários dos corticosteróides tópicos mais comumente utilizados encontra-se resumida no Quadro 77.3.

TRATAMENTO LOCAL (INJEÇÃO LOCAL) — Para obter concentrações altas e de rápida ação local de um glicocorticóide, o fármaco é algumas vezes injetado como derivado muito solúvel, que rapidamente gera o esteróide original. Entretanto, essas formas solúveis abandonam rapidamente o local de injeção. Por esse motivo, derivados insolúveis podem ser incluídos ou injetados isoladamente, de modo que se possa obter uma ação duradoura juntamente com dissolução lenta.

TRATAMENTO INALATÓRIO E INTRANASAL — Hoje em dia, dispõe-se de inaladores e de *sprays* nasais com glicocorticóides que possuem alta atividade tópica e baixa biodisponibilidade sistêmica. Esses corticosteróides (beclometasona, budesonida, fluticasona e flucinolida) possuem baixa absorção sistêmica e/ou acentuado metabolismo hepático de primeira passagem. Esses fármacos são discutidos no Cap. 69.

INIBIDORES DA BIOSSÍNTESE — Diversos fármacos que interferem na biossíntese dos adrenocorticóides são utilizados clinicamente como agentes *antiadrenais*. Seus mecanismos de ação variam. O mitotano provoca atrofia adrenocortical e conseqüente diminuição na biossíntese de todos os produtos das células adrenocorticais. A aminoglutetimida bloqueia a conversão do colesterol em pregnenolona, e o trilostano, a desidrogenação do grupo 3β-hidroxila da pregnenolona; por conseguinte, ambos interrompem a biossíntese de todos os esteróides ativos derivados da supra-renal, incluindo androgênios e estrogênios.

O mitotano bloqueia a 11β-hidroxilação e, portanto, a biossíntese de aldosterona, cortisona e hidroxicortisona. O mitotano e a aminoglutetimida, em particular, são utilizados no tratamento de tumores supra-renais, e a aminoglutetimida também suprime a produção de androgênios e de estrogênios no carcinoma de mama. Esses dois fármacos são discutidos no Cap. 86. Como o bloqueio da 11-hidroxilação resulta em fluxo homeostático de ACTH e dos precursores 11-desóxi da cortisona e da hidrocortisona, a metirapona é utilizada como recurso diagnóstico para estabelecer a fonte do excesso de hidrocortisona nos casos de suspeita de carcinoma supra-renal ou de

Quadro 77.3 Potência de Alguns Corticosteróides Tópicos Comumente Utilizados[a]

Superpotentes

Grupo I

- Pomada de diacetato de diflorasona a 0,05%
- Pomada ou creme de dipropionato de betametasona a 0,05%
- Pomada ou creme de propionato de clobetasol a 0,05%

Potentes

Grupo II

- Creme de halcinonida a 0,1%
- Creme, gel ou pomada de desoximetasona a 0,25%
- Creme, gel ou pomada de fluocinonida a 0,05%
- Pomada de ancinonida a 0,1%
- Pomada de diacetato de diflorasona a 0,05%
- Pomada de dipropionato de betametasona a 0,05%

Grupo III

- Creme de diacetato de diflorasona a 0,05%
- Creme de dipropionato de betametasona a 0,05%
- Creme ou pomada de acetonida de triancinolona a 0,5%
- Creme ou pomada de furoato de mometasona a 0,1%
- Gel de benzoato de betametasona a 0,025%
- Pomada de valerato de betametasona a 0,1%

Potência média

Grupo IV

- Creme de acetonida de fluocinolona a 0,2% ou pomada a 0,025%
- Creme de desoximetasona a 0,05%
- Creme ou pomada de acetonida de triancinolona a 0,1%
- Pomada de flurandrenolida a 0,05%
- Pomada de valerato de hidrocortisona a 0,2%

Grupo V

- Creme de acetonida de fluocinolona a 0,025%
- Creme de benzoato de betametasona a 0,025%
- Creme de butirato de hidrocortisona a 0,1%
- Creme de flurandrenolida a 0,05%
- Creme de valerato de hidrocortisona a 0,2%
- Creme ou loção de acetonida de triancinolona a 0,1%
- Creme ou loção de valerato de betametasona a 0,1%
- Loção de dipropionato de betametasona a 0,02%

Leves

Grupo VI

- Creme de desonida a 0,05%
- Creme ou pomada de dipropionato de alclometasona a 0,05%
- Solução de acetonida de fluocinolona a 0,01%

[a]Legenda: Potência relativa, Grupo I > II > III > IV > V > VI ; a atividade tópica dos corticosteróides pode variar consideravelmente, dependendo do veículo, do local de aplicação, da doença, do indivíduo e do uso de um curativo oclusivo. A atividade relativa aproximada baseia-se no ensaio de vasoconstrição e/ou na eficácia clínica na psoríase (as preparações em cada grupo são aproximadamente equivalentes).

adenoma autônomo através da monitorização dos níveis plasmáticos de ACTH e 11-desoxicorticóides. A metirapona e o trilostano são utilizados no tratamento da síndrome de Cushing.

ACETATO DE FLUDROCORTISONA

21-(acetilóxi)-9-fluoro-11,17-diidróxi-(11*β*)-pregn-4-eno-3,20-diona, Florinef Acetate

[514-36-3] $C_{23}H_{31}FO_6$ (422.49).

Preparo — Um método começa com o *Acetato de Hidrocortisona,* que é inicialmente desidratado ao 4-9-dieno. Os grupos 9α-fluoro e 11β-hidróxi são inseridos através de um método semelhante ao utilizado para a *Betametasona*.

Descrição — Pó fino, branco a amarelo-pálido, inodoro ou praticamente inodoro; higroscópico; sofre fusão a cerca de 225° com alguma decomposição.

Solubilidade — Insolúvel em água; 1 g em 50 mL de álcool, 50 mL de clorofórmio ou 250 mL de éter.

Comentários — Potente mineralocorticóide com considerável atividade glicocorticóide. Seus usos e efeitos colaterais são iguais aos dos mineralocorticóides (veja anteriormente), exceto que, quando utilizado para terapia de reposição na insuficiência supra-renal, pode nem sempre ser necessária a administração concomitante de um glicocorticóide, embora a hidrocortisona ou cortisona sejam também administradas habitualmente. Nas doses empregadas para terapia de reposição, os efeitos colaterais glicocorticóides do fármaco administrado isoladamente são leves e raros. A meia-vida plasmática é de cerca de 3,5 h, e a meia-vida biológica é de 18 a 36 h.

BETAMETASONA

(11*β*,16*β*)-9-fluoro-11,17,21-triidróxi-16-metil-prena-1,4-dieno-3,20-diona, Celestone

[378-44-9] $C_{22}H_{29}FO_5$ (392.47).

Preparo — A betametasona é preparada a partir da 16-desidropregnenolona (veja *Progesterona,* mais adiante) mediante tratamento com iodeto de metilmagnésio para introdução do grupo 16β-metil, redução catalítica da ligação dupla remanescente, enol acilação na posição 20 e reação com ácido peracético, seguida de hidrólise ao composto 16β-metil-17α-hidróxi. A bromação e a acetoxilação produzem o derivado 3β-hidróxi-21-acetóxi, que é oxidado ao composto 3-oxo com ácido crômico. A dibromação nas posições 1 e 4 seguida de desidrobromação com dimetilformamida ao 1,4-dieno e, em seguida, incubação com *Pestalotia foedans* (ou um organismo semelhante) resulta no derivado 11α-hidróxi. A esterificação na posição 11 com etil cloroformato, a eliminação da função éster com ácido acético para formar o 1,4,9(11)-trieno, o tratamento com *N*-bromoacetamida e ácido perclórico produzem o composto 9α-bromo-11β-hidróxi. A extração do HBr com acetato de potássio produz o derivado 9β,11β-epóxi que, mediante tratamento com HF em hidrocarboneto halogenado, produz o análogo 9α-fluoro-11β-hidróxi, betametasona.

Descrição — Pó cristalino branco a praticamente branco, inodoro; fusão a cerca de 240° com alguma decomposição.

Solubilidade — 1 g em 5.300 L de água, 65 mL de álcool ou 325 mL de clorofórmio; apenas ligeiramente solúvel em éter.

Comentários — Glicocorticóide extremamente potente com ações, usos e efeitos colaterais típicos dessa classe de esteróides (veja introdução a esta seção). Sua atividade é 20 a 30 vezes a do cortisol. Entretanto, induz apenas raramente retenção de sódio e de água e perda de potássio como o tratamento com cortisona e muitos outros corticóides supra-renais. Por vezes, pode até mesmo aumentar a excreção de sódio e induzir diurese. Nas doses habituais, a incidência de efeitos adversos característicos dos corticóides supra-renais, como anorexia, perda prolongada de peso, vertigem, cefaléia e fraqueza muscular, é muito baixa. A meia-vida plasmática é de cerca de 6,5 h, e a meia-vida biológica, de 36 a 54 h. O volume de distribuição é de 1,8 L/kg.

BUDESONIDA

[11*β*,16*α*(17*R*)-16,17-butilidenobis(óxi)-11*β*,21-diidróxi-pregna-1,4-dieno-3,20-diona e 11*β*,16*α*(17*S*)]-isômero; Pulmicort; Rhinocort

[51333-22-3] [51372-29-3] [51372-28-2] $C_{25}H_{34}O_6$ (430.54).

Preparo — A 11β, 16α, 17,21-tetraidroxipregna-1,4-dieno-3,20-diona é convertida no 16,17-acetal com butiraldeído. US Pat 3.929.768 (1973); *Arzneimittel-Forsch* 1979; 29:1607.

Descrição — Cristais bege que sofrem fusão a cerca de 225° (decomposição). Mistura de isômeros *R* e *S* (40 a 51% de isômeros *S*), mas não necessariamente uma mistura racêmica.

Solubilidade — Praticamente insolúvel em água ou solventes de hidrocarbonetos; escassamente solúvel em álcool; livremente solúvel em clorofórmio. O coeficiente de partição (octanol/água) em pH de 4 é de $1,6 \times 10^3$.

Comentários — A budesonida é inalada oralmente para tratamento de manutenção da asma, bem como por via intranasal para tratamento da rinite alérgica. O início de ação é observado dentro de 24 h, que é relativamente rápido para um corticosteróide inalado; entretanto, o benefício máximo pode não ser obtido durante 1 ou 2 semanas ou mais. A disponibilidade oral do fármaco inalado é baixa (~10%), primariamente devido ao metabolismo extenso de primeira passagem no fígado (meia-vida de 2 h). Possui maior atividade tópica do que o propionato de beclometasona. Os efeitos colaterais mais comuns do fármaco inalado consistem em secura da boca, rouquidão, faringite e candidíase da faringe ou traquéia.

DEXAMETASONA

9-fluoro-11,17,21-triidróxi-16-metil-(11β-16α)-pregna-1,4-dieno-3,20-diona

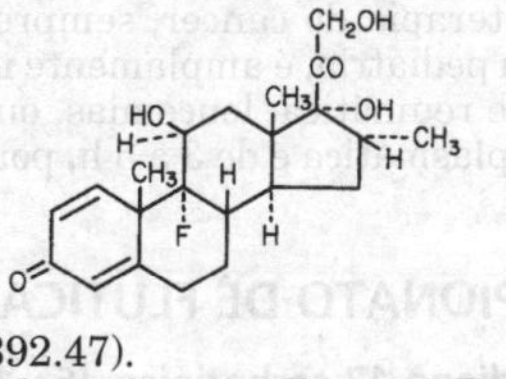

[50-02-2] $C_{22}H_{29}FO_5$ (392.47).

Preparo — De modo muito semelhante à *Betametasona*, sendo a diferença a inserção do grupo 16-metil na configuração α.

Descrição — Pó cristalino branco a praticamente branco, inodoro; estável ao ar; sofre fusão a cerca de 250° com alguma decomposição.

Solubilidade — 1 g em 42 mL de álcool ou 165 mL de clorofórmio; escassamente solúvel em acetona, dioxano ou metanol; apenas ligeiramente solúvel em éter; praticamente insolúvel em água.

Comentários — Possui atividade glicocorticóide, para a qual é utilizada clinicamente (veja introdução a esta seção). É particularmente utilizada como agente antiinflamatório e antialérgico. Topicamente, é empregada no tratamento das dermatoses que respondem a glicocorticóides. Por via sistêmica, diminui a incidência e a gravidade da perda da audição em conseqüência de meningite bacteriana. Sua potência glicocorticóide sistêmica é cerca de 25 vezes a da cortisona. É capaz de produzir todos os efeitos colaterais habituais dos corticóides adrenais, à exceção dos efeitos colaterais de tipo mineralocorticóide, que são menos pronunciados do que aqueles observados com o acetato de cortisona.

Seu efeito na supressão da função hipofisário-córtico-supra-renal é utilizado para fins de diagnóstico diferencial na síndrome de Cushing. A meia-vida plasmática é de 3 a 4 h, e a meia-vida biológica, de 36 a 54 h. O volume de distribuição é de 0,75 L/kg. A dexametasona liga-se linearmente à albumina, mas não à transcortina.

DIPROPIONATO DE BECLOMETASONA

(11β,16β)-9-cloro-11-hidróxi-16-metil-17,21-bis(1-oxopropóxi)-pregna-1,4-dieno-3,20-diona, Beclovent; Beconase; Vanceril; Vancenase

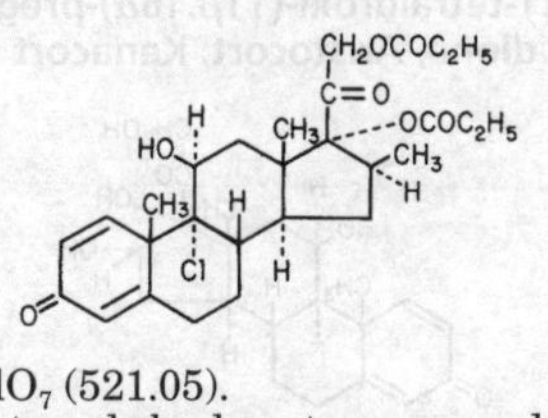

[5534-09-8] $C_{28}H_{37}ClO_7$ (521.05).

Preparo — A síntese da beclometasona, um derivado 9-cloro-16β-metil da prednisolona, e dos ésteres de beclometasona a partir de intermediários esteróides, é descrita nas Pats Brit 901.093 e 912.378 (*CA* 1963; 58:3488c e 1963; 59:14082b).

Descrição — Pó branco a branco creme; inodoro.

Solubilidade — Apenas levemente solúvel em água; muito solúvel em clorofórmio; livremente solúvel em álcool ou em acetona.

Comentários — Possui 500 vezes a atividade antiinflamatória tópica da dexametasona, porém é menos ativa como glicocorticóide sistêmico, sendo quase inativa por via oral. A baixa atividade sistêmica da beclometasona resulta de sua rápida desesterificação e metabolismo subseqüente no fígado. Além disso, possui alta lipossolubilidade, porém baixa hidrossolubilidade, de modo que o fármaco não apenas é absorvido topicamente como também tende a permanecer no local de aplicação. Por conseguinte, a beclometasona pode ser administrada por inalação oral, com efeitos colaterais sistêmicos geralmente desprezíveis. É indicada para o tratamento da asma brônquica. Podem ser necessárias até 2 a 4 semanas para o aparecimento de um efeito benéfico. É também empregada no tratamento da rinite não-infecciosa.

Os efeitos colaterais mais comuns do fármaco inalado consistem em secura da boca, rouquidão, faringite e candidíase faríngea ou da traquéia. Em geral, os efeitos sobre a função hipofisário supra-renal são desprezíveis, porém ocorre supressão dos níveis plasmáticos de cortisol numa pequena percentagem de pacientes adultos que recebem doses mais altas. Os efeitos adversos da administração intranasal incluem epistaxe, irritação nasal, espirros e candidíase nasofaríngea. Podem ocorrer hipersensibilidade e outros efeitos adversos dos propelentes (CHF_3 e CH_2F_2) e do ácido oleico (agente dispersor); a hipersensibilidade constitui uma contra-indicação absoluta para o uso do aerossol. A meia-vida plasmática é de cerca de 0,5 h com administração intravenosa.

FLUNISOLIDA

(6α,11β,16α)-6-fluoro-11,21-diidróxi-16,17-[(1-metiletilideno)bis(oxi)]-pregna-1,4-dieno-3,20-diona, hemi-hidrato; Aerobid; Nasalide

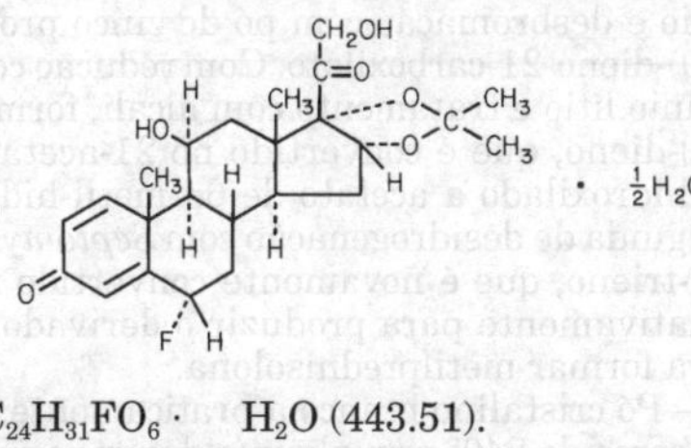

[77326-96-6] $C_{24}H_{31}FO_6$ H_2O (443.51).

Preparo — Veja US Pat 3.124.571.

Descrição — Pó cristalino branco a branco cremoso, com fusão a cerca de 245°.

Solubilidade — Solúvel em acetona; escassamente solúvel em clorofórmio; levemente solúvel em metanol; praticamente insolúvel em água.

Comentários — Glicocorticóide tópico utilizado no tratamento da rinite não-infecciosa e da asma brônquica. Possui alto coeficiente de distribuição em lipídio/água, o que favorece a sua absorção tanto no tecido nasal quanto pulmonar e a sua retenção no local de aplicação. Por via inalatória, ocorre absorção de cerca de 40%, sendo, portanto, consideravelmente mais absorvida do que a beclometasona. A meia-vida plasmática é de cerca de 1,8 h, de modo que o esteróide absorvido é destruído com rapidez suficiente para que não ocorra supressão hipofisário-adrenocortical com as doses recomendadas. Após uso contínuo, ocorrem algumas vezes secura da boca, rouquidão, candidíase faríngea, laríngea ou traqueal. A ocorrência ocasional de tosse, sibilos e sensação de aperto no tórax é atribuível ao veículo e/ou ao propelente.

HIDROCORTISONA

11,17,21-triidróxi-(11β)-pregn-4-eno-3,20-diona, Composto F; Reichstein's "Substance M"

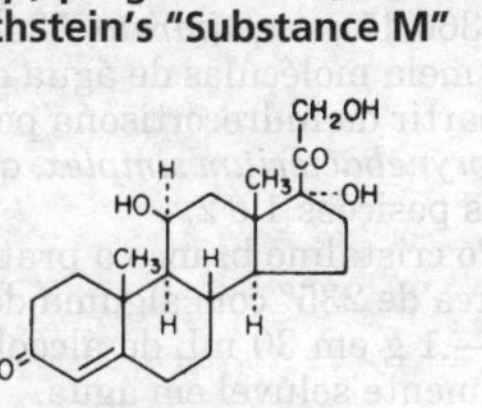

Cortisol [50-23-7] $C_{21}H_{30}O_5$ (362.47).

Preparo — A síntese comercial mais interessante envolve a oxidação da 17α-21-diidroxipregn-4-eno-3,20-diona, que é facilmente obtida da diosgenina. A hidroxilação microbiológica na posição 11β é efetuada no diacetato desse composto empregando microrganismos das espécies *Rhizopus, Aspergillus* ou *Streptomyces*. A seguir, a saponificação produz a hidrocortisona.

Descrição — Pó cristalino branco a praticamente branco, inodoro; fusão a cerca de 215°, com decomposição.

Solubilidade — 1 g em 40 mL de álcool; apenas ligeiramente solúvel em água ou éter; ligeiramente solúvel em clorofórmio.

Comentários — Trata-se do principal glicocorticóide natural no homem e, portanto, o protótipo de todos os glicocorticóides (para ações, usos e efeitos colaterais dos glicocorticóides, veja a introdução a esta seção). A aplicação tópica pode resultar em efeitos colaterais sistêmicos. Foi relatada a ocorrência de broncoespasmo alérgico após o uso da hidrocortisona em asmáticos. A meia-vida plasmática é de 1,5 a 3 h, e a meia-vida biológica, de 8 a 12 h. O volume de distribuição é de 0,3 a 0,5 L/kg, variando de acordo com a dose.

METILPREDNISOLONA

11,17,21-triidróxi-6-metil-(6α,11β)-pregna-1,4-dieno-3,20-diona, Medrol; Meprolone

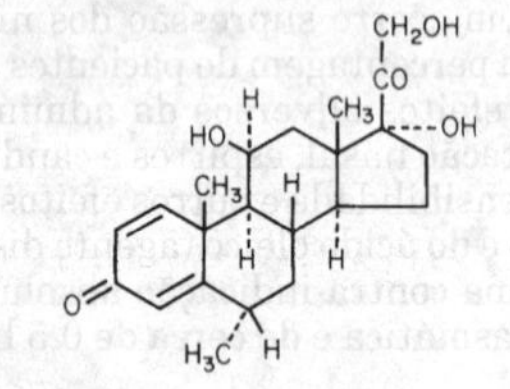

[83-43-2] $C_{22}H_{30}O_5$ (374.48).

Preparo — A *Progesterona* (adiante) é convertida no derivado 6α-metil da mesma maneira indicada para a síntese do *Acetato de Medroxiprogesterona* (mais adiante). A incubação do composto 6α-metil com um ascomiceto, como *Pestalotia*, forma o derivado 11α-hidróxi, que é oxidado ao composto 3,11-diceto com ácido crômico. O tratamento adicional com oxalato de etila seguido de bromação, rearranjo com metóxido de sódio e desbromação com pó de zinco produz o éster de metila do 4,17(20)-dieno-21-carboxilato. Com redução com pirrolidina, hidreto de alumínio lítio e tratamento com álcali, forma-se o 11β,21-diidróxi-4,17(20)-dieno, que é convertido no 21-acetato e, a seguir, oxidativamente hidroxilado a acetato de 6α-metil-hidrocortisona. A saponificação, seguida de desidrogenação com *Septomyxa affinis*, produz o 1,4,17(20)-trieno, que é novamente convertido no 21-acetato, hidroxilado oxidativamente para produzir o derivado 17α-hidróxi e saponificado para formar metilprednisolona.

Descrição — Pó cristalino branco a praticamente branco, inodoro; sofre fusão a cerca de 240° com alguma decomposição.

Solubilidade — 1 g em 10.000 mL de água, 100 mL de álcool, 800 mL de clorofórmio ou 800 mL de éter.

Comentários — Glicocorticóide com ações, usos e efeitos colaterais típicos dos fármacos dessa classe (veja introdução a esta seção). Provoca consideravelmente menos retenção de sódio e de água do que a prednisolona. Como possui apenas fraca atividade mineralocorticóide, não é utilizada no tratamento da insuficiência supra-renal aguda. A meia-vida plasmática é de 3 a 4 h, e a meia-vida biológica, de 18 a 36 h. O volume de distribuição é de 0,7 L/kg. A metilprednisolona não se liga à transcortina.

PREDNISOLONA

11,17-21-triidróxi-(11β)-pregna-1,4-dieno-3,20-diona

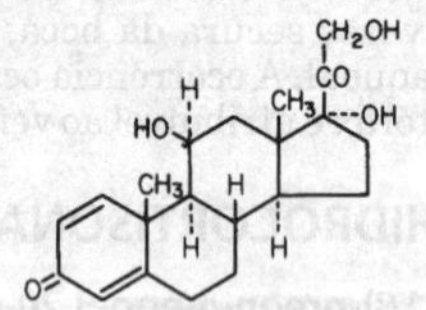

[50-24-8] $C_{21}H_{28}O_5$ (360.45); *sesquiidrato* [52438-85-4] (387.47); anidro ou contendo uma e meia moléculas de água de hidratação.

Preparo — A partir da hidrocortisona por um processo microbiológico que utiliza *Corynebacterium simplex*, que desidrogena seletivamente o cortisol nas posições 1 e 2.

Descrição — Pó cristalino branco a praticamente branco, inodoro; sofre fusão a cerca de 235° com alguma decomposição.

Solubilidade — 1 g em 30 mL de álcool ou 180 mL de clorofórmio; apenas ligeiramente solúvel em água.

Comentários — Glicocorticóide com as ações, usos e efeitos colaterais típicos dos fármacos dessa classe (veja introdução a esta seção). É quatro vezes mais potente do que a hidrocortisona como mineralocorticóide, porém relativamente mais fraca, embora possam ocorrer retenção de sódio e depleção de potássio. A meia-vida plasmática é de cerca de 3 h, e a meia-vida biológica, de 18 a 36 h. Todavia, a farmacocinética é dose-dependente, devido à ligação não-linear às proteínas. Com a administração de altas doses, a meia-vida plasmática pode aproximar-se de 1,7 h. Exceto pela sua maior solubilidade, pode ser considerada equivalente à prednisona; é o metabólito biologicamente ativo da *Prednisona*.

PREDNISONA

17,21-diidróxi-pregna-1,4-dieno-3,11,20-triona

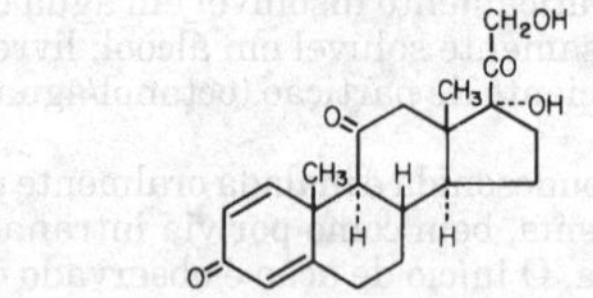

[53-05-2] $C_{21}H_{26}O_5$ (358.43).

Preparo — Conforme descrito para a *Prednisolona*, exceto que se utiliza cortisona em lugar da hidrocortisona.

Descrição — Pó cristalino branco a praticamente branco, inodoro; sofre fusão a cerca de 230°, com alguma decomposição.

Solubilidade — 1 g em 150 mL de álcool ou 200 mL de clorofórmio; apenas ligeiramente solúvel em água.

Comentários — A forma ativa do fármaco é seu metabólito, a prednisolona. Possui três a cinco vezes a atividade glicocorticóide da hidrocortisona, porém levemente menos atividade mineralocorticóide, embora possam ocorrer retenção de sódio e depleção de potássio. Não pode ser utilizada isoladamente como terapia de reposição na insuficiência supra-renal. Trata-se do glicocorticóide predominantemente utilizado na quimioterapia do câncer, sempre em combinação com outros fármacos. Em pediatria, é amplamente utilizada no tratamento de nefrose, cardite reumática, leucemias, outros tumores e tuberculose. A meia-vida plasmática é de 3 a 5 h, porém a meia-vida biológica é de 12 a 36 h.

PROPIONATO DE FLUTICASONA

Ácido androsta 1,4-dieno-17-carbotióico, (6α,11β,17α)-6,8-difluoro-11-hidróxi-16-metil-3-oxo-17-(1-oxopropóxi)-, éster *S*-fluorometil; Cutivate; Flonase; Flovent

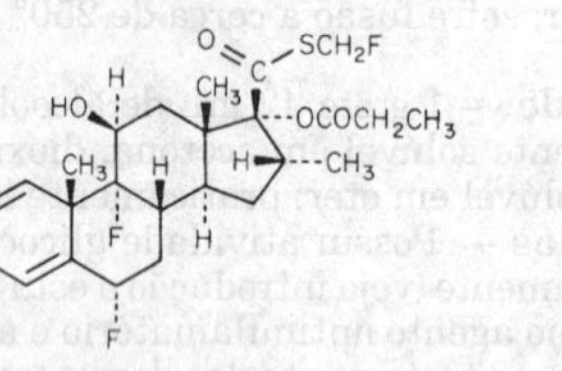

[80474-14-2] $C_{25}H_{31}F_3O_5S$ (500.57).

Preparo — US 4.335.121(1981); Neth Appl 8.100.707 (1981).

Descrição — Cristais brancos a bege, com fusão a cerca de 272° (decomposição).

Solubilidade — Praticamente insolúvel em água; livremente solúvel em DMSO ou DMF; ligeiramente solúvel em álcool etílico ou metanol.

Comentários — Assemelha-se a outros corticosteróides potentes inalados, que são úteis no tratamento de manutenção da asma crônica e, por via intranasal, no tratamento da rinite alérgica. Cerca de 30% da dose inalada são absorvidos pelas vias aéreas e sistemicamente disponíveis, com meia-vida de eliminação de cerca de 14 h. Os efeitos colaterais mais comuns incluem candidíase oral e rouquidão. A fluticasona inalada em doses maiores pode suprimir o eixo hipotálamo-hipófise-supra-renal.

TRIANCINOLONA

9-fluoro-11,16,17,21-tetraidróxi-(11β,16α)-pregna-1,4-dieno-3,20-diona, Aristocort; Kenacort

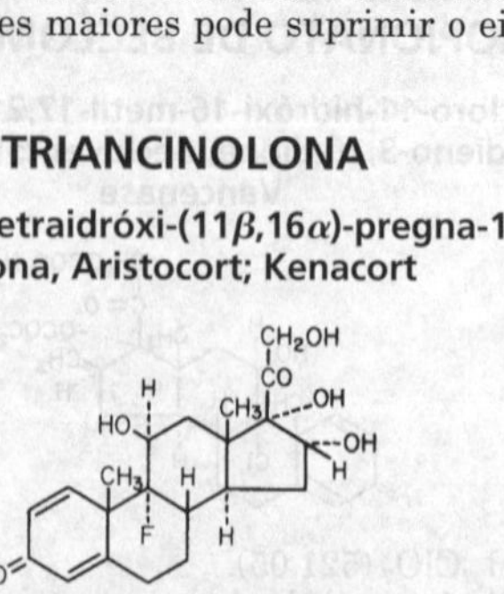

[124-94-7] $C_{21}H_{27}FO_6$ (394.44).

Preparo — A partir do acetato de hidrocortisona através do 3,20-biscetal mediante tratamento com cloreto de tionil, refluxo com hidróxido de potássio e acetilação para produzir 21-acetóxi-4,9,11(16)-pregnatrieno-3,20-diona. A oxidação com tetróxido de ósmio ao derivado 16α,17α-diidróxi e a inserção subseqüente dos grupos 9α-fluoro e 11β-hidróxi, conforme indicado para a *Betametasona* (anteriormente), gera um produto que carece apenas de uma ligação dupla na posição 1. Essa última etapa é efetuada por incubação com *Nocardia* *corallina*, seguida de saponificação do acetato para produzir triancinolona. Alternativamente, o composto pode ser formado a partir da *Fludrocortisona* mediante inserção enzimática do grupo 16α-hidroxila e desidrogenação, conforme anteriormente, na posição 1,2.

Descrição — Pó cristalino fino, branco ou praticamente branco, apenas com leve odor; suas formas polimórficas e/ou solvatos sofrem fusão entre 248 e 250°, 260 e 263° ou 269 e 271°.

Solubilidade — 1 g em cerca de 5.000 mL de água, 70 mL de propileno glicol ou menos de 20 mL de dimetil sulfóxido; ligeiramente solúvel em álcool ou clorofórmio.

Comentários — Glicocorticóide com ações, usos e efeitos colaterais típicos dos fármacos dessa classe (veja introdução a esta seção). É 7 a 13 vezes mais potente do que a hidrocortisona. Foi declarado que as doses terapêuticas desse fármaco são quase desprovidas de efeitos mineralocorticóides e outros efeitos colaterais da hidrocortisona, porém as ações mineralocorticóides variam de um paciente para outro. Parece que a triancinolona pode induzir natriurese, balanço negativo do sódio com perda ponderal na maioria dos pacientes (juntamente com cefaléia, tonteira e fadiga) e retenção de sódio com ganho ponderal, face de lua cheia, etc. em outros pacientes. Quase todos os efeitos colaterais relatados com o uso da hidrocortisona foram observados com a triancinolona, porém as freqüências relativas são menores; entretanto, o fármaco não aumenta o apetite e, dessa maneira, difere de outros glicocorticóides. Quando administrada por via oral, uma maior quantidade escapa à primeira passagem pelo fígado em comparação com a hidrocortisona, e os níveis sangüíneos alcançados são ligeiramente mais previsíveis. A meia-vida plasmática é de cerca de 5 h, e a meia-vida biológica, de 18 a 36 h. O volume de distribuição é de 1,4 a 2,1 L/kg, dependendo da dose.

HORMÔNIOS PANCREÁTICOS

A maior parte do pâncreas consiste em tecido glandular que contém células acinares que secretam enzimas digestivas. Entretanto, existem também grupos isolados de células pancreáticas, denominados ilhotas de Langerhans, que são constituídos por quatro tipos de células, que produzem, cada uma, um hormônio polipeptídico distinto: a insulina nas células beta (β), o glucagon nas células alfa (α), a somatostatina nas células delta (δ) e o polipeptídio pancreático nas células PP ou F. As células β representam 60 a 80% da ilhota.

INSULINA — *Química* — Dispõe-se de preparações de insulina de três espécies diferentes: bovina, suína e humana. Hoje em dia, a insulina humana é produzida por conversão química a partir da insulina suína e pela *Escherichia coli*, na qual são inseridos os genes humanos da insulina. O produto recombinante possui as mesmas propriedades fisiológicas da insulina bovina ou suína, porém tem muito menos tendência a causar reações alérgicas e refratariedade. A insulina foi das primeiras proteínas obtidas na forma cristalina. A insulina (monômero) é um polipeptídio com peso molecular de 6.000; consiste em duas cadeias peptídicas contendo 21 e 30 aminoácidos, respectivamente, estando as duas cadeias unidas por pontes dissulfeto (—S-S—) de cistina.

Em solução aquosa, o monômero de insulina sofre polimerização, formando macromoléculas com peso molecular de 12.000 ou 36.000, dependendo do pH da concentração. O ponto isoelétrico da insulina é de 5,3. As preparações de insulina cristalina contêm cerca de 0,5% de zinco (limites USP: 0,27 a 1,08%), cuja função é desconhecida.

As propriedades físico-químicas das insulinas humana, suína e bovina diferem levemente, devido a substituições num par de aminoácidos. A insulina suína difere da insulina humana apenas por um aminoácido carbóxi-terminal da cadeia B, enquanto a insulina bovina também apresenta duas alterações adicionais da cadeia A, nas posições 8 e 10.

FISIOLOGIA E AÇÕES — A insulina é o hormônio que facilita a captação de glicose no músculo esquelético e no tecido adiposo, aumentando o número de transportadores de glicose (especificamente, os subtipos GLUT1 e GLUT4) que facilitam a difusão da glicose nessas células-alvo. Esses transportadores da glicose formam uma família de glicoproteínas codificadas por DNA complementares e transportadas das vesículas intracelulares para a membrana plasmática. A insulina também diminui a gliconeogênese hepática e aumenta a glicogênese. Quando o suprimento de insulina ou a resposta à insulina são inadequados, ocorre uma doença conhecida como diabetes melito. Nessa doença, a glicose acumula-se rapidamente nos líquidos corporais, e, à medida que o nível de glicemia aumenta e ultrapassa determinado ponto, a glicose é excretada pelos rins. A acidose diabética requer doses maiores de insulina do que a hiperglicemia simples.

A hiperglicemia e a cetoacidose graves podem produzir coma diabético ou inconsciência, exigindo a administração de doses muito mais altas de insulina. Embora a atenção seja dirigida para a intervenção da insulina no metabolismo da glicose, o hormônio também possui ações independentes, estimulando a lipogênese e promovendo a síntese de muitas proteínas importantes para o crescimento e a diferenciação celulares. Outras ações incluem a supressão da síntese de algumas proteínas que regulam estados catabólicos que promovem a gliconeogênese hepática.

O diabetes melito é classificado em diabetes melito Tipo 1 (antigamente denominado diabetes melito insulino-dependente ou DMID), em diabetes melito Tipo 2 (antigamente denominado diabetes melito não-insulino-dependente ou DMNID) ou diabetes gestacional (comprometimento da tolerância à glicose durante a gravidez). Os pacientes com diabetes melito Tipo 1 necessitam de insulina para evitar a cetose e manter a vida. No início da doença, é comum a ocorrência de anticorpos dirigidos contra células das ilhotas e auto-anticorpos dirigidos contra a insulina endógena. O início desse tipo de diabetes ocorre ocasionalmente após uma infecção viral. Existe uma forte correlação positiva entre o DMID e a presença dos antígenos HLA DR3 e/ou DR4.

O diabetes melito Tipo 2 também foi descrito como diabetes de início na maturidade (DIM), diabetes do adulto ou cetose-resistente, ou DMNID. É ainda subdividido em tipos não-obeso e obeso, sendo o último mais comum (incidência de cerca de 80% dos pacientes com diabetes Tipo 2). Embora a insulina possa ser necessária para controlar a hiperglicemia, os pacientes com diabetes Tipo 2 ou DMNID não são propensos a cetose e apresentam níveis relativamente baixos de insulina ou níveis normais a elevados de insulina associados a uma resistência dos tecidos periféricos ao hormônio. No DMNID, o antagonismo da insulina ocorre num sítio pós-receptor. O débito hepático de glicose apresenta-se elevado em virtude da insensibilidade à insulina, e verifica-se um comprometimento da secreção de insulina em resposta a estímulos apropriados. A terapia dietética e a prática de exercício, isoladamente ou em associação a agentes hipoglicemiantes orais ou insulina, são apropriadas no tratamento dessa forma de diabetes.

Quando existe um excesso de insulina, podem surgir sintomas graves ou perigosos de hipoglicemia. Podem ocorrer sudorese, fome, incoerência, taquicardia e palpitações, convulsões, coma e morte. A administração de glicose alivia os sintomas de superdosagem, e o paciente diabético freqüentemente carrega consigo alguma fonte de glicose para aliviar a hipoglicemia. Pode-se administrar glucagon quando a hipoglicemia é grave.

A insulina liga-se à subunidade α dos receptores de insulina. Essa ligação desencadeia a atividade da tirosina cinase na subunidade β e autofosforilação do receptor, bem como a translocação dos transportadores de glicose para a membrana plasmática. Ocorre também acoplamento do sistema de fosfatidil inositol; os fosfatos de inositol medeiam o recrutamento do cálcio intracelular, e os glicanos de fosfato de inositol e diacilglicerol medeiam a ativação das treonina e serina cinases contidas no receptor e a transcrição gênica. Além disso, a atividade da fosfodiesterase está aumentada, o que diminui o AMPc, e verifica-se um aumento da atividade da guanilil ciclase. Ocorre estimulação do transporte interno de potássio e magnésio. As atividades das enzimas intracelulares são variadamente alteradas através de fosforilação, desfosforilação e alterações na síntese proteica. De modo global, ocorre aumento na síntese de proteínas, lipídios e DNA, e o crescimento celular é promovido. A infra-regulação dos receptores de insulina começa dentro de poucos minutos após a ativação do receptor e torna-se máxima em poucas horas.

A insulina é absorvida rapidamente e exerce sua ação máxima dentro de 3 h. A meia-vida plasmática é de apenas 9 min. No diabetes grave, as injeções devem ser espaçadas durante o dia, sendo habitualmente administradas antes das refeições. À noite, quando não há disponibilidade de insulina, o nível de glicemia aumenta e, em geral, atinge seu ponto máximo antes da dose matinal. Esse comportamento errático do nível de glicemia pode ser controlado mais adequadamente através do uso de insulinas insolúveis, que são absorvidas mais lentamente e que, portanto, podem exercer uma ação contínua e uniforme no decorrer de um período de até 24 h (veja adiante). Dispõe-se de vários tipos diferentes de bombas de infusão contínua para a insulina, de fácil programação para injeções em pulsos nos momentos de aumento das demandas de insulina. Dispositivos para a inalação nasal de insulina estão em fase de investigação, porém ainda não se encontram disponíveis no mercado. A insulina sofre degradação local, de modo que, algumas vezes, a insulina subcutânea tem baixa eficácia.

As principais preparações de insulina estão resumidas no Quadro 77.4. As diferentes preparações de insulina são classificadas de acordo com o seu início e duração de ação.

PREPARAÇÕES — *Insulina Zíncica Cristalina* — Através da adição de quantidades apropriadas de sais de zinco, a insulina pode ser cristalizada. Obtém-se, assim, um maior grau de purificação, constituindo uma vantagem no tratamento de diabéticos que exibem sensibilidade alérgica à Injeção de Insulina, o tipo de insulina mais antigo e mais comumente utilizado, porém menos purificado. A velocidade e a duração de ação das insulinas zíncicas dependem do tamanho dos cristais. A forma microcristalina (insulina regular ou insulina zíncica cristalina) dissolve-se imediatamente e, portanto, quando administrada por via intramuscular, apresenta um início de ação de 0,5 a 1 h e duração de 5 a 7 h, sendo a duração de ação (8 h) quase igual à da insulina livre de zinco (suspensão pronta de insulina zíncica ou insulina semilenta; duração de 6 h), de modo que podem ser utilizadas de modo intercambiável.

As insulinas zíncicas com cristais de maior tamanho possuem propriedades de liberação lenta, que dependem das dimensões dos cristais. Assim, a Suspensão Pronta de Insulina Zíncica, a Suspensão de Insulina Zíncica (Lenta) e a Suspensão Expandida de Insulina Zíncica, com durações de ação de 14, 24 e 36 h, respectivamente, representam cristais de tamanho crescente.

LISPRO (ANÁLOGO SINTÉTICO DE INSULINA) — Essa insulina humana sintética possui lisina e prolina nas posições 28 e 29 da cadeia β, que é revertida de sua posição natural. É produzida pela tecnologia do DNA recombinante, utilizando *E. coli*. A nova droga possui efeitos biológicos semelhantes aos da insulina não-modificada, exceto que é absorvida mais rapidamente após injeção subcutânea. A lispro é injetada imediatamente antes de uma refeição (0 a 15 min), de modo que as concentrações séricas máximas são mais altas do que as da insulina regular e resultam em duração de ação mais curta. O início de ação é de 15 min, e os efeitos máximos aparecem em 0,5 a 1,5 h, enquanto a duração de ação é de apenas 3 a 4 h. Pode ser administrada na mesma seringa com insulinas de ação mais longa, porém sua absorção pode ser retardada ou prolongada pela mistura com insulina protamina.

INSULINAS INSOLÚVEIS — A insulina ou insulina zíncica pode ser combinada com globina ou protamina, formando complexos de maior peso molecular. Esses complexos podem ser misturados em várias proporções. O ponto isoelétrico da insulina zíncica com globina, insulina isófana ou insulina zíncica com protamina situa-se próximo do pH de 7,3. Isso significa que essas insulinas são muito insolúveis no pH dos líquidos corporais.

A insulina zíncica cristalina tem maior solubilidade do que os complexos proteicos, porém dissolve-se numa taxa muito lenta. A insulina zíncica com protamina (PZI) é injetada na forma de suspensão. Dissolve-se lentamente, o que limita a sua taxa de absorção. Possui duração de ação de cerca de 36 h. Com o uso da insulina zíncica com protamina, o número de injeções necessárias para controlar o nível de glicemia freqüentemente pode ser reduzido a uma injeção por dia. O aspecto mais importante consiste na menor tendência a ocorrer amplas flutuações no nível de glicemia. Em certos casos, podem-se empregar combinações de insulina zíncica com protamina e insulina regular.

O início e a duração de ação, a pureza e as fontes animais dos vários produtos comerciais variam, mesmo entre aqueles com constituição supostamente idêntica.

PRÓ-INSULINA — Trata-se do precursor proteico de cadeia simples da insulina. A remoção do peptídio C fornece a insulina. Quando administrada exogenamente, seus efeitos metabólicos diferem levemente dos da insulina, visto que suprime, em grande parte, o débito hepático de glicose e só exerce uma leve ação na estimulação da captação periférica de glicose. Por conseguinte, tem menor tendência a causar hipoglicemia grave. O local de sua ação a torna especialmente conveniente para o tratamento do diabetes melito não-insulino-dependente. A farmacocinética da pró-insulina permite a administração de uma dose única por dia. Um produto humano recombinante está sendo submetido a estudos clínicos.

GLUCAGON (*FATOR HIPERGLICÊMICO; HGF*) — Além da insulina, o pâncreas também produz uma substância cujo efeito sobre a glicemia é oposto ao da insulina. Esse HGF, ou glucagon, é produzido pelas células α das ilhotas de Langerhans. Desempenha um importante papel na regulação fisiológica da glicemia, e a existência de defeitos no controle da secreção de glucagon constitui um fator em determinados tipos de diabetes melito. A contaminação de uma preparação de insulina com glucagon manifesta-se por uma elevação transitória da glicemia após a injeção de insulina. Algumas insulinas, como, por exemplo, a insulina humana recombinante e as insulinas Danish Novo, não contêm HGF.

SOMATOSTATINA (*GH-RIF*) — A somatostatina (veja anteriormente) também é produzida no pâncreas, onde inibe a liberação de insulina e de glucagon; está envolvida na regulação fisiológica da secreção desses hormônios. No diabetes melito, a persistência da produção de glucagon contribui para a hiperglicemia e a cetoacidose. A administração de somatostatina melhora a condição metabólica ao suprimir os níveis

Quadro 77.4 Preparações de Insulina

PREPARAÇÃO	INÍCIO (h)	PICO (h)	DURAÇÃO (h)	MISTURAS COMPATÍVEIS
Ação ultracurta				
Insulina lispro	0,25	0,5-1,5	6-8	Ultralenta, NPH
Ação curta				
Insulina regular	0,5-1	5-8	8-12	Todas
Suspensão pronta de insulina zíncica (semilenta)	1-1,5	5-10	12-16	Lenta
Ação intermediária				
Suspensão de insulina isófana (NPH)	1-1,5	4-12	24	Insulina regular
Lente Iletin	1-2,5	7-15	24	Insulina regular, semilenta
Ação longa				
Suspensão de insulina zíncica com protamina	4-8	14-24	36	Insulina regular
Expandida de insulina zíncica (ultralenta)	4-8	10-30	>36	Insulina regular, semilenta

sangüíneos de glucagon. Infelizmente, a meia-vida da somatostatina é muito curta, razão pela qual estão sendo desenvolvidos congêneres de vida mais longa com atividades separadas para tratamento do diabetes, da acromegalia, da úlcera péptica e de outros distúrbios.

GLUCAGON

Glucagon (suíno)

H-His-Ser-Glu(NH_2)-Gly-Thr-Phe-Thr-Ser-Asp-Tyr-Ser-Lys-Tyr-Leu-Asp-Ser-
1 2 3 4 5 6 7 8 9 10 11 12 13 14 15 16

Arg-Arg-Ala-Glu(NH_2)-Asp-Phe-Val-Glu(NH_2)-Trp-Leu-Met-Asp(NH_2)-Thr-OH
17 18 19 20 21 22 23 24 25 26 27 28 29

Glucagon [16941-32-5] $C_{153}H_{225}N_{43}O_{49}S$ (3482.78); polipeptídio que ocorre no pâncreas de mamíferos domésticos utilizados como alimento pelo homem, que tem a propriedade de aumentar os níveis de glicemia. É administrado na forma de cloridrato.

Descrição — Pó cristalino, fino, branco ou fracamente colorido; praticamente inodoro e insípido.

Solubilidade — Solúvel em soluções alcalinas ou ácidas diluídas; insolúvel na maioria dos solventes orgânicos.

Comentários — Estimula o sistema hepático da adenilil ciclase e, portanto, promove a degradação do glicogênio hepático. O resultado final consiste na liberação de glicose e elevação da glicemia. A estimulação da adenilil ciclase no coração provoca inotropismo positivo e, no músculo intestinal, relaxamento. Após injeção parenteral, a resposta da glicose é praticamente imediata. A ação dura 45 a 90 min. O glucagon é utilizado primariamente para o coma hipoglicêmico, como aquele que pode ocorrer em conseqüência de superdosagem de insulina. É duvidoso que o glucagon ofereça qualquer vantagem sobre a glicose intravenosa para esse propósito, exceto quando é difícil administrar uma infusão intravenosa. Seu valor na hipoglicemia idiopática, no carcinoma de células das ilhotas e na doença de armazenamento do glicogênio ainda não foi totalmente estabelecido. Entretanto, o glucagon pode ser utilizado para estabelecer o diagnóstico de doença de armazenamento do glicogênio e determinar a reserva secretora pancreática de células β; nesse último teste, a quantidade de peptídio C que aparece no plasma fornece uma quantificação da reserva. O glucagon deve ser utilizado com cautela no carcinoma de células das ilhotas, visto que ele estimula a liberação de insulina e pode causar hipoglicemia. Até mesmo no paciente diabético, o glucagon pode causar hipoglicemia de rebote, principalmente em virtude da persistência dos níveis de insulina em decorrência da superdosagem de glucagon administrado. É utilizado como adjuvante na radiografia hipotônica do trato GI para relaxar a musculatura lisa. Os efeitos colaterais relatados consistem em tonteira, náusea, vômitos, hipotensão e hipoglicemia de rebote, especialmente após administração intravenosa. A ocorrência ocasional de alergia provoca dispnéia ou exantema.

INJEÇÃO DE INSULINA

Insulina Regular; Insulina Zíncica Cristalina

Solução estéril, acidificada ou neutra de insulina. A solução tem uma potência de 40, 80, 100 ou 500 de Unidades de Insulina USP em cada mL.

Descrição — Quando não contém mais do que 100 unidades USP em cada mL, o líquido é incolor ou quase incolor; aquele que contém 500 unidades pode tornar-se amarelo-palha; significativamente livre de turvação e de matéria insolúvel; contém 0,1 a 0,25% (porcentagem peso em volume) de fenol ou cresol e 1,4 a 1,8% (porcentagem peso em volume) de glicerina; o pH, determinado por potenciometria, situa-se entre 2,5 e 3,5 para a injeção acidificada e entre 7,0 e 7,8 para a injeção neutra.

Comentários — A insulina regular é uma insulina de ação rápida. O intervalo de tempo entre a injeção hipodérmica de insulina regular e o aparecimento de sua ação é de 1/2 a 1 h. A duração de ação é relativamente curta, porém mais longa do que a meia-vida plasmática, que é de cerca de 9 min. A duração de ação não é linearmente proporcional ao tamanho da dose, porém constitui uma função simples do logaritmo da dose; se uma unidade permanece 4 h, 10 unidades permanecerão 8 h. A duração habitual é de 8 a 12 h após injeção subcutânea, que é habitualmente administrada poucos minutos antes da ingestão de alimento, a fim de evitar uma redução desagradável do nível de glicemia.

SUSPENSÃO DE INSULINA ISÓFANA

Insulina Isófana; Injeção de Insulina Isófana; Insulina NPH; NPH Iletin

Suspensão estéril de cristais de insulina zíncica e sulfato de protamina em água tamponada para injeção, combinada de tal modo que a fase sólida da suspensão consiste em cristais compostos de insulina, protamina e zinco. O sulfato de protamina é preparado a partir do esperma ou dos testículos maduros de peixes dos gêneros *Oncorhynchus* Suckley ou *Salmo* Linné (Fam. *Salmonidae*).

Cada mL é preparado a partir de uma quantidade de insulina suficiente para fornecer 40, 80 ou 100 unidades de Insulina USP de atividade insulínica.

Descrição — Suspensão branca de cristais em forma de bastonete, de aproximadamente 30 μm de comprimento e livre de grandes agregados de cristais após agitação moderada; contém: (1) 1,4 a 1,8% (porcentagem peso em volume) de glicerina, 0,15 a 0,17% (porcentagem peso em volume) e metacresol e 0,06 a 0,07% (porcentagem peso em volume) de fenol, ou (2) 1,4 a 1,8% (porcentagem peso em volume) de glicerina e 0,20 a 0,25% (porcentagem peso em volume) de fenol; contém 0,15 a 0,25% (porcentagem peso em volume) de fosfato de sódio dibásico; contém também 0,01 a 0,04 mg de zinco e 0,3 a 0,6 mg de protamina para cada 100 unidades de Insulina USP. Quando examinada microscopicamente, a matéria insolúvel na suspensão é cristalina e não contém mais do que traços de material amorfo; pH entre 7,1 e 7,4 determinado por potenciometria.

Comentários — Forma de depósito insolúvel de insulina. Trata-se de uma insulina de ação intermediária. A ação começa em 1 a 1,5 h, atinge um pico em 4 a 12 h e persiste por 24 h, com a exceção da insulina isófana humana, cuja duração de ação é levemente mais curta. Pode haver casos ocasionais de hipersensibilidade à protamina. Nunca é administrada por via intravenosa.

SUSPENSÃO DE INSULINA ZÍNCICA

Suspensão estéril de insulina em água tamponada para injeção, modificada pela adição de cloreto de zinco de modo que a fase sólida da suspensão consiste numa mistura de insulina cristalina e amorfa, numa relação de cerca de 7 partes de cristais para 3 partes de material amorfo. Cada mL é preparado a partir de uma quantidade de insulina suficiente para fornecer uma atividade de 40, 80 ou 100 unidades de Insulina USP.

Descrição — Suspensão quase incolor de uma mistura de cristais característicos, predominantemente com dimensão máxima de 10 a 40 μm e numerosas partículas que não têm tamanho uniforme, mas cuja dimensão máxima não ultrapassa 2 μm. Contém 0,15 a 0,17% (porcentagem peso em volume) de acetato de sódio, 0,65 a 0,75% (porcentagem peso em volume) de cloreto de sódio e 0,09 a 0,11% (porcentagem peso em volume) de metilparabeno; contém também, para cada 100 unidades de Insulina USP, 0,12 a 0,25 mg de zinco, dos quais 20 a 65% estão no líquido sobrenadante; pH entre 7,2 e 7,5.

Comentários — O componente de insulina zíncica *amorfa* tem duração de ação de 6 a 8 h, enquanto o componente de insulina zíncica cristalina tem duração de mais de 36 h, devido à lenta dissolução dos cristais de maior tamanho. Uma dose apropriada da mistura 3:7 tem início de ação de 1 a 2,5 h e duração de ação intermediária que se aproxima muito daquela da suspensão de insulina isófana (24 h), com a qual pode ser utilizada de modo intercambiável. A vantagem da insulina zíncica é a ausência de proteínas estranhas, como globulina ou protamina, às quais alguns pacientes são sensíveis. Nunca deve ser administrada por via intravenosa.

SUSPENSÃO EXPANDIDA DE INSULINA ZÍNCICA

Ultra-Lente Iletin; Insulina Ultralenta/Ultratard

Suspensão estéril de insulina em água tamponada para injeção, modificada pela adição de cloreto de zinco, de modo que a fase sólida da suspensão é predominantemente cristalina. Na sua preparação, utiliza-se uma quantidade suficiente de insulina para fornecer 40, 80 ou 100 unidades de Insulina USP para cada mL da suspensão.

Descrição — Suspensão quase incolor de uma mistura de cristais característicos, cuja dimensão máxima é predominantemente de 10 a 40 μm; contém, para cada 100 unidades de Insulina USP, 0,12 a 0,25 mg de zinco (dos quais 20 a 65% estão no líquido sobrenadante) e não mais do que 0,70 mg de nitrogênio; contém também 0,15 a 0,17% (porcentagem peso em volume) de acetato de sódio, 0,65 a 0,75% (porcentagem peso em volume) de cloreto de sódio e 0,09 a 0,11% (porcentagem peso em volume) de metilparabeno; pH entre 7,2 e 7,5.

Comentários — Os cristais nessa forma de insulina são de tamanho suficiente para produzir uma taxa lenta de dissolução. Trata-se de uma insulina de ação longa, com início de ação de 4 a 8 h, pico dentro de 10 a 30 h e duração habitualmente de mais de 36 h, que é ligeiramente mais prolongada que a da Insulina Zíncica com Protamina. Como não contém protamina e outras proteínas estranhas, a incidência de reações alérgicas é minimizada.

SUSPENSÃO PRONTA DE INSULINA ZÍNCICA

Semi-Lente Iletin; Semitard

Suspensão estéril de insulina em água tamponada para injeção, modificada pela adição de cloreto de zinco, de modo que a fase sólida da suspensão é amorfa. Na sua preparação, utiliza-se uma quantidade suficiente de insulina para fornecer 40, 80 ou 100 unidades de Insulina USP para cada mL da suspensão.

Descrição — Suspensão quase incolor de partículas que não apresentam forma uniforme e cuja dimensão máxima não ultrapassa 2 μm; contém, para cada 100 unidades de Insulina USP, 0,12 a 0,25 mg de zinco (dos quais 20 a 65% estão no líquido sobrenadante) e não mais do que 0,70 mg de nitrogênio; contém também 0,15 a 0,17% (porcentagem peso em volume) de acetato de sódio, 0,65 a 0,75% (porcentagem peso em volume) de cloreto de sódio e 0,09 a 0,11% (porcentagem peso em volume) de metilparabeno; pH entre 7,2 e 7,5.

Comentários — A insulina zíncica nessa forma consiste numa mistura de materiais amorfos e cristalinos extremamente finos. Por conseguinte, trata-se de uma insulina de ação rápida, com início de 1 a 1,5 h, pico de 5 a 10 h e duração de 12 a 16 h. Como essa forma de insulina é essencialmente isenta de proteínas estranhas, a incidência de reações alérgicas é extremamente baixa.

INSULINA LISPRO

Análogo da Insulina Humana; Humalog

$C_{257}H_{383}N_{65}O_{77}S_6$ (5808).

Preparo — Análogo da insulina humana de origem do rDNA, sintetizada a partir de uma cepa não-patogênica especial de *E. coli*, geneticamente alterada pela adição do gene da insulina lispro; Lys(B28), Pro(B29). Os aminoácidos nas posições 28 e 29 da insulina humana foram invertidos.

Descrição — Fornecida como modificação zíncica.

Comentários — Insulina de ação muito rápida, que pode ser injetada imediatamente antes de uma refeição. Possui início dentro de 15 min, bem como pico (0,5 a 1,5 h) e duração (6 a 8 h) muito mais curtos do que a injeção de insulina regular.

SUSPENSÃO DE INSULINA ZÍNCICA COM PROTAMINA

Insulina Zíncica com Protamina; Injeção de Insulina Zíncica com Protamina; Protamine Zinc e Iletin

Suspensão estéril de insulina em água tamponada para injeção, modificada pela adição de cloreto de zinco e sulfato de protamina. O sulfato de protamina é preparado a partir do esperma ou dos testículos maduros de peixes dos gêneros *Oncorhynchus* Suckley ou *Salmo* Linné (Fam. *Salmonidae*). Na preparação, a quantidade de insulina utilizada é suficiente para fornecer 40, 80 ou 100 unidades de Insulina USP para cada mL da suspensão.

Descrição — Suspensão branca ou quase branca, isenta de partículas grandes após agitação moderada; deve conter 1,4 a 1,8% (porcentagem peso em volume) de glicerina e 0,18 a 0,22% (porcentagem peso em volume) de cresol ou 0,22 a 0,28% (porcentagem peso em volume) de fenol; contém 0,15 a 0,25% (porcentagem peso em volume) de Na_2HPO_4; deve conter 0,15 a 0,25 mg de zinco e de 1 a 1,5 mg de protamina para cada 100 unidades de Insulina USP; pH determinado com potenciômetro situado entre 7,1 e 7,4.

Comentários — Trata-se de uma insulina de ação longa, com início de ação de 4 a 8 h, pico dentro de 14 a 24 h e duração de cerca de 36 h. Por conseguinte, não precisa ser administrada em qualquer momento definido em relação à ingestão de alimento, e não se deve depender dela quando houver necessidade de uma ação muito imediata, como na acidose diabética e no coma. Em virtude de sua ação prolongada, não precisa ser administrada mais freqüentemente do que uma vez ao dia. Verifica-se a persistência de baixos níveis durante 3 ou 4 dias, de modo que a dose deve ser ajustada a intervalos não inferiores a 3 dias. É administrada por injeção, geralmente no tecido subcutâneo frouxo. **Nunca deve ser administrada por via intravenosa!**

AGENTES HIPOGLICEMIANTES ORAIS E HIPERGLICÊMICOS

As sulfoniluréias são agentes hipoglicemiantes derivados das sulfonamidas mas que carecem de atividade antibacteriana. Na atualidade, esses agentes são divididos em agentes de primeira geração (aceto-hexamida, clorpropamida, tolazamida e tolbutamida) e num grupo mais potente de agentes de segunda geração (glipizida, gliburida e glimepirida). As sulfoniluréias reduzem o nível de glicemia ao estimular a liberação de insulina pelas células das ilhotas pancreáticas, e mostraram-se eficazes apenas no diabetes melito Tipo 2 (antigamente denominado diabetes melito não-insulino-dependente ou DMNID). Os efeitos das sulfoniluréias são iniciados através de ligação e bloqueio de um canal de potássio sensível ao ATP, que provoca despolarização da membrana e abre um canal de cálcio regulado por voltagem, resultando em influxo de cálcio e liberação de insulina pré-formada. Algumas células β funcionais precisam estar presentes para produzir um efeito sobre a glicemia. Além disso, a glicogênese hepática é reduzida, e o número de receptores de insulina por célula parece ser aumentado por determinados agentes. Pode ocorrer tolerância durante o tratamento crônico (à exceção da glipizida), de modo que nem os níveis de insulina nem os de glicemia podem ser acentuadamente afetados.

Em 1970, foram publicados os resultados de um estudo colaborativo de 8 anos de duração envolvendo 823 pacientes entre diversos centros médicos universitários (University Group Diabetes Program, UGDP). Foi constatado que a expectativa de vida com dieta mais tolbutamida ou fenformina não foi superior àquela com dieta apenas, levantando sérias dúvidas quanto à propriedade de aconselhar o uso de agentes hipoglicemiantes orais. Além disso, as complicações cardiovasculares foram maiores quando esses fármacos foram utilizados do que na sua ausência, embora esses achados não sejam de modo algum conclusivos. Por conseguinte, a decisão quanto ao uso de agentes hipoglicemiantes orais deve envolver um entendimento dos riscos potenciais e das vantagens desses fármacos e de formas alternativas de terapia. A recomendação habitual é a de que o uso de hipoglicemiantes orais deve limitar-se ao tratamento do diabetes não-insulino-dependente que não responde à dieta e em que o paciente não irá ou não poderá tolerar a insulina. Foi constatado que a glipizida reverte o espessamento da membrana basal vascular em diabéticos.

Os agentes hipoglicemiantes orais interagem com mais de 50 fármacos diferentes. Pode-se encontrar uma lista dessas interações em *Drug Facts and Comparisons*.

AGENTES DIFERENTES DAS SULFONILURÉIAS UTILIZADOS NO DIABETES TIPO 2 — A acarbose, um inibidor da α-glicosidase ativo por via oral, pode ser tomada no início das refeições para interferir na hidrólise dos dissacarídios e carboidratos complexos da dieta e retardar a absorção de glicose e de outros monossacarídios. A acarbose é um oligossacarídio complexo de origem microbiana que possui alta afinidade pela amilase pancreática e pelas α-glicosidases na borda em escova das células intestinais. Essa droga pode ser útil em combinação com uma dieta apropriada ou juntamente com outros fármacos para reduzir as concentrações plasmáticas pós-prandiais de glicose em pacientes com diabetes melito. Entretanto, os efeitos GI adversos são freqüentemente desagradáveis, incluindo, sobretudo, flatulência, cólicas, distensão abdominal e diarréia. Além disso, alguns pacientes apresentaram hepatotoxicidade.

A repaglinida é um novo agente hipoglicemiante oral, embora estruturalmente diferente das sulfoniluréias; liga-se também aos canais de potássio sensíveis ao ATP nas células β do pâncreas e aumenta a secreção de insulina. Trata-se de um agente hipoglicemiante de ação curta que exerce seus efeitos sobre o controle da glicemia e que apresenta baixa incidência de efeitos cardiovasculares graves que, de acordo com os estudos realizados, são semelhantes aos das sulfoniluréias de segunda geração gliburida e glipizida.

A metformina é uma biguanida de nova geração cujas ações assemelham-se às de um análogo mais antigo, a fenformina, que foi retirada do mercado devido ao relato de episódios graves de acidose láctica. Sua ação consiste em aumento da utilização da glicose nos tecidos periféricos e em redução da produção hepática de glicose. Raramente provoca acidose láctica, mesmo em pacientes com comprometimento renal.

A troglitazona é a primeira de uma nova classe de derivados da tiazolidinodiona (glitazonas) para tratamento oral do diabetes Tipo 2. O mecanismo de ação está associado a uma redução da resistência dos tecidos-alvo à insulina, que é medida pela sua ligação a receptores nucleares ativados pelo proliferador do peroxissomo (PPAR, *peroxisome proliferator-activated receptors*) envolvidos na transcrição de genes de resposta à insulina e na regulação da diferenciação dos adipócitos e metabolismo dos lipídios. Na presença de insulina (endógena ou exógena), a troglitazona diminui a gliconeogênese, o débito de glicose e a síntese de triglicerídios no fígado; aumenta a captação e a utilização de glicose no músculo esquelético e aumenta a captação de glicose e diminui a produção de ácidos graxos no tecido adiposo. Não tem nenhum efeito conhecido sobre a secreção de insulina. Ocorreram elevações discretas e reversíveis da aminotransferase em 1 a 2% dos pacientes. Os principais grupos de agentes hipoglicemiantes orais são descritos no Quadro 77.5.

ACARBOSE

O-4,6-didesóxi-4-[[[1S-(1α,4α,5β,6α)]-4,5,6-triidróxi-3-(hidroximetil)-2-cicloexen-1-il]-α-D-glicopiranosil-(1→4)-O-α-D-glicopiranosil-(1→4)-glicose, Precose

[56180-94-0] $C_{25}H_{43}NO_{18}$ (645.61).

Preparo — Oligossacarídio obtido a partir de processos fermentativos envolvendo o *Actinoplanes utahensis.* US Pat 4.062.950(1975); *Carbohydrate Res* 1989; 189:309.

Descrição — Pó amorfo.

Solubilidade — Solúvel em água; pK_a de 5,1.

Comentários — Inibidor da α-glicosidase oral, utilizado no tratamento do diabetes melito Tipo 2. Trata-se de um oligossacarídio complexo, que retarda a digestão dos carboidratos ingeridos, resultando em menor elevação da concentração sangüínea de glicose após as refeições. Não aumenta a secreção de insulina, e sua ação anti-hiperglicêmica é mediada por uma inibição competitiva e reversível das enzimas α-amilase pancreática e α-glicosidase ligadas à membrana intestinal. A acarbose é metabolizada exclusivamente no trato GI, principalmente por bactérias intestinais, mas também por enzimas digestivas. A pequena fração da droga ativa que é absorvida é totalmente excretada pelos rins.

Os efeitos colaterais mais comumente observados consistem em efeitos GI leve a moderados, como flatulência (77%), diarréia (33%) e desconforto abdominal (21%), cuja freqüência e intensidade geralmente diminuem com o decorrer do tempo.

CLORIDRATO DE METFORMINA

N-N-dimetil-diamida imidodicarbonimídica, monocloridrato; Glucophage; Metiguanide

[657-24-9] $C_4H_{11}N_5 \cdot HCl$(165.67).

Preparo — Pela reação do cloridrato de dimetilamina com diciandiamida, produzindo a base; *J Am Chem Soc* 1959; 81:2220, 3728.

Descrição — Cristais brancos que sofrem fusão a cerca de 230°.

Solubilidade — Solúvel em água ou em álcool; praticamente insolúvel em éter ou em clorofórmio.

Comentários — Agente anti-hiperglicêmico oral utilizado no tratamento do diabetes melito Tipo 2. A metformina pode ser utilizada como monoterapia ou como adjuvante da dieta ou de uma sulfoniluréia para reduzir os níveis de glicemia. Melhora a tolerância à glicose ao reduzir tanto a glicose basal quanto a glicose pós-prandial. Seu mecanismo de ação difere daquele das sulfoniluréias e não resulta em hipoglicemia. A metformina diminui a produção hepática de glicose, reduz a absorção intestinal de glicose e melhora a sensibilidade à insulina através de aumento na captação e utilização periféricas da glicose. A biodisponibilidade oral em jejum é de 50 a 60%, e a presença de alimento diminui a extensão de sua absorção. A droga é excretada de modo inalterado na urina e não sofre metabolismo hepático.

Os efeitos adversos consistem primariamente em sintomas GI, como diarréia, náusea, vômitos, distensão abdominal, flatulência e anorexia. A acidose láctica é uma toxicidade rara, porém grave, que pode ocorrer com o uso da metformina.

CLORPROPAMIDA

4-cloro-N-[(propilamino)carbonil]-benzenossulfonamida, Diabinese

1-[(*p*-Clorofenil)sulfonil]-3-propiluréia [94-20-2] $C_{10}H_{13}Cl\text{-}N_2O_3S$ (276.74).

Preparo — A *p*-clorobenzenossulfonamida é adicionada ao propil isocianato ao se aquecer uma solução de quantidades equimolares dos dois reagentes.

Descrição — Pó cristalino branco, com odor leve; fusão entre 125° e 129°.

Solubilidade — Praticamente insolúvel em água; solúvel em álcool; escassamente solúvel em clorofórmio.

Comentários — Agente hipoglicemiante oral com ações e usos praticamente iguais aos da *Tolbutamida.* A exemplo da tolbutamida, seu uso limita-se a pacientes com diabetes melito estável, leve a moderadamente grave, que ainda apresentam alguma função residual das células β do pâncreas. Algumas vezes, ocorre refratariedade. A eliminação é hepática (cerca de 80%). A meia-vida (25 a 60 h) e a duração

Quadro 77.5 Agentes Hipoglicemiantes Orais

FÁRMACOS	COMENTÁRIOS
Sulfoniluréias de primeira geração	
Tolbutamida	Ação curta (6-12 h)
Tolazamida	Semelhante à tolbutamida; ação intermediária (10-14 h); possui metabólitos ativos
Aceto-hexamida	Semelhante à tolbutamida; ação intermediária (12-24 h); possui metabólito ativo
Clorpropamida	Ação longa (até 60 h); ação semelhante ao ADH, toxicidades mais graves
Sulfoniluréias de segunda geração	
Gliburida	Mais potente do que os fármacos de primeira geração; os efeitos persistem por 24 h
Glipizida	Meia-vida mais curta (2-4 h); disponível como preparação de liberação prolongada
Glimepirida	Semelhante à gliburida e à glipizida; mais potente; meia-vida mais longa (5 h)
Biguanidas	
Metformina	Ações que não envolvem a estimulação da secreção de insulina, alguns efeitos GI; raramente provoca acidose láctica
Meglitinidas	
Repaglinida	Ação semelhante à das sulfoniluréias; ação curta (meia-vida = 1 h)
Tiazolidinodionas (Glitazonas)	
Troglitazona	Diminui a resistência à insulina através de efeitos sobre os órgãos-alvo
Rosiglitazona	Semelhante à troglitazona
Pioglitazona	Semelhante à troglitazona

de ação (cerca de 24 a 48 h) são muito mais longas que as da tolbutamida. Os efeitos colaterais são iguais aos da tolbutamida, porém apresentam incidência ligeiramente maior, isto é, de cerca de 6%, cuja metade é representada por efeitos cutâneos. A clorpropamida aumenta a liberação endógena de vasopressina (ADH) e, portanto, causa retenção hídrica, com conseqüente hiponatremia e hiposmolalidade. Essa ação é utilizada no tratamento do diabetes insípido central. Os pacientes que recebem tratamento com esse fármaco apresentam intolerância ao álcool do tipo dissulfiram. A clorpropamida é contra-indicada na presença de glicosúria renal, devido à possibilidade de hipoglicemia fatal.

GLIBURIDA

5-Cloro-*N*-[2-[4-[[[(cicloexilamino)carbonil]amino]sulfonil]fenil]etil]-2-metoxibenzamida, DiaBeta; Glynase Pres Tab; Micronase

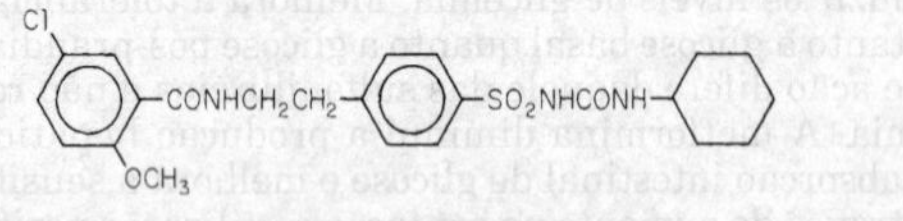

Glibenclamida [10238-21-8] $C_{23}H_{28}ClN_3S$ (494.00).

Preparo — Veja *Arzneimittel-Forsch* 1966; 16:640; *CA* 66:65289h.

Descrição — Pó cristalino branco a bege; sofre fusão a cerca de 170°; pK_a de 5,3.

Solubilidade — Escassamente solúvel em água ou em éter; 1 g dissolve em 330 mL de álcool ou 36 mL de clorofórmio.

Comentários — Sulfoniluréia hipoglicemiante utilizada no diabetes melito Tipo 2. É 200 vezes mais potente do que a tolbutamida na indução da liberação de insulina das ilhotas pancreáticas. É mais eficaz na supressão da hiperglicemia em jejum do que pós-prandial. À semelhança da glipizida, é levemente diurética.

A incidência de efeitos adversos é de 3,6%. Os efeitos GI colaterais, como náusea, anorexia, vômitos, pirose, diarréia, constipação e dor abdominal, ocorrem numa freqüência de cerca de 2%. Pode-se verificar a ocorrência de prurido e erupções cutâneas. Foi relatada a ocorrência de icterícia colestática e eosinofilia. Algumas vezes, observa-se leucopenia transitória. Pode ocorrer uma reação de tipo dissulfiram ao álcool. Os episódios hipoglicêmicos são algumas vezes prolongados e graves, e foram relatados casos fatais.

Cerca de 90% do fármaco oral são absorvidos com estômago vazio. O tempo de absorção é de 1,5 a 2 h. O alimento diminui a absorção, que é reduzida em até 50% na presença de algumas fibras. Cerca de 97% ligam-se à albumina plasmática na forma de ânion ácido fraco, de modo que a gliburida é suscetível ao deslocamento por muitos fármacos ácidos fracos. A eliminação ocorre por metabolismo hepático. A meia-vida é de 1,5 a 5 h. A duração de ação é de 24 h. Os comprimidos micronizados não são estritamente bioequivalentes aos comprimidos não-micronizados quanto ao início de ação ou à meia-vida.

GLIPIZIDA

***N*-[2-[4[[[Cicloexil-amino)carbonil]amino]sulfonil]fenil]etil]-5-metilpirazinocarboxamida, Glucotrol**

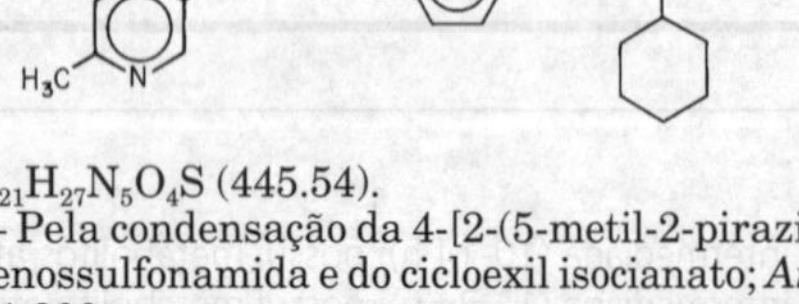

[29094-61-9] $C_{21}H_{27}N_5O_4S$ (445.54).

Preparo — Pela condensação da 4-[2-(5-metil-2-pirazinocarboxamido)etil]benzenossulfonamida e do cicloexil isocianato; *Arzneimittel-Forsch* 1971; 21:200.

Descrição — Pó branco inodoro; pK_a de 5,9; fusão a cerca de 205°.

Solubilidade — Insolúvel em água ou solventes polares; livremente solúvel em dimetilformamida ou álcalis fixos.

Comentários — Sulfoniluréia utilizada no tratamento do diabetes melito Tipo 2 que é 100 vezes mais potente do que a tolbutamida na produção da secreção pancreática de insulina. Difere dos outros agentes hipoglicemiantes orais pela ausência aparente de tolerância a essa ação. Além disso, exerce um efeito de supra-regulação sobre os receptores de insulina na periferia, que parece constituir a sua ação primária. Acredita-se que não tenha nenhum efeito direto sobre a secreção de glucagon. É levemente diurética. Ocupa uma posição especial no tratamento do diabetes melito não-insulino-dependente, visto que é eficaz em muitos pacientes que se mostram resistentes a todos os outros hipoglicemiantes orais. Difere dos outros agentes hipoglicemiantes orais por ser mais eficaz durante a ingestão de alimento do que em jejum.

Foi relatada a ocorrência de efeitos adversos em 3% até 12% dos pacientes. Os efeitos adversos mais comuns consistem em efeitos GI, como náusea, pirose, diarréia, constipação, vômitos e cólica, que ocorrem numa freqüência de 1,7 a 3,7%. Observam-se erupções cutâneas em 0,5 a 1,5% dos casos. Por vezes ocorrem cefaléia leve, sonolência, astenia e tontura. Podem ocorrer episódios discretos de hipoglicemia.

A absorção peroral é quase completa. É rápida (cerca de 30 min) se o estômago estiver vazio, porém leva 1,2 a 3,5 h na presença de alimento.

Cerca de 98% ligam-se à albumina plasmática por forças não-iônicas. O volume de distribuição é de cerca de 0,16 L/kg. Cerca de 90% são metabolizados no fígado a vários metabólitos inativos. A meia-vida é de cerca de 2 a 4 h. A duração de ação é de 10 a 16 h.

REPAGLINIDA

Ácido (+)-2-etóxi-α-[[(*S*)-α-isobutil-*o*-piperidinobenzil]carbamoil]-*p*-toluico, Prandin

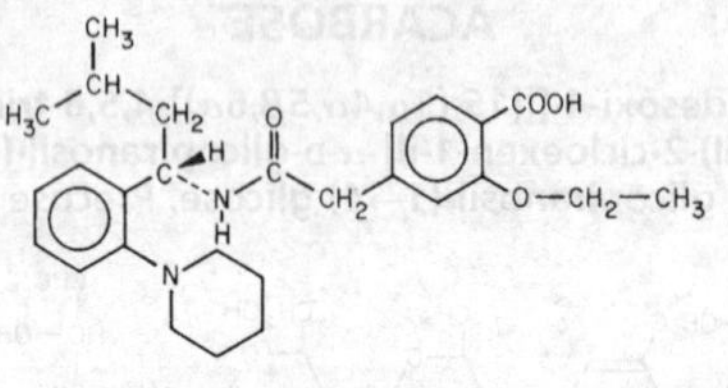

[135062-02-1] $C_{27}H_{36}N_2O_4$ (452.59).

Preparo — Veja Int Pat Appl WO 93 00,337 (1993).

Descrição — Pó branco que sofre fusão a cerca de 129°.

Comentários — Agente hipoglicemiante oral que é de uma meglitimida (o componente não-sulfoniluréia da gliburida) utilizado no tratamento do diabetes melito Tipo 2. Atua ao estimular a secreção de insulina através de sua ligação aos canais de potássio ATP-dependentes na membrana das células β, inibindo-os e resultando em abertura dos canais de cálcio. Sofre absorção rápida e completa pelo trato GI e é totalmente metabolizada no fígado por biotransformação oxidativa e glicuronidação direta. Possui meia-vida curta de 1 h na corrente sangüínea. O sistema do citocromo P-450 hepático 3A4 está envolvido no metabolismo da repaglinida, que pode ser inibida por algumas drogas, incluindo cetoconazol, miconazol e eritromicina.

A hipoglicemia constitui o efeito adverso mais comum. A incidência de eventos cardiovasculares graves (3 a 4%) assemelha-se à da gliburida e da glipizida em estudos clínicos comparativos.

TOLBUTAMIDA

***N*-[(butilamino)carbonil]-4-metil-benzenossulfonamida, Orinase**

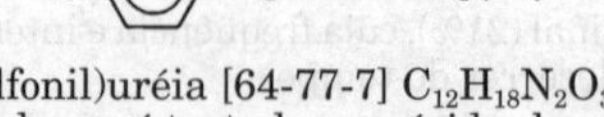

1-Butil-3-(*p*-tolilsulfonil)uréia [64-77-7] $C_{12}H_{18}N_2O_3S$ (270.35).

Preparo — O tolueno é tratado com ácido clorossulfônico, e o cloreto de *p*-toluenossulfonil resultante é convertido em *p*-toluenossulfonamida por interação com amônia. A condensação da sulfonamida com etil cloroformato, na presença de piridina ou outro catalisador básico apropriado, produz etil *N*-*p*-toluenossulfonilcarbamato. A aminólise com butilamina em soluções de etileno glicol éter monometil produz a tolbutamida.

Descrição — Pó cristalino branco ou praticamente branco; ligeiramente amargo e quase inodoro; faixa de fusão de 126 a 132°.

Solubilidade — Praticamente insolúvel em água; solúvel em álcool ou clorofórmio.

Comentários — Agente hipoglicemiante oral. Mostra-se útil no tratamento de casos selecionados de diabetes melito não-insulino-dependente. Para responder, é necessária a presença de algumas células β funcionais remanescentes das ilhotas que possam ser estimuladas pelo fármaco. Os pacientes que necessitam de mais de 40 unidades de insulina/dia geralmente não respondem à tolbutamida. Em pacientes diabéticos, o efeito máximo da droga é atingido em 5 a 8 h. Em geral, a duração de ação é de 6 a 12 h (meia-vida plasmática média de 5,6 h, porém mais longa nos pacientes idosos; ocorre cinética dose-dependente com altas doses), de modo que a maioria dos pacientes necessita de duas doses diárias. A hipoglicemia induzida até mesmo por altas doses do fármaco geralmente não é tão grave quanto a que pode ser induzida pela insulina; por conseguinte, a incidência de reações hipoglicêmicas agudas é menor com a tolbutamida. Entretanto, ocorre algumas vezes hipoglicemia refratária grave. Algumas vezes, verifica-se o desenvolvimento de refratariedade ao fármaco.

Os efeitos colaterais consistem em diarréia, náusea, vômitos, cólicas abdominais, fraqueza, cefaléia, zumbido, parestesias, reações alérgicas (prurido, eritema multiforme e erupção maculopapular, que habitualmente são transitórios), fotossensibilidade e intolerância ao álcool. A liberação aumentada de ADH (vasopressina) pode resultar em retenção hídrica e hiponatremia. Pode ocorrer (raramente) icterícia colestática, e o fármaco é contra-indicado na presença de lesão hepática. Raramente ocorrem leucopenia, trombocitopenia, pancitopenia e agranulocitose. As reações hipoglicêmicas são raras. A tolbutamida está contra-indicada para pacientes não-diabéticos com glicosúria renal e hepatopatia.

As sulfoniluréias interagem com diversos fármacos. As seguintes substâncias aumentam a atividade hipoglicêmica das sulfoniluréias: dicumarol, fenilbutazona, oxifembutazona, várias sulfonamidas, cloranfenicol, grandes doses de salicilatos, inibidores da monoamina oxidase (IMAO), clofibrato, esteróides anabólicos, fenfluramina, guanetidina, agentes bloqueadores dos receptores β-adrenérgicos e álcool.

TROGLITAZONA

(±)-5-[(4-[3,4-Diidro-6-hidróxi-2,5,7,8-tetrametil-2*H*-1-benzopiran-2-il)metóxi]fenil]metil]-2,4-tiazolidinodiona, Rezulin

[97322-87-7] $C_{24}H_{27}NO_5S$ (441.55).

Preparo — Veja US Pat 4.572.912 (1985).

Descrição — Branco ou amarelado com fraco odor característico, fusão a cerca de 185°.

Solubilidade — Solúvel em DMF, etanol anidro, acetonitrila ou éter; praticamente insolúvel em água.

Comentários — Droga oral que melhora a responsividade à insulina quando pacientes com diabetes melito Tipo 2 apresentam problemas de insulinorresistência através de um mecanismo de ação singular em comparação com o de outros fármacos disponíveis. Na atualidade, a troglitazona está aprovada apenas para uso com insulina. Diminui a glicemia em pacientes diabéticos com hiperglicemia ao melhorar a resposta do órgão-alvo à insulina. Na presença de insulina exógena ou endógena, a troglitazona diminui o débito hepático de glicose, aumenta a captação e o uso de glicose insulino-dependentes pelo músculo esquelético e aumenta a captação de glicose e diminui a produção de ácidos graxos no tecido adiposo. A troglitazona liga-se a receptores nucleares, denominados receptores ativados pelo proliferador de peroxissomo (PPAR), que regulam a transcrição de vários dos genes de resposta à insulina, que são críticos no metabolismo da glicose e dos lipídios. Não se trata de um secretagogo da insulina.

A troglitazona é rapidamente absorvida após administração oral, e a presença de alimento diminui a extensão de sua absorção em 30 a 80%; por conseguinte, é tomada com refeições para aumentar a disponibilidade sistêmica. A droga liga-se extensamente (>99%) à albumina sérica. É metabolizada no fígado a vários compostos inativos, incluindo um conjugado sulfato, o principal metabólito, que é primariamente eliminado nas fezes. O citocromo P-450 hepático envolvido no metabolismo da troglitazona é CYP3A4, razão pela qual se pode esperar a ocorrência de interações farmacológicas quando a troglitazona é utilizada em combinação com determinadas drogas, como anticoncepcionais orais, terfenadina e outras que são metabolizadas pela mesma enzima.

A incidência de efeitos colaterais é relativamente baixa, incluindo cefaléia e infecções respiratórias. É importante monitorizar a função hepática através da determinação de aumentos nos níveis séricos de aminotransferases que ocorrem em 1 a 2% dos pacientes. Além disso, pode ocorrer hepatotoxicidade grave em raros casos, e foram relatados casos fatais (*o fármaco foi retirado do mercado em março de 2000*).

PARATORMÔNIO E CALCITONINA

A atrofia espontânea ou a lesão (como a que ocorre na tireoidectomia) das glândulas paratireóides são seguidas de redução nas concentrações séricas de cálcio e de elevação do fósforo sérico. Essas alterações podem ser revertidas pela administração parenteral de extratos apropriadamente preparados das paratireóides de animais domésticos. O princípio ativo da glândula paratireóide é uma proteína com peso molecular de 9.500. São encontrados no plasma fragmentos amino-terminais e carbóxi-terminais ativos de peso molecular menor (3.800 e 6.900, respectivamente). Esses produtos possuem 1/4 a 1/2 da atividade específica de mobilização do cálcio do paratormônio (PTH).

Vários tipos de câncer produzem um peptídio ativo homólogo à extremidade amino do PTH, que é denominado peptídio semelhante ao paratormônio (PTH-LH). Esse peptídio provoca hipercalcemia, destruição óssea e dor. O PTH-LH é também encontrado no tecido mamário em fase de lactação e desempenha um papel na mobilização do cálcio para o leite.

A secreção do PTH é estimulada por uma queda na concentração plasmática de Ca^{2+} livre. O hormônio atua para restabelecer a concentração de Ca^{2+} ao produzir: (1) aumento na reabsorção de cálcio e excreção de fosfato e redução da absorção de bicarbonato pelo rim; (2) aumento da reabsorção óssea, com liberação de Ca^{2+}; e (3) aumento da absorção de cálcio e de fosfato pelo trato GI. Os efeitos GI são mediados pelo 1α-25-diidroxicolecalciferol (calcitriol), um metabólito da vitamina D_3 que pode ser considerado um hormônio; o PTH é uma trofina para a síntese renal de calcitriol. O metabólito também promove a ação da vitamina D_3 sobre o osso. A vitamina D_2 (calciferol) e o diidrotaquisterol podem simular o efeito hipercalcêmico do PTH; além disso, esses compostos são ativos por via oral. A superdosagem de qualquer um desses compostos pode provocar concentrações perigosamente altas de cálcio no sangue, com complicações associadas, como calcificação dos rins e dos vasos sangüíneos.

A glândula tireóide produz um hormônio, a tireocalcitonina, que reduz as concentrações séricas de cálcio. Uma pequena quantidade de calcitonina também é produzida pela glândula paratireóide, bem como pelo timo, porém a principal fonte provém da glândula tireóide. A função biológica da calcitonina consiste em impedir a hipercalcemia excessiva decorrente da atividade do paratormônio. Atua ao diminuir a atividade osteoclástica, inibindo, assim, o movimento de sais do osso para o sangue. Diminui a secreção tubular renal de cálcio e, provavelmente, inibe a bomba de cálcio em muitos tipos de células. Além disso, aumenta a excreção renal de fosfato. Exerce pouco efeito sobre a absorção de cálcio do intestino. Desempenha um papel na homeostasia do cálcio sangüíneo. Quando os níveis plasmáticos de cálcio estão elevados, a tireocalcitonina é liberada em quantidades aumentadas. Essas quantidades aumentadas tendem a opor-se ao paratormônio, porém em diferentes células-alvo. O peso molecular da tireocalcitonina monomérica é de 3.500. Trata-se de um polipeptídio de 32 radicais de aminoácidos. A despeito de uma homologia de apenas 50% entre a calcitonina humana e de salmão, suas ações bioquímicas são idênticas. Entretanto, a calcitonina de salmão é alergênica.

CALCITONINA

Calcitonina (Humana); Cibacalcin; Calcitonin; Calcimar, Miacalcin

Cys-Ser-Asn-Leu-Ser-Thr-Cys-Val-Leu-Gly-Lys-Leu-Ser-Gln-Glu-Leu-His-
1 2 3 4 5 6 7 8 9 10 11 12 13 14 15 16 17

Lys-Leu-Gln-Thr-Tyr-Pro-Arg-Thr-Asn-Thr-Gly-Ser-Gly-Thr-Pro—NH_2
18 19 20 21 22 23 24 25 26 27 28 29 30 31 32

[47931-85-1] $C_{145}H_{240}O_{48}S_2$ (3431.88).

A calcitonina é um hormônio polipeptídico secretado pelas células parafoliculares da glândula tireóide de mamíferos e pela glândula ultimobranquial de aves e peixes; é isolada de várias dessas fontes, e todas aparentemente contêm 32 radicais de aminoácidos, porém diferem na sua seqüência linear. A calcitonina humana e a calcitonina de salmão diferem em 18 posições. Tanto a calcitonina humana quanto a de salmão estão disponíveis como produtos sintéticos. A fonte do produto está indicada no rótulo.

Descrição — Pó branco fofo; liofilizado.

Solubilidade — Muito solúvel em água; ligeiramente solúvel em álcool; insolúvel em clorofórmio ou éter.

Comentários — Não exerce muito efeito sobre os níveis plasmáticos normais de cálcio, e os pacientes com tumores medulares da tireóide produtores de calcitonina freqüentemente não apresentam distúrbios do metabolismo do cálcio. Parece atuar apenas na hipercalcemia, como a causada por hiperparatireoidismo, vários carcinomas e mieloma múltiplo. Normaliza os níveis plasmáticos de cálcio e produz uma alteração favorável da estrutura óssea na doença de Paget; podem ser necessários 3 a 12 meses de tratamento para restaurar os níveis plasmáticos normais de eletrólitos, fosfatase alcalina e hidroxiprolina. A calcitonina humana é menos potente do que a calcitonina de salmão, visto que é degradada mais rapidamente. Quando utilizado isoladamente na osteoporose, o hormônio exerce um efeito variável, que pode estar relacionado à formação de anticorpos. Em combinação com calcitriol e cálcio, pode ser eficaz contra a osteoporose senil e pós-menopáusica.

Os efeitos colaterais observados consistem em náusea leve, vômitos, diarréia, rubor facial e mal-estar. Pode ocorrer exantema com a calcitonina de salmão. Algumas vezes, ocorrem inflamação e dor no local de injeção. Com freqüência, observa-se uma diurese no início do tratamento.

A meia-vida da calcitonina humana é de cerca de 1 h; a da calcitonina de salmão é consideravelmente mais longa, porém o seu número exato não é conhecido. A duração de ação é de 6 a 8 h.

AGENTES QUE AFETAM A MINERALIZAÇÃO ÓSSEA

Os dois hormônios que atuam como principais reguladores da homeostasia do cálcio e do fosfato no osso e no líquido extracelular são o PTH e a vitamina D. A vitamina D atua como pró-hormônio, visto que deve ser metabolizada a calciferol e calcitriol biologicamente ativos. Outros hormônios considerados reguladores secundários incluem a calcitonina, a prolactina, o hormônio do crescimento, a insulina, o hormônio tireóideo e os hormônios sexuais. Entretanto, os agentes mais importantes utilizados terapeuticamente incluem a calcitonina, os glicocorticóides, o estrogênio e os bifosfonatos (análogos não-hormonais do pirofosfato). O osso sofre um contínuo processamento de remodelagem envolvendo reabsorção e formação, de modo que a ocorrência de alterações no equilíbrio dos fatores de controle pode levar a um aumento da reabsorção, com conseqüente osteoporose.

Os principais efeitos da calcitonina consistem em baixar os níveis séricos de cálcio ao atuar sobre o osso e o rim. A calcitonina inibe a reabsorção óssea osteoclástica e diminui a reabsorção renal de cálcio e de fosfato, juntamente com outros íons, incluindo sódio, potássio e magnésio. O uso prolongado de glicocorticóides inibe a síntese de colágeno no osso e antagoniza as ações da vitamina D sobre a absorção intestinal e a excreção renal de cálcio; o resultado consiste numa incidência aumentada de osteoporose no adulto e em parada de crescimento nas crianças. Os estrogênios podem evitar a perda acelerada de osso durante o período pós-menopáusico imediato e aumentar transitoriamente o osso nesses pacientes. Existem receptores de estrogênio no osso que exercem alguns efeitos diretos sobre a remodelagem óssea, envolvendo os osteoclastos que reabsorvem o osso e os osteoblastos que são responsáveis pela formação óssea, mas que são influenciados pelos osteoclastos.

O tratamento da osteoporose pós-menopáusica constitui uma importante área de desenvolvimento de novos fármacos, visto que a terapia de reposição com estrogênio está associada a um aumento de problemas cardiovasculares, bem como ao risco potencial aumentado de câncer endometrial e de mama em algumas pacientes. A calcitonina de salmão por via parenteral provoca náusea, rubor e formação de anticorpos, que podem levar a uma resistência ao fármaco. Um avanço potencial consiste na disponibilidade da calcitonina de salmão na forma de *spray* nasal, que tem pouca toxicidade, a não ser a ocorrência de irritação nasal, embora pareça ser menos potente do que os bifosfonatos.

O desenvolvimento de novas drogas inclui os moduladores seletivos do receptor estrogênico (SERM, *selective estrogen-receptor modulators*), como o raloxifeno, e os bifosfonatos de nova geração (alendronato) e formulações de liberação lenta de fluoreto. O raloxifeno representa uma nova classe de análogos de estrogênios sintéticos, que possuem seletividade para a transdução de sinais que ocorre nos receptores de estrogênio. O raloxifeno possui efeito agonista sobre o osso e efeito antagonista sobre a mama e o útero. O alendronato possui melhor eficácia do que o etidronato para aumentar a massa óssea e diminuir as fraturas ósseas em pacientes com osteoporose. Ao contrário dos bifosfonatos e da calcitonina, que diminuem a reabsorção óssea, o fluoreto de sódio estimula a proliferação dos osteoblastos e aumenta a formação óssea. Entretanto, o fluoreto em quantidades muito grandes pode aumentar a fragilidade óssea. O fluoreto de sódio de liberação lenta tem sido bem-sucedido na manutenção de concentrações séricas de fluoreto na faixa terapêutica associada a uma formação aumentada de osso normal, e os estudos clínicos realizados demonstraram um aumento da massa óssea em mulheres com osteoporose pós-menopáusica grave. O fluoreto de sódio natural pode causar efeitos GI de gravidade moderada, incluindo sangramento, porém a forma de liberação lenta possui toxicidade GI mínima.

BIFOSFONATOS — Esse grupo de agentes é análogo ao pirofosfato, cuja ligação P-O-P é substituída por uma ligação P-C-P não-hidrolisável. Os bifosfonatos têm a capacidade de retardar a formação e a dissolução de cristais de hidroxiapatita no osso e em outros locais, embora não se tenha esclarecido o mecanismo exato pelo qual eles inibem seletivamente a reabsorção óssea. O primeiro bifosfonato para uso clínico foi o etidronato; entretanto, hoje em dia, dispõe-se de vários novos análogos, incluindo pamidronato, alendronato, tiludronato e risedronato. As limitações do etidronato incluem a falta de eficácia no aumento da massa óssea e na redução de fraturas em pacientes com osteoporose de mais de 2 anos de duração, bem como a sua toxicidade potencial de um defeito de mineralização, denominado osteomalacia, observado com doses mais altas. O alendronato é pouco absorvido e deve ser tomado com estômago vazio; entretanto, possui maior eficácia no aumento da densidade óssea e na redução de fraturas durante pelo menos 5 anos de terapia contínua. O pamidronato pode causar uma doença gripal aguda e deve ser administrado por via intravenosa, uma vez que provoca irritação gástrica. Os bifosfonatos mostram-se úteis no tratamento da hipercalcemia associada a processos malignos, osteoporose e síndromes de calcificação ectópica. São também utilizados no tratamento da doença de Paget, que é uma doença localizada caracterizada por reabsorção óssea osteoclástica descontrolada, com aumentos secundários na formação óssea. O tiludronato e o risedronato são disponíveis para tratamento oral da doença de Paget. O Quadro 77.6 fornece um resumo das características comparativas dos bifosfonatos.

Outros agentes utilizados no tratamento da hipercalcemia incluem o nitrato de gálio e a plicamicina, que possuem problemas de toxicidade. O nitrito de gálio inibe a reabsorção óssea, mas produz nefrotoxicidade potencial. A terapia com plicamicina está associada à ocorrência súbita de trombocitopenia, seguida de hemorragia, bem como toxicidade hepática e renal. A hipercalcemia crônica da sarcoidose, a intoxicação por vitamina D e certos tipos de câncer podem ser tratados com glicocorticóides.

ALENDRONATO SÓDICO

Ácido (4-amino-1-hidroxibutilideno)bifosfônico, sal monossódico, triidrato; Fosfamax; Onclast

[121268-17-5] $C_4H_{12}NNaO_7P_2 \cdot 3H_2O$ (325.12).

Preparo — O ácido ortofosforoso é aquecido com ácido 4-aminobutírico numa atmosfera de nitrogênio, e adiciona-se tricloreto fosforoso ao material dissolvido. Por fim, acrescenta-se água, e a solução é descolorida com carvão e diluída com metanol para precipitar o ácido livre, que é tratado com um equivalente de hidróxido de sódio. US Pat 4.705.651 (1987).

Descrição — (Ácido) Pó cristalino branco, não-higroscópico, que

Quadro 77.6 Principais Características dos Bisfosfonatos

BISFOSFONATOS	COMENTÁRIOS
Etidronato	Inibidor menos potente da reabsorção óssea; provoca defeitos de mineralização
Pamidronato	Apenas uso IV: provoca doença gripal aguda
Alendronato	Útil no tratamento da osteoporose; pode causar úlceras esofágicas
Tiludronato	Semelhante ao etidronato, mas não provoca defeitos de mineralização
Risedronato	Inibidor da reabsorção óssea mais potente que o etidronato; pode causar síndrome gripal e artralgia

sofre fusão a cerca de 234° (decomposição). pK_1 de 2,27; pK_2 de 8,73; pK_3 de 10,5; pK_4 de 11,6 (em 0,1*M* KCl).

Solubilidade — (sal) Muito solúvel em água.

Comentários — O primeiro bifosfonato oral a ser aprovado para o tratamento e a prevenção da osteoporose em mulheres pós-menopáusicas. É mais potente do que o etidronato e é também utilizado no tratamento da doença de Paget. O alendronato é um inibidor altamente seletivo da reabsorção óssea (100 a 500 × mais potente), enquanto o etidronato tem a desvantagem de reduzir secundariamente a formação óssea acoplada à reabsorção. O fármaco deve ser tomado pelo menos 30 min antes da ingestão de alimento, líquido ou outra medicação. A biodisponibilidade oral média é de 0,7%, que pode ser reduzida pela presença de alimento. O alendronato não é metabolizado, sendo eliminado da circulação sistêmica por excreção renal. Podem ocorrer vários efeitos GI adversos, incluindo flatulência, regurgitação ácida, disfagia e gastrite. Outros efeitos incluem cefaléia, dor músculo-esquelética e exantema. Os efeitos GI superiores colaterais, incluindo esofagite e gastrite, podem aumentar com as doses mais altas utilizadas no tratamento da doença de Paget.

CALCITRIOL

(1α,3β,5Z,7E)-9,10-Secocolesta-5,7,10(19)-trieno-1,3,25-triol; Diidrotaquisterol; DHT; Calcijex; Rocaltrol; Topitrol

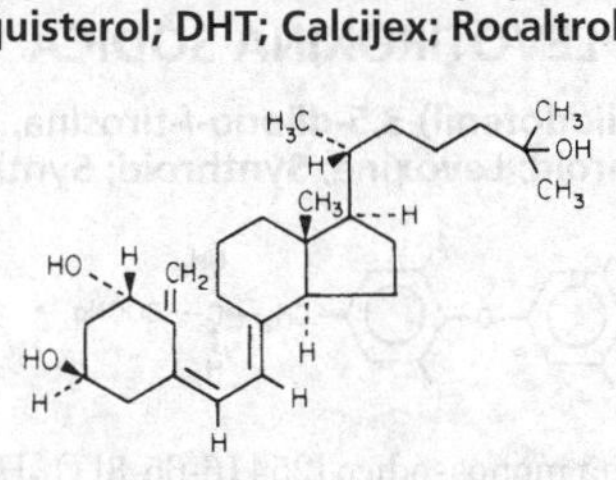

[3222-06-3] $C_{27}H_{44}O_3$ (416.65).

Preparo — Síntese estereoespecífica a partir da *d*-carvona em Lednicer D, Mitscher LA, *The Organic Chemistry of Drugs,* vol 3, New York: Wiley, 1984, pp 103-106; Baggiolini *et al. J Am Chem Soc* 1982; 104:2945.

Descrição — Cristais brancos que sofrem fusão a cerca de 114°. Sensível ao ar e à luz.

DIIDROTAQUISTEROL

(3β,5E,7E,10α,22E)-9,10-Secoergosta-5,7-22-trien-3-ol, Diidrotaquisterol; DHT

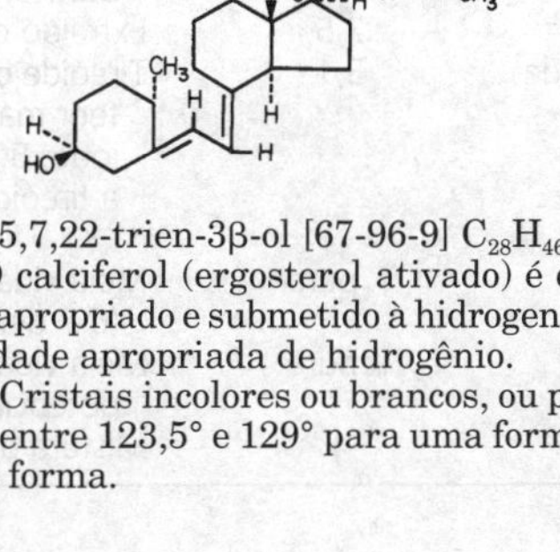

9,10-Secoergosta-5,7,22-trien-3β-ol [67-96-9] $C_{28}H_{46}O$ (398.67).

Preparo — O calciferol (ergosterol ativado) é dissolvido em um solvente orgânico apropriado e submetido à hidrogenação catalítica até obter-se a quantidade apropriada de hidrogênio.

Descrição — Cristais incolores ou brancos, ou pó cristalino branco; inodoro; fusão entre 123,5° e 129° para uma forma, ou em cerca de 113° para a outra forma.

Solubilidade — Praticamente insolúvel em água; solúvel em álcool; livremente solúvel em éter ou clorofórmio; escassamente solúvel em óleos vegetais.

Comentários — Do ponto de vista químico, estreitamente relacionado à vitamina D (calciferol) e, portanto, classificado freqüentemente como vitamina D. Entretanto, possui atividade anti-raquítica muito fraca, exibindo apenas cerca de 1/400 da potência do calciferol nessa ação, principalmente devido a seus efeitos sobre a absorção de cálcio do intestino, que são muito fracos. Entretanto, possui potente atividade calcêmica (isto é, eleva as concentrações plasmáticas de cálcio) e, nessa ação, assemelha-se ao paratormônio. Por conseguinte, foi utilizado durante muito tempo no lugar do paratormônio para tratamento da tetania idiopática e pós-operatória, da hipocalcemia e do hipoparatireoidismo. O fármaco não deve ser utilizado na presença de insuficiência renal ou de hiperfosfatemia. É preciso haver extrema cautela para evitar uma superdosagem.

Os efeitos adversos resultam principalmente da hipercalcemia e consistem em anorexia, náusea, vômitos, diarréia, languidez, osteoporose, perda de peso, calcificação metastática, lesão renal, anemia, ceratite em faixa e convulsões. Na hipercalcemia grave, podem ocorrer cefaléia, vertigem, zumbido, cólicas abdominais, poliúria, sede, ataxia, albuminúria e xantemia.

ETIDRONATO DISSÓDICO

Ácido (1-hidroxietilideno)bifosfônico, sal dissódico; Didronel

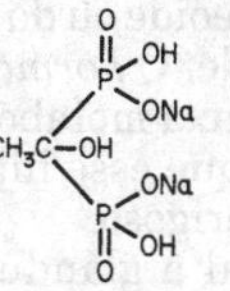

$C_2H_6Na_2O_7P_2$ (249.99).

Preparo — O ácido etidrônico pode ser preparado de várias maneiras, através da passagem do tricloreto de fósforo gasoso em ácido acético a cerca de 75°, da reação das mesmas substâncias numa amina terciária alifática mais baixa, como a tributilamina, ou pela reação de uma mistura anidra de ácido fosforoso, anidrido acético e ácido acético.

Descrição — Pó branco.

Solubilidade — Muito solúvel em água.

Comentários — Esse bifosfonato de primeira geração é aprovado para o tratamento da doença de Paget; entretanto, trata-se de um inibidor menos potente da reabsorção óssea do que os novos análogos disponíveis. É adsorvido à hidroxiapatita (cristal ósseo), onde interfere na reabsorção de cristais na osteoplasia e, em maiores concentrações, na osteoblastose. Na doença de Paget (osteíte deformante), para a qual é principalmente utilizado, o etidronato dissódico retarda a taxa de renovação óssea, diminui a atividade celular excessiva dos osteoclastos e osteoblastos, reduz os níveis de hidroprolina no sangue e na urina e produz uma redução dos níveis séricos elevados de fosfatase alcalina para a faixa normal. Em geral, são necessários vários meses de tratamento para obter uma melhora considerável. O fármaco também é utilizado na profilaxia ou na redução da velocidade da ossificação heterotópica (por exemplo, após substituição do quadril ou lesão vertebral), bem como na supressão da hipercalcemia dos processos malignos.

Quando administrado em altas doses ou após uso prolongado, podem ocorrer aumento da dor óssea, redução da mineralização e aumento das fraturas ósseas em conseqüência da inibição da formação de osteóide. Mesmo nas doses habituais, podem ocorrer náuseas ocasionais, vômitos, diarréia e câimbras abdominais, que podem ser atenuados ao dividir-se a dose em duas ou mais frações.

Ocorre absorção de 50% por via oral. Diversos constituintes nos alimentos e antiácidos, especialmente o cálcio, comprometem a absorção. A meia-vida de distribuição é de 5 a 7 h, e a meia-vida de eliminação, de cerca de 24 h. O fármaco é totalmente eliminado por excreção renal. Por conseguinte, deve ser utilizado com muita cautela na insuficiência renal. Os níveis urinários de hidroxiprolina e a atividade da fosfatase alcalina sérica devem ser monitorizados periodicamente durante o tratamento.

NITRATO DE GÁLIO

Ácido nítrico, sal de gálio, nonaidrato: Ganite

$Ga(NO_3)$. $9H_2O$[135886-70-3] $GaN_3O_9 \cdot 9H_2O$ (417.87).

Preparo — Por dissolução do metal gálio ou do óxido de gálio em ácido nítrico.

Descrição — Cristais brancos deliqüescentes; sofre decomposição a cerca de 110°; forma Ga_2O_3 a 200°.

Solubilidade — Muito solúvel em água; solúvel em álcool anidro.

Comentários — Utilizado no tratamento da hipercalcemia relacionada ao câncer que não responde à hidratação adequada. Inibe a reabsorção de cálcio do osso, possivelmente ao reduzir a renovação óssea aumentada. O mecanismo exato de sua ação ainda não foi estabelecido. A meia-vida plasmática é de 72 a 115 h com infusão intravenosa prolongada, e a excreção renal constitui a principal via de eliminação.

Os efeitos adversos consistem em nefrotoxicidade, hipofosfatemia transitória, anemia e leucopenia. O nitrato de gálio não deve ser utilizado com outros fármacos nefrotóxicos.

HORMÔNIOS TIREÓIDEOS

A glândula tireóide modula o metabolismo energético, bem como determinadas funções metabólicas não-energéticas do organismo. Na ausência da glândula tireóide, a taxa metabólica basal é inferior a 55% do normal, e ocorre comprometimento do crescimento e do desenvolvimento. Na presença de glândula hiperativa, a taxa metabólica pode atingir até 160% do normal; a excitabilidade dos tecidos irritáveis apresenta-se aumentada, e ocorrem taquicardia, nervosismo, etc. O *hormônio* tireóideo é utilizado clinicamente para repor o suprimento hormonal do organismo em condições de insuficiência tireóidea (hipotireoidismo), como a que pode ser observada na presença de patologia da tireóide ou da hipófise ou em conseqüência de cirurgia da tireóide. O *hormônio* raramente é administrado para aumentar a taxa metabólica e a atividade orgânica acima do normal, visto que esse hipertireoidismo iatrogênico pode ser, na verdade, perigoso.

O mediador pelo qual a glândula tireóide estimula uma maior atividade e taxa metabólica dos tecidos é denominado hormônio tireóideo, embora existam, na realidade, quatro substâncias ativas liberadas pela glândula, consistindo, todas elas, em tironinas iodadas. A tiroxina (L-3,5,3',5'-tetraiodotironina) ou T_4 é encontrada em maiores quantidades no sangue (cerca de 75% do conteúdo de hormônio tireóideo do plasma), enquanto a L-3,3'-diiodotironina moderadamente menos ativa segue-se à T_4 do ponto de vista quantitativo (25%). A L-3,5,3'-triiodotironina (liotironina) ou T_3, que é 3 a 10 vezes mais ativa do que a tiroxina, e a L-3,3',5'-triiodotironina constituem menos de 3% dos hormônios tireóideos do plasma. Entretanto, como as triiodotironinas desaparecem mais rapidamente do sangue do que a tiroxina, elas provavelmente constituem uma proporção um pouco maior da secreção glandular; na glândula tireóide, são responsáveis por cerca de 1/5 do conteúdo hormonal e por até 40% de sua atividade hormonal. Além disso, nos tecidos, parte da tiroxina é convertida em liotironina, e talvez até $^1/_2$ a $^2/_3$ da liotironina presente no organismo são derivados da tiroxina. A liotironina, que regula a liberação de TRH no hipotálamo, constitui provavelmente o principal hormônio envolvido na regulação da liberação de TSH (hormônio tireoestimulante ou tireotropina) pela alça longa de retroalimentação negativa.

A glândula tireóide concentra íons iodeto a partir do plasma, convertendo-os em iodo livre, que, a seguir, reage com tirosinas na substância da glândula, produzindo finalmente os hormônios tireóideos. O acúmulo glandular de iodo e a conversão no intermediário 3,5-diiodotirosina estão sob o controle do hormônio tireotrópico (veja anteriormente). A deficiência de iodo resulta em aumento compensatório no tamanho da glândula tireóide, numa tentativa homeostática habitualmente infrutífera de produzir mais hormônio. A administração de iodo corrige esse tipo de bócio e permite a síntese normal dos hormônios tireóideos. A incorporação de iodeto de sódio ao sal de cozinha ajuda a proteger o indivíduo contra distúrbios da tireóide por deficiência de iodo. Em crianças com menos de 14 anos de idade, o cretinismo endêmico é corrigido com suplementação de iodo.

No colóide da glândula tireóide, esses derivados da tironina ligam-se a uma globulina, a tireoglobulina, que antigamente se acreditava fosse o hormônio tireóideo. Cerca de 90% do conteúdo de hormônio tireóideo da glândula encontram-se no complexo da tireoglobulina. O peso molecular da tireoglobulina é de 650.000. Para que a tiroxina e a liotironina possam ser liberadas na corrente sangüínea, a tireoglobulina precisa ser assimilada pelas células foliculares da tireóide, no interior das quais a globulina é clivada por proteases, com conseqüente liberação dos hormônios. No sangue, os hormônios ligam-se principalmente à albumina; o complexo é dissociável, de modo que os hormônios podem dirigir-se livremente para as células do corpo.

Os hormônios tireóideos interagem com receptores nucleares para aumentar a RNA polimerase, bem como para aumentar o número de sítios de iniciação para a polimerase. O resultado consiste em aumento da transcrição de diversas proteínas, cuja síntese é conseqüentemente aumentada. O hormônio tireóideo também possui uma ação reguladora sobre o tRNA. Por sua vez, as proteínas sintetizadas regulam diversas enzimas e complexos enzimáticos, de modo que a fosforilação oxidativa nas mitocôndrias pode tornar-se parcialmente desacoplada, ocorre aumento da atividade da ATPase da membrana, a atividade da adenilato ciclase é intensificada, etc. São também observadas algumas ações diretas sobre as funções celulares, como a estimulação de fatores de crescimento autócrinos e sistemas de transporte de aminoácidos e inibição de algumas desidrogenases zinco-dependentes, prostaglandina desidrogenases, etc. Os usos e os efeitos adversos dos hormônios tireóideos são apresentados na monografia sobre *Tireóide*. Os hormônios tireóideos reduzem as concentrações plasmáticas de lipídios. Entretanto, devido a seu efeito em aumentar a taxa metabólica, eles não são clinicamente utilizados para reduzir os níveis sangüíneos de lipídios. A ação de redução dos lipídios também é exercida pelos isômeros dextro dos hormônios tireóideos; todavia, as formas dextro possuem apenas um efeito muito fraco sobre a taxa metabólica. Por conseguinte, a dextrotiroxina é utilizada para baixar os lipídios sangüíneos.

O Quadro 77.7 fornece um resumo dos produtos de hormônios tireóideos disponíveis.

DEXTROTIROXINA — veja RPS-19, Cap. 50.

LEVOTIROXINA SÓDICA

***O*-(4-hidróxi-3,5,diiodofenil)-3,5-diiodo-*l*-tirosina, sal monossódico, hidrato; Levothroid; Levoxine; Synthroid; Synthrox; Syroxine**

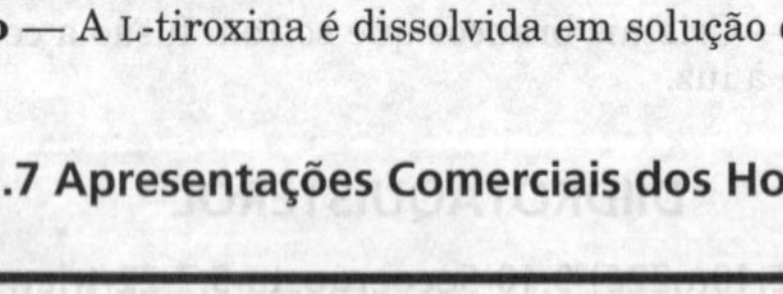

Hidrato de L-tiroxina monossódico [25416-65-3] $C_{15}H_{10}I_4NNaO_4 \cdot xH_2O$; *anidro* [55-03-8] (798.86); o sal sódico do isômero levo da tiroxina, um princípio fisiológico ativo obtido da glândula tireóide de animais domésticos utilizados para alimentação humana, ou preparado por síntese. Contém 61,6 a 65,5% de iodo, o que corresponde a 97 a 103% de levotiroxina sódica.

Preparo — A L-tiroxina é dissolvida em solução de NaOH diluí-

Quadro 77.7 Apresentações Comerciais dos Hormônios Tireóideos

APRESENTAÇÃO COMERCIAL	COMPOSIÇÃO (RELAÇÃO T_4/T_3)	COMENTÁRIOS
Hormônio bruto		
Tireóide	2-5	Extrato em pó de animais domésticos
Tireglobulina	2,5	Extraído de tireóide suína
Tireóide reforçada	3,1	Tireóide desidratada com teor mais elevado de iodo, 50% mais forte que a tireóide
Hormônio sintético		
Levotiroxina	T_4 pura	Meia-vida mais longa (6-7 dias)
Liotiroxina	T_3 pura	Meia-vida curta (< 2 dias), potência 4 × > T_4
Liotrix	4	Mistura de T_4 pura e T_3

da, e o sal sódico resultante é precipitado mediante saturação da solução com NaCl.

A tiroxina pode ser preparada a partir de glândulas tireóides ou por síntese. O preparo a partir das glândulas (frescas ou dessecadas) envolve extração com hidróxido de sódio diluído, seguida de acidificação com ácido clorídrico, através da qual uma forma muito bruta da tiroxina é precipitada. A purificação envolve solubilização repetida por meio de hidróxido de sódio e reprecipitação com ácido, sendo essas operações conduzidas em condições cada vez mais refinadas e por intermédio de operações auxiliares destinadas a aumentar a pureza do precipitado final de tiroxina.

O componente chave na síntese de tiroxina é o 3,5-diiodo-4-(*p*-metoxifenóxi)nitrobenzeno (I), que é prontamente formado através da condensação do *p*-metoxifenol com 3,4,5-triiodonitrobenzeno sob a influência do carbonato de potássio anidro. Uma série de reações subseqüentes envolve: (a) redução do nitro a amino; (b) substituição do amino por ciano através de tratamento com cianeto cuproso e nitrito de butila; (c) hidratação do ciano a carboxila e (d) redução da carboxila a formila. O aldeído resultante pode ser convertido em tiroxina de várias maneiras. Uma delas envolve a condensação com 2-fenil-2-oxazolin-5-ona para produzir II, que é então simultaneamente hidrogenado, desmetilado e clivado redutivamente por iodeto de hidrogênio na presença de fósforo e anidrido acético, produzindo a forma DL da 3-[4-(4-hidroxifenóxi)-3,5-diiodofenil]alanina (III), que é resolvida; o L-enantiomorfo isolado é iodado com solução de triiodeto de potássio amoniacal nas posições 3,5 do anel fenóxi, produzindo levotiroxina. A neutralização desse ácido com NaOH dá origem ao sal.

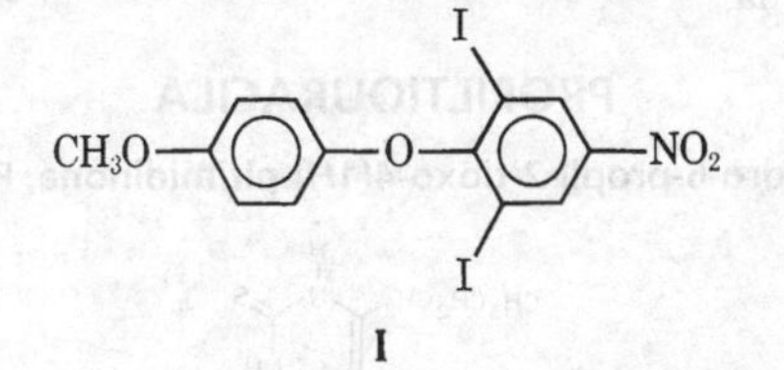

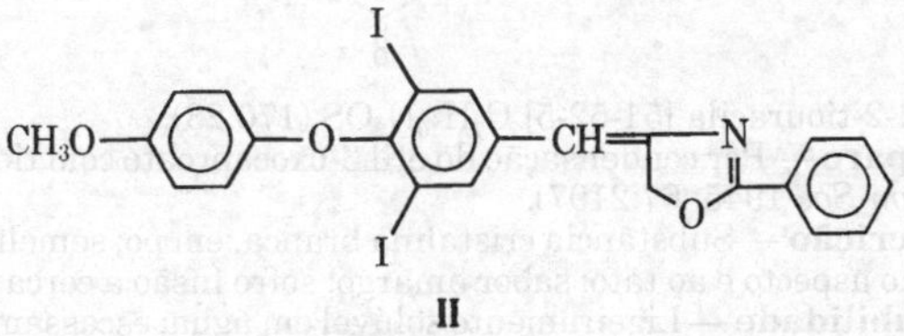

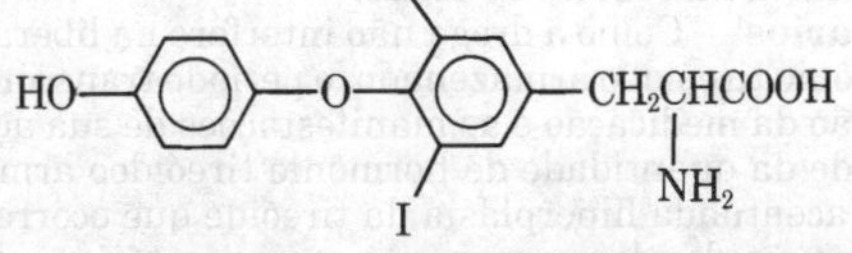

Descrição — Pó higroscópico amarelo-claro a cor de camurça, inodoro e insípido; estável ao ar seco, podendo adquirir coloração rósea quando exposto à luz; pH (solução saturada) de cerca de 8,9.

Solubilidade — 1 g em cerca de 700 mL de água ou cerca de 300 mL de álcool; insolúvel em acetona, clorofórmio ou éter; solúvel em soluções de hidróxidos de álcali.

Comentários — Possui as ações, usos, efeitos colaterais e limitações da tireóide. O sal sódico é apropriado para administração intravenosa no tratamento do coma mixedematoso, embora se prefira a liotironina de ação mais rápida. Cerca de 50% de uma dose oral são absorvidos. A meia-vida plasmática é de cerca de 9 a 10 dias no indivíduo hipotireóideo, de 6 a 7 dias no indivíduo eutireóideo e de 3 a 4 dias no indivíduo hipertireóideo; todavia, o tempo levado para o declínio da intensidade de seu efeito a $^1/_2$ do valor inicial é de 9 a 12 dias, podendo-se observar alguns efeitos residuais durante várias semanas após a última dose. Apesar de a forma *l* ser duas vezes mais ativa do que a mistura racêmica, não oferece nenhuma vantagem terapêutica particular sobre a forma *dl* e possui a desvantagem de um custo mais elevado.

LIOTIRONINA SÓDICA

O-(4-hidróxi-3-iodofenil)-3-5-diiodo-L-tirosina, sal monossódico; Cytomel; Liothyronine Sodium

L-3-[4-(4-hidróxi-3-iodofenóxi)-3,5-diiodofenil]alanina monossódica [55-06-1] $C_{15}H_{11}I_3NNaO_4$ (672.96).

Preparo — A 3,5-diiodo-L-tironina, o enantiomorfo L do composto (III) na síntese da tiroxina descrita em *Levotiroxina Sódica,* é dissolvida em metanol e iodada apenas na posição 3 através de tratamento com amônia e iodo em temperatura ambiente. A liotironina (ácido) é então liberada por acidificação da mistura da reação. É purificada e neutralizada com NaOH para dar origem ao sal.

Descrição — Pó cristalino castanho-claro, inodoro.

Solubilidade — Muito pouco solúvel em água; levemente solúvel em álcool; praticamente insolúvel na maioria dos outros solventes orgânicos.

Comentários — É três a dez vezes mais potente do que a *Levotiroxina Sódica.* As ações e usos são iguais aos da *Tireóide* e da *Levotiroxina Sódica,* exceto que a liotironina sódica é considerada mais apropriada para o tratamento de uma síndrome vaga conhecida como insuficiência metabólica, que talvez seja causada por uma deficiência na utilização tecidual da tiroxina, e, experimentalmente, para o tratamento da infertilidade masculina e de certos distúrbios menstruais associados ao hipotireoidismo. A liotironina sódica também tem sido utilizada para reduzir o bócio; entretanto, é menos eficaz do que a Levotiroxina na supressão da liberação de TSH. Devido à menor supressão hipofisária e às amplas flutuações observadas nos níveis plasmáticos, que impedem a sua monitorização, não constitui o agente de escolha para manutenção, especialmente após terapia ablativa com iodo radioativo. Constitui o tratamento de escolha para o coma mixedematoso, devido ao rápido início de ação. Pode ser utilizada para suprimir o bócio na preparação para cirurgia.

Possui rápido início de ação. O efeito máximo é observado em 1 a 3 dias, e o término de sua ação ocorre em cerca de 3 dias. O início imediato e o rápido término (em comparação com a levotiroxina) da ação são considerados uma vantagem em relação à tireóide ou à levotiroxina. O tempo necessário para que ocorra declínio da intensidade de seu efeito para $^1/_2$ do valor inicial é de 4 a 10 dias. A liotironina sofre absorção errática pelo trato GI, e 30 a 40% podem ser recuperados nas fezes. A liotironina liga-se apenas frouxamente às proteínas plasmáticas, e, portanto, não produz elevação significativa do iodo ligado à proteína (PBI) do plasma. Atravessa a barreira hematoencefálica e, portanto, não é recomendada para uso em crianças.

TIREÓIDE

Tireóide Dessecada; Extrato de Tireóide; Glândula Tireóide

A glândula tireóide limpa, seca e pulverizada, com remoção prévia do tecido conjuntivo e gordura. É obtida de animais domésticos utilizados na alimentação do homem.

A tireóide contém 0,17 a 0,23% de iodo (I) em combinação com a tireóide e é isenta de iodo na forma inorgânica ou em qualquer forma de combinação diferente daquela peculiar da glândula tireóide. Uma tireóide dessecada com maior conteúdo de iodo pode ser reduzida a esse padrão através de mistura com uma tireóide dessecada de menor conteúdo de iodo ou com lactose, cloreto de sódio, amido, sacarose ou dextrose.

Descrição — Pó amorfo amarelado a cor de camurça, com leve odor característico semelhante a carne e sabor salino.

Comentários — Essencial para o metabolismo e o desenvolvimento normais. A ausência congênita de hormônio tireóideo resulta numa condição conhecida como cretinismo. Na infância ou na vida adulta, a ausência de hormônio tireóideo provoca mixedema. Essas condições caracterizam-se por uma taxa metabólica basal anormalmente baixa. A tireóide é primariamente utilizada no tratamento dessas afecções.

As preparações de tireóide podem ser utilizadas para suprimir a secreção de tireotropina no bócio simples não-endêmico (diminuindo, assim, o tamanho da tireóide) e na tireoidite linfocítica crônica (doença de Hashimoto). Esses hormônios não diminuem a exoftalmia do hipertireoidismo. Seu uso no diagnóstico do hipertireoidismo é descrito em *Liotironina Sódica.*

Com freqüência, é administrada a indivíduos com baixa taxa metabólica não-associada a mixedema. Por exemplo, o hormônio é freqüentemente benéfico para pacientes com constipação crônica, distúrbios menstruais, esterilidade, artrite, etc. associados a uma baixa taxa metabólica.

O emprego do hormônio como auxiliar para redução do peso excessivo é uma prática freqüente, muitas vezes inútil e, em certas circunstâncias, muito perigosa. Na ausência de hipotireoidismo, esses hormônios não melhoram as condições cutâneas, a depressão mental, fadiga, letargia, irritabilidade, nervosismo, irregularidades menstruais e outros distúrbios endócrinos e reprodutivos, e seu uso pode produzir efeitos adversos.

Os efeitos adversos da superdosagem desses hormônios consistem em taquicardia, arritmias, angina de peito, hipertensão, insônia, nervosismo, hipercinese, tremores, diaforese, pele quente, distúrbios GI e hipoadrenocorticismo. Mesmo com doses fisiológicas, pode ser aconselhável a administração concomitante de glicocorticóides. Podem causar reações alérgicas.

Possui início de ação muito lento. Uma dose só exerce seu efeito máximo depois de vários dias, mantendo certo grau de ação durante 2 a 3 meses. Por conseguinte, é preciso ter cautela ao avaliar a dose, visto que é preciso prever os efeitos cumulativos.

FÁRMACOS ANTITIREÓIDEOS

Diversos derivados lineares e heterocíclicos da tiouréia inibem a produção de hormônio tireóideo pela glândula tireóide. O mecanismo de ação consiste em impedir a iodação da tirosina e o acoplamento entre iodotirosinas. Além disso, esses agentes inibem a conversão da tiroxina em liotironina na periferia. O declínio na produção dos hormônios tireóideos e a conseqüente redução de seus níveis plasmáticos são percebidos no hipotálamo, que, através da alça longa de retroalimentação e do fator de liberação da tireotropina, estimula a adeno-hipófise a produzir mais hormônio tireotrópico. Por conseguinte, a glândula tireóide é estimulada a aumentar, embora a glândula aumentada possa não produzir mais hormônio tireóideo. Devido ao aumento de tamanho da tireóide em conseqüência do uso de fármacos antitireóideos da classe da tiouréia, esses compostos são denominados bociógenos. Os agentes bociogênicos são empregados no controle do hipertireoidismo. A glândula tireóide volumosa é muito vascularizada e friável, tornando difícil a realização de cirurgia. Por conseguinte, o iodo (ou um hormônio tireóideo), que reduz o tamanho da glândula, é acrescentado ao esquema de preparação para cirurgia da tireóide. Os fármacos antitireóideos também diminuem a citotoxicidade dos linfócitos T e restabelecem a atividade normal das células supressoras, e, portanto, acredita-se que possam diminuir a auto-imunidade da tireóide na doença de Graves.

Várias outras classes de compostos também atuam como agentes antitireóideos. Certos compostos, como os tiocianatos e percloratos, inibem competitivamente o mecanismo de captação de iodo. O iodo em grandes doses inibe a enzima tirosina iodinase e, portanto, interfere na produção de hormônio tireóideo. Por conseguinte, o iodo também pode ser utilizado no tratamento do hipertireoidismo. Curiosamente, essa ação do iodo não é bociogênica; com efeito, o iodo antagoniza os efeitos bociogênicos de certos fármacos antitireóideos. O iodo radioativo I-131 (I^{131}) é antitireóideo devido à destruição tecidual causada pela radiação. Os hormônios tireóideos são antibociogênicos através do mecanismo homeostático da alça longa de retroalimentação para reduzir a liberação hipotalâmica do fator de liberação da tireotropina.

IODETO DE POTÁSSIO — Cap. 69.

IODETO DE SÓDIO — veja RPS-19, Cap. 50.

IODETO DE SÓDIO I-131 — Cap. 29.

LIOTIRONINA SÓDICA — veja anteriormente.

METIMAZOL

1,3-diidro-1-metil-2*H*-imidazol-2-tiona, Tapazole

1-Metilimidazol-2-tiol [60-56-0] $C_4H_6N_2S$ (114.16).

Preparo — Um método consiste em ciclização do (metilamino)-acetaldeído dietil acetal com ácido tiociânico através de desetanolação. Os detalhes são fornecidos em *J Am Chem Soc* 1949; 71:4000.

Descrição — Pó cristalino branco a cor de camurça clara, com leve odor característico; as soluções são praticamente neutras ao tornassol; faixa de fusão de 144 a 147°.

Solubilidade — 1 g em 5 mL de água, 5 mL de álcool, 4,5 mL de clorofórmio ou 125 mL de éter.

Comentários — Fármaco antitireóideo utilizado no preparo do paciente hipertireóideo para cirurgia, bem como para tratamento total do hipertireoidismo. É cerca de 10 vezes mais potente do que a propiltiouracila, sendo mais rápido na produção de uma resposta antitireóidea. A droga também possui ação mais prolongada do que a propiltiouracila; uma dose única de 5 mg pode inibir a síntese de hormônio tireóideo durante 24 h. A meia-vida plasmática é de 6 a 8,5 h no paciente hipertireóideo, mas atinge 8 a 18 h no paciente hipotireóideo; por conseguinte, à medida que a droga reduz a taxa metabólica, seu próprio metabolismo é retardado, ocorrendo acúmulo, a não ser que a dose seja ajustada.

Cerca de 6% dos pacientes tratados com metilmazol apresentam algum efeito adverso. Por conseguinte, a incidência de reações adversas é ligeiramente maior do que a da propiltiouracila, porém consideravelmente menor que a de outros fármacos antitireóideos. Pode ocorrer sensibilização cruzada a outras tiouracilas. O metilmazol atravessa a barreira placentária em quantidades três vezes maiores do que a propiltiouracila.

PROPILTIOURACILA

2,3-Diidro-6-propil-2-tioxo-4(1*H*)-pirimidinona, Propacil

6-Propil-2-tiouracila [51-52-5] $C_7H_{10}N_2OS$ (170.23).

Preparo — Por condensação do etil 3-oxocaproato com tiouréia (*J Am Chem Soc* 1945; 67:2197).

Descrição — Substância cristalina branca, em pó; semelhante ao amido no aspecto e ao tato; sabor amargo; sofre fusão a cerca de 220°.

Solubilidade — Ligeiramente solúvel em água; escassamente solúvel em álcool; ligeiramente solúvel em clorofórmio ou em éter; solúvel em amônia ou hidróxidos de álcali.

Comentários — Como a droga não interfere na liberação nem no uso do hormônio tireóideo armazenado, o período transcorrido entre a administração da medicação e as manifestações de sua ação antitireóidea depende da quantidade de hormônio tireóideo armazenado na glândula. A acentuada hiperplasia da tireóide que ocorre após a sua administração resulta de um aumento compensatório na liberação de tireotropina em conseqüência de uma redução dos níveis sangüíneos de hormônios tireóideos. Na preparação do paciente hipertireóideo para cirurgia, quando o tratamento com a droga normalizou a taxa metabólica basal (eutireoidismo) ou quase a normalizou, administra-se iodo para reduzir a acentuada vascularização e friabilidade da glândula. No tratamento (clínico) total do hipertireoidismo, a duração do tratamento varia habitualmente de 6 meses a 3 anos, quando então a função tireóidea pode permanecer normal. Entretanto, pode-se esperar que pelo menos metade dos pacientes tratados dessa maneira sofra recidiva dentro de 6 a 12 meses após a interrupção do medicamento.

As ações tóxicas mais graves consistem em granulocitopenia, leucopenia, febre medicamentosa e dermatite. Podem ocorrer dores articulares e urticária. Pode-se observar uma sensibilidade cruzada a outras tiouracilas. Uma pequena percentagem de pacientes queixa-se de náusea, desconforto abdominal, cefaléia, sonolência, vertigem, parestesias e perda do paladar. A incidência global de reações adversas à propiltiouracila é de cerca de 4%, e a incidência de agranulocitose aproxima-se de 0,5%. A droga atravessa a barreira placentária e pode afetar o feto, razão pela qual é preciso administrar a menor dose possível durante a gravidez. A propiltiouracila também é secretada no leite, de modo que o fármaco deve ser interrompido em lactantes.

Apenas cerca de 75% da droga são absorvidos por via oral. Existe muita confusão quanto à sua meia-vida de eliminação, provavelmente devido a dificuldades analíticas e ao fato de a redistribuição ter sido confundida com a sua eliminação. A meia-vida de eliminação é provavelmente de cerca de 3 a 5 h no indivíduo hipertireóideo, de 6 a 8 h no indivíduo eutireóideo e de 24 a 34 h no indivíduo hipotireóideo; assim, como a droga diminui a taxa metabólica, a sua dose deve ser ajustada de acordo para evitar o acúmulo do fármaco.

HORMÔNIOS E INIBIDORES GONADAIS

Os tecidos gonadais produzem três classes principais de hormônios esteróides: estrogênios, progestogênios e androgênios. O ovário constitui o principal local de síntese e secreção de hormônios estrogênicos e progestacionais nas mulheres. Na puberdade, o ovário inicia um período de função cíclica de 30 a

40 anos de duração, denominado ciclo menstrual. O ciclo menstrual é regulado pela produção pulsátil do hormônio de liberação de gonadotropinas (GnRH) do hipotálamo, que estimula a liberação de hormônio folículo-estimulante (FSH) e de hormônio luteinizante (LH) pela adeno-hipófise. Nos homens e nas mulheres após a menopausa, a principal fonte de estrogênio é representada pelo estroma de tecido adiposo, em que o nível de estrogênios é regulado, em parte, pela disponibilidade de precursores androgênicos secretados pelo córtex supra-renal.

O hormônio androgênico mais importante produzido pelos testículos no homem é a testosterona, embora o córtex supra-renal também produza alguns hormônios androgênicos em ambos os sexos. O FSH e o LH também regulam a produção de testosterona por células específicas no testículo, que controlam a espermatogênese e o desenvolvimento das características sexuais primárias e secundárias no homem.

ESTRUTURA — Os estrogênios naturais são todos esteróides (veja Cap. 26) que contêm 18 átomos de carbono, oxigenados nos carbonos 3 e 17. O anel A de todos os estrogênios é aromático, sendo formado a partir de precursores da androstenodiona ou da testosterona por um complexo enzimático monooxigenase, denominado aromatase, que utiliza NADPH e oxigênio molecular como co-substratos.

A progesterona, o hormônio do corpo lúteo, é um esteróide de 21 átomos de carbono que possui, à semelhança dos esteróides adrenocorticais, um componente cetona α, β-insaturado no anel A. Difere desses últimos pela ausência de hidroxila em C17.

Os esteróides androgênicos naturais são compostos de 19 átomos de carbono. Caracterizam-se por um anel A parcial ou totalmente saturado e por um grupo hidroxila ou ceto em C3 e C17. Como todas as outras classes de esteróides, o estereoisomerismo é de suma importância para os hormônios sexuais, e utilizam-se as convenções de configuração α e β na representação das fórmulas estruturais.

Os Hormônios Ovarianos

Os ovários desempenham o duplo papel de secretar os hormônios femininos e de produzir os óvulos que, após a menarca, são normalmente liberados em número de um a cada 4 semanas. O ciclo menstrual pode ser descrito em termos do desenvolvimento dos folículos ovarianos e das alterações que ocorrem no revestimento endometrial do útero. As fases proliferativa e secretora das alterações endometriais coincidem com as fases folicular e lútea dos folículos ovarianos, respectivamente. O estrogênio predomina durante a proliferação endometrial e a maturação de um folículo ovariano que é liberado por ocasião da ovulação. Tanto o estrogênio quanto a progesterona são produzidos pelo folículo roto que se transforma no corpo lúteo, que secreta estrogênio e progesterona. Os níveis de progesterona apresentam-se mais elevados durante a fase secretora do endométrio e a fase lútea do corpo lúteo. Os níveis de estrogênio caem por ocasião da menstruação e estão associados a sangramento e descamação do endométrio altamente vascularizado; se o óvulo liberado ou o corpo lúteo não for mantido através de fertilização bem-sucedida, ele sofre regressão. Durante a gravidez, a placenta produz grandes quantidades de estrogênio. Os ovários também secretam pequenas quantidades de androgênios, esteróides adrenais e o hormônio não-esteróide, relaxina (veja adiante).

A produção ovariana de hormônios é regulada pelos hormônios gonadotrópicos da adeno-hipófise (veja anteriormente). Entretanto, o controle da produção hipofisária de gonadotropinas é modulado, por sua vez, pelos estrogênios e pela progesterona, que, quando presentes em baixas concentrações plasmáticas, parecem estimular a produção de FSH, LH e LRH e, quando presentes em altas concentrações, inibi-la. Por conseguinte, existe um complexo sistema de retroalimentação positiva e negativa subjacente aos fenômenos cíclicos da ovulação e menstruação. Os detalhes exatos nesse processo coordenado ainda não estão totalmente elucidados nos seres humanos. Sabe-se que, nas mulheres, é possível impedir a ovulação com estrogênios, em conseqüência da supressão da produção de FSH. Entretanto, o estrogênio isolado não é satisfatório para contracepção oral, devido à ocorrência do denominado sangramento *de escape,* exceto quando são utilizadas altas doses. Em grandes doses, a progesterona também inibe a ovulação, presumivelmente devido à supressão da secreção pulsátil do GnRH hipotalâmico. Além disso, a progesterona pode favorecer a infertilidade através do antagonismo de algumas ações estrogênicas, mantendo o endométrio num estado hipoproliferativo e hipossecretor, que é desfavorável para a implantação do ovo fertilizado. Hoje em dia, sabe-se que algumas progestinas possuem efeito antifertilidade em doses bem abaixo daquelas necessárias para suprimir a proliferação e secreção do endométrio.

Ocorre sangramento intermenstrual durante o tratamento contínuo com muitas progestinas, e foi considerada desejável a adição de estrogênios. O estrogênio não apenas ajuda a normalizar o sangramento cíclico como também contribui para o efeito contraceptivo. As progestinas isoladamente podem ser utilizadas para contracepção, porém o seu mecanismo não depende totalmente da inibição da ovulação, que ocorre em 70 a 80% dos ciclos ao reduzir a freqüência do gerador de pulsos de GnRH e ao atenuar o surto de LH. Acredita-se que o espessamento do muco cervical, diminuindo a penetração dos espermatozóides, e as alterações endometriais que dificultam a implantação contribuem para a sua eficácia. As progestinas isoladamente evitam as desvantagens dos estrogênios, notadamente náusea, vômitos, cefaléia, tendência à trombose venosa e outros efeitos adversos; entretanto, são ligeiramente menos eficazes do que os estrogênios como anticoncepcionais.

As células da granulosa luteinizadas do corpo lúteo também produzem relaxina, um peptídio com estrutura terciária semelhante à da insulina e de alguns fatores de crescimento. Existem duas cadeias unidas por ligações de dissulfeto. O peso molecular é de cerca de 6.000. Esse peptídio relaxa a sínfise púbica preparada pelo estrogênio e aumenta a elasticidade viscosa do colo do útero, ajudando assim o canal do parto na sua preparação para o parto. Aumenta também a síntese de glicogênio e a captação de água pelo miométrio e diminui a contratilidade uterina, sugerindo um papel durante a gestação. Durante o ciclo menstrual, os níveis sangüíneos de relaxina apresentam-se elevados logo após o surto do LH e durante a menstruação. Grande parte de sua fisiologia ainda não foi estabelecida. A relaxina também é encontrada na placenta e no útero.

Outro peptídio de relaxamento, a lututrina, é produzido no ovário. Pouco se sabe sobre as suas funções fisiológicas. A relaxina e a lututrina foram utilizadas no tratamento da dismenorréia, do trabalho de parto prematuro, da distocia cervical e da esclerodermia, porém a sua eficácia nunca foi comprovada.

HORMÔNIOS ESTROGÊNICOS NATURAIS E CONGÊNERES

Os hormônios estrogênicos naturais são secretados pelos folículos ovarianos. Estimulam ou regulam o crescimento e o desenvolvimento do útero, da mucosa vaginal e de outras estruturas, como glândulas mamárias, gordura subcutânea, pêlos axilares e púbicos e determinados elementos na pele. Esses últimos constituem as características sexuais secundárias femininas. Por esse motivo, os estrogênios são também denominados hormônios sexuais femininos. Entre os estrogênios, os mais potentes de ocorrência natural são o β-estradiol e seus dois produtos metabólicos principais, a estrona e o estriol, que também são estrogênicos. Vários outros produtos de alteração metabólica ocorrem em menores quantidades, porém não são utilizados como substâncias isoladas para terapia. Os estrogênios são secretados durante todo o período de atividade dos ovários, porém em taxas variáveis nos diferentes momentos do ciclo menstrual.

Os estrogênios de ocorrência natural podem ser preparados por síntese, porém a um custo maior do que os obtidos por extração a partir de fontes naturais ou por simples processamento químico de estrogênios naturais presentes na urina. Um aprimoramento interessante do estrogênio natural consiste na modificação sintética do β-estradiol, o mais potente estrogênio natural, pela adição de uma cadeia lateral, produzindo o etinil estradiol. Possui atividade muito alta quando administrado por via oral.

USOS — Os estrogênios são utilizados como terapia de reposição quando surgem sintomas menopáusicos após a cessação da função ovariana, após ovariectomia ou radioterapia, ou na menopausa natural (também denominada climatério). Existe um consenso geral de que o tratamento com estrogênio em baixas doses melhora os sintomas de instabilidade vasomotora (fogachos), impedem ou revertem a atrofia urogenital em mulheres menopáusicas e retardam ou impedem a osteoporose pós-menopáusica, especialmente quando administrado com suplementos de cálcio, calcitriol e fluoreto.

Os efeitos benéficos da estrogenioterapia sobre a irritabilidade, a depressão, a ansiedade, a memória e a insônia são mais imprevisíveis. Não se sabe ao certo se a administração de estrogênio pode evitar a doença cardiovascular arteriosclerótica, embora as lipoproteínas de alta densidade (HDL) sejam aumentadas, e as lipoproteínas de baixa densidade (LDL) sejam reduzidas por essas drogas, melhorando o perfil lipoproteico relativo e o risco de doença aterogênica. Entretanto, qualquer benefício potencial da terapia de reposição com estrogênio deve ser avaliado em relação aos riscos graves (veja *Efeitos Colaterais,* adiante).

Não existe nenhuma razão convincente para não administrar esse tratamento a mulheres que padecem de instabilidade vasomotora debilitante ou nas quais é possível retardar o desenvolvimento de osteoporose. Sabe-se que até mesmo doses muito pequenas de estrogênios são eficazes contra os sintomas da menopausa e possuem baixa toxicidade. Entretanto, essas baixas doses não proporcionam uma profilaxia ótima contra a osteoporose.

Os estrogênios são utilizados em mulheres jovens com deficiência da esteroidogênese; o tratamento produz aceleração do desenvolvimento tardio do útero, aparecimento das características sexuais secundárias e alterações bioquímicas e comportamentais sutis. Quando aplicados localmente, os estrogênios são úteis no tratamento da vaginite atrófica ou senil, vulvovaginite ou cervicite secundária ao hipoestrogenismo, mas não a outras causas.

Diversas irregularidades menstruais podem ser tratadas com estrogênios. Algumas delas, como amenorréia, podem resultar de assincronia na liberação dos fatores de liberação hipotalâmicos e das gonadotropinas hipofisárias. Os estrogênios utilizados ciclicamente podem regularizar algumas dessas condições. Eles mostram-se valiosos no alívio dos sintomas de tensão pré-menstrual, como cefaléia e desequilíbrio eletrolítico. Na endometriose, os estrogênios são eficazes apenas por um curto período de tempo, ocorrendo finalmente hiperplasia endometrial. Na dismenorréia e no sangramento uterino disfuncional, utiliza-se o tratamento combinado com estrogênios e progestogênios, e a interrupção abrupta do tratamento pode ser acompanhada de sangramento por supressão normal.

Os estrogênios são também utilizados no tratamento da acne vulgar e do hirsutismo. Podem ser utilizados na indução do parto e no período pós-parto para reduzir a ingurgitação das mamas. São também utilizados para inibir o crescimento do câncer de próstata nos homens e do carcinoma de mama ou carcinoma de outras partes do trato reprodutor em mulheres dentro de mais de 4 anos após a menopausa (veja Cap. 86).

Dispõe-se de uma variedade de compostos para estrogenioterapia. O Quadro 77.8 fornece uma comparação de algumas características importantes dos agentes estrogênicos. A estrona é comumente utilizada por injeção intramuscular, e ocorre perda de uma considerável atividade se for administrada por via oral. O etinil estradiol é o mais ativo de todos os estrogênios orais, sendo a sua atividade oral quase igual à sua atividade parenteral. O benzoato de estradiol é mais potente e possui ação mais duradoura do que a estrona quando administrado por injeção intramuscular. O estriol é consideravelmente menos ativo do que a estrona por via intramuscular, e a sua atividade após administração oral é demasiado baixa. Os estrogênios conjugados (veja adiante) retêm grande parte de sua atividade com a sua administração oral e são extensamente utilizados por essa via. Os estrogênios também podem ser administrados na forma de ungüento ou por sistemas transdérmicos. Além disso, dispõe-se de vários concentrados de hormônios estrogênicos.

Estrogênios Sintéticos ou Não-esteróides

O mais conhecido é o dietilestilbestrol, que possui a maioria das ações terapêuticas e indesejáveis dos hormônios estrogênicos naturais. Como os estrogênios não-esteróides perdem pouca atividade após a sua administração oral, possuem vantagens sobre os estrogênios naturais; entretanto, as toxicidades comparativas desses fármacos não estão bem estabelecidas. Os motivos pelos quais esses compostos não-esteróides são estrogenicamente potentes têm sido intrigantes. Existe uma semelhança espacial entre esses agentes e o verdadeiro hormônio estradiol. Foi também considerada a semelhança das dimensões dos compostos sintéticos (especialmente comprimento, largura e distância entre os grupos OH) e do estradiol. Os estrogênios sintéticos combinam-se com os mesmos receptores citoplasmáticos dos estrogênios naturais e presumivelmente também com o mesmo receptor nuclear.

Os estrogênios sintéticos são de menor custo do que os produtos naturais e, além disso, possuem maior biodisponibilidade. No que concerne a esse último aspecto, é preciso lembrar que as doses orais dos estrogênios naturais, com a possível

Quadro 77.8 Principais Características dos Estrógenos

ESTRÓGENOS	COMENTÁRIOS
Estrógenos naturais	
Estradiol	Baixa biodisponibilidade oral e devida a substancial metabolismo hepático; apresentações oral, IM, tópica e transdérmica
Estrona	Metabólito menos ativo ($^{1}/_{12}$) do estradiol; uso parenteral apenas
Estrógenos conjugados	
Estrógenos esterificados	Mistura de ésteres sulfato de substâncias estrogênicas de éguas grávidas; predominantemente estrona e equilina; uso oral ou tópico
Estrógenos sintéticos	
Etinil estradiol	Metabolismo mais lento; meia-vida = 13-27 h
Mestranol	Metabolizado a etinil estradiol
Quinestrol	Liberado lentamente do tecido adiposo e metabolizado a etinil estradiol; usado por via oral
Estrógenos não-esteróides	
Clortrianiseno	Metabolizado pelo fígado a forma mais ativa após administração oral
Dienestrol	Estrógeno tópico potente
Dietilestilbestrol	Boa absorção oral; inativação lenta

exceção do etinil estradiol (um derivado de um estrogênio natural), devem ser cinco ou mais vezes maiores do que as doses parenterais para garantir resultados semelhantes. Esse aspecto resulta do metabolismo de primeira passagem, de sua excreção na bile e destruição no intestino. Uma desvantagem de alguns compostos estrogênicos sintéticos consiste na ocorrência de náusea após o uso até mesmo da dose mínima eficaz em algumas mulheres. A náusea causa mais desconforto nas primeiras 2 semanas de uso, quando se verifica então o desenvolvimento de tolerância. Nessas mulheres, os produtos sintéticos devem ser substituídos por produtos naturais. Outra ligeira diferença, que possivelmente é questionável, é a impressão geral de que os estrogênios naturais proporcionam maior sensação de bem-estar do que os produtos sintéticos. Ainda não foi estabelecido de modo inequívoco se os estrogênios sintéticos são mais tóxicos do que os estrogênios naturais, porém o dietilestilbestrol difere significativamente dos compostos naturais (veja introdução a esta seção e *Dietilestilbestrol*).

EFEITOS COLATERAIS — A náusea e os vômitos constituem efeitos colaterais freqüentes dos estrogênios. Esses efeitos parecem ter uma origem principalmente no SNC. Os estrogênios podem causar retenção hídrica e hipersensibilidade das mamas. Além disso, podem provocar ingurgitação das mamas, em parte ao promover a proliferação dos ácinos e ductos secretores. A cefaléia e a tonteira são mais freqüentes com o uso de altas doses, e pode ocorrer enxaqueca intensa até mesmo com baixas doses. Ocorrem por vezes mal-estar, irritabilidade e depressão com a administração de pequenas doses e freqüentemente com grandes doses. O efeito sobre a libido é errático, sendo aumentada em algumas pacientes e diminuída em outras.

Os estrogênios produzem alterações nas concentrações de alguns dos fatores da coagulação sangüínea, e o uso de doses terapêuticas de estrogênios semi-sintéticos e sintéticos aumenta a incidência de tromboflebite e tromboembolia nas veias tanto superficiais quanto profundas. Verifica-se a ocorrência de embolia pulmonar, embolia cerebral com acidente vascular cerebral e oclusão vascular mesentérica. A trombose coronariana também parece estar aumentada entre usuárias de estrogênios. As mulheres com mais de 35 anos de idade com tipo sangüíneo O são mais suscetíveis.

Os estrogênios alteram a função hepática, podendo modificar os resultados de várias provas de função hepática, bem como diversos processos de síntese e biotransformação. Hoje em dia, acredita-se que os efeitos dos estrogênios isolados sobre a redução da tolerância à glicose estão relacionados a seus efeitos combinados com as progestinas. Os derivados 17-alquílicos, especialmente, causam por vezes icterícia colestática. A composição da bile é alterada, e verifica-se um leve aumento na incidência de cálculos biliares após uso prolongado.

Esses agentes podem precipitar porfiria aguda. Podem ocorrer alterações na concentração sangüínea de proteínas; as proteínas de ligação da tiroxina e dos glicocorticóides estão aumentadas, podendo alterar as relações endócrinas. A secreção de aldosterona aumenta, podendo ser responsável não apenas pela retenção de sódio, mas também por uma incidência anormal de hipertensão entre pacientes que utilizam estrogênios. A hipertensão induzida por estrogênios é reversível.

Os estrogênios podem induzir alterações na pele, como dermatite, aumento da pigmentação (em associação com progestinas, produzindo cloasma), tendência à candidíase (bem como na vagina) e angiomas aracniformes. Pode ocorrer fotossensibilização, e aconselha-se o uso de medidas protetoras. Embora os estrogênios possam melhorar a acne, eles o fazem apenas após um agravamento temporário da condição. Os estrogênios podem causar queda dos cabelos em algumas usuárias e hipertricose em outras. As reações alérgicas incluem exantema, eritema multiforme, eritema nodoso e icterícia colestática.

A relação entre a estrogenioterapia e um risco aumentado de câncer de mama não está bem-definida para as mulheres pré-menopáusicas. Entretanto, o risco relativo de tumores mamários aumenta 10% na terapia prolongada de mulheres pós-menopáusicas. Os estrogênios aumentam o risco de carcinoma endometrial em 4,5 a 13,9 vezes, e a incidência parece depender da duração do tratamento e da dose. Quando o dietilestilbestrol é tomado durante a gravidez, existe uma probabilidade aumentada de adenocarcinoma vaginal nas filhas após a maturidade; não se sabe se os estrogênios naturais e semi-sintéticos são igualmente fetotóxicos. Verifica-se também um aumento na probabilidade de anormalidades funcionais no trato reprodutor da progênie de ambos os sexos.

Pode ocorrer hipercalcemia, sobretudo em homens que tomam grandes doses para o carcinoma prostático.

Nas mulheres, o uso crônico pode causar perda de sangue ou sangramento vaginal de escape; após interrupção do fármaco, ocorre habitualmente sangramento por supressão.

O papel dos estrogênios nos efeitos adversos dos anticoncepcionais orais é discutido em *Anticoncepcionais Orais, Efeitos Adversos*.

FARMACOCINÉTICA — Os estrogênios de ocorrência natural não são eficazes por via oral, visto que são quase totalmente destruídos numa única passagem pelo fígado (efeito de primeira passagem). É possível melhorar a eficácia oral desses agentes através da administração de estrogênios conjugados ou esterificados, uso de estrogênios sintéticos que são metabolizados mais lentamente ou, no caso do estradiol, preparação da droga numa forma micronizada que é absorvida no ducto torácico, mais do que na circulação porta.

Os estrogênios são rapidamente absorvidos dos locais intramusculares, das mucosas, da pele e de outros locais de aplicação terapêutica. A meia-vida do estradiol é de 40 a 50 min, enquanto outros estrogênios persistem por muito mais tempo. Os estrogênios circulam tanto na forma livre quanto na forma conjugada. Ligam-se em quantidades variáveis à albumina e a uma globulina específica de ligação dos hormônios sexuais (SSHBG, *specific sex hormone-binding globulin*).

Os estrogênios são excretados primariamente na forma conjugada na urina. Algum estrogênio livre é secretado na bile, a partir da qual uma certa quantidade é excretada nas fezes, enquanto a maior parte retorna à circulação sistêmica por via êntero-hepática. Os estrogênios são secretados no leite materno, de modo que o seu uso em lactantes não é recomendado.

INTERAÇÕES FARMACOLÓGICAS — Os fármacos que induzem o sistema microssomal hepático de oxigenase mista (por exemplo, fenobarbital, fenitoína e rifampicina) aceleram o metabolismo dos estrogênios.

Os estrogênios antagonizam os anticoagulantes orais e também interferem nas provas de coagulação. Além disso, interferem nas provas de função tireóidea. Através de um mecanismo desconhecido, os estrogênios aumentam os efeitos dos antidepressivos tricíclicos.

CLOROTRIANISENO

1,1′,1″-(1-cloro-1-etenil-2-ilideno)tris [4-metóxi]-benzeno, TACE

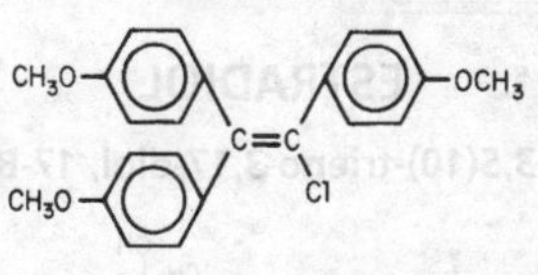

Clorotris(*p*-metoxifenil)etileno, [569-57-3] $C_{23}H_{21}ClO_3$ (380.87).

Preparo — Uma solução alcoólica de anisaldeído é submetida a refluxo com cianeto de potássio para produzir anisoína, que pode ser convertida em desoxianisoína (I) por redução com zinco e ácido clorídrico. A reação de Grignard de I com brometo de *p*-metoxifenilmagnésio produz 1,1,2-tri-*p*-anisiletanol (II). A desidratação do II mediante tratamento com ácido fosfórico produz o 1,1,2-tri-*p*-anisileteno, que é diretamente clorado em solução de tetracloreto de carbono. O clorotrianiseno resultante é purificado por recristalização a partir de uma mistura de acetona-álcool.

Descrição — Pó cristalino branco ou pequenos cristais brancos; inodoro e estável ao ar; exibe polimorfismo, com fusão de uma forma a cerca de 116° e da outra a cerca de 118°.

Solubilidade — 1 g em cerca de 4.200 mL de água, 360 mL de etanol, 28 mL de éter ou 1,5 mL de clorofórmio.

Comentários — Estrogênio com a maioria das ações, usos e limitações dos outros estrogênios. O clorotrianiseno é utilizado no tratamento dos sintomas da menopausa, como sintomas vasomotores graves e vaginite atrófica. Entretanto, é peculiar pelo fato de a sua potência ser maior por via oral do que por qualquer outra via, visto que a droga é convertida no fígado numa forma mais ativa. Além disso, induz aparentemente menos hiperplasia da adeno-hipófise e das supra-renais do que outros estrogênios. Com efeito, parece ser antiestrogênico na área do hipotálamo que regula a liberação das gonadotropinas adeno-hipofisárias. Além disso, provoca menor incidência de sangramento por supressão. É armazenado na gordura, a partir da qual é liberado lentamente, produzindo uma ação duradoura. A duração de ação conseqüentemente longa torna esse fármaco inadequado para tratamento de distúrbios menstruais e outras condições nas quais se deseja uma terapia cíclica.

DIETILESTILBESTROL

(*E*)-4,4'-(1,2-dietil-1,2-etenodiil)bis-fenol, DES

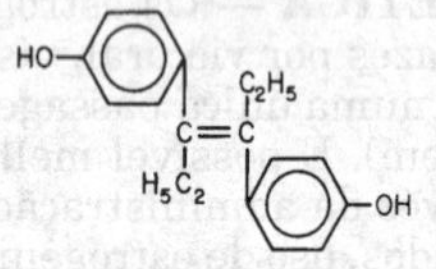

α,α'-Dietil-(*E*)-4,4'-estilbenediol [56-53-1] $C_{18}H_{20}O_2$ (268.35).

Preparo — Estrogênio sintético sintetizado pela primeira vez por Dodds *et al.* em 1938. Conforme esperado, o composto existe em duas formas isoméricas geométricas. O isômero *cis(Z)*, que possui menos de um décimo da atividade da forma *trans(E)* e que não se forma prontamente, é instável e tende a reverter ao isômero *trans*, daí o produto oficial ser *trans*-dietilestilbestrol.

Foram planejados vários métodos de síntese. O método de Kharasch e Kleiman (*Medicinal Chemistry*, vol II, New York: Wiley, 1956) utiliza bromidrato de anetol como material inicial e é mais conveniente.

Descrição — Pó cristalino branco, inodoro; sofre fusão numa faixa de 4°, entre 169° e 175°.

Solubilidade — Praticamente insolúvel em água; solúvel em álcool, éter, clorofórmio, óleos gordurosos ou hidróxidos de álcali diluídos.

Comentários — Recomendado para as mesmas condições nas quais são utilizados estrogênios naturais; veja anteriormente para usos, contra-indicações e efeitos colaterais. Tem a vantagem de ser bem absorvido por via oral. Devido à sua taxa lenta de inativação, pode ser administrado por via oral em dose diária única, mesmo quando se utilizam grandes doses.

Em grandes doses, é utilizado como anticoncepcional pós-coito de emergência; não é administrado rotineiramente, porém apenas após estupro ou em outras emergências, visto que a quantidade total administrada é equivalente a uma necessidade de estrogênio de vários meses. O índice de sucesso atinge 100% se o fármaco for administrado dentro de 72 h após a inseminação.

A náusea e os vômitos parecem ser causados, em parte, por ações locais do fármaco. Os comprimidos de revestimento entérico retardam a taxa de liberação e diminuem a incidência e a intensidade desses efeitos locais. Aconselha-se iniciar o tratamento com doses menores para pacientes que tendem a apresentar sintomas desagradáveis, como náusea. É contra-indicado durante a gravidez, devido ao risco de induzir carcinoma vaginal latente no feto do sexo feminino e anormalidades estruturais do trato genitourinário no feto do sexo masculino.

ESTRADIOL

(17*β*)-Estra-1,3,5(10)-trieno-3,17-diol, 17-Beta-estradiol

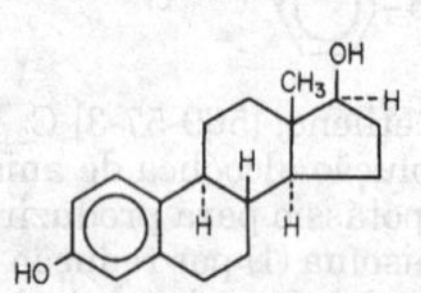

Diidroteelina; [50-28-2] $C_{18}H_{24}O_2$ (273.39).

Preparo — É isolado do líquido folicular ovariano e do tecido placentário. Trata-se do mais potente dos estrogênios naturais. Em geral, é preparado através de redução do grupo 17-ceto da *Estrona*.

É curioso o fato de que a urina do garanhão e dos machos de outros *Equidae* contém 3 a 5 vezes mais estradiol do que a das fêmeas dessas espécies.

Descrição — Pó cristalino branco ou branco-cremoso ou pequenos cristais; inodoro e estável ao ar; higroscópico; sofre fusão a cerca de 175°.

Solubilidade — 1 g em 28 mL de álcool, 435 mL de clorofórmio ou 150 mL de éter; praticamente insolúvel em água.

Comentários — Estrogênio natural utilizado para reposição, principalmente na pós-menopausa, mas também na hipofunção ovariana e após ovariectomia. Possui uma alta taxa de eliminação pré-sistêmica, explicando a sua baixa biodisponibilidade por via oral. Entretanto, uma preparação micronizada (*Estrace*) é absorvida com rapidez bastante para saturar a enzima hepática o suficiente, tornando possível a sua administração oral. Os sistemas transdérmicos também são utilizados com eficácia para terapia de reposição. O estradiol intravaginal atua topicamente na vaginite atrófica, porém a sua ação na correção da craurose da vulva provavelmente é, em parte, sistêmica. O estradiol é consideravelmente convertido em estrona no organismo. A meia-vida é de cerca de 1 h.

ESTROGÊNIOS CONJUGADOS

Premarin; Progens

Mistura contendo os sais sódicos dos ésteres de sulfato das substâncias estrogênicas, principalmente estrona e equilina, que são do tipo excretado por éguas prenhes. Os estrogênios conjugados contêm 50 a 65% de sulfato de estrona sódico, e 20 a 35% de sulfato de equilina sódico, calculados com base no conteúdo total de estrogênios.

Preparo — A urina de éguas prenhes é submetida a um processo de extração em solvente. US Pats 2.565.115 e 2.720.483.

Descrição — Pó cor de camurça; inodoro ou com leve odor característico.

Solubilidade — Solúvel em água.

Comentários — O sulfato de estrona, que é o principal constituinte dessas substâncias, possui maior potência por via oral do que a estrona, de modo que é superior para administração oral. Algumas opiniões sustentam que essa mistura provoca efeitos GI colaterais mais leves e em menor número do que outros estrogênios.

Os estrogênios conjugados têm sido recomendados para o rápido controle do *sangramento capilar* espontâneo e para reduzir o *sangramento capilar* durante a cirurgia. Todavia, em estudos controlados, não foi constatado nenhum efeito hemostático a curto prazo, embora esses efeitos possam resultar do uso crônico.

ETINIL ESTRADIOL

(17*α*)-19-Norpregna-1,3,5(10)-trien-20-ino-3,17-diol, 17-etinilestradiol

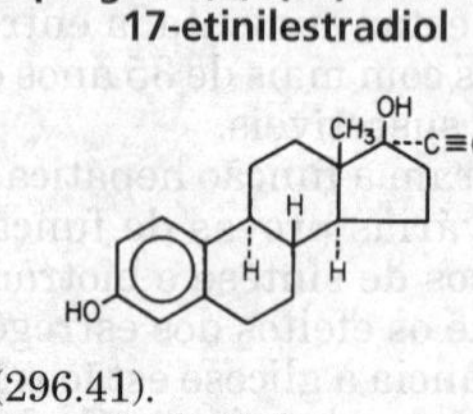

[57-63-6] $C_{20}H_{24}O_2$ (296.41).

Preparo — Pela reação de Nef ou uma modificação dessa reação, que consiste em fazer reagir a estrona com acetilida sódica em amônia líquida. A hidrólise do complexo de adição sodóxi produz o carbinol desejado. Além disso, pode ser preparado por uma reação de Grignard típica a partir de estrona e brometo de etinil magnésio.

Descrição — Pó cristalino branco a branco-cremoso, inodoro; faixa de fusão de 180° a 186°; ocorre também numa modificação polimórfica, com fusão entre 142° e 146°.

Solubilidade — Insolúvel em água; solúvel em álcool, clorofórmio ou éter.

Comentários — Possui as ações, usos e limitações dos outros estrogênios (veja anteriormente). Exerce efeito anovulatório em doses relativamente baixas. Trata-se do estrogênio mais amplamente utilizado em combinações de anticoncepcionais orais. O radical etinil retarda a decomposição da molécula de estradiol que ocorre durante a absorção por via oral. Trata-se de um dos mais potentes estrogênios orais conhecidos.

MESTRANOL

3-Metóxi-(17*α*)-19-norpregna-1,3,5(10)-trien-20-in-17-ol

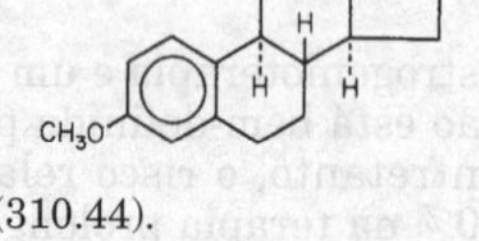

[72-33-3] $C_{21}H_{26}O_2$ (310.44).

Preparo — A estrona é convertida em seu análogo 3-metóxi por reação com sulfato de metila. A seguir, o grupo etinil pode ser introduzido na posição 17 através de uma reação com acetilida sódica em amônia líquida, seguida de hidrólise do composto sodóxi, ou através de reação de Grignard com brometo de etinil. US Pat 2.666.769.

Descrição — Pó cristalino branco a branco-cremoso, inodoro; sofre fusão dentro de uma faixa de 4° entre 146° e 154°.

Solubilidade — Livremente solúvel em clorofórmio; escassamente solúvel em éter; levemente solúvel em álcool; insolúvel em água.

Comentários — Essa droga foi incorporada com o noretinodrel no anticoncepcional oral historicamente famoso, Noretinodrel com Mestranol, e hoje em dia é combinada com várias progestinas em anticoncepcionais orais. Quando ocorre supressão da liberação hipofisária de gonadotropinas com essas preparações, é provável que a inibição seja mais atribuível a essa droga do que à progestina. Entretanto, as preparações de anticoncepcionais orais que contêm mestranol não suprimem a ovulação numa grande proporção de usuárias, e, por conseguinte, o efeito anticoncepcional oral não pode ser corretamente atribuído a um efeito anovulatório do estrogênio. Trata-se de um estrogênio eficaz para os usos habituais dos estrogênios; todavia, não é comercializado como produto isolado.

QUINESTROL

3-(Ciclopentilóxi)-(17α)-19-norpregna-1,3,5(10)-trien-20-in-17-ol, Estrovis

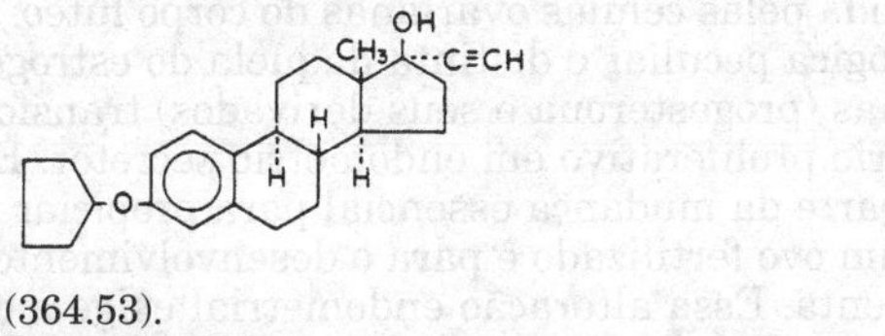

[152-43-2] $C_{25}H_{32}O_2$ (364.53).

Preparo — US Pat 3.231.567.

Descrição — Pó branco; sofre fusão a cerca de 108°.

Solubilidade — Praticamente insolúvel em água; solúvel em álcool, clorofórmio ou éter.

Comentários — Para terapia de reposição estrogênica, primariamente para alívio dos sintomas vasomotores. Esse ciclopentil éter de etinil estradiol é armazenado no tecido adiposo após absorção oral. É liberado lentamente e metabolizado ao composto original. Raramente ocorrem efeitos colaterais, que se assemelham aos de outros estrogênios.

ANTIESTROGÊNIOS E INIBIDORES DA AROMATASE

Em termos gerais, os antiestrogênios são substâncias que suprimem os efeitos dos estrogênios, independentemente do mecanismo envolvido. Assim, os androgênios e as progestinas podem ser considerados antiestrogênios incompletos, visto que são antagonistas dos estrogênios em alguns de seus efeitos. Com a introdução de antagonistas competitivos dos estrogênios, o termo *antiestrogênio* teve o seu uso restrito para incluir apenas esses fármacos. Foi constatado que vários estrogênios reduzem a intensidade de resposta a outros estrogênios, comportando-se como agonistas em alguns órgãos-alvo e como antagonistas em outros locais. O raloxifeno é a primeira droga disponível na nova classe de fármacos denominados moduladores seletivos dos receptores estrogênicos (SERM, *selective estrogen receptor modulators*). O raloxifeno atua de modo semelhante ao estrogênio no osso, onde diminui a reabsorção óssea e aumenta a densidade do mineral ósseo; além disso, possui efeitos semelhantes aos dos estrogênios sobre o metabolismo dos lipídios (diminuição do colesterol total e do colesterol das LDL). É apenas aprovado para prevenção da osteoporose pós-menopáusica. Os estudos clínicos preliminares indicaram que o raloxifeno não aumenta a incidência de tumores uterinos ou de mama, o que é compatível com a sua capacidade seletiva de atuar como agonista em alguns tecidos-alvo de estrogênio, mas não em todos eles. Os estudos realizados com vários tecidos-alvo de estrogênio mostraram que alguns produtos estrogênicos podem promover uma transcrição gênica seletiva através da ativação de diferentes elementos receptores de estrogênio no transporte do complexo droga-receptor para o seu local de ligação nuclear no DNA.

Alguns antiestrogênios, como o tamoxifeno, são antagonistas completos; o tamoxifeno tem sido eficaz no tratamento do câncer de mama em mulheres pré-menopáusicas. Algumas substâncias parecem exercer efeitos antiestrogênicos sobre alguns órgãos-alvo, mas nem todos eles; assim, por exemplo, o clorotrianiseno é estrogênico na periferia, porém antiestrogênico no hipotálamo, de modo que ele interrompe o sistema normal de retroalimentação negativa que modula a liberação de gonadotropinas pela adeno-hipófise.

Um composto estreitamente relacionado, o clomifeno, possui ação antiestrogênica ainda mais pronunciada no hipotálamo, porém é suficientemente fraco na periferia para não interferir nos efeitos periféricos dos estrogênios de liberação endógena. Os antiestrogênios, ao bloquearem os efeitos do estrogênio endógeno na supressão da liberação adeno-hipofisária de gonadotropinas, permitem que a adeno-hipófise produza mais gonadotropinas do que o normal. Os ovários são conseqüentemente estimulados em maior grau, e tanto o desenvolvimento quanto a maturação dos folículos estão aumentados. Nos casos de infertilidade por ausência de ovulação, esse efeito pode resultar em ovulação e no desenvolvimento de fertilidade.

Outra abordagem para suprimir os efeitos dos estrogênios endógenos consiste em diminuir a sua síntese. Os fármacos mais promissores para esse propósito são os inibidores da aromatase. A aromatase é um complexo enzimático que converte precursores androgênicos em estrogênios. Por conseguinte, a inibição desse complexo enzimático deverá diminuir a síntese de estrogênio, e a síntese de esteróides supra-renais não será comprometida, visto que esses esteróides são formados numa etapa anterior na via de síntese dos esteróides.

O inibidor mais potente e seletivo atualmente disponível é a 4-hidroxiandrostenodiona (4-OHA), um inibidor competitivo do complexo enzimático. A aminoglutetimida (veja adiante, também inibe o complexo da aromatase, porém não é tão seletiva nem tão potente quanto a 4-OHA. A inibição das esteróide-hidroxilases pela aminoglutetimida diminui a síntese de esteróides supra-renais, um efeito colateral que limita seriamente a sua utilidade clínica. A eficácia da 4-OHA foi constatada em pacientes com câncer de mama resistentes ao tamoxifeno ou que sofreram recidiva com esse fármaco (veja adiante).

CITRATO DE CLOMIFENO

2[4-(2-cloro-1,2-difeniletenil)fenóxi]*N*,*N*-dietiletanamina, 2-hidróxi-1,2,3-propanotricarboxilato (1:1); Clomid; Milophene; Serophene

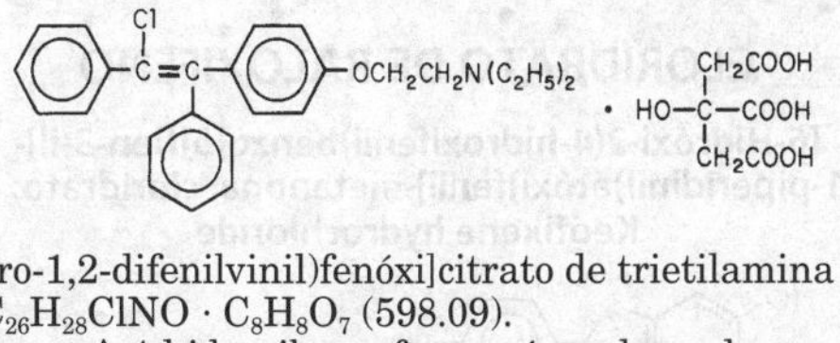

2-[*p*-(2-Cloro-1,2-difenilvinil)fenóxi]citrato de trietilamina (1:1)
[50-41-9] $C_{26}H_{28}ClNO \cdot C_8H_8O_7$ (598.09).

Preparo — A 4-hidroxibenzofenona é condensada com cloreto de 2-(dietilamino)etil em tolueno, na presença de álcali. A 4-[2-(dietilamino)etóxi]benzofenona assim formada sofre uma reação de Grignard com cloreto de benzila, e o carbinol terciário assim produzido é desidratado, formando a 2-[*p*-(1,2-difenilvinil)fenóxi]trietilamina. Esse composto é clorado para produzir clomifeno e, a seguir, reage com uma quantidade equimolar de ácido cítrico. O citrato de clomifeno é mistura dos isômeros geométricos (*E*) e (*Z*) contendo 30,0 a 50,0% desse último isômero.

Descrição — Pó branco a amarelo-pálido, essencialmente inodoro; pouco higroscópico, sofre fusão a cerca de 118° com decomposição.

Solubilidade — Escassamente solúvel em álcool; ligeiramente solúvel em água ou em clorofórmio; insolúvel em éter.

Comentários — Agente antiestrogênico utilizado para induzir a ovulação (aumentar a fertilidade) em mulheres anovulatórias e oligoovulatórias, que apresentam estrogênios endógenos adequados e nas quais o eixo hipotálamo-adeno-hipófise tem a capacidade latente de funcionar. O citrato de clomifeno bloqueia a ação de retroalimentação negativa dos estrogênios endógenos ao bloquear os receptores citosólicos de estrogênio no hipotálamo e ao diminuir o seu número. O resultado consiste em aumento da secreção de GnRH e, portanto, das gonadotropinas (FSH e LH). Todavia, seu efeito não é constante, visto que parece ser mais eficaz na fase folicular final do ciclo, e não na fase lútea. Os níveis elevados de LH induzem a ovulação; algumas vezes, ocorre liberação de mais de um óvulo, podendo resultar em múltiplas gestações. Em pacientes adequadamente selecionadas, pode-se induzir a ovulação em 80%, com gravidez bem-sucedida em 30 a 40%. A probabilidade de múltiplas gestações aumenta até oito vezes o normal. Corresponde aproximadamente ao mesmo grau de sucesso obtido com a gonadotropina coriônica humana (HCG).

Além da gravidez múltipla, o principal efeito colateral consiste em aumento cístico dos ovários. Ocorrem também aumento da dor ovariana cíclica, aumento das mamas e fogachos que se assemelham aos da menopausa. A náusea é freqüente. Podem ocorrer visão embaçada e escotoma cintilante, exigindo a interrupção do tratamento.

CITRATO DE TAMOXIFENO

(*Z*)-2-[4-(1,2-Difenil-1-butenil)fenóxi]-*N*,*N*-dimetiletilamina, Nolvadex

Citrato de (*Z*)-2-[*p*-(1,2-difenil-1-butenil)fenóxi]-*N*,*N*-dimetiletilamina (1:1) [54965-24-1] $C_{26}H_{29}NO \cdot C_6H_8O_7$ (563.65).

Preparo — A 4-β-dimetilaminoetóxi-α-etildesoxibenzoína, através de reação com brometo de fenilmagnésio ou fenil lítio, é convertida em 1-(4-β-dimetilaminoetoxifenil)-1,2-difenil butanol, que, ao sofrer desidratação, produz uma mistura de tamoxifeno e seu isômero *cis*, que pode ser separado com éter de petróleo; o tamoxifeno é convertido no citrato 1:1 para administração. Veja *Nature* 1966; 212:733; *CA* 1967; 67:90515g.

Descrição — Pó cristalino branco, que sofre fusão a cerca de 140°.

Comentários — Antiestrogênio não-esteróide para terapia paliativa do câncer de mama em mulheres pós-menopáusicas. A droga compete com estrogênios pelos receptores citosólicos de estrogênio e, por conseguinte, bloqueia os efeitos dos estrogênios no tecido-alvo. Os tumores com ensaios negativos para receptores não respondem ao fármaco. O tamoxifeno tem sido utilizado experimentalmente no tratamento da infertilidade feminina, cujo mecanismo é descrito em *Clomifeno.* Os usos não-aprovados incluem redução do tamanho da mama na ginecomastia e alívio da mastalgia. Os efeitos adversos freqüentemente relatados consistem em fogachos, náusea e vômitos. A droga também pode causar sangramento e corrimento vaginais, exantema, leucopenia transitória e trombocitopenia. Pode ocorrer aumento da dor óssea e tumoral. Os efeitos colaterais raros incluem anorexia e hipercalcemia. Algumas pacientes desenvolveram anormalidades da retina.

A biodisponibilidade oral é de 25 a 100%. A meia-vida de uma dose única é de 18 h, porém é de apenas 7 h no estado de equilíbrio dinâmico.

CLORIDRATO DE RALOXIFENO

[6-Hidróxi-2(4-hidroxifenil)benzo[*b*]tien-3-il]-[4-[2-(1-piperidinil)etóxi]fenil]-metanona; cloridrato; Evista; Keofixene hydrochloride

[82640-04-8] $C_{28}H_{27}NO_4S \cdot HCl$ (510.05).

Preparo — A condensação da α-bromo-*p*-metoxiacetofenona com *m*-metoxitiofenol, utilizando ácido fosfórico produz a α-(*m*-metoxifeniltio)-*p*-metóxi-acetofenona, que é ciclizada por uma reação do tipo Friedel-Crafts para formar 2-(*p*-metoxifeno)-6-metóxi-benzotiazol. O grupo metoxifenil aparentemente desloca-se da posição teórica 3 para a posição 2 no anel tiazol. Os dois grupos metil éter são removidos, e os fenóis resultantes reagem com cloreto de metanossulfonil para formar o éster sulfonato (I). O metilparabeno é alquilado com 1-(2-cloroetil)piperidina para produzir o éter piperidinoetil; o éster é hidrolisado ao ácido e convertido no halóide acil (II). O composto I é então acilado com II (Friedel-Craft), que fixa o grupo carbonila à posição 3 do anel tiazol, e, por fim, os ésteres de sulfonato são hidrolisados à base livre do composto. *J Med Chem* 1984; 27:1057.

Descrição — Cristais bege a amarelo-pálidos, com fusão a cerca de 258°.

Solubilidade — Muito solúvel em água.

Comentários — Trata-se de um modulador seletivo do receptor de estrogênio (SERM, *selective estrogen receptor modulator*), utilizado na prevenção da osteoporose em pacientes pós-menopáusicas. Possui efeitos semelhantes aos do estrogênio sobre o osso (sobre a densidade do mineral ósseo; diminui a reabsorção óssea) e sobre o metabolismo dos lipídios (redução dos níveis de colesterol total e LDL colesterol); além disso, atua como antagonista do estrogênio e carece de efeitos estrogênicos nos tecidos uterino e mamário.

O raloxifeno é rapidamente absorvido após administração oral, com absorção de cerca de 60% de uma dose. Entretanto, a sua biodisponibilidade absoluta é de apenas 2%, visto que a droga sofre extenso metabolismo de primeira passagem no fígado a conjugados glicuronídios, bem como circulação êntero-hepática, que prolonga a meia-vida de eliminação para 27,7 h. A colestiramina pode diminuir a absorção e a circulação êntero-hepática. Ocorre ligação de > 95% do fármaco às proteínas plasmáticas, podendo ser deslocado por outras drogas, como clofibrato, ibuprofeno e naproxeno.

Os efeitos colaterais mais comuns consistem em fogachos e câibras da perna, que parecem estar relacionados com a dose. Podem-se observar outros efeitos colaterais, como insônia, exantema e ganho de peso. O risco de desenvolver tromboembolia venosa parece ser semelhante àquele associado à terapia de reposição com estrogênio.

PROGESTINAS E ANTAGONISTAS

A progesterona é a principal substância progestacional produzida pelas células ovarianas do corpo lúteo. Possui ação fisiológica peculiar e distinta daquela do estrogênio. As progestinas (progesterona e seus derivados) transformam o endométrio proliferativo em endométrio secretor. Essa alteração faz parte da mudança essencial para propiciar a implantação de um ovo fertilizado e para o desenvolvimento contínuo da placenta. Essa alteração endometrial exige a cooperação de um estrogênio; na ausência desse último, a progestina, que é desprovida de atividade estrogênica, exerce um efeito atrófico sobre o endométrio.

As progestinas também produzem aumento na viscosidade das secreções cervicais, impedindo o movimento dos espermatozóides. As progestinas em altas doses suprimem a liberação hipofisária do hormônio luteinizante, bem como a liberação hipotalâmica do GnRH, impedindo assim a ovulação.

As progestinas também diminuem a motilidade uterina, o que pode contribuir para um efeito anticoncepcional. Além disso, antagonizam as ações endometriais dos estrogênios, especialmente dos estrogênios naturais. As progestinas têm a capacidade de estimular o desenvolvimento das porções glandulares da mama. Exercem também alguns efeitos sobre a capacidade dos tecidos de reter água nos espaços intercelulares. Possuem também ação termogênica.

A progesterona sofre biotransformação *in vivo,* começando com reduções 5-α e 5-β, com a formação de vários metabólitos ativos que afetam o SNC de diversas maneiras e que podem ser responsáveis por alguns dos efeitos da progesterona descritos anteriormente. Os metabólitos diminuem a atividade elétrica do cérebro, inibem a entrada de cálcio nas terminações nervosas e a liberação de noradrenalina e modificam o comportamento. Além disso, participam no controle da secreção de gonadotropinas. Os metabólitos parecem atuar modificando a expressão gênica ou alterando a permeabilidade da membrana.

As progestinas podem ser utilizadas ciclicamente no tratamento da infertilidade, quando o útero não é receptivo à implantação; a progestina mantém o endométrio secretório durante a terceira e quarta semanas do ciclo menstrual. As progestinas são utilizadas de modo cíclico com estrogênios no tratamento da amenorréia secundária e do sangramento uterino disfuncional. Além disso, podem ser prescritas para reduzir a tensão pré-menstrual, embora causem retenção de sal e de água, o que constitui um fator nesse distúrbio.

O efeito de supressão da liberação de LH e de GnRH é utilizado para evitar a ovulação, não apenas em alguns anticoncepcionais orais como também no tratamento da dismenorréia primária e da endometriose. No infantilismo sexual em indivíduos do sexo feminino, as progestinas podem ser combinadas com estrogênios para induzir o desenvolvimento e a maturação genitais. As progestinas podem diminuir o tamanho das mamas na mastodinia. Na pré-eclâmpsia e na toxemia da gravidez devido a desequilíbrio hormonal, as progestinas associadas a estrogênios podem melhorar a condição, embora ambos os tipos de hormônio possam causar retenção de sal e de água, e os estrogênios possam provocar hipertensão. Podem ser utilizadas em grandes doses como tratamento adjuvante no carcinoma endometrial. No passado, foram utilizadas para impedir o aborto habitual ou para tratar a ameaça de aborto.

Não se recomenda o uso desses agentes nos primeiros 4 meses de gravidez, devido a evidências de que o feto pode ser prejudicado; as progestinas podem aumentar o risco de defeitos cardíacos e deformidade dos braços e das pernas nessas crianças.

Os efeitos adversos das progestinas consistem em náusea, vômitos, diarréia, edema e ganho de peso, cefaléia, fadiga, hirsutismo, urticária, estomatite ulcerativa, prurido vulvar e tendência à galactorréia e a infecções vaginais por *Candida.* Algumas são localmente irritantes. Algumas progestinas exibem leve atividade androgênica, que pode resultar em masculinização, especialmente no feto feminino. Outras possuem um fraco componente estrogênico de atividade. Algumas possuem ações tanto estrogênicas quanto androgênicas.

As progestinas aumentam o efeito de pigmentação cutânea dos estrogênios, favorecendo assim o aparecimento de cloasma (melasma) quando utilizadas em combinação. Provavelmente, aumentam a intensidade dos efeitos adversos dos estrogênios, sobretudo a cefaléia e a hipertensão. Pode haver sangramento inesperado quando se utilizam doses altas e contínuas que suprimem a menstruação; entretanto, pode ocorrer também uma redução do fluxo menstrual em muitas pacientes.

SUBCLASSES DE PROGESTINAS — Esses agentes podem ser divididos em três categorias gerais, com base na sua estrutura: derivados da progesterona, derivados da 17α-etinil testosterona e derivados da 19-nortestosterona. As diferenças mais importantes nesses agentes sintéticos consistem nas alterações farmacológicas observadas no seu perfil de atividade. O Quadro 77.9 fornece um resumo de várias progestinas que foram comparadas utilizando diversos parâmetros de avaliação e tecidos-alvo, alguns dos quais podem não se aplicar aos seres humanos. Em geral, os compostos de 21 carbonos que são derivados da progesterona reproduzem rigorosamente as ações farmacológicas do hormônio natural progesterona. A maior variabilidade nas ações farmacológicas das progestinas é apresentada pelos derivados da 19-nortestosterona, que variam nos seus efeitos androgênicos (efeitos masculinizantes), estrogênicos, antiestrogênicos e progestacionais relativos.

Os anticoncepcionais orais contêm, em sua maioria, um estrogênio e um progestogênio. Algumas progestinas podem ser utilizadas isoladamente. Os anticoncepcionais orais são discutidos mais adiante.

ANTAGONISTAS DA PROGESTERONA

Além do uso disseminado das progestinas nos anticoncepcionais orais, os fármacos classificados como antagonistas da progesterona estão sendo objeto de considerável atenção na farmacologia reprodutiva. Como a progesterona é essencial para a implantação e a manutenção do início da gravidez, o bloqueio dos receptores de progesterona ou a interferência na síntese de progesterona evita a gravidez e/ou provoca aborto no início da gestação. Dois desses agentes foram estudados detalhadamente em animais de laboratório e nos seres humanos.

A mifepristona (RU486) combina-se com receptores de progesterona e atua como antagonista da progesterona. O fármaco é abortifaciente e atua como anticoncepcional. O epostano inibe a 3β-hidroxiesteróide desidrogenase, a enzima que converte a pregnenolona em progesterona. Por conseguinte, ocorre redução da síntese de progesterona, cujos efeitos são anulados. O epostano provoca aborto nas primeiras 8 semanas de gravidez e parece ser razoavelmente seguro para esse uso. O exato estado clínico da mifepristona e do epostano como abortifacientes ainda não foi estabelecido, porém a disponibilidade potencial de métodos para produzir aborto seguro e não-invasivo levanta importantes questões médicas, sociais e legais.

ACETATO DE MEDROXIPROGESTERONA

17-(Acetilóxi)-6-metil-(6α)-pregn-4-eno-3,20-diona, Curretab, Cycrin, Depo-Provera, Provera

Acetato de 17-hidróxi-6α-metilpregn-4-eno-3,20-diona [71-58-9] $C_{24}H_{34}O_4$ (386.53).

Preparo — A partir da 17α-hidroxiprogesterona, através da formação inicial do 3,21-bisetileno acetal com etileno glicol; a seguir, através de tratamento com ácido peracético para obter uma mistura dos 5α,6α e 5β,6β-epóxidos. Com iodeto de metil magnésio, o isômero α-epóxido produz o derivado 5α-hidróxi-6β-metil, que sofre desidratação e epimerização com cloreto de hidrogênio em clorofórmio ao composto Δ^4-6α-metil, a medroxiprogesterona. A acilação com anidrido acético e ácido *p*-toluenossulfônico em ácido acético produz o acetato de medroxiprogesterona.

Descrição — Pó cristalino branco a bege, inodoro; sofre fusão a cerca de 205°; estável ao ar.

Solubilidade — Insolúvel em água; livremente solúvel em clorofórmio; solúvel em acetona e dioxano; escassamente solúvel em álcool ou metanol; ligeiramente solúvel em éter.

Quadro 77.9 Principais Características das Progestinas

	PERFIL DE ATIVIDADE			
PROGESTINAS	PROGESTINA	ESTROGÊNIO	ANTIESTROGÊNIO	ANDROGÊNIO
Progesterona e derivados				
Progesterona	+ + + +	0	+	0
Hidroxiprogesterona	+ + +	+	0	+
Acetato de megestrol	+ + +	0	0	+
Derivados da 17α-etinil testosterona				
Dimetisterona	+	0	+	0
Derivados da 19-nortestosterona				
L-Norgestrel	+ + +	0	+ +	+ + +
Desogestrel	+ + +	0/+	+ + +	0/+
Norgestimato	+ + +	0	+ + +	0
Diacetato de etinodiol	+ +	+	+	+ +
Acetato de noretindrona	+	+	+ + +	+ +
Noretindrona	+	+	+	+ +
Noretinodrel	+	+ + +	0	0

Comentários — Possui as ações, os usos e os efeitos colaterais das progestinas em geral (veja anteriormente). Sua eficácia oral constitui uma vantagem em relação à progesterona. Não há evidências clínicas, até o momento atual, confirmando a sua suposta eficácia na ameaça de aborto ou no aborto habitual. Além disso, a droga é teratogênica durante os primeiros 4 meses de gravidez e, portanto, não deve ser utilizada em caso de ameaça de aborto. Em virtude de sua longa duração de ação por via intramuscular, o acetato de medroxiprogesterona é popular em alguns países. Mostra-se eficaz como anticoncepcional quando administrado por via IM na dose recomendada a mulheres, a cada 3 meses. A secreção de gonadotropinas é inibida, impedindo a maturação folicular e a ovulação e resultando em adelgaçamento do endométrio. Foi constatado ser benéfico em alguns casos de apnéia do sono. As suspensões aquosas administradas por via intramuscular têm uma duração de ação de semanas a meses.

LEVONORGESTREL

13-Etil-17-hidróxi-(17α)-(−)-18,19-dinorpregn-4-en-20-in-3-ona, Norplant

[797-63-7] $C_{21}H_{28}O_2$ (312.45). Esse composto é o isômero (−) do norgestrel, porém o isômero de configuração D. A designação mais antiga como enantiômero *d* é incorreta.

Preparo — Consultar *Experiential* 1963; 19:394 para a forma (±) e US Pat 3.413.314 para ambos os enantiômeros.

Descrição — Cristais brancos que sofrem fusão a cerca de 240°.

Solubilidade — Praticamente insolúvel em água; solúvel em clorofórmio; levemente solúvel em éter ou dioxano; escassamente solúvel em éter.

Comentários — Trata-se do isômero levo do norgestrel (veja RPS-19, Cap. 56). É a forma ativa do norgestrel, sendo portanto duas vezes mais potente do que esse último numa base ponderal. Nos demais aspectos, as propriedades farmacológicas de ambos os fármacos são iguais. O levonorgestrel é utilizado isoladamente em implantes subdérmicos e em combinações com etinil estradiol como anticoncepcional oral.

NORETINDRONA

17-Hidróxi-(17α)-19-norpregn-4-en-20-in-3-ona, Noretisterona; Micronor, Nor-Q.D.; Norlutin

[68-22-4] $C_{20}H_{26}O_2$ (298.42).

Preparo — Consiste em fazer reagir o éter metila da estrona com metal lítio em amônia líquida para reduzir o anel A ao estado 4-eno, sendo o composto reduzido oxidado com ácido crômico em ácido acético aquoso para formar estr-4-eno-3,17-diona (I). Para impedir a participação do grupo 3-ceto na reação subseqüente de etinilação, deve-se fazer reagir o I com etil ortoformato na presença de cloridrato de piridina para formar o composto 3-etóxi-3,5-dieno (II). O acetileno é passado numa solução do composto II em tolueno, previamente misturado com uma solução de sódio em álcool *terc*-amil para formar o composto 17-etinil-17-hidróxi. A hidrólise na ligação 3-etóxi por aquecimento com HCl diluído é acompanhada de rearranjo do composto 3-hidróxi-3,5-dieno no estado 3-oxo-4-eno. US Pat 2.744.122.

Descrição — Pó cristalino branco a branco-cremoso, inodoro; sofre fusão a cerca de 205°; estável ao ar.

Solubilidade — Praticamente insolúvel em água; escassamente solúvel em álcool; solúvel em clorofórmio ou dioxano; ligeiramente solúvel em éter.

Comentários — Para as ações e usos, veja anteriormente. Além de suas ações progestacionais, possui ações estrogênicas fracas, devido à sua biotransformação em metabólito estrogênico. Entre os agentes progestacionais, ocupa uma posição de destaque pela sua capacidade de adiar a menstruação, sendo utilizada para esse propósito por motivos tanto médicos quanto sociais. Em altas doses, impede a ovulação ao suprimir a secreção hipofisária de gonadotropinas. Em doses menores, suprime o endométrio e diminui a fluidez do muco cervical. Por conseguinte, esse esteróide é um importante anticoncepcional oral. Como tal, a noretindrona é utilizada isoladamente ou em combinação com um estrogênio, especialmente *Mestranol* ou *Etinil Estradiol*; quando utilizada isoladamente, a taxa de gravidez é cerca de três vezes maior do que quando utilizada em combinação com um estrogênio.

Em algumas mulheres com hiperlipoproteinemia tipo V, a noretindrona diminui acentuadamente as concentrações de VLDL e quilomícrons; entretanto, diminui também as HDL e, portanto, é apenas utilizada quando a condição for refratária a outros fármacos. A noretindrona possui propriedades androgênicas fracas e pode causar engrossamento da voz, hirsutismo e acne, podendo induzir masculinização do feto.

NORETINODREL

17-Hidróxi-(17α)-19-norpregn-5(10)-en-20-in-3-ona, presente no Enovid

[68-23-5] $C_{20}H_{26}O_2$ (298.42).

Preparo — O acetato de desidroepiandrosterona é simultaneamente saponificado e oxidado através de uma série de reações a 19-hidroxiandrost-6(6)-eno-3,17-diona. O grupo hidroximetil na posição 10 é então oxidado a carboxila. O ácido resultante é descarboxilado com deslocamento simultâneo da ligação dupla, produzindo estr-5(10)-eno-3,17-diona. A adição seletiva de acetileno à custa do grupo 17-ona produz noretinodrel. US Pat 2.725.389.

Descrição — Pó cristalino branco ou quase branco, inodoro; estável ao ar; sofre fusão dentro de uma faixa de 3°, entre 174° e 184°.

Solubilidade — Livremente solúvel em clorofórmio; escassamente solúvel em álcool ou éter; pouco solúvel em água ou em solvente hexano.

Comentários — Progestina isomérica da *Noretindrona*. Entretanto, o deslocamento da ligação dupla no anel A anula as propriedades androgênicas fracas observadas na noretindrona. Com efeito, o noretinodrel exerce ações estrogênicas fracas, devido à sua biotransformação em metabólito estrogênico. Entretanto, para a terapia progestacional ou para anticoncepção oral, é comum suplementar o noretinodrel com um estrogênio, a fim de evitar o sangramento por suspensão e favorecer um efeito anovulatório. A prevenção da ovulação resulta da supressão da liberação hipofisária de gonadotropinas. Entretanto, a anticoncepção resulta de outros mecanismos. O fármaco constitui o principal ingrediente do anticoncepcional oral Noretinodrel e Mestranol (veja RPS-19, Cap. 57). O noretinodrel não é recomendado para a infertilidade e a manutenção da gravidez, visto que não parece promover um endométrio favorável à implantação e ao suporte do feto. Além disso, provoca certa masculinização do feto, embora careça, nos demais aspectos, de propriedades androgênicas. Essa atividade androgênica é um tanto antagonizada pelas ações estrogênicas do mestranol e de outros estrogênios. O fármaco não é utilizado separadamente de seu adjuvante estrogênico, mesmo na terapia progestacional geral.

PROGESTERONA

Pregn-4-eno-3,20-diona

Progesterona [57-83-0] $C_{21}H_{30}O_2$ (314.47).

Preparo — A partir de ovários animais, sintetizada a partir do estigmasterol ou, melhor, a partir da diosgenina (extraída de *Dioscorea mexicana*, um inhame mexicano). Essa última síntese envolve acetólise, oxidação com ácido crômico, clivagem do diacetato cetoéster com ácido acético em ebulição até acetato de 16-desidropregnenolona, que, com redução catalítica, produz o acetato de pregnenolona. A saponificação do éster acetato ao 3β-álcool, seguida de oxidação de Oppenauer, produz a progesterona. A progesterona em sua forma pura foi isolada pela primeira vez do corpo lúteo por Butenandt, em 1934.

Descrição — Pó cristalino branco ou branco-cremoso; inodoro e estável ao ar; sofre fusão a cerca de 128°; uma modificação polimórfica sofre fusão a cerca de 121°.

Solubilidade — Praticamente insolúvel em água; solúvel em álcool, acetona ou dioxano; escassamente solúvel em óleos vegetais.

Comentários — Progestina endógena natural, cujas ações, usos e efeitos colaterais são descritos anteriormente. Entretanto, sua meia-vida plasmática é de apenas cerca de 5 min, razão pela qual é extremamente difícil obter níveis sangüíneos eficazes com qualquer esquema posológico conveniente. Os especialistas têm dúvida quanto à sua utilidade no tratamento do aborto habitual ou da ameaça de aborto. Entretanto, alguns a consideram o fármaco de escolha na disfunção da fase lútea, um distúrbio que causa infertilidade e repetidos abortos no início da gravidez. Não é eficaz por via oral, e possui eficácia limitada e errática por via bucal; por conseguinte, é administrada por via intramuscular na forma de suspensão ou solução em óleo. O esteróide é irritante, mais em suspensão aquosa do que em solução em óleo.

Um dispositivo intra-uterino (Progestasert, *Alza*) contém 38 mg de progesterona em óleo de silicone. Afirma-se que o hormônio potencializa a eficácia anticoncepcional do dispositivo através de um efeito local sobre o endométrio e através de efeitos sobre a motilidade, a capacitação e o metabolismo dos espermatozóides. A progesterona é liberada numa taxa média de 65 μg por dia, durante 1 ano, quando o dispositivo é trocado. O dispositivo aumenta o risco de inflamação pélvica e infecções actinomicóticas.

ANTICONCEPCIONAIS HORMONAIS

MECANISMOS — Os vários mecanismos pelos quais os anticoncepcionais hormonais podem impedir a concepção são complexos. Os mecanismos envolvidos variam de acordo com o agente ou agentes particulares numa determinada preparação, a dose e o uso de um esquema cíclico ou contínuo. É provável que diversos mecanismos operem simultaneamente em algumas preparações.

SUPRESSÃO DA SECREÇÃO GONADOTRÓPICA — Durante o ciclo menstrual, existem dois períodos de secreção elevada de FSH, um pico acentuado, que precede imediatamente a ovulação, e uma onda longa, que começa logo antes da menstruação. Em doses suficientes, os estrogênios podem suprimir ambas as fases através de ações de retroalimentação sobre o hipotálamo e a adeno-hipófise; a secreção de FSH e de LH é dessincronizada no pico inicial, a ovulação pode ser evitada, e a preparação do útero com estrogênio-progestina é deficiente. Os estrogênios também suprimem a secreção hipofisária de LH. As progestinas também podem suprimir o pico do LH (através de uma ação no nível do hipotálamo, apenas), porém a sua ação é fraca, devido aos efeitos antiestrogênicos, que se opõem às ações supressoras do estrogênio endógeno e exógeno. São necessárias doses muito altas de progestinas para suprimir a secreção de LH, a não ser que a progestina seja combinada com um estrogênio. A progestina isoladamente dessincroniza a secreção de FSH e de LH, impedindo algumas vezes a ovulação; o uso prolongado de uma combinação de progestina e estrogênio deprime a secreção de ambas as gonadotropinas e impede mais consistentemente a ovulação.

EFEITOS OVARIANOS — Os estrogênios e as progestinas diminuem a resposta do ovário às suas respectivas gonadotropinas. Em conseqüência, pode não haver ovulação, ou, se esta ocorrer, forma-se um corpo lúteo menor e hipossecretor, especialmente quando se inclui uma progestina na preparação contraceptiva.

EFEITOS TUBÁRIOS — Em algumas espécies, as progestinas e, em outras, os estrogênios aceleram o transporte ciliar e peristáltico do ovo na tuba uterina e aumentam as secreções. Por conseguinte, o ovo chega ao útero antes da preparação do endométrio para sua implantação. Os efeitos tubários desses hormônios nas mulheres podem envolver uma ação tubária.

EFEITOS SOBRE O ENDOMÉTRIO — As progestinas de ação longa injetáveis, em doses apropriadas, provocam atrofia endometrial. As preparações orais variam de acordo com o fármaco e a dose, algumas permitindo um endométrio normal, enquanto outras causam a sua regressão. Em combinação com estrogênios, as progestinas produzem uma redução na sinuosidade e secreção das glândulas endometriais, com adelgaçamento do endométrio depois de vários ciclos de uso.

EFEITOS SOBRE O COLO DO ÚTERO — Os estrogênios favorecem uma secreção rala e aquosa, enquanto as progestinas promovem secreções cervicais mais viscosas, que impedem a motilidade dos espermatozóides. Nos anticoncepcionais combinados, as progestinas predominam.

EFEITOS SOBRE A CAPACITAÇÃO — A capacitação refere-se à capacidade do espermatozóide de penetrar no óvulo. Acredita-se que as progestinas diminuam a capacitação através de um mecanismo desconhecido, envolvendo provavelmente as prostaglandinas. Especula-se que os anticoncepcionais de progestina em baixas doses, administrados continuamente, sejam eficaz através dessa ação de anticapacitação.

TIPOS DE PREPARAÇÕES — Os primeiros contraceptivos orais comercializados foram combinações de progestina-estrogênio. Em algumas preparações, denominadas combinações *monofásicas,* a progestina e o estrogênio estão presentes em quantidades fixas, de modo que os níveis sangüíneos aumentam e declinam conjuntamente, em contraste com os níveis observados no ciclo menstrual normal, em que o pico do estrogênio aparece 11 dias antes do pico de estrogênio-progesterona combinado. Com as preparações combinadas, um ciclo menstrual artificial é induzido ao utilizar o contraceptivo durante apenas 20 a 21 dias de cada ciclo de 28 dias; se fossem utilizados continuamente, não ocorreria menstruação regular, porém acabaria havendo sangramento inesperado.

A menstruação artificial produzida pelo uso cíclico de anticoncepcionais combinados geralmente não é normal, porém oligoêmica. Durante os 7 a 8 dias em que nenhum hormônio é tomado, alguns produtos fornecem comprimidos de placebo ou ferro em lugar da combinação; nesses produtos, as pílulas estão acondicionadas para serem tomadas seriadamente pelo número. Desde que as combinações apareceram no mercado, o conteúdo de estrogênio tem sido consideravelmente reduzido em diversos produtos, devido aos possíveis efeitos adversos do componente estrogênico.

As tentativas de desenvolver esquemas mais fisiológicos levaram às denominadas combinações *bifásicas* e *trifásicas.* Na combinação bifásica, a dose de progestina é aumentada nos últimos 11 dias do ciclo da medicação, ao passo que, na combinação trifásica, a relação progestina/estrogênio é modificada três vezes durante o ciclo, alterando as doses de progestina, de estrogênio ou de ambos.

Os produtos orais contínuos apenas com progestina não contêm qualquer estrogênio e, além disso, contêm a progestina em quantidades menores (a denominada *minipílula*) do que aquelas utilizadas nos produtos combinados. A dose é pequena o suficiente para impedir a ovulação e a menstruação na maioria das usuárias, porém atua suficientemente sobre o útero, o colo do útero e a capacitação para evitar a concepção. Entretanto, a eficácia é menor que a dos produtos de combinação ou seqüenciais. Dispõe-se também de um DIU contendo progesterona e produtos injetáveis de progestina de administração contínua, formas de depósito de progestinas.

Dispõe-se também de um sistema de progestina implantado para uso como terapia contraceptiva. O sistema de implante contraceptivo de levonorgestrol consiste em seis cápsulas silásticas alongadas de implantação subdérmica no braço. O levonorgestrol é metabolizado no fígado numa taxa bem mais lenta do que as progestinas endógenas. A quantidade diária de progestina inicialmente liberada dos implantes é mais do que o dobro da quantidade diária liberada depois de 1 ano; entretanto, a quantidade diária depois de 1 ano assemelha-se à quantidade contida em anticoncepcionais orais com progestina apenas. As concentrações plasmáticas variam amplamente, talvez devido a diferenças individuais no metabolismo e peso corporal. As pacientes apresentam, em sua maioria, menstruações irregulares durante o primeiro ano, e algumas queixam-se de efeitos colaterais associados à progestina, especialmente cefaléia e acne, tornando os implantes inaceitáveis (veja comentários gerais sobre as *Progestinas,* anteriormente). Os níveis de progestina exógena liberada dos implantes diminuem a secreção das gonadotropinas FSH e LH, e a ovulação é suprimida em algumas pacientes.

Quadro 77.10 Tipos de Contraceptivos para Mulheres

ANTICONCEPCIONAIS ORAIS	COMENTÁRIOS
Combinação	
Monofásico	Não modifica a quantidade de estrogênio e de progesterona nas pílulas que são tomadas durante 20-21 dias; numerosas preparações disponíveis com conteúdo variável de estrogênio ou progestina
Bifásico	Aumento do conteúdo de progestina nos dias 11-21
Trifásico	São feitas modificações no conteúdo de progestina no dia 8, bem como no dia 15 ou 17; há também alguma mudança no estrogênio
Progestina apenas	
Implantes de levonorgestrel	Liberação contínua de progestina durante 5 anos
Progesterona intra-uterina	Liberação contínua de progestina localmente no útero
Acetato de medroxiprogesterona	Liberação lenta da injeção IM administrada a cada 3 meses

Quando ocorre ovulação, forma-se um muco espesso e escasso que impede a migração dos espermatozóides, e o desenvolvimento endometrial é suprimido pelos baixos níveis constantes de progestina. A liberação contínua de progestina em baixa dose tem uma duração de ação até 5 anos. O Quadro 77.10 fornece um resumo dos principais tipos de contraceptivos utilizados em mulheres.

Os *anticoncepcionais orais pós-coito* (as denominadas *pílulas da manhã seguinte*) têm sido utilizados há muito tempo em casos de emergência, como estupro, e, hoje em dia, são utilizados mais amplamente, como em serviços de saúde para estudantes, a fim de evitar a gravidez em meninas ou mulheres que não têm preparação anticoncepcional; entretanto, essas preparações não se destinam ao uso rotineiro, visto que as doses de estrogênios empregadas são muito altas. Mostram-se eficazes quando tomadas dentro de 72 h após o coito.

EFICÁCIA E FALHAS — A eficácia de um anticoncepcional oral depende do tipo e da dose dos componentes hormonais. O tipo combinado, que contém doses relativamente altas de estrogênios, possui uma eficácia de quase 100% quando tomado corretamente; as falhas provavelmente podem ser atribuídas à negligência da usuária. Parece haver uma probabilidade determinada, ainda que pequena, de ovulação e, portanto, de concepção posterior se uma única pílula for omitida, devido à hipersecreção de rebote das gonadotropinas. Se uma pílula for omitida, a usuária deve tomá-la imediatamente ao descobrir a omissão e tomar o restante da cartela conforme o cronograma; se duas ou mais pílulas forem omitidas, deve utilizar outros métodos de contracepção até o próximo ciclo. A redução do conteúdo de estrogênio nas preparações de combinação diminui os efeitos colaterais, porém aumenta o risco de gravidez. As combinações de ação longa possuem uma taxa de falha relativamente alta. Os produtos orais contínuos com progestina em baixa dose têm uma taxa de falha várias vezes maior que a dos produtos combinados. A liberação contínua de progestina em baixa dose dos implantes tem uma taxa de falha de 0,4 a 0,5 por 100 usuárias por ano.

EFEITOS ADVERSOS — Os efeitos adversos variam na sua incidência e gravidade de acordo com o tipo de preparação. A maioria dos efeitos colaterais provém dos estrogênios (veja anteriormente) nos anticoncepcionais de combinação; todavia, as progestinas também causam efeitos adversos. A relação estrogênio-progestina é importante para o tipo e a incidência de efeitos colaterais. O Quadro 77.11 fornece um resumo dos efeitos colaterais dos anticoncepcionais orais relacionados à dose.

Ocorre oligomenorréia, ou fluxo menstrual escasso, em 20 a 80% das usuárias de anticoncepcionais combinados e de alguns anticoncepcionais de progestina contínuos, verificando-se a ocorrência de amenorréia em algumas. Os maiores responsáveis são os derivados da 19-nortestosterona. Além disso, podem ocorrer perda de sangue e sangramento inesperado, cujo início é imprevisível ou irregular; algumas vezes, esse sangramento é mais volumoso do que o da menstruação regular.

Podem-se observar outros efeitos colaterais, como cansaço, fraqueza, mal-estar, alterações da libido, tontura e cefaléia inespecífica. O aumento na incidência de enxaqueca é particularmente notável em algumas pacientes; o componente estrogênico parece ser o fator responsável. Ocorre ganho ponderal com algumas das preparações; a retenção de sal e de água é causada principalmente pelos componentes estrogênicos, enquanto os efeitos anabólicos são produzidos por doses mais altas das progestinas derivadas da 19-nortestosterona (mas não das 17α-hidroxiprogesteronas).

Ocorre cloasma em cerca de 4% das usuárias dos anticoncepcionais de combinação durante o primeiro ano e em 37% no quinto ano; o cloasma é atribuível à ação combinada dos dois componentes ativos. O fluxo de leite em mulheres durante a lactação pode ter uma redução de 50% em média quando são utilizadas preparações de combinação. Os anticoncepcionais que contêm estrogênio também causam movimento coreiforme incomum.

Os efeitos colaterais graves dos anticoncepcionais orais são múltiplos. Observa-se a ocorrência de hipertensão reversível em cerca de 15% das usuárias de anticoncepcionais orais contendo estrogênio. A prevalência de hipertensão aumenta com a duração de uso, e é maior nas mulheres de idade mais avançada. A incidência de distúrbios tromboembólicos, incluindo acidente vascular cerebral e infarto do miocárdio, é maior em mulheres que fazem uso de anticoncepcionais orais; o risco relativo pode ser várias vezes maior nas usuárias do que na população de controle. Além disso, o risco aumenta acentuadamente em mulheres com mais de 35 anos de idade.

O uso de anticoncepcionais orais também tem sido associa-

Quadro 77.11 Resumo dos Efeitos Colaterais dos Anticoncepcionais Orais Relacionados com a Dose

Excesso de estrogênio
Náusea
Blenorragia cervical
Melasma
Enxaqueca
Hipertensão
Hipersensibilidade da mama
Edema
Deficiência de estrogênio
Sangramento inesperado no início ou no meio do ciclo
Perda aumentada de sangue
Hipomenorréia
Excesso de progestina
Aumento do apetite
Ganho de peso
Cansaço, fadiga
Hipomenorréia
Acne, pele oleosa
Queda dos cabelos
Depressão
Deficiência de progestina
Sangramento inesperado tardio
Amenorréia
Hipermenorréia

do a uma incidência aumentada de tumores hepáticos benignos. O risco relativo de tumores hepáticos parece aumentar com a duração do uso dos fármacos. Em um estudo, as preparações contendo mestranol foram implicadas quase exclusivamente, indicando assim que o tipo de estrogênio sintético pode ser importante. O risco de doença da vesícula biliar aumenta duas vezes em usuárias de anticoncepcionais orais. Podem ocorrer anormalidades fetais se a mãe continuar a tomar pílula após engravidar. O uso de anticoncepcionais orais foi associado a lesões neuro-oculares. Algumas outras complicações possíveis do uso de anticoncepcionais orais incluem câncer de mama (o uso da pílula protege, na realidade, contra o desenvolvimento de lesões benignas da mama) e câncer do útero, colo do útero e vagina. Qualquer um dos outros efeitos colaterais dos estrogênios ou das progestinas mencionados anteriormente também pode ser causado por esses fármacos.

A princípio, o sangramento irregular constitui um problema para algumas mulheres com implantes de progestina e uso de progestina de depósito. Todavia, depois de 1 ano, as mulheres apresentam, em sua maioria, amenorréia completa. As pacientes que fazem uso de anticoncepcionais orais devem ser informadas acerca de sua eficácia e riscos.

ANTICONCEPCIONAIS MASCULINOS

Desde 1980, têm sido envidados esforços consideráveis para o desenvolvimento de anticoncepcionais masculinos. Na China, o gossipol, um polifenol-aldeído isolado do óleo da semente de algodão, vem sendo pesquisado desde meados da década de 1950. Trata-se de um inibidor da acrosina do esperma humano e isoenzima LDD, conhecida como LDH-C. O gossipol também interfere na função do epidídimo e produz alterações estruturais. Um estudo clínico realizado em mais de 4.000 homens sadios constatou ter o gossipol uma eficácia de 99,9% como anticoncepcional masculino. Entretanto, provoca hipopotassemia e outros efeitos adversos e possui uma estreita margem de segurança. Seus efeitos são irreversíveis em 10 a 20% dos usuários. Existem pesquisas em andamento de compostos relacionados.

O efeito inibitório da testosterona e de outros androgênios sobre a sinalização do fator de liberação hipotalâmico e a secreção adeno-hipofisária de gonadotropinas resulta em diminuição da espermatogênese, podendo ocorrer aspermia com o uso intenso e prolongado. Entretanto, devido aos efeitos adversos (veja a introdução em *Hormônio Testicular*), essa abordagem tem potencial limitado. As combinações de androgênio-progestina em baixas doses, que suprimem a liberação de LH/FSH pela adeno-hipófise com efeitos colaterais androgênicos menos intensos, também estão sendo investigadas.

Uma abordagem mais promissora é o uso de análogos do GnRH, como goserrelina, nafarrelina, busserrelina e leuprolida (veja anteriormente), que exercem uma infra-regulação dos receptores de hormônio de liberação da hipófise durante a administração contínua. Tanto a esteroidogênese quanto a espermatogênese são reversivelmente reduzidas. Ocorre diminuição da libido, de modo que, para serem aceitáveis para muitos homens, seu uso deve ser suplementado com androgênios. O peptídio da célula de Sertoli, a inibina, e proteínas relacionadas, que inibem a liberação de FSH pela adeno-hipófise, estão sendo ativamente investigados, mas não estão prontos para estudos clínicos. Esses agentes também irão provavelmente diminuir a libido, de modo que podem não ser aceitáveis para uma grande percentagem de usuários potenciais.

Talvez o desenvolvimento mais promissor, porém incipiente, seja o uso de vacinas contra uma ou mais proteínas espermáticas. A desidrogenase láctica do esperma, LDH-C4, e, possivelmente, várias protaminas constituem, no momento atual, alvos de investigação para anticorpos monoclonais e outros anticorpos. As primeiras vacinas para uso humano provavelmente serão dirigidas contra a LDH-C4. É provável que os efeitos das vacinas não sejam rapidamente reversíveis, embora algumas células imunes de memória tenham uma sobrevida relativamente curta.

HORMÔNIO TESTICULAR (TESTOSTERONA)

Os testículos desempenham uma dupla função: produzir as células germinativas (os espermatozóides) e sintetizar o hormônio masculino (testosterona). São encontrados dois grupos bem-definidos de células nos testículos: o grupo presente nos túbulos seminíferos produz os espermatozóides, enquanto o outro grupo, que se localiza entre os túbulos, consiste em células intersticiais (células de Leydig). O tecido espermatogênico produz uma secreção exócrina e provavelmente também androgênios necessários para a espermatogênese.

As células intersticiais constituem o local de produção de um hormônio esteróide, testosterona. Entretanto, os órgãos sexuais secundários — o pênis, a próstata, as vesículas seminais, o ducto deferente e o escroto — são estimulados e mantidos principalmente pelo metabólito, a diidrotestosterona. Exerce também efeitos de sustentação para as células espermatogênicas e estimula o desenvolvimento dos ossos, músculos, nervo, pele e crescimento piloso, bem como as respostas emocionais, produzindo os traços masculinos característicos do adulto. A testosterona regula a liberação de LH pela adeno-hipófise. Esse conjunto de ações combinadas da testosterona é descrito como ações androgênicas. A testosterona também antagoniza vários dos efeitos dos estrogênios e, algumas vezes, é utilizada clinicamente para essa finalidade. É particularmente importante na supressão do carcinoma metastático da mama. Como a testosterona promove o desenvolvimento do clitóris, que é um homólogo anatômico do pênis, os androgênios podem aumentar a libido nas mulheres.

Os androgênios de ocorrência natural (androsterona e testosterona) são derivados do androstano. A testosterona e seus ésteres (propionato de testosterona) e derivados (metiltestosterona) constituem os esteróides androgênicos mais comumente utilizados. Todavia, além de suas propriedades androgênicas, esses compostos também exercem efeitos anabólicos generalizados e promovem a retenção de cálcio. Numa tentativa de dissociar as propriedades virilizantes e anabolizantes (para uso em mulheres), foram preparados diversos compostos com alta relação anabólica:androgênica. Entretanto, ainda não foi possível abolir por completo os efeitos androgênicos. O Quadro 77.12 fornece um resumo das ações comparativas dos androgênios e agentes anabolizantes.

USOS — Para terapia de reposição em homens que apresentam sintomas climatéricos ou em homens ou adolescentes do sexo masculino com hipogonadismo (eunuquismo, síndrome de Klinefelter). Têm sido utilizados para facilitar o desenvolvimento das características masculinas do adulto quando

Quadro 77.12 Principais Características dos Androgênios e Esteróides Anabolizantes

	ATIVIDADE ANDROGÊNICA/ ANABÓLICA	COMENTÁRIOS
Androgênios		
Testosterona	1:1	Administração IM/transdérmica; inativa por via oral
Metiltestosterona	1:1	Oralmente ativa; meia-vida curta (2,5 h)
Fluoximesterona	1:2	Oralmente ativa; meia-vida longa (10 h)
Danazol	—	Androgênio fraco; oralmente ativo
Esteróides anabolizantes		
Oximetolona	1:3	Oralmente ativa
Oxandrolona	1:3-1:13	Oralmente ativa
Fenpropionato de nandrolona	1:3-1:6	Administrado por via IM
Estanozolol	1:3-1:6	Oralmente ativo

o processo da adolescência foi retardado. Na criptorquidia, podem ser utilizados como terapia adjuvante com gonadotropinas. Além disso, são muito úteis na terapia de pacientes com hipopituitarismo e com doença de Addison. Mostram-se valiosos no tratamento da frigidez e, por vezes, da impotência. O uso de androgênios para tratamento da impotência não associada a evidências de atividade testicular deficiente (isto é, devido a causas psíquicas) é comprovadamente inútil na maioria dos casos.

Os androgênios em baixas doses têm sido empregados no nanismo hipofisário para acelerar o crescimento; entretanto, é preciso ter cautela para não interromper o crescimento devido ao fechamento epifisário. São também utilizados algumas vezes para promover a hematopoese. Em doses 10 a 200 vezes maiores do que o normal, os esteróides anabólicos aumentam o desempenho atlético e a agressividade. Seu uso foi condenado pelo American College of Sports Medicine. Devido ao potencial de alguns efeitos adversos graves e ao abuso potencial, essas drogas são altamente divulgadas pelos seus riscos inerentes. O desempenho feminino melhora, porém à custa de virilização e acne vulgar.

A androgenioterapia associada com estrogênios pode ser eficaz no tratamento da menopausa. Os efeitos anabólicos possivelmente produzem algum benefício no indivíduo pós-climatérico, e esses agentes podem retardar a osteoporose, embora muitos especialistas não acreditem que possam ser obtidos quaisquer benefícios duradouros. Ajudam também a aliviar a instabilidade vasomotora em mulheres pós-menopáusicas, nas quais o uso isolado de estrogênios não consegue aliviar os sintomas. Na dismenorréia funcional, os androgênios podem produzir alívio através de uma ação antiestrogênica, embora também sejam freqüentemente combinados com estrogênios para o tratamento desse distúrbio. Podem ser prescritos para o tratamento da endometriose. Além disso, podem ser utilizados no tratamento da ingurgitação mamária pós-parto e para suprimir a lactação.

A testosterona e compostos relacionados têm ampla aplicação no tratamento paliativo do câncer de mama em mulheres. Entretanto, seu uso é contra-indicado para homens com câncer de próstata.

EFEITOS COLATERAIS — Os androgênios causam hirsutismo, rouquidão ou tonalidade mais grave da voz, puberdade precoce e fechamento das epífises em indivíduos do sexo masculino imaturos, aumento da libido (em ambos os sexos), priapismo, oligospermia e atrofia testicular (em virtude da retroalimentação negativa exercida na produção de LH e FSH), aumento do clitóris na mulher, rubor, diminuição do volume de ejaculação e da população de espermatozóides, ginecomastia (devido à conversão em estrogênios), hipersensibilidade, acne, ganho ponderal, edema e hipercalcemia. O uso prolongado aumenta a agressividade, algumas vezes de forma intensa, e muitos assaltos e agressões são atribuíveis ao abuso de androgênios. Foi relatada a ocorrência de comportamento paranóide e outros comportamentos psicóticos. Ocorrem estase biliar e icterícia. Houve poucos casos relatados de hepatoma após terapia prolongada. Os androgênios 17α-metilados têm mais tendência a afetar a função hepática (peliose hepática, colestase e insuficiência hepática) do que os agentes não-substituídos. São observadas alterações dos lipídios sangüíneos associadas a um risco aumentado de aterosclerose, incluindo redução dos níveis de HDL e, algumas vezes, aumento das LDH. A hipercalcemia exige interrupção da terapia, tornando-se necessária uma terapia diurética em caso de edema.

À exceção do tratamento do câncer de mama, indica-se uma redução da dose se houver virilização nas mulheres. A administração de androgênios a pacientes que recebem terapia com anticoagulantes pode aumentar o efeito dos anticoagulantes, podendo ser necessário efetuar um ajuste da dose desses fármacos. De forma semelhante, as doses de insulina ou de agentes hipoglicemiantes orais podem exigir um ajuste quando são administrados androgênios anabólicos a pacientes diabéticos.

DANAZOL

(17α)-Pregna-2,4-dien-20-ino[2,3-*d*]isoxazol-17-ol, Chronogyn; Danocrine

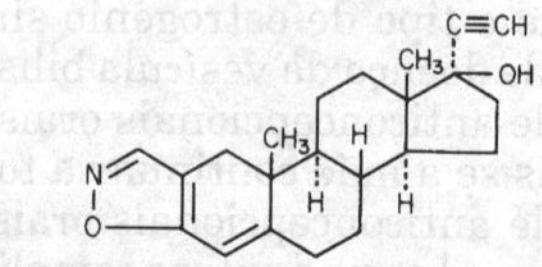

[17230-88-5] $C_{22}H_{27}NO_2$ (337.46).

Preparo — O danazol é um derivado da etisterona (17α-etinil-testosterona), com fusão de um anel isoxazol na posição 2,3 do núcleo esteróide. Os métodos para a preparação desses heterociclos esteróides foram descritos por Manson *et al*, *J Med Chem* 1963; 6:1: veja também em US Pat 3.135.743.

Descrição — Pó cristalino amarelo-pálido; sofre fusão a cerca de 225°.

Solubilidade — Praticamente insolúvel em água; pouco solúvel em álcool.

Comentários — Androgênio *impedido* (isto é, atividade androgênica fraca). Liga-se a receptores de androgênios, glicocorticóides e progesterona, porém não produz nenhum efeito glicocorticóide, progestacional ou estrogênico, exceto que suprime a liberação de LH e de FSH, mesmo em mulheres. Causa supressão da esteroidogênese ovariana, induz o metabolismo hepático da progesterona e liga-se à α-macroglobulina, causando deslocamento parcial de outros esteróides. O danazol é utilizado no tratamento da endometriose em pacientes que não respondem a outra terapia farmacológica ou que não podem tolerar outras drogas, bem como no tratamento da doença fibrocística da mama e abscessos periareolares. Pode impedir os ataques de angioedema hereditário. Aumenta a contagem de plaquetas na trombocitopenia idiopática e imune. Entretanto, pode causar também trombocitopenia. Alivia a enxaqueca em alguns indivíduos.

Os efeitos colaterais androgênicos incluem aprofundamento da voz nas mulheres, acne, edema, hirsutismo leve, diminuição do tamanho das mamas, oleosidade da pele e dos cabelos, ganho ponderal e hipertrofia do clitóris. As manifestações hipoestrogênicas consistem em amenorréia, instabilidade vasomotora, vaginite com prurido, ardência e sangramento vaginal e labilidade emocional. Além disso, o danazol pode causar cãibras musculares, astenia, rabdomiólise, atrofia testicular e hematúria rara. Possui efeito adverso sobre os lipídios plasmáticos. Em doses superiores a 400 mg ao dia, pode causar lesão hepática, incluindo carcinoma. Foi relatado que o danazol reduz os níveis séricos de levotiroxina.

ESTANOZOLOL

17-Metil-(5α,17β)-2′*H*-androst-2-enol[3,2-c]pirazol-17-ol, Winstrol

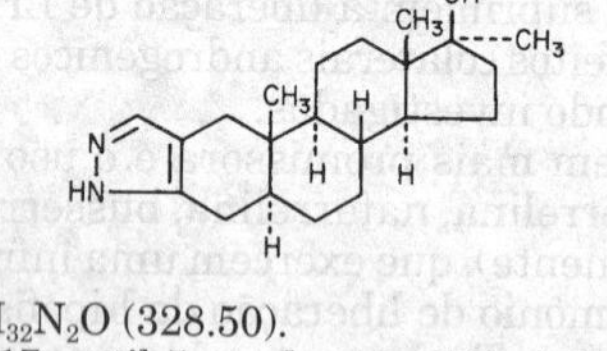

[10418-03-8] $C_{21}H_{32}N_2O$ (328.50).

Preparo — A 17-metil-5α-androstan-17β-ol-3-ona é convertida em seu derivado 2-formil, que é então condensado com hidrato de hidrazina. US Pat 3.030.358.

Descrição — Pó cristalino quase incolor, inodoro; ocorre em duas formas: *agulhas*, que sofrem fusão a cerca de 155°, e *prismas*, que sofrem fusão a cerca de 235°.

Solubilidade — 1 g em >1.000 mL de água, 41 mL de álcool, 74 mL de clorofórmio ou 370 mL de éter.

Comentários — Androgênio com atividade anabólica relativamente forte e atividade androgênica fraca. Por conseguinte, é empregado principalmente para promover o anabolismo nitrogenado e o ganho de peso na caquexia e em doenças debilitantes, bem como após infecções graves, queimaduras, traumatismo ou cirurgia. Embora possa aliviar a dor em determinados tipos de osteoporose, ele aparentemente não afeta a densidade do osso. Pode exercer um efeito eritropoético nas anemias hipoplásica e aplásica. É também utilizado na profilaxia do angioedema hereditário, que constitui, hoje em dia, o único uso aprovado.

Os efeitos colaterais incluem aumento ou diminuição da libido, virilização (especialmente em mulheres e crianças), retenção de sódio e edema, hipercalcemia, insônia, inquietação, calafrios, hemorragia em pacientes em uso de anticoagulantes, acne e disfunção hepática. Potencialmente, pode ocorrer qualquer um dos efeitos colaterais da Testosterona. Entretanto, esses efeitos colaterais raramente são observados durante o curso habitual de 5 dias de tratamento.

FENPROPIONATO DE NANDROLONA

17-(1-Oxo-3-fenilpropoxi)-(17*β*)-estr-4-en-3-ona, Durabolin; Nandrobolic

Hidrocinamato de 17β-hidroxiester-4-en-3-ona [62-90-8] $C_{27}H_{34}O_3$ (406.56).

Preparo — A 19-nortestosterona é esterificada com cloreto de hidrocinamoil pelo método descrito para o *Decanoato de Nandrolona*.

Descrição — Pó cristalino fino, branco a branco-cremoso, com ligeiro odor característico; sofre fusão a cerca de 97°.

Solubilidade — Praticamente insolúvel em água; solúvel em álcool (1 g em 2 mL), clorofórmio, dioxano ou óleos vegetais.

Comentários — Androgênio sintético com ações mais prolongadas do que as da Testosterona. Embora seja menos androgênico do que a testosterona em doses que exercem ações anabolizantes, pode ocorrer virilização após o uso de altas doses ou durante a sua administração crônica. Com efeito, as ações virilizantes androgênicas são utilizadas no tratamento do câncer de mama inoperável com esse agente em mulheres. O fenpropionato de nandrolona é utilizado principalmente no tratamento de doenças debilitantes crônicas, condições em que existem um balanço nitrogenado negativo e osteoporose. A sua administração em baixas doses pode acelerar o crescimento de crianças com retardo do crescimento, sem aceleração excessiva da idade óssea; o uso de doses maiores acelera a maturação óssea mais do que o crescimento do corpo. O componente éster de fenilpropionato confere longa duração de ação às suspensões em óleo administradas por via intramuscular. Os efeitos colaterais potenciais são iguais aos da testosterona. A droga não parece causar icterícia colestática, provavelmente devido à ausência de um grupo alquila no carbono 17.

FINASTERIDA

(5*α*-17*β*)-*N*-(1,1-Dimetiletil)-3-oxo-4-azaandrost-1-eno-17-carboxamida, Proscar

$NHC(CH_3)_3$ C=O CH_3 CH_3 H H H O N H H

[98319-26-7] $C_{23}H_{36}N_2O_2$ (372.55).

Preparo — *J Am Chem Soc* 1988; 110:3319.

Descrição — Cristais brancos a bege; fusão a cerca de 257°.

Solubilidade — Muito pouco solúvel em água ou ácido ou base diluídos; livremente solúvel em álcool ou clorofórmio.

Comentários — Inibidor de hormônios androgênicos que atua através da inibição competitiva da esteróide 5-redutase, que converte a testosterona na 5-diidrotestosterona (DHT) potente na próstata, no fígado e na pele. A DHT induz seus efeitos através de sua ligação a receptores de androgênio nos núcleos celulares de órgãos que contêm essa enzima. A finasterida é utilizada no tratamento da hiperplasia prostática benigna sintomática. Utiliza-se uma preparação com doses mais altas no tratamento da alopecia de padrão masculino. A biodisponibilidade oral é de 63%, e a sua meia-vida plasmática média, de 6 h. Cerca de 39% da droga são eliminados na urina sob a forma de metabólitos, enquanto 57% são excretados nas fezes. Em geral, a finasterida é bem tolerada, e foi relatada a ocorrência de impotência (3,7%), diminuição da libido (3,3%) e diminuição do volume da ejaculação (2,8%).

FLUOXIMESTERONA

9-Fluoro-11,7-diidróxi-17-metil-(11*β*,17*β*)-androst-4-en-3-ona, Halotestin

OH HO CH_3 CH_3 CH_3 H F H H O

[76-43-7] $C_{20}H_{29}FO_3$ (336.45).

Preparo — A partir da 17-metiltestosterona pela introdução de um grupo hidroxila na posição 11 através de oxidação com um microrganismo (como *Pestalotia* ou *Aspergillus*), seguida de desidratação, epoxidação e tratamento com HF, como no caso da *Betametasona* (veja anteriormente).

Descrição — Pó cristalino branco ou praticamente branco, inodoro; sofre fusão a cerca de 240° com alguma decomposição.

Solubilidade — Praticamente insolúvel em água; escassamente solúvel em álcool; ligeiramente solúvel em clorofórmio.

Comentários — Possui as mesmas ações, usos e limitações dos androgênios (veja anteriormente). É aproximadamente cinco vezes mais potente do que a testosterona e mostra-se eficaz por via oral. Entretanto, é menos eficaz do que a testosterona no hipogonadismo e raramente é utilizada para iniciar o tratamento, sendo administrada mais para manutenção. Além dos efeitos colaterais da testosterona, a fluoximesterona pode causar icterícia colestática ocasional, ginecomastia, oligospermia após uso prolongado e hipersensibilidade. Algumas vezes, é combinada com um estrogênio para o tratamento da osteoporose pós-menopáusica. A meia-vida é de cerca de 10 h.

METILTESTOSTERONA

17-Hidróxi-17-metil-(17*β*)-androst-4-en-3-ona

OH CH_3 CH_3 CH_3 H H H O

[58-18-4] $C_{20}H_{30}O_2$ (302.46).

Preparo — A partir da desidroepiandrosterona (preparada a partir do colesterol) ou submetendo-a a uma reação de Grignard com CH_3MgI, seguida de oxidação de Oppenauer. A primeira reação cria a estrutura carbinol terciária em C_{17}, enquanto a segunda oxida o grupo carbinol secundário na posição 3 a carbonil e produz um rearranjo da ligação dupla da posição 5,6 para 4,5.

Descrição — Cristais brancos ou branco-cremosos ou pó cristalino; inodoro; estável ao ar, porém ligeiramente higroscópico; afetado pela luz; sofre fusão a cerca de 165°.

Solubilidade — Praticamente insolúvel em água; solúvel em álcool, metanol, éter ou outros solventes orgânicos; muito pouco solúvel em óleos vegetais.

Comentários — Possui as mesmas ações, usos e limitações dos androgênios (veja anteriormente). É eficaz por via oral. É também associada a vários estrogênios para tratamento da menorragia, dos sintomas da menopausa, de dismenorréia, osteoporose e desnutrição, bem como para supressão da lactação após o parto. Além dos efeitos colaterais causados pela testosterona, pode provocar oligospermia, hipersensibilidade com manifestações dermatológicas e um raro tipo de icterícia colestática. Afirma-se, com freqüência, que não produz virilização nas mulheres, a não ser que a dose ultrapasse 300 mg por mês; entretanto, pode ocorrer virilização com doses consideravelmente menores do que essa.

É metabolizada rapidamente pelo fígado e sofre metabolismo de primeira passagem. Por via bucal, a potência é duas vezes maior do que por via oral. A meia-vida é de cerca de 2,5 h.

OXANDROLONA

17-Hidróxi-17-metil-(5*α*,17*β*)-2-oxaandrostan-3-ona, Oxandrin

OH CH_3 CH_3 CH_3 H H H O O H

17β-Hidróxi-17-metil-2-oxa-5α-androstan-3-ona [53-39-4] $C_{19}H_{30}O_3$ (306.44).

Preparo — A metildiidrotestosterona é convertida no composto 1,2-desidro correspondente por bromação, seguida de desidrobromação. A seguir, efetua-se a ruptura do anel A através de ozonização e hidrólise subseqüente, com produção do aldeído-ácido (I). A redução do grupo formil em I produz o hidroxiácido esperado implicado na estrutura parcial (II) que é lactonizada a oxandrolona.

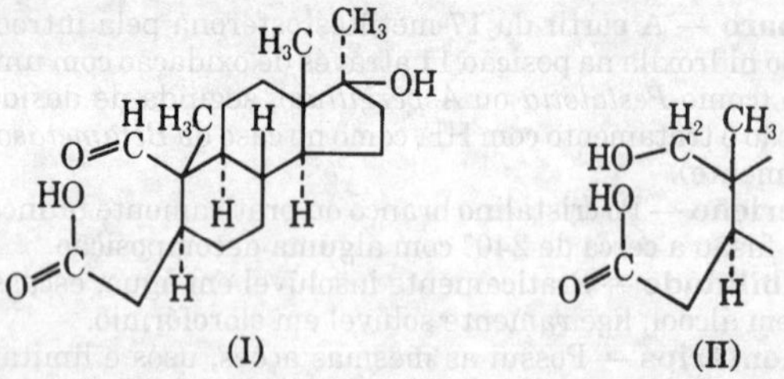

(I) (II)

Descrição — Pó cristalino branco, inodoro; estável ao ar, porém escurece quando exposto à luz; sofre fusão a cerca de 225°.

Solubilidade — 1 g em 5.200 mL de água, 57 mL de álcool, <5 mL de clorofórmio, 860 mL de éter ou 69 mL de acetona.

Comentários — Embora não seja um esteróide estritamente falando, sua configuração é a de um esteróide androgênico 17-metil. Suas ações anabolizantes estão fortemente relacionadas às suas ações androgênicas. Por conseguinte, a oxandrolona é utilizada no tratamento de doenças debilitantes crônicas, condições nas quais ocorrem balanço negativo do nitrogênio e osteoporose, especialmente a causada por glicocorticóides. O fármaco pode causar virilização em crianças ou mulheres, sobretudo quando se ultrapassam as doses recomendadas. A toxicidade potencial é a dos androgênios, porém a incidência e a gravidade são menores do que as observadas com a testosterona. Pode afetar adversamente as provas de função hepática, e deve-se considerar a possibilidade de icterícia colestática. Foi também relatada a ocorrência de leucopenia. A oxandrolona é contra-indicada para pacientes com câncer de próstata, para algumas mulheres com câncer de mama, durante a gravidez, na presença de nefrose e para prematuros e recém-nascidos. É também disponível como IND para tratamento do retardo constitucional do crescimento e da puberdade.

OXIMETOLONA

17-Hidróxi-2-(hidroximetileno)-17-metil-(5α,17β)-androstan-3-ona, Anadrol

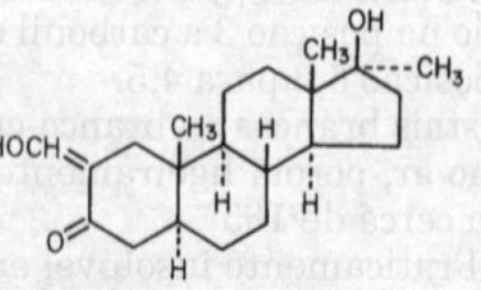

[434-07-1] $C_{21}H_{32}O_3$ (332.48).

Preparo — Consiste em fazer reagir a 17β-hidróxi-17-metilandrostan-3-ona (17-metildiidrotestosterona) com etil formato e hidróxido de sódio ao se emulsificar a mistura sob nitrogênio durante várias horas, formando assim o derivado 2-(sodoximetileno). O tratamento do composto sódico lavado com ácido clorídrico diluído a frio libera a oximetolona, que pode ser purificada por recristalização a partir de etil acetato. *J Am Chem Soc* 1959; 81:427.

Descrição — Cristais ou pó cristalino brancos a branco-cremosos; inodoro e estável ao ar; tautomérico na natureza, podendo existir como tautômero ou como mistura de ambos, dependendo, a composição exata, do solvente e da taxa de cristalização; sofre fusão a cerca de 175°.

Solubilidade — 1 g em >10.000 mL de água, 40 mL de álcool, 5 mL de clorofórmio, 82 mL de éter ou 14 mL de dioxano.

Comentários — Esteróide androgênico com atividade anabolizante relativamente maior do que a sua atividade androgênica. Por conseguinte, é utilizado principalmente para promover o anabolismo nitrogenado e o ganho ponderal na caquexia e em doenças debilitantes, bem como após infecções graves, queimaduras, traumatismo ou cirurgia. Pode aliviar a dor em certos tipos de osteoporose e promove a retenção de cálcio, de modo que o distúrbio ósseo pode melhorar. A oximetolona pode ser utilizada, devido a seus efeitos eritropoéticos, no tratamento da anemia hipoplásica e aplásica. Os efeitos colaterais consistem em náusea, vômitos, anorexia, queimação da língua, aumento ou diminuição da libido, acne, supressão da secreção de gonadotropinas, virilização (especialmente em mulheres e crianças), ginecomastia em homens, oligospermia, retenção de sódio e edema, anormalidades das provas de função hepática, icterícia colestática, diminuição de vários fatores da coagulação e diátese hemorrágica na presença de anticoagulantes.

TESTOSTERONA

17-Hidróxi-(17β)-androst-4-en-3-ona

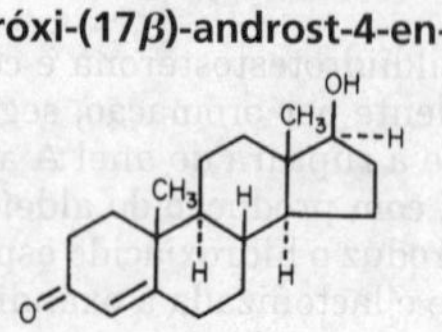

17β-Hidroxiandrost-4-en-3-ona [58-22-0] $C_{19}H_{28}O_2$ (288.43).

Preparo — Isolada pela primeira vez na forma cristalina por Laquer em 1935, que a obteve de testículos animais. Embora pequenas quantidades de testosterona possam ser extraídas de material testicular, o suprimento comercial sintético provém do colesterol. O intermediário-chave na síntese é a desidroepiandrosterona, que pode ser tratada posteriormente, através de processos químicos ou microbiológicos, produzindo testosterona. US Pat 2.236.574.

Descrição — Cristais ou pó cristalino brancos ou ligeiramente branco-cremosos; inodoro; estável ao ar; sofre fusão a cerca de 155°.

Solubilidade — Praticamente insolúvel em água, 1 g em cerca de 6 mL de álcool desidratado, 1 mL de clorofórmio ou 100 mL de éter; solúvel em óleos vegetais.

Comentários — Veja a introdução a esta seção anteriormente. A testosterona não é eficaz por via oral, visto que é destruída no fígado após a sua absorção. Possui meia-vida plasmática de 10 a 20 min. Entretanto, dispõe-se atualmente de duas preparações transdérmicas diferentes, que são utilizadas para terapia de reposição no hipogonadismo primário ou secundário em homens. Uma dessas preparações é colocada sobre a pele da bolsa escrotal (*Testoderm*) e proporciona uma concentração sérica máxima dentro de 2 a 4 h, retornando aos valores basais dentro de 2 h após a sua remoção. As aplicações diárias dos sistemas transdérmicos são feitas às 22 h, permanecendo no local durante 22 a 24 h. A preparação transdérmica não-escrotal (*Androderm*) é aplicada em dois locais (nas costas, no abdome, nos braços ou nas coxas) e nunca deve ser aplicada à bolsa escrotal, visto que se trata de uma preparação com doses mais altas. Os efeitos colaterais das preparações transdérmicas consistem em irritação local nos pontos de aplicação.

INIBIDORES DOS HORMÔNIOS ANDROGÊNICOS E ANTIANDROGÊNIOS

Podem-se utilizar drogas para suprimir os efeitos dos androgênios através da inibição da produção de gonadotropinas ou inibição das enzimas envolvidas na síntese de androgênios ou seus precursores. Os análogos do hormônio de liberação das gonadotropinas do hipotálamo, o GnRH, podem ser administrados numa preparação de liberação contínua para inibir o LH hipofisário e suprimir a produção de testosterona nos testículos. A despeito de uma queda dos níveis de testosterona depois de um mês de terapia com análogos do GnRH, observa-se um aumento inicial da testosterona. Os inibidores da 17-hidroxilação da progesterona ou pregnenolona podem resultar em diminuição dos níveis dos precursores androgênicos. Pode-se obter uma inibição mais específica dos efeitos androgênicos através da inibição da enzima 5α-redutase, que converte a testosterona em diidrotestosterona, o hormônio androgênico ativo presente em tecidos específicos, como próstata, vesículas seminais, epidídimo e pele. Outros fármacos são classificados como antiandrogênios quando são capazes de bloquear especificamente os receptores de testosterona. Os fármacos mais importantes atualmente disponíveis como inibidores dos hormônios androgênicos e antiandrogênios estão relacionados no Quadro 77.13.

Quadro 77.13 Características dos Inibidores dos Hormônios Androgênicos e Antiandrogênios

	COMENTÁRIOS
Inibidor dos Hormônios Androgênicos	
Finasterida	Inibe a 5α-redutase na próstata
Acetato de leuprolida	Agonista do GnRH injetado por via SC; inibe a secreção de gonadotropinas, resultando em diminuição da produção gonadal de testosterona
Goserrelina	Agonista do GnRH semelhante à leuprolida na sua ação
Antiandrogênios	
Acetato de ciproterona	Antagonista nos receptores androgênicos
Flutamida	Antagonista competitivo nos receptores de androgênio

A injeção subcutânea de leuprolida ou outros análogos do GnRH (goserrelina, nafarrelina e busserrelina) tem sido utilizada com sucesso no tratamento do carcinoma prostático. A combinação de um análogo do GnRH com a finasterida, um inibidor da 5α-redutase, pode inibir a estimulação inicial da produção de testosterona e proporcionar uma inibição mais eficaz da atividade androgênica. A finasterida é prescrita para o tratamento da hipertrofia prostática benigna e da alopecia de padrão masculino.

Os antiandrogênios ou antagonistas dos receptores de testosterona são utilizados no tratamento de distúrbios associados a um excesso androgênico, como hirsutismo, libido excessiva e câncer de próstata. O acetato de ciproterona possui efeitos antiandrogênicos e efeito progestacional que suprime o aumento do LH e FSH por retroalimentação, resultando num efeito antiandrogênico mais eficaz. É utilizado em mulheres para o tratamento do hirsutismo e em homens para diminuir o impulso sexual excessivo. A flutamida é um potente antiandrogênio não-esteróide que bloqueia competitivamente os receptores de androgênio nucleares no tecido prostático. É utilizada no tratamento do carcinoma prostático.

Outros fármacos encontram-se em fase de desenvolvimento na área de supressão e antagonismo dos androgênios ou receptores passíveis de melhorar a eficácia e reduzir os efeitos colaterais desses agentes. Os efeitos adversos comuns desses agentes nos homens consistem em ginecomastia, diminuição da libido e infertilidade.

ACETATO DE CIPROTERONA

(1β,2β)-17-(Acetilóxi)-6-cloro-1,2-diidro-3′*H*-ciclopropa[1,2]pregna-1-4,6-trieno-3,20-diona, presente no Androcur

[427-51-0] $C_{24}H_{29}ClO_4$ (416.94).

Preparo — US Pat 3.234.093.

Descrição — Cristais brancos; fusão a cerca de 200°.

Solubilidade — Solúvel em água; ligeiramente solúvel em álcool.

Comentários — Antagonista androgênico classificado como droga órfã. Possui também forte atividade progestogênica, que suprime o aumento esperado na secreção de LH/FSH em conseqüência da atividade androgênica atenuada. É utilizado no tratamento do hirsutismo grave em mulheres (administrado em seqüência com estrogênios), do impulso sexual excessivo nos homens e da puberdade precoce. Os efeitos adversos consistem em oligospermia, diminuição do volume do ejaculado, perda da libido em ambos os sexos, ginecomastia nos homens, galactorréia e aumento glandular, mastodinia, alterações do padrão piloso, reações cutâneas, alterações do peso, anemia, instabilidade vasomotora em ambos os sexos, irregularidades menstruais em mulheres, cefaléia e depressão.

FLUTAMIDA

Para a monografia completa, veja Cap. 86.

Comentários — Inibidor competitivo potente e oralmente ativo dos receptores de androgênio nucleares nos tecidos-alvo, como próstata, vesículas seminais e córtex supra-renal. A flutamida é utilizada no tratamento do câncer prostático clinicamente localizado, sendo administrada em combinação com um análogo do GnRH (p. ex., goserrelina e acetato de leuprolida). Sua atividade farmacológica deve-se apreciavelmente ao metabólito principal, a 2-hidroxiflutamida. Cerca de 50% de uma dose são eliminados na urina dentro de 72 h, e o metabólito hidroxilado possui meia-vida que varia de 6 a 22 h, de acordo com a dose administrada. Verifica-se uma elevada incidência de ginecomastia, bem como algum desconforto GI. Foram relatados alguns casos de hepatotoxicidade grave. Devem-se efetuar provas de função hepática periodicamente.

CAPÍTULO **78**

Anestésicos Gerais

Joel O Johnson MD, PhD
Associate Professor of Clinical Anesthesiology
and Neurosurgery
School of Medicine
University of Missouri — Columbia
Columbia, MO 65212

A anestesia geral é uma depressão reversível do sistema nervoso central (SNC), fármaco-induzida, usada mais comumente durante procedimentos cirúrgicos. O anestésico geral ideal provoca perda da consciência, levando à amnésia e à perda da consciência do ambiente (hipnose). Obnubilação ou eliminação da sensação de dor (analgesia), perda da movimentação muscular e controle dos sistemas autônomos devem também fazer parte do anestésico geral ideal, facilitando o procedimento cirúrgico e a recuperação após a cirurgia. Infelizmente, não existe uma única droga que incorpore todos esses elementos. Logo, a prática da anestesia envolve o uso de múltiplas drogas a fim de se alcançar os objetivos de hipnose, analgesia e perda dos movimentos.

Do ponto de vista químico, essas drogas têm de ser fisicamente estáveis, não-inflamáveis, atóxicas e resistentes à biodegradação a agentes ativos. Este capítulo faz uma revisão dos agentes inalatórios que levam a algum grau de hipnose, à analgesia e à perda da movimentação. Além disso, são discutidos os agentes intravenosos que causam perda da consciência e, ocasionalmente, analgesia em doses variáveis. Outras drogas como os opióides, relaxantes musculares e benzodiazepínicos são então adicionadas aos anestésicos a fim de se alcançar os objetivos exigidos. Esses produtos farmacêuticos são discutidos em outra parte.

ANESTÉSICOS INALATÓRIOS

A anestesia geral foi descoberta com o uso do dietil éter na década de 1840. O clorofórmio foi também utilizado, até que avanços na química do flúor, na década de 1940, permitiram o desenvolvimento de modernos e potentes anestésicos inalatórios. Esses agentes permanecem a base para a manutenção da anestesia geral devido ao fácil uso e à capacidade de diminuir e aumentar rapidamente a quantidade de droga no corpo. Para as crianças, os anestésicos inalatórios são usados comumente para induzir a anestesia, enquanto nos adultos os agentes intravenosos são usados antes dos anestésicos inalatórios.

Existem três qualidades físicas importantes usadas para definir os anestésicos inalatórios

1. Pressão do vapor, em torr (1/760 de uma atmosfera) a 20°, como uma medida da volatilidade.
2. O coeficiente de partição sangue/gás como indicador da solubilidade e refletindo a velocidade do início do efeito da droga.
3. A concentração alveolar mínima (CAM) como medida de potência.

A CAM representa a concentração do vapor na qual 50% dos indivíduos movimentar-se-ão em resposta a uma incisão cirúrgica e é similar a ED_{50}. Um anestésico com baixo coeficiente de partição sangue/gás (a droga não é muito solúvel na fase sanguínea) e com uma baixa CAM (uma pequena quantidade de droga representa uma dose efetiva) aproxima-se das características físicas ideais de um agente inalatório. A natureza líquida/gasosa dos anestésicos inalatórios potentes exige um sistema de distribuição denominado vaporizador. O gás é retirado por uma corrente calibrada de gás fresco e adicionado ao volume corrente que é então fornecido ao paciente. O efeito da droga é finalizado pela eliminação corporal através dos pulmões. As concentrações correntes finais dos gases anestésicos podem ser medidas e usadas para ajustar a dose da droga.

Os modernos anestésicos inalatórios são convenientemente divididos em drogas potentes com base de carbono e em anestésicos relativamente fracos como o óxido nitroso e o ainda experimental xenônio. A diferença reside no fato de que os potentes agentes inalatórios suprem toda a necessidade anestésica na presença de quantidade adequada de oxigênio. Os anestésicos inorgânicos devem ser administrados em uma combinação apropriada com opióides, relaxantes musculares ou adjuvantes hipnóticos. O mecanismo pelo qual os anestésicos inalatórios exercem seu efeito não é conhecido. Evidências recentes apontam para um efeito comum no sistema inibitório de neurotransmissores do ácido γ-aminobutírico (GABA), intensificando a inibição por uma ação direta no próprio receptor ou por um efeito indireto na membrana.

HALETOS ALQUÍLICOS

HALOTANO

Etano, 2-bromo-2-cloro-1,1,1-trifluoro-, Fluothane

```
   Br  F
   |   |
 H—C———C—F
   |   |
   Cl  F
```

2-Bromo-2-cloro-1,1,1-trifluoroetano [151-67-7] $C_2HBrClF_3$ (197.38); contém 0,008 a 0,012% de timol, por peso, como estabilizador.

Preparo — O 2-cloro-1,1,1-trifluoroetano comercialmente disponível é sujeito à bromação direta, e o halotano é isolado a partir do produto da reação por destilação fracionada.

Descrição — Incolor, móvel, não-inflamável, líquido espesso; odor característico que lembra o do clorofórmio; tem sabor adocicado e provoca sensação de queimação; é destilado entre 49 e 51°; densidade entre 1,872 e 1,877 a 20°.

Solubilidade — Ligeiramente hidrossolúvel; miscível com álcool, clorofórmio, éter ou óleos fixos.

Comentários — Sintetizado em 1951 e introduzido na prática clínica em 1956. Possui uma solubilidade intermediária (coeficiente de partição sangue/gás, 2,5) e CAM baixa (0,7%). O halotano é tolerado em altas concentrações, permitindo *superpressão*, ou distribuição de uma dose alta em um curto período de tempo. Isso por sua vez leva a uma indução inalatória rápida, mas pode resultar em perigosa superdosagem. O halotano causa vasodilatação, depressão miocárdica e diminuição do tônus simpático dose-dependentes. Do mesmo modo que os outros anestésicos inalatórios potentes, o halotano causa relaxamento muscular e, além disso, acompanha-se de baixa incidência de náusea e vômitos.

O halotano é armazenado em recipientes de cor âmbar com o conservante timol para evitar decomposição oxidativa espontânea. O timol pode se acumular no vaporizador, levando a mau funcionamento. Por ser um depressor miocárdico, o halotano diminui o débito cardíaco para 80% do normal em 1 CAM e para 70% do normal em 2 CAM. Além disso, sensibiliza mais o miocárdio às ações arrítmicas causadas pela epinefrina em comparação com os anestésicos que têm como base o éter. Esse efeito é acentuado pela hipercarbia. Como os outros anestésicos inalatórios potentes, o halotano diminui a resposta ventilatória normal à hipoventilação e à hipoxemia.

A hepatotoxicidade relacionada ao halotano levou ao desenvolvimento dos novos anestésicos que têm como base o éter (ver adiante). A exposição prévia ao halotano parece "preparar o terreno" para uma resposta imunológica resultando em destruição hepática. Esse efeito é visto apenas raramente com o desflurano, isoflurano, enflurano ou sevoflurano.

Anestésicos de Éter

O éter (dietil éter) era usado como agente anestésico desde a década de 1840. A introdução do metoxiflurano (um metil etil éter) em 1960 assinalou o primeiro de uma família de compostos de éter feitos para substituir o halotano. O metoxiflurano foi quase descartado devido ao extenso metabolismo hepático (40 a 50%). Enflurano, isoflurano, desflurano e sevoflurano foram todos sintetizados no fim da década de 1960 e são atualmente usados na prática clínica. Como uma classe, eles são estáveis, não-inflamáveis e não-arritmogênicos. Eles diferem em seu grau de metabolismo e efeito na respiração, circulação ou no SNC.

DESFLURANO

Etano, (±)-2-(difluorometoxi)-1,1,2,2-tera-fluoro-, Suprane

```
   F  H     F
   |  |     |
F—C—C—O—C—H
   |  |     |
   F  F     F
```

[57041-67-5] $C_3H_2F_6O$ (168.04).

Descrição — Extremamente volátil; não-inflamável e não explosivo em concentrações clínicas.

Solubilidade — Insolúvel em água; solúvel em solventes orgânicos.

Comentários — Aprovado para uso clínico nos EUA em 1993. Possui solubilidade baixa (coeficiente de partição sangue/gás, 0,42), levando a um rápido início e recuperação. A droga é minimamente metabolizada (0,02%), e o desflurano resiste à degradação por ácidos ou bases. Sua alta pressão de vapor (644 torr) exigiu o desenvolvimento de um vaporizador aquecido para garantir a distribuição estável da droga. O desflurano é menos potente (CAM, 6,0%) que os outros éteres.

As diminuições dose-relacionadas da pressão arterial (PA) e do débito cardíaco são similares às do isoflurano. Elevações na freqüência cardíaca e na pressão sanguínea foram notadas após a introdução do agente devido à estimulação do sistema nervoso simpático. Esse efeito pode ser reduzido evitando-se a superpressão (administração de altas concentrações de desflurano). O desflurano é o mais estimulante dos anestésicos inalatórios, causando dispnéia e tosse, e não é recomendado para indução inalatória de anestesia geral em crianças. Desflurano pode aumentar ou não alterar a pressão intracraniana (PIC) nos pacientes com tumores expansivos. Causa vasodilatação cerebral e diminui, dependendo da dose, a taxa metabólica de consumo de oxigênio cerebral ($CMRO_2$) de modo similar ao do isoflurano e do sevoflurano.

SEVOFLURANO

Propano, 1,1,1,3,3,3-hexafluoro-2-(fluoro-metóxi)-, Ultane

```
CF3CHCF3
    |
  OCH2F
```

[28523-86-6] $C_4H_3F_7O$ (200.06).

Descrição — Não-inflamável, altamente volátil.

Solubilidade — Insolúvel em água.

Comentários — Aprovado para o uso clínico nos EUA em 1995. Possui baixa solubilidade (coeficiente de partição sangue/gás, 0,69), que é levemente maior que a do óxido nitroso e do desflurano, e uma potência intermediária (CAM, 2,05%). O sevoflurano possui uma pressão de vapor similar à do enflurano (160 torr). Três a 5% da droga são metabolizados no corpo, com um subproduto que é o fluoreto inorgânico. Embora a toxicidade do fluoreto (insuficiência renal de alto débito) seja uma preocupação em relação a esse agente, isso não tem sido visto no contexto clínico. O sevoflurano é também sujeito à degradação pelo ambiente básico presente no dióxido de carbono absorvente. Os produtos de degradação incluem o Composto A, uma substância associada a lesão renal em ratos. As condições clínicas no paciente, incluindo baixos fluxos de gás fresco através do vaporizador e insuficiência renal preexistente, são contra-indicações relativas ao uso desse agente. Até este momento, lesão renal devida unicamente ao sevoflurano não foi descrita.

Diminuições dose-relacionadas da PA e do débito cardíaco são similares àquelas vistas com o isoflurano. O sevoflurano é o agente inalatório potente menos estimulante e é usado comumente para indução inalatória de anestesia em crianças. É um potente broncodilatador e pode ser usado para tratar broncoconstrição aguda. É similar ao isoflurano em seu efeito na hemodinâmica cerebral, diminuindo a PIC com hiperventilação, diminuindo a $CMRO_2$ e preservando a resposta da rede vascular cerebral ao dióxido de carbono. As propriedades físicas do sevoflurano permitem uma indução inalatória rápida e suave e uma recuperação anestésica ágil. A adição de óxido nitroso ao sevoflurano durante a indução diminui o tempo dessa indução e diminui os fenômenos excitatórios como a movimentação.

Outros Membros Importantes Dessa Classe

ENFLURANO

Etano, 2-cloro-1-(difluorometoxi)-1,1,2-trifluoro-, Ethrane

```
   F        F  F
   |        |  |
H—C—O—C—C—H
   |        |  |
   F        F  Cl
```

2-Cloro-1,1,2-trifluoroetil difluorometil éter [13838-16-9] $C_3H_2ClF_5O$ (184.49).

Preparo — Pode ser sintetizado por uma série de reações iniciadas com o trifluoroclorotileno. US Pats 3.469.011 e 3.527.813.

Descrição — Líquido claro, incolor, volátil; odor agradável similar ao do hidrocarbono; entra em ebulição a 56,6°; não-inflamável.

Solubilidade — Solúvel em água até 0,275%, e hidrossolúvel em enflurano até 0,13%; miscível com solventes orgânicos.

Comentários — Um isômero do isoflurano (coeficiente de partição sangue/gás, 1,9; pressão de vapor, 175 torr; CAM, 1,7) que é metabolizado em fluoreto inorgânico. Um aumento no metabolismo é visto no paciente obeso e naqueles que fazem uso de isoniazida. O enflurano produz pontas no eletroencefalograma (EEG) em altas doses. Seu uso é evitado nos pacientes epilépticos e naqueles com risco de nefrotoxicidade.

ISOFLURANO

Etano, 2-cloro-2-(difluorometoxi)-1,1,1-triflúor-, Forane, AErrane [Veterinário]

```
  F
  |
HC—O—CHCF3
  |     |
  F     Cl
```

1-Cloro-2,2,2-trifluoroetil difluorometil éter [26675-46-7] $C_3H_2ClF_5O$ (184.49).

Preparo — Trifluoroetanol é metilado com dimetil sulfato a fim de formar o metil éter, que é então clorado até o diclorometil éter, $CF_3CHClOCHCl_2$. Este último composto, sob tratamento com HF/$SbCl_5$, forma o produto. Veja *J Med Chem* 1971; 14:517.

Descrição — Líquido fervente em baixa temperatura (48,5°) com um odor leve; não-inflamável.

Solubilidade — Miscível com a maioria dos solventes orgânicos incluindo gorduras ou óleos; praticamente insolúvel em água.

Comentários — O principal anestésico inalatório potente usado para manutenção da anestesia. Seus registros de segurança, suas propriedades físicas satisfatórias (coeficiente de partição sangue/gás, 1,5; pressão de vapor, 238 torr; CAM, 1,15) e a baixa taxa de metabolismo (0,2%) combinaram-se com o baixo custo para torná-lo o agente mais usado. Seu odor é muito penetrante para indução através de inalação por máscara e possui a maior capacidade de vasodilatação desses agentes.

Gases Inorgânicos

ÓXIDO NITROSO

Monóxido de Dinitrogênio; Gás Hilariante

Óxido de nitrogênio (N_2O) [10024-97-2]; contém não menos de 99,0%, por volume, de N_2O (44.01). O restante é basicamente nitrogênio.

Preparo — Usualmente através do aquecimento do nitrato de amônio até cerca de 170° a fim de produzir óxido nitroso e água.

Óxido nitroso é fornecido de forma comprimida em cilindros metálicos.

Descrição — Gás incolor, sem odor ou sabor apreciáveis; gravidade específica de 1,53; 1 L, em uma pressão de 760 torr a 0°, pesa cerca de 1,97 g.

Solubilidade — 1 volume dissolve cerca de 1,4 volume de água a 20° sob pressão normal; livremente solúvel em álcool; solúvel em éter ou óleos.

Comentários — Os efeitos produtores de narcose do óxido nitroso (N_2O) foram descritos por Sir Humphry Davy em 1799. É um anestésico fraco (CAM, 105%), com um início e recuperação rápidos (coeficiente de partição sangue/gás, 0,47), disponível como gás comprimido (pressão de vapor, 39.000). É freqüentemente usado em combinação com outros anestésicos como parte de uma *técnica balanceada* ou como um adjuvante aos potentes agentes inalatórios a fim de diminuir a concentração necessária para alcançar a CAM. O óxido nitroso é considerado não-inflamável, mas agüentará combustão. É teratogênico em ratos e inibe a atividade da metionina sintetase, levando a anemia megaloblástica após administração prolongada (dias).

O óxido nitroso possui um efeito mínimo na respiração, embora o impulso hipóxico seja embotado. O débito cardíaco é mantido com doses crescentes, presumivelmente através de pequena estimulação simpática. Nas situações clínicas nas quais existem espaços fechados contendo ar, como uma cirurgia na parte interna do ouvido, cirurgia abdominal, craniotomia em repouso e pneumotórax, o óxido nitroso se difunde para os espaços 35 vezes mais rapidamente que o nitrogênio sai desses mesmos espaços, resultando em expansão dos espaços que contêm ar. Existe uma evidência de que o óxido nitroso pode elevar as náuseas e vômitos pós-operatórios.

XENÔNIO

Xe [7440-63-3] Xe (131.29).

Preparo — A partir de resíduos líquidos do ar.

Descrição — Incolor, inodoro, insípido, gás inerte.

Solubilidade — Cerca de 10% em água a 20°.

Comentários — Atualmente não é aprovado para uso como anestésico. No entanto, possui propriedades físicas superiores às do óxido nitroso (coeficiente de partição sangue/gás, 0,14; CAM, 71%). Atóxico, não-inflamável e não metabolizado. O xenônio proporciona analgesia reversível e possui mínimos efeitos colaterais cardiovasculares ou respiratórios, mas é de fabricação cara.

ANESTÉSICOS INTRAVENOSOS

A noção de um anestésico IV único e ideal permanece ilusória. Agentes sedativos/hipnóticos como os barbituratos, benzodiazepínicos, propofol e etomidato proporcionam perda da consciência sem analgesia ou perda dos movimentos. A cetamina (um anestésico dissociativo) causa analgesia e amnésia profundas, mas os pacientes podem parecer acordados e manter alguns dos seus reflexos protetores. Assim sendo, a maioria desses agentes é usada para indução de anestesia geral e então combinada com outros agentes, como os opióides, óxido nitroso ou os anestésicos inalatórios potentes, a fim de produzir as exigências de perda da consciência, analgesia e perda da movimentação.

Como agentes indutores, os anestésicos IV não devem causar dor durante a injeção, devem ter um efeito de início rápido e devem ser metabolizados em substâncias inativas. Idealmente, essas drogas carecem de efeitos colaterais cardiovasculares e respiratórios, diminuem a pressão intracraniana e garantem um rápido retorno à consciência sem sedação, amnésia posterior ou náusea. As falhas relativas de cada um dos agentes disponíveis são discutidas adiante.

A manutenção da anestesia com técnicas IV exige conhecimento da farmacocinética das várias classes de drogas. Anestésicos inalatórios são dosados em resposta aos parâmetros hemodinâmicos do paciente, e níveis adequados podem ser monitorados com medição do volume corrente final do gás respiratório. Atualmente não existe um monitor similar da dose da droga (comparada com efeito) para os anestésicos IV, de modo que uma estimativa grosseira da dose tem de ser feita com base na farmacodinâmica e farmacocinética da população. Existem amplas variações entre os pacientes e as situações clínicas, tornando difícil a titulação precisa dos agentes IV. A busca por melhores anestésicos intravenosos e monitores apropriados de seus efeitos clínicos continua.

A maioria dos anestésicos IV age através de uma interação com o sistema de neurotransmissores inibitórios GABA. Locais específicos de ligação no complexo de receptores GABA têm sido demonstrados para os barbituratos e benziodiazepínicos, intensificando o fluxo do íon cloreto para o interior da célula. Propofol e etomidato também aumentam a atividade do GABA. Em contrapartida, a cetamina dissocia as porções cortical e límbica do SNC.

Todos os anestésicos IV devem ser administrados apenas por pessoas treinadas no uso dessas drogas. Equipamento apropriado de reanimação deve estar disponível a fim de evitar e tratar um comprometimento respiratório agudo ou colapso cardiovascular.

Barbituratos

Existem duas classes de barbituratos usados em anestesia, os tiobarbituratos, como o tiopental, e os oxibarbituratos, como o metoexital. Outros membros dessas classes são usados ocasionalmente (isto é, tiamilal ou pentobarbital). As drogas diferem em potência, metabolismo e uso clínico, conforme revisado a seguir. Comum a todos os barbituratos é a sua proibição em pacientes com porfiria clínica ou latente. Indução do sistema enzimático do citocromo predispõe esses pacientes a um episódio possivelmente fatal.

METOEXITAL SÓDICO

2,4,6(1*H*,3*H*,5*H*)-Pirimidinatriona, (±)-1-metil-5-(1-metil-2-pentinil)-5-(2-propenil)-, sal monossódico; Brevital Sodium

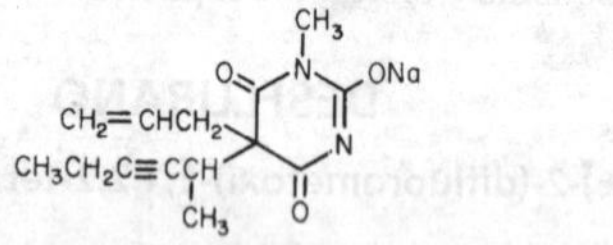

5-Alil-1-metil-5-(1-metil-2-pentinil)barbiturato sódico [309-36-4] $C_{14}H_{17}N_2NaO_3$ (284.29).

Preparo — O 1-butinil brometo de magnésio é tratado com acetaldeído, e o álcool resultante é tratado com PCl_5 a fim de produzir 2-cloro-3-pentina. A condensação com etil cianoacetato na presença de etilato de sódio resulta em etil 1-metil-2-pentinilcianoacetato, que, em condensação similar adicional com alil brometo, resulta em etil(1-metil-2-pentinil)alilcianoacetato. A reação com *N*-metiluréia resulta em ácido iminobarbitúrico, que, na hidrólise catalisada por ácido, forma metoexital. A neutralização com hidróxido de sódio produz o sal de sódio.

Os dois diastereoisômeros do ácido barbitúrico são designados como formas α e β na literatura. A forma α é a usada medicinalmente (a forma β causa efeitos colaterais indesejáveis) e é formada quase exclusivamente através do processo descrito anteriormente. A síntese do éster malônico descrita em *Barbital* não é usada pois resulta principalmente na forma indesejada β.

Descrição — Pó higroscópico que varia de branco a bege; soluções essencialmente inodoras são alcalinas ao tornassol.

Solubilidade — Solúvel em água.

Comentários — Usado basicamente para procedimentos curtos, levemente dolorosos, e na indução de anestesia geral. Uma dose de indução de 1 mg/kg leva, de modo confiável, à inconsciência em 30 s; o efeito farmacológico termina com rápida redistribuição a partir do cérebro para os locais periféricos. A recuperação após o uso de metoexital é mais rápida e há menor depressão miocárdica em comparação com o tiopental. A injeção IV pode ser dolorosa, e tremores, tosse e soluços podem ocasionalmente ocorrer. Metoexital tem sido usado para provocar pontas no EEG em pacientes submetidos a testes para atividade convulsiva. No domínio da anestesia, tem sido usado durante redução fechada de fraturas, na terapia eletroconvulsiva, cardioversão e na testagem de desfibriladores automáticos.

O metoexital é metabolizado apenas no fígado, causando indução das enzimas do citocromo. A injeção IV pode resultar em anafilaxia (1/30.000), e convulsões são relatadas após uma infusão contínua (1/3).

TIOPENTAL SÓDICO

4,6-(1*H*,5*H*)-Pirimidinadiona, 5-etildiidro-5-(1-metilbutil)-2-tioxo-, sal monossódico; Thiopentone Sodium; Pentothal Sodium

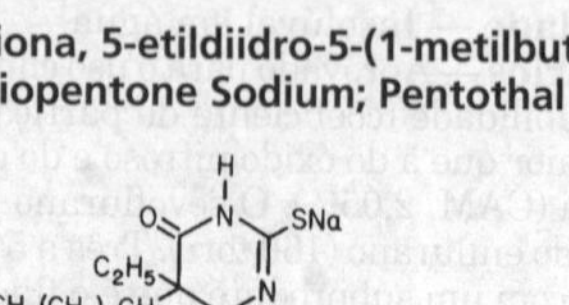

5-Etil-5-(1-metilbutil)-2-tiobarbiturato sódico [71-73-8] $C_{11}H_{17}N_2NaO_2S$ (264.32).

Preparo — Igual ao do *Amobarbital*, Cap. 80, usando 2-bromopentano como haleto alquílico e o etil 1-metilbutilmalonato é condensado com tiouréia [$CS(NH_2)_2$].

Descrição — Pó cristalino branco a bege, ou pó higroscópico branco-amarelado ou amarelo-esverdeado pálido; a solução aquosa é alcalina ao tornassol; as soluções se decompõem quando paradas e, com ebulição, ocorre precipitação. O dióxido de carbono também causa precipitação na solução.

Solubilidade — Solúvel em água ou álcool; insolúvel em éter absoluto, benzeno ou solvente hexano.

Incompatibilidades — O tiopental precipita em soluções ácidas.

Comentários — Usado para indução de anestesia geral, terapia de proteção cerebral e como anticonvulsivante. Não é usado para procedimentos curtos que exijam inconsciência e amnésia pois a recuperação ocorre mais rapidamente com metoexital ou propofol. Uma única dose de indução (3 a 5 mg/kg) causará inconsciência por 30 a 40 s, e sua ação é finalizada pela redistribuição da droga para longe do cérebro. Dor no local de injeção é menos comum em comparação com metoexital e propofol. Existem diminuição transitória da pressão arterial (20%) e um aumento compensatório da freqüência cardíaca com a injeção. Pacientes hipovolêmicos correm risco de sofrer seqüelas hemodinâmicas importantes devido à vasodilatação causada pelo tiopental. A injeção intra-arterial leva a trombose arterial e necrose do membro envolvido.

O tiopental é metabolizado basicamente pelo fígado, embora os rins e o tecido muscular possam participar. A injeção intravenosa tem sido associada com anafilaxia e crises de porfiria em indivíduos susceptíveis.

O tiopental tem sido usado para tratar elevações agudas na PIC e como protetor cerebral durante procedimentos cirúrgicos nos quais haja risco de isquemia devido à ausência de fluxo sanguíneo. A monitoração do EEG é útil na determinação da dose de tiopental necessária para causar supressão de salvas. Embora o mecanismo desse efeito não esteja claro, acredita-se que o consumo decrescente de oxigênio ou a remoção de radicais livres estejam envolvidos.

Não-barbituratos

CLORIDRATO DE CETAMINA

Ciclo-hexanona, 2-(2-clorofenil)-2-(metilamino)-, cloridrato; Ketaject, Ketalar

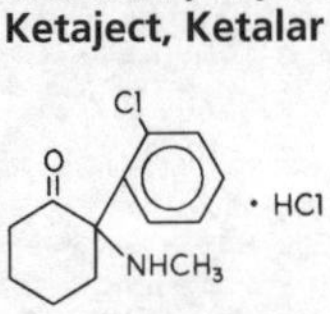

(±)-2-(*o*-Clorofenil)-2-(metilamino)ciclo-hexanona cloridrato [1867-66-9] Base [6740-88-1] $C_{13}H_{16}ClNO \cdot HCl$ (274.19).

Preparo — O produto resultante de uma reação de Grignard, envolvendo *o*-clorobenzonitrila e bromociclopentano, é tratado na presença de um álcali forte para formar o composto epóxi (I). A reação desse com metilamina resulta na imina (II), que se rearranja, por aquecimento, na presença de ácido clorídrico. Pat Belga 634.208.

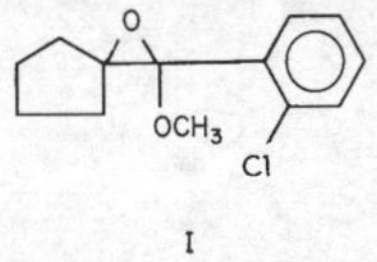

I 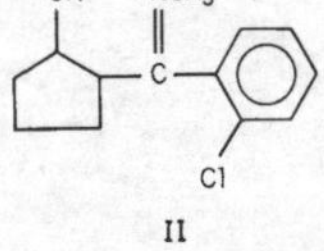 II

Descrição — Pó cristalino branco com odor característico; as soluções são ácidas ao tornassol; funde-se entre 258 e 261° com decomposição; pH (1 em 10 de solução) entre 3,5 e 4,1.

Solubilidade — 1 g em 5 mL de água, 14 mL de álcool, 60 mL de clorofórmio ou 60 mL de álcool absoluto.

Comentários — Singular como anestésico IV pelo fato de fornecer analgesia profunda bem como servir como agente indutor. Doses indutoras (1 a 2 mg/kg) provocam anestesia cirúrgica em 30 s. Os pacientes conservam as funções ventilatórias e cardiovasculares. A cetamina provoca um estado de *anestesia dissociativa*; os pacientes podem parecer acordados e estarem não-comunicativos embora experimentem intensa analgesia e amnésia. Alguns reflexos protetores (vômito, tônus laríngeo, ventilação espontânea) permanecem intactos.

A injeção IV não é dolorosa, e a ação da droga é finalizada por redistribuição. A cetamina é metabolizada pelo fígado (sistema do citocromo P-450). A tolerância à cetamina pode se desenvolver após doses repetidas. Os efeitos cardiovasculares assemelham-se à estimulação simpática (aumentos da freqüência cardíaca, débito cardíaco, pressão arterial), possivelmente por interação direta com o sistema nervoso simpático. *In vitro*, a cetamina é um depressor miocárdico. Assim, os pacientes com reservas reduzidas de catecolaminas (trauma, doença grave) podem sofrer colapso cardiovascular após indução com cetamina. Delírio na recuperação (1% dos pacientes) é caracterizado por alucinações auditivas e visuais que podem permanecer por até 24 h após a administração. Esse efeito é atenuado pela administração conjunta de benzodiazepínicos ou de outros agentes anestésicos. Pacientes em uso de cetamina devem permanecer sob cuidado até a recuperação completa e devem ser acompanhados por um responsável adulto.

A cetamina é usada como agente indutor IV em adultos, e é administrada por injeção IM em crianças de difícil manejo (4 mg/kg). É usada em procedimentos curtos dolorosos (isto é, para a realização de curativos em ferimentos causados por queimaduras, indução emergencial para cesariana). Pode também ser fornecida por via oral. A cetamina é um broncodilatador e, portanto, é útil para pacientes asmáticos, mas deve ser evitada em situações clínicas com envolvimento cardiovascular e neurocirúrgico.

ETOMIDATO

1*H*-Imidazol-5-ácido carboxílico, (±)-1-(1-feniletil)-, etil éster, Amidate

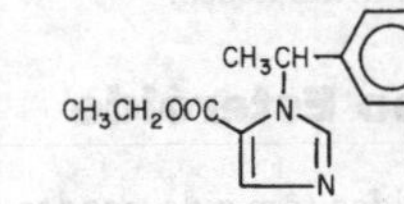

(+)-Etil (1-(α-metilbenzil)imidazol-5-carboxilato [33125-97-2] $C_{14}H_{16}N_2O_2$ (244.99).

Preparo — A partir de α-metilbenzil amina e etil cloroacetato em 8 passos.

Descrição — Amorfo ou cristais brancos ou amarelos; funde a cerca de 67°.

Solubilidade — Insolúvel em água; solúvel em solventes polares orgânicos comuns.

Comentários — Agente hipnótico usado para indução de anestesia geral. A injeção IV desse agente hidrossolúvel (0,3 mg/kg) leva a rápida perda da consciência em um tempo de circulação braço-cérebro. O etomidato é conhecido por sua estabilidade cardiovascular e rápida recuperação após uma única dose devido à sua veloz redistribuição. Reações adversas incluem dor no local da injeção, depressão respiratória (menor que com os barbituratos) e mioclono. A atividade mioclônica resulta da desinibição de estruturas subcorticais e não está associada a atividade convulsiva no EEG. Supressão adrenocortical tem sido relatada nas doses de indução e é mais comum após infusão IV de etomidato. Esse efeito se deve a uma inibição da atividade da 11-β-hidroxilase que dura de 4 a 8 h após uma dose de indução. A importância clínica desse achado permanece obscura.

O metabolismo do etomidato ocorre no fígado. A recuperação após anestesia com etomidato está associada a maior incidência de náuseas e vômitos, e delírio durante a recuperação tem sido notado após longas infusões.

O etomidato é uma alternativa à indução com barbituratos para os pacientes com sistemas cardiovasculares instáveis, para os pacientes hipovolêmicos e como suplemento de outros agentes anestésicos em uma técnica balanceada. Embora diminua a PIC, $CMRO_2$ e a atividade do EEG de modo similar ao tiopental, sua eficácia como protetor cerebral tem sido questionada recentemente.

PROPOFOL

Fenol, 2,6-diisopropil-, Diprivan

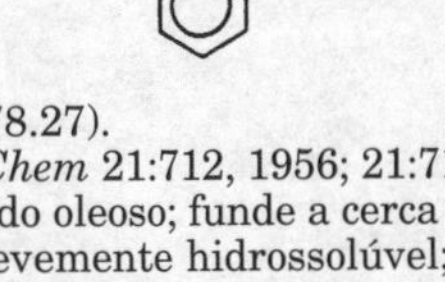

[2078-54-8] $C_{12}H_{18}O$ (178.27).

Preparo — *J Org Chem* 21:712, 1956; 21:712.

Descrição — Líquido oleoso; funde a cerca de 19°, pK_a 11.

Solubilidade — Levemente hidrossolúvel; bastante solúvel em álcool.

Comentários — Tem-se tornado rapidamente o agente indutor de escolha para anestesia geral. Tem início rápido (em um tempo de circulação braço-cérebro), e sua ação farmacológica é finalizada por redistribuição. Inicialmente foi formulado em EL cremafor, mas atualmente está disponível em uma emulsão de lecitina de ovo devido à alta incidência de reações anafiláticas ao cremafor. Essa emulsão lipídica possui EDTA adicionado como conservante. Dor à injeção é comum, a menos que a droga seja injetada em uma veia calibrosa ou seja precedida por um anestésico local ou por um potente opióide. A recuperação rápida é facilitada por uma curta meia-vida inicial de distribuição (2 a 8 min), com depuração feita pelo fígado e, possivelmente, por locais extra-hepáticos.

Uma dose de indução (1,5 a 2,5 mg/kg) leva a uma maior queda da PA em comparação com o tiopental, devido à vasodilatação e a um efeito direto como depressor do miocárdio. Ocorre pequena ou nenhuma alteração da freqüência cardíaca ou débito cardíaco. Depressão respiratória dose-dependente ocorre em 25 a 35% dos pacientes após uma dose inicial; também é broncodilatador e diminui a resposta normal à hipóxia e à hipercarbia. O propofol diminui a $CMRO_2$ e a PIC, e é descrito como possuidor de qualidades protetoras cerebrais. Decréscimos substanciais da PA, levando a diminuições clinicamente significativas da pressão de perfusão cerebral, limitam sua aplicação em neuroanestesia. Efeitos colaterais incluem precipitação de atividade motora excitatória (mioclono e opistótono) e propriedades antieméticas. Não deflagra hipertermia maligna (HM) e é o agente de escolha para pacientes suscetíveis à HM.

O propofol é usado como agente indutor em anestesia geral e para manutenção da hipnose sob constante infusão IV. Os pacientes tendem a acordar rapidamente após uma anestesia que tenha como base o propofol, apresentando, às vezes, sensação de euforia. Há um efeito anestésico significativo em altas doses.

Compostos do Tipo Esteróide

Diversos compostos esteróides têm sido usados clinicamente por sua atividade sedativa hipnótica, incluindo altesina (uma mistura de alfaxalona e alfadolona). Era usado em procedimentos ambulatoriais devido ao seu rápido início e redistribuição, mas apresentou uma alta taxa de reações alérgicas (1/900) e anafilaxia (1/10.000). Não foi aprovado nos EUA. Eltanolona (3α-hidróxi-5β-pregnan-20-ona) está atualmente em ensaios clínicos. Como o propofol, é insolúvel em água e é formulada em uma emulsão lipídica. Doses indutoras de 0,5 a 0,8 mg/kg causam discreta depressão cardiovascular e não há dor durante a injeção. Parece causar menor depressão respiratória se comparada com o propofol, com efeitos favoráveis na hemodinâmica cerebral. Essa classe de substâncias suprirá futuras investigações a respeito dos agentes anestésicos intravenosos sedativo/hipnóticos.

BIBLIOGRAFIA

Barash PG, Cullen BF, Stoelting RK. *Clinical Anesthesia,* ed 3. Philadelphia: Lippincott, 1996.

Cheng MA, Theard MA, Tempelhoff R. Intravenous agents and intraoperative neuroprotection. Beyond barbiturates. *Crit Care Clin* 1997; 13(1): 185.

Eger EI 2nd. New inhaled anesthetics. *Anesthesiology* 1994; 80(4): 906

Farnsworth S, Johnson J. Halothane hepatitis; updating an old nemesis. *Am J Anesth* 1995; 12: 139.

Gillman MA, Lichtigfeld FJ. Clinical role and mechanisms of action of analgesic nitrous oxide. *Int J Neurosci* 1998; 93(1–2): 55.

Goto T, *et al.* Xenon provides faster emergence from anesthesia than does nitrous oxide-sevoflurane or nitrous oxide-isoflurane. *Anesthesiology* 1997; 86(6): 1273.

Krasowski MD, *et al.* Propofol and other intravenous anesthetics have sites of action on the gamma-aminobutyric acid type A receptor distinct from that for isoflurane. *Mol Pharmacol* 1998; 53(3): 530.

Ries CR, Scoates PJ, Puil E. Opisthotonos following propofol: a nonepileptic perspective and treatment strategy. *Can J Anaesth* 1994; 41(5Pt1): 414.

Rosow CE. Anesthetic drug interaction: an overview. *J Clin Anesth* 1997; 9(6 Suppl): 27S.

Stoelting RK. *Pharmacology and Physiology in Anesthetic Practice,* ed 3. Philadelphia: Lippincott, 1998.

Tang J, *et al.* Eltanolone as an alternative to propofol for ambulatory anesthesia. *Anesth Analg* 1997; 85(4): 801.

Tempelhoff R. The new inhalational anesthetics desflurane and sevoflurane are valuable additions to the practice of neuroanesthesia. *J Neurosurg Anesthesiol* 1997; 9(1): 6971.

Trudell JR, Koblin DD, Eger EI 2nd. A molecular description of how noble gases and nitrogen bind to a model site of anesthetic action. *Anesth Analg* 1998; 87(2): 411.

CAPÍTULO **79**

Anestésicos Locais

H Steve White, PhD
Associate Professor of Pharmacology and Toxicology
College of Pharmacy
University of Utah
Salt Lake City, UT 84112

Os anestésicos locais bloqueiam reversivelmente a condução do impulso em qualquer parte do sistema nervoso e em todos os nervos, incluindo sensitivos, motores e autônomos. São em geral usados para promover perda sensitiva transitória em uma área circunscrita do corpo sem levar a perda geral da consciência. Tal ação poderá ser usada para bloquear a sensação de dor — ou impulsos simpáticos vasoconstritores — em determinadas áreas corporais. Por isso, os anestésicos locais têm a função de evitar a dor em procedimentos cirúrgicos, dentários, lesões e doenças. Os anestésicos locais sintéticos podem ser classificados em dois grupos: os compostos fracamente solúveis e os compostos solúveis. Os compostos anestésicos fracamente solúveis são usados apenas para aplicação de superfície (tópica), desde que sua baixa absorção confere segurança para uso em úlceras, feridas e mucosas. A anestesia por eles induzida não é tão completa quanto aquela produzida pelos compostos solúveis, mas a duração é maior. Muitos anestésicos solúveis são também usados como anestésicos tópicos. Por outro lado, apenas anestésicos locais solúveis de baixa toxicidade relativa devem ser injetados.

A anestesia local induzida por compostos injetáveis é nomeada segundo a técnica ou região anatômica de infiltração. A anestesia infiltrativa refere-se à injeção diretamente na área dolorosa ou que vai ser submetida a trauma cirúrgico. O bloqueio de campo é efetuado adminstrando-se o anestésico local em uma região do nervo proximal ao local a ser anestesiado. O bloqueio nervoso periférico, comumente denominado anestesia regional, injeta o anestésico local em uma região de contato direto com o nervo ou plexo nervoso. O bloqueio de nervos paravertebrais coloca o anestésico local próximo ao nervo, no ponto em que ele sai dos forames intervertebrais. Os bloqueios epidural e caudal são semelhantes; o bloqueio caudal é um bloqueio epidural na região caudal. O bloqueio subaracnóide, comumente denominado anestesia espinhal, porém mais corretamente analgesia espinhal, requer que o anestésico seja injetado no espaço subaracnóide para que o agente anestésico se misture ao liquor.

O uso de uma solução hiperbárica (pesada) ou hipobárica (leve) e o posicionamento correto do paciente na mesa operatória permitem a manobra anestésica em várias regiões corporais.

Os anestésicos locais evitam tanto a geração quanto a condução do impulso nervoso. A membrana excitável dos axônios neurais mantém um potencial transmembrana de −90 a −60 mV. Durante o estímulo, os canais de sódio se abrem, e uma corrente de entrada de íons sódio despolariza rapidamente a membrana em direção ao potencial de equilíbrio de sódio (+40 mV). Como conseqüência da despolarização, os canais de sódio se fecham (inativam-se), e os canais de potássio se abrem. A corrente de saída de íons potássio repolariza a membrana em direção ao potencial de equilíbrio de potássio (−95 mV); a repolarização faz os canais de sódio retornarem ao estado de repouso. Os gradientes iônicos transmembrana são mantidos pela bomba de sódio.

Quando concentrações crescentes de um anestésico local são aplicadas a uma fibra nervosa, o limiar de excitação eleva-se, a condução dos impulsos nervosos torna-se lenta, a taxa de crescimento do potencial de ação baixa, a amplitude do potencial de ação diminui e, finalmente, a capacidade de gerar o potencial de ação é anulada. Todos esses efeitos resultam da ligação do anestésico local aos canais de sódio, o que por sua vez bloqueia a permeabilidade transitória ao sódio. Se a corrente de sódio é paralisada em uma porção crítica do nervo, a propagação do impulso através da área nervosa bloqueada não é mais possível.

Quando a infiltração, a condução ou as técnicas regionais são empregadas, tanto as fibras quanto as terminações nervosas são anestesiadas. O alívio decorrente da anestesia de uma fibra nervosa está relacionado ao seu tipo e tamanho. Apesar de haver exceções, nervos grandes mielinizados freqüentemente necessitam de uma concentração maior de solução anestésica e de maior tempo para serem bloqueados em comparação com fibras pequenas não-mielinizadas. Por conseguinte, fibras nervosas pequenas relacionadas com vasoconstrição, temperatura e dor superficial são anestesiadas mais facilmente, enquanto as fibras grandes associadas com a sensação de toque, pressão, dor profunda e sensações provenientes de articulações e tendões são anestesiadas com mais dificuldade. Na anestesia espinhal, é provável que os nervos sensitivos e motores sejam bloqueados. Na anestesia superficial (tópica), as terminações nervosas sensitivas são as principais estruturas nervosas afetadas.

A ação de bloqueio nervoso dos anestésicos locais é sensível ao pH. Como essas drogas são em geral comercializadas como sais hidrossolúveis, as soluções injetáveis são produtoras moderadas de ácidos. Para bloquear a atividade nervosa, o anestésico local deve ser desprotonado e difundir através das membranas celulares para alcançar seu sítio intracelular de ação. Todavia, como a espécie catiônica é a forma do anestésico local que interage preferencialmente com os canais de sódio, as moléculas que atravessaram as membranas devem ser protonadas novamente para serem efetivas. Variações no pH extracelular podem alterar o equilíbrio entre as formas protonada e desprotonada e interferir com a atividade anestésica local. Isso pode ocorrer em áreas de lesão tecidual, inflamação ou múltiplas administrações seguidas das soluções anestésicas locais acidíferas.

A duração de ação do anestésico local é proporcional ao tempo durante o qual ele está em contato efetivo com os tecidos nervosos. Conseqüentemente, procedimentos que ajudam a concentrar a droga no nervo prolongam a anestesia. A própria cocaína promove vasoconstrição, evita sua própria absorção e tem uma duração de ação maior que a maioria dos anestésicos locais. Uma droga vasoconstritora, como a epinefrina, a norepinefrina e a levonordefrina, é incluída freqüentemente em soluções anestésicas locais. A presença de uma dessas drogas na solução anestésica local retarda a absorção dessa solução, reduzindo desse modo sua toxicidade sistêmica, aumentando sua duração de ação e elevando sua eficiência pela diminuição do volume de solução exigido. A potência hipertensora relativa à epinefrina (mostrada entre parênteses), a dose total máxima e a concentração usual são como se segue: epinefrina (1), 0,2 mg, 1:50.000 até 1:200.000; norepinefrina (0,6), 0,34 mg, 1:30.000; e levonordefrina (0,5), 1 mg, 1:20.000. Embora a vasoconstrição ajude a prolongar os efeitos dos anestésicos locais, isso pode ser problemático em áreas com suprimento sangüíneo restrito. Conseqüentemente, é desaconselhável injetar anestésicos locais associados a vasoconstritores ao redor da base dos dedos das mãos e dos pés, ou do pênis. Parte do vasoconstritor é absorvida sistemicamente, causando reações adversas associadas às suas ações simpatomiméticas. Esses efeitos colaterais podem ser particularmente perigosos quando há doença cardiovascular ou uso simultâneo de outras drogas que acentuam a atividade nervosa simpática, como os inibidores da monoamina oxidase (MAO) ou antidepressivos tricíclicos. Além disso, a injeção desses aditivos vasoconstritores em tecidos lesados pode resultar em retardo na cicatrização.

Algumas precauções devem ser tomadas quando a anestesia injetável é considerada.

Equipamento de reanimação e drogas apropriadas devem estar imediatamente disponíveis.

O uso seguro desses agentes na gravidez, com relação aos efeitos adversos no desenvolvimento fetal, ainda não foi estabelecido.

Procedimentos de anestesia local devem ser utilizados com cuidado quando há inflamação e/ou sepsia na região da injeção proposta.

Anestésicos locais que contêm epinefrina devem ser utilizados com extrema precaução nos pacientes que usam inibidores da MAO, antidepressivos tricíclicos, fenotiazinas, etc., sob o risco de ocorrer hipertensão grave ou hipotensão.

Agentes vasopressores usados em bloqueios caudais ou outros bloqueios epidurais devem ser usados com muita cautela em pacientes usuários de drogas ocitócicas, visto que a interação resultante poderá causar hipertensão grave persistente e/ou rompimento dos vasos sangüíneos cerebrais.

Arritmias cardíacas sérias dose-relacionadas podem acontecer se anestésicos locais que contêm vasoconstritor (p. ex., epinefrina) são empregados em pacientes durante ou logo após a administração de clorofórmio, halotano, ciclopropano, tricloroetileno ou outros anestésicos inalatórios.

Fatores que têm de ser considerados cuidadosamente antes do uso concomitante de anestésicos gerais e locais incluem o efeito de ambos os agentes no miocárdio, a concentração e o volume do vasoconstritor e o tempo decorrido desde a injeção.

As reações adversas aos anestésicos locais podem ser divididas em dois grupos: sistêmicas e locais. Geralmente, essas reações são qualitativamente similares para todos os agentes anestésicos locais.

As reações adversas sistêmicas são normalmente associadas com altos níveis sangüíneos da droga e resultam de superdose, rápida absorção sistêmica ou injeção intravascular inadvertida. Como os anestésicos locais conseguem afetar todas as membranas excitáveis, as reações geralmente envolvem os sistemas nervoso central (SNC) e cardiovascular.

As reações iniciais do SNC são excitatórias e/ou depressivas e podem ser caracterizadas por nervosismo, agitação, vertigem, visão embaçada e tremores, seguidos por sonolência, convulsões, perda da consciência e, possivelmente, parada respiratória. Outros efeitos sistêmicos seriam náusea, vômitos, calafrios, miose ou tinido. As reações excitatórias podem ser muito breves ou ausentes, e, nesse caso, a primeira manifestação tóxica pode ser sonolência, evoluindo para perda da consciência e parada respiratória.

As reações cardiovasculares geralmente exigem altas concentrações sistêmicas, são depressivas e podem ser caracterizadas por hipotensão, colapso cardiovascular, bradicardia e, possivelmente, parada cardíaca. O tratamento de um paciente com manifestações tóxicas inclui tranqüilização, manter as vias aéreas permeáveis, ventilação de apoio usando-se oxigênio e respiração assistida ou controlada. Caso ocorra depressão circulatória, vasopressores, como a epinefrina ou o metaraminol, e soluções IV podem ser usados. Se uma convulsão persiste apesar da terapia com oxigênio, diazepam administrado IV é geralmente o tratamento de escolha.

As reações alérgicas são caracterizadas por lesões cutâneas, urticária, edema ou reações anafiláticas. Reações desagradáveis provenientes de superdose com epinefrina e outros agentes vasoconstritores adicionados aos anestésicos locais são relativamente comuns. Ansiedade, palpitação, vertigem, cefaléias, insônia, tremores, taquicardia, dor anginal e hipertensão são observados freqüentemente. Essas reações podem ser diferenciadas daquelas causadas por anestésicos locais já que a epinefrina não produz convulsões e causa taquicardia em vez de bradicardia. Reações dessa natureza respondem a sedativos e oxigênio.

Reações locais adversas a essas drogas anestésicas, apesar de infreqüentes, são ou citotóxicas ou alérgicas e manifestam-se por alteração de coloração da pele, dor, edema, necrose tecidual, neurite ou neurólise. Dermatite eczematosa, caracterizada por eritema e prurido que procede da inflamação, tumefação, vesiculação e exsudação, é a reação local predominante. Os derivados do ácido aminobenzóico são, sem dúvida, os que mais provavelmente causam reações alérgicas de sensibilidade; sensibilidade cruzada entre os membros desse grupo é freqüentemente relatada. Se um paciente é alérgico ou não tolera um determinado anestésico local, é aconselhável que se use uma droga de família química diferente. Infelizmente, testes de sensibilidade, como testes cutâneos, conjuntivais e epicutâneos, não são confiáveis para predizer a possibilidade de reações alérgicas.

Todos os anestésicos locais são tóxicos, e a tolerância dos pacientes varia. A dosagem segura, portanto, é limitada para cada droga e deve ser individualizada. A escolha da droga, a concentração, o padrão e local da injeção e o grupo etário e o estado emocional e físico do paciente são alguns dos fatores que precisam ser considerados. Em geral, a menor dose da droga menos tóxica que atende ao propósito deve ser usada, caso se queira evitar reações. Em alguns pacientes, medicação prévia com diazepam pode ser conveniente para minimizar a incidência de reações tóxicas. Muitos anestésicos locais ocasionalmente provocam o surgimento de dermatite. Quando esta é grave, o uso do anestésico deve ser suspenso.

O leitor que tiver interesse pode buscar as seguintes revisões sobre o tema: Courtney KR. Structural elements that determine local anesthetic activity. In *Handbook of Experimental Pharmacology*, vol 81, Strichartz GR, ed. Berlin: Springer-Verlag, 1987, p 53, e McLeskey CH. Rational use of local anesthetics. *NC Med J* 1982; 43:496.

ANESTÉSICOS INJETÁVEIS

Anestésicos locais injetáveis podem ser convenientemente divididos em dois grupos: ésteres e não-ésteres. Os ésteres são fundamentalmente da classe do ácido *para*-aminobenzóico e incluem clorpromazina, procaína, propoxicaína e tetracaína. Os não-ésteres são anilidas (amidas ou não-ésteres) que englobam lidocaína, mepivacaína, bupivacaína, etidocaína e prilocaína. Essa classificação é particularmente importante do ponto de vista de possíveis reações alérgicas, assim como da biotransformação. Desse modo, anestésicos locais com uma ligação éster (ácido aromático + álcool amino) como a procaína e aqueles com uma ligação amida (amina aromática + aminoácido) como a lidocaína diferem significativamente em termos de hipersensibilidade, metabolismo e duração de ação. A hipersensibilidade parece ocorrer mais proeminentemente em resposta a anestésicos locais do tipo éster e freqüentemente se estende a compostos relacionados quimicamente. Reações alérgicas ao tipo amida são extremamente raras, e a substituição de tais compostos do tipo amida para evitar reações alérgicas é geralmente possível.

A eliminação metabólica dos anestésicos locais é de grande importância prática porque sua toxicidade depende amplamente do equilíbrio entre sua taxa de absorção e sua taxa de eliminação. O anestésico local do tipo éster parece ser hidrolisado tanto pela esterase hepática quanto pela esterase plasmática. A degradação metabólica pela esterase plasmática é particularmente importante no homem; a esterase plasmática humana pode hidrolisar anestésicos locais 4 a 20 vezes mais rapidamente que as esterases plasmáticas animais. Conseqüentemente, muito pouco do agente tipo éster fica disponível para hidrólise pela esterase hepática. O liquor contém pouca ou nenhuma esterase; conseqüentemente, a anestesia produzida por injeção intratecal de um anestésico local do tipo éster persistirá até que o agente anestésico local seja absorvido para o sangue.

Por outro lado, anestésicos locais do tipo amida são degradados por microssomos hepáticos; as reações iniciais envolvem *N*-dealquilação e subseqüente hidrólise. Conseqüentemente, os anestésicos locais do tipo amida freqüentemente têm uma duração de ação maior que os do tipo éster.

Dados farmacocinéticos consideráveis têm sido acumulados sobre os anestésicos locais do tipo amida, particularmente lidocaína, mepivacaína, bupivacaína e etidocaína (os dados estão presentes nas respectivas monografias). Comparativamente pouca informação desse tipo está disponível sobre os agentes mais antigos do tipo éster; em geral seu rápido metabolismo tem impedido a maior parte das tentativas de medir suas concentrações sangüíneas depois que foram empregadas nada menos que doses heróicas no homem para tais medições. Conseqüentemente, a maioria dos estudos com os agentes mais modernos trata de potência, toxicidade, tempo para o início e duração de ação. A expressão descritiva *ação curta* sugere uma duração de 45 a 75 min, ação média, 90 a 150 min, e ação longa, 180 min ou mais.

Com exceção das soluções usadas para anestesia espinhal, as soluções anestésicas locais devem ser isotônicas para evitar edema, irritação local e inflamação no local da injeção. As soluções para anestesia espinhal devem ser isobáricas, hipobáricas ou hiperbáricas, dependendo do nível desejado de anestesia. As doses totais máximas empregadas com anestésicos injetáveis variam marcadamente, dependendo da técnica usada e da idade, peso e condição física do paciente. Em geral, o médico deve administrar o menor volume da solução mais diluída que é efetiva. Para efeitos adversos e advertências especiais no uso desses agentes, consulte a introdução.

CLORIDRATO DE BUPIVACAÍNA

Cloridrato de 1-butil-*N*-(2,6-dimetilfenil)- 2-Piperidinacarboxamida; Marcaine Hydrochloride; Sensorcaine

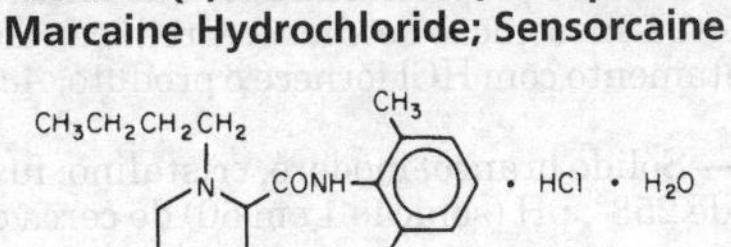

Monocloridrato de 1-butil-2′,6′-pipecoloxilidida [14252-80-3] $C_{18}H_{28}N_2O \cdot HCl \cdot H_2O$ (342.91).

Preparo — Semelhante ao do *Cloridrato de Mepivacaína*, excetuando-se que o brometo de butila é usado em vez do sulfato de dimetila para a alquilação. *J Med Chem* 1971; 14:891.

Descrição — Pó branco, cristalino; inodoro; funde com decomposição a cerca de 250° pK_a 8,05.

Solubilidade — 1 g em 25 mL de água ou 8 mL de álcool; fracamente solúvel em clorofórmio.

Comentários — Para infiltração local (solução 0,25%), epidural lombar (soluções 0,25%, 0,5% e 0,75%), bloqueio caudal (0,25% e 0,5%), bloqueio de nervos periféricos (soluções 0,25% e 0,5%), bloqueio retrobulbar (solução 0,75%), bloqueio simpático (solução 0,25%) e bloqueio dentário (solução 0,5%). Não é usado para bloqueio paracervical obstétrico ou anestesia tópica. O início de ação após uma injeção local é rápido (5 min); todavia, o início pode ser atrasado até 20 min quando usado para o plexo braquial ou anestesia peridural. A duração do bloqueio de nervos periféricos pode ser de até 7 h, enquanto a duração da anestesia peridural é de cerca de 4 h. O bloqueio epidural com solução 0,75% induz bloqueio motor completo; por isso, operações abdominais que exigem completo relaxamento muscular podem ser feitas. Também tem sido notado que o período de analgesia persiste após o retorno da sensação; durante esse período, a necessidade de analgésicos é reduzida. Tem um $t_{1/2}$ de 2,7 h, V_d de 1,04 e um coeficiente de partição de 130; 84 a 95% da droga é ligada a proteína plasmática. Conseqüentemente, há pequena transmissão placentária do anestésico local parenteral e pode causar mínima depressão fetal.

Após a injeção para bloqueio caudal, epidural ou de nervos periféricos em seres humanos, níveis sangüíneos máximos de aproximadamente 1,2 µg/mL são alcançados em 30 a 45 min, seguidos por um declínio a níveis insignificantes em 3 a 6 h. Como outros anestésicos locais com uma estrutura amida, não é metabolizado por esterases plasmáticas, mas é detoxificado no fígado, via conjugação com o ácido glucurônico.

As contra-indicações, advertências gerais, precauções e reações adversas são semelhantes às de outros anestésicos locais do tipo amida (veja *Lidocaína*, adiante). Não é recomendado para crianças com menos de 12 anos de idade, e a solução para anestesia espinhal não deve ser usada em crianças com menos de 18 anos. O uso seguro na gravidez, com relação aos efeitos adversos no desenvolvimento fetal, não foi estabelecido.

CLORIDRATO DE CLOROPROCAÍNA

Ácido benzóico, monocloridrato de 4-amino-2-cloro-2-(dietilamino)etil éster; Nesacaine, Nesacaine-MPF

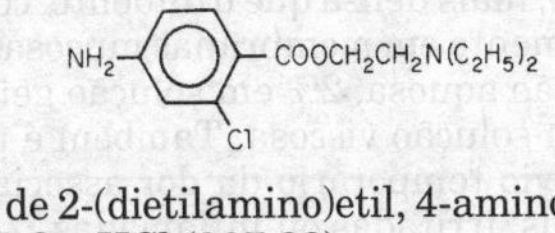

Monocloridrato de 2-(dietilamino)etil, 4-amino-2-clorobenzoato [3858-89-7] $C_{13}H_{19}ClN_2O_2 \cdot HCl$ (307.22).

Preparo — Ácido 2-cloro-4-nitrobenzóico entra em reação com o cloreto de tionila e o ácido clorídrico resultante é condensado com o 2-(dietilamino) etanol. A redução do éster nitro com ferro e água acidulada produz a base de cloroprocaína, que pode ser convertida em cloridrato dissolvendo-a em um solvente apropriado e introduzindo-se cloreto de hidrogênio.

Descrição — Pó branco, cristalino; inodoro e estável no ar; as soluções são ácidas ao tornassol; exibe propriedades anestésicas locais quando aplicado na língua; funde a cerca de 175°.

Solubilidade — 1 g em cerca de 20 mL de água ou cerca de 100 mL de álcool; muito pouco solúvel em clorofórmio; praticamente insolúvel em éter. As soluções aquosas são ácidas ao tornassol e, se descoloradas, não devem ser usadas.

Comentários — Infiltração e bloqueio de nervos (anestesia mandibular, infra-orbital e do plexo braquial, solução 2%; digital, 1%; pudenda, 2%; e bloqueio paracervical, 1%). Bloqueios caudal e epidural, soluções, 2 ou 3%. Não é efetivo topicamente. Seu início de ação é por volta de 6 a 12 min, e a anestesia dura de 30 a 60 min; com a adição de epinefrina 1:200.000, a duração é aumentada para 60 a 90 min. Para reações adversas, veja a introdução.

CLORIDRATO DE ETIDOCAÍNA

Monocloridrato de (±)-*N*-(2,6-dimetilfenil)-2-(etilpropilamino)-butanamida; Duranest

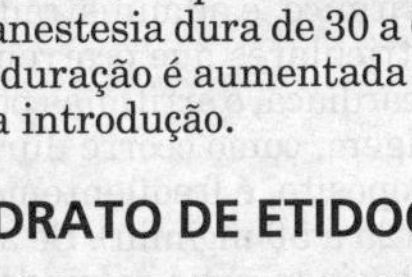

Monocloridrato de (±)-2-(etilpropilamino)-2′-6′-butiroxilida [3667-18-0 (base livre)] $C_{17}H_{28}N_2O \cdot HCl$ (312.88).

Preparo — A etidocaína é sintetizada pela interação de 2,6-xilidina, ácido 2-bromobutírico e etil *n*-propilamina. Pat Alemã 2.162.744 (*CA* 77:101244c, 1972).

Descrição — Pó branco cristalino; pK_a 7,74 (etidocaína).

Solubilidade — Solúvel em água; livremente solúvel em álcool.

Comentários — Tem um rápido início de ação (3 a 5 min) e uma prolongada duração de ação (5 a 10 h). A duração da analgesia sensorial é 1,5 a 2 vezes maior que a da lidocaína; uma duração em excesso de 9 h não é infreqüente em bloqueios nervosos periféricos. Também produz um nível significativo de bloqueio motor e relaxamento muscular abdominal quando usado para analgesia peridural. Devido à sua tendência de bloquear músculos voluntários expulsivos, a etidocaína não deve ser usada em partos vaginais. Essa droga também não deve ser usada para anestesia espinhal.

Contra-indicações, advertências para o uso, precauções e reações adversas são semelhantes às da lidocaína. Seu uso seguro na gravidez, com relação aos efeitos adversos no desenvolvimento fetal, não foi estabelecido. O uso desse agente em crianças com menos de 14 anos não foi investigado.

CLORIDRATO DE LIDOCAÍNA

Monocloridrato de 2-(dietilamino)-*N*-(2,6-dimetilfenil)-acetamida, monoidrato; Lignocaine

Monocloridrato de 2-(dietilamino)-2′,6′-acetoxilida [6108-05-0] $C_{14}H_{22}N_2O \cdot HCl \cdot H_2O$ (288.82); *anidro* [73-78-9] $C_{14}H_{22}N_2O \cdot HCl$ (270.80).

Para a estrutura da base, veja *Lidocaína*, mais adiante.

Descrição — Pó branco, cristalino, inodoro; sabor levemente amargo; funde por volta de 76°; pK_a 7,86 (base).

Solubilidade — 1 g em 0,7 mL de água ou 1,5 mL de álcool; pH (0,5% solu), 5,0 a 7,0; as soluções podem ser esterilizadas por autoclavagem.

Comentários — Anestésico local do tipo amida e antiarrítmico amplamente empregado. Como anestésico local, é usado para anestesia infiltrativa e bloqueio de campo em uma concentração de 0,5%; para bloqueio de nervos periféricos, em concentrações de 0,5 e 1%; para bloqueio nervoso paravertebral, em uma concentração de 0,5 a 1,5%; para anestesia epidural e caudal, em uma concentração de 1,5% com glicose a 7,5%; e em bloqueio subaracnóide (analgesia espinhal) em uma concentração de 5%, mais densa que o diluente, com glicose 7,5%. Também é usado topicamente em membranas mucosas em concentrações de 1 a 4% em solução aquosa, 2% em solução gelatinosa, 2,5% e 5% em pomada e 2% em solução viscosa. Também é usada na forma de supositórios para alívio temporário da dor associada a condições anais e retais inoperáveis, irritadas ou inflamadas.

Algumas de suas formulações contêm epinefrina para retardar a absorção, prolongar sua ação e reduzir seus efeitos tóxicos. Pelo fato de também ser efetiva sem vasoconstritor, parece ser o anestésico de escolha para aqueles indivíduos que são sensíveis à epinefrina e a seus congêneres. Além disso, é tão diferente na estrutura química à procaína e anestésicos correlatos que é o agente de escolha em indivíduos sensíveis à procaína.

Sua ação anestésica local é mais rápida no início, mais intensa e de maior duração que a da procaína. É também mais potente que a procaína. Devido à sua ação local vasodilatadora, a epinefrina é freqüentemente combinada com a lidocaína. Quando usada isoladamente, a anestesia depois da injeção perineural dura de 60 a 75 min; com a epinefrina, a anestesia dura 2 h ou mais. Essa droga e a procaína têm toxicidade semelhante quando administradas extravascularmente em soluções a 0,5%; quando concentrações maiores são usadas, ela é 1 1/2 vez mais tóxica que a procaína. Pela via intravenosa, é duas vezes mais tóxica que a procaína.

Como agente antiarrítmico, é administrada por via IV para o controle das arritmias ventriculares que ocorrem durante manipulação cardíaca, como cirurgia cardíaca, e arritmias potencialmente fatais que são ventriculares na origem, como ocorre durante o infarto agudo do miocárdio. Para esse propósito, é freqüentemente administrada uma dose de 50 a 100 mg IV (25 a 50 mg/min). Se a injeção inicial não produz a resposta clínica desejada, uma segunda dose (1/3 a 1/2 da dose inicial) pode ser administrada 5 min depois.

Não mais que 200 a 300 mg de lidocaína devem ser administrados durante o período de 1 h. Doses menores devem ser usadas na insuficiência cardíaca, em um débito cardíaco reduzido por qualquer causa e em pacientes acima de 60 anos de idade. Apresenta uma meia-vida bifásica. A fase de distribuição ($t_{1/2}$: 7 a 8 min) explica a curta duração de ação depois de administração intravenosa (10 a 20 min). A meia-vida de eliminação final é de 1 a 2 h.

Níveis plasmáticos terapêuticos antiarrítmicos variam de 1,5 a 5,5 μg/mL; níveis de efeitos tóxicos subjetivos variam de 3 a 5 μg/mL; e manifestações adversas objetivas como irritabilidade muscular, convulsões e coma determinam no plasma níveis de 6 a 10 μg/mL. Dessa forma, há sobreposição considerável entre os níveis terapêuticos e níveis de efeitos tóxicos subjetivos. Além disso, a toxicidade pode ser significativamente alterada pela co-administração de outras drogas. Por exemplo, a co-administração de propranolol diminui a depuração da lidocaína, aumentando a toxicidade; a administração IV concomitante de fenitoína e lidocaína pode induzir depressão cardíaca excessiva; efeitos neurológicos adicionais podem ser produzidos durante a administração concomitante de procainamida e lidocaína.

Deve-se destacar que, após administração como um agente anestésico local, a absorção sistêmica pode resultar em concentrações sangüíneas nos limites antiarrítmicos terapêuticos usuais ou até mesmo tóxicos. Os níveis plasmáticos variam de acordo com o sítio onde o anestésico local foi injetado: subcutâneo, 1,2 μg/mL/100 mg; epidural, 1,1 μg/mL/100 mg; e subcutâneo (abdominal), 0,5 μg/mL/100 mg. Desse modo, a injeção epidural de 25 mL de uma solução 1,5% (375 mg) tem o potencial de produzir um nível plasmático de 4,13 μg/mL, um valor bem dentro do limite que induz efeitos tóxicos subjetivos (3 a 5 μg/mL) e aproximando-se daquele que resulta em manifestações adversas objetivas (6 a 10 μg/mL).

Após a absorção, distribui-se extensamente pelos tecidos corporais. Estudos em macacos indicam que tem uma alta afinidade pelo baço (coeficiente tecido/plasma de 3,5), pulmão (3,1), rim (2,8), tecido adiposo (2,0), cérebro (1,2), coração (0,96) e tecidos músculo-esqueléticos (0,6). Devido à avidez com que os tecidos recebem a droga, apenas cerca de 6% da dose administrada é encontrada no sangue na forma estável. Ele então a redistribui para os tecidos muscular e adiposo, e esses tecidos se tornam os maiores reservatórios de armazenamento. Para dados farmacocinéticos mais detalhados, o leitor interessado deve consultar a excelente revisão de Benowitz e Meister (*Clin Pharmacokinet* 1978; 3:177).

Essa droga é uma base fraca com um pKa de 7,86, $t_{1/2}$ de 1,6 h e V_d de 1,3 L/kg; 60 a 80% são ligados à proteína plasmática. A excreção máxima em uma urina ácida é de apenas 10%. A maior porção desse agente é metabolizada pelo sistema microssomal hepático. Dois metabólitos importantes foram identificados: monoetilglicinexilida e glicinexilida. Experimentos em animais indicam que ambos os metabólitos têm atividades antiarrítmicas e convulsivantes; o primeiro tem uma potência similar à própria droga, enquanto o último tem apenas 10 a 26% da potência. Ambos os metabólitos, depois de uma biotransformação adicional no fígado, são excretados na urina.

Alguns efeitos adversos no SNC são freqüentemente observados durante a terapia. Esses comumente incluem sonolência, vertigem, parestesia e euforia. Sintomas típicos com doses maiores incluem confusão, agitação, disartria, tontura, distúrbios visuais, zumbido e náusea. Sudorese, tremor muscular e fasciculações também podem ocorrer. Manifestações de toxicidade grave incluem psicose, convulsões, depressão respiratória e coma. Convulsões que persistem após a administração de oxigênio podem ser controladas pela administração IV de incrementos de 2,5 mg de diazepam. Deve-se ter cautela, já que superdose pode ocorrer se não houver tempo suficiente para a ação anticonvulsivante das doses individuais se manifestar. O diazepam tem sido recomendado para a prevenção de convulsões durante a terapia com anestésico local.

CLORIDRATO DE MEPIVACAÍNA

Monocloridrato de *N*-(2,6-dimetilfenil)-1-metil-2-piperidinacarboxamida; Carbocaine; Polocaine

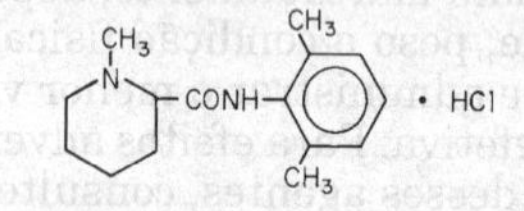

Monocloridrato de 1-metil-2′,6′-pipecoloxilida [1722-62-9] $C_{15}H_{22}N_2O \cdot HCl$ (282.81).

Preparo — Ácido picolínico (ácido 2-piridinacarboxílico) é condensado com 2,6-xilidina a 2′,6′-picolinoxilida, que entra em reação com o sulfato de dimetila em solução de xileno. A redução do anel piridínico seguida pelo tratamento com HCl fornece o produto. *Acta Chem Scand* 1957; 11:1183.

Descrição — Sólido branco, inodoro, cristalino; fusão com decomposição a cerca de 258°; pH (solução 1 em 50) de cerca de 4,5; pK_a 7,73 ± 0,08.

Solubilidade — Livremente solúvel em água ou metanol; bastante fracamente solúvel em clorofórmio; praticamente insolúvel em éter.

Comentários — Um anestésico do tipo amida empregado para bloqueio nervoso (soluções 1 ou 2%), bloqueio paracervical em obstetrícia (solução 1%); bloqueio caudal e epidural (soluções 1, 1,5 ou 2%), infiltração (solução 1%), bloqueio terapêutico (soluções 1 ou 2%) e procedimentos dentários (soluções 1, 2 ou 3%). Não é eficaz topicamente, exceto em altas doses; portanto, não deve ser usado com esse propósito. Tem um $t_{1/2}$ de 1,9 h, um V_d de 1,2 L/kg e um coeficiente de partição de 12,1. Aproximadamente 60 a 80% no sangue estão ligados a proteínas séricas.

Quando usado em obstetrícia, as concentrações plasmáticas maternas variam de 2,9 a 6,9 μg/mL, enquanto a concentração na veia umbilical varia de 1,9 a 4,9 μg/mL; assim, o feto é exposto a apenas 60 a 70% do que é encontrado no plasma materno. Tem uma ação semelhante à do cloridrato de lidocaína; todavia, seu início é mais rápido, e sua duração de ação é um tanto maior.

A anestesia se desenrola em 3 a 5 min e dura 2 a 2 1/2 h. Pode ser usado com muitos propósitos sem a epinefrina. Desse modo, é indicado particularmente em casos nos quais a epinefrina é contra-indicada. Os efeitos sistêmicos são similares aos produzidos por outros anestésicos locais. Para informações adicionais, veja a introdução.

CLORIDRATO DE PRILOCAÍNA

Cloridrato de *N*-(2-metilfenil)-2-(propilamino)-propanamida; Citanest

Monocloridrato de 2-(propilamino)-*o*-propionotoluidina [1786-81-8] $C_{13}H_{20}N_2O \cdot HCl$ (256.77).

Preparo — *o*-Toluidina é condensada com o brometo de 2-bromopropionil e a 2-bromo-*o*-propionotoluidina resultante é condensada com a propilamina para produzir a prilocaína (base). Uma solução acetona da base tratada com cloreto de hidrogênio produz o sal oficial. Pat Brit 839.943.

Descrição — Pó branco, inodoro, cristalino; inicialmente um sabor ácido e então amargo, estável à luz e ao ar; fusão a cerca de 167°; pK_a 7,89.

Solubilidade — 1 g em 3,5 mL de água, 4,2 mL de álcool ou 175 ml de clorofórmio; praticamente insolúvel em éter.

Comentários — Um anestésico local do tipo amida quimicamente relacionado com a lidocaína e a mepivacaína. Na maior parte das vezes, é usado para procedimentos dentários e administrado tanto por infiltração quanto por bloqueio nervoso. Uma dose inicial de 40 a 80 mg (1 a 2 mL de uma solução 4%) é geralmente suficiente, com uma dose máxima de 600 mg (8 mg/kg). O início de ação depois da infiltração é por volta de 1 a 2 min; a duração de ação é de 60 min ou mais. Para bloqueios de nervos maiores (epidurais), o início da analgesia é aproximadamente 2 min maior que o da lidocaína, ao passo que a duração de ação é 30 a 60 min maior. Aproximadamente 55% são ligados à proteína plasmática. Depois da administração de 600 mg da droga, os níveis máximos no plasma são alcançados em 20 min, tempo no qual os níveis plasmáticos ficam em uma média de 4 μg/mL; a mesma dose com a epinefrina também alcança o pico em 20 min, mas o nível plasmático é de apenas 2 μg/mL. Conseqüentemente, a droga geralmente é usada sem epinefrina. Por essa razão, esse anestésico local é particularmente útil para pacientes que não podem tolerar agentes vasopressores, como por exemplo pacientes com hipertensão, diabete, tireotoxicose e outros distúrbios cardiovasculares.

Como outros anestésicos locais do tipo amida, a prilocaína não é metabolizada por esterases plasmáticas; é metabolizada tanto pelo fígado quanto pelo rim e é excretada pelo rim. Um de seus metabólitos é a *o*-toluidina, uma substância conhecida por induzir a metemoglobinemia. Níveis de metemoblobina de até 15% e cianose têm sido relatados logo após doses de 600 mg ou mais. Outros sintomas clínicos de metemoglobinemia, como taquicardia, cansaço, cefaléia, tontura e vertigem, podem ocorrer com doses maiores. Com exceção da metemoglobinemia, seus efeitos colaterais são semelhantes àqueles observados com outros anestésicos locais. Quando ocorre, a metemoglobinemia pode ser revertida pela injeção intravenosa de azul de metileno, 1 a 2 mg/kg de uma solução a 1% administrada por um período de 5 min. Assim como outros anestésicos locais, a prilocaína é contra-indicada na presença de choque, doença cardiovascular grave ou condução elétrica cardíaca anormal. Para outros efeitos adversos, veja a introdução.

CLORIDRATO DE PROCAÍNA

Ácido benzóico, cloridrato de 4-amino-2-(dimetilamino)etil éster; Novocain

Monocloridrato de 2-(dietilamino)etil *p*-aminobenzoato [51-05-8] $C_{13}H_{20}N_2O_2 \cdot HCl$ (272.77).

Preparo — O 2-(dietilamino)etanol é feito reagindo-se etileno cloroidrina ou bromoidrina com a dietilamina. O dietilamino etanol é então aquecido com o cloreto de *p*-nitrobenzoil, formando dietilaminoetil *p*-nitrobenzoato. O grupamento NO_2 é reduzido com ferro ou estanho e HCl. US Pat 812.554.

Descrição — Cristais pequenos, brancos, inodoros, ou um pó cristalino branco; fusão a cerca de 157°; pK_a 8,7 (base).

Solubilidade — 1 g em 1 mL de água ou 15 mL de álcool; ligeiramente solúvel em clorofórmio; praticamente insolúvel em éter.

Comentários — Um anestésico local do tipo éster. É usado para infiltração (solução a 0,25 a 0,5%), bloqueio nervoso periférico (solução a 0,5 a 2%) e anestesia espinhal (solução a 10%). Não é efetivo quando aplicado topicamente. A droga tem um início de ação mais lento que a lidocaína ou a prilocaína; sua duração de ação é curta, de cerca de 1h.

Produz vasodilatação, e, assim, drogas vasoconstritoras tais como a norepinefrina ou a levonordefrina podem ser necessárias para retardar a absorção, prolongar a duração de ação e manter a homeostasia. Logo após a absorção, é hidrolisado rapidamente por esterases, tanto no plasma quanto no fígado (ver a introdução). Como o liquor contém pouca ou nenhuma esterase, quando dado por essa via de administração, se mantém ativo até que é absorvido para a circulação geral.

Os produtos da degradação metabólica incluem o ácido *para*-aminobenzóico e o dietilaminoetanol; o primeiro inibe a ação de sulfonamidas. Portanto, esse e outros anestésicos locais do tipo éster não devem ser usados em nenhuma condição em que a terapia com sulfonamida está sendo empregada. Essa droga e seus congêneres também interferem com a determinação laboratorial da concentração de sulfonamida em fluidos biológicos. Anestésicos locais que não são derivados do ácido *para*-aminobenzóico devem ser usados em todas as circunstâncias nas quais a terapia com sulfonamida é instituída. O uso IV de procaína é contra-indicado em pacientes que recebem digitálicos, anticolinesterásicos ou colina succinílica. Para efeitos adversos, veja a introdução.

CLORIDRATO DE TETRACAÍNA

Ácido benzóico, monocloridrato de 4-(butilamino)-2-(dimetilamino)etil éster; Ametocaine Hydrochloride; Pontocaine Hydrochloride

Monocloridrato de 2-(dimetilamino)etil *p*-(butilamino)benzoato [136-47-0] $C_{15}H_{24}N_2O_2 \cdot HCl$ (300.83).

Para a estrutura da base, veja mais adiante.

Preparo — Dissolvendo-se a tetracaína (base) em um solvente como o benzeno e passando-se cloreto de hidrogênio pela solução, como conseqüência o sal precipita. Para a preparação da base, veja *Tetracaína*.

Descrição — Pó fino, branco, cristalino, inodoro; sabor levemente amargo seguido por uma sensação de dormência; soluções neutras ao tornassol; fusão a cerca de 148°; duas modificações polimórficas se fundem a cerca de 134° e 139°, respectivamente; misturas dessas podem se fundir entre 134° e 147°; pK_a 8,39. Proteger as soluções da luz.

Solubilidade — Muito solúvel em água; solúvel em álcool, insolúvel em éter ou benzeno.

Comentários — Um anestésico local do tipo éster usado topicamente no olho e no nariz ou garganta e por infiltração para bloqueio subaracnóide (analgesia espinhal). Quando usado no olho, não dilata a pupila, paralisa a acomodação ou aumenta a pressão intra-ocular. É particularmente apropriado para anestesia espinhal, especialmente para procedimentos cirúrgicos que exigem de 2 a 3 h. Apesar de ser um anestésico local do tipo éster, é apenas lentamente hidrolisado por esterases plasmáticas e hepáticas. Tem um início de ação atrasado, freqüentemente de até 15 min, mas uma duração de ação longa; a anestesia espinhal pode durar até 3 h. Como seu metabólito derivado do ácido *para*-aminobenzóico pode se opor à atividade do ácido aminossalicílico e de sulfonamidas, não deve ser usado em pacientes que recebem essas drogas. Para informações sobre precauções, contra-indicações e efeitos adversos, veja a introdução.

LIDOCAÍNA — veja adiante.

TETRACAÍNA — veja adiante.

ANESTÉSICOS TÓPICOS

Os sais e formas de base dos ésteres e amidas encontradas nesta seção são usados para produzir anestesia tópica (superfície). Os sais não penetram a pele intacta, mas ambas as formas penetram superfícies da pele esfoliadas ou feridas com granulação. As formas de base aliviam o prurido, a queimadura e a dor superficial na pele intacta, mas penetram apenas em um nível limitado. Feridas, úlceras e queimaduras são tratadas preferivelmente com preparações que são relativamente insolúveis em fluidos tissulares. Membranas mucosas do nariz, boca, faringe, laringe, traquéia, brônquios e uretra são anestesiadas prontamente tanto pelo sal quanto pelas formas de base. Conseqüentemente, esses agentes são usados previamente à inserção de cateteres intratraqueais, tubos nasogástricos, endoscópicos e nas vias aéreas nasais e faríngeas, cateteres urinários, laringoscópios, proctoscópios, sigmoidoscópios e espéculos vaginais. Muitos desses agentes são também usados no olho para procedimentos como tonometria e gonioscopia, para a remoção de corpos estranhos da córnea ou para procedimentos operatórios curtos na córnea ou conjuntiva. Para precauções, advertências e efeitos adversos, veja a introdução.

BENZOCAÍNA

Ácido benzóico, 4-amino-, etil éster; Benzocaine; Anesthesin

NH_2—⟨ ⟩—$COOC_2H_5$

Etil *p*-aminobenzoato [94-09-7] $C_9H_{11}NO_2$ (165.19).

Preparo — O ácido *p*-nitrobenzóico, obtido por nitração do tolueno e oxidação do *p*-nitrotolueno resultante, é convertido no etil éster pelo aquecimento com álcool e ácido sulfúrico. O etil *p*-nitrobenzoato resultante é reduzido com estanho e ácido clorídrico.

Descrição — Cristais pequenos, brancos, inodoros ou um pó cristalino branco; funde-se dentro de um limite de 2° entre 88° e 92°; pK_a 2,5.

Solubilidade — 1 g em cerca de 2.500 mL de água, 5 mL de álcool, 2 ml de clorofórmio, 4 mL de éter ou 30 a 50 mL de óleo expresso de amêndoa ou óleo de oliva; solúvel em ácidos minerais diluídos.

Comentários — Um anestésico local insolúvel. É freqüentemente empregado como uma pomada para aliviar a dor associada com úlceras, feridas e superfícies mucosas. É também usado como um lubrificante e anestésico em cateteres intratraqueais, vias aéreas faríngeas e nasais, tubos nasogástricos e endoscópicos, etc. Está incluído em cremes patenteados, pastilhas, pomadas, pós, *sprays* e supositórios para aliviar a dor de superfícies lesadas da pele e membranas mucosas inflamadas, particularmente aquelas na área anorretal. Também é usada como uma preparação ótica para o alívio temporário da dor de ouvido. A benzocaína é comumente combinada com antitussígenos, como o dextrometorfano, em medicações frias. Age apenas enquanto está em contato com a pele ou a superfície mucosa. O efeito máximo ocorre dentro de 1 min após a aplicação e dura de 36 a 60 min. Para reações adversas, veja a introdução neste capítulo.

CLORETO DE ETILA — veja RPS-19, Cap. 58.

CLORIDRATO DE DICLONINA

1-(4-Butoxifenil)-3-(1-piperidinil)-1-propanona; Dyclone

Cloridrato de 4′-butóxi-3-piperidinopropiofenona [536-43-6] $C_{18}H_{27}NO_2 \cdot HCl$ (325.88).

Preparo — *p*-Hidroxiacetofenona entra em reação com brometo de butila em um meio básico para produzir o composto butóxi, que reage com cloridrato de piperidina e formaldeído em um solvente orgânico sob condições ácidas. US Pat 2.771.391 e 2.868.689.

Descrição — Cristais brancos ou pó cristalino branco; pode ter um leve odor; fusão a cerca de 175°; pH (solução 1 para 100) 4 a 7.

Solubilidade — 1 g em 60 mL de água, 24 mL de álcool ou 2,3 mL de clorofórmio. Insolúvel em éter ou hexano.

Comentários — Para anestesiar membranas mucosas acessíveis (por exemplo, boca, faringe, laringe, traquéia, esôfago e uretra) anteriormente a vários procedimentos endoscópicos. A solução a 0,5% também pode ser usada para bloquear o reflexo de vômito e para aliviar a dor associada a lesões orais ou anogenitais. Pastilhas contendo diclonina são usadas para aliviar dor leve de garganta ou desconforto oral. É contra-indicada em procedimentos cistoscópicos logo após pielografia intravenosa; a droga precipita iodo e interfere na visualização. Quando gotejada no saco conjuntival, induz anestesia sem miose ou midríase. Também tem propriedades antimicrobianas. A importância clínica dessa propriedade ainda não foi determinada. Devido a propriedades irritativas, a diclonina não deve ser injetada. Para efeitos adversos, veja a introdução.

CLORIDRATO DE LIDOCAÍNA — veja Cap. 68 e anteriormente.

CLORIDRATO DE PRAMOXINA

Cloridrato de 4-[3-(4-butoxifenoxi(propil]morfolina; Tronothane; Proctofoam; Prax

Cloridrato de 4-[3-(*p*-butoxifenoxi)propil]morfolina [637-58-1] $C_{17}H_{27}NO_3 \cdot HCl$ (329.87).

Preparo — Uma mistura aquosa de 4-(3-cloropropil)morfolina e *p*-butoxifenol é fervida sem perda de vapor até que a condensação se complete. A mistura da reação é resfriada e a base é extraída com benzeno. Após a evaporação do benzeno, a base purificada é convertida a cloridrato com HCl. *J Am Chem Soc* 1951; 73:2281.

Descrição — Pó cristalino branco a quase branco; sabor fraco; pode ter um leve odor aromático; pH (solução 1 para 100) de cerca de 4,5; fusão de cerca de 182°.

Solubilidade — 1 g em cerca de 35 mL de clorofórmio; livremente solúvel em álcool ou água; muito levemente solúvel em éter.

Comentários — Um anestésico de superfície que tem baixos índices de sensibilidade e toxicidade e não é relacionado estruturalmente a nenhum agente do tipo éster ou amida. Conseqüentemente, pode ser útil em pacientes sensíveis a essas classes de drogas. A anestesia local se desenvolve em 3 a 5 min; sua potência é comparável à da benzocaína e não é suficiente para abolir o reflexo do vômito. É aplicado localmente em uma concentração de 1% para alívio do desconforto e dor em hemorróidas e cirurgia retal, episiotomias, prurido anogenital, prurido proveniente de dermatoses e pequenas queimaduras. É muito irritante para ser usado no olho. Para efeitos adversos, veja a introdução.

CLORIDRATO DE PROPARACAÍNA

Ácido benzóico, monocloridrato de 3-amino-4-propóxi-2-(dietilamino)etil éster; Alcaine; Ak-Taine; Ophthaine; Ophthetic

Monocloridrato de 2-(dietilamino)etil 3-amino-4-propoxibenzoato [5875-06-9] $C_{16}H_{26}N_2O_3 \cdot HCl$ (330.85).

Preparo — Ácido *p*-hidroxibenzóico entra em reação com o cloreto de *n*-propila em solução alcalina e o ácido *p*-propoxibenzóico resultante é nitrado ao composto 3-nitro. O tratamento com o cloreto de tionila produz ácido clorídrico, que se une com o 2-(dietilamino)etanol. O éster nitro resultante é reduzido à base, que reage com uma quantidade equimolar de HCl para formar o cloridrato. *J Am Chem Soc* 1952; 74:592.

Descrição — Pó cristalino branco a bege, ou fracamente amarelado; inodoro; ao aquecimento ou exposição ao ar, o composto tende a descolorar; as soluções expostas ao ar descoloram lentamente e finalmente se tornam escuras, com alguma perda de potência; os cristais se fundem dentro de um limite de 2° entre 178 e 185°; pK_a 3,2.

Solubilidade — 1 g em cerca de 30 mL de água ou 30 mL de metanol ou álcool aquecido; insolúvel em éter ou benzeno. As soluções são neutras ao tornassol.

Comentários — Um anestésico de superfície do tipo éster efetivo com uma potência mais ou menos igual à da tetracaína. É um anestésico útil em oftalmologia e induz pouca ou nenhuma irritação inicial. Seu início de ação é rápido; anestesia de superfície de intensidade suficiente para permitir a tonometria pode geralmente ser obtida dentro de cerca de 20 s após pingar-se 1 ou 2 gotas de uma solução a 0,5%. A duração de tal anestesia é por volta de 15 min. É útil para a maioria dos procedimentos oculares que exigem anestesia tópica tais como remoção de catarata, tonometria, remoção de corpos estranhos e suturas, gonioscopia, raspagem conjuntival para diagnóstico, e procedimentos operatórios curtos envolvendo a córnea e a conjuntiva. Apesar de ser muito tóxico para ser usado como um anestésico injetável, seu uso oftálmico é relativamente livre de efeitos colaterais ou reações desagradáveis. Para reações adversas, veja a introdução.

CLOROBUTANOL — veja RPS-19, veja Cap. 77.

COCAÍNA

Ácido [1*R*-(*exo,exo*)]-3-(benzoilóxi)-8-metil-8-azabiciclo[3,2,1]octano-2-carboxílico, metil éster

Metil 3β-hidróxi-1αH,5αH-tropano-2β-carboxilato benzoato (éster) [50-36-2] $C_{17}H_{21}NO_4$ (303.36); um alcalóide obtido das folhas de *Erythroxylon coca* Lamarck e outras espécies de *Erythroxylon* Linné (Fam. *Erythroxylaceae*) ou pela síntese da ecgonina ou seus derivados.

Histórico — Isolada por Gaedken em 1844 de folhas de coca brasileira, as quais por muitos anos foram a única fonte de cocaína. Atualmente, o alcalóide é obtido principalmente de folhas de coca de Java. As folhas de coca brasileiras contêm de 0,5 a 1% de metilbenzoilecgonina ou cocaína, enquanto as folhas de Java contêm muito pouco de cocaína. Todavia, estão presentes nessas derivados tais como benzoilecgonina, cinamoilecgonina, metilecgonina, etc. ao grau de 1,5 a 2%, os quais são convertidos em cocaína pelo processo de fabricação. Para as relações estruturais entre os derivados da ecgonina, veja Cap. 26.

Preparo — Pelo umedecimento do solo das folhas de coca com solução de carbonato de sódio, filtrando-se com benzeno ou outros solventes como benzina de petróleo, agitando-se o líquido com ácido sulfúrico diluído e adicionando-se à solução ácida separada um excesso de carbonato de sódio. Os alcalóides precipitados são removidos com éter e, após secagem com carbonato de sódio, a solução é filtrada e o éter eliminado por destilação. O resíduo é dissolvido com álcool metílico e a solução aquecida com ácido sulfúrico ou cloreto de hidrogênio alcoólico. Esse tratamento separa quaisquer ácidos da ecgonina e esterifica o grupamento carboxila. Após diluição em água, os ácidos orgânicos liberados são removidos com clorofórmio. A solução aquosa é concentrada, neutralizada e resfriada com gelo, e o sulfato de metilecgonina então cristaliza. Este é benzoilado pelo aquecimento com cloreto de benzoíla ou anidrido benzóico a cerca de 150°. Adicionando-se água ou hidróxido de sódio, metilbenzoilecgonina ou cocaína é precipitado. A cocaína é extraída com éter e a solução concentrada até a cristalização. Para a purificação da cocaína, a recristalização de uma mistura de acetona e benzeno é geralmente preferível.

A síntese total de cocaína foi realizada por Willstäter *et al, Ann* 1923; 434:111.

Descrição — Cristais incolores a brancos ou um pó branco cristalino; inodora; fusão a cerca de 97°; solução (em HCl diluído) levorrotatória; solução saturada alcalina ao tornassol.

Solubilidade — 1 g em cerca de 600 mL de água, 7 mL de álcool, 1 mL de clorofórmio, 3,5 mL de éter, cerca de 12 mL de óleo de oliva ou 80 a 100 mL de petróleo líquido; muito solúvel em álcool aquecido.

Comentários — O primeiro anestésico local descoberto. Embora seja considerado muito tóxico para qualquer procedimento anestésico que exige injeção, é ainda empregada topicamente em uma solução a 1 ou 2% para anestesia do ouvido, nariz, garganta, reto e vagina devido à sua intensa ação vasoconstritora. Quando em solução como sal de cloridrato, é usada para anestesia local de membranas mucosas. Para aplicação tópica (ouvido, nariz, garganta ou broncoscopia), são empregadas concentrações de 4 a 10%. Além de suas propriedades anestésicas locais, a cocaína aumenta a atividade dos sistemas de catecolamina interferindo com a captação de seus transmissores nos terminais neurais. O efeito máximo é alcançado dentro de 2 a 5 min e dura de 1/2 a 2 h. Sintomas tóxicos ocorrem freqüentemente porque é absorvida prontamente e sua dosagem normalmente não é monitorada cuidadosamente. Os efeitos no SNC incluem euforia e estimulação cortical manifestadas por excitação e insônia.

A estimulação dos centros motores inferiores causa hipertensão, taquicardia e taquipnéia. O uso repetido resulta em dependência psíquica e tolerância, cujos efeitos de euforia são quase indistinguíveis daqueles induzidos por anfetaminas. Na verdade, estudos de alto nível em humanos não foram capazes de distinguir entre os efeitos subjetivos induzidos pela injeção intravenosa de 8 a 10 mg da droga e aqueles induzidos por 10 mg de dextroanfetamina. A droga é usada abusivamente por administração intranasal, parenteral ou inalatória devido aos seus efeitos estimuladores do SNC. Está listada em Schedule II do Controlled Substances Act. Efeitos tóxicos graves foram relatados com doses pequenas como 20 mg, enquanto a dose fatal é de aproximadamente 1,2 g. Para reações adversas, veja a introdução.

DIBUCAÍNA

2-Butóxi-*N*-[2-(dietilamino)etil]-4-quinolinacarboxamida; Nupercainal

2-Butóxi-*N*-[2-(dietilamino)etil]cinconinamida [85-79-0] $C_{20}H_{29}N_3O_2$ (343.47).

Preparo — Pode ser sintetizada pela seguinte seqüência de reações: (1) Acetilação da isatina (obtida pela oxidação do índigo) a *N*-acetilisatina, (2) rearranjo do ácido 2-hidroxicinconínico pelo tratamento com álcali, (3) formação de cloreto de 2-clorocinconinoil pela reação com pentacloreto de fósforo; (4) conversão a 2-cloro-*N*-[2-(dietilamino) etil] cinconinamida com *asym*-dietiletilenediamina e (5) aquecimento com butóxido de sódio. US Pat 1.825.623.

Descrição — Pó branco a bege; odor levemente característico; um tanto higroscópico; escurece em exposição à luz; fusão a cerca de 63°.

Solubilidade — 1 g é solúvel em 4.600 mL de água, em menos de 1 mL de álcool ou clorofórmio ou em 1,4 mL de éter.

Comentários — Topicamente, para alívio temporário da dor e prurido associados com queimaduras, queimadura solar, picadas de insetos ou pequena irritação da pele. Pomada ou supositórios são usados topicamente para o alívio da dor e prurido proveniente de hemorróidas. Sua toxicidade fez com que fosse retirada do mercado americano como um anestésico local injetável.

LIDOCAÍNA

2-(Dietilamino)-*N*-(2,6-dimetilfenil)-acetamida; Xylocaine

2-(Dietilamino)-2′,6′-acetoxilida [137-58-6] $C_{14}H_{22}N_2O$ (234.34).

Preparo — Pela cloroacetilação da 2,6-xilidina e condensação da cloroacetoxilida e dietilamina resultantes.

Descrição — Pó cristalino branco ou levemente amarelo; odor característico; estável no ar; fusão a cerca de 67°; pk_a 7,86.

Solubilidade — Bastante solúvel em álcool ou clorofórmio; levemente solúvel em benzeno ou éter; praticamente insolúvel em água; dissolve-se em óleos.

Comentários — Um anestésico local usado como pomada topicamente em membranas mucosas e pequenas queimaduras, abrasões e lesões anorretais; também usada como um lubrificante anestésico para intubação endotraqueal. Veja *Cloridrato de Lidocaína.*

TETRACAÍNA

Ácido benzóico, 4-(butilamino)-2-(dimetilamino)etil éster; Pontocaine

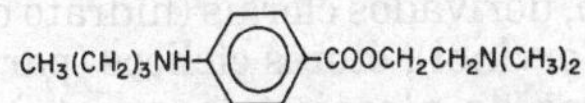

2-(Dimetilamino)etil *p*-(butilamino)benzoato [194-24-6] $C_{15}H_{24}N_2O_2$ (264.37).

Preparo — Etil *p*-aminobenzoato é butilado fervendo-o sem perda de vapor com brometo de *n*-butila e etanol na presença de carbonato de sódio. O etil *p*-butilaminobenzoato resultante é transesterificado pelo aquecimento com 2-(dimetilamino)etanol na presença de etóxido de sódio de tal forma que o etanol é continuamente liberado por destilação da mistura da reação. US Pat 1.889.645.

Descrição — Sólido ceroso branco ou levemente amarelado; fusão a cerca de 43°.

Solubilidade - 1 g em 1.000 mL de água, 5 mL de álcool, 2 mL de clorofórmio ou 2 mL de éter.

Comentários - Veja *Cloridrato de Tetracaína*, anteriormente.

CAPÍTULO **80**

Sedativos e Hipnóticos

H Steve White, PhD
Associate Professor of Pharmacology and Toxicology
College of Pharmacy
University of Utah
Salt Lake City, UT 84112

O termo *sedativo* descreve o efeito calmante acompanhado por relaxamento e repouso, mas não necessariamente por sono. Agentes sedativos são prescritos para aliviar a agitação e a ansiedade sem induzir o sono. O termo *hipnótico* descreve a produção do sono. Conseqüentemente, agentes hipnóticos são prescritos para induzir sonolência e ajudar no início e na manutenção do sono. A maioria dos medicamentos atuais tem efeitos sedativos bem como hipnóticos, ou seja, uma dose pequena de uma droga pode agir como sedativo, enquanto uma dose grande do mesmo medicamento pode atuar como hipnótico. No entanto, parece que uma substância pode ter um efeito ansiolítico sem os efeitos sedativos associados à maioria das medicações mais comumente utilizadas. Por exemplo, a buspirona representa uma nova geração de agentes ansiolíticos seletivos que não prejudicam a função psicomotora significativamente e não se acompanham de risco de abuso potencial.

Agentes usados como sedativos e hipnóticos incluem um grande número de compostos de estruturas químicas e propriedades farmacológicas diversas, os quais, com exceção dos benzodiazepínicos (p. ex., diazepam) e da buspirona, têm em comum a capacidade de induzir depressão não-seletiva e reversível do sistema nervoso central (SNC). Assim, sais inorgânicos (brometo), derivados clorais (hidrato de cloral), alcoóis acetilênicos (eticlorvinol), éteres cíclicos (paraldeído), ésteres ácidos carbâmicos de alcoóis (etinamato), ésteres ácidos carbâmicos de glicóis (meprobamato), diureidas (barbitúricos), derivados piperidinodiônicos (glutetimida), quinazolonas dissubstituídas (metaqualona) e algumas alquilaminas aromáticas terciárias variadas tais como anti-histamínicos (difenidramina) e parassimpatolíticos (escopolamina) exibem, todos, efeitos sedativos e hipnóticos marcantes.

Alguns desses agentes, como buclizina, difenidramina, metotrimeprazina e escopolamina, apresentam ações farmacológicas primárias que impõem a sua classificação em outras seções deste texto. Por outro lado, agentes como diazepam, flurazepam, pentobarbital, meprobamato e agentes correlatos exibem ações farmacológicas primárias que os caracterizam como agentes sedativos e hipnóticos. Por conveniência, os sedativos e hipnóticos apresentados aqui são divididos em três grupos: benzodiazepínicos, barbitúricos e agentes sedativos e hipnóticos variados.

Além do seu uso como *sedativos* e *hipnóticos*, os medicamentos abordados neste capítulo são também administrados como *relaxantes musculares*, *anticonvulsivantes*, *medicação pré-anestésica* e *auxiliares diagnósticos e terapêuticos* em psiquiatria.

Como *sedativos*, eles são prescritos para neuroses e para aliviar ansiedade, apreensão e episódios de pânico. A ansiedade é compreendida como uma sensação de apreensão em relação a alguma ameaça futura inespecífica à auto-estima. Essa ameaça toma conta da pessoa, talvez baseada em uma lembrança de um episódio passado precipitada por alguma situação atual não-reconhecida. A memória pode sinalizar as emoções e respostas somáticas da temível situação passada. Uma forma singular de ansiedade é o ataque de pânico. Esse transtorno caracteriza-se por períodos de intenso temor e desconforto que podem durar minutos e ocasionalmente horas. Esses ataques são caracterizados por acesso súbito de ansiedade grave ou pavor, freqüentemente com sensação de morte iminente. Ataques de pânico podem ser espontâneos ou circunstanciais.

As manifestações somáticas de ansiedade incluem fadiga, tontura, palpitações, indigestão, distúrbios intestinais, cefaléias, mialgias, insônia, transpiração excessiva, tremor das mãos ou da voz e outros sinais de tensão nervosa. A ansiedade pode ser a manifestação primária associada a distúrbios emocionais ou um sintoma secundário de doença física. Em ambos os casos, pode ser extremamente incapacitante e merece diagnóstico e tratamento cuidadosos. Sintomas de um distúrbio de pânico relatado incluem fraqueza, taquicardia, tremores, dor torácica, medo de morrer ou de enlouquecer e sensação generalizada de perda de controle.

Para induzir o sono, os agentes hipnóticos são selecionados com base nas características da insônia. Alguns pacientes têm dificuldade apenas em adormecer e, uma vez adormecidos, não precisam de assistência medicamentosa; um hipnótico de ação rápida e curta duração será suficiente para esses pacientes. Outros pacientes adormecem prontamente, mas experimentam um ou mais períodos de insônia durante a noite; um hipnótico de longa duração de ação é freqüentemente indicado para esses casos. Outros pacientes ainda têm problemas em adormecer e manter-se adormecidos; um hipnótico de ação rápida que tenha efeito durante uma fração ou a maior parte da noite é necessário para esses pacientes.

Em todos os casos, todavia, considerações devem ser feitas sobre as atividades do paciente no dia seguinte a uma noite de sono fármaco-induzida. Pessoas que precisem estar atentas o dia inteiro freqüentemente não aprovarão medicamentos que deixem sedação residual, enquanto pacientes hospitalizados ou indivíduos sem lugar para ir ou sem nada para fazer podem na verdade tirar proveito dos efeitos secundários sedativos no dia seguinte.

Deve ser lembrado que nem todos os pacientes com insônia necessitam de agentes hipnóticos. Geralmente, quando a insônia é espontânea e crônica, sem causa aparente, o uso prolongado de um hipnótico não é desejável, e o paciente provavelmente ficará melhor se forem ensinadas técnicas de modificação de comportamento e feitas algumas recomendações. Além disso, há muitos casos em que agentes não-hipnóticos são superiores aos hipnóticos. O metilfenidato, por exemplo, pode melhorar o sono de alguns pacientes hipercinéticos, a fenitoína de pacientes com insônia secundária a paroxismos de pesadelos, os analgésicos quando o sono é prejudicado por dor, os medicamentos antitireóideos ou β-bloqueadores quando o sono é dificultado por hipertireoidismo, o betanecol ou drogas similares no refluxo gastroesofágico noturno, a cimetidina em úlceras pépticas e outros. A terapia hipnótica inespecífica deve ser prescrita apenas quando causas específicas da insônia *não podem* ser identificadas e eliminadas.

Diversos medicamentos sedativo-hipnóticos têm propriedades *anticonvulsivantes*. Vários benzodiazepínicos têm excelentes efeitos anticonvulsivantes, e alguns são usados para tratar a epilepsia.

O clonazepam é usado isoladamente ou como um auxiliar no controle da crise de ausência (pequeno mal), na variante do pequeno mal e especialmente nas crises acinéticas e mioclônicas.

O diazepam é usado como terapia auxiliar no estado de mal epiléptico e graves ataques repentinos recorrentes, assim como no tratamento de ataques agudos resultantes de superdoses de drogas ou exposição a toxinas.

Todos os barbitúricos apresentam atividade anticonvulsivante, mas apenas o fenobarbital, o mefobarbital e o metarbital são suficientemente seletivos para serem *antiepilépticos* clinicamente úteis. O fenobarbital é útil no controle de crises epilépticas tônico-clônicas generalizadas e como terapia auxiliar nas convulsões parciais complexas (epilepsia do lobo temporal).

Os agentes sedativos e hipnóticos são freqüentemente usados como *medicação pré-anestésica* e como *terapia auxiliar* em psiquiatria. Os benzodiazepínicos e barbitúricos são comumente usados para aliviar a ansiedade e a apreensão antes de cirurgia ou outros procedimentos médicos ou odontológicos. Em psiquiatria, os barbitúricos com uma meia-vida curta têm sido usados em *narcoanálise* e *narcoterapia*. Medicamentos sedativos e hipnóticos também são prescritos para a dependência de depressores do SNC. Como exemplo, o diazepam é freqüentemente prescrito para os sintomas associados à abstinência alcoólica aguda.

Diversos medicamentos sedativo-hipnóticos atravessam a barreira placentária. Conseqüentemente, seu uso crônico durante a gravidez pode causar sintomas de abstinência no recém-nascido. Além disso, muitas dessas substâncias são excretadas no leite materno. Seu uso crônico durante a amamentação pode causar sedação no lactente.

Sonolência é um efeito colateral comum dos agentes sedativo-hipnóticos. Pacientes fazendo uso dessas substâncias devem ser alertados com relação a operar maquinaria perigosa ou veículos automotores enquanto estão tomando tais medicações. O uso concomitante de medicamentos sedativo-hipnóticos com álcool, outros depressores do SNC, inibidores da monoamina oxidase (IMAO) ou antidepressivos tricíclicos deve ser evitado. Informações mais detalhadas com relação aos efeitos adversos e interações medicamentosas são fornecidas na introdução de cada seção e nas monografias individuais.

A superdose prolongada da maioria desses medicamentos pode resultar em hábito e provável dependência. Contudo, o *risco de dependência* varia bastante entre as várias substâncias. Por exemplo, o risco de dependência com benzodiazepínicos é muito baixo e tem sido estimado como sendo de apenas um caso em 5 milhões de paciente-meses *em risco* para todos os casos registrados e de um caso em 50 milhões de meses no uso terapêutico. Embora seja provável que no passado os problemas com os benzodiazepínicos tenham sido subestimados, não há dúvida de que esses agentes são consideravelmente mais seguros que a maioria dos outros sedativos e hipnóticos, como os barbitúricos. Assim sendo, flurazepam, clordiazepóxido, diazepam e outros benzodiazepínicos são arrolados em *Schedule IV* do *Controlled Substances Act*.

Por outro lado, o risco de dependência com metaqualona, amobarbital, pentobarbital e substâncias correlatas é muito alto, com grave potencial de abuso. Conseqüentemente, esses agentes estão arrolados em *Schedule II* do *Controlled Substances Act*. Deve ser destacado que o uso de doses hipnóticas de rotina e a supervisão médica rigorosa podem minimizar o problema da dependência dessas substâncias. Todavia, devem ser utilizadas com extrema precaução, ou nem devem ser prescritas, em pacientes com história pregressa de dependência química.

Finalmente, a buspirona é comercializada como mais uma opção para o tratamento da ansiedade em pacientes com alto risco de dependência. Devido à sua falta de efeitos sedativos e amnésicos, a buspirona não tem um potencial significativo para abuso.

BENZODIAZEPÍNICOS

Esse grupo inclui os agentes sedativo-hipnóticos mais freqüentemente prescritos. Em 1990, o diazepam e o lorazepam foram os únicos agentes sedativo-hipnóticos entre os 20 medicamentos genéricos mais freqüentemente prescritos, e o Xanax (alprazolam) e o Halcion (triazolam) foram os únicos agentes sedativo-hipnóticos entre os 25 medicamentos com nomes comerciais mais prescritos. Esses achados demonstram a grande popularidade desfrutada pelos benzodiazepínicos.

Os benzodiazepínicos não são depressores gerais do SNC como os barbitúricos, o etanol e vários outros agentes sedativo-hipnóticos e anestésicos gerais. Há diferenças marcantes entre os vários medicamentos em termos de seletividade, perfil farmacológico, utilidade clínica e propriedades farmacocinéticas (veja o Quadro 80.1). Além disso, eles não induzem um "efeito anestésico" verdadeiro, porque o paciente permanece consciente, e um relaxamento muscular total não é obtido mesmo após doses grandes. Pode acontecer amnésia retrógrada, e isso cria a ilusão de que houve anestesia. Uma anestesia cirúrgica verdadeira pode ser obtida apenas quando os benzodiazepínicos são combinados com outras drogas que deprimem o SNC.

O ácido gama-aminobutírico (GABA) é um importante neurotransmissor inibitório no SNC de mamíferos. Acredita-se que os benzodiazepínicos exerçam pelo menos alguns dos efeitos por meio do neurotransmissor inibitório GABA. Os benzodiazepínicos e barbitúricos potencializam a neurotransmissão inibitória GABA-mediada, ainda que por mecanismos moleculares distintos (Twyman *et al, Ann Neurol* 1989; 25:213) pela ligação a uma região específica do receptor $GABA_A$, que se pensa ser pentamérico. Há várias subunidades (α_{1-6}, β_{1-3}, η_{1-2}, δ) que, quando consideradas em conjunto, formam um poro iônico permeável ao Cl^-. Os benzodiazepínicos intensificam alostericamente as correntes de Cl^- induzidas pelo GABA e, ao contrário dos barbitúricos, não ativam diretamente uma corrente de Cl^-. Os mecanismos celulares, os farmacocinéticos, a farmacologia básica e a farmacologia clínica dos benzodiazepínicos foram revisados por MacDonald e Olsen, *Annu Rev Neurosci* 1994; 17:569.

Os benzodiazepínicos são usados no alívio sintomático dos estados de ansiedade e tensão resultantes de um ambiente estressante ou de fatores emocionais. Eles também são úteis em estados psiconeuróticos caracterizados por tensão, ansiedade, apreensão, fadiga, sintomas depressivos ou agitação, e o benzodiazepínico alprazolam foi aprovado para o tratamento de ataques de pânico. Certos benzodiazepínicos (clordiazepóxido e diazepam) também são úteis na suspensão do uso de álcool, provendo um alívio sintomático da agitação intensa, tremores e *delirium tremens* iminente com alucinações.

Quadro 80.1 Eliminação dos Benzodiazepínicos

MEDICAMENTO	MEIA–VIDA ($t_{1/2}$) (h)	METABÓLITOS ATIVOS
Alprazolam	12–15	Nenhum
Clonazepam	18–50	Nenhum
Clorazepato	—	Dois
Clordiazepóxido	5–30	Quatro
Diazepam	20–50	Três
Estazolam	10–24	Nenhum
Flurazepam	—	Dois
Halazepam	14	Um
Lorazepam	10–20	Nenhum
Midazolam	1–12,3	Um
Oxazepam	3–21	Nenhum
Prazepam	—	Dois
Quazepam	25–41	Dois
Temazepam	10–20	Nenhum
Triazolam	1,6–5,4	Nenhum

O clonazepam é útil isoladamente ou como um auxiliar no controle de vários tipos de ataques epilépticos. O diazepam é empregado na terapia auxiliar para procedimentos endoscópicos, no controle de espasmo músculo-esquelético agudo e, por injeção parenteral, no estado de mal epiléptico, no controle de convulsões resultantes de doses excessivas de anestésicos locais e em outros ataques convulsivos recorrentes graves. Os benzodiazepínicos são também auxiliares terapêuticos no controle da apreensão e ansiedade que precedem ou acompanham procedimentos cirúrgicos e estados mórbidos.

Os benzodiazepínicos influenciam marcadamente a atividade do SNC de humanos tanto no despertar quanto durante o sono. No eletroencefalograma (EEG) em indivíduos acordados, a atividade alfa é diminuída, a atividade rápida (primariamente beta) é aumentada e o teor de energia do EEG é diminuído.

Com relação ao sono, os benzodiazepínicos diminuem a sua latência e reduzem o número de vezes que o paciente desperta e o tempo gasto no Estágio 0 (vigilância). Eles também aumentam o limiar do despertar. O tempo gasto no Estágio 1 (sonolência descendente) é diminuído pelo flurazepam, pelo lorazepam e pelo nitrazepam, mas aumentado pelo clordiazepóxido, pelo diazepam e pelo oxazepam. O tempo gasto no Estágio 2 (fração principal do sono de movimentos oculares não-rápidos — REM, *non-rapid eye movement*) é aumentado por todos os benzodiazepínicos. O tempo gasto nos Estágios 3 e 4 (sono de onda lenta) usualmente é diminuído; todavia, alguns agentes podem prolongar esses estágios. Devido à supressão do Estágio 4 do sono, o diazepam tem sido usado para prevenir terrores noturnos em adultos.

Os benzodiazepínicos aumentam a latência da fase REM do sono, diminuem o tempo e aumentam o número de ciclos de REM. O tempo total de sono é prolongado pelos benzodiazepínicos. O maior aumento é observado em pessoas com a menor linha-base de tempo de sono. Em tais indivíduos, o tempo total de sono pode triplicar.

Após a administração oral, os benzodiazepínicos são absorvidos em 1 a 6 h, dependendo da formulação fornecida. A ligação à albumina sérica varia amplamente; após a administração oral de flurazepam, apenas uma pequena porcentagem é ligada, enquanto após uma administração de nitrazepam 87% estão na forma ligada. A extensão na qual os benzodiazepínicos interagem com outras drogas ligadas a proteínas não é conhecida; a ausência de relatos de tais interações adversas sugere que tal competição não tem significado clínico.

A biotransformação se dá no fígado pelo sistema de metabolização medicamentosa microssomal. Clorazepato, clordiazepóxido, diazepam, halazepam, flurazepam e prazepam são convertidos a metabólitos ativos, primariamente a produtos *N*-desmetilados com uma meia-vida maior que a droga de origem. Esse metabólito pode ser particularmente relevante em idosos, em recém-nascidos ou naqueles com grave doença hepática. Apenas o lorazepam, o oxazepam, o temazepam e o triazolam não formam metabólitos ativos de longa ação; assim, sua ação não é prolongada significativamente em idosos e hepatopatas. Os benzodiazepínicos atravessam a barreira placentária e são eliminados no leite materno.

Pacientes fazendo uso dessas drogas devem ser advertidos sobre os efeitos potenciais induzidos pelo uso concomitante de álcool ou outros depressores do SNC, tais como outros medicamentos ansiolíticos e hipnóticos, antidepressivos tricíclicos, analgésicos opióides, antipsicóticos e anti-histamínicos, incluindo medicamentos para dormir comprados sem receita e remédios para resfriado. Eles também devem ser alertados a não operar veículos automotores ou maquinaria perigosa enquanto estiverem usando esses medicamentos.

Os efeitos colaterais mais comumente relatados advindos do uso de benzodiazepínicos incluem sonolência, fadiga, tontura, fraqueza, ataxia, síncope, trombose venosa e flebite no local da injeção. Outros efeitos colaterais menos freqüentes incluem amnésia anterógrada, visão turva, diplopia e nistagmo; urticária e exantema; soluços; alterações na salivação; constipação; alterações no apetite; comportamento estranho; atitudes anti-sociais; neutropenia; e icterícia. Reações paradoxais como estados fortemente hiperexcitados, ansiedade, alucinações, espasmo muscular aumentado, insônia, raiva e distúrbios no sono também têm sido relatados; uma vez ocorrendo, o uso da droga deve ser interrompido. Uma vez que quantidades significativas de benzodiazepínicos são encontradas no sangue materno e do cordão umbilical, essas substâncias não são recomendadas para uso obstétrico. O uso seguro dos benzodiazepínicos em crianças menores de 12 anos ainda não foi constatado.

Pode haver *dependência física* e *psicológica*, especialmente após uso prolongado, apesar de a dependência também poder ocorrer com tratamento de curta duração a altas doses. Sintomas de dependência dos benzodiazepínicos podem assemelhar-se àqueles associados com dependência de barbitúricos ou álcool e incluem fala pouco clara, ataxia e sonolência. Uma interrupção brusca em um longo tratamento com benzodiazepínicos pode resultar em sintomas intensos de suspensão do medicamento, assim como ocorre com outros depressores do SNC. Para prevenir tais conseqüências, esses medicamentos devem ser retirados gradualmente. Indivíduos que são propensos ao vício ou aqueles cuja história sugere que eles modificam a dosagem da droga por conta própria não devem fazer uso do medicamento. Os sintomas de retirada da droga assemelham-se àqueles da interrupção de uso dos barbitúricos. Os benzodiazepínicos estão listados em *Schedule IV* no *Controlled Substances Act*.

ALPRAZOLAM

8-cloro-1-metil-6-fenil-4*H*-[1,2,4]triazolo[4,3-*a*][1,4] benzodiazepina, Xanax

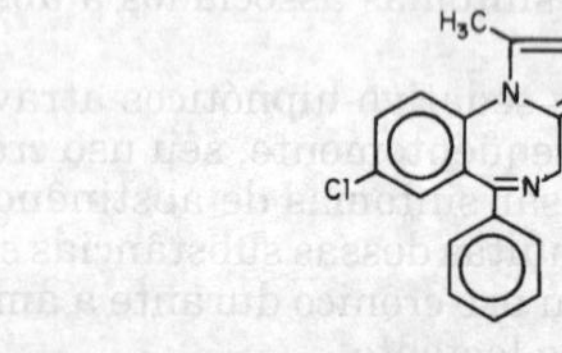

[28981-97-7] $C_{17}H_{13}ClN_4$ (308.77).

Preparo — Veja *J Med Chem* 1977; 20:1694.

Descrição — Cristais brancos; funde-se a aproximadamente 228°.

Solubilidade — Praticamente insolúvel em água; solúvel em metanol ou etanol.

Comentários — Para o controle de distúrbios de ansiedade ou para o alívio a curto prazo dos sintomas da ansiedade. Também é indicado para o tratamento auxiliar da ansiedade associada à depressão mental. Constatou-se que o alprazolam é efetivo no tratamento a curto prazo (4 a 10 semanas) de distúrbio de pânico com ou sem agorafobia. Apesar de não avaliado em estudos adequadamente supervisionados, o medicamento tem sido utilizado com eficácia por 8 meses ou mais. Em muitos pacientes, a retirada do alprazolam resultou em recidiva de ataques de pânico e ansiedade. Após administração oral, os níveis plasmáticos máximos são alcançados em 1 a 2 h, sendo a meia-vida de 12 a 15 h. Assim, ele tem uma meia-vida curta a média comparado a outros benzodiazepínicos. O acúmulo é mínimo durante dosagens múltiplas, e uma concentração plasmática estável é usualmente alcançada dentro de 2 a 3 dias. A eliminação é rápida depois da interrupção da terapia. Portanto, a terapia crônica não deve ser cessada abruptamente. Problemas médicos e efeitos adversos são semelhantes aos de outros benzodiazepínicos. Veja a introdução.

CLOBAZAM — veja RPS-18, Cap. 56.

CLONAZEPAM — veja Cap. 81.

CLORAZEPATO DIPOTÁSSICO

Ácido 7-cloro-2,3-diidro-2-oxo-5-fenil-1*H*-1,4-benzodiazepina-3-carboxílico, composto de sal potássico com hidróxido de potássio (1:1); Tranxene

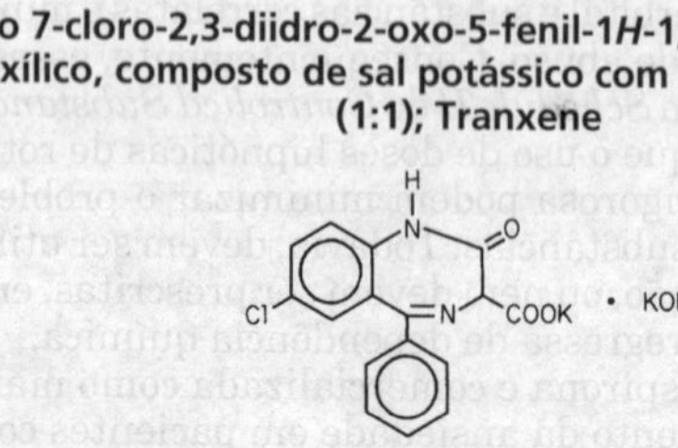

[57109-90-7; 15585-90-7] $C_{16}H_{11}ClK_2N_2O_4$ (408.92).

Preparo — A 2-amino-5-clorobenzonitrila é tratada com o brometo de fenilmagnésio, e a cetimina resultante é condensada via desaminação com o dietil aminomalonato. O diéster é então saponificado com KOH em metanol aquoso, e o dicarboxilato dipotássico resultante cicliza via isomerização. US Pat 3.516.988.

Descrição — Pó cristalino, fino, amarelo-claro, praticamente inodoro; sabor levemente picante; sensível à luz, à umidade e ao calor excessivo; as soluções aquosas são instáveis (translúcidas, levemente amareladas e alcalinas ao tornassol).

Solubilidade — Muito solúvel em água; levemente solúvel em álcool; insolúvel em clorofórmio, éter, benzeno ou acetona.

Comentários — Para o alívio sintomático da ansiedade associada com neurose, psiconeuroses com sintomas de ansiedade, abstinência alcoólica aguda e outras condições nas quais a ansiedade é um fator proeminente e como terapia auxiliar no controle de convulsões parciais. Essa substância é hidrolisada no estômago a desmetildiazepam, um metabólito precursor do oxazepam e também um metabólito tanto do clordiazepóxido quanto do diazepam. O metabólito é absorvido rapidamente (1 a 2 h); o volume de distribuição é de 0,93 a 1,47 L/kg, e a meia-vida varia de 50 a 100 h. O desmetildiazepam acumula-se por cerca de 7 h e então alcança um estado estável. Conseqüentemente, o clorazepato pode ser administrado uma vez ao dia ou em doses distintas.

Ele necessita das mesmas advertências e precauções com relação ao uso de outros medicamentos em indivíduos hipersensíveis, durante a gravidez e em crianças novas, em pacientes idosos e excessivamente debilitados, em pacientes com função renal ou hepática prejudicadas e em pacientes com história de vício medicamentoso com outros benzodiazepínicos (veja anteriormente). Sonolência é o efeito adverso mais comum. Reações adversas menos comuns incluem tontura, várias queixas gastrointestinais (GI), nervosismo, visão turva, boca seca, cefaléia e confusão mental. Outras reações adversas incluem insônia, exantemas transitórios, fadiga, ataxia, problemas genitourinários, irritabilidade, diplopia, depressão e fala ininteligível. Hipotensão, hematócrito diminuído e funções hepática e renal anormais também têm sido relatados.

CLORDIAZEPÓXIDO

4-Óxido de 7-cloro-*N*-metil-5-fenil-3*H*-1,4-benzodiazepin-2-amina; Libritabs; Menrium

4-Óxido de 7-cloro-2-(metilamino)-5-fenil-3*H*-1,4-benzodiazepina [58-25-3] $C_{16}H_{14}ClN_3O$ (299.76).

Preparo — Para o preparo do clordiazepóxido, veja *Cloridrato de Clordiazepóxido*.

Descrição — Pó cristalino, amarelo, praticamente inodoro; sensível à luz solar; funde a aproximadamente 242°; pK_a 4,6.

Solubilidade — 1 g em >10.000 mL de água, 50 mL de álcool, 6.250 mL de clorofórmio ou 130 mL de éter.

Comentários — Veja *Cloridrato de Clordiazepóxido*.

CLORIDRATO DE CLORDIAZEPÓXIDO

4-Óxido de 7-cloro-*N*-metil-5-fenil-3*H*-1,4-benzodiazepin-2-amina, monocloridrato; Librium; Lipoxide

[438-41-5] $C_{16}H_{14}ClN_3O \cdot HCl$ (336.22).

Para a estrutura da base, veja Clordiazepóxido.

Preparo — Pela condensação cíclica da 2-amino-5-clorobenzofenona oxima com o cloreto de cloroacetila para formar o 3-óxido de 6-cloro-2-clorometil-4-fenilquinazolina, que subseqüentemente reage com a metilamina em uma solução de metanol. US Pat 2.893.992.

Descrição — Pó cristalino branco ou quase branco; inodoro; sensível à luz solar; funde a aproximadamente 215°, com decomposição.

Solubilidade — 1 g em 10 mL de água ou 40 mL de álcool.

Comentários — Indicado para o alívio temporário da ansiedade e de tensão, sintomas de retirada brusca do álcool no alcoolismo agudo, apreensão e ansiedade pré-operatórias e terapia auxiliar em vários estados mórbidos em que a ansiedade e a tensão são aspectos proeminentes. Sua eficácia para uso a longo prazo (por mais de 4 meses) não foi estabelecida; portanto, a necessidade de terapia ininterrupta com o medicamento deve ser reavaliada periodicamente, tem um pK_a de 4,6 e uma meia-vida de 8 a 20 h. Durante a administração crônica, o acúmulo ocorre, não apenas da substância original mas também de três metabólitos ativos (desmetilclordiazepóxido, demoxepam e desoxidemoxepam). O demoxepam tem uma meia-vida de 37 (variação de 28 a 63) h e o desoxidemoxepam de 44 (variação de 39 a 61) h. Esses metabólitos provavelmente contribuem para uma atividade integral desse medicamento, já que eles são farmacologicamente ativos em animais. Os níveis plasmáticos regulares de clordiazepóxido, desmetilclordiazepóxido e demoxepam são, em média, de 0,75, 0,54 e 0,36 μg/mL, respectivamente. É eliminado pela urina; 1 a 2% são excretados de forma inalterada, e 3 a 6% como um conjugado.

Assim como outros benzodiazepínicos, esse medicamento necessita das mesmas advertências e precauções com relação ao seu uso em pacientes com hipersensibilidade reconhecida, indivíduos idosos e excessivamente debilitados, grávidas e lactantes, pacientes com problemas renais e hepáticos conhecidos, pacientes fazendo uso de outras drogas depressoras do SNC e pacientes com história de vício de medicamentos ou alteração indiscriminada da dose dos medicamentos (veja anteriormente).

O clordiazepóxido também está disponível comercialmente em produtos ansiolíticos, combinados com estrógenos e anticolinérgicos (clidínio) e agentes antidepressivos (amitriptilina). O valor terapêutico dessas combinações fixadas ainda não foi confirmado.

Reações adversas incluem sonolência, ataxia, confusão, erupções cutâneas, edema, irregularidades menstruais, náusea e constipação, sintomas extrapiramidais e redução da libido em alguns pacientes; discrasias sangüíneas (agranulocitose), icterícia e disfunção hepática têm sido ocasionalmente relatadas. Reações paradoxais de ira, excitação, estimulação, hostilidade e despersonalização têm algumas vezes seguido a administração a pacientes gravemente perturbados. Exantemas, náusea, cefaléia e tolerância reduzida ao álcool também têm sido relatados. A administração crônica de grandes doses de cloridrato de clordiazepóxido pode resultar no desenvolvimento de tolerância e dependência física.

CLORIDRATO DE FLURAZEPAM

Dicloridrato de 7-cloro-1-[2-(dietilamino)etil]-5-(2-fluorofenil)-1,3-diidro-2*H*-1,4-benzodiazepin-2-ona; Dalmane

[1172-18-5] $C_{21}H_{23}ClFN_3O.2HCl$ (460.81).

Preparo — CrO_3 aquoso é adicionado a uma solução acética ácida de dicloridrato de 2-aminometil-5-cloro-1-2-(dietilamino)etil-3-(*o*-fluorofenil)indol e a mistura é agitada durante a noite até a manhã seguinte.

Descrição — Pó cristalino bege a amarelado; odor fraco ou inodoro; funde com decomposição a aproximadamente 212°; moderadamente higroscópico; pK_a 1,9; 8,2.

Solubilidade — 1 g em 2 mL de água; 4 mL de álcool; ligeiramente solúvel em clorofórmio.

Comentários — Um benzodiazepínico amplamente usado em tratamento a curto prazo (máximo de 4 semanas) de todos os tipos de insônia como, por exemplo, dificuldade em adormecer, acordar freqüentemente à noite e/ou acordar cedo pela manhã. Também é usado em estados médicos agudos e crônicos nos quais um sono tranqüilo é desejado. É absorvido rapidamente pelo trato GI e rapidamente metabolizado pelo fígado. Após uma dose oral única, concentrações plasmáticas máximas variando de 0,5 a 4,0 ng/mL são alcançadas em 30 a 60 min. Passados 7 a 10 dias de tratamento, o metabólito principal, N^1-desalquilflurazepam, alcança níveis estáveis 5 a 6 vezes maiores que os níveis de 24 h observados no primeiro dia. O composto inicial desaparece rapidamente do sangue; *N*-desalquilflurazepam permanece ativo e tem uma meia-vida que varia de 47 a 100 h. O metabólito urinário principal é o N^1-hidroxietilflurazepam conjugado e responde por 22 a 55% da dose.

A droga é excretada primariamente pela urina. Menos de 1% é excretado pela urina como N^1-desalquilflurazepam. O início do sono varia de 15 a 45 min. Uma efetividade máxima pode não ser alcançada por 3 ou 4 noites. Dessa forma, o metabólito é responsável pelo efeito clínico assim como pelos efeitos residuais que persistem depois que o medicamento é suspenso. São necessárias as mesmas advertências e precauções com relação ao uso de outra terapia medicamentosa, em indivíduos hipersensíveis, durante a gravidez, em crianças abaixo dos 12 anos, em pacientes idosos e excessivamente debilitados, em pacientes com função renal ou hepática prejudicada e em pacientes com história de vício medicamentoso causado pelo uso de outros benzodiazepínicos (veja anteriormente).

Reações adversas incluem tontura, sonolência, vertigem, ataxia e quedas (especialmente em pessoas idosas ou debilitadas) e sedação forte. A última usualmente deve-se à intolerância à droga ou à superdose. Outros efeitos colaterais relatados incluem cefaléia, azia, desarranjo estomacal, náusea, vômitos, diarréia, constipação, dor GI, nervosismo, loquacidade, apreensão, irritabilidade, fraqueza, palpitação, dores torácicas, dor corpórea e articular e problemas genitourinários. Menos freqüentemente, sudorese, rubores, visão turva, dificuldade em focalizar, queimação nos olhos, fraqueza, hipotensão, dispnéia, prurido, erupções cutâneas, boca seca, gosto amargo, salivação excessiva, anorexia, euforia, depressão, fala ininteligível, confusão, agitação, alucinações e reações paradoxais (excitação, estimulação e hiperatividade) também têm sido observados.

CLORIDRATO DE MIDAZOLAM

Monocloridrato de 8-cloro-6-(2-fluorofenil)-1-metil-4*H*-imidazo [1,5-a][1,4]benzodiazepina; Versed

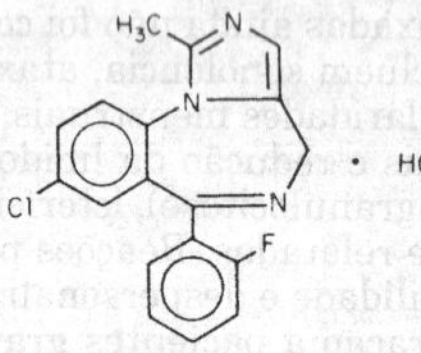

[59467-96-8]$C_{18}H_{13}ClF_3N \cdot HCl$ (362.23); [59467-70-8] (335.76) (base).

Preparo — Um método começa com a 2-amino-4-cloro-2′-fluorobenzofenona em oito passos. Veja *J Org Chem* 1978; 43:936 e 4480.

Descrição — Cristais incolores que sofrem fusão a aproximadamente 159°; pK_a 6,2.

Solubilidade — Solúvel em água.

Comentários — Um imidazobenzodiazepínico depressor do SNC de ação curta. A potência sedativa do midazolam é provavelmente duas a quatro vezes a do diazepam. É administrado por via IM para sedação pré-operatória e amnésia perioperatória. Devido a seu início relativamente rápido e duração curta, é considerado por alguns médicos o melhor benzodiazepínico para uso antes de procedimentos cirúrgicos curtos. O midazolam é também administrado pela via IV, freqüentemente combinado com um narcótico, para sedação consciente associada a procedimentos cirúrgicos ou odontológicos pequenos, ou para procedimentos diagnósticos ou endoscópicos curtos. Ele tem sido usado IV como parte de uma anestesia equilibrada (p. ex., óxido nitroso e oxigênio). Também tem sido administrado por via intra-oral para sedação pré-operatória e controle a curto prazo da insônia. O midazolam é absorvido rapidamente dos locais de injeção IM, e efeitos farmacológicos são evidentes em 5 a 15 min e máximos em 20 a 60 min. A duração de ação desse medicamento é de 1 a 6 h. Após a injeção IV, o começo da sedação e do efeito amnésico aparece usualmente em 1 a 5 min. Após a dosagem oral, o midazolam é absorvido rapidamente do trato GI e atinge concentração plasmática máxima dentro de 1 h; todavia, até 60% são convertidos no metabolismo hepático de primeira passagem a 1-hidroximetilmidazolam ou 4-hidroximidazolam. Aproximadamente 95% do midazolam é ligado a proteínas plasmáticas e é excretado principalmente como um metabólito conjugado na urina.

O midazolam pode provocar séria depressão ou parada respiratória, especialmente quando altas doses são administradas por via IV para sedação consciente. Conseqüentemente, deve ser apenas administrado por via IV em instalações hospitalares ou ambulatoriais, que são equipadas para prover monitoração respiratória e cardíaca e prestar serviços de ressuscitação, se necessário. Pacientes com doença pulmonar obstrutiva crônica (DPOC) são particularmente sensíveis à depressão respiratória induzida pelo midazolam. Também têm ocorrido relatos raros de respostas hipotensoras a esse medicamento que necessitaram de tratamento, embora mudanças na pressão arterial e na freqüência cardíaca sejam comuns após administração parenteral de midazolam. Respostas adversas a esse medicamento, que são semelhantes aos efeitos colaterais de outros benzodiazepínicos, incluem sedação intensa, sonolência, efeito anestésico prolongado, euforia, disforia, confusão, agitação, distúrbios do sono, fraqueza, letargia, fala ininteligível, náusea e vômito, visão turva e distúrbios visuais. Alguma sensibilidade local após a administração parenteral de midazolam tem sido relatada, mas parece ser menor em relação à dos outros benzodiazepínicos.

Precauções semelhantes devem ser tomadas para o midazolam assim como para os outros benzodiazepínicos. O midazolam é uma droga potente, e sua dose deve ser individualizada. Não deve ser administrado durante a gravidez ou para crianças menores de 18 anos. O midazolam potencializa a ação de outros depressores do SNC.

CLORMEZANONA — veja RPS-19, Cap. 61.

DIAZEPAM

7-Cloro-1,3-diidro-1-metil-5-fenil-2*H*-1,4-benzodiazepin-2-ona, Valium; Zetran; Diazepam Solution

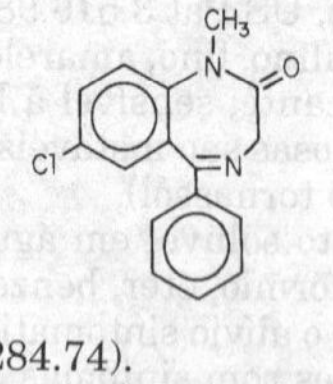

[439-14-5] $C_{16}H_{13}ClN_2O$ (284.74).

Preparo — A 2-(metilamino)-5-clorobenzofenona em solução etérea reage com o brometo de bromoacetila para formar a 2-(2-bromo-*N*-metilacetamido)-5-clorobenzofenona. Esta reage com amônia em solução de metanol, na qual o bromo é substituído pelo grupamento amino seguido de ciclização através de uma desidratação envolvendo os hidrogênios do grupamento amino e o oxigênio da fenona inicial. O diazepam bruto pode ser purificado pela recristalização com éter. US Pat 3.136.815.

Descrição — Pó cristalino bege a amarelado, praticamente inodoro; estável no ar; funde a aproximadamente 133°; pK_a 3,7, 3,2.

Solubilidade — 1 g em 333 mL de água, 16 mL de álcool, 2 mL de clorofórmio ou 39 ml de éter.

Comentários — Um benzodiazepínico indicado para o alívio sintomático da tensão e ansiedade, retirada brusca do álcool e terapia auxiliar em espasmos músculo-esqueléticos e preferido por muitos médicos para o controle do estado de mal epiléptico. É usado no pré-operatório devido à sua capacidade de aliviar a ansiedade, sedar e provocar uma anestesia leve e amnésia anterógrada. É bem absorvido após doses orais únicas (pK_a 3,3), levando a um rápido começo dos efeitos clínicos. Inicialmente, esses efeitos podem ser transitórios devido à ampla distribuição aos tecidos corpóreos.

Depois que a distribuição se completa, a eliminação é lenta, com uma meia-vida de 20 a 50 h. Níveis plasmáticos efetivos variam de 0,2 a 0,5 μg/mL. Na administração crônica, o medicamento e seu principal metabólito ativo, desmetildiazepam, se acumulam e alcançam um estado estável em cerca de 7 dias. Conseqüentemente, pode ser que demore todo esse tempo para que se atinjam os máximos efeitos sedativos e ansiolíticos, tempo em que o paciente pode usualmente ser mantido administrando-se o medicamento uma ou duas vezes ao dia.

Mais detalhes de seus usos clínicos assim como de advertências, precauções, contra-indicações, probabilidade de vício e uma enumeração detalhada de suas reações adversas e efeitos colaterais são fornecidos anteriormente. Pacientes que fazem uso da droga devem ser advertidos a não dirigir automóvel ou operar maquinaria perigosa até alguns dias depois que o medicamento tiver sido suspenso.

DROPERIDOL — veja Cap. 82.

ESTAZOLAM

8-Cloro-6-fenil-4*H*-[1,2,4]triazolo [4,3-*a*][1,4]benzodiazepina, ProSom

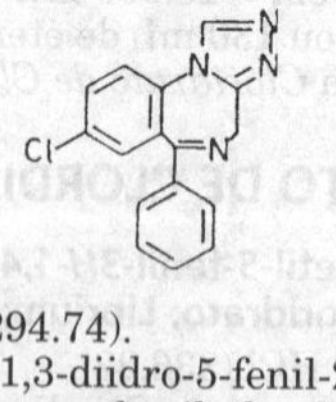

[29975-16-4] $C_{16}H_{11}ClN_4$ (294.74).

Preparo — Da 7-cloro-1,3-diidro-5-fenil-2*H*-benzo-[1,4]-diazepin-2-tiona e formil-hidrazina em *n*-butil álcool em ebulição; veja *J Org Chem* 1964; 29:231 e *J Med Chem* 1971;14:1078.

Descrição — Cristais brancos; funde a cerca de 230°.

Comentários — Um derivado triazolobenzodiazepínico que estruturalmente se assemelha ao alprazolam e ao triazolam. O estazolam tem uma meia-vida intermediária: a concentração plasmática máxima é alcançada 1,5 a 2h após a administração oral. Passa por oxidação microssomial hepática e tem uma meia-vida de eliminação de 10 a 24 h. Alguns médicos acreditam que os triazolobenzodiazepínicos, como o estazolam, têm efeitos tóxicos e reações de retirada mais sérios que os outros benzodiazepínicos. Os efeitos adversos do estazolam são semelhantes aos de outros benzodiazepínicos e incluem sedação, sonolência, tontura, incoordenação e possível prejuízo à memória. A suspensão brusca pode causar uma significativa insônia transitória de rebote. Como o uso dos benzodiazepínicos durante a gravidez pode resultar em injúria ao feto, o estazolam não deve ser administrado a mulheres grávidas. Como a eliminação desse medicamento pode ser demorada em pacientes geriátricos, as doses de estazolam devem ser individualizadas cuidadosamente para essa faixa etária.

FENTANIL CITRATO — veja Cap. 83.

HALAZEPAM

7-Cloro-1,3-diidro-5-fenil-1-(2,2,2-trifluoroetil)-2*H*-1,4-benzodiazepin-2-ona, Paxipam

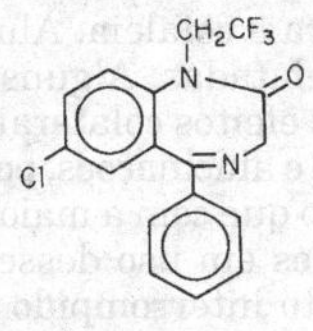

[23092-17-3] $C_{17}H_{12}ClF_3N_2O$ (352.74).

Preparo — A síntese é semelhante à do diazepam (anteriormente). Veja *J Med Chem* 1973; 66:1354.

Descrição — Um sólido branco cristalino; funde a aproximadamente 165°; suas propriedades físicas são semelhantes às do diazepam.

Comentários — Indicado primariamente para distúrbios de ansiedade ou para o alívio a curto prazo dos *sintomas de ansiedade* não controlados por outra medicação mais específica. É absorvido rapidamente e bem após administração oral e excretado primariamente pela urina. Pelo menos 90% da droga absorvida é ligada a proteínas plasmáticas. Uma concentração plasmática máxima é alcançada dentro de 1 a 3 h após a administração oral; a meia-vida após uma dose oral de 40 mg é de aproximadamente 14 h. O principal metabólito ativo do halazepam é o *N*-desmetildiazepam; concentrações plasmáticas máximas desse metabólito ocorrem em 3 a 6 h, e ele tem uma meia-vida de eliminação de aproximadamente 50 a 100 h. Menos de 1% da substância inicial é excretado na urina como uma droga inalterada.

Efeitos adversos comuns incluem sonolência, cefaléia, apatia, retardo psicomotor, desorientação, confusão, euforia, disartria, depressão e síncope. Ataxia, fadiga e agitação paradoxal ou raiva também têm sido relatadas. Interações medicamentosas adversas peculiares a essa droga nunca foram relatadas. Todavia, sedação adicional com álcool ou outras drogas depressoras do SNC poderia ser prevista, assim como aquelas reações comuns aos benzodiazepínicos (veja anteriormente). Deve ser usado com precaução em pacientes que necessitam desempenhar serviços perigosos e naqueles com história de mau uso de medicamentos.

LORAZEPAM

7-Cloro-5-(2-clorofenil)-1,3-diidro-3-hidróxi-2*H*-1,4-benzodiazepin-2-ona, Ativan

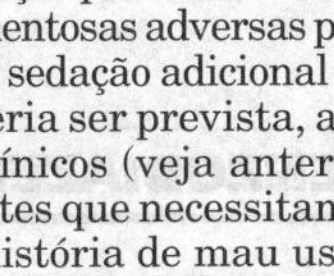

[846-49-1] $C_{15}H_{10}Cl_2N_2O_2$ (321.16).

Preparo — A síntese de diversas 1,4-benzodiazepin-2-onas, incluindo o lorazepam, foi descrita por Bell *et al* (*J Med Chem* 1968; 11:457; veja também *J Org Chem* 1962; 27:1691). Ela difere do oxazepam por ter um 5-*o*-clorofenil substituinte no lugar do 5-fenil.

Descrição — Pó branco a bege; sem odor característico; funde a aproximadamente 173° com decomposição; pK_a 1,3, 11,5.

Solubilidade — Praticamente insolúvel em água; levemente solúvel em álcool ou clorofórmio.

Comentários — Um benzodiazepínico usado por via oral para a ansiedade e o estresse circunstancial transitório. Sua efetividade para uso a longo prazo (mais de 4 meses) não foi avaliada. É usado por via parenteral como medicação *pré-anestésica*, provocando sedação e capacidade reduzida de lembrar fatos relacionados à cirurgia. É absorvido rapidamente após administração oral; níveis plasmáticos máximos após uma dose de 2 mg são de cerca de 20 ng/mL, e efeitos clínicos máximos ocorrem nas 2 h seguintes à administração. Sua meia-vida plasmática média é de cerca de 12 h, enquanto a do seu metabólito conjugado, lorazepam glicuronídio, é de cerca de 18 h. Aproximadamente 85% são ligados a proteínas plasmáticas. Não há evidências de seu acúmulo em administração por mais de 6 meses.

Reações adversas, se acontecerem, freqüentemente aparecem no começo da terapia e desaparecem com uma medicação continuada ou pela diminuição da dose. A sedação é a reação adversa mais freqüente (15,9%) e pode persistir por até 6 a 8 horas após uma injeção. Outros efeitos colaterais comuns incluem tontura (6,9%), fraqueza (4,2%) e instabilidade (3,4%). Efeitos adversos menos freqüentes são desorientação, depressão, náusea, cefaléia, distúrbio do sono, agitação, sintomas dermatológicos, distúrbio funcional ocular, sintomas GI e manifestações autonômicas. A incidência de sedação e instabilidade usualmente aumenta com a idade.

São necessárias as mesmas advertências e precauções com relação ao uso de outros medicamentos, em indivíduos hipersensíveis, durante a gravidez e em crianças novas, em pacientes idosos e excessivamente debilitados, em pacientes com função renal ou hepática prejudicada e em pacientes com história de vício medicamentoso advindo do uso de outros benzodiazepínicos (veja anteriormente).

OXAZEPAM

7-Cloro-1,3-diidro-3-hidróxi-5-fenil-2*H*-1,4-benzodiazepin-2-ona, Serax

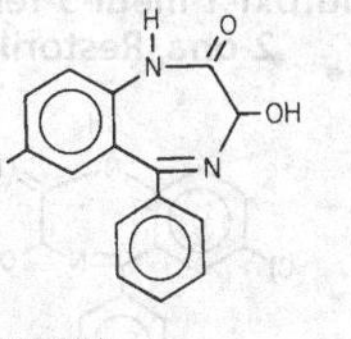

[604-75-1] $C_{15}H_{11}ClN_2O_2$ (286.72).

Preparo — A amino-5-clorobenzofenona é acilada com o cloreto de cloroacetila e o produto é fervido sem perda de vapor com o iodeto de sódio para formar o composto iodoacetamida (I). A reação do I com a hidroxilamina resulta em desidratação e desidro-halogenação para formar o derivado benzodiazepínico (II). O tratamento do II com anidrido acético provoca o rearranjo do oxazepam, que é simultaneamente esterificado a acetato. A saponificação produz o oxazepam.

Descrição — Pó cremoso branco a amarelo pálido; praticamente inodoro; sabor amargo; estável à luz e não-higroscópico; ponto de fusão indefinido; pH (suspensão de 1 para 50) de 4,8 a 7,0.

Solubilidade — 1 g em >10.000 mL de água, 220 mL de álcool, 270 mL de clorofórmio ou 2.200 mL de éter.

Comentários — Um congênere do clordiazepóxido e do diazepam; é um sedativo moderado útil no tratamento e no controle da ansiedade, tensão, agitação, irritabilidade e sintomas relacionados, particularmente em pacientes idosos. É também útil no controle de tremor intenso, embriaguez ou ansiedade associada à suspensão brusca do uso de álcool. Ao contrário do diazepam, esse medicamento é absorvido lentamente após a administração oral (1 a 4 h) e tem uma via de eliminação simples em única etapa sem metabólitos intermediários ativos. Sua meia-vida é curta (5 a 15 h), há pouco acúmulo, e um efeito terapêutico completo pode ser esperado com as primeiras poucas doses. Todavia, várias doses diárias podem ser necessárias para se alcançar um quadro clínico estável. O uso prolongado e excessivo pode resultar no desenvolvimento de dependência física da droga. Os sintomas de interrupção após a suspensão abrupta do oxazepam são semelhantes àqueles vistos para os barbitúricos.

Assim como com os outros agentes sedativos, os pacientes que fazem uso dessa droga devem ser alertados a não dirigir automóveis ou operar maquinaria perigosa. Outras advertências, contra-indicações e precauções são semelhantes àquelas dos outros benzodiazepínicos (veja anteriormente). Efeitos adversos incluem sonolência suave transitória, tontura, vertigem, cefaléia e, raramente, síncope. Reações paradoxais moderadas como excitação e estimulação excessiva também têm sido registradas.

Outros efeitos colaterais que têm sido observados incluem exantemas, náusea, letargia, edema, fala ininteligível, tremor e libido alterada. Reações mais graves incluem leucopenia e icterícia. Felizmente, essas últimas reações são observadas apenas ocasionalmente. Pacientes que fazem uso da droga devem ser observados cuidadosamente com relação ao aparecimento de outros efeitos adversos característicos de agentes benzodiazepínicos.

QUAZEPAM

7-Cloro-5-(2-fluorofenil)-1,3-diidro-1-(2,2,2-trifluoretil)-2*H*-1,4-benzodiazepina-2-tiona, Doral

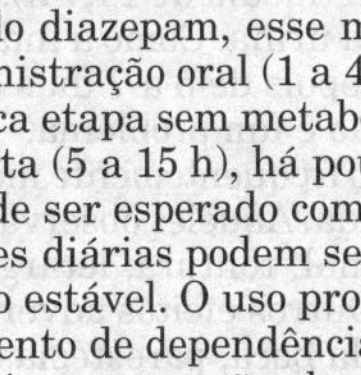

[36735-22-5] $C_{17}H_{11}ClF_4N_2S$ (386.79).

Preparo — É sintetizado de modo similar ao do midazolam (veja anteriormente); *J Med Chem* 1974; 16:1354.

Comentários — Um benzodiazepínico com uma meia-vida de eliminação relativamente longa (39,3 h). É utilizado para o controle a curto prazo (máximo de 4 semanas) da insônia. Seus dois principais metabólitos (2-oxoquazepam e *N*-desalquilflurazepam) são farmacologicamente ativos com uma longa eliminação ($t_{1/2\beta}$, 40,2 e 69,5 h). Essas meias-vidas longas provavelmente respondem pela sonolência e pelos efeitos de ressaca que persistem 2 a 3 dias após a suspensão da terapia. Porém, devido à sua eliminação lenta, não é provável que esse medicamento cause sintomas de abstinência significativos (p. ex., hiperexcitabilidade ou insônia de rebote). Efeitos adversos, interações medicamentosas e precauções parecem ser semelhantes aos de outros benzodiazepínicos.

TEMAZEPAM

7-Cloro-1,3-diidro-3-hidróxi-1-metil-5-fenil-2*H*-1,4-benzodiazepin-2-ona, Restoril

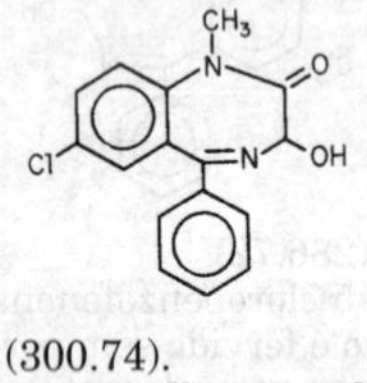

[846-50-4] $C_{16}H_{13}ClN_2O_2$ (300.74).

Preparo — A síntese é semelhante à do oxazepam, usando o 2-(metilamino)-5-clorobenzidrol como a substância de partida. Veja *J Org Chem* 1962; 27:1691.

Descrição — Cristais brancos que se fundem a aproximadamente 120°.

Solubilidade — Muito fracamente solúvel em água; moderadamente solúvel em álcool; pK_a 1,6.

Comentários — Um medicamento hipnótico indicado para o alívio a curto prazo (máximo de 5 semanas) da *insônia* associada com dificuldade em adormecer, despertar freqüente à noite e/ou despertar cedo pela manhã. A biodisponibilidade oral é relativamente lenta (períodos médios para concentrações máximas de 2 a 3 h); 96% são ligados a proteínas plasmáticas. O volume de distribuição varia de 1,4 a 1,5 L/kg, e a depuração de 1,10 a 1,36 mL/kg/min. A meia-vida de eliminação varia de 3 a 38 h (média de 14,7 h). É conjugado com o ácido glicurônico e excretado na urina. Como a indução enzimática metabólica não parece ocorrer depois de 5 a 7 dias de administração, a tolerância ao uso repetido não é um problema.

Os efeitos adversos são freqüentemente moderados e diminuem com a administração continuada. Aqueles observados mais freqüentemente incluem sonolência matinal, tontura, letargia, confusão e distúrbios GI (anorexia, diarréia). Outros efeitos adversos menos freqüentes incluem vertigem, secura da boca, parestesias, taquicardia, reações de pânico, nistagmo, excitação paradoxal e alucinações. Precauções e possíveis interações medicamentosas são as mesmas de outros benzodiazepínicos (veja anteriormente). Alterações dismorfogênicas na formação das costelas têm sido observadas em duas espécies animais que receberam uma dose 50 a 100 vezes maior que a dose terapêutica humana. O uso durante a gravidez deve ser evitado, se possível.

TRIAZOLAM

8-Cloro-6-(2-clorofenil)-1-metil-4*H*-1,2,4-triazolo [4,3-*a*][1,4]benzodiazepina, Halcion

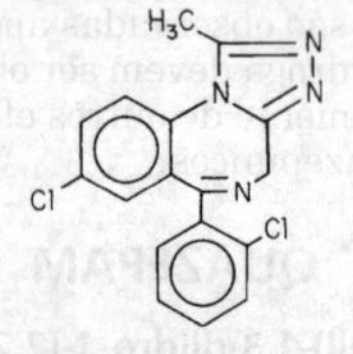

[28911-01-5] $C_{17}H_{12}Cl_2N_4$ (343.21).

Preparo — O etil α-aminoacetato e a 2-amino-2′,4-diclorobenzofenona reagem em piridina, o que, por eliminação dos elementos da água e do etanol, produz 7-cloro-5-(2-clorofenil)benzodiazepin-2-ona. Essa última, com P_2S_5, forma o derivado 2-tiono, que, quando tratado com acetil hidrazida, dá origem ao composto 2-acetamidoimino (I). Através do aquecimento de I a mais de 200°, água é eliminada para formar o anel triazol do triazolam. Veja Pat Alemã 2.533.924.

Descrição — Cristais castanhos do álcool isopropílico; funde a aproximadamente 235°.

Solubilidade — Muito fracamente solúvel em água; ligeiramente solúvel em álcool.

Comentários — Para o tratamento a curto prazo (máximo de 6 semanas) da insônia caracterizada por dificuldade em adormecer, despertares noturnos freqüentes e/ou despertares matinais precoces. É absorvido rapidamente após administração oral; aproximadamente 90% são ligados a proteínas plasmáticas. O tempo para concentração máxima é de 1,25 h. O volume de distribuição varia de 0,8 a 1,3 L/kg. A meia-vida de eliminação é 2,6 (1,7 a 5,2) h. Os metabólitos têm pequena, ou nenhuma, atividade hipnótica. Efeitos adversos comuns incluem sonolência, tontura e cefaléia. Alucinações e confusão acentuada também têm sido relatadas. Alguns relatos sugerem que amnésia anterógrada e outros efeitos colaterais, como confusão, comportamento esquisito, agitação e alucinações, podem ocorrer mais freqüentemente com o triazolam do que com a maioria dos outros benzodiazepínicos. Assim, os pacientes em uso desse medicamento devem ser monitorados e o tratamento interrompido se tais sintomas aparecerem. Os profissionais que prescrevem devem estar atentos às usuais interações medicamentosas comuns aos benzodiazepínicos (veja anteriormente). O uso seguro dessa droga durante a gravidez ou a amamentação não foi constatado.

Combinações de Benzodiazepínicos

Alguns exemplos de combinações de benzodiazepínicos (fornecidas em miligramas/unidade) são os seguintes:

Clordiazepóxido com Cloridrato de Amitriptilina [Limbritol, Limbritol DS *(Roche)*] — 5 ou 10 mg com 12,5 ou 25 mg, respectivamente.

Cloridrato de Clordiazepóxido com Brometo de Clidínio – [CDP Plus *(Gold Line)*; Clindex *(Rugby)*; Clindibrax *(Pharmaceutical Basics)*; Clinoxide *(Geneva Generics, Halsey)*; Librax *(Roche)*; Lidox *(Major)*; Lidoxide *(Interstate)* — 5 mg com 2,5 mg, respectivamente.

Clordiazepóxido com Estrógenos Esterificados [Menrium 5-2; Menrium 5-4; Menrium 10-4 *(Roche)* – 5, 5 ou 10 mg com 0,2, 0,4 ou 0,4 mg, respectivamente.

ANTAGONISTA BENZODIAZEPÍNICO

Devido ao uso difundido e ao mau emprego crescente dos benzodiazepínicos, têm sido feitas tentativas para desenvolver antagonistas benzodiazepínicos seletivos para tratar superdoses de benzodiazepínicos. Esses esforços têm tido algum sucesso, e a Food and Drug Administration (FDA) aprovou a utilização do flumazenil (Mazicon) como um auxiliar à terapia convencional para superdose de benzodiazepínicos.

FLUMAZENIL

Ácido 8-fluoro-5,6-diidro-5-metil-6-oxo-4*H*-imidazol[1,5-*a*] [1,4]benzodiazepina-3-carboxílico, etil éster; Romazicon

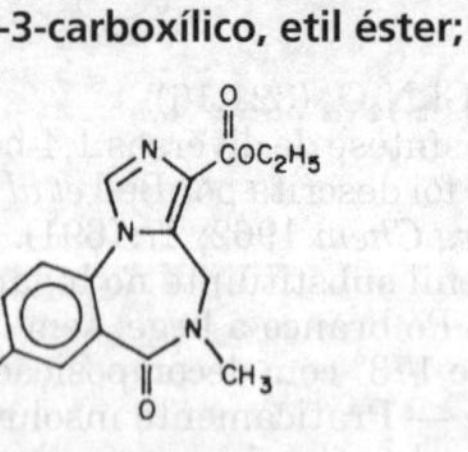

[78755-81-4] $C_{15}H_{14}FN_3O_3$ (303.29).

Preparo — A sarcosina e o anidrido 6-fluorisatóico são condensados a 7-fluoro-5-metilbenzo[1,4]diazepin-2,5-diona. A diona, com o etil α-isonitriloacetato, forma uma base de Schiff através de uma reação nucleofílica com o átomo hidrogênio do amido. Uma condensação de Claisen fecha o anel imidazólico entre as posições 1 e 2 no anel diazepínico para gerar o produto. US Pat 4.316.839.

Descrição — Cristais brancos que fundem a aproximadamente 202°.

Solubilidade — Insolúvel em água; ligeiramente solúvel em ácido aquoso.

Comentários — Um imidazobenzodiazepínico que se liga diretamente à região de reconhecimento do benzodiazepínico (BDZ) no complexo receptor GABA/BDZ. Atua como um antagonista competitivo seletivo para bloquear as ações dos benzodiazepínicos sobre o SNC. O flumazenil apenas impede o dano psicomotor, cognitivo e de memória provocado pelos benzodiazepínicos e não tem efeito nas ações de outros depressores do SNC (p. ex., etanol, barbitúricos e anestésicos gerais). Os efeitos são dose-dependentes, com aproximadamente 0,1 a 0,2 mg de flumazenil causando antagonismo parcial e 0,4 a 1,0 mg produzindo bloqueio completo dos efeitos benzodiazepínicos. Após a administração IV, a reversão dos efeitos BDZ ocorre em 1 a 2 min, com a inibição máxima em 6 a 10 min. Todavia, devido à substancial eliminação de primeira passagem, a administração oral resulta em baixa concentração plasmática da droga e não é recomendada. O metabolismo hepático substancial e rápido ($t_{1/2}$ = 0,7 a 1,3 h) não resulta em nenhum metabólito ativo. Apesar da rápida depuração (31 a 78 L/h), o flumazenil pode bloquear os efeitos benzodiazepínicos por mais de 6 h. Foi constatado que esse medicamento melhora o desempenho psicomotor, a coordenação, a perda de memória a curto prazo e os sintomas subjetivos de dor e sonolência 30 min após a administração a pacientes pré-tratados com midazolam.

O flumazenil deve ser usado como auxiliar, e não como substituto, para que se tenha vias aéreas adequadas e no controle circulatório no caso de superdose com BDZ. Embora grandes doses IV não produzam efeitos colaterais sérios em voluntários saudáveis, em pacientes BDZ-dependentes esse antagonista BDZ pode provocar efeitos de abstinência graves tais como ansiedade, ataques de pânico, fogachos, tremores e convulsões. Conseqüentemente, o flumazenil geralmente não é usado em pacientes com dependência de BDZ. Mortes têm decorrido do uso desse medicamento em pacientes com doenças subjacentes graves ou em pacientes que tomaram altas doses de BDZ em combinação com grandes quantidades de medicamentos não-benzodiazepínicos (p. ex., antidepressivos tricíclicos). Nesses casos, o flumazemil bloqueia a ação protetora dos BDZ e revela os efeitos tóxicos das outras drogas. Na ausência de BDZ, ele não causa efeitos adversos graves.

Além do tratamento de superdoses de BDZ, o flumazenil tem sido usado para reverter os efeitos sedativos de BDZ usados para anestesia geral. Tem sido sugerido que essa droga é capaz de reverter encefalopatia hepática em alguns pacientes com insuficiência hepática aguda ou crônica. Todavia, seus efeitos são breves.

A dose de flumazenil deve ser titulada até o efeito farmacológico desejado administrando-se uma série de infusões pequenas (não uma única dose grande) através de um equipo desobstruído em uma veia calibrosa.

BARBITÚRICOS

A introdução do barbital em 1903 e do fenobarbital em 1912 iniciou a era dos barbitúricos. Por mais de meio século eles reinaram como os agentes sedativo-hipnóticos proeminentes. Embora de tempos em tempos alguns não-barbitúricos tenham tentado substituir os barbitúricos, sua posição só foi desafiada seriamente com o lançamento do clordiazepóxido em 1961. Durante os 25 anos seguintes, os benzodiazepínicos substituíram os barbitúricos como agentes sedativo-hipnóticos de escolha. Na verdade, uma comparação cuidadosa dos barbitúricos e dos benzodiazepínicos revela as seguintes razões convincentes para essa obsolescência: confiabilidade, potencial de suicídio, qualidade do sono, seletividade ansiolítica, propensão para tolerância e interações medicamentosas, segurança e efeitos colaterais. Contudo, os barbitúricos continuam sendo prescritos por diversos médicos e são preferidos para alguns usos especializados.

O incremento dos dados clínicos farmacocinéticos das drogas hipnóticas revelou que a classificação tradicional dos barbitúricos em compostos de ações longa, intermediária e curta guarda pouca relação com a taxa de eliminação desses agentes no ser humano. Além do mais, esses dados indicam que o início (taxa de absorção) e a duração de ação (taxa de eliminação) são fatores essenciais a serem considerados no seu uso. Em geral, os sais barbitúricos são absorvidos rapidamente em oposição aos ácidos puros. A doença hepática tende a reduzir a taxa de eliminação dessas substâncias, enquanto a insuficiência renal pode causar acúmulo de metabólitos ionizados. Por essas razões e por referências disponíveis, as meias-vidas de eliminação, os volumes aparentes de distribuição e os valores de depuração dos barbitúricos são resumidos em cada monografia.

Embora tradicionalmente usados como depressores não-específicos do SNC para sedação durante o dia e tratamento a curto prazo da insônia, os barbitúricos foram em geral substituídos pelos benzodiazepínicos para essas finalidades. Todavia, eles ainda são administrados como medicação pré-operatória para aliviar a ansiedade e facilitar a indução da anestesia. Os barbitúricos anticonvulsivantes, tais como o fenobarbital, o mefobarbital e o metarbital, são ainda alternativas úteis para o tratamento a longo prazo de crises tônico-clônicas e crises epilépticas parciais complexas e são administrados via intravenosa para o tratamento de episódios convulsivos agudos, como o estado de mal epiléptico, a eclâmpsia, a meningite, o tétano, e das reações tóxicas à estricnina ou aos anestésicos locais. Os barbitúricos também são administrados por via retal a crianças, pequenas ou não, quando a terapia oral ou parenteral pode ser indesejável.

Elixires de certos barbitúricos são ainda disponíveis para uso como soníferos e sedativos para crianças, apesar da disponibilidade de agentes mais efetivos. Eles também são usados no alívio de cólica, excitação e agitação devido a enfermidade. Doses sedativas podem ser administradas com uma freqüência de 3 a 4 vezes ao dia em casos de piloroespasmo, coqueluche, náuseas e vômitos de origem funcional, etc.

Os barbitúricos são contra-indicados em pacientes com história de porfiria. Eles devem ser usados com precaução em pacientes com função hepática ou renal prejudicada e em pacientes debilitados com respiração deprimida. Eles também são contra-indicados em pessoas com vício prévio conhecido de sedativo/hipnóticos. Além disso, não devem ser utilizados em mulheres em idade fértil, porque seu uso seguro na gravidez não foi constatado. Pacientes em uso de barbitúricos devem evitar bebidas alcoólicas assim como outros depressores do SNC e abster-se de dirigir automóvel ou operar maquinaria perigosa enquanto em uso de tais medicamentos.

Interações medicamentosas são relativamente comuns em pacientes que tomam barbitúricos em associação com outras drogas. Por essa razão, pacientes fazendo uso desses medicamentos devem ser monitorados de perto. Os problemas mais comuns se relacionam à capacidade dos barbitúricos (especialmente fenobarbital) de induzir o sistema enzimático microssomial hepático e aumentar a taxa de metabolismo de anticoagulantes cumarínicos, antidepressivos tricíclicos, contraceptivos orais, corticosteróides, digitoxina, fenitoína, fenotiazinas, doxiciclina e outros agentes. Conseqüentemente, a efetividade desses agentes pode ser reduzida quando administrados a um paciente que já faz uso de um barbitúrico, e, por outro lado, pacientes que fazem uso de um barbitúrico e um desses agentes podem experimentar efeitos adversos se o barbitúrico for suspenso durante terapia crônica, como por exemplo um paciente tomando cumarínicos que poderá sofrer hemorragia se o barbitúrico for suspenso e a dose do anticoagulante não for reajustada.

Os barbitúricos (especialmente fenobarbital) podem inibir competitivamente o metabolismo de alguns medicamentos, como a fenitoína. Foi demonstrado que os barbitúricos diminuem a absorção GI de dicumarol e griseofulvina. Alguns barbitúricos potencializam os efeitos adversos dos antidepressivos tricíclicos competindo pelas mesmas enzimas de hidroxilação. Inibidores da MAO, ácido valpróico, cloranfenicol e intoxicação alcoólica aguda inibem o metabolismo dos barbitúricos. A intoxicação alcoólica crônica, por outro lado, aumenta o metabolismo dos barbitúricos. O uso concomitante de éter ou de medicamentos semelhantes ao curare pode causar depressão respiratória cumulativa. Também foi sugerido que o sulfisoxazol compete com o tiopental pelas regiões de ligação a proteínas plasmáticas e diminui a dose necessária para a anestesia. Finalmente, efeitos depressores cumulativos podem ocorrer com o uso concomitante de barbitúricos e outros medicamentos depressores do SNC.

Reações adversas aos barbitúricos incluem

SNC: sonolência, agitação, confusão, hipercinesia, ataxia, pesadelos, letargia, excitação paradoxal, nervosismo, alucinações, insônia, ansiedade e tonteira.

Respiratórias: apnéia, hipoventilação, depressão respiratória, broncoespasmo e colapso circulatório.

Cardiovasculares: bradicardia, hipotensão e síncope.
Hipersensibilidade: erupções cutâneas, edema angioneurótico, febre, doença do soro, erupção cutânea morbiliforme, urticária, dermatite esfoliativa e síndrome de Stevens-Johnson.
Outras: dependência física e psicológica, cefaléia, discrasias sangüíneas, mialgia, neuralgia e dor artrítica.

Por essas e outras razões mencionadas nesta seção, seu uso indiscriminado deve ser evitado.

Mortes acidentais e suicídios devido a envenenamento barbitúrico agudo são encontrados freqüentemente, apesar de a incidência ter diminuído com o uso reduzido. O tratamento varia com o grau de intoxicação. Em geral, as medidas de emergência no envenenamento agudo são direcionadas para a manutenção da respiração e da função cardíaca, seguida da descontaminação gástrica. Esta é efetuada pela irrigação gástrica, com a administração de carvão ativado (20 a 25 g para criança e 50 g para adulto) pelo tubo gástrico e de um catártico salino para desobstruir o intestino. Na intoxicação grave, medidas para aumentar a eliminação de barbitúrico absorvido podem ser necessárias, como diurese, alcalinização da urina, diálise e hemoperfusão. O prognóstico do envenenamento com barbitúricos, com assistência médica adequada, é muito bom; a mortalidade é menor que 1%.

O uso contínuo de barbitúricos pode resultar em tolerância, o que estimula um aumento nas dosagens. A tolerância aos efeitos dos barbitúricos no humor, na sedação e na hipnose é maior que a tolerância à depressão respiratória; conseqüentemente, com a tolerância vem um decréscimo no índice terapêutico.

O envenenamento crônico por barbitúricos envolve uma grande quantidade de indivíduos nos Estados Unidos. Algumas autoridades no assunto consideram o problema do envenenamento crônico com barbitúricos tão sério quanto o vício da morfina. Conseqüentemente, três barbitúricos (*amobarbital, pentobarbital* e *secobarbital*), sozinhos ou em associação, foram colocados em *Schedule II* do *Controlled Substances Act*. Manifestações de abstinência graves, incluindo convulsões e psicoses, podem ocorrer quando um barbitúrico é negado a pacientes dependentes. Em alguns indivíduos cronicamente intoxicados, mesmo sem história prévia de epilepsia, crises convulsivas importantes ocorrem após a suspensão súbita do barbitúrico. É aconselhável reduzir a dose do barbitúrico gradualmente tanto em pacientes epilépticos quanto em não-epilépticos quando a interrupção da medicação barbitúrica crônica é considerada. Deve ser também enfatizado que a terapia com barbitúricos é contra-indicada em pacientes com história de dependência química.

AMOBARBITAL

5-Etil-5-(3-metilbutil)-2,4,6(1*H*,3*H*,5*H*)-pirimidinatriona, Amylobarbitone; Amytal

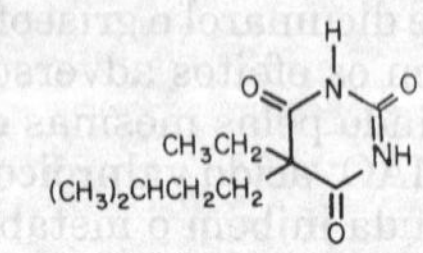

Ácido 5-etil-5-isopentilbarbitúrico [57-43-2] $C_{11}H_{18}N_2O_3$ (226.27).

Preparo — Um método típico começa com o ácido monocloroacético, que é tratado com o cianeto sódico para formar o ácido cianoacético; este entra em reação com o ácido clorídrico na presença de álcool, produzindo o dietil éster do ácido malônico. Esse éster, em solução alcoólica absoluta, é tratado com a quantidade teórica de sódio metálico para substituir um hidrogênio do grupamento CH_2; então, um pequeno excesso da quantidade teórica de um agente etilante, como o brometo de etila, é adicionado. O segundo hidrogênio é substituído da mesma forma, usando o brometo de isopentila como agente alquilante. O dietil éster do ácido etil isopentil malônico assim obtido é aquecido em uma solução alcoólica, na presença de sódio, com uréia. O amobarbital sódico é formado, do qual o amobarbital é liberado com HCl. A alquilação do grupamento CH_2 do éster malônico, sejam as alquilas as mesmas, como no barbital, ou diferentes, como no amobarbital, pode ser feita em dois estágios, introduzindo um grupamento alquila de cada vez.

Descrição — Pó branco, cristalino, inodoro, amargo; pH (solução saturada) de cerca de 5,6; funde dentro de um limite de 3° entre 156° e 161°.

Solubilidade — 1 g em cerca de 1.300 mL de água, 5 mL de álcool, aproximadamente 17 mL de clorofórmio ou 6 mL de éter; solúvel em soluções de hidróxidos e carbonatos alcalinos fixos.

Comentários — Um *sedativo* e *hipnótico*. Pode ser utilizado em qualquer condição que necessite de sedação, variando de alívio da ansiedade e tensão a doses hipnóticas para medicação pré-anestésica. Devido à tolerância, seu uso como um hipnótico é limitado a 2 semanas. Veja a introdução em *Barbitúricos*. É uma droga *Schedule II* do *Controlled Substances Act*.

AMOBARBITAL SÓDICO

5-Etil-5-(3-metilbutil)-2,4,6(1*H*,3*H*,5*H*)-pirimidinatriona, sal monossódico; Amylobarbitone Sodium; Amytal Sodium

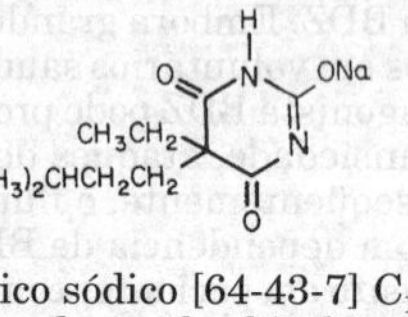

5-Etil-5-isopentilbarbitúrico sódico [64-43-7] $C_{11}H_{17}N_2NaO_3$ (248.26).

Preparo — Pela reação do amobarbital com uma solução contendo uma quantidade quimicamente equivalente de hidróxido de sódio ou carbonato de sódio, evaporando até secar e cristalizando o resíduo da solução em um solvente adequado como o álcool.

Descrição — Pó branco, friável, higroscópico, inodoro, granular, com um sabor amargo; pH (solução 1:20) de 9,6 a 10,4.

Solubilidade — Muito solúvel em água; solúvel em álcool; praticamente insolúvel em éter ou clorofórmio.

Comentários — Um *hipnótico* e *sedativo*. É indicado na sedação e alívio da ansiedade, como medicação pré-anestésica e no controle de distúrbios convulsivos agudos. O início de ação varia de 45 a 60 min, a meia-vida é de cerca de 25 h e a duração de ação é de 6 a 8 h. Veja a introdução em *Barbitúricos*. É uma droga *Schedule II* do *Controlled Substances Act*.

BUTABARBITAL SÓDICO

5-Etil-5-(1-metilpropil)-2,4,6(1*H*,3*H*,5*H*)-pirimidinatriona, sal monossódico; Butisol Sodium

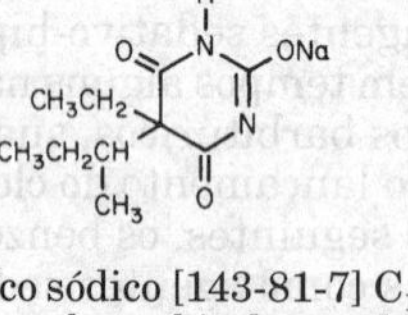

5-*sec*-Butil-5-etilbarbitúrico sódico [143-81-7] $C_{10}H_{15}N_2NaO_3$ (234.23).

Preparo — Prepara-se o butarbital usando-se um método semelhante ao do *Amobarbital*, usando o brometo de etila e o brometo de *sec*-butila como os agentes alquilantes. Trata-se uma solução alcoólica de butabarbital com uma quantidade equimolar de NaOH e remove-se o solvente por evaporação.

Descrição — Pó branco, amargo; pH (solução 1:10) 9,5 a 10,2.

Solubilidade — 1 g em 2 mL de água, 7 mL de álcool, 7.000 ml de clorofórmio ou >10.000 mL de éter.

Comentários — Um *sedativo* e *hipnótico*. Usado para o tratamento a curto prazo da insônia. Devido à tolerância, os barbitúricos perdem eficácia após 2 semanas de uso. Veja a introdução em *Barbitúricos*. É uma droga *Schedule III* do *Controlled Substances Act*.

FENOBARBITAL

5-Etil-5-fenil-2,4,6(1*H*,3*H*,5*H*)-pirimidinatriona, Phenylethylmalonylurea; Phenobarbitone; Luminal

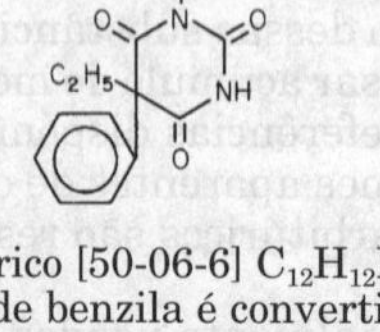

Ácido 5-etil-5-fenilbarbitúrico [50-06-6] $C_{12}H_{12}N_2O_3$ (232.24).

Preparo — O cloreto de benzila é convertido a éster fenilacético (etil fenilacetato) pelo tratamento com cianida sódica e então hidrolisado com ácido na presença de álcool. O éster é condensado na presença de álcool e sódio metálico com etil oxalato, formando dietil feniloxaloacetato de sódio. O HCl é adicionado para que haja liberação de dietil feniloxaloacetato, o qual, sendo destilado a 180°, libera monóxido de carbono e forma o éster fenilmalônico [$C_6H_5CH(COOC_2H_5)_2$]. O hidrogênio do CH no éster fenilmalônico é então etilado, e o éster etilfenilmalônico resultante é condensado com uréia como descrito em *Amobarbital*.

Descrição — Cristais brancos, inodoros, brilhantes, pequenos, ou um pó cristalino branco, que pode exibir polimorfismo; estável no ar; pH (solução saturada) de cerca de 5; funde a aproximadamente 176°; pK_a 7,6.

Solubilidade — 1 g em cerca de 1.000 mL de água, 10 mL de álcool, aproximadamente 40 mL de clorofórmio ou 15 mL de éter.

Comentários — Esse barbitúrico clássico é um *sedativo, hipnótico* e *antiepiléptico*. Em doses apropriadas, é usado em neuroses e estados de tensão associados, quando sedação moderada ou prolongada é indicada, como na hipertensão arterial, coronariopatia, distúrbios funcionais GI e apreensão pré-operatória. Além disso, tem indicação específica na terapia sintomática da *epilepsia*. É especialmente útil em pacientes com convulsões tônico-clônicas generalizadas (grande mal) e convulsões parciais complexas (psicomotoras). Doses efetivas normalmente provocam sonolência ou lentidão. Também tem sido constatado que o fenobarbital é efetivo no tratamento e na prevenção da hiperbilirrubinemia em recém-nascidos. Aproximadamente 80% de uma dose oral é absorvida, e níveis plasmáticos máximos são alcançados em 16 a 18 h. Devido ao seu demorado início de ação, o fenobarbital geralmente não é usado por via oral para tratar insônia, mas é usado para ajudar pessoas que tiveram medicamentos suspensos e que são fisicamente dependentes de outros depressores do SNC. O volume aparente de distribuição é 0,7 a 1 L/kg. Os níveis plasmáticos terapêuticos variam de 10 a 30 μg/mL. Cerca de 45 a 50% da droga é ligada a proteínas plasmáticas. A meia-vida plasmática aparente varia de 50 a 120 h em adultos e 40 a 70 h em crianças. Aproximadamente 65% da droga é metabolizada (primariamente ao derivado inativo *p*-hidroxifenil), e 35% são excretados pelo rim de forma inalterada. A depuração plasmática é lenta e aproxima-se de 0,004 L/kg/h. Com exceção do metarbital e do mefobarbital, esse é o único barbitúrico efetivo na epilepsia. Veja a introdução em *Barbitúricos*.

FENOBARBITAL SÓDICO

5-Etil-5-fenil-2,4,6(1*H*,3*H*,5*H*)-pirimidinatriona, sal monossódico; Sodium Phenobarbital; Soluble Phenobarbital; Phenobarbitone Sodium; Luminal Sodium

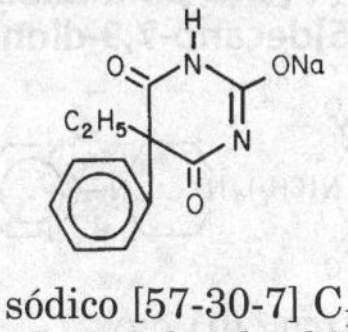

5-Etil-5-fenilbarbitúrico sódico [57-30-7] $C_{12}H_{11}N_2NaO_3$ (254.22).

Preparo — Dissolvendo-se o fenobarbital em solução alcoólica de uma quantidade equivalente de NaOH e evaporando-se a baixa temperatura.

Descrição — Cristais em flocos ou grânulos cristalinos brancos, ou pó branco; inodoro; sabor amargo; higroscópico; soluções alcalinas à fenolftaleína e decompõem-se em repouso; pH (solução 1:10) 9,2 a 10,2.

Solubilidade — Bastante solúvel em água; solúvel em álcool; praticamente insolúvel em éter ou clorofórmio.

Comentários — Como é solúvel em água, pode ser administrado por via parenteral. Pode ser administrado por injeção IV lenta para controle de síndromes convulsivas agudas. Para informações adicionais, veja *Fenobarbital* e a introdução em *Barbitúricos*.

Nota: As doses devem ser diminuídas significativamente em pacientes idosos ou debilitados. Nenhum barbitúrico deve ser administrado por via parenteral sem pleno conhecimento de suas características particulares, dosagem e taxa recomendada de administração. Por causa da depressão respiratória potencialmente grave, o fenobarbital sódico não deve ser administrado a uma taxa que exceda 60 mg/min.

MEFOBARBITAL

5-Etil-1-metil-5-fenil-2,4,6(1*H*,3*H*,5*H*)-pirimidinatriona, Prominal; Phemitone; Mebaral

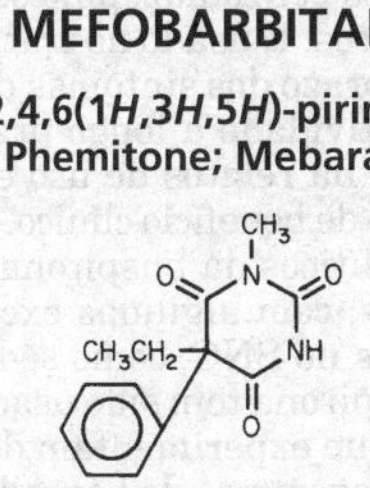

Ácido 5-etil-1-metil-5-fenilbarbitúrico [115-38-8] $C_{13}H_{14}N_2O_3$ (246.27).

Preparo — O dietil éster do ácido etilfenilmalônico é preparado pelo método geral descrito em *Amobarbital* e é então condensado com a *N*-metiluréia na presença de etilato de sódio. O mefobarbital sódico resultante é tratado com HCl, depois do que o mefobarbital cristaliza.

A *N*-metiluréia é preparada como descrito a seguir. A metilamina passa por uma mistura de ácido sulfúrico e álcool absoluto até que a mistura esteja alcalina. O cianato potássico é então adicionado, e a mistura é fervida sem perda de vapor durante a noite até a manhã seguinte, em conseqüência do que o monometil amônio cianato produzido inicialmente por metátese reagrupa-se (Wöhler) a *N*-metiluréia.

Descrição — Pó cristalino, branco; inodoro; sabor amargo; solução saturada ácida ao tornassol; funde a aproximadamente 178°; pK_a 8,8.

Solubilidade — 1 g em >1.000 mL de água, >1.000 mL de álcool, 50 mL de clorofórmio ou >1.000 mL de éter; solúvel em soluções de hidróxidos ou carbonatos alcalinos fixos.

Comentários — Um barbitúrico com ações *sedativas* e *anticonvulsivantes* fortes, mas uma ação *hipnótica* relativamente moderada. Conseqüentemente, é usado para alívio temporário da ansiedade, tensão e apreensão e como um antiepiléptico no tratamento de crises tônico-clônicas generalizadas (grande mal) e crises de ausência (pequeno mal). Veja também a introdução em *Barbitúricos*.

METOEXITAL SÓDICO — veja Cap. 78.

PENTOBARBITAL

5-Etil-5-(1-metilbutil)-2,4,6(1*H*,3*H*,5*H*)-pirimidinatriona, Nembutal

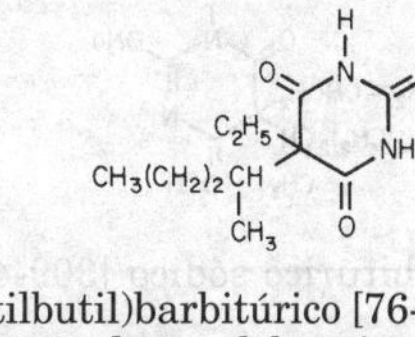

Ácido 5-etil-5-(1-metilbutil)barbitúrico [76-74-4] $C_{11}H_{18}N_2O_3$ (226.27).

Preparo — Pelo método geral descrito em *Amobarbital*, usando o brometo de etila e o brometo de 1-metilbutila como agentes alquilantes.

Descrição — Pó refinado branco a praticamente branco; praticamente inodoro; funde a aproximadamente 130°.

Solubilidade — 1 g em >2.000 mL de água, 4,5 mL de álcool, 4 mL de clorofórmio ou 10 mL de éter.

Comentários — Veja *Pentobarbital Sódico*. É uma droga *Schedule II* do *Controlled Substances Act*.

PENTOBARBITAL SÓDICO

5-Etil-5-(1-metilbutil)-2,4,6(1*H*,3*H*,5*H*)-pirimidinatriona, sal monossódico; Pentobarbitone Sodium; Soluble Pentobarbital; Nembutal Sodium

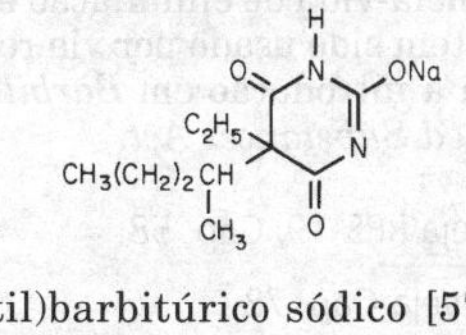

5-Etil-5-(1-metilbutil)barbitúrico sódico [57-33-0] $C_{11}H_{17}N_2NaO_3$ (248.26).

Preparo — Pelo processo dado para o *Amobarbital*, usando o 2-bromopentano em vez do brometo de etila para reagir com um dos hidrogênios do CH_2 do grupamento malonil. É então convertido ao sal sódico solúvel pela adição da quantidade necessária de NaOH.

Descrição — Grânulos brancos, inodoros, cristalinos ou um pó branco com um sabor levemente amargo; pH (solução 1 para 10) de 10,0 a 10,5 quando usado por via parenteral; caso contrário, 9,7 a 10,2; as soluções se decompõem em repouso, e o calor acelera a decomposição; pK_{a1} 8,17; pK_{a2} 12,67.

Solubilidade — Bastante solúvel em água; livremente solúvel em álcool; praticamente insolúvel em éter.

Comentários — Amplamente usado como *sedativo* ou *hipnótico* para o tratamento a curto prazo (máximo de 2 semanas) da insônia e como medicação pré-anestésica. É também indicado em doses anestésicas administradas por via IV para o controle de certas síndromes convulsivas. Considera-se que esse barbitúrico reduz o fluxo sanguíneo cerebral e portanto diminui o edema e/ou a pressão intracraniana. Veja também a introdução em *Barbitúricos*. É uma droga *Schedule II* do *Controlled Substances Act*.

SECOBARBITAL

5-(1-Metilbutil)-5-(2-propenil)-2,4,6(1*H*,3*H*,5*H*)-pirimidinatriona, Seconal

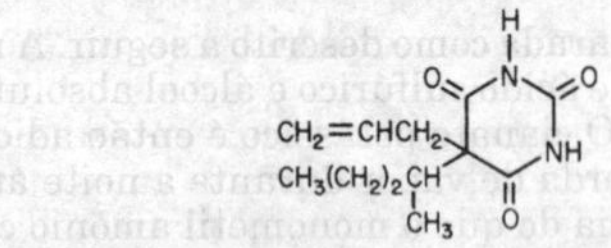

Ácido 5-alil-5-(1-metilbutil)barbitúrico [76-73-3] $C_{12}H_{18}N_2O_3$ (238.29).

Preparo — Pelo método geral descrito em *Amobarbital*, usando brometo de alila e brometo de 1-metilbutila como agentes alquilantes na posição 5.

Descrição — Pó branco, amorfo ou cristalino, inodoro; sabor levemente amargo; pH (solução saturada) de aproximadamente 5,6; funde a cerca de 98°.

Solubilidade — Muito pouco solúvel em água; livremente solúvel em álcool, éter ou soluções de hidróxidos alcalinos; solúvel em clorofórmio.

Comentários — Um *sedativo* e *hipnótico*. Veja também *Secobarbital Sódico* e a introdução em *Barbitúricos*. É uma droga *Schedule II* do *Controlled Substances Act*.

SECOBARBITAL SÓDICO

5-(1-Metilbutil)-5-(2-propenil)-2,4,6(1*H*,3*H*,5*H*)-pirimidinatriona, sal monossódico; Quinalbarbitone Sodium; Seconal Sodium

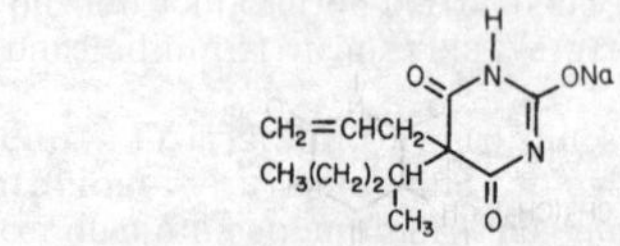

5-Alil-5-(1-metilbutil)barbitúrico sódico [309-43-3] $C_{12}H_{17}N_2NaO_3$ (260.27).

Preparo — Pelo tratamento do secobarbital com uma porção quimicamente equivalente de NaOH como descrito em *Fenobarbital Sódico*.

Descrição — Pó branco, inodoro, higroscópico; sabor amargo; pH (solução 1 para 20) 9,7 a 10,5; as soluções se decompõem em repouso, e o calor acelera a decomposição.

Solubilidade — Muito solúvel em água; solúvel em álcool; praticamente insolúvel em éter.

Comentários — Um barbitúrico de ação curta muito usado como *sedativo* e *hipnótico*. Além disso, é usado em doses anestésicas, por via IV, para o controle de certas condições convulsivas agudas, tais como aquelas associadas ao tétano, estado de mal epiléptico e reações tóxicas à estricnina e anestésicos locais. Duas horas após a administração oral, 90% são absorvidos pelo trato GI. O efeito após uma dose hipnótica ocorre em 15 a 30 min com administração oral ou retal e persiste por 1 a 4 h. A meia-vida de eliminação é de aproximadamente 30 h. O secobarbital tem sido usado por via retal em crianças para induzir anestesia. Veja a introdução em *Barbitúricos*. É uma droga *Schedule II* do *Controlled Substances Act*.

TIAMILAL SÓDICO — veja RPS-19, Cap. 58.

TIOPENTAL SÓDICO — veja Cap. 78.

Combinações Barbitúricas

Eis alguns exemplos de associações de barbitúricos (fornecidas em miligramas/unidade):

Butalbital, Acetaminofeno e Cafeína [Fioricet *(Sandoz)*] — 50, 325 e 40 mg, respectivamente.

Butalbital, Aspirina e Cafeína [Fiorinal *(Sandoz)*] — 50, 325 e 40 mg, respectivamente.

SEDATIVOS E HIPNÓTICOS VARIADOS

Além dos benzodiazepínicos e barbitúricos discutidos nas duas seções anteriores, há diversos outros agentes que possuem propriedades sedativas e hipnóticas úteis. Eles são derivados de várias estruturas heterogêneas, incluindo alcoóis (eticlorvinol), carbamatos (etinamato, meprobamato), hidrato de cloral e drogas relacionadas (triclofos), éter cíclico (paraldeído), piperidinadionas (glutetimida, metiprilona) e quinazolinona (metaqualona). Além das propriedades sedativo-hipnóticas, várias dessas substâncias possuem propriedades anticonvulsivantes, antiespasmódicas, anestésicas locais e anti-histamínicas fracas. Em geral, a dose hipnótica efetiva dessas substâncias é maior que a dos benzodiazepínicos ou barbitúricos. Todavia, não diferem qualitativamente dos barbitúricos em seus efeitos desejáveis e indesejáveis. Portanto, os pacientes devem ser alertados sobre o uso concomitante de álcool e outros depressores do SNC e prevenidos a não dirigir veículos automotores ou operar maquinaria perigosa enquanto estiverem fazendo uso de tais drogas. Deve ser lembrado que o uso seguro e efetivo de muitos desses agentes durante a gravidez e em crianças não foi constatado. Além disso, muitos desses agentes causarão dependência física e hábito quando tomados cronicamente em doses excessivas. Por essa razão, a metaqualona é arrolada em *Schedule II* e a glutetimida em *Schedule III* do *Controlled Substances Act*. Outras substâncias nesta seção têm menor potencial de uso excessivo e estão listadas em *Schedule IV*. Contudo, todas elas devem ser usadas com precaução em pacientes com história prévia de dependência química.

Um medicamento ansiolítico que é estrutural e farmacologicamente distinto dos benzodiazepínicos e barbitúricos é um derivado arilpiperazínico: a buspirona. Esse medicamento é diferenciado dos outros sedativos por aliviar a ansiedade sem causar sonolência ou prejudicar a função psicomotora e porque parece não apresentar potencial de uso excessivo.

O dissulfiram (Antabuse), um agente antioxidante sem propriedades sedativas e hipnóticas, é incluído nesta seção devido ao seu uso como auxiliar no controle do alcoolismo.

BROMIDRATO DE ESCOPOLAMINA — veja Cap. 73.

CLORIDRATO DE BUSPIRONA

Monocloridrato de 8-[4-[4-(2-pirimidinil)-1-piperazinilbutil-azaspiro[4,5]decano-7,9-diona; BuSpar

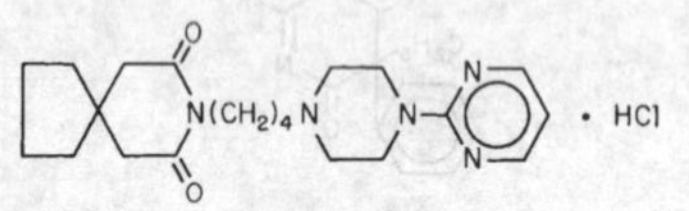

[33386-08-2] $C_{21}H_{31}N_5O_2$. HCl (421.97).

Preparo — A piperazina e a 2-cloropirimidina reagem para formar a 2-(1-piperazinil)pirimidina (I). O tratamento de I com γ-clorobutironitrila *N*-alquila o átomo livre de nitrogênio do piperazinil para produzir II. Com o espirociclopentano-1, anidrido 3′-glutárico (III), a base pura da buspirona é produzida, a qual é então convertida a cloridrato; *J Med Chem* 1969; 12:876, e *ibid*, 1972; 15:477.

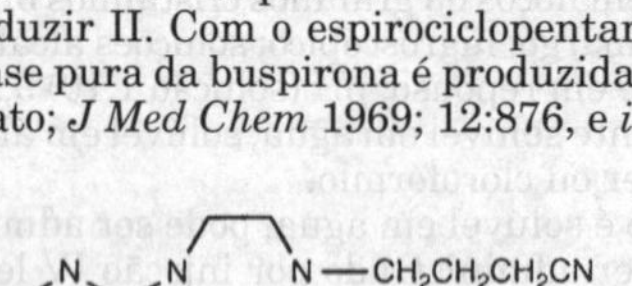

(II) 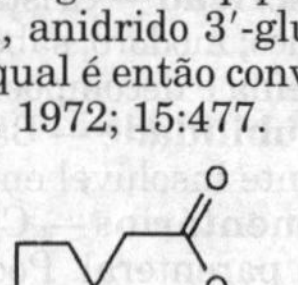 (III)

Descrição — Sólido branco cristalino que funde a aproximadamente 200°; pK_a 1,22 e 7,32.

Solubilidade — 1 g em 1 mL de água, 50 mL de álcool.

Comentários — Um agente ansiolítico não-relacionado química ou farmacologicamente aos benzodiazepínicos, barbitúricos ou outros agentes sedativo/ansiolíticos. É usado no tratamento de distúrbios de ansiedade, alívio a curto prazo dos sintomas da ansiedade ou neurose fóbica. Apesar de sua efetividade a longo prazo como um ansiolítico não ter sido comprovada, há relatos de uso em pacientes por 6 a 12 meses sem perda aparente de benefício clínico. Tem sido verificado que, em geral, os efeitos ansiolíticos da buspirona são comparáveis àqueles dos benzodiazepínicos, com algumas exceções, causando menos efeitos colaterais adversos no SNC, como sedação, prejuízo psicomotor ou dependência. A buspirona tem sido usada com sucesso como um ansiolítico em pacientes que experimentam desinibição ou comportamento agressivo quando fazem uso de benzodiazepínicos. O mecanismo de seu efeito ansiolítico não é conhecido, mas parece ser diferente daqueles dos benzodiazepínicos e barbitúricos, e provavelmente envolve múltiplos sistemas de transmissão, particularmente aqueles de natureza serotonérgica. É absorvido rapidamente e passa por extenso metabolismo de primeira passagem. Todavia, a buspirona tende a ter um início lento de atividade ansiolítica, o que pode levar os pacientes a se desestimularem durante a terapia inicial. Níveis plasmáticos máximos de 1 a 6 mg/mL usualmente ocorrem em 40 a 90 min; aproximadamente 95% são ligados a proteínas plasmáticas; 29 a 63% são excretados na urina e 18 a 38% nas fezes. A meia-vida de eliminação da droga inalterada é de aproximadamente 2 a 3 h.

Embora essa droga pareça não ter potencial de uso excessivo e não induzir tolerância ou dependência psicológica, pacientes em uso do medicamento devem ser monitorados de perto. Apesar de estudos em animais sugerirem que o medicamento não provoca injúria ao feto, o uso durante a gravidez deve ser limitado para aquelas que obviamente necessitam da medicação. Por ser excretada no leite do seio, a administração para lactantes não é recomendada. Segurança e eficácia para crianças abaixo dos 18 anos de idade não foram comprovadas.

Efeitos adversos comuns incluem tontura, náusea, cefaléia, nervosismo, sonolência, vertigem, excitação e alterações de humor. Dor torácica, taquicardia, síncope, hipotensão e hipertensão, dor de garganta, visão turva, exantemas, leucopenia e falta de ar também têm sido observados. Os pacientes devem notificar seu médico se ocorrerem quaisquer movimentos musculares anormais crônicos. Apesar de a buspirona geralmente não prejudicar a função psicomotora nas doses terapêuticas usuais, há variações individuais suficientes para que os pacientes sejam alertados da possibilidade de sua capacidade de executar tarefas mentais ou motoras ser prejudicada.

CLORIDRATO DE DOXEPINA — veja Cap. 82.

CLORIDRATO DE HIDROXIZINA

Dicloridrato de 2-[2-[4-[(4-clorofenil)metil]-1-piperazinil]etóxi]-etanol; Atarax

$CH_2CH_2OCH_2CH_2OH$

· 2HCl

CH — Cl

[2192-20-3] $C_{21}H_{27}ClN_2O_2 \cdot 2HCl$ (447.83).

Preparo — Condensando-se o cloreto de *p*-clorobenzidril (I) com a *N*-[2-(2-hidroxietóxi)etil]piperazina (II). A conversão ao cloridrato pode ser efetuada dissolvendo-se a base em uma quantidade molar dobrada de ácido clorídrico e evaporando-se a solução à secura.

I pode ser sintetizado tratando-se o benzaldeído com o brometo de *p*-clorofenilmagnésio e reagindo-se o *p*-clorobenzidrol resultante com um agente de halogenação adequado. II pode ser sintetizada pela interação da piperazina e do óxido de etileno.

Descrição — Pó branco, inodoro; funde com decomposição a aproximadamente 200°.

Solubilidade — 1 g em 1 mL de água, 4,5 mL de álcool, 13 mL de clorofórmio ou >1.000 mL de éter.

Comentários — Um derivado piperazínico usado para o tratamento de neuroses e distúrbios emocionais caracterizados por ansiedade, tensão, agitação, apreensão ou confusão. Isso inclui seu uso na ansiedade e apreensão associadas a doenças orgânicas, alcoolismo, condições alérgicas, condições pré- e pós-operatórias e condições cardíacas. A hidroxizina também é usada para controlar a cinetose e náuseas e vômitos de causas variadas. É contra-indicada no começo da gravidez e em pacientes que demonstraram uma prévia hipersensibilidade a ela. Como a maioria dos outros sedativos, deve ser usada com precaução, com ajuste apropriado das doses em pacientes que fazem uso de outros medicamentos depressores do SNC. Portanto, quando usada como medicação pré-anestésica com outros agentes, como a meperidina e um barbitúrico, a dose deve ser ajustada individualmente. Devido à sua ação anticolinérgica, os efeitos da hidroxizina podem ser cumulativos com os da atropina e outros alcalóides à base de beladona. Como o medicamento pode causar sono, o paciente deve ser alertado a não dirigir carro ou operar maquinaria perigosa enquanto estiver usando a droga.

As reações adversas são relativamente discretas e incluem sonolência e secura da boca. Efeitos colaterais menos freqüentes são tonteira, ataxia, agitação e ansiedade. Atividade motora involuntária, incluindo casos raros de tremor e convulsões, tem sido relatada. Devido a acentuada irritação local e possível necrose tecidual, a hidroxizina não deve ser administrada por injeção subcutânea, intra-arterial ou IV. Estudos clínicos confirmam a ausência de efeitos tóxicos no fígado ou sangue. *O efeito potencializante desse medicamento tem de ser levado em consideração quando associado a depressores do SNC tais como narcóticos e barbitúricos.*

CLORIDRATO DE METOTRIMEPRAZINA — veja RPS-19, Cap. 66.

CLORIDRATO DE PROMETAZINA — veja Cap. 84.

CLORIDRATO DE PROPRANOLOL — veja Cap. 72.

DISSULFIRAM

Tetraetil-diamida tioperoxidicarbônica, Tetraethylthiuram Disulfide; Antabuse

$(C_2H_5)_2NC(=S)-S-S-C(=S)N(C_2H_5)_2$

Bissulfeto de bis(dietiltiocarbamila) [97-77-8] $C_{10}H_{20}N_2S_4$ (296.52).

Preparo — Uma solução fria de dietilamina e bissulfeto de carbono em álcool é tratada com uma solução alcoólica de iodo. Água gelada pode ser adicionada para acelerar a separação do dissulfiram. *Ind Eng Chem* 1928; 20:1173. US Pat 1.796.977.

Descrição — Pó cristalino branco a bege, inodoro; funde a aproximadamente 70°.

Solubilidade — 1 g em >5.000 mL de água, 30 mL de álcool ou 15 mL de éter; solúvel em clorofórmio.

Comentários — Um auxiliar no tratamento de pacientes alcoólicos crônicos escolhidos que *queiram* se manter em um estado de sobriedade forçada. Não é uma cura para o alcoolismo quando usado isoladamente sem terapia de suporte. Bloqueia a oxidação do álcool no estágio de acetaldeído, o qual então se acumula no corpo e provoca sintomas desagradáveis (p. ex., rubor, palpitação, dispnéia e hiperventilação, pulsação aumentada, náusea e vômitos, cianose e pressão arterial diminuída e ocasionalmente profundo colapso). Esses sintomas usualmente são seguidos por sonolência e adormecimento, após o qual o paciente se recupera totalmente. A duração da reação varia de 30 a 60 min até várias horas nos casos mais graves, ou enquanto houver álcool no sangue.

O medicamento não deve ser usado sem o consentimento do paciente e apenas após o mesmo ter tomado conhecimento pleno dos riscos associados ao tratamento. Precaução extrema é necessária durante seu uso porque reações graves e alarmantes (e algumas mortes) têm sido relatadas. Essas incluem complicações cardiovasculares envolvendo uma queda incomum na pressão sangüínea, arritmia cardíaca e evidências eletrocardiográficas de isquemia miocárdica, e até infarto do miocárdio. Alguns pacientes reclamam de sonolência moderada, fadiga, impotência, cefaléia ou neurite periférica e, ocasionalmente, exantemas.

Pacientes que fazem uso dessa droga devem evitar contato com todo álcool, até mesmo aquele em forma parcialmente encoberta, como em xarope para tosse ou outras substâncias medicinais e loções alcoólicas aplicadas à pele. Além das reações provocadas pelo álcool, os médicos devem estar atentos a episódios psicóticos induzidos pelo medicamento que podem ocorrer durante a terapia. Não deve ser usado em pacientes recentemente tratados com paraldeído, não devendo este ser administrado a pacientes que estão fazendo uso desse medicamento. Ele parece diminuir a taxa na qual certas drogas são metabolizadas e pode aumentar, portanto, os níveis sangüíneos e, conseqüentemente, a toxicidade clínica de medicamentos administrados concomitantemente.

Deve ser prescrito com cuidado a pacientes que tomam fenitoína, anticoagulantes orais, metronidazol e isoniazida. Devido à possibilidade de uma reação acidental entre dissulfiram e álcool, ele deve ser usado com extrema precaução em pacientes com diabetes melito, hipotireoidismo, epilepsia, dano cerebral, nefrite crônica e aguda e cirrose hepática ou insuficiência hepática, e é contra-indicado em pacientes com intoxicação alcoólica, doença cardiovascular ou psicose. Os pacientes devem ser informados das reações e cuidados mencionados anteriormente. O dissulfiram pode provocar efeitos adversos tais como sonolência, fadiga, cefaléia e reações dermatológicas.

DROPERIDOL — veja Cap. 82

ETCLORVINOL

1-Cloro-3-etil-1-penten-4-in-3-ol, Placidyl

$HC{\equiv}C-C(OH)(CH_2CH_3)-CH{=}CHCl$

[113-18-8] C_7H_9ClO (144.60).

Preparo — Reagindo-se a etil clorovinil cetona (I) com acetilida de lítio sob condições de reação de Grignard. O complexo de adição de alcoxida reage prontamente com ácido diluído para formar etclorvinol bruto, o qual é precipitado com um solvente orgânico imiscível em água adequado, como o éter, e é subseqüentemente purificado por destilação. O composto I pode ser preparado com bom rendimento pela adição do cloreto de propionila ao acetileno em uma temperatura de aproximadamente 40° na presença de cloreto de zinco.

Descrição — Líquido incolor a amarelado com um odor penetrante característico; escurece quando exposto à luz e ao ar; densidade de 1,068 a 1,071; índice de refração de 1,476 a 1,480.

Solubilidade — Imiscível em água; miscível na maioria dos solventes orgânicos.

Comentários — Um hipnótico intermediário que induz o sono dentro de 15 min a 1 h e que tem uma duração de ação de aproximadamente 5 h. A meia-vida de eliminação varia de 10 a 25 h. Seu efeito é menos profundo e não tão previsível quanto aquele obtido com os benzodiazepínicos. É indicado na terapia hipnótica a curto prazo (máximo de 1 semana) da insônia. Esse medicamento tem pouco efeito no sono REM; conseqüentemente, o REM de rebote não é um problema significativo. Tem sido relatado um aumento do metabolismo de anticoagulantes cumarínicos pela indução enzimática; pacientes fazendo uso de anticoagulantes orais devem ser monitorados atentamente quando esse medicamento é prescrito ou suspenso. É contra-indicado em pacientes com porfiria e naqueles com hipersensibilidade conhecida à droga.

Os pacientes devem ser alertados quanto ao uso concomitante de álcool, barbitúricos, outros depressores do SNC ou inibidores da MAO, porque tais combinações podem produzir efeitos depressores exagerados. Além disso, devem ser alertados a não operar veículos automotores ou maquinaria perigosa enquanto estiverem fazendo uso da droga. O uso crônico excessivo de altas doses tem sido responsabilizado por causar dependência psíquica e física, tolerância e sintomas de interrupção do medicamento, tais como aqueles causados pelo uso crônico de barbitúricos ou álcool, incluindo convulsões violentas quando o medicamento é suspenso. Não deve ser usado em pacientes com história de abuso de drogas, depressão mental ou tendências suicidas, devendo o medicamento ser retirado gradualmente dos pacientes que fazem uso de quantidades excessivas. O medicamento é metabolizado primariamente pelo fígado, apesar de os rins aparentemente também contribuírem.

Efeitos colaterais, tais como náusea, confusão mental, cefaléia e dermatite, têm sido observados em alguns pacientes. Além disso, hipotensão, visão turva, tontura, parestesia facial e reações alérgicas também têm sido relatadas. Tem havido raros relatos de icterícia colestática e alguns casos de trombocitopenia. O uso seguro e eficaz desse agente durante a gravidez e em pacientes pediátricos não foi comprovado.

GLUTETIMIDA

3-Etil-3-fenil-2,6-piperidinadiona

2-Etil-2-fenilglutarimida [77-21-4] $C_{13}H_{15}NO_2$ (217.27).

Preparo — O cianeto de benzil em solução de tolueno é tratado com cloreto de etila na presença de sodamida para produzir cianeto de α-etilbenzil. Este é então induzido a passar por adição (condensação de Michael) ao metil acrilato sob influência catalítica da piperidina, formando desse modo metil 4-ciano-4-fenil hexanoato (I). Após a purificação com destilação a baixa pressão, I é ciclizado em meio ácido. A ciclização pode ser descrita envolvendo a hidratação do grupamento cianeto a amida e a saponificação do éster, seguida pela desidratação entre os grupamentos amida e carboxila.

Descrição — Pó cristalino branco; solução saturada levemente ácida; funde a aproximadamente 88°.

Solubilidade — Livremente solúvel em acetato de etila, acetona, éter ou clorofórmio; solúvel em álcool ou metanol; praticamente insolúvel em água.

Comentários — Um hipnótico usado para induzir o sono em todos os tipos de insônia. É menos provável que a superdose deprima a respiração porém mais provável que provoque hipotensão quando comparado à maioria dos barbitúricos. O início de ação começa cerca de 30 min após a administração de uma dose hipnótica e geralmente dura de 4 a 8 h. A absorção oral é variável, atingindo-se o nível plasmático máximo entre 1 e 6 h. A meia-vida de eliminação varia entre 5 e 22 h, com um valor médio de 11,6 h. É contra-indicado em pacientes hipersensíveis, e os pacientes devem ser alertados contra o uso concomitante do álcool e de outros agentes depressores do SNC. Os pacientes devem ser advertidos com relação a atividades que requerem precaução até que 4 ou 5 h tenham passado após a ingestão do medicamento. Ele induz as enzimas microssomais hepáticas; portanto, pode ser que a terapia em pacientes fazendo uso de anticoagulantes cumarínicos necessite de ajuste da dose de cumarina durante e após a interrupção dessa terapia.

Reações adversas incluem erupção cutânea generalizada (nesse caso, o medicamento deve ser suspenso); ocasionalmente, erupção purpúrica ou urticariforme; dermatite esfoliativa tem sido observada raramente; náusea, ressaca, excitação paradoxal e turvação visual já ocorreram. Alguns desses efeitos colaterais podem ser devidos à atividade anticolinérgica do medicamento. Porfiria ou discrasias sangüíneas (púrpura trombocitopênica, anemia aplásica ou leucopenia) também têm sido relatadas. Hábito e dependência física, como os que ocorrem com os barbitúricos, podem resultar de uma administração prolongada de doses excessivas. É atualmente uma droga *Schedule II* do *Controlled Substances Act*. A droga deve ser usada com precaução em pacientes com história de abuso de medicamentos.

HIDRATO DE CLORAL

2,2,2-Tricloro-1,1-etanodiol, Chloral

$CCl_3CH(OH)_2$

Hidrato de cloral [302-17-0] $C_2H_3Cl_3O_2$ (165.40).

Preparo — Pela hidratação do tricloroacetaldeído (cloral), obtida pela ação do cloro em álcool.

Descrição — Cristais incolores, transparentes ou brancos; odor aromático, penetrante e levemente picante; sabor ligeiramente amargo e cáustico. Funde a aproximadamente 55°; volatiliza-se lentamente no ar.

Solubilidade — 1 g em 0,25 mL de água, 1,3 mL de álcool, 2 mL de clorofórmio ou 1,5 mL de éter; bastante solúvel em óleo de oliva.

Comentários — Principalmente para o tratamento a curto prazo (2 semanas) da insônia. É usado no pré-operatório para aliviar a ansiedade e induzir sedação e/ou sono. É usado no pós-operatório como um auxiliar aos opióides e outros analgésicos no controle da dor. Tem sido usado também para provocar o sono antes de avaliações de EEG. É também efetivo na redução da ansiedade associada à abstinência alcoólica e de outras drogas tais como opióides e barbitúricos.

Após a administração oral, o hidrato de cloral é convertido rapidamente a tricloroetanol (TCE), que é em grande parte responsável pela sua ação hipnótica. Outros metabólitos são o ácido tricloroacético (TCA) e o tricloroetanolglicuronídio (TCEG). Níveis plasmáticos máximos de TCE e TCEG são alcançados em 20 a 60 min; as meias-vidas plasmáticas são de 8,0 (7,0 a 9,5) h e 6,7 (6,0 a 8,0) h para o TCE e o TCEG, respectivamente. A meia-vida para o TCA é de 4 dias. Esses dados sugerem que o medicamento tem propriedades desejáveis, já que a meia-vida de seu metabólito ativo é curta. A formação do TCA é uma questão de preocupação, uma vez que seu efeito no paciente é desconhecido. Deve ser usado com cuidado em pacientes que fazem uso de anticoagulantes orais porque o TCA desloca a varfarina dos sítios de ligação das proteínas plasmáticas; é provável que o dicumarol seja afetado similarmente. Além disso, a administração concomitante de álcool e hidrato de cloral deve ser evitada; uma intensificação de efeitos significativa pode ocorrer.

Irritação gástrica ocorre em alguns pacientes. Excitação paradoxal é observada raramente. O uso continuado de altas doses provoca vasodilatação periférica, hipotensão, depressão ventilatória, arritmias e depressão miocárdica. A superdose produz sintomas semelhantes àqueles causados por superdoses de barbitúricos e pode resultar em coma. Pacientes com doença cardíaca, renal ou hepática séria não devem fazer uso desse medicamento. Se gastrite estiver presente, o medicamento pode ser administrado pelo reto em óleo de oliva como um enema de retenção. A dose tóxica oral aguda para adultos é de aproximadamente 10 g; morte tem sido relatada após doses de apenas 4 g, e indivíduos sobreviveram após ingerirem 30 g.

Para uso oral, é algumas vezes administrado em um xarope aromatizado. Uma vez que a decomposição do hidrato de cloral é causada por sais alcalinos, é importante que o veículo não seja alcalino.

INJEÇÃO DE SULFATO DE MAGNÉSIO — veja RPS-19, Cap. 63.

MALEATO DE PIRILAMINA — veja RPS-19, Cap. 66.

MEPROBAMATO

Dicarbamato de 2-metil-2-propil-1,3-propanodiol

CH_3
$NH_2COOCH_2CCH_2OOCNH_2$
$CH_2CH_2CH_3$

[57-53-4] $C_9H_{18}N_2O_4$ (218.25).

Preparo — O 2-metil-2-*n*-propil-1,3-propanodiol, em solução de tolueno, é condensado a aproximadamente 0° com fosgênio na presença de dimetilanilina para produzir o diéster cloroformato, que é então submetido à amonólise para formar o éster dicarbamato.

Descrição — Pó branco; odor característico e sabor amargo; funde dentro de um limite de 2° entre 103° e 107°.

Solubilidade — Levemente solúvel em água; livremente solúvel em álcool ou acetona; escassamente solúvel em éter.

Comentários — Um derivado do propanodiol quimicamente relacionado à mefenesina, indicado para o tratamento de *distúrbios da ansiedade* ou para o alívio a curto prazo dos *sintomas da ansiedade*. Ansiedade ou tensão associadas ao estresse da vida diária usualmente não necessitam de tratamento com um ansiolítico. É contra-indicado em pacientes com porfiria aguda e intermitente e em pacientes alérgicos ao meprobamato ou agentes correlatos, tais como carisoprodol, mebutamato ou carbromal. Assim como com os barbitúricos, sabe-se que ocorre dependência física e psicológica após o uso crônico de altas doses. A retirada súbita do medicamento após uso prolongado e excessivo deve ser evitada para minimizar os efeitos dessa suspensão. Os sintomas de abstinência do medicamento usualmente aparecem 12 a 48 h após a interrupção do meprobamato e usualmente cessam nas 12 a 48 h seguintes. A droga não deve ser prescrita para pacientes com história de abuso de medicamentos ou para aqueles que sabidamente aumentam a dose dos medicamentos por conta própria. Os pacientes devem ser alertados a não se aventurarem em tarefas potencialmente perigosas e a não tomarem outras drogas depressoras do SNC enquanto estiverem usando esse medicamento. A droga deve ser usada com precaução em pacientes idosos ou debilitados, pacientes epilépticos, pacientes com função hepática ou renal comprometida e pacientes com tendências suicidas. É capaz de causar vários efeitos colaterais e reações desfavoráveis. Resumidamente, esses incluem *SNC*: sonolência, ataxia, tontura, fala ininteligível, cefaléia, vertigem, fraqueza, parestesias, acomodação visual prejudicada, euforia, hiperestimulação e excitação paradoxal; *GI*: náusea, vômitos e diarréia; *cardiovasculares*: palpitação, arritmias, síncope e crises hipotensivas; *alérgicas ou idiossincráticas*: inúmeras reações incluindo várias reações cutâneas, hematológicas e de hipersensibilidade (também, síndrome de Stevens-Johnson e dermatite bolhosa) têm sido observadas; *hematológicas*: agranulocitose, anemia aplásica e casos raros de púrpura trombocitopênica têm sido relatados. A exacerbação dos sintomas de porfiria também tem sido observada.

A meia-vida plasmática varia de 6 a 17 h (média de 10 h). Os níveis terapêuticos sangüíneos variam de 0,5 a 2,0 mg%; níveis de 3 a 10 mg% usualmente se correlacionam com sintomas de superdose leves a moderados, como estupor ou coma leve; e níveis de 10 a 20 mg%, com coma mais profundo que exige terapia intensiva, ocorrendo algumas mortes. Em níveis acima de 20 mg%, esperam-se mais mortos que sobreviventes. É evidente, portanto, que deve ser empregado com o mesmo cuidado dos outros agentes depressores do SNC e com o reconhecimento adequado da possibilidade de efeitos desfavoráveis.

PAMOATO DE HIDROXIZINA

2-[2-[4-[(4-clorofenil)fenilmetil]-1-piperazinil]etóxi]-etanol, composto com ácido 4,4′-metilenebis[3-hidróxi-2-naftalenocarboxílico] (1:1); Vistaril

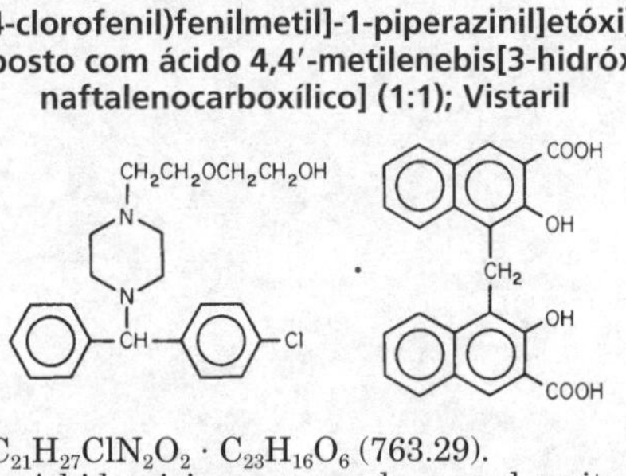

[10246-75-0] $C_{21}H_{27}ClN_2O_2 \cdot C_{23}H_{16}O_6$ (763.29).

Preparo — A hidroxizina, preparada como descrito em *Cloridrato de Hidroxizina*, reage com uma porção equimolar de ácido 4,4′-metilenobis[3-hidróxi-2-naftóico].

Descrição — Pó levemente amarelado, praticamente inodoro.

Solubilidade — 1 g em >1.000 mL de água, 700 mL de álcool, >1.000 mL de clorofórmio, >1.000 mL de éter ou 10 mL de dimetilformamida.

Comentários — Veja *Cloridrato de Hidroxizina*.

PARALDEÍDO

2,4,6-Trimetil-1,3,5-trioxano, Paracetaldehyde; Paral

2,4,6-Trimetil-*s*-trioxano [123-63-7] $C_6H_{12}O_3$ (132.16); um trímero de acetaldeído.

Cuidado — *É sujeito a oxidação, formando ácido acético. Pode conter um estabilizador adequado.*

Preparo — Trata-se o acetaldeído com pequenas quantidades de dióxido sulfúrico, ácido clorídrico, cloreto de carbonila ou cloreto de zinco; ocorre conversão quase completa, e, através do congelamento do líquido e depois destilação do material cristalizado, se necessário, o composto puro é produzido.

Descrição — Líquido incolor, transparente; sabor desagradável e odor forte característico, mas não desagradável nem penetrante; densidade de aproximadamente 0,99; só congela abaixo de 11°, sendo destilado de 120° a 126°; em contato com o ar, é lentamente oxidado a ácido acético.

Solubilidade — 1 mL em cerca de 10 mL de água ou cerca de 17 mL de água em ebulição; miscível em álcool, clorofórmio, éter ou óleos voláteis.

Incompatibilidades — Os *ácidos* convertem-no em acetaldeído, que é propenso a oxidação.

Comentários — Um dos mais antigos *sedativos* e *hipnóticos*. É absorvido rapidamente após administração oral e produz sono 10 a 15 min após uma dose de 4 a 8 mL. É detoxificado pelo fígado (70 a 80%), e 11 a 28% são excretados pelos pulmões. Uma quantidade desprezível é excretada na urina. Sua maior desvantagem é que, sendo em parte excretado pelos pulmões, ele dá um odor ao ar exalado, causando irritação, e, desse modo, não deve ser usado por pacientes com asma ou outras doenças pulmonares. Além disso, tem um gosto desagradável e pode irritar a garganta e a mucosa gástrica, a menos que seja administrado em veículos adequados, e não deve ser usado em pacientes com gastrenterite. Não dissolve bem em água; desse modo, é freqüentemente prescrito em combinação com soluções alcoólicas, elixires etc. O medicamento também pode ser tomado com leite, sucos de fruta, chá gelado ou com gelo picado. Finalmente, pode ser administrado como um enema de retenção retal em óleo de oliva. É efetivo no estado de mal epiléptico, mas deve ser reservado para pacientes que não respondem ao fenobarbital. É ocasionalmente empregado como um *analgésico obstétrico*, quando são administradas grandes doses, usualmente por via retal. O medicamento também é usado freqüentemente no *delirium tremens* e em pacientes em *terapia de abstinência alcoólica*.

PROPOFOL — veja Cap. 78.

SUCCINATO DE DOXILAMINA — veja Cap. 84.

TARTARATO DE ZOLPIDEM

***N*,*N*,6-Trimetil-2-(4-metilfenil)-imidazolo[1,2-*a*]piridina-3-acetamida, [*R*-(*R**,*R**)]-2,3-diidroxibutanodioato; Ambien**

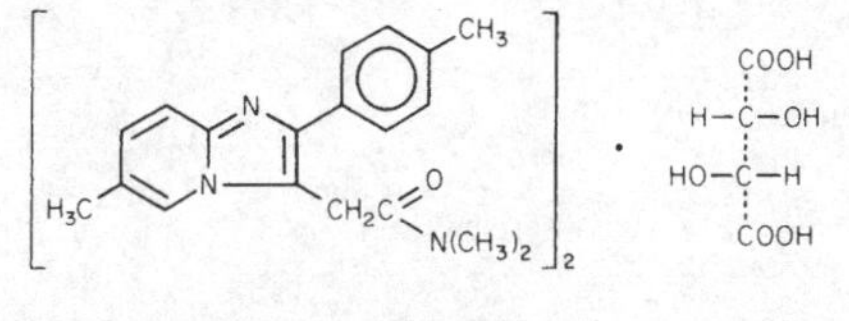

[99294-93-6] $(C_{19}H_{21}N_3O)_2 \cdot C_4H_4O_6$ (764.88).

Preparo — A condensação de *p*-(bromometil)benzofenona e 5-metil-2-piridinamina produz 2-(*p*-tolil)-6-metilimidazolo[1,2-*a*]piridina. Esse último composto, com a dietilamina e o formaldeído, em uma reação de Mannich clássica, adiciona o grupamento dimetilamino na posição-3, que é quaternizado com o iodeto de metila, sendo o grupamento quaternário substituído por uma nitrila, seguido pela conversão do CN a *N*,*N*-dimetilamida, o composto do título. US Pat 4.382.938 (1983). *Drugs of the Future* 1987; 12:777.

Descrição — Cristais brancos a bege que fundem a aproximadamente 196°; pK_a 6,2 (para a base).

Solubilidade — (Sal) Solúvel em 23 mg/mL de água.

Comentários — Hipnótico que, embora estruturalmente não seja relacionado aos benzodiazepínicos, age primariamente nos seus receptores A (BZ). É absorvido rapidamente pelo trato GI, com uma meia-vida de eliminação média de 2,6 (variação de 1,4 a 3,8) h. A ligação total à proteína é de aproximadamente 93%, independentemente da concentração entre 40 e 790 ng/mL. Quando ingerido com alimentos, o AUC e C_{max} médios foram diminuídos em 15 e 25%, respectivamente, e o T_{max} foi prolongado em 60% (de 1,4 a 2,2 h), sem alteração no $t_{1/2}$. Para um início de sono mais rápido, ele deve ser administrado com, ou imediatamente após, uma refeição. Os efeitos colaterais mais comuns são sonolência, tontura, vertigem e diarréia.

Combinações Sedativas

Alguns exemplos de combinações sedativas (em miligramas/unidade) são os seguintes:

Cloridrato de Meperidina e Cloridrato de Prometazina [Mepergan *(Wyeth-Ayerst)*] — 25 mg cada; 25 e 50 mg, respectivamente.

Meprobamato com Aspirina [Equagesic *(Wyeth-Ayerst)*] — 200 e 325 mg, respectivamente.

Meprobamato com Estrógenos Conjugados [Milprem-200 ou -400 *(Wallace)*; PMB-200 ou -400 *(Wyeth-Ayerst)*] — 200 ou 400 e 0,45 mg, respectivamente.

Meprobamato e Cloridrato de Benactizina [Deprol *(Wallace)*] — 400 e 1 mg, respectivamente.

CAPÍTULO 81

Drogas Antiepilépticas

H Steve White, PhD
Associate Professor of Pharmacology and Toxicology
College of Pharmacy
University of Utah
Salt Lake City, UT 84112

A epilepsia pode ser definida como uma disritmia cerebral paroxística, auto-sustentada e autolimitada, caracterizada por uma descarga anormal e excessiva no EEG e por perda da consciência. Ela pode ou não estar associada a movimentos corporais ou a hiperatividade do sistema nervoso autônomo. A crise epiléptica é iniciada por um foco anormal de descarga elétrica, originado na substância cinzenta ou em outras partes do cérebro. A descarga se dissemina para outras partes do SNC e resulta em convulsões e outras manifestações da doença.

Há muitas condições que resultam em convulsões. Estas incluem uma extensa gama de doenças neurológicas, de infecções a neoplasias e traumas. Contrariamente à opinião popular, fatores hereditários estão envolvidos em apenas uns poucos subtipos de convulsões. As drogas antiepilépticas descritas neste capítulo também são usadas em pacientes com convulsões febris ou que têm convulsões em decorrência de uma doença aguda como a meningite, embora o termo epilepsia não seja aplicado a esses pacientes, a menos que desenvolvam, posteriormente, convulsões cronicamente. As convulsões também podem resultar de um distúrbio tóxico ou metabólico agudo; nesses casos, a terapia apropriada é dirigida para a anormalidade específica, como hipocalcemia. Na maioria dos casos de epilepsia, a escolha da medicação é ditada pela classificação do distúrbio.

Com base em uma modificação da International Classification (*Epilepsia* 1981; 22: 489), as crises epilépticas podem ser divididas em dois grupos:

I. *Crises Parciais* (Crises Focais).
   A. Crises parciais com sintomas elementares (cortical focal). Geralmente sem comprometimento da consciência. Incluem crises confinadas a um único membro ou grupo muscular (epilepsia motora jacksoniana), aquelas que têm sintomas sensoriais ou somotossensoriais (epilepsia sensorial jacksoniana) e aquelas que têm outros sintomas limitados, dependendo da área cortical particularmente envolvida.
   B. Crises parciais com sintomas complexos (lobo temporal, crises psicomotoras). Geralmente há comprometimento da consciência. Ataques de comportamento confuso com uma grande variedade de manifestações clínicas, associados a atividade bizarra generalizada ao EEG durante a crise e anormalidades do lobo temporal durante o período intercomicial.
   C. Crises parciais secundariamente generalizadas.

II. *Crises Generalizadas* (crises bilaterais e simétricas). Incluem as crises de ausência (pequeno mal), caracterizadas por perda breve e abrupta da consciência associada a um padrão ponta-onda (3/s) ao EEG, em geral com atividade motora clônica simétrica (batimento das pálpebras ou espasmos musculares do corpo inteiro). *Mioclonia epiléptica maciça bilateral*, movimentos clônicos isolados com breve salva de múltiplas pontas no EEG; *espasmos infantis*, espasmos motores com alterações bizarras difusas no EEG intercrise, isto é, hipsarritmia e retardo mental progressivo; *convulsões clônicas*, contração clônica rítmica de todos os músculos, perda da consciência e manifestações autônomas; *crises tônicas*, opistótono, perda de consciência e manifestações autônomas; *crises tônico-clônicas* (grande mal), caracterizadas por uma seqüência de espasmos tônicos máximos de toda a musculatura do corpo seguidos por movimentos clônicos sincrônicos e profunda depressão de todas as funções centrais; *crises atônicas*, perda do tônus postural com queda da cabeça ou de todo o corpo; *crises acinéticas,* com perda da consciência e relaxamento muscular completo, secundárias a descarga inibitória excessiva.

A limitação desse tipo de descrição é que se restringe a tipos individuais de crise e não leva em conta a descrição das numerosas síndromes epilépticas que continuam a ser descritas. Para satisfazer a necessidade de uma descrição mais precisa de um transtorno epiléptico, a International Classification of Epilepsies and Epileptic Syndromes foi proposta para suplementar a classificação acima. Uma síndrome epiléptica é caracterizada por vários sinais e sintomas. Uma síndrome particular tentará incorporar várias características, incluindo tipo de crise, etiologia, anatomia, fatores precipitantes, idade de início, gravidade, cronicidade, variação circadiana e diurna e, com freqüência, o prognóstico (*Epilepsia*, 1989; 30(4):389).

Algumas síndromes epilépticas específicas da infância foram reconhecidas e classificadas de acordo com a idade. Os exemplos mais importantes são a Encefalopatia Mioclônica da Infância; a Síndrome de Lennox-Gastaut; as Síndromes de Ausência da Epilepsia, como a crise de ausência típica, a ausência juvenil e a epilepsia juvenil mioclônica; e a Epilepsia Mioclônica Progressiva. Uma vantagem dessa classificação é que ela reconhece que uma crise parcial simples pode evoluir para uma parcial complexa e, então, para uma secundariamente generalizada. Dessa forma, essa classificação não exige que uma crise seja classificada em uma categoria específica (*Univ Rep Epilepsy* 1992; 1(1):1).

O esteio do tratamento das epilepsias é o uso de drogas antiepilépticas. As muitas formas de terapia do passado foram substituídas pelo uso terapêutico racional de drogas, que tem sua origem no início do século 19. A terapia farmacológica evoluiu do uso dos brometos em 1857 e do fenobarbital em 1912 até a era moderna, marcada pela introdução da difenil-hidantoína (fenitoína) em 1938. A eficácia clínica da fenitoína marcou o fato de que as drogas efetivas no controle da epilepsia não precisam ser hipnóticos, e estimulou a pesquisa laboratorial à procura de outros anticonvulsivantes efetivos. Como resultado, vários anticonvulsivantes como barbituratos, benzodiazepínicos, desoxibarbituratos, derivados do ácido dipropilacético, hidantoínas, oxazolidinodionas e succinamidas foram introduzidos nos últimos 50 anos. Desde 1993, cinco novas drogas foram aprovadas como adjuntos no tratamento de crises parciais (felbamato, gabapentina, lamotrigina, topiramato e tiagabina). Dessas cinco, foram identificados efeitos adversos idiossincrásicos graves com o felbamato, incluindo anemia aplásica e insuficiência hepática. Como resultado desses avanços na terapia farmacológica, pode-se dizer, em geral, que 50% dos pacientes epilépticos podem ser controlados satisfatoriamente com as drogas disponíveis e que a incidência de crises pode ser reduzida em outros 25% dos epilépticos.

O entendimento das causas subjacentes dos vários tipos de epilepsias ainda é incompleto. Além disso, a maioria dos modelos experimentais de epilepsia é projetada para simular, ou em tecido cerebral isolado (*in vitro*) ou em animais de laboratório (*in vivo*), várias manifestações químicas, elétricas ou clínicas da doença.

Os mecanismos de ação dos anticonvulsivantes atualmente comercializados não são completamente entendidos. Embora existam numerosos alvos moleculares para a ação dos anticonvulsivantes, a via final comum parece se dar através da modulação de canais iônicos ativados por voltagem e/ou por neurotransmissores. A maioria dos protótipos anticonvulsivantes existentes exerce sua ação básica por

- Redução da deflagração sustentada, de alta freqüência e repetitiva dos potenciais de ação, através da modulação dos canais de sódio dependentes de voltagem (fenitoína, carbamazepina e valproato).
- Aumento da neurotransmissão inibitória GABA-mediada via canal de cloreto ativado por receptor (benzodiazepínicos).
- Modulação da liberação de neutrotransmissor e deflagração neuronal através de um efeito em canais de cálcio ativados por receptor e por voltagem (etossuximida, dimetadiona e valproato) (*Epilepsia* 1989; 30(4):389).

Além desses mecanismos, os mais novos anticonvulsivantes, ainda em desenvolvimento pré-clínico, promovem a abertura de canais de potássio (*Brain Res* 1989;495:189; *Eur J Pharmacol* 1989;167:181). Outra área promissora perseguida atualmente envolve a identificação de novas terapias objetivando ou reduzir a excitação bloqueando receptores específicos de aminoácidos excitatórios ou aumentar a inibição bloqueando a captação de alta afinidade do GABA liberado pelos neurônios. Antecipa-se que o melhor entendimento dos processos envolvidos na iniciação, propagação e no controle da atividade epiléptica levará à introdução de novas drogas em um futuro não muito distante.

Nenhum anticonvulsivante é igualmente efetivo em todos os tipos de crise. Sendo assim, a terapia antiepiléptica deve ser individualizada e a droga selecionada com base no tipo de crise, na síndrome epiléptica e na resposta do paciente. Para as crises tônico-clônicas generalizadas (grande mal) e parciais simples e complexas (focal, psicomotora), as drogas de escolha são a fenitoína, a carbamazepina e o valproato; nas crises de ausência generalizadas (pequeno mal), etossuximida e valproato, com clonazepam como uma alternativa; para a epilepsia mioclônica, valproato. Deve-se notar que o valproato é efetivo em todos os exemplos acima.

O estado de mal epiléptico, uma sucessão de crises tônicoclônicas sem retorno da consciência, exige medicação intravenosa imediata. O objetivo do tratamento é a supressão das crises, mas todas as drogas usadas para tratar essa emergência médica podem ser letais se forem administradas muito rapidamente ou em superdosagem. O diazepam intravenoso é a droga preferida por muitos médicos, mas, como tem uma ação curta, uma droga de manutenção tem de ser começada prontamente. Alguns médicos preferem a fenitoína intravenosa, especialmente em pacientes que já a utilizam. O fenobarbital é uma alternativa efetiva para o controle desse problema. Se essas drogas não suprimirem a atividade epiléptica contínua, pode-se lançar mão da anestesia geral como um tratamento emergencial.

Até a década de 1970, a politerapia era a prática mais aceita no tratamento da epilepsia. Agora, a monoterapia é considerada superior no controle da doença. Essa mudança foi encorajada pelos refinamentos no diagnóstico e na disponibilidade de anticonvulsivantes de largo espectro como o ácido valpróico. A monoterapia bem-sucedida envolve três princípios básicos

- Diagnóstico correto do tipo específico de crise.
- Correta seleção da droga mais adequada para as crises do paciente.
- Uso e monitoramento apropriados das drogas.

A monoterapia comprovadamente melhora o controle das crises e reduz o risco de reações idiossincrásicas, os efeitos adversos relacionados à dose e as interações complexas entre drogas. A monoterapia também encoraja o paciente no que diz respeito à adesão e ao custo do tratamento.

Quando o nível sérico dos anticonvulsivantes deve ser medido? Idealmente, os níveis plasmáticos devem ser medidos no estado de equilíbrio dinâmico em intervalos fixos em relação ao intervalo de dosagem das drogas. Para a maioria das drogas que são eliminadas por processos que seguem a cinética monoexponencial, praticamente níveis plasmáticos de equilíbrio dinâmico são alcançados após aproximadamente cinco meias-vidas de eliminação. No caso dos anticonvulsivantes, as meias-vidas de eliminação são muito longas em relação aos esquemas posológicos, de forma que a mudança no nível sérico dentro de um intervalo de dosagem provavelmente estará dentro do erro experimental de uma medição individual da concentração da droga. Por conseguinte, a menos que a dosagem seja alterada ou outra droga seja acrescentada, o horário da medição dos níveis séricos da droga não representa um problema.

Do ponto de vista clínico, os níveis dos anticonvulsivantes devem ser monitorados no início do tratamento, verificando-se se um nível plasmático satisfatório foi obtido inicialmente e durante o curso da terapia. Os níveis durante o curso do tratamento são importantes, sobretudo se as crises não foram controladas, se há uma doença concomitante, se a dose é modificada, se a dose de qualquer outra droga é alterada ou se aparecem efeitos adversos ou sintomas que podem estar sendo causados pela droga. É também importante monitorar a paciente epiléptica durante a gravidez, porque os níveis séricos tendem a cair durante a gravidez e voltam a aumentar durante o puerpério. Esse monitoramento melhora o controle da epilepsia e diminui o risco da administração de doses excessivas durante o tratamento.

Transtorno comportamentais e efeitos cognitivos foram observados nos pacientes em uso de anticonvulsivantes (*Pediatrics* 1985;76:644). O fenobarbital está associado a hiperatividade, excitação, letargia, desobediência e teimosia; a fenitoína, com instabilidade postural, movimentos involuntários, cansaço e alterações do estado emocional; a carbamazepina, com distúrbios do sono, irritabilidade e instabilidade emocional; o clonazepam, com irritabilidade, agressividade, hiperatividade, desobediência e atitudes anti-sociais; o ácido valpróico, com sonolência. Além disso, algumas drogas podem induzir déficits em testes neuropsicológicos e diminuir a atenção e a memória recente. Os médicos e os pais devem estar alertas para essas mudanças comportamentais e cognitivas. Dos novos anticonvulsivantes, o topiramato tem a maior propensão a induzir alterações cognitivas. Entretanto, esse efeito pode ser bastante diminuído, ou mesmo eliminado, iniciando-se o tratamento com baixas doses e procedendo-se a uma titulação lenta.

Os anticonvulsivantes podem potencializar a ação de outros depressores do SNC, incluindo outros anticonvulsivantes e o álcool. Algumas drogas, quando administradas simultaneamente a vários anticonvulsivantes, podem alterar a resposta do paciente ou aos anticonvulsivantes ou às outras drogas (veja Cap. 102 para informações adicionais sobre interações medicamentosas específicas).

Se os efeitos são ou não clinicamente significativos não se pode dizer categoricamente; eles precisam ser avaliados por cuidadosa observação individual dos pacientes, com monitoramento dos níveis séricos das drogas administradas concomitantemente, após o qual pode se fazer necessário o ajuste das drogas que estão sofrendo com a interação. Por essas razões, os pacientes epilépticos em tratamento não devem tomar outras drogas, seja por conta própria ou prescritas, sem o conhecimento e a aprovação do médico responsável pelo tratamento da epilepsia.

Como os antidepressivos tricíclicos podem precipitar convulsões, os pacientes tratados com anticonvulsivantes devem ser observados com cuidado no início da terapia com antidepressivos tricíclicos; se necessário, a dosagem do anticonvulsivante deve ser ajustada.

Filhos de mães epilépticas que recebem medicações anticonvulsivantes durante os primeiros meses de gravidez apresentam uma incidência aumentada de defeitos congênitos. O risco é de cerca de 7% quando comparado com 2 a 3% da população geral. Os dados são mais abundantes em relação à fenitoína, ao fenobarbital e à trimetadiona. Observações mais recentes indicam que o valproato pode estar associado a defeitos espinhais no feto.

Embora relatos sistemáticos ou de experiência pessoal sugiram uma possível associação similar com o uso de todos os anticonvulsivantes conhecidos, o abortamento terapêutico deve ser considerado quando se usa trimetadiona durante a gravidez. A grande maioria das mães em uso de anticonvulsivantes, entretanto, dá à luz crianças normais. É também importante notar que os anticonvulsivantes não devem ser suspensos em pacientes nos quais a droga é usada para prevenir as convulsões tônico-clônicas generalizadas por causa da forte possibilidade de precipitar o estado de mal epiléptico, com grave hipóxia e risco de vida materno-fetal, sobretudo fetal. Em casos individuais em que a gravidade e a freqüência das crises são tais que a remoção da medicação não gera uma ameaça séria ao paciente, a suspensão da droga pode ser considerada antes e durante a gravidez, embora não se possa dizer com certeza que eventuais crises não vão gerar problemas no desenvolvimento do embrião ou do feto. O médico deverá pesar o risco *versus* o benefício a partir dessas considerações quando está diante do tratamento ou do aconselhamento de uma mulher epiléptica em idade reprodutiva.

Os anticonvulsivantes têm vários usos no paciente não-epiléptico. Eles são usados para diminuir as convulsões em pacientes submetidos a eletrochoque, controlar as convulsões que ocorrem na demência paralítica e no tétano e diminuir a rigidez muscular em certos casos de paralisia cerebral. A fenitoína administrada por via intravenosa pode ser efetiva em suprimir arritmias cardíacas recorrentes. A fenitoína, a trimetadiona e a fenacemida são usadas, além disso, para o tratamento de pacientes psicóticos não-epilépticos, sobretudo em estados de excitação catatônica, e no tratamento de crianças com distúrbios comportamentais, o que é especialmente intrigante e requer cuidadoso estudo clínico. Além disso, boa parte dos já estabelecidos e também dos mais novos anticonvulsivantes são às vezes empregados no tratamento da doença bipolar, da agressividade e de certas formas de dor crônica.

ACETAZOLAMIDA — veja Cap. 75.

CARBAMAZEPINA

5*H*-Dibenz[b, *f*]azepina-5-carboxamida; Tegretol

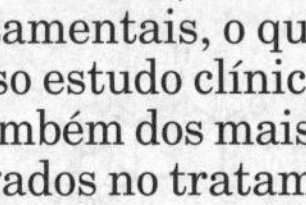

[298-46-4] $C_{15}H_{12}N_2O$ (236.27).

Preparo — 5*H*-Dibenz[b,*f*]azepina, que pode ser preparada pela desamoniação térmica do 2-(*o*-aminostiril) cloridrato de anilina, sendo condensada com o cloreto de carbamil por meio de novo fluxo em um solvente inerte na presença de sodamida. O número de patente nos EUA é 2.948.718.

Descrição — Pó branco a bege; funde-se numa faixa de 3° entre 187 e 193°.

Solubilidade — Praticamente insolúvel em água; solúvel em álcool ou em acetona.

Comentários — Considerada a droga de escolha para as crises parciais complexas (de lobo temporal, psicomotoras). É preferida por muitos médicos para as crises tônico-clônicas generalizadas (grande mal) e parciais simples (focais, jacksonianas), sobretudo em pacientes que não responderam a outros anticonvulsivantes menos tóxicos. Ela é, algumas vezes, efetiva em pacientes que têm padrões mistos de crise que incluem os acima, ou outras crises parciais ou generalizadas. É também útil no tratamento da dor associada a neuralgia do trigêmeo. Resultados benéficos são também relatados na neuralgia do glossofaríngeo. A carbamazepina também é usada com algum sucesso no tratamento da mania aguda, no tratamento de manutenção do transtorno afetivo bipolar e no tratamento da agressividade e da síndrome de abstinência alcoólica (*Am Pharm* 1993: NS33(2): 47). A droga tem um pK_a neutro; de 60 a 73% da droga são ligados às proteínas plasmáticas, e o volume de distribuição está entre 0,8 a 1,4 L/kg; a meia-vida varia de 10 a 25 h em adultos e 8,5 a 19 h em crianças. Os níveis terapêuticos variam de 4 a 12 μg/mL. Ela não deve ser associada a outras drogas; por exemplo, troleandomicina, eritromicina, cimetidina, isoniazida e propoxifeno inibem o metabolismo da carbamazepina e elevam a concentração plasmática da droga. Os níveis séricos de equilíbrio da carbamazepina são reduzidos pela administração concomitante do felbamato (veja tronco cerebral). Em contraste, o felbamato aumenta a concentração dos metabólitos ativos da carbamazepina. Por outro lado, a carbamazepina diminui os níveis plasmáticos do clonazepam, diazepam, etossuximida, fenitoína, fenobarbital, primidona e ácido valpróico.

Para minimizar os efeitos adversos, a dose inicial e os incrementos diários devem ser limitados a 200 mg. Os efeitos adversos são encontrados em cerca de 50% dos pacientes com níveis séricos de 8,5 a 10 μg/mL, porém o índice é menor com concentrações < 5 μg/mL. Diplopia, tontura, sonolência e ataxia ocorrem com concentrações > 6 μg/mL; nistagmo pode ocorrer com níveis séricos abaixo da faixa terapêutica. Outras reações incluem anorexia e náusea, erupção cutânea (incluindo a síndrome de Stevens-Johnson) e edema. Efeitos adversos mais sérios incluem anemia aplásica, agranulocitose, trombocitopenia e leucopenia transitória. Desse modo, todos os pacientes devem ser submetidos a um hemograma completo antes de começarem a usar a carbamazepina; hemogramas adicionais devem ser feitos semanalmente no primeiro mês de tratamento, a cada 2 semanas no 2.º e 3.º meses, e mensalmente durante todo o tratamento. Os pacientes devem ser conscientizados dos primeiros sinais e sintomas tóxicos relacionados a problemas hematológicos como febre, dor de garganta, úlceras orais, equimoses, hemorragias petequiais e púrpura. Se qualquer anormalidade hematológica for observada, a carbamazepina não deve ser usada ou interrompida se o paciente já usa a droga. Se os efeitos adversos forem de tal monta que é preciso suspender a carbamazepina, o médico precisa estar consciente de que a interrupção abrupta de qualquer anticonvulsivante em um paciente pode levar a um aumento do número de crises ou mesmo ao estado de mal epiléptico.

A segurança da droga em gestantes, lactantes e mulheres em idade fértil não foi estabelecida. Veja a introdução do capítulo.

CLONAZEPAM

2*H*-1,4-Benzodiazepin-2-ona, 5-(2-clorofenil)-1,3-diidro-7-nitro; Klonopin

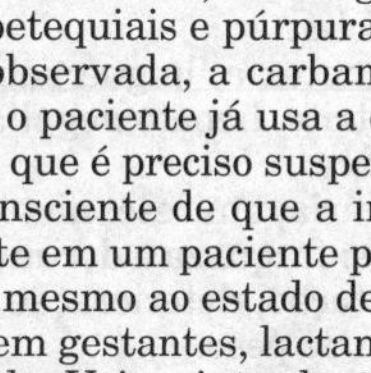

[1622-61-3] $C_{15}H_{10}ClN_3O_3$ (315.72).

Preparo — O cloreto de *o*-clorobenzoil reage com a *p*-nitroanilina para formar a 2-amino-5-nitro-2′-clorozofenona e isso é condensado com bromacetil para formar 2-bromoacetamido-5-nitro-2′-clorobenzofenona e então com amônia para formar a acetamida correspondente. Essa acetamida é convertida ao seu cloridrato com o HCl anidro em metanol, dissolvido em metanol fervente, e transformado em clonazepam com a piridina como catalisador.

Descrição — Pó cristalino, amarelo-claro; odor fraco; funde a cerca de 238°; pK_a 1,5 (desprotonação do nitrogênio na posição 4), 10,5 (desprotonação do nitrogênio na posição 1).

Solubilidade — Praticamente insolúvel em água; levemente solúvel em álcool; muito pouco solúvel em clorofórmio; levemente solúvel em éter.

Comentários — Uma das drogas de escolha para o tratamento da epilepsia mioclônica. É útil em monoterapia ou associada no tratamento de vários tipos de crises generalizadas como as crises de ausência (pequeno mal) não-responsivas a valproato ou etossuximida, a síndrome de Lennox-Gestaut (variante de pequeno mal) e crises acinéticas. Cerca de 87% da droga são ligados a proteínas plasmásticas; o volume de distribuição é de 3,2 L/kg, e sua meia-vida varia de 19 a 46 h em adultos e de 13 a 33 h em crianças. O nível plasmático terapêutico varia de 20 a 80 ng/mL.

Assim como o diazepam, ao qual é semelhante, há desenvolvimento de tolerância em 30% dos pacientes, expressada como perda da atividade anticonvulsivante; o ajuste posológico pode restabelecer a eficácia. Conseqüentemente, a droga deve ser retirada gradualmente durante a substituição simultânea de outro anticonvulsivante. Quando usado em pacientes que têm tipos mistos de crise, pode aumentar a incidência ou precipitar o início de convulsões tônico-clônicas generalizadas (grande mal). Isso pode exigir o uso de doses aumentadas ou a adição de outro anticonvulsivante. Como outros benzodiazepínicos, é caracterizado por sua capacidade de antagonizar as convulsões induzidas por pentilenotetrazol em animais de laboratório; também tem efeito calmante em primatas agressivos e induz fraqueza muscular e hipnose.

Seus efeitos depressivos podem ser potencializados por álcool, narcóticos, barbituratos, hipnóticos não-barbituratos, ansiolíticos, antipsicóticos fenotiazínicos, tioxanteno, butirofenonas, os antidepressivos inibidores da monoamina oxidase (IMAO) e os tricíclicos, assim como por outros anticonvulsivantes. O fenobarbital e a fenitoína podem diminuir os níveis séricos de equilíbrio dinâmico do clonazepam por indução enzimática. Seu uso concomitante com o valproato pode produzir estado de ausência.

Os efeitos colaterais mais freqüentes estão relacionados com a depressão do SNC; sonolência ocorre em cerca de 50% dos pacientes, e ataxia, em cerca de 30%. Outros efeitos adversos, listados por sistemas, são

- *Neurológicos*: movimentos anormais dos olhos, afonia, movimentos coreiformes, coma, diplopia, disartria, disdiacocinesia, *olhos vidrados*, cefaléia, hemiparesia, hipotonia, nistagmo, depressão respiratória, fala arrastada, tremor e vertigem.
- *Psiquiátricos*: confusão, depressão, esquecimento, alucinações, histeria, libido aumentada, insônia, psicose e tendências suicidas.
- *Respiratórios*: congestão torácica, rinorréia, respiração encurtada e hipersecreção no trato respiratório alto.
- *Cardiovasculares*: palpitações.
- *Dermatológicos*: queda de cabelos, hirsutismo, erupção cutânea, edema facial e maleolar.
- *Gastrointestinais*: anorexia, língua saburrosa, constipação, boca seca, encoprese, gastrite, hepatomegalia, aumento do apetite, náuseas e dor na gengiva.
- *Genitourinários*: disúria, enurese, nictúria e retenção urinária.
- *Músculo-esqueléticos*: fraqueza e dor muscular.
- *Miscelânea*: desidratação, deterioração geral, febre, linfadenopatia e perda ou ganho de peso.
- *Hematopoéticos*: anemia, leucopenia, trombocitopenia e eosinofilia.

A segurança do uso em gestantes, lactantes e mulheres em idade fértil não foi estabelecida. Veja a introdução do capítulo.

CLORAZEPATO DIPOTÁSSICO — veja Cap. 80.

CLORIDRATO DE TIAGABINA

Ácido 3-piperidinocarboxílico, 1-[4,4-(bis-(3-metil-2-tienil)-3-butenil]-, cloridrato; Tiabex

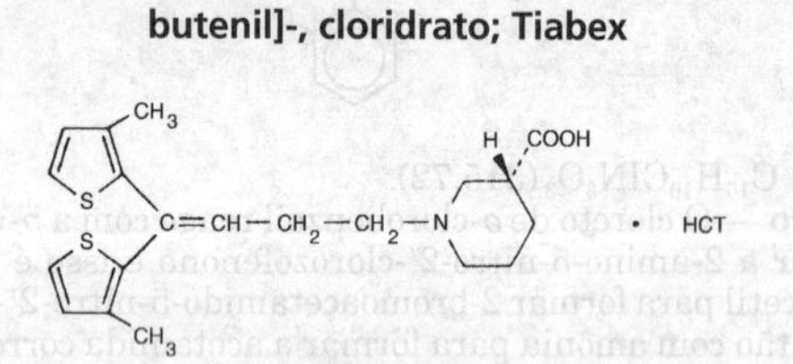

[145821-59-6] $C_{20}H_{25}NO_2S_2 \cdot HCl$ (412.02).

Preparo — O brometo de ciclopropil magnésio e a 2,2′-ditienil cetona fornecem um óleo que é tratado com HBr aquoso para fornecer o 4,4′-bis(2-tienil)-1-bromobuteno-3, que é novamente lavado com etil nipecotato e carbonato de potássio em acetona e purificado por cromatografia de coluna para formar o metil éster de tiagabina. Esse éster é saponificado em base alcoólica para fornecer o ácido que é convertido a cloridrato. US Pat 5.010.090 (1991); *J Med Chem* 1993; 36: 1776.

Descrição — Cristais bege que fundem a cerca de 192° (decomp); a base funde a cerca de 64°. pK_{a1} 3,3; pK_{a2} 9,4.

Solubilidade — Aproximadamente 30 mg/mL em água; insolúvel em hidrocarbonetos.

Comentários — Aprovado como adjunto no tratamento das crises parciais em adultos. A tiagabina foi liberada para venda nos EUA em 1997 e foi elaborada a partir de um programa de pesquisa de drogas com bases mecanísticas, tendo como alvo o carreador de captação do GABA no SNC. Bloqueando seletivamente a recaptação de GABA nos neurônios e na glia, a tiagabina aumenta a neurotransmissão GABA-mediada no SNC. É através desse efeito que se acredita que a tiagabina exerça seus efeitos anticonvulsivantes.

A droga apresenta ligação substancial às proteínas e é acentuadamente metabolizada pelo sistema enzimático hepático metabolizador de drogas P-450. Essas propriedades da tiagabina provavelmente contribuem para numerosas interações medicamentosas e devem ser consideradas quando a tiagabina é acrescentada a um esquema terapêutico para epilépticos. Sua curta meia-vida (7 a 9 h) torna necessário um esquema de múltiplas doses diárias (três a quatro vezes ao dia). A tiagabina não parece induzir o metabolismo de outros anticonvulsivantes. Por exemplo, em pacientes sendo tratados concomitantemente com uma droga indutora enzimática (p. ex., fenitoína, carbamazepina, fenobarbital), a meia-vida da tiagabina pode ser reduzida de 7-9 para 4-7 h.

A dose deve ser reduzida lentamente, tendo em vista o relato de aumento do número de crises após a suspensão da terapia.

Os efeitos colaterais mais comumente relatados em associação com a tiagabina são sonolência, tontura e efeitos cognitivos.

DIAZEPAM — veja Cap. 80.

DIVALPROEX SÓDICO

Ácido pentanóico, 2-propil-, sal de sódio (2:1); Depakote

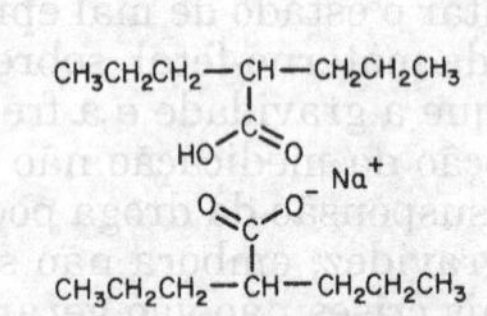

Hidrogênio sódico bis(2-propilvalerato) [76584-70-8] $C_{16}H_{31}NaO_4$ (310.41).

Preparo — A neutralização de uma solução de ácido valpróico (adiante) com equivalente de hidróxido de sódio e a remoção do solvente fornece o produto.

Comentários — Um agente anticonvulsivante que se dissocia no trato GI em duas moléculas de valproato. Assim sendo, tem as mesmas indicações, reações adversas e contra-indicações do valproato. Difere do valproato, entretanto, por estar disponível na forma de comprimidos. Veja *Valproato de Sódio*, Cap. 63.

ETOSSUXIMIDA

2,5-Pirrolidinodiona, 3-etil-3-metil-, Zarontin

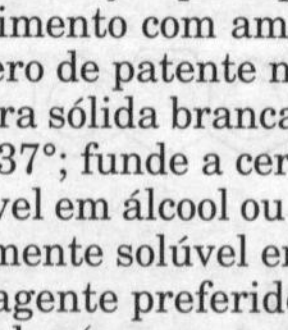

2-Etil-2-metilsuccinimida [77-67-8] $C_7H_{11}NO_2$ (141.17).

Preparo — A metil etil cetona é condensada com o etil cianoacetato para formar o etil 2-ciano-3-metil-2-pentenoato, o qual, em solução etanólica, recebe o cianeto de hidrogênio para formar o etil 2,3-diciano-3-metilpentanoato. A saponificação próton-catalisada desse éster é acompanhada por descarboxilação para produzir 2-metil-2-etilsuccinonitrila. Esta, em aquecimento com amônia aquosa, transforma-se em etossuximida. O número de patente nos EUA é 2.993.835.

Descrição — Pó ou cera sólida branca a bege; odor característico; estável à luz, ar e calor a 37°; funde a cerca de 50°; pK_a 9,5.

Solubilidade — Solúvel em álcool ou éter; livremente solúvel em água ou clorofórmio; levemente solúvel em solvente hexano.

Comentários — É o agente preferido para o controle das crises de ausência não-complicadas (pequeno mal). Ela suprime a atividade de ponta-onda paroxística de 3 ciclos/s associada a lapsos de perda de consciência característicos desse transtorno. Não deve ser usada em tipos mistos de crise, desde que pode aumentar a incidência de convulsões tônico-clônicas generalizadas. A droga é absorvida completamente após administração oral. Não se liga às proteínas plasmáticas; seu volume de distribuição de 0,7 L/kg; sua meia-vida é de aproximadamente 60 h em adulto e 30 h em crianças. É excretada lentamente na urina; cerca de 20% são excretados inalterados e até 50% como metabólito hidroxilado ou seu glicuronídeo, ou como ambos. Os níveis plasmáticos terapêuticos variam de 40 a 100 μg/mL. As concentrações séricas máximas são alcançadas, em geral, 5 dias após o início do uso oral.

Os efeitos adversos envolvem o trato GI, os sistemas hematopoético, nervoso e tegumentar. As manifestações relacionadas ao trato

GI são comuns e incluem anorexia, náuseas, vômitos, cólicas, dor epigástrica e abdominal; distúrbios sangüíneos como leucopenia, agranulocitose, pancitopenia, anemia aplásica e eosinofilia têm sido descritos; as reações no sistema nervoso incluem tontura, cefaléia, sonolência, euforia, hiperatividade e ataxia; as manifestações cutâneas incluem urticária, síndrome de Stevens-Johnson, lúpus eritematoso e erupções cutâneas pruriginosas e eritematosas; outras reações relatadas incluem miopia, sangramento vaginal, hipertrofia gengival e hirsutismo. Hemograma e exames periódicos de urina devem ser realizados em pacientes que estão usando a droga. Ela deve ser administrada com extrema cautela em pacientes com doença hepática ou renal conhecida. Sua segurança durante a gravidez, a lactação e durante a idade fértil não foi estabelecida. Veja a introdução do capítulo.

ETOTOÍNA BP

Imidazolidino-2,4-diona, 3-etil-5-fenil-, Peganone

[86-35-1] $C_{11}H_{12}N_2O_2$ (204.23).

Preparo — A partir da mandoelonitrila e uréia para formar *N*-(α-cianobenzil) uréia que se torna cíclica em presença de HCl para produzir o imino derivado da hidantoína. A hidrólise da imina seguida pela etilação com C_2H_5I forma a etotoína. Veja *Ber*, 1888; 21: 2320.

Descrição — Pó branco cristalino; funde a cerca de 94°.

Solubilidade — Muito pouco solúvel em água; livremente solúvel em álcool.

Comentários — Usada no tratamento de crises tônico-clônicas generalizadas e parciais complexas. Com níveis plasmáticos < 8 μg/mL, a meia-vida varia de 3 a 9 h. Os níveis plasmáticos terapêuticos variam de 15 a 50 μg/mL. É contra-indicada em pacientes com doenças hepáticas e hematológicas. Os efeitos indesejados incluem náuseas, vômitos, fadiga, tontura, cefaléia, diplopia, nistagmo, erupção cutânea, parestesias, febre, diarréia e dor torácica. Ataxia e hiperplasia gengival ocorrem raramente; linfadenopatia foi relatada em alguns pacientes. Veja a descrição introdutória sobre o uso dos anticonvulsivantes durante a gestação.

FELBAMATO

1,3-Propanodiol, 2-fenil-, bis(carbamato) éster; Felbamate

[25451-15-4] $C_{11}H_{14}N_2O_4$ (238.24).

Comentários — A primeira nova droga aprovada para o tratamento de epilepsia desde 1978. Representa a primeira nova entidade química a emergir do abrangente Anticonvulsivant Drug Development Program do National Institute for Neurological Disorders and Strokes. O felbamato é aprovado como adjunto para o tratamento de crises parciais em pacientes com mais de 14 anos de idade. Ele também foi aprovado como adjunto na terapia das crises parciais e generalizadas associadas à síndrome de Lennox-Gastaut, que é caracterizada por uma mistura de vários tipos de crises e em geral não é controlada com os outros anticonvulsivantes disponíveis.

Em modelos de epilepsia com animais de laboratório, ele é eficaz contra crises induzidas por eletrochoque, pentilenotetrazol ou picrotoxina. Seu perfil único é mais amplo que o da fenitoína, da carbamazepina ou da etossuximida, e um pouco mais estreito que o do valproato. Isso sugere que o felbamato pode limitar a disseminação da atividade epiléptica e elevar o limiar das crises. Seu mecanismo de ação ainda não foi claramente definido. Entretanto, o felbamato tem se mostrado capaz de inibir a deflagração repetitiva de alta freqüência de neurônios da medula espinhal e de modular o local de reconhecimento de glicina insensível à estricnina do complexo receptor de NMDA-ionóforo. O felbamato é um inibidor fraco do local de reconhecimento de benzodiazepínicos do receptor $GABA_A$. Ele é desprovido de qualquer atividade no sítio de ligação MK-801 do receptor preferencial para NMDA.

O felbamato é bem absorvido após a administração oral. A absorção da formulação em comprimidos não parece ser afetada pela alimentação. Cerca de 40 a 50% da dose absorvida são excretados na urina sob forma não-transformada. Outros 40% aparecem como metabólitos não-identificados e conjugados. Cerca de 22 a 25% estão ligados a proteínas e têm uma meia-vida terminal de 20 a 23 h. O C_{max} e a área sobre a curva são proporcionais à dose após doses únicas ou múltiplas dentro de uma faixa de 100 a 800 mg e doses únicas de 1.200 a 3.600 mg.

De acordo com relatos, o felbamato produz apenas efeitos colaterais leves, dose-dependentes. Os mais comuns em adultos que recebem a droga como monoterapia incluem anorexia, vômitos, insônia, náuseas e cefaléia. Os efeitos colaterais relatados mais amiúde em pacientes pediátricos durante a terapia adjunta com outras drogas são anorexia, vômitos, cefaléia e sonolência.

Infelizmente, o uso de felbamato tem sido associado a um risco aumentado de anemia aplásica e insuficiência hepática aguda. O reconhecimento dessa propensão tem restringido o uso de felbamato desde 1994. Desde então, tanto médicos como pacientes precisam assinar um consentimento informado para que o felbamato possa ser fornecido.

A adição de felbamato ao esquema com outros anticonvulsivantes afeta as concentrações plasmáticas de equilíbrio dinâmico da droga co-administrada. Ensaios clínicos mostram um aumento na concentração plasmática de fenitoína e valproato, decréscimo na concentração plasmática de carbamazepina e aumento na concentração do metabólito ativo da carbamazepina. A fenitoína e a carbamazepina aumentam a depuração de felbamato e reduzem sua concentração de equilíbrio dinâmico. Os dados disponíveis sugerem que não há efeito significativo do valproato sobre a depuração de felbamato. Essas interações tornam necessárias a cuidadosa titulação do felbamato e a redução das doses administradas de outros anticonvulsivantes quando da sua administração concomitante. A segurança e a eficácia do felbamato durante a gravidez não foram estabelecidas, e ele só deve ser prescrito para gestantes se for absolutamente necessário.

FENACEMIDA

Benzenoacetamida, *N*-(amidocarbonil)-, Phenurone

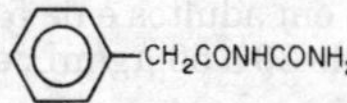

(Fenilacetil)uréia [63-98-9] $C_9H_{10}N_2O_2$ (178.19).

Preparo — Produto da reação da uréia com o cloreto de fenilacetil. *J Am Chem Soc* 1948;70:4189.

Descrição — Pó fino cristalino branco a praticamente branco, inodoro ou praticamente sem odor; funde a 213°.

Solubilidade — 1 g em mais de 2.000 mL de água, álcool, clorofórmio ou éter, 500 mL de álcool morno ou 300 mL de metanol.

Comentários — Usado em formas graves de epilepsia, sobretudo nas formas mistas de crises parciais complexas (psicomotoras), refratárias a outras drogas. Ela pode produzir sérios efeitos colaterais, assim como toxicidade orgânica direta. Seu uso, por conseguinte, implica a pressuposição de determinados riscos que têm de ser avaliados em relação aos benefícios potenciais para o paciente. A fenacemida deve ser usada *somente* nos casos que não respondem a outras medicações anticonvulsivantes. Extrema cautela precisa ser exercida quando os pacientes já apresentaram antes algum distúrbio da personalidade, disfunção hepática ou história de alergia. O uso associado com a etotoína não é recomendado, uma vez que há relatos de sintomas paranóides.

Os efeitos indesejados que podem ocorrer incluem os seguintes: distúrbios do trato GI, anorexia e perda de peso, cefaléia, sonolência, insônia, parestesias, alterações psíquicas, hepatite, discrasias sangüíneas, erupção cutânea e nefrite. Seu uso seguro por gestantes, lactantes e mulheres em idade reprodutiva não foi estabelecido. Veja a introdução do capítulo. Devem ser realizadas provas de função hepática antes e durante a terapia.

FENITOÍNA

2,4-Imidazolidinodiona, 5,5-difenil-, Difenilidantoína; Dilantin Infatabs, Dilantin-30 Pediatric e Dilantin-125

5,5-Difenilidantoína [57-41-0] $C_{15}H_{12}N_2O_2$ (252.27). Veja a fórmula em *Fenitoína Sódica*.

Preparo — Fenitoína sódica, preparada como descrito adiante, fornece a base na acidificação de sua solução aquosa.

Descrição — Pó branco, inodoro; funde a cerca de 295°.

Solubilidade — Praticamente insolúvel em água; levemente solúvel em álcool gelado, clorofórmio e éter.

Comentários — Veja *Fenitoína Sódica*.

FENITOÍNA SÓDICA

2,4-Imidazolidinodiona, 5,5-difenil-, sal monossódico; Sal Sódico de Difenilidantoína; Difenilidantoína Sódica; Fenitoína Solúvel; Alepsin; Epanutin; Eptoin; Dilantin Sodium

Sal sódico da 5,5-difenilidantoína [630-93-3] $C_{15}H_{11}N_2NaO_2$ (274.25).

Preparo — Tratando-se o benzaldeído com uma solução de cianeto de sódio, 2 moles de benzaldeído são condensados em um mol de benzoína (condensação da benzoína), que é oxidada a benzil com ácido nítrico ou sulfato cúprico. O benzil é então aquecido com uréia e na presença de etóxido ou isopropóxido de sódio, formando a fenitoína sódica.

Descrição — Pó branco inodoro; algo higroscópica e à exposição ao ar gradualmente absorve dióxido de carbono com liberação da base. pK_a 8,32.

Comentários — Um dos agentes preferidos para o tratamento das crises generalizadas tônico-clônicas (grande mal), parciais complexas (lobo temporal; psicomotoras) e parciais simples (focal, jacksoniana). Não é recomendada para o tratamento da epilepsia de ausência pura (pequeno mal). Por via parenteral, é usada no controle do estado de mal epiléptico do tipo generalizado tônico-clônico (grande mal) e no tratamento de convulsões durante neurocirurgias. A fenitoína sódica intravenosa pode ser útil no tratamento de taquicardia atrial paroxística, taquicardia ventricular e arritmias cardíacas induzidas por digitálicos. A fenitoína sódica oral também pode ser benéfica no tratamento de distúrbios comportamentais e, em grandes doses, no controle da neuralgia do trigêmeo, porém é muito menos efetiva que a carbamazepina (veja anteriormente). Aproximadamente 87% a 93% da droga estão ligados a proteínas plasmáticas, com o volume de distribuição variando de 0,5 a 0,8 L/kg, e uma meia-vida de cerca de 22 h em adultos e de 18 a 22 h em crianças. Os níveis plasmáticos terapêuticos variam de 10 a 20 μg/mL em adultos e de 5 a 20 μg/mL em crianças. Os níveis tóxicos variam de 30 a 50 μg/mL, e os níveis letais estão em torno de 100 μg/mL.

Ela age sobre o córtex motor, onde estabiliza a membrana neuronal e inibe a disseminação das descargas elétricas. As evidências atuais sugerem que a fenitoína sódica limita a deflagração repetitiva e sustentada de alta freqüência, bloqueando os canais de Na^+ de forma uso-dependente e freqüência-dependente. Ela também aumenta a ligação do cálcio aos fosfolipídios na membrana neuronal. Esses efeitos provocam uma configuração mais estável da membrana.

Essas observações são compatíveis com o fato de que as propriedades mais facilmente demonstradas da fenitoína sódica são sua capacidade de limitar o desenvolvimento de atividade convulsiva máxima e reduzir a disseminação do processo convulsivo a partir do seu foco ativo. Essas características estão, sem dúvida, relacionadas com sua utilidade clínica.

Há duas formas distintas de Cápsulas de Fenitoína Sódica: a de liberação rápida e a de dissolução lenta. A primeira tem uma taxa de dissolução de até 85% em 30 min e é usada em 3 a 4 doses diárias, enquanto a última tem uma taxa de dissolução de 15 a 35% em 30 min, 45 a 65% em 1 h e não menos que 85% em 2 h, e pode ser usada em dose única diária. Estudos comparando doses de 100 mg três vezes ao dia das cápsulas de liberação rápida com uma única dose de 300 mg de cápsulas de liberação prolongada (Dilantin Kapseals, *Parke-Davis*) indicam que a absorção, os níveis plasmáticos máximos, a meia-vida biológica, a diferença entre os valores mínimo e máximo e os níveis urinários são equivalentes. *Por causa das diferenças nas taxas de dissolução entre as várias marcas, os médicos devem tentar manter seus pacientes usando o produto de um mesmo fabricante.*

Seu metabolismo pode ser significativamente alterado pelo uso concomitante de outras drogas. As drogas que aumentam os níveis séricos incluem cloranfenicol, dicumarol, tolbutamida, isoniazida (INH), fenilbutazona, ingestão aguda de álcool, salicilatos, clordiazepóxido, fenotiazínicos, felbamato, diazepam, estrogênio, etossuximida, halotano, metilfenidato, sulfonamidas, cimetidina e trazodona. As drogas que *diminuem* os níveis séricos incluem carbamazepina, ingestão crônica de álcool, reserpina e preparações que contêm cálcio. As drogas que *podem aumentar ou diminuir* os níveis séricos incluem fenobarbital, ácido valpróico e valproato de sódio.

Trata-se de um anticonvulsivante razoavelmente seguro, embora com muitos efeitos colaterais. Nistagmo aparece com concentrações séricas de 8 a 20 μg/mL e está quase sempre presente em níveis maiores. Em concentrações > 30 μg/mL, ocorrem comumente ataxia e disartria. A hiperplasia gengival e o hirsutismo podem ser intoleráveis, sobretudo nos jovens. Pode ocorrer erupção cutânea morbiliforme, em geral nos primeiros 10 dias de tratamento, que raramente evolui para dermatite esfoliativa ou síndrome de Stevens-Johnson; a droga deve ser suspensa se surgir erupção cutânea. Há também relatos de neuropatia periférica, síndrome lúpus eritematosa, hepatite, linfadenopatia, anemia megaloblástica, raquitismo e osteomalácia, devido à interferência com o metabolismo da vitamina D. Os níveis de ácido fólico e vitamina K também podem estar diminuídos, já tendo sido relatado sangramento em bebês de mães que usavam a droga. A superdosagem causa uma síndrome cerebelar aguda, delírio e, raramente, coma.

A droga é contra-indicada para pacientes com história prévia de sensibilidade às hidantoínas. A retirada abrupta da medicação pode precipitar o estado de mal epiléptico; quando a dose precisa ser reduzida ou quando se faz necessária a substituição por outro auticonvulsivante, essas alterações devem ser feitas gradualmente. Relatos recentes sugerem uma associação entre o uso de anticonvulsivantes por mulheres epilépticas e um aumento na incidência de defeitos congênitos nos filhos dessas pacientes. O médico deve avaliar a relação risco-benefício do uso de anticonvulsivantes no tratamento de mulheres epilépticas em idade fértil. Veja a introdução no início do capítulo.

FENSUXIMIDA

2,5-Pirrolidinodiona, 1-metil-3-fenil-, Milontin

N-Metil-2-fenilsuccinimida [86-34-0] $C_{11}H_{11}NO_2$ (189.21).

Preparo — Pelo método descrito para a metsuximida, usando-se o ácido fenilsuccínico como composto inicial. US Pat 2.643.258.

Descrição — Pó cristalino branco a bege, inodoro ou com leve odor; funde a cerca de 71°.

Solubilidade — 1 g em 210 mL de água, 11 mL de álcool, menos de 1 mL de clorofórmio ou 19 mL de éter.

Comentários — A primeira succinimida introduzida no tratamento das crises de ausência (pequeno mal) está agora relegada a segundo plano. De modo geral, não é efetiva nas crises parciais com sintomas complexos e crises tônico-clônicas (grande mal). Pode, inclusive, aumentar a freqüência de crises tônico-clônicas quando usada em pacientes com epilepsia mista. Acredita-se que seu menor efeito seja porque o seu metabólito desmetil não se acumula no corpo. A droga, embora quase livre de efeitos tóxicos sérios, pode gerar reações como náuseas, vômitos, anorexia, fraqueza muscular, sonolência, ataxia, letargia e lesões cutâneas ocasionais como prurido, erupções cutâneas, eritema multiforme e erupções cutâneas eritematosas. Polaciúria, lesão renal, hematúria, granulocitopenia, leucopenia transitória e pancitopenia já foram relatadas. Dessa forma, é aconselhável a solicitação de exames de urina, provas de função hepática e hemogramas periódicos em pacientes que usam a droga por períodos prolongados.

Seu uso seguro por gestantes, lactantes e mulheres em idade fértil não foi estabelecido. Veja a intodução do capítulo.

GABAPENTINA

Ácido ciclo-hexanoacético, 1-(aminometil)-, Neurontin

[60142-96-3] $C_9H_{17}NO_2$ (171.24).

Preparo — O ácido ciclo-hexano-1,1-diacético é monoesterificado com metanol e o éster reage com étil cloroformato na presença de trietilamina seguida pela reação com azida de sódio para fornecer o derivado do monoéster 1-isocianatometil. Esse composto é convertido a 1-(aminometil) e lactama, através de ciclização do éster e da amina livre. A mistura é lavada de novo com HCl diluído para gerar o produto. US Pat 4.024.175 (1977).

Descrição — Cristais brancos que se funde a cerca de 164°-167°; o HCl funde a cerca de 70°; pK_{A1} 3,68; pK_{A2} 10,7.

Solubilidade — Maior que 100 mg/mL em água no pH 7,4.

Comentários — Aprovada como adjunto no tratamento de crises parciais em adultos. Embora seu preciso mecanismo de ação permaneça desconhecido, vários mecanismos moleculares foram propostos. Estes incluem a capacidade de limitar a deflagração repetitiva e sustentada de potenciais de ação com exposição prolongada. Esse efeito sugere uma ação sobre os canais de sódio sensíveis a voltagem. Além disso, verificou-se que a gabapentina aumenta os níveis cerebrais de GABA em pacientes epilépticos. Por último, a gabapentina modificaria a liberação de neurotransmissor através da interação com a subunidade auxiliar a2d dos canais de cálcio sensíveis a voltagem.

Os efeitos colaterais são razoavelmente discretos, mas podem incluir tontura e agressividade em doses terapêuticas maiores. Em alguns pacientes, a gabapentina pode produzir ganho ponderal significativo. A gabapentina não é significativamente metabolizada nos seres humanos, nem induz as enzimas hepáticas. A gabapentina, que é excretada de forma inalterada pelos rins, é o único novo anticonvulsivante apresentado no mercado americano desde 1993. Como tal, apresenta potencial mínimo para interações medicamentosas. Uma grande desvantagem da gabapentina é a sua meia-vida curta (aproximadamente 4 a 6 h), o que torna necessário múltiplas dosagens diárias (3 a 4 vezes ao dia).

A gabapentina tem-se mostrado efetiva no tratamento da dor neuropática. Entretanto, o seu uso para essa indicação é atualmente relegado a segundo plano.

LAMOTRIGINA

1,2,4-Triazina-3,5-diamina, 6-(2,3-diclorofenil)-, Lamictal

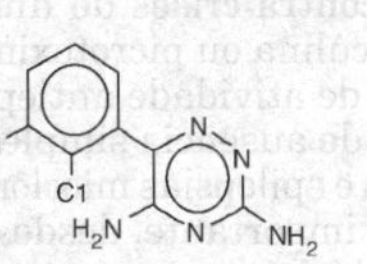

[84057-84-1] $C_9H_7Cl_2N_5$ (256.09).

Preparo — A reação do cloreto de 2,3-diclorobenzoil com íon cianeto forma o derivado benzoilcianeto, que é então tratado com aminoguanidina para formar uma base de Schiff através da perda de água do grupamento carbonil e uma função amina primária da guanidina. O fechamento do anel pela adição do grupamento amino primário livre à fração guanidina para a função nitrila é conseguido pela catálise da base, o que fornece o produto: US Pat 4.602.017 (1986).

Descrição — Cristais brancos que fundem a cerca de 217°.

Comentários — Aprovada como adjunto no tratamento das crises parciais em adultos. Além disso, evidências não-publicadas sugerem que a lamotrigina é efetiva contra um amplo espectro de transtornos epilépticos, incluindo crises de ausência generalizadas. Além dos seus efeitos anticonvulsivantes, parece ser eficaz no controle do transtorno bipolar; entretanto, esse uso ainda não é aprovado pela FDA. A lamotrigina, como a fenitoína e a carbamazepina, parece exercer seu efeito anticonvulsivante através da sua capacidade de inibir os canais de sódio dependentes de voltagem, de uma forma uso- e voltagem-dependente.

A lamotrigina não afeta o metabolismo de outros anticonvulsivantes; porém, o metabolismo da lamotrigina pode ser modificado pela adição de outras drogas. Esse último efeito é importante sobretudo quando a lamotrigina é associada ao ácido valpróico.

A lamotrigina é geralmente bem tolerada tanto por pacientes normais quanto por epilépticos. Entretanto, a incidência de uma grave erupção cutânea com risco de vida levou a FDA a colocar uma *tarja preta* em sua embalagem em 1997. Parece haver grande risco em crianças (1:100) em contraste com adultos (1:1.000). O risco de erupção cutânea é menor com taxas mais lentas de titulação. Os pacientes devem ser aconselhados a contactar seus médicos ao primeiro sinal de erupção cutânea. A incidência de erupção cutânea parece ser maior com o uso concomitante do ácido valpróico. Isso é mais provavelmente relacionado à capacidade do ácido valpróico de aumentar os níveis plasmáticos da lamotrigina pela modificação do metabolismo dessa. Por exemplo, a meia-vida da lamotrigina é aumentada de 24 para 59 h com a administração concomitante do ácido valpróico.

MEFENITOÍNA

2,4-Imidazolidinodiona, 5-etil-3-metil-5-fenil-, Mesantoin

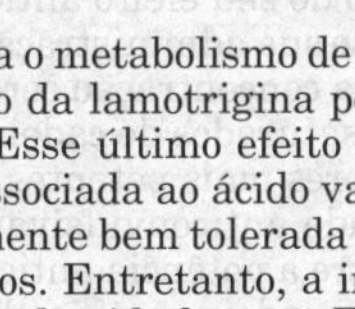

5-Etil-3-metil-5-fenilidantoína [50-12-12-4] $C_{12}H_4N_2O_2$ (218.25).

Preparo — A 5-etil-5-fenilidantoína, que pode ser preparada condensando-se etil α-etilmandelato com uréia na presença de alcoolato de sódio, é monoetilada através de reações com dimetil sulfato.

Descrição — Pó branco, cristalino; funde a cerca de 137°. O pH (dissolvendo-se 500 mg em 10 mL de álcool, adicionando-se 10 mL de água, misturando-se e determinando-se o pH sem demora) é de 7,5 a 8,5.

Solubilidade — 1 g em 1.400 mL de água, 15 mL de álcool, 3 mL de clorofórmio ou 90 mL de éter.

Comentários — Espectro similar ao da *Fenitoína.*

METSUXIMIDA

2,5-Pirrolidinodiona, 1,3-dimetil-3-fenil-, Celontin

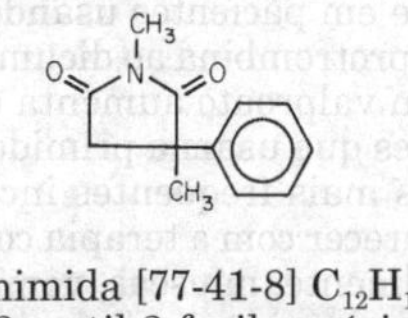

N,2-Dimetil-2-fenilsuccinimida [77-41-8] $C_{12}H_{12}NO_2$ (203.24).

Preparo — O ácido 2-metil-2-fenilsuccínico é dissolvido em 40% de metilamina. A água e a urina em excesso são destiladas, e o resíduo do sal de di(metilamina) do ácido é pirolizado a 250° até que o produto da destilação não seja mais formado. Os resíduos de metsuximida em estado bruto podem ser purificados por destilação a vácuo. O número da patente nos EUA é 2.643.257.

Descrição — Pó branco a branco-acinzentado, cristalino; inodoro ou de odor muito leve; funde a cerca de 53°.

Comentários — Similar à *Etossuximida* no seu espectro (i.é., crises de ausência). Não piora nem agrava as crises tônico-clônicas generalizadas.

PARAMETADIONA

2,4-Oxazolidinodiona, 5-etil-3,5-dimetil-, Paradione

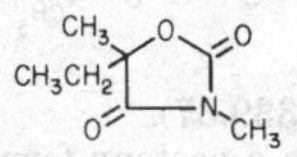

[115-67-3] $C_7H_{11}NO_3$ (157.17).

Preparo — O etil α-hidróxi-α-metilbutirato e a uréia são novamente lavados por 24 h em metóxido de sódio, resultando em ciclização por condensação com formação do derivado de sódio da 5-etil-5-metil-2,4-oxazolidinodiona. Após o álcool ser destilado, dimetil sulfato é lentamente adicionado, efetuando a *N*-metilação.

Descrição — Líquido claro incolor; pode ter odor aromático; pH (solução 1 em 40) aproximadamente 6; índice refrativo 1,449 a 1,501.

Solubilidade — Muito pouco solúvel em água; livremente solúvel em álcool, benzeno, clorofórmio ou éter.

Comentários — Usada para o tratamento das crises de ausência generalizadas em pacientes refratários a outras drogas.

PRIMIDONA

4,6-(1*H*,5*H*)-Pirimidinodiona, 5-etildiidro-5-fenil-, Mysoline

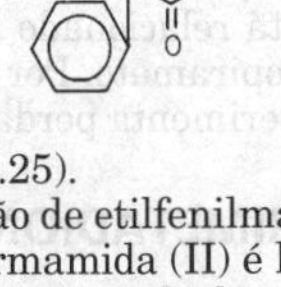

[125-33-7] $C_{12}H_{14}N_2O_2$ (218.25).

Preparo — Uma solução de etilfenilmalonamida (I) em um grande excesso molecular de formamida (II) é lavada novamente por 2 h. A ciclização pode ser vista como sendo desencadeada por uma desproporcionalização tipo Cannizzaro da formamida, seguida por desamoniação e desidratação entre a etilfenilmalonamida e a metanolamina altamente reativa que resulta da desproporcionalização.

Descrição — Pó cristalino, branco, inodoro; gosto levemente amargo; funde a cerca de 281°.

Solubilidade — 1 g em 2.000 mL de água ou 200 mL de álcool; levemente solúvel na maioria dos solventes orgânicos.

Comentários — Sozinha ou em combinação com outros anticonvulsivantes, usada como terapia alternativa no controle das crises tônico-clônicas generalizadas (grande mal), crises parciais complexas (lobo temporal; psicomotoras) e crises epilépticas focais. É metabolizada a feniletilmalonamida (PEMA) e fenobarbital. A formação de fenobarbital se dá numa faixa de 15 a 25%. A meia-vida plasmática da PEMA é de 24 a 48 h, enquanto a do fenobarbital é de 48 a 120 h. As duas substâncias tendem a se acumular com o uso crônico.

A PEMA é um anticonvulsivante ativo, porém menos potente e menos tóxico que o fenobarbital. De 0 a 30% da PEMA estão ligados a proteínas plásticas, com um volume de distribuição variando em torno de 0,6 L/kg, e a meia-vida em adultos varia de 9 h em terapia de combinação a 15 h em monoterapia; em crianças, a meia-vida varia de 6 a 8 h. As concentrações terapêuticas no plasma variam de 6 a 12 μg/mL para essa droga e de 15 a 45 μg/mL para o fenobarbital. Poucas interações com outras drogas foram relatadas, mas aquelas relatadas para o fenobarbital também se aplicam. A relação de fenobarbital com essa droga não-metabolizada no soro é significativamente maior em pacientes epilépticos tratados com uma combinação de primidona e fenitoína que em pacientes usando apenas primidona. Ela diminui a resposta da protrombina ao dicumarol e à varfarina. O tratamento associado com valproato aumenta o nível plasmático do fenobarbital em pacientes que usam a primidona.

Os efeitos adversos mais freqüentes incluem ataxia e vertigem; essas tendem a desaparecer com a terapia continuada ou com a redução da dose. Ocasionalmente, náuseas, vômitos, anorexia, fadiga, irritabilidade, distúrbios emocionais, diplopia, nistagmo, sonolência e erupções cutâneas morbiliformes podem ocorrer. Anemia megaloblástica pode ocorrer como uma idiossincrasia rara; essa anemia responde ao ácido fólico, 15 mg/dia, sem ser necessária a suspensão da primidona.

TOPIRAMATO

β-D-Frutopiranose, 2,3:4,5-bis-O-(1-metiletilideno)-, sulfamato; Topamax

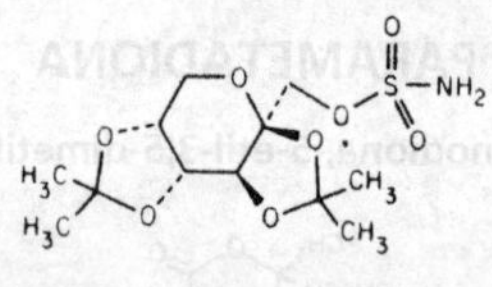

[97240-79-4] $C_{12}H_{21}NO_8S$ (339.37).

Preparo — A frutose e a acetona formam a diacetonida (acetal) com o grupamento hidroxila na posição C-1 que permanece livre. O hidrogênio da hidroxila é tratado com NaH para formar o alcóxido e daí com o cloreto de sulfamoil para fornecer o produto. US Pat 4.513.006 (1985); *J Med Chem*, 1987;30:880.

Descrição — Cristais brancos que fundem a cerca de 126°.

Comentários — O topiramato foi aprovado como adjunto no tratamento de crises parciais em 1996. Relatos não-publicados sugerem que o perfil anticonvulsivante do topiramato inclui também eficácia contra crises generalizadas, incluindo crises de ausência e mioclônicas. O topiramato possui múltiplos mecanismos de ação. Por exemplo, ele parece inibir os canais de sódio sensíveis a voltagem, bloquear as correntes de glutamato evocadas por substâncias não-NMDA, aumentar as correntes de cloreto evocadas por GABA e inibir a anidrase carbônica.

Em ensaios clínicos, os efeitos colaterais mais problemáticos associados ao topiramato foram relacionados ao SNC. Eles incluem sonolência, fadiga e certos efeitos cognitivos incômodos como lentificação psicomotora e dificuldade para achar palavras. Posteriormente, demonstrou-se que esses efeitos cognitivos associados com o uso do topiramato diminuíram com a redução da taxa de titulação. Parece haver grande incidência de cálculos renais associada ao uso de topiramato; entretanto, esse efeito é reduzido com a manutenção de hidratação adequada e provavelmente está relacionado às propriedades inibitórias da anidrase carbônica do topiramato. Por fim, uma percentagem significativa de pacientes experimenta perda de peso.

TRIMETADIONA

2,4-Oxazolidinodiona, 3,5,5-trimetil-, Tridione

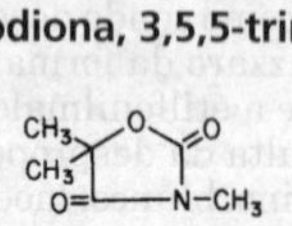

[127-48-0] $C_6H_9NO_3$ (143.14).

Preparo — Por uma série de reações começando com acetona e envolvendo os seguintes passos: conversão com HCN a acetona cianidrina, hidrólise e esterificação com álcool a etil dimetilgilcola, condensação com uréia a 5,5-dimetiloxazolidina-2,4-diona e metilação com dimetil sulfato a trimetadiona.

Descrição — Grânulos brancos, cristalinos; leve odor de cânfora; funde a cerca de 46°.

Solubilidade — Solúvel em água; livremente solúvel em álcool, éter ou clorofórmio.

Comentários — Uma alternativa ao tratamento das crises de ausência generalizadas refratárias. Um freqüente e incômodo efeito colateral é a hemeralopia.

VALPROATO DE SÓDIO

Ácido pentanóico, 2-propil-, sal sódico; Depakene

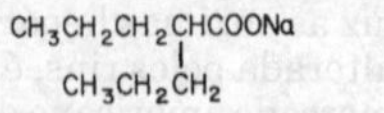

Sódio 2-propilpentanoato; sódio 2-propilvalerato [1069-66-5] $C_8H_{15}NaO_2$ (166.20).

Preparo — O ácido valpróico pode ser sintetizado a partir de 4-heptanol por sucessivas conversões a 4-bromo-heptano com Hbr, a 4-ciano-heptano com HCN e a ácido 2-propilpentanóico (valpróico) por hidrólise alcalina do 4-ciano-heptano.

Descrição — Pó branco, cristalino; inodoro; gosto salino; pK_a 4,95.

Solubilidade — Solúvel em água ou em álcool.

Comentários — É uma droga única, tanto pelo perfil experimental como clínico de ação anticonvulsivante. É efetivo em doses não-tóxicas contra crises tônicas induzidas ou por eletrochoque ou por estricnina, assim como contra crises de limiar mínimo induzidas por pentilenotetrazol, bicuculina ou picrotoxina. A eficácia clínica confirma esse largo espectro de atividade antiepiléptica. É um dos agentes preferidos para a crise de ausência simples. Da mesma forma, as crises de ausência atípicas e epilepsias mioclônicas respondem bem, e isso se constitui um avanço importante, desde que nunca houve um agente inteiramente satisfatório para esses tipos de epilepsia da infância. É também efetivo nas crises tônico-clônicas generalizadas. Em alguns pacientes refratários, tem sido usado com sucesso no tratamento de crises parciais com sintomas complexos (crises psicomotoras ou do lobo temporal) ou crises mioclônicas e acinéticas. Como a carbamazepina, o valproato foi usado com algum sucesso no controle do transtorno bipolar e no tratamento da agressão ou violência (*Am Pharm* 1993; NS33(2):47).

Cerca de 90 a 95% da droga estão ligados a proteínas plasmáticas; o volume de distribuição varia de 0,1 a 0,5 L/kg (média de 0,2 L/kg); a meia-vida varia de 6 a 17 h em adultos e de 4 a 14 h em crianças. Os níveis plasmáticos terapêuticos variam de 50 a 100 μg/mL; níveis > 100 μg/mL são potencialmente tóxicos. Mais de dez metabólitos foram identificados no sangue e na urina de seres humanos. Somente 0,5 a 20% da droga são excretados não-transformados na urina. Dos vários metabólitos, só o ácido 2-propil-pentenóico (2-2-en-VPA) se acumula no cérebro. O metabólito 2-VPA é cerca de 1,3 vez mais potente que a droga original e pode contribuir significativamente para o efeito anticonvulsivante do valproato administrado.

O mecanismo preciso do seu efeito anticonvulsivante ainda não é conhecido. Postula-se que sua administração inibe a GABA-transaminase e, assim, aumenta a concentração cerebral de GABA. Entretanto, outros ácidos graxos saturados de cadeia reta (propiônico, butírico e pentenóico) são inibidores mais potentes da GABA-transaminase e não apresentam atividade anticonvulsivante. Também foi relatada uma forte correlação entre a potência anticonvulsivante do valproato e outros ácidos graxos de cadeia ramificada e a sua capacidade para reduzir a concentração cerebral de aspartato.

Ele pode diminuir a ligação a proteínas séricas ou bloquear o metabolismo hepático do fenobarbital. A administração da droga a pacientes com níveis estabilizados de fenobarbital (ou primidona, que é metabolizada a fenobarbital) pode aumentar os níveis plasmáticos de fenobarbital de 35 a 200%, causando sonolência excessiva. Evidências atuais indicam que isso é causado por um decréscimo imediato na taxa de eliminação do fenobarbital. Essa droga interage de forma imprevisível com a fenitoína; foi associada não somente a níveis séricos diminuídos de fenitoína e aumento da freqüência de crises, mas também a aumento dos níveis de fenitoína livre e de seus efeitos tóxicos. O valproato também pode aumentar a depuração do felbamato de forma significativa e reduzir sua concentração plasmática correspondente. Inversamente, fenobarbital, primidona e fenitoína, além de outras drogas, podem induzir enzimas que metabolizam essa droga e diminuir sua meia-vida. Em contraste, o felbamato pode elevar a concentração plasmática do valproato quando as duas drogas são usadas ao mesmo tempo.

Mais de 40 casos de insuficiência hepática fatal foram relatados em pacientes que usavam valproato. Esse risco é drasticamente menor com pacientes em monoterapia (~1/37.000) comparado com aqueles em politerapia (~1/6.500). Além disso, a incidência é muito maior em crianças menores de 2 anos de idade e que estão em politerapia (monoterapia 1,42/10.000; politerapia, ~1/500).

Os efeitos adversos mais comumente observados com pacientes em monoterapia são ganho de peso (11%), sedação (10%), náuseas (6%), cefaléia (3%), tremor (3%), queda de cabelo (1%) e tontura (1%). Outros efeitos raramente observados são erupção cutânea, enurese, insônia, ansiedade, fadiga e parestesias. Efeitos teratogênicos foram relatados em animais. Além disso, foi relatado pelo Centers for Disease Control, USPHS (United States Public Health Service), um risco aumentado (1,2%) de espinha bífida em filhos de mulheres epilépticas que fizeram uso da droga no primeiro trimestre de gestação (*MMWR* 1982; 31). Apesar de a maioria das mulheres que tem epilepsia e usa a droga dá a luz bebês normais, é recomendado que se considere a testagem pré-natal para defeitos do tubo neural.

OUTROS ANTICONVULSIVANTES

Várias outras drogas anticonvulsivantes estabelecidas estão disponíveis para o tratamento dos distúrbios convulsivos; entretanto, elas foram relegadas a segundo plano, por causa do desenvolvimento de agentes mais eficazes e menos tóxicos.

CAPÍTULO **82**

Agentes Psicofarmacológicos

Lane J Wallace, PhD
Professor of Pharmacology
College of Pharmacy
The Ohio State University
Columbus OH 43210

Muitas condições que afetam as pessoas estão relacionadas à função mental. Algumas são transitórias, com sintomas que são moderadamente desconfortáveis, mas que não são incapacitantes. Freqüentemente, esses sintomas são respostas a eventos em nossas vidas, mas em outros casos não existe uma causa precipitadora identificável. Em outra extremidade do espectro estão os diversos transtornos mentais que impedem a atuação apropriada do indivíduo na sociedade. Estima-se que cerca de 20% das pessoas apresentarão, em algum momento de suas vidas, uma condição mental que afete sua capacidade de funcionar com eficiência normal. Embora algumas das condições relacionadas às funções mentais possam ser resolvidas através de aconselhamento e de terapia não-medicamentosa, o controle de outras exige intervenção farmacológica. Embora a farmacoterapia não cure os distúrbios mentais no mesmo sentido que os antibióticos curam as doenças infecciosas, os medicamentos disponíveis realmente controlam as manifestações sintomáticas e os desvios de comportamento, impulsionando o paciente em direção à remissão, além de melhorar a sua capacidade de ajuste social, ocupacional e familiar. Felizmente, temos remédios que podem ajudar.

As substâncias que afetam a mente e o comportamento têm atraído a atenção do homem desde o início do registro da história. Sem os benefícios da ciência e da medicina, a humanidade tem buscado conforto emocional ou novas sensações através do uso de substâncias há muito tempo. Para citar dois exemplos, o álcool etílico e o ópio são usados para esse propósito desde a antigüidade. Todavia, foi a descoberta casual das propriedades psicomiméticas incomuns da dietilamida do ácido lisérgico (LSD) em 1943 e a demonstração subseqüente de que esses efeitos eram semelhantes aos induzidos pela mescalina que marcaram o início da psicofarmacologia. O interesse adicional nessa nova ciência foi criado com a introdução da clorpromazina para o tratamento empírico dos distúrbios mentais. O uso clínico bem-sucedido desse agente não apenas levou à percepção de que o comportamento pode ser estudado objetivamente em animais de laboratório mas também resultou na descoberta de um grande número de novos medicamentos que estimulam, sedam ou de outra forma mudam o comportamento.

Mais de 1.500 compostos classificados como medicamentos psicoativos ou psicotrópicos já foram descritos, e cerca de 20% de todas as prescrições feitas nos EUA são de medicações que visam a modificar os processos mentais e comportamentais. Os agentes empregados no tratamento das doenças psicóticas e dos distúrbios depressivos são o foco deste capítulo. Os medicamentos contra a ansiedade não são discutidos aqui porque o espectro de efeitos desses agentes inclui ações sedativo-hipnóticas. Esses medicamentos são abordados no Cap. 80, juntamente com os agentes hipnóticos e sedativos convencionais.

AGENTES ANTIPSICÓTICOS

Um dos principais usos dos agentes antipsicóticos é o tratamento da esquizofrenia. As manifestações da doença são de dois tipos: positivas e negativas. Os sintomas positivos tendem a ser o exagero do funcionamento normal. Por exemplo, a distorção da percepção pode ser manifestada como alucinações auditivas, e uma distorção do processo do pensamento pode ser manifestada como delírio. Os sintomas negativos envolvem a perda da função normal e incluem o embotamento do afeto, a capacidade reduzida de se relacionar com os outros, a perda da motivação e do vigor, o estreitamento da ideação e o empobrecimento da linguagem. O espectro de sintomas varia entre as pessoas atingidas. Para facilitar o diagnóstico e o tratamento, os psiquiatras classificaram a esquizofrenia em vários tipos: desorganizada (hebefrênica), paranóide, catatônica, indiferenciada e residual. As manifestações geralmente surgem durante os primeiros anos da vida adulta, e cerca de 1% das pessoas são afetadas em todas as culturas e grupamentos étnicos. Freqüentemente, os sintomas são debilitantes em relação à capacidade de conviver em sociedade. A doença é crônica, e menos de 20% dos pacientes se recuperam completamente de um único episódio psicótico. As taxas de emprego entre as pessoas que têm esquizofrenia raramente excedem 20%, e a esquizofrenia é responsável por 10% de todos os suicídios.

A causa da esquizofrenia não é conhecida, embora ela quase certamente resulte de um defeito neuroquímico. O fato de os sintomas principais não se manifestarem até cedo na idade adulta sugere que anormalidades no desenvolvimento cerebral possam estar envolvidas. As técnicas de imagem mostram alterações nos padrões de atividade em várias regiões cerebrais, sendo o córtex pré-frontal e a área do tálamo especialmente afetados. Como um déficit morfológico ou estrutural subjacente provavelmente é a causa da esquizofrenia, a farmacoterapia não pode curar, mas pode-se apenas esperar que normalize o equilíbrio entre os diversos circuitos cerebrais.

O primeiro tratamento farmacológico bem-sucedido para a esquizofrenia foi introduzido em 1952 com o advento do uso da clorpromazina (que foi originalmente comercializada como um novo anti-histamínico) para tratar as doenças psicóticas. Com o passar dos anos, outros medicamentos antipsicóticos com eficácia similar se tornaram disponíveis. Esses medicamentos estão agora agrupados sob o título de antipsicóticos "típicos" ou neurolépticos. Eles são efetivos sobretudo contra as manifestações positivas da esquizofrenia e freqüentemente causam distúrbios do movimento tanto a curto quanto a longo prazos. Assim, nos pacientes esquizofrênicos, os antipsicóticos típicos aliviam ou eliminam os sintomas positivos de alucinações, delírios e desorganização do pensamento na maioria dos pacientes. O uso muito difundido desses compostos moderadamente seguros tem reduzido grandemente o número de pacientes crônicos internados nos hospitais públicos, encurtando a duração da hospitalização por episódios agudos e desviando o foco do tratamento dos distúrbios mentais das instituições para os programas ambulatoriais (com base na comunidade). Essa eficácia clínica é acompanhada por efeitos adversos significativos. Dependendo do agente usado, os efeitos adversos incluem sedação, boca seca, disfunção sexual, acatisia, bradicinesia, rigidez e, algumas vezes, discinesia tardia. Embora esses agentes sejam um avanço importante no tratamento da esquizofrenia, cerca de 33% dos pacientes não respondem à terapia, e cerca de 40% daqueles cujos sintomas são aliviados pela terapia medicamentosa interrompem o uso da medicação por causa dos efeitos adversos. Além do seu uso no tratamento da esquizofrenia, vários desses medicamentos são também agentes antieméticos e antinauseantes efetivos.

Um novo tipo de medicação antipsicótica (clozapina) se tornou disponível em 1990. Após seu sucesso, outras medicações com perfil clínico semelhante foram desenvolvidas. Esses agentes antipsicóticos *atípicos* ou *novos* são efetivos contra os sintomas tanto negativos quanto positivos da esquizofrenia e raramente causam distúrbios do movimento. Embora os agentes atípicos sejam mais caros que os medicamentos típicos, avaliações recentes do custo total do tratamento mostram que os medicamentos atípicos são economicamente superiores. Isso ocorre porque a eficácia aumentada e as taxas mais elevadas de adesão resultam em menores internações hospitalares e outras intervenções de emergência.

Embora a farmacoterapia normalize muitos aspectos do pensamento e da emoção, os agentes antipsicóticos isoladamente não permitem que a maioria dos pacientes conviva plenamente em sociedade. O treinamento social intensivo e a readaptação profissional são freqüentemente necessários.

O mecanismo de ação dos agentes antipsicóticos é complexo, e muitos detalhes ainda não foram estabelecidos. Entretanto, a avaliação das propriedades compartilhadas pelos agentes antipsicóticos efetivos indica os seus mecanismos de ação. Todos os agentes antipsicóticos típicos bloqueiam os receptores dopaminérgicos pós-sinápticos (nos gânglios da base, no hipotálamo, no sistema límbico, no tronco cerebral e no bulbo) e agem como antagonistas competitivos da dopamina centralmente e perifericamente. A potência clínica observada dos medicamentos nessa classe é diretamente correlacionada à afinidade pela ligação aos receptores dopaminérgicos da família D2. Essa observação, associada ao fato de que os medicamentos que aumentam a atividade dopaminérgica (levodopa, anfetamina, cocaína, apomorfina) agravam a esquizofrenia ou a provocam em alguns indivíduos não-psicóticos, levou à hipótese de que a atividade excessiva dos sistemas dopaminérgicos seria uma causa de esquizofrenia. Entretanto, a hipótese da dopamina para a esquizofrenia não é a responsável por toda a fisiopatologia da doença. Por exemplo, muitos pacientes não respondem ao tratamento com bloqueadores dos receptores dopaminérgicos, o grau de bloqueio dos receptores dopaminérgicos demonstrado pela tomografia com emissão de pósitrons (PET) não se correlaciona com as respostas clínicas e os agentes atípicos mostram pouco antagonismo ao receptor dopaminérgico. Alguns dos medicamentos antipsicóticos têm elevada afinidade pelo receptor da serotonina 5-HT2, tornando provável que uma combinação da interferência com algum subgrupamento de neurotransmissão dopaminérgica e serotoninérgica seja necessária para a efetividade clínica. Entretanto, a situação pode ser até mais complexa, porque alguns estudos sugerem a existência de uma correlação entre a eficácia clínica e a potência bloqueadora do α-adrenoceptor.

Em relação ao mecanismo de ação dos medicamentos antipsicóticos, os pacientes esquizofrênicos freqüentemente precisam de semanas de tratamento para alcançar benefício terapêutico, e muitos pacientes apresentam aumento da eficácia clínica com o tratamento prolongado. Essas e outras observações sugerem que essa seja a resposta dos sistemas cerebrais aos efeitos a longo prazo dos medicamentos antipsicóticos que são responsáveis pela sua efetividade terapêutica. Um modelo experimental confirmando esse conceito mostra que o tratamento crônico dos animais com qualquer medicamento antipsicótico acaba resultando em perda da capacidade (chamado bloqueio da despolarização) desses medicamentos de aumentar a deflagração celular dopaminérgica ventrotegmentar.

Os agentes antipsicóticos efetivos variam significativamente em termos de seletividade e potência para os três subtipos conhecidos de receptor da família dopaminérgica D2, e todos, em algum grau, são antagonistas competitivos de outros neurotransmissores. Essa variação na atividade dos diversos receptores é responsável pelas diferenças nos efeitos adversos dos medicamentos. Os efeitos tóxicos extrapiramidais parecem estar relacionados com o antagonismo da família dos receptores D2 dopaminérgicos nas áreas cerebrais do putâmen caudado. A toxicidade extrapiramidal também está inversamente relacionada com as propriedades anticolinérgicas centrais dos medicamentos. Muitos dos vários efeitos periféricos, incluindo os efeitos cardiovasculares de alguns desses agentes, são atribuídos às propriedades anticolinérgicas e ao bloqueio α-adrenérgico periférico.

Um medicamento com ação significativamente diferente é o carbonato de lítio. O seu principal uso é no tratamento do transtorno afetivo bipolar (maníaco-depressivo). Além disso, ele é algumas vezes associado a um agente antipsicótico no tratamento de vários transtornos psicóticos.

Antipsicóticos Típicos

Vários antipsicóticos típicos diferentes estão disponíveis. Em termos estruturais, eles podem ser divididos em cinco grupamentos: fenotiazinas, tioxantenos, butirofenonas, derivados da diidroindolona e dibenzoxazepinas. As numerosas fenotiazinas e congêneres correlatos têm, qualitativamente, uma eficácia clínica semelhante, mas suas potências e efeitos colaterais são muito influenciados por suas estruturas químicas. Por exemplo, os congêneres com uma cadeia lateral alifática, como a clorpromazina, têm potência razoavelmente baixa e efeitos sedativos importantes. Por outro lado, os congêneres que possuem a piperazina como constituinte são mais potentes e têm menos efeitos sedativos, embora tenham toxicidade extrapiramidal mais proeminente. Um tioxanteno é uma fenotiazina na qual o nitrogênio na posição 10 é substituído por um átomo de carbono com uma dupla ligação na cadeia lateral. Assim, as fenotiazinas e os tioxantenos têm correlação química próxima e muitos efeitos biológicos em comum.

Experimentalmente, as fenotiazinas suprimem ou abolem as respostas condicionadas de esquiva nos ratos treinados, previnem a mania induzida pela morfina em gatos e reduzem a toxicidade da anfetamina em camundongos. Muitos desses compostos também suprimem o vômito decorrente do uso da apomorfina, da irradiação e da doença do movimento, embora, nos animais de laboratório, não afetem a êmese da morfina, dos alcalóides do veratrum, dos digitálicos e do sulfato de cobre. Além disso, eles diminuem a atividade motora espontânea, baixam o limiar convulsivo no eletrochoque e causam relaxamento muscular esquelético. As fenotiazinas também exibem fracos efeitos adrenolítico, hipotensor, antiespasmódico, hipotérmico e anti-histamínico.

Em geral, os medicamentos antipsicóticos típicos são extremamente lipossolúveis e apresentam importante ligação às proteínas (92-99%). Conseqüentemente, tendem a ter grandes volumes de distribuição (geralmente > 7 L/kg); a biodisponibilidade após a administração oral é variável e baixa (25-35%). A meia-vida plasmática tende a ser curta, variando de 10 a 20 h, mas a duração da ação antipsicótica é muito mais longa. Os metabólitos podem ser encontrados na urina semanas após a última dose do medicamento. Isso sugere que grandes quantidades do medicamento estariam seqüestradas nos tecidos.

As fenotiazinas estão indicadas para o tratamento de transtornos psicóticos, controle da náusea e do vômito, controle da depressão maníaca, alívio do soluço incurável e da porfiria intermitente aguda e como adjunto no tratamento do tétano. Os tioxantenos (clorprotixeno e tiotixeno) são usados no tratamento dos sintomas dos distúrbios psicóticos. A butirofenona (haloperidol) também é empregada no tratamento das manifestações das psicoses, incluindo a esquizofrenia, a fase maníaca da doença maníaco-depressiva ou nas reações psicóticas associadas às síndromes cerebrais orgânicas ou no retardo mental. A dibenzoxazepina (succinato de loxapina) é indicada para o tratamento da esquizofrenia.

Muitas das contra-indicações ao uso desses medicamentos são semelhantes. Por exemplo, são contra-indicados para os pacientes comatosos que tenham recebido doses altas de agentes depressivos do sistema nervoso central (SNC) (álcool, barbitúricos, narcóticos, etc.), nos pacientes que tenham a doença de Parkinson e nos pacientes que tenham história conhecida de hipersensibilidade a esses agentes. Não se sabe se existe sensibilidade cruzada entre as fenotiazinas e os tioxantenos, mas essa possibilidade deve estar em mente.

O uso seguro de muitos desses agentes durante a gestação não foi estabelecido com respeito à possibilidade de efeitos adversos no desenvolvimento fetal. O uso seguro dos tioxantenos em crianças não foi estabelecido. É recomendável que esses agentes não sejam usados em crianças com menos de 12 anos de idade. Pacientes geriátricos ou debilitados geralmente necessitam de uma dose inicial baixa desses agentes; a dose é então aumentada conforme a necessidade e a tolerância. Tanto as fenotiazinas quanto os tioxantenos têm um efeito anticolinérgico, por isso, eles devem ser usados com extrema cautela nos pacientes que tenham uma história de glaucoma ou hipertrofia prostática. Todos esses agentes nesses grupamentos tendem a deteriorar a capacidade mental e física necessária para operar um veículo motorizado ou máquinas complexas e perigosas. Os pacientes devem ser advertidos apropriadamente.

As fenotiazinas e os tioxantenos podem afetar significativamente as ações de outros medicamentos (veja Cap. 102 para obter informações adicionais em relação às interações medicamentosas específicas). Eles podem aumentar, prolongar ou intensificar a ação dos depressores do SNC (anestésicos, álcool, barbitúricos, narcóticos, etc.); portanto, ajustes posológicos apropriados dos narcóticos e dos barbitúricos devem ser feitos quando tais agentes forem administrados concomitantemente. Esses agentes também diminuem o limiar convulsivo; por isso, devem ser usados com extremo cuidado nos pacientes que tenham uma história de epilepsia. Eles também devem ser utilizados cautelosamente nos pacientes em uso de atropina e medicamentos correlatos pela possibilidade do efeito anticolinérgico adicional. Por esses agentes terem propriedades antieméticas, eles podem mascarar os sinais de uma superdosagem medicamentosa e mascarar os sintomas de um tumor cerebral ou de obstrução intestinal. Esses agentes também devem ser usados com extrema cautela nos pacientes que tenham doença cardiovascular, distúrbios respiratórios crônicos, deterioração na função hepática ou história pregressa de ulcera gástrica; o agravamento de uma úlcera preexistente tem sido relatado.

Embora nem todas as reações adversas aqui arroladas tenham ocorrido após a administração das fenotiazinas ou dos tioxantenos, as semelhanças químicas e farmacológicas dos dois grupamentos sugerem que todos os efeitos colaterais conhecidos e as toxicidades associadas a esses agentes devem ser lembrados. Os efeitos no SNC incluem sonolência, sobretudo durante a primeira ou a segunda semana de terapia; e as reações extrapiramidais podem ser razoavelmente comuns. Os efeitos extrapiramidais são usualmente de três tipos: (1) síndrome semelhante à parkinsoniana, (2) distonia e discinesia, incluindo torcicolo, tiques e outros movimentos musculares involuntários, e (3) acatisia (inquietação e uma urgência em se movimentar). Hiper-reflexia tem sido descrita em recém-nascidos quando as fenotiazinas são usadas durante a gestação. As convulsões do tipo grande mal, os estados catatoniformes, os sintomas psicóticos e o edema cerebral também têm sido relatados. Os efeitos cardiovasculares incluem hipotensão postural, taquicardia, bradicardia, fraqueza, tonteira e parada cardíaca. Os efeitos hematológicos, incluindo agranulocitose, eosinofilia, leucopenia, anemia hemolítica, púrpura trombocitopênica e pancitopenia, têm sido relatados. Icterícia de origem hepática tem sido observada, mas é geralmente reversível. Reações alérgicas de urticária ou dermatite também ocorrem em aproximadamente 5% dos pacientes. Fotossensibilidade, resultando em propensão aumentada para queimaduras solares, ocorre em alguns pacientes. Os agentes antipsicóticos exercem efeitos endócrinos: bloqueiam a ovulação, suprimem o ciclo menstrual e causam infertilidade e pseudogravidez, lactação e ingurgitamento mamário em mulheres. Eles reduzem os níveis urinários de gonadotrofinas, estrogênios e progestinas. Nos homens, têm sido observadas ginecomastia ou alteração da libido. Os níveis de colesterol também estão significativamente aumentados. Outras reações relatadas incluem boca seca, congestão nasal, constipação, miose, midríase, retenção urinária, aumento do apetite, ganho de peso, edema periférico, febre e supressão do reflexo da tosse. Essa última pode acentuar o potencial de aspiração ou asfixia. A terapia prolongada com agentes antipsicóticos em altas doses pode causar pigmentação das áreas cutâneas expostas, alterações oculares consistindo em opacificações lenticulares e córneas, ceratopatias epiteliais e retinopatia pigmentar e dano à visão. Veja também Cap. 61.

BESILATO MESORIDAZINA

10*H*-Fenotiazina, 10-[2-(1-metil-2-piperidinil)etil]-2(metil-sulfinil)-, monobenzenossulfonato; Serentil

[32672-69-8] $C_{21}H_{26}N_2OS_2 \cdot C_6H_6O_3S$ (544.74).

Preparo — Nitrofenida [bis(3-nitrofenil)dissulfida)] é convertida por uma série de reações a 2-(metiltio)fenotiazina. A oxidação com H_2O_2 produz o composto sulfinil correspondente que reage com 1-metil-2-(2-cloroetil)piperidina na presença de um agente condensador adequado, e a mesoridazina formada é assim convertida, com o ácido benzenossulfônico, ao sal besilato. US Pat 3.084.161.

Descrição — Pó cristalino branco a amarelo claro, com um odor fraco; funde a cerca de 178°.

Solubilidade — 1 g em 1 mL de água, 11 mL de álcool, 3 mL de clorofórmio ou 6.300 mL de éter.

Comentários — É uma *fenotiazina* com potência clínica média, baixa toxicidade extrapiramidal, efeito sedativo alto e ação hipotensora média.

CARBONATO DE LÍTIO

Ácido carbônico, sal dilítio

Carbonato dilítio [554-13-2] Li_2CO_3 (73.89).

Preparo — O cloreto de lítio é transformado em carbonato de sódio em solução aquosa.

Descrição — Pó branco, claro, granular; funde a cerca de 61,8°.

Solubilidade — 1 g em 78 mL de água fria ou 140 mL de água fervente; levemente solúvel em álcool; dissolvido por ácidos diluídos.

Comentários — Indicado para o *transtorno bipolar*, tanto para a mania aguda como para a profilaxia das recorrências. Outras condições psiquiátricas que podem ser beneficiadas incluem depressões graves recorrentes sem episódios maníacos, psicose esquizoafetiva, alcoolismo episódico, comportamento anti-social periódico e doença esquizofrênica periódica. O transtorno afetivo bipolar (maníaco-depressivo) é um transtorno psiquiátrico bem grave caracterizado por flutuações amplas do humor. Os pacientes que têm ataques cíclicos de mania possuem muitos sintomas que lembram a esquizofrenia paranóide (grandiosidade, belicosidade, pensamentos paranóides e hiperatividade). Esses são intercalados com períodos de humor e comportamento quase normais e períodos de depressão. A terapia de manutenção com o lítio previne ou diminui a intensidade dos episódios subseqüentes de mania nesses pacientes maníaco-depressivos. A taxa de sucesso global para se atingir a remissão da fase maníaca do transtorno bipolar é relatada como sendo de 60 a 80%.

Nem a causa do transtorno bipolar nem o mecanismo de ação do lítio são conhecidos. O efeito farmacológico mais bem definido do lítio é a alteração das vias do segundo mensageiro envolvendo os componentes do fosfato inositol. O lítio bloqueia várias enzimas envolvidas na reciclagem dos componentes do inositol, eventualmente levando a uma depleção do fosfatidilinositol-4,5-bifosfato, o precursor da mem-

Quadro 82.1 Agentes Antipsicóticos Atípicos

NOME GENÉRICO	NOME COMERCIAL NOS EUA	COMENTÁRIOS
Clozapina	Clozaril	Os efeitos adversos incluem sedação, hipotensão ortostática, ganho de peso. A contagem de leucócitos tem de ser monitorizada pela possível agranulocitose
Olanzapina	Zyprexa	Os efeitos adversos incluem hipotensão ortostática, sedação e efeitos antimuscarínicos leves. Doses mais elevadas podem produzir efeitos extrapiramidais
Quetiapina	Seroquel	Os efeitos adversos incluem sonolência, agitação e ganho de peso
Risperidona	Risperdal	Os efeitos adversos incluem congestão nasal, hipotensão ortostática, insônia e possíveis sintomas extrapiramidais
Sertindol	Serlect	A congestão nasal é o efeito adverso mais comum. A meia-vida longa permite uma única dose ao dia

brana do segundo mensageiro com base no inositol e no diacilglicerol. O lítio também inibe os sistemas de segundo mensageiro envolvendo a adenilil ciclase, altera o transporte do sódio nas células nervosas e musculares e efetua uma alteração na direção do metabolismo interneuronal das catecolaminas e da serotonina.

O carbonato de lítio é completamente absorvido 6 a 8 horas após a administração oral. A meia-vida plasmática é de aproximadamente 24 h. Ele é excretado pelos rins, e aproximadamente 80% do lítio filtrado é reabsorvido por um carreador nos túbulos renais. O lítio compete por esse carreador com o sódio, e portanto a depleção do sódio diminui a excreção renal do lítio, resultando em acúmulo do lítio. O íon de lítio é distribuído na água corporal total, mas se concentra em vários tecidos em graus diferentes. Após um estado estacionário ter sido alcançado, aproximadamente 40% ficam contidos no líquido cerebroespinhal, e uma liberação renal se torna um tanto constante. Os níveis séricos devem ser mantidos entre 0,7 e 1,3 mEq/L. Os efeitos adversos são observados em níveis mais altos que 1,5 mEq/L, e uma toxicidade grave é comum quando as concentrações excedem 2,0 mEq/L. Como a toxicidade se desenvolve em níveis séricos pouco maiores que os níveis terapêuticos, a monitorização freqüente e os ajustes na dosagem são indispensáveis para o sucesso da terapia.

Náusea, vômito e diarréia são evidências presuntivas de toxicidade e indicam que a dose deve ser reduzida. Os efeitos indesejáveis mais comuns são tremor leve e poliúria; esses efeitos ordinariamente não necessitam de redução na dosagem. Os efeitos no SNC, tais como fala indistinta, visão turva, confusão e letargia, requerem a suspensão imediata do medicamento e a administração de cloreto de sódio (pelo menos 4 g a mais por dia) para facilitar a excreção do lítio. Os efeitos cardiovasculares adversos incluem arritmias e hipotensão. Bócio, hipotireoidismo e diabetes insípido também têm sido observados. O lítio não deve ser usado nos pacientes que tenham doença cardiovascular ou renal. O lítio deve ser usado com cuidado durante a gestação porque pode causar defeitos cardíacos e outros defeitos congênitos. O medicamento não deve ser usado nas crianças abaixo de 12 anos de idade.

CLORIDRATO DE CLORPROMAZINA

10*H*-Fenotiazina-10-propamina, 2-cloro-*N,N*-dimetil-, monocloridrato; Thorazine Hydrochloride

2-Cloro-10-[3-(dimetilamino)propil]fenotiazina monocloridrato [69-09-0] $C_{17}H_{19}ClN_2S \cdot HCl$ (355.32)

Veja *Clorpromazina* para a estrutura da base.

Descrição — Pó branco ou branco cremoso claro, inodoro e cristalino; escurece após a exposição prolongada à luz; funde aproximadamente 196°.

Solubilidade — 1 g em 1 mL de água, 1,5 mL de álcool, ou 1,5 mL de clorofórmio; insolúvel em éter e em benzeno.

Comentários — É uma *fenotiazina* com baixa potência clínica, toxicidade extrapiramidal média, elevado efeito sedativo e ação hipotensora acentuada.

CLORIDRATO DE FLUFENAZINA

Permitil; Prolixin

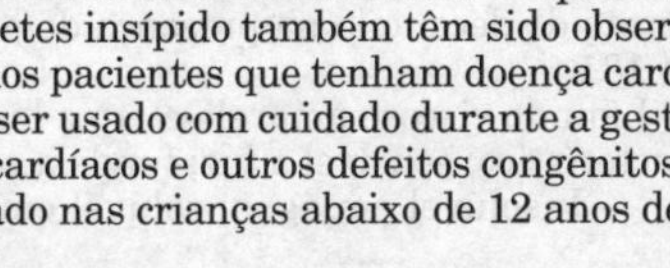

[146-56-5] $C_{22}H_{26}F_3N_3OS \cdot 2HCl$ (510.44).

Preparo — A flufenazina pode ser preparada pela condensação da 2-(trifluorometil)-10-(3-cloropropil) fenotiazina com o 1-piperazinaetanol no tolueno com a adição de sodamida. A reação da base purificada com uma dupla quantidade molar de cloreto de hidrogênio produz o sal oficial. O composto inicial da fenotiazina pode ser preparado pelo aquecimento da 3-(trifluorometil)difenilamina com o enxofre e condensando-se a 2-(trifluorometil) fenotiazina resultante com 1-bromo-3-cloropropano. US Pat 3.058.979.

Descrição — Pó branco ou quase branco, inodoro, cristalino; funde a uma variação de 5° acima de 225°.

Solubilidade — 1 g em 1,4 mL de água ou 6,7 mL de álcool; levemente solúvel em clorofórmio; praticamente insolúvel em éter.

Comentários — É uma *fenotiazina* com potência clínica e toxicidade extrapiramidal elevadas, baixo efeito sedativo e baixa ação hipotensora.

CLORIDRATO DE MOLINDONA

4*H*-Indol-4-ona, 3-etil-1,4,6,7-tetraidro-2-metil-5-(4-morfolinilmetil)-, monocloridrato; Moban

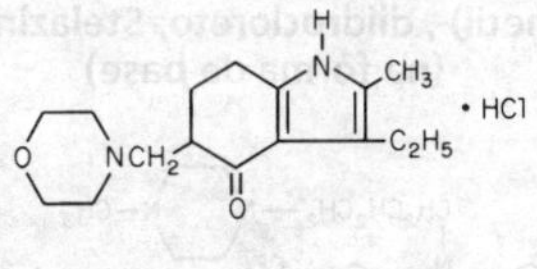

[15622-68-8] $C_{16}H_{24}N_2O_2 \cdot HCl$ (312.84).

Preparo — Da 4-(morfolinil)-1,3-cicloexanodiona e da 2-oximino-3-pentanona no ácido acético pelo refluxo com pó de zinco produz-se a base que pode ser convertida ao cloridrato pelos procedimentos usuais. Veja Pat Belg 670.798; *CA* 1966; 65.7148f.

Descrição — Cristais brancos; funde a cerca de 180°.

Solubilidade — Livremente solúvel em água ou álcool.

Comentários — É uma *diidroindolona* com potência clínica média, baixa toxicidade extrapiramidal, efeito sedativo médio e sem ação hipotensora.

CLORIDRATO DE PROMAZINA

10*H*-Fenotiazina-10-propamina, *N,N*-dimetil-, monocloridrato; Sparine; Prozine

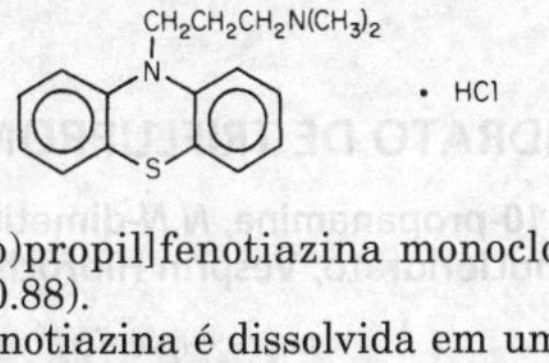

10-[3-Dimetilamino)propil]fenotiazina monocloridrato [53-60-1] $C_{17}H_{20}N_2S \cdot HCl$ (320.88).

Preparo — A fenotiazina é dissolvida em um solvente inerte e condensada com 3-cloro-*N,N*-dimetilpropliamina na presença do hidreto de sódio para produzir promazina. Após a purificação, ela é dissolvida em um solvente orgânico e tratada com uma quantidade equimolar de HCl.

Descrição — Pó cristalino, branco a amarelo-claro, praticamente inodoro; oxida sob a exposição prolongada ao ar e adquire uma cor azulada ou rosa; funde a 3° de variação entre 172° e 182°.

Solubilidade — 1 g em 3 mL de água; livremente solúvel em clorofórmio.

Comentários — É uma *fenotiazina* com baixa potência clínica, média toxicidade extrapiramidal, efeito sedativo elevado e elevada ação hipotensora.

CLORIDRATO DE TIORIDAZINA

10*H*-Fenotiazina, 10-[2-(1-metil-2-piperidinil)etil]-2-(metiltio)-, monocloridrato; Mellaril; Intensol

[130-61-0] $C_{21}H_{26}N_2S_2 \cdot HCl$ (407.03).

Para a estrutura e o preparo da base, veja *Tioridazina*.

Descrição — Pó granular branco a amarelo-claro com um leve odor e um gosto bem amargo; estável no calor moderado, não-higroscópico e escurece com a exposição à luz; funde com uma variação de 3° entre 157° e 163°; pH (solução 1 em 100) entre 4,2 e 5,2.

Solubilidade — 1 g em 9 mL de álcool ou em 10 mL de água; livremente solúvel em clorofórmio ou em metanol; levemente solúvel em benzeno; insolúvel em éter.

Comentários — É uma *fenotiazina* com baixa potência clínica, baixa toxicidade extrapiramidal, elevado efeito sedativo e média ação hipotensora.

CLORIDRATO DE TIOTIXENO

(*Z*)-9*H*-Tioxanteno-2-sulfonamida, *N,N*-dimetil-9-[3[3-(4-metil-1-piperazinil)propilideno]-, dicloridrato, diidrato, Nevene Hydrochloride

[22189-31-7 e 49746-09-0(*Z*)] $C_{23}H_{29}N_3O_2S_2 \cdot 2HCl \cdot 2H_2O$ (552.57); *anidro* [49746-04-5] (516.54). Para a estrutura da base, veja *Tiotixeno*.

Preparo — O *tiotixeno* reage com o HCl aquoso e o cloridrato é cristalizado a partir disso.

Descrição — Pó cristalino, branco ou quase branco; odor fraco; afetado pela luz.

Solubilidade — 1 g em 8 mL de água, 270 mL de álcool anidro ou 280 mL de clorofórmio; praticamente insolúvel em benzeno, acetona ou éter.

Comentários — Veja *Tiotixeno*.

CLORIDRATO DE TRIFLUOPERAZINA

10*H*-Fenotiazina, 10-[3-(4-metil-1-piperazinil)propil]-2-(trifluorometil)-, diidrocloreto; Stelazine; Suprazine (na forma de base)

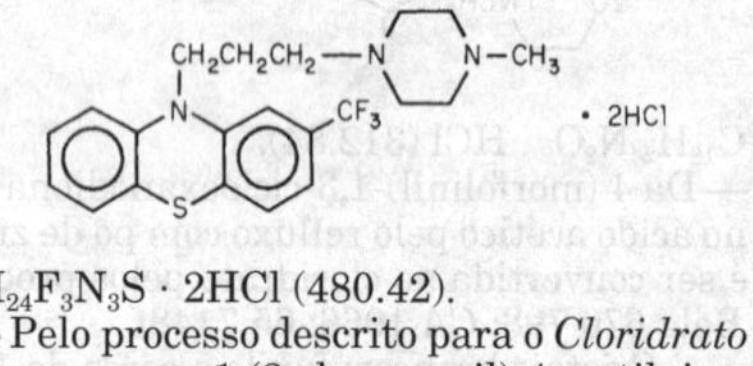

[440-17-5] $C_{21}H_{24}F_3N_3S \cdot 2HCl$ (480.42).

Preparo — Pelo processo descrito para o *Cloridrato de Triflupromazina*, exceto que se usa 1-(3-cloropropil)-4-metilpiperazina como a amina condensadora no lugar da (3-cloropropil)dimetilamina. US Pat 2.921.069.

Descrição — Pó cristalino branco a amarelo-claro; praticamente inodoro; gosto amargo; funde a cerca de 242° com decomposição. pK_a 8,1 (piperazina).

Solubilidade — 1 g em 3,5 mL de água, 11 mL de álcool ou 100 mL de clorofórmio; insolúvel em éter; protege as soluções aquosas da luz.

Comentários — É uma *fenotiazina* com alta potência clínica, alta toxicidade extrapiramidal, baixo efeito sedativo e baixa ação hipotensora.

CLORIDRATO DE TRIFLUPROMAZINA

10*H*-Fenotiazina-10-propanamina, *N,N*-dimetil-2-(trifluorometil)-, monocloridrato; Vesprin Hidrochloride

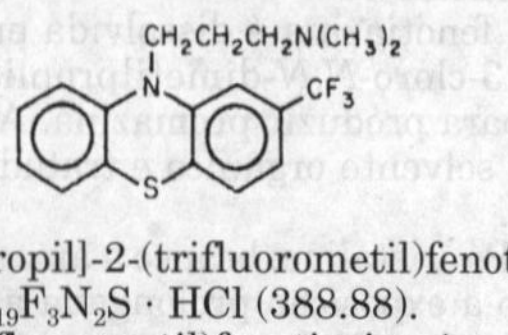

10-[3-(Dimetilamino)propil]-2-(trifluorometil)fenotiazina monocloridrato [1098-60-8] $C_{18}H_{19}F_3N_2S \cdot HCl$ (388.88).

Preparo — A 2-(trifluorometil)fenotiazina é condensada com a (3-cloropropil)dimetilamina pelo refluxo no benzeno seco na presença de sodamida e a base resultante é convertida ao cloridrato. A preparação do composto iniciada pela fenotiazina pode ser feita pelo aquecimento da 3-(trifluorometil)difenilamina com enxofre. US Pat 2.921.069.

Descrição — Pó cristalino branco a castanho-claro; odor levemente característico; funde a cerca de 174°.

Solubilidade — 1 g em < 1 mL de água, < 1 mL de álcool ou 1,7 mL de clorofórmio; insolúvel em éter.

Comentários — É uma *fenotiazina* com moderada potência clínica, alta toxicidade extrapiramidal, médio efeito sedativo e média ação hipotensora. É usada apenas na forma injetável.

CLORPROTIXENO

1-Propanamina, (*Z*)-3-(2-cloro-9*H*-tioxanteno-9-ilideno)-*N,N*-dimetil-, Taractan

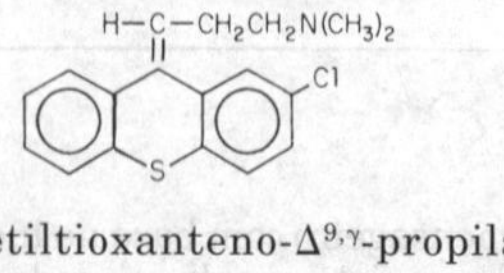

(*Z*)-2-Cloro-*N,N*-dimetiltioxanteno-$\Delta^{9,\gamma}$-propilamina [113-59-7] $C_{18}H_{18}ClNS$ (315.86).

Preparo — Um método cicliza 5-cloro-2-(feniltio) ácido benzóico com a adição do ácido polifosfórico à 2-clorotioxanten-9-ona, seguido por reação com [3-dimetilamino)propilideno]-trifenilfosforano para introduzir o substituinte 9. A patente norte-americana 3.115.502 descreve um processo pelo qual o calor, na presença de um agente básico forte, é usado para a conversão da forma *cis* do composto à forma *trans* terapeuticamente ativa.

Descrição — Pó amarelo cristalino; odor levemente parecido com a amina; instável quando exposto à luz e ao ar; funde a aproximadamente 99°.

Comentários — É um *tixanteno* com baixa potência clínica, média toxicidade extrapiramidal, elevado efeito sedativo e moderada ação hipotensora.

DECANOATO DE FLUFENAZINA

1-Piperazinoetanol, 4-[3-[2-(trifluorometil)-10*H*-fenotizin-10-il]-propli]-decanoato (éster); Prolixin Decanoate

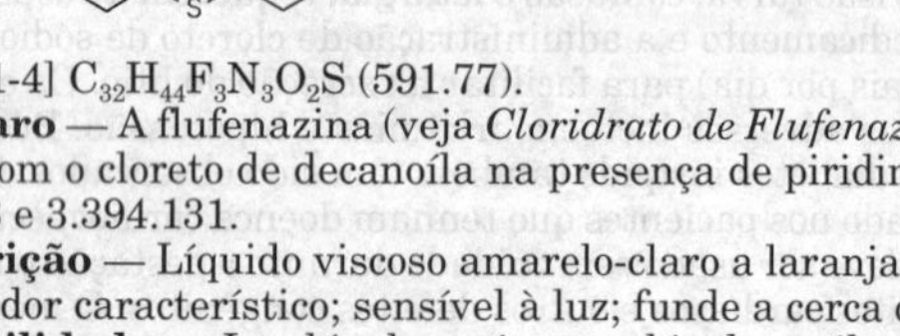

[30909-31-4] $C_{32}H_{44}F_3N_3O_2S$ (591.77).

Preparo — A flufenazina (veja *Cloridrato de Flufenazina*) é esterificada com o cloreto de decanoíla na presença de piridina. US Pats 3.194.733 e 3.394.131.

Descrição — Líquido viscoso amarelo-claro a laranja-amarelado com um odor característico; sensível à luz; funde a cerca de 31°.

Solubilidade — Insolúvel em água; solúvel em álcool, acetona, benzeno ou éter.

Comentários — Veja *Cloridrato de Flufenazina*.

DROPERIDOL

2*H*-Benzimidazol-2-ona, 1-[1-[4-(4-fluorofenil)-4-oxobutil]-1,2,3,6-tetraidro-4-piridinil-1,3-diidro-, Inapsine, presente no Innovar

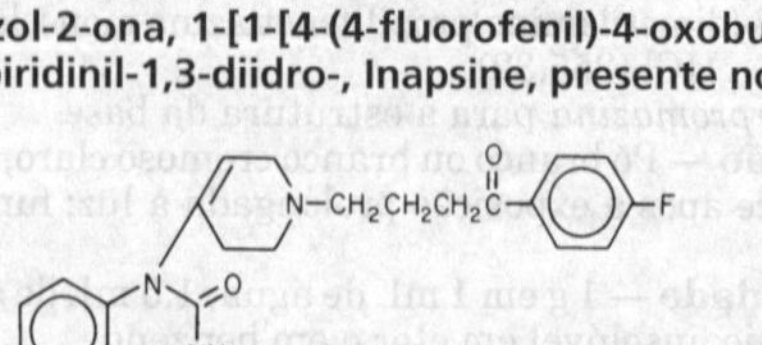

1-[1-[3-(*p*-Fluorbenzoil)propil]-1,2,3,6-tetraidro-4-piridil]]-2-benzimidazolinona [548-73-2] $C_{22}H_{22}FN_3O_2$ (379.43).

Preparo — A 4-cloro-4′-flurobutirofenona é preparada da γ-butirolactona e reage com 2-(1,2,3,6-tetraidro-4-piridil)-2-benzimidazolinona na presença de um agente condensador adequado. US Pat 3.161.645.

Descrição — Pó branco a castanho-claro, amorfo ou microcristalino; inodoro e insípido (*Nota*: Como esse composto é extremamente potente, nenhum teste é recomendado); é sensível à luz, ao ar e ao calor; higroscópico; funde a aproximadamente 146° após ser secado a vácuo a 70° por 4 h, pK_a 7,6.

Solubilidade — 1 g em 10.000 mL de água, 140 mL de álcool, 4 mL de clorofórmio ou 500 mL de éter.

Comentários — É uma *butirofenona* com baixa potência clínica, média toxicidade extrapiramidal, além de ter efeito sedativo e ação hipotensora elevada. É aprovada apenas para sedação e para o tratamento da náusea e do vômito.

ENANTATO DE FLUFENAZINA

Prolixin Enanthate

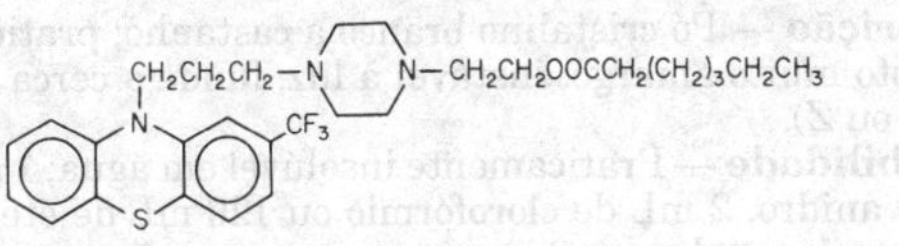

[2746-81-8] $C_{29}H_{38}F_3N_3O_2S$ (549.69).

Preparo — A flufenazina é esterificada através da reação com o cloreto de enantoíla na presença de piridina. Para o preparo da flufenazina, veja *Cloridrato de Flufenazina*. US Pat 3.058.979.

Descrição — Líquido viscoso amarelo-claro a laranja-amarelado, translúcido a levemente turvo, com odor característico; *não é recomendável prová-lo*; instável à luz forte, mas estável no ar à temperatura ambiente.

Solubilidade — 1 g em < 1 mL de álcool, < 1 mL de clorofórmio ou 2 mL de éter; insolúvel em água.

Comentários — Veja *Cloridrato de Flufenazina.*

HALOPERIDOL

1-Butanona, 4-[4-(clorofenil)-4-hidróxi-1-piperidinil]-1-(4-fluorofenil)-, Haldol

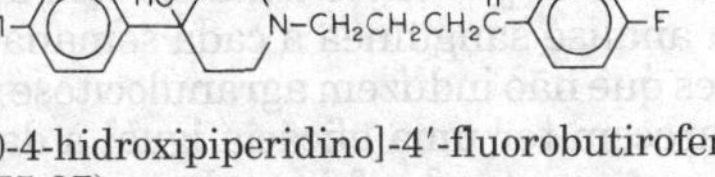

4-[4-(*p*-Clorofenil)-4-hidroxipiperidino]-4′-fluorobutirofenona [52-86-8] $C_{21}H_{23}ClFNO_2$ (375.87).

Preparo — O 4-(*p*-clorofenil)-4-piperidinol é condensado com 4-cloro-4′-fluorobutirofenona em uma solução de tolueno. O haloperidol então formado é isolado e recristalizado de um solvente como o éter disopropil. O recém-substituído piperidinol pode ser preparado a partir do *p*-cloro-α-metilestireno pelo método descrito por Schmidle e Mansfield (*J Am Chem Soc* 1956; 78:1702).

Descrição — Pó branco a amarelo desmaiado, inodoro, amorfo, ou microcristalino; sensível à luz e não-higroscópico; a solução saturada é neutra ao tornassol; funde a aproximadamente 150°; pK_a 8,2 a 8,3.

Solubilidade — 1 g em >10.000 mL de água, 60 mL de álcool, 15 mL de clorofórmio ou 200 mL de éter.

Comentários — A butirofenona é indicada para o tratamento dos sintomas dos transtornos psicóticos e no controle dos tiques e expressões vocais do distúrbio de Tourette. O haloperidol é efetivo no tratamento dos problemas comportamentais graves nas crianças com hiperexcitabilidade combativa ou explosiva. O haloperidol é efetivo a curto prazo no tratamento das crianças hiperativas com hiperatividade motora acompanhada por distúrbios de conduta que consistem em alguns ou todos os seguintes sintomas: impulsividade, dificuldade de manter a atenção, agressividade, labilidade do humor e baixa tolerância à frustração. O haloperidol deve ser reservado para o uso no tratamento dos problemas comportamentais das crianças que fracassem na resposta aos agentes psicoterápicos ou a outros medicamentos.

A biodisponibilidade do haloperidol tem sido relatada como sendo de aproximadamente 60% pela via oral. A meia-vida de eliminação varia de 12 a 38 h após a administração oral do medicamento, mas está reduzida a 10 a 19 h após a administração intravenosa. Os níveis plasmáticos terapêuticos geralmente variam entre 3 e 10 ng/mL, mas alguns pacientes necessitam de doses bem mais elevadas antes que os efeitos antipsicóticos adequados sejam observados.

O haloperidol é contra-indicado para a depressão tóxica do SNC ou estados comatosos de qualquer causa e para os indivíduos hipersensíveis a esse medicamento ou que tenham a doença de Parkinson. Os efeitos adversos potenciais do uso do haloperidol incluem discinesia tardia (potencialmente irreversível, movimentos involuntários, discinéticos — movimentos involuntários rítmicos da língua, face, boca ou mandíbula), síndrome neuroléptica maligna (hiperpirexia, rigidez muscular, estado mental alterado, instabilidade autônoma), manifestações extrapiramidais (sintomas semelhantes ao parkinsonismo, acatisia, distonia). Deve ser exercido cuidado quando agentes anti-hipertensivos, anestésicos gerais, hipnóticos, álcool, analgésicos e outros depressores do SNC são associados ao haloperidol porque eles potencializam as suas ações. Existe uma variação considerável de paciente para paciente na dose de medicação necessária para o tratamento.

MALEATO DE ACETOFENAZINA

Etanona, 1-[10-[3-[4-(2-hidroxietil)-1-piperazinil]propil]-10*H*-fenotiazina-2-il], (*Z*)-2 butenodioato (1:2) (sal); Tindal

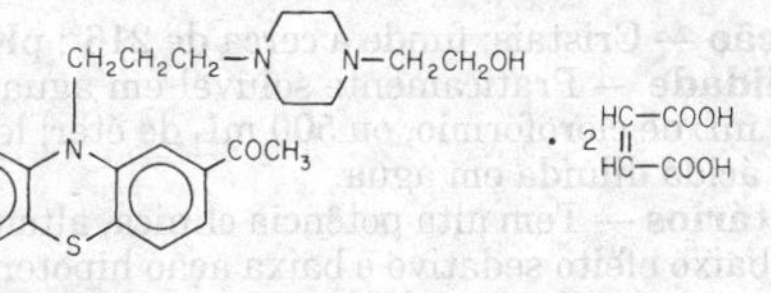

[5714-00-1] $C_{23}H_{29}N_3O_2S \cdot 2C_4H_4O_4$ (9643.71)

Preparo — O piperazinoetanol é condensado com 10-(3-cloropropil)fenotiazina-2-il metil cetona (1) na presença de um desidroclorado como a sodamida. A acetofenazina resultante (base) reage com uma porção equimolar dupla de ácido maleico. Ele é preparado a partir da fenotiazina através da (a) acetilação com anidrido acético e do cloreto de alumínio ao composto 2, 10-diacetil, (b) da desacetilação na posição 10 com álcali e (c) da condensação de 2-acetilfenotiazina com 1-bromo-3-cloropropano. US Pat 2.985.654.

Descrição — Pó amarelo fino inodoro de gosto amargo; é sensível à luz e razoavelmente estável no ar seco; funde a cerca de 165°.

Solubilidade — 1 g em 10 mL de água; 250 mL de álcool, 2.850 mL de clorofórmio, 600 mL de éter, 370 mL de acetona ou 11 mL de propileno glicol.

Comentários — É uma *fenotiazina* com potência clínica e toxicidade extrapiramidal médias, moderado efeito sedativo e ação hipotensora discreta.

PERFENAZINA

1-Piperazinoetanol, 4-[3-(2-cloro-1 O*H*-fenotiazin-10-il)propil]-, Trilafon

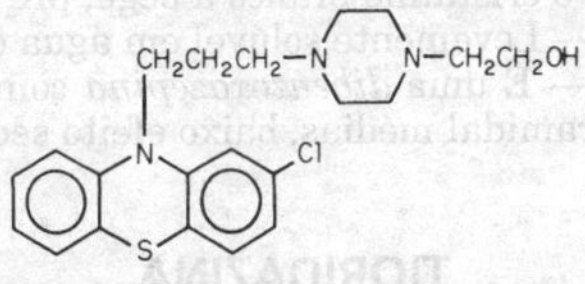

$C_{21}H_{26}ClN_3OS$ (403.97).

Preparo — Uma solução de tolueno de 2-cloro-10-(3-cloropropil) fenotiazina e 1-piperazinoetanol é refluída com sodamida e a perfenazina resultante é purificada por destilação a vácuo. US Pat 2.766.235.

Descrição — Pó branco a branco cremoso, sensível à luz; quase inodoro e com um gosto amargo; funde a cerca de 97°.

Solubilidade — 1 g em 7 mL de álcool ou 13 mL de acetona; praticamente insolúvel em água; livremente solúvel em clorofórmio.

Comentários — É uma *fenotiazina* com potência clínica alta, toxicidade extrapiramidal média, efeito sedativo médio e baixa ação hipotensora.

PIMOZIDA

2*H*-Benzimidazol-2-ona, 1-[1-[4,4-bis(fluorofenil)butil]-4-piperindinil]-1,3-diidro-, Orap

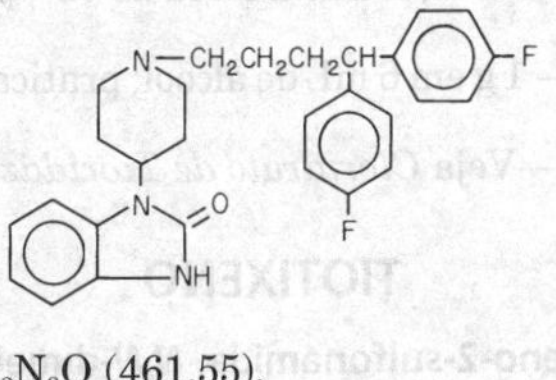

[2062-78-4] $C_{28}H_{29}F_2N_3O$ (461.55).

Preparo — O éster etil de 1-benzil-4-oxo-3-piperidina ácido carboxílico e a *o*-fenilenodiamina são condensados, com a perda dos elementos da água e do etanol, para produzir I. Com o hidrogênio e o catalisador Pd, o grupamento benzil é removido de I, e a insaturação é reduzida para dar II, 1(2*H*)-(4-piperindinil)benzimidazol-2-ona. O outro intermediário necessário é formado pela reação de Grignard entre o brometo *p*-fluorofenilmagnésio e o etil cicloexilpropanocarboxilato para dar 4,4′-difluorofenil)-4-cloro-1-buteno. Redução catalítica do 1,1-bis(4-fluorofenil)-4-cloro-1-buteno. A redução catalítica da ligação dupla seguida pela condensação com II na presença do Na_2CO_3 forma a pimozida.

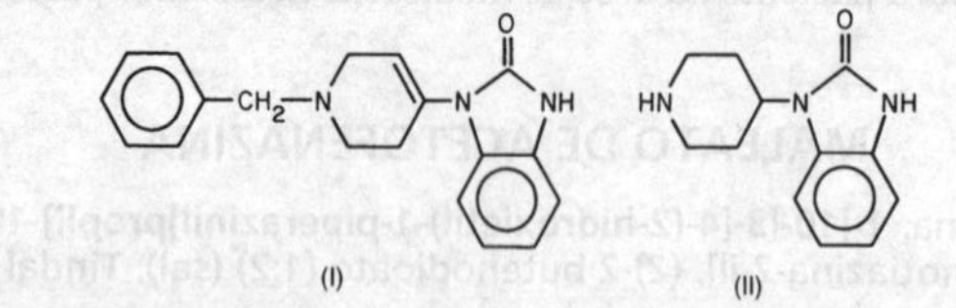

(I) (II)

Descrição — Cristais; funde a cerca de 216°; pK_a, 7,32.

Solubilidade — Praticamente solúvel em água; 1 g em 140 mL de álcool, 5 mL de clorofórmio, ou 500 mL de éter; levemente solúvel em solução ácida diluída em água.

Comentários — Tem alta potência clínica, alta toxicidade extrapiramidal, baixo efeito sedativo e baixa ação hipotensora.

PROCLORPERAZINA

Para a monografia completa, veja Cap. 66.

Comentários — É uma *fenotiazina* usada no tratamento da náusea e do vômito.

SUCCINATO DE LOXAPINA

Ácido butanedióico, composto com 2-cloro-11-(4-metil-1-piperazinil)-dibenz[*b,f*][1,4]oxazepina (1:1); Loxitane

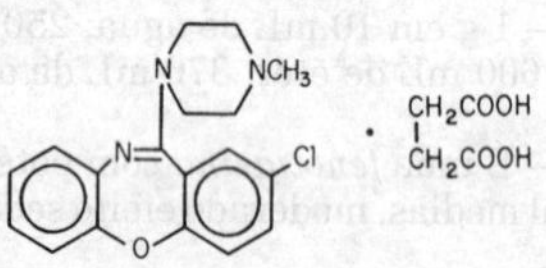

2-Cloro-11-(4-metil-1-piperazinil)dibenz[*b,f*][1,4]oxazepina succinato (1:1) [27833-64-3], $C_{18}H_{18}ClN_3O \cdot C_4H_6O_4$ (445.90).

Preparo — Um método de síntese da loxapina começando com a oxima antona é descrito em US Pat 3.412.193. Outros procedimentos estão resumidos em *CA* 1965; 63:11592h.

Descrição — Pó cristalino branco a bege; pK_a 6,6 (loxapina).

Solubilidade — Levemente solúvel em água ou em álcool.

Comentários — É uma *dibenzoxazepina* com potência clínica e toxicidade extrapiramidal médias, baixo efeito sedativo e baixa ação hipotensora.

TIORIDAZINA

10*H*-Fenotiazina, 10[2-(1-metil-2-piperidinil)etil]-2-(metiltio)-, Mellaril-S; Millazine

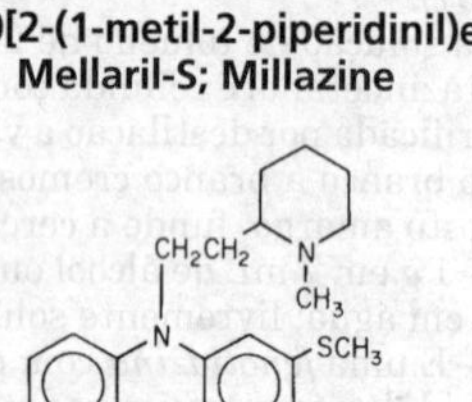

[50-52-2] $C_{21}H_{26}N_2S_2$ (370.57).

Preparo — A 2-(metiltio)fenotiazina, que pode ser preparada pela reação da 2-clorofenotiazina com (metiltio)sódio, é condensada com 2-(1-metil-1-piperidil)etil cloreto com a adição de um agente desidroclorante como a sodamida. US Pat 3.239.514.

Descrição — Cristais; funde a cerca de 73°; pK_a 9,5 (grupamento metilamino).

Solubilidade — 1 g em 6 mL de álcool; praticamente insolúvel em água.

Comentários — Veja *Cloridrato de Tioridazina.*

TIOTIXENO

(*Z*)-9*H*-Tioxanteno-2-sulfonamida, *N,N*-dimetil-9-[3-(4-metil-1-piperazinil)propilideno]-, Navane

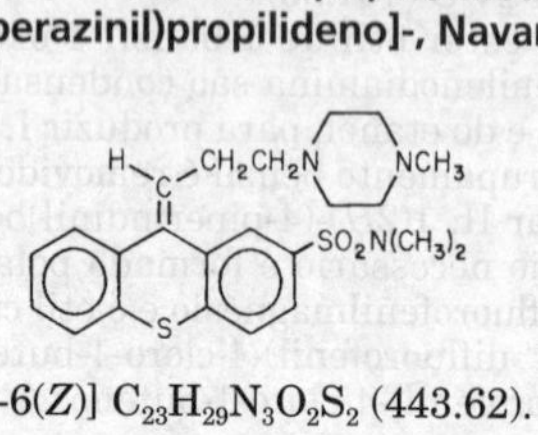

[5591-45-7 e 3313-26-6(*Z*)] $C_{23}H_{29}N_3O_2S_2$ (443.62).

Preparo — O ácido 2-clorobenzóico é convertido ao seu derivado 5-dimetilsulfamoil por reações sucessivas com o ácido clorossulfônico e a dimetilamina. O cloro é então substituído pelo grupamento feniltio pelo tratamento com o benezenotiol na presença do álcali, e o derivado 2-feniltio resultante forma com o ácido polifosfórico a *N,N*-dimetil-9-oxotioxanteno-2-sulfonamida. A reação desse composto com [3-(4-metil-1-piperidil)propilideno]trifenilfosforano substitui o oxigênio oxo com o grupamento propilideno apropriadamente substituído para formar o tiotixeno. US Pat 3.310.553.

Descrição — Pó cristalino branco a castanho; praticamente inodoro; gosto muito amargo; instável à luz; funde a cerca de 150° (isômero *cis* ou *Z*).

Solubilidade — Praticamente insolúvel em água; 1 g em 110 mL de álcool anidro, 2 mL de clorofórmio ou 120 mL de éter; levemente solúvel em metanol ou acetona.

Comentários — Um *tioxanteno* tem alta potência clínica, média toxicidade extrapiramidal, médio efeito sedativo e média ação hipotensora.

Antipsicóticos Novos ou Atípicos

Os antipsicóticos são classificados como atípicos com base em três observações clínicas importantes. Os agentes antipsicóticos atípicos são efetivos contra os sintomas negativos da esquizofrenia (assim como os sintomas positivos), são freqüentemente efetivos em pacientes refratários ao tratamento com antipsicóticos típicos e raramente induzem os efeitos adversos relacionados à motricidade. A clozapina, o primeiro desses agentes a surgir, foi aprovada para uso nos Estados Unidos em 1989. A principal limitação ao uso da clozapina foi o fato de ela induzir agranulocitose em aproximadamente 1% dos pacientes que recebem o medicamento. Assim, os pacientes tratados com a clozapina precisam ter uma análise sangüínea a cada semana. Recentemente, outros agentes que não induzem agranulocitose se tornaram disponíveis e parecem ter uma eficácia igual à da clozapina. Eles também têm um espectro de efeitos adversos menor quando comparados aos antipsicóticos típicos. O tratamento com todos esses agentes atípicos ou novos agentes antipsicóticos está associado a uma eficácia mais alta e a melhores taxas de adesão do que o tratamento com os antipsicóticos típicos. A ausência de efeitos adversos relacionados à motricidade parece correlacionar-se com a afinidade mais baixa com os receptores específicos-D2 na família dos receptores dopaminérgicos D2. A olanzepina e a risperidona realmente suscitam distúrbios motores em doses mais altas; por isso, elas não se encaixam completamente na classe dos antipsicóticos atípicos como os outros agentes.

CLOZAPINA

5*H*-Dibenzo[*b,e*][1,4]diazepina, 8-cloro-11-(4-metil-1-piperazinil)-, Clozaril

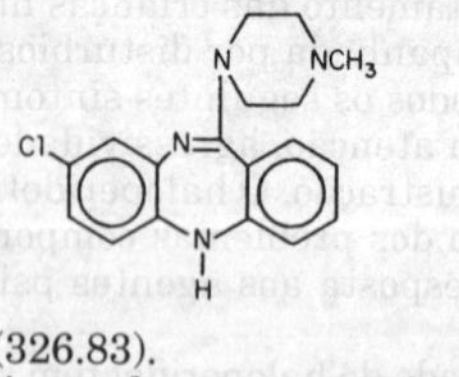

[5786-21-0] $C_{18}H_{19}ClN_4$ (326.83).

Preparo — A clozapina pode ser preparada por meios de condensação intramolecular de 2-amino-4-clorodifenilamina-2′-ácido carboxílico 4-metilpiperazida na presença do fosforoxicloreto e *N,N*-dimetilformamida. O produto desejado é extraído com o benzeno, extraído da solução orgânica com o ácido acético diluído e então precipitado pela adição do concentrado de amônia. Pat Holandesa 293.201.

Descrição — Cristais amarelos, insípidos; funde entre 183° e 184°.

Solubilidade — Levemente solúvel em água; solúvel em éter.

Comentários — *Antipsicótico atípico derivado da dibenzodiazepina* indicado no tratamento dos sintomas da esquizofrenia. Em vários ensaios, a clozapina foi efetiva nos pacientes refratários ao tratamento com os medicamentos antipsicóticos típicos. Além dessas ações antipsicóticas, a clozapina pode também ajudar a reduzir o comportamento agressivo e hostil e o risco de suicídio. Também tem sido usada no tratamento dos sintomas psicóticos induzidos pela L-dopa nos pacientes que têm doença de Parkinson.

Embora a clozapina não produza sintomas extrapiramidais e outras irregularidades motoras associadas com os medicamentos antipsicóticos típicos, ela realmente tem efeitos adversos significativos. Estes incluem sonolência, cefaléias, transtornos do sono, tonteira, febre (5%), alterações na pressão sangüínea (menos de 10%), taquicardia (25%), arritmias cardíacas, boca seca ou hipersalivação (50-80%), congestão nasal, palidez, irregularidades intestinais, náusea ou vômitos, irregularidades respiratórias e erupções cutâneas (2%) e convulsões (3-5%). O problema mais grave é a agranulocitose, que ocorre em 1 a 2% dos pacientes em uso do medicamento. Mais de 95% da incidência de agranulocitose ocorre nos primeiros 6 meses da terapia. Os pacientes que recebem a clozapina devem ser monitorados de perto com uma contagem semanal dos leucócitos (WBC). Outro efeito adverso é a psicose de rebote pela interrupção da terapia medicamentosa.

A clozapina é absorvida rapidamente no trato gastrointestinal (GI) e é extensamente metabolizada durante a primeira passagem no fígado. Os níveis plasmáticos de pico ocorrem aproximadamente 1,5 h após uma única dose oral. Existe uma variação interindividual de seis vezes nos níveis plasmáticos em níveis estacionários nos pacientes em uso de altas doses desse medicamento. Os efeitos farmacológicos são aparentes 15 min após a administração, e a duração da ação é de 4 a 12 h após uma única dose. A eliminação é bifásica e após uma dose baixa dura em média 8 h. A clozapina e seus metabólitos são excretados essencialmente na urina.

FUMARATO DE QUETIAPINA

Etanol, 2-[2-(4-dibenzo[*b*,*f*][1,4]tiazepin-11-il-1-piperazinil)etóxi]-, (*E*)-2-butenodioato (2:1) sal; Seroquel

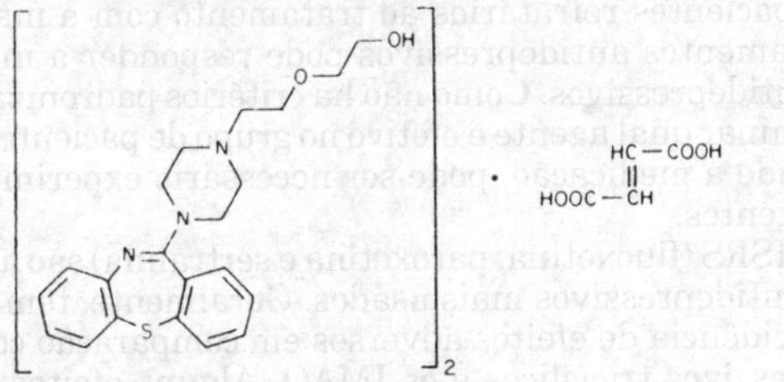

[111974-72-2] $(C_{21}H_{25}N_3O_2S_2) \cdot C_4H_4O_4$ (883.11).

Preparo — A amida cíclica, dibenzo [*b*,*f*][1,4]tiazepin-11-ona, é convertida ao 11-cloro derivado do oxicloreto fosfórico. A substituição nucleofílica do halógeno pelo 2-[2-(piperazin-1-il)-etóxi]etanol forma o produto (base). O sal é preparado pela mistura de soluções saturadas da base e do ácido fumárico no etanol. *Drugs of the Future* 1986; 21:483-489.

Descrição — Cristais brancos que fundem a cerca de 129°; base, 172°; HCl, 218°.

Comentários — É um *antipsicótico atípico*. Seus efeitos adversos incluem tonteira, sonolência e ganho de peso.

OLANZAPINA

10*H*-Tienol[2,3-*b*][1,5]benzodiazepina, 2-metil-4-(4-metil-1-piperazinil)-, Zyprexa

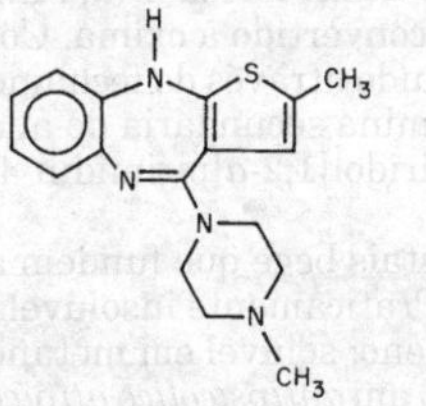

[132539-06-1] $C_{17}H_{20}N_4S$ (312.43).

Preparo — Uma mistura de enxofre, propanol, DMF e trimetilamina é aquecida durante a adição de malononitrila para produzir 2-amino-5-metiltiofeno-3-carbonitrila. A reação desse composto com o 2-fluoronitrobenzeno e o hidreto de sódio forma 2-(2-nitroanilino)-5-metiltiofeno-3-carbonitrila, que é subseqüentemente tratada com o cloreto de anidro estanhoso para fechar o anel diazepínico. O diazepínico com 1-metilpiperazina no DMSO forma o produto (base).

Descrição — Cristais amarelos.

Solubilidade — Praticamente insolúvel em água.

Comentários — É um antipsicótico atípico. Seus efeitos adversos incluem hipotensão ortostática, sedação e atividade antimuscarínica leve. As doses mais elevadas podem produzir efeitos extrapiramidais.

Quadro 82.2 Quadro dos Medicamentos Antipsicóticos Típicos

NOME GENÉRICO	NOME COMERCIAL NOS EUA	COMENTÁRIOS
Acetofenazina	Tindal	Fenotiazina com média potência clínica, média toxicidade extrapiramidal, moderado efeito sedativo e baixa ação hipotensora
Clorpromazina	Thorazine	Fenotiazina com baixa potência clínica, média toxicidade extrapiramidal, efeito sedativo elevado e elevada ação hipotensora
Clorprotixeno	Taractan	Tioxanteno com baixa potência clínica, média toxicidade extrapiramidal, elevado efeito sedativo e moderada ação hipotensora
Droperidol	Inapsine	Butirofenona com baixa potência clínica, média toxicidade extrapiramidal, elevado efeito sedativo — apenas aprovada para sedação e tratamento de náusea e vômito; elevada ação hipotensora
Flufenazina	Permitil, Prolixin	Fenotiazina com elevada potência clínica, elevada toxicidade extrapiramidal, baixo efeito sedativo e baixa ação hipotensora
Haloperidol	Haldol	Butirofenona com elevada potência clínica, elevada toxicidade extrapiramidal, baixo efeito sedativo e baixa ação hipotensora
Loxapina	Loxitane	Dibenzoxazepina com média potência clínica, média toxicidade extrapiramidal, baixo efeito sedativo e baixa ação hipotensora
Mesoridazina	Serentil	É uma fenotiazina com média potência clínica, baixa toxicidade extrapiramidal, elevado efeito sedativo e média ação hipotensora
Molindona	Moban	É uma diidroindolona com média potência clínica, baixa toxicidade extrapiramidal, médio efeito sedativo, sem ação hipotensora
Perfenazina	Trilafon	Fenotiazina com elevada potência clínica, média toxicidade extrapiramidal, médio efeito sedativo e baixa ação hipotensora
Pimozida	Orap	Tem elevada potência clínica, elevada toxicidade extrapiramidal, baixo efeito sedativo e baixa ação hipotensora
Proclorperazina	Compazine	Fenotiazina prescrita para náusea e vômito
Promazina	Sparine	Fenotiazina com baixa potência clínica, média toxicidade extrapiramidal, elevado efeito sedativo e elevada ação hipotensora
Tioridazina	Mallaril	Fenotiazina com baixa potência clínica, baixa toxicidade extrapiramidal, elevado efeito sedativo e média ação hipotensora
Tiotixeno	Navane	Tioxanteno com elevada potência clínica, média toxicidade extrapiramidal, médio efeito sedativo e média ação hipotensora
Trifluoperazina	Stelazine	Fenotiazina com elevada potência clínica, elevada toxicidade extrapiramidal, baixo efeito sedativo e baixa ação hipotensora
Triflupromazina	Vesprin	Fenotiazina com moderada potência clínica, elevada toxicidade extrapiramidal, médio efeito sedativo e ação hipotensora média — apenas na forma injetável

RISPERIDONA

4*H*-Pirido[1,2-a]pirimidin-4-ona, 3-[2-[4-(6-fluoro-1,2-benzissoxazol-3-il)-1-piperinil]etil]-6,7,8,9-tetraidro-2-metil-, Risperdal

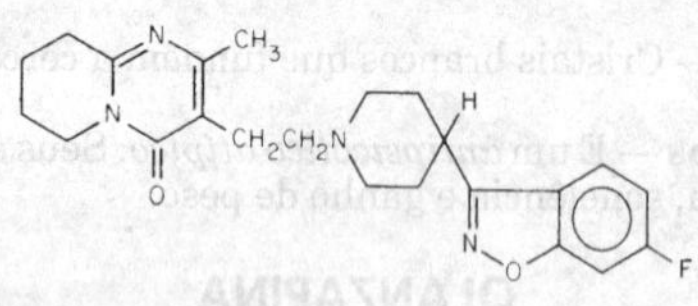

[106266-06-2] $C_{23}H_{27}FN_4O_2$ (410.49).

Preparo — Uma condensação de Friedel-Crafs do cloreto de 1-acetilpiperidona-4-carbonil e 2,4-difluorobenzeno, seguida pela hidrólise do grupamento *N*-acetil forma 4-(2,4-difluorobenzoil)piperidona e o carbonil benzoil é convertido à oxima. Com o álcali, o átomo flúor na posição 2 é substituído através do fechamento do anel para formar parte do isoxazol. A amina secundária do anel piperidina é alquilada com a 3-(2-cloroetil)piridol[1,2-*a*]pirimidin-4-ona para formar o produto.

Descrição — Cristais bege que fundem a cerca de 170°.

Solubilidade — Praticamente insolúvel em água; livremente solúvel em cloreto metileno; solúvel em metanol e 0,1 *M* de HCl.

Comentários — É um *antipsicótico atípico* e um *neuroléptico*. Seus efeitos adversos incluem congestão nasal, hipotensão ortostática, insônia e, possivelmente, sintomas extrapiramidais.

SERTINDOL

2-Imidazolidinona, 1-[2-[4-[5-cloro-1-(4-fluorofenil)-1*H*-indol-3-il]-1-piperidinil]etil]-, SerLect

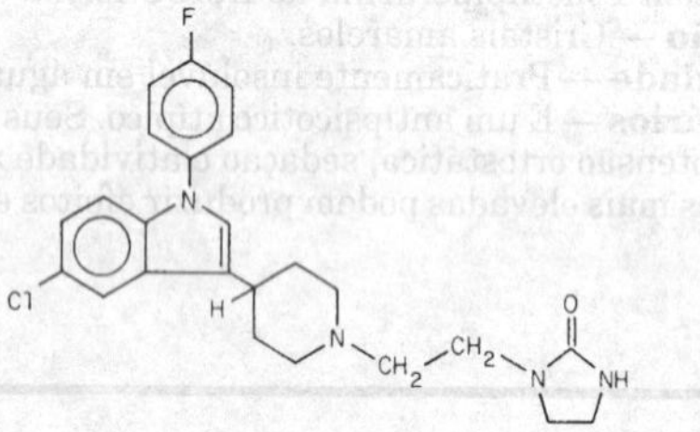

[106516-24-0] $C_{24}H_{26}ClFN_4O$ (440.95).

Preparo — Na reação do tipo Ullman o 1-cloro-fluorobenzeno e o 5-cloro-(1H)-indol produzem 1-(p-fluorofenil)-5-clorobenzimidazol. Esse último composto é condensado com hidrato de 4-piperidinona em uma mistura de ácidos acético e trifluoroacético para formar 3-(1,2,3,5-tetraidropiperidin-4-il do indol. A redução catalítica (H_2, Pt) da insaturação seguida pela condensação com 1-(2-cloroetil)imidazolin-2-ona para colocar o lado apropriado da cadeia no átomo de nitrogênio da piperidina fornece o produto.

Descrição — Os cristais da acetona fundem a cerca de 155°; do 2-propanol/etilacetato, 166°.

Comentários — É um *antipsicótico atípico* e um *neuroléptico*. Seus efeitos adversos incluem congestão nasal, hipotensão ortostática, insônia e, possivelmente, sintomas extrapiramidais. Sua meia-vida longa permite uma única administração ao dia.

Antidepressivos

Os antidepressivos aliviam os sintomas dos transtornos depressivos. A depressão é uma doença comum, que aflige cerca de 5-6% da população norte-americana. Estima-se que 10-15% das pessoas apresentem depressão em algum momento durante suas vidas. O diagnóstico de depressão exclui os comportamentos que resultem de perda normal, condições físicas e uso de drogas. A depressão varia significativamente em intensidade e manifestações clínicas. Os pacientes com depressão apresentam humor depressivo ou perda do interesse ou do prazer nas atividades normais. Eles comumente reclamam de fadiga, diminuição na produtividade, alterações do apetite ou do peso, insônia ou sonolência, dificuldade de concentração e anedonia. Para tais pacientes, aproximadamente 75% experimentam melhora clínica significativa com o tratamento com antidepressivos e cerca de 50% experimentam completa recuperação. O tratamento é caracterizado por um longo intervalo (semanas a meses) do momento em que o paciente começa a tomar a medicação até o momento em que ocorre a melhora dos sintomas.

Vários antidepressivos efetivos estão atualmente disponíveis. Esses medicamentos variam significativamente nas propriedades químicas e farmacológicas. Uma forma conveniente de caracterizar os medicamentos é combinar critérios químicos e farmacológicos e agrupá-los em quatro categorias principais: tricíclicos (baseados nos anéis e na estrutura química), inibidores seletivos da recaptação de serotonina (ISRS) (baseados na ação farmacológica), inibidores da monoamino oxidase (IMAO) (baseados na ação farmacológica) e os heterocíclicos (os que não se encaixam nas outras três categorias).

Geralmente, quando testados em grandes populações de pacientes, todos os antidepressivos têm a mesma eficácia. Entretanto, os medicamentos têm espectros significativamente diferentes de efeitos colaterais. Assim, a escolha do medicamento é freqüentemente baseada nos menores efeitos colaterais potenciais. Os ISRS, como um grupamento de medicamentos, e alguns dos agentes do grupo heterocíclico mostram uma incidência significativamente menor de efeitos adversos que os agentes tricíclicos ou os IMAO. Os ensaios clínicos indicam a eficácia equivalente dos antidepressivos quando testados em uma grande população. Uma pesquisa recente indica que alguns pacientes refratários ao tratamento com a maioria dos medicamentos antidepressivos pode responder a um dos outros antidepressivos. Como não há critérios padronizados para determinar qual agente é efetivo no grupo de pacientes que não responde à medicação, pode ser necessário experimentar vários agentes.

Os ISRS (fluoxetina, paroxetina e sertralina) são atualmente os antidepressivos mais usados. Geralmente, têm uma menor incidência de efeitos adversos em comparação com os antidepressivos tricíclicos e os IMAO. Alguns efeitos adversos associados ao ISRS estão relacionados à sua capacidade de aumentar os níveis sinápticos da serotonina. Como o trato GI utiliza mais serotonina do qualquer outro órgão, os efeitos adversos mais comuns são os distúrbios GI. Outros efeitos adversos incluem cefaléia, incoordenação, transtornos do sono, disfunção sexual e tremor. Alguns desses efeitos são transitórios e desaparecem com o uso contínuo do medicamento. Em alguns pacientes, uma síndrome serotoninérgica pode ocorrer. As manifestações da síndrome serotoninérgica incluem agitação, diaforese, diarréia, febre, hiper-reflexia, incoordenação, alterações do estado mental, mioclono, tremor e calafrio. A síndrome está usualmente associada a defeito no metabolismo da serotonina acompanhado pela estimulação da liberação da serotonina dos seus sítios de armazenamento. Antigripais de venda livre e comprimidos de dieta que contêm agentes que liberam serotonina (dextrometorfano, simpatomiméticos, etanol) podem precipitar a síndrome nos pacientes em uso dos ISRS. A síndrome é reversível quando o estímulo para a liberação da serotonina for removido, e isso pode ser tratado agudamente com nitroglicerina ou lorazepam.

O grupo heterocíclico (amoxapina, bupropiona, maprotilina, mirtazapina, nefazodona, trazodona e venlafaxina) de antidepressivos (algumas vezes chamados antidepressivos diversos) têm pouco em comum além da eficácia clínica. Esses medicamentos têm um espectro diferente de efeitos adversos do grupamento ISRS e podem freqüentemente ser tomados pelos pacientes que não toleram os ISRSs. Os medicamentos do grupo heterocíclico têm uma incidência muito menor de efeitos adversos do que os antidepressivos tricíclicos ou os IMAO.

Os componentes dos antidepressivos tricíclicos (amitriptilina, clomipramina, desipramina, doxepina, imipramina, nortriptilina, protriptilina e trimipramina) geralmente têm propriedades ansiolíticas e sedativas. Alguns antidepressivos tricíclicos (imipramina e, em menor grau, amitriptilina e nortriptilina) são também úteis no alívio da enurese em crianças e adolescentes. Os antidepressivos tricíclicos induzem uma ampla variedade de efeitos adversos. Como todos esses medicamentos têm atividade antagonista nos receptores muscarínicos, muitos efeitos adversos estão relacionados a essa ação.

Os mais comuns incluem secura na boca, constipação, visão embaçada e sonolência. Outros efeitos adversos associados aos antidepressivos tricíclicos são transpiração excessiva e ganho de peso. Ocasionalmente, episódios maníacos, tremores, bloqueio cardíaco, taquicardia e outras arritmias, erupções e sudorese facial são observados. Icterícia colestática, mielodepressão, crises epileptiformes, neuropatia periférica e fotossensibilidade ocorrem raramente. Retenção urinária, especialmente em homens, também tem sido relatada.

Os IMAO (fenelzina e tranilcipromina) são prescritos para o alívio sintomático da depressão reativa grave ou endógena em pacientes hospitalizados ou supervisionados com cuidado que não tenham respondido a outra terapia antidepressiva. Eles devem ser usados com cautela por serem mais tóxicos que os outros antidepressivos. As reações indesejáveis produzidas pelos IMAO incluem hipotensão postural. Além disso, certos alimentos e medicamentos, quando combinados com um IMAO, podem provocar uma crise hipertensiva caracterizada por cefaléia, palpitação, náusea, vômito e, ocasionalmente, hemorragia subaracnóide ou intracraniana. Essa reação pode ser induzida pela ingestão de certos tipos de queijo picante, extratos de levedura, fígado de galinha, arenque em conserva e chocolate. Outras reações adversas incluem inquietação, insônia, boca seca, náusea, tonteira, constipação e anorexia; ocasionalmente, os pacientes apresentam rubor, retenção urinária, tremores, impotência e parestesias; e raramente os pacientes podem desenvolver erupção cutânea, hepatite, tinido, espasmos musculares e mania.

O mecanismo pelo qual os medicamentos antidepressivos exercem seus efeitos é complexo. Certas conclusões emergem da comparação dos agentes farmacológicos ativos. Todos os antidepressivos afetam a norepinefrina e as sinapses cerebrais da serotonina. Entretanto, a natureza dos efeitos agudos na transmissão sináptica e na seletividade por um desses dois sistemas de neurotransmissores varia significativamente. O IMAO aumenta a quantidade de neurotransmissores monoamínicos disponíveis por interferir em seu metabolismo. Diversos medicamentos tricíclicos e bloqueadores da classe do ISRS bloqueiam a recaptação dos neurotransmissores da sinapse para o terminal pré-sináptico. Os medicamentos que bloqueiam seletivamente a recaptação tanto da serotonina quanto da norepinefrina são antidepressivos efetivos. Além disso, parece haver poucas evidências para distinguir entre a efetividade desses dois tipos de antidepressivos. Os medicamentos que bloqueiam a recaptação de norepinefrina ou da serotonina seletivamente são igualmente efetivos como medicamentos que bloqueiam a recaptação de ambos os neurotransmissores. Diversos antidepressivos são antagonistas do receptor de serotonina 5-HT2A, e esse antagonismo tem sido postulado como redutor da ansiedade. Como todos os medicamentos antidepressivos necessitam de 3 a 4 semanas ou mais de terapia antes que os benefícios clínicos sejam observados, parece que as adaptações neuronais na presença dos medicamentos se correlacionam com a eficácia. Todos os componentes que acentuam a neurotransmissão da norepinefrina induzem uma infra-regulação retardada nos receptores β-adrenérgicos. Tais observações sugerem que a efetividade clínica possa ser produzida através de adaptações no sistema de segundo mensageiro estimulado pela norepinefrina. Todos os compostos que aumentam a neurotransmissão serotonérgica parecem alterar o equilíbrio entre os efeitos mediados pelos receptores serotonérgicos pré- e pós-sinápticos, daí esse aumento na transmissão serotonérgica ser observado.

Os pacientes em uso de antidepressivos devem evitar todos os outros medicamentos, inclusive preparações de venda sem prescrição, a menos que sejam especificamente aprovadas pelo médico. Eles devem ser advertidos a não ingerir bebidas alcoólicas e a limitar o consumo de bebidas que contêm cafeína enquanto estiverem usando essas medicações. Algumas precauções especiais devem ser tomadas quando os antidepressivos são usados com outras medicações. Os compostos tricíclicos podem diminuir o efeito de anticonvulsivantes, necessitando de ajustes posológicos. Muitos agentes tricíclicos potencializam os efeitos anti-histamínicos, antimuscarínicos e de outros depressores do SNC; bloqueiam os efeitos anti-hipertensivos da clonidina e da guanetidina; alteram os níveis sangüíneos de glicose; e diminuem a efetividade da medicação hipoglicêmica. Sua efetividade está reduzida pelo uso concomitante de estrogênios. Seu uso simultâneo com os IMAO deve ser evitado já que crise hiperpirética, convulsões graves e morte podem ocorrer. No mínimo 14 dias devem transcorrer entre a interrupção dos IMAO e o início da terapia com antidepressivos tricíclicos e vice-versa. A associação de antidepressivos tricíclicos e simpatomiméticos pode resultar em hipertensão grave ou hiperpirexia; esses agentes podem aumentar a possibilidade de arritmias cardíacas nos pacientes em uso de medicação para tireóide. Os compostos tricíclicos são contra-indicados para pacientes que tenham insuficiência cardíaca congestiva, angina de peito e taquicardia paroxística. Além disso, devem ser usados com cautela nos pacientes que apresentem retenção urinária, glaucoma, diabete, deterioração da função hepática, asma e história pregressa de ataques convulsivos.

Os IMAO potencializam os efeitos de muitos outros medicamentos (barbitúricos, insulina, procaína, agentes adrenérgicos, metildopa, diuréticos tiazídicos, agentes para a doença de Parkinson, fenotiazinas e analgésicos que contêm morfina); assim, uma dose reduzida de cada agente é necessária se os medicamentos forem associados. Os IMAO não devem ser administrados com ou imediatamente após outro IMAO ou outro antidepressivo. Essas combinações podem provocar uma crise hipertensiva, febre, sudorese significativa, excitação, delírio, tremor, contração, convulsões, coréia e colapso circulatório. Pelo menos 14 dias devem transcorrer entre a interrupção do IMAO e a instituição de outro antidepressivo ou de outro IMAO. Um período semelhante deve transcorrer antes de o paciente em uso de IMAO se submeter a cirurgia eletiva. Os IMAO não devem ser usados nos pacientes que tenham defeitos cerebrovasculares ou nos pacientes que tenham doença cardiovascular, hipertensão arterial ou feocromocitoma.

O uso seguro dos compostos triciclícos ou dos IMAO durante a gestação ou lactação não foi estabelecido. Esses agentes não devem ser prescritos para crianças com menos de 12 anos de idade pela mesma razão. Além disso, pacientes geriátricos, adolescentes e negros em uso de compostos tricíclicos geralmente necessitam de doses menores; isso parece estar relacionado a um metabolismo medicamentoso mais lento. Os antidepressivos são agentes tóxicos e devem ser empregados apenas com um conhecimento profundo das suas precauções e efeitos adversos potenciais.

AMOXAPINA

Dibenz[*b,f*][1,4]oxazepina, 2-cloro-11-(piperazinil)-, Asendin

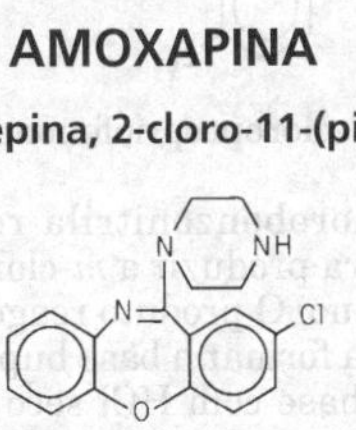

[14028-44-5] $C_{17}H_{16}ClN_3O$ (313.79).

Preparo — Veja *Helv Chim Acta* 50:245, 1967.

Descrição — Cristais brancos; funde a cerca de 175°.

Solubilidade — Praticamente insolúvel em água; livremente solúvel em clorofórmio; discretamente solúvel em acetona ou metanol.

Comentários — É um *heterocíclico* com efeitos sedativo e antimuscarínico moderados.

CLORIDRATO DE AMITRIPTILINA

1-Propanamina, 3-(10,11-diidro-5*H*-dibenzo[*a,d*]cicloepten-5-ilideno)-*N,N*-dimetil-, cloridrato; Elavil; Amitril; Emitrip; Endep

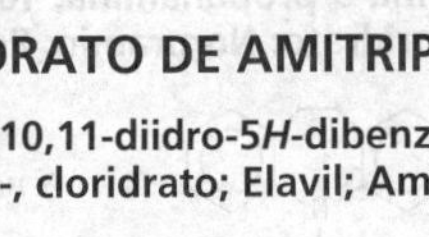

$\cdot$ HCl
$CHCH_2CH_2N(CH_3)_2$

[549-18-8] $C_{20}H_{23}N \cdot HCl$ (313.87).

Preparo — O anidrido ftálico reage com o ácido fenilacético para formar a 3-benzilideno oftalida, que é hidrogenada ao ácido 2-fenetilbenzóico. A conversão no ácido clorídrico seguida pela desidrocloração intramolecular forma a cetona (5*H*-dibenzo[*a,d*] ciclohepten-5-ona), que sofre reação de Grignard com o cloreto de 3-(dimetilamino)propil. A desidratação do carbinol terciário resultante dá a amitriptilina, que é dissolvida em um solvente adequado e convertida ao cloridrato por uma corrente de HCl. US Pat 3.205.264.

Descrição — Pó ou pequenos cristais brancos ou praticamente brancos, inodoros ou praticamente inodoros; funde a cerca de 197°; pH (solução 1 em 100) 5 a 6; pK_a 9,4.

Solubilidade — 1 g em 1 mL de água, 1,5 mL de álcool, 1,2 mL de clorofórmio ou 1 mL de metanol; insolúvel em éter.

Comentários — É um *tricíclico* usado no alívio dos sintomas da depressão. A depressão endógena é mais bem tratada com a amitriptilina do que os outros estados depressivos. É útil no tratamento da depressão acompanhada por ansiedade. É também útil no alívio temporário da enurese em crianças e adolescentes.

A amitriptilina é contra-indicada para os pacientes que tenham mostrado hipersensibilidade prévia a ela. Não deve ser associada a IMAO. Crises hiperpiréticas, convulsões graves e mortes já ocorreram nos pacientes que recebiam os antidepressivos tricíclicos e IMAO simultaneamente. Quando um IMAO é substituído pela amitriptilina, no mínimo 14 dias de intervalo devem ser dados antes do início da nova terapia. A amitriptilina não é recomendada para uso durante a fase de recuperação aguda após o infarto do miocárdio.

A amitriptilina é absorvida rapidamente após a administração tanto oral quanto parenteral; (31-61% estão biodisponíveis); os níveis plasmáticos máximos ocorrem em 2 a 12 h; 96% estão ligados às proteínas plasmáticas. A meia-vida plasmática varia entre 31 e 46 h; o volume de distribuição está entre 5 e 10 L/kg; os níveis terapêuticos plasmáticos variam de 80 a 200 ng/mL. É metabolizada no fígado pela P-450 2D6. Pelo menos um metabólito ativo, a nortriptilina, tem sido identificado. Cerca de 25 a 50% são excretados na urina como metabólitos inativos em 24 h; pequenas quantidades são excretadas nas fezes através da bile.

Os efeitos adversos associados à amitriptilina incluem sonolência, xerostomia, tremor, fadiga, fraqueza, visão turva, constipação, retenção urinária, edema, taquicardia e hipotensão ortostática. A maioria dos efeitos indesejáveis pode ser controlada pela redução da dose. Os pacientes que tomam grandes doses a longo prazo devem ser observados com cuidado à procura de possíveis alterações das funções hepática e hematopoética.

CLORIDRATO DE BUPROPIONA

1-Propanona, 1-(3-clorofenil)-2-[(1,1-di-metiletil)amino]-, cloridrato; Wellbutrin

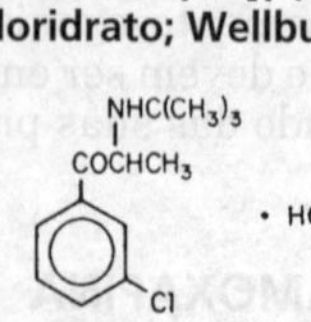

NHC(CH3)3
COCHCH3
· HCl
Cl

(±)-2-(*terc*-butilamino)-3′-cloropropriofenona [31677-93-7] $C_{13}H_{18}ClNO \cdot HCl$ (276.22).

Preparo — A *m*-clorobenzonitrila reage com o reagente de Grignard etil no éter para produzir a *m*-clorobenzil etil cetona, que é bromada no diclorometano. O produto reage com a amina butil terciária em acetonitrila para formar a base bupropiona. O tratamento de uma solução etérea da base com HCl seco produz o sal. Pat Alemã 2.059.618.

Descrição — Sólido branco; funde a cerca de 233° a 234°.

Solubilidade — 1 g em 3,5 mL de água ou 5 mL de etanol.

Comentários — É um *heterocíclico* sem efeitos sedativos ou antimuscarínicos.

CLORIDRATO DE DESIPRAMINA

5*H*-Dibenz[*b,f*]azepina-5-propanamina, 10,11-diidro-*N*-metil-, monocloridrato; Norpramin; Pertfrane

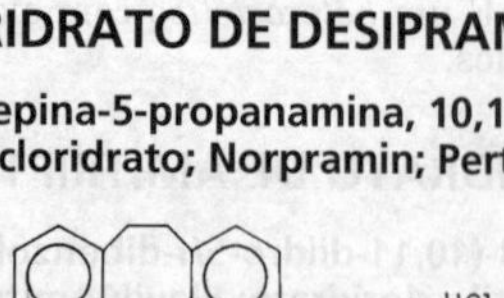

N
HCl
CH2CH2CH2NHCH3

[58-28-6] $C_{18}H_{22}N_2 \cdot HCl$ (302.85).

Preparo — A pirólise do metenossulfonato de 4,4′-diaminobibenzil resulta na ciclização com a formação do 10,11-diidro-5*H*-dibenz [*b,f*]azepina. Esta é condensada com *N*-(3-cloropropil)-*N*-metilbenzilamina na presença do álcali para formar a desipramina *N*-benzilada, a qual, após a desbenzilação através de clivagem redutiva, reage com uma quantidade equimolar de HCl. Pat Brit 908.788; US Pat 3.454.698.

Descrição — Pó cristalino branco a bege; inodoro; gosto amargo; instável após longa exposição à luz, ao calor e ao ar; funde a uma variação de 5° entre 208° e 218°; pK_a 10,2 (metilamina).

Solubilidade — 1 g em 12 mL de água, 14 mL de álcool, 3,5 mL de clorofórmio, ou >10.000 mL de éter.

Comentários — Um *tricíclico* com baixos efeitos sedativos e antimuscarínicos.

CLORIDRATO DE DOXEPINA

1-Propanamina, 3-(dibenz[*b,e*]oxepin-11(6*H*)ilideno-*N,N*-dimetil-, cloridrato; Adapin; Sinequan

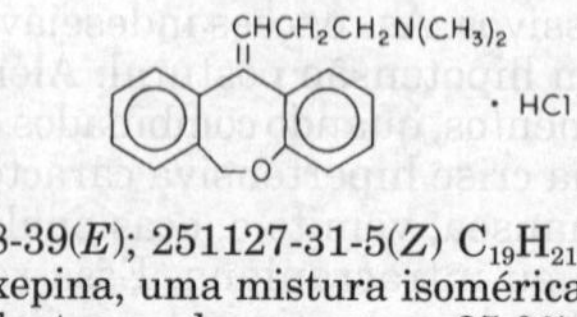

CHCH2CH2N(CH3)2
· HCl
O

[1229-29-4; 4698-39(*E*); 251127-31-5(*Z*) $C_{19}H_{21}NO \cdot HCl$ (315.84). O cloridrato de doxepina, uma mistura isomérica geométrica (*E*) e (*Z*), contém o equivalente a nada menos que 85,0% e não mais que 92,0% de $C_{19}H_{21}NO$ (doxepina), calculado em base seca. Contém não menos que 12,0% e não mais que 16,0% do isômero (*Z*) e não menos do que 72,0% e não mais que 78,0% do isômero (*E*).

Preparo — A 6,11-diidrodibenz[*b,e*]oxepin-11-ona é preparada a partir do etil 2-(bromometil)benzoato e do fenol para produzir ácido 2-(fenoximetil)benzóico, que é convertido a 6,11-diidrobenzo[*b,e*]oxepin-11-ona pela ciclização com o ácido polifosfórico. Esse último composto é transformado a 11-[3-(dimetilamino)propil]-6*H*-dibenz-[*b,e*]oxepin-11-ol através da reação de Grignard com cloreto 3-(dimetilamino)-propil. A desidratação do álcool com o ácido mineral produz a base que reage com HCl.

Descrição — Substância cristalina branca, inodora, amarga; decompõe-se lentamente na luz, não-higroscópica em mais de 75% RH, e relativamente estável no calor; funde a cerca de 188°; pK_a 8.

Solubilidade — 1 g em 1 mL de água, 2 mL de álcool ou 10 mL de clorofórmio.

Comentários — É um *tricíclico* com efeitos sedativos e antimuscarínicos intensos, causa hipotensão moderada e ganho de peso.

CLORIDRATO DE FLUOXETINA

Propilamina, (±)-3-(*p*-trifluorometilfenóxi)-*N*-metil-3-fenil-, (Prozac)

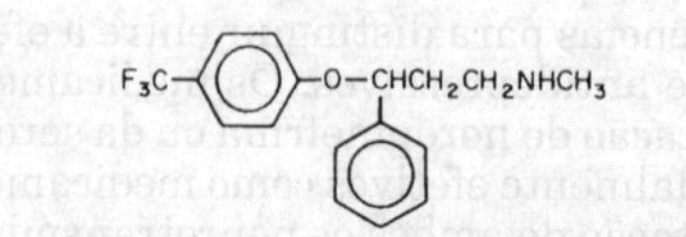

F3C—O—CHCH2CH2NHCH3

[56296-78-7] $C_{17}H_{18}F_3NO \cdot HCl$ (345.79, sal cloridrato).

Preparo — A β-(dimetilamino)propiofenona é reduzida pelo diborano ao álcool secundário correspondente. O grupamento hidroxil é substituído pelo cloreto, usando-se o ácido clorídrico, em clorofórmio. O produto reage com 4-trifluorometilfenóxido sódico na síntese de Wiliamson para produzir o análogo dimetil do composto desejado. A monodesmetilação é realizada por sucessivas reações com BrCN e KOH. Pat Alemã 2.500.110.

Descrição — Sólido cristalino bege.

Solubilidade — 1 g em 70 mL de água.

Comentários — É um *ISRS* indicado para o tratamento de depressão, transtorno obsessivo-compulsivo e bulimia nervosa. Além do seu uso no tratamento da depressão maior, a fluoxetina tem também sido prescrita para os pacientes com transtorno bipolar, obesidade e ataques de pânico.

Embora a fluoxetina tenha uma ampla margem de segurança, pode ter ações indesejáveis nos sistemas nervoso e GI que causam interrupção em 15% dos pacientes. Esses efeitos incluem ansiedade, nervosismo, insônia, vertigem, cefaléia e náusea. Pode ocorrer perda significativa de peso. A fluoxetina é contra-indicada para os pacientes que sabidamente têm alergia a ela. A fluoxetina também não deve ser associada a um IMAO ou usada nos 14 dias seguintes à suspensão de um IMAO. A fluoxetina forma um metabólito ativo, a norfluoxetina, que tem uma meia-vida de cerca de 7 a 9 dias. Portanto, após a suspensão da fluoxetina, permita um intervalo de pelo menos 5 semanas antes de iniciar um IMAO.

A fluoxetina é bem absorvida pelo trato GI (60-80%), com níveis plasmáticos máximos ocorrendo 4 a 8 h após a sua administração. A meia-vida de eliminação da fluoxetina é de cerca de 2 a 3 dias (variação de 1 a 9 dias), e a meia-vida do seu metabólito ativo, a norfluoxetina, é de 7 a 9 dias (variação de 3-15 dias); assim, os efeitos adversos podem desaparecer lentamente após a interrupção do medicamento. A fluoxetina é metabolizada principalmente no fígado, e os níveis sanguíneos estão aumentados nos pacientes com disfunção hepática.

CLORIDRATO DE IMIPRAMINA

5*H*-Dibenz[*b,f*]azepina-5-propanamina 10,11-diidro-*N,N*-dimetil-, monocloridrato; Tofranil; Janimine; SK-Pramine; Tipramine (na forma de base)

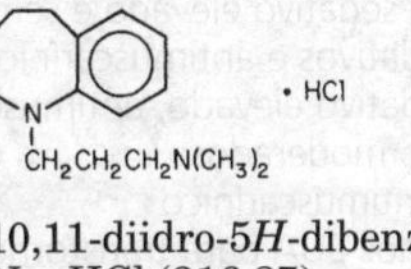

5-[3-(Dimetilamino)propil]-10,11-diidro-5*H*-dibenz[*b,f*]azepina monocloridrato [113-52-0] $C_{19}H_{24}N_2 \cdot HCl$ (316.87).

Preparo — A dimerização do *o*-nitrotolueno é realizada com o etóxido de sódio e um agente oxidante para produzir 1,2-bis(*o*-nitrofenil)etano. Esse composto é reduzido à diamina correspondente, cloridrato de 2-(*o*-aminofenetil)anilina, que é condensada com o 3-cloro-*N,N*-dimetilpropilamina pelo refluxo da solução de benzeno com a adição de sodamida. Os constituintes básicos são então extraídos com o HCl aquoso e o extrato é transformado em produto alcalino e extraído com o éter. Após secar, o solvente é evaporado e o resíduo é destilado em vácuo para formar a base. O tratamento com o HCl alcoólico produz o cloridrato. US Pat 2.553.736.

Descrição — Pó cristalino branco a bege, inodoro; funde a cerca de 172°; pK_a 9,4.

Solubilidade — 1 g em cerca de 5 mL de água, aproximadamente 10 mL de álcool ou aproximadamente 15 mL de acetona; insolúvel em éter ou benzeno.

Comentários — É um *tricíclico* com moderados efeitos sedativos e antimuscarínicos que causa hipotensão e ganho de peso.

CLORIDRATO DE MAPROTILINA

9,10-Etanantraceno-9(10*H*)-propanamina *N*-metil-, cloridrato; Ludiomil

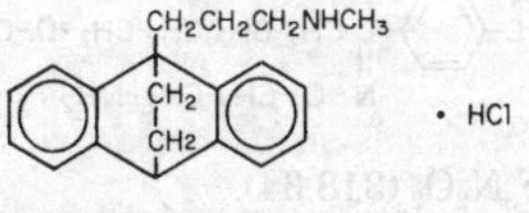

[10347-8] $C_{20}H_{23}N \cdot HCl$ (313.87).

Preparo — Consultar *Helv Chim Acta* 1969; 52:1385.

Descrição — Cristais brancos; fusão a cerca de 230°; pK_a 10,5.

Comentários — É um *heterocíclico* com efeitos sedativos e antimuscarínicos moderados.

CLORIDRATO DE NEFAZODONA

3*H*-1,2,4-Triazol-3-ona, 2-[3-[4-(3-clorofenil)-1-piperazinil)]-propil]-5-etil-2,4-diidro-4-(2-fenoxietil)-, monocloridrato; Serzone

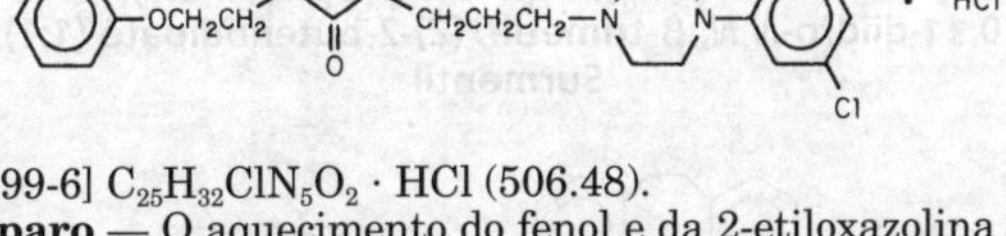

[82752-99-6] $C_{25}H_{32}ClN_5O_2 \cdot HCl$ (506.48).

Preparo — O aquecimento do fenol e da 2-etiloxazolina forma a *N*-(2-fenoxietil)propionamida, que com o fosgênio forma o cloreto imidoil derivado. Esse último composto com o etil hidrazinocarboxilato forma I. *J Hetero Chem* 22:11211, 1985. US Pat 4.338.317 (1982).

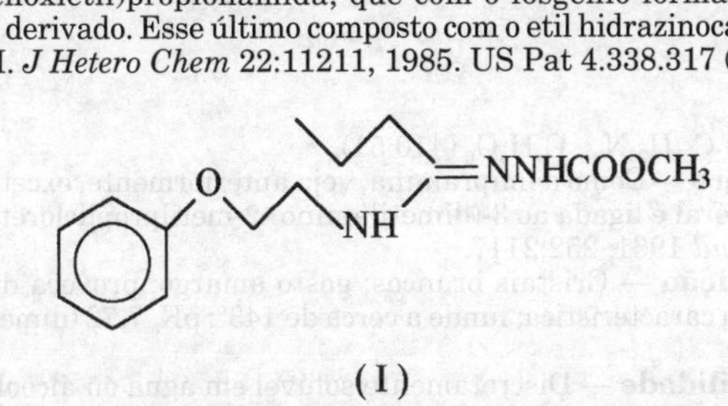

(I)

O composto I sofre um rearranjo intramolecular catalisado pela base para formar a porção triazol do medicamento. O fragmento da amina secundária do triazol é alquilado com 1-(3-clorofenil)-4-(3-cloropropil) piperazina para formar o produto (base).

Descrição — Cristais brancos não-higroscópicos que fundem a cerca de 187° (resfriamento lento); polimorfos, que fundem a cerca de 182° (resfriamento rápido) do 2-propanol; derrete a 177° do etanol. Veja US Pat 4.338.317 (1982).

Solubilidade — Livremente solúvel em clorofórmio; solúvel em propileno glicol; levemente solúvel em água ou em polietileno glicóis.

Comentários — É um *heterocíclico* com baixos efeitos sedativos e antimuscarínicos.

CLORIDRATO DE NORTRIPTILINA

1-Propanimina, 3-(10,11-diidro-5*H*-dibenzo[*a,d*] cicloepteno-5-ilideno)-*N*-metil-, cloridrato; Aventyl Hydrochloride, Pamelor

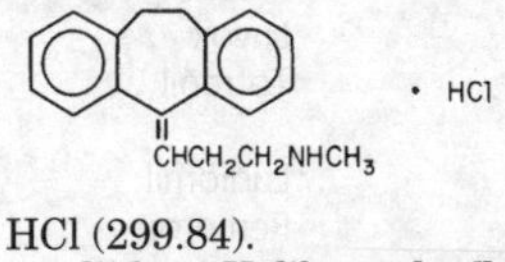

[894-71-3] $C_{19}H_{21}N \cdot HCl$ (299.84).

Preparo — A 10,11-diidro-5*H*-dibenzo[*a,d*] cicloepten-5-ona, que pode ser preparada como descrito em *Cloridrato de Ciproeptadina* (Cap. 84), reage com um metal alcalino derivado da *N*-metil-2-propinilamina e do produto hidrolisado para formar carbinol. A ligação acetilênica é então saturada pela hidrogenação e o carbinol resultante é desidratado para formar a nortriptilina (base). A reação da base com o cloreto de hidrogênio produz o cloridrato.

Descrição — Pó branco a bege; odor leve e característico; funde a uma variação de 3° entre 215° e 220°; pK_a 9,73.

Solubilidade — 1 g em 90 mL de água, 30 mL de álcool, 20 mL de clorofórmio ou 10 mL de metanol.

Comentários — É um *tricíclico* com efeitos sedativos e antimuscarínicos moderados.

CLORIDRATO DE PROTRIPTILINA

5*H*-Dibenzo[*a,d*]cicloepteno-5-propanamina, *N*-metil-, cloridrato; Vivactil

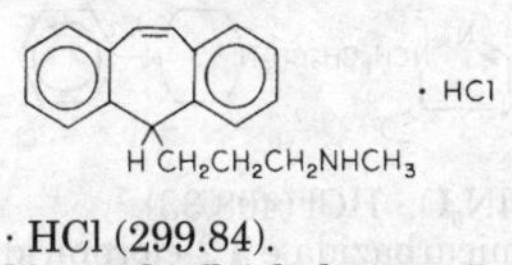

[1225-55-4] $C_{19}H_{21}N \cdot HCl$ (299.84).

Preparo — 5*H*-dibenzo[*a,d*]ciclo-hepten-5-ona, preparada como descrito em *Cloridrato de Ciproeptadina* (Cap. 84), é reduzida ao carbinol correspondente que é então convertido ao composto 5-clorometil (I). A reação com HCl produz o cloridrato.

Descrição — Pó branco a amarelado; inodoro ou com odor mínimo; amargo; razoavelmente estável na luz, ar e calor sob as condições de temperatura habituais; funde a cerca de 168°; pH (solução 1 para 100) 5 a 6,5.

Solubilidade — 1 g em 2 mL de água, 4 mL de álcool, 2,3 mL de clorofórmio ou 2 mL de etanol; praticamente insolúvel em éter.

Comentários – Um agente *tricíclico* sem efeito sedativo e com efeitos antimuscarínicos moderados.

CLORIDRATO DE SERTRALINA

Naftalenamina, (1*S*-*cis*)-4-(3,4-diclorofenil)-1,2,3,4-tetraidro-*N*-metil-, cloridrato, Zoloft

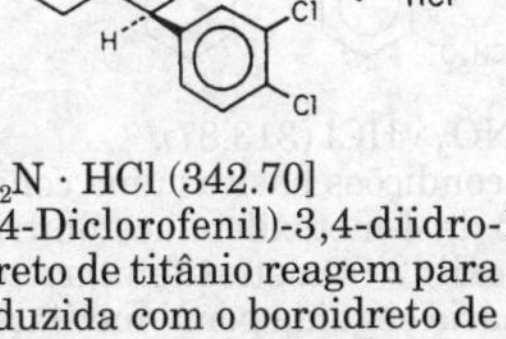

[79559-97-0] $C_{17}H_{17}Cl_2N \cdot HCl$ (342.70)

Preparo — 4-(3,4-Diclorofenil)-3,4-diidro-1(2*H*)-naftalenona, metilamina e tetracloreto de titânio reagem para formar uma base de Schiff, que então é reduzida com o boroidreto de sódio para produzir uma mistura de isômeros geométricos. Os isômeros *cis* e *trans* são separados pelo uso da cromatografia no gel de sílica. A base purificada é dissolvida no éter e convertida ao sal com gás HCl no éter. *J Med Chem* 1984; 27:1508.

Comentários — É um *ISRS* com discretos efeitos sedativos e antimuscarínicos.

Quadro 82.3 Medicamentos Antidepressivos

NOME GENÉRICO	NOME COMERCIAL NOS EUA	COMENTÁRIOS
Amitriptilina	Elavil	É um tricíclico com efeitos sedativo elevado e antimuscarínico intenso, hipotensão importante e ganho de peso
Amoxapina	Asendin	É um heterocíclico com efeitos sedativo moderado e antimuscarínico moderado
Bupropiona	Wellbutrin	É um heterocíclico sem efeitos sedativo e antimuscarínico
Cloridrato de Nortriptilina	Aventyl, Pamelor	É um tricíclico com efeitos sedativo e antimuscarínico moderados
Cloridrato de Protriptilina	Vivactil	É um tricíclico sem efeito sedativo e com efeito antimuscarínico moderado
Cloridrato de Trazodona	Desyrel	É um heterocíclico com efeito sedativo elevado e sem efeitos antimuscarínicos
Desipramina	Norpramin, Pertofrane	É um tricíclico com efeitos sedativos e antimuscarínicos discretos
Doxepina	Sinequan	É um tricíclico com efeitos sedativo elevado, antimuscarínico intenso, causa hipotensão e ganho de peso moderados
Fluoxetina	Prozac	ISRS sem efeito sedativo ou antimuscarínico
Fluvoxamina	Luvox	É um ISRS: apenas aprovado nos EUA para transtorno obsessivo-compulsivo
Imipramina	Tofranil	É um tricíclico com efeitos sedativo baixo, antimuscarínico moderado, causa hipotensão e ganho de peso elevados
Maprotilina	Ludiomil	É um heterocíclico com efeitos sedativo e antimuscarínico moderados
Mirtazapina	Remeron	É um heterocíclico com efeito sedativo elevado, sem efeitos antimuscarínicos
Nefazodona	Serzone	É um heterocíclico com efeitos sedativo e antimuscarínico baixos
Paroxetina	Paxil	ISRS com efeitos sedativo baixo, sem efeitos antimuscarínicos
Sertralina	Zoloft	ISRS com efeito sedativo baixo, sem efeitos antimuscarínicos
Sulfato de Fenelzina	Nardil	É um IMAO com efeitos sedativo e amtimuscarínico baixos e ganho de peso
Tranilcipromina	Parnate	IMAO com efeitos sedativo e antimuscarínico baixos
Trimipramina	Surmontil	É um tricíclico com efeitos sedativo e antimuscarínico elevados, hipotensão elevada e ganho de peso
Venlafaxina	Effexor	É um heterocíclico sem efeitos sedativos ou antimuscarínicos

CLORIDRATO DE TRAZODONA

1,2,4-Triazolo[4,3-*a*]piridin-3(2*H*)-ona, 2-[3-[4-(3-clorofenil)-1-piperazinil]propil]-, monocloridrato; Desyrel

[25332-39-2] $C_{19}H_{22}ClN_5O \cdot HCl$ (408.33).

Preparo — A semicarbazida e a 2-cloropiridina são condensadas com perda de água e amônia para formar 1,2,4-triazolo[4,3-*a*]piridin-3(2*H*)-ona, que, no tratamento com 1-(3-clorofenil)4,3-clorofenil) piperazina (I) e sodamida, forma a trazodona. I é preparado a partir de 1-(3-clorofenil)piperazina com 1-bromo-3-clorpropano. Veja US Pat 3.381.009.

Descrição — Cristais brancos; funde a cerca de 90°; pK_a (em 50% de etanol) 6,14.

Solubilidade — Muito pouco solúvel em água ou álcool; solúvel em clorofórmio.

Comentários — É um *heterocíclico* com efeito sedativo substancial e sem efeitos antimuscarínicos.

CLORIDRATO DE VENLAFAXINA

Cicloexanol, (±)-1-[2-(dimetilamino)-1-(4-metoxifenil)etil-, cloridrato; Effexor

[99300-78-4] $C_{17}H_{27}NO_2 \cdot HCl$ (313.87).

Preparo — Em condições básicas uma condensação do tipo aldol do ânion nucleofílico da 4-metoxifenilacetonitrila e cicloexanona forma 2-(2-hidroxicicloexil)-2-(4-metioxifenil)acetonitrila. A redução da nitrila à amina primária seguida por *N*-metilação dá o produto (base). *J Med Chem* 1990; 33:2899. US Pat 4.535.186 (1985).

Descrição — Cristais bege que fundem a cerca de 217°; (+)forma, 102° a 104° do etanol; (−) forma, 241° do metanol ou éter. Octanol-0,2 *M* de NaCl coeficiente de partição, 0,543.

Solubilidade — Solúvel a 572 mg/mL em 0,2 *M* de NaCl.

Comentários — É um *heterocíclico* sem efeitos antimuscarínicos.

MALEATO DE FLUVOXAMINA

1-Pentanona, *E*-5-metóxi-1-[4-(trifluorometil)fenil]-, *O*-(2-aminoetil) oxima; Luvox

[54739-18-3] $C_{15}H_{21}F_3N_2O_2$ (318.34).

Preparo — Uma reação de Fiedel Crafts do α,α,α-trifluorotolueno com o 5-metoxivaleril cloreto forma 1-(4-trifluormetilfenil)-5-metoxivalerofenona, a qual forma o produto oxima com o cloridrato 2-aminoxietil amina. US Pat 4.058.225 (1978).

Descrição — Cristais brancos a bege, inodoros, que fundem a cerca de 121°.

Solubilidade — Levemente solúvel em água; livremente solúvel em etanol ou clorofórmio; praticamente insolúvel em éter.

Comentários — É um *ISRS* aprovado nos EUA apenas para o transtorno obsessivo-compulsivo.

MALEATO DE TRIMIPRAMINA

5*H*-Dibenz[*b,f*]azepina-5-propanamina, 10,11-diidro-*N,N*, β-trimetil-, (*Z*)-2-butenodioato (1:1); Surmontil

[521-78-8] $C_{20}H_{26}N_2 \cdot C_4H_4O_6$ (410.51).

Preparo — Como a imipramina, veja anteriormente, exceto que a cadeia lateral é ligada ao 3-(dimetilamino)-2-metilpropilcloreto. Veja *Compt Rend* 1961; 252:2117.

Descrição — Cristais brancos; gosto amargo; provoca discreta parestesia característica; funde a cerca de 143°; pK_a 7,72 (dimetilamino).

Solubilidade — Discretamente solúvel em água ou álcool; livremente solúvel em clorofórmio.

Comentários — É um *tricíclico* com elevados efeitos sedativos, antimuscarínicos e hipotensores; causa ganho ponderal.

MIRTAZAPINA

Pirazino[2,1-*a*]pirido[2,3-*c*][2]benzazepina, (±)1,2,3,4,10,14*b*-hexaidro-2-metil-, Remeron

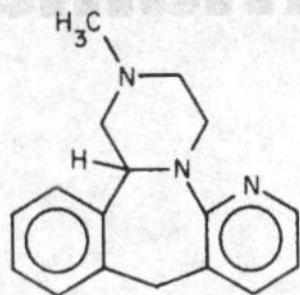

[61337-67-5] $C_{17}H_{19}N_3$ (265.36).

Preparo — A reação do 2-cloropiridina-3-carbonitrila e 3-fenil-1-metilpiperazina forma a 2-(4-metil-2-fenilpieridin-1-il)-nicotrinonitrila. A hidrólise da nitrila do ácido seguida pela redução com o diborano converte o carboxil a carbinol. O ácido sulfúrico concentrado fecha o anel azepínico e forma o produto.

Descrição — Cristais brancos a bege que fundem a cerca de 116°.

Solubilidade — Discretamente solúvel em água.

Comentários — É um *heterocíclico* com elevado efeito sedativo e antimuscarínico.

PAMOATO DE IMIPRAMINA

Tofranil-PM

5-[3-(Dimetilamino)propil]-10,11-diidro-d*H*-dibenz[*b,f*]-azepina composto (2:1) com 4,4-metileno-bis[ácido 3-hidróxi-2-naftóico]

[10075-24-8]$(C_{19}H_{24}N_2)_2 \cdot C_{23}H_{16}O_6$(949.20).

Descrição — Pó amarelo; inodoro; insípido.

Solubilidade — Insolúvel em água; solúvel em álcool, éter ou clorofórmio.

Comentários — Veja *Cloridrato de Imipramina*.

PAROXETINA

(3*S*-trans)-3-[(1,3-benzodioxol-5-iloxi)metil]-4-(4-fluorofenil)-, cloridrato; Paxil

[61869-08-7] $C_{19}H_{20}FNO_3 \cdot HCl$ (365.87)

Preparo – Uma reação de Grignard entre brometo de 4-fluorofenilmagnésio e metil 1,2,5,6-tetraidronicotinato produz metil 4-(4-flurofenil) nipecotato. Este éster é reduzido com $LiAlH_4$ e o carbinol resultante é condensado com ácido 3,4-metilenodioxibenzílico na presença de ciclo-hexilcarbodiimida para obter o produto, um éter (base). US Pat 4.721.723 (1988) e US Pat 4.007.196 (1977).

Descrição — Pó branco que derrete em aproximadamente 120° a 134°; HCl · 1/2 H_2O, 131°; maleato, 138°; $[\alpha]_D$ - 87° (C = 5, etanol).

Solubilidade — Solúvel em 5,4 mg/mL água.

Comentários — Um inibidor seletivo da recaptação de serotonina com pouco efeito sedativo e sem efeitos antimuscarínicos.

SULFATO DE FENELZINA

Hidrazina, (2-feniletil)-, sulfato (1:1); Nardil

Sulfato de fenetilidrazina (1:1) [156-51-4]$C_8H_{12}N_2 \cdot H_2SO_4$(234.27)

Preparo — O álcool fenetil reage com o cloreto de tionil para dar o cloreto de fenetil, que é então adicionado ao hidrato de hidrazina para formar o cloridrato de fenetilidrazina. A reação com o hidróxido de sódio libera a base, que então reage com o ácido sulfúrico para formar o sulfato. US Pat 3.314.855.

Descrição — Pó branco a amarelo-esbranquiçado; odor característico; sujeito a oxidação e deve ser protegido do calor e da luz; funde a cerca de 166°; pH (solução 1 em 100) de 1,4 a 1,9.

Solubilidade — 1 g em aproximadamente 7 mL de água; praticamente insolúvel em álcool, clorofórmio ou éter.

Comentários — É um IMAO com baixos efeitos sedativos e antimuscarínicos, que causa ganho de penso.

SULFATO DE TRANILCIPROMINA

Ciclopropanamina, *trans*-(±)-2-fenil-, sulfato (2:1); Parnate

[13492-01-8] $(C_9H_{11}N)_2H_2SO_4$ (364.46).

Preparo — Estireno reage com etil diazoacetato para formar etil 2-fenilciclopropanocarboxilato. A saponificação desse éster com o hidróxido de sódio e a sua acidificação subseqüente formam uma mistura de formas *cis* e *trans* do ácido correspondente, e a forma *trans* é isolada pela cristalização fracionada da água. O ácido *trans* é então submetido à reação de Curtius, pela qual o carboxil é transformado sucessivamente através dos estados cloreto acil, acil azida e isocianato para formar finalmente a base. A reação com uma quantidade 1/2 equimolar de H_2SO_4 dá o sulfato. US Pat 2.997.422.

Descrição — Pó cristalino branco; inodoro ou com leve odor parecido com o cinamaldeído; gosto levemente ácido; estável na luz, no calor e no ar; funde com decomposição a 218°; pK_a 8,2.

Solubilidade — 1 g em 25 mL de água; levemente solúvel em álcool ou éter; praticamente insolúvel em clorofórmio.

Comentários — É um *IMAO* com baixos efeitos sedativos e antimuscarínicos.

BIBLIOGRAFIA

Antipsicóticos

Bristow MF, Hirsch SR. Pitfalls and problems of the long term use of neuroleptic drugs in schizophrenia. *Drug Safety* 1993; 8: 136.

Carpenter WT Jr, Buchanan RW. Schizophrenia. *New Engl J Med* 1994; 330: 681.

Deutch AY, Moghaddam B, Innis RB *et al.* Mechanisms of action of atypical antipsychotic drugs. Implications for novel therapeutic strategies for schizophrenia. *Schizophrenia Res* 1991; 42: 121.

Ereshefsky L, Tran-Johnson TK, Watanabe MD. Pathophysiologic basis for schizophrenia and the efficacy of antipsychotics. *Clin Pharm* 1990; 9: 682.

Keith SJ. Pharmacologic advances in the treatment of schizophrenia. *New Engl J Med* 1997; 337: 851.

Levinson DF. Pharmacologic treatment of schizophrenia. *Clin Ther* 1991; 13: 326.

Littrell RA, Schneiderhan M. The neurobiology of schizophrenia. *Pharmacotherapy* 1996; 16: 153S.

Reynolds GP. Developments in the drug treatment of schizophrenia. *Trends Pharmacol Sci* 1992; 13: 118.

Ryan PM. Epidemiology, etiology, diagnosis, and treatment of schizophrenia. *Am J Hosp Pharm* 1991; 48: 1271.

Antidepressivos

Blier P, de Montigny C. Current advances and trends in the treatment of depression: *Trends Pharmacol Sci* 1994; 15: 220.

Brown TM, Skop BP, Mareth TR: Pathophysiology and management of the serotonin syndrome. *Ann Pharmacother* 1996; 30: 527.

Caldecott-Hazard S, Schneider LS. Clinical and biochemical aspects of depressive disorders: III. Treatment and controversies. *Synapse* 1992; 10: 141.

Cohen LJ. Rational drug use in the treatment of depression. *Pharmacotherapy* 1997; 17: 45.

Frazer A. Antidepressants. *J Clin Psychiatry* 1997; 58(suppl 6): 9.

Gardier AM, Malagié I, Trillat AC, Jacquot C, Artigas F. Role of 5-HT_{1A} autoreceptors in the mechanism of action of serotoninergic antidepressant drugs: Recent findings from in vivo microdialysis studies. *Fundam Clin Pharmacol* 1996; 10: 16.

de Jonghe F, Swinkels JA. The safety of antidepressants. *Drugs* 1992; 43(suppl 2): 40.

Kasper S, Fuger J, Moller JJ. Comparative efficacy of antidepressants. *Drugs* 1992; 43(suppl 2): 11.

Nutt DJ, Glue P. Clinical pharmacology of anxiolytics and antidepressants: A psychopharmacological perspective. *Pharm Ther* 1989; 44: 309.

Schatzberg AF. Recent developments in the acute somatic treatment of major depression. *J Clin Psychiatry* 1992; 53(suppl 3): 20.

Scott MA, Shelton PS, Gattis W. Therapeutic options for treating major depression, and the role of venlafaxine. *Pharmacotherapy* 1996; 16: 352.

CAPÍTULO **83**

Analgésicos, Antipiréticos e Antiinflamatórios

Glen R Hanson, DDS, PhD
Professor of Pharmacology and Toxicology
College of Pharmacy and School of Medicine
University of Utah
Salt Lake City, UT 84112

Analgésicos são agentes que aliviam a dor por elevarem o limiar da dor sem perturbar o nível de consciência ou alterar outras modalidades sensoriais. Antipiréticos são drogas que reduzem a temperatura corporal elevada. Certos analgésicos, aminopirina e fenilbutazona, também possuem propriedades antireumáticas e antiinflamatórias; tais substâncias, assim como os compostos de ouro, são usados no tratamento da artrite e de outras condições inflamatórias. Drogas que apresentam uma ou mais dessas ações são consideradas neste capítulo.

Embora a dor seja uma experiência universal, todos conhecem suas propriedades aversivas. Tentativas de definir esse termo não têm sido inteiramente satisfatórias. A dor foi definida, na linguagem psicológica, como um tipo especial de experiência sensorial distinta, pela inervação tecidual, de sensações como tato, pressão, calor e frio. É evidente que essa definição é incompleta visto que existem diversos tipos de dor (viva, vaga, constante, em pontada, cortante, em queimação, etc.) e muitas causas (ferimento, transtornos sistêmicos e doenças). Além disso, atualmente acredita-se que a dor envolva um grande componente psicológico que depende da percepção. Assim, deve-se concluir que a dor pode ser definida apenas introspectivamente.

Todas as pessoas saudáveis possuem a capacidade de perceber a dor. O ponto no qual os estímulos sensoriais são percebidos como nocivos e desagradáveis é chamado de *limiar da dor*. Se ele for elevado, um estímulo maior será necessário até que a dor seja experimentada, e se ele for diminuído, um estímulo menor induzirá a experiência dolorosa. Muitos fatores como sexo, alteração circulatória, temperatura da pele, sudorese, dióxido de carbono, tensão, ansiedade, medo, emoção, etc. alteram o limiar da dor. Conseqüentemente, o limiar de dor não é o mesmo para todas as pessoas e pode variar até no mesmo indivíduo. Assim, os dados obtidos a partir de dados laboratoriais e clínicos sobre o efeito de drogas no limiar da dor são de difícil interpretação.

Um mecanismo através do qual alguns analgésicos abrandam a dor (elevam o limiar) é baseado na existência de receptores opióides em porções selecionadas do sistema nervoso central (SNC) relacionadas à regulação da dor. Os agentes que ativam certos receptores opióides podem ser potentes analgésicos. Receptores opióides são localizados

1. No tálamo medial que processa a dor profunda, crônica, em caráter de queimação, que é mais suscetível ao alívio por analgésicos narcóticos.
2. Nos núcleos do vago do tronco cerebral onde a tosse é deflagrada.
3. Nas Camadas I e II da medula espinhal no ponto onde os nervos aferentes que transportam a percepção da dor fazem a primeira sinapse.

Interessante é o fato de que a maior concentração de receptores opióides é encontrada na amígdala, a parte do sistema límbico que desempenha um papel importante na regulação das emoções. Esses receptores se ligam à morfina e aos analgésicos narcóticos correlatos, assim como ao antagonista de narcóticos naloxona, explicando o perfil farmacológico da ação dessas drogas.

Com base na suposição de que não existe uma razão pela qual o corpo teria receptores para narcóticos a menos que ele próprio produza algumas substâncias similares a narcóticos, os farmacêuticos John Hughes e Hans W. Kosterlitz, na Universidade de Aberdeen, na Escócia, isolaram (a partir de cérebro de porco) e identificaram tal material (*Nature* 258: 577, 1975), ao qual chamaram *encefalinas*. Dois dos peptídios cerebrais identificados diferiam apenas no aminoácido terminal *N*, um peptídio tendo a metionina e o outro a leucina. A encefalina-metionina é tirosina-glicina-glicina-fenilalanina-metionina, enquanto a encefalina-leucina é tirosina-glicina-fenilalanina-leucina.

As *endorfinas* (um nome genérico que é uma contração de endógeno e morfina usado para todos os peptídios cerebrais nativos com atividade similar à dos opióides) provavelmente diminuem a intensidade da dor através da modulação do chamado limiar da dor, o ponto no qual a pessoa começa a perceber um estímulo como doloroso. Por outro lado, a naloxona, um antagonista de opióides, tende a elevar a sensibilidade à dor. Essas observações demonstraram não apenas uma compreensão significativamente maior do mecanismo pelo qual os analgésicos narcóticos abrandam a dor, mas também forneceram uma explicação para a ação antitussígena e causadora de euforia dessas drogas. Além disso, esclareceram o modo pelo qual se desenvolvem a tolerância e o vício. Mais importante, talvez, é que essa pesquisa resultou no desenvolvimento de vários analgésicos opióides com ações farmacológicas diversas.

Os analgésicos opióides disponíveis são derivados de cinco grupamentos químicos (fenantrenos, fenil-heptilaminas, fenilpiperidinas, morfinanos e benzomorfanos). Farmacologicamente, esses opióides e não-opióides diferem significativamente em atividade. Alguns são agonistas fortes (morfina); outros são agonistas moderados a leves (codeína). Por outro lado, alguns derivados opióides exibem atividade agonista-antagonista mista (nalbufina), enquanto outros são antagonistas de opióides (naloxona).

Muitas drogas usadas para aliviar a dor não são analgésicas. Os anestésicos gerais aliviam a dor por interferirem no nível de consciência; anestésicos locais evitam a dor através do bloqueio das fibras nervosas periféricas; antiespasmódicos aliviam certos tipos de dor por relaxarem a musculatura lisa; e os corticóides supra-renais aliviam a dor associada à artrite reumatóide através de sua ação antiinflamatória. Essas drogas são descritas em outra parte.

Muitas das drogas descritas nesta seção estão sob o controle do *Comprehensive Drug Abuse Prevention and Control Act de 1970*. Essa lei, comumente chamada de *Controlled Substances Act*, foi projetada para regular a distribuição de todas as drogas com potencial para abuso conforme idealizado pela Drug Enforcement Administration, Department of Justice (Cap. 90).

A morfina é o protótipo dos analgésicos opióides, os quais possuem ações similares no SNC. Além disso, possuem utilidades clínicas que se sobrepõem. Eles são indicados no tratamento de dor aguda, dor crônica, dor intensa do infarto agudo do miocárdio, analgesia obstétrica, medicação pré-anestésica, edema pulmonar, tosse (veja Cap. 69) e distúrbios dos tratos gastrintestinal (GI) e urinário (veja Cap. 69).

Agentes usados principalmente para o alívio sintomático da dor podem, para conveniência de apresentação, ser divididos em quatro grupos: analgésicos opióides, analgésicos que também possuem ação antipirética ou antiinflamatória, compostos de ouro (para tratar a dor associada a artrite) e *outras drogas* usadas para tratar dores associadas a várias condições clínicas não-correlatas. As drogas consideradas nesta seção são classificadas de acordo com esse esquema.

ANALGÉSICOS OPIÓIDES

Os grupos opióides dos narcóticos estão entre as drogas de ação mais poderosa e clinicamente mais úteis na produção de depressão do SNC. Elas são derivadas ou relacionadas a compostos ativos do exsudato da papoula de ópio. As drogas desse grupo são usadas principalmente como analgésicas, mas possuem muitas outras propriedades úteis.

A morfina, por exemplo, é usada para induzir o sono na vigência de dor, controlar diarréia, suprimir tosse, aliviar dispnéia e facilitar a anestesia. Infelizmente, a morfina também deprime a respiração. Além disso, aumenta os espasmos intestinais não-propulsivos, diminui a motilidade propulsiva dos intestinos delgado e grosso e reduz as secreções biliares, pancreáticas e intestinais. As conseqüências dessas ações são períodos de atonia discreta, causando atraso na passagem do conteúdo intestinal e aumento da viscosidade das fezes. Além disso, ela causa náuseas e vômitos em alguns indivíduos e pode induzir prurido cutâneo. Essas e outras ações da morfina e dos compostos relacionados tendem a limitar sua utilidade. Se esses agentes são fornecidos por longos períodos, desenvolve-se tolerância ao efeito analgésico, de modo que a dose precisa ser periodicamente elevada a fim de se obter um alívio equivalente da dor.

Desenvolvem-se tolerância e dependência física, as quais, combinadas com a euforia, resultam em uso excessivo e vício dos pacientes que são suscetíveis. Por essa razão, é importante que a morfina e seus derivados sejam ingeridos apenas sob orientação médica (nunca em uma dose maior, ou maior freqüência, ou por mais tempo do que o prescrito) e que nunca sejam usados para dor quando outro tipo de analgésico for satisfatório. O paciente em uso de analgésicos opióides usualmente deve evitar tarefas que exijam reflexos, coordenação e alerta mental intactos, desde que sonolência e diminuição do estado de alerta não são incomuns.

Os analgésicos opióides geralmente são *contra-indicados* em pacientes que apresentam mixedema, doença de Addison e cirrose hepática. Tais pacientes são especialmente sensíveis a esses agentes. Conseqüentemente, depressão respiratória, torpor e até mesmo coma podem ocorrer com doses relativamente pequenas dos narcóticos. Os opióides devem ser usados com precaução nos traumatismos cranianos, edema cerebral e *delirium tremens* pois deprimem a ventilação, o que causa hipercapnia e leva a dilatação cerebrovascular e elevação da pressão intracraniana. Esses agentes devem também ser usados com cuidado em pacientes com arritmias cardíacas, colite ulcerativa crônica e função renal prejudicada. Além disso, os analgésicos narcóticos atravessam a barreira placentária; por isso, os recém-nascidos cujas mães usaram analgésicos durante o trabalho de parto devem ser observados à procura de sinais de depressão respiratória e devem ser tratados para superdosagem de narcóticos se necessário. Indivíduos sensíveis a um agente narcótico particular, ou grupo de agentes, devem evitar essas drogas.

Os efeitos analgésicos e depressores desses agentes dão a base para muitas interações com outras drogas. Álcool, anti-histamínicos, relaxantes musculares, antipsicóticos, antidepressivos tricíclicos ou sedativo-hipnóticos podem interagir com opióides para intensificar suas ações superpostas, como os efeitos anticolinérgicos e depressores respiratórios. Cuidado especial é necessário se forem administrados concomitantemente inibidores da monoamino oxidase (IMAO) com analgésicos narcóticos devido à intensificação da ação (o uso de meperidina em pacientes tratados com IMAO provoca reações graves e ocasionalmente fatais). As doses de analgésicos opióides devem ser ajustadas a fim de evitar essas reações de intensificação.

Ópio e suas preparações exibem efeitos analgésicos e narcóticos que são diretamente proporcionais aos seus conteúdos de morfina. Tradicionalmente, o ópio é empregado com mais freqüência na forma de tinturas para diarréia e disenterias.

Os alcalóides de ópio farmaceuticamente importantes são comumente subdivididos em dois grupos químicos: os derivados isoquinolínicos, que são, geralmente, drogas antiespasmódicas, como a papaverina e a narcotina (veja RPS-18, Cap. 44), e os derivados fenantrênicos, descritos nesta seção, como a morfina e a codeína, que são analgésicos e narcóticos. O Narcotic Act de 1956 exigiu que toda a heroína em poder de farmacêuticos, médicos, veterinários, hospitais, etc. fosse entregue ao governo federal. Atualmente, a heroína está na *Schedule I* do *Controlled Substances Act*.

ÓPIO

Ópio em Goma; Ópio em Estado Natural; Ópio Cru; Thebaicum; Meconium

O exsudato leitoso secado no ar obtido pela incisão das cápsulas imaturas de *Papaver somniferum* Linné ou de sua variação *album* De Candolie (Fam *Papaveraceae*). Resulta em não menos de 9,5% de morfina anídrica.

História — Como uma droga medicinal, é conhecido e cultivado há muitos séculos, mas soube-se, após as investigações de Sertüner publicadas em 1817, que a droga continha certos princípios definidos atualmente chamados de *alcalóides*.

Dioscorides, no século 2, foi o primeiro escritor a discutir o ópio e seus usos. Ele deu a receita para uma preparação chamada de *diacodion*, que é o protótipo do antigamente oficial xarope de papoulas. Paracelso usou o ópio extensamente no século 15 e se referia a ele como a "pedra da imortalidade". Van Helmont, no início do século 17, usou ópio tão livremente que ficou conhecido como Doutor Opiatus. Sydenham, um pouco mais tarde no mesmo século, louvou o ópio como o mais valioso presente de Deus para o homem.

Os principais países exportadores de ópio são a Turquia, o Irã, a Iugoslávia e a Índia. Os produtos turcos e iugoslavos são quase similares em suas propriedades físicas: cor, odor e consistência. O ópio iraniano e indiano, embora bastante semelhantes entre si, diferem dos previamente citados em suas propriedades físicas — são mais escuros e possuem um odor e consistência algo diferentes. Há também uma diferença significativa entre os dois grupos nas quantidades dos principais alcalóides do ópio.

Constituintes — Ele deve sua atividade aos alcalóides narcóticos; 25 foram encontrados nos vários tipos de ópio e muitos mais foram suspeitados, mas sua existência não foi confirmada. Três ácidos ocorrem em combinação com os alcalóides — quais sejam, ácidos mecônico, láctico e sulfúrico. Também existem *meconina* [$C_{10}H_{10}O_4$], pectina, glicose, mucilagem, caucho, cera e substâncias odorizadoras, gordurosas e corantes. Os alcalóides conhecidos são descritos e classificados no Cap. 26.

Descrição — Massas mais ou menos arredondadas, ovais, em forma de tijolo ou alongadas, um tanto aplainadas, usualmente com diâmetro de 8 a 15 cm e com peso de aproximadamente 300 g a 2 kg cada. Externamente, é de cor marrom-esverdeada ou cinza-esverdeada pálida, possui uma superfície áspera e é coberto por uma fina película consistindo em fragmentos de folhas de papoula e, às vezes, com frutos de uma espécie de *Rumex* aderindo a partir do invólucro. É mais ou menos plástico quando fresco, tornando-se rígido ou duro com a armazenagem. Internamente, é marrom-avermelhado e grosseiramente granular. Possui odor característico e sabor amargo.

Comentários — Deve seus principais efeitos farmacológicos ao seu conteúdo de morfina, não estando outros alcalóides presentes em quantidade suficiente para modificar significativamente o tipo de ação da morfina. Assim, possui muitas das utilidades da morfina, mas esta última droga quase sempre é preferida, visto que pode ser administrada de várias maneiras. A dose média de ópio para um adulto é de 60 mg, ingeridos oralmente. Isso é equivalente a 6 mg de morfina. Como a morfina, essa droga possui efeitos *analgésicos* e *narcóticos*. Age como agente *antiperistáltico* por causar espasmo da musculatura intestinal e evitar movimentos propulsivos. Tradicionalmente, é usado para *diarréias* e *disenterias* em vez da morfina. Provoca *sedação* e *sonolência*. Controla também a *tosse* e a *dispnéia*. Assim, possui vários usos terapêuticos em medicina e cirurgia.

Cuidado — O ópio e todos os seus derivados e compostos sintéticos correlatos são arrolados na *Schedule II* do *Controlled Substances Act* (Cap. 90). Não deve ser aviado sem a apresentação de uma prescrição médica. Veja *Morfina*.

Ópio em Pó é o ópio desidratado a uma temperatura que não exceda 70° e reduzido a um pó fino, e resulta em morfina anídrica a 10 até 10,5%. Pode conter quaisquer dos diluentes, com exceção do amido, permitidos para os extratos em pó sob *Extratos* (Cap. 39).

Descrição — Cor castanho-clara a castanho-amarelada, consistindo basicamente em fragmentos granulares de látex castanho-amarelados a amarelos, mais ou menos irregulares, variando de 15 a 150 μm de diâmetro; alguns fragmentos de células epidérmicas da cápsula da papoula fortemente ramificadas, de paredes espessadas, 4 a 5 lados ou estreitamente alongadas; poucos fragmentos de tecidos provenientes de folhas de papoula, cápsulas de papoula e, ocasionalmente, frutos de *Rumex*. Além disso, existem características microscópicas do diluente, se algum tiver sido usado na preparação do pó.

Comentários — Uma necessidade farmacêutica para *Elixir Paregórico*. Veja *Ópio* e *Morfina*.

Paregórico — [Tintura Canforada de Ópio USP XVI; Elixir Paregórico; Tinctura Opii Benzoica; Tinctura Thebaica Benzoica] contém, para cada 100 mL, 35 a 45 mg de morfina anídrica.

Preparo — Macere o ópio em pó (4,3 g), óleo de anis (3,8 mL), ácido benzóico (3,8 g) e cânfora (3,8 g) por 5 dias, agitando ocasionalmente, em uma mistura de álcool diluído (900 mL) e glicerina (38 mL). Então, filtre e passe álcool diluído suficiente através do filtro para obter 950 mL de filtrado total. Retire uma alíquota desse filtrado conforme as orientações da USP e dilua o restante com um volume suficiente de álcool diluído contendo, em cada 100 mL, 0,4 mL de óleo de anis, 400 mg de ácido benzóico, 400 mg de cânfora e 4 mL de glicerina, para produzir uma solução contendo, em cada 100 mL, 40 mg de morfina anídrica.

História — Esse preparo foi criado por volta de 1715 pelo Professor LeMort, da Universidade de Leyden. Tornou-se oficial na edição de 1721 da Farmacopéia de Londres como *Elixir Asthmaticum*, que foi alterado para *Elixir Paregoricum*, que significa elixir calmante, em 1746. É também conhecido como *Tinctura Camphorae Composita* e *Tinctura Opii Benzoica*, e a fórmula foi alterada em pequenos detalhes muitas vezes desde a sua introdução na medicina. *Conteúdo Alcoólico*: 44 a 46%.

Comentários — Um *agente antidiarreico* e discreto *atenuador* da *tosse, náusea* e *dores abdominais*. Não deve nunca ser usado para acalmar bebês agitados, pois pode induzir dependência. Contém 0,4% de ópio. Paregórico é arrolado na *Schedule III* do *Controlled Substances Act*; por isso, pode ser obtido apenas com prescrição médica (oral ou escrita).

MORFINA

História — A morfina foi o primeiro alcalóide a ser descoberto. Nos séculos 17 e 18, foram feitas muitas tentativas para separar o ingrediente ativo do ópio. Preparações consideradas representativas desses princípios ativos, mas que eram na verdade extratos, foram empregadas em medicamentos sob o nome de *Magisterium Opii*. Bucholz foi o primeiro a se empenhar na obtenção de um produto cristalino proveniente do ópio. Cerca de 1.800 boticários cultos daquela época dedicaram sua atenção à separação da droga ativa suspeita. Um desses boticários, Derosne, foi bem-sucedido no isolamento da narcotina em 1803, e no ano seguinte Seguin encaminhou um documento ao Instituto da França descrevendo o isolamento de uma substância que atualmente é reconhecida como morfina. Ele não publicou seu documento, entretanto, até 1814, e em 1806 Frierich William Adam Sertüner, um boticário de Einbeck, Alemanha, anunciou a separação de uma substância básica cristalina que existia no ópio em combinação com um ácido especial. Ele publicou mais tarde, em 1817, os resultados de investigação adicional na qual ele deu à substância o nome *morphium* e a descreveu como um *álcali vegetal*. Liebig, em 1831, atribuiu a ela a fórmula $C_{34}H_{36}N_2O_6$, que mais tarde foi modificada por Laurent para a fórmula atual, $C_{17}H_{19}NO_3$ (285.33).

Somente após quase 100 anos de intensa pesquisa feita por muitos químicos capazes é que a fórmula estrutural correta, que explica adequadamente as transformações químicas da morfina, pôde ser proposta. A confirmação final dessa estrutura veio com a síntese total bem-sucedida da morfina em 1952.

Preparo — Diversos processos estão em uso. Em todos, ou em quase todos, a morfina e a maioria dos outros alcalóides do ópio são extraídas do ópio com água apenas ou com água levemente acidulada. Em um dos processos, o extrato, após concentração, é neutralizado, uma solução de cloreto de cálcio é adicionada e a mistura filtrada e posteriormente concentrada. O cloridrato de morfina cru cristaliza e é purificado através de precipitação com amônia e recristalização como sulfato ou cloridrato. Em outro processo, o extrato aquoso concentrado é misturado com álcool e torna-se alcalino com amônia. A morfina, sendo apenas levemente solúvel em álcool diluído, separa-se, enquanto a maior parte dos outros alcalóides permanece em solução. A morfina crua assim obtida é purificada por repetida recristalização na forma de sulfato ou cloridrato e nova precipitação é feita, se necessário, na presença de álcool.

Descrição — *Monoidrato*: cristais incolores ou brancos, brilhantes, em forma de prismas rômbicos ou de agulhas finas, ou um pó cristalino; escurece com a exposição ao ar; uma solução aquosa saturada é alcalina ao tornassol; funde com decomposição a aproximadamente 255°.

Solubilidade — *Monoidrato*: 1 g em cerca de 5.000 mL de água (1.100 mL de água fervente), 210 mL de álcool (98 mL de álcool fervente), 1.220 mL de clorofórmio, 6.500 mL de éter ou 100 mL de água de cal; insolúvel em benzeno; prontamente solúvel em soluções de álcalis fixos ou de hidróxidos de terras alcalinas a partir dos quais é novamente precipitado pelo cloreto ou sulfato de amônia.

Comentários — Um *agente analgésico, antitussígeno, adjuvante na anestesia e antidiarreico inespecífico*. É um potente analgésico, alterando a resposta psicológica à dor e suprimindo a ansiedade e a apreensão. É a droga preferida para o tratamento da dor associada ao infarto do miocárdio e para a dispnéia associada à insuficiência ventricular esquerda aguda e ao edema agudo de pulmão. É usada em doses pequenas a moderadas para aliviar a dor surda constante e em doses moderadas a grandes para aliviar a dor aguda intermitente de origem traumática ou visceral. Embora os efeitos possam começar precocemente, o efeito analgésico máximo ocorre aproximadamente 20 min após injeção intravenosa, 50 a 90 min após injeção subcutânea e 30 a 60 min após injeção intramuscular. A analgesia persiste por aproximadamente 4 h, mas, em alguns pacientes, pode durar apenas 2,5 h ou até 7 h.

Embora represente um papel dominante e controverso como medicação *pré-anestésica*, geralmente é consenso que possui um valor particular quando existe dor no pré-operatório, em tipos seletivos de cirurgias cardíacas e nos pacientes de baixo risco em geral. É um efetivo agente *antitussígeno*, mas, devido à sua absorção errática após administração oral e à sua propensão à dependência, deve ser usada como antitussígeno apenas quando a tosse está associada a dor grave e não pode ser controlada por antitussígenos com menor potencial para abuso. Essa droga e outros opióides, como paregórico, são os agentes *antidiarreicos inespecíficos* mais efetivos e de ação mais rápida. Eles agem através do aumento do tônus nos segmentos longos da musculatura longitudinal e através da inibição da contração propulsiva da musculatura circular e longitudinal. São usados para tratar a diarréia aguda autolimitada.

Quando administrada por via oral, é absorvida rápida mas incompletamente e metabolizada igualmente rápido até glicuronídio. Por isso, os níveis plasmáticos após essa via são usualmente de apenas 1/5 a 1/3 daqueles obtidos após injeção parenteral. A meia-vida da morfina no plasma ou soro durante as 6 primeiras h é de 2 a 3 h; a meia-vida sérica, entre 6 e 48 h após a administração IV, varia de 10 a 44 h. Aproximadamente 35% da droga fica ligada, basicamente à fração albumina. Após administração parenteral, 70 a 80% são excretados durante as primeiras 48 h com 60% na forma de morfina conjugada. Após administração oral, cerca de 60% de uma dose dada é excretada; isso provavelmente reflete a absorção incompleta a partir do trato GI.

Para uma revisão dos efeitos indesejáveis, contra-indicações, interações medicamentosas e precauções, veja a introdução. As manifestações francas de *superdosagem* incluem coma, pupilas puntiformes e depressão respiratória. Choque, diminuição da temperatura corporal e edema pulmonar podem ocorrer. O tratamento inclui estabelecimento de vias aéreas permeáveis e da ventilação do paciente. Se ocorrer depressão respiratória significativa, um antagonista de narcótico adequado, como a naloxona, deve ser administrado. Outras medidas de apoio devem ser aplicadas conforme indicado. A morfina é uma droga da *Schedule II* sob o *Controlled Substances Act*.

SULFATO DE MORFINA

Morfinan-3,6-diol, (5α,6α)-7,8-didesidro-4,5-epoxi-17-metil-, sulfato (2:1) (sal), pentaidrato

[6211-15-0] $(C_{17}H_{19}NO_3)_2 \cdot H_2SO_4 \cdot 5H_2O$ (758.83); anidro [64-31-3] (668.76).

Para a fórmula estrutural da morfina, veja Cap. 26.

Descrição — Cristais brancos, penugentos, frágeis, em forma de massas cúbicas de cristais, ou um pó cristalino branco; inodoro e quando exposto ao ar gradualmente perde água de hidratação; escurece com a exposição prolongada à luz.

Solubilidade — 1 g em 16 mL de água, 570 mL de álcool, 1 mL de água a 80° ou aproximadamente 240 mL de álcool a 60°; insolúvel em clorofórmio ou éter.

Comentários — Veja *Morfina* e *Injeção de Sulfato de Morfina*.

INJEÇÃO DE SULFATO DE MORFINA

Uma solução estéril de sulfato de morfina em água para injeção. Pode conter agentes antimicrobianos adequados.

Preparo — Soluções de sulfato de morfina em um pH > 7 decompõem rapidamente mesmo em temperatura ambiente. Em um pH < 5,5 nenhuma alteração é descrita em uma solução a 1% aquecida por 1 h. O pH deve ficar entre 2,5 e 6,0. A esterilização deve ser conduzida com um mínimo de aquecimento.

Comentários — Indicada para alívio da dor intensa. É efetiva no controle da dor pós-operatória, assim como para alívio da apreensão pré-operatória. Suas ações mais importantes ocorrem no cérebro, especialmente em suas funções mais altas. Uma estimulação transitória inicial é seguida por depressão do cérebro, de suas funções mais altas e de seus centros bulbares. Os reflexos e as funções medulares usualmente são estimulados. Afeta a percepção, de modo que o paciente se torna mais tolerante ao desconforto e à dor. Além disso, parece interferir na condução da dor. Deprime o centro respiratório, estimula o centro do vômito, deprime o reflexo da tosse, contrai a pupila, eleva o tônus dos tratos GI e geniturinário e produz vasodilatação discreta.

É contra-indicada na asma brônquica, na depressão respiratória ou na idiossincrasia à droga. A superdosagem pode causar depressão respiratória, coma e morte. A droga deve ser usada com precaução nos extremos etários (lactentes e idosos), assim como em pacientes debilitados, ou em pacientes com aumento da pressão intracraniana, psicoses tóxicas, mixedema ou hipertrofia prostática. Reações desagradáveis podem incluir reações alérgicas, náuseas, vômitos, constipação, retenção urinária, depressão, delírio e convulsões. A Injeção de Sulfato de Morfina é uma droga da *Schedule II* sob o *Controlled Substances Act*.

CODEÍNA

Morfinan-6-ol, (5α,6α)-7,8-didesidro-4,5-epoxi-3-metoxi-17-metil-, monoidrato, Methylmorphine

[6059-47-8] $C_{18}H_{21}NO_3 \cdot H_2O$ (317.38); *anidro* [76-57-3] (299.37). Para a fórmula estrutural, veja Cap. 26.

História — Isolada do ópio pelo químico francês Robiquet em 1832, que lhe deu o nome derivado da palavra grega que significa cápsulas de papoula.

Preparo — Embora uma parte da codeína seja obtida diretamente do ópio, a quantidade não é suficiente para o uso extenso desse alcalóide como valioso agente medicinal. Uma quantidade muito maior de codeína é usada em comparação com a morfina. Essa necessidade é satisfeita através da síntese parcial a partir da morfina. O processo envolve a metilação do OH fenólico da última com hidróxido de feniltrimetilamônia. Morfina seca é dissolvida em uma solução de hidróxido de potássio em álcool absoluto, o agente metilador é adicionado e a solução aquecida. Após o resfriamento, adiciona-se água, a solução é acidificada com ácido sulfúrico, o produto dimetilanilina é separado, e o álcool removido por destilação. O tratamento com solução de soda cáustica precipita a codeína, enquanto a morfina que não sofreu reação é mantida em solução pelo hidróxido de sódio. A codeína crua é purificada por cristalização na forma de sulfato.

Descrição — Cristais brancos ou incolores, ou um pó cristalino branco; sofre eflorescência lenta no ar seco e é afetada pela luz; quando convertida a anidrido por secagem a 80°, funde dentro de uma faixa de 2° entre 154° e 158°; sublima (anidro) sob pressão reduzida; pH (solução aquosa saturada) de aproximadamente 9,8.

Solubilidade — 1 g em 120 mL de água, 2 mL de álcool, cerca de 0,5 mL de clorofórmio, 50 mL de éter ou cerca de 20 mL de benzeno. Quando aquecida em um volume insuficiente de água para completar a solução, funde em gotas oleosas que cristalizam com o resfriamento.

Incompatibilidades — Precipitada a partir de solução aquosa pela maioria dos precipitantes alcaloídicos, mas não pelo carbonato de sódio, potássio ou amônio, ou bicarbonato de sódio. As soluções aquosas são suficientemente alcalinas para precipitar outros alcalóides menos solúveis das soluções de seus sais. Amônia pode ser liberada a partir de *sais de amônio*. Veja também Cap. 26.

Comentários — Pode ser vista como uma morfina enfraquecida, que falha na produção de efeitos narcóticos proporcionalmente maiores à medida que a dose é elevada. Na verdade, grandes quantidades de codeína podem causar excitação. Doses médias são *sedativas, analgésicas* e *antitussígenas*. Quando administrada por via oral, 30 a 60 mg são equivalentes em eficácia analgésica a cerca de 650 mg de AAS; por via subcutânea, 60 mg são algo menos efetivos que 10 mg de morfina. Devido aos diferentes mecanismos de ação, a codeína associada a salicilatos ou ao acetaminofeno produz intensificação da ação analgésica.

A codeína é útil para induzir o sono na vigência de dor leve. É rapidamente absorvida após administração oral ou parenteral; o início de ação ocorre em 15 a 30 min, e a analgesia é mantida por 4 a 6 h. A codeína é metabolizada principalmente no fígado, onde se submete à *O*-desmetilação, *N*-desmetilação e conjugação parcial com ácido glicurônico. A droga é acentuadamente excretada na urina como narcodeína e como morfina livre e conjugada. Como a morfina, a codeína também provoca depressão respiratória e cortical, mas casos graves são praticamente desconhecidos. É menos apta que a morfina para causar náuseas, vômitos, constipação e miose. Tolerância e dependência podem ocorrer, no entanto, e as mesmas precauções devem ser observadas em seu uso assim como para a morfina. A *naloxona* é um antagonista específico em casos de intoxicação aguda.

Essa droga, como a morfina, é empregada como agente *analgésico, sedativo, hipnótico, antiperistáltico* e *antitussígeno*. É comumente dada em combinação com aspirina, acetaminofeno ou outros agentes. Administrada isoladamente, a codeína é uma droga da *Schedule II* sob o *Controlled Substances Act. Em combinação com drogas similares ao AAS, é classificada como Schedule III.*

FOSFATO DE CODEÍNA

Morfinan-6-ol, (5α,6α)-7,8-didesidro-4,5-epoxi-3-metoxi-17-metil-, fosfato (1:1) (sal), hemiidrato

[41444-62-6] $C_{18}H_{21}NO_3 \cdot H_3PO_4 \cdot 1/2H_2O$ (406.37); *anidro* [52-28-8] (397.36).

Preparo — Através da dissolução da codeína em uma quantidade equimolecular de ácido fosfórico aquoso, adicionando álcool e permitindo que o sal cristalize a partir da solução.

Descrição — Cristais brancos, finos, em forma de agulha, ou um pó cristalino branco; inodoro; perde prontamente água da hidratação quando exposto ao ar e é afetado pela luz; as soluções são ácidas ao tornassol e são levorrotatórias.

Solubilidade — 1 g em 2,5 mL de água, 325 mL de álcool, 0,5 mL de água a 80° ou 125 mL de álcool fervente.

Comentários — Veja *Codeína, Morfina e introdução*. Sendo mais solúvel que o sulfato de codeína, o fosfato é preferido ao sulfato.

SULFATO DE CODEÍNA

Morfinan-6-ol, (5α,6α)-7,8-didesidro-4,5-epoxi-3-metoxi-17-metil-, sulfato (2:1) (sal), triidrato

[6854-40-6] $(C_{18}H_{21}NO_3)_2 \cdot H_2SO_4 \cdot 3H_2O$ (750.86); *anidro* [1420-53-7] (698.81).

Preparo — Através de cristalização a partir de uma solução de codeína em H_2SO_4 diluído.

Descrição — Cristais brancos, usualmente em forma de agulha ou um pó cristalino branco; sofre eflorescência no ar seco e é afetado pela luz; a solução aquosa é praticamente neutra ou apenas levemente ácida ao tornassol.

Solubilidade — 1 g em 30 mL de água, 1.300 mL de álcool, ou aproximadamente 6,5 mL de água a 80°; insolúvel em clorofórmio ou éter.

Incompatibilidades — Veja os *Alcalóides* (Cap. 26). Reage com *fenobarbital sódico* para produzir alcalóide livre e fenobarbital, ambos os quais podem precipitar, a menos que o veículo contenha uma proporção moderada de álcool.

Comentários — Veja *Codeína, Morfina* e a introdução.

Analgésicos Opióides Semi-sintéticos

Com a intenção de obter um agente com as vantagens da morfina ou da codeína sem as suas desvantagens, os químicos modificaram a estrutura desses alcalóides naturais de ópio. Algumas dessas modificações, por exemplo, hidrocodona, hidromorfona ou nalorfina, resultam de pequenas modificações químicas nos alcalóides naturais, com o núcleo característico permanecendo intacto. Para conveniência farmacológica, todos esses agentes são classificados aqui como alcalóides semi-sintéticos do ópio. Em geral, as propriedades farmacológicas apresentadas por esses agentes diferem quantitativamente daquelas contidas na substância original, mas são qualitativamente similares. Os diversos agentes semi-sintéticos empregados clinicamente são descritos a seguir.

BITARTARATO DE HIDROCODONA

Morfinan-6-ona, (5α)-4,5-epoxi-3-metoxi-17-metil-, [R-(R*,R*)]-2,3-diidroxibutanodioato (1:1), hidrato (2:5); Bitartarato de Diidrocodeinona

[34195-34-1] [6190-38-1] $C_{18}H_{21}NO_3 \cdot C_4H_6O_6 \cdot 2\ 1/2H_2O$ (494.50); *anidro* [143-71-5] (449.46).

Para a estrutura da hidrocodona, veja Cap. 26.

Preparo — Esse alcalóide sintético, 7,8-diidrocodeinona, é preparado por rearranjo catalítico da codeína ou por hidrólise controlada e oxidação da diidrotebaína.

Descrição — Cristais brancos finos ou um pó cristalino fino branco; afetado pela luz; pH (solução 1 em 50) de 3,2 a 3,8.

Solubilidade — 1 g em 16 mL de água; livremente solúvel em álcool; insolúvel em clorofórmio ou éter.

Comentários — Para alívio da dor moderada a intensa e para alívio sintomático da tosse. É um narcótico algo mais sedativo e com maior potencial para abuso que a codeína, e é uma droga *Schedule III* segundo o *Controlled Substances Act. É freqüentemente combinada com outras drogas como os analgésicos do tipo do AAS, anti-histamínicos, expectorantes e simpatomiméticos.*

CLORIDRATO DE HIDROMORFONA

Morfinan-6-ona, (5α)-4,5-epoxi-3-hidroxi-17-metil-, cloridrato, Cloridrato de Diidromorfinona; Dilaudid Hydrochloride

[71-68-1] $C_{17}H_{19}NO_3 \cdot HCl$ (321.80).

O cloridrato de hidromorfona é cloridrato de 7,8-diidromorfinona; para a estrutura, veja Cap. 26.

Preparo — Através de redução eletrolítica da morfina ou de oxidação da diidromorfina, e em seguida por reação com HCl. US Pat 2.649.454.

Descrição — Pó cristalino, fino, branco, inodoro, afetado pela luz; a solução aquosa é praticamente neutra ou apenas levemente ácida ao tornassol.

Solubilidade — 1 g em cerca de 3 mL de água; moderadamente solúvel em álcool; praticamente solúvel em éter.

Incompatibilidades — As reações características dos alcalóides são geralmente aplicáveis a essa substância.

Comentários — Um *analgésico* semi-sintético, química e farmacologicamente similar à morfina, indicado para o alívio da dor moderada a severa do infarto miocárdico, câncer, trauma (tecidos moles e ósseos), cólicas renais e biliares, queimaduras e dor pós-operatória. (Veja a introdução.) É também usado ocasionalmente por seus efeitos antitussígenos. Possui um quinto da potência quando administrado por via oral em comparação com a via IM; o efeito máximo ocorre mais tarde, e a duração da analgesia é mais longa após administração oral. Após administração parenteral, a ação analgésica é evidente em 15 a 30 min e dura 4 a 5 h. Após a administração oral, o início da analgesia ocorre em aproximadamente 30 min. Absorção mais lenta e, por isso, alívio mais prolongado da dor podem ser obtidos com seu uso na forma de supositórios. Possui menor tendência que a morfina a causar sonolência quando dado em doses analgésicas equivalentes, e assim o alívio da dor pode ser obtido sem que haja sonolência ou estupefação. É contra-indicado na asma brônquica, depressão respiratória ou idiossincrasia à droga. Diz-se que a droga causa menos constipação e vômitos que a morfina; além disso, produz menos euforia. No entanto, tolerância e dependência ocorrem com a droga, e deve ser usada com as mesmas precauções da morfina. Pode ser dado por via oral, via retal na forma de supositórios ou através de injeção subcutânea ou IV (na emergência). A injeção de doses altas (10 mg/mL) deve ser usada apenas em pacientes que são tolerantes aos narcóticos e necessitam de grandes doses dessas drogas para alívio.

Cuidado — Essa droga, por ser um derivado da morfina, é uma droga da *Schedule II* segundo o *Controlled Substances Act*. A *naloxona* (Cap. 26) é o antagonista específico em casos de intoxicação aguda.

CLORIDRATO DE OXICODONA

4,5-Epoxi-14-hidroxi-3-metoxi-17-metilmorfinan-6-ona, Cloridrato; Cloridrato de Diidrodiidroxicodeinona

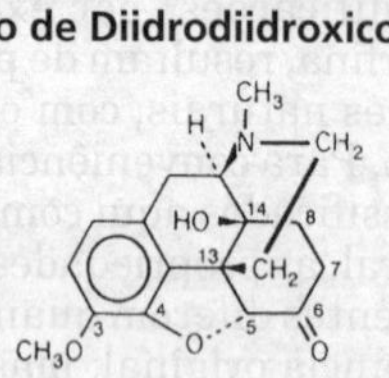

[124-90-3] $C_{18}H_{21}NO_4 \cdot HCl$ (351.83). Para a estrutura, veja Cap. 26.

Preparo — A partir da tebaína, também obtida a partir do ópio. A tebaína é o 3,6-dimetoxi-$\Delta^{6,8}$-dieno que, sob oxidação com H_2O_2, insere um OH na posição 14 e um hemiacetal na 6. A hidrólise do hemiacetal forma a cetona na posição 6; veja Manske, *Chemistry of the Morphine Alkaloids*, Oxford Press, 1954. O cloridrato é preparado a partir da base através de meios usuais.

Descrição — Pó branco, cristalino, inodoro; sabor amargo, salino; funde com decomposição entre 274° e 278°.

Solubilidade — 1 g em 10 mL de água ou 60 mL de álcool.

Comentários — Para alívio da dor moderada a moderadamente grave. Como a codeína e a metadona, possui metade de sua atividade analgésica após administração oral. É freqüentemente usada para aliviar dor pós-operatória, pós-extração e pós-parto. Embora a oxicodona possua uma capacidade analgésica menor que a morfina, seu potencial para abuso é comparável e é uma droga do *Schedule II* segundo o *Controlled Substances Act. É freqüentemente associada a AAS ou acetaminofeno.*

CLORIDRATO DE OXIMORFONA

(5α)-Morfinan-6-ona, 4,5-epoxi-3,14-diidroxi-17-metil-, cloridrato; Numorphan

[357-07-3] $C_{17}H_{19}NO_4 \cdot HCl$ (337.80).

Para a estrutura, veja Cap. 26.

Preparo — A tebaína é dissolvida em ácido fórmico aquoso e tratada com peróxido de hidrogênio a 30%, após o que a neutralização com amônia aquosa resulta em 14-hidroxicodeinona. Esta é então dissolvida em ácido acético e hidrogenada com a ajuda do catalítico paládio-carvão para formar 14-hidroxi-7,8,-diidrocodeinona (oxicodona). Na forma de seu cloridrato, esse composto é desmetilado através de aquecimento com cloridrato de piridina para formar o cloridrato de oxicodona cru, que é então purificado. US Pat 2.806.033.

Descrição — Cristais brancos em forma de agulha ou pó branco ou levemente bege; inodoro; escurece com a exposição prolongada à luz; pH (solução aquosa) de aproximadamente 5.

Solubilidade — 1 g em 4 mL de água, 100 mL de álcool, >1.000 mL de clorofórmio ou >1.000 mL de éter.

Comentários — Um analgésico narcótico semi-sintético com ações, usos e efeitos colaterais similares aos da hidromorfona e da morfina, exceto por não possuir atividade antitussígena significativa. Após administração parenteral, 1 mg da oximorfona é aproximadamente equivalente em atividade analgésica a 10 mg de morfina. O início de ação é rápido; os efeitos iniciais usualmente ocorrem em 5 a 10 min, com duração de ação de cerca de 3 a 6 h. Controla satisfatoriamente a dor pós-operatória, a dor mais grave das doenças neoplásicas avançadas e outros tipos de dor que comumente podem ser controlados pela morfina. Também é usado por via parenteral como medicação pré-operatória, assim como um suplemento à anestesia. Exceto por ser um tanto menos constipante, a incidência global e a gravidade dos efeitos colaterais são similares às da morfina. Sua propensão ao abuso é aproximadamente igual à da morfina. É uma droga *Schedule II* segundo o *Controlled Substances Act.*

TARTARATO DE LEVORFANOL

Morfinan-3-ol, 17-metil-, [R-(R*,R*)]-2,3-diidroxibutanodioato (1:1) (sal), diidrato; Levo-Dromoran

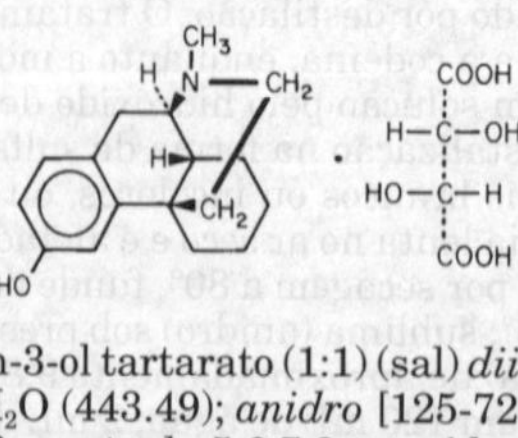

17-Metilmorfinan-3-ol tartarato (1:1) (sal) *diidrato* [5985-38-6] $C_{17}H_{23}NO \cdot C_4H_6O_6 \cdot 2H_2O$ (443.49); *anidro* [125-72-4] (407.46).

Preparo — Brometo de 5,6,7,8-tetraidro-2-metilisoquinolínio (I) sofre metátese com brometo de *p*-metoxibenzil magnésio (II), e o produto se rearranja à custa da dupla ligação em 1,2 para formar 1-(*p*-metoxibenzil)-2-metil-1,2,5,6,7,8-hexaidroisoquinolina (III). III pode ser redesenhado como mostrado a seguir para exibir as reações subseqüentes de forma mais clara. Uma solução de cloridrato de III é então hidrogenada nas posições 3,4 com a ajuda de carvão platinizado, e tratamento subseqüente com amônia libera o composto *dl*-1,2,3,4,5,6,7,8-octaidro (IV), que pode ser finalizado nos seus enantiomorfos (+) e (−) através dos procedimentos usuais. A etapa final na preparação da base envolve o aquecimento do enantiomorfo (−) com ácido fosfórico a 150°, através da qual a ciclização entre o resíduo da isoquinolina e o anel benzeno ocorre à custa da dupla ligação remanescente da isoquinolina.

Durante o tratamento com ácido fosfórico, o grupamento metóxi é simultaneamente convertido em hidróxi, produzindo então o levorfanol (V).

O tartarato pode ser produzido pela dissolução da base em uma solução aquosa de ácido tartárico e cristalização.

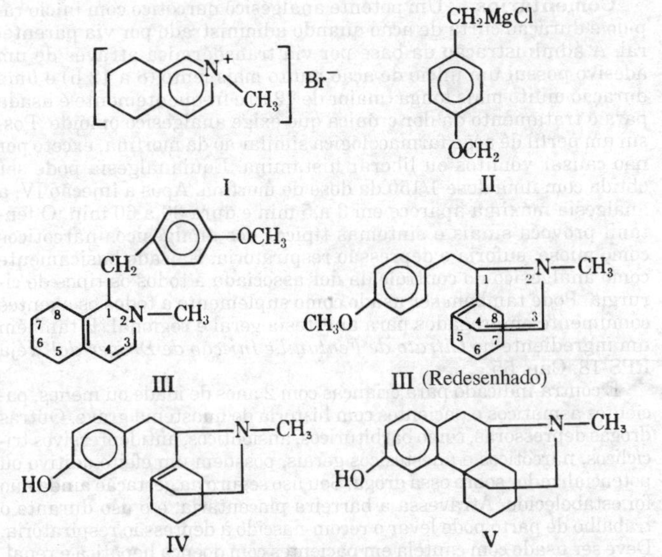

I   II

III   III (Redesenhado)

IV   V

Descrição — Pó cristalino, inodoro, praticamente branco; funde a cerca de 115° (anidro, a cerca de 207°).

Solubilidade — 1 g em 50 mL de água ou 120 mL de álcool; insolúvel em clorofórmio e éter.

Comentários — Um potente analgésico sintético relacionado química e farmacologicamente à morfina (veja *Morfina*, anteriormente e a introdução). Promove analgesia no mínimo igual à da morfina e superior à da meperidina com doses muito menores que as duas. Possui também uma ação mais duradoura que qualquer uma delas; de 6 a 8 h o alívio da dor pode ser alcançado após administração oral ou parenteral. Sua margem de segurança é essencialmente a mesma que a da morfina, mas provavelmente produz menos náuseas, vômitos e constipação. É indicado sempre que um analgésico narcótico for necessário; é efetivo para dor moderada a grave e é usado por via parenteral para sedação pré-operatória, assim como na forma de adjunto à anestesia com óxido nitroso. A droga é contra-indicada no alcoolismo agudo, asma brônquica, aumento da pressão intracraniana, depressão respiratória e anoxia. Outras precauções e reações adversas são similares àquelas induzidas por outros analgésicos narcóticos. É um narcótico com risco de uso abusivo similar ao da morfina; logo, as mesmas precauções relacionadas à morfina devem ser observadas quando essa droga for prescrita. A droga é da *Schedule II* no *Controlled Substances Act.*

Antagonistas Opióides

Embora se tenha observado em 1915 que *N*-alilnorcodeína evita ou abole a depressão respiratória induzida pela morfina ou pela heroína, mais de 25 anos se passaram antes que fosse demonstrado que a *N*-alilnormorfina (nalorfina; não mais disponível nos Estados Unidos) possui propriedades antagonizantes da morfina ainda mais pronunciadas. Mesmo então a significância clínica desse efeito antagonizante não foi explorada até 1951. Dois anos mais tarde, mostrou-se que a nalorfina poderia precipitar sintomas de abstinência aguda em pós-adictos que receberam morfina, metadona ou heroína por curtos períodos. Também se mostrou que indivíduos não-viciados que recebiam grandes doses de nalorfina apresentavam disforia e ansiedade em vez de euforia. Subseqüentemente, notou-se que, embora a nalorfina antagonize os efeitos analgésicos da morfina, ela é um potente analgésico quando dada a pacientes com dor pós-operatória.

Exceto pela meperidina, a substituição do grupamento alil pelo grupamento *N*-metil na maioria dos narcóticos — p. ex., morfina, levorfanol, metadona, oximorfona e fenazocina — resulta em drogas com níveis variáveis de efeito antagonista de narcóticos. Deve-se enfatizar que isso não se restringe à substituição do grupamento alil, pois a substituição de outros grupamentos (metalil, propil, isobutil, propargil ou ciclopropargilmetil) por um grupamento *N*-metil nos analgésicos narcóticos também produz substâncias que são antagonistas.

O termo *antagonista*, conforme usado nesta seção, inclui naloxona e naltrexona, que são antagonistas com pouca ou nenhuma ação agonista. Esses antagonistas competitivos dos narcóticos são efetivos no tratamento da *depressão respiratória grave* induzida por narcóticos e na *asfixia neonatal* causada pela administração dessas drogas à gestante durante o trabalho de parto e para *o diagnóstico ou tratamento do abuso de narcóticos.*

CLORIDRATO DE NALOXONA

(5α)-Morfinan-6-ona, 4,5-epoxi-3, 14-diidroxi-17-(2-propenil)-, cloridrato, Narcan

[357-08-4] $C_{19}H_{21}NO_4 \cdot HCl$ (363.84); *diidrato* [51481-60-8] (399.87).

Para a estrutura, veja Cap. 26.

Preparo — A *oximorfona* (ver anteriormente) é desmetilada e a 4,5α-epoxi-3,14-diidroximorfinan-6-ona resultante é *N*-alilada através da reação em etanol com alil brometo na presença de $NaHCO_3$. A naloxona resultante reage com HCl etanólico. US Pat 3.254.088.

Descrição — Pó cristalino branco a levemente bege; as soluções aquosas são ácidas; fusão a cerca de 203°.

Solubilidade — Solúvel em água; levemente solúvel em álcool; praticamente insolúvel em clorofórmio ou éter.

Incompatibilidades — Ânions de cadeia longa ou de alto peso molecular (forma sais relativamente insolúveis) e com soluções alcalinas (a base precipita se a concentração for suficientemente alta); no entanto, a injeção é compatível com soluções IV volumosas que sejam levemente alcalinas. Além disso, oxigênio, agentes oxidantes, bissulfitos ou metabissulfitos.

Comentários — Um antagonista sintético dos narcóticos essencialmente destituído de propriedades narcóticas agonistas. Por isso, não possui propriedades similares às da morfina, como depressão respiratória, efeitos psicomiméticos e constrição pupilar, característicos de outros antagonistas de narcóticos. Evidências disponíveis sugerem que essa droga antagoniza esses efeitos opióides por competirem pelos mesmos locais nos receptores. É a droga de escolha para o tratamento da depressão respiratória induzida por analgésicos narcóticos sintéticos ou naturais, incluindo a depressão induzida pelo agonista parcial pentazocina. É também indicado para o diagnóstico de superdosagem aguda de narcóticos. Não é efetivo contra a depressão respiratória não-induzida por narcóticos. A naloxona tem sido usada para detectar abuso de opióides e pode precipitar graves sintomas de abstinência em pacientes fisicamente dependentes. O uso dessa droga pode diminuir a euforia dependente de opióides e ajudar na redução do desejo por essas drogas.

A droga desaparece rapidamente do soro nos homens. Após uma dose intravenosa, a naloxona é rapidamente distribuída pelo corpo. O início da atividade geralmente é evidente dentro de 2 a 5 min; o início da ação é ligeiramente menos rápido quando administrada por vias subcutânea ou intramuscular. A meia-vida média em adultos varia de 30 a 81 min (média de 64 e 12 min); a meia-vida média em neonatos é de 3,1 e 0,5 h. É metabolizada no fígado, basicamente através de conjugação por glicuronídio, e excretada na urina. Essa curta duração de ação exige múltiplas doses e limita bastante seu valor. Por isso, esforços consideráveis em pesquisa têm sido direcionados para o desenvolvimento de antagonistas com uma duração de ação mais longa (veja Naltrexona). O uso seguro e efetivo em crianças com menos de 12 anos de idade e em gestantes não foi estabelecido. Efeitos adversos são considerados raros e usualmente consistem em náuseas e vômitos. Não está *incluído* no *Controlled Substances Act.*

CLORIDRATO DE NALTREXONA

Morfinan-6-ona, (5α)-17-(ciclopropilmetil)-4,5-epoxi-3,14-diidróxi-, Trexan

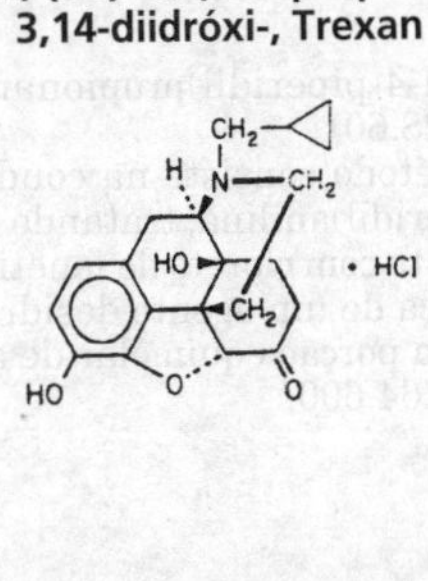

[16676-29-2] $C_{19}H_{21}NO_4 \cdot HCl$ (377.87).

Preparo — A partir da normofina através da oxidação nas posições alílicas C6 e C14; hidrogenação da dupla ligação de C7-8 e *N*-alquilação com ciclopropilmetil halóide. US Pat 3.332.950.

Descrição — Cristais brancos; fusão a cerca de 275°.

Solubilidade — 1 g em aproximadamente 1 mL de água.

Comentários — A naltrexona geralmente possui pouca ou nenhuma atividade agonista. Sua atividade antagonista de opióides é descrita como sendo 2 a 9 vezes a da naloxona e 17 vezes a do nalorfano. Conseqüentemente, é usada como um adjunto na manutenção do estado livre de opióides durante a desintoxicação nos indivíduos antes dependentes de opióides. Também tem sido usada no tratamento da síndrome pós-concussão que não responde a outros tratamentos. É absorvida rápida e quase completamente após administração oral, mas sofre substancial metabolismo de primeira passagem no fígado. Apenas 5 a 20% de uma dose oral alcançam a circulação sistêmica de forma inalterada. O principal metabólito é o 6β-naltrexol; este também é um antagonista puro e pode contribuir para o bloqueio do receptor opióide. As meias-vidas médias de eliminação da naltrexona e do 6\Gβ-naltrexol são de 3,9 e 12,9 h, respectivamente; os efeitos farmacológicos são aparentes por 24 e 72 h e parecem ser independentes da dose. A droga não se acumula após administração crônica, mas é excretada basicamente pela urina. Os efeitos adversos mais freqüentes (10%) incluem ansiedade, nervosismo, cefaléia, baixa energia, cólicas abdominais, náuseas, vômitos e dores articulares e musculares. Anormalidades nos testes hepáticos e linfocitose foram relatadas. Os pacientes devem exibir alguma identificação indicando que estão sob o uso dessa droga.

AGONISTAS/ANTAGONISTAS OPIÓIDES SINTÉTICOS

Os muitos efeitos colaterais indesejáveis da morfina e a dependência de ópio nos países do Mediterrâneo e no Oriente Próximo estimularam a busca de drogas sintéticas tão analgésicas quanto a morfina, mas com menos efeitos colaterais e menor risco de dependência. Um analgésico ideal é teoricamente possível e concebivelmente poderia tornar a morfina e outros derivados do ópio obsoletos como analgésicos.

Geralmente se concorda que um analgésico ideal

não deve se tornar ineficaz por causa do desenvolvimento de tolerância
não deve viciar nem gerar dependência
deve possuir uma ampla margem de segurança
deve ser eficaz contra todos os tipos de dor
deve ter um curto período de latência e ação duradoura
não deve modificar as modalidades sensoriais
não deve deprimir a respiração nem o sistema cardiovascular
não deve afetar o trato GI
deve ser eficaz por via oral ou parenteral
deve ser relativamente barato

É obvio que um agente analgésico ideal ainda não foi desenvolvido, pois todos os analgésicos opióides sintéticos potentes desenvolvidos para uso clínico podem provocar dependência, mimetizam algumas das propriedades farmacológicas da morfina e são antagonizados em algum grau pela nalorfina. No entanto, os agentes sintéticos atualmente disponíveis possuem valiosas propriedades analgésicas e farmacológicas que são descritas nesta seção.

CITRATO DE FENTANIL

Propanamida, *N*-fenil-*N*-[1-(2-feniletil)-4-piperidinil]-, 2-hidroxi-1,2,3-propanotricarboxilato (1:1); Sublimaze; presente no Innovar

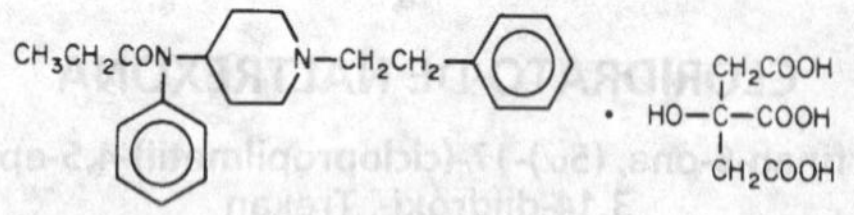

Citrato de *N*-(1-fenetil-4-piperidil)propionanilida (1:1) [990-73-8] $C_{22}H_{28}N_2O \cdot C_6H_8O_7$ (528.60).

Preparo — Um método consiste na condensação do cloreto de propionil com *N*-(4-piperidil)anilina, tratando então a *N*-(4-piperidil) propionanilida resultante com cloreto de fenetil, auxiliando cada condensação com a presença de um agente desidroclorante adequado. A reação da base com uma porção equimolar de ácido cítrico resulta no citrato (1:1). US Pat 3.164.600.

Descrição — Pó branco cristalino ou cristais brilhantes; inodoro e insípido (*Nota*: por esse composto ser extremamente potente, não é recomendado teste de sabor); estável no ar; fusão a 147° a 152°; pK_a de 8,3.

Solubilidade — 1 g em aproximadamente 40 mL de água, 140 mL de álcool ou 350 mL de clorofórmio.

Comentários — Um potente analgésico narcótico com início rápido e duração curta de ação quando administrado por via parenteral. A administração da base por via transdérmica através de um adesivo possui um início de ação muito mais lento (8 a 12 h) e uma duração muito mais longa (maior de 72 h) e freqüentemente é usada para o tratamento da dor crônica que exige analgésico opióide. Possui um perfil de ação farmacológica similar ao da morfina, exceto por não causar vômitos ou liberar histamina. Equianalgesia pode ser obtida com uma dose 1/150 da dose de morfina. Após a injeção IV, a analgesia máxima aparece em 3 a 5 min e dura 30 a 60 min. O fentanil provoca sinais e sintomas típicos dos analgésicos narcóticos como miose, euforia e depressão respiratória. É usado basicamente como analgésico no controle da dor associada a todos os tipos de cirurgia. Pode também ser usado como suplemento a todos os agentes comumente empregados para anestesia geral e regional. É também um ingrediente no *Citrato de Fentanil e Injeção de Droperidol*, veja RPS-18, Cap. 55.

É contra-indicado para crianças com 2 anos de idade ou menos, pacientes asmáticos e pacientes com história de miastenia grave. Outras drogas depressoras, como barbitúricos, ansiolíticos, antidepressivos tricíclicos, narcóticos e anestésicos gerais, possuem um efeito aditivo ou potencializador sobre essa droga. Seu uso seguro na gestação ainda não foi estabelecido. Atravessa a barreira placentária, e o uso durante o trabalho de parto pode levar o recém-nascido à depressão respiratória. Deve ser usado com cautela em pacientes com doença hepática e renal. Reações adversas incluem depressão respiratória, apnéia, rigidez muscular e hipotensão. Menos freqüentemente, náuseas e vômitos podem ocorrer. Infreqüentemente, vertigens, distúrbios visuais, prurido, euforia e espasmos do esfíncter de Oddi foram observados. É uma droga da *Schedule II* segundo o *Controlled Substances Act*.

CLORIDRATO DE ALFENTANIL

Propanamida, *N*-[1-[2-(4-etil-4,5-diidro-5-oxo-1*H*-tetrazol-1-il)etil]-4-(metoximetil)-4-piperidinil]-*N*-fenil-, monocloridrato, monoidrato; Alfenta

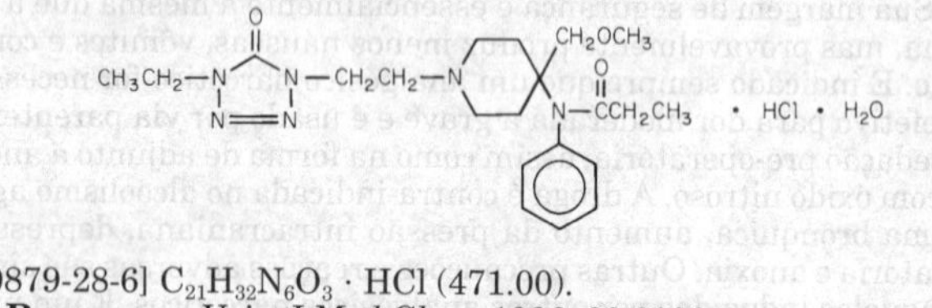

[70879-28-6] $C_{21}H_{32}N_6O_3 \cdot HCl$ (471.00).

Preparo — Veja *J Med Chem* 1986; 29:2290.

Descrição — Cristais brancos; fusão a 138°.

Comentários — Um potente analgésico opióide sintético relacionado ao fentanil, mas com um início de ação mais rápido e uma duração mais curta dos efeitos narcóticos. A duração curta (30 a 60 min após 50 mg/kg intravenosos) é vantajosa para procedimentos cirúrgicos curtos, mas exige freqüentes injeções ou infusão contínua para operações longas. É menos provável que se acumule com administração prolongada ou repetida por ser menos lipossolúvel que o fentanil.

Efeitos adversos incluem rigidez muscular (parede torácica, tronco e extremidades), hipotensão e bradicardia, depressão respiratória, náuseas, vômitos e vertigens. Grandes doses por um longo período também podem prolongar o despertar pós-operatório e a depressão respiratória. O fentanil e o sufentanil com freqüência são utilizados abusivamente; essa droga também é provavelmente usada com abuso.

CLORIDRATO DE BUPRENORFINA

6,14-Etenomorfinona-7-metanol, 17-(ciclopropilmetil)-α-(1,1-dimetiletil)-4,5-epoxi-18,19-diidro-3-hidroxi-6-metoxi-α-metil-, cloridrato; Buprenex

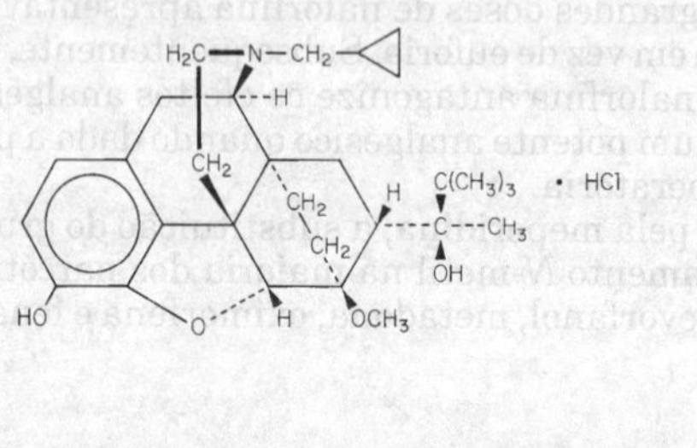

Preparo — A partir da tebaína; US Pat 3.433.791.

Descrição — Pó cristalino branco; as soluções aquosas são fracamente acidificadas.

Solubilidade — Levemente solúvel em água.

Comentários — Um analgésico opióide semi-sintético de ação central derivado da tebaína, é usado para o alívio da dor moderada a grave, particularmente aquela associada a desconforto pós-operatório. É aproximadamente 30 vezes tão potente quanto a morfina e exerce seu efeito analgésico por se ligar a receptores opióides no SNC. É classificado como um agonista parcial e exibe efeitos antagonistas em doses mais altas. O início da analgesia ocorre dentro de 15 min após injeção intramuscular, o pico em 1 h persiste por até 6 h. Aproximadamente 96% da droga se liga a proteínas plasmáticas e é metabolizada pelo fígado. A meia-vida terminal é de 2 a 3 h. A droga é excretada nas fezes como buprenorfina livre. O uso crônico pode produzir dependência psicológica e pode causar infreqüentemente dependência física limitada. Os efeitos adversos relacionados ao *SNC* incluem sedação (66%), vertigens (5-10%), cefaléias (1-5%), confusão, fala ininteligível, depressão e alucinações; os efeitos adversos *cardiovasculares* são hipotensão ou hipertensão, taquicardia ou bradicardia; os efeitos adversos *GI* são náuseas e vômitos, boca seca, dispepsia ou flatulência; os efeitos adversos *respiratórios* são hipoventilação, dispnéia ou cianose; os efeitos adversos *oftalmológicos* são miose, visão embaçada, diplopia ou conjuntivite; *outros efeitos adversos* incluem prurido, retenção urinária, rubor, calafrios ou sensação de frio e zumbidos. A segurança e a eficácia em crianças não foram estabelecidas.

CLORIDRATO DE MEPERIDINA

Ácido 4-piperidinocarboxílico, 1-metil-4-fenil-, etil éster, cloridrato; Pethidine Hydrochloride, Dolantin, Dolantol, Eudolat, Isonipecaine; Demerol Hydrochloride

CH_3 · HCl · $COOC_2H_5$

Etil 1-metil-4-fenilisonipecotato cloridrato [50-13-5] $C_{15}H_{21}NO_2 \cdot (HCl$ (283.80).

Preparo — Um dos diversos métodos no qual cloreto de benzil, dietanolamina e cianureto de benzil são usados nas principais etapas que se seguem:

$$C_6H_5CH_2Cl \xrightarrow[\text{Dietanolamina}]{NH(CH_2CH_2OH)_2} C_6H_5CH_2N(CH_2CH_2OH)_2$$

$$\xrightarrow[\text{Cloreto de Tionil}]{SOCl_2} C_6H_5CH_2N(CH_2CH_2Cl)_2 \xrightarrow[\text{Cianeto de Benzil}]{C_6H_5CH_2CN}$$

$$C_6H_5CH_2N\langle\rangle(CN)(C_6H_5) \xrightarrow[H_2SO_4]{C_2H_5OH}$$

$$C_6H_5CH_2N\langle\rangle(COOC_2H_5)(C_6H_5) \xrightarrow[HCHO]{H_2/Pd} \text{Meperidina}$$

A remoção do grupamento *N*-benzil é alcançada através da hidrogenação catalítica na solução de ácido acético na qual um catalítico paládio é usado. A adição do formaldeído à mistura de redução seguida por nova hidrogenação catalítica leva à meperidina. A base livre é convertida ao cloridrato por neutralização com HCl.

Descrição — Pó branco, fino, cristalino, inodoro; estável no ar em temperaturas usuais; pH (solução de 1 em 20) de aproximadamente 5; funde entre 186° e 189°; pK_a de 7,7 a 8,15.

Solubilidade — Bastante solúvel em água; solúvel em álcool; moderadamente solúvel em éter.

Comentários — Um analgésico narcótico sintético com múltiplas ações qualitativamente similares às da morfina; a mais proeminente dessas ações ocorre no SNC e nos órgãos compostos por musculatura lisa. Age principalmente na indução de analgesia e sedação. É indicado para uso pré-operatório, no alívio da dor moderada a intensa, anestesia de suporte e analgesia obstétrica. Cruza a barreira placentária; o uso durante o trabalho de parto pode levar o recém-nascido à depressão respiratória. Evidências disponíveis sugerem que provoca menos espasmos na musculatura lisa, constipação e depressão do reflexo da tosse que doses analgésicas equivalentes de morfina. Em uma dose parenteral de 60 a 80 mg, é essencialmente igual em efetividade analgésica que 10 mg de morfina; o início de ação é ligeiramente mais rápido, e a duração é um tanto mais curta que a da morfina.

É significativamente menos efetiva por via oral que por via parenteral. Após a administração IV da meperidina a adultos saudáveis, o volume de distribuição em um estado estacionário é de 269 L; a depuração plasmática é de 1,06 L/min; e a meia-vida de eliminação é de 3,6 h. Existem evidências de que a disposição da meperidina varie entre o dia e a noite, com uma meia-vida de eliminação mais curta e depuração maior à noite. É contra-indicada para pacientes que usam IMAO; tem precipitado de forma inconstante reações graves, e ocasionalmente fatais, em 14 dias nos pacientes que receberam tais medicações. Deve ser usada com cautela e em doses reduzidas nos pacientes em uso de outros analgésicos narcóticos, anestésicos gerais, fenotiazinas, sedativos, antidepressivos tricíclicos e outros depressores do SNC. Reações adversas importantes incluem depressão respiratória, depressão circulatória, parada respiratória, choque e parada cardíaca. Os efeitos indesejáveis mais freqüentes incluem vertigens, sedação, náuseas, vômitos e sudorese. Outras reações adversas incluem euforia, fraqueza, cefaléia, agitação, tremor, convulsões, alucinações transitórias e desorientação. Parte da toxicidade do SNC pode se dever ao metabólito neurotóxico, normoperidina. Devido à preocupação acerca da incidência e da gravidade dos efeitos adversos no SNC, muitos médicos recomendam seu uso por curto prazo em adultos saudáveis que são incapazes de receber morfina ou hidromorfona. Outros efeitos envolvendo trato GI, sistema cardiovascular e trato geniturinário são similares aos da morfina. A analgesia é possível com doses que não causam estupefação, uma vantagem determinante sobre a morfina. A dor usualmente é aliviada em 20 min a 1 h, e a analgesia dura de 2 a 5 h. A naloxona é um antagonista específico em casos de intoxicação aguda.

É uma droga da *Schedule II* no *Controlled Substances Act*.

CLORIDRATO DE METADONA

3-Heptanona, 6-(dimetilamino)-4,4-difenil-, cloridrato; Dolophine Hydrochloride

CH_2CH_3 · CO · CH_3 · $C—CH_2CHN(CH_3)_2$ · HCl

Cloridrato de Amidona; [1095-90-5] $C_{21}H_{27}NO \cdot HCl$ (345.91).

Preparo — A difenilacetonitrila é condensada com 2-cloro-1-dimetilaminopropano na presença de sodamida, resultando em 4-(dimetilamino)-2,2-difenilvaleronitrila e em uma nitrila isomérica indesejada em quantidades aproximadamente iguais. Os isômeros são separados e o primeiro é submetido à adição de Grignard com brometo de etil magnésio. A hidrólise subseqüente na presença de ácido clorídrico resulta no cloridrato de metadona.

$$\left[CH_3CH—CH_2 \;\overset{+}{N}(CH_3)(CH_3)\right]Cl^- \xrightarrow[\text{NaNH}_2\text{ sodamida}]{(C_6H_5)_2CHCN \text{ difenilacetonitrila}} (C_6H_5)_2C(CN)CH_2CH(CH_3)N(CH_3)_2$$

Forma ciclizada 2-cloro-1-dimetil-aminopropano — 4-(dimetilamino)-2,2-difenil-valeronitrila

$$\xrightarrow{C_2H_5MgBr} (C_6H_5)_2C(CH_2CH(CH_3)N(CH_3)_2)—C(C_2H_5)=N—MgBr \xrightarrow[(HCl)]{\text{Hidrólise}} \text{Cloridrato de Metadona}$$

Descrição — Cristais incolores ou um pó branco, cristalino, inodoro; pH (solução de 1 em 100) de 4,5 a 6,5; opticamente ativo (o sal oficial é uma mistura racêmica da qual apenas a forma levo possui atividade analgésica).

Solubilidade — 1 g em 13 mL de água, 8 mL de álcool ou 3 mL de clorofórmio; praticamente insolúvel em éter ou glicerina.

Comentários — Um *analgésico narcótico* sintético com múltiplas ações quantitativamente similares às da morfina, a mais proeminente das quais envolve o SNC e os órgãos compostos por musculatura lisa. As principais ações com valor terapêutico são aquelas de *analgesia, sedação* e *desintoxicação* ou *manutenção temporária* da dependência em narcóticos. Possui também significativas propriedades *antitussígenas* mas não é mais aprovado para esse uso nos Estados Unidos. É rápida mas provavelmente incompletamente absorvido após administração oral, pois apenas 52% de uma dose dada aparece na urina. Níveis plasmáticos médios de 182 e 420 ng/mL foram descritos em pacientes mantidos com uma dose oral diária de 40 a 80 mg, respectivamente, 71 a 87% dos quais sob a forma combinada. A meia-vida é de aproximadamente 25 h, com uma variação de 13 a 47 h. Uma dose parenteral de 8 a 10 mg é aproximadamente equivalente em efetividade analgésica a 10 mg de morfina; o início e a duração de ação das duas drogas são similares.

Possui aproximadamente a metade da potência por via oral que por via parenteral. É indicado para o alívio da dor moderada a grave, para tratamento de desintoxicação em pacientes viciados em narcóticos e para tratamento de manutenção temporário, ou ocasionalmente a longo prazo, da dependência de narcóticos. Se for administrado para o tratamento de heroína por mais de 3 semanas, o procedimento passa de tratamento da síndrome aguda de retirada (desintoxicação) para terapia de manutenção; esse último uso pode ser feito *apenas* em programas aprovados, a menos que o paciente esteja hospitalizado por outras condições que não o vício. Sua síndrome de abstinência é qualitativamente similar à da morfina; no entanto, o início é mais lento, o curso mais prolongado e os sintomas menos graves. Pode produzir dependência do tipo da morfina; por isso, deve ser prescrito e administrado com o mesmo grau de cautela que a morfina.

É contra-indicado para pacientes notoriamente sensíveis a ele. A droga deve ser usada com cuidado e em doses reduzidas em pacientes sob uso de outros analgésicos narcóticos, anestésicos gerais, fenotiazina e outros tranqüilizantes, sedativo-hipnóticos, antidepressivos tricíclicos, IMAO e depressores do SNC, pois pode resultar em depressão respiratória, hipotensão, sedação profunda ou coma. Pacientes em programa de manutenção recebem metadona apenas sob a forma oral líquida e não devem receber pentazocina ou rifampicina, pois essas drogas podem induzir sintomas de abstinência. O uso seguro da droga na gestação não foi estabelecido. Não é recomendado para analgesia obstétrica, pois sua longa duração pode induzir depressão respiratória no neonato. As reações adversas são similares às dos outros analgésicos narcóticos (veja especialmente *Meperidina*). É amplamente empregado no tratamento da retirada em pacientes viciados em morfina, heroína e drogas narcóticas relacionadas.

A *naloxona* é um antagonista efetivo em casos de intoxicação aguda. É uma droga da *Schedule II* no *Controlled Substances Act*.

CLORIDRATO DE NALBUFINA

(5α,6α)-Morfinan-3,6-14-triol, 17-(ciclobutilmetil)-4,5-epóxi-, cloridrato, Nubain

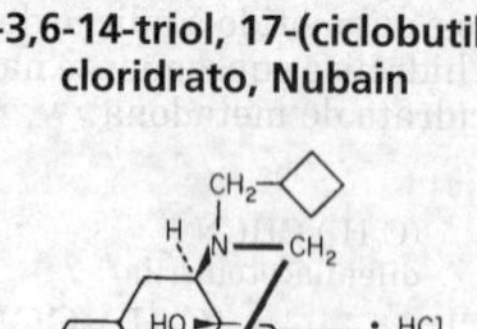

[23277-43-2] $C_{21}H_{27}NO_4 \cdot HCl$ (393.91).

Preparo — Veja US Pat 3.393.197.

Descrição — *Base*: cristais brancos; fusão a cerca de 230°.

Comentários — Para o alívio da dor moderada a grave. Pode também ser usado para analgesia pré-operatória, como suplemento à anestesia cirúrgica e para analgesia obstétrica durante o trabalho de parto. É quimicamente relacionado à oximorfona e ao antagonista de opióides, naloxona. Possui propriedades agonistas e antagonistas. Assim, é semelhante farmacologicamente à pentazocina. Sua potência analgésica, quando administrado por via parenteral e com base nos miligramas, é aproximadamente igual à da morfina e aproximadamente três a quatro vezes maior que a da pentazocina; sua potência antagonista é aproximadamente dez vezes maior que a da pentazocina. O início de ação ocorre em 2 a 3 min após a administração IV e em 15 min após administração IM ou subcutânea; é metabolizado no fígado; sua meia-vida plasmática é de 5 h, e a duração do efeito é de 3 a 6 h. As reações adversas são as mesmas da morfina e de outros analgésicos potentes (veja anteriormente). As mais freqüentemente observadas incluem sedação (36%), pele sudoreica ou úmida (9%), náuseas e vômitos (6%), vertigens e tonturas (5%), boca seca (4%) e cefaléia (3%). Depressão respiratória pode ocorrer com doses usuais de nalbufina, mas não é dose-relacionada; no entanto, atinge um platô com uma dose IV cumulativa de aproximadamente 30 mg. A retirada abrupta após administração prolongada causa sintomas de abstinência como no caso dos opióides, mas que são mais leves que os da morfina e mais intensos que os da pentazocina. Embora possua atividade antagonista de narcóticos, existem evidências de que em pacientes não-dependentes ele não antagonize um analgésico narcótico administrado imediatamente antes, simultaneamente ou logo após uma injeção dessa droga. Logo, pacientes que recebem concomitantemente analgésicos narcóticos, anestésicos gerais, fenotiazinas, outros sedativos, hipnóticos ou depressores do SNC podem apresentar efeitos aditivos. Assim, a dose de um ou ambos os agentes deve ser reduzida. Experiência clínica para apoiar o uso em crianças menores de 18 anos de idade não estão disponíveis atualmente.

CLORIDRATO DE PROPOXIFENO

Benzenoetanol, [*S*-(*R,*S**)]-α-[2(dimetilamino)-1-metiletil]-α-fenil-, propanoato (éster), cloridrato; Darvon**

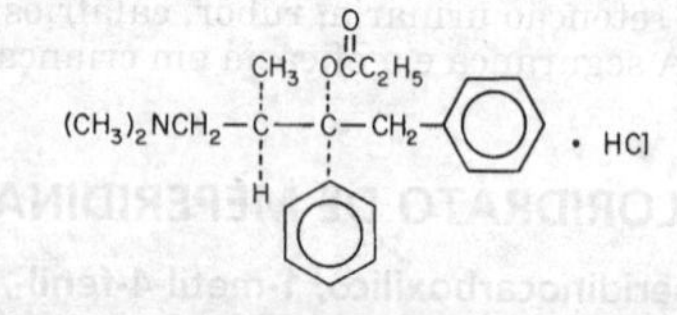

[1639-60-7] $C_{22}H_{29}NO_2 \cdot HCl$ (375.94).

Preparo — A base de Mannich formada pela condensação de propiofenona e dimetilamina com formaldeído é submetida à reação de Grignard com cloreto de benzil magnésio para produzir uma mistura de racemados dos dois diastereoisômeros (designados comercialmente como α e β) do álcool. A forma *α-dl* desejada é isolada através de cristalização fracionada e finalizada através do ácido *d*-canforossulfúrico. O enantiomorfo *α-d* é propionilado com ácido propiônico na presença de trimetilamina para formar propoxifeno, que adiciona um equivalente de HCl na formação do cloridrato.

Descrição — Pó cristalino branco; inodoro; sabor amargo; funde dentro de uma faixa de 3° entre 163,5° e 168,5°.

Solubilidade — Livremente solúvel em água; solúvel em álcool, clorofórmio ou acetona; praticamente insolúvel em benzeno ou éter.

Comentários — Um leve analgésico estruturalmente relacionado ao analgésico narcótico metadona. Embora suas propriedades farmacológicas lembrem aquelas dos narcóticos como grupo, ele não se compara com os narcóticos em termos de potência analgésica. Estudos bem-controlados indicam que a potência por miligrama de propoxifeno é de aproximadamente um terço a dois terços da potência da codeína. Parece que sua efetividade em uma dose de 32 mg é questionável, e em uma dose de 65 mg não é mais, e usualmente é menos, efetivo que a mesma dose de codeína ou que 650 mg de ácido acetilsalicílico. Não possui ação antiinflamatória nem antipirética e apresenta pouca atividade antitussígena, a despeito do fato do seu levoisômero ser usado com essa finalidade. É indicado para controle da dor *leve a moderada*. É completamente absorvido após administração oral; no entanto, a eliminação de primeira passagem de 30 a 70% reduz significativamente sua biodisponibilidade. O volume aparente de distribuição é de 700 a 800 L; a depuração oral é de 1,3 a 3,6 L/min; sua meia-vida é de 6 a 12 h. O principal metabólito, norpropoxifeno, possui uma meia-vida de 30 a 36 h. É contra-indicado em pacientes hipersensíveis à droga e ao ácido acetilsalicílico, à fenacetina ou à cafeína. A droga não deve ser usada durante a gestação a menos que, sob orientação médica, os benefícios potenciais excedam os riscos. Os efeitos adversos mais freqüentes são vertigens, sedação, náuseas e vômitos. Outras reações adversas incluem constipação, dor abdominal, eritemas cutâneos, tonturas, cefaléias, fraqueza, euforia, disforia e distúrbios visuais pequenos. A ingestão crônica de 800 mg/dia causa psicoses tóxicas e convulsões. Os efeitos depressores do propoxifeno podem ser experimentados com aqueles de outras drogas depressoras, como álcool, tranqüilizantes e sedativo-hipnóticos. Além disso, mortes foram relatadas em pacientes usando doses excessivas, desse medicamento isolado ou em combinação com outros agentes depressores do SNC. Deve ser prescrito com o mesmo grau de cuidado que para a codeína, pois dependência psicológica e física pode ser induzida por esse agente. Sonolência ou vertigem pode ocorrer, o que pode prejudicar a capacidade de dirigir ou realizar outras tarefas que exijam vigilância. Não é recomendado para crianças.

CLORIDRATO DE TRAMADOL

Cicloexanol, (±)-*cis*-2[dimetilamino)metil]-1-(3-metoxifenil)-, cloridrato; Ultram; Zydol

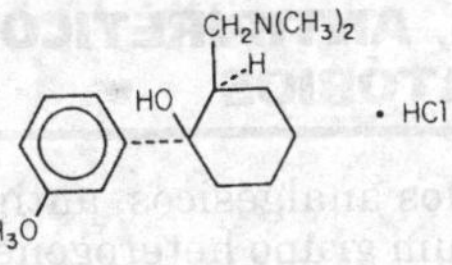

[22204-88-2] $C_{16}H_{25}NO_2 \cdot HCl$ (299.84).

Preparo — Veja US Pat 3.652.589 (1965).

Descrição — Cristais brancos que fundem a aproximadamente 180°.

Solubilidade — Solúvel em água.

Comentários — Exerce efeito analgésico por ativar o receptor opióide μ, mas não é um derivado do ópio e nem um derivado semi-sintético. Também inibe a recaptação da norepinefrina e da serotonina que, acredita-se, contribuem para seus efeitos analgésicos. A ação do tramadol de responsável pelo alívio das dores é apenas parcialmente bloqueada pela naloxona. É efetivo contra dores moderadas a moderadamente graves no período pós-operatório, dores ginecológicas, obstétricas e causadas por câncer. O principal metabólito do tramadol é 6 vezes mais potente como analgésico e possui uma afinidade 200 vezes maior pelo receptor μ. Embora o tramadol compartilhe efeitos farmacológicos e adversos com outros agonistas opióides, como sonolência, boca seca, náuseas e prurido, o potencial de abuso parece ser menor. Conseqüentemente, o tramadol não está sujeito ao *Controlled Substances Act Federal* de 1970 e não é uma substância controlada. O tramadol causa pequena tolerância e sintomas de abstinência. Além disso, a depressão respiratória é significativamente menor que com a morfina. O início da analgesia com essa droga ocorre dentro de 1 h e seu nível máximo ocorre em 2 a 4 h. Usualmente o alívio da dor dura 3 a 6 h. Convulsões já ocorreram em pacientes que usaram tramadol.

DEZOCINA

(−)(5α,11α,13*S)-5,11-Metanobenzociclodecen-3-ol, 13-amino-5,6,7,8,9,10,11,12-octaidro-5-metil-, Dalgan**

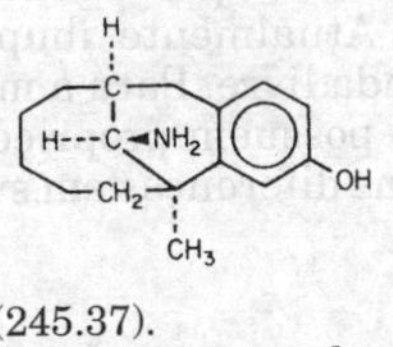

[53648-55-8] $C_{16}H_{23}NO$ (245.37).

Preparo — A 1-metil-7-metoxi-2-tetralona é tratada com $Br(CH_2)_5Br$ e NaH para inserir uma ponte de pentametileno entre as posições 1 e 3 da tetralona. A aminação redutiva do grupamento carboxila com NH_2OH e Ni/H_2, seguida pela desmetilação do grupamento 7-metóxi com HBr, propicia a formação do produto; *J Med Chem* 1973; 16:595.

Comentários — Um agonista ou antagonista opióide sintético estruturalmente similar à pentazocina. Suas propriedades analgésicas e farmacocinéticas são similares às da morfina. Seus efeitos adversos são parecidos com os dos outros analgésicos opióides e incluem náuseas, vômitos, sedação e depressão respiratória. Vertigens, ansiedade, desorientação, alucinações e sudorese também foram relatadas. A dezocina não é recomendada para uso em pacientes fisicamente dependentes de narcóticos. Deve-se ter extremo cuidado caso a dezocina seja usada em associação a outras drogas depressoras do SNC devido ao elevado risco para o paciente. Embora seja provável que a dezocina, devido às suas propriedades antagonistas dos opióides, tenha um potencial menor para uso abusivo em comparação com os outros opióides, ela provavelmente tem algum potencial para dependência, sobretudo em pacientes com história de abuso de opióides. A dezocina é substancialmente metabolizada no fígado através da conjugação por glicuronídio e excretada na urina.

NAPSILATO DE PROPOXIFENO

Benzenoetanol, [*S*-(*R,*S**)]-α-[2(dimetilamino)-1-metiletil]-α-fenil-, propanoato (éster), composto com ácido 2-naftalenossulfônico (1:1) monoidrato; Darvon-N**

[26570-10-5] $C_{22}H_{29}NO_2 \cdot C_{10}H_8O_3S \cdot H_2O$ (565.72); *anidro* [17140-78-2] (547.71).

Para a estrutura da base, veja *Cloridrato de Propoxifeno*.

Preparo — O *propoxifeno* reage com uma quantidade equimolar de ácido 2-naftalenossulfônico aquoso e o sal é cristalizado a partir daí.

Descrição — Pó cristalino, branco, amargo; essencialmente inodoro; funde dentro de uma faixa de 4° entre 158° e 165°.

Solubilidade — 1 g em 10.000 mL de água, 15 mL de álcool ou 10 mL de clorofórmio; solúvel em éter.

Comentários — Ações, usos e precauções são os mesmas do *Cloridrato de Propoxifeno*, exceto que, devido ao seu maior peso molecular, uma dose de 100 mg é necessária, em vez da dose de 65 mg do cloridrato. Esse composto permite que as formulações líquidas e os comprimidos sejam mais estáveis devido à sua solubilidade bastante leve na água.

PENTAZOCINA

2,6-Metano-3-benzazocin-8-ol, (2α,6α,11*R)-1,2,3,4,5,6-hexaidro-6,11-dimetil-3-(3-metil-2-butenil)-, Talwin**

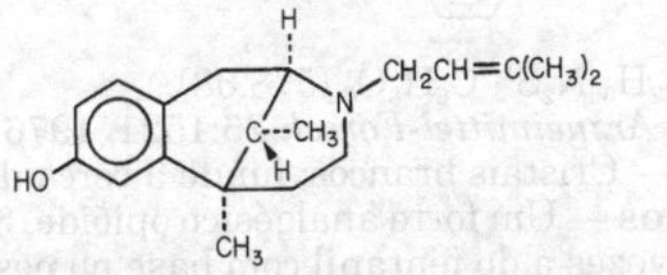

[359-83-1] $C_{19}H_{27}NO$ (285.43).

Preparo — O 1,2,3,4,5,6-hexaidro-6,11-dimetil-2,6-metano-3-benzazocin-8-ol (I) é condensado com 1-bromo-3-metil-2-buteno através do refluxo em *N,N*-dimetilformamida na presença de bicarbonato de sódio. A mistura da reação é filtrada, e a pentazocina crua é isolada através de um processo de extração com solvente adequado e finalmente cristalizada a partir do metanol aquoso. US Pat 3.250.678.

O composto I pode ser preparado através da seguinte seqüência de reações: 3,4-dimetilpiridina metiodida é convertida a 1,3,4-trimetil-2-(*p*-metoxibenzil)-1,2-diidropiridina com cloreto de *p*-metoxibenzilmagnésio, reduzida a 1,3,4-trimetil-2-(*p*-metoxibenzil)-1,2,5,6-tetraidropiridina com boroidrido de sódio, sofre ciclização (com H_3PO_4 ou HBr) a 1,2,3,4,5,6-hexaidro-3,6,11-trimetil-2,6-metano-3-benzazocin-8-ol, é esterificada com anidrido acético e sofre reação com brometo cianógeno para formar acetato de 3-ciano-1,2,3,4,5,6-hexaidro-6,11-dimetil-2,6-metano-3-benzazocin-8-ol, e sofre hidrólise com HCl diluído até o composto I.

Descrição — Pó cristalino branco a castanho-claro; inodoro; sabor levemente amargo; estável na luz, no calor (temperatura ambiente) e no ar; funde entre 147° e 158°; pK_a de aproximadamente 8,95.

Solubilidade — 1 g em >1.000 mL de água, 11 mL de álcool, 2 mL de clorofórmio ou 42 mL de éter.

Comentários — Um agente analgésico sintético. Quando administrado por via oral em uma dose de 50 mg, parece ser equivalente em efetividade analgésica a 60 mg de codeína. Quando dado em doses usuais por via parenteral, é tão efetivo no alívio da dor moderada a grave quanto as doses parenterais usuais de morfina, meperidina, butorfanol ou nalbufina. Analgesia significativa ocorre dentro de 15 a 30 min após administração oral, 15 a 20 min após administração IM e 2 a 3 min após administração intravenosa. A duração de ação é usualmente de 3 h ou mais. A meia-vida após administração IM é de 2,1 h. O início, a duração da ação e o grau de alívio da dor são relacionados à dose e à gravidade da dor. Antagoniza fracamente (cerca de 1/50 da nalorfina) o efeito analgésico da morfina e da meperidina. Também produz reversão incompleta da depressão cardiovascular, respiratória e comportamental induzida pela morfina e pela meperidina. Também possui algumas propriedades sedativas. É indicada para o controle da dor moderada a grave. É contra-indicada em pacientes com hipersensibilidade a essa droga. Deve ser usada com cautela nos pacientes que possuem lesões cranianas e elevação da pressão intracraniana. Exceto durante o trabalho de parto, seu uso durante a gestação não foi estabelecido. Devido à limitada experiência em crianças menores de 12 anos de idade, seu uso nesse grupo etário não é recomendado. Pacientes usando essa droga devem ser alertados para que não dirijam automóveis, operem maquinário ou se exponham a perigos. Embora alguns pacientes em uso de doses terapêuticas apresentem manifestações agudas do SNC (alucinações, desorientação e confusão), tais casos são raros e usualmente melhoram espontaneamente.

Efeitos adversos GI (náuseas, vômitos, diarréia, constipação infreqüente e desconforto abdominal), do SNC (vertigens, tontura, sedação, euforia, cefaléia, pesadelos, insônia, síncope, visão embaçada e alucinações), autônomos (sudorese, rubor e calafrios), alérgicos (eritema, urticária e edema de face) e cardiovasculares (hipotensão e taquicardia) foram relatados. Depressão respiratória também foi incluída entre esses efeitos adversos.

A pentazocina foi descrita como causa de dependência física e psicológica após uso oral e parenteral. Isso é mais comum em pacientes com história de abuso de drogas. Tem sido usada abusivamente em combinação com o anti-histamínico tripelenamina, através de injeção parenteral. Essa combinação é relatada como causadora de efeitos similares aos da heroína. É uma droga da *Schedule IV* mais recente que o *Controlled Substances Act*.

SUFENTANIL

Propanamida, *N*-[4-(metoximetil)-1-[2-(tienil)etil]-4-piperidinil]-*N*-fenil-, 2-hidróxi-1,2,3-propanotricarboxilato (1:1); Sufenta

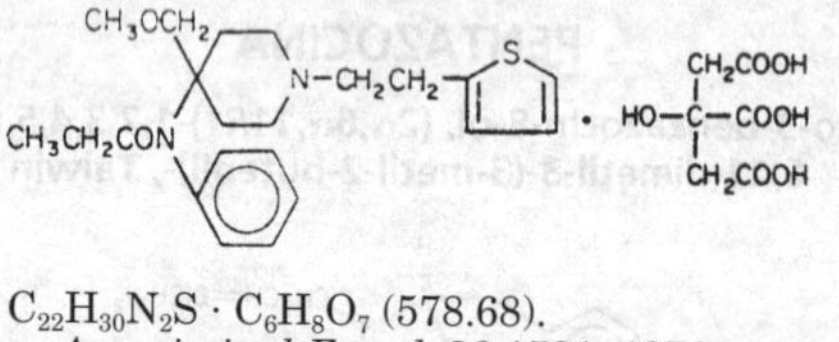

[60561-17-3] $C_{22}H_{30}N_2S \cdot C_6H_8O_7$ (578.68).

Preparo — *Arzneimittel-Forsch* 26:1521, 1976.

Descrição — Cristais brancos; funde a cerca de 97°.

Comentários — Um forte analgésico opióide. Sua potência analgésica é 5 a 12 vezes a do fentanil com base no peso. Altas doses podem causar amnésia e perda da consciência. É usado para anestesia balanceada em cirurgia geral como um adjunto ao óxido nitroso e ao oxigênio. Pode também ser usado para indução de anestesia cirúrgica e como agente anestésico único com um relaxante muscular e oxigênio para procedimentos cardiovasculares e neurocirúrgicos. É rapidamente metabolizado após administração IV (meia-vida de eliminação, 2,4 h). O volume de distribuição é de 2,5 L/kg; 92,5% se ligam a proteínas plasmáticas; a depuração plasmática é de 0,8 L/min. Os efeitos adversos mais comuns incluem depressão respiratória e rigidez da musculatura esquelética. A administração intravenosa rápida da sufentanil pode induzir uma queda geral no tônus muscular, incluindo espasmo da parede torácica. Outros efeitos adversos incluem bradicardia, hipotensão e hipertensão. O tempo de recuperação após doses baixas é semelhante ao do fentanil. O sufentanil é uma droga da *Schedule II* mais nova que o *Controlled Substances Act* federal.

TARTARATO DE BUTORFANOL

(−)-Morfinan-3,14-diol, 17-(ciclobutilmetil)-, [*R*(*R,*R**)]-2,3-diidroxibutanodioato (1:1) sal; Stadol**

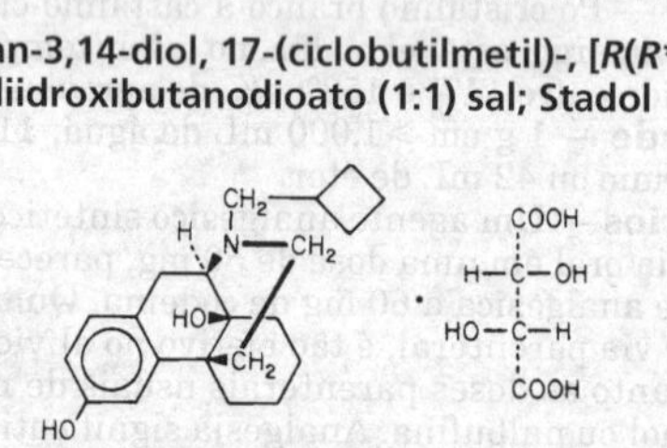

(−)-17-(Ciclobutilmetil)morfinan-3,14-diol tartarato (1:1) sal [58786-99-5] $C_{21}H_{29}NO_2 \cdot C_4H_6O_6$ (477.55).

Preparo — A síntese total do *N*-substituído 3,14-diidroximorfinans, incluindo butorfanol, a partir de 7-metóxi-1-tetralona, foi relatada por Monković *et al* (*J Am Chem Soc* 1973; 95:7910).

Descrição — Pó cristalino branco; fusão a cerca de 219°.

Solubilidade — Solúvel em água.

Comentários — Um potente analgésico com efeitos narcóticos agonistas e antagonistas. A potência analgésica é 3,5 a 7 vezes a da morfina, 30 a 40 vezes a da meperidina, 15 a 20 vezes a da pentazocina e 1/40 a potência antagonista da naloxona. É indicado para a dor pós-cirúrgica moderada a grave, para suplementar anestesia balanceada e para aliviar a dor no pós-parto. Após injeção intramuscular, a analgesia começa dentro de 10 min, alcança seu pico de atividade em 30 a 60 min, e persiste por 3 a 4 h. Após administração intravenosa, o pico de atividade é alcançado dentro de alguns minutos. Uma dose intramuscular de 2 mg é equivalente em efeito analgésico a 10 mg de morfina. Embora seja completamente absorvida a partir do trato GI após administração oral, 80% dessa droga se submete ao metabolismo de primeira passagem. Os efeitos adversos observados são similares àqueles vistos com a morfina, incluindo vertigens, tonturas e náuseas. Reações psicomiméticas perturbadoras mas transitórias foram relatadas após doses de 2 a 4 mg. A dose de 2 mg deprime a respiração da mesma forma que 10 mg de morfina; respiração lenta, superficial, foi descrita em pacientes usando doses recomendadas da droga. A depressão respiratória e outros efeitos podem ser revertidos pela naloxona. Como a pentazocina, o butorfanol eleva a resistência arterial e o trabalho do coração; conseqüentemente, é contra-indicada em pacientes com infarto do miocárdio. Sabe-se que causa euforia, e foi descrita tolerância ao efeito analgésico em animais. Pode também precipitar sintomas de abstinência em pacientes dependentes de opióides. Não é incluído no *Controlled Substances Act*.

ANALGÉSICOS, ANTIPIRÉTICOS E ANTIINFLAMATÓRIOS

Drogas da classe dos analgésicos, antipiréticos e antiinflamatórios incluem um grupo heterogêneo de compostos que, diferentemente daqueles apresentados na seção precedente, não apresentam risco significativo de viciar e, por isso, não são sujeitos à regulação mais recente que o *Controlled Substances Act*. Muitos desses agentes afetam a dor, a febre e a inflamação e são denominados antiinflamatórios não-esteróides (AINE). Conseqüentemente, são muito prescritos para dores e desconfortos menores, cefaléias, para a sensação geral de mal-estar que acompanha os estados febris e para aliviar sintomas de febre reumática, artrite, gota e outros distúrbios musculoesqueléticos. Diversos agentes (alopurinol, colchicina, probenecida, etc.) apresentam propriedades analgésicas em várias condições (gota, artrite, etc.); no entanto, não podem ser classificados como verdadeiras drogas analgésicas, pois não têm valor em outros tipos de dor e serão discutidos em uma seção separada (veja Quadro 83.1).

Antiinflamatórios Não-esteróides

O número de AINE continua a crescer. Além de drogas similares ao AAS (ácido acetilsalicílico), os AINE disponíveis nos EUA incluem meclofenamato sódico, fenilbutazona, indometacina, piroxicam, sulindaco e tolmetina para o tratamento da artrite; ácido mefenâmico para analgesia; e ibuprofeno, fenoprofeno, flurbiprofeno, diclofenaco, etodolaco, cetorolaco e naproxeno tanto para analgesia quanto para artrite. Ibuprofeno, ácido mefenâmico e naproxeno também são prescritos para a dismenorréia. Atualmente, ibuprofeno, cetoprofeno e naproxeno são de venda livre. Para a maioria, os mais novos AINE não-salicilatos possuem propriedades farmacológicas similares com algumas diferenças em suas propriedades far-

Quadro 83.1 Propriedades dos AINE Não-salicilatos

AINE NÃO-SALICILATOS (t 1/2 h)	USOS		
	ANALGÉSICO		ANTI-INFLAMATÓRIO
	INÍCIO (h)	DURAÇÃO (h)	INÍCIO (dias)
Ácidos propiônicos			
Cetoprofeno (2-4)	IND[a]	IND[a]	IND[a]
Fenoprofeno (2-3)	—	—	2
Flurbiprofeno (3-9)	—	—	IND[a]
Ibuprofeno (1,8-2,5)	0,5	4-6	≤7
Naproxeno (12-15)	1	≤7	≤7
Ácidos acéticos			
Cetorolaco (2,4-8,6)	0,15	≤6	—
Diclofenaco (1-2)	—	—	IND[a]
Etodolaco (∼ 7)	0,5	4-12	—
Indometacina (4,5)	0,5	4-6	≤7
Sulindaco (7,8)	—	—	≤7
Tolmetina (1-2)	—	—	≤7
Fenamatos			
Ácido mefenâmico (2-4)	IND[a]	IND[a]	—
Meclofenamato (2)	IND[a]	IND[a]	Diversos dias
Oxicam			
Piroxicam (30-86)	1	48-72	7-12
Outros			
Nabumetona (22-30)	—	—	IND[a]

[a]IND — informação não disponível.

macocinéticas. O principal mecanismo de ação para todos os AINE parece ser a inibição da síntese de prostaglandina através do bloqueio da atividade da enzima precursora, ciclooxigenase. Suas ações sobre a prostaglandina provavelmente contribuem para muitos dos efeitos colaterais dos AINE. Embora, em geral, exista pouca diferença entre a eficácia dos diferentes AINE, alguns pacientes podem responder melhor a um agente que a outro. Isso é de difícil previsão e freqüentemente necessita de tentativa e erro para que se encontre a droga mais adequada.

A utilidade clínica dos AINE é restrita pelos diversos efeitos colaterais. A fenilbutazona tem sido implicada na necrose hepática e na hepatite granulomatosa; e sulindaco, indometacina, ibuprofeno e naproxeno têm sido implicados na hepatite e hepatite colestática. Elevações transitórias das aminotransferases séricas, especialmente da alanina aminotransferase (ALT), foram relatadas. Todas essas drogas, incluindo AAS, podem interferir na regulação da filtração glomerular e na excreção renal de sódio e água devido à inibição das prostaglandinas. Assim, os AINE podem causar retenção de líquidos e diminuição da excreção de sódio, seguidas por hiperpotassemia, oligúria e anúria. Além disso, todas essas drogas podem afetar adversamente o estômago e podem até causar ulceração péptica. Outros efeitos colaterais incluem diarréia com meclofenamato; zumbidos com AAS; cefaléia com indometacina e dor na parte superior do abdome com cetoprofeno, meclofenamato e tolmetina. A classificação dos AINE de acordo com a toxicidade mostra que a indometacina, a tolmetina e o meclofenamato são os mais tóxicos e que a aspirina e o ibuprofeno revestidos ou tamponados são os menos tóxicos. Discrasias sangüíneas associadas aos AINE são raras, mas morte tem sido atribuída ao uso dessas drogas. Todas elas podem interferir na função plaquetária e causar sangramento em pacientes que tomam anticoagulantes. Além disso, agranulocitose e anemia aplásica foram relatadas em pacientes que usaram indometacina, ibuprofeno, fenoprofeno, naproxeno, tolmetina e piroxicam. A fenilbutazona tem causado agranulocitose e anemia aplásica, especialmente em idosos, e pode causar leucemia.

Outros efeitos adversos atribuídos a essas drogas incluem dermatite e reações alérgicas, assim como efeitos no SNC, tais como sedação, agitação, cefaléias e zumbidos. Pacientes que usam estas drogas por longos períodos devem se submeter periodicamente a contagens de leucócitos e determinações dos níveis séricos de creatinina e da atividade das enzimas hepáticas.

Antiinflamatórios Não-esteróides Similares ao Salicilato

Analgésicos e antipiréticos do grupo do salicilato são comumente empregados. Na verdade, são consumidas mais de 10.000 toneladas anualmente. Em geral, os salicilatos são contra-indicados para indivíduos hipersensíveis ou que apresentam distúrbios GI, sobretudo úlceras hemorrágicas. Eles também devem ser usados com cautela em pacientes sob terapia anticoagulante e devem ser evitados nos pacientes em uso de uricosúricos. Os salicilatos interagem com uma ampla gama de agentes, alguns dos quais são importantes clinicamente, enquanto outros são de amplo interesse teórico. No entanto, o farmacêutico bem-informado deve ter conhecimento das potenciais interações entre os salicilatos

Agentes antidiabéticos (reduzem os níveis sangüíneos de glicose).
Anticoagulantes orais (deslocamento dos anticoagulantes dos locais de ligação da proteína, aumento do efeito anticoagulante).
Agentes uricosúricos (efeito relativo a grandes e pequenas doses de salicilatos)
Drogas antiartrite (podem diminuir as concentrações plasmáticas destes agentes).
Álcool (que intensifica sangramento GI).
Tetraciclina (pode formar complexos com o agente tampão com algumas apresentações de AAS).

ACETAMINOFENO

Acetamida, *N*-(4-hidroxifenil)-, *N*-Acetil-*p*-aminofenol; *p*-Acetamidofenol

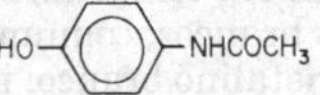

4'-Hidroxiacetanilida [103-90-2] $C_8H_9NO_2$ (151.16).

Preparo — O *p*-nitrofenol é reduzido e o *p*-aminofenol resultante é acetilado através do aquecimento com uma mistura de anidrido acético e ácido acético glacial. O produto cru pode ser purificado pela recristalização a partir de uma mistura de etanol-água.

Descrição — Pó cristalino branco, inodoro, sabor levemente amargo; funde a cerca de 170°; pH (solução saturada) de 5,3 a 6,5; pK_a de 9,51.

Solubilidade — 1 g em 70 mL de água, 20 mL de água fervente, 10 mL de álcool, 50 mL de clorofórmio, 40 mL de glicerina; levemente solúvel em éter.

Comentários — Analgésico e antipirético efetivo que exerce seus efeitos clínicos através de um mecanismo similar ao dos salicilatos. É um metabólito importante da fenacetina, um analgésico derivado do *p*-aminofenol que não está mais disponível nos Estados Unidos devido à sua associação a nefropatia analgésica. É um antipirético por agir no centro hipotalâmico regulador da temperatura e analgésico por elevar o limiar da dor. É efetivo no tratamento de uma ampla gama de condições artríticas e reumáticas envolvendo dor musculoesquelética assim como cefaléia, dismenorréia, mialgias e neuralgias. É também útil nas doenças que são acompanhadas por dor, desconforto e febre, como o resfriado comum e outras infecções virais. É particularmente útil como analgésico-antipirético em pacientes que já apresentaram reações indesejáveis com AAS. Raramente induz efeitos desagradáveis em doses terapêuticas e usualmente é bem tolerado pelos pacientes sensíveis ao ácido acetilsalicílico. Raramente, uma reação de hipersensibilidade pode ocorrer; nesse caso, a droga deve ser interrompida. O acetaminofeno freqüentemente é associado a outras drogas, como cafeína, AAS e opióides como codeína e oxicodona. Não possui a ação antiinflamatória dos salicilatos; por isso, sua utilidade é limitada nos distúrbios reumáticos inflamatórios e freqüentemente não é considerado um AINE. Ao contrário do AAS, o acetaminofeno não antagoniza os efeitos dos agentes uricosúricos. Embora grandes doses tenham sido descritas como potencializadoras dos anticoagulantes, doses terapêuticas não possuem efeito sobre o tempo de protrombina.

A absorção da droga após administração oral é rápida e os níveis plasmáticos máximos são alcançados em 30 a 120 min. A meia-vida terapêutica é de cerca de 3 h. Aproximadamente 2% da droga é excretada inalterada na urina; os conjugados de sulfato e glicuronídio não são tóxicos e representam cerca de 95% da droga. Uma quantidade muito menor, estimada em 3%, é oxidada através do sistema hepático do citocromo P-450 em um intermediário quimicamente reativo que se liga à glutationa hepática para formar uma substância não-tóxica. No entanto, após doses únicas maciças da droga, o suprimento de glutationa hepática fica exaurido e o intermediário reativo excessivo arilante se liga de forma covalente às macromoléculas hepatocelulares vitais, levando à necrose. Necrose hepática e morte foram observadas após superdosagem; dano hepático é provável se um adulto ingerir mais de 10 a 15 g em uma única dose ou se uma criança de 2 anos de idade ingerir mais de 3 g.

Estudos *in vitro* e *in vivo* mostraram que agentes que estimulam o metabolismo, como fenobarbital, fenitoína e álcool, potencializam a hepatotoxicidade induzida pelo acetaminofeno. O melhor indicador da potencial injúria hepática é a meia-vida de sua eliminação. Uma meia-vida maior que 4 h é associada uniformemente com injúria hepática. Além disso, níveis plasmáticos > 300 mg/mL 4 h após a administração são compatíveis com dano hepático, enquanto níveis menores do que 120 mg/mL após 4 h da ingestão usualmente não estão.

O tratamento da superdosagem inclui a administração de acetilcisteína para ajudar a conjugar o metabólito hepatotóxico, além de cuidados sintomáticos e de suporte. O rótulo nas formas farmacêuticas traz a seguinte (ou equivalente) declaração: *Advertência — Não use por mais de 10 dias a menos que indicado por um médico. Mantenha esta medicação fora do alcance de crianças.*

ASPIRINA

Ácido benzóico, 2-(acetilóxi)-,

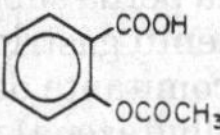

Ácido acetilsalicílico [50-78-2] $C_9H_8O_4$ (180.16).

Preparo — O ácido salicílico é acetilado diretamente com anidrido acético e o material cru é purificado por recristalização a partir do benzeno ou de vários outros solventes não-aquosos. Uma forma granulada da aspirina, branca ou colorida, também está disponível comercialmente para compressão em comprimidos.

Descrição — Cristais brancos, comumente em forma de tabletes ou de agulha, ou um pó cristalino branco; inodoro ou com odor tênue; estável no ar seco (em ar umedecido gradualmente é hidrolisado nos ácidos salicílico e acético, o odor do último se torna notável); funde a cerca de 135°, mas a temperatura exata de fusão varia de acordo com as condições do teste; a solução alcoólica não se torna violácea pelo cloreto férrico (distinção do ácido salicílico).

Solubilidade — 1 g em aproximadamente 300 mL de água, 5 mL de álcool, 17 mL de clorofórmio ou aproximadamente 10 a 15 mL de éter; menos solúvel em éter absoluto; dissolve com decomposição em soluções aquosas de carbonatos ou hidróxidos de álcalis.

Incompatibilidades — Pode formar uma massa úmida a pastosa quando triturada com *acetanilida, acetofenetidina, antipirina, aminopirina, metenamina, fenol* ou *salol*. Pós contendo aspirina com um sal de álcali como *bicarbonato de sódio* podem se tornar viscosos em contato com a umidade atmosférica devido a uma solução parcial e subseqüente hidrólise da aspirina. Hidrólise também ocorre com a adição de sais contendo água de cristalização. Soluções de citratos e acetatos de álcalis, assim como os próprios álcalis, dissolvem essa droga, mas as soluções resultantes hidrolisam rapidamente para formar sais dos ácidos acético e salicílico. Mostrou-se que açúcar e glicerina impedem a decomposição. Libera muito lentamente ácido hidróidico a partir do *iodeto de potássio* ou de *sódio*. A oxidação subseqüente pelo ar produz iodo livre.

Comentários — Dos salicilatos, a aspirina (ácido acetilsalicílico) é o mais freqüentemente usado. Todos os salicilatos comercialmente disponíveis possuem propriedades farmacológicas similares, de modo que a aspirina é discutida como um protótipo desse grupo. A aspirina é empregada como um antipirético e analgésico em diversas situações. É indicada no alívio da dor em uma simples cefaléia, desconforto ou febre associada ao resfriado comum, e nas dores e desconfortos musculares menores. Quando a terapia medicamentosa é indicada para redução da febre, é uma das drogas mais efetivas e seguras.

Evidência epidemiológica sugeriu a possibilidade de uma associação entre o uso da aspirina no tratamento da febre em crianças que apresentam varicela (catapora), um resfriado comum ou infecções pelo vírus influenza e o desenvolvimento subseqüente de síndrome de Reyes. A opinião atual é de que a aspirina não deve ser prescrita sob circunstâncias usuais em crianças que apresentam infecções respiratórias altas virais. Se for necessário o controle da febre, da dor e do desconforto, devem ser empregadas medidas alternativas. Ela reduz profilaticamente a incidência de infarto miocárdico e de ataques isquêmicos transitórios em homens e em mulheres após a menopausa por inibir a função plaquetária.

Na gota e na febre reumática aguda, os salicilatos, incluindo a aspirina, possuem uma ação específica razoável. Na gota, grandes doses devem ser dadas com freqüência, e os resultados são algo menos drásticos se comparados ao uso da fenilbutazona ou do alopurinol. Na febre reumática aguda, doses totais são dadas a cada hora até que ocorra o salicilismo (tinido nos ouvidos, vertigem); a partir daí, é dada a cada 4 h por dias ou semanas. Em nenhuma das condições mencionadas os salicilatos são a cura, e outras formas de tratamento são empregadas simultaneamente. Após administração oral, o pico dos níveis plasmáticos é alcançado dentro de 1 a 2 h, e níveis razoavelmente constantes são mantidos por 4 a 6 h.

Meia-vida plasmática após administração de dose oral de 1 g de aspirina varia de 4,7 a 9 h, com uma média de 6 h. Com doses tóxicas (10 a 20 g), a meia-vida pode se elevar até 22 h. Uma correlação direta entre os níveis plasmáticos e a efetividade clínica não foi estabelecida, mas a analgesia usualmente é obtida com níveis plasmáticos de 15 a 30 mg/100 mL, a atividade antiinflamatória em níveis de 20 a 40 mg/100 mL, e alguns sintomas de salicilismo com 35 mg/100 mL. Liga-se fracamente às proteínas plasmáticas; no entanto, nas doses terapêuticas, 50 a 80% estão ligados a proteínas plasmáticas.

Efeitos adversos nas doses usuais da droga são infreqüentes; os mais comuns são distúrbios GI (dispepsia, náuseas, vômitos e sangramento oculto). A administração prolongada de altas doses (3,6 g ao dia) resulta em sangramento oculto e pode resultar em anemia. Hemorragia GI maciça ocorre raramente, e, embora sua relação com ulceração péptica seja incerta, um analgésico não-salicilato pode ser preferível nos pacientes de alto risco.

Conforme evidenciado pela perda substancial de sangue nas fezes, o álcool aumenta o sangramento gástrico causado pela aspirina em muitos pacientes. O uso concomitante da droga e corticosteróides ou derivados da pirazolona (fenilbutazona) pode elevar o risco de ulceração GI. Seu uso com fenoprofeno, ibuprofeno, indometacina ou naproxeno pode causar uma diminuição das concentrações plasmáticas e por isso reduzir a efetividade dessas últimas drogas. Desloca os anticoagulantes cumarínicos altamente ligados nos locais de ligação das proteínas e assim eleva as concentrações e os efeitos dos anticoagulantes.

A ação hipoglicemiante das sulfoniluréias orais pode aumentar com a administração concomitante da droga. A atividade uricosúrica da probenecida e da sulfimpirazona é inibida quando essas drogas são administradas simultaneamente com a aspirina. As formulações tamponadas da aspirina que contêm cálcio, magnésio ou alumínio podem formar complexos com a tetraciclina, o que prejudica a absorção do antibiótico.

Salicilatos contribuem para muitos envenenamentos acidentais que podem resultar do uso habitual de grandes doses desses agentes pelos leigos. Para evitar envenenamento acidental de crianças, essa droga e outros salicilatos devem ser mantidos fora do alcance delas; também, é necessário cuidado no uso dessas drogas em crianças que têm febre e desidratação, pois elas são particularmente propensas à intoxicação com doses relativamente pequenas dessas drogas. Além disso, algumas pessoas manifestam idiossincrasias na forma de uma sensibilidade alérgica aos salicilatos, especialmente essa droga, e podem sofrer de asma grave, se não fatal, após ingestão de uma única dose de 300 mg. Conseqüentemente, deve ser usada com grande cuidado em pacientes que têm asma, pólipos nasais ou alergias.

Atravessa a barreira placentária e é excretada no leite humano. Como o uso da aspirina antes do parto pode causar uma inibição da agregação plaquetária e diminuir os níveis plasmáticos de fator XII nos recém-nascidos, sugeriu-se que salicilatos não devem ser ingeridos durante o último mês de gestação. Relatou-se que a terapia crônica com altas doses aumenta a duração da gestação e prolonga o trabalho de parto.

Antiinflamatórios Não-esteróides Não-salicilatos

Esse grupo de AINE inclui os derivados dos ácidos propiônico, acético e antranílico, assim como o oxicam. Pequenas são as diferenças entre AINE, como discutido anteriormente, embora certamente novas drogas desse grupo serão comercializadas no futuro.

ÁCIDO MEFENÂMICO

Ácido benzóico, 2-[(2,3-dimetilfenil)amino]-, Ponstel

COOH NH CH₃ CH₃

Ácido *N*-(2,3-xilil)antranílico [61-68-7] $C_{15}H_{15}NO_2$ (241.29).

Preparo — Ácido *o*-clorobenzóico é condensado com 2,3-xilidina com o auxílio de carbonato de potássio, e o sal potássico resultante é tratado com ácido mineral para liberar o ácido desejado. *J Med Chem* 11:111, 1968.

Descrição — Pó cristalino branco a bege; inodoro; sabor inicial discreto, mas um sabor amargo posterior; escurece com exposição prolongada à luz, não-higroscópico; estável até 45°; descarboxila em temperatura acima de seu ponto de fusão (a 300°, 100% são descarboxilados em 3 min); funde a cerca de 230°.

Solubilidade — 1 g em 220 mL de álcool; insolúvel em água; levemente solúvel em clorofórmio ou éter.

Comentários — Um analgésico usado para aliviar a dor moderadamente grave quando *a terapia não exceder 1 semana* e para o tratamento da *dismenorréia primária*. É também indicado no alívio da dor no período pós-operatório. É contra-indicado para pacientes que possuem ulcerações no trato intestinal superior ou inferior, crianças com menos de 14 anos de idade, gestantes ou pacientes que são notoriamente hipersensíveis à droga. Efeitos indesejáveis incluem diarréia, que pode ser grave e indica que a droga deve ser interrompida; anemia hemolítica auto-imune; púrpura trombocitopênica; leucopenia; pancitopenia; agranulocitose; e hipoplasia de medula óssea.

Reações menores incluem sonolência, desconforto GI, tontura, cefaléia, vômitos, urticária, eritema, eosinofilia, visão embaçada, insônia e sudorese. Raramente, palpitações, edema facial, dispnéia, dor ocular, otalgia, disúria, hematúria, perda reversível da visão para cores e aumento da necessidade de insulina em pacientes diabéticos. Toxicidades renal e hepática leves também já foram descritas (veja anteriormente). Por essa droga ser útil na dor moderada, os médicos deveriam estar bem advertidos a fim de considerarem seu uso apenas nos casos em que não há tolerância ou resposta a agentes menos tóxicos.

BROMOFENACO DE SÓDIO

Ácido benzenoacético, 2-amino-3-(4-bromobenzoil)-, sal monossódico, sesquiidrato; Duract

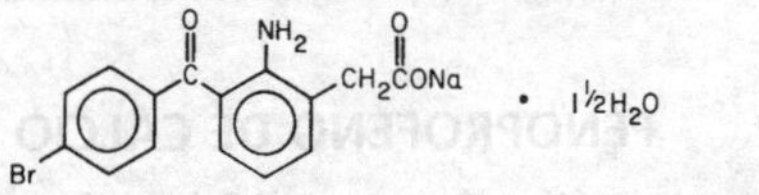

[12638-5-3] $C_{15}H_{11}BrNNaO_3 \cdot 1\ 1/2\ H_2O$ (338.17).

Preparo — A partir da 2-amino-4'-bromobenzofenona e do etil 2-(metiltio)acetato, na presença de hipoclorito de *t*-butil, para formar 3-(metiltio)-6-(*p*-bromobenzoil)-2-(1*H*)-indolina através do íon sulfônio intermediário, seguido pelo rearranjo. O grupamento metiltio é removido por redução catalítica (níquel de Raney) com hidrólise subseqüente da amida resultante para gerar o ácido livre. Veja *J Med Chem* 1984; 27:137.

Descrição — Cristais de cor laranja que fundem a cerca de 285° com decomposição.

Solubilidade — Solúvel em água, álcool e álcalis aquosos diluídos; insolúvel em solventes orgânicos ou ácidos aquosos diluídos.

CETOPROFENO

Ácido benzenoacético, 3-benzoil-α-metil-, Orudis

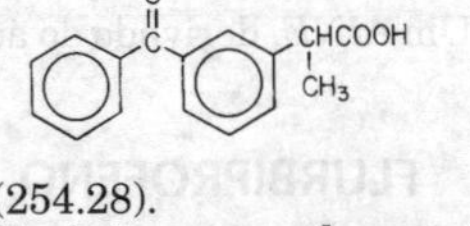

[22071-15-4] $C_{16}H_{14}O_3$ (254.28).

Preparo — O sal diazônio preparado a partir do ácido 2-(*p*-aminofenil)-propiônico é convertido ao mercaptano (**I**) com etil xantato potássico seguido por hidrólise. ***I***, com ácido *o*-iodobenzóico, resulta no correspondente difenil sulfeto. O grupamento carboxila *orto* ao átomo de enxofre forma ciclização com o anel adjacente para formar a configuração tioxantona seguido pela dessulfurização para reabrir o anel e reformar o produto benzofenona; *Farmaco Ed Sci* 35:684, 1980.

Descrição — Pó cristalino branco a bege, inodoro, não-higroscópico; funde a cerca de 95°.

Solubilidade — Praticamente insolúvel em água; solúvel em bases fixas; livremente solúvel em álcool, clorofórmio, acetona ou éter.

Comentários — Um *AINE,* derivado propiônico similar ao *Ibuprofeno*, mas doses mais baixas são necessárias e disponíveis.

DICLOFENACO DE SÓDIO

Ácido benzenoacético, 2-[(2,6-diclorofenil)amino]-, sal monossódico; Voltaren

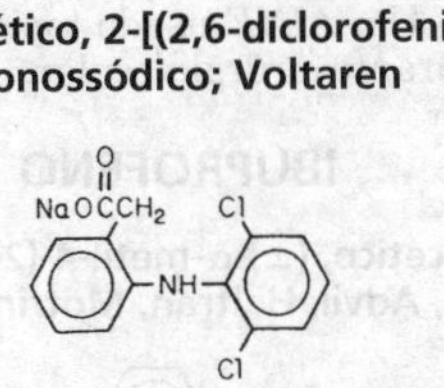

[15307-79-6] (sal); [15307-86-5] (ácido livre) $C_{14}H_{10}Cl_2NN_aO_2$ (318.13).

Preparo — Cloreto de oxalil e 2,6-diclorodifenilamina são condensados para formar o cloreto de *N-N*-difeniloxanilil que faz ciclização sob condições de Friedel-Crafts para resultar em 1-(2,6-difenil)isatin. A redução de Wolff-Kishner do grupamento 3-oxo dá o lactam, que na hidrólise fornece o ácido livre. A neutralização com NaOH produz o sal; US Pat 3.558.690.

Descrição — Cristais brancos; funde a cerca de 284°; pK_a de 4,0.

Solubilidade — Solúvel em água; insolúvel em solventes orgânicos.

Comentários — Uma atividade farmacológica muito similar à dos outros AINE. Como com outras drogas desse grupo, acredita-se que o diclofenaco exerça muitos dos seus efeitos como um resultado da sua capacidade de inibição da síntese de prostaglandinas.

O diclofenaco é usado como antiinflamatório, analgésico e ocasionalmente como antipirético. Sua ação antiinflamatória é similar à dos outros AINE com uma potência, com base no peso, que é aproximadamente 2,5 vezes maior que a da indometacina. Com base no peso, sua potência analgésica é 8 a 16 vezes maior que a do ibuprofeno. É usado no alívio sintomático da artrite reumatóide aguda e crônica, da osteoartrite e da espondilite anquilosante. É também usado para aliviar a dor pós-operatória leve a moderada associada a procedimentos dentários, ortopédicos e no pós-parto. É também efetivo no alívio das dores viscerais relacionadas a alguns cânceres. Doses diárias de diclofenaco de 75 a 100 mg são igualmente tão efetivas no alívio das dores quanto 0,9 a 2,7 g de AAS ou 1,2 g de ibuprofeno. É também efetivo para mitigar alguns dos desconfortos associados à dismenorréia.

A maioria dos efeitos adversos do diclofenaco é similar àqueles vistos com outros AINE e ocorre em diversos sistemas. Os efeitos GI podem incluir irritação, sangramento, ulceração e eventualmente perfuração da parede. Tais efeitos usualmente estão associados a tratamentos crônicos com altas doses. No entanto, com as doses terapêuticas usuais, é menos provável que diclofenaco cause sérios problemas GI se comparado ao AAS e ao naproxeno. O diclofenaco pode causar cefaléias e vertigens em 3 a 9% e 1 a 3%, respectivamente, dos pacientes. O uso dessa droga foi associado a lesão renal em menos de 1% dos pacientes. Diversas reações hepáticas ocorrem raramente, enquanto 1 a 3% dos pacientes podem apresentar erupção cutânea ou prurido quando usam a droga. Zumbidos foram descritos em 1 a 3% dos pacientes que usam a droga, e retenção de líquidos ocorre em 3 a 9%. Devido às suas ações anticoagulantes, o diclofenaco deve ser usado com cautela em pacientes que correm risco com tempo de sangramento prolongado.

DIFLUNISAL

[1,1'-Bifenil]-3-ácido carboxílico, 2',4'-difluoro-4-hidróxi-, Dolobid

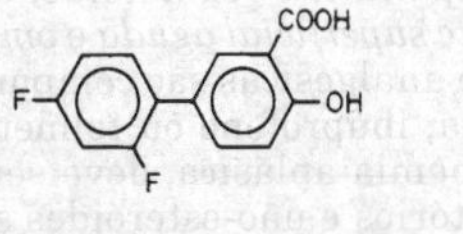

[22494-42-4] $C_{13}H_8F_2O_3$ (250.20).

Preparo — Consultar US Pat 3.714.226.

Descrição — Cristais brancos; funde a aproximadamente 210°.

Solubilidade — Moderadamente solúvel em água; solúvel na maioria dos solventes orgânicos ou bases aquosas diluídas.

Comentários — Uma droga inibidora da prostaglandina, analgésica não-esteróide e antiinflamatória usada para dor leve a moderada e na osteoartrite. Possui também atividade antipirética mensurável, mas não clinicamente útil. Estudos duplo-cegos indicaram que uma dose de 500 mg de diflunisal é mais efetiva no controle da dor após episiotomia que 600 mg de AAS; no pós-operatório de cirurgia oral, 500 a 1.000 mg de diflunisal foram mais potentes que 600 mg de acetaminofeno isolado e comparáveis com 600 mg de acetaminofeno associado a 60 mg de codeína, e mais efetivos que 100 mg de napsilato de propoxifeno. Além disso, possui uma ação mais duradoura. Após administração oral, o pico dos níveis plasmáticos ocorre dentro de 2-3 h. Aproximadamente 99% se ligam a proteínas plasmáticas. A meia-vida plasmática é de 8 a 12 h. Cerca de 90% da droga são excretados na urina na forma de dois conjugados solúveis de glicuronídios. Embora seja um derivado do ácido salicílico, não é metabolizado a ácido salicílico.

O diflunisal é contra-indicado para pacientes cujas crises de asma, urticária ou rinite são precipitadas por AAS. Prolonga o tempo de coagulação em pacientes sob terapia anticoagulante, eleva significativamente os níveis plasmáticos de hidroclorotiazida e acetaminofeno, diminui o efeito hiperuricêmico da furosemida e reduz bastante a excreção urinária de naproxeno e de seu metabólito glicuronídio. Os efeitos colaterais mais proeminentes incluem náuseas, dispepsia, dor GI e diarréia; vertigens, cefaléia e erupção cutânea também foram descritas em 3 a 9% dos pacientes. Parece causar menos sangramento GI que o AAS. AAS e acetaminofeno não devem ser associados ao diflunisal, exceto sob orientação médica.

ETODOLACO

Ácido piranol[3,4-*b*]indol-1-acético, 1,8-dietil-1,3,4,9-tetraidro-, Lodine

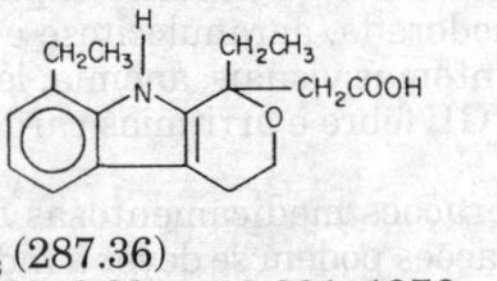

[41340-25-4]$C_{17}H_{21}NO_3$ (287.36)

Preparo — Veja *J Med Chem* 19:391, 1976.

Descrição — Cristais brancos; fundem a cerca de 147°; pK_a de 4,65.

Solubilidade — 1 g em 10 mL de água ou 4 mL de álcool.

Comentários — Um *AINE* prescrito para osteoartrite e artrite reumatóide.

FENILBUTAZONA

3,5-Pirazolidinodiona, 4-butil-1,2-difenil-, Butazolidin

[50-33-9] $C_{19}H_{20}N_2O_2$ (308.38).

Preparo — Cloreto de butilmalonil é condensado com hidrazobenzeno em solução de éter a 0° com a ajuda de piridina. Após a extração da piridina com HCl aquoso, a fenilbutazona é extraída com Na_2CO_3 e depois precipitada pelo acréscimo de HCl. US Pat 2.562.830.

Descrição — Pó branco a bege, inodoro, cristalino; funde a cerca de 105°.

Solubilidade — 1 g em cerca de 20 mL de álcool; levemente solúvel em água; livremente solúvel em acetona ou éter.

Comentários — Um derivado pirazolônico sintético quimicamente relacionado a aminopirina e que apresenta atividades antiinflamatórias, antipiréticas, analgésicas e uricosúricas discretas. Como outros AINE, esses efeitos farmacológicos provavelmente estão relacionados à inibição da síntese de prostaglandinas causada por essa droga. É indicada para alívio sintomático da *gota, artrite reumatóide, espondilite reumatóide, osteoartrite, artrite psoriática, tromboflebite superficial aguda* e *ombro doloroso*. Suas ações antiinflamatórias e analgésicas são comparáveis às das doses usuais de indometacina, ibuprofeno ou tolmetina. Devido ao risco de agranulocitose e anemia aplásica, deve ser usada apenas quando outros antiinflamatórios e não-esteróides se mostraram insatisfatórios; não é recomendada para uso como simples analgésico ou antipirético.

A terapia não deve ser iniciada até que o paciente tenha se submetido a um exame físico e laboratorial completo, incluindo hemograma e urinálise, e tenha sido adequadamente alertado sobre os efeitos adversos potenciais. Em particular, é contra-indicada em pacientes com doença renal, hepática ou cardíaca grave e não deve ser prescrita para aqueles que não estejam disponíveis para observação freqüente. Os pacientes devem ser avisados para que não excedam a dose recomendada e para que relatem imediatamente qualquer sinal de febre, dispepsia, dor epigástrica, sintomas de anemia, sangramento incomum, equimoses, fezes negras ou com cor de alcatrão (sintoma de lesão intestinal) e ganho de peso ou anemia significativos.

O objetivo da terapia deve ser o alívio *a curto prazo* de sintomas *graves* até um nível tolerável com a menor dose de droga possível. Se uma resposta favorável não for observada em 1 semana, a droga deve ser interrompida. A droga é contra-indicada em pacientes que têm problemas GI, história de alergia ao medicamento e em crianças menores de 14 anos de idade. É também contra-indicada em pacientes com outra terapia simultânea, como as potentes drogas quimioterápicas e medicações anticoagulantes.

É rapidamente absorvida após administração oral e se liga plenamente a proteínas plasmáticas. A concentração sérica máxima de fenilbutazona ocorre em cerca de 2,5 h; no entanto, o tempo usual para início da atividade antigota varia de 1 a 4 dias e para a atividade antireumática varia de 3 a 7 dias. Concentrações séricas terapêuticas são em média de 43 mg/mL; a meia-vida para eliminação é de aproximadamente 84 h. A droga (1%) e seu principal metabólito (oxifembutazona, 2%) são excretados pelos rins.

Ela produz efeitos desagradáveis em cerca de 40% dos pacientes; aproximadamente 15% precisam interromper o uso da fenilbutazona devido aos efeitos tóxicos. Conseqüentemente, a droga deve ser empregada apenas naqueles pacientes que falham em responder adequadamente a substâncias menos perigosas. Os efeitos indesejáveis mais freqüentemente encontrados são retenção hídrica, náuseas, eritema, dor epigástrica, vertigem e estomatite. Outros efeitos menos freqüentes porém mais graves incluem hepatite, hipertensão, psicose transitória, leucopenia moderada, agranulocitose e trombocitopenia. Estimulação do SNC, sintomas visuais, anemia, letargia, constipação, diarréia, hemorragia GI, febre e arritmias cardíacas também têm sido observados.

Numerosas interações medicamentosas têm sido descritas. Algumas dessas interações podem se dever à indução microssomal causada pela fenilbutazona e seu metabólito, oxifenilbutazona. Geralmente, ela não deve ser administrada a pacientes em uso de anticoagulantes, agentes antiinflamatórios, depressores da medula óssea, digitoxina, hipoglicemiantes, metotrexato, fenitoína ou sulfonamidas.

Por ser uma droga potente e seu uso inadequado poder ter graves repercussões, os médicos são advertidos no sentido de se tornarem familiares com seus efeitos GI, equilíbrio ácido-básico, hepáticos, dermatológicos, alergênicos, renais, cardiovasculares, oculares, metabólicos e endócrinos antes de prescreverem essa droga. Ela deve ser usada com cuidado em gestantes, lactantes, idosos e pacientes que notoriamente possuem outra enfermidade. Essa droga deve ser tomada com leite ou com refeições a fim de minimizar a irritação gástrica.

FENOPROFENO DE CÁLCIO

Ácido benzenoacético, (±)-α-metil-3-fenóxi-, sal cálcico (2:1), diidrato; Nalfon

(±)-Diidrato *m*-fenoxiidratopato de cálcio [53746-45-5] $C_{30}H_{26}CaO_6 \cdot 2H_2O$ (558.64); *anidro* [34597-40-5] (522.61).

Preparo — A partir da *p*-fenoxiacetofenona através da redução do grupamento carbonil fenona ao álcool secundário; reposicionando OH com Br utilizando PBr_3; substituição nucleofílica do Br pelo CN seguida pela hidrólise a um ácido, que é convertido ao sal de cálcio. *J Med Chem* 19:391, 1976.

Descrição — Pó cristalino branco; pK_a de 4,5 (fenoprofeno).

Solubilidade — Levemente solúvel em água; moderadamente solúvel em álcool.

Comentários — Um *AINE*, derivado do ácido propiônico, similar ao *Ibuprofeno*.

FLURBIPROFENO

(±)-[1,1'-Bifenil]-4-ácido acético, 2-fluoro-α-metil-, Ansaid

[5104-49-4] $C_{15}H_{13}FO_2$ (255.26).

Preparo — A reação de Willgerodt sobre a 3-fluoro-4-fenilacetofenona resulta no éster correspondente do ácido fenilacético, que, com $NaOC_2H_5$ e etil carbonato, forma o éster malônico substituído. O éster é metilado pelo método clássico, hidrolisado e descarboxilado até o produto final; US Pat 3.755.427.

Descrição — Pó branco a levemente amarelo; funde a cerca de 110°.

Solubilidade — Levemente solúvel em água; solúvel em álcali diluído; livremente solúvel em álcool.

Comentários — Um *AINE* usado topicamente em oftalmologia para evitar miose durante cirurgia ocular.

IBUPROFENO

Ácido benzenoacético, (±)-α-metil-4-(2-metilpropil)-, Rufen, Nuprin, Advil, Haltran, Motrin, Medipren

(±)-*p*-Ácido isobutil-hidratrópico; ácido propiônico (±)-2-(*p*-isobutilfenil) [15687-27-1] $C_{13}H_{18}O_2$ (206.28).

Preparo — O isobutilbenzeno é acetilado na posição *para* através do procedimento de Friedel-Crafts a uma acetofenona, que é tratada com HCN para resultar em cianoidrina. Aquecer com HI e P vermelho hidrolisa a nitrila ao ácido e simultaneamente reduz o grupamento hidroxila; *J Org Chem* 43:2936, 1978.

Descrição — Pó cristalino branco a bege; leve odor e sabor característicos; funde a cerca de 75°; pK_a aparente de 5,2.

Solubilidade — Levemente solúvel em água; solúvel em álcool ou outros solventes orgânicos.

Comentários — Um *AINE* com atividades *analgésica* e *antipirética*. Na dor leve a moderada, 200 mg parecem ser tão efetivos quanto 650 mg de AAS. Quando usado para alívio de dismenorréia, é efetivo como o ácido mefenâmico e mais efetivo que o AAS ou o propoxifeno. Como outros AINE, seu mecanismo de ação provavelmente está relacionado à inibição da síntese de prostaglandinas. As evidências de que tem um efeito salutar no tratamento da artrite reumatóide crônica e da osteoartrite consistem em redução de edema articular, diminuição da dor, diminuição da duração da rigidez matinal e melhora na capacidade funcional conforme indicado por um aumento na força de pega, atraso no momento de início da fadiga e diminuição no tempo para caminhar 15 metros.

A droga é absorvida rapidamente após administração oral, e níveis séricos máximos geralmente são atingidos 1 a 2 h após administração oral. Com doses únicas de 200 mg a 800 mg, há uma relação dose-resposta entre a quantidade de droga administrada e a área integrada sob a concentração sérica da droga *versus* uma curva de tempo. É rapidamente metabolizado e eliminado na urina; a excreção praticamente é finalizada 24 h após a última dose da droga. A meia-vida sérica é de 1,8 a 2,0 h.

É indicado no alívio dos sintomas de artrite reumatóide e osteoartrite. É também indicado para alívio da dor leve a moderada, para tratamento da dismenorréia primária e como antipirético. É contra-indicado em indivíduos sensíveis à droga ou em indivíduos que possuam síndrome de polipose nasal, angioedema e broncoespasmo reativa a AAS ou a outros AINE. Ulceração péptica e sangramento GI já foram relatados. Conseqüentemente, deve ser dado sob cuidadosa supervisão a pacientes com história de doença do trato GI superior. Borramento ou comprometimento visual, escotomas e outras alterações na visão das cores foram notados; se tais alterações ocorrerem, a droga deve ser interrompida e o paciente deve ser submetido a um exame oftalmológico.

Os pacientes devem ser advertidos para que relatem a seus médicos sinais ou sintomas de ulceração ou sangramento GI, visão embaçada ou outros sintomas oculares, eritema cutâneo, ganho de peso ou edema. Essa droga, como o AAS e outros AINE, pode inibir a função plaquetária e prolongar o tempo de sangramento, mas os efeitos são reversíveis e não são tão duradouros quanto os do AAS. Entretanto, deve ser administrado com cuidado em pacientes em uso de anticoagulantes. Não é recomendado para gestantes ou lactantes.

Reações adversas com uma incidência > 1% podem ser categorizadas como *GI* (4-16%) (p. ex., náusea, dor epigástrica, pirose, diarréia, desconforto abdominal, vômitos, indigestão, constipação e cólicas abdominais ou dor), *SNC* [p. ex., vertigem (3 a 9%), cefaléia, nervosismo e zumbidos], *dermatológicas* [p. ex., erupção cutânea (3 a 9%) e prurido] e *metabólicas* (p. ex., diminuição do apetite, edema e retenção de líquido).

Efeitos adversos com uma incidência < 1% incluem *GI* (úlcera gástrica ou duodenal com sangramento ou perfuração), *dermatológicos* (erupções vesicobolhosas, urticária e eritema multiforme), *SNC* (depressão ou insônia), *sentidos especiais* [ambliopia (visão borrada ou diminuída, escotomas ou outras alterações na visão)], *hematológicos* (leucopenia e diminuição na hemoglobina ou hematócrito) e *cardiovasculares* (insuficiência cardíaca congestiva em pacientes com função cardíaca marginal e pressão arterial elevada). Outras reações foram relatadas, mas em circunstâncias nas quais uma relação causal não pôde ser estabelecida.

INDOMETACINA

Ácido 1*H*-indol-3-acético, 1-(4-clorobenzoil)-5-metoxi-2-metil-, Indocin, Indocin SR

[53-86-1] $C_{19}H_{16}ClNO_4$ (357.79).

Preparo — A *p*-anisidina é diazotizada e o composto diazônio reduzido com sulfito sódico. A *p*-metoxifenilidrazina resultante é submetida à síntese indol de Fisher com metil levulinato. Os passos envolvidos incluem a formação da hidrazona (I), o rearranjo de I no composto enamina II e a ciclização de II através da perda da amônia para formar III. III é então hidrolisado a ácido, que é reesterificado através do anidrido para dar o éster *terc*-butil. A acilação com cloreto de *p*-clorobenzoil seguida pela desbutilação resulta na indometacina. US Pat 3.161.654.

Descrição — Pó cristalino amarelo-claro a amarelo-acastanhado; inodoro ou com odor discreto; sabor levemente amargo; sensível à luz, estável ao ar e estável ao calor sob condições correntes usuais de temperatura; uma forma polimórfica funde a cerca de 155°, a outra a cerca de 162°.

Solubilidade — 1 g em 50 mL de álcool, 30 mL de clorofórmio ou 40 mL de éter; praticamente solúvel em água.

(I) (II) (III)

Comentários — Um agente não-esteróide com propriedades antiinflamatórias, antipiréticas e analgésicas. *Não é um simples analgésico e, devido ao seu potencial para graves efeitos indesejáveis, não deve ser usada para problemas menores ou triviais.* É indicada para o tratamento de *artrite reumatóide, espondilite anquilosante (reumatóide), osteoartrite, bursite, tendinite, artrite gotosa e canal arterial pérvio em prematuros.* A indometacina é absorvida rapidamente após administração oral; níveis plasmáticos máximos são alcançados em 2 h; 97% da droga fica ligada a proteínas. Sua meia-vida é de 2,6 a 11,2 h; 10 a 20% da droga é excretada de forma inalterada na urina. Por ser uma droga potente e ter o potencial de causar graves efeitos adversos, deve ser cuidadosamente considerada para uma doença ativa não-responsiva a doses adequadas de salicilatos e outras medidas estabelecidas, como repouso apropriado. A droga é contra-indicada em crianças, gestantes e lactantes, pacientes com problemas GI e pacientes alérgicos ao AAS.

A incidência de efeitos indesejáveis foi descrita como variando de mínima até 75% dos pacientes. As ações desagradáveis mais freqüentes incluem reações *GI* (ulcerações únicas ou múltiplas, hemorragia, sangramento GI, agravamento da dor na colite ulcerativa, gastrite, náusea, vômitos e desconforto epigástrico), *oculares* (depósitos córneos, distúrbios retinianos e visão embaçada), *hepáticas* [icterícia e hepatite tóxica (algumas mortes foram descritas)], *hematológicas* (anemia aplásica, anemia hemolítica, mielodepressão, agranulocitose, leucopenia e púrpura trombocitopênica), *hipersensibilidade* [respiratória aguda (incluindo asma e dispnéia), angiite, prurido, urticária, erupções cutâneas, etc.], *otológicas* [surdez (raramente) e zumbido], do *SNC* (distúrbios psicóticos, despersonalização, depressão, confusão mental, coma, convulsões, neuropatia periférica, sonolência, tonturas, vertigem e cefaléia); *cardiovasculares renais* (edema, hipertensão, hematúria), *dermatológicas* (perda de cabelo e eritema nodoso), *outras* (sangramento vaginal, hiperglicemia, glicosúria, estomatite ulcerativa e epistaxe). Tanto a incidência como a gravidade dos efeitos colaterais parecem ser relacionadas à dose.

O alto potencial para reações adversas relacionadas à dose (veja anteriormente) torna imperativo que a menor dose efetiva seja determinada para cada paciente. As reações GI podem ser reduzidas se o paciente ingerir a droga com alimentos, imediatamente após as refeições ou com antiácidos. A ocorrência de distúrbios oculares e hematológicos em alguns pacientes sob terapia prolongada com a indometacina indica a necessidade de exames oftalmológicos periódicos e exames de sangue apropriados. Não se sabe se a indometacina possui qualquer efeito sobre os anticoagulantes, mas a administração concomitante pode ser perigosa devido ao risco aumentado de sangramento GI.

Pode agravar distúrbios psiquiátricos, epilepsia e parkinsonismo; deve ser usada com cuidado considerável em pacientes com essas condições. Os pacientes devem ser alertados que a habilidade de dirigir ou de realizar outras atividades que exijam vigilância pode ser afetada adversamente. A droga deve ser interrompida caso ocorra qualquer dos efeitos indesejáveis listados anteriormente, até que se consulte o médico.

MECLOFENAMATO SÓDICO

Ácido benzóico, 2-[(2,6-dicloro-3-metilfenil)amino]-, sal monossódico, monoidrato

$\cdot H_2O$

Monossódio *N*-(2,6-dicloro-*m*-tolil)antranilato monoidrato [6385-02-0] $C_{14}H_{10}Cl_2NNaO_2 \cdot H_2O$ (336.15).

Preparo — Através da condensação de Ullman do ácido *o*-iodobenzóico e 2,6-dicloro-*m*-toluidina na presença de cobre-bronze, *J Med Chem* 11:1009, 1968.

Descrição — Cristais brancos; funde a cerca de 290°; uma solução saturada em água (1 g em 65 mL) é levemente túrbida; pH de aproximadamente 7,5.

Comentários — Um *AINE* relacionado ao *Ácido Mefenâmico*.

NABUMETONA

2-Butanona, 4-(6-metóxi-2-naftalenil)-, Relafen

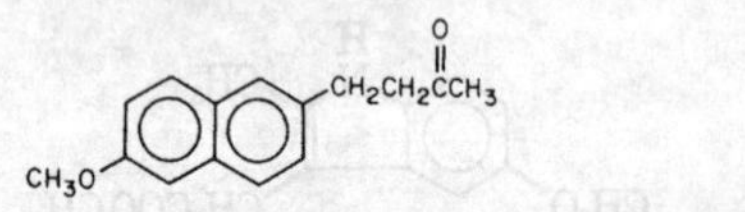

4-(6-Metóxi-2-naftil)-2-butanona; [42924-53-8] $C_{15}H_{16}O_2$ (228.29).

Preparo — Acetona e 6-metoxinaftalenocarboxaldeído reagem de forma aldol para formar 5-(6-metóxi-2-naftil)-3-buten-2-ona, que é reduzido cataliticamente a nabumetona. Veja *J Med Chem* 21:1260, 1978.

Descrição — Cristais brancos; funde a cerca de 80°.

Solubilidade — Praticamente insolúvel em água; levemente solúvel em álcool.

Comentários — Um *AINE* com um metabólito similar ao *naproxeno*.

NAPROXENO

Ácido 2-naftalenoacético, (+)-6-metóxi-α-metil-, Equiproxen (Veterinário), Naprosyn

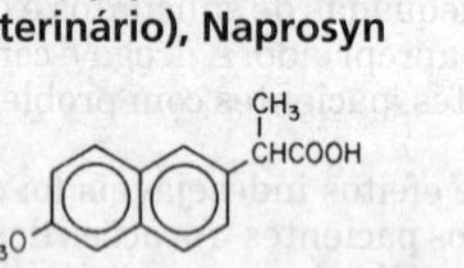

[22204-53-1] $C_{14}H_{14}O_3$ (230.26).

Preparo — O 6-metoxinaftaleno é acetilado na posição 2 e o grupamento acetil é então convertido a —CH(CH_3)COOH através de uma seqüência de reações — Willgerodt-Kindler, esterificação, alquilação e hidrólise — resultando em DL-naproxeno (*CA 71*:91162j, 1969). A resolução do racemado pode ser efetivada através da precipitação do D-enantiômero mais potente como o sal de cinchonidina (*J Med Chem 13*:203, 1970).

Descrição — Pó cristalino, branco a bege; sabor amargo; funde a cerca de 155°; pK_a aparente de 4,15.

Solubilidade — Praticamente insolúvel na água em pH 2; livremente solúvel na água com pH de 8 ou acima disso; levemente solúvel em álcool.

Comentários — Um derivado do ácido propiônico que possui atividade antiinflamatória, analgésica e antipirética. É comercialmente disponível na forma de ácido ou de sal sódico e é vendido sem receita médica. É indicado para alívio dos sintomas da artrite reumatóide, tanto nas crises agudas quanto no tratamento a longo prazo da doença. A melhora sintomática, quando o uso da droga é indicado, usualmente começa em 2 semanas mas um período experimental mais longo pode ser necessário. É comparável ao AAS no controle dos sintomas da doença, mas com menor freqüência e gravidade dos efeitos adversos no sistema nervoso e GI. É usado para aliviar a dor pós-operatória leve a moderada, assim como na dor do pós-parto, dismenorréia primária, dor ortopédica, cefaléia e dor visceral associada ao câncer. Seus efeitos analgésicos são comparáveis aos do AAS ou indometacina nas doses usuais.

Parece ser completamente absorvido a partir do trato GI após administração oral. Níveis plasmáticos máximos (~55 mg/mL) são alcançados em 2 a 4 h após uma dose de 500 mg, e os níveis de estado estacionário são obtidos após 4 ou 5 doses em intervalos de 12 h. Mais de 99% se ligam à albumina sérica. A meia-vida plasmática média é de aproximadamente 13 h. Cerca de 95% de uma dose é excretada na urina, principalmente como conjugados de naproxeno e seu metabólito inativo 6-demetil-naproxeno. Os efeitos adversos, as precauções, as contra-indicações e as interações medicamentosas são essencialmente os mesmos do *Fenoprofeno de Cálcio* (veja anteriormente).

NAPROXENO SÓDICO

Ácido 2-naftalenoacético, 6-metóxi-α-metil-, sal sódico, Anaprox

[26159-34-2] $C_{14}H_{13}NaO_3$ (252.24).

Comentários — Veja *Naproxeno*.

OXIFENBUTAZONA

3,5-Pirazolidinodiona, 4-butil-1-(4-hidroxifenil)-2-fenil-, monoidrato

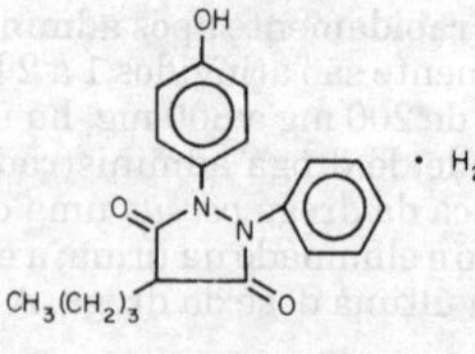

4-Butil-1-(*p*-hidroxifenil)-2-fenil-3,5-pirazolidinediona monoidrato [7081-38-1] $C_{19}H_{20}N_2O_3 \cdot H_2O$ (342.39); *anidro* [129-20-4] (324.38).

Preparo — Dietil butilmalonato é condensado com *p*-benziloxiidrazobenzeno, com o auxílio de uma solução de etóxido de sódio em etanol anídrico, para formar 1-(*p*-benzilóxi)-2-fenil-4-butil-3,5-pirazolidinodiona (I). A finalização da reação é efetuada pela adição de xileno e pelo aquecimento da mistura a cerca de 140° por diversas horas, removendo assim o álcool liberado pela condensação por ciclização. A desbenzilação de I é efetuada pela hidrogenação de níquel de Raney em pressão e temperatura ambientes. A recristalização do produto inicial ocorre a partir do éter/éter de petróleo. US Pat 2.745.783.

Descrição — Pó cristalino branco a branco-amarelado, inodoro; funde em uma ampla faixa que vai de 85° a 100°.

Solubilidade — 1 g em > 10.000 mL de água, 1,5 mL de álcool, 4 mL de clorofórmio, 15 mL de éter.

Comentários — Um *AINE* que é um derivado do ácido propiônico.

PIROXICAM

2*H*-1,2-Benzotiazina-3-carboxamida, 4-hidroxi-2-metil-*N*-piridinil-, 1,1-dióxido; Feldene

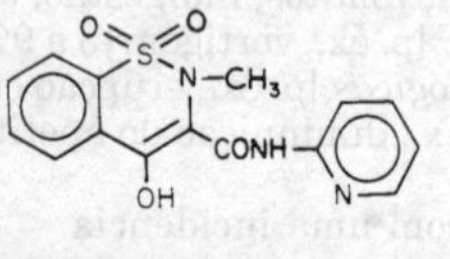

[36322-90-4] $C_{15}H_{13}N_3O_4S$ (331.35).

Preparo — Veja *J Med Chem* 14:1171, 1971 e *Ibid* 15:848, 1972.

Descrição — Cristais brancos; funde a cerca de 200° uma solução saturada em dioxano:água (2:1) possui um pK_a de aproximadamente 6,3.

Solubilidade — Levemente solúvel em água.

Comentários — Um *AINE* estruturalmente não-relacionado, mas farmacologicamente similar aos outros AINE.

SULINDACO

Ácido 1*H*-indeno-3-acético, (*Z*)-5-fluoro-2-metil-1-[[4-(metilsulfinil)fenil]metileno]-, Clinoril

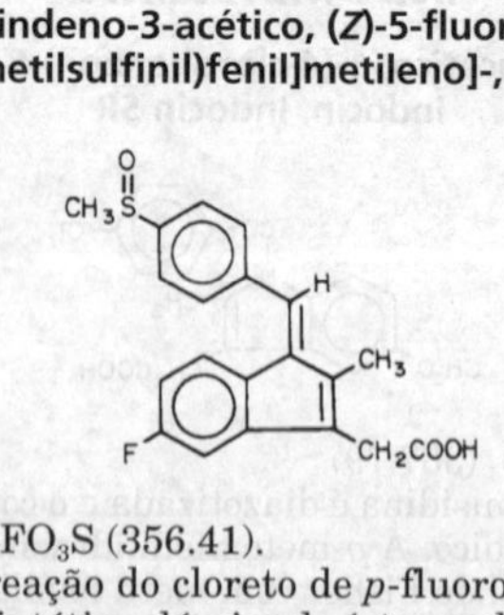

[38194-50-2] $C_{20}H_{17}FO_3S$ (356.41).

Preparo — A reação do cloreto de *p*-fluorobenzil com éster metilmalônico na via sintética clássica do éster malônico resulta no ácido 3-(*p*-fluorofenil)-2-metilpropanóico. A ciclização com ácido fosfórico resulta em 6-fluoro-2-metilindanona, que é reduzida através da reação de Reformatsky ao álcool, desidratada a indeno, condensada com *p*-(metiltio)benzaldeído ao derivado 3-benzilindeno, o éster hidrolisado e o grupamento tio oxidado ao sulfóxido; *J Org Chem* 42:1914, 1977.

Descrição — Cristais amarelos; funde a cerca de 183° com decomposição; pK_a de 4,5.

Solubilidade — Praticamente insolúvel em água; levemente solúvel em álcool.

Comentários — Um *AINE* estruturalmente relacionado à *Indometacina*.

TOLMETINA SÓDICA

Ácido 1*H*-pirrol-2-acético, 1-metil-5-(4-metilbenzoil)-, sal sódico, diidrato; Tolectin, Tolectin DS

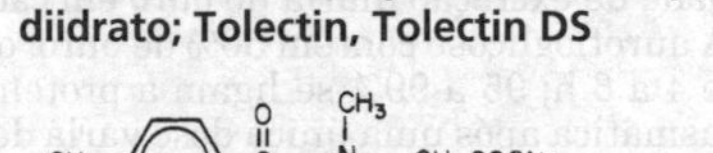

[64490-92-2] $C_{15}H_{14}NNaO_3 \cdot 2H_2O$ (315.31).

Preparo — A acetonitrila correspondente é obtida através da reação de Friedel-Crafts entre 1-metilpirrol-2-acetonitrila e cloreto de *p*-metilbenzoil; após a separação do isômero 4-aroil, produzido simultaneamente, através de cristalização fracionada ou por cromatografia de adsorção, a acetonitrila é convertida em tolmetina por saponificação e subseqüentemente em seu sal sódico (*J Med Chem* 14:646, 1971).

Descrição — Pó cristalino amarelo-claro; pK_a de 3,5 (ácido livre).

Solubilidade — Livremente solúvel em água; levemente solúvel em álcool.

Comentários — Um composto não-esteróide que possui atividades antiinflamatórias, analgésicas e antipiréticas. Seu modo de ação é desconhecido, embora a inibição da síntese de prostaglandinas provavelmente contribua para sua ação antiinflamatória. Em pacientes com artrite reumatóide, várias manifestações de suas ações antiinflamatórias e analgésicas são observadas, mas não há evidências de alteração do curso de progressão da doença de base.

A tolmetina é absorvida rapidamente e quase por completo, com níveis plasmáticos máximos sendo atingidos 30 a 60 minutos após uma dose terapêutica oral. Apresenta quase 99% de ligação às proteínas plasmáticas, sendo a meia-vida plasmática média de aproximadamente 1 hora. Toda a dose administrada é excretada na urina em 24 horas, seja na forma de metabolito oxidativo inativo ou como conjugados de tolmetina.

A droga é indicada para alívio de sinais e sintomas de artrite reumatóide, tanto nas crises agudas quanto no tratamento a longo prazo da doença. Segurança e efetividade em pacientes que estão incapacitados, ampla ou exclusivamente acamados, ou confinados a uma cadeira de rodas, com pequena capacidade de autocuidado (Artrite Reumatóide Classe Funcional IV) não estão estabelecidas. A droga é comparável ao AAS e à indometacina no controle da atividade da doença; no entanto, a freqüência dos efeitos adversos GI mais leves é descrita como menor que nos pacientes tratados com aspirina e a incidência de efeitos adversos do SNC é menor que nos pacientes tratados com indometacina. A administração concomitante dessa droga com aspirina não é recomendada, pois não parece haver qualquer benefício maior dessa combinação sobre o resultado obtido com a aspirina sozinha e o potencial de reações adversas é aumentado.

É contra-indicada para pacientes notoriamente hipersensíveis à tolmetina e também naqueles nos quais o AAS e outros AINE induzem manifestações de asma, rinite ou urticária. Em pacientes com artrite reumatóide ativa e que também têm úlcera péptica ativa, o tratamento com drogas não-ulcerogênicas deve ser tentado; se for necessário o uso, o paciente deve ser estreitamente observado em busca de sinais de perfuração de úlcera e sangramento GI grave. Por ser eliminada basicamente pelos rins, os pacientes com redução da função renal devem ser monitorados cuidadosamente e a dosagem deve ser reduzida ou interrompida se necessário. Por prolongar o tempo de sangramento, os pacientes que podem ser afetados adversamente devem ser cuidadosamente observados quando tratados com essa droga. Pacientes que possuem função cardíaca comprometida devem ser tratados com precaução, pois a droga causa alguma retenção de água e sódio, resultando em um edema periférico discreto.

As reações adversas mais freqüentes são de natureza GI e incluem, em ordem descendente de freqüência, desconforto ou dor epigástrica ou abdominal (aproximadamente 1 em cada 6 pacientes), náuseas, vômitos, indigestão, azia, constipação e dispepsia. As reações mais comuns no sistema nervoso são cefaléia (1 em cada 15 pacientes), seguida por vertigem e tonturas, tensão e nervosismo e sonolência. Zumbidos ocorrem em 1 de cada 40 pacientes. Edema discreto é observado em aproximadamente 1 em cada 50 pacientes. Eritema, incluindo erupções maculopapulares ou urticária, desenvolve-se em 1 de cada 30 pacientes e prurido em cerca de 1 em cada 50 pacientes. Diminuições pequenas e transitórias na hemoglobina e no hematócrito, não associadas a sangramento GI, ocorrem infreqüentemente, assim como alguns casos de granulocitopenia.

O uso seguro em crianças menores de 2 anos de idade não foi estabelecido, embora a droga tenha sido usada com segurança e efetividade em crianças com mais de 2 anos de idade. O uso da droga na gestação não é recomendado, e, por ser secretada no leite humano, seu uso por lactantes também não é recomendado.

COMPOSTOS DE OURO

A maioria das autoridades prefere os compostos de ouro em vez de esteróides adrenais ou AINE para tratamento adjuvante nos casos selecionados de artrite reumatóide ativa. Os compostos de ouro suprimem ou evitam, mas não curam, a artrite e a sinovite nas formas rapidamente progressivas da doença. Embora seus mecanismos exatos sejam desconhecidos, concentrações altas localizadas de ouro são encontradas nas células de Kupffer e nos lipossomos das células sinoviais; isso sugere que a terapia com ouro pode inibir a atividade lipossomial nos macrófagos e diminuir a atividade fagocitária dos macrófagos. Alguns dos efeitos celulares desses compostos podem se dever à forte afinidade do ouro pelo enxofre, que causa inibição dos sistemas sulfídricos. O acúmulo ocorre com a administração repetida, e os níveis persistem por muitos anos nos tecidos subsinoviais e nos macrófagos de muitos tecidos. Acredita-se que os macrófagos estejam envolvidos no processo antigênico e na interação dos linfócitos T auxiliares com os linfócitos B formadores de anticorpos. Não se sabe se essa ação é responsável pela efetividade dos compostos de ouro na artrite.

Os compostos de ouro *orais* disponíveis (Auranofin) contêm 29% de ouro por peso, enquanto as preparações *parenterais* (aurotioglicose; tiomolato sódico de ouro) contêm 50% de ouro por peso. Antes que a terapia com ouro seja iniciada, deve-se determinar os níveis de hemoglobina, eritrócitos, leucócitos totais e diferenciais e contagem de plaquetas, e deve ser feita uma análise urinária para servir como referência básica. A urina deve ser analisada em busca de alterações no sedimento e proteína, e um hemograma completo deve ser feito antes de cada administração ou injeção durante todo o curso do tratamento.

Reações adversas à terapia com ouro podem ocorrer em qualquer momento durante o tratamento ou muitos meses após o término da terapia. Reações adversas comuns incluem reações *cutâneas* (dermatite, erupções pruriginosas, eritema, dermatite vesicular e esfoliativa, alopecia e queda das unhas), *membranas mucosas* (estomatite, úlceras bucais, glossite ou gengivite), *pulmonares* (pneumonite intersticial, fibrose, febre, eritema, tosse, dispnéia, etc.), *renais* (síndrome nefrótica, glomerulonefrite com hematúria e, raramente, insuficiência renal), hematológicas (granulocitopenia, trombocitopenia, leucopenia, eosinofilia, diátese hemorrágica, anemia hipoplásica e aplásica) e *mistas* (rubor, vertigem, sudorese, náuseas, vômitos e mal-estar). É importante notar que, com exceção da diarréia, toxicidade grave ocorre mais freqüentemente quando a terapia parenteral é usada. Veja Quadro 83.2.

Se a toxicidade se desenvolve, a terapia com ouro deve ser interrompida imediatamente. O tratamento inclui corticosteróides tópicos ou sistêmicos, de modo adequado, e um agente quelante dimercaprol (BAL) para aumentar a excreção do ouro.

Quadro 83.2 Incidência e Freqüência Global de Resultados Devidos aos Efeitos Adversos do Ouro Oral e Injetável

EFEITO ADVERSO	OURO ORAL (n = 527)		OURO INJETÁVEL (n = 526)	
	RELATADO[a]	RETIRADO[a]	RELATADO[a]	RETIRADO[a]
Diarréia	44 (230)[b]	4,6 (24)[b]	13 (69)	1,3 (7)
Eritema	32 (168)	5,7 (30)	41 (213)[b]	15,2 (80)[b]
Estomatite	15 (78)	2,7 (14)	18 (95)	5,3 (28)[b]
Anemia	5,7 (30)	0,6 (3)	4,9 (26)	0,4 (2)
Trombocitopenia	1,9 (10)	0,2 (1)	1,9 (10)	1,7 (9)[b]
Leucopenia	1,5 (8)	0,9 (5)	2,9 (15)	1,3 (7)
Proteinúria	7 (39)	1,7 (9)	12 (64)	4,9 (26)[b]
Enzimas hepáticas >duas vezes o normal	4 (21)	1,1 (6)	4 (22)	1,5 (8)

[a]% (número).
[b]Aumento significativo.

AURANOFINA

Ouro, (2,3,4,6-tetra-*O*-acetil-1-tio-β-D-glicopiranato-*S*)-(trietilfosfina)-, Ridaura

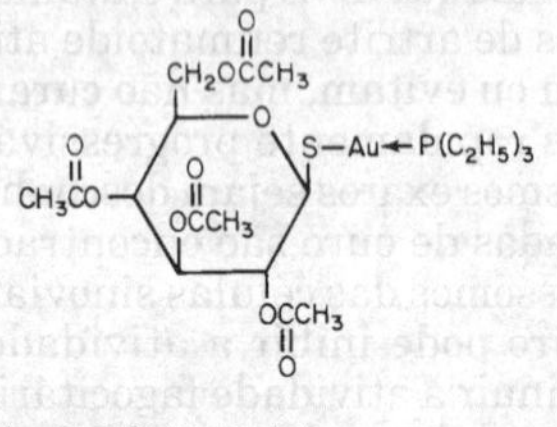

[34031-32-8] $C_{20}H_{34}AuO_9PS$ (678.48).

Preparo — Através da condensação do éster tetraacetato de aurotioglicose com trietilfosfina para formar o complexo de coordenação. US Pat 3.635.945.

Descrição — Cristais incolores; funde a cerca de 110°; contém aproximadamente 29% por peso de ouro.

Comentários — É uma preparação oral de ouro usada no tratamento da artrite reumatóide. Embora a auranofina não possua atividade analgésica, ela pode lentificar a progressão dessa doença inflamatória. Os benefícios terapêuticos usualmente não são aparentes até 3 a 4 meses de uso. O valor dos sais de ouro na artrite reumatóide é bem estabelecido; exceto para essa droga, todas as preparações de ouro disponíveis devem ser administradas por via intramuscular. Embora seja administrada oralmente, ela parece manter a eficácia das substâncias parenterais de ouro, embora com menos efeitos colaterais importantes e talvez uma eficácia ligeiramente menor. Aproximadamente 25% do ouro contido na droga é absorvido. A meia-vida corporal terminal média é de 21 a 31 dias (varia de 42 a 128); aproximadamente 60% do ouro absorvido é excretado na urina; o restante é excretado nas fezes. Pacientes com 6 mg/dia apresentam estado estacionário médio das concentrações sangüíneas médias de ouro de 0,68/0,45 mg/mL. Aproximadamente 40% desse ouro está associado às hemácias e 60% às proteínas séricas. O mecanismo pelo qual a auranofina exerce seu efeito terapêutico na artrite reumatóide é desconhecido, embora a droga afete numerosos processos celulares associados com a inflamação. Em contraste com as preparações parenterais de ouro, não é um potente inibidor da reatividade do grupamento sulfidril. Os efeitos adversos incluem diarréia (46,6%) e hematúria microscópica (14%); reações cutâneas (prurido ou eritema, 24%) foram discretas e ocorreram em aproximadamente 30% dos pacientes; e ulcerações mucosas em aproximadamente 10%; proteinúria foi observada em 4% e foi grave o suficiente em 0,7% dos pacientes, de modo que a terapia precisou ser interrompida. Anormalidades nos testes de função hepática ocorreram em 0,4% dos pacientes. Suas contra-indicações são as mesmas dos compostos parenterais de ouro. A auranofina deve ser administrada apenas a pacientes cuidadosamente selecionados que possam ser monitorados estritamente durante a terapia.

AUROTIOGLICOSE

Ouro, (1-tio-D-glicopiranosato)-, Tioglicose de Ouro, Solganal

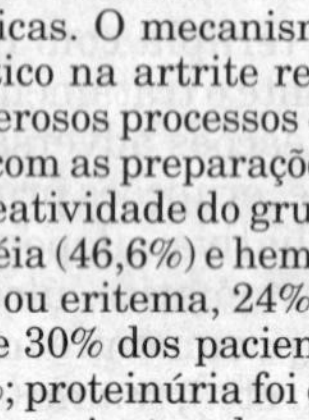

[12192-57-3] $C_6H_{11}AuO_5S$ (392.18). É estabilizado pela adição de não mais que 5% de acetato de sódio.

Preparo — Através do refluxo de uma solução aquosa de tioglicose com tribrometo de ouro na presença de dióxido de enxofre. O composto é então precipitado e é purificado por dissolução em água, após o que é novamente precipitado por adição de álcool.

Descrição — Pó amarelo; inodoro ou quase; estável em ar; pH (solução de 1 em 100) de aproximadamente 6,3; as soluções aquosas são instáveis em períodos prolongados.

Solubilidade — Livremente solúvel em água; praticamente insolúvel em acetona, álcool, clorofórmio ou éter.

Comentários — É uma preparação anti-reumática injetável contendo ouro, usada no tratamento da artrite reumatóide ativa e progressiva e no lúpus eritematoso não-disseminado. Os esteróides adrenais substituíram amplamente os compostos de ouro nos métodos terapêuticos, mas o reconhecimento dos perigos da terapia esteróide e as potenciais propriedades curativas restauraram o uso do ouro. Nenhuma outra droga anti-reumática é capaz de parar a progressão da doença como o ouro consegue fazer em alguns casos. No entanto, os compostos de ouro não interrompem permanentemente nem revertem o processo associado da doença. A melhor terapia usualmente ocorre quando é usada nos estágios de atividade inicial da doença e é baseada na velocidade de excreção diária do ouro em cada paciente individualmente. A aurotioglicose contém 50% de ouro; o tempo para o pico do efeito é de 4 a 6 h; 95 a 99% se ligam a proteínas plasmáticas; a meia-vida plasmática após uma única dose varia de 3 a 27 dias; e 70% são excretados na urina e 30% nas fezes.

Os compostos de ouro administrados por via parenteral tendem a causar mais efeitos adversos que a auranofina e devem ser dados apenas a pacientes cuidadosamente selecionados por médicos experientes. Prurido é geralmente o primeiro sinal de toxicidade. Outras manifestações de toxicidade estão arroladas na introdução desta seção e incluem efeitos mucocutâneos, hematológicos, renais, hepáticos, GI e oculares. Embora os efeitos colaterais possam ocorrer após a primeira dose, efeitos colaterais graves não ocorrem usualmente até que pelo menos 300 a 500 mg tenham sido administrados; ocasionalmente eles não ocorrem até muitos meses após o término do tratamento. Os glicocorticóides exacerbam os efeitos tóxicos enquanto protegem contra conseqüências graves como nefrose. O dimercaprol e a penicilamina aumentam a excreção de ouro.

OUTROS ANALGÉSICOS

Esta seção aborda agentes não-correlatos com diferentes mecanismos de ação. Embora tecnicamente alguns desses agentes não sejam analgésicos porque não afetam diretamente o sistema nociceptivo, eles realmente aliviam a dor ao modificar a causa subjacente de uma condição clínica. Por exemplo, algumas substâncias discutidas aqui são prescritas para aliviar a dor porque bloqueiam a formação e, portanto, a excreção de ácido úrico.

ALOPURINOL

4*H*-Pirazolo[3,4-*d*]piridin-4-ona, 1,5-diidro-, Zyloprim

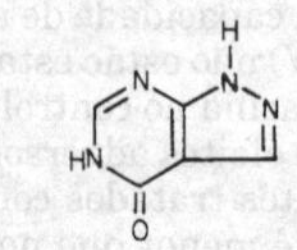

[315-30-0] $C_5H_4N_4O$ (136.11).

Preparo — (Etoximetileno)malononitrila reage com hidrato de hidrazina através de desetanolação e adição e por conseguinte ciclização para formar 3-aminopirazol-4-carbonitrila. A hidratação controlada da nitrila forma a carboxamida correspondente que, sob condensação com formamida, resulta no alopurinol. US Pat 2.868.803.

Descrição — Pó macio branco a bege; odor discreto; insípido; estável na luz e no ar; funde a cerca de 300° com decomposição.

Solubilidade — Levemente solúvel em água e álcool; solúvel em soluções de hidróxidos fixos de álcali; praticamente insolúvel em clorofórmio ou éter.

Comentários — Um análogo estrutural da hipoxantina usado no tratamento da *gota, nefropatia por ácido úrico* primária ou secundária e na *formação de cálculos de ácido úrico* e na prevenção da deposição de urato, cálculos renais ou nefropatia por ácido úrico em pacientes que têm leucemia, linfomas e doenças malignas e que estão recebendo quimioterapia para o câncer com seu efeito resultante de elevação nos níveis séricos de ácido úrico. Não é um analgésico *per se*; o alívio da dor é secundário à redução dos níveis sangüíneos de ácido úrico. Não é uricosúrico; inibe a produção de ácido úrico através do bloqueio de reações bioquímicas imediatamente precedentes na formação do ácido úrico. Assim, inibe a xantina oxidase, a enzima responsável pela conversão da hipoxantina em xantina e da xantina em ácido úrico.

Além disso, o alopurinol inibe a síntese *de novo* da purina através de um mecanismo de *feedback*, o que garante outro benefício ao paciente. É metabolizado pela xantina oxidase em oxipurinol, que também inibe a xantina oxidase. O oxipurinol possui um tempo de depuração do plasma muito mais longo que o alopurinol (18-30 h e menos de 2 h, respectivamente). Isso explica sua ação de longa duração e permite o uso em uma dose única diária. É contra-indicado para crianças (exceto naquelas com hiperuricemia secundária a doenças malignas) e em lactantes; é também contra-indicado em pacientes que desenvolvem uma grave reação à droga.

Alguns casos de hepatotoxicidade reversível têm sido observados; por isso, estudos periódicos da função hepática devem ser feitos durante os estágios iniciais da terapia. Não deve ser dado concomitantemente aos sais de ferro pois estudos laboratoriais sugerem que pode ocorrer elevada concentração hepática de ferro. Além disso, eleva o efeito dos anticoagulantes orais e intensifica a toxicidade da azatioprina, ciclofosfamida e mercaptopurina por diminuir a velocidade pela qual esses agentes são metabolizados. É particularmente útil em pacientes que são resistentes ou que não toleram as drogas uricosúricas e nos pacientes que possuem uma função renal tão reduzida que não respondem a drogas convencionais. Ele precipita a artrite gotosa aguda na terapia inicial mais freqüentemente que as drogas uricosúricas. Isso pode ser minimizado através do fornecimento de doses de manutenção de colchicina e através do início da terapia em uma pequena dose e com aumento gradual das doses.

Efeitos desagradáveis incluem uma erupção maculopapular que é usualmente maculopapular e menos freqüentemente é esfoliativo, urticariforme ou purpúrico; o eritema pode ser acompanhado de febre, leucopenia, artralgias ou outras manifestações de hipersensibilidade. Diarréia é freqüentemente observada. Casos isolados de neurite periférica, depressão de medula óssea, catarata e dano hepático reversível foram descritos.

COLCHICINA

Acetamida, (*S*)-*N*-(5,6,7,9-tetraidro-1,2,3,10-tetrametóxi-9-oxobenzo[α]heptalen-7-il)-,

Colchicina [64-86-8] $C_{22}H_{25}NO_6$ (399.44); um alcalóide obtido a partir de várias espécies de *Colchicum*.

Precaução — *A colchina é extremamente venenosa.*

Preparo — Através da extração do bulbo ou semente da planta com álcool. Após a destilação do álcool, o xarope residual é diluído com água a fim de precipitar gorduras e resinas e filtrado. O filtrado é digerido com algum carbonato de chumbo, novamente filtrado, evaporado até que se forma um pequeno volume, e a colchicina é extraída com clorofórmio.

Descrição — Escamas amorfas, de cor amarelo-pálido a amarelo-esverdeado claro, ou pó ou pó cristalino; inodoro ou quase; escurece quando exposto à luz; funde a cerca de 145°; pK_a 12,35.

Solubilidade — 1 g em 25 mL de água ou aproximadamente 220 mL de éter; livremente solúvel em álcool ou clorofórmio.

Comentários — O agente preferido para o tratamento sintomático das crises *agudas* de *artrite gotosa*, e ocasionalmente é usado para o tratamento profilático de longa duração da artrite gotosa. Quando adequadamente administrada, usualmente finaliza uma crise em 24 a 48 h. É também associada à fenilbutazona ou ao alopurinol no tratamento da gota aguda. A colchicina não é um analgésico, e o mecanismo preciso de ação não é conhecido, embora se acredite que diminua a motilidade leucocitária, a fagocitose e a produção de ácido láctico, reduzindo desse modo a deposição de cristais de urato e a resposta inflamatória. Esses efeitos podem estar relacionados à interferência da colchicina nos eixos celulares mitóticos. A droga é mais bem absorvida após administração oral; 31% se ligam à proteína plasmática. É freqüentemente combinada à probenecida para melhorar a terapia profilática da artrite gotosa crônica. É eliminada pelas vias urinária e fecal. É praticamente inútil na gota crônica, mas sua administração rotineira reduz a freqüência e a gravidade das crises agudas. É muito tóxica, e deve ter seu uso interrompido à primeira evidência de toxicidade, isto é, diarréia, náuseas, vômitos e dor abdominal.

Os pacientes em uso da droga por longos períodos estão sob risco de ocorrência de agranulocitose, anemia aplásica, miopatia e alopecia; por isso, devem ser periodicamente examinados em busca de possíveis discrasias sangüíneas ou outros efeitos adversos. Deve-se ter cuidado ao prescrevê-la para pacientes idosos e debilitados e naqueles que apresentem doença cardíaca, renal, hepática, GI ou hematológica.

SULFIMPIRAZONA

3,5-Pirazolidinodiona, 1,2-difenil-4-[2-(fenilsulfinil)etil]-, Anturane

[57-96-5] $C_{23}H_{20}N_2O_3S$ (404.48).

Preparo — O dietil éster do ácido [2-(fenilsulfinil)etil]malônico é condensado com hidrazobenzeno e com etóxido de sódio em etanol absoluto. A reação é finalizada através da adição de xileno e pelo aquecimento até cerca de 130°, quando o etanol residual e aquele liberado durante a condensação são removidos. A sulfimpirazona é isolada por um processo de extração de solvente e recristalizada a partir do etanol. US Pat 2.700.671.

Descrição — Pó branco a bege; funde a cerca de 132°.

Solubilidade — Praticamente insolúvel em água ou em solvente hexano; solúvel em álcool ou acetona; moderadamente solúvel em álcali diluído.

Comentários — Um derivado da pirazolona com potente atividade uricosúrica e alguma atividade inibitória plaquetária e antitrombótica. Não possui propriedades antiinflamatórias ou analgésicas. É usada para reduzir a concentração sérica de urato na artrite gotosa crônica e intermitente. É mais bem absorvida após administração oral; 98 a 99% se ligam a proteínas plasmáticas; a meia-vida plasmática é de aproximadamente 2,2 a 3 h; e cerca de 50% da dose administrada é excretada inalterada na urina.

A droga é contra-indicada em pacientes que possuem úlcera péptica ativa, insuficiência renal ou uma história de cálculos renais, especialmente cálculos de ácido úrico, devido à possibilidade de agravamento dessas condições. Sua ação uricosúrica é mutuamente antagônica à dos salicilatos. Deve ser usada cuidadosamente em pacientes que usam sulfas, agentes hipoglicemiantes do tipo sulfoniluréia e insulina, pois pode potencializar esses agentes. Efeitos colaterais incluem distúrbios GI altos, erupção cutânea (descrita em cerca de 3% dos pacientes) e, raramente, anemia, leucopenia, agranulocitose e trombocitopenia.

CAPÍTULO **84**

Histamina e Anti-histamínicos

H Steve White, PhD
Associate Professor of Pharmacology and Toxicology
College of Pharmacy
University of Utah
Salt Lake City, UT 84112

A histamina é uma substância endógena fisiologicamente ativa (autocóide) que é produzida no organismo pela descarboxilação do aminoácido histidina e, a seguir, é armazenada em mastócitos e basófilos, onde é protegida de enzimas destrutivas ubíquas, como a histaminase. Liga-se aos receptores histamínicos H_1 e H_2 em várias partes do corpo, ativando-os. Foram também descritos receptores H_3, que podem estar envolvidos no controle da histamina.

A ação da histamina sobre as células depende, em certo grau, da função da célula, bem como da relação entre os receptores H_1 e H_2. Os efeitos cardiovasculares da histamina consistem em dilatação microvascular direta e indireta (envolvendo ambos os receptores H_1 e H_2) e em aumento da permeabilidade vascular (envolvendo, provavelmente, os receptores H_1). Em conseqüência, a injeção intracutânea de histamina produz uma *resposta tríplice,* caracterizada por eritema local, halo ou rubor intenso e formação de pápula. A histamina liga-se também a receptores específicos no nariz, nos olhos, no trato respiratório e na pele e os ativa, causando sinais e sintomas alérgicos típicos. A ocupação dos receptores H_1 por antagonistas H_1 bloqueia essas ações.

Historicamente, o termo anti-histamínico vem sendo utilizado para descrever fármacos que atuam como antagonistas dos receptores H_1. A ativação dos receptores H_2 estimula a secreção de ácido gástrico; os fármacos que antagonizam os receptores H_2 (por exemplo, cimetidina/nizatidina, ranitidina ou famotidina) são conhecidos como antagonistas dos receptores H_2 (veja Cap. 66). Os antagonistas H_2 inibem a secreção gástrica estimulada não apenas pela histamina mas também pela insulina, pentagastrina, alimento ou reflexo vagal fisiológico.

Outra amina, a 5-hidroxitriptamina, também distribui-se amplamente nos animais e encontra-se presente em algumas plantas. Essa substância, descoberta independentemente por três grupos de pesquisadores, é também conhecida como enteramina ou serotonina. É encontrada em maiores quantidades no cérebro, sangue, baço, estômago, intestino, pulmões e pele. Foi sugerido que a 5-hidroxitriptamina pode estar envolvida na regulação do tônus vascular, atividades motora e secretora do trato gastrintestinal (GI) e da função renal. A serotonina também atua como neurotransmissor no cérebro, e os fármacos que impedem a sua recaptação (por exemplo, fluoxetina) possuem atividade antidepressiva. Essas observações e a demonstração de que os tumores de células argentafins da mucosa intestinal (argentafinomas ou carcinóides) secretam grandes quantidades de 5-hidroxitriptamina estimularam a pesquisa de antagonistas da 5-hidroxitriptamina. As ações farmacológicas da 5-hidroxitriptamina são variadas e complexas. Nos seres humanos, a liberação de quantidades excessivas dessa amina, como no caso de tumores de células argentafins, produz rubor episódico, taquicardia e hiperventilação, seguidos de cianose, diarréia, asma e estenose pulmonar. Foram empregados antagonistas da 5-hidroxitriptamina no tratamento desses quadros patológicos, bem como de certas doenças cutâneas e psicoses. Vários dos anti-histamínicos descritos adiante possuem atividade tanto anti-histaminérgica quanto anti-serotoninérgica. Entretanto, nesses últimos anos, foram introduzidos na prática clínica diversos antagonistas da serotonina clinicamente úteis (cloridrato de granissetrona, maleato de metisergida e cloridrato de ondansetrona) para tratamento da náusea ou dos vômitos associados à síndrome carcinóide (granissetrona, metisergida e ondansetrona) e da cefaléia vascular (metisergida). O leitor deve consultar as monografias que descrevem sua utilidade específica nos Cap. 66 (cloridrato de granissetrona e cloridrato de ondansetrona) e Cap. 67 (maleato de metisergida). O presente capítulo trata primariamente do papel da histamina e dos usos dos antagonistas dos receptores H_1.

FOSFATO DE HISTAMINA

Fosfato de 1*H*-imidazol-4-etanamina (1:2);
Fosfato de Histamina; Histatrol

HN N · $2H_3PO_4$ $CH_2CH_2NH_2$

Fosfato de 4-(2-aminoetil)imidazol (1:2) [51-74-1] $C_5H_9N_3 \cdot 2H_3PO_4$ (307.14)

Preparo — A histamina ocorre no esporão do centeio em pequenas quantidades. Constitui um dos produtos da decomposição bacteriana da histidina, que constitui um dos métodos empregados na sua produção. Além disso, é produzida sinteticamente por vários métodos a partir do ácido imidazolilpropiônico.

Descrição — Cristais prismáticos longos, incolores e inodoros, estáveis ao ar, porém afetados pela luz; as soluções aquosas são ácidas ao tornassol; quando secos a 105° durante 2 h, sofrem fusão a cerca de 140°; pH (solução aquosa a 4,1%, isosmótica com o soro) de cerca de 5.

Solubilidade — 1 g em cerca de 4 mL de água; ligeiramente solúvel em álcool.

Farmacologia — Embora muitos tecidos contenham uma quantidade letal de histamina na forma ligada ou inativa, não ocorre nenhum efeito até que seja liberada em sua forma livre nos líquidos corporais em decorrência de determinados estímulos. Como é destruída no trato intestinal pela enzima histaminase, é ineficaz quando administrada por via oral. Após injeção, provoca constrição de certos músculos lisos, como brônquios, útero e intestino, e dilata o leito capilar. Tipicamente, a dilatação é acompanhada de aumento da permeabilidade capilar, e ocorre vazamento de líquido, plasma, proteínas e até mesmo de alguns elementos celulares do sangue nos espaços extracelulares. A dilatação dos capilares e das arteríolas produz ruborização da face, queda da pressão arterial e aumento da temperatura cutânea.

A histamina estimula todos os tipos de secreções glandulares — gástrica, duodenal, salivar e lacrimal. Um importante efeito no homem consiste na estimulação das glândulas gástricas, aumentando o ácido clorídrico do estômago. Esse efeito da histamina constitui a base de um teste diagnóstico que era utilizado no passado para diferenciar a hipocloridria inespecífica daquela causada por anemia perniciosa (veja Cap. 56). O agente preferido para esse propósito é a pentagastrina (veja Cap. 64).

Um efeito altamente característico da histamina é a *resposta tríplice* induzida pela injeção intracutânea de pequenas quantidades desse agente. Consiste em

1. eritema no local da injeção,
2. pápula ou área de edema localizado que obscurece a vermelhidão original, e
3. rubor escarlate que circunda a pápula.

O eritema inicial é devido principalmente à dilatação dos capilares locais, e a pápula desenvolve-se em conseqüência de dilatação arteriolar e aumento da permeabilidade capilar. O rubor é um fenômeno local produzido por reflexo axônico envolvendo nervos sensitivos periféricos. Como o rubor não aparece na presença de atrofia ou degeneração do nervo, essa reação tem sido utilizada como teste diagnóstico para distinguir entre anestesia verdadeira e pseudo-anestesia.

Quando injetada por via intravenosa, a histamina provoca um aumento na secreção de adrenalina pela medula supra-renal, conforme indicado por uma elevação secundária da pressão arterial. No passado, essa ação sobre as glândulas supra-renais era utilizada clinicamente como teste para o diagnóstico de feocromocitoma. Hoje em dia, esse teste é considerado obsoleto, devido à sua natureza perigosa e à disponibilidade atual de ensaios químicos para a detecção e a quantificação dos níveis de catecolaminas e seus metabólitos em pacientes com suspeita de feocromocitoma.

Comentários — Utilizada primariamente como controle positivo na avaliação de testes cutâneos alergênicos. Tem poucas outras aplicações diagnósticas. Como o *rubor* produzido pela injeção intracutânea desse agente é mediado por um reflexo axônico, essa abordagem tem sido utilizada como teste para avaliar a integridade de nervos sensitivos, enquanto a formação de pápula tem sido utilizada como teste para competência circulatória.

São observadas reações adversas até mesmo após a administração de pequenas doses, como aquelas utilizadas para análise gástrica [0,01 mg/kg por via subcutânea (SC)]. Essas reações adversas incluem rubor, tontura, cefaléia, estenose brônquica, dispnéia, distúrbios visuais, síncope, urticária, asma, hipertensão ou hipotensão significativa, palpitação, taquicardia, nervosismo, cólicas abdominais, diarréia, vômitos, gosto metálico, manifestações alérgicas ou colapso com convulsões. Em geral, a hipotensão é postural e não necessita de nenhum tratamento, devendo o paciente apenas assumir uma posição de decúbito. Se houver a necessidade de tratamento, a adrenalina (0,3 mg por via SC) constitui um antagonista fisiológico eficaz.

ANTI-HISTAMÍNICOS

Todos os anti-histamínicos clinicamente disponíveis antagonizam a histamina em grau aproximadamente igual, independentemente de suas classes químicas (etanolaminas, etilenodiaminas, alquilaminas, fenotiazinas ou piperidinas). Todos induzem algum grau de sedação e exibem atividade anticolinérgica. Apenas as etanolaminas e as fenotiazinas possuem propriedades antieméticas. Por conseguinte, as diferenças clínicas e farmacológicas estão relacionadas principalmente a variações nos efeitos adversos e às ações antagonizantes não-histamínicas, como efeitos semelhantes aos da atropina, efeitos sobre o sistema nervoso central (SNC) (depressão, estimulação, ação antiemética, efeito antitremor e cinetose) e propriedades anestésicas locais. O conhecimento desses fatores é essencial para a escolha apropriada do fármaco.

Todos os anti-histamínicos atualmente disponíveis (antagonistas dos receptores H_1) atuam ao antagonizarem competitivamente os efeitos da histamina nos locais receptores; eles não bloqueiam a liberação de histamina e, portanto, só oferecem alívio paliativo dos sintomas alérgicos. Após a administração oral, os efeitos tornam-se aparentes dentro de 15 a 30 min, atingem o seu máximo dentro de 1 h e persistem por 4 a 6 h. O fígado é o principal local de metabolismo; os agentes são excretados na urina na forma de metabólitos não-identificados.

No contexto clínico, as indicações para o uso dos diversos anti-histamínicos variam consideravelmente. Esses agentes mostram-se, em sua maioria, *eficazes* para controle da *rinite alérgica perene* e *sazonal, rinite vasomotora, conjuntivite alérgica, urticária e angioedema, reações alérgicas ao sangue e ao plasma e dermografismo*, bem como adjuvantes da terapia convencional nas *reações anafiláticas*. Alguns anti-histamínicos provavelmente são eficazes em *reações alérgicas* locais e leves a *picadas de insetos*, na *alergia física* e em reações a *fármacos* e ao *soro* de pouca gravidade, caracterizadas por *prurido*. Antagonistas selecionados (por exemplo, cloridrato de difenidramina) reduzem a rigidez e os tremores na *paralisia agitante* (doença de Parkinson) e *sintomas extrapiramidais induzidos por drogas*. Alguns anti-histamínicos (por exemplo, buclizina, ciclizina, dimenidrinato, difenidramina, meclizina e outros) também são eficazes no tratamento *ativo e profilático* da *cinetose*. Os agentes mais sedativos (por exemplo, difenidramina, doxilamina, prometazina e outros) são algumas vezes utilizados na *insônia* e na *insônia* predominante em certos distúrbios clínicos. Determinados anti-histamínicos, como clorfeniramina, succinato de doxilamina e maleato de pirilamina, são utilizados em medicações divulgadas como sedativos diurnos e soníferos. O metapirileno, antigamente utilizado em quase todos os soníferos adquiridos sem prescrição médica nos Estados Unidos, foi removido desses produtos em 1979, devido a suas possíveis propriedades carcinogênicas.

Os anti-histamínicos derivados da fenotiazina possuem outras propriedades clínicas úteis não-compartilhadas pelos anti-histamínicos convencionais. Por exemplo, o cloridrato de prometazina é útil para *sedação pré-operatória, pós-operatória* e *obstétrica*; na prevenção e no controle da *náusea* e dos *vômitos* associados a certos tipos de anestesia e cirurgia; e como *terapia adjuvante* da meperidina ou de outros analgésicos no *controle da dor pós-operatória*.

A utilidade dos anti-histamínicos em várias outras condições clínicas (por exemplo, asma brônquica, dermatite atópica, neurodermatite, eczema alérgico, várias dermatites de contato e quimiotóxicas e prurido generalizado), bem como para arritmias cardíacas, espasmólise em alergias GI, profilaxia de reações farmacológicas, etc., deve aguardar uma investigação clínica mais profunda para que se possa efetuar uma avaliação final. Em geral, existe um consenso sobre o fato de a *maioria* dos anti-histamínicos ser *ineficaz* na enxaqueca e cefaléia histamínica; na prevenção ou redução das seqüelas de dor, edema e hemorragia na cirurgia oral; e na potenciação de agentes analgésicos narcóticos, como antieméticos em pacientes pós-operatórios e antitussígenos ou no tratamento de câibras noturnas das pernas, câibras das pernas durante a gravidez e dismenorréia funcional.

O efeito colateral mais comum dos anti-histamínicos consiste em sedação, manifestada principalmente por sonolência, juntamente com redução do estado de alerta e da capacidade de concentração. Os efeitos colaterais menos comuns — a não ser que sejam administradas grandes doses — incluem secura da boca, visão embaçada, vertigem e desconforto GI (veja também anteriormente). O efeito sedativo de alguns anti-histamínicos pode ser intenso a ponto de comprometer a capacidade de dirigir veículos e o desempenho de tarefas que exigem concentração mental. Outros efeitos colaterais produzidos por esses fármacos incluem náusea, cefaléia e nervosismo. A aplicação local ou a administração oral de anti-histamínicos foram seguidas de complicações dermatológicas e erupções cutâneas. Em alguns indivíduos, certos anti-histamínicos produzem sinais de excitação central, como insônia e nervosismo. Deve-se evitar o uso concomitante de anti-histamínicos e de alguns outros agentes ativos no SNC, visto que os efeitos depressores de bebidas alcoólicas e de outros fármacos que deprimem o SNC (tranqüilizantes, hipnóticos, sedativos, agentes ansiolíticos, agentes depressores, analgésicos, etc.) são aumentados pelos anti-histamínicos. Os pacientes em tratamento com inibidores da monoamina oxidase (IMAO) ou que foram tratados com esses fármacos nas 2 semanas precedentes não devem receber anti-histamínicos.

Devido a seu efeito de ressecamento das mucosas, os anti-histamínicos podem exacerbar os sibilos e, portanto, não devem ser utilizados durante uma crise de asma. Devido à ação anticolinérgica dos anti-histamínicos, seu uso nas seguintes doenças pode estar contra-indicado ou deve ser objeto de muita cautela: glaucoma de ângulo estreito, hipertrofia prostática, úlcera péptica estenosante, obstrução piloroduodenal, obstrução do colo vesical, elevação da pressão intra-ocular, história de asma brônquica, hipertireoidismo, doença cardiovascular ou hipertensão. Os anti-histamínicos não devem ser administrados a prematuros ou recém-nascidos e podem ser contra-indicados pelo médico para pacientes durante a lactação.

Essas poucas observações chamam a atenção para o enorme número de condições clínicas para as quais se sugere o uso de anti-histamínicos. Assinalam também o fato de que esses fármacos variam no seu espectro de *eficácia* até *ineficácia* nessas condições.

Ao considerar-se a multiplicidade de anti-histamínicos disponíveis, suas numerosas reações adversas e sua propensão a induzir sedação de intensidade variável, pode-se avaliar o complexo problema terapêutico com o qual se defrontam tanto o paciente quanto o médico na seleção de um anti-histamínico para determinado paciente com condição clínica relacionada à histamina. A seguir, são apresentadas três monografias que enfatizam o anti-histamínico protótipo das classes alquilamina (clorfeniramina), etanolamina (difenidramina) e fenotiazina (prometazina).

CLORIDRATO DE DIFENIDRAMINA

2-(Difenilmetóxi)-*N,N*-dimetiletanamina, cloridrato; Benadryl Hydrochloride

Cloridrato de 2-(difenilmetóxi)-*N,N*-dimetiletilamina [147-24-0] $C_{17}H_{21}NO \cdot HCl$ (291.82).

Preparo — Por aquecimento de difenilbromometano, β-dimetilaminoetanol e carbonato de sódio em tolueno. Após destilação do tolueno, a difenidramina purificada é convertida no cloridrato com cloreto de hidrogênio.

Descrição — Pó cristalino branco, que escurece lentamente com exposição à luz; as soluções são praticamente neutras ao tornassol; sofre fusão a cerca de 167° a 172°.

Solubilidade — 1 g em 1 mL de água, 2 mL de álcool, 2 mL de clorofórmio ou 50 mL de acetona; ligeiramente solúvel em benzeno ou éter.

Comentários — Potente anti-histamínico derivado da etanolamina que possui efeitos anticolinérgicos (ressecamento), antitussígenos, antieméticos e sedativos significativos. Mostra-se eficaz na rinite alérgica perene e sazonal; na rinite vasomotora; na conjuntivite alérgica causada por alérgenos inalados e por alimentos; nas manifestações cutâneas alérgicas não-complicadas da urticária e do angioedema; no alívio e na prevenção das reações alérgicas ao sangue ou ao plasma em pacientes com história dessas reações; no dermografismo; na terapia das reações anafiláticas como adjuvante da adrenalina e de outras medidas padrões após o controle das manifestações agudas; no parkinsonismo (incluindo aquele induzido por fármacos) no indivíduo idoso incapaz de tolerar agentes mais potentes; nos casos leves de parkinsonismo (incluindo aquele induzido por fármacos) em outros grupos etários; em outros casos de parkinsonismo (incluindo aquele induzido por drogas) em combinação com agentes anticolinérgicos de ação central e no tratamento ativo e profilático da cinetose. Além disso, apresenta atividade antitussígena significativa; o xarope é utilizado como supressor da tosse para controle da tosse produzida por resfriados ou alergia.

É provavelmente eficaz para uso em reações alérgicas locais leves a picadas de insetos; na alergia física; em reações farmacológicas e ao soro de pouca gravidade, caracterizadas por prurido; e na insônia refratária e na insônia dominante em certos distúrbios clínicos. Outros usos sugeridos exigem maior investigação. Embora seja bem absorvida após administração oral, o metabolismo de primeira passagem da difenidramina é tão extenso, que apenas 40 a 60% de uma dose atingem a circulação sistêmica em sua forma inalterada. A difenidramina atinge concentrações plasmáticas máximas em 1 a 4 h; 80 a 85% ligam-se à proteína plasmática; e a meia-vida de eliminação varia de 2,4 a 9,3 h.

Os pacientes observados durante o uso desses fármacos apresentaram numerosos efeitos colaterais, como sonolência, confusão, inquietação, náusea, vômitos, diarréia, visão embaçada, diplopia, dificuldade na micção, constipação, congestão nasal, vertigem, palpitações, cefaléia e insônia. Outros efeitos colaterais observados incluíram urticária, erupção cutânea medicamentosa, fotossensibilidade, anemia hemolítica, hipotensão, desconforto epigástrico, choque anafilático, sensação de aperto no tórax e sibilos, espessamento das secreções brônquicas, secura da boca, nariz e garganta, formigamento e peso e fraqueza das mãos.

O dimenidrinato (Dramamine) contém cerca de 50% de difenidramina. O dimenidrinato é capaz de mascarar os sintomas de ototoxicidade; por conseguinte, tanto esse agente quanto a difenidramina devem ser utilizados com muita cautela em pacientes em uso de antibióticos aminoglicosídicos (estreptomicina, neomicina ou canamicina) ou outros fármacos ototóxicos.

Em virtude de sua ação semelhante à da atropina, a difenidramina deve ser utilizada com cautela em pacientes com asma. De forma semelhante, os pacientes devem ser avisados para não tomar esse fármaco com outras substâncias depressoras, devido ao efeito aditivo. Os pacientes também devem ser avisados para não dirigir veículos motorizados, comandar aeronaves ou operar máquinas perigosas enquanto estiverem fazendo uso desse fármaco. A incidência de efeitos colaterais é de cerca de 30 a 60%.

CLORIDRATO DE PROMETAZINA

***N,N,α*-trimetil-10*H*-fenotiazina-10-etanamina, monocloridrato; Mepergan; Phenergan**

Monocloridrato de 10-[2-(dimetilamino)propil]fenotiazina [58-33-3] $C_{17}H_{20}N_2S \cdot HCl$ (320.88).

Preparo — Por reação da fenotiazina com cloridrato de 1-cloro-2-(dimetilamino)propano na presença de sodamida e hidróxido de sódio em xileno. A base é extraída, purificada e convertida no cloridrato.

Descrição — Pó cristalino branco a amarelo-pálido; praticamente inodoro; lentamente oxidado, sobretudo quando umedecido, com exposição prolongada ao ar, tornando-se azul; pH (solução 1 em 20) de 4,0 a 5,0; sofre fusão dentro de uma faixa de 3° entre 215° e 225°; pK_a de 9,1.

Solubilidade — Solúvel em água, álcool desidratado quente ou clorofórmio; praticamente insolúvel em éter, acetona ou acetato de etila.

Comentários — Anti-histamínico derivado da fenotiazina com sedação e ações antieméticas significativas. Possui atividade anticolinérgica também significativa. Apresenta uma acentuada potência e duração de ação prolongada. Mostra-se eficaz para uso na rinite alérgica perene e sazonal; na rinite vasomotora; na conjuntivite alérgica causada por alérgenos inalados e alimentos; em manifestações cutâneas alérgicas não-complicadas e leves da urticária e do angioedema; no alívio e na prevenção de reações alérgicas ao sangue ou ao plasma em pacientes com história dessas reações; no dermografismo; na terapia para reações anafiláticas como adjuvante da adrenalina e de outras medidas padrões após controle das manifestações agudas; na sedação pré-operatória, pós-operatória ou obstétrica; na prevenção e no controle da náusea e dos vômitos associados a certos tipos de anestesia e cirurgia; na terapia adjuvante da meperidina ou de outros analgésicos para controle da dor pós-operatória; na sedação de crianças e adultos, bem como no alívio da apreensão e produção de sono leve do qual o paciente pode facilmente despertar; no tratamento ativo e profilático da cinetose; e por sua ação antiemética em pacientes pós-operatórios.

A prometazina é bem absorvida e exerce efeitos máximos dentro de 20 min após administração oral, retal ou intramuscular (IM); 76 a 80% de uma dose ligam-se às proteínas plasmáticas. A duração do efeito anti-histamínico pode persistir por 12 h ou mais. O fármaco é excretado lentamente na urina e nas fezes, primariamente na forma de sulfóxidos inativos e glicuronídios.

As reações adversas consistem em secura da boca, visão embaçada e, raramente, tonteira. Foram relatados casos raros de leucopenia e um caso de agranulocitose. Foram documentadas elevações pequenas da pressão arterial e ocorrência ocasional de hipotensão leve. O aparecimento de fotossensibilidade pode contra-indicar o seu uso posterior. A administração de doses excessivas a adultos resultou em coma profundo, sedação e, raramente, convulsões; em crianças, essas doses produziram hiperexcitabilidade e pesadelos. Veja introdução.

MALEATO DE CLORFENIRAMINA

γ-(4-clorofenil)-*N,N*-dimetil-2-piridinopropanamina, (*Z*)-2-butenodioato (1:1) Chlor-Trimeton

Maleato de 2-[*p*-cloro-α-[2-(dimetilamino)etil]benzil]piridina (1:1) [113-92-8] $C_{16}H_{19}ClN_2 \cdot C_4H_4O_4$ (390.87).

Preparo — Por condensação da 2-(*p*-cloro-α-(2-cloroetil)benzil]-piridina com dimetilamina na presença de sodamida. O tratamento da base com uma porção equimolar de ácido maleico resulta na formação do maleato.

Descrição — Pó cristalino branco, inodoro; as soluções são ácidas ao tornassol (pH de 4 a 5); sofre fusão a cerca de 130 a 135°; pK_a de 9,2.

Solubilidade — 1 g em 4 mL de água, 10 mL de álcool ou 10 mL de clorofórmio; ligeiramente solúvel em éter ou benzeno.

Comentários — Anti-histamínico da classe das alquilaminas, que é um ingrediente comum de formulações contra a tosse adquiridas sem prescrição médica. Possui leve ação sedativa e leve atividade anticolinérgica. É provavelmente eficaz na rinite alérgica e vasomotora, conjuntivite alérgica, urticária e angioedema leves, reações alérgicas ao sangue e ao plasma em pacientes sensíveis e dermografismo, e como terapia adjuvante no choque anafilático. A clorfeniramina é amplamente utilizada como ingrediente em formulações comerciais antitussígenas. Sofre metabolismo de primeira passagem significativo (40 a 55%). Atinge níveis plasmáticos máximos de 5,9 e 11 ng/mL em 2 a 6 h. Possui baixa incidência de efeitos colaterais, que se assemelham àqueles induzidos por outros anti-histamínicos. Veja a introdução.

COMBINAÇÕES DE ANTI-HISTAMÍNICOS

Tipicamente, a maioria das combinações de anti-histamínicos inclui um anti-histamínico, um descongestionante (por exemplo, fenilefrina, fenilpropanolamina ou pseudo-efedrina), um supressor da tosse (por exemplo, dextrometorfano, codeína ou hidrocodona) e um analgésico (por exemplo, acetaminofeno ou aspirina). Como existem literalmente dúzias de combinações de anti-histamínicos disponíveis, adquiridos com e sem prescrição médica, recomenda-se ao leitor consultar o *Facts and Comparisons Drug Information* ou o *Physicians' Desk Reference* atuais (para fármacos adquiridos com e sem prescrição) para uma lista dos produtos disponíveis, sua posologia e fabricantes.

INIBIDORES DA LIBERAÇÃO DE HISTAMINA

Os anti-histamínicos descritos na seção anterior antagonizam, em graus variáveis, a maioria dos efeitos farmacológicos da histamina, mas não todos eles. Parecem exercer essa ação ao ocupar os *sítios receptores* na célula efetora, com exclusão do agonista, a histamina, sem iniciar uma resposta. Tipicamente, trata-se de antagonistas competitivos que não impedem a liberação de histamina em resposta a lesões, drogas ou antígenos. Entretanto, uma droga mais recentemente desenvolvida, o cromoglicato dissódico, é capaz de impedir a liberação de histamina dos mastócitos sensibilizados por antígenos específicos.

ASTEMIZOL

1-[(4-Fluorofenil)metil]-*N*-[1[2-4-metoxifenil)etil]-4-piperidinil]-1*H*-benzimidazol-2-amina, Hismanal

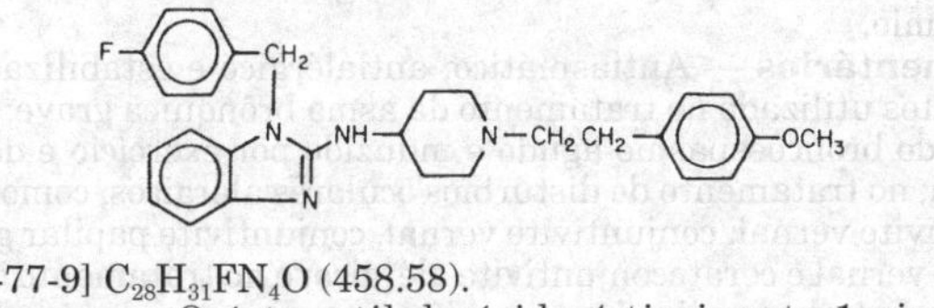

[68844-77-9] $C_{28}H_{31}FN_4O$ (458.58).

Preparo — O éster etil do ácido 4-tiocianato-1-piperidina carboxílico é tratado com *o*-fenilenodiamina para formar a monouréia. A arilamina primária que não sofreu reação é alquilada com brometo de *p*-fluorobenzila, e a uréia é então ciclizada no benzimidazol. A remoção do grupo carbetóxi (um carbamato) com a base libera o átomo de nitrogênio da piperidina livre, que, através de *N*-alquilação com brometo de *p*-metoxifenetil, forma o produto. Veja US Pat 4.219.599.

Descrição — Funde a cerca de 150°, pK_a de 8,35.

Solubilidade — Insolúvel em água; 1 g em 30 mL de álcool.

Comentários — Anti-histamínico piperidínico não-sedante de início lento e ação longa, sem atividade anticolinérgica.

CITRATO DE TRIPELENAMINA

***N,N*-Dimetil-*N'*-(fenilmetil)-*N'*-2-piridinil-1,2-etanodiamina, 2-hidroxil-1,2,3-propanotricarboxilato (1:1); Pyribenzamine**

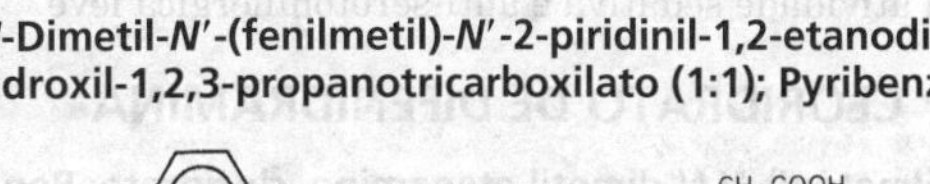

Citrato de 2-[benzil][2-(dimetilamino)etil]amino]piridina (1:1) [6138-56-3] $C_{16}H_{21}N_3 \cdot C_6H_8O_7$ (447.49).

Preparo — Fazer reagir a tripelenamina com uma porção equimolar de ácido cítrico em um solvente volátil apropriado. Para a preparação da base, veja *Cloridrato de Tripelenamina*.

Descrição — Pó cristalino branco; as soluções são ácidas ao tornassol; sofre fusão a cerca de 107°.

Solubilidade — 1 g em cerca de 1 mL de água; livremente solúvel em álcool; levemente solúvel em éter; praticamente insolúvel em clorofórmio ou benzeno.

Comentários — Anti-histamínico considerado de sabor mais agradável do que o cloridrato por via oral. Nos demais aspectos, suas ações e usos são iguais. Veja *Cloridrato de Tripelenamina*.

CLORIDRATO DE CETIRIZINA

Ácido [2-[4-[(4-clorofenil)fenilmetil]-1-piperazinil]-etoxiacético, dicloridrato; Zyrtec

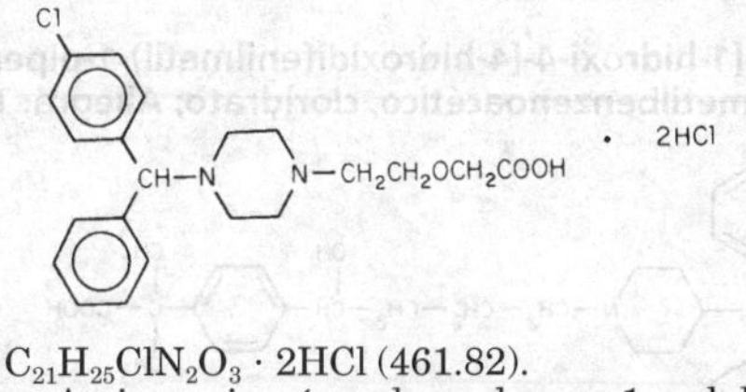

[83881-52-1] $C_{21}H_{25}ClN_2O_3 \cdot 2HCl$ (461.82).

Preparo — A piperazina é condensada com 1 mol de brometo de 4-clorobenzidril em condições levemente alcalinas; a seguir, a amina secundária livre no anel é alquilada com 2-(2-cloroetóxi)acetamida, produzindo a amida de cetirizina que é hidrolisada ao ácido livre. US Pat 4.525.358 (1985).

Descrição — Cristais que sofrem fusão a cerca de 112° (base); o dicloridrato sofre fusão a cerca de 225°.

Comentários — Metabólito de ácido carboxílico da hidroxizina de ação longa, com atividade anticolinérgica desprezível. Trata-se de um derivado de piperazina.

CLORIDRATO DE CIPROEPTADINA

4-(5*H*-Dibenzo[*a,d*]cicloepten-5-ilideno)-1-metilpiperidina, cloridrato, sesquiidrato; Periactin Hydrochloride

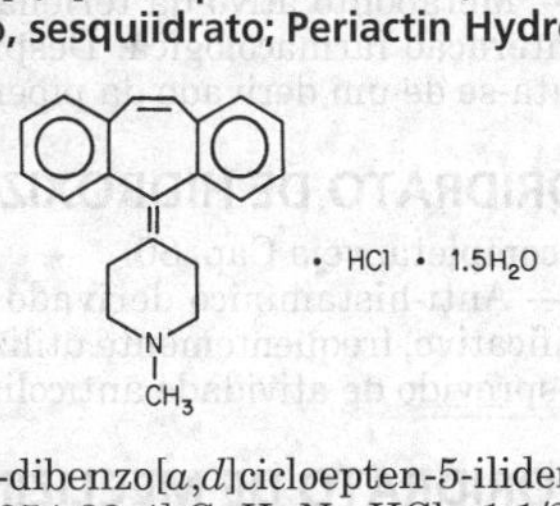

Cloridrato de 4-(5*H*-dibenzo[*a,d*]cicloepten-5-ilideno)-1-metilpiperidina sesquiidrato [41354-29-4] $C_{21}H_{21}N \cdot HCl \cdot 1\ 1/2\ H_2O$ (350.89); *anidro* [969-33-5] (323.86).

Preparo — Fazer reagir o anidrido ftálico com ácido fenilacético para formar 3-benzilidenoftalida que, com isomerização e hidrogenação, produz o ácido 2-fenetilbenzóico. Este último é convertido em seu cloreto ácido, que sofre então condensação para fechar o anel de 7 membros e produzir 10,11-diidro-5*H*-dibenzo[*a,d*]cicloepten-5-ona. A bromação na posição 10, seguida de desidrobromação, introduz a ligação dupla 10,11. A reação de Grignard dessa cetona com 4-cloro-1-metilpiperidina, seguida de desidratação do carbinol resultante, produz a ciproeptadina (base), que, ao reagir com uma quantidade equimolar de cloreto de hidrogênio, forma o cloridrato. US Pat 3.014.911.

Descrição — Pó cristalino branco a levemente amarelo; inodoro ou praticamente inodoro; sabor ligeiramente amargo; relativamente estável à luz, estável em temperatura ambiente; não-higroscópico; o sesquiidrato é estável ao ar; a forma anidra sofre fusão a cerca de 250°, e o sesquiidrato, a cerca de 162°.

Solubilidade — 1 g em 275 mL de água, 35 mL de álcool ou 26 mL de clorofórmio; praticamente insolúvel em éter.

Comentários — Anti-histamínico com leve atividade anticolinérgica. Possui atividade sedativa e anti-serotoninérgica leve.

CLORIDRATO DE DIFENIDRAMINA

2-(Difenilmetóxi)-*N,N*-dimetil-etanamina, cloridrato; Benadryl Hydrochloride

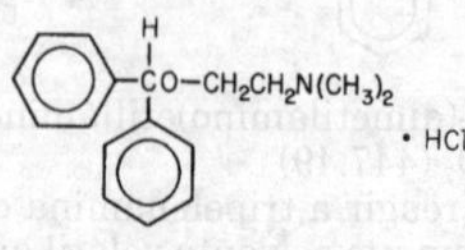

Cloridrato de 2-(difenilmetóxi)-*N,N*-dimetiletilamina [147-24-0] $C_{17}H_{21}NO \cdot HCl$ (291.82).

Preparo — Por aquecimento de difenilbromometano, β-dimetilamino-etanol e carbonato de sódio em tolueno. Após destilação do tolueno, a difenidramina purificada é convertida em cloridrato com cloreto de hidrogênio.

Descrição — Pó cristalino branco; escurece lentamente com exposição à luz; as soluções são praticamente neutras ao tornassol; sofre fusão a 167° a 172°.

Solubilidade — 1 g em 1 mL de água, 2 mL de álcool, 2 mL de clorofórmio ou 50 mL de acetona; levemente solúvel em benzeno ou éter.

Comentários — Anti-histamínico derivado da etanolamina com atividade anticolinérgica significativa.

CLORIDRATO DE FEXOFENADINA

Ácido (±)-4-[1-hidróxi-4-[4-hidroxidifenilmetil)-1-piperdinil]butil]-α,α-dimetilbenzenoacético, cloridrato; Allegra; Telfast

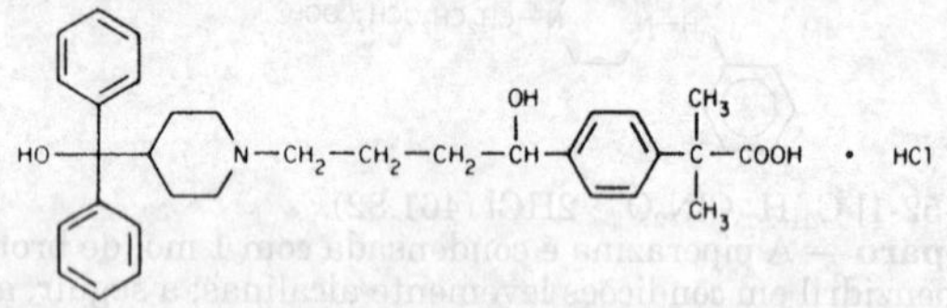

[138452-21-8] $C_{32}H_{39}NO_4HCl$ (538.13).

Preparo — Um método envolve a redução do ácido 2-metil-2-fenilpropanóico com $LiAlH_4$, esterificação do álcool resultante com anidrido acético para formar o acetato, **I.** Uma reação de Friedel-Crafts de **I** com cloreto de 4-clorobutirila produz o derivado *p*-(4-clorobutiril), **II**. A *N*-alquilação do α,α-difenil-4-piperidinometanol por **II** na presença de $KHCO_3$, seguida de redução do grupo carbonila a um álcool secundário com $NaBH_4$, produz o éster metila de fexofenadina. A hidrólise com base fornece o produto, que é convertido ao cloridrato. *Arzneimittel-Fosch.*1982; 32:1185.

Descrição — Cristais brancos que sofrem fusão a cerca de 143°.

Comentários — Metabólito ativo da terfenadina sem potencial cardiotóxico e de interação farmacológica. Desprovido de atividade anticolinérgica. Trata-se de um derivado da piperidina.

CLORIDRATO DE HIDROXIZINA

Para a monografia completa, veja Cap. 80.

Comentários — Anti-histamínico derivado da piperazina com efeito sedativo significativo, freqüentemente utilizado como pré-anestésico (Cap. 80). Desprovido de atividade anticolinérgica.

CLORIDRATO DE MECLIZINA

Para a monografia completa, veja Cap. 66.

Comentários — Anti-histamínico derivado da piperazina com ação sedativa leve. É utilizado principalmente no tratamento profilático da cinetose (Cap. 66). Não apresenta atividade anticolinérgica.

CLORIDRATO DE TRIPELENAMINA

***N,N*-Dimetil-*N′*-(fenilmetil)-*N′*-2-piridinil-1,2-etanodiamina, monocloridrato; Pyribenzamine; Ro-Hist**

Monocloridrato de 2-[benzil[2-(dimetilamino)etil]amino]piridina [154-69-8] $C_{16}H_{21}N_3 \cdot HCl$ (291.82). Para a estrutura da base, veja *Citrato de Tripelenamina*.

Preparo — Fazer reagir a 2-aminopiridina, preparada pela ação da sodamida sobre a piridina, com cloreto de β-dimetilaminoetil na presença de sodamida; a 2-[2-(dimetilamino)etilamino]piridina resultante é condensada com brometo de benzila na presença de sodamida. O cloridrato é formado a partir da base mediante tratamento com cloreto de hidrogênio em um solvente orgânico.

Descrição — Pó cristalino branco; escurece lentamente com exposição à luz; as soluções são praticamente neutras ao tornassol; sofre fusão a 188° e 192°.

Solubilidade — 1 g em 1 mL de água, 6 mL de álcool, 6 mL de clorofórmio ou cerca de 350 mL de acetona; insolúvel em benzeno, éter ou acetato de etila.

Comentários — Anti-histamínico derivado da etilenodiamina com efeito sedativo moderado. Possui leve atividade anticolinérgica.

CLORIDRATO DE TRIPROLIDINA

***E*-2-[1-(4-Metilfenil)-3-(1-pirrolidinil)-1-propenil]-piridina, monocloridrato, monoidrato, Actidil**

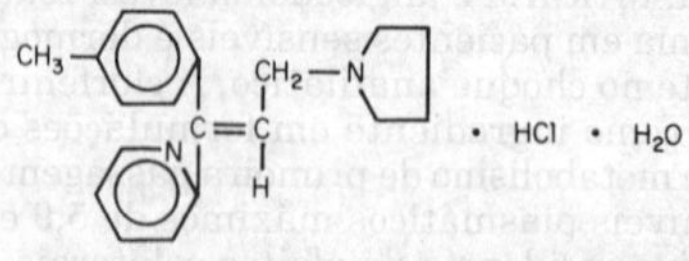

[6138-79-0] $C_{19}H_{22}N_2 \cdot HCl.H_2O$ (332.87); *anidro* [550-70-9] (314.86).

Preparo — Fazer reagir a 4′-metilacetofenona com formaldeído e pirrolidina para formar 3-(1-pirrolidinil)-4′-metilpropiofenona. A reação com 2-piridilsódio e a hidrólise subseqüente produz o carbinol terciário, α-[2-(1-pirrolidinil)-etil]- α-*p*-tolil-2-piridinometanol, que é desidratado com ácido sulfúrico para introduzir a ligação dupla propenil. A alcalinização libera a triprolidina, que é purificada e reage com uma quantidade equimolar de HCl. US Pats 2.712.020 e 2.712.023.

Descrição — Pó cristalino branco; odor apenas leve, porém desagradável; sabor amargo; as soluções são alcalinas ao tornassol; sofre fusão a cerca de 115°; sensível à luz; não-higroscópico; estável ao calor razoável; pK_a 3,6, 9,3.

Solubilidade — 1 g em 2,1 mL de água, 1,8 mL de álcool, 1 mL de clorofórmio ou 2.000 mL de éter.

Comentários — Derivado da propilamina com rápido início e duração longa de ação, encontrada em preparados para resfriados adquiridos sem prescrição médica. Desprovido de atividade anticolinérgica.

CROMOGLICATO DISSÓDICO

Ácido 5,5′-[(2-hidróxi-1,3-propanodiil)-bis[4-oxo-4*H*-1-benzopiran-2-carboxílico, sal dissódico; DSCG; Ácido Cromoglícico; Gastrocom, Intal, Nasalcrom, Opticrom

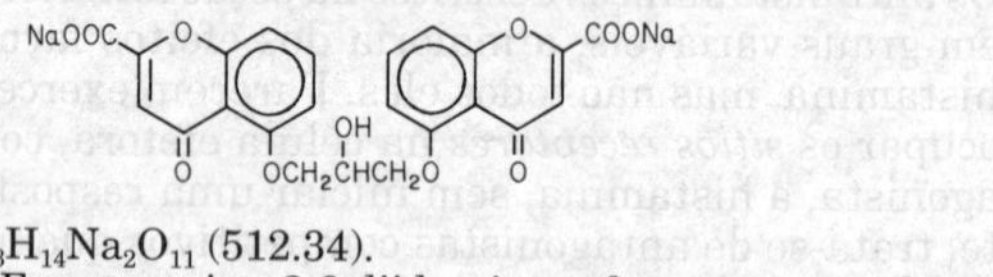

[15826-37-6] $C_{23}H_{14}Na_2O_{11}$ (512.34).

Preparo — Fazer reagir a 2,6-diidroxiacetofenona com epicloroidrina na presença de um catalisador básico para produzir o diéter, 2′,2″-[(2-hidroxitrimetileno)dióxi]bis[6′-hidroxiacetofenona]. A reação com dietil oxalato afeta a desidratação e a desetanolação de cada porção hidroxiacetofenona, introduzindo assim os grupos oxopirancarboxilatos fundidos como ésteres de etila. Esse diéster é então saponificado com NaOH. US Pat 3.419.578.

Descrição — Pó cristalino branco; inodoro; insípido, mas com sensação gustativa tardia ligeiramente amarga; higroscópico; por analogia com monocromos semelhantes, acredita-se que o pK_a seja de cerca de 1,5 a 2; sofre fusão a cerca de 261°; não exibe polimorfismo.

Solubilidade — 1 g em 20 mL de água; insolúvel em álcool ou clorofórmio.

Comentários — Antiasmático, antialérgico e estabilizador dos mastócitos utilizado no tratamento da asma brônquica grave; na prevenção do broncoespasmo agudo e induzido por exercício e da rinite alérgica; no tratamento de distúrbios oculares alérgicos, como ceratoconjuntivite vernal, conjuntivite vernal, conjuntivite papilar gigante, ceratite vernal e ceratoconjuntivite alérgica; e no tratamento da mastocitose. Estudos realizados em animais mostraram que o cromoglicato dissódico inibe a desgranulação dos mastócitos sensibilizados que ocorre após exposição a antígenos específicos. Por conseguinte, inibe a liberação de histamina e de SRS-A (substância de reação lenta de anafilaxia) dos mastócitos. Não possui atividade vasoconstritora, anti-histamínica nem antiinflamatória.

É pouco absorvido pelo trato GI, pulmão (7 a 8%) ou olho (0,03%). O fármaco absorvido sistemicamente é excretado de modo inalterado na bile e na urina. As reações adversas que surgem com o uso de preparados na forma de cápsula e aerossol consistem em lacrimejamento, aumento de volume das glândulas parótidas, náusea, disúria, tontura, cefaléia, erupção cutânea, urticária, angioedema, edema e dor articulares; as reações adversas com o uso de nebulizador ou soluções nasais incluem tosse, congestão nasal, espirros, prurido nasal, epistaxe, gotejamento pós-nasal, cefaléia e dor abdominal; e as reações adversas com o uso de soluções oculares incluem ardência ou queimação durante a instilação, inchação dos olhos, irritação ocular e terçol. O cromoglicato dissódico é contra-indicado para pacientes sensíveis ao cromoglicato ou a qualquer componente do produto.

DIMENIDRINATO

Para a monografia completa, veja Cap. 66.

Comentários — Anti-histamínico derivado da etanolamina que provoca sedação significativa. Trata-se de um antiemético na cinetose e vertigem associada à síndrome de Menière. Possui atividade anticolinérgica significativa.

FUMARATO DE CLEMASTINA

[*R*-(*R,*R**)]-2-[2-[1-(4-clorofenil)-1-feniletóxi]etil]-1-metilpirrolidina, (*E*)-2-butenodioato (1:1); Tavist**

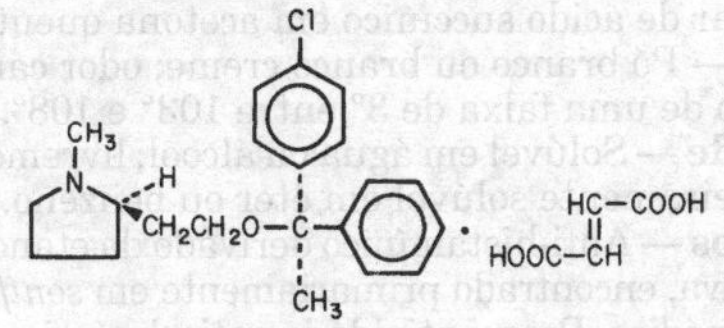

Fumarato de (+)-(2*R*)-2-[2-[(*R*)-*p*-cloro-α-metil-α-fenilbenzil)óxi]-etil]-1-metilpirrolidina (1:1) [14976-57-9] $C_{21}H_{26}ClNO \cdot C_4H_4O_4$ (459.97).

Preparo — Vários éteres benzidrílicos que possuem ação inibidora sobre a histamina, incluindo, entre eles, a clemastina, podem ser preparados ao se aquecer uma mistura do brometo de benzidrila apropriado e *N*-metil-2-piperidiletanol na presença de carbonato de sódio. Os detalhes do processo, bem como um método de síntese alternativa, são descritos na Pat Brit 942.152 (veja *CA 60*: 9250g, 1964).

Descrição — Pó cristalino branco a levemente amarelo; praticamente inodoro; sofre fusão entre 176° e 181° com decomposição.

Solubilidade — Ligeiramente solúvel em água, clorofórmio ou éter; ligeiramente solúvel em álcool.

Comentários — Anti-histamínico derivado da etanolamina de ação longa com leve atividade anticolinérgica. Possui efeitos colaterais sedativos e anticolinérgicos.

LORATIDINA

Ácido 4-(8-cloro-5,6-diidro-11*H*-benzo[5,6]-cicloepta[1,2-*b*]piridin-11-ilideno)-1-piperidinocarboxílico, presente no Claritin D

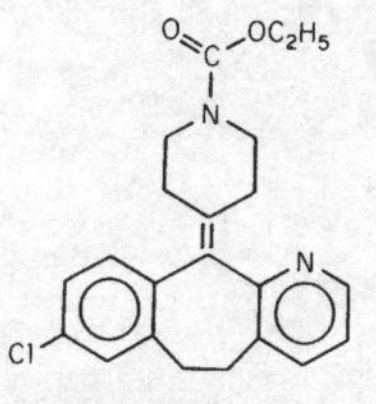

[79794-75-5] $C_{22}H_{23}ClN_2O_2$ (382.89).

Preparo — *J Med Chem* 1972;15:750. US Pat 4.282.233 (1981).

Descrição — Cristais que sofrem fusão a cerca de 135°.

Comentário — Anti-histamínico tricíclico não-sedativo de ação longa. Não possui nenhuma atividade anticolinérgica.

MALEATO DE AZATADINA

6,11-Diidro-11-(1-metil-4-piperidinilideno)-5*H*-benzo[5,6]cicloeptal [1,2-*b*]piridina, (*Z*)-2-butenodioato (1:2);Trinalin

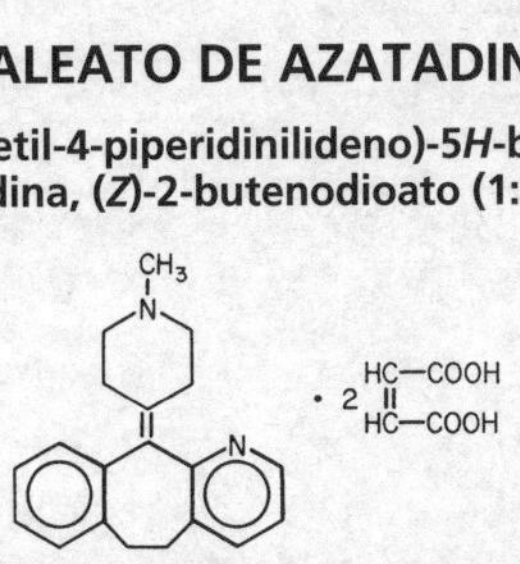

Maleato de 6,11-diidro-11-(1-metil-4-piperidilideno)-5*H*-benzo[5,6]-cicloepta-[1,2-*b*]piridina (1:2) [3978-86-7] $C_{20}H_{22}N_2 \cdot 2C_4H_4O_4$ (522.55).

Preparo — A azatidina é um congênere químico da cicloeptadina, que difere dessa última por um anel piridina que substitui um dos anéis benzeno da cicloeptadina e pela saturação do anel de cicloeptano desse último composto. Pode ser preparada por desidratação do produto de condensação formado na presença de sódio e amônia líquida a partir da 4-cloro-*N*-metilpiperidina e 5,6-diidro-11*H*-benzo-[5,6]cicloepta [1,2-*b*]piridina-11-ona. O tratamento da base com uma quantidade bimolar de ácido maleico forma o sal maleato. US Pat 3.326.924.

Descrição — Pó branco a bege; não-higroscópico; sofre fusão a cerca de 153°; pK_a de 8,4.

Solubilidade — 1 g em 30 mL de água ou 30 mL de álcool.

Comentários — Anti-histamínico estruturalmente relacionado à ciproeptadina, com atividade anti-serotoninérgica, ação sedativa leve a pronunciada e ligeira atividade anticolinérgica.

MALEATO DE BROMOFENIRAMINA

γ-(4-Bromofenil-*N,N*-dimetil-2-piridinopropanamina, (*Z*)-butenodioato (1:1); Dimetane; Rolabromophen

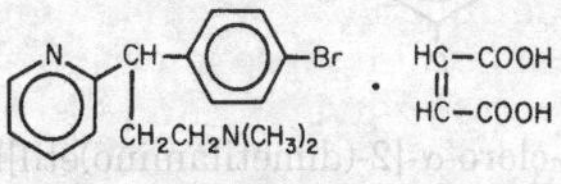

Maleato de 2-[*p*-bromo-α-[2-(dimetilamino)etil]benzil]piridina (1:1) [980-71-2] $C_{16}H_{19}BrN_2 \cdot C_4H_4O_4$ (435.32).

Preparo — A α(*p*-bromofenil)-2-piridinoacetonitrila é convertida em seu derivado de sódio com amida de sódio e condensada com 2-cloro-*N,N*-dimetiletilamina. A nitrila resultante é hidrolisada ao ácido correspondente, que é descarboxilado mediante tratamento com H_2SO_4. A base, obtida com alcalinização, é extraída com solvente e reage com ácido maleico.

Descrição — Pó cristalino branco, inodoro; sofre fusão a cerca de 130° a 135°; pH (solução 1 em 100) de 4,0 a 5,0; pK_a de 3,9, 9,1.

Solubilidade — 1 g em 5 mL de água, 15 mL de álcool ou 15 mL de clorofórmio; ligeiramente solúvel em éter ou benzeno.

Comentários — Análogo de bromo da clorfeniramina levemente sedativo, com leve atividade anticolinérgica. Trata-se de um derivado das alquilaminas.

MALEATO DE CARBINOXAMINA

2-[(4-Clorofenil)-2-piridinilmetóxi]-*N,N*-dimetiletanamina, (*Z*)-2-butenodioato (1:1); presente no Rondec

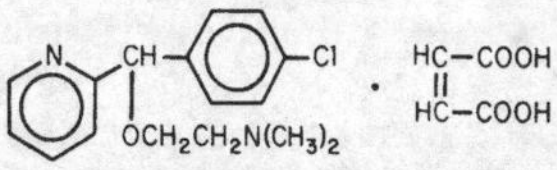

Maleato de 2-[*p*-cloro-α[2-(dimetilamino)etóxi]benzil]piridina (1:1) [3505-38-2] $C_{16}H_{19}ClN_2O \cdot C_4H_4O_4$ (406.87).

Preparo — O picolinaldeído e o brometo de *p*-clorofenilmagnésio sofrem uma reação de Grignard, produzindo álcool *p*-cloro-α-(2-piridil)benzílico. Este último é convertido em seu derivado alcóxido sódico com sodamida; adiciona-se cloreto de β-dimetilaminoetil para formar a carbinoxamina, e a base é convertida no maleato através de reação com ácido maleico.

Descrição — Pó cristalino branco; inodoro; sofre fusão a cerca de 116° a 121°; pH (solução 1 em 100) de 4,6 a 5,1; pK_a de 8,7.

Solubilidade — 1 g em < 1 mL de água, 1,5 mL de álcool, 1,5 mL de clorofórmio ou 8.300 mL de éter.

Comentários — Antiemético derivado da etanolamina com atividade sedante e anticolinérgica significativa. Mostra-se útil no tratamento da cinetose.

MALEATO DE DEXBROMOFENIRAMINA

(*S*)-γ-(4-Bromofenil)-*N,N*-dimetil-2-piridinopropanamina, (*Z*)-2-butanodioato (1:1); presente no Disophrol, Drixoral

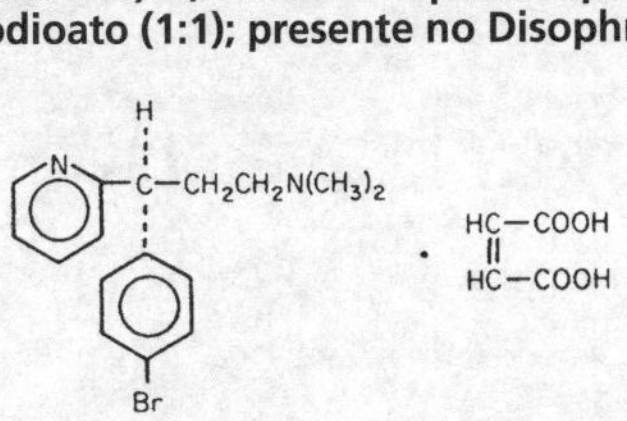

Maleato de (+)-2[*p*-bromo-α-[2-(dimetilamino)etil]benzil]piridina (1:1). [2391-03-9] $C_{16}H_{19}BrN_2 \cdot C_4H_4O_4$ (435.32).

Preparo — Igual ao da *clorfeniramida*, utilizando o derivado *p*-bromo em lugar do cloro. A mistura racêmica produzida é decomposta para produzir o produto. Veja US Pats 2.676.964 e 3.061.517.

Descrição — Pó cristalino branco; inodoro; pH (solução 1 em 100) de cerca de 5; sofre fusão a cerca de 103° a 113°.

Solubilidade — 1 g em 1,2 mL de água, 2,5 mL de álcool, 2 mL de clorofórmio ou 3.000 mL de éter.

Comentários — Isômero *d* da bromofeniramina com leve atividade anticolinérgica. Trata-se de um derivado da alquilamina.

MALEATO DE DEXCLORFENIRAMINA

(*S*)-γ-(4-Clorofenil)-*N,N*-dimetil-2-piridinopropanamina, (*Z*)-2-butenodioato (1:1); Polaramine

Maleato de (+)-2-[*p*-cloro-α-[2-(dimetilamino)etil]benzil]piridina (1:1) [2438-32-6] $C_{16}H_{19}ClN_2 \cdot C_4H_4O_4$ (390.87).

Preparo — A clorfeniramina racêmica (veja *Maleato de Clorfeniramina*) é decomposta com o auxílio do ácido (+)-fenilsuccínico). O (+)-enantiomorfo da base é então liberado do sal (+)-fenilsuccinato mediante tratamento com hidróxido de sódio e reage com uma porção equimolar de ácido maleico.

Descrição — Pó cristalino branco; inodoro; sofre fusão a 110 a 115°; pH (solução 1 em 100) de 4,0 a 5,0.

Solubilidade — 1 g em 1,1 mL de água, 2 mL de álcool, 1,7 mL de clorofórmio ou 2.500 mL de éter.

Comentários — O isômero *d* da clorfeniramina, com duas vezes mais potência e ampla margem de segurança. Possui atividade anticolinérgica mínima. Trata-se de um derivado da alquilamina.

SUCCINATO DE DOXILAMINA

***N,N*-Dimetil-2-[1-fenil-1-(2-piridinil)etóxi]-etanamina, butanodioato (1:1); Decapryn succinate; Unisom Night-time Sleep Aid**

Succinato de 2-[α-[2-(dimetilamino)etóxi]-α-metilbenzil]piridina (1:1) [562-10-7] $C_{17}H_{22}N_2O \cdot C_4H_6O_4$ (388.46).

Preparo — O metilfenil-2-piridilcarbinol é convertido em seu alcoolato de sódio e submetido a refluxo em tolueno com cloreto de 2-(dimetilamino)etil. A doxilamina assim formada reage com uma quantidade equimolar de ácido succínico em acetona quente.

Descrição — Pó branco ou branco creme; odor característico; sofre fusão dentro de uma faixa de 3° entre 103° e 108°.

Solubilidade — Solúvel em água ou álcool; livremente solúvel em clorofórmio; ligeiramente solúvel em éter ou benzeno.

Comentários — Anti-histamínico derivado da etanolamina com sedação significativa, encontrado primariamente em *soníferos* adquiridos sem prescrição médica. Possui atividade anticolinérgica significativa.

CAPÍTULO **85**

Estimulantes do Sistema Nervoso Central

Patricia K Sonsalla, PhD
Associate Professor of Neurology
University of Medicine and Dentistry of New Jersey
Robert Wood Johnson Medical School
Piscataway, NJ 08854

Os estimulantes do sistema nervoso central (SNC) são substâncias que aumentam a excitabilidade em várias regiões do cérebro ou da medula espinhal. Os efeitos proeminentes produzidos por muitas dessas drogas estão relacionados à excitação e elevação da função motora que resultam em sensações subjetivas de aumento do estado mental de alerta, diminuição da fadiga, melhora na concentração, aumento da energia e motivação e melhora do humor. A excitação excessiva do SNC produzida por essas drogas pode levar a efeitos adversos dose-dependentes como nervosismo extremo, agitação, ansiedade e convulsões.

A excitabilidade do SNC reflete um intricado equilíbrio entre a atividade excitatória e inibitória do cérebro. Estimulantes do SNC, direta ou indiretamente, intensificam a atividade excitatória ou bloqueiam os componentes inibitórios. Os transmissores excitatórios, glutamato e aspartato, são importantes neurotransmissores nas sinapses excitatórias onde suas ações são mediadas através de receptores *N*-metil-D-aspartato (NMDA) ou não-NMDA (cainato ou AMPA/quisqualato). Em contraste, o ácido gama-aminobutírico (GABA) e a glicina são importantes neurotransmissores inibitórios. O neuromodulador adenosina também é importante na excitação do SNC por conseguir exercer uma ação depressora, devido à sua capacidade de diminuir a liberação de transmissor gerada por impulso e limitar a excitação dos elementos pós-sinápticos através da hiperpolarização direta da membrana neuronal. Muitos estimulantes do SNC produzem excitação através de seu antagonismo nos receptores GABA, glicina ou adenosina, ao passo que outros, os simpatomiméticos de ação indireta, produzem pronunciada estimulação do SNC por intensificarem as ações das catecolaminas endógenas devido à sua capacidade de aumentar a liberação ou de evitar a captação de catecolaminas endógenas (veja Quadro 85.1).

Os estimulantes do SNC são um grupo variado de agentes farmacológicos. Muitos são usados terapeuticamente e são drogas vendidas sob prescrição médica (p. ex., anfetaminas psicoestimulantes). Outros, como o derivado da xantina, cafeína, são encontrados predominantemente em preparações de venda livre ou em bebidas comuns. Os poderosos estimulantes do SNC, como pentilenotetrazol e picrotoxina, não possuem uso terapêutico, pois sua dose terapêutica é próxima à dose convulsivante. No entanto, esses compostos são amplamente usados em pesquisa animal, principalmente como modelos para epilepsia e na testagem de compostos que sejam drogas potencialmente anticonvulsivantes. Veja o Quadro 85.1 para classificação dos estimulantes do SNC.

Os derivados da xantina (cafeína e teofilina) são discretos estimulantes do SNC. Na verdade, a capacidade da cafeína de aumentar o estado de vigilância é uma razão para o alto consumo das bebidas que contêm cafeína. Dessa classe, apenas a cafeína é usada terapeuticamente por seus efeitos estimulantes. Está disponível em preparações de venda livre para fins de manutenção do estado de vigília. É também encontrada como um adjunto em várias formulações analgésicas, incluindo drogas vendidas com e sem prescrição médica, embora sua eficácia no tratamento da dor não esteja bem estabelecida.

Os simpatomiméticos de ação indireta (p. ex., metilfenidato e as anfetaminas) são estimulantes do SNC mais potentes que a cafeína, mas possuem uso terapêutico limitado. Eles são usados no tratamento do transtorno do déficit de atenção e da hiperatividade (ADHD), da narcolepsia e da obesidade. No entanto, como esses estimulantes do SNC transmitem uma sensação de autoconfiança, bem-estar e euforia, eles são muito viciantes e alguns têm uso amplamente abusivo (p. ex., anfetaminas, sobretudo metanfetamina). Devido ao seu potencial de abuso, continua a busca de terapias alternativas para os potentes estimulantes do SNC nesses distúrbios. Por exemplo, ensaios clínicos recentes demonstraram que o modafinil, droga promotora da vigília, é efetivo no tratamento da narcolepsia, e é provável que esse agente se prove promissor na terapia desse distúrbio. Em relação à terapia de redução de peso, as anfetaminas possuem utilidade limitada devido ao desenvol-

Quadro 85.1 Várias Classes de Estimulantes do SNC e Compostos Representativos

CLASSE/COMPOSTO	USO PRINCIPAL
Xantinas (antagonistas da adenosina)	
Cafeína	Estimulante
Teofilina	Broncodilatador
Psicoestimulantes[a]	
Anfetamina	Narcolepsia, ADHD
Metilfenidato	Narcolepsia, ADHD
Pemolina	Narcolepsia, ADHD
Benzofetamina	Controle de peso
Dietilpropion	Controle de peso
Mazindol	Controle de peso
Fendimetrazina	Controle de peso
Fentermina	Controle de peso
Sibutramina	Controle de peso
Cocaína	Droga utilizada abusivamente
Metanfetamina	Droga utilizada abusivamente
Estimulantes variados do SNC	
Doxapram[b]	Estimulante respiratório
Bicuculina[d]	Modelo animal de convulsão
Modafinil[c]	Narcolepsia
Pentilenotetrazol[e]	Modelo animal de convulsão
Picrotoxina[e]	Modelo animal de convulsão
Estricnina[f]	Modelo animal de convulsão

[a]Aumenta a atividade aminérgica através da liberação de monoaminas ou pelo bloqueio de sua recaptação.
[b]Estimula os centros respiratórios bulbares.
[c]Mecanismo incerto, possível agonista α-1 adrenérgico.
[d]Antagonista competitivo do GABA.
[e]Antagonista não-competitivo do GABA.
[f]Antagonista competitivo nos receptores não-NMDA ligados à glicina.

vimento de tolerância às suas ações anoréxicas. Pesquisas na área da obesidade revelaram o papel de vários hormônios e neuropeptídios no metabolismo lipídico e na saciedade. É provável que no futuro sejam desenvolvidas terapêuticas alternativas assim como agentes mais eficazes no tratamento da obesidade.

Historicamente, muitos dos estimulantes do SNC foram usados como estimulantes respiratórios no tratamento de superdosagens de drogas depressoras. No entanto, seu uso em tais condições não é mais recomendado pois

1. O antagonismo das ações depressoras não é seletivo.
2. As doses necessárias para reverter depressão respiratória podem também complicar o tratamento devido à indução de arritmias cardíacas e convulsões.
3. Várias medidas de suporte garantem um tratamento mais seguro e efetivo do paciente.

Estimulação do SNC pode ser um efeito adverso de algumas drogas em doses terapêuticas ou tóxicas. Apenas as drogas que causam estimulação central como ação predominante são descritas nesta seção. Os agentes cujas propriedades estimulantes centrais são efeitos colaterais indesejados ou secundários à sua ação primária, ou são induzidas em doses tóxicas, por exemplo,

Albuterol
Alcalóides do esporão do centeio
Atropina
Escopolamina
Fluoxetina
Lidocaína
Lobelina
Muitas aminas simpatomiméticas
Nefazodona
Nicotina
Paroxetina
Salicilatos
Tramadol
Tranilcipromina

são descritos em outros capítulos.

DERIVADOS DA XANTINA

Os derivados da xantina incluem cafeína, teofilina, teobromina e diversos derivados sintéticos relacionados, todos com propriedades farmacológicas similares mas com diferenças consideráveis na intensidade de suas ações em várias estruturas. Por exemplo, os efeitos estimulantes da cafeína e da teofilina no SNC e na musculatura esquelética são muito maiores que os da teobromina. No entanto, a teofilina supera a cafeína em suas ações diurética, cardíaca e na musculatura lisa. Portanto, na aplicação terapêutica dessas drogas devido a um efeito específico, os efeitos colaterais podem ser minimizados e o efeito desejado pode ser intensificado através da seleção cuidadosa da xantina empregada. Por exemplo, a teofilina, mas não a cafeína, é prescrita para a asma devido à sua ação importante na musculatura lisa e à sua capacidade de aliviar a broncoconstrição. Como a principal aplicação terapêutica da cafeína se deve à estimulação do SNC, suas ações são discutidas nesta seção. O principal uso terapêutico da teofilina e dos compostos relacionados é como broncodilatador no tratamento da asma; essas drogas são discutidas no Cap. 69.

AMINOFILINA — Cap. 69.

CAFEÍNA

1*H*-Purina-2,6-diona, 3,7-diidro-1,3,7-trimetil-, Theine: Tirent; Vivarin; Dexitac; Quick Pep

1,3,7-Trimetilxantina [58-08-2] $C_8H_{10}N_4O_2$ (194.19); *monoidrato* [5743-12-4] (212.21).

Para a fórmula estrutural, veja Cap. 26.

Preparo – A cafeína pode ser isolada a partir de chá ou café através da fervura com água na presença de óxido de magnésio ou cal, que serve para precipitar as taninas e uma parte da substância colorante. Após a filtração, a cafeína crua que se separa é recristalizada a partir da água quente após tratamento com carvão descolorante. Uma fonte do suprimento comercial é o pó para chá. Quantidades crescentes de cafeína são atualmente obtidas como um subproduto na fabricação do "café descafeinado". É também produzida por metilação da teobromina (síntese parcial) e por síntese total a partir da uréia ou dimetiluréia através de variações do processo clássico de Traube (*Ber* 33:3052, 1900). As etapas essenciais da síntese da teofilina e cafeína a partir da uréia são mostradas a seguir:

Descrição – Pó branco ou agulhas brancas brilhantes, geralmente entrelaçadas: inodoro e possui um sabor amargo; pH (solução a 1%) de 6,9; o hidrato é eflorescente no ar e perde sua umidade a 80°; quando se torna anídrica por secagem, ela funde entre 235° e 237,5°; pK_a 13,9.

Solubilidade – 1 g de cafeína anídrica dissolve-se em aproximadamente 50 mL de água, 6 mL de água a 80°, 75 mL de álcool, cerca de 25 mL de álcool a 60°, aproximadamente 6 mL de clorofórmio ou 600 mL de éter. Por ser uma base fraca, a cafeína não forma sais estáveis, e mesmo seus sais de ácidos fortes, como o cloridrato ou o bromidrato, são facilmente hidrolisados pela água. A solubilidade da cafeína em água se eleva com a presença de ácidos orgânicos ou de seus sais álcalis, por exemplo, benzoatos, salicilatos, cinamatos ou citratos, e essa é a razão para o uso de diversas dessas preparações.

Comentários – Nenhum dos estimulantes do SNC é tão amplamente usado quanto a cafeína. As fontes mais prevalentes de cafeína são as bebidas, que incluem café, chá e muitos refrigerantes. O conteúdo de cafeína das folhas de chá (2-3%) é maior que o dos grãos de café (0,7-2,0%), mas as bebidas quando finalmente preparadas contêm quantidades quase iguais desse estimulante. O conteúdo de cafeína (em 150 mL) é de cerca de 60 a 180 mg no café em infusão, 30 a 120 mg no café instantâneo, 20 a 110 mg no chá em infusão, 25 a 50 mg no chá instantâneo, 1 a 5 mg no café descafeinado e cerca de 40 a 50 mg/360 mL nos refrigerantes. Há pouca dúvida de que a popularidade dessas bebidas se deve à ação estimulante da cafeína que elas contêm. A cafeína também é encontrada em drogas orais vendidas com e sem prescrição.

Farmacocinética – A cafeína é absorvida prontamente após administração oral. Após a administração oral de 100 mg de cafeína (quantidade contida em uma xícara de café), níveis plasmáticos máximos de aproximadamente 1,5 a 1,8 μg/mL são alcançados após 15 a 20 min. Concentrações plasmáticas >20 μg/mL comumente produzem reações adversas. A concentração letal é >100 μg/mL. A cafeína é distribuída rapidamente pelos tecidos corporais, atravessando imediatamente a placenta e a barreira hematoencefálica. Cerca de 17% da droga ficam ligados a proteínas plasmáticas. A meia-vida plasmática é de 3 a 4 h em adultos; em prematuros a meia-vida pode ser >100 h. A meia-vida mais longa em recém-nascidos se deve à taxa metabólica muito mais lenta causada pela imaturidade dos sistemas P-450 de metabolização. Portanto, se a cafeína é usada terapeuticamente em neonatos (p. ex., no tratamento da apnéia prolongada em prematuros), o intervalo posológico precisa ser ajustado adequadamente e sua concentração plasmática necessita ser cuidadosamente monitorada. A cafeína é metabolizada rapidamente pelo fígado a ácido 1-metilúrico, 1-metilxantina e 7-metilxantina. Menos de 10% são excretados de forma inalterada pelos rins.

Farmacologia – Diversos mecanismos foram propostos para as ações estimulantes da cafeína. Durante muitos anos pensou-se que a ação estimulante da cafeína era causada pela inibição da enzima fosfodiesterase no cérebro e pelo resultante acúmulo e ações da 3',5'-adenosina monofosfato cíclica (AMPc). No entanto, diversos compostos que são mais potentes que a cafeína na inibição da atividade da fosfodiesterase não possuem ações estimulantes no SNC. Além disso, a concentração de cafeína necessária para inibir a atividade da fosfodiesterase é 100 vezes maior que os níveis sangüíneos alcançados após o consumo de cafeína. O mecanismo mais provável pelas ações estimulantes da cafeína é o bloqueio dos receptores de adenosina. A adenosina exerce proeminente inibição pré- e pós-sináptica da atividade neuronal. O bloqueio dessa inibição pela cafeína resultaria no aumento da atividade excitatória dos neurônios.

Efeitos Sistêmicos – A cafeína exerce efeitos em muitos sistemas. Por exemplo, em um estudo clínico duplo-cego, a administração oral de 250 mg da droga a nove jovens saudáveis não-usuários de café e que não ingeriram chá, café ou refrigerantes nas 3 semanas anteriores elevou a atividade da renina plasmática (57%); da norepinefrina plasmática (75%); e da epinefrina plasmática (207%); a normetanefrina e a metanefrina urinárias foram elevadas em 52 e 100%, respectivamente; a pressão arterial média aumentou 14/10 Torr em 1 h; a freqüência cardíaca primeiro diminuiu e depois aumentou; e a freqüência respiratória aumentou 20%.

- *SNC*: A cafeína estimula todos os níveis do *SNC*. Em doses orais de 100 a 200 mg, ela estimula o córtex cerebral, produzindo fluxo de pensamento mais rápido e claro, vigília ou excitação em pacientes fatigados e aumento da coordenação psicomotora. No entanto, tarefas que exigem prazo ou coordenação muscular limitada podem ser adversamente afetadas. Seus efeitos corticais são mais discretos e possuem duração mais curta se comparados aos das anfetaminas. Em doses maiores, a cafeína estimula os centros bulbares vagais, vasomotores e respiratórios, induzindo bradicardia, vasoconstrição e freqüência respiratória elevada.
- *Cardiovasculares*: No coração, a cafeína possui um efeito inotrópico positivo no miocárdio e um efeito cronotrópico positivo no nó sinoatrial, causando uma elevação transitória na freqüência cardíaca, na força de contração, no débito cardíaco e no trabalho do coração. Em doses maiores que 250 mg, os efeitos vagais centralmente mediados da cafeína podem ser mascarados pelas freqüências sinusais elevadas; taquicardia, extra-sístoles ou outras arritmias ventriculares podem ocorrer. Na vasculatura, a cafeína, em quantidades normalmente ingeridas, produz constrição dos vasos sangüíneos, presumivelmente por bloquear os receptores de adenosina localizados na musculatura lisa dos vasos. Acredita-se que a constrição dos vasos sangüíneos cerebrais causada pela cafeína contribua em sua capacidade de aliviar cefaléias. Na vasculatura periférica, a ingestão de cafeína resulta na elevação da resistência vascular e em um discreto aumento da pressão arterial, provavelmente devido à ação da cafeína na musculatura lisa dos vasos e à liberação de catecolaminas.
- *Musculatura Esquelética*: A cafeína estimula a musculatura esquelética voluntária, aumentando a força de contração muscular e diminuindo a fadiga muscular.
- *Gastrointestinal (GI)*: A estimulação causada pela cafeína nas células parietais eleva a secreção gástrica de ácido.
- *Renal*: A cafeína induz diurese discreta através do aumento do fluxo sangüíneo renal e da taxa de filtração glomerular e através da diminuição da reabsorção tubular proximal de sódio e água.
- *Metabolismo*: A cafeína aumenta a glicogenólise e lipólise, embora os aumentos na glicose sangüínea e nos lipídios plasmáticos usualmente não levem a conseqüências fisiológicas em seres humanos saudáveis.

Reações Adversas – Efeitos adversos da cafeína relacionados à dose incluem nervosismo, ansiedade, tremores, irritabilidade, cefaléia, excitação, insônia, agitação, zumbidos, irritação GI, náusea, vômitos, taquicardia, palpitações e extra-sístoles. Efeitos variados incluem hipersensibilidade, urticária, hiperglicemia e diurese.

- *Toxicidade*: Grandes doses são usualmente associadas a dor GI, espasmos musculares, rubor facial, tonteira, dispnéia, delírio leve, diurese, desidratação, náuseas, vômitos e febre. Manifestações mais graves incluem arritmias cardíacas e convulsões. A dose letal aguda de cafeína em adultos parece ser de cerca de 5 a 10 g. A cafeína pode agravar diarréia em pacientes que possuem intestino irritável, ou pode exacerbar úlceras duodenais. A segurança na gestação não foi estabelecida, mas o consumo moderado não parece ser danoso ao feto.

Tolerância – O consumo intenso e prolongado pode produzir tolerância aos efeitos sistêmicos diuréticos, cardiovasculares e do SNC, assim como pode levar à dependência física. A interrupção abrupta do estimulante pode produzir sintomas de abstinência como fadiga, cefaléia, ansiedade, náusea, vômitos, irritabilidade, função motora prejudicada, agitação, letargia e, menos comumente, rinorréia e bocejos. Um sintoma típico é a cefaléia que resulta da dilatação de rebote da vasculatura cerebral após a retirada da cafeína. As manifestações aparecem nas 24 h após a última ingestão de cafeína, com pico em 48 h, e pode persistir por até 1 semana.

Interações Medicamentosas – A cafeína e outras xantinas podem modificar os efeitos de outras drogas. Essas drogas podem intensificar os efeitos inotrópicos cardíacos dos agentes estimulantes β-adrenérgicos e podem diminuir o efeito dos benzodiazepínicos. O metabolismo e a eliminação de drogas que são excretadas basicamente através do metabolismo hepático podem ser lentificados, pois a ingestão de cafeína resulta em um fluxo sangüíneo hepático reduzido.

Testes Laboratoriais – A ingestão de cafeína pode causar um discreto aumento nos níveis urinários do ácido vanililmandélico, catecolaminas e ácido 5-hidroxiindolacético. A ingestão de cafeína deve ser evitada durante esses testes visto que altos níveis urinários de ácido vanililmandélico ou de catecolaminas podem resultar em um diagnóstico falso-positivo de feocromocitoma ou neuroblastoma.

Usos – Preparações de venda livre de cafeína são usadas oralmente como um leve estimulante do SNC a fim de auxiliar na manutenção da vigília e restaurar o estado de alerta mental. A cafeína é o único estimulante aprovado pela Food and Drug Administration (FDA) para uso sem prescrição médica. A cafeína também é encontrada em drogas de venda livre contendo analgésicos (acetaminofeno, aspirina) para o tratamento da dor leve, para alívio de cefaléias vasculares como a enxaqueca e cefaléias do tipo salva e para o tratamento do desconforto e dor menstruais (conteúdo usual de cafeína de 30 a 65 mg/comprimido). É também um componente em vários remédios para gripe. Embora a eficácia da cafeína em preparações analgésicas seja controversa, resultados de alguns estudos clínicos indicam que o uso adjuvante da cafeína com analgésicos pode reduzir a quantidade de analgésico necessária para alívio da dor. A cafeína é também usada em combinação com ergotamina nas drogas prescritas para enxaquecas, presumivelmente devido às suas ações na vasculatura extracraniana e nos aferentes do trigêmeo. A cafeína é prescrita para a apnéia do prematuro em bebês devido à sua estimulação na respiração. No entanto, a combinação de cafeína com benzoato de sódio é contra-indicada para o uso nesses bebês, pois o benzoato pode causar distúrbios metabólicos e bilirrubinemia.

CITRATO DE CAFEÍNA

Citrato de cafeína (1:1) [69-22-7]; uma mistura de cafeína e ácido cítrico contendo 50% de $C_8H_{10}N_4O_2$ (cafeína anídrica) e 50% de $C_6H_8O_7$ (ácido cítrico anídrico).

Preparo – A fórmula da USP IX era

Cafeína	50 g
Ácido Cítrico	50 g
Água Destilada, aquecida	100 mL

Dissolva o ácido cítrico na água destilada aquecida, adicione a cafeína e deixe a solução resultante evaporar até secar em um banho de água, mexendo constantemente até o fim da operação. Reduza o produto a um fino pó e transfira-o para recipientes bem-fechados. É, no entanto, usualmente preparado através da mistura de proporções iguais de cafeína anídrica e ácido cítrico anídrico, ambos em forma de pó fino.

Descrição – Pó branco e inodoro; sabor ácido, levemente amargo; reação ácida.

Solubilidade – 1 g em aproximadamente 4 mL de água aquecida; a cafeína gradualmente precipita durante a diluição da solução com um volume igual de água mas dissolvendo-se novamente em diluição posterior com água suficiente.

Incompatibilidades – A neutralização do ácido cítrico por *álcalis* ou *sais alcalinos* leva à precipitação da cafeína se estiver em concentração suficiente. Os sais de álcali dos ácidos orgânicos podem liberar tanto a cafeína ou o ácido orgânico livre. Geralmente, exibe as incompatibilidades do ácido cítrico que contém.

Comentários – Veja *Cafeína*.

INJEÇÃO DE CAFEÍNA E BENZOATO DE SÓDIO

Uma solução estéril de cafeína e benzoato de sódio em água para injeção; contém uma quantidade de cafeína anídrica ($C_8H_{10}N_4O_2$) equivalente a 45 a 52%, e uma quantidade de benzoato de sódio ($C_7H_5NaO_2$) equivalente a 47,5 a 55,5% das quantidades rotuladas de cafeína e benzoato de sódio.

Descrição – pH entre 6,5 e 8,5.

Comentários – Veja *Cafeína*.

DIFILINA — Cap. 69.

OXTRIFILINA — Cap. 69.

TEOFILINA — Cap. 69.

TEOFILINA, CLORIDRATO DE EFEDRINA E FENOBARBITAL — veja RPS-19, Cap. 50.

PSICOESTIMULANTES

A maioria dos compostos incluídos sob esse título é de drogas simpatomiméticas de ação indireta e são estimulantes centrais mais potentes que os derivados da xantina. Esses compostos não estimulam diretamente receptores monoaminérgicos, mas sim aumentam as ações das monoaminas endógenas. Isso se deve à sua capacidade de inibir a captação da catecolamina proveniente da fenda sináptica após liberação (p. ex., cocaína, metilfenidato, mazindol ou sibutramina) ou de provocar a liberação de catecolamina (anfetamina e congêneres). As ações da dietilpropiona e da fentermina são basicamente na neurotransmissão adrenérgica, a da pemolina na neurotransmissão dopaminérgica, e as ações do mazindol e da sibutramina aumentam as atividades adrenérgica, dopaminérgica e serotoninérgica. Devido à sua propensão em causar euforia, muitas dessas drogas são amplamente utilizadas abusivamente e são substâncias controladas (*Schedule II*). O uso terapêutico dessas drogas necessita de monitoramento severo, dados o risco de abuso e o potencial para dependência a muitos desses compostos. Outros compostos nessa categoria (p. ex., cocaína, metanfetamina) possuem uso terapêutico limitado, mas estão entre as drogas mais amplamente utilizadas de forma abusiva no mundo.

Muitas drogas nessa classe são usadas no tratamento do ADHD em crianças. Esse é um distúrbio caracterizado por uma variedade de sintomas, incluindo um grau inaceitável de hiperatividade, incapacidade de concentração, tempo curto de atenção, dificuldade de aprendizagem, labilidade emocional e compulsividade. Paradoxalmente, estimulantes do SNC podem ser benéficos no tratamento desse transtorno, embora os mecanismos pelos quais eles proporcionam benefícios sejam desconhecidos. Embora seu uso permaneça controverso, há um grupo de pacientes com hiperatividade grave e persistente e tempo curto de atenção que se beneficiam do tratamento com esses agentes. O tratamento medicamentoso não é indicado para todas as crianças que possuem esse transtorno; estimulantes não estão indicados para crianças que exibem sintomas secundários a fatores ambientais ou distúrbios psiquiátricos primários. Conseqüentemente, essas situações devem ser excluídas e medidas terapêuticas psicológicas, educacionais e sociais devem ser usadas antes que a terapia medicamentosa seja instituída. Os psicoestimulantes mais freqüentemente usados para esse propósito são anfetamina e metilfenidato; a pemolina é também usada, mas não é a primeira escolha medicamentosa para o tratamento.

A narcolepsia é outra condição que exige tratamento a longo prazo. Esse distúrbio, caracterizado por ataques de sono, cataplexia (perda do tônus muscular), alucinações hipnagógicas, paralisia do sono e interrupção noturna do sono, pode resultar de uma falha na neurotransmissão de catecolaminas. Os psicoestimulantes são efetivos na prevenção dos sintomas diurnos (ataques de sono e cataplexia), embora possam também interferir no sono noturno. Nos EUA, as drogas aprovadas para uso na narcolepsia são anfetamina, metilfenidato, pemolina e modafinil.

A obesidade é a única outra condição para a qual os psicoestimulantes são aprovados para uso. A anfetamina e seus análogos possuem efeitos anoréxicos significativos. Os mecanismos pelos quais essas drogas reduzem o apetite não estão totalmente estabelecidos, mas acredita-se que a estimulação dos centros da saciedade no hipotálamo e nas áreas límbicas esteja envolvida. No entanto, tolerância a suas ações se desenvolve rapidamente dentro de algumas semanas. Devido ao desenvolvimento de tolerância, à produção de efeitos colaterais indesejáveis e ao alto potencial de abuso das anfetaminas, muitos no campo da medicina acreditam que o uso dessas drogas para a redução de peso é inapropriado. Outros argumentam que o seu uso é apropriado quando todas as outras abordagens falharem e se o uso da droga for cuidadosamente monitorado. As drogas principalmente usadas como supressoras do apetite são benzofentamina, dietilpropiona, mazindol, metanfetamina, fendimetrazina e fentermina. Embora essas drogas possam diferir em potência e alguns de seus efeitos colaterais, seus efeitos farmacológicos qualitativos são similares.

Os psicoestimulantes podem melhorar o desempenho psicomotor e intensificar o estado de alerta, embora seja questionável se a concentração em situações complexas de aprendizagem ou julgamento sofre melhora. Acredita-se que seus efeitos sejam mediados por estimulação cortical e possivelmente através de estimulação do sistema reticular ativador. No caso das anfetaminas, os isômeros (*S*), (+) ou dextro são um tanto mais potentes que os isômeros (*R*), (−) ou levo (p. ex., os efeitos dos isômeros da anfetamina diferem em 3 a 4 vezes) na ativação das respostas no SNC. O efeito de vigilância dos psicoestimulantes, seu efeito anoréxico e sua ação locomotora estimulante são, provavelmente, mediados pela intensificação das ações da norepinefrina e da dopamina nas várias regiões do cérebro. Efeitos de euforia são provavelmente relacionados às ações sobre a dopamina no sistema límbico. O fato de os efeitos estimulantes do SNC desses compostos serem mediados pelas catecolaminas é sugerido por achados de estudos em animais que mostram que a inibição da síntese de catecolaminas evita a ativação comportamental produzida pelas drogas.

Os *efeitos adversos* das drogas psicoestimulantes são geralmente extensões de suas ações terapêuticas, mas podem diferir levemente entre os agentes individuais devido às diferenças na potência e à especificidade de suas ações farmacológicas. Em geral, efeitos adversos incluem nervosismo, insônia, anorexia, náusea, palpitações, cefaléia, discinesias, alterações na pressão sanguínea e na freqüência cardíaca, taquicardia, angina, arritmias cardíacas, dor abdominal, perda de peso e reações de hipersensibilidade. A intoxicação aguda do SNC com esses agentes pode produzir agitação, vertigem, tremores, reflexos hiperativos, loquacidade, irritabilidade, fraqueza, insônia e febre. Doses maiores podem produzir confusão, aumento da libido, ansiedade, estados de pânico, alucinações, comportamento psicótico e convulsões. Alguns desses efeitos podem também ser causados pela capacidade dessas drogas de intensificar as ações da 5-hidroxitriptamina (5-HT) dos neurônios serotoninérgicos. Além disso, podem ocorrer pronunciados efeitos cardiovasculares e GI. Sintomas de superdosagem podem incluir vômitos, agitação, tremores, hiper-reflexia, espasmos musculares, convulsões (podem ser seguidas por coma), euforia, confusão, alucinações, delírio, sudorese, hipertermia, taquicardia, palpitações, arritmias cardíacas, hipertensão, midríase e secura das mucosas. Tolerância, dependência psicológica, comportamento anormal e dependência física podem ocorrer com os psicoestimulantes. Características que podem emergir com o uso de altas doses incluem dermatoses graves, insônia significativa, irritabilidade, hiperatividade, alterações de personalidade, pensamento desorganizado, baixa concentração, compulsividade, alucinações e, possivelmente, um grave estado psicótico que lembra a esquizofrenia paranóide.

Graves *interações medicamentosas* podem ocorrer entre os psicoestimulantes e outras drogas, especialmente aquelas que também possuem ações nos neurônios monoaminérgicos. É digna de nota a interação medicamentosa adversa proposta entre a fenfluramina e a dexfenfluramina, drogas supressoras do apetite (que agem primariamente nos sistemas serotoninérgicos) e a fentermina, que é similar à anfetamina. Sugere-se, embora não esteja provado, que o uso combinado dessas duas drogas produza graves defeitos valvares cardíacos e hipertensão pulmonar potencialmente fatais; por essa razão, as fenfluraminas foram retiradas do mercado em 1997. Sérias interações medicamentosas também podem ocorrer entre os psicoestimulantes e os inibidores seletivos da recaptação de serotonina (p. ex., fluoxetina, paroxetina, sertralina ou fluvoxamina). Os sinais e sintomas resultantes (chamados de *síndrome serotoninérgica*) incluem excitação, hipomania, insônia, perda da consciência, confusão, desorientação, ansiedade, agitação, fraqueza muscular, mioclono, tremores, hemibalismo, hiperreflexia, ataxia, disartria, hipertermia, calafrios, diaforese, vômitos e taquicardia. Da mesma forma, o uso de psicoestimulantes em pacientes que são tratados com inibidores da monoamina oxidase (MAO) é contra-indicado. Devido aos seus efeitos cardiovasculares, os estimulantes são contra-indicados para os pacientes com história pregressa de doença coronariana, insuficiência cardíaca, arritmias, acidente vascular cerebral (AVC) ou glaucoma. Além disso, os psicoestimulantes precisam ser usados com cautela em pacientes que sejam tratados com outras drogas que afetem a função cardiovascular, incluindo drogas vendidas sem prescrição médica contendo fenilpropanolamina, efedrina ou pseudo-efedrina. O uso de psicoestimulantes não é recomendado para pacientes em uso de antidepressivos, lítio, sumatriptina, triptofano ou diidroergotamina. Em geral, os psicoestimulantes são contra-indicados para pacientes que apresentem agitação, distúrbios cardiovasculares, hipertensão, hipertireoidismo, glaucoma, hipersensibilidade às drogas, tiques motores, diagnóstico ou história familiar de síndrome de Tourette, história de epilepsia ou EEG anormal ou uma história de abuso de drogas, pois seu uso pode exacerbar os sintomas associados com esses distúrbios ou doenças. O uso seguro dos psicoestimulantes em crianças menores de 6 anos de idade não foi estabelecido. Veja o Cap. 70 para discussão adicional das anfetaminas, contra-indicações para o uso e interações medicamentosas.

A cocaína é também um potente estimulante simpatomimético do SNC com ações similares às da anfetamina, mas com ação de duração muito mais curta. Em contraste com as anfetaminas, que provocam a liberação das monoaminas, acredita-se que as ações da cocaína sejam basicamente mediadas pelo bloqueio da recaptação das monoaminas liberadas. A cocaína possui ações anestésicas locais; no entanto, seu uso para esse fim é limitado, tendo sido substituída por anestésicos locais sintéticos que causam discreta estimulação do SNC. A importância da cocaína está em seu potencial de abuso; é atualmente uma das drogas mais amplamente utilizadas abusivamente nos Estados Unidos. Veja os Caps. 63 e 79 para informação adicional sobre psicoestimulantes.

CLORIDRATO DE BENZOFETAMINA — veja RPS-19, Cap. 52.

CLORIDRATO DE METILFENIDATO

2-Ácido piperidinoacético, (*R,*R**)-(±)-α-fenil-, metil éster, cloridrato, Ritalin**

COOCH₃ · HCl

[298-59-9] $C_{14}H_{19}NO_2 \cdot HCl$ (269.77).

Preparo – A 2-cloropiridina é condensada com fenilacetonitrilo e o resultante α-fenil-piridinoacetonitrilo é hidratado até sua amida correspondente. O anel piridina é então hidrogenado cataliticamente e a amida convertida ao seu ácido carboxílico correspondente. A esterificação com metanol, com a ajuda do HCl, resulta no produto final.

Descrição – Pó cristalino branco, inodoro e fino; funde a cerca de 75°; as soluções são ácidas ao tornassol, pK_a 8,9.

Solubilidade – Livremente solúvel em água ou metanol; solúvel em álcool; levemente solúvel em clorofórmio ou acetona.

Comentários – Um leve *estimulante do SNC* com uma potência intermediária em relação à cafeína e à anfetamina. É efetivo como terapia adjuvante às outras medidas terapêuticas (psicológicas, educacionais e sociais) no tratamento do ADHD. É também efetivo no tratamento da narcolepsia e possivelmente efetivo na depressão leve e no comportamento apático ou isolamento social senil. O metilfenidato também apresenta o potencial viciante das anfetaminas. Não deve ser prescrito para aliviar a fadiga normal.

Farmacocinética – O metilfenidato é prontamente absorvido a partir do trato GI. Níveis sanguíneos máximos são alcançados em 1 a 3 h, e a meia-vida plasmática varia de 1 a 3 h. Os efeitos farmacológicos persistem por 4 a 6 h após a administração oral dos comprimidos convencionais e por aproximadamente 8 h nas preparações de liberação prolongada. Cerca de 80% de uma dose oral são metabolizados em ácido ritalínico e excretados na urina.

Farmacologia – Suas propriedades farmacológicas são essencialmente as mesmas das anfetaminas. Suas ações, como a cocaína, parecem ser mediadas pelo bloqueio da recaptação de catecolamina e não pela liberação de catecolaminas, como ocorre com as anfetaminas.

Veja a introdução para efeitos, efeitos adversos e contra-indicações ao uso do metilfenidato. As reações adversas adicionais relatadas com o uso do metilfenidato incluem leucopenia e anemia, e alguns casos de queda de cabelo foram relatados com o metilfenidato.

Interações Medicamentosas – Além da discussão anterior sobre interações medicamentosas, estudos em seres humanos indicaram que o metilfenidato pode inibir o metabolismo de anticoagulantes cumarínicos, anticonvulsivantes e antidepressivos tricíclicos. As dosagens desses agentes podem necessitar de redução quando dadas concomitantemente a essa droga.

CLORIDRATO DE SIBUTRAMINA

(±)-Ciclobutanometanamina, 1-(4-clorofenil)-*N,N*-dimetil-α-(2-metilpropil)-, cloridrato, monoidrato; Meridia; Reductil

CH_3 | $H_3CCHCH_2CHN(CH_3)_2$ · HCl · H_2O Cl

[125494-59-9] $C_{17}H_{26}ClN \cdot HCl.2H_2O$ (334.33).

Preparo – Veja US Pat 4.929.629 (1987).

Descrição – Cristais brancos que fundem a cerca de 193° a 196°.

Solubilidade – Moderadamente solúvel em água.

Comentários – Um supressor do apetite que foi aprovado pela FDA em 1997. Pode ser considerado uma pró-droga, pois sua atividade farmacológica na verdade reside em dois de seus metabólitos desmetilados (formados a partir do metabolismo P-450-$3A_4$ da droga original). Os efeitos farmacológicos dos metabólitos ativos da sibutramina bloqueiam a absorção das três monoaminas mas com uma potência levemente maior na absorção da norepinefrina e da dopamina do que na absorção da serotonina.

Farmacocinética – A droga é rapidamente absorvida após administração oral. A sibutramina passa por extenso metabolismo de primeira passagem (a meia-vida é de aproximadamente 1 h). O pico das concentrações dos metabólitos ativos ocorre em 3 a 4 h, e a meia-vida é de 14 a 16 h. Esses metabólitos são posteriormente metabolizados por hidroxilação e conjugação para inativar substâncias e excretados na urina.

Efeitos Adversos e Contra-indicações – Similares aos dos outros psicoestimulantes.

COCAÍNA — Cap. 79.

DIETILPROPIONA — veja RPS-19, Cap. 52.

MAZINDOL — veja RPS-19, Cap. 52.

METANFETAMINA — veja RPS-19, Cap. 52.

PEMOLINA

4(5*H*)-Oxazolona, 2-amino-5-fenil-, Cylert

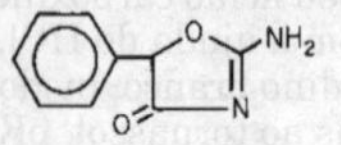

[2152-34-3] $C_9H_8N_2O_2$ (176.17).

Preparo – O etil mandelato $C_6H_5CH(OH)COOC_2H_5$ reage com guanidina, $HN{=}C(NH_2)_2$, em solução fervente de álcool, US Pat 2.892.753.

Descrição – Pó branco, cristalino; inodoro e insípido; funde a cerca de 256° com decomposição.

Solubilidade – Praticamente insolúvel em água, clorofórmio, HCl diluído ou éter; levemente solúvel em álcool ou propileno glicol.

Comentários – Um estimulante do SNC que é estruturalmente diferente das anfetaminas e do metilfenidato. Possui um menor potencial de abuso que as anfetaminas e é classificada como uma droga da *Schedule IV* (anfetaminas são drogas da *Schedule II*). Embora estudos laboratoriais indiquem que a pemolina pode agir através de mecanismos dopaminérgicos, o mecanismo e o local de ação no homem são desconhecidos. É usada no tratamento da narcolepsia e como terapia adjuvante em crianças com transtorno de déficit de atenção; no entanto, sua eficácia é menor que a das anfetaminas ou do metilfenidato. Possui também menor efeito simpatomimético que as anfetaminas. A pemolina tem sido usada no tratamento de fadiga, depressão mental, esquizofrenia crônica e como estimulante leve em idosos; no entanto, os benefícios clínicos de tal uso são mínimos. Não deve ser prescrita para prevenção ou no tratamento da fadiga normal.

Farmacocinética – Níveis séricos máximos são alcançados 2 a 4 h após a ingestão de uma única dose oral; a meia-vida sérica é de aproximadamente 12 h, e um nível de estado estacionário é alcançado em 2 a 3 dias de múltiplas doses. Aproximadamente 50% da droga se ligam a proteínas séricas. Cerca de 75% de uma dose oral são excretados na urina dentro de 24 h, aproximadamente 43% são excretados de forma inalterada e 22% são excretados como conjugados da pemolina.

Efeitos Adversos e Toxicidade – Além dos efeitos adversos comuns aos psicoestimulantes, o uso da pemolina pode provocar movimentos discinéticos da língua, lábios, face e membros, assim como movimentos giratórios oculares anormais (nistagmo e crises oculogíricas). A pemolina tem sido associada a insuficiência hepática com risco de vida, e, por essa razão, não é recomendada como droga de primeira escolha no tratamento.

SULFATO DE ANFETAMINA — veja RPS-19, Cap. 52.

SULFATO DE DEXTROANFETAMINA — veja RPS-19, Cap. 52.

OUTROS ESTIMULANTES DO SISTEMA NERVOSO CENTRAL

Incluídos nessa categoria estão o modafinil (tratamento de narcolepsia), o doxapram (usado como estimulante respiratório em seres humanos) e vários compostos (antigamente usados como analépticos). O modafinil está incluído nessa categoria pois seu mecanismo é diferente daquele visto nos psicoestimulantes.

Os analépticos são substâncias que estimulam várias regiões do cérebro. Embora já tenham sido usados como estimulantes respiratórios em pacientes intoxicados com drogas depressoras gerais, seu uso nessas situações não é mais recomendado, apesar de o doxapram ainda estar disponível para uso em certas condições. Muitos dos analépticos, embora não usados terapeuticamente, tornaram-se importantes ferramentas de pesquisa na avaliação da eficácia e do mecanismo de ação de várias drogas, sobretudo anticonvulsivantes, pois o mecanismo pelo qual esses convulsivantes exercem suas ações é bem caracterizado. Sabe-se que a estricnina é um antagonista da glicina com ações basicamente na medula espinhal, ao passo que a bicuculina, a picrotoxina e o pentilenotetrazol são antagonistas do GABA que agem em várias regiões do cérebro. A estricnina é usada como pesticida para destruir roedores e outros animais predadores, e por isso é encontrada freqüentemente como causa de envenenamento humano.

CLORIDRATO DE DOXAPRAM — veja RPS-19, Cap. 50.

MODAFINIL

Acetamida, 2-[(fifenilmetil)sulfinil]-, Provigil

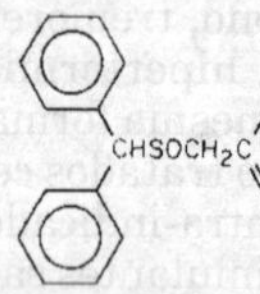

[68693-11-8] $C_{15}H_{15}NO_2S$ (273.35).

Preparo – Veja US Pat 4.177.290 (1978).

Descrição – Cristais brancos que fundem de 164° a 166°.

Comentários – É aprovado nos EUA para o tratamento da sonolência diurna na narcolepsia e em outros distúrbios do sono. O modafinil possui propriedades ativadoras, embora seu mecanismo de ação exato não seja conhecido. Os perfis dos testes psicométricos, psicobiológicos e eletroencefalograma (EEG) mostram alterações que são vistas como uma melhora no estado de alerta. Há alguma sugestão de que o modafinil pode ser um pouco menos efetivo que a anfetamina ou o metilfenidato. No entanto, ao contrário das anfetaminas, o modafinil não reduz o Estágio 2 da movimentação ocular rápida (REM) do sono nem altera a freqüência cardíaca ou a pressão sangüínea.

Farmacologia – Os efeitos do modafinil parecem ser mediados pela ativação aumentada dos receptores α-1 adrenérgicos, embora estudos experimentais *in vitro* demonstrem que ele se liga ao transportador da dopamina e não aos receptores α-1. A capacidade dos antagonistas α em bloquear os efeitos do modafinil *in vivo* também dá suporte ao fato de a droga exercer propriedades α-agonistas.

Farmacocinética – O pico da concentração plasmática é alcançado 2 a 3 h após a administração oral da droga. A meia-vida plasmática é de 8 a 10 h.

Efeitos Adversos – Os efeitos adversos relacionados à dose incluem boca seca, secura dos olhos, náusea, angústia, distúrbios do sono, sudorese, cefaléia, vertigem, fogachos e gastralgia. Outros efeitos incluem taquicardia, sialorréia, anorexia, ansiedade, asfixia, disforia, mau humor, hipertensão, excitação, fadiga, hiperatividade sexual, ganho de peso, euforia e agitação motora. As doses terapêuticas não foram estabelecidas ainda, mas 200 a 400 mg/dia foram efetivos no alívio da maioria dos sintomas de narcolepsia em estudos clínicos recentes.

CAPÍTULO **86**

Agentes Antineoplásicos e Imunoativos

Louis R Barrows, PhD
Professor of Pharmacology and Toxicology
College of Pharmacy
University of Utah
Salt Lake City, UT 84132

Antigamente, quase todos os fármacos empregados para intervir no sistema imune eram agentes antineoplásicos. Na verdade, as leucemias e os linfomas, que foram as primeiras doenças neoplásicas importantes a serem tratadas com sucesso por meio de agentes quimioterápicos, podem ser considerados distúrbios do sistema imune. Até pouco tempo, e à exceção do uso do ouro, a supressão dos distúrbios auto-imunes era obtida principalmente com agentes antineoplásicos ou congêneres. Por conseguinte, nas edições anteriores deste livro, os agentes imunossupressores foram também descritos no capítulo dedicado aos agentes antineoplásicos. Por falta de um lugar melhor, o único agente imunoestimulante, o levamisol, foi incluído aqui. Nesta edição, o número de agentes imunoativos aumentou enormemente devido aos notáveis progressos na imunologia. Entretanto, o enfoque atual na maioria desses novos agentes é dirigido para a sua utilidade em esquemas de quimioterapia do câncer ou no transplante de órgãos. Considerando-se esses aspectos, é ainda apropriado considerar os agentes antineoplásicos e imunoativos juntos, embora alguns fármacos possam aparentemente estar fora de lugar.

AGENTES ANTINEOPLÁSICOS

Antes da década de 1940, o principal tratamento não-cirúrgico das neoplasias consistia em radioterapia e terapia com feixe de rádio, embora certos arsenicais e o uretano fossem também utilizados. A década de 1940 testemunhou três grandes avanços: os radioisótopos, as mostardas nitrogenadas e os antifolatos. O uso dos hormônios sexuais no tratamento de determinados tipos de neoplasias e dos corticóides supra-renais e do hormônio adrenocorticotrópico (ACTH) no tratamento da leucemia também representou um considerável progresso durante aqueles anos.

Houve muito entusiasmo por esses avanços iniciais na terapia antineoplásica; entretanto, essa empolgação foi mais tarde contida ao se perceber que não apenas as drogas não eram curativas como também a expectativa de vida era pouco modificada na maioria dos casos, sendo os fármacos principalmente paliativos. Subseqüentemente, houve uma grande expansão tanto no número quanto nas classes de agentes antineoplásicos, bem como na teoria da cinética celular e da estatística das populações celulares, de modo que, com o conseqüente aperfeiçoamento dos esquemas, foi possível obter remissões prolongadas sem doença no caso de várias neoplasias, podendo-se até mesmo obter a cura de alguns carcinomas.

Crescimento e Cinética Tumorais

A principal diferença entre os tecidos normais maduros e os tumores não reside na velocidade de replicação das células, mas na taxa de proliferação, que, na maioria dos tecidos normais, é igual à taxa de morte celular, ao passo que, nas neoplasias, ela excede a taxa de morte. A proliferação nos tecidos normais responde a sinais sutis que indicam quando existe a necessidade de proliferação para reparo, regeneração ou crescimento e desenvolvimento. As neoplasias parecem carecer dessa auto-regulação da proliferação, de modo que a taxa de replicação celular parece depender, em sua maior parte, de uma taxa intrínseca modulada pela adequação do suprimento vascular.

CRESCIMENTO EXPONENCIAL E TEMPOS DE DUPLICAÇÃO — Nos estágios iniciais, o crescimento de um tumor é aproximadamente constante. O tempo de duplicação é o intervalo *médio* entre mitoses sucessivas. Esse tempo é característico do tipo específico de célula tumoral. O tempo de duplicação varia significativamente entre vários tipos de tumores. Assim, no tumor de Burkitt, ele é de aproximadamente 24 horas; na leucemia aguda, de 2 semanas; no câncer de mama, 3 meses; e no mieloma múltiplo, de 6 a 12 meses. Contrariamente à opinião comum, esses tempos de duplicação encontram-se dentro da faixa daqueles dos tecidos normais. Assim, por exemplo, os precursores dos leucócitos dividem-se aproximadamente a cada 12 horas, e as células da mucosa do reto, a cada 24 horas.

Um tumor passa a ser detectável quando o número de células atinge cerca de 109 a 1.010 células. Para isso, são necessários 30 a 33 tempos de duplicação. A neoplasia torna-se letal quando a população atinge cerca de 5 × 1.011 a 5 × 1.012 células, depois de 39 a 42 tempos de duplicação.

FASES DO CICLO CELULAR — Alguns fármacos só podem exercer uma ação letal quando determinada célula se encontra num estágio específico de atividade e crescimento. Por conseguinte, é útil proceder a um resumo da cinética celular. Após a mitose e a divisão celular, as novas células filhas encontram-se num estado de repouso, denominado fase G_0 (G de *gap* [intervalo]). O tempo levado na fase G_0 depende tanto do tipo celular quanto dos fatores auto-reguladores. Em alguns tecidos, como a medula óssea, a mucosa gastrintestinal (GI) e a pele, a fase G_0 só se torna moderadamente prolongada durante a maturação e o envelhecimento, ao passo que em outros tecidos, como as células nervosas e as células do músculo esquelético, a fase G_0 torna-se infinitamente longa antes da maturidade. Nos tumores sólidos, a fase G_0 é mais prolongada quando a massa celular está grande do que quando está pequena, uma vez que o suprimento vascular é incapaz de acompanhar a velocidade de crescimento. Por fim, a célula entra numa fase de pós-repouso, denominada G_1. Nessa fase, o metabolismo parece estar normal, porém a célula está condicionada a sofrer divisão. Depois de um período de latência, a célula entra na fase S, caracterizada por ativação da síntese de DNA na sua preparação para a mitose. A seguir, a célula passa para outra fase, G_2, ou fase pré-mitótica, em que a síntese de DNA se encontra praticamente em repouso, enquanto a síntese de proteínas e outras atividades metabólicas encontram-se aumentadas, e ocorre aumento do volume celular. Por fim, a célula sofre mitose (fase M) e divisão celular.

O ciclo celular pode ser considerado um processo dividido em dois grandes estágios: a fase G_0 como o primeiro estágio, e todas as demais fases $G_1 + S + G_2 + M$ como o segundo estágio, incluindo, portanto, todas as fases comprometidas para a divisão celular. A entidade $(G_1 + S + G_2 + M)/(G_0 + G_1 + S + G_2 + M)$ é conhecida como fração de crescimento. Nos tumores, situa-se habitualmente entre 0,2 e 0,7. Embora a fração de crescimento tenha tendência a ser maior nos tecidos e tumores de proliferação mais rápida, esse nem sempre é o caso.

Intervenção Quimioterápica

ESPECIFICIDADE DE FASE — Os agentes antineoplásicos pertencem a duas categorias gerais: (1) agentes capazes de atuar sobre as células em todo o ciclo celular (esses agentes são denominados fase-inespecíficos) e (2) os agentes que atuam preferencialmente durante uma ou mais das fases de não-repouso (esses agentes tendem a ser ineficazes quando administrados no momento em que a célula se encontra em outra fase). Até mesmo os fármacos fase-inespecíficos exibem maior atividade durante as fases de crescimento. A fase específica durante a qual uma droga atua depende do mecanismo letal. Os agentes que se combinam de modo irreversível com o DNA podem fazê-lo a qualquer momento e, portanto, são fase-inespecíficos. Entretanto, a exposição ao DNA durante as fases de crescimento é maior do que durante G_0, de modo que até mesmo esses agentes possuem alguma seletividade de fase. Os agentes que interferem na síntese de DNA são específicos para a fase S; os que bloqueiam a síntese de proteínas são principalmente específicos para as fases S e G2; e aqueles que inibem a organização dos microtúbulos são principalmente específicos para a fase M.

SELETIVIDADE E RESPOSTA TUMORAIS — A probabilidade de um fármaco exercer ação letal sobre determinada célula tumoral (ou célula normal) é diretamente proporcional à percentagem de tempo levado na fase vulnerável, especialmente no caso dos agentes fase-específicos. Conclui-se, portanto, que a percentagem de tempo levado na fase vulnerável constitui um importante determinante da suscetibilidade dos tumores de diferentes tipos celulares. Mesmo sem nenhuma referência quanto a uma fase particular de crescimento, a generalização segundo a qual os tumores com grande fração de crescimento são mais suscetíveis à quimioterapia do que aqueles com baixa fração constitui uma importante norma. Entre os exemplos de tumores com alta fração de crescimento, que respondem de modo satisfatório à quimioterapia, destacam-se a leucemia aguda em crianças, o linfoma de Burkitt, o coriocarcinoma, a leucemia mielógena crônica (sendo os últimos três atualmente considerados curáveis), a leucemia linfocítica, a doença de Hodgkin, o tumor de Wilms e o câncer de mama. Como exemplos de neoplasias que respondem precariamente, estão incluídos o melanoma maligno, o carcinoma do trato GI, o carcinoma broncogênico e os tumores do útero e colo do útero.

Como as frações de crescimento são maiores nos pequenos tumores recentes, conclui-se que é possível aumentar a eficácia através de instituição precoce do tratamento. Diferentes tipos de células permanecem durante períodos diferentes de tempo em determinada fase em comparação com outra (isto é, mais na fase G_2 do que S, etc.). Por conseguinte, o esperado é que a droga mais eficaz seja um tipo de agente específico para a fase de maior duração. Isso pode explicar, em parte, as diferenças observadas na eficácia entre drogas de diferentes mecanismos e especificidade de fase.

Houve interesse na possibilidade de *sincronizar* as células tumorais, de modo que todas se encontrassem na mesma fase do ciclo. Se as células tumorais, mas não as do hospedeiro, fossem sincronizadas, o tumor poderia tornar-se mais vulnerável a determinados agentes administrados no momento apropriado, com conseqüente aumento do índice terapêutico. A sincronização é obtida através de um *pulso* de controle de um agente mitostático ou de algum outro fármaco capaz de deter as células em determinada fase, até que as células fora da fase também alcancem a fase específica. A interrupção do agente sincronizador libera simultaneamente as células, que recomeçam o ciclo, todas a partir da mesma fase. Na quimioterapia de combinação, os fármacos são freqüentemente administrados em seqüência, em vez de simultaneamente; o primeiro agente administrado atua algumas vezes como agente de sincronização.

DETERMINANTES DA SENSIBILIDADE E DA SELETIVIDADE — Além da fração de crescimento ou da fase vulnerável de um tumor, outros fatores também determinam a seletividade das drogas para determinados tipos de células. A necessidade de nutrientes varia entre tumores, mas também difere entre as células tumorais e as células normais. Assim, por exemplo, muitos tumores necessitam de mais asparagina do que as células normais, de modo que, se a asparagina plasmática for destruída enzimaticamente (veja *Asparaginase*, adiante), as células tumorais são seletivamente destinadas a sofrer *inanição* até a morte.

Alguns fármacos são metabolizados nas células periféricas, bem como no fígado, e os diferentes tipos de células variam quanto à sua capacidade de metabolizar essas drogas. Assim, por exemplo, no caso da bleomicina, existem evidências sugerindo que a droga é menos metabolizada nas células tumorais suscetíveis do que em outras células, permitindo assim concentrações locais maiores. Vários fármacos são convertidos em metabólitos ativos pelas células-alvo (*síntese letal*), e as diferenças nas taxas de conversão podem contribuir para a seletividade.

As diferenças observadas na penetração dos fármacos explicam algumas diferenças entre eles; assim, os agentes antineoplásicos lipossolúveis são mais eficazes do que os agentes hidrossolúveis para neoplasias do sistema nervoso central (SNC). No caso de alguns fármacos, o transporte ativo nas células tumorais é maior do que nas células normais; por outro lado, no caso de outros fármacos, observam-se diferenças no transporte dirigido externamente. Um fator ainda não-avaliado na seletividade relaciona-se aos efeitos sobre o sistema imune. Existem não apenas células T *destruidoras* (*killer*) que atacam as células tumorais, mas também células T supressoras e fatores bloqueadores das células B que protegem determinadas células neoplásicas do ataque imune. De acordo com o tipo de célula imune mais suprimida, alguns agentes antineoplásicos podem antagonizar a resposta imune às células neoplásicas, enquanto outros fármacos podem aumentá-la.

EXIGÊNCIAS PARA A "DESTRUIÇÃO" — Em geral, pode-se obter uma remissão quando 90 a 99% das células neoplásicas são destruídos. Uma destruição de 99% deixa pelo menos 107 a 108 células que sobrevivem e promovem o crescimento do tumor, de modo que a remissão dura apenas 3 a 4 tempos de duplicação. No caso das neoplasias contra as quais o sistema imune é ineficaz, é necessária uma destruição de 100% para produzir uma verdadeira cura, visto que foi demonstrado experimentalmente que a permanência de uma única célula neoplásica implantada pode levar ao desenvolvimento de um tumor. Entretanto, nem sempre pode ser necessário obter uma verdadeira cura. Por exemplo, no caso de um tumor cujo tempo de duplicação é de 12 meses, a destruição de 99,99% (deixando, talvez, 106 células sobreviventes) exigiria cerca de 13 anos para que a população de células tumorais recuperasse o número existente na época do tratamento.

Um segundo curso de quimioterapia apropriada poderia contribuir com outros 13 anos, o que pode já ter ultrapassado a expectativa de vida normal de pacientes de meia-idade ou idosos. Entretanto, na presença de um tumor de rápida duplicação, como tumor de Burkitt, o tempo de sobrevida no paciente não-tratado é da ordem de dias, e não de anos; mesmo se todas as células fossem destruídas por um agente antineoplásico, à exceção de uma única célula, a sobrevida estaria prolongada em apenas menos de 2 meses; por conseguinte, nessas situações, é fundamental obter-se uma destruição completa ou administrar-se cursos prolongados ou repetidos a intervalos freqüentes. Felizmente, 50 a 60% das células do tumor de Burkitt encontram-se na fase S e, portanto, são altamente suscetíveis a fármacos específicos da fase S.

QUIMIOTERAPIA DE COMBINAÇÃO — Uma maneira de aumentar a percentagem de destruição consiste em associar dois ou mais agentes antineoplásicos. A radiação também constitui uma modalidade que, com freqüência, pode ser eficaz quando combinada com fármacos. Existem quatro critérios para a otimização dessas combinações:

1. Cada fármaco da combinação deve ter alguma eficácia própria.
2. Cada fármaco da combinação deve ter um mecanismo diferente de atividade citotóxica e, de preferência, especificidade de fase.
3. Cada fármaco da combinação deve exibir um espectro de toxicidade diferente daqueles dos outros componentes, a fim de evitar qualquer tipo de toxicidade maciça.
4. O mecanismo de resistência a cada componente deve ser diferente daquele dos outros componentes.

PRINCÍPIOS DE LOG DE DESTRUIÇÃO CELULAR — Os agentes antineoplásicos podem ser caracterizados pelo seu índice log de destruição celular, isto é, pelo log negativo da fração da população de células tumorais que sobrevive a um único curso de tratamento. Assim, um fármaco capaz de destruir 99,9% da população de células tumorais, isto é, com sobrevida de 0,0001 (ou 1/104) da população, é conhecido como agente de log 4; um segundo fármaco capaz de destruir 99,9% é conhecido como agente de log 3. O índice log de destruição celular é um número vago, mas que tem a sua utilidade em prever os efeitos de combinações que preenchem os critérios 1 e 2. O efeito previsto de uma combinação é obtido pela soma dos índices dos fármacos que compõem a associação. Teoricamente, um agente de log 4 associado a um agente de log 3 deve proporcionar uma combinação de log 7, isto é, capaz de destruir 99,99999%, com sobrevida de 1/107 da população. Um terceiro fármaco capaz de destruir 99% (fármaco de log 2) reduziria ainda mais a população remanescente para 1/109, aproximando-se de uma erradicação completa de um tumor tratado precocemente.

RESISTÊNCIA A FÁRMACOS — Algumas populações de tumores parecem ser heterogêneas por ocasião da descoberta do tumor, com algumas células resistentes a determinados fármacos logo no início do tratamento. Esse aspecto está bem estabelecido para os carcinomas supra-renal, do colo, jejuno, renal e hepático. Foram identificados até quatro tipos diferentes de células cancerosas num único tumor. As diferenças observadas entre alguns desses tipos celulares não representam necessariamente diferentes genes, mas, algumas vezes, diferenças no número de cópias de um único gene. Parte da resistência parece ser adquirida de maneira muito semelhante à resistência microbiana, isto é, uma alteração genética que confere resistência durante o tratamento; as células filhas resistentes podem proliferar no ambiente do fármaco. Independentemente da causa subjacente, a resistência freqüentemente anula a utilidade de um agente antineoplásico.

Foram identificados pelo menos dez mecanismos de resistência:

1. Perda de um sistema de transporte essencial para a penetração do fármaco na célula tumoral, como é o caso do metotrexato.
2. Desaparecimento da enzima necessária para a *síntese letal* intratumoral de um metabólito ativo essencial.
3. Aumento na produção da enzima-alvo, como ocorre algumas vezes no caso do metotrexato.
4. Diminuição na afinidade pela enzima-alvo ou na sua quantidade, conforme observado algumas vezes com o metotrexato e a fluorouracila ou com inibidores da topoisomerase.
5. Aumento no transporte ativo externamente dirigido do fármaco, tornando impossível a obtenção ou a manutenção de concentrações intracelulares eficazes (a denominada resistência pleiotrópica a fármacos atua por meio desse mecanismo).
6. Hiperexpressão de metalotionina na resistência a agentes contendo platina e a determinados agentes antineoplásicos alquilantes.
7. Formação de anticorpos (por exemplo, interferons).
8. Alterações da membrana que conferem resistência às células destruidoras naturais (*natural killer*) (NK).
9. Aumento da síntese de glutationa nas células cancerosas tratadas com antraciclinediona.
10. Reparo de lesões potencialmente letais do DNA.

Os agentes antineoplásicos lipofílicos, como os alcalóides da vinca, certas alquilaminoantraquinonas, actinomicina D, colchicina, verapamil e, provavelmente, outros fármacos, são transportados externamente por uma bomba trifosfato de adenosina (ATP)-dependente, conhecida como glicoproteína P. Essa glicoproteína P é produzida em quantidades excessivas por algumas células tumorais, explicando a sua resistência a múltiplos fármacos. O verapamil compete com essa bomba, e é essa propriedade, e não a sua atividade de bloqueio dos canais de cálcio, que é responsável pela capacidade desse fármaco de restaurar a sensibilidade de alguns tumores a fármacos anteriormente eficazes. É fácil conceber outros mecanismos cuja existência será, sem dúvida alguma, comprovada.

TOXICIDADE — As células neoplásicas possuem composições e atividades que se assemelham muito às das células do hospedeiro. Essa semelhança impediu, até hoje, o planejamento de agentes antineoplásicos que não sejam capazes de atacar as células normais. Cada agente antineoplásico possui um índice terapêutico inferior a 1,0. Essa situação poderá estar mudando com algumas das novas *terapias de alvo,* embora muitos desses novos agentes terapêuticos careçam de citotoxicidade significativa quando utilizados de forma independente. Os princípios que se aplicam à eficácia antitumoral também se aplicam à toxicidade. Assim, os tecidos mais afetados são aqueles que apresentam altas frações de crescimento, podendo ocorrer considerável comprometimento na integridade dos tecidos altamente proliferativos. Conseqüentemente, a medula óssea, os linfoblastos, as mucosas, a pele e as gônadas são afetados em maior grau do que outras células. Como a renovação dos leucócitos mielógenos é mais rápida, e a fração de crescimento maior que as dos eritrócitos, a *depressão da medula óssea* geralmente provoca neutropenia e trombocitopenia mais graves do que anemia. A depressão da medula óssea constitui um importante efeito adverso dos agentes antineoplásicos.

A supressão da proliferação das células da mucosa provoca mucosite, caracterizada por ulceração aftosa e GI. Pelo menos 15 dos fármacos revistos causam proeminentemente mucosite. A parada da proliferação das células epiteliais cutâneas pode causar alopecia (pelo menos 18 dos fármacos revistos), pele escamosa e, algumas vezes, até mesmo descamação. Alguns fármacos que carecem de ações dermatológicas significativas podem, entretanto, lembrar as toxicidades cutâneas induzidas por agentes ou irradiação anteriores.

A aspermia pode resultar de ações dos fármacos sobre os túbulos seminíferos, enquanto a amenorréia resulta de ações sobre os ovários (onde a fração de crescimento, mas não a taxa de renovação, se apresenta elevada). As células imunes possuem rápida renovação e mostram-se altamente suscetíveis a determinados agentes citotóxicos. A *imunossupressão* torna o paciente mais vulnerável à *infecção;* é notável o fato de que 50% dos pacientes com câncer morrem de infecções intercorrentes, e não das fases terminais da doença neoplásica.

A imunossupressão provavelmente intensifica o crescimento de determinadas neoplasias. Ao interferirem com mecanismos genéticos, alguns agentes antineoplásicos são mutagênicos e carcinogênicos, e o paciente corre o risco de futuro desenvolvimento de neoplasia. A incidência de leucemia aguda e de sarcoma ósseo é consideravelmente maior em indivíduos que foram tratados com agentes antineoplásicos do que na população geral. Com base em considerações teóricas, todos os agentes neoplásicos são considerados teratogênicos, e foi demonstrada uma atividade teratogênica com alguns deles.

São também observadas outras toxicidades associadas às ações antineoplásicas. Assim, por exemplo, a destruição maciça de células resulta na liberação de grandes quantidades de purina dos ácidos nucleicos das células mortas; essas bases purínicas são metabolizadas a ácido úrico. Em conseqüência, podem ocorrer hiperuricemia, lesão renal secundária a hiperuricúria e alguma lesão neurológica. Por esse motivo, é comum administrar-se alopurinol com agentes antineoplásicos. A destruição maciça de determinadas células leucêmicas também pode causar uma crise hipotensiva aguda, algumas vezes denominada *anafilaxia,* apesar de não constituir uma verdadeira resposta alérgica. Por motivos que ainda não foram esclarecidos, o tratamento do câncer de mama é trombogênico em cerca de 7% dos casos, independentemente do fármaco administrado.

Algumas das reações adversas locais também estão relacionadas aos mecanismos antineoplásicos. O extravasamento ou a contaminação acidental da pele ou dos pulmões podem expor as células na área local a altas concentrações dos fármacos, de modo que essas células são destruídas por ações citotóxicas, resultando em vesicação, ulceração, descamação, bronquite, etc. No caso das mostardas nitrogenadas, as drogas não precisam interagir com o DNA para serem cáusticas, visto que elas rapidamente alquilam grupos químicos cristalinos nas membranas celulares e no citoplasma. A toxicidade local no trato GI impede a administração oral de certos agentes antineoplásicos. A toxicidade GI local pode causar náusea, vômitos, diarréia, cólicas, etc.; todavia, esses efeitos colaterais agudos também são observados com muitos agentes antineoplásicos administrados por via intravenosa, e nem sempre está claro se esses efeitos estão relacionados às ações antineoplásicas.

A toxicidade é menos grave quando o indivíduo tem uma boa nutrição. Aconselha-se a nutrição parenteral total quando é difícil controlar a alimentação.

PRECAUÇÕES E CONTRA-INDICAÇÕES — Para todos os fármacos que provocam depressão da medula óssea, é essencial monitorizar a contagem das células sangüíneas, que pode servir como guia para a posologia adequada e como precaução contra a superdosagem. As contagens mínimas recomendáveis de leucócitos e plaquetas variam ligeiramente entre os fármacos, mas, em geral, são de 3.000 a 4.000 leucócitos e 20.000 a 100.000 plaquetas. Quando a contagem cai abaixo desses limites, é preciso reduzir a dose do fármaco, ou este deve ser interrompido até haver recuperação. Em geral, não se recomenda iniciar o tratamento com um agente que causa mielodepressão dentro de 4 semanas após a administração de outro agente mielodepressor ou de radioterapia. Quando se utilizam dois agentes mielodepressores em combinação, é necessário reduzir a dose e efetuar uma monitorização a intervalos mais freqüentes.

Outras toxicidades, com notáveis exceções, geralmente não são tão ameaçadoras à vida quanto a mielodepressão; entretanto, devem-se observar precauções análogas, embora a monitorização possa não ser tão quantitativa quanto as contagens celulares. Todavia, é possível visualizar e monitorizar o aparecimento de úlceras aftosas. Nos pacientes que se encontram em condições precárias, é fundamental ter uma conduta cautelosa e proceder a uma monitorização mais rigorosa do que com pacientes que estão em boas condições. Não apenas os pacientes idosos podem ser mais suscetíveis às ações adversas dos agentes antineoplásicos, como também a toxicidade é mais incapacitante e potencialmente fatal, de modo que a terapia deve ser instituída com mais cautela. Os agentes antineoplásicos não devem ser utilizados durante a gravidez, a não ser que outras alternativas tenham sido esgotadas. Existem até mesmo evidências de que os agentes antineoplásicos são fetotóxicos nas enfermeiras grávidas que manipulam esses fármacos. Como a maioria dos agentes antineoplásicos pode ser encontrada no leite materno, os lactentes não devem ser amamentados durante a terapia antineoplásica.

CLASSES E MECANISMOS DE AÇÃO DOS FÁRMACOS — Os agentes antineoplásicos podem ser convenientemente divididos em várias categorias. Algumas dessas categorias baseiam-se em propriedades químicas e mecânicas, enquanto outras estão relacionadas com a origem de produtos naturais.

Agentes Alquilantes — Existem cinco subgrupos de agentes alquilantes: mostardas nitrogenadas, nitrosouréias, metilidrazinas, etileniminas e alquilsulfonatos. Todas as mostardas nitrogenadas são bis-(β-cloroetil)aminas. As mostardas são fármacos importantes nos esquemas de tratamento; a ciclofosfamida, que é o agente alquilante de maior utilidade, é um membro dessa classe.

As etileniminas contêm três grupos etilenimina por molécula, enquanto os alquilsulfonatos são bismetilsulfonatos. Por conseguinte, todos esses compostos são agentes alquilantes polifuncionais, um fato que está significativamente relacionado ao mecanismo de ação. Os grupos alquilantes reagem com centros nucleofílicos em muitos tipos diferentes de moléculas; a guanina é o alvo mais reativo no DNA. Entretanto, em virtude de seu caráter bifuncional ou trifuncional, esses fármacos efetuam a ligação cruzada do DNA de filamento duplo, impedindo assim a separação dos filamentos para a replicação.

Nitrosouréias — Em geral, são classificadas como agentes alquilantes. A carmustina é bifuncional e pode ser capaz de produzir ligação cruzada do DNA de filamento duplo. A lomustina e a semustina contêm, cada uma, um único grupo β-cloroetil que pode efetuar a ligação cruzada do DNA através do uso do grupo nitroso como segundo grupo eletrofílico. A estreptozocina carece de um componente alquilante bifuncional. A carbamilação das bases nucleosídicas nos ácidos nucleicos foi sugerida como possível mecanismo de ação. Entretanto, o grupo nitroso também é um radical livre e um gerador de íons, que pode conferir propriedades radiomiméticas.

Metilidrazinas — A procarbazina e a dacarbazina são algumas vezes classificadas como agentes alquilantes, devido à liberação de um componente *alquilante* na célula-alvo. Todavia, a exemplo de outras hidrazinas, geram radicais hidroxila livres e íons e, portanto, são também consideradas radiomiméticas.

Antimetabólitos — Existem três subcategorias de antimetabólitos: análogos das purinas, análogos das pirimidinas e análogos do ácido fólico. Os análogos das purinas são incorporados ao DNA como desoxirribotídios e ao RNA como ribotídios, onde interferem na codificação e na replicação. Além disso, atuam como as bases purínicas naturais ao inibirem a síntese de bases purínicas por meio de uma ação através dos sistemas de retroalimentação alostéricos (pseudo-retroalimentação). Os análogos das pirimidinas inibem enzimas nas vias de biossíntese dos ribotídios e desoxirribotídios de pirimidinas; ocorre inibição da timidilato sintetase, ácido orótico descarboxilase, aspartato carbamiltransferase, diidroorotase e DNA polimerase. O metotrexato e o trimetrexato são os únicos análogos do ácido fólico para uso em neoplasias; ligam-se firmemente à diidrofolato redutase e, assim, impedem a conversão do diidrofolato (folinato) em tetraidrofolato.

Antibióticos e Produtos Naturais — Trata-se de um grupo diverso de drogas no que concerne a seus mecanismos de ação. A mitomicina parece ser um agente alquilante, enquanto as antraciclinas e as epipodofilotoxinas atuam terapeuticamente ao inibirem a topoisomerase II, e os alcalóides da vinca e os taxanos interferem na função do fuso. A dactinomicina liga-se ao DNA e inibe a sua síntese, enquanto a mitramicina inibe a RNA polimerase DNA-dependente. A bleomicina atua como antimetabólito da timidina e também causa fragmentação do DNA.

Hormônios Esteróides — Os hormônios esteróides são transportados até o núcleo da célula, onde se ligam à cromatina e, em geral, estimulam a transcrição e, portanto, a síntese de proteínas. Entretanto, os glicocorticóides suprimem a mitose nos linfócitos e fibroblastos e parecem inibir a transcrição. Esse denominado efeito linfolítico é utilizado na quimioterapia das leucemias linfocíticas e na imunossupressão.

Os estrogênios, as progestinas e os androgênios também inibem provavelmente a transcrição e impedem a mitose nos tipos celulares que derivam de células normais que são suprimidas fisiologicamente por esses hormônios. Assim, a próstata normal é suprimida pelos estrogênios, aparentemente através de um antagonismo competitivo dos androgênios, de modo que os estrogênios são empregados no tratamento do câncer da próstata, etc. De forma semelhante, os androgênios exercem um efeito antiestrogênico em determinados tumores de mama, e apenas os tumores cujo tipo celular contêm receptores de estrogênio são responsivos. Os antiestrogênios também são utilizados para suprimir esses tumores. Os estrogênios também suprimem o crescimento de alguns tumores de mama, porém o mecanismo do efeito não está bem elucidado. Os análogos do hormônio de liberação do hormônio luteinizante (LHRH) exercem ação central, inibindo a síntese de androgênios e estrogênios. As progestinas comportam-se como antiestrogênios no endométrio e, portanto, podem ser utilizadas na quimioterapia do carcinoma endometrial.

A tetraidrodesoxicorticosterona suprime a angiogênese tumoral, sem exercer atividade glicocorticóide ou mineralocorticóide.

Os hormônios estão descritos no Cap. 77. As drogas que induzem inflamação e fibrose locais podem suprimir derrames secundários a várias neoplasias. Assim, a quinacrina pode ser administrada nas cavidades pleural e peritoneal para controlar esses derrames. Como o processo neoplásico não é afetado, a quinacrina não é um verdadeiro agente antineoplásico.

Citocinas e Fatores de Crescimento — As citocinas eram antigamente denominadas linfocinas; entretanto, seu nome foi modificado em decorrência do achado de que algumas dessas substâncias não apenas são elaboradas por células não-linfóides como também atuam sobre essas células. A pesquisa desses fatores é extremamente ativa e produtiva, levando a descobertas interessantes. A maioria das citocinas atualmente identificadas atua como moduladores do sistema imune, estimulando um aumento da atividade das células *killer* e NK contra as células cancerosas. Entretanto, pesquisas recentes indicam que algumas citocinas podem atuar diretamente sobre células cancerosas, causando a sua diferenciação ou até mesmo a morte celular. Outras podem atuar sobre as células endoteliais, alterando o caráter invasivo. Os fatores de crescimento estimuladores de colônias estão-se tornando um importante componente dos esquemas de doses intensificadas, permitindo a reimplantação de medula óssea amplificada extracorporeamente ou a estimulação da medula óssea gravemente suprimida *in situ.* De forma semelhante, a eritropoetina pode neutralizar alguns efeitos mielossupressivos. As interleucinas (IL) e linfócitos ativados por IL, os interferons, o fator de estimulação de macrófagos, os fatores de estimulação de colônias de granulócitos, a pentostatina, a timopentina, o fator de transferência, o fator de crescimento transformador beta$_2$ e o fator de necrose tumoral estão disponíveis ou se encontram em fase de estudos clínicos terapêuticos.

Anticorpos Antitumorais — Foram produzidos vários anticorpos antitumorais para estudos clínicos. Dois desses anticorpos estão atualmente aprovados para tratamento de neoplasias.

CINÉTICA E ESQUEMAS DE TRATAMENTO — Para os fármacos com ações em fases específicas do ciclo celular, a janela temporal de vulnerabilidade consiste na duração da fase vulnerável do ciclo celular. Para as células que sofrem rápida proliferação, esse tempo pode ser restrito a apenas algumas horas para determinada célula. Se os ciclos celulares estiverem sincronizados, pode ser necessária apenas uma breve exposição à droga para obter-se um alto grau de destruição celular; o fármaco ideal deve ser uma droga que não persiste no corpo além do tempo necessário para atuar sobre as células tumorais, com conseqüente exposição mínima necessária das células normais ao fármaco. Entretanto, a sincronização dos ciclos celulares encontra-se ainda numa fase de investigação, e a maioria dos esquemas ataca uma população de células tumorais que se encontram aleatoriamente em várias fases do ciclo celular. Nesse caso, é essencial manter o fármaco no corpo por um período ligeiramente maior do que a duração do ciclo celular completo.

No caso do linfoma de Burkitt, com tempo de duplicação de 24 horas, a exposição ao fármaco deve ser de aproximadamente um dia para permitir a maior destruição possível das células tumorais. Infelizmente, as células-tronco leucocitárias possuem um tempo de duplicação de apenas 12 horas, e as células GI, de cerca de 24 horas, de forma que não é possível expor as células do linfoma de Burkitt por toda a duração do ciclo celular sem causar uma destruição potencialmente fatal de determinados tipos de células normais. O problema clínico, portanto, consiste em planejar um esquema capaz de preservar mais as células normais e, ao mesmo tempo, produzir uma remissão adequada, embora sem uma eliminação completa do tumor. É possível cumprir essas metas, a despeito dos ciclos celulares mais curtos de algumas células normais, visto que as células normais permanecem mais tempo na fase G_0 do que as células do linfoma de Burkitt. Problemas desse tipo costumam ser solucionados através de cursos repetidos de doses tumorais letais submáximas.

É muito mais difícil planejar um esquema eficaz e também seguro para o tratamento de tumores com tempos de duplicação longos, visto que o tempo de duplicação das células tumorais pode ser muitas vezes mais prolongado que o das células-tronco hematopoéticas, células imunes e células da mucosa. O uso de tratamentos de combinação longos em múltiplos cursos é a regra. Esses tratamentos são, em sua maioria, muito empíricos no que concerne aos aspectos cinéticos. Nesses tratamentos, como a duração de um curso é inevitavelmente mais longa do que o tempo de eliminação dos fármacos utilizados, o esquema precisa de uma posologia de manutenção ou infusão constante. Seria de se esperar que a infusão constante fosse mais eficaz do que a administração intermitente de doses. Isso foi comprovado no caso do carcinoma de mama. Além disso, ela provou ser menos tóxica.

A administração de agentes antineoplásicos por infusão intra-arterial dirigida para o local específico só é vantajosa em relação à via intravenosa se a concentração do fármaco no sangue da circulação sistêmica for significativamente inferior àquela infundida na artéria. Acredita-se que isso ocorre quando existe uma elevada taxa de depuração sistêmica do fármaco, de modo que não há acúmulo sistêmico de quantidades tóxicas da droga. Entretanto, a experiência com a fluorouracila intra-arterial, um fármaco com meia-vida de menos de 20 min, foi decepcionante. Foi explicado que a razão de extração local da fluorouracila durante a infusão intra-arterial prolongada é baixa o suficiente, de modo que não há uma captação do fármaco suficientemente seletiva na célula-alvo para tornar-se muito vantajosa por infusão local.

Por outro lado, a nitrosouréia BCNU apresenta uma elevada relação de extração pela via arterial intracarótida, sendo conseqüentemente vantajosa por essa via (para os tumores do SNC), embora haja considerável toxicidade local. De forma semelhante, a diaziquona possui uma elevada razão de extração local e mostra-se vantajosa por via intra-arterial. A depuração local de uma droga de baixa razão de extração infundida por via intra-arterial pode ser aumentada ao se diminuir a taxa de fluxo sangüíneo com um vasoconstritor. Embora a maioria dos esquemas seja, em grande parte, empírica, a improvisação ou a falta de adesão ao esquema recomendado constituem uma causa comum de recidiva precoce, especialmente na população pediátrica.

Os ritmos circadianos são observados não apenas no metabolismo de muitos fármacos mas também na suscetibilidade do paciente aos efeitos tóxicos dos agentes antineoplásicos. No futuro, é provável que a cinética circadiana seja incorporada aos esquemas antineoplásicos.

Como outras drogas em geral, diversos agentes antineoplásicos estão envolvidos em interações farmacocinéticas com outras drogas. Assim, por exemplo, a cisplatina e a daunorrubicina induzem as enzimas hepáticas para o metabolismo da carbamazepina, fenitoína e valproato. O verapamil compete pelo transporte ativo dos agentes antineoplásicos lipofílicos fora das células. Qualquer droga capaz de produzir mucosite interfere na absorção por via oral de outros fármacos.

AGENTES IMUNOATIVOS

O sistema imune é muito complexo. Diversos tipos de células estão envolvidos, cuja linhagem ancestral deriva de células-tronco da medula óssea. Algumas das células descendentes das células-tronco migram para outros locais do corpo, onde se transformam em pequenos linfócitos. Existem dois tipos gerais de linfócitos envolvidos nas respostas imunes: as células B e as células T. Os linfócitos B devem a sua designação B ao fato de que, nas aves, essas células originam-se de clones de células-tronco na bolsa (ou bursa) de Fabricius; nos seres humanos, é possível que clones análogos estejam localizados nas placas de Peyer da mucosa intestinal. As células T devem a sua designação do fato de que elas têm a sua origem a partir de células-tronco clonadas no timo. Os linfócitos não-diferenciados estabelecem residência no tecido linfático do baço, das tonsilas, do intestino e em outros locais.

As células B e T respondem a antígenos através de transformação, proliferação e diferenciação celulares. A proliferação aumenta a população de células imunocompetentes, enquanto a diferenciação produz células que desempenham diversos papéis na resposta imune. Tanto as células B quanto as células T diferenciam-se em células que podem ser amplamente denominadas células efetoras e células de memória. As células de memória retornam a um estado inativo (G_0), porém respondem subseqüentemente a um estímulo imune através de proliferação, diferenciação e atividade aceleradas. Durante sua permanência no equivalente da bolsa, as futuras células B efetoras são programadas a responder a determinado antígeno através de sua transformação em plasmócitos, que produzem anticorpos (imunoglobulinas I_A, I_D, I_E, I_G e I_M), cujo papel consiste em reagir com anticorpos circulantes. A imunidade conferida pelas células B é conhecida como imunidade humoral.

A hipersensibilidade mediada através do sistema imune humoral é denominada hipersensibilidade imediata, devido à rapidez de sua resposta. As células T no timo são programadas a responder de diversas maneiras a antígenos que se fixam à superfície das células ou que são fagocitados por macrófagos. A célula T citotóxica (célula efetora, célula *killer*), com o auxílio do complemento, ataca e lisa as células às quais está fixado o antígeno agressor. Existem diferentes células T citotóxicas para diferentes antígenos. Existem também células T auxiliares, que promovem a atividade das células B, e células T supressoras, que restringem tanto as células T citotóxicas quanto as células B. Há também células B auxiliares e supressoras. A imunidade mediada pelas células T é conhecida como imunidade celular. Trata-se da resposta imune envolvida na rejeição de enxerto, na auto-imunidade e na hipersensibilidade tardia.

A preparação dos linfócitos em resposta a determinado antígeno é conhecida como resposta primária. A resposta efetora final é conhecida como resposta secundária ou eferente.

Existem outras células derivadas das células-tronco medulares, como os macrófagos e as células K, que participam na resposta imune. Na resposta primária, os macrófagos fagocitam antígenos, os processam e, por fim, apresentam o antígeno processado a linfócitos T auxiliares, que iniciam o recrutamento de outros linfócitos. Por conseguinte, os macrófagos constituem uma parte integrante do ramo aferente da resposta primária. Além disso, parecem estar envolvidos na resposta eferente; fixam-se ao antígeno e o alteram antes de seu reconhecimento pelas células T. Os detalhes do sistema imune podem ser encontrados no Cap. 89.

FÁRMACOS IMUNOSSUPRESSORES — Um agente imunossupressor é uma droga capaz de atenuar a expressão de pelo menos um tipo de resposta imune. Os numerosos tipos celulares envolvidos no sistema imune proporcionam um número igual de locais para a intervenção dos agentes imunossupressores. É concebível que uma célula T sensível a determinado antígeno possa ser afetada mais do que outra célula T específica de outro antígeno, ou que as células T supressoras possam ser afetadas mais do que as células T citotóxicas ou auxiliares. Em geral, faltam informações sobre a seletividade dos fármacos. Entretanto, o aumento na incidência de linfomas em indivíduos com história de imunossupressão favoreceu a hipótese de uma seletividade para as células T supressoras. A capacidade da indometacina de retardar a rejeição de enxerto também sugere uma ação seletiva sobre a função das células supressoras, visto que as prostaglandinas são mediadores supressores. Entretanto, de modo geral, as células envolvidas na resposta primária parecem ser mais suscetíveis à terapia imunossupressora do que aquelas envolvidas na resposta secundária. O efeito global de um agente imunossupressor provavelmente depende de sua especificidade de fase e das diferenças e semelhanças de fase do ciclo celular entre os diversos tipos de células.

Os fármacos imunossupressores são encontrados em muitas classes de drogas, porém nem todos são agentes antineoplásicos. Por exemplo, o agente antimalárico pirimetamina e o agente antibacteriano trimetopterina exibem propriedades imunossupressoras, e ambos têm sido utilizados clinicamente como agentes imunossupressores. Além disso, a penicilamina e os sais de ouro são empregados como imunossupressores no tratamento da artrite reumatóide, assim como agentes citotóxicos, como o metotrexato e a ciclofosfamida. Os agentes biológicos, como a imunoglobulina antilinfócito e o soro antimacrófago, encontram-se em fase de investigação ativa. As intervenções físicas, como irradiação, dessensibilização e cirurgia, ainda são utilizadas no tratamento de certas doenças imunes, o que atesta as limitações atuais dos fármacos.

Os agentes alquilantes afetam principalmente os pequenos linfócitos de vida curta, mas não os de vida longa. Além disso, suprimem a proliferação dos macrófagos, mas não interferem na fagocitose. Por conseguinte, a resposta imune primária é principalmente afetada, apesar de a ciclofosfamida atuar em ambos os ramos aferente e eferente em certos distúrbios imunes. Os agentes antipurínicos 6-mercaptopurina (6-MP) e azatioprina exercem efeito pronunciado sobre a imunidade celular e atuam principalmente no ramo eferente (de acordo com o esquema utilizado), embora também possam ter efeitos supressores sobre a proliferação dos macrófagos e possam exibir atividade aferente em algumas circunstâncias. Os agentes antipirimidínicos comportam-se principalmente como supressores eferentes. Experimentalmente, o metotrexato possui propriedades mistas; entretanto, nos seres humanos, comporta-se, em grande parte, como supressor aferente. Os adrenocorticóides suprimem a atividade dos macrófagos e diminuem a população de pequenos linfócitos. Do ponto de vista clínico, comportam-se principalmente como supressores aferentes; entretanto, são utilizados como adjuvantes dos supressores eferentes e mistos.

Os efeitos adversos e as precauções com os fármacos imunossupressores primários são iguais aos dos agentes antineoplásicos.

O isolamento de diversas citocinas e outros fatores de crescimento, a elucidação de seus papéis nas respostas imunes e a determinação da seqüência dos peptídios deram origem a uma nova classe de agentes imunossupressores que são mais seletivos para o sistema imune do que os agentes antineoplásicos empregados para imunossupressão. Essa nova classe é composta de análogos competitivos das citocinas, sintéticos ou produzidos por engenharia recombinante, que bloqueiam as ações das citocinas nas células-alvo imunes. Outros ligantes dos receptores de citocinas também estão em fase de pesquisa.

Houve muita publicidade relativa ao uso dos agentes imunossupressores na prevenção da rejeição de transplantes de órgãos e de medula óssea. Entretanto, esses fármacos possuem maior utilidade potencial no tratamento das doenças auto-imunes. As doenças para as quais possuem benefício estabelecido incluem lúpus eritematoso sistêmico, artrite reumatóide, nefrose não-glomerular, psoríase e hepatite ativa crônica. As doenças para as quais esses fármacos não comprovaram ser eficazes o suficiente para uso geral incluem colite ulcerativa, doença de Crohn, doença de Behçet, glomerulonefrite crônica (membranosa), púrpura trombocitopênica crônica e anemia hemolítica auto-imune.

OUTROS IMUNOMODULADORES — Como a imunossupressão constitui um efeito adverso comum dos agentes antineoplásicos, e como muitos fármacos imunossupressores provêm do grupo dos agentes antineoplásicos, é comum se acreditar que a citotoxicidade antineoplásica suprime automaticamente o sistema imune. Entretanto, o sistema imune possui componentes auxiliares, supressores e destruidores (*killer*), de modo que o efeito final depende dos componentes que são mais afetados. A IL-2 (IL-2) é utilizada em virtude de sua estimulação direta dos linfócitos T. Na verdade, acredita-se que haja componentes imunoestimuladores para as ações de alguns agentes antineoplásicos.

Por outro lado, a situação é análoga à dos denominados imunoestimulantes, visto que o efeito final sobre determinada resposta imune depende das várias células participantes que são mais estimuladas. Por exemplo, o levamisol é considerado imunoestimulante; entretanto, ele pode aumentar ou suprimir uma resposta imune, dependendo de vários fatores, como o tipo de resposta, a dose e o momento de sua administração. A função dos linfócitos T é aumentada mais acentuadamente que a dos linfócitos B. A droga tende a normalizar o sistema imune comprometido. Existe um bifuncionalismo semelhante entre as várias citocinas. Por exemplo, os interferons estimulam algumas células imunes e suprimem outras. Entretanto, o dietil ditiocarbamato é quase um imunoestimulante puro; o fármaco induz o recrutamento dos linfócitos T e promove a citotoxicidade. As vacinas são imunoestimulantes e, com freqüência, seletivas. Entretanto, algumas, como o lisado estafago, causam imunoestimulação bastante generalizada e podem ser utilizadas para conferir graus variáveis de imunidade a diversos invasores não-bacterianos.

Hoje em dia, sabe-se que determinados transmissores do SNC e autônomos e neuromoduladores também possuem influência sobre o sistema imune. As encefalinas e as endorfinas estimulam a proliferação dos linfócitos B e a produção de anticorpos e também promovem a citotoxicidade dos linfócitos T e das células *killer* naturais. Os opióides imitam algumas das ações imunomoduladoras dos peptídios. Acredita-se que esses peptídios fazem parte de uma alça do sistema neuroendócrino-imune. A histamina estimula os linfócitos T supressores e, portanto, tende a limitar as respostas imunes. A ação é mediada através dos receptores H_2. Por conseguinte, os antagonistas H_2, como a cimetidina e a ranitidina, tendem a aumentar a resposta imune eferente. Várias células imunes também possuem receptores alfa- e beta-adrenérgicos, através dos quais as funções imunes podem ser afetadas pela circulação de adrenalina e de noradrenalina de liberação simpática e seus antagonistas. O efeito global do agonismo alfa consiste em imunossupressão, porém o do agonismo beta varia de acordo com o estado imunológico em diversas condições.

AGENTES ANTINEOPLÁSICOS E IMUNOATIVOS

ACETATO DE GOSERRELINA

6-[*O*-(1,1-Dimetiletil)-D-serina]-10-deglicinamida do fator de liberação do hormônio luteinizante (suíno), 2-(aminocarbonil)hidrazida, sal acetato; Zoladex

H—5 oxoPro - His - Trp - Ser - Tyr - D - Ser(*t* - Bu) - Leu - Arg - Pro - NH—NH—C(=O)—NH_2 · CH_3COOH
(resíduos numerados 1 2 3 4 5 6 7 8 9)

[65807-02-5 (goserrelina)] $C_{59}H_{84}N_{18}O_{14} \cdot C_2H_4O_2$ (1329.48).

Preparo — *J Med Chem* 1978, 21, 1018.

Descrição — Pó branco a bege.

Solubilidade — Solúvel em água, ácidos diluídos ou bases; pH da solução aquosa de aproximadamente 6,0.

Comentários — Análogo sintético do LHRH (GnRH) que atua como potente inibidor da secreção hipofisária de gonadotropinas. A proliferação das células prostáticas e, em geral, das células neoplásicas da próstata é estimulada pela diidrotestosterona produzida localmente a partir da testosterona circulante (80%); por conseguinte, está diretamente sob o controle do LH-RH/FSH/RH. A exemplo do hormônio de liberação natural, o tratamento com essa droga produz inicialmente uma aceleração no crescimento de tumores prostáticos; entretanto, provoca mais tarde um declínio na taxa de crescimento do tumor, em conseqüência da infra-regulação (dessensibilização) dos receptores de LH-RH/FSH-RH na adeno-hipófise e dos receptores de androgênio nas células tumorais da próstata. A goserrelina é aprovada para tratamento paliativo do *carcinoma prostático;* todavia, é ativa contra o *câncer de mama com receptores de estrogênio positivos.*

Os pacientes freqüentemente apresentam uma exacerbação do câncer nas primeiras semanas de tratamento. Isso resulta em aumento temporário da destruição óssea e dor em cerca de 8% dos casos; podem ocorrer hipercalcemia, insuficiência renal e obstrução urinária. O uso concomitante do antiandrogênio flutamida impede essas exacerbações. Quando a infra-regulação começa a ser exercida e os níveis sangüíneos de androgênio-estrogênio declinam para níveis de castração, cerca de 60% das pacientes apresentam fogachos que desaparecem gradualmente. Nos pacientes do sexo masculino, é comum haver perda da libido e disfunção sexual. Os níveis plasmáticos de fosfatase e dos hormônios sexuais apropriados devem ser monitorizados; os níveis hormonais atingem valores de castração em cerca de 2 semanas, e a fosfatase retorna a níveis basais em 4 semanas.

ACETATO DE LEUPROLIDA

Sal monoacetato de 6-D-leucina-9-(*N*-etil-L-prolinamida)-10-deglicinamida; Lupron

H—5-oxoPro - His - Trp - Ser - Tyr - D-Leu - Leu - Arg - Pro —NHEt • CH_3COOH
(resíduos numerados 1 2 3 4 5 6 7 8 9)

Leuprorrelina; fator de liberação do LH (suíno). [74381-53-6] $C_{59}H_{84}N_{16}O_{12} \cdot C_2H_4O_2$ (1269.47).

Comentários — Análogo do hormônio de liberação das gonadotropinas, LH-RH/FSH-RH. A proliferação das células prostáticas e, em geral, das células neoplásicas da próstata é estimulada pela diidrotestosterona produzida localmente a partir da testosterona circulante (80%); por conseguinte, está diretamente sob o controle do LH-RH/FSH/RH. A exemplo do hormônio de liberação natural, o tratamento com esse fármaco produz inicialmente uma aceleração do crescimento dos tumores prostáticos; entretanto, subseqüentemente, provoca um declínio na taxa de crescimento tumoral, em conseqüência da infra-regulação (dessensibilização) dos receptores de LH-RH/FSH-RH na adeno-hipófise e dos receptores de androgênios nas células tumorais prostáticas. A leuprolida é aprovada para uso apenas no tratamento paliativo do *carcinoma prostático,* quando o paciente se recusa a submeter-se à orquiectomia ou à estrogenioterapia; todavia, possui atividade análoga contra o câncer de mama com receptores de estrogênio positivos.

Os pacientes freqüentemente apresentam exacerbação do câncer nas primeiras semanas de tratamento. Isso resulta em aumento temporário da destruição óssea e dor em 3 a 10% dos casos, podendo ocorrer hipercalcemia e obstrução urinária. O uso concomitante do antiandrogênio flutamida impede essas exacerbações. Quando começa a infra-regulação, e os níveis sangüíneos de androgênio-estrogênio declinam para níveis de castração, cerca da metade dos pacientes apresenta ondas de calor, que desaparecem gradualmente. Nos pacientes do sexo masculino, é comum a ocorrência de perda da libido, impotência e ginecomastia. As complicações raras incluem náusea, vômitos, edema, alterações na densidade óssea e tromboflebite. Os níveis plasmáticos de fosfatase e dos hormônios sexuais apropriados devem ser monitorizados; os níveis hormonais atingem valores de castração em cerca de 2 semanas, e a fosfatase retorna para níveis basais em 4 semanas.

ACETATO DE MEDROXIPROGESTERONA — Cap. 77.

ACETATO DE MEGESTROL — Cap. 56.

ALDESLEUCINA

Interleucina-2 Recombinante; Proleukin

2-133-Interleucina 2 (humana reduzida) [110942-02-4] $C_{690}H_{1115}N_{177}O_{203}S_6$ (15.600).

Preparo — Cadeia contínua de 133 radicais de aminoácidos; produto da tecnologia do DNA recombinante com cepas de *E coli* obtidas por engenharia genética, contendo um análogo do gene da IL-2 humano.

Comentários — A IL-2, idêntica a uma citocina e secretada por linfócitos T auxiliares ativados, é um fator de estimulação de colônias para linfócitos T ativos, timócitos imaturos, células *killer* naturais (NK), linfócitos B ativados por antígenos e, provavelmente, outras células do sistema imune. A capacidade de estimular a proliferação de linfócitos T citotóxicos e das células NK levou à realização de estudos clínicos para vários tipos de câncer. A aldesleucina é aprovada para o *câncer renal metastático.* O tratamento consiste na administração isolada de IL-2 antes e juntamente com células *killer* ativadas por linfocinas (LAK) autólogas; a IL-2 tem a finalidade de estimular a proliferação das células LAK. No momento atual, a combinação tem sido eficaz em alguns casos de *carcinoma renal metastático, melanoma, carcinoma colorretal* e *doença de Hodgkin;* todavia, o tratamento de outros cânceres encontra-se em fase de investigação ativa. A aldesleucina também está sendo pesquisada como agente antiinfeccioso; encontra-se em estudos clínicos de Fase II para uso na AIDS.

Os efeitos adversos comuns atribuíveis à IL-2 consistem em náusea, vômitos, diarréia, febre, mal-estar, prurido, anemia grave, hiperbilirrubinemia e níveis plasmáticos elevados de creatinina. Os efeitos menos comuns incluem aumento da permeabilidade capilar com edema pulmonar, retenção de líquido, hipotensão, disritmias cardíacas, trombocitopenia, desorientação e até mesmo coma. Verifica-se o desenvolvimento de hipotireoidismo em cerca de 20% dos pacientes tratados com IL-2 e células LAK. O tratamento tem um custo proibitivo. A natureza peptídica da IL-2 exige a sua administração por via parenteral. A meia-vida é de menos de 1 h, de modo que o melhor modo de administração consiste na sua infusão intravenosa constante.

ALTRETAMINA

***N,N,N′,N′,N″,N″*-hexametil-1,3,5-triazina-2,4,6-triamina, Hexametilmelamina; Hexalen**

[645-05-6] $C_9H_{18}N_6$ (210.28).

Preparo — *J Am Chem Soc* 73:2984, 1951.

Descrição — Agulhas brancas; funde a cerca de 173°.

Solubilidade — Praticamente insolúvel em água; cada vez mais solúvel em pH inferior a 3.

Comentários — Agente alquilante do Grupo C relacionado à trietilenomelamina, um agente alquilante mais antigo. Trata-se de uma das várias drogas secundárias para o tratamento de *tumores ovarianos.* Foi aprovada como agente isolado para o *câncer de ovário refratário.* Além disso, mostrou-se útil no tratamento do *linfoma de Hodgkin* e dos *linfomas não-Hodgkin, carcinoma broncogênico microcelular* e *tumor de mama.* Os principais efeitos adversos agudos consistem em náusea e vômitos. A toxicidade tardia caracteriza-se por mielodepressão, depressão do SNC, neurite periférica, ataxia, alucinações, psicoses, prurido e dermatite. O fármaco é metabolizado no fígado. A meia-vida terminal é de 4,7 a 10,2 h.

AMIFOSTINA

(*S*)-2-[(3-Aminopropil)amino]-etanotiol, fosfato de diidrogênio (éster); Ethiotos; Ethyol

[20537-88-6] $C_5H_{15}N_2O_3PS$ (214.21).

Preparo — A 1,3-propanodiamina é monoalquilada com 2-cloroetanol para formar 2-[3-(aminopropil)amino]etanol, e a OH livre convertida em Br pelo uso de HBr. O tratamento do brometo de alquila resultante com tiofosfato de sódio (Na_3PO_3S), seguido de acidificação, fornece o produto. *J Med Chem* 12:236, 1969. US Pat 3.892.824 (1973).

Descrição — Sólido cristalino branco que funde a cerca de 161° (dec).

Solubilidade — Livremente solúvel em água; $pK_{a1} < 2,0$; pK_{a2} 4,2; pK_{a3} 9,0; pK_{a4} 11,7.

Comentários — Aprovada para reduzir a toxicidade renal causada pela administração repetida de cisplatina. Trata-se de um pró-fármaco de tiofosfato que, uma vez desfosforilizado, produz um tiol reduzido. A amifostina diminui a citotoxicidade da cisplatina. Em um estudo clínico de pacientes em uso de cisplatina como parte da terapia para o câncer de ovário, a amifostina reduziu significativamente a toxicidade renal cumulativa. É rapidamente metabolizada e, depois de apenas 6 min, menos de 10% permanecem no plasma. O metabólito tiol distribui-se rapidamente em todo o organismo.

Cerca de 62% dos pacientes tratados apresentaram hipotensão, e 19% queixaram-se de náusea e vômitos intensos. Deve-se interromper a administração se houver queda significativa da pressão arterial sistólica. Devem-se co-administrar antieméticos, incluindo um antagonista do receptor 5HT3. Foram também relatadas reações de hipersensibilidade.

AMINOGLUTETIMIDA

3-(4-Aminofenil)-3-etil-2,6-piperidinodiona, Cytadren

2-(*p*-Aminofenil)-2-etilglutaramida [125-84-8] $C_{13}H_{16}N_2O_2$ (232.28).

Preparo — Através de um processo semelhante ao da *Glutetamida* (Cap. 80), com nitração do cianeto de *α*-etilbenzil ao derivado *p*-nitro. A seguir, esse derivado é reduzido à amina após fechamento do anel. US Pat 2.848.455.

Descrição — Cristais brancos; funde a cerca de 150°.

Solubilidade — Levemente solúvel em água; livremente solúvel em muitos solventes orgânicos.

Comentários — Inibe a primeira etapa na biossíntese dos adrenocorticóides ao inibir a conversão do colesterol em Δ5-pregnenolona. Inibe também a aromatase que converte a androstenodiona em estrona e estradiol, eliminando assim a fonte supra-renal, que representa a única fonte de estrogênios em mulheres após a menopausa e ooforectomizadas. A aminoglutetimida foi aprovada para *supressão da produção de adrenocorticóides* em pacientes selecionados com síndrome de Cushing. O tratamento com aminoglutetimida é preferido à supra-renalectomia em mulheres pós-menopáusicas que apresentam *carcinoma de mama com receptores de estrogênio positivos.* A hidrocortisona é administrada concomitantemente para suprimir o aumento contraproducente e contra-regulador da liberação de ACTH que resulta da redução da hidrocortisona plasmática induzida pelo fármaco. Entretanto, o esquema causa mais efeitos adversos do que o tamoxifeno e, portanto, constitui um tratamento de segunda escolha. A aminoglutetimida também é útil no tratamento de certos casos de *síndrome de Cushing.*

Os efeitos adversos precoces incluem letargia (40% dos pacientes), ataxia (10% dos pacientes) náusea, vômitos, anorexia e exantema morbiliforme; observa-se o desenvolvimento de tolerância a esses efeitos em 1 a 6 semanas. Os efeitos adversos tardios estão principalmente relacionados à insuficiência mineralocorticóide e consistem em hipotensão ortostática (10% dos pacientes; os sintomas incluem tontura e fraqueza), de modo que pode ser necessária uma suplementação com mineralocorticóides. Efeitos adversos ocasionais incluem prurido, mialgia, cefaléia, masculinização e hirsutismo nas mulheres, desenvolvimento sexual precoce em meninos, hipotireoidismo com bócio após uso a longo prazo, leucopenia, trombocitopenia, granulocitopenia e pancitopenia. Com freqüência, observa-se a atividade da fosfatase alcalina e da transaminase glutâmico oxaloacética (SGOT) no soro, ocorrendo raramente icterícia colestática. A aminoglutetimida induz o metabolismo da dexametasona, de modo que esse glicocorticóide específico não deve ser utilizado concomitantemente. Além disso, aumenta o metabolismo de digitoxina e teofilina.

A aminoglutetimida é bem absorvida por via oral. Inicialmente, cerca de 50% são excretados na urina de modo inalterado; entretanto, a indução do metabolismo hepático diminui a importância da eliminação renal. A princípio, a meia-vida de eliminação é de cerca de 13 h, porém diminui para cerca de 7 h depois de 1 a 2 semanas.

ANASTROZOL

α,α,α,′α′-Tetrametil-5-(1*H*-1,2,4-triazol-1-imetil)-1,3-benzenodiacetonitrila, Arimidex

[120511-73-1] $C_{17}H_{19}N_5$ (293.37).

Preparo — Uma mistura de α,α′-dibromomesitileno, brometo de tetra-(*t*-butil) amônio e KCN em cloreto de metileno ou cloreto de metileno/água é aquecida para produzir 5-metil-1,3-fenil-enebisacetonitrila. O refluxo desse último composto com iodeto de metil e NaH em DMF produz o derivado α,α-dimetil de ambas as cadeias laterais nitrila. O tratamento subseqüente com NBS e peróxido de benzoíla bromina o grupo aril metil livre, e a reação com 1,2,4-triazol de sódio forma o produto. US Pat 4.935.437 (1990).

Descrição — Cristais bege que fundem a cerca de 82°.

Solubilidade — Livremente solúvel em metanol, etanol, acetona ou tetraidrofurano (THF); solúvel em acetonitrila; solúvel em 0,5 mg/mL em água.

Comentários — Aprovado para uso em mulheres pós-menopáusicas que apresentam câncer de mama avançado com sinais de progressão após terapia com tamoxifeno. Trata-se de um potente inibidor não-esteróide da aromatase, que, portanto, inibe a conversão da androstenediona em estrona. Reduz significativamente os níveis circulantes de estradiol em até 80% após a sua administração diária, sem qualquer efeito detectável sobre os corticosteróides supra-renais ou a aldosterona. Em estudos clínicos, mostrou ter eficácia semelhante à do megestrol em termos de resposta objetiva e estabilização da doença em mulheres pós-menopáusicas (primariamente ER-positivas) que tiveram câncer de mama em avanço, exibindo progressão após terapia com tamoxifeno. O câncer de mama ER-negativo raramente responde ao anastrozol.

O anastrozol é bem absorvido quando administrado por via oral, com ou sem alimento. Cerca de 85% da dose podem ser recuperados da urina e das fezes. Aproximadamente 85% da dose são eliminados através do metabolismo hepático, e 11% por excreção renal. O principal metabólito circulante não tem nenhuma atividade farmacológica. Possui meia-vida terminal de cerca de 50 h, de modo que os níveis em estado de equilíbrio estacionário são atingidos dentro de 7 dias após a administração do fármaco.

A função hepática é importante para a depuração do anastrozol; houve redução da depuração em até 30% em pacientes com cirrose hepática. Raramente, ocorre sangramento vaginal nas primeiras semanas após a mudança da terapia para esse fármaco.

ANSACRINA

N-[4-(Acridinilamino)-3-metoxifenil]-metanossulfonamida, Amsidyl

[51264-14-3] $C_{21}H_{19}N_3O_3S$ (393.46).

Preparo — A partir da 2′-metóxi-4′-nitrobutiranilida. O grupamento nitro é reduzido à amina, convertida em metanossulfonamida, e o grupo amino livre resultante reage com cloreto de 9-acrinidil para produzir a substância. *J Med Chem* 18:1110, 1975.

Descrição — Reage com alguns plásticos e deve ser administrada em seringas de vidro.

Solubilidade — Incompatível em soluções de cloreto iônico, causando precipitação; estável em ácido láctico diluído ou soluções de glicose a 5%.

Comentários — Intercala-se no DNA e inibe a topoisomerase II. As fases S e G_2 do ciclo celular são as mais sensíveis. Trata-se atualmente do fármaco primário para o tratamento da leucemia mielocítica aguda refratária de adultos. São obtidas remissões completas em 10 a 20% desses pacientes. Além disso, mostra-se eficaz no linfoma histiocítico difuso refratário, na fase aguda da leucemia mielocítica crônica e em linfomas não-Hodgkin. A toxicidade imediata inclui náusea, vômitos, irritação no local de injeção, cardiotoxicidade aguda e, por vezes, convulsões. A toxicidade tardia caracteriza-se por leucopenia em quase todos os pacientes, mucosite e cardiotoxicidade tardia. A droga não é absorvida com eficácia por via oral. É metabolizada no fígado e secretada na bile. A meia-vida de eliminação é de 7 a 17 h.

ANTÍGENO BACTERIANO OBTIDO DO *STAPHYLOCOCCUS*

Lisado Staphage (SPL)

Preparação estéril de culturas lisadas de *Staphylococcus aureus*, Tipos Sorológicos de Cowan I & III.

Comentários — Aprovado para infecções estafilocócicas. Os estafilococos dos tipos I e III possuem ampla antigenicidade. *In vitro*, foi constatado que eles estimulam as respostas linfoproliferativas em determinadas subpopulações de células B e células T. Um estudo controlado realizado em animais de laboratório mostrou a ocorrência de níveis elevados de imunoglobulinas. A preparação parece induzir imunidade celular não apenas a diversas infecções estafilocócicas, como também a úlceras aftosas (cancros) e infecções herpéticas. Podem ocorrer reações de tipo vacina (por exemplo, mal-estar, febre ou calafrios). Devido à possibilidade de induzir alergia não apenas a componentes dos estafilococos mas também a diversos componentes do meio, deve ser utilizado de modo criterioso em indivíduos com história de alergias. Recomenda-se um teste intracutâneo.

ASPARAGINASE

L-Asparagina amido-hidrolase; E.C. 3.5.1.1.; Elspar

Acredita-se que a L-asparaginase [9015-68-3], uma enzima com peso molecular de 133.000 ± 5.000, consiste em quatro subunidades equivalentes.

Preparo — A L-asparaginase, uma enzima que catalisa a hidrólise da L-asparagina a L-aspartato e amônia, é encontrada em muitas espécies. Isolada na forma pura a partir de várias fontes, é habitualmente obtida de *E coli* ou *Erwinia caratovora*, que também produzem uma asparaginase desprovida de atividade antileucêmica, que é removida durante o processo de purificação da enzima. Veja Mashburn e Wriston, *Arch Biochem Biophys* 105:450, 1964.

Descrição — Pó cristalino branco.

Solubilidade — Livremente solúvel em água; praticamente insolúvel em clorofórmio ou em metanol.

Comentários — A síntese de proteína em vários tipos de células normais, bem como nas células malignas, depende, em parte, da asparagina exógena e, em algumas células, como os linfoblastos e determinadas células leucêmicas, depende totalmente dessa fonte exógena. A destruição enzimática da asparagina pela asparaginase injetada no plasma priva as células dependentes da asparagina essencial e, portanto, não apenas interrompe o seu crescimento como também pode até mesmo resultar em morte celular e regressão tumoral. A asparaginase foi aprovada para uso na *leucemia linfocítica aguda.*

Hoje em dia, é utilizada principalmente na quimioterapia da leucemia linfocítica aguda, leucemias de células T e linfomas em combinações seqüenciais com outros fármacos. Quando administrada imediatamente após um curso de vincristina e de um glicocorticóide (em geral, prednisona ou dexametasona) para indução da primeira remissão em crianças, observa-se um aumento de mais de duas vezes na duração mediana da remissão. A adição de doxorrubicina e de citarabina intratecal prolonga ainda mais a sobrevida. Alguns estudos indicam um pequeno aumento na incidência de remissões completas. A enzima também mostra-se útil para indução da remissão em crianças que sofrem recidiva da leucemia linfocítica aguda. Não é recomendada para manutenção. A asparaginase protege alguns tecidos e cânceres de alguns antimetabólitos (por exemplo, metotrexato, ara-c), provavelmente ao impedir a síntese de DNA. Essas interações, especialmente com metotrexato, devem ser previstas. A asparaginase de *Erwinia* é uma droga órfã reservada para uso em pacientes alérgicos à asparaginase de *E coli.*

Em 60 a 90% dos pacientes tratados com asparaginase observam-se evidências laboratoriais de comprometimento da função hepática, de modo que o fibrinogênio plasmático e outros fatores da coagulação podem estar diminuídos, e a maioria dos pacientes apresenta elevação considerável dos níveis sangüíneos de amônia. Os efeitos sobre o pâncreas também são comuns; a produção de insulina encontra-se diminuída; pode ocorrer hiperglicemia; a atividade da amilase sérica pode aumentar; e pode ocorrer pancreatite aguda, algumas vezes hemorrágica, em até 5% dos pacientes em uso de asparaginase. São também observadas ações sobre o SNC, com comprometimento do sensório, depressão mental e, raramente, coma. Com freqüência, ocorrem também náusea, vômitos, calafrios e febre. Em 5 a 20% dos pacientes em uso de asparaginase observam-se reações de hipersensibilidade, que incluem desde exantema leve até anafilaxia e morte, exigindo a realização de um teste de sensibilidade antes da administração da droga, podendo ser necessária uma dessensibilização antes da administração de um segundo curso. A asparaginase de *Erwina* (Porton) produz menos sensibilização do que a da *E coli.* Ambas as enzimas também possuem atividade imunossupressora.

Deve ser administrada por via parenteral. A taxa de depuração varia consideravelmente de acordo com as preparações. A meia-vida é de cerca de 16 h.

AZACITIDINA

4-Amino-1-β-D-ribofuranosil-1,3,5-triazin-2-(1*H*)-ona, Mylosar

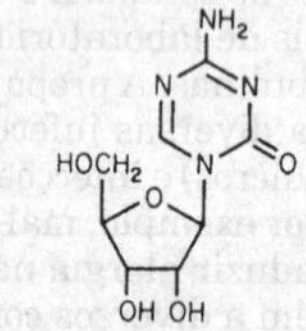

[320-67-2] $C_8H_{12}N_4O_5$ (244.20).

Preparo — Análogo em anel da citidina, obtido por síntese ou produzido microbiologicamente. US Pat 3.350.388.

Descrição — Pó branco que funde a cerca de 229°.

Solubilidade — 1 g em 25 mL de água ou 1.000 mL de álcool. As soluções intravenosas reconstituídas não são estáveis por mais de algumas horas.

Comentários — Antimetabólito utilizado de modo experimental no tratamento das leucemias mielocíticas agudas refratárias e da fase aguda das leucemias mielocíticas crônicas. Foi relatado que a azacitidina interrompe a progressão da AIDS em 84% dos casos. Provoca náusea aguda, vômitos, diarréia e febre. A toxicidade tardia, que não está relacionada com a dose, consiste em leucopenia prolongada, trombocitopenia e hepatotoxicidade. Foi relatada uma taxa de mortalidade de cerca de 6%.

AZATIOPRINA

6-[(1-Metil-4-nitro-1*H*-imidazol-5-il)tiol]-1*H*-purina, Imuran

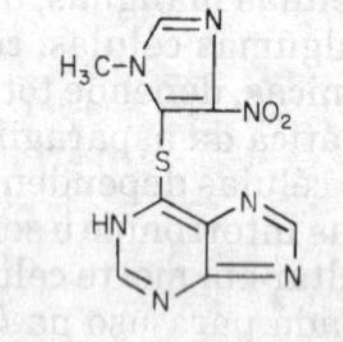

6-[(1-Metil-4-nitroimidazol-5-il)tio]purina [446-86-6] $C_9H_7N_7O_2S$ (277.26).

Preparo — Consiste em fazer reagir a *N,N'*-dimetiloxaldiamida com pentacloreto de fósforo para obter-se 5-cloro-1-metilimidazol. Esse último é nitratado, e o 5-cloro-1-metil-4-nitroimidazol resultante é condensado com purina-6-tiol (mercaptopurina) num ambiente desidroalogenante apropriado. US Pat 3.056.785.

Descrição — Pó amarelo-pálido, inodoro e com sabor levemente amargo; sensível à luz, não-higroscópico e estável a temperaturas razoáveis; sofre decomposição a cerca de 245°.

Solubilidade — Insolúvel em água; levemente solúvel em álcool ou clorofórmio; solúvel em soluções diluídas de hidróxidos alcalinos (instáveis); escassamente solúvel em ácidos minerais diluídos.

Comentários — Aprovada para prevenção da rejeição de transplante renal. Trata-se de um derivado da *Mercaptopurina*, no qual é, em grande parte, convertida no corpo; entretanto, nem todas as suas ações são as da mercaptopurina. A azatioprina é utilizada apenas como agente *imunossupressor*. Suprime mais a produção de linfócitos T e monócitos (e, portanto, de macrófagos) do que a dos linfócitos B. Provavelmente, tem sido utilizada mais do que qualquer outro agente imunossupressor em *transplantes de rins*. No momento atual, cerca de 50% dos transplantes de rins sobrevivem por mais de 3 anos quando se administra a azatioprina; entretanto, outras medidas também contribuem para esse índice de sucesso. É também utilizada em transplantes de outros órgãos.

A azatioprina atua na fase imune aferente, mas não na eferente, e, por esse motivo, não suprime a rejeição de enxerto em progressão. Parece induzir uma resposta satisfatória numa alta percentagem de pacientes com *colite ulcerativa, enterite regional, polimiosite* ou *púrpura trombocitopênica idiopática refratária,* porém produz toxicidade considerável. Na *artrite reumatóide,* é prescrita quando a terapia convencional falha. É quase tão eficaz quanto o ouro, a penicilamina ou a ciclofosfamida e é menos tóxica do que a penicilamina ou a ciclofosfamida. Pode melhorar o controle metabólito no diabetes melito de início recente. Em geral, possui pouco benefício no *lúpus eritematoso sistêmico.*

A náusea e os vômitos são freqüentes. Em cerca de um terço dos pacientes submetidos a tratamento imunossupressor com azatioprina, ocorrem outros efeitos tóxicos ou infecção intercorrente (veja a introdução). A mielossupressão constitui a toxicidade mais freqüente, que é observada em cerca de 11% dos pacientes; verifica-se a ocorrência de leucopenia (28 a mais de 50%, com até 16% de casos graves), trombocitopenia e, em menor grau, anemia ou pancitopenia.

Em doses antiartríticas, não há aumento das infecções, e os outros efeitos adversos são menos freqüentes e menos graves. Numa pequena percentagem de casos, podem ocorrer também pancreatite, alopecia, artralgia, erupções cutâneas, doença do soro, estomatite, esofagite, esteatorréia, retinopatia, hemorragia peritoneal ou edema pulmonar. Por vezes, há lesão hepática, com elevação dos níveis plasmáticos das enzimas hepáticas e icterícia; todavia, a lesão parece ser discreta, desaparecendo durante o curso do tratamento. Entretanto, a droga deve ser interrompida na presença de disfunção hepática. Embora a incidência seja rara, foi observado um aumento no desenvolvimento de sarcoma de células reticulares e linfoma em pacientes transplantados em uso de azatioprina; não se sabe ao certo se isso decorre da imunossupressão ou do transplante bem-sucedido. Todavia, o fármaco é carcinogênico em animais de laboratório.

Embora a azatioprina sofra rápida degradação no fígado, é importante que os rins regulem a concentração plasmática dos metabólitos eficazes, visto que a toxicidade se apresenta acentuadamente aumentada na presença de alopurinol ou de comprometimento renal, a não ser que a dose seja corretamente ajustada. A azatioprina não deve ser administrada durante a gravidez, se possível.

É rapidamente metabolizada a 6-MP, de modo que a sua meia-vida útil é a da 6-MP (veja adiante). Como o alopurinol inibe o metabolismo da 6-MP, a dose desse fármaco deve ser reduzida para cerca de um terço da dose habitual nos casos de uso concomitante de alopurinol. A insuficiência hepática diminui a eficácia do fármaco.

BICALUTAMIDA

(±)-*N*-[4-Ciano-3-(trifluorometil)fenil]-3-[4-(fluorofenil)-2-sulfonil]-2-hidróxi-2-metil-propanamida, Casodex

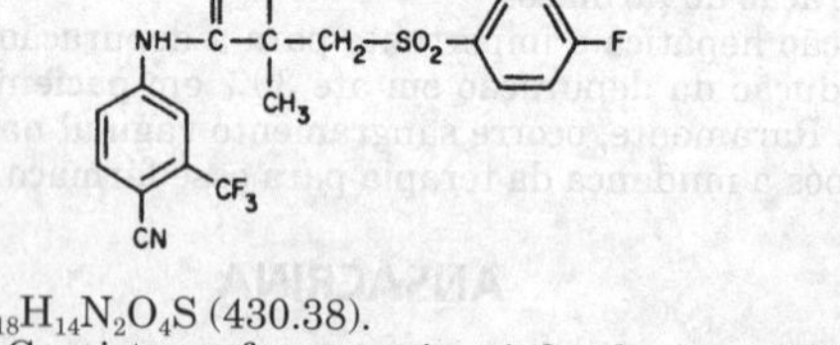

[90357-06-5] $C_{18}H_{14}N_2O_4S$ (430.38).

Preparo — Consiste em fazer reagir o tiofenol com metil 2,3-epóxi-2-metilpropanato e NaH em THF para produzir o éster metil do ácido 2-hidróxi-2-metil-3-(feniltio)propiônico (I). A saponificação do I para formar o ácido, seguida de tratamento com cloreto de tionil, e reação do cloreto de acila com 4-amino-3-(trifluorometil)benzonitrila, produz a amida correspondente. A oxidação da ligação tio éter com ácido 3-cloroperbenzóico produz o composto oficial.

Descrição — Cristais brancos a bege que fundem a cerca de 192°. Trata-se de uma mistura racêmica, sendo o isômero *S* essencialmente inativo; $pK_a \sim 12$.

Solubilidade — Solúvel em 5 mg/mL de água; solúvel em acetona ou THF; levemente solúvel em clorofórmio ou álcool anidro; escassamente solúvel em metanol.

Comentários — Aprovada para uso no câncer avançado da próstata, em associação com análogos do LHRH. Trata-se de um antiandrogênio não-esteróide que atua ao inibir a captação de androgênios ou a ligação nuclear a tecidos-alvo. Quando foram administrados 50 mg de bicalutamida uma vez ao dia, o fármaco não se mostrou diferente da flutamida, 250 mg três vezes ao dia, em pacientes com implantes ou formas de depósitos de leuprorrelina e goserrelina. Não houve diferença no tempo levado para o fracasso do tratamento.

A bicalutamida é bem absorvida por via oral, com ou sem alimentos. O isômero ativo (R) é inativado, em grande parte, por oxidação, seguida de glicuronidação. O isômero (S) é rapidamente depurado e não contribui significativamente para os níveis plasmáticos em estado de equilíbrio dinâmico. Os níveis máximos são atingidos dentro de cerca de 3 h após a administração de uma dose única e apresentam meia-vida de 5,8 dias. A concentração plasmática média no estado de equilíbrio estacionário em pacientes com câncer é de 8,9 mcg/mL. O comprometimento das funções renal e hepática não afetou a eliminação do fármaco.

Observam-se elevações dos níveis plasmáticos de testosterona e de estradiol quando a bicalutamida é utilizada como agente único. Foi relatada a ocorrência de ginecomastia e mastalgia em cerca de 38% dos pacientes tratados. A reação adversa mais freqüente consistiu na ocorrência de fogachos, relatada em 49% dos pacientes. Foi também relatada a presença de diarréia. A bicalutamida pode deslocar os anticoagulantes cumarínicos de seus sítios de ligação às proteínas plasmáticas, exigindo cautela quando o tratamento é iniciado em pacientes em uso de anticoagulantes.

BROMOCRIPTINA — Cap. 74.

BUSSULFANO

Dimetanossulfonato de 1,4-butanodiol; Tetrametileno Dimetanossulfonato; Myleran $CH_3SO_2O(CH_2)_4OSO_2CH_3$

Dimetanossulfonato de 1,4-butanodiol [55-98-1] $C_6H_{14}O_6S_2$ (246.29).

Precauções: é extremamente venenoso. Deve-se ter muita cautela para evitar a inalação de suas partículas e a exposição da pele.

Preparo — Por esterificação do 1,4-butanodiol com cloreto de metanossulfonila na presença de piridina.

Descrição — Pó cristalino branco; funde a cerca de 116°.

Solubilidade — Levemente solúvel em água; levemente solúvel em álcool; 1 g em cerca de 45 mL de acetona.

Comentários — Agente alquilante eficaz como *antineoplásico* em determinados casos. É fase-inespecífico. Sua principal característica é que, nas doses habituais, exerce pouca ação sobre os tecidos de rápida proliferação, à exceção da medula óssea. Em pequenas doses, a granulocitopoese pode ser suprimida seletivamente, sem afetar a eritropoese. Por conseguinte, seu uso é aprovado para o tratamento paliativo da *leucemia granulocítica* (mielógena, mielóide, mielocítica) *crônica;* para esse tipo de leucemia, constitui uma das duas drogas de escolha. Não é utilizado nas fases aguda ou terminal da doença. Além disso, mostra-se muito eficaz no tratamento da *policitemia vera* e da *trombocitose primária.* Como exerce pouco efeito na linfopoese, não tem nenhuma utilidade na leucemia linfocítica, na doença de Hodgkin ou no linfoma maligno. Não tem nenhum valor contra tumores sólidos.

Os principais efeitos tóxicos consistem em pancitopenia e trombocitopenia de longa duração. É rara a ocorrência de linfocitopenia. É obrigatório efetuar uma contagem diferencial completa (incluindo trombócitos) uma vez por semana. Por vezes, ocorrem náusea, vômitos, diarréia, impotência, amenorréia, esterilidade e malformação fetal. A destruição dos granulócitos resulta em elevada taxa de excreção de uratos, cuja precipitação pode causar lesão renal; o tratamento concomitante com *Alopurinol* (Cap. 83) pode evitar essa lesão. Algumas vezes, provoca também queilose, glossite, fibrose pulmonar intersticial, anidrose, pigmentação cutânea (que pode resultar de hipofunção adrenocortical), alopecia e ginecomastia.

Não atua como agente imunossupressor. A meia-vida de eliminação é de 2 a 3 h.

CAPORATO DE HIDROXIPROGESTERONA — Cap. 56.

CAPROATO DE HIDROXIPROGESTERONA — veja RPS-19, Cap. 56.

CARBOPLATINA

Diamina [1,1-ciclobutanodicarboxilato(2-)-*O,O'*]-platina, Paraplatin

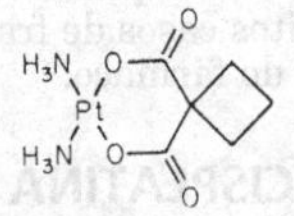

[41575-94-4] $C_6H_{12}N_2O_4Pt$ (371.25).

Preparo — Consiste em fazer reagir o sulfato de prata com diodeto de *cis*-diamina platina para obter-se o sulfato de diaquodiamina platina. A interação com 1,1-ciclobutanodicarboxilato de bário precipita $BaSO_4$ e forma o produto. *Inorg Chem Acta,* 1980 46:L15.

Descrição — Cristais brancos.

Solubilidade — 1 g em cerca de 10 mL de água ou 1.000 mL de álcool.

Comentários — Sua atividade *antineoplásica* resulta do mesmo mecanismo observado com a cisplatina; a carboplatina demonstrou ter substancialmente o mesmo espectro antitumoral clínico da cisplatina. Por ser menos nefrotóxica e menos ototóxica, poderá substituir futuramente a cisplatina. A carboplatina é aprovada para alívio paliativo do *câncer ovariano.* Atualmente, constitui um fármaco alternativo para o tratamento do *carcinoma broncogênico de células pequenas* e *não-pequenas* e *carcinomas ovariano* e *testicular.* Os efeitos adversos imediatos consistem em náusea e vômitos. A toxicidade tardia inclui mielossupressão, algumas vezes com trombocitopenia pronunciada e toxicidade renal e ototoxicidade. O fármaco não é eficaz por via oral. No plasma, menos de 10% estão ligados às proteínas. A meia-vida de eliminação é de 3 a 7 h.

CARMUSTINA

***N,N'*-bis(2-cloroetil)-*N*-nitroso-nitrosouréia, BiCNU**

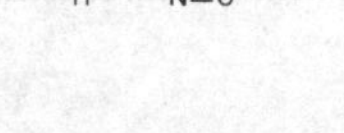

$ClCH_2CH_2NH{-}CO{-}N(NO)CH_2CH_2Cl$

1,3-Bis-(2-cloroetil)-1-nitrosouréia [154-93-8] $C_5H_9Cl_2N_3O_2$ (214.05).

Preparo — A exemplo de outras nitrosouréias citotóxicas, pode ser sintetizada por nitrosação com o nitrito de sódio da uréia substituída apropriada — nesse caso, 1,3-bis(2-cloroetil)uréia — em meio ácido frio (por exemplo, ácido fórmico). Os métodos de síntese das nitrosouréias foram publicados por Johnston *et al., J Med Chem* 1963, 6:669.

Descrição — Pó branco ou amarelo-claro; funde, com decomposição, em líquido oleoso a cerca de 30°.

Solubilidade — Levemente solúvel em água; livremente solúvel em álcool; altamente solúvel em lipídios; sofre rápida decomposição em soluções ácidas ou aquosas, com pH acima de 7.

Comentários — Embora seja um agente alquilante, a carmustina também carbamila grupamentos amino e outros grupamentos. Seu efeito citotóxico deve-se, provavelmente, à sua capacidade de efetuar ligações cruzadas do DNA celular. A síntese de DNA e de RNA é inibida. É um agente fase-inespecífico. A carmustina é aprovada para uso em *tumores cerebrais, mieloma múltiplo, doença de Hodgkin* e *linfomas não-Hodgkin.* A droga é utilizada principalmente no tratamento do *glioblastoma cerebral* (para o qual compartilha o estado de droga de escolha com seu congênere, a lomustina), *doença de Hodgkin* e outros *linfomas;* trata-se de um componente de uma combinação de primeira escolha para o *mieloma.* Foi relatada uma alta eficácia contra o *tumor de Burkitt.* Embora possua atividade contra vários outros carcinomas, incluindo melanoma e carcinoma de células renais, não está incluída entre as escolhas habituais para tratamento dessas doenças. Em geral, é administrada em associação com radioterapia no tratamento de tumores cerebrais e com vincristina, procarbazina e glicocorticóides (por exemplo, prednisona) no tratamento dos vários linfomas e do mieloma múltiplo.

Dentro de 2 h após a sua administração, é freqüente a ocorrência de náusea e vômitos, que são habitualmente intensos e que duram 4 a 6 h. A infusão intravenosa rápida provoca rubor intenso e sufusão conjuntival com tempo de evolução semelhante. Pode haver uma sensação de ardência no local de injeção, porém raramente ocorre trombose. Ocorre mielotoxicidade tardia; além disso, pode-se verificar a presença de trombocitopenia, que atinge níveis mínimos em cerca de 4 semanas, e leucopenia menos grave dentro de cerca de 6 semanas, ambas com duração de 2 a 7 semanas, bem como anemia leve. Com doses repetidas, a mielodepressão é cumulativa. As contagens de leucócitos e de plaquetas e os sinais de infecções intercorrentes devem ser cuidadosamente monitorizados durante todo o tratamento. Por vezes, ocorrem dispnéia grave e fibrose pulmonar intersticial algumas vezes fatal. Além disso, pode surgir uma leve hepatotoxicidade reversível em cerca de 25% dos pacientes. Outros efeitos adversos incluem nefrotoxicidade leve (com elevação transitória dos níveis sangüíneos de uréia) até nefrotoxicidade grave e insuficiência renal; com grandes doses cumulativas, ocorrem vertigem e ataxia. Verifica-se um risco aumentado de leucemia não-linfocítica.

A carmustina por via oral é metabolizada quase por completo ao passar pelo fígado; por conseguinte, deve ser administrada por via intravenosa. Após a sua administração intravenosa, a meia-vida plasmática é curta, variando de 3 a 30 min. Em virtude de sua alta lipossolubilidade, a carmustina atravessa facilmente a barreira hematoencefálica, e as concentrações dos metabólitos no líquido cefalorraquidiano variam de cerca de 50 a 115% das concentrações plasmáticas.

CICLOFOSFAMIDA

2-Óxido de *N,N*-bis(2-cloroetil)-tetraidro-*2H*-1,3,2-oxazafosforin-2-amina, monoidrato; Cytoxan; Neosar

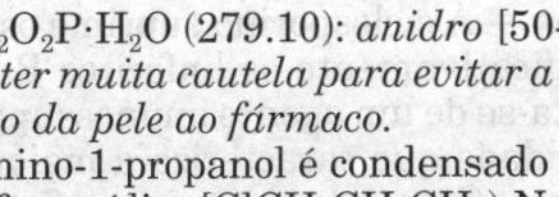

$\cdot H_2O$

[6055-19-2] $C_7H_{15}Cl_2N_2O_2P{\cdot}H_2O$ (279.10): *anidro* [50-18-0] (261.09).

Precauções: deve-se ter muita cautela para evitar a inalação de suas partículas e a exposição da pele ao fármaco.

Preparo — O 3-amino-1-propanol é condensado com dicloreto de *N,N*-bis(2-cloroetil)fosforamídico $[ClCH_2CH_2CH_2]_2N{-}POCl_2$ em solução de dioxano sob a influência catalítica da trietilamina. A condensação é dupla, envolvendo ambos os grupamentos hidroxila e amina, efetuando assim a ciclização.

Descrição — Pó cristalino branco, que se liquefaz pela perda de sua água de cristalização.

Solubilidade — 1 g em cerca de 25 mL de água; solúvel em álcool.

Comentários — Agente alquilante. Ao contrário de outros alquilantes β-cloroetilamínicos, a ciclofosfamida não sofre rápida ciclização à forma etilenoimônio ativa até ser ativada por enzimas hepáticas. O fígado é protegido pelo metabolismo subseqüente dos metabólitos ativados a produtos finais inativos. Por conseguinte, a substância é estável no trato GI, bem-tolerada e eficaz por via oral e parenteral; não provoca vesicação local, necrose, flebite ou dor.

A ciclofosfamida é aprovada para tratamento dos *linfomas malignos de estágios III e IV, mieloma múltiplo, leucemias, micose fungóide, neuroblastoma, retinoblastoma* e *carcinoma de mama*. Isoladamente ou em combinação, constitui o fármaco de escolha para o tratamento do linfoma de Burkitt e dos linfomas não-Hodgkin. Trata-se de um componente de várias combinações de primeira escolha para o tratamento da doença de Hodgkin, linfoma folicular, linfoma histiocítico difuso, mieloma múltiplo, carcinomas de células escamosas e anaplásicos de grandes células, adenocarcinoma do pulmão, câncer pulmonar de pequenas células, sarcomas de tecidos moles, rabdomiossarcoma embrionário, sarcoma osteogênico, retinoblastoma, neuroblastoma, tumores sólidos pediátricos, sarcoma de Ewing, tumor mamário, tumores ovarianos e tumores testiculares. Quando utilizada em combinação, compartilha a posição ocupada por vários outros fármacos na quimioterapia da leucemia linfocítica aguda, câncer testicular, tumor de Wilms, glioblastoma, câncer cervical, carcinoma de células escamosas da cabeça e pescoço, carcinoma de células das ilhotas, sarcoma de Kaposi e leucemia linfocítica crônica. Os metabólitos ativos aparecem no líquido cefalorraquidiano, porém em quantidades insuficientes para tratar a leucemia meníngea.

A ciclofosfamida é um agente imunossupressor. O seu valor foi constatado no tratamento da artrite reumatóide, granulomatose de Wegener, hemofilia A com destruição do fator VIII, púrpura trombocitopênica idiopática (isoladamente ou em combinação), aplasia eritróide, síndrome nefrótica infantil, pênfigo vulgar e dermatomiosite (em combinação). Parece ter ação errática contra o lúpus eritematoso sistêmico. É possivelmente eficaz no tratamento da uveíte. Em combinação com radioterapia, melhora a sobrevida do transplante de medula óssea e, provavelmente, de transplantes cardíacos. Devem-se considerar as toxicidades a longo prazo da ciclofosfamida se a droga for utilizada para outra finalidade diferente de um agente quimioterápico para o câncer.

Ocorre alopecia em cerca de 50% dos pacientes submetidos a tratamento prolongado máximo. A leucopenia constitui um efeito colateral inevitável, sendo utilizada como índice de posologia. Outros efeitos colaterais incluem cistite hemorrágica estéril em 20% dos pacientes tratados, anorexia, náusea e vômitos (independentemente da via de administração), reações anafilactóides, febre, reação hemolítico-urêmica, infiltrados e fibrose pulmonares, ulcerações da mucosa, tontura, trombocitopenia ocasional, hipoprotrombinemia, sulcos ungueais, pigmentação cutânea, intoxicação hídrica, aspermia em homens (3 a 6 meses ou mais no início), anovulação em 30 a 50% das mulheres e ocorrência ocasional de disfunção hepática Ocorrem telangiectasia da bexiga e citologia urinária anormal; quando utilizada a longo prazo, observa-se ocasionalmente o desenvolvimento de fibrose da bexiga e carcinoma de células transicionais. O 2-mercaptoetanossulfonato (Mesna) protege a bexiga desse metabólito acroleína. A contagem das células sangüíneas deve ser monitorizada rigorosamente durante a indução e, posteriormente, pelo menos a intervalos semanais. A ciclofosfamida poupa relativamente as plaquetas; trata-se de um agente carcinogênico.

A ciclofosfamida é absorvida por via oral. Distribui-se nos tecidos com volume de distribuição maior que a água corporal total. A droga é metabolizada pelo sistema microssomal hepático a metabólitos alquilantes, os quais, por sua vez, são convertidos em mostarda de fosforamida e acroleína. A administração de altas doses induz rapidamente o metabolismo do fármaco. A meia-vida plasmática é de 4 a 6 h.

CICLOSPORINA

Para a monografia completa, veja Cap. 66.

Comentários — A ciclosporina suprime os linfócitos T auxiliares sem afetar significativamente os linfócitos B ou T supressores. Por conseguinte, trata-se de um agente imunossupressor seletivo, desprovido da citotoxicidade que caracteriza a maioria dos outros agentes imunossupressores. Como atua apenas na fase imune primária (aferente), deve ser administrada antes da exposição ao antígeno agressor. Possui efeito moderado na supressão da imunidade humoral.

Trata-se do agente imunossupressor de maior eficácia, aprovado para prevenção da rejeição do enxerto em transplantes alogênicos de rim, fígado ou coração. Possui menos efeito no transplante de pâncreas, pulmão ou medula óssea. A ciclosporina também é utilizada no tratamento da anemia aplásica grave, de alguns casos de miastenia grave, diabetes infantil (Tipo I) de início recente, doença de Graves, doença de Crohn, esclerose múltipla, pênfigo e penfigóide, dermatomiosite, polimiosite, dermatite atópica, psoríase grave, doença de Behçet, uveíte, cirrose biliar e sarcoidose pulmonar. Em geral, é administrada em associação com um glicocorticóide. Embora a combinação com outros agentes imunossupressores seja habitualmente evitada, costuma ser associada com metotrexato no transplante de medula óssea.

A nefrotoxicidade é um efeito adverso grave e comum, cuja incidência é de cerca de 25% nos transplantes renais e de 40% nos transplantes cardíacos. No transplante renal, é difícil distinguir a nefrotoxicidade da rejeição do enxerto. Os agentes antiinflamatórios não-esteróides (AINE), os aminoglicosídios, a trimetoprima ou o sulfametoxazol favorecem a nefrotoxicidade. Ocorre hepatotoxicidade em 4 a 7% dos casos. Verifica-se a presença de hipertensão em aproximadamente 26% dos casos. Podem ocorrer tumores benignos de mama e distúrbios linfoproliferativos; esses últimos geralmente sofrem remissão após a suspensão do fármaco.

A citotoxicidade do SNC consiste em cefaléia, parestesias (50%), letargia, fraqueza, loquacidade, distúrbios do sono, confusão, depressão, visão embaçada, tremores (12%), ataxia, quadriplegia, coma, alucinações, mania e convulsões. Os efeitos graves sobre o SNC têm sido associados a baixos níveis plasmáticos de colesterol, hipomagnesemia, hipopotassemia, metilprednisolona em altas doses, sobrecarga de alumínio (devido à diálise) e hipertensão.

Ocorrem hirsutismo numa incidência de 21% e acne numa incidência de 6%. Em 3 a 4% dos casos, verifica-se a ocorrência de hiperplasia gengival e diarréia. Raramente, observam-se leucopenia, anemia e tromboembolia. O diabetes insulino-dependente pode resultar da combinação de ciclosporina-glicocorticóide. São observadas reações anafilactóides raras durante a infusão intravenosa, sendo o fator responsável habitual o óleo de rícino polioexilado presente na injeção. Existe o risco de infecção grave, sobretudo quando outros agentes imunossupressores ou o verapamil são utilizados concomitantemente. A ciclosporina é teratogênica. Seu custo é excessivamente elevado, levando algumas autoridades a questionar a relação custo-benefício do fármaco. A biodisponibilidade sistêmica por via oral é, em média, de 27%, porém varia acentuadamente; a dose intravenosa é aproximadamente 1/3 da dose oral. Os níveis plasmáticos tornam-se máximos em cerca de 3,5 h. No plasma, cerca de 90% do fármaco estão ligados às proteínas. A farmacocinética é multicompartimental. O volume de distribuição é de 1 a 13 (média: 4) L/kg e depende da concentração. Quase todo o fármaco é metabolizado pelo citocromo P-450 III no fígado; 94% dos metabólitos são excretados na bile, e 6% na urina. A meia-vida de eliminação é de 10 a 27 h; observa-se uma periodicidade circadiana na taxa de eliminação, que é mais rápida pela manhã. Em lactentes e crianças, o volume de distribuição e a depuração da ciclosporina são maiores do que nos adultos. Os androgênios, a cimetidina, o danazol, a eritromicina, o cetoconazol e o miconazol diminuem a taxa de eliminação e aumentam os níveis plasmáticos da ciclosporina. Devem-se monitorizar diariamente os níveis plasmáticos mínimos, bem como a função renal, visto que muitos casos de fracasso resultam da presença de baixas concentrações do fármaco.

CISPLATINA

Diaminodicloroplatina, (*SP*-4-2), Platinol

cis-Diaminodicloroplatina [15663-27-1] $Cl_2H_6N_2Pt$ (300.06).

Preparo — Uma solução de tetracloroplatinato de potássio (II), que é preparada através de redução do sal hexacloroplatinato (II) com hidrazina, é neutralizada com cloreto de amônio e hidróxido de amônio. O isômero *cis* precipita (*Inorg Synth* 1963, 7:239).

Descrição — Pó branco liofilizado; funde a cerca de 207°.

Solubilidade — 1 g em cerca de 1.000 mL de água ou solução salina normal; 1 g em cerca de 42 mL de dimetilformamida.

Comentários — Estabelece ligações cruzadas com o DNA e, portanto, atua de modo semelhante a agentes antineoplásicos alquilantes. A cisplatina foi aprovada para alívio paliativo dos tumores testiculares e ovarianos metastáticos e do câncer de bexiga avançado. É utilizada em várias combinações de primeira escolha para o tratamento de carcinomas metastáticos dos testículos, ovário, próstata e colo do útero; carcinoma de células escamosas da cabeça e pescoço; câncer pulmonar de células pequenas e células não-pequenas; câncer avançado da bexiga, meduloblastoma e retinoblastoma que se mostraram refratários à cirurgia ou radioterapia. É também utilizada isoladamente no tratamento do câncer da bexiga.

A toxicidade aguda, que inclui náusea intensa, vômitos e anorexia, é observada em quase todos os pacientes, mas pode ser controlada, em grande parte, com antieméticos. Foi constatada a ocorrência ocasional de reações anafilactóides. A toxicidade tardia inclui ototoxicidade (zumbido ou perda auditiva em cerca de 30% dos pacientes), exigindo monitorização audiométrica; foi relatado que a fosfomicina atenua esse efeito colateral. A nefrotoxicidade, que exige a monitorização dos níveis séricos de creatinina, urato e uréia, evitando-se o uso de outros fármacos nefrotóxicos, constitui um grave efeito colateral em todos os pacientes; é controlada através de diurese forçada (administração da droga em manitol ou solução salina) e hidratação antes da administração. A mielodepressão, que exige contagens dos leucócitos e das plaquetas, é observada em 25 a 30% dos pacientes; outros efeitos colaterais incluem neuropatias periféricas ocasionais, perda do paladar e convulsões. Foi relatada a ocorrência de déficits eletrolíticos, talvez devido à hemodiluição pelos líquidos. A cisplatina combina-se firmemente com várias proteínas, estimulando o sistema imune a produzir vários anticorpos; o efeito adverso dessa estimulação imunológica não é conhecido.

A cisplatina não é absorvida por via oral e, portanto, deve ser administrada por via intravenosa. Cerca de 90% ligam-se às proteínas plasmáticas. A cisplatina não atravessa a barreira hematoencefálica. A eliminação é principalmente renal, em parte por secreção tubular; a excreção não é linear. A meia-vida de distribuição do fármaco não-ligado é de 25 a 49 min, e a meia-vida de eliminação da platina total é normalmente de 58 a 73 h, mas pode atingir até 240 h na anúria. Entretanto, pode-se identificar a presença de platina em tecidos, especialmente fígado, rins, testículos e intestino, por períodos prolongados de tempo. O tiossulfato de sódio decompõe o fármaco e forma um complexo com a platina, proporcionando uma proteção contra a lesão renal e outra toxicidade.

CITARABINA

4-Amino-1-β-D-arabinofuranosil-2(1*H*)-pirimidinona, Citosina, Arabinosídio; Cytarabine Cytosar-U

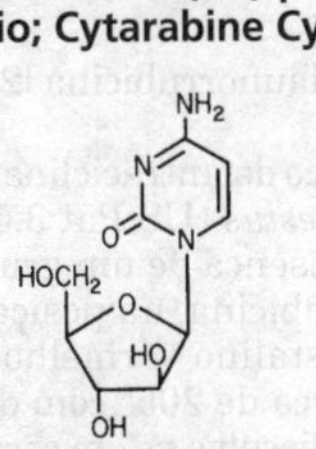

1-β-D-Arabinofuranosilcitosina [147-94-4] $C_9H_{13}N_3O_5$ (243.22).

Preparo — Consiste em fazer reagir a citidina com vapores de HNO_3, e o 2′,3′,5′-trinitrato de citidina resultante é fervido em álcool contendo hidróxido alcalino diluído para formar o composto 2′-hidróxi invertido. Os grupamentos nitrato remanescentes são removidos por saponificação. CA 1971:75, 130077q.

Descrição — Pó cristalino branco a bege, inodoro; não-higroscópico e estável a 40°; funde a cerca de 216°.

Solubilidade — 1 g em 5 mL de água, 500 mL de álcool, 1.000 mL de clorofórmio ou 300 mL de metanol.

Comentários — Antimetabólito dos nucleosídios de pirimidina, que é citotóxico para diversos tipos celulares. A incorporação da nucleotidase no DNA inibe a polimerização ao interromper a síntese de filamentos. Trata-se de um agente específico da fase S. A citarabina é aprovada para uso na *leucemia linfocítica aguda*. Trata-se de um componente de combinações de primeira escolha para tratamento das *leucemias mieloblásticas agudas* e *crônicas* e *linfomas não-Hodgkin* e *linfoma de Burkitt*. Por via intraventricular, constitui a primeira alternativa do metotrexato no tratamento de *metástases leucêmicas do SNC*, bem como de outras metástases de tecidos moles meníngeos. Com outros fármacos, compartilha o estado de fármaco alternativo para o tratamento da *leucemia linfocítica aguda* e *linfoma histiocítico difuso*. Não parece haver refratariedade cruzada à mercaptopurina, ao metotrexato ou à prednisona. Quando administrada por infusão intravenosa constante ou em baixas doses freqüentes, é também eficaz no tratamento das *síndromes pré-leucêmicas*.

Como agente imunossupressor, suprime as respostas primárias (aferentes) em doses que produzem pouca ou nenhuma outra toxicidade. Encontra-se em fase de investigação clínica ativa.

A citarabina por via oral não é absorvida o suficiente para produzir a sua eficácia máxima por essa via. A biodisponibilidade oral é de menos de 0,2. Entretanto, o fármaco penetra no líquido cefalorraquidiano e atinge uma concentração de até 40% da concentração plasmática. Por outro lado, a sua administração intratecal pode resultar em toxicidade sistêmica. No corpo, 90% da citarabina são destruídos por desaminação; a meia-vida de eliminação plasmática é de 1 a 3 h. A meia-vida de eliminação no líquido cefalorraquidiano é de cerca de 3,5 h. Como a desintoxicação ocorre em todo o organismo, a citarabina pode ser administrada na presença de comprometimento renal; entretanto, deve-se reduzir a dose na presença de insuficiência hepática.

Os principais efeitos adversos consistem em leucopenia (66%), trombocitopenia (62%) e, com menos freqüência, anemia e megaloblastose que, na realidade, estão estreitamente relacionadas à resposta terapêutica e, portanto, são praticamente inevitáveis. A depressão da medula óssea é mais grave quando o fármaco é administrado em esquemas de altas doses (15 vezes a dose habitual) e por infusão intravenosa contínua do que por injeção única. Entretanto, existem indicações de que é possível obter-se um efeito antineoplásico com baixas taxas de infusão, sem imunossupressão grave.

Outros efeitos colaterais incluem náusea, vômitos (sobretudo após administração intravenosa), diarréia, ulceração aftosa, dor abdominal, necrose intestinal, esofagite, dor torácica, tromboflebite no local de injeção, neurite, artralgias, rubor, exantema, alopecia, sepse e teratogenicidade. Pode ocorrer lesão hepática. A citarabina deve ser administrada com cautela e em doses reduzidas a pacientes com comprometimento hepático ou depressão da medula óssea. Não deve ser administrada em combinação com metotrexato. Devem-se efetuar contagens dos leucócitos e das plaquetas diariamente durante o curso inicial de tratamento e a intervalos regulares durante a manutenção. O tratamento em altas doses pode causar grave neurotoxicidade (nos nervos periféricos, humor, ideação, memória, cerebelo e convulsões) e toxicidades cutâneas e oculares.

CLADRIBINA

2-Cloro-2′-desoxiadenosina, Leustatin

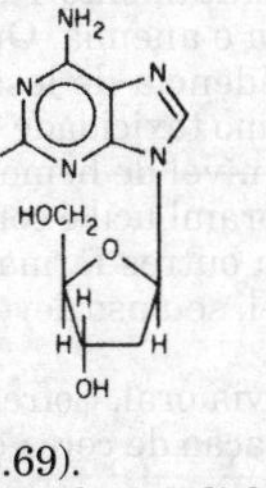

[4291-63-8] $C_{10}H_{12}ClN_5O_3$ (285.69).

Preparo — Por condensação da 2,6-dicloropurina com 1-cloro-2-desóxi-3,5-di-*O*-(*p*-tolil)-α-D-*eritro*-pentofuranose em acetonitrila, sendo o(s) produto(s) separado(s) e purificado(s) por cromatografia e o isômero 7-substituído aquecido com metanol saturado de amônia, em que o grupamento cloro livre é substituído por amino, formando o produto.

Descrição — Cristais brancos que fundem a cerca de 212°; solidifica e não sofre nova fusão abaixo de 300°.

Solubilidade — Solúvel em água e DMF.

Comentários — Aprovada para uso na leucemia de células pilosas; possui atividade útil contra vários linfomas e leucemias. Trata-se de um antimetabólito sintético que atravessa passivamente a membrana plasmática e é ativado pela desoxicitidina cinase a 2-CdAMP. O agente é incorporado ao DNA e inibe o reparo de rupturas de um único filamento do DNA. A polirribosilação do DNA lesado com adenosina difosfato (ADP) causa depleção celular de NAD e de ATP e desorganiza o ciclo celular. Em estudos clínicos, 92% dos pacientes previamente não-tratados e 84% dos que receberam tratamento anterior apresentaram respostas clínicas positivas a um único curso de 0,09 mg/kg/dia de cladribina administrada durante 7 dias consecutivos.

A cladribina é habitualmente administrada por infusão intravenosa contínua. Possui meia-vida terminal de eliminação de cerca de 5,4 h. É depurada principalmente pelo rim. Em pacientes com função renal normal, não se observa nenhum acúmulo do fármaco depois do curso de terapia normal de 7 dias. Verifica-se a ocorrência de neutropenia grave em cerca de 70% dos pacientes tratados no início da terapia, que é freqüentemente acompanhada de febre ou infecção. Foi constatado o desenvolvimento de anemia grave em aproximadamente 12% dos pacientes. A cefaléia constitui um efeito colateral comum. Em 34% dos pacientes tratados, observou-se uma hipocelularidade prolongada da medula óssea. Esse estado pode persistir por até 3 anos, porém a sua importância ainda não é conhecida.

CLORAMBUCIL

Ácido 4-[bis(2-cloroetil)amino]-benzenobutanóico, Leukeran

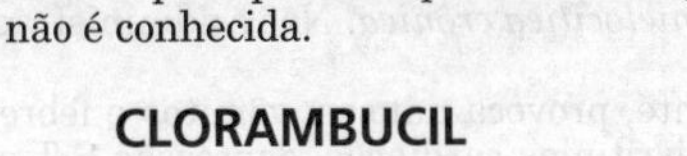

Ácido 4-[*p*-[bis(2-cloroetil)amino]fenil]butírico [305-03-3] $C_{14}H_{19}Cl_2NO_2$ (304.22).

Precauções: é extremamente venenoso. Deve-se ter muita cautela para evitar a inalação de suas partículas e a exposição da pele.

Preparo — O ácido 4-fenilbutírico é nitratado, e o ácido *p*-nítrico resultante é esterificado com álcool isopropílico. O éster nitro é então hidrogenado ao aminoéster. A reação com óxido de etileno converte o —NH_2 em —$N(CH_2CH_2OH)_2$, que é então convertido em —$N(CH_2CH_2Cl)_2$ mediante tratamento com $POCl_3$. A hidrólise do éster produz o ácido, clorambucil.

Descrição — Pó levemente granulado e bege.

Solubilidade — Levemente solúvel em água; solúvel em álcali diluído; 1 g em 2 mL de acetona.

Comentários — Agente alquilante eficaz por via oral. Seu uso é aprovado para o tratamento da *leucemia linfocítica crônica*, para a qual constitui o agente de escolha. É também eficaz no tratamento da *macroglobulinemia de Waldenstrom, mieloma múltiplo, linfossarcoma, linfoma folicular de células gigantes* e, em menor grau, *coriocarcinoma, doença de Hodgkin* e *tumores ovarianos e testiculares*. Como agente imunossupressor, é considerado valioso no tratamento da síndrome nefrótica e da vasculite associada ao *lúpus eritematoso sistêmico, granulomatose de Wegener, nefropatia membranosa idiopática* e *doença de Behçet*.

Das mostardas nitrogenadas utilizadas atualmente, é a menos tóxica e de ação mais lenta. Sua toxicidade manifesta-se principalmente na forma de mielodepressão, embora, em doses terapêuticas, seja geralmente moderada e reversível. A maioria dos pacientes apresenta certo grau de neutropenia depois da terceira semana de tratamento até aproximadamente 10 dias após a interrupção do fármaco. Ocorre também linfopenia lentamente progressiva, que sofre rápida resolução espontânea após o tratamento. Algumas vezes, verifica-se a presença de trombocitopenia e anemia. Quando a dose acumulada total excede 6,5 mg/kg, a incidência de lesão medular torna-se elevada, podendo ocorrer até mesmo toxicidade irreversível. É imperativo monitorizar estritamente o nível de hemoglobina e as contagens de leucócitos e plaquetas. O clorambucil é contra-indicado durante 4 semanas após radioterapia ou outros fármacos que causam depressão da medula óssea. Se possível, seu uso deve ser evitado durante o primeiro trimestre de gravidez.

É bem absorvido por via oral. Sofre extensa degradação no corpo, com meia-vida de eliminação de cerca de 1,5 h.

CLORIDRATO DE DAUNORRUBICINA

(8*S*-*cis*)-8-acetil-10-[(3-amino-2,3,6-tridesóxi-α-L-*lixo*-hexanopiranosil)óxi]-7,8,9,10-tetraidro-6,8-11-triidróxi-10-metóxi-5,12-naftacenodiona, cloridrato; Cerubidine

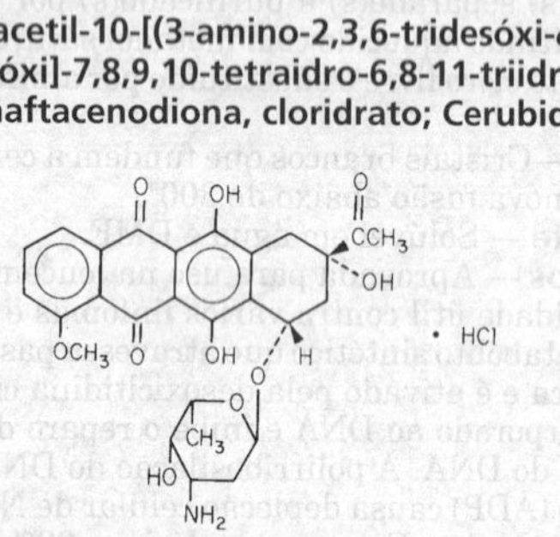

[23541-50-6] $C_{27}H_{29}NO_{10} \cdot HCl$ (563.99).

Preparo — Antibiótico produzido por *S peuceticus* ou *S coeruleorubidus*.

Descrição — Agulhas vermelhas que sofrem decomposição a cerca de 190°; pH (solução aquosa contendo 5 mg/mL) de 4,5 a 6,5.

Comentários — Intercala-se no DNA, inibe a topoisomerase II, produz radicais de oxigênio e inibe a síntese de DNA. Pode impedir a divisão celular em doses que não interferem na síntese de ácido nucleico.

A daunorrubicina é aprovada para uso na *leucemia não-linfocítica aguda* em adultos e na *leucemia linfocítica aguda* em adultos e crianças. Em associação com outros fármacos, é incluída na quimioterapia de primeira escolha da *leucemia mielocítica aguda* em adultos (para indução de remissão), da *leucemia linfocítica aguda* e da *fase aguda da leucemia mielocítica crônica*. Não é administrada como agente isolado.

Agudamente, provoca náusea, vômitos e febre; raramente causa convulsões, disritmias cardíacas, depressão S-T e edema pulmonar; por vezes, é fatal. Pode haver flebite no local da injeção ou espacelo devido ao extravasamento do fármaco. Além disso, confere à urina uma cor vermelha. A toxicidade tardia inclui mielodepressão freqüente (com leucopenia e trombocitopenia), que pode ser grave, bem como insuficiência cardíaca congestiva (ICC) que limita a dose. Outros efeitos tóxicos incluem estomatite e ulceração aftosa, anorexia, mucosite hemorrágica, enterocolite, dor abdominal, febre, exantema, alopecia habitualmente reversível (80% dos pacientes), lesão tubular renal e hematúria. A cardiotoxicidade também pode ser tardia. Os distúrbios do ritmo não estão relacionados à dose cumulativa; entretanto, é freqüente o desenvolvimento tardio de ICC quando a dose cumulativa excede 550 mg/m². O início da insuficiência pode ocorrer dentro de até 1 a 6 meses após a suspensão do tratamento. A daunorrubicina é teratogênica, mutagênica e carcinogênica. É necessário monitorizar as contagens de células sangüíneas, a função renal e o eletrocardiograma (ECG).

A absorção oral é precária, de modo que o fármaco deve ser administrado por via intravenosa. A meia-vida de distribuição é de 45 min, e a de eliminação, de aproximadamente 19 h. A meia-vida do metabólito ativo, o daunorrubicinol, é de cerca de 27 h. A daunorrubicina é metabolizada principalmente no fígado, sendo também secretada na bile (cerca de 40%). A dose deve ser reduzida na presença de insuficiência hepática ou renal.

CLORIDRATO DE DOXORRUBICINA

(8*S*-*cis*)-10-[(3-amino-2,3,6-tridesóxi-α-L-*lixo*-hexopiranosil)óxi]-7,8,9,10-tetraidro-6,8,11-triidróxi-8-(hidroxiacetil)-1-metóxi-5,12-naftacenodiona, cloridrato; Cloridrato de Hidroxidaunorrubicina; Adriamicina; Rubex; Doxorubicin

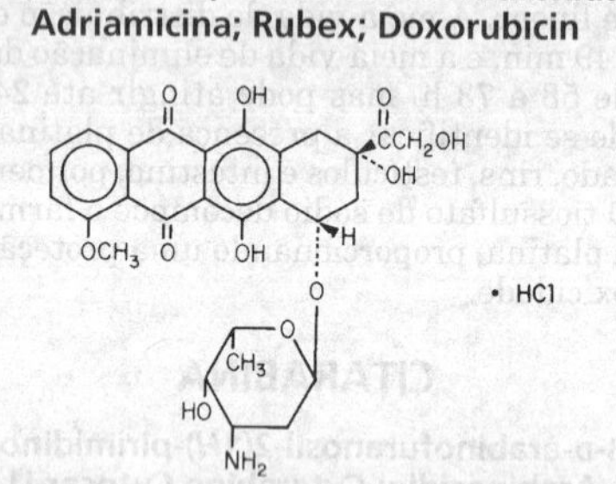

Cloridrato de 14-hidroxidaunorrubicina [25316-40-9] $C_{27}H_{29}NO_{11} \cdot HCl$ (579.99).

Preparo — Antibiótico da antraciclina isolado de culturas de *Streptomyces peucetius* var *caesius* (US Pat 3.590.028). Difere da *Daunorrubicina* apenas pela presença de um grupo hidroxiacetil no lugar do grupo acetil na daunorrubicina, na posição 8.

Descrição — Pó cristalino vermelho-alaranjado; quase inodoro; higroscópico; funde a cerca de 205° com decomposição; pK_a de 8,22.

Solubilidade — 1 g dissolve-se em cerca de 10 mL de água ou cerca de 2.000 mL de álcool.

Comentários — Aprovada para uso nas *leucemias mieloblástica* e *linfoblástica aguda; linfoma de Hodgkin* e *linfomas não-Hodgkin; tumor de Wilms; neuroblastoma, sarcomas* e *carcinomas de mama, ovário, células transicionais, broncogênico, gástrico* e da *tireóide*. Possui o mais amplo espectro antineoplásico e a maior utilidade entre os agentes antineoplásicos. Liga-se ao DNA e inibe a síntese de ácidos nucleicos, inibe a topoisomerase II e produz radicais de oxigênio. Quando administrada isoladamente, constitui o fármaco de primeira escolha para o tratamento do *adenoma da tireóide* e do *carcinoma hepatocelular primário*. Trata-se de um componente de 31 combinações de primeira escolha para o tratamento de *tumores ovarianos, endometriais* e de *mama; carcinoma broncogênico de pequenas células, carcinoma pulmonar de células não-pequenas; adenocarcinoma gástrico; retinoblastoma, neuroblastoma; micose fungóide; carcinoma pancreático; carcinoma prostático; carcinoma da bexiga; mieloma; linfoma histiocítico difuso; tumor de Wilms; doença de Hodgkin; tumores da supra-renal; sarcoma osteogênico; sarcoma de tecidos moles; sarcoma de Ewing; rabdomiossarcoma;* e *leucemia linfocítica aguda*. Trata-se de uma droga alternativa para o tratamento do *câncer de células das ilhotas, cervical, testicular* e *adrenocortical*. Trata-se também de um agente imunossupressor; entretanto, a sua posição nesse contexto ainda não está determinada. A resistência tumoral à doxorrubicina pode ser suprimida pelo verapamil.

Verifica-se uma elevada incidência de mielodepressão, que se manifesta principalmente na forma de neutropenia, que é mais grave dentro de 10 a 14 dias após o tratamento, com duração aproximada de 7 dias; pode-se esperar uma contagem de leucócitos de apenas 1.000/mm³. A monitorização dos leucócitos e eritrócitos, bem como do aparecimento de sinais de infecção intercorrente, é obrigatória. Outros efeitos adversos freqüentes incluem náusea, vômitos e alopecia reversível. Podem ocorrer estomatite e esofagite dentro de 5 a 10 dias após o tratamento. Por vezes, verifica-se a ocorrência de anorexia e diarréia. Raramente, pode haver hipersensibilidade (febre, calafrios, urticária), hiperpigmentação das unhas, lacrimejamento, conjuntivite e recidiva de reações cutâneas produzidas por radioterapia anterior. Pode ocorrer hiperuricemia em conseqüência da rápida lise das células neoplásicas.

Uma toxicidade grave da doxorrubicina consiste em miocardiopatia ventricular esquerda aguda, que é refratária aos digitálicos. Uma alteração precoce no padrão do ECG não é prodrômica de ICC mais grave. Essa cardiotoxicidade tem mais tendência a ser observada em pacientes com dose cumulativa de 550 mg/m². A radioterapia prévia do tórax, a terapia concomitante com ciclofosfamida ou a hipertermia podem levar à ocorrência de miocardiopatia com uma dose total de apenas 400 mg/m². A atividade antineoplásica foi dissociada da cardiotoxicidade em alguns congêneres químicos que eventualmente poderão substituir essa droga. A toxicidade parece resultar de metabólitos oxidantes e de radicais livres. Determinados antioxidantes, especialmente a bispiperazinadiona (ICRF-187) e o α-tocoferol, protegem contra a cardiotoxicidade sem afetar as propriedades antineoplásicas do fármaco.

A doxorrubicina é localmente tóxica e provoca estrias venosas, e o extravasamento resulta em dor, celulite e necrose local. Sua cor natural pode tornar a urina vermelha. Pode potencializar a cistite hemorrágica causada pela ciclofosfamida, a mucosite por radioterapia, a hepatotoxicidade da 6-MP e as ações mielodepressoras de outros agentes antineoplásicos.

É pouco absorvida e deve ser administrada por via intravenosa. A farmacocinética é multicompartimental. As fases de distribuição possuem meias-vidas de 12 min e 3,3 h. A meia-vida de eliminação é de cerca de 30 h. Ocorre secreção de 40 a 50% na bile. A maior parte do restante é metabolizada no fígado, em parte a um metabólito ativo (doxorrubicinol), porém com excreção de pequena percentagem na urina. Deve-se reduzir a dose na presença de comprometimento hepático.

CLORIDRATO E FOSFATO DE CLOROQUINA — Cap. 87.

CLORIDRATO DE GENCITABINA

2′-Desóxi-2′,2′-difluorcitidina; monocloridrato; Gemzar

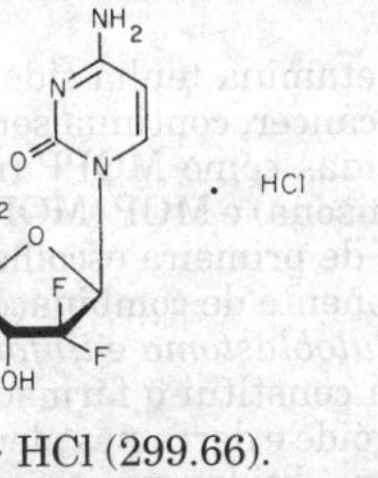

[122111-03-9] $C_9H_{11}F_2N_3O_4 \cdot HCl$ (299.66).

Preparo — O acetonido de 2,3-diidroxipropanal (quiral — a partir do manitol) sofre uma reação de Reformatsky com etil 2,2-dibromo-2-fluoracetato, produzindo o produto alcoólico clássico, que é então benzilado para proteger o grupo OH gerado. O tratamento com ácido remove o grupo acetonido e o diol resultante forma uma lactona com função γ-OH. A OH livre é benzilada (proteção), e a lactona carbonil é reduzida para formar uma mistura de isômeros do 3,3-diflúor-4,5-di(benzilóxi)-2-furanol, e a OH livre é convertida em éster mesil (**I**) com cloreto de metanossulfonila e base. A cisteína reage com cloreto de trimetilsilil para sililar os grupos hidroxila e amino (**II**). O composto **I** reage com **II**, sendo a reação acompanhada de perda do grupo mesil e, após remoção dos grupos benzilóxi com amônia, produz o composto oficial.

Descrição — Pó branco a bege que funde a cerca de 290° (dec).

Solubilidade — Solúvel em água; levemente solúvel em metanol; praticamente insolúvel em etanol ou em solventes orgânicos polares.

Comentários — A gencitabina está indicada como tratamento de primeira linha para o adenocarcinoma do pâncreas de Estágio II ou mais avançado ou para pacientes previamente tratados com 5-FU. Após captação no reservatório celular de fosfonucleotídios, o sal trifosfato atua como substrato para a DNA polimerase, mas resulta em inibição do alongamento dos filamentos de DNA. Os estudos clínicos realizados demonstraram que essa droga levou a uma melhora significativa em relação ao tempo de progressão da doença e sobrevida em comparação com o 5-FU para o câncer pancreático previamente não-tratado. O volume de distribuição aumenta com a duração da infusão, indicando que as infusões de duração mais curta não atingem uma distribuição máxima. A gencitabina é eliminada pelos rins, sem qualquer acúmulo após a administração de doses semanalmente.

A náusea e os vômitos constituem reações adversas relativamente comuns, embora a mielossupressão seja uma toxicidade que limita a dose do fármaco. Cerca de 19% dos pacientes necessitaram de transfusões de hemácias, e 16% tiveram hemorragia leve. Foi relatada a ocorrência de dispnéia em 235 dos pacientes estudados.

CLORIDRATO DE IDARRUBICINA

(7*S-cis*)-9-Acetil-7-[(3-amino-2,3,6-tridesóxi-α-L-*lixo*-hexopiranosil)óxi]-7,8,9,10-tetraidróxi-5,12-naftacenodiona, cloridrato; Idamycin; Zavedos

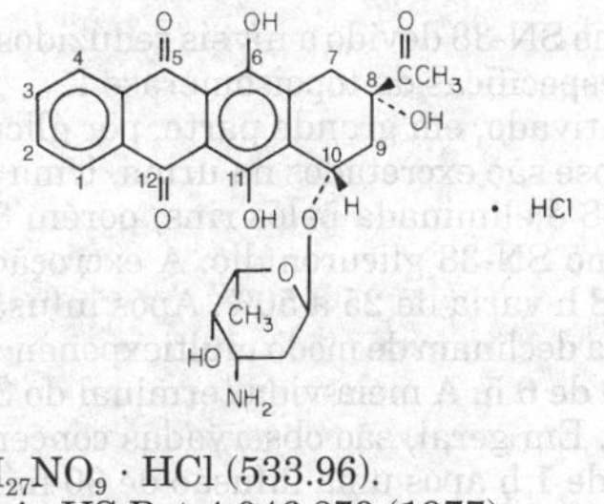

[57852-57-0] $C_{26}H_{27}NO_9 \cdot HCl$ (533.96).

Preparo — Veja US Pat 4.046.879 (1977).

Descrição — Cristais cor de laranja que fundem a cerca de 184° (ou 173°).

Comentários — A idarrubicina é aprovada para uso com outros fármacos no tratamento da leucemia mielógena aguda (LMA) em adultos. Os estudos clínicos realizados mostraram ser a idarrubicina superior à daunorrubicina quando utilizada com citarabina na indução e manutenção de remissões na LMA previamente não-tratada. Trata-se de uma antraciclina sintética altamente lipofílica. Sua captação celular é maior que a de outras antraciclinas, apesar de compartilhar a topoisomerase II como alvo celular. Apresenta altos níveis de ligação tecidual e sofre extenso metabolismo extra-hepático. A eliminação ocorre primariamente por via biliar e secundariamente por excreção renal do principal metabólito biologicamente ativo, o idarrubicinol (13-desidroidarrubicina). Acredita-se que o fármaco penetre no líquido cefalorraquidiano, e tanto a idarrubicina quanto o idarrubicinol apresentam uma ligação de cerca de 95% às proteínas plasmáticas.

A meia-vida terminal de eliminação da idarrubicina varia amplamente, mas, em média, é de cerca de 22 h. A meia-vida de eliminação do idarrubicinol é superior a 45 h; por conseguinte, o metabólito acumula-se em maior grau do que a idarrubicina, podendo contribuir significativamente para o efeito terapêutico. Os pacientes com níveis moderados de disfunção hepática exibem níveis elevados de idarrubicina circulante, de modo que é preciso ter muita cautela no tratamento desses pacientes. A droga não deve ser administrada se os níveis de bilirrubina forem superiores a 5 mg/dL.

A mielossupressão constitui a principal toxicidade decorrente da administração de idarrubicina; deve-se ter cautela quando o fármaco é administrado a pacientes com baixas contagens de leucócitos ou que foram anteriormente submetidos a radioterapia. O tratamento é seguido de sangramento e infecção. É comum haver cardiotoxicidade, semelhante à ICC. Embora seja difícil prever as conseqüências, a cardiotoxicidade está associada a uma redução do volume final ventricular esquerdo. A administração exige uma rigorosa monitorização das contagens das células sangüíneas e das funções cardíaca, renal e hepática.

CLORIDRATO DE IRINOTECANA, TRIIDRATO

Éster 4,11-dietil-3,4,12,14-tetraidro-4-hidróxi-3,14-dioxo-1*H*-pirano[3,4′:6,7]indolizino-[1,2-*b*]quinolin-9-il do ácido [1,4′-bipiperidina]-1′-carboxílico, monocloridrato, triidrato; Camptosar; CPT-11

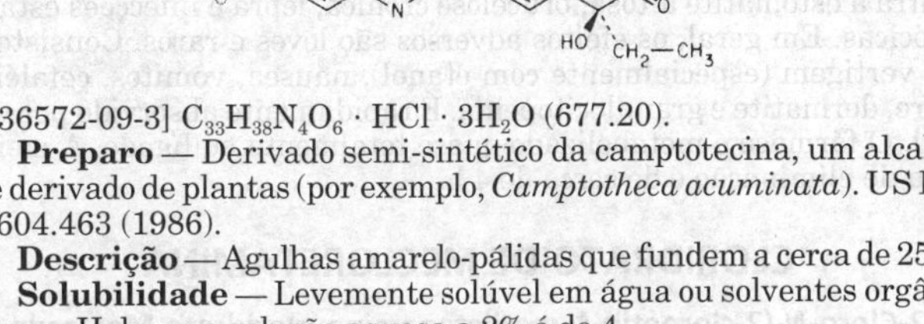

[136572-09-3] $C_{33}H_{38}N_4O_6 \cdot HCl \cdot 3H_2O$ (677.20).

Preparo — Derivado semi-sintético da camptotecina, um alcalóide derivado de plantas (por exemplo, *Camptotheca acuminata*). US Pat 4.604.463 (1986).

Descrição — Agulhas amarelo-pálidas que fundem a cerca de 257°.

Solubilidade — Levemente solúvel em água ou solventes orgânicos; o pH de uma solução aquosa a 2% é de 4.

Comentários — Droga indicada para o carcinoma metastático do colo ou do reto em pacientes que não responderam à terapia com 5-FU. Trata-se de um pró-fármaco que é convertido no metabólito ativo, SN-38, *in vivo*. Essa conversão é atribuída primariamente a enzimas carboxilesterases localizadas no fígado e é linear com a dose. As enzimas de ativação não parecem ser saturáveis nem induzíveis. O SN-38 é um potente inibidor da topoisomerase I. Atua ao deter a enzima numa etapa da catálise, onde ocorre como produto de adição covalente a um filamento rompido da hélice de DNA. Pode surgir resistência das células cancerosas ao SN-38 devido a níveis reduzidos de topoisomerase I ou a mutações específicas da topoisomerase I.

O SN-38 é inativado, em grande parte, por glicuronidação. Cerca de 15% de uma dose são excretados na urina. Uma quantidade muito pequena do SN-38 é eliminada pelos rins, porém 3% da dose aparecem na urina como SN-38 glicuronídio. A excreção urinária e biliar cumulativa em 48 h varia de 25 a 50%. Após infusão IV, os níveis do fármaco no plasma declinam de modo multiexponencial, com meia-vida terminal de cerca de 6 h. A meia-vida terminal do SN-38 é de aproximadamente 10 h. Em geral, são observadas concentrações máximas de SN-38 dentro de 1 h após uma infusão de 90 min. Após uma infusão de 125 mg/m^2, as concentrações plasmáticas máximas de irinotecana atingem cerca de 1.660 ng/mL, enquanto as concentrações máximas de SN-38 são de aproximadamente 26 ng/mL.

A irinotecana pode induzir formas precoce e tardia de diarréia. A forma precoce é transitória e de origem colinérgica. A forma tardia, em decorrência de efeitos citotóxicos sobre o revestimento do intestino, pode ser prolongada, pode resultar em desidratação ou desequilíbrio eletrolítico. A administração do fármaco tem sido acompanhada de mielossupressão grave e morte causada por sepse. A terapia deve ser interrompida temporariamente se houver febre neutropênica ou se houver uma queda da contagem de neutrófilos para menos de 500/mm^3 ou dos leucócitos totais para menos de 2.000/mm^3. Os pacientes previamente submetidos a irradiação pélvica ou abdominal correm risco particular de mielossupressão. O fármaco pode prejudicar o feto e pode ser excretado no leite materno.

CLORIDRATO DE LEVAMISOL

(*S*)-2,3,5,6-tetraidro-6-fenilimidazo[2,1-*b*]tiazol, monocloridrato; Ergamisol

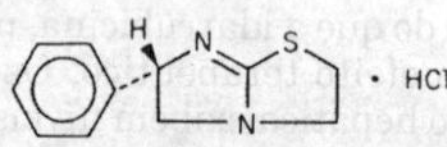

[16595-8-5] $C_{11}H_{12}N_2S \cdot HCl$ (240.75).

Preparo — US Pat 3.274.209 ou 3.579.530.

Descrição — Cristais brancos a branco-cremosos.

Solubilidade — 1 g em 2 mL de água ou 5 mL de metanol; praticamente insolúvel em éter.

Comentários — Droga que estimula predominantemente, mas também suprime, as respostas imunes a uma variedade de antígenos, dependendo da dose e do momento de administração. Atua sobre os linfócitos T, os linfócitos B, os monócitos, os macrófagos e os neutrófilos, modificando a sua proliferação, mobilidade e liberação de fatores. Não atua sobre as células *killer* ou NK. Acredita-se que o aumento na quimiotaxia dos monócitos constitua a sua ação mais importante. Seus efeitos sobre os linfócitos T são mais pronunciados do que sobre os linfócitos B. O interesse clínico é dirigido para os efeitos imunoestimulantes do levamisol, especialmente no tratamento do câncer. O fármaco é aprovado para uso *após ressecção cirúrgica de câncer de colo* e *co-administração com 5-FU*. É ineficaz na indução da regressão de tumores, embora, por vezes, possa ser eficaz contra o carcinoma de mama, carcinoma ovariano e LMA. Tem maior utilidade para *estabilização da remissão no carcinoma de mama, carcinoma broncogênico, sarcomas de células escamosas da cabeça e pescoço, carcinoma gástrico, leucemias* e *mieloma*. Foi relatada a sua eficácia no tratamento de certos distúrbios imunes, incluindo eritema multiforme, lúpus eritematoso e *artrite reumatóide*, contra a qual parece ser tão eficaz quanto a penicilamina. Existem também relatos de uma atividade antiinfecciosa contra a estomatite aftosa, brucelose crônica, lepra e infecções estafilocócicas. Em geral, os efeitos adversos são leves e raros. Consistem em vertigem (especialmente com etanol), náusea, vômitos, cefaléia, febre, dermatite e granulocitopenia. É rapidamente absorvido por via oral. O fármaco é metabolizado quase totalmente no fígado. A meia-vida de eliminação é de cerca de 4 h.

CLORIDRATO DE MECLORETAMINA

2-Cloro-*N*-(2-cloroetil)-*N*-metiletanamina, cloridrato Mostarda Nitrogenada: HN2; Mustargen

$CH_3N(CH_2CH_2Cl)_2 \cdot HCl$

Cloridrato de 2,2′-dicloro-*N*-metildietilamina [55-86-7] $C_5H_{11}Cl_2N \cdot HCl$ (192.52).

Precauções: atua como vesicante, e o pó ou a solução são irritantes para o trato respiratório.

Histórico — O uso clínico das mostardas nitrogenadas foi descoberto em decorrência da pesquisa de agentes vesicantes para guerra química durante a Segunda Guerra Mundial. Após verificar que esses agentes produziam dissolução do tecido linfóide, L Goodman, A Gilman e T Dougherty estudaram o efeito das mostardas nitrogenadas sobre o linfossarcoma transplantado em camundongos. O primeiro estudo clínico com esses agentes foi conduzido em 1942.

Preparo — Entre outros métodos, a base pode ser sintetizada ao fazer reagir a metilamina com uma porção equimolar dupla de óxido de etileno para produzir *N*-metildietanolamina, que reage então com cloreto de tionila. Após purificação, a base pode ser então convertida convenientemente no cloridrato ao dissolvê-la num solvente orgânico apropriado e ao passar HCl na solução.

Descrição — Pó cristalino branco, higroscópico, que funde a cerca de 109°; pH (solução aquosa 1:500) de 3 a 5.

Solubilidade — Solúvel em água; solúvel em álcool.

Comentários — O protótipo de uma série de agentes alquilantes denominados mostardas nitrogenadas. Os grupos β-cloroetil perdem íons cloreto para produzir íons carbônio e azarídio (etilenimônio), que são extremamente reativos e alquilam muitos grupos químicos de importância biológica. No DNA, alquilam os grupos guanina; se um *braço* alquilar um componente guanina, e o segundo braço, outra guanina no filamento oposto do DNA de filamento duplo, ocorre ligação cruzada irreversível do DNA. Isso inibe a mitose e também pode provocar ruptura cromossômica. As células germinativas relativamente indiferenciadas tornam-se hipertrofiadas e não são proliferativas durante a exposição ao fármaco, enquanto as células germinativas mais diferenciadas sofrem desintegração. Determinados crescimentos neoplásicos, particularmente dos linfonodos e da medula óssea, são levemente mais sensíveis à mecloretamina do que os tecidos normais de proliferação mais lenta. A mecloretamina é aprovada para uso na *doença de Hodgkin, linfossarcoma, leucemia mielocítica* e *linfocítica crônica, policitemia vera, micose fungóide* e *carcinoma broncogênico.*

Embora a mecloretamina tenha sido a droga que conduziu à era da quimioterapia do câncer, continua sendo utilizada hoje em dia. As combinações conhecidas como MOPP (mecloretamina, vincristina, procarbazina e prednisona) e MOP (MOPP sem prednisona) constituem dois tratamentos de primeira escolha para a *doença de Hodgkin.* É também um componente de combinações de primeira escolha para o tratamento do *meduloblastoma* e *linfoma histiocítico difuso.* A mecloretamina também constitui o fármaco de escolha no tratamento tópico da micose fungóide e derrames pleurais ou intraperitoneais. Na *policitemia vera,* foram obtidas remissões de vários meses a 2 anos de duração. Todas as doenças mencionadas acabam desenvolvendo resistência às mostardas nitrogenadas.

A mecloretamina é um agente imunossupressor, porém a necessidade de administração intravenosa e a sua alta toxicidade desestimularam o seu uso. No tratamento da *artrite reumatóide "maligna"*, produz uma resposta inicial satisfatória em quase todos os pacientes; a manutenção é efetuada com ciclofosfamida ou com outros agentes imunossupressores. Foi também relatado que a mecloretamina melhora a condição de uma elevada percentagem de pacientes com *colite ulcerativa.*

É comum a ocorrência de náusea e vômitos dentro de 30 a 180 min após a administração; todavia, o uso de agentes sedativos e antieméticos diminui acentuadamente a incidência dessas ações adversas de origem central. Com freqüência, ocorre também diarréia. A mielodepressão pode resultar em linfocitopenia, seguida de leucopenia e, por vezes, trombocitopenia, com conseqüente tendência hemorrágica; a hiper-heparinemia também pode levar raramente a complicações hemorrágicas. As respostas hematológicas graves e potencialmente letais ocorrem, em sua maior parte, quando a dose total acumulada num curso de terapia ultrapassa 0,4 mg (400 μg/kg). Raramente, observam-se erupções cutâneas; todavia, o herpes zoster é comum, especialmente no tratamento do linfoma maligno. Nas mulheres, verifica-se algumas vezes a ocorrência de irregularidades menstruais transitórias. Em pacientes com grandes massas tumorais que involuem rapidamente com o tratamento, pode-se verificar o desenvolvimento de hiperuricemia, sendo necessária a ingestão adequada de líquido, bem como a administração de alopurinol, para evitar a cristalúria e a lesão renal. Algumas vezes, ocorrem alopecia, sabor metálico, cefaléia, sonolência, astenia, zumbido e surdez.

A mecloretamina é teratogênica e carcinogênica e não deve ser utilizada durante o primeiro trimestre de gravidez. Várias reações locais à mecloretamina, bem como a rápida degradação química do fármaco, exigem que a terapia seja limitada à via intravenosa; mesmo assim, o extravasamento do fármaco pode causar endurecimento local hipersensível e esfacelos, e a irritação na luz do vaso pode causar flebotrombose ou tromboflebite, especialmente se a velocidade da infusão for muito rápida ou se a concentração da solução for demasiado alta. O extravasamento deve ser seguido de solução de tiossulfato sódico 1/6 *M*.

CLORIDRATO DE MITOXANTRONA

1,4-Diidróxi-5,8-bis-[[2-[(2-hidroxietil)-amino]etil]amino]-9,10-antracenodiona, dicloridrato; Novantrone

Mitoxantrona [70476-82-3] $C_{22}H_{28}N_4O_6 \cdot 2HCl$ (517.41).

Preparo — *J Med Chem* 1978, 21:291.

Descrição — Sólido azul-negro; higroscópico; funde a cerca de 161°; pK_a de 5,99, 8,13.

Solubilidade — Pouco solúvel em água; levemente solúvel em metanol.

Comentários — Agente antineoplásico alquilaminoantraquinona, relacionado com a doxorrubicina. Nos Estados Unidos, a mitoxantrona é aprovada no tratamento da *leucemia não-linfocítica aguda,* para a qual é combinada com citarabina; a taxa de remissão é de cerca de 63%. Constitui um fármaco alternativo para o tratamento do *carcinoma linfocítico agudo* e do *carcinoma de mama.* Possivelmente, poderá substituir tanto a daunorrubicina quanto a doxorrubicina em algumas indicações. Os efeitos adversos imediatos consistem em náusea, vômitos e flebite. O extravasamento resulta em necrose tecidual e esfacelo. Os efeitos adversos tardios incluem mielossupressão e toxicidades cardíaca, renal e hepática. A substituição *N* do amino açúcar diminui a cardiotoxicidade. A mitoxantrona não é absorvida por via oral. É eliminada principalmente na bile e possui meia-vida de 20 a 36 h.

CLORIDRATO DE PROCARBAZINA

***N*-(1-Metiletil)-4-[(2-metilidrazino)metil]-, benzamida, monocloridrato; Matulane**

Monocloridrato de *N*-isopropil-α-(2-metilidrazino)-*p*-toluamida [366-70-1] $C_{12}H_{19}N_3O \cdot HCl$ (257.76).

Preparo — Consiste em fazer reagir a 1,2-bis(carbobenzóxi)-1-metilidrazina com éster metílico do ácido 4-(bromoetil)benzóico, produzindo o ácido 4-[[2-metil-1,2-di(carbobenzóxi)hidrazino]metil]benzóico. Utiliza-se cloreto de tionila para obter o cloreto ácido, que reage em seguida com isopropilamina, formando o composto *N*-isopropilamida. O tratamento com HBr a 33% em ácido acético glacial remove os grupos carbobenzóxi protetores, resultando assim em bromidrato, que pode ser convertido no cloridrato pelo processo habitual. US Pat 3.520.926.

Descrição — Pó cristalino branco a amarelo-pálido, com odor leve e sabor amargo; as soluções são ácidas ao tornassol; estável à luz, lentamente oxidado no ar e estável em temperatura ambiente (na presença de oxigênio, a oxidação é acelerada por temperaturas aumentadas); funde a cerca de 223° com decomposição; pK_a (em temperatura ambiente) de 6,8.

Solubilidade — 1 g em 7 mL de água ou 100 mL de álcool; levemente solúvel em clorofórmio; insolúvel em éter.

Comentários — Instável em soluções aquosas, decompõe-se para formar o derivado metilazóxi, que é a forma ativa do fármaco. Gera peróxido de hidrogênio, hidroxila e radicais sem metila, e acredita-se que esses últimos possam alquilar o DNA, resultando em degradação e quebras cromossômicas; ocorre comprometimento na síntese de DNA e, portanto, na síntese de proteínas. A procarbazina é aprovada como parte da terapia de combinação para a *doença de Hodgkin.* A aplicação mais importante é como componente de várias combinações de escolha no tratamento da *doença de Hodgkin,* do *linfoma histiocítico* e do *meduloblastoma.* Constitui um fármaco alternativo para o tratamento do *carcinoma broncogênico* de células não-pequenas. É raramente utilizada de modo isolado. Aparentemente, não ocorre resistência cruzada com outros agentes ou com radioterapia.

As reações adversas consistem em leucopenia freqüente, trombocitopenia, anemia, náusea e vômitos de ocorrência menos freqüente. As reações raras incluem anorexia, secura da boca, estomatite, disfagia, diarréia, constipação, mialgia, artralgia, calafrios e febre, sudorese, fadiga, astenia, letargia e sonolência. Podem ocorrer ascite, edema, derrames, tosse, infecções intercorrentes, epistaxe, hemorragia, melena, prurido, dermatite alérgica, pneumonite alérgica, rubor, alopecia, pigmentação, herpes, icterícia, cefaléia, vertigem, depressão, parestesias, neuropatias, insônia, pesadelos, ataxia, confusão, coma, tremores e convulsões. Raramente pode haver rouquidão, hipotensão, taquicardia, síncope, hemólise, nistagmo, fotofobia, fotossensibilidade, hemorragia retiniana, diplopia, papiledema, comprometimento da audição e fala ininteligível. A procarbazina é mutagênica, teratogênica e carcinogênica em animais de laboratório. Por conseguinte, deve ser considerada uma droga perigosa.

Os depressores do SNC não devem ser administrados ao mesmo tempo, exceto sob supervisão médica. Como a droga é um inibidor da monoamina oxidase, deve-se evitar o uso de antidepressivos tricíclicos, de vários simpatomiméticos e de alimentos contendo tiramina. Como possui atividade semelhante ao dissulfiram, é preciso avisar os pacientes para não ingerirem bebidas alcoólicas. Deve-se ter cautela na presença de lesão hepática, distúrbios respiratórios, comprometimento renal ou mielodepressão.

A procarbazina sofre absorção quase completa por via oral. Penetra facilmente no líquido cefalorraquidiano. São observados níveis máximos no plasma e no líquido cefalorraquidiano dentro de cerca de 60 min após uma dose oral. A droga é rapidamente metabolizada e auto-oxidada, com meia-vida de eliminação de apenas cerca de 7 min. Quase nenhuma droga é excretada em sua forma inalterada.

CLORIDRATO DE TOPOTECANA

10-[(Dimetilamino)metil]4-etil-4,9-diidróxi-1*H*-pirano[3′,4′:6,7]indolizino[1,2-*b*]quinolino-3,14(4*H*,12*H*)-diona, monocloridrato; Hycamptin

[119413-54-6] $C_{23}H_{23}N_3O_5 \cdot HCl$ (457.92).

Preparo — Derivado semi-sintético da camptotecina, obtida de *Camptotheca acuminata. J Med Chem* 1991; 34: 98.

Descrição — Cristais amarelo-claros ou amarelo-esverdeados, que fundem a cerca de 215° (decomposição).

Solubilidade — 1 mg/mL em água.

Comentários — Indicada no câncer ovariano metastático que não respondeu a pelo menos um ciclo de terapia alternativa. Trata-se de um potente inibidor da topoisomerase I. Atua ao deter a enzima numa etapa da catálise onde atua como produto de adição covalente a um filamento da hélice de DNA. Pode ocorrer resistência das células cancerosas a esse fármaco devido a níveis reduzidos de topoisomerase I ou a mutações específicas na topoisomerase I.

Sofre hidrólise reversível ao componente lactose, produzindo uma forma em anel aberto farmacologicamente inativa. O metabolismo hepático só desempenha um pequeno papel na ativação do fármaco. Cerca de 30% da topotecana são excretados na urina, de modo que a depuração renal é importante. Exibe eliminação multiexponencial do plasma, com meia-vida terminal de cerca de 2,5 h. Cerca de 35% estão ligados às proteínas plasmáticas.

A mielossupressão constitui a toxicidade que limita a dose do fármaco, incluindo mais comumente neutropenia. A droga não deve ser administrada se as contagens basais de neutrófilos forem inferiores a 1.500/mm³ ou as contagens de plaquetas forem inferiores a 100.000/mm³. A neutropenia é mais comum durante o primeiro curso de tratamento, com freqüência aproximada de 60%; todavia, ocorre durante todos os cursos numa freqüência de cerca de 40%. A contagem de neutrófilos atinge o seu valor mínimo em cerca de 11 dias. Ocorre trombocitopenia em aproximadamente 25% dos pacientes. Observa-se o desenvolvimento de anemia em cerca de 40% dos pacientes, e a contagem de eritrócitos atinge o seu valor mais baixo aproximadamente no dia 15. Pode prejudicar o feto e pode aparecer no leite materno. Em cerca de 50% dos pacientes, observam-se náuseas, vômitos e alopecia total.

DACARBAZINA

5-(3,3-Dimetil-I-triazenil)-1*H*-Imidazol-4-carboxamida, DIC; DTIC-Dome

5-(3,3-Dimetil-I-triazeno)imidazol-4-carboxamida [4342-03-4] $C_6H_{10}N_6O$ (182.18).

Preparo — Consiste em fazer reagir a 5-diazoimidazol-4-carboxamida, obtida por reação entre a 5-aminoimidazol-4-carboxamida e o nitrato de sódio em solução ácida, com uma solução anidra de dimetilamina em metanol 5 para produzir dacarbazina (Shealy *et al.*, *J Org Chem* 1962, 17:2150).

Descrição — Pó microcristalino incolor a cor de marfim; sensível à luz e ao calor; funde a 205° e decompõe explosivamente entre 250° e 255°; pK_a 4,42.

Solubilidade — Levemente solúvel em água ou álcool.

Comentários — A dacarbazina é convertida no corpo num metabólito alquilante que atua primariamente sobre o DNA. A droga foi aprovada e compartilha com a semustina a posição de fármaco de primeira escolha no tratamento do *melanoma maligno metastático*. A taxa de resposta objetiva é apenas cerca de 20%. Trata-se também de um componente de combinações de primeira escolha para o tratamento da *doença de Hodgkin* [Adriamicina, bleomicina, vimblastina, dacarbazina (ABVD)], e é útil em alguns tumores de tecidos moles do adulto. Compartilha com vários fármacos a posição de droga alternativa para o tratamento do *carcinoma de células das ilhotas* e do *neuroblastoma*.

O efeito adverso mais grave consiste em mielodepressão, que é ocasionalmente fatal; os leucócitos mielógenos e as plaquetas são os mais afetados, e a anemia, quando ocorre, é leve. É necessária uma cuidadosa monitorização dos leucócitos, das plaquetas e dos eritrócitos. Se houver mielodepressão preexistente, ou se outro agente mielossupressor estiver sendo utilizado ou foi utilizado há 4 semanas, é preciso reduzir a dose. Em mais de 90% dos pacientes, ocorrem anorexia, náusea e vômitos de 1 a 12 h de duração; observa-se o desenvolvimento de tolerância após as primeiras doses. Por vezes, o fenobarbital ou a proclorperazina interrompem os vômitos. Raramente ocorre diarréia, e, em geral, deve-se restringir a ingestão de alimento e líquido. Pode ocorrer uma síndrome semelhante à influenza, acompanhada de febre que pode atingir 39°; algumas vezes, ocorrem mialgia e mal-estar dentro de cerca de 1 semana após a administração de grandes doses, podendo persistir por 1 a 3 semanas. Foram também observados rubor facial, parestesias faciais e alopecia. Foi relatada a ocorrência de anormalidades da função hepática ou renal, e o fármaco deve ser utilizado com cautela em pacientes com lesão hepática ou renal. O extravasamento da dacarbazina pode causar dor e necrose local. A droga é fetotóxica e teratogênica.

A dacarbazina é eliminada com meia-vida terminal de 5 h. Cerca de 50% de uma dose intravenosa são metabolizados no fígado; por via oral, pouca droga permanece inalterada, tornando necessária a sua administração por via intravenosa. Cerca de 40% da dacarbazina aparecem em sua forma inalterada na urina dentro de 6 h. A droga não-metabolizada é excretada na urina por secreção tubular. O volume de distribuição é maior do que a água corporal total.

DACTINOMICINA

Dactinomicina; Meractinomycin; Cosmegen

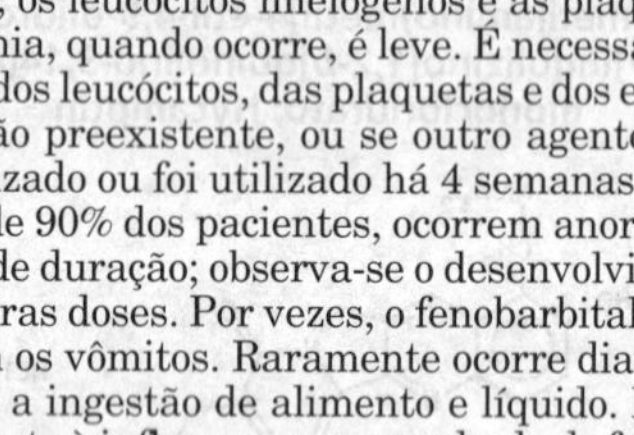

Actinomicina D [50-76-0]; $C_{62}H_{86}N_{12}O_{16}$ (1255.43).

Precauções: manipular com extremo cuidado para evitar a inalação de partículas ou a exposição da pele ao fármaco.

Preparo — Elaborada durante a cultura do *Streptomyces parvulus*. Após extração do caldo de fermentação, é purificada através de processos de cromatografia e cristalização. US Pat 2.378.876.

Descrição — Pó cristalino vermelho-claro; sensível à luz, devendo ser protegida apropriadamente; deve ser protegida do calor excessivo e da umidade; funde a cerca de 246° com a decomposição; contém, em cada miligrama, uma quantidade de atividade antibiótica não inferior a 900 μg de dactinomicina.

Solubilidade — 1 g em cerca de 8 mL de álcool, 25 mL de água (a 10°), 1.000 mL de água (a 37°) ou cerca de 1.666 mL de éter.

Comentários — Agente antineoplásico que inibe a RNA polimerase DNA-dependente, aprovado para uso no *tumor de Wilms, rabdomiossarcoma* e *carcinoma do testículo e do útero*. Trata-se de componente de combinações de primeira escolha no tratamento do *coriocarcinoma, rabdomiossarcoma embrionário* e *tumor de Wilms*. Não ocupa mais a posição de droga alternativa para qualquer finalidade, embora ainda seja aprovada para uso no tratamento do sarcoma de Ewing, carcinoma testicular e sarcoma botrióide. Os tumores que não respondem ao tratamento sistêmico algumas vezes respondem à perfusão local. A dactinomicina potencializa a radioterapia (*reforço de radioterapia*). Trata-se de um agente imunossupressor secundário (eferente).

A náusea e os vômitos são comuns e surgem nas primeiras horas após a administração de dactinomicina. Em seguida, ocorrem anorexia, dor abdominal, diarréia, proctite e ulceração GI. O paciente também pode apresentar mal-estar, fadiga, letargia, mialgia e febre. É comum a ocorrência de queilite, estomatite ulcerativa, faringite, esofagite e proctite. Devido à ocorrência freqüente de agranulocitose, leucopenia, pancitopenia, trombocitopenia e anemia, *o quadro hematológico deve ser monitorizado diariamente*. Ocorrem também erupções cutâneas, alopecia, hiperpigmentação e eritema. Foi relatada a ocorrência de anafilaxia. Os efeitos colaterais parecem ser reversíveis. A droga é localmente tóxica, e podem ocorrer flebite e celulite no local da injeção; o extravasamento pode causar grave lesão tecidual local. A trombose venosa também pode resultar de efeitos locais do fármaco.

Metade da dose é excretada de modo inalterado na bile e 10% na urina; a meia-vida é de cerca de 36 h. A dactinomicina não atravessa a barreira hematoencefálica.

DEXRAZOXANO

(*S*)-4,4′-(1-Metil-1,2-etanodiil)bis-2,6-piperazinodiona, Zinecard

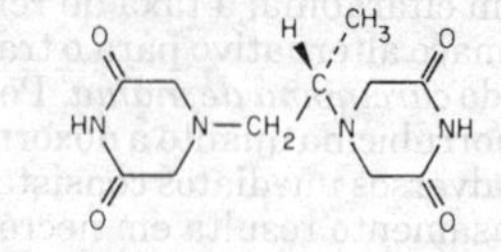

[24584-09-6] $C_{11}H_{16}N_4O_4$ (268.27).

Preparo O isômero *S* da propano-1,2-diamina é tratado com excesso de ácido cloroacético para produzir o derivado tetracarboximetil, que é ciclizado com formamida em cada par de fragmentos de ácido acético para formar uma bis-imida (2,6-piperazinodiona), o produto oficial. US Pat 3.941.791 (1976).

Descrição — Cristais brancos que fundem a cerca de 194°. Coeficiente de partição em octanol-água de 0,025; pK_a de 2,1.

Solubilidade — Em miligramas por mililitro: água, 10 a 12; HCl 0,1*N*, 35 a 43; NaOH 0, 1 *N*, 25 a 34; álcool a 10%, 6,7 a 10; metanol, 1; tampão citrato 0,1 *M* em pH 4, 9,7 a 14,5; tampão de borato 0,1 *M* em pH 9, 8,7 a 13. Praticamente insolúvel em solventes orgânicos apolares. Se o pH for superior a 7, sofre rápida degradação.

Comentários — Aprovado para reduzir a incidência ou a gravidade de miocardiopatia associada ao uso de doxorrubicina em mulheres com câncer de mama e cuja dose total de doxorrubicina atingiu 300 mg/m². Trata-se de um derivado cíclico do ácido etilenodiaminotetraacético (EDTA), que penetra nas membranas celulares. No meio intracelular, o anel abre-se e quela o ferro, interferindo assim na geração de radicais livres que contribui para a miocardiopatia da doxorrubicina.

O fármaco atinge concentrações plasmáticas máximas dentro de 15 a 30 min após uma infusão de 500 mg/m² de 15 min. Não se liga às proteínas plasmáticas, e cerca de 42% da dose anteriormente citada são depurados na urina. Quando administrado com o sétimo curso de terapia com 5-FU, adriamicina e ciclofosfamida (FAC) em pacientes que prosseguem o tratamento, o dexrazoxano reduziu a incidência de ICC de 22 para 3%. Em outros estudos, foi constatado que o fármaco reduz a perda da função cardíaca e o risco de ataque cardíaco.

Pode contribuir para a ação mielossupressora de esquemas antineoplásicos. Existem também evidências de que o dexrazoxano reduz a eficácia da terapia com FAC se for administrado numa fase muito precoce. Só deve ser utilizado em pacientes que receberam uma dose cumulativa de 300 mg/m². Produziu toxicidade materna e embriotoxicidade em animais. Não se sabe se aparece no leite materno e se é perigoso para crianças.

DIFOSFATO DE DIETILESTILBESTROL — Cap. 77.

DOCETAXEL

(2*R*,3*S*)-*N*-Carbóxi-3-fenilisosserina, éster *N*-*terc*-butílico, 13-éster com 4-acetato-2-benzoato de 5*β*,20-epóxi-1,2*α*,4,7*β*,10*β*,13*α*-hexaidroxitax-11-en-9-ona; Taxotere

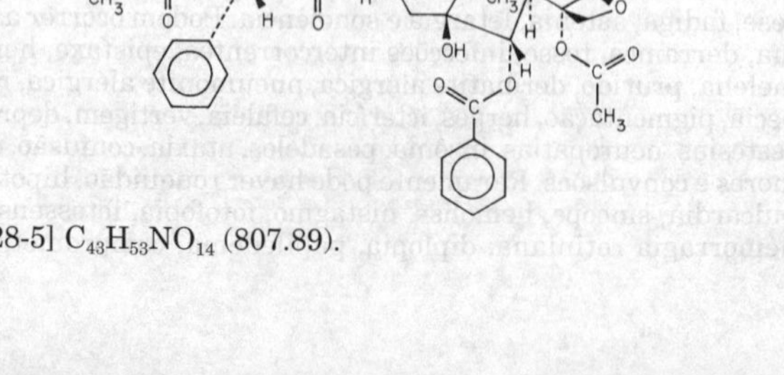

[114977-28-5] $C_{43}H_{53}NO_{14}$ (807.89).

Preparo — Síntese complexa com um precursor obtido das agulhas do teixo. US Pat 4.814.470 (1989); *J Org Chem* 1991, 56:6939.

Descrição — Pó branco a bege que funde a cerca de 232°.

Solubilidade — Praticamente insolúvel em água; altamente lipofílico.

Comentários — Aprovado para uso em pacientes com câncer avançado de mama e que progrediu após terapia com antraciclina. Promove a montagem inapropriada dos microtúbulos e impede a sua desorganização. As células que sofrem a ação do fármaco são detidas na mitose. O fármaco produziu uma resposta clínica em cerca de 45% das pacientes com câncer avançado de mama que progrediu após tratamento com antraciclina, com cerca de 2% de respostas completas.

Depois de uma infusão de 1 h, a distribuição do docetaxel caracteriza-se por três compartimentos com meias-vidas de 4 min, 36 min e 11,1 h. No sangue, cerca de 94% estão ligados às proteínas. Ocorre excreção de cerca de 80% de uma dose depois de 1 semana, com aparecimento de aproximadamente 75% nas fezes. A droga excretada consiste primariamente no metabólito principal, que é produzido por oxidação do grupo éster *terc*-butílico pelo citocromo P-450. Em pacientes com comprometimento hepático moderado, a depuração total do fármaco é reduzida de 27%, aumentando a ASC em 38%.

A neutropenia constitui a principal toxicidade observada em praticamente todos os pacientes. A morte por sepse constitui a letalidade mais comum relacionada com a droga, atingindo 11% em pacientes com anormalidades da função hepática. A monitorização freqüente das contagens de células sangüíneas é essencial, de modo que a dose possa ser ajustada. O docetaxel não deve ser administrado a pacientes com contagens de neutrófilos inferiores a 1.500/mm^3. Ocorreram mortes por trombocitopenia e sangramento em pacientes com grave comprometimento da função hepática. Com freqüência, relata-se a ocorrência de dor, parestesias e astenia.

ESTREPTOZOCINA

2-Desóxi-2[[(metilnitrosoamino)carbonil]amino]-D-glicopiranose, Streptozocin; Zanosar

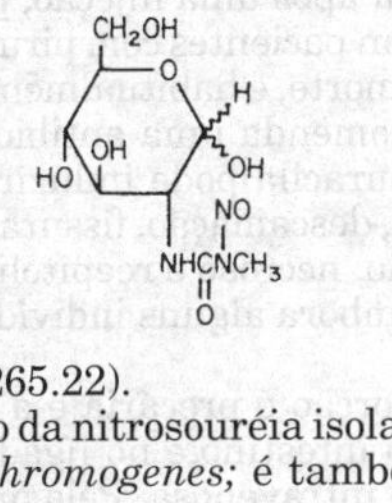

[18883-66-4] $C_8H_{15}N_3O_7$ (265.22).

Preparo — Antibiótico da nitrosouréia isolado do caldo de fermentação de *Streptomyces achromogenes;* é também sintetizada; *J Am Chem Soc* 1969, 52, 2555.

Descrição — Placas ou prismas; funde a cerca de 115° com decomposição.

Solubilidade — Solúvel em água ou em álcool.

Comentários — Aprovada para o tratamento do *carcinoma de células das ilhotas,* para o qual tornou-se o fármaco de primeira escolha (em associação com a fluorouracila). A estreptozocina também é utilizada com fluorouracila e mitomicina no tratamento do *carcinoma pancreático.* Constitui um fármaco alternativo para uso no tratamento do *tumor carcinóide maligno* e da *doença de Hodgkin.* Os efeitos adversos agudos consistem em náusea, vômitos, dor no local de administração e calafrios. A principal toxicidade tardia consiste em lesão renal, embora também ocorra hepatotoxicidade. Verifica-se o desenvolvimento de mielodepressão em cerca de 20% dos pacientes. A droga é principalmente metabolizada, e a sua meia-vida é de cerca de 15 min.

ETINIL ESTRADIOL — Cap. 77.

ETOPOSIDA

Vepesid

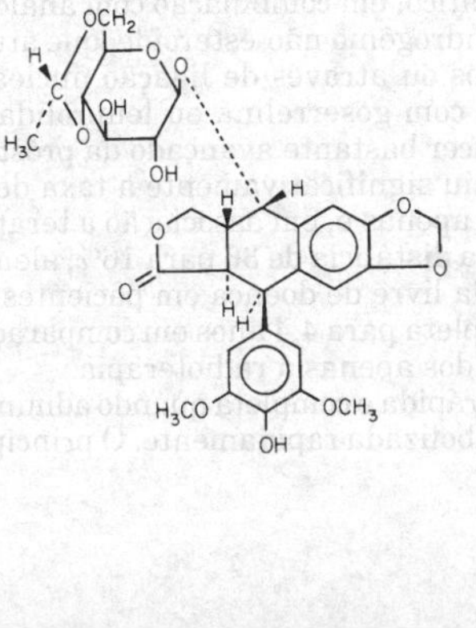

9-[(4,6-*O*-etilideno-β-D-glicopiranosil)óxi-5,8,8a,9-tetraidro-5-(4-hidróxi-3,5-dimetoxifenil)furo[3′,4′:6,7]-nafto[2,3-*d*]-1,3-dioxol-6(5a*H*)-ona [33419-42-0] $C_{29}H_{32}O_{13}$ (588.56).

Preparo — Derivado semi-sintético da podofilotoxina. Veja *J Med Chem* 1971, 14:936.

Descrição — Pó amarelo a amarelo-acastanhado; sofre fusão a cerca de 221°.

Solubilidade — Solúvel em metanol ou em clorofórmio; levemente solúvel em etanol; muito pouco solúvel em água ou em éter.

Comentários — Provoca lesão do DNA, mais provavelmente através de clivagem da topoisomerase II, e interrompe o ciclo celular primariamente na fase G_2, embora exerça alguma ação na fase S final e na fase M. O fármaco é aprovado para *tumores testiculares refratários* e *câncer de pulmão de células pequenas.* Isoladamente, constitui uma das duas drogas de escolha para tratamento do *sarcoma de Kaposi* e uma das três drogas de escolha para *linfomas não-Hodgkin.* Constitui também um componente de combinações de primeira escolha no tratamento do *carcinoma broncogênico de pequenas células* e *tumores de células germinativas disseminados refratários.* Trata-se de um fármaco alternativo para uso contra a *leucemia linfocítica aguda, leucemia mielocítica aguda, doença de Hodgkin, tumor de Wilms, coriocarcinoma, linfoma histiocítico difuso, sarcoma de Ewing, carcinoma hepatocelular, neuroblastoma, linfoma não-Hodgkin* e *carcinoma broncogênico de células não-pequenas.*

Os efeitos adversos agudos consistem em náusea e vômitos leves, calafrios e febre; ocorrem hipotensão postural, taquicardia, palpitações e broncoespasmo durante e após a infusão intravenosa rápida. A toxicidade tardia inclui leucopenia (60-90% dos pacientes), trombocitopenia (28-41%), anemia ($\leq$ 33%), diarréia, febre, alopecia, exantema, estomatite, síndrome de Stevens-Johnson, várias outras respostas alérgicas, hepatotoxicidade (3%) e neuropatia periférica. A etoposida aumenta os efeitos hipoprotrombopênicos da varfarina.

A absorção por via oral é de 25 a 75%. No plasma, cerca de 94% do fármaco ligam-se às proteínas, e a concentração no líquido cefalorraquidiano é inferior a 10% daquela atingida no plasma. A distribuição é lenta, e a meia-vida inicial é de cerca de 1,5 h. Cerca de 35% da droga são excretados na sua forma inalterada na urina e aproximadamente 6% na bile. Ocorre excreção de um metabólito hidroxi ácido na bile, e os metabólitos de sulfato e glicuronídio são excretados na urina. A meia-vida de eliminação é de 4 a 11 h.

ETRETINATO — Cap. 65.

FILGRASTIM

Para a monografia completa, veja o Cap. 67.

Comentários — Trata-se de um polipeptídio de cadeia simples contendo 175 aminoácidos. O filgrastim é produzido por *E coli* e, por conseguinte, possui uma metionina *N*-terminal. Ao contrário da proteína humana, a forma recombinante não é glicosilada. A droga é purificada a partir de culturas bacterianas primariamente por meios cromatográficos. O neupogen é aprovado para uso em pacientes que apresentam neoplasias não-mielóides ou que exibem neutropenia e estão recebendo agentes antineoplásicos mielossupressores. O fator de estimulação de colônias de granulócitos (G-CSF) endógeno é produzido por monócitos, fibroblastos e outras células e atua sobre as células progenitoras dos neutrófilos-granulócitos através de sua ligação a receptores específicos de G-CSF. O G-CSF é relativamente específico para a linhagem celular e atua ao estimular a proliferação, a diferenciação e a ativação de células-tronco destinadas a produzir neutrófilos. Além disso, parece estimular a quimiotaxia e a fagocitose dos neutrófilos maduros, entre outras funções. Os eosinófilos, os basófilos e os eritrócitos não parecem ser afetados pelo filgrastim.

O filgrastim é, em geral, bem tolerado, e o efeito adverso mais comum consiste em dor óssea. Os efeitos dermatológicos adversos podem ser devidos a um aumento no número de neutrófilos. Essas reações incluem dermatose neutrofílica febril aguda, vasculite leucoblástica e psoríase exacerbada. Foi também documentada a ocorrência de esplenomegalia, possivelmente devido a mielopoese extramedular. O fármaco deve ser interrompido na presença de contagens de leucócitos > 10.000/μL. Os estudos clínicos realizados até o momento não conseguiram detectar o desenvolvimento de anticorpos contra *E coli* ou contra o *filgrastim* em pacientes tratados com esse fármaco. O uso do filgrastim pode promover o crescimento de blastos leucêmicos mielóides.

A meia-vida do filgrastim é de cerca de 1,3 h, mas pode ser mais prolongada com o uso de doses maiores. A insuficiência renal diminui a depuração do fármaco. Sofre rápida absorção após injeção subcutânea. Não deve ser administrado dentro de 24 h após um agente quimioterápico mielossupressor.

FLOXURIDINA

2′-Desóxi-5-fluoruridina, FUDR

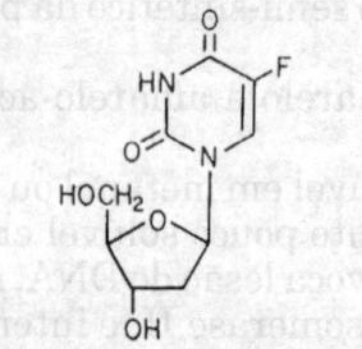

[50-91-9] $C_9H_{11}FN_2O_5$ (246.19).

Preparo — *J Am Chem Soc* 1959, 81:4112.

Descrição — Sólido branco a bege, inodoro; funde a cerca de 151°.

Solubilidade — 1 g em 3 mL de água, 12 mL de álcool ou mais de 10.000 mL de clorofórmio ou éter; pH de uma solução a 2%, 4,0 a 5,5.

Comentários — A floxuridina é convertida no organismo num nucleotídio falso que interfere na síntese do DNA. É também convertida em fluorouracila, de modo que apresenta potencialmente todas as ações e os usos da Fluorouracila (adiante e Cap. 87). Seu uso é aprovado para o *adenocarcinoma GI com metástases para o fígado*. Todavia, seu uso atual limita-se à infusão intra-arterial regional de carcinomas considerados incuráveis por cirurgia ou outro agente quimioterápico, principalmente o *câncer colorretal metastático para o fígado* e o *carcinoma hepatocelular*. Nessas indicações, não parece ser superior à fluorouracila.

Os efeitos adversos mais freqüentes consistem em náusea, vômitos, diarréia, enterite, eritema localizado ao longo do trajeto da artéria na qual foi feita a infusão, leucopenia e elevação dos níveis séricos de transaminase, fosfatase alcalina, bilirrubina e desidrogenase láctica. Outros efeitos incluem cólicas abdominais, anorexia, úlcera duodenal, duodenite, gastroenterite, faringite, glossite, gastrite, alopecia, dermatite, hiperpigmentação, edema, descamação da pele, prurido, várias erupções e ulceração cutâneas, abscesso, ataxia, visão embaçada, convulsões, depressão, hemiplegia, soluços, letargia, nistagmo, mal-estar, dor, vertigem, astenia, disúria, febre, hipoadrenalismo, trombocitopenia, protrombinopenia, hipoproteinemia e aberrações na velocidade de hemossedimentação e teste BSP.

É contra-indicada para pacientes que apresentam caquexia, infecções potencialmente graves ou mielodepressão. A droga é metabolizada principalmente no corpo, porém uma certa quantidade é excretada em sua forma inalterada na urina.

FLUOROURACILA

5-flúor-2,4(1*H*,3*H*)-pirimidinodiona, 5-FU; Adrucil; Efudex; Fluoroplex

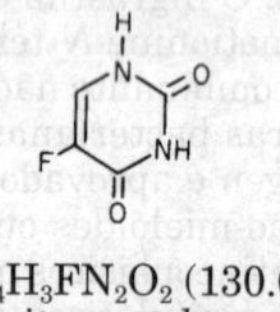

5-Fluorouracila [51-21-8] $C_4H_3FN_2O_2$ (130.08).

Precauções: deve-se ter muita cautela para evitar a inalação de suas partículas e a exposição da pele ao fármaco.

Preparo — Consiste em fazer reagir o fluoracetato de potássio com brometo de metila para formar metil fluoracetato, que é então submetido a uma condensação de Claisen com metilformato e etóxido de sódio para produzir o enolato de potássio do éster metil do ácido α-fluormalonaldeídico (I). A ciclização do I é efetuada através de condensação em condições anidras com *S*-benzilisotiouréia. O composto 2-(benziltio) resultante é prontamente hidrolisado na presença de ácido para formar fluorouracila. US Pat 2.802.005.

Descrição — Pó cristalino branco a praticamente branco, quase inodoro; estável quando exposto ao ar; sofre decomposição a cerca de 282°.

Solubilidade — 1 g em 80 mL de água, 170 mL de álcool ou 55 mL de metanol; praticamente insolúvel em clorofórmio, éter ou benzeno; a solubilidade em soluções aquosas aumenta com valores crescentes de pH.

Comentários — Congênere da uracila, que atua como substituto e como antimetabólito desse nucleotídio. Seu metabólito, o 5′-monofosfato de 5-fluordesoxiuridina (FUMP), bloqueia a síntese de ácido timidílico e, portanto, do ácido desoxirribonucleico; além disso, incorpora-se ao RNA. A uracila é utilizada preferencialmente pelo tecido neoplásico; por conseguinte, o antimetabólito exibe certo grau de seletividade para a neoplasia. A fluorouracila é aprovada para tratamento paliativo do *câncer de colo, reto, estômago, mama* e *pâncreas*. Não é curativa, mas pode produzir regressão de várias neoplasias. Trata-se do agente antineoplásico de escolha para o tratamento do *câncer colorretal*.

Em combinação com outros fármacos, constitui a quimioterapia de primeira escolha no tratamento do *câncer de mama, tumor de células das ilhotas, carcinoma de células escamosas da cabeça e pescoço, carcinoma de pulmão de células não-pequenas, carcinomas pancreáticos e gástricos, carcinoma hepatocelular primário, carcinomas testiculares e prostáticos* e *tumores vesicais*. Trata-se de um fármaco alternativo para o tratamento do *carcinoma endometrial; tumores de células escamosas da cabeça, pescoço e colo do útero;* e *tumores ovarianos*. Pode ser útil no tratamento de *neoplasias da bexiga* e, em menor grau, do esôfago, laringe, tireóide e faringe. Foram relatadas remissões de até 4 anos em alguns casos, embora a média seja de poucos meses.

A droga também é utilizada topicamente no tratamento de dermatoses pré-cancerosas, especialmente a *ceratose actínica*, para a qual constitui o tratamento de escolha se as lesões forem múltiplas. Até mesmo as lesões que não são clinicamente detectáveis respondem ao fármaco. Por essa razão, a fluorouracila é aplicada a toda a área afetada. A cicatrização prossegue durante 1 a 2 meses após o tratamento. O fármaco não exerce efeito nas lesões não-ceratósicas. Trata-se de um agente imunossupressor secundário (eferente), de modo que não tem sido utilizado em transplantes de órgãos.

A fluorouracila é tóxica, e cerca de dois terços dos pacientes exibem sinais de toxicidade. A taxa de mortalidade é de cerca de 3% quando o tratamento é iniciado em doses diárias. Quando o fármaco é administrado por bolo intravenoso, a leucopenia constitui o principal efeito adverso e ocorre habitualmente entre 7 e 14 dias, com contagem mínima nos dias 21 a 25. Os leucócitos recuperam-se facilmente se a dose for reduzida imediatamente. A trombocitopenia é menos freqüente, e observam-se contagens mínimas entre 7 e 17 dias. A ocorrência de ulceração aftosa ou o aparecimento de diarréia constituem sinais indicando a necessidade de interromper temporariamente a terapia. Outros efeitos tóxicos incluem vômitos, náusea, ulceração GI (o efeito da infusão constante que limita a dose), alopecia, dermatite, hiperpigmentação, faringite, esofagite, ataxia cerebelar (algumas vezes irreversível) e epistaxe. Podem ocorrer cansaço e astenia, que permanecem por 12 a 35 h após uma injeção; pode-se observar uma grave depressão do SNC em pacientes com pirimidinemia familiar. Quando essa droga provoca morte, é habitualmente causada por septicemia, razão pela qual se recomenda uma antibioticoterapia concomitante. Topicamente, a fluorouracila pode induzir fotossensibilização e, em todos os casos, eritema, descamação, fissuras, hipersensibilidade e, em geral, erosão, ulceração, necrose e reepitelialização em conseqüência da ação terapêutica, embora alguns indivíduos pareçam ser resistentes a esse efeito.

Por via oral, a absorção é precária e a eliminação da droga pela primeira passagem no intestino e no fígado mostra-se variável, exigindo a administração intravenosa. Pelo menos 60% são metabolizados a CO_2, enquanto mais de 15% são excretados na urina. O fármaco penetra no líquido cefalorraquidiano e em derrames. A meia-vida plasmática é de cerca de 10 min, porém o metabólito ativo, FUMP, pode ser detectável durante vários dias.

FLUOXIMESTERONA — Cap. 77.

FLUTAMIDA

2-Metil-*N*-[4-flúor-3-(trifluormetil)fenil]-propanoamida, Eulexin

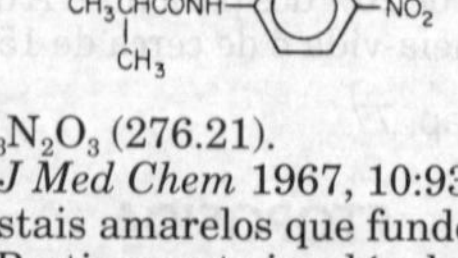

[13311-84-7] $C_{11}H_{11}F_3N_2O_3$ (276.21).

Preparo — Veja *J Med Chem* 1967, 10:93.

Descrição — Cristais amarelos que fundem a cerca de 110°.

Solubilidade — Praticamente insolúvel em água.

Comentários — Aprovada para uso no câncer de próstata no estágio D ou metastático, em combinação com análogos do LHRH. Trata-se de um antiandrogênio não-esteróide, que atua inibindo a captação de androgênios ou através de ligação nuclear nos tecidos-alvo. Quando utilizada com goserrelina ou leuprolida e radioterapia em pacientes com câncer bastante avançado da próstata (Estágio B2-C), a flutamida reduziu significativamente a taxa de fracasso local contra a radioterapia apenas e, em associação à terapia hormonal, reduziu as metástases a distância de 36 para 16%; além disso, aumentou o tempo de sobrevida livre de doença em pacientes submetidos a terapia hormonal completa para 4,4 anos em comparação com 2,6 anos em pacientes submetidos apenas a radioterapia.

Sofre absorção rápida e completa quando administrada por via oral; além disso, é metabolizada rapidamente. O principal metabólito plasmático é o alfa hidroxilato farmacologicamente ativo, que constitui 23% da dose dentro de 1 h após a sua administração. A meia-vida desse metabólito é de cerca de 6 h em voluntários sadios normais, enquanto atinge cerca de 9 h em estado de equilíbrio estacionário no indivíduo idoso. A droga em si é responsável por apenas cerca de 2,5% da flutamida no plasma dentro de 1 h após a sua administração. A ligação da flutamida e do alfa hidroxilato às proteínas plasmáticas é de > 90%. Em pacientes com comprometimento renal, a meia-vida do metabólito principal mostrou-se ligeiramente prolongada.

Foi relatada a ocorrência de hepatotoxicidade com o uso da flutamida, e deve-se monitorizar a função hepática. O tratamento deve ser suspenso se os níveis séricos de transaminase ultrapassarem 2 ou 3 vezes o limite superior normal. De forma semelhante, foi observada a ocorrência de metemoglobinemia, anemia hemolítica e icterícia colestática. Houve desenvolvimento de neoplasias malignas da mama e ginecomastia em pacientes do sexo masculino em uso do fármaco. A ingestão do fármaco também está associada a coloração da urina e fotossensibilidade.

FOSFATO CRÔMICO P32 — Cap. 104.

FOSFATO DE FLUDARABINA

2-Flúor-9-(5-*O*-fosfono-β-D-arabinofuranosil)-9*H*-purin-6-amina, Fludara

[75607-67-9] $C_{10}H_{13}FN_5O_7P$ (365.21).

Preparo — US Pat 4.357.324.

Descrição — Pó branco.

Solubilidade — Solúvel em água.

Comentários — Apresentado na forma de monofosfato, porém é rapidamente desfosforilado *in vivo* para produzir o nucleosídio livre, que é ativamente transportado nas células suscetíveis. Uma vez refosforilado como parte do reservatório de nucleotídios da célula, a fludarabina é um potente inibidor da síntese de DNA e RNA através da inibição de numerosas enzimas envolvidas na síntese de ácido nucleicos. A síntese de DNA parece ser inibida com concentrações intracelulares mais baixas de nucleotídios de fludarabina. A fludarabina é aprovada para uso no tratamento da *leucemia linfocítica crônica* refratária a pelo menos um agente alquilante. Possui também atividade contra o *linfoma de Hodgkin* e *linfomas não-Hodgkin, micose fungóide* e *macroglobulinemia.* A fludarabina, administrada por via IV, possui meia-vida inicial curta de cerca de 80 min. Os efeitos adversos mais graves envolvem uma síndrome do SNC e supressão do sistema hematopoético. A síndrome do SNC consiste em cegueira tardia, coma e morte, sendo observada com o uso de altas doses. Essa síndrome é rara nos pacientes que recebem a dose recomendada para tratamento da leucemia linfocítica crônica. A grave mielossupressão resulta em redução das contagens de neutrófilos ($< 500/\mu L$ em 59% dos pacientes), do hematócrito e das plaquetas em 50 a 60% dos pacientes. A mielossupressão pode ser cumulativa. Foi também relatado que a fludarabina provoca disfunção pulmonar.

FOSFATO DE POLIESTRADIOL — veja RPS-18, Cap. 52.

FOSFATO DE SÓDIO P 32 — veja Cap. 29.

FOSFATO SÓDICO DE ESTRAMUSTINA

3-[bis(2-Cloroetil)carbamato]-17-(fosfato de diidrogênio) de estra-1,3,5(10)-trieno-3,17-diol(17β), sal dissódico; Emcyt

[52205-73-9] $C_{23}H_{30}Cl_2NNa_2O_6P$ (564.35).

Preparo — Composto de estradiol com um componente de mostarda nitrogenada.

Descrição — Pó bege.

Solubilidade — Livremente solúvel em água ou metanol; levemente solúvel em clorofórmio ou em etanol anidro; pH de uma solução a 0,5%, 8,5 a 10.

Comentários — Agente alquilante incluído entre vários fármacos alternativos para o tratamento do câncer da próstata. Aprovado para o câncer metastático da próstata. Provoca náusea, vômitos, mielodepressão tardia, ginecomastia leve, anestesia perianal, tromboflebite, infarto do miocárdio ocasional, hipertensão, hipoglicemia e hepatotoxicidade. É carcinogênico em animais.

HIDRATO DE TACROLIMO

Prograf, FK506

[109581-93-3] $C_{44}H_{69}NO_{12} \cdot H_2O$ (822.05).

Preparo — Obtido do *Streptomyces tsukubaensis.*

Descrição — Prismas incolores que fundem a cerca de 128°.

Solubilidade — Solúvel em metanol, etanol, acetona, acetato de etila, clorofórmio ou éter; escassamente solúvel em hexano ou ligroína; praticamente insolúvel em água.

Comentários — Aprovado para profilaxia da rejeição de órgãos, em associação com corticosteróides para pacientes submetidos a transplante de fígado. É também aprovado para uso em transplantes renais. O tacrolimo inibe a ativação das células T e, portanto, suprime amplamente o sistema imune. Em estudos clínicos de pacientes submetidos a transplantes de fígado, foi constatado que o tacrolimo é equivalente à ciclosporina.

A absorção intestinal é variável, e a biodisponibilidade é de cerca de 15% com cápsulas de 1 a 5 mg; o fármaco atinge concentrações sangüíneas máximas dentro de 1,5 a 3,5 h após a sua ingestão. Liga-se altamente às proteínas plasmáticas, com meia-vida terminal de eliminação de 11,7 h nos pacientes (aproximadamente metade daquela observada em indivíduos sadios).

Os efeitos colaterais mais comuns consistem em cefaléia, febre, tremor, hipertensão, dor abdominal, diarréia, náusea, disfunção renal e insônia. De modo global, a incidência de reações adversas foi comparável com a da terapia imunossupressora baseada na ciclosporina.

HIDROXICLOROQUINA — Cap. 72.

HIDROXIURÉIA

Hidroxicarbamida; Hydrea $H_2NCONHOH$

[127-07-1] $CH_4N_2O_2$ (76.05).

Preparo — Através de interação do cloridrato de hidroxilamina com cianeto de potássio.

Descrição — Pó branco, inodoro; essencialmente insípido; funde a cerca de 135°.

Solubilidade — Livremente solúvel em água.

Comentários — Inibe a síntese de DNA, mas não de RNA. É letal para as células que se encontram na fase *S* e também mantém as células na fase G_1, quando estão mais sensíveis à irradiação. Compartilha com o bussulfano a posição de droga de primeira escolha para o tratamento da *fase crônica da leucemia mielocítica crônica.* O valor de ambos os fármacos como reforço do outro pode ser limitado devido à resistência cruzada. Algumas vezes, a hidroxiuréia é combinada com radioterapia no tratamento do carcinoma de células escamosas da cabeça e pescoço ou utilizada isoladamente para tratamento do carcinoma ovariano inoperável, para o qual possui ação paliativa errática; a quimioterapia superior consiste em retirá-la desses usos.

Como *agente imunossupressor,* a hidroxiuréia pode ser utilizada no tratamento da *psoríase.* Parece melhorar a condição do paciente numa alta percentagem de casos, porém a qualidade da resposta pode não ser tão boa quanto a obtida com alguns outros fármacos. Por conseguinte, ocupa uma posição indefinida.

O efeito colateral mais grave consiste em mielodepressão, com maior comprometimento dos neutrófilos; a contagem de leucócitos sofre uma queda de aproximadamente 50% em 2 a 4 dias, porém recupera-se dentro de 1 semana. É raro haver trombocitopenia e anemia. Pode ocorrer megaloblastose. Além disso, pode-se observar a ocorrência de ulceração aftosa, náusea, vômitos, diarréia, cefaléia, vertigem, desorientação, alucinações, convulsões, exantema discreto e prurido. Foi relatada uma elevação dos níveis sangüíneos de uréia, bem como hiperuricemia e nefrolitíase de urato. A hidroxiuréia é eliminada principalmente por excreção renal. É contra-indicada na insuficiência renal e em caso de mielodepressão anterior. É preciso monitorizar semanalmente a contagem de células sangüíneas, bem como as funções renal e hepática.

IFOSFAMIDA

2-Óxido de *N*,3-bis(2-cloroetil)-tetraidro-2*H*-1,3,2-oxazafosforina; Ifex

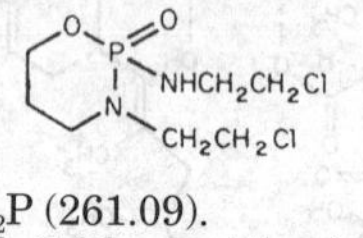

[3778-73-2] $C_7H_{15}C_{12}N_2O_2P$ (261.09).

Preparo — A reação do 3-(clorometilamino)-1-propanol com $POCI_3$ produz o óxido de *N*-(2-cloroetil)-*P*-clorooxafosforano, que, com a 2-cloroetilamina, forma o produto. US Pat 3.732.340.

Descrição — Cristais brancos que fundem a cerca de 40°.

Solubilidade — Solúvel em água.

Comentários — Agente alquilante em investigação, isomérico, da ciclofosfamida. É um componente de uma combinação de primeira escolha para o tratamento de sarcomas de tecidos moles do adulto e *câncer testicular.* Trata-se de um fármaco alternativo para o tratamento da *leucemia linfocítica aguda, leucemia mielocítica aguda, carcinoma de mama, linfoma de Burkitt, carcinoma colorretal, linfoma histiocítico difuso, sarcoma de Ewing, melanoma, carcinoma de pulmão de células não-pequenas, carcinoma de células pequenas, carcinoma pancreático, carcinoma testicular, carcinoma ovariano* e *tumor de Wilms.* Agudamente, ocorrem náusea e vômitos. A toxicidade tardia consiste em mielodepressão, cistite hemorrágica, alopecia e esterilidade habitualmente temporária. A ifosfamida é lentamente convertida num metabólito ativo, com meia-vida de cerca de 15 h. Os metabólitos ativos ligam-se rapidamente às proteínas. O volume de distribuição é maior que o da água corporal total.

IMUNOGLOBULINA

BayRho-D; Gammimune-N; Gammagard; Gamma-P; RhoGam; MICRhoGam

Preparo — A partir da imunoglobulina G (IgG) obtida do plasma humano misturado.

Comentários — A imunoglobulina, que contém anticorpos contra Rho(D), é aprovada para uso em mulheres Rh-negativas que foram expostas a sangue fetal Rh-positivo em conseqüência de hemorragia produzida por várias causas, podendo incluir amniocentese, traumatismo, aborto ou parto. A administração dos anticorpos concentrados contra esse antígeno eritrocitário bloqueia a resposta imune e evita a imunização da mãe e a ocorrência de doença hemolítica de fetos Rh-positivos em gestações subseqüentes. Além disso, pode ser utilizada em indivíduos Rh-negativos que receberam transfusão com sangue Rh-positivo. Os efeitos colaterais são mínimos e incluem uma possível febre baixa.

IMUNOGLOBULINA ANTITIMÓCITOS DE LINFÓCITOS (EQÜINA)

Atgam

Preparação de imunoglobulina eqüina contendo anticorpos (primariamente IgG), preparada a partir do soro hiperimune de cavalos imunizados com linfócitos tímicos humanos.

Descrição — Solução aquosa transparente a ligeiramente opalescente (rosada) da proteína.

Comentários — Ataca os linfócitos T, mas não os linfócitos B. Seu uso é aprovado na *prevenção da rejeição de aloenxerto* no transplante renal. Sua eficácia é aumentada e os efeitos adversos atenuados quando a globulina é utilizada em associação com outros agentes imunossupressores. Foi também relatado o valor da globulina no tratamento de leucemias de células T, doença de enxerto *versus* hospedeiro e casos selecionados de anemia aplásica. Os efeitos adversos freqüentes consistem em calafrios, febre, urticária, prurido, exantema generalizado, leucopenia e trombocitopenia. Os efeitos adversos menos freqüentes incluem náusea, vômitos, estomatite, diarréia, hipotensão, dor torácica, dor nas costas, sudorese noturna, dor no local de injeção e tromboflebite periférica. Raramente, pode haver taquicardia, mialgias, edema pulmonar, doença do soro, anafilaxia, laringoespasmo, infecções locais e sistêmicas e ativação de infecções pelo vírus do herpes simples. Antes de ser administrada, é aconselhável efetuar um teste cutâneo para sensibilidade ao soro eqüino. A meia-vida é de 3 a 9 dias.

INTERFERON ALFA-2a, RECOMBINANTE

Para a monografia completa, veja Cap. 66.

Comentários — Idêntico a um dos interferons alfa humanos. Os interferons e outras citocinas são discutidos no Cap. 60. O interferon alfa aumenta as moléculas de histocompatibilidade da classe I nos linfócitos, intensifica a produção de IL-1 e IL-2 (que medeiam grande parte dos efeitos terapêuticos e tóxicos), modula as respostas humorais e aumenta a atividade das células NK. Inibe também o crescimento das células tumorais em virtude de sua capacidade de inibir a síntese de proteínas. É também antiproliferativo e, por conseguinte, pode ser imunossupressor. A ação sobre as células NK é de suma importância para a sua ação *antineoplásica.* O interferon alfa é aprovado para uso na *leucemia de células pilosas* e *sarcoma de Kaposi relacionado à AIDS.* Compartilha a posição de droga de primeira escolha no tratamento da *leucemia de células pilosas* e *sarcoma de Kaposi* e constitui o fármaco de escolha para o tratamento do *carcinoma de células renais.* É também utilizado como agente alternativo no tratamento da *leucemia mielocítica crônica, mieloma múltiplo* (com resposta em 21% dos casos), *melanoma* (resposta em 13-23% dos casos) e *linfomas de células T cutâneos avançados.* Os estudos clínicos preliminares também mostraram uma eficácia promissora do fármaco contra o carcinoma ovariano, os linfomas não-Hodgkin e o tumor carcinóide metastático.

Possui atividade *antiviral,* especialmente contra vírus de RNA. Mostrou-se eficaz no tratamento da varicela em crianças imunocomprometidas, na hepatite não-A e não-B, verrugas genitais e distúrbios linfoproliferativos causados pelo vírus Epstein-Barr, bem como na prevenção do citomegalovírus, do resfriado por rinovírus e, até mesmo possivelmente, das infecções bacterianas oportunistas em receptores de transplante renal e outros transplantes. Existem outras investigações em andamento.

O interferon alfa-2 potencializa a seletividade de drogas citotóxicas ligadas a anticorpos monoclonais contra células cancerosas.

A toxicidade varia diretamente com a dose e a taxa de absorção. Podem-se obter efeitos antivirais, sem nenhuma toxicidade, com 3×10^5 UI. Nenhum efeito adverso está associado a doses intranasais de $2{,}5 \times 10^7$ UI.

Verifica-se o desenvolvimento de anticorpos contra rIFN-αA, podendo causar refratariedade.

Os seguintes efeitos adversos produzidos com doses antineoplásicas apresentam uma incidência de 75 a 98% (por ordem de incidência decrescente): febre (mediada pela IL-1), fadiga, elevação da SGOT e mialgias; de 50 a 74%: cefaléia, leucopenia, calafrios, neutropenia e hipocalcemia; de 25 a 49%: proteinúria, elevação da fosfatase alcalina, anorexia, trombocitopenia, náusea, hiperglicemia, hiperbilirrubinemia, diarréia e proteinúria; de 10 a 24%: tontura, exantema, hiperfosfatemia, inflamação orofaríngea, hiperuricemia, perda de peso, prurido, pele seca e azotemia; de 5 a 9%: anemia, vômitos, confusão, artralgia, sudorese, alopecia, parestesias, entorpecimento, letargia e hipotensão; menos de 5%: letargia, nervosismo, sudorese noturna, conjuntivite, distúrbios do sono, edema, disritmias, dor torácica, diminuição da libido, impotência, etc. Raramente, ocorrem nefrite intersticial e insuficiência renal. Muitos dos efeitos adversos diminuem depois de vários dias de tratamento contínuo. Os interferons são de custo elevado.

O interferon alfa não é absorvido por via oral. Por via intravenosa, desaparece por completo dentro de 4 h, e, por via intramuscular ou subcutânea, o seu desaparecimento leva 6 a 7 h.

INTERFERON ALFA-2b, RECOMBINANTE

Para a monografia completa, veja Cap. 66.

Comentários — Aprovado para uso na *leucemia de células pilosas, sarcoma de Kaposi relacionado à AIDS, condiloma acuminado* e *hepatite crônica.* Suas ações são quase iguais às do rIFN-αA, e os usos são, no momento atual, idênticos, exceto que o interferon α-2b parece ser um pouco menos eficaz contra o melanoma, e a produção de anticorpos é menor. Nenhum dos interferons alfa foi estudado em um número suficiente de casos para verificar se os efeitos adversos diferem significativamente; eles parecem ser os mesmos em termos qualitativos; entretanto, é possível que a incidência e a gravidade sejam ligeiramente menores com o rIFN-α-2.

IODETO DE SÓDIO I 131 — veja Cap. 29.

LETRAZOL

4,4′-(1*H*-1,2,4-Triazol-1-ilmetileno)bis-benzonitrila, Femara

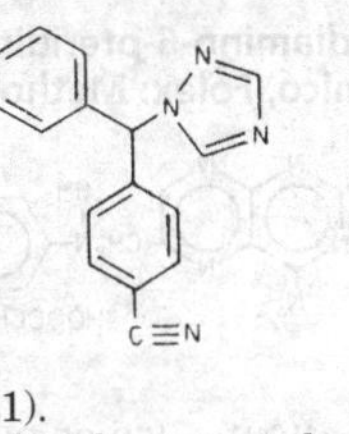

[112809-51-5] $C_{17}H_{11}N_5$ (285.31).

Preparo — Uma mistura de α-bromo-*p*-tolunitrila e 1,2,4-triazol em clorofórmio e acetonitrila é agitada para produzir 1-(*p*-cianotolil)-1,2,4-triazol, que é então tratado com α-flúor-*p*-tolunitrila e *t*-butóxido de potássio para formar o produto. US Pats 4.978.672 (1990) e 5.473.078 (1995).

Descrição — Pó cristalino branco a branco-amarelado, praticamente inodoro, que funde a cerca de 185°.

Solubilidade — Livremente solúvel em dicloreto de metileno; ligeiramente solúvel em etanol; praticamente insolúvel em água.

Comentários — Aprovado para uso em mulheres pós-menopáusicas com câncer de mama que progrediu após terapia com antiestrogênio. Trata-se de um inibidor não-esteróide da aromatase. Liga-se à porção heme da subunidade P-450 da enzima e reduz a produção de estrogênio em todos os tecidos. O tratamento com letrazol reduz significativamente os níveis séricos de estrona e estradiol. Mostra-se eficaz como ovariectomia ao elevar os níveis séricos de hormônio luteizante (LH), enquanto não produz aumento do hormônio folículo-estimulante (FSH). Causa regressão de neoplasias estimuladas por estrogênio.

Sofre absorção rápida e completa pelo trato GI. A absorção não é afetada quando administrado com alimentos. Os níveis sangüíneos atingem um platô depois de 2 semanas de administração diária de comprimidos de 25 mg. Possui grande volume de distribuição e meia-vida terminal de eliminação de cerca de 2 dias. A principal via de eliminação consiste no seu metabolismo a um metabólito carbinol inativo e depuração renal do conjugado glicuronídio do carbinol. Cerca de 90% do fármaco aparecem na urina, dos quais aproximadamente 75% na forma do metabólito conjugado. As enzimas do citocromo P-450 são provavelmente responsáveis pelo metabolismo, e sabe-se que o letrazol inibe algumas dessas enzimas. A disfunção renal não afeta os níveis circulantes do fármaco, enquanto a disfunção hepática moderada produziu aumento dos níveis circulantes do fármaco de 37%.

Em estudos clínicos, cerca de 3% dos pacientes interromperam o tratamento por motivos outros que não a progressão do câncer. Foi observada uma pequena incidência de tromboembolia e sangramento vaginal. As pacientes que recebem o fármaco não necessitam de terapia de reposição com corticóides.

LEUCOVORINA CÁLCICA — Cap. 106.

LOMUSTINA

N-(2-Cloroetil)-*N*′-cicloexil-*N*-nitrosouréia, CCNU; CeeNU

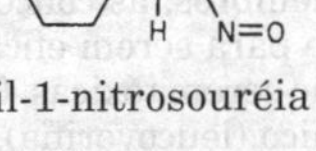

1-(2-Cloroetil)-3-cicloexil-1-nitrosouréia [13010-47-4] $C_9H_{16}ClN_3O_2$ (233.70).

Preparo — A lomustina, uma nitrosouréia citotóxica, pode ser preparada através de nitrosação de seu componente uréia substituído (veja o preparo da *Carmustina,* anteriormente).

Descrição — Pó amarelo.

Solubilidade — Praticamente insolúvel em água, solúvel em álcool; altamente solúvel em lipídios.

Comentários — A lomustina foi aprovada para uso no *câncer cerebral* e na *doença de Hodgkin.* Trata-se de um congênere químico da *Carmustina* (anteriormente), que possui mecanismos de ação semelhantes e compartilha algumas das mesmas indicações. À semelhança da carmustina, atinge concentrações elevadas no líquido cefalorraquidiano e, portanto, compartilha com essa droga uma posição de agente de primeira escolha para o tratamento do *glioblastoma.* Constitui um fármaco alternativo para o tratamento do *linfoma de Hodkgin* e do *linfoma histiocítico difuso, mieloma múltiplo, câncer de pulmão de células não-pequenas* e *carcinoma renal.* A lomustina também é utilizada no *transplante de medula óssea* na doença de Hodgkin.

Os efeitos adversos assemelham-se aos da carmustina, exceto que raramente pode ocorrer fibrose pulmonar intersticial. A náusea e os vômitos ocorrem mais tarde (3 a 6 h) e têm maior duração (24 h). A trombocitopenia e a leucopenia atingem seu maior grau em 4 e 6 semanas, respectivamente, e persistem por 1 a 2 semanas. Por vezes ocorrem estomatite, alopécia, anemia e hepatotoxicidade transitória leve. Foi relatada a ocorrência de disartria, ataxia, letargia e desorientação. É necessário monitorizar as contagens de leucócitos. Quando outros agentes mielossupressores estão sendo ou foram utilizados dentro das 4 semanas anteriores, deve-se reduzir a dose de lomustina.

A lomustina é bem absorvida por via oral e sobrevive à primeira passagem pelo fígado, sendo eficaz por via oral. Distribui-se entre os tecidos com volume de distribuição maior do que o da água corporal total. No líquido cefalorraquidiano, a concentração dos metabólitos atinge 150% das concentrações plasmáticas. Ocorre biotransformação em todo o corpo; a meia-vida é de cerca de 15 min, e a meia-vida dos metabólitos é de 48 h.

MELFALANA

4-[bis(2-Cloroetil)amino]-L-fenilalanina, Alkeran

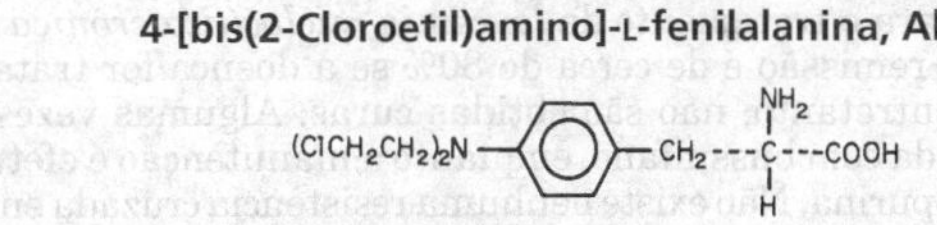

[148-82-3] $C_{13}H_{18}Cl_2N_2O_2$ (305.20).

Precauções — Não deve ser inalado.

Preparo — A L-3-fenilalanina é nitratada, e o composto *p*-nitro é reduzido a L-3-(*p*-aminofenil)alanina. Esta última reage com óxido de etileno para formar o composto correspondente bis(2-hidroxietil)-amino, que é então tratado com cloreto de fosforila para produzir a droga.

Descrição — Pó bege a cor de camurça, com odor discreto; sensível à luz, ao calor e à umidade; funde a cerca de 180° com decomposição.

Solubilidade — Praticamente insolúvel em água, clorofórmio ou éter; levemente solúvel em álcool; solúvel em ácidos minerais diluídos.

Comentários — Agente alquilante do tipo mostarda nitrogenada. O melfalano é aprovado para uso no *mieloma múltiplo* e no *carcinoma epitelial do ovário não-ressecável.* Em associação com prednisona ou com ciclofosfamida, constitui o fármaco de escolha no tratamento do *mieloma múltiplo.* Produz uma melhora subjetiva em 70 a 80% dos pacientes, e 33 a 50% exibem uma melhora objetiva que persiste por um período de 6 meses a 2 anos. A expectativa de vida pode aumentar até mesmo quando não são observados sinais objetivos de melhora. É um componente da combinação de escolha no tratamento do *carcinoma ovariano.* Por vezes, é utilizado no *tratamento de tumores do testículo, sarcoma osteogênico* e *leucemia granulocítica crônica.*

Trata-se de um agente imunossupressor primário (aferente).

Os efeitos adversos consistem em náusea e vômitos leves após a administração de grandes doses, mielodepressão com anemia, neutropenia, trombocitopenia e azotemia ocasional. Algumas vezes, ocorrem também ulceração aftosa, hemorragia GI, erupções cutâneas e displasia broncopulmonar. É necessário obter contagens das células sangüíneas a intervalos regulares. O melfalano deve ser administrado com cautela se o paciente tiver recebido radioterapia ou outra quimioterapia para o câncer. É contra-indicado na presença de trombocitopenia, anemia e leucopenia, bem como durante o primeiro trimestre de gravidez. A droga deve ser utilizada com cautela na presença de comprometimento da função renal.

A melfalana é bem absorvida por via oral, sendo tão eficaz quanto por via intravenosa. É transformada em metabólitos ativos em provavelmente todos os tecidos. A meia-vida de eliminação é de cerca de 1 a 3 h.

MERCAPTOPURINA

1,7-Diidro-6*H*-purino-6-tiona, monoidrato; Purinethol

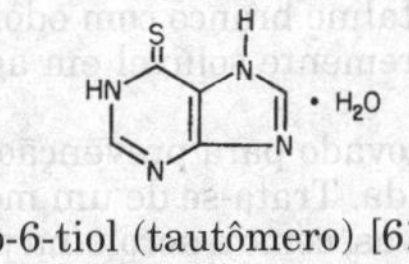

Monoidrato de purino-6-tiol (tautômero) [6112-76-1] $C_5H_4N_4S \cdot H_2O$ (170.19); *anidro* [50-44-2] (152.17).

Preparo — Consiste em fazer reagir a tiouréia e o etil cianoacetato na presença de metilato de sódio para produzir 2-tiol-4-amino-6-hidroxipirimidina (I), que é então convertida no derivado 5-nitroso (II) mediante tratamento com nitrito de sódio e ácido acético. A redução de II com hidrossulfeto de sódio forma o composto diamino correspondente (III), que é então dessulfurizado por hidrogenólise na presença de níquel de Raney, produzindo a 4,5-diamino-6-hidroxipirimidina (IV). A seguir, efetua-se o fechamento do anel imidazol através de condensação dupla de IV com ácido fórmico (V), e a hipoxantina resultante é tiolada com P_2S_5.

Descrição — Pó cristalino amarelo; inodoro ou praticamente inodoro; funde com decomposição em temperaturas acima de 308°.

Solubilidade — Insolúvel em água, acetona ou éter; solúvel em álcool quente ou soluções de álcalis diluídos; levemente solúvel em H_2SO_4 diluído.

Comentários — A mercaptopurina é convertida em ácido 6-tioinosínico, que atua como antimetabólito para inibir a síntese da adenina e da guanina, bem como para impedir a conversão de bases purínicas em nucleotídios. Imita também o ácido inosínico ao exercer uma supressão da síntese de ácido inosínico por retroalimentação negativa. Parte da mercaptopurina também é convertida em tioguanina, que é incorporada ao DNA e ao RNA, produzindo ácidos nucleicos defeituosos. Por conseguinte, a síntese e as funções dos ácidos nucleicos são afetadas de diversas maneiras. A mitose também é inibida.

Em associação com metotrexato, proporciona uma combinação de primeira escolha na *quimioterapia de manutenção da leucemia linfocítica aguda* (que constitui o seu uso aprovado). Trata-se de uma droga alternativa para o tratamento da *leucemia mielocítica crônica estável.* A taxa de remissão é de cerca de 80% se a doença for tratada precocemente; entretanto, não são obtidas curas. Algumas vezes, a indução é efetuada com bussulfano, enquanto a manutenção é efetuada com mercaptopurina. Não existe nenhuma resistência cruzada entre a mercaptopurina e agentes antineoplásicos não-purínicos.

Trata-se, em grande parte, de um agente *imunossupressor* secundário (eferente), capaz de induzir uma alta percentagem de respostas favoráveis na *colite ulcerativa* e na *artrite psoriática.* É também moderadamente eficaz no tratamento do *lúpus eritematoso sistêmico,* na *dermatomiosite* e na *polimiosite.* Entretanto, provavelmente não irá constituir o fármaco de escolha para qualquer um desses distúrbios. A imunossupressão predispõe a infecções intercorrentes.

Ocorre mielodepressão durante o tratamento. A leucopenia e a trombocitopenia (com hemorragia) são comuns e podem ser graves, enquanto a anemia é rara. É obrigatório efetuar uma monitorização freqüente das contagens de células sangüíneas. Podem ocorrer náusea, vômitos e anorexia, que indicam o início de toxicidade GI; entretanto, a toxicidade GI pode manifestar-se na forma de mucosite e ulceração. Além disso, pode haver mucosite oral, faríngea e esofágica, com estomatite ou ulceração aftosa. Em certas ocasiões, ocorrem diarréia e sintomas semelhantes ao espru. Pode-se observar também a presença de icterícia em 10 a 40% dos pacientes com leucemia aguda. Em pacientes com elevada contagem de leucócitos ou doença maciça, a destruição celular resulta em hiperuricemia e, algumas vezes, em obstrução tubular com cristais de urato e conseqüente oligúria, exigindo o uso de alopurinol.

A biodisponibilidade sistêmica por via oral varia de 5 a 37%, devido ao metabolismo de primeira passagem na mucosa intestinal e no fígado. Ocorrem tanto oxidação pela xantina-oxidase quanto *S*-metilação. O inibidor da xantina oxidase, alopurinol, aumenta consideravelmente os níveis plasmáticos da droga administrada por via oral, mas não por via intravenosa, de modo que apenas cerca de um terço da dose oral habitual deve ser administrado na presença de alopurinol. Cerca de 20% do fármaco no plasma estão ligados às proteínas, e o volume de distribuição é maior do que o espaço extracelular; entretanto, a droga tem pouco acesso ao líquido cefalorraquidiano. A meia-vida é, em média, de 47 min nos adultos e de 21 min nas crianças.

MESNA

Sal monossódico do ácido etanossulfônico; Mesnex

$$Na^+ \left[HS-CH_2-CH_2-SO_3 \right]^-$$

[19767-45-4] $C_2H_5NaO_3S_2$ (164.17).

Preparo — A reação do vinilssulfonato de sódio com NaSH ou H_2S, numa adição anti-Markovnikov, produz a droga.

Descrição — Pó cristalino branco com odor de "ovo podre".

Solubilidade — Livremente solúvel em água; pouco solúvel em solventes orgânicos.

Comentários — Aprovado para prevenção da cistite hemorrágica induzida pela ifosfamida. Trata-se de um mercaptano que remove e inativa moléculas reativas, como a acroleína produzida por ativação da ifosfamida. Em estudos clínicos, os pacientes tratados com ifosfamida e métodos protetores tradicionais (diuréticos e alcalinização da urina) apresentaram hematúria em cerca de 20% dos casos. Os pacientes tratados com mesna não sofreram hematúria. O fármaco é rapidamente eliminado pelos rins. Cerca de 33% de uma dose aparecem na urina dentro de 24 h, sendo a maior fração eliminada nas primeiras 4 h.

Esse agente não deve ser utilizado em pacientes hipersensíveis a produtos contendo tiol. As reações adversas incluem náusea, vômitos e diarréia.

METOTREXATO

Ácido L-*N*-[4-[[(2,4-diamino-6-pteridinil)metil]metilamino]benzoil] glutâmico, Folex: Methotrexate; Mexate

Ácido 4-amino-10-metilfólico; [59-05-2]; mistura do ácido 4-amino-10-metilfólico e de compostos estreitamente relacionados; contém não menos de 85,0% de $C_{20}H_{22}N_8O_5$ (454.44).

Precauções: é extremamente venenoso.

Preparo — O 2,3-dibromopropionaldeído (I) é condensado em meio aquoso com 2,4,5,6,-tetraminopirimidina (II). A condensação é múltipla e consiste em (a) desidrobrominação, envolvendo um hidrogênio no grupamento 5-amino e o 2-bromo; (b) desidratação, envolvendo dois hidrogênios do grupamento 6-amino e o oxigênio em II; e (c) desidrogenação, envolvendo o hidrogênio remanescente do grupamento 5-amino e o hidrogênio 2 do II. A desidrogenação na etapa (c) é produzida aproximadamente por outra molécula de II que, ao efetuar a desidrogenação, é reduzida a 2,3-dibromo-1-propanol. O efeito global dessas condensações consiste na ciclização de I com II para produzir 6-bromometil-2,4-diaminopteridina (III). A condensação adicional (desidrobromação envolvendo o bromo em III e o hidrogênio do grupo metilamino no ácido *N*-[*p*-(metilamino)benzoil]glutâmico produz a droga no estado bruto, que é purificada.

Descrição — Pó cristalino marrom-alaranjado.

Solubilidade — Praticamente insolúvel em água, álcool, clorofórmio ou éter; livremente solúvel em soluções diluídas de hidróxidos ou carbonatos alcalinos; levemente solúvel em ácido clorídrico diluído.

Comentários — Inibe a diidrofolato redutase e, assim, impede a conversão do desoxiuridilato em timidilato e bloqueia a síntese de novo DNA necessário para a replicação celular. O metotrexato é aprovado para uso e constitui o fármaco de escolha nos *tumores trofoblásticos,* como *coriocarcinoma, mola hidatiforme* e *corioadenona destrutivo.* É também aprovado para *profilaxia* e *tratamento das leucemias meníngeas* e para o *câncer de mama* e *osteossarcoma não-metastático.* Algumas vezes, é combinado com dactinomicina para essas indicações. Constitui o fármaco de escolha para *profilaxia do SNC na leucemia linfocítica aguda.* Em associação com outros fármacos, constitui a terapia de escolha. Trata-se de um componente de combinações de primeira escolha para indução e manutenção na *leucemia linfocítica aguda, leucemia histiocítica difusa, câncer cervical, meduloblastoma, sarcoma osteogênico, câncer de mama, linfomas não-Hodgkin, linfoma de Burkitt, carcinoma vesical, carcinoma de células escamosas da cabeça e pescoço, cânceres pulmonares de células pequenas e células não-pequenas.* Constitui um fármaco alternativo para o tratamento do *sarcoma de tecidos moles do adulto, linfoma folicular, rabdomiossarcoma embrionário* e *carcinoma colorretal.* É também utilizado em seqüência com a fluorouracila no tratamento do câncer de mama com linfonodos negativos.

O metotrexato pode ser administrado por infusão intra-arterial na região afetada para tratamento de uma variedade de carcinomas da cabeça e pescoço, pelve e membros; as concentrações locais atingidas podem ser altas o suficiente para serem eficazes e baixas o suficiente no restante do corpo para não serem tóxicas. O competidor do transporte endocelular, o ácido folínico (leucovorina), é também administrado com freqüência para evitar a ocorrência de toxicidade generalizada.

O metotrexato atua como agente imunossupressor secundário (eferente). Trata-se de uma das poucas drogas utilizadas no tratamento da *síndrome de Reiter,* embora os resultados variem de precários a satisfatórios. É utilizado no tratamento da *psoríase* refratária a outros fármacos; com a administração de metotrexato, obtém-se uma melhora de cerca de 50% das articulações acometidas e de 65% das lesões cutâneas. É utilizado com sucesso no tratamento da *artrite reumatóide* refratária progressiva e grave e na asma glicocorticóide-dependente. Produz melhora na *dermatomiosite* e *polimiosite* (melhora de 40 a 100%), *granulomatose de Wegener, pênfigo vulgar, pitiríase vermelha do pilar, penfigóide bolhoso* e *púrpura trombocitopênica;* entretanto, outros fármacos parecem ser iguais ou superiores nessas condições.

Os efeitos tóxicos consistem em extensões de seus efeitos antimetabólitos. Algumas vezes, a toxicidade ocorre em primeiro lugar e consiste em hipoplasia da medula óssea, com leucopenia, trombocitopenia (com hemorragia) e anemia. A depressão da proliferação celular no trato GI resulta em diarréia, estomatite ulcerativa, enterite hemorrágica e perfuração. Além disso, pode ocorrer alopecia. Os esquemas posológicos em que o metotrexato é administrado cronicamente podem causar lesão hepática. A droga não deve ser utilizada se houver lesão hepática ou mielodepressão preexistente, bem como durante a gravidez. É indispensável efetuar contagens hematológicas diárias e determinações da creatinina três vezes por semana. A toxicidade e os efeitos terapêuticos podem ser antagonizados com leucovorina (leucovorina ou timidina como medicação de *resgate*); se a leucovorina for administrada depois de um período apropriado, pode impedir o efeito tóxico, mas não o efeito terapêutico sobre determinados tumores ou o sistema imune. O fármaco concentra-se na urina, e a sua precipitação pode causar insuficiência renal; a alcalinização e a ingestão de água em grandes quantidades ajudam a proteger os rins. O óxido nitroso, freqüentemente utilizado em unidades de oncologia pediátrica, aumenta a citotoxicidade e, provavelmente, sua eficácia.

Em doses de menos de 30 mg/m^2, o metotrexato é bem absorvido por via oral; entretanto, cerca de 1/3 de uma dose oral é metabolizado pelas bactérias intestinais, e a presença de antibióticos afeta a quantidade absorvida. Em doses superiores a 80 mg/m^2, a quantidade absorvida é ainda mais reduzida em 30 a 50%. Apenas cerca de 50% do fármaco ligam-se às proteínas plasmáticas; todavia, o metotrexato não tem muito acesso ao líquido cefalorraquidiano, visto que é fortemente ionizado e transportado para fora no plexo coróideo; por conseguinte, deve ser administrado por via intratecal para uso no SNC. Nas doses habituais, é ativamente transportado em todos os tecidos, porém preferencialmente nas células neoplásicas responsivas. A intensificação da terapia, alternada ou seguida de leucovorina como medicação de resgate, pode produzir níveis plasmáticos suficientes (1 μM) para afetar as leucemias e linfomas das meninges, sem a necessidade de administração intratecal. A depuração plasmática é triexponencial, com meia-vida de distribuição de cerca de 45 min, uma segunda fase de cerca de 3,5 h (possivelmente um componente êntero-hepático, visto que 10% do fármaco são secretados na bile) e meia-vida de eliminação de 6 a 69 h. A secreção tubular renal é responsável por cerca de 80% da eliminação, e o uso de probenecida, salicilatos e outros AINE, etc. interferem na sua excreção. A dose deve ser ajustada na presença de insuficiência renal.

MICOFENOLATO DE MOFETILA

Ácido (*E*)-6-(1,3-diidro-4-hidróxi-6-metóxi-7-metil-3-oxo-5-isobenzofuranil)-4-metil-4-hexenóico, éster de 2-(4-morfolinil)etil; Celicept

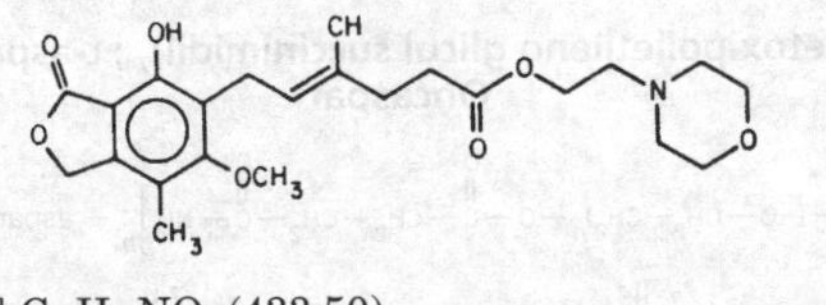

[115007-34-6] $C_{23}H_{31}NO_7$ (433.50).

Preparo — O ácido micofenólico e o 2-morfolinoetanol são fervidos numa mistura de tolueno e xileno(s), e a água é removida por destilação azeotrópica para formar o produto éster. O ácido micofenólico é um antibiótico produzido por *Penicillium brevi-compactum* ou espécie relacionada. US Pat 5.247.083 (1993).

Descrição — Pó cristalino branco a bege; coeficiente de partição (octanol-água, pH de 7,4) 238; pK_1 (grupo morfolino) de 5,6; pK_2 (grupo fenólico) de 8,5.

Solubilidade — Livremente solúvel em acetona; solúvel em metanol; pouco solúvel em etanol; 43 μg/mL em água com pH de 7,4; 4,27 mg/mL com pH de 3,6.

Comentários — Aprovado para profilaxia da rejeição de órgãos, em combinação com ciclosporina e corticosteróides, em pacientes com transplante renal. Inibe as respostas inflamatórias imunológicas. Nos estudos clínicos realizados, o fármaco reduziu as falhas da terapia com ciclosporina-corticosteróides para prevenção da rejeição do transplante renal. Ao ser metabolizado a seu metabólito ativo, MPA, inibe a biossíntese *de novo* de guanina-purina e, portanto, suprime a produção de linfócitos. É rapidamente absorvido pelo trato GI e sofre metabolismo praticamente completo a MPA, que, por sua vez, pode ser ainda metabolizado a glicuronídio inativo. Noventa e sete por cento do MPA ligam-se à albumina no sangue. A ingestão concomitante de alimento diminui os níveis sangüíneos em 40%. A biodisponibilidade oral, baseada nos níveis sangüíneos de MPA, é de cerca de 94%. Mais de 94% aparecem na urina, a maioria na forma de MPA glicuronídio. A meia-vida do MPA no sangue é de cerca de 17,9 h.

As reações adversas mais comuns consistiram em diarréia, vômitos, leucopenia e maior freqüência de várias infecções. De modo global, a incidência de reações adversas foi comparável à da azatioprina.

MITOMICINA

[1a*R*-(1aα,8β,8aα,8bα)-6-Amino-8-[[(aminocarbonil)óxi]metil]-1,1a,2,8,8a,8b-hexaidro-8a-metóxi-5-metilazirino[2′,3′:3-4]pirrolo[1,2-*a*]indol-4,7-diona, Mitocin-C; Mutamycin

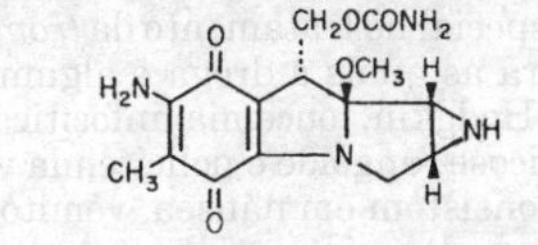

Mitomicina C [50-07-7] $C_{15}H_{18}N_4O_5$ (334.33).

Preparo — Uma de três substâncias estreitamente relacionadas isoladas do complexo antibiótico produzido por *Streptomyces caespitosus*, um microrganismo encontrado no solo japonês.

Descrição — Pó cristalino azul-violeta.

Solubilidade — Solúvel em água e em solventes orgânicos comuns.

Comentários — Inibe a síntese de DNA ao estabelecer ligações cruzadas do DNA de filamento duplo através da guanina e da citosina. A mitomicina é aprovada para tratamento paliativo do *adenocarcinoma disseminado do estômago e do pâncreas que não respondeu a outros tratamentos.* É um componente de combinações de segunda linha para o tratamento dos *carcinomas cervical, gástrico* e *pancreático* e do *carcinoma broncogênico de células não-pequenas.* É instilada na bexiga para tratamento do *papiloma.* Constitui um fármaco alternativo para uso no tratamento do *carcinoma de células escamosas da cabeça e pescoço, carcinoma da bexiga* e *sarcoma osteogênico.* São observados efeitos adversos agudos em cerca de 14% dos pacientes, incluindo náusea, vômitos, anorexia, febre, irritação local e celulite devido ao extravasamento da droga no local de injeção. A toxicidade tardia consiste em mielodepressão cumulativa e freqüentemente irreversível (64% dos pacientes), estomatite, alopecia e comprometimento renal (20% dos pacientes).

MITOTANO

1-Cloro-2[2,2-dicloro-1-(4-clorofenil)etil]-benzeno, *o,p*′-DDD; Lysodren

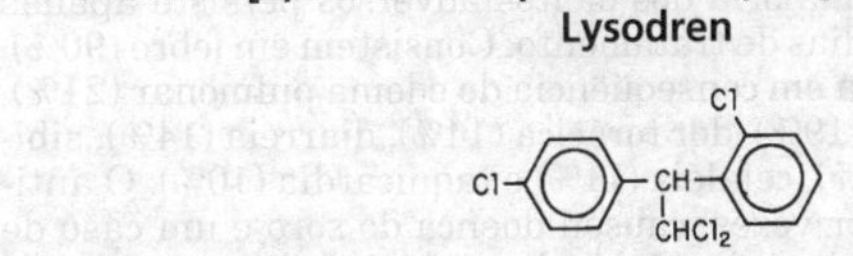

1,1-Dicloro-2-(*o*-clorofenil)-2-(*p*-clorofenil)etano [53-19-0] $C_{14}H_{10}Cl_4$ (320.05).

Preparo — O clorobenzeno é condensado com 2,2-dicloro-1-(*o*-clorofenil)etanol com o auxílio de H_2SO_4.

Descrição — Pó cristalino branco, insípido; leve odor aromático; estável à luz, ao ar e ao calor; funde a cerca de 78°.

Solubilidade — Praticamente insolúvel em água; solúvel em álcool, éter, solvente hexano ou óleos ou gorduras fixos.

Comentários — Em virtude de sua toxicidade para o córtex supra-renal, é aprovado para o tratamento do *carcinoma do córtex supra-renal inoperável.* Quase 50% dos pacientes respondem ao tratamento. O mitotano também é utilizado no tratamento da *síndrome de Cushing.* Os efeitos adversos de insuficiência supra-renal podem exigir reposição com esteróides supra-renais; esses efeitos consistem em anorexia, náusea, vômitos (em 80% dos casos), diarréia, letargia, sonolência (25%), tontura (15%), cefaléia, confusão, astenia, tremores, ataxia, dificuldades da fala, neuropatias, dermatite (15%), hipersensibilidade, rubor, hiperpirexia, hipotensão postural, alopecia, pigmentação, leucopenia, trombocitopenia, hiperbilirrubinemia, albuminúria, cistite hemorrágica, níveis séricos elevados de transaminase, visão embaçada, diplopia, opacidade da lente e retinopatia. A droga deve ser utilizada com cautela na presença de lesão hepática, mielodepressão, dermatite ou neuropatia. É metabolizada no fígado.

MOSTARDA URACÍLICA

5-[Bis(2-cloroetil)amino-2,4(1*H*, 3*H*)-pirimidinodiona, Uramustina; Uracil Mustard

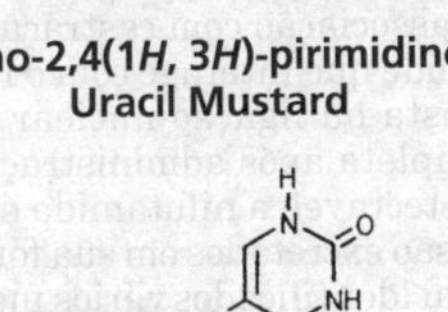

5-[Bis(2-cloroetil)amino]uracil [66-75-1] $C_8H_{11}Cl_2N_3O_2$ (252.10).

Preparo — Utilizando 5-aminouracil, óxido de etileno e cloreto de tionila como reagentes.

Descrição — Pó cristalino bege, inodoro; funde a cerca de 200° com decomposição. Instável em umidade elevada ou veículos aquosos.

Solubilidade — 1 g em mais de 1.000 mL de água ou 50 mL de álcool.

Comentários — Agente alquilante do tipo da mostarda nitrogenada. Trata-se essencialmente de uma droga obsoleta que foi substituída pelo clorambucil, mais eficaz e menos tóxico. Entretanto, continua tendo indicação especial no tratamento da *trombocitose primária*. Outras neoplasias para as quais a droga é algumas vezes utilizada incluem linfomas não-Hodgkin, leucemia linfocítica crônica, leucemia mielocítica crônica, micose fungóide e policitemia vera. Os efeitos adversos mais comuns consistem em náusea, vômitos e diarréia. Ocorrem prurido, dermatite e alopecia parcial, porém com menos freqüência do que com a ciclofosfamida. Raramente, observam-se nervosismo, irritabilidade, depressão, amenorréia e oligospermia. Pode ocorrer mielodepressão, com leucopenia, trombocitopenia e até mesmo anemia, e deve-se monitorizar o quadro hematológico duas vezes por semana durante o primeiro mês de tratamento. A lesão da medula óssea pode ser irreversível quando a dose cumulativa aproxima-se de 1 mg/kg. A rápida involução do tumor pode causar hiperuricemia, com conseqüente nefropatia e insuficiência renal, de modo que os níveis plasmáticos de ácido úrico devem ser determinados regularmente, e o paciente deve ingerir uma grande quantidade de água.

MUROMONAB-CD3

Orthodone OKT3

Anticorpo monoclonal murino (anti-CD3), IgG_{2a}, de duas cadeias, com pesos moleculares de aproximadamente 50.000 e 25.000.

Preparo — O mieloma murino é fundido em linfócitos de animais imunizados, produzindo um hibridoma que passa a secretar anticorpos antígeno-específicos contra o antígeno T3 dos linfócitos T.

Comentários — O anti-CD3 bloqueia os sinais celulares que induzem a proliferação de linfócitos citotóxicos e também induz a remoção dos linfócitos T da circulação. Esse efeito produz reversão da rejeição aguda de aloenxerto no transplante renal e em alguns outros transplantes. Na rejeição de enxerto renal, foi relatado um índice de sucesso de até 94%. A maioria dos efeitos adversos persiste apenas durante os primeiros 2 dias de tratamento. Consistem em febre (90%), calafrios (59%), dispnéia em conseqüência do edema pulmonar (21%), náusea (19%), vômitos (19%), dor torácica (14%), diarréia (14%), sibilos (13%), tremores (13%), cefaléia (11%) e taquicardia (10%). O anticorpo é antigênico e, por vezes, causou doença do soro e um caso de anafilaxia. Foi constatada a ocorrência de várias infecções oportunistas, sendo o herpes simples e as infecções por citomegalovírus as mais comuns.

NILUTAMIDA

5,5-Dimetil-3-[4-nitro-3-(trifluormetil)-2,4-imidazolidinodiona, Nilandron

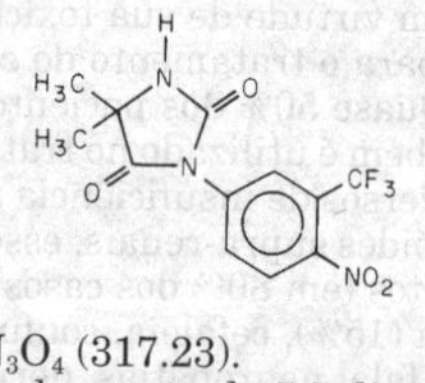

[63612-50-0] $C_{12}H_{10}F_3N_3O_4$ (317.23).

Preparo — Através da reação da 5,5-dimetilidantoína com 5-cloro-2-nitro-α,α,α-trifluortolueno em éter de difenila ou diglimo a 200° com CuO, Cu_2O ou NaOH como agente de condensação. US Pat 5.166.358 (1992).

Descrição — Pó microcristalino bege que sofre fusão a cerca de 154°.

Solubilidade — Livremente solúvel em acetato de etila, acetona, clorofórmio, etanol, cloreto de metileno ou metanol; levemente solúvel em água (<0,1% a 25°).

Comentários — Aprovada para uso no câncer de próstata metastático (estágio D) em associação com castração. Trata-se de um antiandrogênio não-esteróide que interage com o receptor de testosterona e impede a sua resposta ou ligação nuclear aos tecidos-alvo. Sofre absorção rápida e completa após administração oral. Depois de uma fase de distribuição detectável, a nilutamida é extensamente metabolizada, e menos de 2% são excretados em sua forma inalterada na urina dentro de 5 dias. Foram identificados vários metabólitos, um dos quais com 25 a 50% da atividade da droga original. A maior parte da dose administrada (62%) aparece na urina dentro de 120 h após a administração do fármaco. A meia-vida média é de cerca de 45 h após uma dose única. Durante a administração de múltiplas doses (3 × 50 mg duas vezes ao dia), são alcançados níveis no estado de equilíbrio estacionário em 2 a 4 semanas. A nilutamida liga-se às proteínas plasmáticas. A presença de comprometimento hepático grave representa uma contra-indicação a esse fármaco.

Foi relatada a ocorrência de pneumonite intersticial em 2% dos pacientes tratados com esse fármaco. Os sinais de pneumonite apareceram mais freqüentemente nos primeiros 3 meses de tratamento. Aumentos nos níveis séricos das enzimas hepáticas levaram à interrupção do fármaco em 1% dos pacientes. A nilutamida deve ser suspensa se os níveis séricos das enzimas hepáticas aumentarem para 2 ou 3 vezes o limite superior normal. Até metade dos pacientes queixa-se de uma demora na adaptação ao escuro; o uso de óculos escuros parece ajudar nessa situação. O fármaco inibe várias enzimas P-450, e deve-se ter cuidado para monitorizar os fármacos administrados concomitantemente que apresentam metabolismo hepático.

OURO AU — veja Cap. 29.

PACLITAXEL

FK + 506; Taxol

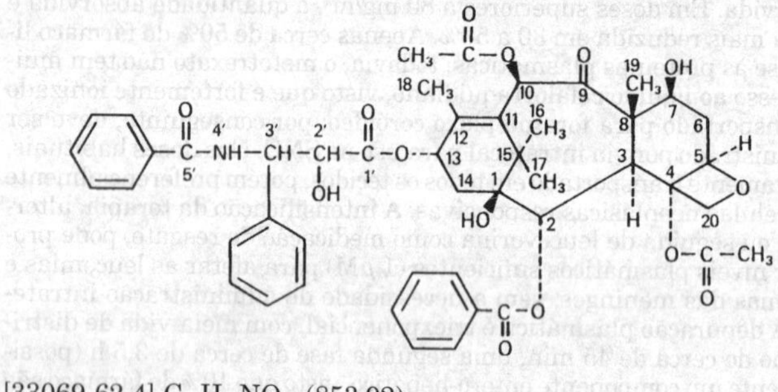

[33069-62-4] $C_{47}H_{51}NO_{14}$ (853.92).

Preparo — Extraído da casca do teixo do Pacífico (*Taxus brevifolia, Taxaceae*).

Descrição — Agulhas brancas que fundem a cerca de 215°, com decomposição.

Comentários — Inibe a mitose ao estabilizar o fuso mitótico e ao promover a sua formação de modo aparentemente inapropriado. O taxol é aprovado para uso no *câncer ovariano;* além disso, possui atividade significativa contra o câncer de mama.

PEGASPARGASE

(Monometoxipolietileno glicol succinimidil)$_{74}$; L-asparaginase; Oncaspar

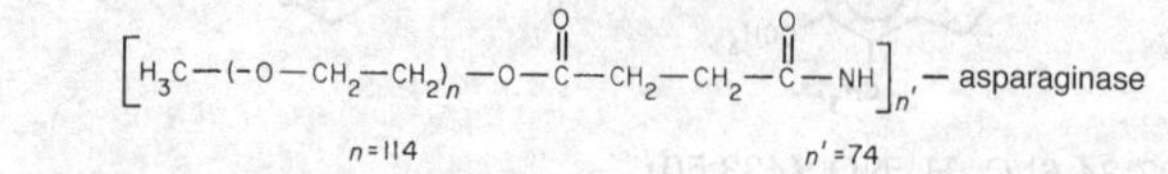

$$[H_3C-(-O-CH_2-CH_2)_n-O-\overset{O}{\overset{\|}{C}}-CH_2-CH_2-\overset{O}{\overset{\|}{C}}-NH]_{n'}-\text{asparaginase} \quad n=114,\ n'=74$$

[130167-69-0].

Preparo — Veja US Pat 4.179.337 (1979).

Descrição — Produto de reação da L-asparaginase (derivada de *E coli*) com anidrido succínico e ésteres com éter monometil polietileno glicol. Possui peso molecular de cerca de 5.000.

Comentários — Aprovada para pacientes com leucemia linfoblástica aguda que necessitam de L-asparaginase, mas que desenvolveram hipersensibilidade a essa droga. Em geral, é utilizada em associação com outros fármacos. Trata-se da enzima L-asparaginase, obtida de *E coli*, que foi modificada covalentemente mediante adição de metoxipolietileno glicol (peso molecular de 5.000 daltons). A rápida depleção da asparagina com a administração de pegaspargase mata as células leucêmicas que necessitam de fontes exógenas de asparagina para seu crescimento. Em pacientes hipersensíveis à asparaginase, dos quais 93% sofreram recidiva após terapia anterior, 50% tiveram uma reindução após múltiplas injeções de pegaspargase, com remissões completas em 36%.

A meia-vida desse fármaco no sangue é de 3 a 6 dias, com volume de distribuição aproximadamente igual ao volume plasmático. A L-asparaginase pode ser detectada no sangue dentro de 15 dias após a administração de pegaspargase. As reações adversas foram relativamente insignificantes, e foi relatada a ocorrência de elevações das enzimas hepáticas, trombose, hiperglicemia e pancreatite em menos de 5% dos pacientes. Foram relatadas reações alérgicas, incluindo exantema e broncoespasmo, em mais de 5% dos pacientes.

PENICILAMINA — Cap. 67.

PENTOSTATINA

(*R*)-3-(2-Desóxi-β-D-*eritro*-pentofuranosil)-3,6,7,8-tetraidroimidazol[4,5-*d*][1,3]diazepin-8-ol, Nipent

[63677-95-2] $C_{11}H_{16}N_4O_4$ (268.27).

Preparo — *J Org Chem* 1982, 47, 3457. Em geral, isolada de *Streptomyces antibioticus.*

Descrição — Cristais brancos que fundem a cerca de 223°; pK_a de 5,2.

Comentários — Inibe a adenosina desaminase, resultando em acúmulo de 2′-desóxiATP. Em conseqüência, ocorre inibição da proliferação celular. Os linfócitos são especialmente sensíveis a esse fármaco. A pentostatina é aprovada para uso na *leucemia de células pilosas refratária ao interferon α.* Hoje em dia, compartilha com o interferon α-2 a posição de droga de escolha no tratamento da *leucemia de células pilosas,* enquanto constitui um fármaco alternativo para uso na *leucemia linfocítica crônica* e na *micose fungóide.* Os efeitos adversos consistem em mielossupressão, algumas vezes com linfocitopenia grave, conjuntivite, panserosite, letargia, coma, toxicidade pulmonar, hiperuricemia e imunossupressão. Podem ocorrer várias infecções, e a do herpes simples é a mais comum.

PIPOBROMANO

1,4-Bis(3-bromo-1-oxopropil)-piperazina, Vercyte

[54-91-1] $C_{10}H_{16}Br_2N_2O_2$ (356.06).

Preparo — Por condensação da piperazina com cloreto de 3-bromopropionila.

Descrição — Pó cristalino branco ou praticamente branco, que funde a cerca de 103°.

Solubilidade — 1 g em 230 mL de água, 35 mL de álcool ou 5 mL de clorofórmio.

Comentários — Agente antineoplásico do tipo alquilante. Seu uso limita-se principalmente ao tratamento da *policitemia vera* e da *leucemia granulocítica crônica.* Entretanto, mesmo nesses distúrbios, não é geralmente tão eficaz quanto modos mais antigos de tratamento. Por conseguinte, é reservado para pacientes que se tornaram refratários à radioterapia e ao bussulfano no caso da leucemia e à flebotomia e ao fosfato radioativo no caso da policitemia vera.

Os efeitos adversos consistem em anemia grave, em parte de natureza hemolítica, e em reticulocitose. A leucopenia e a trombocitopenia resultam da ação do fármaco, porém a contagem de leucócitos deve ser mantida acima de 3.000/mm³, e a das plaquetas, acima de 100.000/mm³. Algumas vezes, verifica-se a ocorrência transitória de náusea, vômitos, cólicas abdominais e diarréia. Por vezes, verifica-se o desenvolvimento de exantema. O fármaco está contra-indicado para pacientes cuja função medular permanece deprimida devido à radioterapia ou a quimioterapia anterior. Não deve ser utilizado durante a gravidez.

PLICAMICINA

Ácido aureólico; Mitramicina; Mithracin

[18378-89-7] $C_{52}H_{76}O_{24}$ (1085.16).

Preparo — Produzida a partir de culturas de *Streptomyces argillaceus, S plicatus* e *S tanashiensis.*

Descrição — Pó cristalino amarelo, inodoro; higroscópico; funde a cerca de 182°.

Solubilidade — Levemente solúvel em água, levemente solúvel em álcool; livremente solúvel em acetato de etila.

Comentários — Antibiótico elaborado em culturas de determinadas cepas de *Streptomyces.* Trata-se de um pó cristalino amarelo, inodoro; higroscópico, levemente solúvel em água e em álcool. Possui várias indicações: liga-se ao DNA rico em guanina e, dessa maneira, inibe a RNA polimerase DNA-dependente. Atua principalmente durante a fase S. A plicamicina é aprovada para uso no tratamento do *carcinoma testicular.* Constitui também uma droga alternativa para a *fase aguda da leucemia mielocítica crônica,* especialmente em combinação com hidroxiuréia. Devido à sua capacidade de suprimir a atividade dos osteoclastos, é freqüentemente utilizada no tratamento da *hipercalcemia maligna* (neoplasias que causam dissolução dos sais ósseos) que não responde ao tratamento convencional e de outras *hipercalcemias refratárias graves.*

A plicamicina é tóxica, e a taxa de mortalidade induzida pela droga varia de 0,09 a 0,7%, dependendo da dose. Os casos fatais resultam de diáteses hemorrágicas em conseqüência de protrombinopenia, trombocitopenia, aumento do tempo de coagulação e do tempo de sangramento e retração anormal do coágulo. Em geral, o episódio hemorrágico começa com epistaxe, mas pode aparecer com a ocorrência de hematêmese. Os efeitos adversos mais comuns consistem em náusea, vômitos, diarréia, anorexia e estomatite. Com menos freqüência, ocorrem febre, rubor facial, exantema, flebite, mal-estar, cefaléia, sonolência, astenia, letargia, depressão, disfunção hepática, insuficiência renal, hipocalciúria, hipopotassemia, hipofosfatemia e leucopenia. Verifica-se a ocorrência de síndrome hemorrágica em cerca de 5% dos pacientes que não recebem mais de 30 μg/kg/dia para até 10 doses, enquanto é observada em cerca de 12% dos casos quando se administram doses mais altas. A plicamicina é localmente tóxica e pode causar necrose e esfacelo se houver extravasamento.

PODOFILOTOXINA — veja RPS-18, Cap. 40.

PORFIMER SÓDICO

Oligômero de polimorfina contendo ligações éster e éter; Photofrin

$R = -CH(OH)CH_3$ ou $-CH{=}CH_2$; $n = 0–6$

[87806-31-1].

Preparo — Veja US Pat 4.649.151 (1987).

Descrição — O produto purificado é uma mistura de oligômeros formados por ligações éster e éter a até oito unidades de porfirina, com agregados de peso molecular combinado de cerca de 10^5.

Solubilidade — O produto reconstituído deve ser protegido do calor e da luz e utilizado imediatamente. ***NÃO MISTURAR*** com outros fármacos na mesma solução.

Comentários — Aprovado para terapia fotodinâmica do câncer de esôfago obstrutivo. É injetado por via intravenosa, com depuração dentro de 40 a 70 h. É retido em alguns tecidos, notavelmente o baço, o fígado e a pele e o tumor. A seguir, utiliza-se laser num comprimento de onda de 630 nm para irradiar o esôfago. A droga presente é excitada pela luz e inicia a produção de espécies de oxigênio reativas. Essas espécies causam lesão dos tecidos e também induzem a necrose do tumor através de isquemia mediada pela produção de tromboxano A2 e oclusão vascular. Em um estudo clínico de 17 pacientes com câncer de esôfago obstrutivo, 93% tiveram uma resposta objetiva após a terapia, e 65% obtiveram benefício clinicamente importante.

Após uma dose de 2 mg/kg, a meia-vida de eliminação foi de 250 h. Cerca de 90% do fármaco ligam-se às proteínas no soro. Os pacientes tratados com porfimer são fotossensíveis e devem ter cuidado para permanecer protegidos da luz solar e da luz artificial intensa durante um período mínimo de 30 dias. Foram observados efeitos colaterais graves em menos de 5% dos pacientes.

PREDNISONA — Cap. 77.

PROPIONATO DE TESTOSTERONA — veja RPA-19, Cap. 57.

RESINA PODOFÍLICA — Cap. 65.

SARGRAMOSTIMA

Para a monografia completa, veja Cap. 67.

Comentários — Glicopeptídio de cadeia simples contendo 127 aminoácidos, com substituição da leucina na posição 23. A sargramostima é produzida por levedura. A droga é purificada a partir de culturas de levedura primariamente por meios cromatográficos. A sargramostima é aprovada para aceleração da recuperação da medula óssea em todos os pacientes com doença de Hodgkin, linfoma não-Hodgkin e leucemia linfocítica aguda submetidos a transplante de medula autóloga, bem como para uso em todos os pacientes submetidos a transplantes de medula óssea alogênica ou autóloga nos quais o enxerto falhou ou é tardio. O fator de estimulação de colônias de granulócitos-macrófagos (GM-CSF) estimula a produção de eosinófilos, monócitos, macrófagos e neutrófilos por células progenitoras relativamente não-comprometidas. Além disso, prolonga a sobrevida dos leucócitos e aumenta a fagocitose, a quimiotaxia e a citotoxicidade mediada por células.

Em geral, é bem tolerada; o efeito adverso mais comum consiste em dor óssea. Os efeitos dermatológicos adversos podem ser devidos a um aumento dos neutrófilos. Essas reações incluem dermatose neutrofílica febril aguda, vasculite leucoblástica e psoríase exacerbada. Foi também documentada a ocorrência de esplenomegalia, possivelmente devido a mielopoese extramedular. Foram relatados efeitos raros de pericardite, infiltrados pulmonares eosinofílicos, síndrome de extravasamento capilar e inflamação no local de injeção. Os estudos clínicos realizados identificaram anticorpos anti-sargramostima em alguns pacientes, os quais podem acelerar a depuração do fármaco. A meia-vida é de cerca de 2 h. Em geral, a sargramostima é administrada por infusão intravenosa durante 2 h, mas pode ser administrada por via subcutânea. Não deve ser administrada dentro de 24 h após quimioterapia mielossupressora.

SULFATO DE BLEOMICINA

Blenoxane

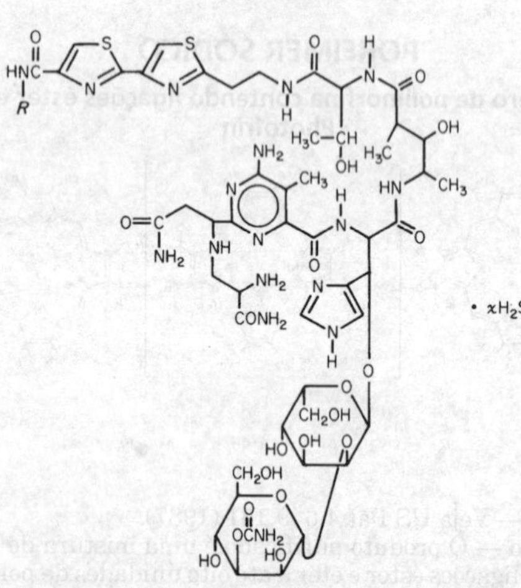

(Principal componente: Bleomicina A_2, em que *R* é $(CH_3)_2S^+CH_2CH_2CH_2-$)

Sulfato de Bleomicina (sal) [9041-93-4].

Uma mistura dos sais de sulfato de um grupo de antibióticos glicopeptídicos básicos relacionados, notavelmente bleomicina A_2 e bleomicina B_2, obtidos de culturas de *Streptomyces verticillus*; a bleomicina A_2 é o principal componente da bleomicina de uso clínico.

Preparo — Para a purificação e a separação das bleomicinas, veja Umezawa *et al, J Antibiot* 1966, 19:200, 210, bem como Takita *et al., ibid* 1968, 71:79 e 1969, 22:237.

Descrição — Pó de cor creme, higroscópico.

Solubilidade — Solúvel em água; muito pouco solúvel em álcool.

Comentários — Causa fragmentação do DNA e também inibe a incorporação da timidina ao DNA. Interrompe a progressão das células através das fases G_2 e M do ciclo celular. A despeito dessas ações, possui pouco efeito sobre a medula óssea, uma característica que lhe confere uma utilidade especial em combinações de fármacos. Sua seletividade parece estar relacionada à sua distribuição. A bleomicina é aprovada para tratamento paliativo de *linfomas, carcinoma testicular* e *carcinoma de células escamosas.* Componente de todas as três combinações preferidas no tratamento do *carcinoma testicular* e de duas combinações para o câncer cervical. É incluída em uma das duas preparações preferidas para o tratamento do *carcinoma de células escamosas da cabeça e pescoço.* Além disso, tem sido utilizada com sucesso no tratamento dos carcinomas escamosos da pele, pênis e vulva. Trata-se de um componente de duas das cinco combinações preferidas para a *doença de Hodgkin.* É também um componente de quatro das sete combinações preferidas no tratamento do linfoma linfocítico difuso. Foi constatada a sua eficácia contra o sarcoma de células reticulares, linfossarcoma, coriocarcinoma e teratocarcinoma. É também eficaz contra as *verrugas comuns.*

A bleomicina é tóxica, e 10 a 40% dos pacientes desenvolvem pneumonite que progride para fibrose pulmonar; 1% dos pacientes tratados com bleomicina morre de complicações pulmonares. O efeito tem mais tendência a ocorrer em pacientes idosos ou naqueles que receberam um total de 400 U. A droga deve ser utilizada com extrema cautela na presença de doença pulmonar. Além disso, ocorrem hiperpirexia aguda e colapso cardiorrespiratório, sobretudo em pacientes com linfomas; por esse motivo, os pacientes portadores de linfomas recebem duas doses-teste de 5 U ou menos e são observados durante um dia antes de iniciar o tratamento. Os fármacos anticalmodulina (por exemplo, trifluperazina) aumentam a toxicidade letal. A bleomicina costuma causar náusea, vômitos, calafrios e febre e, na metade dos pacientes, provoca eritema e hiperceratose, que algumas vezes progride para a vesicação. Outros efeitos adversos ocasionais incluem descamação cutânea, hiperestesia, confusão, vertigem, prurido, hipersensibilidade, alopecia e úlceras aftosas. A toxicidade cutânea tem mais probabilidade de ocorrer quando a dose cumulativa total excede 150 U.

A bleomicina é pouco absorvida por via oral e também é inativada no intestino e no fígado. Por conseguinte, deve ser administrada por via parenteral. O fármaco atinge concentrações mais altas em determinadas neoplasias (mais os carcinomas do que os sarcomas), nos pulmões e na pele do que em outros tecidos, o que explica a sua seletividade e os locais de toxicidade. Nos tecidos, a droga parece ser desaminada e, possivelmente, também hidrolisada por peptidases. A destruição enzimática é menor nos tecidos onde são alcançadas concentrações mais altas. Sessenta a 70% são excretados na urina. Em pacientes com função renal normal, a meia-vida de eliminação é de cerca de 2 h; na insuficiência renal, a meia-vida pode atingir 21 h. Deve-se ter cautela na presença de comprometimento renal.

SULFATO DE VIMBLASTINA

Sulfato de vincaleucoblastina (1:1) (sal); Velban

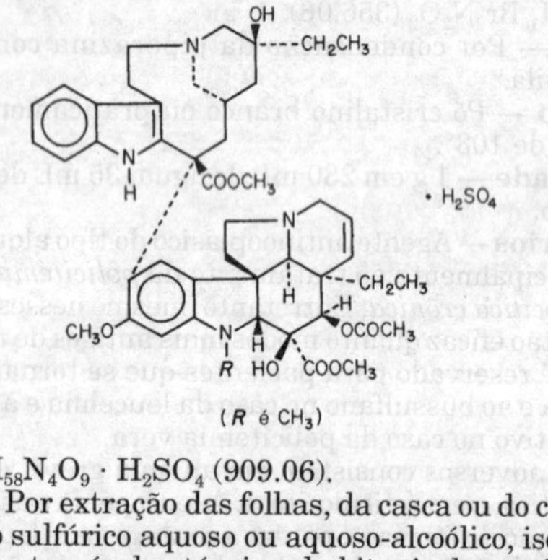

(*R* é CH_3)

[143-67-9] $C_{46}H_{58}N_4O_9 \cdot H_2SO_4$ (909.06).

Preparo — Por extração das folhas, da casca ou do caule de *Vinca rosea* com ácido sulfúrico aquoso ou aquoso-alcoólico, isolando o alcalóide do extrato através das técnicas habituais de precipitação e solvente e purificação por cromatografia em óxido de alumínio. A conversão ao sulfato (1:1) pode ser efetuada mediante dissolução do alcalóide numa quantidade equimolar de H_2SO_4 diluído e evaporação ou precipitação com solvente orgânico apropriado. US Pat 3.097.137.

Descrição — Pó cristalino ou amorfo, branco a ligeiramente amarelo; inodoro; higroscópico.

Solubilidade — Livremente solúvel em água.

Comentários — Interfere na organização dos microtúbulos ao se combinar com a tubulina; o resultado consiste na interrupção da mitose em metáfase. Entretanto, há também evidências de que a vimblastina exerce seu efeito antineoplásico ao interferir no metabolismo do glutamato e do aspartato. O espectro antineoplásico e a toxicidade são muito diferentes dos da vincristina, que também interage com a tubulina. A vimblastina é aprovada para uso na *doença de Hodgkin avançada,* no *linfoma linfocítico* e *histiocítico,* na *micose fungóide,* no *câncer testicular* e no *sarcoma de Kaposi.* Constitui um componente de combinações de primeira escolha para o tratamento do *carcinoma testicular,* da *doença de Hodgkin* e do *câncer da bexiga.* Constitui um agente alternativo para o *coriocarcinoma, carcinoma de células escamosas da cabeça e pescoço, carcinoma de células renais, neuroblastoma, tumores cerebrais, carcinoma cervical, sarcoma de Kaposi, melanoma* e *micose fungóide.* Além disso, tem sido utilizada no tratamento do linfossarcoma, linfoma linfocítico, sarcoma de células reticulares e doença de Letterer-Siwe. Essa droga é sujeita a resistência pleiotrópica.

Trata-se de um agente imunossupressor secundário (eferente), embora não tenha sido explorado para essa finalidade.

Dentro de 4 a 6 h após a sua administração, observam-se náusea, vômitos, cefaléia e parestesias, que persistem por 2 a 10 h. Pode ocorrer broncoespasmo grave, especialmente quando foi administrada mitomicina. Além disso, podem ocorrer diarréia, constipação, íleo adinâmico, anorexia e estomatite, que são premonitórios dos efeitos neurotóxicos do fármaco, como cefaléia intensa, mal-estar, depressão mental, parestesias e perda dos reflexos tendíneos profundos. Ocorre neurotoxicidade em 5 a 20% dos casos, mais freqüentemente quando são utilizadas doses maiores. Por vezes, a lesão do SNC é permanente quando são utilizadas doses excessivas. Foi relatada a ocorrência de cegueira e morte. Cerca de 30 a 60% dos pacientes apresentam alopecia, que é geralmente reversível. A mielodepressão leve com leucopenia é observada numa alta percentagem de pacientes e pode exigir a interrupção do fármaco. Os trombócitos são menos afetados, a não ser que outros agentes trombocitogênicos também estejam sendo administrados ou tenham sido utilizados recentemente. É raro haver anemia. Deve-se efetuar um hemograma semanalmente. A vimblastina é localmente tóxica, e deve-se evitar o extravasamento. Pode causar flebite no local de injeção. Pode ocorrer secreção inapropriada de HAD. É teratogênica em animais e, provavelmente, não deve ser utilizada durante o primeiro trimestre de gravidez.

No plasma, cerca de 75% estão ligados às proteínas. Exibe cinética de três compartimentos, tendo a segunda fase uma meia-vida de 1 a 1,5 h e meia-vida de eliminação de 18 a 40 h. A vimblastina é metabolizada, em grande parte, pelo fígado, e deve-se reduzir a dose em 50% nos pacientes que apresentam comprometimento da função hepática.

SULFATO DE VINCRISTINA

Sulfato de 22-oxo-vincaleucoblastina (1:1) (sal);
Oncovin; Vincasar PFS

Sulfato de leucocristina (1:1) (sal) [2068-78-2] $C_{46}H_{56}O_{10} \cdot H_2SO_4$ (923.04).

A estrutura é igual à do *Sulfato de Vimblastina,* exceto que o *R* é CHO, um aldeído.

Preparo — Com modificações apropriadas na parte cromatográfica do processo, o sulfato de vincristina pode ser preparado conforme descrito anteriormente para o *Sulfato de Vimblastina.* US Pat 3.205.220.

Descrição — Pó amorfo ou cristalino branco a ligeiramente amarelo; inodoro; higroscópico.

Solubilidade — Livremente solúvel em água.

Comentários — Combina-se com a proteína tubulina e impede a organização dos microtúbulos, interrompendo assim diversos processos celulares, incluindo a formação do fuso e a mitose. A síntese de RNA e de proteínas também é suprimida. A vincristina é aprovada para uso nos *linfomas de Hodgkin, rabdomiossarcoma, neuroblastoma* e *tumor de Wilms.* O alcalóide é o segundo agente antineoplásico mais amplamente utilizado. Mostra-se particularmente útil no tratamento das neoplasias hematológicas. É um componente de 27 combinações de primeira escolha para tratamento da *leucemia linfocítica aguda, fase aguda da leucemia mielocítica crônica, doença de Hodgkin, linfoma não-Hodgkin, linfoma de Burkitt, linfoma histiocítico difuso, linfoma folicular, carcinoma cervical, carcinoma broncogênico de pequenas células, tumor de Wilms, meduloblastoma, sarcomas de tecidos moles, sarcoma de Ewing* e *rabdomiossarcoma embrionário.* Trata-se de um agente alternativo para o tratamento do *carcinoma de mama, carcinoma cervical, carcinoma testicular, glioblastoma, neuroblastoma* e *leucemia linfocítica crônica.* Alguns especialistas preferem utilizar esse fármaco apenas para induzir remissões, e não a manutenção, visto que o seu uso crônico favorece a neurotoxicidade. Ocorre resistência cruzada a outros fármacos devido à resistência pleiotrópica.

A vincristina difere da maioria dos outros agentes antineoplásicos devido à freqüente ausência de mielodepressão, razão pela qual é utilizada em combinações. Entretanto, pode ocorrer leucopenia, e devem-se efetuar contagens dos leucócitos antes da administração de cada dose. Em geral, o tratamento é limitado pelos efeitos neurotóxicos. Usualmente, os efeitos adversos começam com náusea, vômitos, constipação, cólicas abdominais e perda de peso, que são rapidamente reversíveis. Pode ocorrer broncoespasmo grave, especialmente nos casos em que foi administrada mitomicina. A vincristina também pode causar reações lentamente reversíveis, como alopecia e neuropatia periférica. Podem ocorrer efeitos neuropáticos graves, incluindo perda dos reflexos tendíneos profundos, dor neurítica, dormência dos membros, cefaléia, ataxia e defeitos visuais; podem ocorrer paresia ou paralisia e atrofia de certos músculos extensores. Pode ocorrer paralisia dos nervos cranianos 2, 3, 6 e 7. As neuropatias persistem por vários meses. Além disso, pode-se verificar a ocorrência transitória de hipertensão grave, agitação ou depressão mental. A droga é localmente tóxica, e deve-se evitar o extravasamento. É melhor administrá-la no tubo para solução intravenosa.

É rapidamente depurada do sangue. Exibe cinética de três compartimentos, com meias-vidas de 0,08, 2,3 e 85 h. Ocorre secreção de 70% na bile. Na icterícia obstrutiva ou na presença de comprometimento da função hepática, a toxicidade é maior, devendo-se reduzir a dose em 50%. Cerca de 12% do fármaco são excretados na urina. A vincristina não penetra no cérebro, razão pela qual não pode ser utilizada para as leucemias do SNC.

SULFATO DE VINDESINA

Eldisine

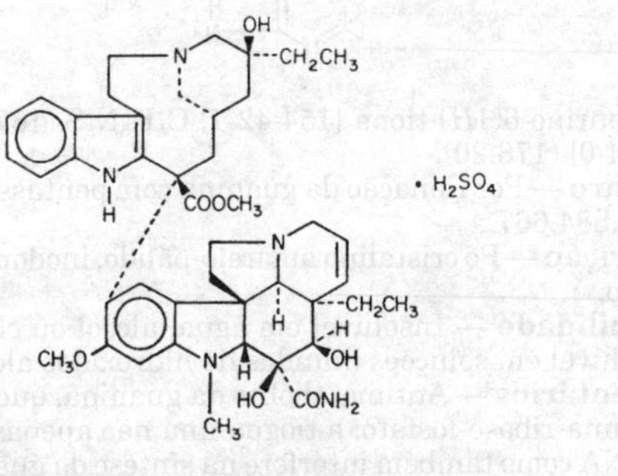

[59917-39-4] $C_{43}H_{55}N_5O_7 \cdot H_2SO_4$ (852.01).

Preparo — Derivado semi-sintético da vimblastina obtido de *Catharanthus. J Med Chem* 1978, 21:88.

Descrição — Cristais brancos que fundem a cerca de 230° (base).

Solubilidade — pH (solução reconstituída para injeção) de 4,2 a 4,5; o pH acima de 6 precipita a base livre.

Comentários — Droga experimental que combina as propriedades terapêuticas e tóxicas da vincristina e da vimblastina. Mostra-se ativa contra a *leucemia linfocítica aguda resistente à vinca,* a *crise blástica da leucemia mielocítica crônica,* o *melanoma,* os *linfomas de Hodgkin* e *não-Hodgkin* e o *carcinoma de mama.* Em associação com a cisplatina, é particularmente eficaz no tratamento do *carcinoma broncogênico de células não-pequenas.* A toxicidade consiste em náusea e vômitos ocasionais; broncoespasmo grave, especialmente na presença de mitomicina; mielossupressão comum, porém moderada (especialmente leucopenia, alopecia, constipação, íleo, mialgias, parestesias, fraqueza, calafrios e febre ocasionais); flebite e, raramente, confusão e cansaço. A vindesina é pouco absorvida por via oral. Exibe farmacocinética de três compartimentos, com meias-vidas de 2 min, 1 h e 24 h.

TAMOXIFENO — Cap. 77.

TENIPOSIDA

[5*R*-[5α,5aβ,8aα,9β(*R)]]-5,8,8a,9-tetraidro-5-(4-hidróxi-3,5-dimetoxifenil)-9-[[4,6,*O*-(2-tienilmetileno)-β-D-glicopiranosil]óxi]-furo[3′,4′:6,7]nafto[2,3-*d*]-1,3-dioxol-6(5a*H*)-ona, Vee M-26**

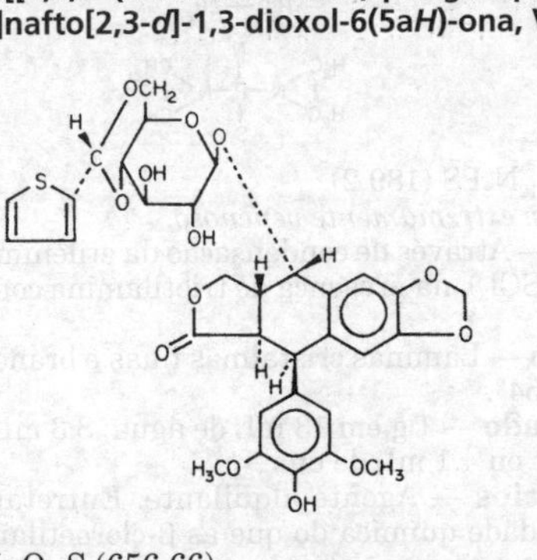

[29767-20-2] $C_{32}H_{32}O_{13}S$ (656.66).

Preparo — Derivado semi-sintético da podofilotoxina.

Descrição — Cristais brancos que fundem a cerca de 245°.

Comentários — Fármaco relacionado à podofilotoxina, semelhante à etoposida na sua atividade antineoplásica. Interrompe o ciclo celular na fase S final e na fase G_2. A teniposida é aprovada para uso na *leucemia linfocítica aguda refratária.* Trata-se de um agente alternativo para o tratamento do *linfoma histiocítico difuso, doença de Hodgkin, linfoma não-Hodgkin, leucemia linfocítica aguda, LMA, câncer de mama* e *neuroblastoma.* Os principais efeitos adversos (leucopenia, trombocitopenia, etc.) resultam de mielossupressão; entretanto, ocorrem também hipotensão, tromboflebite e anafilaxia. A droga não é absorvida por via oral. No plasma, liga-se quase totalmente às proteínas. É eliminada principalmente por metabolismo hepático, com meia-vida de 8 a 24 h.

TESTOLACTONA — veja RPS-19, Cap. 57.

TIOGUANINA

2-Amino-1,7-diidro-6*H*-purino-6-tiona, Tabloid

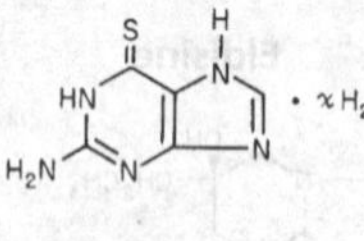

2-Aminopurino-6(1*H*)-tiona [154-42-7] $C_5H_5N_5S$ (167.19); *hemiidrato* [50322-14-0] (176.20).

Preparo — Por tionação da guanina com pentassulfeto de fósforo. US Pat 2.884.667.

Descrição — Pó cristalino amarelo-pálido, inodoro ou praticamente inodoro.

Solubilidade — Insolúvel em água, álcool ou clorofórmio; livremente solúvel em soluções diluídas de hidróxidos alcalinos.

Comentários — Antimetabólito da guanina, que é convertido em 6-tioguanina-ribose-fosfato; a tioguanina não apenas se incorpora ao DNA e RNA como também interfere na síntese da guanina. Atua principalmente na fase S do ciclo celular, mas também impede, em última análise, a replicação celular. Promove também a diferenciação de algumas células cancerosas. Suas ações são muito semelhantes às da mercaptopurina, que é, em parte, convertida em tioguanina, ocorrendo resistência cruzada entre os dois fármacos; todavia, suas ações e usos não são idênticos. A tioguanina é aprovada para tratamento da *leucemia não-linfocítica aguda*. Com outros fármacos, constitui um componente de combinações de escolha para tratamento das *LMA* e da *fase aguda da leucemia granulocítica crônica*. Constitui um agente alternativo para uso na *leucemia linfocítica aguda*. Algumas vezes, é utilizada na fase estável da *leucemia mielocítica crônica*. Trata-se também de um potente *agente imunossupressor*; entretanto, a posição que ocupa nessa categoria ainda não foi definida. A tioguanina tem sido utilizada especialmente no tratamento da *nefrose* e dos *distúrbios vasculares do colágeno*.

Os efeitos adversos são praticamente iguais aos da mercaptopurina (veja anteriormente), exceto que a incidência de toxicidade GI é menor, e não ocorre interação adversa com o alopurinol.

A tioguanina é metabolizada quase totalmente no corpo; o grupo 6-tiol é metilado e o grupo 8-amino removido para produzir 6-metilmercaptopurina. A xantina oxidase não está envolvida.

TIOTEPA

1,1′,1″-Fosfinotioilidinetris-aziridina, Trietilenofosforamida; Thioplex

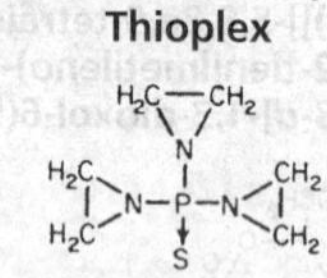

[52-24-4] $C_6H_{12}N_3PS$ (189.2).

Precauções: extremamente venenoso.

Preparo — Através de condensação da etilenimina com cloreto de tiofosforila ($PSCl_3$), na presença de trietilamina como receptor de ácido.

Descrição — Lâminas cristalinas finas e brancas; leve odor; funde a cerca de 54°.

Solubilidade — 1 g em 13 mL de água, 8,3 mL de álcool, 1,9 mL de clorofórmio ou 4,1 mL de éter.

Comentários — Agente alquilante. Entretanto, possui muito menos reatividade química do que as β-cloroetilaminas e, portanto, tem baixo grau de irritação local e carece de propriedades vesicantes. Por esse motivo, o tiotepa é, hoje em dia, utilizado principalmente para aplicação local, visto que é apropriado nessas condições. É aprovado para uso no *adenocarcinoma de mama e de ovário*. A instilação local na bexiga para o *carcinoma papilar* é algumas vezes eficaz. Além disso, pode ser instilado em outras cavidades para controlar derrames serosos em conseqüência de certas neoplasias. Por vezes, pode ser infiltrado diretamente nos tumores, sobretudo nas lesões obstrutivas. Quando administrado por via sistêmica, a toxicidade medular é imprevisível, de modo que esse uso é perigoso, e por isso tornou-se quase obsoleto para tratamento sistêmico. A neoplasia para a qual continua sendo uma possível escolha como último recurso é o *rabdomiossarcoma embrionário*.

Os efeitos adversos locais incluem dor local, exsudação e perfuração ocasional através da lesão. O efeito adverso sistêmico mais grave consiste em mielodepressão, caracterizada por neutropenia, trombocitopenia e anemia geralmente de baixo grau. É essencial monitorizar as contagens de células sangüíneas. Os efeitos podem não aparecer durante 5 a 30 dias, o que complica o tratamento. A incidência de anorexia, náusea e vômitos não é tão comum quanto a observada com outros agentes alquilantes. Podem ocorrer cefaléia, tontura, febre e sensação de aperto na garganta. A destruição celular maciça pode resultar em hiperuricemia, sendo possível a ocorrência de cristalúria e oligúria. A hipersensibilidade não é comum; entretanto, podem ocorrer urticária, erupção cutânea e até mesmo anafilaxia. Foi relatada uma depressão na espermatogênese e na função ovariana. Podem ocorrer efeitos colaterais sistêmicos com a instilação local do fármaco. O tiotepa é excretado, em grande parte, em sua forma inalterada, de modo que a dose deve ser reduzida na presença de insuficiência renal. É contra-indicado em caso de mielodepressão prévia ou gravidez.

TRETINOÍNA

Vesanoid

Para a monografia completa, veja Cap. 65.

Comentários — Aprovada para indução de remissão em pacientes com leucemia pró-mielocítica aguda exibindo a translocação t(15:17) e que são refratários à terapia com antraciclina ou que sofreram recidiva após essa terapia. Trata-se de um ácido trans-retinóico relacionado à vitamina A. Induz a diferenciação das células pró-mielocíticas e pode induzir remissões completas. Quando foi administrada diariamente por um período de até 90 dias, induziu remissões completas em 50 a 80% dos pacientes que sofreram recidiva. Produz leucocitose em cerca de 40% dos casos.

Uma dose única de 45 mg/m² produz concentrações sangüíneas máximas em cerca de 1,5 h; > 95% ligam-se às proteínas plasmáticas, em grande parte à albumina. Cerca de 65% de uma dose aparecem na urina dentro de 72 h, e cerca de 30% aparecem nas fezes dentro de 6 dias. O citocromo P-450 está envolvido na ativação metabólica da tretinoína, e foram identificados vários metabólitos. O metabolismo é induzível, e os níveis sangüíneos diminuem em cerca de um terço depois de 1 semana de tratamento contínuo. O tratamento prévio com cetoconazol resultou num aumento de 72% na ASC da tretinoína.

Quase todos os pacientes apresentam reações adversas características da ingestão de altas doses de vitamina A, incluindo febre, cefaléia, secura da pele, dor óssea, mal-estar, desconforto torácico, edema, CID, etc. A tretinoína pode induzir hipertensão intracraniana benigna. Os sintomas incluem cefaléia, náusea e distúrbios visuais. Foi relatada a ocorrência de hemorragia GI, dor, diarréia e constipação.

VACINA BCG

BCG TICE; TheraCys, BCG Vivo (intravesical)

Preparo — TICE é uma preparação de cultura da cepa Bacillus de Calmette e Guerin (BCG) viva atenuada do *Mycobacterium*. A cultura cresce em meio contendo glicerina, asparagina, ácido cítrico, fosfato de potássio, sulfato de magnésio e citrato de amônio ferro. Antes do congelamento-secagem, adiciona-se lactose. Cada 10^8 unidades formadoras de colônias (CFU) é equivalente a cerca de 50 mg de peso líquido.

TheraCys é uma suspensão congelada-seca da mesma bactéria desenvolvida em meio de Sauton (à base de batata e glicerina). Cada 10^9 de CFU pesa aproximadamente 80 mg.

Veja Guerin C, *The History of BCG in BCG Vaccines: Tuberculosis-Cancer*, Rosenthal SR, ed, Littleton, MA:PSG, 1980.

Comentários — Aprovada para o tratamento do câncer primário de bexiga. A BCG TICE é congelada seca e atenuada, enquanto a TheraCys é viva; todavia, ambas são utilizadas por instilação intravenosa na bexiga. O mecanismo exato de ação permanece desconhecido, porém a instilação de BCG produz uma resposta inflamatória, com infiltração dos leucócitos na bexiga. Essa resposta está associada a uma erradicação ou redução das lesões carcinomatosas superficiais. Em estudos clínicos, cerca de 50% dos pacientes tratados com BCG TICE tiveram uma resposta completa e mostraram-se livres da doença; cerca de 75% apresentaram resposta positiva. Nos pacientes com carcinoma *in situ*, tratados com TheraCys, cerca de 71% tiveram uma boa resposta clínica.

A vacina BCG não deve ser administrada a pacientes com comprometimento do sistema imune ou que estão sendo tratados com fármacos imunossupressores. Ocorreram mortes devido ao BCG sistêmico, e deve-se interromper a terapia se o paciente apresentar mal-estar e febre alta ou persistente.

Apêndice 86.1 Drogas Órfãs[a]

NOME GENÉRICO	FABRICANTE (NOME COMERCIAL)	USO
Ácido *cis*-retinóico	Ligand Pharm	Leucemia pró-mielocítica
Agente de contraste microvesicular	Cav-Com (Filmix-Neurosonographic contrasting agent)	Localização de tumores cerebrais
Aldesleucina	Chiron (Proleukin)	Melanoma e câncer de células renais
Alopurinol (injeção)	Glaxo-Wellcome (Zyloprim)	Leucemias, linfomas e tumores em pacientes que não podem tolerar a preparação oral
Altretamina	US Bioscience (Hexalen)	Carcinoma ovariano
Amifostina	US Bioscience (Ethyol)	Quimioprotetor para a cisplatina no melanoma e carcinoma ovariano e para ciclofosfamida no carcinoma ovariano
Anagrelida	Roberts Pharm (Angrelin)	Trombocitose, trombocitemia e policitemia vera
Anticorpo 520C9×22	Medarex	Seroterapia do câncer ovariano
APL 400-020	Apollon	Linfoma de células T cutâneo
Arcitumomab	Immunomedics	Localização de carcinoma metastático da tireóide
B1 MAb-iodo I131	Coulter Pharm	Linfoma de células B não-Hodgkin
Beta-aletina	Dovetail Tech	Mieloma múltiplo
Bromodesoxiuridina	NeoPharm	Sensibilizador de radiação para o câncer cerebral
Bussulfano	Orphan Med/Sparta (Busulfanex)	Preparação para transplante ósseo em neoplasias malignas
Citarabina encapsulada em depofoam	Depo Tech Corp	Meningite neoplásica
Cladribina	RW Johnson Res (Leustatin)	Leucemias mielóide aguda, de células pilosas e linfocítica crônica, linfoma não-Hodgkin
Clodronato dissódico	Discovery Exp/Dev	Hipercalcemia em neoplasias malignas
Clodronato dissódico tetraidrato	Leiras Pharm (Bonefos)	Reabsorção óssea na neoplasia maligna
Concentração de Citrato Trissódico	Hemotec Medical (Hemocitrate)	Leucoforese
Cumarina	Praevomed GmBH (Oncastat)	Carcinoma renal
DAB389IL-2	Seragen	Linfoma de células T
2′-Desoxicitidina	S Grant, MD	Leucemia mielógena aguda
Dexrazoxano	Pharmacia & Upjohn (Zinecard)	Prevenção da miocardiopatia por antraciclina
Dissacarídio tripeptídio glicerol dipalmitoil	ImmunoTherapeutics (Immther)	Metástase de adenocarcinoma colorretal
Exemestano	Pharmacia & Upjohn	Metástase de câncer de mama
Extrato de Serratia Marcescens (Polirribossomos)	Cell Technology	Tumores cerebrais primários
FGN-1	Cell Pathways	Controle da polipose adenomatosa do colo
Filgrastim	Amgen (Neupogen)	Neutropenia devido a quimioterapia mieloablativa ou mielossupressora
Fluorouracila	Hoffman La Roche	Carcinoma esofágico
Fluorouracila	Lederle (Adrucil)	Adenocarcinoma metastático do colo ou do reto
Fosfato de fludarabina	Berlex (Fludara)	Linfoma não-Hodgkin e leucemia linfocítica crônica
Gene adenoviral MART-1	Genzyme	Terapia do melanoma maligno
Gene do vírus do herpes simples	Genetic Therapy	Tumores cerebrais
Gossipol	MM Reidenberg, MD	Câncer do córtex supra-renal
Idarrubicina	Pharmacia & Upjohn	Leucemia mielógena crônica e síndromes mielodisplásicas
Idoxuridina	NeoPharm	Sarcomas
Ifosfamida	Bristol-Myers Squibb (Ifex)	Sarcomas do osso e dos tecidos moles e câncer testicular
Imexon	Amplimed	Mieloma múltiplo
MAb murino In-111 (2b8-Mx-dtpa) e MAb murinoY-90 (2b8-Mx-dtpa)	IDEC-Pharm	Linfomas de células B não-Hodgkin —
Imunotoxina ST1-RTA (SR 44163)	Sanofi Winthrop	Leucemias de células B
Injeção de idarrubicina	Adira/Pharmacia & Upjohn (Idamycin)	Leucemia mielógena aguda e leucemia linfoblástica aguda
Injeção de melfalano	Glaxo-Wellcome (Alkeran)	Mieloma múltiplo
Injeção de nitrato de gálio	Solopak (Ganite)	Hipercalcemia de neoplasias malignas
Interferon alfa-2a	Hoffmann-La Roche (Roferon A)	Leucemia mielógena crônica
Interferon alfa-2b (recombinante)	Schering (Infron A)	Sarcoma de Kaposi na AIDS
Interferon beta (recombinante)	Biogen/(R-IFN-beta) Serono (Rebif)	Sarcoma de Kaposi na AIDS, linfoma de células T cutâneo e melanoma maligno, câncer de células renais avançado e tumores cerebrais primários
Interleucina-2	Hoffman-La Roche (Teceleukin)	Câncer de células renais avançado e melanoma maligno
Interleucina-2 recombinante encapsulada em lipossomo	Biomira	Tumores do SNC e cânceres renais com interleucina-2
Interleucina-11	Genetics	Evita a trombocitopenia induzida por quimioterapia
L-asparaginase de erwina	Proton (Erwinase)	Leucemia linfocítica aguda
Leucovorina	Glaxo-Wellcome/Immunex/ (Leucovorin Calcium)	Câncer colorretal avançado e osteossarcoma
Mab-B34,13	AltaRex (Ovarex Mab-B43, 13)	Carcinoma ovariano
Mab (IgG2a) murino com tecnécio Tc-99m contra células B	Immunomedics (Lymphoscan)	Imageamento de leucemias de células B e linfomas
Mab murino antimelanoma com tecnécio Tc-99m	NeoRx (Oncatrac Melanoma Imaging Kit)	Imageamento do melanoma maligno

Apêndice 86.1 Drogas Órfãs[a] (Cont.)

NOME GENÉRICO	FABRICANTE (NOME COMERCIAL)	USO
Mab murino com Tc-99m contra hAFP	Immunomedics (Immuraid, hAFP-Tc99m)	Detecção de câncer hepático e câncer de células germinativas
MAb murino conjugado com ricina (bloqueado) Anti (CD6)	ImmunoGen	Linfomas de células T e leucemias
Mab murino contra hCG com tecnécio Tc-99m	Immunomedics (Immuraid, hCG-Tc99m)	Imageamento de tumores produtores de hCG
Mab murino iodo I123	Immunomedics	Detecção e tratamento de hepatocarcinomas de alfa-fetoproteína e tumores produtores de alfa-fetoproteína
Mab murino iodo I123 contra hCG	Immunomedics	Detecção e tratamento de tumores produtores de hCG
MAb murino iodo I131 IgG2A contra células B	Immunomedics (Immurait L1-2-I-131)	Leucemia de células B e linfoma de células B
Mab PM-81 e AML-2-23	Medarex	Leucemia mielógena aguda
MCA murino conjugado com ricina (bloqueado) Anti (B4)	ImmunoGen	Leucemias de células B e linfomas
MCA murino conjugado com ricina (bloqueado) Anti (MY9)	ImmunoGen	Leucemias mielógenas
MCA murino conjugado com ricina (bloqueado) Anti (N901)	ImmunoGen	Câncer pulmonar de pequenas células
Mesna	Asta/Degussa (Mesnex)	Uso com ifosfamida e ciclofosfamida
Metionil células-tronco humanas	Amgen	Com filgrastim após terapia mieloablativa ou mielossupressora com fatores celulares
Metotrexato	Lederle	Sarcoma osteogênico
Metotrexato com laurocapram	Durham Pharm (Methotrexate/Azone)	Micose fungóide
Mitoguazona	ILEX Oncology (Zyrkamine)	Linfomas não-Hodgkin difusos
Mitoxantrona	Immune/Lederle (Novantrone)	Leucemia mielógena aguda e câncer avançado da próstata
Monomercapto-undecaidroclosododecaborato sódico	Neutron Technology (Borocell)	Terapia de captação de nêutrons de boro para glioblastoma
9-Nitro-20-(*s*)-camptotecina (9-NC)	Stehlin Found	Câncer pancreático
N-trifluoracetil-adriamicina-14-valerato	Anthra Pharm	Câncer da bexiga
OncoRad Ov 13	Cytogen	Câncer ovariano
Paclitaxel	Bristol-Myers Squibb (Taxol)	Sarcoma de Kaposi
Pegaspargase	Enzon (Oncaspar)	Leucemia linfocítica aguda
Pentostatina	Warner-Lambert (Nipent)	Leucemia linfocítica crônica
9-[3-Piridil]-9-desazaguanina	Biocyst Pharm	Linfoma de células T cutâneo
Poli I: Poli C 12U	HEMISPHERx/(Ampligen)	Carcinoma de células renais e melanoma maligno avançado
Poli ICLC	A Salazar e H Levy	Tumores cerebrais primários
Polifeprosan 20 com carmustina	Guilford (Gliadel)	Glioma maligno
Porfimer sódico	QLT Phototherapeutics [Lederle/(Photofrin)]	Câncer do esôfago e da bexiga
Porfiromicina	OncoRx	Câncer da cabeça e pescoço, câncer cervical
Prednimustina	Upjohn & Pharmacia (Sterocyt)	Linfomas malignos não-Hodgkin
Retinamida R-II	Sparta	Síndrome mielodisplásica
Roquinimex	Upjohn & Pharmacia	Com transplante de medula óssea em pacientes com leucemia
Sargramostim	Immunex (Leukine)	Utilizado para a neutropenia na quimioterapia mielossupressora
Satumomab Pendetide	Cytogen (Oncoscint CR/OV)	Detecção do câncer ovariano
Soro antitimócito	Applied Med Res	Rejeição de aloenxerto
SU-101	Sugen	Glioma maligno e câncer ovariano
Sucralfato	Fuisz Technol/Darby Pharm	Complicações orais após radioterapia ou quimioterapia
T4 Endonuclease V encapsulado em lipossomos	Applied Genetics	Prevenção de neoplasia na xerodermia pigmentosa
Talco	Bryan	Derrames pleurais malignos
Teniposida	Bristol-Myers Squibb (Vumon for Inj)	Leucemia linfocítica aguda
Terapia autolinfocítica	Cellcor	Carcinoma renal
Terapia gênica adenoviral GP 100	Genzyme	Melanoma avançado
Torimifeno	Orion	Câncer de mama
Treossulfano	Medac GmbH (Ovastat)	Câncer ovariano
Trimetrexato	US Bioscience	Adenocarcinoma colorretal e pancreático, câncer de cabeça e pescoço
Vacina de células de melanoma	DL Morton, MD	Melanoma invasivo
Vacina de melanoma	Ribi immunoChem Res Melacine	Melanoma avançado
Vacínia (papilomavírus humano, recombinante)	Cantab Pharm	Câncer cervical

[a]Informações adicionais sobre todas as drogas órfãs podem ser obtidas no Office of Orphan Products Development (HF-35), FDA, 5600 Fishers Lane, Rockville, MD 20857; (301)827-3666, e em *USAN*-98, USPC, Rockville, MD; pp. 837-865.

CAPÍTULO **87**

Antiinfecciosos

William K Nichols, PhD
Associate Professor of Pharmacology and Toxicology
College of Pharmacy
University of Utah
Salt Lake City, UT 84112

A distinção entre os termos *agente antibiótico* e *agente antimicrobiano* tem pouco significado atualmente. O termo antibiótico refere-se tradicionalmente à substância produzida por um microrganismo. Entretanto, a maioria dos agentes é produzida por síntese química ou várias porções são anexadas à estrutura central básica de um antibiótico após fermentação microbiana.

Os microrganismos patogênicos capazes de invadir o corpo humano e causar doenças incluem inúmeras bactérias, vírus, fungos e parasitas. As principais abordagens farmacológicas para tratar essas infecções serão abordadas sob os seguintes tópicos: anti-sépticos e desinfetantes, antimicrobianos sistêmicos, antimicobacterianos, antifúngicos e antivirais. Apenas os principais agentes antimicrobianos serão discutidos em cada seção deste capítulo para enfatizar as características gerais de famílias medicamentosas específicas e suas principais subclasses. Os aspectos comuns serão resumidos e as utilizações ou problemas singulares serão realçados para drogas importantes, dentro de cada classe.

ANTI-SÉPTICOS, DESINFETANTES E ESPERMICIDAS

Os termos *anti-séptico* e *desinfetante* referem-se ao agente capaz de matar micróbios pelo contato. As drogas nessa categoria não são ingeridas nem prescritas para doenças. Esses agentes são usados para prevenir infecções por causarem a destruição dos microrganismos sobre superfícies estranhas e pele. Os anti-sépticos são aplicados nos tecidos vivos e inibem o crescimento dos microrganismos, embora a ação de destruir germes seja apenas temporária. Nas limpezas pré-cirúrgicas, reduzem as floras normal e patogênica sobre a pele, se usados adequadamente, embora a multiplicação bacteriana volte em minutos ou horas.

Os agentes nessa classe são grupos de substâncias químicas dos mais diversos e possuem inúmeros mecanismos de ação que incluem: agentes oxidantes e alquilantes altamente reativos (p. ex., venenos protoplasmáticos gerais); agentes desnaturantes de proteínas que lesam as paredes celulares microbianas ou membranas citoplasmáticas; baixa tensão superficial; inibição de enzimas essenciais; e outros exemplos de ações não-seletivas. A efetividade dos anti-sépticos e desinfetantes é influenciada pela concentração, pela temperatura e pelo tempo de exposição.

Muitos desses agentes são pouco efetivos na presença de soro ou outros meios orgânicos, caso contrário seriam excessivamente prejudiciais aos tecidos. A lesão do tecido, obviamente, não é uma preocupação quando esses agentes são empregados para a desinfecção de objetos inanimados; por outro lado, a capacidade de corrosão, de manchas e outros efeitos, nesse caso, tornam-se importantes considerações. Os melhores e mais efetivos anti-sépticos são o iodo e a clorexidina em combinação com o álcool.

Os problemas dignos de nota das preparações comumente usadas estão relacionados em cada monografia. Os detergentes catiônicos são anti-sépticos ou detergentes muito insatisfatórios em decorrência de sua inativação pelo sabão e componentes de tecido orgânico. É uma crença comum que os anti-sépticos não são seletivos e que têm um espectro contínuo de atividade. Embora isso seja essencialmente verdadeiro, existem certas exceções absolutas significativas, devendo ser consideradas as suscetibilidades relativas dos numerosos microrganismos na utilização do anti-séptico. Por exemplo, o hexaclorofeno é efetivo basicamente contra microrganismos gram-positivos, e os anti-sépticos catiônicos não são efetivos contra microrganismos esporulantes. Certas bactérias conseguem crescer até em etanol a 70%.

Não existe realmente uma classificação satisfatória dos anti-sépticos. O esquema mais usado é a classificação química. Não obstante, as drogas relacionadas adiante não estão dispostas segundo o tipo químico. Entretanto, poderá ser observado que as principais categorias químicas representadas são agentes oxidantes (incluindo os halógenos e compostos liberadores de halógenos), fenóis e compostos correlatos, compostos de metais pesados (especialmente de mercúrio), agentes tensoativos (sobretudo os detergentes catiônicos) e alguns representantes oriundos dos alcoóis e glicóis, aldeídos e ácidos. Os antibióticos com efetividade local são discutidos com os antibióticos.

Deve-se ter em mente que os agentes antimicrobianos sistêmicos são, com freqüência, superiores aos tópicos. Isso ocorre porque os agentes tópicos não costumam penetrar nos locais infectados tão bem como os agentes sistêmicos. Todavia, as drogas tópicas são amiúde eficazes, simplesmente por limitarem as infecções superficiais de forma que as defesas do tecido possam promover a limpeza das partes inferiores sem reinfecção contínua vinda do foco superficial. Ademais, alguns transtornos superficiais parecem não responder aos agentes sistêmicos seguros, ou, quando respondem, existem bons motivos para não se prescrever drogas sistêmicas (p. ex., evitar a sensibilização do paciente ou a criação de microrganismos resistentes). Portanto, ainda há um lugar importante para os anti-sépticos tópicos. Os anti-sépticos tópicos podem danificar as defesas do tecido, de forma que algumas vezes exacerbam as lesões. Essas ocasiões nem sempre são previsíveis e, evidentemente, dependem em parte das condições do paciente e da atividade da resposta imunológica à infecção. Um resumo das atividades dos anti-sépticos é apresentado no Quadro 87.1.

Quadro 87.1 Atividades dos Anti-sépticos

AGENTES/CLASSE QUÍMICAS	ATIVIDADE						USO
	BACTÉRIAS			VÍRUS			
	GRAM +	GRAM −	ESPOROS	LIPOFÍLICO	HIDROFÍLICO	FUNGOS	
Agentes oxidantes Peróxido de hidrogênio	AS	AS	S	V	V	S	Desinfetante, irrigante
Alcoóis Etanol Isopropanol	AS	AS	R	S	V	—	Anti-séptico
Aldeídos Formaldeído Glutaraldeído	S	AS	S	S	MS	S	Desinfetante
Fenóis	AS	AS	R	R	R	—	Desinfetante
Gliconato de clorexidina	AS	MS	R	V	R	—	Anti-séptico
Hexaclorofeno	S	R	R	R	R	R	Sabão, xampu
Hipoclorito de sódio e cloro	AS	AS	S	S	S	MS	Desinfetante, irrigante
Iodo Povidona-iodo	AS	AS	S	S	R	S	Anti-séptico
Quaternário Amônio (Benzalcônio) Cloreto de cetilpiridínio Cloreto de benzetônio Cloreto	AS	AS	R	S	R	—	Desinfetante

Símbolos: AS = altamente suscetível; MS = moderadamente suscetível; S = suscetível; R = resistente; V = variável, — ausência de dados.

ACETATO DE ALUMÍNIO, SOLUÇÃO TÓPICA — veja Cap. 65.

ACETATO FENILMERCÚRICO — veja RPS-18, Cap. 62.

ÁCIDO ACÉTICO, DILUÍDO — veja Cap. 55.

ÁCIDO BENZÓICO — veja RPS-19, Cap. 72.

ÁCIDO BÓRICO — veja RPS-19, Cap. 80.

ÁCIDO SALICÍLICO — veja Cap. 65.

ACRISORCINA — veja RPS-17, Cap. 66.

ALCATRÃO DE PINHEIRO — veja Cap. 65.

ÁLCOOL

Para a monografia completa, veja Cap. 55.

Comentários — Um *anti-séptico* com as seguintes suscetibilidades: bactérias gram-positivas e gram-negativas, extremamente suscetíveis; esporos, resistentes; vírus lipofílicos, suscetíveis; vírus hidrofílicos, variável; e fungos, ausência de dados.

ÁLCOOL BENZÍLICO — veja RPS-19, Cap. 59.

ÁLCOOL FENILETÍLICO — veja Cap. 55.

ÁLCOOL ISOPROPÍLICO

2-Propanol

$CH_3CH(OH)CH_3$ [67-63-0] C_3H_8O (60.10).

Preparo — A maior parte do álcool isopropílico preparado comercialmente é obtida com o tratamento do propileno com H_2SO_4 seguido por hidrólise. A olefina é obtida na quebra do petróleo.

Uma parte do álcool também é obtida pela redução da acetona através de hidrogenação de alta pressão.

Descrição — Líquido transparente, incolor, móvel, volátil; odor característico, gosto levemente amargo; densidade 0,783 a 0,787; destila entre 81° a 83°; índice de refração entre 1,376 a 1,378 a 20°.

Solubilidade — Miscível em água, álcool, éter e clorofórmio.

Comentários — Para a *desinfecção* de seringas e agulhas hipodérmicas e, assim como o álcool de fricção, um anti-séptico da pele. É superior ao álcool etílico quanto às propriedades *anti-sépticas*. Todas as concentrações > 70% são efetivas para a desinfecção da pele. Promove o sangramento no local de uma injeção, o que pode dificultar a leitura de testes alérgicos. Não se pode contar que destrua esporos de microrganismos como *Clostridium tetani, Clostridium welchii* ou *Bacillus anthracis*. Tem um efeito maior do que o etanol para ressecar e irritar a pele. Não é potável e não deve ser administrado pela boca. É reconhecido como rubefaciente, embora seja mais usado como anti-séptico.

AZUL DE METILENO — veja RPS-18, Cap. 67.

BACITRACINA — Veja adiante.

BENZOATO DE SÓDIO — veja RPS-18,Cap. 62.

BUTILPARABENO — veja RPS-18, Cap. 62.

CLORETO DE BENZALCÔNIO

Amônio, cloreto de alquildimetil(fenilmetil)-, Zephiran Chloride

O cloreto de alquilbenzildimetilamônio [8001-54-5]; mistura de cloretos de alquilbenzildimetilamônio da fórmula geral $[C_6H_5CH_2N(CH_3)_2R]Cl$, na qual *R* representa uma mistura de radicais alquil, incluindo todos ou alguns do grupamento começando com $n\text{-}C_8H_{17}$ e estendendo-se através de homólogos mais elevados, com $n\text{-}C_{12}H_{25}$, $n\text{-}C_{14}H_{29}$ e $n\text{-}C_{16}H_{33}$ abrangendo a principal porção. Na base anidra, o conteúdo de $n\text{-}C_{12}H_{25}$ homólogo não é menos de 40%, e o conteúdo de $n\text{-}C_{14}H_{29}$ homólogo não é menos de 20% do conteúdo total de cloreto de alquilbenzildimetilamônio. Os componentes homólogos $n\text{-}C_{12}H_{25}$ e $n\text{-}C_{14}H_{29}$ compreendem juntos não menos que 70% do conteúdo total do cloreto de alquilbenzildimetilamônio.

Preparo — Tratando-se uma solução de *N*-alquil-*N*-metilbenzilamina em solvente orgânico apropriado com cloreto de metila, sendo que o solvente seja escolhido de forma que o composto quaternário se precipite ao se formar.

Descrição — Gel espesso ou pedaços gelatinosos brancos ou branco-amarelados; odor aromático e sabor muito amargo; as soluções são alcalinas ao tornassol e espumam intensamente quando sacudidas.

Solubilidade — Muito solúvel em água e em álcool; 1 g da forma anidra dissolve-se em aproximadamente 6 mL de benzeno e em aproximadamente 100 mL de éter.

Incompatibilidades — À semelhança de outros agentes catiônicos tensoativos, o cloreto de benzalcônio é incompatível com *sabão* e outros *agentes aniônicos*. Os grandes íons orgânicos dos dois agentes possuem cargas elétricas opostas e, em concentração suficiente, podem se precipitar da solução. O *ácido nítrico* e os *nitratos* causam precipitação.

Comentários — Um *bacteriostático* em pequenas concentrações e bactericida em altas concentrações. As bactérias gram-positivas são mais sensíveis do que as gram-negativas. O anti-séptico tem uma ação lenta. São necessários 7 min para que o número de bactérias na pele diminua menos 50%, enquanto o etanol a 70% precisa de apenas 36 s;

para realizar uma redução de 90%, são necessários 25 min, enquanto o etanol a 70% faz isso em 2 min.

É aplicado na pele e nas mucosas. É muito usado em soluções oftálmicas de venda livre e como aplicação para lentes de contato. Também é usado na esterilização de artigos inanimados, como instrumentos cirúrgicos. Suas soluções têm baixa tensão superficial e possuem ações detergentes e emulsificadoras. A toxicidade sistêmica é relativamente baixa. Não destrói esporos bacterianos, não é efetivo contra alguns vírus, é inativado por sabão e outros agentes tensoativos aniônicos e, quando aplicado à pele, tende a formar uma película sob a qual as bactérias permanecem viáveis. A matéria orgânica dos tecidos inativa a droga, de forma que tem eficácia limitada na desinfecção de feridas. O cloreto de benzalcônio pode causar irritação e lesão da epiderme, podendo também causar alergias.

CLORETO DE BENZETÔNIO

Cloreto de *N,N*-dimetil-*N*-[2-[2[4-(1,1,3,3-tetrametilbutil)fenóxi] etóxi]etil] benzenometanamínio

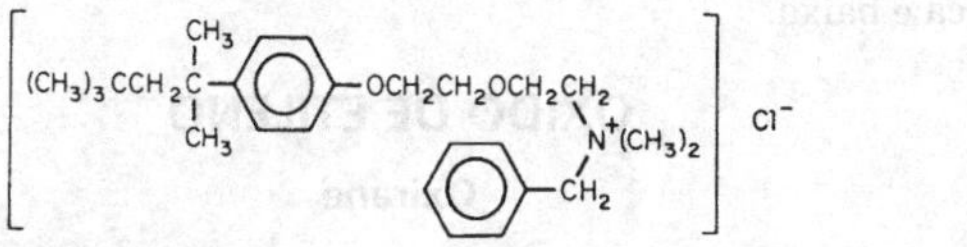

Cloreto de benzildimetil [2-[2-[*p*-(1,1,3,3-tetrametilbutil)fenóxi]-etóxi]etil]-amônio. [121-54-0] $C_{27}H_{42}ClNO_2$ (448.09).

Preparo — Do *p*-diisobutilfenol com éter diclorodietil, dimetilamina e cloreto de benzila.

Descrição — Cristais brancos; odor suave; gosto muito amargo; funde a aproximadamente 160°, soluções aquosas (1%) discretamente alcalinas e espuma intensamente quando sacudido.

Solubilidade — 1 g em 0,6 mL de água; 0,6 mL de álcool; 1 mL de clorofórmio ou 6.000 mL de éter.

Comentários — Um *desinfetante* com as seguintes suscetibilidades: bactérias gram-positivas e gram-negativas, bastante suscetíveis; esporos, resistentes; vírus lipofílicos, suscetíveis; vírus hidrofílicos, resistentes; e fungos, ausência de dados.

ETILPARABENO — veja RPS-18, Cap. 62.

FENOL — veja Cap. 55.

FORMALDEÍDO

Comentários — Um *desinfetante* com as seguintes suscetibilidades: bactérias gram-positivas, suscetíveis; bactérias gram-negativas, extremamente suscetíveis; esporos, suscetíveis; vírus lipofílicos, suscetíveis; vírus hidrofílicos, moderadamente suscetíveis; e fungos, suscetíveis.

GLICONATO DE CLOREXIDINA

Ácido D-glicônico, composto com *N,N''*-bis(4-clorofenil)-3,12-diimino-2,4,11,13-tetra-azatetradecanodiimidamida (2:1); Hibiclens, Hibistat

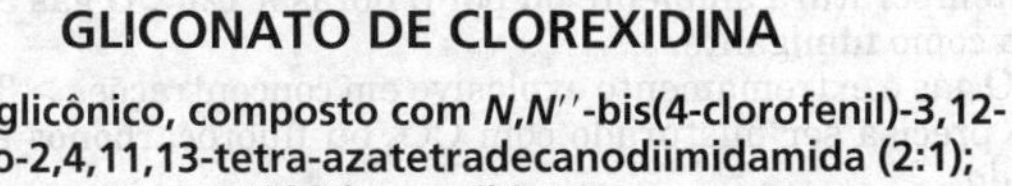

di-D-Gliconato de 1,1′-Hexametilenobis [5-(*p*-clorofenil)biguanida] [18472-51-0] $C_{22}H_{30}Cl_2N_{10} \cdot 2C_6H_{12}O_7$ (897.77).

Preparo — A base de clorexidina pode ser preparada promovendo-se o refluxo de uma mistura de hexametilenobis [diciandiamida], $[NCNHC(:NH)\text{-}NH\text{-}CH_2)_3]_2$, e cloridrato de *p*-cloroanilina em 2-etoxietanol a 130-140° por duas horas (Rose e Swain, CA 50: 1082h, 1956). Os sais de digliconato, diacetato e dicloridrato podem ser obtidos neutralizando-se a base com os respectivos ácidos.

Descrição — Solução incolor a amarelo-pálida. Geralmente disponível em solução aquosa a 5 ou 20%. pH (em solução aquosa a 5%) de 5,5 a 7.

Solubilidade — Muito solúvel em água; 1g em 5 mL de álcool ou 3 mL de acetona.

Comentários — *Bactericida* tanto para microrganismos gram-positivos como gram-negativos, embora não seja tão potente contra esses últimos. Promove o rompimento da membrana plasmática da célula bacteriana, com conseqüente perda do conteúdo celular.

Em solução aquosa a 4%, semelhante à usada para limpeza cirúrgica, diminui a população bacteriana cutânea mais do que o hexaclorofeno ou a povidona-iodo. É discretamente menos efetivo do que a povidona-iodo se a pele estiver contaminada por certas *bactérias gram-negativas*. A solução aquosa a 1% tem efeitos anti-sépticos erráticos, mas a solução a 0,5% em 95% de etanol é mais eficaz do que uma solução aquosa a 4%. As soluções de clorexidina deixam um resíduo na pele que dá um efeito antibacteriano persistente que dura entre 1 ou 2 dias. Suas ações não são afetadas por sangue, pus ou sabões.

É usado para as preparações pré-operatórias tanto para cirurgiões como para pacientes, para o tratamento de infecções cutâneas superficiais, queimaduras, acne vulgar e na irrigação de feridas e infecções cirúrgicas. Pode ser usado em berçários de hospitais para banhar neonatos para profilaxia contra infecções estafilocócicas e estreptocócicas.

A absorção pela pele e mucosas é insignificante; tem baixa toxicidade sistêmica. Entretanto, podem ocorrer lesões graves quando penetra em feridas abertas do olho e surdez, se penetrar no ouvido médio através do tímpano perfurado. Há relato de alguns casos de sensibilização.

GLUTARAL

Pentanodial; Glutaraldeído; Dialdeído glutárico; Cidex

$OCH(CH_2)_3CHO$ [111-30-8] $C_5H_8O_2$ (100.12).

Preparo — O produto da adição de acordo com Diels-Alder na proporção 1:1 de acroleína e éter alquil vinílico.

Descrição — Líquido incolor; odor acre; ebulição em torno de 188° com decomposição; estável à luz; oxida-se em contato com o ar; polimeriza ao aquecimento. *Glutaral Concentrado* é uma solução a 50% (porcentagem peso em peso) em água.

Solubilidade — Solúvel em água e em álcool.

Comentários — Um *desinfetante* com as seguintes suscetibilidades: bactérias gram-positivas, suscetíveis; bactérias gram-negativas, extremamente suscetíveis; esporos, suscetíveis; vírus lipofílicos, suscetíveis; vírus hidrofílicos, moderadamente suscetíveis; e fungos, suscetíveis.

HEXACLOROFENO

Fenol, 2,2′-metilenobis[3,4,6-tricloro-, G-11; AT-7;

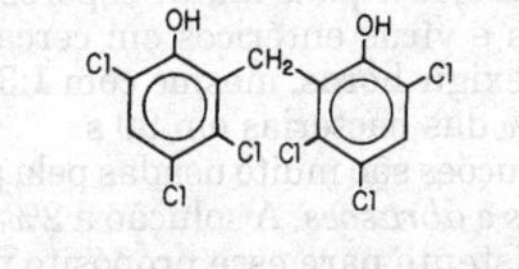

[70-30-4] $C_{13}H_6Cl_6O_2$ (406.91).

Preparo — Pela reação de condensação de Baeyer envolvendo duas moléculas de 2,4,5-triclorofenol e uma molécula de formaldeído. O ácido sulfúrico é empregado como desidratante.

Descrição — Pó cristalino branco a castanho-claro; inodoro ou odor apenas discretamente fenólico; funde entre 161° a 167°; incompatível com cloreto de benzalcônio; pK_a 5,7.

Solubilidade — Insolúvel em água; livremente solúvel em acetona, álcool e éter; solúvel em clorofórmio e soluções diluídas de hidróxidos de álcalis fixos.

Comentários — Um *anti-séptico bacteriostático* eficaz contra bactérias gram-positivas, mas com pouca atividade contra microrganismos gram-negativos. Na pele, a população bacteriana vai diminuir inicialmente em apenas 30 a 50%, mas em 1 h a diminuição ultrapassa 90%. Quando as limpezas são repetidas 2 ou mais vezes em um dia, a diminuição chega em 95 a 99% dentro de 3 ou 4 dias em decorrência de um resíduo remanescente da droga na pele. Esse reservatório pode ser removido com banhos de etanol, álcool isopropílico e água e sabão, além de outros detergentes. O hexaclorofeno é efetivo, independentemente de ser aplicado em forma de tintura, emulsão detergente ou sabão; a tintura é a forma mais efetiva, e a espuma da tintura a 0,23% mostrou ser mais efetiva do que o sabão a 3%. Nos sabões, um grupo hidroxila é neutralizado, o que diminui moderadamente sua atividade.

As preparações contendo essa droga são amplamente usadas nas limpezas de anti-sepsia por médicos, dentistas, pessoas que manipulam alimentos e outros. A incidência e a gravidade de infecções cutâneas piogênicas ficam reduzidas pelo uso de rotina.

Nos lactentes, pode causar mielinopatia e encefalomalácia espongiforme após aplicação tópica; por essa razão, não é mais usado nos berçários de hospital para banhar os lactentes. Deve-se evitar o contato com os olhos e não usar sobre queimaduras ou mucosas. Por via oral, pode causar náuseas, vômitos e cãibras abdominais, com desequilíbrios hidroeletrolíticos associados. Topicamente, a droga pode causar dermatite e sensibilização. É teratogênica.

IODO

Iodo

[7553-56-2] I (126.90).

Preparo — Do iodeto nas cinzas de algas marinhas por cloração, do iodato do salitre do Chile por redução com íon sulfeto, ou do iodeto de águas salgadas próximas a poços de petróleo por oxidação com cloro ou íon nitrito.

Descrição — Placas ou grânulos pesados, preto-acinzentados, com brilho metálico; odor característico, densidade de cerca de 4,9; funde a aproximadamente 114°, mas evapora à temperatura ambiente.

Solubilidade — 1 g em 3.000 mL de água, 13 mL de álcool; 80 mL de glicerina; livremente solúvel em clorofórmio, tetracloreto de carbono, éter e ácido acético glacial; solúvel em soluções de iodetos pela formação de I_3^-.

Incompatibilidades — Oxida *hipofosfitos, sulfetos*, as formas de menor valência de certos *metais* e *outros agentes redutores*, ficando o iodo reduzido a um iodeto. Os *tiossulfatos* (hipossulfitos) também reagem com o iodo livre. Reage com *óleos fixos* para formar compostos de adição, e com *óleos voláteis* para formar vários derivados. A reação com *óleo de terebintina* é violenta. Pode-se formar um iodeto de nitrogênio explosivo com *água de amônia* ou *mercúrio amoniacado*. Os *hidróxidos de álcalis* e *carbonatos* reagem com o iodo para formar iodetos e iodatos. Muitos *alcalóides* são precipitados pelas soluções aquosas de seus sais. Em *solução alcoólica*, o iodo forma lentamente iodeto de hidrogênio se o iodeto de álcali estiver ausente.

Comentários — Um dos melhores *anti-sépticos* existentes. É ativo contra bactérias, fungos, esporos, leveduras, protozoários e vírus. Embora seja encontrado em alta concentração em vários complexos (com íon iodeto, poloxâmero, povidona, etc., chamados iodóforos) ou tinturas, sua solubilidade em água é de apenas 0,033% (1: 3.000). A vantagem dos iodóforos ou concentrados é que propiciam um reservatório (chamado iodo disponível) de onde se abastece o iodo que vai sendo consumido ao combinar-se com os componentes microbianos e materiais orgânicos, resultando numa ação mantida. O iodo pode formar complexos soltos com grupos amino e heterocíclicos em constituintes dos tecidos que servem como iodo de reposição. O etanol e outros solventes orgânicos em tinturas agem como superaditivos com o iodo livre.

A maioria das bactérias morre em 10 s com solução a 1%, em 1 min com solução a 1:20.000 (0,05%) e em 10 min em solução a 1:500.000 (0,0002%). A solução a 0,15% pode matar esporos bacterianos molhados, cistos de amebas e vírus entéricos em cerca de 15 min, mas os esporos secos podem exigir horas, mesmo com 1:3.000. Na pele, a tintura a 1% destrói 90% das bactérias em 90 s.

Suas tinturas e soluções são muito usadas pela população leiga para a *desinfecção de cortes e abrasões*. A solução a 2% é a melhor preparação de venda livre existente para esse propósito porque não apresenta a irritabilidade das tinturas e a hipertonicidade das soluções fortes. As soluções são efetivas mesmo em concentrações baixas de 0,1%, usadas muitas vezes para a *irrigação de feridas*. A tintura é a melhor preparação para o *preparo pré-cirúrgico da pele íntegra*. Pode ser usada para purificar água potável. Entretanto, *Giardia* é menos sensível do que as bactérias e amebas e exige concentrações mais altas e períodos de incubação mais prolongados.

Apresenta um índice terapêutico elevado entre os anti-sépticos. As tinturas ardem e também causam dano local. A tintura forte, especialmente, pode causar queimaduras, mesmo na pele íntegra; foi essa toxicidade que deu ao iodo uma má reputação.

METILPARABENO — veja RPS-18, Cap. 62.

MUPIROCIN — veja Cap. 66.

NITRATO DE PRATA — veja Cap. 65.

NITRATO FENILMERCÚRICO — veja RPS-18, Cap. 62.

NITROFURAZONA

Hidrazinacarboxamida, 2-[(5-nitro-2-furanil)metileno]-, Furacin; Amifur

NO_2–(furano)–CH=NNHCONH$_2$

5-Nitro-2-furaldeído semicarbazona [59-87-0] $C_6H_6N_4O_4$ (198.14).

Preparo — Por condensação do 5-nitro-2-furaldeído com cloridrato de semicarbazida na presença de acetato de sódio.

Descrição — Pó inodoro, amarelo-limão, cristalino; quase sem sabor, mas o sabor que persiste é amargo; escurece gradualmente pela exposição à luz; funde a cerca de 236° com decomposição; pH (solução saturada) 5 a 7,5.

Solubilidade — 1 g em 4200 mL de água, 590 mL de álcool, 350 mL de misturas de propileno glicol e polietileno glicol a 1%; praticamente insolúvel em clorofórmio e éter.

Comentários — Um agente *antibacteriano local* com amplo espectro de atividade.

A maioria das bactérias de infecções superficiais da pele ou de superfícies mucosas é sensível à droga. É aplicada topicamente no tratamento de infecções mistas superficiais da pele. É útil sobretudo para o tratamento de queimaduras de 2.° e 3.° graus e no enxerto cutâneo no qual ocorrem complicações por infecções bacterianas refratárias às drogas usuais de escolha, mas em que ficou demonstrada a sensibilidade da bactéria à droga. Ainda não ficou comprovado ser útil no tratamento de queimaduras menores, feridas ou úlceras cutâneas que estejam infectadas. Retém sua atividade antibacteriana no sangue, soro e pus; a fagocitose não é inibida e a nitrofurazona não interfere com a cicatrização. Entretanto, é uma droga com ação lenta, e são necessárias pelo menos 24 horas para fazer efeito adequadamente. Portanto, o tratamento não deve durar menos do que 2 ou 3 dias.

Aproximadamente 1% dos pacientes torna-se sensibilizado à droga, às vezes dentro de 5 dias do início do tratamento. A toxicidade sistêmica é baixa.

ÓXIDO DE ETILENO

Oxirane

H_2C—CH_2 (ligados por O)

Óxido de etileno [75-21-8] C_2H_4O (44.05).

Preparo — O etileno é cataliticamente oxidado com ar em temperatura elevada.

Descrição — Gás incolor inflamável; líquido a menos de 12°.

Solubilidade — Solúvel em água, álcool ou éter.

Comentários — Um *agente alquilante* de espectro germicida bem amplo, incluindo esporos e vírus. Como é reativo à temperatura ambiente, pode ser usado para a desinfecção e esterilização de objetos termolábeis, como certos cateteres e endoscópios em hospitais. Pelo fato de ser aplicado na forma de gás, leva vantagem para a esterilização de objetos que ficariam danificados por imersão em meio aquoso ou outros tipos de meios.

A inalação do gás causa náusea, vômitos e distúrbios neurológicos, e uma exposição intensa pode causar morte. Conseqüentemente, a esterilização deve ser feita apenas em câmaras ou salas apropriadas. Pode haver queimaduras químicas pelo uso de roupas, sapatos ou luvas esterilizados com o óxido de etileno que foram arejados inadequadamente após a esterilização; pode haver tromboflebite ou hemólise em decorrência do uso de cateteres, e traqueíte por tubos endotraqueais que permaneceram com resíduos do gás. As bolsas e sacos de polivinil são especialmente perigosos pela formação de cloridrina. Portanto, depois da exposição, esses dispositivos devem ser arejados por 5 dias em temperatura ambiente ou por 8 horas a 120°. O gás é usado também como fumigante.

O gás é extremamente explosivo em concentrações > 3%, de forma que precisa ser misturado com CO_2 ou fluorocarbonos antes de ser usado.

O gás mata bactérias vegetativas muito rapidamente, mas microrganismos e esporos dessecados são mortos apenas lentamente, de forma que é aconselhável que a exposição seja feita durante 3 h a 30°. A umidade ótima para a ação é de 30 a 40%.

O gás também é discutido no Cap. 103.

ÓXIDO PROPILENO — veja RPS-18, Cap. 62.

PERMANGANATO DE POTÁSSIO — veja RPS-19, Cap. 67.

POVIDONA-IODO

2-Pirrolidinona, 1-etenil-, homopolímero, composto com iodo

$[$–CHCH$_2$–(N-pirrolidinona)$]_n \cdot xI$

Polímero 1-vinil-2-pirrolidinona composto com iodo [25655-41-8]; contém 9-12% de iodo disponível.

Preparo — Povidona com peso molecular (PM) médio de 40.000 é aquecida com iodo elemental na presença de um pouco de água, em que uma pequena quantidade de iodo entra em união orgânica solta com o polímero para formar um composto que contém aproximadamente 10% de iodo disponível.

Descrição — Pó amorfo castanho-amarelado; odor leve característico; a solução aquosa é ácida ao tornassol.

Solubilidade — Solúvel em água ou em álcool; praticamente insolúvel em clorofórmio, tetracloreto de carbono, éter, solvente hexano ou acetona.

Comentários — Destrói bactérias gram-positivas e gram-negativas, fungos, vírus, protozoários e leveduras. O componente povidona aumenta a solubilidade do iodo e fornece uma forma de iodo de liberação lenta. A afinidade da povidona pelo iodo é maior do que do iodeto, de forma que a concentração de iodo livre é < 1 ppm. Conseqüentemente, a ação bactericida imediata da povidona-iodo é apenas moderada se comparada com a das soluções de iodo. Embora leve 6 a 8 h para a população bacteriana da pele voltar ao normal, tempo mais longo do que com as soluções de iodo, a duração efetiva da ação para fins cirúrgicos é de apenas 1 h.

Afirma-se que arde menos do que as preparações de iodo. Isso não é verdade; é a tintura de iodo que arde, e as tinturas dessa droga também ardem. As soluções de iodo são mais eficazes para a irrigação de feridas. Mancha menos a pele e as roupas do que as soluções de iodo e também é menos irritante sob curativos oclusivos.

Suas preparações anti-sépticas são indicadas clinicamente para a prevenção e o tratamento de infecções superficiais como também para limpar a pele antes de procedimentos de injeção e hiperalimentação; para seborréia; para desinfecção de feridas, queimaduras, lacerações e abrasões; para procedimentos de assepsia pré- e pós-operatórios e limpeza do pessoal da sala de cirurgia do hospital e para preparo pré-cirúrgico da pele dos pacientes. Não tem nenhuma vantagem clara sobre as soluções ou tinturas de iodo.

PROPILPARABENO — veja RPS-18, Cap. 62.

PROTEÍNA DA PRATA LEVE — veja RPS-18, Cap. 62.

SOLUÇÃO DE HIPOCLORITO DE SÓDIO

Antiformin, Solução de Dakin, Hyclorite

Solução aquosa contendo 4,0 a 6,0% peso em peso de hipoclorito de sódio [7681-52-9] NaClO (74.44).

Preparo — Por eletrólise de uma solução de cloreto de sódio em uma célula permitindo reação do cloro com hidróxido de sódio; uma quantidade equivalente de cloreto de sódio é produzida simultaneamente.

Descrição — Líquido claro, amarelo-esverdeado pálido; odor leve de cloro; afetado pela luz.

Comentários — Um *desinfetante* e *irrigante* com as seguintes suscetibilidades: bactérias gram-positivas e gram-negativas, altamente suscetíveis; esporos, suscetíveis; vírus lipofílicos e hidrofílicos, suscetíveis; e fungos, moderadamente suscetíveis.

SOLUÇÃO DE PERÓXIDO DE HIDROGÊNIO

Dióxido de Hidrogênio

[7722-84-1] H_2O_2 (34.01).

Preparo — Peróxido de hidrogênio: por muitos métodos, um dos mais importantes envolvendo a eletrólise do ácido sulfúrico em solução contendo sulfato, com formação de persulfato, o qual é hidrolisado para peróxido de hidrogênio. Soluções contendo até 90% de H_2O_2 em cada 100 mL.

Descrição — Líquido claro; incolor; inodoro ou com odor que lembra o de ozônio; normalmente deteriora-se em repouso ou em agitação protelada; decompõe-se rapidamente quando em contato com muitas substâncias oxidantes ou redutoras; quando aquecido rapidamente, pode decompor-se subitamente.

Comentários — Um *germicida* ativo em virtude da liberação de oxigênio nascente; tem ação curta porque a liberação ocorre rapidamente. É a substância liberada por neutrófilos ativados e é um *microbicida* efetivo quando aplicado em contato íntimo com a maioria dos microrganismos. Entretanto, amiúde é destruído pela enzima ubíqua catalase antes de atingir os microrganismos nas feridas. A efervescência ajuda a limpar as feridas mecanicamente.

SULFADIAZINA DE PRATA

Sal de benzenossulfonamida, 4-amino-*N*-2-pirimidinil-, monoprata (1+); Silvadene; SSD

H_2N–C₆H₄–$SO_2N(Ag)$–pirimidinil

Sal de N^1-2-Pirimidinilsulfanilamida monoprata(1+) [22199-08-2] $C_{10}H_9AgN_4O_2S$ (357.13).

Descrição — Pó branco.

Solubilidade — Praticamente insolúvel em água.

Comentários — Combina em um composto as propriedades *antibacterianas* do íon prata e da sulfadiazina; é especialmente efetiva contra *Pseudomonas aeruginosa*. Está indicada para uso tópico como adjunto para a prevenção e o tratamento de feridas sépticas em pacientes com queimaduras de 2.º e 3.º graus. Consegue penetrar na crosta das queimaduras. Embora certa quantidade da sulfadiazina seja absorvida, essa quantidade raramente é suficiente para provocar cristalúria. Entretanto, a resistência bacteriana às sulfonamidas pode ocorrer. A droga não provoca dor no local da aplicação. Pode ocorrer hipersensibilidade. A prata inativa as enzimas proteolíticas usadas para desbridamento.

SULFATO DE POLIMIXINA B — veja mais adiante.

SULFETO DE SELÊNIO

Dissulfeto de Selênio, Selsun; Exsel; Selsun Blue

Sulfeto de selênio (SeS_2) [7488-56-4] SeS_2 (143.08); contém 52,0 a 55,5% de selênio.

Preparo — Entre outras formas, acrescentando-se uma solução aquosa de ácido selenioso a uma solução aquosa contendo um excesso estequiométrico de sulfeto de hidrogênio.

Descrição — Pó castanho-avermelhado a laranja-brilhante; não mais do que um odor leve.

Solubilidade — Praticamente insolúvel em água ou em solventes orgânicos.

Comentários — Agente *antibacteriano*, *antifúngico* e *levemente ceratolítico* usado no tratamento local de dermatite seborreica do couro cabeludo. É efetivo no tratamento de tinha versicolor. Também é útil no controle da acne vulgar e juvenil e do eczema atópico, mas ainda não foi aprovado para esses empregos. Algumas autoridades atribuem sua eficácia anti-seborreica a ações citoestáticas. Induz inflamação de mucosas e tecidos expostos, de forma que se deve prestar atenção na aplicação do composto. Também causa oleosidade *reativa* no couro cabeludo. O contato com os olhos deve ser evitado.

Ocasionalmente provoca queda de cabelo. Embora tenha toxicidade consideravelmente mais baixa do que os selenitos e alguns outros compostos do selênio e seja de venda livre, deve-se entretanto tomar cuidado para manter as preparações distantes da boca.

ZINCO PIRITIONA — veja RPS-18, Cap. 62.

AGENTES ANTIBACTERIANOS SISTÊMICOS

Os agentes bacterianos sistêmicos podem ser bactericidas (matam micróbios) ou bacteriostáticos (inibem o crescimento), mas também dependem das defesas do hospedeiro para ajudar na eliminação dos patógenos bacterianos. Um determinado agente pode ser bactericida sob certas condições, mas apenas bacteriostático em outras situações, dependendo da concentração da droga e do tipo de bactéria. Para um paciente com neutropenia, seria necessário um agente bactericida para maximizar o potencial de um tratamento bem-sucedido.

Os agentes antibacterianos podem ser classificados em classes específicas, como também ser divididos em cinco principais grupos de acordo com o mecanismo de ação primário de cada um ou o trajeto bioquímico celular que é inibido. Os antibióticos e agentes antibacterianos sistêmicos serão agrupados nas seguintes categorias: inibição da síntese na parede celular bacteriana (penicilinas, cefalosporinas, carbapenêmicos e vancomicina), lesão da membrana citoplasmática (polimixinas), modificação da síntese ou metabolismo dos ácidos nucleicos (quinolonas, rifampicina e nitrofurantoína), inibição da síntese proteica (aminoglicosídios, tetraciclinas, cloranfenicol, eritromicina e clindamicina) e inibidores do folato ou modificação do metabolismo da energia (sulfonamidas e trimetoprima).

Os fatores a serem considerados quando se selecionam os agentes antimicrobianos sistêmicos para terapia em pacientes devem incluir a identificação dos microrganismos prováveis ou específicos, a suscetibilidade antimicrobiana, bactericida ou bacteriostático, e a condição do hospedeiro (ou seja, história de alergia, idade, fatores farmacocinéticos, função renal e hepática, idade gestacional, anormalidades genéticas ou metabólicas, local anatômico da infecção e defesas do hospedeiro, especialmente função do neutrófilo). As drogas antibacterianas sistêmicas serão descritas de acordo com suas principais famílias químicas porque as similaridades dos antibióticos dentro de cada classe são imensas. As principais diferenças de membros exclusivos dentro de cada subclasse serão enfatizadas.

Sulfonamidas

As sulfonamidas e a trimetoprima agem inibindo a síntese do ácido fólico que a maior parte das bactérias deve sintetizar, ao passo que os seres humanos podem depender de fontes dietéticas. As sulfonamidas foram os primeiros agentes antimicrobianos, mas sua utilização clínica foi intensamente restringida como resultado do desenvolvimento de bactérias resistentes, pelos seus efeitos colaterais significativos e pela disponibilidade de outras drogas. As sulfonamidas não são mais as drogas preferidas para o tratamento de infecções do trato urinário (UTIs), mas ainda são eficazes para algumas infecções. Alguns exemplos incluem o tratamento de UTI iniciais sem complicações, nocardiose e tratamento tópico de áreas queimadas. A combinação de sulfametoxazol com trimetoprima (SMX-TMP) tem muitas aplicações terapêuticas que ampliam a utilidade das sulfonamidas para tratar algumas infecções urinárias, respiratórias e GI, pneumocistose, toxoplasmose e prevenção de peritonite bacteriana. Veja Quadro 87.2.

HISTÓRIA — O composto *p*-aminobenzenossulfonamida, atualmente conhecido como *sulfanilamida*, foi sintetizado pela primeira vez em 1908, muitos anos antes de ter seu valor terapêutico reconhecido. Em 1932, uma firma alemã preparava um pigmento vermelho, a 4-(4′-sulfamilfenilazo)-*m*-fenilenodiamina ou p′-sulfamilcrisoidina, e em 1935 Domagk relatou notáveis efeitos curativos desse composto e o chamou de *Prontosil*.

No mesmo ano, um grupo de investigadores franceses descobriu que a propriedade antibacteriana da droga residia na porção *p*-aminobenzenossulfonamida da molécula. Em 1937, Ewins e Phillips, da Inglaterra, sintetizaram a sulfapiridina, que foi a primeira sulfonamida usada com grande sucesso no combate à pneumonia. Depois seguiram-se o sulfatiazol, a sulfadiazina e um grande número de outras sulfonamidas.

Todas as sulfonamidas antimicrobianas oficiais, e de uma forma geral todas as úteis do ponto de vista terapêutico, são caracterizadas pela estrutura

$$\text{H(R)N}-\text{C}_6\text{H}_4-\text{SO}_2-\text{N(H)R'}$$

PROPRIEDADES ANTIMICROBIANAS — As sulfonamidas possuíam originalmente um largo espectro antimicrobiano que incluía todos os cocos gram-positivos, com exceção do enterococo, todos os bacilos gram-negativos, quase todas as *Enterobacteriaceae* e cocos gram-negativos, *H influenzae, Bordetella pertussis*, *Pasteurella*, alguns tipos de *Pseudomonas,* clamídias (psitacose, *Trachoma*, linfogranuloma venéreo), actinomicetos, nocárdia e alguns tipos de *Toxoplasma* e malária. Entretanto, a resistência a essas drogas limitou imensamente o espectro.

Quadro 87.2 Sulfonamidas

DROGA	COMENTÁRIOS
Sulfisoxazol	Altamente solúvel, meia-vida curta
Sulfmetoxazol	Altamente solúvel, meia-vida intermediária
Sulfadiazina	Melhor nível em tecidos, meia-vida intermediária
Sulfatalidina	Não absorvida VO, usada apenas para colite ulcerativa
Sulfacetamida	Uso apenas tópico, uso oftálmico

Na maior parte das circunstâncias, esses agentes exercem apenas uma ação bacteriostática, e a eliminação final dos microrganismos invasores depende dos mecanismos celulares e humorais de defesa do hospedeiro. Entretanto, as concentrações bactericidas desses agentes algumas vezes são obtidas nos tratos urinário e intestinal, onde a concentração da droga pode estar bem alta.

O mecanismo de ação antimicrobiana das sulfonamidas vem sendo estudado exaustivamente. As sulfonamidas competem com o ácido *p*-aminobenzóico e impedem sua utilização normal pela célula, particularmente sua incorporação em ácido fólico (ácido pteroilglutâmico, PGA). Assim, os organismos sensíveis às sulfonamidas são principalmente aqueles que sintetizam seu próprio ácido fólico. Os organismos capazes de usar o ácido tetra-hidrofólico ou ácido fólico pré-formados ou as pirimidinas e timidinas dependentes do tetra-hidrofolato não são afetados por esses agentes de uma forma geral. Esse mecanismo é importante como exemplo dos conceitos gerais do antagonismo biológico e antimetabólitos. A eficácia das sulfonamidas normalmente é enfatizada quando as drogas são usadas em combinação com a trimetoprima que inibe a conversão do dihidrofolato em ácido tetra-hidrofólico e daí para ácido fólico.

Os microrganismos inicialmente sensíveis às sulfonamidas podem tornar-se resistentes a essas drogas. A importância clínica dessa resistência bacteriana adquirida é atestada pelo fato de que a maioria das cepas de *N gonorrhoeae* agora isoladas de pacientes com uretrite gonocócica é resistente a esses agentes, embora as sulfonamidas tenham sido os agentes de escolha contra esses organismos. As *Enterobacteriaceae*, especialmente, tornaram-se resistentes.

Certas combinações das sulfonamidas com vários antibióticos minimizam o desenvolvimento de resistência bacteriana e atingem resultados quimioterapêuticos que não seriam obtidos com qualquer outro agente usado sozinho. Exemplos específicos de combinações válidas das sulfonamidas com outros agentes quimioterapêuticos estão indicados a seguir.

ABSORÇÃO, DISTRIBUIÇÃO E EXCREÇÃO — As sulfonamidas nas quais o grupo para-amino é livre são absorvidas prontamente na corrente sangüínea, principalmente via intestino delgado. Embora apenas uma pequena quantidade possa permanecer não-absorvida, a concentração local no intestino pode ser alta o suficiente para exercer uma ação antibacteriana proeminente sobre parte da flora intestinal. A absorção a partir da pele e da vagina é errática. Uma vez na corrente sangüínea, as sulfonamidas se ligam à albumina sérica em graus variados, que vão desde menos de 10% a mais de 90%, dependendo da droga em particular. A ligação com a proteína limita a penetração nos tecidos e a filtração glomerular é um fator determinante da taxa de excreção.

As concentrações nos líquidos dos tecidos normalmente variam de cerca de 50 a 80% das concentrações no plasma. As sulfonamidas altamente polares não penetram nos tecidos muito bem, mas são excretadas rapidamente.

Assim, o sulfisoxazol tem sua distribuição principalmente extracelular e é de utilidade limitada em infecções sistêmicas; pelo fato de ser filtrado rapidamente nos glomérulos renais e mal reabsorvido pelos túbulos renais (sendo insolúvel em lipídios), as altas concentrações são alcançadas na urina, o que torna a droga eficaz no tratamento de infecções do trato urinário. Entretanto, quando a infecção urinária é extraluminal, sulfonamidas distribuídas mais amplamente, como a sulfadiazina, podem ser mais eficazes.

As sulfonamidas passam pelo processo de acetilação no fígado em até 30 a 85%, dependendo da sulfonamida e do paciente. A fração do conjugado acetilado na urina varia de acordo com cada caso. A cristalização da sulfonamida, conjugada ou ambas, pode ocorrer na urina, dependendo das propriedades de solubilidade de cada forma da droga ao pH urinário e do volume de urina. De uma forma geral, os dois tipos de sulfonamidas, a original e a acetilada, são mais solúveis em urina alcalina do que em urina ácida.

TOXICIDADE — Os efeitos desfavoráveis durante a terapia com as sulfonamidas representam a principal limitação à utilização clínica dessas drogas. Os efeitos colaterais mais freqüentemente observados são cristalúria e lesão renal relacionada, hematúria observada em aproximadamente 2% dos pacientes em uso da sulfadiazina ou outros congêneres de pirimidina. Efeitos colaterais no trato GI incluem náusea, vômito, dor abdominal, diarréia, anorexia, estomatite e raramente pancreatite. Dos efeitos neurológicos, cefaléia, vertigem e insônia são os mais freqüentes, mas ocasionalmente podem ocorrer zumbidos, depressão psíquica, ataxia, alucinações, neurite periférica e óptica, miopia aguda e convulsões. Essa incidência é menor quando é instituída uma terapia hídrica e alcalina coadjuvante ou quando misturas de sulfonamida ou congêneres mais solúveis são empregados.

As reações de hipersensibilidade, como febre pela droga, dermatite, hepatite, poliarterite nodosa, síndrome lupóide, eosinofilia pulmonar e raramente miocardite, ocorrem em cerca de 2% dos pacientes em uso das principais sulfonamidas vigentes atualmente. A incidência de reações de hipersensibilidade é maior em pacientes que fazem uso da sulfapiridina. Agranulocitose, anemia aplásica, leucopenia e trombocitopenia foram observadas durante terapia com sulfonamida, mas a incidência é baixa quando a sulfadiazina e outros congêneres mais recentes são empregados.

Pode ocorrer anemia hemolítica; pessoas cujos eritrócitos são deficientes em glicose 6-fosfato desidrogenase (G6PD) são especialmente suscetíveis. Atualmente, a icterícia hepatocelular induzida pela sulfonamida é rara. As sulfonamidas de longa duração que podem causar eritema multiforme exsudativo (síndrome de Stevens-Johnson) não se encontram mais à venda nos Estados Unidos.

Efeitos no SNC são observados freqüentemente durante a terapia vigente com sulfonamida, e cianose, distúrbios ácido-básicos e outros efeitos tóxicos variados, antigamente comuns durante terapia com sulfanilamida, sulfatiazol ou sulfapiridina, são observados apenas raramente durante a administração da sulfadiazina.

As sulfonamidas removem a bilirrubina das proteínas plasmáticas e, portanto, podem causar *kernicterus* (icterícia nuclear) no recém-nascido. Não é recomendado que as sulfonamidas sejam administradas em lactentes com menos de 2 meses de idade. Conseqüentemente, as sulfonamidas devem ser evitadas em mulheres grávidas no final da gestação e em recém-nascidos ou lactentes prematuros. Algumas sulfonamidas mostraram ser teratogênicas em ratos. Se completamente possível, portanto, as sulfonamidas devem ser evitadas na gravidez.

Pelo fato de as sulfonamidas poderem causar graves efeitos indesejáveis, devem ser administradas apenas quando o diagnóstico bacteriológico indicar que esses agentes possivelmente são superiores às drogas de outras classes. A vigilância médica constante, de preferência diária, é necessária, sendo imprescindível que sejam feitas análises periódicas do sangue e da urina.

COMENTÁRIOS — A terapia feita exclusivamente com sulfonamida tem um lugar menor na quimioterapia das doenças infecciosas. As principais vantagens das sulfonamidas são seu baixo custo e facilidade de administração; as principais desvantagens são seus efeitos indesejáveis e eficácia limitada. A combinação trimetoprima-sulfametoxazol é o tratamento de escolha para infecções causadas por *Shigella, Nocardia, Ps maltophila, Ps cepacia, Yersinia enterocolitica, Aeromonas hydrophila* e *Pneumocystis carinii*. As sulfonamidas compartilham a condição de droga alternativa com outras drogas no tratamento de infecções causadas por *H influenzae*, (se não tiver risco de vida), *Mycobacterium fortuitum, Chlamydia trachomatis*, linfogranuloma venéreo e meningite meningocócica.

As sulfonamidas às vezes são combinadas com a penicilina ou com a eritromicina no tratamento da otite média e podem ser combinadas com a pirimetamina na toxoplasmose. Muitas cepas de meningococo são sensíveis às sulfonamidas, mas a ocorrência de cepas resistentes fez da penicilina G a droga de primeira escolha. Elas são usadas em certas infecções urinárias causadas por *E coli, Salmonella, Shigella, Staphylococcus, Klebsiella-Enterobacter, Pr mirabilis* e *vulgaris*.

As sulfonamidas são dadas com a pirimetamina para o tratamento de toxoplasmose em pacientes imunodeprimidos. Nas regiões onde há algum problema de resistência dos parasitas maláricos aos antimaláricos usuais, as sulfonamidas podem ser dadas em combinação com a trimetoprima, a pirimetamina ou outros antimaláricos. O efeito benéfico da sulfassalazina na colite ulcerativa é mal compreendido.

TIPOS E ESCOLHA DE PREPARAÇÕES — O espectro antimicrobiano de todas as sulfonamidas é essencialmente o mesmo. Entretanto, do ponto de vista da solubilidade e do grau de absorção do tubo GI, as sulfonamidas podem ser divididas em duas classes gerais, a saber, as empregadas para quimioterapia sistêmica e as destinadas apenas à quimioterapia intestinal.

A administração oral das sulfonamidas é a preferida. Entretanto, quando a medicação não puder ser tomada pela boca, os sais solúveis de sódio ou diolamina podem ser dados por via parenteral. A quimioterapia tópica raramente é eficaz, exceto nas infecções mais superficiais, e pode ser arriscada em função da sensibilização. Uma possível exceção é o uso tópico de sulfacetamida de sódio no tracoma e na conjuntivite por inclusão, condições em que são usados tratamentos tópico e sistêmico. O Quadro 87.2 apresenta um resumo das sulfonamidas.

MISTURAS — As misturas de sulfonamidas são destinadas a minimizar a incidência de cristalúria e lesão renal relacionada associadas com o uso sistêmico das sulfonamidas. Como a solubilidade de uma sulfonamida em particular não é influenciada pela presença de outras na mesma solução, é possível obter-se uma maior concentração total de sulfonamida na urina sem precipitação após a administração de uma mistura, comparada à concentração possível se apenas uma sulfonamida fosse administrada.

Não há necessidade clínica para sulfonamidas triplas solúveis porque existem preparações que são mais solúveis em água.

INCOMPATIBILIDADES — Os derivados de sódio são solúveis em água, transferindo, invariavelmente, à solução, uma marcada alcalinidade. Por tal motivo, essas soluções são incompatíveis com todas as substâncias ácidas e com aminas precipitáveis.

Os anestésicos locais relacionados com o ácido para-aminobenzóico antagonizam a ação das sulfonamidas. O aminobenzoato de etila, a procaína, a isocaína, a butacaína e a tetracaína estão relacionados dessa forma.

FTALILSULFATIAZOL

Ácido benzóico, 2-[[[4-[(2-tiazolilamino)sulfanil]fenil]- amino] carbonil]-, Sulfataladina

COOH CONH SO$_2$NH S N

[85-73-4] $C_{17}H_{13}N_3O_5S_2$ (403.43).

Preparo — US Pat 2.324.015 (1943).

Descrição — Espuma entre aproximadamente 244°-250° e em seguida funde entre aproximadamente 272°-277° dec.

Solubilidade — Levemente solúvel em álcool, muito pouco solúvel em éter, muito solúvel em bases fixas e ácidos, praticamente insolúvel em água.

Comentários — Uma sulfonamida que não é absorvida oralmente e é usada apenas para colite ulcerativa.

SULFACETAMIDA

***N*¹-sulfanilil acetamida, presente no Sultrin, Trysul**

NH$_2$ SO$_2$NCOCH$_3$ H

[144-80-9] $C_8H_{10}N_2O_3S$ (214.24).

Preparo — Reagindo-se a sulfanilamida com anidrido acético, seguido por hidrólise alcalina controlada para remover o grupo N^1-acetil e subseqüente acidificação para um pH de aproximadamente 4.

Descrição — Pó branco e cristalino; funde a cerca de 183°; pK_a 1,78.

Solubilidade — 1 g em aproximadamente 140 mL de água; solúvel em álcool; insolúvel em éter.

Comentários — Empregada topicamente em combinação com sulfabenzamida e sulfatiazol para o tratamento de vaginite causada por *Gardnerella (Hemophilus) vaginalis*.

SULFACETAMIDA DE SÓDIO

Sal de N-(4-aminofenil)sulfanil acetamida, monossódica, monoidrato; Sulfacetamida Solúvel

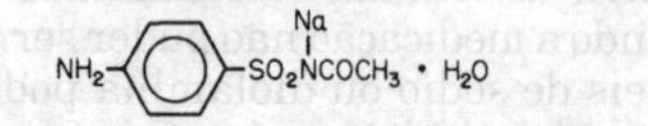

Monoidrato de sal de *N*-sulfanililacetamida monossódica [6209-17-2] $C_8H_9N_2NaO_3S \cdot H_2O$ (254.24); *anidro* [127-56-0] (236.22).

Preparo — Reagindo-se a sulfanilamida com anidrido acético, seguido por hidrólise alcalina controlada para remover o grupo N^1-acetil e subseqüente acidificação para um pH de aproximadamente 4 para formar a sulfacetamida, que é dissolvida na quantidade necessária de solução de NaOH e a solução é evaporada até a secura ou precipitada com o álcool.

Descrição — Pó branco e cristalino; inodoro; gosto amargo; pH (solução de 1 em 20) entre 8 e 9,5.

Solubilidade — 1 g em 2,5 mL de água; moderadamente solúvel em álcool; praticamente insolúvel em benzeno, clorofórmio ou éter.

Comentários — Seu espectro *antibacteriano* é similar ao das outras sulfonamidas, mas é menos potente, em decorrência da má penetração tanto nos tecidos como nas bactérias. Empregada em altas concentrações por aplicação local, surte efeito em várias infecções oftalmológicas, especialmente as causadas por cocos piogênicos, como gonococo, *E coli* e bacilo de Koch-Weeks.

O *tracoma* também pode responder bem às vezes. Como a droga é um não-irritante, mesmo em alta concentração, pode ser empregada em concentração suficiente para ser capaz de penetrar nos tecidos oculares.

SULFADIAZINA

4-Amino-*N*-2-pirimidinil- benzenossulfonamida

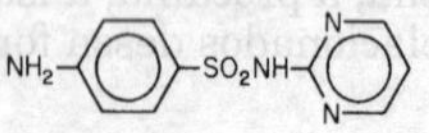

N^1-2-Pirimidinilsulfanilamida [68-35-9] $C_{10}H_{10}N_4O_2S$ (250.27).

Preparo — Pela combinação do cloreto de *p*-acetamidobenzenossulfonil com 2-aminopirimidina na presença de um agente alcalino suave, em seguida separando o grupo acetil por hidrólise com ácido ou álcali.

Descrição — Pó branco ou levemente amarelo; inodoro ou quase sem cheiro; estável no ar, mas escurece lentamente pela exposição à luz; funde entre 251° e 254° .

Solubilidade — 1 g em aproximadamente 13.000 mL de água; moderadamente solúvel em álcool e em acetona; 1 g em aproximadamente 620 mL de soro humano a 37; livremente solúvel em ácidos minerais diluídos, soluções de hidróxidos de potássio e sódio ou amônia TS.

Comentários — As utilizações terapêuticas foram descritas na introdução. O grau de ligação da sulfadiazina com as proteínas plasmáticas pode chegar a até 40 a 50%, e concentrações da droga no liquor variam entre 50 a 80% das concentrações plasmáticas; é uma boa concentração tecidual, do ponto de vista de agentes bacterianos. Portanto, é a sulfonamida de escolha para infecções do SNC suscetíveis às sulfonamidas e para as quais agentes superiores não se encontram disponíveis; a nocardiose é um exemplo, como também a meningite meningocócica resistente aos antibióticos. Entra prontamente nas células, e o volume de distribuição é discretamente maior do que a água total do corpo. As propriedades de penetração no tecido provaram ser de grande importância no combate às infecções urinárias, de forma que em infecções desse tipo pode ser superior às sulfonamidas mais solúveis.

SULFADOXINA

N^1-(5,6-Dimetóxi-4-pirimidinil) sulfanilamida, Fanasil, Fanzil

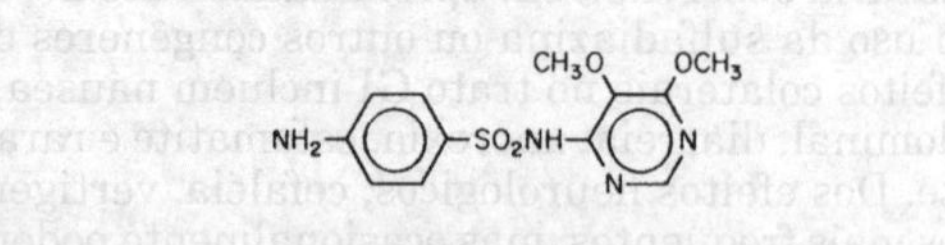

[2447-57-6] $C_{12}H_{14}N_4O_4S$ (310.34).

Preparo — Pelo método geral para N^1-sulfanilamidas substituídas usando-se 4-amino-5,6-dimetoxipirimidina para a condensação com o cloreto de sulfonil.

Descrição — Pó cristalino branco a branco-cremoso; funde a cerca de 192°.

Solubilidade — Muito levemente solúvel em água; levemente solúvel em álcool.

Comentários — Tem atividade antimicrobiana similar à da *Sulfadiazina*. Seu principal uso, porém, é na profilaxia ou na supressão da malária causada pelo *P falciparum* resistente à cloroquina. É usada apenas em combinação com a pirimetamina, em formulação de dose fixa.

SULFAMETOXAZOL

4-Amino-*N*-(5-metil-3-isoxazolil)- benzenossulfonamida, Gantanol

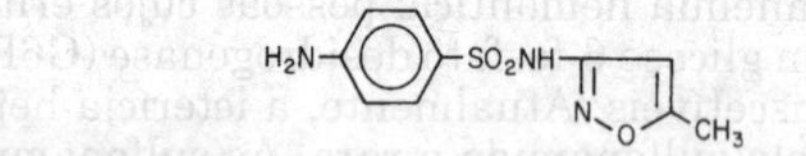

N^1-(5-Metil-3-isoxazolil)sulfanilamida [723-46-6] $C_{10}H_{11}N_3O_3S$ (253.28).

Preparo — Pelo método geral para N^1-sulfanilamidas substituídas usando 3-amino-5-metilisoxazol como amina acoplada. Esta última pode ser preparada aquecendo-se o carbamato de etila 5-metilisoxazol-3 com hidróxido de sódio aquoso. US Pat 2.888.455.

Descrição — Pó cristalino, branco a bege; praticamente inodoro; estável no ar; funde a cerca de 172°.

Solubilidade — 1 g em 3.400 mL de água, 50 mL de álcool, 1.000 mL de clorofórmio ou 1.000 mL de éter.

Comentários — Quimicamente, intimamente relacionado com o *Sulfisoxazol*; possui alta solubilidade aquosa e baixa penetração em tecido, com o volume de distribuição consideravelmente menor do que o espaço extracelular. Liga-se às proteínas plasmáticas em cerca de 68%. Por isso, é mais conveniente ao tratamento de infecções urinárias causadas por organismos suscetíveis. É a sulfonamida mais usada em todo o mundo em combinação com a trimetoprima ou a pirimetamina para o tratamento de várias infecções sistêmicas.

SULFAMETOXAZOL E TRIMETOPRIMA

Co-Trimoxazol, TMP-SMZ, Bactrim, Septra

Comentários — O sulfametoxazol e a trimetoprima inibem os passos seqüenciais na formação do ácido tetra-hidrofólico. Por isso, a inibição é exacerbada pelas ações independentes em dois passos metabólicos consecutivos, podendo o efeito bacteriostático ser alterado para efeito bactericida. A incidência de resistência é baixa mas vem aumentando com o uso muito difundido da droga. O bloqueio duplo também amplia o espectro antibacteriano do espectro de cada um dos agentes individualmente.

O uso predominante se dá para o tratamento de infecções urinárias, especialmente infecções recorrentes, crônicas ou complicadas não consideradas controláveis pelas drogas individuais. Com essas limitações de uso, a taxa de desenvolvimento de cepas resistentes em uma comunidade pode ser retardada. As infecções urinárias causadas por *E coli, Klebsiella-Enterobacter e Proteus* spp são as mais comumente tratadas. A combinação propicia o tratamento ou profilaxia de escolha para pneumonite causada por *Pneumocystis carinii* e enterocolite causada por *Isospora* em pacientes com o sistema imunológico comprometido. Entretanto, a distribuição tecidual do sulfametoxazol é pobre, e a farmacocinética da mistura não é a ideal para o tratamento de infecções sistêmicas. A trimetoprima penetra no liquor e nos tecidos mais rapidamente do que o sulfametoxazol, de forma que a proporção é menor do que 20:1 nesses locais.

Na presença da sulfonamida, a trimetoprima quase não se liga às proteínas plasmáticas, de modo que é filtrada rapidamente para a urina, e menos de 40% são metabolizados. Conseqüentemente, a concentração urinária pode estar 100 vezes maior que a plasmática, enquanto a concentração de sulfametoxazol pode estar apenas 3 vezes mais elevada, afastando-se assim da taxa supostamente ideal de 20:1. A meia-vida da trimetoprima é de cerca de 9 h. O comprometimento da função renal aumenta a meia-vida de cada droga, exacerbando o efeito do sulfametoxazol.

SULFASSALAZINA

Ácido benzóico, 2-hidróxi-5-[[4-[(2-piridinilamino)sulfonil]-fenil]azol]-, Salicilazossulfapiridina; Azulfidine

[599-79-1] $C_{18}H_{14}N_4O_5S$ (398.39).

Preparo — A N^1-2-piridilsulfanilamida é diazotada e acoplada com o ácido salicílico.

Descrição — Pó fino, amarelo-claro acastanhado a amarelo-brilhante; praticamente insípido e inodoro; funde a cerca de 255° com decomposição.

Solubilidade — 1 g em > de 10.000 mL de água, 2.900 mL de álcool, > de 10.000 mL de clorofórmio ou > de 10.000 mL de éter.

Comentários — Mal absorvida do intestino delgado, de forma que a maior porção da droga passa pelo cólon, onde as enzimas bacterianas liberam o ácido 5-aminossalicílico e a sulfapiridina da droga. Isso produz um efeito supressor sobre a *colite ulcerativa*, que não está definido com precisão. O efeito antibacteriano local da sulfapiridina em reduzir as bactérias anaeróbias pode não ser significativo em decorrência da absorção sistêmica. O 5-aminossalicilato inibe a cascata de ácido araquidônico nos dois trajetos, o da ciclooxigenase e o da lipoxigenase. O mais importante pode ser a inibição de leucotrieno B, produzido por PMNs.

Como uma parte da sulfapiridina é absorvida a partir do cólon, esta droga tem o potencial tóxico da *Sulfapiridina*.

SULFISOXAZOL

4-Amino-*N*-(3,4-dimetil-5-isoxazolil)- benzenossulfonamida, Gantrisin

N^1-(3,4-Dimetil-5-isoxazolil)sulfanilamida [127-69-5] $C_{11}H_{13}N_3O_3S$ (267.30).

Preparo — Pelo método geral para N^1-sulfanilamidas substituídas usando 3,4-dimetil-5-aminoisoxazol para a condensação com o cloreto de sulfonil.

Descrição — Pó cristalino branco a levemente amarelado; inodoro; funde a cerca de 199°.

Solubilidade — 1 g em aproximadamente 6.700 mL de água; solúvel em ácido clorídrico diluído.

Comentários — As propriedades *antibacterianas* e empregos terapêuticos assemelham-se aos da sulfadiazina. Entretanto, não penetra nas células nem ultrapassa as barreiras tão bem como a maioria das sulfonamidas. Conseqüentemente, nem sempre é eficaz contra infecções sistêmicas que são sensíveis a outras sulfonamidas. Infecções urinárias causadas por bactérias suscetíveis às sulfonamidas respondem favoravelmente. Entretanto, nas infecções do trato geniturinário em que a penetração nos tecidos envolvidos é necessária, pode não ser tão eficaz quanto a sulfadiazina. É secretado no fluido prostático, mas não se sabe se é secretado em outros fluidos geniturinários. O grau de ligação com proteínas plasmáticas é de 86%. É metabolizado principalmente por acetilação e oxidação no fígado. Tanto a forma original quanto a conjugada são excretadas rapidamente pelo rim e alcançam altas concentrações na urina. A meia-vida é de cerca de 6 h. Como tanto a forma livre quanto a forma acetilada são altamente solúveis, mesmo na urina ácida, a terapia alcalina coadjuvante não é necessária e os fluidos não precisam ser forçados. A incidência de toxicidade renal é menor do que a causada pela sulfadiazina ou misturas de sulfonamidas. Com essa exceção, efeitos inconvenientes durante a terapia são semelhantes aos causados por outras sulfonamidas (veja a introdução).

Antibióticos

As substâncias antibióticas são tecnicamente compostos químicos produzidos por células vivas e que inibem, em concentrações bastante baixas, o crescimento de microrganismos, embora o termo tenha acabado servindo para se referir a todas as drogas sistêmicas usadas para tratar infecções bacterianas. Embora os antibióticos tenham sido isolados de tecidos de animais e plantas mais elevadas, o termo geralmente é usado para se referir às substâncias inibitórias de origem microbiana.

O desenvolvimento histórico do campo dos antibióticos começou com a descoberta por Chain, Florey e associados na Universidade de Oxford, que descobriram as propriedades terapêuticas favoráveis e farmacológicas de extratos de culturas do mofo *Penicillium notatum*, que Fleming descobriu que produzia penicilina em 1929. A introdução de vários ácidos, aminas ou amidas no meio em que o bolor está se desenvolvendo leva à produção de penicilinas biossintéticas. Dezenas de penicilinas biossintéticas foram preparadas dessa maneira na tentativa de obter compostos superiores à penicilina G quanto a várias propriedades físicas, microbiológicas ou farmacológicas. Em 1958, os métodos foram planejados para preparar o núcleo da penicilina, possibilitando assim biossintetizar penicilinas que não poderiam ser formadas em um meio mais normal. Os compostos resultantes eram amiúde mais estáveis em meio ácido, mais resistentes à penicilinase ou tinham espectro antibacteriano mais amplo.

O amplo uso de antibióticos na nutrição animal e em doenças resultou na sensibilização de um número relativamente grande de pessoas suscetíveis, muitas das quais com graves reações quando entram em contato com essas drogas. Esse uso agrícola também contribui para o acúmulo de bactérias resistentes aos antibióticos em uma comunidade.

Neste capítulo, a penicilina é considerada em detalhes porque é o protótipo histórico. Foi o primeiro antibiótico a ser produzido comercialmente e ainda detém uma posição de grande importância nesse campo.

DETECÇÃO E ISOLAMENTO DE ORGANISMOS PRODUTORES DE ANTIBIÓTICOS

A detecção de organismos produtivos é baseada na capacidade das culturas do organismo candidato em inibir certas bactérias cultivadas concomitantemente sob condições controladas *in vitro*. São usados vários organismos diferentes para teste, porque não há um único organismo que seja representativo das suscetibilidades ao antibiótico ou organismos em geral. Portanto, o uso de uma certa cepa de *S aureus* como organismo de teste detectará todos os antibióticos inibidores daquele organismo, mas o antibiótico pode ou não também ser eficaz contra a *E coli*, por exemplo, ou mesmo contra várias outras cepas de *S aureus*. Para garantir a segurança de um espectro antibacteriano válido, uma série de espécies e tipos de cepas deve ser usada no teste.

Os organismos produtores de antibióticos podem ser obtidos testando-se culturas puras de organismos disponíveis em coleções de culturas ou isolados de fontes naturais, e "fazendo uma análise", ou seja, uma seleção através de técnicas adequadas da vasta população mista heterogênea do solo ou de outras habitações naturais de microrganismos. No primeiro caso, a prática consiste simplesmente em acrescentar a culturas de ágar ou caldo de carne, semeadas com organismos de teste, quantidades adequadas ou filtrados de culturas das culturas sendo examinadas, incubando e inspecionando a inibição dos organismos de teste. O método de seleção envolve a formação de fina camada de extrato de solo aquoso em diluição em série ou outro substrato natural usando um meio, normalmente ágar, previamente semeado com o organismo de teste. Durante a incubação, os vários organismos da população do solo se desenvolvem, e os que formam substâncias antibióticas se distinguem por meio de uma zona clara ou halo ao redor da colônia, uma indicação da inibição do organismo de teste que, na região além da zona clara, cresce abundantemente na forma de turbidez característica através do ágar.

Muitas modificações desse princípio são empregadas. Dessa forma, o uso de meios diferentes, pH, temperatura e substratos irá expor, para fins de seleção, tipos diferentes de organismos do solo. Essas condições devem ser compatíveis com o crescimento de organismos de teste particulares empregados. Teoricamente, a melhor chance para detectar o maior número possível de antagonistas está na pré-incubação das culturas de ágar contendo as diluições do solo, mas sem as bactérias de teste. Isso é seguido por uma incubação secundária depois de o organismo de teste ser aplicado à placa, fazendo riscas ou borrifando. Dessa forma, dá-se a oportunidade aos organismos do solo que crescem lentamente de se desenvolverem e manifestarem a capacidade de produzir antibióticos.

Uma vez detectado, o antagonista é isolado em cultura pura e identificado, e as condições ótimas para a produção da substância antibiótica produzida são investigadas. A composição do meio é importante. São testadas diferentes substâncias nitrogenadas orgânicas e inorgânicas, com e sem vários carboidratos, minerais, metais pesados, etc.

Assim que se estabelece um meio favorável, outras cepas conhecidas do antagonista, obtidas ou de coleções de cultura de caldo de carne ou isoladas da natureza, são comparadas quanto ao caráter e à quantidade do antibiótico produzido, e a cepa com rendimento mais alto é selecionada para trabalhos posteriores. O espectro antibacteriano é obtido, ou seja, a eficácia relativa do antibiótico em inibir o crescimento de uma grande variedade de bactérias gram-positivas e gram-negativas, riquétsias, vírus e fungos, especialmente aqueles que são patogênicos. Esse processo indica as infecções às quais a droga pode ser útil do ponto de vista quimioterapêutico.

Vários concentrados ou isolados do antibiótico, não necessariamente puros, são então examinados quanto à toxicidade em ratos. Apenas as preparações de baixa toxicidade e, em particular, aquelas em que a toxicidade é inversamente proporcional à potência antibacteriana são de interesse. Os dados farmacológicos e os relativos à toxicidade são obtidos em animais, e, se favoráveis, em ensaios clínicos feitos em seres humanos. Se os ensaios clínicos mostrarem que o antibiótico é um agente terapêutico promissor, volta-se a atenção para a fabricação em grande escala. Os estudos químicos da estrutura do composto puro indicam se a síntese química é exeqüível. Geralmente, os antibióticos são substâncias complexas cuja síntese pode ser extremamente difícil, ou, no mínimo, dispendiosa, comparada com a produção microbiológica. Esse é o caso agora com a maioria dos antibióticos, como a penicilina, a estreptomicina ou a clortetraciclina.

O aumento gradual em números de cepas de microrganismos resistentes aos antibióticos, especialmente os estafilococos, e os números de indivíduos desenvolvendo sensibilidade a eles fazem com que seja extremamente desejável que os programas de seleção para o isolamento e o desenvolvimento de novos agentes continuem.

PRODUÇÃO

O desenvolvimento e a operação da produção comercial em larga escala das substâncias antibióticas podem ser exemplificados por uma descrição da fabricação de penicilina. De uma forma geral, o enfoque e os métodos empregados são típicos. Dois tipos de processos para a produção microbiológica de antibióticos são:

O processo de superfície, em que o organismo produtor de antibiótico cresce na forma de uma película sobre a superfície de um meio líquido em bandejas ou garrafas, ou na superfície de um substrato sólido e úmido finamente dividido, como lascas de madeira ou farelo de trigo.

O processo submerso, em que o organismo se desenvolve em um meio líquido, mantido constantemente sob agitação mecânica e aeração, de modo que o organismo se desenvolve uniformemente e homogeneamente na forma de uma suspensão de células simples, ou pequenos agregados ou colônias, em todas as porções do líquido de cultura.

A penicilina é excretada no fluido da cultura. Os fungos usados industrialmente hoje em dia são derivados do *Penicillium chrysogenum*.

No processo submerso, o crescimento é grandemente acelerado e a manipulação de grandes quantidades é muito facilitada. É consideravelmente mais eficiente do que os processos de superfície, e, portanto, é o único método exeqüível para a produção comercial em larga escala. Tanques estacionários fechados, conhecidos como fermentadores, com capacidade para 18.900 a 113.550 litros, são usados na fabricação da penicilina. A maioria deles é equipada com hélices de hastes simples ou agitadores do tipo turbina e com um meio mecânico de comunicar e distribuir ar estéril, introduzido para um efeito de dispersão máxima na região do agitador. Os tanques têm um poço de inspeção destacável na parte de cima, visores de vidro e escoadouros para linhas fechadas a válvula para amostragem e câmaras acessórias de alimentação, capacitando a inoculação manual, se necessária, particularmente em pequenos tanques de sementes, e a adição sempre que possível de outros materiais (estéreis), como agentes antiespumantes, durante a fermentação. Todas as saídas do tanque são expostas continuamente a um fluxo de vapor para minimizar as chances de contaminação. O meio de cultura é esterilizado por meio de vapor a alta pressão e resfriado em seguida. O controle da temperatura durante o crescimento do bolor é mantido automaticamente entre 23° a 25°. O ar comprimido, que é introduzido nos fermentadores, é esterilizado por filtração através de cartuchos esterilizados com vapor de tamanho adequado e preenchidos, por exemplo, com lã de vidro.

O inóculo para os grandes tanques é obtido aumentando-se sucessivamente a quantidade do crescimento através de uma série de tanques de semente, de tanque para tanque, e por transferência sob pressão de ar através de canos estéreis. Geralmente, esse inóculo maciço chega a 5 a 10% do lote principal e, conseqüentemente, os tanques de sementes têm aproximadamente 1/10 do volume do maior tanque seguinte. O primeiro e o menor tanque de semente é inoculado com uma cultura preparada em laboratório, que consiste ou em esporos ou em um pequeno frasco de crescimento submerso obtido em uma máquina de agitar de laboratório com movimento do tipo recíproco ou rotatório.

A cultura de estoque ou principal do fungo produtor de penicilina é seca e preservada a frio na forma de esporos. A transferência vegetativa contínua do fungo sobre o meio artificial leva à perda do poder de produzir a penicilina (degeneração fisiológica). Daí, o número de transferências intermediárias entre a cultura principal e o lote final é mantido no mínimo.

Um Típico Meio de Produção

Caldo de macerado de milho (sólidos)	2 a 5%
Lactose natural	2 a 3%
Carbonato de cálcio	0,5 a 1%

O meio de cultura usado para produção comercial da penicilina geralmente contém material nitrogenado natural, nitrato, ácido α-aminoadípico, farinha de caroço de algodão ou caldo de macerado de milho, que é um subproduto da indústria de refinamento do milho, lactose, precursor da cadeia lateral, agente tensoativo e sais minerais (incluindo sulfato). A potência da penicilina é acompanhada por meio de um ensaio a cada 3 ou 6 horas, e, no momento em que a potência pára de subir, o lote é colhido. A potência máxima é alcançada em 50 a 90 horas. Devido à instabilidade da penicilina em temperaturas normais, o lote é resfriado a 5° e o micélio filtrado por pressão.

A penicilina é extraída e concentrada por adsorção em carvão vegetal ou por extração de solvente.

APRIMORAMENTOS NA PRODUÇÃO — Os grandes avanços na produção da penicilina foram o uso do método submerso ou de tanque da produção, o uso de caldo de macerado de milho e o aprimoramento da capacidade de produção da penicilina do fungo.

A cepa mais antiga e mais amplamente usada em produção em tanques foi a *Penicillium notatum*, No. 832, que rendeu 50 a 60 unidades/mL. Mais tarde, uma cepa de *Penicillium chrysogenum*, No. 1951B25, com rendimentos máximos de 250 unidades/mL, foi descoberta. Esporos desse organismo, expostos à irradiação de raios X e testados a partir de isolados de esporos simples, levaram à seleção de uma cepa mutante

X1612, produzindo aproximadamente 500 unidades/mL. A cepa X1612 foi submetida à irradiação ultravioleta e a cepa Q176, rendendo potências de penicilina de mais do que o dobro produzida pela X1612, foi obtida. Essa cepa vem sendo usada amplamente na produção comercial, mas a indústria já obteve uma evolução dela. Algumas variantes de cepas produzem vários milhares de unidades/mL. O aperfeiçoamento nas cepas adequadas para a produção de superfície de penicilina seguiu um trajeto semelhante, embora tenham sido obtidas pela análise de isolados de esporos simples de culturas originais. Uma cepa excelente na cultura submersa não é necessariamente boa para cultura de superfície, e vice-versa. Os métodos de cultura de superfície não são mais usados para a produção comercial de nenhum dos antibióticos atualmente úteis.

Conhece-se atualmente um grande número de fungos diferentes que produzem penicilina. Mais de 20 espécies diferentes de *Aspergillus* e *Penicillia* produzem penicilina, como também o dermatófito *Trichophyton mentagrophytes* e o fungo termofílico, *Malbranchea pulchella*.

CONTROLE

O controle federal dos antibióticos remonta a uma emenda da Food, Drug and Cosmetic Act de 1938 (Seção 507) em que se exigia que a FDA pré-testasse todas as formas de penicilina e suas preparações antes de serem liberadas no mercado. Esse certificado abrangia a potência, a demonstração de não-toxicidade e o conteúdo de umidade (a presença de excesso de umidade torna a penicilina menos estável). Quando destinada a uso parenteral, também seria testada para análise de pirogênios, esterilidade, claridade e pH de suas soluções.

Essa emenda incluiu a condição de que, quando a Administração de Segurança Federal (atualmente Secretaria HHS) entendesse que a pré-testagem da penicilina ou de suas preparações não fosse mais necessária para garantir a segurança e a eficácia dessas drogas, haveria isenção dessa exigência.

Sob essa cláusula da Lei da Agência de Segurança Federal, a Divisão da FDA, entendendo que determinadas formas de penicilina altamente purificadas não necessitavam mais dessa pré-testagem, expediu uma notificação no *Federal Register* de 13 de abril de 1949 isentando a Penicilina Cristalina G Potássica e a Penicilina Cristalina G Sódica dessa cláusula.

Em março de 1947, o Congresso dos Estados Unidos classificou a estreptomicina sob o sistema de certificação e em julho de 1949 incluiu a clortetraciclina, o cloranfenicol e a bacitracina. Pelo fato de essas emendas incluírem também todos os derivados, tanto a diidroestreptomicina como a tetraciclina, assim como a pirrolidinometil tetraciclina e a demeclociclina, tornaram-se drogas registradas.

Em maio de 1963, as Emendas sobre Drogas aprovadas pelo Congresso em 1962 tornaram-se efetivas e substituíram todas as leis anteriores. Essas leis atualmente determinam que todos os antibióticos usados em seres humanos devem ser sujeitos a registro. Além disso, aqueles registrados antes da aprovação dessas últimas emendas, ou seja, a clortetraciclina, a bacitracina, a estreptomicina, a penicilina e o cloranfenicol, também devem ser certificadas para uso veterinário.

CLASSES E AGENTES

Os antibióticos são classificados por vários esquemas, sendo que os dois mais importantes são de acordo com o mecanismo de ação e de acordo com a relação química. As monografias de antibióticos que se seguem serão dispostas de acordo com as relações químicas.

Antibióticos Beta-Lactâmicos

PENICILINAS

HISTÓRIA — Durante a inspeção de algumas placas de cultura no laboratório do Hospital St. Mary de Londres, em 1928, o Professor Alexander Fleming observou a lise de organismos de estafilococos por um fungo de contaminação. Após subcultura do fungo, ele descobriu no caldo de carne uma substância antibacteriana poderosa, mas não-tóxica. Deu-lhe o nome de "penicilina" por causa do organismo *Penicillium notatum*, que provocou a geração do antibiótico.

QUÍMICA — O nome "penicilina" atualmente designa uma série de substâncias antibióticas produzidas pelo crescimento de várias espécies de *Penicillium* ou por outros meios. As melhores penicilinas naturais conhecidas estão relacionadas no Quadro 87.3. As penicilinas F, G e X eram chamadas antigamente como I, II e III, respectivamente.

O composto original é o ácido (2*S-cis*)-4-tia-1-azabiciclo-[3.2.0]hepatano-2-carboxílico (I). O derivado 3,3-dimetil-7-oxo é conhecido comumente por ácido penicilânico (II) e as penicilinas são derivados do α-carboxamida daquela (III):

COOH N H S H
I

COOH O N H S H CH_3 CH_3
II

COOH O N H S R—CONH H H CH_3 CH_3
III

As penicilinas são nomeadas de diferentes formas na literatura como derivados de I, II ou III mencionados anteriormente. A nomenclatura para I é puramente sistemática, enquanto para II ou III é trivial. Como derivados de II, é simplesmente necessário identificar o grupo α-carboxamida específico; como derivados de III, apenas o R do grupo α-carboxamida é identificado.

A introdução de vários ácidos, aminas ou amidas no meio em que o fungo está se desenvolvendo leva à produção de penicilinas biossintéticas que diferem apenas no R. Dezenas de *penicilinas* biossintéticas foram preparadas dessa maneira na tentativa de se obter compostos superiores à penicilina G com respeito de várias propriedades físicas, microbiológicas ou farmacológicas. Em 1958, foram planejados métodos para o preparo do núcleo da penicilina, possibilitando dessa forma a biossíntese de penicilinas incapazes de serem formadas num meio mais normal. Os compostos resultantes foram amiúde mais estáveis ao meio ácido, mais resistentes à penicilinase ou tinham espectro antibacteriano mais amplo.

Grande parte da penicilina à venda é de pura cristalina G, que ocorre em caldos de fermentação juntamente com várias quantidades de penicilinas K e F e pequenas quantidades de outras, e é separada das outras penicilinas durante a purificação. A prática comercial suprime, a um certo ponto, a tendência natural do fungo de formar penicilinas além da G desejada pela incorporação de um precursor da G, a saber, ácido fenilacético, fenilacetamida, feniletilamina ou outra substância contendo o radical fenilacetil, que é incorporado diretamente na molécula de penicilina G. A penicilina G tem a vantagem adicional de ser muito mais fácil de cristalizar do que a K ou a F.

Como visto nas figuras I, II e III, as penicilinas são ácidos. O sal de potássio predomina no uso, vindo em seguida o sal de sódio. Esses sais são muito solúveis em água. A porção ácida pode ser usada para combinar penicilinas com várias bases, como procaína ou benzatina, para criar sais insolúveis, para uso de depósito, ou para o propósito de diminuir a solubilidade de tal forma que se possa fazer com que o composto fique mais resistente ao ácido gástrico.

A penicilina em solução é muito instável em pH 5 ou menos e a 8 ou mais. As soluções de penicilina começam a se deteriorar em poucos dias, mesmo permanecendo em ambiente frio. Certas penicilinas são mais resistentes à hidrólise do ácido e, assim, prestam-se melhor à administração oral.

CLASSIFICAÇÃO E ESPECTRO — As penicilinas antigamente eram classificadas de acordo com as divisões pseudo-históricas, por "geração", semelhantemente à classificação das cefalosporinas. Entretanto, é mais útil classificá-las de acordo com uma mistura das designações químicas e antimicrobianas. As categorias são *penicilina G, penicilinas estáveis em meio ácido, penicilinas resistentes à penicilinase, aminopenicilinas, penicilinas com espectro ampliado* e *andinopenicilinas*. Existe uma grande parcela de superposição nas propriedades entre as categorias. Por exemplo, duas das resistentes à penicilinase, todas as aminopenicilinas e uma penicilina de espectro ampliado são suficientemente ácido-estáveis para serem oralmente eficazes; as aminopenicilinas, as penicilinas de espectro ampliado e as andinocilinas são todas resistentes a certas β-lactamases (que amiúde são chamadas indiscriminadamente de penicilinases) e variavelmente resistentes às β-lactamases de Classe II, para as quais o termo penicilinase está-se tornando restrito. Todas as penicilinas são bacteriostáticas em baixas concentrações e bactericidas em altas concentrações. Seus espectros antimicrobianos diferem de acordo com o padrão de resistência à β-lactamase, a capacidade de penetrar na membrana externa de bactérias gram-negativas e das seletividades para as várias transpeptidases bacterianas (proteínas ligadoras da penicilina; PBPs).

Embora a penicilina G seja destruída em grande parte pelo ácido gástrico, sua baixa biodisponibilidade oral pode ser compensada pelo aumento da dosagem. A penicilina V é o único membro comercializado da classe estável em meio ácido. Essas duas drogas/classes têm espectros antimicrobianos quase idênticos, com exceção que as sensibilidades para a penicilina V não são altas o suficiente para uma série de infecções gram-negativas para serem tratadas por via oral. O espectro é *estreito* e em grande parte limitado para bactérias gram-positivas, cocos gram-negativos e algumas bactérias variadas. São especialmente ativas contra bactérias gram-positivas, particularmente *Strep pyogenes*, a maior parte de *pneumococos*, *Cl tetani* e *perfringens*, *Coryn diphtheriae*, *B anthracis*, *Bacteroides*, *Eubacterium*, *Fusobacterium*, *Listeria monocytogenes*, *Peptococcus* e *Peptostreptococcus*.

Embora os estafilococos *aureus* e *epidermidis* originalmente fossem, em sua maioria, sensíveis, atualmente mais de 90% são resistentes em populações hospitalizadas e 50% de uma comunidade. O *Strep viridans* é variavelmente sensível. *Strep faecalis* (enterococo) é normalmente resistente. Os cocos gram-negativos, *N meningitidis* e *N gonorrhoeae*, são em grande parte sensíveis, embora a resistência venha aumentando rapidamente. A atividade contra os bacilos gram-negativos normalmente é baixa demais para ter qualquer significado clínico, porém mais de 80% de cepas de *E coli*, *Enterobacter*, a maior parte de *Prot mirabilis* e algumas *Salmonella* e *Shigella* são sensíveis o suficiente para responder no trato urinário, onde as concentrações da droga são altas. As concentrações são também altas na bile, e essas penicilinas podem ser usadas para tratar infecções do trato urinário causadas por algumas enterobactérias e enterococos. Essas drogas também são ativas contra *Actinomycetes*, *Leptospira*, *Providencia*, *Spirillum minus*, *Streptobacillus moniliformis* e *Treponema pallidum*.

A resistência de bactérias gram-positivas e de uma série de bactérias gram-negativas às penicilinas G e V resulta da elaboração bacteriana da chamada penicilinase. Esse tipo de resistência ficou evidenciado pelo desenvolvimento de penicilinas que a penicilinase não consegue destruir. O primeiro membro da classe resistente à penicilinase foi a *meticilina*, à qual foram acrescentadas a *cloxacilina*, a *dicloxacilina*, a *nafcilina* e a *oxacilina*. Essas drogas têm aproximadamente o mesmo espectro de atividade das duas drogas anteriores, com exceção de uma maior atividade contra a maioria dos estafilococos (especialmente), enterococos, gonococos e meningococos.

As *aminopenicilinas* incluem a *ampicilina*, a *amoxicilina*, a *becampicilina*, a *ciclicilina* e a *epicilina*. Cada uma tem um grupo amino adjacente à carbonila do *N*-acil que substitui. A eficácia fica aumentada contra enterococo, meningococo e vários bacilos gram-negativos, como *E coli* adquirida em comunidade, *H influenzae*, *Pr mirabilis*, vários tipos de *Salmonella* e *Shigella*. Entretanto, há menos atividade contra a maioria de bactérias gram-positivas, *N gonorrhoeae*, *B anthracis*, *Bacteroides*, *Clostridium*, *Corynebacterium*, *Enterobacter*, *Eubacterium*, *Listeria*, *Peptococcus*, *Peptostreptococcus*, *Providencia*, *Streptobacillus*, *Actinomyces* e *Treponema*; conseqüentemente, esse grupo também tem sido chamado de *penicilinas de espectro desviado*. Existem diferenças importantes entre os espectros dos vários membros, com a ampicilina tendo o espectro mais amplo, mas com a amoxicilina sendo a única eficaz contra *Strep viridans*. Apenas a ampicilina tem atividade clinicamente significativa contra *Salmonella* e *Shigella*.

As *penicilinas de espectro ampliado* (antipseudomonas) incluem a *azlocilina*, a *carbenicilina*, a *indanilcarbenicilina*, a *mezlocilina*, a *piperacilina* e a *ticarcilina*. Há maior atividade contra *Acinetobacter*, *Citrobacter*, *E coli*, *Enterobacter*, *H influenzae*, *Klebsiella*, *Morganella morganii*, *Pr mirabilis* e *vulgaris*, *Providencia rettgeri* e *stuartii*, *Ps aeruginosa*, *Bacteroides*, *Clostridium*, *Eubacterium*, *Fusobacterium*, *Peptococcus*, *Peptostreptococcus* e *Veillonella*. São ainda menos ativas do que as aminopenicilinas contra a maioria das bactérias gram-positivas, *Actinomycetes* e *Treponema*, e não são usadas para tratar infecções causadas por esses patógenos. Existem consideráveis diferenças entre os membros. Nem a azlocilina e nem a mezlocilina são ativas contra estafilococos; a azlocilina é inativa contra *Pseudomonas* ou *Neisseria* e a *carbenicilina* é inativa contra *Eubacterium*. Apenas a piperacilina é ativa contra *Strep viridans*, e a azlocilina e a mezlocilina, contra *Providencia stuartii*.

A *andinocilina* é o único membro comercializado da classe pelo mesmo nome. Tem um espectro muito limitado. Não há como tratar infecções causadas por bactérias gram-positivas ou anaeróbias com essa droga. Entre as bactérias gram-negativas apenas *Citrobacter*, *Enterobacter*, *E coli*, *Klebsiella*, *Salmonella*, *Serratia* e *Shigella* são sensíveis o suficiente para que essa droga seja usada exclusivamente para tratar infecções causadas por esses patógenos. Em combinação com outros β-lactâmicos, pode ser usada contra *Prot mirabilis*, *Morganella morganii* e *Providencia*.

RESISTÊNCIA — A resistência de muitas bactérias gram-positivas e gram-negativas à penicilina é decorrente da elaboração pelas bactérias de enzimas destruidoras de penicilina chamadas *beta-lactamases*. São produzidas por grande número de bactérias e actinomicetos e convertem a penicilina em *ácido penicilóico* inativo pela liberação de um segundo grupo carboxílico. As enzimas derivadas dos estafilococos, enterococos, meningococos, gonococos e de várias outras bactérias foram as primeiras beta-lactamases conhecidas e foram chamadas de *penicilinases*. As penicilinases são beta-lactamases do Grupo II, proteínas ácidas que são resistentes a íons de mercúrio. Embora sejam passíveis de serem induzidas, a capacidade para indução é determinada pelo gene localizado no plasmídio.

A resistência de bactérias à penicilina não pode ser explicada completamente pela produção de penicilinase porque muitos organismos resistentes produzem pouca ou nenhuma penicilinase. A resistência não-mediada pela penicilinase é chamada *resistência à meticilina*. É causada por uma alteração na transpeptidase-alvo (proteína I ligada à penicilina). Com algumas bactérias, por ex., *Staph aureus*, a resistência se desenvolve muito rapidamente do ponto de vista clínico, mas alguns microrganismos, por ex., *T pallidum*, nunca se tornam resistentes. A resistência pelos estafilococos atualmente é um dos problemas mais importantes de hospitais.

As bactérias resistentes habitam mais nos funcionários dos hospitais do que na comunidade de uma forma geral, porque esses funcionários ficam próximos aos pacientes em tratamento. A resistência adquirida é o resultado da seleção de cepas naturais resistentes à penicilina que normalmente são mantidas para controle pela cepa-mãe sensível. Os genes resistentes podem ocorrer por mutação, transdução por vírus, transformação e transferência conjugada de plasmídios contendo genes resistentes.

MECANISMO — Sabe-se que a penicilina interfere com a síntese de peptidoglicanos, que fazem parte do material da parede celular. Conseqüentemente, o protoplasma em crescimento não consegue formar uma parede celular protetora. Várias enzimas da parede ficam inibidas de forma reversível, sendo a mais importante a D, D-carboxipeptidase que também funciona como uma transpeptidase. Condições que favoreçam o rápido crescimento de bactérias são melhores para a ação inibitória da penicilina pelo fato de que a célula deve estar produzindo enzimas que promovem a lise da parede durante o tempo em que as transpeptidases estão inibidas para que a lise da parede celular ocorra. Sob condições favoráveis, a penicilina exerce uma ação bactericida direta, e uma terapia com penicilina bem-sucedida pode ser relativamente independente dos mecanismos imunológicos do hospedeiro.

POTÊNCIA — A potência da penicilina é expressa em unidades/mg. *Uma Unidade Internacional é equivalente à atividade de 0,6 μg de penicilina G sódica cristalina* à qual, através de conferência internacional, foi atribuída uma potência de 1.667 unidades/mg. Veja Quadro 87.3. Pelo fato das grandes doses usadas atualmente, é comum falar-se em termos de megaunidades, ou seja, 1 megaunidade é igual a 10^6 Unidades.

ENSAIO — Veja Teste Biológico (Cap. 31).

COMENTÁRIOS — Embora a penicilina G seja a penicilina original, ela permanece a droga de escolha para o tratamento de quase todas as infecções causadas por bactérias gram-positivas não-produtoras de penicilinase e não-resistentes à meticilina, cuja integridade depende das paredes celulares. Portanto, é a droga de escolha contra infecções causadas por cocos gram-positivos não-produtores de penicilinase, como por exemplo *Staph aureus* ou *epidermidis*, *Strep bovis*, Grupo B, *pyogenes*, *viridans*, *faecalis* (enterococo; em combinação com gentamicina, para infecções graves, apenas) ou *pneumoniae* (pneumococo), *Peptococcus* ou *Peptostreptococcus* e bacilos gram-positivos, como *B anthracis* ou *Cl perfringens* ou *tetani*. Portanto, é também a droga de escolha contra infecções causadas por cepas não-produtoras de penicilinase do coco gram-negativo *N meningitidis*, do bacilo gram-negativo *Bacteroides fragilis* (especialmente cepas localizadas na orofaringe), *Fusobacterium*, *Leptotrichia buccalis*, *Pasteurella multicida*, *Spirillum minus* ou *Streptobacillus moniliformis*, o actinomiceto *Actinomyces israelii*, ou a espiroqueta *Leptospira* ou *Treponema pallidum*.

É uma droga alternativa para tratar infecções causadas por *Coryn*, *diphtheriae*, *Vibrio vulnificus* ou *Borrelia burgdorferi*. A penicilina V compartilha com a penicilina G a posição de primeira escolha no tratamento de infecções estafilocócicas menores e pneumonia estreptocócica (pneumocócica).

As penicilinas resistentes à penicilinase são drogas de escolha apenas para o tratamento de infecções causadas por estafilococos produtores de penicilinase. Também podem ser usadas como inibidores da penicilinase, para combinar com a penicilina G; entretanto, o clavulanato e o sulbactam estão substituindo esse uso.

Uma aminopenicilina é a droga de escolha para o tratamento de infecções causadas por *Strep* do Grupo B (ampicilina; compartilha a posição com a penicilina G), *Branhamella catarrhalis* (amoxicilina), *E coli* (ampicilina, combinada com um aminoglicosídio), *Prot mirabilis*, *Salmonella* (exceto *typhi*), *Eikenella corrodens* (com ou sem clavulanato ou sulbactam), infecções leves a moderadas causadas por *H influenzae* (com ou sem clavulanato ou sulbactam) ou *Listeria monocytogenes* (com ou sem gentamicina).

É uma droga alternativa para o tratamento de infecções causadas por *Staphylococcus* produtor de penicilinase (com clavulanato), *Bordetella pertussis*, *E coli* (com clavulanato ou sulbactam), *Gardnerella vaginalis*, *H influenzae* (infecções graves; inicialmente em combinação com cloranfenicol), *Kl pneumoniae* (com clavulanato ou sulfactam), *Morganella morganii*, *Prot vulgaris* (com clavulanato ou sulbactam), *Pasteurella multicida* (com clavulanato ou sulbactam), *Salmonella typhi* ou *Shigella*.

A penicilina de espectro ampliado (antipseudomonas) é a droga de escolha apenas para o tratamento de infecções causadas por *Ps aeruginosa* sensível. É uma droga alternativa para o tratamento de infecções causadas por *Staphylococcus* produtor de penicilinase, *Acinetobacter*, *Bacteroides fragilis* (cepas gastrintestinais), *Enterobacter*, *Kl pneumoniae* (com clavulanato ou sulbactam), *Morganella morganii* (com clavulanato ou sulbactam), *Prot mirabilis* ou *vulgaris* (com clavulanato ou sulbactam), *Providencia rettgeri* ou *stuartii* (com clavulanato ou sulbactam), *Ps aeruginosa* (infecções das vias urinárias) ou *Serratia*.

Uma penicilina é empregada às vezes em *combinação* com outros agentes. Os resultados dessa terapia são amiúde, mas

Quadro 87.3 Penicilinas

CLASSE	COMENTÁRIOS
Penicilinas Naturais (espectro estreito e mais estreptocócico)	
Penicilina G	Melhor espectro estreito (estreptocócico), IV, IM
Penicilina V	Mesmo espectro da Penicilina G, apenas oral
Penicilinas resistentes à penicilinase (antiestafilocócicas)	
Cloxacilina	Oral
Dicloxacilina	Preferência oral
Meticilina	IV, pode ocorrer nefrite intersticial
Nafcilina	Droga IV preferida para *Staphylococcus*
Oxacilina	Oral
Aminopenicilinas (espectro gram-negativo aperfeiçoado, *H. influenzae, Enterococcus, Shigella, Salmonella*)	
Amoxacilina	Boa absorção oral
Ampicilina	Droga IV preferida, absorção oral incompleta, diarréia, erupção
Bacampicilina	Pró-droga oral convertida à ampicilina
Penicilinas de espectro ampliado (antipseudomona)	
Carbenicilina	IV, sódio alto, pró-droga oral disponível
Ticarcilina	IV, similar à carbenicilina, mas menos sódio
Mezlocilina	IV, similar à piperacilina
Piperacilina	Preferível IV, melhor espectro gram-negativo
Combinações de inibidores de beta-lactamases (espectro ampliado para *Staphylococcus*, produtores de β-lactamases)	
Clavulanato – Amoxacilina	Oral, mais diarréia do que a amoxacilina
Sulbactam – Ampicilina	IV, ativo contra *Staphylococcus*, e *H influenzae* e *Streptococcus pneumoniae* produtores de β-lactamase
Clavulanato – Ticarcilina	IV, mais ativo contra bacilos gram-negativos
Tazobactam – Piperacilina	IV, mais ativo contra bacilos gram-negativos

não invariavelmente, superiores aos obtidos com o emprego apenas da penicilina. Quando é administrada com as tetraciclinas, cloranfenicol ou com as sulfonamidas, o antagonismo pode ser notado se o microrganismo for altamente suscetível à penicilina, quando esta é administrada sozinha. Entretanto, é comum ser usada em combinação com o cloranfenicol no tratamento de meningite bacteriana causada por *H influenzae*.

O número de bactérias e a quantidade de pus parecem ter apenas uma pequena influência sobre a ação antibacteriana da penicilina, exceto quando o organismo produz uma β-lactamase adequada.

EFEITOS ADVERSOS — A penicilina é praticamente não-tóxica. Entretanto, reações de hipersensibilidade ocorrem numa grande parte de pacientes, dependendo do tipo de preparação empregada e da via de administração. A manifestação mais comum dessa resposta alérgica é uma erupção cutânea. As manifestações não-dermatológicas de alergia incluem doença do soro, angioedema, nefropatia, anemia hemolítica raramente, reação de Arthus, pericardite raramente, enteropatia, hepatotoxicidade e anafilaxia. Neutropenia, que ocasionalmente resulta da terapia de altas doses, parece não envolver um processo imunológico.

Os efeitos colaterais da administração oral das penicilinas são náusea, vômitos, desconforto epigástrico, diarréia e língua negra "cabeluda".

À semelhança de outros antibióticos, a penicilina pode alterar significativamente a flora bacteriana normal do homem. Como resultado, pode haver o desenvolvimento de superinfecção por microrganismos resistentes à penicilina durante o curso do tratamento, e a quimioterapia apropriada deve ser instituída o mais breve possível. Até mesmo o crescimento exagerado (supra-infecção) pode ocorrer no intestino porque a penicilina é secretada na bile, que mantém os níveis intestinais altos. Distúrbios de coagulação também podem ocorrer como resultado da supressão de bactérias entéricas que sintetizam a vitamina K.

Concentrações muito altas de penicilina são neurotóxicas e há relatos de lesão do nervo por administração intramuscular. A penicilina cristalina tem efeito irritante quando aplicada diretamente no sistema nervoso central. Sintomas após administração intratecal incluem apatia, cefaléia, náusea, vômitos, dificuldade de respiração, cianose, queda da pressão arterial, pulso fino, espasmo muscular e convulsões. Esses sintomas ficam reduzidos ou eliminados diminuindo-se a dosagem.

Com sais de sódio e potássio, o efeito da carga de cátion deve ser considerado. Finalmente, efeitos indesejáveis às vezes podem ocorrer em decorrência dos efeitos bactericidas rápidos pela liberação de endotoxinas e outros componentes de células bacterianas.

ABSORÇÃO, DISTRIBUIÇÃO E EXCREÇÃO — A penicilina G na forma de seu sal de sódio ou de potássio é absorvida rapidamente dos sítios subcutâneo e intramuscular. A via intramuscular é preferível. A penicilina G é administrada por via intravenosa por infusão contínua apenas quando é indispensável manter concentrações sangüíneas muito altas como para o tratamento de *endocardite bacteriana* subaguda. A taxa de absorção dos sítios intramusculares da injeção pode ser retardada significativamente pelo uso de preparações de depósito, que consistem em sais relativamente insolúveis de penicilina em um veículo adequado. Por exemplo, níveis sangüíneos terapêuticos (para determinados propósitos) persistem 12 a 24 horas após uma única dose de 300.000 unidades de *Penicilina Procaína em Suspensão Aquosa*, 24 a 48 horas após *Penicilina Procaína em Óleo* e 1 semana ou mais após 1,2 milhão de unidades de *Penicilina G Benzatina*. Entretanto, quanto mais lenta a absorção, menor o nível plasmático de pico, e determinadas utilizações ficam excluídas.

A absorção da penicilina G do tubo gastrintestinal é incompleta e irregular, mas algumas penicilinas ácido-estáveis são bem absorvidas. Para se obter as mesmas concentrações sangüíneas obtidas por via intramuscular, 3 a 5 vezes a dose parenteral de penicilina G devem ser empregadas. A penicilina G deve ser ingerida quando o estômago estiver vazio porque a penicilina se liga às substâncias dos alimentos. Embora o ácido clorídrico no suco gástrico destrua a penicilina G, não há provas de que sejam necessários agentes-tampão para que a medicação oral tenha eficácia, porque a dose pode ser aumentada para compensar. A terapia oral com penicilina G nunca deve ser mantida como terapia exclusiva em infecções graves.

As penicilinas são distribuídas no líquido extracelular, porém penetram mal nas células. As concentrações nos tecidos são aproximadamente $^1/_4$ da concentração plasmática *at equilibrium*. Os níveis plasmáticos caem tão rapidamente que não há tempo suficiente para a formação de altas concentrações em muitos tecidos. A difusão das penicilinas no liquor é mínima, a não ser que as meninges estejam inflamadas. A via de administração de preferência para o tratamento de meningite bacteriana é IV complementada por injeção IM. Normalmente não é recomendado usar a administração intratecal das penicilinas pelo efeito irritativo no SNC, mesmo em doses baixas. A instilação local pode ser usada em várias cavidades do corpo para complementar a administração sistêmica.

As penicilinas são secretadas principalmente na urina, em parte por filtração glomerular, mas principalmente por secreção tubular (80%). As substâncias que interferem com a excreção tubular renal da penicilina (veja *Probenecida*, Cap. 75) servem para acentuar e prolongar os níveis sangüíneos eficazes do antibiótico. A probenecida é capaz de bloquear completamente a secreção tubular renal da penicilina, o que retarda a excreção; também diminui a remoção do liquor. A fenilbutazona também interfere com a excreção a um grau comparável ao da probenecida; sulfimpirazona, aspirina, indometacina e algumas sulfonamidas também interferem moderadamente com a excreção da penicilina. A meia-vida plasmática normal da penicilina G é de aproximadamente 45 minutos, mas em pessoas com mais de 65 anos de idade, é quase duas vezes mais prolongada. Na oligúria, pode ser de 7 a 10 horas. As penicilinas estão resumidas no Quadro 87.3.

AMOXICILINA

Triidrato de [2*S*-[2α,5α,6β(*S)]]-4-Tia-1-azabiciclo[3.2.0]heptano-2-ácido carboxílico, 6-[[amino(4-hidroxifenil)acetil]amino]-3,3-dimetil-7-oxo**

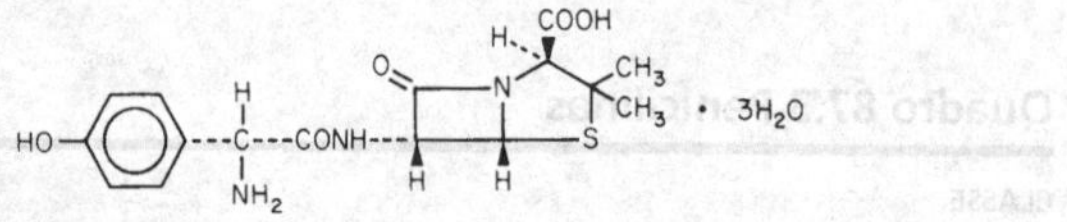

D(−)-α-Amino-*p*-hidroxibenzilpenicilina; [61336-70-7] $C_{16}H_{19}N_3O_5S \cdot 3H_2O$ (419.45); *anidro* [26787-78-0] (365.30).

Preparo — Por acilação do ácido 6-aminopenicilânico com D-(−)-2-(*p*-hidroxifenil)glicina.

Descrição — Pó cristalino fino branco a bege; gosto amargo; alto teor de umidade e as temperaturas acima de 37° afetam prejudicialmente a estabilidade.

Solubilidade — 1 g em 370 mL de água ou 2.000 mL de álcool.

Comentários — A amoxicilina, o análogo *p*-hidróxi da ampicilina, tem espectro antibacteriano similar ao da *Ampicilina*, exceto que é menos ativa contra *Streptococcus*, *N meningitidis*, *Clostridium*, *Salmonella* e *Shigella*. À semelhança da ampicilina, é destruída por β-lactamases. Entretanto, é mais ácido-estável do que a ampicilina e a absorção não é afetada de forma significativa pelos alimentos; não pode ser administrada por via parenteral. É a droga de escolha para infecções causadas por *Enterococcus faecalis* (enterococo), *Branhamella catarrhalis* ou *Bacteroides fragilis* (infecções brandas a moderadas). É uma droga alternativa para infecções causadas por *Staphylococcus* produtor de penicilinase (combinada com clavulanato), *N gonorrhoeae* (com probenecida), *E coli* (com clavulanato) ou *Pasteurella multicida* (com clavulanato). Não pode ser dada por via parenteral para infecções graves. A toxicidade é a mesma da ampicilina, mas há menos diarréia e erupções cutâneas.

Por via oral, 75 a 90% são absorvidos. No plasma, 17% ficam ligados a proteínas. O volume de distribuição é de 0,31 mL/g. Entre 50 a

72% são eliminados por secreção tubular renal. A meia-vida é de cerca de 1 h quando a função renal está normal e entre 8 a 16 h quando há insuficiência renal.

AMPICILINA

[2*S*-[2α,5α,6β(*S)]]-4-Tia-1-azabiciclo[3.2.0]heptano-2-ácido carboxílico, 6-[(aminofenilacetil)amino]-3,3-dimetil-7-oxo-,**

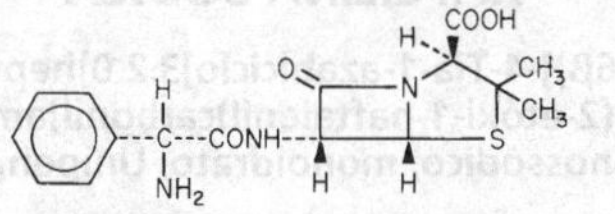

[69-53-4] $C_{16}H_{19}N_3O_4S$ (349.40); *triidrato* [7177-48-2] (403.45). Potência: 900 a 1050 μg de $C_{16}H_{19}N_3O_4S$ /mg, calculada na base anidra.

Preparo — O ácido 6-aminopenicilânico é acilado com D-glicina. US Pat 2.985.648.

Descrição — Pó branco cristalino; praticamente inodoro; ocorre na forma de triidrato, que é estável à temperatura ambiente.

Solubilidade — 1 g em aproximadamente 90 mL de água ou 250 mL de álcool absoluto; praticamente insolúvel em éter ou clorofórmio.

Comentários — A *primeira aminopenicilina* (veja a introdução). Seu espectro contra cocos gram-positivos *in vitro* é semelhante ao da penicilina G, embora de uma forma geral menos eficaz, exceto que é um pouco mais eficaz contra *Enterococcus faecalis* (enterococo). Tem 1/20 de eficácia contra *Strep pyogenes*.

É fracamente eficaz contra organismos produtores de penicilinase. É a droga de escolha para o tratamento de infecções decorrentes de cepas sensíveis de *Strep* do Grupo B, *Enterococcus faecalis* (combinado com gentamicina), *Listeria monocytogenes* (com ou sem gentamicina), *E coli* (com ou sem gentamicina) e *Prot mirabilis*, e *Salmonella* (não *typhi*). É uma droga alternativa contra *Kl pneumoniae* (com sulbactam), *Proteus* indol-positivo (*M morganii, Pr vulgaris* e *Providencia rettgeri*; com sulbactam), *Salmonella typhi*, *Shigella, Gardnerella vaginalis*, *H influenzae* (infecções graves; inicialmente combinado com cloranfenicol) ou *Nocardia*. Alguns desses organismos adquirem rapidamente resistência pela elaboração de penicilinase, de forma que a droga é amiúde dada em combinação com sulbactam.

Provoca reações alérgicas típicas de outras penicilinas. É 5 vezes mais alergênica do que a penicilina G. A incidência de erupções cutâneas é de cerca de 7%, mas a maioria dessas erupções não tem origem alergênica; prevalecem especialmente em pacientes com mononucleose infecciosa. Pacientes alérgicos à penicilina G são com freqüência alérgicos à ampicilina. A droga também pode causar náuseas e vômitos, diarréia, glossite e estomatite. É ácido-resistente e cerca de 30 a 50% são absorvidos por via oral.

AMPICILINA SÓDICA

Sal monossódico de [2*S*-[2α,5α,6β(*S)]]-4-Tia-1-azabiciclo[3.2.0]heptano-2-ácido carboxílico, 6-(aminofenilacetil)amino]-3,3-dimetil-7-oxo-**

[69-52-3] $C_{16}H_{18}N_3NaO_4S$ (371.39). Potência: não menos do que 845 μg de ampicilina/mg, na base anidra.

Preparo — A *ampicilina* é dissolvida em solvente orgânico adequado e precipitada na forma de sal de sódio pela adição de acetato de sódio.

Descrição — Pó cristalino branco a bege; higroscópico; pK_{a1} 2,66; pK_{a2} 7,24.

Solubilidade — Muito solúvel em água, soluções isotônicas de NaCl ou de dextrose.

Comentários — Tem as ações e utilizações da *Ampicilina*, e é a forma em que a ampicilina é empregada para administração intramuscular e intravenosa.

AZLOCILINA SÓDICA — veja RPS-18, Cap. 64.

CARBENICILINA DISSÓDICA

Sal dissódico de [2*S*-(2α,5α,6β)-4-Tia-1-azabiciclo[3.2.0]heptano-2-ácido carboxílico, 6-[(carboxifenilacetil)amino]-3,3-dimetil-7-oxo; (α-Carboxibenzil)penicilina dissódica; Geopen, Pyopen

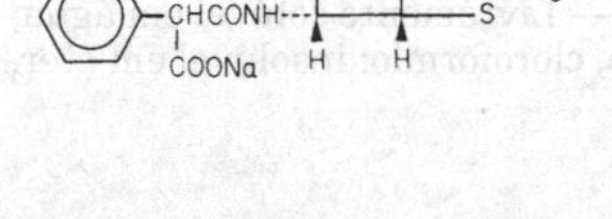

[4800-94-6] $C_{17}H_{16}N_2Na_2O_6S$ (422.36). Potência: o equivalente a não menos do que 770 μg de carbenicilina/mg, calculados na base anidra.

Preparo — Um método consiste em hidrolisar ésteres do tipo

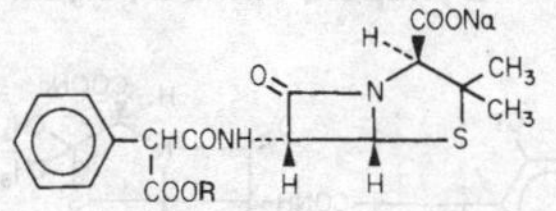

(R = alquila, arila ou benzila) com a ajuda de uma esterase adequada, como α-quimotripsina ou pancreatina, e extraindo o ácido e reagindo-o com $NaHCO_3$ aquosa. *Chem Abstr* 72: 41674a, 1970. Os ésteres de início podem ser preparados por acetilação do ácido 6-aminopenicilânico com monoésteres do ácido fenilmalônico. US Pats 3.282.926 e 3.492.291.

Descrição — Pó cristalino branco a bege; gosto amargo; higroscópico; inodoro, pH (solução a 1%, porcentagem peso em volume) 8,0. pK_{a1} 2,76; pK_{a2} 3,5.

Solubilidade — 1 g em 1,2 mL de água ou 25 mL de álcool; praticamente insolúvel em clorofórmio ou éter.

Comentários — *Penicilina de espectro ampliado (antipseudomonas).* É dada IV com alto teor de sódio. Encontra-se disponível uma pró-droga oral (indanil sódico).

CLORIDRATO DE BACAMPICILINA

Monocloridrato de 4-Tia-1-azabiciclo[3.2.0]heptano-2-ácido carboxílico, [2*S*-[2α,5α,6β(*S)]]-,6-[(aminofenilacetil) amino]-3,3-dimetil-7-oxo-, 1-[(etoxicarbonil) oxi]etil] éster**

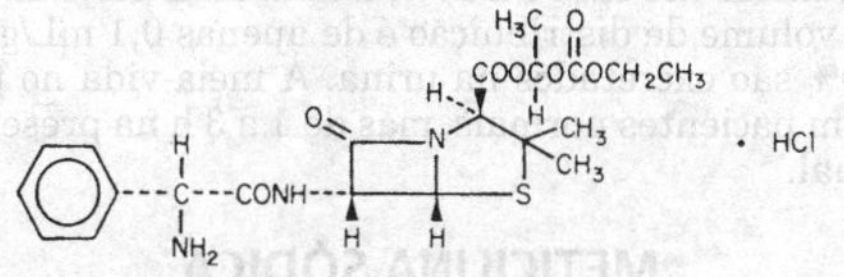

[37661-08-8]$C_{21}H_{27}N_3O_7S \cdot HCl$ (501.98).

Preparo — US Pat 3.939.270.

Descrição — Cristais brancos; funde a cerca de 175°; pH (solução aquosa a 2%) 3 a 4,5.

Solubilidade — 1 g em aproximadamente 15 mL de água; 7 mL de álcool ou 10 mL de clorofórmio.

Comentários — Uma *aminopenicilina* com atividade gram-negativa aperfeiçoada contra *H influenzae*, *Enterococcus*, *Shigella* e *Salmonella*. É uma pró-droga oral que se converte na *Ampicilina*.

CLOXACILINA SÓDICA

[2*S*-(2α,5α,6β)]-4-Tia-1-azabiciclo[3.2.0]heptano-2-ácido carboxílico, 6-[[[3-(2-clorofenil)-5-metil-4-isoxazolil]carbonil]amino]-3,3-dimetil-7-oxo-, sal monossódico, monoidrato; Monoidrato de Cloxacilina Sódica, Tegopen, Cloxapen

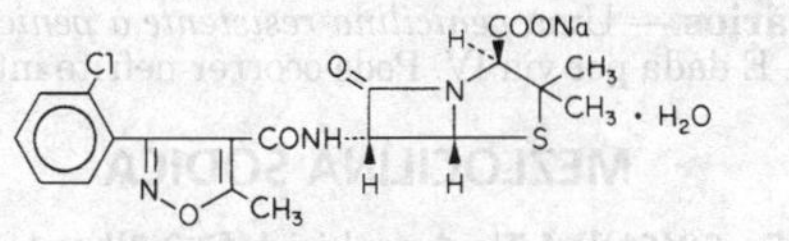

[7081-44-9] $C_{19}H_{17}ClN_3NaO_5S \cdot H_2O$ (475.88); *anidro* [642-78-4] (457.86). Potência: o equivalente a não menos do que 825 μg de cloxacilina/mg.

Preparo — O ácido 6-aminopenicilânico é acilado com o ácido 3-(*o*-clorofenil)-5-metil-4-isoxazolecarboxílico e a cloxacilina resultante é purificada por recristalização e convertida ao sal de sódio.

Descrição — Pó cristalino branco inodoro com gosto amargo; estável à luz e apenas levemente higroscópico; decompõe-se a cerca de 173°; pH (solução de 1 em 100) 7,5; pK_a (COOH) 2,7.

Solubilidade — Livremente solúvel em água; solúvel em álcool; levemente solúvel em clorofórmio.

Comentários — Uma *penicilina resistente à penicilinase* (*antiestafilocócica*) administrada oralmente.

DICLOXACILINA SÓDICA

[2S-(2α,5α,6β)]-4-Tia-1-azabiciclo[3.2.0]heptano-2-ácido carboxílico, 6-[[[3-(2,6-diclorofenil)-5-metil-4-isoxazolil]-carbonil]amino]-3,3-dimetil-7-oxo, sal monossódico, monoidrato; Dynapen, Pathocil, Dycill

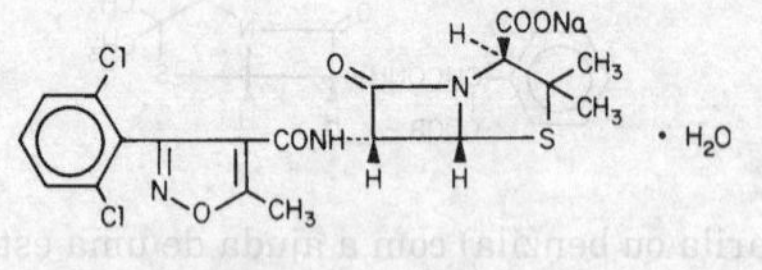

[13412-64-1] $C_{19}H_{16}Cl_2N_3NaO_5S \cdot H_2O$ (510.32); *anidro* [343-55-5] (492.31). Potência: o equivalente a não menos do que 850 μg de dicloxacilina/mg.

Preparo — O ácido 6-aminopenicilânico é acilado com o ácido 3-(2,6-diclorofenil)-5-metil-4-isoxazolecarboxílico e a dicloxacilina resultante (ácido) é purificada por recristalização e convertida ao sal de sódio.

Descrição — Pó cristalino branco a bege; odor leve característico; funde a cerca de 225° com decomposição; pK_a 2,67.

Solubilidade — Livremente solúvel em água; solúvel em álcool.

Comentários — Uma *penicilina* oral *resistente à penicilinase* (veja a introdução). À semelhança de todas as penicilinas resistentes à penicilinase, não é tão eficaz quanto a penicilina G, exceto contra os organismos cuja resistência depende da produção de penicilinase. Portanto, seu uso deve ser limitado ao tratamento de cepas produtoras de penicilinase suscetíveis de *Staph aureus* ou *epidermidis*.

A toxicidade é a mesma das penicilinas em geral (veja a introdução). Às vezes ocorrem náusea e diarréia, mas normalmente não há necessidade de descontinuação da droga. Raramente observou-se hepatotoxicidade. Em pessoas com baixa tolerância ao sódio, o conteúdo de sódio deve ser levado em consideração.

Por via oral, a quantidade absorvida é de 37 a 50%. Liga-se às proteínas plasmáticas até em 90 a 97%, a taxa mais elevada entre as penicilinas. O volume de distribuição é de apenas 0,1 mL/g. Aproximadamente 60% são excretados na urina. A meia-vida no plasma é de 0,5 a 1,5 h em pacientes normais, mas de 1 a 3 h na presença de insuficiência renal.

METICILINA SÓDICA

4-Tia-l-azabiciclo[3.2.0]heptano-2-ácido carboxílico, 6-[(2,6-dimetoxibenzoil)amino]-3,3-dimetil-7-oxo-, sal monossódico; monoidrato, [2S-(2α,5α,6β)]-

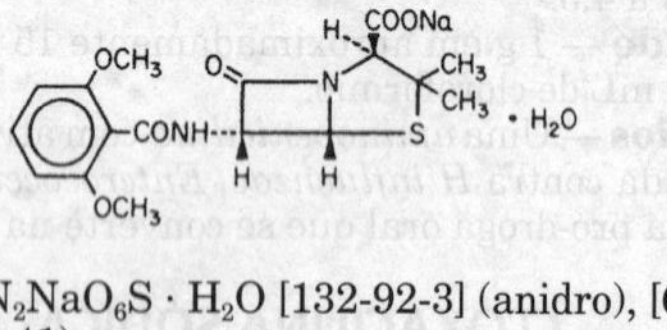

[7246-14-2]$C_{17}H_{19}N_2NaO_6S \cdot H_2O$ [132-92-3] (anidro), [61-32-5] (ácido de meticilina) (420.41).

Preparo — O ácido 6-aminopenicilânico produzido por fermentação é condensado com o cloreto de 2,6-dimetoxibenzoil em solvente orgânico apropriado e a meticilina resultante é precipitada na forma de sal de sódio pela adição de acetato de sódio.

Descrição — Pó cristalino fino branco; inodoro, ou odor leve.

Solubilidade — Livremente solúvel em água; levemente solúvel em clorofórmio; insolúvel em outros.

Comentários — Uma *penicilina resistente à penicilinase* (*antiestafilocócica*). É dada por via IV. Pode ocorrer nefrite intersticial.

MEZLOCILINA SÓDICA

[2S-(2α,5α,6β(S*)]]-4-Tia-1-azabiciclo[3.2.0]heptano-2-ácido carboxílico, 3,3-dimetil-6-[[[[[3-(metilsulfonil)-2-oxo-1-imidazolidinil] carbonil]amino]fenilacetil]amino]-7-oxo-, sal monossódico; Mezlin

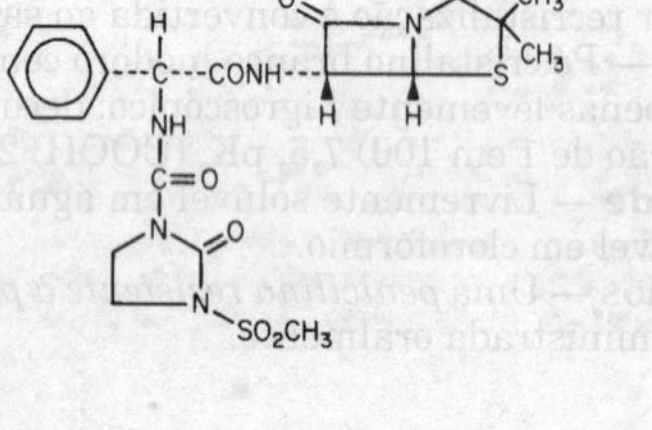

[51841-65-3] $C_{21}H_{24}NaN_5O_8S_2$ (561.56).

Preparo — Pat Alemã 2.318.955.

Descrição — Pó branco-amarelado; pK_a 2,7.

Solubilidade — Muito solúvel em água; solúvel em DMF ou metanol; muito levemente solúvel em álcool ou em acetona.

Comentários — Uma *penicilina de espectro ampliado* (*antipseudomonas*). É dada por via IV e é similar à *Piperacilina*.

NAFCILINA SÓDICA

[2S-(2α,5α,6β)]-4-Tia-1-azabiciclo]3.2.0]heptano-2-ácido carboxílico, 6-[[(2-etóxi-1-naftalenil)carbonil]amino]-3,3-dimetil-7-oxo-, sal monossódico, monoidrato; Unipen, Nafcil, Nallpen

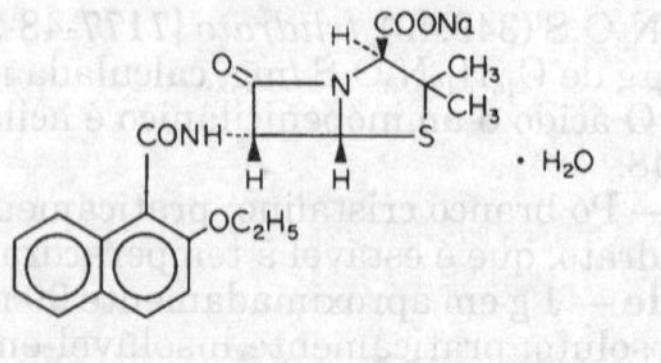

[7177-50-6] $C_{21}H_{21}N_2NaO_5S \cdot H_2O$ (454.47); *anidro* [985-16-0] (436.46). Potência: equivalente a não menos do que 820 μg de nafcilina/mg.

Preparo — O ácido 6-aminopenicilânico é acilado por tratamento com cloreto de 2-etóxi-1-naftoil em um solvente orgânico anidro contendo trietilamina. Um extrato aquoso desse produto é misturado com solvente imiscível em água e a nafcilina é precipitada pela adição de ácido sulfúrico. A nafcilina sódica é precipitada misturando-se soluções etanólicas do ácido com etil-hexanoato de sódio. US Pat 3.157.639.

Descrição — Pó branco a branco-amarelado; não mais do que um leve odor característico.

Solubilidade — Livremente solúvel em água ou em clorofórmio; solúvel em álcool.

Comentários — Uma *penicilina resistente à penicilinase*, cuja utilização está restrita ao tratamento de infecções causadas por cocos produtores de penicilinase (principalmente estafilococos). Após administração oral, os níveis séricos são baixos e imprevisíveis, não sendo por isso recomendada a via oral.

É destruída parcialmente pelo ácido gástrico, e cerca de 36% são absorvidos dos intestinos, de certa forma erraticamente. Para infecções graves, a terapia inicial deve ser por administração parenteral. Cerca de 90% ficam ligados às proteínas plasmáticas. O volume de distribuição é de 0,26 a 0,44 mL/g. Apenas cerca de 10 a 30% são eliminados sem alteração na urina. A nafcilina é excretada basicamente pelo fígado com 60% da dose metabolizados e 10% secretados sem alteração na bile. A meia-vida é de 0,5 a 1 h, exceto em presença de insuficiência renal, quando passa a ser de 1,2 a 1,5 h.

As reações adversas são similares às mostradas por outras penicilinas. Ocasionalmente causa náusea e diarréia. É irritante e pode causar dor e um aumento na atividade das transaminases do soro após injeção IM. Pode ocorrer tromboflebite com injeção IV.

Pode ocorrer sensibilidade cruzada entre essa e outras penicilinas. É preferível ser administrada em adultos devido à associação de nefrite intersticial com a meticilina. O conteúdo de sódio deve ser levado em consideração quando a droga for usada em pessoas com baixa tolerância ao sódio.

OXACILINA SÓDICA

[2S-(2α,5α,6β)]-4-Tia-1-azabiciclo[3.2.0]heptano -2-ácido 2-carboxílico, 3,3-dimetil-6-[[(5-metil-3-fenil-4-isoxazolil)carbonil]-amino]-7-oxo-, sal monossódico; monoidrato; Bactocill, Prostaphlin

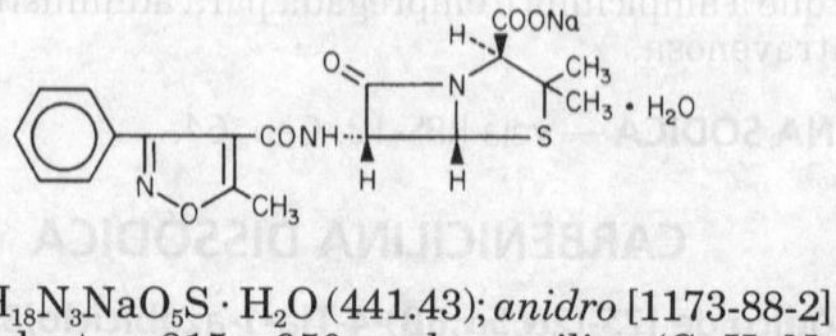

[7240-38-2] $C_{19}H_{18}N_3NaO_5S \cdot H_2O$ (441.43); *anidro* [1173-88-2] (423.42). Potência: equivalente a 815 a 950 μg de oxacilina ($C_{19}H_{19}N_3O_5S$)/mg.

Preparo — O ácido 6-aminopenicilânico produzido por fermentação é condensado com o cloreto de 5-metil-3-fenil-4-isoxazolil em um solvente orgânico apropriado e a oxacilina resultante é precipitada na forma de sal de sódio pela adição de acetato de sódio.

Descrição — Pó cristalino fino e branco; inodoro ou um odor leve.

Solubilidade — Livremente solúvel em água; levemente solúvel em álcool absoluto, clorofórmio; insolúvel em éter.

Comentários — Uma *penicilina resistente à penicilinase (antiestafilocócica)* dada por via oral.

PENICILINA G BENZATINA

[2S-(2α,5α,6β)]-4-Tia-1-azabiciclo[3.2.0]heptano-ácido 2-carboxílico, 3,3-dimetil-7-oxo-6-[(fenilacetil)amino]-, composto com *N,N'*-bis-(fenilmetil)-1,2-etanodiamina (2:1), tetraidrato; Bicillin, Permapen

[41372-02-5] $C_{16}H_{20}N_2 \cdot 2C_{16}H_{18}N_2O_4S \cdot 4H_2O$ (981.19); *anidro* [1538-09-6] (909.13). Potência: 1090 a 1272 Unidades de Penicilina /mg. Um mg de Penicilina G Benzatina representa 1211 Unidades de Penicilina G.

Preparo — Precipita-se misturando-se soluções aquosas contendo diacetato de *N,N*-dibenziletilenodiamina e penicilina G sódica na proporção molar necessária.

Descrição — Pó cristalino branco e inodoro; pH (solução saturada) 5 a 7,5.

Solubilidade — 1 g em aproximadamente 5000 mL de água e aproximadamente em 65 mL de álcool.

Comentários — Baixa solubilidade em água, por isso, na injeção IM, é liberada lentamente e produz níveis sangüíneos prolongados de penicilina, geralmente por 1 a 4 semanas. Sua atividade antibacteriana equivale à metade da penicilina G (veja a introdução), exceto que o tempo de ação prolongado a torna especialmente adequada para a *profilaxia de febre reumática*. Entretanto, por via IM, os níveis sangüíneos ficam bastante baixos e não são apropriados para a maior parte das utilizações da droga. Por exemplo, 1,2 milhão de unidades produz um nível médio plasmático de apenas 0,15 unidade/mL no 1.º dia, e por volta do 14.º dia terá caído para 0,03 unidade/mL. As concentrações no liquor são insignificantes. Com o uso simultâneo de probenecida, os níveis ficarão de certa forma mais elevados. Conseqüentemente, está indicada apenas para a *profilaxia* e o *tratamento* de *infecções* causadas por *Streptococcus do grupo A* altamente suscetível, *sífilis* e *framboésia*.

PENICILINA G POTÁSSICA

[2S-(2α,5α,6β)]-4-Tia-1-azabiciclo[3.2.0]heptano-2-ácido carboxílico, 3,3-dimetil-7-oxo-6-[(fenilacetil)amino]-, sal monopotássico; Benzilpenicilina Potássica

[113-98-4] $C_{16}H_{17}KN_2O_4S$ (372.48). A Penicilina G Potássica tem uma potência de não menos do que 1440 e não mais do que 1680 Unidades de Penicilina G/mg.

Preparo — Do ácido 6-aminopenicilânico e cloreto de fenilacetil em solvente orgânico inerte; o sal de sódio é precipitado com acetato de sódio.

Descrição — Cristais brancos ou incolores, ou pó cristalino branco; inodora ou quase sem odor; moderadamente higroscópica; decomposta pela exposição prolongada a temperaturas de aproximadamente 100°, a umidade acelera a decomposição; não afetada de forma significativa por ar ou luz; as soluções deterioram-se à temperatura ambiente, mas as soluções armazenadas a menos de 15° permanecem estáveis por vários dias; inativada rapidamente por ácidos e álcalis e também por agentes oxidantes; pH (solução aquosa, 30 mg/mL) 5 e 7,5; pK_a (ácido) 2,8.

Solubilidade — Muito solúvel em água, TS salinas ou soluções de dextrose; solúvel em álcool (mas é inativado por esse solvente), glicerina ou muitos outros alcoóis.

Comentários — Veja os usos de penicilinas na introdução. O sal de potássio não tem nenhuma vantagem sobre o sal de sódio, exceto quando altas doses são usadas em pacientes sob restrição de sódio. O sal de potássio também evita a alcalose hipopotassêmica que às vezes ocorre durante o tratamento com altas doses de penicilinas. A possibilidade de intoxicação pelo potássio em decorrência de doses maciças em pacientes com oligúria deve estar sempre em mente. A biodisponibilidade pela via oral é de 15 a 33%. No plasma, 50 a 65% ficam ligados às proteínas. O volume de distribuição é de 0,47 mL/g. A eliminação é de 60 a 90% do total, sendo o restante principalmente por via biliar. A meia-vida é de 0,5 a 0,7 h, exceto na insuficiência renal, que é de 2,5 a 10 h ou após probenecida.

PENICILINA G PROCAÍNA

[2S-(2α,5α,6β)]-4-Tia-1-azabiciclo[3.2.0]ácido heptano-2-carboxílico, 3,3-dimetil-7-oxo-6-[(fenilacetil)amino]-, composto com 2-(dietilamino)etil 4-aminobenzoato (1:1) monoidrato

[6130-64-9] $C_{16}H_{18}N_2O_4S \cdot C_{13}H_{20}N_2O_2 \cdot H_2O$ (588.72); *anidro* [54-35-3] (570.70). Potência: 900 a 1050 Unidades de Penicilina/mg. Um mg representa 1009 Unidades de Penicilina G.

Preparo — Uma solução aquosa de penicilina G sódica (ou potássica) passa por metátese com quantidade equimolar de cloridrato de procaína.

Descrição — Cristais finos brancos ou pó microcristalino branco, muito fino; inodora ou quase sem odor; não afetada de forma significativa pelo ar ou luz; pH (solução saturada) 7,5; inativada rapidamente por ácidos e por hidróxidos de álcalis, também por agentes oxidantes.

Solubilidade — 1 g em 250 mL de água, em aproximadamente 30 mL de álcool ou em aproximadamente 60 mL de clorofórmio.

Comentários — Na forma de injeção IM, libera lentamente a penicilina G e propicia uma duração prolongada dos níveis sangüíneos eficazes. Uma dose IM de 300.000 unidades produz picos de concentrações plasmáticas de 1,5 unidade/mL entre 1 a 3 h, e o nível fica em cerca de 0,2 unidade/mL em 24 h e 0,05 unidade/mL em 48 h. Pelos níveis sangüíneos de pico relativamente baixos, a droga está indicada apenas para *infecções brandas* a *moderadamente graves* causadas por organismos muito suscetíveis. Para suas utilizações e toxicidade, veja a introdução. Alergias podem ocorrer em decorrência do componente procaínico, mas outros efeitos tóxicos da procaína são muito raros. A injeção IV nunca deve ser usada.

PENICILINA V POTÁSSICA

[2S-(2α,5α,6β)]-4-Tia-1-azabiciclo[3.2.0]ácido heptano-2 carboxílico, 3,3-dimetil-7-oxo-6[(fenoxiacetil)amino]-sal monopotássico; Penicilina Potássica Fenoximetil

[132-98-9] $C_{16}H_{17}KN_2O_5S$ (388.48). A Penicilina V Potássica tem uma potência não inferior a 1380 e não superior a 1610 unidades/mg de Penicilina V.

Preparo — À semelhança da *Penicilina G*, usando-se o cloreto de fenoxiacetil.

Descrição — Pó cristalino branco inodoro; pH (solução aquosa, 30 mg/mL) 7,5. pK_a 2,73.

Solubilidade — Muito solúvel em água; 1 g em aproximadamente 150 mL de álcool.

Comentários — O espectro antibacteriano é essencialmente o da penicilina G contra bactérias gram-positivas, mas essa é menos potente e eficaz contra bactérias gram-negativas. Conseqüentemente, compartilha as mesmas utilizações (veja a introdução), exceto que em infecções agudas graves a penicilina G parenteral é obrigatória. É menos inativada pelo suco gástrico do que a penicilina G. A penicilina V é a *penicilina preferida por via oral* para *infecções menos graves* porque os níveis séricos ficam 2 a 5 vezes mais elevados do que doses comparáveis de penicilina G e há menos variabilidade individual na absorção. À semelhança da penicilina G, pode causar reações alérgicas, e freqüentemente mostra sensibilidade cruzada para as outras penicilinas. Suas outras toxicidades são as mesmas da penicilina G. A biodisponibilidade oral é cerca de 60% no máximo. Setenta e cinco a 80% ligam-se às proteínas plasmáticas. O volume de distribuição é de 0,73 mL/g, o que é considerado maior do que o da penicilina G. Apenas 20 a 40% são excretados sem alterações na urina. A meia-vida é de cerca de 0,5 a 1 h.

PIPERACILINA SÓDICA

[2S-[2α,5α,6β(S*)]]-4-Tia-1-azabiciclo[3.2.0]ácido heptano-2-carboxílico, 6-[[[[(4-etil-2,3-dioxo-1-piperazinil)carbonil]amino]-fenilacetil]amino]-3,3-dimetil-7-oxo-, sal monossódico; Pipracil

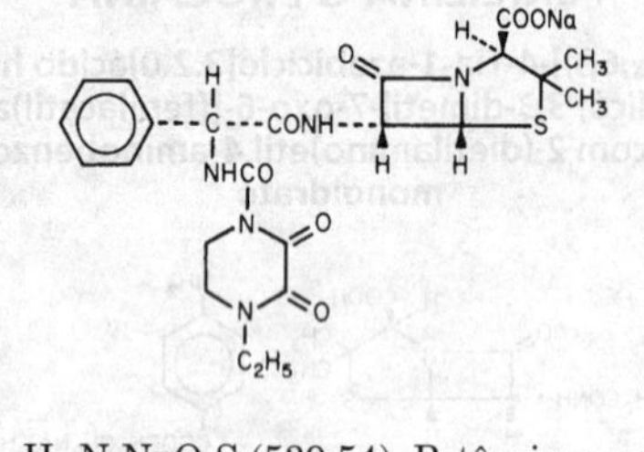

[59703-84-3] $C_{23}H_{26}N_5NaO_7S$ (539.54). Potência: o equivalente a não menos do que 863 μg de piperacilina/mg.

Preparo — US Pat 4.087.424.

Descrição — Cristais brancos.

Solubilidade — 1 g em aproximadamente 1,5 mL de água ou metanol; 5 mL de álcool etílico.

Comentários — Uma *penicilina de espectro ampliado* com atividades antibacterianas características de sua classe (veja introdução). É a penicilina mais ativa contra *Ps aeruginosa*, com uma potência de quase a da gentamicina. É uma das cinco drogas de escolha para utilização contra infecções causadas por *Ps aeruginosa*. É mais potente contra *Klebsiella* e vários outros bacilos entéricos do que a carbenicilina ou a ticarcilina. É uma droga alternativa para uso contra infecções causadas por *Acinetobacter*, *Bacteroides fragilis* (cepas GI), *Enterobacter*, *E coli*, *Kl pneumoniae*, *Morganella morganii*, *Pr mirabilis* ou *vulgaris*, *Providencia rettgeri* ou *stuartii*, *Ps aeruginosa* (infecções urinárias) ou *Serratia*. Tem pouca eficácia contra bactérias produtoras de penicilinases e outras β-lactamases. A resistência pode se desenvolver rapidamente à piperacilina durante o uso, de forma que a droga deve ser administrada apenas em combinação com um aminoglicosídio ou inibidor da penicilinase (tazobactam) quando usada contra *Ps aeruginosa* e outros bacilos difíceis de serem suprimidos.

A biodisponibilidade oral é muito baixa e errática para ser útil. No plasma, 16 a 22% ligam-se a proteínas. O volume de distribuição é de cerca de 0,18 a 0,30 mL/g. A excreção renal chega a 60 a 80% de eliminação. A meia-vida é de 0,5 h, exceto 0,6 a 1,2 h em situação de insuficiência renal.

TICARCILINA DISSÓDICA

[2S-[2α,5α,6β(S*)]]-4-Tia-1-azabiciclo[3.2.0]ácido heptano-2-carboxílico, 6-[(carbóxi-3-tienilacetil)amino]-3,3-dimetil-7-oxo-, sal dissódico; Ticar

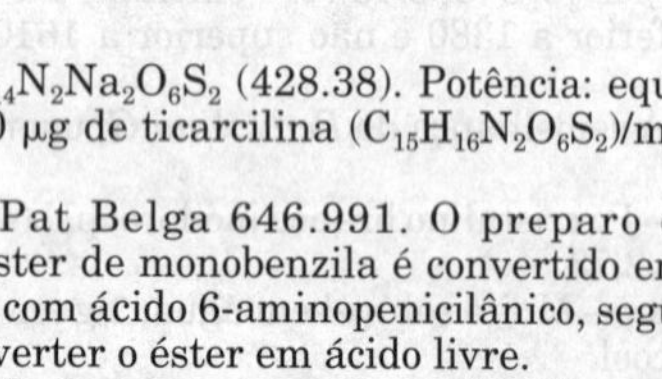

[4697-14-7] $C_{15}H_{14}N_2Na_2O_6S_2$ (428.38). Potência: equivalente a não menos do que 800 μg de ticarcilina ($C_{15}H_{16}N_2O_6S_2$)/mg, calculado na base anidra.

Preparo — Pat Belga 646.991. O preparo do ácido 2-(3-tienil)malônico, éster de monobenzila é convertido em cloreto ácido, que é condensado com ácido 6-aminopenicilânico, seguido pela hidrogenação para converter o éster em ácido livre.

Descrição — Pó branco a amarelo-pálido; higroscópico; instável em meio ácido; pK_a (forma ácida) 2,44, 3,64; as soluções ácidas são instáveis.

Solubilidade — 1 g em 10 mL de água ou 66 mL de etanol; pH de uma solução concentrada (>100 g/100 mL) aproximadamente de 7,0.

Comentários — Uma *penicilina de espectro ampliado* quase idêntica à *Carbenicilina* quanto ao espectro antibacteriano e à potência, exceto por ser duas vezes mais ativa contra *Ps aeruginosa*. A resistência se desenvolve rapidamente. Com muitas infecções, a resistência é impedida acrescentando-se clavulanato. Também, para infecções gram-negativas, é comum ser combinada com gentamicina ou tobramicina para aumentar a atividade e retardar a resistência.

Os efeitos adversos são os mesmos da penicilina de uma forma geral (veja introdução), ocorrendo sensibilidade cruzada à penicilina. Sobrecarga de sódio e hipopotassemia podem ocorrer, especialmente com doses altas. Na insuficiência renal, altas doses podem inibir a agregação de plaquetas, podendo resultar em fenômenos hemorrágicos.

Não é absorvida oralmente. No plasma, 55 a 65% ficam ligados às proteínas. O volume de distribuição é de 0,22 mL/g. Oitenta e seis por cento são eliminados por excreção renal. A meia-vida é de 0,5 a 1 h, exceto na insuficiência renal, quando fica 15 h.

Combinações contra Beta-Lactamases

CLAVULINATO-AMOXICILINA — Uma combinação dada por via oral. Causa mais diarréia do que amoxicilina.

CLAVULANATO-TICARCILINA — Uma combinação dada por via IV. É ativa mais contra bacilos gram-negativos.

SULBACTAM-AMPICILINA — Uma combinação dada por via IV. É ativa contra *Staphylococcus* e *H influenzae* e *Strep pneumoniae* produtores de beta-lactamase.

TAZOBACTAM-PIPERACILINA — Uma combinação dada por via IV. É mais ativa contra bacilos gram-negativos.

CEFALOSPORINAS

As cefalosporinas são um grupo de antibióticos intimamente relacionado ao grupo das penicilinas. O núcleo do ácido cefalosporânico característico das cefalosporinas é um análogo do núcleo do ácido penicilânico característico das penicilinas; o ácido cefalosporânico contém um anel de diidrometatiazina, enquanto o ácido penicilânico contém um anel de tetraidrotiazol (tiazolidina). Ambos possuem um anel beta-lactâmico. Os derivados do ácido 7-aminocefalosporânico são mais ácido-estáveis do que os compostos correspondentes do ácido 6-aminopenicilânico. As cefamicinas são cefalosporinas que possuem um grupo 7-metóxi que exacerba a resistência à beta-lactamase. As cefamicinas podem induzir a produção de beta-lactamase.

As cefalosporinas têm um mecanismo de ação muito semelhante ao das penicilinas, ou seja, se ligam a uma ou mais proteínas ligadoras das penicilinas (PBPs) que são transpeptidases e inibem a ligação cruzada das unidades de peptidoglicanos na parede celular bacteriana. A atividade intrínseca de uma cefalosporina depende em parte da resistência às beta-lactamases, à afinidade com PBPs e sua capacidade de alcançar esses alvos que são extracelulares para bactérias gram-positivas e periplasmáticos para bactérias gram-negativas. Veja Quadro 87.4.

Atualmente, as cefalosporinas são classificadas em quatro gerações tendo como base seu espectro gram-negativo e estabilidade na presença de beta-lactamases. Entretanto, esse esquema de classificação vem se tornando menos confiável porque novos agentes levaram a mais exceções e critérios menos precisos para as diferenças no espectro antibacteriano.

As *cefalosporinas de primeira geração* (cefazolina, cefalotina, cefapirina, cefaridina, cefalexina e cefadroxil) têm a mais alta atividade contra bactérias gram-positivas e a menor atividade contra bactérias gram-negativas. Em resumo, são eficazes contra o seguinte espectro antibacteriano: boa atividade contra a maior parte de estafilococos (mesmo produtores de penicilinase, mas não aos estafilococos resistentes à meticilina), além dos estreptococos mais comuns (*Strep pyogenes, viridans* e *pneumoniae*), mas não aos enterococos; moderadamente ativas contra certas bactérias gram-negativas, como *N gonorrhoeae* e *meningitidis*, muitas cepas de *E coli*, alguns tipos de *H influenzae* e *Klebsiella* não-adquirida em hospitais e *Pr mirabilis* e alguns tipos de *Salmonella* e *Shigella*.

As *cefalosporinas de segunda geração* (cefuroxima, cefamandol, cefmetazol, cefonicida, cefoxitina, cefotetan, cefaclor, cefprozil e loracarbef) são mais eficazes contra bactérias gram-negativas e menos ativas contra bactérias gram-positivas do que os membros de primeira geração. As diferenças dignas de nota incluem a atividade aumentada contra a maior parte de *H influenzae* e a eficácia de algumas cefalosporinas (cefoxitina, cefotetan, cefmetazol) contra algumas infecções adquiridas em hospitais mais resistentes em decorrência de bactérias

Quadro 87.4 Cefalosporinas

CLASSE	COMENTÁRIOS
Primeira geração (*Staphylococcus*, alguns bacilos entéricos gram-negativos)	
Cefadroxil	Oral, ação intermediária
Cefazolina	IM, IV, duração intermediária, menos dolorosa
Cefalexina	Oral, ação curta
Cefalotina	IM, IV, ação curta, menor espectro
Cefapirina	IM, IV, ação curta
Cefradina	IM, IV, oral, ação curta
Segunda geração (mais ativos contra gram-negativos, alguns são ativos contra *H influenzae* e anaeróbios)	
Cefaclor	Oral, ação curta, ativo contra *H influenzae*
Cefamandol	IM, IV, ação curta
Cefmetazol	IV, ação curta, bom contra anaeróbios
Cefonicida	IM, IV, ação intermediária a longa
Ceforanida	IM, IV, ação intermediária
Cefotetana	IM, IV, ação intermediária a longa, boa contra anaeróbios
Cefoxitina	IM, IV, ação curta, boa contra anaeróbios
Cefprozil	Oral, ação curta
Cefuroxima	IM, IV, oral, resistente à beta-lactamase, ativa contra *H influenzae*, bons níveis liquóricos
Loracarbef	Oral, ação curta, ativo contra *H influenzae*
Terceira geração (melhor espectro gram-negativo, resistentes à beta-lactamase, fracos contra *Staphylococcus*)	
Cefixima	Oral, ação intermediária a longa
Cefpodoxima	Oral, ação intermediária, similar à da cefixima
Cefoperazona	IM, IV, ação intermediária, boa contra *Pseudomonas*
Cefotaxima	IM, IV, ação mais curta, metabolizada, com níveis liquóricos
Ceftazidima	IM, IV, ação curta, boa contra *Pseudomonas*
Ceftizoxima	IM, IV, ação curta, bons níveis de csf
Ceftriaxona	IM, IV, ação longa, boa contra gonococos
Ceftibuteno	Oral, similar à cefixima
Cefdinir	Oral, similar à cefixima
Quarta geração	
Cefepima	IV, melhor contra staph e strep do que os da terceira geração

anaeróbias (*Bacteroides fragilis*) e *Proteus* indol-positivo. À semelhança do grupo de primeira geração, os membros desse grupo são inativos contra *Ps aeruginosa*.

As *cefalosporinas de terceira geração* (cefotaxima, ceftizoxima, ceftriaxona, cefpodoxima, ceftibuten, moxaclactam, ceftazidima, cefoperazona e cefixima) são consideravelmente menos ativas do que as drogas de primeira geração contra bactérias gram-positivas (especialmente estafilococos), mas têm um espectro muito mais amplo de atividade contra organismos gram-negativos e têm mais resistência às betalactamases gram-negativas. São bastante ativas contra organismos anaeróbios gram-negativos e são freqüentemente ativas contra *Enterobacteriaceae* (*E coli*, *Enterobacter*, *K pneumoniae*). De especial interesse é a atividade de alguns membros desse grupo (ceftazidima e cefoperazona) dotados de alta atividade contra *Pseudomonas*, mas com um espectro menor de uma forma geral contra organismos gram-negativos.

A classificação corrente de *cefalosporina de quarta geração* (cefepima) é baseada em um espectro gram-positivo aprimorado, mantendo a atividade ampliada de atividade gram-negativa das cefalosporinas de terceira geração.

RESISTÊNCIA — Da mesma forma que ocorre com as penicilinas, um mecanismo comum de resistência é o da elaboração de uma beta-lactamase. Embora algumas cefalosporinas sejam desativadas por tipos de beta-lactamase semelhantes às penicilinases, muitas beta-lactamases são seletivas para cefalosporinas e são chamadas de tipos de cefalosporinases. Outros mecanismos de resistência incluem falha na união com as PBPs, como ocorre com cepas de estafilococos resistentes à meticilina.

INDICAÇÕES — As cefalosporinas são eficazes em uma ampla variedade de infecções porque possuem um amplo espectro e elevado índice terapêutico/tóxico. As cefalosporinas de primeira e segunda gerações são usadas freqüentemente para profilaxia durante certos procedimentos cirúrgicos para reduzir o risco das infecções pós-operatórias de feridas. A cefazolina é preferida em relação a outros análogos de primeira geração porque tem maior concentração sérica e maior meia-vida de eliminação; além disso, é menos dolorosa na administração IM. A cefoxitina, o cefotetan e o cefmetazol são cefamicinas que têm preferência na cirurgia intra-abdominal pela resistência à beta-lactamase que possuem e pela atividade contra *Bacteroides fragilis*. Uma série de cefalosporinas de segunda e terceira gerações são alternativas eficazes como agentes profiláticos para vários procedimentos cirúrgicos.

As cefalosporinas de uma forma geral não são a primeira droga de escolha para as infecções bacterianas devido à disponibilidade de alternativas igualmente eficazes e menos dispendiosas. As cefalosporinas de primeira geração são alternativas de preferência para penicilinas antiestafilocócicas ou penicilina G para infecção grave estafilocócica e/ou estreptocócica exceto infecções enterocócicas ou meningite. As cefalosporinas de segunda geração não-cefamicina, como a cefuroxima, têm espectro antimicrobiano similar, e podem ser usadas como alternativas para tratar a maior parte de infecções graves causadas por estafilococos e bacilos gram-negativos aeróbios. Apenas as cefalosporinas de terceira geração são aprovadas para o tratamento de meningite causada por bacilos entéricos gram-negativos. A cefuroxima pode ser usada para tratar meningite causada por *H influenzae*, embora uma cefalosporina de terceira geração ainda seja a escolha de preferência.

Cefotaxima, ceftizoxima e ceftriazona são cefalosporinas de terceira geração que são eficazes contra infecções graves adquiridas em hospitais causadas por bacilos entéricos gram-negativos, como *Enterobacter, Proteus* indol-positivo, *Providencia stuartii* e *Serratia*. Contra *H influenzae*, a cefotaxima e a ceftriazona têm preferência para terapia parenteral, embora a cefuroxima seja uma alternativa.

A ceftriazona é a droga de escolha para o tratamento de gonorréia, e qualquer cefalosporina pode ter a preferência sobre uma penicilina de espectro ampliado contra *Kl pneumo-*

niae. As cefalosporinas são também alternativas de penicilinas para tratar infecções causadas por *Branhamella catarrhalis* e infecções menos graves de estreptococos, estafilococos, *H influenzae*, *N meningitidis* e *E coli*.

Várias cefalosporinas orais têm atividade aumentada contra *H influenzae*, incluindo cefaclor, cefuroxima axetil, cefixima, cefprozil e cefpodoxima proxetil. A ceftazidima e a cefoperazona têm preferência no tratamento de infecções causadas por *Ps aeruginosa*, *cepacia* ou *maltophilia*. As cefalosporinas de terceira geração como a cefotaxima e a ceftizoxima são alternativas dispendiosas contra *Proteus* indol-positivo, *Providencia* e *Salmonella* não-tifóide.

EFEITOS ADVERSOS — A hipersensibilidade ocorre em cerca de 5 a 10% dos usuários de cefalosporinas; as manifestações incluem eosinofilia, febre pela droga, erupção maculopapular, urticária, doença do soro, edema angioneurótico, anafilaxia, teste de Coombs positivo associado raramente com anemia hemolítica e às vezes com anormalidades hepáticas transitórias (TGO, TGP e bilirrubinas totais aumentadas), trombocitopenia, neutropenia e nefrite intersticial. Há uma incidência significativa de sensibilização cruzada com a penicilina; quando se manifesta previamente, a sensibilidade à penicilina não tem sido grave. Um tipo de cefalosporina, especialmente a cefazolina, pode ser administrada com cautela após teste de sensibilidade, mas apenas se necessário; testes cutâneos com freqüência dão resultados falso-negativos. Se a reação anterior à penicilina foi grave, como por exemplo na forma de uma anafilaxia ou edema angioneurótico, ou se o paciente reage aos determinantes menores de penicilina, o uso de uma cefalosporina normalmente é desencorajado.

Outros efeitos adversos das cefalosporinas incluem dor, induração, abscesso estéril e necrose no local da injeção IM, tromboflebite após administração IV, náusea, vômito, glossite, diarréia, dor abdominal e azia, especialmente com administração oral, carga de sódio e retenção líquida pelos sais de sódio, colite associada com o antibiótico (especialmente com antibióticos mal absorvidos) e teste de urina falso-positivo para glicose (Benedict, Fehling e Clinitest, mas não o Tes-Tape). As cefalosporinas atuais não são significativamente nefrotóxicas em si, mas podem aumentar consideravelmente a nefrotoxicidade de um aminoglicosídio.

As cefalosporinas não devem ser usadas em combinação com outros antibióticos que causem nefrotoxicidade ou ototoxicidade. Diuréticos potentes (p.ex., furosemida ou ácido etacrínico) também exacerbam a nefrotoxicidade e tornam certas cefalosporinas ototóxicas. Os custos para aquisição de algumas cefalosporinas são muito altos. Podem ocorrer supra-infecções por bactérias gram-negativas e *Candida*. Pode haver ocasionalmente hipoprotrombinemia e reação do tipo dissulfiram com álcool; as drogas com cadeias laterais de *N*-metiltiotetrazol parecem ser os graves ofensores que incluem o cefamandol, a cefoperazona, o cefotetan e o cefmetazol.

FARMACOCINÉTICA — As cefalosporinas variam consideravelmente quanto à biodisponibilidade peroral (15 a 86%), união às proteínas (14 a 96%) e meias-vidas (0,5 a 6,5 h). A eliminação faz-se principalmente através de filtração glomerular e secreção tubular (exceto para a cefoperazona) e um pouco por secreção (e reabsorção) biliar, exceto que a maior parte de cefaloglicina e parte da cefotaxima, cefalotina, cefapirina e cefacetrila são desacetiladas e subseqüentemente transformadas; em conseqüência, a presença de insuficiência renal pode aumentar significativamente as meias-vidas da maior parte das cefalosporinas. As cefalosporinas variam quanto à penetração nos tecidos. Apenas a cefuroxima e as cefalosporinas de terceira geração alcançam concentrações terapêuticas no liquor e apenas na inflamação das meninges. As cefalosporinas de primeira e segunda gerações não devem ser usadas para meningite.

As cefalosporinas atravessam a barreira placentária e atingem concentração plasmática no feto em cerca de 10% das concentrações maternas; os efeitos sobre o feto são desconhecidos, mas é aconselhável evitar o tratamento de mulheres grávidas com cefalosporinas, se possível. O Quadro 87.4 mostra um resumo das cefalosporinas.

CEFACLOR

5-Tia-1-azabiciclo[4.2.0]oct-2-eno-2-ácido carboxílico, [6*R*-[6α,7β(*R)]]-7-[(aminofenilacetil)amino]-3-cloro-8-oxo-, monoidrato; Ceclor**

[70356-03-05] $C_{15}H_{14}ClN_3O_4S \cdot H_2O$ (385.82)]. O cefaclor é uma cefalosporina semi-sintética relacionada à cefalexina.

Preparo — Veja *J Med Chem 18*: 403, 1975.

Descrição — Sólido branco cristalino; as soluções aquosas são as mais estáveis a pH de aproximadamente 3,5, que é o pH de uma solução a 2%.

Solubilidade — Solúvel em água (1 em 100); praticamente insolúvel na maior parte dos solventes orgânicos.

Comentários — Uma *cefalosporina de segunda geração* com atividades antibacterianas e efeitos adversos típicos (veja introdução). Foi o primeiro membro do grupo eficaz por via oral. É aprovado para uso no tratamento de *infecções das vias aéreas superiores, faringite* e *amigdalite* causadas por *Strep pyogenes*; infecções das vias aéreas inferiores causadas por *Strep pneumoniae*, *pyogenes* e *H influenzae*; otite média causada por *Strep pneumoniae* ou *pyogenes*, estafilococos e *H influenzae*; infecções cutâneas causadas por *Staph aureus* e *Strep pyogenes* e infecções urinárias causadas por *E coli, Pr mirabilis, Klebsiella* spp e estafilococos coagulase-negativos. No plasma, 25% são unidos a proteínas. O volume de distribuição é de 0,24 a 0,36 mL/g. Cerca de 60 a 85% são excretados inalterados na urina. A meia-vida é de 0,6 a 0,9 h, exceto na presença de insuficiência renal, quando fica mais prolongada.

CEFALEXINA

5-Tia-1-azabiciclo[4.2.0]-oct-2-eno-2-ácido carboxílico, [6*R*-[6α,7β(*R)]]-7-[(aminofenilacetil)amino]-3-metil-8-oxo-, monoidrato; Keflex**

[23325-78-2] $C_{16}H_{17}N_3O_4S \cdot H_2O$ (365.40).

Preparo — *J Med Chem 12*: 310, 1969.

Descrição — Cristais brancos; pK_a 5,2, 7,3; pH (solução a 0,5%) aproximadamente de 4,5.

Solubilidade — 1 g em 100 mL de água; solúvel em soluções aquosas diluídas alcalinas; muito levemente solúvel a praticamente insolúvel em solventes orgânicos.

Comentários — Uma *cefalosporina oral de primeira geração* com atividade antimicrobiana e efeitos adversos característicos dessa classe (veja introdução). Está aprovada para uso contra infecções respiratórias causadas por pneumococos e estreptococos beta-hemolíticos do grupo A; otite média causada por *H influenzae*, *Branhamella catarrhalis*, pneumococos, estafilococos e estreptococos; infecções ósseas e articulares causadas por *Pr mirabilis* e estafilococos; infecções cutâneas e de tecidos moles causadas por estafilococos e estreptococos; e infecções urinárias causadas por *E coli, Klebsiella* e *Pr mirabilis*. É eficaz por via oral.

A eliminação é feita por secreção renal com meia-vida de 0,9 h, exceto quando há insuficiência renal, quando fica em torno de 5 a 30 h.

CEFALOTINA SÓDICA

5-Tia-1-azabiciclo[4.2.0]oct-2-eno-2-ácido carboxílico, (6*R-trans*)-3-[(acetilóxi)metil]-8-oxo-7-[(2-tienilacetil)amino]-, sal monossódico; Keflin, Leutral

[58-71-9] $C_{16}H_{15}N_2NaO_6S_2$ (418.41).

Preparo — O ácido 7-aminocefalosporânico é *N*- acetilado com cloreto de 2-tiofenoacetil em ambiente desidroclorado. O ácido de início pode ser preparado do antibiótico natural, a cefalosporina C, por catálise de próton ou por hidrólise enzimática. A cefalotina preparada dessa maneira pode ser convertida em seu sal de sódio por interação com o acetato de sódio em solvente orgânico adequado.

Descrição — Pó branco a bege cristalino; praticamente inodoro; moderadamente higroscópico; decompõe-se pelo aquecimento; pK_a 2,2.

Solubilidade — Livremente solúvel em água, solução salina normal ou solução de dextrose; levemente solúvel em álcool; insolúvel na maior parte dos solventes orgânicos.

Comentários — Uma *cefalosporina de primeira geração* administrada por via IM e IV. Tem ação curta e tem o espectro mais fraco de sua classe.

CEFAPIRINA SÓDICA

5-Tia-1-azabiciclo[4.2.0]oct-2-eno-2-ácido carboxílico, [6*R-trans*] 3-[(acetilóxi)metil]-8-oxo-7-[[(4-piridiltio)acetil]amino]-,sal monossódico; Cefadyl

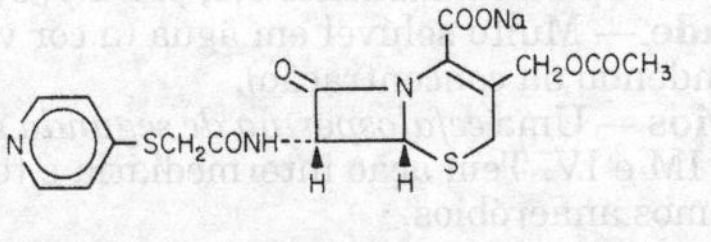

[24356-60-3] $C_{17}H_{16}N_3NaO_6S_2$ (445.46).

Preparo — Do ácido 7-aminocefalosporânico por bromometilação do grupo amino para formar a bromacetamida e então transferindo o bromo com 4-mercapto-piridina para produzir o tioéter. O tratamento com bicarbonato de sódio produz o sal. US Pat 3.578.661 (1970); *J Med Chem 16*: 1413, 1973.

Descrição — Pó branco cristalino.

Solubilidade — Solúvel em água.

Comentários — Uma *cefalosporina de primeira geração* de ação curta administrada por via IM ou IV.

CEFAZOLINA SÓDICA

5-Tia-1-azabiciclo[4.2.0]oct-2-eno-2-ácido carboxílico, 3-[[(5-metil-(6*R-trans*)-1,3,4-tiadiazol-2-il)tio]metil]-8-oxo-7-[[(1H-tetrazol-1-il)acetil]-amino]-, sal monossódico; Ancef, Kefzol

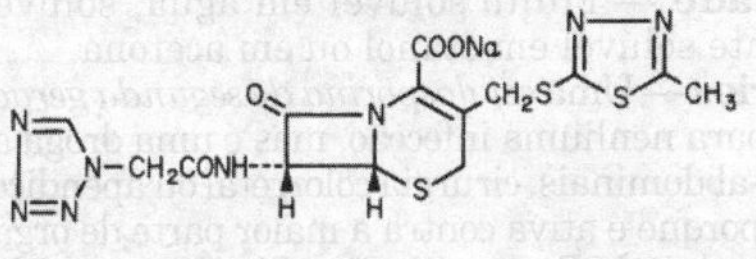

[27164-46-1] $C_{14}H_{13}N_8NaO_4S_3$ (476.48). Potência: não inferior a 850 μg e não mais de 1050 μg de cefazolina ($C_{14}H_{14}N_8O_4S_3$)/mg, calculado na base anidra.

Preparo — O sal de sódio do ácido 7-aminocefalosporânico é acilado com cloreto de 1*H*-tetrazol-1-acetil e o grupo acetóxi é então deslocado por reação com 5-metil-1,3,4-tiadiazol-2-tiol; a cefazolina resultante é convertida ao sal de sódio.

Descrição — Pó cristalino branco a bege.

Solubilidade — Livremente solúvel em água, soluções TS salinas ou de dextrose; muito levemente solúvel em álcool; praticamente insolúvel em clorofórmio ou em éter.

Comentários — *Cefalosporinas de primeira geração* administradas por via IV ou IM. Alguns organismos gram-negativos e estafilococos produtores de penicilinase resistentes à penicilina G e à ampicilina são sensíveis à cefazolina. A atividade gram-negativa fica essencialmente limitada a *E coli, Klebsiella* e *Pr mirabilis*.

A droga pode ser usada para tratar infecções do trato respiratório, pele, tecidos moles, ossos, articulações e trato urinário e endocardite e septicemia causada por organismos suscetíveis. Entre as infecções urinárias, a cistite responde muito melhor do que a pielonefrite. É a cefalosporina de preferência para a maior parte dos procedimentos e profilaxia cirúrgicos em decorrência de sua meia-vida (relativamente) longa.

Os efeitos adversos são os mesmos das cefalosporinas de um modo geral (veja introdução). Causa certa dor no sítio da injeção e flebite ocasional. Ocorrem candidíase oral, genital e vaginal e prurido anal. Provoca um aumento transitório do nitrogênio ureico do sangue, embora pareça ter nefrotoxicidade insignificante.

Não é absorvida oralmente. Fica unida às proteínas plasmáticas em cerca de 70 a 85% e tem baixo volume de distribuição de apenas 0,10 a 0,14 mL/g. São excretados 95% na urina. A meia-vida é de 1,5 a 2 h em pessoas normais, e de 3 a 42 h na insuficiência renal.

CEFDINIR

5-Tia-1-azabiciclo[4.2.0]oct-2-eno-2-ácido carboxílico, [6*R*-[6α,7β(*Z*)]]-7-[[2-amino-4-tiazolil) (hidroxiimino)acetil]amino]-3-etenil-8-oxo-, Omnicef

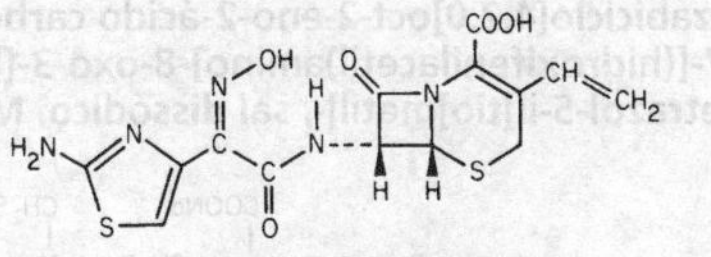

[91832-40-5] $C_{14}H_{13}N_5O_5S_2$ (395.42).

Preparo — US Pat 4.559.334 (1985).

Descrição — Pó amarelo a discretamente castanho-amarelado que se funde a cerca de 170° (dec); pK_a 9,7.

Solubilidade — Levemente solúvel em HCl diluído; moderadamente solúvel em O,1*M* de tampão de fosfato.

Comentários — Uma cefalosporina de terceira geração administrada por via oral. Tem ação semelhante à da *Cefixima*.

CEFIXIMA

5-Tia-1-azabiciclo[4.2.0]oct-2-eno-2-ácido carboxílico, [6*R*-[6α,7β(*Z*)]]-7-[[(2-amino-4-tiazolil)[(carboximetóxi)imino]acetil]amino]-3-etenil-8-oxo, Suprax

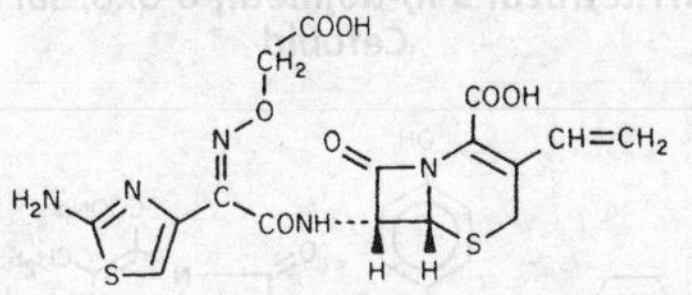

[79350-37-1] $C_{16}H_{15}N_5O_7S_2$ (453.44).

Preparo — US Pat 4.098.888.

Descrição — Cristais bege; funde a cerca de 250°; diferencia-se do *E*-triidrato, que se funde a cerca de 220° com decomposição; pK_a (ácido) 2,5.

Solubilidade — 1 g em 125 mL de água ou 2000 mL de álcool.

Comentários — Uma *cefalosporina de terceira geração* com excelente atividade contra a maioria de *E coli* e *Klebsiella, H influenzae, Branhamella catarrhalis*, *N gonorrhoeae* e *meningitidis*, incluindo cepas produtoras de β-lactamase. É ativa contra estreptococos comuns, porém os estafilococos são resistentes. É usada para infecções respiratórias, otite média e infecções urinárias não-complicadas, mas seu papel terapêutico ainda terá que ser definido.

É absorvida lenta e incompletamente pelo trato GI e tem biodisponibilidade de 40 a 50%. A suspensão oral produz concentrações de pico que são 25 a 50% mais elevadas do que doses equivalentes de formulações em tabletes. Os alimentos não afetam a quantidade de cefixima absorvida, mas retardam a absorção. Aproximadamente 65 a 70% são unidos a proteínas plasmáticas. A excreção renal é a principal via de eliminação, embora a excreção biliar seja superior a 10%. A meia-vida no soro é de 3 a 4 h, mas fica prolongada em presença de disfunção renal.

As reações adversas mais comuns são manifestações gastrintestinais, principalmente diarréia. Outros efeitos colaterais gastrintestinais podem ocorrer, como náusea, dispepsia e flatulência. Tonteira, cefaléia, prurido genital e reações de hipersensibilidade podem ocorrer.

CEFMETAZOL SÓDICO

5-Tia-1-azabiciclo[4.2.0]oct-2-eno-2-ácido carboxílico, (6*R-cis*)-7-[[[(cianometil)tio]acetil]amino]-7-metóxi-3-[[(1-metil-1*H*-tetrazol-5-il)tio]metil]-8-oxo-, sal monossódico, Zefazone

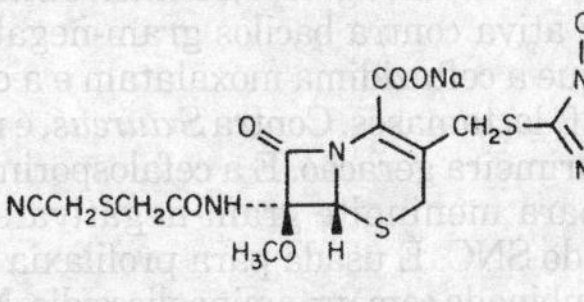

[56796-39-5], [5796-20-4] (ácido)] $C_{15}H_{16}N_7NaO_5S_3$ (493.51).

Preparo — *J Antibiot 29*: 554, 1976.

Descrição — Sólido branco.

Solubilidade — Muito solúvel em água ou em metanol; solúvel em acetona.

Comentários — Uma *cefalosporina de segunda geração* administrada por via IV. Tem curta duração e boa atividade contra organismos anaeróbios.

CEFONICIDA SÓDICA

5-Tia-1-azabiciclo[4.2.0]oct-2-eno-2-ácido carboxílico, [6*R*-[6α,7β(*R)]-7-[(hidroxifenilacetil)amino]-8-oxo-3-[[[1-(sulfametil)-1*H*-tetrazol-5-il]tio]metil]-, sal dissódico, Monocid**

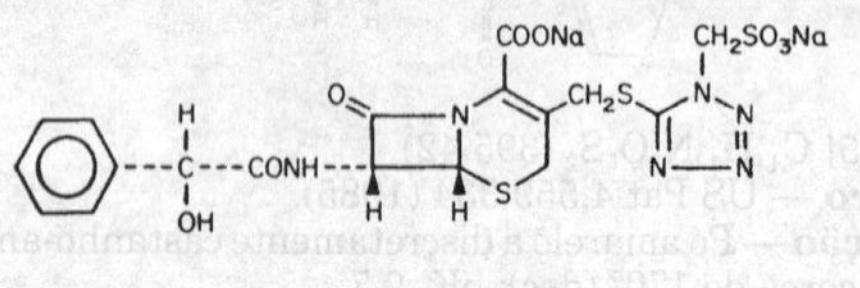

[61270-78-8] $C_{18}H_{16}N_6Na_2O_8S_3$ (586.52).

Preparo — Pat Alemã 2.611.270; *CA 86*:2985t, 1977.

Descrição — pH (solução a 5%) 3,5 a 6,5.

Comentários — Uma *cefalosporina de segunda geração* administrada por via IM ou IV. Tem uma ação intermediária.

CEFOPERAZONA SÓDICA

5-Tia-1-azabiciclo[4.2.0]oct-2-eno-2-ácido carboxílico, [6*R*-[6α,7β(*R)]]-7-[[[[(4-etil-2,3-dioxo-1-piperazinil)carbonil]amino]-(4-hidroxifenil)acetil]amino]-3-[[(1-metil-1*H*-tetrazol-5-il)-tio]metil]-8-oxo, sal monossódico, Cefobid**

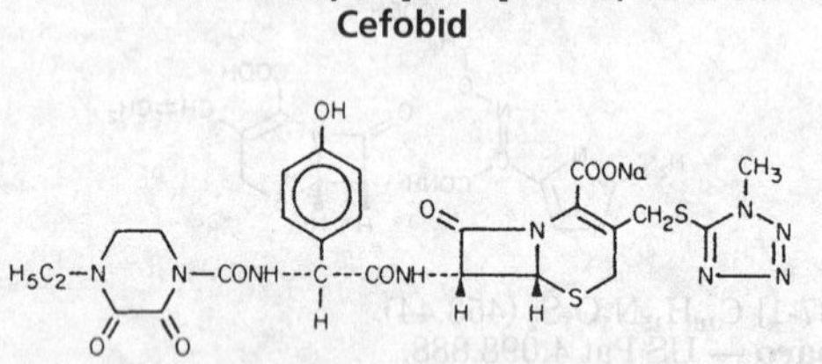

[62893-20-3] $C_{25}H_{26}N_9NaO_8S_2$ (667.65).

Preparo — Veja Pat Belga 837.682; *CA* 87:6002v, 1977.

Descrição — Pó branco; funde a cerca de 170°; pH (solução aquosa a 25%) 4,5 a 6,5; instável em solução alcalina.

Comentários — Uma *cefalosporina de terceira geração* administrada por vias IM e IV. Tem ação intermediária e tem boa atividade contra *Pseudomonas*.

CEFOTAXIMA SÓDICA

5-Tia-1-azabiciclo[4.2.0]oct-2-eno-2-ácido carboxílico, [6*R*-[6α,7β(*Z*)]]-3-[(acetiloxi)metil]-7-[[(2-amino-4-tiazolil)-(metoxiimino)acetil]amino]-8-oxo-, sal monossódico, Claforan

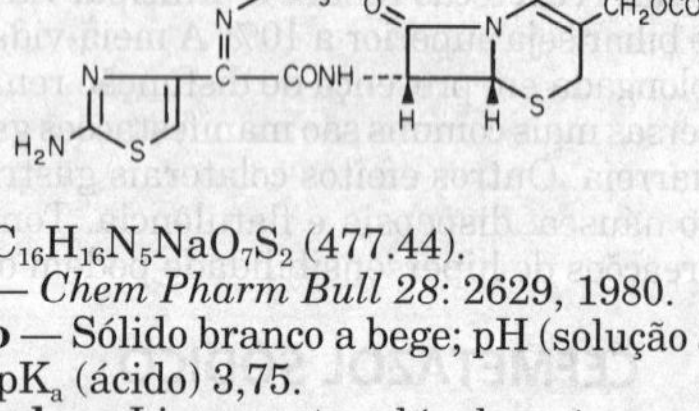

[64485-93-4] $C_{16}H_{16}N_5NaO_7S_2$ (477.44).

Preparo — *Chem Pharm Bull 28*: 2629, 1980.

Descrição — Sólido branco a bege; pH (solução a 10%) aproximadamente 5,5; pK_a (ácido) 3,75.

Solubilidade — Livremente solúvel em água; praticamente insolúvel na maior parte dos solventes orgânicos.

Comentários — Uma *cefalosporina de terceira geração* administrada por via IV ou IM, com um espectro antibacteriano característico de sua classe (veja introdução). Contra muitos bacilos gram-negativos, é igual aos aminoglicosídios, exceto contra *Ps aeruginosa, Actinetobacter* e alguns tipos de *Enterobacter*. É mais ativa contra bacilos gram-negativos resistentes a múltiplas drogas do que a ceftazidima moxalatam e a cefoperazona. É altamente resistente às β-lactamases. Contra *S aureus*, é menos ativa do que as cefalosporinas de primeira geração. É a cefalosporina de terceira geração de preferência para meningite gram-negativa e outras infecções bacilares graves fora do SNC. É usada para profilaxia cirúrgica. Quando adequado, pode ser combinada com um aminoglicosídio. Não apresenta uma toxicidade exclusiva (veja introdução). É uma droga muito cara.

A droga é mal absorvida pela via oral. No plasma, 38% ficam unidos às proteínas. O volume de distribuição é de 0,25 a 0,39 mL/g. Penetra no liquor. Cerca de 85% são eliminados na urina e 8% nas fezes. A meia-vida é de 1 a 1,2 h, exceto na insuficiência renal, quando fica em torno de 3 a 12 h. Trinta a 50% são metabolizados em um metabólito ativo estável à β-lactamase.

CEFOTETANA DISSÓDICA

5-Tia-1-azabiciclo[4.2.0]oct-2-eno-2-ácido carboxílico, [6*R*-6α,7α)]-7-[[[4-(2-amino-1-carbóxi-2-oxoetilideno)-1,3-ditietan-2-il]-carbonil]amino]-7-metóxi-3-[[(1-metil-1*H*-tetrazol-5-il)-tio]metil]-8-oxo-, sal dissódico; Cefotan

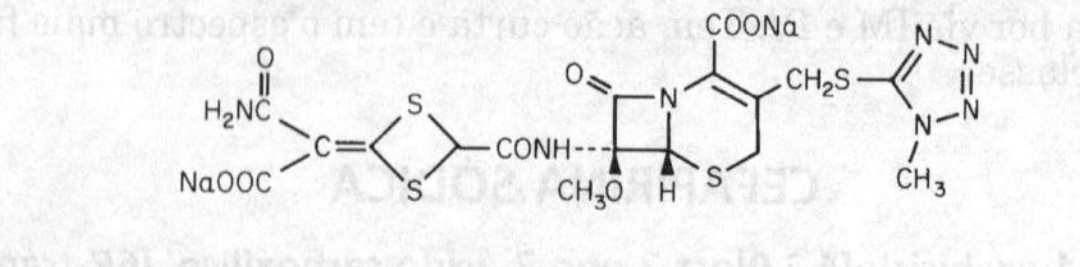

[74356-00-6] $C_{17}H_{15}N_7Na_2O_8S_4$ (619.57).

Preparo — Veja *Chem Pharm Bull 28*: 2629, 1980.

Descrição — Pó branco a amarelo-pálido; pH (solução reconstituída recentemente) aproximadamente 5,5; pK_a 2,1; 3,3.

Solubilidade — Muito solúvel em água (a cor varia de incolor a amarelo, dependendo da concentração).

Comentários — Uma *cefalosporina de segunda geração* administrada por vias IM e IV. Tem ação intermediária e tem boa atividade contra organismos anaeróbios.

CEFOXITINA SÓDICA

(6*R-cis*)-5-Tia-1-azabiciclo[4.2.0]oct-2-eno-2-ácido carboxílico, 3-[[(aminocarbonil)oxi]metil]-7-metóxi-8-oxo-7-[(2-tienilacetil)amino]-, sal monossódico; Mefoxin

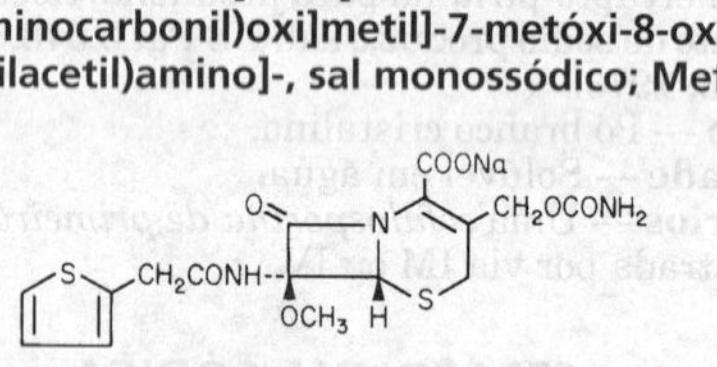

[33564-30-6] $C_{16}H_{16}N_3NaO_7S_2$ (449.43).

Preparo — Antibiótico cefa semi-sintético de amplo espectro derivado da cefamicina C, que é produzido pelo *S lactamdurans*. Veja *J Am Chem Soc 94*: 1410, 1972.

Descrição — Cristais que se fundem a cerca de 150°; pK_a 2,2 (ácido).

Solubilidade — Muito solúvel em água, solúvel em metanol; moderadamente solúvel em etanol ou em acetona.

Comentários — Uma *cefalosporina de segunda geração*. Não é a droga de escolha para nenhuma infecção, mas é uma droga alternativa para infecções intra-abdominais, cirurgia colorretal ou apendicectomia e ruptura de vísceras porque é ativa contra a maior parte de organismos anaeróbios entéricos incluindo *Bacteroides fragilis*. É aprovada para uso no tratamento de infecções em ossos e articulações causadas por *S aureus*, infecções ginecológicas e intra-abdominais causadas por *Bacteroides* spp e outros organismos entéricos anaeróbios comuns e bacilos gram-negativos; infecções das vias respiratórias inferiores causadas por *Bacteroides* spp, *E coli, H influenzae, Klebsiella* spp, *S aureus* ou *Streptococcus* spp (exceto enterococos); septicemia causada por *Bacteroides* spp, *E coli, Klebsiella* spp, *S aureus* ou *Strep pneumoniae*; infecções cutâneas causadas por *Bacteroides* spp, *E coli, Klebsiella* spp, *S aureus* ou *epidermidis* ou *Streptococcus* spp (exceto enterococos) ou infecções urinárias causadas por *E coli, Klebsiella* spp ou *Proteus* indol-positivo e para profilaxia perioperatória. É mal absorvida pela via oral. A eliminação é essencialmente renal. A vida média é de 40 a 60 min, exceto na insuficiência renal, quando é de 13 a 22 h.

CEFPODOXIMA PROXETIL

5-Tia-1-azabiciclo[4.2.0]oct-2-eno-2-ácido carboxílico, [6*R*-[6α,7β(*Z*)]]-7-[[(2-amino-4-tiazolil)(metoxiimino)acetil]amino]-3-(metóxi-metil)-8-oxo, 1-[[(1-metiletóxi)-carbonil]oxil]etil éster, Vantin

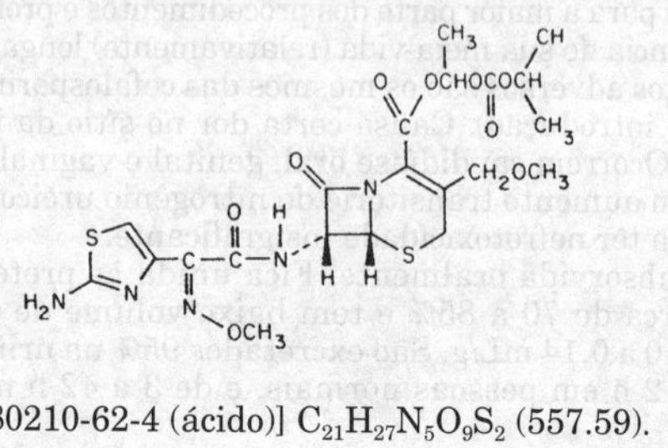

[87239-81-4], [80210-62-4 (ácido)] $C_{21}H_{27}N_5O_9S_2$ (557.59).

Preparo — *J Antibiot 40*: 370, 1987. O éster é a pró-droga do metabólito, cefpodoxima, com o grupo livre carboxílico em posição 4 do anel de tiazina.

Comentários — Uma *cefalosporina de terceira geração* administrada por via oral. Tem ação intermediária. É similar à *Cefixima*.

CEFPROZIL

5-Tia-1-azabiciclo[4.2.0]oct-2-eno-2-ácido carboxílico, [6*R*-[6α,7β(*R)]]-, 7-[[amino(4-hidroxifenil)acetil]amino]-8-oxo-3-(1-propenil)-, Cefzil**

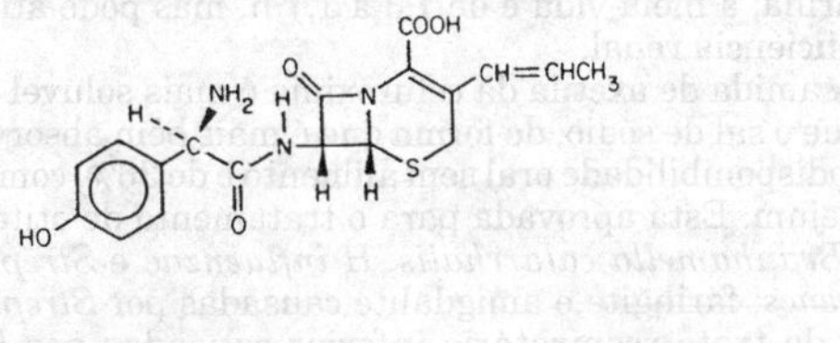

[92665-29-7] $C_{18}H_{19}N_3O_5S$ (389.43).

Comentários — Uma *cefalosporina de segunda geração* administrada por via oral. Tem ação curta.

CEFRADINA

5-Tia-1-azabiciclo[4.2.0]oct-2-eno-2-ácido carboxílico, [6*R*-[6α,7β-(*R)]]-7-[(amino-1,4-ciclo-hexadieno-1-ilacetil]amino]-3-metil-8-oxo-, Velosef**

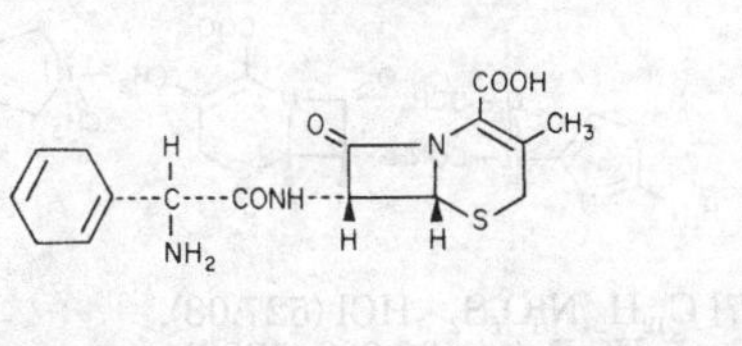

[31828-50-9 (hidrato não-estequiométrico)] [38821-53-3 (anidro)] $C_{16}H_{19}N_3O_4S$ (anidro) (349.40).

Preparo — Do ácido cefalosporânico. US Pat 3.485.819 (1969); *J Med Chem 14*: 117, 1971.

Descrição — Cristais incolores (monoidrato) que fundem a cerca de 141°; pK_{a1} 2,63, pK_{a2} 7,27.

Solubilidade — Levemente solúvel em acetona ou em álcool; solúvel em propileno glicol.

Comentários — Uma cefalosporina de primeira geração de ação curta administrada por via IM ou IV. A forma farmacêutica contém um hidrato não-estequiométrico contendo até 16% de água, e os produtos devem indicar no rótulo da embalagem e em cada rótulo do volume de carregamento, como por exemplo, "Cada cápsula contém X mg de cefradina na forma de diidrato."

CEFRADROXIL

[6*R*-[6α,7β(*R)]]-5-Tia-1-azabiciclo[4.2.0]oct-2-eno-2-ácido carboxílico, 7-[[amino-(4-hidroxifenil)acetil]amino]-3-metil-8-oxo-, monoidrato; Duricef**

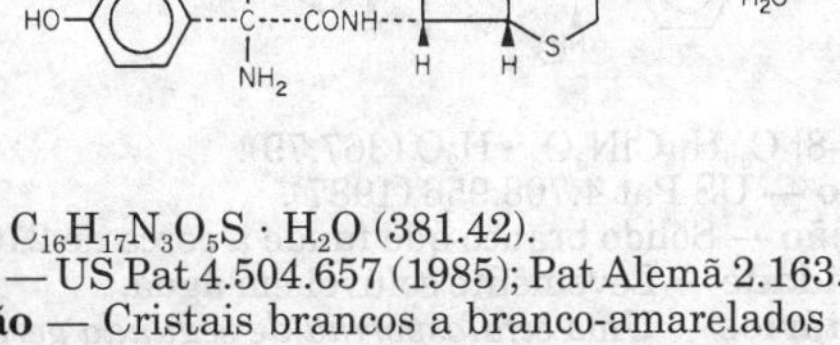

[66592-87-8] $C_{16}H_{17}N_3O_5S \cdot H_2O$ (381.42).

Preparo — US Pat 4.504.657 (1985); Pat Alemã 2.163.514 (1973).

Descrição — Cristais brancos a branco-amarelados que se fundem a cerca de 197° (dec).

Solubilidade — Solúvel em água; estável em solução ácida.

Comentários — Uma *cefalosporina de primeira geração* administrada por via oral. Tem ação intermediária e eficácia contra *Staphylococcus* e certos bacilos entéricos gram-negativos.

CEFTAZIDIMA

Piridínio, [6*R*-[6α,7β(*Z*)]]-1-[[7-[[(2-amino-4-tiazolil)-[(1-carbóxi-1- metiletóxi)imino]acetil]amino]-2-carbóxi-8-oxo-5-tia-1-azabiciclo[4.2.0]oct-2-eno-3-il]-metil]-, hidróxido, sal interno; Fortaz, Tazicef, Tazidime

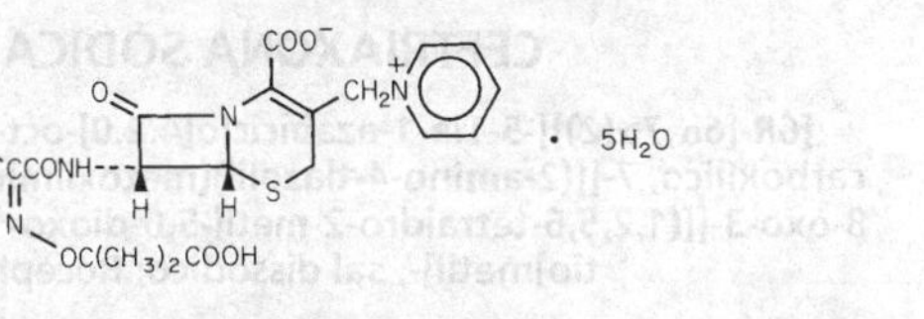

[78439-06-2] $C_{22}H_{22}N_6O_7S_2 \cdot 5H_2O$ (636.67).

Preparo — Veja Pat Alemã 2.921.316; *CA 92*: 198413c, 1980.

Descrição — Pó cor de marfim; pK_a 1,8; 2,7; 4,1.

Comentários — Uma *cefalosporina de terceira geração* administrada por vias IV ou IM. É um antibiótico de amplo espectro. É de especial interesse por causa da sua grande atividade contra *Pseudomonas* e *Enterobacteriaceae*, mas não contra enterococos. É resistente às penicilinases. É uma droga alternativa para o tratamento de infecções gram-negativas adquiridas em hospitais. Pode ser combinada com a amicacina no tratamento de infecções em pacientes com o sistema imunológico comprometido quando *Ps aeruginosa* é um organismo em potencial para causar infecções.

Está aprovada para uso no tratamento de infecções de ossos e articulações, infecções do SNC, infecções ginecológicas, infecções das vias respiratórias inferiores, septicemia, infecções cutâneas e urinárias.

Os efeitos adversos são os mesmos que os das cefalosporinas de um modo geral.

É mal absorvida por via oral. Cerca de 80 a 90% são eliminados na urina. A meia-vida em pessoas normais é de cerca de 2 h, mas fica prolongada na insuficiência renal.

CEFTIBUTENO

5-Tia-1-azabiciclo[4.2.0]oct-2-eno-2-ácido carboxílico, [6*R*-[6α,7β(*Z*)]]-7-[[2-(2-amino-4-tiazolil)-4-carbóxi-1-oxo-2-butenil]amino]-8-oxo-, diidrato; Cedax

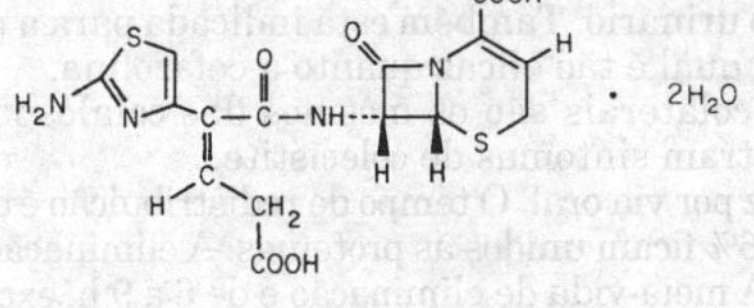

[97519-39-6] $C_{15}H_{14}N_4O_6S_2 \cdot 2H_2O$ (410.43).

Preparo — US Pat 4.634.697 (1987).

Descrição — O produto comercial é o diidrato.

Comentários — Uma *cefalosporina de terceira geração* administrada por via oral com atividade similar à da *Cefixima*.

CEFTIZOXIMA SÓDICA

[6*R*-[6α,7β,(*Z*]]-5-Tia-1-azabiciclo[4.2.0]-oct-2-eno-2-ácido carboxílico, 7-[[(2,3-diidro-2-imino-4-tiazolil)(metoxiimino)acetil]amino]-8-oxo-, sal monossódico; Cefizox

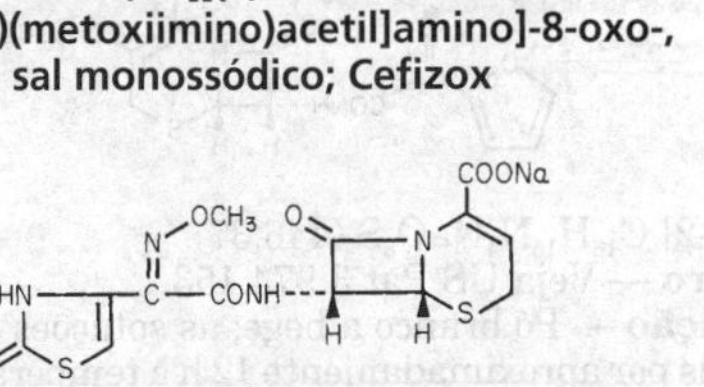

[68401-82-1] $C_{13}H_{12}N_5NaO_5S_2$ (405.38).

Preparo — Veja US Pat 4.166.155.

Comentários — Uma *cefalosporina de terceira geração* administrada por via IV com atividade antibacteriana típica de sua classe (veja introdução). É quase tão ativa quanto a cefotaxima e mais ativa do que a cefoperazona contra bacilos entéricos gram-negativos, mas é menos ativa do que a cefoperazona contra *Ps aeruginosa*. A atividade contra organismos anaeróbios não é confiável. Não é ativa contra enterococos. Está aprovada para o tratamento de infecções em ossos e articulações, gonorréia, infecções intra-abdominais, infecções do trato respiratório inferior, meningite, septicemia, infecções cutâneas ou urinárias. Em infecções graves causadas por bacilos gram-negativos, normalmente é combinada com um aminoglicosídio.

Seus efeitos adversos são os mesmos das cefalosporinas de um modo geral. A droga não é eficaz por via oral. Doses administradas por vias IM e IV de 1 g produzem respectivamente concentrações de 36 e 80 a 90 μg/mL depois de 30 min da administração. Apenas 30% ficam unidos às proteínas plasmáticas. Cerca de 80% são eliminados na urina. A meia-vida é de cerca de 1,7 h, mas prolonga-se bastante na insuficiência renal.

CEFTRIAXONA SÓDICA

[6R-[6α,7α(Z)]]-5-Tia-1-azabiciclo[4.2.0]-oct-2-eno-2-ácido carboxílico, 7-[[(2-amino-4-tiazolil)(metoxiimino)acetil]amino]-8-oxo-3-[[(1,2,5,6-tetraidro-2-metil-5,6-dioxo-1-2,4-triazin-3-il)-tio]metil]-, sal dissódico; Rocephin

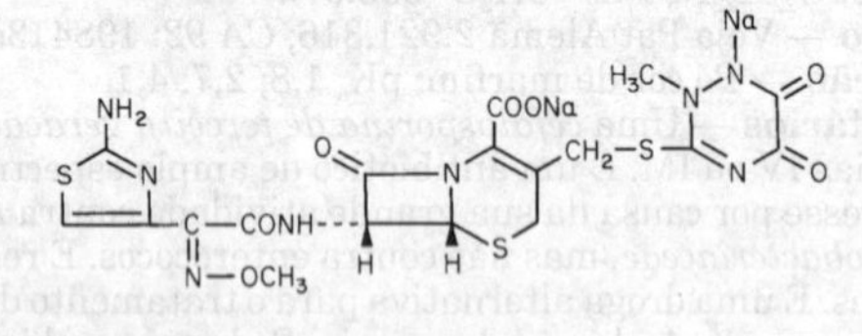

[74578-69-1] $C_{18}H_{16}N_8Na_2O_7S_3$ (598.53).

Preparo — Veja Pat Brit 2.022.090; *CA 93*: 95289h, 1980.

Descrição — Pó cristalino branco a amarelo-alaranjado (hemi-heptaidrato); funde a cerca de 155° com decomposição; pK_a de cerca de 3 (COOH); 3,2 (NH_3^+); 4,1 (OH enólico); em solução, a cor varia de amarelo-claro a âmbar, dependendo da concentração e do tempo de armazenagem; pH (solução a 1%) aproximadamente de 6,7.

Solubilidade — Prontamente solúvel em água (aproximadamente 40 g/100 mL a 25°); moderadamente solúvel em metanol; muito levemente solúvel em álcool.

Comentários — Uma *cefalosporina de terceira geração* que é a droga de escolha para infecções gonocócicas disseminadas e não-complicadas. É uma alternativa eficaz para meningite em neonatos causada por *H influenzae*, *N meningitidis* e *Strep pneumoniae*. É eficaz contra meningite bacilar gram-negativa e outras infecções gram-negativas graves, incluindo complicações associadas com doença de Lyme. Não é usada para enterococos. Está aprovada para o tratamento de infecções em ossos e articulações, infecções intra-abdominais; infecções do trato respiratório inferior, infecções pélvicas, infecções cutâneas e do trato urinário. Também está indicada para a profilaxia perioperatória, na qual é tão eficaz quanto a cefazolina.

Os efeitos colaterais são os mesmos das cefalosporinas. Alguns pacientes mostram sintomas de colecistite.

Não é eficaz por via oral. O tempo de redistribuição é cerca de 2 h. No plasma, 83 a 96% ficam unidos às proteínas. A eliminação é de 40 a 65% por via renal. A meia-vida de eliminação é de 6 a 9 h, exceto na insuficiência renal, quando atinge mais de 34 h; a meia-vida longa é uma vantagem importante da droga que permite uma única administração diária.

CEFUROXIMA SÓDICA

5-Tia-1-azabiciclo [4.2.0]oct-2-eno-2-ácido carboxílico, (6R,7R)-7-[2-(2-furil) glioxilamida]-3-(hidroximetil)-8-oxo-, 7-(Z)-mono (O-metiloxima) carbamato (éster); Kefurox, Zinacef

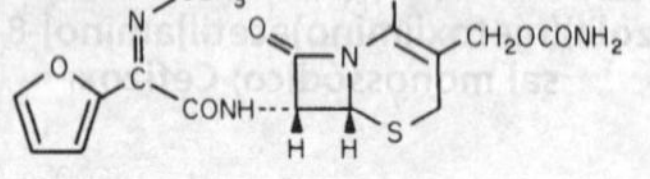

[56238-63-2] $C_{16}H_{15}N_4NaO_8S$ (446.37).

Preparo — Veja US Pat 3.974.153.

Descrição — Pó branco a bege; as soluções aquosas sem tampão são estáveis por aproximadamente 12 h à temperatura ambiente; aproximadamente 15% sofrem decomposição após 24 h. As suspensões para uso IM e as soluções para infusão IV normalmente são estáveis por 48 h, se armazenadas entre 2° e 10°. Podem tornar-se amareladas em repouso; pK_a (ácido) 2,5.

Solubilidade — 1 g em 5 mL de água; levemente solúvel em álcool. Uma solução aquosa a 10% tem pH de aproximadamente 7.

Comentários — Uma *cefalosporina de segunda geração* com atividade antibacteriana típica da classe (veja introdução). Sua atividade contra *H influenzae* e capacidade de penetrar no liquor fazem com que seja particularmente útil para o tratamento da meningite causada por esse organismo; também está aprovada para tratar meningite causada por *Strep pneumoniae*, *N meningitidis* e *Staph aureus*. Tem excelente atividade contra todos os gonococos, daí ser usada para tratar gonorréia. Pode ser usada para tratar infecções do trato respiratório inferior causadas por *H influenzae e parainfluenzae*, *Klebsiella* spp, *E coli*, *Strep pneumoniae* e *pyogenes* e *Staph aureus*. Está aprovada para uso contra infecções do trato urinário causadas por *E coli* e *Klebsiella*, uma aprovação mais limitada do que para drogas de segunda geração. Também está aprovada para infecções ósseas, septicemias e profilaxia cirúrgica. Os efeitos adversos são os mesmos das cefalosporinas de um modo geral (veja introdução). A dor no local da injeção normalmente é leve. Entretanto, supra-infecções causadas por *Pseudomonas* e *Candida* podem ocorrer mais freqüentemente do que com as cefalosporinas de primeira geração e outras de segunda geração.

É mal absorvida por via oral. Entretanto, o éster axetil encontra-se disponível para terapia oral de otite, pneumonia e infecções urinárias. No plasma, 33% ficam unidos às proteínas. O volume de distribuição é de 0,19 mL/g. Penetra no liquor. Mais de 85% são eliminados na urina; a meia-vida é de 1,3 a 1,7 h, mas pode atingir até 24 h na insuficiência renal.

A amida de axetila da cefuroxima é mais solúvel em meio lipídico do que o sal de sódio, de forma que é mais bem absorvida por via oral. A biodisponibilidade oral sem alimento é de 36%, comparada com 50% em jejum. Está aprovada para o tratamento de otite média causada por *Branhamella catarrhalis*, *H influenzae* e *Strep pneumoniae* ou *pyogenes*; faringite e amigdalite causadas por *Strep pyogenes*; infecções do trato respiratório inferior causadas por *H influenzae* ou *parainfluenzae* e *Strep pneumoniae*; infecções cutâneas causadas por *Staph aureus* e *Strep pyogenes*; e infecções urinárias causadas por *E coli* e *Kl pneumoniae*.

CLORIDRATO DE CEFEPIMA

Pirrolidínio, [6R-[6α,7β(Z)]]-1-[[7-(2-amino-4-tiazolil) (metóxi-imino)acetil]amino]-2-carbóxi-8-oxo-5-tia-1-azabiciclo[4.2.0]oct-2-eno-3-il]-metil]-1-metil-, hidróxido, cloridrato de sal interno; Maxipime

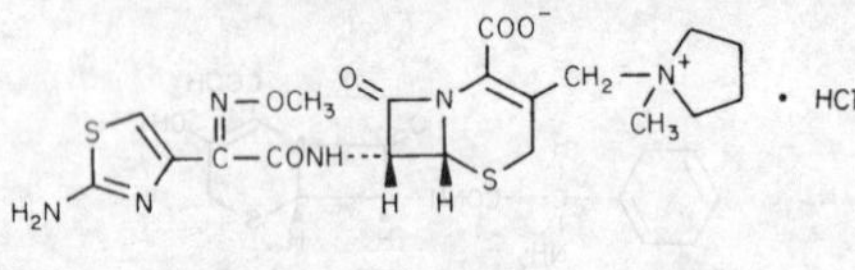

[88040-23-7] $C_{19}H_{24}N_6O_5S_2 \cdot HCl$ (527.08).

Preparo — US Pat 4.406.899 (1983).

Descrição — Sólido incolor que se funde a cerca de 150° (dec) (base). Pó branco a amarelo-pálido (HCl); o produto comercial é o cloridrato diidrato.

Solubilidade — Muito solúvel em água (cloridrato).

Comentários — Uma nova *cefalosporina de quarta geração*, que detém um espectro ampliado gram-negativo contra bacilos aeróbios gram-negativos coberto pela cefotaxima e ceftazidima, incluindo algumas cepas resistentes a essas cefalosporinas de terceira geração. Melhora atividade contra *Strep pneumoniae* e *Staph aureus* em comparação com as cefalosporinas de terceira geração. Sua atividade contra *P aeruginosa* é variável como outros antibióticos e situa-se entre a atividade da ceftazidima e a da cefotaxima.

A droga pode ser administrada por via IV ou IM para o tratamento de infecções urinárias, pneumonias e infecções cutâneas. É eliminada como a maioria das cefalosporinas por excreção renal e tem uma meia-vida de 2 h. Seus efeitos adversos lembram os das outras cefalosporinas.

LORACARBEF

1-Azabiciclo[4.2.0]oct-2-eno-2-ácido carboxílico, [6R-[6α,7β(R*)]]-7-[(aminofenilacetil)amino]-3-cloro-8-oxo-, monoidrato, Lorabid

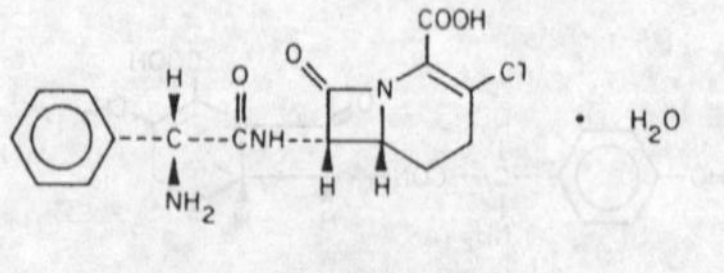

[124750-99-8] $C_{16}H_{16}ClN_3O_4 \cdot H_2O$ (367.79).

Preparo — US Pat 4.708.956 (1987).

Descrição — Sólido branco que funde a cerca de 210°.

Solubilidade — Levemente solúvel em água.

Comentários — Uma *cefalosporina de segunda geração* com boa resistência à beta-lactamase. Na verdade é uma carbacefema que tem espectro antibacteriano similar ao do cefaclor, do cefprozil ou da cefuroxima axetil. É um agente alternativo para infecções do trato respiratório superior e inferior causadas por *Strep pneumoniae*, *H influenzae* ou *Branhamella catarrhalis*. Também pode ser usada para infecções urinárias não-complicadas causadas por *E coli* ou *Staph saprophyticus*.

Tem meia-vida no soro de 1 h e é eliminada quase totalmente por excreção renal. A ligação com proteínas é de 25%. O efeito adverso mais comum é a diarréia, mas a experiência limitada com esse antibiótico beta-lactâmico sugere que se considere seu potencial para reações alérgicas, incluindo anafilaxia. Pacientes alérgicos à penicilina também podem ser alérgicos ao loracarbef.

NAFATO DE CEFAMANDOL

5-Tia-1-azabiciclo[4.2.0]oct-2-eno-2-ácido carboxílico, [6*R*-[6α,7β(*R)]]-7-[[(formiloxi)fenilacetil]amino]-3-[[(1-metil-1H-tetrazol-5-il)-tio]metil]-8-oxo-, sal monossódico, Mandol**

[42540-40-9] [34444-01-4 (ácido)] $C_{19}H_{17}N_6NaO_6S_2$ (512.49).

Preparo — US Pat 3.641.021.

Descrição — Cristais brancos; funde a cerca de 190° com decomposição; pK_a 2,8.

Solubilidade — Solúvel em água ou em metanol; insolúvel em solventes não-polares.

Comentários — Uma *cefalosporina de segunda geração* administrada por vias IM e IV. Tem ação curta.

Carbapenêmicos e Monobactâmicos

Carbapenêmicos (imipenem e meropenem) são antibióticos relacionados à penicilina em que o átomo de enxofre no anel A do ácido penicilânico é substituído pelo carbono. Uma dupla ligação no anel A ajuda o nivelamento do anel a se aproximar do ácido penicilânico. Os carbapenêmicos se ligam às proteínas 1 e 2 ligadoras da penicilina e, por isso, possuem ações antibacterianas similares às das penicilinas. Entretanto, também se unem à proteína ligadora 7, que capacita essas drogas a matar bactérias que não estão proliferando, uma propriedade que indubitavelmente se mostrará importante no tratamento de infecções com grandes populações de células temporariamente inativas (endocardite, meningite, oftalmite, osteomielite, etc.). Os carbapenêmicos induzem as beta-lactamases, mas são resistentes a elas, o que conta para sua eficácia contra mais de 90% das espécies gram-negativas de bactérias.

Algumas vantagens importantes dos carbapenêmicos incluem melhor atividade contra muitas cepas altamente resistentes à penicilina de *Strep pneumoniae* e organismos aeróbios gram-negativos, especialmente *Enterobacter*. Não são ativos contra cepas de estafilococos e *Enterococcus* resistentes à meticilina. Também penetram bem nos tecidos e fluidos corporais, incluindo o liquor. São eliminados pelo rim, que pode desativar o imipenem. Conseqüentemente, o imipenem encontra-se disponível apenas com a cilistatina, um inibidor das desidropeptidases renais. Os pacientes alérgicos à penicilina podem ser sensíveis aos carbapenêmicos. Outros efeitos colaterais comuns dessas drogas parenterais são náusea, vômitos, erupções cutâneas e reações nos sítios de infusão. Níveis sangüíneos excessivos em pacientes com insuficiência renal podem provocar convulsões, que são menos freqüentemente observadas com o meropenem. Veja Quadro 87.5.

Os monobactâmicos (aztreonam) são análogos naturais ou sintéticos de um antibiótico beta-lactâmico monocíclico isolado de certas bactérias de solo. Unem-se apenas à proteína 3 que se liga à penicilina, de forma que sua atividade é limitada aos organismos gram-negativos aeróbios; os organismos gram-positivos e anaeróbios são insensíveis. Os grupos β-4-alquil conferem resistência à maior parte das β-lactamases. Os monobactâmicos não induzem as β-lactamases.

Quadro 87.5 Carbapenêmicos

DROGA	COMENTÁRIOS
Imipenem	IV, metabolizado por enzimas renais
Carbapenem	IV, não metabolizado por enzimas renais

AZTREONAM

Ácido propanóico, [2-*S*-2α,3β(*Z*)]]-2-[[[1-(2-amino-4-tiazolil)-2-[(2-metil-4-oxo-1-sulfo-3-azetidinil)amino]-2-oxoetilideno]amino]-oxil]- 2 metil-, Azactam

[78110-38-0] $C_{13}H_{17}N_5O_8S_2$ (435.43).

Preparo — Form Pat Holandesa 81 00571; *CA 96*: 181062x, 1982.

Descrição — Pó branco; decompõe a cerca de 227°; pK_a −0,5, 2,6, 3,7.

Solubilidade — Muito solúvel em água; levemente solúvel em metanol; solúvel em DMF; praticamente insolúvel em solventes não-polares.

Comentários — Um monobactâmico com atividade antibiótica contra a maioria de *Enterobacteriaceae*, comparável com a atividade das penicilinas de espectro ampliado ou das cefalosporinas de terceira geração. Entretanto, não é ativo contra *Acinetobacter* e é variavelmente ativo contra *Ps aeruginosa*. Contra bacilos gram-negativos não-entéricos produtores de β-lactamase, como *H influenzae* e *N gonorrhoeae*, é tão eficaz quanto as cefalosporinas de terceira geração. Essa droga e os aminoglicosídios aumentam mutuamente a eficácia antibacteriana. Em bacteremias, infecções intra-abdominais, pneumonias, infecções cutâneas e de tecidos moles e infecções urinárias, a eficácia varia entre 80 a 90%. Os organismos gram-positivos não são sensíveis.

Provoca os efeitos adversos característicos das penicilinas e cefalosporinas, exceto que não ocorrem defeitos na coagulação. Entretanto, não causa sensibilização cruzada com as penicilinas ou cefalosporinas.

A biodisponibilidade oral é baixa. No plasma, 56% se ligam às proteínas. O volume de distribuição é de 0,18 mL/kg. A droga atravessa a barreira placentária e também é excretada no leite. A secreção tubular renal é responsável por cerca de 67% da eliminação; 7% são convertidos em um metabólito e excretados e mais de 1% é secretado na bile. A meia-vida é de 1,7 h em adultos saudáveis, mas fica prolongada na insuficiência renal ou quando administrada com probenecida.

IMIPENEM

1-Azabiciclo[3.2.0]hept-2-eno-2-ácido carboxílico, [5*R*-[5α,6β(*R)]]-6-(1-hidroxietil)-3-[[2-[(iminometil)amino]etil]tio]-7-oxo-, monoidrato; ing of Primaxin**

Imipemida [74431-23-5] $C_{12}H_{17}N_3O_4S \cdot H_2O$ (317.36).

Preparo — *J Med Chem 22*:1435, 1979. Um derivado cristalino da tienamicina, produzido pela *S cuttleya*.

Descrição — Sólido branco; não-higroscópico; pK_a 3,2, 9,9.

Solubilidade — 1 g em 1000 mL de água ou 2000 mL de metanol; praticamente insolúvel em etanol, DMF ou DMSO.

Comentários — Um *carbapenêmico*. Liga-se às proteínas 1 e 2 ligadoras da penicilina bacteriana e portanto interfere com a síntese na parede celular, de forma que ocorrem alongamento e lise. Não é destruído por β-lactamases, exceto as derivadas do *Ps maltophila* e algumas cepas de *Bacteroides fragilis*. Tem espectro antibacteriano mais amplo do que qualquer outro β-lactâmico. O espectro antibacteriano inclui todos os cocos (exceto estafilococos e enterococos resistentes à meticilina), *Enterobacteriaceae*, *Haemophilus*, *Ps aeruginosa* e a maior parte dos anaeróbios, incluindo *Bacteroides fragilis*. Supera as cefalosporinas contra estafilococos, iguala-se à penicilina G contra estreptococos, iguala-se às cefalosporinas de terceira geração contra bacilos gram-negativos aeróbios e é comparável à ceftazidima contra *Ps aeruginosa*. É comparável à clindamicina ou ao metronidazol contra anaeróbios. É particularmente útil para tratamento de infecções bacterianas mistas. Não deve ser usado sozinho para infecções graves causadas por *Ps aeruginosa* porque pode ocorrer resistência.

Os efeitos adversos são os mesmos de outros β-lactâmicos. Náuseas e vômitos ocorrem com uma incidência de 4%, diarréia 3% e hipersensibilidade 3%. O relato da incidência de convulsões em 1,5% dos usuários de imipenem-cilastatina requer confirmação; considera-se que as altas doses, os distúrbios neurológicos e a insuficiência renal contribuem. A incidência de supra-infecções é de cerca de 4%.

A indução de β-lactamases põe em risco a terapia com outro β-lactâmico. Existe resistência adquirida em mais de 60% de cepas de *Pseudomonas*. A biodisponibilidade oral é baixa. A droga penetra nas meninges inflamadas. A eliminação é basicamente renal, mas as células tubulares renais inativam a droga. A cilastatina, inibidor da desidropeptidase, evita a inativação e permite a reabsorção tubular; quando essa droga é co-administrada, a excreção renal fica em cerca de 70%. É comercializado apenas em combinação com a cilastatina. A meia-vida de eliminação tanto do imipenem quanto da cilastatina é de 1 h, mas fica aumentada com função renal diminuída.

MEROPENEM

1-Azabiciclo[3.2.0]hept-2-eno-2-ácido carboxílico, [4*R*-[3(3*S,5*S**)-4α,5β,6β(*R**)]]-3-[[5-(dimetilamino)carbonil]-3-pirrolidino]tio]-6-(1-hidroxietil)-4-metil-7-oxo-, triidrato; Merrem**

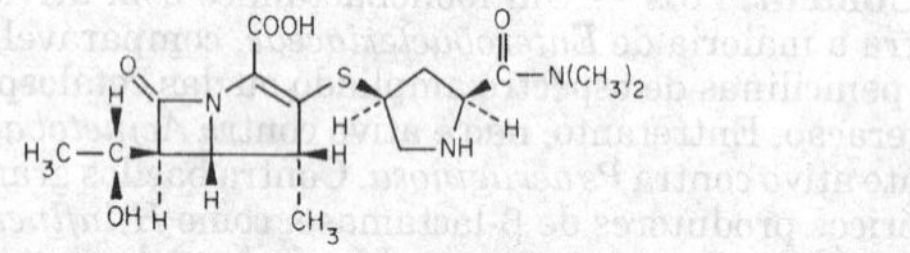

[119478-56-7] $C_{17}H_{25}N_3O_5S \cdot 3H_2O$ (437.52).

Preparo — US Pat 4.943.569 (1990).

Descrição — Pó cristalino branco a amarelo-pálido. As soluções variam de incolores a amarelas, dependendo da concentração.

Solubilidade — Moderadamente solúvel em água; solúvel em solução de fosfato de sódio monobásico a 5%; muito levemente solúvel em álcool; praticamente insolúvel em acetona ou éter.

Comentários — Um *carbapenêmico* similar ao imipenem com afinidade levemente diferente para PBPs específicas (os alvos principais incluem PBPs 2 e 3), dependendo da cepa de bactéria gram-negativa. *Staph aureus* é muito suscetível em decorrência da alta afinidade para PBPs 1, 2 e 4. A resistência à maioria das beta-lactamases é boa. Tem uma distribuição similar à do imipenem. Entretanto, não é degradado por desidropeptidases renais. Tem os mesmos efeitos colaterais do imipenem, mas tem menor probabilidade de causar convulsões.

Inibidores das Beta-Lactamases

As enzimas que abrem os anéis β-lactâmicos das penicilinas, cefalosporinas e compostos relacionados na ligação com β-lactâmica são conhecidas como β-lactamases. Existem várias classes; a classificação é baseada na seletividade geral do substrato e na inibição, na acidez ou basicidade da proteína enzimática e na localização intra- e extracelular da enzima. As que são excretadas principalmente da bactéria e dos genes para os quais estão localizados nos plasmídios são chamadas penicilinases. São as β-lactamases do Tipo II. São principalmente responsáveis pela resistência às penicilinas das bactérias gram-negativas, cocos gram-negativos e vários bacilos gram-negativos.

As penicilinas resistentes à penicilinase unem-se às penicilinases, mas a dissociação do complexo droga-enzima é relativamente rápida. Foram substituídas pelo clavulanato, sulbactam e tazobactam. Esses inibidores mais recentes são β-lactâmicos que promovem a acilação da enzima, formando uma dupla união, e conseqüentemente se dissociam muito lentamente. Aumentam imensamente a potência das penicilinas contra certas bactérias e portanto melhoram a eficácia. As combinações atualmente disponíveis nos Estados Unidos incluem clavulanato com amoxicilina e ticarcilina, sulbactam com ampicilina e tazobactam com piperacilina.

CLAVULANATO POTÁSSICO

Ácido [2*R*-(2α,3*Z*,5α)]-4-oxa-1-azabiciclo[3.2.0]heptano-2-carboxílico, sal monopotássico de 3-(2-hidroxietilideno)-7-oxo-presente no Augmentum e Timentin

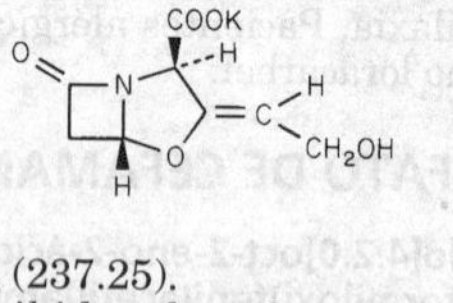

[61177-45-5] $C_8H_8KNO_5$ (237.25).

Preparo — Um inibidor da β-lactamase, produzido por *S clavuligerus*. É o primeiro caso relatado de β-lactâmico fundido que ocorre naturalmente contendo oxigênio. *J Antibiot 29*:668, 1976.

Descrição — Pó branco; gosto amargo.

Solubilidade — 1 g em 2,5 mL de álcool ou em menos de 1 mL de água.

Comentários — O enxofre na posição 1 do anel β-lactâmico é substituído pelo oxigênio e há uma parte de etilideno na posição 2, o que melhora imensamente a reatividade com as exopenicilinases clássicas do *Staph aureus* e *epidermidis* e as β-lactamases gram-negativas dos Tipos II e III de Richmond (*Haemophilus, Niesseria, E coli, Salmonella* e *Shigella*), IV (*Bacteroides, Klebsiella* e *Legionella*) e V. Todas são enzimas mediadas pelo plasmídio; as enzimas mediadas cromossomalmente não ficam inibidas. Reage irreversivelmente com algumas, mas não com todas as β-lactamases. A droga não se encontra atualmente à disposição na forma de um produto de entidade única, mas é comercializada apenas em combinação com amoxicilina e ticarcilina (veja as monografias à parte para uso em infecções em particular).

É bem absorvido por via oral, mas a administração parenteral também é uma forma de administração conveniente. No plasma, cerca de 30% se ligam às proteínas. Entre 25 a 50% são eliminados por secreção tubular renal, que fica inibida por probenecida; uma parte é metabolizada. A meia-vida é de cerca de 1 h.

SULBACTAM SÓDICO

Ácido (2*S*-*cis*)-4-Tia-1-azabiciclo[3.2.0]heptano-2-carboxílico, 3,3-dimetil-7-oxo-4,4-dióxido, sal de sódio; presente no Unasyn

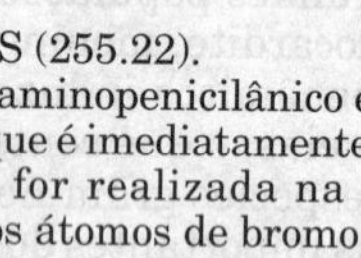

[69388-84-7] $C_8H_{10}NNaO_5S$ (255.22).

Preparo — O ácido 6-aminopenicilânico é diazotado para formar o derivado diazo instável, que é imediatamente convertido no composto 6,6-dibromo se a reação for realizada na presença de bromo. A hidrogenólise catalítica dos átomos de bromo forma o produto. *J Org Chem 47*: 3344, 1982.

Comentários — A atividade contra β-lactamases do Tipo I é maior do que a do clavulanato, mas não penetra nas paredes celulares de bactérias gram-negativas tão bem. Amplia o espectro antibacteriano da ampicilina para incluir cepas produtoras de β-lactamases de *Acinetobacter*, *Bacteroides* e outros organismos anaeróbios, *Branhamella, Enterobacter, E coli, Klebsiella, Neisseria, Proteus* e *Staphylococcus*. Tem atividade antibacteriana fraca por si só.

É absorvido por via oral, mas a via parenteral também é uma via de administração adequada. O volume de distribuição é de cerca de 0,27 mL/g.

A eliminação faz-se principalmente por secreção tubular renal; entretanto, essa via de secreção não interfere de forma significativa com a eliminação da ampicilina, os únicos antibióticos β-lactâmicos com os quais é combinado. Também é secretado no leite. A meia-vida plasmática é de cerca de 1 h. Atualmente não se encontra à disposição na forma de um produto como entidade única.

AMINOGLICOSÍDIOS

Os aminoglicosídios contêm, cada um, um ou mais aminoaçúcares, como glicosamina ou neosamina, ligados por ligações de glicosídios a um anel básico de carbono composto por 6 membros (amino ou guanidino), como por exemplo estreptidina ou estreptamina.

ESPECTRO ANTIBACTERIANO — O principal espectro da atividade dos aminoglicosídios inclui bacilos aeróbios gram-negativos e *Staph aureus*. Apenas a gentamicina, a tobramicina, a amicacina e a netilmicina são seguras contra a maioria das infecções contraídas em hospitais decorrentes de bactérias aeróbias gram-negativas. Outros aminoglicosídios têm limitações distintas e desvantagens que restringem seu uso. É mais fácil relacionar quais organismos não são afetados: anaeróbios (*Bacteroides, Clostridium, Entamoeba histolytica, Trichomonas vaginalis*), *Rickettsia*, fungos, *Trypanosoma* e vírus. Veja Quadro 87.6.

MECANISMO — Os aminoglicosídios combinam-se com ribossomos bacterianos (não de mamíferos) para impedir a síntese de proteína. O complexo de iniciação pode ser formado, mas não consegue passar pelos estágios subseqüentes da síntese proteica. A ligação é bastante firme, de forma que a inibição é intensa o suficiente para que possa resultar um efeito bactericida. Parece que as drogas também interferem com a ligação do aminoacetil-t-RNA, o que impede o alongamento da cadeia. Parece que posteriormente provocam a interpretação equivocada de alguns códons do RNA, de tal maneira que proteínas inadequadas possam ser formadas quando a síntese de proteína não é impedida completamente.

A toxicidade no ser humano não está relacionada, ou, então, resulta do bloqueio dos canais de cálcio do tipo N e da inibição da fosfolipase do lisossomo e da esfingomielinase.

RESISTÊNCIA — A resistência aos aminoglicosídios desenvolve-se muito rapidamente com algumas bactérias, algumas vezes como alta resistência de única etapa. Com o meningococo, *Hemophilus* e algumas outras bactérias, pode até mesmo ocorrer dependência da droga.

Embora seja comum a resistência a um aminoglicosídio conferir resistência aos outros, existem importantes exceções que podem determinar a escolha do aminoglicosídio para o tratamento de certas infecções. A resistência amiúde decorrente da elaboração bacteriana de enzimas destrutivas dos aminoglicosídios pode ser adquirida ou natural, sendo que nove dessas enzimas já foram identificadas. Em decorrência da rápida aquisição de resistência, é comum empregar os aminoglicosídios apenas em combinação com outras drogas antibacterianas, quando o organismo é um do tipo que desenvolve rapidamente um alto grau de resistência.

COMENTÁRIOS — Os aminoglicosídios têm sido uma classe muito importante de antibióticos para tratar infecções causadas por bacilos gram-negativos. O tratamento da maioria das infecções bacilares gram-negativas nosocomiais com cefalosporinas de terceira geração, carbapenêmicos e novas fluoroquinolonas fez dos aminoglicosídios drogas alternativas, a não ser que haja suspeita de cepas resistentes em pacientes imunodeprimidos.

TOXICIDADE — A maioria dos efeitos tóxicos é comum entre todos os aminoglicosídios, embora haja diferenças quantitativas importantes na incidência e na gravidade. A hipersensibilidade, manifestada principalmente na forma de erupções cutâneas, mas às vezes na forma de febre do medicamento e discrasias sangüíneas, ocorre em 5 a 10% dos usuários. A eosinofilia é relativamente comum. Qualquer história de sensibilização contra-indica o emprego do medicamento. A sensibilização cruzada ocorre. As funções vestibular e auditiva podem ficar comprometidas; nos estágios iniciais, podem ser reversíveis, mas é comum tornarem-se irreversíveis caso a medicação não seja interrompida. Dores de cabeça, vertigem e náuseas e vômitos durante o movimento são sinais precoces de dano da função vestibular. A perda da percepção auditiva de sinais sonoros de alta freqüência sinaliza toxicidade auditiva. Os aminoglicosídios variam quanto à função mais afetada, se auditiva ou vestibular. Os diuréticos de atividade elevada aumentam o risco de ototoxicidade. A nefrotoxicidade, manifestada por albuminúria, hematúria, cilindrúria, azotemia, necrose tubular e insuficiência renal, é comum a todos os aminoglicosídios, embora haja diferenças características na incidência e na gravidade. Os aminoglicosídios não devem ser usados em combinação com outras substâncias nefrotóxicas. Também ocorre bloqueio neuromuscular com doses altas, como resultado de ações inibitórias pós-juncional e pré-juncional, provavelmente pela interferência com o movimento do cálcio em terminais nervosos e placas terminais motoras isoladas. Níveis plasmáticos baixos de cálcio predispõem ao bloqueio. Os aminoglicosídios aumentam grandemente a paralisia neuromuscular induzida por drogas curariformes e anestésicos à base de éter. Supra-infecções (*crescimento excessivo*), a maior parte por *Candida*, podem ocorrer durante uso prolongado, como resultado da interferência com a flora microbiana normal.

A monitoração da droga terapêutica pode ser feita para determinar os intervalos adequados da droga, e a função renal deve ser monitorada. Os sinais e sintomas de toxicidade devem ser monitorados. O uso de doses únicas diárias de aminoglicosídios pode ser feito se não houver comprometimento da função renal. Os aminoglicosídios têm um efeito pós-antibiótico, e a taxa da ação bactericida depende da concentração, de forma que a dose diária total pode ser dada de uma só vez. Esse método permite que os níveis plasmáticos fiquem abaixo do limiar da MIC (concentração inibitória mínima) e diminuam o acúmulo da droga em locais que causem toxicidades.

FARMACOCINÉTICA — Ao pH do intestino delgado inferior, os aminoglicosídios são policatiônicos e, por isso, são mal absorvidos do intestino. Pela mesma razão, ficam confinados principalmente no espaço extracelular e penetram mal nas células. Os coeficientes de distribuição (Δ') variam entre 0,19 a 0,28 mL/g. Os aminoglicosídios penetram na barreira sangüínea cerebral apenas moderadamente, a não ser que as meninges estejam inflamadas. A ligação com proteínas plasmáticas é baixa e varia entre 0 a 34%. As drogas são excretadas principalmente na urina, com a quantidade variando entre 60 a 100%. As meias-vidas médias clinicamente significativas ficam em torno de 2 a 3 h, mas há uma fase muito mais lenta da eliminação que está relacionada com a droga ligada ao tecido; há uma maior variação entre os pacientes do que entre as drogas. A insuficiência renal prolonga grandemente a meia-vida. As meias-vidas no ouvido interno são 4 a 5 vezes as do plasma; as meias-vidas no córtex renal variam entre 25 a 700 h. Esses fatos ajudam a explicar a predisposição às toxicidades vestibular, auditiva e renal.

Quadro 87.6 Aminoglicosídios

DROGA	COMENTÁRIOS
Amicacina	Mais resistente às enzimas bacterianas, ativa contra algumas cepas resistentes à gentamicina
Gentamicina	Menos dispendiosa
Netilmicina	Similar ao espectro da gentamicina
Tobramicina	Similar ao espectro da gentamicina
Estreptomicina	Usada principalmente para TB

PAROMOMICINA — veja adiante.

SULFATO DE AMICACINA

D-Estreptamina, (*S*)-*O*-3-amino-3-desóxi-α-D-glicopiranosil-(1 → 6)-*O*-[6-amino-6-desóxi-α-D-glicopiranosil-(1 → 4)]-*N*[1]-(4-amino-2-hidróxi-1-oxobutil)-2-desóxi-, sulfato (1:2) sal; Amikin

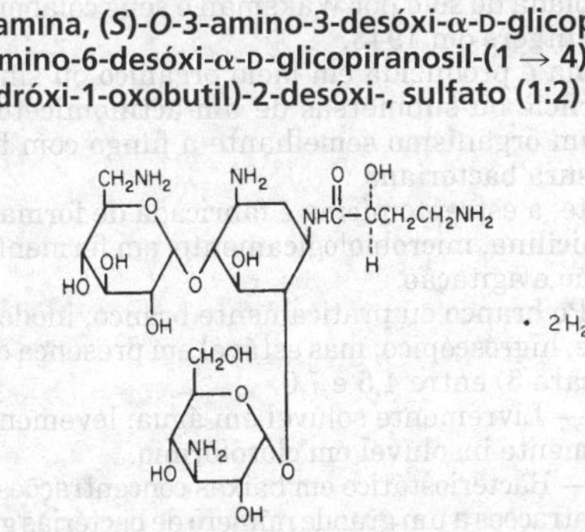

[39831-55-5] $C_{22}H_{43}N_5O_{23} \cdot 2H_2SO_4$ (781.78).

Preparo — A amicacina, o derivado 1-L-(−)-4-amino-2-hidroxibutiril de canamicina, é obtida por acilação do grupo C-1 amino da porção 2-desoxiestreptamina da canamicina, com ácido L-(−)-4-amino-2-hidroxibutírico. Pat Alemã 2.234.315 correspondente à US Pat 3.781.268 (*CA 78*: 136615x, 1973).

Descrição — Base amicacina: pó floculento branco a bege, que é convertido em sal de sulfato no preparo de formas farmacêuticas em injeção; funde-se (base) a cerca de 203°, (sulfato) em torno de 225° com decomposição; pK_a (base) 8,1.

Solubilidade — A base de amicacina: livremente solúvel em água; insolúvel em álcool.

Comentários — O grupo *N*-(4-amino-2-hidróxi-1-oxobutil) protege o aminoglicosídio de todas as nove enzimas que inativam os aminoglicosídios, com exceção de uma e da acetiltransferase. Em um estudo, mais de 80% das cepas de bactérias resistentes a um ou mais aminoglicosídios foram sensíveis *in vitro* a essa droga. As maiores diferenças são observadas com *Ps aeruginosa* e em menor grau com várias *Enterobacteriaceae*.

A amicacina é considerada a droga de escolha para a terapia empírica de infecções causadas por bacilos gram-negativos em hospitais, onde é comum que as cepas bacterianas sejam resistentes à gentamicina ou à tobramicina. O desenvolvimento de resistência à amicacina não ocorreu onde os hospitais a usaram como aminoglicosídio principal. São indicações de uso a septicemia e infecções graves de queimaduras, infecções do trato urinário, trato respiratório e de vários tecidos moles, meningite, peritonite, osteomielite, onfalite em neonatos e infecções cirúrgicas graves.

A toxicidade é a mesma dos aminoglicosídios de uma forma geral (veja introdução). Tremores, parestesias, artralgias e hipotensão também ocorrem. Os níveis plasmáticos devem ser monitorados sempre que possível, e testes auditivos e testes de urina são indispensáveis. O efeito no feto é desconhecido, e o uso durante a gravidez deve ser evitado, se possível.

A absorção, distribuição e eliminação são as mesmas dos aminoglicosídios de um modo geral (veja introdução). A droga é eliminada totalmente inalterada na urina. A meia-vida é de 2 a 3 h nos adultos com função renal normal, porém de até 30 h na insuficiência renal; em neonatos, é de 4 a 8 h.

SULFATO DE ESTREPTOMICINA

Sulfato de D-estreptamina, *O*-2-desóxi-2-(metilamino)-α-L-glicopiranosil-(1 → 2)-*O*-5-desóxi-3-*C*-formil-α-L-lixofuranosil-(1 → 4)-*N,N′*-bis(aminoiminometil)- (2:3) (sal)

O sulfato de estreptomicina (2:3) (sal) [3810-74-0] $(C_{21}H_{39}N_7O_{12})_2 \cdot 3H_2SO_4$ (1457.38). Potência: equivalente a 650 a 850 μg de estreptomicina $(C_{21}H_{39}N_7O_{12})$/mg.

A estreptomicina é uma base orgânica, consistindo em *N*-metil-*l*-glicosamina e estreptidina ligadas através de estreptose de carboidrato. A estrutura geral está ilustrada anteriormente na figura.

Preparo — Isolada do solo por Waksman e seus colaboradores da Universidade de Rutgers em 1943.

A estreptomicina é produzida em meio orgânico ou sintético, em culturas de superfície ou submersas de um actinomiceto, o *Streptomyces griseus*, um organismo semelhante a fungo com filamentos (micélio) de espessura bacteriana.

Comercialmente, a estreptomicina é fabricada de forma muito semelhante à da penicilina, microbiologicamente, em fermentadores de tanque com aeração e agitação.

Descrição — Pó branco ou praticamente branco; inodoro ou com um odor muito leve; higroscópico; mas estável em presença de ar e luz; pH (solução de 1 para 5) entre 4,5 e 7,0.

Solubilidade — Livremente solúvel em água; levemente solúvel em álcool; praticamente insolúvel em clorofórmio.

Comentários — Bacteriostático em baixas concentrações e bactericida em altas concentrações a um grande número de bactérias gram-negativas e gram-positivas. *Brucella, H ducreyi, Yersinia pestis, Francisella tularensis*, muitas cepas de *Mycobacterium tuberculosis* são sensíveis às concentrações que normalmente são atingíveis no ser humano.

As únicas infecções em que é a droga de escolha para ser usada sozinha são a tularemia e a peste bubônica. Em combinação com uma tetraciclina, é usada no tratamento de brucelose e infecções causadas por *Pseudomonas mallei*. É uma droga de escolha para ser alternada no tratamento de febres cancróides provocadas pela mordida de ratos (*Spirillum* e *Streptobacillus*) e tuberculose; na tuberculose, entretanto, nunca é usada sozinha em decorrência do rápido desenvolvimento de resistência.

A toxicidade é a mesma dos aminoglicosídios de uma forma geral (veja introdução). Além disso, podem ocorrer mal-estar e mialgia. Distúrbios vestibulares são mais freqüentes do que a perda da audição.

A absorção, distribuição e eliminação são as mesmas dos aminoglicosídios de uma forma geral.

SULFATO DE GENTAMICINA

Sulfato de Gentamicina

Sulfato de gentamicina [1405-41-0]; o sal de sulfato das substâncias antibióticas produzidas pelo crescimento de *Micromonospora purpurea*. Potência: não inferior a 590 μg de gentamicina/mg, na base anidra.

A gentamicina é uma mistura de gentamicina C_1, gentamicina C_2 e gentamicina C_{1A}. A gentamicina C_{1A} é *O*-3-desóxi-4-*C*-metil-3-(metilamino)-β-L-arabinopironosil-(1 → 6)-*O*-[2,6-diamino-2,3,4,6-tetradesóxi-α-D-*eritro*-hexopiranosil-(1 → 4)-2-desóxi-D-estreptamina.

Preparo — Recuperado de um caldo de fermentação produzido quando culturas submersas de duas subespécies de *Micromonospora purpurea* crescem em um meio de levedura com extrato de cerelose. US Pat 3.136.704.

Descrição — Pó que varia do branco à cor de camurça; inodoro; estável à luz, ao ar e ao calor, funde-se com decomposição entre 220° e 240°.

Solubilidade — Solúvel em água; insolúvel em álcool, acetona ou benzeno.

Comentários — Atualmente o aminoglicosídio mais importante para uso no tratamento de infecções causadas pela maior parte das bactérias aeróbias gram-negativas e muitas cepas de estafilococos. Tem atividade antibacteriana de amplo espectro. A ação contra *Pseudomonas* é de especial interesse, já que espécies desse gênero resistentes a outros antibióticos tornaram-se uma importante causa de infecções cirúrgicas. Esses organismos também quase sempre invadem a pele queimada e, por isso, causam algumas infecções graves no trato urinário. Entretanto, pela toxicidade sistêmica, o uso sistêmico atual está limitado principalmente a infecções que colocam a vida em risco causadas por *Pseudomonas, Klebsiella-Enterobacter-Serratia, Citrobacter* e *Proteus*. Nessas infecções, a droga pode ser combinada com uma cefalosporina ou penicilina convenientes.

É usada topicamente no tratamento de impetigo, úlceras de decúbito infectadas, queimaduras e portador assintomático de estafilococos na região nasal, piodermatites e infecções da região externa do olho.

A absorção, distribuição, eliminação e toxicidade são as mesmas dos aminoglicosídios de uma forma em geral (veja introdução).

SULFATO DE NEOMICINA

Sulfato de Fradiomicina, Sulfato de Micifradina

Sulfato de neomicina [1405-10-3]; o sulfato de uma substância antibacteriana produzida pelo crescimento de *Streptomyces fradiae* Waksman (Fam. *Streptomycetaceae*). Potência: equivalente a não menos do que 600 μg de neomicina/mg, calculada na base seca.

A neomicina consiste quase que totalmente em um par de epímeros $C_{23}H_{46}N_6O_{13}$ designados como neomicina B e neomicina C, e observou-se que a relação de B para C varia grandemente entre os diferentes lotes de produção. A estrutura total e os nomes comuns das partes do componente da neomicina C estão mostrados a seguir. Um g de sal deve conter não menos do que 600 mg da base.

Sistematicamente, é *O*-2,6-diamino-2,6-didesóxi-α-D-glico-piranosil-(1 → 3)-*O*-β-D-ribofuranosil-(1 → 5)-*O*-[2,6-diamino-2,6-didesóxi-α-D-glicopiranosil-(1 → 4)-2-desóxi-d-estreptamina. A neomicina B é idêntica, com exceção de que o radical α-D-glicopiranosil na porção neobiosamina é β-L-idopiranosil.

Descrição — Pó branco a levemente amarelo ou sólido criodessecado; inodoro ou praticamente inodoro; higroscópico; pH (solução aquosa de 33 mg/mL) entre 5 e 7,5.

Solubilidade — 1 g em aproximadamente 1 mL de água; muito levemente solúvel em álcool; praticamente insolúvel em acetona, clorofórmio ou éter.

Comentários — Usado topicamente em uma ampla variedade de infecções locais causadas por bactérias aeróbias gram-negativas comuns na família *Enterobacteriaceae* mais cocos gram-positivos (*Staph* e *Enterococcus*, mas não estreptococos). Alguns exemplos incluem dermatoses infectadas, queimaduras, feridas, úlceras, impetigo, furunculose, otite externa, conjuntivite e terçol, como também serve para irrigação da bexiga e da uretra durante cauterização, como profilaxia. Na maioria das vezes, é combinado com outros antibióticos, especialmente o sulfato de polimixina B, bacitracina zíncica e gramicidina.

Oralmente, a droga é usada para produzir anti-sepsia intestinal antes de cirurgia no intestino grosso, para o tratamento de gastroenterite causada por *E coli* toxigênica e para suprimir flora intestinal produzindo amônia no controle do coma hepático. Em decorrência do rápido supercrescimento de bactérias não-suscetíveis, incluindo os estafilococos, a terapia oral não deve ser mantida por mais do que 72 h.

Embora a droga administrada por via oral raramente cause efeitos sistêmicos tóxicos, freqüentemente produz diarréia, náusea, vômitos e síndromes de má absorção. Aplicada topicamente, a droga é bem tolerada, relativamente não-irritante, e tem baixo índice de sensibilidade. Entretanto, dermatite de contato ocorre ocasionalmente. Injetada por via parenteral, causa graves efeitos nefrotóxicos, ototóxicos e neurotóxicos. Em decorrência da toxicidade em potencial, a injeção parenteral e a administração oral prolongada são evitadas, se possível.

SULFATO DE NETILMICINA

Sulfato de D-estreptamina, *O*-3-desóxi-4-*C*-metil-3-(metilamino)-β-L-arabinopiranosil-(1 → 6)-*O*-[2,6-diamino-2,3,4,5-tetradesóxi-α-D-*glicero*-hex-4-enopiranosil-(1 → 4)]-2-desóxi-*N*¹-etil-, (2:5) (sal); Netromycin

[56391-57-2] $(C_{21}H_{41}N_5O_7)_2 \cdot 5H_2O$ (1441.54); contém não menos do que 595 μg de base de netilmicina calculada na base dessecada.

Preparo — Um derivado semi-sintético da sisomicina formado pela etilação do grupamento amino na posição 1 do anel 2-desóxiestreptamina; veja *Chem Commun 206*: 1976.

Descrição — Pó bege, p (solução de 1 em 25) entre 3,5 e 5,5; pK$_a$ 8,1.

Solubilidade — Muito solúvel em água.

Comentários — Um aminoglicosídio com espectro similar ao da *Gentamicina*.

TOBRAMICINA

D-Estreptamina, *O*-3-amino-3-desóxi-α-D-glicopiranosil- (1 →6)-*O*-[2,6-diamino-2,3,6-tridesóxi-α-D-*ribo*-hexopiranosil-(1 → 4)]-2-desóxi-, Tobrex, Nebcin (sulfato)

[32986-56-4] $C_{18}H_{37}N_5O_9$ (467.52). Potência: não inferior a 900 μg de $C_{18}H_{37}N_5O_9$/mg, calculada na base anidra.

Preparo — Uma entidade antibiótica separada de um complexo antibiótico produzido por *Streptomyces tenebrarius*. Em sua forma farmacêutica injetável, a tobramicina é apresentada como um sulfato.

Descrição — Pó higroscópico branco ou bege; higroscópico; pK$_a$ 6,7, 8,3, 9,9.

Solubilidade — 1 g em 1,5 mL de água; levemente solúvel em álcool; praticamente insolúvel em clorofórmio ou éter; solução aquosa de 1 em 10, pH entre 9 e 11.

Comentários — Um *aminoglicosídio* com espectro similar ao da *Gentamicina*.

Combinações Contendo Aminoglicosídios

Alguns exemplos de combinações contendo aminoglicosídios (com dados fornecidos do conteúdo/mL ou g) são os seguintes:

SULFATO DE NEOMICINA E SULFATO DE POLIMIXINA B — [Neosporin G.U. Irrigante] — 40 mg e 200.000 Unidades, respectivamente; G.U. irrigante. [Neosporin, Startol]—3,5 e 10.000 Unidades, respectivamente; creme, ungüento oftálmico. — 3,5 mg e 16.250 unidades, respectivamente; solução oftálmica.

SULFATO DE NEOMICINA, SULFATO DE POLIMIXINA B E BACITRACINA ZÍNCICA — [Neosporin e Neosporin Oftálmico, Triplo Antibiótico, Mycitracin Triplo Antibiótico e Mycitracin Oftálmico,] — 3,5 ou 5 mg, 5000 Unidades e 400 ou 500 Unidades, respectivamente, pomada e pomada oftálmica.

SULFATO DE NEOMICINA, SULFATO DE POLIMIXINA B E GRAMICIDINA — [AK-Spore, Neocidin, Neosporin Oftálmico] — 1,75 mg, 10.000 unidades e 0,025 mg, respectivamente; solução oftálmica.

Macrolídios

Os macrolídios são lactonas macrocíclicas hidroxiladas contendo 12 a 20 átomos de carbono no anel primário. Há 37 membros conhecidos dessa classe, mas apenas a eritromicina e seus derivados vêm sendo usados amplamente. Dois novos macrolídios, a claritromicina e a azitromicina, foram aprovados em 1991. São quimicamente similares à eritromicina, macrolídio cujo anel é composto por 14 membros. A claritromicina é uma 6-metoxieritromicina. A azitromicina é um macrolídio com anel composto de 15 membros.

Os macrolídios são ativos contra bactérias gram-positivas, micoplasmas e *Legionella* spp. A eritromicina é usada menos freqüentemente em decorrência do surgimento de cepas resistentes de estreptococos e estafilococos, além dos problemas que apresenta quanto à intolerância GI. Os novos macrolídios são mais bem tolerados e possuem um espectro mais amplo com atividade contra *H influenzae* e *Mycobacterium avium*.

Os macrolídios se ligam à subunidade 50s do ribossomo bacteriano. O principal efeito é uma inibição da fase de translocação na síntese proteica, de forma que a própria síntese fica inibida. O complexo tem uma constante de afinidade baixa o suficiente para que possa ocorrer alguma síntese proteica, e assim essas drogas são principalmente bacteriostáticas em concentrações terapêuticas. Os macrolídios se ligam igualmente aos ribossomos de bactérias gram-positivas como gram-negativas, e o efeito muito maior sobre os organismos gram-positivos é o resultado da maior permeação da membrana celular. Os macrolídios não se ligam aos ribossomos de mamíferos. As atividades e os empregos dos macrolídios do tipo da eritromicina estão discutidos principalmente com o protótipo, *Eritromicina*. Veja Quadro 87.7.

Quadro 87.7 Macrolídios

DROGA	COMENTÁRIOS
Azitromicina	Espectro ampliado, menos efeitos GI, não afeta as enzimas CYP, meia-vida longa
Claritromicina	Espectro melhor do que a eritromicina, menos efeitos GI, inibe as enzimas CYP
Eritromicina	Freqüentes efeitos GI, inibe as enzimas CYP

AZITROMICINA

Oxa-6-azaciclopentadecan-15-ona, 13-[(2,6-didesóxi-3-*C*-metil-[2*R*-(2*R,3*S**,4*R**,5*R**,8*R**,10*R**,11*R**,12*S**,13*S**,14*R**)]-3-*O*-metil-α-L-*ribo*-hexopiranosil)óxi]-2-etil-3,4,10-triidróxi-3,5,6,8,10,12,14-heptametil-11-[[3,4,6-tridesóxi-3-(dimetilamino)-β-D-*xilo*-hexopiranosil]óxi]-, Zithromax**

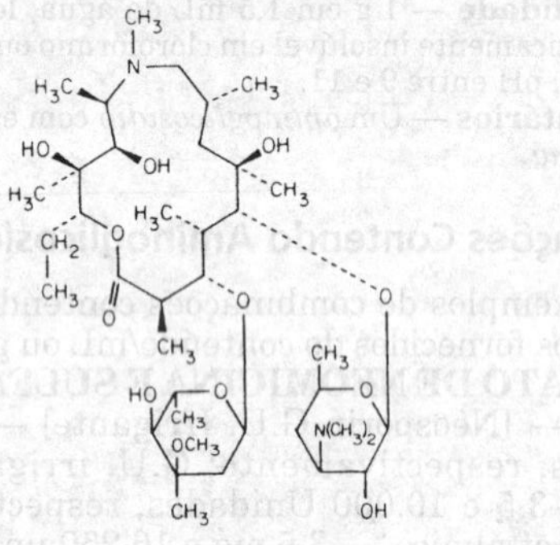

[83905-01-5] $C_{38}H_{72}N_2O_{12}$ (749.00).

Preparo — Um macrolídio semi-sintético similar à eritromicina A; US Pat 4.517.359.

Descrição — Cristais brancos; funde a cerca de 114°.

Comentários — Um novo macrolídio alternativo à eritromicina que tem espectro similar de atividade. É ativo contra estafilococos e estreptococos, mas é mais ativo do que a eritromicina contra *H influenzae* e alguns bacilos aeróbios gram-negativos. A suspensão de azitromicina deve ser tomada pelo menos 1 h antes ou 2 h após uma refeição, mas os comprimidos (na forma de diidrato) não são afetados pelo alimento. Tem meia-vida de 68 h, que é um tempo muito maior do que o de qualquer outro macrolídio. Apenas 6% são recuperados da urina; o metabolismo hepático e a excreção biliar são responsáveis pela maior parte de sua depuração. Fica concentrada nos fagócitos e fibroblastos. Os efeitos colaterais mais freqüentemente relatados são diarréia, náuseas e dor abdominal, mas esses sintomas são menos intensos do que os observados com a eritromicina. Os antiácidos contendo alumínio ou magnésio afetam sua absorção.

CLARITROMICINA

Eritromicina, 6-*O*-metil; Biaxin

[81103-11-9] $C_{38}H_{69}NO_{13}$ (747.96). Para a estrutura da *base de Eritromicina*, veja a próxima monografia.

Preparo — US Pat 4.331.802.

Descrição — Cristais; incolor; funde a cerca de 220° com decomposição.

Comentários — Uma alternativa à eritromicina para o tratamento de faringite estreptocócica, infeções do trato respiratório adquiridas na comunidade, infecções cutâneas e de tecidos moles e sinusite aguda. É duas a quatro vezes mais ativa do que a eritromicina contra a maioria dos estreptococos e estafilococos, mas os organismos resistentes à eritromicina também são resistentes à claritromicina. Tem atividade moderada contra *H influenzae* e *N gonorrhoeae*. São também suscetíveis *Branhamella catarrhalis*, *Legionella pneumophila*, *Mycoplasma pneumoniae*, *Chlamydia trachomatis* e *pneumoniae* e *Borrelia burgdorferi* (agente da doença de Lyme).

A claritromicina é bem absorvida do tubo GI com ou sem alimentos. A biodisponibilidade é de aproximadamente 50%. É metabolizada no fígado, e 30 a 40% da dose são restaurados na urina. Tem meia-vida de eliminação de 3 a 4 h com dose de 250 mg a cada 12 h, mas prolonga-se para 5 a 7 h com dose de 500 mg a cada 12 h. A proporção de ligação com proteínas plasmáticas é da ordem de 65 a 70%, mas penetra bem nos tecidos e células, incluindo macrófagos e leucócitos polimorfonucleares. Pode aumentar as concentrações séricas de teofilina ou carbamazepina. Podem ocorrer diarréia, náuseas, vômitos e dispepsia, mas parece que esses sintomas são menos freqüentes do que os relatados com a eritromicina. Doses elevadas causaram anormalidades fetais em animais.

ERITROMICINA

E-Micina (3*R,4*S**,5*S**,6*R**,7*R**,9*R**,11*R**,12*R**,13*S**,14*R**)-4-[(2,6-Didesóxi-3-*C*-metil-3-*O*-metil-α-L-*ribo*-hexopiranosil) óxi]-14-etil-7,12,13-triidróxi-3,5,7,9,11,13-hexametil-6-[[3,4,6-tridesóxi-3-(dimetil-amino)-β-D-*xilo*-hexopiranosil]óxi]oxaciclotetradecano-2,10-diona; Ilotycin**

[114-07-8] $C_{37}H_{67}NO_{13}$ (733.94). Potência: não inferior a 850 μg de $C_{37}H_{67}NO_{13}$/mg, calculada na base anidra.

Preparo — Elaborada durante o crescimento de uma cepa de *Streptomyces erythreus*. US Pat 2.823.203.

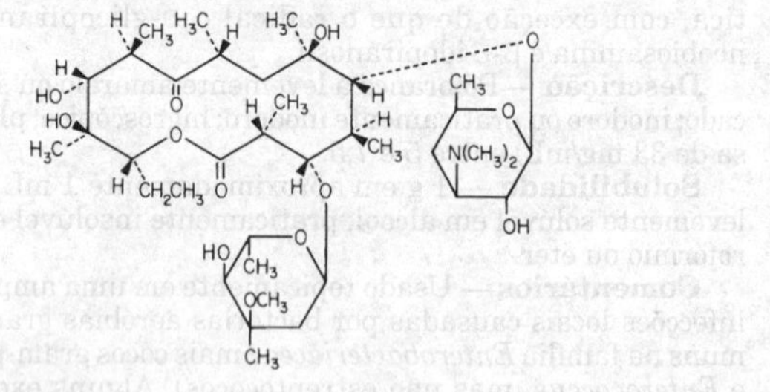

Descrição — Pó ou cristais brancos ou levemente amarelos; inodoro ou praticamente inodoro; levemente higroscópico; pK_a 8,7.

Solubilidade — 1 g em aproximadamente 1000 mL de água; solúvel em álcool, clorofórmio ou éter.

Comentários — Possui um espectro relativamente amplo de atividade que se superpõe à atividade da penicilina. É principalmente eficaz contra cocos gram-positivos, como os enterococos, estreptococos hemolíticos do Grupo A, pneumococos e *Staph aureus*. *N meningitidis* e *gonorrhoeae*, *Listeria, Corynebacterium diphtheria* e *acnes* e algumas cepas de *H influenzae* também são sensíveis. *Mycoplasma* e o agente da doença dos legionários são inibidos por baixas concentrações da droga. Os enterococos são resistentes. A atividade demonstrada pela eritromicina contra micoplasmas, clamídias e riquétsias coloca essa droga no grupo chamado *de amplo espectro*, embora mostre baixa atividade contra certos organismos causadores de doenças importantes do grupo gram-negativo.

Reações indesejáveis atribuídas à terapia não são comuns e normalmente são de pouca conseqüência. Náuseas, vômitos e ocasionalmente diarréia e estomatite podem ocorrer, particularmente quando grandes doses são usadas. Hipersensibilidade, erupções cutâneas, febre e eosinofilia ocasionalmente ocorrem. A droga antagoniza a lincomicina e o cloranfenicol. Disfunção hepática, com ou sem icterícia, ocorre em alguns pacientes recebendo produtos à base de eritromicina por via oral (especialmente o estolato).

É absorvida variavelmente depois da administração oral. Os alimentos interferem com a absorção. O antibiótico é destruído pelo ácido gástrico, por isso são usados preparados com revestimento entérico da base livre e sais ou ésteres resistentes ao ácido. Os níveis plasmáticos de pico são obtidos em 1 a 4 h, depois do que a concentração declina abruptamente por volta da quarta até a sexta hora. A taxa de ligação com as proteínas plasmáticas é de cerca de 73%. O volume de distribuição é de 0,72 mL/g. A meia-vida no plasma é de 1,2 a 2 h, exceto na insuficiência renal, quando pode ser de mais de 5 a 6 h.

O antibiótico não se difunde prontamente no liquor, mas atinge concentrações antibióticas nos líquidos peritoneal e pleural. Apenas 2% da eritromicina oral e 20% da eritromicina parenteral são excretadas na forma ativa pelos rins. O antibiótico fica concentrado no fígado e é excretado na forma ativa na bile. A eritromicina aumenta os níveis plasmáticos da teofilina, cafeína, alfentanil, carbamazepina, ciclosporina, digoxina, varfarina e bilirrubina.

Polipeptídios

Os antibióticos polipeptídios (bacitracina e polimixina B) são restritos para uso tópico em decorrência de sua toxicidade sistêmica. Diferem um do outro no mecanismo de ação e no espectro antibacteriano. A bacitracina é principalmente eficaz contra bactérias gram-negativas e inibe a síntese da parede celular interferindo com a transferência das subunidades de peptidoglicanos para a parede celular. As polimixinas são ativas contra bactérias gram-negativas em virtude da ruptura catiônica semelhante a um detergente das membranas citoplasmáticas bacterianas.

BACITRACINA

Ayfivin; Penitracin; Topitracin; Zutracin

Bacitracina [1405-87-4]; polipeptídio produzido pelo crescimento dos grupos *liqueniformes* do *Bacillus subtilis* (Fam *Bacillaceae*). Tem uma potência não inferior a 40 Unidades USP de bacitracina/mg. (A Unidade USP de Bacitracina é a atividade de bacitracina expressa pelo peso do Padrão de Referência de Bacitracina USP indicada no rótulo do Padrão. A unidade USP e a unidade definida pela FDA são equivalentes.) A bacitracina estéril tem uma potência de não menos do que 50 Unidades/mg.

A bacitracina é uma mistura de pelo menos nove polipeptídios, principalmente a bacitracina A, $C_{66}H_{103}N_{17}O_{16}S$ (1411). A estrutura da bacitracina A mostrou ser

```
                                          S   CH—CHCH2CH3
                                         / \ /  |
                                        |   =N  NH2  CH3
                                        |
                                       C=O
                                        |
              D-Asp(NH2)              L-Leu
                  |                     |
D-Phe — L-His — L-Asp                 D-Glu
  |               |                     |
L-Ileu — D-Orn — L-Lys ————————————— L-Ileu
```

em que a estrutura detalhada do lado superior direito representa uma parte de condensação cíclica derivada da cisteína e da isoleucina.

Preparo — Vários métodos para isolamento e purificação do antibiótico foram publicados. Para detalhes seguros desses procedimentos que compreendem múltiplas fases, veja US Pats 2.498.165, 2.828.246 e 2.915.432.

Descrição — Pó branco a cor de camurça pálida; inodoro ou leve odor; higroscópico; as soluções deterioram-se rapidamente na temperatura ambiente; precipita-se em suas soluções e é inativada pelos sais de muitos dos metais pesados; as soluções mantêm a potência por várias semanas se mantidas em geladeira.

Solubilidade — Livremente solúvel em água; solúvel em álcool; insolúvel em clorofórmio ou éter.

Comentários — Eficaz principalmente contra bactérias gram-positivas. Seu uso limita-se amplamente para infecções que podem ser tratadas por aplicação tópica ou por infiltração local. A alta incidência de nefrotoxicidade (albuminúria, cilindrúria, azotemia, acúmulo da droga) que se segue à administração parenteral exclui o uso sistêmico, exceto nas infecções estafilocócicas ameaçadoras da vida (pneumonia, empiema) em lactentes nos quais outros antibióticos demonstraram ser ineficazes ou no tratamento de enterocolite associada ao uso de antibióticos (pseudomembranosa) causada por *Cl difficile*.

É eficaz topicamente no tratamento das seguintes infecções cutâneas bacterianas, em que o patógeno é sensível à bacitracina: impetigo contagioso, foliculite, piodermatite, ectima, furunculose, úlcera de decúbito, dermatite eczematóide, escabiose e dermatofitose infecciosas. A droga é usada no tratamento de quadros oftalmológicos. O sal de zinco amiúde é o preferido para terapia tópica e é a forma mais freqüentemente incorporada em combinações. Normalmente é combinada com neomicina e sulfato de polimixina B. O desenvolvimento de resistência bacteriana é muito menos freqüente e mais gradual para a bacitracina do que para a penicilina, e para a maior parte dos organismos a resistência é essencialmente nenhuma.

Além de lesão renal, os efeitos tóxicos do uso parenteral incluem dor, induração e petéquias no local da injeção, erupção cutânea, mal-estar, anorexia, náuseas e vômitos. Em poucas ocasiões, pode ocorrer tinido auditivo e um gosto peculiar na boca. A aplicação tópica normalmente não é irritante e raramente induz reações alérgicas.

SULFATO DE POLIMIXINA B

Sulfato de Polimixina B; Aerosporin

Sulfato de polimixina B [1405-20-5]; o sal de sulfato de uma substância produzida pelo crescimento do *Bacillus polymyxa* (Prazmowski) Migula (Fam *Bacillaceae*). Tem uma potência não menor do que 6000 Unidades de polimixina B/mg, calculadas na base anidra.

Preparo — O caldo filtrado da fase de fermentação (veja anteriormente) é tratado com um corante certificado, e o complexo polimixina B-sal de corante assim precipitado é coletado por filtração, lavado com água e tratado com uma solução alcoólica de um sulfato amínico alifático mais baixo. O sulfato de polimixina B assim formado é filtrado, purificado e liofilizado.

Existem várias polimixinas, sendo cada uma um decapeptídio *N*-monoacilado com sete dos radicais de aminoácidos em união cíclica. A polimixina B é uma mistura de polimixina B_1 ($C_{56}H_{98}N_{16}O_{13}$) e polimixina B_2 ($C_{55}H_{96}N_{16}O_{13}$), com a única diferença na composição do grupo *N*-acil:

```
                    O
                    ‖
      Dbu-Thr-Dbu-C-R
      |
┌—Dbu-Dbu-Thr-Dbu-Dbu-DPhe-Leu—┐
└——————————————————————————————┘
```

(Dbu = ácido 2,4-diaminobutírico)
Polimixina B_1 R = (+)-5-metil-heptil
Polimixina B_2 R = 5-metil-hexil

A íntima relação entre essas polimixinas e as colistinas (veja artigo precedente) fica logo aparente.

Descrição — Pó branco a cor de camurça; inodoro ou odor suave; as soluções são levemente ácidas ou neutras ao tornassol (pH 5 a 7,5); pK_a 8 a 9.

Solubilidade — Livremente solúvel em água; levemente solúvel em álcool.

Comentários — O espectro de atividade antimicrobiana *in vitro* e *in vivo* restringe-se às bactérias gram-negativas, incluindo *Aerobacter*, *Escherichia*, *Haemophilus*, *Klebsiella*, *Pasteurella*, *Pseudomonas*, *Salmonella*, *Shigella*, a maior parte dos *Vibrio* e *Yersinia*; todas as cepas de *Pr providencia* e a maior parte de *Serratio marcescens* não são afetadas pelo antibiótico. Todas as bactérias gram-positivas são resistentes.

A droga é usada topicamente para tratamento ou prevenção e tratamento de infecções oculares externas causadas por microrganismos suscetíveis, especialmente *Ps aeruginosa*. Na terapia tópica, é comum ser combinado com neomicina, gramicidina e bacitracina. Também está incluída em preparados tópicos oftalmológicos com glicocorticóides.

Quando administrada por via parenteral, pode causar efeitos adversos no sistema nervoso e no rim. Substâncias como sabão, que antagonizam os agentes tensoativos catiônicos, enfraquecem a ação do antibiótico.

VANCOMICINA — veja adiante.

Tetraciclinas

As tetraciclinas são todas muito parecidas quanto ao espectro antimicrobiano e quanto aos efeitos adversos que provocam. As diferenças referem-se principalmente à absorção, duração de ação e conveniência para administração parenteral. Veja o Quadro 87.8.

AÇÕES ANTIMICROBIANAS — As tetraciclinas são antibióticos de amplo espectro. São principalmente bacteriostáticos. Ligam-se às unidades 30 dos ribossomos bacterianos e impedem o t-RNA de combinar-se com o m-RNA. Assim, a síntese proteica fica inibida. As drogas têm atividades contra bactérias gram-positivas e gram-negativas, micobactérias, *Mycoplasma*, treponemas, leptospiras, riquétsias, actinomicetos, *Coxiella*, *Chlamydiae* e plasmódios. As bactérias gram-positivas suscetíveis são variáveis.

Embora a resistência às tetraciclinas não seja adquirida tão rapidamente como para a penicilina, ela entretanto ocorre logo. Entre as bactérias gram-positivas, mais de 44% de *Strep pyogenes* são resistentes e 74% de *Enterococcus fecalis* o são. A incidência de resistência entre cepas de hospital de *Staph aureus* pode variar entre 30 a 50%, mas pode chegar a 75% depois de vários dias de tratamento. Gonococos altamente resistentes são os que predominam. Entretanto, a tetraciclina tópica é comparável com o nitrato de prata na profilaxia da oftalmia neonatal e não provoca conjuntivite química.

Vários estreptococos e pneumococos também tornaram-se resistentes. A incidência de resistência entre as várias bactérias gram-negativas também é muito alta, especialmente entre as *Enterobacteriaceae,* que, no intestino, podem passar os genes que controlam a resistência de uma espécie, até mesmo de um gênero, para outra (resistência infecciosa à droga). A resistência para uma tetraciclina normalmente confere resistência a todas as outras, exceto para algumas cepas de estreptococos e *E coli* resistentes às tetraciclinas que podem manter a sensibilidade à minociclina. Não é comum ocorrer resistência cruzada

Quadro 87.8 Tetraciclinas

DROGA	COMENTÁRIOS
Clortetraciclina	Ação curta, absorção oral incompleta
Demeclociclina	Ação intermediária, mais fototoxicidade
Doxiciclina	Ação longa, boa absorção oral, excreção biliar
Minociclina	Ação longa, boa absorção oral, tontura e vertigem, metabolizada
Metaciclina	Ação intermediária
Oxitetraciclina	Ação curta, absorção oral incompleta
Tetraciclina	Ação curta, absorção oral incompleta

entre a penicilina e as tetraciclinas ou entre outras classes de antibióticos e as tetraciclinas, exceto em resistência infecciosa à droga, em que o epissomo ou plasmídio adquirido contém mais de um gene para resistência a outras drogas.

COMENTÁRIOS — Uma tetraciclina usada sozinha é a droga de escolha no tratamento da cólera, febre reincidente, granuloma inguinal e infecções causadas por riquétsias, *Borrelia*, *Mycobacterium fortuitum* e *marinum* e *Chlamydia psittaci* e *trachomatis* (exceto pneumonia e conjuntivite de inclusão). Compartilha com a eritromicina a posição de primeira escolha para o tratamento de pneumonia por micoplasmas (pneumonia primária atípica). Uma tetraciclina é um componente das combinações de primeira escolha para o tratamento de brucelose, mormo e infecções causadas por *Ps pseudomallei*. É uma droga alternativa para o tratamento de actinomicose, antraz, úlcera venérea, melioidose, peste, febres provocadas por mordida de rato, sífilis e framboésia. Entretanto, no tratamento de acne, as tetraciclinas mantêm uma posição favorecida, porém contestável; se houver inflamação com pústulas e cistos, um antibiótico pode ser indicado.

A doxiciclina já provou evitar a diarréia dos viajantes causada por *E coli* enterotoxigênica. Em infecções urinárias, outras drogas normalmente são preferidas, a não ser que testes de sensibilidade indiquem especialmente as tetraciclinas. Entretanto, as tetraciclinas são usadas na uretrite não-gonocócica e na prostatite (amiúde por micoplasma). Nas infecções do trato urinário e na uretrite, a urina deve ser acidificada para favorecer a ação antibacteriana. No tratamento do estado de portador meningocócico, a minociclina, mas nenhuma outra tetraciclina, parece ser eficaz.

Em combinação com quinina, uma tetraciclina é uma droga alternativa para o tratamento de malária por *Plasmodium falciparum* resistente à cloroquina.

As tetraciclinas são usadas como uma alternativa para o nitrato de prata na prevenção de oftalmia neonatal e profilaxia de conjuntivite gonocócica e por clamídias, mas estudos demonstraram que são inferiores.

EFEITOS ADVERSOS — As tetraciclinas causam uma série de efeitos indesejáveis. A toxicidade GI é comum com o uso oral; provavelmente é o efeito combinado da irritação local e da alteração da flora intestinal. As manifestações são azia, desconforto epigástrico, náuseas, vômitos, diarréia e mais raramente ulceração esofágica em pessoas com obstrução esofágica ou doença espástica.

A atividade antibacteriana de amplo espectro das tetraciclinas provoca alterações acentuadas na ecologia da flora, de forma que os microrganismos, antes mantidos sob controle, crescem em excesso, causando superinfecções. Esse fato ocorre com mais freqüência no intestino, mas também pode ocorrer rapidamente na boca, pulmões, vagina e ocasionalmente em alguma outra parte. A superinfecção mais comum é a candidíase, mas o crescimento exagerado de estafilococos, enterococos, *Proteus*, *Pseudomonas* ou *Cl difficile* (causa de colite associada ao antibiótico) também ocorre. As superinfecções entéricas estafilocócicas são freqüentemente fatais.

Várias reações de hipersensibilidade, especialmente urticária, asma ou edema facial, ocorrem, mas são raras. Pode ocorrer fototoxicidade com todas as tetraciclinas, mas é mais freqüente com a demeclociclina.

A hepatotoxicidade, que é muitas vezes fatal, ocasionalmente ocorre quando a dose diária em adultos excede 1 g/dia, especialmente se a tetraciclina é administrada por via intravenosa; a gravidez e a insuficiência renal predispõem a essa toxicidade. As tetraciclinas também podem aumentar o risco de lesão hepática por outras drogas hepatotóxicas.

Embora provavelmente não afetem a função normal do rim, as tetraciclinas agravam uma insuficiência renal preexistente, que pode levar a azotemia extrema, mas sem oligúria. A doxiciclina parece estar livre desse efeito. Preparados antigos que passaram por decomposição na prateleira são sérios agressores em causar nefrotoxicidade. A minociclina pode causar toxicidade vestibular.

As tetraciclinas mancham os dentes em fase de desenvolvimento e prejudicam reversivelmente o crescimento ósseo através de composição com os sais dos ossos e fixação às proteínas da matriz. A implicação desse fato é que as tetraciclinas devem ser evitadas em crianças com menos de 8 anos de idade, quando os dentes permanentes, de importância cosmética, ainda não eclodiram. Também devem ser evitadas durante a gravidez.

As tetraciclinas IV podem causar tromboflebite, provocada principalmente pelo ácido necessário para efetuar a solução. As injeções IM causam dor local, a não ser que se inclua um anestésico local.

ABSORÇÃO, DISTRIBUIÇÃO E ELIMINAÇÃO — A extensão da absorção GI é de 58 a 100%. A doxiciclina e a minociclina são mais bem absorvidas. As tetraciclinas combinam-se com íons de metais bivalentes e trivalentes, de forma que sua absorção fica imensamente prejudicada por antiácidos que contêm cálcio, magnésio e alumínio e pelos preparados à base de ferro. Os alimentos, e em especial os laticínios e outros alimentos com alto teor de cálcio, também interferem com a absorção oral das tetraciclinas, embora um efeito mínimo ocorra com a doxiciclina e com a minociclina. O fosfato parece que melhora a absorção, em parte por remover o cálcio.

Todas as tetraciclinas se ligam às proteínas plasmáticas em uma proporção que varia entre 35 a 91%. Os volumes de distribuição variam entre 0,14 a 1,79 mL/g. As meias-vidas variam de 6 a 17 h em pessoas normais, mas ficam entre 12 a 108 h na insuficiência renal. A doxiciclina e a minociclina têm ação prolongada, e penetram com maior eficiência nos tecidos lipofílicos. As concentrações terapêuticas da minociclina são obtidas na saliva e nas lágrimas para erradicar o estado de portador meningocócico. A excreção renal é o modo principal de eliminação, exceto que a minociclina é excretada principalmente na bile e mais de 50% da doxiciclina é metabolizada e/ou excretada no cólon. As tetraciclinas penetram bem nos tecidos e fluidos corporais, mas a penetração no liquor é baixa pela via oral. Todas as tetraciclinas são excretadas em parte na bile e não são reabsorvidas completamente no intestino, de forma que mesmo doses IV são capazes de alterar a flora intestinal.

CLORIDRATO DE DEMECLOCICLINA

2-Naftacenocarboxamida, [4S-[4α,4aα,5aα,6β,12aα)]-7-cloro-4-(dimetilamino)-1,4,4a,5,5a,6,11,12a-octa-hidro-3,6,10,12,12a-penta-hidróxi-1,11-dioxo-, monocloridrato; Declomycin

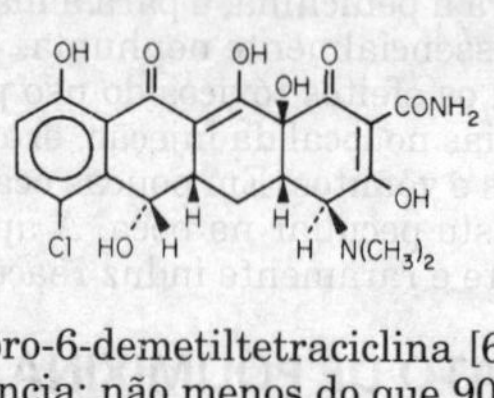

Cloridrato de 7-cloro-6-demetiltetraciclina [64-73-3] $C_{21}H_{21}$-ClN_2O_8 · HCl (501.32). Potência: não menos do que 900 μg de $C_{21}H_{21}$-ClN_2O_8 · HCl/mg, calculada na base anidra.

Preparo — Uma cepa mutante apropriada de *Streptomyces aureofaciens* cresce em meio nutritivo líquido apropriado sob condições controladas de temperatura, pH e aeração. O caldo colhido é acidificado e filtrado, e o antibiótico é isolado do filtrado, ou por extração com solvente ou por precipitação química, e convertido em cloridrato.

Descrição — Pó cristalino amarelo; inodoro; gosto amargo; pH (solução de 1 para 100) aproximadamente 2,5; pK_a 3,3, 7,2, 9,3.

Solubilidade — 1g em aproximadamente 60 mL de água, 200 mL de etanol ou 50 mL de metanol; moderadamente solúvel em soluções de hidróxidos alcalinos ou carbonatos; praticamente insolúvel em clorofórmio.

Comentários — Uma *tetraciclina*. Tem ação intermediária e causa mais fototoxicidade do que os outros membros de sua classe.

CLORIDRATO DE MINOCICLINA

2-Naftacenocarboxamida, [4S-(4α,4aα,5aα,12aα)]-4,7-bis(dimetil-amino)-1,4,4a,5,5a,6,11,12a-octa-hidro-3-,10,12,12a-tetra-hidróxi-1,11-dioxo-, monocloridrato; Minocin

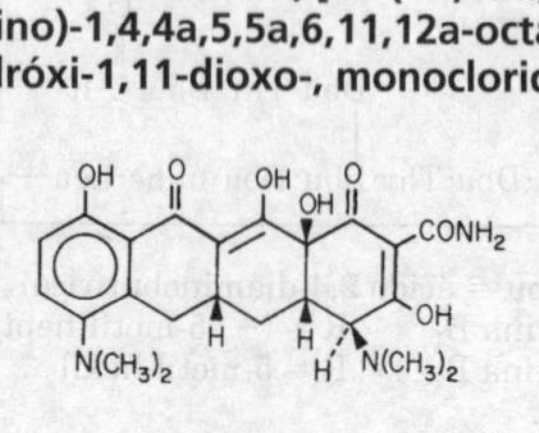

7-Dimetilamino-6-demetil-6-desoxitetraciclina [13614-98-7] $C_{23}H_{27}N_3O_7$ · HCl (493.94). Potência: equivalente a não menos do que 785 μg de minociclina ($C_{23}H_{27}N_3O_7$)/mg.

Preparo — 6-Demetiltetraciclina, dissolvida em tetra-hidrofurano contendo ácido metanossulfônico, reage com dibenzil azodicarboxilato para formar 7-[1,2-bis(carbobenzóxi)hidrazino]-6-demetil-tetraciclina. A hidrogenação catalisada pelo paládio na presença de formaldeído produz a minociclina que reage com uma quantidade equimolar de HCl para formar o monocloridrato. US Pats 3.148.212 e 3.226.436.

Descrição — Pó amarelo e cristalino; inodoro; gosto levemente amargo; levemente higroscópico; estável no ar quando protegido da luz e da umidade (luz forte e/ou ar úmido provocam o escurecimento); potência em solução afetada primariamente causada por epimerização; pH (solução de 1 em 100) entre 3,5 e 4,5; pK_{a1} 2,8; pK_{a2} 5; pK_{a3} 7,8; pK_{a4} 9,3.

Solubilidade — 1g em aproximadamente 60 mL de água e aproximadamente 70 mL de álcool; solúvel em soluções de hidróxidos de álcalis ou carbonatos; praticamente insolúvel em clorofórmio ou éter.

Comentários — As ações e usos são essencialmente os mesmos das tetraciclinas de um modo geral (veja introdução). Contra a maioria dos organismos gram-positivos, parece ser, de um modo geral, duas a quatro vezes mais potente do que a tetraciclina, mas compartilha uma potência igualmente baixa contra *Enterococcus fecalis*. Contra *Strep viridans*, é aproximadamente oito vezes mais potente. Contra bactérias gram-negativas, é, de uma forma geral, duas a quatro vezes mais potente do que a tetraciclina. É especialmente eficaz contra *Mycobacterium marinum*, e atualmente é a droga de escolha para o tratamento de infecções causadas por essa bactéria. Distingue-se das outras tetraciclinas no fato de a resistência bacteriana à droga ser de menor ordem e incidência; esse fato é especialmente verdadeiro em relação aos estafilococos, em que a resistência cruzada foi relatada como sendo de apenas 4%.

A incidência e a gravidade dos efeitos colaterais usuais das tetraciclinas, efeitos como fototoxicidade e distúrbios GI, são menores do que os relatados com outras tetraciclinas. Entretanto, as náuseas e os vômitos são freqüentes, como resultado de ototoxicidade e efeitos no SNC.

A taxa de absorção por via oral é da ordem de 90 a 100%. Sua absorção fica levemente diminuída por alimentos e leite, e significativamente por antiácidos não-sistêmicos e preparados à base de ferro. A ligação com as proteínas plasmáticas fica em torno de 70 a 75%. O volume de distribuição é de 0,14 a 0,7 mL/g. A meia-vida é de 11 a 17 h. Há relatos de que apenas 10% são excretados inalterados, mas há relatos de que a meia-vida fica grandemente prolongada na insuficiência renal.

DOXICICLINA

2-Naftacenocarboxamida,[4S-(4α,4aα,5α,5aα,6α,12aα)]-4-(dimetil-amino)-1,4,4a,5,5a,6,11,12a-octa-hidro-3,5,10,12,12a-penta-hidróxi-6-metil-1,11-dioxo-, monoidrato; Vibramycin

[1086-28-1] $C_{22}H_{24}N_2O_8 \cdot H_2O$ (462.46); anidro [564-25-0] (444.44). Potência: 880 a 980 μg de $C_{22}H_{24}N_2O_8$/mg.

Preparo — 6-Desóxi-6-demetil-6-metileno-5-oxitetraciclina (veja *Metaciclina*) é dissolvida ou suspensa em um líquido inerte como o metanol e hidrogenada sob a influência de quantidades catalíticas de metais nobres como o ródio ou o paládio para dar uma mistura dos epímeros 6α- e 6β-metil. O epímero desejado é então isolado por meio de processos cromatográficos. US Pat 3.200.149.

Descrição — Pó amarelo e cristalino; gosto amargo; pK_a 3,4, 7,7, 9,7.

Solubilidade — Muito levemente solúvel em água; livremente solúvel em soluções de hidróxido alcalinos ou de ácidos diluídas; moderadamente solúvel em álcool; praticamente insolúvel em clorofórmio ou éter.

Comentários — As ações e usos são, de um modo geral, os mesmos das outras tetraciclinas (veja introdução). Contra bactérias gram-positivas, é aproximadamente duas vezes mais potente do que a tetraciclina, exceto que é até 10 vezes mais potente contra *Strep viridans*. Além disso, cepas de *Enterococcus fecalis* que são resistentes a outras tetraciclinas podem ser sensíveis a essa droga.

Contra bactérias gram-negativas, é duas vezes mais potente do que a tetraciclina. É a droga de primeira escolha para profilaxia da *diarréia dos viajantes*, comumente causada por *E coli* enterotoxigênica. É a melhor tetraciclina contra organismos anaeróbios.

É absorvida mais completamente (90 a 100%) depois da administração oral do que as outras tetraciclinas, e sua absorção parece não ser inibida por alimentos. A ligação com as proteínas plasmáticas é de cerca de 93%. Tem volume de distribuição de 0,75 mL/g. Penetra rapidamente nas células, fluidos corporais e cavidades. A eliminação é de cerca de 65% pelo metabolismo hepático e a meia-vida é a mais longa das tetraciclinas, a saber, 12 a 22 h. A insuficiência renal tem pouca influência nos níveis plasmáticos ou na duração de ação.

A toxicidade é a mesma das tetraciclinas de um modo geral, mas a incidência de efeitos GI é três vezes maior e as erupções cutâneas são mais freqüentes do que com as outras tetraciclinas. Ocorre fotossensibilização muito mais freqüentemente do que com com as tetraciclinas de ação mais curta. Combina-se com o cálcio a um menor grau em relação às outras tetraciclinas não afetadas pelos alimentos ou por produtos lácteos.

OXITETRACICLINA

2-Naftacenocarboxamida, [4S-(4α,4aα,5α,5aα,6β,12aα)]-4-(dimetilamino)-1,4,4a,5,5a,6,11,12a-octa-hidro-3,5,6,10,12,12a-hexa-hidróxi-6-metil-1,11-dioxo-, diidrato; Terramycin

[6153-64-6] $C_{22}H_{24}N_2O_9 \cdot 2H_2O$ (496.47); *anidro* [79-57-2] (460.44). Potência: não menos de 832 mg de $C_{22}H_{24}N_2O_9$/mg.

Preparo — Pelo crescimento de uma cepa selecionada de *Streptomyces rimosus* em um meio consistindo em água, proteínas e sais nutrientes.

Descrição — Pó cristalino amarelo-pálido a castanho-amarelado; inodoro; estável em presença do ar, mas a exposição à luz forte do sol provoca o escurecimento; deteriora-se em soluções de pH menor a 2, e é rapidamente destruído por soluções de hidróxidos alcalinos; a solução saturada é quase neutra ao tornassol, tendo um pH de aproximadamente 6,5.

Solubilidade — 1 g em 4.150 mL de água, 100 mL de álcool, > de 10.000 mL de clorofórmio, 6.250 mL de éter; livremente solúvel em ácido clorídrico diluído ou em soluções alcalinas.

Comentários — Uma *tetraciclina*. Tem ação curta com absorção oral incompleta.

TETRACICLINA

2-Naftacenocarboxamida [4S-(4α,4aα,5aα,6β,12aα)]-4-(dimetilamino)-1,4,4a,5,5a,6,11, 12a-octa-hidro-3,6,10,12,12a-penta-hidróxi-6-metil-1,11-dioxo-,

[60-54-8] $C_{22}H_{24}N_2O_8$ (444.44). Potência: equivalente a não menos de 975 μg de cloridrato de tetraciclina ($C_{22}H_{24}N_2O_8 \cdot HCl$)/mg, calculado na base anidra.

Preparo — Pela remoção do cloro da clortetraciclina, por hidrogenação. Também obtida de cultura da espécie *Streptomyces* em meio com nutriente apropriado.

Descrição — Pó amarelo, cristalino; inodoro; estável ao ar, mas a exposição à luz do sol muito forte provoca seu escurecimento; a potência é afetada em soluções de pH inferior a 2, e é destruída rapidamente por soluções de hidróxidos alcalinos; mais solúvel do que a clortetraciclina e dentro da variação do pH fisiológico e moderadamente alcalino é mais estável; suas soluções escurecem mais rapidamente do que a clortetraciclina, porém menos do que a oxitetraciclina; pH (suspensão aquosa, 10 mg/mL) entre 3,0 e 7,0; pK_a 3,3, 7,7, 7,9.

Solubilidade — 1 g em aproximadamente 2.500 mL de água e em aproximadamente 50 mL de álcool; livremente solúvel em soluções de HCl diluído e de hidróxidos alcalinos; praticamente insolúvel em clorofórmio ou em éter.

Comentários — Espectro antibiótico, ações, toxicidade, absorção, trajeto e excreção, doses e usos são essencialmente os mesmos das tetraciclinas de um modo geral (veja introdução). Há relatos de ser útil no tratamento de toxoplasmose; não se sabe se esse emprego pode ser estendido a todas as tetraciclinas. Os efeitos colaterais GI são menores do que os da clortetraciclina e da oxitetraciclina, porém maiores do que os da demeclociclina. Cerca de 77% da dose oral são absorvidos. No plasma, 25 a 55% ficam ligados às proteínas. O volume de distribuição é de 1,5 mL/g.

Cerca de 60% são eliminados por excreção renal. A meia-vida plasmática é de 6 a 11 h em pacientes com função renal normal; em presença de oligúria, pode-se prolongar por até 2 a 4 dias, e a dosagem deve ser ajustada de acordo com o caso.

FLUORQUINOLONAS

As drogas antibacterianas quinolonas são usadas desde 1964, quando o ácido nalidíxico foi liberado. O ácido oxolínico e a cinoxacina foram introduzidos algum tempo depois. Essas drogas caíram em desuso por conta do espectro antibacteriano limitado que possuíam, com rápido desenvolvimento de resistência a elas. A introdução dos grupos 6-flúor e 7-(1-piperazinil) ampliou o espectro, aumentou a potência e parece ter evitado o desenvolvimento de resistência mediada pelo plasmídio. As fluorquinolonas são bacteriostáticas em baixas concentrações e bactericidas em altas concentrações.

São altamente ativas contra a maioria dos patógenos gram-negativos, incluindo *Ps aeruginosa* e as *Enterobacteriaceae*. Os organismos *Staph aureus* e *epidermidis*, estafilococos negativos à coagulase, micobactérias *Legionella* e clamídias possuem sensibilidades intermediárias. Os estreptococos são apenas moderadamente suscetíveis à ciprofloxacina, ofloxacina e levofloxacina, enquanto a norfloxacina e a enoxacina são até menos ativas. As fluorquinolonas mais recentes aprovadas (levofloxacina, esparfloxacina, grepafloxacina e trovafloxacina) são dotadas de uma atividade aperfeiçoada contra *Strep pneumoniae* e algumas bactérias gram-negativas resistentes a fluorquinolonas mais antigas. A trovafloxacilina tem o espectro mais amplo e melhor atividade de um modo geral, incluindo melhor atividade contra organismos anaeróbios. Os enterococos requerem concentrações bastante altas. As drogas inibem a girase do DNA (topoisomerase II), que resulta na ligação anormal entre o DNA aberto e a girase. O processo de superespiral negativa (ausente nos núcleos de mamíferos) fica prejudicado, de forma que a transcrição eficiente de DNA para o RNA e a subseqüente síntese proteica fica evitada. Resistência moderada mediada pelo cromossomo ocorre clinicamente com cepas de *Pseudomonas* em pacientes com fibrose cística. A resistência a uma fluorquinolona normalmente confere resistência a todas as outras quinolonas, mas não a outras classes de drogas antimicrobianas.

As fluorquinolonas são usadas para tratar infecções respiratórias superiores e inferiores, gonorréia, gastroenterite bacteriana, infecções cutâneas e de tecidos moles e infecções do trato urinário complicadas e não-complicadas, especialmente as causadas por bactérias gram-negativas. De uma forma geral, o sucesso é maior contra infecções causadas por organismos gram-negativos do que com gram-positivos.

Os efeitos adversos normalmente são suaves e transitórios. Estes incluem distúrbios gastrintestinais (náuseas, vômitos, diarréia, dispepsia, flatulência, constipação, azia, desconforto abdominal; 2 a 8%), sintomas do SNC (dores de cabeça, inquietação, mal-estar, tonturas, tremor, insônia, pesadelos, depressão, parestesia, distúrbios visuais, raramente alucinações, fobias, excitação maníaca, convulsões, 0,5 a 6%), perturbações hematológicas (eosinofilia, anemia, aumento da taxa de sedimentação das hemácias; 1,5 a 5%), erupções cutâneas leves ou moderadas e/ou prurido (1%), boca seca, fotossensibilidade (especialmente grave com a esparfloxacina), artropatia em crianças em fase de crescimento, probabilidade aumentada de rupturas de tendões (especialmente o tendão-de-aquiles em adultos) e artralgias. O prolongamento do intervalo QT ocorre com algumas fluorquinolonas recentes. Suprainfecções podem ocorrer. Algumas fluorquinolonas prolongam a meia-vida da teofilina; não há dúvida de que outras interações medicamentosas serão descobertas. Ocorre erosão de cartilagens em animais jovens, de forma que as fluorquinolonas não são recomendadas para uso em crianças abaixo de 18 anos de idade ou em mulheres grávidas ou em fase de amamentação.

As fluorquinolonas são todas eficazes por via oral, mas também podem ser administradas por via parenteral. Possuem grandes volumes de distribuição e alcançam concentrações terapêuticas na maioria dos tecidos. Possuem meias-vidas longas e podem ser administradas apenas uma ou duas vezes por dia. Veja Quadro 87.9.

CLORIDRATO DE CIPROFLOXACINA

Ácido 3-quinolinocarboxílico, 1-ciclopropil-6-flúor-1,4-diidro-4-oxo-7-(1-piperazinil)-, monocloridrato, monoidrato; Ciloxan, Cipro

[8693-32-0] $C_{17}H_{18}FN_3O_3 \cdot HCl \cdot H_2O$ (385.82).

Preparo — A partir da 3-cloro-4-fluoroanilina por condensação com dietil etoximetilenomalonato para formar a imina que é termicamente transformada em etil-7-cloro-6-flúor-4-hidroxiquinolina-3-carboxilato. A *N*-alquilação com iodeto de ciclopropil seguida pela transferência nucleofílica do grupamento 7-cloro pela *N*-metilpiperazina e pela hidrólise do éster garante o produto. *J Med Chem 19*: 1138, 1976.

Descrição — Cristais amarelo-pálidos; anfotérico; pK_a 6, 8,8.

Solubilidade — 1 g em 25 mL de água.

Comentários — Uma fluorquinolona (veja introdução). Está aprovada para uso no tratamento de infecções ósseas e articulares, diarréia infecciosa (por *Shigella* ou *Campylobacter*), infecções do trato respiratório inferior, infecções cutâneas e do trato urinário. É a droga de escolha para o tratamento de infecções causadas por *Campylobacter jejuni*. Além disso, é uma droga não-classificada mas decididamente alternativa para o tratamento de gonorréia e infecções por bactérias dos gêneros *Salmonella* e *Yersinia*.

Os efeitos adversos são os mesmos das fluorquinolonas de um modo geral. A incidência geral relacionada obviamente com a droga é de 7,3%. A interrupção é necessária em cerca de 3,5% dos casos.

A biodisponibilidade oral é de cerca de 70 a 80%. Uma dose de 0,5 g produz uma concentração plasmática de cerca de 0,2 μg/mL 12 h após a administração.

A excreção urinária é responsável pela eliminação de 40 a 50% da dose oral. Vinte a 35% são eliminados nas fezes. Há biotransformação hepática de quatro metabólitos conhecidos, que é responsável por 15% de uma dose. A meia-vida é de cerca de 4 h.

Quadro 87.9 Fluorquinolonas

DROGAS	COMENTÁRIOS
	Fluorquinolonas Clássicas
Ciprofloxacina	Espectro intermediário, boa distribuição
Norfloxacina	Absorção oral incompleta, espectro limitado
Ofloxacina	Espectro intermediário
Levofloxacina	Mais ativa do que a ofloxacina, ação longa
Enoxacina	Espectro limitado
Lomefloxacina	Espectro intermediário, fototoxicidade
Pefloxacina	Espectro intermediário, ação longa, fototoxicidade
	Fluorquinolonas Mais Recentes
Esparfloxacina	Espectro ampliado, ação longa, problemas de fototoxicidade graves
Grepafloxacina	Espectro ampliado, ação longa
Trovafloxacina	Espectro ampliado, nenhum efeito sobre as enzimas que metabolizam a droga

CLORIDRATO DE GREPAFLOXACINA

Ácido 3-quinolinocarboxílico, (±)-1-ciclopropil-6-flúor-1,4-diidro-5-metil-7-(3-metil-1-piperazinil)-4-oxo-, monocloridrato; Raxar

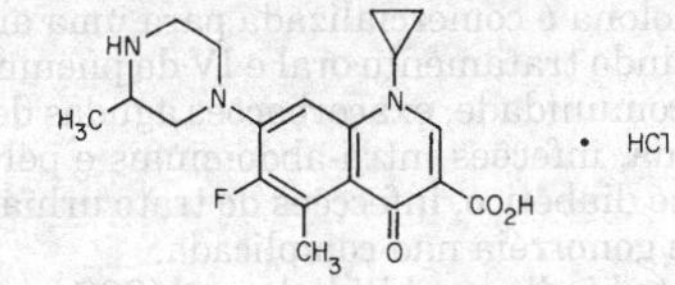

[161967-81-3] $C_{19}H_{22}FN_3O_3 \cdot HCl$ (422.88).

Preparo — US Pat 4.920.120 (1990); *J Med Chem 34*: 1155, 1991.

Descrição — O produto comercial é o sesquiidrato.

Solubilidade — Solúvel em água; muito levemente solúvel em álcool.

Comentários — É uma fluorquinolona mais recente com atividade antibacteriana similar à da levofloxacina e da esparfloxacina. Tem melhor atividade contra organismos gram-positivos e gram-negativos do que a ciprofloxacina; é mais ativa contra *Strep pneumoniae* e vários outros patógenos respiratórios (*H influenzae, Branhamella catarrhalis, Legionella, Chlamydia* e *Mycoplasma*). Também é ativa contra *N gonorrhoeae, Staph aureus*, bactérias entéricas gram-negativas e anaeróbias; porém é menos ativa do que a ciprofloxacina contra *Ps aeruginosa*. É rapidamente absorvida após administração oral com 70% de biodisponibilidade e passa por metabolismo hepático (principalmente por CYP1A2). Sua meia-vida é de 15 h e sua eliminação fica reduzida em pacientes com função renal diminuída. Seus efeitos colaterais e as interações medicamentosas são similares aos das fluorquinolonas mais antigas.

CLORIDRATO DE LOMEFLOXACINA

Ácido 3-quinolinocarboxílico, (±)-1-etil-6,8-diflúor-1,4-diidro-7-(3-metil-1-piperazinil)-4-oxo-, monocloridrato; Maxaquin

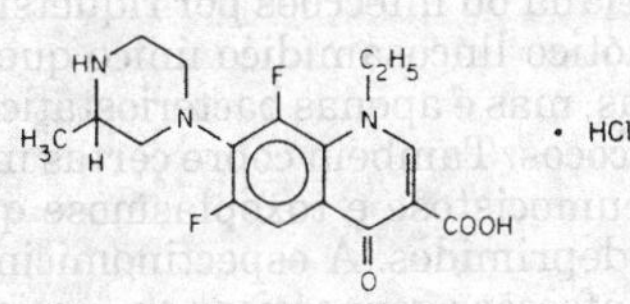

[98079-52-8] $C_{17}H_{19}F_2N_3O_3 \cdot HCl$ (387.81).

Preparo — Por um método análogo ao método de preparo para a *Enoxacina*; US Pat 4.528.287.

Descrição — Agulhas incolores; fundem-se a cerca de 295° com decomposição.

Solubilidade — Solúvel em água.

Comentários — Outra fluorquinolona de espectro limitado similar à enoxacina quanto à atividade antibacteriana. Está aprovada apenas para o tratamento de infecções do trato urinário e bronquite causadas por *H influenzae* ou *Branhamella catarrhalis*. Abrange organismos gram-negativos freqüentemente associados com infecções urinárias, mas não tem a atividade para cobrir as mesmas infecções bacterianas que respondem à ciprofloxacina e à ofloxacina.

ENOXACINA

Ácido 1,8-naftiridina-3-carboxílico, 1-etil-6-flúor-1,4-diidro-4-oxo-7-(1-piperazinil); Penetrex

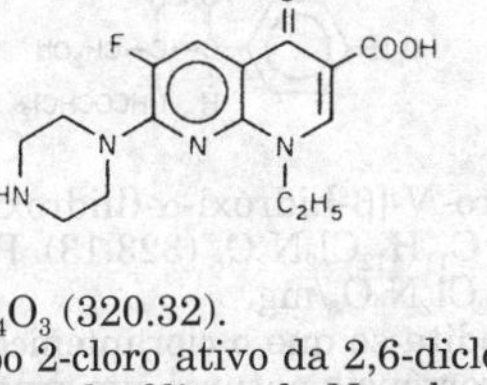

[74011-58-8] $C_{15}H_{17}FN_4O_3$ (320.32).

Preparo — O grupo 2-cloro ativo da 2,6-dicloro-3-nitropiridina é substituído por processo nucleofílico pela *N*-carbetoxipiperazina; então o átomo 6-cloro é removido com amônia e o acilado de amina resultante para a acetamida. O grupo nitro é reduzido, diazotado e tratado com HBF_4 para produzir o derivado de flúor. O equilíbrio da síntese é análogo ao que ocorre para *ciprofloxacina*. *J Med Chem 27*: 292, 1984.

Descrição — Cristais brancos; gosto amargo; funde a cerca de 222°.

Solubilidade — 1 g em 3330 mL de água.

Comentários — Uma *fluorquinolona de espectro limitado.*

ESPARFLOXACINA

Ácido 3-quinolinocarboxílico, *cis*-5-amino-1-ciclopropil-7-(3,5-dimetil-1-piperazinil)-6,8-diflúor-1,4-diidro-4-oxo-, Zagam

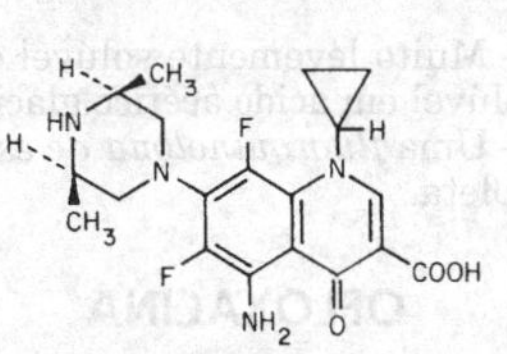

[110871-86-8] $C_{19}H_{22}F_2N_4O_3$ (392.41).

Preparo — US Pat 4.795.751 (1989); *J Med Chem 33*: 1645, 1990.

Descrição — Pó amarelo cristalino que se funde a aproximadamente 268° (dec); pK_{a1} −6,25; pK_{a2} −9,30.

Solubilidade — Moderadamente solúvel em ácido acético glacial ou clorofórmio; muito levemente solúvel em álcool; praticamente insolúvel em água ou em éter. Solúvel em ácidos minerais diluídos ou bases fixadas (ca 0,1 *N*).

Comentários — É uma fluorquinolona mais recente com atividade aperfeiçoada contra *Strep pneumoniae* e outros patógenos do trato respiratório inferior cobertos pela grepafloxacina. É mais ativa contra *Mycoplasma* do que as outras fluorquinolonas. Tem excelente biodisponibilidade oral (92%) e é metabolizada principalmente por glicuronidação hepática em vez de ser pelos trajetos mediados pelo citocromo P450. Conseqüentemente, não afeta a eliminação de outras drogas (como teofilina, cimetidina, digoxina, varfarina e ciclosporina), como ocorre com algumas fluorquinolonas. Tem meia-vida de aproximadamente 20 h. Seus efeitos colaterais são similares aos de outras fluorquinolonas, com exceção da fotossensibilidade, que é muito mais intensa.

LEVOFLOXACINA

Ácido 7*H*-pirido[1,2,3-*de*]-1,4-benzoxazina-6-carboxílico, (*S*)-9-flúor-2,3-diidro-3-metil-10-(4-metil-1-piperazinil)-7-oxo-, hemiidrato; Levaquin; Cravit

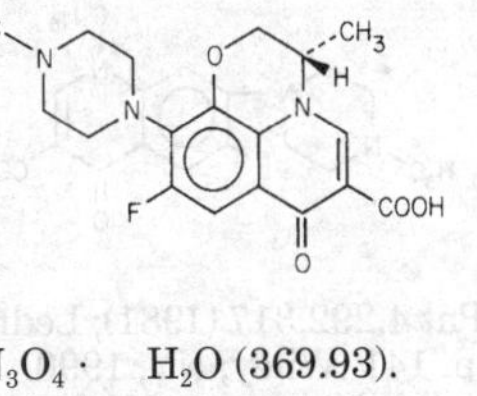

[138199-71-0] $C_{18}H_{20}FN_3O_4 \cdot \frac{1}{2}H_2O$ (369.93).

Preparo — US Pat 4.382.892 (1983); Lednicer D, *et al*, *Org Chem of Drug Syn*, vol. 4, NY, Wiley, 1990, p 141.

Descrição — Agulhas brancas a amarelo-claras que se fundem a aproximadamente 226° (dec). É o isômero (−); a forma racêmica é a *ofloxacina*. Forma complexos de coordenação estáveis com íons de metais (p.ex., Al > Cu > Zn > Mg > Ca a fim de diminuir a estabilidade).

Solubilidade — Essencialmente constante entre pH 0,6 a 5,8 (100 mg/mL). Com pH acima de 5,8 a solubilidade aumenta rapidamente e em pH 6,7 alcança uma taxa máxima de 272 mg/mL. Com pH acima de 6,7 a solubilidade diminui a um mínimo de 50 mg/mL em pH 6,9.

Comentários — O isômero *levo* mais ativo da ofloxacina (uma mistura racêmica de D-L-isômeros) que tem atividade melhorada contra *Strep pneumoniae*, incluindo cepas resistentes à penicilina, *Enterococcus* e *Staph aureus*, comparada à ciprofloxacina. É bem absorvida depois da administração oral, e mais de 80% da dose são excretados na urina. Seus efeitos colaterais são similares aos das outras fluorquinolonas.

NORFLOXACINA

Ácido 3-quinolinocarboxílico, 1-etil-6-flúor-1,4-diidro-4-oxo-7-(1-piperazinil)-, Chibroxin, Noroxin

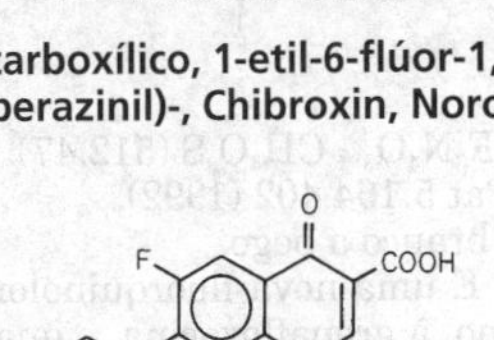

[70458-96-7] $C_{16}H_{18}FN_3O_3$ (319.34).

Preparo — Similar ao da *Ciprofloxacina*, veja *J Med Chem 23*:1358, 1980.

Descrição — Pó cristalino branco a amarelo-pálido; funde a cerca de 221°; higroscópico e forma um hemi-hidrato pela exposição ao ar; pK_a6,3, 8,8.

Solubilidade — Muito levemente solúvel em água, metanol ou álcool; livremente solúvel em ácido acético glacial.

Comentários — Uma *fluorquinolona de espectro limitado.* Tem absorção oral incompleta.

OFLOXACINA

Ácido 7*H*-piridol[1,2,3-*de*]-1,4-benzoxazina-6-carboxílico, (±)-9-flúor-2,3-diidro-3-metil-10-(4-metil-1-piperazinil)-7-oxo-, Floxin

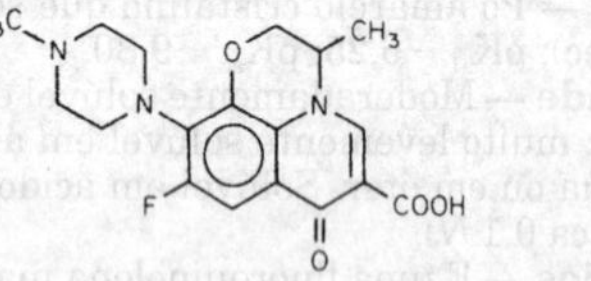

[82419-36-1] $C_{18}H_{20}FN_3O_4$ (361.38). O átomo de carbono ao qual o grupo metila está ligado, no anel de oxazina, é quiral, e a substância clinicamente usada é uma mistura racêmica, enquanto a forma (+) tem duas vezes a atividade da forma (−).

Preparo — Por método análogo ao do preparo da *Ciprofloxacina*; US Pat 4.382.892.

Descrição — Agulhas incolores; funde-se a cerca de 255° com decomposição; pK_a 7,9.

Solubilidade — Fracamente solúvel em água ou etanol.

Comentários — Uma *fluorquinolona de espectro intermediário.*

PEFLOXACINA

Ácido 3-quinolinocarboxílico, 1-etil-6-flúor-1,4-diidro-7-(4-metil-1-piperazinil)-4-oxo-

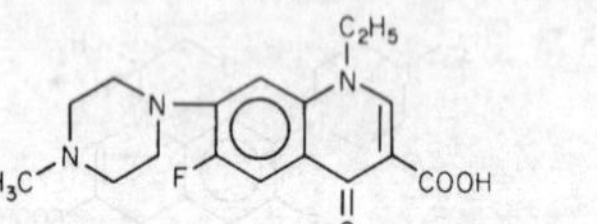

Preparo — US Pat 4.292.317 (1981); Lednicer D, et al, *Org Chem of Drug Syn*, vol. 4, p. 141. Wiley, NY, 1990.

Descrição — Cristais brancos que se fundem a cerca de 271° (dec). É o análogo *N*-metil da norfloxacina.

Solubilidade — Levemente solúvel em água; solúvel em ácidos fixos ou álcalis.

Comentários — Uma fluorquinolona de ação prolongada, de espectro intermediário.

TROVAFLOXACINA

Ácido 1,8-naftiridina-3-carboxílico, (1α,5α,6α)-7-(6-amino-3-azabiciclo[3.1.0]hex-3-il)-1-(2,4-difluorfenil)-6-flúor-1,4-diidro-4-oxo-, monometanossulfonato; Trovan

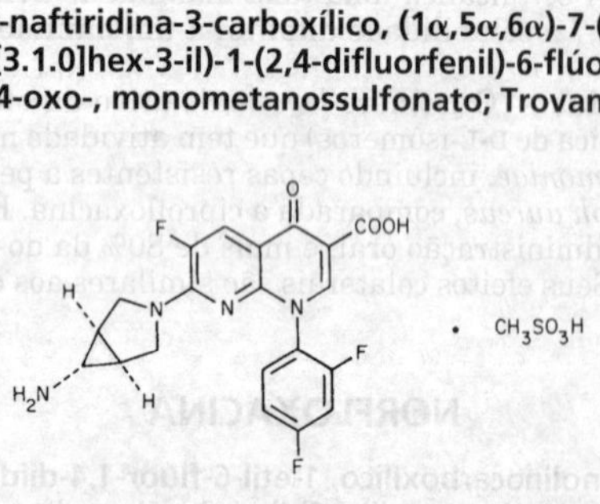

[147059-75-4] $C_{20}H_{15}F_3N_4O_3 \cdot CH_4O_3S$ (512.47).

Preparo — US Pat 5.164.402 (1992).

Descrição — Pó branco a bege.

Comentários — É uma nova fluorquinolona similar, quanto ao aspecto antibacteriano, à grepafloxacina, e que envolve uma melhor atividade contra certos patógenos respiratórios em relação às fluorquinolonas mais antigas, como a ciprofloxacina. É mais ativa contra *Strep pneumoniae* (incluindo cepas resistentes à penicilina), *Staph aureus* (incluindo cepas resistentes à meticilina), *Enterococcus faecalis*, e os patógenos mais importantes do trato respiratório (*H influenzae, Moraxella, Legionella, Neisseria*). É altamente ativa contra *Chlamydia, Mycoplasma* e *Ureaplasma*, além de cobrir importantes organismos anaeróbios como *Bacteroides fragilis* e as *Enterobacteriaceae* gram-positivas, incluindo *Ps aeruginosa*.

Essa fluorquinolona é comercializada para uma ampla variedade de infecções, incluindo tratamento oral e IV de pneumonia nosocomial e adquirida na comunidade, exacerbações agudas de bronquite crônica, sinusite aguda, infeções intra-abdominais e pélvicas complicadas, infecções de pé diabético, infecções do trato urinário não-complicadas, prostatite e gonorréia não-complicada.

Possui excelente biodisponibilidade oral (88%) e é bem distribuída em todos os fluidos e tecidos corporais. É parcialmente metabolizada por conjugação (predominantemente por glicuronidação), mas 50% da dose oral é excretada inalterada (43% nas fezes e 6% na urina). As concentrações urinárias são altas o suficiente para serem ativas para o tratamento de infecções não-complicadas do trato urinário. A ligação com as proteínas plasmáticas é da ordem de 70%, e sua meia-vida é de 10 h. Ocorrem tonturas, mas estas diminuem tomando-se a dose única diária antes de dormir ou com alimentos. Outros efeitos colaterais são similares aos das outras fluorquinolonas, com exceção da fotossensibilidade, que é rara. Essa droga também não interfere com o metabolismo nem seus níveis séricos afetam outras drogas, como se observa com várias outras fluorquinolonas.

AGENTES ANTIBACTERIANOS VARIADOS

Esses agentes antibacterianos são principalmente as drogas de segunda linha, em decorrência de resistência emergente, problemas relacionados à toxicidade ou atividade especial contra organismos selecionados. O cloranfenicol tem o potencial de causar anemia aplásica, mas é uma alternativa para o tratamento de infecções ameaçadoras da vida, como por exemplo meningite bacteriana ou infecções por riquétsias. A clindamicina é um antibiótico lincosamídico único que é útil para infecções anaeróbias, mas é apenas bacteriostático contra estreptococos e estafilococos. Também cobre certas infecções parasitárias, como pneumocistose e toxoplasmose que ocorrem em pacientes imunodeprimidos. A espectinomicina é usada apenas para tratar infecções gonocócicas em pacientes incapazes de receber as drogas de primeira linha. A rifampicina é importante para a profilaxia de doença meningocócica e meningite por *H influenzae,* além de certos casos de infecções por *Mycobacterium avium* em pacientes com AIDS. A vancomicina é um antibiótico glicopeptídio muito especializado usado para infecções hospitalares graves causadas por estafilococos (especialmente cepas resistentes à meticilina) e enterococos. Conseqüentemente, a vancomicina deve ser reservada para essas condições, em que é amiúde a única droga eficaz disponível para infecções desse tipo.

ANFOTERICINA B veja adiante.

CLORANFENICOL

Acetamida, [*R*-(*R,*R**)]-2,2-dicloro-*N*-[2-hidróxi-1-(hidroximetil)-2-(4-nitrofenil)etil-, Chloromycetin**

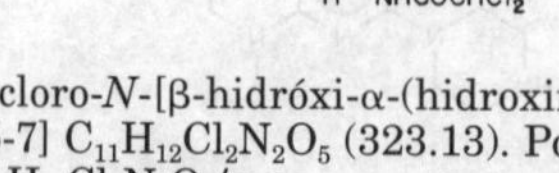

D-*treo*-(−)-2,2-Dicloro-*N*-[β-hidróxi-α-(hidroximetil)-*p*-nitro-fenetil] acetamida [56-75-7] $C_{11}H_{12}Cl_2N_2O_5$ (323.13). Potência: não menos do que 900 μg de $C_{11}H_{12}Cl_2N_2O_5$/mg.

Preparo — Acredita-se que o cloranfenicol seja o primeiro composto a conter, por ocorrência natural, um grupo nitro ou ser um derivado do ácido dicloroacético. Sua configuração estereoquímica é análoga à configuração da (−)norpseudo-efedrina, e é o único dos quatro estereoisômeros relacionados que tem atividade antibiótica.

O cloranfenicol pode ser obtido do filtrado da cultura de *Streptomyces venezuelae* por extração com acetato de etila. Se o extrato de carvão vegetal for rico em cloranfenicol, este pode ser cristalizado do acetado de etila por diluição com muitos volumes de querosene.

Vários métodos sintéticos de preparo são conhecidos. Um dos melhores que se conhece começa com a *p*-nitroacetofenona e, após convertê-la em *p*-nitro-2-aminoacetofenona, procede-se através dos seguintes passos: (a) acetilação do grupo —NH_2, (b) reação com HCHO para introduzir o grupo terminal —CH_2OH, (c) redução com isopropóxido de alumínio para dar uma mistura dos racematos das formas *treo* e *eritro* de *p*-$NO_2PhCH(OH)CH(NH_2)CH_2OH$, (d) isolamento e resolução do racemato *treo* usando ácido *d*-canforossulfônico e (e) condensação do (−) enantiomorfo com dicloroacetato de metila.

Descrição — Placas alongadas ou cristais semelhantes a agulhas finas, brancos a branco-acinzentados ou branco-amarelados; inodoro; gosto intensamente amargo; pH (solução saturada) entre 4,5 e 7,5; razoavelmente estável em soluções neutras ou moderadamente ácidas, mas é rapidamente destruído em soluções alcalinas; funde entre 149° e 153°; pK_a 5,5.

Solubilidade — 1 g em aproximadamente 400 mL de água; livremente solúvel em álcool; levemente solúvel em éter ou em clorofórmio.

Comentários — Uma atividade antibacteriana de amplo espectro. A droga é eficaz nas riquetsioses, incluindo tifo epidêmico, murino e rural, febre maculosa das Montanhas Rochosas, varíola por riquétsia e febre Q; doenças clamidiais incluindo o grupo da psitacose e linfogranuloma e muitas infecções bacterianas gram-positivas e gram-negativas, incluindo os anaeróbios (especialmente *Bacteroides fragilis*). Em decorrência das graves reações tóxicas, o uso sistêmico da droga deve ser limitado apenas a infecções muito graves incapazes de ser controladas por outras drogas. Ainda é a droga de escolha para a febre tifóide.

É usado topicamente para infecções superficiais da conjuntiva e blefarites causadas por *E coli, H influenzae, Moraxella lacunata, Staph aureus* e *Strep hemolyticus*. O pior efeito tóxico é a lesão da medula óssea. Trombocitopenia, granulocitopenia e anemia aplásica são os distúrbios hematopoéticos mais graves observados e já resultaram em uma série de fatalidades.

Nos neonatos, pode causar a *síndrome de Gray*, uma cianose fatal (40% dos casos) com sintomas de vômitos, distensão abdominal e diarréia esverdeada, decorrente da incapacidade do lactente em metabolizar a droga pela deficiência da glicuroniltransferase. Atrofia óptica e cegueira ocorrem em pequeno número de casos, principalmente em crianças que fazem uso prolongado da terapia.

Efeitos indesejáveis menos graves, como leve euforia transitória, erupção cutânea e distúrbios GI, já foram observados; a droga é contra-indicada em pacientes com história de sensibilização anterior.

Efeitos desagradáveis ocasionais incluem glossite, estomatite e faringite. Seu emprego, à semelhança do que ocorre com outros antibióticos, pode resultar num crescimento excessivo de microrganismos não suscetíveis à droga. Os anticoagulantes orais, hipoglicêmicos orais, fenitoína e talvez o paracetamol inibem seu metabolismo e aumentam o risco de intoxicação; ajustes apropriados da dose devem ser feitos. A rifampicina diminui as concentrações plasmáticas.

A droga é absorvida rapidamente do tubo GI, com uma biodisponibilidade de cerca de 90%. Sessenta por cento da droga no sangue ficam ligados à albumina sérica. O volume de distribuição é aproximadamente de 0,7 mL/g. Entre 85 a 95% são biotransformados no fígado. A meia-vida é de 1,5 a 5 h, com exceção nos neonatos de 1 a 2 dias de idade, nos quais é de mais de 24 h, e nos lactentes entre 10 a 16 dias de idade, nos quais é de 10 h. Por causa de consideráveis variabilidades, os níveis plasmáticos devem ser monitorizados. A depuração também aumenta com o uso contínuo, sendo necessários ajustes da dose. Quando há diminuição da função hepática, e às vezes insuficiência renal concomitante, a dosagem deve ser reduzida, de acordo com as concentrações plasmáticas. A droga é capaz de atravessar a barreira placentária e intoxicar o feto, portanto deve ser evitada durante a gravidez, se possível.

CLORIDRATO DE CLINDAMICINA

L-*treo*-α-D-*galacto*-Octopiranosídeo, metil (2*S*-*trans*)-7-cloro-6,7,8-tridesóxi-6-[[(1-metil-4-propil-2-pirrolidinil)carbonil]-amino]-1-tio-, monocloridrato; Cloridrato de Cleocin

(*) Indica local da esterificação para formar os derivados do palmitato ou do fosfato.

[21462-39-5] $C_{18}H_{33}ClN_2O_5S \cdot HCl$ (461.44). Potência: equivalente a não menos de 800 μg de clindamicina/mg.

Preparo — A lincomicina é tratada com uma solução de Rydon reagente preparada a partir de trifenilfosfina, acetonitrila e cloro. A base finalmente reage com HCl. *CA 73*:15185*v*, 1970.

Descrição — Pó cristalino branco ou praticamente branco; gosto forte característico; inodoro ou odor leve semelhante a mercaptano; estável na presença de ar e luz; pK_a 7,72; funde a aproximadamente 142°.

Solubilidade — 1 g em 2 mL de água ou 200 mL de etanol.

Comentários — Espectro antibacteriano muito semelhante ao da *Lincomicina*, da qual é derivada. Entretanto, entre os estafilococos e vários estreptococos, pode chegar a ser 20 vezes mais potente. Também é mais potente contra certos organismos gram-negativos, mas não contra cocos gram-positivos; com as doses recomendadas, os níveis plasmáticos normalmente não ficam elevados o suficiente para serem eficazes contra bactérias gram-negativas. É especialmente útil no tratamento de várias infecções causadas por anaeróbios; é a droga de escolha para o tratamento de infecções gastrintestinais causadas por *Bacteroides fragilis*. É importante como droga alternativa para o tratamento de infecções causadas por *Staph aureus* resistente à penicilina. Também é usada para o tratamento de infecções do trato respiratório e faringite ou amigdalite causadas por *Strep pyogenes*. É talvez a melhor droga para o tratamento tópico da acne vulgar (usada na forma de fosfato).

Pode causar dor abdominal, náuseas, vômitos e diarréia, que ocasionalmente pode conter sangue e muco. A incidência de diarréia benigna é de cerca de 10 a 20%. A incidência de colite associada ao antibiótico (pseudomembranosa) está estimada como sendo de 1:10.000. A incidência da ocorrência de erupções alérgicas e urticária é de aproximadamente 10%.

Pela via oral, a biodisponibilidade é de aproximadamente 90% com doses baixas. A presença de alimentos no estômago e no intestino parece não interferir com a absorção. No plasma, a união com as proteínas é da ordem de 60 a 95%. Seu volume de distribuição é de aproximadamente 0,66 mL/g. Fica distribuída amplamente na maior parte dos tecidos, fluidos corporais e ossos.

Entretanto, não são obtidas concentrações altas o suficiente no liquor para serem usadas no tratamento da meningite. A maior parte da droga é eliminada no fígado, sendo apenas 10% excretados na urina. A meia-vida é de 2,4 a 3 h, exceto na condição de anúria, quando é de 3,5 a 5 h e em doenças hepáticas, quando fica entre 7 a 14 h. Pode-se esperar que a insuficiência hepática reduza a necessidade da dose mais do que a insuficiência renal.

CLORIDRATO DE ESPECTINOMICINA

4*H*-Piranol[2,3-*b*]][1,4]benzodioxin-4-ona, [2*R*-(2α,4aβ,5aβ,6β,7β,8β,9α,9aα,10aβ)]-decaidro-4a,7,9-triidróxi-2-metil-6,8-bis(metil-amino)-, dicloridrato, pentaidrato; Trobicin

[22189-32-8]; $C_{14}H_{24}N_2O_7 \cdot 2HCl \cdot 5H_2O$ (495.35); *anidro* [21736-83-4] (405.27). Potência: equivalente a não menos do que 603 μg de espectinomicina/mg.

Preparo — Pelo crescimento do microrganismo encontrado no solo *Streptomyces spectabilis*. Reação com uma dupla quantidade equimolar de HCl produz o cloridrato. *Antibiot Chemother 11*: 118 e 661, 1961. US Pat 3.234.092.

Descrição — Pó cristalino branco e inodoro; gosto levemente amargo; estável em presença da luz; não-higroscópico; estável ao ar em temperatura ambiente; pK_a 6,88; 8,84.

Solubilidade — 1 g em aproximadamente 7 mL de água; praticamente insolúvel em álcool, clorofórmio ou éter.

Comentários — Um antibiótico de amplo espectro com atividade moderada contra bactérias gram-positivas e gram-negativas. Entretanto, é empregado clinicamente para apenas um propósito, que é tratar ou prevenir a gonorréia aguda quando o organismo é resistente à penicilina, ou quando o paciente é alérgico à penicilina. Não é tão eficaz quanto a ceftriaxona. Às vezes, a resistência se desenvolve. Não é eficaz para erradicar infecções gonocócicas faríngeas em mais de 50% dos pacientes.

Por via oral, a droga é mal absorvida e deve ser administrada por via intramuscular. O coeficiente de distribuição é de 0,12 mL/g. Aproximadamente 75% são excretados na urina inalterados. A meia-vida plasmática é de aproximadamente 1 a 3 h.

Os efeitos indesejáveis causados incluem dor freqüente no local da injeção e cefaléia não muito freqüente, náuseas, vômitos, insônia, calafrios, febre, prurido leve e urticária. Não erradica *Treponema* ou *Chlamydia trachomatis*, que são patógenos sexualmente transmitidos comuns.

CLORIDRATO DE VANCOMICINA

Cloridrato de vancomicina; Lyphocin (Lyphomed); Vancocin, Vancoled

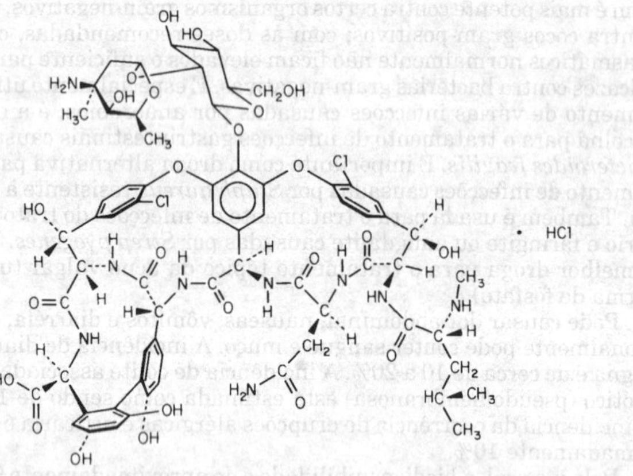

O cloridrato de vancomicina [1404-93-9] é uma substância produzida pelo crescimento da *Streptomyces orientalis* (Fam *Streptomycetaceae*). Potência: equivalente a não menos do que 900 μg de vancomicina/mg, calculados na base anidra.

Preparo — A vancomicina é produzida por processo de fermentação submersa (ver anteriormente). Depois da purificação, a base é convertida para o cloridrato solúvel com HCl. Veja *Antibiot Ann: 606*, 1955-1956; US Pat 3.067.099.

Descrição — Pó castanho a castanho-amarelado de fluxo livre; inodoro; gosto amargo.

Solubilidade — Livremente solúvel em água; insolúvel em éter ou clorofórmio.

Comentários — Um glicopeptídio altamente ativo contra cocos gram-positivos, *Neisseria* e *Clostridia*. Inibe a síntese do peptidoglicano na formação da parede celular. É a droga de escolha no tratamento de colite associada ao uso de antibióticos e outras infecções causadas por *Cl difficile*. O rápido surgimento de estafilococos resistentes à meticilina (especialmente *Staph epidermidis*) faz com que essa droga seja valiosa no tratamento de infecções estafilocócicas graves. O desenvolvimento de resistência à vancomicina é raro, e não há resistência cruzada a outros antibióticos. Infecções estreptocócicas (especialmente *Strep viridans* e *bovis*), enterocócicas e pneumocócicas também são tratadas com a droga. É usada apenas em combinação com um aminoglicosídio para tratar endocardite enterocócica. Em decorrência de sua toxicidade, a droga é mantida reservada para infecções graves que não respondem a outros agentes antibacterianos ou para profilaxia em pacientes sensíveis à penicilina.

É mal absorvida pelo tubo GI, de forma que pode ser usada por via oral contra enterite estafilocócica e enterocócica e enterocolite associada aos antibióticos. No plasma, 55% ficam ligados às proteínas. Penetra no liquor. O volume de distribuição é de 0,47 mL/g. A meia-vida de distribuição é de 0,5 h. A meia-vida de eliminação é de 4 a 6 h em adultos e de 2 a 3 h em crianças.

Como 70% da droga são eliminados na urina, a meia-vida em pacientes anúricos varia entre 3 a 10 dias, e as doses devem ser ajustadas adequadamente. A eliminação é acelerada em pacientes queimados, o que também requer ajustes da dose.

É irritante ao tecido e pode causar tromboflebite ou dor no local da injeção, podendo também ocorrer necrose, caso extravase; também podem ocorrer calafrios, febre, urticária ocasional e erupções maculopapulares com hipotensão (síndrome do homem vermelho), nefrotoxicidade e ototoxicidade e, raramente, trombocitopenia e neuropatia. A droga é contra-indicada em pacientes que estejam fazendo uso, ou que fizeram uso recentemente, de drogas ototóxicas ou nefrotóxicas, exceto se for usada em combinação com estreptomicina para profilaxia cirúrgica contra endocardite bacteriana em pacientes sensíveis à penicilina. Pessoas idosas devem fazer testes auditivos regulares e análises dos níveis plasmáticos da droga.

DROGAS ANTIMICOBACTERIANAS

As drogas usadas no tratamento da tuberculose, da *Mycobacterium avium* e da lepra podem ser agrupadas porque todas estão envolvidas com microrganismos de crescimento lento que causam doenças crônicas. Os problemas terapêuticos também são similares e consistem em esquemas terapêuticos prolongados com toxicidade medicamentosa, resistência microbiana e os desafios da obediência do paciente.

As drogas de primeira linha para tuberculose incluem isoniazida, rifampicina, etambutol, pirazinamida e estreptomicina. Excelentes respostas podem ser obtidas atualmente com um esquema de 6 meses: isoniazida, rifampicina e pirazinamida durante os 2 primeiros meses, seguidas por isoniazida e rifampicina pelos 4 meses restantes. A isoniazida é a única droga aprovada para a profilaxia da tuberculose. A hepatotoxicidade é observada com o uso crônico de isoniazida, rifampicina e pirazinamida. A primeira nova droga aprovada nos últimos 25 anos para tuberculose é a rifapentina, um derivado ciclopentílico da rifampicina. Tem uma meia-vida mais longa (16 h contra 3 h) e compartilha alguns dos mesmos problemas observados com a rifampicina, incluindo potencial para hepatotoxicidade, interações medicamentosas e coloração das secreções em vermelho-alaranjadas. Nas áreas onde ocorre resistência, a terapia envolve até quatro drogas durante até 24 meses. As drogas de segunda linha para tuberculose são mais tóxicas, mas podem ser necessárias quando houver problemas de resistência. Essas drogas incluem algumas fluorquinolonas (ofloxacina e ciprofloxacina), ciclosserina, etionamida, ácido aminossalicílico, aminoglicosídios (amicacina, canamicina), clofazimina e capreomicina.

Infecções complexas causadas por *Mycobacterium avium*, bem como tuberculose, têm alta incidência pelo elevado número de pacientes com AIDS que coexistem nas grandes populações mais carentes e nos abrigos. As drogas antimicrobianas usadas para tratar complexo de *Mycobacterium avium* incluem a rifabutina, os novos macrolídios (claritromicina e azitromicina), as fluorquinolonas e esquemas de combinação de etambutol (ou outras drogas para tratar tuberculose) com claritromicina (ou azitromicina).

As drogas mais freqüentemente usadas para tratar a lepra são a dapsona, clofazimina e rifampicina durante 6 meses a 2 anos, dependendo do tipo da doença. Todas essas drogas têm certas toxicidades graves que podem se desenvolver com os esquemas terapêuticos prolongados necessários. Portanto, a obediência do paciente deve ser bem supervisionada, e os pacientes devem ser informados da necessidade de discutir os efeitos colaterais de seus tratamentos.

CLOFAZIMINA

2-Fenazinamina, *N*,5-bis(4-clorofenil)-3,5-diidro-3-[(1-metiletil)imino]-, Lamprene

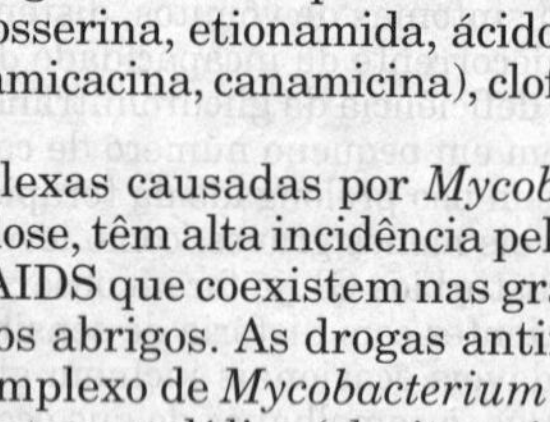

3-(*p*-Cloroanilino)-10-(*p*-clorofenil)-2,10-diidro-2-(isopropil-imino) fenazina; [2030-63-9] $C_{27}H_{22}Cl_2N_4$ (473.40).

Preparo — *J Chem Soc*: 859, 1958.

Descrição — Cristais vermelho-escuros; funde a cerca de 210°.

Solubilidade — Praticamente insolúvel em água; solúvel em álcool, acetona, acetato de etila, clorofórmio ou benzeno.

Comentários — Em combinação com outras drogas, usada para o tratamento de lepra e infecções causadas por *Mycobacterium avium* em pacientes com AIDS. Não é significativamente ativa contra outras bactérias. Liga-se ao DNA da micobactéria e interfere com o crescimento. É bactericida, mas necessita de até 50 dias para que sua ação bactericida fique evidente. Podem ocorrer náuseas, vômitos, diarréia, dor abdominal e enterite eosinofílica. Depósitos de cristais da droga nas vísceras podem causar sangramento e/ou obstrução GI. Seus efeitos antimuscarínicos provocam pele seca e secura, queimação, prurido e irritação dos olhos. A droga também provoca manchas avermelhadas que persistem por muito tempo na pele, córnea, conjuntiva e nos fluidos corporais. A biodisponibilidade sistêmica por via oral é de aproximadamente 50%. A droga tem certa predileção pelos adipócitos, pelas células reticuloendoteliais e outros macrófagos, onde os cristais podem acumular-se. Durante a manutenção, a meia-vida de eliminação é de cerca de 70 dias.

CLORIDRATO DE ETAMBUTOL

[*R*-(*R,*R**)]-1-Butanol, 2,2′-(1,2-etanodiildiimino)bis-, dicloridrato; Myambutol**

CH₂OH H
CH3CH2—C—NHCH2CH2NH—C—CH2CH3 · 2HCl
H CH₂OH

(+)-2,2′-(Etilenodiimino)di-1-butanol dicloridrato [1070-11-7] $C_{10}H_{24}N_2O_2 \cdot 2HCl$ (277.23).

Preparo — O (±)-2-aminobutanol é resolvido via seu tartarato e o (+)-enantiomorfo é condensado com 1,2-dicloroetano em um ambiente desidroclorante apropriado. O etambutol assim formado é dissolvido em um solvente apropriado e reagido com HCl. US Pat 3.297.707.

Descrição — Pó cristalino branco; essencialmente inodoro; gosto amargo; estável à luz e ao calor, mas é higroscópico quando exposto em ambiente com alto índice de umidade relativa; funde entre 198° e 202°; pK_a 6,3, 9,5.

Solubilidade — 1 g em 1 mL de água ou 4 mL de álcool; levemente solúvel em éter ou em clorofórmio.

Comentários —Tuberculostático efetivo contra os bacilos da tuberculose resistentes à isoniazida ou à estreptomicina. Age apenas nas células em fase de proliferação, aparentemente interferindo com a síntese do RNA. Quando usado sozinho no tratamento da tuberculose, elimina as micobactérias do escarro em 3 meses na maioria dos pacientes, mas ocorre resistência bacteriana em 35% dos casos, havendo recidivas freqüentes. Em combinação com a isoniazida ou com outros tuberculostáticos, as recidivas são raras. Deve ser usado como droga coadjuvante à isoniazida. As combinações etambutol-isoniazida-rifampicina são atualmente as mais usadas para pacientes expostos aos microrganismos resistentes à droga.

Ocasionalmente, causa neurite óptica, com visão embaçada e diminuição da acuidade visual à luz verde; o efeito está relacionado com a duração do uso da droga. Embora esses efeitos desapareçam com a interrupção do tratamento, a droga deve ser interrompida à primeira indicação de perda da acuidade visual. Testes visuais devem ser feitos antes e a intervalos mensais depois do início da terapia.

Outros efeitos inconvenientes incluem dermatite, prurido, anorexia, náuseas, vômitos, dor abdominal, pirose, febre, cefaléia, vertigem, mal-estar, confusão mental, desorientação, alucinações, parestesias, níveis séricos elevados de urato (e gota) e função hepática anormal.

Complexos multivitamínicos devem ser administrados concomitantemente. Leucopenia e anafilaxia são raras.

A biodisponibilidade oral é de 75 a 80%. É bem distribuída na maioria dos tecidos e líquidos corporais, mas mal distribuída no liquor. O volume de distribuição é de 1,6 mL/g. Mais de 80% são eliminados na urina. A meia-vida é de 3 a 4 h, mas chega a mais de 8 h na insuficiência renal.

DAPSONA

Benzenamina 4,4′-sulfonilbis-, DDS

H₂N—C₆H₄—SO₂—C₆H₄—NH₂

4,4′-Sulfonildianilina [80-08-0] $C_{12}H_{12}N_2O_2S$ (248.30).

Preparo — O benzeno é condensado com ácido sulfúrico para produzir sulfona de fenila [$(C_6H_5)_2SO_2$], que então é nitrado por procedimento padronizado para produzir o derivado 4,4′-dinitro. A redução com estanho e HCl ou com vários outros redutores apropriados leva à dapsona.

Descrição — Pó cristalino branco ou branco-cremoso; inodoro; gosto levemente amargo; funde a aproximadamente 175° e 181°.

Solubilidade — Muito levemente solúvel em água; livremente solúvel em álcool; solúvel em ácidos minerais diluídos.

Comentários — Tem espectro antibacteriano e mecanismo de ação similares aos da sulfanilamida (veja *Sulfonamidas*), da qual inicialmente foi analisado como sendo um congênere. A droga vem obtendo um sucesso limitado contra a tuberculose, mas é de longe superada por outros agentes. Entretanto, em combinação com a rifampicina, é a droga de escolha na quimioterapia da lepra. A atividade e a toxicidade da maioria das sulfonas usadas no tratamento dessa doença são devidas à dapsona que é liberada de suas moléculas. Por essa razão, a droga é a sulfona de preferência, já que é menos dispendiosa e igualmente eficaz, em comparação às outras. Entretanto, a resistência está-se tornando comum. Combinada com trimetoprima, é tão eficaz quanto a trimetoprima e o sulfametoxazol no tratamento de *pneumonia por Pneumocystis carinii*. Também é útil como supressora no tratamento de dermatite herpetiforme e policondrite recidivante.

É absorvida por via oral. A absorção é mais eficiente com doses baixas do que com doses altas. É eliminada no fígado por acetilação. Entre os pacientes, encontramos acetiladores lentos e rápidos. A meia-vida é de 10 a 50 h, e são necessários no mínimo 8 dias para que as concentrações da droga atinjam um platô.

Pode causar anemia hemolítica em pessoas com deficiência da 6-fosfato desidrogenase, metemoglobinemia, distúrbios GI, cefaléia, nervosismo, vertigem, taquicardia, neuropatia motora, visão turva, parestesias e pruridos, hematúria, lesão hepática e icterícia ou erupção que pode se tornar esfoliativa. É comum ocorrer dermatite durante a quinta semana de tratamento, seguida por hipermelanose. Reações da lepra (semelhantes a eritema nodoso) podem ocorrer por uma inundação do corpo com endotoxinas liberadas pelos organismos mortos. A graduação da dose inicial feita cuidadosamente e períodos de descanso evitam muito dessa toxicidade.

ISONIAZIDA

Hidrazida do ácido 4-piridinocarboxílico; Isonicotinil-hidrazina; INH

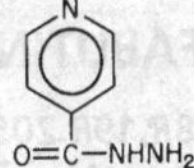

Hidrazida do ácido isonicotínico [54-85-3] $C_6H_7N_3O$ (137.14).

Preparo — Aquecendo-se o ácido isonicotínico ou seu éster de etila com hidrazina anidra. O ácido isonicotínico pode ser sintetizado por vários processos oxidativos, começando com a 4-metilpiridina.

Descrição — Cristais incolores ou brancos, ou pó branco cristalino; inodoro; levemente afetado por exposição ao ar e à luz; as soluções são praticamente neutras ao tornassol; funde entre 170° e 173°; pK_a 1,8, 3,5, 9,5; pH (solução de 1 em 100) 5,5 a 6,5.

Solubilidade — 1 g em cerca de 8 mL de água e em aproximadamente 50 mL de álcool; levemente solúvel em clorofórmio e em éter.

Comentários — O mais potente e seletivo dos agentes tuberculostáticos conhecidos. É tuberculocida para bactérias em crescimento e considerado o agente mais efetivo na terapia da tuberculose. O fato de obter acesso a todos os órgãos e a todos os líquidos corporais, incluindo o liquor, confere-lhe um valor especial no tratamento da meningite tuberculosa e outras formas extrapulmonares da doença. Nunca é usada sozinha devido ao rápido surgimento de resistência. Associada a outras drogas contra a tuberculose, melhora a resposta clínica, permite que doses menores de outro(s) agente(s) ativo(s) sejam usadas, retardando o surgimento de resistência dos bacilos da tuberculose. É a droga central ao redor da qual várias combinações são formuladas. A combinação de primeira escolha contém isoniazida e rifampicina, com ou sem pirazinamida. Também é usada como profilático.

Os efeitos irritantes são relativamente poucos, exceto em pessoas consideradas acetiladores lentos, quando então a dose deve ser reduzida. Os efeitos podem incluir inquietação, insônia, espasmos musculares, hiper-reflexia, parestesia e até convulsões, encefalopatia tóxica, neurite e atrofia ópticas e psicoses. Esses transtornos neurológicos resultam da competição da droga com a piridoxina; a administração de piridoxina suprime os transtornos neurológicos sem antagonizar a ação contra a tuberculose. Outros sinais de deficiência de piridoxina podem ocorrer. A droga também pode causar náuseas, vômitos, desconforto epigástrico, agranulocitose, anemia hemolítica ou aplásica, trombocitopenia, eosinofilia, febre, várias erupções cutâneas e dermatoses e síndromes reumatóides e lupóides. Hepatite, com icterícia, é incomum em pacientes com menos de 35 anos de idade, mas ocorre em cerca de 2% dos pacientes com mais de 50 anos de idade, mas 10 a 20% apresentarão elevações dos níveis de TGO e TGP. Os efeitos hepáticos, hematológicos e dermatológicos são provavelmente todos de fundo alérgico.

É acetilada principalmente pelo fígado; a taxa varia consideravelmente. Na acetilação rápida, a meia-vida é de 1 a 1 h; na acetilação lenta, é de 2 a 5 h.

As injeções IM causam irritação local.

PIRAZINAMIDA

Pirazino carboxamida

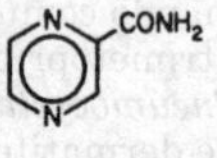

[98-96-4] $C_5H_5N_3O$ (123.11).

Preparo — Por descarboxilação térmica do ácido 2,3-pirazinodicarboxílico para formar o ácido monocarboxílico, que é esterificado com metanol e então sujeito a amoniólise controlada. *J Am Chem Soc 74*: 3617, 1952.

Descrição — Pó cristalino branco a praticamente branco; sublimação a cerca de 60°; funde a aproximadamente 190°; pK_a 0,5.

Solubilidade — 1 g em 67 mL de água, 75 mL de metanol, 175 mL de etanol absoluto, 135 mL de clorofórmio, 1.000 mL de éter ou 110 mL de álcool.

Comentários — Prescrita no tratamento inicial da tuberculose em combinação com a isoniazida e a rifampina. Geralmente é administrada com a isoniazida, a qual potencializa. Entretanto, é bastante tóxica e deve ser reservada para quando outro esquema terapêutico falhar. Pode causar febre, anorexia, mal-estar e lesão hepática, com ou sem icterícia, podendo ocorrer morte. Todos os pacientes os quais se pretende que sejam tratados com essa droga devem submeter-se a provas de função hepática prévias, que devem ser repetidas periodicamente durante a terapia. Todos os pacientes devem ser hospitalizados durante o tratamento. Essa droga pode causar retenção de ácido úrico.

RIFABUTINA

(9*S*,12*E*,14*S*,15*R*,16*S*,17*R*,18*R*,19*R*,20*S*,21*S*,22*E*,24*Z*)-6,16,18,20-tetra-hidróxi 1'-isobutil-14-metóxi-7,9,15,17,19,21,25-heptametilspiro[9,4-(epoxipentadeca[1,11,13]trienimino)-2*H*-furo [2',3':7,8]naft[1,2-*d*]imidazol-2,4-piperidina]-5,10,26-(3*H*, 9*H*)-triona-16-acetato; Mycobutin

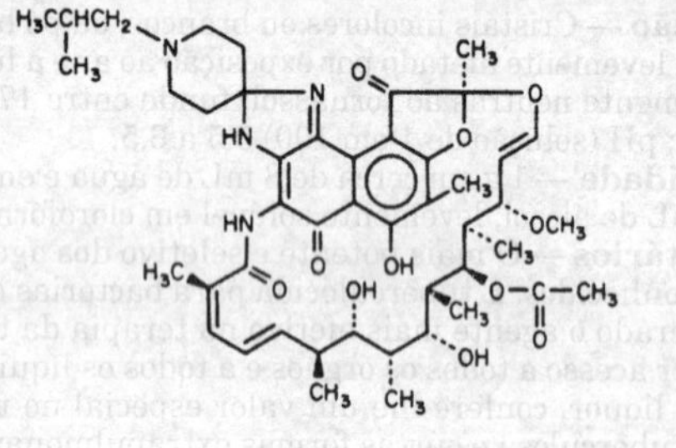

[72559-06-9] $C_{46}H_{62}N_4O_{11}$ (847.02).

Comentários — Um antibiótico ansamicina semi-sintético dotado de atividade antimicobacteriana. Inibe a RNA polimerase DNA-dependente em cepas suscetíveis de bactérias. É indicada para prevenção da doença complexa disseminada causada por *Mycobacterium avium* em pacientes com infecção por HIV em fase avançada.

Não deve ser administrada em pacientes com tuberculose ativa porque a terapia composta de um único agente tem grande probabilidade de levar ao desenvolvimento de tuberculose resistente à rifabutina e à rifampicina. As reações adversas incluem principalmente erupção cutânea (4%), intolerância GI (3%) e neutropenia (2%). Outras reações seriam síndrome gripal, hepatite, hemólise, artralgia, parestesia, afasia, confusão e alterações inespecíficas da onda T no ECG.

As doses orais são absorvidas prontamente do trato GI e são lentamente eliminadas com uma meia-vida de 16 a 69 h. Possui um alto volume de distribuição e boa captação tecidual em decorrência de sua lipofilicidade. Cerca de 30% da dose são excretados nas fezes, e 53% são excretados na urina, sobretudo na forma de metabólitos.

RIFAMPICINA

Rifamicina, 3-[[(4-metil-1-piperazinil)imino]metil]-, Rifampicina, Rifadin, Rimactane

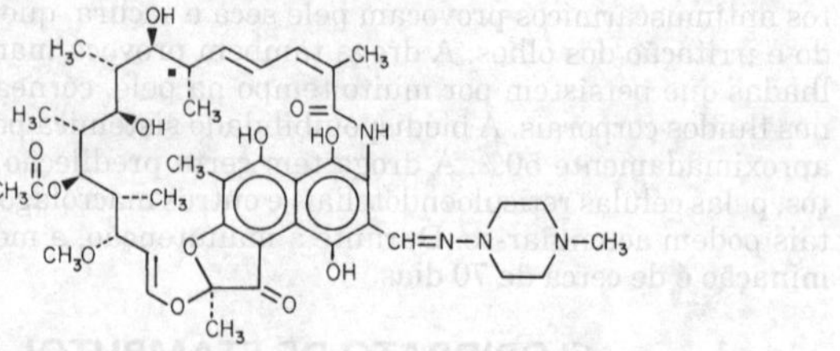

[13292-46-1] $C_{43}H_{58}N_4O_{12}$ (822.95). Potência: não menos do que 900 μg de $C_{43}H_{58}N_4O_{12}$/mg.

Preparo — A Rifamicina SV, que pode ser preparada pelo método de Sensi, *et al* (US Pat 3.313.804), é convertida no derivado 8-carboxaldeído, conhecido como 3-formilrifamicina SV, e este é condensado com a 1-amino-4-metilpiperazina para formar uma base de Schiff, que é a rifampicina.

Descrição — Pó cristalino vermelho-acastanhado; inodoro; instável à luz, ao calor, ao ar e à umidade; funde-se entre 183° e 188° com decomposição; pK_a 1,7, 7,9.

Solubilidade — 1 g em cerca de 762 mL de água; livremente solúvel em clorofórmio; solúvel em acetato de etila ou metanol.

Comentários — Um antibiótico de amplo espectro eficaz contra a maioria das bactérias gram-positivas, especialmente *Staph pyogenes, Strep pyogenes*, *viridans* e *pneumoniae*, e variavelmente ativo contra microrganismos gram-negativos, especialmente *H influenzae*, meningococos e gonococos. Tanto *Mycobacterium tuberculosis* como *Mycobacterium leprae* são muito suscetíveis à droga. Seu uso clínico consiste principalmente no tratamento da tuberculose. A taxa de desenvolvimento de resistência da micobactéria é baixa. Entretanto, sempre é associada a outras drogas. Também parece ser excelente para a profilaxia de meningite meningocócica e pneumonia por *H influenzae* do tipo B e para o tratamento do estado de portador de meningococos. Pode causar pirose, desconforto epigástrico, gás, câimbras, diarréia, anorexia e náuseas e vômitos. Cefaléia, sonolência e fadiga são comuns. Incapacidade de concentração, confusão, fraqueza muscular, ataxia, dor nos membros, distúrbios visuais e entorpecimento generalizado são outros efeitos colaterais sobre o SNC. Icterícia e outras manifestações de hepatotoxicidade já ocorreram. A droga é teratogênica em animais de laboratório e portanto deve ser suspensa na gravidez.

Induz o sistema enzimático hepático para metabolizar a droga e acelera o metabolismo da digitoxina, metadona, fenitoína, beta-bloqueadores, verapamil, teofilina, cloranfenicol, contraceptivos orais e estrogênios, anticoagulantes orais, barbitúricos, tolbutamida e da própria droga.

É 100% absorvida após administração oral, mas os alimentos no estômago retardam a absorção da droga. A droga é distribuída amplamente no corpo, até no liquor. No plasma, 98% são ligados às proteínas. O volume de distribuição é de 0,9 mL/g. Cerca de 85% da droga é eliminada por biotransformação no fígado. Um metabólito ativo é secretado na bile, onde tem efeito terapêutico. O risco de hepatotoxicidade aumenta quando é associada a isoniazida. Confere uma coloração vermelho-alaranjada a urina, fezes, suor, saliva e lágrimas. As lentes de contato moles podem ficar manchadas permanentemente.

ANTI-SÉPTICOS SISTÊMICOS DO TRATO URINÁRIO

Essas drogas são usadas para terapia supressiva crônica das infecções do trato urinário. Os principais agentes neste grupo são a metenamina e a nitrofurantoína. As duas drogas são administradas por via oral para patógenos recorrentes do trato urinário e precisam de urina ácida para serem eficazes. Não são agentes de primeira linha para tratar uma infecção do trato urinário inicial.

CLORIDRATO DE FENAZOPIRIDINA

Monocloridrato de 2,6-piridinodiamina, 3-(fenilazo); Pyridium

Monocloridrato de 2,6-diamino-3-(fenilazo)piridina [136-40-3] $C_{11}H_{11}N_5 \cdot HCl$ (249.70).

Preparo — A anilina é diazotada com nitrito de sódio e HCl em excesso, e o cloreto de benzenodiazônio resultante é unido com 2,6-diaminopiridina.

Descrição — Pó cristalino variando entre vermelho-claro ou vermelho-escuro a violeta-escuro; inodoro ou com leve odor; funde a aproximadamente 235° com decomposição.

Solubilidade — 1 g em < 10 mL de água, 59 mL de álcool, 331 mL de clorofórmio, > de 5000 mL de éter ou 100 mL de glicerina.

Comentários — Prescrito para alívio sintomático da dor, queimação, urgência, polaciúria e outros desconfortos que surgem da irritação da mucosa do trato urinário inferior causados por infecção, traumatismo, cirurgia, procedimentos endoscópicos ou introdução de cateteres. Quando administrado por via sistêmica, é excretado rapidamente na urina, de forma que uma alta concentração local é obtida. Portanto, pode ser administrado por via oral ou instilado no local.

Entretanto, uma proporção considerável da droga é convertida por via metabólica a uma forma inativa, de modo que são necessárias grandes doses por via oral para exercer efeito terapêutico. O alívio do desconforto é atribuído principalmente mais a ações anestésicas locais do que a uma ação antibacteriana. O tratamento não deve continuar além de dois dias porque não há evidência de que propicie benefício maior do que o uso exclusivo das sulfonamidas. Já houve relatos de irritação GI, icterícia, anemia hemolítica e metemoglobinemia. Após a administração oral, a cor da urina pode fica vermelho-alaranjada a vermelho-escura, se a urina for ácida. Doses elevadas e tratamento prolongado podem provocar cálculos renais da droga. Está contra-indicada na insuficiência renal, hepatite grave e pielonefrite da gravidez, e deve ser usada com cautela na vigência de distúrbios GI. É comum ser combinada com sulfonamidas ou sais de metenamina.

METENAMINA

1,3,5,7-Tetraazatriciclo[3.3.1.1^{3,7}]decano; Aminoform; Cystamin, Cystogen, Hexamine, Uritone, Urised

Hexametilenotetramina [100-97-0] $C_6H_{12}N_4$ (140.19).

Embora uma tetramina cíclica, a ação terapêutica desse composto depende exclusivamente de sua capacidade de liberar o formaldeído sob condições ambientais apropriadas.

Preparo — Acrescentando um excesso moderado de água de amônia numa solução de formaldeído, e evaporando até secar.

Descrição — Cristais incolores lustrosos ou pó branco e cristalino; praticamente inodoro; a solução aquosa é alcalina ao tornassol; sublimação a cerca de 260°; quando aceso, queima com uma chama sem fumaça.

Solubilidade — 1g em 1,5 mL de água, 12,5 mL de álcool, 10 mL de clorofórmio ou 320 mL de éter.

Incompatibilidades — Alcalina em reação e forma sais com ácidos fracos. *Ácidos fortes* e soluções concentradas de ácidos orgânicos decompõem essa droga com a liberação de formaldeído. Com contato prolongado, os ácidos fracos também a decompõem, como ocorre com veículos ácidos.

Liquefaz-se, em alguns casos com decomposição, quando friccionada com *aspirina, antipirina, ácido benzóico, carbonato de lítio, mentol, fenol, acetato de potássio, benzoato de sódio, salicilato de sódio*, etc.

Os *sais de amônio* e os *álcalis* escurecem a droga. Em cápsulas, pode se combinar lentamente com a gelatina, tornando-a insolúvel.

Comentários — Um antiinfeccioso do trato urinário, desde que esteja agindo em meio ácido. É excretada rapidamente e assim atinge concentrações anti-sépticas efetivas na urina. A droga depende da liberação do formaldeído livre para agir. Isso ocorre a um grau de 20% teoricamente a um pH de 5,6% a um pH de 6 e quase nada a um pH de 7,6.

Conseqüentemente, deve-se tomar cuidado para manter uma urina ácida (pH 6 ou menor) durante o uso desse agente. Essa terapia normalmente é acompanhada pela administração de bifosfato de sódio, ácido mandélico, ácido hipúrico, ácido ascórbico ou suco de arando (*cranberry*). O cloreto de amônia não deve ser usado, já que o NH_4^+ leva o equilíbrio para a esquerda. A um pH de 6, uma dose diária de 2 g promove uma concentração média na urina em 24 h de cerca de 18 a 60 µg/mL, que é quase 40 vezes o mínimo para inibir o crescimento da maioria de bactérias que causam infecções do trato urinário. Entretanto, não impede o crescimento de *Candida albicans*. É improvável que os produtos que fornecem apenas 40,8 a 81,6 mg/dose possam fornecer uma concentração alta o suficiente de formaldeído, visto que a urina contém substâncias que se unem a alguns dos formaldeídos.

É de especial valor no tratamento de infecções do trato urinário causadas por *E coli*. Também é especialmente útil em pacientes com insuficiência renal. Pelo fato de sua baixa toxicidade sistêmica, a falha em excretar a droga não causa conseqüências prejudiciais, a não ser que a insuficiência renal seja grave.

Cerca de 10 a 30% são convertidos em formaldeído no conteúdo ácido do estômago, a não ser que sejam empregadas cápsulas entéricas. Mesmo com revestimento entérico, é comum haver náuseas, vômitos, diarréia e outros distúrbios GI quando a dose excede 500 mg 4 vezes ao dia. Deve ser ingerida com alimento para minimizar os distúrbios GI. O formaldeído liberado do composto presumivelmente é a causa do desconforto. Outros efeitos irritantes são prurido ocasional e erupções cutâneas e irritação na bexiga, micção dolorosa e freqüente e hematúria em pessoas que fizeram uso da droga por tempo superior a 3 a 4 semanas. Dispnéia, pneumonite lipóide e cefaléia ocorrem raramente. Em pessoas com acidose ou insuficiência renal, os sais ácidos normalmente administrados ao mesmo tempo podem ser nocivos. A droga não deve ser prescrita se houver insuficiência hepática.

NITROFURANTOÍNA

2,4-Imidazolidenodiona, 1-[[(5-nitro-2-furanil) metileno]amino]-, Furadantin, Macrodantin

1-[(-5-Nitrofurfurilideno)amino]hidantoína (67-20-9) $C_8H_6N_4O_5$ (238.16).

Cuidado — É descorada por álcalis e por exposição à luz, e é decomposta em contato com metais que não o aço inoxidável ou o alumínio.

Preparo — O 5-nitro-2-furaldeído (I) rapidamente passa por condensação com a 1-amino-hidantoína (II) para produzir a nitrofurantoína, que é sintetizada por nitração direta do "diacetato de 2-furfural" [diacetato de 2-furanometanodiol (III) preparado por reação de adição entre 2-furaldeído e o anidrido acético] seguida pela saponificação para regenerar o grupo formil que, se não tivesse sido assim protegido, teria se oxidado a carboxila durante a nitração. Ele pode ser sintetizado efetuando-se a adição do ácido ciânico ao ácido hidrazinoacético (IV) para produzir o derivado 3-carbamoil (V) que ciclotiza pela desidratação para II.

Descrição — Pó fino ou cristais amarelo-limão; inodoro; ressaibo amargo; pK_a 7,2.

Solubilidade — Muito levemente solúvel em água ou em álcool.

Comentários — Efetiva contra a maioria dos patógenos do trato urinário, incluindo certas cepas de *E coli, Enterobacter, Klebsiella, Proteus* spp, *Staph aureus* e *Strep faecalis*. Também é efetiva contra muitos estafilococos, clostrídios e *B subtilis*. É indicada para o tratamento de infecções do trato urinário (pielonefrite, cistite e pielite) causadas pelas bactérias citadas. A urina ácida favorece a atividade da droga. Não é a primeira escolha para o tratamento de nenhuma infecção aguda e raramente é prescrita. Nas bacteriúrias crônicas, é a segunda ou terceira escolha. Entretanto, como profilático na prevenção de recorrências, é efetiva, sendo levemente superior ao mandelato de metenamina, mas inferior ao sulfametizol. Não é indicada para o tratamento de abscessos perinéfricos ou corticais renais associados, prostatite ou outras infecções do trato genitourinário, já que nesses casos o nível sangüíneo é mais importante do que a concentração da urina. A forma microcristalina é absorvida rápida e completamente, a forma macrocristalina é absorvida mais devagar e menos completamente. Quase 67% são metabolizados no corpo, e 33% são excretados na urina inalterados. A meia-vida é de apenas 0,3 h; a absorção lenta ajuda a manter os níveis urinários. Ajustes posológicos devem ser feitos na insuficiência renal. De modo geral, os efeitos colaterais são elevados (10% ou mais). Náuseas, vômitos e diarréia ocorrem em um número considerável de pacientes. A redução da dose, ou a administração com alimentos ou leite, diminuem a incidência; afirma-se que o uso do produto na forma "macrocristalina" diminui a incidência e a intensidade dos distúrbios GI sem afetar a potência. A absorção é retardada, mas a biodisponibilidade não fica diminuída. Os efeitos GI também ocorrem em alguns pacientes que recebem a droga por via intravenosa. Reações de hipersensibilidade com manifestações dermatológicas também ocorrem. Cefaléia, vertigem, sonolência, mal-estar, dor muscular, nistagmo e polineuropatia ocorrem ocasionalmente. Parece que as neuropatias têm maior probabilidade de ocorrer se houver insuficiência renal; aparentemente são causadas por metabólitos. Anemia hemolítica, anemia megaloblástica, granulocitopenia, leucopenia, eosinofilia e erupções maculopapulares ocorrem ocasionalmente. Às vezes, provoca icterícia colestática e dano hepatocelular. Pneumonite e fibrose pulmonar podem ocorrer, especialmente em pacientes idosos. Por vezes há alopecia transitória. Superinfecções podem ocorrer. A droga é mutagênica no teste de Ames.

TRIMETOPRIMA

2,4-Pirimidinodiamina, 5-[(3,4,5-trimetoxifenil)metil]-, Proloprim, Trimpex

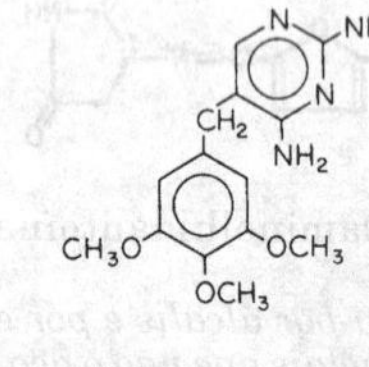

2,4-Diamino-5-(3,4,5-trimetoxibenzil)pirimidina [738-70-5] $C_{14}H_{18}N_4O_3$ (290.32).

Preparo — Por interação de uma a-(etoximetil)-3,4,5-trimetoxicinamonitrila e guanidina, sendo a primeira preparada pela condensação do 3,4,5-trimetoxibenzaldeído com β-etoxipropionitrila. US Pat 3.049.544.

Descrição — Pó cristalino ou cristais brancos ou de coloração cremosa; inodoro; gosto amargo; funde a cerca de 199°; pK_a de aproximadamente 6,6.

Solubilidade — Muito levemente solúvel em água; 1 g em aproximadamente 285 mL de álcool absoluto ou 53 mL de clorofórmio.

Comentários — Um congênere da pirimetamina que da mesma forma inibe a diidrofolato redutase, embora seja bem menos potente. Foi introduzida como antimalárico (principalmente contra *Plasmodium falciparum*) e ainda é usada de certa forma para esse propósito, geralmente associada a uma sulfonamida apropriada. Entretanto, sua principal utilização é como agente antibacteriano. As diidrofolato redutases bacterianas são geralmente mais suscetíveis do que as dos plasmódios. Portanto, a droga é efetiva contra todas as bactérias que devem sintetizar seus próprios ácidos folínicos (leucovorina). Isso lhe confere um amplo espectro de atividade que inclui *Strep pyogenes, viridans* e *pneumoniae, Staph aureus* e *epidermidis, H influenzae, Klebsiella-Enterobacter-Serratia, E coli*, vários tipos de *Shigella* e *Salmonella, Bordetella pertussis, Vibrio cholerae, Pneumocystis carinii, Toxoplasma gondii* e plasmódios. Não é efetiva contra *Ps aeruginosa*, mas é contra *Ps cepaciae* e *pseudomallei*. Muitos desses mesmos microrganismos também precisam sintetizar seus próprios ácidos fólicos. As sulfonamidas e a dapsona bloqueiam a incorporação do *p*-aminobenzoato em folato, inibindo assim uma fase biossintética crucial imediatamente anterior à fase em que essa droga age. Portanto, a combinação dessa droga com as sulfonamidas ou com a dapsona é supostamente mais eficaz do que qualquer outra droga usada isoladamente, embora falte a confirmação clínica de um sinergismo significativo. Apesar disso, é amplamente usada em combinação com o sulfametoxazol. Seu uso exclusivo está aprovado pela FDA para os mesmos empregos da combinação acima. Seria prudente usar a combinação para infecções do trato urinário, mesmo tendo um custo maior, mas a farmacocinética é tal que o sulfametoxazol na presente formulação acrescenta pouco a essa droga usada isoladamente para infecções sistêmicas. A combinação da dapsona e da trimetoprima é usada no tratamento da lepra e de infecções causadas por *Mycobacterium avium*.

A diidrofolato redutase de mamíferos tem uma sensibilidade que é cerca de 1:10.000 a 1:50.000 a das enzimas bacterianas, de forma que há pouca interferência com o metabolismo do folato no ser humano. A toxicidade é baixa, inclui náuseas e vômitos ocasionais, mal-estar, imunossupressão e, raramente, erupções, leucopenia e trombocitopenia. Exacerba a mielossupressão e a imunossupressão causadas por antineoplásicos. É potencialmente teratogênica.

Por via oral, é bem absorvida e alcança seu nível máximo em 2 a 3 h. Quase 45% são ligados a proteínas no plasma. O volume de distribuição é de cerca de 1,8 mL/g. A concentração no liquor alcança 30 a 50% da concentração plasmática. É excretada principalmente na urina. A meia-vida é de 9 a 12 h em adultos normais, mas pode chegar a 2 a 3 vezes mais quando a depuração de creatinina cai abaixo de 10 mL/min. A meia-vida é bem menor em lactentes e crianças. A droga diminui a depuração renal de procainamida e acecainida. A rifampicina acelera sua eliminação.

ANTIMALÁRICOS

A malária é causada por várias espécies de protozoários do gênero *Plasmodium*, dos quais o *Plasmodium vivax* e o *Plasmodium falciparum* são os mais comuns. As infecções mais graves envolvem o *Plasmodium falciparum*, que causa uma maior incidência de complicações e mortes. Todos possuem ciclos de vida complexos envolvendo o mosquito anófeles e o eritrócito do hospedeiro humano. No *Plasmodium vivax*, uma fase tecidual constante continua a infectar o sangue em intervalos durante muitos anos. Assim, o antimalárico ideal não apenas deve erradicar o microzoário do sangue (isto é, *suprimir* o episódio clínico), como também dos tecidos, para efetuar uma *cura radical*. Os vários antimaláricos diferenciam-se no ponto de interrupção do ciclo do parasita e no tipo de malária afetado. Além disso, a resistência do parasita (especialmente do *Plasmodium falciparum*) a essas drogas é um problema terapêutico importante.

As 4-aminoquinolinas (amodiaquina, cloroquina e hidroxicloroquina) e a quinacrina causam efeitos adversos similares. Os efeitos colaterais GI, como náuseas, vômitos, diarréia e sialorréia, são comuns; podem ser reduzidos pela administração às refeições ou com leite.

Efeitos colaterais orofaríngeos e dermatológicos podem ocorrer, especialmente durante uma terapia prolongada. Incluem pigmentação da pele, do leito ungueal e do palato (especialmente a quinacrina), branqueamento dos cabelos, prurido e erupções cutâneas liquenóides e pleomórficas. Podem precipitar vários ataques de psoríase em pacientes com a doença. Não devem ser co-administradas com fenilbutazona ou sais de ouro, os quais têm dermatoxicidades similares. Existe sensibilização cruzada entre todas as 4-aminoquinolinas. As drogas podem causar distúrbios neurológicos, como fadiga, lassidão, neuromiopatia, polineurite, psicoses tóxicas e ototoxicidade com vertigem e/ou diminuição da sensibilidade auditiva. Os reflexos patelar e aquileu devem ser monitorados periodicamente. Transtornos oculares, como opacidade córnea, ceratopatia e retinopatia (as drogas ficam concentradas na retina), ocorrem, especialmente durante tratamento a longo prazo. Exames oftalmológicos periódicos são aconselháveis. As drogas são contra-indicadas se houver doença da retina ou do campo visual.

As 4-aminoquinolinas ficam concentradas no fígado e podem causar hepatotoxicidade, e podem precipitar ataques de porfiria; devem ser usadas com cautela em pessoas com doença hepática ou que estão sob medicação com outras drogas potencialmente hepatotóxicas (sais de ouro, estolato de eritromicina, indometacina, fenilbutazona, certos esteróides anabólicos, etc.).

Os transtornos hematológicos ocasionalmente causados pelas 4-aminoquinolinas incluem leucopenia, pancitopenia e agranulocitose; contagens periódicas dos leucócitos são necessárias. As drogas podem deprimir a onda T do eletrocardiograma.

As drogas ultrapassam a barreira placentária e podem causar paresia cocleovestibular no feto; elas devem ser suspensas durante a gravidez, embora a cloroquina já tenha sido administrada com segurança em doses baixas para quimioprofilaxia.

CLORIDRATO DE MEFLOQUINA

Cloridrato de 4-quinolinometanol, (*R, *S**)-(±)-α-2-piperidinil-2,8-bis(trifluormetil)-; Lariam**

[51773-92-3] $C_{17}H_{16}F_6N_2O \cdot HCl$ (414.78).

Preparo — *J Med Chem 14*: 926, 1971.

Descrição — Pó branco; gosto amargo; funde a cerca de 260° com decomposição; o grupo do álcool secundário é quiral, mas o racemato é usado clinicamente; pK_a 8,6.

Solubilidade — 1 g em 6 mL de água ou 250 mL de álcool.

Comentários — É capaz de eliminar a febre e a parasitemia e causar uma cura radical em infecções causadas por *Plasmodium falciparum* e é capaz de suprimir infecções causadas por *Plasmodium vivax*; no caso de *Plasmodium vivax*, as infecções normalmente voltam depois de certo tempo. Seu mecanismo não é conhecido. A resistência se desenvolve rapidamente (a OMS está investigando combinações para retardar a resistência) e a droga é bem absorvida por via oral. No plasma, a taxa de união com as proteínas é substancial e fica concentrada no fígado e pulmões. É eliminada mormente nas fezes, principalmente após secreção biliar. A meia-vida é de aproximadamente 13 a 24 dias.

CLORIDRATO DE QUINACRINA

Dicloridrato, diidrato de 1,4-pentanodiamina, N^4-(6-cloro-2-metóxi-9-acridinil)-N^1,N^1-dietil-, Atabrine Hydrochloride

Dicloridrato diidrato de 6-cloro-9-[[4-(dietilamino)-1-metilbutil]amino]-2-metoxiacridina [6151-30-0] $C_{23}H_{30}ClN_3O \cdot 2HCl \cdot 2H_2O$ (508.91).

Preparo — O ácido 2,4-diclorobenzóico é condensado em solução alcalina com *p*-anisidina, e o produto, tratado com oxicloreto de fósforo, é ciclotizado em metoxidicloroacridina. Essa substância é aquecida com 2-amino-5-(dietilamino)pentano em solução de fenol e a mistura reagente é acrescida de acetona contendo ácido clorídrico. A quinacrina é precipitada à forma de dicloridrato enquanto o fenol é mantido em solução pela acetona.

Descrição — Pó cristalino amarelo-brilhante; inodoro; amargo; pH (solução de 1 em 100) aproximadamente 4,5; funde a cerca de 250° com decomposição.

Solubilidade — 1 g em cerca de 35 mL de água; solúvel em álcool; quase insolúvel em clorofórmio.

Comentários — Atualmente considerada de um modo geral uma escolha alternativa para a giardíase em pacientes que não toleram o metronidazol. É uma droga obsoleta para o tratamento de malária. Uma pequena porcentagem de pacientes tratados com essa droga manifesta efeitos irritantes. São essencialmente os mesmos causados pelas 4-aminoquinolinas (veja introdução), das quais a quinacrina pode ser considerada análoga. A irritação GI é maior do que com as 4-aminoquinolinas, e é comum o uso concomitante do bicarbonato de sódio. As crianças não toleram bem essa droga, e os pacientes com psoríase não devem receber a quinacrina porque ela pode exacerbar a condição. Psicose tóxica já foi relatada em 1,5% dos adultos que fazem uso dela. É absorvida prontamente pelo trato GI e pelos locais IM e intracavitários da injeção. É excretada muito lentamente na urina e se acumula nos tecidos na administração crônica. Geralmente é administrada por via oral; cada dose é dada com água após uma refeição. Se a via oral não puder ser empregada, a injeção IM tem preferência sobre a injeção IV.

DAPSONA — veja anteriormente.

FOSFATO DE CLOROQUINA

Fosfato de 1,4-pentanodiamina, N^4-(7-cloro-4-quinolinil)-N^1,N^1-dietil-, (1:2); Aralen Phosphate

Fosfato de 7-cloro-4-[[4-(dietilamino)-1-metilbutil]amino]quinolina (1:2) [50-63-5] $C_{18}H_{26}ClN_3 \cdot 2H_3PO_4$ (515.87).

Preparo — Por adição de ácido fosfórico concentrado a uma solução etanólica quente de base de cloroquina.

Descrição — Pó branco, cristalino; inodoro; gosto amargo; desbota lentamente pela exposição à luz; pH (solução aquosa) de aproximadamente 4,5; é dimórfico; uma forma funde-se entre aproximadamente 193° e 195° (forma usual) ou 210° a 215° (outra forma polimórfica); pK_{a1} 7; pK_{a2} 9,2.

Solubilidade — Livremente solúvel em água; praticamente insolúvel em álcool, clorofórmio ou éter.

Comentários — Um *antimalárico* que causa disfunção dos fagossomos ácidos nos plasmódios e também nos leucócitos e macrófagos dos seres humanos. É usado para controlar os ataques agudos da malária vivax como também para a supressão contra todos os plasmódios, exceto *Plasmodium falciparum* resistente à cloroquina. A droga não chega a ser nem agente profilático nem agente de cura radical na malária vivax. Nas regiões onde o *Plasmodium falciparum* é normalmente sensível à cloroquina, a droga é muito efetiva para acabar com os ataques agudos da malária falcípara não-resistente e normalmente efetua uma cura completa nesse tipo de malária. Entretanto, em algumas regiões, existe uma alta incidência (até 90%) de resistência, de forma que outras drogas, como quinina ou quinidina, usadas isoladamente ou em combinação com a pirimetamina, a sulfadiazina ou a tetraciclina, podem ter preferência. Também ocorrem cepas resistentes do *Plasmodium vivax*.

É a droga de escolha para o tratamento oral de todos os tipos de malária, exceto a causada por *Plasmodium falciparum* resistente; o cloridrato é o segundo em relação à quinina ou à quinidina para tratamento parenteral.

Embora não seja útil na amebíase intestinal, é um agente eficaz no tratamento da amebíase extra-intestinal, especialmente a hepatite amebiana. Não é usado sozinho mas principalmente em combinação com diidroemetina ou emetina. A combinação é apenas a segunda escolha, atrás da combinação metronidazol-diiodoidroxiquina. Como a cloroquina é bem tolerada, recomenda-se que seja empregada como rotina, mesmo em casos de amebíase sem envolvimento hepático demonstrado. À semelhança da quinacrina, também pode ser de valor no lúpus eritematoso discóide crônico e na artrite reumatóide. É bastante eficaz no tratamento de reações fotoalérgicas.

Os efeitos adversos são os mesmos das 4-aminoquinolinas (veja introdução). A incidência é baixa, exceto para os efeitos colaterais GI das formas orais.

A droga é absorvida quase que completamente pelo trato GI e, em geral, é administrada por via oral. É (à semelhança do cloridrato) administrado por via IM quando é necessário recorrer à administração parenteral. Os tecidos retêm a droga, embora não no mesmo grau da quinacrina. É degradado nos tecidos em produtos desconhecidos. A droga é lentamente excretada na urina com meia-vida inicial de 1 semana, mudando para 17 dias após 4 semanas, chegando finalmente a meses.

FOSFATO DE PRIMAQUINA

Fosfato de 1,4-pentanodiamina, N^4-(6-metóxi-8-quinolinil)- (1:2)

Fosfato de 8-[(4-amino-1-metilbutil)amino]-6-metoxiquinolina (1:2) [63-45-6] $C_{15}H_{21}N_3O \cdot 2H_3PO_4$ (455.34).

Preparo — A 2-cloropentilamina é condensada com 8-amino-6-metoxiquinolina e a base de primaquina resultante é reagida com uma quantidade molar dupla de ácido fosfórico.

Descrição — Pó cristalino vermelho-alaranjado; inodoro; gosto amargo; as soluções são ácidas ao tornassol; funde a aproximadamente 200°.

Solubilidade — 1 g em aproximadamente 15 mL de água; insolúvel em clorofórmio ou em éter.

Comentários — Um *antimalárico* que é muito importante para a cura radical (ou seja, prevenção das recorrências) da malária vivax ou ovale; não é empregado para terapia supressiva ou para o controle dos ataques clínicos agudos da doença. É comum ser administrado em combinação com a cloroquina. A incidência de efeitos irritantes graves é baixa. A administração da droga com leite, alimentos ou antiácidos reduz os efeitos adversos GI de cãibras abdominais e desconforto epigástrico; entretanto, os antiácidos contendo alumínio interferem com a absorção da droga. Anemia hemolítica branda, cianose (metemoglobinemia) e leucocitose também podem ser observadas. Na presença de níveis mais elevados da dose, esses sintomas ficam acentuados, podendo-se observar leucopenia. Não foi observado comprometimento da função hepática, mesmo em pacientes com hepatite infecciosa. Pessoas com tendência a granulocitopenia (p. ex., lúpus eritematoso ou doenças reumatóides) não devem tomar a droga porque ela pode precipitar discrasias sangüíneas. Outras drogas que provoquem hemólise não devem ser administradas concomitantemente.

Os efeitos irritantes em pessoas não-caucasianas são semelhantes, mas a incidência e o grau de anemia e de hemólise intravascular são maiores especialmente em pacientes cujos eritrócitos apresentam deficiência da glicose-6-fosfato desidrogenase. As drogas que provocam mielodepressão (p. ex., antineoplásicos, colchicina, sais de ouro, penicilamina, fenilbutazona, hidroxifenilbutazona ou quinacrina), se dadas juntamente, podem provocar mielodepressão excessiva.

GLICONATO DE QUINIDINA — veja Cap. 68.

PIRIMETAMINA

2,4-Pirimidinodiamina, 5-(4-clorofenil)-6-etil-, Daraprim

2,4-Diamino-5-(*p*-clorofenil)-6-etilpirimidina [58-14-0] $C_{12}H_{13}ClN_4$ (248.71).

Preparo — O propionato de etila é condensado com *p*-clorofenilacetonitrila na presença de metilato de sódio. A α-propionil-*p*-clorofenilacetonitrila resultante é reagida com álcool de isoamila para formar o hemiacetal que passa por desidratação para formar α-(*p*-clorofenil)-β-etil-β-isoamiloxilacrilonitrila (I). A substância I é reagida com guanidina, sobre a qual ocorre ciclotização em decorrência da *(a)* liberação do álcool de isoamila por condensação envolvendo o hidrogênio imino da guanidina e o grupamento isoamilóxi de I, e *(b)* de uma reação envolvendo um grupamento amino da guanidina e o grupamento nitrila de I.

Descrição — Pó cristalino branco; inodoro; a fusão varia em torno de 238 a 242°; pK_a 7,3.

Solubilidade — Praticamente insolúvel em água; 1 g em aproximadamente 200 mL de álcool ou 125 mL de clorofórmio.

Comentários — Inibe a diidrofolato redutase nos plasmódios; assim, o parasita em desenvolvimento não consegue sintetizar e usar os precursores do ácido nucleico necessários para seu crescimento. Sua ação em impedir o desenvolvimento da fase eritrocítica do parasita é lenta, de forma que tem pouco valor na supressão dos ataques agudos, exceto quando é associada a quinina; é prescrita principalmente como profilático supressivo para a prevenção dos ataques clínicos provocados pelo *Plasmodium falciparum* em regiões onde o organismo é resistente à cloroquina, caso em que é combinada com a sulfadoxina. Também faz com que os parasitas fiquem incapazes de esporular no mosquito, quebrando assim o ciclo da vida do parasita. Em algumas regiões, o tratamento é bem-sucedido em mais de 90% dos casos; a adição da quinina aumenta a taxa de sucesso a aproximadamente 95%. A combinação da droga e as trissulfapirimidinas são o tratamento de escolha para a toxoplasmose.

A toxicidade é baixa. Anorexia e vômitos são comuns com doses elevadas. As erupções cutâneas são raras. Em doses elevadas, pode causar anemia megaloblástica e, menos comumente, leucopenia, trombocitopenia e pancitopenia, como resultado do antagonismo do ácido fólico. Ocasionalmente pode haver faringite atrófica e esofagite. Sinais de comprometimento do SNC por deficiência do folato podem ocorrer. Pelo esquema de dose intensivo para a toxoplasmose, devem ser feitos hemogramas completos (com contagem de plaquetas) duas vezes por semana. A toxicidade hematopoética pode ser revertida pela leucovorina. As ações antifolato são nocivas ao feto, por isso a droga deve ser evitada na gravidez, se possível, ou co-administrada com leucovorina.

SULFADIAZINA — veja anteriormente.

SULFADOXINA — veja anteriormente.

SULFATO DE QUININA

Sulfato (2:1) (sal), diidrato de (8α,9*R*)-cinchonan-9-ol, 6′-metóxi-

Sulfato de quinina (2:1) (sal) diidrato [6119-70-6].

$(C_{20}H_{24}N_2O_2)_2 \cdot H_2SO_4 \cdot 2H_2O$ (782.95); *anidro* [804-63-7] (746.92); o sulfato de um alcalóide obtido da casca da *Cinchona officinalis* Linné (*C ledgeriana* Moens) (Fam *Rubiaceae*) ou de outras espécies de *Cinchona*.

Não contém mais do que 10,0% de diidroquinina.

Preparo — O sulfato em estado natural, obtido quando a quinina é isolada da casca da *Cinchona* sp, é recristalizado uma ou duas vezes a partir de água quente levemente acidificada com ácido sulfúrico.

Descrição — Cristais brancos e finos semelhantes a agulhas; normalmente não têm brilho, formam uma massa leve que pode ser rapidamente comprimida; inodoro; gosto amargo persistente; quando exposto à luz, adquire uma coloração castanha; pK_a 4,1, 8,5.

Solubilidade — 1 g em cerca de 500 mL de água, 120 mL de álcool, 35 mL de água a 100° ou aproximadamente 10 mL de álcool a 80°; levemente solúvel em clorofórmio ou em éter.

Comentários — A *droga antimalárica original*. Afeta apenas a forma eritrocítica dos plasmódios e, portanto, é prescrito apenas como agente supressivo no controle de episódios agudos da malária vivax, malariae ou ovale. Pode curar até 50% das infecções causadas por *Plasmodium falciparum*, mas algumas cepas são resistentes. A droga pode ser combinada com a pirimetamina e com uma sulfonamida, mas parece que é antagonizada pela cloroquina. A associação de quinina, pirimetamina e sulfadiazina (ou sulfadoxina) é atualmente o tratamento de escolha para infecções por *Plasmodium falciparum* resistente à cloroquina; uma alternativa é a quinina com tetraciclina. Nas infecções graves, o dicloridrato IV ou gliconato de quinidina é a melhor opção. A combinação de clindamicina com quinina é o tratamento de escolha para a babesiose.

A droga suprime a transmissão neuromuscular. No tratamento sintomático de uma miopatia rara conhecida como miotonia congênita, ou doença de Thomsen, exerce uma ação depressora neuromuscular. Ocasionalmente beneficia pacientes com torcicolo espasmódico (espasmo rotatório) e também pessoas com câimbras noturnas nas pernas. É um constituinte freqüente de tônicos amargos e de preparados estomacais.

A síndrome causada pelos efeitos tóxicos, conhecida como *cinchonismo*, ocorre pelo uso repetido de doses terapêuticas plenas. O cinchonismo brando é caracterizado por tinido auditivo, cefaléia, náuseas e distúrbios leves de visão. No cinchonismo grave, a pele fica quente e ruborizada, as erupções cutâneas são freqüentes e há envolvimento do SNC; cefaléia, febre, vômitos, apreensão, excitação, confusão, delírio e síncope são comuns. A êmese é decorrente da ação central da droga, bem como da sua ação irritante local na mucosa intestinal. Em alguns casos, podem ocorrer lesão renal, fotossensibilidade e hipoprotrombinemia. Raramente observa-se agranulocitose. Em raras situações, observa-se uma taquicardia ventricular transitória após superdosagem aguda maciça. Embora exerça geralmente ações vasodilatadoras, já houve relato de vasoconstrição retiniana, levando a perda da visão; esses efeitos, em sua maioria, seguiram-se a injeções IV rápidas ou a doses excessivas. É absorvido prontamente do trato GI. Fica apenas moderadamente concentrado nos tecidos e passa por degradação particularmente no fígado. A droga e seus produtos de degradação são excretados rapidamente na urina, e, por essa razão, a droga deve ser dada a cada 6 h para manter níveis plasmáticos relativamente constantes. A meia-vida é de 5 a 16 h.

A urina alcalina prolonga a meia-vida. Veja USP DI para as várias interações medicamentosas farmacocinéticas. A droga é dada após as refeições para minimizar a irritação gástrica. As injeções IM e SC são dolorosas e quase sempre seguidas por lesão do tecido. A via IV é usada raramente e apenas em emergências.

AMEBICIDAS

A amebíase endêmica é relativamente rara nos Estados Unidos, mas ainda tem uma prevalência de 2 a 4% em algumas áreas. A maioria das infecções é essencialmente assintomática, mas o número de infecções graves ainda é grande. As infecções amebianas geralmente permanecem confinadas aos intestinos, onde podem provocar disenteria, mas numa fração apreciável de casos a ameba pode estar localizada em outra parte do corpo, especialmente no fígado. A quimioterapia da amebíase, portanto, deve abranger drogas para tratar as formas intestinais e as formas extra-intestinais da doença. Além disso, o amebicida ideal também deve ser capaz de eliminar os cistos amebianos do intestino. Não existe nenhuma droga segura que erradique todas as formas móveis, os cistos e as amebas extra-intestinais, mas a associação medicamentosa judiciosa pode eliminar os parasitas de todos os locais. O metronidazol age sobre as amebas dentro do lúmen e da parede do intestino, bem como em outros órgãos. Diloxanida, iodoquinol e paromomicina são amebicidas luminais. A emetina e a cloroquina são amebicidas teciduais.

A infecção por protozoário mais comumente relatada nos Estados Unidos é a giardíase, causada pelo protozoário flagelado *Giardia lamblia*. A maioria dos indivíduos acometidos é assintomática. Entretanto, esses microrganismos causam diarréia, que pode ser transitória ou persistente. A infecção é resultante da ingestão de cistos por contaminação fecal da água, sobretudo de lagos e riachos em áreas campestres onde várias espécies de mamíferos servem como reservatórios. Os cistos modificam-se para trofozoítas móveis no intestino superior, onde a doença pode ser produzida. A terapia com metronidazol ou quinacrina geralmente é bem-sucedida.

CLORIDRATO DE EMETINA

Emetan, dicloridrato de 6′,7′10,11-tetrametóxi-,

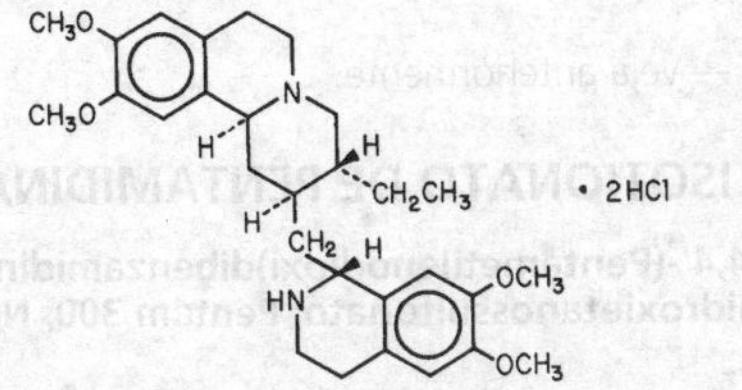

[316-42-7] $C_{29}H_{40}N_2O_4 \cdot 2HCl$ (553.57); o cloridrato é um alcalóide obtido da ipeca, ou preparado pela metilação da cefaelina, ou preparado sinteticamente.

Descrição — Pó cristalino branco ou levemente amarelado; inodoro; afetado pela luz; pK_a 7,4, 8,3.

Solubilidade — 1 g em 8 mL de água ou 12 mL de álcool.

Comentários — Erradica *Entamoeba histolytica* do intestino e de áreas extra-intestinais. É uma alternativa para a amebíase intestinal grave ou hepatite amebiana quando outras drogas falham. Fica concentrada no fígado, daí seu valor na hepatite amebiana; é também de considerável valor no tratamento de abscessos amebianos em outras localizações. Ocasionalmente, salva a vida do paciente. Alivia rapidamente os sintomas da amebíase intestinal pela destruição das amebas móveis, mas a porcentagem de curas é inferior a 15%, visto que afeta pouco os cistos; outros agentes não são apenas mais seguros, como também superiores. Pode ser usada inicialmente para controlar rapidamente a amebíase intestinal grave; depois deve ser seguida por outros agentes. Não tem lugar na terapia de casos ambulatoriais ou crônicos.

A incidência de efeitos tóxicos é muito alta, tanto por via oral como sistêmica. Portanto, a via IV é contra-indicada. Doses muito altas provocam lesões agudas no coração, fígado, rim e intestinos, e a dose atualmente está limitada. Entretanto, ainda ocorrem mortes às vezes, em decorrência de ciclos repetidos de tratamento a intervalos curtos; a droga tem uma meia-vida provável de semanas a meses. Sinais e sintomas como diarréia, náusea e vômitos são freqüentes, como também são freqüentes fraqueza dos músculos esqueléticos, rigidez e dor. Distúrbios sensoriais também ocorrem. De longe, os mais importantes efeitos tóxicos são os cardiovasculares; estes incluem hipotensão, dor precordial, dispnéia, taquicardia e alterações eletrocardiográficas que persistem por longo tempo; os registros eletrocardiográficos e da pressão arterial em intervalos diários são necessários. É contra-indicado para pacientes com doenças orgânicas do coração ou do rim, a não ser que não haja alternativa terapêutica, na gravidez, e quando houver relato de terapia nas 6 semanas precedentes.

Um ciclo da droga não deve ser mantido por mais de 5 dias. O paciente deve ser mantido no leito, e observado cuidadosamente para o controle dos efeitos tóxicos. Não se deve administrar a droga por via IV. A desidroemetina encontra-se disponível nos Estados Unidos, mas apenas do CDC.

IODOQUINOL

8-Quinolinol, 5-7-diiodo-, Diiodo-hidroxiquinolina; Diodohydroxyquin; Yodoxin

[83-73-8] $C_9H_5I_2NO$ (396.95).

Preparo — O 8-quinolinol é iodado por tratamento com monocloreto de iodo ou com uma solução de iodo em iodeto de potássio.

Descrição — Pó microcristalino amarelo-claro a castanho; é umedecido pela água com dificuldade; inodoro ou quase; estável ao ar; funde a aproximadamente 210° com decomposição.

Solubilidade — Praticamente insolúvel em água; moderadamente solúvel em álcool ou em éter.

Comentários — A droga de escolha para o tratamento de amebíase intestinal assintomática (estado de portador de cistos) causada pela *Entamoeba histolytica*. Na doença intestinal sintomática, é prescrita após o tratamento inicial com metronidazol ou desidroemetina. No abscesso hepático, após o uso do metronidazol ou da emetina. Não é necessário permanecer em repouso. É a droga de escolha para infecções causadas por *Dientamoeba fragilis*. É uma segunda escolha no tratamento da disenteria balantidial.

Já provocou neuropatia mielo-óptica subaguda quando doses maiores que as recomendadas para a amebíase foram administradas durante 3 semanas, portanto a terapia prolongada dessa forma deve ser evitada. Dermatites tóxicas pelo iodo, calafrios, febre, dermatites leves a intensas, irritação, desconforto abdominal, diarréia e cefaléia ocorrem. A droga pode causar bócio. Também pode interferir com certos testes da tireóide, e o iodo ligado às proteínas pode permanecer por até 6 meses depois da conclusão de um curso de tratamento. Pode haver toxicidade sistêmica decorrente de aplicações tópicas, especialmente aplicação intravaginal. Por causa da irritação GI, deve ser ingerido após as refeições.

METRONIDAZOL — veja adiante.

SULFATO DE PAROMOMICINA

Sulfato (sal) de D-Estreptamina, *O*-2-amino-2-desóxi-α-D-glicopiranosil-(1 → 4)-*O*-[*O*-2,6-diamino-2,6-didesóxi-β-L-idopiranosil-1(1 → 3)-β-D-ribofuranosil-(1 → 5)]-2-desóxi; Humatin

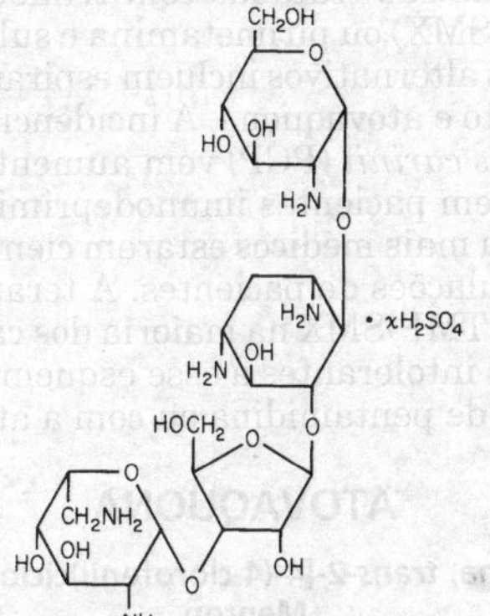

[1263-89-4]; [7542-37-2;59-04-1 (paramomicina)] $C_{23}H_{45}N_5O_{14} \cdot xH_2SO_4$; o sulfato de uma substância antibiótica ou substâncias produzidas pelo crescimento de *Streptomyces rimosus* var *paramomycinus*, ou uma mistura de dois ou mais desses sais. Potência: equivalente a não menos do que 675 μg de paromomicina ($C_{23}H_{45}N_5O_{14}$)/mg, calculados na base anidra.

Preparo — A paromomicina é isolada de caldos de fermentação por adsorção por troca de íons.

Descrição — Pó amorfo bege a amarelo-claro; inodoro ou praticamente inodoro; higroscópico.

Solubilidade — 1 g em < de 1 mL de água; > de 10.000 mL de álcool, clorofórmio ou éter.

Comentários — Efetivo contra a maioria das bactérias gram-negativas clinicamente significativas, sobretudo várias espécies de *Shigella* e *Salmonella* e cepas de *E coli*. Não é efetivo contra *Ps aeruginosa*. Entre os microrganismos gram-positivos, apenas os estafilococos são suficientemente sensíveis para terem importância clínica. Já foi prescrito para gastroenterite ou disenteria bacteriana causadas por esses microrganismos, mas a resistência se desenvolve rapidamente, a taxa de recidiva é alta e outros antibióticos são mais bem-sucedidos. Também é usado para reduzir o conteúdo bacteriano do intestino antes de cirurgia intestinal ou para livrar o intestino de bactérias formadoras de nitrogênio em pacientes com coma hepático.

Seu principal uso aprovado (EUA) é para o tratamento de amebíase intestinal assintomática, para a qual é uma alternativa. A droga altera a ecologia da flora intestinal de tal forma que o crescimento de amebas intestinais fica inibido e também ajuda a prevenir infecções secundárias que podem se seguir ou facilitar a invasão amebiana das paredes intestinais. Não tem nenhum valor no tratamento de abscessos hepáticos ou outros extra-intestinais. Também é usado para tratar infecções causadas por *Dientamoeba fragilis*. É uma droga obsoleta para o tratamento de infestações por tênia.

É comum causar hipermotilidade GI, náusea, diarréia e cólicas abdominais, que geralmente aparecem no segundo ou terceiro dia de tratamento e quando a dose diária excede 2 g. Às vezes, a droga causa cefaléia, vertigem, vômitos, dor abdominal ou erupção cutânea.

É raro ocorrer o crescimento excessivo de estafilococos entéricos e outras bactérias patogênicas, mas isso pode ocorrer caso o tratamento se prolongue por muito tempo. Síndromes de má absorção já foram relatadas. Existe resistência cruzada mútua à canamicina e à neomicina, e com freqüência à estreptomicina. Embora seja mal absorvida do intestino, existe nefrotoxicidade potencial, especialmente na presença de doença renal.

ANTIPROTOZOÁRIOS

Entre as infecções causadas por protozoários que são endêmicas dos Estados Unidos estão a tricomoníase, a amebíase, a giardíase e a malária. Outras infecções por protozoários, raras nos Estados Unidos, constituem, entretanto, graves problemas de saúde pública e da agricultura dentro das propriedades e de outros lugares. Os amebicidas e antimaláricos são úteis no tratamento de várias outras infecções por protozoários. Os antimaláricos e amebicidas já foram discutidos em seções separadas.

Duas importantes infecções causadas por protozoários que ocorrem em pacientes com o sistema imunológico comprometido (especialmente AIDS) são a pneumocistose e a toxoplasmose. O protozoário intracelular *Toxoplasma gondii* é o responsável por infecções congênitas (normalmente oculares) ou por encefalite que são tratadas com trimetoprima (TMP) e sulfametoxazol (SMX) ou pirimetamina e sulfadoxina. Esquemas terapêuticos alternativos incluem espiramicina, clindamicina, trimetrexato e atovaquona. A incidência de pneumonias por *Pneumocystis carinii* (PCP) vem aumentando em pacientes com AIDS e em pacientes imunodeprimidos farmacologicamente devido a mais médicos estarem cientes desse risco de vida nessas populações de pacientes. A terapia para PCP inclui a associação TMP-SMX na maioria dos casos. Entretanto, alguns pacientes intolerantes a esse esquema foram tratados com o isotionato de pentamidina ou com a atovaquona.

ATOVAQUONA

1,4-Naftalenodiona, *trans*-2-[4-(4-clorofenil)ciclo-hexil]-3-hidróxi-, Mepron

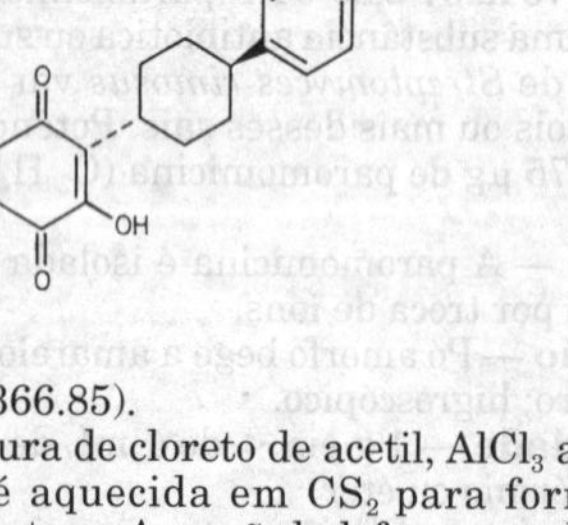

[95233-18-4] $C_{22}H_{19}ClO_3$ (366.85).

Preparo — Uma mistura de cloreto de acetil, $AlCl_3$ anidro, ciclo-hexeno e clorobenzeno é aquecida em CS_2 para formar a 4-(*p*-clorofenil)ciclo-hexil metil cetona. A reação haloforme com hipobrometo leva ao ácido 4-(*p*-clorofenil)ciclo-hexanocarboxílico. Este último combinado com a 2-cloro-1,4-naftoquinona em ebulição numa solução aquosa contendo nitrato de prata, CH_3CN e persulfato de amônia leva ao composto do título com o anel hidroxílico substituído por Cl. O halogênio é deslocado com OH por ebulição com álcali aquoso para levar ao produto. US Pats 5.053.532 e 4.981.874 (ambas de 1991).

Descrição — Cristais amarelos que se fundem a aproximadamente 218°.

Solubilidade — Praticamente insolúvel em água.

Comentários — Um análogo da ubiquinona com atividade antiprotozoário contra *Pneumocystis carinii*, *Plasmodium* spp e *Toxoplasma gondii*. Seu mecanismo de ação não está completamente elucidado, mas a atividade antiprotozoária pode ser explicada pela capacidade de inibir seletivamente o transporte mitocondrial do elétron que resulta na inibição da nova síntese da pirimidina.

É altamente lipofílica com baixa solubilidade aquosa. A biodisponibilidade aumenta significativamente com alimentos, mas especialmente por gorduras. Tem meia-vida de 2,9 dias e acredita-se que seja excretada na bile e que passe pelo ciclo êntero-hepático com quase todas as drogas eliminadas nas fezes. A taxa de ligação com as proteínas plasmáticas é bastante alta (> 99,9%).

É indicada para o tratamento oral agudo de pneumonia leve a moderada causada por *Pneumocystis carinii* (PCP) em pacientes que são intolerantes à associação TMP-SMX. Ainda não foi avaliada adequadamente como agente supressor crônico para prevenir a PCP em pacientes com alto risco à doença.

Os efeitos adversos observados em um estudo feito com 203 pacientes incluíram erupção cutânea (23%), náuseas (21%), diarréia (19%), cefaléia (16%), vômitos (14%), febre (14%), insônia (10%), astenia (8%), prurido (5%), monilíase oral (5%), dor abdominal (4%), constipação (3%) e tonteira (3%).

IODOQUINOL — veja anteriormente.

ISOTIONATO DE PENTAMIDINA

4,4'-(Pentametilenodioxi)dibenzamidina, bis(2-hidroxietanossulfonato; Pentam 300, NebuPent

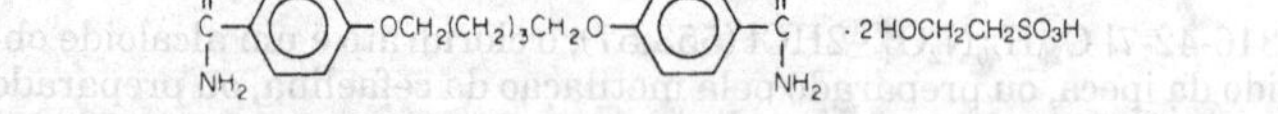

[140-64-7] $C_{19}H_{24}N_4O_2 \cdot 2C_2H_6O_4S$ (592.68).

Preparo — *J Chem Soc:* 103, 1942.

Descrição — Cristais; higroscópicos; funde a aproximadamente 180°.

Solubilidade — Solúvel em água; levemente solúvel em álcool; insolúvel em éter ou clorofórmio; pK_a 11,4 (base).

Comentários — A droga alternada com suramin para o tratamento do estágio hemolinfático da doença do sono africana (tripanossomíase) causada pelo *T. brucei gambiense* e *T. brucei rhodesiense*. É a alternativa para o tratamento e a droga de escolha para a profilaxia de infecções causadas por *Pneumocystis carinii*; alguns relatos indicam uma eficácia igual à da associação trimetoprima-sulfametoxazol com toxicidade comparável em pacientes com AIDS. Também é uma alternativa para o tratamento de calazar e leishmaniose visceral. Fica concentrada em alguns órgãos e é eliminada principalmente pelo rim. Tem meia-vida de 6,4 e 9,4 h após a administração IM ou IV, respectivamente. Os efeitos adversos freqüentes incluem dor e inchação no local da injeção, hipotensão, vômitos, discrasias sangüíneas e lesão renal. Efeitos ocasionais são diabetes, hipoglicemia, choque e lesão hepática. As reações de Herxheimer são raras. A injeção IV dada muito rapidamente causa hipotensão.

METRONIDAZOL

1*H*-Imidazol-1-etanol, 2-metil-5-nitro-, Flagyl

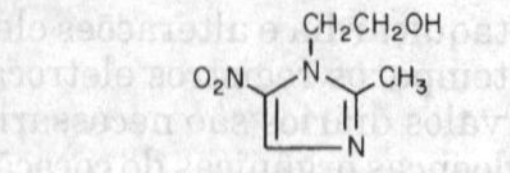

2-Metil-5-nitroimidazol-1-etanol [443-48-1] $C_6H_9N_3O_3$ (171.16).

Preparo — O 2-metil-5-nitroimidazol é condensado com o cloridrim etileno por aquecimento com um grande excesso do cloridrim. Depois de remover o cloridrim excedente, o resíduo é extraído com água e o extrato é alcalinizado e extraído com clorofórmio. A evaporação do clorofórmio leva ao metronidazol em estado bruto, que é recristalizado a partir do acetato de etila. US Pat 2.944.061.

Descrição — Pó cristalino ou cristais brancos a amarelo-pálidos; inodoro; estável ao ar, mas escurece à exposição à luz; funde entre 159° e 163°; pK_a 2,62.

Solubilidade — Moderadamente solúvel em água, álcool ou clorofórmio; levemente solúvel em éter.

Comentários — Bactericida para anaeróbios e microaerófilos, incluindo *Bacteroides*, *Clostridium* sp, *Endolimax nana*, *Entamoeba histolytica*, *Fusobacterium vincentii*, *Gardnerella vaginalis*, *Giardia lamblia*, *Peptococcus*, *Peptostreptococcus* e *Trichomonas vaginalis*. Esses microrganismos reduzem o grupamento nitro e geram metabólitos que inibem a síntese do DNA. Durante muito tempo foi a droga de escolha para a tricomoníase e, mais recentemente, em combinação com o iodoquinol para o tratamento de amebíase sintomática (exceto no cérebro). Como é bem absorvido por via oral, as concentrações no intestino inferior algumas vezes não ficam altas o suficiente para erradicar as amebas, de forma que é combinado com o iodoquinol para fazer uma combinação de primeira escolha. Também é a droga de escolha para o tratamento de infestações por *Dracunculus*. É uma alternativa para tratar a giardíase (embora algumas autoridades a considerem a droga de primeira escolha), balantidíase, blastocistite e infecções causadas por *Entamoeba polecki*. É muito prescrito para o tratamento e a profilaxia de infecções causadas por bactérias anaeróbias; é a melhor opção contra cepas GI de *Bacteroides fragilis* e infecções vaginais causadas por *Gardnerella vaginalis*. Vem sendo usado com sucesso no tratamento de colite pseudomembranosa associada a antibióticos, para a qual pode ser administrado por via oral ou intravenosa. Também há relatos de ser útil na doença de Crohn. A droga sensibiliza células tumorais hipóxicas pela radiação e vem sendo empregada como adjunta à radioterapia.

Os efeitos irritantes mais comuns são náusea, diarréia, anorexia, desconforto epigástrico e espasmos abdominais. Gosto desagradável na boca, vômitos, língua saburrosa e estomatite são bastante freqüentes. Urticária, prurido, rubor, disúria, cistite, boca seca, vulva e vagina secas, sensação de pressão pélvica, queimação vaginal, erupção cutânea, vertigem, cefaléia, entorpecimento, parestesias e insônia ocorrem ocasionalmente. Incoordenação e ataxia são raras. Às vezes ocorre crescimento excessivo de *Candida*. A urina ocasionalmente torna-se escura. Durante o tratamento, o paciente deve evitar ingerir bebidas alcoólicas, visto que a droga tem um leve efeito similar ao do *Dissulfiram*. Ocorre neutropenia, e, portanto, deve-se fazer a contagem das células sangüíneas, especialmente antes de um segundo curso da droga. Em pacientes com discrasias sangüíneas, deve haver muito cuidado. Não deve ser usado em pacientes com doenças do SNC. Já ficou demonstrado que a droga é carcinogênica em camundongos e ratos, e mutagênica. Substâncias mutagênicas no teste de Ames foram encontradas na urina de receptores da droga. Já foi usado na gravidez sem conseqüências, mas é aconselhável suspender seu uso durante a gravidez, se possível.

Normalmente a taxa de absorção por via oral é de 80%, mas em alguns pacientes a absorção é baixa. Cirurgias do intestino diminuem a eliminação pré-sistêmica. As fezes contêm 6 a 20% de uma dose oral. Embora o metabolismo seja realizado por anaeróbios alvos e microaeróﬁlos, a principal via de eliminação é por oxidação hepática e glicuronidação. Cerca de 20% da droga inalterada e todos os metabólitos hepáticos são excretados na urina. A meia-vida fica em torno de 6 a 12 h. A droga inibe a oxidação da varfarina.

SULFADOXINA — veja anteriormente.

TARTARATO POTÁSSICO DE ANTIMÔNIO — veja Cap. 88.

TRIMETREXATO — veja RPS-19, Cap. 67.

DROGAS ANTIFÚNGICAS

As infecções fúngicas do ser humano aumentaram nos últimos anos porque atualmente existem mais pacientes incluídos nos grupos de risco para esses patógenos. A maior exposição é explicada pelas cirurgias mais freqüentes, pelo uso de antimicrobianos de amplo espectro, pela terapia com drogas imunossupressoras para pacientes com câncer e com transplante de órgãos e pela epidemia de HIV. Os antifúngicos são agrupados nas seguintes categorias: drogas para micoses sistêmicas, drogas orais para infecções mucocutâneas e drogas tópicas para infecções mucocutâneas. Veja Quadro 87.10.

As principais drogas para micoses sistêmicas incluem a anfotericina B (um macrolídio poliênico), a flucitosina (um análogo da pirimidina) e os azóis relativamente não-tóxicos e ativos por via oral (cetoconazol, itraconazol e fluconazol). Esses azóis são compostos sintéticos que possuem grupamento imidazol ou grupamento triazol. Os principais atributos da anfotericina B lipofílica são sua ampla atividade fungicida e seu potencial para nefrotoxicidade grave. A flucitosina tem um espectro muito restrito e causa mielossupressão e hepatotoxicidade transitória. Em contraste, os azóis têm um amplo espectro antifúngico e causam apenas distúrbios GI relativamente pequenos. O cetoconazol inibe a síntese dos hormônios esteróides adrenais e gonadais e algumas enzimas metabólicas hepáticas. Entretanto, o itraconazol e o fluconazol têm muito menos potencial para a inibição do metabolismo hepático de outras drogas.

Quadro 87.10 Antifúngicos

DROGA	COMENTÁRIOS
	Drogas para Micoses Sistêmicas
Anfotericina B	IV apenas, amplo espectro, nefrotoxicidade
Flucitosina	Espectro estreito, mielossupressão da medula óssea
Fluconazol	IV ou oral, boa absorção oral e boa distribuição, ação longa
Cetoconazol	Boa absorção oral, a não ser que o ácido gástrico esteja reduzido, distribuição limitada, inibe CYP3A4
Itraconazol	Muito lipofílico, por isso alimentos melhoram a absorção oral, metabolizado, inibe CYP3A4
	Drogas Orais para Micoses Cutâneas
Griseofulvina	Alimentos melhoram a absorção oral, fungistático
Terbinafina	Boa absorção oral, fungicida, terapia mais curta
	Drogas Tópicas para Micoses Cutâneas
Clotrimazol	Alta eficácia contra dermatófitos
Miconazol	Melhor eficácia contra dermatófitos
Ciclopirox	Alta eficácia contra dermatófitos
Tolnaftato	Boa eficácia contra dermatófitos
Haloprogin	Boa eficácia contra dermatófitos
Ácido undecilênico	Menor eficácia contra dermatófitos

A anfotericina B é relativamente seletiva para membranas fúngicas porque se liga ao ergosterol, o esterol predominante nesses micróbios, enquanto o principal esterol nas bactérias e nas células humanas é o colesterol. Ao se ligar ao ergosterol, a anfotericina B altera a permeabilidade das células fúngicas, resultando em poros que permitem o extravasamento dos íons intracelulares e macromoléculas. A resistência ocorre se a ligação com o ergosterol ficar enfraquecida.

A flucitosina é convertida em 5-fluorouracila e então para monofosfato e trifosfato dentro da célula fúngica, onde inibe a síntese do DNA e do RNA. As células humanas são incapazes de converter a droga original em seus metabólitos ativos.

A atividade antifúngica dos azóis é baseada na inibição que fazem das enzimas do citocromo P450 fúngico que participam na síntese do ergosterol. O cetoconazol (um imidazol) é menos seletivo e inibe as enzimas do citocromo P450 adrenais e gonadais (causando ginecomastia, infertilidade e irregularidades menstruais), bem como as enzimas hepáticas envolvidas no metabolismo da droga. O itraconazol e o fluconazol (ambos triazóis) têm menos interação com as enzimas microssomiais hepáticas.

As outras principais diferenças nessas drogas antifúngicas sistêmicas envolvem sua farmacocinética. A anfotericina B é dada por infusão IV e deve ser formulada como suspensão coloidal por conta de sua baixa solubilidade em água. As reações decorrentes da infusão IV incluem febre, calafrios, cefaléia e hipotensão. Existem atualmente novas formulações lipossômicas que reduzem a nefrotoxicidade por diminuírem seu acúmulo nas membranas celulares renais e aumentar a eliminação em outros locais como fígado, baço, linfonodos e pulmões.

A distribuição da flucitosina é muito extensa, incluindo o liquor, ao contrário da anfotericina B, que deve ser dada por via intratecal para tratar meningite fúngica. A flucitosina é eliminada por excreção renal, enquanto a anfotericina é essencialmente metabolizada. Os azóis variam quanto à sua hidrossolubilidade e via de administração. O fluconazol é o mais hidrossolúvel e o melhor por via oral. Também tem bons níveis liquóricos e é eliminado por excreção renal. Tanto o cetoconazol como o itraconazol têm baixa solubilidade em água, absorção oral variável, baixos níveis liquóricos e são metabolizados.

ANFOTERICINA B

Fungizone

Ácido [1*R*- (1*R**, 3*S**, 5*R**, 6*R**, 9*R**, 11*R**, 15*S**, 16*R**, 17*R**, 18*S**, 19*E*, 21*E*,-23*E*, 25*E*, 27*E*, 29*E*, 31*E*, 33*R**, 35*S*, 36*S**, 37*S**)]-33-[(3-amino-3,6-didesóxi-β-D-manopiranosil)oxi]-1,3,5,6,9,11,17,37-octaidróxi-15,16,18-trimetil-13-oxo-14,39-dioxabiciclo[33.3.1]nonatriaconta-19,21,23,25,27,29,31-heptaeno-36-carboxílico [1397-89-3] $C_{47}H73^{-}NO_{17}$ (924.09); uma substância produzida pelo crescimento do *Streptomyces nodosus*. Potência: não menos do que 750 μg de anfotericina B/mg.

Preparo — Pelo crescimento de cepas selecionadas de *Streptomyces nodosus* em um meio apropriado sob condições controladas de temperatura, pH e aeração. Após ser extraído do meio, o produto em estado natural é purificado por tratamento com vários solventes a uma acidez controlada.

Descrição — Pó amarelo a laranja; inodoro ou praticamente sem cheiro; pK_a (ácido) 5,7; (amina) 10,0.

Solubilidade — Insolúvel em água, álcool anidro ou éter; a solubilidade aquosa pode ser aumentada em cerca de 50 mg/mL por combinação com o desoxicolato de sódio.

Comentários — O espectro mais amplo de atividade antifúngica de qualquer droga antifúngica sistêmica. Pela via IV, é extremamente útil para a terapia de doenças fúngicas sistêmicas, sobretudo coccidioidomicose, criptococose, monilíase sistêmica, histoplasmose, aspergilose, rodotorulose, esporotricose, ficomicose (mucormicose) e blastomicose norte-americana. Também é usada topicamente no tratamento de monilíases e com aerossol nasal na profilaxia da aspergilose em pacientes com comprometimento do sistema imunológico.

É absorvida muito mal pelo trato GI. Tem alto índice de ligação, principalmente com β-lipoproteínas, e é excretada lentamente pelos rins, mas nem a insuficiência renal nem a hemodiálise oferecem efeito consistente sobre os níveis plasmáticos. A meia-vida inicial é de 24 h, seguida por uma meia-vida terminal de cerca de 15 dias.

Pode induzir calafrios e febre, náusea e vômitos, diarréia, *espasmos* abdominais, gastroenterite hemorrágica, dispepsia, cefaléia, vertigem, dor na veia injetada, tromboflebite, dores musculares e articulares, púrpura, hipertensão, hipotensão, parada cardíaca, fibrilação ventricular, erupções cutâneas, hipopotassemia, hipomagnesemia, lesão renal, discrasias sangüíneas, perda da audição e outros efeitos indesejados. Quando administrada por via intratecal, pode causar convulsões do tipo grande mal, radiculite, aracnoidite, paralisia de membros, retenção urinária e outras dificuldades.

ANTRALINA — veja Cap. 65.

BUTILPARABENO — veja Cap. 62.

CETOCONAZOL

Piperazina, *cis*-1-acetil-4-[4-[[2-(2,4-diclorofenil)-2-(1*H*-imidazol-1-ilmetil)-1,3-dioxolan-4-il]metóxi]fenil]-, Nizarol

[65277-42-1] $C_{26}H_{28}Cl_2N_4O_4$ (531.44).

Preparo — *J Med Chem 22*: 1003, 1979.

Descrição — Cristais brancos que fundem a aproximadamente 146°.

Comentários — Bloqueia a síntese fúngica do ergosterol, que é essencial para a integridade das membranas celulares de quase todos os fungos patogênicos. Conseqüentemente, tem um amplo espectro de atividade antifúngica. O cetoconazol ou a anfotericina B são os agentes de escolha para o tratamento de blastomicose, coccidioidose, histoplasmose e paracoccidioidose. É uma alternativa para candidíase e cromoblastomicose. Às vezes são necessários meses para que o tratamento tenha sucesso.

Os efeitos colaterais mais freqüentes são náuseas e vômitos (3 a 10%); esses sintomas podem ser evitados tomando-se o remédio com alimentos. Prurido é o segundo sintoma mais freqüente (1,5%), e cólicas abdominais ficam em terceiro (1,2%). Outros efeitos são prurido, sonolência, cefaléia, diarréia, fotofobia, febre, trombocitopenia, ginecomastia, impotência e oligospermia (em decorrência de níveis baixos de testosterona). Ocorre uma reação ao álcool semelhante à do dissulfiram. A maior parte dos efeitos adversos é transitória, e todos os sintomas são reversíveis, exceto três episódios de necrose do fígado que foram fatais. É indispensável que se faça a monitorização da função do fígado. Em ratos, é teratogênico; assim, não deve ser usado durante a gravidez. A droga inibe certas enzimas do citocromo P-450; os níveis plasmáticos de ciclosporina, estradiol, hidrocortisona, metilprednisolona, rifampicina e teofilina podem ficar aumentados. A cimetidina inibe e a rifampicina induz o metabolismo da droga. O cetoconazol inibe a liase do esteróide C17-20 e assim diminui a biossíntese dos corticóides supra-renais, dos androgênios e dos estrogênios. Essa é a base do seu emprego para tratar a síndrome de Cushing, a puberdade precoce e o carcinoma prostático.

É bem absorvido pela via oral. No plasma, 95 a 99% são ligados às proteínas. A principal via de eliminação é o metabolismo hepático e a secreção biliar dos metabólitos, sendo a excreção renal menos de 4%. Há vários metabólitos. A circulação êntero-hepática complica a farmacocinética. Durante as primeiras 10 h (fase alfa), a meia-vida é de 1,4 a 3,3 h, e depois disso (fase beta), é de 6 a 10 h.

CLOTRIMAZOL

1*H*-Imidazol, 1-[(2-clorofenil)difenilmetil)]-, Gyne-Lotrimin, Lotrimin, Mycelex, Mycelex-G

1-(*o*-Cloro-α,α-difenilbenzil)imidazol [23593-75-1] $C_{22}H_{17}ClN_2$ (344.84).

Preparo — A partir da reação entre o imidazol e o cloreto de 2-cloro-trifenilmetil usando trimetilamina como receptor de próton.

Descrição — Pó cristalino branco a amarelo-pálido; funde a aproximadamente 147° com decomposição em base fraca; hidrólise ao aquecimento com ácido aquoso.

Solubilidade — Levemente solúvel em água; solúvel em álcool ou clorofórmio; levemente solúvel em éter.

Comentários — Agente antifúngico de amplo espectro que inibe o crescimento de dermatófitos patogênicos. Exibe atividade antifúngica *in vitro* contra isolados de *Trichophyton rubrum* e *mentagrophytes*, *Epidermophyton floccosum*, *Microsporum canis* e *Candida albicans*. Compartilha com o econazol e com o miconazol a posição de primeira escolha para o tratamento tópico das tinhas do pé, crural e corporal decorrentes de qualquer um entre os microrganismos já mencionados, e candidíase decorrente de *Candida albicans*. É efetivo para o tratamento tópico das formas vulvovaginal e orofaríngea da candidíase.

Os efeitos adversos pelo uso tópico incluem eritema, ferroadas, bolhas e descamação da pele; prurido e urticária.

FLUCITOSINA

Citosina, 5-flúor-, 5-FC; Ancobon

[2022-85-7] $C_4H_4FN_3O$ (129.09).

Preparo — A 5-fluorouracila (Cap. 86) é reagida com $POCl_3$ para formar 2,4-dicloro-5-fluorpirimidina, que reage com NH_3 para produzir 2-cloro-4-amino-5-fluorpirimidina. Aquecer essa última em HCl concentrado leva à flucitosina. US Pat 3.368.938.

Descrição — Pó cristalino branco a bege; inodoro ou com leve odor; funde a cerca de 295° com decomposição; estável à luz; não-higroscópico; estável durante pelo menos 3 meses a 45°; pK_a 2,9, 10,7.

Solubilidade — 1 g em aproximadamente 83 mL de água ou aproximadamente 12 mL de 0,1 *N* HCl; levemente solúvel em álcool; praticamente insolúvel em clorofórmio ou em éter.

Comentários — No fungo, é convertida em 5-fluorouracila, que é incorporada no RNA, o que interfere com a síntese normal de proteína. Certos organismos fúngicos são mais sensíveis à interferência da droga do que as células humanas, de forma que a droga é útil no tratamento de certas infecções fúngicas. A maioria dos *Cryptococcus* isolados e 40 a 92% de *Candida* isoladas são sensíveis à droga. É a droga preferida para tratar cromomicose e a droga de segunda escolha para tratar candidíase sistêmica. Pode ser combinada com anfotericina B para tratamento de primeira escolha da aspergilose ou criptococose, especialmente com meningite.

É comum a indução de náuseas, vômitos, diarréia e erupção cutânea. Mielodepressão, manifestada por anemia, leucopenia e trombocitopenia, ocorre em cerca de 10% dos pacientes; já houve alguns casos fatais.

Com menos freqüência, ocorrem confusão, alucinações, cefaléia e vertigem. Azotemia branda e um aumento nas enzimas hepáticas no plasma são efeitos bastante comuns. É necessário monitorar a função hepática e o sistema hematopoético durante a terapia.

Cerca de 90% da droga são absorvidos por via oral. É distribuída bem entre todos os tecidos, incluindo o SNC. Entre 80 a 90% são excretados inalterados na urina com meia-vida de 0,5 a 1 h, exceto na insuficiência renal, quando fica entre 4 e 6 h. A dose deve ser ajustada se a função renal estiver anormal.

FLUCONAZOL

1*H*-1,2,4-Triazol-1-etanol, α-(2,4-difluorfenil)-α-(1*H*-1,2,4-triazol-l-ilmetil), Diflucan

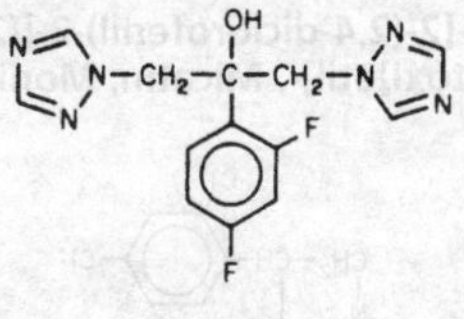

[86386-73-4] $C_{13}H_{12}F_2N_6O$ (306.27).

Preparo — US Pat 4.404.216.

Descrição — Cristais brancos; funde a aproximadamente 139°.

Comentários — Inibidor altamente seletivo do citocromo fúngico P-450 e do esterol C-14 α-desmetilação que resulta na inibição da síntese do ergosterol. É um agente antifúngico biestriazol de amplo espectro que é basicamente fungistático com atividade contra *Cryptococcus neoformans* e *Candida* spp. Em comum com outros antifúngicos azóis, a maioria dos fungos é mais suscetível *in vivo*. Está aprovado para candidíase sistêmica, orofaríngea e esofágica e meningite criptocócica.

A biodisponibilidade do fluconazol oral é mais de 90% comparada com a administração IV. O volume de distribuição é de 0,8 g/L, e alcança concentrações no liquor que são 80% das concentrações plasmáticas de pacientes com meningite. A ligação com as proteínas plasmáticas é da ordem de 11%, e o fluconazol é depurado principalmente através de excreção renal com 80% da dose inalterada e 11% na forma de metabólitos na urina. A meia-vida plasmática é de cerca de 30 h. O fluconazol pode alterar os trajetos do metabolismo do citocromo P-450 de várias drogas, incluindo fenitoína, ciclosporina, varfarina e sulfoniluréias.

Os efeitos adversos mais comuns do fluconazol são náuseas, vômitos, distensão abdominal e desconforto abdominal. Pode haver atividade elevada das aminotransferases hepáticas e erupções cutâneas alérgicas.

HALOPROGINA

Benzeno, 1,2,4-tricloro-5-[(3-iodo-2-propinil)oxi]-, presente no Halotex

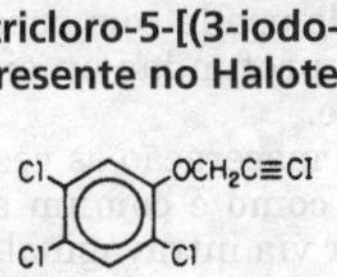

[777-11-7] $C_9H_4C_3IO$ (361.39).

Preparo — *CA 58*: 14635g, 1963.

Descrição — Pó cristalino branco ou amarelo-pálido; funde a aproximadamente 114°; decompõe-se a 190°.

Solubilidade — Muito levemente solúvel em água; solúvel em álcool.

Comentários — Um *antifúngico tópico* com boa eficácia contra dermatófitos, usado para micoses cutâneas.

ICTAMOL — veja Cap. 65.

IODO — veja anteriormente.

SOLUÇÃO DE FORMALDEÍDO — veja anteriormente.

VIOLETA DE GENCIANA — veja RPS-18, Cap. 62.

DROGAS SISTÊMICAS PARA INFECÇÕES MUCOCUTÂNEAS

O tratamento sistêmico de dermatofitoses da pele, cabelo e unhas tem estado restrito há muitos anos à droga fungistática griseofulvina. Sua ação envolve a deposição na pele e leitos ungueais formados recentemente, onde se liga à ceratina, protegendo esses locais de novas infecções. É administrada por via oral por períodos prolongados, com inúmeros efeitos colaterais (dores de cabeça, náusea, hepatotoxicidade, erupções cutâneas e fotossensibilidade).

Mais recentemente, a terbinafina (uma alilamina) e o itraconazol (um azol) tornaram-se disponíveis como fungicidas para dermatófitos. A terbinafina é especialmente útil para terapia antifúngica de leitos ungueais (onicomicose) porque é mais efetiva durante um período mais curto de tempo. Ela inibe a enzima fúngica esqualeno epoxidase, levando ao acúmulo do esterol tóxico, o esqualeno. Os efeitos adversos são muito menores, mas envolvem alguns casos de distúrbio GI e cefaléia. O itraconazol é o azol preferido para o tratamento de dermatofitoses e onicomicose.

CLORIDRATO DE TERBINAFINA

Monocloridrato de 1-naftalenometaneamina, (*E*)-*N*-(6,6-dimetil-2-hepten-4-inil)-*N*-metil; Lamasil

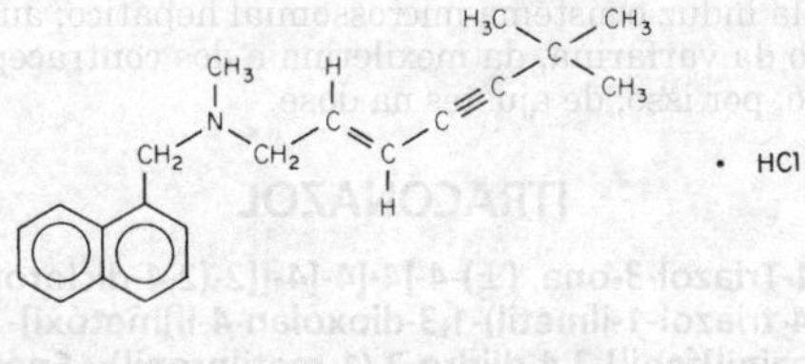

[78628-80-5] $C_{21}H_{25}N \cdot HCl$ (327.90).

Preparo — *J Med Chem 27*:1539; 1984; Lednicer D, *et al*, *Org Chem of Drug Syn*, vol. 4, Wiley, NY, 1990, p 55.

Descrição — Pó cristalino branco a bege.

Solubilidade — Livremente solúvel em metanol e em cloreto de metileno; solúvel em álcool; levemente solúvel em água.

Comentários — A *primeira alilamina* disponível para uso sistêmico no tratamento de todos os dermatófitos (*Trichophyton, Epidermophyton* e *Microspora*). Também encontra-se disponível para terapia tópica de dermatófitos incluindo as *tinhas*. A droga inibe de forma seletiva a esqualeno epoxidase fúngica, provocando uma ação fungicida decorrente do acúmulo intracelular do esqualeno, um esterol tóxico; também exerce ação fungistática por depleção do ergosterol. Um comprimido diário por 12 semanas obtém uma taxa de 90% de cura para onicomicose (mais eficaz que a griseofulvina ou o itraconazol). Parece não afetar o metabolismo do citocromo P-450 de outras drogas. Os efeitos adversos mais comuns são cefaléia, diarréia, dispepsia e dor abdominal. Pode haver distúrbios do paladar que persistem por várias semanas após a interrupção da droga.

GRISEOFULVINA

Espiro[benzofurano- 2(3*H*),1'-[2]ciclo-hexeno]-3,4-diona, 7-cloro-2,4,6-trimetóxi-6-metil, (1'*S-trans*)-,

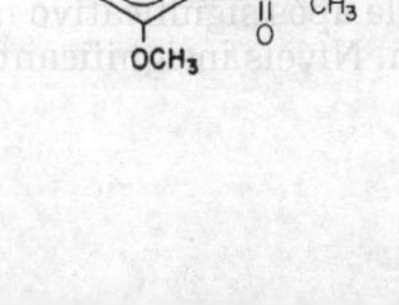

[126-07-8] $C_{17}H_{17}ClO_6$ (352.77); uma substância produzida pelo crescimento do *Penicillium griseofulvum* ou por outros meios. Tem uma potência equivalente a não menos do que 900 μg de $C_{17}H_{17}ClO_6$/mg.

Preparo — Pelo processo submerso usando-se cepas selecionadas de *Penicillium patulum*.

Descrição — Pó branco a branco-cremoso, em que partículas da ordem de 4 μm de diâmetro predominam; inodoro.

Solubilidade — Solúvel em clorofórmio; moderadamente solúvel em álcool; levemente solúvel em água.

Comentários — Um agente efetivo no tratamento de infecções fúngicas superficiais. É fungistático e não fungicida. Administrada sistemicamente, a droga é bastante efetiva no controle da tinha da cabeça, tinha do corpo, tinha da unha (onicomicose) e na forma crônica da tinha do pé causada pelos dermatófitos *Microsporon, Trichophyton* e *Epidermophyton*.

Como essa droga não mata, mas apenas paralisa a reprodução do microrganismo, é necessário continuar a medicação por um tempo suficiente para que toda a epiderme seja removida e substituída para eliminar completamente os microrganismos reinfectantes. É depositada nas células precursoras da ceratina e é levada até a epiderme à medida que a pele prossegue seu crescimento. Isso também leva um tempo enorme, desde o momento em que a medicação é iniciada até ocorrer qualquer evidência de melhora.

As reações indesejadas não são freqüentes, mas erupções cutâneas, leucopenia, granulocitopenia e reações alérgicas como doença do soro ou edema angioneurótico estão entre os efeitos colaterais graves relatados. Também pode causar náuseas, vômitos, desconforto epigástrico e diarréia; esses sintomas com freqüência podem ser evitados dando-se a droga com alimentos ou logo após uma refeição. A cefaléia também é relativamente freqüente. Menos freqüentemente ocorrem fototoxicidade, proteinúria, lassidão e fadiga e raramente há confusão mental e incoordenação motora. É aconselhável monitorizar as funções renal, hematológica e hepática. A ingestão de álcool durante o tratamento causa taquicardia e ruborização.

A biodisponibilidade oral depende do tamanho da partícula; quanto menor o tamanho do cristal, mais completa a absorção. A porcentagem absorvida dos preparados de tamanho microscópico fica entre 25 a 70%; dos preparados ultramicroscópicos, a absorção é quase que completa. A absorção é maior se a droga for administrada com alimentos de alto teor de gordura. A principal via de eliminação pode ser por perda transepidérmica, embora também haja uma porcentagem considerável de eliminação hepática e secreção biliar. A meia-vida é de 24 a 36 h. Ela induz o sistema microssomial hepático, aumentando o metabolismo da varfarina, da mexiletina e dos contraceptivos orais, necessitando, por isso, de ajustes na dose.

ITRACONAZOL

3*H*-1,2,4-Triazol-3-ona, (±)-4-[4-[4-[4-[[2-(2,4-diclorofenil)-2-(1*H*-1,2,4-triazol-1-ilmetil)-1,3-dioxolan-4-il]metóxi]- fenil]-1-piperazinil]fenil]-2,4-diidro-2-(1-metilpropil)-, Sporanox

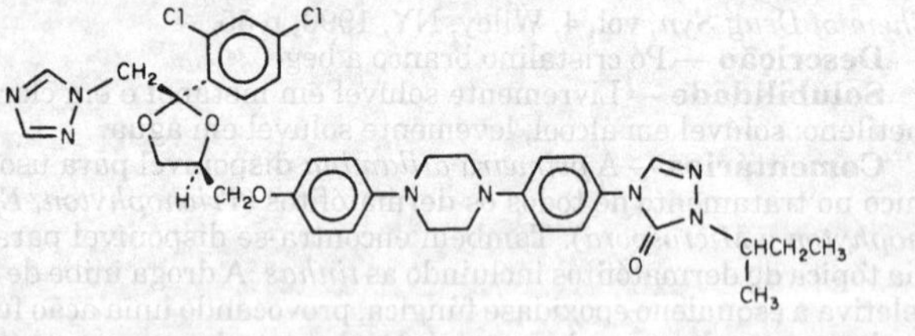

[84625-61-6] $C_{35}H_{38}Cl_2N_8O_4$ (705.65).

Preparo — *J Med Chem 27*:894, 1984. O racemato é usado clinicamente.

Descrição — Cristais brancos; funde a aproximadamente 166°; pK_a aproximadamente 3,5.

Solubilidade — 1 g em 10.000 mL de água ou 1.000 mL de álcool; mais solúvel em polietileno glicóis acidulados.

Comentários — Agente antifúngico triazólico com mecanismo de ação e amplo espectro similares aos do fluconazol. Também inibe a síntese da quitina tanto no brotamento da levedura como no crescimento das hifas fúngicas. É usado para tratar infecções fúngicas em pacientes com comprometimento ou não do sistema imunológico que tenham criptococose, blastomicose, histoplasmose e aspergilose. Empregos não-rotulados incluem micoses superficiais, micoses sistêmicas e micoses subcutâneas.

A biodisponibilidade é de 55%, e os alimentos acentuam a absorção oral. A taxa de ligação com proteínas é da ordem de 99,8%, e é eliminado na urina e na bile após significativo metabolismo hepático. A meia-vida é de 20 a 30 h. Níveis insignificantes atingem o liquor.

Os efeitos adversos incluem náusea, dor epigástrica, edema e hipopotassemia. Alterações reversíveis na função do fígado foram relatadas em alguns casos. Em alguns pacientes observaram-se algumas interações medicamentosas nas vias metabólicas do P450.

DROGAS TÓPICAS PARA INFECÇÕES MUCOCUTÂNEAS

A nistatina é um macrolídio poliênico tópico análogo à anfotericina B com modo similar de ação, mas tóxica demais para uso parenteral. É ativa contra a maioria de *Candida* spp e pode ser usada para candidíases oral, vaginal e intestinal. Entretanto, atualmente, os antifúngicos tópicos mais prescritos para a candidíase oral e as dermatofitoses são os azóis clotrimazol e miconazol. Outros azóis também disponíveis para uso tópico incluem econazol, oxiconazol e sulconazol. As alilaminas disponíveis para tratamento tópico de infecções de tinha são a terbinafina e a naftifina.

ÁCIDO SALICÍLICO — veja Cap. 65.

BENZOATO DE SÓDIO — veja RPS-18, Cap. 62.

CLOTRIMAZOL — veja anteriormente.

IODETO DE POTÁSSIO — veja Cap. 69.

MERCÚRIO AMONIACAL — veja RPS-18, Cap. 62.

MICONAZOL

1*H*-Imidazol, 1-[2-(2,4-diclorofenil)-2-[(2,4-diclorofenil) metóxi]etil]-, Micatin, Monistat

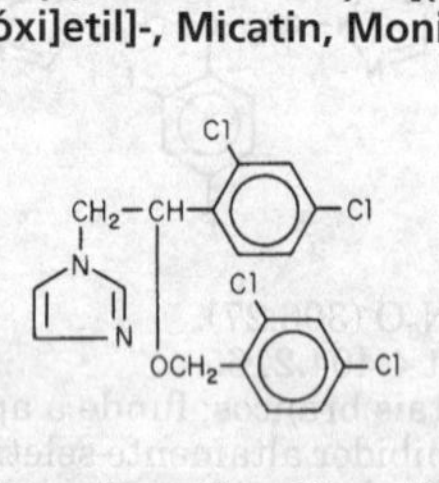

1-[2,4-Dicloro-β-[(2,4-diclorobenzil)oxi]fenetil]imidazol [22916-47-8] $C_{18}H_{14}Cl_4N_2O$ (416.12).

Preparo — O brometo de 2,4-diclorofenacil é usado para alquilar o imidazol seguido pela redução do grupamento cetona a um álcool secundário que é convertido a um alcóxido. A alquilação de Williamson com α,*p*,-diclorotolueno leva ao produto. *J Med Chem 12*: 784, 1969.

Comentários — Fungicida para várias espécies de *Aspergillus, Blastomyces, Candida, Cladosporium, Coccidioides, Epidermophyton, Histoplasma, Microsporon, Paracoccidioides* e *Trichophyton*. Inibe a síntese do ergosterol, fenômeno que rompe as membranas celulares fúngicas. A droga penetra prontamente na camada córnea e lá permanece em altas concentrações por até 4 dias, o que provavelmente contribui para a sua eficácia contra as dermatofitoses. Na tinha do pé (pé-de-atleta), há relato de uma porcentagem de 96% da cura micológica com o sal do nitrato, o que excede consideravelmente a porcentagem de cura de qualquer outra droga, exceto o clotrimazol e o econazol.

Quanto ao uso tópico, para candidíase vulvovaginal, a taxa de curas relatadas varia de 80 a 95%, consideravelmente superior à da nistatina (65%) e da anfotericina B (75%). É comum o prurido ser aliviado com apenas uma única aplicação. Também é eficaz contra algumas infecções vaginais causadas por *Trichophyton glabratus*. A base livre é útil no tratamento tópico de várias micoses oftálmicas. A base tem sido usada com sucesso no tratamento sistêmico de várias micoses profundas ou sistêmicas, especialmente candidíase e criptococose.

Queimação, prurido e maceração às vezes ocorrem após a aplicação do nitrato na pele, como é comum acontecer com as drogas antifúngicas eficazes. Por via intravaginal, queimação, prurido, desconforto pélvico, urticária e cefaléia ocorrem em 6 a 7% dos usuários, especialmente durante os primeiros dias de tratamento. Estudos experimentais e clínicos sugerem que a droga é segura para utilização durante a gravidez, mas o uso sistêmico durante a gravidez provavelmente deve ser evitado, se possível. Por via oral, parece ser bem tolerada, embora ocorram náuseas, vômitos e diarréia. Não se observou evidência de toxicidade hepática ou renal.

A administração IV pode causar flebite, hipercolesterolemia e hipertrigliceridemia (causadas pelo veículo), hiponatremia (pela secreção de ADH), náusea, vômitos, diarréia, anorexia e, com menos freqüência, reações alérgicas e imunológicas, como febre, calafrios, prurido, erupções cutâneas, trombocitopenia, anafilaxia e anemia. Ocorrem sibilos e taquipnéia e taquicardia de origem sinoatrial e ventricular, fenômenos que podem ser evitados diminuindo-se a velocidade da infusão. Por via intratecal, pode causar certa irritação meníngea, embora a via pareça ser segura.

A partir dos locais tópicos, apenas vestígios da droga aparecem no sangue e na urina. Pouco menos de 50% de uma dose oral são absorvidos. No plasma, cerca de 93% ficam ligados às proteínas. Menos de 1% de uma dose oral aparece inalterada na urina. A droga manifesta uma farmacocinética de três categorias. A meia-vida terminal (eliminação, β) é de cerca de 1 dia. Por via sistêmica, inibe o metabolismo da varfarina.

NISTATINA

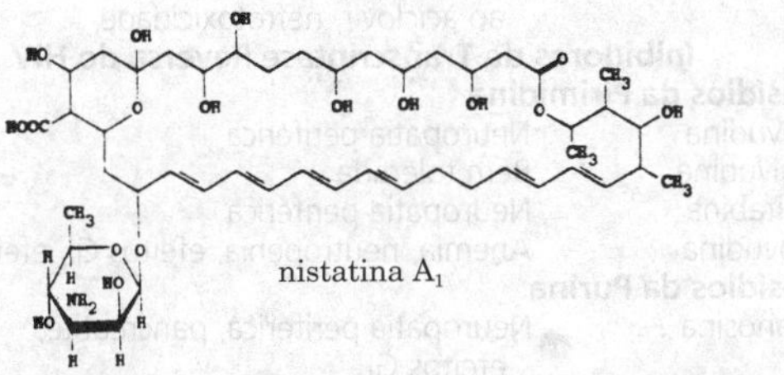

nistatina A_1

A nistatina [1400-61-9] é uma substância produzida pelo crescimento do *Streptomyces noursei* Brown, *et al* (Fam *Streptomycetaceae*). Não contém menos do que 4400 Unidades de atividade de nistatina/mg. A nistatina é uma mistura de 4 diferentes tetraenos, a nistatina A, (principalmente) e nistatina A_2, A_3 e polifungina B. A Nistatina A_1 [34786-70-4] $C_{47}H_{75}NO_{17}$ está intimamente relacionada com a *Anfotericina B*. As duas são lactonas macrocíclicas contendo um anel de cetal, um sistema *completo* de *trans* tetraeno e uma porção composta de uma micosamina (3-amino-3-desoxirranose).

Descrição — Pó higroscópico amarelo a castanho-claro; odor sugestivo de cereais; higroscópico; afetado por longa exposição à luz, calor ou ar; pK_a 4,5, 8,64; decompõe-se gradualmente a temperaturas mais elevadas do que 160° sem fusão.

Solubilidade — Água, 4 (mg/mL, a aproximadamente 30); álcool, 1,2; metanol, 11,2; clorofórmio, 0,48; ou etileno glicol, 8,75.

Comentários — A droga é ativa *in vitro* contra uma série de leveduras e fungos, mas sua utilidade clínica é limitada ao tratamento da *candidíase*. O antibiótico é mal absorvido pelo trato GI; conseqüentemente, não é efetivo contra infecções sistêmicas, mas é eficaz contra *candidíase intestinal*. Pode prevenir a emergência de infecções oportunistas por *Candida* resultantes de terapia oral com antibióticos de amplo espectro, embora essas infecções sejam tão infreqüentes que não vale a pena fazer uso "profilático" de rotina da nistatina. *Não* evita a diarréia decorrente do uso oral de antibióticos de amplo espectro. Tem sido empregada com sucesso variável no tratamento de candidíase oral. É prescrita sozinha para tratar candidíase vulvovaginal. Para uso cutâneo, pode ser combinada com neomicina, gramicidina e triancinolona acetonida. Não é a droga de primeira nem de segunda escolha em qualquer uso. É relativamente não-tóxica, mas pode haver náuseas, vômitos e diarréia com a terapia oral.

NITRATO DE ECONAZOL

Mononitrato de 1*H*-imidazol, (±)-1-[2-[(4-clorofenil)metóxi]-2-(2,4-diclorofenil)etil]-, Spectrazole

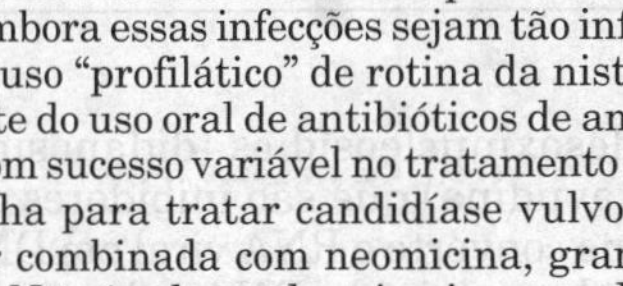

Mononitrato de (±)-1-[2,4-dicloro-β-[(*p*-clorobenzil)oxi]fenoetil]imidazol [68797-31-9] $C_{18}H_{15}Cl_3N_2O \cdot HNO_3$ (440.70).

Preparo — A 2,4-dicloroacetofenona é depois clorada para cloreto de fenacila e esse composto tratado com imidazol com perda de HCl para produzir o 1-(1*H*)-(2,4-diclorofenacil)imidazol (I). A redução do grupo da cetona de I com boroidreto de sódio forma o segundo álcool (II). Com o hidreto de sódio, o alcoolato de II é produzido, o qual, sob reação com cloreto de *p*-clorobenzil, produz a base do econazol. Veja *J Med Chem 12*: 784, 1969.

Descrição — Cristais brancos; funde a aproximadamente 162°; pK_a 6,6.

Solubilidade — Muito levemente solúvel em água ou na maioria dos solventes orgânicos.

Comentários — Atividade antifúngica contra dermatófitos (*Epidermophyton floccosum, Microsporon auduoni, canis* e *gypseum*, e *Trichophyton rubrum, mentagrophytes* e *tonsurans*), *Pityrosporon obiculare* (*Malasserzia furfur*) e *Candida albicans*. É empregado no tratamento de *candidíase cutânea* e *tinhas do corpo, cruris, do pé* e *versicolor (pityriasis versicolor)*. Sua eficácia é comparável à do miconazol ou do clotrimazol. Penetra prontamente na camada córnea, onde concentrações eficazes persistem por vários dias. Em aproximadamente 3% dos receptores, ocorrem eritemia local, sensação de queimação, picada e prurido.

NITRATO DE OXICONAZOL

Mononitrato de etanona, (*Z*)-1-(2,4-diclorofenil)-2-(1*H*-imidazol-1-il)-*O*-[(2,4-diclorofenil)metil]oxima; Oxistat

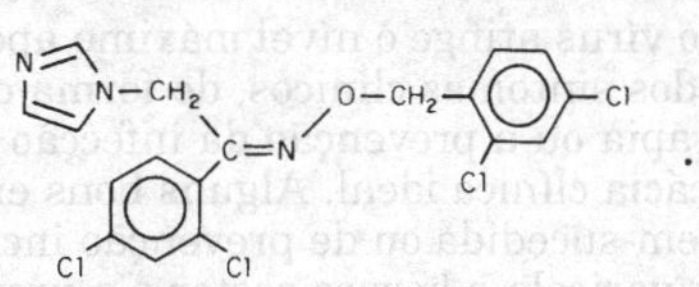

[64211-46-7] $C_{18}H_{13}Cl_4N_3O \cdot HNO_3$ (492.15).

Preparo — Uma reação exotérmica ocorre ao misturar-se cloreto de 2,4-diclorofenacil e imidazol em acetonitrila. O produto, 2,4-diclorofenacilimidazol, passa por processo de refluxo com hidroxilamina HCl em piridina para formar a oxima, que é aquecida com cloreto de 2,4-diclorobenzila em piridina etanólica para produzir a base do composto. US Pat 4.124.767 (1978).

Descrição — Cristais brancos que se fundem a cerca de 138°.

Solubilidade — Solúvel em metanol; moderadamente solúvel em álcool, clorofórmio ou acetona; muito levemente solúvel em água.

Comentários — Agente antifúngico usado para tratamento tópico de *pitiríase versicolor* e para *tinea pedis* (tinha do pé), *tinea cruris* (tinha crural) e *tinea corporis* (tinha do corpo) decorrentes de *Trichophyton rubrum, T mentagrophytes* ou *Epidermophyton floccosum*.

NITRATO DE SULCONAZOL

Mononitrato de 1*H*-imidazol, (±)-1-[2-[[(4-clorofenil)metil]tio]-2-(2,4-diclorofenil)etil]-; Exelderm

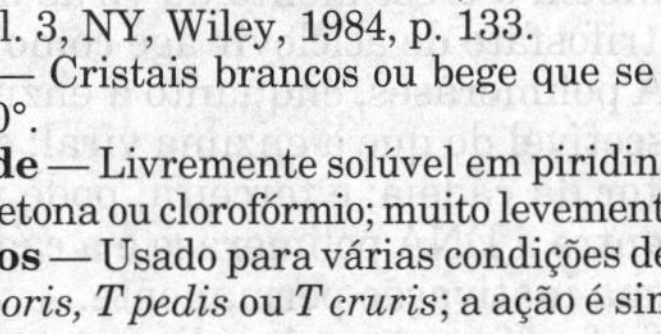

[61318-91-0] $C_{18}H_{15}Cl_3N_2S \cdot HNO_3$ (460.77).

Preparo — US Pat 4.038.409 (1977); Lednicer D, *et al*, *Org Chem of Drug Syn*, vol. 3, NY, Wiley, 1984, p. 133.

Descrição — Cristais brancos ou bege que se fundem a aproximadamente 130°.

Solubilidade — Livremente solúvel em piridina; levemente solúvel em álcool, acetona ou clorofórmio; muito levemente solúvel em água.

Comentários — Usado para várias condições de *tinea* (pé-de-atleta), como *T corporis, T pedis* ou *T cruris*; a ação é similar à do *oxiconazol*.

ÓXIDO DE MERCÚRIO AMARELO — veja RPS-18, Cap. 62.

PERMANGANATO DE POTÁSSIO — veja RPS-18, Cap. 62.

PROPILPARABENO — veja RPS-18, Cap. 62.

SOLUÇÃO DE HIPOCLORITO DE SÓDIO — veja RPS-19, Cap. 67.

DROGAS ANTIVIRAIS

As viroses causam uma grande parte da morbidade e da mortalidade nas populações de todo o planeta, mas o número de drogas disponíveis ainda é bastante limitado. O desenvolvimento da droga antiviral tornou-se uma área bastante ativa na última década, especialmente com os desafios da epidemia da AIDS. A necessidade de desenvolver inibidores mais seletivos da função viral aumentou o número de drogas antivirais nos ensaios clínicos para o vírus da imunodeficiência humana (HIV) e deve levar a importantes benefícios na próxima década.

Os vírus não conseguem se reproduzir de forma independente porque usam os trajetos de síntese proteica, geradores de energia e de reprodução do DNA ou RNA das células do hospedeiro para se reproduzirem. A duplicação do vírus pode ser dividida em várias fases:

1. Adsorção e penetração nas células suscetíveis do hospedeiro.
2. Desnudamento do ácido nucleico viral.
3. Síntese de proteínas precursoras de regulação (p. ex., polimerase do ácido nucleico).
4. Síntese do RNA ou do DNA.
5. Síntese de proteínas estruturais recentes.
6. Montagem das partículas virais.
7. Liberação de vírions infecciosos da célula.

A replicação do vírus atinge o nível máximo após ou antes da manifestação dos sintomas clínicos, de forma que o início prematuro da terapia ou a prevenção da infecção são importantes para a eficácia clínica ideal. Alguns bons exemplos de terapia precoce bem-sucedida ou de prevenção incluem o aciclovir para tratar varicela e herpes zoster e a profilaxia com amantidina contra o vírus influenza A. O desenvolvimento de muitos análogos nucleosídios da pirimidina e da purina levou a novos compostos que inibem de forma seletiva a síntese do DNA viral. A seletividade das drogas para o retrovírus HIV foi derivada de inibidores reversos da transcriptase que bloqueiam a transcrição do genoma do RNA do HIV em DNA e síntese proteica. Mais recentemente, foram desenvolvidos inibidores da protease que impedem a síntese da proteína final e da criação do envoltório do vírion.

As principais drogas antivirais serão discutidas sob as seguintes categorias: inibidores do rompimento do envoltório viral, inibidores da síntese do ácido nucleico viral, inibidores da transcriptase reversa, inibidores da protease e imunoestimulantes. Veja o Quadro 87.11.

A amantadina e a rimantidina são inibidores ativos por via oral do rompimento do envoltório viral que são efetivas para a profilaxia do vírus da influenza A. Esses antivirais são aminas tricíclicas que diferem entre si apenas quanto à farmacocinética. A excreção renal predomina para a amantadina, enquanto a rimantidina é amplamente metabolizada.

O aciclovir e outros análogos intimamente relacionados com a guanosina (ganciclovir, valaciclovir e fanciclovir) são o grupo mais importante de drogas anti-herpéticas que agem pela inibição da síntese do ácido nucleico viral. Esses antivirais nucleosídios têm que ser monofosforilados pela timidina cinase viral e em seguida são novamente fosforilados para formar trifosfatos que inibem o crescimento do vírus de três maneiras. Primeira, o trifosfato de aciclovir age como inibidor competitivo das DNA polimerases, enquanto a enzima humana é muito menos suscetível do que a enzima viral; segunda, pode ser um interruptor da cadeia; e terceira, pode produzir ligação irreversível entre a DNA polimerase e a cadeia interrompida causando uma inativação permanente.

O foscarnet (fosfonoformato trissódico), um ácido fosfonofórmico, inibe as polimerases do DNA, as polimerases do RNA e as transcriptases reversas. É usado principalmente para pacientes com AIDS com retinite por citomegalovírus (CMV), mas pode ser usado contra vírus do tipo CMV causador de herpes resistente ao aciclovir.

A ribovirina é um análogo nucleosídico sintético da purina que é fosforilado pela adenosina cinase da célula do hospedeiro resultando em um monofosfato que inibe a formação de monofosfato de inosina celular. O resultado final é a depleção do trifosfato de guanosina e a inibição da síntese da proteína do vírus mais a supressão do início ou alongamento do mRNA viral.

A família de inibidores de transcriptases reversas dos nucleosídios inclui as substâncias zidovudina (azidodesoxitimidina), vários didesoxinucleosídios (didanosina, zalcitabina, lamuvidina e estavudina) que são inibidores competitivos da enzima do HIV que converte o RNA viral em DNA e agem como os interruptores da cadeia do DNA sobre a fosforilação dos derivados do nucleosídio trifosfato. Esses antivirais nucleosídios também inibem as polimerases do DNA dos mamíferos, mas requerem concentrações maiores do que as concentrações eficazes sobre a transcriptase reversa do HIV. A resistência a esses compostos ocorre de mutações na transcriptase reversa, de forma que precisam ser usados em combinação uns com os outros ou com inibidores da protease do HIV. Dois inibidores da transcriptase reversa são normalmente combinados com um inibidor da protease para diminuir o desenvolvimento da resistência. A nevirapina e a delavirdina são inibidores não-nucleosídios da transcriptase reversa que também provocam o rompimento do local catalítico dessa enzima.

A idoxuridina e a trifluridina são análogos da pirimidina que são incorporados no DNA viral, resultando em inibição da síntese do DNA. São usados apenas topicamente para infecções de herpes simples da córnea por causa de seus problemas de toxicidade. A fluorouracila, outro nucleosídio da pirimidina, age bloqueando a produção do timidilato e interrompe a síntese celular normal do RNA e do DNA. Conseqüentemente, também está restrita à terapia tópica de verrugas.

Quadro 87.11 Drogas Antivirais

DROGAS	COMENTÁRIOS
Inibidores da Síntese de Ácido Nucleico	
Análogos da Purina	
Aciclovir	Anti-herpes (IV, oral ou tópico), efeitos no SNC
Cidofovir	Para CMV, nefrotoxicidade
Fanciclovir	Pró-droga do penciclovir
Ganciclovir	Para CMV, mielossupressão
Penciclovir	Anti-herpético tópico, similar ao aciclovir
Ribovarina	Para RSV, potencial embriotoxicidade
Valaciclovir	Pró-droga do aciclovir, melhor absorção oral
Análogos da Pirimidina	
Fluorouracila	Tópico para verrugas
Idoxuridina	Tópico para herpes simples
Trifluridina	Tópico para herpes simples
Não-nucleosídios	
Foscarnet	Para CMV, vírus herpes resistente ao aciclovir, nefrotoxicidade
Inibidores da Transcriptase Reversa do HIV	
Nucleosídios da Pirimidina	
Estavudina	Neuropatia periférica
Lamivudina	Bem tolerada
Zalcitabina	Neuropatia periférica
Zidovudina	Anemia, neutropenia, efeitos GI, efeitos no SNC
Nucleosídios da Purina	
Didanosina	Neuropatia periférica, pancreatite, efeitos GI
Não-nucleosídios	
Nevirapina	Erupção cutânea, febre, náusea, cefaléia
Delavirdina	Erupção cutânea
Inibidores da Protease do HIV	
Indinavir	Boa biodisponibilidade, cálculos renais, inibe CYP3A4
Nelfinavir	Menos efeitos colaterais, um pouco de diarréia
Ritonavir	Boa biodisponibilidade, mais efeitos colaterais, muitas interações medicamentosas (relacionadas com CYP3A4)
Saquinavir	Menor biodisponibilidade, menos efeitos colaterais, interações medicamentosas relacionadas com CYP3A4
Inibidores da Penetração do Vírus Influenza ou da Perda do Envoltório	
Amantidina	Excreção renal, efeitos tóxicos principalmente no SNC
Rimantidina	Metabolizada, toxicidade similar à da amantidina

Os inibidores da protease (saquinavir, ritonavir, indinavir e nelfinavir) são análogos peptídios que inibem a enzima de clivagem específica para o HIV-1 necessária para a produção dos víriions infecciosos do HIV e agem em sinergia com os inibidores da transcriptase reversa. É importante prescrevê-los em combinação na terapia para HIV porque ocorre resistência se forem usados sozinhos ou intermitentemente. Dois inibidores da transcriptase reversa (IR) podem ser associados a um inibidor da protease (IP) ou alternativamente dois IP podem ser usados com um inibidor da transcriptase reversa. O sucesso dos esquemas combinados tem variado, mas o sucesso geral da terapia de combinação tem sido capaz de diminuir a replicação viral, melhorar a condição imunológica (p. ex., aumentar a contagem das células $CD4^+$), retardar as complicações e prolongar a vida.

Os interferons e as imunoglobulinas são exemplos de compostos endógenos que estimulam as respostas imunológicas às infecções por vírus. Os interferons são glicoproteínas produzidas pelos linfócitos, macrófagos, fibroblastos e outras células. As três classes químicas e imunológicas distintas de interferons são o alfa, o beta e o gama. Eles agem inibindo a síntese ou a montagem da proteína viral ou estimulando o sistema imunológico. Os interferons têm ações intracelulares específicas que resultam em vários efeitos, incluindo a inibição da penetração viral, o rompimento do revestimento, a translação das proteínas virais mais montagem e liberação do vírus. As imunoglobulinas podem ser usadas para prevenir certas infecções virais através do uso de preparados de anticorpos com altos títulos de ligação específica aos vírus (especialmente hepatite B e raiva).

As limitações das drogas antivirais orais específicas são determinadas pelo perfil dos efeitos adversos. A amantidina e a rimantidina causam distúrbios GI e efeitos no SNC. O aciclovir e seus análogos relacionados (valaciclovir e fanciclovir) causam efeitos no SNC e diminuem a função renal. Outros problemas específicos podem ocorrer com certos análogos como o ganciclovir, que causa supressão da medula óssea. Os inibidores nucleosídios da transcriptase reversa possuem diferenças individuais em seus perfis de efeitos adversos, mas os efeitos colaterais mais significativos incluem mielossupressão (zidovudina, lamivudina), neuropatia (didanosina, zalcitabina, estavudina) e pancreatite (didanosina). Os inibidores da protease variam quanto à inibição do metabolismo do citocromo P-450 (notavelmente a isoenzima CYP3A), mas todos possuem certo potencial para interações medicamentosas.

ACICLOVIR

6*H*-Purin-6-ona, 2-amino-1,9-diidro-9-[(2-hidroxietóxi)metil]-, Zovirax

9-[(2-Hidroxietóxi)metil]guanina [59277-89-3] $C_8H_{11}N_5O_3$ (225.21).

Preparo — A guanina é alquilada com benzoato de 2-(clorometóxi) etila e o éster resultante é hidrolisado para o produto; veja Pat Alemã 2.539.963.

Descrição — Cristais brancos que se fundem a cerca de 257°.

Solubilidade — Em água, 1,3 mg/mL.

Comentários — Atividade contra os *vírus Herpes simples* (HSV)1 e 2, varicela-zoster, vírus Epstein-Barr e citomegalovírus. Dentro de uma célula infectada, é transformado em trifosfato, que então é incorporado no DNA; isso acaba com o alongamento do DNA e impede a replicação viral. O sal de sódio é aprovado nos Estados Unidos para o tratamento oral de infecções cutâneas e de mucosas recorrentes causadas por HSV-1 e HSV-2 em adultos e crianças com comprometimento do sistema imunológico e para infecções genitais iniciais graves de herpes em pacientes imunocompetentes. Entretanto, a droga já foi empregada com sucesso no tratamento de encefalite por HSV e em infecções em neonatos e no tratamento de infecções de catapora, citomegalovírus e varicela-zoster. A droga também está aprovada para o tratamento tópico de infecção não-fulminante por HSV-1 e HSV-2 (exceto no olho), mas é apenas moderadamente efetiva, especialmente contra herpes genital em mulheres. A droga não erradica herpes latente. É, de certa forma, imprevisível como profilático tópico contra infecções recorrentes por HSV-1 e HSV-2. A resistência do herpes simples e dos citomegalovírus ocorre e é fonte de preocupação.

O efeito adverso mais freqüente do tratamento sistêmico é a irritação do local da injeção (9%). A droga pode se cristalizar na urina, causar hematúria e prejudicar a função renal se a ingestão de líquido for inadequada, a taxa de filtração glomerular for baixa, o intervalo da dosagem for muito curto ou se a droga é administrada como bolo. Encefalopatia metabólica (1%) com alucinações, confusão, tremores e convulsões, depressão da medula óssea e alterações da função hepática também podem ocorrer pela terapia parenteral. Os efeitos indesejados pela administração oral são mais freqüentes com a terapia a longo prazo do que com a terapia a curto prazo. A curto prazo, pode haver náusea e vômitos (2,7%), cefaléia (0,6%), diarréia, tontura, fadiga, erupção cutânea, dor de garganta (todos 0,3%), anorexia, edema, linfadenopatia (especialmente inguinal) e dor na perna. A longo prazo, pode haver cefaléia (1,9%), diarréia (2,4%), náuseas e vômitos (2,7%), artralgia, vertigem (os dois 3,6%), insônia, fadiga, irritabilidade, depressão, erupção cutânea, acne, alopecia, febre, palpitações, dor de garganta, câimbras musculares e linfadenopatia. A droga é mutagênica e deve ser evitada na gravidez, se possível. Topicamente, os efeitos adversos ocorrem em cerca de 30% dos receptores e consistem em dor em ferroada local, queimação ou dor (28%), prurido (4%), vulvite (0,3%) e erupção cutânea (0,3%).

No plasma, apenas entre 9 a 33% ficam ligados às proteínas. A excreção renal após uso IV ou oral é responsável por 62 a 91% e 9 a 20%, respectivamente. A meia-vida é de aproximadamente 2,5 h, mas pode se prolongar em até 19,5 h na insuficiência renal.

CIDOFOVIR

Ácido fosfônico, (*S*)-[[2-(4-amino-2-oxo-1(2*H*)-pirimidin-il)-1-(hidroximetil)etóxi]metil]-, diidrato; Vistide

[149394-66-1] $C_8H_{14}N_3O_6P \cdot 2H_2O$ (315.22).

Preparo — A partir da guanina; US Pat 5.142.051 (1992).

Descrição — Pó branco que se funde a cerca de 260°; log P (octanol/pH 7,1 tampão) — 3,3.

Solubilidade — Aproximadamente 170 mg/mL a pH 6 – 8.

Comentários — Um inibidor da síntese de ácidos nucleicos (análogo da purina) usado para citomegalovírus (CMV). Causa nefrotoxicidade.

CITARABINA — veja RPS-18, Cap. 67.

CLORIDRATO DE AMANTIDINA

Cloridrato de triciclo [3.3.1.1^{3,7}]decano-1-amina; Symmetrel, Symadine

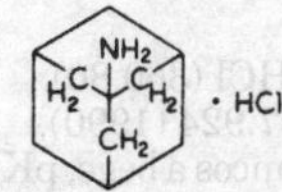

Cloridrato de 1-adamantanamina [665-66-7] $C_{10}H_{17}N \cdot HCl$ (187.71).

Preparo — O adamantano é halogenado, com cloro ou bromo na presença de $AlCl_3$, no átomo de carbono cabeça de ponte para produzir um halóide terciário reativo, incapaz de desidro-halogenação. Portanto, mesmo com uma base fraca, como a CH_3CN, passa por uma reação S_N1 para o derivado acetamídico. A hidrólise garante o produto, que é convertido ao sal. *J Med Chem 6*: 760 (1963).

Descrição — Cristais brancos; decompõem-se a mais de 360°; pK_a 10,4 (grupamento amino).

Solubilidade — 1 g em 3 mL de água ou 5 mL de álcool.

Comentários — Um *antiviral de espectro estreito* ativo contra todos as cepas de vírus influenza A, certas cepas de vírus C, mas sem eficácia contra cepas B. Está aprovado para quimioprofilaxia e tratamento de doença do trato respiratório causada por cepas do vírus influenza A, quando a imunização está contra-indicada ou não é exeqüível. Está indicado especialmente para pacientes de alto risco em decorrência de doença de base (p. ex., doença cardiovascular, pulmonar, metabólica, neuromuscular ou de imunodeficiência), contatos íntimos domésticos ou em enfermaria de hospitais de casos de índices, pacientes imunocomprometidos e pessoal ligado à assistência médica e a serviços da comunidade.

A amantidina é bem tolerada pela maioria dos pacientes, mas os efeitos colaterais do SNC são bastante comuns e incluem dificuldade de raciocínio, confusão, tonteira, alucinações, ansiedade e insônia. Esses efeitos colaterais são reversíveis com a interrupção da droga. Efeitos adversos mais graves como depressão mental e psicoses podem ocorrer com doses superiores a 200 mg diários. Efeitos colaterais menos comuns incluem anorexia, náuseas, vômitos e hipotensão ortostática. Os efeitos periféricos e centrais dos anticolinérgicos são exacerbados pelo uso concomitante da amantidina.

A absorção oral é rápida e completa. Não é metabolizada, e 90% da dose é excretada inalterada na urina. A meia-vida é de cerca de 20 h e alcança níveis liquóricos que são 60% da concentração plasmática. A dose deve ser reduzida na vigência de insuficiência renal e nos idosos com função renal reduzida.

CLORIDRATO DE RIMANTADINA

Cloridrato de triciclo[3.3.1^{3,7}]decano-1-metanoamina-, α-metil-; Flumadine

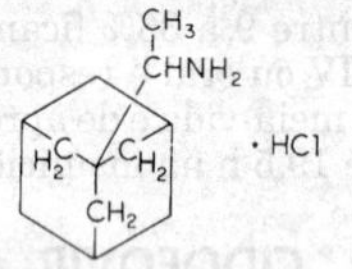

[1501-84-4] $C_{12}H_{21}N \cdot HCl$ (215.77).

Preparo — A partir do 1-bromoadamantano por adição do brometo de vinil, usando o catalisador $AlCl_3$, para levar ao derivado 1-(2,2-dibromoetil), que passa por desidroalogenação clássica por aquecimento com álcali para formar o acetileno correspondente. A cetona é formada a partir da tripla ligação usando hidratação catalisada pelo mercúrio com ácido sulfúrico aquoso. O grupamento carbonil é convertido à oxima que é reduzida com $LiAlH_4$ para formar o produto. US Pat 3.352.912 (1967).

Descrição — Cristais brancos a bege que se fundem a aproximadamente 376° (tubo lacrado).

Solubilidade — Livremente solúvel em água (50 mg/mL a 20°).

Comentários — Um inibidor da penetração do vírus influenza ou *do processo de perda do envoltório viral*. Quando metabolizado, exibe efeitos tóxicos semelhantes aos da *amantidina*.

CLORIDRATO DE VALACICLOVIR

Monocloridrato de éster de L-valina, 2-[(2-amino-1,6-diidro-6-oxo-9*H*-purin-9-il)-metóxi]etil; Valtrex

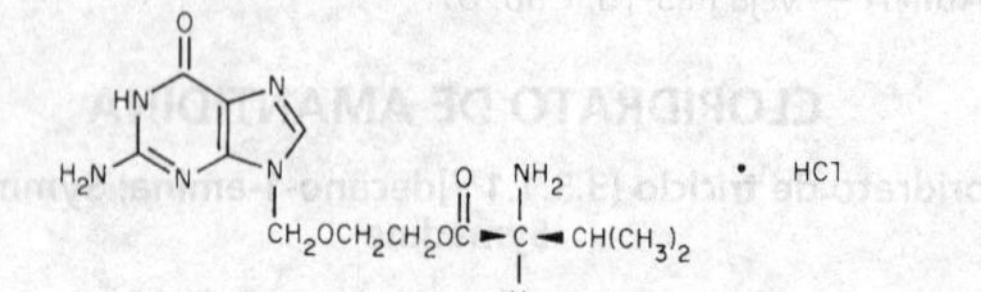

[124832-27-5] $C_{13}H_{20}N_6O_4 \cdot HCl$ (360.80).

Preparo — US Pat 4.957.924 (1990).

Descrição — Cristais brancos a bege, pK_{a1} 1,90; pK_{a2} 7,47; pK_{a3} 9,43.

Solubilidade — 174 mg/mL em água a 25°.

Comentários — Um inibidor da síntese do ácido nucleico (análogo da purina). Uma pró-droga do *aciclovir*, mas com melhor absorção oral.

DIDANOSINA

Inosina, 2′,3′-didesóxi-, ddL; Videx

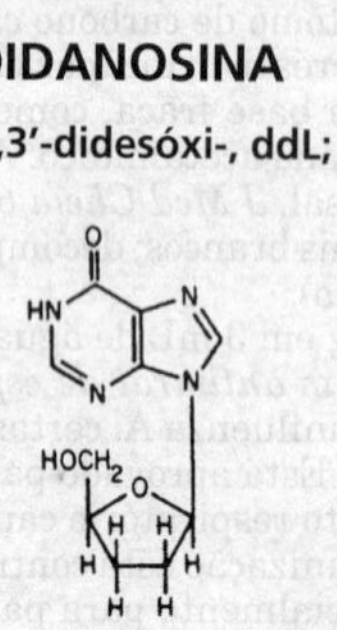

[69655-05-6] $C_{10}H_{12}N_4O_3$ (236.23).

Preparo — *Nucleosides Nucleotides* 7: 147, 1988.

Descrição — Sólido branco; funde entre aproximadamente 160° a 163°.

Comentários — Um análogo nucleosídico que é incorporado no DNA retroviral, contribuindo para o término da cadeia e a inibição da replicação viral. O metabólito ativo, trifosfato de didesoxiadenosina, é um inibidor da transcriptase reversa que é ativa contra a célula T infectada com o vírus da imunodeficiência humana (HIV) e culturas de monócitos/macrófagos.

A indicação aprovada é o tratamento de pacientes adultos e pediátricos com infecção de HIV avançada que receberam terapia prolongada anterior com *zidovudina* ou que já demonstraram intolerância ou deterioração significativa clínica ou imunológica durante a terapia com zidovudina.

Os principais efeitos tóxicos clínicos da didanosina são pancreatite (9%) e neuropatia periférica (34%). Vários outros efeitos adversos são observados com freqüência, incluindo diarréia (34%), astenia (25%), insônia (25%), náuseas e vômitos (25%), erupções cutâneas/prurido (24%), dor abdominal (21%), depressão do SNC (19%), constipação (16%), estomatite (14%), mialgia (13%), artrite (11%), perversão/perda do paladar (10%), dor (10%), boca seca (9%), alopecia (8%) e tontura (7%).

A biodisponibilidade média da didanosina é dita como sendo 33% após uma dose única. A meia-vida de eliminação é de 1,6 h, e a depuração renal é de aproximadamente 50%. Não há evidência de acúmulo nem da dosagem IV, nem da oral.

ESTAVUDINA

Timidina, 2′,3′-didesidro-3′-desóxi-, Zerit; d4t

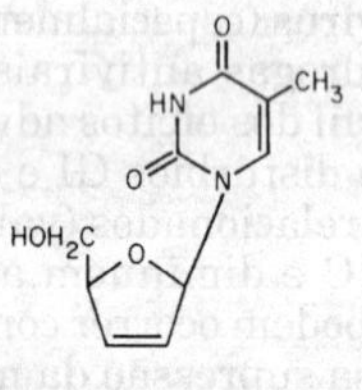

[3056-17-5] $C_{10}H_{12}N_2O_4$ (224.22).

Preparo — US Pat 5.130.421 (1992).

Descrição — Cristais brancos a bege que se fundem a cerca de 166° (174°). Coeficiente de distribuição em octanol-água de 0,144 a 23°.

Solubilidade — A 23°; água, 83 mg/mL, propileno glicol 30 mg/mL.

Comentários — Um inibidor da transcriptase reversa do HIV (nucleosídio pirimidina). Causa neuropatia periférica.

FANCICLOVIR

Diacetato (éster) de 1,3-propanediol, 2-[2-(2-amino-9*H*-purin-9-il)etil-; Famvir

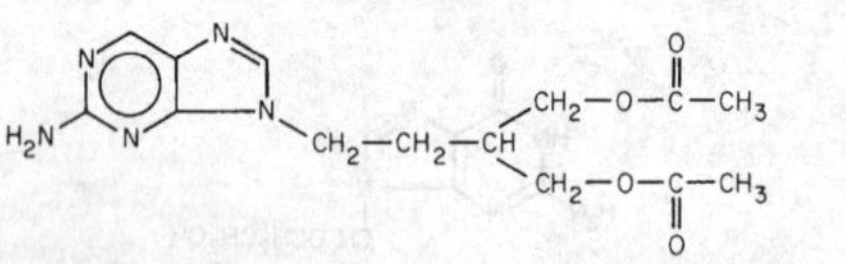

[104227-87-4] $C_{14}H_{19}N_5O_4$ (321.34).

Preparo — Um dos métodos envolve primeiro a formação de 5-(2-hidróxi-etil)-2,2-dimetil-1,3-dioxolano (**I**) pela reação do trietiletano-1,1,2-tricarboxilato com THF e hidreto de lítio e alumínio para formar um óleo que reage com o 2,2-dimetoxipropano na presença de ácido *p*-toluenossulfônico para produzir **I**. O grupo OH é substituído pelo bromo usando-se CBr_4 e fosfina de trimetila. O bromo derivado é combinado com 2-amino-6-cloropurina para alquilato na posição 7. O anel de dioxalano é aberto por aquecimento com HCl diluído e o diol resultante esterificado com anidrido acético usando 4-(dimetilamina) piridina como o ácido de retorno. US Pat 5.075.445 (1991); *J Med Chem 32*: 1738; 1989.

Descrição — Plaquetas brancas a amarelo-pálidas que se fundem a cerca de 103°. Não-higroscópico abaixo de 80% de umidade relativa. Coeficiente de distribuição; octanol/água (pH 4) P = 1,09; octanol/pH 7,4 tampão de fosfato P = 2,08.

Solubilidade — Em água a 25° é inicialmente livremente solúvel (até 25%), mas forma um monoidrato moderadamente solúvel (~ 3% solúvel) que se precipita. Livremente solúvel em metanol ou em acetona; moderadamente solúvel em álcool ou em 2-propanol.

Comentários — Um análogo da purina que é um inibidor da síntese de ácidos nucleicos; uma pró-droga do *penciclovir*.

FLUOROURACILA

Para a monografia completa, veja Cap. 86.

Comentários — Um *inibidor da síntese de ácidos nucleicos* (análogo da pirimidina) usado topicamente para verrugas.

FOSCARNET SÓDICO

Ácido fosfinocarboxílico, diidróxi-, óxido, sal trissódico; Foscavir

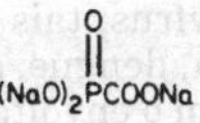

$(NaO)_2P(O)COONa$

Ácido fosfonofórmico, sal trissódico [63585-09-1] CNa_3O_5P (191.95).

Preparo — *Ber 57B*: 1023, 1924.

Descrição — Cristais brancos (normalmente na forma de hexa-hidrato); funde acima de 250°; pK_a 7,27, 3,41, 0,49.

Solubilidade — Solúvel em água; insolúvel em álcool.

Comentários — Agente antiviral que age no local de ligação do pirofosfato e inibe as polimerases do DNA viral e as concentrações de transcriptase reversa que não afetam as polimerases do DNA celular. Não requer a ativação (fosforilação) por uma cinase. Todos os *herpes* vírus conhecidos são inibidos *in vitro*, incluindo citomegalovírus (CMV), *herpes simples* 1 e 2 (HSV-1, HSV-2), vírus 6 do *herpes* humano (HHV-6), vírus *Epstein-Barr* (EBV) e vírus *varicela-zoster* (VZV). A única indicação aprovada é o tratamento da retinite por CMV em pacientes com AIDS.

O principal efeito tóxico é a deterioração renal que ocorre em 33% de todos os pacientes, portanto todos que estejam recebendo essa droga devem ter sua função renal monitorada. As outras reações adversas freqüentes incluem febre (65%), náuseas (47%), anemia (33%), diarréia (30%), vômitos ou cefaléia (26%) e convulsões (10%). As anormalidades eletrolíticas devem ser monitoradas devido à propensão do foscarnet em quelar os cátions divalentes. O foscarnet só pode ser administrado por infusão IV controlada para diminuir a incidência de efeitos tóxicos como resultado de níveis plasmáticos excessivos.

Cerca de 80 a 90% do foscarnet IV são excretados inalterados na urina. A meia-vida plasmática do foscarnet diminui à medida que a função renal fica prejudicada, porém meias-vidas iniciais de 2 a 8 h foram relatadas para pacientes com função renal normal. A segurança e a eficácia do foscarnet em crianças ainda não foram estudadas em decorrência de a substância se depositar nos dentes e nos ossos, sendo a deposição maior nos animais jovens e em fase crescimento. O desenvolvimento do esmalte do dente é afetado adversamente em estudos de animais.

GANCICLOVIR SÓDICO

6*H*-Purin-6-ona, 2-amino-1,9-diidro-9-[[2-hidroxil-1-(hidroximetil)etóxi]-metil]-, Cytovene

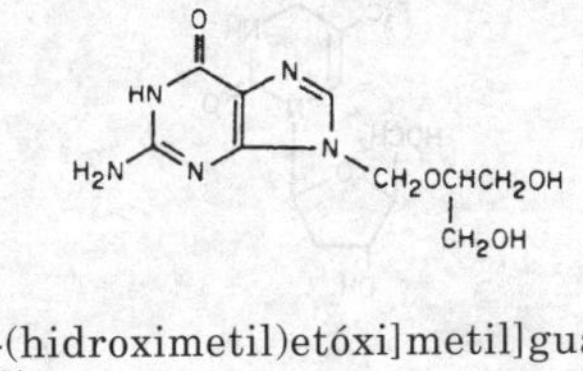

9-[[2-Hidroxil-1-(hidroximetil)etóxi]metil]guanina [82410-32-0] $C_9H_{13}N_5O_4$ (255.23).

Preparo — US Pat 4.355.032; *J Med Chem 26*: 759; 1983.

Descrição — Pó branco.

Solubilidade — 1 g em 250 mL de água.

Comentários — Droga antiviral ativa contra citomegalovírus (CMV), vírus *herpes simples* 1 e 2 (HSV-1, HSV-2), vírus *Epstein-Barr* e vírus *varicela-zoster*. É aprovado para o tratamento de retinite por CMV em pacientes imunocomprometidos, incluindo os portadores de AIDS, e para a prevenção de doença por CMV em pacientes transplantados com risco de doença por CMV. Depois de penetrar nas células do hospedeiro, o CMV induz as cinases que fosforilam o ganciclovir à sua forma trifosfato ativa que se acredita inibe a síntese do DNA viral por inibição competitiva do DNA viral, resultando no término do alongamento do DNA viral.

Os principais efeitos tóxicos clínicos do ganciclovir incluem granulocitopenia (40%) e trombocitopenia (20%). Em estudos feitos com animais, mostrou-se carcinogênico, teratogênico e aspermatogênico. Outros efeitos adversos que levaram à sua suspensão em ensaios clínicos são cefaléia (17%), confusão (6%), pensamentos ou sonhos anormais, ataxia, tontura, nervosismo, parestesia, psicoses, sonolência, tremor, arritmia, hipertensão, erupção cutânea, prurido, alopecia, urticária, náuseas, vômitos, anorexia, diarréia, dor abdominal, sepse, febre, calafrio, edema, mal-estar e dispnéia. Já houve casos de descolamento de retina antes e depois do tratamento inicial de retinite por CMV, portanto, avaliações oftalmológicas são aconselháveis. Pode haver toxicidade renal em receptores com aloenxerto do coração, portanto a função renal deve ser monitorada durante a terapia.

O ganciclovir é dado por infusão IV. Ocorrem flebite e dor no local da injeção. O alto pH (11) da solução pode resultar em grave irritação tecidual, se administrado por via SC ou IM. É eliminado (não-metabolizado) por excreção renal, que é responsável por 90% da dose administrada. A meia-vida plasmática com função renal normal é de cerca de 3 h, mas aumenta para mais de 10 h na insuficiência renal grave. Há evidências limitadas sugerindo que o ganciclovir cruza a barreira sangüínea do cérebro em concentrações adequadas.

IDOXURIDINA

Uridina, 2′-desóxi-5-iodo, IDU; Herplex; Stoxil

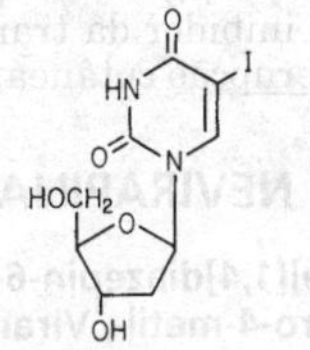

2′-Desóxi-5-iodouridina [54-42-2] $C_9H_{11}IN_2O_5$ (354.10).

Preparo — Por refluxo de uma solução de desoxuridina em ácido mineral aquoso na presença de iodo. Pat. Brit 1.024.156. Para o preparo da desoxuridina, veja *J Chem Soc 1958*: 3035.

Descrição — Pó cristalino e branco; praticamente inodoro; escurece a 171°; pH (solução aquosa a 0,1%) de aproximadamente 6; a solução a 0,1% em água destilada e preservada com timerosal a 1:50.000 é estável à temperatura ambiente por mais de um ano; pK_a 8,25.

Solubilidade — Levemente solúvel em água ou em álcool; praticamente insolúvel em clorofórmio ou em éter; 1 g em 2,5 mL de DMSO.

Comentários — Um *inibidor da síntese do ácido nucleico* (análogo da pirimidina) usado topicamente para herpes simples.

INTERFERON ALFA

(disponível como 2a, 2b ou 2c)

Para a monografia completa, veja Cap. 66.

Comentários — Esse glicopeptídio é produzido por técnicas de engenharia genética baseadas na seqüência humana. Afeta muitos estágios das infecções virais, mas basicamente inibe a tradução da proteína viral. É usado para a terapia das hepatites B e C. É administrado por injeção SC ou IM. É rapidamente inativado, mas os efeitos duram mais que a concentração plasmática. As toxicidades incluem síndrome gripal, mielossupressão e neurotoxicidade. As interações medicamentosas podem resultar de sua capacidade de reduzir o metabolismo mediado pelo citocromo P-450 hepático.

INTERFERONS — veja também Cap. 29.

LAMIVUDINA

2(1*H*)-Pirimidinona, (2*R*-*cis*)-4-amino-1-[2-(hidróxi-metil)-1,3-oxatiolan-5-il]-, Epivir; 3TC

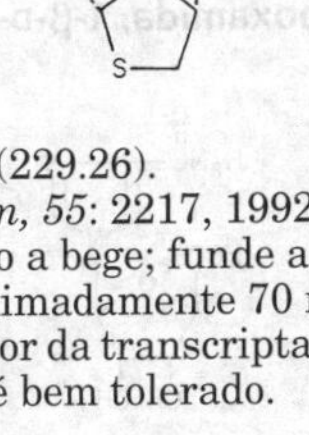

[134678-17-4] $C_8H_{11}N_3O_3S$ (229.26).

Preparo — *J Org Chem, 55*: 2217, 1992.

Descrição — Pó branco a bege; funde a aproximadamente 161°.

Solubilidade — Aproximadamente 70 mg/mL em água a 20°.

Comentários — Inibidor da transcriptase reversa do HIV (nucleosídio da pirimidina), que é bem tolerado.

MESILATO DE DELAVIRDINA

Piperazina, 1-[3-[(1-metiletil)amino]-2-piridin-il]-4-[[5-[(metil-sulfonil)amino-1*H*-indol-2-il]carbonil]-, monometanossulfonato; Rescriptor

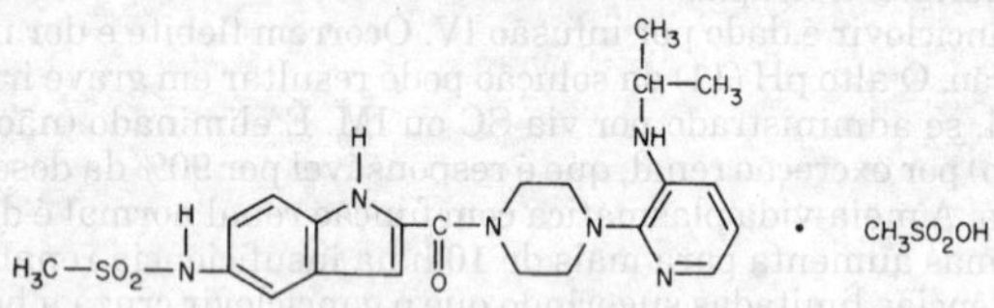

[147221-93-0] $C_{22}H_{28}N_6O_3S \cdot CH_4O_3S$ (552.68).

Preparo — US Pat 5.691.372 (1997); *J Med Chem 36*: 1505, 1993.

Descrição — Cristais brancos a castanhos que se fundem a cerca de 227° (base).

Solubilidade — (Base) Aproximadamente 2,9 μg/mL a um pH de 1 e 295 μg/mL em pH 2 e 0,81 μg/mL em pH de 7,4.

Comentários — Um inibidor da transcriptase reversa do HIV (não-nucleosídio). Causa erupção cutânea.

NEVIRAPINA

6*H*-Dipirido[3,2-*b*:2',3'-*e*][1,4]diazepin-6-ona, 11-ciclopropil-5,11-diidro-4-metil-, Viramune

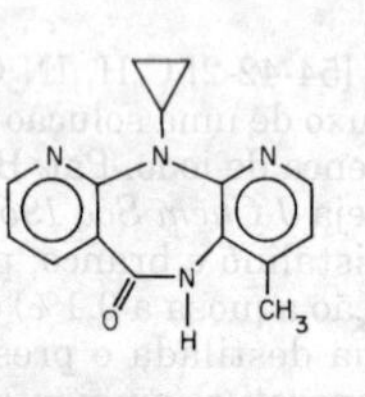

[129618-40-2] $C_{15}H_{14}N_4O$ (266.30).

Preparo — US Pat 5.075.455 (1991); *J Med Chem 34*: 2331, 1991.

Descrição — Cristais brancos que se fundem a cerca de 248°; pK < 3.

Solubilidade — Levemente solúvel em água em pH 7; muito solúvel em pH < 3.

Comentários — Inibidor da transcriptase reversa do HIV (pirimidina nucleosídio). Causa febre eruptiva, náusea e cefaléia.

PENCICLOVIR

6*H*-Purin-6-ona, 2-amino-1,9-diidro-9-[4-hidróxi-3-(hidróximetil)butil]-, Denavir

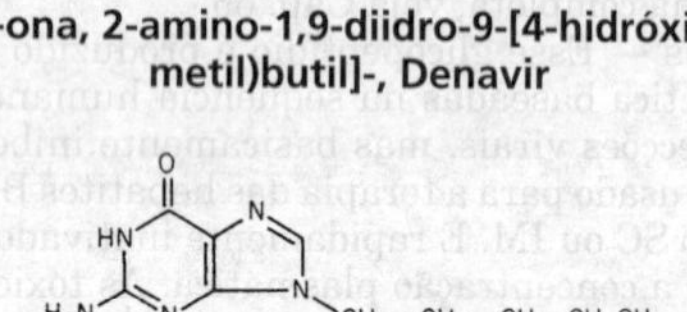

[39809-25-1] $C_{10}H_{15}N_5O_3$ (253.25).

Preparo — US Pat 5.075.445 (1991); *J Med Chem 30*: 1636, 1987.

Descrição — Cristais brancos a amarelo-pálidos não-higroscópicos que se fundem a cerca de 275° (monoidrato); log P (octanol/água, pH 7,5) 1,62.

Solubilidade — Aproximadamente 1,7 mg/mL de água a 20°; 0,2 mg/mL de metanol; 1,3 mg/mL de propileno glicol ou 10 mg/mL em tampão com pH 2.

Comentários — Inibidor da síntese do ácido nucleico (análogo da purina) similar ao *aciclovir* e usado topicamente para *herpes*.

RIBAVIRINA

1*H*-1,2,4-Triazol-3-carboxamida, 1-β-D-ribofuranosil-, Virazole

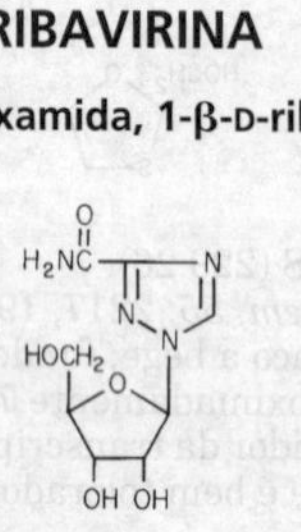

Tribavirina; [36791-04-5] $C_8H_{12}N_4O_5$ (244.21).

Preparo — *J Med Chem 15*: 1150, 1972.

Descrição — Pó cristalino incolor existente em duas formas polimórficas: funde a cerca de 167° (a partir de etanol aquoso) e funde a cerca de 175° (do etanol).

Solubilidade — 142 mg/mL em água a 25°; levemente solúvel em álcool.

Comentários — Um nucleosídio análogo com atividade significativa contra o vírus influenza B, vírus sincicial respiratório (RSV) e vírus herpes simples. Tem também menor atividade contra uma ampla variedade de outros vírus, tais como herpes, varicela, febre de Lassa, hepatite infecciosa, dengue, sarampo e AIDS. É convertido em metabólitos que inibem o envoltório 5' do mRNA viral, de forma que, no final, a síntese da proteína viral do DNA e RNA dos vírus é comprometida. É aprovado pela FDA para uso apenas no tratamento de infecções respiratórias inferiores graves causadas por RSV em lactentes e crianças. Se a duração da infecção for julgada menor do que a duração de um curso completo do tratamento, a droga está contra-indicada. Já foi usada com sucesso em forma de aerossol no tratamento de influenza A e B. Nos casos de hepatite infecciosa, sarampo, febre de Lassa e febre hemorrágica asiática, o sucesso obtido pela droga variou.

Doses IV ou orais de mais de 1 g por dia suprimem a eritropoese, caracterizada principalmente por anemia normocítica e reticulocitose. O efeito é reversível. Há também hipotensão ocasional, parada cardíaca ou intoxicação digitálica. Os efeitos adversos da inalação do aerossol incluem erupções cutâneas ocasionais e conjuntivite. Na DPOC, a função pulmonar amiúde se deteriora. A droga antagoniza o efeito da zidovudina sobre a replicação do HIV. Está contra-indicada para gestantes e lactantes.

A absorção sistêmica ocorre depois da administração por aerossol, mas a biodisponibilidade é desconhecida. Fica altamente acumulada nos eritrócitos, mas não se liga às proteínas plasmáticas. Nas células, a droga é degradada por desribosilação e hidrólise da amida e o produto é mono-, di- e trifosforilado.

O trifosfato é considerado o metabólito ativo. É formado mais no pulmão e no fígado do que em outros tecidos, daí a droga ser mais eficaz contra infecções nesses órgãos. Não passa pela barreira sangüínea do cérebro. A droga e os metabólitos conhecidos são excretados na urina (50%) e nas fezes (15%). A meia-vida plasmática é de 9,5 h, enquanto a meia-vida nos eritrócitos é de cerca de 40 dias.

RIFAMPICINA — veja anteriormente.

SURAMINA — veja RPS-19, Cap. 72.

TRIFLURIDINA

Timidina, α,α,α-triflúor-, Viroptic

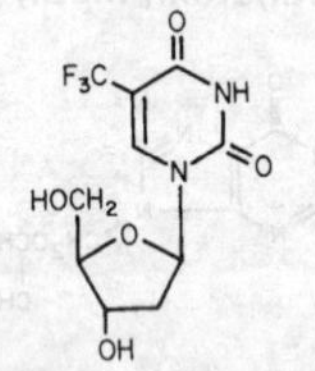

2'-Desóxi-5-(trifluormetil)uridina [70-00-8] $C_{10}H_{11}F_3N_2O_5$ (296.20).

Preparo — *J Amer Chem Soc 84*: 3597, 1962.

Descrição — Cristais brancos; funde a aproximadamente 188°.

Comentários — Um *inibidor da síntese de ácido nucleico* (análogo da pirimidina) usado topicamente para herpes simples.

ZALCITABINA

Citidina, 2',3'-didesóxi-, ddC, Hivid

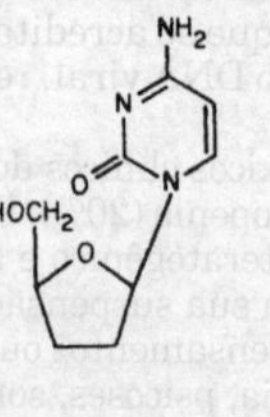

[7481-89-2] $C_9H_{13}N_3O_3$ (211.22).

Preparo — *Chem Pharm Bull 22*: 128, 1974.

Descrição — Cristais brancos; funde a aproximadamente 216°.

Comentários — A atividade antiviral contra o vírus da imunodeficiência humana (HIV) é mediada por sua conversão dentro das células infectadas ao metabólito nucleosídio trifosfato que inibe a transcriptase reversa do HIV e a síntese do DNA viral. Está aprovada pela FDA para associação com a *zidovudina* em casos de infecção avançada por HIV (contagem de células CD4 < 300/mm³), a qual já demonstrou deterioração clínica ou imunológica significativa.

Os principais efeitos colaterais clínicos da *zalcitabina* são neuropatia periférica (17 a 31%) e pancreatite (<1%). Pode exacerbar disfunção hepática, e existe um risco maior de toxicidade em pacientes com insuficiência renal. Casos não-freqüentes de úlceras esofágicas já foram atribuídos à terapia com zalcitabina. Outros efeitos adversos incluem úlceras orais, náusea, disfagia, anorexia, dor abdominal, vômitos, diarréia, erupção cutânea, prurido, cefaléia, tontura, mialgia, artralgia, fadiga, faringite, febre, rigores, dor no peito e diminuição de peso. A biodisponibilidade média é > 80%, mas os alimentos diminuem a magnitude e a velocidade de absorção. A excreção renal é a principal via de excreção com pouco, ou nenhum, metabolismo hepático. A meia-vida é de 1 a 3 h, mas a deterioração da função renal prolonga a eliminação.

ZIDOVUDINA

Timidina, 3′-azido-3′-desóxi-, AZT; Retrovir

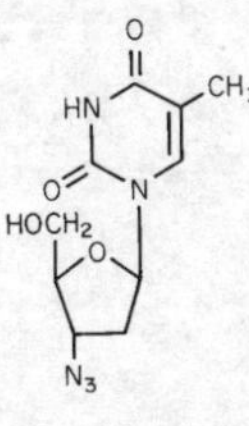

Azidotimidina; [30516-87-1] $C_{10}H_{13}N_5O_4$ (267.24).

Preparo — *Tetrahedron Letters 29*: 5349, 1988.

Descrição — Agulhas brancas; do éter de petróleo funde-se a aproximadamente 110°; da água, funde-se a aproximadamente 121°; pK_a 9,68.

Solubilidade — 1 g em 40 mL de água ou 15 mL de álcool.

Comentários — Incorporada ao DNA retroviral pela transcriptase reversa para fazer uma seqüência sem sentido que interrompe a síntese da cadeia de DNA. A transcriptase reversa é 100 vezes mais suscetível à droga do que a polimerase do DNA de mamíferos. É ativa contra o vírus da imunodeficiência humana; conseqüentemente, é usada para o tratamento de AIDS e complexos relacionados à AIDS (ARC). Aumenta a sobrevida e melhora a qualidade de vida dos pacientes com complicações, como perda de peso, febre, pneumocistose, herpes zoster ou herpes candidíase oral. Pelo fato de cruzar a barreira sangüínea do cérebro, tem um efeito favorável sobre os sinais e sintomas neurológicos da AIDS. Durante terapia prolongada, pode ocorrer resistência.

Causa anemia grave por mielodepressão em pacientes com AIDS; 25% das pessoas infectadas sem AIDS desenvolvem anemia. Causa granulocitopenia e/ou trombocitopenia em cerca de 5% dos pacientes com AIDS. Entretanto, pode aumentar o número de plaquetas, se estas estiverem diminuídas como resultado da doença. Náusea (46%), cefaléias (42%), dor GI (20%), erupção cutânea (17%), febre (16%), diarréia (12%), anorexia (11%), mialgia (8%), sonolência (8%), mal-estar (8%), vômitos, tonteira, parestesias (cada um 6%), insônia, dispnéia, transpiração (todos 5%) e macrocitose ocorrem. Às vezes ocorre polimiosite. É fracamente mutagênica e deve ser suspensa na gravidez, se possível. *In vitro*, o antagonismo da inibição feita pelo AZT ao HIV-1 provocado pela ribovarina já ficou demonstrado, por isso, esses agentes não devem ser usados simultaneamente. As drogas que inibem a glicuronidação hepática, como paracetamol, aspirina, indometacina, probenecida, pirimetamina e trimetoprima, diminuem a eliminação e aumentam a toxicidade.

A biodisponibilidade oral é de 52 a 75%. Os níveis no liquor são quase iguais aos plasmáticos. A droga é metabolizada rapidamente no fígado com meia-vida de 0,8 a 1,9 h. Apenas 14% da droga intacta são eliminados na urina.

INIBIDORES DA PROTEASE

MESILATO DE NELFINAVIR

3-Isoquinolinacarboxamida, [3*S*-[2(2*S,3*S**),3α,4aβ,8aβ]]-*N*-(1,1-di-metiletil)decaidro-2-[2-hidróxi-3-[(3-hidróxi-2-metilbenzoil)-amino]-4-(feniltio)butil]-, monometanossulfonato (sal); Viracept**

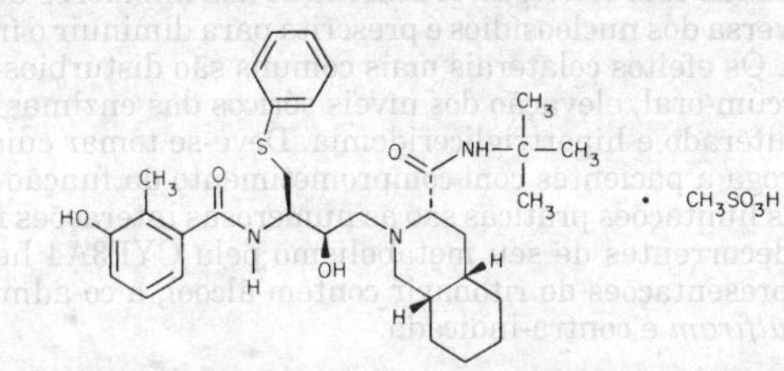

[159989-65-8] $C_{32}H_{45}N_3O_4S \cdot CH_4O_3S$ (663.91).

Preparo — *Drugs of the Future 22*: 371-377, 1997.

Descrição — Pó amorfo branco a bege.

Solubilidade — Levemente solúvel em água a um pH ≥ 4; livremente solúvel em metanol, etanol, álcool isopropílico ou propileno glicol.

Comentários — Similar aos análogos de peptídios que inibem a enzima de clivagem específica do HIV-1. É associado aos inibidores da transcriptase reversa para impedir que ocorra resistência. A resistência a outros inibidores da protease pode não levar à resistência cruzada com o nelfinavir. A absorção oral é moderada e pode ser aumentada se a droga for tomada durante a refeição. É similar quanto aos efeitos adversos e interações medicamentosas pela inibição das enzimas CYP3A. O efeito colateral mais comum é a diarréia.

MESILATO DE SAQUINAVIR

Butanodiamida, [3*S*-[2(1*R(*R**),2*S**],3α,4aβ,8aβ]]-*N*¹-[3-[3-[[(1,1-dimetiletil)amino]carbonil]octaidro-2(1*H*)-isoquinolinil]-2-hidróxi-1-(fenilmetil)propil]-2-[(2-quinolinilcarbonil)amino]-, monometanossulfonato; Invirase**

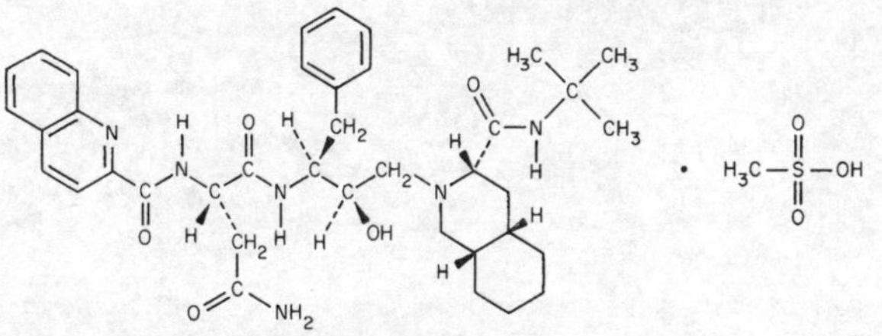

[127779-20-8] $C_{38}H_{50}N_6O_5 \cdot CH_4O_3S$ (766.96).

Preparo — US Pat 5.196.438 (1993); *J Org Chem 59*: 3656, 1994.

Descrição — Pó fino branco a bege.

Solubilidade — Água; 2,22 mg/mL a 25°.

Comentários — Um análogo peptídio sintético e inibidor das proteases do HIV-1 e HIV-2. É associado aos inibidores da transcriptase reversa, mas tem menos resistência cruzada com outros inibidores da protease. Tem pouca biodisponibilidade oral (4%) e deve ser tomado nas primeiras 2 h após uma refeição completa para melhorar a absorção. Os efeitos adversos incluem distúrbios GI e rinite. As interações medicamentosas em potencial ocorrem com drogas metabolizadas pela CYP3A4.

RITONAVIR

Ácido 2,4,7,12-tetraazatridecan-13-óico, [5*S*-(5*R,8*R**,10*R**,11*R**)]-10-hidróxi-2-metil-5-(1-metiletil)-1-[2-(1-metiletil)-4-tiazolil]-3,6-dioxo-8,11-bis(fenilmetil)-5-tiazolilmetil éster; Norvir**

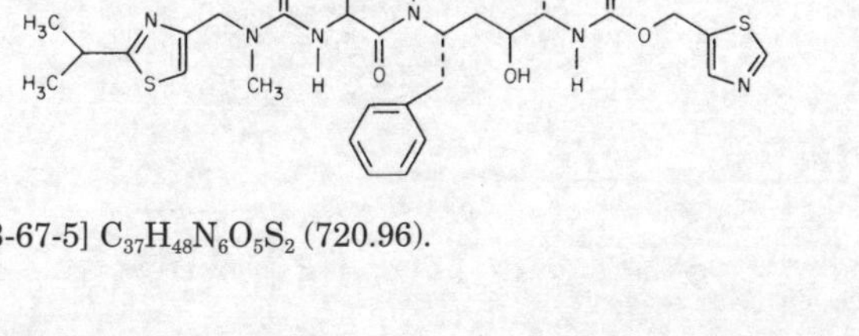

[155213-67-5] $C_{37}H_{48}N_6O_5S_2$ (720.96).

Preparo — PCT Int Pat Appl 94 14.436 (1994); *Drugs of the Future 21*: 700-705, 1996.

Descrição — Pó branco a castanho-claro com gosto metálico e amargo.

Solubilidade — Livremente solúvel em metanol ou em etanol; solúvel em álcool isopropílico; praticamente insolúvel em água.

Comentários — Um análogo peptídio sintético e inibidor das proteases do HIV-1 e HIV-2. Possui elevada biodisponibilidade oral (60 a 80%) e é tomado com refeições. A associação aos inibidores da transcriptase reversa dos nucleosídios é prescrita para diminuir o índice de resistência. Os efeitos colaterais mais comuns são distúrbios GI, parestesia circum-oral, elevação dos níveis séricos das enzimas hepáticas, gosto alterado e hipertrigliceridemia. Deve-se tomar cuidado ao dar essa droga a pacientes com comprometimento da função hepática. Uma das limitações práticas são as numerosas interações medicamentosas decorrentes de seu metabolismo pela CYP3A4 hepática. Como as apresentações do ritonavir contêm álcool, a co-administração do *dissulfiram* é contra-indicada.

SULFATO DE INDINAVIR

Sulfato (1:1 sal), monoidrato de D-*eritro*-pentanamida, [1(1*S*,2*R*,5(*S*)]-2,3,5-tridesóxi-*N*-(2,3-diidro-2-hidróxi-1*H*-inden-1-il)-5-[2-[[(1,1-dimetiletil)amino]carbonil]-4-(3-piridinil-metil)-1-piperazinil]-2-(fenilmetil)-; Crixivan

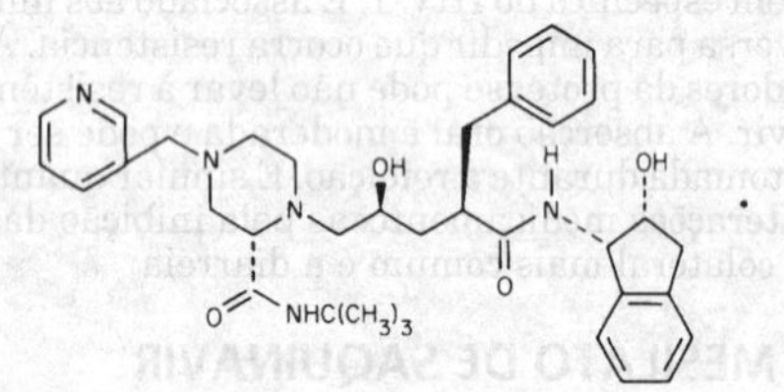

[157810-81-6] $C_{36}H_{47}N_5O_4 \cdot H_2SO_4$ (711.88).

Preparo — US Pat 5.413.999 (1995).

Descrição — Pó higroscópico branco a bege; (na forma de monoetanolato) funde a 152° (dec). Perde o etanol sob exposição ao ar úmido e forma o hidrato.

Solubilidade — Muito solúvel em água ou em metanol.

Comentários — Um peptídio sintético análogo que é inibidor específico das proteases do HIV-1 e HIV-2, enzimas essenciais para a produção de vírions infecciosos maduros. Tem excelente biodisponibilidade oral, mas deve ser consumido no estômago vazio. A resistência é mediada por expressão de múltiplas e variáveis substituições dos aminoácidos das proteases. É comum ocorrer resistência cruzada ao indinavir, saquinavir e ritonavir. A associação aos inibidores nucleosídios da transcriptase reversa é prescrita para diminuir a resistência. É importante o consumo adequado de água para evitar a formação de cálculos renais (nefrolitíase). Outros efeitos colaterais incluem trombocitopenia, náuseas, vômitos, diarréia, anemia hemolítica, hepatite e irritabilidade. A inibição das enzimas do citocromo P-450 (notavelmente CYP3A4) resulta em numerosas interações medicamentosas. Níveis séricos aumentados de anti-histaminas, cisaprida, benzodiazepinas e riftabutina ocorrem porque esses compostos são metabolizados pelo CYP3A4, resultando assim em aumento de sua potencial toxicidade. Os níveis séricos do indinavir podem ser aumentados por azóis antifúngicos e diminuídos pela riftabutina e pela rifampicina.

CAPÍTULO **88**

Parasiticidas

H Steve White, PhD
Associate Professor of Pharmacology and Toxicology
College of Pharmacy
University of Utah
Salt Lake City, UT 84112

As parasitoses são hoje um problema mundial. O aumento no número de viagens, o uso de imunossupressores e a disseminação da AIDS/SIDA levaram a maior prevalência de infecções parasitárias (*Med Lett Drugs Ther* 1992;34:17). Conseqüentemente, esse assunto é um tópico importante da farmacologia. Em seu aspecto mais amplo, ele inclui o problema da erradicação de todos os organismos que vivem tanto internamente no homem quanto em sua pele. Entretanto, a discussão deste capítulo está limitada aos anti-helmínticos e àqueles agentes que são aplicados diretamente na pele do hospedeiro, como por exemplo no tratamento da pediculose e da escabiose. Os antimaláricos, os amebicidas e os *fungicidas* são discutidos no Cap. 87.

ANTIINFECCIOSOS

O termo *anti-helmíntico* freqüentemente é restrito a medicamentos que agem localmente para expelir os parasitas do trato gastrintestinal (GI). Entretanto, existem alguns tipos de vermes que penetram em outros tecidos; os medicamentos que agem nessas infecções parasitárias são também conhecidos como anti-helmínticos. Além disso, os medicamentos que matam os vermes são comumente denominados vermicidas; aqueles que afetam o verme de tal forma que a atividade peristáltica ou catártica os expele do trato GI são denominados vermífugos. Essa divisão arbitrária não tem um propósito útil, visto que muitos anti-helmínticos promovem as duas ações, de acordo com a dose empregada. Assim, os anti-helmínticos são definidos mais apropriadamente como agentes usados no combate a qualquer tipo de helmintíase.

Os vermes parasitas do homem pertencem a dois filos: *Nematelmintos* e *Platelmintos*.

Os nematelmintos incluem ancilóstomos, *Ascaris lumbricoides, Trichuris trichiura*, *Enterobius vermicularis*, *Strongyloides stercoralis*, *Trichinella spiralis* e *Wuchereria bancrofti*.

Existem duas variedades comuns de ancilóstomos: *Necator americanus*, a variedade americana, e *Ancylostoma duodenale*, a variedade européia. Eles são vermes cilíndricos, têm 1 a 2 cm de comprimento e possuem dois pares de ganchos próximo à boca. Eles se prendem na mucosa do duodeno e extraem os seus nutrientes sugando o sangue dos vasos circunjacentes.

Ascaris lumbricoides é o mais prevalente dos helmintos humanos. Ele pode ter 7 a 23 cm de comprimento e 3 a 6 mm de diâmetro, tem coloração acinzentada a avermelhada e ocupa a parte superior do intestino delgado; portanto, ocasionalmente é vomitado.

Trichuris trichiura tem aproximadamente 5 cm de comprimento e se parece com um chicote. Ele ocupa principalmente o ceco, mas também é encontrado na parte inferior do íleo e do apêndice.

Enterobius vermicularis tem 1,5 a 3 mm de comprimento. Ele ocupa o intestino delgado, ceco e cólon.

O *S stercoralis* tem apenas 2 mm de comprimento, aproximadamente. Ele ocupa o duodeno principalmente, mas pode ser encontrado no estômago, trato biliar, ductos pancreáticos e em várias partes do trato intestinal.

A infecção pelo *T spiralis* (triquinose) resulta da ingestão de carne de porco malcozida e infestada com as larvas do verme. Quando essa carne é ingerida, os cistos se dissolvem, os parasitas amadurecem e um novo grupo de larvas se desenvolve. Elas penetram na mucosa intestinal e acabam alojando-se nos músculos.

A filária mais importante é *W bancrofti*, que é transmitido pela picada de um mosquito. Os sintomas resultam do bloqueio dos ductos linfáticos pelos vermes adultos.

Os platelmintos são de dois tipos: os segmentados (cestóides) e os não-segmentados (trematódeos). Os cestóides incluem as tênias, e os trematódeos incluem *S mansoni, Fasciola hepatica* e outros.

Quatro variedades comuns de tênias parasitas são encontradas no homem: *Taenia saginata* (tênia do boi), *Taenia solium* (tênia do porco), *Diphyllobothrium latum* (tênia do peixe) e *Hymenolepis nana* (tênia anã). Exceto a tênia anã, elas têm 2 a 10 m de comprimento e podem conter 3.000 a 4.000 segmentos, cada segmento sendo capaz de produzir centenas de ovos. A tênia anã tem apenas 6 a 12 mm de comprimento, mas é constituída de 150 a 200 segmentos. O estágio larval de todas as tênias ocorre nos músculos do hospedeiro intermediário, e a infecção humana ocorre através da ingestão de carne ou peixe malcozidos.

Quatro variedades de trematódeos habitam na corrente sanguínea do homem, causando esquistossomose: *S haematobium*, *S mansoni*, *S mekongi* e *S japonicum*. Esses parasitas causam desconforto epigástrico, dor abdominal, anorexia, diarréia mucossanguinolenta, fígado aumentado e sensível, pirexia e ascite. O hospedeiro intermediário pode ser tanto um caramujo quanto outro molusco de água doce. A transmissão ocorre pelo contato com a água contaminada.

Os vermes parasitas são nocivos para o hospedeiro humano por várias razões. Eles privam o hospedeiro da comida, causam danos a órgãos ou obstruem ductos, podem produzir substâncias tóxicas ao hospedeiro e podem servir de porta de entrada para outros organismos. É desejável, portanto, que se erradiquem os parasitas quando descobertos. Contudo, a necessidade de tratamento tem de ser avaliada cuidadosamente em relação à toxicidade do medicamento; a mera presença do parasita não exige necessariamente que ele seja erradicado.

A escolha apropriada do anti-helmíntico é importante, visto que a maioria dos medicamentos é mais efetiva contra umas espécies do que outras, e praticamente todos os medicamentos antiparasitários causam alguns efeitos adversos. O medicamento selecionado deve oferecer a melhor relação entre efetividade e segurança. Existe uma revisão excelente (*Med Lett Drugs Ther* 1992;34:17) sobre a escolha dos medicamentos para as infecções parasitárias.

Muitos dos mais novos medicamentos exigem pouca ou nenhuma mudança na rotina normal do paciente. Quando o paciente tem teníase, é necessário um exame cuidadoso das fezes facilitado por uma purgação secundária. A menos que a cabeça do verme seja expelida e identificada, o verme se regenerará. Usualmente três amostras de fezes são examinadas 1 semana após a administração do anti-helmíntico. Se ainda houver ovos ou parasitas, o tratamento deve ser repetido. Todos os medicamentos que forem tóxicos para o verme também são tóxicos para o paciente. Portanto, os métodos de tratamento recomendados para cada medicamento devem ser seguidos cuidadosamente e o paciente observado atentamente em busca do aparecimento de quaisquer efeitos medicamentosos indesejáveis.

ALBENDAZOL

Ácido carbâmico, [5-(propiltio)-1*H*-benzimidazol-2-il-], éster metil; Albenza

Preparo — A eterificação da 4-mercaptoacetanilida com *n*-propil bromida produz 2-nitro-4-(propiltio)acetanilida, a qual é hidrolisada a amina, reduzida a diamina com cloreto de estanho e então convertida à estrutura do benzimidazol com *S*-metiltiouréia e finalmente acilada no grupamento 2-amino com metil cloroformato. *J Med Chem* 1971;14:580. US Pat 3.915.986 (1975).

Descrição — Cristais incolores que fundem a cerca de 209° (decomp).

Solubilidade — Insolúvel em água; solúvel em dimetil sulfóxido (DMSO), ácido acético, ácidos fortes ou bases; pode ser regenerado dessas soluções por neutralização se não for aquecido ou mantido por muito tempo.

Comentários — É um derivado sintético do anti-helmíntico benzimidazol, usado no tratamento da neurocisticercose parenquimatosa, que é resultado das lesões ativas produzidas pela forma larval de *T solium* (tênia do porco). Também usado no tratamento do cisto hidático hepático, pulmonar e peritoneal, produzido pela forma larval da tênia do cachorro (*Echinococcus granulosus*).

O mecanismo preciso de ação não está claro; entretanto, ele parece exercer seu efeito anti-helmíntico primário pela ligação à β-tubulina livre nas células do parasita, produzindo com isso uma inibição seletiva da polimerização dos microtúbulos do parasita, e uma inibição da captação de glicose dependente dos microtúbulos. A inibição da β-tubulina do parasita ocorre em concentrações de albendazol menores do que aquelas necessárias para inibir a polimerização do microtúbulo humano.

Quando empregados no tratamento da neurocisticercose, os corticosteróides são freqüentemente administrados em conjunto com o albendazol para reduzir a freqüência e a gravidade dos efeitos adversos no sistema nervoso. Quando empregado no tratamento do cisto hidático, o albendazol é mais freqüentemente utilizado no perioperatório para reduzir o risco de disseminação de cistos filhos.

O albendazol é administrado por via oral com a alimentação. A biodisponibilidade é aumentada na presença de lipídios. Por exemplo, na presença de 40 g de gordura, as concentrações plasmáticas de albendazol são cerca de 5 vezes maiores do que a observada nos pacientes em jejum. Ele é contra-indicado na gestação pelo risco potencial para o feto. Além disso, a avaliação da função hepática é recomendada antes de cada etapa do tratamento e a cada 2 semanas durante o tratamento. Se forem observados aumentos importantes nas provas de função hepática, o seu uso deve ser descontinuado.

BITIONOL

Fenol, 2,2′-Tiobis(4,6-dicloro-

[97-18-7] $C_{12}H_6Cl_4O_2S$ (356.05).

Preparo — Reação do 2,4-diclorofenol e cloreto sulfúrico.

Descrição — Pó cristalino branco ou bege; funde a 188°.

Solubilidade — Praticamente insolúvel em água; livremente solúvel em álcool ou éter; solúvel em soluções de hidróxidos álcalis.

Comentários — É o medicamento de escolha para infecções causadas por *Fasciola hepatica* (trematódeo do fígado de carneiro) e medicamento opcional para as infecções causadas por *Paragonimus westermani* (trematódeo do pulmão). As reações indesejáveis são freqüentes e incluem reações de fotossensibilidade cutânea, vômito, diarréia, dor abdominal e urticária. Disponibilizado pelo Parasitic Disease Drug Service, CDC, Atlanta, GA 30333.

CITRATO DE DIETILCARBAMAZINA

1-Piperazinocarboxamida, *N,N*-dietil-4-metil-, 2-hidróxi-1,2,3-propanotricarboxilato; Hetrazan

N,N-Dietil-4-metil-1-piperazinacarboxamida citrato (1:1) [1642-54-2] $C_{10}H_{21}N_3O \cdot C_6H_8O_7$ (391.42).

Preparo — Acetilação da piperazina com o cloreto de dietilcarbamoil, e depois metilação na posição N^4 pelo tratamento com formaldeído e ácido fórmico. O tratamento da base purificada com uma porção equimolar do ácido cítrico produz o citrato oficial.

Descrição — Pó cristalino, branco; inodoro, ou com um odor discreto; levemente higroscópico; funde entre 134° e 139°.

Solubilidade — Bastante solúvel em água; moderadamente solúvel em álcool; praticamente insolúvel em acetona, clorofórmio ou éter.

Comentários — É o medicamento de escolha para o tratamento das filarioses (*W bancrofti, Brugia malayi, Mansonella azzardi, Loa loa* e *eosinofilia tropical*). Na dosagem adequada, ele remove rapidamente as microfilárias do sangue e parece ser curativo. O medicamento deve ser administrado com cuidado especial na infecção pelo Loa loa, porque poderá provocar uma encefalopatia. Anti-histamínicos ou corticosteróides podem ser necessários para controlar as reações alérgicas causadas pela desintegração das microfilárias.

As reações indesejáveis são freqüentes mas não são graves; incluem reações alérgicas ou febris decorrentes da filariose, além de distúrbios GI. Em raras ocasiões ocorrem encefalopatia e perda da visão.

Nota — Disponibilizado apenas pelo fabricante.

CLORIDRATO DE EMETINA — veja Cap. 87.

CLORIDRATO DE QUINACRINA — veja Cap. 87.

MEBENDAZOL

Ácido carbâmico, (5-benzoil-1*H*-benzimidazol-2-il), éster metil; Vermox

Metil 5-benzoil-2-benzimidazolcarbamato [31431-39-7] $C_{16}H_{13}N_3O_3$ (295.30).

Preparo — Síntese de mebendazol e dos benzimidazolcarbamatos anti-helmínticos relacionados a ele, está descrita na Pat Alemã 2.029.637 (correspondendo à US Pat 3.657.267). Veja *CA 74*:100047s, 1971.

Descrição — Pó branco a amarelo-claro; funde a cerca 290°.

Solubilidade — Praticamente insolúvel em água, álcool, éter ou clorofórmio.

Comentários — É o anti-helmíntico de escolha para *Ancylostoma duodenale* e *Necator americanus*, *Enterobius vermicularis*, *Ascaris lumbricoides*, *T trichiura* e *Dracunculus medinensis*, *Mansonella perstans* e como um medicamento opcional para a *Larva Migrans Visceral*. Também é utilizado juntamente com esteróides para o tratamento da triquinose (*T spiralis*). Ele bloqueia a captação de glicose pelos helmintos suscetíveis e, com isso, depleta as reservas de glicogênio do parasita. A depleção do glicogênio resulta em diminuição da formação de adenosina trifosfato (ATP); esta última é necessária para a sobrevida e a reprodução do helminto. Os efeitos colaterais são geralmente leves e transitórios; dor abdominal e diarréia têm ocorrido no caso de infecção maciça e expulsão de vermes. A leucopenia é rara, mas tem sido relatada. A droga está contra-indicada na gestação e em pessoas que tenham hipersensibilidade ao medicamento.

METRONIDAZOL — veja Cap. 87.

OXAMNIQUINA

6-Quinolinometanol, 1,2,3,4-tetraidro-2-[[(1-metiletil)amino]-metil]-7-nitro-,Vansil

[21738-42-1] $C_{14}H_{21}N_3O_3$ (279.34).

Preparo — A partir do ácido 6-metoximetilquinaldínico forma-se o cloreto acil, que, com a dietilamina, produz o amido. A redução do amido com o hidreto alumínico de lítio e o níquel Raney produz o derivado do dietilaminometil. A nitração do último composto na posição 7 seguida pela demetilação na posição 6 produz a oxamniquina (US Pat 3.821.228).

Descrição — Pó cristalino laranja-claro, funde a cerca de 151°.

Solubilidade — Solúvel em 3.300 de água; solúvel em acetona, clorofórmio ou metanol.

Comentários — É um medicamento alternativo para a infecção causada por *Schistosoma mansoni*, incluindo as fases aguda e crônica com comprometimento hepatoesplênico. Reduz significativamente a eliminação de ovos do *S mansoni*. É contra-indicado na gravidez. Os efeitos adversos observados incluem cefaléia ocasional, febre, vertigem, sonolência, náusea, diarréia, erupção cutânea, insônia e alterações eletrocardiográficas (ECG). Convulsões e transtornos neuropsiquiátricos também têm sido observados, mas são raros.

PAMOATO DE PIRANTEL

(*E*)-1,4,5,6-tetraidro-1-metil-2-[2-(2-tienil)etenil-, associado a 4,4′-metilenobis[3-hidróxi-2-ácido naftalenocarboxílico] (1:1); Antiminth

[22204-24-6] $C_{11}H_{14}N_2S \cdot C_{23}H_{16}O_6$ (594.68).

Preparo — O tiofeno é convertido a 2-tiofenocarboxaldeído (I) pela reação de Vilsmeier-Haack. A *N*-metil-1,3-propanodiamina é condensada com acetonitrila para produzir 1,4,5,6-tetraidro-1,2-dimetilpirimidina, que então reage com I na presença do formato de metila para produzir pirantel (base). O pirantel é isolado, assim como o tartarato, e feita a metátese com um pamoato metal-álcali solúvel.

Descrição — Pó com cor entre o amarelo e o castanho que não tem gosto nem odor característico; decompõe-se lentamente na luz; não-higroscópico no ar sob condições elementares; relativamente estável no calor; funde com decomposição entre 247° e 261°.

Solubilidade — Insolúvel na água; bem pouco solúvel em álcool.

Comentários — É um dos anti-helmínticos de escolha no tratamento da *ascaridíase* e da *enterobíase*. É também um medicamento pesquisado no tratamento das infecções por ancilostoma moniliforme e tricostrôngilos. Os efeitos colaterais são apenas ocasionais e relativamente leves; distúrbio GI, cefaléia, vertigem, erupção cutânea e febre têm sido relatados.

PIPERAZINA

[110-85-0] $C_4H_{10}N_2$ (86.14).

Preparo — Por desaminação catalítica da dietilenotriamina e da etilenodiamina. US Pat 2.267.686.

Descrição — Flocos ou fragmentos bege com odor amoniacal; funde entre 109° e 113°; ferve entre 145° e 146°; na água cristaliza com $6H_2O$ em cristais incolores chamados *hidrato de piperazina*, que funde a 44° e ferve entre 125° e 130°. Solúvel em água ou álcool; insolúvel em éter. Incompatível com sais ou metais pesados, sais alcalóides ou com acetanilida, fenacetina ou nitritos.

Comentários — *A piperazina e vários de seus sais — adipato, edetato de cálcio, citrato, fosfato* e *tartarato* — têm sido usados como anti-helmínticos para o tratamento de ascaridíase e oxiúro. Quando administrada oralmente, as doses terapêuticas têm pouco ou nenhum efeito farmacológico no hospedeiro. Os efeitos adversos são transitórios, geralmente leves e desaparecem quando o uso do medicamento é interrompido. Ocasionalmente, os pacientes podem se queixar de náusea, vômito, diarréia leve, cólica abdominal, cefaléia e vertigem.

Os efeitos adversos mais sérios, como convulsão e depressão respiratória, são raros e ocorrem após grandes doses. A piperazina deve ser usada com cuidado em pacientes que tenham desnutrição grave ou anemia. É contra-indicada em pacientes que tenham comprometimento da função hepática ou renal ou que tenham distúrbios como convulsões, e nos pacientes que sejam hipersensíveis à piperazina. Embora a piperazina tenha sido usada sem efeitos adversos em gestantes, o seu uso seguro em gestações não foi estabelecido claramente.

PRAZIQUANTEL

4*H*-Pirazinol[2,1-*a*]isoquinolin-4-ona, 2-(cicloexilcarbonil)-1,2,3,6,7,11*b*-hexaidro-, Biltricide

[55268] $C_{19}H_{24}N_2O_2$ (312.41).

Preparo — A aminometiltetraidroisoquinolina, o cloreto de cicloexanocarbonil, a acetonitrila e o ácido hidroclórico aquoso são refluídos na presença de piridina para primeiro formar o derivado da cicloexanocarbamoilmetila, que cicla para formar o produto (US Pat 4.001.411).

Descrição — É um sólido higroscópico com um gosto amargo, que funde a cerca de 137°.

Solubilidade — Livremente solúvel em clorofórmio; solúvel em etanol; muito pouco solúvel em água.

Comentários — A droga de escolha para as infecções causadas por *S japonicum, S mekongi, S haematobium* e *S mansoni*. É também o medicamento pesquisado de escolha para as teníases e as numerosas infecções por trematódeos. Aumenta a permeabilidade da membrana celular do verme ao íon cálcio; isso causa contração maciça, paralisia da sua musculatura e desintegração da sua camada tegumentar. Os efeitos adversos incluem sedação, desconforto abdominal, febre, sudorese, náusea, eosinofilia, cefaléia e vertigem.

SURAMINA SÓDICA — veja RPS-19, Cap. 72.

TARTARATO POTÁSSICO DE ANTIMÔNIO

Antimonato(2-), bis[μ-[2,3-diidroxibutanodioato(4-)-O^1, O^2, O^3, O^4]]-di-,dipotássico, triidrato, estereoisômero

Tártaro Emético [28300-74-5] $C_8H_4K_2Sb_2O_{12} \cdot 3H_2O$ (667.85); *anidro* [11071-15-1] (613.81).

Preparo — Dissolve-se a mistura de 10 partes de bitartarato de potássio com 8 partes de trióxido de antimônio [Sb_2O_3] em 75 partes de água em ebulição e filtra-se a solução ainda quente, permitindo que ela cristalize.

Descrição — Incolor, inodoro, cristais transparentes ou pó branco; os cristais eflorescem quando expostos ao ar; as soluções são ácidas ao tornassol.

Solubilidade — 1 g se dissolve em 12 mL de água, em cerca de 15 mL de glicerina ou em aproximadamente 3 mL de água em ebulição; insolúvel em álcool.

Incompatibilidades — Os *minerais ácidos*, quando adicionados à solução aquosa de tartarato potássico de antimônio, fazem com que os sais básicos de antimônio precipitem, possivelmente com algum bitartarato de potássio. Os *hidróxidos álcalis* e os *carbonatos* em concentração suficiente precipitam o trióxido de antimônio. A precipitação é retardada pelos citratos, tartaratos, glicerina ou açúcar. Muitos sais metálicos formam tartaratos insolúveis. A adição de *álcool* a uma solução aquosa pode causar precipitação. Um tanato insolúvel é formado com *ácido tânico*.

Comentários — Outrora era usado para infecções causadas por *Schistosoma japonicum*. É também um *emético*, principalmente por sua ação irritante na mucosa GI. As doses subeméticas têm uma ação expectorante devido à estimulação do reflexo das glândulas salivares e brônquicas. Os efeitos tóxicos induzidos pelo tartarato potássico de antimônio freqüentemente incluem inflamação local dolorosa, tosse e vômito quando a injeção intravenosa é rápida, dor muscular e articular, além de bradicardia. Ocasionalmente, os efeitos adversos incluem cólica, diarréia, erupções cutâneas, prurido e dano ao miocárdio. Raramente são encontrados dano hepático, anemia hemolítica, dano renal, choque e morte súbita.

TIABENDAZOL

1*H*-Benzimidazol, 2-(4-tiazolil)-, Mintezol; Thibenzole

2-(4-Tiazolil)benzimidazol [148-79-8] $C_{10}H_7N_3S$ (201.25).

Preparo — O etil piruvato é bromado, e o produto éster 2-bromo reage com a tioformamida cuja ciclização ocorre, com a formação de etil 4-tiazolcarboxilato. Esse éster é saponificado e condensado com *o*-fenilenodiamina para introduzir a porção benzimidazol. US Pat 3.017.415.

Descrição — Pó branco ou praticamente branco, inodoro ou quase inodoro, e insípido; estável na luz e não-higroscópico; funde entre 296° e 303°; pK_a 4,7.

Solubilidade — Praticamente insolúvel em água; levemente solúvel em acetona ou em álcool; bem pouco solúvel em clorofórmio ou em éter.

Comentários — É o anti-helmíntico de escolha contra *S stercoralis*, larva migrans cutânea (erupção pruriginosa) e *Angiostrongylus costaricensis*. Também é recomendado como medicamento alternativo no tratamento das infecções causadas por *Capillaris philippensis, D medinensis* e larva migrans visceral. Nenhuma alimentação especial ou purgação são necessárias com esse medicamento. Os efeitos colaterais geralmente incluem náusea, vômito, vertigem, cefaléia e fraqueza. Leucopenia, cristalúria, erupção cutânea, distúrbios da visão das cores e alucinações têm sido relatados. Ocasionalmente, choque, tinido e síndrome de Stevens-Johnson foram observados. Como um terço a metade dos pacientes geralmente fica incapacitado por diversas horas após receberem o medicamento, este deve ser dado nos dias em que o paciente não tiver que ir para a escola ou para o trabalho. Os pacientes em uso do medicamento devem ser orientados a não praticar atividades que exijam concentração mental.

PEDICULICIDAS E ESCABICIDAS

Os pediculicidas são componentes efetivos no tratamento da pediculose. A pediculose no homem é causada por três espécies de piolhos sugadores conhecidos como *Pediculus humanus* variedade *capitis* (o piolho da cabeça), *P humanus* variedade *corporis* (o piolho do corpo) e *Phthirius pubis* (o piolho do púbis). Esses insetos parasitas sem asas se desenvolvem onde a higiene pessoal é negligenciada. Os ovos (lêndeas) do piolho do corpo ficam aderidos às fibras da roupa, enquanto nas outras duas espécies eles aderem ao cabelo por um cemento de quitina. Cortar o cabelo bem curto ou depilar a área comprometida é útil na destruição dos ovos. O período de desenvolvimento do ovo adulto é de cerca de 2 a 4 semanas. Para ser completamente efetivo, o agente pediculicida deve exterminar tanto o parasita quanto os ovos. Se os últimos não forem destruídos, aplicações repetidas do agente podem ser necessárias para a destruição do piolho recém-eclodido.

Os escabicidas são compostos efetivos contra o *Sarcoptes scabiei*, o parasita de animais que causa escabiose no ser humano. O parasita, um ácaro, se desenvolve onde a higiene pessoal é negligenciada. Após a cópula na superfície da pele, a fêmea do ácaro escava um pequeno túnel sinuoso no estrato córneo da pele. Os ovos são colocados no túnel, e, após a incubação, a larva e a ninfa podem sair. Para que essa infestação seja erradicada, o agente escabicida deve matar os parasitas e os ovos. Se os ovos não forem destruídos, aplicações repetidas do agente escabicida podem ser necessárias. O ciclo vital do ovo ao parasita adulto é de 8 a 15 dias. A pomada sulfúrica é um escabicida consagrado pelo tempo. Exceto por seu uso alternativo na escabiose (*S scabies*), foi substituída por agentes mais efetivos. Como muitos agentes possuem propriedades tanto pediculicidas quanto escabicidas, eles são arrolados em conjunto.

CROTAMITON

2-Butenamida, *N*-etil-*N*-(2-metilfenil), Eurax

N-Etil-*o*-crotonotoluidida [483-63-6] $C_{13}H_{17}NO$ (203.28).

Preparo — Condensação de crotonil halido, éster, sal, ou um derivado desses com *N*-etil-*o*-toluidina.

Descrição — Óleo incolor a amarelo-claro; odor leve que imita amina.

Solubilidade — Praticamente insolúvel em água; miscível com o álcool.

Comentários — É escabicida e antipruriginoso efetivo na erradicação da escabiose e útil no tratamento sintomático do prurido cutâneo. Sensibilidade alérgica ou reações irritativas primárias podem ocorrer em alguns pacientes. Não deve ser aplicado na pele com inflamação aguda ou escoriações, nem em superfícies úmidas, olhos ou boca. Na escabiose, é recomendado que o crotamiton seja massageado completamente na pele de todo o corpo, do queixo para baixo; uma segunda aplicação 24 horas após é recomendada para assegurar a erradicação completa dos ácaros. Um banho cuidadoso para retirar o medicamento deve ser tomado 48 horas após a última aplicação. No caso de prurido, o creme é massageado cuidadosamente nas áreas afetadas até que seja absorvido; repetir conforme a necessidade.

ENXOFRE PRECIPITADO

Precipitado Sulfúrico; Laca Sulfuris; Milk of Sulfur

Enxofre [7704-34-9] S (32.06).

Preparo — A uma pasta feita de 1 parte de óxido de cálcio e 10 partes de água, são adicionadas 2 partes de enxofre sublimado, completamente misturadas, e a mistura fervida e agitada freqüentemente até que todo o enxofre esteja dissolvido:

$$12S + 3Ca(OH)_2 \rightarrow 2CaS_5 + CaS_2O_3 + 3H_2O$$

Após o resfriamento, o líquido claro é decantado através de um filtro, e o leve excesso de HCl, calculado da quantidade de cal usada, é adicionado ao filtrado. O ácido decompõe o pentassulfito de cálcio e o tiossulfato com a precipitação do enxofre:

$$2CaS_5 + CaS_2O_3 + 6HCl \rightarrow 3CaCl_2 + 12S + 3H_2O$$

Descrição — Pó amorfo ou microcristalino bem fino, amarelo-claro; inodoro e insípido.

Solubilidade — Praticamente insolúvel em água; muito pouco solúvel em álcool; pouco solúvel em óleo de oliva. É distinguido das outras formas de enxofre por dissolver-se mais rápido no dissulfito de carbono: ao agitar 1 g de precipitado de enxofre com 5 mL de dissulfito de carbono, ele deve dissolver-se rapidamente, exceto por uma pequena quantidade de substância insolúvel geralmente presente.

Incompatibilidades — Por ser razoavelmente hidrofóbico, por vezes causa problemas em loções, nas quais tende a flutuar até a superfície. Entre as substâncias que comprovadamente promovem o umedecimento do enxofre e, portanto, ajudam sua dispersão, estão o oleato de trietanolamina e a tintura de benjoim. A trituração do enxofre com algumas gotas de álcool, glicerina ou uma solução diluída de um agente umidificador é também de alguma ajuda.

Comentários — É um parasiticida ativo; uma pasta ou pomada de enxofre a 10% é usada como tratamento alternativo para *S scabiei* (ácaro). O enxofre é também um queratolítico ativo, e, na forma de pomada puro ou em combinação com outros agentes queratolíticos como o ácido salicílico, é usado no tratamento de distúrbios cutâneos como *psoríase, seborréia, dermatite eczematosa* e *lúpus eritematoso*. A porcentagem de enxofre numa pomada deve ser reduzida se a pele do paciente mostrar intolerância. O uso prolongado de enxofre resulta em dermatite grave.

LINDANO

Cicloexano, (1α,2α,3β,4α,5α,6β)-1,2,3,4,5,6-hexacloro-, Gama Benzeno Hexacloreto; Gammexane; BHC; 666;

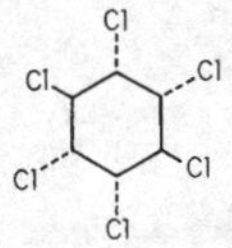

γ-1,2,3,4,5,6-Hexaclorocicloexano [58-89-9] $C_6H_6Cl_6$ (290.83).

O hexacloreto gama benzeno, como esse composto era oficialmente denominado antes, é uma das nove formas estereoisoméricas teóricas do 1,2,3,4,5,6-hexaclorocicloexano. Ele tem mostrado ter a seguinte conformação

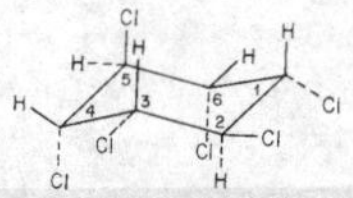

e, em termos da notação axial-equatorial, torna-se *1e,2e,3e,4a,5a,6a*-hexaclorocicloexano.

Preparo — Pela clorinação do benzeno na presença de luz. O produto da reação é uma mistura de esteroisômeros contendo entre 10 e 15% de um isômero gama ativo como inseticida que pode ser separado pelo processo de extração do solvente.

Descrição — Pó cristalino, branco; leve odor de mofo.

Solubilidade — Praticamente insolúvel em água; levemente solúvel em etileno glicol; 1 g em 20 mL de álcool desidratado, 3,5 mL de clorofórmio ou 40 mL de éter.

Comentários — Muito usado como *ectoparasiticida* e *ovicida*. É uma droga alternativa para o tratamento de *Sarcoptes scabiei* (escabicida), *P capitis* (piolho da cabeça) e *P pubis* (piolho do púbis). Como *escabicida*, é empregado em uma concentração de 1% em loção ou creme de uso diário. A mistura é aplicada em uma fina camada sobre toda a superfície cutânea do pescoço para baixo. Cerca de 30 g são suficientes para um adulto. A solução é deixada no corpo por cerca de 12 h e removida completamente lavando-se a área. Uma aplicação geralmente é curativa; a repetição do tratamento está indicada apenas se forem encontrados ácaros vivos. O xampu é usado para o tratamento de *P pubis* e *P capitis*. Cerca de 30 g (para cabelos curtos) e 60 g (para cabelos compridos) são usados em todo o cabelo e deixados por 4 min; pequenos volumes de água são então adicionados até que se forme espuma; o cabelo é completamente enxaguado e enxugado, e as lêndeas removidas com um pente próprio ou com pinça.

Os efeitos adversos incluem erupção eczematosa da pele e conjuntivite; raramente ocorrem convulsão e anemia aplásica.

MALATION — veja Cap. 76.

PIRETRINAS COM BUTÓXIDO DE PIPERONIL

RID; A-200 Pyrinate

Preparo — As piretrinas são os extratos inseticidas da flor piretrum freqüentemente sintetizadas da piretrolona [(*Z*)(+)-4-hidróxi-3-metil-2-(2,4-pentadienil)-2-ciclopentano-1-ona, $C_{11}H_{14}O$] e do ácido crisantêmico [2,2-dimetil-3-(2-metil-1-propenil) ácido ciclopropanocarboxílico, $C_{10}H_{17}O_2$] para produzir uma mistura de piretrinas I e II. O butóxido de piperonil, [5-[[2-(2-butoxietoxi)etoxi]metil]-6-propil-1,3-benzodioxazol, $C_{19}H_{30}O_5$] tem um efeito sinérgico às piretrinas e à rotenona, outro inseticida floral.

Comentários — Essa combinação (piretrinas 0,3%, butóxido de piperonila a 3,0%) é um tratamento alternativo para *P humanis, P capitis* e *P pubis*. É contra-indicada para indivíduos sensíveis aos ingredientes ou à ambrosia americana, é prejudicial se deglutida ou inalada e pode ser irritativa aos olhos e à membrana mucosa. Seu uso deve ser suspenso e um médico consultado se ocorrerem erupções cutâneas. Geralmente é aplicada topicamente apenas uma vez e 5 a 7 dias após se necessário para matar a prole prestes a eclodir.

CAPÍTULO **89**

Agentes Imunizantes e Extratos Alergênicos*

E Richard Shough, PhD
Professor of Medicinal Chemistry
College of Pharmacy
The University of Oklahoma
Oklahoma City, OK 73190

Os agentes imunizantes e os extratos alergênicos são dois dos principais grupos de medicamentos que são classificados como *agentes biológicos* pela Food and Drug Administration (FDA). As propriedades desses agentes são suficientemente distintas para que estejam sob o controle de uma divisão diferente da FDA, chamada *Center for Biologics Evaluation and Research* (CBER), em vez do *Center for Drug Evaluation and Research* (CDER). Isso é, talvez, uma das coisas que têm confundido muitos leigos e profissionais e os levaram a pensar que os agentes biológicos não são medicamentos. Pelo contrário, foram o primeiro grupo de medicamentos a ficar sob o Controle Federal e foram originalmente definidos, em 1902, no Public Health Service Act de 1902. Mais importante ainda é o fato de que os agentes biológicos como grupo e, mais especificamente como agentes imunizantes ativos, têm provavelmente prevenido mais morbidade e mortalidade do que todos os outros medicamentos juntos. A *vacina antivariólica* deve ser considerada o medicamento mais efetivo até hoje, visto que erradicou totalmente a varíola do nosso planeta. Um êxito semelhante das *vacinas contra os vírus da poliomielite* parece iminente.

Características dos Agentes Biológicos

Os agentes biológicos (Quadro 89.1) são medicamentos em todos os sentidos da palavra, mas têm características singulares que vale a pena rever antes de considerarmos os grupos específicos e os agentes individuais. Obviamente, nenhuma dessas características é exclusiva dos agentes biológicos, mas, em conjunto, descrevem o que torna esses medicamentos especiais quando comparados aos chamados *medicamentos convencionais* para o propósito desta discussão.*

1. Os agentes biológicos são *produtos naturais*. Praticamente todos os medicamentos nesse grupo são derivados de seres vivos, incluindo seres humanos, animais superiores, plantas e microrganismos. Embora possam existir algumas exceções a essa regra, mesmo as chamadas *proteínas sintéticas* hoje são produzidas em sistemas vivos.
2. Os agentes biológicos são considerados *produtos relativamente brutos* para os padrões da farmácia contemporânea. A maioria desses produtos contém células, tecidos ou até mesmo organismos inteiros. Mesmo os produtos relativamente *puros* que não contêm elementos estruturais biológicos são freqüentemente misturas de compostos químicos com graus variáveis de atividade.
3. Os constituintes ativos dos agentes biológicos são *macromoléculas*, proteínas e/ou, menos comumente, polissacarídios. Essa é uma consideração importante sobretudo no tocante à formulação, administração e farmacocinética.
4. A maioria dos agentes biológicos é *padronizada por bioensaio*. As doses de pouquíssimos desses produtos podem ser expressas nas unidades convencionais de massa de constituinte ativo, mas, em vez disso, geralmente são expressas em unidades de atividade biológica que são características de cada agente.
5. Os agentes biológicos são *imunogênicos*. Os medicamentos convencionais com baixo peso molecular podem induzir respostas imunes agindo como haptenos, mas essa é uma ocorrência relativamente incomum para a maioria dos medicamentos. Os agentes biológicos praticamente sempre contêm imunógenos completos (proteínas e polissacarídios) que são extremamente imunogênicos em si. Mesmo as *proteínas humanas* ou *humanizadas,* de uso cada vez mais comum, raramente são completamente idênticas aos seus análogos naturais e são geralmente mais imunogênicas que os medicamentos convencionais. Não há nada mais central para a compreensão dos agentes biológicos do que o conhecimento dos princípios da imunologia (Cap. 60).
6. Os agentes biológicos se acompanham de alguns *riscos bem-definidos.* Reações tóxicas adversas, idiossincrásicas e, como já foi dito, alérgicas podem ocorrer com os agentes biológicos, assim como ocorrem com os outros medicamentos. Todavia, alguns agentes biológicos são constituídos de organismos vivos que, na verdade, infectam o paciente e, às vezes, podem até ser transmitidos a outras pessoas. Alguns agentes biológicos apresentam um risco significativo de contaminação microbiológica por causa de sua fonte. Certamente qualquer produto que contém células se acompanha do risco de transportar algum conteúdo biológico desconhecido. As vacinas que são usadas para imunização em massa têm a capacidade muito especial de alterar os padrões epidemiológicos das doenças, o que pode ser vantajoso ou não em uma comunidade.

Fontes de Informação

Os agentes biológicos, incluindo aqueles descritos neste capítulo, representam hoje uma das áreas de mais rápido desenvolvimento da prática e da ciência farmacêuticas. É difícil para muitos farmacêuticos mais antigos, que receberam um treinamento mínimo nessa área, alcançar os outros farmacêuticos, e todos têm dificuldade em acompanhar os diversos avanços nessa área. A seguir, apresentamos algumas sugestões de como um farmacêutico experiente pode lidar com esse problema.

O conhecimento dos princípios da imunologia (Cap. 60) é essencial para a compreensão dos agentes biológicos, e até aqueles que têm uma formação sólida nessa área necessitam de atualização regular nos progressos da ciência da imunologia que mudam rapidamente. O livro de Stites et al.[1] é um tratado abrangente que engloba a imunologia básica e clínica, e é revisado a cada 3 anos.

A fonte mais atual e abrangente de informações sobre esses produtos é *Immunofacts: Vaccines and Immunological Drugs*,[2] que é uma publicação periódica por assinatura em

*Os Caps. 81, *Immunizing Agents and Diagnostic Skin Antigens*, e 82, *Allergenic Extracts*, da 19.ª edição, foram combinados. O diagnóstico dos antígenos cutâneos é discutido juntamente com outros testes de hipersensibilidade tardia em Extratos Alergênicos.

Quadro 89.1 Agentes Biológicos[a]

Agentes imunizantes ativos (vacinas)
Agentes imunizantes passivos (produtos de anticorpos)
Extratos alergênicos
Enzimas e venenos
Modificadores da resposta biológica (citocinas)
Produtos diagnósticos
  Anticorpos e antígenos *in vitro*
  Testes diagnósticos com antígenos cutâneos *in vivo*
Sangue e hemoderivados
Terapias celulares

[a]Os produtos considerados neste capítulo estão indicados em negrito. Consultar *Establishments and Products Licensed* na Seção 351 do *Public Health Services Act* no Web site da FDA [http://www.fda.gov], para uma lista completa dos agentes biológicos atualmente licenciados.

formato de fascículos, atualizada duas vezes por ano e acompanhada por um boletim informativo, *Booster Shots.* Particularmente úteis nessa fonte são as seções em cada monografia sobre *epidemiologia das doenças* e *outras informações* (ou seja, história, política nacional, economia de farmácia, etc.), que contêm dados que não são encontrados na maioria das referências comuns usadas pelos farmacêuticos.

A internet é uma fonte essencial hoje em dia e provavelmente todo farmacêutico deve ter a *homepage* da FDA em sua pasta de favoritos [http://www.fda.gov]. É fácil navegar até o CBER para achar informações atualizadas sobre os agentes biológicos. A *homepage* do Centers for Disease Control and Prevention (CDC) [http://www.cdc.gov] é outra fonte essencial dos agentes biológicos, especialmente sobre agentes imunizantes. Não é mais necessário assinar a *Morbidity and Mortality Weekly Report* e muitas outras publicações úteis do CDC, porque elas estão disponíveis *on-line*.

Os fabricantes e distribuidores dos agentes biológicos são excelentes fontes de informação, mas são, às vezes, firmas especializadas ou divisões de grandes indústrias com as quais alguns farmacêuticos podem não estar familiarizados. Muitos agentes biológicos são fabricados por uma companhia e distribuídos por outra, e as combinações específicas de licença são muito confusas. Por essa razão, os quadros deste capítulo arrolam o *distribuidor* em vez do fabricante do produto. O *Establishments and Products Licensed under Section 351 of the Public Health Services Act* lista todos os agentes biológicos atualmente licenciados, juntamente com os fabricantes licenciados, e está agora disponível *on-line* no Web site da FDA. Alguns desses fabricantes também têm seus Web sites, que são fontes convenientes de informação.

AGENTES IMUNIZANTES

Os agentes imunizantes estão entre os mais antigos medicamentos modernos e podem ser datados do início da imunologia em 1798, quando Edward Jenner introduziu sua vacina contra a varíola. Os agentes imunizantes são também, de quase todos os pontos de vista, os medicamentos mais poderosos já desenvolvidos. Primeiro, sua ação principal é a de *prevenir* em vez de tratar as doenças; a maioria dos agentes comumente usados é bastante efetiva, e muitos têm sido singularmente bem-sucedidos, como já foi dito. Segundo, apesar de alguns riscos reais e potenciais, eles têm geralmente provado ser notavelmente *seguros* na prática. Por fim, e mais importante, os *agentes imunizantes* ativos estão geralmente disponíveis a um *custo* relativamente *baixo*.

Os agentes da imunização passiva datam do início do século 20, após a descoberta dos antibióticos. Várias antitoxinas derivadas de animais ocuparam um lugar importante na terapia antes do desenvolvimento dos antibióticos, mas esses produtos, em contraste com as vacinas, tiveram vários problemas com respeito à eficácia e à segurança, e por vários anos sua utilização foi bastante limitada. Atualmente, as preparações com anticorpo estão rapidamente ganhando proeminência na terapêutica, basicamente em decorrência dos seguintes avanços: disponibilidade de imunoglobulinas humanas, desenvolvimento de formas farmacêuticas intravenosas, tecnologia do anticorpo monoclonal (MAb) e capacidade de preparar MAb humanizados.

Entre 1996 e 1999, a FDA liberou seis novas vacinas, duas imunoglobulinas, seis MAb para terapia e quatro MAb para diagnóstico. Muitos outros novos produtos são esperados nos próximos anos, com indicações revisadas e ampliadas para os produtos disponíveis atualmente.

Imunidade

Imunidade, no seu sentido mais amplo, pode ser definida simplesmente como resistência inata ou adquirida a uma doença e necessariamente envolve tudo que coletivamente é chamado de *defesas do hospedeiro* (Fig. 89.1). É uma prática comum restringir o termo imunidade e seus correlatos às defesas específicas e usar *resistência* para denotar aquelas que não são específicas. Entretanto, isso não é imutável, e podem-se encontrar esses termos sendo usados em vários contextos diferentes. O mais importante é que se compreenda que muito da terminologia da imunologia é baseado no contexto, e o leitor precisa ser cuidadoso ao tentar aplicar definições rígidas.

Os agentes imunizantes são classificados com base no tipo de imunidade que induzem, e o conhecimento das propriedades dos diferentes tipos de imunidade é fundamental para o entendimento dos agentes imunizantes e suas aplicações. A *imunidade ativa* é uma forma de imunidade adquirida que se desenvolve em um indivíduo em resposta a um imunógeno. Isso pode ser naturalmente adquirido pela exposição a uma doença infecciosa ou artificialmente adquirido ao se receber agentes imunizantes ativos (*vacinas*). O termo *vacinação* é usado como sinônimo de imunização ativa. Existe um intervalo de tempo (alguns dias) após a primeira exposição a um imunógeno, e níveis protetores de imunidade não são tipicamente atingidos em 1 a 2 semanas. Graças ao fenômeno de *memória imunológica*, as exposições secundárias e subseqüentes ao mesmo imunógeno geralmente resultam em respostas mais rápidas e fortes. Entretanto, é importante reconhecer que a memória imunológica não é infinita e diminuirá na ausência de *doses de reforço* dos imunógenos. Uma representação gráfica de tempo-curso das respostas imunes ativas é encontrada na Fig. 60.3, no Cap. 60.

A *imunidade passiva* envolve a transferência dos efetores da imunidade, geralmente as moléculas especializadas chamadas imunoglobulinas ou anticorpos, de um indivíduo imune para outro. Isso ocorre naturalmente pelo transporte ativo de anticorpos IgG da mãe para o feto através da barreira placen-

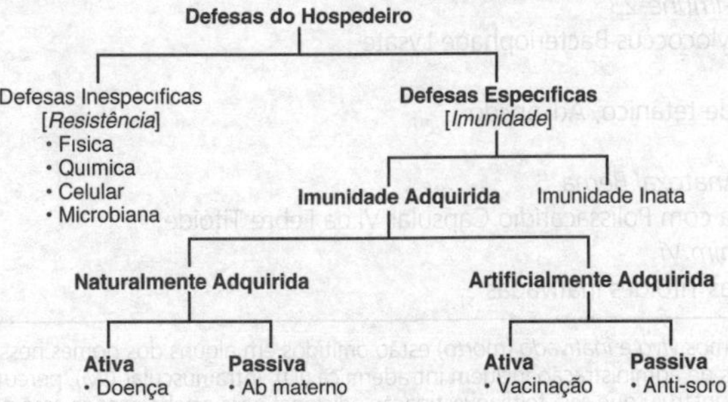

Fig. 89.1 As defesas do hospedeiro.

tária e, em menor grau, pela transferência de anticorpos IgA no leite materno. Os agentes imunizantes passivos incluem aqueles derivados humanos (*homólogos*) ou de outros animais superiores (*heterólogos*). O início da imunização passiva é muito mais rápido, mas a duração é muito menor por não haver respostas imunes ativas aos imunógenos e portanto nenhuma memória. As imunoglobulinas, sobretudo quando derivadas de fontes exógenas, são proteínas extremamente imunogênicas e podem provocar uma resposta imune ativa que é a base da *doença do soro* e de outras reações alérgicas.

AGENTES IMUNIZANTES ATIVOS

Os agentes imunizantes ativos são medicamentos imunogênicos freqüentemente prescritos aos pacientes antes de serem expostos a uma doença, com a intenção de promover proteção contra uma doença que seja duradoura ou até permanente. Com freqüência, existe o objetivo secundário de evitar que o paciente sirva como reservatório e, portanto, transmissor de uma doença. A imunização ativa pode conceitualmente e talvez um dia realmente seja usada para uma variedade de situações que vão do câncer ao abuso de drogas. Todavia, todos os agentes imunizantes ativos disponíveis atualmente (Quadros 89.2 a 89.5) são empregados no controle de doenças infecciosas, e a discussão desses agentes está restrita a essa perspectiva.

Tipos de Produtos

A *vacina* pode ser definida como uma suspensão ou solução farmacêutica de uma substância ou composto(s) imunogênico(s) que visa a induzir imunidade ativa. No passado, era comum que se limitasse o termo a produtos que contivessem microrganismos inteiros, mas hoje o termo pode ser aplicado a todos os imunizantes ativos, e o processo de imunização ativa é chamado de *vacinação*.

A maioria das vacinas ainda consiste em microrganismos inteiros que podem estar *inativados* (mortos) ou *vivos mas atenuados*. O termo atenuado refere-se a cepas de microrganismos que tiveram sua capacidade de causar doença reduzida mas que ainda conservam as características imunogênicas principais das chamadas cepas *selvagens* que circulam na comunidade. Pode-se observar que os vírus compreendem a maioria das vacinas de organismos vivos e atenuados, enquanto a maioria das vacinas bacterianas contém bactérias mortas ou seus componentes. É importante que se entenda que as vacinas de microrganismos vivos contêm menos imunógenos que as mortas e devem de fato causar uma infecção e replicar-se no paciente para produzir uma resposta imune protetora. Ao se avaliar uma vacina, as duas primeiras coisas que devem ser observadas são (1) a identidade do(s) imunógeno(s), ou seja, a(s) doença(s) que se previne(m), e (2) se o produto contém imunógenos vivos ou inativados.

Os *toxóides* são toxinas proteicas que foram modificadas (p.

Quadro 89.2 Vacinas Bacterianas[a]

VACINA	DISTRIBUIDOR	ADMINISTRAÇÃO[b]
Vacinas com Vírus Vivos Atenuados		
Vacina com Bacilo de Calmette Guérin (BCG)	Organon Technika	PC
Mycobax	Pasteur-Mérieux	
Tice BCG		Intravesical
Vacina para Febre Tifóide, Microrganismo Vivo, Oral		
Vivotif Berna	Berna Products	Oral
Vacinas com Microrganismos Inativados		
Vacina para Antraz	Michigan Dept of Public Health	SC
Vacina para Cólera	Wyeth-Ayerst	ID, SC, IM
Hemophilus influenzae Tipo B		
Vacinas Conjugadas		IM
ActHIB (Conjugado de toxóide tetânico)	Pasteur-Mérieux Connaught	
HibTITER (Conjugado de difteria CRM$_{197}$)	Wyeth-Lederle	
OmniHIB (Conjugado de toxóide tetânico)	SmithKline Beecham	
PedvaxHIB (Conjugado proteico meningocócico)	Merck	
ProHIBit (Conjugado de toxóide diftérico)	Pasteur-Mérieux Connaught	
Vacina para Doença de Lyme *LYMErix*	Merck	
Vacina com Polissacarídio Meningocócico, Grupos A, C, Y, e W-135		SC ou pistola
Menomune-A/C/Y/W-135	Pasteur-Mérieux Connaught	
Vacina Pertussis, Adsorvida	Michigan Biologic Products Inst	IM
Vacina da Peste	Greer	IM ou Pistola
Vacina Pneumocócica Conjugada, 7-Valente *Prevnar*		
Vacina Pneumocócica, 23-Valente		SC ou IM
Pneumovax-23	Merck	
Pnu-Imune-23	Wyeth-Lederle	
Staphylococcus Bacteriophage Lysate[c]	Delmont Laboratories	SC, Oral
		Tópica
Toxóide tetânico, Adsorvido	Pasteur-Mérieux Connaught	IM ou Pistola
	Wyeth-Lederle	
Te Anatoxal Berna	Berna Products	
Vacina com Polissacarídio Capsular Vi da Febre Tifóide		IM
Typhim Vi	Connaught	
Vacinas Tifóides Inativadas	Wyeth-Ayerst	SC

[a]Os termos *vivo* e *inativado* (*morto*) estão omitidos em alguns dos nomes nesse quadro, mas aparecem no nome oficial do produto em seu rótulo.
[b]As vias de administração incluem intradérmica (ID), intramuscular (IM), percutânea (PC) e subcutânea (SC) e a pistola injetora.
[c]A FDA instruiu que seja feita investigação adicional para estabelecer se esse produto seria efetivo para as indicações do rótulo. As autoridades norte-americanas (p. ex., ACIP, AAP) não recomendam o uso desse produto.

ex., pelo tratamento com formol) para reduzir-se a toxicidade sem alterar significativamente a imunogenicidade. Dois dos mais antigos e melhores agentes imunizantes ativos conhecidos são o toxóide diftérico e o toxóide tetânico que protegem contra a exotoxina elaborada pelas bactérias *Corynebacterium diphtheriae* e *Clostridium tetani*, respectivamente.

Métodos melhores de produção e purificação de macromoléculas nos últimos anos têm levado a avanços significativos na produção de vacinas que contêm componentes mais altamente purificados que representam os *fatores de virulência* dos microrganismos. O polissacarídio capsular antifagocítico do *Hemophilus influenzae* tipo b, do *Streptococcus pneumoniae* e da *Neisseria meningitidis* tem sido usado para preparar vacinas eficazes contra esses patógenos bacterianos importantes. A vacina contra o vírus da hepatite B (HBV) foi a primeira a ser produzida pela tecnologia recombinante e contém uma proteína sintética que tem os epítopos dos antígenos de superfície da hepatite B. Várias vacinas acelulares contra coqueluche foram licenciadas e são aguardadas ultimamente para substituir a vacina celular contendo *Bordetella pertussis* (integral e morta).

Os produtos descritos acima são formulados como suspensão aquosa ou de pó liofilizado para reconstituição. Em alguns casos o antígeno tem sido *adsorvido* a um *adjuvante* (p. ex., alume ou hidróxido de alumínio) que acentua a resposta imune, provavelmente por diminuir a absorção e prolongar o período de estimulação imunogênica. Os toxóides diftérico e tetânico e a vacina contra coqueluche (DPT) estão adsorvidos na grande maioria dos produtos dos quais fazem parte, e isso é mencionado no rótulo; os produtos sem adjuvantes são comumente referidos como preparações *fluidas*.

Uma *vacina simples* é aquela que protege contra uma única doença, enquanto uma *vacina combinada* é, como o nome deixa implícito, uma associação que protege contra duas ou mais doenças (veja Quadros 89.3 e 89.4). Isso não deve ser confundido com a *valência* de uma vacina, que se refere ao número de cepas de um microrganismo causador de uma única doença.

Praticamente todas as informações descritas aqui são encontradas no nome oficial do produto (Quadros 89.2 a 89.5). Esse nome serve de guia para a maioria das informações importantes que alguém necessitaria saber sobre qualquer vacina.

Quadro 89.3 Vacinas Bacterianas Combinadas[a]

VACINA	DISTRIBUIDOR
Toxóides Diftérico e Tetânico e Vacina Pertussis Celular Total (DTwP)	Connaught SmithKline Beecham
Tri-Immunol	Wyeth-Lederle
Toxóides Diftérico e Tetânico com a Vacina *Hemophilus influenzae* tipo b Conjugada e a Vacina Pertussis Celular Total (DTwP-HIB)	
ActHIB/DTP	Pasteur-Mérieux Connaught
Tetramune	Wyeth-Lederle
Toxóides Diftérico e Tetânico e Vacina Pertussis Acelular (DtaP)	
Acel-Imune	Wyeth-Lederle
Infanrix	SmithKline Beecham
Tripedia	Pasteur-Mérieux Connaught
Toxóides Diftérico e Tetânico Adsorvidos, para Uso Pediátrico (DT)	Biocine Sclavo Connaught Lederle-Praxis Wyeth-Ayerst
Toxóides Diftérico e Tetânico Adsorvidos, para Uso Adulto (Td)	Biocine Sclavo Connaught Lederle-Praxis Wyeth-Ayerst
Vacina Conjugada HIB e Vacina Viral da Hepatite B	
Comvax	Merck
Vacina Respiratória Mista[b]	
MRV Vaccine	Bayer

[a]O termo *inativado* (*morto*) é omitido de alguns dos nomes nesse quadro, mas aparece no nome oficial do produto em seu rótulo. Todos os produtos desse quadro são administrados pela via intramuscular, exceto a Vacina Respiratória Mista, que é administrada por via subcutânea. A Vacina da Hepatite B é viral e não bacteriana.
[b]A FDA instruiu que investigações adicionais sejam conduzidas para estabelecer que esse produto é efetivo para as indicações rotuladas. As autoridades nacionais (p. ex., ACIP, AAP) não recomendam o uso desse produto.

Quadro 89.4 Vacinas de Vírus Vivo Atenuado[a]

VACINA	DISTRIBUIDOR	ADMINISTRAÇÃO[b]
Vacina anti-Adenovírus Tipo 4, Comprimido Oral	Wyeth-Ayerst	Oral
Vacina anti-Adenovírus Tipo 7, Comprimido Oral	Wyeth-Ayerst	Oral
Vacina anti-Rubéola		
Meruvax II	Merck	SC ou Pistola
Vacina contra Caxumba		
Mumpsvax	Merck	SC ou Pistola
Vacina contra Febre Amarela[d]		
YF-Vax	Pasteur-Mérieux Connaught	SC
Vacina contra Sarampo		
Attenuvax	Merck	SC ou Pistola
Vacina contra Vacínia (Vacina da Varicela)		
Dryvax	Wyeth-Ayerst	PC
Vacina contra Varicela		
Varivax	Merck	SC
Vacina Oral anti-Poliovírus Trivalente		
Orimune	Wyeth-Lederle	Oral
Vacina Oral anti-Rotavírus Tetravalente[c]		
RotaShield	Wyeth-Lederle	Oral
Vacinas Combinadas		
Sarampo e Rubéola Vacina Viral		
M-R Vax II	Merck	SC ou Pistola
Vacinas anti-MMR		
M-M-R II	Merck	SC ou Pistola
Vírus da Caxumba e da Rubéola Vacinas		
Biavax II	Merck	SC ou Pistola

[a]O termo *vivo* é omitido dos nomes nesse quadro, mas aparece no nome oficial do produto no rótulo.
[b]As vias de administração incluem a percutânea (PC), a subcutânea (SC) e a pistola injetora.
[c]A vacina anti-rotavírus foi retirada do mercado em 15 de outubro de 1999 devido a relatos anteriores de intussuscepção, uma forma de obstrução intestinal.
[d]A distribuição é limitada aos Centros de Vacinação para Febre Amarela autorizados pelos departamentos de saúde do estado para emitir os certificados de vacinação da febre amarela.

Armazenamento, Manejo e Administração

É uma prática comum presumir que a administração da vacina implica imunização do paciente, e geralmente nenhuma medida é tomada para confirmar se isso aconteceu (p. ex., confirmação sorológica da formação de anticorpo). A validade dessa pressuposição depende muito de medidas adequadas de armazenamento, manejo e administração da vacina. Aquele que administra a vacina, e isso cada vez mais inclui o farmacêutico, deve estar familiarizado com as *General Recommendations on Immunization* publicadas pelo CDC.[3]

Os imunógenos das vacinas são suscetíveis a alteração ou a inativação pelo calor, congelamento e extremos de pH, e deve-se ter cuidado ao armazenar e reconstituir os produtos nos limites estabelecidos. A maioria das vacinas deve ser armazenada em temperaturas de refrigeração (2-8°C), mas algumas

Quadro 89.5 Vacinas de Vírus Inativados[a]

VACINA	DISTRIBUIDOR	ADMINISTRAÇÃO[b]
Vacina da Hepatite A		
Havrix	SmithKline Beecham	IM ou Pistola
Vaqta	Merck	
Vacina da Hepatite B		
Engerix-B	SmithKline Beecham	IM
Recombivax-HB	Merck	
Vacina de Encefalite Japonesa		
JE-Vax	Pasteur-Mérieux Connaught	SC
Vacina de Poliovírus Inativado		
Ipol	Pasteur-Mérieux Connaught	SC
Vacina do Vírus da Raiva	Bioport	IM
Imovax Rabies (Celular diplóide humana)	Pasteur-Mérieux Connaught	IM ou ID
RabAvert (Célula embrionária de galinha purificada)	Chiron	IM
Vacinas de Vírus Influenza, Trivalente Tipos A & B		IM ou Pistola
Flu-Shield (Subunidade antigênica purificada)	Wyeth-Lederle	
Fluvirin (Antígeno de superfície purificado)	Evans Medical Limited (Medeva)	
Fluzone (Subviral ou viral-total)	Pasteur-Mérieux Connaught	

[a]O termo *inativado* (*morto*) é omitido de alguns dos nomes nesse quadro, mas aparece no nome oficial do produto no rótulo.
[b]As vias de administração incluem a intradérmica (ID), a intramuscular (IM), a subcutânea (SC) e a pistola injetora.

são congeladas (p. ex., a vacina da varicela) e outras (*uso em campo*) podem não necessitar de refrigeração. A menos que haja instruções a respeito, as vacinas não devem nunca ser misturadas umas com as outras ou com qualquer outro medicamento.

A via de administração pode ter um efeito profundo na magnitude e na qualidade da resposta imunológica. A maioria das vacinas ainda é administrada por via parenteral (Quadros 89.2 a 89.5). Os produtos adjuvantes e as vacinas de bactérias mortas são geralmente administrados por injeção intramuscular (IM); a injeção subcutânea (SC) geralmente fornece uma resposta imune, mas amiúde resulta em um cisto estéril doloroso no local de injeção. As vacinas de vírus vivos são freqüentemente administradas por injeção subcutânea. Algumas vacinas são administradas por injeção intradérmica (p. ex., febre tifóide, algumas vacinas anti-rábicas) e pela técnica de múltiplas punções (p. ex., BCG, vacínia). As pistolas para injeção podem ser usadas com alguns produtos para facilitar a vacinação de grandes números de pessoas. As vacinas nunca devem ser administradas por via intravascular porque seriam menos efetivas e resultariam em mais reações adversas.

A quantidade de imunógeno em uma vacina é determinada por imunoensaio e é expressa em unidades que são quase sempre exclusivas desse imunógeno; uma exceção notável são aquelas vacinas que contêm componentes microbianos purificados que são expressos em mcg. As vacinas parenterais são tipicamente administradas em volumes de 0,1 a 1 mL, sendo 0,5 mL o mais comum. Deve-se mencionar que os produtos de fabricantes diferentes nem sempre contêm imunógenos completamente idênticos, e alguns podem ter esquemas posológicos diferentes (vacinas contra varicela, *Hemophilus influenzae* tipo b). Quando múltiplas vacinas estão disponíveis, a melhor prática é completar a série de imunização com a mesma vacina. Entretanto, quando isso não é possível, é geralmente melhor usar uma vacina diferente do que não vacinar.

Uma distinção precisa ser feita entre as múltiplas doses nas *séries de imunização primária* e as doses de *reforço* de uma vacina. As séries de imunização primária são planejadas para assegurar que a maioria, senão todos os vacinados, terá uma resposta imune positiva. Por exemplo, se a eficácia de uma única dose de uma vacina for 80%, em uma série primária de 3 doses se espera imunizar a maioria dos vacinados. As séries primárias são especialmente importantes em imunização pediátrica porque crianças muito pequenas podem não responder devido à imaturidade do sistema imune (< 2 anos de idade) e/ou à interferência dos anticorpos maternos (< 6 meses de idade).

Uma verdadeira dose de *reforço* de uma vacina visa a aumentar a imunidade em um indivíduo já imunizado. Nesse aspecto, é importante reconhecer que a memória imunológica não tem duração infinita, apesar da aparente *imunidade duradoura* adquirida pela vacinação ou ao se desenvolver a doença. A imunidade após a imunização primária pode ser reforçada pela exposição natural à doença, pela exposição aos antígenos de reação cruzada ou pela ativação inespecífica durante outra resposta imune pelo então chamado *efeito do espectador*. O primeiro desses é provavelmente o mais importante e segue o princípio de que qualquer programa de imunização em massa que reduza a prevalência de uma doença reduzirá também a oportunidade de *reforços naturais*. A maioria dos procedimentos de imunização em massa não existe por tempo suficiente para que se avalie completamente se esse é um problema, mas está claro, a partir da experiência com a imunização antidiftérica, que a imunidade pode diminuir com a idade se não forem dadas doses de reforço da vacina.

Eficácia

A efetividade da vacina pode ser mensurada de diversas formas. As respostas sorológicas, como o aparecimento de *anticorpos neutralizantes* no soro, são mais facilmente medidas e são usadas com freqüência como indicador de imunidade. Entretanto, em muitas doenças a imunidade celular ou a imunidade local nas mucosas são mais importantes; essas não são refletidas por títulos séricos de anticorpos e são geralmente mais difíceis de serem avaliadas. O grau de proteção clínica conferido a uma população vacinada contra uma doença é uma medida melhor da eficácia produzida, porém, mesmo quando a proteção clínica é alta, não assegura a imunidade em um dado paciente. As duas medidas de eficácia serão encontradas na literatura, e o farmacêutico deve conhecer as limitações de cada uma.

De modo geral, as vacinas com microrganismos vivos conferem melhor imunidade em relação àquelas com microrganismos mortos, e a *via natural* de administração é ainda melhor (p. ex., administração pela mucosa *versus* parenteral). A experiência com a vacina do vírus da pólio[4] ilustra isso bem. As vacinas com poliovírus inativados fornecem uma resposta excelente, capaz de proteger bem contra as doenças sistêmicas, mas produzem uma pequena imunidade local no intestino que é necessária para prevenir a infecção e a transmissão do vírus selvagem. As vacinas orais de poliovírus vivos fornecem uma excelente imunidade celular e humoral (por anticorpos), tanto sistêmica quanto localmente, no intestino. A vacina do rotavírus lançada em 1998 e a vacina do vírus influenza vivo (por via intranasal), licenciada em 2000, refletem essa tendência no desenvolvimento das vacinas.

Não é prático e, provavelmente, não é sensato tentar desenvolver uma vacina para cada doença infecciosa. A maioria das infecções agudas comuns não é grave o suficiente para justificar os gastos ou riscos da vacinação até mesmo se essa fosse efetiva. A ênfase até recentemente tem sido desenvolver vacinas para as doenças que não podem ser adequadamente controladas por outros meios (p. ex., vírus, bactérias toxigênicas) e/ou são graves o suficiente para merecerem o investimento, sobretudo do ponto de vista da saúde pública. Algumas das vacinas mais novas foram direcionadas contra as doenças bacterianas que eram classicamente tratadas com agentes antiinfecciosos. O ímpeto para essa direção tem sido duplo: o reconhecimento de que os agentes antiinfecciosos não fornecem o controle completo das doenças infecciosas e os avanços na ciência molecular que têm permitido o desenvolvimento de vacinas com componentes microbianos.

Assim como as vacinas de microrganismos vivos são mais efetivas do que as de microrganismos mortos, as vacinas que são direcionadas contra fatores de virulência específicos do patógeno são freqüentemente melhores do que aquelas que contêm todo o microrganismo morto. Esse princípio se aplica aos toxóides diftérico e tetânico, que têm sido usados muito efetivamente há mais de 50 anos, assim como as vacinas mais novas para pertussis (varicela, vacinas celulares totais *versus* acelulares) e febre tifóide (varicela, celulares totais de organismos mortos *versus* organismo vivo atenuado *versus* toxóide).

As vacinas de polissacarídios capsulares são uma vantagem importante nas vacinas com componentes microbianos e também ilustram o efeito da idade e de muitos outros fatores na sua eficácia. As vacinas originais contra o *Hemophilus influenzae* tipo b eram muito pouco efetivas em crianças com menos de 2 anos de idade, assim como são as vacinas não-conjugadas de pneumococos e meningococos (Quadro 89.2). Entre as várias explicações para isso está o fato de os polissacarídios freqüentemente induzirem uma resposta imune *timo-independente* (Cap. 60) que resulta na produção de anticorpos atípicos (principalmente IgM) e pouca ou nenhuma memória imunológica, especialmente nas crianças muito novas. A conjugação dos polissacarídios nos carreadores de proteínas tem resultado em vacinas de *Hemophilus influenzae* tipo b muito efetivas em crianças pequenas, e uma vacina pneumocócica conjugada foi lançada em fevereiro de 2000.

A maioria das vacinas é administrada com o objetivo de induzir imunidade e proteger o paciente individualmente. As vacinas para doenças contagiosas são freqüentemente empregadas com o importante objetivo em saúde pública de frear a transmissão da doença e com isso proteger quem não foi vacinado. Essa proteção daquele que não foi vacinado pelo que foi vacinado é chamada de *imunidade de grupo* e representa uma das aquisições mais finas da ciência da saúde.

O princípio da imunidade de grupo é simples. Se a imunidade adquirida por um indivíduo puder prevenir a colonização pelo patógeno assim como proteger contra a doença, a cadeia de transmissão da doença na comunidade pode ser quebrada. O nível de imunização necessária para frear completamente a transmissão e eliminar a doença da comunidade está diretamente relacionado à *transmissibilidade* da doença; as doenças com taxas altas de transmissibilidade, como o sarampo, necessitam de níveis muito maiores de imunização para fornecerem uma imunidade de grupo efetiva. A imunidade de grupo efetiva contra uma doença é o resultado de um esforço de saúde pública ajustado (p. ex., campanhas de imunização ativa em massa) no qual todos os profissionais de saúde devem cooperar. É importante também lembrar que não existe imunidade de grupo estabelecida contra uma doença não-infecciosa como o tétano; nesses casos, é essencial que cada indivíduo seja imunizado.

As vacinas contra a poliomielite descritas anteriormente são um excelente exemplo de como a efetividade da imunidade de grupo pode variar com a formulação do produto. A rubéola é um exemplo de que o principal objetivo desse esforço da imunização em massa é o estabelecimento da imunidade de grupo. Essa é uma doença relativamente benigna tanto em crianças como em adultos, mas pode ser devastadora se contraída na vida fetal. E pelo fato de a rubéola não ser tão contagiosa quanto o sarampo, uma proporção significativa (~15%) das mulheres em idade fértil permanece suscetível à doença se não forem tomadas medidas preventivas. Essas mulheres suscetíveis e, portanto, seu filho estão protegidos da rubéola pela imunidade de grupo resultante da vacinação das crianças normais, os principais reservatórios da doença.

O maior benefício da imunidade de grupo é, talvez, o potencial de *erradicação* de determinadas doenças através da imunização ativa em massa. As doenças candidatas à erradicação precisam atender aos seguintes critérios: serem transmissíveis e suscetíveis à imunidade de grupo; terem uma ou pelo menos algumas cepas geneticamente estáveis; o ser humano tem de ser o único reservatório natural da doença, e é preciso haver uma vacina e um sistema de distribuição efetivos para um programa de imunização em massa. As doenças como a gripe, com sua propensão a alterações genéticas, e a raiva, com muitos reservatórios animais, não são boas candidatas à erradicação. Por outro lado, a Organização Mundial de Saúde declarou que a varíola estava erradicada em 1980, e o objetivo de erradicar o vírus da poliomielite no ano 2000 foi estabelecido; não se tem um caso de poliomielite por vírus selvagem na América desde 1991. O sarampo, a caxumba e a rubéola também foram identificados como alvos para erradicação.[5]

A história da imunização do sarampo[5] fornece uma excelente compreensão para quem esteja interessado em estudar os problemas encontrados no desenvolvimento de uma vacina efetiva e de procedimentos vacinais. Diversos problemas ocorreram com a vacina original de microrganismos mortos, incluindo doença atípica em alguns pacientes que provavelmente foi decorrente de doença por imunocomplexos. Numa das primeiras vacinas com microrganismos vivos, estes eram fracamente atenuados e administrados freqüentemente junto com as imunoglobulinas, que podem ter interferido na resposta imune. As vacinas com microrganismos vivos eram originalmente dadas a crianças com 1 ano de idade ou menos, e os fracassos da vacina deveram-se aparentemente ao subdesenvolvimento do sistema imune e/ou à interferência dos anticorpos maternos. Os programas de imunização originalmente pareciam ser bem-sucedidos por terem diminuições drásticas na incidência do sarampo, mas após um tempo surgiram muitos relatos de surtos de novos casos de sarampo em crianças maiores e em adultos jovens que tinham sido previamente vacinados. Talvez nunca se tenha a certeza do quanto cada um dos fatores, como a alta transmissibilidade do sarampo, a diminuição na imunidade na ausência da doença natural, o projeto inadequado da vacina e os procedimentos de imunização mal-elaborados, contribuiu para o problema geral de controle do sarampo.

Indicações e Utilizações

As indicações e recomendações para o uso das vacinas têm diversas fontes. A FDA aprova as indicações de cada produto licenciado com base na segurança e na eficácia em relação aos outros medicamentos. O Advisory Committee on Immunization Practices (ACIP) do Public Health Service (PHS) dos EUA faz recomendações para os *programas de imunização seletiva* e *em massa* que têm impacto na saúde pública. As recomendações consolidadas do ACIP, da American Academy of Pediatrics (AAP) e da American Academy of Family Practice (AAFP) são publicadas no *Morbidity and Mortality Monthly Report* e podem ser acessadas no Web site da CDC. Todos os 50 estados norte-americanos têm leis de imunização escolar, muitas também cobrindo creches, as quais requerem todas ou a maioria das imunizações pediátricas arroladas no Quadro 89.6; informações detalhadas dessas leis podem ser obtidas nas secretarias de saúde estaduais, mas exceções são freqüentemente permitidas por razões médicas e religiosas.

Uma forma conveniente de classificar os procedimentos de imunização ativa é a seguinte: imunizações pediátricas de rotina (com avaliação subseqüente do adolescente); imunizações de rotina para adultos; imunizações de rotina para idosos; e imunizações seletivas.

IMUNIZACÕES PEDIÁTRICAS DE ROTINA — O ACIP atualmente recomenda que todas as crianças normais sejam imunizadas contra 10 doenças infecciosas e contra hepatite A nas áreas de alta incidência (Quadro 89.6). A imunização pediátrica ainda é uma das medidas de saúde pública mais importantes nos EUA, e cada farmacêutico deve ser capaz de discutir essas doenças, as vacinas e os procedimentos de imunização com os pacientes.

A imunização simultânea para difteria, tétano e coqueluche (DPT) tem sido rotina nos EUA desde o final da década 1940 e resultou em reduções drásticas na incidência de todas essas doenças. A difteria foi uma doença comum da infância, e houve mais de 200.000 casos em 1921, com 10.000 mortes; atualmente existem apenas alguns casos anuais de difteria respiratória relatados, e esses são quase sempre em adultos. O tétano é hoje uma doença principalmente de adultos mais velhos nos EUA, e várias dezenas de casos são relatadas a cada ano. Existe talvez um milhão de casos anuais no mundo com uma taxa de fatalidade de 20 a 50%, e mais da metade desses é de tétano neonatal associado a infecção da cicatriz umbilical; a imunização materna e o saneamento básico controlam efetivamente o tétano neonatal.

A coqueluche foi a principal causa de mortalidade infantil durante a primeira metade do século 20, quando ocorriam tipicamente mais de 200.000 casos por ano nos EUA, com 5.000-10.000 mortes. A doença é um problema principalmente nos muitos novos, com 50 a 70% das mortes ocorrendo nos menores de 1 ano de idade, sendo essa a principal razão de se iniciar a administração da DPT aos 2 meses de idade. A imunização para coqueluche não é recomendada após os 6 anos de idade. A incidência de coqueluche foi reduzida a menos de 2.000 casos em 1980, mas tem crescido gradualmente para mais de 7.000 casos nos últimos anos. Tem havido, ao longo dos anos, controvérsias sobre a segurança das vacinas para coqueluche, mas não existe dúvida de que os benefícios superam de longe os riscos. Os profissionais de saúde precisam estar atentos ao perigo da apatia devido à baixa prevalência da doença e às preocupações exageradas com os perigos da imunização. É absolutamente essencial manter as altas taxas atuais de imunização para DPT (cerca de 90%) ou essas doenças emergirão novamente.

Hemophilus influenzae tipo b (Hib) foi a principal causa de doença bacteriana invasiva (p. ex., meningite) em crianças até a imunização ser introduzida em 1988. A importância das vacinas conjugadas já foi descrita, e espera-se que vacinas de efetividade similar possam ser desenvolvidas para as infecções pneumocócicas e meningocócicas. Deve-se ter em mente que as infecções comuns não-invasivas por *Hemophilus influenzae* (p. ex., otite média) são geralmente causadas por cepas não-tipáveis, e a vacina contra Hib não protege contra essas infecções.

Em 1952, pouco antes do advento da imunização contra a poliomielite, ocorriam 57.000 casos (cerca de 40% paralíticos) e 3.100 mortes nos EUA. A vacina *Salk* com vírus inativado foi introduzida em 1954, e a vacina *Sabin* com vírus vivo, em 1961; não ocorreu nenhum caso de poliomielite nas Américas nos últimos anos, exceto por doença associada à vacina e alguns casos importados. O uso da vacina oral com vírus vivo sempre foi motivo de controvérsia por causa da doença associada à vacina, que ocorre em um pequeno número de vacinados e contactantes suscetíveis. Tendo em vista o progresso em direção à erradicação total da pólio, o ACIP mudou sua recomendação do uso de OPV para IPV apenas (Quadro 89.6).

O sarampo, a caxumba e a rubéola são as três doenças virais mais importantes que podem ser erradicadas pela imunização em massa. A primeira vacina para o sarampo foi licenciada em 1963, e as vacinas individuais para as outras foram disponibilizadas logo após. A vacina combinada (MMR) foi licenciada em 1971, e tem sido recomendada para a imunização de rotina desde 1977. Desde que as vacinas individuais apareceram, a incidência de sarampo, caxumba e rubéola declinou mais de 99%. Alguns dos problemas com a vacinação do sarampo já foram mencionados, e a ênfase atual tem sido assegurar que todas as crianças recebam a segunda dose de MMR. Apesar de muita publicidade, ainda existem muitos conceitos equivocados sobre essas doenças. Estima-se que 2 milhões de crianças em todo o mundo morram a cada ano de sarampo e muitas outras tenham seqüelas neurológicas permanentes que podem não ser reconhecidas como conseqüência da doença (p. ex., perda da visão e/ou da audição). Embora geralmente não sejam tão sérios, os problemas neurológicos também podem ocorrer com a caxumba, mas muitos se preocupam mais com a esterilidade que raramente ocorre. A síndrome da rubéola congênita praticamente desapareceu nos EUA graças à vacinação. A forma de continuar a controlar

Quadro 89.6 Imunizações Pediátricas de Rotina[a]

	IDADE										
VACINA	NASCIMENTO	1 mês	2 meses	4 meses	6 meses	12 meses	15 meses	18 meses	4-6 anos	11-12 anos	14-16 anos
HBV[b]	HBV-1										
			HBV-2		HBV-3						
DTP[c]			DtaP-1	DtaP-2	DtaP-3		DtaP-4		DtaP-5	Td	
Hib[d]			Hib-1	Hib-2	Hib-3	Hib-4					
Pólio[e]			IPV-1	IPV-2		IPV-3			IPV-4		
MMR[f]						MMR-1			MMR-2		
Varicela							Varicela				
HAV[g]									HAV em áreas selecionadas		

[a]Adotado das recomendações do USPHS Advisory Committee on Immunization Practices (ACIP) janeiro de 2000. As recomendações atuais estão disponíveis através do Web site do Centers for Disease Control and Prevention (CDC) (http://www.cdc.gov). As áreas sombreadas indicam que a dose pode ser administrada nos períodos mencionados.

[b]A Vacina da Hepatite B (HBV) pode ser administrada aos 2, 4, e 6 a 18 meses juntamente com a DTP. Os lactentes nascidos de mães HbsAg-positivas devem receber a primeira dose da HBV logo após o nascimento e uma dose de globulina imune de hepatite B.

[c]As vacinas de microrganismos mortos com os Toxóides Tetânico e Diftérico (DTP) estão disponíveis contendo a vacina pertussis celular total (DTwP) ou a vacina pertussis acelular (DTaP), e a literatura atualizada do produto deve ser consultada a respeito das indicações e usos específicos de cada uma. A vacina pertussis não é recomendada após os 6 anos de idade.

[d]As vacinas do *Hemophilus influenzae* tipo b (Hib) diferem imunogenicamente e em dosagem (3 a 4 doses). Os produtos combinados DTwP-Hib e Hib-HBV estão também disponíveis.

[e]As vacinas de poliovírus incluem a tipo *Sabin*, vacinas virais orais trivalentes contra poliomielite (VOP) e a tipo *Salk*, vacina com o vírus da poliomielite inativado (VPI).

[f]As vacinas que contêm vírus vivos do sarampo, caxumba e rubéola (MMR) são geralmente usadas para efetuar essas imunizações, mas existem vacinas individuais e outras combinações para situações especiais. O ACIP recomenda uma segunda dose da MMR ao se ingressar no jardim de infância ou na primeira série, já que isso é mais fácil de se implementar nos postos de saúde pública; a AAP recomenda uma segunda dose ao se ingressar no ensino médio devido às vantagens epidemiológicas.

[g]A Vacina da Hepatite A é recomendada para crianças que habitem em áreas onde a taxa de infecção anual é de 20 para 100.000 ou maior e pode ser considerada nas áreas onde a taxa de infecção é de 20-30 por 100.000.

todas essas doenças é com a adesão contínua ao programa de imunização.

A hepatite B é um problema de saúde importante em todo o mundo com muitas facetas, incluindo doença aguda e crônica, insuficiência hepática e cirrose, carcinoma hepático e portadores crônicos. A doença nos recém-nascidos é freqüentemente assintomática, contudo mais de 50% dos infectados tornam-se portadores crônicos. Os recém-nascidos de mulheres HBsAg-positivas (portadoras do antígeno de superfície da hepatite B) devem ser imunizados imediatamente com a vacina e a imunoglobulina para hepatite B. A primeira vacina contra hepatite B foi preparada com HBsAg derivado do plasma e licenciada em 1981. As proteínas recombinadas, refletindo a imunogenicidade do HBsAg, são usadas nas vacinas atuais e estão recomendadas para imunização universal dos lactentes desde 1991. A vacinação fornece um alto nível de proteção contra a hepatite B e a hepatite D, que precisa do envoltório da hepatite B para se tornar infectante, mas ainda é muito cedo para se avaliar completamente o impacto do programa de imunização na epidemiologia da doença.

A varicela (*catapora*) é uma doença extremamente contagiosa, geralmente benigna mas algumas vezes acompanhada de sérias complicações (p. ex., superinfecção bacteriana, encefalite); a doença é mais grave em adultos e sobretudo em pessoas imunodeficientes, nas quais pode ser devastadora. Após essa infecção primária, o vírus varicela-zoster (VZV) fica latente nas raízes dos nervos sensitivos e pode, em 10 a 20% daqueles que tiveram a varicela, ser reativado e causar herpes zoster. A vacina contra a varicela foi licenciada em 1995 e parece ser bastante efetiva na proteção contra a doença, mas ainda é muito cedo para se avaliar completamente o impacto do programa de imunização na epidemiologia de varicela-zoster.

Os rotavírus são a principal causa da desidratação grave por diarréia em crianças e lactentes em países desenvolvidos e nas outras nações. Ocorrem, aproximadamente, 40 a 50 mortes a cada ano nos EUA, com custos significativos associados ao tratamento da diarréia por rotavírus. Esperava-se que a imunização reduzisse substancialmente esses gastos, mas a vacina foi retirada do mercado devido aos relatos de casos de obstrução intestinal.

A vacinação contra hepatite A é recomendada pelo ACIP para crianças residentes em comunidades com taxas de infecção anual de 20 ou mais casos por 100.000. A imunização rotineira é sugerida onde a taxa for de 10-20 casos por 100.000.

IMUNIZAÇÃO DE ADOLESCENTES — Os programas de vacinação nos EUA têm focalizado os lactentes e as crianças, entretanto muitos adolescentes (11-21 anos de idade) contraíram doenças passíveis de prevenção por vacinas porque estas não estavam disponíveis quando eles eram mais novos, por desobediência às recomendações do ACIP ou por terem doenças crônicas, o que os torna candidatos a certas imunizações seletivas. Além disso, a adolescência é um tempo de novos riscos de infecções por muitas razões como viagens, início da experiência com as drogas, da atividade sexual e início de um emprego ou um passatempo. ACIP, AAP, AAFP e AMA agora recomendam uma visita de rotina aos profissionais de saúde aos 11 a 12 anos de idade, o que enfatiza a busca de deficiências na imunização e a administração das vacinas indicadas.[6]

A maioria das pessoas infectadas nos EUA com o vírus da hepatite B contraiu suas infecções enquanto era adolescente ou adulto jovem; o vírus é transmitido principalmente através do contato sexual, do uso de droga intravenosa, de contatos domiciliares ou de exposição ocupacional. Desde que a imunização de rotina dos lactentes começou, em 1991, vários indivíduos atualmente no grupo dos 11 a 12 anos de idade precisam ser imunizados.

Quase a metade dos casos de sarampo nos últimos anos ocorreu em indivíduos com mais de 10 anos de idade, e essa mudança no padrão epidemiológico é encarada como sendo em grande parte devida a falha na imunização primária. Os adolescentes que não receberam as duas doses de MMR começando aos 12 meses de idade ou após devem ser apropriadamente imunizados nessa época.

As doses de reforço de difteria e de toxóide tetânico (Td) para adultos são recomendadas a cada 10 anos, mas não tem havido uma estratégia implementada para efetivação dessa recomendação. A consulta médica na adolescência é um momento conveniente para administrar o primeiro reforço do Td.

A imunização contra a varicela se tornou rotina em 1995, e muitos adolescentes permanecem suscetíveis. A vacina contra a varicela deve ser administrada na consulta médica a qualquer adolescente que não tenha sido imunizado ou que não tenha história pregressa fidedigna de catapora.

A consulta do adolescente deve ser aproveitada para identificar aqueles que correm risco de outras doenças evitáveis pelas vacinas, e a imunização seletiva deve ser conduzida como indicado. Estima-se que mais de 8 milhões de crianças e adolescentes sejam candidatos à imunização anual antigripal, mas alguns jamais foram vacinados. Entre eles estão pacientes com doença pulmonar crônica (p. ex., asma, fibrose cística) ou doença cardiovascular; os residentes em unidades de atendimento crônico e portadores de condições clínicas crônicas; os que tenham requisitado acompanhamento clínico regular ou hospitalização durante o ano anterior por doença metabólica crônica (p. ex., diabete), doença renal, hemoglobinopatia ou imunossupressão; ou que estejam recebendo terapia com ácido acetilsalicílico há muito tempo e, portanto, com risco de desenvolvimento da síndrome de Reye após uma infecção por influenza (até os 18 anos de idade).

Estima-se que 340.000 pessoas de 2 a 18 anos de idade tenham uma patologia crônica que aumente o risco de doença pneumocócica e devam ser vacinadas com a vacina 23-valente. Entre essas pessoas estão aquelas com asplenia anatômica ou funcional incluindo doença falciforme, síndrome nefrótica, fístula cefalorraquidiana ou condições associadas à imunossupressão.

As infecções pelo vírus da hepatite A (HAV) ocorrem em cerca de 140.000 pessoas por ano nos EUA, e as mais altas taxas da doença estão naqueles com 5 a 14 anos de idade. A vacina da hepatite A deve ser administrada aos adolescentes que planejam viajar ou trabalhar nas áreas onde a doença é prevalente; a imunoglobulina humana pode ser usada como profilaxia a curto prazo quando for necessária uma proteção mais rápida do que a vacina pode fornecer. A vacinação pode ser considerada para adolescentes que residem em comunidades com surtos periódicos de hepatite A. Os adolescentes devem definitivamente ser vacinados se tiverem doença hepática crônica, se estiverem recebendo fatores de coagulação, se forem usuários de drogas ilícitas de qualquer tipo ou se tiverem relações homossexuais com homens.

Existem outras imunizações seletivas que podem ser ocasionalmente indicadas em adolescentes, e muitas dessas estão descritas nas imunizações de adultos.

IMUNIZAÇÃO DE ADULTOS COM MENOS DE 65 ANOS DE IDADE — O primeiro fator a ser considerado sobre o estado imune de um paciente adulto é se ele completou ou não as imunizações pediátricas recomendadas. A vacina da coqueluche não é recomendada para adultos, mas as outras nove vacinas são comumente indicadas sob diferentes circunstâncias se não houver evidências de imunidade, isto é, uma história fidedigna de desenvolvimento da doença ou o teste sorológico positivo. Quando um paciente se mostra suscetível a qualquer uma dessas nove doenças, sua história deve ser revisada e confrontada com as recomendações para a vacinação apropriada para ser determinado se a vacinação está indicada. Três circunstâncias em que é particularmente importante que a imunização pediátrica esteja em dia são as seguintes:

1. Mulheres em idade fértil, porque a imunidade (ou seja, IgG) que elas transferem para o feto depende do seu estado imunológico.
2. Indivíduos com doenças crônicas, porque eles podem ser mais suscetíveis às doenças ou aos seus efeitos adversos.
3. Indivíduos que viajem para países diferentes, já que algumas dessas doenças continuam prevalentes em várias partes do mundo.

A única imunização de rotina que é recomendada para todos os indivíduos normais entre as idades de 18 a 65 anos é a dose de reforço da difteria e do toxóide tetânico a cada 10 anos. Infelizmente, não existe estratégia para se executar isso, e muitos dos adultos nos Estados Unidos, se não a maioria, não cumprem essa recomendação e podem nem mesmo estar cientes disso. Para alguns, esse reforço é recebido na sala de emergência por ocasião de uma lesão traumática e pode consistir apenas em toxóide tetânico; nos casos de ferimentos contaminados, o reforço contra o tétano deve ser administrado se mais de 5 anos tiverem se passado desde a última dose.

A imunização anual antigripal é recomendada para aqueles com alto risco de complicações da influenza (já descritas), assim como para aqueles capazes de transmissão nosocomial da gripe a pacientes de alto risco, isto é, farmacêuticos, médicos, enfermeiras e outros profissionais de apoio que atendam a pacientes hospitalizados, ambulatoriais e sob internação domiciliar (*home care*), bem como cuidadores não-profissionais. A vacinação anual é também prudente para aqueles que fornecem serviços essenciais à comunidade e a indivíduos em instituições como escolas, para minimizar a perturbação das atividades durante os surtos. Entretanto, devemos notar que as vacinas antigripais atuais preparadas com microrganismos inativados são, provavelmente, melhores na prevenção de complicações da gripe do que na prevenção da doença e da sua transmissão. Prevê-se que a vacina com microrganismos vivos intranasal conferirá uma melhor proteção e terá maior impacto nos padrões epidemiológicos da doença.

As vacinas de polissacarídios capsulares bacterianos devem ser consideradas para os indivíduos com asplenia anatômica ou funcional, assim como para aqueles com qualquer imunossupressão importante (p. ex., infecção pelo HIV, transplante de órgãos, alguns cânceres). A vacina pneumocócica deve ser administrada a outros indivíduos de alto risco, incluindo aqueles com doença cardiovascular ou pulmonar, doenças hepáticas ou renais e diabetes melito. A vacina meningocócica é recomendada para alguns viajantes e algumas populações fechadas onde podem ocorrer surtos.

A viagem internacional é muito comum hoje em dia motivada por negócios, turismo ou lazer, e todos os viajantes devem revisar as recomendações atuais do CDC[7] antes de realizar qualquer viagem. A maioria dos que viajam para as áreas desenvolvidas do mundo necessita apenas ter suas imunizações rotineiras atualizadas. A única doença para a qual o *Certificado Internacional de Vacinação* pode ser ainda requisitado é a febre amarela. Os que viajam para países subdesenvolvidos ou regiões remotas de países desenvolvidos podem precisar de outras vacinas; a vacina da hepatite A é a mais provável, mas as vacinas contra cólera, peste e febre tifóide são ocasionalmente necessárias.

A imunização contra a hepatite B é essencial para os profissionais de saúde que se exponham a sangue e tecidos humanos, e existem várias outras vacinas que são recomendadas para indivíduos com alto risco ocupacional. Laboratoristas e trabalhadores de campo expostos à *Yersinia pestis* ou roedores selvagens e moscas devem receber a vacina contra a peste. Os recrutas militares receberão as vacinas contra adenovírus, hepatite A e meningococo e, às vezes, outras.

A maioria das vacinas é administrada antes da exposição ao microrganismo infeccioso, mas, quando a doença tem período de incubação longo, a imunização ativa pós-exposição, com ou sem imunização passiva concomitante, pode ser efetiva. A imunização ativa pós-exposição é rotineiramente usada na prevenção da raiva em indivíduos expostos à mordedura de animais infectados, enquanto a imunização pré-exposição usual é recomendada apenas para aqueles que tenham exposição ocupacional. Tanto a hepatite A quanto a hepatite B têm períodos de incubação longos o suficiente para justificar a vacinação pós-exposição quando necessária.

A vacina BCG é uma das mais utilizadas em todo o mundo, mas raramente é recomendada nos EUA. Ela parece ser efetiva na prevenção da tuberculose miliar grave e da meningite tuberculosa, mas sua eficácia na prevenção da tuberculose pulmonar comum é questionável. Está recomendada apenas para indivíduos de alto risco quando outros controles não são práticos. Deve ser mencionado que a vacina BCG é comumente utilizada para tratar o câncer de bexiga por instilação vesical direta. Isso é algumas vezes chamado de imunoterapia inespecífica, mas o mecanismo preciso não é conhecido; a vacina realmente promove uma resposta inflamatória que pode ser responsável pelos efeitos antitumorais.

IMUNIZAÇÃO DE ADULTOS COM 65 ANOS DE IDADE OU MAIS — A velhice é freqüentemente considerada sinônimo de declínio da imunidade, embora existam poucas evidências objetivas de que a maioria dos idosos apresenta imunodepressão significativa. Existe um aumento da incidência e da gravidade das doenças crônicas que freqüentemente aumenta o risco e as complicações de várias doenças infecciosas. O idoso pode não responder tão bem a algumas vacinas, mas isso não parece ser um problema geral. Embora aplicável durante toda a vida, um princípio importante na preparação para a velhice é as pessoas efetuarem a imunização enquanto ainda estiverem saudáveis, sempre que possível. As imunizações pediátricas de rotina e as seletivas descritas anteriormente são um fator importante que contribui para o aumento do número de pessoas que alcançam a velhice. A avaliação do estado imunológico e a vacinação apropriada aos 65 anos de idade são importantes para a qualidade de vida do idoso.

Cada indivíduo deve continuar recebendo os reforços da difteria para adulto e do toxóide tetânico a cada 10 anos, e, se não tiverem sido feitos, é importante atualizar essas vacinações aos 65 anos de idade. Infelizmente, muitos americanos idosos estão suscetíveis a essas doenças, como é refletido no padrão epidemiológico do tétano.

Todos os indivíduos aos 65 anos de idade ou mais devem receber a imunização anual para gripe e uma única dose de vacina pneumocócica. Aqueles que receberam a vacina pneumocócica antes dos 65 anos de idade devem receber uma dose de reforço se tiverem transcorrido 5 anos ou mais desde a primeira dose. Aqueles com risco mais alto de doença pneumocócica fatal (p. ex., asplenia) também devem receber uma dose de reforço 5 anos após a dose inicial.

Os farmacêuticos e os outros profissionais de saúde devem encorajar os indivíduos de todas as idades a receber a imunização apropriada. Embora as taxas de imunização em crianças nos EUA sejam geralmente boas, as taxas de imunização de adultos saudáveis e cronicamente enfermos de todas as idades são relativamente baixas.

Reações Adversas

As vacinas rotineiramente usadas hoje são geralmente muito seguras, assim como muito efetivas. Existem, tal como com qualquer medicamento, riscos associados à vacinação. Esses riscos variam de comuns, leves e inconvenientes a raros, graves e potencialmente fatais. Existem também alguns conceitos equivocados da parte de leigos e profissionais que podem desnecessariamente impedir ou atrasar a vacinação. Assim como a maioria dos medicamentos, os riscos agudos são muito mais bem compreendidos do que os crônicos, e existem alguns riscos potenciais associados às vacinas que devem sempre estar em mente. Os farmacêuticos e outros profissionais que administram as vacinas acharão útil a publicação do CDC sobre os riscos da vacinação.[8]

Os efeitos adversos mais comuns das vacinas são reações tóxicas e/ou alérgicas, embora, assim como a maioria das reações adversas, o mecanismo usualmente não seja confirmado. Ambas as reações tendem a ser mais comuns com os produtos inativados do que com as vacinas de microrganismos vivos, já que aqueles usualmente contêm mais antígenos e exigem doses de reforço. Não é surpreendente, por exemplo, que os produtos contendo bactérias gram-negativas mortas, inteiras, como as vacinas do cólera, da peste e da febre tifóide, freqüentemente causem pequena inflamação no local da injeção, assim como respostas febris discretas. Reações como essas ocorrem logo após a injeção, e especialmente após a primeira dose são quase certamente reações tóxicas diretas.

As vacinas que podem causar reações alérgicas são também bastante previsíveis, considerando-se suas características imunogênicas. Esse é um problema incomum com as vacinas de vírus vivos que são administradas localmente e/ou reforçadas com menos freqüência. A tão freqüente administração do toxóide tetânico, anteriormente feita muito comumente nas salas de emergência, está associada a reações imunes complexas. Essas reações cutâneas do tipo Arthus ou qualquer desses sintomas sistêmicos da doença do soro são esperados após algumas horas de administração, especialmente após a vacinação de reforço com um produto ativado.

A sensibilidade mediada por IgE ou anafilática é a maior causa de preocupação e pode assumir a forma de urticária, angioedema, sibilos ou até choque potencialmente fatal. Essas reações usualmente ocorrem logo (0 a 60 minutos) após a administração e, se forem decorrentes do antígeno vacinal, geralmente ocorrem após uma dose de reforço. As reações aos componentes do meio de produção (p. ex., ovos), antibióticos (p. ex., neomicina) ou conservantes (p. ex., timerosal) são muito raras hoje, mas provavelmente ocorrem na primeira dose em pessoas previamente sensibilizadas que sejam fortemente alérgicas. A sensibilidade anafilática à vacina ou ao componente é geralmente uma contra-indicação à vacinação, mas existem alguns protocolos para imunizar indivíduos sensíveis.[3]

As vacinas de microrganismos inativados parecem oferecer muito pouco risco infeccioso se forem produzidas adequadamente. Os acidentes que podem ocorrer são mais bem ilustrados pelo chamado *incidente de Cutter* em 1995, quando poliovírus da VIP inapropriadamente inativado causou a doença em várias pessoas vacinadas.

As vacinas de microrganismos vivos são únicas entre os produtos farmacêuticos, já que causam a infecção no paciente que recebe o produto intencionalmente. Existem vários riscos óbvios assim como outros sutis associados a esses produtos.

As vacinas de microrganismos vivos geralmente são contra-indicadas na gestação, mas o risco, pelo menos com as vacinas atuais, é amplamente teórico, e os benefícios ocasionalmente valem a vacinação de uma gestante sob sério risco de contrair a doença. A rubéola tem, é claro, sido de particular preocupação, e existe alguma evidência de que o vírus da vacina possa ser transmitido ao feto; muitas gestantes têm sido imunizadas inadvertidamente com a vacina da rubéola, mas nunca houve um caso confirmado de rubéola congênita associada à vacina. Os aspectos médico-legais da vacinação de uma gestante também precisam ser levados em conta, sobretudo quando se pensa nas relativamente altas incidências de abortos e defeitos congênitos durante as gestações comuns.

Os indivíduos gravemente imunocomprometidos podem receber seguramente as vacinas de microrganismos inativados, embora a resposta imune possa ser fraca, mas não devem de modo geral receber vacinas de microrganismos vivos porque estas podem causar doenças graves nesses indivíduos. A imunossupressão grave pode resultar de imunodeficiência congênita, infecção pelo HIV, doença maligna (p. ex., leucemia, linfoma, doença maligna generalizada), quimioterapia e/ou terapia imunossupressora. As decisões nessa área podem ser difíceis, e podem ou não existir dados disponíveis para guiar o médico. Por exemplo, a imunização dos pacientes HIV-positivos com MMR não tem causado problemas até hoje, e geralmente é recomendada que ela seja aplicada em pacientes assintomáticos e que seja considerada até naqueles com sintomas. Os efeitos imunossupressores dos corticosteróides são mal definidos, mas a maioria das terapias com esteróides *não é* uma contra-indicação para as vacinas de microrganismos vivos incluindo as seguintes: terapia por período curto de menos de 2 semanas; terapia com dose baixa a moderada incluindo as doses fisiológicas de manutenção (terapia de reposição); terapia em dias alternados por longo tempo; e esteróides administrados tópica ou localmente, incluindo aerossóis e injeções intra-articulares. A melhor prática é, sempre que possível, vacinar antes da imunossupressão.

As vacinas de microrganismos vivos podem representar uma ameaça aos contactantes não-vacinados de pessoas vacinadas recentemente. O poliovírus pode ser transmitido e causar doença especialmente em contatos domiciliares; as pessoas vacinadas vivendo com os indivíduos imunossuprimidos devem apenas receber VIP. A vacina da varicela pode causar a varicela ou erupções do tipo herpes zoster em indivíduos imunocomprometidos (p. ex., pacientes leucêmicos) e eles podem transmitir o vírus aos contactantes suscetíveis. Embora as pessoas vacinadas possam disseminar os vírus do sarampo, da caxumba e da rubéola após a vacinação, não existem evidências de transmissão dos vírus após a MMR.

Além dos riscos reais das vacinas, existem muitos problemas em potencial que merecem citação. A imunização ativa em massa muda o padrão epidemiológico de uma doença e pode ter graves conseqüências. As doenças que antigamente eram da infância podem, nos não-vacinados, ser postergadas até mais tarde na vida, quando algumas são mais graves; isso tem sido motivo de preocupação para alguns com relação à imunização contra o sarampo, sobretudo se a imunidade não for tão longa quanto o desejado. Com o passar do tempo, a ausência de uma doença da comunidade por gerações pode resultar em uma população ainda mais suscetível do que antes da imunização; a apatia na imunização associada à reintrodução da doença poderia se mostrar devastadora para uma comunidade.

Os vírus das vacinas são muito parecidos com os outros medicamentos no fato de que se sabe muito mais sobre seus efeitos adversos agudos do que os crônicos. A possibilidade de os vírus causarem uma infecção subclínica crônica ou integrada, assim como o seu potencial para questões como oncogênese e teratogênese, não pode ser completamente ignorada. A necessidade de que os vírus sejam cultivados em células vivas também aumenta o risco de contaminação inadvertida por microrganismos desconhecidos. Essas preocupações são em muito ultrapassadas pelos benefícios da vacinação, mas sua existência enfatiza dois pontos importantes: primeiro, a imunização ativa não deve ser considerada em situações fúteis e segundo, a diligência contínua e o estudo de todos os agentes e procedimentos imunizadores são necessários.

Contra-indicações

As contra-indicações mencionadas anteriormente estão associadas às reações adversas à vacinação, enquanto as descritas adiante estão geralmente relacionadas a uma resposta imune fraca.

A imunização ativa não deve ser geralmente feita em crianças com menos de 1 ou 2 anos de idade, a menos que exista um risco especial e/ou procedimentos efetivos tenham sido estabelecidos. Os anticorpos maternos podem persistir por 6 meses ou mais em um lactente e demora vários anos para o sistema imune se desenvolver completamente; as crianças freqüentemente respondem fracamente a qualquer agente imunizador em relação a indivíduos mais velhos, e pode existir um risco de doença induzida pela vacina se as vacinas de organismos vivos forem administradas precocemente. Todas as imunizações pediátricas recomendadas antes de 1 ano de idade requerem a finalização de uma série primária de doses para a efetividade ficar assegurada. Quando outras vacinas tiverem que ser administradas precocemente, a revacinação em uma idade posterior é praticamente sempre indicada.

A doença febril grave é sempre uma contra-indicação para a imunização ativa, especialmente com as vacinas de vírus vivos, mas pode haver muita confusão sobre isso. A maioria das doenças febris agudas é causada por vírus que induzem interferon e podem interferir na replicação viral e na resposta à vacina. A administração de qualquer vacina a um indivíduo gravemente doente pode confundir a avaliação da doença e/ou qualquer reação ao produto. Esses fatores devem ser pesados em relação à urgência da vacinação. Todas as vacinas podem ser administradas a indivíduos com doenças leves, como uma diarréia comum ou uma doença leve do trato respiratório superior, com ou sem febre. Tais condições são tão comuns em crianças que o fracasso em se fazê-las pode interferir no programa de vacinação.

As vacinas de organismos vivos são contra-indicadas por períodos variáveis após a administração de preparações que contêm imunoglobulinas porque os anticorpos específicos podem interferir na resposta imune; isso não é freqüentemente um problema com as vacinas de microrganismos mortos que contêm imunógeno suficiente para sobrepujar qualquer inibição. Os produtos que podem interferir na imunização incluem todas as preparações de imunoglobulinas, o sangue e muitos dos seus derivados (p. ex., concentrado de hemácias, hemoderivados como plasma/plaquetas).

O efeito da imunoglobulina nas vacinas virais varia consideravelmente com a vacina. Por exemplo, a VOP e a vacina da febre amarela podem ser administradas sem se considerar a administração de imunoglobulinas. Tem sido geralmente recomendado que se esperem 6 semanas a 3 meses antes da administração da maioria das vacinas de organismos vivos como MMR. Mas esse intervalo não é suficiente para a vacina do sarampo quando altas doses de imunoglobulina intravenosa são administradas, e a vacinação pode ter que ser atrasada por até 11 meses.[5] Como sempre, os intervalos recomendados têm que ser vistos com respeito à urgência da vacinação no caso individual.

Lei Nacional dos Danos da Vacinação Infantil

O National Childhood Vaccine Injury Act (NVICA) se tornou efetivo em 21 de março de 1988 e tem dois objetivos principais: (1) evitar crises futuras que possam interromper o Programa Nacional de Imunização e (2) fornecer compensação financeira para os pacientes que sofrem danos relacionados à vacina. A lei exige que os fornecedores das vacinas mantenham certos registros permanentes das vacinas usadas, assim como exige que notifiquem certos efeitos adversos. Uma sobretaxa é colocada no preço das vacinas cobertas para financiar o programa, e é paga uma compensação para as pessoas que sofrerem danos específicos ao receberem esses medicamentos. As vacinas cobertas atualmente incluem todas as da imunização pediátrica de rotina (Quadro 89.6). Os detalhes da manutenção dos registros e das requisições da notificação assim como a lista atual das vacinas cobertas podem ser encontrados no Web site do CDC.

Registros da Imunização

A documentação apropriada das imunizações é importante por vários aspectos. Ela ajuda a certificar-se de que aqueles em necessidade de vacinação a recebam sem necessitar de testes sorológicos e ajuda a prevenir a supervacinação, que aumenta os riscos de reações de hipersensibilidade. Um registro completo de vacinação deve incluir não apenas a história das vacinações mas também informações auxiliares, como a comprovação de se ter tido a doença ou o teste sorológico de imunidade. O NVICA especifica os registros a serem mantidos pelo provedor.[2]

Os cartões de imunização oficiais foram adotados por cada estado americano para facilitar a avaliação do estado de imunização pelas escolas e creches. Um cartão de registro de imunização permanente deve ser estabelecido para cada criança nascida e mantido pelos pais. Alguns estados estão desenvolvendo sistemas computadorizados de registro de imunização, e existe até a consideração de um registro nacional de imunização.

Vacinas Veterinárias

Os agentes biológicos veterinários são controlados pelo Center for Veterinary Biologics (CBV), do Animal and Plant Health Inspection Service (APHIS), do US Department of Agriculture (USDA), que mantém um Web site [http://www. aphis. usda.gov/vs/cvb/index.html]. É interessante notar que os medicamentos veterinários convencionais são regulados pelo Center for Veterinary Medicine da FDA [http://www.fda.gov/cvm]. Os veterinários podem prescrever medicamentos humanos, mas o inverso não é verdadeiro.

Os princípios e a terminologia dos agentes biológicos veterinários são essencialmente os mesmos dos humanos, com uma notável exceção; o termo *bacterina* é usado para denotar vacinas de bactérias mortas. As vacinas veterinárias também tendem a ser mais administradas pelas vias mucosas, incluindo a nasal, a oftálmica, a inalatória e até a oral.

Existem muitas vacinas e vários agentes imunizantes passivos disponíveis para cães, gatos, cavalos e animais de criação (gado, cabras, porcos, aves domésticas, ovelhas), assim como alguns produtos para pássaros, raposas, *visons*, e até alguns peixes. Grabenstein[2] fornece uma revisão excelente sobre os agentes biológicos veterinários.

AGENTES IMUNIZANTES PASSIVOS

A imunização passiva, no seu senso amplo, envolve a administração de qualquer efetor imune específico, anticorpo ou efetor da célula T. Na prática, tem sido restrita ao uso de anticorpos, já que os efetores das células T são limitados em número, são difíceis de ser cultivados e, talvez o mais importante, são restritos ao MHC e não são freqüentemente efetivos quando transferidos de um indivíduo para outro. Entretanto, existem tentativas recentes de se cultivar as células T do paciente individualmente, expandir o seu número *in vitro* com os fatores estimulantes de colônia, e reintroduzir as células no paciente. Os agentes imunizantes passivos atualmente empregados são todos derivados das imunoglobulinas, e a maioria desses consiste principalmente em isotipos IgG (veja Cap. 60).

O soro humano foi usado já em 1907 para a prevenção do sarampo e depois para a caxumba e a coqueluche. As antitoxinas derivadas do animal foram muito usadas antes da Segunda Guerra Mundial para tratar difteria, tétano, escarlatina e outras doenças, com resultados mistos. A imunoglobulina imune humana intramuscular (IGIM) se tornou disponível após a guerra e foi primeiro usada para tratar uma forma de agamaglobulinemia (doença de Bruton) em 1952. A imunoglobulina imune humana intravenosa (IGIV) foi desenvolvida nos anos 1980 e representa o principal avanço nos imunizantes passivos. A primeira MAb (digoxina imune Fab e CD3 muromonab) foi licenciada em 1986 mas apenas no fim do século 20 essa tecnologia começou a ter um impacto maior na medicina clínica.

Os produtos que contêm anticorpos disponíveis nos EUA em janeiro de 2000 estão listados nos Quadros 89.7 a 89.9. Dependendo de como se define imunização passiva, ela pode ser corretamente questionada, já que nem todos esses agentes são imunizantes passivos. A ênfase nesse ponto será nos produtos que são usados para dar imunidade passiva contra infecções e doenças tóxicas, mas, como será visto, a diferença entre esses e os outros produtos com anticorpos não é sempre clara. Todos esses produtos estão listados nos quadros para facilitar ao leitor a formulação de comparações, mas alguns desses produtos estão descritos com bastante detalhe em outros capítulos, em suas respectivas categorias terapêuticas.

Tipos de Produtos

Quando consideramos os produtos que contêm imunoglobulinas, é útil pensar em termos de três dicotomias: humana ou animal, intramuscular ou intravenosa, policlonal ou monoclonal.

Os produtos da imunoglobulina humana são derivados de um reservatório do plasma obtido de 1.000 ou mais doadores. O conteúdo de anticorpo de todos esses produtos é primeira-

Quadro 89.7 Imunoglobulinas Humanas

IMUNOGLOBULINA	DISTRIBUIDOR
Imunoglobulina Intramuscular (IGIM)	
BayGam	Bayer
Gammar-P.I.M.	Centeon LLC
Imunoglobulina Intravenosa (IGIV)	
Gammar-P.I.V.	Aventis Biologicals
Gamimune N	Bayer
Gammagard S/D	Hyland Immuno HealthCare
Iveegam	Immuno-Hyland
Polygam S/D	American Red Cross
Sandoglobulin	Novartis
Venoglobulin-I e *Venoglobulin-S*	Alpha Therapeutics
Imunoglobulinas Antiinfecciosas	
Imunoglobulina Intravenosa de Citomegalovírus	
CytoGam	Medimmune
Imunoglobulina da Hepatite B	
BayHep B	Bayer
Nabi-HB	North American Biologicals
Imunoglobulina Rábica	
BayRab	Bayer
Imogam Rabies	Pasteur-Mérieux Connaught
Imunoglobulinas Intravenosas de Vírus Sincicial Respiratório	
RespiGam	Medimmune e Wyeth-Lederle
Imunoglobulina Tetânica	Massachusetts Public Health Biologics Lab
BayTet	Bayer
Imunoglobulina da Vacínia	Centers for Disease Control and Prevention
Imunoglobulina da Varicela-Zoster	Massachusetts Public Health Biologics Lab
Imunoglobulinas Imunossupressoras	
Imunoglobulina Rh_O(D)	
BayRho-D	Bayer
Gamulin Rh e *Mini-Gamulin Rh*	Centeon LLC
Rh_OGAM e *MICRh_OGAM*	Ortho Diagnostics
Imunoglobulina Intravenosa Rh_O(D)	
WinRho SDF	North American

mente IgG (90 a 98%, dependendo do produto), e os quatro isotipos estão geralmente na variação da sua distribuição natural: IgG_1 (60 a 70%), IgG_2 (23 a 29%), IgG_3 (4 a 8%) e IgG_4 (2 a 6%). Os outros isotipos são amplamente removidos, já que eles usualmente contribuem pouco para a atividade dos produtos e podem dar margem a reações adversas. A composição dos produtos é muito similar para ambas as preparações chamadas de imunoglobulinas *regulares* (IGIM, IGIV) assim como as imunoglobulinas específicas ou *hiperimunes* (p. ex., imunoglobulina da hepatite B). As primeiras são padronizadas pelo

Quadro 89.8 Anti-soros Heterólogos

ANTI-SORO	DISTRIBUIDOR
Antitoxinas	
Antitoxina Botulínica Tipo A, B e E (Eqüina)	CDC[a]
Antitoxina Botulínica Monovalente Tipo E (Eqüina)	CDC[a]
Antitoxina Diftérica (Eqüina)	CDC[a]
Antivenenos	
Antiveneno de *Crotalidae* Polivalente (Eqüino)	Wyeth-Ayerst
Antiveneno de *Micrurus fulvius* (Eqüino)	Wyeth-Ayerst
Antiveneno de *Latrodectus mactans* (Eqüino)	Merck
Antiveneno de *Sculpturatus centruroides* (Caprino)	Arizona State University
Imunossupressores	
Globulina Antitimócito (Eqüina)	
ATGAM	Upjohn

[a]Centers for Disease Control and Prevention.

ensaio de vários anticorpos comuns (p. ex., sarampo, difteria, poliovírus e freqüentemente outros), enquanto as imunoglobulinas específicas também são testadas para o anticorpo desejado; os últimos produtos são obtidos de um reservatório plasmático de indivíduos com altos títulos do anticorpo desejado, como o das pessoas recém-vacinadas.

Os produtos de anticorpos heterólogos (Quadro 89.8) devem ter suas fontes apresentadas no rótulo, e essas fontes são quase sempre eqüinas. O cavalo foi escolhido porque tem um grande volume sanguíneo e raramente é usado como animal comestível nos Estados Unidos, o que diminui a chance de sensibilização. Os MAb provêm freqüentemente de ovelhas (ovino) ou de camundongo (murino). Existe uma pequena diferença funcional entre os anticorpos humanos e o dos animais, mas essa diferença estrutural é suficiente para que a alergia ao soro heterólogo seja um problema importante. A *doença do soro* é uma doença sistêmica do imunocomplexo que ocorre 5 a 14 dias após a administração de anticorpos heterólogos; essa resposta imune ativa também serve para remover os anticorpos e produtos heterólogos que têm uma duração mais curta de ação do que os homólogos. A administração subseqüente de um soro heterólogo resultará em uma reação ainda mais rápida e forte, podendo até ser acompanhada por reações anafiláticas mediadas pela IgE. É visível que os produtos heterólogos são gravemente limitados, e isso tem sido o principal fator no atraso do desenvolvimento dos produtos que contêm MAb; existem dificuldades técnicas na produção de MAb humanos pela tecnologia do hibridoma (Cap. 60). Os avanços tecnológicos na preparação *quimérica* (humana-animal) e nos MAb *humanizados* têm nos levado a vários produtos no final do milênio, e muito mais pode ser esperado no início do século 21.

A imunoglobulina humana intramuscular (IGIM) é o protótipo das globulinas imunes específicas que são administradas por essa via. Uma limitação importante desses produtos é que, mesmo com injeções dolorosas em locais diferentes, os níveis sanguíneos desejáveis de IgG não são sempre atingidos. Cuidado deve ser tomado para não injetar esses produtos por via intravascular, porque eles contêm imunoglobulinas agregadas que podem ativar o sistema do complemento e causar reações anafiláticas sérias.

A imunoglobulina humana intravenosa (IGIV) é o protótipo para as imunoglobulinas específicas que são administradas por essa via. As preparações são tratadas para prevenir a agregação das imunoglobulinas e praticamente não existem limitações com respeito aos níveis sanguíneos atingidos. Os primeiros desses produtos comercializados no início da década de 1980 apresentavam atividade questionável pela alteração da porção das moléculas Fc da IgG; ou seja, a perda de ativador de complemento e de atividades opsonizantes necessárias para os efeitos antibacterianos. Os produtos atuais são avaliados por essas atividades de anticorpo *secundárias*. Mais tarde alguns desses produtos foram associados à transmissão da hepatite C, mas a inativação viral é agora necessária à produção de todas as imunoglobulinas; o *P* em alguns dos nomes de produtos representa a *pasteurização*, e o *S/D* representa o surfactante/detergente, que são os processos usados para inativar os vírus.

A IGM e a IGIV são preparações de anticorpos policlonais contendo talvez 10^7 especificidades de anticorpos diferentes. Esses produtos têm um espectro extremamente amplo quando comparados aos MAb mas têm uma atividade relativamente baixa para cada especificidade. Os MAb são específicos para essencialmente um único epítopo (pressupondo-se que não há reação cruzada) e são muito concentrados quando comparados aos produtos policlonais. Esse nível de especificidade é desejável quando o medicamento está objetivando um receptor específico no corpo como um antígeno tumoral (p. ex., rituximab), moléculas fisiologicamente ativas como o fator de necrose tumoral (p. ex., infliximab), ou um medicamento (p. ex., digoxina imune Fab), mas é provavelmente uma desvantagem quando o objetivo é neutralizar um organismo infeccioso. A *redundância imunológica* dos anticorpos policlonais específicos para epítopos diferentes, e isotipos múltiplos, é provavelmente mais

Quadro 89.9 Anticorpos Monoclonais[a]

ANTICORPO	DISTRIBUIDOR
Anticorpos Anticoagulantes	
Abciximab (Quimérico)*	
ReoPro	Lilly
Anticorpos Antiinfecciosos	
Palivizumab (Humanizados)	
Synagis	Medimmune e Ross Products
Anticorpos Antiinflamatórios	
Infliximab (Quimérico)	
Remicade	Centocor
Anticorpos Antineoplásicos	
Rituximab (Quimérico)	
Rituxan	IDEC e Genentech
Tratuzumab (Humanizado)	
Herceptin	Genentech
Anticorpos Imunoantídotos	
Digoxina Imune Fab (Ovina)*	
Digibind	Glaxo-Wellcome
Digidote	Boehringer Mannheim
Anticorpos Imunossupressores	
Daclizumab (Quimérico)	
Zenapax	Hoffmann-LaRoche
Muromonab-CD3 (Murina)	
Orthoclone-OKT3	IDEC e Genentech

[a]Inclui fragmentos Fab (*) derivados de anticorpos monoclonais mas não inclui o radioisótopo-conjugado MAbs e os fragmentos licenciados para fins diagnósticos de janeiro de 2000.

efetiva contra os patógenos. Também deve ser recordado que todos esses epítopos em um MAb são muito concentrados, e alguns desses podem ser estranhos e causar reações alérgicas; p. ex., idiotopos, marcadores alotípicos (Gm, Km).

Imunoglobulina Intramuscular

Os produtos da IGIM são soluções aquosas contendo 15 a 18% de proteína cada, mais de 90% são IgG e cada porção representa um plasma de mais de 1.000 doadores. Eles são padronizados como anticorpos contra sarampo, difteria e poliovírus para assegurar uma uniformidade razoável dos produtos contendo anticorpos específicos para várias bactérias, vírus e fungos.

As principais indicações da IGIM são na terapia de reposição da IgG, em distúrbios em que exista a deficiência de anticorpos IgG e na prevenção passiva ou na modificação da hepatite A e sarampo em pessoas suscetíveis quando dada logo após a exposição; a imunização passiva para sarampo é particularmente importante em contactantes domiciliares com menos de 1 ano de idade porque eles são particularmente suscetíveis às complicações do sarampo e não foram ainda vacinados. A IGIM não está ainda padronizada para hepatite B e a imunoglobulina específica deve ser usada nesse caso. A IGIM pode ser usada na prevenção da varicela em pacientes imunocomprometidos se a imunoglobulina para varicela-zoster não estiver disponível. Ela também tem sido usada para prevenir dano fetal em mulheres que tenham sido expostas à rubéola durante o primeiro trimestre de gestação e nas que não querem aborto terapêutico, mas isso é de valor questionável para esse propósito. O ACIP recomenda a administração da imunoglobulina (IM ou IV) para pacientes HIV-positivos sintomáticos e outros gravemente comprometidos que sejam expostos ao sarampo, independentemente do seu estado imunológico.

As imunoglobulinas são provavelmente efetivas na prevenção ou na modificação das infecções por bactérias encapsuladas, e suas atividades de opsonização e ativadoras de complemento são mais importantes a esse respeito. O anticorpo é mais efetivo na prevenção de infecções virais, fúngicas e outras infecções intracelulares do que na resolução da infecção estabelecida na qual a imunidade celular é muito mais importante.

No tratamento das doenças de imunodeficiência, o objetivo é manter os níveis de IgG em aproximadamente 200 mg/dL, o que pode exigir doses de IGIM de 1 mL/kg ou mais; doses menores estão geralmente indicadas para outros usos. A injeção é aplicada de preferência no quadrante superior externo da região glútea, e as doses com mais de 10 mL devem ser divididas e injetadas em vários locais para reduzir o desconforto. Os títulos de IgG atingem seu máximo em 2 a 5 dias e a meia-vida de IgG é de aproximadamente 20-25 dias, mas isso varia consideravelmente.

Existem poucas reações adversas associadas à IGIM, exceto a dor e o desconforto no local da injeção. As reações anafiláticas graves ocorrem ocasionalmente e, assim como todos os produtos das imunoglobulinas, elas estão mais freqüentemente associadas à deficiência seletiva de IgA. Essa deficiência seletiva de imunoglobulina é a mais comum, mas a sua verdadeira incidência não é conhecida, e estima-se que varie de 1:700 a 1:2.500.

A IGIM é referida como sendo 80 a 95% efetiva na prevenção da hepatite A, dependendo do grau de exposição e do tempo de tratamento. É provavelmente muito mais efetiva na prevenção completa das outras doenças virais, mas acredita-se que seja menor a incidência de doenças e complicações graves. A IGIM ajuda no controle das infecções nos distúrbios da deficiência de anticorpo, mas a imunodeficiência como doença envolve múltiplos problemas que não são atribuídos à IGIM.

As propriedades fundamentais das imunoglobulinas específicas para hepatite B, raiva, tétano, vacínia e varicela-zoster são muito semelhantes às da IGIM.

Imunoglobulina Intravenosa

Os produtos da IGIV são soluções aquosas ou pós liofilizados que são reconstituídos para fornecer soluções proteicas de 5% a 10%, exceto a Sandoglobulin, que é preparada em soluções de 3, 6, 9 ou 12%. O conteúdo de IgG varia de mais de 90 a 99%, dependendo do produto específico, e é quase todo monomérico (> 92 a 99%). Cada porção representa plasma de mais de 1.000 a 50.000 doadores. A maioria desses pós pode ser armazenada à temperatura ambiente, enquanto as soluções o são entre 2-8°, mas existem algumas diferenças na maneira de os produtos individuais serem armazenados e reconstituídos, por isso os farmacêuticos devem se tornar familiarizados com as propriedades dos produtos individuais usados. Alguns dos produtos têm menos IgA e podem ser usados em alguns pacientes sensíveis à IgA. Existe muita variação na meia-vida sérica média relatada (23-40 dias) dos produtos, mas isso também varia consideravelmente entre os pacientes. Os produtos individuais também variam nas indicações rotuladas como aprovadas, mas, para a maioria dos propósitos, eles são considerados terapeuticamente equivalentes e serão discutidos adiante.

A IGIV é especialmente útil naquelas condições em que níveis de anticorpos rápidos e/ou altos são desejados e não podem ser alcançados com a IGIM ou nos pacientes em que a IGIM esteja contra-indicada por coisas tais como massa muscular limitante ou tendências hemorrágicas. As indicações e os usos da IGIV são algo paradoxais, já que esses produtos são empregados tanto como antiinfecciosos quanto como agentes imunossupressores. Observe, entretanto, que os níveis da dose no primeiro caso são semelhantes aos da IGIM, e o objetivo é manter os níveis séricos na linha de base da IgG em pelo menos 200 mg/dL; os níveis da dose de IGIV quando usada como um imunossupressor geralmente excedem os níveis que podem ser facilmente atingidos com a IGIM. Vários dias são necessários para que os níveis séricos de IgG se equilibrem porque a IgG é substancialmente redistribuída nos espaços extravasculares.

A IGIV está indicada no tratamento das doenças da imunodeficiência primária de forma muito semelhante à IGIM (veja anteriormente). Também está indicada na prevenção das infecções bacterianas nos pacientes com leucemia linfocítica crônica da célula B, a forma mais comum de leucemia no adulto, e nas crianças com AIDS/SIDA. As doses, que variam de 100 a 400 mg/kg a cada 3 a 4 semanas, irão geralmente manter os níveis séricos de IgG no nível desejado de 200 mg/dL.

A IGIV também está indicada na púrpura trombocitopênica imune (PTI), na doença de Kawasaki e em pacientes com transplante de medula óssea. A IGIV é presumivelmente atuante como um imunossupressor nessas condições, mas o leitor deve estar atento ao fato de nem os mecanismos detalhados dessas doenças nem da IGIV serem completamente entendidos até o momento.

As atividades antiinfecciosa e imunossupressiva das IGIV são importantes no transplante de medula óssea, em que é efetiva na redução da incidência e da gravidade de ambas as infecções e da *doença enxerto versus hospedeiro*. Doses de 500 mg/kg são administradas 7 a 2 dias antes do transplante, ou no começo da terapia condicionante, e são mantidas semanalmente após o transplante por cerca de 13 semanas.

Na doença de Kawasaki, a IGIV somada à terapia com aspirina reduz significativamente a incidência de anormalidades coronarianas, mais do que a terapia com aspirina isoladamente. Diversos esquemas com diferentes doses são usados, inclusive uma única dose de 2 g/kg dentro de 10 dias do início da doença ou 400 mg/kg nos quatro dias consecutivos.

A eficácia da IGIV na PTI depende da idade do paciente e da forma da doença e, enquanto for freqüentemente útil na restauração dos níveis plaquetários, sua eficácia é difícil de se predizer; a PTI aguda na infância provavelmente responde melhor, mas essa é também a forma com a mais alta taxa de remissão espontânea. Uma grande variedade de esquemas de dosagem tem sido usada para manter a meta do número de plaquetas entre 30.000 e 50.000 células/mm^3; um exemplo é a terapia indutora com 400 a 2.000 mg/kg por 1 a 7 dias consecutivos e, se necessário, terapia de manutenção com 400 a 2.000 mg/kg a cada 2 semanas.

O mecanismo de atividade imunossupressora de IGIV não é bem compreendido, mas provavelmente envolve múltiplos mecanismos de importância variada, dependendo da condição.[9] Por exemplo, a PTI envolve *citotoxicidade mediada por células anticorpo-dependentes*, na qual as plaquetas cobertas pelo anticorpo são lisadas, principalmente no baço, por células efetoras como os macrófagos que têm receptores Fc nos auto-anticorpos. Uma teoria é a de que os anticorpos da IGIV, após a formação de complexos imunes com seus antígenos complementares, competem pelos sítios ligadores de Fc com as plaquetas cobertas por anticorpos; a eficácia da imunoglobulina Rh_0(D) intravenosa no tratamento da PTI nos pacientes Rh-positivos é notável a esse respeito. Outra possibilidade é a de que a IGIV contenha anticorpos antiidiotípicos específicos para os anticorpos plaquetários. Pode ser especulado que os complexos imunes suprimem a resposta imune pela ligação aos receptores Fc e pela inibição da responsividade da célula B, que parece ser um mecanismo de inibição por *feedback* da produção de anticorpos. Observe entretanto que o mecanismo de ação dos anticorpos imunossupressores usados no tratamento da rejeição do aloenxerto (globulina antitimócito, muromonab CD3 e daclizumab) é provavelmente bem diferente da IGIV; todos esses anticorpos inibem os receptores específicos dos linfócitos e assim suprimem as respostas imunes em andamento.

Existem muitos usos, além dos apresentados no rótulo, da IGIV, e um painel de especialistas revisou e fez recomendações de 53 desses.[10] A maioria dessas doenças é conhecida ou suspeita-se que sejam doenças imunomediadas (p. ex., auto-imunes). A avaliação de Lassister[11] desses estudos da IGIV no tratamento da sepse neonatal contém uma revisão excelente dos fatores a serem considerados na imunidade fetal e neonatal.

As reações adversas da IGIV tendem a ser leves e transitórias. Febre baixa, calafrio, artralgia, mialgia e muitos outros sintomas menores ocorrem mais provavelmente quando existem grandes intervalos de tempo (> 8 semanas) entre o tratamento e a construção do que pode ser chamado de *carga de antígeno*; os anticorpos administrados reagem com seus antígenos complementares que se acumularam desde a última dose de IGIV e os complexos imunes formados podem causar reações leves até que sejam removidos. Tais reações podem ser controladas, em parte, pelo uso de taxas de infusão inicialmente baixas. As reações anafiláticas mais graves são raras e estão freqüentemente associadas à deficiência de IgA.

As imunoglobulinas do citomegalovírus e do vírus sincicial respiratório são preparações intravenosas que compartilham as propriedades essenciais da IGIV, exceto que seu uso é restrito às condições para as quais elas foram nomeadas.

Outros Produtos com Anticorpos

Os anti-soros heterólogos atualmente disponíveis são todos usados para tratar intoxicações por animais peçonhentos ou exotoxinas de bactérias, com exceção da globulina antitimócito. Cada um desses produtos tem indicações limitadas e específicas que estão bem descritas na literatura do produto. Os pacientes devem sempre fazer o teste cutâneo para reação anafilática antes de receberem os produtos heterólogos; é também digno de nota o fato de a maioria desses produtos ser administrada por infusão IV lenta, já que o início da atividade, com a administração IM, é lento demais para se tratar com eficácia uma intoxicação grave. É interessante comparar esses produtos com a digoxina imune Fab, que é um imunoantídoto derivado da tecnologia do MAb. Este também é um produto heterólogo, mas demonstra o potencial de desenvolver MAb imunizados (ou fragmentos Fab) para o tratamento mais efetivo e seguro de intoxicações de muitos tipos.

Os produtos MAb comercializados em janeiro de 2000 estão listados no Quadro 89.9. As seis categorias terapêuticas representadas pelos oito produtos atuais refletem apenas parcialmente o potencial dos MAb como agentes terapêuticos. Concebivelmente, cada classe terapêutica conhecida poderia em última análise ser representada, junto com algumas das desconhecidas atualmente.

O MAb que é definitivamente um agente imunizante passivo é palivizumab. Esse anticorpo é específico para um epítopo na proteína F do vírus sincicial respiratório (VSR). A proteína F na superfície do VSR é necessária para o vírus infectar as células, e, como é expressa na superfície da célula infectada, é responsável pela fusão celular que resulta no sincício. O palivizumab exibe *atividade neutralizadora viral* e *inibitória de fusão*. Está indicado, assim como a imunoglobulina intravenosa do VSR (Quadro 89.7), na prevenção das doenças do trato respiratório inferior causadas pelo VSR nas crianças de alto risco. Esse produto pode, mais do que qualquer um dos outros, refletir melhor o futuro da imunização passiva.

EXTRATOS ALERGÊNICOS

Os extratos alergênicos compreendem um grande grupo de produtos que são singulares quando comparados a outros produtos farmacêuticos biológicos e convencionais. Uma licença especial é requisitada pelo fornecedor, e eles estão disponíveis principalmente nas companhias de especialidades. Apesar de quase 90 anos de uso clínico no diagnóstico e no tratamento da alergia, os extratos alergênicos são medicamentos relativamente imaturos para os padrões contemporâneos. Sua composição é heterogênea e maldefinida, seu mecanismo de ação é pouco compreendido, e até hoje existem padrões de potência não totalmente confiáveis. Os extratos alergênicos são administrados (ou fornecidos) essencialmente no consultório do alergista, e com poucas exceções esses medicamentos não fazem parte dos sistemas farmacêuticos convencionais de distribuição.

Estima-se que as alergias comuns afetem 10 a 30% da população e que os extratos alergênicos, a despeito das suas deficiências, sejam o esteio no controle dessas doenças. Cada farmacêutico deve ter um conhecimento fundamental dos extratos alergênicos, e alguns clínicos, especialistas institucionais e industriais necessitam de perícia. Nos últimos anos, a pesquisa em alergia tem se intensificado, mas infelizmente um pequeno número de cientistas farmacêuticos tem entrado nesse campo.

Pela complexidade e grande número de extratos alergênicos, apenas a terminologia fundamental, os princípios, as propriedades e tipos de produtos estão incluídos neste capítulo. Como observado anteriormente, os *antígenos diagnósticos cutâneos* para doenças infecciosas estão incluídos nesta discussão de extratos alergênicos (*testes de hipersensibilidade tardia*), visto que estão mais intimamente relacionados a esses produtos em composição e uso.

ALERGIA

A alergia (*hipersensibilidade*) pode ser definida como uma *reação imunológica imprópria* a um imunógeno ambiental chamado *alérgeno*. O fenômeno não é uma simples relação de causa e efeito, todavia a exposição a um alérgeno resulta em doença apenas em uma pequena porção da população. A ocorrência da doença alérgica é determinada pelas características do indivíduo, assim como pelo alérgeno e pelas condições de exposição. As doenças ocorrem apenas naqueles previamente sensibilizados pela exposição aos alérgenos, e a capacidade de tornar-se sensibilizado é, pelo menos algumas vezes, geneticamente determinada (ver *Atopia*). A sensibilização também pode variar com a idade do indivíduo, com a natureza do alérgeno, com a via e o grau de exposição e com muitos outros fatores.

Os processos imunológicos envolvidos na alergia resultam na inflamação e na lesão tecidual, mas fora isso não diferem fundamentalmente daqueles vistos nas respostas imunes normais (Cap. 60). O sistema de classificação de Coombs e Gell (Quadro 89.1), que considera quatro mecanismos básicos de doença imunomediada, se mantém como um sistema muito útil de referência para as doenças alérgicas.

A maioria das alergias comuns é *mediada por IgE*, e os extratos alergênicos são os mais úteis no diagnóstico (*testes de sensibilidade imediata*), e em uma extensão menor a imunoterapia, nessas condições. A *alergia citotóxica* e as *doenças do complexo imune* são mais proeminentes nas doenças auto-imunes e aloimunes (Cap. 60) e não são importantes no presente contexto. Muitos alérgenos ambientais, incluindo o conhecido veneno da hera, provocam dermatite de contato alérgica, e essa imunidade mediada por célula é a base para os *testes de hipersensibilidade tardia.*

Atopia

A atopia é a capacidade intrínseca de desenvolver alergia, mediada pela IgE, aos alérgenos inalados ou ingeridos. As doenças atópicas incluem a *rinite alérgica* comum (febre do feno) e a *asma alérgica,* a *dermatite atópica* e, menos comumente, a *gastroenteroparia alérgica.* Os extratos alergênicos são mais úteis no tratamento das duas primeiras condições.

A etiologia da atopia é pouco compreendida. O indivíduo atópico freqüentemente tem uma história familiar de alergia e tipicamente é alérgico a múltiplos alérgenos. A IgE sérica usualmente está elevada, e a eosinofilia está geralmente presente no sangue e nos tecidos. Os tecidos de choque são hiper-responsivos, e isso pode envolver desequilíbrio autonômico como um déficit β-adrenérgico (ou excesso colinérgico) no caso da asma. A natureza do alérgeno e a via de exposição via membrana mucosa sem dúvida desempenham papéis importantes.

As condições mediadas por IgE como o *angioedema urticariforme* e a *anafilaxia* são doenças não-atópicas em que não existem predisposição genética nem tecidos de choque hiperirritáveis. Os alérgenos são mais freqüentemente ingeridos ou injetados, e os ofensores mais comuns são alimentos e medicamentos. Os testes de sensibilidade e a imunoterapia são de valor limitado nessas condições não-atópicas, com a notável exceção da *sensibilidade a Hymenoptera* (*insetos de ferrão*).

As manifestações das doenças atópicas e não-atópicas mediadas por IgE são freqüentemente consideradas os *sintomas tipicamente alérgicos*. É importante para o farmacêutico entender que a alergia pode ser manifestada por outros sintomas, e especialmente a rinite, a asma, a urticária e a anafilaxia podem ser o resultado de mecanismos não-imunológicos.

Alérgenos

Os alérgenos são agentes estimuladores da alergia. É comum se falar de certas substâncias como polens, caspa, poeira, etc., como alérgenos quando, de fato, os verdadeiros alérgenos são encontrados nos componentes individuais dentro dessas substâncias. Assim como em outras reações imunológicas, a especificidade reside em pequenos fragmentos das moléculas chamados *epítopos*.

A identidade química da maioria dos alérgenos é desconhecida, mas as ferramentas da biologia molecular estão sendo empregadas para a elucidação da estrutura e da síntese dos alérgenos recombinantes. Quando isolados, os alérgenos individuais são nomeados pelo sistema das International Union of Immunological Societies.[13] As três primeiras letras do gênero são seguidas pela primeira letra das espécies e depois por um algarismo romano; por exemplo, *Amb a I* é o antígeno E da ambrósia americana (*Ambrosia artemisifiolia*). Baldo revisou as características estruturais de alérgenos tanto ambientais quanto medicamentosos.[14]

Os alérgenos mais conhecidos são proteínas ou glicoproteínas e não parecem diferir muito dos outros imunógenos, exceto talvez por serem algo menores (peso molecular 10.000-70.000). A maioria das substâncias alergênicas contém múltiplos alérgenos que variam em seus potenciais alergênicos, ou seja, alérgenos *maiores* e *menores*. Os alérgenos das fontes relatadas freqüentemente são similares quimicamente, e a *alergenicidade cruzada* é comum entre as substâncias biologicamente relacionadas. O número e a diversidade dos alérgenos em potencial no ambiente são incríveis, o que acrescenta uma complicação importante no controle da alergia.

Uma variedade de compostos químicos de baixo peso molecular pode servir como *haptenos* alergênicos (imunógenos parciais) e induzir alergia após combinarem-se covalentemente com um transportador proteico adequado. Enquanto esse é um processo importante na alergia aos medicamentos, os alérgenos ambientais mais comuns parecem ser imunógenos completos. Uma exceção notável é o caso da dermatite alérgica de contato comum, causada por uma variedade de plantas, medicamentos, aditivos das roupas e outras substâncias. As plantas mais responsáveis por dermatites de contato na América do Norte pertencem à família *Anacardiaceae*, principalmente o gênero *Toxicodendron* (Rhus), e incluem hera venenosa, carvalho venenoso e sumagre venenoso. Os componentes alergênicos dessas plantas, chamados urushióis, são encontrados na fração óleo-resina e são derivados do pentadecilcatecol ou heptadecilcatecol. Muitas plantas da família *Compositae*, que inclui as ambrósias americanas, também causam dermatite de contato, e os alérgenos têm sido identificados como lactonas sesquiterpenóides.

As diferenças químicas entre os atópicos comuns e os alérgenos contactantes são relevantes na preparação dos extratos alergênicos. As oleorresinas das plantas que contêm os contactantes são usualmente removidas durante o processo desengordurante e não estão presentes nos extratos alergênicos aquosos. A fração éter-solúvel, por outro lado, pode ser usada na preparação dos materiais de testes que contêm o emplastro.

Diagnóstico de Alergia

O diagnóstico de uma doença alérgica exige primeiro a determinação da etiologia alérgica e segundo a identificação do(s) alérgeno(s) específico(s). A compreensão dos princípios funda-

Quadro 89.10 Mecanismo e Manifestações da Alergia[a]

	TIPO I[b]	TIPO II	TIPO III	TIPO IV
Nomes	Hipersensibilidade Imediata Mediada por IgE	Citotóxica	Complexo imune Tipo Arthus	Mediada por célula, tardia Hipersensibilidade do tipo Tuberculínico
Efetores Imunes	IgE	IgG	IgG, IgM	Célula T CD4+ Célula T CD8+
Principais células envolvidas na inflamação	Mastócito	Macrófago (Citotoxicidade mediada por célula, dependente de anticorpo) ou, menos comumente,	Neutrófilo	Macrófago
Mediadores	Histamina Leucotrienos	Lise mediada por complemento	Enzimas lisossomais	Citocinas
Início no indivíduo sensibilizado	0-30 minutos	Imediato (mas sem sintomas aparentes)	2-24 horas	6-24 horas
Manifestações	Rinite alérgica Asma alérgica Dermatite atópica Gastroenteropatia	Anemia hemolítica Neutropenia Trombocitopenia	Vasculite Doença do Soro Glomerulonefrite Exantema tipo Arthus	Dermatite alérgica de contato Pneumonite por hipersensibilidade

[a]Baseado na classificação de Coombs e Gell.[12]
[b]As características das *reações de fase tardia* não estão representadas nesse quadro.

mentais no diagnóstico da alergia é importante para o farmacêutico, particularmente junto à comunidade, onde ele é chamado para a avaliação inicial das reações a medicamentos e substâncias ambientais. Em tais casos, decisões importantes devem ser tomadas para encaminhar o paciente ao médico ou ao serviço de emergência, recomendar medicamentos de venda livre ou tomar um outro rumo de ação.

O *diagnóstico físico*, embora importante, não é suficiente para se estabelecer a etiologia como alérgica, desde que os sintomas das doenças alérgicas podem resultar de outras causas. Importantes a esse respeito são as doenças *intrínsecas* (não-alérgicas) como asma, rinite e urticária, que devem ser distinguidas das doenças *extrínsecas* (alérgicas). Essa distinção entre doenças alérgicas e intrínsecas nem sempre é clara, e algumas condições clínicas provavelmente envolvem ambas. Entretanto, a distinção é importante, desde que vários medicamentos idiossincrásicos estão associados à doença intrínseca e podem ser erroneamente interpretados como alergia.

Uma *anamnese detalhada* é, talvez, o passo mais importante tanto para a determinação de uma condição como a alergia quanto na sugestão de possíveis alérgenos. Isso deve incluir a consideração dos sintomas dos pacientes em relação à família, às estações do ano, ao ambiente domiciliar e ocupacional, à medicação e relacionados aos fatores pessoais.

Os *exames laboratoriais* estão assumindo uma importância maior no diagnóstico da alergia. Os serviços de análises clínicas medem a IgE sérica total e imunógeno-específica para muitos alérgenos. Esses testes podem ser associados a testes de sensibilidade naqueles com dermografia, nos pacientes muito jovens ou em outros nos quais o teste cutâneo pode não ser confiável. A determinação da IgG, da IgA e da IgM pode ser útil na diferenciação de várias doenças auto-imunes, infecciosas ou outras que podem mimetizar alergias. Esses e os testes relacionados também podem ser usados para monitorizar a imunoterapia.

O *teste de sensibilidade* com extrato alergênico é ainda o principal método de determinação específica da etiologia alérgica. O teste de sensibilidade tem sido usado desde o início do século para o diagnóstico da alergia. Vários métodos diferentes podem ser empregados, mas todos envolvem a administração de uma pequena quantidade de alérgenos ao paciente para se observar as reações sugestivas de alergia. Embora simples em princípio, a administração e a interpretação dos testes de sensibilidade exigem grande experiência, e apenas profissionais qualificados devem fazê-los. Como o teste de sensibilidade é um procedimento dispendioso, desconfortável e demorado, é impraticável testar o paciente para todos os alérgenos possíveis. Uma anamnese detalhada fornece a principal base para a seleção dos testes específicos a serem realizados.

Testes de Sensibilidade Imediata

Esses testes, como o nome sugere, são usados para detectar a alergia mediada por IgE, e existem dois tipos genéricos de métodos para os testes.

TESTES CUTÂNEOS — Esses são os testes mais simples da sensibilidade imediata e são um pouco mais seguros que os testes intradérmicos. As costas assim como os braços podem ser usados para o teste, o que possibilita que 50 ou mais alérgenos sejam avaliados em uma única consulta médica. Os testes cutâneos também são menos sensíveis, o que alguns acreditam ser uma vantagem que fornece uma melhor correlação com a alergia clínica. Os alergistas freqüentemente empregam um teste cutâneo para a seleção preliminar, seguido pelos testes intradérmicos para uma avaliação mais completa dos alérgenos aos quais o paciente for sensível. A pele é esfoliada com uma agulha fina (*teste da picada*) ou escarificada (*teste de arranhadura*) antes ou após a aplicação de uma gota de um extrato alergênico relativamente concentrado (1:00 a 1:10 porcentagem peso em volume). Os locais do teste, a graduação das reações e as precauções são semelhantes àqueles descritos para os testes intradérmicos.

TESTES INTRADÉRMICOS — Esses são os mais sensíveis dos testes de sensibilidade imediata e são realizados pela injeção de extratos alergênicos relativamente diluídos (1:1.000 a 1:100 porcentagem peso em volume) diretamente na pele da superfície anterior do braço ou antebraço. As costas não devem ser usadas, pela dificuldade em lidar com as reações sistêmicas. Múltiplos extratos podem ser testados de uma só vez usando-se espaços de 5 a 7,5 cm de separação e marcados com um código apropriado. Os testes são inspecionados após 15 minutos ou novamente após 30 minutos se as pápulas características e as reações de rubor não se desenvolverem completamente. Os testes são graduados de 0 a 4+, dependendo do tamanho e do vergão. As reações alérgicas generalizadas são relativamente incomuns, mas um garrote elástico e a epinefrina (1:1.000) devem sempre estar disponíveis quando esses testes são realizados.

Os controles histamínicos são usados para eliminar reações falso-negativas pela confirmação das reações de vergão/erupção na pele e a qualidade da técnica. Os diluentes-controle são usados para detectar o raro indivíduo que apresenta testes positivos mas, na verdade, tem *dermografismo*. Embora uma única concentração de extrato alergênico freqüentemente seja usada para o teste, mais dados podem ser obtidos pelo uso de uma *titulação limiar de diluição* com uma série de 10 diluições.

Outros tipos de testes de sensibilidade imediata que usam extratos alergênicos, como os *testes de provocação* e os *testes de transferência passiva*, são empregados menos comumente e estão descritos nas referências clássicas em alergia.

EFEITO DOS MEDICAMENTOS NOS TESTES DE SENSIBILIDADE — Os anti-histamínicos (antagonistas H_1, Cap. 84) e outros medicamentos com atividade anti-histamínica como os antidepressivos tricíclicos suprimem os testes de reação cutânea imediata. Os agentes de longa duração podem suprimir a reação por até 6 semanas. Os antagonistas H_2 não suprimem os testes de reação cutânea imediata isoladamente, mas podem agir de modo sinérgico com os antagonistas H_1. Tem sido referido que os agonistas β_2-adrenérgicos parenterais e orais diminuem o vergão induzido pelo alérgeno, e os corticóides tópicos potentes podem suprimir a reatividade local cutânea. Os agonistas β_2-adrenérgicos, as metilxantinas e as cromolinas não interferem nos testes cutâneos. Os corticosteróides orais e os antiinflamatórios não-esteróides (AINE) têm pouco efeito nos testes cutâneos imediatos. É recomendado que os antidepressivos tricíclicos, a clorpromazina e a hidroxizina sejam suspensos pelo menos 5 dias antes do teste, e que os anti-histamínicos de ação curta sejam suspensos pelo menos 24 horas antes. Os β-bloqueadores podem aumentar significativamente a reação no teste cutâneo imediato, e os pacientes usando esses medicamentos podem ser menos responsivos aos β-agonistas necessários para tratar uma reação sistêmica a um extrato alergênico. O tempo ideal para o teste cutâneo é quando o paciente não tomou recentemente nenhuma medicação que pode potencialmente interferir, e em todos os casos é importante administrar um controle positivo (ou seja, histamina).

Tratamento da Alergia

Os tipos, causas e fatores contribuintes da alergia são numerosos. A terapia é complexa e variável, mas pode ser dividida em três tipos principais.

Os *controles ambientais* são designados para eliminar ou pelo menos minimizar a exposição ao alérgeno.[15] A abstenção do alérgeno é relativamente simples e efetiva em algumas situações, mas a maioria dos alérgenos não pode ser eliminada totalmente do ambiente. Entretanto, a minimização da exposição ao alérgeno sempre aumenta a efetividade de outras medidas terapêuticas e deve sempre ser realizada o máximo possível.

A *terapia sintomática medicamentosa* é requisitada no controle das alergias mais comuns. Os vários medicamentos usados para esse propósito incluem anti-histamínicos e antagonistas dos leucotrienos (Cap. 84), corticosteróides (Cap. 77) e simpatomiméticos (Cap. 70).

A *imunoterapia* específica pode ser empregada para certas alergias, como se vê adiante.

Imunoterapia

A imunoterapia da alergia é obtida pela administração de doses gradualmente aumentadas do alérgeno num período de meses ou anos com a antecipação do desenvolvimento no paciente de uma tolerância cada vez maior ao alérgeno. Isso é chamado comumente de *dessensibilização* ou *hipossensibilização*, mas esses termos tendem a implicar mecanismos não-confirmados e podem ser confundidos com outros procedimentos clínicos. Por exemplo, procedimentos de *dessensibilização* diferentes têm sido usados em alergia medicamentosa (p. ex., penicilina, sulfonilamida, insulina, etc.), mas esses são procedimentos de curto prazo que provavelmente envolvem diferentes mecanismos.

A imunoterapia foi primeiramente usada para a febre do feno na Inglaterra em 1911 e é ainda usada quase exclusivamente no tratamento da alergia mediada por IgE. Existem muitas tentativas de se dessensibilizar contra a dermatite de contato de *Rhus* mediada por célula (hera venenosa e carvalho), mas têm encontrado pouco sucesso, e os produtos comercializados para esse propósito permanecem controversos.

O mecanismo preciso de imunoterapia permanece desconhecido, mas várias alterações imunológicas, humorais e celulares têm sido observadas no curso da administração do alérgeno.[16] A melhora clínica em alguns pacientes se correlaciona bem com o nível de *anticorpos bloqueando* a IgE, que, como o nome sugere, pode se ligar ao alérgeno e impedir sua interação com a ligação da IgE ao mastócito. Isso é, sem dúvida, uma explicação simples demais, e parece que a exposição parenteral ao alérgeno (a maioria das doenças envolve exposição mucosa) altera os fatores que regulam a produção do alérgeno específico da IgE.

A eficácia da imunoterapia é difícil de julgar. Existem muitas tentativas clínicas controladas, mas a maioria dessas tem sido considerada rinite alérgica e asma causadas por aeroalérgenos comuns (p. ex., pólen da ambrósia americana, da grama comum e dos polens das árvores). A imunoterapia comumente é recomendada e é considerada efetiva para essas condições quando apropriadamente empregada. O tratamento da febre do feno e da asma devido a outros aeroalérgenos (p. ex., mofo) é baseado principalmente na experiência com os alérgenos comuns, mas é comum e provavelmente efetivo em mãos capacitadas. A terapia contra o veneno de *Hymenoptera* é bastante efetiva e recomendada para os vários pacientes que apresentaram anafilaxia sistêmica após uma picada. A imunoterapia não é recomendada para as alergias alimentares, que são mais bem tratadas por dieta, nem para a alergia descamativa, exceto em ocasiões raras em que evitar é impossível (p. ex., veterinários).

A variedade de esquemas e técnicas usados na imunoterapia da alergia é descrita nos trabalhos de referência clássicos em alergia. A duração ótima da terapia é incerta, mas usualmente continua até o paciente estar assintomático por pelo menos 1 ano. O ciclo terapêutico pode exigir em média 3 a 5 anos. O sucesso freqüentemente é relativo, mas alguns pacientes permanecem assintomáticos por longos períodos. Em outros existe redução suficiente dos sintomas, e então a terapia sintomática sozinha pode ser empregada, mas alguns pacientes requerem a retomada da imunoterapia.

A imunoterapia não é isenta de riscos.[17] A maioria dos pacientes desenvolve algum edema e vermelhidão no local da injeção, mas as reações que persistem por mais de 24 horas são um sinal para proceder com cuidado. Reações locais particularmente suspeitas podem ser tratadas com anti-histamínicos locais e compressas frias. A possibilidade de reações alérgicas graves generalizadas sempre está presente. Os pacientes devem permanecer no consultório médico durante pelo menos 20 minutos após cada curso da imunoterapia ou por mais tempo se eles estiverem em um dos seguintes grupos de alto risco: asma instável, exacerbação sazonal, alto grau de hipersensibilidade, recebendo beta-bloqueadores ou em *imunoterapia tempestuosa* (ou seja, escalação de dose mais rápida do que a terapia convencional). Durante a gestação não existem evidências de efeitos adversos maiores dos extratos alergênicos no feto, mas podem ocorrer contrações uterinas como parte de uma reação alérgica generalizada. É geralmente recomendado que a imunoterapia não se inicie durante a gestação e que uma pequena redução na dose de manutenção seja considerada para aquelas que engravidarem durante a terapia.

Deve ser lembrado que a terapia mais bem-sucedida para alergia é obtida ao se evitar o(s) alérgeno(s) e que todas as outras formas de terapia são essencialmente adjuntas. A imunoterapia não deve ser continuada indefinidamente na ausência de melhora clínica. Os fracassos terapêuticos podem resultar da seleção imprópria dos alérgenos, do desenvolvimento de novas sensibilidades, do uso impróprio do controle ambiental e de diversos problemas associados aos extratos alergênicos que são discutidos na próxima seção.

EXTRATOS ALERGÊNICOS

Os extratos alergênicos são soluções concentradas ou suspensões de alérgenos usadas para o diagnóstico e o tratamento das

Quadro 89.11 Fabricantes Licenciados dos Extratos Alergênicos[a]

ALK Laboratories, Inc.
Allergologisk Laboratorium A/S
ALO Laboratories, Inc.
Allergy Laboratories, Inc.
Allermed Laboratories, Inc.
Antigen Laboratories, Inc.
Center Laboratories, Inc.[b]
Greer Laboratories, Inc.
Hollister-Stier Labs[b]
Nelco Laboratories, Inc.

[a]*Establishments and Products Licensed*, na Seção 351 do *Public Health Services Act*, disponível no Web site da FDA [http://www.fda.gov].
[b]Extratos aquosos e precipitado alume.

doenças alérgicas. A maioria é de produtos injetáveis administrados no consultório médico, e por muitos anos eles foram preparados pelos próprios usuários. Os extratos comerciais gradualmente substituíram as preparações improvisadas assim como várias pequenas companhias especializadas começaram a comercializar os extratos alergênicos há algumas décadas. Mais recentemente, muitos nomes familiares nos produtos alérgicos juntaram-se às grandes companhias farmacêuticas, e hoje vários fabricantes dos extratos alergênicos são empresas multinacionais. Existem mais de 900 extratos alergênicos diferentes diagnosticados e cerca de 600 extratos terapêuticos atualmente licenciados pela FDA. Devido ao grande número de extratos alergênicos no mercado, apenas as características gerais dos produtos estão descritas aqui. Informações adicionais desses e dos produtos relacionados podem ser obtidas dos fabricantes licenciados listados no Quadro 89.11.

Manejo

Os extratos alergênicos geralmente são especificados como sendo produtos *aquosos* ou *glicerinados*. A solução salina normal ou eletrolítica isotônica similar é o diluente para os primeiros enquanto os últimos contêm 50% de glicerina no diluente. As preparações normalmente são tamponadas ao pH 8 e contêm fenol (0,4%) como conservante. A preparação dos extratos alergênicos é descrita nas edições anteriores deste livro, e informações mais detalhadas da sua produção são disponibilizadas pelo fabricante e pela FDA.

As medidas mais comuns da potência alergênica são de *peso/volume (p/v)* e a *unidade proteica nitrogenada* (PNU) (Quadro 89.12). Peso/volume é o peso da substância alergênica extraída pelo volume do líquido sendo extraído. Por exemplo, um extrato 1:50 é preparado pela extração de 1 g da substância com 50 mL do solvente, e diluições decimais desse extrato fornecem concentrações de 1:500, 1:5.000, etc. Uma unidade proteica nitrogenada representa 0,01 mcg do nitrogênio proteico total no produto.

Quadro 89.12 Unidades de Potência para Extratos Alergênicos

UNIDADE	DESCRIÇÃO
Peso/Volume (*p/v*)	Substância alergênica (g) pelo volume (mL) de líquido extraído
Unidade Proteica Nitrogenada (PNU)	1 mg de proteína N = 100.000 PNU
Unidade de Alergia (AU)	Bioensaio comparado com o padrão de referência
Unidade de Alergia Bioequivalente (BAU)	Bioensaio comparado com o padrão de referência

Uma substância alergênica típica contém múltiplas moléculas alergênicas e epítopos de várias potências, e existe uma variação química e biológica significativa entre as diferentes partes da substância. Nem a concentração *p/v* nem a PNU estão diretamente relacionadas ao potencial alergênico, e essas duas unidades não podem ser seguramente comparadas entre si. Essa variação que ocorre entre as partes do mesmo produto e entre os produtos similares produzidos pelos diferentes fabricantes deve ser bem compreendida para que se empregue segura e efetivamente os extratos alergênicos na clínica.

A FDA tem licenciado *extratos alergênicos padronizados* (veja Quadros 89.13 a 89.17) e desde 1983 eles são bioensaiados contra as referências padronizadas da FDA. A potência desses produtos é expressa em termos de *unidades alérgicas* (UA) ou *unidades alérgicas bioequivalentes* (UAB). A potência entre as partes é definitivamente mais compatível do que com os extratos convencionais, mas alguma variação ainda pode ocorrer, e os mesmos princípios gerais de uso ainda se aplicam.

A ausência de um método de padronização completamente confiável aliada à extrema variação entre os pacientes exige que a dosagem apropriada para imunoterapia seja determinada clinicamente. A diluição inicial do extrato, a dose inicial e a progressão da dosagem são determinadas por um clínico capacitado com base na história do paciente e nos testes de sensibilidade. Alguns aspectos para se ter em mente são que os extratos diluídos tendem a perder atividade mais rapidamente e que algum cuidado deve ser exercido ao se trocar para um novo lote, já que este pode ser significativamente mais potente.

Os *extratos para testes de arranhadura* são produtos glicerinados fornecidos em frascos com conta-gotas de 1 a 5 mL. Eles são soluções relativamente concentradas, freqüentemente em concentrações de 1:5 a 1:20, dependendo do alérgeno. Os *extratos para testes intradérmicos* são soluções aquosas fornecidas em frascos de múltiplas doses de 1 a 5 mL e são mais diluídos (1:500 a 1:5000). Os *extratos terapêuticos* são fornecidos em frascos de múltiplas doses em vários tamanhos (5 a 100 mL) e diluições (1:10 a 1:100). Como esses extratos são diluídos antes de serem usados, a maioria das companhias fornece vários frascos de diluição que contêm um volume de diluente que facilite a preparação de 10 vezes a diluição. Os *extratos adjuvantes* de vários tipos são usados há muitos anos, mas apenas os extratos adsorvidos ao alume estão disponíveis comercialmente (Quadro 89.11). Os *extratos autógenos* algumas vezes são preparados de substâncias alergênicas coletadas do ambiente individual do paciente. As preparações e misturas diagnósticas e terapêuticas padronizadas habituais também estão disponíveis, assim como uma variedade de suplementos auxiliares usados na prática da alergia.

As prescrições dos extratos alérgicos podem conter mais de uma dúzia de alérgenos, embora muitos médicos prefiram usar múltiplos extratos se mais de 4-5 alérgenos tiverem de ser incluídos. Essas prescrições são rotuladas de acordo com a preferência do clínico com base no conteúdo total de alérgeno ou na concentração do alérgeno mais importante presente. As prescrições são usualmente preparadas no consultório do alergista ou obtidas através de um serviço de prescrição dos fabricantes. Poucos farmacêuticos oferecem esse serviço especializado.

É de vital importância que os extratos alergênicos tenham manejo e armazenagem apropriados. Eles tendem a mostrar redução da potência em semanas ou meses após sua preparação, mas existem poucos estudos detalhados sobre a estabilidade desses produtos. Tanto as altas temperaturas quanto o congelamento usualmente têm efeitos deletérios, e o último pode causar aglomeração de extratos adjuvantes. Alguns extratos contêm enzimas proteolíticas que podem contribuir para a decomposição dos alérgenos. Tanto os produtos glicerinados como os liofilizados são mais estáveis que os extratos aquosos. Os produtos muito diluídos tendem a perder potência por causa de adsorção às superfícies do recipiente e da seringa, e portanto geralmente são preparados próximos ao momento do uso.

Todos os extratos alergênicos devem estar refrigerados entre 2° e 8°, e o congelamento deve ser evitado. Algum cuidado deve ser exercido na mudança para novos lotes ou diferentes diluições de extratos pelas possíveis variações na potência. É geralmente recomendado que sejam preparadas quantidades de extrato suficientes para 1 ano de tratamento do paciente para evitar mudanças freqüentes nos extratos.

Atribuições do Farmacêutico

Poucos farmacêuticos são chamados hoje em dia para preparar extratos alergênicos ou para fornecer prescrições para esses produtos. Alguns farmacêuticos, sobretudo nos hospitais, podem estocar extratos alergênicos e suplementos relacionados para os alergistas. Atualmente, o treinamento do farmacêutico é qualificado unicamente para os diversos serviços requeridos nas clínicas de alergias, mas infelizmente a maioria dos farmacêuticos não se envolveu com essa área.[18]

Em algumas instituições, os extratos alergênicos são fornecidos pelo farmacêutico mediante uma prescrição. Alguns pacientes requerem apenas um único extrato, mas até nesses casos as diluições apropriadas devem ser preparadas. Mais freqüentemente, os pacientes são alérgicos a múltiplos alérgenos, e são necessárias misturas complexas de extratos. As técnicas básicas e as instalações necessárias para esse serviço são essencialmente as mesmas utilizadas num programa suplementar-IV típico, mas o farmacêutico deve ter alguns treinamentos adicionais e experiência em lidar com extratos alergênicos.[18]

Além de assumir a responsabilidade pela preparação e o controle dos extratos alergênicos, o farmacêutico também pode fornecer uma variedade de serviços dirigidos aos pacientes na clínica de alergia.[19] Esses serviços incluem a obtenção da história do paciente, a realização de procedimentos para testes de alergia e a consulta ao paciente. As doenças alérgicas comuns são encontradas em mais de 30% da população, e os pacientes com esses incômodos obtêm uma variedade de medicamentos e suplementos médicos das farmácias comunitárias. Assim, existem muitas oportunidades para os farmacêuticos serem úteis aos pacientes alérgicos nos locais da prática, assim como na clínica de alergia. Para conseguir isso com eficácia, os farmacêuticos devem ter uma compreensão fundamental da alergia e dos produtos usados no controle das doenças alérgicas.

PRODUTOS

Esta seção contém um resumo dos principais extratos alergênicos disponíveis hoje. É impraticável fornecer uma monografia individual para cada produto e eles foram agrupados de acordo com o tipo de substância alergênica (p. ex., polens ou poeiras). Esse tipo de classificação é usado na literatura dos fabricantes e também tem mérito ao se considerar tanto as características do produto quanto a clínica da alergia. Eles estão descritos resumidamente para cada grupo com ênfase no seguinte: relevância clínica do grupo alergênico, agressores mais comuns do grupo, indicações gerais e limitações dos extratos.

As listas dos extratos alergênicos não têm a intenção de serem abrangentes, mas sim de ilustrar o alcance do problema em cada caso. Apenas um nome, usualmente o mais comum, é dado para cada extrato, enquanto na prática vários nomes científicos e vulgares podem ser usados. Similarmente, os extratos individuais usualmente derivam de uma única espécie de planta, animal ou microrganismo, mas apenas o gênero é colocado na lista; entretanto, os extratos da maioria das espécies alergênicas estão comercialmente disponíveis. Os extratos que contêm alérgenos de mais de uma fonte são designados como misturas, e, embora muitos estejam comercialmente disponíveis, apenas alguns estão listados. Nem todos os fabricantes produzem todos os extratos, e deve ser reconhecido que companhias diferentes podem empregar fontes de material e processos significativamente diferentes no preparo de produtos com o mesmo nome. Os produtos de diferentes fabricantes não podem ser considerados equivalentes em todos os aspectos.

A maioria dos produtos listados é fornecida como extratos diagnósticos para os testes de arranhadura e intradérmico, mas os extratos terapêuticos podem ou não estar rotineiramente disponíveis. Da mesma forma, a disponibilidade dos produtos liofilizados e adjuvantes é limitada. Muitos extratos também estão disponíveis em *kits* de testes diagnósticos. Esses não estão listados mas incluem diversos *kits* para testes com pólen, alimento, mofo, pediátricos, titulações e outros. Os fabricantes também disponibilizam misturas terapêuticas por encomenda e extratos autógenos. Os fabricantes devem ser contactados para informações mais específicas sobre seus produtos e serviços.

Extratos de Pólen

Os polens (Quadro 89.13) são o grupo mais comum de alérgenos atópicos, e, de fato, a febre do feno é algumas vezes chamada de *polinose*. Os polens são produzidos apenas pelas plantas que possuem semente, e não por algas, fungos, musgos ou samambaias. Nem todos os polens têm a mesma relevância clínica, porque existe uma variação no grau de alergenicidade e de exposição. A alergia usualmente resulta de *anemófilos* (polens transportados pelo vento) em vez de *entomófilos* (polens levados por insetos). Coníferas como os pinheiros são produtores abundantes de pólen, mas esses polens, com poucas exceções, são menos alergênicos que outros.

A alergia ao pólen é um grande problema nos climas temperados. No Ártico e nas regiões alpinas, onde os verões são curtos, as plantas geralmente se reproduzem de forma assexuada, e a maioria das plantas subárticas é conífera. Nos trópicos há a tendência à proliferação de espécies com um pequeno número de plantas individuais, e então o grau de exposição a polens específicos é minimizado. As plantas anemófilas também tendem a ser menos comuns em regiões de umidade extremamente elevada.

A variação sazonal e geográfica é mais pronunciada com a alergia ao pólen do que com os outros tipos. As estações dos polens variam com as plantas e com a localidade, mas as seguintes generalizações podem ser feitas: árvores do final do inverno à primavera, a grama da primavera ao início do verão e a erva silvestre do fim do verão ao outono. A alergia ao pólen é um problema significativo na maioria dos locais da América do Norte, mas os alérgenos variam um pouco com a região e são mais bem determinados pela consulta a um dos guias publicados. Talvez 100 dos aproximadamente 300 polens representados nos extratos comerciais sejam agressores bastante comuns.

Os extratos alergênicos preparados de alguns dos polens comuns (p. ex., ambrósia americana, várias ervas e árvores) estão entre os mais estudados. Os estudos controlados geralmente mostraram esses produtos como sendo confiáveis para o diagnóstico e tratamento quando preparados e empregados apropriadamente. Muitos dos produtos arrolados não foram extensamente estudados, mas sua confiabilidade freqüentemente é presumida com base na extrapolação dos dados dos polens comuns.

Extratos de Poeira

A poeira domiciliar é o alérgeno atópico mais comum, e a poeira com ácaro (*Dermatophagoides* spp) é, sem dúvida, o constituinte alergênico mais importante. Embora a poeira domiciliar possa conter uma ampla variedade de outros alérgenos que podem ser importantes nos casos individuais, a poeira com ácaro é definitivamente o principal agressor.

A poeira com ácaro parece estar distribuída praticamente de forma universal e, em geral, é encontrada em móveis estofados com fibras vegetais (p. ex., algodão) usados pelo homem.

Quadro 89.13 Extratos de Pólen

Árvores		
Acácia	Cicuta	Noz
Ácer	Cipreste	Noz-pecã
Álamo	Damasqueiro	Oliveira
Álamo tremedor	Eqüisseto	Oliveira-russa
Alfarrobeira	Espruce	Olmeiro, americano
Alfenheiro	Eucalipto	Palo verde
Alianto	Faia	Pau-ferro
Ameixeira	Freixo	Pereira
Amendoeira	*Hackberry*	Pessegueiro
Amieiro, cinzento	Hicória	Pimenteira
Amoreira	Laranja osage	Pinheiro
Aveleira	Laranjeira	Pinho
Baga de loureiro	Lariço americano	Sabugo
Bétula branca	Igarobeira	Salgueiro
Bétula primavera	Liquidâmbar	Sequóia
Carvalho branco	Lúpulo	Sicômoro
Castanheira	Macieira	Silindra
Cedro	Melaleuca	Tuia
Cerejeira	Negundo	Zimbro
Choupo-do-canadá		
Ervas		
Alpiste	**Capim-rabo-de-gato**	Grama-rasteira
Aveia	**Centeio perene**[a]	Johnson
Bahia	Cevada	Koeler's
Capim do campo de Kentucky[a]	**Erva do pomar**[a]	Milho
Capim em tufos	**Festuca do prado**[a]	Sal
Capim-cevadinha	Grama	Seixos
Capim-do-oeste americano	Grama aveludada	Sorgo
Capim-penasco	Grama de ponta	Sorgo sudanês
	Grama estival[a]	Trigo
Ervas silvestres e plantas de jardim		
Absinto	Carrapicho	Labaça obtusa
Alfafa	Carvalho de Jerusalém	Lírio
Amaranto	Chá-mexicano	Lúpulo
Ambrósia americana anã[a]	Chamise	Madressilva
Ambrósia americana gigante[a]	Corcopse	Mamona
Ambrósia americana ocidental[a]	Cosmos	Margarida
Arbusto quenopodiáceo	Cravo-de-defunto	*Marshelder*
Artemísia	Dália	Mostarda
Áster	Dente-de-leão	Narciso
Azeda	Erva giesta	Papoula
Bananeira inglesa	Erva-de-santa-maria	Picles
Bassia	Ervas nascidas depois da queimada	*Povertyweed*
Beterraba sacarina	Escama	*Quailbush*
Boca-de-leão	Eupatório	Quartos do cordeiro
Burrow brush	Fedegosa	Raiz de abeto balsâmico
Cânhamo	Giesta escocesa	Rosa
Cânhamo aquático	Girassol	Rosa-de-gueldres
Cardo russo	Gladíolo	Salva
Careless weed	Grama de inverno	*Sea blight*
	Iodine Bush	Trevo
	Kochia	Urtiga
		Vara-de-ouro

[a]Extrato padronizado para o qual o padrão de referência da FDA está disponível. A FDA suspendeu a licença de 8 extratos de erva não-padronizados em julho de 1998.

Em contraste com a barata, outro alérgeno artrópode importante, a poeira com ácaro não está associada a condição de higiene precária.

A alergia à poeira domiciliar difere sensivelmente da alergia ao pólen em muitos aspectos e é suspeitada sobretudo quando a história do paciente inclui um ou mais dos seguintes fatores: sintomas perenes que pioram quando o paciente permanece dentro de casa, agravamento noturno dos sintomas, agravamento dos sintomas quando realiza tarefas domésticas e agravamento dos sintomas associado ao uso de sistemas de aquecimento ou de ar condicionado.

A poeira domiciliar é um alérgeno ubíquo, e sua total eliminação é praticamente impossível. Entretanto, é importante que o paciente mantenha, na medida do possível, o ambiente sem poeira, sobretudo o quarto de dormir. Há impressos com instruções para a preparação de quartos sem poeira e de produtos para minimizar a circulação de poeira e matar os ácaros.

Quadro 89.14 Extratos de Poeira

Poeira domiciliar		
Casa	Colchão	Tapeçaria
Poeira de ácaro		
D farniae[a]	**D pteronyssinus**[a]	**Mite mix**[a]
Outras poeiras[b]		
Cedro e cedro vermelho	Descaroçador de algodão	Carvalho
Silo	Padauk	Serragem

[a]Extrato padronizado para o qual a referência padrão da FDA está disponível.
[b]Ver também Quadro 89.16.

A confiança nos testes de sensibilidade para o diagnóstico da alergia à poeira domiciliar evoluiu muito com a introdução dos extratos para poeira com ácaro padronizada (Quadro 89.14). Esses produtos são também efetivos na imunoterapia, mas ainda é importante empregar um controle ambiental rigoroso no tratamento da alergia à poeira domiciliar.[15]

Está disponível relativamente pouca informação sobre os outros extratos de poeira. Esses são geralmente alérgenos menos comuns e muitos estão associados a alergias ocupacionais. Alguns desses estão implicados como causa da alveolite alérgica extrínseca descrita em Extratos Fúngicos.

Extratos Fúngicos

Os fungos são um grande grupo de organismos que podem estar envolvidos em muitos tipos de doenças, incluindo intoxicações, infecções e alergias (Quadro 89.15). A maioria dos fungos é saprófita, e, comparados a bactérias, são causas relativamente incomuns de doenças infecciosas. As micotoxinas são de grande preocupação em várias áreas da saúde, inclusive como possíveis contaminadoras dos extratos alergênicos. Vários fungos foram implicados cada vez mais como causas importantes de vários tipos de doenças alérgicas.

O *mofo* é uma das maiores causas da alergia atópica. A asma alérgica e a rinite, assim como várias reações cutâneas, podem ser precipitadas pela inalação de esporos de mofo ou fragmentos de micélios em indivíduos sensíveis. Os fungos são ubíquos e podem ser encontrados em casa em tecidos, em produtos de couro, móveis estofados, comidas e plantas. Locais úmidos e quentes como porões e guarda-roupas tendem a favorecer o crescimento do mofo, que é freqüentemente encontrado como o *bolor* comum, que mais freqüentemente é *Aspergillus* ou *Penicillium* spp. A alergia fúngica resultante da exposição domiciliar tende a ser perene; as exposições em ambientes abertos mostram mais distintamente a sazonalidade e os padrões geográficos, mas esses são menos pronunciados do que na alergia ao pólen. A alergia fúngica é geralmente mais difícil de ser avaliada pela confusão taxonômica, complexidade

Quadro 89.15 Extratos Fúngicos

Alternaria	Fusarium	Phoma
Aspergillus	Gelasinospora	Pullularia
Botrytis	Geotrichum	Rhizopus
Candida	Gliocladium	Rhodotorula
Cephalosporium	Helminthosporum	Rusts
Cephalothecium	Hormodendrum	Saccharomyces
Chaetomium	Microsporium	Smuts
Cladosporium	Mucor	Spondylocladium
Cryptococcus	Mycogone	Stemphylium
Curvularia	Nigraspora	Trichoderma
Epicoccum	Paecilomyces	Trichophyton
Epidermophyton	Penicillium	Verticillium

biológica e padrões sazonais e geográficos menos previsíveis que os dos polens.

Os testes de sensibilidade aos alérgenos fúngicos parecem ser, de modo geral, confiáveis. Isso é útil no momento da identificação do fungo específico no ambiente do paciente e nos serviços de identificação fúngica disponíveis. A terapia deve incluir os esforços para criar um ambiente isento de mofo, mas isso é difícil de se conseguir completamente. Vários estudos indicam que a imunoterapia pode ser valiosa para alguns pacientes. Um problema é que os extratos alergênicos são preparados de forma variada com micélios e/ou meio de cultura e se conhece muito pouco dos alérgenos fúngicos para se saber o método mais apropriado de preparação.

Descobriu-se que os fungos, juntamente com uma variedade de poeira orgânica, são uma causa importante de outra alergia respiratória, a *alveolite alérgica extrínseca* (pneumonite hipersensível). Muitos nomes relacionados com cada alérgeno ou indivíduo afetado têm sido aplicados a essa condição: por exemplo, pulmão do fazendeiro, doença dos trabalhadores com cogumelos, asma da serragem, etc. A doença não mostra relação com a atopia, mas usualmente pode ser relacionada a exposições recentes de alto nível ao inalante agressor.

A alveolite alérgica extrínseca resulta primariamente de uma reação mediada por células aos alérgenos no pulmão, mas pode envolver algumas doenças do complexo imune nos estágios iniciais. O diagnóstico é baseado principalmente na história pessoal detalhada. Tanto a imunidade celular quando a alergia do complexo imune dão reações cutâneas por alérgenos desafiantes, mas diferem no tempo de evolução e são revelados nas reações do teste cutâneo imediato. Os produtos arrolados no Quadro 89.15 não são úteis no diagnóstico da alveolite alérgica extrínseca, e a terapia efetiva depende principalmente de se evitar o alérgeno.

Miscelânea dos Extratos Inalados

As alergias atópicas podem ser causadas por uma variedade de alérgenos inalados que não os polens, a poeira e o mofo. A epidemiologia dos animais domésticos (gato, cão, cavalo) é a mais conhecida, mas a variedade dos alérgenos inalantes é notável. A exposição média de indivíduos a algumas das substâncias listadas abaixo pode parecer improvável, mas esse não é necessariamente o caso. Provavelmente poucas pessoas reconhecem que pêlo de camelo pode ser encontrado em tecidos e tapetes importados, que a resina da acácia, da caraia e da alcatira são encontradas em centenas de alimentos, cosméticos e produtos medicamentosos e que o piretro é um constituinte ativo de muitos inseticidas domiciliares. Muitas dessas substâncias são também ingeríveis (veja *Extratos Alimentares*) e contactantes (veja *Materiais para Teste do Emplastro*), assim como alérgenos inalantes.

O teste de sensibilidade com vários extratos entre os arrolados no Quadro 89.16 é razoavelmente comum, mas baseado amplamente na experiência com os extratos aeroalérgenos comuns. Há poucas informações para o uso da maioria desses produtos para imunoterapia. Vários alérgenos felinos foram caracterizados, e extratos padronizados estão disponíveis. Evitar o alérgeno permanece o método preferido de controle e usualmente pode ser conseguido, embora às vezes apenas com muito esforço.

Quadro 89.16 Miscelânea dos Extratos Inalantes

Mamíferos epidérmicos		
Bode/cabra	Coelho	Pêlo de cabra angorá
Camelo	Gerbo	**Pêlo de gato**[a]
Cão	Hamster	Porco
Cavalo	Lã (ovelha)	Porquinho-da-índia
Cervo	Macaco	Rato
Chinchila	**Pele de gato**[a]	Vaca
Plumagem		
Canário	Pato	Peru
Galinha	Periquito	Pombo
Ganso		
Outros inalantes		
Acácia	Fibra têxtil	Lycopodium
Alcatira	Fibras de algodão	Mamona
Alga	Folha do tabaco	Partículas de grãos
Capoque	Goma	Piretro
Caroço de algodão	Goma de caraia	Poeira da madeira
Couro	*Henna*	Raiz de lírio florentino
Derris root	Juta	Seda natural
Esporos de samambaia	Linhaça	Sisal

[a]Extrato padronizado para o qual a referência padronizada da FDA está disponível.

Alergia a Insetos

A alergia a insetos é um termo impreciso aplicado para descrever a alergia a insetos e artrópodes como aranhas e ácaros. A alergia pode resultar da inalação do corpo de origem, embora mais freqüentemente ocorra em seguida a uma ferroada ou uma picada.

A alergia à picada dos insetos da ordem *Hymenoptera* é de grande relevância clínica e tem sido a mais estudada. A abelha é o agressor mais comum, mas o mangangá (abelha do gênero *Bombus*), a vespa, o marimbondo e as vespas americanas (vespas rajadas de amarelo) podem causar reações. Estima-se que a sensibilidade a *Hymenoptera* resulte em 40 mortes anualmente nos Estados Unidos, e a incidência de alergia grave é estimada em 1 a 10:100.000. A alergia, com poucas exceções, envolve reações IgE-mediadas e pode manifestar-se como urticária, angioedema, asma ou anafilaxia sistêmica. A morte geralmente resulta de colapso cardiovascular e/ou da insuficiência respiratória e tipicamente ocorre 1 hora após a picada.

As reações graves podem ocorrer em indivíduos sem uma história de sensibilização, mas eles são mais comuns naqueles que exibiram previamente uma reação sistêmica após uma ferroada. É de fundamental importância que os indivíduos sensíveis estejam atentos ao seu problema e compreendam as medidas e os procedimentos de emergência. Os *kits de emergência* estão disponíveis para o tratamento da hipersensibilidade a *Hymenoptera* na área rural. Esses e os serviços que podem ser oferecidos pelo farmacêutico da comunidade são discutidos por Sadik.[20]

O diagnóstico de alergia a insetos usualmente é evidente por si mesmo, mas os problemas podem surgir na identificação do inseto. A espécie com sensibilidade cruzada entre os *Hymenoptera* é comum mas de modo algum é absoluta, e os alérgenos espécie-específicos são importantes.

Os testes de sensibilidade e a imunoterapia comumente são recomendados e empregados na alergia aos insetos com ferrão. Os extratos de veneno (Quadro 89.17) têm se mostrado muito efetivos quando empregados apropriadamente. Esses produtos são padronizados de forma um tanto diferente dos outros extratos padronizados. Os venenos são testados para vários componentes conhecidos (p. ex., hialuronidase, antígeno 5, fosfolipase A), assim como para a proteína total nitrogenada. A quantidade e a potência dos produtos são expressas em mcg em vez de unidades de alergia.

A alergia a formiga está sendo referida com freqüência progressivamente maior. A formiga está agora espalhada por 13 estados do sul dos Estados Unidos e é um problema sobretudo ao longo da costa do Golfo. É um membro dos *Hymenoptera* e causa reações alérgicas parecidas, mas seus alérgenos parecem diferir bastante dos alérgenos dos insetos. O teste cutâneo com extratos de todo o corpo parece ser confiável para a determinação da sensibilidade, e as pesquisas sobre a imunoterapia são encorajadoras.

As reações alérgicas têm sido atribuídas a muitos insetos que picam, incluindo o mosquito, o micuim, a pulga, o percevejo e muitas moscas. A maioria das reações tem sido localiza-

Quadro 89.17 Extratos de Insetos[a]

Corpo Inteiro de Inseto		
Associação de formigas (preta/vermelha)	Formiga carpinteira	Formiga vermelha
	Formiga-fogo	
	Formiga preta	
Veneno Proteico de Inseto		
Abelha comum[a]	**Vespa americana rajada de amarelo**[a]	**Vespídio misto**[a]
Vespa[a]		
Vespa-amarela[a]	**Vespa-de-cabeça-branca**[a]	
Inalantes Alérgicos de Insetos		
Abelha comum, corpo inteiro	Cigarra cicadúlida	Mosca doméstica
	Cigarra/gafanhoto	Mosca preta
Aranha	*Cochliomyia hominivorax*	Mosquito
Barata		Mutuca
Bicho-de-conta	*Daphnia*	**Poeira do ácaro**[a]
Borboleta	Efemérida	Pulga-d'água
Broca mexicana	Grilo	Pulgão
Carpa	Mosca-d'água	Traça
Chrysops discalis	Mosca-das-frutas	

[a]Extratos padronizados. A potência do extrato de veneno do inseto é expressa em μg.

da, sendo reportadas as do tipo imediato e tardio. A patogenia da maioria desses sensibilizantes ainda está por ser verificada, mas, como muitas reações parecem ser mediadas por célula, não é surpreendente que as informações limitadas dos testes de sensibilidade e da imunoterapia sejam contraditórias.

A rinite alérgica e a asma podem desenvolver-se após a inalação de flocos, pêlos ou outras partes dos vários insetos. Isso é análogo à alergia observada com os inalantes comuns, embora mais freqüentemente seja visto em indivíduos cuja profissão ou passatempo envolvam a exposição a um grande número de insetos. A barata tem sido cada vez mais implicada como causa importante de asma alérgica, especialmente nas áreas centrais de cidades. A mosca-d'água, a efemérida e o pulgão ocorrem em grande número em alguns locais e têm sido implicados freqüentemente. Vários desses extratos alergênicos têm se mostrado efetivos para o diagnóstico com teste cutâneo e podem ser valiosos na imunoterapia (veja Quadro 89.17).

Extratos Alimentares

Vários produtos alimentícios são os alérgenos ingeríveis mais comuns. A alergia alimentar pode parecer simples, mas, na verdade, é uma entidade clínica muito complexa. Um problema se origina da tendência de muitos atribuírem praticamente qualquer distúrbio GI de causa desconhecida a *alergia alimentar*. O distúrbio GI pode ter muitas causas, incluindo deficiências enzimáticas (intolerância a lactose), intoxicações, infecções e outras. Também, a alergia alimentar pode e freqüentemente se manifesta fora do trato GI. O uso indiscriminado do termo *alergia alimentar* é para ser fortemente condenado.

Os alérgenos alimentares (Quadro 89.18) podem causar manifestações atópicas (asma, rinite, gastroenteropatia) e não-atópicas (urticária-angioedema, anafilaxia), mas são mediados por IgE. A alergia alimentar freqüentemente não é ameaçadora à vida, mas alguns indivíduos podem sofrer exacerbações graves da asma, ou, em raras ocasiões, anafilaxia sistêmica. Os indivíduos fortemente alérgicos devem ser treinados a lidar com reações graves, e alguns devem portar *kits* de emergência com epinefrina para lidar com exposições inadvertidas.

Relativamente poucos alimentos são responsáveis pela maioria das reações (amendoins, leite, castanhas, peixe, marisco, ovos e soja são os agressores mais comuns), embora muitos outros possam causar alergia alimentar.[21] A alergia alimentar pode ocorrer em qualquer idade, mas é provavelmente mais comum na infância e pode estar relacionada com uma imaturidade do sistema GI. Os pacientes comumente parecem *superar* algumas alergias alimentares (p. ex., leite de vaca), mas esse provavelmente não é o caso da maioria dos alimentos.

Apenas alguns alérgenos foram caracterizados, mas é possível que muitos não existam nos alimentos frescos mas sejam produtos do processo de digestão alimentar. O diagnóstico de alergia alimentar depende muito de uma história detalhada com a eliminação cuidadosamente esquematizada e a realização de testes dietéticos. O teste cutâneo é útil nas mãos de clínicos experientes mas requer algumas técnicas modificadas.[21]

A terapia da alergia alimentar é ainda mais difícil do que o diagnóstico. A eliminação do(s) alimento(s) agressor(es) é quase

Quadro 89.18 Extratos Alimentares[a]

Carne		
Cabra/bode	Galinha	Porco
Cervo	Ganso	Vaca
Coelho	Pato	
Cordeiro	Peru	
Laticínios		
Caseína	Gema do ovo	Leite de vaca
Clara do ovo	Leite de cabra	Ovo, inteiro
Peixe		
Arenque	Esperlano	Peixe-espada
Atum	Hadoque	Perca
Bacalhau	Lagosta	Pomátomo
Camarão	Linguado	Salmão
Caranguejo	Linguado gigante	Salmão prateado
Carpa	Lúcio	Truta
Cavalinha	Marisco	Vermelho
Enchova	Ostra	Vieira
Castanhas		
Amêndoa	Castanha-de-caju	Noz
Amendoim	Castanha-do-pará	Noz-pecã
Avelã	Coco	Pistache
Castanha		
Grãos		
Arroz	Feno	Trigo
Aveia	Milho	Trigo-sarraceno
Cevada		
Frutas		
Abacate	Figo	Pêra
Abacaxi	Framboesa	Pêssego
Abricó	Laranja	Tâmara
Ameixa	Lima	Tangerina
Amora-preta	Limão	Toranja
Banana	Maçã	Uva
Cantalupo	Melancia	Uva-do-monte
Cenoura	Melão	Vacínio
Cereja	Morango	
Vegetais		
Abóbora	Brócolis	Lentilha
Aipo	Cebola	Moranga
Alcachofra	Cenoura	Nabo
Alface	Cogumelo	Pepino
Aspargo	Couve-de-bruxelas	Pimenta fresca
Azeitona	Couve-flor	Rabanete
Batata	Ervilha	Repolho
Berinjela	Espinafre	Ruibarbo
Beterraba	Feijão	Tomate
Temperos		
Alcaçuz	Gergelim	Pimenta-da-jamaica
Alho	Hortelã	Pimenta-do-reino
Aneto	Hortelã-pimenta	Salva
Baunilha	Louro	Semente de alcaravia
Canela	Noz-moscada	Semente de mostarda
Cravo	Orégano	Semente de papoula
Gengibre	Páprica	Tomilho

[a]Essa não é uma lista completa, e a ausência de um alimento não implica que ele nunca seja um alérgeno.

a única terapia efetiva, mas é muitas vezes difícil planejar uma dieta nutritiva e saborosa quando alérgenos comuns e/ou múltiplos estão envolvidos (p. ex., leite, ovos, amendoim). A imunoterapia é muito difícil de se executar pelas razões destacadas anteriormente, e os extratos alimentares terapêuticos não são geralmente recomendados.

É notável que, de todas as alergias às substâncias ambientais, a alergia alimentar é a mais parecida com a alergia medicamentosa.[22] As substâncias ingeridas (p. ex., alimentos e medicamentos) e as injetadas (p. ex., medicamentos e picadas de *Hymenoptera*) são as principais causas de urticária, angioedema e anafilaxia não-atópica mediada por IgE.

Produtos Alergênicos Veterinários

A alergia veterinária é um campo emergente, e os farmacêuticos envolvidos na saúde animal podem esperar um crescimento na atividade dessa área. Os princípios gerais da imunologia e da alergia observados anteriormente se aplicam em sua maior parte a animais também. Os agentes biológicos veterinários são controlados pelo US Department of Agriculture (USDA), como descrito antes. A Greer Laboratories comercializa uma linha de extratos e suprimentos alergênicos veterinários. A maioria dos produtos disponível atualmente é comercializada principalmente para cães.

Estima-se que 20% dos cães nos EUA tenham alergias. A *dermatite alérgica a pulga* é a alergia canina mais comum, e seu controle requer a erradicação completa das pulgas do ambiente. A imunoterapia raramente é bem-sucedida.

A *atopia* é a segunda condição alérgica mais comum em cães e, assim como nos humanos, está associada à inalação de polens, poeira domiciliar e outros aeroalérgenos. A *dermatite inalatória alérgica canina* é uma forma comum de atopia e manifesta-se por prurido (coçadura, ato de lamber a pata, rubor facial) e algumas vezes espirro, rinite e conjuntivite. A imunoterapia é freqüentemente bem-sucedida no tratamento da atopia.

A *alergia alimentar* e a *dermatite de contato* são também comuns em cães; a imunoterapia não tem nenhum valor no tratamento dessas condições. É visível que os problemas da alergia canina são quase análogos aos da alergia humana.

TESTES DE HIPERSENSIBILIDADE TARDIA

Os testes de hipersensibilidade tardia são usados para se detectar a existência ou não de alergia mediada por célula e, como os seus nomes indicam, a evolução temporal de uma reação positiva varia consideravelmente daqueles dos testes de hipersensibilidade imediata discutidos anteriormente. As respostas mediadas por célula começam em um indivíduo sensibilizado até 5 a 6 horas após a exposição ao imunógeno, e a resposta máxima usualmente é observada em 96 horas. Existem dois tipos principais de testes de hipersensibilidade tardia úteis clinicamente: o *teste do emplastro*, usado para avaliar a dermatite alérgica de contato (Quadro 89.19), e os antígenos cutâneos diagnósticos, usados para avaliar as diversas infecções e o estado de imunidade celular (Quadro 89.20).

Teste do Emplastro

Dermatite de contato é um termo que tem sido usado em dois sentidos principais: primeiro, para descrever qualquer erupção resultante de uma substância que toque a pele e segundo como sinônimo de *dermatite alérgica de contato*. A última é usada no presente contexto e refere-se a lesões eczematosas resultantes de reações de hipersensibilidade mediada por células análogas à sensibilidade à tuberculina. As manifestações clínicas semelhantes podem ocorrer por outros mecanismos: dermatite por irritante primário, irritação química direta; dermatite por fotocontato (fototóxica), que exige luz para gerar o irritante; e a dermatite fotoalérgica, que exige luz para gerar o alérgeno. Essas não são necessariamente independentes, já que uma série de contatos alérgenos também pode ser irritante, mas as reações alérgicas geralmente ocorrem com baixas concentrações do agente agressor. Uma variedade de outras condições também deve ser diferenciada da dermatite de contato (p. ex., dermatite atópica, dermatomicoses), e praticamente qualquer doença de pele pode resultar em resposta aumentada tanto aos irritantes quanto aos alérgenos de contato.

A alergia de contato mais bem conhecida e mais comum na América do Norte é a *dermatite por rhus* (hera venenosa, carvalho venenoso e sumagre venenoso[23]), mas o âmbito do problema é muito maior do que isso. Estima-se que pelo menos 35 milhões de norte-americanos sejam afetados pela dermatite de contato, cuja incidência e causas variam nas diferentes populações. O impacto socioeconômico global é grande, já que essa é a primeira causa de doença industrial. Os 20 alérgenos padrões da American Academy of Dermatology (Quadro 89.19) estão entre as causas mais comuns de dermatite alérgica de contato e ilustram parte da complexidade do problema. São particularmente notáveis os medicamentos e seus aditivos que os leigos podem não reconhecer como constituintes dos produtos medicamentosos. O farmacêutico pode assistir o paciente sensível tanto na seleção do produto medicamentoso quanto evitando-o.

O diagnóstico da dermatite de contato depende principalmente de uma história detalhada e de um exame físico completo. A área do corpo afetada é que sugere o contactante e os outros fatores (p. ex., luz, dermatófitos). O teste do emplastro é atualmente a única forma prática de demonstrar a sensibilidade de contato e é usada para os seguintes propósitos: verificar a sensibilidade de contato clinicamente diagnosticada; determinar os alérgenos específicos, incluindo aqueles que podem não ter sido clinicamente suspeitados; como um teste preditivo para determinar o que o paciente pode tolerar com segurança; e excluir a dermatite de contato nas situações clínicas confusas.

O teste do emplastro usualmente envolve a aplicação da substância testada em um pedaço de tecido ou papel macio colocado na parte externa do braço ou nas costas, coberto com uma substância impermeável e presa no lugar com uma fita. Após 24 a 48 h, o emplastro é removido e o local do teste é examinado em busca do exantema característico. Nos pacientes que estão recebendo esteróides antiinflamatórios ou terapia imunossupressora e naqueles com outra deficiência significativa de imunidade mediada por célula, pode-se esperar um teste de resposta cutânea reduzida. A monografia de Marks e De Leo[24] é uma excelente introdução ao teste do emplastro e in-

Quadro 89.19 Alérgenos do Teste do Emplastro

American College of Dermatology Standard-Tray Allergens[a]	
Álcool lanolina	Mistura de borracha preta
Aldeído cinâmico	Mistura de mercapto
Bálsamo-do-peru	Mistura thiuram
Benzocaína	*p*-Fenilenodiamina
Colofônio	*p-terc*-Butilfenolformaldeído
Dicloridrato de etilenodiamina	Quartenium-15
	Resina epóxi
Dicromato de potássio	Sulfato anidro de níquel
Formaldeído	Sulfato de neomicina
Mercaptobenzotiazol	Uréia imidazolidinila
Mistura carba	
Produtos Comerciais para Teste Oclusivo	
Kit de Alérgenos Padronizados (em seringas reutilizáveis)	Hermal Laboratories
Teste *T.R.U.E.*[b]	Produtos Dermatológicos da Glaxo-Wellcome

[a]Para uma descrição do *kit* padrão de alérgenos individuais, consulte Marks e DeLeo.[3]
[b]*T.R.U.E.* significa *thin-layer rapid use epicutaneous test* (teste epicutâneo de uso rápido) e consiste em dois discos, cada um com 12 alérgenos, para administração na parte superior das costas.

clui uma descrição de cada alérgeno incluído no *kit* padronizado da American Academy of Dermatology.

A terapia da dermatite de contato envolve, de forma mais importante, evitar o contactante. As compressas frias e os esteróides tópicos são o esteio da terapia mas os esteróides sistêmicos podem ser empregados nos casos graves. Outras medicações tópicas devem ser evitadas, já que elas podem conter irritantes ou sensibilizantes.

Tem havido várias tentativas de imunoterapia oral e parenteral para hera venenosa, com vários relatos de sucesso ao longo dos anos. Entretanto, ambas as formas de terapia têm o potencial de precipitar sérias reações em indivíduos muito sensibilizados, e a imunoterapia não é geralmente aplicada no tratamento da dermatite de contato. Evitar o alérgeno é definitivamente o método de controle preferido e geralmente efetivo.

Antígenos para Teste Cutâneo Diagnóstico

A reatividade dérmica na forma de hipersensibilidade tardia se desenvolve no curso de muitas doenças infecciosas. Muitos estudos ao longo dos anos têm mostrado que essa sensibilidade dérmica não apenas indica que o paciente está ou tem estado infectado pelo microrganismo em questão, mas também reflete a potência da imunidade celular. Os testes de hipersensibilidade tardia são muito importantes no tratamento da tuberculose, e são de alguma utilidade na avaliação de diversas micoses sistêmicas (coccidioidomicose, histoplasmose). Esses e outros antígenos para testes cutâneos (Quadro 89.20) também são usados na avaliação do estado da imunidade mediada por célula.

O teste tuberculínico é um procedimento importante no tratamento da tuberculose. As populações de alto risco são rastreadas para se identificar aqueles que podem estar infectados e que podem se beneficiar da farmacoprofilaxia, assim como aqueles que têm doença clínica e que precisam de tratamento. Duas formas de produtos tuberculínicos (Quadro 89.20) estão disponíveis: a tuberculina antiga (OT) e o derivado proteico purificado (PPD). Ambos estão disponíveis no esquema de múltiplas punções (*teste do dente*) para administração transcutânea; esses produtos podem ser armazenados à temperatura ambiente e são particularmente úteis na triagem rápida maciça em grandes grupos. As soluções de PPD para administração intradérmica (*teste de Mantoux*) são mais sensíveis, devem ser refrigeradas, e são usadas como teste tuberculínico definitivo dos indivíduos.

Os testes tuberculínicos são lidos 48 a 96 horas após a administração, e a reação positiva consiste em induração com diâmetro $\geq$ 2 mm ou na presença de qualquer vesícula no local da aplicação. Um teste positivo indica apenas que o indivíduo é hipersensível à tuberculina, o que implica infecção prévia ou atual pelo *Mycobacterium tuberculosis*. Um teste tuberculínico positivo é indicação de teste diagnóstico adicional (p. ex., radiografia de tórax) para determinar se medidas profiláticas ou terapêuticas são necessárias.

Os outros antígenos para testes cutâneos arrolados no Quadro 89.20 são muito parecidos com o teste tuberculínico em princípio e aplicação. Eles não têm, entretanto, provado ser tão úteis na avaliação da infecção por várias razões, incluindo o problema da reatividade cruzada freqüente com imunógenos de outros organismos, dando origem a reações falso-positivas.

Vários medicamentos podem interferir nos testes de hipersensibilidade tardia. A reatividade dérmica pode estar deprimida em pacientes em uso de corticosteróides ou outros agentes imunossupressores, assim como aqueles recentemente vacinados com vacinas de vírus vivo (p. ex., vírus de sarampo, varicela, rubéola e pólio). O teste tuberculínico pode ser administrado simultaneamente a essas vacinas mas de outra forma deve ser adiada até 4 a 6 dias após a vacinação. As pessoas imunizadas com a vacina do BCG freqüentemente se convertem em tuberculínico-positivos, e a interpretação dos resultados do teste é mais complicada nesses pacientes.

A hipersensibilidade tardia pode ser suprimida nos pacientes com inúmeras condições, incluindo deficiências adquiridas e congênitas, doenças auto-imunes, infecções (bacterianas, fúngicas, micobacterianas, virais), câncer, desnutrição e outras. A ausência de reatividade dérmica no paciente que tem sido sensibilizado ao imunógeno em questão é chamada de *anergia*.

Os métodos usuais para se estimar a competência da imunidade celular é empregar uma bateria de 4 a 6 imunógenos comuns referidos como um *painel de teste anérgico*. O painel é selecionado com a expectativa de que o paciente irá mostrar uma resposta de hipersensibilidade tardia positiva a pelo menos 2 a 4 imunógenos se não for anérgico. Tais testes são de pequeno valor na avaliação da deficiência imune primária durante o primeiro ano de vida, desde que uma falha na reação pode simplesmente representar a falta de exposição aos imunógenos.

Quadro 89.20 Antígenos Cutâneos para Diagnóstico

VACINA	DISTRIBUIDOR
Antígeno para Teste Cutâneo de *Candida albicans*	
Candin	ALK
Coccidioidina	
BioCox (Derivado de Coccidioidina de Micélios)	Iatric
Esferulina (Derivado Esferular de Coccidioidina)	ALK
Histoplasmina	
Genérico (Derivado de Micélio)	Parke-Davis
Histolyn-CYL (Lisado Controlado de Levedura)	ALK
Dispositivo Antigênico para Testes Cutâneos Múltiplos	
Multitest CMI	Connaught
Antígeno para Teste Cutâneo — Sarampo	
MSTA	Connaught
Fluido de Toxóide Tetânico	Connaught Wyeth-Lederle
Trichophyton	
Dermatophytin	Miles
Tuberculin, Old (OT), Dispositivo com Múltiplas Punções	
Mono-Vac Test OT (OT)	Connaught
Tuberculin, Tine Test OT	Lederle-Praxis
Tuberculina, Derivado Proteico Purificado (PPD) Dispositivo com Múltiplas Punções	
Aplitest	Parke-Davis
Sclavo Test-PPD	Biocine Sclavo
Tuberculin, Tine Test PPD	Lederle-Praxis
Tuberculina, Derivado Proteico Purificado (PPD) Solução Intradérmica	
Aplisol	Parke-Davis
Tubersol Diagnostic Antigen	Connaught

REFERÊNCIAS

1. Stites DP, Terr AI, Parslow TG eds: *Medical Immunology*, 9th ed, Appleton & Lange, Los Altos CA, 1997.
2. Grabenstein JD: *ImmunoFacts: Vaccines and Immunologic Drugs*, Facts & Comparisons, St. Louis, MO, 1999.
3. *MMWR 43(RR-1)*: 1, 1994.
4. *Ibid 46(RR-3)*: 1, 1997.
5. *Ibid 47(RR-8)*: 1, 1998.
6. *Ibid 45(RR-13)*: 1, 1996.
7. *Health Information for International Travel, 1996-97*, USGPO, Washington, DC, 1996.
8. *MMWR 45(RR-12)*: 1, 1996.
9. Kaveri S *et al*: *Multiple Sclerosis 3*, 121, 1997.
10. Ratko TA *et al*: *JAMA 273*, 1865, 1995.
11. Lassiter HA: *Adv Pediatr 39*: 71, 1992.
12. Coombs RRA, Gell PGH. In Gell PGH, Coombs RRA, Lachmann PJ, eds: *Clinical Aspects of Immunology*, Blackwell, London, 1975.
13. *Bull WHO 72*: 797, 1994.
14. Baldo BA: *Curr Opin Immunol 3*: 841, 1991.
15. Evans R: *J Allergy Clin Immunol 90*: 462, 1991.
16. Creticos PS: *Immunol Clin N Am 12*: 13, 1992.
17. Turkeltaub PC: *FDA Med Bull 24*: 7, 1994.
18. Grabenstein JD: *Hosp Pharm 27*, 145, 1992.

19. Hunter RB, Osterberger DJ: *Am J Hosp Pharm 32*, 392, 1975.
20. Sadik F. In *Handbook of Nonprescription Drugs*, 11th ed, APhA, Washington DC, 657, 1996.
21. Sachs MI, Yunginger JW: *Immunol Allergy Clin of N Am 11:* 743, 1991.
22. VanArsdel PP: *Ibid 11*, 461, 1991.
23. Wormser H. In *Handbook of Nonprescription Drugs*, 11th ed, APhA, Washington DC, 647, 1996.
24. Marks JG, DeLeo VA: *Patch Testing for Contact and Occupational Dermatology*. Mosby Year Book, St Louis, 1992.

BIBLIOGRAFIA

Baldo BA: Structural features of allergens large and small with emphasis on recombinant allergens. *Curr Opin Immunol 3:* 841, 1991.

CDC: General recommendations on immunization: recommendations of the Advisory Committee on Immunization Practices. *MMWR 43(RR-1):* 1, 1994. [Available on-line at www.cdc.gov]

CDC: *Health Information for International Travel, 1996-97*, USGPO, Washington DC, 1996. [Available on-line at www.cdc.gov]

CDC: Immunization of adolescents, recommendations of the Advisory Committee on Immunization Practices, the American Academy of Pediatrics, The American Academy of Family Physicians and the American Medical Association. *MMWR 45(RR-13):* 1, 1996.

CDC: Update: vaccine side effects, adverse reactions, contraindications, and precautions; recommendations of the Advisory Committee on Immunization Practices. *MMWR 45(RR-12)*, 1, 1996. [Available on-line at www.cdc.gov]

Concepts in Immunology and Immunotherapeutics, 3rd ed, ASHP, Bethesda MD, 1997.

Evans R: Environmental control and immunotherapy for allergic disease. *J Allergy Clin Immunol 90:* 462, 1991.

Grabenstein JD: Drug-interactions involving immunologic agents: I. Vaccine-vaccine, vaccine-immunoglobulin, and vaccine-drug interactions. *DICP-Ann Pharmacother 24:* 67, 1990.

Ibid: Drug-interactions involving immunologic agents: II. Immunodiagnostic and other immunologic drug interactions. *DICP-Ann Pharmacother 24:* 186, 1990.

Ibid: Allergen extract compounding by pharmacists. *Hosp Pharm 27:* 145, 1992.

Ibid: ImmunoFacts: Vaccines and Immunologic Drugs, Facts & Comparisons, St. Louis MO, 1999. [Updated biannually]

Hunter RB, Osterberger DJ: Role of the pharmacist in an allergy clinic. *Am J Hosp Pharm 32:* 392, 1975.

IUIS/WHO Allergen Nomenclature Committee: allergen nomenclature. *Bull WHO 72:* 797, 1994.

Ratko TA *et al*: Recommendations for off-label use of intravenously administered immunoglobulin preparations. *JAMA 273:* 1865, 1995.

Stites DP, Terr AI, Parslow TG eds: *Medical Immunology*, 9th ed, Appleton & Lange, Los Altos CA, 1997.

VanArsdel PP: Drug allergy. *Immunol Allergy Clin N Am 11*: 461, 1991.

PARTE **8**

Prática de Farmácia

Nicholas G Popovich, PhD
Professor of Pharmacy Practice
School of Pharmacy and Pharmacal Sciences
Purdue University
West Lafayette, IN 47907

PARTE 8

Administração em Farmácia

Nicholas G Popovich, PhD
Professor of Pharmacy Practice
School of Pharmacy and Pharmacal Sciences
Purdue University
West Lafayette, IN 47907

CAPÍTULO **90**

Leis que Regem a Farmácia

Joseph L Fink III, BS Pharm, JD
Assistant Vice President for Research and Graduate Studies
Professor of Pharmacy
College of Pharmacy
University of Kentucky
Lexington, KY 40506

Jesse C Vivian, PhD, JD
Professor of Pharmacy Law
Department of Pharmacy Practice
Wayne State University
Detroit, MI 48202

Os farmacêuticos — quer praticantes comunitários, empregados em uma instituição ou empregados na indústria farmacêutica devem estar cientes das exigências legais que se aplicam às suas atividades profissionais diárias. As leis pertinentes à prática da farmácia podem originar-se de várias fontes, p. ex., FDA, State Board of Pharmacy (Conselho Regional de Farmácia), DEA, etc. Além disso, as leis podem aparecer em diferentes formas, como estatutos, regulamentações ou decisões judiciais.

Existem vários tipos de leis. As leis civis regem a relação entre os indivíduos dentro da sociedade, enquanto as leis criminais regem a relação do indivíduo com a sociedade como um todo. Duas importantes subdivisões da lei civil são a lei dos contratos e a lei de responsabilidade civil. A primeira preocupa-se com as relações a que os indivíduos aderem voluntariamente, enquanto a última incorpora as relações que existem automaticamente em decorrência da lei. Ademais, a lei judicial é aquela que resulta de decisões judiciais, enquanto os estatutos decorrem da ação por legislatura. As regulamentações são promulgadas por agências administrativas para estimular o cumprimento e a compreensão dos estatutos. Cada tipo de lei é aplicável aos farmacêuticos e à prática farmacêutica.

LEIS QUE REGEM A PRÁTICA DA FARMÁCIA

LEIS ESTADUAIS

A regulação da prática da farmácia é, principalmente, uma função dos estados e não do governo federal. Ela reside no poder conferido ao estado de proteger a saúde, a segurança e o bem-estar de seus cidadãos. Dessa maneira, os estados são relativamente livres para promulgar leis e as regras dos conselhos de farmácia independentemente do governo federal, enquanto as regulamentações não estiverem em conflito ou forem incompatíveis com a política federal. Embora as leis de farmácia de diferentes estados variem entre si, elas concordam em relação aos princípios fundamentais, propósitos, metas e objetivos da prática farmacêutica.

Como em toda profissão, a prática da farmácia é um privilégio outorgado pelo estado sob a reserva constitucional dos poderes de polícia. Entretanto, esse é um privilégio disponível para uma classe de pessoas que satisfaz às qualificações mínimas exigidas. Ninguém pode praticar a farmácia sem uma licença, exceto aqueles protegidos por legislação estadual que cria a exigência da licença. Entretanto, qualquer pessoa pode conseguir essa licença ao completar, com sucesso, o padrão exigido de qualificação que o estado estabeleceu e administrou por uma agência geralmente denominada conselho de farmácia. Em alguns casos, o conselho de farmácia é uma subagência que existe como parte de uma agência estadual maior, como o departamento de saúde ou de licenciamento. Quando o licenciamento é obtido, ele não pode ser facilmente revogado. O Estado pode suspendê-lo, revogá-lo ou terminá-lo, mas somente depois do processo devido e por justa causa, conforme estabelecido na legislação apropriada. Ao mesmo tempo, o estado esforça-se para proteger o público e os farmacêuticos licenciados contra a prática por pessoas não-licenciadas (portanto, não-qualificadas) em sua jurisdição. Como farmacêuticos licenciados, eles ganham uma profissão, cuja prática é salvaguardada pelas Constituições federal e estadual como um direito de propriedade. Embora eles devam sujeitar-se à legislação para preservá-la, devam pagar as contribuições exigidas para efetuar o registro inicial e continuado, devam satisfazer aos padrões legais, morais e éticos de seus colegas, conforme estabelecido na lei e nas regulamentações, eles têm o direito de compensação legal contra qualquer pessoa que procure, injustificadamente, privá-los dos benefícios e prerrogativas do licenciamento. As leis de prática de farmácia devem identificar especificamente a conduta para as quais podem ser impostas sanções.

As leis estaduais de farmácia geralmente regulamentam:

1. As qualificações educacionais e de experiência que os farmacêuticos devem satisfazer no momento do exame ou registro.
2. A agência é geralmente conhecida como o Conselho Estadual de Farmácia, encarregado do cumprimento e da administração da lei.
3. Os privilégios das concessões para a instalação de uma farmácia comunitária. Na maioria dos estados americanos, as concessões são fornecidas por 1 ano, e deve ser feita uma proposta para sua renovação.
4. Revalidação periódica do registro dos farmacêuticos. Na maioria dos estados americanos, os certificados de registro são conferidos por um período de 1 ou 2 anos.
5. As condições em que os certificados de registro ou as licenças da farmácia podem ser cancelados ou revogados.
6. A exposição nítida do certificado de registro na farmácia em que o seu detentor está empregado.
7. Penalidades por violações. As infrações das leis de farmácia são passíveis de punição com multas ou a revogação ou suspensão de uma licença. Algumas leis estaduais especificam quais violações da lei de farmácia são passíveis de punição como um delito.
8. Registro recíproco, por meio do qual um farmacêutico licenciado por exame em um estado pode, ao se adequar a mais ou menos regras nominais, tornar-se registrado em outro estado sem o exame pleno para o licenciamento.
9. A discrição existente nos conselhos de farmácia. Embora o conselho esteja autorizado a fazer regras e regulamentações para o

cumprimento e a administração das leis de farmácia, essas regras e regulamentações devem estar estritamente de acordo com as finalidades expressas ou implícitas da lei. O conselho é uma agência administradora, não legisladora. Ele não pode exercer qualquer poder ou autoridade não claramente delegada a ele.

Todos os estados americanos possuem uma lei de prática de farmácia que regula a profissão, porém existe uma variação significativa nos detalhes dessas leis de um estado para outro. Muitos estatutos estaduais são antiquados, com emendas acrescentadas de uma maneira casual. Muitas dessas leis iniciais regulavam uma profissão que estava principalmente orientada para o produto e envolvida na preparação de formas farmacêuticas.

A farmácia nuclear, a farmácia clínica e a seleção de produto-medicamento são apenas alguns dos desenvolvimentos mais recentes que tiveram um impacto sobre a regulamentação da profissão. Esses desenvolvimentos, juntamente com a necessidade de proporcionar maior uniformidade entre os estados, fez com que a National Associations of Boards of Pharmacy (NABP) desenvolvesse um modelo de Lei Estadual de Prática de Farmácia. Ele se destina a fornecer maior grau de uniformidade, mas ainda propicia flexibilidade para os estados que o adotam. Muitos estados adotaram parte dos itens do modelo de lei, embora formulassem regulamentações próprias para abordar questões de preocupação particular para os estados individualmente.

O *Model State Pharmacy Practice Act* (MSPPA) da NABP será aqui revisto para dar ao leitor um exemplo dos objetivos e propósitos gerais das leis estaduais de farmácia. Embora o formato seja similar às leis de muitos estados, os farmacêuticos devem estar cientes das exigências estatutárias e regulamentadoras do estado em que atuam.

Os parágrafos citados adiante o são literalmente, quer a partir do MSPPA, quer a partir de várias leis estaduais de farmácia. A fonte dos parágrafos citados é fornecida em cada caso.

O MSPPA está organizado por artigos que lidam com vários aspectos da regulamentação da prática de farmácia. O Artigo I estabelece o material introdutório, incluindo o título da lei, conforme modificado por cada estado, o propósito da lei e as principais definições legais.

Título

O título é uma parte importante de todos os projetos de lei submetidos à legislatura. O título deve, em um sentido muito exato, fornecer a finalidade da medida.

"Uma Lei que visa à regulamentação da prática de farmácia, incluindo as vendas, o uso e a distribuição de medicamentos e dispositivos no varejo; e emendar, revisar, consolidar e extinguir certas leis correlatas." (Pennsylvania Pharmacy Act)

Muitas leis também receberão um título curto, que constitui um dispositivo conveniente pelo qual a legislação pode ser referida de uma maneira concisa e breve.

"Esta lei deve ser conhecida como a (nome do estado) Pharmacy Practice Act." (MSPPA)

Declaração de Plano de Ação e Finalidade

Embora não seja necessário que um ato legislativo, como uma lei estadual de farmácia, inclua uma declaração de plano de ação e finalidade, essa declaração freqüentemente se mostra vantajosa. Ela é valiosa para a corte quando a constitucionalidade da medida é questionada e também dá muita luz ao significado de várias determinações derivadas da lei. Além disso, ela serve para informar os membros da legislação que têm a medida sob consideração sobre os objetivos visados pela promulgação da lei.

"A Prática de Farmácia no Estado de ______ é declarada uma prática profissional que afeta a saúde pública, a segurança e o bem-estar, estando sujeita a regulamentação e controle no interesse público. Além disso, declara-se como sendo uma questão de interesse e preocupação pública que a Prática de Farmácia, conforme definida nesta Lei, merece e recebe a confiança do público e que é permitido que apenas as pessoas qualificadas se envolvam na Prática de Farmácia no Estado de ______. Esta Lei deve ser liberalmente elaborada para definir esses objetos e finalidades . . . .

"É finalidade desta Lei promover, preservar e proteger a saúde, a segurança e o bem-estar públicos por meio e através do controle e regulamentação efetivos da Prática de Farmácia; o licenciamento de Farmacêuticos; o registro dos técnicos, o licenciamento, o controle e a regulação de todos os locais e pessoas, dentro e fora deste Estado, que Distribuem, Fabricam ou vendem Medicamentos (ou Dispositivos usados no fornecimento e na Administração de Medicamentos), dentro deste Estado, bem como a regulamentação e o controle de outros determinados materiais que possam ser utilizados no diagnóstico, no tratamento e na prevenção de lesões, enfermidades e doenças de um paciente ou outro indivíduo." (MSPPA)

Definições

Muitas palavras nas leis são empregadas de um modo que difere do uso cotidiano comum. As definições básicas são essenciais para a clareza, a administração e o cumprimento de qualquer lei. Os comentários do MSPPA indicam que seus autores acharam que a definição da *prática de farmácia* era uma das cláusulas mais importantes:

"A Prática de Farmácia significa a interpretação, avaliação e implementação das Ordens Médicas; o Fornecimento das Ordens de Prescrição de Medicamento; a participação na seleção do Medicamento e Dispositivo, Administração de Medicamento, Revisão de Regimes Medicamentosos e pesquisa de medicamento ou ligada a medicamento; provisão do Aconselhamento do Paciente e a provisão daqueles atos ou serviços necessários para fornecer os Cuidados Farmacêuticos em todas as áreas do tratamento do paciente, inclusive os Cuidados Primários; e a responsabilidade pela Formulação e Rotulagem de Medicamentos e Dispositivos (exceto a Rotulagem por um Fabricante, intermediário ou distribuidor de Substâncias de Venda Livre e os Dispositivos e Medicamentos comercialmente embalados), armazenamento adequado e seguro de Medicamentos e Dispositivos, e a manutenção adequada de seus registros." (MSPPA)

Muitos estatutos estaduais tornaram-se ultrapassados pelo fato de limitarem a prática da farmácia à preparação e distribuição de uma forma farmacêutica. O MSPPA inclui uma linguagem bastante ampla para possibilitar que os conselhos de farmácia promulguem regras e regulamentações com flexibilidade considerável para que as alterações da profissão atendam às futuras necessidades.

Os comentários do MSPPA indicam que a *prática da farmácia* inclui a seleção dos agentes terapêuticos de acordo com os protocolos institucionais ou alguma outra autoridade legal. A definição também engloba o conceito de aconselhamento com ou fornecimento de informações para aquele que prescreve e o paciente em relação à terapia medicamentosa. O aconselhamento do paciente e os cuidados farmacêuticos são definidos ainda nas regras do modelo.

As seguintes definições do MSPPA são fornecidas como exemplos de termos importantes freqüentemente incluídos nas leis de farmácia:

(a) *Administrar* significa a aplicação direta de um medicamento no corpo de um paciente ou de um membro de pesquisa por meio de injeção, inalação, ingestão ou qualquer outro meio.

(b) *Sistemas de Farmácia Automatizados* incluem, porém não se limitam a, sistemas mecânicos que realizam operações ou atividades, diferentes da manipulação ou administração, relativas ao armazenamento, embalagem, fornecimento ou distribuição dos medicamentos e que coletam, controlam e mantêm todas as informações das transações.

(c) *Data de Vencimento* significa uma data determinada por um farmacêutico e colocada em um rótulo de prescrição no momento da preparação que se destina a indicar, para o paciente ou prestador de atendimento, uma data além da qual não se recomenda o uso do conteúdo da prescrição.

(d) *Manipulação* significa a preparação, mistura, reunião, embalagem ou rotulagem de um medicamento ou dispositivo (i) como conseqüência de uma Ordem de Prescrição de Medicamento do Médico ou de iniciativa baseada na relação Praticante/paciente/Farmacêutico no curso da prática profissional, ou (ii) com a finalidade de ou como um incidente da pesquisa, ensino ou análise química e não para venda ou Fornecimento. A manipulação também inclui a preparação de Medicamentos ou Dispositivos antecipadamente às Ordens de Prescrição de Medicamento baseadas em padrões de prescrição rotineiros regularmente observados.

(e) *Informação Confidencial* significa as informações acessadas, mantidas ou transmitidas para o farmacêutico nos registros do paciente ou que são comunicadas ao paciente como parte do aconselhamento do paciente, que são privilegiadas e somente podem ser liberadas para o paciente ou, à sua ordem, para determinados médicos, outros profissionais de saúde autorizados e outros farmacêuticos, quando, no julgamento profissional do farmacêutico, essa liberação se faz necessária para proteger a saúde e o bem-estar do paciente, e para outras determinadas pessoas ou agências governamentais autorizadas por lei a receber essas informações confidenciais, independentemente de se essas informações estiverem na forma de papel, preservadas em microfilmes ou armazenadas em meios eletrônicos.

(f) *Preparar* ou *Aviar* significa a interpretação, avaliação e implementação de uma Ordem de Prescrição de Medicamento, inclusive a preparação e o fornecimento de um medicamento ou dispositivo para um paciente ou agente do paciente em um recipiente adequado, apropriadamente rotulado para subseqüente administração ou uso pelo paciente.

(g) *Distribuir* significa o fornecimento de um medicamento ou dispositivo, outro que não a Administração ou Fornecimento.

(h) *Medicamento* significa:

(1) Artigos reconhecidos como Medicamentos em qualquer compêndio oficial ou suplemento, designado de tempos em tempos pelo Conselho para uso no diagnóstico, cura, alívio, tratamento ou prevenção de doença em seres humanos ou em outros animais.

(2) Artigos destinados a uso no diagnóstico, cura, alívio, tratamento ou prevenção de doença em seres humanos ou outros animais;

(3) Artigos (que não alimentos) destinados a afetar a estrutura ou qualquer função do corpo de seres humanos ou outros animais; e

(4) Artigos destinados ao uso como um componente de muitos produtos especificados nas cláusulas (1), (2) ou (3) desta subseção.

(i) *Situações de Emergência*, para os objetivos de autorizar uma Ordem de Prescrição de Medicamento oral Schedule II de substâncias controladas, significam aquelas situações em que o praticante que prescreve determina (1) que a administração imediata da substância controlada é necessária para o tratamento adequado do paciente, (2) que nenhum tratamento alternativo está disponível, incluindo a administração de uma substância que não seja uma substância controlada Schedule II e (3) que não é razoavelmente possível para o praticante que prescreve fornecer uma Ordem de Prescrição de Medicamento por escrito para ser fornecida à pessoa que prepara a substância, antes do Fornecimento.

(j) *Produto Medicamentoso Equivalente* significa um produto medicamentoso que possui o mesmo nome estabelecido, ingrediente(s) ativo(s), força ou concentração, forma farmacêutica e via de administração e que é formulado para conter a mesma quantidade de ingrediente(s) ativo(s) na mesma forma farmacêutica e para atender aos mesmos padrões de compêndio ou a outros padrões aplicáveis (i.e., força, qualidade, pureza e identidade), mas que pode diferir em características, como forma, marca, configuração, embalagem, excipientes (incluindo edulcorantes, corantes, conservantes) e data de validade.

(k) *Interno* significa um indivíduo que:

(1) está atualmente licenciado por este Estado para envolver-se na Prática de Farmácia, enquanto se encontra sob a supervisão pessoal de um farmacêutico e que está progredindo satisfatoriamente no sentido de reunir os requisitos para o licenciamento como um Farmacêutico; ou

(2) é um graduado de uma faculdade de farmácia reconhecida ou um graduado que estabeleceu equivalência educacional ao obter um certificado do Foreign Pharmacy Graduate Examination Committee (FPGEC), que está atualmente licenciado pelo Board of Pharmacy com a finalidade de obter a experiência prática como um requisito para o licenciamento como Farmacêutico; ou

(3) um candidato qualificado que aguarda o exame para o licenciamento; ou

(4) um indivíduo que participa em um programa de residência ou de bolsa de estudos.

(l) *Rotulagem* significa o processo de preparar e afixar um rótulo em qualquer frasco de medicamento, excluindo-se, contudo, a rotulação por um fabricante, embalador ou distribuidor de um medicamento de venda livre ou medicamentos ou dispositivos comercialmente embalados. Qualquer rótulo deve incluir todas as informações exigidas por regras ou leis federais e estaduais.

(m) *Medicamento de Venda Livre* significa um medicamento que pode ser vendido sem uma prescrição e que é rotulado para uso pelo consumidor de acordo com as exigências das leis e regras deste Estado e do Governo Federal.

(n) *Aconselhamento de Paciente* significa a comunicação oral pelo Farmacêutico das informações, conforme definido nas regras do Conselho, para o paciente ou prestador de atendimento, a fim de garantir o uso apropriado dos Medicamentos e Dispositivos.

(o) *Pessoa* significa um indivíduo, corporação, parceria, associação ou outra entidade legal qualquer, incluindo o governo.

(p) *Cuidados Farmacêuticos* consistem no fornecimento de terapia medicamentosa e outros serviços de cuidados do paciente destinados a alcançar os resultados relacionados à cura ou à prevenção de uma doença, eliminação ou redução dos sintomas de um paciente, ou contenção ou lentificação de um processo patológico conforme definido pelas Regras do Conselho.

(q) *Farmacêutico* significa um indivíduo atualmente licenciado por este Estado para participar na Prática de Farmácia.

(r) *Farmacêutico-chefe* significa um Farmacêutico atualmente licenciado neste Estado que aceita a responsabilidade pela operação de uma Farmácia em conformidade com todas as leis e regulamentos pertinentes à Prática de Farmácia e distribuição de Medicamentos e que, pessoalmente, é o chefe real e pleno dessa farmácia e de sua equipe.

(s) *Farmácia* significa qualquer local dentro deste Estado onde os Medicamentos sejam Aviados e os Cuidados Farmacêuticos sejam fornecidos e qualquer local fora do Estado onde os Medicamentos sejam Aviados e os Cuidados Farmacêuticos sejam fornecidos para residentes deste Estado.

(t) *Prática de Telefarmácia Através das Fronteiras Estaduais* significa o fornecimento de Cuidados Farmacêuticos através do uso das telecomunicações e tecnologias de informação que ocorra quando o paciente está fisicamente localizado dentro da jurisdição e o Farmacêutico esteja localizado fora da jurisdição.

(u) *Praticante* significa um indivíduo atualmente licenciado, registrado ou de outra forma autorizado pela jurisdição apropriada para prescrever e Administrar Medicamentos no curso da prática profissional.
(v) *Preceptor* significa um indivíduo que, atualmente, está licenciado como um Farmacêutico pelo Conselho de Farmácia, atende às qualificações como um Preceptor sob os Estatutos do Conselho e participa no treinamento educacional de Internos de farmácia.
(w) *Medicamento Prescrito* significa um Medicamento que se exige, por lei federal, que seja rotulado com as seguintes frases antes de ser Aviado ou Fornecido: (i) *Advertência: A lei federal proíbe o fornecimento sem prescrição;* ou (ii) *Advertência: A lei federal restringe este medicamento ao uso por ou sob a prescrição de um veterinário licenciado;* ou (iii) um Medicamento que se exige, por qualquer lei ou regulamentação estadual ou federal aplicável, que seja aviado somente perante uma Ordem de Prescrição de Medicamento ou que está restrito ao uso apenas por praticantes. (MSPPA)

As definições de um dispositivo ou medicamento na lei estadual são freqüentemente semelhantes àquelas incluídas no FD&C Act, porém sua aplicação será diferente sob a lei estadual, quando o conselho de farmácia está interessado principalmente nos aspectos de liberação desses medicamentos ou dispositivos, em oposição à orientação federal sobre a pureza, potência e rotulagem adequadas dos medicamentos.

Com freqüência, é difícil determinar o que constitui fabricação. Em geral, essa determinação é necessária para fins de licenciamento, inspeção e outros procedimentos do conselho. O MSPPA tentou esclarecer a definição do fabricante por excluir aqueles atos pelos quais um farmacêutico prepara uma composição no curso da prática profissional.

Os vários estados podem incluir inúmeros indivíduos dentro da definição de praticante, como um podiatra. A definição de *Praticante* prevê que aquelas pessoas que não os farmacêuticos que têm a permissão de prescrever e administrar medicamentos serão especificamente autorizadas em outra legislação.

A lei de prática de farmácia de cada estado, bem como a legislação estadual de substâncias controladas, deve ser examinada cuidadosamente para determinar a legalidade dos farmacêuticos para aviarem as ordens de prescrição feitas por praticantes em outros estados. A maioria dos estados americanos não proíbe o fornecimento de prescrições que se originem fora do estado, mas alguns estados proíbem a liberação dessas prescrições de praticantes de fora do estado, excetuando-se aqueles que vivem em *estados fronteiriços*. Os farmacêuticos devem consultar os estatutos estaduais e o conselho de farmácia para determinar a situação legal das ordens de prescrição que se originam em outro estado.

Conselho de Farmácia

O artigo II do MSPPA trata do Conselho de Farmácia. O comentário de introdução explica a finalidade desse artigo e ressalta seções importantes. Antes que possa regular a Prática de Farmácia, o estado deve primeiramente estabelecer e dar poderes ao Conselho de Farmácia. Dessa maneira, o artigo II do Model Act define e cria o Conselho de Farmácia ao especificar os elementos necessários para a sua formação, organização e operação. . .

"A responsabilidade pelo cumprimento das cláusulas desta Lei é aqui investida no Conselho de Farmácia. O Conselho deve ter todas as obrigações, poderes e autoridade especificamente conferidos e necessários para o cumprimento desta Lei, bem como outras responsabilidades, poderes e autoridade que possam ser conferidos de tempos em tempos pela lei apropriada.

"O Conselho de Farmácia deve consistir em ( ) membros ... (cada um) dos quais devem ser farmacêuticos licenciados que possuam as qualificações especificadas ... " (MSPPA)

O número de membros do conselho varia muito, sendo determinado por cada estado, de acordo com as suas exigências particulares. Na maioria dos estados, o número total de membros do conselho selecionados é um número ímpar. O MSPPA também inclui uma cláusula segundo a qual os estados podem optar por incluir membros públicos. Muitas agências estaduais que são responsáveis pela proteção da saúde pública, segurança e bem-estar incluíram membros públicos para auxiliar no processo regulamentador.

Qualificações

(a) Cada Farmacêutico membro do Conselho de Farmácia deve, no período da nomeação:
   (1) Ser um residente desse estado por não menos que seis meses;
   (2) Estar atualmente licenciado e em boa posição para se engajar na Prática de Farmácia desse estado;
   (3) Estar ativamente envolvido na Prática de Farmácia nesse estado;
   (4) Ter cinco (5) anos de experiência na Prática de Farmácia nesse estado depois do licenciamento.
(b) O membro público do Conselho de Farmácia deve ser um residente no estado que tenha atingido a maioridade e não deve ser nem jamais ter sido um farmacêutico, cônjuge de farmacêutico ou uma pessoa que tenha tido qualquer interesse financeiro e material no fornecimento de serviços farmacêuticos ou que tenha se envolvido em qualquer atividade diretamente relacionada com a Prática de Farmácia. (MSPPA)

Como uma das responsabilidades do conselho de farmácia é verificar a aptidão dos candidatos de se envolver na prática de farmácia, geralmente é necessário que os membros do conselho tenham estado ativamente envolvidos na prática de farmácia por um período designado de anos. O MSPPA contém uma linguagem bastante ampla para permitir que um farmacêutico envolvido em quase todas as áreas de prática seja qualificado para a nomeação.

Nomeação e Afastamento

(a) O Governador deve nomear os membros do Conselho de Farmácia de acordo com outras cláusulas desta seção e com a Constituição Estadual.
(b) As indicações para a nomeação para o Conselho podem ser feitas para o Governador por qualquer pessoa, associação ou outra entidade. Essas indicações devem ser apenas recomendações, e não devem se ligar de maneira nenhuma ao Governador.

Exercício do Cargo

(a) Exceto quando fornecido na subseção (b), os membros do Conselho de Farmácia devem ser nomeados para um exercício de (número) anos, exceto os membros do Conselho que são nomeados para preencher vagas que ocorrem antes do término do exercício pleno do membro anterior que devem atuar durante o prazo restante desse exercício.
(b) Os mandatos dos membros do Conselho devem ser escalonados, de modo que os mandatos de não mais que (número) membros expirem a cada ano. Cada membro deve exercer o mandato até que um sucessor seja nomeado e qualificado.
   (1) Os membros atuais do Conselho devem exercer o mandato por períodos idênticos.
   (2) Qualquer membro atual do Conselho nomeado inicialmente para um mandato inferior a (número) anos deve ser qualificado para prestar serviços durante (número) de mandatos plenos adicionais.
(c) Nenhum membro do Conselho deve exercer mais de (número) mandatos plenos consecutivos. O término da parte

não-expirada de um mandato pleno não deve constituir um mandato pleno para os propósitos desta Seção.

Qualquer vaga que aconteça entre os membros do Conselho por qualquer motivo, incluindo fim do mandato, afastamento, renúncia, morte, incapacidade ou desqualificação, deve ser preenchida pelo Governador da maneira prescrita... (MSPPA)

As leis estaduais de farmácia geralmente exigem a apresentação de uma lista de indicados por qualquer indivíduo, associação ou outra entidade ao Governador, que seleciona as pessoas para constituir o conselho de farmácia. Na maioria dos estados, as indicações são apenas recomendações e não se ligam ao Governador.

Com maior freqüência, os membros do conselho de farmácia exercem mandatos escalonados para proporcionar continuidade. Muitas regulamentações estaduais evitam que um membro do conselho exerça mais que dois mandatos plenos consecutivos. O Governador terá autoridade para preencher quaisquer vagas que possam surgir e também de tirar um membro do conselho de acordo com procedimentos específicos.

Afastamento

(a) Um membro do Conselho pode ser afastado de acordo com os procedimentos estabelecidos na subseção (b) a seguir, por um ou mais dos seguintes motivos:
   (1) A recusa ou incapacidade, por qualquer motivo, de um membro do Conselho de realizar suas obrigações como um membro do Conselho de uma maneira eficiente, responsável e profissional;
   (2) O uso indevido do cargo por um membro do Conselho para obter ganhos ou vantagens pessoais, pecuniárias ou materiais, para si próprio ou para outrem, por meio desse cargo;
   (3) A violação, por qualquer membro, das leis que regem a Prática de Farmácia ou a distribuição de Medicamentos e/ou Dispositivos.

(b) O afastamento de um membro do Conselho de Farmácia deve ser em concordância com a Lei de Procedimentos Administrativos do Estado ou com outras leis aplicáveis. (MSPPA)

Organização

(a) O Conselho de Farmácia deve eleger, entre seus membros, um Presidente e outros diretores, conforme pareça apropriado e necessário para a condução do exercício. O Presidente do Conselho de Farmácia deve presidir todas as reuniões do Conselho e deve ser responsável pelo desempenho de todas as obrigações e funções do Conselho exigidas ou permitidas por esta Lei. Cada diretor adicional eleito pelo Conselho deve realizar as obrigações normalmente associadas à sua posição e outras certas obrigações a ele atribuídas pelo Conselho de tempos em tempos.

(b) Os diretores eleitos pelo Conselho devem exercer mandatos de um (1) ano, começando no dia de suas eleições e terminando na eleição de seus sucessores, devendo exercer não mais que (número) mandatos plenos consecutivos em cada cargo para o qual são eleitos.

(c) O Conselho deve empregar um Farmacêutico para servir como um empregado do Conselho em regime de tempo integral na posição de Diretor Executivo. O Diretor Executivo deve ser responsável pelo desempenho das funções administrativas do Conselho e outras certas obrigações que o Conselho possa ditar.

(d) Cada membro do Conselho de Farmácia deve receber como compensação o somatório de (dólares) por dia para cada dia em que o membro esteja envolvido no desempenho das obrigações oficiais do Conselho, e deve ser reembolsado por todas as custas razoáveis e necessárias incursas em conexão com a efetuação dessas obrigações oficiais. (MSPPA)

Como o conselho é uma agência funcionante, ele deve ser organizado de modo a se adequar ao uso parlamentar. Muitos estados exigem que a secretária ou o diretor executivo do conselho sejam um farmacêutico licenciado, porém, na maioria dos casos, esse indivíduo não será um membro votante do conselho. Também é necessário que as obrigações do diretor executivo sejam definidas e as responsabilidades específicas fixadas, na medida em que essas podem ser feitas através de ato legislativo.

Sessões

(a) O Conselho de Farmácia deve reunir-se pelo menos uma vez a cada (número) meses para realizar suas tarefas. O Conselho deve reunir-se tantas vezes mais quantas possa determinar. Essas sessões adicionais podem ser convocadas pelo Presidente do Conselho ou por dois terços (2/3) dos membros do Conselho.

(b) O Conselho deve reunir-se em local que ele pode determinar de tempos em tempos. O local para cada reunião deve ser determinado antes do anúncio dessa sessão e não deve ser modificado depois que essa notificação tiver sido feita sem prévio aviso.

(c) Os anúncios de todas as sessões do Conselho devem ser feitos de maneira e de acordo com as exigências prescritas pela Lei de Procedimentos Administrativos do Estado.

(d) A maioria dos membros do Conselho deve constituir um quórum para a realização de uma sessão do Conselho e, exceto quando um número maior for exigido por essa Lei ou por qualquer regra do Conselho, todas as ações do Conselho devem ser por uma maioria simples.

(e) Todas as sessões e audições do Conselho devem ser abertas ao público. O Conselho pode, em seu juízo e de acordo com a lei, conduzir qualquer parte de sua sessão em sessão executiva, fechada ao público. (MSPPA)

Como regra geral, as sessões de uma agência pública devem ser abertas a todos os interessados. As pessoas dos estados não conferem soberania a uma agência, e, dessa maneira, as pessoas têm o direito de estar informadas dos negócios públicos. Os estatutos de sessões abertas da maioria dos estados fornecem exceções, nas quais as agências públicas podem reunir-se em sessões fechadas.

Empregados

"O Conselho de Farmácia pode, a seu juízo, empregar pessoas além do Diretor Executivo, em outros determinados cargos ou posições que pareçam necessários para a condução correta dos afazeres do Conselho e para o preenchimento das responsabilidades do Conselho, conforme definido por esta Lei." (MSPPA)

Regras e Regulamentos

"O Conselho de Farmácia deve elaborar, adotar, emendar e revogar certas regras que podem parecer necessárias pelo Conselho, de tempos em tempos, para a administração apropriada e o cumprimento desta Lei. Essas regras devem ser promulgadas de acordo com os procedimentos especificados na Lei de Procedimentos Administrativos deste Estado.

(a) O Conselho de Farmácia deve ser responsável pelo controle e regulamentação da Prática de Farmácia neste Estado, incluindo, mas não se limitando a, o seguinte:
   (1) O licenciamento por exame ou por transferência de licença de candidatos que estão qualificados para se engajar na Prática de Farmácia sob as condições desta Lei;
   (2) A renovação das licenças para atuar na Prática de Farmácia;
   (3) O estabelecimento e a obediência dos padrões profissionais e regras de conduta de farmacêuticos engajados na Prática de Farmácia;
   (4) A determinação e emissão de padrões para o reconhecimento e a aprovação dos programas de graduação de escolas e faculdades de farmácia, cujos graduados devem ser qualificados para o licenciamento neste Estado, e a especificação e o cumprimento das exigências para o treinamento prático, incluindo o internato;
   (5) O cumprimento das determinações desta Lei relativas à conduta ou competência dos Farmacêuticos que atuam neste Estado, e a suspensão, revogação ou restrição das licenças para atuar na Prática de Farmácia;
   (6) O licenciamento e a regulamentação do treinamento, qualificações e emprego de Internos de Farmácia e Técnicos em Farmácia;
   (7) A coleta de dados demográficos profissionais;

(8) O direito de confiscar qualquer Medicamento ou Dispositivo que o Conselho tenha descoberto constituir um perigo iminente para a saúde e o bem-estar públicos;

(9) Estabelecer as especificações mínimas para as instalações físicas, equipamento técnico, ambiente, suprimentos, pessoal e procedimentos para o armazenamento, formulação e/ou aviamento desses medicamentos ou dispositivos, e para a monitoração da terapia medicamentosa;

(10) Estabelecer os padrões mínimos de pureza e qualidade dessas substâncias, dispositivos e outros materiais dentro da Prática de Farmácia;

(11) A expedição e renovação de licenças de todas as pessoas engajadas na fabricação e distribuição de Medicamentos e Dispositivos;

(12) A inspeção de qualquer pessoa licenciada em todos os momentos razoáveis com a finalidade de determinar se estão sendo violadas quaisquer determinações das leis que regem a distribuição legal de Medicamentos ou Dispositivos ou a Prática de Farmácia. O Conselho de Farmácia, seus diretores, inspetores e representantes devem cooperar com todas as agências encarregadas do cumprimento das leis dos Estados Unidos, do Estado e de todos os outros estados em relação aos Medicamentos, Dispositivos e à Prática de Farmácia; e

(13) Estabelecer os padrões mínimos para a manutenção da integridade e confidencialidade das informações da prescrição e de outras informações dos cuidados de saúde do paciente.

(b) O Conselho de Farmácia deve ter outras responsabilidades, poderes e autoridade, que podem ser necessários para o cumprimento desta Lei e para o cumprimento das regras do Conselho elaboradas visando a essa finalidade, as quais devem incluir, mas não se limitar a, os seguintes:

(1) O Conselho pode unir-se a determinadas organizações profissionais e associações organizadas exclusivamente para promover a melhoria dos padrões da Prática de Farmácia, visando à proteção da saúde e do bem-estar do público e/ou cujas atividades auxiliem e facilitem o trabalho do Conselho.

(2) O Conselho pode receber e despender fundos, além de sua dotação [anual/bienal], a partir de outras fontes diferentes do Estado, desde que:

(i) Esses fundos sejam auferidos com o propósito de um objetivo específico que o Conselho está autorizado a realizar por esta Lei, ou que o Conselho esteja qualificado a realizar por motivo de sua jurisdição ou experiência profissional;

(ii) Esses fundos são despendidos com a finalidade do objetivo para o qual foram arrecadados;

(iii) As atividades ligadas ou ocasionadas pelos gastos desses fundos não interferem com o desempenho dos deveres e responsabilidades do Conselho, e não entram em conflito com o exercício dos poderes do Conselho, conforme especificado por esta Lei;

(iv) Esses fundos são mantidos em uma conta especial separada; e

(v) São feitos relatos periódicos relativos à receita e às despesas desses fundos pelo Conselho.

(3) O Conselho pode estabelecer uma Carta de Direitos para os pacientes relativa aos serviços de cuidados de saúde que um paciente pode esperar em relação aos Cuidados Farmacêuticos.

(4) Qualquer investigação, inquirição ou audiência que o Conselho Estadual de Farmácia esteja habilitado a manter ou realizar pode ser feita por ou perante qualquer membro ou membros do Conselho e a revelação ou ordem desse membro ou membros deve ser considerada como sendo a ordem do dito Conselho, quando aprovada e confirmada, como observado na Seção 210(d).

(5) Impedimento

(i) Não obstante qualquer coisa nesta Lei que diga em contrário, sempre que um representante devidamente autorizado do Conselho descobre, ou acredita ter a causa provável, que qualquer Medicamento ou Dispositivo está adulterado ou erroneamente etiquetado dentro das especificações da Lei de Alimentos e Medicamentos (do Estado), ele deve afixar uma etiqueta nesse Medicamento ou Dispositivo ou outra marcação apropriada que notifique que esse artigo é ou está suspeito de estar adulterado ou erroneamente rotulado, foi confiscado ou embargado, e advertir toda população a não remover ou descartar aquele artigo por venda ou por outro meio até que a providência para remoção ou descarte seja tomada pelo Conselho, seu agente ou pela Corte. Nenhuma pessoa deve remover ou descartar aquele Medicamento ou Dispositivo embargado, por meio de venda ou outros meios, sem a permissão do Conselho ou de seu agente ou, depois que foram instituídos os procedimentos sumários, sem a permissão da Corte.

(ii) Quando um Medicamento ou Dispositivo detido ou embargado sob o Parágrafo (i) desta subseção (5) foi declarado como sendo adulterado ou erroneamente rotulado por este representante, o Conselho deve, no menor tempo hábil possível, peticionar ao Juiz da Corte em cuja jurisdição houve a detenção ou embargo uma ordem de condenação desse artigo. Quando o Juiz determina que o Medicamento ou Dispositivo detido ou embargado não está adulterado ou erroneamente rotulado, o Conselho deve empreender a retirada imediata da etiqueta ou de outra marcação.

(iii) Quando a corte acha que o Medicamento ou Dispositivo detido ou embargado está adulterado ou erroneamente rotulado, esse Medicamento ou Dispositivo, depois da expedição do mandado, deve ser destruído à custa do proprietário, sob a supervisão de um representante do Conselho, sendo que todas as custas e honorários judiciais, armazenamento e os outros gastos apropriados devem ser de responsabilidade do proprietário daquele Medicamento ou Dispositivo. Quando a adulteração ou rotulação errônea pode ser corrigida pela rotulação correta ou pelo processamento do Medicamento ou Dispositivo, a Corte, após a expedição de mandado e depois que esses custos, taxas e despesas foram pagos e uma caução boa e suficiente foi fixada, pode ordenar que esse Medicamento ou Dispositivo seja devolvido ao proprietário para tal rotulação ou processamento sob a supervisão de um representante do Conselho. Os custos dessa supervisão devem ser pagos pelo proprietário. Essa caução deve ser devolvida ao proprietário do Medicamento ou Dispositivo quando da petição do Conselho à Corte informando que o Medicamento ou Dispositivo não está mais em vigência de embargo e que os custos da supervisão foram pagos.

(iv) É dever da Promotoria Estadual, a quem o Conselho reporta qualquer violação da Seção 213(b)(5), empreender os trâmites apropriados para que seja instituída sem retardos a ação adequada na corte correta e que seja processada da forma exigida pela lei. Nada neste subparágrafo deve ser interpretado para exigir que o Conselho relate as violações sempre que o Conselho acreditar que o interesse público estará adequadamente servido nas circunstâncias de uma advertência ou notificação por escrito apropriada.

(6) O Conselho pode lacrar todos os Medicamentos ou Dispositivos que sejam de ou estejam sob a posse, custódia ou controle de um licenciado no momento em que sua licença é suspensa ou revogada ou no momento em que o Conselho se recusa a renovar sua licença. Exceto quando determinado em contrário nesta seção, os Medicamentos ou Dispositivos assim lacrados não devem ser descartados até que tenham sido expirados os direitos de apelação da Lei de Procedimentos Administrativos ou que um recurso baseado de acordo com essa Lei tenha sido julgado. A corte envolvida em um recurso feito de acordo com a Lei de Procedimentos Administrativos pode ordenar ao Conselho, durante a pendência do recurso, que venda os Medicamentos lacrados que são perecíveis. Os rendimentos dessa venda devem ser depositados naquela corte.

(7) Exceto quando determinado em contrário, o Conselho deve exercer todas as suas responsabilidades, poderes e autoridade de acordo com a Lei de Procedimentos Administrativos do Estado.

(8) Além dos emolumentos especificamente contidos aqui, o Conselho pode avaliar os honorários adicionais razoáveis pelos serviços fornecidos para realizar suas atribuições e responsabilidades, quando necessário ou autorizado por esta Lei e Regulamentos adotados. Esses serviços fornecidos devem incluir, mas não se limitar a, os seguintes:

(i) Fornecimento de segunda via de certificados ou de cartões de identificação;

(ii) Listas de mala-direta ou relatos de dados mantidos pelo Conselho;

(iii) Cópias de qualquer documento;
(iv) Certificação de documentos;
(v) Notificações de reuniões;
(vi) Transferência de licença;
(vii) Administração de exame para candidatos a licença; e
(viii) Materiais de exame.

(9) Recuperação de Custos

(i) Quando qualquer custo origina-se de resolução de uma ação disciplinar perante o Conselho de Farmácia, o Conselho pode ordenar o para qualquer licenciado considerado culpado em um processo que envolve a violação de qualquer lei ou regulamentação de medicamento, para pagar ao Conselho uma soma não superior aos custos razoáveis da investigação e processo do caso, e, em qualquer caso, isso não deve exceder vinte e cinco mil dólares ($25.000).

(ii) No caso de uma Farmácia ou Distribuidor Atacadista, a ordem pode ser dada ao proprietário da corporação, quando existente, ou a qualquer Farmacêutico, diretor, proprietário ou sócio da Farmácia ou Distribuidor Atacadista que se demonstre que tenha tido conhecimento ou tenha sabidamente participado em uma ou mais violações estabelecidas nesta seção.

(iii) Os custos a serem auferidos devem ser fixados pelo e não devem ser aumentados pelo Conselho; quando o Conselho não adota uma decisão proposta e devolve o caso a um(a) , o , não deve aumentar qualquer custo avaliado.

(iv) Quando uma ordem para a indenização de custos é emitida e o pagamento no prazo não é executado em conformidade com a orientação da decisão do Conselho, o Conselho pode executar a ordem de pagamento na Corte do condado onde foi feita a audiência administrativa. Esse direito de execução deve ser adicional a quaisquer outros direitos que o Conselho possa ter sobre qualquer pessoa obrigada a pagar os custos.

(v) Em qualquer ação de ressarcimento de custos, a prova da decisão do Conselho deve ser a prova de validade conclusiva da ordem de pagamento e dos termos para o pagamento." (MSPPA)

É quase impossível que as legislações estaduais detalhem claramente todos os aspectos de regulamentação da prática de farmácia. Por conseguinte, as agências administrativas recebem o poder de promulgar regras e regulamentações que podem modificar ou interpretar o mandato legislativo. Ao promulgar regras e regulamentações, é primordialmente importante que o conselho de farmácia não exceda a sua autoridade estatutária. O poder de promulgar regras e regulamentações não deve ser usado para realizar aquilo que a legislação não sancionou de forma específica. Muitos estados americanos adotam algum tipo de procedimento administrativo que especifica os procedimentos necessários constitucionalmente apropriados para fazer regras, conduzir audiências e outras funções do conselho. É vital que o conselho fundamente as provisões da lei de procedimentos administrativos, de modo que ele possa garantir que o público e qualquer indivíduo afetado receba o suporte devido da lei na promulgação de regras e na condução de audiências.

Licenciamento

O Artigo III trata do licenciamento de farmácias e farmacêuticos. A primeira seção esclarece que é ilegal o envolvimento na prática de farmácia sem a licença apropriada.

(a) Exceto quando dito em contrário nesta Lei, deve ser considerado ilegal que qualquer indivíduo se engaje na prática de farmácia, a menos que esteja atualmente licenciado para praticar sob qualquer faceta das provisões desta Lei.

(b) Os Praticantes licenciados autorizados sob as leis deste Estado para manipular medicamentos e para fornecer medicamentos para seus pacientes de suas respectivas profissões devem atender aos mesmos padrões, requisitos de manutenção de registros e todos os outros requisitos para o Fornecimento de Medicamentos aplicáveis aos Farmacêuticos.

(c) Deve ser considerado ilegal que qualquer indivíduo auxilie na Prática de Farmácia exceto quando atualmente registrado como um Técnico de Farmácia de acordo com as cláusulas da Seção 307 desta Lei.

(d) Qualquer indivíduo que, depois de uma audiência, deva ser considerado, pelo Conselho, como tendo se engajado ilegalmente na prática de farmácia deve ficar sujeito a uma penalidade imposta pelo Conselho que não exceda $ por transgressão. Cada violação a esta Lei ou às regras aqui promulgadas que se relacionem com o engajamento ilegal na prática de farmácia também deve se constituir em uma (conduta errônea) passível de punição com condenação, conforme determinado no código criminal deste Estado. (MSPPA)

Qualificações

(a) Para obter uma licença para a capacitação da Prática de Farmácia, um candidato para o licenciamento por exame deve:

(1) Submeter-se a uma prova escrita na forma prescrita pelo Conselho de Farmácia;
(2) Ter atingido a maioridade;
(3) Ter boa conduta moral;
(4) Ter se graduado e recebido o primeiro grau de subgraduação profissional em uma faculdade ou escola de farmácia aprovada pelo Conselho de Farmácia;
(5) Ter se graduado em uma faculdade de farmácia estrangeira, completado um programa de verificação de conhecimentos, entrado e passado por um programa de exame de equivalência de farmácia e completado um processo de teste de capacidade de comunicação, conforme definido pelos regulamentos do Conselho de Farmácia, de modo que fique assegurado que o candidato satisfaz aos padrões necessários para proteger a saúde e segurança públicas.
(6) Ter completado um internato ou outro programa aprovado pelo Conselho de Farmácia ou demonstrado perante o Conselho ser dotado de experiência na Prática de Farmácia que satisfaça ou exceda os requisitos mínimos de internato do Conselho;
(7) Ter passado com sucesso em um exame ou exames realizados pelo Conselho de Farmácia;
(8) Ter pago os encargos especificados pelo Conselho de Farmácia para o exame e quaisquer materiais correlatos, e ter pago as custas da licença.

(b) Exames

(1) O exame para o licenciamento exigido na Seção 302(a)(7) da Lei deve ser administrado pelo Conselho pelo menos duas (2) vezes durante o ano. O Conselho deve determinar o conteúdo temático de cada exame e aprovar o local e a data da realização do exame.
(2) O exame deve ser preparado para medir a competência do candidato para se engajar na prática de farmácia. O Conselho deve empregar, cooperar com e contratar qualquer organização ou consultor na preparação e gradação de um exame, porém deve manter a discrição e responsabilidade próprias para determinar quais candidatos foram aprovados no exame.

(c) Internato e Outros Programas de Treinamento

(1) Todos os candidatos ao licenciamento por exame devem obter a experiência prática na prática de farmácia concomitantemente ou depois de freqüentar a faculdade, ou ambos, sob determinados termos e condições que o Conselho deve determinar.
(2) O Conselho deve estabelecer esses requisitos de licenciamento para Internos e os padrões para o internato ou qualquer outro programa de experiência necessário para qualificar um candidato para o exame de licenciamento, devendo também determinar as qualificações dos Preceptores empregados nos programas de experiência prática. (MSPPA)

Cada estado pode exercer seus poderes políticos determinando as qualificações necessárias para que um indivíduo obtenha uma licença de farmácia. É provável que venha a ocorrer um substancial grau de semelhança entre as várias leis estaduais relativas à qualificação, mas cada lei deve ser examinada pelo candidato.

Muitos estados exigem que o candidato tenha 18 anos de idade. Os indivíduos que se candidatam a uma licença de farmácia devem ter boa conduta moral. A lei em questão nessa área indica uma tremenda variação na jurisprudência em relação a o que constitui *boa conduta moral*. Embora se espere que os conselhos profissionais continuem a ter a autoridade de inquirir sobre a conduta moral do candidato, eles devem ser cautelosos para que sua inquirição esteja razoavelmente relacionada com a proteção da saúde e de segurança do público.

Podemos esperar que um candidato para o licenciamento em farmácia deva ser um graduado de uma faculdade de farmácia acreditada. Embora os programas das escolas de farmácia norte-americanas sejam acreditados pela ACPE, o conselho pode não delegar a função de acreditação a essa organização particular. Os comentários do MSPPA indicam que se prevê que os conselhos acreditam naquelas escolas com programas dotados de padrões no mínimo equivalentes aos padrões mínimos exigidos pela ACPE, mas é importante que a instituição governamental tenha suas próprias determinações quanto a acreditação, em vez de confiar diretamente na organização particular.

Uma exigência de que o candidato seja um cidadão norte-americano é inconstitucional perante a jurisprudência existente. Esse requisito privaria os estrangeiros da igual proteção da lei da Constituição dos Estados Unidos.

Diversos programas de internato, externato e prática clínica foram desenvolvidos em vários estados americanos. Embora os estados geralmente exijam algum tipo de treinamento em internato, os programas e a duração da experiência variam entre eles. São comuns as experiências de 6 meses ou 1 ano. Existe uma ênfase crescente de parte da ACPE para que as faculdades de farmácia incluam uma parcela substancial das horas de internato exigidas dentro do currículo da escola.

Um exame também constitui um pré-requisito necessário antes do licenciamento. Todos os estados, com exceção de alguns, aplicam o NAPLEX, que foi desenvolvido sob os auspícios da National Association of Boards of Pharmacy (NABP). O NAPLEX consiste em um formato combinado, que determina a competência de um candidato para a prática através de um teste integrado, em vez de dividir o material em áreas de temas separados. Um exame de jurisprudência de farmácia está disponível e pode ser modificado para cada estado onde ele é utilizado em favor das variações entre os estados.

Reciprocidade

Como uma alternativa para o licenciamento por exame, alguns candidatos também podem procurar a licenciatura por processo de reciprocidade ou transferência de licença. Esse candidato deve

(1) Ter se submetido a um exame por escrito na forma prescrita pelo Conselho de Farmácia;
(2) Ter atingido a maioridade;
(3) Ter boa conduta moral;
(4) Possuir, no momento da licença inicial como farmacêutico, todas as qualificações necessárias para ter sido qualificado para a licença naquele momento neste Estado;
(5) Participar na prática de farmácia por um período de pelo menos um (1) ano ou ter satisfeito os requisitos de internato deste Estado dentro do período de um (1) ano imediatamente anterior à data deste exame;
(6) Ter apresentado ao Conselho prova de licenciamento inicial por exame ou prova de que essa licença está válida;
(7) Ter apresentado ao Conselho prova de que qualquer outra licença conferida ao candidato por qualquer outro estado não foi suspensa, revogada ou restringida de outra maneira por qualquer motivo diferente da não-renovação ou por falha em obter os créditos necessários de educação continuada em qualquer estado onde o candidato esteja atualmente licenciado mas não esteja exercendo a Prática de Farmácia; e
(8) Ter pago as taxas especificadas pelo Conselho.
(9) Nenhum candidato deve ser qualificado para a transferência de licença, a menos que o estado em que o candidato foi inicialmente licenciado como farmacêutico também confira a transferência de licença para farmacêuticos plenamente licenciados por exame neste Estado, sob condições ou circunstâncias semelhantes. (MSPPA)

Nem todos os estados exigem 1 ano de licenciamento para poder ser qualificado para o licenciamento por reciprocidade. Contudo, um candidato só será qualificado para a licença por reciprocidade se o estado em que o candidato foi inicialmente licenciado também conferir a licença recíproca para aqueles do estado em que o candidato procura ser registrado. No momento atual, a reciprocidade é disponível a partir de todos os conselhos de farmácia, excetuando-se a Califórnia e a Flórida.

A NABP age como uma câmara de compensação para o processo de reciprocidade. O candidato fornece informações para a NABP, que, por sua vez, verifica esses fatos relativos à licenciatura e fornece as informações para o estado que confere a reciprocidade. O estado que confere a reciprocidade revê a candidatura, e é altamente provável que, antes que forneça um registro, ele exija que o candidato passe por um exame sobre as leis estaduais.

Um dos mais recentes desenvolvimentos na regulamentação de farmácia envolve as práticas que atravessam as fronteiras estaduais, como o aviamento por ordem postal, em que um farmacêutico em um estado pode aviar prescrições e aconselhar pacientes em outro estado. Isso poderia representar um desafio para os Conselhos de Farmácia que não possuem qualquer autoridade legal ou jurisdição sobre o farmacêutico localizado fora do estado. O MSPPA possui uma cláusula para tratar dessa situação:

(a) Um candidato que pede o registro para se engajar na Prática da Telefarmácia através das Fronteiras Estaduais deve:
   (1) apresentar ao Conselho uma prova de registro em outra jurisdição e prova de que essa licença está em vigor;
   (2) fazer uma petição por escrito da maneira prescrita pelo Conselho de Farmácia;
   (3) pagar as taxas especificadas pelo Conselho de Farmácia para a emissão de licença; e
   (4) cumprir todos os outros requisitos do Conselho de Farmácia.
(b) Petição
   (1) A petição por escrito exigida na Seção 304(a)(1) da Lei deve conter, no mínimo, as seguintes informações do solicitante:
      (i) Nome, endereço e informações atuais da licença de farmacêutico em todas as outras jurisdições, inclusive a jurisdição da licença e o número de registro;
      (ii) Nome, endereço, número de telefone e (quando aplicável) a jurisdição da licença e número de registro do local de onde a Prática de Telefarmácia se originará;
      (iii) Uma declaração do escopo de serviços que serão prestados aos pacientes;
      (iv) Uma descrição do protocolo ou estrutura pela qual serão fornecidos os cuidados do paciente, incluindo quaisquer arranjos de colaboração de prática com outros profissionais de saúde; e
      (v) Uma declaração atestando que o candidato se submeterá às leis e regulamentações de farmácia da jurisdição em que está localizado o paciente. (MSPPA)

Renovação

Na maioria dos estados americanos, os certificados de registro expiram em um período de 1 ou 2 anos, porém podem ser renovados perante o pagamento de uma taxa específica. Muitos estados exigem, antes do fornecimento do certificado de renovação, prova de que o farmacêutico completou satisfatoriamente um programa acreditado de educação continuada. É benéfico quando a legislação obriga por estatuto um requisito de educação continuada. Então, o conselho de farmácia pode adotar regras e regulamentações para realizar os objetivos e as finalidades do estatuto.

Disciplina

Como se poderia esperar, o conselho de farmácia também está dotado do poder de recusar ou revogar a licença dos indivíduos que falharam em exibir a aptidão para a prática da profissão de farmácia. A fim de salvaguardar a saúde e a segurança do público, o conselho pode achar necessário disciplinar de forma permanente ou temporária os profissionais inaptos. O conselho também possui uma importante função no auxílio e na educação de transgressores para evitar as reincidências do comportamento errado.

Motivos, Penalidades e Reintegrações

O Conselho de Farmácia pode recusar-se a fornecer ou renovar ou pode suspender, revogar, restringir as licenças ou o registro de, ou multar qualquer pessoa de acordo com os procedimentos estabelecidos na Seção 402 a seguir, diante de um ou mais dos seguintes motivos:

(1) Conduta antiprofissional como esse termo é definido pelas regras do Conselho;
(2) Incapacidade que impeça um licenciado de participar da Prática de Farmácia ou de um registrado de assistir na Prática de Farmácia, com razoável capacidade, competência e segurança para o público;
(3) Ser culpado em um (1) ou mais dos seguintes:
  (i) Um delito grave;
  (ii) Qualquer ato que envolva imoralidade grave ou deturpação moral; ou
  (iii) Violações das leis de farmácia ou medicamentos deste Estado ou regras e regulamentações pertinentes a elas; ou de leis, regras e regulamentações de qualquer outro estado; ou do Governo Federal.
(4) Saber ou suspeitar de que um Farmacêutico ou Interno de Farmácia é incapaz de participar da Prática de Farmácia ou de que um Técnico de Farmácia é incapaz de auxiliar na Prática de Farmácia, com habilidade, competência e segurança razoáveis para o público, e não reportar qualquer informação relevante para o Conselho de Farmácia;
(5) Representação errônea de um fato material por um licenciado em confiança para o fornecimento ou a renovação de uma licença ou registro;
(6) Fraudar por uma licença em conexão com a Prática de Farmácia;
(7) Engajar-se, ou ajudar e favorecer um indivíduo a participar da Prática de Farmácia sem uma licença; assistir na Prática de Farmácia ou ajudar e favorecer uma pessoa a atuar na Prática de Farmácia sem ter registro no Conselho de Farmácia; ou usar falsamente o título de Farmacêutico, Interno de Farmácia ou Técnico de Farmácia;
(8) Falhar em pagar os custos avaliados em uma audiência disciplinar...
(9) Participar de qualquer conduta que subverta ou tente subverter qualquer exame de licenciatura ou a administração de qualquer exame de licenciatura;
(10) Ser flagrado pelo Conselho em violação de qualquer uma das provisões desta Lei ou de regras adotadas de acordo com esta Lei; ou
(11) Divulgar ou revelar Informações Confidenciais ou informações pessoalmente identificáveis para uma pessoa diferente daquela autorizada pelas regras do Conselho. . . (MSPPA)

A deturpação moral, a conduta antiprofissional ou a imoralidade grosseira podem ser termos que exigem definição. Entretanto, o conselho de farmácia deve empreender todas as tentativas para estabelecer, por regra e regulamentação, aquilo contra que está sendo legislado. O farmacêutico deve ser capaz de compreender razoavelmente o tipo de conduta que está sendo desencorajado. O conselho de farmácia terá à sua disposição, conferida por decreto legislativo, a autoridade de suspender, revogar ou restringir a licença do transgressor. Além disso, o conselho pode ser capaz de impor uma multa para cada transgressão e, também, pode colocar o transgressor sob um período de observação durante um intervalo de tempo definido. Nenhuma dessas penalidades impostas pelo conselho impediria uma ação criminal executada pelo Estado para as violações da Lei de Prática de Farmácia, caso as violações fossem de natureza criminal.

Licenciamento de Instalações

Na maioria dos estados americanos, as farmácias na comunidade, bem como as institucionais, podem ser operadas apenas com a permissão fornecida pelo conselho de farmácia. Normalmente, a lei estadual exige uma taxa anual, provisões para a inspeção dos prédios, registros adequados de prescrições e a manutenção de determinadas quantidades mínimas de equipamentos ou de estoque. Os medicamentos de venda livre ou patenteados podem ser vendidos em qualquer estabelecimento, sendo que a venda precisa ser feita por farmacêuticos licenciados. Entretanto, alguns estados exigem que a venda em local diferente da farmácia obtenha permissão do conselho estadual de farmácia para a comercialização de preparações de venda livre.

O licenciamento das instalações dá ao conselho um conhecimento de todas as instalações envolvidas no armazenamento, distribuição e venda de medicamentos e dispositivos dentro do estado e aqueles localizados fora do estado que enviam medicamentos para o estado. Essas exigências possibilitam ao conselho assegurar-se mais contra o desvio de medicamentos a partir dos canais legítimos de comercialização.

O MSPPA estabelece padrões para o licenciamento de instalações:

(a) Todas as pessoas, localizadas dentro ou fora deste Estado, que participam na Prática de Farmácia ou na fabricação, produção, venda ou distribuição de Medicamentos ou de Dispositivos, ou Farmácias onde os Medicamentos ou Dispositivos são fornecidos, devem ser licenciadas pelo Conselho de Farmácia, e devem, anualmente, renovar suas licenças no Conselho. Quando as operações são efetuadas em mais de um local, cada um desses locais deve ser licenciado pelo Conselho de Farmácia.
(b) O Conselho pode, por regra, determinar as classificações das licenças de todas as pessoas licenciadas sob o Artigo V, e estabelecer padrões mínimos para essas pessoas.
(c) O Conselho deve estabelecer por regra, sob os poderes a ele conferidos nas Seções 212 e 213 desta Lei e conforme pode ser necessário de tempos em tempos, sob a Lei Federal, os critérios que cada pessoa deve satisfazer para se qualificar para a licença em cada classificação. O Conselho pode fornecer licenças com restrições variadas a essas pessoas, quando o Conselho achar necessário.
(d) Cada Farmácia deve ter um Farmacêutico-chefe. Sempre que uma regra aplicável exija ou proíba a ação por uma Farmácia, a responsabilidade deve ser do proprietário e do Farmacêutico-chefe da Farmácia, se o proprietário for o proprietário único, parceria, associação, corporação ou outro tipo.
(e) Cada Pessoa licenciada fora deste Estado que envia, remete, distribui ou fornece Medicamentos ou Dispositivos neste Estado, ou Farmácia localizada fora deste Estado que envia, remete por correio, distribui ou fornece Medicamentos ou Dispositivos neste Estado, deve designar um agente registrado neste Estado para o serviço do processo. Qualquer dessas Pessoas ou Farmácias licenciadas que não faça a designação desse agente registrado deve ser considerada como tendo designado a Secretaria de Estado deste Estado como seu defensor verdadeiro e legítimo, sobre a qual podem ser executados todos os processos legais em qualquer ação ou processo contra essa pessoa li-

cenciada que surja desse fornecimento. Uma cópia de qualquer serviço de processo deve ser remetida para essa Pessoa ou Farmácia pelo Conselho por carta registrada, devolução de comprovante de recebimento, postagem pré-paga, no endereço designado por esse licenciado em sua candidatura para a licença neste Estado. Quando qualquer pessoa desse tipo não está licenciada neste Estado, o serviço para a Secretaria de Estado deve ser suficiente.

(f) O Conselho pode entrar em acordo com outros estados ou com outros interessados com a finalidade de trocar informações relativas à licenciatura e à inspeção de entidades localizadas em sua jurisdição e aquelas situadas fora deste Estado.

(g) O Conselho de Farmácia pode negar ou recusar a renovação de uma licença, caso determine que a formalização ou renovação dessa licença não seria de interesse público. (MSPPA)

Poucos estados possuem restrições de propriedade sobre as farmácias. Alguns estados tentaram legislar contra farmácias de propriedade de médicos ou contra farmácias de propriedade de qualquer outro tipo de proprietário que não seja o farmacêutico. A Suprema Corte dos Estados Unidos sustentou, em 1928, que as leis que restringiam a propriedade de farmácias apenas para os farmacêuticos violavam a Décima Quarta Emenda da Constituição americana. Quarenta e quatro anos depois, a mesma questão foi novamente levantada nas cortes de Dakota do Norte. A Lei de Farmácia de Dakota do Norte exigia que a maioria das ações de uma farmácia corporativa fosse de propriedade de farmacêuticos ativos registrados nesse estado. O estatuto foi contestado por uma cadeia de lojas de fora do estado, e o caso, mais adiante, foi levado à apelação perante a Suprema Corte dos Estados Unidos. A corte suprema reverteu sua decisão anterior e sustentou que as leis de propriedade de farmácias eram constitucionalmente razoáveis caso uma exigência pudesse estar razoavelmente relacionada com a saúde e o bem-estar do público. O caso voltou à Suprema Corte de Dakota do Norte e essa corte identificou sete possíveis razões para as restrições de propriedade:

1. Os padrões profissionais e éticos de farmácia exigem a preocupação do farmacêutico com a quantidade e a qualidade de estoque e equipamentos. Um medicamento que se deteriorou por causa do armazenamento impróprio pode ser deletério para a saúde pública. Um medicamento que não esteja em estoque representa uma ameaça para o indivíduo que necessita dele no momento. As decisões tomadas em conjunto com a quantidade e a qualidade do estoque e do equipamento por proprietários que não sejam o farmacêutico registrado podem ser deletérias para a saúde e o bem-estar públicos.
2. A supervisão de farmacêuticos contratados pelos proprietários que são farmacêuticos registrados seria no melhor interesse da saúde e segurança públicas.
3. A responsabilidade pela ação imprópria poderia ser definida com maior rapidez quando a supervisão se faz por proprietários que são farmacêuticos registrados.
4. A dignidade de uma profissão, e a moral e a proficiência daqueles licenciados para nela se engajarem, é estimulada ao se proibir que o profissional fique subordinado à direção de supervisores não-treinados.
5. Quando o controle e o gerenciamento são conferidos a pessoas leigas e não-familiarizadas com o serviço farmacêutico, que não são treinadas nem licenciadas, o risco é que a responsabilidade social estará subordinada ao motivo do lucro.
6. O termo farmácia destinou-se a identificar um tipo particular de estabelecimento dentro do qual é praticada uma profissão ligada à saúde, e que, dessa maneira, destinava-se a ser mais que um simples meio de auferir lucros. Aquele que detém o controle financeiro controla a política.
7. As farmácias de propriedade de médicos com problemas próprios de conflito de interesses podem ser restringidas.

Embora esse caso tenha esclarecido o modo pelo qual as legislações estaduais desenvolvem as restrições sobre a propriedade de farmácias, não houve um grande impulso nessa área. Grupos de consumidores e grandes corporações nacionais de farmácia fizeram *lobby* bem-sucedido contra essas propostas.

Provisões Estaduais Diversas

FARMÁCIA INSTITUCIONAL — A NABP também desenvolveu modelos de regras para a farmácia institucional. Esses regulamentos podem ser aplicados a instituições, como um hospital, casa de repouso, centro psiquiátrico, organização de manutenção da saúde e outros. Esses regulamentos incluem provisões especiais para a distribuição de medicamentos quando a farmácia institucional não é atendida por um farmacêutico licenciado. As regras-modelo incluem as provisões para compartimentos noturnos, *kits* de emergência, medicamentos sob pesquisa, garantia de qualidade e outros itens que são particularmente aplicáveis à prática de farmácia institucional.

No centro da questão da regulamentação da prática de farmácia institucional está a definição de *instituição*. Segundo as regras-modelo para a farmácia institucional desenvolvidas pela NABP:

(a) *Instalação Institucional* significa qualquer organização cuja finalidade principal seja fornecer um ambiente físico para que pacientes obtenham serviços de cuidados de saúde, incluindo, mas não se limitando a:
  (1) Hospital;
  (2) Casa de Recuperação;
  (3) Casa de Repouso;
  (4) Instituição de Cuidados Estendidos;
  (5) Instituição de Saúde Mental;
  (6) Centro de Reabilitação;
  (7) Centro Psiquiátrico;
  (8) Centro de Incapacidades do Desenvolvimento;
  (9) Centro de Tratamento de Abuso de Substâncias;
  (10) Centro de Planejamento Familiar;
  (11) Instituição Penal;
  (12) Abrigos;
  (13) Instituição de Saúde Pública;
  (14) Instalações Desportivas.

(b) *Farmácia Institucional* significa a parte física das instalações de uma instituição onde medicamentos, dispositivos e outros materiais utilizados no diagnóstico e tratamento de lesões, doenças e enfermidades (de agora em diante referidos como *Medicamentos*) são liberados, formulados e distribuídos e onde os Cuidados Farmacêuticos são fornecidos; e que é registrada no Conselho Estadual de Farmácia de acordo com o Artigo V da Lei de Prática de Farmácia. (MSPPA)

As Regras-modelo para a Farmácia Institucional contemplam que um *Farmacêutico-chefe* dirigirá a prática de farmácia na instituição. As ausências são abordadas em outra cláusula:

(a) Durante determinados períodos em que uma Farmácia Institucional pode ficar sem ser assistida por um Farmacêutico, devem ser feitos com antecedência arranjos pelo Farmacêutico-chefe para que o fornecimento de Medicamentos para a equipe médica e outros profissionais autorizados da instituição seja feito por meio do uso de compartimentos ou armários noturnos e, em circunstâncias emergenciais, por acesso à Farmácia. Um farmacêutico deve ficar de *sobreaviso* durante todas as ausências.

(b) Na ausência do Farmacêutico, os Medicamentos devem ficar armazenados em um armário trancado ou outro recinto fechado e localizado fora da área de farmácia, ao qual apenas o pessoal especificamente autorizado possa ter acesso por chave ou combinação, e que seja suficientemente seguro para coibir o acesso por parte de pessoas não-autorizadas. O Farmacêutico-chefe deve, em conjunto com o comitê apropriado da Instituição, desenvolver listagens de estoque daqueles Medicamentos para que sejam incluídas nesse compartimento e para determinar quem pode ter acesso, devendo se assegurar de que:

(1) Os Medicamentos estejam adequadamente Rotulados;
(2) Apenas os Medicamentos pré-embalados fiquem disponíveis, nas quantidades suficientes para as solicitações terapêuticas imediatas;
(3) Quando houver acesso ao compartimento, que sejam fornecidas prescrições por escrito do profissional e comprovações de utilização;
(4) Todos os Medicamentos nesse local sejam inventariados não menos que uma vez por semana;
(5) Uma auditoria completa de todas as atividades relativas a esse compartimento seja realizada não menos que uma vez por mês; e
(6) Políticas e procedimentos por escrito sejam estabelecidos para implementar as exigências desta Seção 4.

(c) Sempre que um determinado Medicamento não estiver disponível nos suprimentos do andar ou nos compartimentos noturnos, e esse Medicamento seja necessário para tratar as necessidades imediatas de um paciente cuja saúde seria, de outra forma, colocada em risco, esse Medicamento pode ser obtido da Farmácia de acordo com as exigências desta Seção 4. Uma enfermeira supervisora em qualquer turno de 8 horas é responsável por obter os Medicamentos da Farmácia. A enfermeira responsável deve ser designada por escrito pelo comitê adequado da Instituição. A retirada de qualquer Medicamento da Farmácia por uma enfermeira autorizada deve ser registrada em um formulário apropriado, mostrando o nome do paciente, número do quarto, nome do Medicamento, potência, quantidade, data, hora e assinatura da enfermeira. O formulário deve ficar junto com o frasco do qual foi retirado o Medicamento.

(d) Para uma Instituição que não possui uma Farmácia Institucional, os Medicamentos podem ser fornecidos para uso por profissionais autorizados através de *kits* de emergência localizados nessa Instituição, desde que, no entanto, esses *kits* atendam aos seguintes requisitos:

(1) Os Medicamentos do *kit* de emergência são aqueles medicamentos que podem ser necessários para atender às necessidades terapêuticas imediatas dos pacientes e que não estão disponíveis a partir de qualquer outra fonte autorizada em tempo suficiente para evitar o risco de lesão para os pacientes decorrente da demora gerada para a obtenção desses Medicamentos a partir dessas outras fontes;
(2) Todos os Medicamentos do *kit* de emergência devem ser fornecidos e lacrados por um Farmacêutico;
(3) O Farmacêutico fornecedor e a equipe médica da Instituição devem determinar, em conjunto, os Medicamentos, por identidade e quantidade, a serem incluídos nos *kits* de emergência;
(4) Os *kits* de emergência devem ficar armazenados em áreas seguras para evitar o acesso não-autorizado e para garantir um ambiente apropriado para a preservação dos Medicamentos neles contidos;
(5) O exterior de cada *kit* de emergência deve ser rotulado de modo a indicar, de forma clara, que é um *kit* de medicamentos de emergência e que é para uso apenas em emergências. O rótulo deve conter uma listagem dos Medicamentos contidos no *kit*, incluindo nome, potência, quantidade e a data de validade do conteúdo, bem como nome, endereço e número de telefone do Farmacêutico fornecedor;
(6) Os Medicamentos devem ser removidos dos *kits* de emergência apenas de acordo com uma Ordem de Prescrição de Medicamento válida;
(7) Sempre que um *kit* de emergência é aberto, o Farmacêutico fornecedor deve ser notificado e o Farmacêutico deve recompor e voltar a lacrar o *kit* dentro de um período razoável, a fim de evitar o risco de lesão para os pacientes; e
(8) A data de validade de um *kit* de emergência deve ser a data mais breve de validade de qualquer Medicamento incluído no *kit*. Após a ocorrência da data de validade, o Farmacêutico fornecedor deve substituir o Medicamento vencido. (MSPPA)

A distribuição e o controle de medicamentos também devem ter responsabilidade atribuída ao Farmacêutico-chefe:

(a) O Farmacêutico-chefe deve estabelecer os procedimentos por escrito para a distribuição segura e eficiente dos Medicamentos e para a provisão dos Cuidados Farmacêuticos. Uma cópia atualizada anual desses procedimentos deve estar à mão para inspeção pelo Conselho de Farmácia.

(b) Os Medicamentos trazidos para uma Instituição por um paciente não devem ser Administrados, a menos que eles possam ser identificados e que a qualidade do Medicamento seja assegurada. Se esses Medicamentos não devem ser Administrados, então o Farmacêutico-chefe deve, de acordo com os procedimentos especificados por escrito, devolvê-los à Farmácia, a qual deve embalá-los e selá-los, devolvendo-os a um membro adulto da família imediata do paciente, ou guardá-los e devolver ao paciente na alta.

(c) Os Medicamentos sob Pesquisa devem ser guardados e liberados apenas pela Farmácia. Todas as informações em relação a Medicamentos de pesquisa devem ser mantidas na Farmácia. (MSPPA)

FARMÁCIA NUCLEAR — A farmácia nuclear, reconhecida como a primeira área de especialidade na profissão, também pode ter regulamentos especiais no nível estadual. Muitas regulamentações tornam ilegal que qualquer pessoa forneça serviços farmacêuticos nucleares, exceto quando sob a supervisão de um farmacêutico nuclear qualificado:

Farmacêutico Nuclear Qualificado significa um farmacêutico atualmente licenciado no estado de atuação, que é certificado como um farmacêutico nuclear pelo Conselho de Farmácia estadual ou por um conselho de certificação reconhecido pelo Conselho de Farmácia estadual ou que atenda aos seguintes padrões:

(1) Padrões mínimos de treinamento para o *status de usuário autorizado* de material radioativo [citar a Radiation Control Agency estadual ou guia de licenciamento da NRC].
(2) Ter completado um mínimo de 200 horas de instrução de contato em farmácia nuclear e de manuseio e utilização seguros de materiais radioativos em um programa aprovado pelo Conselho de Farmácia estadual, com ênfase nas seguintes áreas:
   (i) Instrumentação e física da radiação;
   (ii) Proteção contra radiação;
   (iii) Matemática da radioatividade;
   (iv) Biologia da radiação; e
   (v) Química em radiofarmácia.
(3) Freqüentar um mínimo de 500 h de treinamento de farmácia nuclear clínica sob a supervisão de um farmacêutico nuclear qualificado. (MSPPA)

CUIDADOS FARMACÊUTICOS — A NABP desenvolveu regras-modelo abrangentes para implementar os conceitos de cuidados do paciente incluídos na definição da prática de farmácia. As regras fornecem os requisitos de idade para a ordem de prescrição de medicamentos com provisões para a transmissão eletrônica da prescrição para o farmacêutico. A transferência de prescrições entre as farmácias também é abordada nessas regras.

As regras-modelo incluem as provisões para a seleção de medicamento-produto, rotulação da prescrição e registros de pacientes. Essas seções fornecem uma base importante para o foco central das regras de cuidados farmacêuticos — a solicitação para aconselhamento do paciente e a revisão em perspectiva de medicamentos pelo farmacêutico. Seguindo uma revisão dos registros do paciente para a duplicação terapêutica, interações medicamentosas, uso excessivo ou deficiente e inúmeras outras considerações, o farmacêutico deve pessoalmente iniciar a discussão com o paciente ou com o prestador de atendimento do paciente em relação à prescrição.

As instalações físicas que abrigam uma farmácia são abordadas nas Regras-modelo para os Cuidados Farmacêuticos:

Requisitos Mínimos de uma Farmácia

(1) Cada Farmácia deve ter tamanho suficiente para permitir o armazenamento seguro e apropriado dos Medicamentos Prescritos e para a Formulação segura e apropriada e/ou preparação das Ordens de Prescrição de Medicamentos.
(2) Cada Farmácia deve manter uma área destinada à provisão de serviços de Aconselhamento de Paciente. Essa área deve ser projetada para fornecer uma expectativa razoável de privacidade.
(3) Cada Farmácia deve manter em arquivo pelo menos uma referência em cada uma das seguintes categorias:
 (a) Leis de medicamentos estaduais e federais relacionadas à Prática de Farmácia e à distribuição legal de Medicamentos, bem como quaisquer regras ou regulamentos adotados de acordo com isso;
 (b) farmacologia;
 (c) dosagem e toxicologia;
 (d) geral.
(4) Cada Farmácia deve manter o material de referência orientado para o paciente para orientação no uso correto do medicamento.
(5) Todas as áreas onde os Medicamentos e os Dispositivos são armazenados devem ficar secas, bem-iluminadas, bem-ventiladas e mantidas em uma condição limpa e ordenada. As áreas de armazenamento devem ser mantidas em temperaturas que garantirão a integridade dos Medicamentos antes de seu Fornecimento, conforme estipulado pela USP/NF e/ou pela rotulação do fabricante ou distribuidor, exceto quando indicado de outra forma pelo Conselho.
(6) Cada Farmácia deve ter acesso a uma pia com água corrente, quente e fria, que seja conveniente para a área de manipulação, com a finalidade de escovar as mãos antes da Formulação.
(7) Segurança
 (a) Cada Farmacêutico, quando em atividade, deve ser responsável pela segurança da Farmácia, incluindo as provisões para o controle efetivo contra furto ou desvio de Medicamentos e/ou Dispositivos.
 (b) A Farmácia deve ser protegida por uma barreira física com fechaduras adequadas e/ou uma barreira eletrônica para detectar a entrada em um momento em que o Farmacêutico não estiver presente. Essa barreira deve ser aprovada pelo Conselho de Farmácia antes de ser colocada em uso.
 (c) A prescrição e outras informações de cuidados de saúde do paciente devem ser mantidas de tal modo que protejam a integridade e a confidencialidade dessas informações, conforme determinado pelas regras do Conselho.
(8) Equipamento/Suprimentos
 (a) A Farmácia deve ter e utilizar o equipamento e os suprimentos necessários para a atuação de uma Farmácia, de tal modo que seja no melhor interesse dos pacientes servidos e para se adequar a todas as leis estaduais e federais.
(9) A Farmácia deve fornecer um meio para que os pacientes evitem a revelação de informações confidenciais ou informações pessoalmente identificáveis que foram obtidas ou coletadas pelo Farmacêutico ou pelos dados incidentais de Farmácia para o fornecimento dos outros Cuidados de Farmácia que não aqueles autorizados por lei ou por regras do Conselho. (MSPPA)

As obrigações do farmacêutico e do pessoal de farmácia também são delineadas:

Obrigações e Responsabilidades do Farmacêutico-chefe

(1) Nenhuma Pessoa deve atuar em uma Farmácia sem um Farmacêutico-chefe. O Farmacêutico-chefe de uma Farmácia deve ser designado no requerimento da Farmácia para a licença e em cada renovação depois disso. Um Farmacêutico pode não servir como Farmacêutico-chefe, a menos que ele esteja fisicamente presente na Farmácia por um intervalo de tempo suficiente para empreender a supervisão e o controle. Um Farmacêutico pode não servir como Farmacêutico-chefe em mais de uma Farmácia em um determinado intervalo de tempo, exceto quando obtém permissão do Conselho para tal.
(2) O Farmacêutico-chefe possui as seguintes responsabilidades:
 (a) Desenvolver programas de garantia da qualidade para serviços de Farmácia destinados a monitorar e avaliar, de maneira objetiva e sistemática, a qualidade e a propriedade dos cuidados do paciente, buscar oportunidades para melhorar o cuidado do paciente e resolver os problemas identificados. Os programas de garantia da qualidade devem ser idealizados para evitar e detectar o desvio de medicamentos.
 (b) O Farmacêutico-chefe deve desenvolver ou adotar, implementar e manter um Manual de Treinamento de Técnico em Farmácia para o estabelecimento de prática específico o qual chefia. Ele deve supervisionar um programa de treinamento conduzido de acordo com o Manual de Treinamento de Técnico em Farmácia para todos os indivíduos empregados pela Farmácia que auxiliarão na Prática de Farmácia. O Farmacêutico-chefe deve ser responsável pela manutenção de um registro de todos os técnicos que completaram com sucesso o programa de treinamento de Técnico em Farmácia e deve atestar perante o Conselho de Farmácia, de uma maneira oportuna, aquelas pessoas que, de tempos em tempos, satisfizeram os requisitos de treinamento necessários para o registro no Conselho.
 (c) Estabelecer planos de ação e procedimentos para a aquisição, o armazenamento, a segurança e a disposição de Medicamentos e Dispositivos.
 (d) Estabelecer planos de ação e procedimentos para a provisão dos serviços de farmácia.
 (e) Garantir que o Sistema de Farmácia Automatizado está em boas condições de funcionamento e que fornece, com exatidão, a potência, a forma farmacêutica e a quantidade corretas do medicamento prescrito, enquanto mantém a manutenção apropriada dos registros e salvaguardas de segurança.
 (f) Implementar um programa contínuo de garantia da qualidade que monitora o desempenho do Sistema Automatizado de Farmácia, o que fica evidenciado através dos planos de ação e procedimentos escritos desenvolvidos pela Farmácia.
 (g) Garantir que todos os Farmacêuticos e internos empregados na Farmácia estejam atualmente licenciados e que todos os Técnicos em Farmácia empregados na Farmácia estejam atualmente registrados no Conselho de Farmácia.
 (h) Notificar imediatamente o Conselho de Farmácia sobre qualquer uma das seguintes alterações:
  (i) Alteração do emprego ou dos encargos como Farmacêutico-chefe;
  (ii) Mudança na propriedade da Farmácia;
  (iii) Mudança de endereço da Farmácia; ou
  (iv) Fechamento permanente da Farmácia.
 (i) Elaborar ou preencher quaisquer relatos exigidos pelas leis e regras estaduais ou federais.
 (j) Responder ao Conselho de Farmácia em relação a qualquer violação menor levada à sua atenção.
 (k) Estabelecer políticas e procedimentos para manter a integridade e a confidencialidade das informações da prescrição e das informações de cuidados de saúde do paciente, ou verificar a existência disso e garantir que todos os empregados da Farmácia leiam, assinem e cumpram as políticas e os procedimentos estabelecidos.
 (l) Assegurar-se de que os meios providos conforme estipulado na Seção 1.A.(9) foram estabelecidos e implementados.
 (m) Fornecer ao Conselho notificação por escrito prévia sobre a instalação ou retirada do Sistema Automatizado de Farmácia. Essa notificação deve incluir, não se limitando a:
  (i) O nome e endereço da farmácia.
  (ii) A localização do equipamento automatizado; e
  (iii) A identificação do farmacêutico responsável.
(3) O Farmacêutico-chefe deve ser assistido por um número suficiente de Farmacêuticos e Técnicos em Farmácia, como possa ser necessário para prestar os serviços de farmácia de forma competente e segura.
 (a) O Farmacêutico-chefe deve manter e arquivar com o Conselho de Farmácia, em um formulário fornecido pelo Conselho, uma lista atualizada de todos os Técnicos em Farmácia que auxiliam na provisão dos serviços de farmácia.
 (b) O Farmacêutico-chefe deve desenvolver e implementar políticas e procedimentos por escrito para especificar as obrigações a serem realizadas pelos Técnicos em Farmácia. As obrigações e responsabilidades desse pessoal devem ser compatíveis com seus treinamentos e experiências. Essas políticas e procedimentos devem, no mínimo, especificar que os Técnicos em Farmácia devem ser pessoal e diretamente supervisionados por um Farmacêutico lotado na mesma área de trabalho, o qual tenha a capacidade de controlar e que seja responsável pelas atividades dos Técnicos em Farmácia, e que os Técnicos em Farmácia não recebam tarefas e deveres que somente possam ser realizados por um Farmacêutico.
(4) O Farmacêutico-chefe deve desenvolver e implementar um procedimento para o gerenciamento adequado de *recalls* de Medicamen-

tos que possam incluir, quando apropriado, o contato com os pacientes para os quais o produto medicamentoso sujeito a *recall* tenha sido fornecido. (MSPPA)

O processamento das ordens de prescrição é descrito em detalhes:

A. *Ordem de Prescrição de Medicamento.* Uma ordem de prescrição de medicamento deve conter no mínimo as seguintes informações:
(1) Nome e endereço completos do paciente;
(2) Nome, endereço e, quando exigido por lei ou regras do Conselho, o número de registro no DEA do profissional que prescreve;
(3) Data da emissão;
(4) Nome, potência, forma farmacêutica e quantidade do medicamento prescrito;
(5) Orientações para uso;
(6) Repetição autorizada, quando existente; e
(7) Quando em uma Ordem de Prescrição de Medicamento por escrito, a assinatura do profissional que prescreveu.

B. *Modo de Fornecimento de uma Ordem de Prescrição de Medicamento.* Uma Ordem de Prescrição de Medicamento, para ser efetiva, deve ser fornecida para uma finalidade médica legítima por um profissional que atua dentro dos parâmetros da prática profissional legal.
(1) Uma Ordem de Prescrição de Medicamento deve ser comunicada diretamente ao Farmacêutico em uma Farmácia licenciada. Isso pode ser feito de uma das seguintes maneiras. Uma Ordem de Prescrição de Medicamento, inclusive aquela para uma substância controlada listada como Schedules II a V, pode ser comunicada em formulário escrito. Uma Ordem de Prescrição de Medicamento, inclusive aquelas para uma substância controlada listada como Schedules III a V, e, em determinadas situações, aquela para uma substância controlada listada como Schedule II, pode ser comunicada por via oral (incluindo a comunicação por telefone) ou por meio de transmissão eletrônica.
(2) Quando comunicada por via oral ou por transmissão eletrônica, a Ordem de Prescrição de Medicamentos deve ser imediatamente transformada pelo farmacêutico em um formulário, o qual é mantido durante o tempo exigido pelas leis ou regras . . .

C. *Transferência de uma Ordem de Prescrição de Medicamento.* As farmácias que empregam os sistemas de processamento automatizado de dados devem cumprir todos os requisitos de informação de uma modalidade manual para a transferência da Ordem de Prescrição de Medicamentos, exceto como anotado na subseção (4) adiante. A transferência da informação original da Ordem de Prescrição de Medicamento com a finalidade de fornecer a repetição é permitida entre Farmácias, sujeitando-se às seguintes exigências:
(1) A informação é comunicada diretamente entre as duas Farmácias e o Farmacêutico que transfere registra as seguintes informações:
(a) Escrever a palavra *INVÁLIDO* na face da Ordem de Prescrição de Medicamento invalidada;
(b) Registrar no lado oposto da Ordem de Prescrição de Medicamento invalidada o nome e o endereço da Farmácia para a qual ela foi transferida e o nome do Farmacêutico que recebeu a Ordem de Prescrição de Medicamento;
(c) Registrar a data da transferência e o nome do Farmacêutico que transferiu as informações; e
(d) O registro do computador deve refletir o fato de que a Ordem de Prescrição de Medicamento original foi invalidada e deve conter todas as outras informações exigidas acima.
(2) O Farmacêutico que recebe as informações da Ordem de Prescrição de Medicamento transferida deve escrever o seguinte:
(a) Escrever a palavra *TRANSFERIDO* na face da Ordem de Prescrição de Medicamento transferida;
(b) Fornecer todas as informações necessárias em uma Ordem de Prescrição de Medicamento de acordo com as leis e regras estaduais e federais, e incluir:
(i) Data de emissão da Ordem de Prescrição de Medicamento original;
(ii) Número original de repetições autorizadas na Ordem de Prescrição de Medicamento original;
(iii) Data do Fornecimento original;
(iv) Número de repetições válidas restantes e data da última repetição;
(v) Nome e endereço da Farmácia e número da prescrição original a partir da qual foram transferidas as informações da Ordem de Prescrição de Medicamento; e
(vi) Nome do Farmacêutico que transferiu.
(c) Os sistemas que fornecem a transferência eletrônica de informações não devem infringir a liberdade de escolha de um paciente quanto ao fornecedor de Cuidados Farmacêuticos.
(3) As Ordens de Prescrição de Medicamento original e transferida devem ser mantidas por um período de 5 anos, a partir da data da última repetição.
(4) As Farmácias que acessam um arquivo ou banco de dados eletrônico comum, empregado para manter as informações de fornecimento exigidas, não precisam transferir as Ordens de Prescrição de Medicamento ou as informações para fins de fornecimento entre as Farmácias que participam do mesmo arquivo de prescrição, desde que, no entanto, uma cópia de cada Ordem de Prescrição de Medicamento transferida ou acessada para fins de repetição deva ser gerada e mantida na Farmácia que repete a Ordem de Prescrição de Medicamento ou para a qual a Ordem de Prescrição de Medicamento foi transferida.

D. *Seleção do Produto Medicamentoso pelo Farmacêutico.*
(1) Um Farmacêutico que avia uma Ordem de Prescrição de Medicamento para um produto medicamentoso prescrito por seu nome comercial pode selecionar qualquer Produto Medicamentoso Equivalente, desde que o fabricante ou distribuidor detenha, quando aplicável, uma concessão de Novo Medicamento (NDA) aprovada ou uma concessão Resumida de Novo Medicamento (ANDA) aprovada, a menos que outra aprovação por lei ou pela FDA seja necessária.
(2) O Farmacêutico não deve selecionar um Produto Medicamentoso Equivalente caso o profissional instrua em contrário, quer por via oral, quer por escrito, na Ordem de Prescrição de Medicamento.
(3) O Farmacêutico deve notificar o paciente ou o agente do paciente se for fornecido um Medicamento diferente do nome comercial do Medicamento prescrito.
(4) Sempre que a Seleção de Produto Medicamentoso for realizada por um Farmacêutico, o Farmacêutico deve fornecer o Produto Medicamentoso Equivalente em um frasco Rotulado de acordo com a Seção 3.E (Rotulação).

E. *Rotulação.*
(1) Todos os Medicamentos fornecidos para uso por pacientes internados de um hospital ou de outra instituição de cuidados de saúde, onde o Medicamento não fica sob a posse do usuário final antes da Administração, devem atender às seguintes exigências:
(a) O rótulo de uma embalagem de uma unidade de uma dose individual ou sistema de dose unitária de embalagem de Medicamentos deve incluir:
(i) O nome patenteado ou não-patenteado do Medicamento;
(ii) A via de Administração, quando diferente da oral;
(iii) A potência e o volume, quando apropriado, expresso no sistema métrico sempre que possível;
(iv) O número de controle e a data de validade;
(v) A identificação do responsável pela reembalagem por nome ou pelo número da licença deve estar nitidamente distinguível do restante do rótulo; e
(vi) Condições especiais de armazenamento, quando exigidas.
(b) Quando se emprega um sistema de distribuição de Medicamento de múltiplas doses, incluindo o fornecimento de embalagens de uma unidade, os Medicamentos devem ser fornecidos em um frasco no qual é afixado um rótulo contendo as seguintes informações:
(i) Identificação da Farmácia Fornecedora;
(ii) O nome do paciente;
(iii) A data do Fornecimento;
(iv) O nome patenteado e/ou não-patenteado do Medicamento Fornecido; e
(v) A potência, expressa no sistema métrico, sempre que possível . . . .
(2) Todos os Medicamentos Fornecidos para pacientes ambulatoriais ou externos devem conter um rótulo afixado no frasco em que o Medicamento foi Fornecido, incluindo:
(a) O nome e o endereço da Farmácia que forneceu o Medicamento;
(b) O nome do paciente para o qual o Medicamento está prescrito; ou, quando o paciente for um animal, o nome do proprietário e a espécie do animal;
(c) O nome do profissional que prescreveu;
(d) As orientações que podem estar definidas na Ordem de Prescrição de Medicamento;
(e) A data do Fornecimento;
(f) Quaisquer precauções que possam ser exigidas por lei federal ou estadual;
(g) O número de série da Ordem de Prescrição de Medicamento;

(h) O nome ou as iniciais do Farmacêutico que Aviou;
(i) O nome patenteado ou genérico do Medicamento Fornecido e sua potência, quando for comercializada mais de uma potência do Medicamento;
(i) Quando fornece um Produto Medicamentoso Equivalente, a palavra *INTERCAMBIÁVEL* ou as letras *IC* devem aparecer no rótulo afixado no recipiente em que esse Medicamento é Fornecido, seguido pelo nome genérico e pelo Fabricante, ou abreviatura razoável, e/ou distribuidor do produto escolhido.
(ii) As exigências de (i) somente se aplicam a medicamentos de Múltiplas fontes, entidade única.
(iii) Quando fornece um Medicamento de única origem e entidade única, o nome comercial do Medicamento prescrito também pode aparecer no rótulo, e o nome genérico do Medicamento prescrito também pode aparecer no rótulo.
(iv) Quando se fornece um produto combinado fixo, a publicação de Nomes de Farmácia Equivalentes (Pharmacy Equivalent Names — PEN) da USP para produtos combinados fixos constitui a lista oficial de abreviaturas para essa Rotulação, assim como será a abreviatura aprovada para identificar o produto combinado fornecido. Quando nenhum PEN foi oficialmente fornecido pela USP, o Profissional ou Farmacêutico rotulará o medicamento *secundum artem*.
(v) As subseções (i) — (iv) aplicam-se a todos os casos de Fornecimento por Profissionais ou Farmacêuticos.
(j) O nome do fabricante ou distribuidor do Medicamento;
(k) A Data de Validade ....

F. *Registros do Paciente.*
(1) Um sistema de registro de pacientes deve ser mantido por todas as Farmácias para os pacientes para os quais são Aviadas as Ordens de Prescrição de Medicamentos. O sistema de registro de pacientes deve fornecer a recuperação imediata de informações necessárias para que o Farmacêutico Fornecedor identifique os Medicamentos previamente fornecidos no momento em que foi apresentada uma Ordem de Prescrição de Medicamento para Fornecimento. O Farmacêutico deve fazer um esforço razoável para obter, registrar e manter as seguintes informações:
(a) Nome completo do paciente para quem se destina o Medicamento;
(b) Endereço e número de telefone do paciente;
(c) Idade ou data de nascimento do paciente;
(d) Sexo do paciente;
(e) Uma lista de todas as Ordens de Prescrição de Medicamento obtidas pelo paciente na Farmácia que mantém o registro do paciente durante os (número) anos imediatamente anteriores à entrada mais recente, mostrando o nome do Medicamento, número da prescrição, nome e potência do Medicamento, a quantidade e a data recebida, e o nome do Profissional; e
(f) Comentários do Farmacêutico relevantes para a terapia medicamentosa do indivíduo, incluindo qualquer outra informação peculiar ao paciente ou o Medicamento específico.
(2) O Farmacêutico deve fazer um esforço razoável para obter do paciente ou do agente do paciente e deve registrar quaisquer alergias, reações medicamentosas, idiossincrasias e condições crônicas ou estados patológicos do paciente e a identidade de qualquer outro Medicamento, incluindo Medicamentos de venda livre ou Dispositivos que estão sendo atualmente usados pelo paciente, que possam se relacionar com a Revisão Medicamentosa em Perspectiva.
(3) Um registro do paciente deve ser mantido por um período não inferior a 5 anos, a partir da data da última entrada no registro. Este registro pode ser uma pasta ou um formulário computadorizado.
(4) As Informações Confidenciais ou as informações pessoalmente identificáveis podem ser liberadas para o paciente ou para o representante autorizado do paciente, para o profissional que prescreveu ou outro profissional licenciado que cuide, em seguida, do paciente, outro Farmacêutico licenciado, o Conselho ou seu representante, ou qualquer outra pessoa legalmente autorizada para receber essas informações. As Informações Confidenciais ou as informações pessoalmente identificáveis no registro de medicação do paciente podem ser liberadas para outros apenas sob liberação por escrito do paciente.

G. *Revisão Medicamentosa em Perspectiva.* Um Farmacêutico deve rever o registro do paciente e cada Ordem de Prescrição de Medicamento apresentada para Fornecimento para fins de promover a propriedade terapêutica identificando:
(1) Utilização excessiva ou deficiente;
(2) Duplicação terapêutica;
(3) Contra-indicações do medicamento-doença;
(4) Interações entre Medicamentos;
(5) Dosagem incorreta do Medicamento ou duração do tratamento com Medicamento;
(6) Interações Medicamento-alergia;
(7) Abuso/uso clínico errôneo

Após reconhecer qualquer um dos acima, o Farmacêutico deve empreender as etapas apropriadas para evitar ou resolver o problema, o que deve incluir a consulta com o profissional.

H. *Aconselhamento do Paciente.*
(1) Perante a receita de uma Ordem de Prescrição de Medicamento e após uma revisão do registro do paciente, o Farmacêutico deve iniciar pessoalmente a discussão dos temas que estimularão ou otimizarão a terapia medicamentosa com cada paciente ou prestador de atendimento desse paciente. Essa discussão deve ocorrer pessoalmente, sempre que praticável, ou por telefone, e deve incluir os elementos apropriados do aconselhamento do paciente. Esses elementos podem incluir o seguinte:
(a) O nome e a descrição do Medicamento;
(b) A forma farmacêutica, dose, via de administração e duração da terapia medicamentosa;
(c) Uso pretendido do Medicamento e ação esperada;
(d) Orientações especiais e precauções para a preparação, Administração e uso pelo paciente;
(e) Os efeitos adversos ou colaterais graves comuns ou interações e contra-indicações terapêuticas que podem ser encontradas, incluindo sua prevenção, e a ação necessária caso elas ocorram;
(f) Técnicas para a automonitoração da terapia medicamentosa;
(g) Armazenamento correto;
(h) Informações para a prescrição de repetição;
(i) Ação a ser empreendida no caso de ausência de uma dose; e
(j) Comentários do Farmacêutico relevantes para a terapia medicamentosa do indivíduo, incluindo qualquer outra informação peculiar para o paciente ou Medicamento específico.

As formas alternativas de informação do paciente devem ser empregadas para suplementar o Aconselhamento do Paciente, quando apropriado. Os exemplos incluem folhetos informativos escritos, rótulos com pictogramas, programas de vídeo, etc.
(2) Um Farmacêutico que fornece serviços de telefarmácia através das fronteiras estaduais deve:
(a) Identificar-se para os pacientes como um *farmacêutico licenciado*;
(b) Notificar os pacientes da jurisdição em que ele está atualmente licenciado para a Prática de Farmácia e registrado para a Prática de Telefarmácia através das Fronteiras Estaduais; e
(c) Fornecer aos pacientes o endereço e/ou número de telefone do conselho de farmácia daquela jurisdição.
(4) O Aconselhamento de Pacientes, conforme descrito acima e definido nesta Lei, não deve ser exigido para pacientes internados de um hospital ou de uma instituição onde outros profissionais de saúde licenciados estejam autorizados a administrar o(s) Medicamento(s).
(5) Não se deve exigir que um Farmacêutico aconselhe um paciente ou prestador de atendimento quando o paciente ou prestador de atendimento recusa a orientação ... (MSPPA)

As Regras-modelo para o Cuidado Farmacêutico também tratam da conduta não-profissional.

A *conduta não-profissional* deve incluir, mas não se limitar a, os seguintes atos de um Farmacêutico ou Farmácia:

(1) A publicação ou circulação de afirmações falsas, enganosas ou de outra forma deletérias em relação à Prática de Farmácia.
(2) Recusar de maneira ilógica a Manipular ou Fornecer Ordens de Prescrição de Medicamentos, as quais se pode esperar que sejam aviadas ou fornecidas nas Farmácias pelos Farmacêuticos.
(3) Tentar se desviar das exigências de Aconselhamento do Paciente, ou desencorajar o paciente de receber o aconselhamento do paciente relativo às suas Ordens de Prescrição de Medicamentos.
(4) Divulgar ou revelar para pessoas desautorizadas pelo paciente ou profissional informações ou a natureza dos serviços profissionais de Farmácia fornecidos, sem o consentimento expresso do paciente, ou sem ordem ou orientação de uma corte. São as seguintes as pessoas consideradas autorizadas:

(a) O paciente ou agente do paciente, ou outro farmacêutico que atue na melhor das intenções de um paciente;
(b) O profissional que forneceu a Ordem de Prescrição de Medicamentos;
(c) Profissional de saúde certificado/licenciado que seja responsável pelo tratamento do paciente;
(d) Um membro, inspetor, agente ou investigador do Conselho de Farmácia ou qualquer funcionário federal, estadual, do condado ou municipal cujo dever seja o de fazer cumprir as leis deste Estado ou dos Estados Unidos em relação a Medicamentos e/ou Dispositivos e que esteja engajado em uma investigação específica envolvendo uma Pessoa ou Medicamento designado; e
(e) Uma agência do governo encarregada da responsabilidade de fornecer cuidados médicos para o paciente, mediante uma solicitação por escrito por um representante autorizado da instituição que requeira tais informações.

(5) Vender, ceder ou fornecer de alguma outra forma acessórios, substâncias químicas ou Medicamentos ou Dispositivos encontrados em tráfico ilegal de Medicamentos quando o Farmacêutico sabe ou de ter sabido de seu suposto uso em atividades ilegais.
(6) Engajar-se em ato que provavelmente iluda, fraude ou lese o público, ou demonstrando desconsideração proposital ou descuidada com a saúde, bem-estar ou segurança de um paciente, ou engajar-se em conduta que se afaste substancialmente dos padrões de cuidados originalmente exercidos por um farmacêutico, com a prova da lesão real não tendo sido estabelecida.
(7) Vender um Medicamento para o qual há exigência de uma Ordem de Prescrição de Medicamento a partir de um profissional, sem ter recebido uma Ordem de Prescrição de Medicamento para aquele Medicamento.
(8) Falhar de forma proposital e intencional em manter os registros completos e exatos de todos os Medicamentos recebidos, fornecidos ou distribuídos de acordo com as leis e regulamentações federais e leis e regras estaduais.
(9) Obter qualquer remuneração por fraude, representação enganosa ou logro, incluindo, mas não se limitando a, receber remuneração por retificar ou modificar, ou tentar retificar ou modificar, o Cuidado Farmacêutico de um paciente, na ausência de um claro benefício para o paciente, apenas em resposta à promoção ou comercialização de atividades. (MSPPA)

Todos os estados que pretendem permanecer de acordo com as exigências do Medicaid federal precisarão adotar alguma forma de aconselhamento do paciente. O Omnibus Budget Reconciliation Act (OBRA) de 1990 diz que os farmacêuticos devem oferecer aconselhamento, pessoalmente ou por telefone, para todos os beneficiários do Medicaid que recebem medicamentos de prescrição. As regras-modelo fornecem uma estrutura para adoção dos estados, de modo que os conceitos de cuidados farmacêuticos poderiam ser estendidos a todos os pacientes, não apenas aqueles no Medicaid.

REGULAMENTAÇÕES PARA COMPUTADORIZAÇÃO — A computadorização tornou-se um importante componente da profissão, à medida que mais e mais farmácias mantêm uma ampla variedade de registros em computadores. Regras-modelo foram desenvolvidas pela NABP para os estados que desejam usá-las para facilitar a inspeção de farmácias que se utilizam de computadores. Esses sistemas de computador devem ter a segurança e os sistemas de salvaguarda adequados para manter a confidencialidade dos pacientes e evitar o acesso ou a manipulação não-autorizados dos dados do arquivo do paciente.

O sistema computadorizado deve fornecer uma recuperação *on-line* (por meio de *display* CRT ou impressão) das informações originais para as ordens de prescrição que estão atualmente autorizadas para repetição.

> "O sistema computadorizado deve ter a capacidade de produzir um impresso de qualquer informação de ordem de prescrição de medicamento. Os sistemas devem ter uma busca de auditoria de cada repetição para qualquer potência ou forma farmacêutica especificada de qualquer medicamento. Essa busca por auditoria deve ser impressa e incluir o nome do profissional que prescreveu, o nome e a localização do paciente, a quantidade fornecida a cada repetição, a data do fornecimento de cada repetição, o nome ou o código de identificação do farmacêutico que forneceu e o identificador próprio da prescrição." (MSPPA)

As regras-modelo também abordam os procedimentos de *backup* especiais quando o sistema automatizado torna-se temporariamente inoperante. Esse sistema auxiliar deve garantir que todas as repetições sejam autorizadas e que o número máximo de repetições não seja excedido, e deve ser mantido até que o sistema automatizado volte a ser operacional. As regras-modelo propostas dizem que nada deve impedir que o farmacêutico use do julgamento profissional para o benefício da saúde e segurança do paciente quando o sistema computadorizado não estiver funcionando. Quando o computador voltar a operar, todas as informações relativas às prescrições arquivadas e repetidas durante o período de inatividade devem dar entrada no computador em 96 horas.

MANIPULAÇÃO — A NABP também desenvolveu as diretrizes de *Boas Práticas de Manipulação* para auxiliar os farmacêuticos que se engajam na prática de formulação de medicamentos. Essa atividade tem sido tema de muita controvérsia entre os legisladores estaduais que tradicionalmente lidam com a prática de farmácia, inclusive a manipulação, e a FDA, que considera a manipulação semelhante à fabricação. Em uma tentativa de melhorar a controvérsia, o *Modernization Act* de 1997, promulgado recentemente pela FDA, discutido em maiores detalhes adiante, exige que os governos estaduais e federal desenvolvam regulamentações cooperativas em relação às atividades de formulação. Essa lei segue muitas das atuais diretrizes de manipulação da NABP.

As seguintes definições são extraídas do NABP Model State Pharmacy Act:

Manipulação — a preparação, mistura, montagem, embalagem ou rotulação de um Medicamento ou Dispositivo (i) em conseqüência da Ordem de Prescrição de Medicamento de um profissional ou por iniciativa baseada na relação Profissional/paciente/Farmacêutico no curso da prática profissional, ou (ii) com a finalidade ou incidente a pesquisa, ensino ou análise química e não para venda ou fornecimento. A manipulação também inclui a preparação de Medicamentos ou Dispositivos em antecipação às Ordens de Prescrição de Medicamentos baseadas em padrões de prescrição rotineiros e regularmente observados.

Fabricação — a produção, preparação, propagação, conversão ou processamento de um Medicamento ou Dispositivo, quer direta ou indiretamente, por extração a partir de substâncias de origem natural ou de forma independente por meio de síntese química ou biológica, e inclui qualquer embalagem ou reembalagem da substância ou a rotulação ou re-rotulação de seu frasco, e a promoção e a comercialização desses Medicamentos ou Dispositivos. A fabricação também inclui a preparação e a promoção de produtos comercialmente disponíveis a partir de compostos brutos para a revenda por farmácias, profissionais ou outras pessoas.

Componente — qualquer ingrediente destinado para uso na manipulação de um produto medicamentoso, inclusive aqueles que podem não aparecer nesse produto.

SERINGAS E AGULHAS HIPODÉRMICAS — Alguns estados americanos permitem a venda de seringas e agulhas hipodérmicas pelo farmacêutico em uma base de venda livre. O farmacêutico deve, logicamente, empregar o bom discernimento profissional para garantir que os dispositivos não serão utilizados de maneira ilegal. Outros estados exigem que esses dispositivos sejam vendidos apenas mediante uma ordem médica. Essa cláusula foi modificada em alguns estados para permitir a venda sem prescrição médica quando elas devem ser utilizadas por diabéticos, para a administração de adrenalina ou para uso veterinário. Nesses últimos casos, é freqüentemente necessário um registro como evidência da venda livre.

A LEI FEDERAL DE ALIMENTOS, MEDICAMENTOS E COSMÉTICOS

A primeira tentativa do governo norte-americano para regular a qualidade dos medicamentos ocorreu durante 1848. O governo tinha descoberto que a quinina adulterada estava sendo fornecida para uso pelas tropas norte-americanas no México. Em 1906, o Congresso promulgou o primeiro estatuto federal destinado a regular os produtos medicamentosos fabricados de maneira doméstica.

O *Food and Drug Act* de 1906 exigia que os medicamentos comercializados no comércio interestadual atendessem a seus padrões mínimos professados de potência, pureza e qualidade. Essa lei não tentava regular as alegações terapêuticas de medicação. A rotulação foi primeiramente regulada pela *Sherley Amendment* à Lei, que o Congresso promulgou em 1912. Aqui, o termo rotulação errônea foi empregado pela primeira vez na regulamentação de medicamentos para se referir às alegações de fraude ou falsas de efeitos terapêuticos. Uma deficiência nessa revisão foi a de que, para estabelecer uma violação, era necessário que a agência regulamentadora demonstrasse a fraude deliberada.

Em 1938, foram feitas emendas adicionais como conseqüência de uma firma que comercializava um produto contendo dietileno glicol como veículo para a sulfonamida. Aproximadamente 40 pessoas foram mortas pela formulação, de modo que o Congresso agiu para exigir que fosse demonstrado que um produto era seguro antes que ele pudesse ser distribuído no comércio interestadual. Entretanto, havia uma cláusula de defesa incluída na revisão que dizia que tudo que estava no comércio antes da promulgação da emenda poderia continuar a ser comercializado, a menos que contestado pela FDA.

Durante os anos 1940, a FDA começou a usar regulamentações internas para estabelecer categorias de medicamentos de prescrição e de venda livre. O processo não funcionava bem, de modo que, em 1951, o Senador Hubert Humphrey, um farmacêutico de Minnesota, e o deputado Carl Durham, um farmacêutico da Carolina do Norte, apresentaram leis para estabelecer critérios claros para essas decisões.

Em 1962, a Lei sofreu novamente emendas para exigir que os produtos medicamentosos, tanto de prescrição quanto de venda livre, mostrassem ser efetivos, bem como seguros. Mais uma vez, uma cláusula de antigüidade foi incluída, protegendo os medicamentos comercializados antes de 1938. Entretanto, todo produto comercializado entre 1938 e 1962 estava agora sujeito às exigências de segurança e eficácia. Nesse período, foram acrescentadas cláusulas à Lei relativas às inspeções de fábricas e medicamentos de pesquisa, e que a responsabilidade pela regulação da propaganda dos medicamentos de prescrição fosse transferida da FTC para a FDA.

Em 1976, foram promulgadas as Medical Device Amendments, representando a primeira alteração importante nessa área desde 1938. Essa emenda aumentou substancialmente a regulação desses produtos.

Em 1984, foi promulgado o Drug Price Competition and Patent Term Restoration Act para facilitar a aprovação das versões genéricas de produtos medicamentosos estabelecidos, que também estendia a proteção da patente para produtos farmacêuticos em determinados casos. Devido ao desvio dos medicamentos a partir dos canais legítimos de distribuição e ao risco resultante para a saúde dos pacientes, o Congresso aprovou o Prescription Drug Marketing Act de 1987. Esse último estatuto impôs limites sobre a distribuição de amostras de medicamentos patenteados e criou rigorosas exigências de manutenção de registros.

Em seguida, em 1994, o Congresso aprovou o *Dietary Supplement Health and Education Act*, em uma tentativa de esclarecer a estrutura regulamentadora aplicável aos suplementos nutricionais e estabelecer exigências específicas de rotulação. Atualmente, as cortes federais nos Estados Unidos estão se esforçando para esclarecer a inter-relação dessa emenda com o enunciado da lei original, e uma questão é se a inclusão de um ingrediente terapeuticamente ativo ou a realização de uma alegação terapêutica transfere um suplemento nutricional para a categoria de medicamento. Essas questões provavelmente ocuparão as cortes federais nos anos vindouros.

Finalmente, o FDA *Modernization Act* de 1997 foi o ápice dos esforços iniciados há 20 anos para efetuar uma extensa revisão e atualização do estatuto. A grande maioria das provisões nessa emenda foi direcionada para os fabricantes e distribuidores de medicamentos. Várias alterações importantes são mencionadas adiante.

Uma discussão completa das provisões do FD&C Act e das regulamentações promulgadas pela FDA para o cumprimento do estatuto provavelmente seria mais extensa que este capítulo inteiro. Por conseguinte, esta discussão abordará principalmente as seções da Lei que são de importância vital para os farmacêuticos. Os leitores interessados podem desejar obter uma cópia atualizada da Lei e de suas regulamentações promulgadas — 21 CFR Partes 1-final. Ela pode ser obtida com o Government Printing Office, Washington DC 20402.

Um *medicamento* é definido na Seção 201(g) da Lei como sendo um artigo reconhecido nos compêndios oficiais (USP/NF ou Homeopathic Pharmacopeia of the United States) ou destinado a uso no diagnóstico, cura, alívio, prevenção ou tratamento de doença no homem ou em outro animal, ou destinado a alterar uma função ou estrutura corporal do homem ou de outro animal. Para os objetivos de determinação do uso pretendido do medicamento, deve ser feita referência à intenção da pessoa de rotular os medicamentos, não as intenções do comprador. O mesmo é verdadeiro no caso de um dispositivo, que é um instrumento, aparelho, implemento ou artifício destinado ao mesmo uso que um medicamento. Um artigo pode ser classificado como medicamento e como cosmético perante a Lei. Ademais, a distinção entre um medicamento e dispositivo na Lei pode não ser definitiva. Por exemplo, uma lente de contato gelatinosa é um medicamento ou um dispositivo?

Um *cosmético* é um item destinado a ser esfregado, derramado, polvilhado ou borrifado sobre, introduzido ou aplicado no corpo humano ou em qualquer uma de suas partes para fins de limpeza, embelezamento, promoção da atratividade ou modificação da aparência. Entretanto, a Lei exclui especificamente os saponáceos da definição de cosméticos. Observe que um desodorante seria um cosmético, enquanto um antitranspirante pode ser um medicamento, porque se destina a alterar uma função corporal.

Na Lei, é feita uma importante distinção entre um rótulo e rotulação. Um rótulo é uma demonstração de matéria escrita, impressa ou gráfica sobre o frasco imediato do item. A rotulação inclui o rótulo, bem como outros materiais escritos, impressos ou gráficos sobre o artigo ou qualquer parte de seus frascos ou envoltórios que acompanham o artigo. Quando é necessário que a informação apareça no rótulo, ela também deve aparecer na face externa do recipiente ou envoltório ou ser facilmente legível através do recipiente ou envoltório. No caso da rotulação, não é necessário que o material impresso acompanhe diretamente o item. A literatura pode ser fornecida em separado e ainda fazer parte da rotulação.

Um *novo medicamento*, conforme definido na Lei, é aquele que ainda não é totalmente reconhecido por especialistas médicos como sendo seguro e efetivo para o uso pretendido. Isso poderia ser decorrente de ter uma nova entidade medicamentosa como um ingrediente ou por ter um ingrediente químico antigo para o qual é proposto um novo uso, novo nível de dosagem ou novo período de utilização. Por vezes, uma combinação de antigos medicamentos em uma nova forma farmacêutica, com alegações para uso que se estendem além daquelas para cada ingrediente individual, é considerada um novo medicamento. Esses agentes podem não ser despachados no comércio interestadual, a menos que a FDA tenha aprovado uma Aplicação de Novo Medicamento (NDA) ou Aplicação Resumida de Novo Medicamento (ANDA) para o produto medicamentoso.

A provisão de um novo medicamento da Lei estava no centro da questão entre a FDA e a profissão sobre a formulação por farmacêuticos durante os anos 1990. A agência assumiu a posição de que, por vezes, as atividades de manipulação por farmacêuticos poderiam resultar em um *novo medicamento*, ativando todas as exigências estatutárias para experimentação, etc. A aplicação da lei nessa situação foi esclarecida pelo FDA Modernization Act de 1997.

Entretanto, essa provisão de novo medicamento representa um problema, pois se o medicamento não pode ser despachado no comércio interestadual sem ser aprovado pela FDA, como o medicamento pode ser testado em termos de segurança e eficácia? A Lei contém uma isenção de proibição formal de envio interestadual para medicamentos sob estudos clínicos. A fim de garantir a isenção dessa cláusula da Lei, o indivíduo ou a firma que custeia a pesquisa deve submeter à FDA para uma isenção através do preenchimento de um formulário de Pesquisa de Novo Medicamento (IND). Uma vez aprovado, o medicamento pode ser enviado no comércio interestadual apenas para fins de experimentação. Os regulamentos detalhados adotados pela FDA para esse tópico podem ser encontrados no 21 CFR §312.

Uma vez completados os ensaios clínicos, o responsável pode submeter uma NDA à FDA. A Seção 505 da Lei especifica quais informações devem ser fornecidas pelo responsável e a base em que a agência pode desaprovar o pedido. No momento da aprovação da NDA, a FDA determina se o medicamento deve ficar disponível ao público como um medicamento de venda livre ou restrito ao estado de venda apenas sob prescrição. A orientação para essa decisão pode ser encontrada na Durham-Humphrey Amendment de 1951. A aplicabilidade dessa provisão da Lei é restrita aos medicamentos para uso humano; o padrão para a restrição de um medicamento para o estado de venda apenas sob prescrição é:

O medicamento é formador de hábito.

O medicamento não é seguro para a automedicação por causa de sua toxicidade ou de outra potencialidade para efeito lesivo, ou o método de seu uso ou as medidas colaterais necessárias para seu uso.

O medicamento é um medicamento novo que não mostrou ser seguro e é restrito à distribuição sob prescrição pela FDA quando ela analisa a NDA.

A FDA adotou a posição de que os medicamentos também podem ser restringidos à distribuição apenas sob prescrição, caso um leigo não soubesse como os utilizaria da maneira correta ou porque as condições para as quais eles são empregados e as técnicas diagnósticas e medidas terapêuticas colaterais necessárias para sua utilização exijam isso. Quando um medicamento deve ser restrito à distribuição apenas sob prescrição, a Lei exige que seu rótulo traga uma frase de advertência. Tradicionalmente, essa frase tem sido *Atenção — A Lei Federal Proíbe o Fornecimento Sem Prescrição.* Sob o FDA Modernization Act, pode ser empregada a frase mais curta *Apenas com Receita*. A frase tradicional é conhecida como a inscrição da prescrição, e, daí, os medicamentos prescritos são por vezes referidos como medicamentos de inscrição. É provável que essa designação continue a ser empregada.

A Seção 301 da Lei estabelece os atos que são proibidos:

É proibida a introdução ou liberação para a introdução no comércio interestadual de qualquer alimento, medicamento, dispositivo ou cosmético que esteja adulterado ou erroneamente rotulado.

A adulteração ou rotulação errônea de qualquer alimento, medicamento, dispositivo ou cosmético no comércio interestadual constitui violação da Lei.

A recepção de qualquer alimento, medicamento, dispositivo ou cosmético no comércio interestadual que esteja adulterado ou erroneamente rotulado também pode sujeitar a pessoa às penalidades determinadas pela Lei.

No caso de referência dos Estados Unidos contra Sullivan, a Suprema Corte dos Estados Unidos regulamentou que, sob a Lei, quando algo é comercializado no comércio interestadual, sempre se considera que está sujeito à jurisdição interestadual da FDA. Na realidade, a lei diz especificamente que um item em violação da Lei pode ser apreendido a qualquer momento, enquanto a substância está no comércio interestadual ou em qualquer momento depois disso.

Uma seção da Lei que é de interesse particular para os farmacêuticos proíbe a alteração, mutilação, destruição, obliteração ou remoção da totalidade ou de qualquer parte do rótulo ou praticar qualquer outro ato depois da expedição no comércio interestadual que resulte em o artigo ser adulterado ou rotulado erroneamente. Por conseguinte, o farmacêutico não pode remover ou destruir o rótulo ou a rotulação de um produto medicamentoso, p. ex., a bula.

A recusa em permitir a entrada de um inspetor da FDA também constitui uma violação à lei.

A Lei destina-se a evitar dois malefícios — adulteração e rotulação errônea de produtos. A adulteração relaciona-se com a composição do produto. Uma substância é considerada como estando adulterada se, entre outras razões:

Consiste, em sua totalidade ou em parte, de qualquer substância decomposta, putrefata ou suja. Ela foi preparada, embalada ou mantida sob condições insalubres, por meio da qual pode ter se tornado contaminada com sujeira ou pode ter se tornado lesiva à saúde.

Ela foi fabricada, processada, embalada ou mantida sob condições que não se adaptam às atuais regulamentações da FDA sobre a Boa Prática de Fabricação (GMP — Good Manufacturing Practice).

Seu frasco é composto de qualquer substância venenosa ou deletéria que possa tornar o medicamento lesivo à saúde.

Um medicamento também será considerado adulterado se ele simula atender aos padrões farmacopeicos e não o faz, ou se sua potência difere da potência afixada no rótulo. A rotulação errônea lida principalmente com as violações na rotulação, e não com a composição do medicamento. Um medicamento será considerado rotulado erroneamente se, entre outras razões:

Sua rotulação for falsa ou enganosa em qualquer aspecto particular.

Seu rótulo não traz o nome e o endereço do fabricante, embalador ou distribuidor, bem como a declaração exata da quantidade do conteúdo.

Contém uma substância formadora de hábito especificada na Lei ou regulamentos e não traz a frase Cuidado — Pode Ser Formador de Hábito, diretamente adjacente ao nome do agente.

Não traz o nome estabelecido do agente e, apenas no caso de medicamentos de receita, a quantidade de ingredientes.

Sua rotulação não comporta as orientações para uso, exceto quando permitido pela FDA, e as advertências adequadas contra o uso em situações em que ele pode ser perigoso para a saúde. Ela dá a entender que é um medicamento que atende aos padrões farmacopeicos e não está rotulada de acordo com esses padrões.

Seu recipiente é feito, formado ou cheio como se quisessem induzir a erro.

É um antibiótico ou insulina que não foi certificado.

Sua propaganda não atende aos padrões contidos nas regulamentações da FDA.

Foi fabricado ou processado em um vegetal que não estava registrado na FDA.

Sua embalagem ou rotulação não estão em conformidade com o Poison Prevention Packaging Act de 1970.

Os padrões de embalagem para produtos medicamentosos foram revisados, de tal modo que alguns medicamentos devem ser distribuídos em recipientes com fechamentos firmes e outros com tampas bem apertadas.

Existe uma exceção na lei para as exigências geralmente aplicáveis de rotulação quando um medicamento é fornecido de acordo com uma prescrição. É necessário que o rótulo desse medicamento diga:

O nome e o endereço do fornecedor.

O número de série da receita e a data do fornecimento.

O nome do responsável pela prescrição.

O nome do paciente, quando escrito na prescrição.

As orientações para uso e declarações de advertência contidas na prescrição.

Essa lista na Lei não se destina a ser completa, e o farmacêutico pode acrescentar outras informações verídicas, p. ex., advertências adicionais ou rótulos auxiliares trazendo mensagens direcionadas para o paciente. Deve ser enfatizado que a exigência de que o frasco traga um rótulo tem sido interpretada como significando que o rótulo deve estar afixado na parte externa do recipiente, e não inserido dentro do recipiente. Também cumpre ressaltar que as exigências de rotulação e embalagem da lei aplicam-se a todos aqueles que fornecem medicamentos, p. ex., farmacêuticos, médicos e outros.

Conforme observado anteriormente, a FDA tem a responsabilidade pela obediência ao FD&C Act. Os medicamentos e outros artigos que violam a Lei estão sujeitos a apreensão para as sanções criminais. Observe que cada lei constituiria uma violação separada. Também é digno de nota que a Suprema Corte dos Estados Unidos determina que as pessoas serão consideradas responsáveis por uma violação da lei caso elas tenham os encargos de garantir a obediência às suas provisões, ainda que não tivessem conhecimento antecipado da violação existente. Nesse caso, o presidente de uma rede de supermercados foi considerado responsável pelas condições de sujeira em um de seus depósitos.

MEDICAMENTOS DE VENDA LIVRE — Conforme mencionado anteriormente, a Durham-Humphrey Amendment para o FD&C Act incorpora os critérios para determinar se um medicamento deve ser restrito a distribuição apenas com prescrição. Quando um medicamento não se situa dentro de pelo menos uma daquelas três categorias, ele é disponibilizado para o público sem prescrição.

Os medicamentos que podem ser legalmente vendidos sem prescrição devem conter um rótulo de 7 pontos. Os elementos que devem ser exibidos no rótulo, e as seções das regulamentações da FDA em que a discussão das exigências pode ser encontrada, são:

O nome do produto.
O nome e o endereço do fabricante, embalador ou distribuidor.
O conteúdo líquido da embalagem.
O nome estabelecido de todos os ingredientes ativos e a quantidade de outros determinados ingredientes, quer ativos ou não, p. ex., álcool, alcalóides potentes, etc.
O nome de qualquer substância formadora de hábito contida na preparação.
Precauções e advertências necessárias para a proteção do usuário.
Orientações adequadas para o uso seguro e efetivo.

A mais importante distinção entre os medicamentos de venda livre e de venda com prescrição baseia-se na disponibilidade das orientações adequadas para uso sob as quais uma pessoa leiga pode usar o medicamento com segurança e com a finalidade para a qual ele se destina.

Uma questão relacionada com a rotulação do medicamento de venda livre foi trazida a evidência pela freqüência crescente com que a FDA tem reclassificado os produtos medicamentosos a partir do estado de apenas com prescrição para sem prescrição. Isso quer dizer se um farmacêutico deve rotular novamente um produto que acabou de ser alterado do estado de prescrição para o estado de sem prescrição. A FDA determinou que os antigos medicamentos muito conhecidos que agora podem ser distribuídos legalmente sem prescrição devem ser novamente rotulados antes do fornecimento. O motivo para isso é que, se o medicamento ainda está em uma embalagem que comporta a inscrição federal conhecida mas é legalmente vendido sem uma receita, o medicamento está rotulado erroneamente. Além disso, as exigências de rotulação que se aplicam aos medicamentos vendidos com prescrição não são idênticas àquelas que se aplicam aos produtos de venda livre. Por conseguinte, o antigo medicamento de venda com prescrição provavelmente não possui todas as informações exigidas para estar em um rótulo de 7 pontos. Da mesma forma, isso tornaria o medicamento também rotulado erroneamente. Portanto, se um farmacêutico deseja distribuir um antigo medicamento de venda com prescrição sem uma prescrição, a nova rotulação deve ocorrer. A mesma exigência de nova rotulação é observada quando o farmacêutico compra uma grande quantidade de medicamento de venda sem prescrição e, em seguida, torna a embalá-lo em quantidades menores para distribuição ao público. Todos os sete pontos devem ser incluídos no rótulo do medicamento reembalado.

Em 1972, a FDA iniciou o *Over-the-Counter Drug Review* (Revisão de Medicamentos de Venda Livre). Não se exigia que os medicamentos de venda sem prescrição comercializados antes de 1962 mostrassem ser seguros e efetivos. Em lugar de rever o conteúdo de cada um dos quase 100.000 a 500.000 produtos de venda sem prescrição no mercado, a agência decidiu proceder de um modo a criar uma regra. A FDA selecionou painéis de especialistas que revisaram a terapia com medicamentos de venda sem prescrição de 27 categorias de uso de medicamento, p. ex., analgésicos, laxativos, antieméticos, etc. Quando completou sua revisão, o painel preparou uma monografia definindo os ingredientes ativos que foram encontrados como sendo seguros e efetivos para o uso sem prescrição naquela área de terapia. Após um período para o comentário público, a monografia foi finalizada, e qualquer produto naquela categoria terapêutica que não satisfizesse aos padrões estabelecidos na monografia estava sujeito às sanções da FDA. A OTC Review foi concluída nos anos 1980, e provavelmente ainda transcorrerão vários anos antes que a ação nessa área seja finalizada.

Nos últimos anos, inúmeras organizações de farmácias propuseram que uma terceira e quarta classes de produtos medicamentosos fossem estabelecidas, além das classes atualmente existentes de medicamentos de venda com e sem prescrição. A terceira classe de medicamentos seria composta por aqueles que ficariam apenas disponíveis para um farmacêutico, e a quarta classe de medicamentos incluiria aqueles para os quais haveria a exigência de uma prescrição a partir de um profissional licenciado para o início da terapia, mas que poderia ser repetida perante a orientação profissional do farmacêutico. Em parte, o interesse nessa alteração no nível federal tem sido prevenido por legislação estadual que autoriza acordos de cuidados em colaboração, sob os quais os farmacêuticos podem tratar da terapia medicamentosa do paciente.

Uma questão adicional que surge com freqüência é o estado legal de repetição de uma prescrição escrita para um medicamento de venda sem prescrição, quando nenhuma foi autorizada pelo profissional que prescreveu. A resposta volta à definição de uma prescrição perante a lei estadual. Quando ela é descrita como uma ordem para medicamentos autorizados por um profissional licenciado e o estatuto afirma ainda que o farmacêutico deve ter a autorização do responsável pela prescrição para fornecer um medicamento de venda com prescrição, então a repetição da prescrição provavelmente não seria legal. Observe que isso acontece mesmo que o paciente pudesse simplesmente pegar o mesmo medicamento de uma prateleira. Por outro lado, quando o estatuto estadual é formulado com palavras diferentes, então pode ser legal que um farmacêutico repita a prescrição, porque, sob o esquema de regulamentação federal, o medicamento pode ser distribuído sem uma prescrição.

LEI DE CONTROLE E PREVENÇÃO ABRANGENTE DE ABUSO DE DROGAS DE 1970

O *Comprehensive Drug Abuse Prevention and Control Act* (Lei Federal de Controle e Prevenção Abrangente de Abuso de Drogas) entrou em vigor em 1.º de maio de 1971. O Título II desta Lei é conhecido como a *Lei de Controle de Drogas* (CSA) e regula a fabricação, a distribuição e o fornecimento de substâncias controladas. A lei supera a maioria das leis anteriores de controle de abuso de substâncias e narcóticos e atribui a responsabilidade do cumprimento dessa lei ao DEA, que faz parte do Departamento de Justiça dos Estados Unidos. O DEA promulgou extensas regulamentações para implementar a Lei, e essas regulamentações aparecem no 21 CFR 1300-final.

A Lei fornece um sistema *fechado* para quase todas as pessoas que manuseiam legalmente substâncias controladas que não sejam o usuário final. Cerca de 500.000 pessoas e instituições, como hospitais, farmácias, pesquisadores, fabricantes de medicamentos e médicos, estão incluídas na classe de pessoas sujeitas a regulamentação direta através de registro pelo DEA. Além de substituir ou emendar inúmeras leis federais relacionadas ao controle de substâncias, a CSA destina-se a ajudar na diminuição do desvio disseminado dessas substâncias dos seus canais legítimos.

Quando promulgou a CSA, o Congresso não mais se fundamentou na cláusula de taxação da Constituição dos Estados Unidos, como fizera no passado. A autoridade para o Congresso promulgar essa legislação veio da cláusula de comércio interestadual da Constituição. O poder para regular a saúde, a segurança e o bem-estar do povo americano foi colocado principalmente sob a jurisdição de cada estado através dos *poderes de polícia* que foram reservados para os estados por meio da Décima Emenda da Constituição dos Estados Unidos. Contudo, o Congresso determinou que o controle federal dos incidentes intra-estaduais do tráfico de substâncias controladas é essencial para o controle efetivo dos incidentes interestaduais desse tráfico e, portanto, é impelido a entrar na regulação da matéria que havia sido previamente delegada aos estados. Devemos lembrar que, se uma provisão da lei estadual ou local é inconsistente ou entra em conflito com uma provisão da CSA, a lei estadual ou local deve ceder perante o dispositivo federal. Entretanto, quando a lei estadual ou local aumenta ou fortalece a lei federal, o dispositivo mais rigoroso deve ser seguido. A fim de gerar uniformidade com o governo federal, a maioria dos estados adotou um *Uniform Controlled Substances Act* (Lei Uniforme de Substâncias Controladas).

DEFINIÇÕES IMPORTANTES

As seguintes definições selecionadas derivam da CSA ou de regulamentações do DEA. Essas definições devem ser lidas com cuidado, já que sua enunciação afetará muito a utilização das palavras dentro da Lei. As seguintes definições são aquelas que atingem com maior intensidade a prática de farmácia:

Administrar refere-se à aplicação direta de uma substância controlada no corpo de um paciente ou de um indivíduo em pesquisa.

Fornecedor significa um profissional individual, um profissional institucional, farmácia ou farmacêutico que fornece uma substância controlada.

Profissional individual significa um médico, odontólogo, veterinário ou outro indivíduo licenciado, registrado ou de outra forma autorizado, pelos Estados Unidos ou pela jurisdição em que atua, a fornecer uma substância controlada no curso da prática profissional, mas não inclui um farmacêutico, farmácia ou um profissional institucional.

Profissional institucional significa um hospital ou outra pessoa (diferente do individual) licenciado, registrado ou de outra forma autorizado, pelos Estados Unidos ou pela jurisdição em que atua, a fornecer uma substância controlada no curso da prática profissional, mas não inclui uma farmácia.

Substância narcótica significa qualquer uma das seguintes, quer produzida diretamente ou indiretamente através da extração a partir de substâncias de origem vegetal, ou independentemente por meio de síntese química: (a) ópio, folhas de coca e opiáceos; (b) um composto, produto, sal, derivado ou preparação de ópio, folhas de coca ou opiáceos; (c) uma substância que é quimicamente idêntica a qualquer uma das substâncias referidas em a ou b.

Pessoa inclui qualquer indivíduo, corporação, agência ou subdivisão governamental ou governo, companhia, parceria, associação ou outra entidade legal.

Farmacêutico significa qualquer farmacêutico licenciado por um estado para fornecer substâncias controladas, devendo incluir qualquer outra pessoa (p. ex., interno em farmácia) autorizada por um estado a fornecer substâncias controladas sob a supervisão de um farmacêutico licenciado por aquele estado.

Prescrição significa uma ordem para a medicação que é fornecida a ou para o usuário final, mas não inclui uma ordem para a medicação que é fornecida para a administração imediata no usuário final (p. ex., uma ordem para fornecer um medicamento a um paciente acamado para administração imediata no hospital não é uma prescrição).

Prontamente recuperável significa que determinados registros são mantidos por sistemas automáticos de processamento de dados ou outros sistemas de registro eletrônicos ou mecanizados, de tal modo que eles possam ser separados de todos os outros registros em um tempo razoável e/ou sejam mantidos os registros em que determinados itens sejam destacados, sublinhados ou, de alguma maneira, visualmente identificados em relação aos outros itens que aparecem nos registros.

LISTAS

As substâncias que estão sob a jurisdição da CSA foram categorizadas de acordo com seu potencial para o abuso e são divididas em cinco listas. Os procedimentos para controlar uma substância sob a CSA estão estabelecidos na Seção 201 da Lei. Os processos podem ser iniciados pelo DHHS, pelo DEA ou por petição de um fabricante, sociedade médica, associação farmacêutica, grupo de interesse público ou cidadão individual.

Quando o DEA recebe uma solicitação para controlar uma substância ou retirar totalmente uma substância das listas, a agência deve solicitar que o DHHS realize uma avaliação científica e médica. A secretaria do DHHS consulta, então, a FDA e outras agências afetadas em relação às recomendações de se o medicamento ou outra substância deve ser controlado ou retirado do controle. As avaliações médicas e científicas são ligadas ao DEA com relação aos temas científicos e médicos e, caso o DHHS recomende que uma substância não deva ser controlada, o DEA pode não controlar a substância.

Depois que o DEA recebe o relato do DHHS, ele então procederá à elaboração de uma decisão final. Se houve a determinação de controlar uma substância, será publicada uma proposição no *Federal Register* estabelecendo a lista proposta e convidando todos os interessados a emitir comentários. Nesse ponto, as partes afetadas podem solicitar uma audiência antes de um julgamento de lei administrativa. Quando nenhuma audiência é solicitada, o DEA avaliará todos os comentários recebidos e publicará uma decisão final no *Federal Register*.

Ao chegar à decisão final, o DEA é solicitado por lei a considerar inúmeros fatores com relação a cada substância proposta para ser controlada ou retirada das listas. Eles incluem o potencial para o abuso; efeitos farmacológicos; risco para a saúde pública; a história, espectro, duração e significado do abuso e o potencial para dependência fisiológica ou psíquica.

As substâncias que estão sob a jurisdição da CSA são divididas em cinco listas, baseadas em seu potencial para abuso, da seguinte maneira:

LISTA I (Schedule I) — Essas substâncias possuem um alto potencial para o abuso e não são aceitas para uso médico nos Estados Unidos. As três categorias amplas de substâncias encontradas nessa lista são os opiáceos, os derivados do ópio e os alucinógenos. Alguns exemplos são heroína, maconha, LSD, mescal, mescalina, psilocibina, tetraidrocanabinóis (THC) e diidromorfina e outros.

As pessoas adequadamente registradas podem usar as substâncias da Lista I para fins de pesquisa. A FDA aprovou a comercialização do produto THC, dronabinol (Marinol) e do canabinol sintético nabilone (Cesamet) para o tratamento da náusea e vômito associados à quimioterapia contra o câncer. Ambos os agentes foram colocados na Lista II. Todos os outros tetraidrocanabinóis e a maconha permanecem na Lista I.

LISTA II (Schedule II) — Essas substâncias também possuem um alto potencial para o abuso, mas possuem um uso médico atualmente aceito no tratamento nos Estados Unidos. Foi determinado que o abuso de um medicamento ou de outras substâncias incluídos nessa lista pode levar à dependência física ou psicológica grave. As amplas categorias das substâncias da Lista II incluem opiáceos e derivados de ópio, derivados das folhas de coca e certos estimulantes e depressores do SNC. Alguns exemplos das substâncias narcóticas controladas da Lista II são ópio, morfina, codeína, hidromorfona (Dilaudid), metadona (Dolophine), pantopon, meperidina (Demerol), cocaína, oxicodona (Percodan — em combinação com a aspirina), anileridina (Leritine) e oximorfona (Numorphan). Também estão na Lista II a anfetamina (Benzedrine, Dexedrine) e a metanfetamina (Desoxyn), fenmetrazina (Preludin), metilfenidato (Ritalin), amobarbital, pentobarbital, secobarbital, cloridrato de etorfina, difenoxilato e fenciclidina.

A quantidade da substância em um produto medicamentoso freqüentemente determina sob qual lista ele será controlado. Por exemplo, as anfetaminas e a codeína geralmente são incluídas na Lista II. Contudo, determinados produtos contendo quantidades menores, mais amiúde em combinação com uma substância não-controlada, são controlados nas Listas III e V.

LISTA III (Schedule III) — Esses medicamentos têm uso médico aceito nos Estados Unidos, porém possuem um menor potencial para abuso que as substâncias das Listas I e II. As substâncias da Lista III incluem compostos contendo quantidades limitadas de determinadas substâncias narcóticas, e substâncias não-narcóticas, como os derivados do ácido barbitúrico, exceto aquelas que estão em outra lista, glutetimida, metiprilon (Noludar), nalorfina, benzfetamina, clorfentermina, clortermina, fendimetrazina e elixir paregórico. Qualquer forma farmacêutica em supositório contendo amobarbital, secobarbital ou pentobarbital está nessa lista.

LISTA IV (Schedule IV) — Essas substâncias possuem um baixo potencial para o abuso em relação àquelas na Lista III. O abuso dos medicamentos ou substâncias da Lista IV pode levar a dependência física ou psicológica limitada em comparação com aquelas incluídas na Lista III. Os medicamentos da Lista IV geralmente são barbitúricos de ação prolongada, determinados hipnóticos e tranqüilizantes secundários. Para todos os fins práticos, não existem diferenças de regulamentação entre as Listas III e IV. Alguns dos medicamentos mais comuns encontrados na Lista IV são o barbital, fenobarbital, metilfenobarbital, betaína cloral, hidrato de cloral, etclorvinol (Placidyl), etinamato (Valmid), meprobamato (Equanil, Miltown), paraldeído, meto-hexital, fenfluramina, dietilpropiona, fentermina, clordiazepóxido (Librium), diazepam (Valium), oxazepam (Serax), clorazepato (Tranxene), flurazepam (Dalmane), clonazepam (Clonopin), prazepam (Verstran), lorazepam (Ativan), mebutamato, propoxifeno (Darvon) e pentazocina (Talwin-NX).

LISTA V (Schedule V) — Esses medicamentos possuem o mais baixo potencial para abuso entre as substâncias controladas e consistem em preparações portadoras de quantidades limitadas de determinadas substâncias narcóticas, geralmente para fins antitussígenos e antidiarreicos. Como regra geral, os itens da Lista V são preparações de marca que poderiam ser vendidas sem uma prescrição. Existem notáveis exceções, e o farmacêutico sempre deve verificar o rótulo para ver se a FDA determinou que o artigo seja um item apenas com prescrição. Por exemplo, o Lomotil é um item da Lista V, mas é vendido somente com prescrição. Atualmente, o elixir paregórico está restrito às vendas por prescrição e incluído na Lista III.

Os fabricantes de substâncias não-narcóticas que podem ser vendidas por todo o país sob os termos do FD&C Act podem candidatar-se ao DEA para terem seu produto excluído de qualquer lista. O fenobarbital é a substância mais comum encontrada nos produtos que são excluídos do processo de listagem. Um dos principais fatores considerados na determinação de se excluir um produto seria a quantidade da substância controlada envolvida. Uma vez que um produto é excluído sob a Seção 201(g)(1) da CSA, ele não está mais sujeito ao controle do DEA. Entretanto, o farmacêutico sempre deve consultar as leis estaduais e locais para determinar se qualquer um dos produtos excluídos no nível federal recebeu mais controles restritivos.

Restrições de Distribuição no Varejo da Lista V

As substâncias controladas relacionadas na Lista V, que não são medicamentos vendidos apenas sob prescrição, podem ser fornecidas sem prescrição por um farmacêutico ou comprador no varejo, desde que as seguintes condições sejam atendidas:

1. Esse fornecimento somente seja feito por um farmacêutico (que, por definição, também inclui um interno de farmácia, a menos que proibido por lei estadual). Contudo, depois que o farmacêutico preencheu suas responsabilidades profissionais e legais, o pagamento real, transação de crédito ou entrega pode ser completado por um não-farmacêutico.
2. Não mais que 240 mL ou 48 unidades de dosagem sólidas de qualquer substância portadora de ópio, ou mais que 120 mL ou 24 unidades de dosagem sólidas de qualquer outra substância controlada podem ser fornecidos no varejo ao mesmo comprador em qualquer período de 48 horas, sem uma prescrição.
3. O comprador no varejo precisa ter no mínimo 18 anos de idade.
4. O farmacêutico exige que todo comprador de uma substância controlada no varejo, que seja um desconhecido para ele, forneça uma identificação adequada (incluindo comprovante de idade, quando apropriado).
5. É mantido um livro de registro encadernado, contendo o nome e o endereço do comprador, o nome e a quantidade da substância controlada comprada, a data de cada venda e as iniciais do farmacêutico vendedor. Esse livro de registro deve ser mantido por um período de 2 anos a partir da data da última transação anotada no livro de registro, e ele deve ser disponibilizado para inspeção e cópia por funcionários do governo dos Estados Unidos, autorizados pela Procuradoria Geral.
6. Outras leis federais, estaduais ou locais não exigem uma prescrição.

O farmacêutico deve ser advertido de que, em alguns estados, determinadas ou todas as substâncias da Lista V foram colocadas no estado de venda apenas sob prescrição. Nesses estados, a lei estadual mais restritiva se aplicaria e proibiria a venda livre dos itens da Lista V. Os estados podem modificar qualquer uma dessas restrições e torná-las mais rigorosas.

Símbolos e Rotulação

Cada frasco comercial de substâncias controladas terá em seu rótulo um símbolo designando a qual lista ela pertence. O símbolo para as substâncias controladas das Listas I a V serão os seguintes:

I ou C-I
II ou C-II
III ou C-III
IV ou C-IV
V ou C-V

Os símbolos serão pelo menos duas vezes maiores que a maior letra impressa no rótulo. Existem exceções a essas exigências de rotulação. Nos casos em que o frasco comercial é muito pequeno para acomodar o rótulo, apenas a caixa e a bula devem conter o símbolo *C*.

Como regra geral, esses símbolos não são necessários nos frascos de prescrições fornecidos por um farmacêutico para um paciente no curso de sua prática profissional, embora as leis de alguns estados possam exigir tais símbolos nas prescrições fornecidas para instituições de cuidados estendidos.

Registro

Toda pessoa que fabrica, distribui ou fornece qualquer substância controlada ou que se propõe se engajar na fabricação, distribuição ou fornecimento de qualquer substância controlada deve obter um registro, exceto quando isento. Os registros variam, em tempo de validade, de 1 a 3 anos. A maioria dos registros de farmácia será fornecida por um período de 3 anos. Um único membro do DEA é designado para aqueles que devem se registrar perante a lei, incluindo os fabricantes, distribuidores, atacadistas e profissionais, como médicos, odontólogos, veterinários, cientistas, farmacêuticos, podiatras e hospitais. Contudo, existem sete categorias gerais de pessoas que estão isentas de registro sob a lei ou regulamentações, incluindo funcionários da defesa civil, oficiais de justiça, determinados empregados do governo, profissionais afiliados a instituições registradas e agentes ou empregados dos registrantes. É essa última exceção que permite que os farmacêuticos individuais não se registrem no DEA, pois esses farmacêuticos servem como agentes de farmácias registradas.

Em outras palavras, as farmácias devem registrar-se no DEA para fornecer substâncias controladas, mas os farmacêuticos não. A única exceção é o farmacêutico que é proprietário de uma farmácia como proprietário único; nesse caso, o farmacêutico solicitaria o registro. O certificado de registro deve ser mantido no local registrado e ficar disponível para as inspeções oficiais. Quando um indivíduo é dono e opera mais de uma farmácia, cada local de negócio deve ser registrado em separado.

Os requerimentos de revalidação dos registros serão enviados por correio pelo DEA para cada pessoa registrada aproximadamente 60 dias antes da data de vencimento do registro. Quando uma farmácia registrada não recebe esses formulários dentro de 45 dias antes da data de vencimento do registro, ela deve notificar esse fato e solicitar os formulários para a revalidação do registro.

Registros Novos

As farmácias que procuram registrar-se pela primeira vez devem solicitar um requerimento de registro no DEA. Nenhuma farmácia pode participar de qualquer atividade para a qual o registro seja necessário até que o seu requerimento de registro tenha sido conferido e um certificado fornecido a ela pelo DEA. Entretanto, uma farmácia pode não fornecer substâncias controladas, se ela não tiver uma licença estadual válida, ainda que o DEA possa já ter registrado a farmácia e a autorizado a obter as substâncias controladas.

Modificações como mudança de endereço, localização ou nome pelos registrantes existentes podem ser feitas sem que seja preciso tramitar um processo de novo registro. Para fazer essa modificação, o registrante deve enviar uma correspondência ao DEA fazendo sua solicitação. Nenhum custo é necessário. Um registrante também pode solicitar a modificação de seu registro para autorizar o manuseio de listas adicionais de substâncias controladas, mas não pode modificar seu registro para transferi-lo para outro interessado.

Término

O DEA tem a autoridade, sob a CSA, de suspender ou revogar um registro em que o registrante falsificou seu requerimento ou foi condenado por um crime sob a CSA federal ou estadual ou teve sua licença ou registro estadual suspenso e não está mais autorizado pela lei estadual a fornecer substâncias controladas. Exceto em situações de emergência, os registrantes têm assegurada uma audiência e um processo legal antes da suspensão ou revogação do registro. Além disso, o registro de qualquer pessoa termina se e quando essa pessoa morre, cessa a existência legal ou interrompe o negócio ou a prática profissional.

Distribuição

Como regra geral, um registro separado do DEA é necessário para cada atividade que um registrante deseja engajar na fabricação, distribuição, fornecimento ou realização de pesquisa. Entretanto, uma farmácia registrada para fornecer uma substância controlada pode distribuir (sem ser registrada como um distribuidor) uma quantidade de substâncias controladas para um médico, outra farmácia, hospital ou casa de repouso com a finalidade de fornecimento geral por aquele profissional, desde que as seguintes condições sejam atendidas:

1. A farmácia ou o profissional ao qual a substância controlada está sendo distribuída é registrado sob a Lei para fornecer aquela substância controlada.
2. A distribuição é registrada como sendo distribuída pela farmácia e o farmacêutico, ou o profissional, registra a substância que está sendo recebida. A farmácia que distribui uma substância controlada deve registrar o nome da substância, a forma farmacêutica, a quantidade e o nome, o endereço e o número de registro no DEA da farmácia ou profissional para quem ela é distribuída, bem como a data da distribuição.
3. Quando a substância está relacionada nas Listas I ou II, a transferência deve ser feita em um formulário oficial de ordem do DEA.
4. A quantidade total de unidades de dosagem de substâncias controladas distribuída por uma farmácia não pode exceder 5% do total de substâncias controladas fornecidas pela farmácia durante o período de 12 meses em que a farmácia está registrada. Quando, em qualquer momento, ela realmente excede 5%, solicita-se que a farmácia se registre também como um distribuidor, além de estar registrada como farmácia.

Como um incidente a essa distribuição, um farmacêutico pode fabricar (sem ser registrado para fabricação) uma solução aquosa ou oleaginosa ou uma forma farmacêutica sólida contendo uma substância narcótica controlada, em uma proporção não superior a 20% da solução, composto ou mistura completa.

As regulamentações também permitem que uma pessoa na posse legal de substâncias controladas as devolva para o fornecedor sem registrar-se como um distribuidor. Os registrantes precisariam usar os formulários oficiais de ordem do DEA para a devolução de substâncias das Listas I e II para um fornecedor.

Registros e Relatos

Toda farmácia que manuseia substâncias controladas deve possuir registros completos e exatos de todas as transações de recebimento e fornecimento, que devem ser mantidos por um período de 2 anos. Muitos estados americanos exigem que os registros sejam mantidos por até 5 anos.

Todos os estoques e registros de substâncias controladas da Lista II devem ser mantidos em separado de todos os outros registros do registrante. Todos os estoques e registros de substâncias controladas das Listas III, IV e V devem ser mantidos em separado ou devem estar de tal forma que sejam prontamente recuperáveis a partir dos registros profissionais e comerciais comuns da farmácia.

Todos os registros pertinentes às substâncias controladas devem estar disponíveis para inspeção e cópia por funcionários do DEA legalmente autorizados.

Quando um registrante se engaja pela primeira vez no negócio e, depois disso, a cada 2 anos, deve ser realizado um inventário completo e exato de todos os estoques das substâncias controladas existentes, devendo esse inventário ser mantido pelo registrante por um período de 2 anos. Não há necessidade de as farmácias enviarem uma cópia do inventário para o DEA; no entanto, muitos estados exigem que uma cópia do inventário seja enviada para a agência reguladora.

Registros Contínuos

Toda farmácia deve manter, em base atualizada, um registro completo e exato de cada substância controlada recebida. A 3.ª cópia dos formulários de ordem do DEA executados, retida pela farmácia, preenchida conforme descrito na seção intitulada *Formulários de Ordem*, constituirá um registro de recibo da farmácia das substâncias controladas da Lista II. As faturas das substâncias controladas relativas às Listas III, IV e V serão consideradas registros de recibo completos quando os dados reais do recibo estiverem claramente registrados nas faturas pelo farmacêutico ou por outro responsável individual.

Preenchimento de Prescrições

As ordens de prescrição para substâncias controladas devem ser preenchidas de uma das três maneiras a seguir:

1. Uma farmácia pode manter três arquivos separados — um arquivo para os medicamentos da Lista II fornecidos, um arquivo para medicamentos das Listas III, IV e V fornecidos e um arquivo para as ordens de prescrição para todos os outros medicamentos fornecidos.
2. Uma farmácia pode manter dois arquivos — um arquivo para todos os medicamentos da Lista II fornecidos e outro arquivo para todos os outros medicamentos fornecidos, incluindo aqueles das Listas III, IV e V. Quando esse método é empregado, as ordens de prescrição no arquivo das Listas III, IV e V devem ser estampadas com a letra *C* em tinta vermelha, com altura não inferior a 2,5 cm, no canto inferior direito. Essa marca nítida torna os registros *plenamente recuperáveis* para inspeção.
3. Uma farmácia pode manter dois arquivos — um arquivo para todos os medicamentos controlados em todas as listas e um segundo arquivo para todas as ordens de prescrição para medicamentos não-

controlados fornecidos. Quando se emprega esse método, as ordens de prescrição para os medicamentos das Listas III, IV e V no arquivo de prescrição de medicamento controlado devem ser estampadas com a letra *C* vermelha, com não menos que 2,5 cm, no canto inferior direito, conforme mencionado previamente. Essa última exigência é desconsiderada para farmácias que empregam métodos eletrônicos de manutenção de registro. As exigências estaduais variam muito, porém, em geral, não possibilitam muitas opções para a manutenção de registros de prescrição quanto as concedidas sob a lei federal.

Inventário

O CSA exige que cada registrante faça um registro completo e exato de todos os estoques de substâncias controladas a cada 2 anos. O DEA não especifica mais a data em que o inventário deve ser realizado. Contudo, muitos estados realmente especificam uma data ou fornecem um período em que o inventário deve acontecer. A real elaboração do inventário não deve levar mais que 4 dias, a partir da data do inventário bienal. O registro do inventário deve

1. Listar o nome, endereço e número de registro no DEA do registrante.
2. Indicar a data e a hora em que o inventário é feito, i.e., abertura ou fechamento das operações.
3. Ser assinado pela pessoa ou pessoas responsáveis pela realização do inventário.
4. Ser mantido no local existente no certificado de registro por um mínimo de 2 anos.
5. Manter os registros dos medicamentos da Lista II separados de todas as outras substâncias controladas.

Quando se realiza o inventário de substâncias controladas da Lista II, deve ser feita a contagem ou medida exata. Quando se realiza o inventário de substâncias controladas das Listas III, IV e V, pode ser feita uma contagem estimada, a menos que o frasco contenha mais de 1.000 unidades de dosagem, caso em que se deve empreender uma contagem exata, se o frasco tiver sido aberto.

SUBSTÂNCIAS RECENTEMENTE CONTROLADAS— Ocasionalmente, um medicamento que não tenha sido controlado previamente será colocado em uma das listas de medicamentos ou uma substância controlada será movida para uma lista mais elevada ou mais baixa. Em ambos os casos, o medicamento deve ser inventariado como se fosse a data efetiva da transferência, e esse inventário deve ser acrescentado ao inventário bienal.

Formulários de Ordem

O sistema de formulários de ordem desenvolvido pelo DEA é um sistema de distribuição de substâncias completamente fechado. O DEA permite apenas que pessoas autorizadas obtenham ou distribuam substâncias controladas das *Listas I* ou *II* e apenas de acordo com formulários de ordem oficiais do DEA. As regulamentações estabelecem aqueles casos em que os formulários de ordem oficiais não são necessários para transferir substâncias controladas das *Listas I* ou *II*, p. ex., transferência para um paciente de acordo com uma prescrição por escrito, administração a um paciente por um profissional registrado, obtenção por funcionários da defesa civil ou fornecimento por um transportador comum para um depósito.

Uma farmácia que deseja formulários de ordem oficiais pode solicitar os formulários adequados no DEA. Esses formulários são numerados em série e fornecidos com o nome, endereço e número de registro da farmácia, a atividade autorizada e as listas autorizadas em relação àquela farmácia. Cada formulário em três folhas está contido em um livreto de sete folhas. Até seis livretos podem ser solicitados por vez, a menos que a farmácia possa mostrar que precisa superar esse limite. Não existe custo para esses formulários.

O farmacêutico deve preparar e executar o formulário de ordem em triplicata, usando uma máquina de escrever, caneta ou lápis inapagável. Deve-se preencher o nome e o endereço do fornecedor para o qual as substâncias controladas estão sendo solicitadas. Apenas um fornecedor pode ser listado por formulário. Existem dez linhas na seção *item* de cada formulário. Cada uma dessas dez linhas deve conter um *item* ou medicamento diferente. O número de linhas completadas deve ser totalizado no final. Esse é o número total de linhas ou itens, e não o número total de frascos comerciais solicitados. O formulário de ordem deve ser completado da maneira apropriada, e não deve haver alteração ou apagamento de material, ou um distribuidor será obrigado a recusar o formulário, podendo também optar por fazer isso em outros casos, se o formulário de ordem não estiver preenchido da forma correta.

O comprador deve assinar seu nome e a data do formulário de ordem no dia em que ele envia a ordem. Se seu nome for diferente do registrante autorizado, i.e., ele recebeu uma procuração legal para completar os formulários de ordem, ele também deve incluir o nome do registrante autorizado no espaço da assinatura. Quando o formulário está completo, o comprador separa as três cópias da seguinte maneira: Cópias 1 e 2 devem permanecer intactas com o carbono entre elas. Elas são enviadas com a ordem do registrante para seu fornecedor. A Cópia 3 fica retida com o comprador, separadamente dos outros registros. Quando o registrante recebe os itens, ele deve registrar, na Cópia 3 retida, o número de embalagens e a data em que as embalagens foram recebidas. Há um espaço para isso.

Procuração

Qualquer farmácia registrada pode autorizar um ou mais indivíduos, quer eles estejam na localização registrada da farmácia ou não, a obter e executar os formulários de ordem em seu nome concedendo uma procuração para essa pessoa. Ela deve ser assinada pela mesma pessoa que assinou o mais recente requerimento para registro ou renovação de registro e deve conter a assinatura do indivíduo que está sendo autorizado a obter e executar os formulários de ordem. A procuração não é enviada ao DEA, devendo ficar retida pela farmácia com os formulários executados. Ela deve ficar disponível para inspeção, juntamente com os registros de formulário de ordem. Uma procuração pode ser revogada a qualquer momento ao se preencher uma notificação de revogação, assinada pela pessoa que assinou o mais recente requerimento para registro ou renovação de registro e arquivando-a com a procuração que está sendo revogada. Muitos estados possuem restrições sobre quem pode assinar os formulários de ordem sob uma procuração. Por exemplo, apenas um trabalhador de saúde licenciado, como um farmacêutico, pode receber a permissão de assinar os formulários sob essas restrições.

Perda ou Furto

Quando se perdem formulários de ordem em branco, a farmácia deve preencher um novo em triplicata. A farmácia também deve fazer uma declaração contendo o número de série e a data da perda do formulário, afirmando que os medicamentos nele contidos nunca foram recebidos, e anexar uma cópia dessa declaração à Cópia 3 do formulário perdido. Uma cópia dessa declaração também deve ser anexada às Cópias 1 e 2 do formulário de ordem recentemente preenchido.

Sempre que qualquer formulário de ordem usado ou não for furtado ou perdido, após a descoberta, a farmácia deve reportar isso imediatamente à Drug Enforcement Administration, declarando os números de série de cada formulário perdido ou furtado. Quando todo um livreto ou livretos de formulários de ordem são perdidos ou roubados, e o farmacêutico é incapaz de declarar os números de série, ele deve reportar, em lugar dos números de série, a data ou data aproximada do acontecido. Os formulários de ordem perdidos ou roubados também devem ser relatados ao conselho estadual de farmácia ou a outra agência estadual de substâncias controladas.

Prescrições

QUEM PODE FORNECER — A fim de fornecer uma prescrição, um profissional deve estar (1) autorizado a prescrever substâncias controladas pela jurisdição, geralmente um estado, onde está licenciado para atuar e (2) registrado ou isento de registro pelo DEA.

FINALIDADE DO FORNECIMENTO — Para que uma prescrição para uma substância controlada seja efetiva, ela deve ser fornecida com uma finalidade médica legítima por um profissional que atua no curso usual da prática profissional. A responsabilidade pela prescrição e fornecimento próprios das substâncias controladas recai sobre o profissional que a prescreve, mas existe uma responsabilidade correspondente que recai sobre o farmacêutico que avia a prescrição. Uma ordem que simula ser uma prescrição fornecida fora do curso usual do tratamento profissional, ou na pesquisa legítima e autorizada, não é uma prescrição dentro do significado e intenção da Seção 309 da CSA. A pessoa que sabidamente avia essa prescrição simulada, bem como a pessoa que a fornece estarão sujeitas às penalidades decorrentes das violações das provisões da lei relacionadas a substâncias controladas.

Uma prescrição através da qual um profissional tenta repor um estoque oficial ou manter indivíduos dependentes da substância não é uma prescrição válida e, portanto, é anulada.

EXECUÇÃO DAS PRESCRIÇÕES — Todas as prescrições para substâncias controladas devem ser datadas e assinadas no dia em que são fornecidas, devendo trazer o nome completo e o endereço do paciente e o nome, endereço e número de registro do profissional. Um profissional pode assinar uma prescrição da mesma maneira que um cheque ou documento legal, p. ex., J. H. Smith ou John H. Smith. Onde não se pode fazer uma ordem verbal, as prescrições devem ser preenchidas usando-se uma máquina de escrever, caneta ou um lápis inapagável, devendo ser assinadas manualmente pelo profissional. A prescrição pode ser preparada por uma secretária ou agente para a assinatura de um profissional, mas a pessoa que prescreve é responsável no caso de a prescrição não se adequar, em todos os aspectos essenciais, à lei e às regulamentações.

As ordens de prescrição que são feitas para substâncias controladas da Lista II devem ser preenchidas com o uso de uma máquina de escrever, caneta ou lápis inapagável e devem ser assinadas pelo profissional que as fornece. Em um departamento de emergência, as substâncias da Lista II podem ser fornecidas por uma autorização verbal ou por fax (veja adiante). As ordens de prescrição para as substâncias controladas das Listas III, IV ou V podem ser fornecidas por meios verbais ou por escrito por um profissional ou seu agente autorizado. A lei federal também permite a transmissão por fax de prescrições das Listas III, IV e V.

FORNECIMENTO DE EMERGÊNCIA PARA A LISTA II — No caso de uma emergência *bona fide*, conforme definido pela Secretary of Health and Human Services, um farmacêutico pode fornecer uma substância controlada da Lista II ao receber a autorização verbal ou por fax de um profissional desde que

1. A quantidade prescrita e fornecida esteja limitada à quantidade adequada para tratar o paciente durante o período da emergência. A prescrição ou o fornecimento além do período de emergência deve estar de acordo com uma ordem de prescrição por escrito.
2. A ordem de prescrição verbal é transformada imediatamente em escrita pelo farmacêutico e contém todas as informações, excetuando-se a assinatura de quem prescreve.
3. Quando a pessoa que prescreve não é conhecida do farmacêutico, ela deve empreender um esforço razoável para determinar se a autorização verbal veio de alguém que prescreve, verificando o seu número de telefone comparando com aquele listado no catálogo, além de outros esforços para garantir sua identidade.
4. Dentro de 7 dias depois da autorização de uma ordem de prescrição verbal de emergência, a pessoa que prescreve deve enviar uma ordem de prescrição por escrito para a quantidade de emergência prescrita para o farmacêutico que aviou a prescrição. A ordem de prescrição deve ter, por escrito, a frase *Autorização para Fornecimento de Emergência* em sua face. A ordem de prescrição por escrito pode ser enviada pessoalmente ou por correio, mas, quando enviada por correio, ela deve ser remetida dentro do período de 7 dias. Após o recebimento, o farmacêutico fornecedor deve anexar essa ordem de prescrição à ordem de prescrição de emergência verbal que foi escrita anteriormente. O farmacêutico deve notificar o escritório do DEA mais próximo, caso a pessoa que prescreve não envie uma ordem de prescrição por escrito para o farmacêutico. A falha do farmacêutico em fazer isso deve invalidar a autoridade conferida pela subseção para fornecer sem uma ordem de prescrição por escrito de alguém que prescreve.

Definição de Emergência — Para a finalidade de autorizar uma ordem de prescrição verbal de uma substância controlada relacionada na Lista II do *Controlled Substances Act*, o termo *situação de emergência* significa aquelas situações em que quem prescreve determina que

1. A administração imediata da substância controlada é necessária para o tratamento adequado do suposto usuário.
2. Não existe nenhum tratamento alternativo adequado, inclusive a administração de um medicamento que não seja uma substância controlada sob a Lista II da Lei.
3. Não é razoavelmente possível para quem prescreve fornecer uma ordem de prescrição por escrito para ser apresentada à pessoa que fornece a substância, antes do fornecimento.

REPETIÇÃO E RENOVAÇÃO — Nenhuma prescrição para uma substância controlada da Lista II pode ser repetida; entretanto, em certas circunstâncias limitadas, a lei federal permite a repetição parcial das prescrições da Lista II. (Veja adiante) As prescrições para substâncias controladas das Listas III ou IV podem ser repetidas, quando autorizadas para tal. As prescrições podem não ser aviadas ou repetidas mais de 6 meses depois da data de fornecimento ou ser repetidas mais de cinco vezes depois da data de fornecimento. Depois de cinco repetições ou depois de 6 meses, o profissional pode renovar a prescrição. Uma renovação de qualquer prescrição deve ser registrada em uma nova prescrição em branco e deve ser atribuído o número da nova prescrição. As prescrições verbais devem ser consignadas por escrito e arquivadas pelo farmacêutico.

As prescrições para uma substância controlada da Lista V podem ser repetidas apenas quando autorizadas pelo profissional que prescreve a prescrição. Quando nenhuma autorização for fornecida, a prescrição não pode ser repetida. Entretanto, quando o item pode ser vendido livremente de maneira legal, a responsabilidade de determinar a propriedade da venda caberá ao farmacêutico.

Registrando as Repetições — Um farmacêutico, depois de repetir uma prescrição para qualquer substância controlada das Listas III, IV ou V, deve colocar as suas iniciais no verso da prescrição, a data em que a prescrição foi repetida e a quantidade de medicamento fornecida. Quando o farmacêutico apenas coloca as iniciais e a data no verso da prescrição, deve-se supor que ele forneceu uma repetição para a quantidade total existente na face da prescrição.

Computadorização — Permite-se que uma farmácia utilize um sistema de processamento de dados como um método alternativo para o armazenamento e a recuperação de informações de repetição de prescrição para as substâncias controladas relacionadas nas Listas III e IV.

O sistema computadorizado deve fornecer a recuperação imediata (através da demonstração em CRT ou impressão) das informações da prescrição original para as prescrições que estão atualmente autorizadas para repetição. As informações que devem ser prontamente recuperáveis devem incluir, mas não se limitar a, dados como número da prescrição original, data de fornecimento da prescrição pelo profissional, nome e endereço completos do paciente, nome e número de registro no DEA do profissional, nome, potência, forma farmacêutica, quantidade de substância controlada prescrita, quantidade fornecida quando diferente da quantidade prescrita e o número total de repetições autorizadas por quem prescreve.

Além disso, o sistema deve fornecer a recuperação imediata da história atual de repetição para as prescrições de substâncias controladas nas Listas III ou IV que foram autorizadas para repetição durante os últimos 6 meses e a documentação de segurança para mostrar que as informações da repetição estão corretas. A documentação de segurança deve ser guardada em um arquivo separado na farmácia e mantida por um período de 2 anos a partir da data de fornecimento.

TRANSMISSÃO DE AUTORIZAÇÃO VERBAL — Uma enfermeira do profissional ou outro membro de sua equipe não podem autorizar a renovação de uma prescrição de uma substância controlada que tenha sido repetida cinco vezes ou que já tenha 6 meses a partir do fornecimento. A autoridade para prescrever substâncias controladas é conferida apenas ao profissional e não pode ser delegada a qualquer outra pessoa. Entretanto, as enfermeiras ou membros da equipe que recebem ligações de farmácias em relação às renovações podem atuar como o agente do profissional e transmitir a ordem dos profissionais. Em outras palavras, quando o profissional autoriza uma ordem, um agente pode comunicar essa ordem à farmácia.

ESTOQUE NO CONSULTÓRIO DE PROFISSIONAIS — Um farmacêutico pode não fornecer uma substância controlada de uma ordem de prescrição que seja fornecida por um profissional e que se destina ao uso em consultório ou ao uso próprio do profissional. A distribuição deve ser feita em uma fatura e/ou formulário de ordem, quando necessário.

REQUISITOS DE ROTULAÇÃO — O farmacêutico que preenche uma prescrição para substâncias controladas relacionadas nas Listas II, III, IV ou V deve afixar na embalagem um rótulo mostrando nome e endereço da farmácia, número de série e data do fornecimento original, nome do paciente, nome do profissional que forneceu a prescrição, orientações para uso e frases de advertência, quando existentes. Essa exigência de rotulação não se aplica aos pacientes internados.

O rótulo de qualquer substância relacionada como uma substância controlada das Listas II, III ou IV da CSA deve, quando fornecido a um paciente, conter a seguinte advertência:

CUIDADO: A lei federal proíbe a transferência deste medicamento para outra qualquer pessoa que não o paciente para o qual foi prescrito.

FORNECIMENTO PARCIAL-*LISTA II* — O fornecimento parcial de uma prescrição de substância controlada da *Lista II* é permitido quando o farmacêutico é incapaz de fornecer a quantidade total definida em uma prescrição por escrito ou verbal de emergência. O farmacêutico pode fornecer uma parte da quantidade solicitada, desde que uma notação da quantidade fornecida seja feita na face da prescrição por escrito (ou registro por escrito da prescrição verbal de emergência). A parte restante pode ser fornecida dentro de 72 h do primeiro fornecimento; contudo, quando a parte restante não é ou não pode ser fornecida dentro de um período de 72 h, o farmacêutico deve notificar a quem prescreve. Nenhuma quantidade adicional pode ser fornecida depois de 72 horas, exceto perante uma nova prescrição. Entretanto, o fornecimento parcial de uma prescrição para as substâncias controladas da Lista II além da limitação de 72 horas é permitido para pacientes em instituições de cuidados de longo prazo.

Uma prescrição por escrito para uma substância controlada da Lista II para um paciente de uma instituição de cuidados de longo prazo (LTCF — Long Term Care Facility) ou para um paciente com um diagnóstico clínico que documente uma doença terminal pode ser fornecida em quantidades parciais para incluir dosagens individuais. Quando há qualquer dúvida sobre se um paciente pode ser classificado como portador de uma doença terminal, o farmacêutico deve fazer contato com o profissional antes de repetir parcialmente a prescrição. O farmacêutico e o profissional responsável pela prescrição possuem uma responsabilidade correspondente para garantir que a substância controlada se destina a um paciente em fase terminal. O farmacêutico deve registrar na prescrição se o paciente está *em fase terminal* ou se é *um paciente de LTCF*. Uma prescrição que é fornecida parcialmente e não contém a notação *fase terminal* ou *paciente de LTCF* deve ser considerada como tendo sido fornecida em violação à Lei. Para cada fornecimento parcial, o farmacêutico fornecedor deve registrar no verso da prescrição (ou em outro registro apropriado, uniformemente mantido e prontamente recuperável) a data do fornecimento parcial, a quantidade fornecida, a quantidade restante autorizada para ser fornecida e a identificação do farmacêutico fornecedor. A quantidade total de substâncias controladas da Lista II fornecida em todos os fornecimentos parciais não deve exceder a quantidade total prescrita. As prescrições da Lista II para pacientes em uma LTCF ou para pacientes com um diagnóstico clínico que documente uma doença terminal devem ser válidas por um período não superior a 60 dias a partir da data de fornecimento, a menos que encerrada precocemente pela interrupção do medicamento.

FORNECIMENTO PARCIAL-*LISTAS III E IV* — O fornecimento parcial de prescrições para substâncias controladas das Listas III e IV é permitido quando o farmacêutico que fornece ou repete a prescrição coloca a quantidade fornecida e suas iniciais no verso da prescrição. Além disso, os fornecimentos parciais não podem exceder a quantidade total autorizada na prescrição e o fornecimento de todas as repetições deve acontecer dentro do limite de 6 meses.

TRANSFERÊNCIAS — As prescrições para medicamentos das Listas III, IV e V podem ser transferidas entre farmácias com a finalidade de repetição. A transferência das informações da prescrição original para uma substância controlada relacionada nas Listas III, IV ou V para fins de fornecimento de repetição é permitida entre farmácias apenas uma vez. Entretanto, as farmácias que compartilham eletronicamente uma base de dados *on-line* em tempo real podem transferir até o máximo de repetições permitido por lei e pela autorização de quem prescreve. As transferências estão sujeitas às seguintes exigências:

A transferência é comunicada diretamente entre dois farmacêuticos licenciados e o farmacêutico que transfere registra as seguintes informações:

Escrever a palavra *INVÁLIDA* na frente da prescrição anulada.

Registrar no verso da prescrição invalidada o nome, endereço e número de registro no DEA da farmácia para a qual ela foi transferida e o nome do farmacêutico que recebeu as informações da prescrição.

Registrar a data da transferência e o nome do farmacêutico que transferiu as informações.

É necessário que o farmacêutico que recebe as informações da prescrição transferida escreva o seguinte:

Escrever a palavra *transferência* na frente da prescrição transferida.

Fornecer todas as informações que devem constar em uma prescrição de acordo com o 21 CFR 1306.05 e incluir:

- Data da emissão da prescrição original;
- Número de repetições originais autorizado na prescrição original;
- Data do fornecimento original;
- Número de repetições válidas restantes e data(s) e localizações da repetições anteriores
- Nome, endereço, número de registro do DEA da farmácia e número da prescrição a partir da qual as informações da prescrição foram transferidas;
- Nome do farmacêutico que transferiu a prescrição;
- Nome, endereço e número de registro do DEA da farmácia e número da prescrição a partir da qual a prescrição foi originalmente preenchida.

As prescrições original e transferida devem ser mantidas por um período de 2 anos a partir da data da última repetição.

Distribuição na Interrupção ou Transferência

Qualquer registrante que deseje interromper as atividades do negócio por completo, ou em relação às substâncias controladas (sem transferir essas atividades de negócio para outra pessoa), deve devolver, para cancelamento, o certificado de registro do registrante e quaisquer formulários de ordem em branco sob sua posse para o local conforme instruído pelo Agente de Campo do DEA.

Quaisquer substâncias controladas sob a posse do registrante podem ser descartadas de acordo com as instruções sob a seção Descarte de substâncias (adiante).

Qualquer registrante que deseje interromper as atividades comerciais por completo, ou com relação às substâncias controladas (por transferir essas atividades de negócio para outra pessoa), deve enviar pessoalmente ou por devolução de recibo de carta registrada ou certificada, para o escritório do DEA mais próximo, com pelo menos 14 dias de antecedência da data da transferência proposta:

1. O nome, endereço e número de registro da farmácia que está interrompendo o negócio.
2. O nome, endereço e número de registro da pessoa que está adquirindo a farmácia.
3. Se as atividades comerciais continuarão na localização registrada pela pessoa que está interrompendo o negócio ou se mudando para outra localização (nesse último caso, o endereço da nova localização deve ser relacionado).
4. A data em que a transferência das substâncias controladas acontecerá.

No dia da transferência, deve ser feito um inventário completo de todas as substâncias controladas que estão sendo transferidas, de acordo com o 21 CFR 1304.11-1304.19. Esse inventário serve como o inventário final do registrante que transfere e o inventário inicial do registrante que recebeu a transferência. Uma cópia do inventário deve ser incluída nos registros de cada pessoa. Não é necessário arquivar uma cópia no DEA, a menos que seja solicitado pelo Diretor Regional. As transferências de quaisquer substâncias da Lista II exigem o uso do formulário de ordem 222.

No dia da transferência, todos os registros de manutenção obrigatória pelo registrante que faz a transferência, com relação às substâncias controladas que estão sendo transferidas, devem ser transferidos para o registrante que recebe a transferência. A responsabilidade pela exatidão dos registros antes da data da transferência permanece com aquele que transferiu, mas a responsabilidade pela custódia e manutenção deve ser daquele para quem foram transferidas.

Exigências Diversas

SEGURANÇA — As farmácias devem manter as substâncias controladas das Listas II, III, IV e V em um armário trancado ou dispersas por todo o estoque não-controlado de maneira a impedir o furto. É permitida uma combinação desses dois métodos. Por exemplo, muitas farmácias trancam as substâncias da Lista II em uma gaveta ou armário, enquanto espalham as substâncias das Listas III, IV e V em ordem alfabética por todo o estoque de medicamentos não-controlados.

DESCARTE — Uma farmácia que deseja desfazer-se de qualquer excesso ou estoque indesejado de substâncias controladas deve contatar o escritório mais próximo do DEA e solicitar o formulário necessário (DEA-41). A carta da farmácia deve ser anexada ao relatório afirmando que as substâncias controladas não são desejadas e que a farmácia deseja desfazer-se delas.

Mediante o recebimento da carta da farmácia, um dos quatro cursos de ação será escolhido pelo DEA; isso será declarado em forma de carta, anexada à cópia original do formulário DEA-41 e devolvido à farmácia.

Os quatro cursos de ação são:

1. As substâncias podem ser destruídas por duas pessoas responsáveis ou atuando em nome do registrante. Esse curso de ação será empregado quando existirem fatores que impedem uma destruição no local testemunhada pelo pessoal do DEA, como as empresas com história de obediência e relação potencial de abuso das substâncias envolvidas.
2. O excesso dos estoques indesejados de substâncias controladas deve ser enviado para a agência estadual adequada para destruição. Em lugar da entrega real à agência estadual, as destruições testemunhadas pelo pessoal do estado são aceitáveis.
3. As substâncias devem ser mantidas até a chegada do pessoal do DEA em um horário mutuamente conveniente para testemunhar a sua destruição. O pessoal do DEA datará e assinará os relatórios ou formulários depois de testemunhar a destruição.
4. As substâncias devem ser enviadas para o escritório local do DEA que serve à área em que o registrante está localizado. Após o recebimento das substâncias, o escritório local do DEA verificará a real substância enviada. Se forem encontrados erros, um formulário corrigido deve ser preparado, e o registrante é legalmente notificado. O formulário original será devolvido ao registrante.

FURTO DE SUBSTÂNCIAS — Qualquer farmácia envolvida na perda de substâncias controladas deve notificar o escritório do DEA mais próximo sobre o furto ou perda significativa logo após a descoberta. A farmácia deve fazer um relatório em relação à perda ou furto completando o formulário DEA-106. Esses relatórios devem conter as seguintes informações: nome e endereço da firma, número de registro no DEA, data do furto, notificação ao departamento de polícia local, tipo de furto, listagem dos símbolos ou códigos de custo usados pela farmácia na marcação dos frascos e listagem das substâncias controladas que faltam. Devem ser feitas quatro cópias desse relatório. A farmácia deve manter a cópia original em seus registros e enviar duas cópias para o escritório do DEA mais próximo. Muitos estados exigem que uma cópia também seja enviada para o Conselho de Farmácia. As posturas locais podem exigir que a notificação seja enviada para a autoridade policial apropriada.

Envio pelo Correio

O título 39 do Código de Regulamentações Federais contém as Regulamentações do Serviço Postal dos Estados Unidos em relação a materiais não passíveis de remessa e a regras de remessa especiais para vários artigos e substâncias. As substâncias controladas podem ser remetidas por correio para a casa de um paciente quando elas são enviadas em uma quantidade razoável destinada a uso pessoal. As substâncias controladas também podem ser transmitidas por correio entre pessoas registradas no DEA ou entre pessoas que estão isentas de registro, como militares, pessoal da defesa civil ou funcionários legais no desempenho de suas obrigações oficiais.

Os volumes que contêm as substâncias controladas devem ser preparados e embalados para envio pelo correio de acordo com as regulamentações definidas na 39 CFR 124. O correio regular pode ser utilizado para esses volumes.

Inspeções do DEA

A CSA exige especificamente uma permissão de busca administrativa assegurada para a maioria das inspeções do DEA não-permitidas. Portanto, para que um agente do DEA entre em qualquer local registrado no DEA, o agente deve declarar a finalidade da inspeção e apresentar a identificação apropriada. Além disso, o agente deve obter uma autorização informada do registrante, portar uma permissão de inspeção administrativa ou adequar-se em uma das exceções especiais estabelecidas no estatuto. A Lei reconhece determinadas circunstâncias necessárias em que uma permissão de inspeção não é necessária, como a inspeção de registro inicial, a inspeção de veículos automotores, situações de emergência ou situações de risco para a saúde.

VENENOS

Um veneno é definido como qualquer substância conhecida pela profissão farmacêutica ou médica que seja capaz de destruir a vida do humano adulto quando tomado em quantidades de 3 gramas ou menos. Essa definição geral é valiosa ao indicar as substâncias habitualmente consideradas venenosas, mas não é seguida em muitas das leis estaduais sobre venenos. A regulamentação da venda de venenos geralmente se situa dentro da jurisdição dos governos estaduais, e os limites governamentais nessa área podem variar muito de um estado para outro.

Em geral, os estatutos estaduais que regulam a venda de venenos exigem que o comprador tenha uma determinada idade mínima e que ele saiba ou seja informado de que a substância que está sendo comprada é um veneno. Além disso, o farmacêutico freqüentemente tem a responsabilidade de determinar se a substância será empregada para uma finalidade legal. As exigências de manutenção de registro são especificadas nos estatutos estaduais. Por exemplo, pode ser necessário que o farmacêutico registre a data da venda, o nome e o endereço do comprador, o nome ou as iniciais do vendedor, o nome e a quantidade do veneno e a finalidade à qual ele se destina. Alguns estados exigem que o comprador assine o livro de registro para formar um recibo e colocar para o comprador a natureza perigosa da substância. O livro em que essa informação é registrada freqüentemente é referido como o Registro de Venenos, e pode haver uma exigência de que o livro seja usado exclusivamente para o registro de vendas de venenos. Muitos estados especificam um período de tempo durante o qual os registros de vendas devem ser preservados e disponibilizados para inspeção das autoridades estaduais adequadas.

Com freqüência, são encontradas exigências de rotulação especial para os venenos. O requisito mínimo usual é que o frasco contenha o nome da substância, a palavra veneno e o nome e o local de venda. As exigências de cada estado podem ser suplementadas por exigências federais relativas à rotulação, com informações sobre toxicidade, frases de advertência e informações sobre o tratamento.

Não se permite que venenos sejam enviados por correio sem uma autorização específica do Serviço Postal dos Estados Unidos.

Lei de Embalagem de Prevenção para Venenos

A Lei de Embalagem de Prevenção para Venenos (Poison Prevention Packaging Act) foi promulgada pelo Congresso durante 1970 e autoriza a Consumer Product Safety Commission (CPSC) a estabelecer padrões para a embalagem resistente às crianças. A agência também faz cumprir os estatutos no nível das farmácias.

Sob esse estatuto, os medicamentos de venda com prescrição e alguns medicamentos da venda livre são considerados substâncias domiciliares perigosas e, por conseguinte, devem ser fornecidos com uma tampa resistente a crianças. Entretanto, existem algumas exceções a essa exigência sob a Lei.

Muitos medicamentos de venda sem prescrição não têm a necessidade de serem embalados de forma resistente a crianças. Entretanto, a CPSC ordena, por exemplo, que a aspirina e os produtos portadores de mais de 500 mg de ferro por embalagem estejam em embalagens com fecho de segurança. Ainda assim, os fabricantes de produtos com aspirina podem produzir um tamanho de uma embalagem que contenha o medicamento que possua um fechamento comum. É necessário que essas embalagens sem segurança portem a frase de advertência, *Esta embalagem é para domicílios sem crianças pequenas.* Outros produtos de venda livre podem ser acrescentados à lista de substâncias que exigem embalagem de segurança, e os farmacêuticos devem observar esses desenvolvimentos.

Algumas substâncias que exigem prescrição não precisam ser fornecidas em embalagens resistentes a crianças. Por exemplo, a CPSC determinou que a embalagem de segurança não é necessária para as formas farmacêuticas sublinguais de nitroglicerina, bem como para as formas farmacêuticas sublinguais e mastigáveis do dinitrato de isossorbida nas potências de 5 mg ou menos. Outros medicamentos que exigem prescrição podem ser considerados exceções para as exigências da Lei e, enquanto estiverem sob consideração, não há necessidade de embalagem resistente a crianças.

Aquele que prescreve pode solicitar que um medicamento, que seria, de outra forma, fornecido em uma embalagem resistente a crianças, seja fornecido com um fechamento comum. O paciente também tem essa opção perante a Lei. A legislação não exige qualquer modo específico para a comunicação dessa desistência, i.e., não é necessário que ela seja escrita. Por exemplo, alguém que precreve transmitindo uma prescrição por telefone poderia indicar verbalmente que está solicitando a embalagem comum. Apesar disso, o farmacêutico pode desejar possuir as solicitações de embalagens inadequadas feitas por quem prescreve ou pelos pacintes por escrito, de modo a documentar a transação; isso poderia vir a ser inestimável no caso de uma ocorrência adversa.

No início do cumprimento desse estatuto, a CPSC tomou a posição de que o farmacêutico não podia advertir o paciente sobre a opção da embalagem comum. Essa posição foi tomada em antecipação à visão da agência de que a embalagem sem segurança seria a rara exceção, não a regra, e por uma sensação de que, se os farmacêuticos precisassem avisar os pacientes sobre suas opções, a Lei seria prejudicada. A APhA contestou essa posição da agência e a CPSC atualmente adota a posição de que os farmacêuticos podem aconselhar os pacientes sobre seus direitos de solicitar a embalagem sem segurança.

Os medicamentos fornecidos para uso por pacientes internados, seja em um hospital, seja em uma casa de repouso, provavelmente não precisam ser em recipientes à prova de crianças, porque os pacientes geralmente não possuem acesso a eles.

Não é necessário que os fabricantes utilizem fechamentos resistentes a crianças em frascos de estoque de medicamentos que não se destinem ao alcance do paciente. Entretanto, quando a embalagem fornecida pelo fabricante é aquela que será fornecida ao paciente, p. ex., frascos contendo antibiótico em pó para reconstituição, devem ser utilizadas tampas de segurança.

LEI DE DIREITO CIVIL

A lei de direito civil é a subdivisão da lei civil que lida com as relações entre indivíduos criadas por lei, em vez de pelas próprias partes. Um direito civil é um dano ou erro particular que se origina de uma brecha de obrigação criada por lei. Pode envolver lesão para uma pessoa, bem como dano à propriedade, causados de forma negligente ou intencional.

Os delitos civis negligentes são aqueles que se originam porque o executor do delito civil (a pessoa que pratica o ato) descumpriu uma obrigação ou nível de cuidado esperado de sua parte. Os delitos civis intencionais são aqueles que o autor faz propositadamente ou com uma intenção de alcançar o resultado desejado.

NEGLIGÊNCIA

A negligência é definida como a omissão em fazer algo que uma pessoa razoável, orientada por aquelas considerações comuns que geralmente regulam os assuntos humanos, faria, ou o ato de fazer algo que um indivíduo razoável e prudente não faria. Como fica evidenciado a partir dessa afirmação, alguém pode ser negligente ao fazer ou deixar de fazer algo. Uma descrição mais direta é que a negligência acontece quando uma pessoa com deveres para com outra para fazer uso dos cuidados legais falha com essa responsabilidade, resultando em sofrimento de lesões pela outra parte em conseqüência direta dessa falha. Usando essa afirmação como um ponto de partida, cada elemento da negligência deve ser considerado em ordem.

Na situação normal, a existência de um dever legal será criada pelas atividades das outras pessoas. O júri ficará encarregado de determinar o que a suposta pessoa razoável e prudente mencionada anteriormente teria feito sob as circunstâncias existentes. Para fazer isso, os jurados recebem o testemunho de inúmeras pessoas para determinar o que elas teriam feito. Em seguida, o júri decide o que uma pessoa razoável e prudente teria feito e o que cria a existência de um dever legal. Na circunstância comum, a obrigação será criada pelas ações de leigos. Então, quando os farmacêuticos estão atuando dentro de seu campo de defesa profissional, seus desempenhos serão avaliados sob a luz do que seus colegas profissionais teriam feito. Em geral, os farmacêuticos serão considerados responsáveis por negligência apenas quando se desviam da prática de outros profissionais de farmácia conceituados. Para o profissional geral de farmácia, o padrão de referência a ser utilizado é composto de outros profissionais gerais de farmácia. Embora possam existir indivíduos dentro da profissão com maior conhecimento ou competência em uma determinada área, p. ex., a detecção de interações medicamentosas, o profissional comum de farmácia será solicitado a fornecer apenas aquela quantidade de competência exibida pelos colegas, não por especialistas.

Contudo, isso não significa que os membros de uma profissão podem ficar legalmente defasados na adoção de novos métodos ou procedimentos. Inúmeras cortes regulamentaram que, embora no caso usual a lei reconhecerá o padrão de cuidados estabelecidos pelos membros do comércio, indústria ou profissão, todo o grupo pode ter ficado defasado na adoção de uma inovação. Nesses casos, as cortes não serão orientadas pelos padrões empregados pela profissão, mas, em vez disso, a corte estabelecerá o padrão de cuidados a ser exercido sob a circunstância.

O conceito de obrigação não é fixo, mas evolui e se modifica de maneira constante. Um exemplo disso é a doutrina da obrigação dos farmacêuticos de consultar os pacientes a respeito do uso correto da substância. Através de vários casos decididos durante os últimos 40 anos, várias cortes determinaram que o farmacêutico realmente possui a obrigação legal de instruir o paciente sobre o uso seguro e correto do medicamento. Essa obrigação é devida ao paciente, e, se o farmacêutico falhar em cumprir com essa responsabilidade, ele pode ser responsabilizado no tribunal.

Um segundo requisito para a existência da negligência é a lesão. A parte que está alegando a negligência deve provar que sofreu lesões legalmente suficientes. Em geral, essas lesões devem ser substanciais, não discretas; p. ex., um *rash* cutâneo temporário seria insuficiente.

A parte que impetra a ação deve, em seguida, provar que a lesão decorreu do resultado direto da falha do farmacêutico em sua obrigação legal. Isso pode ser bastante difícil. Em alguns casos, sabe-se que o paciente sofreu lesões legalmente identificáveis, mas não se pode estabelecer, por uma preponderância de evidências, que a lesão surgiu diretamente de uma falha de obrigação.

O queixoso tem o ônus de estabelecer esses três primeiros elementos. Quando eles foram demonstrados de uma maneira legalmente suficiente, o farmacêutico possui várias defesas que podem estar disponíveis para resultar em um veredicto de não-responsável. Uma defesa dessas pode ser a negligência contribuinte. É regra que uma pessoa que contribuiu de alguma maneira para sua própria lesão não estará apta para ser recompensada. Na maioria dos estados americanos, a regra é de negligência comparativa. Embora a negligência contribuinte seja uma barreira total para a recuperação pelo queixoso, nos estados que seguem a regra da negligência comparativa o júri engaja-se em uma alocação de responsabilidades e baseia a quantidade de lesões recompensadas nas contribuições relativas das partes para a lesão.

Outra defesa que o farmacêutico possui é conhecida como assunção voluntária de risco. Essa é a doutrina que afirma que um paciente que compreende o risco inerente em uma transação ou procedimento, e que voluntariamente concede sua autorização informada para assumir o risco, não pode exigir recompensa pelas lesões que ocorram a partir do risco definido. Uma questão não-resolvida é se apresentar a um paciente uma bula ou folheto que delineie os riscos potenciais de um determinado medicamento resulta em uma autorização informada e, por conseguinte, na assunção voluntária do risco. Em geral, o procedimento exigido para a autorização informada é uma extensa discussão que abrange as alternativas e a incidência relativa dos vários riscos. Esse ponto provavelmente será questionado em juízo no futuro.

Outra defesa que pode ser disponibilizada para o farmacêutico é o estatuto de limitações. A legislação impõe um limite de tempo para arquivar as questões sobre negligência. Em geral, o estatuto de limitações nessa área é de 2 anos, significando que a questão deve ser arquivada dentro de 2 anos do período razoável de descoberta da lesão. Contudo, observe que uma pessoa pode sofrer alguma lesão e não ser capaz de descobri-la até algum tempo depois do incidente, como acontece nos casos de dietilestilbestrol que foram questionados em juízo. Naqueles casos, as partes lesionadas, filhas de mulheres que haviam tomado a substância durante a gestação, desenvolveram lesões pré-cancerosas 15 a 20 anos depois que o medicamento havia sido consumido. O estatuto das limitações começaria a correr no momento da descoberta razoável, e não no momento em que a substância foi fornecida.

A questão da responsabilidade do farmacêutico para a negligência tem sido levantada em conjunto com inúmeros desenvolvimentos e inovações na prática de farmácia nos últimos anos. Uma consideração da aplicação dessa discussão a esses desenvolvimentos é apropriada. Embora necessária, uma discussão detalhada dessas áreas é impossível neste capítulo. A literatura profissional contém inúmeros artigos que abordam essas questões em detalhe, e o leitor interessado pode desejar consultá-los.

Os registros de medicação do paciente (PMRs — *patient medication records*) foram amplamente adotados na prática de farmácia comunitária. Isso se deve em grande parte aos requisitos da legislação federal adotada durante 1990, conhecida como OBRA 1990. Ela obrigava a que os farmacêuticos mantivessem registros de medicação fornecidos para os pacientes do Medicaid e oferecerам consultar aqueles pacientes no momento do fornecimento. Muitos estados expandiram esse preceito para incluir todos os pacientes.

Alguns estados obrigam, por estatuto, que os PMRs sejam mantidos. Nesse caso, pode-se aplicar uma regra especial de negligência. A doutrina da negligência *per se* é que, onde um estatuto obriga que uma determinada atividade seja realizada para proteger um grupo identificável de pessoas contra um tipo identificável de risco e alguém não cumpre isso, esse fato e o estatuto podem ser introduzidos como evidências no julgamento para estabelecer a obrigação e sua falha. Isso facilita o caso do queixoso. Observe que essa regra de negligência *per se* somente é aplicável no caso em que a atividade é exigida por estatuto. Uma regulamentação de um conselho de farmácia, por exemplo, não seria suficiente para estabelecer a obrigação por si só. Contudo, essa regulamentação poderia ser introduzida como evidência para reforçar o testemunho de farmacêuticos nesse ponto.

Atualmente, todos os estados americanos promulgaram legislação sobre seleção de produto medicamentoso que isenta o farmacêutico das restrições das leis anti-substituição, possibilitando que ele utilize seu julgamento profissional na seleção de produtos a serem fornecidos em determinadas prescrições. Naturalmente, como esses estatutos forneceram maior responsabilidade aos farmacêuticos, eles aumentaram a sua responsabilidade legal potencial. Entretanto, enquanto eles cumprirem essa responsabilidade de forma prudente, o potencial para questionamentos legais será mínimo. Em alguns estados, o governo forneceu orientação para o farmacêutico na forma de um formulário positivo, que se destina àqueles medicamentos para os quais é permissível o intercâmbio. A FDA também publicou essa lista. No caso de farmacêuticos que selecionam um produto do formulário para intercâmbio comercial, então eles devem ter uma defesa suficientemente boa com base em uma fundamentação nessas listas governamentais.

Não houve uma ação legal bem-sucedida com base na negligência na seleção de um produto medicamentoso. Isso é ainda mais significativo sob a luz do fato de que os farmacêuticos têm selecionado extensamente durante anos a marca do produto a ser fornecido de acordo com as prescrições escritas empregando terminologia genérica.

Os farmacêuticos não devem ficar preocupados legalmente com sua exposição potencial à responsabilidade legal, à medida que se movem para novas áreas de prática. Enquanto eles forem competentes para assumir o novo encargo e realizar a tarefa de maneira diligente, seus problemas de responsabilidade legal devem continuar a ser mínimos.

DELITOS CIVIS INTENCIONAIS

A lei distingue os atos intencionais daqueles que são de natureza negligente ou imprudente. Os erros intencionais para as pessoas ou propriedades envolvem certos delitos civis como agressões, agressões físicas e falso confinamento. No início, é importante distinguir entre um delito civil e um crime. O mesmo ato pode dar origem, mas não necessariamente, a um delito civil e a um crime. A violação criminal será processada em nome do estado, mas a mesma lei também pode resultar em uma ação civil separada entre os indivíduos envolvidos. De modo bastante natural, os delitos civis intencionais exigem uma demonstração do elemento da intenção, mas não é necessário demonstrar um *design* hostil ou perigoso.

AGRESSÃO — Um ato intencional, diferente de apenas proferir palavras, que coloca outra pessoa na apreensão de um contato perigoso ou ofensivo, é uma agressão. O perigo deve ser de natureza imediata, e o indivíduo deve estar ciente da intenção aparente do acusado. O contato corporal não é necessário para estabelecer uma alegação de reparação, e, dessa maneira, é provável que os danos para uma agressão isolada sejam nominais.

AGRESSÃO FÍSICA — Uma agressão física é definida como um ato intencional que, direta ou indiretamente, é a causa de contato perigoso ou ofensivo com outra pessoa. A agressão e a agressão física são delitos civis separados, mas que, com muita freqüência, aparecerão juntos. Uma pessoa pode ser responsável por agressão física, ainda que ela tenha pretendido apenas fazer uma brincadeira prática ou pretendesse causar um benefício para outra parte. Nos ambientes de cuidados de pacientes, é possível que uma ação baseada em agressão física se origine durante cirurgias não-autorizadas.

Existem várias defesas para os delitos civis de agressão e agressão física. Um indivíduo que consente o contato físico não pode alegar com sucesso agressão física. O consentimento para o contato físico pode ser de natureza expressa ou implícita. O consentimento para procedimentos cirúrgicos também negará uma ação baseada em agressão e agressão física, mas o consentimento obtido do paciente deve ser um consentimento informado, i.e., o paciente deve ter uma compreensão suficiente daquilo que ele está consentindo. O uso de medicamentos sob pesquisa também exigirá a autorização informada.

DIFAMAÇÃO — A difamação é uma comunicação que lesa o bom nome ou a reputação de outro. As afirmações difamatórias que são comunicadas de uma forma permanente, como a palavra escrita, quadros, estátuas, etc., são chamadas de libelo. As comunicações que são de natureza mais transitória, como a palavra proferida ou um gesto, são denominadas calúnia.

Uma afirmação difamatória, quer libelo, quer calúnia, deve ser comunicada a uma terceira pessoa, i.e., alguém que não a pessoa difamada. A afirmação será considerada difamatória caso ela lese a reputação de outro ou exponha um indivíduo ao desprezo, ridículo ou desrespeito.

Por causa de sua base histórica, regras especiais foram desenvolvidas em relação à demonstração dos danos reais em um caso de difamação. Quase toda ação baseada em um libelo será capaz de ter prosseguimento, independentemente de o queixoso ter sofrido danos monetários reais. Muitas cortes sustentam que o dano especial ou a perda financeira real deve ser demonstrada nos casos de calúnia, a menos que a calúnia se adapte às exceções estabelecidas.

Como é verídico em outras situações de delitos civis, existem diversas defesas para as ações por calúnia e difamação. A verdade sempre é uma defesa para as ações baseadas na difamação do caráter. O ônus do defensor, em uma ação de difamação, é provar que a afirmação era verdadeira.

Diz-se que certos indivíduos são privilegiados para difamar, ou que estão isentos da responsabilidade por calúnia ou difamação. Um privilégio absoluto existe para as afirmações difamatórias feitas durante o curso de processos judiciais, legislativos ou executivos. Muitos estados americanos promulgaram leis que conferem imunidade às ações legais civis para farmacêuticos e outros profissionais de saúde que acusam ou apresentam evidência contra outro membro de sua profissão em relação a incompetência alegada ou conduta errônea visível. Com freqüência, a imunidade é estendida às alegações feitas com um conselho de farmácia ou com um comitê de revisão regularmente constituído de uma sociedade farmacêutica ou hospital. Além disso, muitos estados também conferirão imunidade àqueles indivíduos, inclusive farmacêuticos, que têm a responsabilidade de reportar as suspeitas de casos de abuso infantil.

Os farmacêuticos podem se sujeitar a litígio por imprudência feito por pacientes ou outros profissionais de saúde na comunidade. As afirmações verbais que acusam outro de conduta imprópria de um empreendimento ou falta de profissionalismo são, *per se*, caluniosas, e sujeitam o autor à responsabilidade legal sem a necessidade de mostrar danos reais. Uma imputação inverídica de um farmacêutico de determinadas doenças asquerosas também poderia resultar em litígio com base na própria calúnia.

DIREITO À PRIVACIDADE — Um delito civil relativamente novo é a invasão da privacidade de outro. A disseminação verbal ou por escrito de informações particulares a respeito de um indivíduo, mesmo quando verdadeiras, pode originar uma ação baseada na invasão de privacidade. As informações contidas nos registros medicamentosos do paciente ou em prescrições são de natureza confidencial e somente devem ser liberadas mediante a autorização do paciente ou de acordo com uma ordem, intimação ou outra autoridade legal. A invasão deve ser censurável, não para trivialidades. A verdade não é uma defesa para esse tipo de ação, nem o é a ausência de malícia.

O direito à privacidade freqüentemente entra em conflito com a autoridade do Estado de exercer seu poder de proteger a saúde, a segurança e o bem-estar públicos, conhecido como poder de polícia. Determinados indivíduos no estado de Nova York impetraram uma ação contra esse estado pela inclusão de informações de prescrição em um banco de dados computadorizado. Os queixosos alegaram que a inclusão dos nomes de pacientes, que receberam prescrições de substâncias da Lista II, em um arquivo de computador centralizado violava seus direitos à privacidade. O caso acabou sendo decidido pela Suprema Corte dos Estados Unidos, que determinou que a lei de Nova York não comprometia qualquer interesse de privacidade. A corte achou que a exigência consistia em um exercício razoável dos poderes de polícia do estado. Essa decisão levou à implementação de exigências de prescrição em triplicata para as prescrições da Lista II, agora em uso em vários estados.

A responsabilidade baseada no delito de invasão de privacidade não deve ser confundida com o direito constitucional da privacidade que protege um indivíduo contra as intrusões inconstitucionais pelo governo. O direito constitucional de privacidade está sendo cada vez mais utilizado pelas cortes como a base para permitir que as decisões de cuidados de saúde sejam tomadas pelos pacientes.

LEI COMERCIAL

O farmacêutico deve compreender os princípios gerais da lei de contratos a fim de perceber a responsabilidade que ele assume quando entra em uma obrigação empresarial ou em um relacionamento empregatício. A lei de aconselhamento possui uma implicação direta sobre as atividades cotidianas dos farmacêuticos, tanto como profissionais quanto como consumidores. As questões pertinentes à propriedade de prescrições e à aplicação das leis federais antitruste para as relações dos farmacêuticos com administradores de programas de prescrição de terceiros podem ser encontradas com freqüência pelos farmacêuticos.

É impossível, em um tratado geral deste tipo, descrever em detalhes os temas legais de que o farmacêutico deve manter-se ciente. Tudo o que se pode tentar é um esboço genérico.

Como os Estados Unidos são compostos por 50 jurisdições individuais, a lei pode variar de um estado para outro. Contudo, é possível fornecer uma visão da lei aplicável aos farmacêuticos na execução de suas funções. Até um determinado ponto, as leis aplicáveis às atividades comerciais têm se tornado uniformes na maioria dos estados por meio da promulgação do Uniform Commercial Code (UCC); ele foi compilado no começo do século 20 por um grupo de proeminentes especialistas legais, de modo a gerar alguma ordem para o amontoado de leis estaduais aplicáveis às questões de negócios. Promulgado na íntegra em quase todos os estados americanos, o UCC fez muito para facilitar o fluxo de comércio entre os estados.

LEI DE CONTRATOS

Um contrato pode ser definido como uma promessa ou um conjunto de promessas para cujo não-cumprimento a lei fornece uma remediação ou cujo desempenho a lei, de alguma maneira, reconhece como uma obrigação. Ainda assim, a lei exige muito mais que uma simples troca de promessas para que se configure um contrato. Talvez uma definição mais completa de um contrato seja um acordo entre indivíduos legalmente competentes com base no consentimento genuíno das partes e sustentado por consideração, feito para uma finalidade legal e na forma exigida pela lei, quando existente. Essa definição proporciona uma estrutura para a discussão desses elementos de um contrato.

A concordância entre as partes, que forma uma base para o contrato, é composta de uma oferta e uma aceitação. A fim de que uma oferta seja legalmente suficiente para a parte que a propõe, ela deve ter a intenção de entrar em um acordo com a outra parte. Por exemplo, uma oferta feita como galhofa não indicaria a intenção contratual exigida. Ademais, um convite para fazer uma oferta ou uma oferta para negociar não é uma oferta legalmente reconhecida, pois ela, também, carece de intenção contratual. Os anúncios não são uma oferta de venda, mas, em vez disso, uma indicação do desejo de considerar uma oferta feita pelo comprador potencial. A oferta deve ser comunicada à outra parte antes da aceitação para que resulte em um acordo.

Uma exigência adicional para uma oferta é que ela seja definida. Isso significa que a oferta deve ser suficientemente detalhada para proporcionar uma base para o acordo. As cortes não acrescentarão um elemento essencial a uma oferta, acordo ou contrato. No momento da aceitação, a oferta ainda deve ser viável. Uma oferta pode ser retirada antes da aceitação, na ausência de que tenha sido assegurada uma opção. Uma opção é uma promessa de ligação para manter uma oferta aberta por um determinado intervalo de tempo. Quando existe uma opção, a pessoa que faz a oferta não pode retirá-la até que o período da opção tenha expirado. Uma oferta também pode ser encerrada por rejeição ou por ter transcorrido um intervalo de tempo definido na oferta.

A aceitação é o consentimento, pelo receptor da oferta, dos termos da oferta. Nenhuma forma especial de aceitação é exigida, p. ex., por escrito, a menos que seja especificado na oferta. Entretanto, a aceitação deve ser absoluta e incondicional. Qualquer variação dos termos ou condições na aceitação resultará na rejeição da oferta.

As partes que aderem a um contrato devem ser legalmente competentes para fazer isso. Isso significa que cada parte deve ter capacidade contratual. Em geral, os menores de idade carecem de capacidade contratual, e os contratos aos quais eles aderem estão sujeitos a revogação. A outra parte pode não ser capaz de fazer cumprir o contrato contra um menor, porque o contrato pode ser anulado pelo menor em virtude de sua falta de capacidade contratual. Contudo, os pais podem ser responsáveis sob a teoria do contrato pelos requisitos indispensáveis fornecidos a seus dependentes menores. Os requisitos indispensáveis são aquelas coisas relacionadas à saúde, educação ou conforto do menor. Os medicamentos sob prescrição provavelmente se situariam dentro dessa categoria, e um farmacêutico que os fornecesse a um menor estaria, em todas as probabilidades, habilitado a cobrar dos pais o valor razoável do medicamento.

As pessoas insanas também podem estar sob uma incapacidade contratual. Quando uma pessoa está tão conturbada mentalmente que não sabe que um contrato está sendo celebrado ou que não compreende as conseqüências do que ela está fazendo, o contrato pode ser anulado quando da recuperação da sanidade. O mesmo acontece com uma pessoa que está tão intoxicada que não está ciente de que está celebrando um contrato.

A exigência de autenticidade do consentimento relaciona-se a erro, apresentação errônea, ocultação, fraude ou exercício de influência indevida ou coerção sobre uma das partes. Cada uma dessas atividades possui um efeito distinto sobre a vigência do contrato, e uma discussão plena de cada um desses itens está além do âmbito deste debate. Apesar disso, o farmacêutico deve estar ciente de que cada um desses itens comporta uma possibilidade de interferência com a vigência do contrato.

A consideração é essencial para que um contrato seja vigente. Ela pode ser definida como um ato ou omissão, ou a promessa de ambos, que é oferecida por uma parte para um acordo e aceita pela outra como um incentivo para o ato ou a promessa de outros. Quando você deu consideração, você concordou em fazer algo que não precisava fazer ou concordou em abster-se de fazer aquilo que você tem o direito de fazer.

A consideração deve ser feita por ambas as partes para o contrato. Quando apenas uma está fornecendo consideração, não resulta em contrato. É apenas uma simples doação, e não é considerada legalmente executável.

Comumente, as cortes não questionarão sobre a adequação da consideração trocada pelas partes. O fato de que a quantidade de consideração possa parecer pequena aos olhos de uma pessoa não significa necessariamente que a quantidade é inadequada ou imprópria. Portanto, quando alguma consideração é fornecida, o contrato será executável. Por vezes, ouvimos de contratos de trabalho de um dólar por ano, como no caso de um trabalho individual saudável para o governo ou uma instituição de caridade. Esse contrato de trabalho será executável, ainda que o valor dos serviços de uma pessoa seja muito maior que a quantidade de remuneração fornecida.

A fim de que um contrato seja executável, ele deve ser feito com uma finalidade legal, e isso deve ser conseguido por meio de uma maneira legal. Quando isso não ocorre, as cortes podem ser colocadas na desconfortável situação de obrigar uma parte de um contrato a cometer um crime de modo a executar o contrato. Um exemplo dessa doutrina é a regra de que os contratos de um operador não-licenciado não podem ser cumpridos. Portanto, aquele que pratica a farmácia sem estar licenciado para tal não apenas está provavelmente sendo responsabilizado pelo crime de violar a lei de prática de farmácia estadual como também será incapaz de cumprir os contratos aos quais aderiu enquanto praticava a farmácia, i.e., ele não será capaz de impetrar ações para a cobrança de seus serviços.

Os contratos para a venda de artigos proibidos também não são executáveis. A venda de um medicamento sob prescrição sem a autorização válida se situaria nessa categoria. Os contratos que restringem o comércio de forma irracional também são ilegais e, por conseguinte, não-executáveis. Quando um farmacêutico vende uma farmácia, é hábito que o comprador exija que o contrato contenha uma cláusula de não-competição que proíba o vendedor de ter a propriedade de uma farmácia dentro de determinados limites geográficos e de tempo. A finalidade é evitar que o vendedor execute a venda e abra imediatamente uma farmácia, atraindo todos os seus antigos clientes. Quando essa cláusula é elaborada para incluir uma área geográfica muito extensa ou um intervalo de tempo muito prolongado, ela não será executável devido à sua restrição de comércio. Entretanto, observe que apenas os contratos que restringem de forma pouco razoável o comércio são considerados ilegais. Por conseguinte, quando a cláusula de não-competição é cuidadosamente elaborada, ela será executável. Essas provisões também estão sendo cada vez mais observadas nos contratos de emprego para farmacêuticos.

Muitos contratos não precisam ser feitos por escrito para serem executáveis. Obviamente, ainda assim, é muito mais fácil provar a existência e o cumprimento daquilo que está escrito. Cada estado possui uma Lei de Fraudes que dita quais tipos de contratos devem ser feitos por escrito para que sejam executáveis. Em geral, os contratos para a criação de um interesse comercial, que dure por mais de 1 ano, devem ser feitos por escrito. Aqueles que envolvem o emprego por mais de 1 ano e aqueles que se destinam à venda de bens com um valor de $500 ou mais também devem ser feitos por escrito. Cada estado pode ter categorias adicionais, e os limites mínimos mencionados anteriormente podem variar de um estado para outro.

Quando um contrato é rompido, a parte que não gerou o rompimento tem o direito de impetrar uma ação legal contra a parte geradora do rompimento para o ressarcimento daquela soma em dinheiro que o colocará na mesma posição que ele atingiria caso o contrato fosse cumprido. Existem vários tipos de danos que podem ser avaliados contra a parte que rompe o contrato. Os danos nominais são adjudicados quando a parte lesada não sofreu uma perda real. Em geral, eles são de magnitude mínima. Os danos compensatórios são aqueles que se destinam a compensar a parte lesada por sua perda. Os danos liquidados também podem ser encontrados; esses são aqueles para os quais foi feita a provisão no próprio contato pelas partes contratantes quando elas aderem ao acordo. Em geral, as cláusulas de dano liquidado serão cumpridas se a quantidade especificada não for excessiva e se o contrato for de tal natureza que seria difícil determinar a real quantidade dos danos.

A UCC aborda uma categoria especial de contratos conhecidos como vendas. Uma venda pode ser definida como uma transação por meio da qual um vendedor transfere o título para a propriedade pessoal de um comprador por um preço (consideração).

De particular interesse para os farmacêuticos é a lei aplicável às garantias nas transações de vendas. Uma garantia é um seguro ou garantia, por um vendedor, de que os bens vendidos são ou serão como representados. As garantias podem ser divididas em duas categorias gerais: expressa e implícita.

As garantias expressas são aquelas baseadas em uma afirmação do fato ou promessa que se relaciona aos bens, enquanto uma garantia implícita é aquela que existe em virtude da lei, e não por causa de uma afirmação expressa pelo vendedor. As garantias expressas podem ser feitas em torno de quase todos os atributos dos bens, mas as garantias implícitas por lei são de âmbito mais limitado. Essa garantia implícita é a segurança implícita de comercialização. É observada apenas com vendedores que geralmente lidam com bens desse tipo e significa que os bens fornecidos devem ser adequados aos fins habituais para os quais tais bens são empregados.

A garantia implícita de adaptabilidade para uma determinada finalidade está presente quando o vendedor conhece o uso para os quais os bens serão utilizados e tem motivo para conhecer que o comprador está se baseando na competência e no julgamento dos vendedores para selecionar bens adequados para a finalidade. Essas garantias implícitas estão automaticamente presentes em uma transação sem qualquer ação por parte do vendedor para colocá-las aí. Elas podem ser retiradas da venda, mas exigem um tipo específico de ação.

Bens vendidos *como se fossem* são vendidos sem as garantias implícitas. Para retirar a garantia implícita de comercialização devem ser utilizadas certas palavras específicas, mas a renúncia pode ser feita verbalmente. A retirada da garantia implícita de adaptabilidade para uma determinada finalidade de somente pode ser feita por meio de palavras escritas, mas não é necessário nenhuma linguagem especial. Contudo, a afirmação de que a garantia está ausente deve ser evidente. Naturalmente, as garantias expressas podem ser mantidas fora de uma transação apenas por não fazerem uma afirmação expressa a respeito dos bens.

PROPRIEDADE DA PRESCRIÇÃO

Uma questão surge de tempos em tempos em relação à propriedade da prescrição. Quando ela é fornecida por quem prescreve, o paciente ganha a propriedade do documento. Quando ela é transferida para o farmacêutico com a finalidade de fornecimento da medicação, a propriedade passa, então, para o farmacêutico, de acordo com o contrato entre o farmacêutico e o paciente. Entretanto, o paciente detém determinados direitos em relação ao documento.

Enquanto o próprio documento é propriedade do farmacêutico e deve ser retido por lei para fins de manutenção de registro, o paciente tem o direito legal de repetições que a lei e quem prescreve autorizaram. Além disso, o paciente pode ter um direito de obter uma cópia da prescrição, exceto naqueles casos em que o fornecimento de uma cópia é proibido ou limitado. Por exemplo, em alguns estados, as cópias fornecidas aos pacientes devem ser marcadas com uma afirmação que indique que a cópia da prescrição é fornecida apenas para fins de informação e não pode servir como a base para fornecer a medicação.

Em algumas situações, como com as prescrições que são suspeitas de serem forjadas ou aquelas com potencial para uma interação medicamentosa perigosa, o farmacêutico pode desejar desfigurar ou reter o documento, ainda que a medicação não seja fornecida. Contudo, essa ação deve comportar o risco de que a prescrição possa ser legítima ou que a interação medicamentosa não sobrevenha. Nesse caso, uma ação para danos que resulte dessa ação pode sobrevir, caso ele não possua o documento. Se o farmacêutico receber uma prescrição que ele não pretenda cumprir, o problema deve ser resolvido através da comunicação com o paciente ou com quem prescreve, não descaracterizando o documento que ele não possui.

Como o farmacêutico possui os registros de prescrição que refletem o medicamento que ele forneceu, eles são ativos da farmácia que podem ser transferidos na cessação da prática. Os registros de prescrição devem ser mantidos por um mínimo de 5 anos, o estatuto de limitações do FD&C Act.

PLANOS DE SEGURO DE PRESCRIÇÃO E ANTITRUSTE

Os programas de seguro de medicamentos de prescrição por fontes pagadoras proliferaram nos Estados Unidos nos últimos anos, e uma parcela substancial dos norte-americanos possui, atualmente, seguro para a cobertura de seus gastos com medicamentos. Esta breve discussão deve centralizar-se nos problemas legais associados aos planos de prescrição de fontes pagadoras privadas, não naqueles administrados por agências governamentais.

No típico plano de fonte pagadora, o proprietário da farmácia recebe uma oferta para participar no plano de seguro e um contrato a ser assinado. Em geral, este proporciona um reembolso do custo do farmacêutico na aquisição do produto medicamentoso fornecido e o acréscimo de uma taxa de fornecimento de magnitude fixa. As outras cláusulas podem relacionar-se a quais produtos são compensáveis, p. ex., muitos planos não pagam por medicamentos de venda sem prescrição, ou limitam as quantidades que podem ser fornecidas. Também são observadas cláusulas que lidam com os requerimentos de solicitações, serviços que são necessários que o farmacêutico forneça e acesso aos registros financeiros dos farmacêuticos para fins de responsabilidade com o programa. Com freqüência, a oferta para participar nesses planos é distribuída para muitas farmácias em uma área, de modo a que o segurador ofereça ao segurado a máxima flexibilidade na seleção de um farmacêutico com o qual lidar ou ofereça aos segurados uma gama de opções para os serviços.

Quando essas ofertas para participar são amplamente disseminadas, surge a possibilidade de as ofertas serem discutidas coletivamente. Isso pode gerar dificuldades em relação ao Sherman Antitrust Act de 1890, que diz que

> Todo contrato, combinação ... ou conspiração, em restrição ao comércio entre os vários estados ... é declarado como sendo ilegal.

Dessa maneira, a ação coletiva por farmacêuticos para suspender a adesão a contratos com o segurador porque o honorário profissional é muito reduzido ou porque outras cláusulas do contrato são questionáveis pode violar o estatuto federal. As penalidades individuais podem ser avaliadas sob esse estatuto. A aplicabilidade desse estatuto à farmácia foi afirmada em 1962 no caso dos Estados Unidos contra a Northern California Pharmaceutical Association. Naquele caso, a atividade que gerou sanções federais foi a publicação de um esquema de honorários recomendados em uma tentativa de encorajar a adoção da formação uniforme de preços.

Com os planos de seguro de medicamentos prescritos, a atividade que pode violar o estatuto é a ação coletiva por farmacêuticos (combinação ... ou conspiração) para suspender sua participação (comércio restrito) no plano de seguro até que o contrato seja colocado em termos aceitáveis para eles como um grupo. Embora essa ação seja legalmente permissível quando realizada por um indivíduo que age sozinho, a ação coletiva no mesmo sentido seria ilegal.

Além das penalidades criminais mencionadas, os pacientes que são lesados por essa atividade ilegal podem entrar com uma ação civil para ressarcimento de danos. De importância é o fato de que, na alegação antitruste, a recompensa é por danos triplicados, i.e., a quantidade de danos é calculada e, então, multiplicada por três para fornecer a quantidade que a parte que participa de uma atividade ilegal deve pagar.

PROPAGANDA

A regulamentação da propaganda e promoção de medicamentos em uma base de comércio interestadual é um compromisso compartilhado de inúmeras agências federais, incluindo os Correios, FCC, FTC e FDA. As duas últimas têm de sustentar o impacto da responsabilidade. A FTC está ativamente envolvida na regulamentação da propaganda de medicamentos de venda livre, enquanto a FDA exerce sua jurisdição principalmente sobre matérias que envolvem a rotulação e a propaganda de medicamentos de venda com prescrição. Contudo, existe uma considerável superposição entre as duas agências por causa das definições estatutárias e por concordância mútua.

Os estados também podem regular a propaganda de medicamentos. Entretanto, as limitações estaduais impostas principalmente por orçamentos dão a esses controles muito menos eficácia em comparação com as atividades federais. Por conseguinte, os farmacêuticos estarão ligados principalmente às restrições federais na área de propaganda.

FEDERAL TRADE COMMISSION (COMISSÃO FEDERAL DE COMÉRCIO) — A FTC deriva sua autoridade sobre a propaganda em geral e sobre a propaganda de medicamentos em particular do Federal Trade Commission Act. A Seção 5 dessa lei diz que

> "Métodos impróprios de competição no comércio e de atos ou práticas enganosos no comércio são, de agora em diante, declarados ilegais."

Além disso, a Seção 12 torna ilegal disseminar propaganda falsa com a finalidade de induzir, ou que seja provável de induzir, a compra de alimento, medicamentos, dispositivos ou cosméticos. A Wheeler-Lea Amendment para a Lei define *propaganda falsa* da seguinte maneira:

> "O termo "propaganda falsa" significa um anúncio, diferente da rotulação, que é enganoso em um prisma material; e na determinação de se algum anúncio é enganoso, deve ser levada em consideração a responsabilidade (entre outras coisas) não apenas das representações feitas ou sugeridas por frases, palavras, *design*, dispositivo, som ou qualquer combinação desses, mas também a extensão em que a propaganda falha em revelar fatos, materializados sob a luz dessas representações ou relativos às conseqüências, as quais podem advir do uso do artigo a que se relaciona a propaganda, sob as condições prescritas na dita propaganda, ou sob certas condições que são habituais ou usuais."

Com base nessa provisão, a FTC tem a autoridade para agir contra propagandas não somente falsas de produtos medicamentosos de venda livre, como também contra propagandas que agem de uma maneira imprópria ou enganosa. A FTC pode usar seus poderes ou promulgando uma regra de regulamentação de comércio ou formulando uma queixa contra um anunciante, quando houver motivo para acreditar que a lei foi violada.

Na maioria dos casos em que uma queixa é formulada pela FTC, o anunciante é compelido a aderir a um acordo para cessar e desistir do uso dos atos ou práticas que estão sendo investigados. Esse acordo se faz apenas para fins de decisão, e não constitui uma admissão, por parte do anunciante, de que a lei foi violada. A FTC foi bem-sucedida na obtenção de acordos consentidos com inúmeras corporações, inclusive aquelas que praticam a farmácia, os quais exigem que todos os itens anunciados estejam prontamente disponíveis para venda no preço anunciado ou abaixo dele. *Displays* dos itens anunciados devem ser nitidamente marcados por um sinal ou por outros meios que demonstrem que o artigo está *conforme anunciado* ou *à venda*. Além disso, muitas das ordens consentidas dizem que, se o item anunciado não está disponível, o consumidor pode receber uma promessa de que o produto será oferecido no futuro nas mesmas condições ou que será permitida a compra de um produto similar, de igual ou melhor qualidade, no preço anunciado ou menor. Frases como *preço regular* ou *lista de preço sugerida pelo fabricante* e palavras de importância similar não devem ser empregadas, a menos que elas possam ser documentadas. Sempre que for feita uma oferta do tipo *preço livre, 2 por 1, venda pela metade do preço, venda por 1 centavo* ou outro tipo similar, todos os seus termos ou condições para o consumidor devem ser esclarecidos de início.

Quando as partes são incapazes de acordar uma ordem consentida, uma queixa à FTC resultará em uma tentativa antes de chegar a um juiz de lei administrativa, que determinará se ocorreu uma violação e, em caso positivo, as soluções apropriadas. Essa decisão pode receber apelação por ambas as partes para um plenário da FTC, estabelecendo-se como uma corte de apelação. Depois disso, a revisão pode ser contestada em uma Corte de Apelações dos Estados Unidos e, possivelmente, na Suprema Corte. Um caso envolvendo um colutório bem-conhecido seguiu esse processo. Um juiz de lei administrativa determinou que a propaganda do colutório fazia alegações falsas e enganadoras. Sob as regulamentações administrativas, o fabricante foi ordenado a não somente parar com as alegações como também a instituir os anúncios de correção para informar aos consumidores que o produto não ajudaria a impedir resfriados ou faringites ou a diminuir sua intensidade. Essa determinação foi mantida pelo plenário da FTC e pela corte de apelação federal, e a Suprema Corte dos Estados Unidos rejeitou a petição do fabricante para uma revisão adicional.

Em outra ação, uma queixa da FTC de 1975, alegando propaganda falsa e enganosa, incluiu uma farmácia como réu, ainda que os anúncios fossem preparados pela agência de publicidade do fabricante. O juiz de lei administrativa sustentou que, embora o varejista não soubesse se as alegações do anúncio eram verdadeiras ou falsas, ele não ficava isento da responsabilidade apenas porque a cópia do anúncio e o seu conteúdo eram preparados por outros. O plenário da FTC determinou que a Lei não isenta o vendedor de um produto da investigação da veracidade das alegações estabelecidas pelos varejistas. A falta de conhecimento da falsidade do anúncio não mostrou ser uma defesa.

FOOD AND DRUG ADMINISTRATION — Antes de 1962, a FTC era investida com autoridade única para regulamentar o uso da publicidade de medicamentos. A Kefauver-Harris Amendments de 1962 ao FD&C Act conferiu à FDA o controle sobre a propaganda dos medicamentos de venda com prescrição. Dessa maneira, a FDA regula não somente a rotulação dos medicamentos de venda com prescrição como também sua publicidade. Todos os anúncios e outros materiais impressos descritivos fornecidos pelo fabricante devem incluir uma frase do nome estabelecido, fórmula quantitativa e outras informações, como efeitos colaterais, contra-indicações e eficácia.

A autoridade da FDA sobre a regulamentação da publicidade de medicamentos de prescrição estende-se não somente à propaganda dirigida aos profissionais como também àquela apresentada ao público leigo. Até 1997, a FDA exigia que os fabricantes incluíssem um *resumo breve* das informações importantes de que os profissionais de saúde e pacientes precisam sobre o uso de medicamentos de venda com prescrição em qualquer propaganda. Essa regra baniu efetivamente qualquer anúncio em rádio ou televisão. No final de 1997, a FDA mudou sua política e começou a permitir direcionar a propaganda para o consumidor de medicamentos de venda com prescrição na mídia, desde que o fabricante incluísse uma *afirmação importante* de que comporta riscos significativos associados ao uso de medicamentos. A nova conduta presume que a propaganda é verdadeira e não é enganosa. Sob as diretrizes propostas, a propaganda em redes de comunicação precisará incluir:

O fornecimento de um número de telefone gratuito para que os consumidores acessem as informações detalhadas do produto em um modo oportuno — por correio, fax ou telefone.

Referência a anúncios impressos diretos para o consumidor contendo um breve resumo da rotulação do produto. A referência a brochuras contendo informações semelhantes também seria aceitável, caso as brochuras fossem distribuídas em vários locais públicos, como consultórios médicos, bibliotecas e lojas.

Um endereço de página da Internet (URL) com total acesso às rotulações aprovadas do produto.

Uma afirmação de que farmacêuticos e/ou médicos e/ou veterinários (no caso de medicamentos veterinários) podem fornecer informações adicionais sobre o produto.

Por ocasião desta revisão, as diretrizes propostas não tinham sido adotadas. Por decisão de política interna, a FDA permite a propaganda em redes de comunicação de medicamentos de venda com prescrição desde que o conteúdo se adapte às diretrizes propostas. A propaganda impressa ainda deve se adequar ao requisito do *resumo breve*.

REGULAMENTAÇÃO ESTADUAL — Por algum tempo, muitos estados tiveram provisões de atos de farmácia ou regulamentos de conselhos de farmácia que proibiam ou restringiam muito a publicidade de medicamentos de venda com prescrição. Foram tomadas inúmeras decisões judiciais em nível estadual em relação à permissibilidade dessas proibições, mas seus preceitos não eram claros. A fim de obter uma decisão final sobre essa controvérsia, um grupo de consumidores entrou com uma ação contra o Conselho de Farmácia do Estado da Virginia alegando ser um direito da Primeira Emenda receber as informações sobre os preços de medicamentos de venda com prescrição. O caso Virginia State Board of Pharmacy versus Virginia Citizens Consumers Council, Inc. acabou chegando à Suprema Corte dos Estados Unidos. A corte, baseando sua decisão na Primeira Emenda, sustentou que mesmo a fala que é de natureza principalmente comercial está protegida. O consumidor deve ter a liberdade de obter as informações de preço necessárias para fazer uma escolha em relação aos medicamentos de venda com prescrição. A FTC tinha proposto anteriormente uma regra de regulamentação de comércio que preencheria e superaria todas as leis e regulamentações estaduais que proibissem a publicidade de medicamentos de venda com prescrição, mas, com o advento do caso da Virginia, a FTC não achou que era necessário direcionar-se mais nessa área.

BIBLIOGRAFIA

Abood RR, Brushwood DB: *Pharmacy Practice and the Law*, 3rd ed, Aspen Publ, Gaithersburg MD, 2000.

Brushwood DB: *Pharmacy Malpractice Law and Regulations*, 3rd ed, Aspen Publ, Gaithersburg MD, 2000.

Fink III JL, Vivian JC, Reid KK: *Pharmacy Law Digest* (latest annual rev), Facts & Comparisons, St Louis.

Merrill RA, Hutt PB: *Food and Drug Law: Cases and Materials*, 2nd ed, Foundation Press, Mineola NY, 1991.

Nielsen JR: *Handbook of Federal Drug Law*, Lea & Febiger, Philadelphia, 1986.

CAPÍTULO **91**

Economia Farmacêutica

William F McGhan, PharmD, PhD
Professor of Pharmacy
Department of Pharmacy Practice and Pharmacy Administration
Philadelphia College of Pharmacy
University of the Sciences in Philadelphia
600 South 43rd Street
Philadelphia, PA 19104

Os profissionais e os administradores defrontam-se com inúmeros desafios econômicos, pois nossa capacidade em descobrir novos tratamentos parece não encontrar fronteiras, enquanto os recursos dos pacientes para a obtenção dessas curas permanecem limitados. Como podemos decidir quais são os melhores remédios a serem utilizados dentro de orçamentos limitados? O efeito contínuo da retenção de custos está levando administradores e legisladores de todos os campos da saúde a examinarem cuidadosamente os custos e benefícios dos programas propostos e dos já existentes. É cada vez mais evidente que os empregadores da iniciativa privada e dos órgãos públicos estão exigindo que os programas de saúde sejam avaliados em termos de resultados clínicos e sociais relacionados aos custos incorridos. A análise de custo-benefício, juntamente com outras abordagens fármaco-econômicas, é uma maneira de analisar o valor do serviço para o público como um complemento do valor de mercado tradicional, conforme avaliado pelos preços que o paciente ou o responsável pela despesa desejam pagar. À medida que terceiros estão pagando por um percentual mais elevado de receitas prescritas, os administradores da área de farmácia estão começando a entender que os serviços farmacêuticos podem exigir justificativas adicionais de custos para obterem sucesso no futuro.[1-3]

Os empresários da área de farmácia estabeleceram numerosas ações inovadoras para os farmacêuticos, como tratamento intravenoso domiciliar, monitoramento do nível de drogas, gerenciamento de nutrição parenteral e aconselhamento de autocuidados. O uso de métodos válidos de avaliações econômicas (como a análise de custo-benefício (ACB) e a análise de eficácia de custo (AEC), para medir o valor e o efeito dos novos serviços, podem aumentar a aceitação desses programas pelo profissional da área médica, fontes pagadoras e consumidores.[4-6]

Existe uma crescente competição entre os profissionais da saúde quanto à disponibilidade limitada de dinheiro e recursos. Dentro das instituições e comunidades, os farmacêuticos têm de concorrer cada vez mais com enfermeiros, médicos e outros grupos pelo reembolso e pagamento adequados.[7,8] A área de farmácia deve documentar os benefícios dos custos de serviços farmacêuticos distintos e deve estabelecer prioridades em favor dos serviços para concorrer, com sucesso, nas várias arenas competitivas.

Neste capítulo, são apresentados conceitos gerais com relação às análises de custo-benefício e eficácia de custo e sugestões de como esses conceitos podem ser aplicados na justificação, avaliação e aperfeiçoamento dos programas e serviços de farmácia.

VISÃO GERAL DE CUSTO-BENEFÍCIO E OUTROS MÉTODOS ECONÔMICOS

Nesta seção, o leitor se torna familiarizado com algumas questões metodológicas com relação à economia farmacêutica, incluindo a ACB e AEC. O Quadro 1 apresenta uma comparação básica entre esses métodos; também compara a análise dos custos de doença, minimização de custos e utilidade de custos. Pode-se diferenciar entre as várias abordagens de acordo com as unidades utilizadas para a medição de entradas e resultados, como mostrado no quadro. Na pesquisa de operações clássicas (entrada × resultados), as entradas seriam medidas em *horas farmacêuticas,* e a saída unidades de *produção* seria o *número de receitas prescritas* ou o *número de pacientes monitorados.* Em geral, as saídas da AEC estão listadas em diversas medidas de resultado, como vidas salvas, tempo de prolongamento da vida, prevenção dos dias de incapacidade e assim por diante. A ACB é diferenciada da AEC através do uso de dinheiro para medir o resultado do respectivo programa. A discussão e os exemplos adicionais dessas técnicas foram apresentados em outra parte.[1-3,9-17] Os mecanismos de avaliação delineados podem ser úteis na demonstração tanto da eficácia dos custos quanto do benefício dos custos dos serviços farmacêuticos e podem, dessa forma, garantir-lhes maior aceitação por outros fornecedores e administradores de cuidados de saúde, e pelo público.

ANÁLISE DE CUSTO-BENEFÍCIO

A utilização da ACB não é um conceito novo na avaliação dos programas de saúde. A ACB é uma ferramenta básica que pode ser utilizada no aperfeiçoamento do processo de tomada de decisão da alocação dos fundos de programas de saúde e de outros programas.[10,18-27] Embora o conceito global da ACB seja simples, muitas das considerações metodológicas exigem um determinado grau de especialidade técnica para se aplicar a ACB adequadamente.

O desenvolvimento da ACB deu-se a partir da necessidade de se apurar as estimativas dos custos e benefícios dos projetos de investimento público. As despesas com cuidados de saúde devem produzir benefícios sociais líquidos para o público. As técnicas de ACB podem ser aplicadas na tomada das decisões de alocação de recursos no campo da saúde. Os economistas indicaram que os cuidados médicos são tanto um *bem* de investimento quanto um *bem* de consumo. Quando considera-

Quadro 91.1 Comparação dos Métodos e Cálculos de Economia Farmacêutica

MÉTODO	ABREV.	FÓRMULA BÁSICA	MATEMÁTICA DE DESCONTO	ENTRADA	SAÍDA	RESULTADOS EXPRESSOS	OBJETIVO	VANTAGEM/DESVANTAGEM	EXEMPLO
Custo da doença	CDD	(CD + CI)	$\sum_{t=1}^{n}[C_t/(1+r)^t]$	\$	\$	Custo total da doença	Custo total da doença	Não olha os TXs separadamente	Custo da enxaqueca nos EUA
Análise de minimização de custo	AMC	$CD_1 - CD_2$ ou [Fórmula Preferida] $(CD_1 + CI_1) - (CD_2 + CI_2)$	$\sum_{t=1}^{n}[C_t/(1+r)^t]$	\$	Presumidamente Igual	Economias de custo líquido	TX de custo mais baixo	Supor que os dois TXs apresentam a mesma eficácia	Supor que os dois antibióticos apresentam os mesmos efeitos na eliminação dos micróbios, porém diferem no custo de IV & RN
Análise de Eficácia de Custo	AEC	$(CD_1 - CD_2)/(E_1 - E_2)$ ou [Fórmula Preferida] $(CD_1 + CI_1) - (CD_2 + CI_2)/(E_1 - E_2)$	$\sum_{t=1}^{n}[B_t/(1+r)^t]/\sum_{t=1}^{n}[E_t/(1+r)^t]$	\$	Efeito na Saúde, AVG	Custo com incremento contra a alteração na unidade de resultado	TX obtendo o efeito por custo mais baixo	Comparar os TXs que apresentam o mesmo tipo de unidades de efeito	Comparar duas RXs para lipídios em relação a anos de vida
Análise de Custo-Benefício ou Benefício Líquido	ACB	$(B_1 - B_2)/(CD_1 - CI_1) - (CD_2 - CI_2)$ ou [Fórmula Preferida] Benefício líquido = $(B_1 - B_2) - (CD_1 + CI_1) - (CD_2 + CI_2)$	$\sum_{t=1}^{n}[B_t/(1+r)^t]/\sum_{t=1}^{n}[C_t/(1+r)^t]$ ou $\sum_{t=1}^{n}[B_t - C_t)/(1+r)^t]$	\$	Dinheiro	Benefício líquido ou razão de benefício com incrementos por custos com incrementos	TX dando o melhor benefício líquido ou a maior razão benefício por custo (ou Retorno sobre o Investimento)	Os TXs podem apresentar efeitos diferentes, mas devem ser postos em unidades monetárias	Comparar duas RXs de colesterol e converter os anos de vida em salários
Análise de Utilidade de Custo	AUC	$(CD_1 - CD_2)/(U_1 - U_2)$ ou [Fórmula Preferida] $(CD_1 + CI_1) - (CD_2 + CI_2)/(U_1 - U_2)$	$\sum_{t=1}^{n}[B_t/(1+r)^t]/\sum_{t=1}^{n}[U_t/(1+r)^t]$	\$	Paciente Preferência, QAAV	Custo com incremento contra a alteração na unidade de resultado ajustada pela preferência do paciente	TX alcançando o efeito (ajustado pela preferência do paciente) de custo mais baixo	As preferências são difíceis de medir	Comparar duas RXs para câncer & utilizar QDV ajustada para os anos de vida ganhos

CD = Custos diretos; CI = Custos indiretos; E = Eficiência; U = Utilidade; B = Benefício; t = Tempo; TX = Tratamento; RX = Droga; AVG = anos de vida ganhos; QDV = Qualidade de vida; QAVA = Qualidade de anos de vida ajustada;

do um bem de investimento, o cuidado médico é um investimento no capital humano.[28] Conforme Pigou[29] assinalou, "o investimento mais importante de todos é o investimento na saúde, na inteligência e no caráter das pessoas". Em termos econômicos, o valor presente da produtividade da vida de uma pessoa, em geral, é considerado a medida apropriada do benefício oriundo do investimento no capital humano.[30,31]

Uma função importante em qualquer processo de planejamento na área de farmácia é a formulação de alternativas para alcançar os objetivos desejados e, em seguida, a escolha entre essas alternativas. Muitas vezes, as decisões são realizadas com base em intuição e julgamento pessoais. A ACB, ao exigir que se estabeleçam definições e objetivos precisos, se identifiquem os critérios para julgar resultados e se quantifiquem os resultados de cada alternativa, a exposição formal das alternativas e o exame dos efeitos de suposições e incertezas, fornece uma base mais sólida para a tomada de decisão.

Embora possa não ser fácil conduzir uma avaliação econômica completa, uma vantagem importante da ACB é que ela força os responsáveis a quantificar as entradas (custos) e as saídas (benefícios) tão completamente quanto possível, em vez de relaxarem satisfeitos com vagos julgamentos qualitativos ou intuições pessoais.[30,31]

A ACB consiste em identificar todos os benefícios societais que advêm de um programa de saúde com fins lucrativos e convertê-los em moeda equivalente no ano em que eles ocorrem. Essa corrente de benefícios em moeda é então descontada para seu valor presente equivalente sob a taxa de juros selecionada. No outro lado da equação, todos os custos do programa são identificados e alocados em um ano específico e, de novo, os custos são descontados para seu valor presente sob a mesma taxa de juros. Então, mantidas as outras coisas iguais, o programa com o maior valor presente de benefícios menos os custos é o *melhor* em termos de seu valor econômico.

De maneira ideal, devem ser incluídos todos os benefícios e custos produzidos pelo programa. Isso apresenta dificuldade considerável — especialmente do lado dos benefícios da equação — porque muitos dos benefícios são difíceis de serem medidos ou convertidos em moeda, ou os dois fatores. Por exemplo, benefícios como a melhora do conforto do paciente, a melhora da satisfação do paciente com o sistema de saúde, a melhora nas condições de trabalho para o médico e assim por diante não são somente difíceis de se medir, mas extremamente difíceis de se converter em moeda.[32-37]

Um outro problema na ACB é de como se pode determinar a taxa de juros adequada para o desconto de benefícios e custos futuros. Prest e Turvey[30] recomendam que a seleção de uma taxa seja feita com base em projetos similares e seja seguida por uma análise de sensibilidade do problema a fim de se determinar o efeito de uma faixa de variação de taxas de descontos como a solução final. O problema de selecionar uma taxa de desconto adequada e outras considerações metodológicas são discutidos com mais detalhes posteriormente no capítulo.

Medindo Custos e Benefícios

Os benefícios econômicos de um programa de saúde são definidos como a redução dos custos realizados por causa da implementação do programa. A classificação convencional desses custos ocorre de três modos: direto, indireto e intangível.

Custos Diretos

Os custos diretos são definidos como a parte dos custos correntemente produzidos que estão associados com os gastos em serviços de saúde; eles representam as despesas potenciais na utilização dos recursos de saúde. Os benefícios diretos são estimativas de economias sobre os custos diretos. Os custos diretos incluem os custos incorridos antes do diagnóstico e da hospitalização, durante a hospitalização, durante os cuidados na convalescença e durante a supervisão médica continuada. Rice[38,39] sugeriu que esses custos incluíssem as "despesas de prevenção, detecção, tratamento, reabilitação, pesquisa, treinamento e investimentos de capital nas instalações médicas, bem como serviços profissionais, drogas, suprimentos médicos e serviços não-pessoais de saúde". Muito freqüentemente, os benefícios diretos podem ser calculados com relativamente pouca dificuldade.

Custos Indiretos

Os benefícios indiretos representam o custo potencial da produtividade perdida. Não obstante o tratamento extenso na literatura, os custos indiretos são difíceis de se calcular. Eles representam os resultados dos ganhos e da produtividade perdidos que teriam sido obtidos sem o programa de saúde em questão. Rice[39] propõe um método sistemático de determinação dos custos indiretos. Suas estimativas incluem perdas de salários e de produtividade que resultam de enfermidade, incapacidade e morte com base na idade e no sexo pelas principais categorias causais de morbidade e mortalidade.

Custos Intangíveis

Os custos intangíveis da saúde deficiente são difíceis, se não impossíveis, de se medir. Esses custos podem ser descritos como os custos psíquicos da doença, como os incorridos por causa da dor, do sofrimento e do desgosto.[40,41]

A avaliação desses benefícios intangíveis impõe uma tarefa quase insuperável. Entretanto, Mishan[42] enfatiza que, se possível, deve-se fazer uma tentativa a fim de representar o valor dos efeitos *adicionais (custos de transbordamento).*

Taxas de Descontos

Todos os benefícios e custos que ocorrem em diferentes momentos devem ser ajustados a fim de refletirem valores comparáveis. Isso é realizado ao se converter quantias em dinheiro em valores presentes através do uso de uma taxa de juros tida como a taxa de desconto. Embora a maioria dos economistas concorde que o desconto deva ser enfatizado, existe muita discussão com relação à taxa apropriada para uma determinada situação. As conseqüências de se escolher uma taxa de desconto alta ou baixa são claras: uma taxa de desconto baixa favorece os projetos com benefícios que advêm num futuro distante, enquanto uma taxa alta favorece projetos com custos no futuro distante.[43-46]

Uma taxa comumente utilizada é a taxa atual de rendimento de títulos de longo prazo do governo. Isso parece ser prático porque representa um uso alternativo dos fundos de longo prazo sem risco por uma instituição isenta de impostos e, portanto, parece válida para utilização em hospitais na avaliação de propostas de investimento de longo prazo.[3,44] O apoio teóri-

Quadro 91.2 Comparação da Amostra com Três Equações de Custo-Benefício Diferentes

PROGRAMA	CUSTOS (t_i)	BENEFÍCIOS (t_i)	RAZÃO DE CUSTO-BENEFÍCIO (B – C)	VALOR LÍQUIDO PRESENTE (B – C)	TAXA INTERNA DE RETORNO (B – C)/C
A	$ 10.000	$ 15.000	1,5:1	$ 5.000	50%
B	$ 100.000	$ 180.000	1,8:1	$ 80.000	80%

co pode ser encontrado na literatura por praticamente qualquer valor entre a taxa pura de tempo-referência (sem risco), tão baixa quanto a de 4%, e o retorno corporativo sobre o capital, aproximadamente de 20%.[47-49]

A metodologia de custo-benefício baseia-se em hipóteses determinadas; é importante ter essas hipóteses claras na mente antes do cálculo. As hipóteses básicas da ACB são as seguintes

1. É possível separar um serviço de um outro de modo sensato.
2. Existe uma possibilidade de escolha entre as intervenções.
3. É possível estimar os resultados associados com cada serviço.
4. É possível avaliar esses resultados.
5. É possível estimar o custo de fornecimento de cada serviço.
6. Esses custos e benefícios podem ser comparados entre si.

Utilizando-se essas hipóteses, existem vários métodos matemáticos para o desenvolvimento de uma razão de benefício pelo custo. Todas apresentam o mesmo objetivo, porém diferem na maneira pela qual trabalham matematicamente com os dados.[50,51] O método mais comum é o seguinte cálculo:

$$\text{Razão custo-benefício} = \frac{\sum_{t=1}^{n} [B_t/(1+r)^t]}{\sum_{t=1}^{n} [C_t/(1+r)^t]}$$

onde B_t = benefícios totais por período de tempo t, C_t = custos totais por período de tempo t, r = taxa de desconto e n = número de períodos de tempo. O critério de decisão é o seguinte:

Se B/C > 1, então os benefícios excedem os custos e o programa é socialmente válido.
Se B/C = 1, então os benefícios são iguais aos custos.
Se B/C < 1, então os benefícios são menores que os custos; portanto, o programa não é socialmente benéfico.

O principal problema na seleção desse método encontra-se na escolha de r, a taxa de desconto que foi discutida previamente.

Uma segunda equação utilizada na ACB refere-se ao conceito lógico do valor presente líquido (VPL), representado na equação a seguir.

$$\text{Benefício-custos} = \text{NPV} = \sum_{t=1}^{n} [(B_t - C_t)/(1+r)^t]$$

Esses cálculos podem ficar complicados, dependendo das diferenças potenciais na magnitude da quantia e do tempo envolvido, quando se comparam os custos e benefícios dos programas concorrentes. No Quadro 1, há informações comparativas acerca das fórmulas e fatores para cálculos de economia farmacêutica. No Quadro 2, foram apresentadas versões simplificadas de três abordagens diferentes de custo-benefício no intuito de ilustrar como os fatores de decisão podem variar. A terceira abordagem apresentada no quadro inclui o cálculo de uma *taxa de retorno* sobre o investimento, que é uma recomposição das equações anteriores a fim de permitir o cálculo da *taxa de juros* a partir do investimento em um programa inicial sobre um potencial fluxo de benefícios ao longo do tempo. A partir dessas várias opções de cálculos, deve-se selecionar qual fórmula está mais adequada em sua instituição ou cenário, e talvez as respostas calculadas a partir das três equações da ACB devam ser apresentadas no relatório. Muitos economistas recomendam a abordagem do VPL na comparação de programas.

No exemplo apresentado no Quadro 2, o Programa A poderia representar a proposta de um computador de tamanho médio na farmácia, ao passo que o Programa B poderia representar um computador de grande porte com múltiplos terminais descentralizados. Embora o Programa B apresente razão de custo:benefício e taxa de retorno maiores, é um sistema caro, e a farmácia pode não querer se comprometer com esse volume substancial de fundos. Podemos imaginar numerosos outros exemplos aqui que alteram os resultados obtidos com base em várias fórmulas e tornam mais difícil a seleção de programas.

Observe que, para fluxos de investimentos limitados apresentados nesse exemplo, os cálculos foram bastante simplificados. Os cálculos e comparações tornam-se mais complexos à medida que advêm de diferentes incrementos de tempo e conforme os custos e benefícios são adequadamente descontados com as fórmulas mais completas apresentadas anteriormente.

Se um novo projeto envolver os custos iniciais, como uma capela de fluxo laminar para um serviço endovenoso domiciliar, podem ser considerados os cálculos das fórmulas anteriores. Se houver benefícios extras advindos de um sistema de distribuição eficiente, a soma de dinheiro que deve ser economizada como benefícios a cada ano torna-se semelhante à amortização de um empréstimo inicial (*EI*) ao longo do tempo (t) com taxa de juros (r) e com benefícios anuais extras (*Bx*). Portanto

$$Bx = SL[r/1 - (1+r)^{-t}]$$

ANÁLISE DE EFICÁCIA DE CUSTO

Na AEC, os custos são calculados em dinheiro, porém as alternativas são comparadas depois para que se alcance um conjunto específico de resultados, como alterações da pressão sangüínea ou da expectativa de vida. O objetivo não é apenas de saber como utilizar os fundos com mais sabedoria; a AEC também inclui a restrição de que medidas de saída semelhantes devem ser alcançadas no intuito de se comparar as intervenções.[26] Assim, aplica-se a AEC nas questões de saúde em situações às quais as entradas do programa podem ser prontamente medidas em dinheiro, mas as saídas do programa são mais adequadamente determinadas em termos de melhora da saúde produzida (p. ex., anos de vida prolongados). Weinstein e Stason[53] forneceram um excelente esclarecimento do uso de AEC para o médico em exercício, bem como para o médico-administrador. Recomenda-se esse artigo para os que se interessam por uma discussão mais detalhada. O Quadro 91.3 fornece pontos adicionais de comparação entre a ACB e a AEC.[52-55]

CÁLCULOS PARA UMA CONSULTA DE ECONOMIA FARMACÊUTICA

A Fig. 91.1 oferece um formulário básico de consulta que sugere uma estrutura para as avaliações de economia farmacêutica. Se houver necessidade de decisão entre tratamentos alternativos, esse modelo pode auxiliar a estruturar os cálculos e considerações relacionados à economia farmacêutica. Essa

Quadro 91.3 Análise de Custo-Benefício: Exemplo Aplicado na Terapia com Drogas

	CUSTOS DAS TERAPIAS ($)	
	DROGA A	DROGA B
Custos		
Custo de aquisição	300	400
Administração	50	0
Monitoramento	50	0
Efeitos adversos	100	0
Subtotal	500	400
Benefícios		
Dias no trabalho ($)	1.000	1.000
Meses extras de vida ($)	2.000	3.000
Subtotal ($)	3.000	4.000
Razão-benefício por custo	3.000/500 = 6:1	4.000/400 = 10:1
Benefício líquido	2.500	3.600

CONSULTA DE ECONOMIA FARMACÊUTICA:
FOLHA BÁSICA DE CÁLCULO

I. NÚMERO RG:
II. OBJETIVOS DO TRATAMENTO
III. PERSPECTIVA: Sociedade | Paciente | Pagante | Provedor | Outros
IV. TIPO DE ANÁLISE:[1] CDD | AMC | ACB | AEC | AUC | Outros
V. OPÇÕES DE TRATAMENTO: Tratamento A | Tratamento B
Nomes de Tratamento:
Doença/Sintoma:
Medida Principal do Resultado:
VI. FATORES DE CUSTO:
A. CUSTOS DIRETOS:
(RECURSOS DE CUIDADOS DA SAÚDE)
Profissional da área
Clínica/Hospital
Aquisição
Administração
Monitoramento
Gerenciamento
Efeitos adversos

B. CUSTOS DIRETOS:
(RECURSOS DE CUIDADOS NÃO RELACIONADOS COM A SAÚDE)
Transporte
Telefone

C. CUSTOS INDIRETOS
Custos de Morbidade (tempo perdido de trabalho em unidades monetárias)
Custos de Mortalidade (tempo perdido de trabalho em unidades monetárias)

D. CUSTOS INTANGÍVEIS
(difíceis de mensurar em unidades monetárias)

Desconforto/Dor
Emocional
IQV Índice de Qualidade de Vida
(como percentual de saúde completa)

CUSTO TOTAL

VII. CONSIDERAÇÕES DA AVALIAÇÃO
da eficácia, benefício ou utilidade.

Unidade de avaliação
CDD (custos diretos e indiretos da doença)
AMC (somente custos de entrada, equivalência de resultados presumidos)
ACB & BL (entrada = $, todos os resultados em unidades monetárias)
AEC (entrada = $, resultados em unidades naturais, mmHg, etc.)
AUC (entrada = $, resultados em utilidades, QAVAs)
Outros

VIII. RESULTADOS CALCULADOS:
(As razões são efeitos de Resultados divididos pelas entradas.)
CDD (custos diretos & indiretos da doença)
ACM: (custos diretos & indiretos totais)
CBA: (razão do custo sobre benefício)
BL: (benefício menos custos)]
AEC: (custo sobre eficácia sobre razão)
AUC: (razão do custo sobre utilidade)
Outros:

1 Ver a tabela de fórmula de cálculo para definições

Fig. 91.1 Exemplo de formulário de avaliação fármaco-econômica.

planilha de consulta serve de modelo para a avaliação das opções de tratamento para um formulário de drogas, esquematizando um estudo formal de economia farmacêutica, ou a planilha poderia ser utilizada como uma folha de cálculo fármaco-econômico a fim de se discutir com o médico ou o paciente e, em seguida, anotá-la na ficha clínica do paciente. No nível de paciente individual, pode ser difícil ter tempo com cada paciente a fim de se considerar os complicados cálculos de desconto.

São apresentados exemplos matemáticos básicos de várias análises econômicas em relação a custo-benefício (Quadro 91.3), eficácia de custo (Quadro 91.4), utilidade de custo (Quadro 91.5) e minimização de custo (Quadro 91.6).

FORMULÁRIO DE LISTA DE VERIFICAÇÃO E DE PONTUAÇÃO PARA UM ESTUDO FÁRMACO-ECONÔMICO

No Quadro 91.7, o leitor encontra uma lista de verificação de avaliação, a qual inclui um sistema possível de ponderação para a avaliação de um artigo ou uma proposta de pesquisa. Esse formulário pode ser utilizado para uma revisão externa ou auto-avaliação de uma proposta de pesquisa. Pode também ser utilizado para comparar vários artigos com a finalidade de se verificar que artigos são mais rigorosos que outros. Essa comparação pode ser útil em decisões formais quando se comparam diversos artigos acerca de tratamentos alternativos.

Quadro 91.4 Análise de Eficácia de Custo: Exemplo Aplicado na Terapia com Drogas

	CUSTOS DAS TERAPIAS ($)	
	DROGA A	DROGA B
Custos		
Custo de aquisição	300	400
Administração	50	0
Monitoramento	50	0
Efeitos adversos	100	0
Subtotal	500	400
Saídas		
Anos extras de vida	1,5	1,6
Razão de eficácia de custo	500/1,5 = $333	400/1,6 = $250
	por ano extra de vida	

Quadro 91.5 Análise de Utilidade de Custo: Exemplo Aplicado na Terapia com Drogas

	CUSTOS DAS TERAPIAS ($)	
	DROGA A	DROGA B
Custos		
Custo de aquisição	300	400
Administração	50	0
Monitoramento	50	0
Efeitos adversos	100	0
Subtotal	500	400
Utilidades		
Anos extras de vida	1,5	1,6
Índice de qualidade de vida	0,33	0,25
QAVAs[a]	0,50	0,40
Razão de custo por utilidade	500/0,5 = $ 1000	400/0,4 = $ 1000
	por ano extra de qualidade de vida	

[a]QAVAs = Qualidade de anos de vida ajustada.

Quadro 91.6 Análise de Minimização de Custo: Exemplo Aplicado na Terapia com Drogas[a]

	CUSTOS DAS TERAPIAS ($)	
	DROGA A	DROGA B
Custos		
Custo de aquisição	250	350
Administração	75	0
Monitoramento	75	25
Efeitos adversos	100	25
Subtotal	500	400
Resultados		
Eficácia dos antibióticos	90%	90%
Resultado = Custo da Droga A > Custo da Droga B		

[a]Na minimização de custo, as duas intervenções (drogas) são consideradas igualmente eficazes, e nesse exemplo a questão de minimização de custos é respondida pela afirmação de que a Droga B custa $100 menos que a Droga A.

PERSPECTIVAS ECONÔMICAS

Uma consideração importante na economia farmacêutica e na ACB ou na AEC é a de que um serviço de farmácia que fornece uma relação de custo-benefício positiva em termos de valor para a sociedade como um todo pode não ser considerada igualmente válida por segmentos isolados da sociedade. Por exemplo, é positivo um tratamento com drogas que reduza o número de internações ou de dias que um paciente permanece numa instituição de tratamento intensivo a partir do ponto de vista da sociedade, porém não necessariamente do ponto de vista do administrador da instituição, que depende de um número elevado de internações de pacientes para cobrir as despesas. Em outras palavras, o que é visto como proveitoso em termos de custo para a sociedade pode ser considerado de forma diferente por fontes pagadoras, administradores, provedores de saúde, instituições governamentais ou mesmo por pacientes individualmente. Deve-se determinar interesses de que pessoas ou instituições serão avaliados quando da identificação de critérios de resultados para avaliação. A partir de uma perspectiva de custo-benefício, deve-se considerar sempre quem paga os custos e quem recebe os benefícios. Uma proposta justificando um programa de farmácia a uma administração hospitalar iria freqüentemente querer demonstrar que os benefícios para o hospital compensam seus custos.

RESULTADOS DE QUALIDADE DE VIDA E DECISÕES DO PACIENTE

Igualmente significativa e igualmente malcompreendida no gerenciamento dos resultados em economia farmacêutica e na gestão do diagnóstico dos pacientes é a questão da qualidade de vida.[56,57] Embora reconheçamos que existem comprometimentos físicos, mentais e sociais associados à doença, não concordamos em como medir esses fatores. Conseqüentemente, o conceito de satisfação com os serviços é freqüentemente deixado de lado nos estudos de eficácia de custos e também no processo de aprovação da Food and Drug Administration (FDA). Mas a economia farmacêutica e a pesquisa de resultados consideram a qualidade de vida um fator prognóstico importante na criação de um modelo completo de sobrevida e melhora.[54-56] A qualidade de vida está tão relacionada com os resultados clínicos quanto as drogas, os profissionais, os estabelecimentos e os tipos de doença. A questão está em como selecionar e utilizar instrumentos eficazes (conforme relacionados no Quadro 8) para a medição da qualidade de vida e satisfação com os serviços de uma maneira significativa.

Um outro aspecto importante da pesquisa de qualidade de vida é o número de anos em que se está saudável dentro do prolongamento da vida. Numa amplitude de vida média de 73

Quadro 91.7 Avaliando um Estudo de Economia Farmacêutica

CRITÉRIOS DE AVALIAÇÃO	PESO/IMPORTÂNCIA DE CRITÉRIOS RELATIVOS (ESCALA 0 'NÃO-APLICÁVEL'–10 'MUITO IMPORTANTE')	PONTUAÇÃO DA QUALIDADE DO ITEM (ESCALA 1 'ABSOLUTAMENTE NÃO-SATISFATÓRIA' ATÉ 10 'TOTALMENTE SATISFATÓRIA')
1. A pergunta é adequada? Uma questão bem-definida foi perguntada de forma respondível? O estudo examinou tanto os custos quantos os efeitos do(s) serviço(s) ou programa(s)? O estudo envolveu uma comparação de alternativas? Ficou estabelecido um ponto de vista para a análise, e o estudo foi colocado em algum conteúdo particular de tomada de decisão?		
2. Alternativas adequadas? Foi dada uma descrição abrangente de alternativas de concorrência? Foram omitidas quaisquer alternativas importantes? Foi considerada uma alternativa de não se fazer nada? Deveria uma alternativa de não fazer nada ser considerada?		
3. Eficácia determinada? Houve evidência de que a eficácia do programa fora restabelecida? Isso foi feito por meio de um experimento clínico randomizado, controlado? Se não, quão forte era a evidência da eficácia?		
4. Todos os custos e conseqüências? Foram identificados todos os custos e conseqüências importantes e relevantes para cada alternativa? O âmbito era amplo o suficiente para a questão da pesquisa à mão? Ela cobriu todos os pontos de vista? (Os pontos de vista possíveis incluem o ponto de vista da comunidade e da sociedade, e aqueles dos pacientes e terceiros pagantes. Outros pontos de vista podem ser relevantes dependendo da análise individual.) Os custos de capital, bem como os custos de operação, foram incluídos?		
5. Medição precisa? Os custos e as conseqüências foram medidos acuradamente em unidades físicas adequadas (p. ex., horas do tempo de enfermagem, número de visitas médicas, dias perdidos de trabalho, anos de vida ganhos)? Foram omitidos da medição quaisquer dos termos identificados? Em caso afirmativo, isso significa que eles não contribuíram com peso algum na análise subseqüente? Houve quaisquer circunstâncias especiais (p. ex., uso conjunto de recursos) que tornaram a avaliação difícil?		
6. Valores adequados atribuídos? Os custos e as conseqüências foram válidos de modo confiável? As origens de todos os valores foram claramente identificadas? Os valores de mercado foram empregados nas alterações envolvendo recursos ganhos ou esgotados? Onde os valores de mercado estavam ausentes (p. ex., trabalho voluntário), ou os valores de mercado não refletiram os valores reais (como a contribuição de espaço clínico à taxa reduzida), os ajustes foram feitos em valores aproximados de mercado? A avaliação das conseqüências foi apropriada para a questão colocada? (isto é, foram selecionados o tipo ou tipos de análise(s) apropriada(s) — eficácia dos custos, benefício dos custos e utilidade dos custos?)		
7. Ajustes de descontos e tempo? Os custos e as conseqüências foram ajustados para momentos diferenciados? Os custos e as conseqüências que ocorrem no futuro foram *descontados* no seu valor presente? Foi dada qualquer justificativa para a taxa de desconto utilizada?		
8. Análise com incremento? Foi realizada uma análise com incremento dos custos e das conseqüências das alternativas realizadas? Foram gerados custos adicionais (com incrementos) através de uma alternativa sobre uma outra comparada com os efeitos, os benefícios ou as utilidades adicionais?		
9. Análise de sensibilidade? Foi realizada uma análise de sensibilidade? Foi fornecida uma justificativa para as faixas de valores (para parâmetros de estudos-chave) na análise de sensibilidade? Os resultados do estudos foram sensíveis às alterações nos valores (dentro da faixa presumida)?		
10. Todas as questões discutidas? A apresentação e a discussão dos resultados do estudo incluem todas as questões que concernem aos usuários? As conclusões das análises foram baseadas em alguns índices gerais ou na razão de custos por conseqüência (p. ex., razão de eficácia de custo)? Em caso afirmativo, o índice foi interpretado com inteligência ou de uma maneira mecânica? Os resultados foram comparados com os de outros que pesquisaram a mesma questão? O estudo discutiu a capacidade de generalização dos resultados com outros cenários e grupos de paciente/cliente? O estudo aludiu ou considerou outros fatores importantes na escolha ou decisão sob consideração (p. ex., distribuição dos custos e conseqüências ou questões éticas relevantes)?		
A pontuação ponderada total para um estudo é calculada multiplicando-se cada uma das dez ponderações importantes por sua pontuação qualitativa correspondente		

ou 74 anos, as pessoas podem apresentar aproximadamente 11 ou 12 anos com disfunção. Portanto, sempre que examinamos o efeito fármaco-econômico dos fármacos, devemos ajustar alguns anos extras em razão da qualidade de vida, para então refletirmos se esse aumento leva a anos de completa saúde ou se inclui alguns ajustes de disfunção também. Do mesmo modo, se os ajustes não são feitos para comorbidades, o perfil resultante de saúde pode estar distorcido. Por exemplo, uma hipertensão não-tratada pode escapar de uma medição de qualidade de vida porque não afeta abertamente a vida diária. Porém um infarto do miocárdio diminuiria definitivamente a qualidade de vida. A FDA tem visto com maus olhos as drogas que fazem com que os pacientes se sintam melhor ao passo que sua expectativa de vida se reduz. Todavia, devemos ser capazes de apresentar aos pacientes as diferentes probabilidades entre saúde perfeita e morte, apresentar os comprometimentos associados a diferentes tratamentos e, assim, proporcionar os serviços de forma correspondente.

Entretanto, para apresentar essas probabilidades, devemos monitorar o que acontece aos pacientes durante os tratamen-

Quadro 91.8 Abordagens das Medições dos Resultados e da Qualidade de Vida

Relação básica de resultados
- Morte
- Doença
- Incapacidade
- Desconforto
- Insatisfação

Domínios principais de qualidade de vida
- Condição física e habilidades funcionais
- Condição psicológica e bem-estar
- Interações sociais
- Condição e fatores econômicos

Lista de resultados expandida
- Pontos terminais clínicos
  - Sinais e sintomas
  - Valores laboratoriais
  - Morte
- Parâmetros funcionais
  - Físico (atividades)
  - Mental (depressão)
  - Social (amigos)
  - Participação (trabalho)
- Bem-estar geral
  - Dor
  - Energia/fadiga
  - Percepções de saúde
  - Oportunidade (futuro)
  - Satisfação com a vida
- Satisfação com os cuidados
  - Acesso
  - Conveniência
  - Cobertura financeira
  - Qualidade
  - Geral

Amostra de instrumentos para medição dos resultados
- Instrumentos genéricos — Perfil de Impacto da Doença (PID), Nottingham, Qualidade do Bem-Estar (QBE), Estudo do Resultado Médico (ERM)
- Instrumentos específicos — Dor, Artrite, Epilepsia, Câncer

tos clínicos ao longo do tempo e coletar dados sobre suas utilidades. Isso significa dizer que devemos perguntar aos pacientes como eles se sentem acerca de suas opções de terapias, quais terapias eles preferem e como sua quantidade e qualidade de vida são afetadas. As companhias farmacêuticas têm patrocinado estudos que examinam as probabilidades, as utilidades e a eficácia de custo, para então demonstrar graficamente os resultados ao longo do tempo. Utilizando os conceitos de análise de decisão, os pesquisadores conseguem construir uma árvore de decisões do que exatamente acontece ao paciente, desde o diagnóstico até a cura. Como resultado de utilização dessas abordagens analíticas, podemos ver claramente não apenas os custos, mas também a probabilidade de introduzir um estado de saúde sobre um outro.

A partir desse tipo de modelo de computador, podemos desenvolver protocolos de tratamento. Cada um dos ramos da árvore de decisão designa os tratamentos específicos para os pacientes em estados de saúde específicos. Numa forma simplificada, essa árvore também desempenha o papel de ferramenta educacional para a apresentação das opções terapêuticas disponíveis e prováveis conseqüências para o paciente.[58,59]

Wennberg[59] tem explorado maneiras de envolver os pacientes nesse tipo de processo de tomada de decisão. Sua mais recente pesquisa envolveu um programa interativo de computador na cirurgia da próstata. Esse programa explica aos pacientes a probabilidade de sucesso, a dor que poderia estar envolvida em cada passo e em que exatamente consiste o procedimento. Após a visualização desse programa com detalhes gráficos da cirurgia, muitos dos pacientes decidiram pela não-cirurgia em favor da observação clínica cuidadosa. Essa redução num procedimento importante resultou de um foco maior sobre a qualidade de vida e a satisfação do paciente. Com avaliação mais profunda e, talvez, modificação do programa de computador, deverá produzir também serviços mais eficientes em termos de custo. O trabalho de Wennberg é realmente apenas uma aplicação da pesquisa de resultados que auxiliou na ponderação de custos, utilidades e qualidade de vida para o paciente. Esse exemplo mostra como uma preocupação com o paciente pode auxiliar a equilibrar os custos de serviços de saúde ao mesmo tempo.

DISCUSSÃO

Um efeito-chave a que a farmácia necessita dar mais atenção é a idéia de que o benefício maior que podemos gerar para a sociedade como um todo é almejar reduzir a mortalidade e se responsabilizar mais nesse sentido, e não apenas diminuir a morbidade. Garantir mais anos de vida aos pacientes pode ser convertido em moeda para a sociedade, o que aumenta consideravelmente a razão benefício-custo de um programa. Há necessidade de pesquisa substancial sobre o efeito potencial dos farmacêuticos e seus serviços sobre o índice de mortalidade. Espera-se que os novos planos de reembolso incluam incentivos para diminuir as taxas de mortalidade dos pacientes e melhorar a qualidade de vida.

Os profissionais e administradores da área de farmácia devem considerar o custo-benefício e a eficácia de custo com base nos resultados e efeitos que os serviços farmacêuticos proporcionam. Existem vários modos pelos quais a farmácia pode produzir resultados positivos. Por exemplo, os serviços farmacêuticos podem

- diminuir a morbidade em populações de pacientes;
- aumentar o percentual de pacientes em controle terapêutico;
- reduzir os custos do tratamento com o uso de modos mais eficientes de terapia;
- reduzir o número de visitas médicas;
- reduzir a taxa de hospitalização atribuível ao, ou afetada pelo, uso inadequado de drogas;
- contribuir para o melhor uso da força de trabalho da área da saúde pela utilização de computadores e técnicos;
- diminuir a incidência e a intensidade de doença iatrogênica, como reações adversas a drogas.

Outros exemplos dos tipos de serviços farmacêuticos e seus benefícios e efeitos potenciais incluem consulta do paciente, a que melhora o cumprimento dos itens do tratamento por parte do paciente, reduz erros de medicação, reduz o mau uso de medicações e proporciona o emprego eficiente de todo o corpo profissional do estabelecimento. Com um programa de distribuição de dose unitária, melhora-se o tratamento do paciente e o desperdício de drogas, e talvez os custos do pessoal de enfermagem sejam reduzidos.

Através do monitoramento de terapias com drogas em situações de cuidados imediatos, a farmácia pode oferecer a detecção precoce do insucesso do tratamento ou de reação adversa. Os programas combinados proporcionam terapias intravenosas melhores e possivelmente um uso mais eficiente do pessoal. Sob responsabilidades do paciente e da terapia, a prescrição de drogas por farmacêuticos pode ser adicionada, o que pode ser altamente eficaz em termos de custos. O que está sendo feito em situações definidas de cuidados ao paciente é a substituição do salário de um médico pelo de um farmacêutico, que pode ser duas ou três vezes menor. Os farmacêuticos podem ser benéficos nas áreas de condução de entrevistas para a alta de pacientes e de obtenção da história clínica dos pacientes. Nas substituições de profissionais, podemos visualizar modos pelos quais os farmacêuticos podem aumentar a produtividade do médico e, através do uso de computadores e técnicos, o modo como o orçamento de salários da farmácia pode ser mais bem alocado.

Neste capítulo, foi dada uma explicação geral de ACB e AEC com a intenção de ajudar o leitor nos esforços de justificação de custos. Existem relatórios encorajadores na literatura farmacêutica que demonstram que os farmacêuticos podem apresentar efeitos de custo-benefício em muitas áreas. Todavia, deve ficar entendido que essa pesquisa, mesmo positiva, não invalida a necessidade de se continuar o desenvolvimento de programas que maximizem a razão benefício-custo para a sociedade e para as instituições.

Embora o empenho da farmácia possa demonstrar uma razão positiva de benefício em relação ao custo, a sociedade ou as instituições, no fim, investem seus recursos em programas necessários que apresentem uma razão mais elevada de benefício sobre o custo. De modo semelhante, o sistema de saúde deve ser convencido de que esses serviços de benefícios farmacêuticos são de valor, utilizando com modificação, ou de que outros programas menos eficazes devem ser eliminados, se necessário. Os administradores de farmácia devem entender completamente as ferramentas de avaliação como ACB ou AEC se desejarem que seus programas sobrevivam no futuro.[60]

REFERÊNCIAS

1. McGhan WF. Pharmacoeconomics and the evaluation of drugs and services. *Hospital Formulary* 1993; 28:365–378.
2. McGhan W, Rowland C, Bootman JL. Cost-benefit and cost-effectiveness: methodology for evaluating clinical pharmacy service. *Am J Hosp Pharm* 1978; 35:133–140.
3. Gold MR et al. Cost-effectiveness in health and medicine. New York: Oxford University Press, 1996.
4. Ray M. Administration Direction for Clinical Practice. *Am J Hosp Pharm* 1979; 36:308.
5. Bootman JL, McGhan WF, Schondelmeyer SW. Application of cost-benefit and cost-effectiveness analysis to clinical practice. *Drug Intell Clin Pharm* 1982; 16:235–243.
6. McGhan WF, Lewis NJ. Guidelines for pharmacoeconomic studies. *Clin Ther* 1992; 3:486–494.
7. Enright SM. Changes in health-care financing resulting from the 1984 federal budget. *Am J Hosp Pharm* 1983;40:835–838.
8. Curtiss FR. Current concepts in hospital reimbursement. *Am J Hosp Pharm* 1983;40:586–591.
9. Weinstein MC, Stason B. Foundations and cost/effectiveness analysis for health and medical practitioners. *N Engl J Med* 1977; 296:716–721.
10. Shepard DS, Thompson MS. First principles of cost-effectiveness analysis in health. *Public Health Rep* 1979; 94:535–544.
11. Crystal R, Brewster A. Cost-Benefit and cost-effectiveness analysis in the health field: an introduction. *Inquiry* 1966; 3:3–13.
12. Acton J. Measuring the monetary value of life-saving programs. *Law Contemp Probl* 1976; 40:46–72.
13. Emlet HE, Jr. Use of cost-benefit analysis in solutions to national health problems. Presented at the *1968 Joint National Meeting of the Operations Research Society of America*, San Francisco, California (May 1–3, 1968).
14. Gellman DD. Cost-benefit in health care: we need to know more. *Can Med Assoc J* 1974; 4:998–999.
15. Goldschmidt PG. A cost-effective model for evaluating health care programs: application to drug abuse treatment. *Inquiry* 1976; 13: 29–47.
16. Bootman JL, et al. Individualizing gentamicin dosage regimens on burn patients with gram-negative septicemia: a cost-benefit analysis. *J Pharm Sci* 1979; 68:267–272.
17. Bootman JL, et al. Individualization of aminoglycoside dosage regimens: a cost analysis. *Am J Hosp Pharm* 1979;36:368.
18. Strange PV, Sumner AT. Predicting treatment costs and life expectancy for end-stage renal disease. *N Engl J Med* 1978; 298:372–378.
19. Cretin S. Cost-benefit analysis of treatment and prevention of myocardial infarction. *Health Serv Res* 1977; 12:174–189.
20. Mattsson W, et al. Cancer chemotherapy in advanced malignant disease: a cost-benefit analysis. *Acta Radiol Oncol* 1979; 18:509–520.
21. Stason W, Weinstein M. Allocation of resources to manage hypertension. *N Engl J Med* 1977; 296:732.
22. Estershan RJ, Jr, et al. Cost analysis of leukemia treatment: a problem- oriented approach. *Cancer* 1976; 37:646–52.
23. Bryers F, Hawthorne VM. Screening for mild hypertension: costs and benefits. *J Epidemiol Community Health* 1978; 32:171–174.
24. Kissick WL. *Cost-Benefit Studies in Health Planning in the U.S.A.* Copenhagen: Health Economics, 1969, 39–44.
25. Klarman H. Application of cost-benefit analysis to health services and the special case of technological innovation. *Int J Health Serv* 1974; 4:325–352.
26. Klarman H. Present status of cost-benefit analysis in the health field. *Am J Public Health* 1967; 57:1948–1958.
27. Smith W. Cost-effectiveness and cost-benefit for public health programs. *Public Health Rep* 1968; 83:899–906.
28. Mushkin S, d'Accolings F. Economic cost of disease and injury. *Public Health Rep* 1959; 74:338–345.
29. Pigou AC. *Socialism Versus Capitalism*. London: Macmillan Press, 1947, 129.
30. Prest AR, Turvey R. Cost-benefits analysis: a survey. *Econ J* 1965; 75:683–735.
31. Peters GH. *Cost/Benefit Analysis and Public Expenditures*, (Paper 8). London: Institute of Economic Affairs, 1968.
32. Osteryoung J. *Capital Budgeting: Long-Term Asset Selection*. Columbus, OH: Grid Inc., 1974.
33. Silvers JB, Praholed CK. *Financial Management of Health Institutions*. New York: Spectrum Publications, 1974.
34. Van Horne JC. *Financial Management and Policy*. Englewood Cliffs, NJ: Prentice-Hall, 1974.
35. Torrance G. *A Generalized Cost-Effectiveness Model for Evaluation of Health Programs*. PhD Dissertation, State University of New York at Buffalo, 1971.
36. Klarman H. Application of cost-benefit analysis to health services technology. *J Occup Med* 1974; March:172–186.
37. Schulbert HC, Sheldon CA, Baker F. Program evaluation in the health field. New York: Behavioral Publications, 1969.
38. Rice DP. Measurement and application of illness costs. Public Health Rep 1969; 84:91–101.
39. Rice DP. Estimating the Cost of Illness. Health Economics Series #6. Washington, DC: US Government Printing Office, 1966.
40. Rinehard K, Felsman F, Moody L. Time Loss and Indirect Economic Cost Caused by Disease Among Indian and Alaskan Natives. Public Health Rep 1970;85:402.
41. Ridker RG. Economic Cost of Air Pollution. New York: Praeger, 1967.
42. Mishan EJ. Evaluation of life and limb: a theoretical approach. In: Harberger A, et al., eds. *Benefit/Cost Analysis*. Chicago: Aldine-Atherton, 1971, 103–123.
43. Packer AH. Applying cost-effectiveness concepts to the community health system. *Op Res* 1968; 16:227–253.
44. Klarman H. *Economics of Health*. New York: Columbia University Press, 1965b.
45. Marglin SA. The social rate of discount at the optimal rate of investment. *J Econ* 1963; 77:95–111.
46. Baumol WJ. On the discount rate for public projects. In: Haveman R, Margolia J, eds. *Public Expenditures and Policy Analysis*. Chicago, IL: Markham, 1970, 273–290.
47. Amadio J, Mueller J, Grey R. Benefit/cost ratio. In: *Public Health Report, Illinois Department of Public Health*, Southern Illinois University: Carbondale and Jackson County Health Department, 1976.
48. Joehnk M., McGrail GR, Degal, NJ. *Application of a Benefit/Cost Model to Family Practice Nes Denz*. Prepared by the Department of Health, Education and Welfare. National Technical Information Service No. HRP-0007312, 1975.
49. Cohn E. *Public Expenditures Analysis*. Lexington, MA: D.C. Heath, 1972.
50. Ruchlin E, Rogers H. *Economics and Health Care*. Springfield, IL: Charles C. Thomas, 1973.
51. Mishan EJ. *Cost-Benefit Analysis*. New York: Routledge, 1976.
52. Quade ES. Introduction and overview. In: Goldin TA, ed. *Cost/Effectiveness Analysis*. New York: Praeger, 1967.
53. Niskanen WA. Measurement of Effectiveness. In: Goldin TA, ed. *Cost-Effectiveness Analysis*. New York: Praeger, 1967, 18.
54. Weinstein MC, Stason B. Foundations and Cost-Effectiveness Analysis for Health and Medical Practitioners. *N Engl J Med* 1977; 296:716–721.
55. Bootman JL, Townsend RB, McGhan WF. Principles of Pharmacoeconomics. 2nd ed. Cincinnati: Harvey Whitney Books, 1996.
56. Ellwood PM. Outcomes management: a technology of patient experience. *N Engl J Med* 1988; 318:1549–1556.
57. MacKeigan LD, Pathak DS. Overview of health-related quality-of-life measures. *Am J Hosp Pharm* 1992; 49:2236–2245.
58. Einarson TR, McGhan WF, Bootman JL. Decision analysis applied to pharmacy practice. Am J Hosp Pharm 1985;42:364–371.
59. Wennberg JE. The paradox of appropriate care. *JAMA* 1987;258: 2568–2569.
60. McGhan WF, Smith MD. Improving the cost-benefits of pharmaceutical services: pharmacoeconomics 101. *Pharm Bus* 1993; Spring:6–10.

CAPÍTULO **92**

Marketing de Serviços de Cuidados Farmacêuticos

Randal P McDonough, PhD
Associate Professor (Clinical)
College of Pharmacy
University of Iowa
Iowa City, IA 52242

Elizabeth S Pithan, PharmD
Community Pharmaceutical Care Resident
University of Iowa
Iowa City, IA 52242

William R Doucette, PhD
Associate Professor
College of Pharmacy
University of Iowa
Iowa City, IA 52242

"Marketing é uma função de negócio que identifica as necessidades e anseios do cliente, determina a quais mercados-alvo a organização pode servir melhor e idealiza os produtos, programas e serviços apropriados para servir a esses mercados. Entretanto, o marketing é muito mais que apenas uma função isolada de negócio — ele é uma filosofia que orienta toda a organização."

Por mais de uma década, a farmácia adotou os conceitos introduzidos por Brodie, Hepler e Strand.[2-4] Esses conceitos ajudaram a profissão a adotar uma nova filosofia prática — os cuidados farmacêuticos. Nos últimos anos, os profissionais trabalharam muito para reformular suas práticas para incorporar essa nova filosofia. Essa reengenharia resultou em farmácias que apresentam um *novo visual* para seus pacientes por incorporar as áreas de aconselhamento de pacientes, melhorias no fluxo de trabalho e o uso aumentado de técnicos em farmácia na prática. Foram implementadas não somente alterações físicas nas farmácias, mas os farmacêuticos desenvolveram novos serviços clínicos, programas de controle de estados patológicos, serviços de informações de medicamentos e outros serviços de valor agregado à farmácia em seu funcionamento. Mesmo com todas essas modificações, muitos profissionais estão achando difícil receber o reembolso apropriado por seus serviços e integrar-se nos sistemas de cuidados de saúde existentes. Em seu artigo sobre questões não-resolvidas em farmácia, Hepler[5] discute esses desafios para a profissão e a necessidade da farmácia de comercializar-se como uma parte essencial dos cuidados médicos.

Para superar as dificuldades associadas ao reembolso e à integração, os farmacêuticos precisam adotar outra filosofia — a filosofia do marketing, conforme mencionado por Kotler e Armstrong.[1] Embora a profissão tenha trabalhado muito para desenvolver um suprimento de novos serviços de farmácia durante os últimos anos, os profissionais de farmácia investiram uma parcela substancialmente pequena de seus recursos em criar a demanda por esses serviços. Para que os cuidados farmacêuticos sejam implementados com sucesso em todas as práticas, os farmacêuticos devem aumentar seus esforços no desenvolvimento de um plano para comercializar os serviços de farmácia.

Compreender as necessidades e os anseios do paciente é essencial para desenvolver e implementar um plano de marketing bem-sucedido dos serviços de farmácia. A necessidade da maioria dos nossos pacientes é ter uma boa saúde. Quando sua saúde deteriora, há uma necessidade de retornar a um estado saudável. Os pacientes têm muitas opções de produtos, serviços e provedores para ajudá-los a atingir esse estado saudável, incluindo farmacêuticos e serviços de cuidados de farmácia. Os pacientes optam pelos recursos que eles acreditam que melhor se adaptam às suas necessidades. Para ser bem-sucedido, um plano de marketing para cuidados farmacêuticos deve incluir as estratégias para avaliar os anseios dos consumidores em relação aos serviços de cuidados de farmácia. Quando as necessidades e os anseios são abordados, os farmacêuticos podem seguir uma estratégia que incorpore as etapas cruciais no processo de marketing.

PLANO DE MARKETING

Da mesma forma que com outros processos de planejamento estratégico, o plano de marketing deve conter os elementos principais que são essenciais para a implementação bem-sucedida. O plano de marketing deve ser compatível com a missão da prática e deve incluir uma análise do ambiente de mercado (fatores externos), bem como uma análise da própria prática em si (análise interna). A partir dessa informação, os mercados-alvo podem ser identificados, o mix de marketing é determinado e as estratégias de marketing são desenvolvidas. No plano de marketing deve estar incluído um processo para avaliar os resultados do plano. Os elementos primordiais de um plano de marketing englobam[6]

Análise competitiva (análise SWOT, veja o Quadro 92.1).
Determinações de objetivos (completas com objetivos, tarefas e cronogramas).
Alvos de mercado e beneficiários.
Mix de marketing.
Controle.

Análise SWOT

Um componente essencial do plano de marketing para o farmacêutico consiste em analisar seu local de atuação e seu ambiente. Esse processo pode ser realizado com uma técnica chamada de análise SWOT (Quadro 92.1), que pode ser empregada para se avaliar os pontos fortes internos (*strengths*) e os pontos fracos (*weaknesses*) da farmácia no contexto com as oportunidades (*opportunities*) e ameaças (*threats*) que podem existir em seu ambiente externo.[7,8]

Os pontos fortes podem incluir a experiência clínica dos farmacêuticos em determinados programas de controle de estados patológicos, a imagem positiva da farmácia na comunidade e a diversidade dos serviços oferecidos pela prática. Os pontos fracos podem envolver as questões de fluxo de traba-

Quadro 92.1 Análise SWOT

S = Pontos fortes do estabelecimento (ambiente interno)	W = Pontos fracos do estabelecimento (ambiente interno)
O = Oportunidades para a prática (ambiente externo)	T = Ameaças para a prática (ambiente externo)

lho, a escassez de auxílio técnico e a falta de tempo para fornecer serviços de cuidados farmacêuticos. As oportunidades de uma prática podem ocorrer com grupos de médicos, estratégias de práticas de colaboração com determinados médicos e as necessidades da comunidade para os serviços inovadores de cuidados de saúde. Quando identificamos as ameaças à prática, devem ser distinguidos os programas competitivos, as questões de competição com outros fornecedores de cuidados de saúde precisam ser reconhecidas, e deve ser considerada a falta de reembolso para os serviços clínicos.

Através dessa análise, o farmacêutico pode determinar quais serviços ou programas eles oferecem ou podem oferecer no futuro para ganhar uma vantagem competitiva ou diferencial no mercado. Além disso, os farmacêuticos dentro da prática precisam identificar seus pontos fracos e desenvolver as estratégias que minimizem esses fatores ou os convertam em pontos fortes.

Depois de completar a análise SWOT, os farmacêuticos podem comparar os pontos fortes de suas farmácias com as oportunidades do mercado e minimizar as ameaças (ou competição) para uma prática lucrativa. Os exemplos de ameaças à farmácia podem incluir um concorrente com serviços superiores, a falta de reembolso para os serviços cognitivos e os custos aumentados para implementar e sustentar um serviço clínico.

Para compreender melhor o ambiente externo de suas farmácias, os farmacêuticos podem usar das técnicas de pesquisa de marketing. Isso fornece a eles as informações adicionais sobre o mercado e os auxilia no desenvolvimento de estratégias para aumentar as vendas, melhorar a atuação, avaliar a concorrência e determinar as necessidades dos pacientes. A pesquisa de mercado pode englobar várias técnicas, as quais podem incluir questionários, levantamentos telefônicos, grupos de discussão, conversação casual, observação e dados publicados. Essa informação deve ser coletada e atualizada anualmente, e os ajustes necessários feitos ao plano de marketing.

As informações obtidas a partir dessa pesquisa de mercado podem ser continuamente incorporadas à análise SWOT da prática. A pesquisa fornece novas informações em relação às oportunidades e ameaças externas à prática. O emprego dessa informação, juntamente com um inventário interno dos pontos fortes e fracos de suas farmácias, proporciona um excelente ponto de partida para desenvolver um plano de marketing abrangente.

Determinações de Objetivo — Estas delineiam o que uma farmácia quer realizar. Essas determinações devem refletir o compromisso da missão para a prática, que é a filosofia subjacente da farmácia. As determinações de objetivo são genéricas e fornecem a direção para que a prática atenda à missão da farmácia. Cada determinação de objetivo possui seu próprio grupo de *objetivos*, os quais constituem as etapas necessárias para atender as metas. Os objetivos que são desenvolvidos para a prática devem ser claramente determinados, realistas e mensuráveis. É através dos objetivos que o farmacêutico pode determinar o sucesso ou a falha de seu plano de marketing. Um plano de marketing bem-feito, com metas e objetivos claros e quantificáveis, pode proporcionar ao farmacêutico um mecanismo de *feedback* para alterar e refinar componentes específicos do plano. Para atingir as metas e os objetivos, devemos realizar *tarefas específicas* de acordo com um *cronograma* que forneça um período razoável para o cumprimento de cada tarefa. O Quadro 92.2 fornece exemplos do estabelecimento de missão e uma determinação de meta e objetivos.

Quadro 92.2 Missão, Determinações de Metas e Objetivos

Determinação da Missão da prática	Estimular o estado de saúde e fornecer serviços de farmácia inovadores e de alta qualidade sendo sincero, compassivo e focalizado nas necessidades individuais de cada paciente.
Determinação de Objetivo	Comercializar e promover efetivamente os serviços de farmácia para os médicos e outros profissionais de saúde para aumentar os encaminhamentos para o estabelecimento.
Objetivos	Dentro de 3 meses, identificar os principais tomadores de decisão em cada grupo clínico. Nos próximos 3 meses, identificar os 100 principais clínicos gerais e desenvolver uma carta que forneça as informações sobre os programas e os serviços de cuidados de farmácia oferecidos pelo estabelecimento. Identificar 100% dos médicos (especialistas e clínicos gerais) que tratam de um grande percentual de pacientes com diabete e asma. Nos 3 meses seguintes, identificar os programas/serviços concorrentes dentro da comunidade. Dentro de 1 mês, desenvolver ferramentas promocionais para usar quando fizer o marketing para os médicos e outros profissionais de saúde.

Em seguida, as tarefas específicas e um cronograma devem ser criados para orientar o pessoal da farmácia na realização de suas metas e objetivos. O Quadro 92.3 pode ser utilizado como um guia para desenvolver esse plano de ação de marketing.

Quando as metas e objetivos são desenvolvidos, deve-se despender um tempo para raciocinar sobre as pessoas (mercados-alvo) que podem se beneficiar dos serviços oferecidos pela prática. Além disso, os indivíduos ou programas que podem afetar a prática da farmácia de forma positiva ou negativa (beneficiários) devem ser identificados. Os mercados-alvo e os beneficiários representam aqueles indivíduos que os esforços de marketing estão tentando alcançar e afetar.

Mercados-alvo e Beneficiários

Os mercados-alvo são aqueles clientes que se comportam com padrões similares e que podem beneficiar-se dos serviços de cuidados de farmácia oferecidos pela prática.[9] É importante identificar os alvos principais para os esforços de marketing, porque não é nem eficiente nem eficaz em termos de custo direcionar o marketing para o público em geral. Os clientes que se constituem os alvos do processo de marketing devem ter as

Quadro 92.3 Tarefas e Cronograma

TAREFA	PESSOA RESPONSÁVEL	OBJETIVOS SATISFEITOS	PONTO PARA TERMINAR A TAREFA
Listar as tarefas que precisam ser completadas.	Identificar a pessoa que é responsável pelas tarefas específicas; pode ser um farmacêutico, técnico ou funcionário administrativo.	A partir das determinações de meta e objetivo listados, identificar qual corresponde a cada tarefa.	Ter um prazo para cada tarefa a ser completada. Uma vez completada, fazer com que a pessoa responsável pela tarefa faça uma rubrica e date esse formulário.

necessidades e os anseios que os serviços de farmácia podem atender. Quando se inicia um plano de mercado, é benéfico considerar como os clientes se comportam. A pesquisa nessa área mostra que subgrupos de consumidores podem ser identificados com base em sua adoção (*i.e.*, uso) de novos serviços.

GRUPOS DE ADOÇÃO — Vários elementos compõem o grupo de adoção. Uma lista desses é a seguinte:

1. Inovadores — menos de 5% dos clientes.
2. Adotantes iniciais — 10 a 15% dos clientes.
3. Maioria inicial — 30 a 35% dos clientes.
4. Maioria tardia — 30 a 35% dos clientes.
5. Adotantes tardios — 15 a 20% dos clientes.

Os inovadores representam o menor percentual de clientes, mas eles são os primeiros a experimentar um novo serviço oferecido se acreditam que ele atende às suas necessidades. Eles são considerados tomadores de risco e aventureiros. Os adotantes iniciais, que são os formadores de opinião na comunidade, precisam ouvir várias vezes a mensagem de marketing, porque eles avaliam cuidadosamente novas idéias e serviços. Esse grupo aceita um novo serviço precocemente nos esforços de marketing.

A maioria inicial, embora não seja formada por líderes, realmente adota um novo serviço de maneira mais precoce que o consumidor médio. Os esforços de marketing repetidos precisam permanecer focalizados nesse grupo, porque eles precisam ouvir a mensagem de marketing várias vezes antes de adquirirem um novo serviço.

A maioria tardia são os consumidores que questionam os novos produtos e serviços. Entretanto, eles adotam um novo serviço quando a maioria dos consumidores o adquire.

O último grupo consiste nos adotantes tardios, que não somente questionam uma inovação como permanecem com suspeita. Esse grupo compra apenas depois que o serviço tem um registro bem-comprovado.

Ao compreender as características de cada um desses grupos, os planos de marketing podem ser criados para focalizar-se em cada grupo apropriado. Para os novos serviços de farmácia, os inovadores e os adotantes iniciais seriam os de maior interesse. Tipicamente, os consumidores nesses dois grupos são mais jovens, têm maior nível educacional e renda mais elevada que os outros consumidores.[10,11] Como confiam em seu próprio julgamento, eles ficam mais ansiosos por experimentar novos serviços e responder a estratégias promocionais que os atraem para tais serviços.

Além dos pacientes, um plano de marketing da farmácia também deve incluir os beneficiários da prática. Um *beneficiário* é qualquer uma que possa afetar o sucesso da prática. Eles incluem outros profissionais de saúde, recursos comunitários como hospitais e clínicas, líderes comunitários, agências e órgãos públicos, empregadores e fontes pagadoras. Outros beneficiários potenciais para a prática podem incluir outros farmacêuticos não empregados pela farmácia mas que criaram algum tipo de aliança com ela. Os beneficiários influenciam a prática por fornecerem uma estrutura de suporte para novas idéias, identificando os alvos principais para os esforços de marketing e proporcionando um processo que ajuda a melhorar a qualidade dos serviços fornecidos pela farmácia.

As estratégias de marketing devem incluir todos esses grupos, pois eles podem ter um efeito importante sobre a prática.

Mix de Marketing

O termo para as variáveis que estão sob o controle dos farmacêuticos e que fornecem a estrutura geral para o marketing é o mix de marketing, ou composto de marketing. Os elementos do mix de marketing, também chamados de os 4 Ps do marketing, incluem[6,12-14]

1. Produto.
2. Preço.
3. Promoção.
4. Local (*Place*).

O quinto P, posicionamento, também é freqüentemente incluído.

PRODUTO — O produto refere-se ao que está sendo comercializado. Com os serviços de cuidados farmacêuticos, ele não é um produto físico que precisa de promoção, mas, em vez disso, de serviços intangíveis. Os serviços possuem determinadas características que os diferenciam dos produtos. Essa propriedade é referida como os 4 Is no marketing de serviços.[6,15]

Intangível.
Inconsistente.
Inseparável.
Não-Inventariado.

Como os pacientes não podem ver ou tocar fisicamente um serviço (*intangível*), eles devem experimentar os serviços para receber os benefícios. Essa experiência e a qualidade da interação com o farmacêutico fornecem a base para a satisfação do paciente com os serviços.

Como os serviços são prestados por farmacêuticos individuais, existe variação no fornecimento entre os diferentes profissionais (*inconsistência*). As competências clínicas, a base de conhecimentos, as habilidades de comunicação e as personalidades dos farmacêuticos são, sem exceção, fatores primordiais para o desempenho do profissional no fornecimento do serviço. Como os serviços de cuidados de farmácia não podem ser separados dos farmacêuticos que os realizam (*inseparabilidade*), os programas de qualidade precisam ser fornecidos pelos prestadores de qualidade. Kotler[16] discutiu a necessidade de os fornecedores de serviços concentrarem-se não somente na qualidade técnica do serviço (o serviço foi bem-sucedido?), mas também na sua qualidade funcional (o farmacêutico demonstrou preocupação, empatia e competência no fornecimento dos cuidados?). Em outras palavras, os fornecedores que agem com *maior sensibilidade*, bem como os serviços *high-tech*, têm mais probabilidade de ter satisfeito os clientes. Os padrões de prática e os programas de treinamento podem ajudar a garantir a consistência entre os farmacêuticos e, assim, melhorar a satisfação e aumentar a aceitação dos serviços de cuidados de farmácia pelo paciente. Além disso, o desenvolvimento dos protocolos, políticas e procedimentos e de materiais educacionais padronizados ajuda a estimular o desempenho dos farmacêuticos em relação ao fornecimento do serviço. Por fim, atividades contínuas de melhoria da qualidade devem ser implementadas para manter a qualidade do serviço em um nível elevado.

A quarta característica do marketing de serviços é o conceito de *inventário*. Diferentemente dos produtos, os serviços não têm uma presença física na prática. Porém, os farmacêuticos devem lembrar que os serviços também possuem um inventário. Para fornecer serviços de cuidados de farmácia, um profissional precisa estar preparado para fornecer os serviços quando adquiridos pelo paciente. Existe um custo de inventário associado ao farmacêutico que está trabalhando, mas que nem sempre pode estar fornecendo os serviços de cuidados de farmácia. Nessa situação, o desafio é fornecer a cobertura suficiente para que o farmacêutico forneça os serviços quando necessário, mas, ao mesmo tempo, minimizar a superposição dos serviços do farmacêutico e os custos. Ao compreender o fluxo de pacientes na farmácia durante o dia inteiro, as estratégias podem ser desenvolvidas para melhorar as eficiências da prática.

Com freqüência, a comercialização de um programa ou serviço envolve uma alteração importante nas percepções de um paciente de uma farmácia e nos farmacêuticos que lá estão empregados. Por exemplo, quando os pacientes vêem os farmacêuticos como fazendo pouco mais que o aviamento, é improvável que eles desejem participar nas atividades de cuidados de farmácia. O aumento das expectativas dos pacientes pode ser conseguido ao se empreenderem modificações, variando desde a simples melhoria no fluxo de trabalho até obter certificação em uma determinada área de especialidade. Quando um farmacêutico deseja criar a imagem de proficiência em educação em diabete, por exemplo, ele pode querer se tornar um Educador Certificado em Diabete (CDE — Certified Diabetes Educator), ou entrar em um programa certificado que focalize essa patologia. Os pacientes que percebem um serviço como novo e diferente têm mais probabilidade de ver o benefício desses serviços. Outra estratégia para aumentar a consciência do paciente sobre um serviço consiste em armazenar vários produtos relacionados ao serviço (*i.e.*, um *display* de suprimentos para diabete). O auxílio na seleção dos produtos apropriados para o paciente pode oferecer uma oportunidade única para comercializar o serviço da farmácia em um nível pessoal. Os farmacêuticos também podem alterar indiretamente a percepção dos pacientes ao fazer parcerias com médicos e outros profissionais de saúde que podem servir como uma fonte de referência para a prática. Isso ajuda a fornecer uma credibilidade prática e uma imagem pública melhorada.

Aspectos *Versus* Benefícios do Produto ou Serviço

Mudar percepções e expectativas da prática é importante, mas não constitui a única atividade que assegura o sucesso para a comercialização de um serviço. É igualmente importante examinar as necessidades das pessoas identificadas como alvos dos esforços de marketing. Uma vez reconhecidas essas necessidades, a mensagem de marketing pode focalizar-se nos aspectos e benefícios (Quadro 92.4) dos serviços que são específicos para aquele grupo (mercado-alvo ou beneficiários).

Os *aspectos* do serviço são os elementos que descrevem o que o serviço oferece para o paciente. Em contraste, os *benefícios* do serviço para o paciente individual ou para o beneficiário ajudam a descrever por que aquela pessoa deve se interessar pelo serviço. Compreender esses princípios primordiais no marketing de serviços ajuda a desenvolver estratégias efetivas de marketing e materiais promocionais. Mais importante, fornece ao farmacêutico uma estrutura para discutir os serviços para os pacientes durante as consultas individuais.

O uso dos aspectos e benefícios para a comercialização dos serviços pode ser empregado não somente para pacientes, mas também para os profissionais de saúde e fontes pagadoras. Entretanto, os aspectos e benefícios para esses outros grupos e pagadores podem ser diferentes, dependendo de suas necessidades. Por exemplo, o aspecto de avaliação e revisão de medicação, descrito anteriormente, pode ser utilizado na discussão dos serviços de cuidados de farmácia com os médicos, bem como com as fontes pagadoras, porém os benefícios são diferentes. O benefício para os médicos pode ser sobre as restrições de tempo que eles experimentam em suas próprias práticas. Por exemplo, seria útil discutir como os serviços podem reduzir o número de ligações telefônicas desnecessárias dos pacientes em relação a seus medicamentos. Da mesma forma, ao fornecer esse serviço, a obediência do paciente e outras questões correlatas ligadas aos medicamentos podem ser avaliadas pelo farmacêutico, com os relatos de progresso sendo regularmente enviados para o médico. Isso pode complementar os esforços educacionais do médico com o paciente em relação ao uso adequado do medicamento. Em contraste, o benefício para o pagador estaria focalizado nas questões de custo e em como esse serviço poderia potencialmente economizar-lhes recursos reduzindo o uso adicional de recursos de saúde (*i.e.*, hospitalizações e aumento de consultas médicas) devido ao uso impróprio de medicamentos.

Quadro 92.4 Aspectos e Benefícios

ASPECTOS	BENEFÍCIOS
Educação personalizada do paciente	Proporciona a você as informações necessárias para lhe ajudar a tomar melhores decisões sobre seu próprio cuidado de saúde.
	Ajuda você a ter a responsabilidade de seu próprio cuidado de saúde.
Revisão e avaliação dos medicamentos	Garante que seus medicamentos estão funcionando da forma apropriada para melhorar sua saúde.
	Reduz os problemas associados aos medicamentos, como os efeitos colaterais e as interações com outros medicamentos.
Comunicação com outros profissionais de saúde	Mantém seu médico informado sobre a educação fornecida, de modo a que ele possa cuidar melhor de suas necessidades de cuidados de saúde.
	Fornece o *feedback* sobre seus medicamentos para garantir que você está recebendo os benefícios necessários para mantê-lo saudável.

As considerações de **preço** são difíceis para a maioria dos farmacêuticos, pois eles possuem experiência limitada em colocar preços nos serviços de cuidados de farmácia. Contudo, é importante o estabelecimento de um preço apropriado que permaneça competitivo, embora vantajoso. O conhecimento das estratégias de quantificação de preços de programas competitivos, como um centro de diabete, pode fornecer informações que auxiliam a orientar os honorários. Quando um programa competitivo não existe ou quando um programa inovador é desenvolvido, o estabelecimento de uma estrutura de honorários torna-se, então, mais difícil. É importante pensar a respeito dos recursos e do tempo consumidos para o oferecimento do serviço e estabelecer preços de acordo. Ao concentrar-se no valor do serviço e criar a percepção da especialidade para o consumidor, os honorários podem ser estabelecidos em um nível mais elevado e ajustados somente depois que o mercado teve tempo para responder. É importante avaliar continuamente os preços para os serviços, de modo a garantir que a prática permaneça vantajosa e competitiva.

Promoção, o terceiro princípio de marketing é mais que apenas o anúncio. As estratégias promocionais incluem publicidade, relações públicas, mala-direta, promoções de venda, anúncios e venda pessoal. Para ter uma boa relação de custo-eficácia, as estratégias empregadas devem focalizar-se nos clientes que podem beneficiar-se dos serviços oferecidos. O uso dos aspectos e benefícios para descrever os serviços para esses clientes ajuda no desenvolvimento de material promocional efetivo. A eficácia de cada estratégia deve ser determinada por medir os resultados associados ao esforço promocional. Esta avaliação ajuda a determinar quais métodos são aconselháveis ou ineficazes e também fornece as informações necessárias para fazer os ajustes no plano total.

O desenvolvimento de materiais promocionais eficazes exige muito tempo e raciocínio. Quando se faz uso da *mala-direta* como uma estratégia, o desenvolvimento de uma lista de endereços (*mailing list*) deve consistir na primeira etapa no processo. As listas de endereços podem ser criadas a partir do registro de computador da farmácia, uma lista de afiliados de grupos de serviços e grupos de apoio, bem como a partir das listas desenvolvidas a partir de promoções especiais quando se coletam as informações. Existem determinadas diretrizes que podem ser seguidas para se criar peças de mala-direta.[9] Manter o foco nos aspectos e benefícios para aquele mercado-alvo particular ajuda a organizar a carta.

A **publicidade** é outra forma de promoção que deve ser considerada no plano de marketing. Algumas dessas estratégias que são eficazes e baratas incluem artigos em publicações, editoriais de opinião e folhetos. Os mesmos princípios são importantes para esses materiais promocionais: enfatizar os aspectos e benefícios, manter-se focalizado no leitor e evitar terminologia médica complexa que pode confundir o leitor.

A realização de apresentações para os grupos de suporte deve fazer parte do mix promocional. As apresentações devem ser bem planejadas com antecedência. Saber quais pontos você quer discutir com o grupo e como você promoverá os serviços de sua farmácia. Evite conferências e mantenha a apresentação o máximo possível como um debate. Ao ouvir os participantes, podem-se obter informações sobre suas necessidades e anseios. Assegure-se de que você tem brochuras, cartões de visita e outros materiais promocionais que possam ser fornecidos para o grupo durante a apresentação. Convide-os a visitar o estabelecimento ou telefonar se tiverem quaisquer dúvidas sobre os serviços ou programas que você oferece.

A participação em eventos especiais ou eventos comunitários pode somar-se à estratégia de marketing global. Uma meta quando se participa em eventos como feiras de saúde é a melhora da imagem da farmácia, gerar interesse nos programas clínicos desenvolvidos e demonstrar a competência e as habilidades dos farmacêuticos para os pacientes potenciais. A criação de eventos especiais, como promoções e avaliações de saúde, dias especiais e visitações, permite que os pacientes potenciais e os profissionais de saúde locais vejam e experimentem os novos serviços oferecidos pelo estabelecimento.

Outras estratégias promocionais, como *promoções de vendas* e *anúncios*, devem ser consideradas no plano de marketing. As promoções de vendas incluem quaisquer materiais ou esforços desenvolvidos para auxiliar o farmacêutico na venda de seus serviços clínicos. Uma dessas técnicas, referida como *venda pessoal* ou por vezes denominada *Comercial de Quinze Segundos*, deve ser praticada e dominada pelos farmacêuticos e pela equipe de apoio.[9] Uma habilidade que pode ajudar os farmacêuticos em seus esforços pessoais de venda é aprender a identificar as necessidades de seus pacientes. Ao identificar as necessidades, os farmacêuticos podem aplicar o processo de venda pessoal durante suas consultas com os pacientes. Esse processo de venda pessoal é a identificação da(s) necessidade(s), uma breve descrição do serviço clínico ou programa que pode satisfazer a(s) necessidade(s), uma explicação de seus benefícios e do custo para o paciente. Como muitos farmacêuticos não pensam em si próprios como *vendedores*, os programas de treinamento em técnicas de venda pessoal podem proporcionar qualificações adicionais para ajudá-los a ter excelência nesse esforço. Ferramentas de marketing, como brochuras, folhetos e sacolas, podem ser desenvolvidas para ajudar os farmacêuticos e a equipe de apoio nesses esforços. Esses materiais devem descrever os aspectos e benefícios do serviço ou programa em terminologia que os pacientes podem compreender e devem complementar o Comercial de Quinze Segundos.

A propaganda inclui os esforços pagos da prática para divulgar a mensagem de marketing para uma audiência mais ampla. Rádio, televisão e jornais são meios eficazes para comercializar programas e serviços. A mídia selecionada depende da mensagem que o farmacêutico quer promover, da audiência que ele quer atingir e de seu orçamento. É importante pensar sobre o leitor ou o público da mídia e sobre os custos da propaganda, porque essa informação ajuda a decidir quais estratégias promocionais se adaptam ao seu plano de marketing e ao orçamento.

A melhor promoção é o fornecimento de cuidados de qualidade para o paciente. Os pacientes podem ser os melhores defensores de uma farmácia por compartilharem suas experiências com seus amigos e outros profissionais de saúde. Quando eles discutem os serviços com seus médicos e sua satisfação com esses serviços, isso pode estimular a imagem do estabelecimento para o médico, bem como aumentar a probabilidade de que ele possa ficar mais propenso a encaminhar outros pacientes. É importante avaliar continuamente a qualidade da prática através do recebimento de *feedback* dos pacientes. Isso pode ocorrer na forma de levantamentos de satisfação do paciente; as informações coletadas a partir desses levantamentos podem ser incorporadas em novos materiais promocionais. O Quadro 92.5 pode ser utilizado para gerar uma lista de estratégias promocionais empregadas por uma farmácia.

O **local** refere-se a onde e como os serviços são fornecidos. Quando se fornecem os serviços, é importante torná-los disponíveis no local correto e no momento correto. A conveniência para o paciente e consumidor precisa ser avaliada para garantir o sucesso do serviço. Dentro da farmácia, uma área que é considerada particular e profissional ajuda a melhorar a percepção do paciente. Quando possível, pode ser necessário

Quadro 92.5 Estratégias Promocionais

ESTRATÉGIA PROMOCIONAL	ALVOS/BENEFICIÁRIOS	FREQÜÊNCIA
Listar as estratégias promocionais que serão utilizadas pelo estabelecimento.	Identificar os Mercados-Alvo e os Beneficiários para os quais as estratégias promocionais estão voltadas.	Com que freqüência essa estratégia promocional será utilizada, *i.e.*, trimestralmente, mensalmente, semanalmente, etc.

fornecer o serviço fora da farmácia, como em um consultório médico ou no local de trabalho do empregador que contrata os serviços. O uso do telefone como um elemento de prestação de serviços deve ser considerado especialmente com a monitoração de acompanhamento que pode estar associada a um serviço. Quando o estabelecimento tem um serviço de entrega, esse serviço pode ser usado para fornecer o cuidado ao paciente e deve ser incluído no plano de marketing.

O **posicionamento** é o elemento final do marketing que precisa ser considerado. Por todo este capítulo, a referência às necessidades e aos anseios do paciente foi enfatizada. Uma vez identificados o mercado-alvo e os beneficiários para a prática, torna-se primordial o posicionamento da farmácia para esses grupos para aumentar a demanda por serviços. Schwartz e Sogol[6] referem-se ao posicionamento como a criação de uma imagem favorável da farmácia nas mentes dos potenciais alvos e beneficiários, de modo que eles desejem e queiram os serviços. Em um ambiente competitivo, o posicionamento ajuda a criar um nicho para a prática por identificar as necessidades não-satisfeitas e responder através do desenvolvimento de serviços que satisfaçam a essas necessidades. As mensagens contidas em seus materiais promocionais podem ser vitais para estabelecer a sua posição em um mercado.

O **controle** é o componente final do plano de marketing. A implementação do plano precisa ser realizada e completada da maneira adequada. Os métodos para garantir essa implementação precisam ser desenvolvidos. A criação de uma lista de tarefas com a equipe responsável e de prazos ajuda nesse processo. Além disso, como a prática é orientada por meio da determinação da missão e é avaliada através das metas e objetivos, é importante reavaliar o sucesso e prosseguir continuamente por todo o plano. Os resultados do plano de marketing devem ser estabelecidos antes que a implementação e os processos estejam em andamento para coletar os dados. Os resultados podem incluir

Número de programas vendidos.
Aumento na receita do serviço da farmácia.
Aumento nos encaminhamentos.
Número de contratos com empregadores.
Levantamentos de satisfação melhorada dos pacientes.
Número de fontes pagadoras que estão pagando pelos serviços.

Ao avaliar esses dados de resultados a partir dos esforços de marketing, podemos tomar as decisões sobre os futuros esforços de marketing e a relação de eficácia de custo de determinadas estratégias.

O **orçamento** para o plano de marketing precisará ser também abordado nesse momento. Várias estratégias podem ser usadas para determinar a quantia adequada que deve ser despendida para marketing e propaganda.[17,18]

Uma conduta comum é determinar um percentual fixo das vendas para a propaganda (*percentual de vendas*). Embora esse método seja facilmente aplicado, ele tem alguns problemas inerentes. Sua principal desvantagem é a implicação de que as vendas provocam propaganda. Em vez disso, o marketing e a propaganda devem ser vistos como aumentando as vendas.

Um segundo método é estabelecer um orçamento de marketing com base nas normas de competição ou na indústria (*pari-*

dade competitiva). Isso não é uma conduta ótima porque a competição pode estar alcançando um mercado-alvo diferente ou pode não ter fundos suficientes e adequados para o marketing.

A próxima conduta é o *método disponível*. Essa estratégia leva em consideração o orçamento de marketing apenas depois que os fundos foram alocados para outras operações importantes ou projetos para a farmácia. Os fundos restantes são então aplicados para o orçamento de marketing. Essa conduta não leva em consideração as metas e objetivos do plano de marketing e como completar efetivamente as tarefas do plano de marketing.

A última estratégia, a *conduta objetiva e de tarefa*, é o método de melhor eficácia de custo para a determinação de um orçamento. Esse método de *baixo para cima* determina as metas e os objetivos do plano de marketing, as tarefas que precisam ser completadas e os custos associados a cada tarefa. O orçamento de marketing é criado através da determinação de qual investimento é necessário para implementar as estratégias de marketing desenvolvidas durante o processo de planejamento. As avaliações da eficácia de cada estratégia possibilitam que sejam feitos ajustes no plano e no orçamento.

As decisões pertinentes à quantia despendida no marketing devem ser avaliadas rotineiramente ao observar-se o retorno sobre o investimento. Contate várias fontes para determinar os métodos de maior eficácia de custo de propaganda. Determinadas estratégias promocionais podem provar ser mais eficazes que outras, gerando a necessidade de reavaliar o investimento nessas estratégias. Algumas farmácias podem investir uma maior quantia no orçamento de marketing nos estágios mais iniciais do planejamento e contratar um consultor. Quando o plano é colocado em ação e o consultor não é mais necessário, a prática pode diminuir o orçamento para os níveis usuais. Independentemente de qual estratégia seja empregada, o desenvolvimento e o refinamento de um orçamento constituem um processo dinâmico e ajudam a orientar as decisões sobre o plano de marketing.

O CICLO DE MARKETING

O ciclo de marketing refere-se ao processo sistemático que deve ser utilizado por estabelecimentos para colocar seus planos de marketing em ação. As seis etapas desse processo compreendem[19,20]

1. análise do mercado
2. planejamento do mercado
3. seleção, desenvolvimento, experimentação e refinamento dos materiais de marketing
4. implementação do plano de mercado
5. avaliação da eficácia do plano
6. aplicação dos achados e *feedback* da análise de mercado

Um aspecto importante desse processo é o *feedback* recebido a partir da avaliação do plano de marketing. Esse *feedback* ajuda a determinar se houve ou não sucesso no plano de marketing e fornece as informações necessárias para fazer os ajustes nas estratégias de marketing. O uso desse processo permite que os materiais promocionais sejam testados e refinados antes que um investimento importante seja feito nessas ferramentas de marketing.

Nem todas as estratégias de marketing e nem todos os materiais promocionais desenvolvidos fornecem os resultados inicialmente previstos. É importante experimentar, monitorar e refinar continuamente as estratégias e ferramentas, além de minimizar o custo das condutas para o plano de marketing que são eficazes de maneira apenas marginal. Durante a avaliação da eficácia de novos materiais, também é importante permitir o tempo adequado para a experimentação. O plano de marketing, o cronograma e o orçamento ajudam a fornecer os limites ou as fronteiras para o processo de marketing. As medidas de resultado pré-definidas do plano de marketing fornecem as metas ou os resultados do processo de marketing. Ao nos referirmos ao plano de marketing escrito, podemos fazer uma avaliação exata dos materiais de marketing.

O recebimento do *feedback* dos pacientes e dos beneficiários em relação aos materiais promocionais antes da experimentação do mercado ajuda no desenvolvimento dessas ferramentas de marketing. Isso pode ser feito, recrutando um pequeno grupo de pacientes e beneficiários para apresentar regularmente os materiais. Durante o teste de mercado, avalie cuidadosamente a resposta do paciente e do beneficiário às estratégias de marketing. É durante esse período que o *feedback* sobre a eficácia de determinados materiais e ferramentas de marketing pode ser coletado para ajudar a revisar e refinar esses materiais. Por exemplo, pergunte a todos os clientes de novos serviços como eles acham que os serviços podem ajudar a identificar as promoções efetivas. Quando essa etapa é realizada, siga a implementação do plano de marketing.

Quando se finalizaram as decisões em relação a cada aspecto do processo de marketing, a implementação do plano vem em seguida. A meta é seguir o plano de ação escrito e o cronograma criado durante o processo de planejamento. Espere pequenos problemas à medida que as novas atividades forem empreendidas. Por exemplo, batalhas territoriais podem surgir não somente com outros provedores de assistência de saúde mas também dentro de sua própria farmácia. A delegação de tarefas e responsabilidades a pessoas dentro do estabelecimento distribui a carga de trabalho associada a cada tarefa e pode incluir toda a equipe. É importante que os farmacêuticos permaneçam dando apoio e realistas quando designam as tarefas a outros empregados no estabelecimento, porque cada empregado deve sentir que suas contribuições são igualmente importantes. O uso de um planejador mensal ou calendário para atribuir a responsabilidade para que os indivíduos completem determinadas tarefas pode auxiliar o farmacêutico no processo de implementação. Os empregados devem colocar a data e as rubricas em cada tarefa quando ela for completada. Dar incentivos aos empregados encoraja sua participação e cria uma sensação de propriedade no processo de marketing.

As diferentes estratégias promocionais também devem ser implementadas nesse período. Os custos da promoção e da propaganda devem ser mantidos dentro do orçamento estabelecido. Como um aumento nas vendas pode não ser imediato, as considerações de fluxo de caixa devem fazer parte do plano de implementação. Pode haver a necessidade de que se faça uma redução no ritmo das atividades para garantir fundos suficientes, quando necessário. Quando o farmacêutico está determinando os custos associados a determinadas tarefas, não são apenas as considerações econômicas que são importantes, mas as restrições de tempo sobre a equipe são igualmente significativas. O tempo e o custo da fase de implementação podem ser substanciais; os farmacêuticos e a equipe precisam permanecer comprometidos com o plano de marketing para ajudar a garantir seu sucesso. Além disso, os farmacêuticos devem permanecer flexíveis e fazer os ajustes do plano, quando as coisas obviamente não estão funcionando.

As duas últimas etapas do processo de marketing ajudam a determinar a eficácia do plano de marketing com base nas vendas e em outras medidas de resultado. A comparação dos resultados das estratégias de marketing com objetivos estabelecidos em uma base regular ajuda a orientar os farmacêuticos nos futuros esforços de marketing. Essa informação deve ser coletada rotineiramente para avaliar a eficácia e para evitar o desperdício de recursos em métodos que não fornecem os resultados desejados. Os ajustes do plano de marketing devem ser feitos de uma maneira contínua, à medida que novas oportunidades são identificadas. O processo de marketing é dinâmico e exige a avaliação contínua de diferentes etapas e um mecanismo para incorporar o *feedback* à análise de marketing. Por fim, as medidas de resultado são empregadas para monitorar o processo e determinar o sucesso final do programa de marketing.

CONCLUSÕES

Para implementar com sucesso os serviços de cuidados de farmácia, melhorar as estratégias de reembolso e integrar-se no sistema de cuidados de saúde existente, os farmacêuticos devem se dar conta da importância do marketing. As seis etapas do processo de marketing delineadas neste capítulo fornecem uma estrutura básica que pode ser aplicada a qualquer estabelecimento. Cada etapa do processo de marketing pode ser individualizada para um determinado sítio de prática, área demográfica, base de pacientes, ambiente competitivo e restrições financeiras. Contudo, independentemente da farmácia envolvida, a importância do planejamento e da pesquisa de mercado adequados não deve ser subestimada. É essencial uma análise completa de seu ambiente para identificar seus alvos principais e beneficiários, reconhecer as oportunidades e ameaças para o sucesso de sua prática e garantir que seus recursos de marketing são empregados da maneira mais eficaz em termos de custo.

Quando se implementa o plano de marketing em uma farmácia, os farmacêuticos devem usar metas, objetivos e tarefas individuais para fornecer a orientação para o processo de marketing. A inclusão de todos os empregados nesse processo, desde os empregados administrativos até o farmacêutico, ajuda a garantir a consistência e o compromisso de todos os envolvidos. Durante a fase de implementação do plano de marketing, devem ser mantidas reuniões regularmente agendadas, de modo a manter os empregados atualizados e informados sobre os esforços de marketing. Através da cuidadosa consideração dos conceitos descritos neste capítulo e por envolver todos os empregados da farmácia no processo, os farmacêuticos podem alcançar os resultados ótimos a partir de seus planos de marketing.

REFERÊNCIAS

1. Kotler P, Armstrong G. *Principles of Marketing*. Upper Saddle River, NJ: Prentice Hall, 1996.
2. Brodie DC. *Drug Intell Clin Pharm* 1967; 1: 63.
3. Hepler CD. *Am J Pharm Educ* 1987; 51: 369.
4. Hepler CD, Strand LM. *AJHP* 1990; 47: 533.
5. Hepler CD. *AJHP* 1988; 45: 1071.
6. Schwartz A, Sogol E. *Drug Topics* 1987; 6: 69.
7. Kotler P. *Marketing Management*. Upper Saddle River, NJ: Prentice Hall, 1997, 84.
8. Berkowitz EN.: *Essentials of Health Care Marketing*. Gaithersburg, MD: Aspen 1996, 44.
9. Rovers JP *et al. A Practical Guide to Pharmaceutical Care*. Washington, DC: AphA, 1998, Chap 9.
10. Kotler P. *Marketing Management*. Upper Saddle River, NJ: Prentice Hall. 1997, 336.
11. Kotler P, Armstrong G. *Principles of Marketing*. Upper Saddle River, NJ: Prentice Hall, 1996, 167.
12. Berkowitz EN. *Essentials of Health Care Marketing*. Gaithersburg, MD: Aspen, 1996, 6.
13. Kotler P. *Marketing Management*. Upper Saddle River, NJ: Prentice Hall, 1997, 92.
14. Kotler P, Armstrong G. *Principles of Marketing*. Upper Saddle River, NJ: Prentice Hall, 1996, 48.
15. Berkowitz EN. *Essentials of Health Care Marketing*. Gaithersburg, MD: Aspen 1996, 202.
16. Kotler P. *Marketing Management*. Upper Saddle River, NJ: Prentice Hall, 1997, 473.
17. Berkowitz EN. *Essentials of Health Care Marketing*, Gaithersburg, MD:Aspen 1996, 314.
18. Kotler P. *Marketing Management*. Upper Saddle River, NJ: Prentice Hall, 1997, 620.
19. Shephard MD. *Am Pharm* 1995; 35: 46.
20. Novelli WD. In *Fundamentals of Association Management: Marketing*, Washington, DC: Am Soc Assoc Execs, 1983, 28.

CAPÍTULO **93**

Documentação e Faturamento de Serviços de Cuidados Farmacêuticos*

Michael T Rupp, PhD
Professor of Pharmacy Administration
Midwestern University — Glendale
Glendale, AZ 85308

O PAPEL DA DOCUMENTAÇÃO NO CUIDADO FARMACÊUTICO

O papel da documentação nos cuidados farmacêuticos é, com freqüência, compreendido de forma errônea. Em geral, a documentação é vista como uma atividade que prejudica os cuidados ao consumir tempo que poderia ser despendido de outra maneira com o paciente. Na realidade, a documentação exata e consistente das observações clínicas, decisões e ações melhora a qualidade dos cuidados fornecidos para os pacientes de várias maneiras importantes.

1. Ela confere uma estrutura lógica para o raciocínio do profissional. Essencialmente, a documentação exige que o farmacêutico faça e responda rotineiramente à pergunta: *O que eu fiz, e por que fiz isso?* Com o passar do tempo, o mesmo raciocínio crítico é incorporado ao processo do planejamento e fornecimento dos cuidados. Essa auto-avaliação crítica contínua traduz-se em uma conduta mais lógica, proposital e constante para o fornecimento dos cuidados.
2. Ela estimula a qualidade dos cuidados através da melhoria da continuidade dos cuidados. Esse efeito é particularmente pronunciado no ambiente de prática comunitária, em que os sistemas para garantir a continuidade dos cuidados do paciente não são, com freqüência, totalmente desenvolvidos como no ambiente de prática institucional. Adequadamente integrada em uma prática, a documentação por escrito proporciona um mecanismo para assegurar o fluxo constante de informações do paciente de uma consulta para outra e de um profissional para outro. Como outros profissionais de saúde, os farmacêuticos freqüentemente desenvolvem relacionamentos próximos com seus pacientes. Em conseqüência disso, alguns podem concluir erroneamente que documentar os serviços que eles prestam é desnecessário, porque *eles se lembrarão*. Contudo, essa conduta casual aumenta o risco de que as informações importantes sobre o paciente sejam desprezadas. Quando isso acontece, a qualidade dos cuidados sofre inevitavelmente.
3. Além dos cuidados de apoio do paciente, ela também é realizada para criar um registro permanente por escrito das observações feitas e das ações empreendidas para fins legais. Como Cohen[1] observou, "se não está documentado, não foi feito". Talvez ainda mais certa é a frase encontrada em um posto de enfermagem em um grande hospital: *Em Deus Confiamos, Todos os Outros Devem Ser Documentados!*
4. É útil, no gerenciamento da carga de trabalho, maximizar o uso do pessoal existente e justificar a necessidade de funcionários adicionais.[2] Além disso, a documentação das principais atividades profissionais, como as intervenções dos farmacêuticos para corrigir os erros de prescrição, pode servir para estabelecer a necessidade e o valor do farmacêutico no canal de distribuição dos medicamentos prescritos.[3-6] Na verdade, a importância de documentar as intervenções do farmacêutico foi reconhecida pela Joint Commission on Accreditation of Healthcare Organizations (JCAHO), que a incluiu como um indicador-chave da qualidade clínica em um sistema de monitoração de uso de medicamento.[7]
5. Ela pode ser realizada para fins de faturamento e reembolso dos cuidados fornecidos aos pacientes.[8] Em novembro de 1990, o Office of HHS Inspector General, Richard P. Kusserow, emitiu um relatório intitulado *The Clinical Role of the Community Pharmacist*.[9] O relatório concluía que "há forte evidência de que os serviços de farmácia clínicos agregam valor aos cuidados do paciente", mas que "no ambiente da farmácia comunitária existem barreiras significativas que limitam a faixa de serviços clínicos geralmente fornecidos". Entre as mais notáveis dessas barreiras, concluiu o relatório, está "uma estrutura de reembolso baseada em transação [que] liga o reembolso dos farmacêuticos à venda de um produto em lugar do fornecimento de serviços".

Dessa maneira, o desenvolvimento das estratégias de compensação que reconhecem o valor dos serviços profissionais e que recompensa eqüitativamente os farmacêuticos que fornecem esses serviços de forma competente e constante representa uma prioridade clara e urgente para a profissão. Em resultado, o desenvolvimento de documentação e de sistemas de faturamento precisos e eficientes representa uma obrigação clínica, legal e econômica para a profissão de farmacêutico.

DOCUMENTAÇÃO NARRATIVA: O SISTEMA SUBJETIVO, OBJETIVO, AVALIAÇÃO E PLANO (SOAP)

Muitos dos avanços embrionários na documentação clínica podem ser rastreados até o trabalho do Dr Lawrence Weed, um médico e pioneiro na criação de condutas sistemáticas para organizar a coleta, a documentação e o uso de informações clínicas.[10] O registro médico orientado por problema (POMR — *problem-oriented medical record*) intuitivo de Weed representou um avanço significativo do registro fragmentado orientado por fonte que o precedeu; em um registro orientado por fonte, as anotações eram feitas de acordo com a fonte a partir da qual elas se originavam, como prescrições médicas, anotações de enfermagem, relatos de laboratório e assim por diante.

Conforme descrito por Weed, o POMR consistiu em quatro componentes essenciais:

1. A base de dados definida.
2. A lista completa dos problemas.
3. O plano inicial.
4. As notas de evolução.

Weed recomendou que as notas de evolução fossem organizadas ainda para refletir os quatro tipos de informações que são comumente encontradas na documentação clínica. Isso veio a ser conhecido como a conduta Subjetivo, Objetivo, Avaliação e Plano (SOAP) para a documentação clínica.

As informações subjetivas incluem uma descrição do problema e os sintomas associados nas próprias palavras do paci-

*Trechos deste manuscrito foram extraídos com permissão da Ref. 16.

ente. Essas anotações freqüentemente contêm aspas textuais a partir do paciente, *"Me sinto quente e dolorido e tenho uma dor de cabeça intensa"*, e/ou a partir daqueles próximos ao paciente, como um parente ou amigo: "Ela tem-se queixado de febre e dor de cabeça há alguns dias."

As informações objetivas englobam as observações feitas e os dados coletados e/ou considerados pelo prestador de atendimento como relevantes para o problema, incluindo o exame físico ou a avaliação, os dados laboratoriais e assim por diante (p. ex., *paciente apresenta-se na farmácia em sofrimento agudo, queixando-se de sintomas semelhantes a gripe durante os últimos 2 dias. O aspecto é pálido, a pele está quente e seca ao tato, e a temperatura oral é de 38,3°C*).

O componente da avaliação da anotação permite que o prestador de atendimento expresse sua conclusão global ou opinião a respeito do problema com base nas informações subjetivas e objetivas que estão disponíveis (*os sintomas do paciente são compatíveis com gripe*). A nota de avaliação pode ser observada como um diagnóstico, impressão clínica ou uma modificação na condição do paciente para melhor ou para pior.[11]

O componente do plano da anotação de evolução descreve o curso recomendado de ação com base nas novas informações que estão sendo consideradas pelo prestador de atendimento. Isso pode incluir a revisão de um plano anterior ou o estabelecimento de um novo plano e pode conter o tratamento recomendado, a educação e instrução do paciente ou a necessidade de informações adicionais (*recomendado acetaminofeno 650 mg a cada 4 a 6 h, forçar líquidos e repouso no leito. Caso os sintomas se agravem ou a condição não melhore em 48 h, o paciente está instruído a procurar o médico*).

Embora a conduta SOAP propicie uma estrutura simples e lógica para a documentação de encontros clínicos com pacientes, existem alguns elementos que não são aplicáveis a todos os serviços relacionados com os cuidados realizados pelo farmacêutico. Por exemplo, as informações subjetivas do paciente geralmente são relevantes apenas para situações que envolvem o cuidado direto do paciente. Em outras situações, como em uma intervenção para corrigir um problema relacionado com a prescrição que é identificado durante a triagem e o fornecimento de prescrições, as informações subjetivas do paciente freqüentemente seriam desnecessárias ou irrelevantes.[12]

Muitas permutas da conduta SOAP para a documentação clínica surgiram com o passar dos anos. Entretanto, mesmo sob diferentes acrônimos, muitas são essencialmente derivações menores da conduta simples, embora efetiva, de Weed. Ao organizar a documentação clínica em um formato lógico e coerente, a SOAP mantém vantagens importantes sobre as condutas não-estruturadas por garantir maior eficácia e totalidade de um encontro de cuidados. Além disso, como a conduta SOAP é amplamente utilizada no treinamento clínico de muitos profissionais de saúde, é provável que ela seja mais familiar e, por conseguinte, mais aceitável pelos profissionais de saúde e administradores de pedidos de pagamentos de fontes pagadoras.

USANDO ABREVIATURAS E SÍMBOLOS — Não é raro que os farmacêuticos e outros profissionais de saúde usem símbolos e abreviaturas em suas documentações clínicas. Na verdade, usados da maneira apropriada, os símbolos e abreviaturas podem melhorar a precisão da documentação, enquanto preservam o tempo do profissional e o espaço de documentação. Porém, com o uso incorreto, esses atalhos podem aumentar a probabilidade de erros de medicamentos e outros resultados adversos para o paciente.

Considere a seguinte anotação: *Pt c/o PND × 5d.* Nessa anotação, PND poderia referir-se a *dispnéia paroxística noturna* ou *gotejamento pós-nasal*. Sem informações adicionais, é impossível dizer o que é com alguma certeza. A documentação deve esclarecer, e não confundir. A documentação clínica ambígua ou duvidosa é simplesmente inaceitável. Muitos símbolos e abreviaturas médicas comumente utilizados possuem múltiplos usos e interpretações. Por esse motivo, é prudente evitar a sua utilização sempre que possível. Quando eles precisam ser utilizados, no entanto, é importante que seu significado esteja claro e inequívoco. Os farmacêuticos que desejam usar símbolos e abreviaturas em sua documentação devem adotar e aderir rigorosamente a um grupo padronizado de símbolos e abreviaturas aprovados em sua prática. Excelentes referências estão disponíveis para auxiliar no estabelecimento de uma lista aprovada de símbolos e abreviaturas para uma prática de cuidados farmacêuticos.[13]

SISTEMAS DE DOCUMENTAÇÃO PADRONIZADOS

A vantagem da documentação narrativa é que ela possibilita que o prestador de atendimento forneça detalhes e nuances para a documentação de observações clínicas, impressões e atividades. Entretanto, uma limitação significativa da documentação narrativa é a dificuldade em transformá-la em dados quantificáveis, que sejam compatíveis com o atual gerenciamento das informações baseado em computador e sistemas de administração de pedidos de reembolso. Para fazer isso, é necessário criar meios para codificar os dados principais relacionados com os cuidados fornecidos para o paciente. Isso, por sua vez, originou os sistemas de documentação padronizados que permitem a documentação mais eficiente e o faturamento dos serviços de saúde.

SISTEMAS DE CODIFICAÇÃO PARA DOCUMENTAR CUIDADOS FARMACÊUTICOS — O National Council for Prescription Drug Programs (NCPDP) é uma organização de desenvolvimento de padrões (SDO — *standard development organization*) cujos membros incluem a representação de quase todos os segmentos relevantes no sistema de fornecimento de medicamentos de prescrição nos Estados Unidos. Desde sua instalação em 1976, a missão do NCPDP tem sido a de criar e promover padrões voluntários para a transferência de informações na administração do programa de benefícios de medicamentos de prescrição. Nessa atribuição, o Council tem-se preocupado historicamente e principalmente com a criação e a manutenção de padrões para a troca de informações relacionadas com o fornecimento de produtos medicamentosos sob prescrição. O Formulário Universal de Pedido de Pagamento do NCPDP, que foi lançado em 1977, e seus congêneres eletrônicos mais recentes são familiares à maioria dos farmacêuticos comunitários.

Em novembro de 1993, o NCPDP reconheceu a necessidade de acrescentar a capacidade de documentar e faturar serviços de cuidados farmacêuticos ao seu padrão de telecomunicação eletrônico. Ele respondeu a essa necessidade emergente criando o WG-10, o Professional Pharmacy Services (PPS) Work Group. A missão do WG-10 era

> *"criar uma estrutura prática padronizada que permitirá a documentação eletrônica, o armazenamento e a transmissão de dados clínicos e de faturamento que descrevam o fornecimento dos serviços profissionais de farmácia."*

Essencialmente, a missão do WG-10 era definir e operacionalizar os serviços profissionais do farmacêutico em um sistema de codificação uniforme e integrar esse sistema ao processo eletrônico de administração de pedidos de pagamento através da criação de um padrão de intercâmbio eletrônico de dados (EDI). Esse padrão poderia servir, então, como a base para a comunicação eficiente das informações relativas ao fornecimento de serviços dos farmacêuticos relacionados com os cuidados dos pacientes. Isso, por sua vez, forneceria um pré-requisito essencial para a criação de mecanismos eficientes através dos quais os farmacêuticos poderiam documentar rotineiramente seus serviços profissionais e, onde cobertos pelo seguro-saúde ou plano de benefício de serviços de farmácia do paciente, faturar e receber a compensação por esses serviços.

Em 1995, o NCPDP aprovou a adição do novo conjunto de códigos PPS, e o faturamento por serviços profissionais tornou-se parte do padrão de telecomunicação eletrônica do NCPDP.[14,15] Depois da aprovação do NCPDP, a National Community Pharmacists Association (NCPA) modificou seu popular For-

Informações do Signatário

Nome			Telefone	
Endereço				
Cidade			Estado	CEP
Data de Nascimento	Sexo M F	Nº da Identidade/Seguro Social do Signatário		Data do Serviço
Empregador			Registro do Empregador	
Nº do Grupo		Nº do Plano		

Paciente

Nome	Data de Nascimento	Sexo M F

Relação do Paciente com o Signatário ☐ O próprio ☐ Cônjuge ☐ Filho ☐ Outro

FORMULÁRIO DE PEDIDO DE PAGAMENTO PARA CUIDADOS FARMACÊUTICOS

SUBMETIDO A ▶

REFERÊNCIA #

HCFA-1500 anexado ☐

AUTORIZAÇÃO DO PACIENTE

Autorizo por meio deste a liberação da informação para profissionais de saúde, instituições e/ou pagadores que possam relacionar-se com minha doença e/ou tratamento recebido. Certifico que as informações que relatei com relação à minha cobertura de seguro estão corretas e que recebi o serviço/cuidado fornecido pelo farmacêutico.

Assinatura do Paciente | Data

MED-PASS® 800-438-8884 FAX (937) 438-8361 Reorder From: Version 5 (Rev. 4/00) Med-Pass Form # ND1203

Informações de Cuidados Farmacêuticos

I. JUSTIFICATIVA DO SERVIÇO

ADMINISTRATIVO

Pedido de Ajuda no Balcão	CH
Medicamento Indisponível	NA
Frasco Travado	LK
Ausência ou Esclarecimento de Informação	MS
Processamento de Novo Paciente	NP
Compra de Medicamento Não-coberta	NC
Medicamento Não-formulado	NF
Dúvida de Pagador/Processador	TP
Autenticação de Prescrição	AN
Oportunidade de Seleção de Produto	PS

DOSAGEM/LIMITES

Duração Excessiva	MX
Quantidade Excessiva	EX
Dose Alta	HD
Duração Insuficiente	MN
Quantidade Insuficiente	NS
Dose Baixa	LD
Uso Excessivo	ER
Obediência Subótima	SC
Forma Farmacêutica Subótima	SF
Regime Subótimo	SR
Uso Deficiente	LR

CONFLITO DE MEDICAMENTOS

Intoxicação por Vício	AT
Precaução do Medicamento Devido à Idade	PA
Alergia ao Medicamento	DA
Doença Ligada ao Medicamento (Reportada)	MC
Doença Ligada ao Medicamento (Deduzida)	DC
Interações entre Drogas	DD
Medicamento Ligado ao Sexo	SX
Incompatibilidade Medicamentosa	DI

Medicamento Relacionado com a Gravidez	PG
Condição Iatrogênica	IC
Duplicação de Ingrediente	ID
Lactação/Interação com o Aleitamento	NR
Reação Medicamentosa Prévia Adversa	PR
Duplicação Terapêutica	TD

CONTROLE DA DOENÇA

Medicamento Adicional Necessário	AD
Reação Medicamentosa Adversa	AR
Uso Errôneo Aparente do Medicamento	DM
Controle de Doença Crônica	CD
Encaminhamento de Profissional de Saúde	RF
Exame Laboratorial Necessário	TN
Nova Doença/Diagnóstico	ND
Sintoma/Queixa do Paciente	CS
Educação/Instrução do Paciente	ED
Dúvida/Preocupação do Paciente	PC
Protocolo de Plano	PP
Cuidado de Saúde Preventivo	PH
Consulta com o Prescritor	PN
Indicação de Medicamento Subótimo	SD
Suspeita de Risco Ambiental	RE
Medicamento Desnecessário	NN

PREVENTIVO

Prevenção de Álcool	OH
Interação Medicamento–Alimento	DF
Conflito Medicamento–Laboratório	DL
Efeito Colateral	SE
Precaução de Uso de Tabaco	DS
Outro (especificar adiante)	97

II. SERVIÇO PROFISSIONAL

ADMINISTRATIVO

Aplicação de Formulário	FE
Seleção de Produto Genérico	GP
Revisão/Busca na Literatura	SW
História Medicamentosa do Paciente	PH
Pagador/Processador Consultado	TC
Intercâmbio de Produto Terapêutico	TH

CUIDADO DO PACIENTE

Coordenação de Cuidados	CC
Avaliação/Determinação da Dosagem	DE
Administração do Medicamento	MA
Revisão de Medicamento	MR
Avaliação do Paciente	AS
Paciente Consultado	PØ
Educação/Instrução do Paciente	PE
Monitoração do Paciente	PM
Realizar Exame Laboratorial	PT
Farmacêutico Consultou Outra Fonte	RØ
Prescritor Consultado	MØ
Exame Laboratorial Recomendado	RT
Consulta de Cuidados Pessoais	SC
Outros (especificar adiante)	98

III. RESULTADO DO SERVIÇO

FORNECIDO

Troca para Genérico	1H
Preenchido na Íntegra, Falso-positivo	1A
Prescrição Aviada na Íntegra	1B
Fornecido com Orientações Diferentes	1D
Fornecido com Forma Farmacêutica Diferente	1K
Fornecido com Dose Diferente	1C
Fornecido com Medicamento Diferente	1E
Fornecido com Quantidade Diferente	1F
Fornecido com Aprovação do Prescritor	1G
Alteração de Prescrito para de Venda Livre	1J

NÃO FORNECIDO

Não Fornecido, Esclarecer Orientações	2B
Prescrição Não Fornecida	2A

CUIDADOS DO PACIENTE

Auxílio de Obediência Fornecido	3M
Medicamento Interrompido	3C
Terapia Medicamentosa Não-alterada	3G
Relato de Acompanhamento	3H
Instruções Compreendidas	3K
Medicação Administrada	3N
Encaminhamento para Paciente	3J
Recomendação Aceita	3A
Recomendação Não Aceita	3B
Regime Alterado	3D
Terapia Alterada	3E
Terapia Alterada – Custo Aumentado Reconhecido	3F
Outro (especificar adiante)	99

IV. NÍVEL DE SERVIÇO

Nível 1 (Mais baixo)	= 11	Nível 4	= 14
Nível 2	= 12	Nível 5 (Mais Alto)	= 15
Nível 3	= 13		

V. MEDICAMENTOS ENVOLVIDOS (QUANDO APLICÁVEL)

NDC: NDC:

VI. CÓDIGO DE FATURAMENTO/HONORÁRIOS PROFISSIONAIS

HONORÁRIO

DISCUSSÃO

Certifico que recebi cuidados farmacêuticos para:

☐ Anticoagulação	☐ Imunizações	☐ Distúrbios Lipídicos	☐ Osteoporose	☐ Outro
☐ Artrite	☐ Doenças Infecciosas	☐ Saúde Mental	☐ Ostomia/Incontinência/Feridas	
☐ Asma/Condição Respiratória	☐ Terapia de Reposição Hormonal	☐ Nutrição/Bem-estar	☐ Controle da Dor	
☐ Diabete	☐ Hipertensão	☐ Ortótica/Prótese	☐ Saúde Reprodutiva	

Impresso da Farmácia

NOME TELEFONE

ENDEREÇO

Nº NCPDP/NABP SSN/TIN

Certifico que o cuidado farmacêutico fornecido como indicado foi completado e o honorário submetido é o honorário real que cobrei e destinado a cobrir este serviço

Assinatura do farmacêutico ▶

DATA Nº do farmacêutico

XFM 011497

BRANCO – PAGADOR AMARELO – PACIENTE ROSA-FARMÁCIA/OUTRO

Fig. 93.1

mulário de Reembolso de Cuidados Farmacêuticos (PCCF — Pharmacist Care Claim Form) para apoiar o padrão de codificação da NCPDP, dando assim um passo importante no sentido de criar a uniformidade na maneira pela qual os farmacêuticos documentam e faturam seus serviços profissionais. Desde que esse alinhamento aconteceu, todas as versões subseqüentes do PCCF continuaram a apoiar o sistema de codificação PPS. A versão mais recente desse formulário aparece na Fig. 93.1. Além disso, a NCPA publica um manual sobre o uso do PCCF.[16]

O núcleo do PCCF consiste em seis campos de informações:

1. Motivo para o Serviço.
2. Serviço Profissional.
3. Resultado do Serviço.
4. Nível do Serviço.
5. Medicamentos Envolvidos.
6. Códigos de Faturamento/Honorários Profissionais.

Em conjunto, esses campos compreendem os principais componentes de um serviço de cuidados farmacêuticos, conforme documentado e faturado com o conjunto de códigos PPS da NCPDP.

Como ilustrado no PCCF na Fig. 93.1, os códigos do *Motivo para os Serviços* são classificados ainda em um de cinco grupos para melhor refletir seu conteúdo comum:

1. Administrativo.
2. Dosagem/Limites.
3. Conflito de Medicamentos.
4. Controle da Doença.
5. Preventivo.

Os códigos nesse campo são usados para indicar o problema ou a necessidade que estimulou o serviço profissional do farmacêutico.

Adjacentes a esse campo, no PCCF, estão os códigos de *Serviço Profissional* que descrevem o(s) serviço(s) profissional(is) que foi/foram realizado(s) em resposta ao problema ou necessidade que foi identificado. Esses serviços são divididos em dois grupos: administrativos e cuidados do paciente.

Os códigos do *Resultado do Serviço* são empregados para descrever os resultados imediatos do serviço que foi executado. Logicamente, muitas coisas podem resultar e resultam dos serviços profissionais que os farmacêuticos realizam durante o fornecimento de cuidados. Entretanto, parte desses resultados, como os resultados de saúde melhorados, somente pode ser determinada em algum momento bem depois da realização do serviço. Por esse motivo, a mensuração e o registro dos resultados de saúde reais do paciente — ainda que uma parte importante da documentação clínica — são incompatíveis com a maioria dos faturamentos e sistemas de administração de pedidos de pagamento em que a documentação e o faturamento são realizados ao mesmo tempo que o fornecimento dos cuidados. Como conseqüência, os códigos no campo *Resultado do Serviço* refletem principalmente o processo ou os resultados dos procedimentos do serviço que foi executado, quer ele esteja relacionado ou não ao fornecimento de um medicamento sob prescrição.

Os valores no campo *Nível de Serviço* podem ser usados para descrever a intensidade do serviço que foi realizado. Para qualquer serviço farmacêutico (*i.e.*, combinação Motivo-Serviço-Resultado), são possíveis vários níveis diferentes de serviço. Em contraste com os outros campos de informação, a definição e as regras da atribuição para os códigos nesse campo são deixadas para a decisão do usuário e de seus parceiros comerciais. Em alguns casos, o nível de serviço pode ser mais bem representado pela quantidade de tempo exigida do farmacêutico para realizar o serviço. De maneira alternativa, ele pode ser baseado na complexidade do problema, no nível de julgamento profissional que foi necessário ou no risco que o problema identificado representou para o paciente. Muitos farmacêuticos utilizam o campo *Nível de Serviço* para registrar a quantidade de tempo que foi necessária para realizar o serviço em questão. Nesse caso, é importante notar que, em alguns casos, o serviço de um farmacêutico para um paciente pode ser interrompido. Isso pode acontecer, por exemplo, quando um médico não está imediatamente disponível e o farmacêutico deve aguardar por um telefonema de retorno. Se essa interrupção realmente acontece, o retardo que resulta não deve ser considerado durante a atribuição do nível de serviço, a menos que o farmacêutico esteja ativamente engajado na realização do serviço durante o intervalo de tempo transcorrido. Para orientação adicional sobre esse e outros problemas, o leitor é direcionado para o *Pharmacist Care Claim Form User's Manual*.[16]

Embora nem sempre seja o caso, um ou mais produtos medicamentosos podem estar envolvidos no fornecimento de um serviço farmacêutico para um paciente. Em caso positivo, o campo *Medicamentos Envolvidos* permite a identificação de até dois produtos medicamentosos específicos, usando o padrão 11 do NDC (National Drug Code) como identificador de produto. Embora muitos serviços ou intervenções de farmacêuticos envolvam apenas um único produto medicamentoso, podem surgir circunstâncias em que o farmacêutico deseja identificar dois produtos medicamentosos com um determinado serviço. Essas situações podem incluir os seguintes conflitos de medicamentos (*i.e.*, Justificativa para o Serviço):

Intoxicação por Somação (AT).
Interações entre Medicamentos (DD).
Incompatibilidade de Medicamentos (DI).
Duplicação de Ingredientes (ID).
Reação Medicamentosa Adversa Prévia (PR).
Duplicação Terapêutica (TD).

Nos casos de obrigatoriedade de formulação (NF) ou de seleção discriminatória de produto (PS), esse campo permite a identificação tanto do produto prescrito originalmente quanto do produto que foi fornecido mais adiante.

O *Código de Faturamento* para o serviço farmacêutico no PCCF é criado por transferir os códigos de dois números das colunas I a IV para os boxes adequadamente numerados nesse campo. O código de 8 dígitos resultante representa um serviço farmacêutico completo. Também incluída no PCCF está uma seção chamada *Discussão*, na qual o farmacêutico pode incluir um breve resumo narrativo do serviço ou fornecer as informações adicionais não contidas nos códigos selecionados.

A CLASSIFICAÇÃO DA ATIVIDADE DE PRÁTICA DE FARMÁCIA — Embora o conjunto de códigos PPS do NCPDP compreenda muitos serviços que os farmacêuticos podem realizar, ele não pode ser considerado completo em relação à sua representação do farmacêutico como um profissional de cuidados de saúde. O maior desafio único que aqueles que criaram os sistemas de codificação padronizado para documentar e faturar os serviços de cuidados farmacêuticos historicamente enfrentam é a ausência de uma lista abrangente e que envolva amplamente as atividades específicas que os farmacêuticos podem realizar no curso da realização de suas responsabilidades profissionais. Uma etapa importante no sentido de superar essa barreira foi empreendida em 1998, quando dez associações profissionais nacionais americanas se uniram e formularam a Classificação de Atividade Prática de Farmácia (PPAC — Pharmacy Practice Activity Classification).[17]

A PPAC destina-se a ser uma classificação exaustiva das atividades realizadas pelos farmacêuticos praticantes através do *continuum* dos ambientes de cuidados de saúde. Assemelhando-se muito a uma taxonomia biológica, a PPAC é organizada como uma hierarquia. Em ordem decrescente, eles são domínio, classe, atividade, tarefa e etapa.

No nível mais alto na PPAC estão quatro amplos domínios da atividade do farmacêutico:

1. Garantir a Terapia e os Resultados Apropriados.
2. Fornecimento dos Medicamentos e Aparelhos.
3. Promoção da Saúde e Prevenção da Doença.
4. Controle de Sistemas de Saúde.

Dentro de cada domínio estão as classes mais específicas de atividade. Dentro de cada classe estão as atividades individuais e assim por diante, até o nível mais específico no sistema, que consiste nas etapas distintas envolvidas na realização de determinada tarefa relacionada com a atividade. Um exemplo de natureza hierárquica específica crescente da PPAC é

Domínio A Garantir a Terapia e Resultados Apropriados.
Classe A.2 Garantir a Compreensão e a Adesão do Paciente a Seu Plano de Tratamento.
Atividade A.2.1 Entrevistar o paciente.
Tarefa A.2.1.4 Verificar a compreensão e o conhecimento do paciente sobre o plano de tratamento.
Etapa A.2.1.4.1 Verificar se o paciente pode descrever o uso de um medicamento novo e/ou existente.

Observe que a presença de uma atividade na PPAC não significa necessariamente que ela seja realizada exclusivamente por farmacêuticos. Na verdade, algumas das atividades listadas no sistema são rotineiramente realizadas por sistemas automatizados ou são delegadas ao pessoal de apoio em muitas práticas de farmácia. Essas atividades foram incluídas na PPAC porque se acreditava que elas permaneciam sob a responsabilidade profissional do farmacêutico para garantir que fossem realizadas da maneira correta, quer o farmacêutico esteja presente pessoalmente, quer esteja supervisionando outros na sua realização.

É muito cedo para determinar qual efeito, se há algum, a PPAC terá sobre os futuros sistemas de documentação e faturamento para os cuidados farmacêuticos. Entretanto, é significativo o seu potencial para servir como a base para uma linguagem comum com a qual os farmacêuticos e a profissão de farmácia podem articular melhor os papéis e as responsabilidades profissionais do farmacêutico. Não é improvável que a PPAC, ou algum derivado dela, possa servir, mais adiante, como a base para os futuros sistemas padronizados de documentação e faturamento em farmácia.

ESTABELECENDO OS HONORÁRIOS E A ESCALA DE VALORES RELATIVOS BASEADA EM RECURSOS — Para o correto do código de faturamento sobre o PCCF, é fornecida uma área para que o farmacêutico atribua um honorário profissional para o serviço que foi executado. Atualmente, não existe um padrão amplamente aceito para a atribuição de honorários profissionais aos serviços farmacêuticos. Para pacientes que pagam particularmente, os honorários do serviço profissional serão estabelecidos por farmacêuticos, em grande parte, da mesma forma que outros produtos e serviços têm o seu valor monetário quantificado. Quando esses serviços são cobertos por planos de seguros ou de benefícios por fontes pagadoras, os honorários profissionais do farmacêutico são determinados em negociação com os pagadores.

Muitos farmacêuticos que rotineiramente cobram às principais empresas médicas por seus serviços sabem que, sob o programa Medicare, os honorários médicos são estabelecidos por uma Escala de Valores Relativos Baseada em Recursos (RBRVS — Resource-Based Relative Value Scale). Como alguns sugeriram que uma conduta similar pode ser empregada nos futuros sistemas de pagamento que são criados para os cuidados farmacêuticos, é útil descrever resumidamente o sistema RBRVS dentro do contexto deste debate.

No início dos anos 1980, as fontes pagadoras governamentais concluíram que o método usual, habitual e razoável (UCR — *usual, customary and reasonable*) de compensação de médicos e outros profissionais de cuidados médicos era financeiramente irreal e incentivava o abuso. Essa opinião era particularmente prevalente no programa Medicare, onde foi decidido que era necessário um esquema padronizado de honorários para os serviços médicos. O resultado foi a criação de um projeto de pesquisa contínuo na Harvard University, conhecido como projeto de Escala de Valores Relativos Baseada em Recursos.[18]

Em essência, o projeto RBRVS era uma tentativa de criar um método de reembolso dos serviços médicos que se baseia nos custos estimados da entrada de recursos necessários para realizar os serviços. A RBRVS, que é utilizada pelo Medicare para determinar os honorários dos médicos, define os custos da entrada de recursos como compostos por quatro componentes:

1. O tempo exigido do médico antes, durante e depois do serviço.
2. A intensidade com que o tempo é despendido.
3. Os custos de prática necessários para fornecer o serviço.
4. Os custos de oportunidade de treinamento adicional ou especialização que pode ter sido necessário completar para que o médico forneça o serviço.[19]

A RBRVS combina essas entradas de recursos em um modelo que se destina a refletir os custos relativos que incorreriam para os médicos no fornecimento de um determinado serviço, caso existisse um mercado perfeitamente competitivo. Como não foi considerado possível obter os dados de todos os 7.000 códigos de procedimentos do Medicare, os pesquisadores estudaram 3.000 médicos em 18 especialidades para determinar o trabalho que era necessário realizar em 400 serviços médicos. Em seguida, eles agruparam os procedimentos em amplas classes de serviços, que se supunha serem relativamente semelhantes em termos de exigências de recursos, e extrapolaram os resultados para os procedimentos não-pesquisados.

A conduta geral utilizada na RBRVS recebeu amplo apoio dos geradores de políticas e até mesmo de algumas organizações médicas. Em conseqüência disso, foi sugerido que uma conduta similar pode ser eventualmente aplicada para determinar os honorários profissionais de outros fornecedores, inclusive de farmacêuticos.

CREDENCIAMENTO DE FARMACÊUTICOS — Atualmente, parece provável que os programas para a certificação da competência do farmacêutico no desempenho de determinados serviços de cuidados especializados do paciente aumentarão no futuro. No momento, algumas fontes pagadoras exigem a evidência certificada da proficiência avançada como uma condição para a compensação por determinados serviços.

Em 1998, foram formados dois grupos para desenvolver o consenso e criar padrões para o credenciamento de farmacêuticos.[20] O National Institute for Standards in Pharmacist Credentialing (NISPC) foi formado através de um consórcio entre a National Association of Chain Drug Stores (NACDS), a National Community Pharmacists Association (NCPA) e a National Association of Boards of Pharmacy (NABP), a fim de criar padrões para uma série de exames para o credenciamento de farmacêuticos em vários estados patológicos específicos. Um grupo separado, o Council on Credentialing in Pharmacy (CCP), inclui a representação da Academy of Managed Care Pharmacists (AMCP), a American Association of Colleges of Pharmacy (AACP), o American College of Apothecaries (ACA), o American College of Clinical Pharmacy (ACCP), a American Pharmaceutical Association (APhA), a American Society of Consultant Pharmacists (ASCP) e a American Society of Health-System Pharmacists (ASHP). O foco desse grupo parece ser a certificação dos profissionais gerais que são capazes de fornecer cuidados farmacêuticos.

Dessa maneira, embora ainda exista alguma discórdia com relação a se a farmácia deve credenciar os profissionais em áreas focalizadas de experiência em especialidades ou nos cuidados farmacêuticos gerais, parece existir crescente concordância quanto à necessidade e ao valor do credenciamento como um meio para garantir determinado nível de qualidade minimamente aceitável. Embora ainda não incluído no conjunto de códigos PPS do NCPDP, os criadores do PCCF previram essa tendência e incluíram um campo no formulário que permite que os farmacêuticos indiquem seu estado de certificação no controle de estados patológicos específicos. Também estão incluídos no PCCF campos para documentar a identidade da organização de farmácia em que o serviço foi fornecido e o farmacêutico que realizou o serviço. Atualmente, os SDOs estão trabalhando com as agências governamentais para criar um sistema de números de identificação de fornecedores únicos (UPIN — *unique provider identification numbers*) que permitirão o rastreamento de quase todos os serviços de cuidados de saúde faturados para o indivíduo que forneceu o serviço. Isso está de acordo com um crescente interesse entre os pagadores de maior responsabilidade individual a partir dos fornecedores de todos os serviços de cuidados de saúde.

LIMITAÇÕES DO PADRÃO PPS

É importante para os usuários potenciais reconhecer as limitações de codificação do PPS como elas realmente se configuram. Não é intenção da padronização representar a totalidade dos cuidados farmacêuticos e dos papéis e responsabilidades profissionais dos farmacêuticos em todos os ambientes de prática. O padrão do PPS foi criado para sustentar as atividades profissionais e responsabilidades que estão atualmente incluídas, ou que se pode prever que em breve estarão incluídas, nos planos de benefícios de serviços de farmácia pagos por terceiros no ambiente de prática ambulatorial. É reconhecido que os farmacêuticos, em determinados ambientes especializados (p. ex., cuidados de longo prazo, consultas, radiofarmácia), possuem papéis e responsabilidades adicionais que não podem ser adequadamente capturados nessa primeira versão do padrão PPS. Como o padrão e a prática de farmácia continuam a evoluir, espera-se que as necessidades especiais dos farmacêuticos na maioria dos papéis não-tradicionais serão cada vez mais sustentadas no padrão.

Embora não seja estritamente uma limitação, uma importante advertência do padrão de codificação PPS é que ele não se destina a substituir a documentação narrativa mais abrangente pelos farmacêuticos sobre os cuidados fornecidos para seus pacientes. Em vez disso, o padrão destina-se a fornecer um mecanismo eficiente e uniforme para comunicar eletronicamente os principais aspectos desse cuidado, principalmente para fins de faturamento. Um quadro clínico completo sempre deve ser registrado pelo farmacêutico no registro médico do paciente baseado na farmácia *antes* que qualquer mecanismo de codificação de pedidos de pagamento seja consultado ou submetido a consulta.

USANDO O FORMULÁRIO 1500 DA HEALTH CARE FINANCING ADMINISTRATION PARA PREENCHER OS PEDIDOS DE PAGAMENTOS DE CUIDADOS FARMACÊUTICOS — Elaborado primeiramente no início dos anos 1980, o formulário de pedido de pagamento (*i.e., universal*) 1500 da Health Care Financing Administration é o formato mais amplamente reconhecido e aceito para o faturamento dos serviços de cuidados de saúde para fontes pagadoras. Ele é exigido pelo Medicare e por muitas outras fontes pagadoras para o pagamento dos serviços de cuidados de saúde. Comumente conhecido como o *HCFA-500* (pronunciado hick-fa), a versão mais recente foi feita em dezembro de 1990 e é demonstrada na Fig. 93.2.

Ao decidir se utiliza o HCFA-1500 para o pedido de pagamento dos serviços de cuidados farmacêuticos, o farmacêutico deve considerar a natureza do serviço fornecido, bem como o pagador para quem o pedido de fatura será submetido. Muitos serviços de cuidados farmacêuticos são eventos distintos que ocorrem durante o processo rotineiro de fornecimento de cuidados — principalmente os cuidados de prescrição — para os pacientes. Para alguns desses serviços, o valor que é criado está confinado principalmente ao plano de benefícios por prescrição. Por exemplo, quando um farmacêutico recomenda um produto terapeuticamente equivalente, porém menos dispendioso, para um prescritor, o valor criado pelo farmacêutico é restringido à diferença nos custos do ingrediente dos dois produtos médicos. Nesses casos, um PCCF submetido diretamente ao componente de benefício de medicamento sob prescrição do plano de seguro do paciente provavelmente seria o procedimento de faturamento mais apropriado, porque o valor está sendo realizado nesse aspecto.

Em outros casos, o valor do serviço profissional do farmacêutico vai além ou é menos provável de ser reconhecido como diretamente relevante para o benefício do medicamento sob prescrição. Um exemplo seria o envolvimento de um farmacêutico na educação, instrução ou atividades de gerenciamento do estado de doença do paciente. Como, com freqüência, não existe *economia visível* em dinheiro gerada por essas atividades, é provável que o valor criado pelo farmacêutico seja mais bem reconhecido e apreciado por aquele componente do plano de seguro médico do paciente que está relacionado com o custo total do paciente e com o custo total daquele cuidado. Em geral, isso é o que é comumente referido como o componente *médico principal* do plano de seguro de saúde do paciente.

Os farmacêuticos devem considerar o preenchimento de suas faturas para o gerador do seguro médico principal do paciente sempre que eles fornecem um serviço cujo valor primário seja capaz de ser realizado através dos resultados de saúde positivos do paciente ou da prevenção de resultados de saúde negativos e suas seqüelas econômicas correlatas. Embora cada companhia tenha suas próprias políticas e procedimentos para o faturamento de pedidos de pagamento do componente médico principal, muitas exigem que um HCFA-1500 seja incluído no pacote de pedido de fatura. Contudo, essa exigência não elimina a utilidade de anexar um PCCF ao pedido para fornecer informações explanatórias adicionais. Os farmacêuticos devem considerar o preenchimento de um formulário HCFA-1500 e a anexação de um PCCF plenamente preenchido sempre que fizerem um pedido de pagamento para o serviço de cuidados farmacêuticos para o gerador médico principal.

Pedido de Faturamento Usando o HCFA-1500

O formulário *universal* HCFA-1500 é o formato mais amplamente reconhecido e aceito para o pedido de pagamento por fontes pagadoras para serviços de cuidados de saúde. Ele é exigido pelo Medicare e por muitas outras fontes pagadoras para o pagamento de serviços de cuidados de saúde. O formulário compreende 33 boxes ou campos de informações necessárias. Os campos 1 a 3 contêm as informações sobre o paciente e o beneficiário segurado. Os 20 campos restantes, 14 a 33, contêm informações sobre o fornecedor ou prestador do serviço. Dois campos no formulário são particularmente importantes para garantir o pagamento imediato e correto, o campo 21 e o campo 24D.

A primeira regra do pagamento por fontes pagadoras para os serviços de cuidados de saúde é que deve existir uma necessidade médica demonstrada para o serviço que foi realizado. No PCCF, a necessidade é estabelecida pelo código *Justificativa para o Serviço* que o farmacêutico seleciona. No HCFA-1500, a necessidade é estabelecida pelo diagnóstico do paciente e por fatos fundamentais correlatos sobre a condição que está sendo tratada.

CÓDIGO DE CLASSIFICAÇÃO INTERNACIONAL DE DOENÇAS — O campo 21 no formulário HCFA-1500 é intitulado *Diagnóstico ou Natureza da Doença ou Lesão*. Esse campo contém quatro espaços, numerados de 1 a 4, para a inserção das informações diagnósticas do paciente, usando o sistema de codificação da *Classificação Internacional de Doenças, 9.ª Revisão, Modificação Clínica* (ICD-9-CM). Essa referência está disponível através de diversas editoras da área médica.

Pelo menos um código diagnóstico deve ser relatado em cada pedido de pagamento. Até quatro códigos podem ser relatados, quando necessário, para a representação exata do motivo para o serviço que foi fornecido. Quando se relata mais de um código, o código que representa a doença, condição ou problema que foi o principal responsável pelo serviço fornecido deve ser listado em primeiro lugar, com quaisquer códigos adicionais ou suplementares sendo listados depois dele, na ordem de suas relações de proximidade com o código principal.

O sistema de codificação ICD-9 contém 19 categorias de códigos. As categorias 1 a 15 (códigos 001-779) identificam doenças e condições médicas correlatas. A categoria 16 (códigos 780-799) designa os sintomas, os sinais e condições mal-definidas. A categoria 19 (códigos 800-999) relaciona-se com a

POR FAVOR
NÃO GRAMPEIE
ESTA ÁREA

ACIP

FORMULÁRIO DE PEDIDO DE PAGAMENTO DE SEGURO DE SAÚDE

ACIP

SEGURADOR

1. MEDICARE (*Medicare #*) MEDICAID (*Medicaid #*) CHAMPUS (*SSN do custeador*) CHAMPVA (*Arquivo VA #*) PLANO DE SAÚDE EM GRUPO (*SSN ou ID*) FECA BLK LUNG (*SSN*) OUTRO (*ID*)

1a. Nº DE APÓLICE DO SEGURADO (PARA PROGRAMA EM ITEM 1)

2. NOME DO PACIENTE (Último sobrenome, Primeiro nome, Inicial do meio)

3. DATA DE NASCIMENTO DO PACIENTE DIA | MÊS | ANO SEXO M F

4. NOME DO SEGURADO (Último sobrenome, Primeiro nome, inicial do meio)

2ª DOBRA

5. ENDEREÇO DO PACIENTE (Nº, Rua)

6. RELAÇÃO DO PACIENTE COM O SEGURADO O próprio Cônjuge Filho Outra

7. ENDEREÇO DO SEGURADO (Nº, Rua)

CIDADE ESTADO

8. ESTADO CIVIL Solteiro Casado Outro

CIDADE ESTADO

CÓDIGO DE ENDEREÇAMENTO POSTAL TELEFONE (Incluir código de área) ( )

Empregado Estudante em horário integral Estudante em horário parcial

CÓDIGO DE ENDEREÇAMENTO POSTAL TELEFONE (Incluir código de área) ( )

9. OUTRO NOME DE SEGURADO (Último sobrenome, Primeiro nome, Inicial do meio)

10. A CONDIÇÃO DO PACIENTE RELACIONA-SE COM:

11. NÚMERO FECA OU DO GRUPO DE APÓLICE DO SEGURADO

a. NÚMERO DE GRUPO OU APÓLICE DO OUTRO SEGURADO

a. EMPREGO? (ATUAL OU ANTERIOR) SIM NÃO

a. DATA DE NASCIMENTO DO SEGURADO DIA | MÊS | ANO SEXO M F

b. DATA DE NASCIMENTO DO OUTRO SEGURADO DIA | MÊS | ANO SEXO M F

b. ACIDENTE DE AUTOMÓVEL? SIM NÃO LOCAL (Estado)

b. NOME DO EMPREGADOR OU NOME DA ESCOLA

c. NOME DO EMPREGADOR OU NOME DA ESCOLA

c. OUTRO ACIDENTE? SIM NÃO

c. NOME DO PLANO DE SEGURO OU NOME DO PROGRAMA

d. NOME DO PLANO DE SEGURO OU NOME DO PROGRAMA

10d. RESERVADO PARA USO LOCAL

d. EXISTE OUTRO PLANO DE BENEFÍCIO? SIM NÃO ***SE SIM,*** voltar e completar o item 9 a–d.

LER O VERSO DO FORMULÁRIO ANTES DE COMPLETAR E ASSINAR.

12. ASSINATURA DO PACIENTE OU DE PESSOA AUTORIZADA. Autorizo a liberação de qualquer informação médica ou outra informação necessária para processar esta fatura. Também solicito o pagamento dos benefícios do governo para mim mesmo ou a parte designada abaixo.

ASSINATURA DATA

13. ASSINATURA DO SEGURADO OU DA PESSOA AUTORIZADA. Autorizo o pagamento dos benefícios médicos ao médico ou fornecedor citado pelos serviços abaixo descritos.

ASSINATURA

INFORMAÇÃO DO PACIENTE E SEGURADO

1ª DOBRA

14. DATA DIA | MÊS | ANO — DOENÇA (Primeiro sintoma) ou LESÃO (Acidente) ou GESTAÇÃO (LMP)

15. SE O PACIENTE TEVE DOENÇA IGUAL OU SIMILAR. PRIMEIRA DATA. DIA | MÊS | ANO

16. DATAS EM QUE O PACIENTE NÃO COMPARECEU AO TRABALHO ATUAL DE DIA | MÊS | ANO A DIA | MÊS | ANO

17. NOME DO MÉDICO QUE ENCAMINHOU OU OUTRA FONTE

17a. Nº DO REGISTRO DO MÉDICO QUE ENCAMINHOU

18. DATAS DE HOSPITALIZAÇÃO RELACIONADAS COM OS SERVIÇOS ATUAIS DE DIA | MÊS | ANO A DIA | MÊS | ANO

19. RESERVADO PARA USO LOCAL.

20. LAB EXTERNO? SIM NÃO $ CUSTOS

21. DIAGNÓSTICO OU NATUREZA DA DOENÇA OU LESÃO (RELACIONAR OS ITENS 1, 2, 3 OU 4 AO ITEM 24E POR LINHA)

1. ___ . ___

2. ___ . ___

3. ___ . ___

4. ___ . ___

22. REAPRECIAÇÃO AO MEDICAID (CÓDIGO) REF. ORIGINAL Nº

23. NÚMERO DA AUTORIZAÇÃO ANTERIOR

24. A						B	C	D		E	F	G	H	I	J	K
DATA DO SERVIÇO						Local do Serviço	Tipo de Serviço	PROCEDIMENTOS, SERVIÇOS OU SUPRIMENTOS (Explicar Circunstâncias Incomuns)		CÓDIGO DE DIAGNÓSTICO	$ CUSTOS	DIAS OU UNIDADES	EPSDT Plano Familiar	EMG	COB	RESERVADO PARA USO LOCAL
DE			A													
DIA	MÊS	ANO	DIA	MÊS	ANO			CPT/HCPCS	MODIFICADOR							
1																
2																
3																
4																
5																
6																

INFORMAÇÃO DO MÉDICO OU FORNECEDOR

25. Nº DO IMPOSTO FEDERAL SSN EIN

26. Nº DA CONTA DO PACIENTE

27. DESIGNAÇÃO ACEITA? (Para alegações do governo, vide verso) SIM NÃO

28. CUSTO TOTAL $

29. VALOR PAGO $

30. SALDO DEVIDO $

31. ASSINATURA DO MÉDICO OU DO FORNECEDOR, INCLUINDO GRAUS OU CREDENCIAIS (Certifico que as afirmações do anverso aplicam-se a esta fatura e fazem parte dela daqui por diante)

ASSINATURA DATA

32. NOME E ENDEREÇO DA FARMÁCIA EM QUE FORAM PRESTADOS OS SERVIÇOS

33. NOME E ENDEREÇO, CÓDIGO DE ENDEREÇAMENTO POSTAL E TELEFONE DO MÉDICO OU DO FORNECEDOR

PIN# GRP#

Med-Pass Form # ND1001

(APROVADO PELO AMA COUNCIL ON MEDICAL SERVICE 8/88)

FAVOR IMPRIMIR OU DATILOGRAFAR

APROVADO OMB-0938-0008 FORM HCFA-1500 (12-90), FORM RRB-1500,
APROVADO OMB-1215-0055 FORM OWCP-1500, APROVADO OMB-0720-0001 (CHAMPUS)

Fig. 93.2

lesão e intoxicação. Cada categoria contém códigos numéricos de 3 a 5 dígitos, dependendo do nível de especificidade e de precisão. Por exemplo, a asma indiferenciada é codificada como 493 no sistema ICD-9. Para a asma com uma causa alérgica, 493.9 seria a seleção apropriada. Um quinto dígito adicional também está disponível quando o paciente possui, ou não, uma história de mal asmático (*i.e.*, 493.91 ou 493.90). Dessa maneira, com cada dígito sucessivo, o nível de precisão do diagnóstico aumenta. Com poucas exceções, os pagadores geralmente exigem a colocação dos diagnósticos que estão codificados pelo menos até o quarto dígito. A falha em fazer isso freqüentemente resulta no retardo do pagamento ou na sua rejeição. Além disso, outros problemas comuns de codificação são

O diagnóstico crônico do paciente que não é o motivo para o problema é colocado de forma incorreta no pedido de pagamento como o diagnóstico principal,

O código ICD-9 que é selecionado é inexato ou insuficientemente exato (*i.e.*, não codificado até o quarto ou quinto dígito, quando apropriado),

Um código suplementar é utilizado de forma imprópria como a justificativa principal para o evento.

Além das 17 categorias de códigos numéricos acima, o sistema ICD-9 fornece duas categorias de códigos *suplementares*. A primeira dessas é a *Classificação Suplementar de Fatores que Influenciam o Estado de Saúde e o Contato com os Serviços de Saúde* (V01-V82), mais comumente conhecidos como *códigos V*. De particular interesse para os farmacêuticos dentro dos códigos V é uma série (V73-V82) cujos códigos são utilizados para classificar os exames de triagem rotineiros, como aqueles que poderiam fazer parte de uma avaliação de cuidados preventivos. Por exemplo, existe um código especial que é utilizado quando se faz a triagem para o diabetes melito (V77.1).

A categoria final dos códigos ICD-9 é a *Classificação Suplementar de Causas Externas de Lesão e Intoxicação* (E800-E999), comumente conhecida como *códigos E*. Essa categoria permite a classificação dos eventos ambientais, circunstâncias e condições como a causa da doença do paciente e, em geral, não é utilizada pelos farmacêuticos para codificar os seus serviços.

Como não há lugar para a descrição narrativa da condição do paciente no HCFA-1500, é particularmente importante que a seleção do código seja a mais exata e específica possível. Também é por esse motivo que muitos farmacêuticos que fazem pedido de pagamento de seus serviços para as principais companhias de seguro médico anexam um PCCF preenchido quando enviam um HCFA-1500.

CODIFICAÇÃO CPT — O campo 24D no formulário HCFA-1500 é intitulado *Procedimentos, Serviços ou Suprimentos*. Os pagadores que exigem o HCFA-1500 geralmente exigem o uso dos códigos de Termos de Procedimentos Atuais (CPT) de médicos ou os códigos do Sistema de Codificação de Procedimentos Comuns do HCFA (HCPCS; pronunciado *hick-picks*) nesse campo. Da mesma forma que com o diagnóstico, é essencial que os farmacêuticos compreendam completamente os códigos que são empregados nesse campo para descrever o serviço que foi efetuado.

A relação entre o HCPCS e o CPT está ilustrada na Fig. 93.3. Os códigos CPT foram criados pela American Medical Association em 1966 para serem uma listagem dos termos descritivos e códigos de identificação para relato de serviços e procedimentos médicos realizados por médicos. Em 1983, o HCFA desenvolveu o HCPCS como um método uniforme para os profissionais de cuidados de saúde e fornecedores médicos para codificar os serviços profissionais, procedimentos e suprimentos para satisfazer às necessidades operacionais dos programas Medicare e Medicaid.

A classificação HCPCS é organizada em três níveis de códigos numerados, cada um dos quais representa um sistema de codificação único.

O nível I do HCPCS é composto pelos códigos CPT, cuja manutenção continua a ser realizada pela American Medical Association (AMA).

Os códigos de nível II foram criados pelo HCFA para cobrir os serviços e suprimentos médicos que não são cobertos pelos códigos CPT. Embora esses códigos se destinassem originalmente a uso por fontes pagadoras governamentais, eles também são reconhecidos por muitas seguradoras particulares.

Os códigos de nível III são atribuídos pelos fornecedores do Medicare em estados individuais e, portanto, não são comuns a todas as seguradoras. Esses códigos são freqüentemente utilizados para descrever novos procedimentos que ainda não estão disponíveis no nível I ou II.

Muitos farmacêuticos que desejam faturar as suas atividades de cuidados do paciente acharão que os códigos de CPT são mais úteis, especialmente aquela seção conhecida como *Avaliação e Controle*, ou códigos *E&M*.

Conforme ilustrado na Fig. 93.3, os códigos E&M ocupam uma das seis seções dentro da estrutura de codificação CPT. Cada código E&M numérico com cinco dígitos começa com um prefixo *99* (*i.e.*, 99201-99499). Os códigos são divididos em várias categorias, incluindo as consultas de consultório, visitas hospitalares e pareceres. Essas categorias são subdivididas ainda em duas ou mais subcategorias. Por exemplo, códigos separados são disponíveis para uma consulta de consultório em ambulatório por um profissional, dependendo de se o paciente está habituado ou é novo na clínica.

A seleção do código E&M baseia-se usualmente em três componentes principais, com as considerações adicionais se tornando relevantes apenas sob circunstâncias especiais. Quando a categoria apropriada é selecionada (p. ex., consulta de consultório em nível ambulatorial com um paciente habitual), o código apropriado é determinado com base em

1. O nível da **História** que é empreendido com o paciente. (Os quatro níveis da História incluem Problema Focalizado, Problema Expandido Focalizado, Detalhado e Abrangente.)
2. A extensão do **Exame** que foi realizado. (Os quatro níveis de Exame incluem Problema Focalizado, Problema Expandido Focalizado, Detalhado e Abrangente.)
3. O nível de **Tomada de Decisão Médica** que foi necessário para realizar o serviço. (Quatro níveis de Tomada de Decisão Médica incluem Direta, Baixa Complexidade, Complexidade Moderada e Alta Complexidade.)

A seleção do nível de tomada de decisão médica que foi necessário é por si só determinada com base em três considerações adicionais:

1. O número do diagnóstico ou das opções de controle.
2. A quantidade e/ou a complexidade dos dados revistos.
3. O risco de complicações e/ou a morbidade ou mortalidade.

Cinco códigos diferentes estão disponíveis para descrever uma consulta de consultório com um novo paciente (99201-99205). Da mesma forma, cinco códigos estão disponíveis para descrever uma consulta de consultório com um paciente habitual (99211-99215). Muitos farmacêuticos na prática comunitária estabelecem que esses dez códigos preenchem a maioria

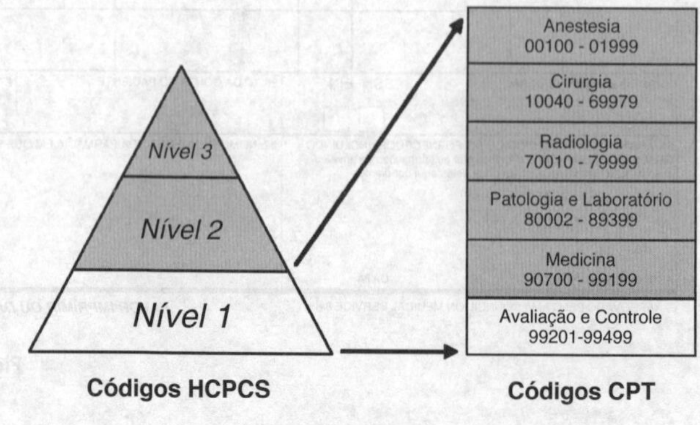

Fig. 93.3

de suas necessidades relacionadas com o preenchimento de um formulário de pedido de pagamento HCFA-1500.

O Quadro 93.1 ilustra como um prestador utilizaria os três componentes principais da história, exame e tomada de decisão médica para selecionar o código que melhor representa a natureza de uma consulta de cuidado de paciente. Por exemplo, 99213 seria o código mais apropriado para descrever uma consulta de consultório com um paciente habitual que exigisse uma história expandida focalizada no problema e exame e um nível relativamente baixo de tomada de decisão médica.

Sob circunstâncias especiais, outras considerações se tornam operacionais na seleção do código. Por exemplo, quando o aconselhamento ou a coordenação das atividades de cuidados compreendem mais de 50% de uma consulta com o paciente, a seleção do código E&M apropriado entre uma seqüência que envolve diferentes níveis de cuidados baseia-se exclusivamente na quantidade de tempo que o prestador gasta com o paciente. Por exemplo, 99204 seria o código mais apropriado para descrever uma consulta de consultório com um paciente habitual que fosse dominada pelo aconselhamento e exigisse aproximadamente 45 minutos para ser realizada.

O Quadro 93.1 também ilustra as pontuações de *Unidade de Valor Relativo* (RVUs — Relative Value Unit) que o HCFA atribuiu a cada um dos códigos que utilizam a RBRVS discutida anteriormente. A pontuação RVU resultante é então regionalmente ajustada e multiplicada por um fator de conversão monetária para determinar a quantia em dólares que o prestador deve receber por um determinado serviço ou procedimento no Medicare.

Além da série 99201-05 e 99211-15, existem vários conjuntos de códigos CPT que são comumente utilizados para reportar os serviços de saúde ou de medicina preventiva que alguns farmacêuticos acham úteis. Duas séries de códigos, 99381-99387 (paciente novo) e 99391-99397 (paciente habitual), são utilizadas para a avaliação de medicina preventiva e controle que incluam uma história e exame abrangentes, bem como o aconselhamento e/ou as intervenções de redução de fator de risco. Entretanto, muitos farmacêuticos acharão que outras duas séries de códigos são mais aplicáveis aos seus serviços de saúde preventivos. A série 99401-99404 é para o aconselhamento de medicina preventiva ou a intervenção de redução de fator de risco fornecido para um paciente individual, com códigos separados refletindo as quantidades crescentes de tempo necessárias para o serviço (p. ex., 99402 para aproximadamente 30 min). Dois códigos adicionais estão disponíveis quando serviços similares são fornecidos para mais de uma pessoa em um ambiente de grupo, como uma turma. Nesse caso, o código 99411 é utilizado se o serviço exigiu aproximadamente 30 min, enquanto o 99412 está disponível se o serviço exigiu aproximadamente 60 min.

As informações adicionais sobre a codificação CPT/HCPCS está disponível através da American Medical Association, HCFA e várias editoras comerciais de publicações de codificação médica.

PRINCÍPIOS GERAIS DE PAGAMENTO

Conforme discutido anteriormente, alguns serviços de cuidados farmacêuticos são atividades isoladas que os farmacêuticos realizam para corrigir problemas ou preencher as necessidades que se originaram de maneira inesperada no curso do dia de trabalho. Nesses casos, geralmente, não é real que o farmacêutico tenha pré-negociado a cobertura de pagamento para o serviço com o pagador. Então, o farmacêutico deve submeter uma solicitação de pagamento *adicional* ao pagador na esperança de que a informação contida no pedido de pagamento torne o caso passível de pagamento. Infelizmente, embora o preenchimento completo de formulários de pedido de pagamento necessários e o acompanhamento rigoroso com a fonte pagadora possam melhorar muito a probabilidade de receber pelo menos o pagamento parcial, a submissão de pedidos de pagamento adicionais às fontes pagadoras para as atividades de cuidados de farmacêuticos ainda é arriscada, mesmo sob a melhor das circunstâncias.

Reconhecendo essa realidade, alguns farmacêuticos desenvolveram e implementaram *produtos* de cuidados farmacêuticos coesos em suas práticas. Com freqüência, esses produtos tomam a forma de programas de educação ou instrução de paciente ou de gerenciamento de estados patológicos específicos.[21] Para esses tipos de serviços, é possível e desejável que o farmacêutico tenha autorização pré-negociada para pagamento com seguradoras ou organizações de cuidados gerenciados selecionadas, cujos pacientes são candidatos potenciais ao serviço ou programa em questão. Esses acordos melhorarão drasticamente a eficiência e a eficácia do processo de pedido de pagamento.

Quando não é possível pré-negociar o pagamento, o farmacêutico tem duas opções. Em primeiro lugar, o farmacêutico pode fornecer o serviço e explicar ao paciente que o pagamento será submetido a seu seguro. Nesse caso, é importante que o paciente compreenda que a responsabilidade final do pagamento fica com ele. Ou então é por vezes possível retardar o fornecimento do serviço até que o pagador possa ser contatado para confirmar ou negar a cobertura para o serviço em questão.

CONCLUSÕES

Como a própria prática de farmácia, a documentação é uma competência aprendida. Cada vez mais, a tecnologia está auxiliando o farmacêutico a documentar de maneira precisa e

Quadro 93.1 Seleção de Códigos E&M Usados para Faturar Cuidados Farmacêuticos

CÓDIGOS E&M	HISTÓRIA	EXAME	TOMADA DE DECISÃO MÉDICA	TEMPO	RVUs
CÓDIGOS PARA CONSULTA DE CONSULTÓRIO COM NOVO PACIENTE					
99201	Problema focalizado	Problema focalizado	Direta	10 min	0,82
99202	Problema focalizado expandido	Problema focalizado expandido	Direta	20 min	1,32
99203	Detalhado	Detalhado	Baixa complexidade	30 min	1,80
99204	Abrangente	Abrangente	Complexidade moderada	45 min	2,66
99205	Abrangente	Abrangente	Alta complexidade	60 min	3,33
CÓDIGOS PARA CONSULTA DE CONSULTÓRIO COM PACIENTE HABITUAL					
99211	———	Problemas mínimos	———	5 min	0,40
99212	Problema focalizado	Problema focalizado	Baixa complexidade	10 min	0,71
99213	Problema focalizado expandido	Problema focalizado expandido	Baixa complexidade	15 min	1,00
99214	Detalhado	Detalhado	Complexidade moderada	25 min	1,55
99215	Abrangente	Abrangente	Alta complexidade	40 min	2,53

coerente os cuidados que fornece. Entretanto, os bons documentadores não nascem, se fazem. Até recentemente, os currículos de farmácia forneciam pouca oportunidade para que os estudantes desenvolvessem as habilidades de comunicação por escrito. O mesmo pode ser dito das carreiras profissionais da maioria dos farmacêuticos. Por causa do movimento dos cuidados farmacêuticos e dos imperativos econômicos com que agora a profissão se depara, essas condições estão se alterando rapidamente. Os farmacêuticos que desejam participar plenamente no movimento no sentido dos cuidados centrados no paciente, e que esperam ser pagos por suas atividades, devem dominar a arte da documentação e da clínica e do preenchimento de fatura.

Os farmacêuticos que desejam buscar a compensação por seus serviços profissionais devem reconhecer que ainda estão entrando em águas muito desconhecidas. A maioria das fontes pagadoras governamentais e privadas ainda não possui políticas bem-definidas para pagar aos farmacêuticos por seus serviços profissionais. Isso não quer dizer que os pagadores não tenham interesse nos cuidados farmacêuticos. Em vez disso, em sua maior parte, eles simplesmente não compreendem o que é ou como isso os beneficia e a seus beneficiários.

Em seu tratado econômico, *A Riqueza das Nações* (Wealth of Nations), Adam Smith comentou sobre os farmacêuticos e o valor de seus serviços profissionais:

> "O lucro do 'farmacêutico' é transmutado em uma subpalavra, indicando algo incomumente extravagante. Esse grande lucro aparente, no entanto, é, com freqüência, não mais que os rendimentos razoáveis do trabalho. A competência de um farmacêutico é uma questão muito mais agradável e sutil que a de qualquer outro artifice, e a confiança que é depositada nele é de muito maior importância. Ele é o médico do pobre em todos os casos e do rico apenas quando o sofrimento ou o perigo não são muito grandes. Portanto, sua recompensa deveria ser adequada à sua competência e confiança, sendo que ela se origina geralmente do preço pelo qual ele vende seus medicamentos. Mas a totalidade dos medicamentos que o melhor farmacêutico, em um grande comércio, venderá durante um ano pode, talvez, não custar mais que trinta a quarenta libras. Portanto, embora ele possa vendê-los com um lucro de trezentos ou quatrocentos ou até de mil por cento, isso pode ser, com freqüência, não mais que os rendimentos razoáveis de seu trabalho custeado, da única maneira que ele pode cobrá-los sobre o preço de seus medicamentos. A maior parte do lucro aparente é o preço real disfarçado nas roupagens de lucro."[22]

Embora a prática da farmácia tenha mudado drasticamente nos dois últimos séculos desde que essas palavras foram escritas, a base para o pagamento dos farmacêuticos não sofreu alteração. Em geral, o valor dos serviços profissionais do farmacêutico ainda está entremeado e obscurecido pelo preço dos produtos que ele vende. O futuro da compensação para serviços cognitivos deve romper com essa tradição.

A criação da terminologia dos serviços de farmácia e os padrões de transmissões para pedidos de pagamento eletrônicos correlatos ajudarão a acelerar a evolução de novos sistemas de pagamento. Da mesma forma, a crescente massa de pesquisa na avaliação dos resultados e na economia da farmácia permitirá que a profissão de farmácia compreenda melhor o valor econômico dos cuidados farmacêuticos e comunique melhor esse valor às fontes pagadoras. Na realidade, superar essa barreira e demonstrar aos pagadores o valor dos serviços dos farmacêuticos representa uma prioridade — talvez *a* prioridade — para a pesquisa relacionada com a prática de farmácia nos próximos anos.

REFERÊNCIAS

1. Cohen MR. If it isn't documented, it wasn't done. *Hosp Pharm* 1989; 24:180.
2. Pugh CB. Documenting the clinical interventions of pharmacists. *Top Hosp Pharm Manage* 1992; 11(4):30.
3. Rupp MT, et al. Documenting prescribing errors and pharmacist interventions in community pharmacy practice. *Am Pharm* 1988; NS28:30.
4. Rupp MT. Evaluation of prescribing errors and pharmacist interventions in community practice: an estimate of 'value added.' *Am Pharm* 1988; NS28:22.
5. Rupp MT, DeYoung M, Schondelmeyer SW. Prescribing problems and pharmacist interventions in community practice. *Med Care* 1992; 30:926.
6. Rupp MT. The value of community pharmacists' interventions to correct prescribing errors. *Ann Pharmacother* 1992; 26:1580.
7. Schaff RL, Schumock GT, Nadzam DM. Development of the Joint Commission's indicators for monitoring the medication use system. *Hosp Pharm* 1991; 26:326.
8. Rupp MT. Strategies for reimbursement. *Am Pharm* 1992; NS32: 79.
9. Kusserow R. *The Clinical Role of the Community Pharmacist.* Washington, DC: DHHS/OIG, 1990.
10. Weed LL. *Medical Records, Medical Education and Patient Care.* Cleveland: Case Western University Press, 1971.
11. Berni R, Readey H. *Problem-Oriented Medical Record Implementation.* St Louis: Mosby, 1974.
12. Rupp MT. Screening for prescribing errors. *Am Pharm* 1991; NS31:71
13. Hensyl WR, ed. *Stedman's Abbreviations, Acronyms & Symbols.* Baltimore: Williams & Wilkins, 1992.
14. Rupp MT. Standardizing documentation for filing pharmaceutical care claims. *Am Pharm* 1995; NS35:26.
15. Rupp MT. An EDI standard for professional pharmacy services. *Council Connection: J NCPDP* 1995; Jan/Feb:16.
16. Rupp MT. *Pharmacist Care Claim Form User's Manual: A Guide to Pharmacist Care Compensation.* 3rd ed. Alexandria, VA: Natl Comm Pharm Assoc, 2000.
17. *Pharmacy Practice Activity Classification.* Washington, DC: APhA, 1998.
18. Hsiao WC, et al. A National Study of Resource Based Relative Value Scales for Physician Services (Final Report). Boston: Harvard University Press, 1988.
19. Becker ER, et al. Refinement and expansion of the Harvard resource-based relative value scale: the second phase. *Am J Pub Health* 1990; 80:799.
20. English T. Groups team up to coordinate credentialing. *Pharmacy Today* 1998; 4:6.
21. Rupp MT, McCallian DJ, Sheth KK. Developing and marketing a community pharmacy-based asthma management program. *J Am Pharm Assoc* 1997; NS36:694.
22. Smith A. 1776. In: Campbell RH, Skinner AS, eds. *Adam Smith: Inquiry into the Nature and Causes of the Wealth of Nations.* Indianapolis: Liberty Classic Press, 1981, 128.

CAPÍTULO **94**

Economia e Gerenciamento da Farmácia de Comunidade

Joseph Thomas III, PhD
Associate Professor of Pharmacy Administration
School of Pharmacy and Pharmacal Sciences
Purdue University
West Lafayette, IN 47907-1335

O efeito econômico da indústria de cuidados de saúde sobre a nossa sociedade é difícil de avaliar. Entretanto, reconhecendo que os cuidados de saúde representam atualmente cerca de 13% do Produto Interno Bruto (PIB) dos Estados Unidos, isso deve fornecer alguma indicação de seu efeito. Aceita-se que os progressos feitos pela indústria durante as últimas décadas reduziram as taxas de morbidade e mortalidade, o que, por sua vez, aumentou a produtividade e o produto interno bruto. Ao mesmo tempo, o custo dos cuidados de saúde está crescendo a uma velocidade mais rápida que o índice de preços ao consumidor (IPC) para todos os itens, e esse custo continua a representar uma parcela cada vez maior do PIB.

ECONOMIA DOS CUIDADOS DE SAÚDE

De acordo com a US Health Care Financing Administration, os norte-americanos gastaram 969 bilhões de dólares em cuidados de saúde pessoal em 1997. As projeções baseadas nas tendências históricas indicam que os gastos com cuidados de saúde pessoais podem exceder 1,8 trilhão de dólares em torno do ano de 2007. Contudo, o nível real de gastos futuros será determinado pelo resultado dos esforços atuais para reformular o sistema de cuidados de saúde norte-americano. O aumento nos gastos para os cuidados de saúde pessoais é o resultado de inúmeros fatores, englobando

Os aumentos populacionais e o envelhecimento da população.
Inflação (geral e médica).
Uso aumentado de instalações e serviços.
Maior envolvimento governamental nos cuidados de saúde.
Qualidade aumentada dos cuidados a partir de novos equipamentos, tecnologias e medicamentos.

A análise adicional dos gastos nacionais com saúde revela que uma parcela significativa dos custos de cuidados pessoais é paga com fundos públicos. Em 1997, o desembolso governamental representou mais de 46% de todos os gastos com cuidados de saúde. Os pagamentos do Medicare contribuíram com uma parcela importante dos gastos governamentais com cuidados da saúde. Entretanto, os programas estaduais do Medicaid e outros programas de bem-estar social também contribuíram para os gastos públicos com cuidados de saúde.

A magnitude dos gastos com cuidados de saúde nos Estados Unidos e o crescente envolvimento governamental como uma fonte pagadora dos custos dos cuidados de saúde constituem evidência do compromisso da sociedade de fornecer o melhor cuidado possível para todos os cidadãos. Aqueles envolvidos no fornecimento de cuidados de saúde compartilham o compromisso da sociedade e, portanto, devem preocupar-se com a economia do sistema de fornecimento.

O segmento farmacêutico da indústria de cuidados de saúde compreende um gasto significativo. Em 1997, mais de 108 bilhões de dólares foram gastos no nível do varejo com medicamentos e outros bens médicos perecíveis nos Estados Unidos. Em 1997, o gasto com medicamentos de prescrição representou 7,2% da conta de saúde pessoal do país.

Em vista do nível de gastos com medicamentos e serviços farmacêuticos e diante da tendência dos custos de cuidados de saúde, fica evidente que aqueles envolvidos no fornecimento de serviços farmacêuticos devem estar cientes de suas responsabilidades de fornecer serviços de alta qualidade da maneira mais econômica. Embora se veja a fonte pagadora como um mecanismo para solucionar o alto custo dos cuidados de saúde, incluindo o segmento de custo do medicamento, deve ser compreendido que o pagamento por terceiros não reduz o custo. Ele apenas o dilui por uma população maior.

Na realidade, o pagamento por terceiros pode aumentar o custo total dos cuidados de saúde, desde que os custos administrativos adicionais e o uso aumentado dos serviços são inerentes a esses programas. Deduz-se que as fontes pagadoras, quer governamentais, quer privadas, têm uma obrigação com seus constituintes de garantir o fornecimento de serviços de qualidade a preços razoáveis. Nesse sentido, os profissionais de saúde encontram seus serviços sob a avaliação de um grupo sofisticado de agências que representam uma grande parcela do público em geral.

Nos últimos anos, a preocupação com os crescentes gastos com os cuidados de saúde pessoais levou ao desenvolvimento de vários sistemas alternativos de fornecimento de cuidados de saúde pré-pagos. Esses sistemas, por vezes referidos como programas de cuidados gerenciados, incluem Organizações de Manutenção de Saúde (HMOs — Health Maintenance Organizations), Organizações de Provedores Preferidos (PPOs — Preferred Provider Organizations) e Organizações de Serviços Administrativos (ASOs — Administrative Service Organizations), custeadas pelos provedores de cuidados de saúde.

Os objetivos de todos os programas de cuidados gerenciados são fornecer serviços de saúde de qualidade, enquanto tentam reduzir a taxa de aumento dos gastos com cuidados de saúde. O objetivo de contenção de custos dos programas de cuidados gerenciados provocou competição aumentada entre os profissionais, de tal modo que apenas os profissionais com a relação máxima de eficácia de custo são qualificados para participar em alguns programas.

Com o desenvolvimento dos programas de cuidados gerenciados, aqueles que fornecem serviços de farmácia devem considerar os fatores econômicos e profissionais quando tomam decisões sobre a participação nos programas. Os proprietários de farmácias e gerentes deparam-se com o desafio de manter a praticabilidade econômica de suas farmácias como participantes nos programas de cuidados gerenciados.

A participação nesses programas freqüentemente aumenta os gastos administrativos para a farmácia, enquanto fornece reembolsos que podem não ser adequados para cobrir os custos do fornecimento de serviços de farmácia de qualidade. Em resposta ao movimento no sentido dos programas de cuidados gerenciados, diversas organizações farmacêuticas formaram as Organizações de Serviços Administrativos de Farmácia (PSAOs — Pharmacy Services Administrative Organizations), que estão tentando fornecer um sistema alternativo que equilibre a necessidade pública de serviços com eficácia em termos de custo com as necessidades profissionais e econômicas daqueles que fornecem os serviços de farmácia.

No passado, o custo dos cuidados de saúde recebia pouca atenção por parte dos profissionais de serviços de saúde. Supunha-se que a obrigação primária do profissional era garantir o bem-estar físico do paciente, sem considerar o custo. Atualmente, está evidente que traz pouco benefício desenvolver um nível de cuidados de saúde que é inatingível no mundo quando um segmento considerável da população não pode pagar por ele.

Agora reconhece-se a obrigação dos profissionais de saúde de considerar as dimensões econômicas dos cuidados de saúde. Por exemplo, as leis de prática de farmácia em todos os estados americanos foram alteradas para permitir que os farmacêuticos pratiquem a seleção dos produtos medicamentosos. Essas alterações possibilitam que o farmacêutico, sob condições específicas, escolha produtos medicamentosos com a devida consideração do bem-estar físico e econômico do paciente. As alterações de seleção de produtos medicamentosos constituem evidências tangíveis da preocupação da sociedade com o custo dos cuidados de saúde. A preocupação dos profissionais de saúde com o custo dos cuidados de saúde reforça, hoje em dia, os esforços dos grupos de consumidores, governo e outros envolvidos no financiamento dos cuidados de saúde visando ao objetivo de fornecer o melhor cuidado para todos, independentemente da situação econômica.

De acordo com o Health Insurance Council, o planejamento e fornecimento abrangentes dos serviços de saúde devem basear-se nas seguintes diretrizes.

Os serviços de saúde custam dinheiro, e o bom serviço de saúde custa uma quantia substancial de dinheiro. As agências que despendem dinheiro em benefício de outros têm a responsabilidade de cuidar de suas finanças para seus beneficiários.

Os métodos de financiamento para os serviços de saúde devem encorajar a organização e o controle eficiente dos profissionais e instituições.

Os métodos de financiamento devem distribuir o ônus dos custos dos cuidados médicos de maneira a assegurar o cuidado apropriado a toda a população.

Os profissionais e instituições de saúde devem ser reembolsados em quantidades e por métodos que lhes permitam manter padrões e alcançar eficiência.

Embora essas diretrizes se destinem a todo o sistema de cuidados de saúde, elas podem ser aplicadas a qualquer segmento do sistema. As diretrizes incluem os conceitos que são aplicáveis à prática de farmácia. As diretrizes sugerem que as seguradoras de saúde promovam a organização e o controle eficientes dos profissionais e das instalações. Deduz-se que os farmacêuticos devem promover a organização e o controle eficientes. Usando os planos organizacionais cuidadosamente desenvolvidos e as modernas técnicas de gerenciamento, os farmacêuticos na prática comunitária podem contribuir para os esforços que estão sendo feitos para conter os custos dos cuidados de saúde.

A FARMÁCIA DA COMUNIDADE

A maioria dos gastos dos consumidores com os medicamentos de prescrição, medicamentos de marca registrada e dispositivos de saúde é canalizada através de cerca de 51.000 farmácias comunitárias nos Estados Unidos. Embora heterogêneas em alguns aspectos, como no tipo de proprietário e no tipo de bens e serviços oferecidos, as farmácias comunitárias geralmente são reconhecidas pelo público como a fonte mais acessível de medicamentos e de informações sobre os medicamentos.

A farmácia comunitária, conforme mencionada aqui, é definida amplamente para incluir todos aqueles estabelecimentos que são de propriedade particular e cuja função, em graus variados, é servir à necessidade da sociedade de produtos medicamentosos e serviços farmacêuticos. É difícil caracterizar ou descrever a farmácia típica por causa da grande variação entre elas. Elas variam desde a farmácia de rede de propriedade corporativa, passando pelo departamento de farmácia do supermercado até o centro farmacêutico de propriedade independente que fornece serviços de prescrição mais um número relativamente pequeno de produtos relacionados com a saúde.

De acordo com os dados de operação submetidos à National Community Pharmacist Association Searle Digest (NCPA; Alexandria, VA) por proprietários de farmácias comunitárias, a farmácia comunitária independente média gerou vendas de 1.649.052 dólares em 1997. Esses dados representam um resumo dos dados operacionais de farmácias individuais que foram fornecidos voluntariamente por gerentes e proprietários de farmácias.

Observe que os editores do NCPA-Searle Digest não tentam estruturar a amostra que compreende os dados de entrada e, por conseguinte, suas citações são sujeitas às limitações estatísticas inerentes à coleta de dados voluntários não-estruturados. Contudo, fica evidenciado que os dados servem para descrever com bastante precisão o perfil financeiro da farmácia comunitária independente.

Os dados do NCPA-Searle Digest de 1996 indicam que aproximadamente 75% da renda relatada das farmácias derivam de medicamentos de prescrição e serviços. A carga de prescrição média em 1991, conforme reportado no NCPA-Searle Digest, foi de $30,53, comparada com um custo médio reportado 6 anos antes de $22,44. Observe que a carga de prescrição média não é uma medida exata de alterações de preço para medicamentos prescritos. Durante um período de anos, os tipos de medicamentos fornecidos mudaram com a introdução de novos produtos que, em geral, fornecem terapia medicamentosa melhorada a um custo mais elevado. Além disso, houve um aumento no número de medicamentos de manutenção prescritos com um aumento correspondente no número médio de unidades de dosagem por prescrição. Por conseguinte, a carga de prescrição média em 1997 se fez para um mix diferente de produtos prescritos, em maiores quantidades, o que era representado pela carga média em 1991.

REDES DE FARMÁCIAS — A discussão a seguir lida principalmente com as farmácias independentes que representam aproximadamente 43% das farmácias comunitárias nos Estados Unidos. As redes de farmácias também constituem um importante fator no fornecimento de serviços farmacêuticos e de produtos para o público.

Não há consenso sobre a definição para uma rede de farmácias, pois parece haver uma dúvida sobre quais critérios são apropriados para classificar um grupo de farmácias com um proprietário central como rede de farmácias. Para alguns, o tema da propriedade central, isoladamente, é suficiente para classificar as unidades individuais como farmácias de rede. Outra conduta consiste em classificar as unidades individuais que têm um proprietário central como farmácias de rede somente quando também existem organização e gerenciamento centralizados.

O número de unidades com proprietário central tem sido usado como um método de definir as farmácias de rede. Entretanto, esse critério não fornece uma resposta satisfatória à questão, pois muitas farmácias com múltiplas unidades possuem um proprietário central e, ainda assim, cada unidade funciona de forma independente do proprietário central. No modo de operação, essas farmácias são mais similares às farmácias comunitárias de propriedade individual. Por outro lado, à medida que o número de unidades sob uma propriedade central aumenta, em algum ponto deve haver alguma coordenação das políticas e atividades que resulta em um gerenciamento mais central.

Embora não seja possível estabelecer um número exato de unidades como o ponto em que todas as unidades assumem as características de uma verdadeira operação de rede de farmácias, parece que existe alguma relação entre o número de unidades próprias e a definição de uma cadeia de farmácias. O US Department of Commerce define uma cadeia de farmácias como as unidades com departamentos de prescrição que têm propriedade central por indivíduos ou organizações que possuem 11 ou mais unidades.

A típica rede de farmácias opera a partir de uma base mais ampla em diversos bens oferecidos para a venda que a farmácia independente. Os tipos de bens oferecidos para a venda em redes de farmácias são quase ilimitados e incluem bens duráveis, além dos produtos relacionados com a saúde.

Nesse sentido, pode ser um tanto enganoso comparar os preços em uma rede de farmácia com as vendas na farmácia comunitária independente. Entretanto, quando as tendências durante os últimos anos são estudadas, fica evidente que as redes de farmácia melhoraram sua posição relativa em certas áreas, como as rendas a partir de medicamentos de prescrição e medicamentos de venda livre.

Estabelecimento de uma Farmácia Comunitária

O farmacêutico que considera o estabelecimento de uma nova farmácia deve sujeitar a decisão básica a uma análise objetiva, que deve incluir uma consideração das necessidades da comunidade — a comunidade realmente precisa de outro estabelecimento para serviços farmacêuticos? Essa questão pode ter uma dimensão quantitativa e uma qualitativa. Talvez determinada comunidade possua um número suficiente de farmácias, embora nenhuma delas esteja fornecendo o espectro pleno dos serviços necessários. Quando se identifica a necessidade de uma comunidade, a análise deve prosseguir em termos de avaliar as várias alternativas que estão disponíveis para satisfazê-las. Talvez uma farmácia existente poderia ser comprada e transformada para fornecer serviços farmacêuticos mais extensos ou pode haver uma oportunidade de unir-se com outro farmacêutico na propriedade de uma farmácia existente e estabelecer uma prática de grupo. Essas alternativas fornecem a oportunidade de melhorar os serviços para a comunidade enquanto promovem o uso mais eficiente das intalações e do pessoal profissional.

Quando a análise indica que uma nova farmácia deve ser estabelecida, o farmacêutico deve considerar inúmeras questões, parte delas de forma simultânea, p. ex.

Qual é a organização legal apropriada para o empreendimento?
Qual localização específica deve ser escolhida?
Como pode ser obtido o capital necessário?

Embora cada uma das questões anteriores esteja relacionada com outras e não possa ser isolada em uma situação prática, cada uma será tratada sozinha para as finalidades desta discussão.

ORGANIZAÇÃO

O farmacêutico pode optar entre três formas amplamente reconhecidas de organização legal para o empreendimento da farmácia comunitária. Tradicionalmente, a maioria dessas tem sido organizada como propriedades individuais ou isoladas, com pouco controle governamental aplicado à estrutura organizacional.

Nos últimos anos, por causa do aumento na propriedade conjunta de farmácias por dois ou mais indivíduos, as formas de organização do tipo parceria ou corporação tornaram-se mais significativas. A parceria, como uma forma de organização de negócio, exibe relativa independência do controle governamental. A corporação, como uma criação do governo estadual, está sujeita a regulamentação governamental bastante estrita. Cada forma apresenta vantagens que devem ser confrontadas com as desvantagens e limitações, as quais se tornam aparentes quando se compara com as formas alternativas de organização.

PROPRIEDADE ÚNICA NÃO-INCORPORADA — O negócio empreendido e gerenciado pelo proprietário único não-incorporado não é considerado, por lei, uma entidade legal separada; em vez disso, o proprietário e o empreendimento são considerados um só. Depreende-se que o risco inerente no estabelecimento de um empreendimento tem, dessa maneira, implicações para os ativos do proprietário fora do empreendimento comercial.

O proprietário único não-incorporado tem responsabilidade pessoal ilimitada. Os ativos pessoais ficam disponíveis para satisfazer as obrigações do empreendimento, e os ativos do empreendimento podem ser usados para satisfazer as dívidas pessoais. Em troca de assumir a responsabilidade ilimitada, o proprietário único goza da liberdade de conduzir o empreendimento de qualquer maneira legal que lhe pareça apropriada.

Exceto para as licenças solicitadas, o proprietário único pode começar ou interromper as operações sem formalidade legal ou permissão governamental. Alguns estados americanos realmente exigem que uma declaração de propriedade seja preenchida com um local designado quando o nome do proprietário não está indicado no nome do empreendimento. O proprietário único recebe todos os lucros do empreendimento.

O tamanho ou o âmbito da operação não constitui, necessariamente, um fator determinante na decisão de organizar-se como um proprietário único, em oposição a uma das outras formas de organização. Entretanto, por causa dos riscos envolvidos e do fato de que poucas pessoas possuem todas as capacidades e habilidades necessárias para tocar um empreendimento grande e complexo, o proprietário único associa-se, mais amiúde, a operações menores e menos complexas.

Historicamente, a maioria dos farmacêuticos comunitários é independente por natureza e optou por essa forma mais informal de organização. A farmácia comunitária típica, sendo geograficamente local e apenas moderadamente complexa no âmbito de operação, geralmente segue uma trajetória sob o sistema de propriedade única não-incorporada.

PARCERIAS — Quando os recursos de um indivíduo não são suficientes para fornecer uma base adequada para estabelecer uma farmácia ou quando o indivíduo não deseja assumir o risco integral associado à função do empreendimento, a propriedade conjunta pode ser considerada. Os arranjos de parceria e incorporação são mecanismos que podem ser utilizados para ampliar a base financeira ou de aptidão para o empreendimento e também podem servir para dissipar o risco. A parceria pode ser descrita como uma associação de dois ou mais indivíduos baseada em um contrato expresso ou implícito. Eles combinam seus recursos como co-proprietários de um empreendimento para seu benefício mútuo. Isso proporciona uma maneira para que os indivíduos façam em conjunto o que não poderiam fazer em separado.

Como responsabilidade, a parceria pode ser descrita como uma associação de proprietários únicos, porque, por lei, a parceria não é considerada separada daqueles que a compõem. Da mesma forma que com a propriedade única, cada parceiro é responsável por todas as dívidas da parceria, mesmo até a extensão dos ativos pessoais. Dentro do âmbito das atividades de parceria, cada parceiro geral é considerado um agente dos outros parceiros e, dessa maneira, cada um tem o direito de se ligar ou comprometer a parceria nos assuntos do empreendimento. Por causa do conceito de agência mútua e da responsabilidade ilimitada inerente às associações em parceria, é particularmente importante que as implicações plenas desse arranjo sejam compreendidas antes da adoção dessa forma.

Embora seja um arranjo contratual, existem poucas restrições legais ou regulamentações que se aplicam à associação de parceria. Nenhum consentimento governamental expresso é necessário para estabelecer ou dissolver uma parceria, e o contrato pode ser escrito ou simplesmente baseado em um aperto de mãos, enquanto os elementos de um contrato válido estiverem presentes. Isso não implica que a parceria deva ser consumada em uma base de um acordo verbal informal. A relação contratual entre as partes deve ser registrada por um documento escrito, elaborado com a assistência de um advogado.

A íntima relação pessoal entre as partes tende a fomentar uma desconsideração para com os documentos escritos formais em relação à operação da parceria. No interesse de produzir uma organização com funcionamento linear e ajudar a evitar discordâncias entre as partes, é mais importante que o acordo de parceria por escrito seja preparado no princípio.

Certos temas como investimento, deveres, responsabilidades e divisão de lucros e perdas de cada parceiro devem ser considerados e incorporados no acordo de parceria. O acordo não apenas fornece uma referência para a resolução de futuros empecilhos, como também serve para impulsionar os parceiros, na instalação do acordo, a considerar temas que poderiam, de outra forma, permanecer ocultos até que surgisse um problema específico.

A parceria como uma forma de organização de empreendimento propicia um mecanismo para a propriedade conjunta de um empreendimento que é relativamente livre de regulamentação governamental e que incorpora a mesma flexibilidade de operação oferecida pela propriedade única. Como a parceria não é considerada uma entidade legal, não é necessário pagar o imposto de renda sobre os lucros; em vez disso, os parceiros individuais designam suas parcelas sobre os lucros e pagam o imposto de renda sobre elas como pessoas físicas.

Quando comparada à forma corporativa de uma propriedade conjunta, a parceria geralmente apresenta uma vantagem para os co-proprietários em relação à responsabilidade do imposto de renda. A parceria tem sido uma forma popular de organização para a co-propriedade das farmácias comunitárias.

CORPORAÇÕES — A co-propriedade também pode ser efetuada através de uma organização mais formal, conhecida como corporação, que é uma entidade legal distinta, criada pela autoridade expressa do estado. Uma corporação adequadamente constituída oferece aos acionistas a vantagem da responsabilidade limitada para com as dívidas do empreendimento.

Em contraste com a propriedade única e com a parceria, o empreendimento corporativo é considerado uma entidade distinta das pessoas que o possuem. Por conseguinte, na ausência de um estatuto em contrário, os acionistas da corporação são responsáveis apenas até o limite de suas contribuições para o capital do empreendimento. Como regra geral, os credores da corporação não podem acionar legalmente os acionistas individuais por dívidas da corporação.

Como uma entidade legal criada pelo estado, a corporação goza de continuidade de existência sujeita apenas às limitações incluídas em sua licença. A morte ou a incapacidade de um acionista ou a transferência de propriedade não afeta de maneira alguma a existência da corporação.

A corporação proporciona um meio para que as pessoas invistam em um negócio sem colocar seus ativos pessoais em risco. Ela também propicia um mecanismo conveniente e altamente organizado para acumular uma grande quantidade de capital a partir de diversos indivíduos para estabelecer um empreendimento comercial.

Em relação à organização inicial, a formação de uma corporação é muito mais complexa e formal que outros tipos de propriedade. Cada estado possui um procedimento exigido a ser seguido na criação de uma corporação, e que, quando franqueado, está sujeito à regulamentação e ao controle pelo estado.

Por definição, a corporação possui apenas esses poderes e pode fazer aquelas coisas que são autorizadas pelo estado, em contraste com a parceria, que pode fazer qualquer coisa legal acordada entre os parceiros. A corporação pode ser dissolvida apenas ou com o expresso consentimento do estado.

A condição do empreendimento corporativo como uma entidade legal o sujeita aos impostos de rendimento municipais, estaduais e federal sobre seus ganhos. Depois que os ganhos dos impostos de rendimento da corporação são distribuídos como dividendos, há a exigência de que os acionistas individuais paguem o imposto de renda como pessoa física sobre eles. Em conseqüência disso, diz-se que os proprietários de corporações estão sujeitos a dupla taxação, um fator que, em muitos casos, impede que proprietários únicos e parceiros adotem a forma de corporação na organização. Contudo, sob condições especiais, os proprietários de uma corporação podem evitar a taxação dupla dos rendimentos ao solicitarem a designação de corporação do Subcapítulo S sob as orientações do US Internal Revenue Code. Quando a condição do Subcapítulo S é conferida, os lucros não estão sujeitos aos impostos de rendimento da corporação, mas são passados para os acionistas e taxados como parte de suas rendas pessoais.

No campo da farmácia comunitária, a maioria das organizações em rede é de corporações. A forma corporativa propicia a proteção da responsabilidade limitada, a qual é particularmente importante para as operações maiores com múltiplas unidades. Além disso, um número razoável de farmácias maiores, fora de redes, também é moldado como corporação, embora se deva notar que nem o tamanho nem o espectro de operação constituem, necessariamente, o único determinante na decisão de formar uma corporação.

Ao estabelecer uma nova farmácia, o(s) proprietário(s) potencial(is) deve(m) decidir, a princípio, qual forma de organização seguir. Os fatores de responsabilidade, flexibilidade de operações, regulamentação governamental, continuidade de existência e impostos devem ser considerados em relação ao âmbito da operação e às circunstâncias pessoais dos organizadores. É particularmente importante procurar aconselhamento legal para chegar a uma decisão.

SELEÇÃO DO LOCAL

Muito se escreveu sobre os critérios que devem ser empregados na escolha de uma comunidade específica como o local para uma nova farmácia. Determinados fatores têm sido citados como importantes, como a população na área de mercado, a distribuição de renda entre a população, o tipo de indústria e o clima de competição.

Por vezes, uma farmácia é estabelecida em uma comunidade porque o farmacêutico proprietário está determinado a possuir uma farmácia em uma comunidade específica por causa de fatores pessoais, como laços de família, clima ou outros atrativos da comunidade. Nesses casos, a decisão é freqüentemente tomada sem considerar a questão primordial de se a comunidade precisa de outro estabelecimento de serviços farmacêuticos.

Quando uma necessidade é identificada em determinada cidade ou bairro, a seleção de um local específico exige consideração cuidadosa. O grau de sucesso de uma farmácia comunitária pode depender da escolha do local mais adequado entre aqueles disponíveis. Em alguns casos, a escolha de um sítio específico é extremamente limitada; o farmacêutico deve optar entre o que está disponível, em vez do que é mais desejável.

A maioria dos consumidores escolhe a farmácia que eles adotam com base na conveniência e acessibilidade, enquanto a farmácia oferecer o serviço adequado e preços razoáveis. Portanto, a ênfase principal na seleção do local deve ser na obtenção de um local que seja central para a população a ser servida. A farmácia moderna deve ter acesso fácil e estacionamento adequado. O crescimento dos shopping centers pode ser citado como evidência da importância desses fatores.

Como regra geral, os shopping centers exibem localização central em relação à vizinhança, comunidade ou região a que servem. Eles proporcionam acesso fácil e estacionamento adequado.

É interessante notar, como regra geral, que as farmácias comunitárias são mais bem-sucedidas nas vizinhanças e em shopping centers da comunidade que nos centros regionais maiores. Isso tende a substanciar a impressão de que os consumidores desejam obter os serviços de farmácia próximos ao domicílio.

Embora um local nas vizinhanças ou em shopping centers da comunidade possa ser considerado uma localização de escolha para uma nova farmácia, como um tema prático, alguns farmacêuticos comunitários independentes são capazes de obter essas localizações. Por causa da natureza do sistema utilizado para financiar novos shopping centers, a preferência é dada pelos empreendedores dos centros a grandes farmácias de rede bem-estabelecidas. Contudo, parece que existem outras localizações adequadas para uma farmácia tradicional que enfatiza os serviços profissionais em vez da venda de mercadorias não-relacionadas com a saúde.

A localização do tipo ilha, onde a farmácia se localiza em uma via de tráfego importante em um subúrbio e circundada por instalações de estacionamento adequadas, mostrou ser atraente para os consumidores. Uma localização dentro de uma grande clínica médica também pode vir a ser valiosa, embora, por causa da tendência dos pacientes de obter os serviços de prescrição próximo ao domicílio, a localização na clínica pode não ser tão importante quanto alguns acreditam.

Deve ser evitada a seleção de um local apenas porque ele está prontamente disponível ou é barato. Geralmente, uma localização de ocasião em relação ao aluguel mostra, no longo prazo, ser um passivo, em vez de um ativo.

A seleção do local adequado para uma nova farmácia é particularmente importante quando é uma decisão da qual o farmacêutico pode precisar viver por 5, 10 ou mais anos, dependendo dos termos do contrato, quando a farmácia é operada em um estabelecimento alugado. Sempre que possível, deve ser obtido o aconselhamento de outros em relação à seleção do local. Algumas firmas de atacado de medicamentos fornecem aconselhamento nesse sentido, ou uma firma de consultoria pode ser arrolada para auxiliar na avaliação objetiva das alternativas.

CAPITAL

O planejamento e a reunião dos requisitos de capital para uma nova farmácia são previstos perante a cuidadosa avaliação do volume de vendas projetado, da amplitude e da profundidade dos requisitos de estoque e dos custos estimados de operação. A quantidade de capital exigida para a operação de uma farmácia bem-sucedida é uma função de sua produtividade.

Embora determinados ativos necessários representem um núcleo fixo exigido para qualquer farmácia, independentemente do volume de vendas, além dessas, a quantidade dos ativos necessários depende em grande parte do escopo da operação e ao volume previsto. Conforme ilustrado no Quadro 94.1, à medida que o volume de vendas aumenta, também se eleva o investimento em estoque, imobilizado e outros ativos.

Outros fatores também possuem um efeito sobre os requisitos de capital. Por exemplo, a política do proprietário no sentido de oferecer crédito pode exigir mais ou menos capital de giro. O conjunto do volume de vendas também pode afetar os requisitos de capital.

É difícil o problema de determinar os requisitos de capital para uma nova farmácia. Muitos dos fatores fundamentais baseiam-se na conjectura e previsões em relação ao futuro, para as quais não há base confiável no início. Entretanto, deve ser feito algum julgamento sobre os ativos que são exigidos para um empreendimento específico, de modo que o farmacêutico pode explorar a adequabilidade de reunir um volume definido de capital.

Quando se fazem previsões e estimativas necessárias para estabelecer a base a partir da qual se avaliam os requisitos de capital, deve prevalecer uma sensação de conservadorismo. O volume de vendas projetado deve ser estimado no nível mínimo e os custos operacionais, no nível máximo. Em geral, é mais fácil acrescentar novo capital quando as vendas excedem a expectativa do que reformular o capital comprometido quando as vendas são abaixo do esperado. Quando os custos operacionais são estimados no patamar alto e planejados de acordo com o capital adequado, é fornecida uma margem de segurança. Quando os custos são estimados em um nível menor que o que é realmente efetuado, pode ser encontrada dificuldade financeira.

Quadro 94.1 Balanço Patrimonial de Farmácias do NCPA-Searle Digest com Menos de 5 Anos: 1996 (Médias por Farmácia)[a]

	VENDAS ABAIXO DE $750.000	VENDAS DE $750.000 A $1.500.000
Ativos		
Ativos atuais		
Caixa	$ 14.473	$ 35.379
Contas recebíveis	15.353	40.097
Estoque	68.113	132.223
Ativos atuais totais	$ 97.939	$ 207.699
Ativos fixos		
Acessórios e equipamento e melhoras de arrendamento (total depois da reserva para depreciação)	11.019	18.438
Outros ativos		
Despesas pré-pagas, depósitos, etc.	4.823	8.210
Ativos totais[b]	$114.781	$ 234.347
Passivo		
Passivos atual e provisionado		
Contas pagáveis	$ 19.344	$ 47.063
Promissórias pagáveis (dentro de 1 ano)	9.830	20.573
Custos provisionados e outros passivos	7.173	8.343
Passivo atual e provisionado total	$ 36.347	$ 75.979
Passivo de longo prazo		
Promissórias pagáveis (depois de 1 ano)	40.513	77.181
Passivo total	$ 76.860	$ 153.160
Valor Total	37.921	81.187
Passivo total e valor total[b]	$114.781	$ 234.347
Capital de giro total	$ 61.592	$ 131.720
Vendas	$500.014	$1.113.921
Compras	$363.613	$ 816.748
Novo lucro (antes dos impostos)	$ 10.308	$ 47.101

[a]Fonte: NCPA-Searle Digest de 1997.
[b]Exclui terreno, prédio, investimentos e bens intangíveis, mais passivo correspondente.

O método de se estimar os requisitos de capital para uma nova farmácia pode ser descrito através de exemplos. Suponha que uma estimativa conservadora indique que uma nova farmácia pode produzir $750.000 em volume de vendas durante o primeiro ano de operação. Sobrevém a pergunta: Que tipos de capitais serão necessários para sustentar o volume estimado e em quais quantidades? A resposta é a seguinte: caixa, estoque, imobilizado e equipamento. A suposição feita aqui é que o proprietário não comprará o prédio ou o terreno usado para a farmácia. A quantidade de capital exigida em cada categoria está ligada, em graus variados, ao volume de vendas previsto e pode ser estimada da seguinte maneira.

CAIXA — É necessário caixa suficiente para pagar as despesas pré-abertura, as despesas de operação por determinado período e alguma sobra para uso emergencial. Os custos pré-abertura englobam os pagamentos de licenças, custas legais, depósitos de serviços de utilidade pública e propaganda. Essas despesas, com a possível exceção da propaganda, são relativamente fixas para qualquer farmácia nova e não estão relacionadas ao volume de vendas. Elas são facilmente determinadas e, em geral, totalizam $2.000 a $3.000. Aqui, irá se presumir o valor mais alto.

Considera-se boa prática começar um novo negócio com caixa suficiente para pagar os primeiros 2 a 3 meses de custos operacionais, na suposição de que os primeiros meses de funcionamento podem ser extremamente fracos. Para uma farmácia nova, a quantidade necessária pode ser determinada ao se relacionar o volume de vendas mensal previsto com a estatística de custos operacionais, disponível a partir de certas fontes como o NCPA-Searle Digest. Apenas os itens de custos de caixa são empregados no cálculo. Certos custos que não os de caixa, como depreciação e perdas com dívidas incobráveis, não são considerados.

Para uma farmácia na categoria de volume desse exemplo, o NCPA-Searle Digest indica que aproximadamente 25% das vendas servirão para cobrir os custos de operação de caixa, incluindo um salário para o proprietário farmacêutico. Aplicando esse percentual para 3 meses de vendas de uma farmácia com vendas anuais de $750.000, teremos um valor de $46.875, necessário para pagar os custos operacionais por um período de 3 meses. A quantidade total de caixa necessária para as despesas pré-abertura e para os custos de operação iniciais iguala-se a $49.875. Além disso, o caixa é necessário para fornecer os outros tipos de capital descritos a seguir.

ESTOQUE — A quantidade de estoque necessária para suportar um volume de vendas anual de $750.000 pode ser determinada ao se referir aos dados que fornecem as médias para os custos dos bens vendidos e as taxas de giro ou rotatividade de estoque anuais. Referindo-se mais uma vez ao NCPA-Searle Digest, o custo dos bens vendidos para uma farmácia com vendas de $750.000 é de aproximadamente 73%, ou $547.000. A taxa de giro de estoque anual médio é fornecida como 4,7 para uma farmácia com esse volume de vendas e é determinada pela divisão do custo dos bens vendidos pelo custo médio do estoque. Sabendo o custo dos bens vendidos e a taxa de giro de estoque, é possível estimar o estoque médio; nesse caso, ele é de aproximadamente $116.400.

IMOBILIZADO E EQUIPAMENTOS — O imobilizado e os equipamentos necessários para uma nova farmácia também estão relacionados ao volume estimado. Volume maior significa maior estoque, o que, por sua vez, exige mais imobilizado e equipamentos para facilitar o armazenamento e a exposição. O tamanho do prédio a ser ocupado e a qualidade do imobilizado escolhido podem ser obtidos através da compra de bens, acessórios e equipamento usados e em bom estado, geralmente disponíveis a preço menor que os novos. Um gasto razoável com esses itens para uma farmácia adequadamente equipada para produzir vendas anuais de $750.000 seria de aproximadamente $30.000.

INVESTIMENTO TOTAL E FONTES DE CAPITAL — O investimento total necessário para uma nova farmácia com vendas anuais estimadas em $750.000 seria de aproximadamente $196.275, divididos em

Caixa (para despesas de pré-abertura e operacionais)	$ 49.875
Estoque	116.400
Imobilizado e equipamentos	30.000
Investimento total	$196.275

O total representa o valor de caixa dos ativos necessários para estabelecer a nova farmácia nesse exemplo. Entretanto, a quantidade de caixa real necessária será um pouco menor que a quantidade total determinada. Na maioria dos casos, o proprietário pode reunir os ativos necessários usando uma combinação de patrimônio líquido, capital emprestado e crédito.

O patrimônio líquido consiste no investimento do proprietário ou proprietários, e advém das economias pessoais ou de outras fontes que não exijam garantia ou compromisso como a data de reembolso. Os parentes podem ser uma fonte de patrimônio líquido, quer em uma base de co-propriedade, quer apenas por fornecer os recursos sem garantia ou data. Acredita-se que pelo menos metade a dois terços do recurso total devam ser de patrimônio líquido, embora muitas farmácias bem-sucedidas tenham sido estabelecidas com valores menores. A quantidade de patrimônio líquido fornecida influencia a disponibilidade do capital emprestado e o nível de crédito que pode ser obtido pelo proprietário.

As instituições de empréstimo comercial, como bancos e associações de empréstimo e poupança, geralmente requerem substancial participação em ações em um novo negócio antes de considerarem o empréstimo dos fundos necessários para complementar a contribuição do proprietário. Em geral, não se deve depender das instituições de empréstimo comercial para uma parcela significativa das necessidades de capital inicial. Essas instituições têm limitações na quantidade de risco que elas são capazes de assumir, principalmente para novos empreendimentos.

As fontes comerciais, que são fornecedores de imobilizado e equipamentos e as firmas de atacado de medicamentos, apresentam a melhor oportunidade para se obter o capital que não o patrimônio líquido para a nova farmácia. É comum que os atacadistas forneçam os requisitos de estoque de abertura para uma nova farmácia na base de aproximadamente 50% do custo total como uma entrada, com o restante a ser pago durante um prazo estendido, o qual varia com as circunstâncias individuais. Em geral, quando o prazo excede 90 a 180 dias, o fornecedor incorpora uma taxa de juros ao saldo descoberto.

A quantidade de caixa necessária para o estoque pode ser reduzida ainda pela redução do nível do estoque no princípio e, em seguida, aumentando-o até o nível necessário à medida que a atividade continua e que o volume de vendas aumenta. Duas precauções devem ser consideradas na obtenção de qualquer quantidade significativa de capital através de uso do crédito comercial:

O fator dos juros deve ser estudado; dependendo da taxa e do método de cálculo, os juros podem ser surpreendentemente altos.

O uso do crédito apenas adia a obrigação existente para alguma data ou datas futuras. O reembolso das obrigações de crédito deve ser considerado em relação à exiqüibilidade prática de cumprir com as obrigações que são devidas.

O imobilizado e os equipamentos podem ser obtidos por financiamento a prazo relativamente longo através dos fornecedores ou, em alguns casos, através de companhias de financiamento por um mecanismo similar àquele empregado para financiar um automóvel. Sob essa forma de financiamento está uma hipoteca de bens móveis, que coloca o direito legal do imobilizado e do equipamento nas mãos do emprestador como garantia.

Os encargos de juros desse tipo de financiamento podem ser particularmente significativos, atingindo, com freqüência, uma taxa real de 15% ou mais por ano. Em geral, é exigida uma entrada de um quarto a um terço do valor do imobilizado, com o saldo sendo pago em prestações por até 5 anos. Os pagamentos programados das prestações devem ser incluídos no planejamento e orçamento financeiros de longo prazo.

Depois que forem avaliadas cuidadosamente as fontes potenciais de capital, pode ser necessário assumir compromissos ou fazer ajustes em relação às quantidades estimadas originalmente. Em alguns casos, o proprietário reduz as suas retiradas ou salários durante as operações iniciais para reduzir a quantidade de caixa necessária para os custos de operação. Os estoques também podem ser reduzidos no princípio. De fato, é considerada boa prática reter aproximadamente 20% da quantidade orçada para estoque em separado, até que as necessidades da comunidade em questão sejam identificadas.

A quantidade necessária para imobilizado e equipamento pode ser reduzida com a compra de alguns acessórios e equipamentos usados. Também é possível alugar acessórios e equipamentos, embora isso possa aumentar o custo do imobilizado e dos equipamentos no longo prazo. Contudo, esses arranjos também reduzem as exigências de capital inicial. Através desses meios e do uso criterioso dos fundos emprestados e de crédito, uma nova farmácia pode ser estabelecida com menor quantidade de caixa que é indicado pelo número para o investimento total.

GERENCIAMENTO

Em termos gerais, a função de gerenciamento pode ser descrita como todas aquelas atividades envolvidas na organização e direção dos elementos de um empreendimento economicamente produtivo. Os recursos financeiros, materiais, de equipamento e de pessoal devem ser agrupados nas relações adequadas entre si para atingir os objetivos e metas que o gerenciamento identificou. As práticas de gerenciamento baseadas em metas e objetivos predeterminados proporcionam a operação mais eficiente e fornecem uma base para medir a eficácia das atividades de gerenciamento.

As atividades de gerenciamento do farmacêutico consistem, com muita freqüência, em lidar com problemas cotidianos e crises. Grande parte da atividade rotulada como gerenciamento na farmácia comunitária consiste, na realidade, em trabalho administrativo que pode e deve ser delegado aos funcionários de nível não-gerencial. Talvez esse ponto seja mais bem ilustrado pelo axioma "o trabalho do gerente é não fazer, mas conseguir outros para fazer".

A conduta tradicional para o gerenciamento da farmácia comunitária, que consiste no manuseio *ad hoc* dos problemas à medida que eles aparecem, é incompatível com a natureza das responsabilidades da prática moderna. O total de todas as atividades em uma farmácia está se tornando cada vez mais complexo, por causa do volume aumentado das operações e das pressões externas para o fornecimento mais eficiente de serviços e produtos farmacêuticos.

Todos os profissionais de saúde estão sendo convocados para desenvolver uma consciência social e assumir mais responsabilidade pelo efeito econômico de suas atividades. Embora as alterações tecnológicas possam aliviar parte da pressão sobre os custos dos cuidados de saúde, o gerenciamento e as técnicas administrativas melhores também podem contribuir significativamente para a resolução desse problema.

O efeito do gerenciamento mais efetivo também pode ser refletido nos serviços profissionais melhorados para o público. Por exemplo, uma decisão de gerenciamento de atribuir determinadas funções de manutenção de registros no departamento de prescrições para pessoal não-profissional permite um uso mais econômico da equipe profissional. Ao mesmo tempo, isso propicia ao farmacêutico mais tempo para a consulta com o paciente.

O Papel do Gerenciamento

OBJETIVOS E METAS — A primeira função do gerente para qualquer empreendimento deve ser o estabelecimento dos objetivos e metas para a organização. Ao mesmo tempo, o gerenciamento deve fornecer as políticas que servem como estrutura para realizar os objetivos fixados. Por exemplo, um objetivo poderia ser uma atmosfera de orientação do paciente, cujos elementos precisariam ser identificados. Os procedimentos corretos de manutenção de registros, as instalações para consultas e pessoal orientado para o paciente constituiriam pré-requisitos para realizar esse objetivo.

Trabalhar com objetivos predeterminados fornece ao gerente uma base para estabelecer a política e auxilia na tomada de decisão. Como no exemplo citado, o objetivo tem implicações na área das políticas e práticas pessoais. As técnicas de recrutamento e seleção geridas no sentido de obter equipes profissionais e de apoio que possam atuar de forma efetiva em um ambiente orientado para o paciente precisariam ser desenvolvidas pelo gerente.

Os tipos de objetivos a serem estabelecidos pelo gerente podem ser divididos em duas categorias:

1. Precisa ser desenvolvido um conjunto de objetivos muito básicos, quase filosóficos; por exemplo, a farmácia enfatizará os preços baixos em vez dos serviços plenos?
2. Os objetivos relacionados com temas operacionais mais específicos são necessários, como encontrar um nível projetado de volume de vendas durante determinado ano.

Em ambos os casos, é responsabilidade do gerente fornecer uma sensação de direção por estabelecer os objetivos básicos e específicos como orientações para as atividades atuais e futuras.

Os objetivos residem no futuro e, portanto, estão sujeitos a ajustes ditados por forças fora do controle do gerenciamento. O pessoal da gerência deve manter-se atento para as alterações tecnológicas, econômicas e sociais que se relacionam com os objetivos determinados da organização. Nesse sentido, a função do gerente no estabelecimento dos objetivos e metas deve incluir um mecanismo para a contínua reavaliação e atualização dos objetivos.

MATERIAL E RECURSOS HUMANOS — A organização destes recursos para atingir os objetivos do empreendimento representa a segunda função do gerenciamento. Os tipos e as quantidades de recursos necessários são ditados, em grande parte, pela natureza dos objetivos. A capacidade de obter capital, geralmente considerada uma função própria do empreendimento, em lugar de uma função gerencial, também pode influenciar essa responsabilidade gerencial.

Para a típica farmácia comunitária independente, não é possível nem prático dissociar a aquisição do capital de sua aplicação e gerenciamento. Na maioria dos casos, a mesma pessoa fica encarregada de ambas as funções. Supondo que o estoque, os equipamentos e o pessoal necessários possam ser agrupados, ainda persiste para o gerente fornecer a estrutura organizacional e a coordenação necessárias, visando a moldar esses recursos em uma farmácia comunitária com funcionamento eficiente.

PLANEJAMENTO E CONTROLE DAS OPERAÇÕES — Embora uma importante parcela do tempo do gerente deva ser devotada ao controle das operações cotidianas, é importante manter um equilíbrio entre o presente e o futuro. O controle das operações atuais raramente se torna a função única de muitos gerentes, os quais devotam pouco ou nenhum tempo para o planejamento de operações futuras.

A falta de planejamento freqüentemente compõe os problemas associados às operações cotidianas, resultando em uma situação em que a função de controle requer todos os esforços de gerenciamento. Por exemplo, muitos gerentes gastam uma quantidade desproporcional de tempo arrumando mercadorias e mantendo o estoque, quando, através de um programa de controle de estoque adequadamente planejado, essa atividade rotineira poderia ser delegada a outros.

A descrição breve e simplista das funções de gerenciamento, fornecida aqui, tende a atenuar sua complexidade e significado. O gerenciamento pode ser considerado uma arte, em vez de uma ciência. Existem poucas leis ou fórmulas estabelecidas para resolver os problemas inerentes à condução de um empreendimento economicamente lucrativo. É particularmente difícil tomar as inúmeras e variadas decisões exigidas no exercício das funções de gerenciamento. Embora tenham sido feitas tentativas para quantificar essas decisões através do uso da matemática e de modelos matemáticos, o elemento humano, em última análise, ainda domina o processo de tomada de decisão.

Como as decisões de gerenciamento são tomadas e implementadas por seres humanos para afetar seres humanos, fica evidente que aqueles que gerenciam precisam considerar e estudar as ciências do comportamento e sociais, de modo que possam agir de forma efetiva. Para o farmacêutico comunitário que realiza a dupla função de profissional de saúde e gerente, essa base é especialmente apropriada.

Em essência, o gerenciamento é um exercício na dinâmica de grupo. O gerente deve ser capaz de organizar, dirigir e controlar um grupo de indivíduos no sentido dos objetivos determinados da organização. O gerente que é incapaz de obter a cooperação de seus subordinados ou que falha em delegar a responsabilidade dos assuntos operacionais rotineiros para os outros não está atuando de forma eficaz.

Na farmácia comunitária, a dimensão humana do gerenciamento é particularmente primordial. A natureza da típica farmácia comunitária é tal que o gerente está constantemente em íntimo contato pessoal com os empregados, fornecedores e clientes.

Nesse ambiente, é difícil tomar decisões consistentemente objetivas. Ademais, a dupla função de farmacêutico-gerente tende a criar situações que envolvem conflitos entre as decisões de gerenciamento cabíveis e as responsabilidades profissionais. Por exemplo, como gerente, o farmacêutico estabelece políticas em relação a extensão de crédito para os clientes. Mesmo assim, quando um cliente com um crédito ruim tem uma necessidade imediata de um medicamento de prescrição, as políticas estabelecidas podem ser desprezadas ou ajustadas para atender à obrigação profissional do farmacêutico perante o cliente.

Essas características bastante singulares e a necessidade do farmacêutico-gerente de ser mais flexível que aqueles que exercem a função de gerenciamento em outros tipos de organizações não devem ser utilizadas para minimizar a importância do gerenciamento efetivo na farmácia comunitária. No atual clima socioeconômico, com os crescentes custos de operação e as pressões para reduzir os custos dos cuidados de saúde, a função do gerenciamento comporta um significado maior, e não menor.

As funções de gerenciamento propiciam uma base algo teórica para a compreensão da função global de gerenciamento na contínua operação de um empreendimento economicamente viável. Contudo, para esses propósitos, pode ser mais valioso examinar o papel do gerenciamento à medida que ele se relaciona com os diversos recursos e atividades que irão compor o negócio.

Na farmácia comunitária, os seguintes itens exigem controle efetivo: finanças, estoque, instalações, pessoal, crédito e risco. O estabelecimento de objetivos, organização, planejamento e controle aplica-se a cada um desses itens, bem como à farmácia como uma unidade. Nesse nível, os objetivos são mais específicos, e a organização, o planejamento e o controle são mais definitivos.

A consideração do gerenciamento dos elementos específicos que, no total, representam a farmácia comunitária não implica que cada elemento seja considerado isoladamente. Existem muitas inter-relações entre os vários elementos, e, com freqüência uma decisão em relação a um elemento tem efeito sobre um ou mais dos outros. Por exemplo, a decisão de expandir o estoque pode ter implicações para o gerenciamento das finanças, instalações, pessoal e risco.

Finanças

Em grande parte, o sucesso de uma farmácia comunitária depende da capacidade de obter recursos financeiros a partir de diversas fontes em quantidade suficiente para adquirir e apoiar os recursos necessários para a operação. Quando o dinheiro é obtido, torna-se função do gerente empregá-lo da maneira mais apropriada para atingir os objetivos da farmácia.

Em sua forma mais simples e mais pragmática, o objetivo do gerenciamento financeiro consiste em maximizar a taxa de retorno sobre o investimento. Esse objetivo pode parecer incompatível com as responsabilidades dos profissionais engajados no fornecimento de serviços de saúde, embora, no longo prazo, o uso econômico do dinheiro seja benéfico para a sociedade.

Na teoria, o dinheiro tem uma oferta limitada, e a demanda geralmente supera a oferta. Na competição pela oferta limitada, apenas os usuários mais eficientes do dinheiro podem obtê-lo. A aplicação desse conceito à prática da farmácia comunitária sugeriria que apenas aqueles proprietários que podem gerenciar efetivamente os recursos financeiros, em todas as formas, é que logram sucesso. Em um sentido, o conceito anterior apenas é uma afirmação da base de nosso sistema econômico, no qual a eficiência é recompensada e a ineficiência não.

No sentido amplo, o gerenciamento dos recursos financeiros aplica-se não somente ao caixa, mas a todos aqueles materiais e serviços que são utilizados na operação de uma farmácia e que são comprados com recursos financeiros. Diante de uma quantidade limitada, o gerente deve fazer julgamentos e tomar decisões sobre o emprego dos recursos financeiros em relação aos objetivos determinados.

Nesse sentido, podem desenvolver-se conflitos entre os objetivos básicos. Por exemplo, o objetivo de maximizar o retorno sobre o investimento pode entrar em conflito com o objetivo de oferecer serviços plenos, como no caso em que se deve tomar uma decisão relativa à compra de um veículo para entregas. O dinheiro investido para essa finalidade representa um uso ineficaz dos recursos financeiros para muitas farmácias e, dessa maneira, é contrário ao objetivo de maximizar o retorno sobre o investimento. Contudo, para que o objetivo do fornecimento de serviços plenos para os clientes da farmácia sejam satisfeitos, esse investimento pode ser necessário.

A eficácia do gerenciamento dos recursos financeiros pode ser medida, em parte, pelo progresso feito no sentido da realização de objetivos não-econômicos. Contudo, para a maior parte, a medida mais significativa da eficácia se faz em termos econômicos, especificamente pelo retorno sobre o investimento, que, para uma farmácia, pode ser expresso de duas maneiras:

Retorno sobre os Ativos Totais — A taxa de retorno sobre os ativos totais é determinada ao se dividir o total de todos os ativos empregados na farmácia pelo lucro líquido. Nesse cálculo não é feita nenhuma distinção entre o patrimônio do proprietário e o capital emprestado. Essa proporção descreve a produtividade do investimento de ativo total.

Retorno sobre o Patrimônio do Proprietário — A taxa de retorno realizada sobre o investimento do proprietário na farmácia é determinada pela divisão da diferença entre os ativos totais e o passivo total (patrimônio do proprietário) no lucro líquido. Essa relação descreve quão bem estão sendo usados os recursos fornecidos pelos proprietários.

O gerente pode calcular essas taxas e compará-las aos dados nacionais para obter alguma idéia da eficácia das políticas de gerenciamento dos recursos financeiros. As taxas abaixo das médias nacionais, como aquelas reportadas no NCPA-Searle Digest, podem indicar o investimento muito grande para o nível de operação ou gerenciamento ineficaz da farmácia.

Em ambos os eventos, ao usar o retorno sobre o conceito de investimento e ao analisar a operação da farmácia, o gerente pode identificar um problema que exige atenção e pode empreender as etapas apropriadas para corrigi-lo.

O gerenciamento dos recursos financeiros em relação ao comprometimento total do capital e à aplicação do patrimônio do proprietário representa apenas uma dimensão da função de gerenciamento nessa área. Em um sentido mais estrito, o gerenciamento dos recursos financeiros também está relacionado com o influxo e a saída cotidianos do caixa a partir das operações. A manutenção do fluxo de caixa equilibrado exige a aplicação das funções de gerenciamento de planejamento e controle.

É necessário o orçamento para garantir que caixa suficiente esteja disponível para fazer frente a certas obrigações como contas a pagar, salários e impostos. Em grande parte, as necessidades de caixa podem ser previstas por uma análise das experiências pregressas combinadas com as projeções de operações futuras.

O influxo de caixa pode ser estimado da mesma maneira. A compatibilidade entre as receitas de caixa com os gastos do caixa tem significado mais que acadêmico: os balanços de caixa excessivos e deficitários podem vir a ser antieconômicos. Quando uma quantidade maior de caixa que o necessário é mantida para as operações normais, o excesso representa poder de ganhos que não está sendo empregado.

Para a farmácia que mantém constantemente um saldo de vários milhares de dólares em sua conta bancária, pode ser possível transferir parte do caixa para uma conta de poupança ou para converter o caixa em títulos comercializáveis de alta qualidade. Dessa maneira, o excesso de caixa passa a ser interessante ou, de outra maneira, apreciado, estando, ainda assim, facilmente disponível para uso emergencial. Uma posição de caixa deficiente comporta alguns problemas óbvios, incluindo o possível comprometimento do crédito da firma que pode ter implicações a longo prazo.

Um problema associado a uma posição de caixa desfavorável é a incapacidade de pagar os compromissos no prazo. Em muitos casos, isso resulta em uma perda de desconto para pagamento à vista. É prática comum ter, por parte dos fornecedores, um desconto de 1 a 2% para o pagamento de faturas dentro de determinado prazo. Os termos usuais permitem que o desconto seja obtido quando a quantia é paga dentro de 10 dias de uma data especificada; de outra maneira, o valor total é pago em 30 dias. O comprador recebe o que parece ser um desconto pequeno para o pagamento da fatura com 20 dias de antecedência. Entretanto, em relação às taxas de juros, o desconto de 2% em dinheiro para o pagamento com 20 dias de antecedência representa uma taxa de juros anual de aproximadamente 36%.

Para a farmácia típica, os descontos de pagamento à vista podem totalizar milhares de dólares ao ano. Com muita freqüência, os gerentes não reconhecem o significado de ter a vantagem de todos os descontos de pagamento à vista e, por conseguinte, não devotam raciocínio suficiente para cursos alternativos de ação quando lidam com uma posição de caixa desfavorável. Pode ser possível pedir dinheiro emprestado em uma base de curto prazo a juros anuais baixos para ter a vantagem de um desconto de 2% para pagamento à vista que representa uma taxa de juros efetiva anual de aproximadamente 36%.

Em parte, o gerente pode controlar o fluxo de caixa na farmácia. Embora determinadas obrigações, como a folha de pagamentos e os impostos, sejam fixas, da mesma forma que a data de pagamento, o gerente pode ser capaz de influenciar outros aspectos do fluxo de caixa. O bom gerenciamento dos procedimentos de crédito e cobrança, por exemplo, pode aumentar o fluxo. O agendamento correto das compras do estoque pode ter um grau de controle sobre o momento da saída para tais finalidades.

O gerente toma as decisões em relação à aquisição de novos acessórios e equipamentos que exigem saídas de caixa, quer em uma grande soma de imediato, quer em prestações. Dependendo das futuras perspectivas do fluxo de caixa, o gerente pode decidir se continua com tais aquisições.

Na prática real, a entrada para determinado período deve ser estimada, e as obrigações fixas conhecidas para o mesmo período devem ser abatidas. Quando persiste um saldo, isso representa um caixa discricionário disponível para os gastos. Quando sobrevém um número negativo, é responsabilidade do gerente tentar aumentar a entrada ou diminuir a saída para conseguir um equilíbrio.

Durante os períodos de deficiência temporária de caixa, o gerenciamento pode ser necessário para se obterem fundos adicionais através de empréstimo. O conhecimento das fontes de recursos e do custo desses fundos constitui um pré-requisito para o gerenciamento efetivo dos recursos financeiros.

Estoque

O estoque de mercadorias representa o maior ativo isolado no balanço patrimonial da farmácia comunitária típica. Mais de 50% de todos os ativos, excluindo-se os investimentos imobiliários, foram relatados como estoque de mercadorias das farmácias no NCPA-Searle Digest de 1996. A extensão desse investimento, mais o fato de os requisitos de estoque para determinada farmácia estarem em um estado constante de fluxo, impõe uma necessidade de contínua atenção de gerenciamento para essa área de operação.

Afirma-se que o farmacêutico na comunidade é o comprador de produtos relacionados com a saúde. Ele deve fornecer os produtos certos, nas quantidades certas, no momento certo e nos preços certos para atender às necessidades dos clientes.

Por causa das preferências variadas dos consumidores e das diferenças geográficas nos hábitos de prescrição dos médicos, o gerenciamento do estoque torna-se uma função altamente individualizada em cada farmácia comunitária. Diante de uma quantidade limitada de capital e da responsabilidade de usar economicamente o capital, o gerente deve desenvolver sistemas e políticas que assegurem um fluxo contínuo dos bens necessários, enquanto evita os problemas dos níveis excessivos de estoque.

Embora o objetivo do gerenciamento efetivo do estoque seja aqui determinado de forma simples, na prática, ele representa uma das responsabilidades mais desafiadoras da gerência. Na farmácia comunitária, o gerenciamento do estoque é complicado por uma parte importante do estoque, que consiste em medicamentos de prescrição (de inscrição). Isso transforma o problema do controle de estoque na farmácia uma coisa peculiar na comparação com o controle em outros empreendimentos que distribuem os produtos no nível de varejo.

A demanda por medicamentos de prescrição é gerada pelos médicos e por outros profissionais de saúde, em lugar do consumidor final. Quando se lida diretamente com o consumidor, é mais fácil gerenciar o estoque. Os níveis excessivos de estoque podem ser reduzidos por ofertas especiais e remarcações. Essas técnicas não podem ser usadas para efetuar a redução no estoque excessivo de medicamentos de prescrição.

Por outro lado, a farmácia bem-sucedida depende de manter uma gama e profundidade do estoque de medicamentos de prescrição que seja adequada para satisfazer todas as prescrições recebidas. Em geral, a necessidade de um medicamento de prescrição é imediata. O paciente não pode aguardar até que ele seja comprado ou seja fornecido em alguns dias. O dilema do gerente nessa situação é notório — o de ter um suprimento contínuo de produtos que são caracterizados por uma demanda imprevisível e incontrolável.

O gerenciamento de outros segmentos do estoque, tais como drogas de venda livre, cosméticos e itens variados, embora não esteja sujeito às limitações inerentes ao segmento de medicamentos de prescrição, não representa um problema menor para o gerente. As mudanças de preferência dos consumidores e as pressões dos fornecedores para comprar quantidades e sortimentos maiores de medicamentos de venda livre e de itens não-medicamentosos aumentam a necessidade de atenção mais cuidadosa a essa área de gerenciamento.

Três decisões básicas são necessárias para o gerenciamento efetivo do estoque: os itens específicos a serem incluídos no estoque, a quantidade necessária de cada item e a melhor fonte de suprimento.

Os itens específicos incluídos no estoque devem ser escolhidos de acordo com as necessidades da comunidade. Embora exista um núcleo de itens comuns a todas as farmácias, uma parcela significativa do estoque é ditada pela demanda local. Nesse sentido, o gerente deve ser objetivo na seleção dos produtos e ignorar as preferências pessoais que poderiam influenciar as decisões de compra. Para a farmácia recentemente estabelecida, é importante que uma parcela do capital orçado para o estoque inicial seja mantida em separado, até que as preferências da comunidade local sejam identificadas. À medida que as operações prosseguem, o gerente depara-se constantemente com decisões sobre acréscimos à seleção original.

Alguns gerentes adotam a política de ter estoque imediato de todos os novos itens, enquanto os itens se relacionam com o sortimento atual de mercadorias. Outros gerentes adotam a política de aguardar e observar, colocando em estoque os novos itens apenas quando uma demanda local seja estabelecida. Ambas as condutas possuem vantagens e desvantagens.

O gerente do tipo aguardar e observar corre o risco de perder um considerável volume de vendas e, talvez de maneira mais importante, desenvolva uma reputação de não ter em estoque o que o cliente deseja. Por outro lado, o gerente que acrescenta indiscriminadamente todos os novos itens ao estoque corre o risco de ter um comprometimento excessivo de capital no estoque, com suas graves implicações econômicas. Obter um equilíbrio entre esses dois extremos comporta um desafio para o gerente.

Talvez tão importante quanto os itens específicos a serem incluídos no estoque é a quantidade de cada um desses itens contida no estoque. Supondo que determinado item deva ser mantido em estoque, o gerente deve decidir a quantidade necessária. Nesse momento, devem ser tomadas várias decisões, com base em uma consideração das fontes de recursos, extensão da demanda e certos fatores financeiros, como os descontos por quantidade e os termos de compra.

Na maioria dos casos, o gerente pode optar a partir de fontes alternativas de oferta. Alguns fabricantes de medicamentos e muitos produtores de outros bens distribuídos através de farmácias vendem diretamente à farmácia. O farmacêutico também pode obter as necessidades de estoque a partir de fontes indiretas, como as companhias atacadistas de medicamentos.

As fontes diretas proporcionam a vantagem dos preços mais baixos, enquanto as fontes indiretas oferecem a vantagem do fornecimento mais rápido. Geralmente, a compra direta exige um comprometimento maior para o investimento de estoque por causa das exigências de pedido mínimo estabelecido pelo fabricante e do tempo de fornecimento aumentado.

Os vendedores indiretos, como as firmas atacadistas de medicamentos, geralmente não estabelecem um nível de pedido mínimo e enfatizam um serviço de fornecimento freqüente. A quantidade de determinado item mantido no estoque da farmácia é, portanto, influenciada, em algum grau, pela fonte de oferta.

Os descontos por quantidade comprada desempenham um importante papel nas decisões relativas aos níveis de estoque. Em geral, a compra de grandes quantidades ou lotes de itens estocados na farmácia gera uma diminuição de custo por item ou unidade. Essas economias de custo podem ser benéficas para o proprietário da farmácia e para o público a ser servido. Entretanto, observe que as economias de custo sobre a compra de produtos em maiores quantidades podem ser superadas pelas despesas adicionais que advêm dos níveis excessivos de estoque.

Os custos associados à manutenção de um estoque de mercadorias incluem os juros implícitos e explícitos, obsolescência, deterioração, armazenamento, impostos de propriedade e seguro. Em geral, esses custos aumentam em relação direta com o nível do estoque.

O capital investido no estoque representa recursos financeiros que poderiam ser usados de outra maneira para se conseguir um retorno. Até o ponto em que um investimento seja necessário para gerar vendas e obter lucro, pode-se dizer que o investimento é economicamente razoável. Entretanto, quando o investimento no estoque excede o que é realmente necessário para o nível de operação realizado, o excesso representa um uso não-econômico do capital.

Por exemplo, suponha que uma farmácia tenha investido $90.000 no estoque. O uso alternativo mais seguro desse capital poderia ser a compra de certificados de depósitos em uma taxa anual efetiva de 5%. Nessa taxa, os $90.000 renderiam $4.500 por ano, e se pode dizer que esse investimento de estoque tem um custo de juros implícito de $4.500. Até o ponto em que o estoque produz o lucro líquido de $4.500, o capital representado está sendo usado de forma econômica.

Suponha ainda que se pode demonstrar que o estoque de $90.000 poderia ser reduzido para $80.000 sem afetar de forma adversa as vendas ou o lucro líquido. Em relação ao uso alternativo mais seguro dos recursos, o excesso de estoque de $10.000 está custando $500 por ano em juros que poderiam ser ganhos e acrescentados ao lucro líquido.

O custo dos juros explícitos também pode resultar dos níveis excessivos de estoque, quando o capital atrelado no estoque é necessário para pagar outros custos operacionais. Para sustentar as atividades atuais, o proprietário da farmácia pode ser forçado a pedir dinheiro emprestado às taxas de juros atuais. Até o ponto em que a necessidade de pedir empréstimo é causada pelo investimento excessivo no estoque, o custo do empréstimo deve ser considerado um custo do estoque excessivo.

A possibilidade de obsolescência e deterioração são riscos associados à manutenção de um estoque, e, embora esses riscos possam resultar em algumas perdas inevitáveis, elas são minimizadas em níveis de estoque ótimos. Quando os custos de armazenamento, seguro e impostos são acrescentados aos fatores de juros e ao risco de obsolescência e deterioração, o custo de cada dólar investido no estoque pode ser significativo. Uma consciência dos custos associados ao investimento do estoque mostra ser útil para o gerente quando ele toma as decisões relativas aos tipos e quantidades dos bens a serem incluídos no estoque de mercadorias.

Tradicionalmente, a eficácia do controle do estoque tem sido medida pela taxa de giro do estoque (a taxa anual de rotatividade do estoque). A taxa é calculada com a seguinte fórmula:

custo dos produtos vendidos no ano/média do custo do estoque

= taxa de rotatividade de estoque

Essa taxa indica o número de vezes, em média, que o estoque foi vendido e reposto durante determinado ano. Ela representa o giro de dólares investidos no estoque, porém nada diz a respeito da rotatividade de itens ou unidades específicas que irão constituir o estoque. Da maneira aqui apresentada, a taxa relaciona-se com todo o estoque da farmácia. Entretanto, o mesmo conceito pode ser aplicado aos departamentos, quando os dados apropriados estão disponíveis.

A taxa de rotatividade de estoque pode ser calculada para uma farmácia específica e, em seguida, comparada às médias nacionais, como aquelas reportadas no NCPA-Searle Digest. A taxa média reportada pelas farmácias no NCPA-Searle Digest para 1996 foi de 6,6. Em geral, presume-se que uma taxa de aproximadamente 5 a 6 vezes por ano seja indicativa de gerenciamento adequado do estoque. As taxas consideravelmente abaixo desse nível podem indicar um investimento excessivo em estoque.

Observe que as farmácias com volume de vendas bastante baixo apresentam, de modo típico, taxas de giro de estoque muito menores que a média. Para essas farmácias, as vendas aumentadas representam a única oportunidade real de melhorar suas posições nessa área.

A farmácia comunitária típica com um volume de vendas próximo à média nacional deve exibir uma taxa de giro de estoque anual de pelo menos 5 vezes/ano. Quando ela cai muito abaixo da média, o gerenciamento do estoque deve ser reavaliado.

A taxa pode ser melhorada de duas maneiras. Podem ser feitas tentativas para aumentar as vendas, enquanto se mantém constante o nível de estoque. A geração de maior quantidade de vendas com o mesmo estoque aumenta a taxa. No caso de não ser possível o aumento das vendas, a alternativa consiste em reduzir o nível de estoque. Com as vendas constantes, isso produz uma taxa de rotatividade mais rápida.

Uma combinação das duas alternativas, aumento de vendas com redução do estoque, pode ter um profundo efeito sobre a taxa de rotatividade de estoque. Como uma medida prática, o gerente pode estar mais capacitado para trabalhar no sentido de uma redução do nível de estoque como um meio imediato de melhorar a taxa. Determinados itens no estoque podem ser devolvidos aos fornecedores como crédito ou devolução. Os itens que não podem ser devolvidos podem ser vendidos a preços reduzidos. Mais importante, as práticas de compra devem ser revistas com o objetivo de reduzir as compras até que se atinja uma taxa mais favorável.

Quando uma taxa de rotatividade de estoque de 5 é adequada, uma taxa de 7 ou 8 poderia parecer excelente. Em alguns casos, essa é uma suposição válida. Contudo, a menos que o estoque seja cuidadosamente gerenciado taxas altas podem gerar problemas que são tão graves quanto aqueles decorrentes de taxas baixas. Uma taxa extremamente elevada pode ser conseguida por meio de políticas de compra ultraconservadoras.

A compra conservadora melhora a taxa para o capital investido no estoque, porém a melhoria pode vir a ser antieconômica a longo prazo. Quando a ênfase indevida é colocada sobre a manutenção de uma taxa de rotatividade de estoque alta, pode haver a perda dos descontos por quantidade, resultando em um aumento no custo dos bens vendidos. Em geral, uma farmácia pode permitir-se comprar pelo menos alguma quantidade, de modo a obter os benefícios resultantes dos descontos por quantidade.

Com freqüência, a compra em pequenas quantidades aumenta o tempo e o esforço envolvidos no processo de compra. Muitos pedidos devem ser apresentados e verificados, e é necessário um maior tempo de escrituração para processar vários pequenos pedidos em comparação com alguns grandes pedidos.

Finalmente, e talvez o mais importante, o gerente que tenta controlar o nível de estoque com muito rigor corre o risco de ter falta freqüente de produtos. As desvantagens disso incluem um volume de vendas reduzido e a margem de erro que acompanha. Além disso, uma reputação de falta de estoque pode resultar em perda de clientes para outras farmácias onde suas necessidades são satisfeitas de maneira mais constante.

Contudo, através do bom gerenciamento, é possível imaginar uma taxa de rotatividade de estoque anual maior que a norma aceita, sem criar os problemas aqui descritos, e muitas farmácias fazem isso com sucesso. Entretanto, as taxas incomumente altas reduzem a probabilidade de satisfazer o objetivo de ter à mão os produtos certos na hora certa, na quantidade certa e no preço certo.

Na análise final, a chave para o gerenciamento efetivo de mercadorias é o controle do estoque em uma base diária. O gerente é responsável por idealizar políticas, procedimentos e sistemas para controlar e manter a seleção adequada e o nível dos bens mantidos em estoque. O treinamento apropriado dos empregados sobre a importância do controle do estoque e o uso correto dos sistemas de controle estabelecidos constitui responsabilidade da gerência.

Existem vários sistemas formais que podem ser empregados para auxiliar no controle do estoque. Muitas farmácias, por exemplo, mantêm e controlam o estoque através de sistemas de reposição baseados em computador. Outras firmas utilizam o método de registros permanentes de estoques para o controle do estoque.

O gerente da farmácia também pode efetuar um controle razoável sobre o estoque ao implementar um sistema de controle de estoque visual bem-organizado. Ao predeterminar o número de unidades de cada item a ser mantido em estoque, com base nas vendas estimadas e na rotatividade adequada, o gerente pode estabelecer os níveis mínimo e máximo de estoque para cada item. Os níveis indicados para cada item são registrados em um livro de controle de estoque ou na prateleira em que o item é armazenado. Torna-se uma tarefa simples para um empregado verificar o estoque em uma base regularmente programada e observar aqueles itens que devem ser novamente pedidos.

Não existe dificuldade a respeito desse sistema, mas ele formaliza uma função importante e propicia um mecanismo para a manutenção dos níveis de estoque. Esse sistema também força o gerente a pensar em relação aos níveis mínimo e máximo de cada item em estoque. Por si só, isso tem efeito em um grau de controle sobre o estoque total.

Com freqüência, o compromisso excessivo de capital no estoque não fica evidente até o final de um período contábil, quando é feito um inventário físico. Em muitos casos, o nível de estoque ascende sem um correspondente aumento nas vendas. Quando se dá pouca atenção para uma comparação da entrada de produtos contra a saída, é fácil acumular estoque excessivo. Um mecanismo que pode ser usado para combater esse problema é o orçamento de compra. Em sua forma mais simples, o orçamento de compra propicia um meio de controlar os recursos financeiros do estoque em uma base de compatibilização entre as compras e vendas. Em uma farmácia, cada unidade monetária geralmente representa cerca de $0,70 no estoque a preços de custo. Supondo-se um nível de estoque equilibrado no princípio, cerca de $700 seriam necessários para restaurar o nível de estoque depois da venda de $1.000 no varejo.

O conceito de orçamento de compra é mais efetivo quando usado para planejar as compras no futuro próximo. O gerente determina um orçamento estimando as vendas para um período futuro, como para o mês seguinte, calculando, então, a quantidade do novo estoque que é necessária para sustentar as vendas previstas. O dado resultante transforma-se no orçamento de compras para o período envolvido.

À medida que as compras dos itens de estoque são feitas durante o período, elas são subtraídas da quantidade orçada. O saldo é denominado provisão aberta para a compra para o restante do período. Embora o dado orçado não represente um mínimo ou máximo absoluto, ele fornece uma orientação para o controle de gerenciamento do capital investido no estoque.

A vantagem real do orçamento de compras reside no fato de que a atenção contínua de gerenciamento é direcionada no sentido de um importante problema operacional.

Instalações

Na média, aproximadamente 15% do capital exigido para uma farmácia comunitária típica são investidos em imobilizado, equipamentos e melhorias na propriedade arrendada. Os custos de alojamento da farmácia perdem apenas para a folha salarial na relação dos custos de operação. Expresso como um percentual das vendas líquidas anuais, o aluguel representa aproximadamente 2,0%.

No geral, o custo das instalações necessárias para operar uma farmácia representa uma parcela significativa dos custos totais. O gerenciamento desses custos é difícil, principalmente porque eles se baseiam em compromissos de longo prazo, a partir dos quais há pouca possibilidade de retrocesso. O aluguel, por exemplo, é acordado freqüentemente com antecedência por um período de 5 a 10 anos. O acordo que estabelece o nível do aluguel a ser pago é um contrato legal que, uma vez assinado, é executável em seus termos. Os acessórios e os equipamentos, quando comprados, representam custos que somente podem ser recuperados pelo uso a longo prazo.

A principal função do gerenciamento no uso efetivo e econômico das instalações reside em uma cuidadosa consideração do compromisso original com esses ativos. De certa forma, as instalações devem ser gerenciadas antecipadamente.

ACORDOS DE LOCAÇÃO — Como acontece na maioria das áreas de gerenciamento, as decisões relativas aos tipos e às quantidades das instalações dependem, em grande parte, das projeções e previsões sobre as futuras operações. As decisões básicas sobre o tamanho do estabelecimento e sobre as quantidades de acessórios e equipamentos estão intimamente relacionadas com o volume previsto de vendas. A natureza da farmácia também desempenha um papel nessas decisões. Uma farmácia exclusivamente de prescrição geralmente exige menos espaço que uma farmácia que enfatiza a mercadoria geral.

Ao negociar o acordo de locação, o gerente deve ter alguma noção das vendas previstas e da relação do aluguel com as vendas. Embora essas informações possam ser úteis como uma orientação para negociar com os locadores potenciais, geralmente os locadores recusam-se a ficar atrelados a estatísticas.

Em muitos casos, os dados de locação para duas ou mais farmácias são difíceis de comparar porque os serviços fornecidos pelos locadores podem variar. Uma farmácia localizada em uma clínica médica pode pagar um aluguel consideravelmente maior que o valor médio para uma farmácia que tem um volume similar em outra localização. Entretanto, pode ser que o aluguel inclua serviços de zeladoria, aquecimento central, ar condicionado ou outros serviços normalmente não fornecidos.

Ao renegociar o acordo de aluguel ou renovar uma locação, o gerente pode obter uma estabilização dos encargos de aluguel como percentagem das vendas conseguindo um acordo de percentual de arrendamento. Isso permite que o locador receba o aluguel com base em um percentual das vendas líquidas. Tal arranjo é atraente, especialmente para uma farmácia nova que está em dúvida quanto ao volume de vendas que pode atingir.

Os locadores estão cada vez mais receptivos a acordos de percentuais de arrendamento. Na maioria dos casos, no entanto, eles insistem em um aluguel mínimo garantido, com um percentual a ser acrescentado depois de ter sido alcançado um volume de vendas específico. Quando o aluguel mínimo garantido é estabelecido em um valor modesto, isso pode vir a ser vantajoso para a farmácia.

Seria incorreto deduzir que o gerente tem o comando significativo das alternativas e termos do contrato de aluguel. Mais amiúde, o locador dita os termos do arrendamento. O principal papel do gerenciamento é evitar erros grosseiros no julgamento, resultando em compromissos excessivos a longo prazo em relação ao espaço e ao aluguel.

ACESSÓRIOS E EQUIPAMENTOS — O compromisso original para acessórios e equipamentos deve ser feito apenas depois de cuidadosa análise das necessidades e depois de pesquisar o mercado para os acessórios e equipamentos mais econômicos e adequados. O gerente possui opções relativas à quantidade, à qualidade e às fontes de suprimento para esses itens. É boa prática receber ofertas de várias fontes antes de tomar a decisão final sobre a compra de acessórios e equipamentos. Além disso, muitos fornecedores oferecem aconselhamento e orientação.

Uma vez adquiridos, o problema da arrumação adequada dos acessórios e equipamentos requer decisões adicionais de gerenciamento. Por exemplo, o laboratório de prescrição deve ficar localizado na parte da frente ou nos fundos da farmácia? Quando localizado na frente, fica visível da rua e tende a enfatizar o serviço de prescrição para os transeuntes; quando localizado na parte de trás, proporciona uma atmosfera particular, livre de aglomeração e de atividade.

Inúmeras outras decisões em relação ao arranjo físico devem ser tomadas. Dessa maneira, o gerente é aconselhado a fazer uso do serviço de especialistas em projeto de lojas antes de tomar as decisões.

Estudos demonstraram que a disposição dos acessórios e a distribuição adequada dos produtos em departamentos pode ajudar a aumentar o volume de vendas, promover a eficiência do empregado e tornar a farmácia mais agradável e conveniente para os clientes. Com os acessórios modernos idealizados para a flexibilidade, o gerente pode experimentar vários arranjos e *layouts* até encontrar a combinação mais eficiente. O gerenciamento adequado das instalações pode desempenhar uma função significativa na operação eficiente e rentável.

Pessoal

Um dos aspectos mais importantes do desenvolvimento de uma farmácia comunitária com operação eficiente é um programa bem-concebido de gerenciamento de pessoal. A natureza peculiarmente personalizada da atmosfera na farmácia comunitária típica dita que a seleção apropriada, o treinamento e a manutenção dos empregados devem receber prioridade máxima como funções de gerenciamento.

Cada empregado representa a farmácia na interação diária com os clientes, médicos e fornecedores. Sua capacidade de refletir e levar adiante os objetivos da farmácia pode significar a diferença entre o sucesso financeiro e o fracasso.

Em vista dos evidentes benefícios do gerenciamento correto de pessoal, é surpresa observar que muitos gerentes olham a boa administração de pessoal como uma área para a qual eles não têm inclinação, nem tempo. As deficiências nessa área originam-se, em parte, das inúmeras e diversas responsabilidades assumidas pela maioria dos gerentes de farmácia. Ainda assim, o tempo e a atenção devotados ao gerenciamento de pessoal liberariam, a longo prazo, mais tempo para outras funções de gerenciamento. O empregado bem-selecionado e bem-treinado pode assumir inúmeras funções que, de outra forma, seriam de responsabilidade do gerente.

A natureza do emprego no varejo também contribui para a complexidade do gerenciamento de pessoal na farmácia. Em geral, as preocupações do varejo experimentam grandes variações na demanda de empregados. As variações sazonais nas vendas exigem ajustes nas necessidades de funcionários. Além disso, a atividade de varejo fica freqüentemente concentrada durante determinados dias da semana e determinadas horas do dia. Sob essas condições, é difícil gerenciar os custos da folha de pagamentos sem o uso extenso de trabalho em horário parcial.

Por causa do uso extenso de empregados em meio expediente, muitas das pessoas empregadas por firmas de varejo são pessoas jovens sem prévia experiência de trabalho. Com freqüência, elas possuem pouca compreensão do valor econômico dos serviços que se espera que executem. Os empregados desse tipo apresentam problemas especiais no treinamento e na orientação, não somente para um emprego específico mas também para a obrigação geral de um empregado para com um empregador.

Atrair empregados competentes se torna mais difícil pela necessidade de atender aos anseios do público em relação ao atendimento na loja. Os consumidores modernos esperam comprar 7 dias por semana e em horários noturnos tardios. Por conseguinte, espera-se que os empregados no varejo trabalhem durante as horas e os dias em que as outras pessoas na sociedade estão livres para comprar e ter lazer.

Os outros problemas associados na obtenção de bons empregados são inerentes à natureza da venda no varejo. Os empregados no varejo estão continuamente tendo contato com o público, de modo que eles devem ter, no mínimo, inteligência mediana, uma boa aparência e uma personalidade aceitável. Da mesma forma, os salários pagos aos empregados no varejo geralmente estão bem abaixo daqueles pagos em outros setores da economia.

SELEÇÃO — Embora a natureza do emprego no varejo seja única em muitos aspectos, os princípios básicos do gerenciamento de pessoal podem ser aplicados no desenvolvimento de um programa de seleção, treinamento e manutenção de empregados para o setor do varejo e, de maneira específica, para a farmácia comunitária. As técnicas de seleção apropriadas devem ser desenvolvidas para garantir que os empregados são compatíveis com o trabalho a ser realizado e com os objetivos da farmácia.

Uma alta taxa de rotatividade em uma farmácia freqüentemente leva a uma atitude de gerenciamento no sentido de selecionar os empregados de maneira casual. Os gerentes pensam que o empregado não ficará ali por muito tempo, então por que se preocupar com a seletividade?

Além disso, o gerente freqüentemente se depara com o problema de repor empregados em períodos curtos. Nessa emergência, a seletividade é freqüentemente ignorada.

A seleção incorreta dos empregados tem o efeito de perpetuar e intensificar o problema da rotatividade, e o empregado que não está adaptado ao seu trabalho pode ser deletério para a operação da farmácia. Duas regras gerais devem ser incorporadas às políticas de pessoal relativas à seleção.

1. Não se deve permitir que os padrões mínimos para as qualificações dos empregados caiam abaixo dos padrões mínimos para o serviço estabelecido para a farmácia. O rigor na contratação menor para uma determinada posição pode servir apenas para minar a reputação da farmácia.
2. Devem ser evitadas as "exigências acentuadas"; obviamente, as pessoas superiores não devem ser contratadas para trabalhos inferiores. Esse pessoal torna-se rapidamente descontente e pode ter um efeito adverso sobre o moral e a eficiência da equipe.

A seleção adequada do pessoal para um trabalho específico é fundamentada em uma compreensão das responsabilidades e deveres envolvidos e no conhecimento das características individuais exigidas para o desempenho eficiente. O gerente deve desenvolver uma descrição do emprego e uma especificação do trabalho para cada posição na farmácia.

A descrição do emprego é um breve resumo do escopo do trabalho, sua relação com outros trabalhos, e certos detalhes, como as horas de trabalho e as escalas de pagamento. Também serve para evitar compreensões errôneas sobre a natureza ou deveres de um determinado trabalho. As especificações do emprego estabelecem as características e as competências necessárias no indivíduo que ocupe a posição.

Com esses materiais, o gerente está em uma posição de avaliar objetivamente os candidatos que concorrem à posição. A seleção também exige um conhecimento das fontes de empregados potenciais. Para alguns empregos, a promoção dentro da equipe da farmácia pode ser apropriada. Na maioria dos casos, fontes externas devem ser utilizadas, como agências de empregos, escritórios de colocação em escolas e anúncios em universidades ou classificados de jornais.

Uma crescente fonte de empregados em meio expediente é formada pelos programas de cooperação de trabalho-estudo de muitas escolas de segundo grau. Um arquivo de disponibilidade deve ser estabelecido na farmácia — um registro de pessoas qualificadas que procuraram emprego quando não existiam vagas.

O gerente deve desenvolver um formulário de avaliação para auxiliar no processo de seleção. Embora o formulário de avaliação sirva basicamente para fornecer informações sobre o candidato, ele também pode servir para outros propósitos; por exemplo,

Ele fornece um meio para observar a capacidade do candidato de seguir simples orientações por escrito.

Ele serve como um guia na entrevista de emprego. Quando nenhuma vaga está disponível atualmente, ele pode ir para o arquivo de disponibilidade.

Ele serve para um fim prático como parte do registro permanente do empregado e como uma fonte de informações para o seguro social e o imposto de renda.

Um formulário de seleção adequadamente idealizado pode servir como um dispositivo efetivo de seleção para futuros empregados. As informações fornecidas no formulário freqüentemente indicam que o candidato não satisfaz às especificações do emprego e, dessa maneira, não deve ser mais considerado. Quando as informações sugerem que o candidato tem um bom potencial, o procedimento de seleção deve avançar para uma entrevista.

Com freqüência, a entrevista de seleção de emprego é o único procedimento de seleção usado por gerentes de farmácia, e isso não é aconselhável. No mínimo, as referências fornecidas pelo candidato devem ser completamente checadas para substanciar as impressões geradas pela entrevista. Entretanto, a entrevista é uma etapa primordial na maioria das seleções. Ela deve ser conduzida de maneira tranqüila, em particular e em uma atmosfera relativamente informal. Muito se pode aprender sobre o potencial empregado através de uma entrevista adequadamente conduzida.

O gerente também pode considerar o desenvolvimento de alguns testes simples a serem utilizados no processo de seleção. O teste é empregado como uma técnica de seleção por muitas firmas maiores e pode ser mais útil. Na farmácia, testes aritméticos simples podem ser usados na seleção de empregados para vendas ou posições administrativas, as quais podem exigir que a pessoa esteja capacitada a lidar com os problemas simples envolvidos em troco e cálculo de impostos de vendas.

Observe que todas as políticas e procedimentos de emprego devem ser compatíveis com as leis federais e estaduais que regem a oportunidade igual de emprego. Em geral, essas leis proíbem a discriminação na seleção e nas práticas de contratação.

ORIENTAÇÃO E TREINAMENTO — A seleção apropriada precisa ser seguida pela orientação e treinamento do empregado. Esses podem servir para aumentar a produtividade e reduzir a rotatividade do empregado. O processo de orientação deve englobar uma discussão na forma de troca de idéias com o empregado sobre as seguintes questões:

Quais são as filosofias básicas da farmácia (em relação a clientes, outros profissionais de saúde e empregados)?

Qual é o horário em que se espera que o empregado trabalhe (noites, fins de semana e feriados)?

Quanto tempo tem o horário de almoço?

Como é tratada a hora-extra?

Qual é a política em relação aos horários de intervalo no trabalho?

Quais são as regras a respeito do fumo?

Quais são as regras em relação à pontualidade?

São exigidos uniformes? Em caso positivo, quem os compra e quem paga pela lavagem?

Quais são as regras de segurança e estabilidade?

Esse empregado pode atender ao telefone? Em caso positivo, quais informações ele está autorizado a fornecer?

O telefone pode ser usado para ligações pessoais?

Qual é a política de férias?

Qual é a política em relação a faltas (doença ou motivo pessoal)?

Quais são as oportunidades e os procedimentos para a promoção?

Quais são as políticas sobre compras e descontos para empregados?

Essas questões estão, sem dúvida, incluídas nos assuntos que poderiam ser de preocupação para o empregador e para o empregado, porém o uso dessa lista proporciona uma base para colocar questões específicas adicionais. Embora algumas questões possam parecer triviais, elas são o tipo de temas que freqüentemente provocam problemas entre empregadores e empregados.

Em um caso extremo, a discórdia em certos temas pode levar à demissão. Em outros casos, o ressentimento do empregado pode se refletir nas atitudes no relacionamento com os clientes da farmácia, e essa poderia ser a mais grave conseqüência dessa discórdia. Quando esses temas são discutidos antecipadamente, os mal-entendidos podem ser minimizados, visando ao benefício mútuo de ambas as partes.

Depois de uma orientação geral sobre a farmácia, o empregado precisa de treinamento específico sobre os deveres e as responsabilidades do emprego. Com muita freqüência, o empregado de uma farmácia nova é treinado pelo método da prática. O empregado é simplesmente colocado para trabalhar e se espera que ganhe o conhecimento no trabalho. Obviamente, esse método de treinamento é ineficaz e, a longo prazo, dispendioso, embora ofereça a vantagem de exigir pouco ou nenhum tempo ou esforço de gerenciamento.

Embora a farmácia comunitária típica não tenha equipe nem instalações para programas de treinamento sofisticados, existem métodos de treinamento efetivos e simples que podem ser utilizados. O sistema de treinamento patrocinado é o mais apropriado para uma farmácia. O novo empregado é designado para um empregado experiente e capacitado, o qual explica e demonstra o trabalho em questão. O método de conferência também pode ser empregado, isoladamente ou para complementar o sistema patrocinado. Aqui, o empregado novo reúne-se em particular com o gerente da farmácia ou com um empregado designado para discutir as técnicas do emprego. Em ambos os casos, a responsabilidade de gerenciamento está na organização e estruturação do treinamento de modo que todos os aspectos dos deveres do empregado sejam considerados.

REMUNERAÇÃO — Manter bons empregados é um dos problemas mais difíceis com que o gerente de farmácia comunitária se depara. Existem muitos elementos no ambiente de emprego que podem ajudar na manutenção dos empregados, porém o mais importante é o plano de remuneração. A remuneração adequada é necessária, não somente para manter os empregados como também para encorajá-los a trabalhar no sentido de metas e objetivos globais da farmácia. Os elementos básicos de um plano razoável são

Adequação — O volume de remuneração deve ser proporcional às responsabilidades do emprego. A adequação também pode ser vista em um sentido legal em relação às leis de salário mínimo estadual e federal.

Simplicidade — Os planos que são simples são mais facilmente compreendidos pelo empregado e têm a vantagem adicional de serem fáceis de administrar.

Progressividade — Um plano deve reconhecer e recompensar a iniciativa, a produtividade e o valor crescente do empregado para a farmácia. Ele deve fornecer incentivo para cumprir um trabalho melhor. A revisão periódica do desempenho e do salário deve ser incluída no plano.

Proteção do Cliente — O plano não deve encorajar atos que sejam deletérios para os melhores interesses dos clientes da farmácia. Por exemplo, é incorreto oferecer comissões adicionais para promover a venda de produtos de venda livre. Quando as comissões são pagas para esses medicamentos, o empregado pode ser tentado a colocar o ganho econômico pessoal à frente das reais necessidades do cliente.

Tradicionalmente, o plano de remunerações para os empregados de farmácias consistia em um salário horário ou semanal mais a contribuição do seguro social legalmente exigida do empregador para cada empregado. O moderno gerenciamento de pessoal exige um plano de remuneração mais amplo para competir efetivamente com o número limitado de bons empregados.

Cada vez mais, mesmo as pequenas farmácias estão oferecendo planos que incluem não apenas o salário, mas certos benefícios marginais, como seguro-saúde, seguro de vida, férias remuneradas e licença por doença, mais benefícios de aposentadoria suplementar. Quando esses benefícios são fornecidos, o empregador deve calcular seu valor em relação ao imposto de renda bruto, demonstrando assim para o empregado o seu real valor econômico.

Crédito

A necessidade de crédito fica evidente principalmente quando são envolvidos produtos e serviços de saúde. A necessidade de medicamentos e serviços farmacêuticos é, com freqüência, imediata e independente da posição de caixa do paciente. Além disso, um extrato de encargos dá ao paciente um mecanismo de mostrar despesas com medicamentos para fins de seguro e imposto de renda.

Ocasionalmente, o controle de crédito na farmácia comunitária apresenta um conflito entre a prática razoável do empreendimento e a responsabilidade profissional. A prática razoável do empreendimento pode indicar que o crédito não deve ser fornecido a um determinado freguês, enquanto a responsabilidade profissional pode ditar que o crédito deve ser fornecido. Não é possível desenvolver políticas de crédito inflexíveis que solucionem esses problemas. Entretanto, é possível desenvolver políticas e procedimentos que são efetivos em uma maioria dessas situações. Existem duas áreas gerais que demandam atenção no gerenciamento de créditos.

POLÍTICAS E PROCEDIMENTOS — Aqui estão incluídas as questões de qualificação, limites de crédito, termos de crédito, manutenção de registros exatos e identificação dos créditos dos clientes. Decidir qual cliente é qualificado para o crédito é o problema mais complicado para o gerente da farmácia.

É difícil tomar uma decisão sem conhecer a história de crédito do cliente. Os dados sobre as experiências de crédito pregressas devem ser obtidos e devem ser verificados. O cliente pode ser solicitado a fornecer as informações necessárias, e com freqüência o fará.

Contudo, a verificação comporta um problema prático grave. Alguns gerentes tentam verificar pessoalmente as informações ao contatar cada referência de crédito. Esse procedimento consome tempo, e a informação recebida freqüentemente é incompleta.

Uma melhor conduta parece estar no uso de escritórios profissionais de crédito. Muitas localidades são atualmente servidas por esses serviços, que, mediante uma remuneração, pesquisam os potenciais consumidores de crédito e fornecem um relato sobre suas classificações. Com essa informação, o gerente pode tomar melhores decisões e minimizar os problemas associados à garantia de crédito.

COBRANÇA — As melhores políticas podem ser prejudicadas por procedimentos descuidados de cobrança. Os termos de crédito garantido devem ficar claros para o outorgado no início. Quando os termos não são satisfeitos, deve ser empreendida a ação apropriada e imediata.

O gerente é responsável por estabelecer as diretrizes e os procedimentos necessários para garantir o pagamento imediato do crédito. As políticas de cobrança que resultam em pagamento imediato oferecem inúmeras vantagens.

O pagamento imediato significa o rápido giro do capital investido em contas recebíveis, e isso permite que um determinado nível de operações seja sustentado com menos capital. Os custos de operação são menores quando as contas são pagas no prazo, já que as contas em atraso custam dinheiro em relação ao tempo do empregado e suprimentos necessários para os acompanhamentos.

Finalmente, existe uma relação definida entre o intervalo de tempo que as contas podem atrasar e as perdas por maus pagadores; em geral, quanto mais tempo se leva para pagar uma conta, é menos provável que ela seja cobrada.

Embora as diretrizes e os procedimentos devam ser estabelecidos para cobrar as contas atrasadas, raramente o mesmo procedimento é apropriado para todas essas contas. As contas novas, por exemplo, devem ser firmemente tratadas para impressionar o cliente com a importância do pagamento imediato. O tratamento casual ou a falta de acompanhamento das novas contas em atraso abrem um precedente que pode ser de difícil superação.

Para as contas estabelecidas, o tratamento mais individualizado está indicado. Alguns clientes falham em saldá-las logo apenas por negligência. Em geral, um simples lembrete estimula o pagamento. Outros podem estar desejosos por saldar seus débitos, porém, por motivos além de suas vontades, estão incapacitados de fazê-lo. O gerente pode ser capaz de trabalhar um plano de orçamento para esses, visando a ajudar a solucionar seus problemas.

Um pequeno grupo de clientes pode cair na categoria daqueles que simplesmente não desejam pagar. As agências externas de cobrança ou a ação legal podem ser as únicas alternativas para esse grupo. Em qualquer caso, as políticas e procedimentos para a cobrança devem ser incluídos como parte da função de gerenciamento de crédito.

O crédito também pode ser fornecido aos clientes por meio dos diversos sistemas de cartões de crédito operados por bancos. O sistema de cartão de crédito envolve o estabelecimento de uma linha de crédito para um indivíduo com um banco ou grupo de bancos participantes. O indivíduo recebe um cartão de crédito que é honrado pelas empresas participantes para bens ou serviços. O empreendimento participante envia, então, os recibos das vendas de bens ou serviços para o banco e recebe o pagamento imediato, menos uma taxa de administração baseada na quantia da venda.

As vantagens desse sistema residem no fato de que as perdas por maus pagadores são reduzidas a quase zero, e o custo do faturamento é assumido pelo banco. Ainda que a quantia realizada a partir da transação de venda seja reduzida pela quantia da taxa de administração, alguns proprietários de farmácia vêem o sistema de cartão de crédito como a resposta para os problemas associados às transações de crédito. Na realidade, muitas farmácias utilizam esses sistemas como seus próprios programas de crédito.

Entretanto, como uma questão prática, muitas pessoas que precisam de medicamentos e de serviços farmacêuticos não podem se qualificar, e algumas recusam a participar do sistema de cartões de crédito. Em conseqüência disso, algumas farmácias usam esses sistemas apenas como um suplemento para seus próprios sistemas de contas de custos. Ademais, uma quantidade crescente de farmácias está aceitando cartões de crédito nacionalmente reconhecidos.

Grande parte, se não a totalidade, das atuais farmácias comunitárias também estende crédito para os medicamentos de prescrição e serviços de farmácia para programas de fontes pagadoras governamentais e privadas. Em 1997, estimou-se que 71% de todas as prescrições ambulatoriais foram pagas, quer na totalidade, quer parcialmente, por esses programas. Em conseqüência disso, uma parcela significativa das contas recebíveis de uma farmácia comunitária típica representa pagamentos efetuados por programas de fontes pagadoras. Em geral, o crédito estendido para os programas de fontes pagadoras envolvem risco mínimo de perdas por maus pagadores, quando os serviços são fornecidos para pacientes que são qualificados para benefícios, as exigências dos programas são atendidas e os pedidos de pagamento certos são apresentados. Entretanto, o ciclo de pagamento desde a apresentação do pedido até o recebimento do reembolso varia muito entre as fontes pagadoras. Algumas processam as contas dentro de 15 a 20 dias, enquanto outras podem levar um mês ou mais. Para minimizar os atrasos no reembolso, o gerente da farmácia deve implementar sistemas que garantam a imediata apresentação dos pedidos adequadamente preparados para todas as fontes pagadoras.

Felizmente, um número crescente de fontes pagadoras está usando sistemas eletrônicos que fornecem o processamento *online* e a adjudicação dos pedidos de pagamento para serviços de farmácia. A transmissão eletrônica dos pedidos diretamente da farmácia para a fonte pagadora propicia a verificação instantânea da qualificação do paciente, confirma se o serviço fornecido é um benefício reembolsável e confirma a quantia a ser paga à farmácia provedora. A apresentação eletrônica de pedidos também pode encurtar o ciclo de pagamento e reduzir o tempo médio de cobrança para as contas recebíveis de fontes pagadoras.

Para medir a eficácia do controle de gerenciamento sobre as vendas a crédito, é útil calcular o período médio de cobrança das contas recebíveis dos clientes. As vendas a crédito diárias médias são divididas pelo total das contas recebíveis no final de um período, dando o período de arrecadação médio para as contas recebíveis. Na teoria, esse dado deve ser de aproximadamente 40 dias, quando todas as contas são pagas no prazo. Os dados superiores a 60 dias indicam deficiências nas políticas de crédito e no gerenciamento de crédito, exigindo uma ação imediata.

Risco

Como um empreendimento comercial, uma farmácia comunitária apresenta inúmeros riscos em termos de ganho ou perda econômica. Alguns riscos inerentes à operação são de natureza especulativa. Por exemplo, as operações produzirão lucro ou perda? Com esse tipo de risco, existe uma incerteza de que possa trabalhar para detrimento ou benefício do proprietário. Esses riscos somente podem ser controlados de forma indireta por meio da atenção cuidadosa ao gerenciamento de todos os elementos que compreendem a farmácia. Mesmo assim, não há garantia de sucesso.

Outros riscos associados à operação de uma farmácia podem ser chamados de riscos puros. Eles envolvem a incerteza e a possibilidade de perda, mas não fornecem um ganho direto caso a perda não se realize. A propriedade destrutível tangível está sujeita ao risco puro; sua destruição sempre é possível, mas não é certa.

Por exemplo, existe um risco de que o estoque de mercadoria adquirido pela farmácia possa ser destruído por incêndio. Quando acontece um incêndio, logicamente existirá uma perda, mas, quando isso não acontece, não é feito nenhum aumento direto no prêmio ou lucro. O risco puro pode ser controlado ou protegido através da ação de gerenciamento direto apropriado.

TIPOS — A primeira função do gerenciamento relacionada com o controle do risco puro consiste em identificar e analisar os vários riscos aos quais os ativos do empreendimento estão sujeitos. Alguns riscos são comuns a todas as farmácias; outros são próprios de situações específicas. Assim, é importante que a análise do risco seja individualizada. Existem quatro categorias comuns de riscos a serem consideradas.

Perda Real da Propriedade — Todas as propriedades tangíveis estão sujeitas a serem perdidas. Para a farmácia, grande parte dessas perdas deve-se a desonestidade, como furto, roubo ou desfalque.

Dano ou Destruição de Propriedade — Muitas propriedades tangíveis ficam expostas a possível destruição ou dano por fogo, ação do tempo, convulsão civil e várias outras causas.

Responsabilidade Civil — Toda farmácia está sujeita a vários riscos associados a lidar com o público e com o emprego de pessoas. A negligência ou a falha de responsabilidade, alegada ou comprovada, pode provocar perdas financeiras. As lesões às pessoas na farmácia, imperícia ou negligência do farmacêutico e responsabilidade pelo produto são exemplos desses riscos.

Responsabilidade Contratual — A responsabilidade legal além daquela imposta pela lei pode ser assumida em uma relação contratual entre um farmacêutico e outras pessoas. O contrato assinado pelo farmacêutico para obter o prédio para a farmácia é um exemplo de responsabilidade contratual.

GERENCIAMENTO DO RISCO — Cada risco identificado pelo gerente da farmácia deve ser analisado ainda para determinar a probabilidade de ocorrência de uma perda real da seguinte maneira: a perda deve ser quantificada em relação aos seus efeitos sobre os ativos totais da farmácia e à capacidade de lidar com a perda; o gerente deve decidir qual dos métodos alternativos ou combinação de métodos devem ser empregados para proteger contra cada risco ou perda. Os três meios comumente reconhecidos para lidar com os riscos são

Auto-seguro ou Seguro Próprio — Este pode ser utilizado para proteger contra pequenas perdas com uma baixa probabilidade de ocorrência. Uma reserva é estabelecida e, no caso de ocorrência dessas perdas, elas são pagas a partir da reserva, que é criada ao se separar sistematicamente uma quantia para essa finalidade. Um risco importante é que uma grande perda pode acontecer antes que uma reserva suficiente tenha sido estabelecida. Exceto para as farmácias grandes, com múltiplas unidades, o auto-seguro não é prático para as farmácias comunitárias.

Assunção de Risco — Quando a probabilidade de perda é baixa e a perda é de pequena magnitude, pode ser economicamente vantajoso para o proprietário assumir o risco. Por exemplo, quando o custo do vidro laminado de segurança contra riscos diferentes de incêndio e dos elementos da natureza é comparado à probabilidade de perda a partir desses riscos, muitos proprietários decidem assumir o risco. A assunção de risco difere do auto-seguro pelo fato de que nenhuma reserva é estabelecida. Obviamente, esse método de gerenciamento de risco deve ser usado com cautela.

Seguro contra Terceiros — A maioria dos riscos puros associados à prática da farmácia comunitária é de magnitude suficiente para ditar a transferência dos riscos para outras fontes, como companhias de seguro. Elas oferecem serviços para o segurado e fornecem a indenização no caso de uma perda. Essas empresas fornecem o conhecimento técnico e a experiência legal exigida para a recomposição rápida e eficiente das perdas. Com freqüência, os serviços das companhias de seguro são tão importantes quanto a compensação que elas fornecem, como é o caso nas ações legais de responsabilidade.

Com bastante freqüência, o gerenciamento do risco é considerado adequado quando foi feita provisão suficiente para garantir a compensação no caso de uma perda. Um programa de gerenciamento completo de risco deve incluir uma consideração da prevenção da perda, bem como a proteção. Uma tentativa de evitar as perdas pode ser benéfica de muitas maneiras.

As companhias de seguro estão começando a reconhecer os clientes com bom histórico e a recompensá-los com reduções nos prêmios. Uma economia direta de custos é, assim, efetuada através da redução da prevenção das perdas. Mais importante, as perdas mais tangíveis resultam em outras perdas que não podem ser manuseadas pelo seguro. Por exemplo, quando é feito um erro no fornecimento de um medicamento de prescrição e uma ação por imperícia é empreendida na justiça, o custo tangível dessa ação pode ser pago pela companhia de seguros.

Uma perda intangível causada por dano à reputação da farmácia não pode ser aliviada com pagamento em dinheiro.

A prevenção dessas ocorrências constitui o melhor caminho para se evitarem todas as perdas envolvidas. A prevenção da perda, tanto filosoficamente quanto praticamente, deve ser uma parte integrante dos programas de gerenciamento de risco.

Os serviços de um consultor de seguros podem vir a ser valiosos para o gerente de uma farmácia no desenvolvimento de um programa de gerenciamento de riscos. As complexidades envolvidas na avaliação dos riscos e na compreensão dos diversos tipos de apólices de seguro e terminologias exigem o aconselhamento experiente. O consultor de seguros geralmente é a melhor fonte de informações idôneas.

O consultor de seguros geralmente não ordena políticas. A função do consultor é avaliar os riscos de um indivíduo ou firma específica e fazer recomendações em relação ao melhor meio para lidar com eles. Os honorários por esses serviços são pagos pelo segurado, em vez de pelo segurador. Os gastos por esse serviço podem vir a ser extremamente econômicos no longo prazo.

SEGURO — Entre os tipos de cobertura necessários para a farmácia comunitária estão

Seguro contra incêndio
Seguro por imperícia
Seguro de responsabilidade pública geral
Seguro de responsabilidade pelo produto
Compensação do empregado ou responsabilidade do empregador
Seguro contra crimes
Seguro por lucros cessantes

Essas coberturas específicas podem ser adquiridas em separado ou várias delas podem ser incluídas em uma apólice só, semelhante aos seguros domiciliares bem-conhecidos. As apólices de pacote têm a vantagem de oferecer a cobertura mais ampla ao mesmo custo ou em um custo ainda menor que as apólices individuais compradas em separado. Essas apólices devem ser cuidadosamente avaliadas; a cobertura múltipla envolvida pode deixar brechas na proteção que não ficam evidentes até que aconteça a perda. Com freqüência, é difícil saber exatamente o que está coberto, e em que extensão, em apólices de pacote para todos os riscos.

Talvez a cobertura mais importante para os ativos tangíveis da farmácia seja o seguro contra incêndio. Embora a maioria das farmácias esteja protegida em algum grau, freqüentemente o valor do seguro contra incêndio fica abaixo do valor real da propriedade.

Isso é particularmente importante porque a maioria das apólices de seguro contra incêndio possui uma cláusula de co-seguro. Essa cláusula exige que o seguro igual a um percentual especificado do valor da propriedade seja feito em todas as ocasiões. Uma exigência comum é de 80% do valor.

Sob o co-seguro, se, no momento de uma perda, a quantidade de seguro realizada estiver abaixo da quantia exigida, o segurado deve arcar com parte da perda. Por exemplo, se o valor segurável da propriedade feito por um farmacêutico é de $50.000 e a apólice de seguro contra incêndio em uma cláusula de co-seguro de 80%, o farmacêutico deve ter $40.000 do seguro incidindo sobre a propriedade. Se apenas $30.000 são realizados e é tida uma perda de $10.000, o segurador pagará somente $7.500. O farmacêutico deve assumir o restante da perda porque apenas 75% da quantidade necessária de seguro eram mantidos.

A apólice de seguro contra incêndio padrão pode ser suplementada por um endosso de cobertura estendida. Com um pequeno pagamento adicional, esse endosso tem o efeito da proteção estendida para cobrir o dano por tempestades, chuva de granizo, explosão, tumultos, fumo e colisões por veículos e aviões. Observe que, em geral, nem a apólice padrão de seguro contra incêndios nem o endosso de cobertura estendida cobrem perdas de documentos, contas recebíveis, arquivos de prescrição ou moeda.

Vários tipos de seguro de responsabilidade estão se tornando cada vez mais importantes na prática moderna. Os proprietários de farmácia podem ser solicitados a responder por uma ação legal por negligência ou negligência alegada deles ou de seus empregados. Além disso, a farmácia é uma instalação pública onde existem inúmeras oportunidades de lesão para os clientes.

A responsabilidade pelo produto pode surgir de alegações de clientes de que sofreram lesões a partir de produtos comprados na farmácia. Embora o farmacêutico possa ser capaz de imputar isto ao fabricante através do conceito de garantia implícita, essas alegações devem ser respondidas pelo farmacêutico. O seguro pode fornecer os recursos financeiros e legais necessários para responder a ações desse tipo.

O proprietário deve obter a cobertura suficiente e as quantias adequadas para proteger contra ações de responsabilidade. Sem a cobertura do seguro, uma sentença desfavorável de uma ação dessas pode ser suficiente para levar o proprietário à falência.

A cobertura de seguro contra atos criminosos também deve ser obtida. Além disso, o gerente está em uma excelente posição para usar prevenção de perda como um meio de minimizar esses riscos. Minimizar a quantidade de caixa despendida nas instalações, a instalação de sistemas de alarmes antifurto e a observação de medidas de segurança cuidadosas podem reduzir muito as perdas nessa área.

A desonestidade dos empregados pode ser mais bem controlada através de sistemas e políticas adequadas em relação ao manuseio do caixa e de outros ativos. As perdas por furtos na loja podem ser reduzidas por vigilância adequada e pelo treinamento correto dos empregados. Como regra, não há seguro disponível para cobrir essas perdas.

Quando uma farmácia sofre perdas por causa de incêndio ou outras causas que interrompem as operações, a perda real vai além da propriedade que é danificada ou destruída. Os lucros são perdidos enquanto a farmácia está fechada. Determinados custos do empreendimento continuam, mesmo durante a interrupção das operações. Os principais empregados podem ser forçados a procurar outro emprego. Essas perdas podem ser cobertas pelo seguro de lucros cessantes. Ele é idealizado para indenizar o proprietário por lucros perdidos, custos continuados e salários dos principais empregados durante um período razoável de operações interrompidas.

O seguro de vida também pode ter um papel em um programa abrangente de gerenciamento de riscos para uma farmácia comunitária. Quando um farmacêutico é o único proprietário de uma farmácia, o seguro de sua vida pode fornecer fundos para saldar os débitos da farmácia no caso da morte do proprietário. Quando o farmacêutico é o co-proprietário da farmácia como um sócio, os arranjos devem ser feitos no sentido de fazer o seguro de vida de cada sócio sendo o outro sócio o beneficiário. O valor desse seguro deve ser suficiente para pagar o patrimônio de cada sócio no empreendimento.

No caso da morte de um sócio, o sócio sobrevivente pode usar o valor do seguro para comprar a parte do sócio na farmácia de seus herdeiros. Esse arranjo reduz a possibilidade de que o empreendimento acabe por causa da morte de um sócio. Os pagamentos do prêmio feitos para as apólices de seguro de vida dos sócios são considerados custos do empreendimento.

Existem vários outros riscos que podem ser cobertos efetivamente por seguro. Alguns desses são peculiares a circunstâncias individuais e devem ser analisados e gerenciados em relação à farmácia específica. O gerenciamento efetivo de todos os riscos passíveis de seguro associados à moderna prática da farmácia comunitária devem ser combinados ao gerenciamento efetivo dos riscos especulativos não-seguráveis inerentes à atividade empresarial.

Registros

Por vários motivos — alguns legais, alguns financeiros e alguns profissionais —, a manutenção de registros na farmácia está se tornando cada vez mais importante. Os tipos de registros necessários podem ser classificados da seguinte maneira

Registros exigidos por lei em relação à aquisição e ao descarte dos medicamentos.

Registros relativos à utilização de medicamentos pelo paciente.
Registros relativos ao controle financeiro pregresso e atual da farmácia.

O papel do gerenciamento nessa função é identificar os registros específicos necessários, desenvolver sistemas para mantê-los e delegar a responsabilidade da manutenção diária dos registros a funcionários capacitados.

REGISTROS LEGAIS — De acordo com as leis federais e estaduais americanas, o proprietário ou gerente da farmácia está encarregado de manter registros atualizados e exatos sobre as classes específicas de medicamentos e venenos. Sob as cláusulas do *Federal Controlled Substances Act* de 1970, o farmacêutico é responsável pela manutenção de registros exatos relacionados à aquisição e ao descarte de determinadas substâncias que estão sujeitas a possível uso errôneo ou abuso. Vários estados americanos promulgaram leis que exigem registros exatos sobre a distribuição de venenos e outras substâncias perigosas.

As implicações legais da manutenção dos registros, na medida em que eles se relacionam com essas substâncias, são graves. Os registros mantidos de maneira imprópria ou incompleta podem gerar sanções legais e penalidades.

REGISTROS DE PACIENTES — Nos últimos anos, muitos farmacêuticos ampliaram suas atividades de manutenção de registros para incluir as histórias medicamentosas do paciente. Embora a forma de registro do paciente varie, a idéia básica é estabelecer um registro (geralmente em uma base de unidade familiar) que possibilite ao farmacêutico monitorar o uso de medicamentos de cada membro da família. Está cada vez mais evidente que, por causa de certos tipos e quantidades de medicamentos que estão sendo tomados pelo paciente médio, há a necessidade de uma história medicamentosa para cada indivíduo.

Para reduzir os problemas associados às interações medicamentosas e às idiossincrasias individuais aos medicamentos, o farmacêutico tem uma obrigação profissional de manter registros desse tipo. Além disso, esses registros também podem servir para fins econômicos, como fontes de informação para pedidos de pagamento de seguro e para deduções no imposto de renda do paciente.

REGISTROS FINANCEIROS — Os dados sobre valores adequadamente coletados e organizados servem a vários usos importantes e são inestimáveis para o proprietário da farmácia das seguintes maneiras:

Fornecem as ferramentas básicas para o controle eficiente e a mensuração de seus efeitos.
Geram decisões razoáveis em relação a futuras necessidades de caixa, requisitos de estoque, questões de pessoal e expansão das instalações.
Avaliam as operações passadas, controlam as operações atuais e fornecem informações para o planejamento e a previsão.
Analisam entradas e gastos.
Medem o retorno sobre o investimento.
Fornecem as informações necessárias para potenciais outorgantes de crédito e empréstimos, bem como para as agências governamentais federais, estaduais e municipais em relação à renda e aos impostos operacionais.
Ajudam a garantir uma operação rentável.

Em geral, o gerente não tem mais papel como um contador na farmácia comunitária. Considerando as complexidades dos negócios atuais e a importância dos bons registros financeiros, o farmacêutico é bem aconselhado a empregar especialistas para auxiliá-lo no desenvolvimento e na manutenção de seu sistema contábil. Os especialistas podem ajudar a desenvolver um sistema individualizado que satisfaça os critérios aceitos para os bons registros financeiros: objetividade, conservadorismo, coerência e comparabilidade.

Os registros financeiros devem refletir, o máximo possível, uma avaliação objetiva das transações e dos dados nos quais se baseiam. Não se deve permitir que a opinião e o julgamento pessoais prevaleçam sobre uma análise objetiva dos dados financeiros. Por exemplo, o custo de acessórios na farmácia deve ser relato na demonstração financeira com base no custo de aquisição, conforme evidenciado por uma nota de venda ou por uma fatura.

O valor desses acessórios não deve ser aumentado nas demonstrações apenas porque a gerência acha que eles valem mais que o custo original por causa do aumento nos níveis de preço. A evidência objetiva convincente do custo reportada na demonstração financeira é um pré-requisito para a manutenção da integridade dessas demonstrações.

O otimismo geral de muitos proprietários e gerentes pode estar em conflito com o princípio do conservadorismo, à medida que ele se relaciona aos registros financeiros. Uma abordagem moderadamente conservadora deve ser empregada no relato dos dados financeiros; de outra forma, os dados podem tender a valorizar os ganhos e ativos e a subestimar as responsabilidades. As conseqüências de ganhos superestimados incluem a possibilidade da taxação de imposto de renda excessivo em um determinado ano.

Quando deve ser feita uma opção entre a subvalorização ou a supervalorização da renda ou dos ativos, o princípio do conservadorismo ditará a subvalorização. Isso não implica que os ganhos ou ativos devam ser subvalorizados deliberadamente. Contudo, quando as estimativas ou opiniões devem ser usadas na tomada de decisões em relação aos registros financeiros, uma atitude conservadora deve prevalecer. Por exemplo, muitos gerentes relutam em admitir que um determinado percentual dos ativos recebíveis pode vir a não ser cobrado.

Eles inclinam-se para reportar as contas recebíveis nos registros financeiros sem uma redução realista para os maus pagadores. Fazer isso sem ajuste com base no reconhecimento da probabilidade de que parte não será cobrada constitui uma violação do princípio do conservadorismo.

Embora não exista uma regra rígida e rápida para calcular as transações financeiras, é importante que um determinado empreendimento seja coerente em seu sistema contábil. Isso também está muito ligado ao critério final dos bons registros financeiros: comparabilidade.

Existem vários métodos de registrar e relatar as transações financeiras, e se deve tomar a decisão em relação ao melhor método. Quando escolhido, ele deve ser aplicado de forma coerente durante a vida do empreendimento, de modo que os registros financeiros serão comparáveis a cada período. Por exemplo, existem vários modos para se alocar os custos de depreciação nas despesas. Quando a política de depreciação é mudada de um período para o seguinte, o rendimento líquido pode ser significativamente alterado. Essa alteração teria um efeito sobre a comparabilidade das demonstrações financeiras para os dois períodos.

A atenção para a coerência e a comparabilidade não deve necessariamente excluir todas as alterações nos métodos contábeis. Quando razões válidas ditam uma alteração no método, ela deve ser feita. Entretanto, a natureza da alteração deve ser nitidamente indicada nas futuras demonstrações financeiras.

A comparabilidade dos registros financeiros também é importante no sentido mais amplo para comparar os registros entre empresas no mesmo campo. É vantajoso ser capaz de comparar as demonstrações financeiras para a farmácia com demonstrações financeiras similares, como aquelas reportadas no NCPA-Searle Digest e em outras referências. Essas comparações são facilitadas quando são empregados sistemas contábeis relativamente padronizados. O gerente poderia instruir seu contador para classificar os gastos de acordo com o sistema NCPA-Searle Digest. Então, ele seria capaz de analisar os gastos de suas farmácias em relação às tendências nacionais e médias.

As transações financeiras do dia-a-dia são resumidas nas demonstrações preparadas no final do período contábil. Entre as demonstrações mais importantes para aquelas relacionadas ao progresso financeiro da farmácia estão o balanço patrimonial e a demonstração de resultado. Supondo-se que os dados subjacentes foram tratados de maneira objetiva e conservadora, o balanço patrimonial deve representar com muita exatidão a posição financeira da farmácia no final de um determinado período. Ele reflete a equação contábil básica:

ativos = passivo + patrimônio líquido

Os ativos são os itens de valor tidos pelo empreendimento, listados a preço de custo menos quaisquer depreciações ou contas duvidosas. O passivo e o patrimônio líquido representam as exigências contra os ativos.

O balanço patrimonial interessa aos proprietários em termos do valor total de seus investimentos e do valor dos ativos específicos que constituem o investimento total. Os gerentes estão particularmente interessados em certos itens, como o estoque total de mercadorias e as contas recebíveis.

As futuras decisões de gerenciamento em relação ao controle do estoque e às políticas de crédito podem ser influenciadas pelas informações incluídas no balanço patrimonial. Aqueles que são solicitados a outorgar crédito à farmácia estarão interessados no passivo atual e no patrimônio líquido, conforme reportado no balanço patrimonial. Um balanço patrimonial detalhado deve ser preparado pelo menos uma vez ao ano. Um formato comumente utilizado para reportar as informações do balanço patrimonial para as farmácias comunitárias está ilustrado no Quadro 94.1.

As demonstrações de resultado detalham os efeitos das transações de entradas e despesas durante um determinado período contábil. Diferentemente do balanço patrimonial, que descreve a posição financeira de um empreendimento em uma determinada data, a demonstração de resultado resume apenas aquelas transações diretamente relacionadas à produção de resultados por um período específico, geralmente um ano. Para a maioria dos propósitos, a demonstração de resultado é utilizada em conjunto com o balanço patrimonial, cada um suplementando o outro.

Os proprietários da farmácia estão interessados não somente no investimento total, mas também no lucro líquido, que representa o retorno sobre o investimento. O gerente pode não julgar com exatidão a adequação do nível de estoque de mercadorias relatado no balanço patrimonial sem saber a receita das vendas geradas pelo estoque conforme reportado na demonstração de resultado.

As informações incluídas na demonstração de resultado podem ser utilizadas pelo gerente para planejar as futuras operações e como um meio para controlar as operações atuais. Quando as informações são comparadas com os anos anteriores e as médias nacionais, as tendências são observadas e as áreas de problema podem ser identificadas. Então, o gerente pode tomar decisões e empreender ações destinadas a melhorar o potencial de geração de lucros da farmácia.

BIBLIOGRAFIA

Marino FA, Zabloski EJ, Herman CM. *Principles of Pharmaceutical Accounting*. Philadelphia: Lea & Febiger, 1980.

Smith HA. *Principles and Methods of Pharmacy Management*, 3rd ed. Philadelphia: Lea & Febiger, 1986.

Tharp CP, Lecca PJ. *Pharmacy Management for Students and Practitioners*, 2nd ed. St. Louis: Mosby, 1979.

Hoffman DC. *Effective Pharmacy Management*, 6th ed. Kansas City, MO: Marion Merrell Dow, 1990.

The NCPA-Searle Digest (1998 and 1997 eds). Alexandria, VA: National Community Pharmacists Association.

IMS Class-of-Trade Analysis 1997. Plymouth Meeting, PA: IMS America, Ltd, 1998.

Carrol NV. *Financial Management for Pharmacists: A Decision Making Approach*. Lippincott Williams & Wilkins, Baltimore, 1998.

DiLima SN, Eutsey DE. *Pharmacy Practice Management Forms, Guidelines and Checklists*. Aspen, 1998.

CAPÍTULO **95**

Processos de Recolhimento e Retirada de Produtos

Michael R McConnell, RPh
Founder and Consultant
National Notification Center
Indianapolis, IN 46204

Os fabricantes farmacêuticos devem ocasionalmente recolher ou retirar produtos de atacadistas, farmácias ou pacientes. Existem aproximadamente duzentos casos de recolhimentos (*recalls*) de produtos farmacêuticos por ano. As razões para os recolhimentos e retiradas variam muito, indo desde situações que colocam a vida em risco (por ex., um produto supostamente considerado estéril, mas que na realidade está contaminado por bactérias) até situações em que não há risco para a saúde mas o produto não atende às qualificações padronizadas que a comunidade farmacêutica deseja apresentar ao público (por ex., um rótulo que ficou de cabeça para baixo no frasco). O propósito deste capítulo é oferecer diretrizes e informações básicas para que os farmacêuticos consigam conduzir com eficiência e profissionalismo os procedimentos de recolhimento e retirada. É impossível prever todas as situações possíveis e é imprudente ter uma solução pronta para todo recolhimento ou retirada.[1] O que se espera é que os farmacêuticos tomem essas diretrizes e que as atualizem ou modifiquem para que se adaptem à prática em particular da farmácia. Este capítulo será dividido em várias seções. A primeira será Procedimentos de um Recolhimento, depois Providências a Serem Tomadas Diante de um Processo de Recolhimento, Informações Básicas sobre os Recolhimentos e Futuras Diretrizes e Implicações.

PROCEDIMENTOS DE UM RECOLHIMENTO

Procedimentos de Documentação

A falta de documentação para sistemas de qualidade parece ser uma condição típica de muitas empresas americanas. No século 20, parece que os Estados Unidos tiveram sucesso sem precisar ter tudo por escrito, sem manter extensos registros, sem publicar muitos procedimentos operacionais padronizados. Atualmente, todos enfrentam o desafio de documentar o que estão fazendo. As palavras de ordem do futuro parecem ser: *Se fizer, escreva. Se escrever, faça!*[2]

O propósito de todo procedimento escrito é propiciar um plano documentado para que se saiba o que fazer diante de uma determinada situação. Os farmacêuticos podem com certeza julgar que é melhor criar procedimentos antes de uma situação crítica, quando calma e mais tempo disponível permitem que se teçam considerações de melhor qualidade. O período do processo de recolhimento de um produto que coloca a vida em risco não é o tempo para fazer tentativas e pensar sobre tudo o que se tem a fazer. Os procedimentos por escrito garantem que os planos de ação sejam realizados de forma coerente e com o mesmo nível de qualidade em cada caso. Nas grandes instituições, pode haver dezenas de equipes farmacêuticas, e os procedimentos por escrito são essenciais para que o departamento de farmácia funcione como uma unidade coesa. Mas os procedimentos por escrito também são valiosos numa instalação dotada de apenas um farmacêutico. Mesmo no caso do farmacêutico que é o único profissional de uma comunidade e que trabalha a maior parte do tempo em que a farmácia fica aberta, os processos de recolhimento podem não acontecer com a regularidade suficiente para que ele se lembre exatamente o que fazer a cada novo recolhimento que acontece. Lembre-se de que a Lei de Murphy diz que os piores recolhimentos acontecerão quando o único farmacêutico de um lugar encontra-se num raro momento de férias e outro farmacêutico o substitui no trabalho. Numa situação como essa, os procedimentos por escrito podem ajudar a garantir a distribuição fácil de serviços de alta qualidade para os pacientes e a diminuir o risco da responsabilidade legal.

Para elaborar a documentação dos procedimentos, o farmacêutico pode querer *criar formulários* ou gabaritos que orientem a equipe farmacêutica durante os procedimentos de um recolhimento. Formulário é simplesmente um documento impresso ou datilografado com espaços em branco para a inserção das informações necessárias. Criar um formulário não implica a necessidade de habilidades especiais para projetos. Atualmente, a maneira mais eficiente de se obter um formulário conveniente do procedimento seria um simples esboço feito a mão.

Elementos de um Procedimento de Recolhimento

Pode haver muitos elementos que fazem parte de um procedimento de recolhimento. Uma lista simples inclui os três principais elementos de

1. Comunicação.
2. Manuseio do produto.
3. Conservação dos registros.

Pode ser que algum farmacêutico julgue que seriam necessários elementos adicionais em se tratando de instituição farmacêutica, instalação ou algum tipo de prática farmacêutica em particular. Provavelmente não existe uma resposta correta.

COMUNICAÇÃO

Depois de ser notificado sobre o recolhimento ou a retirada de um produto, uma das primeiras coisas que o farmacêutico provavelmente terá que fazer será comunicar esse fato a alguém. Pode ser útil pensar em termos de com *quem* se deve entrar em contato (quem precisa saber sobre esse recolhimento, ou seja, outros farmacêuticos, médicos, pacientes, etc.), *o que* comunicar (quais fatos, opções, informações, etc. precisam ser comunicados), *quando* enviar a comunicação (a rapidez necessária com que uma comunicação precisa acontecer) e *como* comunicar (quais os métodos apropriados para enviar a comunicação rapidamente, precisamente, etc.).

Para saber a *quem* a comunicação deve ser enviada, o farmacêutico pode desejar fazer uma lista das pessoas que poderiam ser afetadas pelo recolhimento. A idéia aqui não é notificar todos os aspectos do recolhimento às pessoas possivelmente interessadas. Como será comentado mais adiante na seção das informações básicas sobre um recolhimento, eles variam de importância, podendo haver situações em que é perfeitamente razoável não comunicar um recolhimento para um público muito grande. Um exemplo de lista de controle de *A Quem Comunicar* é mostrado na Fig. 1. Ao preparar a lista de *A Quem Comunicar*, o farmacêutico pode querer relacionar instalações específicas na área para as quais julga que tem a responsabilidade de notificar sobre recolhimentos. Por exemplo, mesmo que um recolhimento esteja sendo conduzido apenas no nível de farmácia (mais sobre *níveis* adiante), o farmacêutico pode

Nome do Produto Recolhido ______________________ Data de Hoje ________

Fabricante ______________________

NDC # ___ ___ ___ ___ ___ - ___ ___ ___ ___ - ___ ___

Contatado para este Recolhimento?

Sim (data e rubrica)	Não	EQUIPE INTERNA DA FARMÁCIA	OBSERVAÇÕES
☐	☐	Diretor da Farmácia	
☐	☐	Farmacêuticos Auxiliares	
☐ ________	☐	Estagiários / Técnicos de Farmácia	
☐ ________	☐	Funcionários de balcão e internos/Funcionários do guichê/ Recepcionistas	
☐ ________	☐	Gerência de materiais/Arquivistas de estoque	
☐ ________	☐	Outros ________	

Sim (data e rubrica)	Não	EQUIPE EXTERNA DA FARMÁCIA
☐ ________	☐	Outras Farmácias do Mesmo Dono
☐ ________	☐	Outras Farmácias para onde o produto foi vendido ou emprestado
☐ ________	☐	Outros ________

Sim (data e rubrica)	Não	PROFISSIONAIS DA ÁREA DE SAÚDE
☐ ________	☐	Médicos Locais
☐ ________	☐	Enfermeiros/Assistentes do Médico
☐ ________	☐	Outros ________

Sim (data e rubrica)	Não	PACIENTES
☐ ________	☐	Pacientes Identificados com Prescrições aviadas em ____ meses
☐ ________	☐	Todos os Pacientes /Clientes
☐ ________	☐	Outros ________

Sim (data e rubrica)	Não	
☐ ________	☐	________
☐ ________	☐	________

Nome da Equipe ________ Título ________ Data ________

Nome da Equipe ________ Título ________ Data ________

Fig. 95.1 LISTA de COM QUEM ENTRAR EM CONTATO no caso de Recolhimento ou Retirada.

querer notificar consultórios médicos locais, clínicas de repouso e outras partes também interessadas.

Sobre *o que* deve ser comunicado, o farmacêutico pode querer pensar em termos de

1. Identificar o produto.
2. Declarar a razão do recolhimento.
3. As providências a serem tomadas pela pessoa que está sendo informada.

Ao considerar o que deve ser comunicado, deve-se também pensar sobre o público. Por exemplo, para comunicar a identidade do produto *dentro de uma farmácia*, o farmacêutico deve incluir o nome do produto, a potência, o fabricante, o tamanho da embalagem, o NDC (Código Nacional da Droga) e o número do lote. Para comunicar a identidade do produto *a um paciente*, coisas como tamanho da embalagem, NDC e número de lote podem não ter muito significado e acabar sendo confuso. Da mesma forma, ao comunicar a razão de um recolhimento para um paciente, pode ser objetivo dizer que o produto "contém *Pseudomonas aeruginosa*", mas talvez tenha mais significado para o paciente se o farmacêutico disser que o produto está "contaminado com bactérias". Deve-se tomar cuidado ao comunicar a razão original do recolhimento de um produto, especialmente a um paciente.

Embora se possa dizer que todos (farmacêuticos, médicos, pacientes, etc.) têm o direito de saber a razão de um recolhimento, os farmacêuticos devem ter em mente as conseqüências que a comunicação de um recolhimento pode trazer aos pacientes. Por exemplo, será que a linguagem usada para informar a razão do recolhimento fará com que o paciente interrompa uma medicação essencial à sua vida, ficando assim sujeito a um dano maior sem o medicamento?

A próxima consideração é qual *providência* deve ser comunicada. Em geral, se um recolhimento está sendo oficialmente comunicado ao nível do paciente, normalmente, mas nem sempre, é bastante sério, e o paciente provavelmente será instruído a interromper o uso do produto. Algumas vezes, o paciente é instruído a continuar com o medicamento, mas é aconselhado a procurar seu médico o mais rapidamente possível. A comunicação original de um recolhimento feita pelo fabricante farmacêutico ou pela FDA provavelmente terá sugestões das medidas que devem ser comunicadas aos pacientes. Em qualquer caso, o médico do paciente é o mais indicado para abordar questões como o impacto de um produto submetido a um recolhimento sobre a saúde do paciente e exatamente qual atitude que o paciente deve tomar.

Os farmacêuticos têm um papel muito importante sobre o aspecto das providências a serem tomadas após o recolhimento de um produto no que diz respeito à disponibilidade de alguma terapia alternativa. Ao preparar visitas a médicos e pacientes sobre uma possível terapia alternativa, os farmacêuticos podem querer considerar questões como: O mesmo produto está disponível em forma farmacêutica diferente, por exemplo, a administração de dois tabletes de 5 mg em vez do tablete de 10 mg submetido ao recolhimento, ou na forma líquida? Existe a mesma entidade química feita por outro fabricante? Em caso afirmativo, existem diferenças importantes na formulação, tais como corantes ou preservantes? Se não existe disponível nenhuma outra entidade química idêntica, então quais produtos estão na mesma classe da droga recolhida que podem servir de opções para uma terapia alternativa?

Mais mundanos, mas ainda assim importantes, são os itens sobre as providências que o paciente deve tomar após o recolhimento no que diz respeito à devolução do produto e seu reembolso. Sobre a devolução, o produto deve retornar à farmácia, ser enviado diretamente ao fabricante, ser dado como perdido, ou qualquer outro procedimento? Se tiver que ser enviado de volta ao fabricante, deve ser enviado por empresa de transporte assegurada (o que pode ser importante por razões de responsabilidade legal)? Se há suspeita de violação do produto, então pode-se pedir ao paciente que mantenha o produto até a busca imediata feita por um agente da FDA ou do FBI. O paciente pode ficar tentado a buscar o reembolso do produto e simplesmente fazer a retirada de um produto dado como perdido. Se o produto é potencialmente perigoso, pode ser que haja conseqüências ambientais, e nesse caso ele deve ser descartado apenas pela autoridade competente. Quanto ao reembolso, as questões implícitas são quanto o paciente vai receber de reembolso pelo produto real (preço total pago, menos qualquer quantidade usada, co-pagamento ou franquia?), o reembolso será dado nas consultas médicas subseqüentes e, em caso afirmativo, de quais tipos de receitas ou documentação o paciente vai precisar?

A resposta da pergunta sobre *quando* comunicar um recolhimento pode ser simplesmente o mais rápido possível. Mas deve-se reconhecer que a decisão de quando comunicar tem implicações sobre a forma com que essa comunicação deve ser feita. Por exemplo, se a comunicação do recolhimento deve ser feita o mais rapidamente possível, será que isso quer dizer que o envio de uma carta registrada é inaceitável e que todos devem ser informados por telefone ou fax? E qual é a estrutura de tempo prática que uma farmácia vai levar para entrar em contato com centenas de pacientes, mesmo sendo uma questão urgente? Vai levar horas? Um dia? Alguns dias? A meta da data ou do tempo destinados para concluir as comunicações de um recolhimento a pacientes, médicos ou outros farmacêuticos deve ser proporcional ao risco à saúde que o produto recolhido traz. Por exemplo, no caso de rotulagem errada que não traz nenhum risco grave à saúde e que o recolhimento será conduzido apenas entre outras farmácias, clínicas, etc. que porventura tenham adquirido o produto daquela farmácia, então é perfeitamente razoável fixar o objetivo da notificação em alguns dias. No caso de um produto estéril que esteja contaminado com bactérias, cujo recolhimento está sendo conduzido no nível de paciente, pode ser mais prudente fixar a meta do tempo de notificação para todos os pacientes em 24 horas.

Os métodos que um farmacêutico escolhe para *como* comunicar os recolhimentos devem vir logo a seguir das considerações anteriores sobre quem, o quê e quando comunicar. Usando mais uma vez os exemplos presentes, se a comunicação de um recolhimento que não oferece nenhum risco à saúde deve ser concluída dentro de alguns dias, então o envio de carta registrada pode ser o método mais apropriado. Se a comunicação de um recolhimento envolve riscos em potencial para a saúde, então a utilização do telefone ou do fax para comunicar o fato mais rapidamente e ter algum grau de confirmação de que a notificação do recolhimento foi recebida pode ser o método mais adequado. Os procedimentos escritos da farmácia de como comunicar podem incluir detalhes consideráveis, tais como se o farmacêutico deve ou não deixar uma mensagem na secretária eletrônica do paciente. E, caso a mensagem tenha que ser deixada na secretária eletrônica, se deve ou não conter detalhes sobre o produto recolhido ou ser apenas uma mensagem para aquela pessoa em particular entrar em contato com a farmácia. (Lembre-se da questão da confidencialidade, por ex., uma adolescente pode não querer que seus pais saibam que ela está tomando pílulas anticoncepcionais ou o marido ou a esposa podem não querer que o companheiro saiba que ele/ela está tomando antidepressivos.)

MANUSEIO DO PRODUTO

Fixar procedimentos por escrito de como o produto deve ser manuseado deve incluir questões como a identificação do produto que está sendo recolhido, sua localização na farmácia, a colocação do produto em quarentena e a devolução do produto.

A identificação do produto que está sendo recolhido é feita de forma mais segura se o número de NDC for usado. Contar com fatores de identificação como nome, fabricante, etc. pode ser confuso no mercado farmacêutico moderno, considerando reembalagens, feituras de contrato e aquisição de grupos e rotulagem. O outro identificador necessário na maioria dos recolhimentos farmacêuticos é o número do lote. O número de lote identifica qual lote do produto fabricado deve ser recolhido. Alguns processos de recolhimento afetam todos os lotes fabricados.

Para localizar o produto que deve ser recolhido dentro da farmácia ou de uma instalação, é essencial que os farmacêuticos estabeleçam uma lista de verificação de todos os locais possíveis onde tal produto possa estar. Além do fato óbvio de procurar o produto que está sendo recolhido nas principais prateleiras, o farmacêutico deve considerar outros locais como a seção responsável por mudanças, geladeira, seções especiais (por ex., ótica, oftalmológica, dermatológica), materiais devolvidos e prescrições encomendadas, apenas para mencionar algumas. No caso de farmácias de instituições ou de hospitais, é importante que os procedimentos por escrito deixem bem claro os locais onde a farmácia é responsável por gerenciar o estoque. Isso varia de instituição para instituição, mas pode incluir as farmácias satélites, farmácias de clínicas, postos de enfermagem, salas de emergência e salas de cirurgia. Pode ser que o departamento de farmácia *não* seja responsável por todos os farmacêuticos em todos os locais daquela instalação, e essas são as principais razões por que devem estar claramente identificados nos manuais de procedimentos os locais de responsabilidade do departamento de farmácia.

Assim que todo produto que está sendo recolhido tiver sido identificado e localizado, deve ser reunido e rotulado como *recolhido*. Embora o ideal seja que o produto recolhido seja imediatamente removido da instalação, na prática é comum acontecer de o fabricante ainda não ter fornecido completamente as instruções para a devolução do produto. Pode levar vários dias para que as instruções de expedição de volta do produto e os formulários de inventário e rótulos de expedição cheguem na farmácia. Enquanto isso, é vital que todo produto submetido a recolhimento fique explicitamente rotulado de alguma forma para não ser usado. Um dos procedimentos para isso pode incluir meios como usar uma fita alaranjada brilhante para proteger os recipientes contendo o produto recolhido e escrever na fita, por exemplo, *RECOLHIDO – NÃO USE* ou *QUARENTENA*. Esse procedimento é muito importante. Não se pode considerar que só porque o produto recolhido foi removido das prateleiras não há mais perigo de ele ser administrado ao paciente. Infelizmente, a FDA tem muitos relatos de mercadoria recolhida que foi retirada das prateleiras das farmácias e colocada em local *seguro* apenas para outro farmacêutico apanhar o produto e administrá-lo mais tarde.[3]

No manual dos procedimentos para devolução de um produto de uma farmácia deve constar para onde o produto está sendo enviado e como ele deve ser embalado e expedido. Para a maior parte das farmácias, o que normalmente acontece é a devolução do produto para um local designado na notificação de recolhimento enviada pelo fabricante farmacêutico. Pode ser o depósito de mercadorias do fabricante, o centro de distribuição ou uma operadora de distribuição aprovada por uma terceira parte interessada. Ou então o fabricante pode dar instruções para que o produto retorne através do atacadista onde o produto foi adquirido em primeiro lugar. A importância de estabelecer procedimentos escritos fica evidente quando surge o caso de a farmácia optar por *não* devolver o produto de acordo com as instruções do fabricante. Um exemplo dessa situação acontece com muitas farmácias de rede que são solicitadas pelos diretores da corporação a devolverem um produto submetido a recolhimento para talvez um depósito da rede, onde todo produto recolhido será incorporado e tratado como sendo um grande lote de devolução. Desviar-se das recomendações do fabricante pode ser uma atitude sensata e aceitável, mas é importante que o farmacêutico seja capaz de mencionar os procedimentos operacionais padronizados próprios da farmácia como justificativa.

Ao embalar o produto para ser devolvido, as práticas da boa embalagem devem ser seguidas, como por exemplo embalagens acolchoadas adequadas para que os frascos contendo líquido não se quebrem na viagem. A escolha do meio de transporte para a devolução do produto deve ser feita com cuidado. O fabricante pode fornecer rótulos pré-pagos para o transporte que ditam qual deve ser o meio de transporte usado. Se o fabricante não especificar qual o meio de transporte, os farmacêuticos podem querer escolher um meio de transporte capaz de fornecer prova da devolução e prova de recebimento. Isso é importante nas situações em que o produto é perigoso ou quando se trata de um produto caro.

- Pode haver ocasiões em que o produto não deve ser enviado por meio de transporte comum nem em absoluto pelo serviço de correio. Um exemplo dessa situação é quando há suspeita de violação do produto. Se houver possibilidade de o fato resultar em processo, então o governo pode querer estabelecer um *lacre inquebrável* de custódia para o produto. Outro exemplo são aquelas situações em que pode haver conseqüências adversas à saúde, em que o agente causal (por ex., contaminação bacteriana, produto errado num frasco) ainda não ficou definitivamente determinado e está autorizada uma investigação imediata. Se o produto foi devolvido por via terrestre ou aérea, pode levar dias para ser recebido pela FDA ou pelo fabricante. Ou então, o farmacêutico deve manter o produto para coleta. A FDA envia com prazer seus próprios agentes ou agentes legais locais para recolher o produto na farmácia, quando a situação for autorizada.[4]

CONSERVAÇÃO DOS REGISTROS

As razões pelas quais um farmacêutico pode querer documentar as providências tomadas numa situação de recolhimento variam desde a simples determinação do fato (por ex., qual produto foi afetado, se os pacientes foram notificados) até a diminuição da responsabilidade legal (bons registros podem mostrar um padrão da preocupação diligente do farmacêutico para com a saúde do paciente). A documentação das providências tomadas pelo farmacêutico durante um recolhimento pode ser muito facilitada por formulários e listas de verificação. Exemplos de formulários apropriados são mostrados nas Figs. 95.1 a 95.3. Além de usar formulários para determinar a documentação das próprias providências adotadas pelo farmacêutico, também devem ser mantidas cópias dos documentos criados por outros (p. ex., a notificação original do recolhimento enviada pelo fabricante, uma cópia do selo pré-pago de embarque, etc.). Uma simples pasta de arquivos pode ser rotulada com o nome de um recolhimento em particular onde todos os documentos, formulários, cartas, respostas, etc. são mantidos juntos.

Providências a Serem Tomadas Diante de um Processo de Recolhimento

Assim que um processo de recolhimento tem início, o farmacêutico deve seguir os procedimentos passo a passo. Uma boa norma que o farmacêutico pode seguir, inclui, de praxe,

1. Receber a notificação inicial.
2. Fazer uma lista das futuras providências.
3. Realizar as notificações adicionais necessárias.
4. Responder à notificação inicial.
5. Manuseio do produto.
6. Reembolso.

NOTIFICAÇÃO INICIAL

Por definição, a primeira coisa que acontece num recolhimento em particular é que o farmacêutico está-se tornando ciente daquele recolhimento pela primeira vez. O fato pode acontecer de várias maneiras. A mais comum é uma notificação vinda do fabricante farmacêutico ou dos diretores da rede ou do atacadista. Essa notificação pode chegar através de carta, fax ou mensagem de voz por telefone. Outras maneiras incluem a leitura de um artigo em periódicos de farmácia, ou numa página da Web via internet, ouvir falar do caso por outro farmacêutico, ter conhecimento de artigos nos noticiários dos meios de comunicação de massa ou (de forma frustrante) ouvindo a notícia de um paciente. Em qualquer caso, o farmacêutico deve fazer uma anotação da data e da hora em que a notícia foi recebida. Se a notícia não foi recebida por escrito, então o farmacêutico deve registrar os fatos relacionados conhecidos até aquele momento e datar esse registro escrito (que acaba se tornando o primeiro documento daquele recolhimento).

PASSOS DAS PROVIDÊNCIAS

A próxima coisa que o farmacêutico deve fazer é relacionar os passos dos procedimentos ditados por aquele recolhimento em particular. Se não houver procedimentos escritos específicos para o farmacêutico daquela determinada instalação, recomenda-se que em primeiro lugar o farmacêutico simplesmente escreva todos os passos das providências a serem tomadas nos quais ele puder pensar. A lista pode incluir os itens discutidos nos parágrafos anteriores, bem como as instruções da notificação do recolhimento recebida do fabricante, atacadista ou diretores da corporação.

Deve-se dar prioridade aos passos dos procedimentos de acordo com a urgência que merecem, por ex., realizar notificações adicionais para outros farmacêuticos (e possivelmente pacientes) é mais urgente do que embalar o produto submetido ao recolhimento para o embarque de volta.

NOTIFICAÇÕES ADICIONAIS

A realização de notificações adicionais, procedimento algumas vezes chamado de sub-recolhimento, pode ser uma parte importante de um determinado recolhimento. No caso de a notificação ao paciente ser necessária, o farmacêutico terá que identificar todos os pacientes que possam ter recebido o produto submetido ao recolhimento e então comunicar as instruções do recolhimento para todos. O tempo decorrido da notificação ao paciente pode ser uma questão de vida ou morte na

	Data	Produto	Em estoque?	Notificar pacientes?	Data de devolução	Obs. do Técnico/Farmacêutico responsável
1.	11/01/01	amoxicilina cáps 250 mg, 100 cáps Acme Pharma NDC 99999-8888-77 4 lotes (veja folheto)	**Sim** 2 cartelas do lote # THX 1188	**Não**	13/01/01	*MJ Smith, Farm. Resp.*
2.	26/01/01	meperidina inj. 50 mg/ml 20 ml Wonderful Labs NDC 11111-2222-33 Lote # BR549	**Não**	N/A	N/A	*MJ Smith, Farm. Resp.*
3.	06/02/01	furosemida comp. 20 mg. 1000 comp November Pharmaceuticals NDC 98765-4321-00 todos os lotes	**Sim** 1 cartela cheia 1/4 de cartela	**Sim** veja folheto para lista	10/02/01	*K Ashby, Técnico*
4.	07/03/01	supositório de glicerina infantil, 24 sup. August Products Co. NDC 12345-6789-10 6 lotes (veja folheto)	**Não**	N/A	N/A	*MJ Smith, Farm. Resp.*
5.						
6.						
7.						
8.						
9.						

Fig. 95.2 Exemplo de um Diário de Recolhimentos da Farmácia para o Ano de 2001.

pior das hipóteses ou pode simplesmente pelo menos evitar confusão e ansiedade.

RESPOSTA À NOTIFICAÇÃO

Um importante aspecto do processo de recolhimento é responder ao fabricante, atacadista ou quem quer que tenha enviado a notificação do recolhimento em primeiro lugar. O farmacêutico deve imediatamente responder que a notícia foi recebida e que está tomando as providências, conforme orientação recebida na notificação do recolhimento. Essa resposta pode ser preenchida por diferentes métodos. No caso de carta enviada pelo correio americano, normalmente há um cartão-postal de aviso de recebimento com resposta paga. Alguns fabricantes possuem número de fax grátis, podendo a resposta do recolhimento ser feita por fax. Se a notificação foi feita por mensagem de voz através de telefone, então o farmacêutico deve ouvir toda a mensagem e pressionar o botão apropriado no teclado do telefone para responder.

Os farmacêuticos devem responder a notificação de recolhimento para informar quantos pacotes do produto submetido ao recolhimento eles possuem em estoque. Os farmacêuticos também devem responder *mesmo que não possuam nenhuma quantidade do produto que está sendo recolhido e mesmo que não tenham o produto em estoque*. Essa é uma exigência do Code of Federal Regulations.[5]

MANUSEIO DO PRODUTO

Como já descrito na seção sobre os procedimentos de manuseio do produto, o produto que está sendo recolhido deve ser identificado, localizado, mantido em quarentena e devolvido.

REEMBOLSO

O farmacêutico vai querer monitorar quando o fabricante fará o reembolso. Embora o reembolso não seja uma questão urgente no que diz respeito à saúde, é compreensível que muitos pacientes fiquem ansiosos sobre quanto e quando serão reembolsados. Os farmacêuticos devem tentar averiguar de quanto será a apólice de reembolso, e, caso isso falhe, pelo menos garantir ao paciente que alguma forma de compensação justa deve ser esperada da maior parte dos grandes fabricantes.

Conservação dos Registros a Longo Prazo

Como já dito em seções anteriores, é muito importante a manutenção dos registros por um longo tempo. Se, infelizmente, surgirem questões judiciais em decorrência de um recolhimento, provavelmente elas não acontecerão em semanas ou meses imediatamente após o recolhimento. É provável que aconteçam depois de um ano ou mais. Será bom que o farmacêutico tenha cópias de todos os documentos internos relacionados ao reco-

Nome do Produto Recolhido ______________________ Data de Hoje __________

Fabricante ______________________

NDC # __ __ __ __ __ __ - __ __ __ __ - __ __

Verificar e Rubricar	Local	Número de Unidades Encontradas
________	Prateleiras Principais (em Ordem Alfabética)	________
________	Seção de Giro Rápido	________
________	Geladeira	________
________	Seção de Especialidades (Ótica, tópicos)	________
________	Materiais Devolvidos	________
________	Prescrições Encomendadas	________
________	Estações Satélites	________
________	________	________
________	________	________
________	________	________
________	________	________

Nome da Equipe ______________________ Título __________ Data __________

Nome da Equipe ______________________ Título __________ Data __________

Fig. 95.3 Lista de Verificação dos Locais onde Procurar o Produto que está sendo Recolhido ou Retirado.

lhimento (listas de contatos, data dos contatos que foram feitos, etc.), bem como cópias de todos os documentos criados por outros (notificação original do recolhimento recebida do fabricante, cópia do cartão-resposta ao aviso de recebimento enviado ao fabricante, etc.).

INFORMAÇÕES BÁSICAS SOBRE OS RECOLHIMENTOS

Importância dos Números de Lotes

Os produtos farmacêuticos não são fabricados de maneira contínua, à semelhança dos automóveis, que vão saindo em série das linhas de montagem. Os produtos farmacêuticos, por sua vez, são fabricados em lotes, assim como nossa mãe faz biscoitos. Cada lote fabricado é codificado com um Número de Lote, de forma que, se houver qualquer necessidade (como a que ocorre num recolhimento), então aquele lote em particular pode ser rastreado a fim de se descobrir questões específicas, como quais matérias-primas foram usadas, quais os equipamentos usados e qual equipe estava de serviço durante a fabricação daquele lote. A configuração do número de lote (por ex., combinação de letras e/ou números) fica a critério de cada fabricante, mas os regulamentos exigem que o número de lote deve estar impresso em cada embalagem. Os recolhimentos podem afetar um lote, vários lotes ou todos os lotes fabricados. O farmacêutico pode ajudar o processo de recolhimento prestando atenção nos lotes que foram afetados por um recolhimento em particular. Talvez na tentativa de poupar tempo e recursos, alguns farmacêuticos devolvem simplesmente todos os produtos em estoque, mesmo que apenas certos lotes tenham sido afetados num recolhimento. Além de ser uma atitude perdulária, pode criar uma escassez desnecessária do produto.

Classes de Recolhimentos e Retiradas

A diferença entre recolhimento e retirada é que a palavra *recolhimento* se aplica se o produto em questão tem o potencial de violar o FD&C (Food, Drug and Cosmetic) Act. Um recolhimento é definido como a "remoção ou correção de um produto comercializado de uma empresa que a FDA considera estar violando as leis que administra e contra o qual a agência estaria iniciando uma ação legal, por ex., o confisco".[6] Uma retirada é definida como uma "remoção ou correção de um produto comercializado de uma determinada empresa envolvendo uma pequena violação que não estaria sujeita a ação legal impetrada pela FDA ou que não envolve nenhuma violação, mas que tem como objetivo, por ex., práticas de giro de estoque, ajustes e consertos de rotina em equipamentos, etc."[6] Não está claro o que se entende por "pequena violação não sujeita a ação legal", já que o termo *pequena violação* não está definido no FD&C Act.[7] Um exemplo de retirada que não viola a lei seria se um fabricante mudasse a formulação de, por exemplo, um comprimido verde para um comprimido azul e desejasse recolher todos os comprimidos verdes antigos para evitar confusão no mercado. Outro exemplo seria que, depois da introdução de uma nova droga aprovada, um fabricante poderia se deparar com um número inaceitável de reações adversas à droga e decidisse retirar o produto do mercado.

Por razões legais, um fabricante pode preferir caracterizar um fato em particular como uma retirada em vez de um recolhimento. Já aconteceu algumas vezes recentemente de fabricantes tomarem rapidamente a iniciativa de enviar notificações (sem consultar a FDA) e descreverem o ocorrido como uma retirada, quando na verdade o termo certo seria um recolhimento. Esse fato fez com que a FDA publicasse relatórios notificando os fabricantes a consultarem a FDA para classificar um determinado evento como um recolhimento ou uma retirada ou correriam o risco de receber uma notificação corretiva.[8,9]

Independentemente de o processo de remoção ser chamado de *recolhimento* ou *retirada*, o farmacêutico deve seguir basicamente os mesmos procedimentos.

Os recolhimentos estão oficialmente relacionados pela FDA no Enforcement Report (Relatório de Cumprimento de Lei) da FDA. É publicado toda quarta-feira à tarde e pode ser visto de graça na internet [http://www.fda.gov/opacom.enforce.html] ou uma versão escrita pode ser assinada por $100/ano. O Enforcement Report é a relação das ações oficiais da FDA, mas inclui apenas as ações que *violam* a lei, ou seja, relaciona apenas os recolhimentos (confiscos, etc.), e não as retiradas. Um determinado recolhimento pode não aparecer no Enforcement Report por muitas semanas ou mesmo meses após ter sido expedido.

Em termos mais exatos, todos os recolhimentos de produtos medicamentosos são *voluntários*. Pelo que pode ser descrito como um buraco na lei, a FDA não tem nenhuma autoridade perante o FD&C Act para ordenar um recolhimento sem a assistência de uma corte judicial.[10] A FDA (mais especificamente, a Secretaria de Saúde e Serviços Humanos) realmente tem autoridade para ordenar um recolhimento de dispositivos médicos, fórmulas de leites infantis e alguns produtos biológicos, mas os recolhimentos farmacêuticos são voluntários. Se o fabricante farmacêutico se recusar a recolher um produto, então o único instrumento de imposição imediata que a FDA tem é iniciar um *confisco*. Os confiscos são lentos, dispendiosos e geralmente ineficientes, mas existem alguns confiscos farmacêuticos todos os anos. Fora do domínio legal, a FDA tem um instrumento muito potente para induzir um fabricante a conduzir o recolhimento, e esse instrumento é o poder do comunicado à imprensa. Se o fabricante estiver resistindo a dar início a um recolhimento, a FDA vai basicamente informar ao fabricante que a FDA não tem outra escolha além de publicar um comunicado geral à imprensa dando o nome da empresa, o produto e a descrição do risco em potencial do produto à saúde. Como questão prática, a ameaça (seja explícita ou implícita) da divulgação à imprensa normalmente incita o fabricante a dar início a um recolhimento *voluntário*.

Com freqüência, as notificações de recolhimento enviadas dos fabricantes aos farmacêuticos declaram que o recolhimento é um ato *voluntário* do fabricante, mas os farmacêuticos NÃO devem cometer o erro de acreditar que o recolhimento é, de alguma forma, um processo voluntário também para eles. Os farmacêuticos devem realizar os procedimentos de recolhimento com toda a diligência devida.

A esmagadora maioria de coisas capazes de dar errado durante a fabricação de um produto, independentemente de quão não-intencionais ou insignificantes, normalmente resulta num produto considerado *descaracterizado* ou *adulterado* pelo FD&C Act e por isso sujeito a um *recolhimento*. Os recolhimentos são classificados em

Classe I é uma situação em que há uma forte probabilidade de que o uso ou a exposição a um produto proibido causará conseqüências graves e adversas à saúde ou mesmo a morte.

Classe II é uma situação em que o uso ou a exposição a um produto proibido pode causar conseqüências adversas temporárias ou reversíveis à saúde do ponto de vista médico, ou quando a probabilidade de conseqüências graves adversas à saúde é remota.

Classe III é uma situação em que o uso ou a exposição ao produto proibido não tem probabilidade de causar conseqüências adversas à saúde.[11]

De aproximadamente 200 recolhimentos de drogas por ano, cerca de 30% são Classe III; cerca de 65% são Classe II e menos de 5% são Classe I.[12]

Um comitê de avaliação sobre o risco à saúde dentro da FDA normalmente determina a Classe de um recolhimento. O comitê é composto de médicos e outros especialistas científicos qualificados que podem fazer consultas com médicos particulares, com os Centers for Disease Control and Prevention e com o departamento médico do fabricante. Em seguida fazem uma recomendação para aquele recolhimento em particular. Embora a FDA vá tentar apressar esse processo, ele pode levar vários dias. Essa é a razão pela qual algumas notificações de recolhimentos foram enviadas para os farmacêuticos sem ter a Classe do recolhimento relacionada.

Na tentativa de agilizar o processo, a FDA toma a iniciativa experimental de ter funcionários responsáveis pelo recolhimento em escritórios locais da FDA para fazer as decisões das classificações. Se essa iniciativa vai fazer com que todas as futuras comunicações de recolhimentos contenham as classificações, ainda não se sabe. De qualquer modo, a falta de uma classificação oficial de um recolhimento não deve de forma alguma impedir que o farmacêutico cumpra com o processo do recolhimento. Os planos de ação e os procedimentos do recolhimento devem ser conduzidos imediatamente pelo farmacêutico. A possibilidade da falta de uma classificação oficial, entretanto, realmente indica que os *farmacêuticos NÃO devem escrever os procedimentos de um determinado recolhimento se esses procedimentos dependem do conhecimento da Classe do recolhimento*. Por exemplo, um procedimento que diz para notificar pacientes no caso de um recolhimento de Classe I mas não no caso de um recolhimento de Classe II seria um procedimento de recolhimento impróprio porque a classe do recolhimento pode não ficar conhecida durante dias ou semanas após o anúncio inicial do recolhimento ter sido feito. O fato de notificar ou não os pacientes sobre um recolhimento deve ser baseado no grau de risco à saúde, e não na classificação oficial. O anúncio inicial do recolhimento feito pelo fabricante quase sempre tem instruções do tipo "se e quando" notificar os pacientes. Mas se essas instruções estiverem ausentes ou não muito claras, então o farmacêutico deve tomar as medidas adequadas que o bom senso manda (da mesma forma que ele normalmente age muitas vezes durante o dia).

Nível do Recolhimento e Canais de Distribuição

Quando um recolhimento é anunciado, deve haver uma declaração sobre o *nível* em que o recolhimento está sendo realizado. Na sua forma mais simples, os níveis do sistema de distribuição farmacêutica nos Estados Unidos podem ser esquematizados da seguinte maneira:

Fabricante Farmacêutico > Atacadista da Droga > Farmácia > Paciente.

Os demais distribuidores dos produtos farmacêuticos, como os reembaladores e clínicas de repouso, complicam o canal de distribuição e nem sempre se encaixam exatamente na definição do que é um atacadista ou uma farmácia, mas o esquema descrito é um modelo razoável. A notificação inicial de recolhimento emitida pelo fabricante deve declarar o nível do recolhimento, mas infelizmente nem sempre ocorre dessa forma. Alguns farmacêuticos adotam a falsa suposição de que a Classe de um recolhimento está relacionada perfeitamente com o Nível da distribuição, ou seja, Classe I = nível de paciente, Classe II = nível de farmácia e Classe III = nível de atacadista. Isso *não* é verdade. Muitos recolhimentos de Classe III são realizados no nível de farmácia, alguns recolhimentos de Classe II foram conduzidos no nível de paciente e alguns recolhimentos de Classe I não implicaram a notificação de pacientes (porque o produto foi recolhido antes da sua completa distribuição). Os atacadistas às vezes contribuem para a confusão sobre o nível do recolhimento, enviando às farmácias cópias de cartas de recolhimentos que foram endereçadas para os atacadistas e foram consideradas pelo fabricante como sendo um recolhimento destinado apenas aos atacadistas. Pode-se dizer que o atacadista está simplesmente desviando-se para o lado da cautela, ao enviar a notificação de recolhimento para a farmácia. Mas se todos os atacadistas chegarem à mesma conclusão lógica, haveria na verdade a eliminação do recolhimento destinado apenas ao atacadista e haveria dois níveis de recolhimento: atacadista/farmácia e paciente. Há um certo sentimento dentro da FDA de que esse deveria na verdade ser o caso, como por exemplo se vale a pena recolher um produto do atacadista, então vale a pena recolher da farmácia. A situação é confusa, e os farmacêuticos terão de usar o máximo do seu bom senso. Os farmacêuticos devem determinar o *nível* do recolhimento independentemente de sua *classe*, e, a partir daí, tomar as medidas cabíveis.

Razões para um Recolhimento

Os quase duzentos recolhimentos farmacêuticos publicados todos os anos acontecem por várias razões. O Quadro 1 relaciona algumas das principais razões e a porcentagem aproximada que eles representam em relação a todos os recolhimentos farmacêuticos.[12]

Futuras Diretrizes e Implicações

Alguns desenvolvimentos legais em potencial podem afetar diretamente os farmacêuticos nos anos vindouros. A legislação (estadual e federal) muda constantemente, e os farmacêuticos devem manter-se a par dos novos regulamentos. Uma possível iniciativa da lei pode exigir que os farmacêuticos notifiquem os pacientes em caso de determinados recolhimentos. Embora este capítulo tenha declarado que a notificação adequada ao paciente deveria ser uma prática normal do farmacêutico, atualmente não existe nenhuma lei federal específica ou regulamento que declare que os farmacêuticos devem notificar os pacientes do recolhimento de uma droga. Existe nos Estados Unidos um projeto de lei federal que pode vir a sistematizar esse item. Essa situação pode ser análoga à situação de aconselhamento ao paciente. Alguns farmacêuticos conscienciosos tentaram fazer do aconselhamento ao paciente parte da responsabilidade profissional geral, mas a legislação então exigiu aconselhamento e regras e os regulamentos designaram dados específicos de como esse aconselhamento deveria ser feito (alguns farmacêuticos afirmaram que havia designações específicas demais e outros afirmaram que havia designações específicas de menos). Se a nova legislação aprovar que os farmacêuticos sejam os responsáveis em notificar os pacientes sobre um recolhimento, não se sabe se essa legislação fará qualquer diferença na prática diária do farmacêutico consciencioso.

Uma conseqüência dos recolhimentos que pode afetar a futura prática farmacêutica é o tópico de rastrear as drogas aviadas *por número de lote*. Para cada lote de um produto farmacêutico fabricado, o fabricante tem a obrigação de rastrear exatamente para onde cada frasco daquele lote foi enviado. A esmagadora maioria dos atacadistas e farmácias *não faz* o rastreamento, por número de lote, para onde o produto foi enviado. Rastrear pelo número de lote é, para os fabricantes, uma sobrecarga imensa, no que diz respeito ao gerenciamento de dados. Entretanto, esse processo traz de fato a vantagem de que, quando um produto precisa ser recolhido e o produto com defeito pode ser rastreado a apenas lotes específicos, então o fabricante tem que recolher apenas aqueles lotes, e não o produto todo do mercado. Com os modernos registros computadorizados dos embarques de faturamento, os atacadistas podem determinar se um produto em particular foi vendido a uma farmácia em particular. Mas como os atacadistas não rastreiam por número de lote, para cada recolhimento eles têm que notificar todas as farmácias que adquiriram o produto, mesmo que a farmácia tenha adquirido apenas lotes não-afetados do produto que está sendo recolhido. Mas, pelo menos a farmácia pode checar o estoque, devolver apenas o produto afetado e manter em estoque os produtos que não foram afetados para oferecer aos pacientes. No caso de o farmacêutico ter aviado o produto ao paciente, não existe atualmente nenhuma maneira de determinar se o paciente está mantendo o produto de um lote submetido ao recolhimento ou de um lote não-afetado (a não ser que tenha sido aviado do recipiente original). Assim, os recolhimentos no nível de paciente envolvem a remoção de *todo* produto de *todos* os pacientes. Na teoria, se os farmacêuticos rastreassem o produto aviado por número de lote, poderiam notificar e recolher o produto apenas daqueles pacientes com o produto afetado, e os pacientes que possuíssem o produto não-afetado não teriam necessariamente nem

Quadro 95.1 Razões para, Descrições de, e Incidência Aproximada de Recolhimentos Farmacêuticos

RAZÃO	DESCRIÇÃO	PORCENTAGEM DE TODOS OS RECOLHIMENTOS DE MEDICAMENTOS*
Potência	Falha em manter a potência em determinados momentos durante o período previsto.	30
Confusões na rotulagem/embalagem	Por exemplo, concentração incorreta no rótulo, produto errado no frasco.	25
Problemas variados do produto	Desbotamento, vazamento dos frascos, matéria particulada, etc.	20
Dissolução	Falha em dissolver no período previsto.	10
Discrepâncias de fabricação	Desvio dos procedimentos de fabricação oficiais.	10
Contaminação	Contaminação por bactérias, ou falta geral de esterilidade.	5

*Porcentagens aproximadas baseadas em valores médios de 1997 e 1998.

que saber que houve um processo de recolhimento. Há dúvidas se esse cenário funcionaria. Existem prós e contras bem-definidos. Um contra significativo é a manutenção minuciosa dos registros que isso exigiria. Talvez com programas de computador elaborados isso fosse possível. Um pró é que, com os registros detalhados do número de lote, um farmacêutico pode receber a notificação de um recolhimento e ser capaz de rapidamente determinar se não chegou a estocar nem a aviar o lote que deve ser recolhido. As obrigações do farmacêutico com o recolhimento seriam rapidamente concluídas.

RESUMO

Os passos importantes que o farmacêutico deve tomar para conduzir efetivamente os recolhimentos são

Estabelecer procedimentos. Faça isso antes que um recolhimento aconteça. Se não se souber exatamente como começar, deve-se pensar no que for possível e escrever o fato, o mais simples e brevemente possível. À medida que se adquire experiência e melhores métodos são encontrados, estes são incorporados. Tudo que se pode fazer antes de um verdadeiro recolhimento acontecer tornará o recolhimento mais fácil de ser conduzido.

Documente o que está feito. Pode salvar uma vida. Pode ser uma prova legal de que o farmacêutico agiu com a diligência adequada.

Use o bom senso. As leis nem sempre são claras. As definições nem sempre são exatas. As instruções podem ser confusas. No final, faça o que for melhor para o paciente.

Felizmente, a maioria dos recolhimentos não envolve situações potencialmente fatais. Isso só ocorre em raras ocasiões. O farmacêutico encontra-se na linha de frente e tem um papel vital de grande importância para proteger o paciente de produtos potencialmente perigosos.

REFERÊNCIAS

1. Pendergast MK, Deputy Commissioner, FDA: at *A Seminar on Strategic Planning for Crisis Management*, The Food and Drug Law Institute, Washington DC, Jun 7, 1995.
2. MacLean GE: *Documenting Quality for ISO 9000 and Other Industry Standards*, ASQC Quality Press, Milwaukee, 1993.
3. Bryant WR, Recall Officer, Office of Regulatory Affairs, FDA [personal communication], Mar 1998.
4. Morrison EF, Deputy Director, Div of Emergency and Investigations Operations, FDA, , at Crisis Management, Drug Info Assoc, Philadelphia, Oct 6, 1997.
5. *21 CFR 7.49(d)* (Apr 1997).
6. *Regulatory Procedures Manual*, Pt 5 (Recall Procedures), FDA, 1988.
7. Parker BR, Valentino G: *Drug Info J 28*: 899, 1994.
8. Pendergast MK, Deputy Commissioner, FDA, at A Meeting on Notification of Product Withdrawals and Recalls, NIH, Bethesda MD, Nov 19, 1996.
9. Simmons JC, Director Office of Compliance, CBER, FDA [Ltr], May 29, 1997.
10. *Fed Reg 43(117)*: 26202, Jun 16, 1978.
11. *21CFR 7.3* (Apr 1997).
12. FDA Enforcement Reports for 1997 and 1998.

PARTE 8

Fundamentos da Prática Farmacêutica

Nicholas G Popovich PhD
Professor of Pharmacy Practice
School of Pharmacy and Pharmaceutical Sciences
Purdue University
West Lafayette, IN 47907

CAPÍTULO **96**

Educação sobre Drogas

Michael Montagne, PhD
Rumbolt Professor of Social Pharmacy
Division of Pharmaceutical Sciences
Massachusetts College of Pharmacy and Allied Health Sciences
Boston, MA 02115

O uso de drogas ocorre praticamente em todas as sociedades e culturas. Seja o uso médico de uma droga particular ou uma razão não-médica, freqüentemente resultam problemas desse uso. Prevenir problemas por causa da utilização de medicamentos é uma preocupação importante na maioria das sociedades, e essa preocupação é geralmente acentuada quando ocorrem surtos de problemas ou uso inadequado. Como a farmácia é a profissão à qual se atribui o controle das drogas, ela deverá estar envolvida intimamente com essas atividades que têm por objetivo a prevenção ou a redução dos problemas relacionados com o uso das drogas. De fato, a profissão farmacêutica deveria estar oferecendo a liderança e estar direcionando a pesquisa nessa área. Infelizmente, em geral, a farmácia está perdendo sua responsabilidade social pelas substâncias químicas que desenvolve, promove e fornece.

A maior parte dos farmacêuticos está ciente dos problemas importantes que potencialmente podem ocorrer com o uso inadequado de medicações prescritas, como reações adversas e interações medicamentosas. Muitos farmacêuticos também têm conhecimento dos problemas potenciais inerentes à automedicação com uma droga não-prescrita, embora provavelmente estejam menos familiarizados com o uso de remédios herbáticos e medicações homeopáticas no mesmo contexto. Entretanto, poucos farmacêuticos estão cientes dos problemas potenciais que podem surgir com o uso de drogas sociais ilícitas. O problema do envenenamento por uma droga é delegado aos centros de controle de envenenamento e às salas de emergências dos hospitais. O farmacêutico individualmente, em especial aquele que trabalha num estabelecimento de comunidade, pode não se sentir capaz de consultar ou orientar um consumidor particular de drogas nessas áreas de problemas.

A maioria das sociedades encontra-se sob grande necessidade de aprender usos mais racionais e adequados de todos os tipos de drogas e ganhar controle sobre os produtos de sua própria tecnologia. A importância primária da educação sobre drogas é de benefício para o usuário de drogas (paciente ou consumidor); essa educação melhora a adequabilidade dos comportamentos de tomar drogas para alcançar saúde e bem-estar ideais. No centro de qualquer esforço educacional encontra-se a provisão de informações sobre as drogas, a estratégia com a qual os farmacêuticos e os estudantes de farmácia encontram-se mais familiarizados. No altamente complexo mundo tecnológico de hoje, a disponibilidade de informações atuais e precisas permite que o indivíduo entenda, faça melhor as escolhas ou se previna ou solucione problemas.

O indivíduo mais bem ajustado para ajudar as pessoas na prevenção de problemas relacionados com o uso de drogas e no alcance de experiências desejadas, ideais, a partir da droga que está tomando é o farmacêutico. O farmacêutico é uma fonte acessível de informações e de programas educacionais de alta qualidade, e deve estar preocupado com o comportamento de consumo de drogas do indivíduo. Seja a utilização de uma medicação prescrita ou de um remédio herbático para alcançar ou manter um estado de saúde, a utilização de uma droga por seus efeitos orientados socialmente em um ambiente recreativo ou a ingestão de uma substância química para aumentar uma experiência religiosa ou estética, a perspectiva apresentada aqui considera o farmacêutico o líder nos esforços de prevenção ou de limitação dos problemas relacionados com o uso de drogas.

Neste capítulo, os princípios básicos da educação sobre drogas são apresentados com a premissa subjacente de que esses princípios e estratégias aplicam-se a qualquer tipo de uso de drogas. Embora as informações e os problemas resultantes dos tipos específicos de uso de drogas possam variar de droga para droga ou entre as razões para a sua utilização, a abordagem fundamental para orientar as pessoas e fomentar mudanças na utilização de droga é a mesma. Aqui, a palavra *droga* refere-se a qualquer substância, que não seja alimento, que, por sua natureza química ou física, altere a estrutura ou a função no ser humano, resultando em alterações psicológicas, comportamentais ou sociais. Essa definição inclui todos os agentes medicinais (sejam definidos legalmente como de prescrição ou de não-prescrição), remédios herbáticos e caseiros, álcool e cafeína (e quaisquer outras substâncias que freqüentemente sejam consideradas *alimentos* pelos consumidores, mas que são utilizadas por sua atividade farmacológica), substâncias utilizadas primariamente em um contexto não-médico, e até mesmo venenos.

Foram desenvolvidas muitas abordagens para delinear os programas de informações sobre drogas e de educação sobre drogas em ambientes médicos, e muitos desses programas são descritos em outros capítulos deste livro. A maior parte dos exemplos neste capítulo, portanto, vem da área da prevenção do *abuso de drogas*. Essas técnicas e estratégias, e seus princípios básicos, também são aplicáveis na orientação dos pacientes sobre medicamentos ou na realização de programas de educação sobre drogas em qualquer contexto. Por outro lado, é importante ter em mente que idéias, estratégias e programas partindo do campo da educação do paciente sobre drogas podem ser relevantes para o desenvolvimento de programas sobre a utilização não-clínica de drogas, e são oferecidos alguns exemplos dessa visão ampla de educação sobre drogas.

USO DE DROGAS E EDUCAÇÃO SOBRE DROGAS

Os seres humanos se envolvem em uma grande variedade de comportamentos de consumo de drogas, mas uma das considerações mais importantes e rudimentares envolve a definição do que constitui uma droga e que situações ou razões caracterizam o uso de drogas. Em um levantamento nacional americano de 1972 sobre o uso de drogas, foi pedido a adultos e jovens que indicassem quais substâncias eles consideravam drogas.[1] Mais de 80% dos respondentes consideravam drogas substâncias como a heroína, a cocaína, a maconha e agentes psicotrópicos. No entanto, deve-se ter em mente que uma pequena proporção do público geral (5–20%, dependendo da droga específica) não considerava essas substâncias como drogas. O álcool e o tabaco foram vistos como drogas por menos de um terço dos respondentes. A maioria dos respondentes adolescentes (84%) não considerou o tabaco uma droga, embora pudéssemos esperar que, se o levantamento fosse repetido hoje, os resultados seriam diferentes.

O ponto chave é que os indivíduos podem ter diferentes concepções ou percepções acerca de quais substâncias químicas eles vêem como drogas. De fato, esse tipo de levantamento pode ser um exercício útil e interessante em um programa de educação sobre drogas. Mostra-se à audiência uma relação de substâncias químicas e pede-se que indiquem quais são drogas e quais não são. Esse exercício e seus resultados podem não apenas dar ao educador uma idéia melhor das opiniões e do nível de conhecimento sobre drogas de um indivíduo ou de um grupo mas também podem ser utilizados como um ponto focalizado para discussão naquele momento ou em sessões subseqüentes. A crença de que certas substâncias podem ser drogas é importante na compreensão do motivo e do modo pelo qual as pessoas usam tais substâncias, e deve ser uma consideração primária no desenvolvimento de qualquer programa de educação sobre drogas.

A natureza e a extensão de certos tipos de uso de drogas variam de acordo com a droga, a disponibilidade (ou a acessibilidade) e a razão para o uso. Na área clínica, o uso de drogas pode ser iniciado pelo paciente como automedicação ou pode ser direcionado por uma outra pessoa, geralmente um médico que prescreve a droga. Os estudos sobre automedicação são limitados. A pesquisa realizada nessa área indica que o autodiagnóstico e evitar o contato com o sistema de prestação de serviços na área de saúde ocorrem na maioria dos episódios mórbidos e que a automedicação ocorre de 60 a 90% das vezes nessas situações.[2]

Estudos sobre consumo de drogas que não precisam de prescrição indicam que, em geral, aproximadamente um terço de uma população poderia ser definido como usuário corrente de tais substâncias e que de 25% a 60% de uma população podem ser constituídos de usuários dessas drogas durante qualquer período específico.[2]

Quando uma droga é prescrita para um paciente, os profissionais da saúde têm a expectativa de que a droga será tomada precisamente como orientado. A obediência aos regimes de medicação é um outro tipo de uso de drogas considerado da maior importância em um plano de tratamento bem-sucedido. Tem havido muitos estudos nessa área (veja Cap. 115, Adesão, para uma revisão completa); seus resultados mostram que entre 5 a 90% dos pacientes podem não estar cumprindo a prescrição de alguma forma. Embora exista uma ampla variação no não-cumprimento, causada por diferentes fatores, bem como pelo projeto da pesquisa de estudos particulares, a taxa de não-cumprimento, em geral, provavelmente varia de 33 a 50% em qualquer população. Essa situação representa um comportamento diferente; muitos pacientes não estão tomando drogas quando deveriam.

O uso de drogas também ocorre em um contexto não-clínico. Embora o tabagismo tenha diminuído de forma constante entre os adultos, o uso do tabaco aumentou entre os jovens nos últimos anos.[3] A taxa de uso de álcool permaneceu estável durante muitos anos, mas existe um aumento na prática de embebedarse entre adultos jovens, especialmente estudantes universitários.[3] Levantamentos nacionais americanos sobre a utilização de drogas, conduzidos pelo National Institute on Drug Abuse em 1996, descobriram que 20% dos jovens (abaixo de 18 anos de idade), 40% dos adultos jovens (18 a 25 anos de idade) e 29% dos adultos (26 anos de idade ou mais) eram usuários habituais de tabaco, ao passo que 20% dos jovens, 58% dos adultos jovens e 56% dos adultos eram usuários habituais de álcool.[3]

A utilização não-clínica da maioria dos outros tipos de drogas psicoativas diminuiu na última década. As exceções são o uso não-clínico de maconha e de algumas drogas psicodélicas (p. ex., LSD). As drogas também são a causa de quase metade de todos os episódios de envenenamento (veja Cap. 99), um tipo de comportamento de utilização de drogas que é, na maioria das vezes, não-intencional, exceto nos casos de suicídio.

É claro que as drogas são utilizadas de modo adequado em certas situações por razões benéficas, não são utilizadas em alguns casos quando deveriam ser e são utilizadas inadequadamente em muitas ocasiões. Em todos esses três tipos de circunstâncias, embora mais freqüentemente nos dois últimos exemplos, podem resultar problemas do uso de drogas. A prevenção ou o reconhecimento e o gerenciamento de problemas que resultam do uso de drogas são as principais razões para o desenvolvimento e o fornecimento de programas de educação sobre drogas.

A educação sobre drogas em um contexto clínico ocorre há algum tempo. O primeiro movimento de promoção da saúde ocorreu no final do século 19, e as atividades educacionais foram uma parte importante desses esforços. O aconselhamento do paciente sempre foi parte do papel do profissional da saúde, embora a assunção desse papel tenha variado de tempos em tempos, especialmente dentro da ciência farmacêutica. As principais estratégias têm sido oferecer informações ou educação sobre as drogas para os pacientes por meio de interação verbal. Programas educacionais estruturados foram desenvolvidos durante todo o século 20, mas foi apenas depois da Segunda Guerra Mundial que os esforços acordados para desenvolver e implementar programas de educação na área da saúde começaram a ocorrer na saúde pública. Nas décadas de 1950 e de 1960, várias abordagens de atitude e de comportamento foram estudadas para expandir a abordagem tradicional baseada na informação e aperfeiçoar a eficácia dos programas apenas de informações. Na década de 1990, a abordagem comportamental tornou-se popular nos programas de educação na área da saúde, e o uso dos meios de comunicação de massa aumentou drasticamente.

Os primeiros esforços na educação sobre uso não-clínico de drogas consistiram em retratos negativos das drogas e em moralização sobre o uso de drogas na sala de aula e através da mídia de massa, com pouca informação objetiva sendo apresentada. Infelizmente essa abordagem ainda pode ser encontrada em muitos programas contemporâneos de educação sobre drogas. Esses esforços iniciais evoluíram nos programas de educação sobre drogas do final da década de 1960 e início da década de 1970, que alegavam oferecer informações relativamente objetivas, principalmente de natureza farmacológica, para crianças nas matérias relacionadas com saúde, ciências sociais ou alguma outra parte do currículo escolar. Na maioria desses casos, as informações eram fornecidas, porém as maneiras de utilizar e incorporar essas informações em um estilo de vida não eram apresentadas e discutidas. Vários estudos no final da década de 1970 descobriram que os programas de informações nessa área despertavam a curiosidade do estudante sobre drogas e aumentavam a probabilidade de experimentação de drogas.[4,5]

Conseqüentemente, veio uma mudança na programação educacional no sentido de reforçar as competências sociais (ou seja, as habilidades de comunicação e de relacionamento de uma pessoa e a capacidade de tomar decisões e de resolver problemas). A justificativa foi que um indivíduo socialmente competente, bem-ajustado e estável seguramente teria pouca necessidade de drogas, e, nos casos em que as drogas fossem utilizadas, seriam apenas substâncias aprovadas socialmente, de formas socialmente aceitas e adequadas. Esses programas geralmente eram eficazes na estimulação dessas competências, mas a influência subseqüente sobre o uso de drogas geralmente era desconhecida. No entanto, logo foi observado que a eficácia desses programas indicava uma falta geral de treinamento de competência social na família, na escola, nos ambientes religiosos e em outros lugares. Esses programas têm valor em um plano educacional, porém principalmente quando incorporados a informações sobre drogas, alternativas a elas, reconhecimento dos problemas relacionados com o seu uso e outras atividades afins.

Em meados da década de 70, nos Estados Unidos, foram criados vários programas de *uso responsável de drogas*, principalmente em resposta à abordagem dominante, que acreditava que um programa bem-sucedido de orientação sobre drogas resultaria na abstinência de drogas desaprovadas socialmente e, naturalmente, numa redução dos problemas do uso de drogas.[6] O movimento *uso responsável de drogas* aceitou a noção de que as pessoas sempre vão querer tomar substâncias químicas, e esses programas foram delineados para abrigar comportamentos adequados de uso de drogas, a tomada de decisão racional no uso de drogas e as habilidades para prevenir ou reconhecer os problemas relacionados com o uso de drogas.

Os programas que empregam a abordagem responsável do uso de drogas variaram desde atividades responsáveis de conscientização da ingestão de bebidas até treinamento de primeiros-socorros nos casos de superdosagem de drogas e a sugestão de que alguns indivíduos que apresentavam problemas relacionados com o uso de álcool poderiam reintegrar o ato de beber social nas suas vidas após tratamento e orientação em dependência química. No entanto, esses programas não tiveram valor para todos os indivíduos e grupos envolvidos no uso de drogas, e a utilidade e a eficácia relativas desses programas ainda não são bem conhecidas.

Alguns pesquisadores e educadores sugeriram mais recentemente uma abordagem de orientação sobre drogas e de prevenção de drogas bastante diferente, na qual o uso de drogas é considerado um *comportamento natural*.[7] Nesse contexto, os programas educacionais enfocam a necessidade de alterar o estado de consciência de um indivíduo de uma forma aceitável e a utilização de drogas de uma maneira responsável e compatível com o estilo de vida do indivíduo. O usuário de drogas é alertado, também, para a importância dos valores e a influência das atitudes sociais no consumo de drogas. Essas duas noções são extremamente importantes ao se apresentar programas ou se aconselhar pacientes com relação ao uso de drogas.

As diferentes opiniões sobre muitas drogas e seu uso verdadeiro podem variar consideravelmente entre indivíduos diferentes e grupos diferentes. O tabaco (nicotina) e o café (cafeína) eram considerados substâncias perigosamente tóxicas e com poder de viciar em tempos passados, ao passo que poucas pessoas atualmente chamam os mesmos itens de droga, embora o interesse renovado no combate ao consumo de cigarros tenha levado à rotulação da nicotina como sendo tão capaz de viciar quanto a heroína.

Em algumas sociedades, o álcool é a droga social de escolha pelos adultos, ao passo que a maconha é a droga social das pessoas jovens, apesar de não ser socialmente aceita ou ser considerada ilegal. Em outras sociedades, o uso do álcool é proibido, ao passo que o uso da maconha é aceito socialmente. Como resultado dessas diferenças, podem não ser satisfeitas as necessidades específicas para informações, educação ou consulta para resolver problemas de consumo de drogas; talvez o que estejamos fazendo nesse momento em nome de parar o problema das drogas *seja* o problema das drogas.[6]

Na década de 1980, houve um movimento contra a abordagem do *uso responsável de drogas* e uma reorientação dos esforços de prevenção, mudando da estratégia de redução de fornecimento (ou seja, prevenindo ou limitando a oferta e o fluxo de drogas na origem) para a estratégia de redução da demanda (ou seja, prevenindo ou limitando a necessidade e, dessa forma, o uso verdadeiro das drogas, em uma população nativa). As tendências contemporâneas populares são a campanha *Diga Não* e o emprego da mídia de massa para informar e orientar. A técnica de habilidade de recusa (p. ex., a campanha *Diga Não*) é uma abordagem baseada em abstinência, que foi desenvolvida na área da pesquisa de prevenção ao tabagismo. O uso de companheiros de grupo nos programas educacionais também aumentou na década de 1990. Muito do esforço começou no campo da orientação sobre álcool, conforme foram feitas tentativas para sair de programas moralistas e autoritários, tendo a abstinência como um objetivo, para estratégias facilitadas por companheiros com base no conceito da autodescoberta e no fato de que o uso do álcool é socialmente aprovado e arraigado na maioria das sociedades, embora seja uma atividade ilegal para certos segmentos (p. ex., por causa da idade) da população. Independentemente dessas tendências, modismos ou novas abordagens na programação de educação sobre drogas, existem alguns princípios básicos que devem sempre ser considerados.

PRINCÍPIOS BÁSICOS DA EDUCAÇÃO SOBRE DROGAS

Existem várias técnicas e estratégias para serem utilizadas no aconselhamento e na educação dos pacientes, mas, antes que sejam consideradas, o processo através do qual o aprendizado ocorre é revisto. O processo de aprendizado ocorre em três domínios ou de três modos diferentes[8] (Fig. 96.1). O domínio básico é o cognitivo, em que os fatos e as informações são assimilados. O conhecimento de uma pessoa é construído através de um processo de aquisição, compreensão, retenção (memória) e reforço de itens específicos de informação. O próximo domínio (afetivo) envolve a formação de atitudes como sentimentos, crenças, percepções, emoções e apreciações. Esses itens são construídos através de um processo interativo, combinando conhecimento (a partir do domínio cognitivo) e as experiências na vida real durante a qual o conhecimento da pessoa é aplicado e avaliado para ver se pode se ajustar à realidade. O domínio comportamental (p. ex., ações, tomada de decisões, habilidades físicas) é desenvolvido a partir do que a pessoa conhece e sente, junto à natureza e às necessidades de seu meio social.

Os valores podem afetar todos os domínios do aprendizado. O ponto de vista de uma pessoa, sua orientação ética ou seu modo de vida influenciam o uso de drogas e também influenciam os educadores à medida que eles desenvolvem e oferecem programas. A abordagem filosófica clássica consiste em considerar crenças e tomada de decisões de uma forma entre duas opções. A abordagem deontológica enfoca mais a ação ou o motivo por trás da decisão, ao passo que a abordagem teleológica enfoca mais os resultados ou as conseqüências da ação ou da decisão.

As decisões quanto a dar ou tomar drogas podem seguir as mesmas linhas filosóficas de pensamento. Nos serviços de saúde, por exemplo, o desfecho ou o resultado do tratamento geralmente é mais importante do que a natureza do tratamento em si. Em muitos casos, uma vasta lista de drogas é utilizada para manter a vida do paciente (o *resultado* primário da terapia), mesmo quando as próprias drogas levam a efeitos negativos e problemas, algumas vezes piores do que a própria doença. A pesquisa clínica e medicamentosa no passado também seguia a abordagem teleológica. A ênfase estava nos resultados da pesquisa (ou seja, descobrir uma droga que curasse uma doença) e menos no que acontecia aos pacientes no experimento. Experimentos medicamentosos clínicos contemporâneos são muito mais éticos, porém a ênfase nos resultados ou no desfecho da terapia ainda permanece.

A influência de valores também pode ser vista no desenvolvimento e na provisão de programas de educação sobre drogas. Conforme descrito por Dembo,[9] as duas visões ou esquemas correntes de referência na prevenção e no tratamento com drogas diferem na sua ênfase sobre o uso de drogas. A visão positivista enfoca os problemas do uso de drogas e a educação

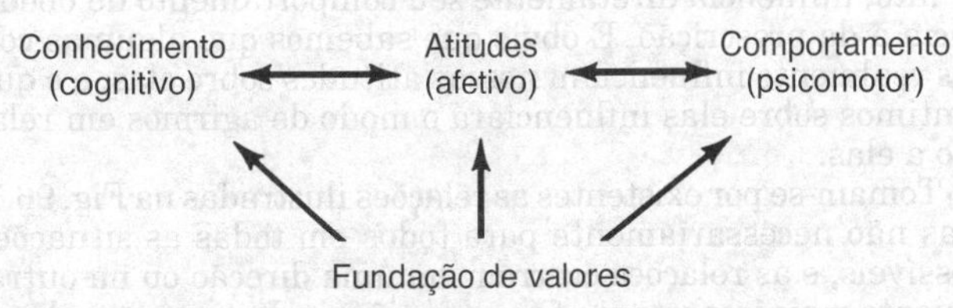

Fig. 96.1 Domínios do aprendizado.

sobre drogas tenta alterar as atitudes e os comportamentos do usuário na direção da abstinência total. A visão interativa enfatiza a importância de fatores socioculturais e ambientais levando ao uso das drogas como uma atividade valorizada, e a educação sobre drogas enfoca o desenvolvimento de sanções e rituais sociais para prevenir ou limitar o uso disfuncional de drogas. Cada ponto de vista resultaria no desenvolvimento de tipos de programas de educação sobre drogas talvez diferentes.

A importância de valores no uso de drogas e na orientação sobre drogas tem sido considerada uma faceta primária no desenvolvimento de programas. Uma abordagem é conhecida como esclarecimento de valores, que foi desenvolvida como uma estratégia para melhorar as habilidades sociais gerais do adolescente e tem sido adotada em programas de educação e de prevenção de drogas.[10] A idéia por trás do esclarecimento de valores é que as crenças de um indivíduo e sua habilidade para tomar decisões são bastante influenciadas por valores. Quanto mais claros esses valores e o processo de valorizá-los, mais autodirecionado e coerente é o indivíduo na tomada de decisões e escolhas ideais em sua vida. A estratégia de esclarecimento de valores tornou-se uma parte importante de alguns esforços de educação sobre drogas.

O principal problema que os teóricos e os pesquisadores em educação têm encontrado é a determinação do que é aprendido, e o quanto é aprendido, em um domínio que influencia o processo de aprendizado em um outro domínio. Existe uma noção dominante, baseada em parte no senso comum, de que o oferecimento de informações sobre drogas melhorará os comportamentos adequados de uso de drogas na maioria das situações (p. ex., cumprimento maior das orientações prescritas, automedicação responsável ou uso social ilícito diminuído). Diferentes pesquisas em diferentes áreas em educação sobre drogas sugerem que essa relação *não é necessariamente* verdadeira.

Muitos estudos sobre bulas mostraram que essa forma de informação impressa pode levar a ganhos confiáveis no conhecimento sobre drogas, mas elas parecem ter pouco efeito sobre a maneira pela qual os pacientes utilizam a droga.[11] Embora o conhecimento do paciente e sua compreensão (domínio cognitivo) sobre a droga e os regimes das drogas tenham melhorado, suas decisões iniciais com relação à terapia com a droga, sua intenção de utilizar a droga (domínio da atitude) e o cumprimento real do regime não foram alterados de modo significativo. O mesmo é verdadeiro no que se refere à orientação das pessoas acerca do uso não-clínico de drogas. A relação entre o que uma pessoa sabe sobre o uso não-clínico de drogas e o fato de a pessoa realmente utilizar drogas de tal forma não é muito forte, de acordo com a maioria das pesquisas nessa área.[12] Esse corpo de pesquisa também sugere que a relação entre valores e comportamento não é clara e pode ser fraca ou inconsistente para alguns indivíduos ou em algumas situações de uso de drogas.

Por outro lado, alguns estudos sobre conhecimento, atitudes e comportamentos em relação a drogas, na área do uso social ilícito de drogas, mostraram uma ligação direta entre esses três domínios em algumas situações de educação. A relação mais forte parece existir entre atitudes e comportamentos, mas até mesmo essa relação parece ser uma conexão complexa e difícil de ser descrita e prevista nos esforços de educação. As interações com os pacientes individualmente nas situações práticas também poderiam mostrar que aumentar o conhecimento dos pacientes sobre sua terapia medicamentosa, de fato, influencia diretamente seu comportamento de obediência à da prescrição. É óbvio que sabemos que algumas coisas realmente influenciam nossas atitudes sobre elas, e o que sentimos sobre elas influenciará o modo de agirmos em relação a elas.

Tomam-se por existentes as relações ilustradas na Fig. 96.1, mas não necessariamente para todos em todas as situações possíveis, e as relações ocorrem em uma direção ou na outra. O ponto mais importante é ter consciência de que, para alcançar um tipo particular de efeito, a melhor abordagem consiste em enfocar o domínio do aprendizado em que o efeito desejado ou a alteração desejada devem ocorrer. Se o objetivo dos esforços do educador for uma atitude mais negativa em relação ao uso de certas drogas, então o programa de educação deve enfocar suas atividades mais nas atitudes e menos no aumento do conhecimento sobre drogas ou no desencorajamento do uso de drogas. Se o objetivo do programa for prevenir ou limitar certos tipos de uso de drogas, o foco deve concentrar-se na construção de habilidades e no direcionamento de comportamento para longe do uso, e não tanto no aumento do conhecimento sobre drogas ou no desenvolvimento de atitudes contra as drogas e seu uso.

A educação verdadeiramente eficaz sobre drogas ocorre individualizando-se o processo de aprendizado para necessidades particulares do paciente ou do consumidor. O farmacêutico deve ter consciência da situação particular de uma pessoa e estar pronto para ajudar, se necessário. Essa não apenas é uma parte eficaz do aconselhamento e da educação sobre drogas, como também a maioria das pessoas indica que essa abordagem (ou seja, ser considerado um ser humano único) é o que o paciente deseja e espera nas interações com os profissionais da área de saúde.

A atenção individualizada, não surpreendentemente, é também um dos principais fatores na seleção e na lealdade de um consumidor em relação a uma farmácia em particular. Em termos de educação sobre drogas, então, a melhor maneira de abordar o processo de aprendizado é

- Avaliar o nível de conhecimento da pessoa e proporcionar informações relevantes nas áreas onde houver deficiência.
- Aconselhar a pessoa e encorajar atitudes positivas em relação ao uso adequado e controlado de drogas.
- Avaliar o uso de drogas da pessoa e sua saúde geral em relação ao tempo transcorrido para verificar padrões adequados de uso e resultados ideais a partir do uso, e para reforçar atitudes e comportamentos positivos.

Os conceitos e os princípios apresentados aqui aplicam-se a pessoas que usam uma substância clínica por uma razão médica ou não-médica em qualquer situação. O delineamento de efeitos ou resultados de educação é mais produtivo quando se baseia na idéia de que as pessoas aprendem e agem, com base no que sabem, de formas diferentes.

EFEITOS E RESULTADOS DOS PROGRAMAS DE EDUCAÇÃO SOBRE DROGAS

O conceito mais importante que, com freqüência, surpreendentemente não é afirmado explicitamente nos programas de educação é o comportamento ou o problema que é o alvo do esforço de educação ou de prevenção. Infelizmente, isso ocorre com a maioria dos programas de educação sobre drogas. Algumas vezes, há um sentimento geral do que deve ser alcançado, porém os resultados ou desfechos específicos não são delineados claramente. Alguns objetivos diferentes, embora não necessariamente mutuamente excludentes, de programas de educação sobre drogas são:

- Um aumento do conhecimento sobre drogas.
- Uma alteração nas atitudes sobre drogas e seu uso.
- Uma melhora no funcionamento social (p. ex., competência social) que poderia levar a melhores tomadas de decisão em situações de uso de drogas.
- Uma alteração no uso de drogas em geral.
- Uma alteração no uso de tipos específicos de drogas.
- Uma redução da ocorrência de problemas específicos relacionados com drogas.

Uma vez determinados os objetivos gerais do programa, devem ser identificados e caracterizados resultados e desfechos mais específicos.

Esse grau de generalidade parece ocorrer com maior freqüência nos programas de educação sobre o uso não-clínico de drogas. A maioria dos programas relaciona um objetivo primário de prevenção de abuso de drogas, mas a questão do que constitui *abuso* de uma substância química geralmente não é bem definida. Isso resulta na adoção da abstinência completa do uso de drogas como o objetivo do programa de educação ou de prevenção.

Então, quais são os efeitos e resultados dos programas de educação sobre drogas? O tipo mais eficaz, em relação a um nível específico de aprendizado, tem relação com o conhecimento sobre a droga. O oferecimento de informações sobre a droga, e o recebimento e a compreensão dessa informação, leva ao aumento do nível cognitivo na maior parte das vezes. Os pacientes ou os consumidores mostram uma melhora no seu conhecimento sobre drogas, conforme avaliado por algum teste cognitivo. No entanto, esse maior conhecimento não leva a uma mudança nas atitudes ou nos comportamentos. Por exemplo, a eficácia de bulas e de outras folhas de instrução programadas sobre medicamentos são variáveis. Estudos de bulas pela Rand Corporation propiciou uma idéia melhor sobre o uso e a eficácia das informações sobre drogas para o paciente.[11] Os principais achados desses estudos foram que

As bulas têm grande probabilidade de serem lidas amplamente.
As bulas são utilizadas como documento de referência para muitos pacientes.
As bulas levam a ganhos confiáveis no conhecimento da droga.
As bulas parecem ter pouco efeito sobre o modo pelo qual os pacientes usam as drogas.
As bulas, em geral, não levam os pacientes a relatar mais efeitos colaterais.
As bulas provavelmente não mudam a freqüência com que os pacientes contatam seus médicos.
Os pacientes consideram úteis as informações escritas sobre a droga.
A quantidade de explicação fornecida em uma bula faz pouca diferença no volume de informação que os pacientes compreendem ou memorizam.
A simplicidade com que uma bula é escrita tem pouco efeito sobre a compreensão.

Outros estudos, bem como revisões abrangentes da literatura nessa área, chegaram a conclusões semelhantes.[13,14] Em um contexto médico, o oferecimento de informações sobre drogas freqüentemente leva a ganhos mensuráveis no conhecimento sobre drogas, porém alterações correspondentes no uso de drogas (p. ex., maior obediência ou automedicação mais adequada) podem não ocorrer, especialmente se o aprendizado também não acontecer no domínio da atitude ou do comportamento.

Os programas de educação sobre drogas direcionados para esses outros domínios de aprendizado freqüentemente têm seu efeito nesses domínios específicos. A falta de eficácia geral dos programas de informações sobre drogas em relação a maior obediência à prescrição motivou os educadores a desenvolver outras técnicas. Na área da obediência, foram desenvolvidas várias estratégias de atitude e de comportamento (veja Cap. 115). Por exemplo, descobriu-se que as crenças em relação à saúde influenciam a tomada de decisão de um indivíduo acerca de procurar cuidados médicos e de seguir a terapia prescrita. Nos esforços de orientação, o Health Belief Model[15] tem sido utilizado para delinear técnicas e estratégias específicas, que, descobriu-se, serem eficazes no aumento da obediência ao programa por alguns pacientes. As técnicas de modificação do comportamento também são eficazes em ajudar os pacientes a aderir a planos de dieta, a cumprir regimes terapêuticos complexos ou difíceis e até mesmo a parar de fumar.

Na área de educação sobre drogas não-medicamentosas, a abordagem da informação também mostrou apresentar um melhor efeito a curto prazo sobre o conhecimento de drogas e pouco efeito sobre o uso não-clínico de drogas. A exceção interessante e algo infeliz é que a provisão de informações ou de palestras somente sobre a farmacologia das *drogas de abuso* mostrou-se, em alguns estudos, na verdade estimuladora da curiosidade dos estudantes e de seu desejo de experimentar essas substâncias.[4,5,16] Nesses estudos, o uso de drogas aumentou levemente durante um curto período após o programa de orientação, e então caiu de novo para o nível medido antes da atividade de orientação. Os esforços iniciais utilizando mensagens que provocam medo e táticas de pavor mostraram um efeito imediato quando comparados com o oferecimento de informações factuais ou de discussões de atitudes, mas o efeito geralmente durava apenas um curto período. O consenso dos pesquisadores é que o medo como parte de punição não é uma abordagem eficaz, porém o reforço positivo pode ser eficaz em alguns esforços de programação.

Com base em uma meta-análise de 143 programas de prevenção de drogas entre adolescentes, Tobler[17] concluiu que, de todas as abordagens diferentes, apenas os programas de aconselhamento de companheiros de grupo eram eficazes na produção de mudanças nos três domínios de aprendizado e, mais importante, esses tipos de programas eram os únicos a prevenir ou reduzir de modo significativo o uso não-clínico de drogas em adolescentes. Os programas que utilizam alternativas para drogas mostraram-se eficazes na redução do uso de drogas em adolescentes de *elevado risco*. Em geral, essa revisão analítica em larga escala mostrou que programas de múltiplas modalidades eram muito mais eficazes do que os programas que utilizavam apenas uma única estratégia ou abordagem. A revisão e análise de 35 programas de educação sobre drogas que empregaram medidas de resultados específicos, mostraram que a *nova geração* de estratégias de prevenção pode produzir mais resultados positivos e menos resultados negativos do que as abordagens mais antigas de informações sobre drogas.[18] Mesmo quando foram observadas mudanças positivas em um programa particular, essas mudanças em geral eram pequenas e de curta duração. Outros estudos e revisões chegaram a conclusões semelhantes; a maioria dos programas de educação, independentemente de sua abordagem ou de sua estratégia, parece produzir alterações no conhecimento sobre a droga, porém poucos programas são capazes de levar a mudanças importantes no comportamento de uso de drogas.[19]

No entanto, alguns orientadores argumentaram e mostraram por meio de pesquisas que a relação entre conhecimento, atitudes e comportamento pode ser complexa e, embora possam ocorrer alterações no domínio cognitivo rapidamente, as alterações nas atitudes e nos comportamentos levam mais tempo para serem internalizadas pelo aprendiz e colocadas em prática nas situações da vida real de todo dia.[20]

As estratégias e as abordagens que foram desenvolvidas mais recentemente não se mostraram mais eficazes. A abordagem de habilidade de recusa (p. ex., *Diga não*) parece ser mais eficaz na prevenção do tabagismo, mas, mesmo assim, o efeito é de curta duração. As abordagens dos meios de massa para educação sobre drogas e sua prevenção também se mostraram claramente eficazes, por pouco tempo, sobre o uso de drogas, especialmente em termos de prevenção do tabagismo. O uso de informações escritas sobre drogas, como um suplemento para o teor da mídia, parece melhorar levemente a eficácia dos meios de comunicação de massa.

EDUCAÇÃO SOBRE DROGAS EM UM CONTEXTO CLÍNICO

A faixa de variação das audiências para os programas de educação sobre drogas clínicas pode variar desde uma interação pessoal, com um paciente individualmente, até a programação abrangente para grupos de pessoas ou comunidades inteiras. As informações sobre drogas e as consultas são atividades educacionais que os farmacêuticos têm utilizado durante algum tempo (veja Caps. 8 e 9). Proporcionar informações, apresentar programas de educação sobre drogas e consultar pacientes e profissionais da saúde representam o principal esforço de prevenção que requer o envolvimento da farmácia.

O uso de uma droga no contexto clínico freqüentemente é influenciado ou direcionado por um profissional da saúde. O educador sobre drogas não deve esquecer essa audiência no planejamento e no desenvolvimento de programas de educação sobre drogas. O grupo primário é aquele que prescreve as drogas, principalmente os médicos. A pesquisa mostra que os comportamentos de prescrição são influenciados por numerosos fatores.

A formação acadêmica e o treinamento prévios de quem prescreve, especialmente quando inclui a farmacologia de drogas.
A propaganda e a promoção de drogas.
As interações com os colegas.
O controle e os mecanismos reguladores nos serviços de saúde.
As demandas dos pacientes e da sociedade.[21]

Esses fatores devem ser considerados no desenvolvimento de programas para educar médicos e outros profissionais acerca de drogas e para melhorar a adequação de seus comportamentos de prescrição. Malas-diretas contendo informações sobre drogas e outros serviços, representantes farmacêuticos para detalhar e promover a triagem no balcão, seminários e apresentações internos e revisão de utilização de drogas com *feedback* e consultas são as abordagens mais comumente utilizadas para melhorar o conhecimento sobre drogas e para mudar as práticas de prescrição.

A real educação dos pacientes acerca de suas medicações de prescrição cobre uma ampla variação de complexas estratégias envolvidas. Em uma extremidade do espectro, a página de informações sobre drogas (também denominada página de estudo-instrução), o cartão de orientação ou a bula são dados para o paciente juntamente com a medicação. Páginas com informações em outras línguas além do inglês, e em um formato com figuras para aqueles que não sabem ler, também foram projetadas. Páginas com instrução programadas, que oferecem tanto informação quanto aprendizado autotutorial com reforço, também foram desenvolvidas e utilizadas na farmácia. O valor e a eficácia das páginas são variáveis, com o grau maior de aprendizado ocorrendo no domínio cognitivo.

Obviamente a informação escrita é importante e utilizada por muitos pacientes. A melhor maneira de propiciar essa informação, no entanto, pode ser através da distribuição obrigatória de informações padronizadas, porém com individualização das informações de acordo com as necessidades do paciente. A suplementação de informações escritas com aconselhamento verbal geralmente aumenta sua eficácia e utilidade. O *Omnibus Budget Reconciliation Act* de 1990 (OBRA 90) obriga a orientação dos pacientes. O farmacêutico também pode contribuir para sanar as necessidades de informação do paciente ao estar consciente da existência de alguns dos muitos livros sobre drogas orientados para o consumidor, e também fornecendo algumas dessas obras atualmente no mercado.

A experiência e as pesquisas já realizadas sugerem que a maioria, aproximadamente 85%, das perguntas dos pacientes e suas necessidades podem ser respondidas quase que imediatamente com base no conhecimento e na experiência da pessoa com quem se fala.[22] A distribuição ideal de informações sobre drogas deve ter por base um antigo adágio: a informação certa, na forma e quantidades certas, para pessoa ou o lugar certo, no momento certo.

Um novo conceito que emergiu recentemente como estratégia eficaz de aprendizado é o apoio social. Alguns programas foram delineados de modo a incluir o apoio social no processo educacional, e esse conceito também pode ser aplicado a situações de aconselhamento individual nos ambientes de serviços de saúde. O farmacêutico e uma outra pessoa importante, como um cônjuge, membro da família ou amigo, ajudam a motivar o paciente na direção de um comportamento de saúde positivo por meio da monitoração do uso de drogas, observando problemas e reforçando os comportamentos adequados de uso de drogas.

Uma outra estratégia relativamente nova envolve o uso de modificação comportamental para assegurar o uso adequado de drogas. Esse processo de resolução de problemas emprega a observação do comportamento, a insinuação/sugestão (algum tipo de motivador ou de lembrete para iniciar o comportamento) e recompensas para definir e modificar o comportamento de uma forma específica. O paciente aprende acerca da condição médica e do regime medicamentoso e, então, implementa um programa de autogerenciamento relacionado a essa terapia particular. O paciente se torna um parceiro no planejamento da terapia e, conseqüentemente, sente-se responsável pelo seguimento do regime que foi acordado. Essas duas técnicas, os programas de apoio social e de modificação do comportamento, mostraram-se eficazes na melhora da obediência aos regimes de medicação por parte do paciente.

Existe um tipo de comportamento de uso de drogas para o qual foram desenvolvidos poucos programas de educação. A automedicação e práticas relacionadas que envolvem remédios caseiros não foram bem estudadas no passado e, conseqüentemente, as idéias e as teorias para o modo como alterar e melhorar o comportamento de automedicação são limitadas. Alguns pesquisadores estão trabalhando na aplicação do Health Belief Model[15] para situações que envolvem autodiagnóstico e automedicação. Na maioria das vezes, as atividades de educação na automedicação consistiram em informações sobre a droga, geralmente na forma de livros sobre drogas orientados para o consumidor. Uma leitura atenta das seções de saúde e medicina das livrarias locais deve dar ao leitor uma idéia da variação e da qualidade dessas informações.

Os princípios básicos no fornecimento de informações sobre drogas aplicam-se também à avaliação e utilização desses materiais, antes que sejam sugeridos ou distribuídos para os consumidores. Além dos livros e materiais orientados para o consumidor, a outra única estratégica desenvolvida nessa área são as apresentações sobre tendências de automedicação, modismos e problemas, de uma forma simples e pedagogicamente estruturada, além do uso de algoritmos ou de fluxogramas para ajudar os consumidores na sua tomada de decisão.[23]

EDUCAÇÃO SOBRE DROGAS EM UM CONTEXTO NÃO-MÉDICO

Foram projetados diferentes programas para oferecer informação e educação sobre o uso de drogas em um contexto não-médico (veja Apêndice A). A abordagem clássica consiste em fornecer informações específicas sobre drogas (p. ex., farmacologia) e relacionadas com drogas (p. ex., leis ou alternativas sobre drogas) a indivíduos ou grupos. A abordagem afetiva ou de atitude consiste no treinamento de habilidades de comunicação, no esclarecimento de valores, na auto-estima e em lidar com as pressões. As estratégias de informações e de sentimentos freqüentemente são combinadas em um único programa ou em uma série de *workshops*.

A abordagem comportamental enfoca a construção de habilidades, como a capacidade de recusa para combater a pressão do igual [colega/amigo], positividade, tomada de decisão e resolução de problemas, ou emprega técnicas de modificação do comportamento para ajudar a identificar e alterar comportamentos inadequados. A programação abrangente envolve experiências complexas em múltiplas sessões para orientação, desenvolvidas com o objetivo de terem um efeito sobre todos os domínios do aprendizado. Exemplos desses tipos de programa incluem o treinamento do "conselheiro do grupo" e do professor, a grade curricular nos ambientes escolares e abordagens com base na comunidade, como *workshops* sobre parentalidade e a interação pai/mãe-criança e o uso dos meios locais de comunicação de massa.

A pesquisa mostra que o melhor ponto em um currículo para se começar e expandir um programa de educação sobre *abuso de drogas* encontra-se aproximadamente na quinta ou sexta séries.[5] As populações estudantis podem diferir muito de um ambiente escolar para outro, necessitando dessa forma do emprego de uma pesquisa de avaliação de necessidades para se determinar seu nível de experiência e de compreensão. As informações relacionadas a drogas (p. ex., leis sobre drogas, alternativas para drogas) também devem ser apresentadas e discutidas como parte de qualquer programa de educação sobre drogas, particularmente se o objetivo do programa for a abstinência do uso de drogas.

As competências sociais são as habilidades e capacidades que promovem o funcionamento saudável pessoal e social. Foi sugerido que as pessoas que não são socialmente competentes, ou seja, aquelas com níveis baixos de confiança, auto-estima, identidade, direcionamento e habilidades interpessoais são mais passíveis de se envolverem no uso inadequado de drogas. Por outro lado, a pessoa socialmente competente tem mais probabilidade de tomar decisões melhores acerca do uso de drogas, de prevenir problemas advindos do uso de drogas ou de reconhecer esses problemas e solucioná-los. De fato, a estratégia de reforçar as competências sociais é uma parte importante dos Alcoólicos Anônimos ou dos Narcóticos Anônimos.

O treinamento de supervisores e de outras pessoas-chave para auxiliarem no reconhecimento de problemas de uso de drogas e no encaminhamento de pessoas para os departamentos sociais e de saúde adequados tem sido o foco de alguns programas de orientação. Os supervisores são aqueles indivíduos para os quais uma pessoa pode dirigir-se em busca de ajuda para lidar com problemas relacionados ao uso de drogas. Esses indivíduos podem ser membros da família, funcionários da escola, líderes religiosos, funcionários públicos locais, funcionários da justiça penal, garçons de bar (com relação aos problemas do uso de álcool), organizações cívicas e profissionais da saúde. Talvez os farmacêuticos estejam mais bem qualificados para serem supervisores de indivíduos que apresentam problemas relacionados com o uso de drogas.

Ser um supervisor significa essencialmente ser capaz de reconhecer problemas, potenciais ou reais, do uso de drogas, ser empático na compreensão de diferentes atitudes ou motivações que possam ter levado até o problema e ser capaz de ajudar a pessoa na resolução do problema ou de fazer um encaminhamento. Essas habilidades não são difíceis de serem aprendidas e verdadeiramente aumentam a habilidade de uma pessoa para ajudar a família, amigos, pacientes, e até a si próprio com relação a todos os tipos de problemas.

DESENVOLVIMENTO DE PROGRAMAS DE EDUCAÇÃO SOBRE DROGAS

A oferta de programas de educação sobre drogas ocorre em graus variáveis, de acordo com as motivações do farmacêutico e a natureza do estabelecimento da prática farmacêutica. Muitos fatores devem ser considerados no desenvolvimento de um serviço de educação sobre drogas:

Que tipos de programas de educação podem ser oferecidos?

Em que nível de envolvimento deseja estar o farmacêutico, considerando-se as restrições de conhecimento e habilidades pessoais, espaço, tempo, efetivo, disponibilidade de recursos e considerações financeiras?

É uma boa prática definir o papel exato que uma pessoa deseja assumir como educador sobre drogas, incluindo os programas específicos e os serviços a serem proporcionados. Isso ajuda na eleboração de um esquema sobre o qual as habilidades e capacidades podem ser organizadas e atua como um ponto de referência a partir do qual se deverá trabalhar. Também delineia o modo pelo qual e o que promover, e torna mais claro para os pacientes e os consumidores o que está sendo oferecido.

É importante reconhecer que cada farmacêutico se torna um educador sobre drogas em um grau diferente de envolvimento. Um farmacêutico pode desejar proporcionar apenas informações verbais e escritas na sua farmácia, ao passo que um outro pode estar desejoso de oferecer apresentações estruturadas de orientação sobre drogas perante grupos de pessoas. Nem um nem outro devem ser forçados a fazer mais ou menos. Na essência, o tipo de orientação de que os pacientes e os consumidores necessitam deve ser determinado, e deve ser desenvolvido um estilo de orientação pessoal mais adequado para atender a essas necessidades (veja certas seções dos Caps. 7, 110 e 114 para idéias sobre esse assunto).

Ao utilizar qualquer estratégia ou programa de educação particular, o farmacêutico deverá estar familiarizado com seus objetivos e conteúdo, a audiência-alvo para a qual ele intenciona falar, suas falhas e desvios, os resultados de quaisquer estudos de avaliação realizados sobre eles, seu efeito conhecido ou seu uso real e considerações práticas como custos, requisitos de tempo e de efetivo, material e equipamento e treinamento adicional.

Seja um esforço individual ou de grupo, as atividades de educação sobre drogas exigem uma abordagem interativa e estruturada, como a descrita pelo esquema ilustrado na Fig. 96.2. Essa abordagem geral é útil durante a educação de pacientes individualmente, nos estabelecimentos da prática clínica ou durante a apresentação de programas formais perante grupos de pessoas. A abordagem delineia basicamente os passos importantes que devemos considerar na concepção, no desenvolvimento e na implementação de qualquer atividade direcionada para orientar os pacientes e os consumidores acerca de drogas.

O primeiro passo é a identificação ou a apresentação de uma pergunta, um problema ou uma necessidade específicos. Isso pode consistir em qualquer coisa desde o não-seguimento, por parte do paciente, da terapia medicamentosa prescrita até a necessidade, por parte da comunidade, de um programa abrangente na área de uso de álcool e alcoolismo. O problema é identificado e definido por meio de interação com o farmacêutico. Uma vez estabelecida e definida a necessidade, podem ser escolhidas estratégias adequadas e combinadas em um programa específico de prevenção ou de educação. A atividade pode ser tão simples quanto o oferecimento de informações escritas e verbais sobre a droga para o paciente, ou pode ser tão complexa quanto o programa de educação composto por múltiplas sessões que envolvem diferentes estratégias. O efeito da atividade que foi implementada deve ser sempre monitorado e avaliado para assegurar relevância e utilidade na satisfação da necessidade. No caso de uma estratégia ou programa ineficazes, então o farmacêutico pode acrescentar ou retirar estratégias específicas para melhorar o programa geral. Se houver uma necessidade ou um problema contínuos ou se o farmacêutico sentir que a natureza do problema definido está fora de sua área de especialização ou preferência, deverá ser feito um encaminhamento.

Uma abordagem gradual também deve ser utilizada no desenvolvimento de programas de educação sobre drogas, porém o educador deve ter em mente que uma lista de diretrizes (Quadro 96.1) representa apenas aquelas decisões e atividades que devem ser consideradas nos estágios de planejamento e de desenvolvimento. Essas diretrizes, e o delineamento do programa e dos currículos de outras fontes, nunca devem ser

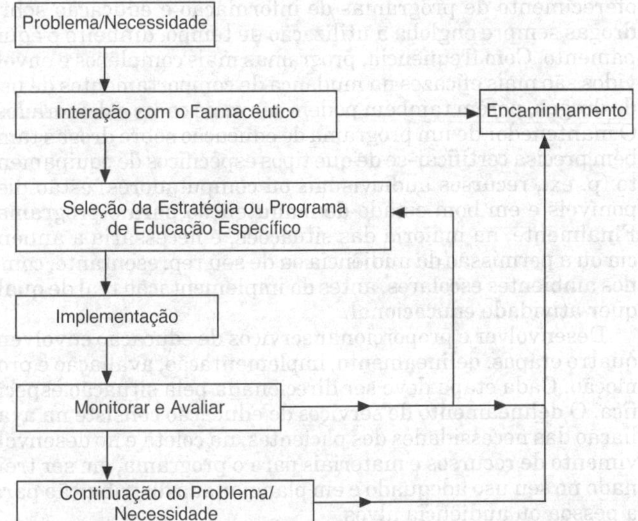

Fig. 96.2 Abordagem orientada pelo farmacêutico para a educação sobre drogas.

Quadro 96.1 Diretrizes para o Desenvolvimento de um Programa de Educação sobre Drogas

I. Identificar a Audiência e a Necessidade ou o Problema para Educação
 1. Receber pedido para a realização do programa
 2. Determinar a necessidade ou o problema e o indivíduo ou grupo sob risco.

II. Estabelecer Incentivos para o Programa
 1. Esclarecer necessidades, interesses e expectativas.
 2. Determinar resultados.
 3. Definir objetivos específicos.
 4. Identificar tópicos e áreas de conteúdo específicos com base nas necessidades e objetivos.
 5. Determinar o enfoque e a abordagem filosófica.

III. Desenvolver Recursos e Materiais
 1. Identificar fontes de informação e juntar e avaliar esses materiais.
 2. Identificar pessoas fundamentais com experiência.
 3. Preparar materiais novos.

IV. Selecionar Técnicas Adequadas para Educação
 1. Escolher abordagem e estratégias de ensino.
 2. Identificar o ambiente para a educação, cronograma, equipamento e outras necessidades técnicas.

V. Delinear, Implementar e Avaliar o Programa
 1. Estruturar o formato do programa.
 2. Fazer um esboço completo.
 3. Testar previamente componentes, conteúdo e abordagem de educação.
 4. Implementar o programa.
 5. Avaliar e aperfeiçoar.

utilizadas como um livro de receitas culinárias, com pouco ou nenhum pensamento crítico sobre o que está sendo feito.

A flexibilidade do delineamento do programa e a individualização do programa para as necessidades do público-alvo são essenciais para uma empreitada bem-sucedida de educação. Um procedimento para melhorar a equivalência entre as necessidades e as expectativas da audiência e o conteúdo e a abordagem do programa de educação consiste em realizar uma avaliação de necessidades. Prepara-se um pequeno questionário para trazer à tona as necessidades, sugestões e expectativas da audiência-alvo, bem como as informações demográficas sobre as características do grupo. Os resultados de tal pesquisa são, então, utilizados para delinear o conteúdo e o formato do programa de educação.

Além do conteúdo e dos materiais educativos do programa, existem algumas questões que precisam ser consideradas. O oferecimento de programas de informação e educação sobre drogas sempre engloba a utilização de tempo, dinheiro e equipamento. Com freqüência, programas mais complexos e envolvidos são mais eficazes na mudança de comportamentos de uso de drogas, porém também podem ser mais caros e demorados. O mantenedor de um programa de educação sobre drogas também precisa certificar-se de que tipos específicos de equipamento (p. ex., recursos audiovisuais ou computadores) estão disponíveis e em bom estado de manutenção para o programa. Finalmente, na maioria das situações, é necessária a anuência ou a permissão da audiência ou de seu representante, como nos ambientes escolares, antes da implementação real de qualquer atividade educacional.

Desenvolver e proporcionar serviços de educação envolvem quatro etapas: delineamento, implementação, avaliação e promoção. Cada etapa deve ser direcionada pela situação específica. O delineamento de serviços de educação consiste na avaliação das necessidades dos pacientes, na coleta e no desenvolvimento de recursos e materiais para o programa, em ser treinado no seu uso adequado e em planejar sua distribuição para a pessoa ou audiência alvos.

As necessidades do paciente ou do consumidor podem ser determinadas lembrando experiências passadas com problemas específicos, estando cônscio dos meios de comunicação de massa e das preocupações dos grupos de defesa do consumidor e pesquisando a população local quanto às necessidades correntes e futuras. Muitos farmacêuticos utilizam periodicamente pesquisas de necessidades do paciente (que podem consistir simplesmente em uma única página de perguntas gerais, abertas, solicitando uma resposta por escrito por parte da pessoa, ou em uma relação de serviços e programas que a pessoa pode assinalar) para ajudá-los no processo de delineamento. Esses farmacêuticos descobriram que, além de serem úteis para esse propósito, também constroem maior confiança e lealdade entre seus pacientes e dão ao farmacêutico uma idéia do que os pacientes pensam sobre a farmácia e o farmacêutico em geral.

Uma vez definidos e desenvolvidos os serviços de educação, eles podem ser implementados quando surge uma necessidade ou um problema. Em muitas ocasiões, o farmacêutico precisa tomar a iniciativa, particularmente se for percebido o potencial de problemas relacionados com o uso de drogas que ocorre em uma pessoa ou na comunidade. A maior parte do que está envolvido na implementação já foi descrita. Recursos locais e regionais (p. ex., centros para informações sobre drogas e controle de venenos, instalações para dependência química e saúde mental, hospitais, bibliotecas, livrarias e centros de meios de comunicação) devem ser identificados de antemão para determinar que serviços ou informações podem proporcionar e para saber quando estão disponíveis e como alcançá-los, se necessário. Deve-se considerar a avaliação dos serviços de educação utilizados para assegurar-se de que são tanto eficazes quanto eficientes e de que as informações e os serviços prestados são abrangentes e de utilidade em relação ao problema ou à necessidade. As avaliações podem ser realizadas da mesma forma como mencionado anteriormente para as pesquisas de necessidades do paciente.

O farmacêutico também deve considerar a promoção de programas de educação e serviços, de forma que os pacientes e os consumidores fiquem a par deles e os utilizem. A promoção desses serviços é semelhante, conceitualmente, à promoção de qualquer produto ou serviço. Podem ser encontradas descrições detalhadas em qualquer livro de referência sobre marketing, propaganda ou práticas de negócios. Existem muitas técnicas específicas que podem ser utilizadas na promoção. Algumas são gratuitas e envolvem apenas um pouquinho de tempo, ao passo que o desejo de usar mais tempo e dinheiro leva a esquemas promocionais mais intrincados e diversos. Um modo abrangente é através dos meios de comunicação de massa locais. Não é difícil contatar o jornal local ou do bairro, a estação de rádio ou TV local e as redes a cabo locais e pedir uma história de noticiário ou mesmo requisitar uma entrevista que poderia descrever os novos serviços de educação que serão oferecidos à comunidade.

Se os serviços forem significativamente novos em sua natureza ou potencialmente benéficos para a comunidade, como no caso de apresentar programas estruturados de educação sobre drogas, podem ocorrer, como conseqüência, histórias de noticiários gratuitas e anúncios de serviços públicos sobre esses serviços e seu provedor. A comunicação boca a boca partindo de usuários correntes dos serviços também é importante. É bom terminar um episódio que envolve aconselhamento e educação com a afirmação: "Se você, ou qualquer pessoa que você conhecer precisar de mais ajuda ou informação, por favor não hesite em me contatar." Anunciar em um catálogo de telefone e através da mídia e colocar cartazes na vitrine da farmácia e em pontos-chave na comunidade também podem ser eficazes.

As páginas com informação sobre drogas, direcionadas para o consumidor e com apenas uma página, podem ser produzidas para distribuição posterior. Pode ser obtida ajuda para a impressão desse tipo de material em repartições e empresas locais como uma demonstração do apoio da comunidade. Também existe a prática aceita de promover um novo serviço por meio da informação de leigos ou de grupos da comunidade sobre esse serviço. Através de um processo de difusão, essa informação é compartilhada com um número maior de pessoas que entram em contato com aquelas que foram informadas. Na maioria das comunidades, as pessoas ou os grupos-chave incluem professores e aconselhadores em escolas locais, os *Jaycees* e as Câmaras de Comércio, a PTA, associações femininas, grupos de consumidores, repartições do governo, organizações sociais e de bem-estar, repartições para dependência química e outros profissionais de saúde na área.

ESFORÇOS FUTUROS

A natureza e o enfoque da maior parte dos programas de educação sobre drogas e de prevenção sobre drogas não mudarão muito no futuro próximo. Muitas estratégias e técnicas diferentes foram desenvolvidas, mas o que é realmente necessário são esforços mais concentrados para delinear e avaliar programas de modo racional. De uma maneira filosófica, nossa habilidade de prevenir problemas relacionados com o uso de drogas pode ser melhorada de diversas formas. As drogas não devem ser classificadas como "pesadas" ou "leves", lícitas ou ilícitas, ou que produzem vício ou que não produzem vício; em vez disso, deve ser enfatizado que o uso de qualquer substância química implica um certo potencial para o desenvolvimento de problemas, dependendo do padrão e do local do uso, da razão para o uso, de experiências anteriores com a droga e de diferentes outros fatores sociais e farmacológicos. Os esforços futuros devem enfocar mais a prevenção ou a limitação dos problemas relacionados com o uso de drogas.

Alguns educadores[24] argumentam que deve ser utilizada a abordagem de promoção da saúde, e não a abordagem mais tradicional de prevenção da doença. Também, existe uma necessidade de tornar mais consciente de atitudes, valores e motivações — especialmente daqueles que diferem dos nossos próprios — no uso de drogas por outras pessoas, porque esses fatores são muito importantes no reconhecimento e na caracterização da natureza e da extensão dos problemas relacionados com o uso de drogas. Por exemplo, alguns educadores argumentam que é hora de ver o uso de drogas como um comportamento motivado e de adaptação, e que é buscado para a realização de uma experiência valorizada; a partir daí, então, desenvolver estratégias e programas com base nessa noção.[9]

Em termos práticos, o sucesso de programas e atividades futuros depende de um esforço mais claro e mais coordenado na utilização das estratégias e das técnicas que foram desenvolvidas e testadas. Os profissionais da área da saúde, a família, escolas e comunidades devem juntar seus esforços e integrar estratégias de educação sobre drogas em atividades contínuas, em vez de apenas acrescentá-las em cursos e programas irrelevantes. As estratégias de atitude e as informações básicas sobre drogas devem ser combinadas a programas de educação. Os diferentes materiais estruturados e pré-embalados e as técnicas devem ser selecionados e sintetizados em formatos programáticos que melhor satisfaçam às necessidades da audiência-alvo.

É importante identificar os indivíduos ou os grupos em alto risco de desenvolver problemas relacionados com o uso de drogas e enfocar esforços de educação e de prevenção das suas necessidades. Finalmente, uma abordagem humanista, na qual o uso de drogas seja considerado uma forma natural de comportamento e na qual uma conscientização de valores diferentes seja enfatizada, deve ser levada para os programas de educação. Independentemente do grau de envolvimento, é hora de farmacêuticos e de a profissão farmacêutica oferecer mais programas de educação sobre drogas para seus pacientes e para toda a sociedade.

Agradecimentos — Agradeço muito aos farmacêuticos e aos estudantes de farmácia de Kentucky, Massachusetts, Minnesota, New Hampshire e Pennsylvania que estão envolvidos no desenvolvimento e na utilização de muitas idéias, materiais e programas descritos aqui.

REFERÊNCIAS

1. National Committee on Marijuana Drug Abuse . *Drug Use in America: Problem in Perspective*. Washington, DC: USGPO, 1973.
2. Montagne M, Basara L. In: Smith MC, Wertheimer AI. *Social and Behavioral Aspects of Pharmaceutical Care*. New York: Pharmaceutical Products Press, 1996.
3. National Institute on Drug Abuse. *National Household Survey on Drug Abuse*. Washington, DC: USGPO, 1998.
4. Tennant FS *et al. Pediatrics* 1973; 52: 246.
5. Blum RH. *Drug Education:Results and Recommendations*. Lexington, MA: Heath, 1976.
6. Weil A, Rosen W. *Chocolate to Morphine:Understanding Mind-Altering Drugs*. Boston: Houghton-Mifflin, 1983.
7. Einstein S, ed. *Drugs in Relation to the Drug User*. New York: Pergamon,1980.
8. Bettinghaus EP. *Prev Med* 1986; 15: 475.
9. Dembo R. *Int J Addict* 1981; 16, 1399.
10. Kirschenbaum H. *Advanced Value Clarification*. La Jolla, CA: Univ Assoc, 1977.
11. Kanouse DE *et al. Informing Patients about Drugs*. Santa Monica, CA: Rand Corporation, 1981.
12. Goodstadt MS. *Health Educ Monogr 1978;* 6: 263.
13. Mullen PD, Green LW. *Measuring Patient Drug Information Transfer:An Assessment of the Literature*. Washington, DC: PMA, 1984.
14. Glanz K *et al. Med Care* 1981; 19: 141.
15. Becker MH, ed. *The Health Belief Model and Personal Health Behavior*. Thorofare, NJ: Slack, 1974.
16. Goodstadt M, ed. *Research on Methods and Programs of Drug Education*. Toronto: Addict Res Found, 1974.
17. Tobler NS. *J Drug Issues* 1986; 16: 537.
18. Schaps E *et al. Int J Addict* 1980; 15: 657.
19. *Promising Community Drug Abuse Prevention Programs*. Rockville, MD: US GAO, 1991.
20. Gonzalez GM. *J Alcohol Drug Educ* 1982; 27: 2.
21. Hemminki E. *Soc Sci Med* 1975; 9: 111.
22. Montagne M *et al. Am J Hosp Pharm* 1980; 37: 1211.
23. Vickery DM, Fries JF. *Take Care of Yourself: A Consumer's Guide to Medical Care*. Reading, PA: Addison-Wesley, 1976.
24. Room R. *Public Health Rep* 1981; 96: 26.

Apêndice A Estratégias e Programas Específicos na Educação sobre Drogas[a]

PROGRAMAS COGNITIVOS

Informações sobre Drogas

Corry JM, Cimbolic P. *Drugs: Facts, Alternatives, Decisions*. Belmont, CA: Wadsworth, Belmont CA, 1985.
Julien RM. *Primer on Drug Action*, 7th ed. New York: WH Freeman, 1995.
Marin P, Cohen AY. *Understanding Drug Use: An Adult's Guide to Drugs and the Young*. New York: Harper & Row, 1971.
Morris LA. *Communicating Therapeutic Risks*. New York: Springer-Verlag, 1990.

Instrução Assistida por Computador

Gustafson DH et al. *Ann Rev Publ Health* 1987; 8: 387.

[a]Essas citações contêm descrições de programas específicos.

Serviços de Informações sobre Drogas

Montagne M et al. *Am J Hosp Pharm* 1980; 37: 1211.
Rolett V, Kinney, J. *How to Start and Run an Alcohol and Other Drug Information Centre: A Guide*. Rockville, MD: Off Substance Abuse Prev, 1990.

PROGRAMAS AFETIVOS

Habilidades Interpessoais

Begin S et al. *Traditional Ties: Cultural Awareness and Listening Skills*. White Plains, NY: Longman, 1992.
Meldrum H. *Interpersonal Skills in Pharmaceutical Care*. New York: Haworth, 1994.

Esclarecimento de Valores

Dembo R. *Int J Addict* 1981; 16: 1399.
Raths LE et al. *Values and Teaching*. Columbus, OH: Merrill, 1966.

Competências Sociais

Bell C, Battjes R, eds. *Research: Deterring Drug Abuse among Children and Adolescents*. Rockville, MD: National Institute on Drug Abuse, 1985.
Masters R, Houston J. *Mind Games*. New York: Viking, 1972.

Parentalidade

Ezetoye S et al. *Childhood and Chemical Abuse: Prevention and Intervention*. New York: Haworth,1986.
Manatt M. *Parents, Peers and Pot II*. Rockville, MD: National Institute on Drug Abuse, 1983.

Lidando com as Pressões

Kleinke CL. *Coping with Life's Challenges*. Cambridge, MA: Course Tech, 1997.
Shiffman S, Wills TA, eds. *Coping and Substance Use*. Orlando, FL: Academic, 1985.

PROGRAMAS COMPORTAMENTAIS

Habilidades de Recusa e Pressão dos Companheiros de Grupo

Adolescent Peer Pressure: Theory, Correlates, and Program Implications for Drug Abuse Prevention. Rockville, MD: National Institute on Drug Abuse, 1986.
Botvin GJ. *Life Skills Training*. Princeton, NJ: Princeton Technical, 1996.

Mensagens Provocadoras de Temor

Leathar DS et al, eds. *Health Education and the Media II*. New York: Pergamon, 1986.

Alternativas para Drogas

Cohen S. *JAMA* 1977; 238: 1561.
NIDA. *A Review of Alternative Activities and Alternative Programs in Youth Oriented Prevention*. Rockville, MD: NIDA, 1996.

Mecanismos de Controle Social

Einstein S, ed. *Drugs in Relation to the Drug User*. New York: Pergamon, 1980.
Zinberg NE, Harding WM, eds. *Control Over Intoxicant Use: Pharmacological, Psychological, & Social Considerations*. New York: Human Sciences Press, 1981.

Apoio Social/Atividades de Grupo

Glynn TJ et al, eds. *Preventing Adolescent Drug Abuse: Intervention Strategies*. Rockville, MD: National Institute on Drug Abuse, 1983.
Gottlieb BH. *Social Support Strategies: Guidelines for Mental Health Practice*. Thousand Oaks, CA: Sage, 1983.

Modificação do Comportamento

Marlatt GA, Nathan PE, eds. *Behavioral Approaches to Alcoholism*. New Brunswick, NJ: Rutgers Center Alcohol Studies, 1978.
Sundel SS, Sundel M. *Behavior Modification in the Human Services*. Thousand Oaks, CA: Sage, 1993.

Tomada de Decisão e Solução de Problemas

Goodstadt MS, Sheppard MA. *J Studies Alcohol* 1983; 44: 362.
Koberg D, Bagnall J. *The Universal Traveler: A Soft-Systems Guide to Creativity, Problem-Solving, and the Process of Reaching Goals*. Los Altos, CA: William Kaufmann, 1972.

PLANEJAMENTO DO PROGRAMA

Desenvolvimento do Programa

Edwards G, Arif A. *Drug Problems in the Sociocultural Context: A Basis for Policies and Programme Planning*. Geneva: WHO, 1980.
Moskowitz JM. *J Stud Alcohol* 1989; 50: 54.

Avaliação das Necessidades

Claydon PD, Johnson ME. *J Alcohol Drug Educ* 1985; 31: 51.
World Health Association. *Assessment of Public Health and Social Problems with the Use of Psychotropic Drugs*. Geneva: WHO, 1981.

Resultados do Programa

Schaps E et al. *J Drug Issues* 1981; 11: 17.
NIDA. *Meta-Analysis of Drug Abuse Prevention Programs*. Rockville, MD: NIDA, 1997.

Avaliação do Programa

Hawkins JD, Nederhood B. *Handbook for Evaluating Drug and Alcohol Prevention Programs*. Rockville, MD: Substance Abuse Prev, 1987.
Montagne M. *Eval Health Prof* 1982; 5: 477.

Papel do Educador

Dembo R. *Int J Addict* 1981; 16: 1399.
Oshodin OG. *J Alcohol Drug Educ* 1984; 29: 1.

PROGRAMAÇÃO ABRANGENTE

Meios de Comunicação de Massa

Flay BR. *J School Health* 1986; 56: 401.
Resnick H. *Youth and Drugs: Society's Mixed Messages*. Rockville, MD: NIDA, 1990.

Abordagens Holísticas/Integradas

Nebelkopf E. *Psychoactive Drugs* 1981; 13: 345.
Winkelman DL, Harbet SC. *J Alcohol Drug Educ* 1985; 31: 17.

Programas com Base na Escola

Bangert-Drowns RL. *J Drug Educ* 1988; 18: 243.
Pentz MA et al. *JAMA* 1989; 261:3259.

Programas com Base na Comunidade

Giesbrecht N, et al, eds. *Research, Action, and the Community: Experiences in the Prevention of Alcohol and Other Drug Problems*. Rockville, MD: Off Substance Abuse Prev, 1989.
NIDA. *The Future by Design. A Community Framework for Preventing Alcohol and Other Drug Problems*. Rockville, MD: USGPO, 1991.

Aconselhamento do Companheiro de Grupo

Arkin EB, Funkhouser JE. *Communicating about Alcohol and Other Drugs:Strategies for Reaching Populations at Risk*. Rockville, MD: Off Substance Abuse Prev, 1990.
OSAP. *Preventing Adolescent Drug Use: From Theory to Practice*. Rockville, MD: Off Substance Abuse Prev (OSAP), 1991.

Treinamento do Profissional de Saúde

Ewan CE, Waite A. *Int J Addict* 1982; 17: 1211.
Lewis DC et al. *JAMA* 1987; 257: 2945.

Treinamento do Supervisor

Jensen K. *Int J Health Educ* 1981; 24 (suppl): 1.
Schaps E et al. *J Alcohol Drug Educ* 1984; 29: 35.

Guias Curriculares e Bibliografias

Cornacchia HJ et al. *Drugs in the Classroom: A Conceptual Model for School Programs,* 2nd ed. St. Louis: Mosby, 1978.
Learning to Live Drug Free: A Curriculum Model for Prevention. Rockville, MD: NIDA, 1990.
Prevention Plus II. Rockville, MD: Off Substance Abuse Prev (OSAP), 1989.
Rodgers T et al. *What Works: Health Promotion*. Palo Alto, CA: Res Center, 1990.

CAPÍTULO **97**

A Prescrição

Steven A Scott, Pharm D
Associate Professor of Clinical Pharmacy
Purdue University
West Lafayette, IN 47907

A *prescrição* é um pedido para medicamentos emitido por um médico, dentista ou um outro profissional licenciado da área médica. Vários estados americanos também autorizam outras pessoas, com escopo de prática limitado, a prescreverem. Por exemplo, um veterinário pode prescrever apenas para animais. Um podólogo pode prescrever apenas para condições do pé humano; e optometristas receberam autorização, em alguns estados, para utilizar medicamentos com propósitos diagnósticos, ao passo que, em outros estados, já receberam autorização tanto para utilizar quanto para prescrever drogas em casos de distúrbios do olho. Em certos estados, os enfermeiros, e mesmo os farmacêuticos, podem emitir receitas sob protocolo ou com algumas restrições. As prescrições designam um medicamento e uma dosagem específicos a serem administrados a um paciente em particular em um momento especificado. Comumente, a medicação prescrita também é chamada de *receita* pelo paciente.

O pedido de prescrição é uma parte da relação profissional entre a pessoa que prescreve, o farmacêutico e o paciente. Nessa relação, é da responsabilidade do farmacêutico proporcionar serviços farmacêuticos de qualidade que atendam as necessidades de medicação do paciente. O farmacêutico deve não apenas ser preciso nas características manuais do preenchimento da prescrição, mas também precisa proporcionar ao paciente as informações necessárias além das orientações para assegurar a obediência do paciente ao tomar a medicação adequadamente. Também é responsabilidade do farmacêutico aconselhar quem passa as receitas acerca das sensibilidades medicamentosas que o paciente possa apresentar, as reações medicamentosas adversas (RMA) anteriores ou outras medicações que o paciente possa estar tomando e que podem alterar a eficácia ou a segurança de medicamentos recém-prescritos ou previamente prescritos. Para satisfazer essas responsabilidades, é essencial que o farmacêutico mantenha um nível alto de competência prática, mantenha registros adequados do *status* de saúde e do histórico medicamentoso de seus pacientes e desenvolva relações profissionais com outros profissionais da saúde.

Os farmacêuticos devem estabelecer e manter a confiança de quem prescreve e do paciente. Os serviços farmacêuticos não podem ocorrer de forma ideal enquanto o farmacêutico não tiver estabelecido um relacionamento com o paciente. Uma parte importante desse relacionamento inclui a manutenção da confidencialidade. A medicação que está sendo tomada por um paciente e a natureza de sua doença são assunto privado que deve ser respeitado.

Existem duas amplas classificações legais de medicamentos: aqueles que podem ser obtidos apenas mediante uma prescrição e aqueles que podem ser comprados sem a prescrição. Estes são denominados drogas *sem prescrição* ou *de balcão*. Os medicamentos que precisam ser fornecidos legalmente apenas sob prescrição são denominados drogas *de prescrição* ou drogas *de legenda*. Este último termo refere-se à *legenda* que deve constar no rótulo do produto conforme ele é oferecido ao farmacêutico pelo fabricante — *Advertência: A Lei Federal Proíbe o Fornecimento do Produto sem Prescrição Médica.* Por vezes, os médicos precisam emitir receitas para drogas sem legendas que eles desejem que os pacientes recebam.

As prescrições podem ser escritas pelo profissional competente e dadas ao paciente para apresentação na farmácia, podem ser pedidas por telefone ou comunicadas diretamente ao farmacêutico por meio de uma máquina de fax, ou podem ser enviadas eletronicamente do computador do médico para o computador do farmacêutico. Os pedidos de prescrição recebidos verbalmente devem ser reduzidos ao formulário escrito adequado logo em seguida ou devem ser digitados diretamente em um computador de prescrições pelo farmacêutico.

FORMA DO PEDIDO DE PRESCRIÇÃO

As receitas nos EUA geralmente são escritas em formas impressas que contêm espaços em branco para as informações necessárias. Essas formas são denominadas *receituários* [*prescription blanks*] e são fornecidos na forma de um bloco. A maioria dos receituários é impressa com nome, endereço, número do telefone e outras informações pertinentes acerca do médico e de seu local de trabalho; p. ex., hospital ou clínica (Fig. 97.1). A informação impressa esclarece o nome de quem prescreve quando está assinado de forma ilegível, e seu endereço e o número de telefone facilitam a comunicação profissional adicional, conforme necessário.

Certas instituições ou certos sistemas de serviços de saúde, como o Veterans Health Administration, oferecem receituários para uso apenas em suas instalações; esses formulários são impressos em papel de segurança e são numerados seqüencialmente. A parte da frente do formulário, impressa em tom cinza, apresenta locais para marcação para indicar a situação do paciente (p. ex., internado), bem como outros espaços para indicar a sobreposição da autoridade competente, cuja finalidade é permitir a substituição da droga, e requerem o nome do produto, sua concentração e qualidade constando no rótulo. A parte de trás do formulário, em branco, deve ser preenchida antes do aviamento de uma prescrição original ou de sua repetição, e também deve ter espaço para constarem o fabricante e o número de controle do produto, a data do fornecimento, a assinatura ou a rubrica do farmacêutico que fez o fornecimento e quaisquer cálculos ou observações por escrito.

São comuns os espaços na receita que é utilizada pelo farmacêutico na transposição das prescrições recebidas verbalmente serem impressos com o nome, o endereço e o telefone da farmácia. Esses espaços também podem ser utilizados pelos médicos para escrever prescrições ao visitar a farmácia. Receituários em branco especialmente impressos não são exigidos por lei para as prescrições; qualquer papel ou outro material para escrita pode ser utilizado. A maioria dos estados americanos permite o pedido de prescrições por meio de fax até uma farmácia *diretamente* do profissional que faz o pedido, e alguns estados até mesmo permitem a transmissão direta, por computador, de um pedido de prescrição (de quem o prescreve para o computador da farmácia).

Alguns estados exigem receituários especiais para substâncias controladas (especialmente as do *Schedule II*) de forma a incluir certas características de segurança. Entre essas características estão formulários triplos de prescrição, formulários numerados de forma seqüencial, formulários com marcas-d'água que podem ser observadas apenas sob um ângulo de 45° e formulários que revelam um padrão repetitivo de *nulo* quando a receita é fotocopiada. Os espaços para marcação com quantidades especificadas também podem aparecer nos formulários com a finalidade de confirmar o número real de unidades de dosagem autorizado pelo profissional que prescreveu. Com a finalidade de estudo, as partes componentes de uma receita são descritas da seguinte forma e são identificadas na Fig. 97.1.

Informações sobre o consultório de quem prescreve.
Informações sobre o paciente.
Data.
Símbolo ℞ ou *cabeçalho*.
Medicação prescrita ou *inscrição*.
Orientações ao farmacêutico para o fornecimento ou a *subscrição*.
Orientações para o paciente ou *fecho* (para serem colocadas no rótulo).
Repetição, rotulagem especial e/ou outras instruções.
Assinatura e registro do profissional que prescreve ou o número na Drug Enforcement Agency (DEA) conforme necessário.

Na prática, algumas dessas informações (como o endereço do paciente) podem não constar da prescrição quando ela for recebida pelo farmacêutico. Nesses casos, o farmacêutico obtém do paciente ou do médico as informações necessárias, conforme necessário.

INFORMAÇÕES DO PACIENTE — O nome completo e o endereço do paciente são necessários na receita para fins de identificação. Os nomes e endereços escritos de forma ilegível podem ser esclarecidos na aceitação da prescrição. O nome incorreto de um paciente num rótulo de prescrição provoca não apenas preocupação por parte do paciente quanto à correção da medicação mas também impede o relacionamento profissional desejado entre o farmacêutico e o paciente.

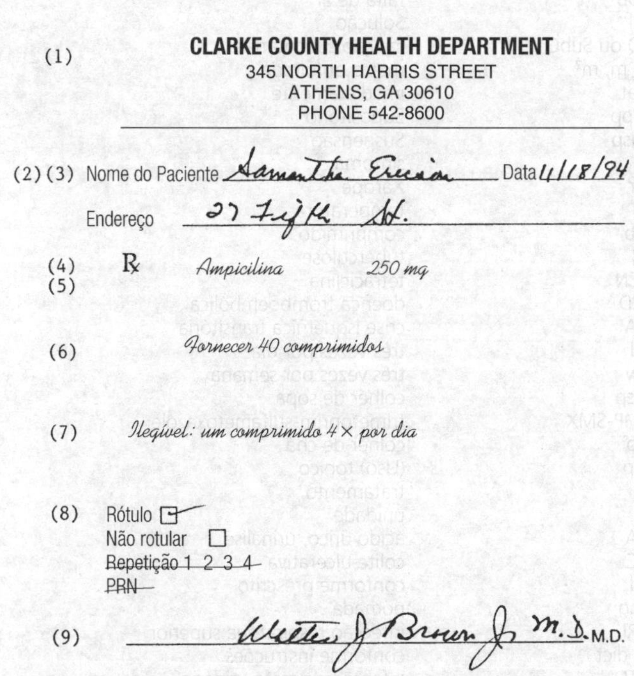

(1) **CLARKE COUNTY HEALTH DEPARTMENT**
345 NORTH HARRIS STREET
ATHENS, GA 30610
PHONE 542-8600

(2) (3) Nome do Paciente Samantha [illegible] Data 4/18/94
Endereço 27 Fifth St.

(4) ℞ *Ampicilina* *250 mg*
(5)

(6) *Fornecer 40 comprimidos*

(7) *Ilegível: um comprimido 4 × por dia*

(8) Rótulo ☑
Não rotular ☐
~~Repetição 1 2 3 4~~
~~PRN~~

(9) [illegible] M.D.

Nº do DEA # ______

Fig. 97.1 Exemplo de uma receita médica mostrando um formulário e conteúdo típicos.

A legislação federal exige o nome completo e o endereço do profissional que prescreve e do paciente nas receitas de algumas substâncias controladas. O número de registro do médico na DEA também é necessário na prescrição. As substâncias controladas são drogas que, por causa de seu potencial de uso inadequado, são controladas sob regulações especiais pelo governo federal. O endereço do paciente é útil para fins de identificação, bem como para a entrega da medicação em domicílio.

Alguns receituários utilizados por especialistas clínicos, particularmente pediatras, incluem um espaço para a inserção da idade, peso ou área corporal do paciente. Essa informação é colocada na receita pelo médico quando a dosagem da medicação é uma função importante do peso ou da idade. Essa informação ajuda o farmacêutico a interpretar a prescrição, averiguando a dose prescrita para uma criança, e é particularmente útil quando a criança tem o mesmo nome de um dos pais.

DATA — As prescrições são datadas no momento em que são escritas e também quando são recebidas e aviadas na farmácia. A data é importante para estabelecer o registro da medicação do paciente. Um lapso incomum de tempo entre a data em que uma prescrição foi feita e a data em que é levada para a farmácia pode ser questionado pelo farmacêutico para determinar se a intenção do médico e as necessidades do paciente ainda podem ser satisfeitas. A data da prescrição também é importante para um farmacêutico no aviamento de receita de substâncias controladas. As *Drug Abuse Control Amendments* [emendas para controle de abuso de drogas] especificam que nenhum pedido de prescrição para substâncias controladas pode ser fornecido ou renovado mais de 6 meses após a data de prescrição.

SÍMBOLO ℞ OU CABEÇALHO — O símbolo ℞ geralmente é entendido como uma contração do verbo latino *recipe*, significando *tomar*. Alguns historiadores acreditam que esse símbolo se originou do sinal de Júpiter, ♃, empregado pelos povos antigos no pedido de auxílio para cura. A distorção gradual através dos anos levou ao símbolo utilizado atualmente. Hoje em dia, o símbolo é representativo da prescrição e da própria farmácia.

MEDICAÇÃO PRESCRITA OU INSCRIÇÃO — Esse é o corpo ou a parte principal do pedido de prescrição. Contém os nomes e as quantidades dos ingredientes prescritos.

Atualmente, a maioria das prescrições é escrita para medicamentos já preparados ou pré-fabricados, colocando-os em forma farmacêutica pelos fabricantes industriais. As medicações podem ser prescritas sob seu nome comercial ou o nome de registro pelo fabricante, ou por seu nome não-registrado ou *genérico*.

Os farmacêuticos são necessários para fornecer os produtos de marca registrada quando prescritos, a menos que seja permitida pelo médico que prescreve ou pela lei estadual a substituição do produto por um equivalente. A maior parte dos estados americanos possui leis de substituição por genéricos que obrigam ao uso de um produto equivalente genérico para certos pacientes. Em alguns casos, o paciente também precisa consentir na substituição da droga. Alguns estados exigem que o profissional que prescreve escreva instruções específicas ou assine uma linha específica na prescrição para permitir, ou não, a substituição do produto. Muitas organizações de manutenção da saúde e muitos planos de benefícios para prescrições possuem formulários rigorosos para os quais apenas certos produtos medicamentosos dentro de uma classe terapêutica podem ser fornecidos; assim, os farmacêuticos podem ser direcionados pelo plano de prescrição para fornecer um produto medicamentoso semelhante, mas não aquele prescrito para o paciente.

Os pedidos de aviamento pedindo ao farmacêutico que misture ingredientes são denominados prescrições *manipuladas*. As prescrições que demandam manipulação contêm os nomes e as quantidades de cada ingrediente necessário. Os nomes dos ingredientes geralmente são escritos utilizando-se os nomes não-registrados dos materiais, embora, ocasionalmente, os nomes registrados possam ser empregados. As quantidades dos

Quadro 97.1 Abreviaturas Utilizadas com Freqüência em Receitas e Pedidos de Aviamentos nos EUA

ABREVIATURAS	SIGNIFICADO	ABREVIATURAS	SIGNIFICADO
aa	de cada	MTX	metotrexato
abd	abdome	MVI	multivitamina
ac	antes das refeições	m	Misturar
ad	Até	N & V	Náuseas e vômitos
a.d.	Ouvido direito	non rep/NR	Não repetir
ad lib	À vontade, livremente	noct	À noite
AM	pela manhã	NS	salina normal
amp	Ampola de medicamento	NTG	nitroglicerina
aq	Água	OA	osteoartrite
a.s.	ouvido esquerdo	OCD	distúrbio obsessivo compulsivo
ASA	ácido acetilsalicílico	OJ	suco de laranja
ATC	24 horas	O2	oxigênio
au	cada ouvido	ou	Cada olho
BCP	pílula anticoncepcional	od	Olho direito
bid	Duas vezes por dia	os	Olho esquerdo
BM	Movimento intestinal	P	pulso
BP	pressão arterial	pc	Após as refeições
BPH	hipertrofia prostática benigna	PEFR	taxa de pico expiratório máximo
BS	Açúcar sangüíneo	pm	noite
BSA	Área de superfície corporal	po	pela boca
c	com	postop	após cirurgia
Ca	cálcio	pr	realmente
CAD	doença coronariana	prn	quando necessário
caps	Comprimido	pulv	Um pó
cc	centímetros cúbicos (mililitros)	PVCs	contrações ventriculares prematuras
CHF	insuficiência cardíaca	PVD	doença vascular periférica
COPD	doença pulmonar obstrutiva crônica	q	cada
CP	dor no peito	qd	todo dia
dil	diluir	qid	quatro vezes por dia
dtd	Dar tal dose	qod	dias alternados
DC	interrompa medicação	qs	quantidade suficiente
DES	dietilestilbestrol	qs ad	quantidade suficiente para (preparar)
disp	fornecer	qh	a cada hora
div	dividir	RA	artrite reumatóide
DID	doença degenerativa articular	RN	Enfermeira diplomada
DM	diabetes melito	Rect	Uso retal
DO	Doutor em Osteopatia	s	sem
DW	água destilada	ss	Metade
Dx	diagnóstico	SC	injeção subcutânea
elix	elixir	Sig	escreva no rótulo
EtOH	etanol	SL	sublingual
Ft	Fazer, preparar	SLE	lúpus eritematoso sistêmico
g ou gm	grama	SOB	falta de ar
GERD	doença do refluxo gastroesofágico	sol	Solução
GI	Gastrintestinal	SQ ou SubQ	injeção subcutânea
GU	Genitourinário	sq m, m^2	metro quadrado
gr	Grão	stat	imediatamente
gtt	Uma gota	supp	Supositório
HA	cefaléia	Susp	Suspensão
HBP	pressão sangüínea alta	Sx	sintoma
HCTZ	hidroclorotiazida	syr	Xarope
HR	freqüência cardíaca	T	temperatura
HRT	terapia de reposição hormonal	tab	comprimido
hs	ao deitar	TB	tuberculose
HTN	Hipertensão	TCN	tetraciclina
inj	Uma injeção	TED	doença tromboembólica
IV	Injeção intravenosa	TIA	crise isquêmica transitória
IM	Injeção intramuscular	tid	três vezes por dia
ID	Injeção intermediária	tiw	três vezes por semana
IU	unidades internacionais	tbsp	colher de sopa
JRA	artrite reumatóide juvenil	TMP-SMX	trimetoprim-sulfametoxazole
KCL	cloreto de potássio	tsp	colher de chá
kg	quilograma	top	(Uso) tópico
L	litro	Tx	tratamento
mcg	micrograma	U	unidade
mEq	miliequivalente	UA	ácido úrico, urinálise
mg	miligrama	UC	colite ulcerativa
mg/kg	miligrama/quilograma	ud	conforme prescrito
mg/m^2	miligrama/metro quadrado	ung	pomada
mL	mililitro	URI	infecção respiratória superior
mOsmol	miliosmol	ut dict	conforme instruções
m ou min	Mínimo	UTI	infecção do trato urinário
MOM	Leite de magnésia	WA	enquanto acordado
MS	sulfato de morfina	wk	semana

ingredientes a serem utilizados podem estar indicadas no sistema métrico ou farmacêutico de pesos e medidas; contudo, o uso do sistema farmacêutico está diminuindo. Esses sistemas são descritos no Cap. 11.

Quando da utilização do sistema métrico, a casa decimal é freqüentemente substituída por uma linha vertical que pode estar impressa na folha do receituário ou pode ser desenhada por quem a preenche. Os símbolos *g* ou *mL* freqüentemente são eliminados, pois entende-se que os sólidos são fornecidos em peso e os líquidos, em volume.

ORIENTAÇÕES DE FORNECIMENTO PARA O FARMACÊUTICO OU SUBSCRIÇÃO — Essa parte da prescrição consiste nas orientações ao farmacêutico para o preparo da prescrição. Com a menor freqüência de prescrições manipuladas, essas orientações também passaram a aparecer menos. Na maioria das prescrições, a subscrição funciona meramente para designar a forma farmacêutica (como comprimidos, cápsulas, etc.) e o número de unidades da forma farmacêutica a serem fornecidos. Exemplos de orientações de prescrição para o farmacêutico são

M ft cáps no xxiv (Misturar e fazer as cápsulas. Fornecer 24 dessas doses).
Ft supp No xii (Fazer 12 supositórios).
M ft ung (Misturar e fazer uma pomada).
Disp tabs No c (Fornecer 100 comprimidos).

ORIENTAÇÕES PARA O PACIENTE OU FECHO — A pessoa que prescreve escreve as orientações para o paciente utilizar a medicação na parte da prescrição denominada *Fecho*. A palavra, geralmente abreviada como *Signa* ou *Sig*, significa *observe você*. As orientações na signa geralmente são escritas utilizando-se formas abreviadas de inglês ou latim ou uma combinação de cada. Seguem-se exemplos:

Tabs ii q4h (Tome dois comprimidos a cada quatro horas).
Cáps i 4xd pc & hs (Tomar uma cápsula quatro vezes por dia após as refeições e ao deitar-se).
Instil gtts ii od (Instile duas gotas no olho direito).

As orientações são transcritas pelo farmacêutico para o rótulo do frasco da medicação fornecida. O Quadro 97.1 apresenta uma relação de algumas abreviaturas utilizadas em prescrições.

Aconselha-se, e, na verdade, é exigido por lei em muitos estados americanos, que o farmacêutico reforce as orientações ao paciente quando fornece a medicação, porque o paciente pode estar incerto ou confuso quanto ao método adequado de uso. Alguns farmacêuticos e médicos oferecem orientações por escrito a seus pacientes delineando o uso adequado da medicação prescrita. Essas orientações freqüentemente incluem a melhor hora para tomar a medicação, a importância de obedecer ao esquema de dosagem prescrito, o que fazer se uma dose não for administrada, o uso permitido da medicação com relação a alimentos, bebidas e outras medicações que o paciente possa estar tomando, bem como informações acerca da própria droga. Conforme exigido por lei, certos fabricantes preparam bulas para produtos específicos para serem dadas aos pacientes (Fig. 97.2). Essas bulas dão informações ao paciente acerca da utilidade da medicação, bem como de seus efeitos e danos potenciais. Outras bulas, oriundas de fontes profissionais e comerciais, estão disponíveis para os farmacêuticos para utilização na sua vida profissional. Por exemplo, a United States Pharmacopeial Convention oferece a médicos, farmacêuticos e outros profissionais da saúde folhetos de orientação para o paciente que contêm instruções impressas suplementares sobre muitas drogas e categorias de drogas para serem distribuídos para os pacientes (Fig. 97.3). Essas informações também se encontram disponíveis em disquete de computador, permitindo que os folhetos sejam impressos na farmácia conforme necessário e com um computador e uma impressora compatíveis. *Softwares* semelhantes de computador estão disponíveis, feitos por várias outras fontes, projetados para gerar informações personalizadas de aconselhamento, para serem

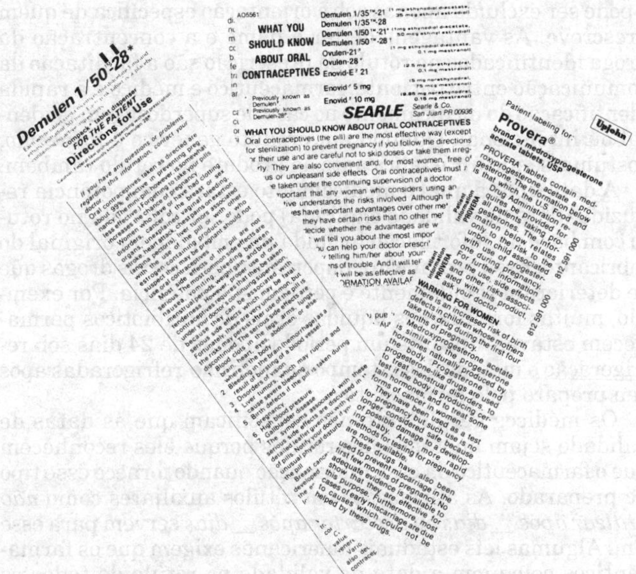

Fig. 97.2 Exemplo de bulas do fabricante visando a aumentar a compreensão do paciente acerca da medicação prescrita.

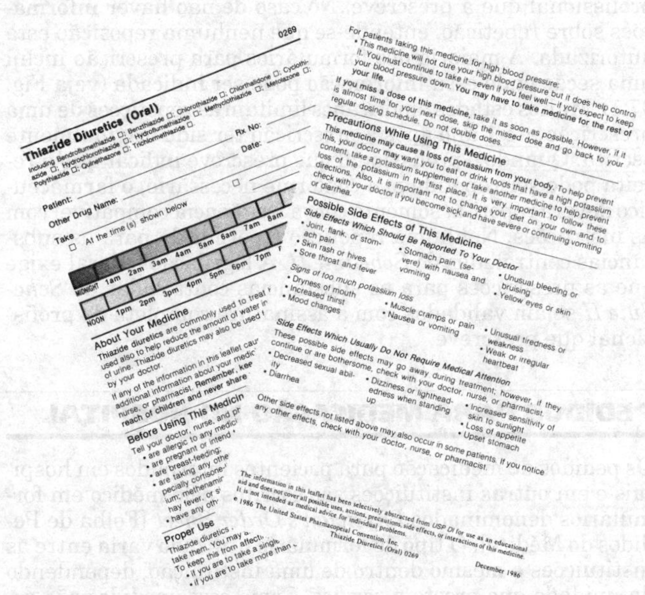

Fig. 97.3 Exemplos de folhetos da USP para orientação do paciente. As informações também estão disponíveis em disquete de computador para uso na farmácia. (Cortesia, USPC.)

utilizadas pelo farmacêutico na educação do paciente.[1] Muitas fontes de informação para consumidores atualmente encontram-se disponíveis via Internet. Os farmacêuticos podem encaminhar os pacientes para esses *Web sites*, mas devem avisá-los de que nem todas as informações nesses *sites* se aplicam à sua situação individual.

Além das instruções para o paciente, muitos profissionais que prescrevem desejam que o nome e a concentração da droga prescrita estejam incluídos no rótulo da medicação fornecida. O profissional que prescreve indica esse fato ao farmacêutico, incluindo o nome e a concentração da droga na signa ou simplesmente escrevendo a palavra *rótulo* na signa. Alguns formulários de prescrição apresentam a palavra *rótulo* impressa para ser circulada ou marcada pelo médico que prescreve (Fig. 97.1). A prática de incluir o nome da droga no rótulo do medicamento é obrigatória na maioria dos estados americanos e pode ser excluída apenas sob a orientação específica de quem prescreve. As vantagens de ter o nome e a concentração da droga identificados no rótulo da prescrição são a facilitação da comunicação entre paciente, farmacêutico e médico e a rápida identificação do medicamento no caso de superdosagem acidental ou intencional. Quando um produto genérico é fornecido, costuma-se incluir o fabricante do produto no rótulo também.

A data após a qual o medicamento estará com potência reduzida (data de validade expirada) pode ser colocada no rótulo com base na informação incluída na embalagem original do fabricante. Essa precaução é importante para certas drogas que se deterioram rapidamente e perdem sua potência. Por exemplo, muitas formulações líquidas orais de antibióticos permanecem estáveis durante um período apenas de 24 dias sob refrigeração e metade desse tempo quando não-refrigeradas após seu preparo pelo farmacêutico.

Os médicos geralmente não especificam que as datas de validade sejam anotadas nos rótulos porque eles reconhecem que o farmacêutico dá essa informação quando fornece esse tipo de preparado. As afirmações em rótulos auxiliares como *não utilizar após __ dias* ou *descartar após __ dias* servem para esse fim. Algumas leis estaduais americanas exigem que os farmacêuticos coloquem a data de validade no rótulo de todos os medicamentos fornecidos, mesmo quando não há problemas especiais de estabilidade.

ROTULAGEM ESPECIAL E OUTRAS INSTRUÇÕES — O número de repetições deve ser indicado em cada receita pelo profissional que a prescreve. No caso de não haver informações sobre repetição, entende-se que nenhuma reposição está autorizada. A maioria dos formulários para prescrição inclui uma seção onde essa informação pode ser indicada (veja Fig. 97.1). Muitos estados americanos limitam as repetições de uma prescrição até 1 ano após a prescrição ter sido originalmente escrita. Quando o profissional que prescreve indicar que a receita pode ser repetida *prn* conforme necessário, o farmacêutico deverá repeti-la somente com a freqüência compatível com as instruções. Nenhuma repetição é permitida para as substâncias controladas do *Schedule II*. A legislação federal exige que as prescrições para as substâncias controladas do *Schedule II* sejam validadas com a assinatura completa do profissional que prescreve.

PEDIDOS PARA MEDICAÇÃO NO HOSPITAL

Os pedidos de medicação para pacientes internados em hospitais e em outras instituições são escritos pelo médico em formulários denominados *Physician's Order Sheet* [Folha de Pedidos do Médico]. O tipo de formulário utilizado varia entre as instituições e mesmo dentro de uma instituição, dependendo da unidade que presta o serviço. Como esses pedidos são escritos em um ambiente controlado, muitas das exigências e das restrições colocadas nos pedidos de prescrição para pacientes externos não se aplicam no ambiente institucional. A prática farmacêutica institucional é discutida no Cap. 111.

REDUÇÃO DE ERROS DE MEDICAÇÃO

Os erros de medicação, que incluem prescrição inadequada, não-obediência do paciente (uso abaixo ou acima do indicado), erros de aviamento e erros na administração da medicação, prejudicam o propósito da terapia medicamentosa e os resultados terapêuticos do paciente. Os erros de medicação também estão associados com um número significativo de hospitalizações a cada ano, bem como com muitos relatos de morbidade e de mortalidade. O risco de erros de medicação é maior nas populações pediátricas e geriátricas e quando as drogas com índices terapêuticos estreitos são prescritas para os pacientes. Um papel importante dos farmacêuticos na prestação de serviços farmacêuticos consiste em prever os erros de medicação e preveni-los. Diretrizes para a prevenção de erros de medicação foram desenvolvidas pelo Conselho de Questões Profissionais da American Society of Health-System Pharmacists.[2] Entre as recomendações relacionadas com os pedidos de medicação encontram-se

1. Os pedidos de medicação devem estar completos no que se refere às informações do paciente e ao nome da droga, bem como à sua dosagem, e devem ser revistos pela pessoa que prescreve para averiguar a precisão e a legibilidade imediatamente após seu preenchimento.
2. As instruções devem ser escritas de forma clara, sem utilizar abreviaturas não-padronizadas ou ambíguas.
3. Instruções vagas, como *tomar conforme orientado*, não devem ser utilizadas; em vez disso, devem ser dadas instruções mais específicas para a droga.
4. As concentrações exatas das dosagens (como *20 mg*) e não unidades de forma farmacêutica (como *um comprimido*) devem ser especificadas.
5. A nomenclatura exata para os nomes das drogas (marcas registradas ou não) deve ser utilizada, e não abreviações do nome da droga fabricada.
6. Um zero deve sempre preceder uma expressão decimal de menos de um (p. ex., 0,5 mL); por outro lado, um zero terminal jamais deverá ser utilizado (p. ex., 5,0 mL), porque a não-observação da casa decimal resultaria em um erro de dez vezes. Quando possível, evite o uso de decimais (p. ex., prescreva 500 mg em vez de 0,5 g).
7. A palavra *unidades* (p. ex., 10 unidades de insulina comum) deve ser escrita por extenso e não abreviada com um *U*, que poderia ser interpretado erroneamente como um zero (ser interpretada erroneamente como 100 unidades e não as 10 unidades pretendidas).
8. Deve ser exigido o uso do sistema métrico.

Os farmacêuticos devem considerar o relato de erros de medicação como uma de suas obrigações profissionais. A US Pharmacopeia (USP) e o Institute for Safe Medication Practices (ISMP) formaram uma equipe para desenvolver um formulário padronizado (Fig. 97.4) e um método para relatar erros de medicação. As informações sobre a prevenção de erros de medicação podem ser obtidas pelo telefone 1-800-23-ERROR (nos Estados Unidos) ou nos *Web sites* para a USP [www.usp.org] ou o ISMP [www.ismp.org/ISMP].

PROCESSAMENTO DO PEDIDO DE PRESCRIÇÃO — A maneira pela qual um farmacêutico processa um pedido de prescrição é importante na realização de suas responsabilidades profissionais e pode reforçar sua imagem tanto com o médico quanto com o paciente. Procedimentos adequados para o recebimento, leitura e checagem, numeração e colocação de datas, rotulação, preparo, embalagem, rechecagem, entrega e aconselhamento, registro e preenchimento e colocação dos preços nas prescrições são dados a seguir.

RECEBIMENTO DA PRESCRIÇÃO — É desejável que o paciente apresente o pedido de prescrição diretamente ao farmacêutico porque isso estimula a relação farmacêutico-paciente e facilita a coleta de informações essenciais sobre a doença e o medicamento a partir do paciente, informação crítica para o fornecimento de serviços farmacêuticos de qualidade. Nas situações em que não seja prático, um indivíduo que recebe a prescrição deve ser treinado para aceitá-la de uma forma profissional e obter o nome, o endereço e outras informações do paciente pertinentes e corretas. Deve ser pedido aos pacientes que apresentam uma prescrição pela primeira vez numa farmácia para completarem um breve histórico de saúde e de medicamentos para formar um banco de dados no computador da farmácia para o paciente. É importante determinar se as medicações do paciente são fornecidas por meio de cobertura de seguro e se o paciente deseja esperar, telefonar de volta ou ter a medicação entregue em domicílio. Se o farmacêutico não conseguir receber o pedido de prescrição pessoalmente, deverá estar disponível para fornecer uma estimativa do tempo necessário para aviar a receita e dar seu preço, se pedido pelo paciente. Muitos farmacêuticos tornam uma prática dar o preço das prescrições antes de fornecê-las, especialmente no caso de medicação incomumente cara, para evitar perguntas subseqüentes relacionadas com a cobrança.

LEITURA E CHECAGEM DA PRESCRIÇÃO — O pedido de prescrição deve primeiramente ser lido em sua totali-

USP MEDICATION ERRORS REPORTING PROGRAM
[PROGRAMA DE RELATO DE ERROS DE MEDICAÇÃO DA USP]

Apresentado em cooperação com o Institute for Safe Medication Practices
O USP Practitioners' Reporting Network℠ é parceiro do MedWatch da FDA

ERROS DE MEDICAÇÃO

PROGRAMA DE RELATOS

❑ ERRO REAL ❑ ERRO POTENCIAL

Por favor, descreva o erro. Inclua descrição da seqüência de eventos, profissionais envolvidos e meio profissional (p. ex., código da situação, mudança de turno, equipe pequena, não é farmácia de 24 horas, estoque no chão). Se houver necessidade de mais espaço, favor anexar uma página separada.

A medicação foi administrada ou utilizada pelo paciente? ❑ Sim ❑ Não Data do Evento ____

Por favor descreva o resultado (p. ex., morte, tipo de lesão, reação adversa).

Quando e como o erro foi descoberto?

Se o profissional interveio, que tipo de equipe descobriu o erro?

Onde ocorreu o erro (p. ex., hospital, paciente externo ou farmácia varejista, clínica de tratamento, casa do paciente)?

Em que hora do dia?

Que tipo de equipe ou de profissional da área da saúde cometeu o erro inicial?

O erro foi mantido por um outro profissional?

Foram oferecidas instruções para o paciente? ❑ Sim ❑ Não Se afirmativo, antes ou depois da descoberta do erro?

Por favor complete a seguir se um produto estiver envolvido.

	Produto número 1	Produto número 2
Nome comercial do produto envolvido		
Nome genérico		
Fabricante		
Rotulador (se diferente do fabricante)		
Forma farmacêutica		
Potência/concentração		
Tipo e tamanho do frasco		

Se disponível, por favor informe acerca do paciente o que possa ser relevante, incluindo idade, sexo, diagnóstico, etc. (não é necessária a identificação do paciente).

Os relatórios são mais úteis quando materiais relevantes como rótulo do produto, cópia da prescrição/pedido, etc. podem ser revistos.

Esses materiais podem ser fornecidos? ❑ Sim ❑ Não Favor especificar ____

Favor guardar esses materiais/amostras por 60 dias, se possível.

Você tem alguma recomendação para prevenir a recorrência desse erro, ou você instituiu políticas ou procedimentos para prevenir futuramente erros semelhantes?

Rotineiramente é enviada uma cópia deste relatório para o Institute for Safe Medication Practices (ISMP), para o fabricante/rotulador e para a Food and Drug Administration (FDA).
A USP pode liberar minha identidade para: (marque a caixa cabível)

❑ ISMP ❑ O fabricante e/ou o rotulador conforme marcado acima ❑ FDA ❑ Outras pessoas que pedirem uma cópia deste relatório ❑ Anônimo para todas as pessoas

Seu nome e título | Número de telefone (incluir código de área)

Nome, endereço e CEP da instituição

Assinatura | Data

Enviar para: **USP PRN℠** 12601 Twinbrook Parkway, Rockville, Maryland 20852-1790

Ligação gratuita: **1-800-23 ERROR** (1-800-233-7767) ou FAX 1-301-816-8532

Data de recebimento pela USP:	Número de acesso no arquivo:

Fig. 97.4 Formulário do programa de relato de erros de medicação da USP.

dade e com cuidado; não deve haver dúvida quanto aos ingredientes ou às quantidades prescritas. A partir do computador de prescrição da farmácia (ou outro registro do histórico medicamentoso do paciente), o farmacêutico deve determinar a compatibilidade da medicação recém-prescrita com outras drogas que estão sendo tomadas pelo paciente e também considerar se podem existir quaisquer interações medicamento-alimento ou medicamento-doença. A maior parte dos programas de *software* de computador identifica possíveis interações medicamentosas. Esses programas nem sempre identificam a importância potencial da interação medicamentosa. Esse é o ponto no qual o farmacêutico deve utilizar informações específicas para esse paciente para determinar a importância da interação e determinar se a pessoa que prescreveu deve ser contatada. Além disso, devem ser utilizadas referências com esse propósito, como *USP Dispensing Information (USP DI)* e *Drug Interaction Facts*. Se existir a probabilidade ou a possibilidade de uma interação medicamentosa, o farmacêutico deverá primeiramente considerar produtos medicamentosos alternativos que possam ser utilizados e então consultar quem prescreveu para determinar a melhor alternativa terapêutica para o paciente. O mesmo se aplica quando uma medicação é prescrita para um paciente que apresenta alergia ou sensibilidade conhecidas à droga prescrita ou a outras drogas da mesma classe química. Se algo estiver ilegível ou se parecer que houve um erro, o farmacêutico deverá consultar um outro farmacêutico ou a pessoa que prescreveu. *Um farmacêutico jamais deverá tentar entender o significado de uma palavra indistinta ou de uma abreviatura não-reconhecida*. As abreviaturas não-familiares ou não-claras representam uma fonte de erro na interpretação e no aviamento de prescrições.[3] Não existe uma relação *oficial* ou padronizada de abreviaturas de prescrição. Muitas das abreviaturas utilizadas derivam do latim e geralmente são reconhecidas (veja Quadro 97.1); entretanto, muitas outras podem ser simplesmente criações de taquigrafia de quem prescreveu.

Abreviaturas comuns, de quem prescreve, para nomes de drogas incluem *HCTZ* para hidroclorotiazida, *MTX* para metotrexato e *AAS* para aspirina. Doenças e condições também são comumente abreviadas como *ICC* para insuficiência cardíaca congestiva, *HPB* para hipertrofia prostática benigna, *IRS* para infecção do trato respiratório superior e *HA* para hipertensão arterial.

O uso de palavras, frases e abreviaturas latinas nas prescrições é um legado do tempo em que o latim era considerado a língua internacional da medicina. O latim foi bastante utilizado na escrita de pedidos de prescrição até o início do século 20. Embora seu uso tenha diminuído gradualmente, ainda é bastante utilizado, sob a forma de abreviaturas, na subscrição e nas porções para instruções para o paciente.

Freqüentemente os farmacêuticos se deparam, na sua interpretação do pedido de prescrição, com nomes de drogas homófonas ou homógrafas. Esses nomes semelhantes são uma fonte potencial de erros. O conhecimento dos problemas médicos do paciente e dos seus diagnósticos freqüentemente pode oferecer ao farmacêutico uma idéia de quais drogas com grafia ou som semelhantes se pretendem para o paciente. Há numerosos casos nos quais o nome comercial de um produto medicamentoso foi alterado após vários meses no mercado por causa de confusão com outras drogas comercializadas com nomes de marca semelhantes. Os exemplos de drogas com nomes semelhantes estão relacionados no Quadro 97.2.

Quadro 97.2 Exemplos de Medicamentos com Nome/Grafia Semelhantes nos EUA

Adriamycin	Achromycin	Methotrexate	Metolazone
Albuterol	Atenolol	Myleran	Mylicon
Alupent	Atrovent	Nicardipine	Nifedipine
Amikin	Amicar	Orinase	Ornade
Apresoline	Priscoline	Pediapred	PediaProfen
Brevital	Bretylol	Penicillin	Penicillamine
Carafate	Cafergot	Percodan	Percocet
Cefoxitin	Cefotaxime	Phenobarbital	Pentobarbital
Chlorpromazine	Chlorpropamide	Physostigmine	Pyridostigmine
Clonidine	Klonopin	Pitressin	Pitocin
Cyclosporine	Cycloserine	Prazepam	Prazosin
Digitoxin	Digoxin	Prednisolone	Prednisone
Dilantin	Dilaudid	Prednisone	Primidone
Diphenhydramine	Diphenhydrinate	Prilosec	Prozac
Dopamine	Dobutamine	Quinamm	Quinidine
Doriden	Doxidan	Quinidine	Clonidine
Doxirubicin	Daunorubicin	Quinine	Quinidine
Dyazide	Diazoxide	Ramapril	Enalapril
Enalapril	Anafranil	Regroton	Hygroton
Enduronyl	Inderal	Ritodrine	Ranitidine
Esimil	Estinyl	Salsalate	Sucralfate
Fiorinal	Florinef	Sandimmune	Sandostatin
Fiorinal	Fioricet	Stelazine	Selegiline
Fluocinolone	Fluocinonide	Tegretol	Tegopen
Folic Acid	Folinic Acid	Tenex	Xanax
Glipizide	Glyburide	Timolol	Atenolol
Haldol	Halcion	Timolol	Tylenol
Hydralazine	Hydroxyzine	Tolazamide	Tolbutamide
Hydroxyzine	Hydroxyurea	Tylenol	Tylox
Imferon	Interferon	Vanceril	Vancenase
Inderal	Isordil	Vicodin	Hycodan
Indocin	Lincocin	Vinblastine	Vincristine
Isomil	Isordil	Vistaril	Restoril
Lanoxin	Xanax	Wellbutrin	Wellcovorin
Lithobid	Lithotabs	Xanax	Zantac
Lorazepam	Alprazolam	Zarontin	Zaroxolyn
Mesantoin	Mestinon	Zofran	Zantac
Metaproterenol	Metoprolol	Zovirax	Zostrix
		Zyloprim	ZORprin

O farmacêutico precisa tomar muito cuidado e utilizar seu amplo conhecimento das drogas medicamentosas para evitar erros de aviamento. Um telefonema para o médico, feito de forma a não alarmar o paciente, serve para verificar o significado de uma prescrição que não esteja claro e, ao mesmo tempo, aumentar a reputação profissional do farmacêutico como um profissional cuidadoso e um membro de valor da equipe de saúde.

Omissões, como a falha em especificar a concentração desejada de uma medicação ou sua forma farmacêutica, devem ser corrigidas. Nesses casos, o farmacêutico jamais deverá escolher o fornecimento da dose usual ou da forma farmacêutica usual, e sim deverá consultar quem prescreveu. Para detectar essas omissões e para oferecer ao médico as informações necessárias, o farmacêutico deverá estar familiarizado com as concentrações e as formas farmacêuticas disponíveis de produtos medicamentosos pré-fabricados. O conhecimento de formas farmacêuticas disponíveis também capacita o farmacêutico a sugerir um método de aviamento de drogas mais adequado ou mais fácil para ser utilizado por um paciente em particular.

A quantidade e a freqüência de uma dose precisam ser observadas cuidadosamente e averiguadas. Na determinação da segurança da dose de um agente medicinal, a idade, o peso e as condições do paciente, a forma farmacêutica prescrita, a possível influência de outras drogas que estão sendo tomadas e a freqüência da administração devem ser considerados. Existem vários guias para o farmacêutico avaliar a segurança de uma dose prescrita. O *USP DI* oferece doses e variações de dosagens usuais para muitas drogas em uso. Catálogos dos fabricantes, cartões de arquivo e bulas oferecem informações sobre a dosagem de seus produtos. Referências como *Physicians' Desk Reference, AMA Drug Evaluations, American Hospital Formulary Service Drug Information, Drug Facts and Comparisons, Handbook of Clinical Drug Data* e *Pediatric Dosage Handbook* são fontes gerais úteis para tais informações. Alguns *softwares* para computador atualmente podem averiguar doses para pacientes pediátricos quando o peso da criança é digitado. No caso de suspeita de erro de dose, as referências apropriadas devem ser averiguadas antes da consulta ao médico.

A medida da medicação líquida pode levar à variação de dosagem provocada por diferenças na capacidade das colheres domésticas e na interpretação de que instrumento de medição utilizar pelo paciente. Os problemas associados com dosagem com colher de chá são há muito reconhecidos. Uma colher de chá padrão foi estabelecida pelo American National Standards Institute como contendo 4,93 ± 0,24 mL. Para propósitos práticos, a colher de chá padrão é considerada equivalente a 5 mL, embora colheres de chá domésticas diferentes possam variar bastante na capacidade. Assim, 1 fl oz (29,57 mL) de um líquido medicamentoso é considerado como proporcionando aproximadamente seis doses de colher de chá padrão.

Para evitar erros na dosagem de líquidos, com freqüência os farmacêuticos fornecem instrumentos de medição calibrados com medicação líquida. Alguns desses instrumentos são mostrados nas Figs. 97.5 e 97.6.

NUMERAÇÃO E DATA — Constitui uma exigência legal numerar o pedido de prescrição e colocar o mesmo número no rótulo. Isso serve para identificar o frasco ou a caixa e conectá-los com o pedido original para referência ou para repetir a prescrição. Números consecutivos são atribuídos pelos computadores de prescrição ou manualmente com o uso de máquinas de numeração. Essas máquinas podem ser ajustadas para numerar consecutivamente em duplicata ou triplicata, de modo que o mesmo número pode ser carimbado claramente e de forma organizada no pedido, rótulo e registro da prescrição conforme desejado.

Colocar a data na prescrição na data de seu aviamento também é uma exigência legal. Essa informação é importante para determinar a freqüência adequada de repetição, a obediência do paciente, e também é um meio alternativo para localizar o pedido de prescrição se o paciente perder o número da prescrição. O computador de prescrições pode ser empregado para esses fins.

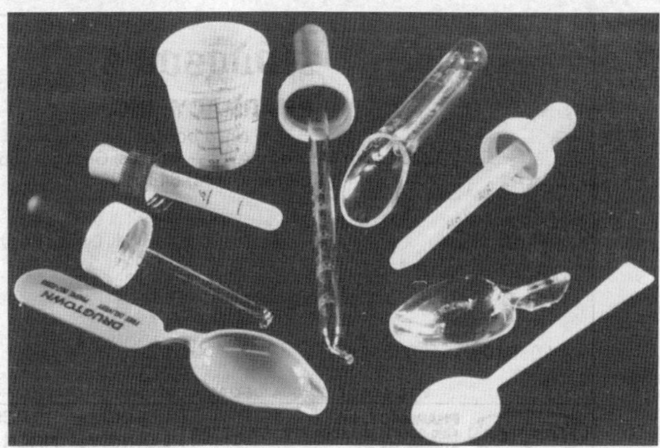

Fig. 97.5 Exemplos de colheres para medicamentos com diferentes capacidades, conta-gotas calibrados, um tubo para medicação oral e um copo descartável para medicação.[4]

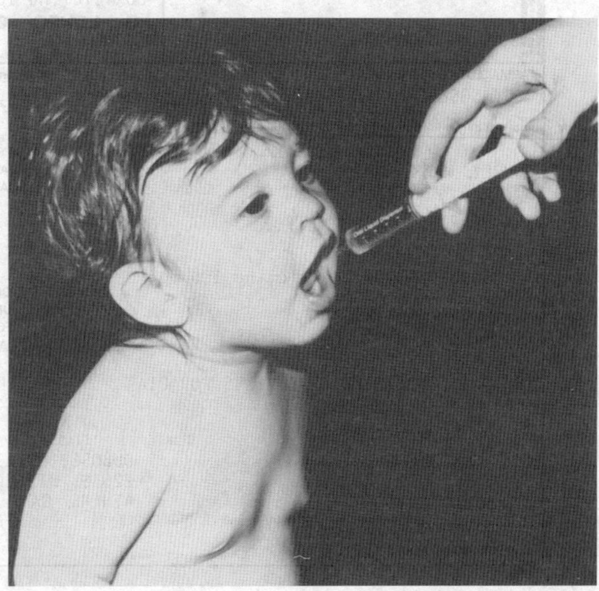

Fig. 97.6 Fornecedor de líquido oral para o aporte preciso de pequenas doses de medicação líquida para crianças muito novas. (Cortesia, Baxa.)

ROTULAGEM — O rótulo da prescrição deverá ser datilografado ou preparado por computador, utilizando a informação digitada pelo farmacêutico ou por seu assistente. A Fig. 97.7 mostra uma prescrição preparada por computador, incluindo rótulo, informação de aconselhamento para o paciente e receita. O tipo e a qualidade da impressora do computador utilizados por uma farmácia podem ter um efeito importante na clareza para leitura de um rótulo de prescrição. Impressoras mais novas produzem um rótulo com um tipo de fonte e de negrito que são muito mais fáceis para os pacientes lerem.

Uma prescrição deve ter o rótulo com aspecto estético e profissional. Se o rótulo e o frasco não estiverem com aspecto limpo e organizado, o paciente poderá concluir que a medicação prescrita também foi preparada com descuido. Isso pode resultar em perda da confiança no farmacêutico ou na farmácia.

Como o rótulo é importante na aparência da prescrição pronta, deve ser utilizado um estoque de rótulos de qualidade. O tamanho do rótulo utilizado deve estar de acordo com o tamanho do frasco que contém a prescrição.

É uma exigência legal que o nome e o endereço da farmácia contendo rótulo; o número do telefone também é comumente incluído. O número da prescrição, o nome de quem prescreve,

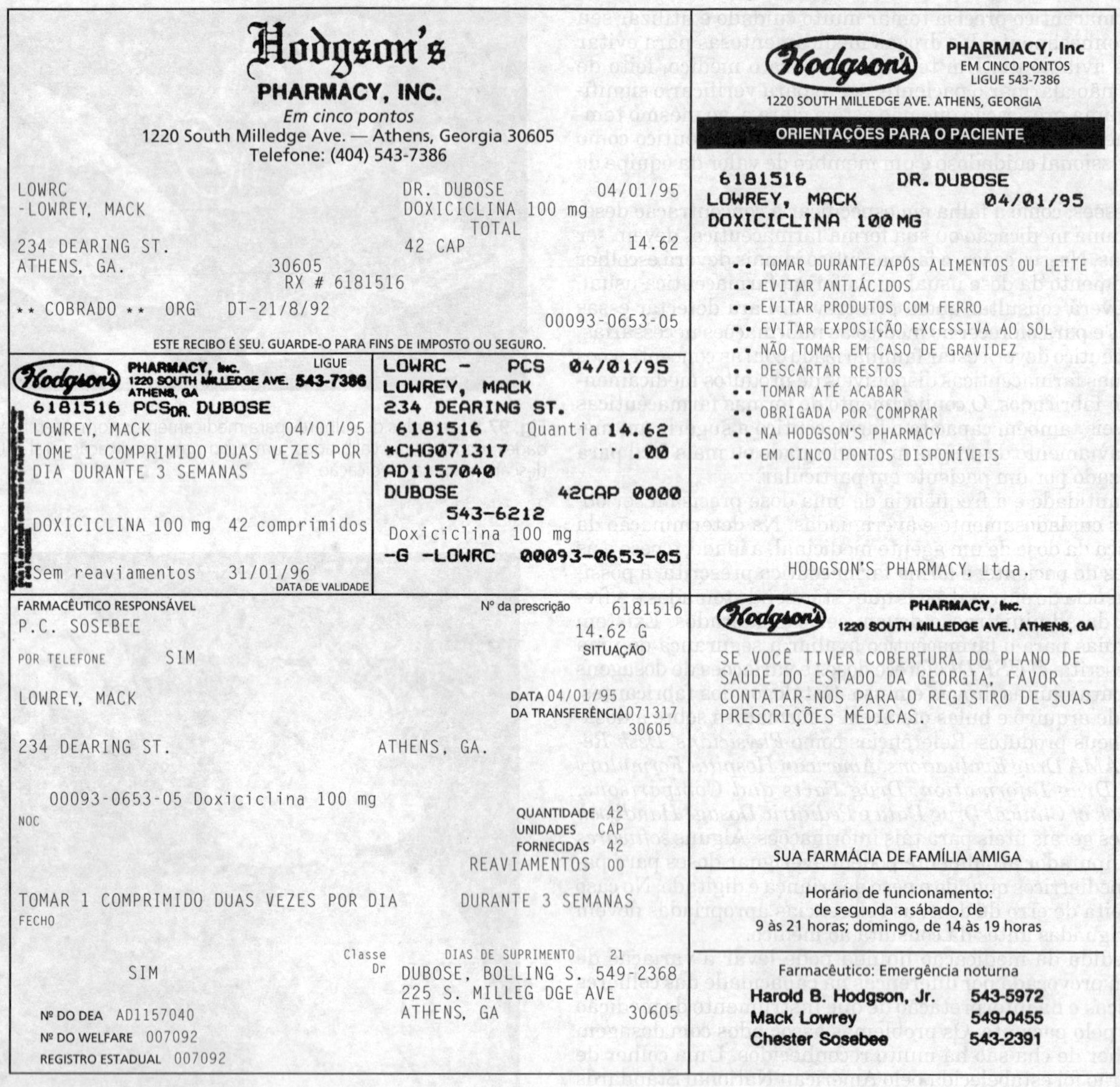

Hodgson's
PHARMACY, INC.
Em cinco pontos
1220 South Milledge Ave. — Athens, Georgia 30605
Telefone: (404) 543-7386

LOWRC DR. DUBOSE 04/01/95
-LOWREY, MACK DOXICICLINA 100 mg
TOTAL
234 DEARING ST. 42 CAP 14.62
ATHENS, GA. 30605
RX # 6181516
** COBRADO ** ORG DT-21/8/92
00093-0653-05
ESTE RECIBO É SEU. GUARDE-O PARA FINS DE IMPOSTO OU SEGURO.

Hodgson's PHARMACY, Inc. 1220 SOUTH MILLEDGE AVE. ATHENS, GA LIGUE 543-7386
6181516 PCS DR. DUBOSE
LOWREY, MACK 04/01/95
TOME 1 COMPRIMIDO DUAS VEZES POR DIA DURANTE 3 SEMANAS
DOXICICLINA 100 mg 42 comprimidos
Sem reaviamentos 31/01/96
DATA DE VALIDADE

LOWRC - PCS 04/01/95
LOWREY, MACK
234 DEARING ST.
6181516 Quantia 14.62
*CHG071317 .00
AD1157040
DUBOSE 42CAP 0000
543-6212
Doxiciclina 100 mg
-G -LOWRC 00093-0653-05

FARMACÊUTICO RESPONSÁVEL
P.C. SOSEBEE
Nº da prescrição 6181516
14.62 G
SITUAÇÃO
POR TELEFONE SIM
LOWREY, MACK
DATA 04/01/95
DA TRANSFERÊNCIA 071317
30605
234 DEARING ST. ATHENS, GA.
00093-0653-05 Doxiciclina 100 mg
NOC
QUANTIDADE 42
UNIDADES CAP
FORNECIDAS 42
REAVIAMENTOS 00
TOMAR 1 COMPRIMIDO DUAS VEZES POR DIA DURANTE 3 SEMANAS
FECHO
Classe DIAS DE SUPRIMENTO 21
SIM Dr DUBOSE, BOLLING S. 549-2368
225 S. MILLEG DGE AVE
ATHENS, GA 30605
Nº DO DEA AD1157040
Nº DO WELFARE 007092
REGISTRO ESTADUAL 007092

Hodgson's PHARMACY, Inc
EM CINCO PONTOS
LIGUE 543-7386
1220 SOUTH MILLEDGE AVE. ATHENS, GEORGIA
ORIENTAÇÕES PARA O PACIENTE
6181516 DR. DUBOSE
LOWREY, MACK 04/01/95
DOXICICLINA 100 MG
•• TOMAR DURANTE/APÓS ALIMENTOS OU LEITE
•• EVITAR ANTIÁCIDOS
•• EVITAR PRODUTOS COM FERRO
•• EVITAR EXPOSIÇÃO EXCESSIVA AO SOL
•• NÃO TOMAR EM CASO DE GRAVIDEZ
•• DESCARTAR RESTOS
•• TOMAR ATÉ ACABAR
•• OBRIGADA POR COMPRAR
•• NA HODGSON'S PHARMACY
•• EM CINCO PONTOS DISPONÍVEIS
HODGSON'S PHARMACY Ltda.

Hodgson's PHARMACY, Inc. 1220 SOUTH MILLEDGE AVE., ATHENS, GA
SE VOCÊ TIVER COBERTURA DO PLANO DE SAÚDE DO ESTADO DA GEORGIA, FAVOR CONTATAR-NOS PARA O REGISTRO DE SUAS PRESCRIÇÕES MÉDICAS.
SUA FARMÁCIA DE FAMÍLIA AMIGA
Horário de funcionamento:
de segunda a sábado, de
9 às 21 horas; domingo, de 14 às 19 horas
Farmacêutico: Emergência noturna
Harold B. Hodgson, Jr. 543-5972
Mack Lowrey 549-0455
Chester Sosebee 543-2391

Fig. 97.7 Exemplo de registro de prescrição, rótulo, receita do paciente e informações e orientação para o paciente, preparadas por computador.

o nome do paciente, as orientações para uso e a data do aviamento também são exigências legais; o endereço do paciente e o nome e a concentração da medicação também são freqüentemente incluídos.

O farmacêutico deve orientar o paciente, quanto a tomar a medicação, da forma mais clara e completa possível. Por exemplo, *Tome um (1) comprimido quatro (4) vezes por dia antes das refeições e ao deitar-se* deve ser preferido a *Um 4 vezes por dia*.

Algumas leis estaduais americanas exigem que o nome ou as iniciais do farmacêutico que fornece a medicação constem no rótulo. Também, muitos estados exigem que o nome e a concentração da medicação fornecida sejam mostrados no rótulo. Alguns farmacêuticos indicam a condição de repetição ou de renovação da prescrição no rótulo primário ou utilizam uma etiqueta auxiliar para indicar essa informação. Ocasionalmente, o número do lote do fabricante para a medicação fornecida é digitado no rótulo; assim, se houver necessidade de identificação rápida da medicação, esse dado estará disponível.

As exigências de rotulagem para substâncias controladas são apresentadas no Cap. 90. Etiquetas auxiliares são utilizadas para enfatizar aspectos importantes da medicação fornecida, incluindo seu uso adequado, manuseio, armazenagem, condição de repetição e os avisos ou alertas. Uma etiqueta com *misture bem* está indicada para uma prescrição que contenha material que possa se separar quando em repouso, como misturas, loções e emulsões. O uso de etiquetas como *Para o Ouvido, Para o Olho* e *Uso Externo* é recomendado por causa da segurança adicional que conferem, mesmo quando as orientações primárias indicam seu uso adequado. Outras etiquetas de precaução podem ser utilizadas para avisar que a medicação não deve ser engolida ou utilizada internamente ou deve ser mantida fora do alcance de crianças de outras pessoas para as quais não foi feita.

Etiquetas auxiliares estão disponíveis em várias cores para conferir-lhes proeminência especial. Devem ser colocadas em um ponto evidente do frasco que contém a prescrição. Exemplos dessas etiquetas auxiliares são mostrados na Fig. 97.8.

Em certas circunstâncias, pode ser desejável para o farmacêutico complementar as instruções ou as orientações de quem prescreve. Alguns estados americanos aprovaram leis que reconhecem a necessidade de o farmacêutico acrescentar orientações do profissional que prescreve, seja para esclarecer, seja para expandir as instruções de tal profissional. Essas regulamentações indicam que, se o farmacêutico julgar necessárias orientações para o paciente, seja para esclarecimento seja para a certificação da administração adequada do medicamento, o

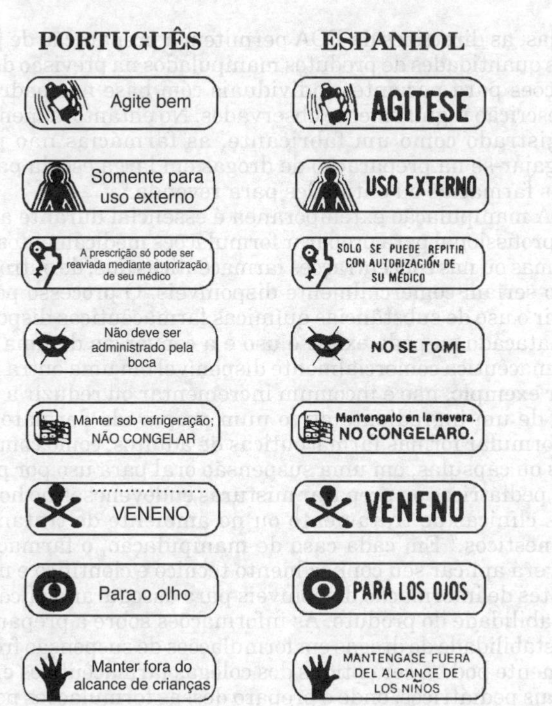
PORTUGUÊS
ESPANHOL
Agite bem
AGITESE
Somente para uso externo
USO EXTERNO
A prescrição só pode ser reaviada mediante autorização de seu médico
SOLO SE PUEDE REPITIR CON AUTORIZACIÓN DE SU MÉDICO
Não deve ser administrado pela boca
NO SE TOME
Manter sob refrigeração; NÃO CONGELAR
Mantengalo en la nevera. NO CONGELARO.
VENENO
VENENO
Para o olho
PARA LOS OJOS
Manter fora do alcance de crianças
MANTENGASE FUERA DEL ALCANCE DE LOS NIÑOS

Fig. 97.8 Exemplos de etiquetas auxiliares em farmácia. As etiquetas verdadeiras estão disponíveis em cores. (Cortesia, PHARMEX.)

profissional deverá acrescentar essas orientações ou mensagens de aviso àquelas indicadas pela pessoa que faz a prescrição original. Por exemplo, um farmacêutico poderá aconselhar que a medicação seja tomada com um grande volume de água ou que certos alimentos ou atividades devam ser evitados quando se toma a medicação.

O governo federal americano exige que as informações no produto do paciente sejam oferecidas no fornecimento de certas drogas para se ter certeza de que o paciente está cônscio do uso adequado da medicação, de seus benefícios e riscos e dos sinais de reação adversos. A Fig. 97.2 mostra exemplos desse tipo. Outros tipos de material com informações para o paciente foram mostrados neste capítulo e podem ser utilizados pelos farmacêuticos na sua prática. Alguns computadores de prescrição são programados para fornecer instruções complementares para os pacientes (veja Fig. 97.7). Essas instruções impressas podem ser utilizadas pelo farmacêutico para reportar seus esforços pessoais no aconselhamento do paciente. Os farmacêuticos podem ter de ajudar alguns pacientes a interpretar a informação contida nessas folhas de informações sobre o produto. Esse é o caso especialmente quando se lida com pacientes de baixo nível de escolaridade ou pacientes com função cognitiva prejudicada.

PREPARO DA PRESCRIÇÃO — Após ler e averiguar o pedido de prescrição, o farmacêutico deverá decidir quanto ao procedimento exato a ser seguido no fornecimento ou na manipulação dos ingredientes. A maioria das prescrições requer o fornecimento de medicações industrializadas em formas farmacêuticas pelos fabricantes farmacêuticos. O farmacêutico

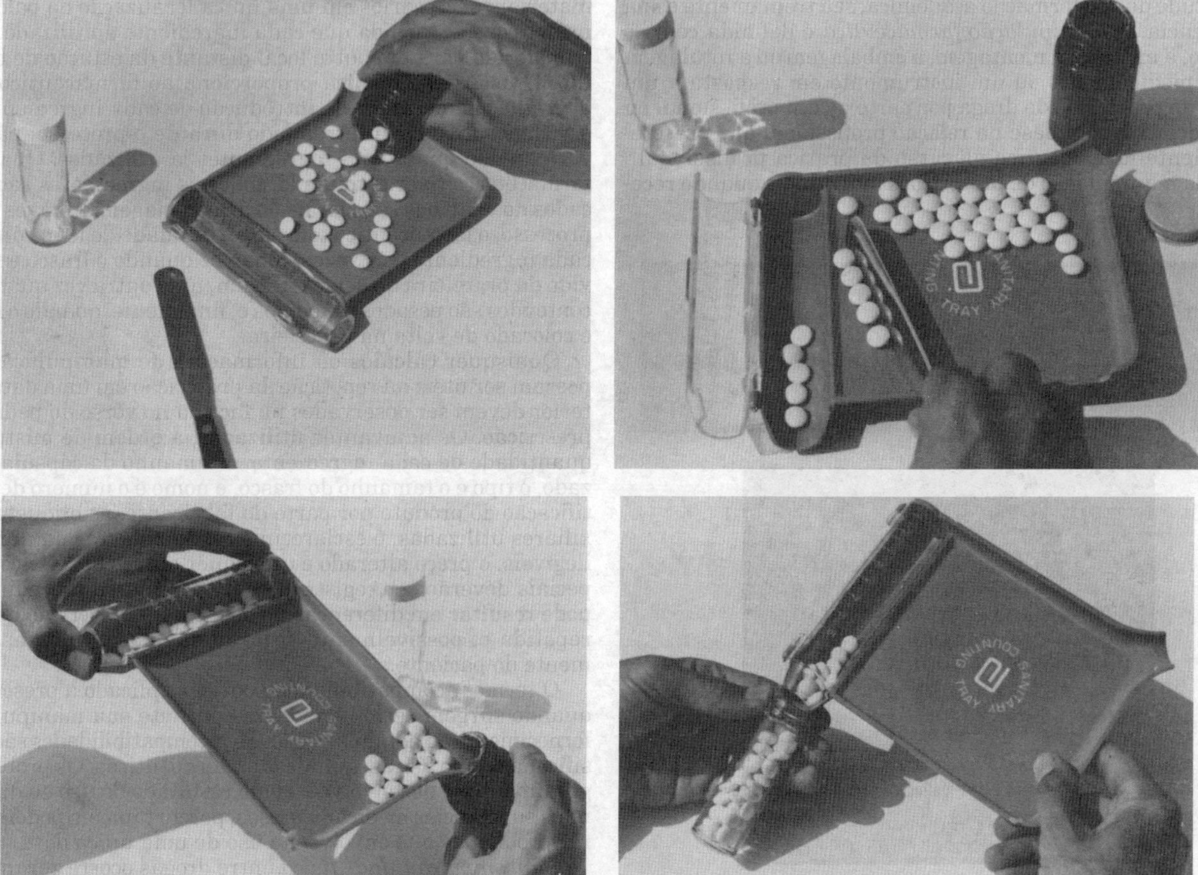

Fig. 97.9 Etapas da contagem higiênica de unidades de dosagens sólidas com a bandeja de contagem higiênica da Abbott: (1) colocação das unidades do frasco de estoque para a bandeja, (2) contagem e transferência das unidades para a calha, (3) retorno do excesso de unidades para o frasco de estoque e (4) transferência das unidades contadas para o frasco da prescrição.

deve ter cuidado na certificação de que o produto fornecido encontra-se na forma farmacêutica, concentração e número de unidades de dosagem prescritos. Conforme observado anteriormente, quando se permite uma substituição, o farmacêutico é responsável pela seleção do produto do fabricante para usar no aviamento da prescrição. Ele realiza essa responsabilidade com base no seu conhecimento acerca da qualidade, eficácia e custo do produto selecionado para o paciente.

No aviamento de prescrições com produtos industrializados, o farmacêutico deverá checar o rótulo do fabricante, comparando-o com o pedido da prescrição, antes e após aviar o pedido, para ter certeza de sua correção. Os produtos que mostram sinais de fabricação de baixa qualidade, com aspecto deteriorado ou com prazo de validade vencido, nunca deverão ser utilizados.

Formas farmacêuticas industrializadas sólidas geralmente são contadas na farmácia utilizando-se um instrumento como o mostrado na Fig. 97.9. Esse tipo de instrumento facilita a contagem rápida e higiênica e a transferência da medicação das caixas de estoque para o frasco da prescrição. Para prevenir a contaminação de comprimidos e cápsulas, a bandeja de contagem deve ser limpa após cada contagem, pois pó, especialmente de comprimidos não-revestidos, tende a ficar na bandeja. Algumas farmácias utilizam máquinas automatizadas para contagem que são ativadas por computador quando se digita o pedido de prescrição. Em alguns estabelecimentos, os pacotes com doses unitárias são fornecidos conforme mostrado na Fig. 97.10.

Embora o número de prescrições que atualmente exigem manipulação represente apenas uma pequena porcentagem do total, o farmacêutico deve adquirir e manter o conhecimento e as habilidades necessárias para prepará-las de forma precisa. A manipulação extemporânea de prescrições é uma atividade para a qual os farmacêuticos estão qualificados especificamente em virtude de sua formação acadêmica, seu treinamento e sua experiência. A *manipulação farmacêutica* é definida como o preparo, a mistura, a montagem, a embalagem ou a rotulagem de um medicamento ou um instrumento em resposta a um pedido de prescrição de droga por parte de um profissional ou uma iniciativa com base na relação profissional que prescreve-paciente-farmacêutico no curso da prática profissional.[5] Além da manipulação de prescrições individuais quando recebidas, as diretrizes da FDA permitem a preparação de pequenas quantidades de produtos manipulados na previsão de prescrições para pacientes individuais com base nos padrões de prescrição regularmente observados. No entanto, a menos que registrado como um fabricante, as farmácias não podem engajar-se na preparação de drogas em larga escala para outras farmácias ou entidades para revenda.[6]

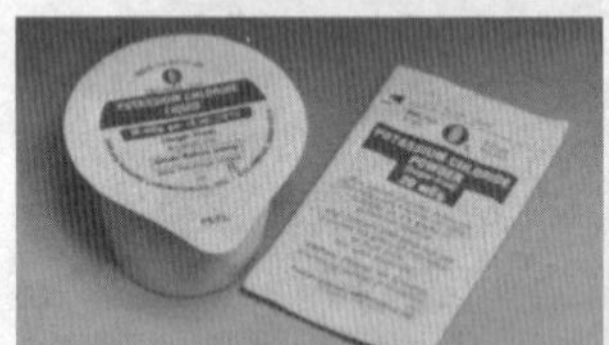

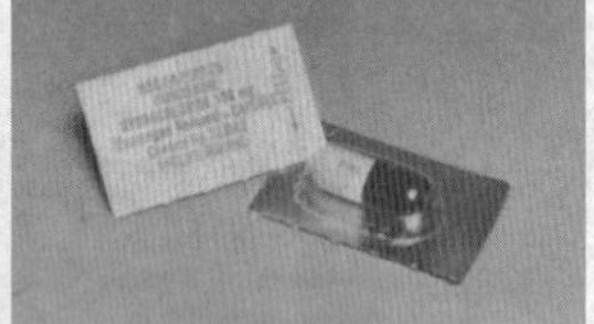

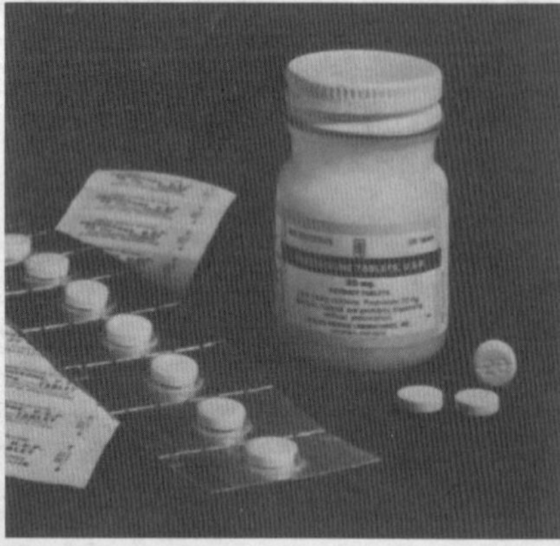

Fig. 97.10 Exemplos de embalagens com unidades múltiplas e com uma única unidade, incluindo copo para o paciente, dose unitária de pó, acondicionamento em gota (*blister*) de cápsula única e acondicionamento em fita de comprimidos. (Cortesia, Roxane.)

A manipulação extemporânea é essencial durante a prática profissional para preparar formulações medicamentosas nas formas ou nas concentrações farmacêuticas que, de outro modo, não seriam comercialmente disponíveis. O processo pode incluir o uso de substâncias químicas farmacêuticas disponíveis no atacado ou pode exigir o uso e a conversão de uma forma farmacêutica comercialmente disponível em uma outra forma. Por exemplo, não é incomum incrementar ou reduzir a potência de um ingrediente ativo num preparado dermatológico, reformular formas farmacêuticas de adultos, como comprimidos ou cápsulas, em uma suspensão oral para uso por pacientes pediátricos ou preparar misturas endovenosas no hospital, nas clínicas de tratamento ou no ambiente de tratamentos domésticos.[7] Em cada caso de manipulação, o farmacêutico deverá aplicar seu conhecimento técnico e científico e utilizar fontes de informação disponíveis para assegurar a eficácia e a estabilidade do produto. As informações sobre a preparação e a estabilidade de drogas em formulações de suspensão freqüentemente podem ser obtidas dos colegas farmacêuticos em hospitais pediátricos, onde o preparo dessas formulações pode ser comum.

Quando se recebe uma prescrição pedindo manipulação, o farmacêutico deve levar em consideração a compatibilidade química e física dos ingredientes, o pedido adequado de mistura, a necessidade de adjuvantes ou técnicas especiais e os cálculos matemáticos necessários.

Uma vez decidido o procedimento, o farmacêutico monta os materiais necessários em uma única localização do balcão de prescrições. À medida que cada ingrediente é utilizado, ele é transferido para um outro local distante da estação de trabalho. O uso dessa técnica proporciona ao farmacêutico uma averiguação mecânica da introdução de cada ingrediente. Se o farmacêutico for interrompido durante o processo, não haverá dúvida quanto aos ingredientes já utilizados. Quando o farmacêutico tiver terminado, todos os ingredientes são colocados de volta aos seus locais de armazenagem. Através desse processo, o farmacêutico tem a oportunidade de ler o rótulo de cada ingrediente três vezes: uma vez quando o frasco é removido da prateleira de armazenagem, uma outra vez quando os conteúdos são pesados e medidos e, finalmente, quando o frasco é colocado de volta na prateleira.

Quaisquer cálculos ou informações de manipulação que possam ser úteis na repetição da prescrição em uma data posterior devem ser observados na face ou no verso do pedido de prescrição. Os adjuvantes utilizados, a ordem de mistura, a quantidade de cada ingrediente, o tamanho da cápsula utilizado, o tipo e o tamanho do frasco, o nome e o número de identificação do produto por parte do fabricante, as etiquetas auxiliares utilizadas, o esclarecimento de palavras ou números ilegíveis, o preço alterado e quaisquer outras observações especiais deverão ser registrados. A falha nesse procedimento pode resultar em diferenças no aspecto da prescrição quando repetida e, possivelmente, criarão dúvidas e apreensão na mente do paciente.

O termo incompatibilidade pode ser aplicado a prescrições quando surgem certos problemas durante sua manipulação, fornecimento ou administração. As incompatibilidades são classificadas como físicas, químicas ou terapêuticas. Os problemas geralmente se desenvolvem como resultado do uso de duas ou mais substâncias medicamentosas, porém também podem ocorrer problemas que envolvem o uso de uma única dose.

A *incompatibilidade física* entre drogas ocorre geralmente como resultado de insolubilidade, liquefação ou formação de complexos físicos.

A *incompatibilidade química* pode ser o resultado de reações de oxirredução, ácido-base, hidrólise ou combinação.

A ocorrência de incompatibilidades físicas e químicas resulta geralmente na deterioração da droga, em sua descoloração, precipitação ou outros efeitos que tornam o produto insatisfatório. Os farmacêuticos superam essas incompatibilidades pelo uso de seu conhecimento de química, farmácia física e técnicas de manipulação.

Existe uma *incompatibilidade terapêutica* quando a resposta a uma ou mais drogas administradas a um paciente é diferente na natureza ou na intensidade do que se pretendia. Um exemplo desse tipo de incompatibilidade é a estimulação algumas vezes observada em crianças após a administração de drogas com propriedades sedativas, como o fenobarbital ou a difenidramina. A eficácia terapêutica pode ser reduzida ou retardada como resultado de reação física ou química. Tomar múltiplas drogas pode resultar em interações medicamentosas, as quais, por sua vez, podem resultar em uma resposta alterada da droga. Esses efeitos podem acentuar ou diminuir a atividade de uma ou mais das substâncias medicamentosas ou podem produzir efeitos sinérgicos ou antagônicos. As reações medicamentosas adversas também podem ser consideradas incompatibilidades terapêuticas.

A alteração de um pedido de prescrição para corrigir ou prevenir uma incompatibilidade terapêutica geralmente requer a permissão de quem prescreve. No entanto, antes que se faça o contato, o farmacêutico deverá estar certo da incompatibilidade potencial e de sua importância terapêutica e deverá estar preparado para fazer a recomendação adequada ao profissional que prescreveu para superar o problema.

A área de interações medicamentosas é discutida no Cap. 102.

EMBALAGEM — No aviamento de uma prescrição, os farmacêuticos devem selecionar um frasco a partir de diferentes formas, tamanhos, aberturas de boca, colorações e composição. A seleção baseia-se primariamente no tipo e na quantidade de medicação a ser fornecida e no método de sua utilização.

Entre os tipos de frascos geralmente utilizados na farmácia encontram-se

Frascos redondos, utilizados primariamente para formas farmacêuticas sólidas, como cápsulas e comprimidos.
Garrafas de prescrição, utilizadas para o fornecimento de líquidos de viscosidade baixa.
Garrafas de boca larga, utilizadas para pós grosseiros, grandes quantidades de comprimidos ou cápsulas e líquidos viscosos que não podem ser vertidos prontamente de garrafas de prescrição padronizadas (de abertura estreita).
Frascos com conta-gotas, utilizados para o fornecimento de líquidos oftálmicos, nasais, óticos (ouvido) ou orais a serem administrados por meio de gotas.
Frascos com aplicador, utilizados para a aplicação de medicação líquida a uma ferida ou à superfície da pele.
Frascos para pomadas e tubos dobráveis, utilizados para fornecer formas farmacêuticas semi-sólidas, como pomadas e cremes.
Frascos com peneira na extremidade, utilizados para pós a serem aplicados por dispersão.
Tampa com dobradiça ou caixas de deslizamento, utilizadas para o fornecimento de supositórios e pós acondicionados em pacotes.
Frascos de aerossol, utilizados nos produtos farmacêuticos em aerossol. São sistemas pressurizados fornecidos pelo farmacêutico no frasco original.

A maioria dos frascos de prescrição geralmente está disponível em vidro ou plástico incolor ou de cor âmbar. Os frascos de cor âmbar são utilizados com maior freqüência porque oferecem o máximo de proteção de seu conteúdo contra a deterioração fotoquímica. Na maioria dos casos, um frasco feito de vidro âmbar de boa qualidade reduz a transmissão da luz de forma suficiente para proteger produtos farmacêuticos sensíveis à luz. Os frascos mostrados na Fig. 97.11 são exemplos desse tipo de frasco. Para a restrição total da luz, podem ser empregados vidro opaco ou vidro tornado opaco por cobertura especial. Invólucros externos ou papelão também podem ser empregados para proteger produtos farmacêuticos sensíveis à luz. Os fabricantes de produtos farmacêuticos selecionam e usam frascos que não afetam de forma adversa a composição ou a estabilidade de seus produtos. Tipos semelhantes de frascos devem ser utilizados pelo farmacêutico no fornecimento da medicação para o paciente. As regulações da FDA exigem que os fabricantes de produtos farmacêuticos incluam no rótulo do produto prescrito o tipo de frasco a ser utilizado pelo farmacêutico ao fornecer a droga prescrita a fim de preservar sua *identidade, concentração, qualidade* e *pureza*. A legislação não se aplica a produtos tencionados a serem fornecidos no frasco original do fabricante.

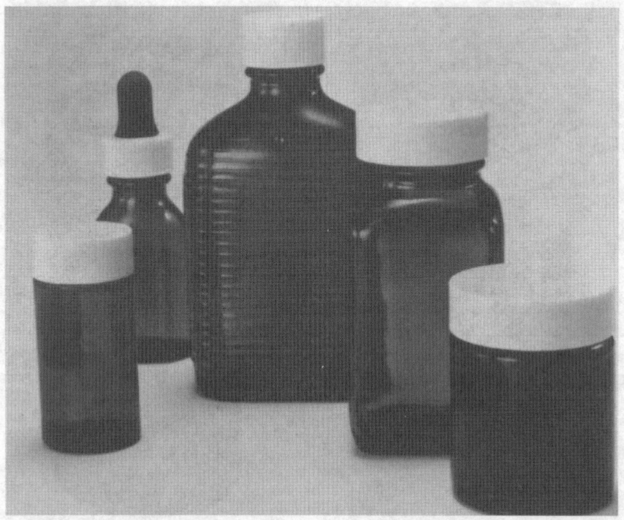

Fig. 97.11 Exemplos de frascos para medicamentos de cor âmbar a fim de proteger contra a luz, da esquerda para a direita: pequenos números de formas farmacêuticas sólidas, como comprimidos e cápsulas; preparados líquidos administrados por gotas; preparados líquidos; pós ou grandes números de formas farmacêuticas sólidas; e preparados semi-sólidos, como pomadas e cremes. (Cortesia, Armstrong Cork.)

O fechamento de um frasco de prescrição é tão importante quanto o próprio frasco. Por lei, os frascos de remédios devem ser à prova de umidade, e, dessa forma, a habilidade do fechamento para restringir a entrada de umidade no frasco é de prima importância. A umidade apresenta um efeito de deterioração sobre muitas formas farmacêuticas, especialmente cápsulas, comprimidos e pós. Por exemplo, os comprimidos de aspirina são hidrolisados na presença de umidade e decompostos em ácido acético e ácido salicílico. Os comprimidos de nitroglicerina sublingual são sempre fornecidos em seus frascos de vidro originais para minimizar a exposição ao ar e à umidade. Muitas farmácias usam vidro com tampa de rosca ou do tipo vedação para reduzir a penetração da umidade (Fig. 97.12).

Os frascos plásticos são amplamente empregados na indústria farmacêutica e na prática de prescrição. As vantagens dos frascos de plástico sobre os de vidro incluem leveza, resistência à quebra ou ao impacto e maior versatilidade na forma do frasco. O polietileno flexível é bastante utilizado no acondicionamento de frascos para apertar (para medicação a ser administrada na forma de gotas ou como um *spray*). Gotas nasais, colírios e *sprays* para a garganta, bem como medicação oral a ser administrada sob a forma de gotas, freqüentemente são acondicionados e fornecidos nesses frascos. Loções, xampus medicinais e cremes também são embalados convenientemente em frascos de polietileno flexível. Tubos de pomada dobráveis e frascos plásticos flexíveis para fluidos endovenosos também são bastante utilizados.

Os recipientes de poliestireno rígido são empregados comumente pelos farmacêuticos para fornecer cápsulas e comprimidos. Esse tipo de plástico também é bastante usado nos potes de pomadas e nas embalagens de caixa para supositórios. O moderno frasco do tipo compacto utilizado para contraceptivos orais, que contém comprimidos suficientes para um ciclo mensal de administração e permite a remoção programada de

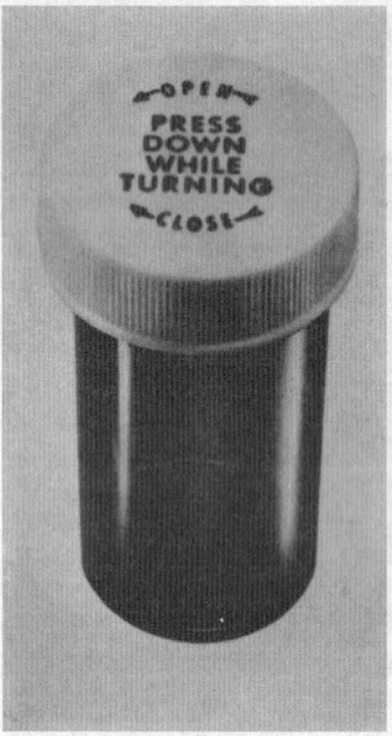

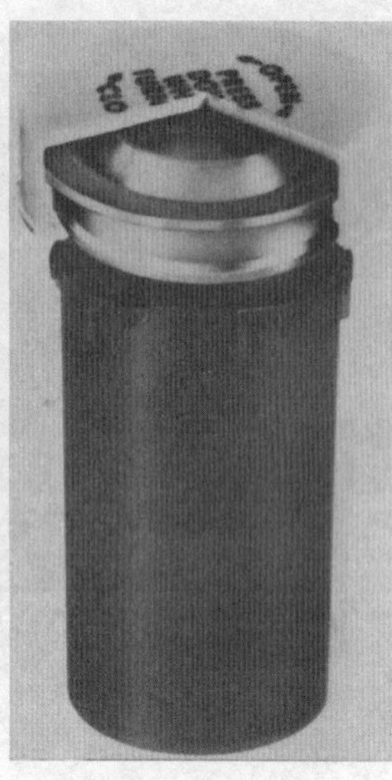

Fig. 97.12 Vista macroscópica, e em corte, de frasco à prova de umidade para medicamento. (Cortesia, Kerr Glass.)

um comprimido de cada vez, é um excelente exemplo da embalagem imaginativa possível com o plástico. Exemplos desses frascos são mostrados na Fig. 97.13. Esses frascos pré-embalados, conforme obtidos do fabricante, são rotulados adequadamente pelo farmacêutico e fornecidos no frasco original para o paciente. Vários fabricantes atualmente comercializam antibióticos e outros medicamentos utilizados por um número limitado de dias embalados como unidades de dosagens individuais em cartões com as instruções para a administração indicada próximo de cada dose. Essa abordagem para o acondicionamento da droga é projetada para ajudar a assegurar a obediência ao regime prescrito.

As maiores responsabilidades dos farmacêuticos na distribuição e no controle do inventário das drogas em hospitais, clínicas de tratamento e outras instalações de cuidados do paciente levaram ao desenvolvimento da embalagem da droga em unidades individuais, como a embalagem em fita, a embalagem do tipo gota e a seringa plástica descartável. Essas embalagens com uma única unidade são denominadas embalagens de dose única no momento da administração a um paciente específico. Os exemplos são mostrados na Fig. 97.10.

FRASCOS À PROVA DE CRIANÇAS — O grande número de envenenamentos acidentais após a ingestão de medicamento e de outros produtos químicos domésticos por crianças levou à aprovação do *Poison Prevention Packaging Act* em

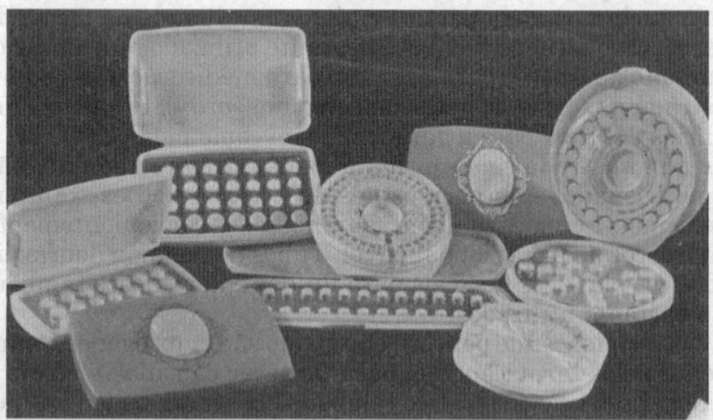

Fig. 97.13 Exemplo de frasco para medicação da MEDISET projetado para auxiliar o paciente a cumprir o esquema prescrito de medicação. (Cortesia, Drug Intelligence.)

1970. A regulação inicial tinha por objetivo a utilização de fechamentos *à prova de crianças* para produtos de aspirina e certos produtos químicos domésticos que apresentavam potencial significativo de causar envenenamento acidental nos mais jovens. À medida que se desenvolveu a capacidade técnica na produção de fechamentos eficazes, a legislação foi estendida de forma a incluir o uso desses fechamentos de segurança na embalagem tanto de medicações de prescrição quanto daquelas vendidas livremente no balcão de farmácias.

A Comissão de Segurança de Produtos para o Consumidor determinou que os fabricantes deveriam colocar drogas de prescrição em embalagens à prova de crianças se a embalagem original fosse direcionada para ser transferida diretamente do farmacêutico para o paciente. Contudo, os fabricantes não precisam colocar as drogas em uma embalagem de segurança se a intenção for a reembalagem pelos farmacêuticos.

Todas as drogas prescritas para uso oral devem ser fornecidas pelo farmacêutico para o paciente em frascos que apresentam fechamento de segurança, a menos que o médico que prescreveu ou o paciente peçam especificamente que seja feito de outra forma. Um pedido para um frasco que não seja à prova de crianças pode ser aplicado a uma única prescrição ou a todas as medicações fornecidas a um paciente. O farmacêutico deve esclarecer os desejos do paciente, obter e manter arquivado um pedido assinado e manter as informações no computador de prescrições para referência futura.[9] Existem muitas exceções para as exigências gerais, como as embalagens para contraceptivos orais por causa de seu *design* único e útil, e certas drogas para o coração (p. ex., nitroglicerina) por causa da importância, para o paciente, de acesso direto e imediato à medicação.

As isenções também são permitidas no caso de medicamentos com venda sem necessidade de receita para embalagem de um só tamanho ou embalagens marcadas especialmente para estarem disponíveis aos consumidores para os quais os fechamentos de segurança seriam desnecessários ou muito difíceis de serem manipulados. Esses consumidores são pessoas sem filhos, pacientes com artrite e os debilitados.

Além disso, drogas que são utilizadas ou fornecidas nas instituições com pacientes internados, como hospitais, clínicas para tratamento e instalações para tratamento, não precisam ser fornecidas com fechamentos de segurança a menos que sejam destinadas aos pacientes que estão deixando as instituições. Exemplos de frascos à prova de crianças são mostrados nas Figs. 97.12 e 97.14.

REAVERIGUAÇÃO — A importância dessa etapa nunca é enfatizada em excesso. Cada receita deve ser reaveriguada, e os ingredientes e quantidades utilizados, verificados pelo farmacêutico. Todos os detalhes do rótulo devem ser verificados de novo contra a ordem de prescrição para checar orientações, o nome do paciente, o número e a data da prescrição e o nome do profissional que prescreveu. A reaveriguação é especialmente importante para aqueles produtos disponíveis em múltiplas concentrações.

ENTREGA E ACONSELHAMENTO AO PACIENTE — O farmacêutico pessoalmente deve apresentar a medicação prescrita ao paciente (ou ao membro da família), a menos que seja entregue na casa do paciente ou em seu local de trabalho. Perguntas sugeridas para serem feitas ao paciente no momento do fornecimento de uma nova receita incluem

1. O que o médico lhe disse acerca da indicação para a medicação?
2. Como o médico lhe disse para tomar a medicação?
3. O que o médico lhe disse para esperar da medicação?

As respostas adequadas para essas perguntas, por parte do paciente, dão ao farmacêutico a segurança de que o paciente sabe como utilizar a medicação adequadamente. Ao apresentar a medicação para o paciente, o farmacêutico deverá reforçar as informações das quais o paciente já tem conhecimento, chamar a atenção para qualquer instrução auxiliar de rótulos e proporcionar informações adicionais com relação à medicação, conforme desejável. Quando a entrega pessoal da prescri-

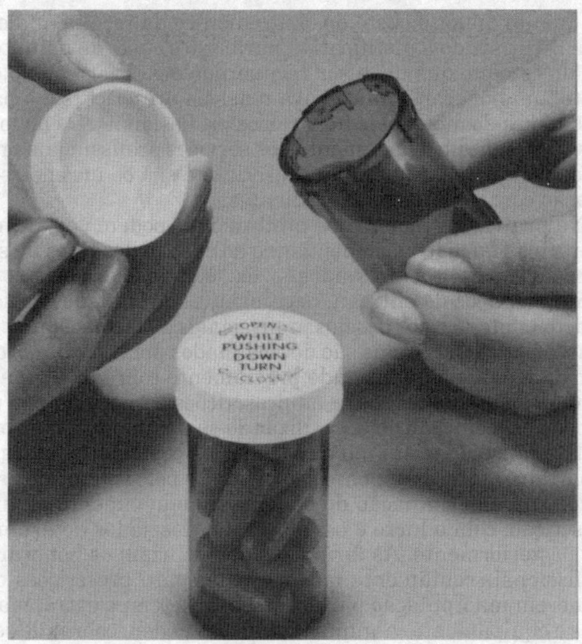

Fig. 97.14 Exemplo de fechamento à prova de crianças em um frasco de prescrição. (Cortesia, Owens-Brockway.)

ção não é possível, o farmacêutico deverá ter certeza de que as instruções adequadas são oferecidas ao paciente e que o paciente é encorajado a telefonar se tiver quaisquer perguntas a fazer. O farmacêutico deve tomar a iniciativa de telefonar ao paciente quando um produto for fornecido com instruções de dosagem incomuns ou complicadas e quando precauções específicas precisarem ser revistas.

Existe uma conscientização crescente acerca de as instruções no rótulo freqüentemente serem inadequadas para assegurar a compreensão do paciente da sua medicação e a sua obediência ao cumprimento das instruções recomendadas. A responsabilidade de o paciente receber instruções específicas, precauções e avisos para a utilização segura e efetiva dos medicamentos receitados deve ser compartilhada pelo profissional que prescreve e o farmacêutico. O reforço das instruções do rótulo dá-se por meio de comunicação verbal entre quem prescreve, o farmacêutico e o paciente, ou sob a forma de instruções impressas complementares, conforme observado previamente (veja Fig. 97.3).

O *Omnibus Budget Reconciliation Act* de 1990 (OBRA 90) modificou a lei de 1965 do Medicaid e, entre outras coisas, exigiu o desenvolvimento de programas estaduais para revisão do uso de drogas (DUR) e as atividades de aconselhamento do paciente pelos farmacêuticos. Embora a lei se aplique especificamente aos serviços farmacêuticos prestados a pessoas que recebem os benefícios do Medicaid, os estados americanos individualmente desenvolveram e adotaram padrões semelhantes de práticas de farmácias para aplicarem uniformemente a todos os pacientes.

As exigências específicas dessa lei são apresentadas aqui no Cap. 90; no entanto, resumidamente, os farmacêuticos devem se oferecer para discutir com cada paciente — ou cuidador de cada paciente — que apresenta uma prescrição, informações sobre a droga, forma farmacêutica, via de administração, quaisquer orientações especiais para uso, efeitos colaterais comuns ou interações e contra-indicações terapêuticas que possam se aplicar, técnicas para a automonitoração da terapia medicamentosa, armazenagem adequada, informações sobre repetição da receita e atitudes a serem tomadas no caso de se pular uma dose. As informações escritas devem ser utilizadas para complementar, mas não substituir, a exigência de aconselhamento verbal.

De acordo com o mesmo decreto, o farmacêutico também deve fazer um esforço razoável para obter, registrar e manter os perfis dos pacientes no que se refere a seus estados mórbidos, alergias conhecidas e sensibilidades a drogas; uma relação abrangente de medicamentos tomados e instrumentos médicos utilizados; comentários relevantes dos farmacêuticos para a terapia medicamentosa do paciente; e nome, endereço, número do telefone, data do nascimento ou idade e sexo do paciente.

Os programas estaduais de revisão de uso de drogas devem ser tanto em perspectiva quanto retrospectivos, para assegurar que as medicações serão adequadas, clinicamente necessárias, improváveis de resultarem em conseqüências clínicas adversas e baseadas em padrões predeterminados.

Para ajudar o farmacêutico na obtenção de informações atualizadas e pertinentes disponíveis para o aconselhamento de seus pacientes, várias fontes organizadas e convenientemente agrupadas de informações sobre fornecimento para pacientes estão disponíveis. Por exemplo, a *USP Dispensing Information, Vol. I, Drug Information for the Health Care Professional,* e o Vol. II, *Advice for the Patient* (informações sobre drogas em linguagem leiga), oferecem informações úteis sobre medicamentos oficialmente reconhecidos para serem utilizadas por farmacêuticos na orientação de seus pacientes.

Essas referências dão informações de recursos ao farmacêutico, incluindo indicações clínicas e aplicações, reações adversas, interações medicamentosas, interferências com testes diagnósticos, efeitos conhecidos sobre o feto e o neonato, biofarmacêutica e farmacocinética relevantes, excreção da droga pelo leite, teor de açúcar e/ou álcool da medicação e quaisquer outras informações consideradas importantes.

Freqüentemente a medicação prescrita é colocada em sacos de prescrição especialmente projetados e impressos. Alguns farmacêuticos colocam o nome e o endereço do paciente, o número da prescrição e o preço na embalagem para identificar a prescrição.

REGISTRO E ARQUIVAMENTO — Um registro das prescrições fornecidas é mantido na farmácia por meio da utilização do computador e de arquivos das cópias das prescrições. Sistemas centralizados de computação mais recentes utilizados por muitas redes de drogarias permitem que os farmacêuticos, de qualquer lugar no sistema, acessem os registros de um paciente e repitam uma prescrição previamente fornecida em uma outra loja.

Diferentes tipos de arquivos para prescrições estão disponíveis para manter os pedidos originais de aviamento. Unidades de metal ou de papelão, que estocam convenientemente cerca de 1000 prescrições, são comuns. Quando esses arquivos são usados, são feitos orifícios nos pedidos de prescrição. Os arquivos são então passados em duas armações de metal firmemente ligadas ao arquivo e colocados em um compartimento designado em ordem numérica para a armazenagem segura e a recuperação rápida.

Algumas vezes são utilizadas gavetas adequadamente divididas para o arquivamento. As divisões podem ser colocadas entre cada 100 ou 1000 prescrições, claramente marcadas com os números das prescrições arquivadas naquela seção. Esse método permite a remoção de uma única prescrição sem impedir o pronto acesso a outras, como normalmente ocorre quando são utilizados arquivos com aros de metal.

A microfilmagem de prescrições com fins de arquivamento e recuperação é um método disponível, porém pouco utilizado.

CÁLCULO DO PREÇO DA PRESCRIÇÃO — Para o estabelecimento farmacêutico ser bem-sucedido, o farmacêutico deverá ser um gerente eficiente dos aspectos financeiros da sua farmácia. Para manter os tipos de serviços farmacêuticos desejados pelos pacientes, o farmacêutico deve manter um lucro justo e eqüitativo.

Cada farmácia deve ter um método para determinar o preço dos aviamentos, aplicado consistentemente por cada farmacêutico do estabelecimento. O método de fixação de preço deve ser estabelecido para assegurar a operação rentável do departamento de prescrições. Um sistema aplicado de modo uniforme e consistente é benéfico para o farmacêutico e ajuda a evitar mal-entendidos com os clientes.

O preço aplicado à prescrição deve cobrir os custos dos ingredientes, inclusive do frasco e do rótulo, o tempo do farmacêutico e dos auxiliares envolvidos, o custo de manutenção do estoque e outros custos operacionais do departamento, e também deve proporcionar uma margem razoável de lucro sobre o investimento.

Embora muitos métodos de determinação de preço tenham sido utilizados através dos anos, os mais comuns são

1. *% Margem de lucro.* Custos dos ingredientes + (custo dos ingredientes × % margem de lucro) = preço do fornecimento.
2. *% Margem de lucro + Tarifa Mínima.* Custo dos ingredientes + (custo dos ingredientes × % margem de lucro) + tarifa mínima = preço do fornecimento.
3. *Honorários Profissionais.* Custo dos ingredientes + honorários profissionais = preço do fornecimento.

% MARGEM DE LUCRO — Esse método e o método da % da margem de lucro mais os honorários mínimos são utilizados nos locais de aviamento de receitas. No método da margem de lucro puro, a porcentagem desejada de margem de lucro é calculada do custo dos ingredientes e adicionada ao custo dos ingredientes para se obter o preço do fornecimento. Por exemplo, se os ingredientes numa receita custam ao farmacêutico $8,00 e ele deseja aplicar uma porcentagem de preço com margem de lucro de 80% sobre o custo, ele deverá adicionar $6,40 ao custo dos ingredientes e chegar a um preço de venda de $14,40. A porcentagem da margem de lucro aplicada pode ser variada, dependendo do custo dos ingredientes, com uma margem menor geralmente utilizada para os itens prescritos com um custo maior e uma margem mais alta aplicada nos itens prescritos com um custo menor.

Em muitas operações de farmácias múltiplas, como farmácias de redes de lojas, cada farmácia possui um esquema de preços para os itens de prescrição, resultando em um preço constante em toda a rede. Freqüentemente os preços são fornecidos em microfichas, programados no computador de prescrições ou afixados diretamente no frasco de produtos de prescrição do atacado pelos armazéns da rede de lojas; os esquemas são atualizados regularmente para acompanhar as alterações nos custos dos ingredientes ou na margem de lucro desejada. Muitos sistemas de computação fazem hoje automaticamente o *download* das atualizações de preços, e, dessa forma, o preço da prescrição reflete os custos e honorários mais correntes.

% PREÇO COM MARGEM DE LUCRO MAIS HONORÁRIOS MÍNIMOS — Nesse método, adiciona-se um honorário mínimo ao custo dos ingredientes mais uma porcentagem de margem de lucro. A margem de lucro nesse método é geralmente mais baixa do que aquela utilizada no método descrito anteriormente. Os honorários mínimos geralmente são estabelecidos para recuperar o custo combinado do frasco, rótulo, supervisão e serviços profissionais. Esse método é aplicado da seguinte forma: se o custo dos ingredientes da prescrição for de $8,00 e se for aplicada uma porcentagem de margem de lucro de 40%, o preço até esse ponto seria de $11,20. Então, adiciona-se um honorário mínimo e determina-se o preço final do produto. Se, por exemplo, um honorário mínimo de $4,00 for adicionado, o preço final da prescrição será de $15,20. Para alcançar o lucro desejado, a porcentagem da margem de lucro utilizada nesse método pode ser ajustada para cima ou para baixo, dependendo dos honorários mínimos estabelecidos.

HONORÁRIOS PROFISSIONAIS — Esse método envolve a adição de honorários profissionais específicos ao custo dos ingredientes utilizados no aviamento de uma receita. Os honorários profissionais incluem todos os custos de fornecimento e a remuneração profissional. Um honorário profissional verdadeiro independe do custo dos ingredientes e, dessa forma, não varia de uma prescrição para outra. Alguns farmacêuticos utilizam um método de honorários profissionais variáveis, pelo qual a magnitude dos honorários é variada de certa forma com base nos custos dos ingredientes. Por esse método, quanto maior o custo dos ingredientes da receita, maior o honorário, sendo a justificativa para isso o custo de manutenção do estoque que deve ser recuperado dessa forma. No entanto, um honorário único para todas as prescrições é a base verdadeira do método de honorários profissionais. Os honorários representam o pagamento dos serviços profissionais prestados no aviamento de uma prescrição e são os mesmos sem relação com o custo dos ingredientes.

Na prática, os honorários profissionais podem variar muito entre as farmácias, dependendo do custo e dos tipos de serviços farmacêuticos prestados (p. ex., sistemas de registro familiar, serviços de entrega, necessidades de cuidados de saúde domiciliares) e dos desejos profissionais do farmacêutico. Os honorários profissionais são determinados por meio de (1) cálculo da média da quantidade previamente cobrada, acima do custo do ingrediente, para as prescrições fornecidas por um período especificado ou (2) utilizando-se um método mais exato de análise de custo, no qual todos os custos atribuídos ao departamento de aviamento são divididos pelo volume de prescrições na determinação do custo real do aviamento de uma prescrição, com o lucro e os honorários desejados determinados posteriormente. As farmácias que utilizam os honorários profissionais comumente fazem ajustes para prescrições que requerem manipulação para compensar o tempo extra, materiais e equipamento. Algumas farmácias podem cobrar de seus pacientes uma taxa anual pelos serviços profissionais. Essa taxa então poderia capacitar o paciente ao seguinte: serviços profissionais de rotina a cada vez que uma prescrição for aviada, registro anual de prescrições, averiguações regulares de pressão arterial, mais uma consulta anual individual.

Unidades do governo, como departamentos estaduais de serviço social, e muitas companhias de seguro e serviços de cartões de prescrição, adotaram o método de honorários profissionais para o reembolso de farmacêuticos no aviamento de prescrições cobertas sob seus programas. Essas fontes pagadoras negociam os honorários profissionais a serem utilizados com os farmacêuticos interessados em participar dos programas. Essa prática resultou em honorários mais baixos pagos a muitos farmacêuticos conforme farmácias de grande volume tentam manter os lucros aumentando o volume de prescrições. Muitos desses programas possuem uma cláusula de *co-pagamento* que requer que o paciente pague uma parte do preço de cada prescrição que foi aviada.

Após determinar o preço de uma prescrição, os farmacêuticos colocam o preço nela e no computador de prescrições para referência futura se a prescrição posteriormente for repetida.

REAVIAMENTO DE PRESCRIÇÕES — As instruções para a repetição de uma prescrição são fornecidas pelo profissional que prescreve, na prescrição original ou por meio de comunicação verbal. Embora as prescrições para as substâncias não-controladas não tenham limitação, de acordo com a legislação federal, quanto ao número permitido de reposições ou em relação à data de validade, as leis estaduais americanas podem impor esses limites. Muitos estados americanos limitam o reaviamento a 1 ano após a prescrição ter sido feita. O reaviamento de uma receita para substâncias controladas é limitado, conforme descrito no Cap. 90.

Os médicos e os farmacêuticos devem trabalhar juntos de forma que as prescrições sejam renovadas apenas com a freqüência compatível com as orientações para uso, e o farmacêutico deve averiguar com quem prescreve, se tiver transcorrido um tempo razoável, para se assegurar de que sua intenção está sendo atendida. Nenhuma prescrição deverá ser renovada indefinidamente sem que o paciente seja reavaliado pelo profissional que prescreveu a receita para se assegurar de que a medicação, conforme originalmente prescrita, permanece sendo a medicação de escolha.

As renovações devem ser anotadas no reverso do pedido de prescrição ou no computador de prescrições com a data, a quantidade fornecida (se diferente da original) e o nome ou as iniciais do farmacêutico que avia a medicação. Se for obtida autorização verbal do profissional que prescreve, esta deverá ser anotada.

A manutenção de registros precisos de renovações é importante não apenas para seguir as legislações federais e estaduais mas também para oferecer informações sobre a história de medicação do paciente.

CÓPIAS E TRANSFERÊNCIAS DE PEDIDOS DE PRESCRIÇÃO — Ocasionalmente são pedidas cópias e transferências dos pedidos de aviamento, pelo paciente ou por um farmacêutico em nome do paciente. Em alguns casos, a intenção é oferecer informações, e, em outros casos, o paciente deseja ter a cópia aviada novamente em uma outra farmácia. Os pacientes que mudam de residência temporária ou permanentemente podem querer que suas prescrições sejam transferidas para uma outra farmácia. As farmácias pertencentes a uma rede que tem sistemas de computação centralizados podem acessar os registros de prescrição de um paciente a partir de qualquer uma de suas farmácias nos Estados Unidos e podem facilmente transferir quaisquer reaviamentos remanescentes no pedido original de prescrição.

Embora a FDA afirme que a cópia de uma ordem de prescrição não tem *status* legal e não deve ser aceita, o órgão abriu as portas para o reconhecimento de cópias sob certas circunstâncias. A FDA não se opõe à troca de cópias de prescrição entre as farmácias com o propósito de renovação, desde que certas salvaguardas sejam observadas:

O pedido original é anulado e marcado para indicar que foi emitida uma cópia, o indivíduo para o qual ela foi emitida e a data da emissão.
A cópia deverá ser marcada dessa forma e a localização e o número do original anotados.
A cópia mostra a data do fornecimento original, a data da última renovação e o número de renovações remanescentes.[8]

Esse procedimento não se aplica às drogas controladas do *Schedule II* ou se estados individualmente proíbem esse procedimento. Nos casos em que as cópias das prescrições são fornecidas pelos farmacêuticos e nos quais as cópias não possam ser aviadas de novo legalmente, o farmacêutico que dá a cópia deve escrever *Cópia — Não Fornecer* ou uma designação semelhante cruzando a parte superior. Uma cópia deve ser feita exatamente como o original, incluindo todas as informações pertinentes de que um farmacêutico poderia necessitar no fornecimento da medicação conforme originalmente fornecido. Preferivelmente a cópia deve ser escrita ou datilografada em um formulário pré-impresso, identificando a farmácia.

O DEA acrescentou uma emenda no *Code of Federal Regulations* (CFR) em 1981 a fim de permitir a transferência de pedidos de prescrição entre duas farmácias para prescrições de substâncias controladas que possam ser renovadas de acordo com a lei. A emenda permite a transferência de um pedido original de aviamento para substâncias controladas relacionadas nos *Schedules III, IV* ou *V* entre as farmácias apenas uma vez.

Para cumprir essas disposições, os farmacêuticos primeiramente precisam certificar-se de que a transferência do pedido de prescrição para propósitos de renovação de fornecimento é permitida pela lei estadual ou outras leis aplicáveis. Quando o pedido de aviamento é transferido, ele deverá ser comunicado diretamente entre as duas farmácias licenciadas, e o farmacêutico que efetua a transferência deverá registrar as seguintes informações:

Escreva *NULO* na face do pedido de prescrição invalidado.
No verso do pedido invalidado, nome, endereço e número de registro no DEA da farmácia para a qual foi transferido e o nome do farmacêutico que recebeu a informação.
Data de transferência e nome do farmacêutico que efetua a transferência.

O farmacêutico que recebe o pedido de prescrição transferido expressa por escrito o seguinte:

A palavra *transferência* na face do pedido de aviamento transferido.
Todas as informações necessárias em um pedido de aviamento de substância controlada conforme aparecem no pedido original de aviamento.
Data de emissão do pedido original de aviamento.
Número original de renovações autorizadas no pedido original de prescrição.
Data do pedido original de prescrição.
Número de renovações válidas remanescentes e data da última renovação.
Nome, endereço, número de registro no DEA da farmácia e o número original de aviamento para o qual o pedido de prescrição foi transferido.
Nome do farmacêutico da transferência.

O DEA exige que os pedidos de prescrição original e o transferido sejam mantidos durante 2 anos a contar da data da última renovação. Aproximadamente 60% dos estados americanos atualmente permitem a transferência de prescrições por meio de computadores dentro dos seus limites, ao passo que apenas 50% permitem as transferências por computador a partir de outros estados. As farmácias que acessam eletronicamente o mesmo registro de prescrição devem completar todas as exigências de informação como o fazem manualmente para uma transferência de prescrição.

OBEDIÊNCIA DO PACIENTE À MEDICAÇÃO PRESCRITA

Quando um profissional prescreve uma receita, ele tem a intenção de que o paciente tenha a receita prontamente aviada e comece a utilizar a medicação de acordo com as orientações. A obediência ou o cumprimento do paciente em relação ao esquema prescrito da medicação tem sido uma fonte de preocupação tanto para o médico quanto para o farmacêutico.

Os pacientes podem desnecessariamente atrasar o início de uma terapia medicamentosa ou podem esperar para ver se eles *se sentem melhor* antes de terem a receita aviada. Alguns pacientes interrompem sua medicação prematuramente porque se sentem melhor e não vêem necessidade especial em continuar a tomar a medicação. Outros pacientes podem tomar doses excessivas da medicação acreditando que elas farão com que se sintam melhor mais rapidamente, ao passo que outros tomam sua medicação em intervalos incorretos ou só quando se lembram.

No aviamento de uma prescrição, o farmacêutico geralmente pode determinar se o paciente está seguindo as orientações, no que se refere à tomada da medicação, comparando as unidades de dosagem fornecidas com as unidades de dosagem aparentemente tomadas durante o período de tratamento. Com freqüência, os farmacêuticos podem obter muitas informações úteis sobre o seguimento das instruções simplesmente pedindo ao paciente para descrever como ele toma a medicação diariamente. Os sistemas de computação da farmácia são úteis na determinação da obediência ao programa por parte do paciente e podem ser úteis para gerar cartões de lembrança de renovação da prescrição ou listas de telefone para ligações de cortesia para lembrar aos pacientes acerca da necessidade de obedecer corretamente à medicação.

Frascos para medicação especialmente projetados são úteis no auxílio aos pacientes para aderirem ao seu esquema de medicação. Esses frascos possuem compartimentos individuais para medicação diária e geralmente comportam o suprimento de uma semana (Fig. 97.15). Os frascos para medicação contraceptiva oral, previamente discutidos e mostrados na Fig. 97.13, se mostraram eficazes na obediência pela paciente durante o ciclo mensal de medicação. Veja também Cap. 115.

SISTEMAS DE COMPUTAÇÃO DA FARMÁCIA

O uso de sistemas de computação na prática farmacêutica atualmente se tornou padrão por causa das necessidades maiores de informações para o farmacêutico, da quantidade maior de papel de trabalho necessário na farmácia, da necessidade de eficiência e da disponibilidade de tecnologia de computação

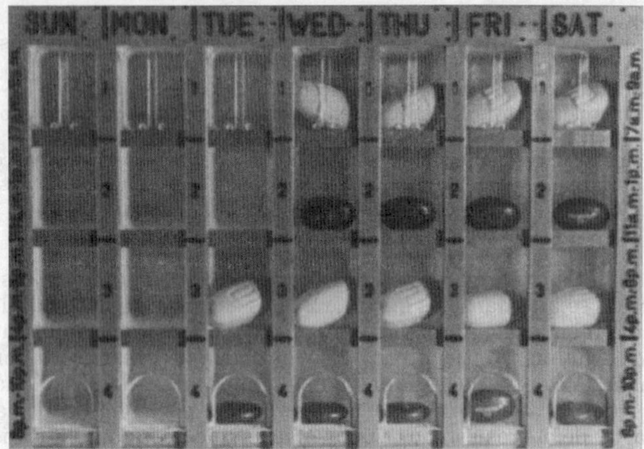

Fig. 97.15 Exemplos de acondicionamento plástico utilizado para produtos contraceptivos orais.[4]

e de bancos de dados expandidos para proporcionar o apoio necessário. A maioria das redes de farmácias está ligada por linhas telefônicas exclusivas ou por satélites, facilitando dessa forma o compartilhamento de informações entre as farmácias (Fig. 97.16).

Em geral, os sistemas computadorizados na farmácia são utilizados em três áreas: fornecimento de prescrições e manutenção de registros associados, apoio clínico e contabilidade e administração. Muitos planos de seguros e de prescrição atualmente exigem a verificação *on line* e a autorização antes do fornecimento de qualquer medicação. Agora os farmacêuticos podem utilizar a Internet para obter e fazer o *download* de informações sobre estados mórbidos e terapia medicamentosa para seus pacientes.

Fornecimento de Prescrições e Manutenção dos Registros Associados

PREPARAÇÃO DO RÓTULO — Uma vez digitada a informação básica da prescrição, o computador produz um rótulo sem erros ou múltiplos rótulos se necessário.

DETERMINAÇÃO DO NÚMERO DA PRESCRIÇÃO — O computador dá números consecutivos às prescrições, e o problema de números perdidos ou em duplicata praticamente é eliminado.

CÁLCULOS DE PREÇO — Os sistemas de computação

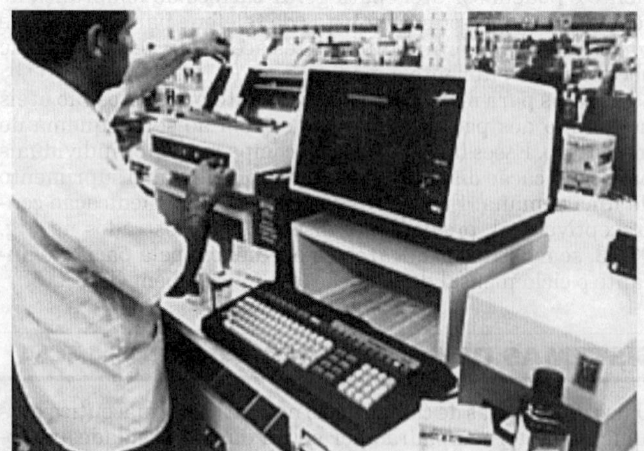

Fig. 97.16 Farmacêutico utilizando um sistema de prescrição de computador na sua prática profissional. (Cortesia, General Computer.)

para prescrição podem acomodar múltiplos métodos de determinação de preço, incluindo o custo mais uma taxa profissional, o custo mais uma porcentagem de margem de lucro ou outras fórmulas mais complexas. O farmacêutico especifica a fórmula desejada e o computador calcula o custo do fornecimento com base em informações de custo da droga contidas em seus arquivos.

PREPARAÇÃO DA RECEITA — Os computadores de prescrição calculam e armazenam informações; dessa forma, é simples para o computador preparar uma receita automaticamente para o paciente incluindo quantia paga para uma prescrição individual ou para o total de prescrições aviadas durante um determinado período. Essas informações podem ser importantes para o paciente por causa do seguro ou com finalidades de impostos.

ANOTAÇÃO DA PRESCRIÇÃO — À medida que um pedido de prescrição é processado, o farmacêutico tipicamente faz várias anotações, incluindo as iniciais do farmacêutico que faz o fornecimento, o custo da droga e o produto fornecido, e digita dados especiais como *fornecida apenas metade a pedido do paciente*. Essas informações podem ser retidas pelo computador e utilizadas no processamento de renovações.

PROCESSAMENTO DE RENOVAÇÕES — O processamento de renovação de prescrições realizado pelo computador é quase automático. Se os registros no computador indicarem que a renovação da prescrição é permitida, o computador automaticamente prepara um novo rótulo e a nova receita, atualiza o *status* de renovação da prescrição, calcula de novo o preço com base em informações correntes sobre o custo e adiciona toda a transação ao perfil de medicação do paciente.

Veja também Cap. 93.

Apoio Clínico

PERFIS DE MEDICAÇÃO DO PACIENTE — Sob comando, o computador apresenta no seu monitor as medicações mais recentes que foram fornecidas para o paciente individualmente. Essas informações são usadas pelo farmacêutico na determinação de potenciais interações medicamentosas. As informações pertinentes a alergias a drogas do paciente e doenças primárias também permitem que o farmacêutico avalie a terapia medicamentosa e forneça apenas medicações racionais e eficazes.

INFORMAÇÕES PARA ORIENTAÇÃO DO PACIENTE — As informações impressas por computador são oferecidas ao paciente quando do fornecimento da medicação. Em geral, as informações incluem o uso e a administração adequados da medicação, precauções, possíveis efeitos colaterais, uma breve descrição do propósito da medicação e o que fazer se uma dose não for tomada. Alguns programas de computador também podem gerar um quadro da forma farmacêutica.

ATIVIDADES EM CLÍNICAS DE TRATAMENTO OU DE FARMACÊUTICO CONSULTOR — Os farmacêuticos que prestam serviços em clínicas de tratamento [*nursing homes*] como provedores ou consultores podem utilizar computadores para preparar folhas para pedidos do médico, registros da administração de medicação, relatórios de remessas dessas clínicas, relatórios do farmacêutico consultor, perfis de medicação do paciente, relatórios sobre o uso de medicamentos pelo paciente e de censo e outras informações.

ACOMPANHAMENTO DA UTILIZAÇÃO DE MEDICAMENTOS — Acompanhando as datas de fornecimento e as quantidades fornecidas, o farmacêutico pode determinar apropriadamente a obediência do paciente à tomada das medicações prescritas.

Contabilidade e Administração

ARQUIVAMENTO COMERCIAL — O computador pode ser programado para fornecer contas a receber, folha de pagamento, razão geral, contas a pagar, processamento e registros de pagamentos de terceiros, controle e pedido do estoque, funções de análise de vendas e resumo diário do negócio.

ANÁLISE DAS PRESCRIÇÕES — O computador proporciona informações sobre os totais de prescrições diariamente, mensalmente ou anualmente; prescrições novas contra repetidas; custos de medicação por receita aviada; e lucro por receita aviada.

PROGRAMAS DE RELATO DE DEFEITOS DO PRODUTO MEDICAMENTOSO E DE REAÇÕES ADVERSAS

Monitoração da Qualidade do Produto Medicamentoso

A monitoração da qualidade do produto medicamentoso é uma função importante do farmacêutico profissional. As medicações fornecidas sob prescrição e aquelas vendidas diretamente no balcão devem satisfazer a altos padrões de qualidade de fabricação para assegurar a segurança e a eficácia quando utilizadas adequadamente.

Conforme consta no Code of Federal Regulations (21 CFR 211), os fabricantes de produtos farmacêuticos devem seguir os padrões da FDA para as Boas Práticas Correntes de Fabricação para Produtos Farmacêuticos Acabados a fim de assegurar a qualidade do produto. Uma seção dessas regulamentações inclui as provisões para reportar e lidar com queixas de produtos medicamentosos. Uma queixa ou alguma dúvida com relação à qualidade do produto pode surgir de um paciente ou de um profissional da saúde e pode ser comunicada diretamente ao fabricante ou levada para apreciação da FDA. Qualquer que seja o caso, a informação é compartilhada entre o órgão e o fabricante, e cada queixa é avaliada para determinar se há necessidade de ação corretiva. As queixas ou as preocupações podem estar relacionadas a qualquer fator da qualidade ou eficácia do produto, incluindo integridade da forma farmacêutica, estabilidade, aspecto, odor, gosto, cor, acondicionamento e rotulagem.

Os farmacêuticos têm uma participação importante na detecção e no relato de defeitos de produtos através da participação no *Medical Products Reporting Program* (MedWatch) da FDA, um programa voluntário para o relato de questões concernentes à qualidade de produtos medicamentosos distribuídos, sob prescrição e sem necessidade de prescrição. Desde o início do programa, em 1993, o número de eventos sérios relatados e a qualidade do relato de eventos adversos relatados para a FDA aumentaram, primariamente devido aos esforços dos farmacêuticos.[10] As informações proporcionadas por meio desse programa se tornam úteis tanto para o fabricante quanto para a FDA na manutenção dos padrões de qualidade.[11] Os farmacêuticos podem relatar questões relacionadas com a qualidade de produtos medicamentosos por telefone (1-800-FDA-1088) ou por correio utilizando o formulário MedWatch fornecido para esse propósito (Fig. 97.17).

As informações específicas pedidas no formulário MedWatch da FDA incluem o nome do produto, sua forma farmacêutica, potência e tamanho; o número de código de droga nacional, se disponível; o número do lote e a data de validade; o nome e o endereço do fabricante, distribuidor ou rotulador; o nome, endereço e profissão da pessoa que relata o defeito do produto sob suspeição; uma descrição do problema observado ou suspeito e a data e a assinatura da pessoa que preenche o relatório. É dada a opção para a pessoa que preenche o relatório de permanecer no anonimato na comunicação subseqüente para a FDA, para o fabricante ou o distribuidor afetado. Informações adicionais sobre o programa MedWatch podem ser encontradas no *Web site* da FDA [www.fda.gov].

Monitoração de Reações Medicamentosas Adversas

A FDA tem exigências específicas para fabricantes de drogas de produtos farmacêuticos sob pesquisa e comercializados no sentido de relatar reações adversas ou experiências medicamentosas adversas.[12] Os farmacêuticos têm a oportunidade de participar no relato desses incidentes através de práticas nos estabelecimentos farmacêuticos institucionais e comunitários. As observações das reações para drogas com fins de pesquisa geralmente são observadas no ambiente clínico (geralmente institucional) durante estudos clínicos controlados, conforme drogas sob pesquisa são avaliadas antes da aprovação da FDA para comercialização. As reações a drogas comercializadas podem ser observadas durante quaisquer estudos clínicos pós-comercialização e através de observação pelos profissionais da área de saúde durante o curso de sua prática profissional.

A observação pós-comercialização de produtos farmacêuticos com relação a reações adversas é essencial no estabelecimento de um perfil de segurança completo para drogas comercializadas. Uma vez comercializada, o número e a diversidade dos pacientes que recebem uma droga nova são bem maiores do que durante os experimentos clínicos controlados. Assim, algumas interações medicamentosas e alguns efeitos adversos que escapam à detecção durante os experimentos clínicos são vistos inicialmente após o produto medicamentoso ter sido comercializado. Durante a década passada, houve vários exemplos de produtos medicamentosos recém-comercializados que subseqüentemente foram retirados do mercado após observação pós-comercialização, tanto por parte da FDA quanto do fabricante, da ocorrência de reações adversas ou interações medicamentosas raras, porém potencialmente letais.

Os farmacêuticos e outros provedores de serviços de saúde que observam reações suspeitas a drogas são encorajados a relatá-las para a FDA. Reações sérias, observação de eventos não-descritos na bula e reações a produtos recém-comercializados são de particular importância. A FDA fornece o formulário MedWatch para o preenchimento de um relatório voluntário — ou, no caso de instalações de usuários, distribuidores ou fabricantes, obrigatório. O formulário inclui espaço para informação sobre o paciente; informações sobre reações adversas, inclusive uma descrição da experiência da reação e testes ou dados laboratoriais relevantes; informações sobre a droga suspeita, como nome, fabricante, número do lote, dose diária, via de administração, datas de administração e duração de administração da droga; drogas tomadas concomitantemente e registro de administração; e nome e informações de contato para a pessoa ou o fabricante que escreve o relatório. Em algumas instituições onde são conduzidos estudos clínicos, são utilizados programas de computador para registrar, monitorar e relatar reações adversas suspeitas.[13] Os relatos de reações adversas suspeitas podem resultar em alterações na rotulagem do produto, cartas de advertência para profissionais da área de saúde com relação a condições seguras de uso, exigências de estudos clínicos ou de segurança mais aprofundados ou, em alguns casos, retirada do produto do mercado.[14]

CONSIDERAÇÕES LEGAIS

Todos os aspectos de fabricação, distribuição e posse de medicamentos são controlados por lei e regulamentações tanto estaduais quanto federais. As leis e disposições estaduais que regem a prática da farmácia geralmente são administradas por juntas estaduais de farmácia compostas por números variáveis de profissionais da área e, em alguns casos, por representação do consumidor. Essas juntas geralmente regulam os registros de estagiários de farmácia, farmacêuticos e farmácias e fazem cumprir regras e disposições com relação à prática legal e ética da farmácia dentro do estado. As regulamentações estaduais com relação a medicamentos freqüentemente incluem e ampliam a lei federal. As leis federais são administradas por diferentes órgãos federais e lidam primariamente com produtos considerados comércio interestadual.

As leis que regem a prática da farmácia são apresentadas no Cap. 90.

MEDWATCH

O PROGRAMA DE NOTIFICAÇÃO DE PRODUTOS MÉDICOS DA FDA

Para notificação VOLUNTÁRIA pelos profissionais da saúde no advento de ocorrências adversas e problemas no produto

Formulário aprovado: ...Data de validade ...
Ver declaração da OMS no verso

Para uso apenas da FDA
Seqüência da unidade de triagem

Página ____ de ____

A. Dados sobre o paciente

1. Identificador do paciente — Confidencial
2. Idade na época do evento: ou Data de nascimento
3. Sexo: ☐ feminino ☐ masculino
4. Peso ____ (libras ou quilos)

B. Ocorrência adversa ou problema apresentado pelo produto

1. ☐ Ocorrência adversa e/ou ☐ Problema apresentado pelo produto (p. ex., defeitos/mau funcionamento)
2. Conseqüências atribuídas à ocorrência adversa (marque tudo que for cabível)
   - ☐ morte (dia/mês/ano)
   - ☐ risco de vida
   - ☐ hospitalização — inicial ou prolongada
   - ☐ incapacitação
   - ☐ anomalia congênita
   - ☐ intervenção necessária para prevenir comprometimento/lesão permanentes
   - ☐ Outras
3. Data da ocorrência (dia/mês/ano)
4. Data deste relatório (dia/mês/ano)
5. Descrever ocorrência ou problema
6. Testes/dados laboratoriais relevantes, inclusive datas
7. Outro histórico relevante, inclusive condições médicas preexistentes (p. ex., alergias, raça, gestação, tabagismo, uso de álcool, disfunção hepática/renal, etc.)

FAVOR DATILOGRAFAR OU USAR TINTA PRETA

C. Medicações suspeitas

1. Nome (citar concentração constante no rótulo & fabricante/rotulador, se conhecidos)
   Nº 1
   Nº 2
2. Dose, freqüência e via utilizadas
   Nº 1
   Nº 2
3. Datas do tratamento (se desconhecidas, cite duração) de ___ até ___ (ou melhor estimativa)
   Nº 1
   Nº 2
4. Diagnóstico para o uso (indicação)
   Nº 1
   Nº 2
5. A ocorrência se deu após interrupção do medicamento ou redução da dose?
   Nº 1 ☐ Sim ☐ Não ☐ não se aplica
   Nº 2 ☐ Sim ☐ Não ☐ não se aplica
6. Nº do lote (se conhecido)
   Nº 1
   Nº 2
7. Data de validade (se conhecida)
   Nº 1
   Nº 2
8. A ocorrência apareceu novamente após a reintrodução
   Nº 1 ☐ Sim ☐ Não ☐ não se aplica
   Nº 2 ☐ Sim ☐ Não ☐ não se aplica
9. Nº de NDC (somente para problemas em produtos)

Produtos médicos concomitantes e datas de tratamento (excluir tratamento da ocorrência)

D. Dispositivo médico suspeito

1. Nome comercial
2. Tipo de dispositivo
3. Nome e endereço do fabricante
4. Operador do dispositivo
   - ☐ profissional da saúde
   - ☐ usuário/paciente leigo
   - ☐ Outro
5. Data de validade (dia/mês/ano)
6. modelo nº — catálogo nº — série nº — lote nº — outras informações
7. Se implantado, em que data? (dia/mês/ano)
8. Se retirado, em que data? (dia/mês/ano)
9. Instrumento disponível para avaliação? (Não enviar para a FDA)
   ☐ Sim ☐ Não ☐ devolvido ao fabricante em ____ (dia/mês/ano)
10. Produtos médicos concomitantes e datas de tratamento (excluir tratamento da ocorrência)

E. Relator (ver seção de confidencialidade no verso)

1. Nome, endereço e telefone
2. Profissional da saúde? ☐ Sim ☐ Não
3. Profissão
4. Também relatado para
   - ☐ fabricante
   - ☐ estabelecimento do usuário
   - ☐ distribuidor
5. Se você não quiser ter sua identidade revelada para o fabricante, coloque um "X" neste quadrado ☐

FDA

Formulário FDA 3500 (6/93)

Enviar para: MEDWATCH
5600 Fishers Lane
Rockville, MD 20852-9787

ou envie FAX para:
1-800-FDA-0178

O recebimento de um relatório não constitui admissão de que os profissionais da área médica ou o produto causaram ou contribuíram para a ocorrência.

Fig. 97.17 Forma de relatório do MedWatch da FDA.

REFERÊNCIAS

1. Poirier TI, Giudici RA. *Hosp Pharm* 1992; 27:408.
2. *AJHP* 1992; 49:640.
3. Cohen MR, Davis NM. *Am Pharm* 1992; NS32:112, 1992.
4. Ansel HC. *Introduction to Pharmaceutical Dosage Forms*. 4th ed. Philadelphia: Lea & Febiger, 1985.
5. Resolution 88-4-92, NABP.
6. *Compliance Guidelines, Manufacturer, Distribution, and Promotion of Adulterated, Misbranded, or Unapproved New Drugs for Human Use by State-Licensed Pharmacies,* FDA, 1992.
7. Crawford SY, Dombrowski SR. *AJHP* 1991; 48:1205.
8. *Pharm Pract* 1978; 13(3):18.
9. *Pharm Today* 1992; Dec 21:3.
10. Bolger G, Goetsch R. *Am Pharm* 1992; NS32:139.
11. Piazza-Hepp TD, Kennedy DL. *AJHP* 1995; 52:1436.
12. 21 CFR §312.32; 21 CFR §314.80.
13. *Profiles Hosp Pharm* 1991; 5(3):12.
14. Sills JM, Tanner LA, Milstien JB. *AJHP* 1986; 43:2764.

CAPÍTULO **98**

Manipulação de Prescrição Extemporânea

Loyd V Allen, Jr, PhD
Professor Emeritus
Department of Medicinal Chemistry and Pharmaceutics
College of Pharmacy
University of Oklahoma
Oklahoma City OK 73190

Historicamente, a *manipulação farmacêutica* constituiu uma parte integral da prática farmacêutica, como vemos em algumas definições e referências à farmácia, tais como

> Farmácia é a arte ou a prática de preparar e preservar drogas, manipular e fornecer medicamentos segundo as prescrições médicas.[1]
>
> Farmácia é (1) a arte ou a prática de preparar, preservar, *manipular* e fornecer drogas ou (2) um lugar onde medicamentos são *manipulados* ou fornecidos.[2]
>
> Farmácia é a ciência, a arte e a prática de preparar, preservar, *manipular* e fornecer drogas medicinais e orientar quanto a seu emprego.[3]
>
> E deverá fazer um óleo a partir de uma pomada sagrada, um ungüento *manipulado* segundo a arte do boticário; deverá ser uma pomada oleosa.[4]

Manipular é uma prerrogativa profissional que os farmacêuticos realizam desde o início da profissão. Ainda hoje, as definições de farmácia incluem o *preparo das drogas*.[5,6]

O legado da farmácia, que abrange cerca de 5.000 anos, baseia-se na provisão de produtos farmacêuticos para pacientes. Os farmacêuticos são os únicos profissionais de saúde que possuem o conhecimento e a habilidade necessários para manipular e preparar medicamentos para atender às necessidades ímpares dos pacientes. A responsabilidade por produtos de manipulação extemporânea, seguros e efetivos para pacientes que necessitem de cuidados especiais é fundamental na profissão da farmácia.

No século 19, a arte de manipular persistiu, mas deu lugar, mesmo a contragosto, a uma nova tecnologia. Calcula-se que ainda era necessário haver um *amplo conhecimento em manipulação* em cerca de 80% das prescrições aviadas na década de 1920. Apesar de os farmacêuticos confiarem cada vez mais em compostos químicos obtidos industrialmente para atender às receitas, ainda havia muito trabalho a ser realizado *secundum artem*.[1]

A indústria farmacêutica assumiu a produção da maioria dos medicamentos prescritos pelos médicos. Esse serviço foi superior de diversas maneiras, com novos métodos e uma ampla gama de produtos inovadores que não poderiam existir de modo unitário. A pesquisa e o desenvolvimento foram características da indústria farmacêutica. Contudo, a própria natureza da produção de milhões de doses de um produto requer que as formas farmacêuticas (cápsulas, comprimidos, supositórios) e as doses (quantidade individual de cada dose) sejam limitadas, resultando numa abordagem unilateral ao tratamento. Simplesmente não é viável economicamente para uma companhia farmacêutica produzir um produto em 50 doses possíveis diferentes ou em 15 formas farmacêuticas diversas para atender às necessidades de toda uma gama de pessoas em tratamento. As janelas de atividade são estabelecidas de modo a atender às necessidades da maioria dos pacientes, mas a verdadeira natureza do processo não pode atender a todas as necessidades dos pacientes.

É também preciso reconhecer que alguns indivíduos e suas necessidades de saúde não se enquadram nas janelas de doses e formas farmacêuticas teóricas, e que a produção em grande escala não permite a produção de medicação sob medida para alguns pacientes e a um custo eficaz e atendendo às sempre mutantes necessidades de um dado paciente ou de uma instituição. A capacidade dos farmacêuticos na prática da arte de manipulação ocupa esse espaço e atende às necessidades individuais. Com esse atributo, o farmacêutico pode, através da compreensão dos princípios da formulação e do reconhecimento de seu nível de capacidade no trabalho *secundum artem*, aconselhar que o tratamento a ser fornecido não derive da indústria farmacêutica, mas que seja individualizado para as necessidades específicas de pacientes em determinado momento.

A manipulação sempre foi uma parte básica da prática da farmácia; as drogas, as formas farmacêuticas e o equipamento ou técnicas utilizados constituem suas variáveis. Os farmacêuticos têm conhecimentos e habilidades que são únicos e que não são duplicados por nenhum outro profissional. As atividades da farmácia para individualizar o tratamento do paciente incluem a formulação e funções clínicas. Ambas atuam na ausência de outros resultados para colocar a farmácia numa posição de desvantagem. É importante usar a experiência do farmacêutico para ajustar as doses, sua freqüência e, até mesmo, as formas farmacêuticas de modo a obter aceitação máxima. Todos os farmacêuticos devem compreender as opções que a manipulação apresenta.

A manipulação farmacêutica vem crescendo devido ao efeito do tratamento domiciliar (*home care*), à existência de medicamentos que não são facilmente encontrados, drogas órfãs, fórmulas para uso em veterinária e medicamentos derivados de biotecnologia. As novas formas farmacêuticas e abordagens terapêuticas que vêm se desenvolvendo sugerem que a manipulação de medicamentos e produtos correlatos específicos para determinados pacientes vão tornar-se cada vez mais freqüentes na prática da farmácia. A farmácia de manipulação é única porque permite o uso das bases científicas, matemáticas e tecnológicas numa extensão muito maior do que ocorre com outras práticas. Os farmacêuticos que manipulam medicamentos desenvolvem uma relação única e especial com os pacientes a que atendem. Trabalham junto com os médicos para solucionar problemas não abordados pelas formas farmacêuticas comerciais disponíveis.

No hospital e no tratamento domiciliar, houve um aumento notável na *produção de lotes* de produtos estéreis. As razões para isso incluiriam

1. Os padrões em processo de mudança da terapia medicamentosa, tais como terapia parenteral domiciliar e a administração parenteral controlada pelo paciente.

2. O uso de produtos injetáveis não-disponíveis comercialmente em hospitais de modo a atender às necessidades de determinados pacientes ou a protocolos clínicos de investigação.
3. A contenção de custos, sendo que num lote de farmácia é possível produzir medicamentos que seriam similares aos produtos comercialmente disponíveis.

O FARMACÊUTICO QUE MANIPULA — Os farmacêuticos são profissionais singulares: bem-treinados nas ciências físicas, naturais e médicas e conscientes em relação às tragédias em potencial que podem decorrer de um único engano na prática diária de sua profissão. Contudo, a experiência, os procedimentos e o modo com que os farmacêuticos vêm atuando ao longo dos anos foram determinantes para que fossem considerados os indivíduos mais confiáveis e respeitados na nossa sociedade. Isso ocorre porque os farmacêuticos desenvolveram a reputação de estarem presentes e disponíveis nas suas comunidades para interagir com os pacientes, fornecer as medicações necessárias e trabalhar com os pacientes no sentido de recuperar ou manter um certo padrão ou qualidade de saúde e apenas por estarem presentes na comunidade quando necessários.

A farmácia é uma complexa mistura de diversas experiências e locais de prática. Não é mais apenas uma farmácia da comunidade ou uma farmácia hospitalar. A farmácia é diversificada e oferece várias oportunidades para quem desejar considerar as possibilidades, encontrar seu espaço e praticar farmácia para atender às necessidades de sua própria comunidade de pacientes. A maioria dos farmacêuticos que manipulam parece interessada e entusiasmada em relação à sua prática. De fato, muitos farmacêuticos envolvidos intimamente no atendimento farmacêutico perceberam agora a importância de proporcionar *um atendimento individualizado para os pacientes* através da manipulação de *produtos específicos para os mesmos.* A farmácia de manipulação não é para todos, e essa prática não substituirá a farmácia tradicional. Contudo, à medida que a farmácia de manipulação se difunde cada vez mais, ela se torna uma fonte de satisfação para um número significativo de farmacêuticos que lançam mão de suas técnicas inovadoras e criativas para solucionar problemas dos pacientes. Isso é a farmácia de manipulação.

Como já mencionamos, a manipulação farmacêutica exige treinamento em matemática, ciências e tecnologia mais do que qualquer outra especialidade na área da farmácia. Afirma-se que

> "A ciência é que apóia a especialidade farmacêutica na distribuição das drogas e no uso dos medicamentos. A história recente nos coloca questões sobre se nós, da profissão, e alguns da área de ensino de farmácia reconhecemos e avaliamos a contribuição já feita e em evolução das ciências farmacêuticas e terapêuticas. A ciência farmacêutica é o que nos torna únicos. Ela nos fornece o papel especial que trazemos para a beira do leito. Nenhum outro profissional na área de saúde é capaz de levar às decisões farmacoterapêuticas conceitos como pH, tamanho de partícula, coeficiente de partição, ligação de proteínas, relações entre estrutura e atividade, economia e epidemiologia. As ciências farmacêuticas, associadas com a infra-estrutura da farmácia, educação farmacêutica inclusive, são os fatos que tornam o farmacêutico indispensável na equipe de tratamento da saúde."[7]

Qual área na prática da farmácia tem a oportunidade de empregar a educação e o treinamento científicos tanto quanto os farmacêuticos envolvidos na personalização do tratamento de pacientes através da manipulação extemporânea? As ciências farmacêuticas, especialmente a química e a farmácia, servem como fundação para a capacidade de manipular formas farmacêuticas específicas para atender às necessidades dos pacientes.

DEFINIÇÕES — A farmácia é unida no sentido de que os farmacêuticos têm a responsabilidade de servir seus pacientes e manipular um produto prescrito adequadamente durante sua prática profissional. É direito e responsabilidade do farmacêutico manipular medicamentos que atendam às necessidades específicas dos pacientes. O farmacêutico é em última análise o responsável pela integridade do produto final que ele preparou ou que foi feito sob sua supervisão imediata.

A manipulação de medicamentos é definida pela National Association of Boards of Pharmacy:

> "Manipular significa preparar, misturar, reunir, embalar ou rotular uma droga ou medicamentos (i) como resultado de uma prescrição médica ou de uma iniciativa baseada na relação entre o farmacêutico/paciente/médico, na sua prática profissional, ou (ii) com a finalidade de, como um incidente à pesquisa, ensino, ou análise química e sem fins comerciais ou de fornecimento. Formular também compreende preparar medicamentos e dispositivos, antecipando uma prescrição médica que se baseia em rotina ou padrões regulares."[8]

Formular pode abranger diferentes significados para farmacêuticos diferentes. Pode significar o preparo de soluções orais, tópicas, supositórios; a transformação de uma forma farmacêutica em outra; o preparo de formas farmacêuticas selecionadas a partir de produtos químicos brutos; a preparação de soluções intravenosas, soluções de nutrição parenteral, formas farmacêuticas pediátricas a partir de formas farmacêuticas para adultos; o preparo de isótopos radioativos; ou de embalagens, seringas e outros dispositivos com medicação para uso doméstico.

Existem diferentes tipos de prescrições para manipulação, inclusive as isoladas, de rotina e preparadas em lote. A prescrição *isolada* é aquela que o farmacêutico não espera repetir. A prescrição *de rotina* é aquela que o farmacêutico pode esperar repetir no futuro ou rotineiramente, e *padronizar* as fórmulas pode trazer benefícios na qualidade desse tipo de produção, isto é, criar arquivos de protocolos de manipulação desse produto. A prescrição *preparada em lote* é aquela em que múltiplas unidades idênticas são produzidas numa única operação *antecipando* a sua prescrição, o que é permitido pelo *Food and Drug Modernization Act* (FDMA 1997).[9]

AVALIAÇÃO DA NECESSIDADE — Quando consideramos a manipulação de uma prescrição, podemos levar em conta as seguintes questões.

1. O produto é comercialmente disponível na mesma forma farmacêutica, intensidade e tipo de embalagem?
2. A prescrição é racional no tocante aos ingredientes, uso indicado, dose e método de administração?
3. Estou qualificado, em termos de treinamento e capacidade, para aviar essa receita?
4. Tenho equipamento, material, substâncias químicas ou drogas adequados?
5. Existe documentação para atribuir uma *data de validade* para a receita, ou devo seguir as diretrizes da US Pharmacopeia (USP) Seção (795), *Pharmacy Compounding* (*Manipulação Farmacêutica*)?
6. Existe alguma alternativa melhor para o paciente?
7. Esse produto de manipulação atende à receita médica e às necessidades do paciente?
8. Existe boa fé na relação médico-farmacêutico-paciente?
9. O paciente dispõe de local de armazenamento necessário para garantir a potência do produto até sua data de validade?
10. Sou capaz de realizar os cálculos necessários para preparar o produto?
11. Estou disposto a completar a documentação necessária para preparar o produto?
12. Existe referência na literatura que possa fornecer informações sobre o uso, preparo, estabilidade, administração, etc.?
13. Por quanto tempo o paciente utilizará o produto; a duração prevista do tratamento é compatível com uma data de validade adequada? Ou, por outro lado, devemos preparar o medicamento em pequenas quantidades e fornecê-lo periodicamente?
14. Sou capaz de fazer algum controle de qualidade básico para checar o produto antes de sua administração? (variação de peso da cápsula, pH, observação visual, etc.?).
15. Estou seguro da identidade, da qualidade e da pureza do produto?
16. Quais os procedimentos de que disponho para investigar e corrigir os enganos?
17. As propriedades terapêuticas químicas e físicas dos ingredientes são compatíveis individualmente com as propriedades esperadas do produto?[10]

Avaliando a Exeqüibilidade da Manipulação do Lote

1. O processo, os procedimentos, o ambiente de manipulação e o equipamento usados na produção desse lote produzem as qualidades esperadas no produto final?
2. Todos os procedimentos e processos críticos serão realizados exatamente como esperado em todos os lotes do produto manipulado de modo a produzirem o mesmo produto de alta qualidade em cada lote?
3. O produto final apresentará todas as qualidades dentro dos limites especificados no final da manipulação e do empacotamento de cada lote?
4. Cada lote conservará todas as qualidades dentro dos limites especificados até o final do seu prazo de validade?
5. Posso monitorizar e rastrear a história de cada lote, identificar fontes em potencial de problemas e instituir medidas corretivas adequadas de modo a minimizar a probabilidade de eles ocorrerem?[10]

Os farmacêuticos que realizam manipulação em lote devem ser capazes e desejar realizá-la corretamente, sobretudo no que diz respeito à produção de medicamentos estéreis. A tendência é de que apareçam mais produtos de manipulação em lote num maior número de farmácias no futuro.

CONSIDERAÇÕES ECONÔMICAS — Existem ao menos duas considerações econômicas diferentes na tomada de decisão quanto à manipulação de prescrições: (1) a compensação para os farmacêuticos e (2) custos com o tratamento.

A manipulação farmacêutica é um serviço cognitivo, portanto justifica-se o reembolso por serviços cognitivos. Assim como um cirurgião usa habilidades cognitivas, técnicas e manuais, o farmacêutico também usa habilidades cognitivas, técnicas e de manipulação na manipulação extemporânea para atender às necessidades individuais dos pacientes. O preço de uma prescrição manipulada deve levar em consideração a tomada de decisão fármaco-dinâmica e fármaco-terapêutica, a experiência em manipulação, o tempo e o custo dos materiais. As receitas para manipulação podem ser atraentes do ponto de vista tanto profissional como financeiro. Historicamente, diz-se que a manipulação é um ato em que o conhecimento científico e profissional de um farmacêutico pode expressar-se. Para os farmacêuticos dedicados a realizar um trabalho de qualidade em manipulação, as recompensas profissionais, psicológicas e financeiras podem ser substanciais.

Aviar a receita pode ser uma maneira de baixar o custo do tratamento. Em alguns casos, é mais barato para o farmacêutico preparar uma medicação específica para o paciente, e isso pode significar a diferença entre um paciente realmente obter a droga ou deixar de fazê-lo. Se a manipulação de uma receita resultar na possibilidade de o paciente adquirir a medicação, ela deve então ser considerada.

Um outro exemplo é relativo ao uso econômico de drogas caras. Alguns medicamentos são caros e podem ter vida de prateleira curta. Se o paciente não precisar de todo o conteúdo do frasco ou da embalagem, muitas vezes o que sobra do produto é jogado fora e desperdiçado. Contudo, existem inúmeros casos em que é possível para o farmacêutico dividir o produto comercial em unidades menores, usáveis, armazená-las adequadamente e fornecer a quantidade necessária para cada prescrição.

Uma outra questão obliquamente relacionada com a questão econômica também pode ser relativa à comercialização dos produtos de manipulação. É interessante notar que muitos produtos de manipulação acabam sendo comercializados. Por exemplo

Fentanil Pastilhas
Minoxidil Solução Tópica
Nistatina Pastilhas
Clindamicina Solução Tópica
Solução de Tetracaína-Adrenalina-Cocaína (TAC)
Mesilato de Diidroergotamina, *Spray* Nasal
Solução Salina Hipertônica Tamponada
Eritromicina Tópica

assim como diversos outros líquidos orais de uso dermatológico e pediátrico e algumas soluções intravenosas pré-misturadas. É inevitável que, quando um produto se torna economicamente lucrativo para a indústria farmacêutica, ela irá produzi-lo.

FATORES DE MANIPULAÇÃO

ESTABILIDADE — Um fator importante na manipulação de receitas é a estabilidade. Os tipos mais comuns de estabilidade que os farmacêuticos que manipulam receitas devem conhecer incluem a química, física e microbiológica. Embora os produtos manufaturados comercialmente precisem possuir uma *data de validade,* os produtos de manipulação apresentam uma *data limite.* Existem diversas fontes de informação que podem ser usadas para determinar uma data limite adequada, tais como companhias químicas, literatura do fabricante, dados de laboratório, revistas e livros publicados sobre o assunto. Em geral, a maioria dos farmacêuticos prepara ou fornece pequenas quantidades de produtos manipulados; recomendam armazenamento em ambiente fresco ou com temperaturas frias; e usam uma data limite conservadora.

As diretrizes publicadas na USP 23/NF Seção 18 (795), *Pharmacy Compounding,* afirmam que

> Se não houver informações sobre estabilidade que sejam aplicáveis a uma droga ou produto específico, as seguintes datas limites máximas são recomendadas para cuidados com drogas manipuladas não-estéreis que são empacotadas em frascos justos, resistentes à luz e armazenadas em ambiente com temperatura controlada, a menos que existam indicações em contrário.
>
> *Para soluções não-aquosas e fórmulas sólidas* (para as quais o produto manufaturado é a fonte do ingrediente ativo) — A data limite não é superior a 25% do tempo remanescente até a data de expiração ou 6 meses, o que ocorrer primeiro.
>
> *Uma substância USP ou NF é a fonte do ingrediente ativo* — A data limite não é maior do que 6 meses.
>
> *Para as fórmulas contendo água* (preparadas a partir de ingredientes na forma sólida) — A data limite não é superior a 14 dias quando armazenadas em temperaturas frias.
>
> *Para todas as outras fórmulas* — A data limite não é superior à duração pretendida de tratamento, ou 30 dias, o que vier primeiro. Essas datas limites podem ser dilatadas quando existirem informações científicas válidas sobre a estabilidade que forem diretamente aplicáveis ao produto específico (i.e. *mesma* faixa de concentração da droga, pH, excipientes, veículo, teor de água, etc.).[11]

APOIO PARA MANIPULAÇÃO — Existem diversas agências, companhias, organizações, etc. cujo propósito é auxiliar os farmacêuticos na manipulação. Informações, agentes químicos, suprimentos e equipamentos são facilmente disponíveis. As companhias químicas e de suprimento aumentaram de número e tamanho nos últimos anos, e muitas fornecem informações relativas a manipulação, incompatibilidades e estabilidade. Organizações especializadas em manipulação se desenvolveram nos últimos anos e fornecem em geral serviços de linha completa e produtos para o farmacêutico que manipula. Muitas organizações nos EUA fornecem programas de educação continuada em manipulação de produtos estéreis e não-estéreis.

Essas entidades fornecem serviços para farmacêuticos que manipulam que variam desde apenas a venda de acessórios até somente agentes químicos. Outras se expandiram, incluindo também fórmulas e orientação especializada por telefone. Esse serviço pode auxiliar no processo de manipulação de um produto em particular que possa apresentar dificuldades.

TREINAMENTO E EXPERIÊNCIA — Os farmacêuticos interessados em aprimorar e aumentar os aspectos tradicionais da manipulação extemporânea devem acompanhar todas as novas ferramentas de sua profissão, recuperar as antigas e colocar em prática lançando mão de sua base científica e de sua arte antes de se sentirem à vontade em apresentar suas habilidades. Ao considerar fornecer serviços adicionais de manipulação numa instituição, os farmacêuticos não devem esperar que isso vá mudar muito de sua prática no sentido de tempo gasto com a manipulação. Na maior parte do tempo, os farmacêuticos fabricantes realmente fornecem o que os pacientes necessitam. Eles realizam um excelente trabalho, e, como investiram tanto dinheiro quanto esforço em pesquisa e desenvolvimento dos produtos, têm direito às vendas dos produtos que aprovaram produzir. A manipulação extemporânea realizada pelos farmacêuticos atende às necessidades adicionais dos pacientes que os produtos produzidos tradicionalmente não conseguem.

Como existe uma expectativa de que os farmacêuticos possam realizar a manipulação, há uma necessidade de que eles sejam capazes de realizá-la. Devido à diminuição no ensino da manipulação nas faculdades de farmácia, os farmacêuticos com nível de graduação podem não se sentir à vontade em relação à sua capacidade de manipular. Eles devem ser aconselhados a procurar treinamento se sua prática puder compreender as atividades de manipulação. A necessidade de treinamento em manipulação pode ser resolvida com cursos de pequena duração, programas de educação continuada, aumento de necessidades curriculares, estágios, etc. no futuro. Áreas adicionais de treinamento são necessárias para fornecer a experiência requerida para manipular as receitas com precisão e segurança. Os farmacêuticos de manipulação devem cada vez mais se envolver extensamente nas práticas e rotações das faculdades de farmácia em seus estados respectivos.

Só os farmacêuticos com treinamento adequado devem estar envolvidos na manipulação farmacêutica. Se os farmacêuticos desejarem realizar manipulação e não possuem as técnicas ou habilidades necessárias, devem participar de programas de educação continuada que foram projetados para fornecer um treinamento adequado, incluindo as bases científicas necessárias para uma prática de manipulação sólida e atualizada.

EQUIPAMENTO — O tipo e a extensão dos serviços a serem realizados vão determinar qual será o equipamento necessário. Os hospitais já dispõem de capelas de fluxo laminar onde é possível manipular soluções estéreis. Podemos empregar as mesmas capelas para manipular outros produtos estéreis como colírios. É essencial dispor de uma balança, de preferência eletrônica. Placas para fazer pomadas, juntamente com diversos tipos de espátulas e materiais, devem ser compradas. Devemos obter almofarizes e pilões (tanto de vidro como de cerâmica, ou plástico, ou ambos) e vidros em geral. Pode não ser necessário obter uma quantidade enorme de equipamentos, mas é preciso obter o que for necessário para iniciar o serviço e aumentar segundo as necessidades crescentes nos diversos setores.

Grande parte do equipamento usado hoje em manipulação se modificou. Atualmente, as balanças eletrônicas são usadas mais freqüentemente do que as balanças de torção; as micropipetas se tornaram comuns; e muitas vezes há necessidade de ultracongeladores junto com os congeladores normais. Essa é uma área em mudança constante, e o farmacêutico de manipulação deve estar a par da tecnologia disponível para preparar prescrições precisas e eficazes. É útil manter-se em contato com o representante local de uma companhia de suprimentos para laboratório.

AMBIENTE — Recomenda-se o uso de uma área separada para a manipulação tradicional, em lugar de simplesmente abrir espaço numa pequena área do balcão de fornecimento. A farmácia de manipulação precisa de uma área de trabalho limpa, organizada, bem-iluminada e tranqüila. Se considerarmos a manipulação de fórmulas assépticas, devemos usar uma *sala estéril* com capela de fluxo laminar. O ambiente real a ser usado depende do nível de manipulação a ser realizado.

FÓRMULAS — A consistência do produto manipulado é importante. As fórmulas devem ser desenvolvidas ou obtidas e testadas para garantir que a cada vez que um produto extemporâneo for preparado os métodos usados, os ingredientes acrescentados e a ordem de cada etapa sejam registrados. Isso nos leva a três fatos. Primeiro, fornece a metodologia para cada pessoa envolvida no preparo desse serviço, dando as informações necessárias para uma execução adequada. Segundo, nos dá consistência em cada lote. Terceiro, se o produto não sair como o esperado, existe uma metodologia para rever e determinar o que aconteceu e se é necessário realizar revisões e melhorias. Essa revista publica, em cada uma de suas edições quinzenais, diversas fórmulas diferentes. Na lista de companhias no final do artigo, muitas apresentam fórmulas ou podem ajudá-lo a escrever uma fórmula adequada.

SUBSTÂNCIAS QUÍMICAS E SUPRIMENTOS — Se vamos preparar um produto tópico, serão necessários um veículo (creme, pomada, gel) e os ingredientes ativos (tanto um produto bem triturado a partir de um comprimido, ou injeção ou substâncias químicas para finalidade farmacêutica). São necessários recipientes adequados para a medicação. Em resumo, é importante haver um relacionamento com fornecedores de substâncias químicas e suprimentos.

Os farmacêuticos utilizaram substâncias químicas e outros materiais para fórmulas de manipulação durante toda a sua história. Essas substâncias e materiais, no passado, eram obtidos a partir de produtos naturais, matéria bruta e ingredientes domésticos. Hoje, os farmacêuticos de manipulação usam substâncias químicas de diversas origens, dependendo de sua disponibilidade.

Algumas companhias químicas colocam uma declaração de que não se responsabilizam pelas embalagens das substâncias químicas por diversas razões, inclusive, mas não necessariamente limitadas a

1. As companhias não querem ser solicitadas a completar o rótulo dos materiais como exigido pelo *Food and Drug and Cosmetic (FD&C) Act;* assim sendo, elas afirmam que não são para ser usadas como medicamentos. Isso as exime da obrigação para com os regulamentos do FD&C.
2. A fonte das substâncias químicas pode não estar em companhias que atendam às Boas Normas de Fabricação; conseqüentemente, quando as substâncias são reempacotadas, só são fornecidas informações selecionadas relativas ao nível de potência, impurezas e outros dados de caracterização.
3. Essa renúncia visa a proteger as companhias do uso de seus produtos sem a segurança total e a eficácia exigidas pela Food and Drug Administration (FDA) para produtos para manipulação de medicamentos.

Historicamente, o *FD&C Act* não se aplica às substâncias químicas usadas para manipulação farmacêutica, mas se aplica às substâncias empregadas na fabricação. A seleção da fonte de substâncias químicas para manipulação é uma opção dos farmacêuticos. Quando escolher um fornecedor de substâncias químicas, é preciso obter certificados de análises e revê-los em relação à pureza, impurezas, etc. como parte do processo de tomada de decisão.

O Capítulo (795), *Pharmacy Compounding,* publicado no *Pharmacopeial Forum* e agora oficial na USP 24/NF 19, está reproduzido aqui como[11]

> Uma substância USP ou NF é a fonte preferida de ingredientes para manipulação de todas as fórmulas. Se ela não estiver disponível, o uso de uma outra fonte de alta qualidade, tal como reagente analítico (AR) ou certificado pela American Chemical Society (ACS), é uma opção para a escolha profissional. Se a substância não for um preparado ou substância oficial, informações adicionais, tais como um certificado de análise, precisam ser obtidas pelo farmacêutico para garantir sua adequação.
>
> Uma droga manufaturada pode ser uma fonte de ingrediente ativo. Só drogas manufaturadas a partir de recipientes rotulados com um número de controle de lote e uma data de expiração futura são aceitáveis como sendo fonte potencial de ingredientes ativos. Quando manipula com produtos manufaturados, o farmacêutico deve considerar todos os ingredientes presentes no produto em relação ao uso pretendido da fórmula de manipulação.

Em resumo, é responsabilidade do farmacêutico selecionar a qualidade de substância química *mais apropriada* para manipulação, iniciando com o USP/NF como primeira escolha e, se não estiver disponível, descer então na lista de graus de pureza (Quadro 98.1) usando o julgamento e discernimento

Quadro 98.1 Descrição dos Graus Químicos

GRAU	DESCRIÇÃO
Técnico ou comercial	Qualidade indeterminada
QP (quimicamente puro)	Mais refinado, mas ainda de qualidade indeterminada
USP/NF	Atende a padrões mínimos de pureza; conforme limites impostos pela USP/NF para contaminantes perigosos para a saúde
Reagente ACS	Alta pureza; conforme as especificações mínimas impostas pelo Comitê de Reagentes Químicos (Reagent Chemicals Committee) da American Chemical Society
Reagente analítico	Pureza muito elevada
HPLC	Solventes purificados para uso em cromatografia líquida de alto desempenho (HPLC); pureza muito elevada
Grau espectroscópico	Pureza muito elevada
Padrão primário	Pureza muitíssimo elevada; necessário para análise volumétrica precisa (para soluções padrões)

profissional. Um certificado de análise das substâncias químicas deve ser obtido e mantido na farmácia para essas substâncias químicas selecionadas.[11,12]

TIPOS DE MANIPULAÇÃO

MANIPULAÇÃO PARA TRATAMENTO AMBULATORIAL — Se os pacientes podem andar, eles são considerados móveis ou ambulatoriais, i.e., não se encontram acamados. Conseqüentemente, a maioria dos farmacêuticos está envolvida no tratamento ambulatorial, e a maioria dos pacientes ambulatoriais é formada por *pacientes externos*. O termo na verdade também pode ser aplicado aos pacientes de apoio hospitalar em domicílio, e até mesmo para os de instituições, desde que ambulantes. Uma característica geral dos pacientes ambulatoriais é serem em geral responsáveis pela obtenção, armazenamento, preparo (se necessário) e tomada dos medicamentos.[13] Parece quase incongruente que no âmbito dos tratamentos de saúde, hoje, à medida que nos tornamos conscientes de que os pacientes são *indivíduos*, respondem como *indivíduos* e devem ser tratados como *indivíduos*, algumas instituições de saúde os agrupem em *categorias*. Eles são agrupados por tratamento, pelo reembolso de fontes pagadoras ou por determinados níveis de tratamento nas instituições de seguros de saúde, usam *produtos com doses fixadas* fornecidos pela indústria farmacêutica que estão disponíveis devido à demanda de mercado ser bastante alta para justificar a sua produção ou manufatura. Desde quando a disponibilidade ou a ausência de um produto comercialmente disponível dita o tratamento de um paciente?

Os farmacêuticos têm uma oportunidade de estender suas atividades no tratamento de pacientes na medida em que o enfoque continua a mudar desde tratamento de pacientes hospitalizados para tratamento ambulatorial. No entanto, o tratamento ambulatorial é tão variado e envolve tantas disciplinas que às vezes é de difícil compreensão; ele muda rapidamente. Também, o tratamento ambulatorial pode em geral estimular uma abordagem de equipe para melhorar a saúde, a prevenção, a manutenção, a avaliação de risco, a detecção precoce, o tratamento, as terapias curativas e a reabilitação.[14] O tratamento ambulatorial oferece diversas oportunidades para individualizar o tratamento do paciente através da manipulação farmacêutica. De fato, é a área onde a maioria dos farmacêuticos de manipulação trabalha.

O papel dos farmacêuticos no tratamento de pacientes de ambulatório pode incluir, entre outros

1. Aviar receitas
2. Manipulação
3. Aconselhamento
4. Minimizar erros de medicação
5. Aumentar a obediência ao tratamento
6. Monitorizar as drogas terapêuticas
7. Reduzir custos.[13-15]

A maior parte do reembolso dos pacientes de ambulatório deriva de aviar receitas ou do processo de manipulação. Pouca atenção financeira é dada ao aconselhamento, à redução dos erros de medicação, ao aumento da obediência ao tratamento, à monitorização da terapia e à redução de custos; no entanto, essas atividades são importantes e devem ser realizadas. Devido à natureza única dos remédios de manipulação, o aconselhamento é fundamental para os pacientes.

Do que foi dito anteriormente sobre as atividades de um farmacêutico que atende ao tratamento ambulatorial, deve ter ficado evidente que a manipulação extemporânea pode ter importância vital no tratamento desse tipo de paciente.

MANIPULAÇÃO DE FARMÁCIA HOSPITALAR — A responsabilidade sempre presente da indústria da saúde é fornecer o melhor tratamento disponível para o paciente, usando o melhor meio possível para tal, e fazê-lo com cuidado, num ambiente propício. Isso deve ser econômico o bastante para não colocar a instituição em risco de não ser mais capaz de fornecer os serviços à comunidade a que atende, e requer cooperação da parte da administração do hospital, do corpo clínico e dos funcionários (enfermeiros e farmacêuticos em particular em relação ao uso da medicação), e deve envolver o paciente. Um dos meios efetivos pelos quais hospitais e conseqüentemente farmácias de hospitais podem resolver essas questões é considerar a expansão dos serviços de manipulação extemporânea dentro da farmácia do hospital. O tratamento farmacêutico e a manipulação farmacêutica podem economizar para o hospital ao mesmo tempo em que oferecem alternativas para os médicos que solucionam problemas de abordagem e estimulam o farmacêutico hospitalar através de novos desafios que permitem a expressão tanto de sua técnica como de sua arte.

Os farmacêuticos de hospital sempre foram ativamente envolvidos na manipulação ou na produção de remédios para o paciente. Tratamento intravenoso diário é fornecido através da manipulação de medicamentos. Antibióticos infundidos em equipos em Y ou W, nutrição parenteral total (NPT), soluções, medicações que complementam a hidratação venosa e muitos outros produtos são diariamente calculados pela equipe de enfermagem. A manipulação das doses farmacêuticas pediátricas também é uma área de atividade extensa em alguns hospitais.

Para auxiliar os administradores dos hospitais no apoio ao fornecimento dos serviços extemporâneos de manipulação, eles devem estar cientes de que[16]

1. As necessidades dos pacientes são mais bem atendidas.
2. As implicações econômicas são favoráveis à instituição ou ao menos semelhantes às outras alternativas.
3. Atender a essa alternativa de tratamento é capaz de melhorar em vez de prejudicar a imagem da instituição.
4. Disponibilizar esses serviços aumenta os recursos dos médicos para atender a necessidades específicas dos pacientes.
5. Os serviços funcionam dentro de diretrizes reguladoras.
6. A equipe de funcionários da farmácia é capaz de realizar esses serviços.

Os membros do corpo clínico do hospital estão constantemente lendo artigos de revistas e em geral a par do pensamento inovador e da prática de seus pares. Quando os médicos tomam conhecimento da capacidade, disponibilidade e qualidade da manipulação farmacêutica e de que podem literalmente dispor de qualquer medicação de que precisem, na forma e intensidade desejadas para uma situação específica, eles passam a solicitá-la com maior freqüência. À medida que a equipe dos funcionários da farmácia demonstra sua experiência e capacidade de solucionar problemas, o corpo clínico passa a solicitá-la de modo constante.

As diretrizes são essenciais na determinação de quaisquer mudanças que ocorram dentro de uma farmácia hospitalar. Regulamentos e procedimentos devem ser escritos para indicar os tipos de serviços que se tornaram disponíveis. Os dois aspectos mais importantes a serem considerados ao tomar as decisões e diretrizes são[16]

1. Manter intacta a relação da tríade. O corpo clínico (médicos), a equipe do hospital (farmacêutico e enfermagem) e o paciente devem todos ser informados da decisão de abordar o tratamento com produtos manipulados na instituição. O paciente está ciente de que muitos desses produtos já são empregados no preparo de sua NTP ou de seus antibióticos (infusão em equipo em Y ou W). A percepção do paciente de que a instituição identificou a existência de uma necessidade especial e de que ultrapassou suas rotinas para satisfazê-la é boa política. O paciente, reconhecendo que está sendo tratado como um indivíduo, está recebendo benefícios terapêuticos que podem ter efeito placebo em sua melhora, especialmente quando a administração do produto é atenciosa.
2. Não ultrapassar os próprios limites. Quando existem produtos comercialmente disponíveis para atender à instituição, ao paciente e às necessidades dos médicos, utilize-os. Quando o médico deseja um produto diferente do que existe comercialmente por qualquer motivo, então considere a sua manipulação extemporânea.

Pensando em atender às necessidades específicas do paciente, o farmacêutico do hospital deve considerar diversas modalidades como sendo soluções em potencial. A manipulação extemporânea deve ser considerada quando os processos tradicionais do hospital e seus procedimentos não estão atendendo às necessidades do paciente. O resultado final deve ser melhores evoluções, deixar os pacientes bem e de alta hospitalar o mais depressa possível. Formas farmacêuticas individualizadas, concentrações e vias alternativas de administração podem com freqüência ajudar nesses objetivos. Existem diversas associações facilmente acessíveis que se especializaram em ajudar a atender a essas necessidades. O aspecto relações públicas de atender a essas necessidades pode melhorar o apoio comunitário. Melhores resultados auxiliam a equipe médica ao permitir que passem seu tempo lidando com novos problemas enquanto a farmácia do hospital cuida do desafio dos antigos. A farmácia e a enfermagem têm maior oportunidade de interessar-se e usar suas aptidões para fornecer oportunidades para aumentar o envolvimento da farmácia com o paciente e ter assim maior satisfação com seu trabalho.

MANIPULAÇÃO VETERINÁRIA — O primeiro congresso sobre manipulação veterinária foi um fórum importante de discussões de especialistas e um ponto fundamental na história da manipulação em veterinária, que ocorreu em setembro de 1993.[17] O encontro foi importante porque reuniu um grupo significativo de especialistas em manipulação veterinária, que então explicou e definiu os papéis do veterinário e do farmacêutico.

O interesse da FDA na manipulação para veterinária data do início da década de 1990. A finalidade explícita do congresso era fornecer um fórum para um debate público abrangente em resposta à posição da American Veterinary Medical Association (AVMA) sobre a manipulação antes da publicação do *Compliance Policy Guide* da FDA sobre manipulação para veterinária. Diversos oradores apresentaram enfoques sobre (1) manipulação pelos veterinários e (2) manipulação para veterinários pelos farmacêuticos. Tópicos como conflitos de interesse, falta de treinamento em manipulação pelos veterinários, a questão do *novo medicamento* e os padrões de bioequivalência foram discutidos detalhadamente.[17]

A manipulação veterinária é necessária por diversas razões. Por exemplo, com espécies múltiplas variando de pequenas às grandes, seria impossível praticar medicina eficaz sem produtos de manipulação! Nós simplesmente nos recusamos a tratar espécies exóticas ou pequenos animais? Nós abandonamos a oncologia na medicina veterinária?

Também se debateu uma área mais específica de necessidade: a falta de um anestésico ideal, o que levou os veterinários a criarem combinações anestésicas, induzindo uma anestesia de boa qualidade, com risco mínimo para o paciente. A manipulação é essencial para uma prática segura e eficaz da anestesia em veterinária. Os veterinários precisam realizar anestesia para uma grande variedade de pacientes com uma grande variedade de temperamentos em ambientes que estão longe do ideal. São chamados para anestesiar elefantes, gorilas, tigres, avestruzes, tubarões, cavalos, vacas, cobras venenosas, entre outros.

Outras razões pelas quais a manipulação veterinária é necessária incluem

A necessidade de injeções múltiplas na ausência de um produto manipulado.

Mudanças rápidas na conduta e problemas de doenças em medicina veterinária.

Problemas associados com o tratamento de grande número de animais com muitas drogas num período curto.

Fatores de custos proibitivos associados com o grande volume de algumas soluções parenterais necessárias para animais.

A necessidade de antídotos previamente preparados para uso em casos de envenenamento animal.

Entre os aspectos singulares da manipulação em veterinária em comparação com a manipulação para pacientes humanos incluem-se os efeitos potenciais sobre a saúde humana dos compostos manipulados veterinários na alimentação animal e a diversidade na resposta e tamanho do animal.

As idéias resumidas manifestadas nesse encontro foram

Os veterinários têm uma necessidade definida de medicamentos manipulados.

A manipulação das drogas foi considerada necessária em todas as áreas da medicina veterinária.

Manifestou-se a necessidade de manipulação de antídotos aos venenos, por exemplo, nitrito de sódio, tiossulfato de sódio, azul de metileno ou CaEDTA.

A manipulação continuará a existir no futuro pelas mesmas razões que existe agora, para atender às necessidades terapêuticas na medicina veterinária como na medicina humana. As dificuldades e os custos associados com o processo de aprovação dos medicamentos veterinários tornam a manipulação necessária para satisfazer as necessidades terapêuticas que não são atendidas pela introdução dos agentes terapêuticos.

O aumento da interdependência entre o veterinário e o farmacêutico está-se desenvolvendo, resultando em padrões superiores de cuidados veterinários. Em relação ao futuro da manipulação para pacientes veterinários, relatou-se que

1. É praticamente inconcebível que venham a existir medicamentos aprovados pela FDA para cada necessidade terapêutica.
2. Parece que a manipulação para a medicina veterinária tornar-se-á cada vez mais prevalente, como ocorreu na medicina humana, especialmente com a futura introdução dos produtos derivados de biotecnologia com estabilidade limitada.[17]

MANIPULAÇÃO NA FARMÁCIA NUCLEAR — A farmácia nuclear é uma especialidade na prática da farmácia que foi definida como sendo um serviço orientado para o paciente que abrange o conhecimento científico e o discernimento profissional necessários para melhorar e promover saúde através da garantia de um uso seguro e eficaz das drogas radioativas para diagnóstico e tratamento. As drogas radioativas, comumente descritas como radiofármacos, são uma classe única de drogas, regulada pela FDA. São únicas porque contêm um nuclídeo instável (nuclídeo radioativo) como parte do composto projetado para localizar-se num órgão ou tecido. Como os radiofármacos são radioativos, a Nuclear Regulatory Commission ou uma agência do estado similar está envolvida nos problemas reguladores referentes aos radiofármacos.

O farmacêutico nuclear é especialista em preparar (manipular) radiofármacos com pertecnetato de sódio Tc-99m e conjuntos reagentes. Os *kits* são frascos para múltiplas doses contendo o composto a ser *marcado* com o nuclídeo radioativo Tc-99m para criar o radioisótopo. O conteúdo do frasco é estéril e apirogênico como também é o Tc-99m pertecnetato de sódio. A maioria dos radiofármacos é administrada pela via intravenosa, e por isso o radiofarmacêutico é especialista em manter condições assépticas durante a manipulação.

O local mais comum para a provisão dos radiofármacos pelos farmacêuticos nucleares é uma farmácia nuclear comercialmente centralizada. Os radiofármacos são preparados cedo pela manhã (2-3 horas), e as doses unitárias são distribuídas de automóvel para os hospitais na região da farmácia nuclear. Uma farmácia nuclear propicia um benefício econômico para o hospital através do uso de todas as doses de um radiofármaco produzido num frasco para várias doses, juntamente com a redução no espaço necessário para o preparo do radiofármaco e no local para dispor das sobras radioativas. Outros benefícios incluem a disponibilidade de radiofármacos pouco usados, produtos especializados que requerem uma manipulação extensa e os recursos dos cuidados farmacêuticos disponíveis através de profissionais de uma farmácia nuclear. Hoje, existem diversas centenas de farmácias nucleares comerciais centralizadas que fornecem uma fração significativa dos radiofármacos utilizados nos procedimentos de medicina nuclear. O que iniciou como um serviço limitado em grandes centros médicos e universidades por uns poucos farmacêuticos com educação acima do nível de bacharel em farmácia se transformou em serviços muito grandes fornecidos por diversas centenas de farmacêuticos profissionais de primeiro grau. Foi na verdade uma mudança acentuada dos últimos 20 a 25 anos, resultado do trabalho de dedicados empreendedores que fizeram diferença nos cuidados com o paciente através de produtos de qualidade e cuidados farmacêuticos.[18]

SATISFAÇÃO NO TRABALHO

A satisfação no trabalho entre farmacêuticos independentes na comunidade que foram considerados como farmacêuticos de manipulação e os que não realizam manipulação foi avaliada.[19] Dois levantamentos anteriores válidos que mediram a satisfação no trabalho foram usados com questões adicionais para determinar o volume de prescrições manipuladas pelo farmacêutico que respondeu à pesquisa. Os questionários foram enviados pelo correio para farmacêuticos de comunidade, independentes, selecionados ao acaso, nos Estados Unidos e no Canadá, com uma taxa de resposta de 53,4% (n = 391).

Os resultados indicam que os níveis de satisfação do farmacêutico com o trabalho podem aumentar se fatores intrínsecos forem atendidos no seu papel profissional. Como a manipulação de uma prescrição é fonte de satisfação com diversos fatores intrínsecos como diversidade, desafio e uso de suas habilidades, os farmacêuticos independentes de comunidade podem melhorar seu nível de satisfação no trabalho fornecendo serviços de manipulação.

Nos últimos 25 anos, estudos sobre a satisfação no trabalho do farmacêutico forneceram informações descritivas ou tentaram avaliar a relação entre fatores e satisfação no trabalho. Um fator que os estudos mostraram como influenciando positivamente a satisfação no trabalho do farmacêutico é a provisão de serviços clínicos pelo farmacêutico. Nesses serviços clínicos, identificaram-se as seguintes características intrínsecas ao trabalho

1. Oportunidades para se expressar e se atualizar.
2. Autonomia.
3. Diversidade.
4. Habilidade.
5. Responsabilidade.
6. Sentimentos de orgulho e realização.

Todas essas características podem aumentar a satisfação individual com as situações do trabalho. Diversas dessas características intrínsecas do trabalho descrevem as atividades dos farmacêuticos que realizam manipulação no seu trabalho diário, e assim, num estudo da relação entre a satisfação no trabalho e a manipulação de prescrições, essa parece estar garantida.

Uma das responsabilidades da manipulação requer que o farmacêutico se torne ativamente engajado na avaliação clínica do paciente para ajudar o médico na prescrição de uma fórmula de manipulação extemporânea para um paciente específico. Além do mais, essa responsabilidade requer que o farmacêutico interaja com os médicos e os pacientes, na medida em que a fórmula projetada e a forma farmacêutica sejam determinadas. O uso de suas habilidades clínicas e a interação com médicos e pacientes foram identificados em estudos anteriores como fatores intrínsecos que aumentam a satisfação dos farmacêuticos no trabalho. Conseqüentemente, um farmacêutico que realiza manipulação de medicamentos, usando suas habilidades técnicas e interagindo com médicos e pacientes, pode apresentar um nível de satisfação no trabalho superior ao do que os farmacêuticos que não trabalham com manipulação e cujas atribuições podem não requerer tais atividades. O objetivo desse estudo foi determinar e comparar a satisfação no trabalho dos farmacêuticos classificados como manipuladores ou não-manipuladores.

Esses estudos confirmam os achados dos estudos iniciais que demonstraram como a satisfação no emprego é influenciada pelas atividades dos farmacêuticos que incluem características intrínsecas de trabalho. É de se esperar que o farmacêutico de manipulação use suas habilidades técnicas para atender às exigências do preparo de diversas fórmulas, e tais características intrínsecas de trabalho podem desempenhar uma influência positiva no sentido de uma maior satisfação no trabalho dos farmacêuticos que realizam manipulação.

As duas diferenças estatísticas e provavelmente práticas encontradas entre os farmacêuticos que realizam e os que não realizam trabalhos de manipulação localizavam-se no nível de satisfação com a carreira e no trabalho global. Os desafios profissionais das atividades na prática da manipulação (isto é, interação entre o médico e o paciente para determinar doses usuais, forma farmacêutica, arte e habilidade na manipulação de uma forma farmacêutica elegante e monitorização do paciente) são fatores intrínsecos que podem ter influenciado as opiniões dos farmacêuticos que responderam à pesquisa.

REGULAMENTOS E DIRETRIZES[8]

Três documentos têm importância especial para a regulamentação e diretrizes relativas à manipulação farmacêutica. São eles

National Association of Boards of Pharmacy Good Compounding Practices Applicable to State Licensed Pharmacies
O *Food, Drug and Modernization Act of 1997,* Seção 127
USP 24/NF 19 Section (795) *Pharmacy Compounding Practices* e Seção (1206), *Sterile drug Products for Home Use*

assim como diversos outros trechos da USP 24/NF 19. Entre esses, as *Good Compounding Practices Applicable to State Licensed Pharmacies* da National Association of Boards of Pharmacy e o *Food, Drug and Modernization Act of 1997, Seção 127* (a parte relativa à manipulação farmacêutica), são apresentados aqui, assim como um resumo da USP/NF Seções (795) e (1206).

BOAS NORMAS DE MANIPULAÇÃO APLICÁVEIS ÀS FARMÁCIAS LICENCIADAS PELO ESTADO — As seguintes Boas Normas de Manipulação (GPS — Good Compounding Practices) têm a intenção de só serem aplicáveis às drogas de manipulação nas farmácias licenciadas pelo estado.

SUBPARTE A — MEDIDAS GERAIS

As recomendações contidas são consideradas as normas mínimas atuais para a manipulação e o preparo de produtos medicamentosos nas farmácias licenciadas pelo estado para aviar ou administrar remédios para seres humanos ou animais.

As seguintes definições do *NABP Model State Pharmacy Act* se aplicam a essas normas. Os estados podem querer inserir suas próprias definições para atender aos *State Pharmacy Practice Acts.*

Manipulação — A preparação, mistura, reunião, empacotamento ou identificação de uma prescrição ou receita (i) como resultado de uma receita ou de uma iniciativa baseada na relação médico/paciente/farmacêutico durante sua prática profissional, ou (ii) com a finalidade de, ou como incidente a, pesquisa, ensino ou análise química, e não para venda ou administração. A manipulação também compreende o preparo de Medicamentos ou Produtos antecipando as ordens de prescrição baseadas em padrões de prescrição de rotina regularmente observados.

Produção — A produção, preparo, propagação, conversão ou processamento de um Medicamento ou Produto, tanto direta como indiretamente, por meio de extração de substâncias de origem natural ou independentemente dos meios de síntese química ou biológica, e inclui qualquer empacotamento ou reempacotamento das substâncias ou classificação ou reclassificação de seu conteúdo, e a promoção e a comercialização de tais Medicamentos ou Produtos. A produção também inclui o preparo e a promoção de produtos comercialmente disponíveis dos componentes brutos para revenda por farmácias, praticantes ou outras pessoas.

Componente — Qualquer ingrediente que seja usado na manipulação de um medicamento, inclusive os que podem não aparecer nesse produto. Com base na existência de uma relação entre o farmacêutico/paciente/médico e a apresentação de uma prescrição válida, os farmacêuticos podem manipular, em quantidades razoáveis, medicamentos comercialmente disponíveis no mercado.

Os farmacêuticos podem receber, armazenar ou usar drogas para manipulação que tiverem sido feitas num ambiente aprovado pela FDA. Os farmacêuticos também recebem, armazenam ou usam drogas na manipulação de prescrições que atendam aos requisitos dos compêndios oficiais. Se nenhuma dessas normas for atendida, o farmacêutico deve usar seu discernimento para buscar alternativas.

Os farmacêuticos podem manipular drogas em quantidades muito limitadas antes de receberem uma prescrição válida com base na história de já terem recebido anteriormente prescrições válidas que foram geradas exclusivamente dentro de uma relação estabelecida entre farmacêutico/paciente/médico, e como mantêm as receitas em arquivo para todos os tais produtos manipulados na farmácia (como requerido por lei). A manipulação de quantidades incomuns de medicamentos antecipando o recebimento de prescrições sem base histórica é considerada produção.

Nos EUA os farmacêuticos não devem oferecer produtos manipulados para pessoas com licença em outros estados ou para entidades comerciais para revenda subseqüente, exceto durante uma prática profissional para um médico administrar a um paciente individual. As farmácias e os farmacêuticos que realizam manipulação podem anunciar ou de outro modo promover o fato de que realizam serviços de manipulação; contudo, não devem aliciar negócios (p. ex., promover, anunciar ou usar vendedores) para manipular medicamentos específicos.

A distribuição de quantidades incomuns de produtos manipulados em conseqüência de uma prescrição legítima de fora do estado, sem uma relação médico/paciente/farmacêutico, é considerada produção. Os farmacêuticos envolvidos na produção das drogas devem operar segundo as leis adequadas do estado que regulam a prática da farmácia.

SUBPARTE B — ORGANIZAÇÃO E PESSOAL

Como ocorre com a administração de todas as prescrições, o farmacêutico tem a responsabilidade e a autoridade de inspecionar e aprovar ou rejeitar todos os componentes, embalagem de produtos, tampas, materiais para o processamento, rótulos e a autoridade para preparar e rever todos os registros para garantir que não houve erros no processo de manipulação. O farmacêutico é também responsável pela manutenção adequada, limpeza e uso de todos os equipamentos empregados na prática da manipulação.

Todos os farmacêuticos que aviam receitas devem ser especialistas na arte de manipular e devem manter essa proficiência através de atualizações e treinamento. Além disso, todo farmacêutico envolvido na manipulação deve estar ciente e familiarizado com todos os detalhes das Boas Normas de Manipulação.

O pessoal envolvido na manipulação dos medicamentos deve usar roupas limpas adequadas à operação a ser realizada. O equipamento de proteção individual (EPI), p. ex., jalecos, aventais, luvas ou proteção para os braços, deve ser usado quando necessário para proteger os produtos contra contaminação.

Apenas o pessoal autorizado pelo farmacêutico responsável deve estar nas vizinhanças imediatas da operação de manipulação do medicamento. Qualquer pessoa que apresente a qualquer tempo (seja através de exame médico ou determinação do farmacêutico) uma doença aparente ou uma lesão aberta que possa afetar adversamente a segurança ou a qualidade dos produtos que estão sendo manipulados será excluída do contato direto com os componentes, frascos de medicamento, tampas, materiais para o processamento e demais produtos medicamentosos até que sua situação se corrija ou por ordem médica competente, de modo a não colocar em risco a segurança ou a qualidade dos produtos em produção. Todo o pessoal que normalmente auxilia o farmacêutico nos procedimentos de manipulação deve ser orientado a avisar o farmacêutico de qualquer condição de saúde que possa ter um efeito adverso nos produtos.

SUBPARTE C — INSTALAÇÕES PARA MANIPULAÇÃO DOS MEDICAMENTOS

As farmácias envolvidas na manipulação devem ter uma área (espaço) especificamente designada e adequada para a colocação ordenada do equipamento e dos materiais a serem usados na manipulação dos medicamentos. A área de manipulação de produtos estéreis deve ser separada e distinta da área usada para manipular ou administrar os medicamentos não-estéreis. A(s) área(s) usada(s) para a manipulação dos medicamentos deve(m) ser mantida(s) em bom estado de conservação.

Substâncias brutas e outros materiais usados na manipulação das drogas devem ser armazenados em recipientes adequadamente rotulados numa área limpa, seca ou, se necessário, sob refrigeração adequada.

É necessário fornecer iluminação adequada e ventilação em todas as áreas de manipulação de medicamentos. O abastecimento de água potável deve ser feito sob pressão positiva contínua num sistema de encanamento sem defeitos que possam contribuir para a contaminação de qualquer produto manipulado. Devem ser fornecidos locais para lavagem facilmente acessíveis à área de manipulação. Esses locais devem incluir, mas não estar limitados a, água quente e fria, sabão ou detergente, secadores de ar e toalhas descartáveis.

A(s) área(s) usada(s) para a manipulação de medicamentos deve(m) ser mantida(s) numa condição sanitária e de limpeza. Não deve(m) apresentar infestação de insetos, roedores ou outros animais. O lixo deve ser disposto de modo ordenado e oportuno. O esgoto e outros dejetos oriundos da farmácia e da(s) área(s) de manipulação imediata devem ser dispostos de modo seguro e sanitário.

Produtos Estéreis/Radiofármacos

Se houver manipulação de produtos estéreis (assépticos) as regras impostas nas *Regras Modelo para Fármacos Estéreis da NABP* (*NABP Model Rules for Sterile Pharmaceuticals)* devem ser seguidas.

Se houver manipulação de radiofármacos, devem ser seguidas as regras impostas nas *Regras Modelo para a Farmácia Nuclear/Radiológica da NABP (NABP Model Rules for Nuclear/Radiologic Pharmacy).*

Produtos de Cuidados Especiais

Se um produto que requer cuidados especiais para evitar contaminação, tal como a penicilina, estiver envolvido no processo de manipulação, medidas especiais devem ser tomadas para prevenir contaminação cruzada, inclusive o uso de equipamentos exclusivos para tais operações, ou a limpeza cuidadosa do equipamento contaminado.

SUBPARTE D — EQUIPAMENTO

O equipamento usado na manipulação das drogas deve ter um projeto apropriado, tamanho adequado, e estar localizado de modo a facilitar as operações esperadas e para sua limpeza e manutenção. O equipamento usado na manipulação dos produtos deve ser composto de modo adequado de maneira a não permitir que as superfícies em contato com os componentes, materiais usados no processamento ou drogas sejam reativas, aditivas ou absortivas, de modo a alterar a segurança, identidade, força, qualidade ou pureza do produto além do desejado.

O equipamento e os utensílios usados para manipulação devem ser limpados e higienizados imediatamente antes do uso para evitar contaminação que iria alterar a segurança, identidade, qualidade ou pureza do produto além do desejado. No caso de equipamento, utensílios, recipientes e tampas usados na manipulação dos produtos estéreis, os procedimentos para a limpeza, esterilização e manutenção devem seguir as *Boas Normas para Fármacos Estéreis da NABP (NABP Model Rules for Sterile Pharmaceuticals).*

O equipamento e os utensílios previamente limpos usados para a manipulação das drogas devem ser protegidos contra a contaminação antes do uso. Logo antes de iniciar as operações de manipulação, eles devem ser inspecionados pelo farmacêutico de modo a serem considerados próprios para uso.

Os equipamentos automáticos, mecânicos ou eletrônicos, ou outros tipos de equipamento e sistemas relacionados que vão realizar uma função satisfatoriamente, podem ser usados na manipulação das drogas. Se tal equipamento for usado, deve ser inspecionado de rotina, se necessário calibrado ou verificado para garantir um desempenho adequado.

SUBPARTE E — CONTROLE DOS COMPONENTES E RECIPIENTES PARA OS MEDICAMENTOS E TAMPAS

Os componentes, produtos, recipientes e tampas usados na produção das drogas devem ser manipulados e armazenados de modo a prevenir a contaminação. Componentes de medicamentos ensacados ou em caixas devem ser armazenados longe do chão de modo a permitir sua limpeza e inspeção.

Os recipientes e as tampas não devem ser reativos, aditivos ou absortivos, de modo a alterarem a segurança, identidade, força, qualidade ou pureza do produto além do resultado esperado. Os componentes, os recipientes e as tampas para uso na manipulação dos produtos devem ser alternados de modo que o mais antigo em estoque seja usado antes. Os sistemas de fechamento de recipiente devem fornecer proteção contra fatores externos previsíveis no estoque e uso que possam causar deterioração ou contaminação do produto manipulado. Os recipientes e suas tampas devem ser limpados e, onde houver indicação devido ao uso pretendido, esterilizados e processados de modo a remover propriedades pirogênicas para garantir que são adequados para o uso pretendido.

Os recipientes e tampas que serão usados na manipulação de produtos estéreis devem ser manipulados, esterilizados, armazenados, etc. segundo as *NABP Model Rules for Sterile Pharmaceuticals.* Os métodos de limpeza, esterilização e processamento para remover as propriedades pirogênicas devem ser escritos e seguidos para os recipientes que contêm medicamentos e para as tampas usadas na preparação de fármacos estéreis, se esses processos forem realizados pelo farmacêutico ou sob sua supervisão segundo as *NABP Model Rules for Sterile Pharmaceuticals.*

SUBPARTE F — CONTROLE DE DROGAS MANIPULADAS

Deve haver procedimentos escritos para a manipulação dos produtos a fim de garantir que os produtos finais apresentem a identidade, força, qualidade e pureza que alegam ou que devem apresentar. Tais procedimentos devem incluir uma lista de seus componentes (ingredientes), suas quantidades (em peso ou volume), a ordem em que os ingredientes foram adicionados e uma descrição do processo de manipulação. Todo equipamento e utensílios e o sistema de recipiente/tampa, relevantes para a esterilidade e estabilidade do uso pretendido da droga devem ser relacionados. Esses procedimentos escritos serão seguidos na execução do procedimento de manipulação da droga.

Os componentes para a manipulação do produto devem ser cuidadosamente pesados, medidos ou subdivididos como apropriado. Essas operações devem ser checadas e revistas pelo farmacêutico de manipulação em cada estágio do processo para garantir que cada peso e medida estão corretos segundo os procedimentos escritos de manipulação. Se removermos um componente do recipiente original para outro (por exemplo, um pó é retirado de seu recipiente original, é pesado e colocado num recipiente e armazenado noutro recipiente), o novo recipiente deve ser identificado com:

(a) nome do componente, e,
(b) peso ou medida.

Para garantir a uniformidade razoável e integridade da droga manipulada, os procedimentos escritos devem ser estabelecidos e seguidos para descrever os testes ou exames a serem realizados no produto em manipulação (por exemplo, manipulação de cápsulas). Tais procedimentos de controle devem ser estabelecidos para monitorizar o resultado e para validar o desempenho desses processos de manipulação que podem ser responsáveis por causar variabilidade no produto final. Tais procedimentos de controle devem incluir, mas não estão limitados a (sempre que for apropriado):

(a) variação do peso da cápsula;
(b) adequação da mistura visando a garantir sua uniformidade e homogeneidade;
(c) clareza, inteireza ou pH de soluções.

Os procedimentos escritos adequados projetados para prevenir contaminação microbiológica dos produtos manipulados que se pretendem estéreis devem ser estabelecidos e seguidos. Tais procedimentos devem incluir a validação de qualquer processo de esterilização.

SUBPARTE G — CONTROLE DA IDENTIFICAÇÃO DO EXCESSO DE PRODUTOS

No caso em que se prepara uma quantidade de produto manipulado em excesso ao que ia ser inicialmente fornecido segundo a Subparte A, o excesso do produto deve ser identificado ou documentado com a lista completa de ingredientes (componentes), data de preparo e data de validade atribuída segundo discernimento profissional, testes adequados ou dados publicados. Deve ser armazenado e contado, para sob condições ditadas por sua composição e características de estabilidade (por exemplo, um local limpo, seco numa prateleira ou na geladeira) para garantir sua força, qualidade e pureza.

Quando a operação que conclui a manipulação da droga terminar, o produto deve ser examinado para a identificação correta.

SUBPARTE H — REGISTROS E RELATÓRIOS

Quaisquer procedimentos ou outros registros necessários para serem mantidos segundo as Boas Normas de Manipulação *(Good Compounding Practices)* devem ser guardados pelo mesmo período de tempo que cada estado exige para a retenção das receitas.

Todos os registros necessários devem ser guardados segundo essas Boas Normas de Manipulação, ou cópias desses devem estar prontamente disponíveis para inspeção autorizada durante o período de retenção no estabelecimento em que essas atividades ocorreram. Esses registros ou cópias estão, assim, sujeitos a serem fotocopiados ou reproduzidos por outros meios como parte de tal inspeção.

Os registros requeridos sob as Boas Normas de Manipulação podem ser guardados tanto como registros originais ou cópias verdadeiras quanto como fotocópias, microfilmes, microfichas ou outras reproduções precisas dos registros originais.

Seção 127 da Lei Pública 105-115 — SEC.127. Aplicação da Lei Federal sobre a Prática da Farmácia de Manipulação

(a) Emenda — Capítulo V sofre a emenda com a inserção após a seção 503 (21 USC353) do seguinte:

SEC 503A. FARMÁCIA DE MANIPULAÇÃO.[9]

(a) Em geral — Seções 501 (a)(2)(B), 502 (f)(1) e 505 não se aplicam a um medicamento se for manipulado para um paciente individual baseado numa receita não-solicitada de uma prescrição válida ou de uma anotação, aprovada pelo médico que prescreveu, na receita de que um produto de manipulação é necessário para o paciente identificado, se o medicamento atende às exigências desta seção e se a manipulação

(1) é feita por

(A) um farmacêutico licenciado numa farmácia licenciada pelo estado ou num laboratório federal,

(B) um médico licenciado na receita para esse paciente individual feita por um médico licenciado ou outro profissional licenciado ou outros profissionais autorizados pela lei do estado para prescrever drogas; ou

(2)(A) é feito por um farmacêutico licenciado ou médico licenciado em quantidades limitadas em face de uma receita válida para tal paciente individual; e

(B) é baseado numa história do farmacêutico licenciado ou médico licenciado recebendo receita válida para a manipulação do produto, ordens que foram geradas apenas dentro de uma relação estabelecida entre

(i) o farmacêutico licenciado ou médico licenciado; e

(ii)(I) o paciente para quem a receita será fornecida; ou

(II) o médico ou outro profissional licenciado que escreverá essa receita.

(b) Medicamento Manipulado

(1) Farmacêutico licenciado e médico licenciado. — Um medicamento pode ser manipulado sob a subseção (a) se o farmacêutico licenciado ou médico licenciado

(A) manipula o medicamento usando substâncias brutas como definido nos regulamentos da Secretaria publicados na seção 207.3(a)(4) do título 21 do Código de Regulamentos Federais

(i) que

(I) concordar com os padrões de uma Farmacopéia dos Estados Unidos aplicável ou monografia de Formulário Nacional (National Formulary), se existir uma monografia, e a Farmacopéia dos Estados Unidos, capítulo sobre farmácia de manipulação;

(II) se não existir tal monografia, existem substâncias que são componentes de drogas aprovadas pela Secretaria; ou

(III) se tal monografia não existir e a substância não for componente de uma droga aprovada pela Secretaria, que aparece na lista desenvolvida pela Secretaria através de regulamentos emitidos pela Secretaria na subseção (d);

(ii) que são manipuladas por um estabelecimento registrado sob a seção 510 (inclusive um estabelecimento estrangeiro que está registrado sob a seção 510(i)); e

(iii) acompanhadas por certificados válidos de análise para cada volume de substância;

(B) manipula o medicamento usando ingredientes (outros que não substâncias brutas) de acordo com os padrões de uma Farmacopéia dos Estados Unidos aplicável ou uma monografia National Formulary, se existir, e a Farmacopéia dos Estados Unidos capítulo sobre farmácia de manipulação;

(C) não manipula um medicamento que aparece numa lista publicada pela Secretaria no Registro Federal de medicamentos que foram retirados ou removidos do mercado porque esses medicamentos ou seus componentes foram considerados arriscados ou não-eficazes; e

(D) não manipula regularmente ou em quantidades desproporcionais (como definido pela Secretaria) qualquer medicamento que seja basicamente cópia de um produto comercialmente disponível.

(2) Definição. — Para fins do parágrafo (1)(D), o termo "essencialmente uma cópia de um medicamento comercialmente disponível" não inclui um medicamento no qual ocorra uma modificação, feita para um paciente individual, que produz para esse uma diferença significativa, como determinado pelo médico, entre o medicamento manipulado e o produto comercialmente disponível comparável.

(3) Medicamento. — Um medicamento pode ser manipulado sob a subseção (a) apenas se

(A) tal medicamento não é um medicamento identificado pela Secretaria através dos regulamentos como um medicamento que apresenta dificuldades demonstráveis para manipulação que demonstra um efeito adverso sobre a segurança e a eficácia do medicamento; e,

(B) tal medicamento é manipulado num estado

(i) que entrou num memorando de entendimento com a Secretaria que aborda a distribuição de quantidades incomuns de medicamentos manipulados entre estados e prevê investigação adequada por uma agência do estado de reclamações relativas aos produtos manipulados distribuídos fora de tal estado; ou,

(ii) que não entrou no memorando de entendimento descrito na cláusula (i) e o farmacêutico licenciado, farmácia licenciada ou médico licenciado distribui (ou faz distribuir) medicamentos manipulados fora do estado em que foram produzidos em quantidades que não excedam 5% do total das prescrições aviadas ou distribuídas por tal farmácia ou médico. A Secretaria vai, em consulta com a National Association of Boards of Pharmacy, desenvolver um memorando de entendimento padrão para uso pelos estados de acordo com o subparágrafo (B)(i).

(c) Propaganda e Promoção. — Uma droga pode ser manipulada sob a subseção (a) apenas se a farmácia, farmacêutico licenciado ou médico licenciado não fizer propaganda ou promover a manipulação de qualquer medicamento, classe de droga ou tipo de droga. A farmácia, o farmacêutico licenciado ou médico licenciado pode fazer propaganda e promover o serviço de manipulação fornecido pelo farmacêutico licenciado ou médico licenciado.

(d) Regulamentos

(1) em geral — A Secretaria emitirá normas regulamentadoras para implementar esta seção. Antes de emitir normas regulamentadoras para implementar as subseções (b)(1)(A)(i)(III), (b)(1)(C), ou (b)(3)(A), a Secretaria irá se reunir e consultar um comitê de aconselhamento sobre manipulação, a menos que a Secretaria determine que a emissão de tais regulamentos antes da consulta é necessária para proteger a saúde pública. O comitê de aconselhamento incluirá representantes da National Association of Boards of Pharmacy, a Farmacopéia dos Estados Unidos, farmácia, médicos e organizações de consumidores e outros especialistas selecionados pela Secretaria.

(2) Limites da manipulação. — A Secretaria, em consulta com a United States Pharmacopoeia Convention, Incorporated, promulga regulamentos para identificar substâncias que podem ser usadas em manipulação sob a subseção (b)(1)(A)(i)(III) para as quais não existe uma monografia ou que não são componentes dos medicamentos aprovados pela Secretaria. A Secretaria incluirá no regulamento os critérios para tais substâncias, que vai incluir uso histórico, relatos na revisão da literatura, ou outros critérios que a Secretaria pode identificar

(e) Aplicação. — Esta seção não se aplica a

(1) manipulação de medicamentos para tomografia com emissão de pósitrons (PET) como definido na seção 201(ii); ou

(2) radiofármacos.

(f) Definição. — Como usado na seção, o termo manipulação não inclui misturar, reconstituir ou outros atos que são realizados segundo diretrizes contidas nos rótulos aprovados fornecidos pelo fabricante do produto e outras orientações do fabricante compatíveis com o rótulo.

(b) Data efetiva. — Seção 503A do *Federal Food, Drug and Cosmetic Act,* acrescentada pela subseção (a), vai ter efeito sobre o término do período de 1 ano, iniciando a partir da data da promulgação deste Ato.

USP24/NF19 — A seguir, resumos da longa Seção (795), *Pharmacy Compounding Practices,* e (1206), *Sterile Drug Products for Home Use,* na USP/NF.

Capítulo (795) — Esse material se divide em

1. Ambiente de Manipulação.
2. Estabilidade dos Preparados Manipulados.
3. Seleção de Ingredientes e Cálculos.
4. Lista de Concentração, Qualidade e Pureza Aceitáveis.
5. Formas Farmacêuticas Manipuladas.
6. Processo de Manipulação.
7. Registros e Documentos de Manipulação.
8. Controle de Qualidade.
9. Aconselhamento do Paciente.

A seção sobre o ambiente de manipulação descreve diretrizes para o laboratório e equipamento que devem estar disponíveis, calibrados, mantidos e usados numa farmácia de manipulação. A seção sobre estabilidade foi citada anteriormente neste capítulo, em parte, para fornecer orientações para datas limites a serem colocadas nos produtos de manipulação. A seleção de ingredientes foi discutida anteriormente neste capítulo e apresenta cálculos de amostra. A lista de verificação das características USP/NF dos padrões de concentração, qualidade e pureza encontra-se numa série de questões a serem respondidas. Exemplos de formas de farmacêuticas manipuladas estão discutidos junto com algumas declarações de cautela consideradas adequadas. Uma apresentação passo a passo do processo de manipulação é delineada para garantir a uniformidade das atividades no preparo de cada fórmula. A documentação é descrita para o *Formulation Record,* o *Compounding Record* e *Material Safety Data Sheets* (MSSDS), arquivos que devem ser mantidos. A seção termina com diversos aspectos de aconselhamento de pacientes envolvendo o uso adequado, o armazenamento e evidências de instabilidade da fórmula de manipulação.

Capítulo (1206) — Esse material abrange as áreas de

1. Responsabilidade do Farmacêutico.
2. Níveis de Risco.
3. Validação.
4. Operações de Baixo Risco.
5. Operações de Alto Risco.
6. Testes de Qualidade Ambiental e Controle e Testes de Liberação do Produto Final.
7. Armazenamento e Data de Validade.
8. Manutenção da Qualidade do Produto e Controle Depois que Sai da Farmácia.
9. Treinamento do Paciente ou de Seu Acompanhante.
10. Monitorização do Paciente e Sistema de Reclamações.

O farmacêutico de manipulação, aviando qualquer medicamento doméstico estéril, é responsável por garantir que o produto foi preparado, rotulado, controlado, armazenado, administrado e distribuído adequadamente. A manipulação de produtos estéreis de alto e baixo níveis de risco é definida com exemplos de cada um. A validação da esterilização e os procedimentos de manipulação assépticos são descritos como relacionados tanto ao pessoal, aos laboratórios ou aos equipamentos e processos. Operações de alto e baixo riscos estão descritas juntamente com as validações necessárias para cada uma. Procedimentos para qualidade ambiental e de controle para a área de trabalho e pessoal juntamente com os procedimentos padronizados de operação sugeridos (SOP) e um exemplo de um programa de monitorização ambiental estão descritos.

Os testes e procedimentos para o produto acabado estão descritos com as diretrizes que só os produtos sem defeitos e que atendem a todas as especificações da qualidade serão distribuídos. São discutidas diretrizes para o preparo do armazenamento e datas de validade depois de deixar a farmácia. O paciente ou seu responsável deve receber treinamento para garantir a compreensão e a aceitação em relação ao armazenamento, à manipulação e à administração dos produtos. Os diversos aspectos do programa de treinamento estão delineados neste capítulo. A recomendação para a realização de práticas escritas e procedimentos para a monitorização dos pacientes que fazem uso de produtos estéreis de manipulação também está incluída, bem como a orientação sobre como manipular e relatar eventos adversos. Está evidente neste capítulo que a responsabilidade do farmacêutico de manipulação abrange desde as atividades envolvidas na manipulação do produto até seu armazenamento adequado, distribuição e descarte.

RESUMO

A farmácia de manipulação fornece aos farmacêuticos uma oportunidade única de praticar sua honrada profissão. Tornar-se-á uma parte ainda mais importante na prática da farmácia no futuro, inclusive na prática voltada para a comunidade, hospital, casas de saúde, tratamento domiciliar, veterinária e para a prática de especialidades. A manipulação farmacêutica é uma área em que a experiência clínica dos farmacêuticos pode fundir-se com a sua experiência científica para tornar o cuidado farmacêutico uma realidade.

Os farmacêuticos não devem hesitar em envolver-se na farmácia de manipulação, mas devem estar cientes das necessidades e da singularidade de formular um medicamento próprio para um paciente específico. Isso é um componente importante no cuidado farmacêutico. Afinal, sem o produto farmacêutico não existe cuidado farmacêutico.

REFERÊNCIAS

1. *Webster's Revised Unabridged Dictionary of the English Language*. Springfield, MA: Merriam, 1913, 1075.
2. *Webster's Seventh New Collegiate Dictionary*. Springfield, MA: Merriam, 1963, 633.
3. *International Dictionary of Medicine and Biology*. Vol. III. New York: John Wiley, 1986.
4. Exodus 30:25. *Holy Bible*. King James Version.
5. *The Compact Oxford English Dictionary*. 2nd ed. New York: Oxford University Press, 1991.
6. *American Heritage Dictionary of the English Language*. 3rd ed. Microsoft Corp, 1992 [in electronic form in Microsoft Bookshelf '95, 1995].
7. Penna R. *Am J Pharm Educ* 1997;61(Spring):103.
8. *Good Compounding Practices Applicable to State Licensed Pharmacies*. Park Ridge, IL: NABP, 1993.
9. *Food and Drug Modernization Act of 1997*. See *Code of Federal Regulations*, CFR-21.
10. Allen LV, Jr. *Int J Pharm Compound*. 1997;2:71.
11. USP 23/NF 18, Suppl 5, Rockville, MD: USP Convention, Inc., 1996,3131.
12. Allen LV, Jr. *Int J Pharm Compound*. 1997;1:46.
13. Popovich NG. In: Gennaro AR, ed. *Remington: The Science and Practice of Pharmacy*. 19th ed. Easton, PA: Mack Publishing Co, 1695.
14. Raehl CL, Bond CA, Pitterle ME. *Pharmacotherapy*. 1993; 13(6): 618.
15. Goode MA, Gums JG. *Ann Pharmacother*. 1993; 27:502.
16. Sundberg JA. *Int J Pharm Compound*. 1997; 1(5):314.
17. Anonymous. *J Am Vet Med Assoc*. 1994; 204(2):189.
18. Shaw SM. *Int J Pharm Compound*. 1998; 2(6):424.
19. Letendre WR, Shepherd MD, Brown CM. *Int J Pharm Compound*. 1998; 2(6):455.

CAPÍTULO **99**

Controle de Intoxicações

Anthony S Manoguerra, PharmD
Professor of Clinical Pharmacy
School of Pharmacy
University of California, San Francisco
San Diego Program
Director, San Diego Division
California Poison Control System
University of California San Diego Medical Center
San Diego, CA 92103

Anthony R Temple, MD
Executive Director, Medical Affairs
McNeil Consumer Products Co
Ft Washington, PA 19034
Adjunct Associate Professor
Department of Pediatrics
University of Pennsylvania School of Medicine
Lecturer, Philadelphia College of Pharmacy

Estima-se que ocorram entre 5 e 10 milhões de exposição a substâncias tóxicas anualmente nos EUA. Entre as crianças com mais de 1 ano de vida, os acidentes causam mais mortes do que as cinco principais doenças fatais juntas. Também entre as principais causas de morte em pré-adolescentes, adolescentes e adultos está o suicídio. Tanto os acidentes quanto os suicídios freqüentemente envolvem venenos. Outra causa importante de morbidade e mortalidade, especialmente entre jovens, é o uso deliberado de drogas e produtos químicos pelos seus efeitos no sistema nervoso central. Embora a notificação, especialmente de suicídios e abusos, sem dúvida seja incompleta, sabe-se que há mais de 10.000 mortes nos EUA a cada ano atribuídas a envenenamento.

Além das fatalidades causadas pelo envenenamento, existem inacreditavelmente vários casos não-fatais que necessitam de tratamento. O tributo em termos de efetivo, custo e ocupação de instalações médicas não pode ser estimado, mas deve ser tremendo.

Os envenenamentos acidentais devem ser evitáveis na maioria dos casos. Isso é especialmente verdade nos envenenamentos acidentais das crianças pequenas pelos medicamentos e produtos químicos em casa. Esse é um problema de grande relevância em saúde pública, cuja solução exige o esforço de indivíduos em muitas disciplinas. Entre eles estão os farmacêuticos, que podem desempenhar um papel-chave na prevenção, atenuando as conseqüências dos envenenamentos acidentais, especialmente aqueles causados por medicamentos.

EPIDEMIOLOGIA

As medidas efetivas de prevenção necessitam do conhecimento de quem e o que está envolvido, como ocorreu, e de quaisquer fatores contribuintes ou predisponentes. Para delinear alguns desses fatores, uma descrição das experiências desses centros de controle de intoxicações que relatam o Toxic Exposure and Surveillance System (TESS) da American Association of Poison Control Centers (AAPCC) pode ser instrutiva. O TESS da AAPCC foi fundado em 1983. Os dados coletados por esse sistema constituem o maior corpo de dados sobre exposições a tóxicos no mundo. O Quadro 99.1 resume o crescimento desse Sistema. Iniciando-se em 1983 com pouco mais de 250.000 casos relatados em 16 centros de informação representando aproximadamente 11% da população dos EUA, o sistema cresceu rapidamente nos 3 anos seguintes ao ponto de registrar 1 milhão de casos em 1986. Em 1996, 2.155.952 casos foram relatados em 67 centros, representando aproximadamente 80% da população dos EUA.

Os chamados por exposição a tóxicos configuraram aproximadamente 80% de todos os chamados relatados no Sistema (Quadro 99.2). Os centros de intoxicações também recebem chamados que são de natureza informativa e nos quais nenhuma vítima está envolvida. A maioria dos chamados para informações é toxicológica ou para requisição de informações sobre medicamentos, mas eles também incluem pedidos de informação médica e veterinária. Dos casos de exposição por intoxicação humana em 1996, 86% eram não-intencionais em natureza. O suicídio e as intoxicações intencionais ficaram em 8%, enquanto as intoxicações envolvendo o abuso de medicamentos somaram 1,5%. As exposições ambientais ou industriais responderam por 3% dos casos de exposição humana a tóxicos.

Dos 2.155.952 casos relatados em 1996, 74,5% envolviam a ingestão como modo de exposição. O restante das exposições era

Tópico, 8,1%
Oftálmico, 5,9%
Inalatório, 7,0%
Picadas e ferroadas, 3,8%
Aspiração, 0,1%
Outras ou desconhecidas, 0,7%

As crianças de 5 anos de idade e mais novas estavam envolvidas em 60% dos casos. As idades entre 6 e 19 anos estavam envolvidas em 9%, enquanto 31% envolviam adultos com mais de 19 anos. Na experiência geral, os homens e as mulheres foram representados igualmente.

Em termos de gravidade das exposições conduzidas pelos centros de intoxicações, 24% não tinham efeito, e 19% tinham apenas um efeito leve. A toxicidade mais grave foi vista em apenas 0,4%.

Quadro 99.1 Crescimento do Sistema de Coleta de Dados Nacionais da AAPCC[a]

ANO	NÚMERO DOS CENTROS DE CONTROLE DE INTOXICAÇÃO PARTICIPANTES	POPULAÇÃO ATENDIDA (MILHÕES)	% DA POPULAÇÃO AMERICANA ATENDIDA	EXPOSIÇÕES HUMANAS NOTIFICADAS
1983	16	43,1	11,0	251.012
1984	47	99,8	42,0	730.224
1985	56	113,6	47,6	900.513
1986	57	132,1	55,0	1.098.894
1987	63	137,5	57,0	1.166.940
1988	64	155,7	63,0	1.368.748
1989	70	182,4	73,0	1.581.540
1990	72	191,7	76,8	1.713.462
1991	73	200,7	80,4	1.837.939

[a]Adaptado da Ref 1.

Quadro 99.2 Padrão Típico dos Casos Relatados de Exposição Humana aos Tóxicos Relatados pela AAPCC[a]

TIPO DE INTOXICAÇÃO	NÚMERO DE CASOS	TOTAL	%	TOTAL
Acidental		1.606.507		87,4
Geral	1.443.202		78,5	
Uso errado	98.373		5,4	
Ocupacional	36.859		2,0	
Ambiental	25.588		1,4	
Desconhecido	2.485		0,1	
Intencional		194.197		10,6
Suicídio	131.707		7,2	
Abuso	27.581		1,5	
Uso errado	18.884		1,0	
Desconhecido	16.025		0,9	
Adverso		30.044		1,6
Reação				
Medicamento	19.143		1,0	
Alimento	7.392		0,4	
Outros	3.509		0,2	
Desconhecido		7.191		0,4
Total		1.837.939		100

[a]Adaptado da Ref 1.

Nos casos de uma exposição tóxica, aproximadamente 75% eram tratados em casa ou em alguns outros locais sem capacidade de um centro de saúde. Geralmente, o tratamento consiste na simples administração de demulcentes, na diluição, irrigação ou vômitos. Dos casos de exposição aos tóxicos, aproximadamente 25% foram observados num serviço de emergência (Quadros 99.3 a 99.6).

No banco de dados da AAPCC, as substâncias mais freqüentemente envolvidas nas exposições aos tóxicos humanos foram os produtos de limpeza, os analgésicos, os cosméticos, as plantas, as preparações para tosse e para resfriados, os hidrocarbonetos, as picadas de cobra ou de insetos, os tópicos, os corpos estranhos, os pesticidas, os alimentos e os antipsicóticos hipnótico-sedativos (Quadro 99.7). Uma ampla variedade de agentes completa os casos restantes.

Em contraste, a categoria mais freqüente de substâncias tóxicas envolvida nos relatos de fatalidades foi a dos analgésicos, seguida pelos antidepressivos, estimulantes, medicamentos cardiovasculares, alcoóis, hipnótico-sedativos, gases, fumaças, produtos químicos, produtos de limpeza, anti-histamínicos, terapia para asma, produtos automotivos e hidrocarbonetos. Entre essas categorias que causam a maioria das fatalidades, existe uma ampla variação na percentagem de fatalidades com respeito a todas as exposições nessa categoria. Bem no final, os estimulantes e as drogas de rua representaram 0,32% de todas as exposições nessa categoria, os antidepressivos, 0,24%, e os medicamentos cardiovasculares, 0,28%, enquanto as fatalidades por analgésicos representaram apenas 0,10% das exposições e os produtos de limpeza, 0,01%.

Quadro 99.3 Distribuição dos Casos de Exposição Tóxica em Seres Humanos pela Via de Exposição[a,b]

VIA	NÚMERO DE CASOS	%	NÚMERO DE FATALIDADES	%
Ingestão	1.473.361	76,3	622	75,7
Dérmica	143.196	7,4	8	1,0
Oftálmica	119.027	6,2	2	0,2
Inalatória	107.634	5,6	116	14,1
Picadas ou ferroadas	72.331	3,7	5	0,6
Parenteral	5.217	0,3	37	4,5
Outra/desconhecida	11.340	0,6	31	3,9

[a]Adaptado da Ref 1.
[b]Múltiplas vias de exposição foram observadas em muitas vítimas de exposições aos tóxicos. A percentagem é baseada no número total de vias de exposição (1.932.106) por todos os pacientes, 822 para os casos fatais, em vez do número total de seres humanos expostos (1.837.939) ou de fatalidades (764).

De importância continuada está a superdosagem terapêutica, um fato que tem implicações preventivas importantes para o farmacêutico. Não é de todo incomum para um pai que nunca ouviu falar do potencial tóxico de um item comum como a aspirina, administrar diversas vezes a dose segura para uma criança pequena num período de diversos dias. De fato, essas superdosagens não-intencionais são responsáveis por muitos dos casos mais sérios de intoxicação.

Particularmente trágicos são os acidentes por intoxicação causados por materiais que são tanto antiquados quanto excessivamente tóxicos para o seu pretenso uso, ou para os quais existe apenas uma justificativa questionável. Também, os produtos químicos domésticos, solventes, produtos de limpeza e alguns pesticidas, embora valiosos para o uso do profissional, são excessivamente tóxicos para o uso doméstico rotineiro. Existe pouca razão para se empregarem materiais inorgânicos muito perigosos como o arsênico, o fósforo ou o tálio como veneno para ratos se a varfarina, praticamente destituída de toxicidade aguda humana, faria o trabalho.

Fatores Importantes

Diversos fatores parecem ser importantes na consideração do risco de envenenamento e na prevenção da intoxicação. A seguir temos uma breve discussão sobre alguns desses fatores.

IDADE — Cerca de dois terços dos envenenamentos ocorrem em crianças e são acidentais, enquanto a maioria das intoxicações em adolescentes e adultos representa uma tentativa de suicídio. As intoxicações realmente ocorrem em adultos pela ingestão inadvertida de algum material diferente da medicação pretendida ou pela superdosagem inadvertida da medicação apropriada. Embora tais acidentes sejam um tanto raros, as pessoas devem, entretanto, ser alertadas a ler as bulas cuidadosamente antes de tomar medicações, a não tomar medicamentos no escuro, a não transferir os materiais dos seus recipientes originais, a proteger o rótulo do medicamento da destruição e a seguir atentamente os horários recomendados das dosagens.

As intoxicações acidentais são menos comuns em crianças com mais de 5 a 6 anos de idade. O período de idade mais crítico é entre 1 e 3 anos de idade, quando quase a metade das intoxicações ocorre. A intoxicação está entre as razões mais prováveis de levar uma criança ao hospital para tratamento de emergência. As razões para a incidência elevada nessa idade variam em relação a certas características do desenvolvi-

Quadro 99.4 Distribuição dos Casos de Exposição Humana a Substâncias Tóxicas por Idade da Vítima[a]

IDADE (ANOS)	% DOS CASOS
< 1	8,0
1	18,6
2	19,0
3	8,7
4	3,7
5	2,0
6-12	5,6
13-19	5,7
20-29	6,8
30-39	5,8
40-49	3,1
50-59	1,4
60-69	1,1
70-79	0,7
80-89	0,4
90-99	0,1
Adulto desconhecido	9,3
Total	100,0

[a]Adaptado da Ref 1.

Quadro 99.5 Desfecho Clínico dos Casos de Exposição Humana[a]

DESFECHO	NÚMERO	%
Nenhum efeito	490.421	26,7
Efeito leve	409.537	22,3
Efeito moderado	41.613	2,3
Efeito grave	5.812	0,3
Mortes	764	<0,01
Desconhecido, não-tóxica[b]	624.135	34,0
Desconhecido, potencialmente tóxica[c]	216.726	11,8
Efeito não-relacionado	46.920	2,6
Desconhecido	2.011	0,1
Total	1.837.939	10,0

[a]Adaptado da Ref 1.
[b]Não houve seguimento porque a exposição foi avaliada como não-tóxica.
[c]Faltou o seguimento do paciente. A exposição foi avaliada como potencialmente tóxica.

mento da criança. Durante esses primeiros anos a criança é mais curiosa. Com 1 ano de idade, a criança consegue geralmente engatinhar e/ou andar, mas ainda é nova demais para reconhecer o perigo. É de se esperar tentativas de levar à boca ou de ingerir qualquer substância deixada ao seu alcance.

Não importa o quanto o produto tenha um sabor repugnante, uma criança ainda fará uma tentativa inicial de comê-lo ou prová-lo. Embora o sabor agradável possa influenciar uma criança a ingerir uma dose maior, isso não influencia muito a probabilidade de que uma tentativa inicial da ingestão de um material seja feita. Durante os primeiros 2 a 3 anos de vida, a textura é pelo menos tão importante quanto o sabor na determinação da aceitabilidade de algo a ser comido. Os materiais que iriam impedir um indivíduo de falar ou dissuadir um indivíduo maior podem ser ingeridos prontamente por uma criança pequena. Obviamente, mesmo as substâncias cáusticas, como o detergente, são ingeridas sem hesitação por crianças dessa idade.

Às crianças pequenas com menos de 1 ano de idade um material tóxico pode ser dado por um irmão ou irmã maior. Então, é importante que se mantenham os materiais potencialmente tóxicos inacessíveis não apenas às crianças menores mas também aos irmãos e irmãs maiores. Além disso, as crianças devem ser educadas a não dar coisas aos bebês sem a permissão dos pais. Os programas de educação pré-escolar ensinam às crianças esses princípios, e eles devem fazer parte dos cuidados parentais de todo lar.

É também interessante que, entre as crianças com mais de 3 anos de idade, as ingestões podem ocorrer nas atividades em grupo. Ocasionalmente, duas ou mais crianças compartilham o material em alguma forma de brincadeira, em que elas de outra forma improvavelmente o ingeririam sozinhas. Novamente, nessa idade, as crianças são mais educáveis do que antes; assim, a instrução de evitar as substâncias não-alimentares potencialmente tóxicas deve ser dada em casa e no ambiente educacional.

Algumas das supostas intoxicações acidentais nos adolescentes e nas crianças mais jovens são na verdade tentativas de suicídio ou atos/tentativas de abuso de drogas. É importante constatar que tentativas graves de suicídio podem ocorrer aos 9 ou 10 anos de idade. As tentativas ou atos de suicídio são, é claro, comuns entre os adolescentes e nos vários anos que antecedem e sucedem imediatamente esse importante estágio transicional da vida.

PROPENSÃO A ACIDENTES — Apenas um pequeno número de pacientes tratados por intoxicação teve uma história de ter estado envolvido em acidentes semelhantes. Então, embora algumas crianças possam estar envolvidas em episódios repetidos, elas representam apenas uma pequena percentagem desses casos. Entretanto, uma criança que tenha ingerido algo uma vez, especialmente se foi necessário algum esforço no ato, pode ser um risco maior no futuro e deve ser tratada apropriadamente. A idéia de que existe uma criança propensa a acidentes provavelmente é menos válida do que o fato de existirem situações e circunstâncias que predispõem a acidentes. A educação dos pais sobre as técnicas de prevenção de intoxicações e do que fazer em caso de envenenamento deve ser considerada parte da rotina de seguimento em todos os episódios de intoxicação na infância.

LOCAL — A maioria das intoxicações acidentais na infância ocorre em casa. No momento em que ocorreram, os materiais que estavam envolvidos nas intoxicações acidentais da infância usualmente foram deixados de lado após serem usados, em vez de serem recolocados nos seus locais de armazenamento. As áreas mais comuns de intoxicação no domicílio são a cozinha, o banheiro e o quarto.

A incidência mais alta de intoxicação acidental na infância é no final da tarde e perto da hora do jantar ou nas primeiras horas da manhã, mas as intoxicações ocorrem com constância regular durante as horas em que a criança está acordada. As intoxicações no final da manhã freqüentemente ocorrem na cozinha, e as substâncias mais freqüentemente envolvidas são os produtos domésticos comuns, como produtos de limpeza, polidores e outros materiais comumente deixados na cozinha. As intoxicações que ocorrem no quarto podem envolver cosméticos e, em menor extensão, medicamentos. Os incidentes nos banheiros usualmente envolvem tanto medicamentos quanto cosméticos. Quanto mais freqüentemente um produto de consumo é utilizado e estocado em

Quadro 99.6 Local de Tratamento dos Casos de Exposição Tóxica Humana[a]

LOCAL DE TRATAMENTO	NÚMERO	%
Estabelecimento que não é relacionado à saúde	1.316.605	71,6
Unidade de saúde	475.597	25,9
Já estava lá no momento da ligação para o centro de intoxicação	244.544[b]	13,3[b]
Encaminhado pelo centro de intoxicação	231.053[b]	12,6[b]
Outro/desconhecido	45.737	2,5
Total	1.837.939	100

[a]Adaptado da Ref 1.
[b]Esses dados não estão incluídos no total.

Quadro 99.7 Substâncias Mais Freqüentemente Envolvidas nas Exposições Humanas a Substâncias Tóxicas[a]

SUBSTÂNCIA	NÚMERO	%
Produtos de limpeza	191.830	10,4
Analgésicos	183.013	10,0
Cosméticos	153.424	8,3
Plantas	112.564	6,1
Antigripais e xaropes	105.185	5,7
Picadas	76.941	4,2
Pesticidas (inclui os rodenticidas)	70.523	3,8
Tópicos	69.096	3,8
Antimicrobianos	64.805	3,5
Corpos estranhos	64.472	3,5
Hidrocarbonetos	63.536	3,5
Sedativos/hipnóticos/antipsicóticos	58.450	3,2
Produtos químicos	53.366	2,9
Alcoóis	50.296	2,7
Intoxicação alimentar	46.482	2,5
Vitaminas	40.883	2,2

[a]Adaptado da Ref 1.
[b]As porcentagens são baseadas no conhecimento do número total das substâncias ingeridas, e não no número total de casos de exposição.
Observação: Apesar da alta freqüência de envolvimento, essas substâncias não são necessariamente as mais tóxicas e freqüentemente representam apenas as mais disponíveis.

casa, mais provavelmente ele estará envolvido numa intoxicação por exposição acidental.

Entre os casos que ocorrem fora de casa, a garagem e o automóvel são locais comuns de intoxicação acidental em crianças pequenas. Envolvidos mais freqüentemente nos automóveis estão medicamentos deixados no porta-luvas ou na bolsa da mãe. Na garagem, pesticidas, derivados de petróleo, produtos de limpeza e produtos para pintura freqüentemente são guardados e assim envolvidos na intoxicação. Uma percentagem crescente de casos que ocorrem dentro e fora de casas envolve plantas ornamentais ou as que crescem no jardim ou a ermo no quintal. Os pais devem ser lembrados de que as crianças podem ser intoxicadas quando visitam as casas de outros (especialmente os avós) que deixam coisas ao alcance por não estarem acostumados a ter crianças por perto.

ACESSIBILIDADE — As campanhas de prevenção da intoxicação freqüentemente focalizam a provisão de um armário de remédios trancado. A disponibilidade de um local para o armazenamento seguro de medicamentos é desejável, mas isso provavelmente preveniria menos da metade dos casos de intoxicação acidental na infância.

Em 75% dos casos, os materiais envolvidos nos envenenamentos acidentais na infância foram deixados ao alcance de uma criança. Em muitos momentos, a ingestão ocorre quando um indivíduo responsável pelo cuidado de uma criança é interrompido durante o uso que estava fazendo do material em questão.

As pessoas devem ser instruídas a ter um local de armazenamento para materiais potencialmente tóxicos e guardar esses materiais imediatamente após o uso.

O RECIPIENTE — A remoção dos materiais potencialmente tóxicos dos seus recipientes originais é um fator relevante de aumento no risco das intoxicações acidentais, especialmente com certos compostos. A prática comum de armazenamento de um pequeno volume de gasolina ou de solventes numa garrafa de refrigerante é especialmente perigosa, por razões óbvias. Outros materiais perigosos com os quais isso freqüentemente é feito são os produtos de limpeza, de pintura, a aguarrás e os pesticidas. Algumas vezes o recipiente para o qual eles são transferidos é um copo ou xícara. Em todas essas situações, um material pode ser feito de forma a parecer mais atraente para a criança por lembrar alimento ou outro item ingerível. Além disso, a transferência de material do seu recipiente original cria problemas de identificação correta se e quando uma intoxicação realmente ocorrer. Um problema semelhante existe quando os materiais não são identificados apropriadamente nos seus recipientes originais, especialmente os medicamentos. Obviamente, todos os frascos de prescrição devem identificar exatamente o seu conteúdo no rótulo.

SUPERVISÃO — A maioria das crianças é considerada sob a supervisão de um ou de ambos os pais no momento em que uma intoxicação acidental ocorre, mas a supervisão usual de um adulto não é adequada para prevenir os acidentes por intoxicação nas crianças pequenas. Isso pode dever-se em parte à subestimativa da capacidade da criança de obter e ingerir um material potencialmente tóxico. Um erro comum é deixar os medicamentos numa mesinha-de-cabeceira após administrá-lo a uma criança pequena, de modo que a criança para o qual ele foi prescrito ou um irmão pode ingerir todo o conteúdo.

Um número significativo de intoxicações infantis ocorre quando existe uma quebra na rotina normal da casa. Épocas de mudança, de pintura, nos feriados, nas visitas de amigos ou parentes ou de morte ou doença na família são ocasiões em que o cuidado aumentado deve ser exercido. Outras circunstâncias que convidam ao acesso não-supervisionado da criança aos materiais potencialmente tóxicos são os itens enviados pelo correio ou que tenham sido descartados no lixo.

Quando os materiais deteriorados ou desnecessários são descartados, o procedimento mais seguro para os líquidos ou pós tóxicos é despejá-los ou esvaziá-los na privada. Com alguns materiais altamente concentrados e altamente tóxicos, como os pesticidas concentrados, mesmo a quantidade deixada na garrafa *vazia* pode ser suficiente para causar intoxicações graves. Tais recipientes devem ser lavados completamente antes de serem descartados e colocados cuidadosamente no lixo o mais longe possível do acesso normal das crianças.

A supervisão ótima também envolve a atenção ao detalhe no uso legítimo dos materiais potencialmente perigosos. Como observado anteriormente, os rótulos dos medicamentos devem ser examinados cuidadosamente para se ter a exata certeza da identificação antes de o medicamento ser administrado ou tomado. A automedicação, o uso das medicações de outro indivíduo para o *mesmo problema* e o autodiagnóstico com administração de medicamentos sem supervisão médica a uma criança pelos pais devem ser encorajados apenas com a educação apropriada e de acordo com o potencial de compreensão do consumidor.

Existe uma tendência de muitos a acreditar que se um material era significativamente perigoso não deveria estar disponível nas lojas, mas obviamente isso não é verdade. Freqüentemente, os pais podem supermedicar uma criança, tanto por subestimarem o seu potencial perigoso ou por terem recebido instruções inadequadas. É importante que os médicos que solicitam as prescrições e os farmacêuticos que fornecem as medicações forneçam e enfatizem as instruções específicas em relação ao próprio uso. O farmacêutico pode desempenhar um papel-chave nisso, mesmo se apenas um ou dois minutos são gastos na educação apropriada do paciente.

Embora pareça improvável, não é de todo incomum, para um paciente que tenha sido orientado a tomar ou administrar "alguma aspirina de vez em quando", que ele use duas ou três vezes a dose segura a intervalos de horas por diversos dias ou que o tome junto com medicações contendo salicilatos até que uma intoxicação grave ocorra. As instruções no rótulo são significativas ao cuidadoso e ao preocupado, mas essas são raramente as pessoas que se tornam intoxicadas. A conversação pessoa a pessoa é mais efetiva e facilmente realizada no momento de um material ser prescrito ou fornecido.

TRATAMENTO

A medida mais importante no tratamento para intoxicação é a prevenção. É claro, uma vez ocorra a intoxicação, é importante estar apto a fornecer cuidado médico de suporte altamente qualificado. É insuficiente focalizar apenas as medidas de primeiros socorros e a terapia para o antídoto ou remédios caseiros.

Na realidade, existem apenas poucos venenos para os quais existem antídotos efetivos. Mesmo quando existem antídotos, o cuidado de apoio é fundamental; na verdade, o melhor antídoto do mundo é de pouco valor sem um bom cuidado de apoio. A maioria dos remédios caseiros que têm sido recomendados de tempos em tempos realmente é de pouco valor, e a maioria tende a perder um tempo valioso que poderia ser mais bem devotado ao próprio tratamento sob supervisão médica adequada.

Infelizmente, muitas publicações leigas, incluindo os textos de primeiros socorros, são antiquadas a esse respeito e continuam a recomendar toda a sorte de procedimentos elaborados porém ineficazes para serem executados em casa. A mesma crítica pode ser apontada em relação às instruções fornecidas às diversas listas de antídotos e aos esquemas para tratamentos de primeiros socorros que são disseminados para o uso do público, freqüentemente por organizações profissionais bem-intencionadas.

PRINCÍPIOS DE PRIMEIROS SOCORROS

A regra fundamental para o tratamento da intoxicação consiste em remover o tóxico do contato com o paciente (a menos que tal remoção esteja contra-indicada) e obter cuidado médico posterior o mais precocemente possível.

As instruções mais simplificadas do tratamento domiciliar são que quanto mais provavelmente elas forem seguidas, me-

Quadro 99.8 Tratamento de Primeiros Socorros para a Intoxicação

I. FAÇA ISSO ANTES DE CHAMAR ALGUÉM
  A. Remova as substâncias tóxicas do contato com os olhos, pele ou boca.
    1. Olhos: Lave gentilmente os olhos com água (ou leite) por 10 a 15 minutos, mantendo as pálpebras abertas. Remova as lentes de contato e novamente lave os olhos. Não permita que as vítimas esfreguem os olhos.
    2. Pele: Remova as substâncias tóxicas lavando a pele com água pura em abundância. Então lave a pele com um detergente se isso for possível. Remova e jogue fora toda a roupa contaminada.
    3. Boca: Olhe a cavidade oral da vítima e remova todos os comprimidos, pós, plantas ou qualquer outro material que você encontrar. Também examine à procura de cortes, queimaduras ou uma coloração diferente. Limpe a boca com um pedaço de pano e lave completamente com água.
  B. Afaste a vítima do contato com fumaças ou gases tóxicos.
  Deixe a vítima respirar ar puro.
  Afrouxe todas as roupas apertadas.
  Se a vítima não estiver respirando, você deve iniciar a respiração artificial imediatamente. Não pare até a vítima estar respirando bem ou a ajuda chegue. Use oxigênio se estiver disponível. Envie outra pessoa para pedir ajuda.
  C. Se uma substância tóxica cáustica tiver sido deglutida, você deve diluí-la dando 1 a 2 copos cheios de leite ou água.

II. PEÇA AJUDA SOBRE O QUE FAZER DEPOIS:
  A. Chame o seu médico, ou ligue para o centro de intoxicação.
    1. Identifique-se e diga a sua relação com a vítima.
    2. Descreva a vítima pelo nome, idade e sexo.
    3. Tenha a embalagem ou a substância tóxica à mão e identifique exatamente (o melhor que puder) o que a vítima tomou e o quanto tomou.
  B. Peça informação mesmo se você não tiver certeza. Fique calmo. Você tem tempo suficiente para agir, mas não demore desnecessariamente.

III. SE VOCÊ FOR INSTRUÍDO A INDUZIR O VÔMITO
  Nunca induza o vômito até que você seja instruído para tal.
  A. Tenha xarope de ipeca disponível para induzir o vômito.
  Adquira 30 mL do xarope de ipeca com o seu farmacêutico. Você pode fazer isso sem receita médica. O xarope fica armazenado à temperatura ambiente por diversos anos.
  B. Para usar o xarope de ipeca:
  Para um adulto, dê 2 colheres de sopa cheias (30 mL), para uma criança com mais de 1 ano de idade dê 1 colher de sopa cheia (15 mL), e para uma criança com menos de 1 ano de idade dê 2 colheres de chá cheias (10 mL) do xarope de ipeca seguido por um copo (240 mL) de líquido (água, suco, etc.). Se o paciente não vomitar em 20 a 30 min, repita a dose do xarope de ipeca e dê mais água.
  C. Não perca tempo tentando outras maneiras de fazer a vítima vomitar.
  Estimular a parte posterior da garganta com seus dedos, com uma colher ou algum outro objeto não é eficaz. Não use água com sal. Isso é potencialmente grave.
  D. Nunca induza o vômito se o paciente:
  Estiver inconsciente.
  Estiver tendo convulsões (espasmos).
  Tiver engolido cáusticos ou corrosivos fortes.
  Tiver deglutido derivados do petróleo, produtos de limpeza, gasolina, alvejantes, etc., a menos que você seja especificamente instruído a fazê-la.

IV. SE VOCÊ FOR AO HOSPITAL:
  A. Leve com você ou envie o recipiente da substância tóxica, da planta venenosa, etc.
  B. Leve qualquer vômito que você coletar.
  C. Não dê à vítima substâncias como café, álcool, estimulantes ou medicamentos.

---

nos provavelmente elas atrasarão ou serão substituídas pelo atendimento apropriado do médico. Assim, os procedimentos gerais que podem ser executados simplesmente e que são aplicáveis quase independentemente da natureza da intoxicação devem ser recomendados até que alguma ajuda médica possa ser obtida.

Os procedimentos recomendados para o uso leigo no tratamento de primeiros socorros na intoxicação estão esboçados no Quadro 99.8. Os principais elementos são conhecer o que fazer antes de chamar alguém, obter aconselhamento médico imediatamente para determinar o que fazer depois e encerrar o contato da vítima com o tóxico pela diluição, lavagem ou, em situações cada vez mais raras, através da indução do vômito. A respeito do último ponto, observe que a indução do vômito com o xarope de ipeca é o único método de vômito em uso hoje. Muitas medidas recomendadas no passado para a indução do vômito, tais como a estimulação mecânica da porção posterior da faringe ou dando água de mostarda ou água com sal, parecem ser menos efetivas e podem ser perigosas. O emético mais amplamente usado para o uso nos primeiros socorros é o xarope de ipeca. Até uma vez ele pode ser fornecido sem prescrição. A pesquisa recente mostrando a remoção limitada do conteúdo estomacal após o vômito ser induzido tem levado a um declínio no uso do xarope de ipeca.

O carvão ativado é um adsorvente muito efetivo de muitos tóxicos e parece ser mais eficaz do que a indução do vômito na diminuição da absorção dos materiais do trato GI. A maioria dos materiais orgânicos e inorgânicos é adsorvida por esse material, e então o seu uso rotineiro nos casos de intoxicação pela ingestão é vantajoso. Lembre, entretanto, que, se o carvão ativado é dado antes do xarope de ipeca, este será inativado mais tarde; conseqüentemente, se alguém estiver tanto induzindo o vômito e dando o carvão ativado, é recomendável que se induza o vômito antes e então, após o vômito tiver terminado, administrar o carvão. Como o uso do vômito induzido pela ipeca tem declinado em popularidade, o uso do carvão ativado como o único método de descontaminação gastrintestinal tem aumentado bastante. O carvão ativado é vantajoso como antídoto inespecífico não apenas para o uso doméstico mas também para o uso em hospitais e nos centros de tratamento das intoxicações. A melhor forma de administrá-lo é como pasta fluida em água.

Nos últimos anos os pais têm sido encorajados a manter xarope de ipeca e carvão ativado nas casas onde existam crianças em idade com predisposição à intoxicação. Se tais itens forem usados, é importante saber que uma parte proeminente das instruções no rótulo é a de ligar para o centro local de controle das intoxicações, um departamento de emergência ou um médico antes de administrá-lo.

ANTÍDOTOS — Observe que, embora o carvão ativado seja um adsorvente efetivo e inespecífico de muitos materiais, não existe nenhum *antídoto universal* verdadeiro. O antídoto universal clássico, que estava em uso por um longo período de tempo, consistia em carvão ativado, ácido tânico ou óxido de magnésio (ou, em casa: torrada queimada, chá forte ou leite de magnésia). Agora foi estabelecido que os últimos dois constituintes não têm eficácia significativa e podem na verdade impedir o ingrediente ativo, o carvão ativado. A preparação há muito defendida de torrada queimada e do chá forte em casa não tem nenhum mérito.

Por não serem usados freqüentemente, é importante que as informações sobre os antídotos estejam prontamente disponíveis, não apenas para que sejam usados apropriadamente e o mais precocemente possível mas também para que não seja desperdiçado tempo à procura de um antídoto inexistente. Para alguns tóxicos existem antídotos químicos que reagem com o tóxico no estômago tanto para inativar quanto para retardar a sua absorção. Tais antídotos locais são suficientemente inócuos para poderem ser administrados seguramente.

Os antídotos mais úteis são aqueles disponíveis para administração sistêmica a fim de neutralizar os efeitos dos tóxicos que tenham sido absorvidos. O Quadro 99.9 resume o uso e a administração dos antídotos que são recomendados atualmente.

OUTRAS MEDIDAS — Além da remoção ou da inativação do tóxico e do uso dos antídotos quando disponíveis, o tratamento da intoxicação é de apoio. As abordagens sintomáticas ou de suporte ao tratamento não diferem significativamente daquelas encontradas em outros problemas médicos. Os problemas comuns que exigem cuidados de apoio incluem o

Quadro 99.9 Resumo de Antídotos Locais e Sistêmicos

TÓXICO	ANTÍDOTO LOCAL	ANTÍDOTO SISTÊMICO
Ácidos, corrosivos	Diluir com água ou leite	
Agentes metemoglobinêmicos Nitritos Cloratos Nitrobenzeno		Azul de metileno, 1-2 mg (0,1-0,2 mL/kg) de uma solução a 1% IV lento acima de 5-10 min se a cianose for grave (ou o nível de metemoglobinemia for maior que 40%). Pode ser repetido a cada 4 h.
Álcali, cáustico	Diluir com água ou leite	
Alcalóides coniina, quinino, estricnina, etc.	Carvão ativado	
Alcalóides da beladona	(veja Anticolinérgicos)	
Anticolinérgicos	Carvão ativado	Fisostigmina, adulto: (prova terapêutica), 2 mg lentamente IV, repita uma vez, então dê 1-4 mg usando a menor dose efetiva para controlar os sintomas ameaçadores à vida; criança: (prova terapêutica) 0,5 mg lentamente IV, repita até 2 mg no máximo, então dê a dose mínima efetiva. (Cuidado: pode causar convulsões, assistolia, crise colinérgica.)
Anticolinesterásicos organofosforados neostigmina fisostigmina piridostigmina	Carvão ativado	Atropina, 2-5 mg (para crianças < 2 anos, 1 mg ou 0,05 mg/kg) IV ou IM repetir a cada 10-30 min até a atropinização estar evidente; então dê cloreto de pralidoxima 25-50 mg/kg (1 g em adultos) IV; repita em 8-12 h S.O.S.
carbamatos		Atropina como acima, mas *não* use pralidoxima.
Antidepressivos tricíclicos	(veja Anticolinérgicos)	
Anti-histamínicos	(veja Anticolinérgicos)	
Arsênico	(veja Metais pesados)	
Atropina	(veja Anticolinérgicos)	
Cádmio	(veja Metais pesados)	
Chumbo	(veja Metais pesados)	
Cianeto		100% de oxigênio por inalação. Considere o oxigênio hiperbárico em pacientes graves ou comatosos. Adulto: inalação de nitrito de amila (inale por 15-30 s) administração pendente de 300 mg de nitrito de sódio (10 mL de uma solução a 3%) IV lento (acima de 2-4 min); seguido imediatamente com 12,5 g de tiossulfato de sódio (2,5-5 mL/min de solução a 25%) IV lento (> 10 min) Crianças: (não ultrapasse a dose recomendada do nitrito de sódio desde que metemoglobinemia fatal pode ocorrer). Use o quadro seguinte como guia:

Hemoglobina (g)	Dose inicial 3% Nitrito de Na IV (mg/kg)	Dose inicial 25% Tiossulfato de Na IV (mL/kg)
8	0,22 mL (6,6)	1,10
10	0,27 mL (8,7)	1,35
12	0,33 mL (10)	1,65
14	0,39 mL (11,6)	1,95

TÓXICO	ANTÍDOTO LOCAL	ANTÍDOTO SISTÊMICO
Cobre	(veja Metais pesados)	
Compostos colinérgicos	(veja Anticolinesterásicos)	
Etileno glicol	(veja Metanol)	
Fenotiazínicos (reação neuromuscular apenas)		Difenidramina, 1-2 mg/kg IM ou IV; ou benzitropina, 1-2 mg IM ou IV.
Ferro		Deferoxamina, 20-40 mg/kg IV dada em gotejamento lento acima de 4 h, não exceder 15 mg/kg/h; seguida por 20 mg/kg a cada 4-8 h até a cor da urina ou os níveis de ferro normalizarem. (Pode dar 20 mg/kg IM a cada 4-12 h se nenhum local IV estiver disponível.)
Fisostigmina	(veja Anticolinesterásicos)	
Fluoreto	Gluconato ou lactato de cálcio, 150 mg/kg, ou leite	Gluconato de cálcio, 10 mL da solução a 10%, administrada IV lentamente até os sintomas diminuírem; pode ser repetido S.O.S.
Hipocloritos	(veja Álcalis, cáustico)	
Isoniazida (INH)	Carvão ativado	Piridoxina (vitamina B_6) 1 mg/mg de INH ingerida em doses divididas dadas IV lentamente (na concentração de 5-10% em dextrose a 5% em água acima de 30-60 min). Se a dose de isoniazida não for conhecida, dar 5 g IV acima de 30 minutos. Use os benzodiazepínicos para controlar as convulsões.
Mercúrio	(veja Metais pesados)	
Metais pesados		BAL (dimercaprol): 3-5 mg/kg/dose IM profundo a cada 4 h por 2 dias, a cada 4-6 h por mais 2 dias, e então a cada 4-12 h por até mais 7 dias. EDTA: 75 mg/kg 24 h IM profundo ou infusão IV lenta dada em 3-6 doses divididas por até 5 dias: pode ser repetido num segundo curso após o mínimo de 2 dias; cada curso não deve exceder um total de 500 mg/kg Penicilamina: 100 mg/kg/dia (máx 1 g) VO em doses divididas por até 5 dias; para terapia a longo prazo, não exceda 40 mg/kg/dia.

Metal	Quelantes comuns usados
Arsênio	BAL
Cádmio	Uso satisfatório não demonstrado
Chumbo	BAL
Mercúrio	BAL, EDTA, penicilamina, succímero

Quadro 99.9 Resumo de Antídotos Locais e Sistêmicos (cont.)

TÓXICO	ANTÍDOTO LOCAL	ANTÍDOTO SISTÊMICO
Ouro	BAL, penicilamina	
Prata	BAL, penicilamina	
Tálio	Uso satisfatório não demonstrado com Azul da Prússia	
Metanol	Carvão ativado	Etanol, dose de ataque para atingir o nível sanguíneo de 100 mg/dL. Adulto: 0,6 g/kg + 7-10 g a serem infundidos IV em mais de 1 h. Crianças: 0,6 g/kg + 4-5 g a serem infundidos IV em mais de 1 h. As doses de manutenção devem se aproximar de 10 g/h em adultos e 5 g/h em crianças, a serem ajustadas para manter um nível de etanol de 100 mg/dL.
Monóxido de carbono		100% de oxigênio por inalação. Considere oxigênio hiperbárico em pacientes graves ou comatosos.
Narcóticos	Carvão ativado	Naloxona, 0,4-0,8 mg IV, IM ou SC. Se ocorrer depressão respiratória, dar 2 mg. Repetir se necessário.
Nitritos	(veja Agentes metemoglobinêmicos)	
Ouro	(veja Metais pesados)	
Oxalato (tetania hipocalcêmica)	Dilua com água ou leite, e então dê o gluconato ou o lactato de cálcio, 150 mg/kg)	Gluconato de cálcio, 10 mL de solução a 10%, dada lentamente IV até os sintomas diminuírem; pode ser repetido tantas vezes quantas forem necessárias.
Paracetamol	Carvão ativado	*N*-acetilcisteína (Mucomyst) dose inicial de 140 mg/kg oralmente com refrigerantes, suco de fruta ou água; então, 70 mg/kg a cada 4 h por 68 h (17 doses).
Prata	(veja Metais pesados)	
Tálio	(veja Metais pesados)	
Varfarina		Vitamina K_1, 0,5-1,0 mg/kg IV, IM ou SC Adultos: 10 mg Crianças: 1-5 mg

PARA ENVENENAMENTO	
ANIMAIS	ANTIVENENO[a]
Cobra, Crotalidae (todas as cascavéis e as serpentes venenosas dos EUA)	Antiveneno (Crotálico) Polivalente (*Wyeth*)
Cobra, Coral	Antiveneno (*Microurus fulvius*) Monovalente (*Wyeth*)
Aranha, Viúva-negra	Antiveneno, *Latrodectus mactans* (*MSD*)

NOTA: Todos os anti-soros devem ser testados para a sensibilidade ao soro eqüino.
[a]Ver o suplemento da embalagem para a dosagem e a administração.

coma, a insuficiência respiratória, as convulsões, o choque, o vômito, a diarréia, os distúrbios hidroeletrolíticos, o edema cerebral, a insuficiência renal e o dano a outros órgãos.

Além disso, diversos procedimentos existentes podem ser usados para acelerar a eliminação do tóxico. Em alguns casos os medicamentos podem ser eliminados mais rapidamente com a diurese induzida pelo uso de diuréticos farmacológicos ou osmóticos junto com a alcalinização da urina. Com os medicamentos que são dialisáveis, a hemodiálise extracorpórea (o uso do rim artificial) é preferível. A hemoperfusão sorvente é também efetiva com muitos agentes. Esses procedimentos estão indicados quando os processos de excreção normais falham ou provam ser inadequados, ou quando o grau de envenenamento é prognóstico de morte, a menos que o nível do tóxico no organismo seja reduzido rapidamente.

Os centros que provavelmente serão requisitados para tratar os casos de envenenamento geralmente têm os suprimentos e os equipamentos necessários para a execução da diálise peritoneal, da hemodiálise e da hemoperfusão. Se tal não estiver disponível num dado hospital, o centro de intoxicação deve ter informações a respeito do local mais próximo com tal equipamento.

PREVENÇÃO

Muitas medidas preventivas foram sugeridas ou referidas previamente. A prevenção total através da educação tem um valor ideal para ser tentada seriamente. Até hoje, os programas educacionais têm eliminado apenas uma parte do problema. Uma preocupação é que os esforços educacionais são muito gerais, e o público não sabe precisamente o que deve fazer e não tem ações específicas a implementar. A instrução é mais efetiva quando se incluem instruções específicas que podem e devem ser seguidas. Por exemplo, comunicar aos pais que eles devem "manter as coisas fora de alcance de crianças pequenas" ajuda um pouco até que eles ouçam o que devem manter fora de alcance.

Não é incomum em casos de intoxicação na infância que os pais não estejam cientes de que o material era potencialmente tóxico, que eles não tomaram precauções especiais porque o filho deles nunca teve nenhum problema antes, ou que eles pensaram que o material estava inacessível para a criança. Visando aos esforços educacionais com ações específicas (veja adiante) há muito mais chances de que elas sejam efetivas. As advertências gerais sobre a prevenção de intoxicações são provavelmente muito menos efetivas.

Consoante a teoria da instrução específica é necessário fornecer direções específicas com os produtos individuais. Esse é um papel importante para o farmacêutico. Existe uma tendência de que os rótulos de precaução sejam ignorados até após um acidente. Os rótulos podem ser efetivos ao direcionar os indivíduos para o tratamento específico, mas o seu valor preventivo depende do interesse do consumidor e da preocupação em ler a bula em primeiro lugar. A instrução pessoal pelo médico ou pelo farmacêutico que fornece o medicamento é muito mais efetiva.

Limitar a disponibilidade dos materiais altamente tóxicos ou direcionar o consumidor ao material menos tóxico que irá servir ao propósito são de valor potencial. Os materiais antiquados que têm graus mais altos de toxicidade devem ser eliminados à medida que os substitutos mais seguros se tornam disponíveis. Os farmacêuticos devem estar numa posição de aconselhar sobre a segurança comparativa assim como sobre a eficácia dos produtos que eles fornecem ou vendem.

O *POISON PREVENTION PACKAGING ACT* — Decretada em 1970, essa legislação (PL 91-601; 16CFR 1700) exige o empacotamento dos produtos químicos domésticos e dos medicamentos potencialmente perigosos em recipientes *seguros*. O último inclui frascos ou garrafas tampados com segurança ou fita ou *blister* ou outra unidade para embalar. As embalagens resistentes a crianças devem ser demonstradas através do uso de testes padronizados em populações-alvo por idade para resistir a abertura pelas crianças, mas não pelos adultos. Tais testes demonstram a barreira efetiva particular que tais embalagens fornecem à criança em idade propensa à intoxicação. Os medicamentos designados até aqui que requerem tais embalagens incluem, com certas exceções específicas, as preparações que contêm aspirina, aquelas que contêm altas concentrações de metil salicilato, os medicamentos de prescrição, os cáusticos, os produtos da destilação do petróleo, os glicóis, os alcoóis, o paracetamol e o ferro. Os medicamentos adicionais podem ser regulados da mesma forma por ocasião desta publicação. Para o benefício dos idosos e dos enfermos, a lei estipula que um tamanho único de produtos regularizados possa, com a requisição do consumidor ou do médico que prescreve, ser embalado em recipientes convencionais que são rotulados como sendo para domicílios sem crianças pequenas.

Embora o fabricante forneça embalagens seguras para medicamentos de venda livre, o farmacêutico é responsável pela obediência às normas regulamentadoras para os produtos prescritos que são reembalados e que desempenham um papel-chave na implementação dessa importante medida de prevenção das intoxicações. Não apenas pode o farmacêutico ser aquele que vai selecionar e se ocupar com a embalagem apropriada para os itens prescritos, mas o farmacêutico está numa excelente posição para promover a efetividade da legislação. A legislação pode ser bem-sucedida apenas na medida em que os adultos compram, aceitam e usam a embalagem especial. O farmacêutico deve assegurar que as pessoas estejam atentas para a disponibilidade de tal embalagem para produtos regulamentados, que estejam instruídas da sua importância e do uso apropriado e que as substituições das embalagens convencionais sejam restringidas aos pedidos legitimados e informados. Isso é particularmente importante contanto que o fecho reversível ou de função dupla seja usado, porque sua segurança comparativa ainda tem que ser demonstrada.

CENTROS DE CONTROLE DE INTOXICAÇÃO — O conceito de controle de intoxicação foi iniciado em Chicago em 1953. Após o ímpeto dos funcionários de saúde locais, dos pediatras e de outros médicos interessados, um único centro para a coleta de dados sobre os produtos foi estabelecido. A idéia logo se tornou popular, e vários outros centros foram estabelecidos. Para fornecer uma agência de coordenação para esses centros, o então Bureau of Product Safety na Food and Drug Administration (FDA) estabeleceu o National Clearinghouse for Poison Control Centers. Essa câmara de compensação serviu como um centro de coleta e padronização dos dados toxicológicos dos produtos e também para a distribuição desses dados na forma de fichas de arquivo de 5 polegadas por 8 para reconhecer os centros de controle de intoxicação. Aos departamentos de saúde estaduais foi dada a responsabilidade da identificação dos centros de controle de intoxicação dentro dos seus estados. Esse grande interesse no controle da intoxicação resultou em mais de 580 centros oficialmente reconhecidos de controle das intoxicações e em vários centros não-oficiais, incluindo os serviços de informação de medicamentos, trazendo o total a bem mais de 600. Infelizmente, muitos centros de controle de intoxicação têm tido pouca capacidade, se é que têm alguma, de fornecer informação sofisticada ou tratamento para intoxicação, atendendo a menos de uma chamada por semana.

No início, os estudos da operação do centro de controle de intoxicação demonstraram uma ampla variabilidade na maneira pela qual os serviços foram fornecidos. Alguns centros forneceram informações apenas aos médicos ou às instalações de primeiros socorros, enquanto outros forneceram informação ao público ou a ambos. O preenchimento das vagas dos centros de controle também foi variável. O quadro de funcionários de um centro de intoxicação pode consistir apenas em balconistas de tempo integral ou parcial, enfermeiros ou farmacêuticos sem qualquer supervisão médica direta, ou eles podem consistir em diretores clínicos toxicologistas de tempo integral e especialmente profissionais treinados em tempo integral, como farmacêuticos e enfermeiros clínicos. Outros centros incluíram farmacologistas, médicos de departamentos de emergência, pediatras de ambulatório ou outra equipe de pessoas cientificamente treinadas como funcionários ou consultores.

As questões que o movimento do centro de controle da intoxicação, agora na quinta década após o seu início, encara são a quem fornecer os serviços, como fornecer melhor os serviços, como melhorar os serviços, como padronizar ou monitorar os serviços e como organizar tais serviços nos âmbitos regional ou nacional. A questão de como organizar esses serviços tem sido resolvida em um grau maior nos últimos anos. A consolidação dos recursos humanos e das fontes para os serviços centralizados ou regionais é crucial. Nos centros de controle de intoxicação centralizados ou regionais, a informação sofisticada pode ser fornecida tanto ao profissional de saúde quanto ao público. Os estabelecimentos para o tratamento são geralmente uma parte integral do centro de controle de intoxicação regional, e o funcionário, particularmente do corpo médico, pode fornecer o tratamento para as vítimas intoxicadas. Além disso, a supervisão ativa e mesmo a consulta ao lado do leito dos casos de intoxicação internados em outros estabelecimentos de saúde devem ser fornecidas.

Provavelmente devem existir uns 50 a 60 programas regionais nos EUA. Um centro de controle de intoxicação regional deve ser um dos que, em áreas populacionais menos densas, servem a uma única região ou a vários estados, ou que, em áreas populacionais mais densas, servem a uma porção de um estado. Geralmente, um centro regional serve a não menos que 1 milhão de pessoas, mas poderia servir 5 a 10 milhões de pessoas em áreas de alta densidade populacional. Um centro regional iria fornecer:

Informação abrangente sobre intoxicação, tanto aos profissionais de saúde quanto aos consumidores.
Serviços abrangentes de tratamento da intoxicação.
Um sistema de comunicação gratuito.
Acesso a um âmbito completo de serviços toxicológicos analíticos.
Acesso a recursos de transporte para pacientes criticamente enfermos.
Programas de educação aos profissionais e ao público.
Coleta e disseminação de dados da prática da intoxicação.

Em essência, esses centros regionais são capazes de assumir a máxima responsabilidade, o que inclui as funções mencionadas anteriormente, para a provisão das consultas e dos cuidados com os pacientes intoxicados para todas intoxicações trazidas à sua atenção na sua região. A AAPCC tem desenvolvido padronizações para os centros de controle de intoxicações regionais e fornece um processo para avaliar a capacidade do centro de controle de intoxicação e para escolher os centros como *centros de controle de intoxicação regional*. Os tipos de serviços e de equipamentos recomendados para vários tipos de centros são descritos em maiores detalhes nas referências anotadas na *Bibliografia*.

SEMANA NACIONAL DE PREVENÇÃO DA INTOXICAÇÃO — Desde 1962, a terceira semana de março foi designada como a Semana Nacional de Prevenção da Intoxicação. Além de dar a ênfase anual ao problema do controle da intoxicação, essa semana fornece uma oportunidade de concentrar os esforços na educação, direcionando-os ao público. Os farmacêuticos podem e devem desempenhar um papel ativo nas atividades desse período. As exposições especiais nas farmácias têm sido um tipo de arma efetiva. Outras atividades vantajosas incluem mensagens na televisão ou rádio, encontros especiais e artigos em jornais; todos esses processos podem tornar-se mais efetivos pelo interesse dos farmacêuticos. Ao unir forças com os centros regionais ou locais de controle de intoxicação, essa semana pode ser usada para destacar durante o ano as atividades educacionais do centro e da comunidade.

O PAPEL DO FARMACÊUTICO — O farmacêutico pode fazer muito para ajudar a prevenir a intoxicação e para aperfeiçoar o seu tratamento. Os farmacêuticos dirigem e fazem parte da equipe de muitos centros regionais. Eles fornecem ativamente a consulta ao médico que trata dos pacientes intoxicados para assegurar a qualidade dos cuidados.

Indubitavelmente, o papel mais importante pode ser desempenhado pelo farmacêutico na área de prevenção. Esse papel, relativo à embalagem que previne a intoxicação dos medicamentos prescritos, foi mencionado anteriormente. Entretanto, o papel do farmacêutico é particularmente crítico com respeito aos itens não-prescritos. Com os medicamentos prescritos há um envolvimento do médico que pode fornecer instruções e conselhos de precaução. Entretanto, no caso de medicamentos de venda livre (sem receita médica), o farmacêutico é freqüentemente a única pessoa que está em posição de desempenhar essas funções.

O farmacêutico pode e deve fornecer, explicar e ampliar as instruções para o uso apropriado dos materiais potencialmente tóxicos, tendo em mente que a preocupação não é apenas com a segurança do paciente, mas também com a dos outros indivíduos no domicílio. Assim, a distribuição de um medicamento tóxico fornece uma oportunidade de advertir o comprador quanto aos perigos de se deixar o material ao alcance das crianças.

Em algumas ocasiões, é desejável afixar os rótulos de advertência nos produtos que um farmacêutico fornece ou distribuir materiais informativos ao paciente. A liberação de um medicamento também fornece uma oportunidade de perguntar e dar conselho sobre as instalações para uma armazenagem segura. Por esse contato, o farmacêutico pode desempenhar um papel personalizado ao orientar precauções sobre a prescrição e os produtos comercializados.

O farmacêutico pode fazer muito para reduzir as limitações do rótulo mencionadas anteriormente. Embora o público freqüentemente possa não ler ou possa apreciar as precauções no rótulo, a efetividade da última está aumentando significativamente se essas precauções são explicadas por um farmacêutico. O farmacêutico também tem um papel único a desempenhar na detecção de defeitos no produto ou no rótulo e tem a obrigação de chamar a atenção dos próprios fabricantes ou das agências reguladoras para os possíveis defeitos no rótulo ou no produto.

Houve uma tendência no passado para o desenvolvimento de muitos centros de controle de intoxicação pequenos e ineficazes, cujas atividades poderiam ser executadas mais efetiva e eficientemente se elas fossem combinadas com outras na mesma área. A tendência em direção à centralização e à regionalização sobre as instalações para informação e tratamento da intoxicação deve ser encorajada pelas associações das farmácias locais.

Finalmente, os farmacêuticos podem dar muita assistência no esforço educacional de uma comunidade na distribuição de literatura e no fornecimento do espaço para exposições relacionadas à prevenção da intoxicação.

REFERÊNCIA

1. Litovitz TL, et al. 1991 annual report of the American Association of Poison Control Center's Toxic Exposure Surveillance System. *Am J Emerg Med* 1997; 15:447.

BIBLIOGRAFIA

Ellenhorn MJ, Barcleoux DG. *Medical Toxicology. Diagnosis and Treatment of Human Poisoning*. New York: Elsevier, 1988.

Goldfrank LR, et al, eds. *Goldfrank's Toxicologic Emergencies*. 3rd ed. Norwalk, CT: Appleton Century Crofts, 1988.

Haddad LM, Winchester JF, eds. *Clinical Management of Poisoning and Drug Overdose*. 2nd ed. Philadelphia: Saunders, 1990.

Henretig FM, Cupit GC, Temple AR, et al. Toxicologic emergencies. In: Fleisher G, Ludwig S, eds. *Textbook of Pediatric Emergency Medicine*. Baltimore: Williams & Wilkins, 1988.

Litovitz TL, Manoguerra AS. Comparison of pediatric poisoning hazards: an analysis of 3.8 million poisoning incidents. *Pediatrics* 1992; 89:999.

Manoguerra AS. The poison information telephone call. In: Haddad LM, Winchester JF, eds. *Clinical Management of Poisoning and Drug Overdose*. 2nd ed. Philadelphia: Saunders, 1990.

Manoguerra AS. The status of poison control centers in the United States–1989: A report from the American Association of Poison Control Centers. *Vet Human Toxicol* 1991; 33:131.

Manoguerra AS, Temple AR. Observations on the current status of poison control centers in the United States. *Emerg Med Clin North Am* 1984; 2:185.

Rumack BH, et al, eds. *Poisindex*. Denver, CO: Micromedex, 1989.

Temple AR. *Ann Rev Pharmacol Toxicol* 1977; 17:215, 1977.

Temple AR. Poison prevention education. *Pediatrics* 1984; 5:964.

Temple AR. History and present status of American poison control centers. *Vet Human Toxicol* 1982; 24 (suppl):2,1982.

Temple AR, Mancini RE. Management of poisoning. In: Yaffe SJ, ed. *Pediatric Pharmacology*. New York: Grune & Stratton, 1980.

Temple AR, Veltri JC. One year's experience in a regional poison control center. *Clin Toxicol* 1978;12:277.

Veltri JC, Temple AR. Telephone management of poisonings using syrup of ipecac. *Clin Toxicol* 1976; 9:407.

CAPÍTULO **100**

Nutrição na Prática Farmacêutica

Olivia B Wood, RD, MPH
Associate Professor of Foods and Nutrition
School of Consumer and Family Sciences
Purdue University
West Lafayette, IN 47907

Os farmacêuticos que desempenham suas funções profissionais precisam responder a muitas perguntas sobre alimentos e nutrição, incluindo questões específicas acerca de que produtos ou suplementos um cliente pode estar considerando para compra e qual a quantidade de um produto a ser ingerida. Uma revisão de nutrição básica e de conhecimento de padrões e orientações dietéticas ajuda a oferecer ao farmacêutico informações seguras para fornecer ao cliente.

NUTRIÇÃO 101

Os nutrientes são substâncias químicas encontradas no alimento e que são necessários para a vida. A conscientização de que os nutrientes são substâncias químicas ajuda o farmacêutico a compreender o motivo pelo qual existem interações com drogas, que também são compostas por substâncias químicas. Colocar junto as substâncias químicas dos alimentos e as drogas é análogo a misturar componentes químicos em um laboratório, porém existe um potencial maior de reação porque elas foram introduzidas no complexo sistema do organismo.

Existem mais de 40 nutrientes diferentes necessários pelo organismo para o crescimento, a reprodução e a manutenção de regulações tissulares e orgânicas. Para fins de classificação, os nutrientes são divididos em seis categorias básicas: proteínas, carboidratos, lipídios, vitaminas, minerais e água. A única substância adicional necessária para a vida é o oxigênio. Os grupos de nutrientes que fornecem quilocalorias (kcal) e, dessa forma, fornecem uma fonte de energia para o organismo são os carboidratos, as proteínas e a gordura. Atualmente, na dieta americana média, a porcentagem de quilocalorias totais fornecidas por carboidratos, proteínas e gordura é de aproximadamente 51, 12 e 37, respectivamente, com muita variação individual provocada por padrões e comportamentos pessoais de dieta. Uma outra fonte adicional de energia na dieta norte-americana é o álcool.

Cada categoria de nutrientes realiza funções diferentes, porém inter-relacionadas, no organismo. Os carboidratos fornecem quilocalorias para energia, e as fibras da dieta colaboram para o volume. Freqüentemente divididos em complexos e simples, os carboidratos são encontrados em muitos grupos de alimentos, incluindo grãos, leite, frutas e vegetais. Os carboidratos complexos incluem vegetais com amido, como o milho e a batata, todos os alimentos preparados a partir de grãos, como pães, cereais e massas e legumes, feijões secos e ervilhas. Os carboidratos simples são os principais carboidratos encontrados na frutose de frutas e na lactose do leite, e encontram-se nos alimentos feitos a partir de açúcar, como as geléias e os xaropes. As proteínas desempenham o papel principal no crescimento, manutenção e reparo do tecido orgânico. A proteína pode ser utilizada pelo organismo para suprir quilocalorias quando os carboidratos e as gorduras não são fornecidos em quantidades adequadas, mas essa não é uma função desejável das proteínas. As proteínas são fornecidas a partir de fontes animais e vegetais. As fontes animais incluem carnes, aves, peixes, ovos, leite e produtos derivados do leite, como queijo e iogurte. As fontes vegetais incluem castanhas, sementes, legumes e pequenas quantidades em grãos. Os lipídios proporcionam a fonte primária de quilocalorias na dieta norte-americana. O termo lipídio é utilizado para englobar tanto as gorduras quanto os óleos, termos que simplesmente indicam a natureza do lipídio à temperatura ambiente. As gorduras são sólidas e os óleos são líquidos à temperatura ambiente. Os lipídios proporcionam ácidos graxos essenciais, são componentes de membranas celulares, estão envolvidos na síntese de alguns hormônios e circundam e acolchoam órgãos internos. As vitaminas são compostos orgânicos necessários em pequenas quantidades para ajudar o organismo a funcionar em termos de crescimento, reprodução e manutenção normais. As vitaminas não fornecem quilocalorias, mas facilitam reações químicas que extraem energia do metabolismo de carboidratos, gorduras e proteínas. Os minerais operam em uma grande variedade de funções metabólicas no organismo, variando desde componentes enzimáticos até equilíbrio eletrolítico e a provisão de estrutura para tecidos duros. As vitaminas e os minerais, inclusive as fontes alimentares, são discutidos completamente no Cap. 106. A água também é um nutriente e, próxima do oxigênio, a substância mais importante necessária para a vida. Aproximadamente dois terços do peso corporal são água. A água é importante na remoção adequada de produtos para eliminação do organismo, é um componente das secreções orgânicas, ajuda a regular a temperatura orgânica e fornece lubrificação para o organismo.

As necessidades nutricionais são estimadas por estudos de equilíbrio, tanto em animais quanto em seres humanos, que comparam a ingestão e a excreção de nutrientes por meio de marcadores bioquímicos de um nutriente nos componentes e nas excretas do corpo, e pela avaliação clínica e física de seres humanos na saúde e na doença. Nem todos os tipos de estudos são possíveis em seres humanos; dessa forma, uma variedade de estudos é utilizada para estimar uma única necessidade ou uma variação da necessidade de um nutriente. Os nutrientes podem ser consumidos em quantidades pequenas demais para a boa saúde, ou numa faixa de variação que, em geral, acredita-se que seja condutora de boa saúde, ou numa quantidade, para alguns nutrientes, que pode não apenas ser prejudicial para a boa saúde, mas que seria tóxica para a vida. Pesquisas atuais enfocam a identificação de que nutrientes e em que quantidades apresentam um efeito protetor na prevenção ou na redução do risco de doenças crônicas.

ALIMENTOS E PADRÕES NUTRICIONAIS E ORIENTAÇÃO DIETÉTICA

VALORES DIETÉTICOS DE REFERÊNCIA — As cotas dietéticas recomendadas (RDA) [Recommended Dietary

Allowances] são reconhecidas universalmente como o padrão para níveis de nutrientes recomendados na dieta norte-americana. Em 1997, foi introduzida uma nova terminologia para esses padrões. Publicados pelo Institute of Medicine, National Academy of Sciences, National Research Council, valores nutritivos atualizados serão lançados no futuro como uma série de relatos de vários anos em comparação com um grande relato a cada 10 anos, aproximadamente. Os valores continuarão a funcionar como marcos para a ingestão de nutrientes na dieta norte-americana. O farmacêutico deverá entender a nova terminologia para melhor aconselhar seus clientes.

O termo Valores Dietéticos de Referência (VDR) é utilizado como um termo genérico para denominar quatro conjuntos de dados diferentes. As Necessidades Médias Estimadas (NME) são a ingestão que satisfaz às necessidades estimadas de nutrientes de metade dos indivíduos em um grupo específico. Esse número deve ser utilizado como base de desenvolvimento de um VDR para um nutriente e também deve ser utilizado por legisladores comprometidos com nutrição na avaliação da adequação de valores diários do grupo específico; e deve ser empregado no planejamento da quantidade que um grupo específico deve consumir. O VDR continuará a ser a ingestão que satisfaz a necessidade de nutrientes de quase todos os indivíduos saudáveis em um grupo etário ou de sexo específico. O VDR deve ser utilizado para orientar os indivíduos a alcançar a ingestão adequada de nutrientes com o objetivo de diminuir o risco de doença crônica. Baseia-se na necessidade média mais um acréscimo para compensar a variação dentro de um grupo particular. A Ingestão Adequada (IA) é utilizada quando não há evidências científicas suficientes para estimar uma necessidade média. As IAs podem ser utilizadas por pacientes e profissionais como um objetivo de ingestão quando não existir VDR para o nutriente. A IA é derivada de dados experimentais ou de observação, mostrando uma ingestão média que parece sustentar um indicador desejado de saúde. O Nível Superior Tolerável de Ingestão (NS) é utilizado para indicar a ingestão máxima por uma pessoa com probabilidade mínima de impor riscos de efeitos adversos à saúde em quase todos os indivíduos saudáveis em um grupo específico. O NS não pretende ser um nível recomendado de ingestão, e não existem benefícios estabelecidos para os indivíduos consumirem nutrientes em níveis mais altos do que aqueles recomendados pelo VDR ou pela IA.

Sete grupos de nutrientes estão sendo avaliados para um VDR e incluem

Cálcio, vitamina D, fósforo, magnésio e flúor
Folato e outras vitaminas do complexo B
Antioxidantes como as vitaminas C e E, selênio
Macronutrientes como proteínas, gordura, carboidratos
Traços de elementos como ferro, zinco, etc.
Eletrólitos e água
Outros componentes alimentares como fibras, fitoestrógenos

Os valores publicados em agosto de 1997 para cálcio, vitamina D e flúor não são VDRs, e sim IAs. Os valores publicados em abril de 1998 para folato e outras vitaminas do complexo B também incluem alguns como IAs e alguns como VDRs. O Quadro 100.1 mostra os valores publicados mais recentemen-

Quadro 100.1 Ingestão Dietética de Referência do Food and Nutrition Board, Institute of Medicine — da National Academy of Sciences: Níveis Recomendados para Ingestão Individual*

GRUPO POR FAIXA ETÁRIA	CÁLCIO (μg/d)	FÓSFORO (μg/d)	MAGNÉSIO (μg/d)	VITAMINA D (μg/d)[a,b]	FLÚOR (μg/d)	TIAMINA (μg/d)	RIBOFLAVINA (μg/d)	NIACINA (μg/d)[c]	VITAMINA B^{6} (μg/d)	FOLATO (μg/d)[d]	VITAMINA B^{12} (μg/d)	ÁCIDO PANTOTÊNICO (μg/d)	BIOTINA (μg/d)	COLINA[e] (μg/d)
Lactentes														
0–6 meses	210*	100*	30*	5*	0,01*	0,01*	0,2*	0,3*	2*	0,1*	65*	0,4*	5*	125*
7–12 meses	270*	275*	75*	5*	0,5*	0,3*	0,4*	0,4	0,3	80*	0,5*	1,8*	6*	150*
Crianças														
1–3 anos	500*	**460**	**80**	5*	0,7*	**0,5***	**0,5***	**6**	**0,5**	**150**	**0,9**	2*	8*	200*
4–8 anos	800*	**500**	**130**	5*	1,0*	**0,6**	**0,6**	**8**	**0,6**	**200**	**1,2**	3*	12*	250*
Sexo Masculino														
9–13 anos	1.300*	**1.250**	**240**	5*	2*	**0,9**	**0,9**	**12**	**1**	**300**	**1,8**	4*	20*	375*
14–18 anos	1.300*	**1.250**	**410**	5*	3*	**1,2**	**1,3**	**16**	**1,3**	**400**	**2,4**	5*	25*	550*
19–30 anos	1.000*	**700**	**400**	5*	4*	**1,2**	**1,3**	**16**	**1,3**	**400**	**2,4**	5*	30*	550*
31–50 anos	1.000*	**700**	**420**	5*	4*	**1,2**	**1,3**	**16**	**1,3**	**400**	**2,4**	5*	30*	550*
51–70 anos	1.200*	**700**	**420**	10*	4*	**1,2**	**1,3**	**16**	**1,7**	**400**	**2,4**[f]	5*	30*	550*
> 70 anos	1.200*	**700**	**420**	15*	4*	**1,2**	**1,3**	**16**	**1,7**	**400**	**2,4**[f]	5*	30*	550*
Sexo Feminino														
9–13 anos	1.300*	**1.250**	**240**	5*	2*	**0,9**	**0,9**	**12**	**1,0**	**300**	**1,8**	4*	20*	375*
14–18 anos	1.300*	**1.250**	**360**	5*	3*	**1,0**	**1,0**	**14**	**1,2**	**400**[g]	**2,4**	5*	25*	400*
19–30 anos	1.000*	**700**	**310**	5*	3*	**1,1**	**1,1**	**14**	**1,3**	**400**[g]	**2,4**	5*	30*	425*
31–50 anos	1.000*	**700**	**320**	5*	3*	**1,1**	**1,1**	**14**	**1,3**	**400**[g]	**2,4**	5*	30*	425*
51 > 70 anos	1.200*	**700**	**320**	10*	3*	**1,1**	**1,1**	**14**	**1,5**	**400**	**2,4**[f]	5*	30*	425*
< 70 anos	1.200*	**700**	**320**	15*	3*	**1,1**	**1,1**	**14**	**1,5**	**400**	**2,4**[f]	5*	30*	425*
Gestação														
≤ 18 anos	1.300*	**1.250**	**400**	5*	3*	**1,4**	**1,4**	**18**	**1,9**	**600**[h]	2,6	6*	30*	450*
19–30 anos	1.000*	**700**	**350**	5*	3*	**1,4**	**1,4**	**18**	**1,9**	**600**[h]	2,6	6*	30*	450*
31–50 anos	1.000*	**700**	**360**	5*	3*	**1,4**	**1,4**	**18**	**1,9**	**600**[h]	2,6	6*	30*	450*
Lactação														
≤ 18 anos	1.300*	**1.250**	**360**	5*	3*	1,5	1,6	17	2	500	2,8	7*	35*	550*
19–30 anos	1.000*	**700**	**310**	5*	3*	1,5	1,6	17	2	500	2,8	7*	35*	550*
31–50 anos	1.000*	**700**	**320**	5*	3*	1,5	1,6	17	2	500	2,8	7*	35*	550*

Observação: Este quadro apresenta as Cotas Dietéticas Recomendadas (CDRs) em **negrito** e as Ingestões Adequadas (IAs) em qualquer tipo seguido por um asterisco (*). As CDRs e as IAs podem ser utilizadas como metas para ingestão individual. As CDRs são estabelecidas para preencher as necessidades de quase todos os indivíduos (97% a 98%) em um grupo. Para os lactentes saudáveis que se alimentam do leite materno, a IA é a ingestão média. Acredita-se que a IA para outros grupos etários e de sexo cubra as necessidades de todos os indivíduos no grupo, porém a falta de dados ou a incerteza nos dados impedem a especificação confiável da porcentagem de indivíduos cobertos por essa ingestão.

[a]Sob a forma de colecalciferol. 1 μg de colecalciferol = 40 UI de vitamina D.

[b]Na ausência de exposição adequada à luz solar.

[c]Equivalentes de niacina (EN) como IAs. 1 μg de niacina + 60 mg de triptofano; 0–6 meses = niacina pré-formada (não EN).

[d]Como equivalentes de folato dietético (EFD). 1 EFD = a 1 μg de folato alimentar = 0,6 μg de ácido fólico (de alimento fortificado ou suplemento) consumido com alimento = 0,5 μg de ácido fólico sintético (suplementar) tomado de estômago vazio.

[e]Embora as IAs tenham sido estabelecidas para a colina, existem poucos dados para avaliar se um suplemento dietético de colina é necessário em todos os estágios do ciclo de vida, e talvez a necessidade de colina possa ser suprida pela síntese endógena em alguns desses estágios.

[f]Como 10% a 30% das pessoas mais velhas podem absorver inadequadamente a vitamina B_{12} ligada a alimentos, aconselha-se para as pessoas acima de 50 anos de idade, para que alcancem suas cotas diárias recomendadas, que consumam alimentos fortificados com B_{12} ou um suplemento contendo B_{12}.

[g]Com base nas evidências que ligam a ingestão de folato a defeitos no tubo neural no feto, recomenda-se que todas as mulheres capazes de tornarem-se grávidas que consumam 400 μg de ácido fólico sintético oriundo de alimento fortificado e/ou suplementos, além da ingestão de folato alimentar oriundo de uma dieta variada.

[h]Presume-se que as mulheres continuarão a consumir 400 μg de ácido fólico até que sua gestação seja confirmada e elas iniciem os cuidados pré-natais, o que costumeiramente ocorre após o final do período periconceptivo — o tempo crítico para a formação do tubo neural.

te, e o Quadro 100.2, os VDRs para grupos de nutrientes ainda não revistos com a terminologia VDR.

ORIENTAÇÃO DIETÉTICA — Os números associados com os padrões VDR, relatados como gramas, miligramas e microgramas, não são facilmente interpretados pelos consumidores, a menos que estejam relacionados com alimento e um padrão de dieta. O farmacêutico precisa conhecer as diretrizes aceitáveis que são fáceis para os consumidores para poder atender ao cliente. A orientação da dieta deve ser individualizada para o cliente, e é a individualização que pode tornar-se um instrumento educacional simplista, tornando-a adequada dentro da necessidade complexa de cada pessoa. A orientação dietética abriga conceitos antigos de boa nutrição: variedade, equilíbrio e moderação. A variedade refere-se a escolher diferentes alimentos a cada dia a partir de um único grupo de alimentos; equilíbrio refere-se a incluir alimentos de cada grupo de alimentos diariamente; e moderação refere-se ao controle do tamanho da porção para permitir variedade e equilíbrio dentro de uma cota de quilocalorias.

AS DIRETRIZES DIETÉTICAS PARA OS NORTE-AMERICANOS E A PIRÂMIDE DE ORIENTAÇÃO ALIMENTAR — As Diretrizes Dietéticas para os Norte-americanos oferecem aconselhamento, acerca de nutrição e escolha de alimentos, relacionado com a prevenção da doença para indivíduos saudáveis com idade de 2 anos em diante. As diretrizes são publicadas a cada 5 anos desde 1980 pelo US Department of Agriculture (USDA) e pelo US Department of Health and Human Services (DHHS). Esse padrão também é útil no aconselhamento de clientes com dietas modificadas, pois todas as dietas, normais e modificadas, baseiam-se nos mesmos princípios gerais. A edição atual das Diretrizes Dietéticas, publicada em dezembro de 1995, encontra-se na Fig. 100.1. Existem sete Diretrizes Dietéticas, e a intenção é que todas as sete sejam utilizadas juntas para planejar os cuidados nutricionais adequados para pessoas individualmente e para grupos. A publicação de 1995 inclui

Comer uma variedade de alimentos.
Equilibrar os alimentos que você come com sua atividade física — manter ou melhorar seu peso.
Escolher uma dieta com abundância de grãos, vegetais e frutas.
Escolher uma dieta com baixo teor de gordura, gordura saturada e colesterol.
Escolher uma dieta moderada em açúcares.
Escolher uma dieta moderada em sal e sódio.
Se você ingerir bebidas alcoólicas, faça-o com moderação.

Palavras como *variedade, abundância, baixo* e *moderado* têm significados diferentes para pessoas diferentes. Uma revisão de cada uma dessas diretrizes ajuda o profissional a auxiliar os clientes a interpretarem essa orientação padrão. Questões específicas, atualmente sob debate, estão integradas nessa revisão das diretrizes.

COMA UMA VARIEDADE DE ALIMENTOS — Nenhum alimento individualmente fornece todos os nutrientes necessários ao organismo. Por isso, é importante comer uma variedade de alimentos, diariamente, para satisfazer todas as necessidades de nutrientes do organismo. A Pirâmide de Orientação Alimentar (Food Guide Pyramid),[2] Fig. 100.2, foi desenvolvida pelo US Department of Agriculture para ajudar a interpretar as Diretrizes Dietéticas. Tanto as Diretrizes Dietéticas quanto a pirâmide de orientação alimentar apóiam o conceito de que todos os alimentos podem se ajustar em uma dieta bem-balanceada e ajudar a eliminar a percepção negativa e não-verdadeira de que existem alimentos bons e alimen-

Quadro 100.2 Food and Nutrition Board, National Academy of Sciences — Cotas Dietéticas Recomendadas pelo National Research Council, [a]Revisto em 1989 (Resumido) *Projetado para a Manutenção da Boa Nutrição de Praticamente todas as Pessoas Saudáveis nos Estados Unidos*

CATEGORIA	IDADE (ANOS) OU CONDIÇÃO	PESO[b] (kg)	PESO[b] (lb)	ALTURA[b] (cm)	ALTURA[b] (in)	PROTEÍNA (g)	VITAMINA A (μg RE)[c]	VITAMINA E (mg α-TE)[d]	VITAMINA K (μg)	VITAMINA C (mg)	FERRO (mg)	ZINCO (mg)	IODO (μg)	SELÊNIO (μg)
Lactentes	0,0–0,5	6	13	60	24	13	375	3	5	30	6	5	40	10
	0,5–1,0	9	20	71	28	14	375	4	10	35	10	5	50	15
Crianças	1–3	13	29	90	35	16	400	6	15	40	10	10	70	20
	4–6	20	44	112	44	24	500	7	20	45	10	10	90	20
	7–10	28	62	132	52	28	700	7	30	45	10	10	120	30
Sexo														
Masculino	11–14	45	99	157	62	45	1.000	10	45	50	12	15	150	40
	15–18	66	145	176	69	59	1.000	10	65	60	12	15	150	50
	19–24	72	160	177	70	58	1.000	10	70	60	10	15	150	70
	25–50	79	174	176	70	63	1.000	10	80	60	10	15	150	70
	51+	77	170	173	68	63	1.000	10	80	60	10	15	150	70
Sexo														
Feminino	11–14	46	101	157	62	46	800	8	45	50	15	12	150	45
	15–18	55	120	163	64	44	800	8	55	60	15	12	150	50
	19–24	58	128	164	65	46	800	8	60	60	15	12	150	55
	25–50	63	138	163	64	50	800	8	65	60	15	12	150	55
	51+	65	143	160	63	50	800	8	65	60	10	12	150	55
Gestantes						60	800	10	65	70	30	15	175	65
Lactantes	Primeiros 6 meses					65	1.300	12	65	95	15	19	200	75
	6 meses seguintes					62	1.200	11	65	90	15	16	200	75

NOTA: Este quadro não inclui nutrientes para os quais os Valores Dietéticos de Referência foram estabelecidos recentemente (ver *Valores Dietéticos de Referência para Cálcio, Fósforo, Magnésio, Vitamina D e Flúor* [1997] e *Valores Dietéticos de Referência para Tiamina, Riboflavina, Niacina, Vitamina B_6, Folato, Vitamina B_{12}, Ácido Pantotênico, Biotina e Colina* [1998]).

[a]As cotas, expressas como ingestões médias diárias ao longo do tempo, pretendem fornecer variações individuais entre a maioria das pessoas normais que vivem nos Estados Unidos sob estresses ambientais comuns. Dietas baseadas em alimentos comuns variados a fim de proporcionar outros nutrientes para os quais as necessidades humanas foram menos bem definidas.

[b]Os pesos e as alturas dos Adultos de Referência são medianas reais para a população americana da idade citada, conforme relatado por NHANES II. Os pesos e alturas medianos das pessoas abaixo de 19 anos de idade foram tirados de Hamill et al. (1979). O uso desses números não implica as razões altura/peso serem ideais.

[c]Equivalentes de retinol. Um equivalente de retinol = 1 μg/d de retinol ou 6 μg de β-caroteno.

[d]Equivalentes de α-tocoferol. 1 mg d-α tocoferol = 1 α-tocoferol.

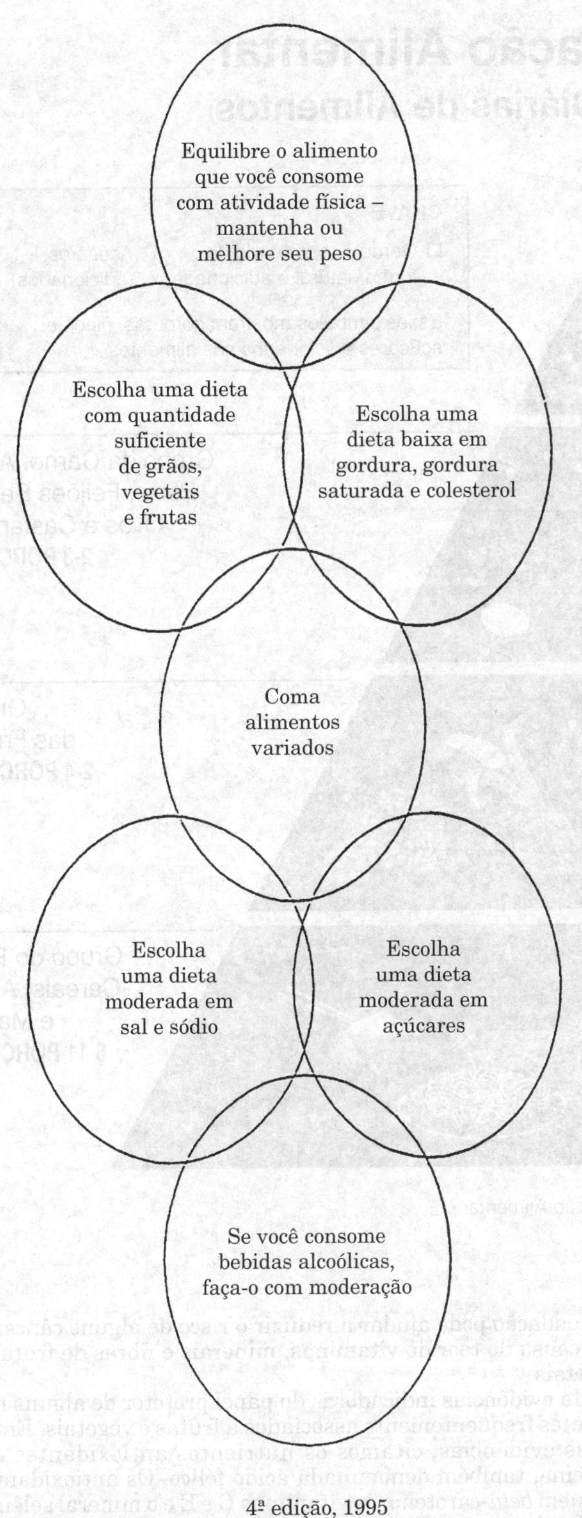

Equilibre o alimento que você consome com atividade física – mantenha ou melhore seu peso
Escolha uma dieta com quantidade suficiente de grãos, vegetais e frutas
Escolha uma dieta baixa em gordura, gordura saturada e colesterol
Coma alimentos variados
Escolha uma dieta moderada em sal e sódio
Escolha uma dieta moderada em açúcares
Se você consome bebidas alcoólicas, faça-o com moderação
4ª edição, 1995
USDAA/US HHS

Fig. 100.1 Diretrizes Dietéticas para norte-americanos.[1]

tos ruins. Não existem alimentos bons e alimentos ruins, mas sim dietas boas e dietas ruins.

A forma da pirâmide enfatiza que a base de uma dieta sensata devem ser alimentos oriundos do grupo dos pães, cereais, arroz e massas. Elabore sobre essa base, acrescentando alimentos oriundos dos grupos dos vegetais e das frutas e, então, oriundos dos grupos do leite e da carne. Cada grupo sugere uma variação de porções a serem consumidas por dia. Gorduras, óleos e doces devem ser utilizados com parcimônia, e estão representados na seção superior da pirâmide. A seção superior não é considerada um grupo de alimentos, e não existem porções sugeridas para óleos, gorduras e doces. O nome completo dos grupos do leite e da carne identifica as alternativas alimentares dentro de cada grupo que proporcionam muitos dos mesmos nutrientes básicos como leite ou carne. Por exemplo, o cálcio, um nutriente importante fornecido pelo grupo do leite, pode ser obtido de outros alimentos, por exemplo, iogurte, queijos duros como cheddar, cottage, ou mesmo de alimentos preparados com queijo. Nem todas as alternativas fornecem a mesma quantidade de cálcio. Duas xícaras de queijo cottage e 57 g de um alimento processado à base de queijo equivalem à quantidade de cálcio em apenas um copo de leite ou de iogurte. As alternativas de cálcio também são encontradas no grupo dos vegetais e nos legumes. Os textos básicos sobre nutrição, e as informações educacionais acerca das Diretrizes Dietéticas e a Pirâmide de Orientação Alimentar do US Department of Agriculture e dos DHHS são úteis na interpretação de pontos específicos acerca dessas ferramentas educacionais. As alternativas de carnes que fornecem a mesma quantidade de proteína de uma porção de 57 g de carne cozida incluem 2 ovos, 1 xícara de feijões secos ou de ervilhas (cozidos), 4 colheres de sopa de manteiga de amendoim, 57 g de queijo duro, ou ½ xícara de queijo cottage. Embora esses alimentos substituam a proteína contida em uma porção de 57 g de carne, franco ou peixe, eles não substituem todos os outros nutrientes encontrados na carne, como o ferro, o zinco e as vitaminas B.

O uso adequado da Pirâmide de Orientação Alimentar exige o conhecimento do que constitui uma porção. A confusão acerca do tamanho da porção pode estar associada com o consumo excessivo de alimento na sociedade americana. O Quadro 100.3 revê o que é considerado uma porção.

EQUILIBRE O ALIMENTO QUE VOCÊ CONSOME COM ATIVIDADE FÍSICA — MANTENHA OU MELHORE SEU PESO — Os clientes do farmacêutico que atua em sua área profissional fazem muitas perguntas sobre ganho e perda de peso. Essas perguntas variam desde a interpretação de padrões associados com peso até a seleção de produtos ou programas para ajudar no ganho ou na perda de peso. Os pacientes podem sentir-se mais confortáveis com os quadros de peso e altura padrões (Quadro 100.4), porém um painel do National Institutes of Health — NIH sugere aos médicos e aos pesquisadores utilizarem o Índice de Massa Corporal (IMC) como padrão. O IMC é calculado pelo peso em quilogramas dividido pela altura em metros quadrados. Essa medida minimiza o efeito da altura e correlaciona outras medidas mais precisas de gordura corporal. O padrão IMC é cada vez mais utilizado na literatura profissional e leiga (Quadro 100.5).

O excesso de peso pode ser prejudicial para a boa saúde, e o desejo de perda de peso é uma preocupação importante para muitos americanos. As comorbidades associadas com o excesso de peso incluem alterações conhecidas, como doença da artéria coronária (DAC), derrame, hipertensão, diabetes melito, gota, dislipidemias, colecistite e cálculos biliares. Comorbidades menos conhecidas incluem apnéia obstrutiva do sono, osteoartrite das articulações que suportam peso, fertilidade reduzida, risco aumentado de acidentes provocados por menor agilidade física e desempenho obstétrico comprometido.

Freqüentemente os farmacêuticos são solicitados a ajudar os consumidores a selecionar produtos alimentares ou suplementos específicos anunciados como auxiliares no ganho ou na perda de peso, pois esses produtos freqüentemente encontram-se disponíveis nas farmácias. Uma dieta bem-balanceada para perda de peso não deve exigir a compra de qualquer produto especial. Em geral, os clientes que desejam perder peso necessitam de aconselhamento profissional se desejarem selecionar qualquer produto ou regime de emagrecimento. O Quadro 100.6 relaciona as diretrizes do NIH para a escolha de um programa de perda de peso, e o Quadro 100.7 relaciona um meio para análise das abordagens de perda de peso. O número mí-

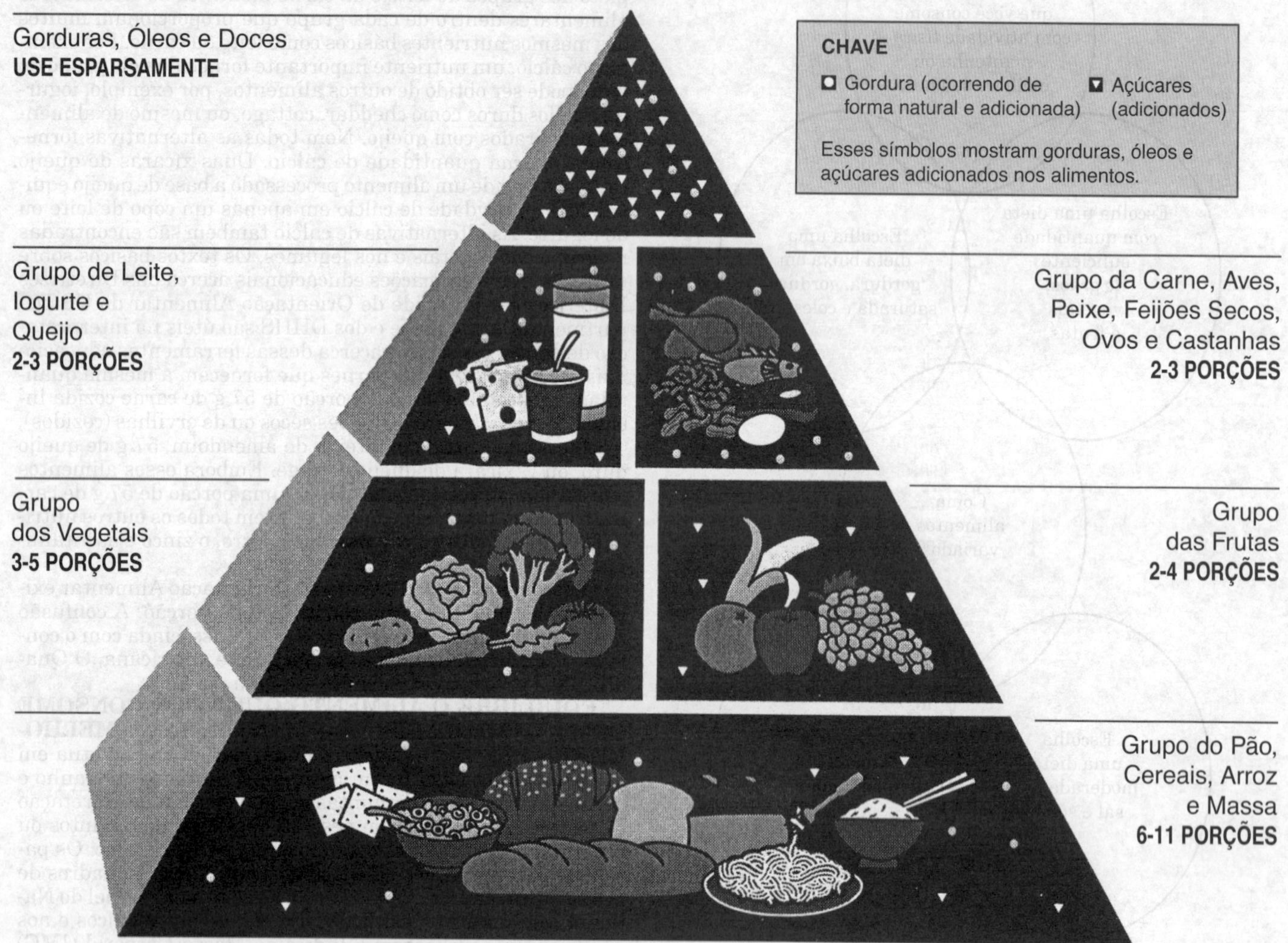

Fig. 100.2 Pirâmide de Orientação Alimentar.[2]

nimo de porções da Pirâmide de Orientação Alimentar fornece aproximadamente 1.200 a 1.400 kcal. Essa quantidade de quilocalorias é um regime de perda de peso aceitável para a maioria dos adultos.

ESCOLHA UMA DIETA COM ABUNDÂNCIA DE GRÃOS, VEGETAIS E FRUTAS — As frutas e vegetais e os grãos formam a base da Pirâmide de Orientação Alimentar, dessa forma ilustrando o que deve ser a base de uma dieta saudável. Esses três grupos de alimentos fornecem menos quilocalorias do que muitos alimentos nos dois grupos do topo da pirâmide, são importantes fontes de vitaminas e minerais e são as únicas fontes alimentares de fibras. Os grãos incluem alimentos como massa, pães, cereais e arroz. Ao se selecionar uma dieta rica em grãos, especialmente pães e produtos assados, procure aqueles rotulados *grão integral* ou os que relacionam farinhas *de grão integral* como um dos primeiros ingredientes do rótulo. Também esteja consciente de que muitos produtos assados podem ter alto teor de gordura e açúcar. A campanha Five-A-Day (Cinco-por-Dia) foi iniciada pelo National Cancer Institute no início da década de 1990 para chamar a atenção para a ingestão de um mínimo de cinco frutas e vegetais por dia. As evidências sugerem que essa simples recomendação pode ajudar a reduzir o risco de alguns cânceres por causa do teor de vitaminas, minerais e fibras de frutas e vegetais.

Há evidências indicadoras do papel protetor de alguns nutrientes freqüentemente associados a frutas e vegetais. Entre essas evidências, citamos os nutrientes antioxidantes e a folacina, também denominada ácido fólico. Os antioxidantes incluem *beta*-caroteno, as vitaminas C e E e o mineral selênio. As frutas e os vegetais são as fontes primárias de *beta*-caroteno e das vitaminas A e C, ao passo que o selênio é encontrado na carne, peixe e ovos, mas também nos grãos de pães de trigo integral e farinha de aveia integral. Os antioxidantes ajudam a prevenir a oxidação de substâncias no organismo, inclusive os radicais livres. Os radicais livres são compostos com um elétron não-pareado, os quais podem ser especialmente destrutivos para as áreas elétron-densas da célula, como o DNA e a membrana celular. Os lipídios são componentes das membranas celulares. A oxidação de lipídios ocorre livremente no organismo e nos alimentos. Os nutrientes antioxidantes ajudam a diminuir a quantidade e o índice de oxidação. A oxidação de lipídios está relacionada com o desenvolvimento da placa arterial na doença da artéria coronária e nas alterações de DNA

Quadro 100.3 O que Conta como uma Porção?[a]

Grupo dos Grãos (pães, cereais, arroz e massas)
- 1 fatia de pão
- 28 g de cereal pronto para consumo
- ½ xícara de cereal, arroz ou massa cozidos

Grupo dos Vegetais
- 1 xícara de vegetais folhosos crus
- ½ xícara de outros vegetais — cozidos ou cortados crus
- ¾ de xícara de suco de vegetais

Grupo das Frutas
- 1 maçã, banana, laranjas médias
- ½ xícara de fruta cortada, cozida ou enlatada
- ¾ de xícara de suco de fruta

Grupo do Leite (leite, iogurte e queijo)
- 1 xícara de leite ou iogurte
- 43 g de queijo natural
- 57 g de queijo processado

Grupo da Carne e dos Feijões (carne, ave, peixe, feijões secos, ovos e castanhas)
- 57–85 g de carne magra, ave ou peixe cozidos
- ½ xícara de feijões secos cozidos ou 1 ovo equivalem a 28 g de carne magra. Duas colheres das de sopa de manteiga de amendoim ou ⅓ de xícara de castanhas equivalem a 28 g de carne.

[a]Alguns alimentos pertencem a mais de um grupo. Feijões secos, ervilhas e lentilhas podem ser contados como porções tanto no grupo da carne quanto no grupo dos feijões ou no grupo dos vegetais. Esses alimentos *cruzados* podem equivaler a porções de um ou de outro grupo, mas não de ambos. Os tamanhos das porções indicados aqui são aqueles utilizados na Pirâmide de Orientação Alimentar e baseiam-se nas porções sugeridas e nas costumeiramente consumidas, necessárias para se obter uma ingestão nutritiva adequada. Diferem dos tamanhos das porções do rótulo de informações nutricionais, que refletem porções geralmente consumidas.

celular durante o início de um câncer. A oxidação de lipídios em alimentos provoca rancificação e deterioração. A folacina, um membro da família da vitamina B, também é encontrada em algumas frutas e vegetais. Quantidades adequadas de folacina comprovadamente reduzem o risco de defeitos do tubo neural, como a espinha bífida, no feto em desenvolvimento. Esse papel da folacina é tão forte que, em 1992, o US Public Health Service (USPHS) publicou uma recomendação para que todas as mulheres em idade fértil tomassem folacina como suplemento. É importante tomar a folacina antes da concepção porque o desenvolvimento do tubo neural ocorre no primeiro trimestre da gestação, um momento em que muitas mulheres ainda não sabem que estão grávidas. Para intensificar o consumo de folacina na dieta, sua adição a pães enriquecidos foi iniciada em janeiro de 1998. A folacina também pode estar relacionada com a redução do risco de doença cardiovascular (DCV) através da participação na redução de níveis de homocisteína. O Cap. 106 relaciona as fontes de todas as vitaminas e minerais, incluindo os antioxidantes e a folacina.

Quadro 100.4 Peso Sugerido para Adultos[a]

ALTURA[c]*	PESO (lb)[b]* 19–34 ANOS DE IDADE	35 ANOS E ACIMA
5'0	97–128	108–139
5'1	101–132	111–143
5'2	104–137	115–148
5'3	107–141	119–152
5'4	111–146	122–157
5'5	114–150	126–162
5'6	118–155	130–167
5'7	121–160	134–172
5'8	125–164	138–178
5'9	129–169	142–183
5'10	132–174	146–188
5'11	136–179	151–194
6'0	140–184	155–199
6'1	144–189	149–205
6'2	148–195	164–210
6'3	152–200	168–216
6'4	156–205	173–222
6'5	160–211	177–228
6'6	164–216	182–234

*Para se fazerem conversões de medidas do sistema inglês em medidas do sistema métrico decimal, deve-se multiplicar, por exemplo, 0,305 metro pelo número que se deseja converter (pés). Já para o peso em libra, multiplicar 0,454 kg pelo número que se deseja converter (libras). Exemplos: 0,305 × 5 = 1,524, ou seja, aproximadamente 1 metro e meio; 0,454 × 97 = 44,038, ou seja, aproximadamente 44 quilos.
[a]Os pesos maiores nas variações geralmente aplicam-se a homens, que tendem a apresentar mais músculos e ossos; os pesos mais baixos geralmente aplicam-se às mulheres, que apresentam menos músculos e osso.
[b]Sem sapatos.
[c]Despidos.

A fibra é um componente importante dos carboidratos vegetais na nossa dieta, e as melhores fontes são os grãos integrais, frutas e verduras e legumes. A fibra dietética é definida como as partes da planta que não são digeridas pelo trato digestivo humano. Os alimentos de origem animal, como laticínios e carnes, não contêm fibra dietética alguma. Recomenda-se comer aproximadamente 25 g de fibra na dieta todos os dias. O Quadro 100.8 inclui a média do teor de fibras de tipos selecionados de alimentos. Isso representa aproximadamente duas vezes o que a maioria dos norte-americanos consumiu em 1998. Aumentar a fibra na dieta para 25 g por dia poderia diminuir a incidência de doenças do intestino grosso, como o câncer de cólon e a diverticulose. Nem todas as fibras alimentares atuam da mesma forma no organismo. Contribuindo para uma parte menor do teor total de fibras dos alimentos encontram-se fibras que atuam no intestino delgado. Fibras solúveis estão relacionadas com menor absorção de colesterol da dieta e também participam do controle da glicose sangüínea. As fibras insolúveis agem no intestino grosso, onde acrescentam volume e garantem a eliminação regular de resíduos. As fontes alimentares apresentam uma mistura de solúveis e insolúveis. Ao ser perguntado sobre suplementos de fibras, o médico deve primeiramente enfatizar as fontes alimentares como grãos, frutas, verduras e legumes, porque oferecem o benefício adicional das vitaminas e minerais associados a esses alimentos. Além disso, os alimentos vegetais possuem uma variedade de fitoquímicos, substâncias nas plantas que, a cada dia mais, mostram-se benéficas para a boa saúde.

ESCOLHER UMA DIETA BAIXA EM GORDURAS, GORDURA SATURADA E COLESTEROL — É importante para o profissional entender que é necessária uma certa quantidade de gordura na dieta para a boa saúde. As gorduras fornecem substâncias essenciais, como os ácidos graxos essenciais, e as gorduras também são fontes das vitaminas lipossolúveis A, D, E e K. As Diretrizes Dietéticas aconselham os norte-americanos a escolher uma dieta baixa em gordura total e particularmente baixa em gordura saturada e colesterol. Muitos clientes de farmácias encontram-se sob medicação para reduzir seus níveis de colesterol e triglicerídios. Embora os lipídios sangüíneos e os lipídios da dieta nem sempre estejam diretamente associados, em geral as medicações para alterar os lipídios sangüíneos atuam melhor se o cliente também seguir uma dieta modificada em gorduras. A gordura dietética freqüentemente é denominada saturada, poliinsaturada ou monoinsaturada, termos que se referem ao grau de saturação do ácido graxo, a unidade química básica da gordura. Em geral, os consumidores devem reduzir a quantidade total de gordura na sua dieta para menos de 30% das quilocalorias totais, a gordura saturada para 10% ou menos das quilocalorias totais e o colesterol dietético para 300 mg por dia ou menos. As gorduras saturadas são encontradas primariamente nas fontes animais como manteiga, banha e a gordura associada a carnes vermelhas, e no leite integral e nos produtos derivados de leite integral, como o queijo. Aves e peixe também possuem um certo teor de gordura saturada, porém, em geral, menos do que as carnes vermelhas. As gorduras poliinsaturadas primariamente originam-se de fontes vegetais, das quais os óleos de girassol, milho, soja, semente de algodão e açafrão são

Quadro 100.5 Peso Corporal de Acordo com a Altura e o Índice de Massa Corporal

ALTURA (POLEGADAS)*	ÍNDICE DE MASSA CORPORAL															
	19	21	23	25	27	29	31	33	35	37	39	41	43	45	47	49
	PESO CORPORAL (lb)*															
58	91	100	110	119	129	138	148	157	167	176	186	195	205	214	224	233
59	94	104	114	124	134	144	154	164	174	184	193	203	213	223	233	243
60	97	107	117	127	138	148	158	168	178	188	199	209	219	229	239	250
61	101	111	122	132	143	154	164	175	185	196	207	217	228	238	249	260
62	103	114	125	136	147	158	168	179	190	201	212	223	234	245	255	266
63	107	119	130	141	152	164	175	186	198	209	220	231	243	254	265	277
64	111	123	135	146	158	170	182	193	205	217	228	240	252	264	275	287
65	114	126	138	150	162	174	186	198	210	222	234	246	258	270	282	294
66	118	131	143	156	168	180	193	205	218	230	243	255	268	280	292	305
67	121	134	147	159	172	185	198	210	223	236	248	261	274	287	299	312
68	125	139	152	165	178	191	205	218	231	244	257	271	284	297	310	323
69	128	142	155	169	182	196	209	223	236	250	263	277	290	304	317	331
70	133	147	161	175	189	203	217	231	244	258	272	286	300	314	328	342
71	136	150	164	179	193	207	221	236	250	264	279	293	307	321	336	350
72	140	155	170	185	199	214	229	244	258	273	288	303	317	332	347	362
73	143	158	174	189	204	219	234	249	264	279	294	309	324	340	355	370
74	148	164	179	195	210	226	242	257	273	288	304	319	334	351	366	382
75	151	167	183	199	215	231	247	263	279	294	310	326	342	358	374	390
76	156	172	189	205	222	238	255	271	287	304	320	337	353	370	386	402

*1 polegada = 25,4 mm; logo, 0,025 m. Na primeira altura, 58 pol. = 1,450m. Ver também o rodapé do Quadro 100.4, para conversão do sistema inglês em sistema métrico decimal (libra em quilograma).

as fontes primárias; produtos como algumas margarinas são feitos desses óleos vegetais. Os ácidos graxos monoinsaturados são de origem tanto vegetal quanto animal, e os exemplos mais comuns são o azeite de oliva e o óleo de amendoim. O colesterol é um tipo de gordura encontrado apenas nos alimentos de origem animal, como manteiga, banha, ovos, leite integral e leite com 2% de gordura e nos produtos lácteos feitos com essas fontes. O colesterol também é produzido pelo organismo e não é um elemento essencial da dieta. Baixar o colesterol da dieta não significa necessariamente que o nível de colesterol no sangue corresponderá a essa baixa. Em geral, aproximadamente um terço dos níveis sangüíneos de colesterol dos norte-americanos responde a uma dieta mais baixa em colesterol. Em geral, menos gordura total, menos gordura saturada e menos colesterol estão associados a uma redução do risco de DCVs, inclusive o derrame. Seguir a Pirâmide de Orientação Alimentar é o ponto de partida para um plano de dieta mais baixo em gorduras. Como a maior parte da gordura saturada é encontrada nas fontes de origem animal e o colesterol é encontrado apenas nos alimentos de origem animal, se a base da dieta consistir em grãos, frutas e verduras, com apenas os tamanhos de porção sugeridos para carne e os grupos lácteos, a dieta resultante será naturalmente baixa em gordura total, gordura saturada e colesterol. Conforme mostra a Fig. 100.2, a Pirâmide de Orientação Alimentar também ajuda os consumidores a identificar onde as gorduras estão localizadas nos grupos alimentares por meio do uso de ícones para representar as gorduras que ocorrem de forma natural e as que são adicionadas aos alimentos.

Questões atuais concernentes aos lipídios podem alterar os conselhos padronizados no futuro. Duas dessas questões são os ácidos graxos *trans* e a participação dos ácidos graxos ômega 3. Os ácidos graxos *trans* referem-se à orientação da molé-

Quadro 100.6 Diretrizes do NIH[a] para a Escolha de um Programa de Perda de Peso

- A dieta deve ser segura e deve incluir todas as Cotas Dietéticas Recomendadas em relação a vitaminas, minerais e proteínas.
- O programa deve ser direcionado para uma perda de peso lenta e constante, a menos que uma perda de peso rápida seja indicada clinicamente.
- Um médico deve avaliar as condições de saúde se a perda de peso do paciente for maior do que 7 a 9 kg, se o cliente apresentar qualquer problema de saúde ou se o cliente tomar medicamentos regularmente.
- O programa deve incluir planos para a manutenção do peso.
- O programa deve oferecer ao cliente em potencial uma relação detalhada dos honorários e custos de itens adicionais.

[a]NIH = National Institutes of Health.

Quadro 100.7 Análise de Abordagens de Perda/Manutenção do Peso[a]

REALIZA A ABORDAGEM DE PERDA DE PESO OU DE MANUTENÇÃO	SIM	NÃO
1. Promete perda de peso acima de 220 a 450 g/semana?	☐	☐
2. Afirma que um único alimento ou poucos alimentos são cruciais para a dieta?	☐	☐
3. Defende uma fonte única de alimentos, p. ex., uma bebida enriquecida?	☐	☐
4. Elimina qualquer um dos grupos de alimentos, ou mais de um grupo, associado com a Pirâmide de Orientação Alimentar?	☐	☐
Pão, cereal, arroz e massa	☐	☐
Fruta	☐	☐
Vegetais	☐	☐
Leite, iogurte, queijo	☐	☐
Carne, ave, peixe, feijões secos, ovos e castanhas	☐	☐
5. Aconselha menos do número mínimo de porções para	☐	☐
Pão, cereal, arroz e massa (6–11)	☐	☐
Frutas (2–4)	☐	☐
Vegetais (3–5)	☐	☐
Leite, iogurte, queijo (2–3)	☐	☐
Carne e suas alternativas	☐	☐
6. Sugere menos de três refeições por dia?	☐	☐
7. Sugere uma necessidade de menos alimentos específicos combinados a outros alimentos específicos?	☐	☐
8. Vende um produto?	☐	☐
9. Sugere que dieta é tudo de que você precisa sem referência a modificação de comportamento?	☐	☐
10. Sugere um programa sem exercícios?	☐	☐

[a]Se a resposta a qualquer uma dessas perguntas for *Sim*, você deve estar ciente de que a abordagem *não* está de acordo com os padrões geralmente aceitos para a perda de peso adequada ou a sua manutenção.

Quadro 100.8 Teor Médio de Fibras de Acordo com os Tipos de Alimentos (g)

Legumes (½ xícara)	8
Cereais, farinha (½ xícara)	8
Cereais, grão integral (½ xícara)	3
Castanhas e sementes (28 g)	3
Vegetais ricos em amido (½ xícara)	3
Vegetais (½ xícara)	2
Pães e crackers, grão integral (1 fatia, 5 crackers)	2
Frutas (1 pedaço ou ½ xícara)	2
Carnes, aves, peixe	0
Laticínios	0

cula quando as gorduras são hidrogenadas com o propósito de fornecer à indústria alimentícia e ao consumidor gorduras de consistências diferentes. Por exemplo, a hidrogenação é utilizada para alterar o estado físico de um óleo para o estado físico de um sólido, como o que ocorre para fabricar a margarina sólida a partir de um óleo vegetal líquido. A adição de hidrogênio à molécula aumenta a saturação da molécula, mas também altera a orientação estrutural da molécula orgânica, indo da forma *cis,* que ocorre mais naturalmente, para a forma *trans,* dessa forma um ácido graxo *trans.* A faixa de variação estimada da quantidade de ácidos graxos *trans* na dieta dos norte-americanos varia de 3% a 8% das quilocalorias totais. Em 1998, não houve um padrão para baixar os ácidos graxos *trans* na dieta norte-americana, mas as evidências apontam para esforços educacionais futuros, possivelmente para sugerir cautela quanto a ácidos graxos *trans,* como o que ocorre em relação à gordura saturada, à gordura total e ao colesterol. Os rótulos de alimentos atualmente relacionam a quantidade de gordura total, gordura saturada e colesterol, mas não incluem a quantidade de ácidos graxos *trans*. No futuro, poderá ser incluído um padrão para o consumo de ácidos graxos ômega-3 na dieta, e a indústria alimentícia já está oferecendo produtos novos que não apresentam ácidos graxos *trans*. Comumente denominados óleo de peixe, os ácidos graxos ômega-3 são encontrados comumente nos peixes gordos, como salmão e atum, e em alguns óleos, como o de canola ou o óleo de soja. Através da redução da tendência do sangue a coagular, os ácidos graxos ômega-3 podem reduzir o risco de DCV; porém, para compensar esse papel, os ômega-3 também estão implicados em um risco mais alto de derrame hemorrágico. Esses ácidos graxos essenciais também apresentam funções relacionadas com a visão, o sistema imunológico e os compostos semelhantes a hormônios que produzem, denominados eicosanóides. Correntemente, não se sabe o suficiente para recomendar suplementos de ácidos graxos específicos, mas recomenda-se acrescentar peixe à dieta várias vezes por semana.

ESCOLHER UMA DIETA MODERADA EM AÇÚCARES — De todas as evidências científicas que associam diferentes componentes da dieta com doença, existem poucas, se alguma, para justificar o papel direto do açúcar. O açúcar na dieta não provoca diabetes ou hiperatividade e está apenas indiretamente associado com a promoção de cárie dentária. Os açúcares são adicionados à dieta em ingredientes populares adicionados aos alimentos e ocorrem naturalmente em alguns alimentos, como o leite e as frutas. Os consumidores que ingerem quantidades maiores de açúcar em sua dieta podem não apresentar um bom equilíbrio de vitaminas e minerais, mas não estão necessariamente mais passíveis de estar acima do peso. A Pirâmide de Orientação Alimentar utiliza ícones para representar a adição de açúcares nos alimentos. Diferentemente dos ícones que representam gorduras, os ícones dos açúcares incluem apenas os açúcares adicionados porque é dessa forma que as quilocalorias adicionais ocorreriam na dieta, contra os açúcares que ocorrem naturalmente encontrados nas frutas ou no leite (Fig. 100.2).

ESCOLHER UMA DIETA MODERADA EM SAL E SÓDIO — O sódio na dieta norte-americana origina-se basicamente do sal ou cloreto de sódio. A maior parte do sal e do sódio vem da adição de sal, ou de outros ingredientes que contêm sal, à mesa, na cocção e a partir do sal acrescentado aos alimentos durante o processamento. Exemplos de alimentos que recebem sal durante seu processamento são os molhos para saladas, sopas, a maior parte dos salgadinhos do tipo chips e aqueles para imersão em molhos, carnes curadas e a maioria

Informações Nutricionais

Tamanho da Porção 1 xícara (228 g)
Porções por Embalagem 2

Quantidade por porção

Calorias 260 Calorias Oriundas de Gordura 120

	Valor Diário* %
Gordura Total 13 g	**20%**
Gordura Saturada 5 g	**25%**
Colesterol 30 mg	**10%**
Sódio 660 mg	**28%**
Carboidratos Totais 31 g	**10%**
Fibras 0 g	**0%**
Açúcares 5 g	
Proteína 5 g	

Vitamina A 4% • Vitamina C 2%
Cálcio 15% • Ferro 4%

* O percentual de Valores Diários baseia-se em uma dieta de 2.000 calorias. Seus valores diários podem ser mais altos ou mais baixos, dependendo de suas necessidades calóricas:

	Calorias:	2.000	2.500
Gordura Total	Menos de	65 g	80 g
Gordura Saturada	Menos de	20 g	25 g
Colesterol	Menos de	300 mg	300 mg
Sódio	Menos de	2400 mg	2400 mg
Carboidratos Totais		300 g	375 g
Fibras		25 g	30 g

Calorias por grama:
Gordura 9 • Carboidrato 4 • Proteínas 4

Fig. 100.3 Informações nutricionais.

dos alimentos empacotados. O sódio participa de modo importante no organismo, ajudando a regular os líquidos corporais e a pressão arterial. A maioria dos norte-americanos consome mais sal e sódio do que o necessário para o equilíbrio diário, mas a maioria dos indivíduos simplesmente o excreta. Por essa razão, há controvérsias sobre ter uma orientação geral para todos os indivíduos no sentido de limitar o consumo de sódio. No entanto, para alguns, o consumo excessivo de sal e sódio contribui para hipertensão, doença renal, doença cardíaca e uma série de outros problemas. A preferência por sal é adquirida, e o aconselhamento geral é de ser mais moderado no consumo. As pessoas sensíveis ao sal verão uma redução na pressão sangüínea com a redução do sódio na dieta, porém nem todas as pessoas são sensíveis ao sal. Correntemente é área de pesquisa em nutrição um meio para se identificar a sensibilidade ao sal. Muitos clientes sob diuréticos também seguem uma dieta baixa em sódio. Os planos mais comuns de baixar o sódio da dieta indicam uma restrição de 2 a 3 g de sódio. Uma dieta sem a adição de sal e com a redução de alimentos especialmente altos em sódio geralmente proporciona cerca de 2 g de sódio.

SE VOCÊ INGERIR BEBIDAS ALCOÓLICAS, FAÇA-O COM MODERAÇÃO — O álcool fornece quilocalorias, mas não oferece nutrientes. Embora possa haver alguns nutrientes em uma bebida misturada com álcool, essa é uma orientação dietética porque muitos norte-americanos precisam de orientação em relação a bebidas alcoólicas. A moderação é definida como não mais do que um drinque por dia para mulheres e não mais do que dois drinques por dia para homens. Muitos clientes que usam medicamentos precisam ser avisados para não consumir álcool.

OUTRAS ORIENTAÇÕES DIETÉTICAS — Existem outros padrões para orientação dietética adequada. As Diretrizes Dietéticas dos Estados Unidos constituem um conjunto genérico, ao passo que muitos padrões são para propósitos específicos. Por exemplo, um conjunto adequado de orientações publicado pela American Heart Association com enfoque na prevenção de DCV. O American Institute for Cancer Research apresenta um relatório global com foco na prevenção do câncer, e a American Cancer Society também apresenta um conjunto de orientações objetivando a redução do risco de câncer. A American Diabetes Association publica recomendações específicas para pessoas que têm diabetes. Todas essas orientações apresentam muitos componentes em comum, a saber, comer uma variedade de alimentos oriundos de diferentes grupos alimentares, manter o peso dentro do limite de variação aceitável e alterar qualquer consumo excessivo de componentes alimentares determinados como prejudiciais para a saúde de um indivíduo, como quilocalorias, gordura, gordura saturada, colesterol, sódio e álcool.

RÓTULOS DE ALIMENTOS E SUPLEMENTOS

RÓTULOS DE ALIMENTOS — Muitos produtos e suplementos alimentares são vendidos na farmácia, tornando importante para o farmacêutico entender as regulações acerca de rotulagem de nutrição. Um enfoque de rotulagem corrente consiste em apresentar rótulos mais precisos e menos enganadores nos suplementos dietéticos e apresentar rotulagem em alimentos orgânicos. O *Nutrition Labeling and Education Act* de 1990 exige que a maioria dos alimentos empacotados relacione um conjunto especificado de informações nutricionais no rótulo. O estabelecimento e a aplicação de padrões para a rotulagem em nutrição são responsabilidade da Food and Drug Administration (FDA). Os rótulos de nutrição são úteis para o seguimento das Diretrizes Dietéticas. A Fig. 100.3 é um exemplo de um rótulo atual de alimento com as informações mínimas necessárias. Todas as informações nutricionais no rótulo baseiam-se no tamanho da porção determinada. Embalagens maiores, como caixas de cereais, freqüentemente incluem informações adicionais não requeridas por lei. No fundo do painel localizam-se os valores diários percentuais com base em uma dieta padrão de 2.000 kcal. Os Valores Diários (VD) representam um outro padrão utilizado primariamente apenas em rótulos nutricionais. O VD baseia-se em um VDR ou, no caso de componentes da dieta sem um VDR corrente, como fibras e colesterol, o VD segue um padrão geralmente aceitável, como as Diretrizes Dietéticas. Os VDs oferecem uma análise rápida dos componentes da dieta de preocupação atual.

A rotulagem em nutrição para frutas cruas, verduras e peixe é voluntária, mas os padrões são compatíveis com aqueles exigidos em alimentos embalados no que se refere ao conjunto exigido de informações e o formato no qual é apresentado. A FDA proporciona ao varejista dados concretos para a relação voluntária das 20 frutas cruas mais comumente consumidas, verduras e peixes e estão colocados na loja no ponto-de-venda. Atualmente, a FDA não planeja exigir a rotulagem em alimentos frescos, a menos que 60% dos varejistas não adiram à listagem voluntária. A FDA atualiza as informações nos rótulos de nutrição para as listagens voluntárias a cada 4 anos, com a última atualização no ano 2000.

TERMINOLOGIA DESCRITIVA NO RÓTULO — Muitos termos são aprovados pela FDA, junto com o Food Safety and Inspection Service (FSIS), para descrever um produto alimentício. Alguns termos, como *dietético,* não estão regulamentados, são desencorajados pela FDA e não são necessários quando termos regulamentados são utilizados nos rótulos. Onze termos essenciais formam a base das descrições. Os onze são *livre, baixo, magro, extramagro, alto, boa fonte, reduzido, menos, leve, menos de* e *mais de.* Outros sinônimos são aprovados para os termos. Os sinônimos aprovados para *livre* incluem *sem, fonte trivial de, fonte desprezível de, fonte dieteticamente insignificante de, sem* e *zero.* Um alimento satisfaz a definição de *baixo* se uma quantidade grande do alimento puder ser consumida sem exceder o VD para o nutriente. Os sinônimos permitidos para *baixo* são *contém uma pequena quantidade de, baixa fonte de, pouco.* Um produto pode afirmar que um alimento específico é uma fonte *boa* de um nutriente apenas se o alimento contiver de 10% a 19% do VD para o nutriente, ou *alta* apenas se o produto contiver 20% ou mais do VD para o nutriente. Alguns termos não podem ser utilizados, a menos que características adicionais do produto possam apoiar a assertiva. Por exemplo, produtos que trazem afirmações relacionadas com *porcentual livre de gordura* também precisam satisfazer os critérios de definição para *gordura baixa* e devem refletir de forma precisa a quantidade de gordura em 100 g do alimento. O Quadro 100.9 inclui os termos comumente utilizados nos produtos conforme relacionados com nutrientes específicos.

RELAÇÕES ADICIONAIS NOS RÓTULOS — A seção sobre rótulo de alimentos que relaciona os ingredientes não é considerada parte das regulamentações de rotulagem em nutrição, mas na verdade obedece às regulamentações. Em geral, os ingredientes são relacionados pelo seu nome químico, o que permite aos consumidores identificar uma substância que eles precisam evitar devido a sensibilidade alimentar ou alergia. Os ingredientes também são relacionados na ordem decrescente de sua quantidade. Quando se procura por um produto integral, as palavras *grão integral* devem estar entre as primeiras na lista de ingredientes.

Todos os rótulos de alimentos precisam ostentar o nome e o endereço do fabricante, e o peso. Os códigos de barra universais permitem que o produto seja rastreado até o local, data e hora exatos em que foi fabricado. Os consumidores são encorajados a contatar o fabricante a respeito de quaisquer perguntas específicas sobre o produto. Muitos produtos também apresentam datas, mas a colocação da data não é necessária nem regulamentada e, portanto, não tem significado consistente.

ALEGAÇÕES DE SAÚDE NOS ALIMENTOS — As alegações de saúde são permitidas apenas se houver base científica suficiente para uma relação entre nutriente e saúde ou doença. Todas as palavras empregadas nas alegações de saúde devem ser aprovadas previamente pela FDA e devem afirmar a relação da alegação com a dieta diária total. Em 1998, foram permitidas alegações de saúde para as seguintes dez relações entre dieta e saúde:

Quadro 100.9 Significado de Palavras Descritivas de Nutrientes Específicos

Açúcar

Sem açúcar: menos de 0,5 g por porção

Sem acréscimo de açúcar, Sem adição de açúcar:

- Sem adição de açúcares durante o processamento ou o embalamento, incluindo ingredientes que contêm açúcares (por exemplo, sucos de frutas, molho de maçã ou frutas secas).
- O processamento não aumenta o teor de açúcar acima da quantidade naturalmente presente nos ingredientes. (Um aumento funcionalmente insignificante em açúcares é aceitável quando produzido por processos utilizados para fins que não o de aumentar o teor de açúcar.)
- O alimento a que se assemelha e que substitui normalmente contém açúcares adicionados.
- Se o alimento não satisfizer as necessidades de um alimento de baixa caloria ou de calorias reduzidas, o produto mostra uma alegação que afirma que o alimento não é de baixas calorias ou de calorias reduzidas e direciona a atenção do consumidor para o painel nutricional para maiores informações sobre açúcares e teor calórico.

Reduzido em açúcar: pelo menos 25% menos açúcar por porção do que o alimento de referência

Calorias

Sem calorias: menos de 5 calorias por porção

Baixa caloria: 40 calorias ou menos por porção e se a porção for de 30 g ou menos, ou duas colheres das de sopa ou menos por 50 g do alimento

Calorias reduzidas ou Menos calorias: pelo menos 25% menos calorias por porção do que o alimento de referência

Gordura

Sem gordura: menos de 0,5 g de gordura por porção

Sem gordura saturada: menos de 0,5 g por porção e o nível de ácidos graxos *trans* não excede 1% da gordura total

Baixo em gorduras: 3 g ou menos por porção, e se a porção for de 30 g ou menos ou duas colheres das de sopa ou menos por 50 g do alimento

Baixo em gordura saturada: 1 g ou menos por porção e não mais do que 15% de calorias oriundas de ácidos graxos saturados

Reduzido em gordura ou Com menos gordura: pelo menos 25% menos por porção do que o alimento de referência

Reduzido em gordura saturada ou Com menos gordura saturada: pelo menos 25% por porção do que o alimento de referência

Colesterol

Sem colesterol: menos de 2 mg de colesterol e 2 g ou menos de gordura saturada por porção

Baixo em colesterol: 20 mg ou menos e 2 g ou menos de gordura saturada por porção e se a porção for de 30 g ou menos ou duas colheres das de sopa ou menos, por 50 g do alimento

Reduzido em colesterol ou Com menos colesterol: pelo menos 25% menos e 2 g ou menos de gordura saturada por porção que o alimento de referência

Sódio

Sem sódio: menos de 5 mg por porção

Baixo em sódio: 140 mg ou menos por porção e se a porção for de 30 g ou menos ou duas colheres das de sopa ou menos por 50 g do alimento

Sódio muito baixo: 35 mg ou menos por porção e se a porção for de 30 g ou menos ou duas colheres das de sopa ou menos por 50 g do alimento

Reduzido em sódio ou com menos sódio: pelo menos 25% menos por porção que o alimento de referência

Fibra

Alto em fibras: 5 g ou mais por porção. (Os alimentos que afirmam alto teor de fibras devem satisfazer à definição de baixo em gordura ou o nível de gordura total deve ser mostrado próximo da alegação de alto teor de fibras.)

Boa fonte de fibras: 2,5 g a 4,9 g por porção

Mais fibras ou Fibras adicionadas: pelo menos 2,5 g mais por porção do que o alimento de referência

Cálcio e osteoporose
Gordura e câncer
Gordura saturada e colesterol e DAC
Produtos de grãos contendo fibras, frutas e verduras e câncer
Frutas, verduras e produtos de grãos que contêm fibra e risco de DAC
Sódio e hipertensão
Frutas e verduras e câncer
Ácido fólico e defeitos no tubo neural
Fibras solúveis oriundas de aveia integral (pão de aveia, farinha de aveia, farelo de aveia) e risco de DAC
Fibra solúvel oriunda de farelo de semente de psílio e risco de DAC

Em dezembro de 1997, foram publicadas as leis propostas para regulamentar o Programa Orgânico Nacional do US Department of Agriculture. Os alimentos orgânicos nunca foram regulamentados; na proposta, o termo *orgânico* é definido, e estabeleceu-se um conjunto uniforme de padrões nacionais para produzir e manipular produtos agrícolas orgânicos. O processo usual para novas regulamentações leva alguns anos para o prazo de críticas, revisões e regulamentações finais e o estabelecimento de datas para a adesão. Portanto, a regulamentação de alimentos orgânicos pode ser esperada após o ano 2000.

RÓTULOS EM SUPLEMENTOS DIETÉTICOS — No ano 2000, será uma exigência que todos os suplementos dietéticos apresentem rótulos satisfazendo regulamentações específicas. Os rótulos dos suplementos começaram a aparecer na área de farmácia no final da década de 1990. Antes, os suplementos dietéticos não tinham regulamentação com relação às assertivas sobre nutrição. O *Dietary Supplement Health and Education Act* de 1994 exigia que a FDA desenvolvesse exigências de rotulagem especificamente designadas para produtos contendo ingredientes como vitaminas, minerais, ervas ou aminoácidos com a intenção de suplementar a dieta. São necessárias informações semelhantes às do painel de informações nutricionais nos alimentos. As referências à saúde nos suplementos devem seguir as mesmas regulamentações daquelas nos alimentos e não podem alegar diagnóstico, alívio, tratamento, cura ou prevenção de uma doença específica ou de uma classe de doenças.

As regulamentações de rotulagem para suplementos foram desenvolvidas primeiramente como atitudes voluntárias, e as exigências se tornaram efetivas em março de 1999 para todos os produtos rotulados após essa data. Os produtos no mercado antes de março de 1999 que portavam a rotulagem voluntária conforme sugerido pela FDA podem permanecer à venda. Os produtos sem rotulagem voluntária estarão sujeitos às novas regras. Termos como *alta potência* serão necessários para o produto satisfazer o padrão de 100% ou mais dos VDR ou do VD estabelecido para o nutriente. *Alta potência* também pode ser utilizado com produtos com múltiplos ingredientes se dois terços dos nutrientes que estão no produto estiverem presentes em níveis acima de 100% dos VDR ou do VD. O termo *antioxidante* pode ser utilizado junto a termos previamente definidos — *bom, alto,* ou *bom e alto* — para os produtos que mostrem evidências científicas de que, após a absorção de uma quantidade suficiente, o nutriente ou nutrientes antioxidantes inativam radicais livres ou previnem reações químicas, no organismo, iniciadas por radicais.

QUESTÕES RELACIONADAS COM SUPLEMENTOS — Não existe consenso entre os médicos e nutricionistas quanto à administração de suplementos nutricionais. Em geral, uma estratégia nutricional inteligente consiste em obter nutrientes a partir de alimentos como parte de uma dieta bem-balanceada, e os suplementos não devem ser tomados como uma desculpa para a obtenção de nutrientes da dieta diária. Entretanto, a suplementação, incluindo a quantidade a ser tomada, é adequada quando o suplemento tiver comprovado ser seguro por meio de descoberta científica sólida. A suplementação é necessária quando a ingestão de alimentos pode ser variável, como na infância; quando as necessidades forem temporariamente aumentadas, como na gestação e na lactação; quando uma recomendação específica de uma fonte adequada tiver sido feita, como o USPHS recomendando folacina para todas as mulheres em idade fértil; ou quando o cliente apresentar uma condição médica que altere a digestão, a absorção, o metabolismo ou a excreção de nutrientes, como as síndromes de má absorção, doença renal, etc. As pesquisas associam os usuários de suplementos com ingestão maior de nutrientes a partir de alimentos, tendo brancos, mulheres, idosos, as pessoas com nível educacional e de renda mais altos, e o uso é mais comum entre as pessoas que acreditam que a dieta afeta a doença. Em geral, estudos epidemiológicos grandes demonstram que o uso de suplementos não baixa a mortalidade geral, porém, algumas vezes, está associado ao risco menor de uma doença específica.

Os suplementos que não exigem receita médica continuam a oferecer ao cliente uma grande variedade de substâncias, o que inclui nutrientes, acondicionadas sob muitas combinações diferentes. As regulamentações de rotulagem nos suplementos ajudam a interpretar a informação, mas o farmacêutico não deve confiar unicamente no rótulo para seu julgamento ao dar orientação. O farmacêutico pode responder de forma mais adequada a questões específicas sobre suplementos e suas alegações se a literatura científica estiver completamente entendida, incluindo todas as vantagens e desvantagens possíveis do suplemento. Um conceito importante a ser relembrado é que os nutrientes não funcionam individualmente, e sim em complexas inter-relações. Doses individuais de nutrientes podem prejudicar os equilíbrios e as inter-relações naturais. Por causa das inter-relações de nutrientes, o melhor conselho, se um suplemento é desejado ou sugerido, consiste em tomar aquele que fornece uma quantidade aceitável de todos os nutrientes e não excede o VDR padrão para qualquer nutriente individualmente. Essa sugestão é compatível com as recomendações da American Medical Association, do Food and Nutrition Board da National Academy of Sciences, da American Dietetic Association (ADA), da American Society for Clinical Nutrition, e do National Council Against Health Fraud.

ALIMENTOS, FARMACOALIMENTOS E NUTRIFÁRMACOS FUNCIONAIS — À medida que evidências científicas avançam, emerge o conhecimento das relações benéficas entre alimentos, nutrição, saúde e doença, uma nova arena para alimentos e tecnologia de alimentos. Termos como alimentos funcionais, farmacoalimentos e nutrifármacos atualmente existem com pouca concordância sobre as definições padronizadas e muitas definições diferentes publicadas na literatura. Um documento da American Dietetic Association sobre fitoquímicos e alimentos funcionais relaciona as definições encontradas no Quadro 100.10. Os termos têm em comum o fato de os nutrientes poderem apresentar um efeito benéfico na prevenção e no tratamento de doenças. O público conhece alguns dos termos por causa de seu uso na imprensa popular. Existem literalmente centenas de componentes alimentares, e, através da bioengenharia, esses componentes que se mostraram benéficos poderiam ser aumentados na oferta alimentar. Por exemplo, o antioxidante beta-caroteno poderia ter seu teor aumentado em um alimento ou mesmo acrescentado a alimentos que normalmente não apresentam esse precursor da vitamina A. Há necessidade de muita pesquisa para ajudar a responder quais nutrientes seriam necessários para serem acrescentados na dieta, seja sob a forma de alimentos ou de um suplemento, e que nível é necessário para provocar benefício e nenhum malefício. Enquanto os meios de comunicação relatam prováveis benefícios, cada vez mais são pedidas recomendações aos farmacêuticos sobre suplementos e alimentos. Até que existam evidências sólidas, incluindo quantidades recomendadas, o melhor conselho continua a ser comer uma grande variedade de alimentos com ênfase nos alimentos de origem vegetal para formar a base da dieta.

ADITIVOS NOS ALIMENTOS E SUPLEMENTOS — Um aditivo alimentar é qualquer substância que se torna parte de um produto alimentício. Tecnicamente falando, os suplementos poderiam ser considerados aditivos porque se tornam parte da dieta mesmo quando não estão em um produto alimentício.

Os aditivos de alimentos podem ser acrescentados intencionalmente, como o sal ou a canela, ou de modo não-intencional, como o que ocorre quando um pesticida utilizado para tratar as colheitas é incorporado involuntariamente no vegetal ou quando uma droga administrada a um animal termina involuntariamente no produto alimentício fornecido pelo animal. Mesmo substâncias químicas que migram de materiais da embalagem podem se tornar aditivos não-intencionais. Em geral, os aditivos acrescentados intencionalmente aos alimentos conferem propriedades que possibilitam um suprimento alimentício melhorado. Os propósitos amplos dos aditivos alimentícios incluem a manutenção ou a melhora do valor nutricional sob a forma de adição de vitaminas e minerais a um produto alimentício. A tendência da adição de cálcio a sucos e a outros alimentos é um bom exemplo dessa função. Um segundo propósito amplo dos aditivos consiste em manter o frescor do alimento. A adição de antioxidantes a alimentos processados com gordura, como batatas chips, ajuda a prevenir que a gordura se torne rançosa, e os conservantes ajudam a prevenir a deterioração, bem como as alterações de cor, textura e sabor do alimento. Um terceiro propósito amplo dos aditivos é ajudar no processamento e no preparo de alimentos, como o que ocorre quando são adicionados emulsificantes à manteiga de amendoim e à maionese para manter o produto homogêneo, ou aos molhos para salada e leite achocolatado para manter o produto em uma solução homogênea, não permitindo que ela se separe. Um quarto propósito amplo dos aditivos é tornar o alimento mais atraente. Esse fato representa os exemplos de aditivos mais amplamente utilizados e inclui agentes corantes, sabores naturais e sintéticos, intensificadores de sabor e adoçantes. O gosto de morangos no sorvete pode advir de um morango ou de um flavorizante químico, e a cor rosada é adicionada porque os consumidores esperam que sorvetes de morango sejam cor-de-rosa. Os consumidores utilizam aditivos na preparação caseira de alimentos ao utilizarem sal, pimenta, açúcar e outros ingredientes. Os aditivos alimentícios mais amplamente utilizados pela indústria de alimentos são açúcar, sal e xarope de milho. Esses três elementos, mais o ácido cítrico, o bicarbonato de sódio, pigmentos vegetais, mostarda e pimenta contribuem com mais de 98%, em peso, de todos os aditivos alimentícios utilizados nos Estados Unidos.

Quadro 100.10 Definições de Alimentos Funcionais e Terminologia Relacionada

TERMO	DEFINIÇÃO/ELEMENTOS CARACTERÍSTICOS
Agente quimiopreventivo	Componente alimentar nutritivo ou não-nutritivo estando cientificamente pesquisado como um inibidor potencial de carcinogênese para a prevenção de câncer primário e secundário.
Alimento de farmácia (Pharmafood)	Alimento ou nutriente que alega benefícios médicos ou salutares, incluindo a prevenção e o tratamento de doença.
Alimento funcional	Qualquer alimento, ou ingrediente de alimento, modificado que pode oferecer benefício à saúde além dos nutrientes tradicionais que contém.
Alimento projetado	Alimentos processados que são suplementados com ingredientes alimentares naturalmente ricos em substâncias que previnem doenças. Pode envolver a engenharia genética do alimento.
Fitoquímico	Substâncias encontradas em frutas e vegetais comestíveis que podem ser ingeridas pelos seres humanos diariamente em quantidades equivalentes a gramas e que exibem o potencial para a modulação do metabolismo humano de forma favorável à prevenção do câncer.
Nutracêutico	Qualquer substância que possa ser considerada um alimento ou parte de um alimento e que oferece benefícios clínicos ou para a saúde, incluindo a prevenção e o tratamento de donças.

Os aditivos alimentícios são regulados sob a mesma lei básica das drogas: o *Food, Drug & Cosmetics [FD&C] Act.* Ocorreram emendas em aditivos de alimentos e cores em 1958 e 1960. Apenas dois grupos de aditivos ficaram isentos naquela época da testagem e do processo de aprovação rigorosos. Os aditivos já em uso e que não provocavam danos quando as emendas foram adicionadas, em 1958 e 1960, foram colocados numa lista *geralmente reconhecido como seguro* (GRAS), e uma segunda relação de aditivos previamente sancionados ficou isenta por satisfazer previamente às exigências reguladoras. No entanto, se surgissem dúvidas acerca das substâncias GRAS, a testagem exigida deveria satisfazer a todas as regulamentações correntes. Os corantes utilizados em medicamentos são os mesmos aprovados para a utilização em alimentos. Todos os novos aditivos devem ser submetidos a anos de testagem, semelhante à testagem exigida para novas drogas, antes de serem aprovados pela FDA. Os aditivos involuntários são monitorados através da coleta e análise de alimentos no seu ponto de produção e por meio do estudo de dieta total da FDA (FDA Total Diet Study). Esse estudo compara todos os tipos de alimentos regulares da mercearia quatro vezes por ano e em quatro regiões dos Estados Unidos. Então, esses alimentos são preparados de sua maneira usual e testados para todas as substâncias presentes no produto final, incluindo nutrientes, bem como aditivos. A incidência de aditivos não-intencionais, como pesticidas, deve ser menor do que as quantidades estabelecidas pela FDA, pelo FSIS e pela EPA — Environmental Protection Agency. Um processo aprovado nos alimentos, a irradiação, é regulamentada como um aditivo. Isso é para assegurar aos consumidores que quaisquer alterações no alimento advindas de irradiação são monitoradas pelas mesmas regulamentações severas de todas as outras substâncias adicionadas aos alimentos.

INFORMAÇÕES ERRÔNEAS SOBRE ALIMENTOS E NUTRIÇÃO — Neste capítulo, foram discutidas várias recomendações de fontes bem-conceituadas sobre comer de forma saudável, mas todas as recomendações de fontes bem-conceituadas não começam a se comparar, em número, com a abundância de informação errônea que existe acerca de alimentos e nutrição. Apesar do custo imenso de comprar alimentos e suplementos sem se conhecer benefícios adicionais, a informação errônea acerca de alimentos e nutrição pode ser danosa quando contribui para falsas esperanças e demora de tratamento adequado para uma doença. A informação errônea pode ocorrer por influência cultural, interpretação errada de estudos científicos, ou como conseqüência de prática comercial fraudulenta. As regulamentações de rotulagem de suplementos dietéticos devem ajudar a controlar esse último fato. Os farmacêuticos devem conhecer maneiras gerais de identificar as informações errôneas e os mitos mais comuns relacionados com alimentos e nutrição. Entre as fraudes de saúde mais freqüentes relacionadas pela FDA, muitas têm relação com nutrição. Entre essas, citamos esquemas instantâneos de perda de peso; suplementos para estimular a capacidade sexual; produtos fraudulentos para artrite; terapias com megavitaminas e minerais para o câncer, AIDS e outras doenças; falsos esquemas nutricionais como pólen de abelha, remédios à base de ervas vendidos sem receita médica, cápsulas de germe de trigo e suplementos protéicos; terapia de quelação; e dietas e vitaminas e suplementos minerais específicos para tratar candidíase. Em geral, suspeite de informação errônea quando ocorrer o seguinte:

As recomendações prometem uma melhora rápida, como perda de 2,5 kg em uma semana. Utilize o Quadro 100.8 como uma maneira de determinar o mérito de um programa de dieta.

Advertências terríveis de perigo são relacionadas para um único alimento ou produto ou regime. Centenas de alimentos e aproximadamente 90.000 refeições são consumidas durante um ciclo de vida normal. Seria necessária uma quantidade muito grande de um alimento individual para afetar gravemente a saúde. Evitar alimentos específicos não garante uma dieta saudável. Uma dieta saudável relaciona-se com o que é consumido, não com o que é evitado.

Um alimento individualmente é recomendado como superior a todos os outros. Nenhum alimento, ou mesmo alguns alimentos, possui todos os nutrientes necessários para a vida.

A produção de alimentos das nações é relatada como sendo incapaz de propiciar nutrientes adequados através de processamento excessivo, sendo necessária a compra de produtos ou suplementos especiais para superar o déficit. Os Estados Unidos têm o melhor, mais seguro e mais regulamentado suprimento de alimentos no mundo.

Alegações que parecem muito boas para serem verdadeiras — como aumento do metabolismo — simplesmente tomando-se um suplemento. É necessária atividade para obter-se qualquer aumento significativo do metabolismo para a queima de quilocalorias.

As recomendações com base em um único estudo, um estudo com poucos pacientes, um estudo que não foi conduzido como duplo-cego, um estudo que não foi confirmado por outros estudos, um estudo que não foi revisto de forma crítica ou um estudo complexo, porém relaciona recomendações simplistas. Os profissionais precisam aprender a interpretar os estudos científicos.

Uma relação de alimentos bons ou ruins. Não existem alimentos bons ou ruins, mas sim dietas boas e dietas ruins.

Recomendações feitas para ajudar a vender um produto. Uma dieta bem-balanceada não requer a compra de um produto específico.

Recomendações de estudos que ignoram diferenças entre indivíduos, tratando todas as pessoas da mesma forma. As pessoas existem de todos os tamanhos e formas e são individuais nos seus padrões e comportamentos dietéticos.

TERAPIA NUTRICIONAL MÉDICA — A avaliação e o desenvolvimento de planos de cuidados de nutrição, junto com o monitoramento e a avaliação, para os clientes que apresentam doenças que poderiam se beneficiar da intervenção da nutrição recebem o nome de Terapia Nutricional Médica (MNT — *Medical Nutrition Therapy).* O processo MNT é eficaz no tratamento de doenças e na prevenção de complicações de doenças, resultando em benefícios para a saúde e em economia de custos para o consumidor. Muitos grupos de defesa dos serviços de saúde e do governo publicaram recomendações que incluem MNT. Essas incluem, mas não se limitam a, o Programa Nacional de Educação sobre o Colesterol, o Programa Nacional para Educação de Pressão Arterial Alta, a American Diabetes Association, a American Cancer Society, a National Academy of Sciences Commitee on Nutritional Status During Pregnancy and Lactation, e a Iniciativa de Triagem em Nutrição. A maioria dos problemas de saúde que recomendam MNT também inclui medicação ou medicações.

O principal em qualquer MNT é a individualização de um plano de cuidados nutricionais para o cliente. O cliente é avaliado quanto à sua condição nutricional e como ela pode estar comprometida pelo processo mórbido específico. A avaliação inclui atenção para as medidas antropométricas (ou seja, altura, peso e depósitos adiposos), medidas bioquímicas (ou seja, todos os valores laboratoriais pertinentes), avaliações clínicas (ou seja, uma avaliação física do corpo) e uma avaliação da dieta para avaliar a dieta e os fatores usuais que afetam o comportamento alimentar. Após uma avaliação completa, o nutricionista pode determinar o melhor plano de cuidados nutricionais para o indivíduo, levando em consideração o tratamento médico e medicamentoso que o cliente receberá durante sua doença. Todos os planos de dieta para uso na MNT utilizam as Diretrizes Dietéticas e os VDRs como objetivos básicos. Um plano de cuidados nutricionais adequado primeiramente tenta alimentar o cliente do modo mais normal possível, usando o intestino para a entrada de nutrientes, conhecido como nutrição enteral. Em alguns casos, o cliente pode necessitar da administração de nutrição fora do intestino, a nutrição parenteral, para alcançar o objetivo nutricional. Quando o cliente encontra-se em estágio de crescimento (ou seja, na infância), um objetivo importante da MNT é possibilitar um padrão normal de crescimento. Muitas doenças crônicas resultam em anorexia, apresentando desafios alimentares para o cliente e para o nutricionista.

A individualização do plano nutricional é importante, mas aspectos gerais podem ser relacionados como costumeiros em condições específicas (Quadro 100.11). Quando um cliente apresenta condições múltiplas (ou seja, tanto hipertensão quanto diabetes melito), a MNT deve incluir aspectos relacionados ao controle de ambas as entidades mórbidas.

Quadro 100.11 Terapia Nutricional Clínica Usual em Condições Especiais de Doenças

CONDIÇÃO DE DOENÇA	TERAPIA NUTRICIONAL USUAL
Doença da artéria coronariana	Obtenção e manutenção de variação adequada de peso. Alcance de níveis séricos ideais de lipídios por meio de alteração da gordura total, gordura saturada, colesterol, teor de ácidos graxos *trans* da dieta. Deve incluir a modificação do sódio.
Diabetes melito	Obtenção e manutenção de variação adequada de peso. Ingestão de alimentos para alcançar os valores normais de glicose sangüínea junto a, ou sem, terapia com insulina. Obtenção de níveis ideais de lipídios séricos por meio de alterações nos lipídios da dieta provenientes de gordura total, gordura saturada e colesterol.
HIV/AIDS	Manutenção da variação adequada de peso, incluindo uso de suplementos para reposição da refeição, se necessário. Pode haver necessidade de nutrição parenteral e repleção de nutrientes, conforme o caso. O gerenciamento de questões relacionadas com a nutrição, ou seja, segurança do alimento, interações droga/nutriente/alimento e os regimes alimentares e orientação geral para ajudar a resolver problemas relacionados, ou seja, náusea, vômitos, saciedade, disfagia, etc. Atenção para os aspectos sociais do alimento, bem como aspectos restauradores e de manutenção. Os clientes precisam de ajuda na avaliação das informações sobre suplementos e produtos nutricionais.
Hipertensão	Obtenção e manutenção da variação adequada de peso. Modificação do sódio. Moderação com o álcool.
Doença neoplásica	A mesma relacionada para HIV/AIDS.
Obesidade	Obtenção e manutenção de variação adequada de peso. Alteração dos parâmetros séricos freqüentemente associados com a obesidade, ou seja, lipídios sangüíneos.
Doença renal crônica	Terapias nutricionais gerais incluem níveis variáveis de proteína, dependendo do estágio da doença; fósforo, potássio, sódio e fluidos decrescentes na dieta. Manutenção do peso dentro de uma faixa de variação normal e suplementos de vitaminas e minerais também preocupam quando individualmente necessários.

RECURSOS — O farmacêutico na sua prática profissional pode se beneficiar muito do contato realizado com nutricionistas. Em última análise, é o cliente que se beneficia da equipe de trabalho de todos os profissionais da área da saúde. O nutricionista formado (nos Estados Unidos, Registered Dietitian — RD) é o equivalente na área da nutrição ao farmacêutico graduado (Registered Pharmacist). O nutricionista proporciona orientação geral quanto à nutrição bem como quanto à MNT individualizada para as necessidades específicas do cliente. Através do National Center for Nutrition and Dietetics, a ADA mantém uma linha telefônica gratuita de consulta nutricional para consumidores no número 1-800-366-1655. As pessoas que telefonam ouvem mensagens pré-gravadas sobre alimentos e nutrição, podem localizar nutricionistas na sua área para obterem aconselhamento em nutrição e podem procurar respostas para perguntas de nutricionistas. A informação está disponível em inglês e em espanhol, e também por meio de aparelho de telecomunicações para surdos. A ADA também publica trabalhos bem-elaborados sobre questões importantes na área de alimentos e de nutrição. Muitos dos trabalhos de opinião relacionados com as informações neste capítulo estão incluídos na bibliografia do capítulo. Cada vez mais a rede mundial de computadores (www) está sendo usada por consumidores e profissionais em busca de informações. O profissional deve ser capaz de avaliar todos os recursos de informação, incluindo a www, por sua validade e utilidade. Na bibliografia, encontram-se diferentes recursos para fornecer informações sobre avaliação e informações nutricionais.

REFERÊNCIAS

1. *Nutrition and Your Health: Dietary Guidelines for Americans* (HGB #232), 4th ed, Washington, DC: USDA, DHHS, 1995.
2. *The Food Guide Pyramid* (HGB #252), Washington, DC: USDA, 1996.

PUBLICAÇÕES GOVERNAMENTAIS

CDC. Recommendations for use of folic acid to reduce the number of cases of spina bifida and other neural tube defects, *MMWR* 1992; 41(RR-14).

Kurtzweil P. Food label close-up. *FDA Consumer* 1994 (Apr); 15.

Kurtzweil P. 'Daily values' encourage healthy diet. *Ibid* 1993 (May); 29.

Kurtzweil P. Answers to consumer questions about the food label. *Ibid 1995* (Jul); 6.

Thomas PR, ed. *Weighing the Options: Criteria for Evaluating Weight-Management Programs*, Committee to Develop Criteria for Evaluating the Outcome of Approaches to Prevent and Treat Obesity. Washington, DC: Natl Acad Press, 1995.

ARTIGOS DE PERIÓDICOS

Bell SJ *et al*: The new dietary fats in health and disease. *J Am Diet Assoc* 1997; 97: 280.

Harvard School of Public Health and the International Food Information Council Foundation Advisory Group: Improving public understanding: Guidelines for communicating emerging science on nutrition, food safety, and health. *J Natl Cancer Inst 90*: 194, 1998.

Lewis C *et al*. Nutrient intakes and body weights of persons consuming high and moderate levels of added sugars. *J Am Diet Assoc* 1992; 92: 708.

Pennington JAT, Wilkening VL. Final regulations for the nutrition labeling of raw fruits, vegetables, and fish. *J Am Diet Assoc* 1997; 97: 1299.

Voelker R. Getting the story straight on nutrition. *JAMA* 1998; 279: 417.

Wood OB. Popovich NG. Non-Drug Treatment of Obesity. *JAPhA* 1996; NS36: 636.

PUBLICAÇÕES DE OPINIÃO DA AMERICAN DIETETIC ASSOCIATION

Biotechnology and the future of food. *J Am Diet Assoc* 1995; 95: 1429.

Cost-effectiveness of medical nutrition therapy. *Ibid* 1995; 88.

Food and nutrition misinformation. *Ibid* 1995; 705.

Food irradiation. *Ibid* 1996; 96: 69–72.

Health implications of dietary fiber. *Ibid* 1997; 97:1157.

Phytochemicals and functional foods. *Ibid* 1995; 95:493.

The role of nutrition in health promotion and disease prevention. *Ibid* 1998; 98: 205.

Vitamin and mineral supplementation. *Ibid* 1996; 96: 73.

Weight management. *Ibid* 1997; 97: 71.

Declarações da Food and Nutrition Science Alliance — FANSA

Nota — A FANSA é formada pela The American Dietetic Association, The American Society for Clinical Nutrition, Inc., American Society for Nutrition Sciences e Institute for Food Technologists. Para informações, contate o National Center for Nutrition and Dietetics, American Dietetic Association, 216 W Jackson Blvd, Chicago IL 60611.

Esclarecendo os riscos associados à dieta.

Esclarecendo pesquisa científica sobre dieta e saúde.

O que o público precisa saber acerca de suplementos dietéticos?

Ácidos graxos *trans*.

LIVROS

Recommended Dietary Allowances, Washington, D.C.: NAS-NRC, 1989.

Wardlaw GM, Insel PM. *Perspectives in Nutrition*, 3rd ed. St Louis: Mosby, 1996.

Shils ME, Olson JA, Shike M. *Modern Nutrition in Health and Disease, Vols 1& 2*, 8th ed. Philadelphia: Lea and Febiger, 1994.

SITES DA WEB

American Dietetic Association (informações, associação, negócios relacionados com nutrição) http://www.eatright.org/

American Society for Nutritional Sciences (anteriormente American Institute of Nutrition) http://www.faseb.org/ain/

Food and Consumer Service (selos de alimentos, nutrição em equipe, etc. — USDA) http://www.usda.gov/fcs/fcs.htm

Food and Drug Administration (FDA) http://www.fda.gov/fdahomepage.htlm

Food and Nutrition Information Center (FNIC) http://www.nalusda.gov/fnic/

Food Safety and Inspection Service (FSIS) [ala reguladora do USDA (como a FDA no DHSS)] http://www.usda/gov/agency/fsis/homepage.htm

Healthfinder — US Government (um site da Web, com um canal de informações de saúde, para o consumidor, do governo americano. Encontram-se publicações *online* selecionadas, câmaras de compensações, bancos de dados, sites da Web, e grupos de apoio e de autoajuda, bem como departamentos governamentais e organizações sem fins lucrativos que produzem informações confiáveis para o público) http://www.healthfinder.gov/

National Council Against Health Fraud http://www.ncahf.org/

Recommended Dietary Allowances http://www.nal.usda.gov/fnic/dietary/rda.html

Tufts University Navigator ("–o modo mais rápido e mais confiável para encontrar informações seguras sobre nutrição na Web". Revisa sites da Web utilizando critérios estabelecidos e um painel de nutricionistas) http://navigator.tufts.edu/

USDA Food & Nutrition Research Briefs (apresenta achados recentes de pesquisa em nutrição produzida em diferentes fontes) http://nal.usda.gov/fnic/usda/fnrb/

CAPÍTULO **101**

Produtos de Autocuidados/Diagnósticos

W Steven Pray, PhD
Professor, Nonprescription Products and Devices
School of Pharmacy
Southwestern Oklahoma State University
Weatherford, OK 73096

Nicholas G Popovich, PhD
Professor of Pharmacy Practice
School of Pharmacy and Pharmacal Sciences
Purdue University
West Lafayette, IN 47907

Farmacêuticos e Produtos que não Exigem Receita Médica — Os farmacêuticos encontram-se numa posição singular por causa de sua escolaridade, treinamento e pronta acessibilidade ao público quando se trata de automedicação, pelo público, com drogas vendidas sem receita médica (SRM). Embora a FDA não esteja certa do exato número de produtos SRM, estima-se que esse número esteja entre 125.000 e 300.000, com vendas totalizando quase US$42 bilhões nas farmácias, mercearias e varejistas de produtos de massa durante 1996.[1]

As vendas desses produtos continuarão a crescer porque o incremento da automedicação prossegue em importância por duas razões principais: (1) a sofisticação e o conhecimento contínuos dos consumidores com relação à automedicação e (2) o movimento de produtos adicionais que exigem receita médica para o *status* SRM. Estima-se que, para cada dólar gasto com produtos SRM, dois dólares são economizados sobre os custos de cuidados com a saúde.

É digno de nota que o farmacêutico da comunidade recomende um produto SRM 3.888 vezes por ano (324 recomendações por mês). Um outro estudo demonstrou que 40% dos consumidores procuram conselhos com seus farmacêuticos sobre pequenos problemas de saúde pelo menos uma vez durante o ano, e que as pessoas com menos de 50 anos de idade procurem por conselho com mais freqüência do que as pessoas com mais de 50. Esse fato é compatível não apenas com o aspecto de o grupo de pessoas mais jovens receber mais atenção por parte de suas famílias como também porque as pessoas desse grupo estão mais acostumadas com a expectativa de informações acerca de sua assistência na área de saúde. Esse mesmo estudo demonstrou que 99% dos consumidores mostraram que utilizariam o produto recomendado pelo farmacêutico, e 96% relataram que estavam satisfeitos com o produto SRM recomendado pelo farmacêutico.

A MUDANÇA PARA O AUTOCUIDADO — Uma força direcionadora crítica por trás do estímulo através do qual o farmacêutico se torna envolvido em atendimento ambulatorial é a mudança no sentido do autocuidado. Os consumidores procuram por envolvimento e responsabilidade pessoais para a manutenção da assistência à saúde.[2] A propaganda dirigida ao consumidor de produtos que exigem ou não receita médica ajudou a dar aos consumidores a idéia de que eles são absolutamente capazes de tomar decisões médicas sofisticadas. Entretanto, muitos pacientes crêem, erroneamente, que a experiência anterior com uma droga ou produto farmacêutico é equivalente a segurança e eficácia. Existe também um mito popular de que o fato de ser comercialmente anunciado no rádio ou televisão automaticamente denota segurança e eficácia. Outros pacientes depositam uma fé exagerada nos rótulos dos produtos, não reconhecendo a possibilidade de que uma consulta farmacêutica possa valorizar a compra. Parcialmente como resultado dessa sofisticação aumentada (e, com freqüência, mal-empregada) sobre o papel do paciente, o infortúnio (ou seja, mau uso) de produtos SRM tem como resultado o aumento da morbidade e da mortalidade a cada ano.

Felizmente, o farmacêutico está cada vez mais sendo visto como uma ajuda válida ao autocuidado através da mudança elaborada pelo Omnibus Budget Reconciliation Act de 1990 (OBRA 90). Essa lei ampliou o campo de visão dos farmacêuticos no orientar o consumidor acerca dos produtos que exigem receita médica. O farmacêutico já exerce influência acentuada, conforme evidenciado pelo fato de que 97% de 406 farmacêuticos respondentes pesquisados indicaram que os pacientes sempre (14%) ou geralmente (83%) compram o produto que o farmacêutico recomenda. Essa influência deve se estender também à aceitação do paciente quanto ao parecer do farmacêutico acerca do uso seguro/eficaz dos produtos SRM e à necessidade de o paciente se comprometer com o farmacêutico no compartilhamento das informações de acompanhamento no intuito de se determinar o sucesso do regime de autocuidado selecionado.

A MUDANÇA DE RECEITA MÉDICA PARA SRM — Uma segunda influência nesse papel emergente dos farmacêuticos no autocuidado é a mudança do *status* de produtos farmacêuticos de prescrição para não-prescrição.[3] Os pacientes agora possuem acesso a medicações cuja venda no passado só era realizada com a apresentação da receita médica. Essa tendência continuará como resultado das revisões de painéis de eficácia de SRM que a FDA iniciou em 1972. Nos últimos anos, ocorreu, entre outras coisas, a conversão da solução tópica de minoxidil, da goma de mascar e de adesivos de nicotina e antagonistas de histamina-2, entre outros, para o *status* de SRM.[4]

Os farmacêuticos dão boas-vindas a essa mudança que altera o *status* de droga vendida sob prescrição para drogas de venda direta. Embora essa mudança continue a apresentar um impacto econômico significativo sobre as farmácias, o maior interesse dos farmacêuticos está na segurança do paciente quando da utilização dessas drogas. Essa área da prática permite a clara oportunidade para os farmacêuticos utilizarem seu conhecimento e especialização.

OS PACIENTES CONSEGUEM/CONSEGUIRÃO LER OS RÓTULOS DE PRODUTOS QUE NÃO EXIGEM RECEITA MÉDICA? — Uma outra justificativa importante para o envolvimento do farmacêutico no autocuidado é a questão dos pacientes e sua capacidade de ler e/ou compreender os rótulos de SRM. Estudos demonstraram que os pacientes apresentam dificuldades em ler e/ou entender a informação que é apresentada nas embalagens e rótulos dos produtos SRM. Muitos, por exemplo, simplesmente não entendem o significado de *Somente para uso terapêutico*. Como resultado, em 1990, o estado da Califórnia sancionou uma lei que exige que a indústria farmacêutica relate ao estado o progresso realizado na melhora da legibilidade e clareza da informação rotulada. Subseqüentemente, a Consumer Healthcare Products Association (CHPA) desenvolveu diretrizes industriais voluntárias que identificam fatores técnicos específicos, os quais poderiam estar direcionados para a melhora da legibilidade dos rótulos de SRM. Embora isso seja um passo à frente, essas diretrizes provavelmente não serão de muita utilidade para as pessoas que sofrem de distúrbios oculares degenerativos, mais comumente ambliopia (vista fraca causada pela destruição dos cones da retina), nem serão de ajuda para as 20 milhões de pessoas que usam óculos e/ou lentes de contato que possuem prescrições que não mais se ajustam a elas ou a uns 20 milhões estimados de outras pessoas que se encontram na necessidade de alguma correção visual porém não estão cientes dessa necessidade.

Um outro grupo de pacientes não pode ler o rótulo por causa do analfabetismo funcional. Embora o paciente, com freqüência, não admita essa incapacidade, mais de 90 milhões de americanos carecem de boa compreensão da leitura.[5]

COMO UM PACIENTE SELECIONA UM PRODUTO QUE NÃO EXIGE RECEITA MÉDICA — Nem sempre as pessoas desejam procurar conselho médico a cada vez que ficam doentes. De modo correspondente, os sintomas da doença podem ser leves o suficiente para tratamento com um produto SRM. A decisão do paciente quanto ao produto a comprar em geral baseia-se na experiência anterior com o produto; na recomendação recebida de um farmacêutico, vizinho e/ou parentes; e/ou em anúncios comerciais produzidos pelos fabricantes. No entanto, o farmacêutico é o único perito/especialista nessa área de conhecimento e deve tornar essa perícia particular disponível ao paciente.

O PAPEL DO FARMACÊUTICO

A ATUAÇÃO ANTERIOR — Em certa época, era comum para o paciente procurar o conselho de um farmacêutico por motivos de pequenas indisposições e primeiros socorros e, para o farmacêutico, prestar esse serviço. Os farmacêuticos eram vistos como uma fonte valiosa no providenciamento de conselhos acerca de pequenas indisposições.

O envolvimento do farmacêutico no autocuidado mudou drasticamente em 1921 com a adoção do Código de Ética APhA, o qual julgou antiético o farmacêutico *prescrever*. Isso foi interpretado da seguinte forma: os farmacêuticos que recomendam uma medicação SRM estariam incorrendo numa violação de ética porque *estariam prescrevendo sobre o balcão da farmácia*. Durante as décadas de 1920 e 1930, o farmacêutico gradualmente retirou-se do autocuidado. Como resultado, o farmacêutico consultado acerca de drogas e/ou tratamentos SRM freqüentemente se negava a prestar quaisquer informações, levando o paciente ao autodiagnóstico e autotratamento.

Por diversas razões, os farmacêuticos sentiam-se justificados em não fornecer conselhos sobre os produtos vendidos sem receita médica:

Antes da década de 1970, mais esclarecida, os farmacêuticos também eram instruídos a não contar aos pacientes sobre o uso pretendido ou os efeitos potenciais adversos das medicações que prescreviam. Dessa forma, era natural que não dessem conselhos sobre pequenos problemas de saúde.

As prescrições não eram rotineiramente rotuladas com os seus conteúdos, e, dessa forma, o paciente seria forçado a pedir informação adicional ao médico. Era natural o paciente dirigir-se ao médico por todas as questões sobre pequenos males.

Um aumento no volume de prescrições, que começou na década de 1940, tornou os farmacêuticos muito ocupados para consultas.

O farmacêutico sentiu-se incapaz de fornecer informações adequadas e relevantes por causa da falta de formação acadêmica; a maioria das faculdades de farmácia não dava destaque no currículo a cursos sobre produtos que não exigem receita médica.

O farmacêutico hesitava em comunicar-se com os pacientes por conta do receio de comunicar-se, pois não havia desenvolvido essas habilidades.

A NOVA FASE DA FARMÁCIA NOS ANOS 1970 — Durante um período de cerca de 40 anos, o farmacêutico visava a evitar contato com o paciente. Em meados dos anos 1970, a farmácia foi revitalizada com a promoção e a introdução gradual de conceitos clínicos e de *orientação aos pacientes* dentro da prática farmacêutica. O aconselhamento ao paciente sobre questões de saúde não apenas se tornou moda, mas era reconhecido como uma responsabilidade do farmacêutico, ética e legalmente. O farmacêutico era incentivado a questionar o paciente que tinha se decidido pela automedicação e a fazer a triagem do paciente, ou seja, recomendar uma medicação SRM, recomendar que o paciente procurasse atenção médica. No ano de 1969, os membros da APhA votaram pela adoção de um novo Código de Ética que mantivesse a saúde e o bem-estar do paciente como a primeira consideração do farmacêutico.

Essa perspectiva resumida da história foi apresentada com a finalidade de explicar por que o farmacêutico comum, em prática, hoje, pode não estar ciente da responsabilidade de aconselhar os indivíduos que decidem tratar de si próprios e por que o farmacêutico pode ter negligenciado a prestação desse serviço profissional. É possível que vários farmacêuticos tenham de ser educados, ou reeducados, em como aconselhar o paciente que decide pelo autotratamento. Isso é realizado dentro dos currículos das escolas e faculdades de farmácia que proporcionam cadeiras na área de tratamento com drogas SRM. Além disso, os provedores de educação continuada deveriam empenhar-se, em parte, em formar os farmacêuticos que não tiveram o benefício de um curso formal de tratamento com drogas SRM através de programas com a emissão de certificados com base no currículo.

O PAPEL POTENCIAL — O movimento para o autocuidado, a troca contínua de medicações potentes para o *status* de SRM e a incapacidade de ler e entender os rótulos SRM de modo eficaz, tudo se direciona para a importância potencial do farmacêutico como uma fonte de informações sobre produtos SRM. É claro que o farmacêutico encontra-se numa posição oportuna para ajudar os consumidores em suas necessidades de autocuidado, mas deve exercer um papel proativo para realizá-lo. As tendências dos consumidores indicam que o farmacêutico está ganhando, pouco a pouco, o reconhecimento no fornecimento de informação ao paciente acerca de drogas/produtos SRM. Os consumidores procuram os farmacêuticos que fornecem assistência, e os anúncios veiculados na mídia tratam o farmacêutico como uma fonte de consulta.[6] Os fatores (em ordem decrescente de importância) relevantes para a seleção de um farmacêutico pelo paciente/consumidor foram

1. Instruções mediante discussão ativa com relação ao uso do produto farmacêutico, incluindo eficácia, efeitos colaterais previstos e tempo de duração do tratamento.
2. Disponibilidade para consulta.
3. Presteza no aconselhamento sobre problemas gerais de saúde.
4. Cordialidade e acessibilidade.

Um levantamento indicou que os consumidores são tão desejosos de obter conselho num contato pessoal com farmacêuticos que, mesmo quando muito ocupados, a maioria dos consumidores preferiu esperar até que o farmacêutico dispusesse de tempo.

O RÓTULO DO PRODUTO QUE NÃO EXIGE RECEITA MÉDICA — A FDA apóia os conceitos de automedicação mas, infelizmente, não adotou o conceito de farmacêutico como o primeiro profissional que o paciente deveria consultar antes de utilizar o produto. Em vez disso, a FDA regulamentou que determinadas drogas SRM apresentem a seguinte mensagem, "procure o conselho de um profissional da saúde antes de utilizar este produto". Isso é desastroso porque *profissional da saúde* apresenta uma definição ampla, às vezes com a exclusão do farmacêutico. No entanto, propagandas favoráveis que sugerem que os consumidores consultem seu *médico ou farmacêutico* ajudam os consumidores a identificar o conselho válido que o farmacêutico tem a oferecer.

RESPONSABILIDADES DO FARMACÊUTICO NO AUTOCUIDADO

O aconselhamento de autocuidados é uma atividade de assistência primária que traz em si muita responsabilidade profissional. Comunicar informações acerca de produtos SRM requer os mesmos conhecimentos básicos utilizados na medicação que necessita de prescrição e não demanda educação/treinamento adicional especializado nem vultosas despesas financeiras para ser bem executado.

Muitos empreendimentos comerciais lançam mão da velha máxima dos negócios, "O cliente tem sempre razão." No entanto, em farmácia, o cliente está quase sempre errado na escolha potencial de um produto de autocuidado, produto diagnóstico ou acessório/dispositivo. Ele pode estar equivocado quanto à necessidade de um produto, à escolha do produto e, com freqüência, à necessidade de consultar um médico ou outro profissional que presta cuidados primários. É de responsabilidade do farmacêutico, como componente do tratamento farmacêutico, corrigir diplomaticamente as concepções errôneas do paciente quando necessário. A fim de fornecer conselho adequado, o farmacêutico deve juntar as informações relevantes necessárias para decidir se o paciente não deveria selecionar um produto específico, escolher um produto ou dispositivo que não exige receita médica, ou se deveria ser encaminhado ao médico. Esse processo é referido como *triagem farmacêutica*.

A FUNÇÃO DE TRIAGEM DO FARMACÊUTICO

Os pacientes que desejam entrar na área de autocuidado podem não procurar os serviços do farmacêutico. Os produtos e dispositivos que não necessitam de prescrição encontram-se livremente disponíveis em mercearias, lojas de variedades e máquinas de venda automática espalhadas em saguões de hotéis, aeroportos e postos de gasolina. A desvantagem dessas compras é que esses locais carecem de um farmacêutico para prestar conselhos, orientar o paciente e fornecer recomendações médicas confiáveis. O consumidor então pode escolher um produto ou orientação com base em recomendações de amigos ou familiares, na atratividade da embalagem, ou talvez na memória de um agradável comercial da mídia popular. Embora a grande maioria dos anúncios patrocinados pelos fabricantes de drogas e dispositivos que não exigem prescrição médica seja fatual e precisa, pode-se registrar, até certo ponto, dúzias de anúncios que incitam os consumidores a comprar dispositivos ou aparatos sem prova de segurança e/ou eficácia.

Assim, sem um farmacêutico, a segurança do paciente pode estar seriamente comprometida. A presença de um farmacêutico educado/treinado em uma farmácia é um benefício de valor agregado para a compra de produtos e dispositivos farmacêuticos que não exigem prescrição médica. Claro que esse argumento supõe que o farmacêutico abraçou o conceito de triagem, movendo-se da proteção por trás do balcão onde prescreve para se envolver ativamente com os pacientes. Isso permite ao farmacêutico extrair a informação necessária para empreender a triagem.

O farmacêutico que decide conversar com os pacientes sobre autocuidados recebe e responde muitas questões diariamente.[7] A mais simples dessas questões é "Onde posso encontrar (nome do produto)?". Entretanto, o farmacêutico prudente deve aprender a deixar *de lado* esse tipo de questão, perguntando qual o tipo de problema que o paciente apresenta que o leva a fazer uma visita à farmácia, ou talvez pedindo ao paciente para descrever a doença como uma imagem visual (p. ex., "Os meus olhos estão como que queimando carvão dentro deles"). O insucesso em descobrir a natureza da condição médica pode levar o paciente ao uso inadequado de um produto. No entanto, o farmacêutico deve entender que alguns pacientes hesitam em fornecer quaisquer detalhes e deve estar preparado para uma fria indiferença de alguns desses pacientes. Outros pacientes recusam-se a considerar qualquer conselho de um farmacêutico. Isso pode ser devido à maior influência relativa de seus amigos ou da propaganda. Entretanto, o farmacêutico ainda deve fazer a tentativa de orientar o paciente visando a um curso mais seguro de ação.

Questões mais complicadas são comuns. O paciente, com freqüência, pergunta sobre uma condição médica específica. É nesse momento que as decisões de triagem se tornam críticas. Os pacientes devem ser classificados em uma de três categorias.

Sem Necessidade de um Produto — O paciente pode não apresentar nenhuma necessidade perceptível de um produto ou dispositivo que não exige receita médica (p. ex., o paciente saudável que se tornou convencido de que as vitaminas são necessárias para o uso diário). Às vezes, uma outra intervenção se ajustará mais ao conceito de assistência farmacêutica do que a venda de um produto (p. ex., orientar um paciente sobre os métodos de higiene para o sono para tratar de insônia em vez de fazê-lo comprar um sonífero que não requer prescrição médica).

Uma Condição Médica Menor que se Beneficiará de um Produto ou Dispositivo que Não Necessita de Receita Médica — Existem numerosas condições médicas que podem ser melhoradas com produtos e dispositivos de autocuidados (p. ex., o resfriado comum ou o pé-de-atleta).

Uma Condição Médica que Coloca o Paciente além do Domínio do Autocuidado — Quando uma condição médica não pode ser classificada como menor ou se encontra claramente além da capacidade dos produtos ou dispositivos que não requerem prescrição, o paciente deve ser encaminhado a um outro profissional para assistência (p. ex., médico, ortopedista, pediatra, optometrista ou dentista), profissional esse que estará capacitado para decidir sobre testes de laboratório, exames diagnósticos e prescrições. Nos casos mais graves, o paciente pode receber orientações no atendimento de emergência do hospital mais próximo.

Dessa forma, por muitas vezes num dia comum de trabalho, o farmacêutico que está inclinado a prestar assistência de autocuidados aos pacientes deve implementar o cuidado farmacêutico através do reconhecimento das condições médicas, decidindo se são autotratáveis, conhecendo quais produtos são adequados para a condição e sendo capaz de persuadir o paciente sobre qual curso de ação é o mais adequado. Para levar a cabo essas decisões sofisticadas, o farmacêutico deve possuir um vasto conhecimento para seu desempenho. A informação necessária para a tomada de decisões sensatas de triagem pode ser dividida em dois conjuntos de fatores: os relacionados ao produto e os relacionados ao paciente.

FATORES DE DECISÃO RELACIONADOS AO PRODUTO

Os principais fatores a considerar nos produtos e dispositivos que não exigem prescrição médica são segurança e eficácia. Esses dois fatores devem estar presentes no produto a fim de que seja a melhor escolha para um paciente. Segurança sem eficácia comprovada é uma perda de dinheiro. De modo inverso, eficácia sem segurança comprovada apresenta um risco inaceitável para o paciente.

Anteriormente aos anos 1970, dados objetivos concernentes à segurança e à eficácia de produtos ou dispositivos que não necessitam de prescrição eram difíceis de se encontrar na literatura médica profissional. O Congresso americano remediou essa situação imprópria no início dos anos 1970, ordenando uma revisão de varredura de todos os produtos e dispositivos farmacêuticos que não exigem receita médica. Essa revisão foi um exemplo excepcional do serviço governamental, porém o aspecto adverso foi o passo vagaroso em que a revisão foi executada. E ainda continua sendo, um quarto de século depois. Todavia, o processo da FDA de Revisão de Drogas SRM caiu como uma bênção para o farmacêutico. Esse processo forneceu uma base de conhecimento que permite decisões confiáveis considerando a efetividade e segurança comparativas do produto. O processo de revisão gerou pesquisas científicas substanciais, produzindo grandes quantidades de informação e dados novos acerca de medicações que não necessitam de prescrição. Ao mesmo tempo, sobrecarregou o farmacêutico com a responsabilidade de se manter atualizado com as novas informações nessa área importante da matéria. Uma desvantagem real para o farmacêutico diligente consiste na obtenção de informações concretas e atualizadas. Poucos percebem que podem contatar o National Center for Drug Evaluation and

Research, FDA, Rockville, MD 20857 (1-301-295-8000 - EUA) no intuito de se informar apropriadamente com relação às comissões de revisão. Além disso, a literatura atual de farmácia fornece, com freqüência, sinopses dos mais recentes pareceres oficiais da FDA.

A principal força da revisão da FDA de produtos e dispositivos farmacêuticos que não necessitam de prescrição foi sua objetividade. A aprovação completa de qualquer componente requer prova incontestável de segurança e eficácia. A garantia de eficácia deve ser demonstrada em estudos duplos-cegos, controlados com placebo, com amostras de tamanho suficiente para garantir significância estatística quando são utilizados testes estatísticos corretos. Os profissionais da FDA examinam cuidadosamente cada estudo submetido a fim de descobrir as falhas, como tendenciosidades no recrutamento de pacientes, fraca elaboração do questionário, número insuficiente de cegos e uso de estatísticas paramétricas sobre dados nominais ou ordinais. O estudo precisa ter sido repetido num centro de pesquisa não-relacionado. Assim, a aderência estrita ao método científico garante que as medicações sejam comprovadamente eficazes. A garantia de segurança é examinada por estudos que registram reações adversas e exames completos da literatura existente sobre o componente específico. Embora nenhuma medicação esteja livre de reações adversas, o risco deve ser pequeno em relação ao benefício comprovado que o consumidor pode esperar do produto quando utilizado conforme suas orientações.

Se uma medicação que não necessita de prescrição tem comprovadas suas segurança e eficácia, é dada a ela uma designação conhecida como Categoria I. Esses componentes podem ser recomendados com confiança pelo farmacêutico, contanto que todos os avisos no rótulo sejam cuidadosamente lidos e seguidos, e que todos os fatores de decisão relacionados ao paciente sejam levados em consideração.

Numerosos componentes revistos pela FDA e sua comissão de revisão carecem de garantia de segurança e/ou eficácia. Esses são referidos como componentes de Categoria III. O farmacêutico deve ter muita cautela na recomendação desses componentes. Se a eficácia desses componentes permanece não-comprovada, quaisquer possíveis riscos aos quais o paciente ficasse exposto são inaceitáveis. Se, por outro lado, a segurança desses componentes não estiver comprovada, qualquer possível benefício torna-se inválido por causa do risco da segurança do paciente.

Alguns componentes são considerados, na revisão, inseguros e/ou carecendo de eficácia. Esses são colocados na Categoria II. Em geral, a FDA consegue forçar finalmente sua remoção, porém um artigo na imprensa leiga expôs situações em que as farmácias continuaram a vender livremente esses produtos proibidos.[8]

Existem várias razões pelas quais o farmacêutico poderia recomendar produtos que não possuem garantia de segurança e/ou eficácia. Por exemplo, empresas patrocinam promoções em que um *comprador misterioso* entra numa farmácia e pede ajuda para uma determinada condição médica. Esses compradores estão, na verdade, agindo em prol de uma determinada empresa, e o farmacêutico que recomenda o produto da empresa pode receber um prêmio em dinheiro, uma viagem grátis ou um veículo novo. Campanhas comerciais encorajam o farmacêutico a sugerir o produto da tal empresa a todos que chegam a ele, pois qualquer pessoa poderia ser o comprador misterioso. Assim, o farmacêutico poderia sugerir um produto específico fora de seu próprio interesse.

Os farmacêuticos também são abordados por *atacadistas especializados*, que freqüentemente pedem para colocar, em consignação, uma prateleira de mercadorias na farmácia. O farmacêutico não compra os itens da prateleira e não precisa desembolsar nenhum dinheiro. Quando os produtos são vendidos, o farmacêutico recebe uma gratificação estabelecida previamente. Os atacadistas especializados comprometem-se a repor a prateleira conforme a necessidade. Esses produtos devem ser inspecionados cuidadosamente a fim de garantir que seus componentes sejam realmente seguros e eficazes. Essa abordagem sedutora pode ter sido utilizada pelos fabricantes de Cal-Ban 3000, um produto dietético que foi comercializado nacionalmente nos Estados Unidos. O componente não fora aprovado pela FDA.[9] Seu rótulo era confuso ao especificar seu componente como *Cyamopsis tetragonolobus*, que era o nome científico de goma de guar, um carboidrato complexo que se dilata quando umedecido. A FDA foi informada por profissionais da área de saúde das reações adversas e descobriu que havia ocorrido dez hospitalizações por causa de obstrução intestinal ou esofágica. Ocorreu uma morte devido a um coágulo sangüíneo que atingiu os pulmões em decorrência da remoção cirúrgica de obstrução na garganta causada por goma de guar. A FDA obrigou a empresa a fazer o *recall* do produto, cobrando uma multa pesada. Se os farmacêuticos fossem mais cautelosos na venda de um produto de eficácia/segurança desconhecida, talvez os problemas médicos pudessem ser evitados.

Alguns farmacêuticos vendem produtos sem comprovação pelo desejo de satisfazer o cliente. É desconfortável confrontar-se com os pacientes que estão convencidos de que um produto não-aprovado é a melhor escolha para eles. Por exemplo, um paciente pode estar convencido de que o *ginseng* o ajudou a se sentir mais jovem ou que o *ginkgo* ajudou a melhorar sua memória. Após muitos meses de uso, os pacientes podem tornar-se extremamente perturbados com o farmacêutico que então os aconselha a suspender o uso desses produtos não-aprovados e a procurar cuidado médico legítimo, caso os sintomas reapareçam.

Os farmacêuticos também temem perder negócios na hipótese de se recusarem a vender produtos não-comprovados. Pode ser que não queiram ser vistos como um impedimento para o paciente. Eles também percebem que os pacientes podem escutar o farmacêutico, e em seguida comprar os produtos de que precisam em uma outra loja. É claro que prestar auxílio a cada capricho do paciente é, no fim das contas, frustrante. Em vez disso, o farmacêutico deve empenhar-se em construir uma reputação em termos de integridade profissional, recusando-se a vender esses produtos não-comprovados e oferecendo razões lógicas para essas recusas. Esse tipo de recusa está nas mais altas tradições de cuidado farmacêutico.

Os farmacêuticos também vendem produtos não-comprovados por acreditarem que o produto realmente possa funcionar, mesmo se não houver dados, ou a partir da seguinte crença enganosa: "Isso não faz mal, não é?" Esses farmacêuticos continuarão claramente a vender produtos não-garantidos até que provoquem um mal evidente no paciente ou até que haja provas esmagadoras de que o produto carece de eficácia. Infelizmente, a legislação do Congresso sobrecarregou a já assoberbada FDA, de forma que as empresas inescrupulosas podem continuar a comercializar seus produtos não-comprovados por um longo período sem terem a mínima pretensão de executar estudos científicos legítimos. Com freqüência, o paciente não tem idéia de que os produtos carecem de prova de segurança e/ou eficácia, não obstante o fato de que esses produtos são vendidos livremente nas prateleiras das farmácias.

FATORES DE DECISÃO RELACIONADOS COM O PACIENTE

O farmacêutico que vende somente componentes seguros e eficazes pode imaginar que não existe nenhuma necessidade de aconselhamento aos pacientes que procuram o autocuidado. Essa é uma suposição errônea, uma vez que os componentes seguros e eficazes apresentam muitas restrições sobre suas utilizações que devem ser observadas a fim de garantir que a saúde do paciente não fique comprometida.

IDADE DO PACIENTE — A FDA e sua comissão julgadora estabeleceram as idades mínimas abaixo das quais os componentes que não necessitam de prescrição podem ser administrados com segurança. Determinadas diretrizes ainda são preliminares, porém grandes alterações nos limites das idades mais baixas são improváveis.

Como regra geral, produtos que não exigem prescrição médica não são para serem recomendados a pacientes com idade inferior a 2 anos. Produtos para a dentição são uma exceção, sendo aprovados para depois dos 4 meses de idade. Alguns produtos não são seguros para dosagem em idades inferiores a 6, 12 ou 16 anos. Esses limites de idade não são arbitrários. Existe, em cada um desses limites, prova incontestável de que o fornecimento do componente para pacientes mais jovens que o indicado no rótulo sem a supervisão de um profissional que prescreve pode ser extremamente perigoso. Por exemplo, os farmacêuticos são rotineiramente argüidos acerca da dosagem dos produtos para resfriados e alergia que contêm anti-histamínico para pacientes com apenas 1 mês de idade. Entretanto, a administração de anti-histamínicos em pacientes com menos de 6 anos de idade pode resultar em estímulo paradoxal. O uso de antidiarreicos em pacientes com menos de 3 anos de idade pode resultar em anormalidades hidroeletrolíticas com ameaça à vida. Apesar dessas advertências, várias empresas têm distribuído tabelas de dosagem pediátrica com a pretensão de fornecer doses seguras de acetaminofen, loperamida, pseudo-efedrina e anti-histamínicos para idades de até 0 meses (ou seja, recém-nascidos).

DURAÇÃO DA CONDIÇÃO — A amplitude de variação das condições pelas quais os pacientes procuram o autocuidado é surpreendente. Foi pedido ao primeiro autor para recomendar produtos que não exigem prescrição para tratar intoxicação por metais pesados oriundos da inalação de fumaça de solda de tubo de níquel, picadas de aranha eremita marrom, fungos nas unhas e no escalpe, dentes frouxos, furúnculos e globo ocular tão completamente machucado que a parte branca estava totalmente enegrecida. Em contraste, muitas condições médicas menores, nas quais o autocuidado é aceitável, irão desaparecer independentemente de se um produto que não exige receita médica é utilizado ou não.

O farmacêutico deve lembrar-se de que mesmo uma condição ou sintoma aparentemente menores podem refletir uma etiologia subjacente que está além do autotratamento. Por exemplo, embora uma simples dor de cabeça seja, em geral, benigna, uma dor de cabeça que se mantém por determinado período pode indicar, p. ex., meningite bacteriana. Adicionalmente, a constipação de duração suficiente pode indicar impactação fecal e/ou megacólon/megarreto. Por essas razões, muitos produtos e instrumentos que não necessitam de prescrição exibem um limite máximo de tempo de uso, no rótulo, quando não houver supervisão profissional. Por exemplo, produtos que não exigem receita médica para diarréia levam a advertência "Não utilize por mais de 2 dias, exceto se orientado por um médico." A FDA raramente esclarece o significado exato. Por exemplo, como o farmacêutico deveria tratar o paciente que já está há 3 dias com diarréia no momento em que procura produtos para o autocuidado? O farmacêutico deveria recomendar um tratamento adicional de 2 dias antes de o paciente procurar um médico? E o paciente que apresenta diarréia crônica há 2 meses? É evidente que os dois pacientes encontram-se numa necessidade maior de reidratação e reposição eletrolítica do que o paciente com apenas um único episódio de diarréia.

Durante a averiguação da duração máxima constante no rótulo, conforme estabelecida pela FDA, em relação ao autouso, o farmacêutico deverá errar em prol da segurança do paciente. Primeiro, é vital perguntar: "Há quanto tempo você está nessa condição?" ou: "Quando os sintomas começaram?" Um julgamento criterioso possibilita a tomada de decisão adequada. Os produtos para diarréia apenas possibilitam 2 dias de autocuidado, então é preferível uma interpretação precisa dessa linha de tempo por causa da natureza séria e potencial da diarréia. Em outras palavras, o paciente que já está há 2 dias ou mais com diarréia está além do domínio de segurança do autocuidado e deverá ser imediatamente encaminhado. Analgésicos tópicos intra-orais devem ser utilizados apenas por 1 semana a fim de garantir que o paciente procure o autocuidado para uma causa mais séria de inflamações orais, como um tumor oral. Novamente, é necessária uma interpretação cuidadosa, e o paciente com uma lesão oral de 1 semana ou mais de duração deverá ser imediatamente encaminhado para uma avaliação oral sem que lhe seja vendido produto algum. Por outro lado, produtos para calosidades e calo ósseo não devem ser empregados durante mais de 14 dias. Evidentemente, pacientes típicos apresentam calosidade ou calo ósseo por muitos meses a anos, e pode ser permitido o uso do produto por 2 semanas a partir do ponto em que eles iniciarem o autocuidado.

CONTRA-INDICAÇÕES — Da mesma forma que os produtos em que se faz necessária a prescrição médica, determinados produtos que não necessitam de prescrição são perigosos no que diz respeito ao auto-uso não-supervisionado, quando o paciente também apresenta outras condições médicas. Por exemplo, os anti-histamínicos são contra-indicados para os pacientes com glaucoma. Esses medicamentos podem provocar elevação da pressão intra-ocular no paciente com glaucoma estreito (agudo ou de ângulo fechado), provocando perda visual irreversível. Os laxativos são contra-indicados se houver sangramento no reto, uma vez que isso é um sinal cardinal de carcinoma colorretal. Descongestionantes orais nasais são contra-indicados em pacientes com hipertensão. O paciente raramente lê, ou pode não entender essas advertências, e o farmacêutico pode prestar um serviço particular indicando produtos alternativos aprovados pela FDA, os quais, se houver, serão mais seguros. Se não houver nenhum componente considerado seguro e eficaz, os pacientes deverão se apressar na busca de aconselhamento de um médico ou outro profissional que possa monitorar a prescrição para seu problema clínico.

O USO ATUAL DE ALIMENTOS E MEDICAÇÕES — Alguns componentes que não exigem prescrição médica apresentam precauções feitas pela FDA no rótulo em atenção às interações ou advertências farmacêuticas contra a ingestão concomitante de outras medicações ou alimentos. O farmacêutico poderia inspecionar o perfil de um paciente ou argüir acerca das medicações de rotina a fim de descobrir se essas precauções se referem a um paciente específico ou não. Por exemplo, a cimetidina sem exigência de receita médica exibe uma advertência no rótulo contra o uso concomitante de teofilina, cumarina ou fenitoína. Para os pacientes que tomam essas medicações, o farmacêutico pode indicar outras três alternativas de bloqueadores H_2, as quais não trazem essa advertência. Salicilatos que não exigem receita médica contêm um aviso contra o uso concomitante de anticoagulantes, bem como medicações para gota, artrite e diabete.

VARIAÇÕES DEMOGRÁFICAS — Ocasionalmente, as variações demográficas de um paciente (outras que não a idade) contra-indicam determinado produto que não requer receita médica. Por exemplo, diuréticos que não exigem prescrição trazem a aprovação da FDA apenas para os casos de retenção de água provocada por menstruação. Esses diuréticos nunca são recomendados para qualquer outra causa de retenção de líquido (p. ex., possíveis insuficiência cardíaca congestiva ou disfunção renal). Além disso, o gênero deles desqualifica qualquer pessoa do sexo masculino da compra e uso seguros de diuréticos que não exigem prescrição. Em outro exemplo, agentes de hipopigmentação que não necessitam de prescrição são legitimamente utilizados para o clareamento da pele que escureceu em conseqüência da exposição ao sol (p. ex., lentigens solares ou sardas provocadas pelo sol), uso de contraceptivos ou estrógenos orais ou durante a gravidez. Os afro-americanos e hispano-americanos têm utilizado esses produtos de maneira incorreta, em tentativas mal-orientadas para clarear por completo a cor da pele, utilização essa que pode resultar no escurecimento paradoxal da pele, conhecido como ocronose exógena. Assim, o farmacêutico deve prestar conselhos a esses pacientes contra o uso de agentes hipopigmentadores da pele. Os fatores demográficos variados dos pacientes também devem ser trazidos à tona. O paciente é alérgico a medicações? Se do sexo feminino, a mulher está grávida ou amamentando?

O USO ANTERIOR DA MEDICAÇÃO — À medida que o farmacêutico questiona o paciente, também pergunta sobre os produtos ou dispositivos já utilizados para o alívio do problema. Naturalmente, isso também fornece um indício em relação à duração da condição. Exemplos de uso inadequado de produtos enganosos ou de aplicação de remédios domésticos podem ser descobertos e desencorajados. O farmacêutico também pode desencorajar o uso de produtos não-aprovados ou não-seguros, como os vendidos em lojas de alimentos naturais. Supondo que o paciente ainda possua mais alguns dias de autouso, o farmacêutico pode recomendar um produto adequado.

A NATUREZA EXATA DA CONDIÇÃO — Alguns pacientes carecem de uma idéia clara de seu problema ou sintomas clínicos. Nesses casos, o farmacêutico deve ouvir atentamente a história relatada pelo paciente. Outros pacientes já formularam um diagnóstico próprio. Nesses casos, o farmacêutico deve ainda extrair um histórico a fim de confirmar o autodiagnóstico do paciente ou corrigi-lo. Essa habilidade requer um completo entendimento de pequenas condições médicas que são autotratáveis, e também de várias *bandeiras vermelhas* que indicam uma condição séria, que necessita de encaminhamento a um médico, dentista, pediatra, optometrista, etc.

O farmacêutico encontra-se impedido de descobrir a natureza exata do problema por várias razões:

Tipicamente, como o farmacêutico não foi submetido a treinamento formal em avaliação física, os julgamentos devem ser realizados sem um espectro completo da informação médica que está disponível. Às vezes, a doença pode ser confirmada visualmente (p. ex., verruga ou pé-de-atleta), mas em outras situações (p. ex., candidíase vaginal ou hemorróidas) o farmacêutico depende inteiramente da informação verbal concedida por pessoas leigas, que podem estar fundamentalmente equivocadas com relação a determinados aspectos da condição (p. ex., sua aparência).

A legalidade da avaliação do farmacêutico é questionável, os limites são vagos e maldefinidos. Embora o farmacêutico possa reconhecer facilmente a dermatite provocada pelo veneno da hera, deverá examinar a garganta para diferenciar faringite viral de bacteriana? Embora o farmacêutico possa verificar facilmente a cabeça de um paciente à procura de piolhos, ele também deverá verificar as áreas púbicas à procura de outros parasitas? Em um artigo publicado na literatura de farmácia, diversos farmacêuticos clínicos defenderam que os farmacêuticos do comércio varejista deveriam proceder a inspeções no ouvido para a verificação de tímpano perfurado, examinar a narina do solicitante com a finalidade de identificar congestão dos seios nasais e examinar minuciosamente o fundo do olho a fim de reconhecer entalhamento arteriovenoso.[10] Mas onde isso termina? Esses farmacêuticos também recomendariam examinar atentamente o esôfago a fim de identificar esofagite induzida pelo refluxo gastroesofágico ou realizar um exame digital no reto a fim de diferenciar entre sangramento provocado por hemorróidas e carcinoma colorretal? Com base em que o próprio farmacêutico pode decidir o que distingue avaliação aceitável de não-aceitável? Fica-se tentado a examinar os decretos estaduais estabelecidos para a prática farmacêutica a fim de eliminar essas decisões de suas designações aparentemente arbitrárias. O farmacêutico é advertido a se assegurar de que o decreto para a prática farmacêutica no estado em que se encontra permite sua avaliação profissional antes de começar. Em Oklahoma, um registro de farmacêutico foi suspenso porque ele não "se absteve das tentativas de diagnóstico e tratamento que infringem a legalidade constituída de direitos e obrigações dos profissionais biomédicos".[11,12] Pode-se esperar a resistência oriunda da sociedade médica local. Por fim, o farmacêutico deverá verificar o seguro contra imperícia a fim de garantir que todos esses papéis não-tradicionais do farmacêutico estejam cobertos no caso de complicações legais.

A farmácia típica carece de otoscópios e equipamento adequado para avaliações. Além disso, embora muitas farmácias tenham acrescentado áreas para as orientações aos pacientes, conforme regulamentado pelo OBRA, quantas farmácias possuem salas de exames com uma porta para a privacidade do paciente? Os farmacêuticos do sexo masculino também entendem a necessidade legal de ter uma assistente do sexo feminino presente no momento do exame de uma paciente?

As dificuldades envolvidas na avaliação do farmacêutico demonstram que este não deverá hesitar em encaminhar o paciente a um profissional médico se houver qualquer dúvida quanto à condição ser adequada para o autocuidado ou se a validade do autodiagnóstico do paciente for questionável.

Existem muitas condições que exigem encaminhamentos, incluindo fungos nas unhas e no escalpo, furúnculos ou qualquer outra infecção bacteriana na pele, infecção nas cavidades, dor de ouvido, dor de dente, ouvido de nadador, infecções oculares, unhas do pé encravadas, ato de chupar o dedo polegar, ato de roer as unhas, câibras noturnas na perna, dor/infecção no trato urinário e vômitos provocados por qualquer outra coisa que não enjôos causados pelo movimento.

A EXPERIÊNCIA ANTERIOR COM A CONDIÇÃO — O farmacêutico deve descobrir se o paciente sofreu do mesmo mal anteriormente. Em caso afirmativo, a consulta foi feita com um médico ou outro profissional legítimo, e foi feito um diagnóstico? Por exemplo, considere o paciente que entra numa farmácia com vermelhidão na conjuntiva e lacrimejamento. Se o paciente foi diagnosticado com rinite alérgica recorrente, esses sintomas constituem parte da síndrome, e os produtos que não necessitam de prescrição são apropriados. Por outro lado, se o paciente não foi diagnosticado com rinite alérgica, há a possibilidade de uma conjuntivite viral, necessitando de encaminhamento.

Como um outro exemplo, o edema da córnea leva o paciente a ver auréolas ao redor da luz e a ter a visão embaçada. Se previamente diagnosticado por um médico, conforme previsto em algumas causas benignas (p. ex., uso prolongado de lentes de contato), fica facilmente autotratável com produtos de cloreto de sódio de 2 a 5%, sem a necessidade de prescrição médica. Entretanto, se o paciente não procurou conselho médico, a condição pode ser devida a glaucoma, que exige encaminhamento imediato.

Por fim, um outro exemplo é a mulher com infecção fúngica na vagina. Se nunca teve um diagnóstico médico de infecção fúngica vaginal, ela deve obter esse diagnóstico antes de utilizar um produto que não exige prescrição. Entretanto, uma vez diagnosticada, então ela própria consegue diferenciar vaginite fúngica de outras causas (p. ex., tricomoníase) e pode iniciar o autotratamento. Assim, o farmacêutico deve descobrir, mediante questionamento criterioso, se ela tem competência para se autotratar antes da venda de antifúngicos vaginais.

A RAZÃO PARA A SOLICITAÇÃO DE MEDICAÇÃO ESPECÍFICA — O farmacêutico deve descobrir por que se solicita uma medicação específica, quando os pacientes têm um produto em mente. A decisão baseia-se em experiência anterior bem-sucedida com o produto? Eles viram ou leram um anúncio? Eles ouviram a experiência de um parente ou amigo?

A motivação do paciente em comprar um produto específico pode apresentar um impacto profundo sobre as ações do farmacêutico. O uso anterior com resultados positivos é um dos mais potentes argumentos que o paciente apresenta. A menos que o produto seja claramente inseguro ou ineficaz, o paciente pode não ter o interesse de trocá-lo por um produto alternativo, por não acreditar numa cura potencial (p. ex., trocando um analgésico sistêmico por um analgésico tópico no caso de garganta inflamada). Por outro lado, se a motivação for simplesmente um anúncio ou recomendação de um amigo ou parente bem-considerado, o farmacêutico poderá ser mais hábil ao oferecer um produto alternativo que pode ser uma escolha melhor.

DICAS DE ACONSELHAMENTO

Na circunstância típica de compra de produtos para autocuidado, o farmacêutico sempre aborda o paciente com uma pergunta amigável: "Posso ajudá-lo a encontrar algo?" Isso permite que o paciente saiba que o farmacêutico encontra-se disponível com a finalidade de fornecer a informação necessária, facilitando a comunicação. Entretanto, em estabelecimentos de varejo com muito movimento, os farmacêuticos freqüentemente não conseguem percorrer os corredores de produtos que não precisam de receita médica para conversar com os pacientes quando eles querem. Muitas vezes, é o paciente que procura por assistência e inicia um diálogo quando em busca de um remédio SRM. Nesses casos, os farmacêuticos podem dar a impressão de que foram interrompidos no momento em que executavam uma tarefa mais importante.

O paciente pode iniciar a conversação de autocuidado com vários tipos gerais de questões:

O que você tem para diarréia? (ajuda a aliviar um sintoma do paciente)
Qual é o melhor antiácido? (escolha um produto oriundo de uma categoria específica que não exige receita médica)
Você tem creme de Lotrimina AF? (localize um produto para o paciente)

À medida que o farmacêutico avalia a questão e traz vários produtos e fatores de tomada de decisão relacionados ao paciente em prol da situação específica, podem ser utilizadas várias dicas importantes.

EXERCITAR A AUDIÇÃO ATIVA — Deve ser permitido ao paciente explicar o problema por completo, e o farmacêutico deve prestar atenção total, necessária para se minimizar as percepções e entendimentos equivocados. O farmacêutico então deve ser capaz de resumir mentalmente o que o paciente disse e fornecer uma resposta positiva que transmita entendimento do problema, empatia e interesse. Usar as palavras do paciente ou parafrasear o que foi relacionado dá a idéia de que o problema foi entendido. Reformular em outras palavras ou ter de reafirmar a situação força o farmacêutico a se concentrar no que foi dito e indica que o farmacêutico está processando a informação ativamente e tentando entender a situação. Se os farmacêuticos conseguem narrar o desconforto do problema que o paciente está sofrendo usando suas próprias palavras, isso indicará que os farmacêuticos exercitaram um componente muito importante da comunicação: a audição ativa. Esse processo também facilita e acentua as relações pessoais entre o farmacêutico e o paciente através da demonstração de uma preocupação verdadeira.

QUESTIONAR O PACIENTE POR COMPLETO — Com freqüência, o paciente fornece informação incompleta ou contraditória, muitas vezes necessariamente subjetiva. A fim de tomar a decisão adequada de triagem, o farmacêutico deverá desejar cobrir por completo o fator de tomada de decisão previamente relacionado (p. ex., idade, duração da condição ou natureza exata da condição). Outras informações úteis incluem

A condição surge e desaparece determinadas vezes durante o dia?
Qual a gravidade do problema? Se recorrente, está piorando a cada vez?
Você apresenta quaisquer outros sintomas que estejam ocorrendo?
Alguma coisa faz com que seus sintomas piorem ou pareçam causar a recorrência?

O questionamento deve ser direto e objetivo. Com experiência, o farmacêutico deverá ser capaz de reunir as informações necessárias em minutos. Se a situação for mais complexa e consumir tempo, o farmacêutico poderá pedir aos pacientes que retornem em outro momento mutuamente possível, fazer contato por telefone, ou encaminhá-los diretamente a um médico.

INTERPRETAR A COMUNICAÇÃO VERBAL E NÃO-VERBAL — Cada pergunta feita pelo paciente deve ser cuidadosamente repetida a fim de facilitar a interpretação. O paciente deve ser capaz de entender que as perguntas feitas vêm de um interesse e desejo genuínos em ajudar. O farmacêutico pode fazer dois tipos de perguntas:

1. Perguntas abertas, úteis para reunir informações considerando o problema médico. Por exemplo: "Você pode me contar sobre os sintomas que vem apresentando?" Esse tipo de pergunta oferece flexibilidade para a resposta do paciente e encoraja mais do que uma simples resposta como sim ou não.
2. Uma pergunta direta, útil quando a informação é uma indagação específica, p. ex.: "Há quanto tempo você observou a sensação de queimação no estômago?"

É crucial que essas perguntas sejam feitas uma de cada vez e não de uma maneira rápida, que apenas resulte em confusão e frustração para o paciente.

Habilidades na comunicação não-verbal também cumprem um papel vital nessa situação. A postura corporal, expressão facial e distância do paciente, tudo fornece uma percepção do paciente como um todo. Ao mesmo tempo, é importante estar ciente do comportamento não-verbal do paciente. Barreiras físicas na comunicação devem ser eliminadas sempre que possível. De fato, qualquer coisa que impeça a troca verbal deve ser eliminada. O farmacêutico tem o dever de realizar todo esforço em não falar com o paciente como se este fosse tolo, tanto verbalmente (ou seja, utilize o vernáculo) quanto fisicamente (ou seja, o farmacêutico e o paciente devem estar no mesmo nível em relação aos olhos). Essas trocas devem ser o mais privativas e sem interrupções possível. Nem todas as farmácias possuem o benefício de uma área privativa de consulta ou dinheiro para a construção de uma, mas a privacidade pode ser prontamente conquistada sem despesas através da simples formação de um triângulo utilizando o paciente, o farmacêutico e as prateleiras como paredes. Com isso, os outros automaticamente percebem que se trata de uma consulta privada e que não deve ser interrompida.

Sempre que possível, o farmacêutico deve avaliar o paciente fisicamente, através de observação e inspeção. Por exemplo, a pele é facilmente avaliada através de inspeção e palpação. Entretanto, o pulmão requer percussão e auscultação, não facilmente realizáveis no desempenho da função de farmacêutico. A maioria dos farmacêuticos obtém dados físicos (p. ex., número de comedões por lado da face) exclusivamente pela observação. Além disso, existem indícios quanto ao estado global de saúde do paciente, e esses indícios fornecem critérios para a seriedade do problema. As expressões faciais refletem dor e desconforto, palidez e letargia podem indicar um processo infeccioso, e tosse persistente pode ser um sinal de alguma doença sistêmica.

FALAR COM A PESSOA RESPONSÁVEL — No momento em que aconselha o paciente, o farmacêutico pode ouvir frases, como

"Eu não posso fazer isso sem falar com os meus pais."
"Meu marido não me deixará ir a um médico; nós não temos seguro-saúde."
"Eu não tenho certeza de como se parece; é para a minha avó."

Nessas situações, é melhor chamar o indivíduo que pode prestar maiores informações ou que necessita ser convencido da natureza séria do problema.

GANHANDO A COOPERAÇÃO DO PACIENTE

Após o farmacêutico ter questionado completamente o paciente e considerado diversos cursos de ação, chega a hora em que a recomendação deve ser feita. A decisão de triagem e suas ramificações caem em diversas categorias.

O FARMACÊUTICO OPTA POR NÃO RECOMENDAR QUALQUER PRODUTO OU DISPOSITIVO — Muitos pacientes estão preocupados simplesmente pois pode haver a necessidade de um produto. O farmacêutico pode informá-los do fato de que é provável que seu problema venha a desaparecer sem qualquer intervenção, e que nenhum produto aliviará os sintomas. Um exemplo é o de interromper o tabagismo a fim de auxiliar os sintomas da tosse, em vez de comprar um produto para a tosse. O resultado é que alguns pacientes não ficam satisfeitos com o conselho e continuam convencidos de que um produto os ajudará. Eles simplesmente podem comprar o produto em um outro estabelecimento na tentativa de ignorar o conselho útil do farmacêutico.

RECOMENDANDO UM PRODUTO OU DISPOSITIVO ESPECÍFICO QUE NÃO NECESSITA DE PRESCRIÇÃO — Quando o farmacêutico recomenda um produto ou dispositivo específico que não necessita de prescrição, muitos pacientes aceitam o conselho e compram o produto. Entretanto, um pequeno grupo de pacientes insiste em sua escolha do primeiro produto, mesmo que este possa ser claramente inadequado. O farmacêutico pode incitá-los a reconsiderar, prevenindo-os de que não é o melhor produto. Quando os farmacêuticos recomendam um tratamento com drogas para uma condição acessível ao autotratamento, devem conversar sobre o problema em si, os pontos marcantes a serem lembrados no monitoramento, e o período de tempo antes que o paciente venha a observar o benefício do tratamento.

Utilizando a acne vulgar como exemplo, o objetivo do tratamento tópico é controlar uma condição existente, impedir a acne em seus estágios de desenvolvimento e aliviar o desconforto (p. ex., físico ou psicológico). Deve ser dito ao paciente para ele observar uma diminuição no número de lesões que ocorrerá com a aplicação diária e contínua da medicação em toda a face e que pode levar de 2 a 3 semanas antes que os benefícios da medicação sejam observados. Associados à discussão devem estar os índices que demonstram que a condição da acne pode piorar e exigir atenção médica. Por fim, o paciente deve saber da potencial toxicidade do tratamento selecionado. Utilizando o peróxido de benzoíla como exemplo, o paciente com acne deve ter ciência de que pode haver o desenvolvimento de rubor e irritação na pele.

RECOMENDANDO O ENCAMINHAMENTO — Esse é o grupo de pacientes mais difícil para se lidar. Eles entram na farmácia pedindo assistência por causa de uma *pequena* queixa e alguém lhes diz que devem consultar um médico, dentista, etc. Isso envolve gasto de dinheiro e tempo de trabalho perdido. O farmacêutico pode até insistir que eles façam uma visita imediata a um atendimento de emergência. O farmacêutico deve lançar mão de todos os poderes de persuasão que possui a fim de conduzir essa situação. Podem ser utilizadas frases como essas:

"Se ele fosse meu filho, já o teria levado ao médico 4 dias atrás."
"As conseqüências disso podem chegar à perda da visão."
"Já ouvi falar que esse tipo de problema resulta num apêndice rompido se não for visto por um médico."

O objetivo é impressionar o paciente acerca da gravidade potencial do problema.

É perigoso quando um farmacêutico recomenda algo para segurar o paciente até que possa ser agendada uma consulta com um médico, pois alguns pacientes simplesmente desistirão e não marcarão a consulta, particularmente se o produto der a impressão de que está dando resultado para a condição deles. Um exemplo é o paciente que requer um analgésico que não exige prescrição e promete "visitar o dentista amanhã".

ACOMPANHAMENTO — Sempre que possível, o farmacêutico deve acompanhar o paciente, de acordo com o conceito de assistência farmacêutica. A fim de facilitar o acompanhamento, os farmacêuticos devem fazer algumas anotações, talvez sobre o perfil do paciente, para documentar o problema original e reforçar a sua própria memória. É muito importante também que o paciente entenda a vantagem de relatar ao farmacêutico o sucesso da intervenção. Se parecer que o paciente não está respondendo ao plano de tratamento, um novo curso de ação pode ser determinado por informação adicional e avaliação de dados (p. ex., o paciente seguiu corretamente as instruções e por um tempo razoável?). Muitas vezes, essa reavaliação culmina com o encaminhamento do paciente ao médico para outro tratamento. Se houver possibilidade, o farmacêutico deverá compartilhar com o médico as informações obtidas a partir da avaliação inicial e do acompanhamento.

RECOMENDANDO DISPOSITIVOS DIAGNÓSTICOS

Além dos produtos SRM, o farmacêutico também deve ter um conhecimento prático de auxílios e testes diagnósticos, que agora estão disponíveis para os consumidores. Desde a introdução do primeiro teste domiciliar de gravidez em 1977, esses testes do tipo "faça você mesmo" expandiram o mercado de autocuidados. Em um ano, os pacientes gastam aproximadamente U$650 milhões em *kits* de teste e monitores domiciliares.[13] Esse crescimento súbito do mercado, representado por uma taxa média de crescimento de 17%, é atribuído ao custo relativamente baixo e à confiabilidade dos testes domésticos, bem como à facilidade de uso pelo usuário.

Testes domiciliares de gravidez, testes prognósticos de ovulação, *kits* de testes de sangue oculto nas fezes, monitores domiciliares de glicose sangüínea e aparelhos para medição da pressão sangüínea representam apenas um pouco do já crescente número de *kits* e dispositivos diagnósticos domésticos que continuam a revolucionar a assistência à saúde dentro dos EUA. Esses dispositivos auxiliam a monitorar doenças crônicas, a diminuir visitas médicas e hospitalizações desnecessárias e, mais importante, a envolver ativamente os pacientes em seu próprio cuidado de saúde. Com essa tendência direcionada à medicina preventiva, o farmacêutico que se oferece para educar o consumidor sobre os mais recentes produtos diagnósticos que podem impedir as causas principais de fatalidade, p. ex., câncer de cólon, diabetes melito ou pressão sangüínea alta, estará numa posição profissional e econômica muito oportuna. Embora esses produtos diagnósticos continuem a se tornar cada vez mais simples para uso pelo usuário, os pacientes encontram problemas mesmo com o mais simples desses produtos e nem sempre seguem as orientações; conseqüentemente, o farmacêutico será obrigado a resolver o problema para o paciente e a fazer recomendações adequadas com base nos resultados dos testes. O paciente deve entender que esses *kits* diagnósticos são planejados para serem usados em estreita cooperação com profissionais da saúde que podem examinar os resultados do teste e suas implicações.

Como especialista em informações sobre drogas na área de produtos SRM, o farmacêutico não está substituindo o médico no momento em que recomenda (ou ajuda o paciente a selecionar) um produto SRM. Ao menos, nesse caso, o paciente tem o benefício da perícia do farmacêutico, ao passo que, se o produto fosse comprado num ponto-de-venda que não uma farmácia, não haveria nenhuma chance para a ocorrência de diálogo. Nesse último exemplo, existe uma grande chance de mau uso do produto. Considerando-se a educação acadêmica do farmacêutico, mais sua experiência prática, não existe outra pessoa que entenda melhor as limitações de autotratamento com produtos SRM e que se encontre numa posição para encorajar o paciente a procurar o conselho profissional de um médico quando necessário.

TESTE PARA DIABETE — Esses produtos, que permitem o monitoramento domiciliar do diabético, compreendem um extenso segmento do mercado de *kits* de teste domésticos.

TESTE PARA GRAVIDEZ — Os *kits* domésticos para detecção de gravidez utilizam tecnologia de anticorpos monoclonais. Os anticorpos monoclonais são anticorpos ou imunoglobulinas capazes de se ligar a determinadas substâncias químicas-alvo, a fim de que uma quantidade extremamente pequena da substância química-alvo possa ser detectada.[14]

Os testes de gravidez de anticorpos monoclonais detectam a gonadotrofina coriônica produzida pela placenta humana. Através de um segundo conjunto de reações, é produzida uma alteração na cor ou um outro sinal é desencadeado no produto com a finalidade de alertar a paciente de que ela está grávida. Em alguns testes, aparece um sinal de *menos,* o qual indica que a paciente não está grávida.

O teste típico de gravidez é um bastão aplicado diretamente no fluxo de urina da mulher por 5 a 10 segundos. Em menos de 3 minutos o produto produzirá a leitura. Com a finalidade de melhorar a interpretação, alguns desses testes também mostram uma janela de *controle* ou indicador de *Não-grávida*. Os testes podem ser utilizados normalmente logo após o primeiro dia de atraso da menstruação. Sua margem de acerto é de 98% quando utilizados pelos consumidores. Esses testes não são reutilizáveis.

PROGNÓSTICO DA OVULAÇÃO — Os *kits* de testes domésticos para o prognóstico da ovulação utilizam tecnologia de anticorpos monoclonais para detectar o hormônio luteinizante.[15] Os níveis de hormônio luteinizante na urina de uma mulher aumentam antes da ovulação. A mulher que deseja detectar a ovulação compra um *kit* que contém até nove testes de urina separados. Ela então inicia o teste pouco antes que a ovulação esteja prevista para ocorrer (dia 14 na mulher comum). Os primeiros testes podem dar negativo, depois um fraco positivo seguido de um positivo forte. O positivo forte precede a ovulação em 12 a 24 h. Uma vez que o propósito da ovulação é facilitar a gravidez, o casal consegue então tempo para relação sexual em torno da ovulação esperada a fim de garantir que o esperma alcance um óvulo viável. Os testes de prognóstico da ovulação não são adequados para uso como instrumento contraceptivo.

DETECÇÃO DE CÂNCER COLORRETAL — Cedo ou tarde, o câncer colorretal afetará um em cada 25 americanos.[16] Pelo menos 75% das mortes podem ser evitadas se o câncer for detectado em tempo hábil. Os *kits* de teste de sangue fecal detectam sangue oculto (visualmente escondido) nas fezes, um possível marcador de carcinoma colorretal. O paciente coloca um papel de teste tratado na água da privada em seguida a uma evacuação, e então observa um espaço quimicamente impregnado no papel para possível troca de cor. O paciente deve ser cauteloso em seguir todas as instruções anexas considerando os alimentos e medicações a serem evitados durante o período de teste, porque eles podem causar falso-positivos. O paciente lê visualmente a mudança de cor ou outra alteração nas tiras de teste.

DETECÇÃO DE INFECÇÃO DO TRATO URINÁRIO (ITU) — Em 1997, foi posto no mercado um produto com a finalidade de permitir que o paciente detectasse infecção do trato urinário ou monitorasse a efetividade do tratamento com drogas após o diagnóstico de ITU. O paciente pode suspeitar de uma ITU ao sentir dor durante o ato de urinar, queimação, urgência ou freqüência urinárias. A bactéria que causa a infecção converte o nitrato urinário em nitrito qualitativamente. O teste de urina detecta o nitrito urinário. O paciente observa a alteração da cor numa tira de teste. Se positivo, então o paciente deverá consultar o médico.

TESTE DE ABUSO DE DROGAS — Um produto comercializado em 1997 (PDT-90 Personal Drug Testing Service) permite que pais aflitos realizem testes nos filhos em virtude de ingestão de drogas ilegais. Uma determinada quantidade de droga ilegal penetra no cabelo do usuário. O pai ou a mãe devem coletar uma amostra do cabelo e enviá-lo ao fabricante. Após 5 dias úteis, o consumidor faz uma ligação grátis e fornece o número de código que veio na embalagem. O pessoal da empresa fornece o nome das drogas encontradas na amostra de cabelo, se houver. O PDT-90 detecta maconha, cocaína, opiáceos, metanfetamina e fenciclidina ingeridos em até 90 dias anteriormente.

DETECÇÃO DE HIV — Os *kits* de testes domésticos para detecção de HIV encontravam-se numa área controversa, com diversos *kits* tendo sido introduzidos e retirados. Os dois disponíveis atualmente são o Home Access Express e o Home Access. O paciente fura um dedo a fim de obter a amostra de sangue sobre o cartão fornecido. O cartão deve secar ao ar (30 min) e então ser rapidamente enviado (FedEX no caso do Home Access Express) ou através do correio normal.

MEDIÇÃO DO COLESTEROL — Foi posto no mercado um teste doméstico de colesterol, que permite ao paciente preocupado a avaliação do colesterol no soro. Conhecido como CholesTrak Home Cholesterol Test, esse teste requer que o paciente fure o lado de um dedo, dispondo 1 a 2 gotas de sangue no local adequado de um painel de teste referido como cassete. Após seguir as instruções adicionais, o paciente examina o cassete em relação à mudança de cor, comparando-a com um quadro fornecido. O teste é utilizado apenas uma vez e não diferencia entre HDLs e LDLs. O teste apresenta uma exatidão diagnóstica de 97%.

PRECAUÇÕES

O farmacêutico que fornece orientações em autocuidados deve ser bem cauteloso ao recomendar produtos que carecem de garantia de segurança e/ou eficácia. Os exemplos incluem numerosos suplementos herbários, artigos para atletas, tratamentos de obesidade e produtos e dispositivos enganosos.

Um outro exemplo de produtos que não deveriam ser recomendados são os produtos homeopáticos. A homeopatia é um ramo obsoleto da medicina que foi desenvolvido no início dos anos 1800.[17] Entre suas teorias encontram-se

> Alguém trata de uma condição através da administração de um produto que causa os mesmo sintomas. Assim, o extrato de barata é utilizado para a asma, os supositórios candidais para *Candida* vaginal, cafeína para insônia, ipecacuanha para vômito e extrato de câncer brônquico para câncer brônquico.
>
> Se 1 gota do componente ativo for diluída com 99 gotas de água e o frasco *agitado* repetidamente num processo conhecido como *sucussão*, as moléculas de água utilizarão a medicação como um molde e se alinharão de forma que a medicação diluída na verdade se torna mais forte.
>
> Cada diluição de 1/100 é conhecida como 1 ×. Quanto mais diluída for a medicação, mais forte ela se torna. Alguns remédios homeopáticos são tão *fortes* quanto 60 ×, número de vezes que já ultrapassou o número de Avogadro, e não existe nenhum componente ativo na preparação final.

Todas essas teorias de homeopatia contradizem diretamente a farmacologia básica e a curva dose-resposta.[18] Além disso, não existe prova de que elas funcionam quando submetidas a escrutínio exaustivo e rigoroso em testes irrefutáveis, experimentos controlados com placebo com volumes suficientes de amostras a fim de garantir significância estatística.

Através de um lapso na lei federal americana, não há exigências de comprovação de eficácia para os produtos homeopáticos como acontece com a medicação legal. Esse padrão duplo deve fazer com que o farmacêutico dê uma pausa quando considera as vendas desses produtos. Diversas ações judiciais contra redes de lojas que vendem esses produtos foram resolvidas amigavelmente.

REFERÊNCIAS

1. Snyder K. *Am Drugg* 1997; 141(11): 82.
2. Young FE. *Self-Care: Self-Medication in America's Future* (Symp Rpt). Washington, DC: The Proprietary Assoc, Feb 1988.
3. Newton G, Popovich NG, Pray WS. *JAPhA* 1996; NS36(8): 489.
4. Newton GD, Pray WS, Popovich NG. *Ibid* 1997; NS37(2): 165.
5. Ebrahimzadeh H, Davalos R, Lee PP. *Surv Ophthalmol* 1997; 42(2): 152.
6. Epstein D. *Drug Topics* 1997; 141(12): 45.
7. Pray WS. *JAPhA* 1996; NS36(5): 329.
8. *The Clinical Role of the Community Pharmacist.* Washington, DC: OIG, DHHS, Nov 1990.
9. Clepper I. *Drug Topics* 1992; 136(16): 44.
10. Worthen PL, Kwasnik P, Worthen DB. *Pharm Times* 1993; 59(6): 64.
11. *1992–1993 Survey of Pharmacy Law.* Park Ridge, IL: NABP, 1992 p 48.
12. Brown GH, Kirking DM, Ascione FJ. *Am Pharm* 1983; NS23: 325.
13. Rheinstein PH, Thomas A. *Am Fam Physician* 1995; 52(1): 293.
14. Newton GD. *Am Pharm* 1993; NS33(9): 22.
15. Newton G, Pray WS, Popovich NG. *JAPhA* 1996; NS36(2): 108.
16. Pray WS. *US Pharm* 1993; 18(7): 26.
17. Pray WS. *Am J Pharm Educ* 1996; 60(Summer): 198.
18. Pray WS. *Am J Pain Manage* 1992; 2(2): 63.

BIBLIOGRAFIA

Handbook of Nonprescription Drugs, ed 12. Washington, DC: APhA, 2000.

Pray WS. *US Pharm* 1998; 23(3): 64.

Pray WS. *Nonprescription Product Therapeutics.* Baltimore: Williams & Wilkins, 1999.

CAPÍTULO **102**

Interações Medicamentosas

Daniel A Hussar, PhD
Remington Professor of Pharmacy
Philadelphia College of Pharmacy
University of the Sciences in Philadelphia
Philadelphia, PA 19104

Embora alguns problemas relacionados aos medicamentos se desenvolvam inesperadamente e não possam ser previstos, muitos estão relacionados a conhecidas ações farmacológicas dos medicamentos e podem ser razoavelmente antecipados. Entretanto, à medida que a terapia medicamentosa se torna mais complexa e muitos pacientes são tratados com dois ou mais medicamentos, a capacidade de prever a magnitude de uma ação específica de qualquer medicamento prescrito diminui. Essas circunstâncias apontam para a necessidade não apenas da manutenção de registros completos e atualizados dos medicamentos do paciente, mas também para a monitoração mais próxima e para a supervisão da terapia medicamentosa para que os problemas possam ser prevenidos ou detectados em um estágio precoce no seu desenvolvimento. O farmacêutico está em uma posição única para atender a essas necessidades, e existem oportunidades para um maior envolvimento na contribuição e na preparação de uma terapia medicamentosa que seja tanto eficaz quanto segura.

Muitos problemas relacionados aos medicamentos são causados por interações medicamentosas. Como base para essa discussão, uma interação medicamentosa seria uma situação na qual os efeitos de um medicamento são alterados pela administração prévia ou concomitante de outro medicamento (ou seja, interação entre dois medicamentos). O conceito de interação medicamentosa freqüentemente se estende para incluir situações nas quais

1. Alimentos ou outros itens da dieta influenciam a atividade de um medicamento (ou seja, interações fármaco-alimentares) ou
2. Substâncias químicas ambientais ou tabagismo influenciam a atividade de um medicamento ou
3. Um medicamento causa alteração dos resultados dos exames laboratoriais (ou seja, interações fármaco-exame laboratorial) ou
4. Um medicamento causa efeitos indesejáveis em pacientes com determinados processos mórbidos (ou seja, interações fármaco-doença).

Uma atenção considerável tem sido dada à interação medicamentosa, e as informações pertinentes a essas ocorrências têm sido amplamente publicadas. Diversas referências abrangentes, como *Drug Interaction Facts* (Tatro DS, ed. St Louis: Facts and Comparisons, 2000) e *Drug Interactions, Analysis and Management* (Hansten PD, Horn JR, eds. St Louis: Facts and Comparisons, 2000), tratam apenas desse tema, enquanto outras referências dedicam muita atenção a isso. Além disso, há bases de dados computadorizadas que fornecem informações sobre interações medicamentosas.

Os problemas que podem resultar das interações medicamentosas também têm sido divulgados ao público. Além das precauções explicadas aos pacientes pelos médicos e farmacêuticos, artigos sobre o tema têm aparecido em muitas publicações amplamente lidas pelo público. Por exemplo, a matéria de capa da edição de 26 de agosto de 1996 da *U.S. News & World Report*, "Danger at the Drugstore", é uma reportagem investigativa sobre o risco dos pacientes que recebem medicamentos com o potencial de interação.

Uma das conseqüências mais importantes da interação medicamentosa é uma resposta excessiva a um ou mais agentes que também estão sendo administrados. Por exemplo, um efeito significativamente acentuado de agentes como a digoxina e a varfarina pode resultar em efeitos adversos sérios. Não tão bem reconhecidas, mas também muito importantes, são aquelas interações nas quais a atividade do medicamento está diminuída, resultando em perda da eficácia. Essas interações são especialmente difíceis de detectar, porque podem ser confundidas com fracasso terapêutico ou progressão da doença.

Algumas interações medicamentosas continuam a ocorrer embora sejam bem documentadas e reconhecidas. A digoxina e um diurético freqüentemente são prescritos ao mesmo tempo, e essa é uma conduta racional, para os pacientes com insuficiência cardíaca congestiva. É notório que a maioria dos diuréticos pode causar depleção de potássio, a qual, se não for corrigida, pode tornar-se excessiva e levar aos efeitos adversos da digoxina. Problemas ainda continuam a ocorrer como resultado dessa interação.

Mesmo com a substancial publicidade que as interações medicamentosas têm recebido, é ainda muito difícil determinar sua incidência ou importância clínica. Entretanto, numerosos estudos têm demonstrado que muitos pacientes são medicados com agentes de reconhecido potencial de interação. À medida que aumenta o número de medicamentos no esquema terapêutico do paciente, maior é o risco de ocorrência de uma interação medicamentosa. Embora haja apenas dados limitados sobre muitas das interações medicamentosas potenciais que têm sido sugeridas, um progresso considerável tem sido feito na definição do nível de risco associado ao uso de várias combinações medicamentosas. Na verdade, o risco de interações sérias que envolvem o uso da terfenadina e do mibefradil foi suficientemente importante para que esses medicamentos fossem retirados do mercado nos EUA.

FATORES QUE CONTRIBUEM PARA A OCORRÊNCIA DE INTERAÇÕES MEDICAMENTOSAS

Vários fatores contribuem para a ocorrência de interações medicamentosas.

EFEITOS FARMACOLÓGICOS MÚLTIPLOS — A maioria dos medicamentos prescritos atualmente tem a capacidade de influenciar muitos sistemas fisiológicos. Portanto, existe uma possibilidade aumentada de dois medicamentos administrados concomitantemente afetarem algum sistema em comum. Quando se considera o potencial de interação entre os medicamentos, existe freqüentemente uma tendência apenas de se preocupar com os efeitos primários dos medicamentos envolvidos e deixar passar as atividades secundárias que eles possuem. A terapia combinada com um antipsicótico fenotiazínico (p. ex., clorpromazina), um antidepressivo tricíclico (p. ex., amitriptilina) e um agente antiparkinsoniano (p. ex., triexifenidil) é empregada em alguns pacientes. Cada um desses agentes tem um efeito primário consideravelmente diferente; entretanto, todos os três possuem atividade anticolinérgica. Embora o efeito anticolinérgico de qualquer um dos medicamentos seja leve, os efeitos adicionais dos três agentes podem ser significativos.

MÚLTIPLAS PRESCRIÇÕES — É necessário para alguns indivíduos ver mais de um médico, e é muito comum que o paciente seja visto por um ou mais especialistas além do médico de família. Alguns indivíduos também são vistos por outros profissionais da saúde (p. ex., dentistas, podiatras), que podem prescrever alguma medicação. É freqüentemente difícil para o profissional que está fazendo uma prescrição conhecer todas as medicações que foram prescritas por outros para um determinado paciente, e dificuldades podem surgir de tais situações. Por exemplo, um médico pode prescrever um anti-histamínico (p. ex., difenidramina) para um paciente para o qual um outro médico tinha prescrito um agente ansiolítico, com a possível conseqüência de um efeito depressivo excessivo.

Mesmo que o paciente esteja sendo visto por diferentes médicos, ele geralmente compra a medicação na mesma farmácia. Portanto, o farmacêutico, pela manutenção dos registros da medicação do paciente, tem um papel importante na detecção e na prevenção dos problemas relacionados aos medicamentos.

USO DE MEDICAMENTOS DE VENDA LIVRE — Muitos relatos de interação medicamentosa têm envolvido o uso concomitante de um medicamento de venda de prescrição com um medicamento de venda livre (p. ex., ácido acetilsalicílico [AAS], antiácidos, descongestionantes). Quando um médico questiona o paciente sobre os medicamentos que ele está tomando, o paciente freqüentemente não menciona os medicamentos de venda livre que utilizou. Muitos pacientes utilizam preparações como antiácidos, analgésicos e laxantes há tanto tempo e de uma maneira tão rotineira que não os consideram medicamentos. Essa informação freqüentemente pode ser omitida no questionamento de um paciente, e alguns médicos e farmacêuticos preferem usar uma lista de sintomas que podem ordinariamente ser tratados com medicamentos de venda livre numa tentativa de obter essa informação do paciente.

As interações também podem resultar do uso concomitante de dois ou mais produtos de venda livre. Em algumas situações, dois desses produtos vendidos para diferentes propósitos contêm o mesmo ingrediente ativo, aumentando o risco de uma resposta excessiva a essa substância. A fenilpropanolamina é usada como descongestionante, assim como em formulações usadas como auxiliares dietéticos. A difenidramina é incluída em muitos produtos por sua ação anti-histamínica, mas também é incluída por seu efeito sedativo em muitas formulações de venda livre para auxiliar o sono. Os pacientes freqüentemente não sabem que produtos comprados para diferentes condições podem conter o mesmo ingrediente ativo e, portanto, correm um risco maior de problemas com o uso dos produtos que eles acreditam ser seguros por não necessitarem de receita médica.

Embora muitos indivíduos tenham suas receitas fornecidas na farmácia local, freqüentemente compram os medicamentos de venda livre em qualquer lugar, tornando então a identificação dos problemas potenciais extremamente difícil para o farmacêutico e para o médico. Por essa razão, os pacientes devem ser encorajados a obter tanto os seus medicamentos de prescrição como os de venda livre na farmácia. Todavia, esse conselho é justificável apenas quando o farmacêutico pessoalmente supervisiona os medicamentos de venda livre que podem provocar esses problemas.

As observações feitas em relação às potenciais interações que envolvem os produtos de venda livre também se aplicam ao uso de fitoterápicos, suplementos dietéticos e produtos correlatos que são vendidos sem receita médica. Embora muito ainda deva ser aprendido sobre as propriedades desses produtos, muitos parecem ter um potencial de interagir com as medicações prescritas pelo médico, e os pacientes devem ser questionados se estão usando esses produtos.

NÃO-OBEDIÊNCIA DO PACIENTE — Por várias razões, muitos pacientes não tomam a medicação da maneira prescrita. Alguns não recebem instrução adequada do médico e do farmacêutico sobre como e quando tomar sua medicação. Em outras situações, sobretudo quando os pacientes estão tomando diversas medicações, a confusão sobre as instruções pode desenvolver-se mesmo que o paciente possa tê-las entendido inicialmente. É compreensível que os idosos que estejam tomando cinco ou seis medicamentos várias vezes ao dia em horários diferentes possam confundir-se ou esquecer de tomar sua medicação, embora isso não ocorra apenas na população geriátrica.

Embora as situações que envolvem a não-obediência do paciente usualmente possam resultar em um paciente não tomando medicação suficiente, algumas circunstâncias podem levar ao uso excessivo de certos medicamentos, aumentando assim a possibilidade de interação medicamentosa. Por exemplo, se alguns pacientes percebem que se esqueceram de uma dose do medicamento, eles dobram a dose seguinte para compensar. Outros pacientes podem pressupor que, se a dose de um comprimido prescrita fornece alívio parcial mas não completo dos sintomas, dois comprimidos serão ainda mais efetivos.

USO ABUSIVO DOS MEDICAMENTOS — A tendência de alguns indivíduos a abusar ou deliberadamente empregar incorretamente os medicamentos também pode levar a uma incidência aumentada de interação medicamentosa. Os barbitúricos, os analgésicos opióides e as anfetaminas estão entre os agentes mais comumente usados em excesso, e isso pode resultar em vários problemas, incluindo um potencial aumentado de interação medicamentosa.

Muitas interações que ocorrem não são detectadas nem notificadas. Koch-Weser (*Drug Inform J* 1972; 6:42) observou que a detecção das interações medicamentosas pelos médicos não é eficiente e citou seis razões para a existência dessa situação. Embora descritas inicialmente em 1972, muitas dessas observações são igualmente válidas hoje.

1. Na maioria dos casos a situação clínica é complexa demais para permitir o reconhecimento de um evento inesperado na evolução de um paciente, como o relacionado à sua terapia medicamentosa.
2. Com poucas exceções, a intensidade da ação dos medicamentos no ambiente terapêutico não pode ser quantificada acuradamente.

Uma razão para os muitos relatos de interações que envolvem anticoagulantes, agentes antidiabéticos e anti-hipertensivos é que existem parâmetros específicos como o tempo de protrombina, a concentração de glicose sérica e a pressão arterial que podem ser medidos e que fornecem uma indicação quantitativa da atividade medicamentosa. Portanto, qualquer alteração nesses valores que possa ser causada pela introdução de outro medicamento na terapia pode ser medida com relativa facilidade. Em contraste, quando se consideram os medicamentos como os agentes antipsicóticos e os analgésicos com os quais é muito mais fácil medir-se o grau de atividade, torna-se progressivamente mais difícil observar-se e medir-se o efeito dos outros medicamentos em suas atividades.

3. Mesmo quando uma resposta deficiente, excessiva ou anormal a um ou a dois medicamentos é reconhecida claramente durante a administração concomitante, isso é atribuído usualmente a fatores outros que não a interação medicamentosa.

Quando uma resposta inesperada a um medicamento se desenvolve, isso freqüentemente é atribuído a algo que não a interação medicamentosa, tal como uma idiossincrasia do paciente no caso de uma resposta exacerbada, ou a tolerância no caso de uma resposta deficiente.

4. O índice de suspeição da maioria dos médicos em relação às interações medicamentosas é muito baixo e muitos mal se apercebem do fenômeno.
5. Os médicos tendem a duvidar de suas observações em relação às interações medicamentosas, a menos que a mesma interação já tenha sido descrita antes.

Embora os médicos estejam agora bem atentos à ocorrência de interações medicamentosas, existem situações nas quais as interações medicamentosas podem estar ocorrendo, mas existem outros fatores que também podem contribuir para a resposta alterada observada. Portanto, os médicos freqüentemente aceitam uma explicação razoável, embora incompleta, baseada na informação com a qual eles estão familiarizados, em vez de suspeitarem da possibilidade de que ela não tenha sido relatada previamente. Embora muitas interações que tenham sido referidas via relato de caso não tenham sido confirmadas por outras observações ou estudos adicionais, muitos relatos de um único caso têm servido de estímulo para estudos adicionais que têm resultado em advertência sobre interações potencialmente perigosas.

6. Os médicos freqüentemente não notificam as interações medicamentosas mesmo quando eles as reconhecem inequivocamente.

Não há dúvida de que vários fatores contribuem para essa situação. O tempo que levaria para descrever um caso para, então, submetê-lo a uma publicação é um impedimento para muitos médicos e farmacêuticos. Além disso, como as interações medicamentosas freqüentemente representam uma experiência indesejável para o paciente, os profissionais de saúde freqüentemente relutam em expor-se a possíveis críticas ou mesmo um processo relacionado à terapia. Entretanto, é importante que os profissionais de saúde comuniquem as informações que serão úteis a outros e evitarão os mesmos problemas.

USANDO AS INFORMAÇÕES DA INTERAÇÃO MEDICAMENTOSA

Embora tenha havido um progresso considerável na identificação das interações medicamentosas, uma análise cuidadosa da literatura revela que algumas informações são conflitantes, incompletas e enganosas. Muito freqüentemente, é dada uma publicidade exagerada de importância clínica a uma suposta interação medicamentosa.

O uso de algumas dessas informações infelizmente tem levado, em algumas situações, a um grau indevido de alarme, caracterizado, por alguns observadores, como *histeria da interação medicamentosa* ou *síndrome de ansiedade da interação medicamentosa*. É necessário cuidado, portanto, na avaliação e no uso das informações disponíveis, porque a reação exagerada a um possível problema pode levar a uma situação mais difícil do que aquela que ocorreria se nada fosse feito. Em algumas situações, os pacientes foram privados desnecessariamente da terapia da qual poderiam se beneficiar como resultado de uma preocupação sobre uma interação em potencial com outro medicamento que eles estejam tomando. Por outro lado, alguns profissionais de saúde têm encontrado tantos relatos e comentários a respeito das interações medicamentosas sem relevância clínica que o seu ceticismo impossibilita a atenção adequada àquelas interações que são clinicamente importantes. O reconhecimento da importância do exercício da perspectiva clínica apropriada é essencial quando se deseja uma terapia ótima.

Ao usar a literatura das interações medicamentosas e decidir que ação é apropriada, vários fatores devem ser lembrados.

MEDICAMENTOS QUE INTERAGEM GERALMENTE PODEM SER ASSOCIADOS — Na maioria dos casos, dois medicamentos que sabidamente interagem podem ser associados, desde que sejam tomadas precauções adequadas (p. ex., monitoração atenta da terapia, ajustes posológicos para compensar a resposta alterada). Embora existam algumas situações nas quais o uso de um medicamento usualmente esteja contra-indicado enquanto outro esteja sendo dado, não é provável que essas combinações sejam empregadas freqüentemente, e podem existir até exceções às contra-indicações em determinadas circunstâncias. Nessas situações, então, em que outro agente com propriedades terapêuticas similares e com um risco menor de interação pode ser usado, tal curso de ação seria preferível.

Têm sido relatadas reações sérias que ocorrem após o uso concomitante do inibidor da monoamina oxidase (IMAO) (p. ex., tranilcipromina) com um antidepressivo tricíclico (p. ex., amitriptilina), e a literatura da maioria desses produtos adverte que o uso dessas associações está contra-indicado. Entretanto, tem sido apontado por alguns que tais reações não ocorrem comumente, e que essas combinações, quando usadas sob supervisão cuidadosa, possam ser benéficas em alguns pacientes quando a terapia medicamentosa convencional falhou. O fato de essas combinações poderem ser usadas beneficamente em alguns pacientes não isenta o farmacêutico da responsabilidade de checar a terapia com o médico. Entretanto, o farmacêutico deve estar atento ao fato de que tais circunstâncias podem justificar o uso concomitante de medicamentos até *contra-indicados*.

INTERAÇÕES BENÉFICAS — Deve ser reconhecido que algumas vezes um segundo medicamento é prescrito deliberadamente para modificar os efeitos de outro. Tal abordagem poderia ser usada no esforço de realçar a efetividade ou a redução dos efeitos adversos dos agentes primários. Nessas situações a eficácia e/ou a segurança de um medicamento estão aumentadas, indicando que as interações não são sempre prejudiciais como freqüentemente imaginado, mas também podem ser benéficas.

A capacidade da probenecida de aumentar as concentrações séricas e de prolongar a atividade dos derivados da penicilina é conhecida há muitos anos, e essa interação tem sido usada como vantagem terapêutica em certas infecções. A probenecida também é usada para reduzir o risco de toxicidade a certos agentes como o cidofovir. Ao inibir a secreção tubular renal do cidofovir, a probenecida reduz a sua depuração renal, assim como o risco de nefrotoxicidade. Por essa razão, a probenecida oralmente administrada deve acompanhar cada infusão IV do cidofovir.

Outro exemplo de situação na qual um medicamento é dado para minimizar os efeitos indesejáveis de outro é visto com o uso de um medicamento antiparkinsoniano com um medicamento antipsicótico, num esforço para reduzir os efeitos extrapiramidais do último.

NATUREZA DOS RELATOS — Os relatos e revisões das interações algumas vezes atribuem importância a observações isoladas dos problemas em um paciente ou um número limitado de pacientes. Em várias ocasiões uma interação suspeita que fora observada em um único paciente tem sido relatada em várias revisões e quadros sem a qualificação da natureza do relato ou da possível importância clínica da interação. O fato de tal interação ser agora incluída em várias publicações pode resultar em uma impressão de que o problema está bem documentado e é clinicamente significativo.

PROFUNDIDADE DA INFORMAÇÃO — A maioria dos diagramas e quadros de interações medicamentosas não fornece informação detalhada sobre situações específicas. A mera menção a um efeito aumentado ou diminuído de um medicamento na presença de outro não é suficiente para formar um julgamento como a importância clínica e a gravidade potencial da situação. Por isso, a maioria das referências desse tipo deve ser usada apenas para filtrar inicialmente as possíveis interações, e fontes de referência mais abrangentes devem ser consultadas para informações adicionais.

LITERATURA ATUAL — É importante revisar a literatura mais atual constantemente, desde que informações novas podem mudar a importância de relatos anteriores. A existência de relatos conflitantes a respeito de algumas interações também irá tornar-se evidente conforme a literatura for cuidadosamente pesquisada. Embora não exista a certeza de que a informação mais recente é mais apurada ou pertinente, a data de publicação de uma referência particular deve ser observada, e, quando apropriadas, as referências mais atuais devem ser consultadas. A importância de se ter acesso à literatura atual é refletida nas decisões de quem publica a maioria das referências abrangentes amplamente usadas de interações medicamentosas para lançar as atualizações a intervalos freqüentes (p. ex., quatro vezes ao ano).

É também importante estar atento às advertências sobre os medicamentos que são lançadas pela FDA e pelos fabricantes farmacêuticos, assim como às revisões pertinentes nas bulas e rótulos dos produtos. Diversas advertências com relação às interações medicamentosas que envolvem a terfenadina e o mibefradil precederam a retirada desses medicamentos do mercado.

RECOMENDAÇÕES E ALTERNATIVAS TERAPÊUTICAS — Não existe informação suficiente disponível sobre muitas interações relatadas para permitir o desenvolvimento de diretrizes específicas para reger tais combinações terapêuticas. Quando tais diretrizes estão presentes, elas podem ser extremamente úteis, e existe um número crescente de tais afirmações nos suplementos da embalagem de vários produtos. Quando possível, o farmacêutico não deve apenas identificar um problema em potencial, mas também deve estar preparado para fazer uma recomendação ao médico e/ou ao paciente de como os problemas podem ser evitados ou minimizados.

Por exemplo, é sabido que a aspirina pode acentuar a atividade anticoagulante da varfarina. Embora muitos pacientes que tomam os dois medicamentos simultaneamente não irão experimentar um problema, o acetaminofeno usualmente seria preferível à aspirina nos pacientes em terapia anticoagulante por alterar menos a atividade dos agentes como a varfarina. Entretanto, antes de fazer uma recomendação para que o paciente em uso de terapia anticoagulante use acetaminofeno em vez de aspirina, deve haver o conhecimento do propósito para o qual a aspirina deve ser utilizada. Embora o acetaminofeno seja comparado à aspirina com respeito à atividade analgésica e antipirética, ele possui pouca atividade antiinflamatória, e, diferentemente da aspirina, não tem sido demonstrada redução no risco de problemas como ataques isquêmicos transitórios e infarto do miocárdio. Logo, ele não deve ser usado como uma alternativa à aspirina nas condições em que uma dessas ações é necessária.

O uso da tetraciclina pelo paciente que também toma antiácidos fornece um exemplo de uma situação na qual uma recomendação específica pode ser feita para se evitar dificuldade. Se tomados ao mesmo tempo, o antiácido pode diminuir a absorção e a efetividade da tetraciclina. Entretanto, se os dois agentes são dados pelo menos com 1 h de diferença, a dificuldade é evitada.

OBSERVANDO AS INTERAÇÕES EM PERSPECTIVA — Mesmo após os fatores previamente discutidos terem sido considerados e os dados terem sido analisados criticamente, a possibilidade de interações que se desenvolvem deve ser vista em perspectiva. Embora uma resposta alterada pareça plausível, isso pode não ser clinicamente significativo em muitos pacientes. Nessas situações, um paciente não deve ser privado da terapia necessária pela possibilidade de uma interação, mas tal terapia deve ser monitorada de perto.

A maioria dos profissionais de saúde não tem acesso rápido a um grande número de fontes de literatura primária. Logo, o uso de uma referência autorizada e abrangente tal como *Drug Interaction Facts* ou *Drug Interactions and Updates Quarterly* é recomendada, e essas referências podem ser muito úteis na identificação dos potenciais problemas e na formulação dos julgamentos da sua importância clínica e das alternativas terapêuticas. Entretanto, embora certas interações sejam bem documentadas, é freqüentemente difícil, se não impossível, predizer a gravidade de uma interação, se realmente ela ocorrer. As muitas variáveis que podem influenciar na atividade de um medicamento e na sua capacidade de interagir com outros agentes contribuem para a incerteza existente. Muitas dessas variáveis pertencem aos medicamentos que são usados e incluem dosagem, via de administração, tempo de administração, seqüência de administração e duração da terapia, enquanto outras variáveis, que são consideradas na discussão a seguir, pertencem ao paciente.

VARIÁVEIS DO PACIENTE

Existem muitos fatores que influenciam na resposta a um medicamento no homem. Vários relatos têm indicado como esses fatores podem predispor um paciente ao desenvolvimento de efeitos adversos a um medicamento, e pode-se antecipar que muitas dessas considerações também se aplicam ao desenvolvimento de interações medicamentosas.

IDADE — Quando consideramos o risco de problemas relacionados aos medicamentos, a idade é um fator importante. Estudos indicam que existe uma incidência aumentada de reações medicamentosas adversas em pacientes tanto jovens quanto geriátricos, e isso é razoável de se esperar, já que a ocorrência de interações medicamentosas também é mais alta nesses grupos de pacientes.

Os problemas relacionados aos medicamentos em pacientes jovens são encontrados mais freqüentemente em crianças recém-nascidas. Os recém-nascidos não têm os sistemas enzimáticos envolvidos no metabolismo de certos medicamentos plenamente desenvolvidos, e eles também têm a função renal imatura.

Diversos fatores apontam para um risco aumentado de interações nos idosos. A maioria dos pacientes idosos tem pelo menos uma doença crônica (p. ex., hipertensão, diabete), e isso é refletido na prescrição de um grande número de medicações nesse grupo de pacientes. Os tipos de doenças mais freqüentemente apresentados pelos pacientes idosos (p. ex., distúrbios renais) podem contribuir para uma resposta medicamentosa alterada, e a sensibilidade à ação de alguns medicamentos parece estar aumentada com a idade avançada. Além disso, as alterações relacionadas com a idade podem existir na absorção, na distribuição, no metabolismo e na excreção de certos medicamentos, o que aumenta a possibilidade de reações medicamentosas adversas e de interações medicamentosas. Conseqüentemente, a terapia medicamentosa nos pacientes idosos deve ser monitorada especialmente de perto.

FATORES GENÉTICOS — Esses podem ser responsáveis pelo desenvolvimento de uma resposta medicamentosa inesperada em um paciente em particular. A isoniazida (INH) é metabolizada por um processo de acetilação, cuja velocidade parece estar sob controle genético. Alguns indivíduos metabolizam a INH rapidamente, enquanto outros a metabolizam lentamente, exigindo então ajustes posológicos cuidadosos, porque a dose que fornece concentrações satisfatórias nos acetiladores rápidos pode causar toxicidade nos acetiladores lentos. Por exemplo, a INH causa neurite periférica em vários pacientes, e esse efeito tem sido observado mais freqüentemente nos acetiladores lentos.

Foi observado que a INH pode inibir o metabolismo da fenitoína, possivelmente resultando no desenvolvimento de efeitos adversos (nistagmo, ataxia, letargia) do último. Entretanto, estudos indicaram que os pacientes que desenvolveram toxicidade à fenitoína quando estavam também tomando INH eram acetiladores lentos de isoniazida. É provável que essa interação seja importante apenas nos pacientes que metabolizam a isoniazida muito lentamente.

ESTADOS MÓRBIDOS — Vários estados mórbidos, diferentes daquele para o qual um determinado medicamento esteja sendo usado, podem influenciar a resposta do paciente ao medicamento. O dano das funções renal e hepática é a condição mais importante que pode alterar a atividade do medicamento. Entretanto, outros distúrbios também podem trazer à tona uma mudança na atividade do medicamento. Como muitos medicamentos estão extensamente ligados às proteínas plasmáticas e apenas a fração não-ligada do medicamento é ativa, uma concentração ou quantidade concebível de proteína diminuída poderia alterar a disponibilidade dos medicamentos e, assim, a sua atividade. Essa possibilidade deve ser reconhecida nos pacientes com condições que possam estar associadas a hipoalbuminemia.

FUNÇÃO RENAL — A função renal é um dos determinantes mais importantes da atividade medicamentosa. A função renal do paciente deve ser conhecida, particularmente quando os medicamentos que são excretados primariamente de uma forma ativa pelo rim forem usados por longos períodos de tempo. Se existir deterioração renal e a dose usual de um medicamento que é excretado pelo rim for dada, pode haver um efeito aumentado e prolongado, pois ele não está sendo excretado numa taxa normal. Conforme doses adicionais são dadas, as concentrações séricas aumentarão, possivelmente resultando em toxicidade. Portanto, existe a necessidade de ajustes posológicos cautelosos e de cuidado particular quando outros medicamentos com potencial de interação são adicionados ao esquema terapêutico.

A alteração da excreção renal como um mecanismo pelo qual várias interações medicamentosas se desenvolvem é considerada tardia, e a função renal do paciente é um determinante óbvio da taxa de excreção dos medicamentos envolvidos e da ocorrência de interações.

FUNÇÃO HEPÁTICA — Muitos medicamentos são metabolizados no fígado por vários mecanismos. Portanto, quando existe dano hepático, esses medicamentos podem ser metabolizados em taxas mais lentas e exibir um efeito prolongado. Embora cada situação deva ser avaliada para determinar se é necessária a redução da dose, deve ser reconhecido que alguns medicamentos serão metabolizados nas taxas normais mesmo que a função hepática esteja reduzida. Vários estudos do metabolismo medicamentoso em pacientes com doenças hepáticas têm sido conduzidos. Entretanto, os resultados variam consideravelmente, e é difícil prever com certeza se a taxa metabólica irá estar alterada num dado paciente.

Muitos agentes terapêuticos são metabolizados pelas enzimas hepáticas. Se outros medicamentos alteram a quantidade e/ou a atividade dessas enzimas, pode ocorrer uma resposta modificada aos medicamentos que dependem dessas enzimas para o seu metabolismo. Por exemplo, muitos agentes (p. ex., os barbitúricos) são conhecidos por estimularem a atividade das enzimas hepáticas (indução enzimática). O resultado será um metabolismo mais rápido e a excreção dos agentes administrados concomitantemente que são metabolizados por essas enzimas. Esse mecanismo de interação medicamentosa é discutido em maiores detalhes posteriormente, assim como as situações nas quais a ação das enzimas hepáticas está inibida.

ETILISMO — Vários estudos têm mostrado que o uso crônico de bebidas alcoólicas pode aumentar a velocidade do metabolismo de medicamentos como varfarina, fenitoína e tolbutamida, provavelmente pelo aumento na atividade das enzimas hepáticas. Por outro lado, o consumo agudo de álcool por indivíduos que não são etilistas pode causar inibição das enzimas hepáticas.

O uso concomitante de bebidas alcoólicas com sedativos e outros medicamentos depressivos pode resultar em resposta depressora excessiva. O fato de que essas combinações são comuns não pode ser a causa de não se exercer o cuidado que tem de ser observado para se evitar esses problemas.

TABAGISMO — Várias investigações têm sugerido que o fumo aumenta a atividade das enzimas metabolizadoras de medicamentos no fígado. Como resultado, esses agentes terapêuticos (p. ex., diazepam, propoxifeno, teofilina, clorpromazina, amitriptilina) são metabolizados mais rapidamente, e seu efeito diminui. Essa resposta pode ser mais pronunciada nos jovens e nos indivíduos de meia-idade do que nos pacientes mais idosos.

DIETA — O alimento freqüentemente pode afetar a taxa e a extensão da absorção dos medicamentos no trato gastrintestinal (GI). Por exemplo, muitos antibióticos devem ser dados pelo menos 1 h antes ou 2 h depois das refeições para atingirem a absorção ótima.

O tipo de alimento pode ser importante com respeito à absorção de medicamentos administrados concomitantemente. Por exemplo, itens da dieta tais como leite e laticínios que contenham cálcio podem diminuir a absorção da tetraciclina e dos derivados da fluorquinolona pela formação de um complexo com eles no trato GI, fazendo com que sejam absorvidos precariamente.

Alguns itens da dieta, como alguns queijos e bebidas alcoólicas, têm teores relativamente altos da amina pressora tiramina. A tiramina é metabolizada por MAO, e normalmente essas enzimas da parede intestinal e do fígado protegem contra as ações pressoras das aminas nos alimentos. Entretanto, se essas enzimas tiverem que ser inibidas por um IMAO, grandes quantidades de tiramina não-metabolizada poderiam se acumular, e isso pode levar ao desenvolvimento de uma reação hipertensiva grave.

Certos itens da dieta contêm uma quantidade apreciável de vitamina K. Uma mudança nos hábitos dietéticos que alteraria significativamente a ingestão desses alimentos poderia causar problemas nos pacientes em uso de terapia com varfarina.

A dieta também pode influenciar os valores do pH urinário. Um estudo tem comparado a excreção de anfetamina em dois grupos de pacientes mantidos em dietas diferentes. Um grupo foi colocado em uma dieta balanceada em proteínas que fornecia uma urina acidificada (média de pH de 5,9), enquanto outro grupo foi colocado em dieta pobre em proteína que forneceu uma urina alcalina (média de pH de 7,5). A cada grupo foi dada uma dose de anfetamina, e aqueles com a urina acidificada excretaram 23 a 56% da anfetamina inalterada nas primeiras 8 h e 5 a 13% nas 8 h seguintes. Em comparação, naqueles com uma urina alcalinizada, houve uma excreção de 2 a 6% nas primeiras 8 h, seguida por uma excreção de 0,5 a 3% nas próximas 8 h.

FATORES AMBIENTAIS — O DDT e materiais semelhantes podem aumentar a atividade das enzimas hepáticas e, portanto, aumentar a taxa de metabolização dos outros agentes. Os indivíduos cujos empregos necessitam de exposição excessiva a esses materiais devem ser observados mais de perto para respostas metabólicas alteradas.

VARIAÇÃO INDIVIDUAL — Mesmo após os fatores precedentes terem sido considerados, amplas variações na resposta do paciente aos medicamentos serão vistas e são freqüentemente difíceis de explicar. Como exemplo, tem sido observado que as concentrações plasmáticas dos antidepressivos tricíclicos variam amplamente entre os indivíduos usando o mesmo esquema posológico durante o mesmo período. Quando se reconhece a dificuldade de prever a resposta a muitos agentes terapêuticos quando eles são dados isoladamente, o desafio e as limitações na antecipação da resposta com um esquema de múltiplas dosagens claramente se tornam evidentes.

MECANISMOS DAS INTERAÇÕES MEDICAMENTOSAS

A compreensão do mecanismo pelo qual as interações medicamentosas se desenvolvem será valiosa na antecipação de tais situações e no manejo dos problemas que realmente ocorrem. Embora as circunstâncias que cercam o desenvolvimento de algumas interações medicamentosas sejam complexas e mal conhecidas, os mecanismos pelos quais a maioria das interações se desenvolve são bem documentados e se relacionam com os processos básicos pelos quais um medicamento age e é influenciado pelo organismo.

Com freqüência, os mecanismos são categorizados como sendo dos tipos farmacocinético e farmacodinâmico. As *interações farmacocinéticas* são aquelas nas quais um agente (designado por alguns como o *medicamento precipitante*) altera a absorção, a distribuição, o metabolismo ou a excreção (ADME) de um segundo agente (o *medicamento objeto*), com uma mudança resultante na concentração plasmática do último agente. Incluídos entre as *interações farmacodinâmicas* estão aquelas nas quais os medicamentos com efeitos farmacológicos semelhantes (ou opostos) são administrados simultaneamente e as situações nas quais a sensibilidade ou responsividade dos tecidos a um medicamento é alterada por outro. As interações farmacodinâmicas também têm sido vistas como situações nas quais existe uma mudança no efeito do medicamento sem uma mudança na concentração plasmática.

Embora as interações farmacocinéticas freqüentemente presentes desafiem os problemas clínicos que têm sido amplamente divulgados, as interações farmacodinâmicas são encontradas mais freqüentemente. Também deve ser reconhecido que diversos mecanismos podem estar envolvidos no desenvolvimento de certas interações.

Interações Farmacocinéticas

ALTERAÇÃO DA ABSORÇÃO GI

As interações que envolvem uma mudança na absorção de um medicamento no trato GI podem desenvolver-se através de diferentes mecanismos e ser de importância clínica variável. Em algumas situações a absorção do medicamento pode estar reduzida, e sua atividade terapêutica comprometida. Em outras, a absorção pode estar retardada, mas a mesma quantidade de medicamento acaba sendo absorvida. Um atraso na absorção do medicamento pode ser indesejável quando um efeito rápido for necessário para aliviar um sintoma agudo, como a dor. A taxa de absorção mais lenta também pode prolongar os efeitos de um medicamento e pode trazer dificuldade. Por exemplo, se os efeitos de um agente hipnótico são prolongados, o paciente pode sentir sedação residual excessiva ou que se *estende* pela manhã. Uma taxa de absorção mais lenta pode impedir a obtenção de concentrações plasmáticas e teciduais efetivas dos medicamentos que são rapidamente metabolizados e excretados.

Inversamente, um atraso na absorção do medicamento pode não ser clinicamente significativo; esse é usualmente o caso quando um medicamento está sendo usado de modo crônico e as concentrações terapêuticas no corpo já foram atingidas.

Como uma diretriz geral, são os medicamentos que não são absorvidos completamente nas condições *normais* que são mais suscetíveis a alterações da absorção GI.

Alteração do pH

Como muitos medicamentos são ácidos fracos ou bases fracas, o pH do conteúdo GI pode influenciar na absorção. É reconhecido que a forma não-ionizada de um medicamento (forma mais solúvel em lipídio) será absorvida mais rapidamente do que a forma ionizada. Os medicamentos acidíferos existem primariamente na forma não-ionizada na região superior do trato GI (tendo um pH mais baixo). Se um medicamento como um antiácido for ingerido, o qual irá aumentar o pH do conteúdo GI, é possível que a absorção de tal medicamento acidífero possa ser retardada e/ou inibida parcialmente.

Embora tais alterações na absorção possam ser previstas, de forma teórica, em relação a muitos medicamentos acidíferos e básicos, poderia parecer que essa interação clinicamente importante pode ocorrer em apenas algumas situações, e fatores outros que não o pH parecem ser determinantes mais importantes da absorção GI.

ÁCIDO ACETILSALICÍLICO–ANTIÁCIDOS — A situação vista com a aspirina é interessante. Como um ácido fraco, pode ser antecipado que a aspirina poderia ser absorvida principalmente na região superior do trato GI e que os antiácidos iriam diminuir sua absorção. Como a aspirina produz efeitos colaterais GI em muitos pacientes, vários esforços, incluindo o uso concomitante de um antiácido, têm sido empregados para minimizar esses problemas (p. ex., a combinação de produtos como *Bufferin*, *Ascriptin* e certas formulações do *Alka-Seltzer*). Embora alguns estudos sugiram que a absorção da aspirina dos produtos tamponados esteja diminuída, outras investigações indicam que a absorção não está alterada ou pode até estar aumentada. Medicamentos como a aspirina que são administrados oralmente em forma farmacêutica sólida devem primeiro dissolver-se nos fluidos GI antes de serem absorvidos. O fato de a aspirina dissolver-se mais rapidamente num meio alcalino, mesmo que seja predominantemente na forma ionizada, é a provável explicação para o uso bem-sucedido dos produtos da aspirina que também contêm antiácidos.

CETOCONAZOL–ANTIÁCIDOS — Um meio acidífero é necessário para atingir-se a dissolução do cetoconazol após a administração oral. Portanto, um antiácido, um agonista do receptor histamínico-H_2 (p. ex., cimetidina, ranitidina) ou um inibidor da bomba de prótons (p. ex., lansoprazol, omeprazol) provavelmente reduzem a dissolução, a absorção e a efetividade de um agente antifúngico. Um antiácido deve ser administrado pelo menos 2 h após o cetoconazol; o uso concomitante do cetoconazol e do antagonista do receptor de histamina-H_2 ou do inibidor da bomba de prótons, e os agentes alternativos que têm um menor potencial de interação devem ser considerados.

BISACODIL–ANTIÁCIDOS — Uma mudança no pH do conteúdo GI também causa outro tipo de problema. Por exemplo, as formas farmacêuticas orais do laxante bisacodil têm um revestimento entérico porque o medicamento pode ser extremamente irritante. Tem sido sugerido que esse agente não deve ser dado oralmente por uma hora após a terapia com antiácidos ou após a ingestão de leite porque o aumento no pH do conteúdo GI pode causar a desintegração do revestimento entérico no estômago, resultando na liberação do medicamento nessa área, o que poderia causar irritação e vômito.

Os antiácidos também alteram a absorção GI dos medicamentos através de outros mecanismos, e exemplos adicionais são considerados na discussão a seguir.

Complexos e Adsorção

TETRACICLINAS–METAIS — A interação entre os derivados da tetraciclina e certos íons metálicos é bem conhecida. A tetraciclina pode combinar-se com certos íons metálicos como o cálcio e o magnésio, o alumínio, o ferro, o bismuto e o zinco no trato GI para formar complexos que são precariamente absorvidos. Assim, a administração simultânea de certos itens da dieta (p. ex., leite, produtos que contêm cálcio) ou medicamentos (p. ex., antiácidos, preparações com ferro, produtos que contêm sais de cálcio) associados à tetraciclina pode resultar em diminuição significativa da quantidade do antibiótico absorvido.

A absorção da doxiciclina e da minociclina é menos influenciada pela ingestão simultânea de alimento ou leite, e um desses agentes pode ser preferido em relação à tetraciclina quando uma provável irritação gástrica ocorre ou aparece. Entretanto, a administração concomitante do gel de hidróxido de alumínio diminui a absorção desses análogos, como é visto com as outras tetraciclinas.

Quando dois medicamentos são reconhecidos como tendo um potencial de interação, existe freqüentemente uma tendência a acreditar que um deles deva ser suspenso. No caso da interação antiácido-tetraciclina, os problemas podem ser evitados permitindo-se um intervalo de tempo para separar a administração dos dois agentes. Esse intervalo deve ser o mais longo possível, mas deve haver um período mínimo de 1 h entre a administração dos medicamentos.

A interação entre a doxiciclina e os sais de ferro chama a atenção para outro fator que deve ser considerado: o resultado de um estudo sugere que a interação não pode ser evitada completamente permitindo-se um intervalo de 3 h (ou até um período maior) para separar a administração dos dois medicamentos. Observa-se que uma quantidade significativa de doxiciclina é transportada de volta ao trato GI via circulação êntero-hepática, e o ferro não-absorvido ainda presente no trato GI impede a reabsorção do antibiótico.

Uma exceção a essa recomendação de que um intervalo apropriado de tempo deve separar a administração da tetraciclina e dos produtos que contêm metais é vista com o uso da terapia Helidac, um esquema que contém tetraciclina, metronidazol e subsalicilato de bismuto usado no tratamento da úlcera duodenal associada a infecção pelo *Helicobacter pylori*. É recomendado que os três componentes desse esquema sejam administrados juntos (quatro vezes ao dia nos horários das refeições e na hora de dormir), mesmo que possa ser inicialmente antecipado que o bismuto iria reduzir a ação da tetraciclina. Tem sido questionado se essa interação é de importância clínica nessa situação, porque o benefício do esquema pode ser principalmente devido à ação antibiótica local, em vez de sistêmica, no trato GI, e os estudos clínicos têm documentado a eficácia dessa terapia.

FLUORQUINOLONAS–METAIS — Tem sido relatado que os antiácidos que contêm alumínio e magnésio, assim como certos itens da dieta (p. ex., leite, iogurte), reduzem acentuadamente a absorção e as concentrações séricas das fluorquinolonas, provavelmente como resultado do complexo íons-metais com o agente antiinfeccioso. Mesmo permitindo que um longo intervalo separe a administração dos dois medicamentos, isso pode não ser suficiente para impedir a interação, e o maior intervalo possível deve separar a administração da fluorquinolona e do produto que contém o metal. Por exemplo, na bula da enoxacina, é recomendado que os antiácidos que contêm alumínio e magnésio, subsalicilato de bismuto, sucralfato, produtos que contêm ferro e multivitamínicos que contêm zinco não sejam tomados 8 h antes ou 2 h após a administração da enoxacina.

COLESTIRAMINA E COLESTIPOL — Outras interações que envolvem a formação de complexos podem ser antecipadas quando os medicamentos colestiramina e colestipol são usados. Esses materiais resinosos, que não são absorvidos no trato GI, se ligam com os ácidos biliares e impedem sua reabsorção. Além de se ligarem aos ácidos biliares, a colestiramina e o colestipol podem ligar-se aos medicamentos que estão presentes no trato GI, e os relatos sugerem que esses agentes podem reduzir a absorção do hormônio da tireóide, da varfarina, da digoxina e dos diuréticos tiazídicos. Para minimizar a possibilidade de uma interação, o intervalo entre a administração de colestiramina ou colestipol e outro medicamento deve ser o mais longo possível.

Dois ácidos biliares humanos que existem naturalmente, o quenodiol e o ursodiol, são usados na dissolução dos cálculos biliares compostos principalmente por colesterol. Pela afinidade da colestiramina e do colestipol com os ácidos biliares, a administração desses agentes deve ser separada pelo maior intervalo possível.

Também deve ser reconhecido que a administração prolongada da colestiramina e do colestipol pode diminuir a absorção das vitaminas lipossolúveis como a vitamina K. Isso poderia levar ao aumento de tendências hemorrágicas em alguns pacientes se a vitamina K ingerida não for aumentada. Quando a colestiramina ou o colestipol é administrado a um paciente em terapia com varfarina, é compreensivelmente difícil predizer a eventual resposta, desde que concebivelmente a absorção tanto do anticoagulante quanto do seu antagonista, a vitamina K, poderiam ser reduzidas.

Uma aplicação interessante dessa interação é vista com o uso da leflunomida no tratamento da artrite reumatóide. A leflunomida pode causar dano fetal se administrada durante a gestação, e seu metabólito ativo pode persistir no organismo por até 2 anos. Se uma mulher com potencial reprodutivo interrompe o uso da leflunomida, é recomendado que a colestiramina (8 g, três vezes ao dia, por 11 dias) seja usada para acelerar a eliminação do medicamento e do seu metabólito ativo.

ANTIDIARREICOS E ANTIÁCIDOS — Tem sido sugerido que, como certos agentes antidiarreicos (p. ex., atapulgita) podem adsorver substâncias tóxicas responsáveis por causarem diarréia, eles também seriam capazes de adsorver certos medicamentos que são administrados concomitantemente, resultando em diminuição na sua absorção. A ocorrência de tais interações não tem sido avaliada completamente. Entretanto, como certos agentes antidiarreicos e antiácidos possuem esse potencial adsortivo, o intervalo entre a administração de uma dessas preparações e de outro medicamento deve ser o mais longo possível.

PENICILAMINA–METAIS — Tem sido relatado que os sais de alumínio e de ferro reduzem significativamente a absorção da penicilamina, provavelmente através da quelação e/ou por mecanismos de adsorção. Um intervalo de pelo menos 2 h deve separar a administração de um antiácido ou de um sal de ferro e a da penicilamina. A alimentação também diminui a absorção da penicilamina, e o medicamento deve ser administrado longe das refeições.

Alteração da Motilidade/Taxa de Esvaziamento Gástrico

CATÁRTICOS — Um catártico, por aumentar a motilidade GI, pode aumentar o ritmo de passagem de outro medicamento que estiver passando no trato GI. Isso pode resultar numa diminuição da absorção de certos medicamentos, particularmente aqueles que normalmente são absorvidos lentamente e necessitam de contato prolongado com a superfície de absorção ou daqueles que são absorvidos apenas em um local particular no trato GI. Problemas semelhantes podem ser observados nas formulações com revestimento entérico e liberação controlada.

ANTICOLINÉRGICOS — Os anticolinérgicos, por diminuírem a motilidade GI, também podem influenciar a absorção dos medicamentos. O efeito pode ser a diminuição da absorção, porque a peristalse reduzida retarda a dissolução, e o alentecimento do esvaziamento gástrico pode retardar a absorção no intestino delgado, ou o aumento na absorção se um medicamento é retido por um período longo na área onde é otimamente absorvido.

METOCLOPRAMIDA — Como a metoclopramida aumenta a motilidade do trato GI superior, deve ser antecipado que isso pode influenciar a absorção de outro medicamento administrado ao mesmo tempo.

O Efeito do Alimento

Sabe-se que um alimento pode influenciar na absorção de vários medicamentos. Em algumas situações, a absorção pode estar retardada, mas não diminuída, enquanto em outras circunstâncias a quantidade total de medicamento absorvido pode estar reduzida. O efeito do alimento na influência da absorção algumas vezes é devido à sua ação alentecedora do esvaziamento gástrico. Entretanto, o alimento também pode afetar a absorção pela ligação com outros medicamentos ou pela diminuição do acesso dos medicamentos aos locais de absorção, pela alteração na taxa de dissolução dos medicamentos ou pela alteração do pH do conteúdo GI. Os cronogramas de administração do medicamento usados em muitos hospitais e casas de saúde de longa permanência podem corresponder aproximadamente ao horário em que cada refeição é servida. É importante que um cronograma de dosagem específico seja estabelecido para os medicamentos que devem ser administrados longe das refeições ou com o alimento.

AGENTES ANTIINFECCIOSOS–ALIMENTO — A presença do alimento no trato GI reduz a absorção de muitos agentes antiinfecciosos. Embora existam algumas exceções (p. ex., penicilina V, amoxicilina, doxiciclina, minociclina), é geralmente recomendado que os derivados da penicilina e da tetraciclina, assim como certos outros agentes antiinfecciosos, sejam dados pelo menos 1 h antes das refeições ou 2 h após as refeições, a fim de atingirem uma absorção ótima.

As formulações que contêm estearato de eritromicina devem ser administradas pelo menos 1 h antes das refeições ou 2 h após, enquanto as formulações que contêm etilsuccinato e estolato de eritromicina podem ser dadas sem preocupação com a refeição.

As formulações com base da eritromicina devem ser consideradas no âmbito individual, porque a informação de alguns produtos indica que elas podem ser dadas sem preocupação com as refeições, enquanto na de outros produtos observa-se que uma absorção ótima é atingida quando dada fora das refeições.

O alimento reduz a absorção do medicamento antiviral didanosina em até 50%, e é recomendado que os pacientes não comam ou bebam nada, exceto água, pelo menos 1 h antes e após a ingestão do medicamento.

TEOFILINA–ALIMENTO — De modo geral, o alimento não altera significativamente a atividade da teofilina quando esta é administrada em uma formulação de liberação imediata (p. ex., aquelas formulações que não têm liberação controlada). É provável que muitas dosagens das formas farmacêuticas com liberação controlada de teofilina também possam ser dadas com alimento sem que ocorra uma interação. Entretanto, a discussão extensa que tem ocorrido em relação à influência do alimento na absorção de certas dessas formulações justifica a consideração desses produtos no nível individual.

Por exemplo, estudos com a formulação de *Theo-24* indicam que, se o medicamento é tomado menos de 1 h antes de uma refeição gordurosa, a absorção da teofilina e o seu pico de concentração sérica podem aumentar significativamente comparados à administração em jejum. Essa resposta aumenta o risco de toxicidade, e é recomendado que os pacientes que recebem grandes doses individuais (p. ex., iguais ou maiores que 900 mg ou 13 mg/kg, o que for menor) devem evitar alimentar-se com um café da manhã com alto teor de gordura ou devem tomar a medicação pelo menos 1 h antes de alimentar-se. Se for antecipado que o paciente não irá obedecer a essas instruções, um esquema de dosagem de duas vezes ao dia deve ser usado.

Uma variação considerável é vista entre as formulações com liberação controlada de teofilina em relação ao seu potencial de interagir com o alimento. Se os dados são insuficientes para avaliar o potencial de uma formulação particular de teofilina que interaja com o alimento, a medicação preferencialmente deve ser administrada separada das refeições.

Também tem sido relatado que a taxa de metabolização da teofilina está aumentada em indivíduos que consomem grandes quantidades de carne de boi grelhada na brasa, e isso tem sido atribuído ao efeito de indução enzimática dos hidrocarbonetos policíclicos introduzidos nesse processo de cozimento.

CAPTOPRIL–ALIMENTO — Tem sido relatado que a presença do alimento no trato GI reduz a absorção do captopril em 30 a 40%. Embora investigações mais recentes sugiram que o alimento provavelmente não altera significativamente os efeitos do captopril, é recomendável administrar o medicamento 1 h antes das refeições até que essa questão seja resolvida. O alimento não parece alterar a absorção da maioria dos outros inibidores da enzima de conversão da angiotensina (p. ex., enalapril, lisinopril).

ALENDRONATO–ALIMENTO — O alimento e até o suco de laranja, o café e a água mineral podem reduzir acentuadamente a biodisponibilidade do alendronato, e é recomendado que o medicamento seja administrado (uma vez ao dia) por pelo menos $^1/_2$ h antes do primeiro alimento, bebida ou medicação do dia, o que exclui somente a água.

ACARBOSE–ALIMENTO— Em algumas situações, é importante que um medicamento seja administrado com alimento para se obter um benefício ótimo. A acarbose é eficaz no tratamento do diabetes melito porque retarda a digestão dos carboidratos ingeridos e reduz a elevação das concentrações sanguíneas de glicose após as refeições. A eficácia máxima é atingida quando as doses são administradas ao se iniciar (com a primeira mordida) cada refeição principal.

Alteração do Metabolismo no Trato GI

A absorção de certos agentes é influenciada pela proporção em que eles são metabolizados no trato GI.

IMAO–TIRAMINA — Têm existido relatos de graves reações (crises hipertensivas) que ocorrem em pessoas sendo tratadas com um IMAO (p. ex., isocarboxazida, fenelzina, tranilcipromina), seguindo-se à ingestão de certos alimentos com um alto conteúdo de substâncias pressoras, como a tiramina.

A tiramina é metabolizada por MAO, e normalmente essas enzimas nas paredes intestinais e no fígado protegem contra as ações pressoras das aminas nos alimentos. Entretanto, quando essas enzimas são inibidas, grandes quantidades de tiramina não-metabolizada podem acumular-se e agir para liberar norepinefrina dos neurônios adrenérgicos, onde estoques maiores que os usuais dessa catecolamina estão concentrados como resultado da inibição por MAO. Entre os alimentos que têm a mais alta quantidade de tiramina estão os queijos envelhecidos (p. ex., cheddar; em contraste, o *cottage* e o requeijão contêm pouca ou nenhuma tiramina e não precisam ser restringidos), certas bebidas alcoólicas (p. ex., vinho Chianti), peixe em salmoura (p. ex., arenque), extratos fermentados concentrados e favas (também conhecidas como feijões verdes italianos).

As companhias farmacêuticas que comercializam os IMAO desenvolveram listas de itens da dieta que os pacientes que fazem uso de um desses agentes devem evitar. Essa informação deve ser fornecida e discutida com cada paciente para quem o IMAO é prescrito.

SUCO DE *GRAPEFRUIT* (TORANJA) — Tem sido relatado que o consumo de suco de *grapefruit* aumenta a concentração sérica e a atividade de várias medicações, como os bloqueadores dos canais de cálcio (p. ex., amilodipina, felodipina e nisoldipina), inibidores da hidroximetilglutaril-CoA redutase (HMG-CoA) (p. ex., lovastatina), carbamazepina e ciclosporina. A biodisponibilidade da maioria desses agentes é geralmente baixa, sobretudo como resultado de substancial metabolismo de primeira passagem. Tem sido sugerido que os componentes do suco de *grapefruit* reduzem a atividade das enzimas do citocromo P-450 (principalmente a CYP3A4) na parede intestinal que estão envolvidas no metabolismo desses agentes. Como resultado, maiores quantidades do medicamento não-metabolizado são absorvidas e as concentrações séricas são elevadas.

Alteração na Flora GI

Alterações na flora microbiana do trato GI causadas pelos antibióticos podem alterar a produção ou o metabolismo de certos agentes, com uma mudança resultante na quantidade do agente que é absorvido e disponível para produzir uma resposta clínica.

ANTICOAGULANTES–ANTIBIÓTICOS — Tem sido relatado que vários agentes antiinfecciosos aumentam o efeito dos anticoagulantes administrados concomitantemente. Tem sido sugerido que esse efeito se desenvolve, em parte, como resultado da interferência dos agentes antiinfecciosos na produção da vitamina K pelos microrganismos no trato GI. Os antibióticos de amplo espectro como as tetraciclinas são os que provavelmente mais causam problemas desse tipo, embora efeitos similares possam também ser vistos com outros antibióticos. A importância clínica desse mecanismo tem sido questionada, e, se esse é um fator, é provável que os problemas irão ocorrer apenas nos pacientes que têm uma baixa ingestão de vitamina K na dieta.

É também provável que outros mecanismos possam estar envolvidos em algumas dessas interações. Por exemplo, o efeito anticoagulante aumentado observado quando as sulfonamidas e os anticoagulantes são dados concomitantemente pode ser devido, em parte, à remoção do anticoagulante dos sítios proteicos de ligação e/ou à inibição do seu metabolismo hepático.

DIGOXINA–ANTIBIÓTICOS — Estima-se que cerca de 10% dos pacientes tratados com digoxina convertem uma porção significativa dos compostos originais para inativar os metabólitos reduzidos no trato GI. A flora bacteriana do intestino contribui para esse processo metabólico. Concentrações séricas elevadas de digoxina têm sido observadas em pacientes que recebem eritromicina ou tetraciclina concomitantemente, e é sugerido que esses antibióticos, por reduzirem a flora bacteriana, diminuem o período no qual a digoxina é metabolizada no trato GI, resultando em concentrações séricas mais altas do glicosídio cardíaco.

CONTRACEPTIVOS ORAIS–ANTIBIÓTICOS — Tem sido sugerido que vários antibióticos (p. ex., ampicilina) diminuem a eficácia dos contraceptivos orais. O componente estrogênico da formulação contraceptiva é conjugado substancialmente no fígado e excretado na bile. As bactérias no intestino hidrolisam a forma conjugada do estrogênio, permitindo que o medicamento livre seja reabsorvido, e isso contribui para a concentração sérica do estrogênio. Os antibióticos, ao reduzirem a flora bacteriana, podem interromper a circulação êntero-hepática, com uma resultante redução nas concentrações séricas de estrogênio.

Embora questões tenham sido levantadas com respeito à importância dessa interação, seria desejável que os pacientes usassem medidas contraceptivas suplementares além dos contraceptivos orais, durante os ciclos nos quais os antibióticos estão sendo usados.

Estados de Má Absorção

Tem sido relatado que certos medicamentos, como os laxantes, a colchicina, a colestiramina e o colestipol, causam problemas de má absorção que resultam em diminuição da absorção das vitaminas e nutrientes pelo trato GI. Deve ser reconhecido que esses agentes podem alterar a absorção de outros medicamentos que são administrados simultaneamente, e vários exemplos com a colestiramina já foram considerados.

ALTERAÇÃO DA DISTRIBUIÇÃO

Deslocamento dos Locais de Ligação Proteica

Uma interação desse tipo pode ocorrer quando os medicamentos que são capazes de ligar-se às proteínas são administrados concomitantemente. Embora eles possam ligar-se em locais diferentes na proteína, as características de ligação de um dos medicamentos podem estar alteradas (deslocamento não-competitivo). Provavelmente mais significativas são as situações nas quais dois medicamentos são capazes de ligar-se aos mesmos sítios na proteína (deslocamento competitivo). Como existe apenas um número limitado de sítios de ligação proteicos, a competição irá existir, e o medicamento com uma afinidade maior pelo sítio de ligação deslocará o outro das proteínas plasmáticas ou teciduais. É reconhecido que a fração proteica de ligação de um medicamento no organismo não é farmacologicamente ativa. Entretanto, existe um equilíbrio entre as frações ligadas e livres, e, como a forma não-ligada ou *livre* do medicamento é metabolizada e excretada, o medicamento ligado é liberado gradualmente para manter o equilíbrio e a resposta farmacológica.

A ligação de medicamentos acidificantes à albumina sérica representa o tipo de ligação proteína-medicamento que tem sido estudado mais extensamente. A ligação com a albumina é prontamente reversível, e o complexo albumina-medicamento serve essencialmente como um reservatório que libera mais medicamento à medida que o medicamento livre é metabolizado e/ou excretado. A importância da ligação dos medicamentos básicos (p. ex., propranolol ou lidocaína) à α_1-glicoproteína ácida (AAG) também tem sido reconhecida. Mesmo pequenos aumentos na concentração da proteína ligadora, tais como os que podem estar associados à infecção e à inflamação, podem resultar em alterações significativas na concentração livre do medicamento.

O risco de uma interação é maior com os medicamentos que estão altamente ligados às proteínas (> 90%) e também têm um volume aparente de distribuição pequeno. Como apenas uma pequena fração do medicamento ordinariamente estaria disponível na forma *livre*, o deslocamento de até mesmo uma pequena porcentagem da fração ligada às proteínas poderia produzir um aumento considerável na atividade.

VARFARINA–FENILBUTAZONA — Embora a fenilbutazona não esteja mais no mercado nos Estados Unidos, sua interação com a varfarina foi estudada completamente e fornece informações que são valiosas na identificação e na prevenção das interações que envolvem outras medicações que possam desenvolver mecanismos semelhantes. Tanto a fenilbutazona quanto a varfarina ligam-se extensamente às proteínas plasmáticas, em particular à albumina. A fenilbutazona, entretanto, aparentemente tem uma grande afinidade com os sítios de ligação, resultando no deslocamento da varfarina e provocando quantidades aumentadas do medicamento *livre* disponível. Nessa situação, a atividade do anticoagulante é aumentada, e o risco de hemorragia existe.

O risco de interações que resultam do deslocamento proteico parece ser maior durante os primeiros dias da terapia concomitante. Tem sido sugerido que os medicamentos com maior capacidade de deslocar a varfarina podem aumentar a resposta anticoagulante em 24 h e apresentar potenciação máxima em 3 a 5 dias. Após esse período, os níveis efetivos terminam, desde que o medicamento, como resultado de quantidades maiores disponíveis na forma não-ligada, também está sendo metabolizado e excretado mais rapidamente. Logo, o anticoagulante usualmente tem uma meia-vida mais curta quando um agente deslocador é dado ao mesmo tempo.

No caso da interação varfarina-fenilbutazona, tem sido observado que a acentuação da atividade anticoagulante persistiu além do tempo que poderia ser explicado apenas pelo mecanismo de deslocamento do medicamento. A varfarina é uma mistura racêmica de isômeros *R* e *S*, e estudos subseqüentes têm mostrado que a fenilbutazona inibe o metabolismo do enantiômero *S* (que é considerado mais ativo que o enantiômero *R*), resultando em uma resposta aumentada ao anticoagulante. Isso representa um segundo mecanismo importante que contribui para a ocorrência da interação e fornece explicação para o reforço continuado do efeito coagulante.

METOTREXATO — O metotrexato se liga acentuadamente às proteínas plasmáticas, e tem sido sugerido que agentes como os salicilatos podem ser capazes de deslocá-lo do sítio de ligação. Estudos também indicam que os salicilatos podem aumentar a ação do metotrexato ao inibirem sua excreção renal. Embora o período relativo a essa interação seja limitado, o potencial para toxicidade com o metotrexato exige cuidado extremo em qualquer situação na qual ele seja usado.

FENITOÍNA–ÁCIDO VALPRÓICO — Tem sido relatado que o ácido valpróico desloca a fenitoína do seu sítio de ligação proteica, e alguns estudos sugerem que ele também pode inibir o metabolismo da fenitoína. Em alguns pacientes, o resultado pode ser concentrações de fenitoína significativamente aumentadas e a ocorrência de reações adversas, mesmo quando as concentrações séricas de fenitoína estão entre as que seriam ordinariamente consideradas a sua variação terapêutica desejada. A avaliação do potencial desses agentes de interagir é ainda mais complexa pelos relatos de que a fenitoína pode diminuir as concentrações plasmáticas do ácido valpróico. A terapia combinada com esses agentes deve ser monitorada de perto, com os ajustes da dosagem feitos conforme a necessidade, num esforço de atingir o controle efetivo dos distúrbios convulsivos para os quais eles têm sido prescritos com o risco de reações adversas mais baixo possível.

CONCENTRAÇÕES DE ALBUMINA REDUZIDAS — Como muitos medicamentos estão extensamente ligados às proteínas plasmáticas, uma concentração ou uma quantidade de proteína diminuída poderia mudar a disponibilidade dos medicamentos e com isso a sua atividade. Embora o tipo e a incidência dos problemas clínicos não tenham sido determinados conclusivamente, diversos relatos sugerem que a incidência de efeitos adversos com certos medicamentos pode ser mais alta em pacientes com condições associadas à hipoalbuminemia (p. ex., doenças renal, hepática e GI).

Uma relação entre a dosagem da prednisona, a freqüência de efeitos colaterais e as concentrações séricas de albumina tem sido demonstrada em um estudo. Quando a concentração sérica de albumina é menor que 2,5 g/100 mL, a freqüência de efeitos colaterais da prednisona quase dobra, e isso é atribuído a um aumento na concentração de prednisolona, um metabólito ativo da prednisona.

Em outro estudo, observou-se que a incidência de reações adversas à fenitoína foi maior nos pacientes com baixas concentrações séricas de albumina. Sugeriu-se que a maior incidência de efeitos adversos nos pacientes com hipoalbuminemia é provavelmente devido a concentrações circulantes aumentadas de fenitoína não-ligada.

LIGAÇÃO PROTEICA EM ESTADOS PATOLÓGICOS — Tem sido observado um número cada vez maior de relatos de que a resposta a um medicamento em particular foi alterada na presença de certos estados patológicos. A maioria dos estudos avaliou a ação dos medicamentos na presença de deterioração na função renal. Em um estudo, a ligação da fenitoína às proteínas plasmáticas estava diminuída nos pacientes com função renal baixa; isso foi atribuído a uma alteração qualitativa nas proteínas ligadoras de medicamentos em vez de a uma diminuição na albumina sérica ou nas concentrações totais de proteínas. Como isso resulta numa quantidade maior de medicamento disponível nessa forma *livre* ou ativa, é provável que essas respostas clínicas favoráveis com a fenitoína sejam observadas em concentrações plasmáticas totais relativamente baixas ordinariamente consideradas como sendo não-tóxicas. Isso deve ser levado em conta quando os valores das concentrações plasmáticas totais dos medicamentos ligados às proteínas são usados para estabelecer ou monitorar os esquemas de dosagem.

ESTIMULAÇÃO DO METABOLISMO

O metabolismo do medicamento ocorre principalmente no fígado e mais comumente envolve reações de oxidação, redução, hidrólise e conjugação (p. ex., com ácido glicurônico). Quantitativamente, as enzimas hepáticas mais importantes são as enzimas do citocromo P-450, que foram divididas em famílias e subfamílias (p. ex., CYP3A4) com base na semelhança da sua seqüência de aminoácidos. Essas enzimas são responsáveis pela oxidação — freqüentemente, hidroxilação — de um grande número de medicamentos (Quadro 102.1). Uma revisão abrangente da importância clínica da interação medicamentosa do citocromo P-450 foi publicada recentemente (Michalets EL. *Pharmacotherapy* 1998; 18: 84).

Muitas interações medicamentosas resultam da capacidade de um medicamento em estimular o metabolismo de outra,

Quadro 102.1 Exemplos de Medicamentos que São Muito Metabolizados por Certos Sistemas de Enzimas Hepáticas

Alprazolam	Imipramina
Amitriptilina	Metoprolol
Carbamazepina	Midazolam
Ciclosporina	Nifedipina
Clozapina	Nisoldipina
Corticosteróides	Paroxetina
Desipramina	Propranolol
Diazepam	Teofilina
Diltiazem	Triazolam
Felodipina	Varfarina
Fenitoína	Verapamil
Fluoxetina	

mais freqüentemente pelo aumento na atividade das enzimas hepáticas que estão envolvidas no metabolismo de vários agentes terapêuticos. A atividade aumentada provavelmente é devido à síntese enzimática acentuada, resultando em quantidades aumentadas de enzimas metabolizadoras de proteínas, um efeito freqüentemente referido como *indução enzimática*. Essas situações têm sido bem documentadas, com barbituratos, fenitoína, carbamazepina e rifampicina sendo os agentes mais reconhecidos como causadores de indução enzimática.

Na maioria das situações, os medicamentos são convertidos a metabólitos menos ativos, solúveis em água, e a indução enzimática usualmente resulta em um metabolismo aumentado, na excreção e numa ação farmacológica reduzida do agente sendo metabolizado pelas enzimas hepáticas. Menos freqüentemente, um medicamento pode ser convertido a um metabólito que é mais ativo do que o composto original, e pode provocar uma resposta acentuada. Entretanto, o efeito inicialmente aumentado pode subseqüentemente diminuir, desde que o medicamento será excretado mais rapidamente e tem uma duração de ação mais curta.

A estimulação da atividade da enzima hepática não é apenas um fator no desenvolvimento das interações medicamentosas, mas também pode ser responsável por um medicamento (p. ex., carbamazepina) estimulando seu próprio metabolismo. Com o uso contínuo, a meia-vida do medicamento diminui, possivelmente resultando numa necessidade de aumentar a dosagem.

VARFARINA–FENOBARBITAL — Ao causar indução enzimática, o fenobarbital pode aumentar a taxa do metabolismo da varfarina. O resultado dessa interação é uma resposta diminuída ao anticoagulante, desde que este é mais rapidamente metabolizado e excretado, possivelmente levando a um risco aumentado de formação de trombo se a interação não for reconhecida. Para compensar essa perda do efeito, a dose da varfarina teria que ser aumentada até que a atividade desejada fosse obtida. Se a dose da varfarina for aumentada para compensar a perda da atividade, ela terá que ser reduzida quando o uso do fenobarbital for interrompido. Caso contrário, a dose mais alta reajustada que era necessária quando o fenobarbital foi dado concomitantemente pode estar excessiva quando esse for retirado e possivelmente provocar hemorragia.

É provável que todos os barbituratos tenham a capacidade de causar indução enzimática, embora o fenobarbital possa ser um agente indutor mais potente do que os seus análogos, tendo uma duração de ação mais curta. Diversos estudos indicam que o efeito dos barbituratos na diminuição da atividade anticoagulante é evidente em 2 a 5 dias, e é sugerido que a administração de um barbiturato por uma semana ou mais provavelmente induz esse efeito na maioria dos pacientes. Tem havido relatos variáveis de quão rapidamente a atividade enzimática retorna aos níveis pré-tratamento quando o barbiturato é suspenso. Entretanto, é provável que na maioria das situações a atividade enzimática normal estará restaurada em 2 a 3 semanas.

Embora a monitoração cuidadosa da terapia combinada de barbituratos-anticoagulantes geralmente evite o desenvolvimento de problemas, pareceria insensato expor o paciente desnecessariamente ao risco de uma interação quando alternativas terapêuticas estão disponíveis. Os benzodiazepínicos (p. ex., diazepam, temazepam) provavelmente não interagem com os anticoagulantes e um desses agentes provavelmente pode ser útil como uma alternativa ao barbiturato. Essas alternativas se aplicam ao uso de um barbitúrico como um sedativo-hipnótico. Embora alguns benzodiazepínicos tenham sido usados em certos tipos de distúrbios convulsivos, eles não seriam alternativas adequadas ao fenobarbital quando o último é usado no tratamento dessas condições.

CONTRACEPTIVOS ORAIS — O fenobarbital, a rifampicina e outros medicamentos são conhecidos por aumentarem o metabolismo dos hormônios esteróides, incluindo os estrogênios e as progestinas, que são usados nas formulações dos contraceptivos orais. A alta taxa de eficácia dos contraceptivos orais pode sugerir que outros agentes provavelmente não reduzem o seu efeito significativamente. Entretanto, existe a preocupação de que os agentes capazes de causar a indução enzimática realmente podem reduzir a eficácia dos contraceptivos orais, possivelmente resultando em uma gravidez não-planejada. Essa possibilidade ganha importância aumentada em vista do fato de as dosagens dos hormônios incluídos nesses produtos estarem diminuídas na preocupação de minimizar o risco dos efeitos adversos. É possível que as dosagens mais baixas dos hormônios usados em certos produtos poderiam estar próximas do nível eficaz mínimo e essa adição de um outro agente que possa reduzir sua ação seja suficiente para comprometer sua eficácia. Embora o potencial para tal interação seja baixo, a importância das possíveis conseqüências demanda cuidado extra, e medidas contraceptivas adicionais devem ser usadas durante o período de tempo em que o medicamento indutor enzimático for usado.

GLICOCORTICÓIDES — Um estudo de pacientes com asma observou um broncoespasmo aumentado e uma deterioração na função pulmonar quando a terapia com o fenobarbital (120 mg ao dia em quatro doses) era iniciada em três pacientes dependentes de prednisona. A retirada do fenobarbital reverteu essas alterações. Outras investigações têm mostrado que o fenobarbital causa um decréscimo significativo na meia-vida da dexametasona. É possível que a capacidade do fenobarbital de aumentar a taxa de metabolismo desses esteróides seja responsável por esses efeitos.

Outros estudos mostraram que a fenitoína aumenta a taxa de metabolismo da prednisolona e da dexametasona, e um cuidado semelhante deve ser exercido quando a fenitoína ou outros agentes capazes de causar a indução enzimática são dados concomitantemente aos hormônios esteróides.

VITAMINA D–FENITOÍNA E FENOBARBITAL — Vários estudos têm associado os distúrbios do metabolismo do cálcio e o desenvolvimento de raquitismo e de osteomalacia com o uso de medicamentos antiepilépticos como o fenobarbital e a fenitoína. As concentrações séricas reduzidas de cálcio têm sido observadas em vários pacientes em terapia a longo prazo com medicamentos antiepiléticos; essa evidência indica que isso é o resultado da deficiência de vitamina D. Embora outros fatores também possam estar envolvidos, a maioria dos relatos indica que os medicamentos antiepiléticos, por causarem indução enzimática, aumentam a taxa de metabolização da vitamina D, causando portanto a deficiência.

A possibilidade de desenvolvimento da deficiência é maior em indivíduos cuja ingestão diária dessa vitamina é baixa ou limítrofe. A incidência e a gravidade dos problemas clínicos estão aumentadas com o uso dos múltiplos esquemas medicamentosos, e parecem ser diretamente proporcionais à dose total diária dos medicamentos antiepiléticos.

TABAGISMO — Vários estudos têm indicado que os efeitos de certos medicamentos podem estar diminuídos nos tabagistas crônicos, presumivelmente pelo aumento na atividade das enzimas hepáticas como resultado da ação dos hidrocarbonetos policíclicos que estão presentes nos fumantes de cigarros. Entre os medicamentos cujo metabolismo está aumentado e a atividade terapêutica provavelmente reduzida estão a clorpromazina, o diazepam, o propoxifeno, a teofilina, a pentazocina e os antidepressivos tricíclicos. Os resultados de um estudo sugerem que a indução da depuração da teofilina pela fenitoína é aditiva à causada pelo fumo do cigarro. Além da monitoração cuidadosa da terapia com os medicamentos que são metabolizados pelos sistemas de enzimas hepáticas nos pacientes que sejam fumantes moderados ou pesados, algum cuidado também deve ser exercido se um paciente tratado com tal medicação parar de fumar. Por exemplo, se a terapia com um antidepressivo tricíclico for iniciada num paciente que é um tabagista pesado, a manutenção da dose será determinada durante o período de tempo no qual a ação da indução enzimática do fumo for diminuir o efeito da medicação. Se o paciente parar de fumar e ainda estiver tomando a medicação, a dose que tinha sido apropriada agora é provavelmente excessiva e terá que ser reduzida.

Nos exemplos observados, se o efeito do fumo for aumentar a taxa do metabolismo dos outros agentes que estão sendo usados, uma resposta diminuída a esses agentes pode ser antecipada. Em contraste, existe um risco significativo de toxicidade quando os contraceptivos orais são usados por mulheres fumantes, como tem sido observado que o tabagismo aumenta acentuadamente o risco de efeitos cardiovasculares graves (p. ex., infarto do miocárdio), especialmente em mulheres acima de 35 anos de idade.

CARNE GRELHADA — Quando a carne é grelhada na brasa, hidrocarbonetos policíclicos são formados e depositados na carne. Tem sido relatado que a taxa de metabolismo da teofilina está aumentada em indivíduos que consomem grandes quantidades de carne bovina grelhada na brasa. Isso tem sido atribuído ao efeito de indução enzimática dos hidrocarbonetos introduzidos nesse processo de cozimento.

ÁLCOOL–O álcool pode tanto estimular quanto inibir a atividade das enzimas hepáticas, dependendo das circunstâncias de uso. Uma taxa de metabolismo aumentada da tolbutamida, da varfarina e da fenitoína tem sido relatada nos pacientes alcoólicos. Isso foi atribuído à atividade aumentada das enzimas hepáticas causada pela administração crônica de álcool.

Em contraste, o uso agudo de álcool pelos indivíduos não-alcoólicos pode causar inibição das enzimas hepáticas. Isso pode diminuir a taxa de metabolismo, aumentando, portanto, o efeito de outros agentes administrados concomitantemente, e pode ser responsável, ao menos em parte, pela acentuação da sedação sentida quando bebidas alcoólicas e medicamentos sedativos são tomados juntos por indivíduos que não sejam alcoólicos. A extensão para a qual o mecanismo de inibição enzimática e a somação ou o sinergismo no sistema nervoso central (SNC) estão envolvidos nessa interação ainda não foram esclarecidas.

LEVODOPA–PIRIDOXINA — Tem sido demonstrado que a piridoxina reduz a ação da levodopa por acelerar a descarboxilação da dopamina nos tecidos periféricos. Conseqüentemente, menos levodopa atinge e atravessa a barreira hematoencefálica, com o resultado de menos dopamina ser formada no cérebro, e o efeito terapêutico é diminuído. A bula das formulações da levodopa observa que a piridoxina, em doses de 10 a 25 mg, reverte rapidamente o efeito do medicamento antiparkinsoniano.

A associação medicamentosa *Sinemet* contém tanto a levodopa quanto a carbidopa, atuando o último agente como um inibidor das enzimas descarboxilases. Quando administrada com a levodopa, a carbidopa permite o uso de doses significativamente menores da última, já que agora é metabolizada a uma extensão menor nos tecidos periféricos. A diminuição na dosagem freqüentemente é acompanhada por uma menor incidência de efeitos adversos. Como não atravessa a barreira hematoencefálica, a carbidopa não irá atrasar a conversão da levodopa a dopamina no cérebro.

A levodopa é metabolizada também nos tecidos periféricos em uma via que é catalisada pela catecol-*O*-metiltransferase

(COMT). Quando a via da descarboxilação é inibida pela carbidopa, a via da *O*-metilação se torna a principal via pela qual a levodopa é metabolizada nos tecidos periféricos. O inibidor da COMT entacapona foi desenvolvido para inibir essa via metabólica e tem sido usado em conjunto com a levodopa e a carbidopa.

INIBIÇÃO DO METABOLISMO

Foram relatadas várias situações nas quais um medicamento inibe o metabolismo de outro, usualmente resultando em uma atividade prolongada e intensificada da última (Quadro 102.2).

ÁLCOOL–DISSULFIRAM — Um exemplo bem-conhecido de inibição do metabolismo que tem sido usado como vantagem é o uso do dissulfiram no tratamento do alcoolismo. O dissulfiram inibe a atividade da aldeído desidrogenase, inibindo assim a oxidação do acetaldeído, um produto oxidativo do álcool. Isso resulta no acúmulo de quantidades excessivas de acetaldeído e no desenvolvimento dos efeitos indesejáveis característicos da reação ao dissulfiram.

O dissulfiram não é um inibidor seletivo da aldeído desidrogenase mas exibe diversas ações inibitórias que podem resultar no desenvolvimento das interações medicamentosas. Tem sido relatado que ele pode acentuar a atividade da varfarina e da fenitoína, provavelmente pela inibição dos seus metabólitos.

ÁLCOOL–CEFALOSPORINAS — As reações do tipo dissulfiram têm sido observadas nos pacientes que recebem cefamandol, cefmetazol, cefoperazona e cefotetana, após o consumo de bebidas alcoólicas. A interação provavelmente ocorre apenas quando a ingestão alcoólica se segue à administração do antibiótico, e a reação pode ser observada até 72 h após a última dose do antibiótico.

As quatro cefalosporinas implicadas nessas interações contêm um substituto do metiltiotetrazol, e essa característica estrutural é considerada responsável por essas interações.

MERCAPTOPURINA OU AZATIOPRINA–ALOPURINOL — O alopurinol, pela inibição da enzima xantina oxidase, reduz a produção de ácido úrico, que é a base para o seu uso no tratamento da gota. A xantina oxidase também tem um papel importante no metabolismo de tais medicamentos potencialmente tóxicos como a mercaptopurina e a azatioprina, e, quando essa enzima está inibida pelo alopurinol, o efeito dos últimos agentes pode estar acentuadamente aumentado. Quando o alopurinol é dado em doses de 300 a 600 mg/dia simultaneamente a um desses medicamentos, é recomendado que a dose de mercaptopurina ou de azatioprina seja reduzida a cerca de $^1/_3$ a $^1/_4$ da dose usual.

BENZODIAZEPÍNICOS–CIMETIDINA — A inibição das vias metabólicas oxidativas da cimetidina tem sido demonstrada em várias investigações, e deve ser antecipado que a ação dos medicamentos administrados concomitantemente e que são metabolizados por essas vias irá aumentar. Tem sido relatado que a cimetidina inibe o metabolismo do diazepam e de diversos outros benzodiazepínicos, e que os efeitos sedativos desses agentes podem estar acentuados como resultado da interação. Um cuidado particular é necessário nos pacientes idosos, que podem exibir uma sensibilidade aumentada aos efeitos depressivos dos benzodiazepínicos, mesmo quando um

Quadro 102.2 Exemplos de Medicamentos que Inibem Certos Sistemas de Enzimas Hepáticas

Cetoconazol	Fluoxetina
Cimetidina	Fluvoxamina
Ciprofloxacina	Itraconazol
Claritromicina	Nefazodona
Diltiazem	Paroxetina
Enoxacina	Ritonavir
Eritromicina	

desses agentes é dado sozinho. O metabolismo do lorazepam, do oxazepam e do temazepam provavelmente não está afetado, já que a cimetidina não altera a conjugação glicuronídica desses agentes. Um desses agentes pode ser escolhido quando um benzodiazepínico estiver indicado em um paciente que está sendo tratado com cimetidina.

CIMETIDINA — Como a cimetidina é conhecida por inibir os sistemas enzimáticos oxidativos do fígado, deve ser antecipado que a ação de outros agentes que são metabolizados extensamente por essas vias irá aumentar. Tem havido relatos de tais interações com a carbamazepina, a fenitoína, a teofilina, a varfarina e outros agentes, e isso pode ser necessário para reduzir a dosagem desses agentes quando a cimetidina está incluída no esquema terapêutico. Embora a ranitidina também se ligue em extensão limitada às enzimas do citocromo P-450 envolvidas no metabolismo desses agentes, parece haver uma afinidade menor a essas enzimas do que à cimetidina. Conseqüentemente, as interações clinicamente significativas provavelmente ocorrem menos com a ranitidina. Estudos com outros antagonistas do receptor da histamina (famotidina e nizatidina) sugerem que eles provavelmente não inibem as vias metabólicas oxidativas nem interagem com outros medicamentos por esse mecanismo.

TEOFILINA–ANTIBIÓTICOS MACROLÍDIOS — Tem sido relatado que a eritromicina aumenta significativamente as concentrações séricas de teofilina porque inibe sua metabolização hepática. Os pacientes que recebem altas doses de teofilina ou que estejam de outro modo predispostos a toxicidade pela teofilina devem ser monitorados de perto se a eritromicina tiver que ser administrada concomitantemente. Também deve ser antecipado que a claritromicina e a troleandomicina irão inibir o metabolismo da teofilina, enquanto a azitromicina provavelmente não interagirá.

TEOFILINA–FLUORQUINOLONAS — Tem sido relatado que a ciprofloxacina, a grepafloxacina e a enoxacina aumentam bastante as concentrações plasmáticas e a atividade da teofilina, presumivelmente por inibirem o seu metabolismo hepático, e o seu uso concomitante deve ser evitado. Certas outras fluorquinolonas, como a levofloxacina e a trovafloxacina, provavelmente não inibem os sistemas enzimáticos do fígado e não interagem com a teofilina.

IMAO — Tem havido diversos relatos de interações envolvendo o uso de um IMAO com outro medicamento ou com certos itens da dieta. Provavelmente os IMAO acentuam o efeito de medicamentos como os barbitúricos e os analgésicos opióides pela inibição dos sistemas enzimáticos do fígado envolvidos no seu metabolismo. Entretanto, outros mecanismos estão envolvidos em alguns dos problemas mais divulgados desses compostos e são considerados em outros locais deste capítulo.

AGENTES BLOQUEADORES DO CANAL DE CÁLCIO — Tem sido relatado que os agentes bloqueadores do canal de cálcio (p. ex., diltiazem, nifedipina, verapamil) interagem com vários medicamentos, embora o mecanismo através do qual essas interações ocorrem não esteja bem definido. Tem sido sugerido que o verapamil e o diltiazem podem inibir o metabolismo hepático da carbamazepina e portanto podem aumentar a atividade do último agente. Como os agentes bloqueadores do canal de cálcio são metabolizados por si sós no fígado, eles podem interagir com certos medicamentos, desde que estão competindo pela mesma via metabólica.

PROPRANOLOL–ALIMENTO — As observações de uma biodisponibilidade aumentada do propranolol e do metoprolol na presença do alimento fornecem implicações interessantes. Ambos os medicamentos estão sujeitos a um considerável metabolismo de primeira passagem no fígado após a administração oral. É sugerido que um aumento transitório no fluxo sanguíneo hepático associado à ingestão do alimento possa reduzir a extração hepática dos medicamentos e do metabolismo de primeira passagem, resultando em biodisponibilidade aumentada. O aumento na biodisponibilidade parece estar relacionado ao conteúdo proteico do alimento, e uma quantidade mínima de proteína deve estar presente na refeição para induzir o efeito. Em contraste com o propranolol e o metoprolol, a maioria dos outros agentes bloqueadores β-adrenérgicos não é significativamente metabolizada, e é improvável que a biodisponibilidade desses agentes seja apreciavelmente alterada pelo alimento.

ALTERAÇÃO DA EXCREÇÃO

Embora alguns agentes terapêuticos sejam eliminados por outros mecanismos, a maioria dos medicamentos e seus metabólitos são excretados pelos rins. As implicações clínicas mais importantes de alteração na excreção renal envolvem o uso de medicamentos que são excretados na sua forma inalterada ou na forma de um metabólito ativo. Portanto, as substâncias com atividade farmacológica serão reabsorvidas ou excretadas em uma extensão maior quando a excreção renal estiver alterada. Em contraste, quando apenas os metabólitos ativos forem excretados, as mudanças na atividade terapêutica provavelmente estarão menos associadas ao uso de outros medicamentos que podem influenciar as vias de excreção renal.

Alteração do pH Urinário

A alteração do pH urinário pode influenciar a atividade de certos medicamentos. Por exemplo, os agentes acidificadores são administrados com a metenamina para acentuar a atividade antibacteriana. A metenamina deve ser convertida em formaldeído, o qual é a substância antibacteriana ativa, e, para essa conversão ocorrer, uma concentração adequada do formaldeído é atingida, e o pH urinário deve estar em 5,5 ou menos.

SALICILATOS–AGENTES ACIDIFICADORES E ALCALINIZANTES — Uma mudança no pH urinário influencia a ionização dos ácidos fracos e das bases fracas e, portanto, afeta a porção desses agentes que será reabsorvida e excretada. Quando um medicamento está na sua forma não-ionizada, ele se difunde mais rapidamente na urina de volta para o sangue. Portanto, para um medicamento acidificante, existirá uma ampla proporção do medicamento na forma não-ionizada na urina ácida em relação à urina alcalina — onde irá existir principalmente como sal ionizado. O resultado é que na urina ácida mais de um medicamento acidificante irá se difundir de volta para o sangue e produzir uma atividade prolongada, e talvez intensificada. Em um estudo, foi observado que um esquema de dosagem do salicilato que forneceu uma concentração sérica de 20 a 30 μg/mL num paciente quando pH urinário era aproximadamente 6,5 produziu concentrações séricas que eram aproximadamente duas vezes maiores do que quando o pH urinário era diminuído para 5,5. O risco de uma interação significativa é maior nos pacientes que estão tomando altas doses de salicilatos (p. ex., para artrite).

ANFETAMINAS–AGENTES ALCALINIZANTES — Os efeitos alterados são observados num medicamento básico como a dextroanfetamina. Em uma investigação, foi estudada a excreção de uma dose de dextroanfetamina com valores de pH urinários de aproximadamente 5 e 8. Quando os valores do pH urinário foram mantidos em aproximadamente 5, 54,5% da dose de dextroanfetamina foi excretada em 16 h, comparado-se uma excreção de 2,9% no mesmo período quando o pH urinário foi mantido em 8, aproximadamente.

Observações semelhantes têm sido feitas com outros medicamentos básicos. Um relato chama a atenção para o possível desenvolvimento de toxicidade da quinidina quando a urina se torna alcalina, desde que a excreção da quinidina se mostrou estar consideravelmente diminuída quando o pH urinário era elevado. Em outra investigação, quando o pH urinário era elevado a cerca de 8 com o bicarbonato de sódio, a meia-vida plasmática da pseudo-efedrina (*Sudafed*) aproximadamente dobrou em relação aos indivíduos normais. Quando o pH urinário nos mesmos indivíduos era diminuído para 5,2, usando o cloreto de amônio, a meia-vida plasmática diminuiu acentuadamente em relação aos valores de controle.

Alteração no Transporte Ativo

PENICILINAS–PROBENECIDA — Vários ácidos orgânicos são transportados ativamente do sangue para a urina tubular e vice-versa. Em algumas situações cada um desses agentes interfere na excreção do outro. É bem reconhecido que a probenecida pode aumentar as concentrações séricas e prolongar a atividade dos derivados da penicilina por bloquear sua excreção renal, e essa interação tem sido usada como vantagem terapêutica. Freqüentemente existe uma elevação de 2 a 4 vezes as concentrações séricas, embora o grau em que essas concentrações estejam elevadas e a duração prolongada da atividade dependam de vários fatores.

Também tem sido relatado que a probenecida diminui a excreção renal de outros agentes, incluindo o metotrexato.

METOTREXATO–ANTIINFLAMATÓRIOS NÃO-ESTERÓIDES — Tem sido relatado que vários antiinflamatórios não-esteróides (AINE) aumentam a atividade e a toxicidade do metotrexato. Há vários relatos de toxicidade fetal por metotrexato em pacientes que também estejam recebendo cetoprofeno, e isso sugere que o cetoprofeno inibe a secreção tubular renal ativa do metotrexato. Entretanto, outros mecanismos provavelmente também contribuem para um aumento nas concentrações séricas do metotrexato. A maioria dos pacientes nos quais essas interações têm sido relatadas estava recebendo terapia com altas doses de metotrexato para distúrbios neoplásicos. Entretanto, algum cuidado deve ser exercido particularmente nos pacientes que estejam recebendo baixas doses, já que existe um uso elevado de esquemas de metotrexato em baixas doses em pacientes com artrite reumatóide que também estejam tomando AINE.

DIGOXINA–QUINIDINA — Vários relatos têm observado concentrações de digoxina séricas significativamente aumentadas quando a quinidina era administrada ao mesmo tempo do que quando a digoxina era administrada isoladamente. A digoxina é secretada ativamente nos túbulos renais, e uma causa primária de aumento induzido pela quinidina nas suas concentrações séricas parece ser uma redução na depuração renal da digoxina. Entretanto, outros mecanismos provavelmente estejam também envolvidos, já que tem sido sugerido que a quinidina também pode induzir a depuração não-renal da digoxina e reduzir o volume de distribuição por deslocar a digoxina dos locais de ligação teciduais. Em um estudo, um aumento nas concentrações séricas de digoxina foi observado em 2 a 3 dias após a adição de quinidina ao esquema. Um novo platô foi atingido em aproximadamente 5 dias, e, quando a quinidina era interrompida, uma média de 5 dias se passava antes de as concentrações séricas de digoxina retornarem às concentrações pré-quinidina.

DIGOXINA–VERAPAMIL — Tem sido relatado que o verapamil aumenta as concentrações séricas de digoxina em 50 a 70% durante a 1.ª semana na qual os agentes são administrados concomitantemente, e em geral será necessário reduzir a dosagem do glicosídio cardíaco. Tem sido sugerido que o verapamil pode inibir tanto a secreção renal quanto a eliminação não-renal de digoxina, resultando no aumento das concentrações séricas da última.

LÍTIO–ANTIINFLAMATÓRIOS NÃO-ESTERÓIDES — Tem sido relatado que as concentrações séricas e a incidência de efeitos adversos dos sais de lítio estão aumentadas pela administração concomitante dos agentes antiinflamatórios como ibuprofeno, indometacina e piroxicam. É sugerido que a depuração renal do lítio está reduzida como resultado da ação desses agentes antiinflamatórios de inibir a síntese de prostaglandina renal. Essa interação deve ser antecipada quando qualquer AINE for associado a um sal de lítio.

Interações Farmacodinâmicas

Embora as interações farmacocinéticas freqüentemente sejam problemas clínicos desafiadores e sejam amplamente divulgadas, as interações farmacodinâmicas são o tipo que ocorre com mais freqüência.

MEDICAMENTOS COM EFEITOS FARMACOLÓGICOS OPOSTOS

As interações resultantes do uso de dois medicamentos com efeitos opostos devem estar entre as mais fáceis de se detectar. Entretanto, esses efeitos algumas vezes são decorrentes de efeitos secundários de certos medicamentos, e esses e outros fatores podem impedir a identificação precoce de tais situações.

DIURÉTICOS — A capacidade das tiazidas e de certos outros diuréticos de elevar as concentrações sangüíneas de glicose é bem conhecida. Quando o diurético é prescrito para um paciente diabético que está sendo tratado com insulina ou com um dos agentes antidiabéticos, esse efeito parcialmente pode opor-se à ação de diminuir a glicemia do medicamento antidiabético, necessitando de um ajuste na dosagem. Da mesma forma, muitos diuréticos podem produzir um efeito hiperuricêmico. A terapia nos pacientes com gota deve ser monitorada de perto, assim como a ação hiperuricêmica de um diurético pode necessitar de um ajuste posológico do agente que está sendo usado no tratamento da gota.

MEDICAMENTOS COM EFEITOS FARMACOLÓGICOS SIMILARES

Uma resposta excessiva atribuível ao uso concomitante dos medicamentos com ações similares é o tipo de interação que ocorre mais freqüentemente, e esses problemas em potencial justificam uma atenção particular.

DEPRESSORES DO SNC — Um efeito depressor no SNC resultante do uso concomitante de dois ou mais medicamentos que apresentam uma ação depressora representa um dos problemas mais perigosos relacionados aos medicamentos. Os pacientes mais velhos devem ser vistos como sendo especialmente sensíveis a esse tipo de resposta, e os pacientes que experimentam efeitos como sedação e vertigem têm risco aumentado de quedas e lesões, como fraturas do quadril. Os pacientes também devem ser advertidos quanto aos riscos de operar máquinas ou veículos motorizados. Ao se considerarem os vários esquemas medicamentosos, deve ser feito o reconhecimento do grande número de agentes (p. ex., sedativo-hipnóticos, antipsicóticos, antidepressivos tricíclicos, analgésicos opióides e a maioria dos anti-histamínicos) que podem apresentar um efeito depressor que será pelo menos aditivo ao efeito dos outros medicamentos. No mínimo, as dosagens dos medicamentos que exercem efeito depressor devem estar reduzidas em relação à dose *usual*, e uma consideração também deve ser feita sobre se seria necessário usar todos os medicamentos concomitantemente.

ÁLCOOL–OUTROS DEPRESSORES DO SNC — O efeito depressor aumentado no SNC que é experimentado pelos indivíduos tratados com medicamentos depressivos quando consomem bebidas alcoólicas está entre as interações mais bem conhecidas. Entretanto, essa interação também ilustra as dificuldades na tentativa de se predizer a magnitude da resposta que será experimentada por um paciente em particular, assim como a resposta dependerá de muitas variáveis, incluindo a tolerância do paciente ao álcool. Como então deve o paciente ser instruído quando ele for tomar um medicamento depressor? Certamente seria mais desejável não consumir bebidas alcoólicas durante o período em que o medicamento estiver sendo administrado. Entretanto, deve haver um reconhecimento real de que muitos pacientes, se diante da ordem de não beberem enquanto estiverem em tratamento medicamentoso, decidirão não tomar o medicamento. Cada paciente deve estar alerta para o fato de que o efeito depressor do medicamento prescrito pode ser aumentado pelo álcool. Se for antecipado que o paciente não deveria evitar completamente a bebida alcoólica, esse paciente deve ser advertido a usá-la com moderação, particularmente quando a terapia for iniciada, além de ser aconselhado a observar a sua própria tolerância quando tais combinações forem empregadas. Entretanto, o fato de muitos indivíduos poderem tomar medicamentos depressivos e consumir quantidades relativamente grandes de bebidas alcoólicas sem nenhuma dificuldade aparente não deve ser uma causa de esquecimento de que tais combinações têm sido letais em alguns indivíduos e causa de lesão em outros. Assim, existe uma necessidade importante de aconselhar todos os pacientes para os quais tais medicamentos são prescritos.

MEDICAMENTOS COM ATIVIDADE ANTICOLINÉRGICA — Os medicamentos que diferem consideravelmente em suas ações farmacológicas principais podem exibir os mesmos efeitos secundários. A alguns pacientes que estão sendo tratados com agentes antipsicóticos como a clorpromazina também é dado um agente antiparkinsoniano como o triexifenidil para controlar os efeitos extrapiramidais do primeiro. Além disso, vários pacientes têm sintomas depressivos, e um antidepressivo tricíclico como a amitriptilina pode ser adicionado à terapia. Cada um desses três agentes possui atividade anticolinérgica, e o efeito aditivo pode resultar em efeitos colaterais como boca seca, visão turva, retenção urinária, constipação e elevação da pressão intra-ocular.

Mesmo um efeito como a boca seca, que a maioria dos profissionais de saúde consideraria um problema menor, poderia ser incômodo para certos pacientes. Por exemplo, a secura persistente na boca poderia tornar o uso da dentadura mais difícil e também causar outras complicações odontológicas. Além disso, pode existir uma dificuldade aumentada na mastigação e na deglutição, um fator importante com respeito ao problema da desnutrição em muitos indivíduos idosos. A secura da boca também pode resultar em outros problemas, como ilustrado pelo relato do caso de um paciente tratado com imipramina. O paciente teve secura persistente da boca e, quando os comprimidos de nitroglicerina eram administrados pela via sublingual para o tratamento da angina de esforço, o alívio dos sintomas era demorado devido à dissolução retardada dos comprimidos sublinguais.

Tem sido observado que um efeito anticolinérgico pode causar um delírio do tipo atropina, sobretudo nos pacientes idosos. Esse efeito pode ser erroneamente interpretado como um aumento dos sintomas psiquiátricos, que podem ser tratados pelo aumento da dose dos agentes terapêuticos que são, na realidade, os responsáveis por causarem o problema. Esse exemplo aponta para a dificuldade que pode existir na distinção entre os sintomas da(s) condição(ões) que estão sendo tratadas e dos efeitos do(s) medicamento(s) que está(ão) sendo empregado(s) na terapia.

Diversos estudos chamam a atenção para outros problemas em potencial associados ao uso dos medicamentos tendo atividade anticolinérgica. Numa investigação usando voluntários com idades entre 60 e 72 anos, o triexifenidil causou deterioração substancial da memória. Em outro estudo com 22 pacientes dementes em asilos, observou-se que aqueles com concentrações séricas elevadas de anticolinérgicos tinham maior deterioração na capacidade de se cuidarem do que os pacientes com baixas concentrações.

A turvação visual, que também pode estar associada ao uso de medicamentos com atividade anticolinérgica, pode ser especialmente aflitiva nos pacientes idosos, particularmente aqueles cujas atividades físicas possam estar limitadas e para os quais a leitura é a atividade favorita.

Diversos relatos têm descrito o desenvolvimento de hiperpirexia grave nos pacientes em uso da combinação fenotiazina-antiparkinsoniano que sejam expostos a ambientes com temperatura e umidade elevadas. Esses investigadores chamam a atenção para a capacidade dessas combinações de interferirem no sistema termorregulador no corpo e recomendam que os médicos que tratam de pacientes em climas quentes e úmidos devem minimizar a exposição ao ar livre dos pacientes que recebem altas doses desses agentes.

MEDICAMENTOS QUE APRESENTAM EFEITOS HIPOTENSORES — Certos medicamentos hipotensores (p. ex., prazosina), assim como algumas outras classes de medicamentos (p. ex., antidepressivos tricíclicos), podem causar hipotensão ortostática, resultando em sintomas como vertigem e, nos casos mais graves, síncope. Os pacientes idosos são mais sensíveis a esse tipo de resposta e aos riscos associados, como quedas e lesões, e precauções apropriadas devem ser tomadas, sejam esses agentes dados sozinhos ou em associação.

AINE — Existem diversas situações nas quais um paciente desavisadamente possa estar tomando diversos produtos diferentes que contenham o mesmo AINE. Um paciente artrítico cuja condição tenha sido tratada com o ibuprofeno obtido por prescrição (freqüentemente nos níveis máximos ou próximos aos recomendados) pode adquirir um produto contendo ibuprofeno disponível sem prescrição para dor/desconforto não-associado à artrite, sem reconhecer que os dois produtos contêm o mesmo medicamento e que existe um risco aumentado de efeitos adversos.

As formulações com naproxeno e naproxeno sódico são vendidas sob diferentes nomes comerciais (*Naprosyn* e *Anaprox*, respectivamente). Existe o risco de um médico prescrever uma formulação para um distúrbio artrítico e outro médico prescrever outro produto para dor e/ou inflamação por causa de outro problema (p. ex., uma lesão ou procedimento odontológico). Um paciente para o qual um desses produtos for prescrito pode adquirir um produto com naproxeno sódico disponível para venda sem prescrição e não reconhecer que as duas formulações contêm o mesmo ingrediente ativo.

ALTERAÇÃO DAS CONCENTRAÇÕES ELETROLÍTICAS

Diversas interações medicamentosas importantes ocorrem como resultado da capacidade de certos agentes terapêuticos de alterar as concentrações séricas de eletrólitos como o sódio e o potássio. Quando esses medicamentos são incluídos num esquema terapêutico, é importante que as concentrações eletrolíticas sejam monitoradas periodicamente.

DIGOXINA–DIURÉTICOS — Um dos problemas associados ao uso da maioria dos diuréticos comumente empregados (p. ex., os derivados da tiazida) é que eles podem causar uma perda excessiva de potássio. É necessário cuidado particular nos pacientes que estão sendo também tratados com digoxina (ou outras preparações com digitálicos), e muitos desses podem ser candidatos à terapia com diuréticos. Se a depleção do potássio permanecer incorreta, o coração pode se tornar mais sensível aos efeitos do glicosídio cardíaco e a arritmia pode ocorrer.

Embora a suplementação do potássio seja necessária em muitos indivíduos tratados com diuréticos que depletem potássio, a iniciação da terapia com tais diuréticos não deve ser vista como uma determinação à suplementação de potássio também. Essa decisão deve estar baseada considerando-se a situação individual do paciente, e os parâmetros apropriados devem ser monitorados periodicamente. Deve ser reconhecido que também existe perigo se a hiperpotassemia ocorrer como resultado de suplementação excessiva. Esse risco de tais complicações é maior nos pacientes com diminuição da função renal.

Além dos diuréticos, outros agentes também podem causar a depleção de potássio. A terapia prolongada com os catárticos e corticosteróides pode causar depleção de potássio, embora isso provavelmente não ocorra tão rapidamente ou na mesma extensão que com os diuréticos.

Tem se desenvolvido também interesse nas implicações clínicas da depleção de magnésio. Uma preocupação que tem sido expressada é a de que essa condição ocorre mais comumente do que é reconhecido e que alguns problemas clínicos podem continuar ou piorar apesar da terapia eletrolítica adequada porque a deficiência de magnésio não é identificada e corrigida.

A terapia com diuréticos pode levar ao desenvolvimento da depleção de magnésio, e, conforme observado quando o potássio é depletado, a atividade da digoxina pode estar acentuada e possivelmente pode resultar em toxicidade. Em alguns pacientes com toxicidade à digoxina, baixas concentrações séricas de magnésio podem coexistir com os valores normais de potássio.

INIBIDORES DA ENZIMA DE CONVERSÃO DA ANGIOTENSINA–DIURÉTICOS POUPADORES DE POTÁSSIO — Os inibidores da enzima de conversão da angiotensina (ECA) (p. ex., captopril, enalapril, lisinopril) podem causar uma elevação nas concentrações do potássio sérico. Os diuréticos poupadores de potássio (amilorida, espironolactona e triantereno) ou suplementos de potássio devem ser usados simultaneamente com cuidado, pelo risco de hiperpotassemia e complicações associadas. Os substitutos do sal que contêm potássio também devem ser usados com cuidado.

LÍTIO–DIURÉTICOS — A depleção de sódio é conhecida por aumentar a toxicidade ao lítio; por essa razão, geralmente tem sido recomendado que os sais de lítio não devem ser usados nos pacientes em terapia com diuréticos ou em dietas que restrinjam o sódio. Mesmo a diarréia e a sudorese protraídas podem causar depleção suficiente de sódio para resultar em tolerância diminuída ao lítio.

A depleção de sódio causada por diuréticos reduz a depuração renal e aumenta a atividade do lítio. Entretanto, tem sido observado por alguns que, se alternativas terapêuticas preferíveis não estiverem disponíveis, a terapia concomitante não precisa ser contra-indicada, já que a interação é reconhecida e os passos são dados para monitorar a terapia e os ajustes posológicos.

INTERAÇÕES NOS LOCAIS RECEPTORES

IMAO–AGENTES SIMPATOMIMÉTICOS — A MAO funciona para frear as catecolaminas como a norepinefrina. Quando a enzima é inibida, as concentrações de norepinefrina nos neurônios adrenérgicos aumentam, e um medicamento que possa estimular sua liberação pode ocasionar uma resposta exagerada. É por esse mecanismo que interações entre os IMAO e as aminas simpatomiméticas que agem indiretamente (p. ex., anfetamina) se desenvolvem. Assim, se a anfetamina é administrada a pacientes cujos estoques de norepinefrina tenham sido aumentados pela inibição da MAO, eles podem sentir cefaléias graves, hipertensão (possivelmente uma crise hipertensiva) e arritmias cardíacas. As conseqüências sérias associadas a essas interações contra-indicam o uso desses agentes em combinação.

Embora a maioria das aminas simpatomiméticas, como a anfetamina, esteja disponível apenas com receita médica, outras como efedrina, fenilefrina e fenilpropanolamina, que também têm sido relatadas como interagindo de forma semelhante com os IMAO, são encontradas em muitas preparações populares de venda livre para resfriado e alergia, assim como em muitos produtos dietéticos. É importante que os pacientes que estão sendo tratados com IMAO evitem usar os produtos que contêm esses agentes.

IMAO–OUTROS ANTIDEPRESSIVOS — As advertências na literatura do produto, assim como relatos de casos, alertam contra o uso concomitante de IMAO com um antidepressivo tricíclico (p. ex., amitriptilina, imipramina) por reações graves do tipo atropina, tremores, convulsões, hipertermia e colapso vascular terem sido relatadas como resultado de tal uso. É recomendado na bula da maioria desses produtos que a terapia com um IMAO ou com um antidepressivo tricíclico não deva ser iniciada até pelo menos 7 a 14 dias após a terapia com o outro ter sido suspensa.

Embora a bula da maioria dos IMAO e dos antidepressivos tricíclicos observe que o uso concomitante está contra-indicado, há controvérsias quanto ao grau de risco envolvido. Diversos estudos do uso combinado desses agentes revelaram poucas evidências de interação, e a impressão crescente de que as interações graves sejam incomuns, combinada com os relatos de resultados favoráveis com tais combinações em pacientes selecionados que não responderam a nenhum dos agentes dados isoladamente, tem levado alguns a concluir que essas combinações podem ser empregadas cautelosamente. Nos pacientes refratários aos antidepressivos isoladamente e que não sejam candidatos a abordagens terapêuticas alternativas, os benefícios em potencial da terapia de combinação podem superar os riscos. Entretanto, tal terapia deve ser empreendida apenas por aqueles que estejam completamente familiarizados com os riscos envolvidos e sob circunstâncias nas quais a terapia possa ser monitorada de perto.

Existem apenas elementos limitados a respeito do uso combinado da fluoxetina e de um IMAO, e é recomendado que seu uso combinado seja evitado e que pelo menos 14 dias transcorram entre a suspensão de um IMAO e o início do tratamento com a fluoxetina. Houve diversos relatos de mortes de pacientes nos quais a terapia com um IMAO foi iniciada logo após a suspensão da fluoxetina. Devido à meia-vida longa da fluoxetina e dos seus metabólitos ativos, recomenda-se que pelo menos 5 semanas transcorram entre a suspensão da fluoxetina e o início da terapia com um IMAO.

Deve ser observado que o agente antineoplásico procarbazina e os antiinfecciosos furazolidona e linezolida também podem inibir as enzimas MAO, e alertas em relação ao uso de outros IMAO devem ser considerados para esses medicamentos também. Com a furazolidona, entretanto, não é provável que a inibição enzimática ocorra nos primeiros 5 dias de terapia, e usualmente o curso do tratamento será completado a tempo.

GUANETIDINA–ANTIDEPRESSIVOS TRICÍCLICOS — A guanetidina é transportada para o seu local de ação nos neurônios adrenérgicos por um sistema de transporte que também é responsável pela captação de norepinefrina, assim como diversas aminas simpatomiméticas que agem indiretamente como a epinefrina e as anfetaminas. A concentração de guanetidina nesses neurônios é necessária para o seu efeito hipotensor. Parece que os antidepressivos tricíclicos podem inibir a captação de guanetidina nos neurônios terminais, com isso prevenindo sua concentração nesses locais e reduzindo sua atividade. Outros estudos sugerem que agentes antipsicóticos como a clorpromazina, o haloperidol e o tiotixeno podem agir semelhantemente aos antidepressivos tricíclicos, reduzindo o efeito anti-hipertensivo desse agente.

Embora outros mecanismos possam estar envolvidos no desenvolvimento das interações medicamentosas, as interações citadas são as mais importantes. Como é freqüentemente afirmado, mais de um mecanismo pode trabalhar em harmonia ou em oposição como determinante do efeito final. Ainda outras interações medicamentosas se desenvolvem por mecanismos ainda não identificados.

Mesmo que a discussão de algumas interações tenha levantado mais questões do que tem respondido, uma conscientização dos fatores predisponentes ao desenvolvimento das interações medicamentosas, assim como os mecanismos pelos quais eles ocorrem, será valiosa na identificação e na prevenção dos problemas em potencial.

É evidente que limitações significativas ainda existem ao se tentar predizer os resultados da terapia combinada. Na seção a seguir, são fornecidas algumas diretrizes para minimizar o risco de ocorrência de interações medicamentosas.

REDUZINDO O RISCO DE INTERAÇÕES MEDICAMENTOSAS

A redução do risco de interações medicamentosas é um desafio que envolve várias considerações. Embora elas possam ser aplicadas à terapia medicamentosa em geral, as seguintes diretrizes para reduzir e tratar das interações medicamentosas são oferecidas para ajudar os profissionais de saúde que têm a responsabilidade de selecionar e monitorar os esquemas terapêuticos.

Identifique os Fatores de Risco do Paciente — Fatores como idade, natureza dos problemas médicos do paciente (p. ex., função renal), hábitos dietéticos, fumo e problemas como alcoolismo irão influenciar o efeito de certos medicamentos e devem ser considerados durante a entrevista inicial com o paciente.

Obtenha uma História Medicamentosa Completa — Um registro preciso e completo da prescrição e dos medicamentos de venda livre que um paciente esteja tomando, assim como de produtos como fitoterápicos e suplementos dietéticos, deve ser obtido. Várias interações têm resultado de falta de atenção aos medicamentos prescritos por outro médico ou aos medicamentos de venda livre que o paciente não considerou importantes o suficiente para mencionar.

Esteja Ciente das Ações dos Medicamentos Usados — O conhecimento das propriedades e das ações farmacológicas primárias e secundárias de cada um dos agentes usados ou sendo considerados para uso é essencial se a potencial interação tiver que ser estimada adequadamente.

Considere as Alternativas Terapêuticas — Na maioria dos casos, dois medicamentos que notoriamente interagem podem ser administrados concomitantemente tão logo as precauções adequadas tenham sido tomadas (p. ex., a monitoração cuidadosa da terapia ou os ajustes na dosagem para compensar a resposta alterada). Entretanto, nas situações em que outro agente com propriedades terapêuticas semelhantes e menores riscos de interação estiver disponível, ele deve ser usado.

Evite os Esquemas Terapêuticos Complexos Quando Possível — O número de medicações usadas deve ser mínimo. Além disso, o uso de medicações ou esquemas de dosagem que permitam administrações menos freqüentes pode ajudar a evitar interações que resultem de uma alteração da absorção (p. ex., quando um medicamento for administrado próximo às refeições).

Eduque o Paciente — Os pacientes freqüentemente sabem pouco sobre sua doença, e muito menos sobre os benefícios e problemas que poderiam resultar da terapia medicamentosa. Dos indivíduos que estejam alertas e que entendam essas informações pode-se esperar uma obediência maior às instruções sobre a administração da medicação e uma atenção maior ao desenvolvimento dos sintomas que poderiam ser indicadores precoces de problemas relacionados ao medicamento. Os pacientes devem ser encorajados a fazer perguntas sobre sua terapia e a relatar quaisquer respostas excessivas ou inesperadas. Não deve existir incerteza por parte dos pacientes de como usar sua medicação da forma mais eficaz e segura.

Monitore a Terapia — O risco dos problemas relacionados aos medicamentos justifica a monitoração cuidadosa, não apenas para a ocorrência de possíveis interações medicamentosas mas também para efeitos adversos que ocorrem com agentes individualmente e com a não-obediência do paciente. Qualquer alteração no comportamento do paciente deve ser suspeitada como sendo relacionada ao medicamento até que essa possibilidade seja excluída.

Individualize a Terapia — Embora o desenvolvimento de um esquema terapêutico que atenda às necessidades específicas dos pacientes individualmente seja inerente em muitas das diretrizes anteriores, a importância dessa consideração não pode ser enfatizada muito fortemente. Amplas variações na resposta dos pacientes à mesma dosagem de certas drogas individuais são bem reconhecidas. É difícil predizer a resposta de muitos agentes terapêuticos quando eles são dados isoladamente; o desafio e as limitações na antecipação da resposta com um esquema de múltiplos medicamentos são ainda maiores. Portanto, a prioridade deve ser atribuída às necessidades e à resposta clínica do paciente individualmente, em vez de às recomendações usuais na dosagem e ao tratamento padrão e diretrizes monitoradas.

O farmacêutico estará envolvido ativamente na observação dessas diretrizes descritas. Além disso, a necessidade de não apenas manter registros completos e atualizados das medicações dos pacientes mas também de supervisionar e monitorar a terapia medicamentosa mais de perto coloca o farmacêutico numa posição estratégica para detectar e prevenir as interações medicamentosas. Observando as diretrizes e recomendações anteriores e fortalecendo a comunicação com os pacientes e outros profissionais de saúde, o farmacêutico tem uma oportunidade valiosa de fazer uma contribuição significativa para a melhora posterior da eficácia e da segurança da terapia medicamentosa.

CAPÍTULO **103**

Assistência Médica Complementar e Alternativa

Ara H Der Marderosian, PhD
Professor of Pharmacognosy and Medicinal Chemistry
Scientific Director, Complementary and Alternative Medicine Institute
University of the Sciences in Philadelphia
Philadelphia, PA 19104

Allen M Kratz, PharmD
President, HVS Laboratories, Inc
Naples, FL 34104

June E Riedlinger, PharmD
Assistant Professor
Massachusetts College of Pharmacy and Allied Health Sciences
Boston, MA 02115

A maioria das pessoas concordaria que durante o século 20 houve mais transformações e aperfeiçoamentos na ciência médica do que em quase todos os anos precedentes da história registrada. A teoria dos germes do século 20 possibilitou a erradicação da maioria das infecções microbianas através do uso de antibióticos e agentes antivirais. Numerosos avanços na tecnologia médica trouxeram uma análise rápida e precisa de organismos invasores específicos, a determinação do estado dos sistemas sangüíneo e imunológico e os tipos e níveis de drogas a serem administradas aos pacientes.

As novas máquinas de alta tecnologia, incluindo aparelhos de radiografia, TAC (*t*omografia *a*xial *c*omputadorizada), a RM (*r*essonância *m*agnética), a ultra-sonografia, a PET (*p*ositron *e*mission *t*omography, ou tomografia por emissão de pósitrons) e outros, permitiram a localização e o diagnóstico da maioria das disfunções celulares e dos órgãos corporais, de forma que terapias apropriadas podem ser empreendidas.

O campo rapidamente emergente da biotecnologia gerou uma série espantosa de enzimas, peptídios, hormônios e semelhantes produzidos através da bioengenharia, o que permitiu a substituição de substâncias normais do corpo que mantêm a saúde.

De forma semelhante, foram encontradas maneiras de reforçar e aumentar os níveis de fatores imunológicos reconhecidos recentemente que fortalecem nossos mecanismos de defesa contra as infecções. Logo, é fácil entender por que a medicina moderna convencional ou ortodoxa (alopatia) manteve a supremacia, de maneira geral, como a terapia *eficaz* na maior parte das sociedades avançadas. Entretanto, nos últimos anos, ela parece ter atingido os seus limites na mente de muitos indivíduos. Mais e mais pessoas esperam resultados perfeitos e completos a cada vez que procuram ajuda médica. Quando a medicina moderna falha, essa atitude freqüentemente leva à busca por ajuda na medicina alternativa ou complementar, que parece oferecer esperança de um modo mais holístico.

A ASCENSÃO DA MEDICINA ALTERNATIVA — As últimas décadas geraram um interesse e uma popularidade rapidamente crescentes na medicina alternativa ou complementar devido aos seus efeitos percebidos, benéficos ou perniciosos, sobre a saúde individual ou da sociedade.

Muitas razões foram apresentadas para a ressurgência da medicina não-tradicional ou holística. Alguns culparam uma perda da fé na ciência (muitas pessoas acreditam que a ciência causou a poluição, a depleção do ozônio, o uso equivocado de drogas e a iatrogenia); outros sentem que a confiança na medicina ortodoxa sofreu uma erosão porque não atendeu às expectativas médicas cada vez maiores. Alguns sentem que a medicina de alta tecnologia não se importa com o sistema de crenças do paciente, nem presta atenção a ele.

Há poucas dúvidas de que os custos crescentes dos cuidados médicos não ajudaram a promover o uso eficiente de todos os avanços importantes da tecnologia médica nem forneceram maior atenção ao paciente. Em todo o mundo, foi reconhecido que a assistência de saúde moderna nos Estados Unidos tornou-se um monstro descontrolado que é difícil, senão impossível, de ser contido. A sublevação política que está sendo causada pelas reformas atuais dos cuidados de saúde nos Estados Unidos serve como um exemplo.

Os custos médicos elevaram-se mais de 15 vezes nos últimos 30 anos, e, ainda assim, apenas pouco mais de 40% das pessoas recebem cuidados médicos adequados. Os custos médicos atuais têm subido mais rapidamente do que a inflação, e os custos de seguro têm sido inalcançáveis para muitos indivíduos e indústrias. Há mais de 25 anos, foi previsto que o aumento ou a redução das quantias despendidas na saúde teriam qualquer efeito adicional sobre quanto tempo alguém poderia esperar viver.

Alguns têm dito que atingimos um estado de retornos decrescentes na medicina moderna. A verdade é que finalmente identificamos os distúrbios principais para os quais não há cura fácil. Muitos desses são as conseqüências normais do envelhecimento. Há poucas dúvidas de que provavelmente nunca iremos conquistar plenamente distúrbios relacionados à velhice como bronquite, artrite, reumatismo, cardiopatias, lombalgia, hipertensão arterial e muitos outros. Essas doenças crônicas degenerativas da velhice simplesmente não respondem bem, mesmo aos tratamentos mais modernos.

Um outro problema que existe é a motivação dirigida pelo lucro de projetar drogas simplesmente para capturar uma fração de mercados estabelecidos. Isso tem levado a mais e mais drogas de imitação, que não prometem realmente ganhos terapêuticos importantes. Devido aos grandes gastos envolvidos no desenvolvimento de drogas totalmente novas com propriedades farmacológicas únicas, muitas companhias de medicamentos se abstraíram dos esforços.

Com todos esses problemas em mente, é fácil entender por que a medicina complementar de segunda escolha foi convocada a *preencher o hiato* não alcançado pela medicina moderna.

Desde 1960, mais e mais norte-americanos têm se voltado para a autoconscientização e para tratamentos médicos autocontrolados. O *bem-estar* como conceito e a *prevenção* como um modo de vida tornaram-se o pensamento-padrão para uma porcentagem significativa da população norte-americana. O comércio e as relações aumentados com a Ásia e a melhor comunicação com as práticas médicas tradicionais da Ásia, Europa, África e América do Sul abriram novas portas para o tratamento de todos os males.

Nas décadas de 1970 e 1980, numerosos artigos sobre medicina alternativa apareceram na literatura. Pelo menos um autor forneceu 92 terapias alternativas, variando da acupressura (Shiatsu) à ioga. Também apareceram vários livros sob os títulos de terapias naturais ou da natureza.

Muitos desses sistemas alternativos são complexos e possuem padrões variáveis de qualificação, treinamento e registro. Na verdade, muitos dentro da medicina alternativa não concordam nem mesmo quanto às definições para as numerosas especialidades, quanto mais quanto à padronização das modalidades de tratamento. Geralmente, muitas das teorias nas quais as terapias alternativas se baseiam não estão de acordo com conceitos médicos atuais. Entretanto, muitas dessas terapias se tornaram populares e são muito procuradas pelo público, e devem ser compreendidas por todos os profissionais da área de saúde.

Em 1990, a população dos Estados Unidos fez aproximadamente 425 milhões de visitas a fornecedores de terapias não-convencionais a um custo de cerca de 10 bilhões de dólares de seus próprios bolsos. Algumas dessas terapias são cobertas agora por seguro-saúde, mas muitas não o são.

Em novembro de 1998, o *Journal of the American Medical Association (JAMA)* teve como seu tema principal a medicina alternativa. As estatísticas dos últimos anos mostraram que 4 de cada 10 americanos usaram terapias alternativas em 1997. Ademais, o número total de visitas a profissionais de medicina alternativa aumentou em quase 50% quando comparado com o da década de 1990 e, na realidade, excedeu as visitas de pacientes a todos os médicos de cuidados primários dos Estados Unidos. Monetariamente, essa população pagou cerca de 21,2 bilhões de dólares pelos serviços (um aumento de 45%) prestados por profissionais médicos alternativos. Um levantamento atualizado realizado por David M. Eisenberg, MD, Beth Israel Deaconess Medical Center em Boston, e suas coortes em 1997 mostraram que entre 1990 e 1997, a prevalência de medicina complementar ou alternativa (CAM) aumentou em 25%, com o número total de visitas aumentando em 47%, de uma estimativa de 427 milhões em 1990 para 629 milhões em 1997. Como já foi mencionado, as despesas com esses serviços foram de cerca de 21,2 bilhões de dólares, com 12,2 bilhões pagos pelo próprio indivíduo, e excederam as despesas cobertas pelo próprio indivíduo com *todas as hospitalizações* em 1997. Esse levantamento cobriu 16 terapias de medicina complementar ou alternativa, as quais incluíram técnicas de relaxamento, fitoterapia, massagem, quiroprática, cura espiritual por outras pessoas, megavitaminas, auto-ajuda, mentalização, dieta comercial, remédios populares, dieta de estilo de vida, cura energética, homeopatia, hipnose, retroalimentação biológica e acupuntura.

Tanto o levantamento de 1990 quanto o de 1997 constataram que a medicina complementar ou alternativa era usada mais comumente para condições crônicas, as quais incluíam problemas nas costas e no pescoço, artrite, cefaléias e ansiedade. Um aumento de 33,8% em 1990 para 42,1% em 1997 foi visto no uso de pelo menos uma das 16 terapias de medicina complementar ou alternativa. Os maiores aumentos foram nas áreas de uso da fitoterapia, da massagem, das megavitaminas, dos grupos de auto-ajuda, dos remédios populares, da cura energética e da homeopatia. Embora esses dados mostrem uma utilização aumentada de medicina complementar ou alternativa em todas as áreas, o nível de revelação desse fato para os seus médicos se manteve baixo, em menos de 40% em 1990 e 1997. Obviamente, todos os profissionais de saúde estão preocupados, porque pelo menos 15 milhões de norte-americanos em 1997 tomaram medicamentos prescritos e fitoterápicos simultaneamente. Como pelo menos um em cada cinco pacientes que tomam medicamentos prescritos por médicos também toma ervas, vitaminas em altas doses, suplementos, etc., os pesquisadores estão apreensivos com a possibilidade de que milhões de adultos possam estar correndo o risco de interações potenciais indesejáveis de ervas com drogas ou de vitaminas com drogas. Eles alertam que o mercado de medicina complementar ou alternativa continua aumentando, e que essa tendência exige monitoração contínua, com base em investigações científicas, julgamento clínico, autoridade reguladora e tomada compartilhada de decisões. Eles recomendam que a abordagem *não pergunte* e *não diga* à comunicação médico-paciente tem que ser descartada.

Estatísticas adicionais interessantes desse estudo revelaram que a consulta à medicina complementar ou alternativa era significativamente mais comum entre mulheres (48,9%) do que entre homens (37,8%), e menos comum entre afro-americanos (33,1%) do que entre outros grupos raciais (44,5%). Pessoas na faixa etária de 35 a 49 anos relataram taxas maiores de uso (50,1%) do que pessoas mais velhas (39,1%) ou mais novas (41,8%). O uso de medicina complementar ou alternativa era maior entre pessoas com nível superior (50,6%) do que entre pessoas sem nível superior (36,4%), e mais comum entre aquelas com rendas anuais acima de 50.000 dólares (48,1%) do que entre aquelas com rendas menores (42,6%). O uso de medicina complementar ou alternativa era maior no oeste dos Estados Unidos (50,1%) do que em outras regiões dos Estados Unidos (42,1%). Surpreendentemente, as despesas totais cobertas pelo próprio indivíduo em medicina complementar ou alternativa em 1997 (incluindo serviços profissionais, fitoterapia, produtos para dieta de vitaminas, livros e aulas) foram estimados de forma conservadora em cerca de 27 bilhões de dólares. Esses estudos também mostraram que 42% de todo o uso de medicina complementar ou alternativa era atribuível ao tratamento de doenças existentes e/ou à manutenção da saúde.

Concluindo, esses autores observaram que a medicina complementar ou alternativa não é nem ensinada amplamente nas escolas de medicina nem está disponível de forma generalizada nos hospitais dos Estados Unidos. Mesmo assim, um número crescente de companhias de seguro e organizações de "managed care" (tratamento gerenciado) oferece atualmente algum nível de benefícios de medicina complementar ou alternativa, e a maioria das escolas médicas dos Estados Unidos oferece pelo menos alguns cursos sobre terapias de medicina complementar ou alternativa. Finalmente, eles oferecem as observações de que agências federais, corporações privadas, fundações e instituições acadêmicas devem adotar uma postura mais antecipatória relacionada à implementação tanto de pesquisa clínica quanto básica, criando currículos educacionais relevantes, desenvolvendo normas para credenciamento e encaminhamento, melhorando o controle de qualidade de suplementos dietéticos e estabelecendo vigilância pós-venda de interações entre drogas e ervas (e suplementos de drogas).

DEFINIÇÕES — O Quadro 103.1 fornece um resumo das razões citadas para a medicina complementar ou alternativa ter-se tornado popular nos últimos tempos. O Quadro 103.2 fornece críticas e comentários sobre a medicina complementar ou alternativa. O Apêndice fornece uma lista de termos usados em medicina complementar ou alternativa, assim como definições para as numerosas especialidades. Assim como ocorre com todas as listas desse tipo, haverá discordâncias sobre razões ou definições. Entretanto, essas razões e definições devem estabelecer um entendimento da natureza complexa da popularidade e prática de cuidados médicos complementares ou alternativos.

Quadro 103.1 Razões da Popularidade da Medicina Alternativa/Complementar

- Limitações percebidas e reais da alopatia.
- Relações de amor (quando ela funciona) e ódio (quando ela fracassa) com a medicina *de alta tecnologia*.
- Ausência de assistência terna e carinhosa. As pessoas se queixam a respeito de serem vistas como *problemas* ou casos interessantes a serem solucionados e não como pessoas reais.
- Queixas de exames intermináveis com significados ambíguos.
- Desejo de ser um parceiro na cura de si próprio.
- Insatisfação em relação a ser enviado para vários especialistas.
- Desejo de ter um médico que possa tratar a pessoa como um todo, e não apenas uma parte do corpo.
- Desejo de ter um médico que ouça, não dirija todas as terapias e torne o paciente um parceiro da recuperação.
- Desejo de ver o profissional como um amigo confiável, e não uma figura de autoridade.
- Desejo de ser autorizado ou receber autoridade ou confiança em relação à maneira de ser curado e às capacidades de autocura.

Quadro 103.2 Comentários e Críticas sobre a Medicina Complementar/Alternativa

Muitos profissionais convencionais e cientistas médicos acreditam que elas sejam uma forma moderna de charlatanismo.
Alguns dos sucessos relatados são efeitos *placebo*.
A maioria das enfermidades tratadas com sucesso são autolimitadas. Os distúrbios autolimitados predominam nessas áreas de prática.
Muitas abordagens não têm provas científicas.
Relativamente poucos estudos são investigações clínicas duplo-cegas.
A maioria das referências, livros e artigos não são verdadeiramente publicações científicas, e a maioria dos relatos é empírica.

As práticas de medicina complementar ou alternativa que se seguem estão entre as mais populares nos Estados Unidos atualmente. Foi feita uma tentativa para relacionar e definir todas elas, com comentários ou julgamentos mínimos sobre eficácia, já que pode haver poucos dados registrados disponíveis. A maior parte dos profissionais médicos estão conscientes de que um em cada três drogas ou tratamentos de doenças pode ser bem-sucedido, independente da eficácia verdadeira ou conhecida. É com esse pensamento que todos os profissionais devem manter suas mentes abertas em relação a todas as modalidades de cuidados de saúde, já que apenas o tempo e a ciência irão, em última instância, mostrar o que é efetivo em medicina e o que não é. Geralmente, a maior parte dos profissionais tem concordado que a medicina convencional é a melhor para o tratamento dos casos agudos.

Não foi feita aqui qualquer tentativa para negar a necessidade de lidar com emergências no ambiente hospitalar, onde todos os métodos de alta tecnologia podem geralmente resolver problemas clínicos traumáticos graves. De maneira inversa, muitos concordam que numerosos problemas de saúde com tempo prolongado de evolução (envelhecimento, ansiedade, artrite, dores nas costas, dor crônica, hipertensão arterial, cefaléias, úlceras, etc.) freqüentemente respondem a várias práticas complementares ou alternativas. Certamente, muitos deles podem ser tratados de forma menos dispendiosa e menos invasiva do que com a alopatia. A principal preocupação, é claro, deve ser fornecer cuidados sem causar danos ou demora quando a alopatia claramente pode fazer alguma coisa que seja eficaz. A escolha final tem de ser feita em conjunto pelo paciente e pelo profissional, tendo em mente as limitações, vantagens e desvantagens de cada prática médica.

Por fim, deve-se ter em mente que a abordagem preventiva é de suprema importância em saúde. Essa é uma alteração importante na filosofia para os anos da década de 1990. Mais e mais pessoas têm optado pelo óbvio, e estão protegendo a sua saúde futura com boa nutrição, exercício, redução do estresse e cessação do tabagismo. Muito da medicina complementar e alternativa tem-se movimentado nessa direção, ou a tem praticado por muitos anos. Os alimentos médicos ou *nutracêuticos* também têm sido enfatizados recentemente, e os Quadros 103.3 e 103.4 fornecem amostras de alimentos e os princípios ativos neles contidos que podem ser preventivos e curativos para muitos problemas médicos, de apendicite a úlceras.

Todas as práticas médicas estão começando a prestar muito mais atenção aos bons e preventivos efeitos da nutrição, à medida que a população dos Estados Unidos envelhece e estende sua vida até um potencial de idade de 70 a 80 anos.

Finalmente, deve ser notado que dinheiro está sendo despendido atualmente nos setores acadêmico e federal para determinar a veracidade da medicina alternativa.

A Universidade de Temple, na Filadélfia, desenvolveu um Centro para as Ciências de Fronteira para estudar a conexão mente/corpo assim como a forma com que os campos magnéticos podem influenciar a saúde. Eles também estão estudando o potencial das terapias *amenas* em medicina, tais como a eletroacupuntura e o toque terapêutico.

OAM E NCCAM — Na última parte de 1992, em resposta à pressão crescente do público, o Congresso estabeleceu o Ministério de Medicina Alternativa (OAM) dentro do Ministério do Diretor do Instituto Nacional de Saúde (NIH), para facilitar a avaliação científica imparcial da medicina complementar ou alternativa e para estabelecer uma central de informações. O OAM foi projetado primariamente para encorajar o estudo e a pesquisa sobre as muitas abordagens promissoras da medicina complementar ou alternativa, para determinar quais são potencialmente efetivas, seguras e econômicas como práticas de cuidados de saúde. Entretanto, com a aprovação da carta completa de destinações para o ano de 1999, e a assinatura subseqüente pelo presidente em 21 de outubro de 1998, o Congresso estabeleceu o Centro Nacional para Medicina Complementar e Alternativa (NCCAM). Com apoio e verbas mais fortes, o centro será dedicado à condução e apoio de pesquisa e treinamento básicos e aplicados, e irá disseminar informações sobre medicina complementar ou alternativa para profissionais de saúde e para o público. Ele também foi criado para realizar programas relacionados que, espera-se, irão levar a avanços na investigação e aplicação dos métodos de medicina complementar ou alternativa que se mostrem eficazes.

Esse Ato tem o número de carta de referência legislativa S

Quadro 103.3 Exemplos de Alimentos com Supostas Propriedades Médicas

ALIMENTO	CONSTITUINTES	SUPOSTAS PROPRIEDADES MÉDICAS
Maçã	Pectina, ácido cafeico	Reduz o colesterol e a pressão sanguínea. O suco possui propriedades antimicrobianas e antidiarreicas. É um possível protetor contra o câncer.
Banana e tanchagem	Fibra na tanchagem não madura, pectina	Previne e cura úlceras, ajuda a reduzir o colesterol sangüíneo. Estimula a proliferação de células no revestimento do estômago e a liberação de muco protetor.
Brócolis	Indóis, glicosinolatos, ditioltionas, carotenóides	Reduz o risco de câncer.
Repolho	Clorofila, ditioltionas, flavonóides, indóis, isotiocianatos, ácidos cafeico, fenólico e ferúlico, substâncias mucina-símiles como "fator de crescimento" para as vitaminas E e C	Reduz o risco de câncer de colo, o suco ajuda a prevenir e curar úlceras, estimula o sistema imune, mata micróbios, é classificado como um desmutágeno (antagonista do câncer).
Pimenta picante	Capsaicina, vitamina C	Aumenta a secreção de muco nos pulmões, age como expectorante, alivia a bronquite crônica e o enfisema, é descongestionante, diminui a formação de coágulos (é fibrinolítica), é um analgésico tópico efetivo usado na cefaléia em salvas, induz a secreção de endorfina.
Especiarias, p.ex., cominho, canela, gengibre, mostarda	Vários princípios ativos	Reduzem os níveis de colesterol em animais.
Feno grego	Vários princípios ativos, fibras	Ajuda a controlar os níveis de açúcar em diabéticos.

Quadro 103.4 Exemplos de Fitoquímicos em Alimentos com Supostas Propriedades Médicas

FITOQUÍMICOS	FONTE BOTÂNICA	SUPOSTAS PROPRIEDADES
Alicina, ajoena	Alho	Estimula vias bioquímicas que envolvem o glutation, que desintoxica materiais estranhos; intercepta carcinógenos ativados antes que eles se liguem ao DNA; inibe a prostaglandina E_2, que está ligada à promoção tumoral; tem propriedades antimicrobianas.
Flavonóides, fenólicos, carotenóides, saponinas e triterpenóides	Frutas cítricas	Acentuam o sistema de desintoxicação do corpo; têm efeitos antioxidantes; regulam as enzimas produzidas pelas células cancerosas. Os fenólicos estimulam a síntese de glutationa, que é o desintoxicante do corpo. Os carotenóides eliminam os radicais livres de oxigênio. As saponinas e os triterpenóides podem bloquear os receptores celulares para o estrogênio, o que pode proteger contra o câncer de mama. Inibe a prostaglandina E_2, que está ligada à promoção tumoral.
Ácido α-linoleico, lignanas fenólicas	Linhaça	Esses ácidos graxos diminuem a formação de colesterol; as lignanas têm atividade antiestrogênica, o que pode reduzir o risco de câncer de mama. Inibem a prostaglandina E_2, que está ligada à promoção tumoral.
Ácido glicirrízico, outros triterpenóides fenólicos correlatos	Alcaçuz	Propriedades antibióticas, os fenólicos inibem enzimas críticas produzidas excessivamente por células cancerosas. Inibem a prostaglandina E_2, que está ligada à promoção tumoral.
Isoflavonas	Soja	Inibe a atividade das tirosinacinases que são produzidas de forma excessiva quando células normais são transformadas em células cancerosas.
Indóis, betacarbolenos	Membros da família do repolho	Favorecem a desativação e a excreção do estrogênio, o que minimiza a via de ativação tumoral.
Ácidos fenólicos	Vegetais umbelíferos, p.ex., salsa, aipo	Possíveis propriedades antiulcerosas.

2440, seção 601, e encontra-se resumido no endereço de Internet http://altmed.od.nih.gov/nccam/. Essas referências fornecem os detalhes sobre a mudança de OAM para NCCAM, os seus endereços, números de telefone e de fax gratuitos, história, propósito, missão, decreto do conselho consultivo do programa, orçamento para o ano fiscal, áreas do programa, assuntos extramuros (subvenções), 10 centros de pesquisa de especialidades, programa de avaliação de pesquisa de bases de dados, relações entre a central do NCCAM e a mídia, programa de ligação internacional e profissional, programa de investigação e de desenvolvimento de pesquisas, programa intramural de treinamento em pesquisa, e relações com outras agências governamentais (por ex.: Agência para Políticas e Pesquisa em Cuidados de Saúde, Departamento de Defesa, Administração de Alimentos e Drogas (FDA), Agência de Administração de Financiamentos para Cuidados de Saúde e os Centros para Controle e Prevenção de Doenças). O NCCAM também mantém encontros regulares com a FDA para buscar sua ajuda na reavaliação das regras e regulamentos atuais que governam pesquisas sobre o uso de novos dispositivos, agulhas de acupuntura, ervas e remédios homeopáticos. O NCCAM também continua a manter contato com a maior parte das organizações de medicina complementar ou alternativa para lhes fornecer novas informações relacionadas a apoio e desenvolvimento de pesquisas.

O endereço de Internet tem uma seção *O Que Há de Novo*, que fornece uma atualização contínua sobre novos projetos, subvenções, solicitações de inscrições, encontros anuais, índice de citações do CAM e resultados de novas pesquisas no CAM. A exploração científica no CAM se tornou vigorosa o suficiente para o Congresso elevar o status do CAM de *ministério* para *centro nacional*. Isso deu ao NCCAM autoridade para financiar os seus próprios projetos de pesquisa.

Certamente, o grande salto no financiamento anual (de 20 milhões para 50 milhões de dólares) irá seguir um longo caminho para ajudar a provar suas promessas. Com estudos recentes mostrando que pelo menos dois em cada cinco americanos usam uma terapia alternativa, certamente cabe à ciência reducionista determinar a eficácia real da medicina holística.

O ATO DSHEA DE 1994 — O Ato de Saúde e Educacional sobre Suplementos Dietéticos de 1994 (DSHEA) foi aprovado após negociações substanciais entre membros da Câmara e do Senado e suas equipes, incluindo representantes da indústria de suplementos dietéticos. O Ato tem a intenção de capacitar os consumidores a fazer escolhas esclarecidas sobre suplementos nutritivos, e submete esses produtos às mesmas exigências gerais de rotulagem que se aplicam aos alimentos. Basicamente, o Ato aconteceu através de uma enorme pressão pública para manter a liberdade de escolha *totalmente americana* na autonutrição e *medicação*. O Ato gerou mais chamadas, cartas e faxes de apoio do que qualquer projeto prévio.

Por várias décadas, a FDA regulou suplementos dietéticos e alimentos, principalmente para assegurar que eles eram seguros e completos, e que a sua rotulagem era verdadeira e não enganosa. Um foco para assegurar segurança era o regulamento da FDA sobre a segurança dos novos ingredientes, mesmo aqueles usados em suplementos dietéticos nas Emendas sobre Aditivos Alimentares, mais antigas, de 1958, feitas ao Ato Federal sobre Alimentos, Drogas e Cosméticos (Ato FD&C). Com a aprovação do DSHEA, o Congresso emendou o Ato FD&C para adicionar várias condições mais novas, que se aplicam diretamente aos suplementos dietéticos e seus ingredientes. Devido às novas condições, os ingredientes nos suplementos alimentares não estão mais sujeitos às avaliações de segurança pré-mercadológicas exigidas de outros ingredientes alimentares novos ou de novos usos para ingredientes alimentares antigos. Agora eles têm que ir de encontro às exigências de outras condições de segurança. As áreas de cobertura específicas do DSHEA incluem a definição de suplemento alimentar, segurança, literatura, relatórios de apoio nutricional, rotulagem de ingredientes e informações nutricionais, novos ingredientes dietéticos, boas práticas de fabricação (GMP), Comissão sobre Suplementos Dietéticos, Ministério de Suplementos Dietéticos e prazo efetivo.

O DSHEA define suplemento dietético como qualquer produto (além do tabaco) que contenha uma vitamina, um mineral, uma erva ou um aminoácido cujo objetivo seja funcionar como um suplemento à dieta normal. Nenhuma prova de segurança é exigida para suplementos dietéticos comercializados antes de 15 de outubro de 1994 para permanecerem no mercado. Eles são considerados seguros a não ser que "apresentem um risco significativo ou excessivo de doença ou lesão sob condições de uso recomendadas ou sugeridas na rotulagem ou, se nenhuma condição de uso é sugerida ou recomendada na rotulagem, sob condições ordinárias de uso." Contrariamente a drogas de venda livre (OTC) e éticas, de cujos fabricantes se exige que provem a segurança e a eficácia antes da comercialização, os suplementos alimentares *de terceira geração* são considerados seguros a não ser que a FDA prove que não o são. Portanto, é óbvio que o DSHEA regula os fitoterápicos (assim como outros suplementos dietéticos) como alimentos e não como drogas. O Ato concede, no entanto, à secretaria dos Serviços de Saúde e Humanos poderes de emergência para retirar um suplemento do mercado se ele representar um risco iminente para a saúde.

Única ao ato é a exigência de rotulagem que permite advertências e recomendações de dosagem, assim como anúncios fundamentados de *estrutura* ou *função*. Anteriormente, tal rotulagem levaria o produto a ser *registrado equivocadamente* e removido do mercado. Agora, essa rotulagem é permitida com limitações específicas, ou seja, todos os anúncios têm que ser acompanhados por um aviso visível de que eles não foram avaliados pela FDA e, na realidade, têm que afirmar no rótulo "Esse produto não tem a intenção de diagnosticar, tratar, curar ou prevenir nenhuma doença." O rótulo tem que conter também o termo *suplemento dietético*, e especificar cada ingrediente pelo nome, quantidade, peso total e identidade de qualquer parte de planta a partir da qual o ingrediente botânico é derivado.

Todas as afirmações no rótulo têm que ser verdadeiras e não enganosas. Qualquer anúncio sobre estar de acordo com uma referência oficial (p.ex.: *Farmacopéia dos Estados Unidos*) tem que ir de encontro a todas as especificações ou ser considerado propaganda enganosa. Também é nova a capacidade para fornecer informações que representam uma visão equilibrada das informações científicas sobre o produto botânico juntamente com a sua venda. A literatura tem que ser verdadeira, não pode promover uma marca específica do fitoterápico, e tem que ser exibida fisicamente separada do produto. O ônus da prova de que a informação é falsa ou enganosa pertence à FDA. Anteriormente, tal literatura era considerada uma extensão do rótulo, e qualquer anúncio de eficácia clínica subentendida formava a base para julgar o produto *registrado equivocadamente*. A lei declara adicionalmente que essas exigências "não podem se aplicar a, ou restringir, um varejista ou atacadista de suplementos dietéticos de qualquer forma que seja na venda de livros ou outras publicações como parte do trabalho de tal varejista ou atacadista."

O DSHEA criou adicionalmente uma Comissão de Rótulos de Suplementos Dietéticos para fazer recomendações sobre a regulação de todos os anúncios e afirmações, com relatos de atualização de forma oportuna. Além disso, o DSHEA criou o Ministério de Suplementos Dietéticos dentro do NIH. Essa agência é encarregada de promover o estudo científico da utilidade dos suplementos dietéticos. O chefe desse ministério é especificado como o principal conselheiro sobre suplementos dietéticos para o secretário de Saúde e Serviços Humanos, o comissário da FDA e outros funcionários federais. Todos os profissionais de saúde devem esperar que tanto a FDA quanto toda a indústria de suplementos serão ativas por muitos anos para chegar estabelecendo regras novas e continuamente modificadas. Os farmacêuticos, em particular, devem manter-se a par de todas as alterações legais, para fornecer aconselhamento apropriado aos pacientes e avaliar todos os anúncios de divulgação de saúde que aparecem sobre os fitoterápicos.

Cobrir completamente todos os aspectos desse Ato seria difícil nessa revisão geral. Entretanto, o Ato pode ser resumido como se segue:

Definições (p.ex., um suplemento dietético pode ser uma vitamina, um mineral, uma erva ou outro produto botânico, um aminoácido, um suplemento que pode aumentar a ingestão dietética total e um concentrado, metabólito, constituinte, extrato ou combinação desses ingredientes).

Informações sobre adulteração (p.ex., um produto é inseguro se ele apresenta um risco significativo ou inaceitável de doença ou lesão sob as condições de uso sugeridas no rótulo, etc.).

Declarações sobre anúncios permissíveis (p.ex., anuncia um benefício relacionado a uma doença por deficiência de nutriente clássica e revela a prevalência de tais doenças nos Estados Unidos, etc.).

Anúncios de saúde (p.ex., uma declaração sobre um suplemento dietético não pode anunciar que diagnostica, alivia, trata, cura ou previne uma doença ou classe de doenças específica, etc.).

Isenções de rotulagem (p.ex., o Ato adiciona um parágrafo para isentar de *rotulagem* uma terceira publicação usada em conexão com os suplementos de venda ou dietéticos se ela não é falsa ou enganosa e não promove uma marca em particular, etc.).

Registro enganoso (p.ex., o Ato é emendado e considera um suplemento como registrado de forma enganosa a não ser que ele relacione cada ingrediente, a quantidade e a quantidade total de ingredientes em misturas registradas; a não ser que ele identificado como um *suplemento dietético*; e se ele se origina de uma planta e não identifica a parte da planta da qual ele é derivado, etc.).

Acrescenta novas exigências de rotulagem (p. ex., 1); as informações sobre nutrientes devem primeiro relacionar aqueles ingredientes que estão presentes no produto em uma quantidade significativa e para os quais foi estabelecido uma exigência diária recomendada (ingredientes dietéticos que não existam em quantidade significativa não têm de ser arrolados) e deve relacionar qualquer outro ingrediente presente e identificado como não tendo qualquer recomendação para consumo diário, etc).

Dados sobre boas práticas de fabricação (p.ex., autoriza a Secretaria a divulgar regulamentos para GMP para suplementos dietéticos, inclusive para rotulagem de prazo de validade, mas proíbe a imposição de padrões para os quais não há metodologia analítica atual e disponível de forma generalizada).

Estabelece uma Comissão sobre Rotulagem de Suplementos Dietéticos (p.ex., estabelece uma Comissão de sete membros como uma agência independente dentro do Ramo Executivo para conduzir um estudo e divulgar um relatório fazendo recomendações, nos dois anos seguinte ao decreto, para a Casa Branca e o Congresso sobre a regulação de divulgações de rótulo para suplementos dietéticos e legislação, quando apropriada, etc.).

Fornece normas reguladoras (p.ex., nos 90 dias seguintes à divulgação do relatório da Comissão, a Secretaria deve publicar no *Federal Register* uma notícia de quaisquer recomendações feitas pela Comissão para alterações nas regulações, e deve incluir com essa notícia de proposta uma regra fornecendo uma oportunidade para comentários públicos, etc.).

Estabelece um Ministério de Suplementos Dietéticos (p.ex., para conduzir e coordenar pesquisas científicas sobre a extensão a que os suplementos dietéticos podem limitar ou reduzir várias condições, tais como doenças cardíacas, câncer, defeitos de nascimento, osteoporose, etc., e coletar e compilar os resultados de tais pesquisas, etc).

Os detalhes completos do DSHEA podem ser obtidos escrevendo-se para o NCCAM ou acessando-se vários endereços de Internet, p. ex., http://vm.cfsan.da.gov/dms/dietsupp.html. Finalmente, com efeito, o DSHEA resultou em desregulamentação da indústria de suplementos. Agora, diferentemente dos aditivos alimentares ou das drogas, os suplementos não necessitam de aprovação pela FDA previamente à comercialização. São os fabricantes isoladamente que decidem se os seus produtos são efetivos e seguros. Se surgir algum problema, o ônus da prova cabe à FDA, para provar que o suplemento apresenta um risco desarrazoado e que deve ser recolhido do comércio. Como seria de se esperar, a indústria de suplementos, de 4 bilhões de dólares de faturamento por ano, irá se opor firmemente a quaisquer regulações rigorosas. Por exemplo, há propostas para que se criem novas categorias de regulação para alguns suplementos como *nutracêuticos*.

Apesar de serem geralmente entendidos como alimentos com qualidades de promoção da saúde, eles ainda não estão definidos legalmente ou cientificamente. Em perspectiva, os suplementos (pílulas, pós ou outras formas farmacêuticas medicinais típicas) realmente compõem apenas uma porcentagem relativamente pequena do mercado nutracêutico de 77 bilhões de dólares. A porcentagem maior obviamente está relacionada a alimentos, lanches e bebidas que se propõem satisfazer o desejo do consumidor de saúde através dos alimentos. Por exemplo, as refeições líquidas completas, originalmente dirigidas àqueles que se encontravam excessivamente doentes para se alimentarem regularmente, são hoje comercializadas como refeições *instantâneas* nutricionalmente completas e convenientes para pessoas com estilos de vida ativos ou muito ocupadas para preparar refeições. Freqüentemente, esses produtos contêm todas as proteínas, vitaminas e minerais (e outros ingredientes *saudáveis*) em uma forma fácil de engolir. Mesmo ingredientes ideais, tais como os *indutores de energia*, fitoquímicos, fitoterápicos e antioxidantes são adicionados aos alimentos para benefícios de saúde a longo prazo. Os consumidores podem encontrar facilmente produtos tais como suco de laranja com cálcio adicionado, ou manteiga de amendoim fortificada com todas as vitaminas e minerais essenciais.

O DSHEA permitiu que a indústria de alimentos comercializasse prontamente qualquer alimento ou ingrediente que esteja sendo investigado atualmente em pesquisas bioquímicas de nutrição. Em sua maioria, defensores dos nutracêuticos estão agora exigindo da FDA que abrande os seus critérios sobre anúncios de saúde, de forma que os fabricantes possam fazer anúncios exclusivos baseados em sua própria pesquisa mesmo sem serem solicitados a revelar os seus estudos em público. Já há muita discordância sobre anúncios de saúde, questões de rotulagem, provas de eficácia e segurança relacionada aos nutracêuticos. Serão necessárias várias décadas para resolver essas questões, à medida que a batalha entre as abordagens holísticas e a ciência reducionista continua.

Dos numerosos procedimentos complementares/alternativos existentes, os mais amplamente aceitos são a acupuntura, a aromaterapia, o trabalho corporal, a quiroprática, a cura pela fé, o herbalismo, a homeopatia, a hipnose, a iridologia, a conexão mente/corpo, a naturopatia e a reflexologia. O Quadro 103.5 fornece as sete categorias de medicina alternativa conforme definidas pelo NCCAM.

ACUPUNTURA

Essa tem sido uma prática primária do sistema de cuidados de saúde da China por pelo menos 2.500 anos. Os chineses sistematizaram a acupuntura e foram os primeiros a incluí-la em um livro médico — *O Clássico de Medicina Interna do Imperador Amarelo* (escrito entre 300 e 100 a.C.). A acupuntura e a medicina chinesa estenderam-se para o Japão no século VI e para a França no século XVII. Ela obteve a atenção da cena médica americana em 1972, quando James Reston, um colunista do *New York Times* que estava cobrindo a visita do presidente Nixon à China, escreveu sobre sua apendicectomia, que foi realizada com acupuntura em vez de anestesia farmacêutica.

Mais recentemente, o NIH publicou um relatório sustentando a integração da acupuntura aos regimes terapêuticos da medicina ocidental para certas condições. O painel de especialistas de 12 membros que ponderaram as evidências que sustentavam essas recomendações, de 3 a 5 de novembro de 1997, concluiu que há *evidências claras* da eficácia da acupuntura para o tratamento das náuseas e vômitos do pós-operatório e da quimioterapia, das náuseas da gravidez e da dor odontológica pós-operatória. Para várias outras condições, o painel concluiu que a acupuntura pode ser uma terapia de apoio efetiva. As condições específicas citadas são a dependência química, a reabilitação do AVC, a cefaléia, as cãibras menstruais, o cotovelo de tenista, a fibromialgia, a lombalgia, a síndrome do túnel do carpo e a asma.

O painel de especialistas do NIH também explorou o que era conhecido sobre os efeitos biológicos da acupuntura. Foi observado que tanto estudos em humanos quanto em animais demonstravam que a acupuntura pode causar respostas biológicas múltiplas. Alguns exemplos dessas respostas incluem a liberação de peptídios opióides durante a acupuntura e a reversão dos efeitos analgésicos induzidos pela acupuntura com a administração de naloxona, a ativação do funcionamento do hipotálamo e da hipófise, modulação de neurotransmissores e neuro-hormonal, alterações na regulação do fluxo sangüíneo e alterações da função imune.

Têm surgido questões relacionadas à especificidade de algumas dessas alterações biológicas, porque descobriu-se que a estimulação de pontos por acupuntura *falsificada* algumas vezes também evocava efeitos biológicos. Isso torna a pesquisa problemática, especialmente porque se considera que efeitos inespecíficos, como a qualidade do relacionamento entre o clínico e o paciente, a confiança e as expectativas, também respondem por uma proporção substancial da efetividade da acupuntura.

O sistema de cura por acupuntura é baseado nos conceitos fundamentais da medicina oriental, que são fortemente influenciados pelas visões filosóficas do mundo e metafísicas do taoísmo, do confucionismo e do budismo. Os conceitos de princípio da harmonia de *yin* e *yang* (equilíbrio de opostos) e as cinco fases ou elementos (representadas pelos elementos da natureza: fogo – calor, terra – umidade, metal – secura, água – frio e madeira – vento) são usados para descrever desequilíbrios. Os procedimentos diagnósticos incluem exame físico semelhante àquele da medicina ocidental, mas também incluem exame dos padrões de pulso em ambos os punhos, a aparência da língua e palpação abdominal e de acupontos. Freqüentemente o profissional prescreve fitoterápicos, recomenda exercícios como Qigong ou Tai-Chi e prescreve dietas como auxiliares da acupuntura.

O objetivo terapêutico da acupuntura é regular o *Qi*, ou *fluxo de energia*, no corpo através da ativação de pontos nas vias dos meridianos. Cada via de meridiano é associada a sistemas de órgãos específicos, que podem ser regulados pela estimulação de pontos na superfície da pele ou abaixo. Nos textos chineses clássicos, são descritos pelo menos 365 pontos, com um possível total de mais de 2.000. Na prática, um número típico de pontos que um(a) profissional tem em seu repertório é de 150. O acupunturista pode usar agulhas, inseridas ou mantidas no ponto, ou pode aplicar ventosas com xícaras, moxibustão, massagem (*shiatsu*) ou luz a laser ao ponto. A ventosa com xícaras envolve a indução de vácuo em uma pequena xícara de vidro e a sua aplicação imediata à superfície da pele em um ponto de um meridiano. A *moxibustão* é um processo no qual pequenos cones da erva *Artemisia vulgaris L* (artemísia = *MOXA*) são colocados na agulha ou no ponto de acupuntura e então queimados para produzir um calor penetrante (e dali removidos antes de causarem dor forte). A estimulação elétrica também pode ser aplicada a agulhas inseridas ou diretamente a um ponto de meridiano com fins de efeitos terapêuticos.

As agulhas de acupuntura são muito finas (diâmetro de 0,12 a 0,34 mm), e podem evocar uma ligeira picada quando inseridas, mas não o fazem, e não devem fazê-lo, uma vez que estejam no local. O número de agulhas usadas em um tratamento (geralmente 5 a 15), a profundidade de inserção da agulha (geralmente 0,25 a 1 cm), o diâmetro da agulha utilizada e a extensão de tempo em que a agulha é mantida no local variam conforme a condição que esteja sendo tratada. Esses parâmetros também irão variar dependendo do estilo (chinês, japonês, francês) de acupuntura utilizado; por exemplo, os acupunturistas japoneses usam agulhas mais finas mais superficialmente. Finalmente, agulhas intradérmicas são usadas algumas vezes para ocupar um ponto de meridiano por períodos mais longos de tempo.

As agulhas de acupuntura têm sido feitas de bronze, ouro, prata, cobre, estanho e bambu. Atualmente, a maior parte dos acupunturistas usa agulhas estéreis e descartáveis, de aço inoxidável, e são treinados em normas e métodos de *técnica de agulha limpa*. O rótulo investigativo para agulhas de acupuntura foi removido em março de 1996, quando a FDA colocou as

Quadro 103.5 As Sete Categorias de Medicina Complementar e Alternativa Conforme Definidas pelo NCAAM

1. Intervenções mente-corpo
2. Terapias bioeletromagnéticas
3. Sistemas alternativos de prática médica
4. Métodos de cura pelo uso das mãos
5. Tratamentos farmacológicos e biológicos
6. Fitoterapia
7. Dieta e nutrição

agulhas sob as regulações da Classe 2, para se assegurar de que poderia ser mantida uma segurança razoável. Eventos adversos relacionados ao tratamento pela acupuntura foram documentados como sendo extremamente baixos (193 incidentes de 1981 a 1994), com a maior parte dos efeitos adversos sendo atribuída ao conhecimento médico insuficiente do profissional (treinamento inadequado e uso de técnica higiênica insuficiente). As possíveis complicações devidas ao manuseio incorreto das agulhas incluem punção de órgãos, transmissão de doenças infecciosas, lesões da medula espinhal, dermatite de contato, hematoma e dor.

São descritos nacionalmente pelo menos 300 programas que usam a acupuntura, freqüentemente combinada com aconselhamento de apoio. Aproximadamente 10.000 profissionais fornecem acupuntura para os americanos atualmente, dos quais 30% são médicos MD ou DO. O licenciamento de acupunturistas varia de estado para estado, e é designado pelos títulos de LAc, RAc ou CAc. É óbvio que qualquer pessoa que deseje ser tratada pela acupuntura deve estar certa de que o profissional freqüentou um programa de acupuntura reconhecido (≥ 2 anos), de que é licenciado ou registrado no estado ou de que tenha passado no exame da Comissão Nacional de Certificação para Acupuntura e Medicina Oriental em acupuntura. A Associação Americana de Medicina Oriental publicou uma lista de profissionais para encaminhamento.

Apesar da AMA ainda não ter sancionado oficialmente a acupuntura, mais de 2.000 dos acupunturistas nos Estados Unidos são MDs. A maior parte sente que é difícil entender e aceitar a teoria da efetividade das vias de energia invisíveis ou meridianos. Muitos ainda anunciam um *efeito placebo*, mas mesmo este efeito não foi sustentado por testagem científica. Alguns dizem que a abstração da prática explicava a sua eficácia. A maior parte das pesquisas atuais parece indicar que a acupuntura estimula a liberação de endorfinas, encefalinas e o cortisol, que é um agente antiinflamatório natural.

AROMATERAPIA

A base dessa forma de terapia é o aroma e os efeitos bioquímicos derivados dos óleos essencialmente voláteis das flores e frutos das plantas. Esses extratos de odor agradável, quando inalados, permitem que os pacientes relaxem ou trazem o alívio da dor. Eles também podem induzir uma estimulação suave.

É reconhecido que na maioria das pessoas o olfato é indubitavelmente o mais agudo dos cinco sentidos (pelo menos 10.000 vezes mais do que qualquer um dos outros). Esses óleos essenciais de plantas voláteis são inalados e ativam receptores na cavidade nasal. Esses, por sua vez, induzem impulsos nervosos que viajam rapidamente desse bulbo olfatório para o encéfalo. O feixe olfatório é conectado diretamente ao sistema límbico, o qual é o centro de controle no encéfalo para a memória, as emoções e a excitação sexual.

Há muito tempo é sabido que odores agradáveis podem mascarar odores ofensivos, e que isso provavelmente era a base para o uso de incenso em lugares fechados onde pessoas que não se banhavam se reunissem. De forma semelhante, quase todas as sociedades buscavam um refúgio tranqüilo em odores e arredores agradáveis contra o mundo *malcheiroso*. Logo, em resposta à pergunta "os aromas curam?", pode-se dizer que eles irão aliviar certos males físicos, tais como dores de cabeça ou resfriados, assim como irão acalmar indivíduos que sofrem de irritabilidade e nervosismo emocionais. Estudos recentes mostram uma utilidade na depressão. A eficácia da aromaterapia em situações clínicas está sendo testada amplamente na Europa.

Quase todo mundo reconhece o apelo poderoso da *memória do olfato* sempre que seu prato favorito, provavelmente originário da cozinha da mãe, é sentido. Da mesma forma, quase todo mundo é repelido pelo odor de qualquer coisa queimando, provavelmente um vestígio de instintos primitivos alertando contra um perigo em potencial.

Em anos recentes, numerosos estudos mostraram a utilidade dos óleos voláteis inalados para aliviar a bronquite e a sinusite (p.ex., pinho, tomilho, hortelã-pimenta ou eucalipto), como uma medida de primeiros socorros (p.ex., lavanda para queimaduras ou árvore de chá para infecções) e como óleos de massagem para relaxar músculos tensos (p.ex., alecrim ou salva). O uso de óleo de gualtéria é um outro exemplo de um óleo aplicado topicamente com um odor característico e qualidades analgésicas semelhantes às da aspirina.

A aromaterapia tem sido conhecida e usada há muito tempo na França, onde René Gattefosse, um químico francês, cunhou a palavra em 1937. A sua experiência pessoal de ser curado após queimar a sua mão e mergulhá-la em óleo de lavanda para efetuar uma cura levou ao seu uso na Primeira Guerra Mundial para combater ferimentos. Hoje, muitos hospitais usam óleos essenciais para ajudar a relaxar pacientes e purificar o ar. Alguns têm usado aromas para ajudar a reduzir a incidência de crimes nos metrôs, para aumentar a produtividade dos trabalhadores e para aumentar a concentração dos estudantes. Pesquisas em âmbito mundial estão sendo conduzidas para explicar mais completamente como a aromaterapia funciona, talvez através do sistema de psiconeuroimunologia, para promover cura tanto física quanto emocional.

A aromaterapia abrange um amplo espectro de uso para os óleos essenciais, variando da aromatização de ambientes, passando pela terapia corpo-mente e chegando à medicina interna. Na França, ela é ensinada em escolas médicas; os óleos são prescritos por um médico, preparados por um farmacêutico e utilizados internamente. Em muitos casos, óleos essenciais (alecrim, menta) são incorporados a programas de bem-estar porque eles são de uso fácil e agradável e freqüentemente mascaram recursos malcheirosos (p.ex., odores amoniacais relacionados à incontinência). A aromaterapia sustenta que aromas agradáveis ajudam a manter o equilíbrio e a harmonia corporais e a promover prazer mental e emocional. A maior parte dos críticos com origem na medicina alopática observam a falta generalizada de pesquisa crítica sobre sua eficácia e os muitos pronunciamentos não-científicos de seus defensores. Mesmo profissionais holísticos criticam a aromaterapia porque ela promove o uso de óleo volátil e não da planta como um todo.

Finalmente, deve ser alertado que apenas doses ou quantidades muito baixas de óleos voláteis são usadas em aromaterapia. Pelo fato de representarem as essências destiladas de muitas libras de partes de flores e como podem conter misturas pungentes de terpenos, aldeídos, cetonas e ésteres, eles são potencialmente produtos químicos poderosos, com efeitos farmacológicos e tóxicos. Eles não devem nunca ser tomados oralmente em uma forma concentrada. Vários óleos com sabor (gualtéria, canela, menta) são usados em formas altamente diluídas em bochechos, sprays e assemelhados por suas propriedades antibactericidas tópicas e sabor refrescante.

MEDICINA AIURVÉDICA

Esse sistema de medicina tem suas raízes situadas profundamente na filosofia indiana da Ásia. Ele enfatiza o uso das habilidades físicas e mentais do indivíduo para alcançar harmonia com o ambiente. A terapia aqui é composta do alcance de um equilíbrio entre dieta, rotina diária e atividades diárias. Aiurveda significa literalmente o *conhecimento* ou *ciência da vida*. Muitos praticam ioga (sistema ou exercícios) e meditação como parte do Aiurveda. Ele tem sido descrito como um programa ativo ou assertivo de prevenção e inclui uma ampla variedade de coisas, incluindo acordar cedo pela manhã, ouvir os conselhos dos pais, apresentar uma rotina diária consistente, basear exercícios e atividades no tipo corporal, beber chás fitoterápicos e ter movimentos intestinais regulares.

Há muitas práticas associadas à medicina Aiurvédica, incluindo shirodara (derramar ou pingar óleos especialmente aquecidos e preparados (p.ex., óleo de sésamo) na fronte para o alívio de tensões e para trazer harmonia mental); leitura do pulso (buscando sentir padrões de onda ou *doshas*), o que fornece informações sobre os tipos corporais; obtenção de histórias sobre hábitos preferidos e sonhos; exames físicos dos *dhatus*, ou tecidos, e *srotases*, ou passagens, corporais (saídas de limpeza e eliminação); aplicação de ventosas com xícaras (utilização de xícaras com vácuo aplicado às costas) para baixar a pressão sanguínea, aumentar a circulação ou aliviar dores musculares; sentar-se em uma caixa de suor preenchida por vapor para limpar o corpo; *panchakarma* (procedimentos para limpar o corpo de impurezas acumuladas) usando vapor herbalizado, massagem com óleos, jato nasal, laxativos e enemas medicinais.

De maneira geral, o Aiurveda não é uma prática autorizada nos Estados Unidos, mas muitos profissionais de saúde em áreas relacionadas (nutricionistas, quiropráticos) praticam alguns de seus aspectos. No mínimo várias centenas de médicos treinaram nos Estados Unidos em institutos Aiurvédicos. O Aiurveda protege e sustenta o corpo e não causa qualquer mal. Na Índia, médicos treinados nessa área completam um programa de estudos de cinco anos e meio, incluindo uma residência hospitalar.

Como a medicina Aiurvédica utiliza métodos de diagnóstico e tratamento não padronizados, os médicos ocidentais convencionais freqüentemente a consideram não estabelecida. Entretanto, aqueles que foram treinados nessas práticas (freqüentemente grupos étnicos asiáticos) a usam para complementar suas práticas convencionais. Alguns têm direcionado as suas críticas contra o sistema aiurvédico Maharishi devido à sua natureza percebida de auto-utilização e grande popularidade nos Estados Unidos. Tanto a terapia aiurvédica tradicional quanto a terapia Aiurvédica Maharishi estão sendo avaliadas clinicamente em várias localidades, e espera-se que o tempo vá revelar os bons e os maus aspectos das práticas.

QUIROPRÁTICA

Como resultado da busca por um método uniforme de cura de muitas doenças, Daniel David Palmer (1845-1913) desenvolveu uma teoria chamada quiroprática. Ele baseou as suas curas em grande parte na manipulação da coluna vertebral. Mais tarde, seu filho transformou essa prática em uma escola que se tornou o lar original dessa técnica em Davenport. À medida que sua prática ganhou uma base segura, ele refinou teoria básica original de que as doenças são causadas pela pressão das vértebras sobre os nervos espinhais. Esses bloqueios eram denominados de *subluxações*, e ele sentiu que desfazendo-os por golpes ou ajustes rápidos restauraria as funções normais dos músculos, órgãos, articulações e outros tecidos.

Geralmente, os quiropráticos colhem uma história clínica, realizam um exame e usam raios X para encontrar problemas relacionados ao que é chamado de *complexo de subluxação vertebral*. São feitas tentativas para localizar forças ou fraquezas musculares, a extensão de mobilidade da coluna vertebral, deformidades esqueléticas ou má postura. Alguns profissionais tentam avaliar a atividade elétrica de músculos e nervos, de forma que possam ser obtidos valores basais para monitorar qualquer progresso nos tratamentos. Se são localizadas patologias (fraturas, tumores), essas são encaminhadas para profissionais alopáticos apropriados.

Os procedimentos de ajuste mais comuns são denominados golpe de *recuo* de alta velocidade e baixa força e/ou golpe *rotacional*. No primeiro procedimento, o paciente é colocado na posição de decúbito ventral em uma mesa segmentada especialmente projetada, que pode ser elevada ou abaixada de forma que os ajustes apropriados possam ser feitos. No último procedimento, o paciente é posicionado de forma que a parte superior de seu corpo é torcida em sentido contrário ao da pelve. Então, a coluna é rodada até o seu limite normal enquanto o quiroprático utiliza um golpe curto e rápido na coluna para realinhá-la.

Atualmente, a maior parte dos quiropráticos se encontra em dois grupos, aqueles que aderem estritamente à filosofia dos ajustes de Palmer para corrigirem as subluxações (quiropráticos *estritos*) ou aqueles que usam a técnica original combinada com exercícios, tratamentos envolvendo calor e aconselhamento nutricional (quiropráticos *mistos*). Muitos dos quiropráticos modernos focalizam quase inteiramente em tratamentos para dores lombares. Distúrbios estreitamente relacionados (dores de cabeça, dor no ombro, cotovelo de golfista e/ou de tenista, dores nos punhos e nas mãos, dores nos pés e nas pernas) envolvendo vértebras cervicais e o nervo ciático também são tratados comumente por quiropráticos.

Enquanto muitos profissionais ortodoxos duvidam dos anúncios de efetividade, os devotos da quiroprática abundam, geralmente jurando que a prática médica regular não forneceu qualquer alívio para os seus problemas. Em uma certa época, a AMA rotulou a quiroprática como um culto não científico, mas atualmente eles são licenciados para praticar em todos os 50 estados e através do Canadá. Em ambos os países, o tratamento é coberto por muitos planos de seguro-saúde privados e por todas as agências governamentais semelhantes. Durante os anos da década de 1970 até os anos da década de 1990, a quiroprática deixou de ser considerada não usual e perigosa para alcançar uma posição em que é aceita relativamente bem tanto pela comunidade leiga como pela comunidade médica. Ela é considerada como sendo a terceira maior profissão de cuidados primários no mundo ocidental, sendo excedida apenas pela medicina e pela odontologia.

Cerca de 45.000 quiropráticos licenciados e 14 escolas reconhecidas podem ser encontrados nos Estados Unidos. Elas oferecem programas de quatro a cinco anos que cobrem muito do que é dado na escola médica habitual. Os quiropráticos atualmente não são autorizados a prescrever medicamentos ou realizar cirurgias. Os profissionais da quiroprática mista, devido à falta de profissionais médicos gerais, podem tornar-se médicos de nível de entrada no paradigma futuro de cuidados de saúde.

Em resumo, os críticos da quiroprática sentem que vértebras desalinhadas não explicam sempre todas as enfermidades. Eles também sustentam que visitas freqüentes ao quiroprático podem ser inúteis tanto como medida preventiva quanto como tratamento para uma condição específica (p.ex., dor lombar). Muitos desses problemas são autolimitados, e desaparecem por si mesmos com o tempo. Os não defensores da quiroprática também enfatizam que mesmo tetraplégicos podem ter órgãos internos saudáveis, apesar de lesões neurológicas extensas. Eles acham que isso ajuda a invalidar a afirmação da quiroprática de que um sistema nervoso saudável é essencial à boa saúde total. Por fim, muitos profissionais de saúde argumentam que os quiropráticos devem restringir a sua prática à lombalgia, porque simplesmente há poucas evidências para demonstrar que a manipulação fornece alívio para qualquer outro problema clínico. Alguns estudos estão em andamento para provar que, pelo menos, a quiroprática pode ser útil no tratamento de alguns problemas de coluna.

HERBALISMO

Sabe-se bem que as ervas têm sido usadas em medicina por todas as culturas desde o princípio dos tempos. Quase toda droga moderna deve sua origem a alguma planta medicinal. Dos numerosos fitofármacos potentes que têm sido usados por médicos nos Estados Unidos, pode-se citar a morfina (papoula do ópio), a digitoxina (dedaleira), a diosgenina (inhame mexicano), a atropina (dama-da-noite), a colchicina (açafrão do outono), quinina (cinchona), reserpina (eupatório indiano), vincristina (pervinca), a podofilina (mandrágora americana), o óleo de rícino, as antraquinonas (cáscara), a artemesinina (artemísia), o taxol (teixo do Pacífico) e os numerosos antibióticos.

Por séculos, chegando até o século XIX, as ervas eram a fonte principal de drogas e eram mantidas em frascos de vidro ou como extratos alcoólicos para uma vida útil longa ou conveniência de uso. Apesar delas terem sido deixadas de lado com os rápidos avanços na química orgânica sintética dos últimos 50 anos, elas ainda ocupam um lugar importante na medicina. Em grande parte, as razões para que elas tenham sido deixadas de lado nos últimos 40 anos incluíram dificuldade na identificação e extração, dificuldade de patentear drogas (nos Estados Unidos, produtos da natureza não podem ser patenteados) e abusos no início da década de 1900, quando misturas espúrias de plantas eram vendidas como curas para tudo. [Pela última razão isoladamente, as plantas foram consideradas curas falsas pelo sistema médico, e a FDA e os esforços nos Estados Unidos geralmente são direcionados à manutenção do seu uso em um mínimo.] Há poucas dúvidas de que algumas razões para essa atitude existem, porque a medicina moderna deseja que todos os fitoterápicos sejam padronizados e mostrem eficácia da mesma forma que o fazem drogas sintéticas de entidade única. Entretanto, devido aos custos envolvidos para fazer isso (até várias centenas de milhões de dólares), poucas companhias têm um incentivo para produzir drogas a partir de produtos naturais, apesar de problemas de patente.

Assim, atualmente, nós estamos em uma era em que muitos fitoterápicos nos Estados Unidos (uma vez padronizados e comuns em farmácias até os anos da década de 1960) encontram-se agora amplamente disponíveis em lojas de alimentos para a saúde e oferecidos como *alimentos*, sem qualquer rotulagem de uso como drogas. Com o aumento do interesse do consumidor na medicina complementar ou alternativa desde os anos da década de 1960, tem sido observada uma alta demanda para esses produtos, a um ponto em que alimentos e fitoterápicos para a saúde se tornaram um negócio de vários bilhões de dólares por ano. Parte disso se deve a um crescimento internacional no interesse em fitoterápicos ou porque muitos países nunca desistiram deles como parte de suas práticas médicas tradicionais e culturais. De forma semelhante, esforços do NIH, através do programa de rastreamento do câncer, descobriram numerosas direções para drogas potenciais que atualmente estão sendo usadas (camptotecina, taxol, etc).

Os fitoterápicos (p. ex., alho, ginkgo, gengibre) de tradições internacionais estão sendo adotados por muitos norte-americanos, e no momento estão sendo investigados por pesquisadores médicos nos Estados Unidos. Entretanto, os herbalistas chineses, ayurvédicos e tibetanos, entre outros, geralmente usam combinações de ervas em suas prescrições. Combinações de ervas são usadas por esses herbalistas porque eles acreditam que as doenças podem ser atribuídas a um desequilíbrio no indivíduo como um todo (incluindo elementos emocionais e espirituais), e que um ambiente não propício à doença pode ser estabelecido pela combinação de ervas com propriedades específicas.

Um herbalista chinês usaria raramente, se alguma vez a usasse, uma erva por ela mesma, e poderia incluir outros ingredientes, tais como derivados zoológicos (p. ex., insetos, répteis) e minerais em suas prescrições. Os herbalistas chineses usam quatro categorias diferentes de ervas em suas prescrições. A(s) erva(s) principal(ais) sustenta(m) a direção terapêutica principal da fórmula; a(s) erva(s) delegada(s) auxilia(m) a erva principal; a(s) erva(s) assistente(s) ou adjunta(s) modera (m) e sustenta(m) as ações das ervas principais e delegadas; e a(s) erva(s) emissária(s) harmoniza(m) e distribui(em) as ações das outras ervas. A fitoterapia chinesa é baseada em uma tradição que se desenvolveu por milhares de anos. Ela se mantém como a mais experimentada de todas as *tradições* herbóreas. Algumas traduções para o inglês de matérias médicas herbóreas e terapêutica herbórea chinesas estão disponíveis. Apesar delas poderem ser úteis para os farmacêuticos, elas são freqüentemente difíceis de serem interpretadas, porque as atividades e aplicações das plantas são fornecidas em terminologia médica chinesa. Por exemplo, ervas podem ser indicadas por suas propriedades de resolução do exterior, limpeza de calor, retificação de Qi ou retificação do sangue.

Os profissionais da medicina herbórea chinesa freqüentemente usam a acupuntura com ervas, e ervas são tomadas por determinados períodos entre sessões de acupuntura. Um profissional treinado formalmente teria um grau em medicina oriental (OMD). Dois estados nos Estados Unidos, Califórnia e Nevada, incluem uma seção específica em seu exame de licenciamento estadual para acupunturistas que avalia conhecimentos de fitoterapia. Várias companhias estão comercializando combinações de ervas chinesas nos Estados Unidos que são derivadas de receitas antigas. Deve-se ter cautela na compra de associações de companhias ou lojas que não possam assegurar que procedimentos apropriados de obtenção ou fabricação foram utilizados na preparação do medicamento, já que têm havido muitos relatos na literatura médica de contaminação por metais pesados, adulteração com medicamentos de prescrição, e inclusão de materiais de plantas identificados de forma incorreta.

Ao mesmo tempo, muitas das formas não refinadas de ervas têm entrado nesse país através das várias conexões étnicas nos Estados Unidos (p.ex.: Japão e Índia na costa oeste e México no sudoeste), e estão sendo usadas em vários grupos culturais. Portanto, apesar de o uso de ervas estar se movendo rapidamente para a corrente principal, compete aos farmacêuticos e aos consumidores localizar informações confiáveis disponíveis em livros e periódicos, em faculdades de farmácia (cientificamente confiáveis) e em lojas de alimentos para a saúde (literatura favorável), tendo em mente que autores e artigos apropriados na literatura científica válida devem ser enfatizados.

A poderosa onda verde de interesse nos fitofarmacêuticos (medicina pelas plantas) levou a FDA a desenvolver exigências de rotulagem para suplementos, que incluem ervas, vitaminas, minerais e aminoácidos. As exigências de rotulagem são encontradas no DSHEA, que foi publicado pela primeira vez em setembro de 1977. Sob esses regulamentos, as ervas serão consideradas suplementos dietéticos, e não alimentos ou drogas. Após março de 1999, todos os produtos fitoterápicos têm que ser rotulados com um quadro de *Informações sobre o Suplemento*. Muitos fabricantes de ervas de alta qualidade começaram a incluí-lo em seus produtos em 1998. As informações no rótulo do produto incluem conteúdo em nutrientes, anúncios de saúde e declarações de apoio nutricional. Ingredientes no mercado desde outubro de 1994 são *de terceira geração*. Novos ingredientes necessitam de submissão de informações à FDA antes da comercialização, mas aprovação formal da FDA não é exigida antes da comercialização. A FDA publicou um aviso de criação de regras proposta para GMP em fevereiro de 1997, e irá publicar um regulamento final em cima de uma avaliação completa do assunto.

Pelo menos 60 a 100 outras ervas que têm sido utilizadas para enfermidades menores são usadas nos Estados Unidos e em outros locais, p.ex., basílico, tomilho, alecrim, aloé, anis, confrei, sanguinho-das-sebes, pimenta caiena, camomila, arando, equinácea, eucalipto, prímula da noite, macela, alho, gengibre, ginkgo, ginseng, hidraste, pilriteiro, zimbro, alcaçuz, cardo de leite, hortelã-pimenta, *Psyllium*, sena, valeriana, gualtéria, avelã de bruxa e milefólio. Todas essas têm princípios ativos conhecidos e uma denominação específica, p.ex, GRAS, venda livre, Comissão E (Alemanha), para os vários países.

Também deve ser mencionado que chás fitoterápicos sem atividade farmacológica perfeitamente aceitáveis têm-se estabelecido no mercado de bebidas populares dos Estados Unidos. Outrora tínhamos apenas chá comum, mas agora existem numerosas variedades (com sabores cítricos, de canela, com sabores de frutas), assim como misturas de chá de limão, chá de gengibre, gualtéria, hortelã-pimenta, mirtilo e muitos outros.

Assim como ocorre com a medicina chinesa, é preciso ter cuidado em relação às origens, porque espécies diferentes podem ser usadas em países diferentes ou podem ser adulteradas acidentalmente ou propositadamente.

No que diz respeito a formas farmacêuticas confiáveis, tinturas (extratos alcoólicos) e ervas secas por congelamento são geralmente as melhores. Ervas secas (ao forno ou pela luz solar) vendidas a granel, inteiras ou em pó, ou formas encapsuladas podem perder a potência rapidamente devido à oxidação pelo ar.

No que tange a formas farmacêuticas, deve-se iniciar com a menor quantidade recomendada e trabalhar para cima. A não ser que essas ervas sejam padronizadas, há poucas opções para se obter a dose ativa. Certamente, a superdose com ervas pode ter efeitos deletérios. Deve-se também ter cuidado com as interações potenciais entre ervas e drogas. Essas também podem ocorrer, de forma que é aconselhável verificar com os especialistas (farmacêuticos, médicos, farmacognósticos, herbalistas) antes do uso. Da mesma forma, é imperativo monitorar as próprias reações, tomando o cuidado de observar se são obtidos os efeitos desejados e se são evitados os efeitos indesejados (p. ex., erupção cutânea).

Muitas pessoas nos Estados Unidos estão-se voltando para a fitoterapia e os farmacêuticos estão em uma posição que exige deles que tenham recursos para responder às questões dos pacientes e monitorar quanto a possíveis efeitos adversos. Apesar de não haver qualquer referência disponível que cubra todo esse assunto, e de haver escassez especialmente de informações relacionadas a interações com drogas, há alguns bons recursos disponíveis. Veja a *Bibliografia* para sugestões de construção de uma biblioteca de referência sobre fitoterapia. O farmacêutico tem a oportunidade de ajudar a montar a base de dados que é necessária para usar ervas com segurança. Para muitas das ervas mais populares usadas pelos americanos atualmente, algumas interações importantes com drogas são conhecidas. Veja o Quadro 103.6 para exemplos. Ervas sem interações conhecidas com drogas devem ser tratadas como qualquer novo produto de prescrição que chega ao mercado. Aqui também, os farmacêuticos são chamados a participar na coleta e manuseio das interações com drogas manifestadas. No entanto, ao contrário da medicação vendida com receita médica, com a fitoterapia é mais provável que o paciente esteja tomando ervas sem o apoio de um médico convencional. Isso coloca o farmacêutico em contato mais direto com o paciente para ter a certeza de que ervas tomadas com drogas de prescrição convencionais sejam documentadas e monitoradas.

Independente da utilidade potencial da fitoterapia, os críticos observam a disponibilidade muito difundida de dados espúrios sobre elas através da literatura de apoio. Apesar do Ato do DSHEA de 1994 delimitar os fitoterápicos OTC quanto a rotularem-se legalmente como eficazes no tratamento de doenças, muita literatura promocional é vendida (livros) ou fornecida gratuitamente como panfletos juntamente com as ervas, nas prateleiras das lojas ou próximo a elas. Ocasionalmente, ervas perigosas podem ser recomendadas, particularmente em livros ou referências mais antigos. Algumas publicações *"new age"* promovem as ervas como tendo poderes místicos ou mágicos. Alguns também observam corretamente que o rápido crescimento na popularidade dos fitoterápicos tornou difícil listá-los adequadamente quanto à eficácia através dos rígidos padrões farmacêuticos habituais. Evidentemente, a maior razão para isso é o custo (freqüentemente de milhões de dólares) e a ausência de capacidade para patentear produtos naturais facilmente nos Estados Unidos. Além disso, sempre permanecerá difícil testar todo o produto fitoterápico quanto ao(s) ingrediente(s) ativo(s) principal(ais), o(s) qual(ais) pode(m) necessitar de anos para ser(em) identificado(s) e caracterizado(s) adequadamente. Há mais razões exigindo pessoal de saúde treinado adequadamente para aconselhar os pacientes sobre quais ervas são seguras e quais podem ou não ser potencialmente úteis para várias condições de saúde.

Por fim, deve ser lembrado que as ervas devem ser usadas apenas para doenças menores. Deve-se evitar a automedicação para doenças ou ferimentos graves. Certamente, os muito jovens ou muito velhos, mulheres grávidas ou lactantes e indivíduos que já estejam fazendo uso de determinados medicamentos não devem tomar remédios fitoterápicos sem consultarem seu médico.

Muitos estudos etnobotânicos estão sendo continuados nas florestas tropicais e em outros locais para deslindar quaisquer outras direções potenciais para os fitofarmacêuticos. Quase todas as drogas derivadas de plantas ou animais contêm dúzias de constituintes potencialmente ativos, e a atividade farmacológica potencial de cada uma delas precisa ser avaliada meticulosamente.

Quadro 103.6 Exemplos de Interações Medicamentosas com Ervas

MEDICAÇÃO	ERVAS COM POSSÍVEIS EFEITOS SINÉRGICOS OU ANTAGÔNICOS
Substâncias anticoagulantes ou antiagregantes plaquetárias	Alfafa, astrágalo, mirtilo, óleo de prímula, alho, gengibre, ginkgo, ginseng, mirra, macela, solidéu
Estimulantes do SNC	Guaraná, cola, éfedra, erva-de-São-joão, ioimbina
Depressores do SNC	*Crataegus oxyacantha*, solidéu, valeriana
Antidepressivos	Ginseng, éfedra, maracujá, erva-de-são-joão, ioimbina
Diabete	Alho, gengibre, ginseng, *Crataegus oxyacantha*, éfedra, urtiga
Hipertensão arterial	*Harpagophytum procumbens*, ginseng, hidraste, pilriteiro, alcaçuz, éfedra, cila, ioimbina

HOMEOPATIA

Apesar de ser difícil definir a homeopatia especificamente, devido a perspectivas culturais e históricas, deve-se iniciar com uma descrição fornecida pelos homeopatas:

> A homeopatia é um método terapêutico. Ela aplica clinicamente a Lei dos Semelhantes (semelhante cura semelhante) e usa substâncias clinicamente ativas em doses fracas ou infinitesimais.

Os homeopatas sustentam o conceito de que o corpo não é reduzido facilmente à soma de suas partes.

O primeiro princípio básico (*Lei dos Semelhantes*) é que o que quer que cause uma doença pode curá-la. Logo, um remédio *natural* que simule os sintomas de doença freqüentemente é administrado para estimular o sistema imune contra os sintomas. O segundo princípio básico (*Lei dos Infinitesimais*) e muitíssimo controverso é o conceito de que quanto menor a concentração de um remédio (apropriadamente diluído e sacudido vigorosamente [submetido a *sucussão*]), maior a efetividade.

Ademais, mesmo quando tão diluída que mais nenhuma droga pode ser encontrada, os homeopatas acreditam que a preparação ainda é efetiva. O pai da homeopatia, Hahnemann, ensinou os seus seguidores a utilizar um único medicamento de cada vez. Entretanto, nos tempos modernos, com a complexidade de causas, como, por exemplo, o estresse ou as intoxicações celulares, muitos profissionais empregam uma abordagem pluralista, denominada *homeovítica*.

Geralmente, os homeopatas descobriam quais as drogas a serem prescritas através de um processo de experimentações de tentativa e erro, que são denominadas *provas*. Esses dados são registrados em seus textos e *repertórios* de matéria médica homeopática. Esses livros fornecem os sintomas e as drogas que se observou que efetuam curas. Em sua maior parte, apesar dessas serem normas, os homeopatas enfatizam a singularidade individual, e os regimes de drogas têm que ser talhados para as necessidades individuais.

Os profissionais de homeopatia geralmente lidam com distúrbios crônicos tais como alergias, artrite, colite, cefaléias, hipertensão e controle ponderal. Certas deficiências (anemia), desequilíbrios hormonais e algumas infecções também são tratadas. A maioria dos profissionais desse campo reconhece a necessidade de antibióticos para infecções graves e a importância dos tratamentos convencionais para ferimentos graves ou atendimentos de emergência.

A homeopatia está apresentando um renascimento de popularidade, mesmo tendo sido predito por várias décadas que ela iria quase certamente desaparecer à luz da medicina moderna. É por essa razão que farmacêuticos e outros profissionais devem estar conscientes da condição atual desse campo. Por fim, a homeopatia *não* é fitoterapia ou naturopatia, cada uma das quais tem o seu próprio conjunto de definições e profissionais.

POPULARIDADE — A homeopatia alcançou o seu pico de popularidade no início da década de 1900. Hoje, há uma ressurgência de popularidade desse velho método clínico. A FDA recentemente relatou um aumento de 100% em produtos medicamentosos homeopáticos. A preocupação quanto a esse rápido influxo de produtos medicamentosos homeopáticos no mercado americano levou à publicação, em maio de 1988, do Guia de Política de Concordância 7132.15, intitulado *Condições sob as Quais Produtos Medicamentosos Homeopáticos Podem Ser Comercializados.*

Em dezembro de 1988, a Convenção de Farmacopéia Homeopática dos Estados Unidos (HPUS) publicou o primeiro volume do seu *Serviço de Revisão da Farmacopéia Homeopática (HPRS)*. Juntamente com sua contraparte alopática, a USP, a HPUS foi adotada pelo Congresso como um compêndio oficial em 1938. As substâncias monografadas na HPUS são reconhecidas como drogas oficiais no Ato FD&C atual e no *Código de Regulações Federais*. A HPUS atualiza métodos de fabricação, fornece normas para o status de receitas de venda livre e publica monografias para todos os produtos medicamentosos homeopáticos oficiais.

Atualmente há cerca de 3.000 profissionais reconhecidos nos Estados Unidos cuja prática é principalmente homeopática de acordo com o Centro Nacional para Homeopatia em Alexandria, VA. A homeopatia se tornou um favorito de muitos dentistas e veterinários. A homeopatia é praticada pela maioria dos métodos clínicos *naturais*, tais como a naturopatia, a acupuntura e a quiroprática. As vendas anuais de produtos medicamentosos homeopáticos sem receita médica são estimadas em valores acima de 75 milhões de dólares, e estão aumentando a uma taxa anual de 15 a 20%. Nos Estados Unidos, há pelo menos cinco escolas e centros de treinamento para homeopatia, pelo menos 20 farmácias homeopáticas e quatro organizações homeopáticas principais.

Na França, 16% da população usam medicamentos homeopáticos com regularidade, e 90% das farmácias vendem medicamentos homeopáticos. Na Inglaterra, 45% dos médicos convencionais encaminham pacientes para profissionais homeopáticos, e esse número está aumentando a uma taxa anual de 39%. A família real inglesa tem sido tratada tradicionalmente com homeopatia, e é um de seus mais famosos defensores.

Na Rússia, pelo menos 20% da assistência médica são homeopáticos. A homeopatia tem um forte séquito na Bélgica, Alemanha, Holanda, Itália e América do Sul. A homeopatia tem tido, tradicionalmente, um séquito mais forte em países mais pobres. Por exemplo, a Índia tem 100.000 indivíduos que prescrevem medicamentos homeopáticos.

Devido à força e ao sucesso comercial da homeopatia em países estrangeiros, há muitas firmas farmacêuticas homeopáticas e produtos medicamentosos homeopáticos chegando aos Estados Unidos.

HISTÓRIA MODERNA — Atualmente, pessoas na Europa (e em alguma medida aqui nos Estados Unidos) que se encontram desiludidas pela alopatia se voltaram novamente para a homeopatia. A França e a Inglaterra mostram uma marcante evolução na homeopatia, agora sob a égide relativamente nova da medicina alternativa ou complementar. Tanto os homeopatas franceses quanto os ingleses desenvolveram centros de pesquisa para estudos *in vitro* e clínicos de medicamentos homeopáticos. Através dos anos da década de 1980, projetos de pesquisa em ambos os países envolveram médicos homeopáticos e ortodoxos em vários estudos duplos-cegos, presumivelmente para satisfazer ambos os lados. Vários artigos, a favor ou contra a homeopatia, apareceram na literatura da última década. Em 1991, o *British Medical Journal* reviu 107 investigações homeopáticas clínicas e encontrou 81 que mostravam resultados positivos. Entretanto, os métodos de alguns desses esforços de pesquisa foram questionados.

Apesar de continuar a haver artigos pró e contra quanto à eficácia da homeopatia, dois artigos recentes servem para resumir revisões opostas e dificuldades na metodologia de provas. Uma metanálise de estudos controlados com placebo em homeopatia (Linde K *et al*,1997) reviu 156 estudos e identificou 119 que satisfaziam seus critérios de inclusão. Pelo menos 89 tinham dados adequados para metanálise, e dois conjuntos de estudos foram usados para avaliar a reprodutibilidade. Os dois revisores consideraram a qualidade dos estudos usando duas escalas, e obtiveram dados para informações sobre condições clínicas, tipo de homeopatia, diluição, remédio, população e resultados. Eles encontraram, após análise, que sua metanálise *não* era compatível com a hipótese de que os efeitos clínicos da homeopatia eram devidos completamente ao efeito placebo. Além disso, entretanto, eles relataram que encontraram evidências insuficientes a partir do seu estudo de que a homeopatia é claramente eficaz para qualquer condição clínica em particular. Eles recomendam pesquisas mais extensas sobre a homeopatia, particularmente se forem rigorosas e sistemáticas.

Uma revisão mais recente (Dean M, 1998) expressou algumas objeções a esse estudo; teve-se a impressão de que a metanálise pode ter superestimado os efeitos positivos da homeopatia, e que a questão do efeito placebo não está resolvida. Os autores sugeriram que diferentes modelos são necessários para responder a diferentes questões, e que os resultados seriam mais válidos se fossem baseados em uma busca abrangente da literatura, em uma classificação apropriada de estudos primários, em uma discriminação clara entre efetividade clínica e questões de efeito placebo, em métodos de revisão mais sólidos e transparentes e em um modelo de tratamento clínico confiável e organizado para a testagem da hipótese ultramolecular.

MEDICAMENTOS — A homeopatia utiliza uma ampla variedade de substâncias naturais farmacologicamente ativas, como plantas, animais e minerais, em seu repertório. A maior parte desses materiais é utilizada para preparar *Tinturas Mãe* por maceração em álcool, de acordo com condições estritamente definidas pela HPUS. Utilizando-se essas tinturas como material inicial, elas são submetidas a diluições sucessivas, de acordo com a escala decimal ou centesimal. As diluições são baseadas em uma razão de 1:10, representada pelo numeral romano X ou D, e a centesimal é baseada em uma razão de 1:100, representada pela letra romana C. Assim, uma dosagem homeopática de 1X é uma diluição em dez vezes, 2X é uma diluição de 100 vezes, 3X é uma diluição de 1.000 vezes, etc. O 1C representa uma diluição de 100 vezes, 2C é uma diluição de 10.000 vezes e 3C é uma diluição de 1.000.000, etc. A maior parte dos remédios homeopáticos varia de 6X (uma parte em um milhão) a 30X (uma parte em 10^{-30}).

Deve ser mencionado aqui que, de acordo com as leis da química, há um ponto em que uma substância pode ser diluída de tal forma que nada dessa substância permanece. O limite é referido como número de Avogadro, que corresponde estreitamente à dosagem homeopática de 24X (ou de uma parte em 10^{-24}). Mesmo Hahnemann reconhecia que, com toda a probabilidade, diluições extremas não conteriam uma única molécula do material original.

Entretanto, os homeopatas acreditam que sacudir vigorosamente (sucussão) ou pulverizar uma solução entre diluições libera na solução ou diluente uma misteriosa *essência* ou *impressão* ou *ressonância* do medicamento. Sugere-se que essa mensagem é de magnitude suficiente para estimular a *força vital*, que mitiga a doença. No caso de materiais iniciais insolúveis, as diluições iniciais do medicamento são realizadas por trituração (misturando-se e friccionando-se juntamente em lactose).

Apesar de ser impossível relacionar todas as centenas de produtos homeopáticos disponíveis, é instrutivo relacionar algumas das drogas comuns disponíveis e como elas são utilizadas.

Arnica spp — Uma erva de montanha usada amplamente em medicamentos homeopáticos para contusões, lesões esportivas (trauma de tecidos moles) e para dolorimentos, dores e rigidez seguindo-se a atividade física excessiva.

Allium cepa — Um produto da cebola vermelha, usado amplamente no tratamento de resfriados, alergias e febre do feno. Ele também é sugerido para pacientes que têm sintomas congestivos (secreção nasal, olhos lacrimejantes) em uma sala quente que melhora em uma sala mais fresca.

Apis — É uma preparação feita de abelhas inteiras espremidas, usada para inflamações acompanhadas de queimação, ferroadas e dor, tal como na urticária, nas mordidas de insetos e na tonsilite, particularmente quando esses males melhoram com compressas frias e são piorados pelo calor.

Arsenicum album — É um produto feito do arsênico branco e usado para a diarréia ou a indigestão encontradas durante viagens e para envenenamento por alimentos de maneira geral.

Atropa belladonna (dama-da-noite) — É um produto de planta usado na homeopatia para uma variedade de condições, incluindo febres da infância e cefaléias pulsáteis (acompanhadas de sensibilidade ao movimento, ao ruído e à luz).

Rhus toxicodendron (*Toxicondendron radicans*) — É uma preparação feita a partir da planta do sumagre venenoso, usada homeopaticamente para entorses e distensões do tipo artrítico, nas quais a movimentação contínua diminui a dor e melhora a amplitude de movimento.

Urtica urens — É um medicamento feito da planta do urtigão e usado para o tratamento de queimaduras.

Os produtos homeopáticos eram comercializados inicialmente exclusivamente através de farmácias; entretanto, o comércio atual é principalmente em lojas de alimentos naturais ou para a saúde. Isso provavelmente irá mudar à medida que as farmácias sejam sensíveis às necessidades dos seus clientes, e alguns estudos possam mostrar a efetividade e a segurança dos produtos medicamentosos homeopáticos. Uma recente solicitação à FDA para relatos de reações adversas a produtos medicamentosos homeopáticos não produziu quaisquer relatos substanciados. Estudos recentes e artigos científicos no *Lancet*, na *Nature*, no *British Medical Journal* e em outros periódicos médicos respeitados atestam a confiabilidade e a segurança de substâncias preparadas homeopaticamente em doses infinitesimais. Entretanto, permanecem controvérsias sobre sua eficácia.

ATITUDES DA FDA — Como é bem conhecido na medicina, testemunhos são fáceis de se encontrar, mas provas científicas não. A FDA reconheceu há tempos os remédios homeopáticos como drogas, principalmente como uma forma de controlar a qualidade e o uso. A FDA não sujeitou nenhum desses remédios a rastreamentos pré-comercialização quanto a segurança e efetividade, como ocorre com as drogas normais ou convencionais.

SEGURANÇA DA DROGA — Os produtos medicamentosos homeopáticos são bem conhecidos por sua segurança. A atual Convenção das Farmacopéias Homeopáticas dos Estados Unidos, que publica a *HPUS* e a *HPRS*, tem colocado como alta prioridade assegurar a segurança de produtos medicamentosos homeopáticos oficiais que se encontram no mercado. Recentes solicitações à FDA quanto a informações sobre produtos medicamentosos homeopáticos não produziram quaisquer relatos confirmados sobre efeitos colaterais, toxicidades ou reações adversas relacionados a produtos medicamentosos homeopáticos.

ROTULAGEM — Os produtos medicamentosos homeopáticos oficiais têm que ser identificados apropriadamente no rótulo pelo uso de *HPUS* após o nome de compêndio, p. ex., Arnica mont. 12X HPUS. O 12X indica a potência ou grau de diluição. As potências são indicadas como um numeral seguido por um X, C ou D. O número indica a potência ou grau de diluição do medicamento, enquanto as letras indicam a escala de diluição.

Os produtos medicamentosos homeopáticos de venda livre não têm quaisquer efeitos colaterais conhecidos, mas têm que apresentar todos os avisos costumeiros relacionados a gravidez, mães lactantes e características de falsificação. Os medicamentos homeopáticos estão livres da obrigação de apresentarem uma data de vencimento, mas, fora isso, têm que ir de encontro a todas as provisões da FDA e CFR. Os medicamentos homeopáticos geralmente apresentam uma legenda que recomenda que o consumidor deve interromper o uso se a condição tratada não melhorar dentro de um período especificado de tempo ou se tornar pior. Os medicamentos homeopáticos geralmente são comercializados para condições que são consideradas de venda livre pelos Painéis de Aconselhamento Científico da FDA.

COMO A HOMEOPATIA PODE FUNCIONAR — Os medicamentos homeopáticos possivelmente funcionam estimulando as forças do próprio corpo na direção da cura. Eles são, portanto, mais efetivos em crianças, quando essas forças estão mais ativas. Os remédios para crianças são um segmento de muito sucesso do comércio de drogas homeopáticas. Pode-se comunicar com segurança a um paciente que não há efeitos colaterais ou contra-indicações para os produtos medicamentosos homeopáticos de venda livre.

As drogas homeopáticas não cobrem ou mascaram sintomas; elas estimulam os processos reativos do corpo para superar e corrigir o problema. Logo, elas não fornecem alívio instantâneo. Apesar do paciente poder começar a se sentir melhor em um curto espaço de tempo, alívio completo e duradouro pode não ocorrer por vários dias. Tal alívio pode ser perdido quando se descarta um remédio como ineficaz após algumas horas. Geralmente, quanto mais tempo um sintoma permaneceu sem tratamento, mais tempo vai levar para o medicamento homeopático trazer alívio.

Com poucas exceções, substâncias preparadas de acordo com as especificações da HPUS, que são armazenadas em um local fresco e seco, fora da ação direta da luz solar e protegidas de contaminação, retêm a sua efetividade terapêutica indefinidamente.

Se o paciente não responder a um remédio homeopático de venda livre no período de tempo estabelecido, ou se os sintomas piorarem ou se novos sintomas se desenvolverem, o paciente deve interromper o uso e buscar a orientação de um profissional de saúde.

PRESCRIÇÃO HOMEOPÁTICA — O prescritor homeopático estuda o paciente (*avalia o caso*) detalhadamente. O objetivo é conhecer e tratar o indivíduo como um todo, e não apenas um único órgão ou conjunto de sintomas. A história do paciente é, por necessidade, mais detalhada do que aquela tomada por um médico alopata. Após uma cuidadosa consideração dos fundamentos e dos sintomas atuais, o prescritor geralmente encontra-se apto a selecionar a droga precisa para o indivíduo.

Em alguns casos, quando os sinais e sintomas são agudos e autolimitados, o paciente pode estudar o caso para escolher um remédio único ou usar uma combinação de três ou quatro remédios que individualmente se mostraram úteis em sintomas semelhantes àqueles observados. A combinação tem a vantagem de aumentar a probabilidade de uma prescrição bem-sucedida; entretanto, é difícil determinar qual remédio individual foi responsável pela eliminação dos sintomas. Deve ser lembrado, no entanto, que, quando a doença persistiu por anos e se tornou crônica, pode levar mais tempo para se obter resultados.

O método clínico homeopático é uma especialidade de muitos médicos, osteopatas, naturopatas, acupunturistas e quiropráticos. Os médicos que estudaram o método clínico homeopático como um curso de pós-graduação obtêm o grau de Doutor em Terapêutica Homeopática.

A HOMEOPATIA E AS PRÁTICAS DE SAÚDE ALTERNATIVAS NA MEDICINA MODERNA — A principal premissa sustentada para um aumento de interesse na homeopatia nos Estados Unidos é o reconhecimento de que as doenças do sistema imune aumentaram (p.ex.: AIDS), o número de pessoas que sofrem de condições virais incuráveis está aumentando, as infecções bacterianas estão-se tornando resistentes aos antibióticos usados comumente, as alergias a alimentos e outras substâncias comuns estão-se tornando mais prevalentes, a incapacidade crônica está afetando as pessoas mais freqüentemente em idade mais precoce e as doenças mentais estão afetando mais e mais pessoas.

Há também referência a futuristas que acreditam que a medicina do século XXI terá tanto um componente *high-tech* quanto um componente *high-touch*, com dependência significativamente maior em práticas de autotratamento; programas de bem-estar; regimes terapêuticos, nutricionais e de boa forma; e outras práticas alternativas ou complementares. Também é citada uma maior ênfase em conceitos mais completamente integrados sobre como o estado psicológico de uma pessoa afeta vários processos fisiológicos. A homeopatia pode adequar-se a algumas dessas necessidades.

Uma faceta principal importante da homeopatia é o uso extenso de substâncias minerais, vegetais e animais na terapia. Uma questão científica importante deve ser a de testar se altas diluições desses materiais podem de fato estimular o sistema imune. Apesar de ter havido vários estudos clínicos na Europa, nenhum mostrou definitivamente um efeito específico que possa ser duplicado sob condições controladas.

Se for para a homeopatia obter sucesso cientificamente, ela precisa de verificação. Até agora, ela tem sobrevivido em bases históricas e, talvez, de medicina por efeito placebo. Há uma ampla evidência de que numerosos princípios vegetais podem estimular o sistema imune. Estudos básicos de Wagner e outros mostraram que há uma multidão de compostos não-microbianos com atividade imunoestimulante homeopática em potencial em plantas e fungos. Ele relaciona dúzias de plantas que contêm alcalóides imunoestimulantes, terpenóides, fenóis, quinonas, lipídios, lectinas, polissacarídios, peptídios e proteínas. Os céticos conservam a idéia de que uma substância pode curar pela liberação de energia, o que coloca a homeopatia no domínio da metafísica.

HIPNOSE

A hipnose é uma concentração focalizada em algum lugar entre o sono ou a inconsciência e a consciência, geralmente iniciada por um hipnotizador. A pessoa hipnotizada elimina as distrações e presta forte atenção a um objeto ou pessoa, emoção ou memória em particular. Apesar de já ter sido um dia rejeitada como charlatanismo, a hipnose tem adquirido respeito renovado como uma modalidade terapêutica viável para o tratamento de tudo, desde o medo até a dor.

Embora a hipnose seja medicina ortodoxa corrente, ainda é importante que se tenha cautela, e deve-se ter um diagnóstico apropriado antes de se submeter a ela. Certamente não faz sentido usá-la como um possível disfarce para algum problema clínico subjacente grave. Por essa razão, o hipnotizador deve trabalhar com o médico de atenção primária, ou o médico de atenção primária já deve ter treinamento comprovado na disciplina.

Muitos estados possuem atualmente sociedades locais de hipnose clínica. Entre os fatores mais fortes que sustentam a hipnose, encontra-se o reconhecimento de que ela pode ser um auxiliar valioso para o tratamento padrão. Ela provou ser uma técnica excelente para o tratamento da dor crônica, particularmente quando o tratamento padrão fracassa. Entretanto, ela também é descrita como um mecanismo de apoio, e não como uma cura.

A hipnose se mostrou capaz de permitir que as pessoas adquiram conscientização sobre sua experiência, a qual é completamente separada da percepção consciente. Logo, ela pode ser vista como uma capacitação para a percepção inconsciente. Ela foi aplicada de forma bem-sucedida para lidar com o medo de voar, reduzir a dependência de drogas para a dor crônica, reduzir as dosagens de analgésicos e anestésicos, influenciar o sistema imune, promover a saúde e controlar vícios.

Uma forma de auto-hipnose denominada *treinamento autógeno* tem sido usada isoladamente ou em conjunto com a retroalimentação biológica para induzir relaxamento em indivíduos. Ela tem sido usada durante pelo menos 60 anos, e foi introduzida por um psiquiatra alemão, Johannes Schultz. Ele estudou como a hipnose afetava o encéfalo, o sistema nervoso e o corpo e, através de experimentação, foi capaz de desenvolver uma série de exercícios que levavam à capacidade dos pacientes para auto-induzirem relaxamento profundo.

Existe uma discordância considerável sobre como funciona o treinamento autógeno, mas alterações nas ondas cerebrais e efeitos fisiológicos relacionados revelam que ele, de alguma forma, modifica a resposta corporal ao estresse agudo. Talvez ele reduza a chegada de estímulos a regiões do encéfalo que estão sob controle autonômico. Essa forma de auto-hipnose tem sido aplicada para controlar ansiedades, depressão, alergias e as cefaléias da enxaqueca.

IRIDOLOGIA

Esse é um sistema que tenta correlacionar alterações na textura e cor da íris com várias doenças mentais e físicas. Os profissionais sustentam, ainda, que a iridologia pode identificar deficiências alimentares e até mesmo localizar o acúmulo de substâncias tóxicas no corpo. O conceito foi desenvolvido por Ignatz von Peczely, um médico húngaro do século XIX. Ele foi desenvolvido mais extensamente por Bernard Jensen, um quiroprático americano, nos anos da década de 1950.

Esses profissionais dividiam a íris em seis zonas ou anéis concêntricos que eles relacionavam aos sistemas corporais. Por exemplo, a zona mais interna se relacionava ao estômago, a seguinte aos intestinos, a terceira à linfa e aos sistemas sangüíneos, a quarta às glândulas e órgãos, a quinta ao esqueleto e aos músculos e a sexta à pele e à eliminação.

Tentando-se *ler* os graus de luz e escuridão na íris, pistas relacionadas à saúde do paciente poderiam ser obtidas. Apesar da medicina convencional não examinar os olhos para fins diagnósticos, os procedimentos de iridologia não têm sido aceitos de forma ampla no meio médico. A maior parte dos médicos ortodoxos rejeitam a teoria de que a íris pode ser usada para fornecer informações confiáveis e extensas sobre o estado de saúde ou doença.

CURA MANUAL — MASSAGEM/TRABALHO CORPORAL

Cura manual é sinônimo dos termos trabalho corporal e massagem. Os métodos de massagem terapêutica usados atualmente pelos terapeutas se originam tanto das tradições orientais quanto ocidentais. As tradições orientais podem ser acompanhadas desde a medicina popular da China e da medicina Aiurvédica da Índia (1000 a.C.). As tradições ocidentais podem ser acompanhadas desde Hipócrates, o antigo médico grego, que escreveu: "O médico tem que ser experimentado em muitas coisas, porém mais certamente em fricção. Porque a fricção pode unir uma articulação que esteja muito solta, e soltar uma articulação que esteja muito unida."

Há três premissas ou paradigmas principais que se encontram subjacentes a essas terapias, a saber, relaxamento, remediação e modificações holísticas. O relaxamento é baseado na necessidade biológica humana bem documentada de toques não ameaçadores, acalentadores, relaxantes, prazerosos, sensuais (não sexuais) e redutores de estresse. A remediação abrange todas as abordagens práticas de cura que buscam a correção de disfunções e o alívio da dor. Habilidades na estimativa e na avaliação da condição do paciente são aplicadas aos princípios de relaxamento. O paradigma holístico busca acentuar a tendência natural do corpo/mente/espírito em buscar uma ordem mais alta de funcionamento e bem-estar. Embora esses paradigmas sejam distintos, eles freqüentemente se sobrepõem na prática. As abordagens de massagem/trabalho corporal podem ser divididas em cinco categorias:

1. Massagem tradicional.
2. Massagem/trabalho corporal ocidental contemporâneo.

3. Integração estrutural/funcional/de movimento.
4. Trabalho corporal oriental.
5. Trabalho corporal energético.

Antes de discutir exemplos específicos dessas práticas, é importante compreender os sistemas reguladores que se aplicam à massagem/trabalho corporal nos Estados Unidos. A Comissão de Reconhecimento em Massoterapia (COMTA) estabelece as exigências curriculares para a educação de qualidade e o treinamento de terapeutas. As exigências mínimas incluem 500 horas de instrução supervisionada em sala de aula; 100 horas de anatomia e fisiologia; 300 horas de teoria, técnica e prática de massagem; 100 horas de instrução cobrindo contra-indicações, prática de negócios, história, ética e aspectos legais; e conclusão bem-sucedida de treinamento de primeiros socorros e ressuscitação cardiopulmonar. Em 1992, foi estabelecido um programa de certificação para a ampla gama de terapeutas de massagem/trabalho corporal. O Quadro de Certificação Nacional para Massagem Terapêutica e Trabalho Corporal (NCBTMB) concede esse certificado depois que o candidato é aprovado no processo de exame de Certificação Nacional.

A Associação Americana de Massoterapia (AMTA) apoiou a criação do NCBTMB, e é a maior e mais antiga organização internacional representativa da profissão de terapia de massagem/trabalho corporal dirigida por membros. Ela foi fundada em 1943, e em 1998 possuía quase 24.000 membros em mais de 20 países diferentes, com capítulos em todos os 50 estados, no Distrito de Colúmbia e nas Ilhas Virgens dos Estados Unidos. A COMTA foi estabelecida para apoiar os princípios de ética e profissionalismo da AMTA em todas as fases do treinamento de carreira e do desenvolvimento profissional.

A regulação governamental da massagem/trabalho corporal varia amplamente de estado para estado; entretanto, os estados estão cada vez mais fornecendo licença para profissionais que completam de forma bem-sucedida um programa reconhecido pela COMTA e que tenham obtido Certificação Nacional do NCBTMB. O consumidor também pode reconhecer que certas terapias possuem marcas registradas (®), indicando que o produto ou serviço é registrado no Ministério de Patentes e Marcas Registradas dos Estados Unidos. Ao selecionar ou recomendar um massagista/profissional de trabalho corporal, além de procurar ter certeza de que o profissional é licenciado apropriadamente, é também prudente estabelecer se o profissional também possui seguro contra erro profissional/responsabilidade.

Precauções e contra-indicações gerais também devem ser consideradas para pacientes que desejam terapia por massagem/trabalho corporal. Pacientes com flebite ou tromboflebite podem receber toques gentis e orientados para o conforto em áreas não afetadas desde que eles estejam adequadamente cobertos por tratamento anticoagulante e se locomovendo. Pacientes com insuficiência cardíaca congestiva ou insuficiência renal podem não ser capazes de lidar com o débito líquido aumentado que a massagem pode causar, mas pacientes que sofrem de edema obstrutivo podem se beneficiar de massoterapia com drenagem linfática manual. Em geral, as áreas afetadas por inflamação aguda, dermatose, distrofia simpática reflexa e infecção não devem ser massageadas diretamente. Pacientes com mononucleose não devem receber massagem na região abdominal se o fígado ou o baço estiverem aumentados. Para pacientes com metástases ósseas ou contagens baixas de leucócitos ou plaquetas, deve-se ter cautela, e não deve ser exercida nenhuma pressão direta sobre sítios tumorais. A massagem circulatória é contra-indicada para pacientes com leucemia ou linfoma, e diabéticos insulino-dependentes têm que monitorar rigorosamente os seus níveis de glicose. Finalmente, diabéticos com alterações degenerativas dos vasos periféricos ou com neuropatia têm que ser tratados com cautela.

Há muitos programas terapêuticos diferentes que se acomodam sob a égide do trabalho corporal. Vários exemplos dos sistemas mais populares são revistos nas seções seguintes.

CATEGORIAS TERAPÊUTICAS ESPECÍFICAS

Massagem Tradicional

Essa é uma forma de trabalho corporal que usa cinco toques básicos (effleurage/toque, petrissage/amassadura, fricção, tapontemont/tapotagem e vibração), desenvolvido por Johann Metzger de Amsterdã no final do século XIX. Nos Estados Unidos, esse trabalho foi incorporado ao de Pehr Heinrik Ling, juntamente com várias modalidades acessórias, para se tornar a bem conhecida *massagem sueca* do século XX. Essa massagem trabalha primariamente os tecidos moles e as camadas mais superficiais dos músculos, e implementa movimentos ativos e passivos das articulações. Ela promove relaxamento profundo, o qual reduz a tensão, o estresse, o espasmo e a dor; abranda lesões musculares; e estimula a circulação sanguínea e linfática.

A massoterapia esportiva usa técnicas de massagem sueca como um suplemento à rotina de aquecimento do atleta através da estimulação da circulação e da redução da tensão muscular e mental excessivas antes da competição. A massagem pós-evento é programada para reduzir o trauma que ocorre após a cessação do exercício vigoroso, e pode ajudar a degradar tecido cicatricial e diminuir a fibrose e as aderências que se desenvolvem como resultado de lesão e imobilização.

O Instituto de Pesquisa de Toque da Escola de Medicina da Universidade de Miami estabeleceu uma revisão formal de estudos que demonstram os efeitos positivos da massagem na anorexia, dor lombar, hipertensão, enxaqueca, esclerose múltipla, sintomas pré-menstruais, queimaduras, saúde infantil e distúrbios do sono.

Massagem Ocidental Contemporânea/ Trabalhos Corporais

Esse sistema usa uma ampla variedade de técnicas de manipulação. A abordagem é baseada nas ciências ocidentais de massagem neuromuscular, liberação miofascial e liberação posicional para aliviar dores ou disfunções somáticas. Elas são distinguidas da próxima categoria revista porque a ênfase é colocada mais na(s) parte(s) do paciente afetada(s) ou nos sintomas do que no indivíduo como um todo. A mioterapia é um exemplo desse tipo de terapia. A mioterapia (Terapia do Ponto de Gatilho) é uma técnica desenvolvida pelo especialista em aptidão física e exercício Bonnie Prudden. Os pontos de gatilho são pontos sensíveis ou irritáveis nos músculos que produzem dor no corpo diretamente ou indiretamente (dor referida). Os músculos adquirem pontos de gatilho ou se tornam *blindados* quando o corpo encontra um evento traumático. O profissional identifica pontos de gatilho através da obtenção de uma história detalhada das experiências de nascimento e primeira infância, acidentes, operações, ocupações e outros incidentes de vida do paciente que poderiam ter causado sofrimento físico/emocional. Depois que o(s) ponto(s) é(são) identificado(s) e localizado(s), pressão e massagem são aplicadas ao ponto e à área circunjacente, e o paciente também recebe exercícios de alongamento para retreinar os músculos. Essa terapia pode ser considerada para pacientes que têm dor recorrente causada por traumas ocorridos no passado, e ela pode diminuir ou eliminar a necessidade de analgésicos.

Profissionais de Integração Estrutural/ Funcional/de Movimento

Esses profissionais usam uma ampla variedade de técnicas de manipulação. A técnica de Alexander, os métodos de Feldenkrais, o Método de Sinergia de Rubenfeld, o método de Rosen e o Método de Trager dão ênfase ao movimento para afetar a estrutura fisiológica e a função, juntamente com educação e conscientização para alterar ou acentuar o funcionamento fisiológico. Práticas tais como o Rolfing utilizam pressão ou fricção profunda para alterar as estruturas musculares e de tecidos moles. A respiração e a expressão emocional também são utilizadas para eliminar a tensão e alterar o funcionamento fisiológico.

Frederick Matthias Alexander (um ator shakespeariano) desenvolveu sua terapia pela correção de perdas periódicas de sua própria voz. Experimentos conduzidos por Frank Pierce Jones na Universidade de Tufts concluíram que os métodos de Alexander podiam efetivamente interromper ou inibir respostas habituais e aprendidas na postura corporal que interferem com o funcionamento apropriado do corpo. A prática corrige o mau uso ou o uso inibido do corpo, que contribui para doenças, incluindo curvaturas de enfraquecimento da coluna, reumatismo, artrite e vários distúrbios gastrointestinais e respiratórios.

Moche Feldenkrais, um físico israelense nascido na Rússia, desenvolveu, como Alexander, seu programa curando-se a si mesmo de uma lesão relacionada ao esporte. Ele aplicou sua experiência em artes marciais, fisiologia, anatomia, psicologia e neurologia para desenvolver duas abordagens: a Consciência pelo Movimento®, que implementa a consciência de grupo, e a Integração Funcional®, que enfoca a prática de toques e movimentos individualizados. Os métodos são úteis para aqueles que têm limitações de movimento trazidos por estresse, acidentes, problemas lombares e outras doenças fisicamente debilitantes. Artistas e atletas usam o método de Feldenkrais para melhorar seu nível de atuação e para reforçar o crescimento pessoal.

A técnica de Ilana Rubenfeld (ex-musicista e regente) é uma mistura de Alexander, Feldenkrais e psicoterapia Gestalt. Ela combinava o toque suave com movimentos e ajustes sutis e relaxamento emocional para obter resultados. Uma presença atenciosa que ajuda os clientes a drenar memórias longamente reprimidas e a expressar sentimentos profundos os ajuda a liberar tensões e a obter conforto físico.

No método de Rosen, o profissional enfoca uma pressão suave e profunda para relaxar o cliente. Através da atenção dedicada ao que é dito e sentido durante a sessão, o profissional ajuda o indivíduo a lidar com quaisquer sentimentos reprimidos e, por fim, lhe traz alívio.

A abordagem de *toque leve* de Milton Trager, MD, na Técnica de Integração Psicofísica de Trager, dá atenção às raízes subconscientes da fraqueza ou tensão muscular. Essa escola de pensamento acredita que todos os indivíduos desenvolvem padrões mentais e físicos que podem limitar o movimento ou levar à dor e à tensão. As sessões típicas incluem movimentos gentis e rítmicos de balanço e outros para ensinar ao cliente que movimentos livres e relaxamento são possíveis e para promover uma sensação de leveza, liberdade e bem-estar. Exercícios simples (*mentástica*) feitos em casa ajudam os clientes a manter boa saúde através de movimentos coordenados e integrados.

A bioenergética foi desenvolvida pelo psiquiatra Alexander Lowen, que foi fortemente influenciado por Wilhelm Reich, MD, que cunhou o termo *armadura corporal*. A terapia é baseada na idéia de que a rigidez e a tensão do corpo (armadura corporal) leva a problemas psicológicos ou *vice-versa*. As sessões envolvem uma variedade de posições que permitem a detecção de áreas de tensão. Essas são então aliviadas por uma combinação de terapia de conversação, respiração profunda, massagem e exercícios bioenergéticos. Quando é apropriado, os clientes são autorizados a chutar, gritar, bater em objetos, etc, para aliviar a tensão. Logo, indivíduos que reagem aos vários traumas da vida pelo desenvolvimento de um padrão de tensão precocemente em suas vidas, o que leva a condições físicas tais como úlceras, colite ou artrite, podem ser ajudados por essa técnica.

O Rolfing, também chamado de integração estrutural, foi desenvolvido por Ida Rolf, que foi uma bioquímica PhD da Universidade de Colúmbia. A técnica envolve a aplicação de pressão profunda com as mãos para liberar a fáscia (tecido conjuntivo que envolve e penetra os músculos), permitindo, assim, que o corpo reestruture a si mesmo de forma apropriada. Esse trabalho corporal intenso e geralmente doloroso libera os músculos enrijecidos que servem para formar uma parede (armadura) que protege o paciente da lembrança de experiências dolorosas de vida. Alguns pacientes utilizam o Rolfing como um adjunto à psicoterapia, como uma forma de trabalhar com seus corpos assim como com suas emoções.

Trabalho Corporal Oriental

Esse compreende todos os diferentes estilos de trabalho corporal oriental, originalmente desenvolvidos através da Ásia. O shiatsu e a reflexologia são exemplos desses tipos de terapias. O shiatsu, ou acupressura japonesa, considera os sintomas do cliente como uma expressão da condição da pessoa como um todo, e enfoca o alívio da dor e do desconforto pela aplicação de pressão rítmica firme (geralmente com os dedos) em pontos específicos ao longo dos meridianos por 3 a 10 segundos. Os meridianos são canais invisíveis de fluxo de energia no corpo, e a técnica é projetada para despertar os meridianos. Quando o fluxo de energia apropriado é restabelecido, o corpo pode funcionar normalmente, e tensões e toxicidades podem ser eliminadas antes de se transformarem em doenças. As técnicas de massagem e práticas por acupressura também utilizam fricção, amassamento, percussão e vibração para melhorar a circulação e estimular o sangue e a linfa estagnados nos tecidos. Muitos livros sobre técnicas de auto-acupressura para o tratamento de uma variedade de queixas estão disponíveis. Um item popular encontrado em muitas lojas atualmente, incluindo farmácias, é um bracelete que se adapta sobre os pontos de acupressura para o tratamento da náusea.

A reflexologia é um refinamento americano da sabedoria oriental. O Dr. William Fitzgerald primeiramente introduziu o conceito de reflexologia como uma terapia zonal em 1913, e ela foi ainda mais refinada nos anos da década de 1940 por Eunice Ingham. A técnica consiste em afagar e aplicar pressão suave aos pés (algumas vezes às mãos) para efetuar alterações em outras partes do corpo, relaxar os músculos e estimular a própria capacidade natural do corpo para curar a si mesmo. Cada parte do pé corresponde a diferentes partes do corpo. Por exemplo, os artelhos se relacionam à cabeça e ao pescoço, o arco aos órgãos internos, a bola do pé aos pulmões e ao tórax e o tornozelo à área pélvica e ao nervo ciático. Teoricamente, a reflexologia estimula receptores sensoriais nas fibras nervosas do pé, as quais produzem energia (*prana* em indiano ou *qi* em chinês) que viaja para a medula espinal, a partir da qual é dispersada através do sistema nervoso. Outras teorias sustentam que o procedimento relaxa o corpo e reduz quaisquer vasos sanguíneos constritos para melhorar a circulação. A reflexologia tem sido aplicada ao tratamento de condições crônicas tais como asma, cefaléias/migrâneas, hipertensão, constipação, sinusopatias e estresse/ansiedade. Procedimentos elaborados de vários profissionais estão disponíveis, assim como auto-reflexologia ou massagem pé/mão.

Trabalho Corporal Energético

Esse é representado por termos tais como biocampo, energia sutil e sistemas energéticos. Essas terapias ajudam a equilibrar a energia corporal e produzem saúde e bem-estar acentuados. O Toque Terapêutico e o Reiki são práticas bem conhecidas na América atualmente. Apesar de muitos profissionais utilizarem essas técnicas de forma independente, é mais comum que os terapeutas incorporem esse trabalho em sua massoterapia ou terapia de trabalho corporal. A idéia por trás do trabalho energético é que uma força vital flui através do corpo e da psique e pode ser redirecionada através de várias técnicas mente-corpo. O Toque Terapêutico, desenvolvido por Dolores Krieger, PhD, RN, e Dora Kunz, é uma aplicação contemporânea de muitas práticas de cura, tais como visualização, imposição das mãos e terapia da aura. Nesse método, não há geralmente contato físico entre o cliente e o profissional. Os terapeutas começam por entrar em um estado centrado ou calmo, então eles colocam suas mãos afastadas de 5 a 15 cm do cliente e, com movimentos rítmicos e lentos das mãos, detectam bloqueios no campo de energia do cliente. Uma vez que o fluxo bloqueado de energia seja detectado, os profissionais conscientemente dirigem ou sensitivamente modulam as energias humanas através de suas mãos e equilibram qualquer desalinhamento do fluxo de energia. O cliente pode experimentar uma gama de experiências, desde uma descarga de emoções previamente suprimidas até uma sensação calma e suave de bem-estar. A técnica é conhecida primariamente pela sua capacidade em aliviar a dor e reduzir o estresse e a ansiedade. No último livro da Dra. Krieger, ela também sugere que a prática pode ajudar a reduzir dores de cabeça, acalmar bebês chorões, aliviar a respiração asmática, reduzir a dor em pacientes pós-operatórios e reduzir febre e inflamação.

Reiki é uma palavra japonesa derivada de *ray (sabedoria divina)* e *ke (energia da força vital)*. A prática é também chamada de Técnica de Radiância pela Associação Internacional de Reiki Americana (AIRA), e essa organização coleta estudos de casos para documentar usos e publica um jornal. De acordo com a filosofia do Reiki, a energia da força vital é a fonte essencial de direção e nutrição para as células e órgãos do corpo. Os profissionais do Reiki podem ser treinados para obter proficiência em diferentes níveis. O treinamento ou harmonização de primeiro grau é para a cura física, o de segundo grau é para a cura mental e níveis mais altos (até o sétimo) permitem ao profissional curar a distância. Acredita-se que desequilíbrios no campo vivo de energia, ou aura, são a causa das doenças. Assim como no Toque Terapêutico, o profissional não faz contato físico com o cliente. O terapeuta age como um médium pela canalização de energia de força vital através de suas mãos em 12 posições do corpo ou dentro da aura do cliente. Os proponentes do Reiki promovem um trabalho energético como um complemento para uma longa lista de outros sistemas de cuidados de saúde tradicionais e modernos.

A CONEXÃO MENTE-CORPO

Quase todos os profissionais de medicina têm reconhecido a importância da mente e das emoções na saúde. Apenas de forma relativamente recente, no entanto, a pesquisa nos permitiu um vislumbre dos possíveis mecanismos.

Surgiu toda uma nova área de pesquisa que é enfocada nisso, intitulada psiconeuroimunologia (PNI). Basicamente, ela está ajudando a desvendar as vias neurais de interconexão entre o encéfalo e os sistemas endócrino e imune. De maneira geral, é aceito que mensagens moleculares (hormônios, etc) permitem comunicação entre as células desses órgãos. O seu formato ou arquitetura química única determina a sua destinação e a sua função. Elas se dirigem a uma outra célula que tem receptores (fechadura) estruturados de forma que aceitem unicamente a elas. À medida que o agonista alcança o receptor, ele se liga com esse último e promove uma ação específica.

Especificamente, pesquisadores de PNI localizaram leucócitos que produzem hormônios que se adaptam a receptores de certas células cerebrais. Isso pode ajudar o encéfalo a perceber ou detectar organismos infecciosos. Os mesmos produtos bioquímicos podem também influenciar a mente pela alteração do humor e do comportamento. De forma semelhante, as funções imunes poderiam ser acentuadas ou deprimidas por variações nas emoções. A característica principal do entendimento desse processo é a possibilidade de que nós possamos ser capazes de obter controle sobre a nossa própria bioquímica. Já é aceito que as pessoas podem lidar com o estresse de formas construtivas e até mesmo preventivas.

Pesquisas revelaram o fato de que, sob longos períodos de estresse, as glândulas supra-renais aumentam a produção de corticosteróides que são capazes de deprimir a função imune. Tudo isso pode levar a um maior grau de vulnerabilidade à doença. Muitos aprenderam como mitigar essas respostas ao estresse pelo uso da retroalimentação biológica, da meditação e de técnicas correlatas.

Alguns investigadores em PNI têm especulado que, pelo fato do cérebro e do sistema imune possuírem um tipo de memória que possa recordar-se de encontros microbianos prévios, pode ser possível recorrer a ela conforme necessário. Vários procedimentos, tais como visualização, imaginação guiada e auto-hipnose, podem permitir essa forma de condicionamento.

Na imaginação guiada, através de sugestão ou hipnose, se é levado a imaginar um guerreiro comandando um ataque através do corpo para matar todas as células doentes. Há mais de 15.000 pacientes de câncer que encontraram conforto em vários programas gratuitos para o bem-estar da comunidade que têm fornecido serviços que incluem novas terapias para o câncer, seminários sobre nutrição, aulas sobre imaginação guiada e grupos de apoio. Eles não fornecem quaisquer serviços médicos diretos, optando pela crença do combate às doenças e libertação do estresse através do vigor e força mental.

Algumas pessoas têm pensado que a bem conhecida *resposta placebo* pode ser explicada dessa forma. Além disso, o fenômeno amplamente reconhecido do *sistema de crenças* do paciente pode desempenhar um papel no sucesso ou fracasso de medicações, tratamentos e outros procedimentos utilizados por profissionais de saúde.

Tudo isso pode relacionar-se ao fenômeno PNI. Tudo isso certamente traz um reconhecimento de que a ansiedade elevada pode levar a hipermotilidade do intestino, úlceras, colite, etc. De forma semelhante, a raiva pode elevar a pressão sanguínea, através do sistema nervoso autônomo. Estudos têm revelado que pessoas deprimidas são mais vulneráveis a doenças físicas do que aquelas que não estão deprimidas.

Dados epidemiológicos mostram que, cinco anos após a morte de um cônjuge, as taxas de morte para viúvas e viúvos são significativamente maiores do que para quem ainda se encontra casado. Mulheres com casamentos felizes têm um nível mais alto de certas células imunes do que mulheres com casamentos infelizes. Foi mostrado que relaxamento, exercício e tratamento global do estresse podem aumentar o número de células T (até 10%) em um grupo de homens que têm HIV.

Uma porcentagem maior de pessoas altamente estressadas do que de pessoas relaxadas ficam doentes quando expostas aos germes do resfriado. Isso também pode ajudar a explicar porque o riso pode mitigar uma doença como a artrite. Isso faz parte do conceito de que o pensamento positivo tem poder médico, conforme esposado por escritores como Norman Cousins. Médicos na Califórnia, tais como o Dr. Dean Ornish, têm recebido subvenções de companhias de seguros para estudar como a doença cardíaca pode ser revertida através de modificações na dieta e no estilo de vida (exercício, meditação, etc). Até agora, uma resposta bastante boa foi obtida por esses métodos.

Muitos hospitais estão estudando agora a resposta de relaxamento e a meditação budista para tratar de pessoas com dor crônica, estresse e outros distúrbios relacionados. De forma semelhante, a meditação transcendental (MT) do tipo esposado pelo Maharishi Mahesh Yogi tem mostrado capacidade de diminuir o estresse e a hipertensão. Pesquisas sobre MT demonstraram taxas de hospitalização 56% mais baixas do que o normal para tratamentos como a redução do abuso do álcool e de drogas e a diminuição de dores musculares e crises de asma. A maior parte das cidades principais tem programas (Centros de MT) nos hospitais mais importantes.

Em um resumo global das forças e fraquezas das terapias mente/corpo, deve-se ter em mente que, apesar delas geralmente poderem melhorar a qualidade de vida e até mesmo prolongá-la, a atitude correta não pode curar tudo. Muitas pessoas que foram ensinadas que podem se curar pelo pensamento podem ficar inclinadas a considerar como fracasso a progressão da doença. Essa pode ser uma carga psicológica assustadora. Entretanto, sucessos suficientes, em muitas áreas, promovem o estudo e o uso desses métodos.

NATUROPATIA

As terapias naturais são as principais modalidades dos profissionais gerais no campo da naturopatia. Há três faculdades reconhecidas nessa disciplina nos Estados Unidos, e a maior parte das pessoas treinadas nesses campo atua na Costa Oeste. Muitos estados, como a Pensilvânia, não licenciam naturopatas, e sua prática é restrita a aconselhamento nutricional e massoterapia.

Os currículos nessas três escolas de graduação em naturopatia incluem medicina botânica, homeopatia, nutrição, psicologia, medicina tradicional chinesa e vários aspectos da medicina *física*, como, por exemplo, terapia de manipulação, pequenas cirurgias, hidroterapia e fisioterapia. A conclusão desses cursos associada à experiência clínica leva ao título Doutor em Naturopatia, ou ND. Entretanto, sem graduações médicas, esses profissionais não estão autorizados a fazer partos em hospitais ou a realizar outros procedimentos.

De maneira geral, os naturopatas encorajam os seus pacientes a confiar principalmente nas terapias naturais. Especificamente, essas podem incluir acupuntura, hidroterapia, homeopatia, massagem, jejum, dietas e alimentos, terapia com vitaminas e minerais, shiatsu, medicina herbórea chinesa, medicina herbórea ocidental e várias técnicas de trabalho corporal.

A base teórica da naturopatia é baseada na analogia *corpo e assento*. O *corpo* é concebido como um banco de três pernas, incluindo a química (alimentação saudável), a estrutura física do corpo (esqueleto e órgãos) e a cabeça (centro mental, emocional e espiritual). O *assento* é a determinação hereditária.

Os naturopatas sentem que a doença resulta quando esses quatro componentes estão fora de equilíbrio. Quanto à sua eficácia, ela certamente floresce na simplicidade. A naturopatia evita a medicina de alta tecnologia para a abordagem à cura orientada para a prevenção, centrada no paciente e não invasiva. Há poucas dúvidas de que muitos distúrbios comuns podem ser tratados por essa modalidade.

A maior parte dos alopatas critica a naturopatia como sendo excessivamente vaga, com ênfase excessiva em aconselhamento nutricional e em remédios fitoterápicos não testados. Eles simplesmente sentem que algumas dessas modalidades poderiam ser úteis mas realmente não foram submetidas a métodos científicos modernos de experimentação e à revisão por colegas. Alguns acreditam que a maior parte dos resultados positivos da naturopatia simplesmente pode se dever ao efeito placebo. Além disso, a maior parte dos estados não fornece licença para doutores naturopáticos, de forma que quase qualquer pessoa pode obter um grau por correspondência. Mesmo os NDs reconhecem esse problema, e têm tentado persuadir o governo a estabelecer padrões nacionais para a disciplina em todos os estados.

CONCLUSÃO: ATITUDES E CONSIDERAÇÕES

Alguns autores relacionaram mais de 50 doenças comuns que podem ser aliviadas por várias terapias naturais. O Quadro 103.7 relaciona algumas delas juntamente com os seus tratamentos convencionais e abordagens alternativas ou complementares à cura. Mas, antes que qualquer uma delas seja tentada, obviamente é importante obter um diagnóstico exato do problema por um médico qualificado. Uma vez que isso tenha sido feito, deve haver um entendimento de quais métodos podem ou não podem realmente ajudar, combinado com um envolvimento no tratamento selecionado. Conforme discutido anteriormente, o sistema de crenças do paciente é fundamental para o sucesso da maior parte das modalidades de manejo.

É também imperativo saber o que constitui um problema de emergência, para o qual a medicina convencional de alta tecnologia mais provavelmente trará os melhores resultados. Esses incluem acidentes automobilísticos, tiros, explosões, trauma grave, queimaduras e ossos fraturados, e a ocorrência de insolação, envenenamento ou eventos dramáticos com risco de vida. Os sinais incluem dificuldade para respirar, falta de ar, chiado intenso, diarréia e/ou vômito persistentes intensos, sangramento intenso de qualquer origem, dor súbita e intensa no tórax ou abdome, tontura ou deterioração visual súbitas, perda da fala ou fala ininteligível e dormência ou formigamento nas extremidades.

Deve-se evitar o autodiagnóstico para qualquer problema persistente. Freqüentemente as pessoas tentam tratar contusões superficialmente, quando o problema real pode ser um osso fraturado. Há também alertas quanto ao tratamento do adulto em comparação com o tratamento de crianças. Adultos saudáveis têm problemas ocasionais de diarréia, mas esses podem ser sérios em crianças pequenas ou no idoso, e são necessários tratamentos apropriados. De forma semelhante, gestantes e lactantes são mais sensíveis a drogas, ervas, determinados alimentos e terapias alternativas ou complementares. Tudo isso tem de ser levado em consideração.

O número de setembro/outubro de 1998 do *FDA Consumer* publicou um artigo intitulado "An FDA Guide to Dietary Supplements", que fornece dados antecedentes sobre o Ato do DSHEA de 1994 e as regras atuais de regulação da FDA sobre eles. São fornecidas sugestões quanto a questões de segurança geral e eficácia; entretanto, essas encontram-se compreensivelmente incompletas, devido à falta total de conhecimento científico sobre muitos desses produtos. Assim, é importante que os consumidores façam o seu dever de casa sobre qual medicina alternativa ou complementar é apropriada, particularmente de comum acordo com um profissional de saúde informado. Conforme mencionado anteriormente neste capítulo, vários artigos importantes apareceram durante 1998 e 1999, os quais cobrem áreas tais como a dúvida sobre a existência verdadeira da medicina alternativa (Fontanarosa P *et al*); um levantamento nacional (nos Estados Unidos) enfocando as razões para o uso da medicina alternativa (Astin JA); a publicação, pelo *JAMA*, de uma edição inteira sobre medicina alternativa (Grady D); um novo estudo sobre o crescimento da medicina alternativa (Eisenberg D *et al*); e uma revisão sobre ervas cardiovasculares (Mashour N *et al*). Há poucas dúvidas de que os estudos de medicina alternativa irão continuar ininterruptamente por algum tempo ainda, estendendo-se até a próxima década. Um número sempre crescente de endereços sobre medicina alternativa ou complementar na Internet tem notadamente confirmado esse fato, mostrando poucos sinais de decréscimo no momento.

Tanto as abordagens de cura convencionais quanto as alternativas ou complementares precisam considerar as seguintes normas gerais:

- Trate o indivíduo como um todo, e não apenas os sintomas.
- Promova a medicina preventiva, um estilo de vida saudável e uma filosofia de bem-estar.
- As áreas *obscuras* da medicina convencional podem ser tratadas melhor por tratamentos alternativos ou complementares.
- Dê mais atenção aos distúrbios psicossociais e relacionados.
- Dê atenção a fatores e sistemas de crença pessoais.
- A maioria das enfermidades de menor importância é autolimitada. Um em cada três desses pacientes obtém alívio seja no que for que ele acredite.
- Seja sempre um participante ativo no processo de cura (vontade individual).
- Todos os produtos naturais (drogas derivadas de plantas ou animais) devem ser identificados de forma apropriada, padronizados e analisados e dosificados de forma apropriada.
- Tanto os profissionais médicos convencionais quanto os alternativos ou complementares devem ter mentes abertas e cooperar em pesquisas mútuas.

Por fim, é indispensável que seja fornecido aconselhamento apropriado para pacientes que estejam buscando informações sobre terapias médicas complementares e alternativas. Eisenberg (1998) forneceu orientação sobre esse assunto ao propor um processo de uso de terapias alternativas (depois que a avaliação médica tenha sido completada e opções convencionais tenham sido oferecidas), que inclui um plano semanal combinado com monitoração do paciente por um período de 13 semanas. Ele também cobre questões legais em medicina alternativa (experiência de responsabilidade de profissionais de cuidados alternativos) e as leis que regem o encaminhamento

Quadro 103.7 Várias Doenças e Opções de Tratamento

DOENÇA	BOM SENSO	MEDICINA CONVENCIONAL	MEDICINA ALTERNATIVA/COMPLEMENTAR
Acne	Mantenha o rosto e os cabelos limpos. Use cosméticos à base de água	Agentes de venda livre, como, por exemplo, peróxido de benzoíla, tetraciclina, isotretinoína.	Homeopatia, naturopatia, dieta, shiatsu, vitaminas e minerais
Alergias	Evite materiais alérgicos, como alimentos, plantas, animais, drogas, poeira, etc. Use desumidificadores de ar condicionado	Anti-histamínicos, cromoglicato sódico, esteróides	Acupuntura, homeovítica, homeopatia, hipnoterapia, naturopatia, osteopatia, vitaminas e minerais
Artrite	Exercício regular. Banhos quentes	Acetaminofeno de venda livre, AAS, ibuprofeno	Acupuntura, trabalho corporal, homeopatia, homeovítica, hipnoterapia, massagem, naturopatia, ioga
Dor lombar	Pratique boa postura. Aprenda como levantar pesos apropriadamente. Use assentos firmes com suporte adequado para as costas. Repouse	Exercícios, colete ou suporte, cirurgia, analgésicos e relaxantes musculares.	Acupuntura, trabalho corporal, quiroprática, homeopatia, massagem, ioga
Hipertensão arterial	Dieta e exercício. Controle do peso. Dieta hipossódica	Anti-hipertensivos (p.ex., β-bloqueadores, diuréticos, bloqueadores dos canais de cálcio)	Acupuntura, homeovítica, massagem, naturopatia, shiatsu, ioga

e o envio de pacientes. Elion (1997) publicou um artigo sobre a importante questão da medicina complementar ou alternativa para a infecção pelo HIV. Ele conclui que a comunidade científica convencional nutre um preconceito significativo contra a medicina alternativa ou complementar, o que limita a avaliação responsável de sua segurança e eficácia. A sua proposta aqui é enfocada no trabalho em direção a um diálogo científico aberto que, ao final, irá ajudar a solucionar esses distúrbios intratáveis.

ENDEREÇOS NA INTERNET

[http://www.altmed.od.nih.gov/nccam]
HerbalGram [http://www.herbalgram.org/abcmission.html]
Herbnet [http://www.herbnet.con/associations.html]
Napralert [http://www.pmmp.uic.edu]
Herb Research Foundation [http://www.herbs.org]
Acupuncture [http://www.acupuncture.com]

ORGANIZAÇÕES

American Association of Oriental Medicine, Catasauqua, PA. Phone: 888-500-7999

American-International Reiki Association, 2201 Wilshire Boulevard, Suite 831, Santa Monica, CA 90403

American Massage Therapy Association, 820 Davis Street, Suite 100, Evanston, IL 60201

International Center for Reiki Training. Web site—http://www.reiki.org

National Certification Board for Therapeutic Massage and Bodywork, 8201 Greensboro Drive, Suite 300, McLean, VA 22102. Web site—http://www.ncbtmb.com

National Certification Commission for Acupuncture and Oriental Medicine, Washington, DC. Phone: 202-232-1404; Web Site—http://www.nccaom.org

Touch Research Institute, University of Miami School of Medicine, Dept of Pediatrics, P.O. Box 016820, Miami, FL 33101. Web site—http://www.miami.edu/touch-research

BIBLIOGRAFIA

Geral

Anon. (Workshop on Alternative Medicine, Chantilly VA, Sep 14–16, 1992) *Alternative Medicine: Expanding Medical Horizon* [Rpt to NIH on Alternative System Practices in the US]. Washington, DC: USGPO, 1992.

Astin JA. *JAMA* 1998; 279(19): 1548.

DerMarderosian A. *HerbalGram* 1991; 24: 30.

Dwjer J. *NY Med* 1993; 93(2): 105.

Eisenberg D, *et al. JAMA* 1998; 280(18): 1569.

Eisenberg DM. *N Engl J Med* 1993; 328(4): 246.

Elion R, *et al. Complement Altern Ther Prim Care* 1997; 24(4):

Fontanarosa P, *et al. JAMA* 1998; 280(8):1618-19

Guiness A. *Family Guide to Natural Medicine*. Pleasantville, NY: Reader's Digest, 1993.

Grady D. *New York Times*, Nov 11: A21, 1998.

Hunter M. *Recent Results Cancer Res* 1991; 121: 293.

Israel R. *The Natural Pharmacy Product Guide*. Denver: Avery Publ, 1991.

Jonas WB. *JAMA* 1998; 280(18): 1616.

Kolcoba KY. *Adv Nurs Sci* 1992; 15(1): 1.

Korr IM. *J Am Osteopath Assoc* 1991: 161.

Myers SS, Benson H. *Behav Med* 1992; 18(1): 5.

Neafsey P. *Mech Ageing Dev* 1990; 51: 1.

Saline C. *Philadelphia Magazine*, May 1993, p 80.

Smolan R. *The Power to Heal. Ancient Arts and Modern Medicine*. New York: Prentice Hall, 1990.

Thacker HL, *et al. Cleve Clin J Med* 1999; 66(4): 213.

Aromaterapia

Buchbauer G, *et al. ACS Symp Ser* 1993; 525: 159.

Buckle J. *Crit Care Nurs* 1998; 18(5): 54.

Cawthorn A. *Complement Ther Nurs Midwifery* 1995; 1(4): 118.

de Groat AC, *et al. Contact Dermatitis* 1997; 36(2): 57.

Gattefosse R. *Gattefosse's Aromatherapy*. Essex, UK: CW Daniel Co, 1993.

Gibbons E. *Br J Theatre Nurs* 1998; 8(5): 34.

Haas M, Schnaubelt K. *Int J Aromather* 1993; 4(4): 13.

Howdyshell C. *Hosp J* 1998; 13(3): 69.

Lavabre M. *Aromatherapy Workbook*. Rochester, VT: Healing Arts Press, 1980.

Lis-Balchin M. *J R Soc Health* 1997; 117(5): 324.

Rose J, Earle S. ed. *The World of Aromatherapy*. Berkely, CA: Frog Ltd, 1996.

Pacific Institute of Aromatherapy, PO Box 903, San Rafael CA 94915.

Tisserand R. *The Essential Oil Safety Data Manual*. Sussex, England: Tisserand Aromatherapy Inst, 1990.

Welsh C. *Am J Hosp Palliat Care* 1987; 14(1): 42.

Massagem

Barlow W. *The Alexander Technique*. New York: Knopf, 1973.

Bogusalawski M. *J Continu Educ Nurs* Oct 1979, p 9.

Bzdek V, Keller E. *Nurs Res* 1986; 35: 101.

Carter M. *Body Reflexology: Healing at Your Fingertips*. West Nyack, NY: Parker, 1986.

Feldendrais M. *Awareness Through Movement*. New York: Harper & Row, 1972. Reprint 1977.

Glick MS. *Intensive Care Nurs* 1986; 2(2):61.

Goats GC. *Br J Sports Med* 1994; 28(3): 153.

Krieger D. *Accepting Your Power to Heal: Personal Practice of Therapeutic Touch*. Santa Fe, NM: Bear, 1993.

Kunz K, Kunz B. *Hand and Foot Reflexology: A Self-Help Guide*. New York: Simon & Schuster, 1987.

Mannheimer JS. *J Rheumatol* 1987; 14(supp 15): 26.
Prudden B. *Myotherapy*. New York: Ballantine Books, 1987.
Ray B. *The Reiki Factor*. St Petersburg, FL: Radiance Association, 1988
Reid GW. *The Complete Book of Rolfing: Using the New Physical Therapy to Restructure Your Life*. New York: Drake, 1978.
Trager M, Guadagno C. *Trager Mentastics: Movement As a Waw to Agelessness*. New York: Station Hill Press, 1987.

Nutrição/Vitaminas/Alimentos Médicos/Nutracêuticos

Anon. *Dietary Supplement Health and Education Act (DSHEA)*, 21 CFR 101.
Anon. *Food Label Use and Nutritional Education Survey*. Washington, DC: FDA Center for Food Safety & Nutrition, 1994.
Anon. *Nat Biotechnol* 1998; 16(1): 8.
Brower V. *Nat Biotechnol*. 1998; 16(8): 728.
Carper J. *Food Pharmacy*. New York: Bantam Books, 1991.
Chavance M, *et al. Int J Vitam Nutr Res* 1993; 63(1): 11.
DerMarderosian A. *Acta Hort* 1993; 332: 81.
Jack DB. *Mol Med Today* 1995; 1(3): 118.
Kien CL. *Curr Prob Pediatr* 1990; 20(7): 349.
Meydani S. *Nutr Rev* 1993; 51(4): 106.
Mindell E. *Earl Mindell's Vitamin Bible*. New York: Warner Books, 1991.
Ibid. Parent's Nutrition Bible. Carson CA: Hay House, 1992.
Ibid. Food as Medicine. New York: Simon & Schuster, 1994.
Ibid. Soy Miracle. New York: Simon & Schuster, 1995.
Mogadem M. *Am J Gastroenterol* 1990; 85(5): 510.
Sinclair S. *Altern Med Rev* 1999; 4(2): 86.
Williams MH. *Ont J Sport Nutr* 1994; 4(2): 120.

Acupuntura e Medicina Oriental

Anon. *Acupuncture. NIH Consensus Development Statement*. 1997; Nov 3–5;15(5).
Bareta JC. *Altern Ther Health Med* 1998; 4(1):22.
Bensky, D, Banolet R. *Chinese Herbal Medicines: Strategies and Formulas*. Seattle, WA: Eastland Press, 1992.
Cai W. *Am J Chin Med* 1992; 20(3–4): 331.
Cui M. *J Tradit Chin Med* 1992; 12(3): 211.
Hsu HY, *et al. Oriental Materia Medica: A Concise Guide*. Long Beach, CA: Oriental Healing Arts Institute, 1986.
Joshi YM. *J Assoc Physicians India* 1992; 40(3): 184.
Kaptchuk TJ. *The Web That Has No Weaver: Understanding Chinese Medicine*. New York: Congdon & Weed, 1983.
Klide AM. *Vet Clin North Am Small Anim Pract* 1992; 22(2): 374.
Maciocia G. *The Foundations of Chinese Medicine*. London: Churchill Livingstone. 1989.
Wu Dz. *Clin Neurol Neurosurg* 1990; 92(1): 13.

Hidroterapia

Buchman DD. *The Complete Book of Water Therapy*. New York: Dutton, 1979.
Burke DT, *et al. Am J Phys Med Rehabil* 1998; 77(5): 394.
Kurabayashi H, *et al. Physiother Res Int* 1998; 3(4): 284.
Pagliaro P, *et al. J Electromyogr Kinesiol* 1999; 9(2): 141.
Tabacchi MH. *Altern Ther Health Med* 1998; Suppl: 1.
Zamparo P, *et al. Scand J Med Sci Sports* 1998; 8(4): 226.

Quiroprática/Massagem/Trabalho Corporal

Adendelft WJ, *et al. J Manipulative Physiol Ther* 1992; 15(8): 487.
Bergmann TF. *J Manipulative Physiol Ther* 1992; 15(9): 591.
Cafarelli E, Flint F. *Sports Med* 1992; 14(1):
Caplan RL. *J Manipulative Physiol Ther* 1991; 14(1): 46.
Mootz RD, Cohen PA. *J Manipulative Physiol Ther* 1992; 15(7): 471.

Naturopatia

American Association of Naturopathic Physicians, 2366 Eastlake Ave, East, Seattle, WA 98102.
Lohff B, *et al. Med Hypotheses* 1998; 51(2): 147.
Moore NG. *Altern Ther Health Med* 1998; 4(4): 25.
Mori K, *et al. J Naturopath Med* 1993; 4: 209.

Homeopatia

Dean M. *J Altern Complement Med* 1998; 4(4): 389–98.
Fisher P. *Complement Ther Nurs Midwifery* 1995; 1(6): 168.
Gaier H. *Thorsons Encyclopaedic Dictionary of Homeopathy*. London: Harper Collins, 1991.
Hill C, Doyuon F. *Rev Epidemiol Med Soc Sante Publique* 1990; 38(2): 139.
Vallance AK. *J Altern Complement Med* 1998; 4(1): 49.

Hipnose

DePascalis V. *Int J Clin Exp Hypn* 1999; 47(2): 117.
Holroyd J. *Ibid* 1996; 44(1): 33. (Review)
Shaw AJ, *et al. Br Dent J* 1996; 180(1): 11. (Review)

Farmacognosia e Herbalismo

Bielory L, *et al. J Asthma* 1999; 36(1): 1. (Review)
Blumenthal M. *Popular Herbs in the U.S. Marketplace. Therapeutic Monographs*. (program 067-999-97-058-H04): ACPE, 1997.
Croom E, Walker L. *Drug Topics* Nov 6, 1995, p 84.
DerMardrosian A, Liberti L. *Natural Product Medicine*. Philadelphia: Stickley, 1988.
DerMardrosian A, ed. *The Review of Natural Products, Facts & Comparisons*. St Louis, 1995–present.
DerMardrosian A. *Pharm Hist* 1996; 38(1): 15.
DerMardrosian A. In *Medicinal Plants, Their Role in Health and Biodiversity*. Tomlinson T, Akerele O, eds. Philadelphia: University of Pennsylvania Press, 1998, p 177.
Duke J. *Handbook of Medicinal Herbs*. Boca Raton, FL: CRC Press, 1985.
Dwyer J, Rattray D, eds. *Magic and Medicine of Plants*. Pleasantville, NY: Reader's Digest, 1986.
Evans W. *Trease and Evans' Pharmacognosy*, ed 13. Philadelphia: Saunders, 1989.
Fugh-Berman A. *Prim Care* 1997; 24(4): 889.
Gillespie S. *Pharm Times* Dec 1997, p 53.
Gruber J, Der Marderosian A. *Lab Med* 1996; 27(3): 179.
Kapoor LD. *CRC Handbook of Ayurvedic Medicinal Plants*. Boca Raton, FL: CRC Press, 1990.
McGuffin M. *American Herbal Products Association's Botantical Safety Handbook*. New York: CRC Press, 1997.
Mindell E. *Herb Bible*. New York: Simon & Schuster, 1992.
Murray M. *The Healing Power of Herbs*. Rocklin, CA: Prima Publ, 1995.
Robbers J, *et al. Pharmacognosy and Pharmacobiotechnology*. Philadelphia: Lea & Febiger, 1996.
Schultz N, *et al. Rational Phytotherapy, A Physicians's Guide to Herbal Medicine* (English edition), ed 3. Berlin: Springer Verlag, 1998.
Tyler VE. *Herbs of Choice: The Therapeutic Use of Phytomedicinals*. Binghamton, NY: Haworth Press, 1994.
Tyler VE, Foster S. *The Honest Herbal: A Sensible Guide to the Use of Herbs and Related Remedies*, ed 4. Binghamton, NY: Haworth Press, 1999.

Definições de Termos e Especialidades da Medicina Complementar/Alternativa

APÊNDICE

Acupressura — É a aplicação de pressão com as pontas dos dedos em diferentes partes do corpo para tratar sintomas ou distúrbios específicos.

Acupuntura — É uma arte chinesa antiga de cura que emprega agulhas finas inseridas em várias localizações (cerca de 2.000) no corpo para restaurar *o fluxo homogêneo de qi (energia)*. Cada localização ao longo de um meridiano está associada a órgãos específicos, e considera-se que todo ponto de acupuntura tem um efeito terapêutico particular.

Adaptogênio — Agente (geralmente de plantas tais como

o ginseng) que ajuda ou adapta o corpo ou o protege do estresse.

Alimentos para a Saúde — Alimentos supostamente produzidos sem o uso de fertilizantes químicos, herbicidas ou sprays de pesticidas, e vendidos sem a adição de aditivos químicos (conservantes, preenchedores, edulcorantes artificiais ou corantes). Muitos são divulgados como *naturais* (ou seja, sem adição de produtos químicos) e são considerados mais saudáveis do que os alimentos usuais.

Alopatia — É um sistema de tratamento médico que utiliza remédios que produzem efeitos sobre o corpo que diferem daqueles produzidos pela doença; atualmente esse termo é geralmente utilizado em relação à prática médica padrão ou ortodoxa.

Aromaterapia — É o tratamento de doenças através do uso de várias ervas aromáticas, óleos voláteis e preparações semelhantes.

Bem-estar — É o conceito de prática de todas as coisas que mantém o indivíduo bem. Envolve a manutenção de uma boa nutrição, exercício, controle do estresse e boas relações pessoais e familiares.

Bioenergética — É uma combinação de psicoterapia com trabalho corporal (uma ampla gama de terapias semelhantes à massagem). Ela envolve uma combinação de respiração profunda, terapia pela conversação, exercícios de bioenergética e massagem para aliviar a tensão e liberar emoções confinadas.

Ceticismo Informado — Uma circunstância em que se é mantido informado sobre uma nova idéia e não se acredita nela necessariamente, até que ela seja provada cientificamente.

Chá ou Tisana — É qualquer infusão ou decocção vegetal usada como bebida.

Charlatanismo — É a prática da medicina por um simulador de habilidades médicas. Também chamado de charlatão médico ou curandeiro.

Conexão Mente-Corpo — Utilizado habitualmente em relação à psiconeuroimunologia (PNI), que é o estudo das conexões entre o cérebro e as conexões das vias neurais endócrinas e imunológicas.

Cura pela Fé — É o sistema ou prática de tratamento de doenças pela fé religiosa e pela oração.

Efeito Placebo — É um efeito fisiológico real causado por uma droga inativa.

Ervas — Plantas utilizadas por seus princípios medicinais, gustativos, odoríferos ou nutritivos.

Hipnose — É um estado de consciência alterada, sono ou transe induzido artificialmente em um paciente por meio de sugestão verbal pelo hipnotizador ou pela concentração do paciente em algum objeto. O grau de estado hipnótico pode variar de uma sugestibilidade leve e aumentada àquele comparável à anestesia cirúrgica.

Homeopatia — É um método terapêutico desenvolvido pelo Dr. Samuel Hahnemann no início do século XIX. Ele aplica clinicamente a lei dos semelhantes (semelhante cura semelhante) e utiliza substâncias medicamente ativas e potencializadas em doses fracas ou infinitesimais.

Homeostasia — É a manutenção de estados de equilíbrio (estados de bem-estar ou saudáveis) no organismo através de processos fisiológicos coordenados.

Homeovítica — É uma abordagem contemporânea à homeopatia. Ela utiliza formulações complexas e pluralistas no tratamento de doenças crônicas associadas a intoxicações, através de limpeza, desintoxicação e regeneração celular.

Iridologia — É uma ferramenta diagnóstica que se propõe correlacionar alterações na cor e na textura da íris com distúrbios mentais e físicos.

Irrigação Colônica — É a irrigação dos intestinos com água ou soluções contendo sabão através de um enema retal com fins terapêuticos, diagnósticos ou nutritivos.

Macrobiótica — É um ramo da filosofia zen que defende uma dieta na qual alimentos *yin* (negativos) e *yang* (positivos) são equilibrados para vencer as doenças e manter boa saúde. Seu nome tem origem nas raízes gregas *makros* (longa) e *bios* (vida). Alguns alimentos são considerados yin (p.ex., açúcar ou mel), enquanto outros são yang (p.ex., ovos ou carne). O arroz integral e outros cereais encontram-se no meio da escala, e as dietas são planejadas ao redor desses grãos, com um equilíbrio entre os alimentos yin e yang que os acompanham. Alguns indivíduos que aderem a modismos na alimentação têm levado a macrobiótica a um extremo, eliminando todos os alimentos, exceto o arroz integral, sofrendo, assim, privações nutricionais.

Massagem/Toque Terapêutico — É uma técnica de cura que combina a imposição tradicional das mãos com certas teorias orientais de fluxo de energia. Baseia-se no conceito de desbloqueio de *campos de energia* no corpo para aliviar dores ou doenças (lombalgia, tensão, cefaléia).

Medicina Aiurvédica — É um sistema de medicina derivado de uma antiga filosofia indiana, e cuja prática enfatiza o uso das próprias capacidades físicas e mentais para obter harmonia com o ambiente. A terapia consiste em manter um equilíbrio entre dieta, rotina diária e atividades. Alimentos e ervas são utilizados para modificar essas três forças básicas da vida (doshas).

Medicina Alternativa — Quase qualquer forma de terapia que esteja fora da alçada da medicina moderna convencional. Os exemplos incluem a homeopatia, a quiroprática e a naturopatia. O nome sugere um método outro que não o tratamento mais convencional.

Medicina Complementar — Esse termo é freqüentemente utilizado como sinônimo de medicina alternativa. Entretanto, esse nome sugere que os procedimentos complementam aqueles que são considerados como convencionais.

Medicina Holística — Terapias que tratam a pessoa como um todo — mente e corpo — em oposição ao tratamento apenas da parte do corpo onde os sintomas ocorrem.

Medicina Ortomolecular — É o tratamento ou prevenção de doenças pela alteração das concentrações corporais de certas substâncias de ocorrência normal (p.ex., vitaminas), administradas em altas doses.

Medicina Popular — É a terapia baseada em diferentes culturas (p.ex., medicina popular indiana). Ela geralmente envolve culturas específicas, crença em culturas escolhidas e remédios baseados em plantas, amuletos e rituais exclusivos da cultura popular específica.

Medicina Tradicional — É um termo geralmente utilizado para descrever as terapias nativas de uma certa região (p.ex., a medicina tradicional da China) ou as tradições médicas de uma determinada cultura.

Natural — É um método de cura ou um produto originado de fontes naturais utilizado no tratamento médico. É um termo difícil de definir, porque ele pode significar coisas diferentes para pessoas diferentes. Veja *Orgânico*.

Naturopatia — É a cura pelo uso exclusivo de remédios naturais (p.ex., luz, calor, frio, água, vegetais e frutas). Não são usadas quaisquer drogas ou cirurgias.

Nutracêutica — É o termo utilizado por algumas pessoas para promover a saúde através do uso de alimentos como medicamentos (p.ex., o consumo aumentado de alho-alicina; ajoeno — pelas suas propriedades antimicrobianas, de "afinamento" do sangue e de redução do colesterol; ou de membros da família do repolho — indóis, β-carbolenos — pelas propriedades anticâncer, etc).

Orgânico ou Natural — Na medicina alternativa, isso geralmente significa materiais obtidos da natureza sem o uso de fertilizantes químicos ou pesticidas.

Ortodoxo — Geralmente significando os procedimentos ou medicamentos prevalentes e mais aceitos.

Osteopatia — É uma escola de cura que ensina que o corpo é um organismo mecânico vital com integridades estrutural e funcional coordenadas e interdependentes; a alteração de qualquer uma delas constitui a doença. Ela usa manipulação, mas também medicina, cirurgia e outras especialidades.

Psiconeuroimunologia (PNI) — É o campo recentemente emergente de estudo que enfoca as séries de vias neurais que interconectam o cérebro e os sistemas endócrino e imune. Acredita-se que essas vias constituem uma rede de comunicações entre a mente e o corpo que permite que eles se influenciem mutuamente.

Quiroprática — É um sistema de terapias baseado na teoria de que as doenças são causadas pelo funcionamento alterado do sistema nervoso. Ela tenta restaurar a função normal pela manipulação e tratamento de estruturas do corpo, especialmente aquelas da medula espinhal.

Reflexologia (Reflexoterapia) — É o tratamento por irritação de uma área do corpo distante da lesão. Ela geralmente consiste no uso das mãos para aplicar uma pressão suave nos pés para diminuir dores, aliviar tensões e restaurar energias. O termo também pode ser aplicado à técnica de compressão de pontos específicos nas mãos e orelhas.

Relação Risco/Benefício — É a ponderação dos bons efeitos de uma droga ou tratamento contra os seus maus efeitos.

Shiatsu — É um termo japonês para pressão digital ou massagem e pressão manual utilizadas para estimular e liberar vias de energia dentro do corpo.

Sistema de Crenças — É a crença ou fé que o paciente mantém como seu recurso cultural, espiritual e psicológico mais íntimo para a cura. Para o homem moderno, o curandeiro pode ser um médico ou um padre, para os índios americanos e para os mexicanos ele é o *curandeiro* ou *shaman*, para os esquimós do Alasca ele é o *angakok* e assim por diante. Cada conceito tem as suas próprias práticas específicas que ajudam a pessoa com fé a ser curada. A chave para a cura pela fé é a crença. Todos os curandeiros têm de entender o sistema de crenças do paciente, para obter sucesso no tratamento da maioria dos distúrbios.

Xamanismo — Em suas aplicações médicas potenciais, esse termo tem sido utilizado para descrever uma forma de obtenção de uma espécie de cura espiritual ou emocional através da prática de antigos rituais (cantos, visualização, produção de sons com o uso de tambores). Ele tem sido usado para tratar dores, estresse, ansiedade, etc.

CAPÍTULO **104**

Prática de Farmácia Nuclear

Stanley M Shaw, PhD
Professor and Head
Division of Nuclear Pharmacy
School of Pharmacy and Pharmacal Sciences
Purdue University
West Lafayette, IN 47907

James A Ponto, MS
Chief Nuclear Pharmacist and Clinical Professor
University of Iowa Hospitals and Clinics and
College of Pharmacy
University of Iowa
Iowa City, IA 52242

A farmácia nuclear (também denominada radiofarmácia) é a prática de especialidade de farmácia que enfoca o uso seguro e eficaz de drogas radioativas. As drogas radioativas, geralmente denominadas radiofármacos, constituem uma classe especial de drogas, de acordo com a Lei de Alimentos, Drogas e Cosméticos (FD&C Act). A FDA, no Título 21 do Code of Federal Regulations (CFR), define uma droga radioativa como uma substância que exibe desintegração espontânea dos núcleos instáveis, com a emissão de partículas nucleares ou fótons, e inclui qualquer *kit* reagente ou gerador de nuclídeos que seja destinado ao uso na preparação de qualquer dessas substâncias. A partir dessa definição, é evidente que um radiofármaco consiste tanto em um componente medicamentoso quanto em um componente radioativo. O componente medicamentoso é responsável pela localização em órgãos ou tecidos específicos. O componente radioativo é responsável pela emissão de raios gama para detecção externa na obtenção de imagens com fins diagnósticos e/ou radiação particulada para terapia com radionuclídeos. *Kits* diagnósticos radioativos *in vitro* para radioimunoensaios e fontes de braquiterapia para radioimplantes são classificados pela FDA como dispositivos, em contraste com os radiofármacos, que são classificados como medicamentos.

Uma característica distintiva dos radiofármacos, em comparação com os medicamentos tradicionais, é a sua ausência de efeitos farmacológicos. Os radiofármacos são empregados tipicamente como traçadores de funções fisiológicas. A sua pequena quantidade de massa produz efeitos insignificantes nos processos biológicos, enquanto a sua radioatividade permite monitoração externa não-invasiva ou irradiação terapêutica direcionada.

Alguns radiofármacos são simplesmente sais de radioisótopos de elementos (iodeto de sódio I-131, cloreto taloso Tl-201, cloreto de estrôncio Sr-89[1]), mas a maioria dos radiofármacos consiste em átomos radioativos ligados a ou incorporados a outros compostos químicos que servem para carrear os átomos radioativos para os tecidos ou órgãos pretendidos. Alguns radiofármacos são fabricados e comercializados por companhias farmacêuticas nas suas formas farmacêuticas finais e prontas para o uso, mas a maior parte dos radiofármacos, devido às suas meias-vidas curtas, exige preparação do produto final no próprio local, como em um hospital, ou em uma farmácia nuclear comercial local, que então distribui os produtos a hospitais e clínicas próximos.

Os radiofármacos podem ser categorizados como diagnósticos ou terapêuticos. Os radiofármacos diagnósticos são destinados ao uso no diagnóstico e/ou monitoração de vários estados de doença. Doses relativamente pequenas de radiação são liberadas, semelhantes em magnitude a doses de radiação de procedimentos de diagnósticos radiológicos. Exemplos de radiofármacos diagnósticos incluem os difosfonatos do Tc-99m para cintilografia óssea, a albumina macroagregada com Tc-99m para cintilografia pulmonar e o cloreto taloso Tl-201 para cintilografias de perfusão miocárdica. Os radiofármacos terapêuticos, por outro lado, são destinados ao uso no tratamento de várias doenças. Doses de radiação relativamente grandes são liberadas propositalmente para causar lesão localizada por radiação, semelhante em magnitude a doses de radiação da irradiação da teleterapia. Um exemplo comum de um radiofármaco terapêutico é o iodeto de sódio I-131 para o tratamento do hipertireoidismo ou do câncer de tiróide.

Os radiofármacos são empregados na disciplina denominada medicina nuclear. A medicina nuclear pode ser uma unidade separada ou pode ser encontrada como parte da radiologia. Em um procedimento de medicina nuclear diagnóstica, o radiofármaco é administrado ao paciente mais freqüentemente por injeção IV, embora algumas vezes o seja por via oral, inalação ou outras vias. A localização, a disponibilidade e/ou a depuração do radiofármaco são então determinadas pela detecção da radiação emitida a partir do radionuclídeo com um instrumento sofisticado denominado gama-câmera. Obviamente, o tipo de radiação detectada é gama, e os dados exibidos pelo detector serão uma imagem ou quadro. Informações quantitativas podem ser obtidas pela utilização de computadores associados com o detector de radiação. Imagens normais em oposição a imagens alteradas irão variar dependendo do procedimento. Por exemplo, uma imagem normal com um radiofármaco projetado para ser fagocitado no fígado irá aparecer como uma distribuição bastante uniforme do radiofármaco através do fígado. Uma lesão expansiva tal como um tumor reduzirá a quantidade de radiofármaco absorvido na área do câncer. Logo, a imagem do fígado mostrará uma área *fria*, ou seja, uma área com menos radioatividade do que o fígado circunjacente. O efeito oposto será notado no caso de um radiofármaco projetado para localizar lesões metastáticas no osso. Quantidades excessivas de radioatividade irão ocorrer na área da lesão, em comparação com o osso circunjacente. Isso é denominado um ponto *quente* na imagem.

Os radionuclídeos tipicamente utilizados para os radiofármacos empregados em estudos de medicina nuclear diagnóstica têm meias-vidas físicas curtas. A meia-vida é definida como o tempo necessário para que metade dos átomos radioativos sofra declínio radioativo, com emissão de sua radiação característica. Por exemplo, se um radionuclídeo tem uma meia-vida física de 6 horas, 100 unidades de atividade inicialmente presentes seriam 50 unidades de atividade 6 horas depois. Quanto mais curta a meia-vida, menor o número total de átomos necessários para a produção de uma determinada unidade de atividade, comparado com um nuclídeo com uma meia-vida mais longa. Dito de forma simples, os átomos para um radionuclídeo de meia-vida curta não existem muito antes de emitirem sua radiação. Isso permite que um paciente receba me-

[1]Na prática, a maioria dos radiofármacos geralmente é denominada por nomes comuns, tais como nomes abreviados, em vez dos Nomes Adotados nos Estados Unidos (USAN — United States Adopted Names) oficiais.

nos átomos totais e aumenta o grau de segurança para o paciente, enquanto permite que o procedimento de medicina nuclear seja conduzido satisfatoriamente. Uma taxa rápida de declínio e, assim, a emissão freqüente de radiação é ainda mais desejável para a realização eficiente desses procedimentos, visto que a gama-câmera tem que *ver* um certo número de raios gama para obter dados suficientes para criar a imagem desejada.

Pelo fato de os radionuclídeos empregados comumente em radiofármacos terem meias-vidas curtas, a maior parte dos radiofármacos tem de ser preparada no dia do uso. Isso é obtido mais freqüentemente com o auxílio de um *kit* reagente não-radioativo e de radioatividade obtida a partir de um gerador de radionuclídeos. O *kit* é um frasco multidose que contém o composto (ligante) a ser marcado (ou seja, ligação do radionuclídeo ao composto) e outros componentes necessários para a realização do processo de marcação e permitir a administração do produto final. O gerador de radionuclídeos mais freqüentemente empregado é o gerador de tecnécio. O radionuclídeo tecnécio Tc-99m é produzido pela degradação do molibdênio Mo-99. O molibdênio Mo-99 tem uma meia-vida de 67 horas, e permite a geração de Tc-99m por um período de 1 a 2 semanas. O Tc-99m é separado do Mo-99 pela passagem de uma solução salina estéril através de uma coluna contendo o Mo-99 e o Tc-99m que foram gerados. O eluato de Tc-99m, na forma química de pertecnetato de sódio, é coletado em um frasco multidose estéril. O eluato é então utilizado para produzir radiofármacos com os *kits* reagentes.

Questões de controle da qualidade são importantes nesse processo. A possibilidade da presença de Mo-99 no eluato tem que ser determinada, já que esse radionuclídeo tem uma meia-vida mais longa, emite uma forma de radiação mais danosa (beta) e encontra-se na forma química errada. A meia-vida do Tc-99m é de 6 horas, e apenas radiação gama é emitida desses átomos radioativos. A radiação gama tem menos probabilidade de produzir danos às células do que a radiação beta ou alfa. A pureza do composto desejado tem que ser determinada em seguida à composição do fármaco com o pertecnetato de sódio e um *kit* reagente. Isso geralmente é obtido utilizando-se papel em procedimentos de cromatografia em camadas finas. Uma porcentagem especificada da radioatividade tem que ser incorporada ao composto especificado, ou seja, o radiofármaco. Se uma fração significativa da radioatividade permanecer como pertecnetato de sódio, o radiofármaco produzido não se distribuirá no corpo conforme esperado, e poderia causar confusão ou mesmo um diagnóstico impróprio.

Alguns radiofármacos são empregados no tratamento de doenças. Como os radiofármacos diagnósticos, esses compostos são projetados para se localizarem no tecido doente. Entretanto, em vez de empregar-se a radiação emitida para traçar a distribuição do radiofármaco conforme é feito para diagnóstico, a radiação é empregada para destruir células na área doente. A radiação deposita sua energia em uma área muito localizada, e de uma forma que leva à probabilidade aumentada de que ela cause algum efeito deletério a um componente-chave da célula, tal como o DNA. A radiação beta é o tipo mais comum de radiação empregado para tratar doenças.

Talvez a abordagem mais bem conhecida à terapia com um radiofármaco envolva o uso de iodo radioativo, I-131, administrado como iodeto de sódio ao paciente. O I-131 é absorvido pela glândula tireóide e incorporado aos hormônios tireoidianos. Enquanto doses pequenas e diagnósticas de I-131 produzem dano biológico insignificante, a radiação beta emitida por doses grandes e terapêuticas de I-131 destroem tecido tireoidiano. Dependendo da doença, hipertireoidismo ou câncer, a quantidade de iodo radioativo administrado ao paciente varia consideravelmente. As faixas de dosagem usuais para o tratamento do hipertireoidismo (destruição parcial) e para o carcinoma de tireóide (destruição total) são de 140 a 370 MBq (4 a 10 mCi) e de 3.700 a 5.550 MBq (100 a 150 mCi), respectivamente. Por outro lado, menos de 1 MBq (alguns microcuries) de I-131 são administrados com propósitos diagnósticos. Essa é uma consideração importante ao orientar-se um paciente em relação ao uso de iodo radioativo para procedimentos diagnósticos. Um radiofármaco mais recente usado para tratamento é o Sr-89 como cloreto de estrôncio. Esse radionuclídeo também emite radiação beta. O estrôncio 89, que é um análogo do cálcio, se localiza em áreas de doença metastática óssea e reduz a dor através do efeito da radiação beta no sítio tumoral. Diferentemente do uso de I-131 para destruir o câncer de tireóide, esse agente não é usado para a cura do câncer, mas, em vez disso, é usado apenas como um método para propiciar alívio da dor, ou seja, como um agente paliativo. O samário-153 é usado como um ácido etilenodiaminotetrametilenofosfônico. O sal pentassódico (lexidronam pentassódio de samário Sm-153) está também disponível para a paliação da dor óssea devido a metástase óssea.

Para exercer a farmácia nuclear, os farmacêuticos têm que ter treinamento especializado em várias áreas, tais como física nuclear, instrumentação de detecção de radiação, radioquímica e proteção contra radiação. A experiência em um local de atuação também é essencial. O nível de conhecimento e experiência necessários, assim como os serviços fornecidos, variam com o local de atuação. A maior parte dos farmacêuticos nucleares atua em uma farmácia nuclear comercial centralizada. A maioria dos profissionais nesse cenário tem um primeiro grau profissional, enquanto os farmacêuticos nucleares em um ambiente institucional comumente receberam um grau avançado (MS). As funções básicas são semelhantes; entretanto, o farmacêutico no hospital de maior porte pode estar mais envolvido com serviços clínicos, produtos experimentais e ensino. O farmacêutico em uma farmácia nuclear centralizada inerentemente utiliza um tempo considerável preparando e aviando radiofármacos, já que uma farmácia geralmente serve 10 a 15 hospitais e clínicas diferentes.

Os principais objetivos deste capítulo são rever o desenvolvimento da farmácia nuclear e descrever as funções de um farmacêutico nuclear, independentemente do local de atuação. Restrições reguladoras e o treinamento especializado exigido para praticar a farmácia nuclear são abordados. A relevância dos cuidados farmacêuticos para a farmácia nuclear é considerada, assim como a importância de várias modalidades de obtenção de imagens diagnósticas para o manuseio do paciente e para o tratamento dos resultados terapêuticos.

O DESENVOLVIMENTO DA FARMÁCIA NUCLEAR

A radioatividade natural foi observada primeiramente em 1867 por Niepce de Saint-Victor, que observou *enevoamento* em uma emulsão de cloreto de prata enquanto trabalhava com sais de urânio. Ele atribuiu esse efeito, entretanto, a fenômenos de luminescência. Enquanto realizava experimentos de fosforescência semelhantes em 1896, Antoine Henri Becquerel, hoje considerado o descobridor da radioatividade, notou que o urânio emitia raios penetrantes, que eram semelhantes aos raios X identificados um ano antes por Wilhelm Roentgen. Entretanto, foi apenas em 1898, depois que Marie e Pierre Curie haviam determinado que essas emissões estavam se originando dos elementos instáveis rádio e polônio, que o fenômeno da radioatividade foi verdadeiramente reconhecido. Em 1899, Ernest Rutherford havia determinado a existência de dois tipos distintos de radiação, aos quais chamou de alfa e beta. Um ano mais tarde, Paul Villard identificou um terceiro tipo de radiação, que foi chamado de gama. A teoria da desintegração radioativa foi sugerida em 1902 por Ernest Rutherford e Frederick Soddy. O descobrimento de nuclídeos radioativos produzidos artificialmente ocorre na véspera do Ano Novo, em 1933, em um experimento conduzido por Frederic Joliet e Irene Curie. Eles notaram que pósitrons continuavam a ser emitidos, mas em uma razão exponencial inversa, seguindo-se à irradiação de folha de alumínio com uma preparação de polônio. No final de julho de 1934, Enrico Fermi havia produzido radioisótopos de 40 elementos por bombardeamento de nêutrons. Também em 1934, Ernest O Lawrence inventou o ciclotron e produziu numerosos radionuclídeos pelo bombardeamento de átomos estáveis com partículas aceleradas artificialmente. Em 1946, os radionuclídeos produzidos no reator do Laboratório Nacional de Oak Ridge tornaram-se amplamente disponíveis para propósitos biológicos e médicos.

Pouco depois do descobrimento do rádio, Henri Becquerel relatou uma queimadura na pele originada de um frasco de rádio que ele carregava em seu bolso. Em seguida a experimentos adicionais em sua própria pele, Pierre Curie sugeriu que os efeitos biológicos destrutivos do rádio poderiam ter um possível uso médico. Conseqüentemente, P Oudin utilizou pela primeira vez uma fonte externa de rádio no tratamento do câncer de colo de útero em 1904. Em 1911, estudos clínicos utilizando a *curieterapia* com injeções parenterais de rádio também eram conduzidos, em tentativas de cura de artrite, lúpus eritematoso, vários tipos de câncer e várias outras doenças maldefinidas. Infelizmente, essas tentativas iniciais de uso terapêutico interno de um radionuclídeo mostraram-se sem valor, e podem ter, na realidade, contribuído para a indução de leucemia em alguns pacientes que receberam doses muito altas. Em 1938, seguindo-se à invenção do ciclotron por seu irmão, John Lawrence fez a primeira aplicação terapêutica clínica de um radionuclídeo artificial quando usou o P-32 para tratar leucemia. Em 1942, vários investigadores estavam utilizando o I-131 para tratar o hipertireoidismo, e o tratamento bem-sucedido do câncer de tireóide com o I-131 foi relatado pela primeira vez em 1946.

O uso diagnóstico de radionuclídeos teve o seu início no desenvolvimento do conceito de traçador, iniciado por Georg de Hevesy. Em 1923, o professor de Hevesy usou os princípios dos traçadores pela primeira vez, ao empregar o Pb-212 para estudar a absorção do nitrato de chumbo em plantas de feijão. Naquela que foi provavelmente a primeira aplicação humana de um radionuclídeo em um estudo diagnóstico, Herman Blumgart e associados, em 1927, determinaram o tempo de circulação braço a braço em pacientes seguindo-se à injeção antecubital de Rn-222 em um braço e à detecção de sua presença algum tempo mais tarde no outro braço. A introdução de um detector de radiação aperfeiçoado por H Geiger e W Müller em 1929 estimulou aplicações adicionais *in vivo* com o uso de radioisótopos. O desenvolvimento de dispositivos de imagem durante os anos das décadas de 1950 e 1960, incluindo o *scanner* retilíneo, a câmera de cintilação e o *scanner* de tomografia por emissão de pósitrons coincidentes, juntamente com um crescimento explosivo na produção de radioisótopos e com o desenvolvimento dos radiofármacos, impulsionou as aplicações clínicas dos radionuclídeos à era moderna da medicina nuclear.

O rápido aumento no uso médico de radionuclídeos durante esses primeiros anos correspondeu à produção e à disponibilidade aumentadas de radionuclídeos produzidos por ciclotrons e por reatores nucleares. Os Laboratórios Abbott começaram a comercializar uma linha de fármacos radioativos em 1948. Dois anos depois, o vice-presidente do Comitê Conjunto de Energia Atômica sugeriu que a energia atômica deve ser um assunto de interesse para os farmacêuticos atuantes. Naquele mesmo ano, John E Christian, um professor de farmácia na Purdue University, afirmou inequivocamente que os farmacêuticos hospitalares devem estar preparados para fornecer informações e assistência no estabelecimento de instalações e programas com radioisótopos. Em 1954, GB Hutchinson mostrou que preparações contendo radioatividade destinadas ao uso humano são na realidade fármacos, e devem estar sob a competência de farmacêuticos. Um relatório do primeiro Comitê sobre Isótopos da American Society of Hospital Pharmacists — ASHP, estabelecido em 1954, apresentou de forma ilustrada a primeira farmácia nuclear funcional dos Estados Unidos, estabelecida na Clínica da Universidade de Chicago. Em 1957, o capitão William H Briner, que era um farmacêutico do National Institutes of Health (NIH), reconheceu a expansão das aplicações dos radiofármacos para o diagnóstico de doenças e o necessário envolvimento de farmacêuticos para assegurar a formulação de substâncias químicas radioativas em fármacos radioativos. Após obter treinamento intensivo no Laboratório Nacional de Oak Ridge, o capitão Briner estabeleceu uma pequena unidade no Departamento de Farmácia do NIH para a receita, preparação e controle de radiofármacos. Essa foi a segunda farmácia nuclear estabelecida no país e a mais antiga ainda existente (a primeira foi fechada após 1 ano). Por suas muitas contribuições pioneiras para o campo, o capitão Briner freqüentemente é citado como o pai da prática de farmácia nuclear.

Com o advento do gerador de Tc-99m no final da década de 1960, uma fonte de um radionuclídeo versátil se tornou imediatamente disponível para milhares de hospitais. Como se descobriu que o tecnécio era transformado em complexo e quelado por numerosos compostos órgão-específicos, os fabricantes farmacêuticos começaram a fornecer *kits* reagentes projetados para a composição simplificada de radiofármacos marcados com Tc-99m. O uso radiofarmacêutico do tecnécio 99m se difundiu rapidamente, e os farmacêuticos passaram a ficar cada vez mais envolvidos na preparação e fornecimento de radiofármacos de vida curta para uso humano. Em 1969, o primeiro programa de pós-graduação em farmácia nuclear foi estabelecido por Walter Wolf na University of Southern California. Outros programas educacionais universitários iniciais de farmácia nuclear incluíam Purdue, Michigan, Tennessee e Novo México. Apesar de a Purdue University não ter iniciado um programa de farmácia nuclear projetado formalmente até 1972, John E Christian criou o Departamento de Bionucleônica na Escola de Farmácia de Purdue em 1959. O foco do departamento era a educação e a pesquisa em metodologia de traçadores radioativos. Vários líderes iniciais em farmácia nuclear usaram o seu treinamento em bionucleônica para desenvolver serviços radiofarmacêuticos.

A década de 1970 testemunhou um crescimento tremendo da medicina nuclear, de novos radiofármacos e da farmácia nuclear. Farmácias nucleares institucionais foram estabelecidas em muitos centros médicos acadêmicos/terciários. Em 1972, a primeira farmácia nuclear comercial centralizada foi criada em Albuquerque, NM, por Richard Keesee, um professor assistente da Faculdade de Farmácia da Universidade do Novo México. A instalação era afiliada com a Faculdade de Farmácia e localizada no Centro Médico do Condado de Bernalillo. Dezesseis hospitais da cidade de Albuquerque e cidades adjacentes no Novo México eram servidos pela farmácia nuclear. A farmácia nuclear também servia como uma instalação de ensino para os estudantes de farmácia da Faculdade de Farmácia. Dentro de pouco tempo, graduados do programa estabeleceram farmácias nucleares centralizadas comerciais em muitas das principais cidades. Hoje, há várias centenas de farmácias nucleares centralizadas comerciais fornecendo uma fração significativa dos radiofármacos utilizados em procedimentos de medicina nuclear.

Durante essa mesma década, a farmácia nuclear amadureceu e emergiu como uma verdadeira especialidade na prática farmacêutica. Os farmacêuticos nucleares se encontraram pela primeira vez como um grupo claramente reconhecido em 6 de agosto de 1974 em Chicago, no Simpósio *Nuclear Pharmacy '74*, conduzido sob os auspícios da Academia de Prática Geral de Farmácia da AphA. A Seção de Farmácia Nuclear da Academia de Prática Geral de Farmácia da AphA foi estabelecida em 1975. Naquele mesmo ano, um Grupo de Interesses Especiais sobre Prática de Farmácia Nuclear foi formado dentro da ASHP. A Farmácia Nuclear foi reconhecida oficialmente como uma especialidade da prática farmacêutica, a primeira especialidade assim reconhecida, pelo Conselho de Especialidades Farmacêuticas em 1978. O primeiro exame para certificação pelo conselho em farmácia nuclear foi administrado em 24 de abril de 1982, para 72 praticantes. Muitas centenas de farmacêuticos nucleares se tornaram Board Certified Nuclear Pharmacists (BCNP).

Nas décadas de 1980 e 1990, a farmácia nuclear assistiu a períodos variáveis de manutenção e crescimento, à medida que ocorreram modificações importantes nos cuidados de saúde. Primariamente relacionada a questões de custo, houve uma mudança constante, por parte dos hospitais, da preparação própria de radiofármacos para a aquisição de radiofármacos, como doses em unidades, de farmácias nucleares comerciais. Estima-se que atualmente 70 a 80% de todas as doses de radiofármacos sejam fornecidas através de canais de farmácias nucleares comerciais. Em um estilo semelhante ao da farmácia de varejo convencional, a farmácia nuclear comercial evoluiu de farmácias predominantemente independentes para grandes redes. Atualmente, há aproximadamente 300 farmácias nucleares comerciais nos Estados Unidos. Dessas, aproximadamente 65% são membros de uma das três redes principais, e os outros 35% são independentes ou redes pequenas.

A PRÁTICA DA FARMÁCIA NUCLEAR

A prática da farmácia nuclear é composta de vários domínios relacionados à provisão de serviços de farmácia nuclear. Esses domínios, determinados por análise formais de tarefas, servem como a estrutura básica para as Diretrizes de Prática de Farmácia Nuclear da APha (veja Padrões). As Diretrizes incluem listas de tarefas e suas respectivas determinações de conhecimento para cada domínio, para ajudar na descrição e interpretação adicionais da prática de farmácia nuclear. Devido a diferenças em ambientes de atuação, responsabilidades de trabalho e outros fatores, nem todas as Diretrizes são aplicáveis a todos os farmacêuticos nucleares. Além disso, as Diretrizes não são totalmente abrangentes quanto a esse campo dinâmico. Assim, o critério profissional do farmacêutico deve ser usado na interpretação ou aplicação das Diretrizes.

Os nove domínios gerais envolvidos na prática de farmácia nuclear são

1. Obtenção
2. Composição
3. Garantia da qualidade
4. Fornecimento
5. Distribuição
6. Saúde e segurança
7. Provisão de informação e consulta
8. Monitoração do resultado quanto ao paciente
9. Pesquisa e desenvolvimento

A **obtenção** de radiofármacos e outras drogas, suprimentos e materiais necessários para a prática de farmácia nuclear envolve a determinação das especificações do produto, o início das ordens de compra, o recebimento dos carregamentos, a manutenção de estoque e o armazenamento de materiais sob condições apropriadas. Apesar de essas tarefas parecerem semelhantes àquelas envolvidas na prática de farmácia comunitária e hospitalar, as características e necessidades especiais associadas com os radiofármacos apresentam algumas exigências únicas. Por exemplo, os radiofármacos ou os componentes radioativos, devido às suas meias-vidas curtas, não estão disponíveis através de atacadistas convencionais; em vez disso, eles são encomendados diretamente aos fabricantes.

A encomenda de radiofármacos ou componentes radioativos exige conhecimento de tempo de calibragem, plano de embarque/distribuição e deterioração radioativa antes do recebimento e uso. Devido à necessidade de distribuição noturna, as taxas de embarque são freqüentemente uma parte substancial do custo de aquisição de muitos itens radioativos. O recebimento de materiais radioativos envolve o seguimento de procedimentos reguladores para a abertura de pacotes, incluindo a realização de levantamentos sobre contaminação radioativa. O controle de estoque de materiais radioativos é complicado pela sua deterioração radioativa característica e contínua; felizmente, cálculos manuais repetitivos foram substituídos por programas de computador desenvolvidos com esse propósito. A armazenagem de materiais radioativos tem que incorporar proteção apropriada contra radiação, além das exigências tradicionais quanto a luz, temperatura e umidade.

A **manipulação** dos fármacos envolve uma grande variedade de atividades, variando de tarefas relativamente simples, tais como a reconstituição de *kits* reagentes com pertecnetato de sódio de Tc-99m, até tarefas complexas, tais como a operação de um ciclotron e a síntese de F-18 fluordesoxiglicose. Assim como ocorre com as atividades de manipulação realizadas por farmacêuticos da comunidade e hospitalares, a manipulação de radiofármacos exige a recepção (ou antecipação) de uma prescrição/encomenda de droga válida; componentes, suprimentos e equipamentos apropriados; um ambiente adequado, especialmente para formas farmacêuticas estéreis; a manutenção apropriada de registros, incluindo procedimentos escritos e informações lote-específicas para assegurar a rastreabilidade; e a validação ou verificação do procedimento de composição, das condições de armazenamento e da expiração.

A manipulação é complicada pelas questões da radioatividade e das reações químicas. A radioatividade durante a preparação e a demora antes da administração ao paciente têm que ser abordadas tanto em termos de degeneração radioativa (ou seja, perda exponencial da radioatividade com o passar do tempo) quanto em termos da proteção contra radiação (como, por exemplo, blindagem). Diferentemente da vasta maioria das manipulações tradicionais, que envolvem a mistura de ingredientes, a manipulação de radiofármacos envolve, tipicamente, reações químicas para *marcar* uma molécula com um radionuclídeo. Para a maior parte dos compostos marcados com Tc-99m, a redução estanhosa do pertecnetato de Tc(VII) a um estado de oxidação mais baixo é seguida pela quelação dos átomos de tecnécio por ligantes multidenteados. As reações químicas envolvidas para outros radiofármacos incluem ligações covalentes, transquelação e complexação por coordenação.

Os radionuclídeos usados na manipulação de radiofármacos são obtidos tipicamente de três fontes. Alguns radionuclídeos (p. ex., o In-111 e o I-123) são adquiridos diretamente do fabricante; infelizmente, eles tendem a ser dispendiosos e têm disponibilidade e esquemas de expedição de certa forma limitados. Alguns radionuclídeos (p. ex., o F-18 e o C-11) são criados localmente, com a utilização de um ciclotron; infelizmente, eles tendem a ser dispendiosos e exigem perícia adicional do operador. A maior parte dos radiofármacos utiliza Tc-99m, que é produzido em e eluído de um gerador de Tc-99m local. As vantagens do Tc-99m produzido por gerador são o seu custo relativamente baixo, a sua disponibilidade imediata e a simplicidade de uso. Entretanto, como nem todos os radiofármacos podem ser marcados com Tc-99m, outros radionuclídeos obtidos das duas primeiras fontes continuam a ser importantes.

A vasta maioria dos radiofármacos é destinada a administração parenteral; assim, a técnica asséptica é uma capacidade importante observada na manipulação e fornecimento em farmácia nuclear. Os farmacêuticos nucleares também manipulam produtos biológicos marcados radioativamente, tais como células sanguíneas homólogas, anticorpos monoclonais e peptídios. A adesão estrita às *precauções universais* e ao manejo apropriado do controle de infecções é essencial durante a marcação de células sanguíneas de pacientes, especialmente aquelas obtidas de pacientes que hospedam patógenos transportados pelo sangue (como, por exemplo, hepatite e vírus da imunodeficiência humana).

A manipulação de radiofármacos para PET exige controles e procedimentos de validação mais extensos do que aqueles utilizados para os radiofármacos baseados no Tc-99m; logo, um documento suplementar intitulado *Diretrizes de Farmácia Nuclear para a Composição de Radiofármacos para Tomografia por Emissão de Pósitrons* foi desenvolvido e publicado pela APha. De forma semelhante, um capítulo geral sobre *Manipulação de Radiofármacos para Tomografia por Emissão de Pósitrons* está incluído no Oitavo Suplemento da USP 23 e na USP 24.

A **garantia da qualidade** de radiofármacos envolve a realização dos testes químicos, físicos e biológicos apropriados em radiofármacos para assegurar a adequação dos produtos para uso em seres humanos. Essas atividades incluem não apenas a conclusão do teste, mas também a interpretação dos resultados, a avaliação dos métodos de teste analíticos, a calibragem ou checagens funcionais do equipamento e dos instrumentos utilizados e a manutenção apropriada de registros. Os radiofármacos têm que obedecer a todas as especificações descritas em suas respectivas monografias da USP, incluindo parâmetros tais como pureza do radionuclídeo, pureza radioquímica, pureza química, pH, tamanho da partícula, esterilidade, endotoxina bacteriana e atividade específica. Freqüentemente esses padrões são garantidos pelo fabricante, mas, especialmente para produtos compostos, a verificação das especificações de pureza é de responsabilidade do farmacêutico nuclear.

A pureza do radionuclídeo (ou seja, a fração de radioatividade como o radionuclídeo especificado) é tipicamente determinada por gama-espectroscopia ou atenuação diferencial de fótons. Um exemplo comum de impureza de radionuclídeo é a presença de Mo-99 em um eluato de gerador de Tc-99m. A pureza radioquímica (ou seja, a fração do radionuclídeo na forma química especificada) é tipicamente determinada por cromatografia de camadas finas ou de colunas. Um exemplo comum de impureza radioquímica é o pertecnetato do Tc-99m em um produto composto marcado pelo Tc-99m. A pureza química (ou seja, as quantidades especificadas de produtos químicos não-radioativos) é tipicamente determinada por várias técnicas de detecção química, tais como a mudança de cor quando misturados com certos reagentes. Um exemplo de impureza química é o alumínio (lavado da coluna do gerador) em um eluato de gerador de Tc-99m. A concentração de íon hidrogênio é tipicamente determinada com um medidor de pH ou com um papel de pH. O tamanho da partícula de produtos da albumina macroagregados é comumente determinado pela inspeção microscópica de uma amostra colocada em uma lâmina de hemocitômetro. Os testes de esterilidade e endotoxinas são comumente realizados utilizando-se os métodos dos meios de crescimento microbiano e do Lisado de Amebócitos Limulus, respectivamente. A atividade específica (ou seja, a taxa de radioatividade por massa) é calculada com base nas medições de atividade e massas dos componentes/produtos.

O **fornecimento** de radiofármacos ocorre no recebimento de prescrição válida ou pedido de droga por um médico autorizado. Diferentemente da prática de farmácia tradicional, os radiofármacos raramente são fornecidos diretamente aos pacientes; em vez disso, eles são fornecidos para hospitais ou clínicas para administração a pacientes por profissionais de saúde treinados. Embora os frascos multidose possam ser fornecidos como uma forma de sistema de *estoque de enfermaria*, os radiofármacos geralmente são fornecidos em doses de unidade prontas para administração ao paciente. Além dos radiofármacos, certas outras drogas, tais como aquelas utilizadas em estudos de intervenção farmacêutica, freqüentemente são fornecidas por farmacêuticos nucleares.

O farmacêutico nuclear é responsável pela garantia de que a dose de radiofármaco é não apenas coerente com o pedido de prescrição mas que também é apropriada com base na história do paciente e outros fatores, tais como idade, peso, sexo, área de superfície e sensibilidade da gama-câmera. A deterioração radioativa entre os tempos de preparação e fornecimento, e entre os tempos de fornecimento e administração, tem que ser levada em conta. A maior parte desses cálculos, historicamente feitos a mão, é incorporada rotineiramente em programas de software de computador. Como a maioria dos radiofármacos é de produtos parenterais, o farmacêutico nuclear tem que adotar técnicas assépticas. Com alguns radiofármacos, é necessário para o farmacêutico nuclear considerar também a massa total, o número de partículas ou a quantidade de produto químico não-radioativo que está presente no produto fornecido. Os radiofármacos também estão sujeitos a exigências especiais de marcação, tais como a inclusão do símbolo padrão de radiação e das palavras *Cuidado — Material Radioativo*.

A **distribuição** de radiofármacos dentro de uma instituição está sujeita a condutas e procedimentos institucionais, geralmente envolvendo caixas revestidas com chumbo ou outros recipientes blindados marcados com informação de identificação. A distribuição de radiofármacos a partir de uma farmácia nuclear centralizada para outras instituições está sujeita a regulamentos locais, estaduais e federais, incluindo aqueles promulgados por conselhos estaduais de farmácia, pelo Departamento de Transportes e pela Comissão Regulatória Nuclear (Nuclear Regulatory Committee — NRC). Essas exigências geralmente referem-se à embalagem, etiquetagem, papéis de expedição e outros registros, assim como a questões gerais relacionadas ao licenciamento do expedidor e do transportador e ao treinamento de pessoal.

A **saúde e a segurança** são elementos cruciais da prática de farmácia nuclear. Os padrões de segurança de radiação, incluindo limites para doses de radiação, níveis de radiação em uma área, concentrações de radioatividade no ar e na água servida, descarte de lixo e procedimentos preventivos, foram estabelecidos e são feitos cumprir pela NRC. Embora a proteção contra radiação possa ser o mais visível e o mais regulamentado, outros aspectos de saúde e segurança também são importantes. Produtos químicos perigosos, tais como solventes para cromatografia, têm que ser armazenados, manuseados e descartados com a utilização de técnicas apropriadas, dispositivos de proteção pessoal, recipientes e ambiente. Espécimes biológicos, tais como amostras de sangue obtidas para a preparação de hemácias ou leucócitos marcados, têm que ser manuseados como potencialmente infecciosos, utilizando-se *precauções universais*. Por fim, esforços físicos, tais como erguer escudos pesados de chumbo, têm que ser feitos com os cuidados apropriados.

A **provisão de informações e consulta** é uma função altamente importante dos farmacêuticos nucleares. Empregando habilidades de comunicação tanto orais quanto escritas, os farmacêuticos nucleares transmitem seu conhecimento especializado a médicos, técnicos, outros farmacêuticos, pacientes e outros. Além de apenas enumerar fatos, o farmacêutico nuclear deve fornecer contexto e perspectiva apropriados, de modo que a informação seja útil. Os tipos de informação fornecidos incluem os efeitos biológicos da radiação, física da radiação e proteção contra radiação, química de radiofármacos, composição e garantia de qualidade de radiofármacos, produtos radiofarmacêuticos, aplicações clínicas de radiofármacos, intervenções farmacológicas e interações medicamentosas associadas com radiofármacos, reações adversas a radiofármacos, defeitos em produtos radiofarmacêuticos e exigências regulamentares que afetam o uso de radiofármacos. Essa informação pode ser de aplicabilidade geral (p. ex., no ensino), de valor organizacional (p. ex., condutas e procedimentos) ou de pertinência para o cuidado de pacientes específicos (p. ex., cuidado farmacêutico).

A **monitorização do resultado obtido com o paciente** é um componente importante do conceito de cuidado farmacêutico. Em um senso amplo, isso abrange muitas atividades diferentes que, tomadas em conjunto, asseguram resultados ótimos para pacientes individuais. Dentro do objetivo de sua prática, um farmacêutico nuclear pode auxiliar em

1. Assegurar que pacientes sejam encaminhados apropriadamente para a medicina nuclear.
2. Desenvolver padrões institucionais para o uso racional de radiofármacos e medicamentos auxiliares e conduzir avaliações de uso de drogas para essas drogas.
3. Selecionar pacientes em perspectiva no que tange ao uso apropriado de radiofármacos e medicamentos auxiliares.
4. Avaliar a segurança e a eficácia de medicamentos radiofarmacêuticos e auxiliares.
5. Assegurar que os pacientes passem por um preparo apropriado antes de receber radiofármacos e medicamentos auxiliares.
6. Assegurar que sejam utilizadas intervenções apropriadas para melhorar os procedimentos de medicina nuclear.
7. Assegurar que problemas clínicos associados com o uso de radiofármacos ou medicamentos auxiliares sejam evitados ou reconhecidos, investigados e corrigidos.
8. Monitorar a segurança e a eficácia ou os resultados dos regimes de drogas de pacientes individuais, intervenções cirúrgicas e outras medidas terapêuticas com o uso de modalidades de obtenção de imagens e tecnologia radiométrica.
9. Administrar radiofármacos e medicamentos auxiliares terapêuticos ou diagnósticos e realizar procedimentos de medicina nuclear.
10. Assegurar que a informação obtida através do uso de radiofármacos diagnósticos seja incluída como um componente integral do plano de cuidados terapêuticos do paciente.

Embora algumas dessas atividades (p. ex., conduzir avaliações do uso de drogas) tenham um impacto indireto no cuidado de pacientes, a maior parte tem um impacto direto no cuidado dos pacientes individuais e, portanto, no seu resultado.

A **pesquisa e o desenvolvimento** de novos radiofármacos e aplicações clínicas são vitais para a viabilidade e o futuro crescimento da medicina nuclear e da profissão de farmacêutico nuclear. O envolvimento do farmacêutico nuclear pode incluir a participação no desenvolvimento de novos radiofármacos, incluindo projeto de produtos e testes laboratoriais. De forma semelhante, os farmacêuticos nucleares podem participar no desenvolvimento de novos procedimentos de manipulação ou métodos de garantia da qualidade para radiofármacos existentes. Uma área de freqüente envolvimento da farmácia nuclear é a participação em estudos clínicos de radiofármacos experimentais e na avaliação de novos usos para radiofármacos existentes. Além disso, os farmacêuticos nucleares freqüentemente atuam como membros em comitês institucionais para segurança contra radiação e pesquisa de drogas radioativas.

REGULAMENTOS

A regulamentação da prática de farmácia nuclear tem uma história bastante complexa, devido especialmente à natureza dicotômica dos radiofármacos, que são vistos tanto como materiais radioativos quanto como produtos medicamentosos. Durante os anos de estabelecimento da medicina nuclear, os radiofármacos eram controlados principalmente pela Comissão de Energia Atômica (AEC), já que eles continham tipicamente radionuclídeos como *subprodutos* (ou seja, produzidos em um reator nuclear). A Lei de Energia Atômica de 1954 autorizou a AEC a licenciar a posse, o uso e a transferência de materiais em forma de subprodutos, incluindo radiofármacos. A AEC foi substituída, em parte, em 1975, pela NRC, que continua a ter responsabilidade pelo licenciamento e outras funções reguladoras pertinentes aos materiais radioativos em forma de subprodutos. Radionuclídeos produzidos por acelerador (p. ex., por ciclotron) têm sido usados de forma crescente em radiofármacos. Como a NRC tem autoridade para regulamentar apenas materiais em forma de subprodutos, os estados são responsáveis individualmente pela regulamentação de materiais produzidos por acelerador, de forma semelhante à sua regulamentação de máquinas produtoras de raios X. Além disso, a NRC entrou em acordos com cerca de 30 estados, citados como *Estados de Acordo*, por meio dos quais a autoridade para controlar materiais em forma de subprodutos foi transferida para as agências estaduais análogas. Assim, sob o esquema de regulamentação atual, a NRC regulamenta materiais em forma de subprodutos apenas nos estados sem acordo, os estados sem acordo regulamentam apenas as máquinas de raios X e os materiais produzidos por acelerador e os estados de acordo regulamentam todos os materiais radioativos e máquinas de raios X.

A responsabilidade primária da NRC (e das agências estaduais análogas) é providenciar a proteção dos trabalhadores e do público em geral contra radiação, para proteger sua saúde e diminuir o perigo para a vida e a propriedade. Em uma série de capítulos no Título 10 do CFR, a NRC promulga padrões para proteção contra radiação, licenciamento de instalações que manuseiam material radioativo, uso médico de materiais radioativos e embalagem e transporte de materiais radioativos. Cada um desses capítulos afeta a prática da farmácia nuclear. Por exemplo, o 10 CFR Parte 19 traça as exigências para o fornecimento de instruções aos trabalhadores em relação a práticas de proteção contra radiação, para relatar aos trabalhadores as suas exposições à radiação e para notificar os trabalhadores dos seus direitos em relação às inspeções. O 10 CRF 20 especifica padrões de proteção contra radiação, incluindo limites máximos de dose de radiação para o público geral e para gestantes; a monitoração de radiação de instalações físicas e de pessoal; o uso apropriado de símbolos, sinais e rótulos de radiação; a recepção e a abertura de embalagens contendo materiais radioativos; e o armazenamento, o controle e o descarte de lixo de materiais radioativos. Os 10 CFR 30 e 32 descrevem, respectivamente, as regras envolvidas no licenciamento para o manuseio e o uso de materiais radioativos e para a fabricação e/ou distribuição de materiais radioativos. As farmácias nucleares, como distribuidores comerciais de materiais radioativos, estão licenciadas de acordo com os regulamentos da Parte 32. O 10 CFR 35 detalha as exigências para o uso médico de materiais radioativos, incluindo as responsabilidades administrativas do programa de proteção contra radiação; exigências técnicas e de registro para a manutenção e o uso de instrumentos de radiação, para o manuseio de dosagens de radiofármacos e para levantamentos de ambiente e de pessoal; exigências específicas de procedimento envolvidas no uso de radiofármacos para estudos de absorção por diluição e excreção, para estudos de obtenção de imagens e de localização e para terapia; e exigências de treinamento e experiência para funcionários de proteção contra radiação e profissionais de saúde. O 10 CFR 71 especifica os padrões de embalagem de materiais radioativos para transporte.

Uma filosofia importante determinada nesses regulamentos é a ALARA, que é um acrônimo relacionado a manter as exposições à radiação "Tão Baixas Quanto Razoavelmente Possível" ("As Low as Reasonably Achievable"). Na prática, isso significa que a gerência e os trabalhadores têm que se esforçar para manter as exposições à radiação bem abaixo dos limites máximos permitidos. Os objetivos típicos da ALARA são ter exposições à radiação que não sejam mais do que 10 a 30% do limite aplicável, dependendo do tipo de atividade do trabalhador. A ALARA é obtida pela aplicação judiciosa de princípios de proteção contra radiação (a saber, tempo, distância e blindagem) e controle de contaminação.

A regulamentação dos radiofármacos como produtos medicamentosos também tem uma história interessante. A sanção em 1962 das Emendas Kefauver-Harris à Lei FD&C aumentou significativamente o controle federal sobre o desenvolvimento, a produção e o teste pré-comercialização de drogas. Essas novas exigências ameaçaram seriamente a disponibilidade de radiofármacos, que muitos consideram como *não sendo drogas reais* devido à ausência de efeitos farmacológicos. Esse problema potencial foi evitado, entretanto, quando a FDA prontamente emitiu uma isenção temporária desses regulamentos para novas drogas radioativas, desde que elas fossem distribuídas em completo acordo com os regulamentos existentes da AEC. A isenção temporária foi rescindida, em parte, em 1971 e, subseqüentemente, totalmente revogada em 1975. Daí em diante, os radiofármacos têm sido regulamentados pela FDA da mesma forma que todas as outras drogas. Isso inclui testes de segurança e eficácia sob as provisões para Investigational New Drug (IND), aprovação para a comercialização de drogas ou produtos biológicos sob o processo de New Drug Application (NDA), produção de acordo com as Boas Práticas Correntes de Fabricação e informações sobre rotulagem e materiais promocionais.

Embora a intenção legislativa da Lei FD&C era de que ela não interferiria com as práticas de medicina e farmácia, a prática altamente especializada da farmácia nuclear levou a confusão e incerteza sobre quais atividades de manipulação constituíam fabricação e quais estavam incluídas na prática tradicional de farmácia. Assim, em 1984, a FDA publicou o seu *Nuclear Pharmacy Guideline: Criteria for Determining When to Register as a Drug Establishment*. Além das atividades de manipulação comuns da farmácia nuclear, tais como aquelas envolvendo o Tc-99m produzido por gerador e *kits* reagentes, a FDA declarou especificamente que uma farmácia nuclear que "opera um acelerador ou reator nuclear para fornecer radionuclídeos e produtos radioquímicos para fabricar drogas radioativas para serem fornecidas sob prescrição" não tem que se registrar como um estabelecimento de drogas. Essa declaração foi especialmente importante para os produtos radioquímicos para PET, cujas meias-vidas curtas (2, 10, 20 e 110 minutos para o O-15, o N-13, o C-11 e o F-18, respectivamente) efetivamente impedem a fabricação em massa e a distribuição ampla tradicionais e, assim, exigem a preparação em estreita proximidade com o local de uso.

Em 27 de fevereiro de 1995, a FDA anunciou um novo esquema regulador para os radiofármacos para PET. Em uma nota do *Federal Register* intitulada *Regulation of Positron Emission Tomography Radiopharmaceutical Drug Products,* a FDA declarou que

> Todas as instalações que fabricam radiofármacos para PET têm que estar registradas na FDA de acordo com os regulamentos da FDA sobre registro e arrolamento de produtores de drogas. As instalações que fabricam radiofármacos para PET não estão isentas de registro sob o §1A207.10, porque suas atividades não estão dentro da abrangência do curso regular da prática da profissão de farmácia. Essa declaração de condutas substitui as *Diretrizes para Farmácia Nuclear: Critérios para Determinar Quando se Registrar como um Estabelecimento de Drogas*, publicadas pela FDA em maio de 1984.

Essa nota também declarava que todos os radiofármacos para PET usados para procedimentos clínicos com pacientes têm que ser primeiramente objeto de uma NDA ou ANDA aprovada. Durante os procedimentos de uma ação judicial movida contra a FDA sobre essa questão, a FDA argumentou que os radiofármacos para PET são *drogas novas* (ou seja, drogas que ainda não são reconhecidas como seguras e efetivas), e que as isenções quanto à prática da farmácia só se aplicam a drogas aprovadas, não a drogas novas. A corte, na sustentação da nota da FDA que regula os radiofármacos para PET, estabeleceu um precedente de que todas as drogas compostas, por não serem o produto final composto da droga aprovado pela FDA, podem ser consideradas como sendo drogas novas e, portanto, se encontram sob a regulamentação da FDA. Como isso proibiria essencialmente todas as composições extemporâneas apesar da necessidade médica, o Congresso incorporou cláusulas de manipulação de farmácia na Lei de Modernização da FDA de 1997.

Incluídas nessas emendas de 1997 à Lei FD&C encontram-se provisões referentes à manipulação de drogas por farmacêuticos ou médicos para pacientes identificados conforme um pedido de prescrição válido. Entretanto, essa legislação contém uma cláusula de que essas provisões não se aplicam aos radiofármacos e às drogas compostas para PET. Em relação aos radiofármacos, o Relatório de Conferência associado declara que "nada [na cláusula de exclusão de radiofármacos] tem a intenção de modificar ou de outra forma afetar a legislação corrente relacionada aos radiofármacos". Assim, parece que as Diretrizes para Farmácia Nuclear de 1984 da FDA continuam a se aplicar à manipulação de radiofármacos. Em relação aos radiofármacos para PET, entretanto, a legislação inclui novas provisões específicas para drogas compostas para PET. Resumidamente, essas provisões revogam a nota do *Registro Federal* de 27 de fevereiro de 1995 (veja *anteriormente*) e permitem, por 4 anos, a manipulação de radiofármacos para PET de acordo com os padrões da USP. Entretanto, elas também exigem que o secretário de Serviços de Saúde e Humanos estabeleça procedimentos apropriados para a aprovação de radiofármacos para PET como drogas novas e que desenvolva exigências apropriadas de boas práticas correntes de fabricação para a sua preparação. Assim, em um período de alguns anos, espera-se que a preparação de radiofármacos para PET mude de uma manipulação através de prática profissional regulamentada pelo estado para uma fabricação regulamentada pela FDA.

Os radiofármacos, devido à sua radioatividade, também são classificados como materiais perigosos. Conseqüentemente, estão sujeitos a regulamentação por várias outras agências federais e estaduais. Por exemplo, o Departamento de Transportes regulamenta o transporte de materiais perigosos [radioativos], a Occupational Safety and Health Administration (OSHA) regulamenta o manuseio de materiais perigosos [radioativos] no local de trabalho, e a Environmental Protection Agency (EPA) regulamenta o descarte de lixo tóxico [radioativo].

A regulamentação dos farmacêuticos nucleares também reflete a natureza dicotômica de sua prática, que envolve radiofármacos tanto como materiais radioativos quanto como produtos medicamentosos. A prática de farmácia nuclear, por ser altamente técnica e especializada, tem apresentado um desafio bastante raro para os conselhos estaduais de farmácia. A National Association of Boards of Pharmacy (NABP) assumiu um papel de liderança na assistência a conselhos estaduais individuais com orientação nessa área. Desde 1977, a NABP tem publicado *Model Regulations for Nuclear Pharmacy*, um documento que foi desenvolvido e é mantido através de revisões periódicas em consultas com a FDA, a NRC, organizações profissionais de farmácia e farmacêuticos nucleares de prática individual. Embora variáveis, a maioria dos conselhos estaduais de farmácia tende a seguir, em grande parte, essas regulamentações modelares da NABP. Uma parte importante dessas regulamentações é o reconhecimento de um *Farmacêutico Nuclear Qualificado*. Uma versão recente das regulamentações modelares da NABP contém a seguinte definição:

> Um *Farmacêutico Nuclear Qualificado* significa um farmacêutico que possua uma licença atual emitida pelo Conselho e que seja certificado como um Farmacêutico Nuclear pelo Conselho de Especialidades Farmacêuticas ou que satisfaça cada uma das seguintes exigências:
>
> 1. Atenda a padrões mínimos de treinamento para usuário autorizado de material radioativo, conforme especificado pela Comissão Reguladora Nuclear [ou Estado de Acordo];
> 2. Tenha completado com sucesso um mínimo de 200 horas de contato de instrução em farmácia nuclear e no manuseio e uso seguro de material radioativo por uma faculdade de farmácia reconhecida nacionalmente, ou outro programa de treinamento reconhecido pela Comissão Reguladora Nuclear [ou Estado de Acordo], com as 200 horas mínimas distribuídas conforme se segue:
>   a. física e instrumentação de radiação (85 horas)
>   b. proteção contra radiação (45 horas)
>   c. matemática pertinente ao uso e à medição de radioatividade (20 horas)
>   d. biologia de radiação (20 horas)
>   e. química radiofarmacêutica (30 horas);
> 3. Tenha realizado um mínimo de 500 horas de treinamento clínico/prático de farmácia nuclear sob a supervisão de um farmacêutico nuclear qualificado nas seguintes áreas, mas não limitado a elas, conforme descrito nos atuais Padrões para a Prática de Farmácia Nuclear da APhA:
>   a. obtenção de materiais radioativos
>   b. manipulação de radiofármacos
>   c. realização de procedimentos de controle da qualidade de rotina
>   d. fornecimento de radiofármacos
>   e. distribuição de radiofármacos
>   f. implementação de procedimentos básicos de proteção contra radiação
>   g. consulta e educação da comunidade de medicina nuclear, de pacientes, de farmacêuticos, de outros profissionais de saúde e do público em geral;
> 4. Tenha submetido uma declaração juramentada de experiência e treinamento ao Conselho.

Os farmacêuticos nucleares são regulamentados também em relação ao manuseio de materiais radioativos, pela NRC e/ou agências estaduais análogas. Inicialmente, as exigências de treinamento e experiência para que se fosse nomeado como um usuário autorizado em uma licença de farmácia nuclear comercial eram baseadas nos critérios usados para médicos ou para funcionários de proteção contra radiação. Em 1994, a NRC revisou os seus regulamentos, reconhecendo o *Farmacêutico Nuclear Autorizado*, que é definido

> como sendo o farmacêutico que
>
> a. Tenha certificação atual por conselho como farmacêutico nuclear, pelo Conselho de Especialidades Farmacêuticas, ou
> b. 1. Tenha completado 700 horas em um programa educacional estruturado que consista em:
>
> Treinamento didático nas seguintes áreas:
> Física e instrumentação de radiação;
> Proteção contra radiação;
> Matemática pertinente ao uso e à medição de radioatividade;
> Química de materiais de subprodutos para uso médico; e

Biologia da radiação; e
Prática supervisionada em uma farmácia nuclear, envolvendo o seguinte:
Expedição, recebimento e realização de levantamentos sobre radiação relacionados;
Utilização e realização de checagens para a operação apropriada de calibradores de dose, medidores para levantamento e, quando apropriado, aparelhos utilizados para medir radionuclídeos α- ou β-emissores;
Cálculo, ensaio e preparo seguro de dosagens para pacientes ou sujeitos de pesquisa humana;
Utilização de controles administrativos para evitar erros na administração de material de subprodutos;
Utilização de procedimentos para evitar ou minimizar a contaminação e a utilização de procedimentos de descontaminação apropriados; e
2. Tenha obtido certificação por escrito, assinada por farmacêutico nuclear autorizado por preceptor, de que o treinamento acima foi completado satisfatoriamente e de que o indivíduo alcançou um nível de competência suficiente para operar uma farmácia nuclear independentemente.

Anteriormente à revisão da NRC de 1994, regulamentações associadas restringiam a preparação e o fornecimento de radiofármacos a produtos aprovados pela FDA. Juntamente com o reconhecimento de farmacêuticos nucleares autorizados, entretanto, a NRC rescindiu essas restrições para dali em diante permitir a preparação e o fornecimento por farmacêuticos nucleares autorizados de radiofármacos compostos extemporaneamente, além dos produtos fabricados comercialmente.

EDUCAÇÃO E CERTIFICAÇÃO

Os farmacêuticos nucleares são especialistas que têm que obter certos conhecimentos e habilidades além daqueles dos profissionais generalistas. Para auxiliar os educadores e para garantir obediência aos regulamentos relacionados ao treinamento de farmacêuticos nucleares, foram preparados documentos que descrevem a base de conhecimento didático e os componentes de experiência prática que devem ser incluídos em um programa de treinamento em farmácia nuclear. A ASHP desenvolveu padrões para o treinamento de residência em farmácia nuclear. Esses padrões incluem as qualificações do local de treinamento, o serviço de farmácia nuclear e o diretor e os preceptores do programa, assim como as qualificações do candidato. Padrões para o próprio programa de residência também são apresentados, incluindo relatórios detalhados dos objetivos e objetivos educacionais associados em áreas tais como habilidades básicas para a prática, cuidado direto ao paciente, desenvolvimento de informações sobre drogas e de políticas sobre drogas e administração da prática. A Seção sobre Farmácia Nuclear da APhA preparou diretrizes para o treinamento de farmacêuticos nucleares. As diretrizes englobam um programa detalhado para instrução didática em

1. Física e instrumentação de radiação;
2. Matemática do uso e medição da radioatividade;
3. Proteção e regulamentos sobre radiação;
4. Biologia da radiação;
5. Química radiofarmacêutica;
6. O uso clínico de radiofármacos.

Uma listagem detalhada dos componentes da prática também é descrita no documento, juntamente com o número sugerido de horas de contato para cada área principal.

Os farmacêuticos podem receber o treinamento necessário para entrar na prática de farmácia nuclear por várias abordagens. Algumas escolas de farmácia oferecem uma série de cursos eletivos de graduação para cumprir as exigências didáticas. A experiência prática é obtida através de uma farmácia nuclear dentro da escola ou através de um programa de internato de verão. A educação de pós-graduação através de um programa para grau de MS ou uma residência em farmácia nuclear fornece uma outra via pela qual um farmacêutico pode entrar na prática de farmácia nuclear. Muitos dos farmacêuticos nucleares na prática hospitalar têm esse tipo de formação educacional. Um curso ou um programa para certificado curtos podem ser empregados pelo farmacêutico para obter o treinamento didático exigido pela NRC. Eles estão disponíveis através de algumas escolas de farmácia ou de uma corporação, e variam em extensão de cinco semanas consecutivas no local, seguidas por treinamento prático, a vários meses, nos quais treinamento didático e prático são intercalados.

Independentemente da abordagem educacional ao treinamento, os farmacêuticos nucleares podem demonstrar sua competência pela obtenção de certificação em farmácia nuclear. O Board of Pharmaceutical Specialties (BPS), estabelecido em 1976 pela APhA, reconheceu a farmácia nuclear como a primeira especialidade na prática de farmácia em 1978. Desde 1982, o BPS tem oferecido exames de certificação em farmácia nuclear, com os candidatos aprovados recebendo o *status* de Farmacêutico Nuclear Certificado pelo Conselho (Board Certified Nuclear Pharmacist — BNCP). Os pré-requisitos para o exame de certificação incluem graduação por uma escola de farmácia reconhecida, licença válida para praticar farmácia e pelo menos 4.000 horas de experiência em prática de farmácia nuclear, das quais

Até 2.000 horas podem ser obtidas a partir de trabalho em curso de farmácia nuclear completado em ambiente acadêmico;
Até 2.000 horas podem ser obtidas a partir de programas de residência em farmácia nuclear;
Até 2.000 horas podem ser obtidas a partir de internatos em farmácias nucleares licenciadas ou instituições de saúde;
Até 4.000 horas podem ser obtidas a partir de prática de farmácia nuclear em uma farmácia ou instituição de saúde licenciada.

A certificação em farmácia nuclear é emitida por um período de 7 anos. A recertificação para 7 anos adicionais pode ser obtida pela conclusão bem-sucedida de um de dois processos, ou pelo reexame ou pela participação em programas de desenvolvimento profissional (educação continuada) aprovados pelo BPS.

CUIDADOS FARMACÊUTICOS

Os cuidados farmacêuticos podem ser descritos como fundamentais para a prática do *generalista*. Além disso, os cuidados farmacêuticos são definidos tipicamente como a prática na qual o profissional se responsabiliza pelas necessidades de *terapia medicamentosa* do paciente com o propósito de resultados positivos para os pacientes. Logo, na superfície, a *especialidade* de farmácia nuclear, que lida primariamente com radiofármacos *diagnósticos*, pode, aparentemente, se situar fora dos preceitos de cuidados farmacêuticos. Entretanto, quando vistas de forma mais ampla, muitas atividades realizadas rotineiramente por farmacêuticos nucleares contribuem direta ou indiretamente com resultados positivos para os pacientes.

Conforme observado na introdução, os procedimentos de medicina nuclear são empregados comumente para auxiliar no diagnóstico de doenças assim como para monitorar resultados terapêuticos. Ambos os empreendimentos podem ser considerados relevantes para o conceito de cuidados farmacêuticos. Os farmacêuticos nucleares e os farmacêuticos em geral fornecem cuidados farmacêuticos através do seu conhecimento das aplicações dos radiofármacos na medicina nuclear. A obtenção de imagens ósseas para o estagiamento do câncer, seguida pela monitoração do curso da terapia, é um exemplo da importância de um procedimento de medicina nuclear para os cuidados farmacêuticos. A determinação da fração de ejeção do coração antes e durante o curso da terapia com doxorrubicina, para monitorar a cardiotoxicidade do agente para a terapia do câncer, é uma outra aplicação importante da medicina nuclear relevante para o papel de um farmacêutico no cuidado do paciente. Os procedimentos de medicina nuclear também são aplicados a pacientes com isquemia do miocárdio anteriormente e em seguida a intervenções para o tratamento da doença arterial coronariana.

As ações farmacológicas das drogas terapêuticas são freqüentemente utilizadas para aumentar a especificidade ou a sensibilidade dos procedimentos de medicina nuclear, assim como para reduzir o tempo necessário para conduzir certos estudos. Esses procedimentos são denominados intervenção medicamentosa ou procedimentos de medicina nuclear farmacológica. Alguns exemplos de drogas terapêuticas utilizadas como intervenções incluem o sincalídio e o sulfato de morfina em procedimentos de obtenção de imagens hepatobiliares, acetazolamida em procedimentos de obtenção de imagens do fluxo sanguíneo cerebral, dipiridamol e adenosina em procedimentos de obtenção de imagens de perfusão miocárdica e furosemida e captopril em procedimentos de obtenção de imagens renais. A furosemida, por exemplo, é utilizada para auxiliar na identificação de problemas no trato urinário. Seguindo-se à administração ao paciente de um radiofármaco excretado por via renal, uma gama-câmera monitora o seu acúmulo no sistema coletor renal. Uma vez que o sistema coletor esteja cheio, furosemida é administrada IV. Se o problema no sistema coletor for causado por obstrução ureteral, a maior parte da urina radioativa permanece no sistema coletor. Se, por outro lado, houver uma condição não-obstrutiva, tal como uma dilatação da pelve renal devido a cirurgia prévia do trato urinário ou a obstrução prévia, a urina radioativa irá fluir para fora do sistema coletor pelo ureter até a bexiga, como resultado da ação diurética da furosemida.

Esse procedimento intervencionista, empregando uma droga farmacológica com um radiofármaco, é útil na avaliação da necessidade de cirurgia em oposição a um tratamento menos drástico e menos invasivo. O resultado dos procedimentos, assim como qualquer procedimento subseqüente de seguimento, será muito importante para o tratamento do paciente. O farmacêutico nuclear pode ajudar a desenvolver protocolos para procedimentos de intervenção com drogas. Dosagem, armazenamento, tratamentos para reações adversas e informações sobre contra-indicações de drogas para intervenções são outros serviços tradicionais que o farmacêutico nuclear pode fornecer. Quando várias drogas terapêuticas estão disponíveis para o mesmo procedimento intervencionista, o farmacêutico nuclear pode tornar-se um membro da equipe médica responsável pela seleção do agente ótimo para a população de pacientes ou o paciente individual.

Apesar de algumas drogas terapêuticas serem úteis na medicina nuclear, outras podem afetar adversamente a localização e/ou a cinética do radiofármaco. Por exemplo, os agentes relacionados no Quadro 104.1 podem reduzir a absorção de iodo radioativo administrado a um paciente para determinar a função tireoidiana. Se o agente reduz a quantidade de radioatividade absorvida pela tireóide, um paciente com hipertireoidismo poderia ser subdiagnosticado como tendo uma doença menos grave ou erroneamente diagnosticado como normal. Isso poderia levar a tratamento inadequado do paciente ou, se a interferência fosse reconhecida, retardar o tratamento apropriado até que pudesse ser realizado um exame válido. Foram documentados vários agentes que interferem com a biodistribuição do citrato de gálio Ga-67, um radiofármaco utilizado para ajudar na localização de certos tumores e sítios de infecção. Por exemplo, foi demonstrado que os agentes antineoplásicos afetam adversamente a localização do citrato de gálio Ga-67. Como os pacientes podem estar em quimioterapia, é importante monitorar tais medicamentos antes de um procedimento de medicina nuclear com citrato de gálio Ga-67. A necessidade de monitorar medicamentos e outros agentes antes de um procedimento de obtenção de imagens ósseas também é importante. Como pode ser observado no Quadro 104.2, absorção inesperada por órgão ou uma redução na absorção esquelética do radiofármaco para obtenção de imagens ósseas podem ocorrer a partir de vários tipos diferentes de drogas ou compostos recebidos pelo paciente antes do procedimento de medicina nuclear.

O farmacêutico nuclear fornece cuidados farmacêuticos através da monitoração de drogas interferentes e de outros agentes antes de um procedimento de medicina nuclear ou seguindo-se ao procedimento se surgirem questões relacionadas aos resultados. Como os farmacêuticos nucleares nem sempre estão presentes dentro do hospital ou clínica, eles podem fornecer cuidados através do desenvolvimento e compartilhamento de informações com o pessoal de medicina nuclear ou com farmacêuticos hospitalares envolvidos na monitorização de drogas. O pré-rastreamento de problemas potenciais pode ser útil na prevenção de custos excessivos através de estudos repetidos, assim como na limitação da dose de radiação para o

Quadro 104.1 Algumas Substâncias que Podem Afetar a Distribuição de Radiofármacos em Estudos de Obtenção de Imagens da Tireóide — Fatores que Reduzem a Captação de Radiofármacos

Ácido aminossalicílico	Fluoretos (inorgânicos)
Ácido para-aminossalicílico	Iodetos (inorgânicos e tópicos)
Adrenocorticosteróides	Iodoquinol
Agentes colecistográficos (orais)	Liotironina de sódio
Androgênios	Liotrix
Ânions de competição (Br^-, ClO^-_4, BF^-_4, SCN^-)	Lítio
Anti-histamínicos	Meprobamato
Anticoagulantes (heparina, varfarina)	Metimazol
Antitussígenos	Morfina
Benzodiazepínicos	Nitroprussiato de sódio
Cimetidina	Percloratos
Clioquinol	Propiltiouracila
Colírios contendo iodo	Resorcinol
Contrastes radiopacos iodados	Salicilatos
Corticotropina	Solução de lugol
Diatrizoato de meglumina	Sulfobromoftaleína
Diatrizoato de sódio	Sulfonamidas
Drogas antitireoidianas	Sulfoniluréias
Epinefrina	Suplementos vitamínicos/minerais
Estrógenos	Tintura de iodo
Expectorantes (contendo iodo)	Tiocianatos
Extratos de tireóide	Tiopental
Fenilbutazona	Tireoglobulina
Fenitoína	Tiroxina
	Tolbutamida

Quadro 104.2 Drogas e Agentes que Podem Afetar a Farmacocinética de Agentes para Cintilografia Óssea à Base de Tecnécio-99m[a]

Absorção inesperada do radiofármaco pelo órgão, devido à presença de	
Alopurinol	Íons estanhosos
Anfotericina B	Iotalamato de sódio
Antiácidos contendo alumínio	Metotrexato
Bleomicina	Penicilamina
Ciclofosfamida	Pentamidina
Cisplatina	Radioterapia
Cocaína	Terapia com ferro
Dextrose (intravenosa)	Transfusões de hemácias
Diatrizoato de sódio	Verapamil
Doxorrubicina	Vincristina
Gluconato de cálcio	
Absorção óssea do radiofármaco diminuída, devido à presença de	
Cálcio	Glicocorticóides
Calcitonina	Indometacina
Contrastes iodados	Paratormônio
Corticosteróides	Sais ferrosos
Diclorometano	Terapia com esteróides
Estrógenos	Terapia com ferro
Etidronato dissódico	Vitamina D_3
Fosfatos inorgânicos (enema)	

[a]Fosfato ou fosfonato de tecnécio-99m.

paciente. Os cuidados farmacêuticos também são praticados por farmacêuticos nucleares através do seu conhecimento dos problemas potenciais na preparação e formulação de produtos radiofármacos, que podem resultar em um radiofármaco de qualidade inferior, levando a problemas no procedimento de medicina nuclear.

As atividades clínicas básicas de um farmacêutico nuclear são semelhantes àquelas conduzidas por farmacêuticos em outras áreas de prática. O farmacêutico nuclear é o especialista em informações sobre produtos para o pessoal de medicina nuclear e para os pacientes. Apresentações em serviço de novos produtos, informações sobre drogas e agentes e situações que podem comprometer um estudo são responsabilidade do farmacêutico nuclear. Informações sobre nomes comerciais *versus* produtos genéricos, nomes químicos, formas farmacêuticas, dosagens comuns e fontes de produtos são fornecidos pelo farmacêutico nuclear. Custo e disponibilidade são considerações importantes em medicina nuclear. Isso é especialmente verdadeiro devido às meias-vidas curtas dos radionuclídeos utilizados nos radiofármacos. A programação de pacientes e a disponibilidade oportuna do radiofármaco necessário para o estudo são críticas para a condução de serviços de medicina nuclear em um nível economicamente aceitável. O aconselhamento de pacientes, a garantia de suspensão de medicamentos ou de outros agentes que possam interferir com a biodistribuição de um radiofármaco e cálculos individualizados de dosagens são exemplos de cuidados farmacêuticos prestados por farmacêuticos nucleares.

O farmacêutico nuclear precisa estar a par da via de eliminação de um radiofármaco e das condições que podem afetar adversamente a eliminação. O estado de função renal pode ser de importância para radiofármacos eliminados pelos rins. O nível de bilirrubina pode afetar a eliminação de radiofármacos empregados em procedimentos hepatobiliares, como aqueles conduzidos em lactentes para distinguir atresia biliar de hepatite neonatal. Cálculos de dose de radiofármacos são importantes em tais situações e, assim, são importantes para os farmacêuticos nucleares. A dose potencial de radiação absorvida para o paciente pode ser afetada pelo estado da via de eliminação e, evidentemente, pelo fato de o paciente ser uma criança ou um adulto. Além disso, a dosimetria da radiação é de importância na exposição do feto à radiação na gestante. Uma pergunta de rotina para mulheres em idade fértil é "Você está grávida, ou existe uma possibilidade de que você esteja grávida?" Se a mulher descobrir mais tarde que estava grávida, ou se o procedimento de medicina nuclear em uma mulher sabidamente grávida é considerado benéfico em relação ao risco, o farmacêutico nuclear pode calcular a dose potencial de radiação para o feto, sabendo a distribuição órgão-específica para o radiofármaco, a dose de radioatividade administrada e o tipo de radiação emitido pelo radionuclídeo, assim como outros fatores.

Os farmacêuticos nucleares fornecem cuidados farmacêuticos para lactantes. Há preocupação quanto à exposição à radiação para o lactente e exposição aumentada ao radiofármaco para a mama da mulher. O conhecimento do risco verdadeiro é crítico, porque o benefício do estudo estaria perdido se o procedimento não fosse conduzido quando o risco fosse mínimo e, inversamente, se o estudo fosse conduzido quando o risco fosse excessivo em comparação ao benefício. Muitos fatores influenciam o risco de ingestão de radiação para a criança, tais como o radiofármaco, as características do radionuclídeo, a quantidade de radioatividade administrada à mãe e a freqüência e a quantidade da alimentação. Várias diretrizes que abordam o curso de ação, que pode ser a interrupção por um certo intervalo de tempo ou a cessação total da amamentação, foram publicadas.[1-3] Usando dados específicos do paciente e certas pressuposições, o farmacêutico nuclear pode determinar a propriedade e aplicabilidade dessas diretrizes e formular recomendações específicas para pacientes individuais.

Apesar de reações adversas documentadas aos radiofármacos serem comparativamente raras, o farmacêutico nuclear fornece cuidados farmacêuticos pela monitoração de reações adversas. As reações adversas aos radiofármacos, quando ocorrem, são geralmente brandas e transitórias, e exigem pouco tratamento médico. A mais comum delas é uma erupção cutânea associada a agentes para cintilografia óssea à base de difosfonato de Tc-99m. Entretanto, algumas reações potencialmente fatais, tipicamente anafilaxia, foram relatadas. O farmacêutico nuclear deve garantir que epinefrina, aminas pressóricas, corticosteróides, anti-histamínicos e sistemas de apoio cardiopulmonar avançado estejam imediatamente disponíveis no caso improvável de uma reação grave. Além disso, o farmacêutico nuclear pode afastar receios não-realísticos de reações alérgicas a radiofármacos, tais como um paciente programado para um procedimento diagnóstico tireoidiano com a utilização de iodo radioativo que relata reações a contrastes radiológicos ou a frutos do mar. Nessas circunstâncias, o farmacêutico nuclear pode reassegurar ao paciente que o radiofármaco e os contrastes radiológicos são caracteristicamente diferentes em estrutura química e que a massa de iodo radioativo a ser administrada é de apenas um milionésimo do aporte médio diário de iodo a partir de fontes alimentares.

A Drug Utilization Evaluation (DUE) e a Drug Utilization Review (DUR) são funções importantes da farmácia nuclear, especialmente em um ambiente institucional maior. Um exemplo importante está associado ao procedimento de medicina nuclear empregado para diferenciar entre infarto e isquemia miocárdica. Um radiofármaco que se localiza na musculatura do miocárdio em proporção à perfusão coronária é injetado durante *estresse*, comumente exercício gradual em uma esteira. A obtenção de imagens é realizada após esse estresse e também, separadamente, enquanto o paciente se encontra em estado de repouso. A diferenciação entre uma área infartada e uma área isquêmica pode ser obtida pela comparação de imagens em repouso com imagens sob estresse. Se o paciente sofreu um infarto do miocárdio, o tecido danificado conterá menos radioatividade do que o tecido são quando o coração estiver tanto em repouso quanto sob estresse. Se, entretanto, o paciente tem doença cardíaca isquêmica, a área afetada irá parecer normal em repouso, mas irá mostrar radioatividade abaixo do normal sob estresse, devido à isquemia induzida pelo estresse. O efeito vasodilatador farmacologicamente induzido do dipiridamol ou da adenosina pode substituir o estresse pelo exercício em pacientes que não conseguem se exercitar adequadamente. Pacientes com doença vascular periférica, pacientes idosos ou obesos, pacientes com problemas ortopédicos ou em uso de β-bloqueadores são exemplos de candidatos ao estresse farmacológico. O farmacêutico nuclear pode ser muito envolvido em atividades de DUE ou DUR associadas com esses procedimentos.

Cuidados farmacêuticos específicos para o paciente representam um importante desafio para farmacêuticos nucleares que atuam em uma farmácia nuclear centralizada comercial. Esses farmacêuticos tipicamente fornecem radiofármacos em doses de unidades para médicos em hospitais ou clínicas; eles têm pouca ou nenhuma interação direta com o paciente, e têm apenas acesso limitado, ou nenhum acesso, a registros médicos de pacientes. Na maior parte dos estados americanos, esses farmacêuticos nucleares são isentos de exigências obrigatórias para o aconselhamento de pacientes. Portanto, quase todas as atividades de cuidados farmacêuticos, tanto gerais quanto específicas para o paciente, são empreendidas indiretamente através de médicos e outros provedores de cuidados de saúde. Essa situação poderia ser melhorada com o estabelecimento de mecanismos convenientes para que farmacêuticos nucleares tenham acesso a informações sobre pacientes (p. ex., através de rede eletrônica) e se comuniquem diretamente com os pacientes (p. ex., através de videoteleconferência). Uma outra abordagem viável poderia ser o estabelecimento de uma relação de trabalho estreita com um ou mais farmacêuticos hospitalares ou clínicos situados no local. Essa parceria entre um especialista em farmácia nuclear e um outro farmacêutico, de alguma forma análoga à consulta de médicos generalistas a médicos especialistas, poderia ser uma forma eficiente de os especialistas em farmácia nuclear fornecerem cuidados farmacêuticos melhorados a muito mais pacientes.

SERVIÇOS EXPANDIDOS EM RADIOLOGIA

Os farmacêuticos nucleares basicamente fornecem radiofármacos e serviços profissionais à medicina nuclear. Entretanto, alguns farmacêuticos nucleares têm encorajado a expansão de serviços para abranger todo o campo da radiologia. Modalidades de obtenção de imagens tais como a tomografia computadorizada (TC), a ressonância magnética (RM), a ultra-sonografia e outros procedimentos radiográficos, assim como a medicina nuclear, são usadas comumente para auxiliar na determinação de uma doença e para monitorar resultados terapêuticos. Cada uma dessas modalidades de obtenção de imagens diagnósticas emprega alguma forma de contraste para acentuar a utilidade do procedimento de obtenção de imagens. Todos esses agentes são classificados como drogas. Eles têm indicações, contra-indicações, advertências, precauções e dosagens especificadas. Podem ocorrer reações adversas com o uso de agentes de contraste. O uso de contraste antes de outro procedimento de obtenção de imagens pode comprometer o resultado do segundo procedimento. A preparação do paciente antes de um procedimento de obtenção de imagens é importante. O aconselhamento do paciente é uma outra preocupação para aqueles que conduzem procedimentos de obtenção de imagens. A intervenção terapêutica com drogas pode ser empregada em modalidades de obtenção de imagens além da medicina nuclear. É óbvio que os serviços de um farmacêutico devem ser fornecidos aos pacientes e ao pessoal de radiologia. Embora o farmacêutico nuclear seja pessoa lógica para exercer a radiologia, a localização física e as restrições de tempo de muitos farmacêuticos nucleares não permitem toda a extensão de cuidados farmacêuticos que deveria ser fornecida. Entretanto, mesmo o farmacêutico nuclear que se encontra em uma farmácia nuclear centralizada pode atuar como uma fonte valiosa de informações e pode se associar a farmacêuticos institucionais. Os farmacêuticos em ambientes comunitários e hospitalares podem estabelecer relações de trabalho com farmacêuticos nucleares que podem fornecer consulta nessas áreas.

CONCLUSÕES

A farmácia nuclear é uma prática especializada de farmácia que enfoca os radiofármacos. Entretanto, as funções e responsabilidades básicas do farmacêutico nuclear são as mesmas dos outros profissionais de farmácia. O farmacêutico nuclear é um especialista em uma classe específica de drogas, mas também tem que se manter atualizado quanto a todos os medicamentos empregados no tratamento de doenças, especialmente aqueles usados para estudos intervencionistas, aqueles que podem interferir potencialmente com procedimentos de medicina nuclear e aqueles cuja efetividade pode ser monitorada por estudos de medicina nuclear. O conhecimento e as capacidades de um farmacêutico nuclear se constroem sobre as habilidades e os conhecimentos básicos fornecidos a todos os farmacêuticos através da educação exigida para que se iniciem na prática da farmácia. Treinamento adicional pode ser obtido para se iniciar no campo da farmácia nuclear por várias vias.

A prática da especialidade de farmácia nuclear tem sido fundamental para conduzir a farmácia ao desenvolvimento e ao reconhecimento de especialidades em farmácia. A dedicação dos antigos pioneiros e o apoio das organizações profissionais de farmácia têm sido de grande importância no desenvolvimento da farmácia nuclear ao grau de excelência observado hoje. Profissionais e educadores são desafiados pelo passado a se basearem no sucesso daqueles que vieram antes e a suplantarem esse sucesso. Assim como é verdadeiro para toda a farmácia, o futuro da profissão não pode se basear no passado, mas apenas em cuidados e serviços inovadores fornecidos por aqueles que têm uma visão voltada para o futuro.

REFERÊNCIAS

1. Mountford PJ, Coakley AJ. *Nucl Med Commun* 1989; 10: 15.
2. Rubow S, *et al. Eur J Nucl Med* 1994; 21: 144.
3. Wiatrowski WA, Giles ER, Cooke EP. *Health Phys* 1996; 70: 111.

BIBLIOGRAFIA

ASHP Supplemental Standard and Learning Objectives for Residency Training in Nuclear Pharmacy Practice developed by the ASHP, Bethesda, MD, 1997.

Brucer M. *A Chronology of Nuclear Medicine 1600–1989.* St Louis: Heritage, 1990.

Callahan RJ. *Hosp Pharm* 1990; 25: 697.

Callahan RJ. *Semin Nucl Med* 1996; 26: 85.

Chilton HM. *J Pharm Pract* 1989; 2: 302.

Clanton JA. *Ibid* 1989; 2: 191.

Glatcz G, Ponto JA, Hladik WB III. *AJHP* 1990; 47: 1628.

Gobuty AH. *Ibid* 1989; 2: 171.

Gregorio N, Hladik WB III, Kavula MP. *J Pharm Pract* 1989; 2: 284.

Hammes RJ, Laven DL, Catizon C. *Ibid* 1989; 2: 314.

Hinkle GH, Beightol RW, *et al. Ibid* 1989; 2: 177.

Hung JC, Ponto JA, Hammes RJ. *Semin Nucl Med* 1996: 208.

Kowalsky RJ, Ponto JA. *J Pharm Pract* 1989; 2: 139.

Laven DL, Shaw SM. *Ibid* 1989; 2: 287.

Manning RG, Wolfangel RG. *Ibid* 1989; 2: 185.

Nuclear Pharmacy Practice Guidelines, developed by the Section on Nuclear Pharmacy, APhA, Washington, DC, 1994.

Petry NA. *J Pharm Pract* 1989; 2: 306.

Ponto JA. *Ibid* 1989; 2: 299.

Ponto JA. *Hosp Pharm* 1996; 31: 190.

Rhodes BA, Hladik WB III, Norenberg JP. *Semin Nucl Med* 1996; 26: 77.

Rotman M, Laven DL, Levine G. *Ibid* 1996; 26: 96.

Sampson CB. *Drug Safety* 1993; 8: 280.

Schmelter RF, Godat JF, Cole CN. *J Pharm Pract* 1989; 2: 280.

Shaw SM. *Am J Pharm Ed* 1994; 58: 190.

Shaw SM. *J APhA* 1997; NS37: 99.

Swanson DP, Jurgens RW. *J Pharm Pract* 1989; 2: 162.

Syllabus for Nuclear Pharmacy Training, developed by the Section on Nuclear Pharmacy, APhA, Washington, DC, 1994.

CAPÍTULO 105

Enzimas

Michael R Franklin, PhD
Professor of Pharmacology
College of Pharmacy and School of Medicine
University of Utah
Salt Lake City, UT 84112

As funções de todos os organismos vivos dependem de reações químicas. Por exemplo, a conversão de açúcar em dióxido de carbono e água com a liberação de energia se dá através de uma série de reações químicas, cada uma das quais exige um catalisador biológico para que ocorra a reação. As enzimas são proteínas que servem como catalisadores biológicos. Sem essas enzimas, poderiam ser exigidas condições para reação que seriam incompatíveis com a vida da célula. Assim, as enzimas desempenham um papel vital na função da célula normal.

A importância das enzimas para as funções normais do corpo é ilustrada dramaticamente em condições em que uma enzima é não-funcional como resultado de um estado mórbido ou de uma alteração congênita. Pacientes com esses *erros inatos do metabolismo* são notadamente anormais. Lactentes fenilcetonúricos que nascem sem a enzima fenilalanina hidroxilase (que é responsável pela conversão da fenilalanina em tirosina) desenvolvem distúrbios motores; coloração clara da pele, cabelo e olhos; e, na primeira infância (quando não na lactância), apresentam retardo mental.

Como a maior parte das reações químicas no corpo necessita da ação de uma enzima, esses catalisadores biológicos freqüentemente servem como o ponto focal para a regulação das funções corporais. A atividade enzimática aumentada acelera a formação de um dado produto que pode ser essencial para uma função particular. A síntese de norepinefrina ilustra bem esse princípio. O ritmo cardíaco aumenta quando a norepinefrina é liberada dos nervos simpáticos. A norepinefrina é sintetizada através de uma série de reações enzimáticas, das quais a enzima reguladora limitadora do ritmo e, portanto, a mais importante, é a tirosina hidroxilase. A atividade aumentada da tirosina hidroxilase leva à conversão de mais tirosina em diidroxifenilalanina (DOPA), que é convertida pela dopa descarboxilase em dopamina. A dopamina é convertida em norepinefrina pela atividade enzimática da dopamina-β-hidroxilase. A formação de norepinefrina pode ser regulada por vários fatores, incluindo um mecanismo de retroalimentação. Níveis aumentados de norepinefrina inibem a enzima tirosina hidroxilase, de forma que menos norepinefrina é sintetizada. Assim, os níveis de norepinefrina podem controlar a quantidade de norepinefrina sintetizada.

As ações de um número considerável de drogas que representam uma ampla variedade de agentes farmacológicos dependem de uma interação enzima-droga. Exemplos notáveis que demonstram essa diversidade incluem os seguintes:

A hidrólise da acetilcolina pela colinesterase é bloqueada de maneira competitiva pela fisostigmina e de forma não-competitiva pelo diisopropil fluorofosfato, inseticidas organofosforados e vários agentes químicos de uso em guerras.

A oxidação da norepinefrina e da serotonina pela monoamina oxidase (MAO) é inibida pelo antidepressivo fenelzina.

A oxidação do acetaldeído a acetato pela aldeído desidrogenase é inibida pelo dissulfiram.

A oxidação de ácido araquidônico a prostaglandinas pela ciclooxigenase é inibida por antiinflamatórios não-esteróides (AINE) tais como a aspirina e a indometacina, sendo esse o seu modo comum de ação.

A hidrólise de um dos mediadores celulares da ação hormonal, o monofosfato cíclico de 3′,5′-adenosina, pela fosfodiesterase é inibida por xantinas metiladas, tais como a cafeína e a teofilina.

A reação de 11-β-hidroxilação na síntese de cortisol, corticosterona e aldosterona é inibida pela metirapona.

A peroxidase da tireóide responsável pela síntese de tiroxina é inibida pela propiltiouracila e pelo metimazol.

A conversão de xantina em ácido úrico pela xantina oxidase é inibida pelo alopurinol, que é usado, portanto, no tratamento da gota.

A síntese bacteriana da vitamina essencial denominada ácido fólico é inibida competitivamente pelos antibióticos do grupo das sulfonamidas.

O agente quimioterápico fluorouracila, utilizado no tratamento do câncer, é convertido em um composto que inibe a enzima timidilato sintetase, que é necessária para a síntese de DNA.

Esses exemplos ilustram a importância das interações droga-enzima nas ações farmacológicas de agentes terapêuticos. As ações das drogas do futuro também dependerão, sem dúvida alguma, da interação droga-enzima. De fato, provavelmente será constatado que a ação farmacológica de muitas drogas que estão sendo prescritas atualmente pelos médicos envolvem tal interação. Como as enzimas estão envolvidas tão complexamente na regulação de funções, é apenas lógico supor que as drogas podem aumentar ou diminuir funções estimulando ou deprimindo a atividade enzimática, respectivamente. Assim, um conhecimento das enzimas e de suas propriedades torna-se cada vez mais importante para que o farmacêutico compreenda a ação das drogas.

Além da ação, a farmacocinética, as interações medicamentosas e as toxicidades de muitas drogas dependem da atividade enzimática. As enzimas responsáveis por esses fenômenos são aquelas geralmente denominadas enzimas metabolizadoras de drogas, e encontram-se localizadas predominantemente no fígado. Ao contrário da maioria das outras, enzimas tipificadas pelo citocromo P-450 e pela UDP-glicuronosil transferase exibem extensa especificidade de substratos. A capacidade de metabolizar uma ampla variedade de drogas a produtos mais prontamente excretáveis traz consigo o potencial para competição mútua quando várias drogas são administradas simultaneamente, alterando assim a farmacocinética em relação àquela que é observada se uma droga única é administrada. A toxicidade se origina da natureza bifásica do metabolismo das drogas, da introdução de um sítio reativo apropriado para a conjugação e do mascaramento desse sítio com uma molécula polar endógena para formar um conjugado hidrossolúvel excretável. O fracasso no mascaramento de um sítio reativo permite que ele interaja com macromoléculas celulares (proteínas, DNA, membranas) para produzir lesão celular, carcinogênese ou morte celular.

PROPRIEDADES – Quatro propriedades das enzimas as tornam catalisadores especializados.

Quadro 105.1 Enzimas Pancreáticas: Doses e Formas Farmacêuticas

NOME COMERCIAL	LIPASE[a]	PROTEASE[a]	AMILASE[a]	DOSE
Pancrease-MT Capsules				Em unidades de atividade lipase: *crianças, 6 a 12 meses*: 2.000 Unidades/refeição; *1 a 6 anos*: 4.000 a 8.000 Unidades/refeição; *7 a 12 anos*: 4.000 a 12.000 Unidades/refeição; *adultos*: 4.000 a 16.000 Unidades/refeição
MT4	4	12	12	
Pancrease	5	25	20	
MT10	10	30	30	
MT16	16	48	48	
MT20	20	44	56	
Ultrase MT Capsules				
MT12	12	39	39	
MT20	20	65	65	
MT24	24	78	78	
Ilozyme	11	30	30	
Cotazyme	5	20	20	
Cotazyme-S	8	30	30	1 a 3 cápsulas antes de cada refeição ou lanche
8X Pancreatin Tablets	22,5	180	180	1 ou 2 comprimidos a cada refeição; 1 comprimido no caso de lanche
Creon Capsules	8	13	30	O mesmo que acima
Creon 10	10	38	33	1 a 3 cápsulas a cada refeição
Creon 20	20	75	66	
Ku-Zyme-HP Capsules	8	30	30	
VioKase				
Tablets	8	30	30	O mesmo que acima
Powder	16,8	70	70	Para *fibrose cística*: 1/4 de colher de sopa (0,7 g) às refeições
Zymase Capsules	12	24	24	1 ou 2 cápsulas a cada refeição

[a]Em milhares de Unidades USP/unidade de dose.

1. A maioria das enzimas catalisa apenas uma gama específica de reações, e, em muitos casos, apenas uma reação será catalisada por uma determinada enzima. Algumas enzimas têm um baixo grau de especificidade; por exemplo, a pepsina hidrolisa todas as proteínas naturais solúveis, mas a hidrólise é limitada a certas ligações peptídicas muito específicas. Por outro lado, a urease é uma enzima muito específica; o seu único substrato conhecido é a uréia. Quase todas as enzimas mostram um alto grau de especificidade espacial. A arginase age apenas na L-arginina; ela não ataca a D-arginina. A especificidade das enzimas é uma de suas propriedades mais fundamentais e importantes.
2. As enzimas são extremamente eficientes. A maioria das reações enzimáticas, sob condições ótimas, ocorre de 10^8 a 10^{11} vezes mais rapidamente do que as reações não-enzimáticas correspondentes.
3. As enzimas como grupo são catalisadores excepcionalmente versáteis. Por exemplo, elas efetivamente catalisam reações hidrolíticas, desidratações, reações de transferência de acil, reações de oxidação-redução, polimerizações, condensações de aldol e reações de radicais livres.
4. As enzimas estão sujeitas a vários controles celulares. A sua concentração final e a taxa de síntese estão sob controle genético. Além disso, as enzimas podem apresentar-se na célula tanto na forma ativa quanto na forma inativa. A taxa de conversão da forma inativa para a forma ativa é influenciada por alterações ambientais; por exemplo, a fosforilase *b* é convertida a fosforilase *a* muito rapidamente através de uma série de reações que são desencadeadas pela liberação de catecolaminas.

NOMENCLATURA – As enzimas geralmente são nomeadas segundo as reações que são catalisadas. Geralmente, o sufixo *-ase* é adicionado ao nome do substrato sobre o qual a enzima age, ou seja, a enzima que ataca a uréia é a urease e a arginina recebe a ação da arginase. As enzimas também são classificadas de acordo com a reação que elas catalisam, por exemplo, redutases e desidrogenases. Alguns nomes mais antigos que não estão relacionados à função da enzima permanecem em uso, por exemplo, renina, tripsina e pepsina.

A Commission on Enzymes da International Union of Biochemistry estabeleceu um sistema completo mas bastante complexo de classificação e nomenclatura. De acordo com essa classificação, as enzimas são divididas em seis grupos gerais:

1. *Oxirredutases* – catalisando reações de oxidação-redução.
2. *Transferases* – catalisando a transferência de um grupamento químico de uma molécula para outra.
3. *Hidrolases* – catalisando reações hidrolíticas.
4. *Liases* – catalisando a adição de grupamentos a ligações duplas ou vice-versa.
5. *Isomerases* – catalisando rearranjos intramoleculares.
6. *Ligases* (também conhecidas como sintetases) – catalisando a condensação de duas moléculas, acoplada com a clivagem de uma ligação pirofosfato de ATP ou de um trifosfato semelhante.

Nesse sistema, todas as enzimas são codificadas em um sistema de quatro algarismos, de acordo com o tipo de reação catalisada, tipo de isomerização, tipo de ligação hidrolisada, etc.

Muitas enzimas possuem grupos químicos não-proteicos. Assim, uma enzima freqüentemente pode ser dissociada em um componente proteico, uma *apoenzima*, e um componente não-proteico, um *grupo prostético*. Os grupos prostéticos também são denominados coenzimas ou co-fatores. As vitaminas e certos metais são exemplos desses grupos prostéticos.

Apesar da ubiqüidade das enzimas na fisiologia normal como base para muitos efeitos de drogas e interações medicamentosas, o uso de enzimas como drogas é extremamente limitado. Sendo proteináceas, elas podem ser inativadas por condições e enzimas presentes na luz gastrintestinal (GI) se administradas oralmente e, se administradas parenteralmente, podem evocar respostas imunes. A maior parte das enzimas disponíveis atualmente no mercado é de hidrolases (Grupo 3 acima). Essas preparações enzimáticas são de uso limitado em (1) desbridamento, ou seja, como auxiliares na resolução e remoção de coágulos sanguíneos ou acúmulos fibrinosos ou purulentos e (2) terapia de substituição para corrigir certas deficiências GI (Quadro 105.1).

ALTEPLASE – veja Cap. 67.

ASPARAGINASE – veja Cap. 86.

AUXILIARES DIGESTIVOS

Numerosas preparações, tanto de venda com prescrição quanto de venda livre, estão disponíveis como auxiliares para a digestão, sobretudo para condições nas quais há deficiência de enzimas digestivas naturais. Elas contêm algumas ou todas as seguintes categorias de enzimas: amilolíticas, proteolíticas, celulíticas e lipolíticas. Além disso, as preparações freqüentemente incluem sais biliares ou extratos biliares. A α-D-galactosidase é usada para reduzir gases ou distensão após a ingestão de grãos, cereais, nozes, sementes ou vegetais contendo rafinose, verbascose e estaquiose.

COLAGENASE

Santyl

É um produto do *Clostridium histolyticum*, que fragmenta colágeno natural e desnaturado em tecidos necróticos (não em tecidos sadios) em temperatura e pH fisiológicos. Ele é um complexo enzimático produzido por fermentação.

Descrição – Pó fino, marrom e amorfo; é termolábil.

Solubilidade – Solúvel em água ou em álcool.

Comentários – O colágeno constitui cerca de 75% do peso seco da pele e é o principal constituinte de restos necróticos e da escara que cobre a superfície de uma úlcera; por isso, a colagenase é indicada para o desbridamento de áreas gravemente queimadas e úlceras de pele. A sua eficiência no tratamento de outras lesões necróticas da pele necessita de investigação mais extensa. A enzima é compatível com antibióticos como sulfato de polimixina B, neomicina ou bacitracina. É afetada adversamente por anti-sépticos de metais pesados, detergentes e hexaclorofeno, de forma que esses agentes têm de ser removidos antes da utilização da enzima.

DESOXIRRIBONUCLEASE RECOMBINANTE

Pulmozyme

A dornase alfa é uma solução purificada de desoxirribonuclease humana I produzida em células de ovário de *hamster* chinês geneticamente modificado. É sensível à luz e ao calor.

Comentários – A desoxirribonuclease cliva seletivamente o DNA, o qual está presente em altas concentrações nas secreções de pacientes com fibrose cística após liberação por leucócitos que se acumulam em resposta a infecção. Sua ação reduz a viscoelasticidade da secreção.

ENZIMAS PANCREÁTICAS

São substâncias que contêm enzimas, principalmente amilase, protease e lipase, obtidas do pâncreas do porco, *Sus scrofa* var. Linné *domesticus* Gray (Fam. *Suidae*) ou do boi, *Bos taurus* Linné (Fam. *Bovidae*).

A pancreatina contém, em cada miligrama, não menos que 2 Unidades de atividade de lipase, não menos que 25 Unidades de atividade de amilase e não menos que 25 Unidades de atividade de protease. A pancreatina de um maior poder digestivo pode ser classificada com um múltiplo inteiro das três atividades mínimas ou pode ser diluída pela mistura com lactose ou com sucrose contendo não mais que 3,25% de amido, ou com pancreatina de poder digestivo mais baixo.

A pancrelipase contém, em cada miligrama, não menos que 24 Unidades de atividade de lipase, não menos que 100 Unidades de atividade de amilase e não menos que 100 Unidades de atividade de protease.

Descrição – Pós de cor creme, amorfos e com um odor fraco e característico, mas não ofensivo. Hidrolisam gorduras a glicerol e ácidos graxos, transformam proteínas em proteoses e substâncias derivadas e convertem amido em dextrinas e açúcares. Suas maiores atividades são em meios neutros ou ligeiramente alcalinos; mais do que traços de ácidos minerais ou grandes quantidades de hidróxidos alcalinos as tornam inertes. Um excesso de carbonato alcalino também inibe a sua ação.

Solubilidade – Solúveis lenta e incompletamente em água; insolúveis em álcool.

Incompatibilidades – Os *ácidos minerais* ou os *hidróxidos alcalinos* ou carbonatos em excesso as tornam inertes. São precipitadas por *soluções alcoólicas fortes* e por muitos *sais metálicos*.

Comentários – São utilizadas no tratamento de pacientes com fibrose cística (mucoviscidose), pancreatite crônica, pancreatectomia cirúrgica parcial ou completa e outras condições associadas com insuficiência pancreática exócrina. A administração de pancreatina diminui o conteúdo de nitrogênio e de gordura das fezes. O uso da pancreatina, exceto na insuficiência pancreática, não tem qualquer valor conhecido. A eficácia da pancreatina no tratamento da distensão gasosa não foi demonstrada. No tratamento da insuficiência pancreática, uma dieta hipercalórica rica em proteínas e pobre em gorduras é recomendada. Uma quantidade significativa da atividade enzimática pode ser perdida por digestão péptica durante a passagem através do estômago. A eficácia da pancreatina é acentuada pela administração simultânea de cimetidina, que aumenta o pH intragástrico. Regimes dietéticos e enzimáticos são mais bem baseados em avaliações clínicas repetidas e, em pacientes hospitalizados, medições periódicas da perda fecal de gordura e nitrogênio. Como a deficiência pancreática subjacente encontra-se inalterada, a terapia de reposição com pancreatina é permanente. Em doses altas, a pancreatina pode causar náusea, cãibras abdominais e diarréia. O pó enzimático é irritativo para a membrana nasal, devendo-se, portanto, evitar a inalação.

EXTRATO DE MALTE – veja Cap. 55.

HIALURONIDASE PARA INJEÇÃO

Wydase

É um produto enzimático estéril, seco e solúvel preparado a partir de testículos de mamífero (bovinos) e capaz de hidrolisar mucopolissacarídios do tipo do ácido hialurônico; sua potência não é menor do que a potência indicada em Unidades de Hialuronidase, e contém não mais que 0,25 μg de tirosina para cada Unidade de Hialuronidase. Pode conter um estabilizador apropriado.

Descrição – Sólido branco, inodoro e amorfo ou um sólido de aparência vítrea quase incolor; é destruído pelo calor; suas soluções são incolores.

Comentários – É um cemento intercelular, que mantém unidas as células parenquimatosas dos órgãos; parece ser um gel do ácido hialurônico, que é um polissacarídio altamente polimerizado. O último está presente em todos os órgãos, porém é mais abundante em tecidos de origem mesenquimal (p. ex., tecido conjuntivo e vasos sanguíneos); o testículo é a fonte mais rica de hialuronidase nos mamíferos. A hialuronidase hidrolisa o ácido hialurônico através da cisão da ligação glicosaminídica entre o carbono 1 da fração glicosamina e o carbono 4 do ácido glicurônico. A hialuronidase acelera a difusão subcutânea tanto de matéria particulada quanto de soluções através da despolimerização do ácido hialurônico. Isso resulta em uma área maior de distribuição de drogas nos espaços tissulares e facilita a sua absorção.

O principal uso clínico da hialuronidase é facilitar a administração de líquidos por hipodermóclise. Ela tem sido usada como um adjunto na urografia subcutânea, para aumentar a reabsorção de agentes radiopacos e para acentuar a absorção de drogas nos espaços tissulares, transudatos e vários edemas. O seu uso com anestésicos locais não é recomendado. A hialuronidase não deve ser usada em áreas infectadas devido ao risco de disseminação da infecção.

LACTASE

Lactaid

É uma β-D-galactosidase derivada do fungo *Kluyveromyces lactis*.

Comentários – É adicionada ao leite, ou ingerida com ele, para converter o dissacarídio lactose em glicose e galactose para pacientes que sofrem de insuficiência de lactase (intolerância à lactose).

OUTRAS ENZIMAS

Fibrinolisina e Desoxirribonuclease [Elase] – É uma mistura de fibrinolisina de plasma bovino e desoxirribonuclease obtida de pâncreas bovino. Essas duas enzimas funcionam em conjunto quando usadas topicamente para lisar fibrina e liquefazer pus, ajudando, assim, na remoção de material necrótico tanto da pele quanto de certas cavidades corporais. É usada como um agente de desbridamento em ferimentos cirúrgicos, lesões ulcerativas e queimaduras de segundo e terceiro graus, e é usada intravaginalmente nas cervicites e vaginites graves. Não é apropriada para uso parenteral, e não deve ser utilizada em doenças tromboembólicas. O produto comercial citado é fornecido como um pó liofilizado (25 unidades de fibrinolisina e 15.000 unidades de desoxirribonuclease), a partir do qual pode ser preparada uma solução para uso tópico, e em forma de pomada (30 unidades de fibrinolisina e 20.000 unidades de desoxirribonuclease). Também está disponível em combinação com cloranfenicol a 1%, mas têm sido relatadas toxicidades sistêmicas com o antibiótico.

PAPAÍNA

Panafil

É uma enzima proteolítica derivada do fruto da árvore do melão tropical, *Carica papaya*. Exibe especificidade de amplo espectro sobre uma ampla gama de pH, incluindo peptídios, amidos, ésteres e tioésteres, sendo todos suscetíveis à hidrólise catalisada pela papaína. A proteína não-viável é suscetível, mas é inofensiva para os tecidos viáveis.

Comentários – É utilizada no desbridamento de tecido necrótico.

SUTILAÍNAS

Travase

É uma substância que contém enzimas proteolíticas, derivada da bactéria *Bacillus subtilis*. É elaborada por fermentação com *B subtilis* e purificada por filtração, precipitação com sal e solvente e liofilização. Sua potência é de não menos que 2.500.000 Unidades de Caseína de atividade proteolítica/g.

Descrição – Pó de cor creme inodoro; *não prove* (é irritante para as membranas orais); estável na luz, higroscópico e se decompõe em solventes.

Solubilidade – 1g em 100 mL de água; insolúvel em álcool ou em outros solventes orgânicos.

Comentários – É um adjunto para métodos estabelecidos de cuidados com ferimentos para o desbridamento bioquímico das seguintes lesões: queimaduras de 2.º e 3.º graus; úlceras de decúbito; ferimentos incisionais, traumáticos e pirogênicos; e úlceras secundárias a doença vascular periférica. A enzima digere proteínas desnaturadas encontradas em tecidos necróticos, e um ambiente úmido é essencial para a atividade enzimática ótima. Detergentes e anti-sépticos podem tornar o substrato refratário, e antibacterianos constituídos por metais pesados podem desnaturar a enzima. É contra-indicada para ferimentos que se comunicam com cavidades corporais ou para aqueles contendo nervos ou tecido nervoso expostos, para úlceras neoplásicas vegetantes ou em ferimentos em mulheres com potencial reprodutivo. Não se deve permitir que ela entre em contato com os olhos. Se isso ocorrer inadvertidamente, os olhos devem ser enxaguados imediatamente com quantidades copiosas de água (de preferência água estéril).

TRIPSINA CRISTALIZADA

Granulex

É uma enzima proteolítica cristalizada a partir de um extrato do pâncreas do boi, *Bos taurus* Linné (Fam. *Bovidae*); sua potência é de não menos que 25.000 Unidades de Tripsina/mg.

Descrição – Pó de cor entre o branco e o branco-amarelado, inodoro e amorfo.

Solubilidade – Uma quantidade equivalente a 500.000 Unidades é solúvel em 10 mL de água ou TS salina; o pH (em solução a 1%) varia entre 3 e 5,5; a atividade máxima ocorre a um pH de 8.

Comentários – Promove a proteólise de vários substratos proteicos, incluindo sangue coagulado, exsudatos purulentos (pus) e tecido necrótico, mas não de tecido vivo. Especialmente na presença de sangue, a sua duração de ação é limitada, devido à presença de substratos inibitórios. Também têm sido inaladas soluções para a liquefação de escarro viscoso.

CAPÍTULO **106**

Vitaminas e Outros Nutrientes

Ernestine Vanderveen, PhD
National Institute on Alcohol Abuse and Alcoholism
National Institutes of Health
Rockville, MD 20857

John E Vanderveen, PhD
Center for Food Safety and Applied Nutrition
Food and Drug Administration
Washington, DC 20204

Os seres humanos se alimentam com o intuito de obter energia para seu crescimento, para a manutenção de suas funções orgânicas e para o trabalho. A energia é obtida graças à conversão de carboidratos, lipídios e proteínas, que, quando completamente metabolizados, dão origem a 4, 9 e 4 quilocalorias por grama (kcal/g), respectivamente. A proporção de cada um desses nutrientes na dieta humana varia segundo o ambiente, a disponibilidade de alimentos, a cultura e os hábitos alimentares de cada pessoa.

Nos Estados Unidos, a porcentagem do total de calorias que é obtida a partir de carboidratos, gorduras e proteínas na maioria das dietas é de cerca de 50, 38 e 12%, respectivamente. É cada vez mais evidente que a quantidade e o tipo de carboidratos e gorduras influenciam profundamente o desenvolvimento de doenças degenerativas.

O metabolismo, o crescimento e o reparo dos tecidos exigem um aporte adequado de proteínas, minerais, vitaminas, água e oxigênio. Os dois últimos em geral não são classificados como nutrientes, porém são substâncias que precisam ser obtidas continuamente e em quantidade suficiente para que o organismo se mantenha vivo. As recomendações atuais são de que no máximo 30% das calorias provenham de gorduras, sendo que no máximo 1/3 de gorduras saturadas e 1/3 de poliinsaturadas. O restante deve ser provido por gorduras monoinsaturadas. O óleo de oliva é uma boa fonte de gorduras monoinsaturadas.

Os elementos minerais exercem funções estruturais, catalíticas e moduladoras nos processos metabólicos. Os minerais estão presentes nos líquidos orgânicos sob a forma de íons livres, contribuindo para a osmolaridade na forma de eletrólitos. A estrutura sólida do corpo, que é formada basicamente por osso, contém compostos minerais. As vitaminas são um grupo heterogêneo de compostos orgânicos que participam dos processos metabólicos em quantidades diminutas em comparação aos outros nutrientes. O conjunto dos complexos processos pelos quais os animais conseguem e utilizam todos esses materiais é chamado nutrição. As várias disciplinas envolvidas na elucidação desses processos são coletivamente denominadas ciências nutricionais.

A compreensão da importância dos nutrientes na fisiologia humana foi obtida em grande parte de pesquisas em formas menos complexas de vida, sobretudo bactérias e animais como a galinha, o rato, a cobaia, o camundongo, o cão, o porco e o macaco. Esses estudos foram endossados e ampliados por observações clínicas de populações humanas saudáveis ou portadoras de várias condições mórbidas, com desnutrição e por ensaios experimentais em seres humanos.

INFORMAÇÕES ERRADAS SOBRE OS ALIMENTOS – Existe uma enorme quantidade de informações confusas e sem nenhum respaldo científico acerca dos alimentos, havendo vários produtos de formulação especial que teoricamente proporcionam saúde ou que previnem ou curam diversas doenças. O consumo diário de quantidades adequadas de alimentos variados de origem animal e vegetal é suficiente para fornecer quantidades apropriadas ou até mesmo abundantes de todos os nutrientes essenciais conhecidos para toda a população.

Um número muito pequeno de pessoas com erros inatos do metabolismo, com doenças do trato gastrintestinal (GI) ou expostas a substâncias que reduzem a absorção ou que alteram o metabolismo de alguns nutrientes necessita de suplementos ou de alimentação especial. No entanto, cada vez mais gente é influenciada por idéias errôneas a respeito de comida *saudável*, dietas da moda e curas milagrosas difundidas por pessoas ou grupos que lucram com a venda de tais alimentos ou idéias. Muitas vezes, essas pessoas são bastante convincentes, afirmando terem sido *curadas* ou mostrando evidências do êxito de seus produtos em curar várias doenças reais ou imaginárias. Quando o consumidor incauto aceita de forma acrítica tais produtos falsamente rotulados em vez de procurar um tratamento médico às vezes necessário, sérias conseqüências podem advir. Os riscos implicados no acompanhamento de dietas bizarras visando ao emagrecimento também podem ser consideráveis. Têm ocorrido casos fatais relacionados direta ou indiretamente a dietas da moda ou a outras formas de autodiagnóstico e tratamento.

A Food and Drug Administration (FDA, órgão governamental norte-americano responsável pelo controle de alimentos e medicamentos) tem a responsabilidade e a autoridade pelo controle do tráfego interestadual de produtos enganosos. Isso inclui autoridade para regular suplementos nutricionais quanto à sua segurança; garantir que o rótulo é informativo e preciso e que não contém instruções falsas ou enganosas; e assegurar que suplementos para lactentes, crianças menores de 12 anos, gestantes e lactantes são suficientemente fortes. A obediência à regulamentação concernente à segurança, rotulagem e promoção de um produto é conseguida por meio de uma fiscalização em nível nacional da rotulagem e composição da imensa quantidade de alimentos embalados disponível no mercado. Farmacêuticos e outros profissionais com competência na área nutricional devem denunciar à FDA rótulos contendo informações falsas.

O consumidor deve ter a oportunidade de aprender a tomar decisões seguras a respeito de sua saúde e estado nutricional, e isso é especialmente importante no campo da nutrição, em que a falta de informação pode trazer riscos à saúde. São essenciais os programas de educação nutricional, para que o consumidor, quando diante das complexidades que um mercado oferece hoje em dia, possa decidir em benefício próprio.

Os farmacêuticos, em virtude de seu contato diário com o público diretamente implicado nessa questão, têm a responsabilidade de estar bem-informados para amainar os temores criados por sensacionalistas pseudocientíficos e proteger o bolso de seus clientes.

NECESSIDADES NUTRICIONAIS E PADRÕES NUTRICIONAIS – Seria possível determinar quantitativamente as necessidades nutricionais humanas caso se pudesse correlacionar uma ingestão conhecida de certo nutriente com as respostas biológicas específicas em estudos controlados com precisão. Embora isso seja impossível, há três tipos de estudos que podem nos dar uma estimativa dessas necessidades.

Estudos de equilíbrio, que empregam um método de comparação de aporte e perdas de um nutriente e, portanto, medem as perdas e os ganhos de um componente estável.

Mensurações bioquímicas de um nutriente, de seus metabólitos e de componentes estruturais ou funcionais relacionados em um líquido ou compartimento orgânico, em um tecido ou em excreta.

Avaliação clínica e testes de desempenho em pessoas mantidas sob condições de rígido controle da ingestão de nutrientes, a fim de se determinarem os níveis dietéticos necessários para a manutenção da saúde e a prevenção da deterioração das funções fisiológicas e cognitivas.

Idealmente, dados dos três tipos de estudos permitem ao pesquisador determinar a quantidade mínima de nutrientes que evitam sintomas carenciais ou que garantem uma resposta fisiológica ou bioquímica bem-definida, p. ex., a manutenção de níveis de ferritina sérica em mulheres em idade fértil. Contudo, esses dados fornecem uma necessidade *média*, que representa a quantidade de nutriente necessária para manter saudável a maioria de uma dada população. Isso implica que as necessidades *reais* de um *indivíduo* podem ser maiores ou menores que a média. Obviamente, ainda não foram desenvolvidos a ferramenta perfeita para determinar as necessidades humanas e os critérios perfeitos de resposta fisiológica e cognitiva.

Na prática, com o objetivo de desenvolver padrões dietéticos que sirvam de meta para a seleção de alimentos, são utilizadas quantidades maiores que as necessidades estimadas como *margem de segurança*, a fim de cobrir a variação entre os indivíduos e a imprecisão inerente às estimativas. Os valores resultantes foram utilizados no desenvolvimento dos padrões dietéticos norte-americanos, as *Recommended Dietary Allowances* (RDA – Cotas Diárias Recomendadas), pelo Food and Nutrition Board da National Academy of the Sciences – National Research Council (NAS-NRC) (veja Cap. 100). O Food and Nutrition Board também publicou Estimated Safe and Adequate Daily Dietary Intakes (Estimativa da Ingestão Dietética Diária Segura e Adequada) para 12 nutrientes para os quais não havia informação suficiente para o estabelecimento de uma RDA (Quadro 106.1).

Em 1940, a FDA estabeleceu independentemente um conjunto de padrões dietéticos chamados de Minimum Daily Requirements (MDR – Necessidades Diárias Mínimas), utilizados na rotulagem de produtos com a finalidade de auxiliar os consumidores a relacionar o conteúdo nutricional de alguns alimentos às suas próprias necessidades. Em 1974, esses foram substituídos pela FDA por um novo conjunto de padrões para rotulagem, as US Recommended Daily Allowances (US RDA), que continham valores para mais nutrientes e que foram adaptados e condensados a partir das RDA do Food and Nutrition Board. Para diminuir a confusão, a FDA renomeou esses padrões de rotulagem como Reference Daily Intakes (RDI – Ingestão Diária de Referência). Veja o Quadro 106.2. A regulamentação federal nos Estados Unidos exige que os fabricantes que fornecem informações nutricionais em suas embalagens, inclusive suplementos alimentares, incluam os percentuais das RDI de vitaminas, minerais e proteínas fornecidos por uma porção ou porção diária de consumo.

Os padrões dietéticos são ferramentas necessárias e úteis e são meios através dos quais as descobertas em ciências nutricionais podem ser aplicadas para a melhoria e a manutenção da saúde humana. Tais informações são revistas periodicamente à medida que novos dados se tornam disponíveis.

NUTRIÇÃO TERAPÊUTICA – Qualquer interferência na capacidade do corpo de utilizar os nutrientes nos alimentos disponíveis ou sua incapacidade de obter nutrientes suficientes a partir dos alimentos disponíveis requer a intervenção de profissionais capazes de diagnosticar e tratar o problema. O tratamento pode variar desde uma simples correção na ingestão de nutrientes até a administração IV de fórmulas nutricionais especiais. A terapia dietética pode ser posta em prática quando a mudança do estado nutricional do paciente pode ser efetuada gradualmente, como em casos em que é importante manter um estado nutricional ótimo durante longos períodos de estresse físico, quando se pretende uma alteração do peso corporal e para corrigir a ingestão alimentar (tanto quantitativa quanto qualitativamente) quando o organismo não está funcionando bem ou após depleção de reservas por cirurgia ou trauma. Tipos específicos de terapia dietética são necessários por longos períodos, ou mesmo por toda a vida, para compensar erros inatos do metabolismo.

Muitas vezes é necessário um tratamento radical. Por exemplo, na correção de uma deficiência nutricional como a anemia perniciosa e na prevenção de sua recorrência em um indivíduo suscetível, são administradas por via parenteral altas doses do nutriente em falta. A alimentação via cateter nasogástrico ou por gastrostomia ou jejunostomia é empregada quando é impossível ao paciente alimentar-se pela boca. Grandes queimados apresentam problemas nutricionais muito mais graves que os enfrentados por pacientes submetidos a grandes cirurgias ou hemorragias graves. A primeira necessidade desses pacientes é a reposição de líquidos e eletrólitos, seguida tão logo possível por dieta ou solução intravenosa rica em proteínas, calorias e vitaminas. O objetivo em todos esses casos é proceder a suplementação nutricional de acordo com a necessidade específica o mais cedo possível.

A compreensão da necessidade de terapia nutricional é facilitada pelo conhecimento dos seguintes fatores capazes de influenciar as demandas nutricionais:

Quadro 106.1 Quadro Resumido: Estimativa do Consumo Dietético Diário Adequado e Seguro de Vitaminas e Minerais Selecionados[a,b]

	VITAMINAS				OLIGOELEMENTOS[c]				
CATEGORIA	IDADE (anos)	BIOTINA (μg)	ÁCIDO PANTOTÊNICO (mg)	IDADE (anos)	COBRE (mg)	MANGANÊS (mg)	FLUORETO (mg)	CROMO (μg)	MOLIBDÊNIO (μg)
Lactentes	0–0,5	10	2	0–0,5	0,4–0,6	0,3–0,6	0,1–0,5	10–40	15–30
	0,5–1	15	3	0,5–1	0,6–0,7	0,6–1,0	0,2–1,0	20–60	20–40
Crianças e adolescentes	1–3	20	3	1–3	0,7–1,0	1,0–1,5	0,5–1,5	20–80	25–50
	4–6	25	3–4	4–6	1,0–1,5	1,5–2,0	1,0–2,5	30–120	30–75
	7–10	30	4–5	7–10	1,0–2,0	2,0–3,0	1,5–2,5	50–200	50–150
	11+	30–100	4–7	11+	1,5–2,5	2,0–5,0	1,5–2,5	50–200	75–250
Adultos		30–100	4–7		1,5–3,0	2,0–5,0	1,5–4,0	50–200	75–250

[a]Reproduzido da *Recommended Dietary Allowances*, ed 10. Washington, DC: NAS, 1989.
[b]Como há menos informação em que se basear para estabelecer metas de consumo, são referidos intervalos de consumo recomendados.
[c]Como os níveis tóxicos para muitos oligoelementos podem ser apenas algumas vezes o consumo habitual, não se deve ultrapassar habitualmente os limites superiores aqui referidos.

Quadro 106.2 Consumo Diário de Referência para Fins de Rotulagem

	UNIDADES	LACTENTES	CRIANÇAS ABAIXO DE 4 ANOS DE IDADE	ADULTOS E CRIANÇAS DE 4 ANOS DE IDADE OU MAIS	GESTANTES OU LACTANTES
Vitamina A	IU	1.500	2.500	5.000	8.000
Vitamina D	IU	400	400	400	400
Vitamina E	IU	5	10	30	30
Vitamina C	mg	35	40	60	60
Folacina	mg	0,1	0,2	0,4	0,8
Tiamina	mg	0,5	0,7	1,5	1,7
Riboflavina	mg	0,6	0,8	1,7	2,0
Niacina	mg	8	9	20	20
Vitamina B_6	mg	0,4	0,7	2	2,5
Vitamina B_{12}	μg	2	3	6	8
Biotina	mg	0,05	0,15	0,3	0,3
Ácido Pantotênico	mg	3	5	10	10
Cálcio	g	0,6	0,8	1,0	1,3
Fósforo	g	0,5	0,8	1,0	1,3
Iodo	μg	45	70	150	150
Ferro	mg	15	10	18	18
Magnésio	mg	70	200	400	450
Cobre	mg	0,6	1,0	2,0	2,0
Zinco	mg	5	8	15	15
Proteína	g	14[a]	16[a]	50[b]	60, 65[b]

[a]Qualidade medida pela Razão de Eficiência de Proteínas (*Protein Efficiency Ratio* – PER).
[b]O valor para proteínas para adultos e crianças de 4 anos de idade ou mais é referido como um *valor de referência diária* e a qualidade é avaliada segundo critérios baseados no conteúdo de aminoácidos.

Interferência no consumo de comida (p. ex., diminuição do apetite, doença GI, distúrbios neurológicos traumáticos que interferem com a capacidade de auto-alimentação, distúrbios psiquiátricos, doença da boca, alcoolismo, anorexia e êmese gravídica, alergia alimentar e doença que exige uma dieta restrita).

Interferência na absorção (p. ex., ausência de secreção digestiva adequada, hipermotilidade intestinal, redução da superfície de absorção, falha do mecanismo intrínseco de absorção e drogas que diminuem a absorção).

Interferência na utilização ou armazenamento (p. ex., dano hepático, hipotireoidismo, neoplasia do trato GI e tratamento medicamentoso ou radiação).

Aumento da lesão de tecidos e/ou diminuição da função (p. ex., trauma grave, acloridria no trato GI, metais pesados e outros antagonistas metabólicos).

Excreção aumentada ou perda de nutrientes (p. ex., lactação, queimaduras, glicosúria, albuminúria e perda sangüínea aguda ou crônica).

Demanda aumentada (p. ex., aumento de atividade física, períodos de crescimento rápido, gravidez e lactação, febre, hipertireoidismo e tratamento medicamentoso).

VITAMINAS

Vitaminas são compostos orgânicos necessários para o crescimento e para a manutenção da vida dos animais, inclusive os seres humanos. Como regra geral, os animais não conseguem sintetizar esses compostos por meio de processos anabólicos que são independentes do meio ambiente se não considerarmos o ar. Essas substâncias são efetivas em pequenas quantidades, não fornecem energia e não são utilizadas como unidades estruturais, porém são essenciais na transformação da energia e na regulação do metabolismo das unidades estruturais. Elas, ou seus precursores, são encontradas nos vegetais e possuem funções metabólicas específicas nas células vegetais. Os tecidos vegetais são, portanto, a fonte desses fatores protetores nutricionais para o reino animal. Além dos carboidratos, gorduras, proteínas, minerais e água, é necessário que a alimentação dos seres humanos e dos animais contenha pequenas quantidades dessas substâncias orgânicas chamadas vitaminas. Se um de pelo menos 13 desses compostos estiver faltando na dieta, haverá retardo ou mesmo ausência de crescimento na criança e surgirão sintomas de desnutrição conhecidos como doenças carenciais.

As vitaminas não se assemelham em sua composição química e função. Elas têm em comum o fato de não poderem ser sintetizadas, pelo menos em quantidade suficiente, pelos tecidos animais. Suas funções podem ser divididas em duas categorias: manutenção da estrutura ou das funções metabólicas normais. Por exemplo, a vitamina A é essencial na manutenção dos epitélios; a vitamina D age na absorção dos sais ósseos normais para a formação e o crescimento de ossos e outros tecidos. Algumas vitaminas hidrossolúveis, como a tiamina, a riboflavina, o ácido pantotênico e a niacina, são constituintes das enzimas respiratórias necessárias para o uso da energia obtida a partir do catabolismo oxidativo de gorduras e açúcares.

É conveniente dividir essas substâncias em dois grupos: *hidrossolúveis* e *lipossolúveis*. As vitaminas A, D, E e K pertencem ao grupo das lipossolúveis, uma vez que podem ser extraídas com solventes de gorduras e são encontradas nas partes gordurosas dos tecidos animais. Entre as vitaminas hidrossolúveis estão o ácido ascórbico e as vitaminas do grupo B, que compreende 10 ou mais compostos bem-definidos. Maiores informações sobre a nomenclatura de vitaminas podem ser encontradas no Quadro 106.3. A caracterização das vitaminas como fatores metabólicos essenciais com estruturas químicas distintas exigiu seu isolamento a partir de fontes naturais e subseqüente síntese em laboratório. A síntese química ou microbiológica com fins comerciais, algumas a partir de compostos relativamente simples, constitui a fonte da maioria das vitaminas empregada hoje em preparações farmacêuticas, suplementos dietéticos e alimentos enriquecidos.

PADRONIZAÇÃO – A atividade ou a potência de uma vitamina é medida por três métodos principais:

Biológicos, em que ratos, camundongos, cobaias e galinhas são usados como animais experimentais.

Microbiológicos, que utilizam bactérias que precisam de algumas das vitaminas hidrossolúveis, são rápidos, específicos e precisos. Esses métodos são usados para a produção e o controle laboratorial da produção de algumas vitaminas.

Químicos, que empregam uma cor característica ou uma reação sensível específica para os compostos; existem para a maioria das vita-

Quadro 106.3 Nomenclatura das Vitaminas

VITAMINA	SINÔNIMO OU TERMOS DESCRITIVOS
Grupo A	Vitamina antixeroftálmica
A_1	Retinol
A_2	Desidrorretinol
Ácido A	Ácido retinóico (tretinoína)
Carotenóides provitamina A	Caroteno (α & β, criptoxantina (hidróxi-β-caroteno)
Grupo B	Antigo complexo B
Tiamina	Vitamina B_1, aneurina, vitamina antiberibéri
Riboflavina	Vitamina B_2, lactoflavina
Niacina	Ácido nicotínico e nicotinamida, fator de prevenção da pelagra
Ácido pantotênico	Antiga vitamina B_3
B_6	Piridoxina, piridoxal, piridoxamina
Biotina	Coenzima R
Folacina	Ácido fólico (ácido pteroilmonoglutâmico, APG), e poliglutamatos de ácido fólico, ácido tetra-hidrofólico, ácido formil-tetra-hidrofólico (antigo fator citrovorum, ácido folínico)
B_{12}	Vitamina antianemia perniciosa, cianocobalamina, hidroxocobalamina (antiga vitamina B_{12b}), nitritocobalamina (antiga vitamina B_{12c})
C	Ácido L-ascórbico, vitamina antiescorbútica
Grupo D	Vitamina anti-raquítica
D_2	Ergocalciferol (antigo calciferol), ergosterol ativado
D_3	Colecalciferol, 7-desidrocolesterol ativado
Grupo E	Possuem atividade de vitamina E em graus variáveis; ocorrem como ésteres de ácidos graxos
alfa-, beta-, gama-, delta-	tocoferóis & tocotrienóis
Grupo K	Vitamina anti-hemorrágica
K_1	Fitoquinona } ocorrem na natureza
K_2	Farnoquinona } ocorrem na natureza
K_3	Menadiona, menaquinona
K_{4-7}	Análogos biologicamente ativos da menadiona } sintéticos

minas em misturas simples. A separação cromatográfica seguida de técnicas de detecção é um meio alternativo de quantificação.

Os métodos de pesquisa de vitaminas estão hoje tão avançados que os fabricantes de preparações vitamínicas podem estabelecer com exatidão a potência de seus produtos, estando as tabelas de conteúdo vitamínico dos alimentos completas para a maioria das vitaminas. Os métodos de pesquisa são descritos resumidamente nos tópicos particulares de cada vitamina.

Com o fim de aperfeiçoar e uniformizar os resultados de tais pesquisas, a Organização Mundial de Saúde (OMS) da Organização das Nações Unidas patrocinou o desenvolvimento e a disseminação de padrões. Via de regra, um Padrão Internacional deixa de ser usado quando a substância responsável por sua atividade característica é isolada, identificada e disponibilizada. A USP elaborou para os Estados Unidos um conjunto de Padrões de Referências comparáveis, sendo a potência biológica das vitaminas A e D expressa em Unidades USP, que equivalem às Unidades Internacionais (UI). No entanto, quanto mais uma vitamina se torna disponível em sua forma pura, maior é a tendência de se expressar sua quantidade em unidades de massa.

AS VITAMINAS LIPOSSOLÚVEIS

VITAMINA A E CAROTENO

A vitamina A foi a primeira vitamina a ser descoberta. Nutricionistas de animais observaram déficit de crescimento em bezerros nascidos de vacas que se alimentavam somente de trigo ou de aveia, enquanto as que se alimentavam da planta toda do milho tinham bezerros com crescimento normal. Descobriram que a vitamina estava relacionada a vegetais que continham clorofila e carotenóides. Estudos posteriores concluíram que a vitamina é essencial para a manutenção da estrutura normal dos tecidos e para outras funções fisiológicas importantes como a visão e a reprodução.

Propriedades Químicas e Quantificação – A vitamina A é representada basicamente pelo álcool poliênico cíclico vitamina A_1 (retinol) que possui a fórmula empírica $C_{20}H_{30}O$ e cujas quatro ligações duplas conjugadas na cadeia lateral estão na estrutura *trans*.

Vitamina A (Retinol) (Vitamina$_{A1}$)

Um outro representante da vitamina A de ocorrência natural é a vitamina A_2, que possui uma ligação dupla adicional na posição 3—4 do anel. Possui apenas de um quarto a metade da atividade da vitamina A_1 no rato e não tem importância comercial. Um outro representante é a neovitamina A-a, que apresenta a ligação dupla terminal da cadeia lateral na posição *cis*, possuindo pouca atividade biológica.

A vitamina A_1 é um composto cristalino amarelo pálido solúvel em solventes de gorduras e que possui uma absorção máxima de UV em 328 nm. A vitamina não é facilmente destruída por aquecimento, mas oxida-se com facilidade e é menos resistente a soluções ácidas que a alcalinas. Os ésteres da vitamina A_1 com os ácidos graxos acético e palmítico são comercialmente importantes por serem mais estáveis que o álcool.

As fontes da maior parte da vitamina A em animais, aves e peixes são os pigmentos carotenóides, compostos amarelos presentes em todos os vegetais clorofilados. Pelo menos 10 carotenóides diferentes apresentam atividade provitamínica A, mas apenas o α- e o β-caroteno e a criptoxantina (encontrada no milho amarelo) são importantes na nutrição humana, sendo o β-caroteno o mais importante.

β-Caroteno

Teoricamente, uma molécula de β-caroteno deve dar origem a duas de vitamina A_1; no entanto, a disponibilidade de caroteno nos alimentos como fonte de vitamina A é baixa e extremamente variável. Muitas vezes, na hora de calcular, são utilizados fatores de 1/2, 1/3, 1/4 ou menos para compensar isso. A eficiência de utilização do caroteno é em geral considerada como 1/6 em seres humanos. Ou seja, 1 μg de β-caroteno possui a mesma atividade biológica que 0,167 μg de retinol. Isso já está levando em conta as perdas sofridas na absorção, transporte e conversão tecidual à vitamina ativa. A conversão da provitamina à vitamina A ocorre principalmente nas paredes do intestino delgado e talvez, em menor grau, no fígado. A conversão está relacionada às reservas de vitamina A do organismo. Como a vitamina A_1, os carotenos são solúveis em solventes de gorduras, na forma cristalina são de cor laranja forte ou cobre e possuem um espectro de absorção característico.

Comercialmente, obtém-se a síntese total da vitamina A_1 e do β-caroteno, sendo a vitamina A geralmente preparada sob a forma de acetato. A concentração de vitamina A nas gorduras animais e no óleo de fígado de peixe é importante. As principais etapas do processo são a destilação molecular, a saponificação e a cristalização do destilado, e a acilação ao éster desejado.

A Unidade USP para a vitamina A é idêntica à Unidade Internacional. O Padrão de Referência USP para a vitamina A é uma solução de acetato de vitamina A cristalino em óleo de semente de algodão na concentração de 1 Unidade USP (0,344 μg)/0,1 mg de solução. Embora não haja uma Unidade USP para o caroteno, há uma Unidade Internacional (UI); a relação ponderal entre o caroteno e a vitamina A é de 6 para 3,44, considerando os compostos puros.

A vitamina A pode ser aferida por medida direta de sua absorção ultravioleta por meio de avaliação fotométrica da reação cromogênica com tricloreto de antimônio em clorofórmio (reação de Carr-Price), por meio de separação cromatográfica líquida sob alta pressão e espectrometria ultravioleta e visível, ou ainda através de um método biológico em que se verifica o retorno do crescimento de ratos quando se adiciona a vitamina com atividade a uma dieta carente em vitamina A.

A determinação química ou físico-química do β-caroteno depende da mensuração da cor amarela em suas soluções em solventes orgânicos. A separação cromatográfica de carotenóides associados é geralmente necessária para que se possa fazer uma análise precisa dos compostos biologicamente ativos.

Os carotenóides são degradados pela luz, e sua deficiência relacionada à exposição excessiva à luz UV já foi descrita.

Funções Metabólicas – De todas as funções da vitamina A no organismo, a mais bem estudada foi o seu papel no processo visual. A retina humana contém dois sistemas de fotorreceptores. Os bastonetes, que são os componentes estruturais de um desses dois sistemas, são especialmente sensíveis à luz de baixa intensidade. Um aldeído específico da vitamina A é essencial para a formação da rodopsina (a porção glicoproteica de alto peso molecular do pigmento visual contido nos bastonetes) e para o funcionamento normal da retina. Por sua relação com o processo visual, o álcool da vitamina A foi chamado de retinol, e o aldeído, de retinal. Uma pessoa com deficiência de vitamina A tem a adaptação ao escuro comprometida (*cegueira noturna*).

A vitamina A também participa da manutenção da integridade de epitélios, podendo ocorrer, em situações de estresse decorrentes de déficit vitamínico, a substituição de estruturas normais por epitélio queratinizado estratificado nos olhos, glândulas para-oculares e nos sistemas respiratório, digestivo e geniturinário. Contudo, as células basais não perdem sua função em tais circunstâncias, sendo capazes de voltar ao normal assim que forem restituídas quantidades suficientes de vitamina A. Anormalidades em nervos, tecido conjuntivo e ossos são conseqüências mais tardias de uma dieta deficiente. Na deficiência grave, os tecidos conjuntivos e epiteliais afetados podem se tornar sede de infecções devido à menor resistência das células à invasão bacteriana. Isso levou a crer que a administração de vitamina A seria útil no tratamento de infecções de pele. Ambas vitamina A tópica e oral, e especialmente o ácido da vitamina A (ácido *trans*-retinóico, tretinoína), são prescritas por médicos para o tratamento da acne vulgar; no entanto, o ácido *trans*-retinóico mostrou-se igualmente efetivo, porém sem os efeitos danosos da isotretinoína oral (ácido *cis*-retinóico).

Há cada vez mais dados epidemiológicos sugerindo que alimentos ricos em vitamina A e carotenóides protegem contra vários tipos de cânceres epiteliais. A associação pode ser simplesmente resultante de uma deficiência crônica de vitamina A, visto que esta é necessária para uma diferenciação normal das células-tronco no tecido epitelial. Também é possível que esse efeito protetor seja decorrente de outros carotenóides indetectáveis, outras vitaminas, indóis ou compostos desconhecidos presentes nesses alimentos. Alguns, porém não todos, estudos em animais demonstraram um efeito positivo para a vitamina A e retinóides sintéticos contra cânceres epiteliais de pele, pulmão, bexiga e mama.

Os sintomas comumente encontrados na deficiência grave são maior suscetibilidade a infecções, xeroftalmia e outros distúrbios oculares, anorexia, perda ponderal e esterilidade, condições que só aparecem depois de muito tempo. Embora a cota dietética recomendada seja de 6.000 UI/dia, indicam-se quantidades muito maiores em casos de deficiência. Por exemplo, a dose terapêutica oral varia de 10.000 a 20.000 UI ao dia durante 7 a 10 dias para lactentes e crianças pequenas e de 25.000 a 100.000 UI diárias durante 7 a 10 dias para crianças maiores e adultos.

Se altas doses de vitamina A forem consumidas por períodos prolongados, podem ocorrer manifestações de intoxicação. A administração diária crônica de 25.000 a 50.000 UI de vitamina A, na ausência de deficiência, induz modificações patológicas em ossos, periósteo, pele, mucosas, pele e fígado, além de alterações comportamentais. Há relatos de que até mesmo doses baixas de 18.500 UI de vitamina A em meio aquoso administradas a lactentes de 3 a 6 meses durante 1 a 3 meses são tóxicas. Lactentes a quem foi dado fígado diariamente durante 3 meses apresentaram sinais de intoxicação pela vitamina A. Estudos animais demonstraram que até mesmo doses de 4 vezes as necessárias elevaram a incidência de defeitos congênitos. Estudos epidemiológicos em seres humanos revelaram que doses baixas de 15.000 UI durante o primeiro trimestre de gestação aumentam o risco de anomalias congênitas.

Necessidades Dietéticas e Fontes Alimentares – Conforme as RDI (*Recommended Dietary Allowances* – cotas dietéticas recomendadas) do NRC, as necessidades de vitamina A são aparentemente proporcionais ao peso corporal. As recomendações para a manutenção de uma boa nutrição em adultos saudáveis nos Estados Unidos é de 1.000 Retinol-equivalentes (RE) para homens e 800 RE para mulheres por dia (1.000 RE equivalem a 5.000 UI), embora as necessidades diárias para a manutenção da normalidade das funções importantes da vitamina A sejam de cerca de metade dessa quantidade. Mais vitamina A é necessária no segundo e terceiro trimestres da gestação e ainda mais durante a lactação. Esses incrementos garantem um bom padrão nutricional do feto e do bebê, que estão em fase de rápido crescimento e dependem da ingestão materna da vitamina.

Cerca de metade da atividade da vitamina A no norte-americano médio deriva do β-caroteno e de compostos correlatos. A outra metade é fornecida pela vitamina propriamente dita, presente em alimentos de origem animal. Nem todo o caroteno presente na comida ingerida é convertido em vitamina A. Parte atravessa o trato GI e é excretada inalterada. Do que é absorvido, somente o necessário é convertido em vitamina A. O restante é armazenado no organismo ou excretado. A ingestão de grandes quantidades de caroteno causa coloração amarelo-alaranjada na pele, o que é considerado inofensivo. As fontes mais ricas de carotenos são os legumes amarelos e verdes (folhosos) e as frutas amarelas. Vitamina A_1 pré-formada provém basicamente da gordura de laticínios e gema de ovo, sendo outras fontes importantes fígado, rins e peixe. As normas federais nos EUA permitem a adição opcional de 15.000 UI de vitamina A por libra (454 g) de margarina. Praticamente todas as margarinas são enriquecidas. Também está estipulada a adição de vitaminas A e D a leite em pó desnatado, na quantidade de 500 UI de vitamina A e 100 UI de vitamina D para cada onça líquida (~30 mL) de leite reconstituído.

VITAMINA D

A vitamina D é a vitamina anti-raquitismo, sendo efetiva na promoção da calcificação de estruturas ósseas humana e animais. É também conhecida como a *vitamina do sol*, por ser formada pela ação dos raios ultravioleta sobre os esteróis precursores presentes na pele. A exposição ao sol, portanto, tem um efeito anti-raquítico poderoso. O termo *raquítico* vem da palavra raquitismo, doença carencial em que os ossos se apresentam malcalcificados, incapazes de suportar o peso do corpo.

Propriedades Químicas e Quantificação – Os dois precursores biológicos imediatos (provitaminas) da vitamina D são os alcoóis esteróides ergosterol (ergosta-5,7,22*E*-trien-3β-ol) e o 7-desidrocolesterol (colesta-5,7-dien-3β-ol). Sob a influência da radiação UV, são submetidos à clivagem da ligação 9(10) do núcleo esteróide com a criação simultânea de uma ligação dupla 10(19), dando origem, respectivamente, à vitamina D_2 (ergocalciferol) e à vitamina D_3 (colecalciferol).

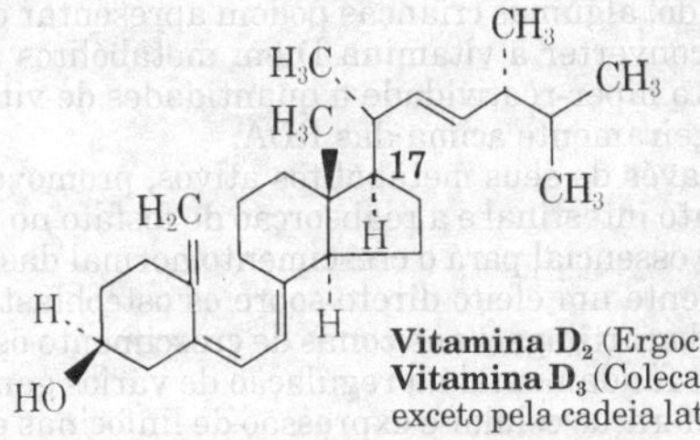

Vitamina D_2 (Ergocalciferol)
Vitamina D_3 (Colecalciferol): o mesmo exceto pela cadeia lateral no C_{17}, que é

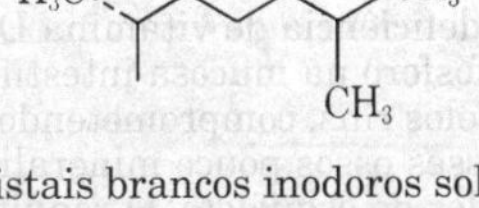

As vitaminas D_2 e D_3 puras são cristais brancos inodoros solúveis em solventes de gorduras como éter, álcool ou clorofórmio, porém insolúveis em água. Os compostos apresentam um espectro de absorção característico, propriedade útil na sua identificação. Ambas as formas são resistentes à oxidação pelo ar e a calor moderado em soluções neutras e alcalinas. Na saponificação alcalina de gorduras, a vitamina D aparece na fração não-saponificável. Resiste a temperaturas acima de 120° em autoclave na ausência de ar, mas a essa temperatura é sujeita a oxidação, sendo totalmente destruída a 170°. Quando armazenada em meio oleoso, a vitamina D permanece estável por longos períodos, porém é instável na presença de sais minerais, como fosfato tricálcico, quando composta sob a forma de comprimidos. Pode ser estabilizada por dispersão em gelatina ou outro revestimento protetor semelhante.

O padrão internacional para a vitamina D é o preparado cristalino de vitamina D_3 pura com 40 milhões de unidades por grama. A USP adotou um padrão equivalente de vitamina D_3 com a mesma potência, distribuída sob a forma de óleo de semente de algodão. A unidade da USP para a vitamina D, portanto, equivale à UI.

As provitaminas D são encontradas tanto em tecidos vegetais quanto em animais; o 7-desidrocolesterol é encontrado principalmente em pele animal e o ergosterol é relativamente abundante em leveduras, embora tenha sido isolado inicialmente a partir do esporão do centeio. A vitamina D que é absorvida no intestino a partir dos alimentos ou que é produzida na pele a partir do 7-desidrocolesterol ganha o sistema circulatório, e o excesso é armazenado. Assim como a vitamina A, a vitamina D é armazenada na gordura do organismo animal, sobretudo no fígado. Os óleos de fígado, principalmente os de peixe, são as fontes mais potentes de vitamina D. A vitamina D comercial é atualmente produzida a partir de compostos de estrutura semelhante e de fácil obtenção, como o colesterol, que são muitas vezes obtidos sob a forma de subprodutos de fábricas de enlatados.

Existem três métodos para a quantificação físico-química da vitamina D. Durante anos, o método biológico baseado nos efeitos curativos da vitamina D sobre raquitismo experimental em ratos jovens foi utilizado para mensurar a atividade total de vitamina D de materiais complexos de baixa potência. O rato necessita de quantidades mínimas; portanto, o raquitismo é conseguido com a instauração de uma dieta extremamente pobre em cálcio e fósforo. Atualmente, o método de escolha é a cromatografia líquida de alta pressão para a separação e a espectrometria UV. Para soluções relativamente concentradas de vitamina D em álcool (mas não em óleo), a determinação por espectrometria UV é feita no comprimento de onda de absorção máxima. O tricloreto de antimônio reage com as várias vitaminas D numa reação de Carr-Price, tornando a solução amarela, e a intensidade da cor é proporcional à concentração de vitamina D. A reação é satisfatória apenas para preparados concentrados, e o colesterol e a vitamina A interferem somente quando em concentrações acima de certo ponto.

Funções Metabólicas – Tanto a vitamina D_2 quanto a D_3 são moléculas biologicamente inativas. Após a absorção, elas são convertidas, principalmente no fígado, a 25-hidroxicolecalciferol D_2 e D_3 (25-HCCD_2 e 25-HCCD_3 calciferol), respectivamente, e são as formas predominantes no sangue. Os dois compostos facilitam a reabsorção tubular renal de fosfato; contudo, sua função mais importante é a de precursor do 1,25-diidroxicolecalciferol (1,25-DHCC calciferol), sintetizado nos rins. Este é um hormônio verdadeiro, pois é secretado em um órgão para atuar em outro órgão, o órgão-alvo. O calcitriol é transportado no sangue ligado a proteínas. A renovação do calcitriol é muito rápida, o que depende dos níveis de vitamina D (maior renovação se as reservas do organismo e os níveis sangüíneos estiverem baixos). Os níveis plasmáticos normais variam entre 18 e 60 pg/mL em crianças e entre 15 e 45 pg/mL em adultos. Portanto, a vitamina D é precursor de um hormônio verdadeiro, 1,25-DHCC, que é secretado por um órgão e que tem uma função vital. É provável que algumas formas de raquitismo resistente à vitamina D sejam explicadas por algum defeito genético na produção de quantidades adequadas de calciferol ou calcitriol pelo organismo. Por outro lado, algumas crianças podem apresentar capacidade aumentada de converter a vitamina D em metabólitos ativos, manifestando portanto hiper-reatividade a quantidades de vitamina ingerida em níveis ligeiramente acima das RDA.

A vitamina D, através de seus metabólitos ativos, promove a absorção de cálcio no trato intestinal e a reabsorção de fosfato no túbulo renal. A vitamina D é essencial para o crescimento normal das crianças, tendo provavelmente um efeito direto sobre os osteoblastos que agem na calcificação da cartilagem nas zonas de crescimento ósseo. O 1,25-DHCC também é fundamental na regulação de vários genes importantes para a proliferação celular e expressão de linfocinas em sistemas não-relacionados com a homeostase mineral.

A deficiência de vitamina D gera a absorção inapropriada de cálcio e fósforo na mucosa intestinal e diminui a retenção desses minerais pelos rins, comprometendo a mineralização óssea. A incapacidade desses ossos pouco mineralizados de suportar carga leva a deformidades do esqueleto. O raquitismo inicial é difícil de ser diagnosticado, porém quadros avançados em crianças e adolescentes apresentam sinais característicos, entre os quais: fechamento tardio das fontanelas e crânio amolecido; fragilidade óssea com encurvamento das pernas e da coluna; aumento das articulações do quadril, dos joelhos e dos tornozelos; hipodesenvolvimento muscular; fadiga e irritabilidade. Também existe uma forma de *raquitismo do adulto* chamada osteomalácia, caracterizada igualmente por uma calcificação insuficiente causada por carência de vitamina D, cálcio ou fósforo.

Se o aporte de cálcio e fósforo for adequado, a osteomalácia do adulto e o raquitismo sem complicações podem ser curados pela ingestão usual diária de 400 UI de vitamina D. Doses maiores (cerca de 1.600 UI/dia ou mais) garantem efetividade mais rápida, ocorrendo a primeira evidência de melhora – elevação dos níveis séricos de fósforo – em cerca de 10 dias.

A vitamina D tem um potencial tóxico grave. A variação da suscetibilidade aos efeitos tóxicos da vitamina D é grande. A maioria dos adultos precisa tomar mais de 50.000 UI diárias de vitamina D para apresentar intoxicação. No entanto, até mesmo 15.000 UI/dia durante 2 semanas podem intoxicar agudamente um adulto. O consumo a longo prazo de até mesmo 1.000 UI/dia pode levar a hipercalcemia e suas complicações, como calcificação metastática e cálculos renais no adulto, se a dieta também for rica em cálcio. Em crianças, 2.000 UI/dia podem inibir o crescimento linear normal. Em fases avançadas, pode haver desmineralização óssea, o que torna os ossos suscetíveis a múltiplas fraturas mesmo por traumatismos muito leves. A ingestão crônica excessiva resulta em acúmulo no fígado, e por isso o processo de desintoxicação pode levar meses. O quadro clássico da intoxicação por vitamina D consiste em hipercalcemia, hiperfosfatemia e acometimento da função renal. Artralgias e fadiga muscular também podem ocorrer, restringindo a mobilidade.

Necessidades Dietéticas e Fontes Alimentares – As necessidades dietéticas de vitamina D variam segundo a exposição à luz UV. Algumas pessoas podem obter tudo o que precisam apenas a partir do sol, porém a idade, a cor da pele e outras condições podem influenciar a necessidade de suplementação dietética.

Há poucos dados confiáveis sobre as necessidades mínimas de vitamina D, exceto para lactentes. Para a maioria das pessoas, bastam 400 UI para suprir as necessidades diárias mesmo sem exposição ao sol. Entretanto, estudos em idosos revelaram que doses maiores seriam necessárias. Em neonatos normais a termo, 100 UI/dia evitam o raquitismo. Não há evidências de que sejam necessárias mais do que 400 UI/dia para o crescimento normal de lactentes e crianças.

A vitamina D não é encontrada naturalmente em muitos alimentos. O conteúdo da vitamina na gema do ovo, a melhor fonte, varia do inverno para o verão, dependendo principalmente do conteúdo de vitamina D da dieta da galinha. Laticínios não-enriquecidos contêm alguma vitamina D, porém o conteúdo também varia conforme a estação do ano. Vários peixes, cujos tecidos musculares contêm quantidades substanciais de óleo e gordura, podem suprir uma fração considerável das necessidades diárias. O fígado de vários peixes ou o óleo extraído de seu fígado são extremamente ricos em vitamina D. A adição de vitamina D a determinados alimentos foi uma medida importante na prevenção do raquitismo nos Estados Unidos.

As principais fontes de vitamina D da maioria dos norte-americanos são alimentos enriquecidos artificialmente. Leite integral enriquecido com vitamina D, leite em pó desnatado e leite evaporado enriquecidos com 400 UI/1.000 mL (ou por 1.000 mL reconstituídos, no caso do leite em pó e evaporado) são particularmente efetivos devido a seu uso na alimentação de lactentes, a fase do crescimento mais suscetível a alterações raquíticas. O enriquecimento é conseguido com a adição de concentrados de vitamina D, principalmente na forma de vitamina D_3. O enriquecimento de outros alimentos, como cereais processados e margarina, é feito em escala mais limitada.

VITAMINA E

Vitamina E designa um grupo de substâncias (derivados do tocol e do tocotrienol) que apresentam qualitativamente a atividade biológica do α-tocoferol. Os estudos que concluíram que era um fator essencial ao metabolismo animal o fizeram demonstrando, por exemplo, que era necessária à reprodução em ratos. É muitas vezes chamada de vitamina antiesterilidade, um termo inadequado, pois não se sabe se possui essa função no organismo humano.

Propriedades Químicas e Quantificação – Como para outras vitaminas, há uma série de compostos estreitamente relacionados, os tocoferóis, que ocorrem na natureza. A atividade biológica associada com a natureza vitamínica dos compostos é apresentada por quatro compostos principais: α-, β-, γ-, e δ-tocoferol, cada um deles apresentando diversos isômeros. Todos são tocóis metilados; o α-tocoferol, o mais importante deles por sua atividade e ocorrência, é o 5,7,8-trimetiltocol, ou seja, 2,5,7,8-tetrametil-2-(4,8,12-trimetiltridecil)-6-cromanol.

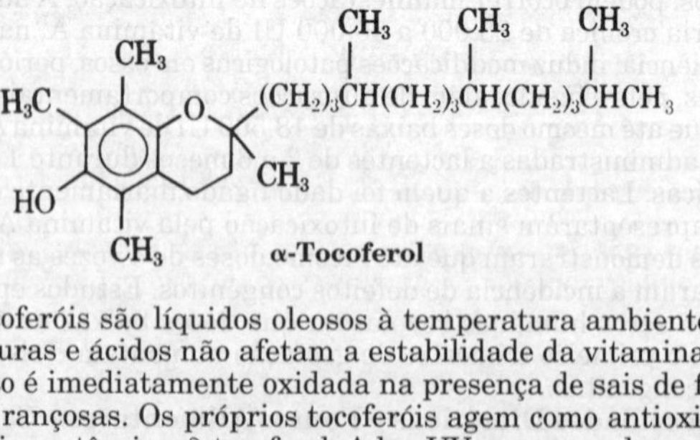

CH_3 CH_3 CH_3 CH_3
H_3C O $(CH_2)_3CH(CH_2)_3CH(CH_2)_3CHCH_3$
CH_3
HO
CH_3

α-Tocoferol

Os tocoferóis são líquidos oleosos à temperatura ambiente. Altas temperaturas e ácidos não afetam a estabilidade da vitamina E, que entretanto é imediatamente oxidada na presença de sais de ferro ou gorduras rançosas. Os próprios tocoferóis agem como antioxidantes, tendo maior potência o δ-tocoferol. A luz UV provoca a decomposição dos tocoferóis. Os tocoferóis são isolados em escala comercial a partir de óleos vegetais, geralmente por destilação molecular, extração com solventes orgânicos ou cromatografia de absorção, sendo o α-tocoferol o mais importante homólogo isolado dessas fontes. Também pode ser sintetizado e comercializado sob a forma de ésteres de acetato e succinato ácido.

O padrão internacional utilizado em todos os métodos de quantificação dessa vitamina é uma solução de acetato de *dl*-α-tocoferil em óleo de coco. Cada 0,1 g dessa solução contém 1 mg do acetato. Os resultados de quantificação são sempre expressos em termos de miligramas da vitamina. A relação entre UI (ou a Unidade USP equivalente) da vitamina e os respectivos pesos das formas mais comuns é: 1 USP ou UI = 1 mg de acetato de *dl*-α-tocoferil = 0,91 mg de *dl*-α-tocoferol = 0,735 mg de acetato de *d*-α-tocoferil (o éster da forma natural) = 0,671 mg de *d*-α-tocoferol (a forma natural). A UI representa a atividade biológica como foi determinado pelos testes antiesterilidade de ratos.

Os métodos usuais de quantificação de vitamina E se baseiam direta ou indiretamente na facilidade com que é oxidado o α-tocoferol. Os ésteres, que são usados quase exclusivamente em farmácia, devem ser primeiro hidrolisados. O álcool livre, então, por sua instabilidade, tem de ser manuseado com cuidado nas outras operações analíticas. Os métodos físico-químicos mais empregados utilizam uma das duas reações de oxirredução a seguir: (1) formação de uma ortoquinona vermelha por meio do tratamento do tocoferol com ácido nítrico concentrado ou (2) a redução do cloreto férrico na presença de α,α'-dipiridil, que forma um composto vermelho com íons ferrosos. Os dois métodos são relativamente inespecíficos e adequados apenas quando empregados em conjunto com métodos apropriados de separação. Um procedimento cromatográfico líquido-gasoso junto com um detector de luz visível e uma cromatografia líquida de alta pressão com detector de luz UV fornece determinações extremamente específicas.

O método biológico clássico é o ensaio com ratos no qual ratas sem vitamina E são acasaladas com machos normais. A dose de material a ser testado e do padrão é administrada durante vários dias após a concepção. No 20º dia de gestação, a fêmea é sacrificada e os números de fetos vivos, mortos e de locais de reabsorção são registrados. Um outro bioensaio mais simples baseia-se no teste de hemólise de ácido dialúrico no qual a fragilidade de hemácias é mensurada como um critério de *status* de vitamina E em ratos.

Funções Metabólicas, Necessidades Dietéticas e Fontes Alimentares – O mecanismo exato da função da vitamina E no organismo ainda não é conhecido; no entanto, sabe-se que sua função mais crítica é exercida nas membranas das células, em que forma interdigitações com fosfolipídios, colesterol e triglicerídios, os três principais elementos estruturais da membrana. Por ser a vitamina E um antioxidante, uma reação nesses locais ocorre com compostos muito reativos e geralmente destrutivos chamados radicais livres. Tais radicais são produtos da deterioração oxidativa de substâncias como gorduras poliinsaturadas. A vitamina E converte os radicais livres em formas menos reativas e inofensivas. Em seu papel de protetora contra a oxidação, a vitamina E apresenta interações nutricionais com vários outros nutrientes: a vitamina A, o oligoelemento selênio, os aminoácidos sulfurados metionina e cisteína/cistina, ácidos graxos poliinsaturados e, em menor grau, a vitamina C. Curiosamente, entre os tocoferóis, a ordem de poder antioxidante, medida a partir de seu efeito na taxa de formação de peróxidos em gorduras, é oposta à ordem de potência biológica. Entre outras funções estão a participação no metabolismo dos ácidos nucleicos, e crê-se que os tocoferóis são um componente do segmento da citocromo redutase da cadeia respiratória terminal no metabolismo intermediário. De modo geral, a vitamina E parece ser importante para a estabilidade e a integridade das membranas celulares; até o momento, esse efeito, nos seres humanos, só foi demonstrado nas hemácias. Esse efeito também é modificado pela quantidade de ácidos graxos poliinsaturados na dieta.

Ainda não foi corroborada a hipótese da efetividade terapêutica da vitamina E na prevenção do abortamento, em alguns distúrbios menstruais, na melhora da lactação, na distrofia muscular e em doenças cardiovasculares, sendo fraudulenta sua promoção com esses fins. Um emprego bem-estabelecido é na anemia hemolítica de prematuros. Além disso, a vitamina E costuma ser considerada protetora contra a intoxicação pulmonar pelo oxigênio. Todos os outros exemplos de indicações clínicas de vitamina E estão relacionados à desnutrição ou a problemas de má absorção. Este último distúrbio é encontrado em pessoas com fibrose cística, cirrose, pós-gastrectomia, icterícia obstrutiva, insuficiência pancreática e espru.

Existem alguns estudos que sugerem que a vitamina E seria útil na proteção do epitélio dos pulmões contra lesões por radicais livres associadas à poluição atmosférica, mas ainda são necessárias mais pesquisas para que se chegue a um consenso das opiniões médicas. O mesmo ocorre para a hipótese de que a vitamina E promove a cicatrização mais rápida de tecidos acometidos por queimaduras graves ou outras lesões de pele. Outros estudos sugerindo a importância da vitamina E na prevenção de algumas formas de câncer e na prevenção e no tratamento de coronariopatias têm sido fundamentados por dados epidemiológicos, porém ainda é necessária a reprodução desses achados em seres humanos.

Ainda não foi reconhecida como problema de saúde pública uma doença carencial relacionada à vitamina E claramente definida e sem complicações. Estados carenciais de vitamina E foram demonstrados em seres humanos, principalmente recém-nascidos, prematuros e lactentes com esteatorréia. As principais evidências ainda são as determinações *in vitro* de hemólise e níveis sangüíneos de tocoferol. No entanto, há relatos de neuropatias periféricas associadas a nervos em pacientes deficientes em vitamina E. As necessidades de vitamina E aparentemente não estão diretamente ligadas ao peso ou ao aporte calórico, mas ao peso elevado a 3/4 potência, o que é geralmente chamado de tamanho metabólico ou fisiológico. A demanda de vitamina E sabidamente aumenta quando a dieta é rica em ácidos graxos poliinsaturados e na deficiência de selênio.

A vitamina E é ubíqua em sua distribuição, sendo encontrada principalmente em óleos e gorduras vegetais, laticínios, carne, ovos, cereais, nozes, vegetais folhosos e legumes amarelos. *Por sua ampla distribuição, é difícil preparar uma dieta que não atenda às RDA do NAS para qualquer faixa etária ou sexo. No entanto, para os níveis tidos como capazes de reduzirem o risco de câncer ou cardiopatia, é necessário suplementação.* Em contraste evidente com a renovação mais rápida de algumas das vitaminas hidrossolúveis, a vitamina E é armazenada no tecido adiposo e só é removida daí quando as gorduras são mobilizadas. Isso significa que são necessários muitos meses de privação até que se depletem os estoques do organismo.

VITAMINA K

O termo vitamina K se refere a um grupo de substâncias de ampla distribuição na natureza com atividade biológica semelhante; uma forma foi primeiro isolada da alfafa e outra de peixe podre. A atividade primária que a torna essencial a seres humanos é sua função na pós-translação da η-carboxilação do glutamato em várias proteínas associadas com a coagulação sangüínea.

Propriedades Químicas e Quantificação – A estrutura básica da família K de vitaminas é 2-metil-1,4-naftoquinona. As várias formas de vitamina K diferem no radical hidrofóbico na posição 3. Esse composto lipossolúvel e vários derivados hidrossolúveis como o bissulfito de sódio e o éster de ácido difosfórico são as formas comerciais utilizadas na prática médica. A vitamina K_1 (isolada de vegetais) é a 2-metil-3-fitil-1,4-naftoquinona.

$CH_2C{=}C(CH_2)_3{-}CH(CH_3){-}(CH_2)_3{-}CH(CH_3){-}(CH_2)_3CH(CH_3)_2$

Vitamina K_1 – fitoquinona; fitonadiona

A vitamina K_2 existe como uma série química que, em vez da cadeia lateral de fitil na posição 3, possui cadeias laterais de várias unidades de isoprenos não-hidrogenados, dependendo da fonte bacteriana. A vitamina K_2 com cadeia lateral de 35 carbonos, originalmente isolada a partir de peixe podre, é a 2-metil-3-all-*trans*-farnesilgeranilgeranil-1,4-naftoquinona. O composto sintético, a menadiona, não tem um composto hidrofóbico na posição 3, mas pode ser alquilado no fígado de mamíferos. A forma sintética é a fonte de vitamina K usada comercialmente na alimentação animal.

Vitamina $K_{2(35)}$ (farnoquinona)

As substâncias naturais na forma pura são óleos ou sólidos amarelo-claros, insolúveis em água mas solúveis em solventes de gorduras. Soluções coloidais transparentes de vitamina K podem ser preparadas com surfactantes não-iônicos. Embora a menadiona também seja lipossolúvel, ela se solubiliza facilmente em água fervente, além de ser ligeiramente volátil à temperatura ambiente. As vitaminas K_1 e K_2 e a menadiona são substâncias redox estáveis sob a forma quinona. Em relação a isso, há uma analogia estrutural entre as vitaminas K e E e um grupo de quinonas naturais chamadas *ubiquinonas*. Estas não apresentam nenhuma atividade vitamínica. As vitaminas K possuem um espectro de absorção na faixa UV característico e são sensíveis à luz, a álcalis e à radiação ionizante.

Não existe uma Unidade internacional ou padrão USP para a vitamina K. Há, no entanto, o Padrão de Referência da USP para a menadiona. A atividade de materiais testados é geralmente medida em termos de equivalência biológica a miligramas ou microgramas de menadiona em um teste de alimentação de galinhas.

Após a extração e a separação de substâncias interferentes, as vitaminas K podem ser determinadas por seu espectro UV ou por reações coloridas. Elas reagem com o etilato de sódio gerando uma cor azul, com nuances para o marrom. Ocorre uma reação mais sensível com o dietilditiocarbamato para dar uma cor azul transitória. Um método para a quantificação de menadiona em injeções é o ensaio fotométrico de Menotti, no qual se aquece 2,4-dinitrofenilidrazina em etanol com menadiona na presença de HCl. A vitamina é então convertida em hidrazona, que gera uma cor verde-azulada quando tratada com amônia. A vitamina K também pode ser determinada por meio da cromatografia líquida de alta pressão (HPLC) aliada à detecção por UV. O teor de vitamina K_1 no plasma e homogenados de alimentos é analisado por meio de uma HPLC de fase reversa com redução da vitamina K_1 à forma hidroquinona após passagem em coluna de fase sólida, seguida de detecção fluorométrica.

O pinto é particularmente adequado para a determinação biológica da vitamina K devido à facilidade de se produzir uma deficiência nutricional da vitamina e às altas necessidades, além de ser facilmente mensurável o critério de atividade (*tempo de protrombina* do sangue), porém sabe-se que há diferenças entre as espécies quanto à atividade biológica.

Funções Metabólicas, Necessidades Dietéticas e Fontes Alimentares – A vitamina K é necessária para a síntese, no fígado, do protrombinogênio e de outros fatores da coagulação. Durante a coagulação, a protrombina circulante é utilizada para a formação de trombina. Esta, por sua vez, converte o fibrinogênio em fibrina, que forma uma rede que constituirá o coágulo. Fica evidente com essa descrição que uma interferência na formação da protrombina reduz a tendência coagulante do sangue. Em deficiências graves da vitamina K, surge uma condição de hipoprotrombinemia, prolongando-se o tempo de coagulação até mesmo indefinidamente. Como conseqüência, podem ocorrer hemorragias internas ou externas, espontâneas ou após trauma mínimo ou cirurgia. Já foram identificadas nos ossos outras proteínas dependentes de vitamina K, como a osteocalcina e a proteína gla da matriz.

Um grupo de substâncias chamadas antagonistas da vitamina K possui como característica a propriedade de diminuir os níveis plasmáticos de protrombina, sendo utilizado clinicamente como anticoagulante (veja Cap. 67). Um representante desse grupo é o dicumarol, isolado originalmente a partir da palha do cravo doce estragado, na qual é formado por meio da ação bacteriana sobre a cumarina. Um emprego importante da vitamina K é no tratamento da hipoprotrombinemia conseqüente à terapia anticoagulante protrombopênica. A vitamina K_1 é a forma de escolha. Altas doses de salicilatos também antagonizam a vitamina K.

Alguns derivados químicos do dicumarol são utilizados comercialmente como raticidas. Outro composto com atividade antagonista semelhante é a sulfaquinoxalina, uma sulfonamida utilizada em medicina veterinária para o tratamento de várias infecções intestinais. Essa droga aumenta as necessidades de vitamina K do animal, e não se sabe bem como isso ocorre; provavelmente através da eliminação da flora bacteriana intestinal sintetizadora de vitamina K, uma das fontes da vitamina para o animal. Tratamentos antibacterianos extensos que alterem a flora intestinal também aumentam a demanda de vitamina K no homem.

Para uma absorção ótima de vitamina K, é preciso que haja bile ou sais biliares no intestino. A menadiona, análogo sintético hidrossolúvel, é facilmente absorvida sem bile. A dieta média aparentemente contém quantidades adequadas de vitamina K_1, visto que há relatos de poucos, ou nenhum, casos de desnutridos com achados clínicos de carência de vitamina K sem doença intestinal, que compromete a absorção. Em 1989, o NAS definiu as RDA para a vitamina K_1 como sendo de 80 μg/dia para homens e 65 μg/dia para mulheres.

O prematuro parece ser particularmente sensível à falta da vitamina ou ao excesso, no caso da menadiona. Devido ao seu potencial tóxico, foi proibida a inclusão da menadiona nos suplementos dietéticos de venda livre para gestantes. A vitamina K_1 não apresenta essa toxicidade e é a forma de escolha. Para neonatos, especialmente os prematuros (e asfíxicos), uma dose única de 1 mg, imediatamente após o nascimento, é uma medida de rotina para a prevenção de doença hemorrágica. Pode-se administrar vitamina K_1 à grávida 12 a 24 horas antes da hora esperada do parto, ou ao primeiro sinal de trabalho de parto, especialmente se a mãe recebeu anticoagulantes protrombopênicos. As demandas normalmente diminuem após o período neonatal; no entanto, é importante garantir que os leites para lactentes possuam quantidades apropriadas de vitamina K_1, visto que é provável que eles sejam a única fonte alimentar nesse período. Leites em pó contendo menos de 4 μg/100 kcal precisam ter vitamina K_1 adicionada (até atingir o nível de 4 μg/100 kcal exigido pelas leis para os leites em pó.

Embora não se tenham procedido a quantificações amplas das ingestões diárias e do conteúdo alimentar de vitaminas K_1 por limitações técnicas – ainda não foram desenvolvidos métodos convenientes de análise –, a maioria das dietas contém quantidades suficientes, o que é evidenciado pelos estoques corporais adequados na grande maioria da população. Vegetais folhosos, couve-flor, gema de ovo, óleo de soja e fígado de qualquer tipo são boas fontes. Por ser insolúvel em água, não se perde no cozimento normal. O homem também utiliza vitamina K sintetizada por determinadas bactérias entéricas.

PREPARAÇÕES DE VITAMINAS LIPOSSOLÚVEIS

COLECALCIFEROL

(3β)-9,10-Secocolesta-5,7,10(19)-trien-3-ol, Vitamina D_3; 7-Desidrocolesterol Ativado

9,10-Secocolesta-5,7,10(19)-trien-3β-ol [67-97-0] $C_{27}H_{44}O$ (384.64); vitamina anti-raquítica obtida de fontes naturais ou sintetizada. Veja anteriormente.

Descrição – Cristais brancos e inodoros; sensível à luz e ao ar; funde entre 84 e 88°.

Solubilidade – Insolúvel em água; solúvel em álcool, clorofórmio ou óleos graxos.

Comentários – O único uso terapêutico (em oposição ao dietético) válido é no *tratamento* da *deficiência* de vitamina D ou na *profilaxia* da deficiência em pessoas com deficiência, alta demanda ou problema de absorção. No entanto, a substância pode ser empregada para tratar *tetania hipocalcêmica* e *hipoparatireoidismo*. Além disso, os médicos tendem cada vez mais a afirmar que facilita a profilaxia da osteoporose com cálcio após a menopausa. Não deve ser utilizado na vigência de insuficiência renal ou na hiperfosfatemia.

DIFOSFATO SÓDICO DE MENADIOL

Sal tetrassódico de bis(diidrogenofosfato de) 2-metil-1,4-naftalenodiol, hexaidrato; Vitamina K_4; Kappadione; Synkavite

OPO_3Na_2 CH_3 · $6H_2O$ OPO_3Na_2

Sal tetrassódico de bis(diidrogenofosfato) de 2-metil-1,4-naftalenodiol, hexaidrato [6700-42-1] $C_{11}H_8Na_4O_8P_2 \cdot 6H_2O$ (530.18); *anidro* [131-13-5] (422.09).

Preparo – Redução da menadiona ao composto diólico pelo tratamento com zinco na presença de ácido, seguido por dupla esterificação com HI, metátese do resultante 1,4-diiodo composto com AgH_2PO_4, e neutralização do éster de bis(diidrogenofosfato) então formado com o NaOH.

Descrição – Pó branco a rosa, de odor característico; higroscópico; soluções neutras ou levemente alcalinas ao tornassol, pH de cerca de 8.

Solubilidade – Muito solúvel em água; insolúvel em álcool.

Comentários –Veja *Menadiona* e *Fitonadiona*. No organismo é convertido em menadiona, logo apresenta os mesmos usos e limitações, com exceção de que é hidrossolúvel e não demanda a presença de sais biliares para sua absorção; portanto, é especialmente útil na vigência de obstrução biliar.

DIIDROTAQUISTEROL – veja Cap. 77.

ERGOCALCIFEROL

(3β,5*Z*,7*E*,22*E*)-9,10-Secoergosta-5,7,10(19)-tetraen-3-ol, Calciferol; Vitamina D_2

Ver a estrutura anteriormente

[50-14-6] $C_{28}H_{44}O$ (396.65). É obtido expondo-se o ergosterol à luz UV durante um tempo apropriado. A irradiação insuficiente resulta na produção de produtos com pouca ou nenhuma atividade anti-raquítica, e a exposição prolongada causa a produção de produtos tóxicos. Ver anteriormente.

Nota – Para a descrição da potência e dosagem das apresentações de vitamina D (colecalciferol, ergocalciferol), costuma-se utilizar as Unidades Internacionais (UI) ou as equivalentes Unidades USP. Uma Unidade USP (ou UI) de vitamina D (colecalciferol ou ergocalciferol) é definida como a atividade biológica específica de 0,025 μg do padrão internacional cristalino ou vitamina D_3 pura.

Descrição – Cristais brancos inodoros; sensível à luz e ao ar; intervalo de fusão entre 115 e 118°.

Solubilidade – Insolúvel em água; solúvel em álcool, clorofórmio, éter ou óleos graxos.

Comentários – Como outras formas de vitamina D, apresenta efeitos anti-raquíticos e calcêmicos. É relativamente potente e portanto especialmente útil no tratamento de *raquitismo* refratário ou grave. Também é usado no tratamento da *hipocalcemia* e do *hipoparatireoidismo.*

É preciso cuidado para não haver superdosagem. Não deve ser usado na vigência de insuficiência renal ou hiperfosfatemia. Os sérios efeitos tóxicos da vitamina D estão relacionados na introdução da *Vitamina D* em *Funções Metabólicas.*

FITONADIONA

2-Metil-3-(3,7,11,15-tetrametil-2-hexadecenil)-*R*-[*R,*R**(*E*)]]-1,4-naftalenodiona, 2-Metil-3-fitil-1,4-naftoquinona; Vitamina K_1; Mephyton**

Filoquinona [84-80-0] $C_{31}H_{46}O_2$ (450.70). É uma mistura de isômeros *cis* e *trans*; contém até 20,0% do isômero *cis*. Veja anteriormente.

Descrição – Líquido claro, amarelo a âmbar, muito viscoso, inodoro ou quase; densidade de cerca de 0,967; resistente ao ar, mas decompõe-se quando exposto ao sol; a solução (1:20) em álcool é neutra ao tornassol; índice de refração, 1,523 a 1,526 a 25°.

Solubilidade – Insolúvel em água; solúvel em álcool desidratado, benzeno, clorofórmio, éter ou óleos vegetais.

Comentários – O produto natural, vitamina K_1. Para as funções metabólicas da vitamina K_1, ver a introdução.

Possui uma ação mais imediata e prolongada que o menadiol e outros análogos sintéticos da vitamina K, e é mais confiável para a restauração da protrombina sangüínea em condições de *hipoprotrombinemia*. A *hipoprotrombinemia do neonato* pode ser prevenida ou tratada pela administração de fitonadiona à mãe um pouco antes do parto ou ao bebê, em dose única, logo após o nascimento. No caso de *hipoprotrombinemia conseqüiente a terapia anticoagulante*, uma injeção IV adequada geralmente faz cessar a hemorragia em 3 a 4 h, restaurando os níveis plasmáticos normais de protrombina em 12 a 24 h. Na hipoprotrombinemia secundária a hepatopatia, é de pouco valor, sobretudo se a doença é hepatocelular. Na *obstrução ou fístula biliar*, na qual está comprometida somente a absorção da vitamina K, a hipoprotrombinemia responde imediatamente à fitonadiona parenteral. Em outras doenças entéricas em que há defeito na absorção – como no *espru*, na *enterite regional*, na *enterocolite*, na *colite ulcerativa*, na *disenteria* e na *ressecção intestinal extensa* –, a hipoprotrombinemia será corrigida se administrada por via parenteral.

É preciso enfatizar que a fitonadiona não pode ser usada para deter sangramento qualquer que seja sua causa. Não traz nenhum benefício em doenças dos órgãos hematopoiéticos como púrpura trombocitopênica, hemofilia, etc.

Doses excessivas podem causar hiperprotrombinemia e tendência a trombose.

ÓLEO DE FÍGADO DE BACALHAU

Oleum Morrhuae; Oleum Jecoris Aselli; Oleum Gadi

O óleo fixo parcialmente desestearinado obtido de fígados frescos de *Gadus morrhua* Linné e outras espécies da Família *Gadidae*; cada grama contém pelo menos 255 μg (850 Unidades USP) de vitamina A e pelo menos 2,125 μg (85 Unidades USP) de vitamina D.

Pode ser aromatizado pela adição de no máximo 1% de um aromatizante apropriado ou uma mistura de aromatizantes.

Preparo – O mais alto grau desse óleo medicinal é preparado com fígados frescos de bacalhaus saudáveis, removidos dos peixes nas primeiras horas após serem pescados. O óleo é separado por aquecimento com vapor em alta pressão. Quando são utilizados fígados de alta qualidade e o processo é feito sob condições rígidas de higiene, o óleo cru resultante é amarelo-claro e possui odor e sabor agradáveis. Um óleo assim não exige purificação ou refinamento químico.

Todavia, por causa das demandas comerciais já há muito estabelecidas, é necessário remover a estearina do fígado do bacalhau para que o óleo permaneça límpido em temperaturas acima das de congelamento. Para isso, o óleo é resfriado para precipitar a estearina, que é removida por filtração sob pressão. Para preservar o conteúdo natural de vitaminas, o óleo deve ser armazenado em local protegido do ar e da luz, de preferência em um lugar frio.

Constituintes – Constituído principalmente por glicerídios insaturados, contém também *palmitina* e *estearina*, além de traços de *cloro, bromo, fósforo* e *enxofre*. Óleos de fígado de bacalhau norte-americanos podem também conter 3 ppm de arsênico, mas há pouca evidência sobre o quanto pode ser assimilado. Óleos de fígado de bacalhau norte-americanos também são ricos em *iodo*, contendo cerca de 15.000 partes de iodo/bilhão de partes de óleo.

As vitaminas desse óleo estão na fração não-saponificável. Como algumas pessoas se recusam a tomar óleo, são produzidas cápsulas e comprimidos contendo a fração não-saponificável do óleo. Em geral, o procedimento consiste em saponificação do óleo, separação da porção não-saponificável e extração com solventes apropriados. O extrato é diluído em óleo de milho e posto em cápsulas ou misturado a materiais sólidos para a fabricação de comprimidos. A potência vitamínica de tais preparados pode ser ajustada às demandas do paciente, mas obviamente não contêm constituintes da fração saponificável do óleo original.

Descrição – Líquido oleoso e fino de odor característico, lembrando a peixe mas não rançoso, com sabor de peixe; densidade de 0,918 a 0,927.

Solubilidade – Pouco solúvel em álcool; livremente solúvel em éter, clorofórmio, dissulfeto de carbono ou acetato de etila.

Comentários – Uma fonte de vitaminas A e D. Essas vitaminas estão presentes em tal grau que uma dose oral de 5 mL provê adultos e crianças das necessidades diárias de ambas. Não fornece, no entanto, 100% da RDA norte-americana. É empregado na profilaxia do raquitismo em crianças.

OUTRAS VITAMINAS LIPOSSOLÚVEIS

Calcifediol (3β,5*Z*,7*Z*)-9,10-Secocolesta-5,7,10(19)-trieno-3,25-diol, monoidrato $C_{27}H_{44}O_2 \cdot H_2O$ (418.66) Calderol – A forma da vitamina D_3 encontrada na circulação; difere do calcitriol (a seguir) na hidroxilação no fígado, que ocorre apenas no C-25. Produzida sinteticamente; veja *Am J Clin Nutr* 1969; 22:412. Um pó branco praticamente insolúvel em água. *Comentários*: No tratamento da osteodistrofia ou hipocalcemia relacionada à insuficiência renal crônica. Não deve ser administrado a pacientes com hipercalcemia ou evidenciando toxicidade pela vitamina D.

Calcitriol – Para o relato completo, veja anteriormente. *Comentários*: A forma de vitamina D_3 que estimula o transporte intestinal de cálcio. Com base na observação de que estimula a absorção intestinal de cálcio, sugeriu-se que existe um estado resistente à vitamina D em pacientes urêmicos devido à incapacidade do rim de converter precursores em calcitriol. Daí surgiu a indicação do uso desse composto no tratamento da hipocalciúria em pacientes submetidos a hemodiálise crônica. É eficaz não apenas em corrigir o distúrbio metabólico mas em reduzir os níveis de hormônio paratireoidiano.

Acetato de Vitamina A [Acetato de Retinol; $C_{22}H_{32}O_2$] – Óleo amarelo-claro a vermelho de odor levemente semelhante ao de peixe; deteriora quando exposto à luz e ao oxigênio; insípido. Solúvel em solventes de gorduras; insolúvel em água. *Comentários*: Uma forma de vitamina A; 0,344 μg equivale a 1 Unidade USP ou 0,6 μg de β-caroteno.

Palmitato de Vitamina A [Palmitato de Retinol; $C_{36}H_{60}O_2$] – Óleo amarelo-claro a vermelho; quando puro é inodoro, se não possui um odor semelhante ao de peixe; sensível à luz e ao oxigênio. Solúvel em óleo e em solventes de gorduras; insolúvel em água. *Comentários*: Uma forma de vitamina A.

TRETINOÍNA – veja Cap. 45.

VITAMINA A

Contém uma forma apropriada de retinol ($C_{20}H_{30}O$; álcool da vitamina A). Pode ser constituída de retinol ou ésteres de retinol formados a partir de ácidos graxos comestíveis, principalmente ácidos palmítico e acético. Pode ser diluída com óleos comestíveis ou incorporada a carreadores ou excipientes comestíveis sólidos, além de poder conter agentes antimicrobianos, dispersantes e antioxidantes. Veja anteriormente.

Nota – Quando se informam a potência e a dosagem de apresentações de vitamina A, costuma-se usar a Unidade Internacional (UI) ou a equivalente Unidade USP. Uma Unidade USP (ou UI) de vitamina A é definida como a atividade biológica específica de 0,3 μg de all-*trans* isômero de retinol.

Descrição – Líquido oleoso, amarelo a vermelho, que pode se solidificar sob refrigeração; na forma sólida, tem a aparência do diluente ao qual tenha sido adicionado; pode ser quase inodoro ou cheirar a peixe, porém sem ranço no odor ou sabor; sensível à luz e ao ar.

Solubilidade – Na forma líquida, insolúvel em água ou glicerina; solúvel em álcool absoluto ou óleos vegetais; muito solúvel em éter ou clorofórmio. Na forma sólida, pode ser dispersível em água.

Comentários – Os únicos usos terapêuticos válidos para a vitamina A são no tratamento de sua *deficiência* ou na sua *profilaxia* em pessoas com dieta sabidamente deficiente, com alta demanda ou distúrbios de má absorção. Altas doses são tóxicas (ver introdução), e os sintomas podem não ser evidentes por 6 meses ou mais. Não se devem prescrever doses diárias maiores que 25.000 Unidades USP, a menos que haja deficiência grave.

VITAMINA E

Uma forma do α-tocoferol [$C_{29}H_{50}O_2$ = 430.71]. Veja anteriormente. Inclui os seguintes: *d*- ou *dl*-α-tocoferol ($C_{29}H_{50}O_2$); acetato de *d*- ou *dl*-α-tocoferil [$C_{31}H_{52}O_3$ = 472.75]; succinato ácido de *d*- ou *dl*-α-tocoferil [$C_{33}H_{54}O_5$ = 530.79].

O nome genérico *Preparado de Vitamina E* é reconhecido oficialmente para qualquer forma da vitamina com uma ou mais substâncias inertes. O produto pode ser líquido ou sólido, e deve conter pelo menos 95% e no máximo 120% da vitamina. Para uma preparação rotulada como contendo uma forma *dl* da vitamina, as recomendações são feitas de modo que contenham uma pequena quantidade da forma *d* ocorrendo como um constituinte secundário de uma substância adicionada.

O α-tocoferol (ou alfa-tocoferol) é um nome genérico trivial que compreende todas as formas estereoisoméricas do 2,5,7,8-tetrametil-2-(4,8,12-trimetiltridecil)-6-cromanol. O termo *d*-α-tocoferol é utilizado em farmácia para designar essa forma do composto que (1) existe na natureza e (2) é dextrorrotatória. O termo *dl*-α-tocoferol designa uma mistura de isômeros preparados sinteticamente, geralmente do isofitol racêmico.

O hidroxil fenólico é muito suscetível à acetilação, e os ésteres resultantes, p. ex., o acetato e o succinato ácido, são muito mais resistentes à oxidação e à alteração de cor quando expostos ao ar e à luz que a forma fenólica.

Descrição – Pouco ou nenhum odor ou sabor. *Os α-tocoferóis e os acetatos de α-tocoferóis:* óleos límpidos, amarelos, viscosos. *Acetato de d-α-tocoferil:* pode solidificar-se no frio. *Succinato ácido de α-tocoferil:* pó branco; o isômero *d* funde a cerca de 75°, e a forma *dl* funde a cerca de 70°. *Os ésteres:* resistentes ao ar e à luz, mas instáveis com álcalis; *o succinato ácido:* também instável quando fundido.

Solubilidade – *Succinato ácido de α-tocoferil:* insolúvel em água; levemente solúvel em soluções alcalinas; solúvel em álcool, éter, acetona ou óleos vegetais; muito solúvel em clorofórmio. *Outras formas de vitamina E:* insolúveis em água; solúveis em álcool; miscíveis com éter, acetona, óleos vegetais ou clorofórmio.

Comentários – O único uso terapêutico válido é como suplementação da dieta do neonato, especialmente se prematuro, ou no tratamento do lactente com esteatorréia, em que a absorção intestinal está comprometida. Não se demonstrou nenhuma necessidade de administração em crianças ou adultos. Para maiores detalhes, ver a introdução.

AS VITAMINAS HIDROSSOLÚVEIS

Com exceção do ácido ascórbico, todas as vitaminas hidrossolúveis pertencem ao complexo B. Algumas ainda mantêm seus nomes originais, como a B_1, B_6 e B_{12}, enquanto outros nomes da mesma linha foram abandonados.

Em 1930, quando ficou claro que a vitamina B era de natureza múltipla, foi criado o termo complexo vitamínico B para designar o grupo de fatores de crescimento hidrossolúveis encontrados em concentrações relativamente altas em produtos como fígado, levedura e farelo de arroz. Era um termo conveniente à literatura científica da época, mas não se deve pretendê-lo um nome específico para preparações farmacêuticas que contêm proporções variadas de vitaminas B. Pretendia-se aplicar o termo a um grupo de vitaminas cuja identidade ainda não estava estabelecida. Já estando caracterizada a natureza do *complexo*, o termo complexo B não é mais adequado.

ÁCIDO ASCÓRBICO (VITAMINA C)

A vitamina C, ou ácido ascórbico (vitamina antiescorbuto), é necessária para a prevenção e a cura da doença carencial escorbuto.

O escorbuto é conhecido desde a época medieval, quando era prevalente na Europa setentrional e entre as tripulações das embarcações. Durante o século 18, notou-se que se podia evitar o escorbuto se fossem levadas frutas frescas a bordo dos navios. Em 1907, Holst e Frolich observaram uma síndrome em cobaias semelhante ao escorbuto humano e que era curada alimentando-se os animais com sucos de frutas cítricas. Com esse modelo experimental, foi possível um desenvolvimento rápido do conhecimento sobre a vitamina C, para o qual contribuíram muitos pesquisadores.

Propriedades Químicas e Quantificação – O ácido ascórbico é um composto branco e cristalino estruturalmente relacionado aos monossacarídios. Está presente na natureza nas formas reduzida e oxidada, o ácido desidroascórbico. As duas substâncias estão em um estado de equilíbrio reversível nos sistemas biológicos, e ambas possuem a mesma atividade biológica.

Ácido L-ascórbico **Ácido desidroascórbico**

O ácido ascórbico é estável quando seco mas facilmente oxidado quando em solução aquosa na presença de ar. A oxidação é acelerada por aquecimento, luz, álcalis, enzimas oxidativas e pequenas quantidades de cobre e ferro. Devido à sua relativa instabilidade, o ácido ascórbico é imediatamente perdido durante o cozimento se não forem tomadas pre-cauções simples para evitar o contato com o ar. Além disso, por sua alta hidrossolubilidade, a vitamina é perdida em grau considerável se grandes quantidades de água de cozimento forem jogadas fora. Durante o armazenamento, as frutas perdem progressivamente seu teor de vitamina C.

Soluções de ácido ascórbico são fortemente redutoras, e a vitamina é facilmente oxidada. Nos tecidos animais, a maior parte da vitamina está sob a forma reduzida, mas, à medida que o escorbuto se desenvolve, cresce a proporção da forma oxidada. Essa propriedade de oxidação e redução reversíveis é a base mais provável para o papel desempenhado pela vitamina nas reações bioquímicas.

O produto comercial é produzido exclusivamente por síntese. O sorbitol, uma hexose encontrada em diversas frutas mas comercialmente obtida através da desidrogenação da glicose, é a matéria-prima para a produção de ácido ascórbico. Quantidades de ácido ascórbico são expressas em termos de peso, em miligramas. A USP fornece um Padrão de Referência do ácido L-ascórbico para fins de pesquisa. Os métodos de determinação do ácido ascórbico são baseados em suas poderosas propriedades redutoras, o que permite sua quantificação por titulação oxidimétrica. Os três reagentes mais utilizados nessa titulação são cloramina-T, 2,6-diclorofenolindofenol e iodo. Outro método baseia-se na conversão do ácido ascórbico em ácido oxálico 2-nitrofenilidrazida pelo tratamento com 2-nitroanilina diazotizada. Isso gera um composto colorido que é medido fotometricamente. Outro método fotométrico para a quantificação de ácido ascórbico total (ácido ascórbico e ácido desidroascórbico) é a conversão da vitamina à sua forma 2,4-dinitrofenilidrazona.

Funções Metabólicas, Necessidades Dietéticas e Fontes Alimentares – A vitamina C é essencial para a formação do colágeno intercelular. No escorbuto, a substância intercelular amorfa e os fibroblastos entre as células dos tecidos estão normais, porém sem a matriz de colágeno. Os feixes de colágeno surgem algumas horas depois da administração de ácido ascórbico. Isso indica que a vitamina mantém as estruturas dentárias, a matriz óssea e as paredes dos capilares. No escorbuto, esses são os tecidos deficientes.

O quadro clínico do escorbuto é relacionado ao colapso geral da substância colágena intercelular. São comuns sangramentos, especialmente em áreas de pressão. A ocorrência de petéquias, hemorragias puntiformes que ocorrem na pele sob pressões mínimas, é usada para o diagnóstico de escorbuto. Trata-se de uma indicação da fragilidade das paredes dos capilares. Os ossos tornam-se quebradiços e param de crescer, e estruturas normais são substituídas por tecido conjuntivo que contém cartilagem calcificada. A anemia é comum, pela hematopoiese deficiente. A vitamina C também altera a absorção de ferro. A estrutura do esmalte, do cimento e sobretudo da dentina dos dentes se modifica, e as gengivas se tornam moles e sangram com facilidade. Podem ainda ocorrer ceratoconjuntivite seca, xerostomia, aumento de glândulas salivares, xerose, hiperpigmentação, ictiose, neuropatias e depressão mental, mesmo quando o quadro clássico do escorbuto está ausente.

A vitamina C é fundamental para a cicatrização de fraturas ósseas. As fraturas cicatrizam lentamente em pacientes com deficiência. A cicatrização de feridas também fica comprometida.

Não há evidência de que a vitamina aja no metabolismo da tirosina. Há uma excreção anormal de ácidos homogentísico, *p*-hidroxifenilpirúvico e *p*-hidroxifenilático em cobaias com escorbuto após a administração de tirosina, o que é corrigido com a administração de ácido ascórbico. A excreção de derivados do *tirosil* em seres humanos com dieta pobre em vitamina C tomando 20 g de tirosina diariamente também é diminuída com a administração de ácido ascórbico. Em alguns neonatos, a ocorrência de tirosinemia, possivelmente relacionada à alta ingestão de proteínas, sugere que se deva levar essa relação em consideração na hora de avaliar as necessidades de ácido ascórbico da criança.

Uma ingestão de 10 a 20 mg de ácido ascórbico por dia é suficiente para proteger o ser humano do escorbuto clássico, e 45 mg por dia mantêm um estoque orgânico adequado de 1.500 mg. Com exceção de gestantes e lactantes, 60 mg são o consumo recomendado (Quadro 106.1) para mulheres e homens acima de 11 anos de idade. Para lactentes, 35 mg de ácido ascórbico equivalem à mesma quantidade suprida por 850 mL de leite materno de mulheres residentes nos Estados Unidos. A demanda por vitamina C aumenta durante situações de trauma, infecções e períodos de intensa atividade física, podendo chegar a 100 a 200 mg por dia.

A ingestão regular de 1 a 4 g de ácido ascórbico por dia tem sido recomendada para reduzir o tempo de doença e aliviar os sintomas do *resfriado comum*. Alguns estudos clínicos corroboram essa hipótese, mas outros não conseguiram reproduzir tais resultados. Não foram feitos estudos definitivos a longo prazo com grandes populações que confirmem essa prática como uma medida confiável de saúde pública.

Vários estudos epidemiológicos demonstraram uma relação protetora entre o consumo de vitamina C e cânceres de esôfago, estômago e colo do útero. Estudos animais com precursores de conhecidos carcinógenos demonstraram que nos animais aos quais era administrada vitamina C o número de tumores era menor. Estudos bioquímicos sugerem que a vitamina C bloqueia a formação de carcinógenos a partir de seus precursores. Também se especula sobre um possível efeito da vitamina C como um removedor de radicais livres. Embora o ácido ascórbico em grandes quantidades possa ter efeitos farmacológicos, estes não estão relacionados ao funcionamento normal da vitamina em doses nutricionais. Não há evidência de que níveis superiores às recomendadas (RDA) tragam algum benefício adicional, e, contrariando aqueles que defendem o uso de megadoses (da ordem de gramas), tais práticas podem ser prejudiciais a algumas pessoas.

A ingestão prolongada de suplementos de ácido ascórbico em doses excessivas de cerca de 3 g ao dia não é completamente inócua. Podem ocorrer distúrbios GI (náuseas seguidas de diarréia), litíase renal ou biliar (devida à excreção aumentada de oxalato, urato e cálcio), condicionamento pré-natal do feto a sintomas de deficiência, interferência com exames simples de glicosúria e com o efeito anticoagulante da heparina.

Com fins terapêuticos para o tratamento do escorbuto do adulto, recomenda-se a dose de 1.000 mg por dia, divididos em mais de uma tomada, por 1 semana, e 500 mg a partir daí até o desaparecimento dos sinais. Também é utilizado no tratamento da metemoglobulinemia idiopática para a redução do ferro do heme do estado férrico para o ferroso.

O ácido ascórbico facilita a absorção de ferro por mantê-lo no estado reduzido. Algumas anemias microcíticas respondem à vitamina C, o que pode ser devido em parte à melhor absorção de ferro.

A vitamina C é encontrada em todas as células vivas vegetais, é sintetizada durante a germinação das sementes e é relativamente concentrada nas partes da planta de crescimento rápido. Também está presente em todos os tecidos animais, mas cobaias, primatas, alguns animais exóticos e seres humanos são incapazes de suprir suas necessidades por síntese e necessitam de fontes dietéticas.

Embora aparentemente a vitamina C esteja presente em todos os tecidos vivos, nossas melhores fontes são frutas frescas como frutas cítricas, morangos, melões e verduras como alface e repolho. Uma porção média de batatas contém vitamina C suficiente para suprir as necessidades diárias (RDA) de um homem se for a primeira colheita da planta, pois na colheita seguinte esse teor se reduz à metade. É uma prática comum e segura contar com frutas cítricas e seus sucos como fontes de vitamina C, particularmente na alimentação de crianças pequenas. Bastam 30 mL de suco de laranja ou de limão por dia para evitar o escorbuto em seres humanos com uma dieta pobre em ácido ascórbico.

É razoavelmente comum a adição de vitamina C a alimentos com fins técnicos, p. ex., como antioxidante para proteger aromatizantes e corantes naturais.

ÁCIDO FÓLICO (FOLACINA)

O nome da vitamina vem da palavra latina *folium*, folha. Foi originalmente isolada das folhas do espinafre, onde está presente em quantidades relativamente diminutas quando comparada a outras fontes alimentares. Vários fatores aparentemente sem relação entre si foram isolados por diferentes laboratórios até que se percebeu que se tratava do mesmo composto, o ácido pteroil-L-glutâmico: fator U (fator de crescimento de pintos), vitamina M (um fator de macacos), vitamina B_c (fator antianêmico de pintos), fatores *L casei* de fígado e leveduras (fatores de crescimento bacteriano) e outros. Em 1972, o International Union of Nutritional Sciences Committee on Nomenclature decidiu que o termo folacina deveria ser usado como um termo genérico para o ácido folico ácido pteroilmono-L-glutâmico. Contudo, a USP continua chamando o ácido pteroilglutâmico de ácido fólico, e a prática médica e bioquímica geralmente faz o mesmo.

Propriedades Químicas e Quantificação – O ácido pteroilglutâmico cristaliza na água fria, na qual só é ligeiramente solúvel, sob a forma de palitos amarelos. É imediatamente destruído pela fervura em solução ácida, e suas soluções deterioram quando expostas à luz do sol. É insolúvel em álcool ou nos solventes orgânicos habituais, mas se dissolve rapidamente em soluções alcalinas diluídas de hidróxidos de álcalis e carbonatos. O espectro característico de absorção de luz UV do ácido pteroilglutâmico em NaOH diluído auxilia na identificação e mensuração do composto.

Foi sintetizada uma série de compostos com várias moléculas de ácido glutâmico ligadas ao primeiro radical de ácido glutâmico por ligação peptídica. Compostos com um, dois, três e sete grupamentos de ácido glutâmico foram isolados. Os últimos três são conhecidos como conjugados. Alguns animais e o homem podem utilizá-los como fonte de ácido pteroilglutâmico, provavelmente por possuírem enzimas digestivas capazes de hidrolisá-los. Microrganismos podem utilizá-los em grau variável e limitado, a menos que sejam antes hidrolisados por enzimas hepáticas, renais ou pancreáticas, chamadas conjugases.

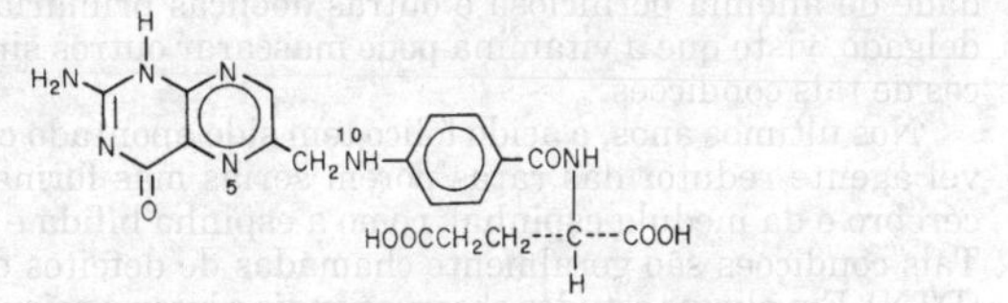

A forma funcional desse grupo vitamínico é basicamente o ácido 5,6,7,8-tetraidrofólico no qual um grupamento formil (-CHO), quando presente, está ligado à posição N^5, à N^{10} ou às duas. O composto hidrogenado N^5-formil, antigamente chamado *ácido folínico*, ou leucovorina, pode ser encontrado no mercado, assim como o sal monossódico de ácido fólico, como uma preparação farmacêutica distinta. É chamado apropriadamente de ácido 5-formiltetraidrofólico. Esses compostos servem de padrões para a determinação da vitamina. Existe um Padrão de Referência para o Ácido Fólico da USP. Separadamente, as três partes que compõem o ácido fólico (ácido pteróico, ácido *p*-aminobenzóico e ácido glutâmico) não apresentam nenhuma atividade vitamínica.

A determinação quantitativa da folacina em produtos naturais é feita sobretudo por métodos biológicos ou microbiológicos. No experimento com pintos, os filhotes são postos em dieta sem ácido fólico até que fiquem anêmicos, após o que são testados o produto ou suplemento em questão. O grau de recuperação está relacionado com a quantidade de ácido fólico ingerido. Os dois organismos mais usados no ensaio microbiológico são o *Lactobacillus casei* e o *Streptococcus faecalis*. O método se baseia no fato de que o ácido pteroilglutâmico é um fator necessário ao crescimento dessas espécies. Esse método, no entanto, é complicado quando se analisa material biológico, visto que derivados de ácido fólico de ocorrência natural não possuem a mesma atividade biológica nos dois organismos.

O ácido fólico pode ser determinado por dois métodos físico-químicos, desde que o composto esteja sob forma relativamente pura. Um método é a mensuração espectrofotométrica da extinção máxima da curva de absorção UV. O outro é a mensuração espectrofotométrica após fissão oxidativa do ácido fólico a ácido 4-aminobenzoilglutâmico seguido de diazotização e conjugação para gerar um corante azo. O ácido fólico ainda pode ser determinado por cromatografia líquida de alta pressão.

Funções Metabólicas – O ácido fólico é um dos importantes agentes hematopoiéticos necessários a uma regeneração adequada dos elementos figurados do sangue e seu funcionamento. Embora ainda não seja compreendido o mecanismo pelo qual o ácido fólico desempenha seu papel vital, sabe-se bastante acerca de sua função como coenzima em reações do metabolismo intermediário em que há a transferência de unidades de um carbono. Essas reações são importantes nas interconversões de vários aminoácidos e na síntese das purinas e pirimidinas. Essa função contrasta com a da colina em fornecer e transferir os chamados grupamentos metila lábeis em reações de transmetilação. A biossíntese de purinas e pirimidinas está relacionada em última análise com a dos nucleotídios e ácidos ribo- e desoxirribonucleico, elementos funcionais de todas as células.

O conceito de antivitaminas ou antagonistas de vitaminas é bem exemplificado no caso do ácido fólico. Em razão de sua semelhança estrutural, as sulfonamidas competem com o ácido *p*-aminobenzóico na síntese biológica do ácido fólico. O organismo é então privado de ácido fólico. Portanto, as sulfonamidas são inibidores do crescimento de vários patógenos, um antagonismo competitivo que é responsável pela ação antibacteriana das sulfas. Como os mamíferos utilizam ácido fólico pré-formado, as sulfonamidas não agridem o hospedeiro.

Foram desenvolvidos diversos análogos do ácido pteroilglutâmico com ação potente contra o ácido fólico. Muitos compostos, principalmente a aminopterina (ácido 4-aminopteroilglutâmico) e o metotrexato (ácido 4-amino-N^{10}-metilpteroilglutâmico) competem com o ácido fólico na síntese dos ácidos nucleicos e têm sido usados no tratamento de vários cânceres, psoríase e doenças imunológicas. Os antibióticos trimetoprima e pirimetamina também são drogas antifolato.

Necessidades Dietéticas e Fontes Alimentares – A deficiência de ácido fólico provoca anemia megaloblástica, glossite, diarréia e perda ponderal. O diagnóstico é confirmado pela demonstração de baixos níveis da vitamina no soro ou sangue por determinação microbiológica ou pela resposta hematológica à dose fisiológica de folato, 50 a 200 μg por dia por via intramuscular por 10 dias. A anemia megaloblástica como resultado de uma deficiência de ácido fólico é mais comum após os 65 anos de idade, em pessoas com síndromes de má absorção, em mulheres no terceiro trimestre de gestação e em crianças em uso de leite artificial não-enriquecido ou leite de cabra. No tratamento da anemia megaloblástica ou macrocítica, o ácido fólico deve ser administrado sozinho apenas quando se tiver excluído a possibilidade de anemia perniciosa e outras doenças primárias do intestino delgado, visto que a vitamina pode mascarar outros sinais diagnósticos de tais condições.

Nos últimos anos, o ácido fólico tem sido apontado como um possível agente redutor das raras porém sérias más formações fetais do cérebro e da medula espinhal, como a espinha bífida e a anencefalia. Tais condições são geralmente chamadas de defeitos do tubo neural (DTN). Em alguns estudos observacionais e intervencionistas nos quais mulheres em idade fértil receberam suplementos de ácido fólico, foram observadas menores taxas de DTN em relação ao grupo controle em uso de placebo. É importante enfatizar que tais estudos foram realizados em áreas onde as taxas de DTN antes do tratamento eram de 2 por 1.000 nascidos vivos ou mais, e as doses suplementares eram de 0,4 a 4 mg por dia. Além disso, dados obtidos em populações em que o consumo de ácido fólico era muito baixo não demonstraram nenhuma relação com as taxas de DTN, e portanto a condição aparentemente não está ligada à deficiência clássica de ácido fólico. Pesquisas com animais não mostraram aumento nas taxas de DTN com dietas deficientes em ácido fólico.

Não há nenhum mecanismo proposto para a relação entre consumo de ácido fólico e DTN. O US Public Health Service recomenda que toda mulher em idade fértil tome 0,4 mg de ácido fólico por dia a fim de se reduzir o risco de DTN.

A recomendação foi feita após a revisão de 1989 das RDA pelo Food and Nutrition Board do NAS. As RDA de 1989 eram de 0,2, 0,18 e 0,4 mg para homens, mulheres e gestantes, respectivamente.

Uma dieta norte-americana balanceada contém cerca de 0,2 a 0,6 mg de atividade de ácido fólico total, além das quantidades absorvíveis de vitamina que a flora intestinal normal fornece. As melhores fontes alimentares de ácido fólico são fígado, rins, feijões secos, aspargos, cogumelos, brócolis e *collards* (um tipo de couve). Outras boas fontes são espinafre, amendoim, feijão-de-lima, repolho, milho doce, acelga, nabo, alface, leite e produtos feitos com trigo integral.

ÁCIDO PANTOTÊNICO

O conhecimento acerca da identidade e da importância do ácido pantotênico se desenvolveu a partir de experiências com microrganismos e pintos. Em virtude de sua ampla distribuição na natureza, foi chamado de *pantotênico* (do grego, *pantothen*, de todos os lados). Os termos vitamina B_3 e fator antidermatite do pinto já foram aplicados a vários concentrados do fator, mas se tornaram obsoletos. Não existe nenhum valor terapêutico para o ácido pantotênico, exceto talvez no tratamento de deficiências nutricionais combinadas conhecidas ou suspeitas.

Propriedades Químicas e Quantificação – O ácido pantotênico é opticamente ativo (quiral). A atividade vitamínica máxima é encontrada apenas na forma D, facilmente encontrada sob a forma de sais de sódio ou cálcio, que são substâncias cristalinas. Outra forma disponível no mercado e utilizada em preparações líquidas é o álcool D-pantotenílico (pantotenol). Quimicamente, o ácido pantotênico é uma estrutura composta de β-alanina e ácido 2,4-diidróxi-3,3-dimetilbutírico γ-lactona, unidos por ligações peptídicas.

$$HOCH_2-\underset{CH_3}{\overset{CH_3}{\underset{|}{\overset{|}{C}}}}-\underset{H}{\overset{OH}{\underset{|}{\overset{|}{C}}}}-\overset{O}{\overset{\|}{C}}-NHCH_2CH_2COOH$$

Ácido D-pantotênico

O ácido livre é estável em soluções neutras mas sensível a bases, ácidos e calor. Os sais são mais estáveis, mas mesmo estes são destruídos por autoclavagem.

O ácido pantotênico, seus sais e o álcool podem ser determinados por métodos químicos ou microbiológicos. Já foi utilizado um método baseado no crescimento de pintos, mas era muito demorado e foi substituído quando apareceram novos métodos capazes de liberar a proteína ligada firmemente (uma enzima proteica) a seus locais de ligação em tecidos animais e vegetais. O primeiro passo na determinação química é a hidrólise ácida ou alcalina. Isso cliva a molécula no nível da ligação peptídica em duas partes, alanina e ácido pantóico. Esses produtos da fissão podem então ser determinados fotometricamente por reações de cor adequadas. Ainda há as cromatografias líquido-gasosa e líquida de alta pressão. Para a determinação microbiológica do ácido pantotênico e de seus sais são utilizados *Saccharomyces carlsbergensis* e *Lactobacillus plantarum*. Existe um Padrão de Referência do Pantotenato de Cálcio da USP.

Funções Metabólicas, Necessidades Dietéticas e Fontes Alimentares – O ácido pantotênico é de fundamental importância biológica pois é incorporado à coenzima A (CoA), que participa de várias reações enzimáticas vitais de transferência de grupamentos com dois carbonos (acetila) no metabolismo intermediário. Está relacionado também à liberação de energia a partir de carboidratos, na degradação e no metabolismo de ácidos graxos e na síntese de compostos como esteróis e hormônios esteróides, porfirinas e acetilcolina. A CoA é composta de um mol de adenina, um de ribose, um de β-mercaptoetilamina e três moles de fosfato para cada mol de pantotenato.

Muitos organismos dependem das mesmas vias metabólicas para seu crescimento e reprodução, como espécies animais e o homem, necessitando portanto de ácido pantotênico. Alguns são capazes de sintetizá-lo em taxas suficientes a partir de precursores. A síntese pela flora bacteriana intestinal é uma fonte importante da vitamina em seres humanos e é uma explicação provável de por que é tão rara a deficiência de ácido pantotênico. Uma síndrome de deficiência foi induzida em voluntários através da administração oral de uma antagonista do ácido pantotênico, o ácido ω-metilpantotênico, além da instauração de uma dieta pobre em relação à vitamina em questão. É impossível induzir uma deficiência isolada da vitamina durante pelo menos 9 meses com qualquer coisa que lembre uma dieta natural, tal é a amplitude de distribuição do ácido pantotênico em tão ampla variedade de alimentos.

Os sintomas tidos como específicos da deficiência do ácido pantotênico, segundo os estudos utilizando a antivitamina, são distúrbios neuromusculares (parestesias de mãos e pés, câibras e incoordenação motora), perda da resposta eosinopênica normal à administração do hormônio adrenocorticotrópico (ACTH), maior sensibilidade a testes com insulina e, em combinação com a piridoxina, a interrupção na produção de anticorpos. As observações subjetivas dos voluntários incluíam entre os sintomas fadiga, mal-estar, cefaléia, distúrbios do sono, náuseas, cólicas abdominais, epigastralgia, vômitos e flatulência.

A dieta média dos norte-americanos fornece cerca de 10 a 15 mg de ácido pantotênico por dia, com uma variação provável de 6 a 20 mg. Um aporte diário de 5 a 10 mg é provavelmente adequado a crianças e adultos, não havendo evidências a favor nem contra uma maior demanda durante a gestação ou a lactação. O leite materno contém cerca de 2 mg/L, e o de vaca, 3,5 mg/L. Fígado, outras vísceras e ovos são fontes especialmente boas. Brócolis, couve-flor, batatas, batatas-doces, tomates e melado são ricos em ácido pantotênico. Carne de boi, porco, carneiro e frango são também boas fontes.

BIOTINA

Ácido *cis*-hexaidro-2-oxotieno[3,4-*d*]imidazol-4-valérico

Antes de ser identificado como uma substância química distinta, esse fator já foi chamado de vitamina H, fator de dano anticlara de ovo, coenzima R, Bios II e outros. Sua descoberta foi devida a estudos sobre a *toxicidade* de grandes quantidades de clara de ovo crua como única fonte de proteína em ratos.

Propriedades Químicas e Quantificação – A biotina é um ácido monocarboxílico incolor e cristalino, apenas levemente solúvel em água ou em álcool (seus sais são bastante solúveis). Soluções aquosas são estáveis a 100°, e a substância seca é resistente à luz e ao aquecimento. A biotina é sensível, contudo, a soluções fortemente ácidas ou alcalinas, e a agentes oxidantes. A vitamina é opticamente ativa, e o isômero natural, que sozinho possui atividade biológica, é a forma D (os anéis são fundidos de maneira *cis* e o isômero é chamado (+)-biotina).

Biotina

Embora a biotina com a estrutura acima seja o composto presente nos alimentos, o átomo de enxofre pode ser substituído por um de oxigênio sem redução de sua atividade biológica. A biotina ocorre em tecidos animais e vegetais basicamente sob formas combinadas que são liberadas por hidrólise enzimática durante a digestão. Um dos complexos mais simples é a biocitina, ε-*N*-biotinil-L-lisina. A quantidade de vitamina em um produto é expressada em termos de peso da substância quimicamente pura, o ácido monocarboxílico.

Apenas métodos microbiológicos são exeqüíveis para a determinação da biotina em virtude de sua sensibilidade às baixas concentrações geralmente encontradas. Após uma simples extração aquosa ou ácida, procede-se a um experimento microbiológico baseado no crescimento de *Allescheria boydii* ou *Lactobacillus arabinosus*.

Funções Metabólicas, Necessidades Dietéticas e Fontes Alimentares – Tentativas de indução da deficiência em humanos através da inclusão na dieta de grandes quantidades (200 g) de clara de ovo crua e seca durante vários dias resultaram no surgimento de sintomas vagos como alterações da cor da pele e dermatoses, alterações leves nas papilas gustativas da língua, mialgias, perda de apetite, insônia e fadiga extrema. O ovo cru contém uma proteína, a avidina, que se combina à biotina e impede sua absorção no intestino. A administração de biotina aliviou rapidamente tais sintomas. É difícil produzir essa condição em seres humanos, e, como não se consegue discernir uma doença carencial clara e específica, não se tem muita certeza acerca da natureza da síndrome carencial ou da necessidade de uma fonte dietética de biotina. A síntese intestinal é com certeza a mais importante no suprimento de biotina ao organismo.

A biotina age nas reações de fixação de dióxido de carbono no metabolismo intermediário, transferindo o grupamento carboxila para as moléculas receptoras. Também atua nas reações de descarboxilação. Por seu papel nessas etapas enzimáticas vitais, na desaminação catalítica de aminoácidos e na síntese de ácido oleico, a biotina é considerada essencial ao metabolismo humano e essencial na dieta quando não há uma síntese intestinal adequada.

A ingestão diária de 150 a 300 μg de biotina é considerada adequada. Tais quantidades são facilmente atingidas e ultrapassadas quando a dieta inclui com freqüência leite, carne e ovos.

COLINA

A classificação da colina como uma vitamina e membro do grupo B é questionável por ser ela sintetizada no organismo, não havendo nenhuma evidência de que sua carência traga alguma conseqüência negativa ao metabolismo. No entanto, a colina exerce um papel importante como componente estrutural dos tecidos e em reações biológicas de metilação. Em muitas espécies animais, sua deficiência nutricional gera doença grave.

Propriedades Químicas – A colina é o hidróxido de (β-hidroxietil)trimetilamônio. Quando completamente dissociada, é comparável a hidróxidos alcalinos como uma base. Conseqüentemente, não existe no pH corporal como uma base, mas como um sal. O ânion é o que estiver presente no meio biológico circundante. O cátion (β-hidroxietil)trimetilamônio é a parte biologicamente importante. Este é incorporado a fosfolipídios, como a lecitina, a esfingomielina e a acetilcolina, substância liberada nas sinapses colinérgicas durante a transmissão de impulsos nervosos. A hidrólise ácida de fosfolipídios gera o sal livre colina, que é muito solúvel em água e, em menor grau, em etanol. A determinação da colina é obtida por meio de um método microbiológico utilizando-se uma cepa mutante de *Neurospora*.

$$\left[HOCH_2CH_2{-}N^+(CH_3)_3 \right] OH^-$$

Colina

Funções Metabólicas, Necessidades Dietéticas e Fontes Alimentares – Além de sua função vital como precursor da acetilcolina, que é importante na estimulação nervosa e muscular, a colina é um importante doador de grupamentos metila necessários para a síntese *in vivo* de metabólitos e talvez de alguns hormônios. A biogênese da colina parece ser universal, sendo resultado de uma transferência em três etapas de grupamentos metila para um receptor, que pode ser tanto o aminoetanol livre quanto o fosfatidil aminoetanol. Tais transferências exigem a metionina como um doador de metila (na verdade, *S*-adenosilmetionina). A colina é indiretamente uma fonte de metila; inicialmente ela é oxidada a betaína, que pode transferir um grupamento metila para a homocisteína, gerando metionina. Regenerando assim a metionina perdida em reações de transmetilação, a colina exógena pode poupar o aminoácido para uso na síntese proteica. A metionina é um aminoácido essencial.

A colina possui a propriedade de evitar o depósito de gordura em excesso ou de promover a remoção do excesso de gordura do fígado de animais experimentais alimentados com dietas ricas em gorduras. Por isso, costuma ser classificada como um *agente lipotrópico*. A ação lipotrópica provavelmente está relacionada com a incorporação da colina em fosfatidilcolina (lecitina), que, por sua vez, é incorporada em fosfolipídios e lipoproteínas. A ação lipotrópica é independente da ação da colina como reservatório de grupamentos metila.

Há evidências presuntivas advindas de estudos nutricionais e metabólicos e de considerações teleológicas de que a colina é importante, se não essencial, para o lactente. É importante garantir, portanto, que a colina esteja presente nas fórmulas infantis em concentrações pelo menos iguais às do leite materno, que é de cerca de 90 mg/L. A maioria das fórmulas infantis contém cerca de 1 1/2 vez essa quantidade. Também é apropriado incluir a colina em dietas quimicamente definidas a serem utilizadas como única fonte de alimentação em pacientes críticos.

Uma dieta média nos Estados Unidos contém cerca de 500 a 900 mg de colina por dia, quantidade adequada quando comparada às necessidades animais. Alimentos ricos em colina são fígado, rins, cérebro, carne, peixe, nozes, feijão, ervilhas e ovos. Quantidades moderadas são encontradas em cereais, leite e vários legumes.

INOSITOL

O inositol é o hexaidroxicicloexano (1,2,3,4,5,6-cicloexanexol; *i*-inositol; *mio*-inositol; *meso*-inositol). Na verdade, existem nove estereoisômeros de cicloexanóis, todos chamados de inositol. Muitos estão presentes na natureza. O isômero descrito acima é de longe o mais prevalente e o único com atividade biológica.

Inositol

O inositol está presente em praticamente todas as células de plantas e animais, seja livre ou combinado, o que indica que é um constituinte essencial da célula. Em tecidos animais, é um componente dos fosfolipídios. Em vegetais, é geralmente encontrado com *ácido fítico*, o éster hexafosfato de inositol. Ainda não se conseguiu demonstrar a necessidade de inositol na dieta humana. Na verdade, grandes quantidades de ácido fítico na dieta interferem com a absorção de minerais, especialmente de cálcio, zinco e ferro.

Embora o inositol apresente um pouco de atividade lipotrópica, não é efetivo como a metionina ou a colina. Não existe nenhum uso terapêutico válido para esse composto. Pode ser importante, contudo, garantir sua presença, nos níveis geralmente encontrados no leite materno, na alimentação de lactentes e de doentes graves como fonte alimentar exclusiva. O inositol é quantificado por ensaio microbiológico.

NIACINA (ÁCIDO NICOTÍNICO E NICOTINAMIDA)

O ácido nicotínico (niacina) e a nicotinamida (niacinamida) possuem propriedades vitamínicas idênticas. Ambos só tiveram sua função esclarecida 20 anos após terem sido descobertos. Em 1867, o ácido nicotínico foi sintetizado pela oxidação da nicotina com ácido nítrico. Porém somente em 1937 foi isolado de fontes biológicas e se observou que era efetivo na cura da língua negra em cães e, mais tarde, da pelagra em humanos. Entretanto, a vitamina não apresenta nenhuma das propriedades farmacêuticas da nicotina. Nos anos 1940, o termo *niacina* foi adotado como sinônimo para fins de rotulagem de alimentos para evitar associação com a nicotina do tabaco. O termo *niacina* é usado genericamente para o ácido nicotínico e a nicotinamida.

Propriedades Químicas e Quantificação – O ácido nicotínico é o ácido piridina-3-carboxílico. As estruturas do ácido nicotínico e da nicotinamida são mostradas a seguir.

Ácido nicotínico **Nicotinamida**

A niacina, a mais estável das vitaminas, não é destruída por aquecimento nem em soluções ácidas ou alcalinas. Resiste à oxidação leve e mantém sua atividade biológica durante o processamento dos alimentos e o preparo e armazenamento dos produtos farmacêuticos. É francamente solúvel em água ou álcool, mas insolúvel em éter ou clorofórmio. A nicotinamida, por outro lado, pode ser extraída de uma solução aquosa com éter. A amida é imediatamente hidrolisada a ácido livre em solução alcalina ou ácida.

A síntese comercial usual do ácido nicotínico utilizado em alimentos e medicamentos é realizada por meio da oxidação da quinolina com permanganato de potássio ou dióxido de manganês, e monodescarboxilação do ácido quinolínico purificado sob aquecimento controlado. A nicotinamida é geralmente obtida a partir da esterificação do ácido nicotínico com metanol seguido de amonólise.

A atividade de ambas as formas da vitamina é expressa em miligramas da substância quimicamente pura. Por terem ambas atividade biológica idêntica e quase o mesmo peso molecular, são equivalentes do ponto de vista do peso. O Padrão de Referência da Niacina e o Padrão de Referência da Niacinamida constam da USP.

A niacina pode ser quantificada em alimentos, medicamentos e materiais biológicos por métodos microbiológicos ou químicos. Não existe um método biológico animal. A determinação química se baseia na reação do anel piridínico com brometo de cianogênio e conjugação do produto da fissão com uma amina aromática. O corante amarelo polimetina formado é mensurado em um espectrômetro a 436 nm. Em produtos naturais, a niacina está em sua maior parte combinada como coenzima e deve ser liberada por hidrólise ácida antes de ser determinada.

O método microbiológico utiliza o *Lactobacillus arabinosus* como organismo-teste. Uma discriminação quantitativa entre ácido nicotínico e nicotinamida é possível utilizando-se esse organismo, que usa as duas vitaminas, e o *Leuconostoc mesenteroides*, que usa apenas o ácido nicotínico.

Funções Metabólicas – No organismo, a niacina é convertida a niacinamida, que é um constituinte essencial das coenzimas I e II que estão presentes em vários sistemas enzimáticos envolvidos com a oxidação aeróbia de carboidratos. A coenzima atua como um receptor de hidrogênio na oxidação do substrato. Essas enzimas estão presentes em todas as células vivas e participam de muitas reações de oxidação biológica.

A nicotinamida adenina dinucleotídio (NAD) é o sal interno do 5′-éster do hidróxido de 3-carbamil-1-D-ribofuranosilpiridínio com adenosina 5′-pirofosfato, e sua estrutura é mostrada a seguir. A nicotinamida adenina dinucleotídio fosfato (NADP) difere apenas por ter a porção adenosina esterificada em sua posição 2′ com ácido fosfórico.

NAD

Essas coenzimas são sintetizadas no organismo e participam do metabolismo de todas as células vivas. Por serem tão disseminadas e tão importantes, não é difícil perceber a gravidade dos distúrbios que ocorreriam caso o suprimento de niacina às células fosse interrompido.

As observações de vários nutricionistas de que as necessidades diárias de niacina variam com a quantidade e o tipo de proteínas ingeridas levaram à descoberta de que o aminoácido triptófano funciona como um precursor potencial da niacina. A eficiência da conversão indica que 60 mg de triptófano ingerido equivalem a 1 mg de niacina. Essa relação deu origem ao termo *niacina equivalente*, que é definido com o fim de avaliar as dietas em relação a essa vitamina, seja como 1 mg de niacina ou 60 mg de triptófano.

A niacina é rapidamente absorvida no intestino, e grandes doses podem ser administradas por via oral ou parenteral, com o mesmo efeito. A niacina, assim como o ácido nicotínico, é prescrita amplamente por médicos em grandes quantidades (da ordem do grama) com o objetivo de baixar os níveis sangüíneos de colesterol. O mecanismo de tal efeito não é ainda completamente conhecido; sabe-se apenas que está relacionado a uma menor síntese de colesterol pelo fígado. Apenas a vitamina em forma de ácido nicotínico possui esse efeito. O uso de doses altas de ácido nicotínico pode ter sérias conseqüências, como diminuição da função hepática. Ácido nicotínico em tais doses deve ser prescrito apenas com o acompanhamento da função hepática.

O principal produto de excreção da niacina na urina é a *N*-metilnicotinamida, um composto fluorescente formado no fígado. Numa dieta normal, cerca de um quarto da niacina ingerida é excretado como *N*-metilnicotinamida. Quanto maior a ingestão de niacina, menor a porcentagem excretada sob tal forma.

Necessidades Dietéticas e Fontes Alimentares – A pelagra, que significa pele áspera, é a doença carencial básica devida à falta de niacina na dieta, e se manifesta apenas após meses de privação. A condição acomete a pele, o trato GI e o sistema nervoso. São comuns perda ponderal, anorexia, fraqueza, insônia, cefaléia e diarréia, que surgem sem causa aparente. Outros sintomas precoces são dor abdominal, nervosismo e confusão mental.

As manifestações típicas da pelagra avançada são diarréia, dermatite e demência. Problemas GI variam em gravidade, e é comum a ausência de secreção gástrica. Em estado ainda mais avançado, a diarréia é grave. A dermatite é característica e aparece em locais expostos ou sujeitos a irritação. As lesões cutâneas são geralmente simétricas, inicialmente pápulas eritematosas que se tornam hipercrômicas, para enfim descamarem e se espessarem. A glossite é comum, caracterizada por aumento de volume e vermelhidão das margens e da ponta da língua. Devido à inflamação e à descamação superficial, a língua, as gengivas e os lábios tornam-se escarlates e lisos. Os sintomas mentais são variados quanto à ocorrência e à intensidade, indo de irritabilidade a depressão mental e instabilidade emocional. Um estado mental confusional com alucinações, delírio e mania pode ser encontrado nos estágios mais graves da doença. A pelagra é uma deficiência complexa, com os sintomas da deficiência de riboflavina, tiamina e ácido fólico muitas vezes complicando o quadro.

O tratamento da doença exige uma adequação imediata da dieta e a administração de niacina ou niacinamida. Quando estão presentes sintomas neurológicos, pode ser necessário o uso conjunto de riboflavina e tiamina. A recuperação da condição aguda é dramática na maioria dos casos, podendo ocorrer em 24 a 48 h. Pequenas doses administradas durante o dia parecem ser mais efetivas que uma dose única diária. A niacinamida é preferível à niacina por não causar vasodilatação cutânea com sensações de prurido, queimação ou ardor. Em casos de náuseas e diarréias graves, é recomendada a injeção intravenosa de niacinamida.

Considerando-se as necessidades dietéticas e os alimentos que contribuem para supri-las, deve-se considerar o conteúdo de niacina pré-formada e de niacina disponível por conversão do triptófano, um aminoácido essencial presente em todas as proteínas de boa qualidade. A quantidade mínima para a prevenção da pelagra é de 4,4 mg/1.000 kcal ao dia. As RDA do Food and Nutrition Board são de 6,6 mg/1.000 kcal e de pelo menos 13 mg em dietas com menos de 2.000 kcal. A maioria das dietas nos Estados Unidos fornece de 500 a 1.000 mg de triptófano por dia e 8 a 17 mg de niacina pré-formada, o equivalente a 16 a 33 mg de niacina.

Aves, carne e peixe são as principais fontes de niacina. Vísceras são mais ricas que músculo. Batatas, legumes e alguns vegetais folhosos contêm quantidades moderadas de niacina pré-formada, assim como grãos integrais. Uma importante prática de saúde pública nutricional iniciada nos anos 1940 foi o enriquecimento de produtos derivados de cereais: farinha de trigo, derivados do milho, arroz, macarrão, macarrão de preparo instantâneo e pão. Niacina, riboflavina, tiamina e ferro são componentes obrigatórios nos produtos rotulados como *enriquecidos*. O nível de enriquecimento com niacina é tal que uma porção generosa desses alimentos supre boa parte das necessidades diárias da substância.

PIRIDOXINA (VITAMINA B_6)

O termo vitamina B_6 não se refere a uma única substância, mas a um conjunto de piridinas naturais relacionadas sob os pontos de vista metabólico e funcional, principalmente a piridoxina, o piridoxal e a piridoxamina. São interconversíveis *in vivo* em suas formas fosforiladas. Não há informações sobre a atividade biológica relativa dos três compostos em seres humanos, mas, por ser a piridoxina a mais estável, provavelmente é a que mais contribui com atividade vitamínica na dieta.

Propriedades Químicas e Quantificação – A piridoxina como base livre possui um sabor amargo e é prontamente solúvel em água, álcool ou acetona. Cristaliza-se sob forma de cloridrato e é assim que é comercializada. A piridoxina é uma das vitaminas mais estáveis e sob a forma de álcool resiste a aquecimento em solução ácida ou alcalina. O piridoxal e a piridoxamina, contudo, são menos resistentes e são destruídos durante os processos extremos de aquecimento utilizados, às vezes, no processamento dos alimentos. Na maioria das condições de processamento e estocagem de alimentos e preparações farmacêuticas, a vitamina se mantém intacta.

As estruturas das três formas ativas da vitamina e a forma fosforilada de uma delas, o piridoxal fosfato, são mostradas a seguir.

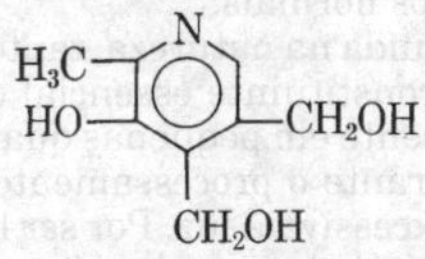

Piridoxina 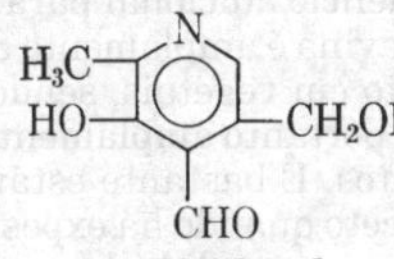 **Piridoxal**

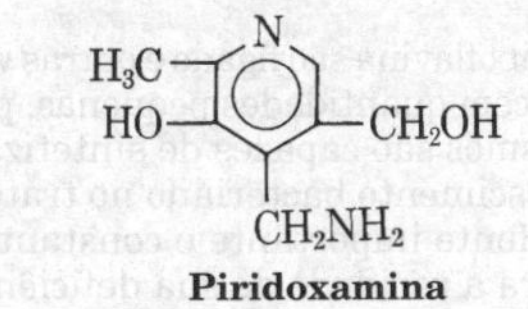

Piridoxamina

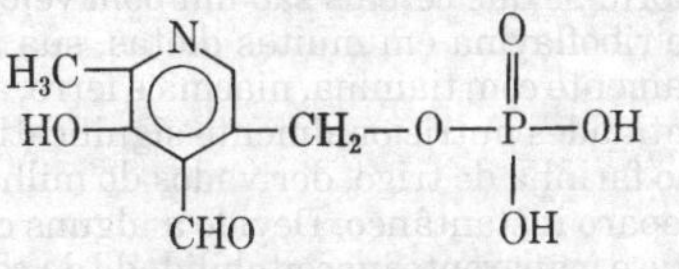

Fosfato de piridoxal

A atividade biológica da vitamina é expressa em miligramas de vitamina quimicamente pura, geralmente o cloridrato de piridoxina, para o qual há um Padrão de Referência da USP. Para a determinação biológica da vitamina B_6, são usados pintos e ratos em dieta com deficiência dessa substância, que, ao receberem quantidades conhecidas da vitamina, apresentam crescimento dose-relacionado. É necessário medir a quantidade das três formas da vitamina para se determinar com precisão a atividade biológica total. Isso pode ser conseguido por cromatografia líquida de alta pressão. Os testes microbiológicos também são capazes de dintinguir os componentes individuais da vitamina. Uma técnica muito útil empregada nesse tipo de ensaio é a separação prévia das diferentes formas da vitamina por meio de uma cromatografia de coluna utilizando um trocador de íons. Os decantados da coluna são analisados por procedimentos adequados à vitamina presente no decantado. Os microrganismos mais usados são *Saccharomyces carlsbergensis*, *Lactobacillus casei* e *Streptococcus faecalis*.

Funções Metabólicas, Necessidades Dietéticas e Fontes Alimentares – A vitamina B_6 sob a forma de fosfato de piridoxal ou de piridoxamina atua no metabolismo dos carboidratos, lipídios e proteínas, mas principalmente no das últimas. A vitamina é parte da configuração molecular de várias enzimas (uma coenzima), sobretudo da glicogeniofosforilase, várias transaminases, descarboxilases e desaminases. As últimas três são essenciais no anabolismo e catabolismo das proteínas.

A atividade biológica da vitamina B_6 depende da molécula como um todo, pois pequenas alterações estruturais a tornam inativa. A desoxipiridoxina, um derivado em que um dos grupamentos metanol foi reduzido a metila, possui uma potente atividade antivitamínica, mas seu uso experimental em humanos é limitado devido à sua toxicidade. A antivitamina hidrazida do ácido isonicotínico (isoniazida) é amplamente utilizada no tratamento da tuberculose. É quimicamente relacionada à piridoxina e atua como um antagonista, o que exige dos médicos atenção em relação ao teor de piridoxina na dieta de seus pacientes em uso de tal droga. Também é possível um antagonismo semelhante durante o tratamento da hipertensão com a hidralazina.

Não existe uma síndrome clássica para a deficiência de piridoxina, talvez por sua ampla distribuição na natureza e por hábitos alimentares incomuns não terem causado mais do que uma deficiência sem grandes complicações. O que é bem estabelecido é que ela é essencial para o crescimento de animais e lactentes. Outras manifestações da deficiência em humanos são provavelmente uma síndrome semelhante à acrodinia caracterizada por edema e alopecia, degeneração nervosa resultando em alterações de comportamento e, em lactentes, convulsões. Convulsões foram observadas em lactentes alimentados por uma fórmula láctea sem suplementação de piridoxina, e na qual a vitamina natural fora destruída inadvertidamente durante a esterilização. Nesses casos, surgiram alterações acentuadas no EEG revertidas minutos após a administração de piridoxina.

Em lactentes, embora as necessidades diárias de vitamina B_6 sejam supridas pelo consumo adequado de leite materno normal, a relação proteína-vitamina B_6 é crítica. A experiência geral com fórmulas patenteadas sugere que as necessidades metabólicas são satisfeitas com quantidades de 0,015 mg/g de proteína, ou 0,04 mg/100 kcal. As RDA do Food and Nutrition Board para adolescentes e adultos, inclusive na gestação e na lactação, variam de 2,3 a 2,6 mg ao dia.

As melhores fontes de vitamina B_6 são carnes, fígado, legumes verdes e cereais integrais. O farelo de cereais é especialmente rico. Outras boas fontes são nozes, milho, ovos e leite.

A ingestão de grandes quantidades de vitamina B_6 por longos períodos causa neuropatias periféricas. Na maioria dos casos observados, a ingestão era de mais de 500 mg por dia, embora também haja relato de um caso em que o consumo era de 250 mg ao dia.

RIBOFLAVINA

A riboflavina era conhecida pelos nomes de vitamina B_2, G ou lactoflavina. Sua descoberta como um dos componentes do grupo B de vitaminas foi devida à sua característica fluorescência e por ser um pigmento de alimentos comuns como gema de ovo e milho. O isolamento e a caracterização da enzima amarela foram realizados originalmente a partir da levedura e levaram a pesquisas sobre a natureza essencial do pigmento flavina, parte da enzima, no metabolismo, crescimento e saúde do ser humano.

Propriedades Químicas e Quantificação – A riboflavina é um pó cristalino amarelo ou alaranjado de odor leve. Quando seco, não é significativamente afetado pela luz difusa.

Em soluções alcalinas é francamente solúvel porém instável frente ao aquecimento e à luz, formando a lumiflavina, produto de degradação fluorescente sem atividade biológica. A riboflavina é mais resistente ao calor em solução ácida, particularmente de pH 1 a 6,5, mas sob irradiação gera lumicromo, também biologicamente inativo. A fotodegradação ocorre na pele, e crianças tratadas para *kernicterus* com radiação UV podem apresentar deficiência de riboflavina. A riboflavina é rapidamente adsorvida de soluções neutras ou ácidas a materiais como franconita, greda de prisoeiro e alguns zeolitos e decantada com soluções de acetona ou piridina. Os adsorvatos são utilizados em farmácia, mas alguns não disponibilizam a vitamina para o consumo humano em razão da dificuldade de eluição no trato intestinal.

As soluções de riboflavina apresentam uma fluorescência verde-amarelada característica, com uma absorção máxima a 565 nm em pH ácido. Essa propriedade é utilizada na quantificação química da riboflavina. A vitamina é reduzida por hidrossulfito ou hidrogênio na presença de zinco em solução ácida à sua forma leuco, que é incolor e não é fluorescente. A leucorriboflavina é reoxidada facilmente sacudindo-se a solução. Essa propriedade de redução-oxidação (veja adiante) é a base mais provável para a importância biológica da riboflavina nos sistemas enzimáticos respiratórios.

Um grama se dissolve em cerca de 3.000 a 20.000 mL de água, sendo essa variação devida às diferenças existentes na estrutura cristalina interna da riboflavina. É mais solúvel em solução de cloreto de sódio isotônica ou em solução alcalina do que em água, sendo pouco solúvel em álcool. É insolúvel na maioria dos solventes de gorduras. Derivados como o fosfato ou o acetato são preparados para uso farmacêutico para quando são necessárias concentrações mais altas.

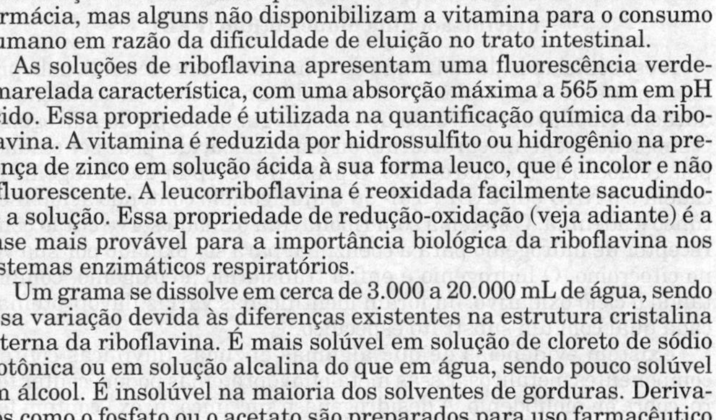

$\xrightleftharpoons[-2H]{+2H}$

Riboflavina **Leucorriboflavina**

A atividade da riboflavina é expressa em miligramas da substância quimicamente pura. Para fins experimentais, existe um Padrão de Referência da Riboflavina da USP. Antigamente, o conteúdo de riboflavina nas substâncias era medido pelo crescimento de ratos, método que foi substituído por ensaios físico-químicos e microbiológicos.

As determinações químicas são baseadas em procedimentos colorimétricos e fluorométricos. A mensuração da cor amarela intrínseca à riboflavina é geralmente suficiente para a testagem de preparações farmacêuticas. O método fluorométrico é mais sensível e livre de interferências e portanto mais adequado para a determinação da vitamina em alimentos. Depende da extração da vitamina com ácido diluído, filtração, tratamento do filtrado com permanganato e peróxido de hidrogênio para a destruição de outros pigmentos e mensuração da fluorescência. Pode-se realizar a determinação com cromatografia líquida de alta pressão ou com um detector fluorométrico.

O microrganismo utilizado na determinação microbiológica da riboflavina é o *Lactobacillus casei*. A medição é feita com base no estímulo ao crescimento do microrganismo ou pela titulação alcalina do ácido produzido durante a incubação.

Funções Metabólicas – A riboflavina desempenha um papel fisiológico como grupo prostético de muitos sistemas enzimáticos envolvidos na oxidação de carboidratos e aminoácidos. Atua em combinação com uma proteína específica, seja como mononucleotídio contendo ácido fosfórico (FMN) ou como um dinucleotídio combinado a ácido fosfórico e adenina (FAD).

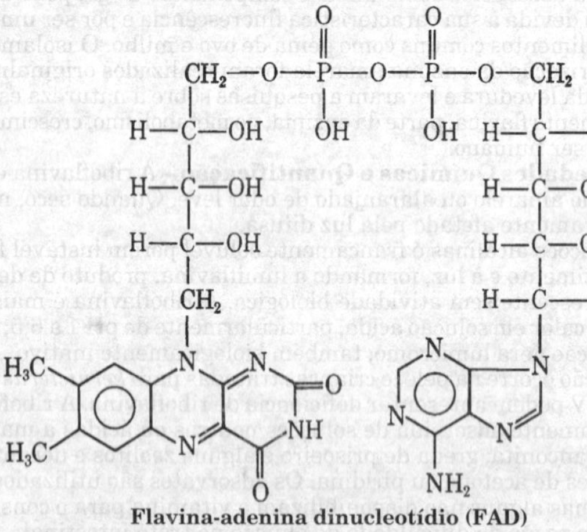

Flavina-adenina dinucleotídio (FAD)

A especificidade de cada uma das enzimas é determinada pela proteína presente no complexo. Por meio de um processo de oxidação-redução, a riboflavina presente no sistema ganha ou perde hidrogênio. O substrato, seja um carboidrato ou um aminoácido, pode ser oxidado pela remoção de um hidrogênio. O primeiro receptor de hidrogênio na cadeia é o NAD ou NADP, o di- ou trinucleotídio contendo ácido nicotínico e adenina. O sistema com riboflavina oxidada serve então como receptor de hidrogênio para a coenzima, para ser oxidado por sua vez no citocromo. O hidrogênio é enfim transferido ao oxigênio, completando o ciclo oxidativo. Já foram identificadas várias flavoproteínas, cada qual com um substrato específico.

Existem evidências de que algumas enzimas flavínicas contêm componentes metálicos. Essas metaloflavoproteínas podem conter ferro, cobre ou molibdênio. A desidrogenase succínica, p. ex., contém ferro, e a xantina oxidase contém ferro e molibdênio.

Após fosforilação, a riboflavina é absorvida no trato intestinal e sua excreção se faz pela urina. Uma pessoa comum com uma dieta comum excreta de 0,5 a 1,5 mg em 24 h, dependendo do conteúdo na dieta. De uma dose oral de 10 mg, 50 a 70% são excretados em 24 h. Na deficiência de riboflavina, encontra-se pouco ou nada na urina. A medida da excreção é utilizada no diagnóstico da deficiência. A ribofla-vina, assim como a tiamina, é pouco armazenada, sendo necessário um suprimento constante para que se mantenham níveis normais no organismo. Fígado, coração e rins contêm quantidades relativamente altas de riboflavina por seu alto conteúdo enzimático.

Necessidades Dietéticas e Fontes Alimentares – Os principais sintomas da arriboflavinose humana são queilose (vermelhidão dos lábios e fissuras nos cantos da boca), alterações características na coloração das mucosas, inflamação da língua e desnudamento dos lábios. Também podem ocorrer lesões de natureza seborreica. Entre as manifestações oculares em humanos e animais, a principal é a vascularização corneana, condição em que a córnea é extensamente invadida por pequenos capilares, o que geralmente é acompanhado de prurido, queimação, sensação de corpo estranho na pálpebra, lacrimejamento, fotofobia e cansaço visual. Essas condições, é claro, não são específicas da deficiência de riboflavina.

A deficiência de riboflavina não é endêmica em nenhuma parte do mundo, mas sem dúvida é um fator complicador para outras doenças carenciais como a pelagra. A dose terapêutica é de 1 a 10 mg por dia. A dose de 10 mg promove remissão rápida dos sintomas, sendo questionada por alguns a necessidade de doses maiores.

Estudos quantitativos sobre as necessidades diárias humanas indicam que estas estão relacionadas ao peso, à taxa metabólica e à taxa de crescimento. O parâmetro utilizado para expressar isso mais fielmente é o tamanho corporal metabólico, representado por quilogramas de peso corporal elevado ao expoente 3/4. A RDA do Food and Nutrition Board para a riboflavina é de 0,4 a 0,6 mg para lactentes, 0,8 a 1,2 mg para crianças de até 10 anos de idade, 1,0 a 1,7 mg para adolescentes e adultos e um pouco mais para gestantes e lactantes. Em geral, as necessidades diárias são de cerca de 0,3 mg para adultos e 0,8 mg para lactentes para uma ingestão de 1.000 kcal. Do ponto de vista fisiológico, o consumo de mais de 0,5 a 0,6 mg/1.000 kcal não traz grande benefício adicional para adultos normais.

A riboflavina é amplamente distribuída na natureza, tanto em animais quanto em vegetais, sendo um constituinte essencial das células vivas, e portanto amplamente presente em pequenas quantidades nos alimentos. É bastante estável durante o processamento dos alimentos, exceto quando há exposição excessiva à luz. Por ser hidrossolúvel, é em parte perdida durante o cozimento quando a água é jogada fora. Contudo, essa perda é menor do que a da tiamina, da niacina ou do ácido ascórbico.

Alimentos ricos em riboflavina são fígado e outras vísceras, leite e ovos. Legumes e frutas fornecem quantidades pequenas, porém constantes.

Muitos microrganismos são capazes de sintetizar a riboflavina, e, em vista do grande crescimento bacteriano no trato intestinal humano, é essa talvez uma fonte importante e constante de riboflavina, o que pode concorrer para a raridade de sua deficiência em humanos.

Quando descobriu-se que cereais são um bom veículo para aumentar o conteúdo de riboflavina em muitas dietas, sua adição tornou-se obrigatória. Juntamente com tiamina, niacina e ferro, a riboflavina está presente em quantidades nutricionalmente significativas em produtos enriquecidos como farinha de trigo, derivados do milho, pão, macarrão e macarrão de preparo instantâneo. Devido a alguns costumes relacionados ao cozimento e à aparente inaceitabilidade da cor amarela artificial, houve resistência ao enriquecimento do arroz com riboflavina.

TIAMINA

Os concentrados de tiamina, muitas vezes chamada de vitamina B_1, receberam este último nome dos antigos pesquisadores norte-americanos que descobriram que pelo menos dois fatores dietéticos acessórios eram necessários ao crescimento normal de ratos de laboratórios, um presente na gordura da manteiga e outro na *lactose*. Os nomes que eles sugeriram para tais fatores foram vitamina A lipossolúvel e vitamina B hidrossolúvel. Outros pesquisadores demonstraram posteriormente que esse último era constituído na verdade por um grupo de substâncias, e não um único fator, e a vitamina B_1 foi finalmente o primeiro composto do grupo a ser, depois de muito trabalho, isolada, o que foi feito a partir de arroz polido. Nos estudos pioneiros sobre a tiamina, descobriu-se que seus concentrados preveniam a polineurite em galinhas, sendo demonstrado depois que essa doença era causada pela deficiência de tiamina na dieta. Com base em tal observação, denominaram o fator de aneurina (de fator antineurítico), nome que ainda é usado em alguns países.

Propriedades Químicas e Quantificação – Tiamina é um nome genérico aplicado a todas as substâncias com atividade de vitamina B_1, independentemente do ânion ligado à molécula. A porção catiônica da molécula, que é a *tiamina* propriamente dita, é constituída por um anel pirimidínico substituído ligado por uma ponte de metileno ao nitrogênio de um anel tiazólico substituído. Na estrutura geral da fórmula, *A* é qualquer ânion apropriado mas geralmente cloreto (veja a estrutura a seguir). Além disso, podem ser formados sais de amônio com a amina substituinte no anel pirimidínico. A nomenclatura comum é confusa, mas em geral o termo mono, como em tiamina mononitrato ou monofosfato de tiamina, designa o sal do tipo tiazólico. O cloridrato de cloreto de tiamina é o sal de amônio formado pela reação do cloreto de tiamina com ácido clorídrico (veja adiante).

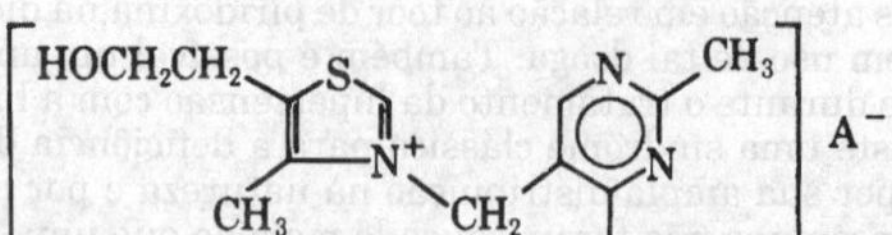

Os compostos de tiamina são em geral francamente solúveis em água ou em álcool, mas insolúveis em solventes de gorduras. São estáveis em soluções ácidas e podem ser aquecidos sem decomposição, porém são instáveis em soluções alcalinas ou neutras. Em pH neutro ou alcalino, ocorre quebra da ponte de metileno se há aquecimento na presença de umidade. A quebra das moléculas ocorre quantitativamente na presença de íons de bissulfito, reação esta que é utilizada no preparo de dietas sem tiamina para fins experimentais.

A tiamina é oxidada em solução alcalina a tiocromo, uma substância altamente fluorescente biologicamente inativa. Essa reação é a base da quantificação química da tiamina. A vitamina pura não é rapidamente oxidada quando exposta ao ar.

Uma forma comercial alternativa para a vitamina B_1, amplamente utilizada por sua maior estabilidade quando comparada ao cloridrato, é o mononitrato.

A atividade da vitamina é expressa em miligramas da substância quimicamente pura, e há um Padrão de Referência para o Cloridrato de Tiamina da USP.

A determinação da tiamina em alimentos, materiais biológicos e produtos farmacêuticos é feita quase exclusivamente pelo método fluorométrico do tiocromo. Por meio da oxidação com ferricianeto em solução alcalina, a tiamina é transformada em tiocromo, que possui uma forte fluorescência azul. É um método bastante sensível e tem forte correlação com o método biológico. A seqüência da determinação começa pela extração da vitamina, seguida pela hidrólise enzimática, adsorção, eluição e oxidação a tiocromo, que é extraído com isobutanol e determinado fluorometricamente.

Antes do desenvolvimento de métodos físico-químicos adequados, a tiamina era determinada por meio de um experimento típico de crescimento de ratos, baseado no crescimento de ratos desprovidos de tiamina como resposta a doses suplementares de um padrão de referência comparado ao material testado, administrado seja na dieta, separadamente ou por via parenteral.

Funções Metabólicas – Sob a forma fosforilada, a tiamina (pirofosfato de tiamina; co-carboxilase) atua como grupo prostético de sistemas enzimáticos relacionados à descarboxilação de α-cetoácidos. Por exemplo, o ácido pirúvico é descarboxilado, gerando um radical com dois átomos de carbono. Esse processo de descarboxilação é catalisado pelo sistema enzimático ácido pirúvico descarboxilase, que é constituído por uma proteína específica, íons de manganês e difosfotiamina. Um grupamento α-hidroxietila (o radical *acetaldeídico* do ácido pirúvico descarboxilado) se liga ao carbono 2 do anel tiazólico. O grupamento hidroxietila (*acetato* ativo, *acetaldeído* ativo ou fragmento de dois carbonos) se liga a um dos átomos de enxofre da lipoamida, da qual é removido pela coenzima A. A tiamina pirodescarboxilada também é efetiva na descarboxilação de outros α-cetoácidos. Alguns processos de descarboxilação são reversíveis, podendo ser obtida a síntese (condensação); assim, a tiamina é importante também na síntese de cetoácidos. Está envolvida em reações de transcetolase.

A tiamina é rapidamente absorvida em solução aquosa no intestino delgado e no grosso, sendo levada ao fígado pela veia porta. No fígado, assim como em todas as células vivas, ela se liga ao fosfato para formar cocarboxilase. Pode ser então armazenada no fígado sob essa forma ou se ligar a manganês e proteínas específicas, formando enzimas ativas conhecidas como carboxilases.

A tiamina é excretada na urina em quantidades que refletem o total ingerido e o total estocado nos tecidos. A medida da excreção de tiamina após a administração de uma pequena dose é útil na avaliação dos estoques corporais.

Necessidades Dietéticas e Fontes Alimentares – A polineurite (disfunção do sistema nervoso) ou beribéri é uma doença associada à deficiência de tiamina em seres humanos. A neurite periférica é uma condição patológica dos nervos das extremidades; geralmente são acometidas ambas as pernas e às vezes também os braços. Os principais sintomas são perda da sensibilidade, fraqueza muscular e paralisia. No beribéri, essa condição está associada a edema e anormalidades eletrocardiográficas.

Casos graves de beribéri são comuns no Oriente entre populações cuja dieta consiste basicamente em arroz moído ou polido. A vitamina, contida no farelo e no germe do cereal, é removida durante o processo de moagem. As dietas norte-americanas em geral fornecem quantidades suficientes de tiamina, e uma dieta variada que inclua cereais integrais ou farinha ou pão enriquecidos certamente contém os níveis necessários de tiamina. Sintomas de deficiência de tiamina são observados no alcoolismo crônico, visto que o uso do álcool substitui a comida como fonte de energia. A deficiência também pode ocorrer em casos de diarréia crônica, quando a absorção é prejudicada, e durante gestação complicada com anorexia e náuseas.

No diagnóstico da deficiência de tiamina, os principais sintomas são anorexia, fadiga, perda ponderal, sensação de queimação na sola dos pés, dor à palpação da panturrilha, cãibras e fraqueza muscular generalizada. São sinais inespecíficos, contudo, sem dados laboratoriais que demonstrem uma excreção reduzida de tiamina no sangue e na urina.

Para o tratamento do beribéri ou da deficiência de tiamina em humanos, o primeiro requisito é uma dieta balanceada. Uma boa dieta é essencial, pois muitas vezes o beribéri resulta de uma deficiência múltipla complexa, e a administração de somente tiamina pode precipitar a manifestação de outras deficiências de fatores hidrossolúveis. São utilizadas doses de 10 a 100 mg de tiamina para a cura de casos graves, não havendo evidência de benefício com doses mais altas. Quanto maior a dose, maior o percentual excretado na urina. São preferíveis doses menores e freqüentes do que uma dose única ao dia. A administração parenteral é vantajosa apenas em casos graves ou pessoas com distúrbios na absorção intestinal. Estão disponíveis no mercado preparações farmacêuticas de diversos tipos e potências.

A necessidade de tiamina está relacionada às necessidades calóricas, especialmente das calorias advindas de carboidratos. O Food and Nutrition Board considera que 0,5 mg/1.000 kcal é satisfatório em condições normais nos Estados Unidos. Como o consumo calórico varia com a idade, o mesmo ocorre com o consumo recomendado de tiamina; para lactentes, 0,3 a 0,5 mg; para crianças de até 12 anos de idade, 0,7 a 1,4 mg; para adolescentes e adultos, 1,0 a 1,5 mg, sendo o maior consumo para rapazes e homens entre 15 e 22 anos de idade. Para gestantes e lactantes, a literatura recomenda um acréscimo de 0,3 mg por dia em acordo com o maior consumo calórico.

A distribuição da tiamina nos alimentos é ampla. É encontrada em todos os vegetais e é sintetizada por alguns microrganismos, principalmente leveduras. Não há um alimento que seja particularmente mais rico, embora a maior parte da tiamina consumida nos Estados Unidos provenha de cereais, leite, legumes, nozes, ovos e porco. A sofisticação e o processamento dos alimentos tendem a reduzir os teores de tiamina. Por exemplo, no preparo da farinha de trigo, a separação da casca e do germe remove 3/4 ou mais da tiamina presente no trigo integral. Isso também ocorre com outros cereais. Boa parte da farinha branca, milho moído e arroz nos Estados Unidos é enriquecida para que sejam obtidos níveis próximos aos dos cereais integrais. Em virtude da labilidade da vitamina ao aquecimento, alimentos cozidos ou assados perdem parte de seu conteúdo de tiamina.

A perda de tiamina no cozimento doméstico não é considerada excessiva, exceto para alimentos cozidos em grandes quantidades de água que depois é jogada fora. Em razão de sua solubilidade, o teor de tiamina na água de cozimento é considerável.

VITAMINAS B

É o *B hidrossolúvel* de McCollum, ou a *amina vita antiberibéri* de Funk, hoje decomposto em pelo menos 11 entidades químicas distintas. Destas, 8 são necessárias na nutrição humana: tiamina, riboflavina, niacina, ácido fólico, piridoxina, biotina, ácido pantotênico e vitamina B_{12}. Ácido *p*-aminobenzóico, colina e inositol também têm um papel essencial no metabolismo em vegetais e animais, mas só isso não constitui evidência presuntiva de sua importância na nutrição humana. Quando a ingestão diária de metionina é adequada, a colina pode ser sintetizada endogenamente; portanto, a necessidade humana é relativa à ingestão de metionina, semelhante à relação entre niacina e triptófano. Pode-se afirmar categoricamente que o ser humano dispensa uma fonte endógena ou exógena de ácido *p*-aminobenzóico. Embora a deficiência de inositol não tenha sido demonstrada em seres humanos, pode ser que seja um nutriente importante para lactentes. O leite dos mamíferos contém inositol, e, como o leite é o único alimento dos lactentes nesse período crítico de crescimento, parece apropriado incluí-lo nas fórmulas que não se baseiam em leite, uma prática que vem do começo dos anos 1960.

Não existe uma fonte natural de vitaminas B como um grupo que seja a melhor fonte de todas. Nenhuma fonte contém todos os fatores hidrossolúveis nas proporções em que são necessários na nutrição humana, e o valor terapêutico de qualquer material vitaminado depende das necessidades individuais do usuário. Apesar disso, múltiplas deficiências de vitaminas B muitas vezes coexistem. Além do mais, a correção de uma vitamina B pode aumentar as necessidades de outra; a administração de tiamina para o beribéri clínico ou subclínico aumenta a demanda de riboflavina. Sendo assim, justifica-se o emprego da terapia multivitamínica para as cinco vitaminas para as quais existem deficiências clínicas (tiamina, niacina, riboflavina, ácido fólico e vitamina B_{12}). As deficiências humanas de biotina e ácido pantotênico foram vistas apenas experimentalmente, e a deficiência de piridoxina ocorreu apenas em crianças alimentadas com fórmulas não-enriquecidas.

VITAMINA B_{12}

A vitamina B_{12}, a última do grupo a ser descoberta, foi isolada em sua forma cristalina a partir de pedaços de fígado em 1948, tendo sido logo demonstrada a sua ação específica no tratamento da anemia perniciosa de Addison. Estabeleceu-se que a vitamina B_{12} era o princípio ativo dos extratos de fígado, utilizados por mais de 30 anos no controle da anemia perniciosa. O fígado ainda é uma fonte dietética importante de vitamina B_{12}, mas as injeções de fígado não são mais utilizadas, visto que existem no mercado formas cristalinas da vitamina.

Propriedades Químicas e Quantificação – A vitamina B_{12} é um composto hidrossolúvel complexo que se cristaliza como formas aciculiformes vermelhas que possuem uma rotação específica em solução aquosa diluída de –59°. A absorção máxima característica ocorre a 278, 361 e 550 nm. A substância cristalina escurece sem se fundir a 300°. O composto é um complexo de coordenação de cobalto, em que o cobalto é trivalente e apresenta um número de coordenação de seis. O complexo é neutro. A vitamina B_{12} é composta por dois sistemas heterocíclicos, um benzimidazol e um núcleo porfirínico modificado, com a seguinte estrutura:

Cianocobalamina

Na realidade, o grupamento cianeto coordenado ao cobalto não faz parte da vitamina, sendo um artefato causado pelo isolamento da vitamina no carvão; no fígado, o ligante é o ânion 5'-desoxiadenosila. No entanto, por definição química orgânica estrita, por ter sido o cianeto a primeira forma de vitamina a ser isolada, a cianocobalamina *é* a vitamina B_{12}. Quando o ligante é o hidróxido em vez do cianeto, o composto é a *vitamina* B_{12a} (hidroxocobalamina); quando é a água, a substância é a *vitamina* B_{12b} (aquocobalamina); quando é o nitro, o composto é *vitamina* B_{12c}; *a forma 5'-desoxiadenosila é a coenzima* B_{12}; se o ligante é o metil, o composto é a *metil* B_{12}. Também são conhecidas sulfito- e tiocianatocobalaminas. Na prática, todos esses compostos são vitamina B_{12}. Situação semelhante ocorre com o termo *cobalamina*, que no sentido estrito é sinônimo de cianocobalamina, mas no dia-a-dia se aplica a qualquer composto contendo o núcleo α-(5,6-dimetilbenzimidazoil) corrina. *Cobamidas* é um termo genérico para todos esses compostos.

A vitamina B_{12} (cianocobalamina), em atmosfera de hidrogênio com catalisador platina, é reduzida a um composto cristalino vermelho com espectro máximo de absorção UV levemente modificado e com menor resistência ao calor. A vitamina B_{12a} resulta de tal redução. A vitamina B_{12b}, outra forma reduzida, está presente em fontes naturais.

Comercialmente, a vitamina B_{12} é obtida de fermentação pelo *Streptomyces griseus*. A vitamina se precipita de soluções aquosas saturadas com sulfato de amônio por ação do 1-butanol. É purificada então por meio de cromatografia, com o uso de bentonita ou silicato de alumínio como adsorvente. Durante o desenvolvimento dos cromatogramas, se formam bandas vermelhas bem nítidas, indicando a localização da vitamina. A banda vermelha é separada mecanicamente e eluída com água. A solução aquosa concentrada a que é adicionada acetona dá origem à vitamina cristalina, que pode ser ainda mais purificada por recristalização em acetona aquosa.

A USP fornece um Padrão de Referência para a Cianocobalamina para uso na determinação da vitamina. Um método físico-químico utilizado é a mensuração da absorvância da luz em certos comprimentos de onda específicos característicos da cianocobalamina. O método só pode ser aplicado a soluções relativamente concentradas, como preparações farmacêuticas. A vitamina B_{12} também pode ser quantificada por cromatografia líquida de alta pressão.

A vitamina B_{12} é um dos fatores com maior atividade biológica. Sua atividade para bactérias é medida em milimicrogramas. Em razão da sensibilidade de algumas bactérias a níveis tão baixos da vitamina e devido ao fato de os alimentos conterem concentrações excepcionalmente baixas, os métodos microbiológicos são amplamente utilizados. São utilizados os seguintes microrganismos, que exigem vitamina B_{12} para seu crescimento: *Lactobacillus leichmannii*, *Ochramonas malhamensis* e *Euglenia gracilis*.

Funções Metabólicas, Necessidades Dietéticas e Fontes Alimentares – A vitamina é essencial para o funcionamento normal de todas as células, mas particularmente para aquelas da medula óssea, do sistema nervoso e do trato gastrintestinal. Ela facilita reações de redução e participa na transferência de grupamentos metila. Há evidências do envolvimento da vitamina B_{12} no metabolismo de carboidratos, proteínas e lipídios, mas sua principal função ainda parece ser, juntamente com o ácido fólico, no anabolismo do ácido desoxirribonucleico em todas as células. Formas de coenzima da vitamina B_{12}, nas quais a vitamina está ligada a adenina e açúcar, que catalisam reações específicas no metabolismo intermediário, têm sido isoladas de culturas bacterianas e provavelmente têm funções vitamínicas semelhantes em células de mamíferos.

O mecanismo bioquímico da anemia perniciosa, uma condição causada pela deficiência prolongada de vitamina B_{12}, é uma falha na elaboração do fator intrínseco, normalmente secretado pelas células parietais da mucosa gástrica. Esse fator intrínseco, uma glicoproteína de 45.000 daltons, é essencial para a absorção da vitamina B_{12} pela mucosa intestinal, com a qual forma um complexo.

A vitamina B_{12} é necessária para a produção normal de sangue, e algumas anemias macrocíticas respondem à sua administração. Na anemia perniciosa, a menos que seja acompanhada do fator intrínseco, a vitamina não é absorvida por via oral em quantidades suficientes, devendo ser administrada por via parenteral em quantidades da ordem do micrograma. Existem agora no mercado preparações contendo vitamina B_{12} e concentrado de fator intrínseco para uso oral, que são, segundo estudos, pelo menos equivalentes às formas parenterais para o uso a curto prazo. Estudos clínicos demonstram que a administração de quantidades da ordem do miligrama da vitamina na ausência do fator intrínseco promove a absorção de quantidade suficiente de vitamina pela mucosa intestinal para um tratamento efetivo do paciente com anemia perniciosa. No entanto, a forma injetável de vitamina B_{12} continua sendo a droga de escolha por permitir uma avaliação regular da condição do paciente pelo médico.

A evidência de que a vitamina B_{12} é o fator que combate a anemia perniciosa é inquestionável. No tratamento da doença, a injeção intramuscular de vitamina B_{12} produz uma resposta máxima na produção de reticulócitos em 4 a 9 dias e a restauração da contagem de hemácias e leucócitos em 4 a 6 semanas. A mudança da medula óssea de um estado megaloblástico para um normoblástico é dramática e ocorre poucas horas após a injeção de doses tão pequenas como 1 μg de vitamina. A vitamina B_{12} é considerada o fator extrínseco de Castle, cuja absorção é facilitada pelo fator intrínseco presente no suco gástrico normal. O defeito bioquímico na anemia perniciosa, portanto, é uma falha na elaboração do fator intrínseco. Por causa disso, a vitamina B_{12} administrada por via oral é muito menos efetiva na anemia perniciosa e totalmente inefetiva quando há ausência total do fator intrínseco.

A vitamina é efetiva na prevenção de distúrbios neurológicos comuns na anemia perniciosa. Esses sintomas são mais observados em pacientes idosos, visto que a absorção da vitamina B_{12} é menor nessa população. No entanto, não é difícil encontrar mulheres com sintomas neurológicos devidos à falta de vitamina B_{12} na faixa dos 30 anos de idade. Sintomas agudos de doença com manifestações em diversos sistemas regridem logo após a administração da vitamina, porém a recuperação depende mais da cronicidade da doença do que do grau de acometimento neurológico, sendo mais difíceis de serem revertidas condições de evolução já prolongada.

A atividade osteoblástica também parece ser dependente da vitamina B_{12}.

Um conceito nutricional simples sobre a anemia perniciosa que parece ser válido é o de que se trata essencialmente de uma deficiência de vitamina B_{12} condicionada pela falta de fator intrínseco e, assim, pela incapacidade de absorção da vitamina da alimentação. A validação de tal conceito reside em várias evidências; é particularmente convincente a comparação entre o desenvolvimento clínico da deficiência de vitamina B_{12} em vegetarianos estritos, pacientes submetidos a gastrectomia total (resultando na remoção do fator intrínseco e interferência na absorção da vitamina), e recaídas da doença subseqüentes a abandono do tratamento por pacientes previamente tratados para a anemia perniciosa. A deficiência dietética experimental da vitamina B_{12} ainda não foi produzida no ser humano adulto sob condições de observação cuidadosa e contínua. É provável que as necessidades de vitamina B_{12} parenteral (ou absorvidas) no paciente com anemia perniciosa ou gastrectomia sejam semelhantes às da pessoa normal.

A RDA do Food and Nutrition Board para a vitamina B_{12} varia entre 0,5 a 3 μg; o valor mínimo é para lactentes, e o máximo é para gestantes.

A vitamina B_{12} está presente na carne e em laticínios, porém não é encontrada em quantidades mensuráveis em vegetais e cereais em grãos. É provável que bactérias presentes em alimentos vegetais sintetizem vitamina B_{12} suficiente para atenderem às necessidades diárias das pessoas cuja dieta não inclui alimentos de origem animal.

PREPARAÇÕES DE VITAMINAS HIDROSSOLÚVEIS

ÁCIDO AMINOBENZÓICO – veja Cap. 65.

ÁCIDO ASCÓRBICO

Ácido L-ascórbico [50-81-7] $C_6H_8O_6$ (176.13). Veja anteriormente.

Preparo – O produto comercial é produzido exclusivamente por síntese. A matéria-prima é o sorbitol, uma hexose presente em diversas frutas mas obtido comercialmente pela hidrogenação da dextrose na presença de um catalisador Cu-Cr, para a produção do ácido ascórbico. O D-sorbitol em solução aquosa é convertido pela ação do organismo *Acetobacter suboxydans* a L-sorbose, que é uma cetose. A L-sorbose é então condensada com acetona pela ação do ácido sulfúrico para formar diacetona sorbose. O objetivo da acetonação é proteger a hidroxila da oxidação nas etapas seguintes. A diacetona sorbose, após purificação apropriada, é oxidada pelo permanganato de potássio e então hidrolisada, formando ácido 2-ceto-L-gulônico. Este ácido é esterificado com metanol, e um composto sódico intermediário é formado com o metóxido de sódio. A hidrólise com HCl aquoso remove o grupamento metila e o sódio e lactoniza o produto para formar ácido ascórbico. O processo é ilustrado a seguir.

CHO / HCOH / HOCH / HCOH / HCOH / CH_2OH — **D-Glicose** —(H_2)→ CH_2OH / HCOH / HOCH / HCOH / HCOH / CH_2OH — **D-Sorbitol** —(*Um suboxidante*)→ CH_2OH / C=O / HOCH / HCOH / HOCH / CH_2OH — **L-Sorbose**

↓ $(CH_3)_2CO$

Diacetona L-Sorbose (H_3C, CH_3, C, H, O, O, H, O, H, O, H_2C, CH_2OH, O, O, H, C, H_3C, CH_3) —($KMnO_4$)→ (H_3C, CH_3, C, H, O, O, H, O, H, O, H_2C, COOH, O, O, H, C, H_3C, CH_3)

↓ H_2O

COOH / C=O / HOCH / HCOH / HOCH / CH_2OH — **Ácido 2-ceto-L-gulônico** —(CH_3OH + HCl, então CH_3ONa)→ [$COOCH_3$ / HOC / NaOC / HCOH / HOCH / CH_2OH] —(HCl)→ **Ácido L-ascórbico**

Descrição – Pó ou cristais brancos ou levemente amarelos; inodoro, quando exposto à luz escurece gradualmente; quando seco, razoavelmente resistente ao ar, mas em solução se deteriora rapidamente na presença do ar; funde acerca de 190°; rotação específica (solução aquosa 1:10) entre +20,5 e +21,5°; a solução aquosa possui as propriedades ácidas de um ácido monobásico; forma sais com íons metálicos. pK_a 4,2 e 11,6.

Solubilidade – 1 g em 3 mL de água ou 40 mL de álcool; insolúvel em clorofórmio, éter ou benzeno.

Incompatibilidades – Estável no estado seco mas em soluções oxida-se rapidamente na presença de ar. A reação é acelerada por *álcalis e alguns metais*, especialmente o *cobre*, e é retardada por ácidos. As soluções aquosas são fortemente ácidas, com um pH de 2 ou 3.

Comentários – Além dos usos descritos anteriormente, é às vezes também usado com sais de ferro no tratamento da anemia ferropriva; age mantendo o ferro no estado ferroso e aumentando assim a absorção. Além da co-administração de vitamina C e preparados de ferro, alguns casos de anemia hipocrômica respondem a um aumento do consumo apenas da vitamina. Para maiores detalhes, veja a introdução em *Ácido Ascórbico*.

É também utilizado como acidificante urinário para aumentar a efetividade da metenamida ao baixar o pH da urina, ajudando assim na formação de formaldeído.

O efeito de megadoses (10 a 15 vezes a RDA) ainda não foi demonstrado, e doses exageradas não são aconselháveis.

Atribuem-se muitas indicações ao ácido ascórbico que ainda não foram comprovadas, como a prevenção e o tratamento do câncer, de infecções de gengiva, estados hemorrágicos, depressão, cáries, acne, doenças do colágeno, úlceras de pele, febre do feno e resfriado.

Não se deve dar a gestantes doses superiores às RDA; o metabolismo do feto adapta-se aos altos níveis de vitamina, e pode ocorrer escorbuto no neonato quando a ingestão se normaliza.

ÁCIDO FÓLICO

L-Ácido glutâmico, *N*-[4-[[(2-amino-1,4-diidro-4-oxi-6-pteridinil)-metila]amino]benzoíla]-, PGA; Folacina; Ácido Pteroilglutâmico; Folvite

N-[*p*-[[(2-Amino-4-hidróxi-6-pteridinil)metil]amino]benzoíla]-L-ácido glutâmico [59-30-3] $C_{19}H_{19}N_7O_6$ (441.40). Veja anteriormente.

Preparo – A síntese comercial utiliza diferentes processos. Em um deles, o 2,3-dibromopropionaldeído, dissolvido em um solvente orgânico miscível em água (álcool, dioxano), é adicionado a uma solução de iguais quantidades moleculares de 2,4,5-triamino-6-hidroxipirimidina e ácido *p*-aminobenzoilglutâmico, mantendo um pH de cerca de 4 por meio da ação controladora da base à medida que a reação progride. O esquema da reação é análogo ao do descrito para o *Metotrexato* (veja Cap. 86), apenas a diferir o composto pirimidina inicial.

Descrição – Um pó cristalino amarelo ou laranja-amarelado, inodoro.

Solubilidade – Muito levemente solúvel em água; insolúvel em álcool, clorofórmio ou éter; dissolve-se prontamente em soluções diluídas de carbonatos ou hidróxidos alcalinos e solúvel em ácido sulfúrico ou clorídrico diluído quente, formando soluções amarelo-claras.

Comentários – O único uso terapêutico válido é no tratamento de uma deficiência da vitamina ou profilaticamente em casos em que a necessidade de folacina está aumentada, como no terceiro trimestre da gravidez. As *anemias megaloblásticas* nas quais ocorre a deficiência de ácido fólico podem resultar de síndromes de má absorção, como o *espru*, a *esteatorréia idiopática*, a *doença celíaca*, a *reticulose intestinal*, a *jejunite regional*, a *diverticulose jejunal*, a *síndrome da alça cega* e a *gastrenterostomia*, e do uso de antiácidos em idosos. A anemia megaloblástica da infância é geralmente o resultado de uma desnutrição generalizada, assim como a anemia megaloblástica nutricional. Em todas essas anemias megaloblásticas citadas, a deficiência de vitamina B_{12} freqüentemente coexiste, e o ácido fólico isolado pode ser inadequado. A anemia perniciosa deve ser descartada, para que a vitamina não mascare a doença (veja adiante). Nas anemias megaloblásticas de deficiência, prevalecerá uma baixa concentração sérica. Entretanto, nas anemias megaloblásticas conseqüentes ao tratamento com a pirimetamina, a fenitoína e substâncias relacionadas, ou o metotrexato, as concentrações séricas de ácido fólico podem estar normais; os sinais da deficiência resultam dos efeitos antimetabólicos das drogas, e eles podem ser superados competitivamente por meio do aumento da ingesta. Isso não é efetivo no tratamento da anemia aplásica, da leucemia, de anemias de infecção e nefrite e de redução geral da atividade da medula óssea de origem desconhecida.

A vitamina geralmente é absorvida prontamente a partir do trato gastrintestinal e dos locais parenterais de administração. A porção do ácido fólico administrado que é excretada na urina varia diretamente com a dose. Apenas uma pequena fração aparece na urina após a ingestão oral de 0,1 mg, mas até 90% podem ser excretados pelos rins quando uma única dose de 15 mg é ingerida. O destino da vitamina não-recuperada é desconhecido. As indicações para o uso parenteral são raras. Uma solução em água para injeção, preparada com o auxílio de hidróxido de sódio ou carbonato de sódio, é a preferida para a injeção.

O ácido fólico é capaz de causar uma resposta hematopoiética temporária e incompleta na anemia perniciosa, o que pode levar o médico a não identificar o distúrbio básico. Mas isso não afeta as lesões neurológicas progressivas da doença, que podem aparecer explosivamente e em um estágio irreversível. As doses que corrigem uma deficiência mas que geralmente não causam a remissão da anemia perniciosa são da ordem de 0,1 a 0,4 mg.

Os lactentes alimentados com uma fórmula de leite de cabra devem receber uma suplementação de 50 μg de ácido fólico por dia.

Para informações adicionais a respeito do ácido fólico, veja a introdução ao *Ácido Fólico*.

ASCORBATO DE SÓDIO

Sal monossódico do ácido L-ascórbico; Cevalin

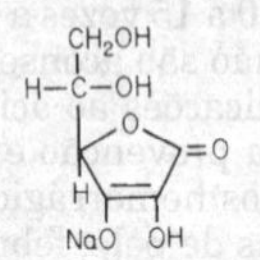

L-Ascorbato monossódico [134-03-2] $C_6H_7NaO_6$ (198.11).

Descrição – Pó cristalino ou cristais brancos ou amarelados; inodoro ou quase; relativamente resistente ao ar; escurece gradualmente quando exposto à luz; pH (solução 1:10) entre 7,5 e 8.

Solubilidade – 1 g em 1,3 mL de água; levemente solúvel em álcool; insolúvel em clorofórmio ou éter.

Comentários – Um artigo farmacêutico para *Cápsulas de Decavitamina* e *Comprimidos de Decavitamina*. Também é usado como antioxidante na conserva de frutas e legumes e no processamento da carne.

CIANOCOBALAMINA

Cianeto de α-5,6-dimetilbenzimidazolilcobamida; Vitamina B_{12}

Vitamina B_{12} [68-19-9] $C_{63}H_{88}CoN_{14}O_{14}P$ (1355.38).

Preparo – A vitamina B_{12} pode ser isolada a partir de extratos aquosos de fígado ou da fermentação do *Streptomyces griseus*. Comercialmente, é obtido dessa última fonte (veja anteriormente).

Descrição – Pó cristalino ou amorfo ou cristais higroscópicos vermelho-escuros; quando o composto anidro é exposto ao ar, pode absorver cerca de 12% de água.

Solubilidade – 1 g em 80 mL de água; solúvel em álcool; insolúvel em acetona, clorofórmio ou éter.

Comentários – Essa e outras formas de vitamina B_{12} são usadas para tratar várias anemias megaloblásticas, especialmente a *anemia perniciosa* e outras anemias em que há deficiência da secreção de fator intrínseco, como no *câncer gástrico*, na *atrofia gástrica* e na *gastrectomia total* ou mesmo *subtotal*. Também pode tratar as anemias megaloblásticas do *espru tropical, esteatorréia idiopática, enteropatia induzida por glúten, ileíte regional, ressecção ileal, neoplasias malignas, granulomas, estenoses e outros distúrbios estruturais do íleo*, condições em que a absorção da vitamina B_{12} é deficiente. Na maioria desses casos, a deficiência de ácido fólico é mais grave, sendo indicada a terapia conjunta. As deficiências não-tratadas por um período maior que 3 meses podem resultar em lesão degenerativa irreversível da medula espinhal. A anemia megaloblástica associada a *infestação por solitária de peixe* também responde à vitamina. As anemias megaloblásticas da gravidez, do alcoolismo, do lactente e da pobreza são em geral devidas ao ácido fólico e raramente respondem à vitamina B_{12}. A vitamina *não é útil* no tratamento da hepatite infecciosa, esclerose múltipla, nevralgia do trigêmeo, anorexia, outras neuropatias, tireotoxicose, falha de crescimento, envelhecimento ou vários distúrbios psiquiátricos, e a alegação de tais indicações constitui um abuso. Não deve ser administrada por via intravenosa e é contra-indicada em pacientes alérgicos à vitamina ou ao cobalto. Pacientes com doença de Leber sofrem atrofia óptica grave e rápida quando tratados com essa substância. Tanto a cianocobalamina quanto a hidroxicobalamina podem ser usadas para uma dose de ataque no teste de Schilling, que avalia a má absorção da vitamina em doenças que comprometem o intestino grosso, como o *espru*.

Foi desenvolvido um *spray* nasal que permite uma boa absorção pela mucosa do nariz e que pode vir a substituir as apresentações parenterais atuais.

Além do fator intrínseco, é necessário um pH alcalino para a absorção gastrintestinal. Em pacientes com doença pancreática, pode ser administrado bicarbonato juntamente com a vitamina oral, ou se usar a forma parenteral.

Para maiores detalhes sobre a cianocobalamina, veja a introdução à *Vitamina B_{12}*.

CLORIDRATO DE PIRIDOXINA

Cloridrato de 3,4-piridinadimetanol, 5-hidróxi-6-metil-; Cloridrato de Vitamina B_6

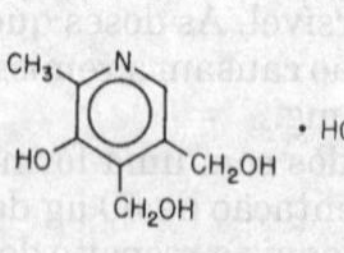

Cloridrato de piridoxol [58-56-0] $C_8H_{11}NO_3 \cdot HCl$ (205.64).

Preparo – Vários processos estão disponíveis. Um pode ser visto como uma desidratação cíclica de etil glicinato (I), etil piruvato (II) e 1,4-dietóxi-2-butanona (III) seguida por saponificação e descarboxilação na posição 2 e clivagem dos três grupos etóxi com HI ou outro reagente adequado. A reação da base com HCl produz o cloridrato. US Pats 2.904.551, 3.024.244 e 3.024.245.

Descrição – Cristais incolores ou brancos ou um pó branco, cristalino; é estável no ar e lentamente afetado pela luz solar; as soluções são ácidas ao tornassol, com um pH em torno de 3; faixa de fusão de 202 a 206°, com alguma decomposição.

Solubilidade – 1 g em 5 mL de água ou 115 mL de álcool; insolúvel em clorofórmio ou éter.

Comentários – A deficiência em adultos é extremamente difícil de ser induzida, e a necessidade terapêutica dessa vitamina, isoladamente, no adulto é de ocorrência rara. Entretanto, é justificável a sua administração juntamente com outras vitaminas B quando há evidência de uma *deficiência múltipla de vitaminas B*. Isso pode ser usado profilaticamente para prevenir, ou tratar, neurite periférica em *pacientes tratados com isoniazida*. Tem-se afirmado que a vitamina controla a *náusea e os vômitos da gravidez ou da doença da radiação*, mas nunca foi apresentada uma prova inequívoca. Nos lactentes com *convulsões devido à dependência da piridoxina*, a administração da vitamina corrige prontamente a condição (veja a introdução à *Piridoxina*). Tem-se afirmado que ela é clinicamente efetiva no tratamento da síndrome do túnel do carpo; entretanto, são necessários mais dados para consubstanciar essa afirmação. Doses extremamente altas (600 a 3.000 mg por dia) foram administradas a esquizofrênicos, crianças autistas e crianças com hipercinesia. Entretanto, não foram estabelecidas evidências claras de benefício. Deve-se ter cautela com esses níveis administrados devido a relatos de disfunção grave do sistema nervoso sensitivo após o consumo diário de 2 a 5 g. Ela pode ser efetiva na correção megaloblástica ou hipocrômica em pacientes com concentrações adequadas de ferro que não responderam a outros agentes hematopoiéticos. Como ela antagoniza a levodopa, os pacientes com doença de Parkinson tratados com essa droga não devem tomar suplementos multivitamínicos que contenham piridoxina (veja *Levodopa*, Cap. 74).

CLORIDRATO DE TIAMINA

Monocloridrato de tiazólio, 3-(4-amino-2-metil-5-pirimidinil)metil-5-(2-hidroxietil)-4-metil-, cloreto; Cloridrato de Vitamina B_1; Cloridrato de Aneurina

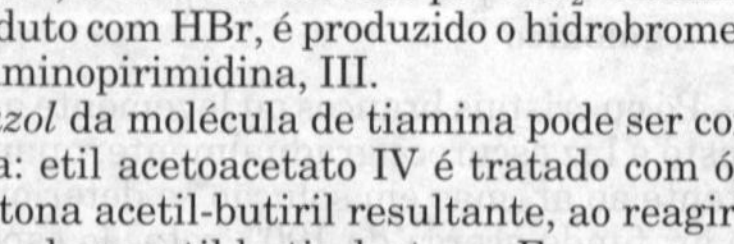

[67-03-8] $C_{12}H_{17}ClN_4OS \cdot HCl$ (337.27).

Preparo – A vitamina consiste em dois anéis, uma porção pirimidina e uma porção tiazol, unidos por uma ponte de metileno. A *pirimidina* pode ser preparada por meio de vários processos, um dos quais é como se segue: o etilacrilato [CH_2=$CHCOOC_2H_5$] é aquecido com álcool etílico, formando o éster β-etoxipropiônico [$C_2H_5OCH_2CH_2COOC_2H_5$], que é condensado na presença de metal sódico com ácido fórmico para formar o etil sodioformil-β-etoxipropionato I. Este então é condensado com acetamidina, formando 2-metil-5-etoximetil-5-hidroxipirimidina, II. Esse composto é tratado com oxicloreto de fósforo, desse modo substituindo a OH no carbono 6 por Cl, e, por reagir o derivado do cloro resultante com amônia, o Cl é substituído por NH_2. Finalmente, ao tratar esse último produto com HBr, é produzido o hidrobrometo de 2-metil-5-bromometil-6-aminopirimidina, III.

A porção *tiazol* da molécula de tiamina pode ser construída da seguinte maneira: etil acetoacetato IV é tratado com óxido de etileno [C_2H_4O] e a lactona acetil-butiril resultante, ao reagir com cloreto de sulfurila, forma cloroacetil butirolactona. Esse composto é descarboxilado quando aquecido com HCl, liberando CO_2 e formando 3-cloro-5-hidróxi-2-pentanona, V. Este último, quando condensado com tioformamida, forma o tiazol, 4-metil-5-hidroxietiltiazol, VI.

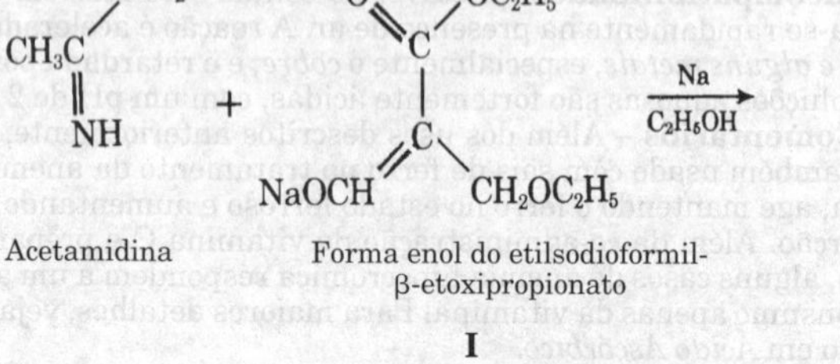

Acetamidina + Forma enol do etilsodioformil-β-etoxipropionato I $\xrightarrow[C_2H_5OH]{Na}$

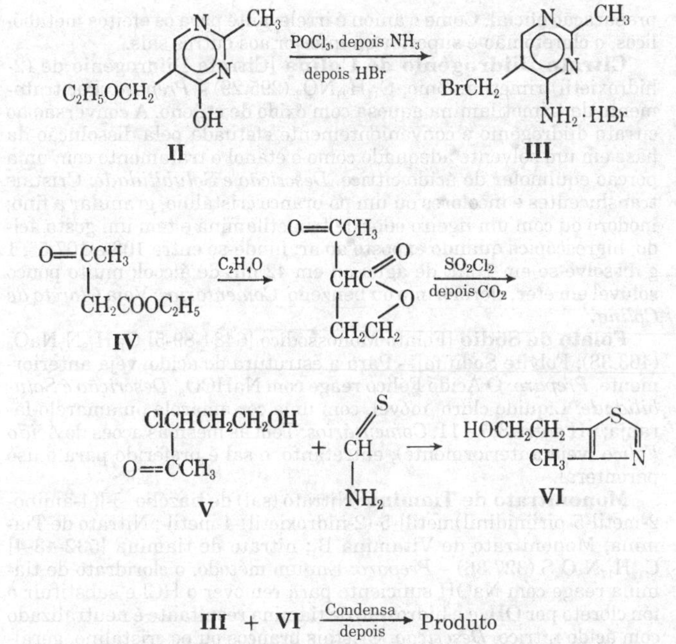

$$\text{III} + \text{VI} \xrightarrow[\text{depois}]{\text{Condensa}} \text{Produto}$$

A etapa final nesse processo é a combinação da pirimidina e do tiazol para formar um halóide tiazólico. Uma vez que se trata de uma adição simples de um halóide alquil, a (bromometil) pirimidina, a uma amina terciária, o tiazol, isso é efetuado prontamente ao se trazer os dois componentes juntos em um solvente adequado. A vitamina-bromoidrobrometo assim obtida é transformada no composto de cloro correspondente, a tiamina, com cloreto de prata recentemente precipitado. A prata combina-se com o bromo para formar o menos solúvel brometo de prata, e o cloreto do cloreto de prata substitui o bromo.

Descrição – Cristais brancos pequenos ou um pó cristalino geralmente com um odor leve característico; quando exposto ao ar, o produto anidro rapidamente absorve cerca de 4% de água; as soluções são ácidas ao tornassol; pH (solução 1 para 100) entre 2,7 e 3,4; funde, com alguma decomposição, a cerca de 248°.

Solubilidade – 1 g em cerca de 1 mL de água ou cerca de 170 mL de álcool; solúvel em glicerina; insolúvel em éter ou benzeno.

Incompatibilidades – No estado seco, é estável. As soluções acidíferas com pH abaixo de 5,5, preferencialmente de 5 a 3,5, também são relativamente estáveis. Os *álcalis* a destroem. Ela é precipitada da solução por vários dos *reagentes alcalóides*, como *cloreto de mercúrio, iodo, ácido pícrico, tanino* e o *reagente de Mayer*. É sensível tanto a *agentes redutores* quanto *oxidantes*.

Elixires de cloridrato de tiamina são necessariamente ácidos em reação e são, portanto, incompatíveis com qualquer substância antiácida. O *fenobarbital sódico* tem sido um reativo ocasional nesse sentido, e o resultado é freqüentemente tal que causa a precipitação do fenobarbital, assim como uma diminuição parcial da acidez da mistura, com conseqüente deterioração da vitamina. O fenobarbital, não o derivado sódico, pode ser preparado nesse caso, desde que haja álcool suficiente para mantê-lo em solução. Se uma parte do elixir for substituída por álcool para esse propósito, uma quantidade de cloridrato de tiamina equivalente àquela contida no volume substituído deve ser adicionada ao produto.

Comentários – Para tratar o *beribéri* e também a *deficiência geral de vitamina B*. O fato de que ela cura as neuropatologias do beribéri levou a um uso disseminado da vitamina em praticamente qualquer tipo de neuropatologia. Embora tal uso indiscriminado não cause dano orgânico ao paciente, isso constitui um gasto desnecessário; a promoção da vitamina para tal uso promíscuo constitui um abuso. Para informações adicionais, veja a introdução à *Tiamina*.

HIDROXICOBALAMINA

Cobinamida, diidróxido, diidrogênio fosfato (éster), mono(sal interno), 3′-éster com 5,6-dimetil-1-α-D-ribofuranosil-1*H*-benzimidazol; Vitamina B_{12a}

Cobinamida, diidróxido, diidrogênio fosfato (éster), mono(sal interno), 3′-éster com 5,6-dimetil-1-α-D-ribofuranosilbenzimidazol [13422-51-0] $C_{62}H_{89}CoN_{13}O_{15}P$ (1346.37); um análogo da *Cianocobalamina* no qual um radical hidroxila substitui o radical ciano.

Preparo – A cianocobalamina em solução é hidrogenada à temperatura ambiente com a ajuda do níquel de Raney. A seguir a solução é exposta ao ar e diluída com acetona. Ocorre a oxidação, e, uma vez parada, a hidroxocobalamina cristaliza-se.

Descrição – Cristais vermelho-escuros ou um pó vermelho cristalino; inodoro ou com não mais que um leve odor de acetona; a forma anidra é muito higroscópica; pH (solução 2 em 100) entre 8 e 10.

Solubilidade – 1 g em 50 mL de água, em 100 mL de álcool, em 10.000 mL de clorofórmio ou em 10.000 mL de éter. É preferível fazer soluções aquosas em tampão de acetato em um pH entre 3,5 e 4,5 no qual 1 g é dissolvido em cerca de 100 mL de água.

Comentários – Veja *Cianocobalamina*.

LEUCOVORINA CÁLCICA

L-Ácido glutâmico, *N*-[[(2-amino-5-formil-1,4,5,6,7,8-hexaidro-4-oxo-6-pteridinil)metil]amino]benzoil]-, sal cálcico (1:1), pentaidrato; Ácido Folínico; Fator de Citrovorum

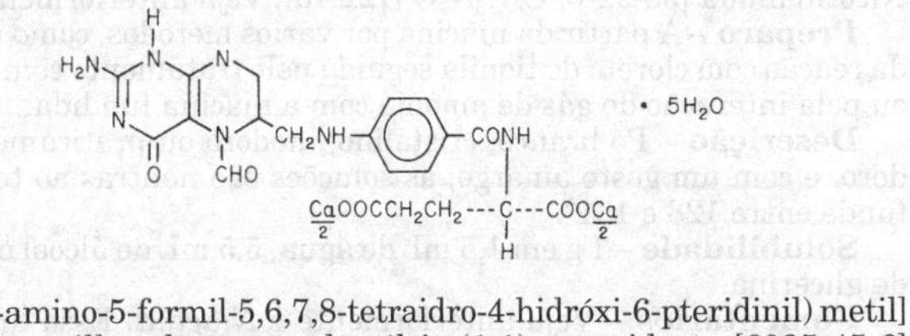

N-p-[[(2-amino-5-formil-5,6,7,8-tetraidro-4-hidróxi-6-pteridinil) metil] amino]benzoil]-L-glutamato de cálcio (1:1) pentaidrato [6035-45-6] $C_{20}H_{21}CaN_7O_7 \cdot 5H_2O$ (601.58); *anidro* [1492-18-8] (511.51).

Preparo – O ácido fólico é simultaneamente hidrogenado e formilado em ácido fórmico 90 a 100% sob a influência do catalisador óxido de platina em temperatura baixa e pressão atmosférica para formar a leucovorina. A conversão ao sal cálcico pode ser obtida dissolvendo-se a leucovorina em uma solução de NaOH, tratando com $CaCl_2$ e precipitando com etanol.

Descrição – Pó inodoro, branco-amarelado ou amarelo; pK_a 3,8; 4,8 e 10,4.

Solubilidade – Muito solúvel em água; praticamente insolúvel em álcool.

Comentários – A leucovorina é o ácido folínico (veja *Ácido Fólico*, anteriormente). O sal cálcico é uma forma farmacêutica conveniente que é preferida para a injeção intramuscular. Conseqüentemente, seus usos e limitações no *tratamento das anemias megaloblásticas* são os mesmos do ácido fólico. Entretanto, ela é superior ao ácido fólico para *neutralizar os efeitos excessivos dos antagonistas do ácido fólico* (*metotrexato*, veja Cap. 86), uma vez que esses antagonizam competitivamente a conversão do ácido fólico em leucovorina e não a leucovorina propriamente dita, e também pelo fato de a leucovorina ser uma excelente competidora pelo sistema de transporte para o interior.

NIACINA

3-Ácido piridinocarboxílico; Ácido Nicotínico

Ácido nicotínico [59-67-6] $C_6H_5NO_2$ (123.11). Veja anteriormente.

Preparo – A niacina pode ser preparada de várias maneiras, como por meio da oxidação da nicotina com ácido nítrico ou permanganato de potássio, por meio da oxidação da quinolina ou da síntese a partir da piridina.

Descrição – Cristais brancos ou pó cristalino; inodoro ou com um leve odor; funde a cerca de 235°; pK_a 4,85.

Solubilidade – 1 g em cerca de 60 mL de água; livremente solúvel em água fervente, álcool fervente ou também em soluções de hidróxidos alcalinos ou carbonatos; praticamente insolúvel em éter.

Comentários – Sobretudo no tratamento da pelagra, uma doença comum entre os pobres em países subtropicais devido à deficiência na dieta. Ela também provou ser útil em conjunção com a vitamina B_1 e a riboflavina no tratamento da deficiência nutricional no alcoolismo crônico.

Em doses de 20 mg ou mais em humanos, a niacina provoca um efeito vasodilatador que ocorre em poucos minutos após a ingestão oral ou imediatamente após a injeção intravenosa, e dura de alguns minutos a uma hora. Ocorrem sintomas de rubor, prurido, queimação ou formigamento, juntamente com aumento da temperatura da pele e aumento da motilidade e da secreção gástrica. O álcool nicotinil também compartilha dessa propriedade vasodilatadora, e houve um tempo em que tanto o ácido nicotínico como o álcool eram usados popularmente no tratamento de doença vascular periférica e da senilidade (como vasodilatador cerebral). Esses usos estão obsoletos e atualmente são apenas nada mais que um incômodo efeito colateral das doses maiores. O efeito vasodilatador da droga oral é diminuído se ela for administrada com uma refeição.

Doses maiores diminuem o colesterol, os fosfolipídios, os triglicerídios e os ácidos graxos livres do sangue, e a droga é usada no tratamento da hipercolesterolemia, principalmente em combinação com a colestiramina, o colestipol ou o clofibrato. A nicotinamida não possui a propriedade hipolipêmica ou a vasodilatadora.

Doses maiores, especialmente aquelas superiores a 3 g por dia, causam anormalidades na função hepática, incluindo icterícia.

A niacina é bem absorvida por via oral, e as doses orais e parenterais são as mesmas. Com doses maiores, uma quantidade considerável é excretada na urina, de modo que é aconselhável a administração de várias doses pequenas durante o dia, em vez de uma dose grande.

Para informações adicionais, veja a introdução à *Niacina*.

NIACINAMIDA

3-Piridinacarboxamida; Nicotinamida; Amida do Ácido Nicotínico

Nicotinamida [98-92-0] $C_6H_6N_2O$ [122.13]. Veja anteriormente.

Preparo – A partir da niacina por vários métodos, como por meio da reação com cloreto de tionila seguida pelo tratamento com amônia, ou pela interação do gás de amônia com a niacina fundida.

Descrição – Pó branco, cristalino; inodoro ou praticamente inodoro, e com um gosto amargo; as soluções são neutras ao tornassol; funde entre 128 e 131°.

Solubilidade – 1 g em 1,5 mL de água, 5,5 mL de álcool ou 10 mL de glicerina.

Comentários – Veja anteriormente e *Niacina*. Essa droga não apresenta as ações vasodilatadoras, gastrintestinais, hepáticas e hipolipêmicas da niacina. Conseqüentemente, ela é preferida à niacina no tratamento da deficiência.

OUTRAS PREPARAÇÕES DE VITAMINAS HIDROSSOLÚVEIS

Carnitina Hidróxido de [L-(3-carbóxi-2-hidroxipropil)trimetilamônio; [461-06-3] Vitamina B_T; $C_7H_{15}NO_3$ (161.20); Carnitor] – *Preparo:* Veja Wolf G, ed. *Monograph: Recent Research on Carnitine*, Cambridge, MA: MIT Press, 1965. Pode ser isolada a partir de extratos de carne ou preparada sinteticamente. *Descrição e Solubilidade:* Sólido branco, muito higroscópico, funde-se a cerca de 197°. Prontamente solúvel em água ou em álcool quente; praticamente insolúvel na maioria dos solventes orgânicos. *Comentários:* Necessária para o metabolismo energético dos mamíferos, e mostrou-se que facilita a entrada dos ácidos graxos de cadeia longa no interior da mitocôndria celular, fornecendo dessa forma o substrato para a β-oxidação e a subseqüente produção de energia. Ela é sintetizada no fígado a partir da lisina. A deficiência pode ocorrer a partir do comprometimento da síntese hepática ou do transporte do fígado para os músculos. A deficiência da carnitina pode levar a concentrações elevadas de triglicerídios e de ácidos graxos livres, diminuição da cetogênese e infiltração lipídica do fígado e dos músculos.

Bitartarato de Colina [bitartarato de (2-hidroxietila) trimetilamônio; $C_9H_{19}NO_7$ (253.25)] – *Preparo:* Veja *Cloreto de Colina*. *Descrição e Solubilidade:* Um pó cristalino branco, higroscópico, com gosto ácido; inodoro, ou pode ter um ligeiro odor semelhante ao da trimetilamina. Livremente solúvel em água, levemente solúvel em álcool e insolúvel em benzeno, clorofórmio ou éter. *Comentários*: Como nutriente ou suplemento dietético.

Cloreto de Colina [Cloreto de (2-hidroxietil)trimetilamônio; [67-48-1] $C_5H_{14}ClNO$ (139.62)] – *Preparo:* Para o preparo da colina, veja *Citrato Diidrogênio de Colina*. *Descrição e Solubilidade:* Cristais brancos, deliqüescentes; uma solução aquosa a 10% tem um pH de cerca de 4,7. Muito solúvel em água e álcool. *Comentários:* Para os efeitos metabólicos da *Colina*, veja anteriormente. O sal é usado para reduzir a infiltração gordurosa do fígado e assim supostamente prevenir a degeneração e a cirrose. Essa infiltração pode ocorrer após a exposição a certos intoxicantes químicos, como o tetracloreto de carbono, o clorofórmio e vários outros hidrocarbonetos halogenados (incluindo vários anestésicos), éter divinílico, etc. A intoxicação por etanol moderada a grave e a ingestão habitual de etanol também predispõem à infiltração gordurosa do fígado. Os pacientes que se encontram agudamente enfermos e não podem comer ou pessoas com dieta rica em gordura freqüentemente desenvolvem fígados gordurosos, aos quais essa vitamina pode ser administrada. Em nenhuma dessas condições houve eficácia claramente demonstrável. Além disso, uma dieta rica em proteínas, especialmente uma que inclua ovos, carne, fígado e leite, não apenas provê um pouco dessa vitamina como também a metionina, que promove a síntese endógena da *Colina* (veja anteriormente). Uma vez que tenha ocorrido a cirrose, provavelmente é tarde demais para quaisquer benefícios possíveis. Não há evidência de que ela seja útil na hepatite infecciosa. Pelas razões apontadas, não há mais qualquer preparação oficial. Como o ânion é irrelevante para os efeitos metabólicos, o cloreto não é superior ou inferior aos outros sais.

Citrato Diidrogênio de Colina [Citrato Diidrogênio de (2-hidroxietil)trimetilamônio; $C_{11}H_{21}NO_8$ (295.29) – *Preparo:* Por tratamento da trimetilamina aquosa com óxido de etileno. A conversão ao citrato diidrogênio é convenientemente efetuada pela dissolução da base em um solvente adequado como o etanol e tratamento com uma porção eqüimolar de ácido cítrico. *Descrição e Solubilidade:* Cristais translucentes e incolores ou um pó branco cristalino, granular a fino; inodoro ou com um ligeiro odor de trimetilamina e tem um gosto ácido; higroscópico quando exposto ao ar; funde-se entre 103 e 107,5°; 1 g dissolve-se em 1 mL de água ou em 42 mL de álcool; muito pouco solúvel em éter, clorofórmio ou benzeno. *Comentários:* Veja *Cloreto de Colina*.

Folato de Sódio [Folato Monossódico [6484-89-5] $C_{19}H_{18}N_7NaO_6$ (463.38); Folvite Sodium] – Para a estrutura do ácido, veja anteriormente. *Preparo:* O Ácido Fólico reage com $NaHCO_3$. *Descrição e Solubilidade:* Líquido claro, móvel, com uma cor amarela ou amarelo-laranja; pH entre 8,5 e 11. *Comentários:* Tem as mesmas ações do *Ácido Fólico* (veja anteriormente); entretanto, o sal é preferido para o uso parenteral.

Mononitrato de Tiamina [Nitrato (sal) de tiazólio, 3-[(4-amino-2-metil-5-pirimidinil)metil]-5-(2-hidroxietil)-4-metil-; Nitrato de Tiamina; Mononitrato de Vitamina B_1; nitrato de tiamina [532-43-4] $C_{12}H_{17}N_5O_4S$ (327.36) – *Preparo:* Em um método, o cloridrato de tiamina reage com NaOH suficiente para remover o HCl e substituir o íon cloreto por OH, e o hidróxido de tiamina resultante é neutralizado com ácido nítrico. *Descrição:* Cristais brancos ou pó cristalino, geralmente com um odor leve característico; pH (solução 1 para 50) 6 a 7,5. *Solubilidade:* 1 g em cerca de 44 mL de água; levemente solúvel em álcool ou clorofórmio. *Comentários:* Mais estável que o cloridrato; as soluções de nitrato são praticamente neutras, enquanto as de cloridrato são ácidas. Suas ações vitaminérgicas são idênticas às do cloridrato. Veja *Cloridrato de Tiamina*.

PANTOTENATO DE CÁLCIO

Sal de cálcio (2:1) da *(R)-N*-(2,4-diidróxi-3,3-dimetil-1-oxobutil)-β-alanina; Dextro Calcium Pantothenate

$$\left[HOCH_2C(CH_3)_2-\underset{H}{\overset{OH}{C}}-CONH(CH_2)_2COO- \right]_2 Ca$$

D-Pantotenato de cálcio (1:2) [137-08-6] $C_{18}H_{32}CaN_2O_{10}$ (476.54); o sal de cálcio do isômero dextrógiro do ácido pantotênico.

Preparo – Há diversos meios de síntese disponíveis. Em um deles, o isobutiraldeído é convertido à lactona do ácido 2,4-diidróxi-3,3-dimetilbutírico, cujo enantiômero D, obtido por resolução, é combinado com β-alanina para formar ácido D-pantotênico, que é convertido então ao sal de cálcio.

Descrição – Pó branco, ligeiramente higroscópico; inodoro, tem sabor amargo e é resistente ao ar; sensível ao calor no estado seco ou em solução ácida ou alcalina; mais estável no pH entre 5,5 e 6,5, podendo suas soluções ser autoclavadas por curtos períodos a esse pH sem grande perda; as soluções são neutras ou levemente alcalinas ao tornassol, com um pH entre 7 e 9; rotação específica (calculada no estado seco e em solução a 5%) de +25 a +27,5°.

Solubilidade – 1 g em cerca de 3 mL de água; solúvel em glicerina; praticamente insolúvel em álcool, éter ou clorofórmio.

Comentários –Veja a introdução em *Ácido Pantotênico*. Como uma deficiência isolada do ácido pantotênico é praticamente desconhecida, sua principal indicação é na deficiência nutricional geral. Os casos clínicos têm sido muito raros para que se tenham dados confiáveis acerca da dosagem; logo, a dose utilizada é mais habitual do que expressiva.

RIBOFLAVINA

Lactoflavina; Vitamina B_2

Riboflavina [83-88-5] $C_{17}H_{20}N_4O_6$ (376.37). Veja anteriormente.

Preparo – Principalmente por síntese. Em um método, 1-(6-amino-3,4-xilidina)-1-desóxi-D-ribitol (I) é condensado com aloxano (II) em ácido acético com ácido bórico como catalisador. Entre outras maneiras, ela pode ser preparada condensando-se D-ribitol com 4,5-dimetilfenilenodiamina. US Pat 2.807.611.

Descrição – Pó cristalino amarelo a laranja-amarelo, com um leve odor; funde a cerca de 280°; a solução saturada é neutra ao tornassol; quando seca não é apreciavelmente afetada pela luz difusa, mas, quando em solução, a luz induz uma deterioração bem rápida, especialmente na presença de álcalis.

Solubilidade – Muito pouco solúvel em água, álcool ou em solução isotônica de cloreto de sódio; muito solúvel em soluções diluídas de álcalis; insolúvel em éter ou clorofórmio.

Comentários – Para tratar a arriboflavinose (deficiência de riboflavina) e também para suplementar outras vitaminas do complexo B no tratamento da pelagra e do beribéri (veja a introdução à *Riboflavina*).

PREPARAÇÕES MULTIVITAMÍNICAS

No texto precedente e em várias monografias, em vários momentos chamou-se a atenção para o fato de que é desejável às vezes a administração de mais de uma vitamina para o que parecem ser sintomas de uma única deficiência. A citação "Na sombra da pelagra anda o beribéri" tem considerável substância, de fato. Dietas deficientes em niacina freqüentemente são também deficientes em tiamina e algumas outras vitaminas do complexo B de origem alimentar similar. A mesma relação mantém-se freqüentemente para a folacina e a vitamina B_{12}. Síndromes de má absorção afetam a assimilação de várias vitaminas. Ademais, o reparo de uma deficiência de vitamina pode aumentar a necessidade de uma outra; por exemplo, a repleção de tiamina aumenta a necessidade de riboflavina. Doenças nas quais há um aumento do metabolismo, como a tireotoxicose, aumentam a necessidade de mais vitaminas, como o fazem períodos de trabalho físico pesado, estresse, gravidez e lactação. Portanto, a terapia multivitamínica é com freqüência racional. A terapia multivitamínica é recomendada para indivíduos sob restrição dietética para controle do peso ou carentes de vitalidade, para aqueles que estão debilitados e para aqueles que trabalham em ambientes arriscados. O uso de suplementos multivitamínicos para lactentes e crianças pré-escolares deve ser feito sob a orientação de um pediatra.

OUTROS NUTRIENTES

AMINOÁCIDOS E PROTEÍNAS

PAPEL NUTRICIONAL – Hidrolisados de proteínas, nos quais as proteínas foram reduzidas a peptídios de cadeia curta e aminoácidos, são usados há tempos por via oral ou em soluções relativamente diluídas por via intravenosa como nutrientes suplementares para pacientes incapazes de metabolizar adequadamente proteínas intactas. Para os pacientes nos quais a alimentação oral ou via tubo é contra-indicada ou inadequada, uma boa nutrição pode ser alcançada e mantida, por vários meses se necessário, através do procedimento de alimentação intravenosa conhecido como *nutrição parenteral total* (*NPT*), às vezes chamado de *hiperalimentação parenteral* ou *intravenosa*. Tal alimentação provê nutrientes essenciais em uma forma suficientemente concentrada que não excede as exigências diárias normais de líquidos; isso exige a formulação de soluções acentuadamente hipertônicas (2.000 mOsm/L ou mais). Tais soluções devem ser infundidas a uma taxa constante durante todo o dia em uma veia *central* de grande diâmetro, em que a rápida diluição pelo alto fluxo sangüíneo minimiza a lesão vascular e o risco de flebite ou trombose que é provável de ocorrer com a injeção de uma veia periférica. A via de infusão é geralmente através de um cateter subclávio posicionado cirurgicamente na veia cava superior, mas em lactentes e crianças pequenas isso pode ser feito através de um cateter na veia jugular interna.

O componente mais crítico na NPT é a fonte de nitrogênio disponível para repleção e/ou manutenção da massa corporal magra e proteínas essenciais para a cicatrização de feridas, reparo de tecidos e crescimento. Injeções de hidrolisados de proteínas, às vezes suplementadas com aminoácidos, são usadas como fontes de nitrogênio, mas na maioria dos hospitais soluções de L-aminoácidos cristalinos misturados substituíram aquelas. Os L-aminoácidos cristalinos parecem ser mais eficientemente metabolizados e mais bem tolerados no corpo que os peptídios dos hidrolisados de proteínas. Além disso, aminoácidos específicos podem ser pronta e reprodutivelmente formulados para alcançar as exigências dos pacientes, como os pacientes com insuficiência renal e os lactentes prematuros.

Para que os aminoácidos possam ser utilizados para a síntese proteica e para alcançar um balanço nitrogenado positivo e ganho de peso em pacientes debilitados, é necessário proporcionar o equivalente a pelo menos 150 calorias não-proteicas por grama de nitrogênio administrado. Quando contar com a NPT, é preferível o uso de emulsão de gorduras intravenosas para prover as necessidades energéticas (veja *Gorduras e Óleos*, adiante).

Uma emulsão de óleo de soja a 10% (Intralipid), desenvolvida e usada na Europa desde 1961, tem uma osmolaridade de 280 mOsm/L (essencialmente isotônica em relação ao sangue) e pode ser administrada por veias periféricas. As partículas de gordura dessa emulsão de fosfolipídios da gema do ovo têm menos de 0,5 μm de diâmetro, um tamanho similar ao dos quilomícrons de ocorrência natural. A emulsão é uma fonte útil de calorias e também previne e corrige deficiências essenciais de ácidos graxos que possam se desenvolver durante a nutrição parenteral a longo prazo que use fontes de calorias não-lipídicas.

Se uma emulsão intravenosa não for usada, grandes quantidades de dextrose são necessárias para se atingir o equilíbrio calórico e para evitar a sobrecarga de líquido que resultaria do uso de soluções mais fracas; concentrações acentuadamente hipertônicas de dextrose (25% – cinco vezes a concentração isotônica – ou mais) devem ser fornecidas. Como as soluções concentradas dessa maneira são propensas a produzir trombose quando injetadas em uma veia periférica, elas devem ser infundidas em uma veia central, como descrito anteriormente.

Além da dextrose e dos aminoácidos, as soluções de NPT contêm vitaminas e eletrólitos (com freqüência adicionados para atender às exigências individuais dos pacientes). Várias soluções para NPT encontram-se disponíveis comercialmente, como os *kits* que incluem, por exemplo, uma garrafa de 1 litro com 500 mL de solução de dextrose a 50% a vácuo, uma garrafa de 500 mL de solução a 8,5% de uma mistura de aminoácidos cristalinos composta de 8 aminoácidos essenciais e 7 não-essenciais em proporções biologicamente utilizáveis (FreAmine III), e um conjunto de transferência e tampa adicional para a preparação asséptica da solução final.

A composição do FreAmine III, em g/100 mL, é *Aminoácidos Essenciais:* L-isoleucina 0,59; L-leucina 0,77; acetato de L-lisina 0,87; L-metionina 0,45; L-fenilalanina 0,48; L-treonina 0,34; L-triptofano 0,13; L-valina 0,56; *Aminoácidos Não-Essenciais:* L-alanina 0,60; L-arginina 0,81; L-histidina 0,24; L-prolina 0,95; L-serina 0,50; ácido aminoacético 1,19; cloridrato de L-cisteína <0,02. A osmolaridade calculada da solução é de aproximadamente 850 mOsm/L. O Aminosyn (*Abbott*), uma preparação de aminoácidos cristalinos que contém uma proporção um tanto diferente dos mesmos aminoácidos essenciais e, com a exceção da L-tirosina no lugar da L-cisteína, os mesmos aminoácidos não-essenciais, é fornecida em concentrações de 5%, 7% e 10% dos ácidos totais, com osmolaridade calculada de aproximadamente 500, 700 e 1.000 mOsm/L, respectivamente.

As soluções para NPT, que com freqüência necessitam de adição extemporânea de vitaminas e/ou eletrólitos compatíveis a soluções como as que acabamos de descrever, devem ser preparadas por um farmacêutico experiente em produção de produtos de uso parenteral, usando técnicas assépticas realizadas sob uma capela de fluxo laminar e ar filtrado (veja Cap. 42).

Nos últimos anos, certos aminoácidos livres foram prescritos para uma variedade de condições médicas para as quais não foi obtida aprovação para drogas nem para alimentos. As normas sobre o uso de aditivos alimentares limitam-se a exigências para a provisão de proteínas. Portanto, esses usos de aminoácidos separados ocorrem sem caráter de aprovação. O consumo de altas concentrações de aminoácidos separados está associado a graves conseqüências metabólicas e médicas.

PROPRIEDADES QUÍMICAS – A USP proporciona monografias de padrões e testes para cada um dos aminoácidos cristalinos utilizados em formas farmacêuticas de aminoácidos. Para propósitos comparativos, as fórmulas e os nomes químicos dos L-aminoácidos são mostrados no Cap. 26, e outros dados químicos são mostrados no Quadro 106.4.

Cada um dos aminoácidos é sintetizado prontamente, por uma variedade de métodos, mas sempre como uma mistura DL. Enquanto a resolução para se obter a forma L pode, em alguns casos, ser convenientemente obtida, com freqüência é mais fácil e mais econômico isolar aminoácidos individuais da mistura de aminoácidos obtida pela hidrólise de proteínas selecionadas. O fracionamento cromatográfico de aminoácidos em tais hidrolisados substituiu amplamente a tediosa precipitação fracional e os métodos derivados da destilação empregados anteriormente.

Os artigos que seguem descrevem certos aminoácidos que são usados para certos propósitos não-nutricionais, assim como componentes de formulações nutricionais; também estão incluídos artigos curtos sobre *Injeção de Hidrolisados de Proteínas* e *Hidrolisados Orais de Proteínas*.

CLORIDRATO DE ARGININA

R-Gene 10

Monocloridrato de L-arginina [1119-34-2] $C_6H_{14}N_4O_2 \cdot HCl$ (210.66). Para a estrutural da arginina, veja Cap. 26.

Preparo – A arginina está presente nos produtos de hidrólise de várias proteínas; para um método de separação da arginina de hidrolisado de gelatina, veja *J Biol Chem* 1940; 132: 325. Ela é convertida a cloridrato por reação com HCl.

Descrição – Cristais brancos ou pó cristalino; praticamente inodoro.

Solubilidade – Solúvel em água; levemente solúvel em álcool quente.

Quadro 106.4 L-Aminoácidos

AMINOÁCIDO[a]	FÓRMULA MOLECULAR	PESO MOLECULAR	SOLUBILIDADE EM ÁGUA	VALORES DE pK
L-Ácido aspártico 56-84-8	$C_4H_7NO_4$	133,10	1 g em 200 mL	pK_1 1,88 pK_2 3,65 pK_3 9,60
L-Ácido glutâmico 56-86-0	$C_5H_9NO_4$	147,13	1 g em 115 mL	pK_1 2,19 pK_2 4,25 pK_3 9,67
L-Alanina 56-41-7	$C_3H_7NO_2$	89,09	1 g em 6 mL	pK_1 3,34 pK_2 8,17
L-Arginina 74-79-3	$C_6H_{14}N_4O_2$	174,20	1 g em 5 mL	pK_1 2,18 pK_2 9,09 pK_3 13,2
L-Cisteína 52-90-4	$C_3H_7NO_2S$	121,16	Livremente solúvel	pK_1 1,71 pK_2 8,33 pK_3 10,78
L-Cistina 56-89-3	$C_6H_{12}N_2O_4S_2$	240,30	1 g em 9.000 mL	pK_1 1 pK_2 2,1 pK_3 8,02 pK_4 8,71
L-Fenilalanina[b] 63-91-2	$C_9H_{11}NO_2$	165,19	1 g em 34 mL	pK_1 2,16 pK_2 9,18
L-Hidroxiprolina	$C_5H_9NO_3$	131,13	1 g em 3 mL (forma α)	pK_1 1,82 pK_2 9,65
L-Histidina 71-00-1	$C_6H_9N_3O_2$	155,16	1 g em 24 mL	pK_1 1,78 pK_2 5,97 pK_3 8,97
L-Isoleucina[b] 73-32-5	$C_6H_{13}NO_2$	131,17	1 g em 25 mL	pK_1 2,36 pK_2 9,68
L-Leucina[b] 61-90-5	$C_6H_{13}NO_2$	131,17	1 g em 42 mL	K_a $2,5 \times 10^{-10}$ K_b $2,3 \times 10^{-2}$
L-Lisina[b] 56-87-1	$C_6H_{14}N_2O_2$	146,19	Livremente solúvel	pK_1 2,20 pK_2 8,90 pK_3 10,28
L-Metionina[b] 63-68-3	$C_5H_{11}NO_2S$	149,21	Solúvel	pK_1 2,12 pK_2 9,28
L-Prolina 147-85-3	$C_5H_9NO_2$	115,13	1 g em 0,7 mL	pK_1 1,99 pK_2 10,60
L-Serina 56-45-1	$C_3H_7NO_3$	105,09	1 g em 20 mL	pK_1 2,19 pK_2 9,21
L-Taurina 107-35-7	$C_2H_7NO_3S$	125,14	1 g em 16 mL	pK_1 1,50 pK_2 8,74
L-Tirosina 60-18-4	$C_9H_{11}NO_3$	181,19	1g em 2.200 mL	pK_1 2,20 pK_1 9,11 pK_2 10,07
L-Treonina[b] 72-19-5	$C_4H_9NO_3$	119,12	Livremente solúvel	pK_1 2,15 pK_2 9,12
L-Triptófano[b] 73-22-3	$C_{11}H_{12}N_2O_2$	204,22	1 g em 88 mL	pK_1 2,38 pK_2 9,39
L-Valina[b] 72-18-4	$C_5H_{11}NO_2$	117,15	1 g em 12 mL	pK_1 2,32 pK_2 9,62

[a]O número abaixo de cada aminoácido é o seu Número de Registro no *Chemical Abstracts Service* (CAS). Para as estruturas e a nomenclatura, veja Cap. 26.
[b]Aminoácidos essenciais.

Comentários – A arginina tem sido usada de forma variada na prática clínica. A administração intravenosa no tratamento sintomático de encefalopatias graves associadas a azotemia amoniacal, baseada na teoria de que a arginina se combina com a amônia para formar asparagina, não se mostrou de valor para reduzir significativamente as concentrações sangüíneas de amônia ou para melhorar o estado clínico dos pacientes, e o uso do aminoácido para esse propósito não é mais aprovado pela FDA. A administração oral a pacientes com fibrose cística para corrigir a má absorção e a esteatorréia e por inalação como mucolítico não se mostraram efetivas. Ela é usada como um suplemento nutricional em condições nas quais seu caráter amino dibásico ou seu possível poder de diminuição da amônia sangüínea forem úteis.

Ela estimula a liberação pela hipófise do hormônio do crescimento e da prolactina e a liberação pancreática de insulina e glucagon, e o cloridrato de arginina é usado de modo diagnóstico para avaliar a reserva de hormônio do crescimento da hipófise e para detectar a deficiência do hormônio em várias condições. É administrada por infusão intravenosa, e amostras de sangue são colhidas a intervalos de 30 min após iniciada a infusão, durante 2,5 h; as concentrações plasmáticas do hormônio do crescimento nessas amostras e nas outras obtidas 30 min antes e no início da infusão são determinadas e avaliadas para o diagnóstico.

GLICINA

Ácido Aminoacético; Glycocoll

NH_2CH_2COOH [56-40-6] $C_2H_5NO_2$ (75.07).

Preparo – O ácido aminoacético é um constituinte de muitas proteínas. Ele pode ser sintetizado por muitos processos; industrialmente, é preparado através da interação da amônia com ácido cloroacético.

Descrição – Pó cristalino, inodoro, branco, com um gosto adocicado; a solução é ácida ao tornassol; pK_a 9,78.

Solubilidade – 1 g em 4 mL de água ou 1.254 mL de álcool; muito pouco solúvel em éter.

Comentários – Usado como líquido irrigador na ressecção transuretral da próstata. O ácido também é usado em uma preparação antiácida, como um sal complexo. Entretanto, sua limitada capacidade de tamponamento não garante o custo de tal preparação. Ela é usada basicamente em mistura com outros aminoácidos em formulações de NPT.

AÇÚCARES

Os açúcares são carboidratos de sabor doce e altamente solúveis em água. Eles podem ser monossacarídios ou dissacarídios. A química dos açúcares é discutida no Cap. 26. Na seção a seguir estão listados apenas aqueles açúcares que são usados na medicina como alimento. Alguns dos açúcares também têm importantes usos como necessidades farmacêuticas, em líquidos parenterais, como diuréticos, como *ingrediente* osmótico para a injeção de outras drogas, etc.; conseqüentemente, as monografias sobre certos açúcares podem ser encontradas em outros locais deste volume.

DEXTROSE – veja Cap. 55.

FRUTOSE

D(–)-Frutose; Levulose

D(–)-Frutose; Levulose

β-D-Frutopiranose

D-Frutose [57-48-7] $C_6H_{12}O_6$ (180.16); um açúcar geralmente obtido pela inversão de soluções aquosas de sacarose e subseqüente separação da frutose da glicose.

Preparo – A sacarose é invertida por tratamento com ácido diluído em uma temperatura moderada, e a frutose é separada por precipitação do complexo cal-frutose. A frutose é liberada do complexo com dióxido de carbono, que precipita o cálcio como carbonato. Após filtragem, a solução de frutose é purificada com carvão ativado e resinas de troca iônica e evaporada até a secura.

Descrição – Cristais incolores ou um pó branco, cristalino ou granular, que é inodoro e tem sabor doce; rotação específica, –89 a –91°.

Solubilidade – 1 g em cerca de 15 mL de álcool ou cerca de 14 mL de metanol; livremente solúvel em água.

Comentários – Uma cetoexose usada por via parenteral como um carboidrato nutriente. É convertida a glicogênio hepático e metabolizada mais rapidamente que a dextrose, sem necessitar de insulina, e assim pode ser usada em pacientes diabéticos. É indicada para pacientes que necessitam de reposição hídrica e de alimentação calórica, mas é contra-indicada na hipoglicemia, na qual a dextrose deve ser usada. Também é contra-indicada para os pacientes com intolerância hereditária à frutose.

GLICOSE LÍQUIDA – veja Cap. 55.

INJEÇÃO DE DEXTROSE – veja Cap. 67.

INJEÇÃO DE DEXTROSE E CLORETO DE SÓDIO – veja Cap. 67.

LACTOSE – veja Cap. 55.

OUTROS AÇÚCARES

Açúcar Invertido

[8013-17-0] – Uma mistura eqüimolar de glicose e frutose, produzida pela hidrólise da sacarose. Forma soluções claras, incolores, com um pH de 3,5 a 6. *Comentários:* No lugar da dextrose, para a administração parenteral de carboidratos. Apesar de apresentar o mesmo valor calórico da dextrose (4 kcal/g), o açúcar invertido é utilizado mais rapidamente e pode ser administrado por via intravenosa duas vezes mais rapidamente que a dextrose.

SACAROSE – veja Cap. 55.

XAROPE – veja Cap. 55.

GORDURAS E ÓLEOS

O papel da gordura na fisiologia nutricional humana é complexo e contraditório. A parte singular e essencial que ela exerce nos processos metabólicos e na palatabilidade da comida sublinha a sua importância. A gordura armazenada (tecido adiposo), assim como a gordura da dieta, são fontes concentradas de energia que o corpo pode usar eficientemente para a atividade física e nos momentos de estresse físico. A gordura, quando oxidada em dióxido de carbono e água, gera 9 kcal/g, enquanto tanto a proteína como os carboidratos geram aproximadamente 4 kcal/g. A energia proveniente da comida consumida além das necessidades metabólicas é armazenada no corpo como gordura e representa a principal reserva corporal de energia durante os períodos de baixa ingesta calórica. Certos componentes da gordura, chamados de ácidos graxos poliinsaturados, são componentes dietéticos essenciais para a biossíntese tecidual das prostaglandinas, que exercem atividades vitais, similares a hormônios, na transmissão de informação genética em todas as células. As gorduras dos alimentos são, em graus variados, transportadoras das vitaminas lipossolúveis (A, D, E e K). Além disso, uma dieta muito restrita em gordura carece de sabor e de valor de saciedade.

Que as gorduras também estão envolvidas em patologias tão significativas como a obesidade e a aterosclerose ou a síndrome chamada de doença arterial coronariana (DAC) é notório. Estudos epidemiológicos, experimentais e clínicos identificaram um grande número de *fatores de risco* associados à susceptibilidade à DAC que podem ser controlados. Esses incluem uma elevação nos lipídios plasmáticos, especialmente o colesterol plasmático, pressão arterial elevada (hipertensão), tabagismo intenso, obesidade e sedentarismo. As pessoas que entrarem em *categorias de risco* com base em suas concentrações plasmáticas de lipídios podem tornar-se conscientes disso durante uma consulta médica, e uma orientação dietética profissional apropriada pode então ser seguida. Para essas pessoas, é importante, além da manutenção de um peso corporal desejável, diminuir substancialmente a ingesta de gordura total e de gordura saturada e diminuir o consumo de colesterol. Estudos recentes, ainda não-conclusivos, indicam que os chamados ácidos graxos ω-3 contidos em óleos obtidos a partir de peixes de regiões de água fria e também encontrados em menor quantidade em óleos de soja e de colza podem apresentar efeitos benéficos ao diminuir os triglicerídios das lipoproteínas de baixa densidade (e o colesterol) no plasma e ao diminuir a tendência à agregação plaquetária.

Há muitas condições anormais nas quais ocorrem digestão e absorção defeituosas de gordura e quantidades excessivas de gordura estão presentes nas fezes. Quando essas condições existem, ocorrem perda fecal de gordura, má absorção de outros nutrientes e diarréia. Como resultado, pode haver perda ponderal substancial e desnutrição.

Nos últimos anos, mostrou-se que a digestão e a absorção de triglicerídios de cadeias curta e média (TCMs) são diferentes daquelas dos triglicerídios de cadeia longa que são característicos da maioria da gordura da comida. A hidrólise e a absorção dos TCMs são mais rápidas que as dos triglicerídios de cadeia longa, e é possível para os TCMs serem absorvidos diretamente para a mucosa intestinal sem ter sido primeiramente hidrolisados, tornando possível a absorção de TCMs na ausência de suco pancreático ou bile. O óleo de coco contém mais ácidos graxos de cadeia média que outras gorduras e óleos e é usado como fonte para o fracionamento e a preparação de TCMs. Os TCMs encontram-se disponíveis comercialmente como triglicerídios de 8 carbonos ou 10 carbonos relativamente puros ou como uma mistura 4:1.

Descobriu-se que os TCMs são úteis em conjunção com a terapia usual no tratamento de doenças como a insuficiência pancreática, o câncer do pâncreas, a fibrose cística do pâncreas, a obstrução do ducto biliar, certas anormalidades no sistema linfático, enterite regional e casos pós-operatórios a envolver a remoção de muito do estômago ou do intestino delgado. Os efeitos benéficos mais constantes relatados com o uso dos TCMs são diminuição da perda fecal de gordura e menos diarréia. Nos últimos anos, as emulsões gordurosas ganharam uma ampla utilização ao proporcionar as necessidades energéticas de pacientes gravemente enfermos, particularmente aqueles com queimaduras graves ou aqueles que precisam de NPT por longo tempo. Essas emulsões de gordura intravenosas foram desenvolvidas no início dos anos 1960, na Europa, e tipicamente contêm óleo de soja, fosfolipídios da gema do ovo, glicerina e água para injeção. As partículas de gordura têm menos de 0,5 μm de diâmetro, tamanho similar aos quilomícrons de ocorrência natural. Essas emulsões encontram-se disponíveis em suspensões a 10 e a 20% e provêm os ácidos graxos essenciais. Os níveis de uso mostraram-se seguros até 35 a 40% das necessidades calóricas.

AZEITE DE OLIVA – veja RPS-18, Cap. 70.

ÓLEO DE AMENDOIM – veja Cap. 55.

ÓLEO DE MILHO – veja Cap. 55.

OUTRAS GORDURAS

Emulsão de Gorduras Intravenosa [Liposyn; Intralipid] – *Descrição:* Emulsões em água de 10 e 20%; osmolaridade, aproximadamente 300 a 350 mOsm/kg de água, 260 a 268 mOsm/kg de emulsão; tamanho da partícula menor que 0,5 μm de diâmetro. *Comentários:* Como fonte de calorias e ácidos graxos essenciais, geralmente para pacientes que necessitem de nutrição parenteral por mais de 5 dias.

OLIGOELEMENTOS

Os oligoelementos são aqueles nutrientes inorgânicos que são necessários em quantidades pequenas ou *vestigiais*, de poucos microgramas a poucos miligramas por dia para humanos ou por quilograma de dieta para um animal experimental. A essencialidade de vários oligoelementos foi estabelecida para animais e humanos durante os anos 1930. Um ressurgimento de interesse nessa área ocorreu devido aos avanços tecnológicos em metodologia analítica e ao desenvolvimento de dietas altamente purificadas e ambientes *limpos* para animais experimentais.

Quatorze elementos são reconhecidos atualmente como essenciais; entretanto, evidências que sustentem as funções requeridas em animais e humanos ainda são incompletas para o níquel, o silício, o estanho e o vanádio. Espera-se que todos esses 14, e possivelmente outros, venham a ter comprovada sua necessidade para esses seres humanos. Também há evidência de que o boro possa ser essencial. Algumas informações químicas e biológicas pertinentes sobre esses elementos estão mostradas no Quadro 106.5. Alguns elementos, notavelmente o manganês e o cromo, podem existir em vários estados de oxidação; entretanto, apenas um ou dois são compatíveis com uma função e um ambiente biológico.

A quantidade de cada elemento em um homem adulto normal de 70 kg pode variar consideravelmente, a depender das exigências e da possibilidade de o elemento ser armazenado ou não em certos tecidos. As necessidades diárias foram estabelecidas para alguns dos oligoelementos (Quadro 106.2). As faixas de ingesta diária típica dos outros elementos por indivíduos saudáveis fornecem um guia muito grosseiro para as necessidades máximas. Esses valores estão baseados em dados limitados.

As informações sobre a distribuição dos oligoelementos em alimentos estão apresentadas no Quadro 106.6. Essa é uma tentativa de indicar fontes importantes dos elementos ou o nível, particularmente se baixo, em alimentos importantes. Esse quadro é de utilidade um tanto limitada, uma vez que é baseada em tão pouca informação. No presente, muito pouco se conhece a respeito dos efeitos de práticas agropecuárias e de processos de manufatura sobre o conteúdo de oligoelementos.

A nossa compreensão a respeito da função dos oligoelementos nos humanos é menos completa que aquela em relação às vitaminas. O estudo de uma síndrome de deficiência em animais com freqüência precede o reconhecimento de deficiência ou de problemas metabólicos em seres humanos, particularmente se relacionados a uma doença. Por essa razão, as síndromes de deficiência em animais são descritas para cada elemento reconhecidamente essencial.

Similarmente, nosso conhecimento da toxicidade dos oligoelementos em seres humanos é limitado, e nós devemos nos basear em dados de animais. Dois problemas devem ser considerados. Um é o efeito da suplementação a longo prazo com um excesso *moderado* acima das necessidades. Para crianças e adultos, as normas da FDA sobre suplementos alimentares para cada um de quatro oligoelementos permitem um excesso de 50% acima das US RDA (veja Quadro 106.2). É importante considerar não apenas a quantidade de um único oligoelemento, mas também o equilíbrio entre todos os elementos necessários. Essa área necessita de revisões periódicas à medida que o conhecimento é ampliado. O outro problema de toxicidade relaciona-se à ingesta a curto prazo de múltiplas doses recomendadas, seja acidental ou propositadamente. Isso deve ser

Quadro 106.5 Dados Biológicos para os Oligoelementos Essenciais

ELEMENTO	QUANTIDADE EM SER HUMANO DE 70 kg (mg)	FAIXA DE CONSUMO HUMANO DIÁRIO[a] (mg)
Cobalto	1,1	0,015-0,160
Cobre	75-150	0,75-1,2
Cromo	6,6	0,06-0,36
Estanho	17	1,5-3,5
Ferro	4.000-5.000	10-17
Flúor	2.600	0,5-1,7[b]
Iodo	10-20	0,3-0,7
Manganês	12-20	1,5-3
Molibdênio	9,3	0,1-0,2
Níquel	10	0,10-0,15
Selênio	—	0,6-1,0
Silício	18.000	—
Vanádio	10-25	0,01-0,02
Zinco	1.400-2.300	8-16

[a]Valores do estudo total da dieta da FDA.
[b]Exclui as áreas de alto flúor.

Quadro 106.6 Distribuição dos Oligoelementos nos Alimentos[a]

ELEMENTO	CONTEÚDO NA FONTE ALIMENTAR: MÉDIO A ELEVADO	BAIXO
Cobalto	Vegetais folhosos	Leite, cereais refinados
Cobre	Fígado, rim, mariscos, castanha, legumes secos, cereais integrais	Leite, carne de músculo, ovos, frutas, vegetais
Cromo	Levedo de cerveja seco, farelo e germe de grãos, melado, fígado	Cereais refinados, açúcar refinado
Estanho[d]	Cereais, carne de músculo	Leite
Ferro	Fígado, rim, mariscos, carne de músculo, aves, coração, gema de ovo, legumes secos, melado de cana, castanhas	Leite, açúcar refinado
Flúor[b]	Peixes de água salgada, carne vermelha, ovos, chá	Leite
Iodo[b]	Peixes de água salgada, mariscos, sal iodado, leite	
Manganês	Cereais integrais, legumes secos, tubérculos, frutas, vegetais não-folhosos	Leite, aves, peixe
Molibdênio	Fígado, rim, legumes secos, cereais integrais, vegetais folhosos	Frutas, vegetais de raiz e caule, carne de músculo, leite
Níquel	Cereais integrais, vegetais	Carne de músculo, gorduras, ovos, leite
Selênio[c]	Fígado, rim	
Silício	Cereais integrais, pele de galinha, cerveja	Alimentos animais
Vanádio[b]	Fígado, carne de músculo, peixe, pão, alguns grãos, castanhas, algumas raízes, óleos de milho e de soja	Leite, a maioria dos vegetais
Zinco	Carne, gema de ovo, cereais integrais, ostras, aves, leite	Frutas, peixe, vegetais

[a]A biodisponibilidade não é levada em conta; ver texto para os elementos separadamente.
[b] Muito variável na maioria dos alimentos.
[c]O conteúdo de selênio é afetado acentuadamente pela disponibilidade de selênio durante o crescimento da planta ou do animal. Podem ocorrer perdas no cozimento.
[d]O conteúdo de estanho é bastante aumentado pela exposição a embalagens revestidas com estanho.

considerado indesejável, dependendo do nível de excesso de ingesta. É bem conhecida a gravidade no caso de lactentes que ingerem cápsulas contendo sulfato ferroso.

Os elementos inorgânicos são muito diferentes dos vários nutrientes orgânicos porque eles não podem ser destruídos ou convertidos em outras substâncias pelos processos metabólicos nos animais. Na maioria dos casos os oligoelementos estão ligados a um ligante orgânico. Esse é o meio de se efetuarem o transporte e a função elementares e de minimizar a toxicidade. A ligação pode ser muito fraca ou muito firme. Muitos dos elementos são parte de metaloenzimas. Os ácidos nucleicos também se ligam a íons metálicos em um padrão constante; entretanto, a importância disso ainda não foi estabelecida. Outros mecanismos de função são descritos adiante para os elementos individualmente.

Muitos pares de grupos maiores de elementos essenciais apresentam propriedades que são estritamente similares. Isso pode resultar em competição por locais de ligação que podem alterar o transporte, o armazenamento, a excreção e a função.

Há muitos elementos em sistemas biológicos que não têm função essencial mas que apresentam algumas propriedades químicas similares àquelas dos elementos necessários. Esses elementos podem tornar-se um desafio à saúde quando eles estão presentes em quantidade suficiente para substituir um elemento necessário ou para ligar-se excessivamente a algum ligante orgânico e causar uma aberração fisiológica. A tecnologia industrial moderna efetuou a translocação de grandes quantidades de muitos minerais de seus depósitos naturais no solo para o ar, a água e, em última análise, para suprimentos alimentares. Três elementos que causaram preocupação e alguns problemas graves isolados são o mercúrio, o cádmio e o chumbo. O estado nutricional de uma pessoa exposta pode modificar a gravidade da resposta adversa a uma concentração tóxica de um elemento. Uma deficiência de certos nutrientes pode resultar em um efeito adverso mais grave, enquanto um excesso moderado de outros nutrientes pode proporcionar alguma proteção. Deve-se manter em mente a possibilidade de que elementos hoje considerados apenas tóxicos tenham uma função essencial em um nível muito baixo de ingesta.

A análise dos oligoelementos pode ser obtida por técnicas tanto físicas quanto químicas. Avanços modernos como *induction coupled plasma*, espectrometria de absorção atômica e análise de ativação de nêutrons propiciam medidas rápidas, precisas e de baixo custo.

COBALTO

Síndrome Carencial, Função e Metabolismo – A única função essencial conhecida do cobalto é como um componente da vitamina B_{12} (veja anteriormente).

Os sais de cobalto são absorvidos fracamente. A excreção dá-se pela bile e através da parede intestinal. O cobalto é amplamente distribuído pelo corpo, com as maiores concentrações no fígado, nos rins e nos ossos.

Toxicidade – Altas concentrações de cobalto podem produzir uma policitemia em muitas espécies, um efeito que não é relacionado à vitamina B_{12}. O cobalto geralmente é considerado relativamente atóxico; entretanto, insuficiência cardíaca grave e algumas mortes em seres humanos resultaram do consumo de grandes quantidades de cerveja contendo 1,2 a 1,5 ppm de cobalto. O elemento foi adicionado à cerveja para promover uma estabilização ótima da espuma.

COBRE

Síndrome Carencial e Função – O defeito mais comum observado em animais com deficiência de cobre é a anemia. Outras anormalidades incluem depressão do crescimento, defeitos esqueléticos, desmielinização e degeneração do sistema nervoso, ataxia, defeitos na pigmentação e na estrutura dos cabelos ou pêlos, insuficiência reprodutiva e lesões cardiovasculares, inclusive aneurismas dissecantes. A deficiência de cobre ocorre muito pouco freqüentemente entre os seres humanos. Uma deficiência foi observada em alguns lactentes sul-americanos e alguns nos Estados Unidos que recebiam uma fórmula artificial deficiente em cobre.

Várias metaloproteínas que contêm cobre foram isoladas de tecidos animais, incluindo a tirosinase, a ácido ascórbico oxidase, a lacase, a citocromo oxidase, a uricase, a monoamina oxidase, a δ-ácido aminolevulínico desidrase e a dopamina β-hidroxilase. O cobre funciona na absorção e na utilização do ferro, no transporte de elétrons, no metabolismo do tecido conjuntivo, na formação dos fosfolipídios, no metabolismo das purinas e no desenvolvimento do sistema nervoso. A ferroxidase I (ceruloplasmina), uma enzima que contém cobre, efetua a oxidação do Fe (II) a Fe (III), uma etapa necessária para a mobilização do ferro armazenado. Há evidências de que uma enzima que contém cobre é responsável pela desaminação oxidativa do grupo amino épsilon da lisina para produzir desmosina e isodesmosina, que fazem as ligações cruzadas da elastina. Em animais com deficiência de cobre, a elastina arterial é mais fraca, e podem ocorrer aneurismas dissecantes.

Metabolismo e Biodisponibilidade – O cobre é absorvido a partir do intestino delgado. A maior parte do cobre no plasma está na ceruloplasmina; entretanto, quantidades significativas são ligadas frouxamente à albumina, a fração importante no transporte. A concentração plasmática aumenta em infecções agudas, na gravidez e em mulheres que usam anticoncepcionais orais. Pequenas quantidades de cobre são excretadas pela urina, mas a principal via excretora é através da bile e das fezes.

O cobre está presente em altas concentrações no cérebro, no fígado, no coração e nos rins, e as concentrações mais elevadas ocorrem ao nascimento. É importante que a mulher grávida receba cobre adequadamente durante a gestação, de modo que o lactente tenha depósitos adequados de cobre ao nascimento.

Mostrou-se que uma variedade de sais de cobre encontra-se disponível para animais experimentais e domésticos. Esses incluem o sulfato, o nitrato, o cloreto, o carbonato, o óxido, o hidróxido, o iodeto, o glutamato, o glicerofosfato, o aspartato, o citrato, o nucleinato e o pirofosfato. O cobre elementar e o sulfeto de cobre são fracamente utilizados. A forma química do cobre nos alimentos é em grande parte desconhecida. A absorção do cobre pode ser diminuída por grandes quantidades de ácido fítico, ácido ascórbico, cálcio e zinco.

Toxicidade – A doença de Wilson, uma doença genética em seres humanos, leva a um acúmulo excessivo de cobre no cérebro, no fígado e nos rins, o que resulta em anormalidades mentais e neurológicas. A doença é tratada com a administração de um agente quelante, a penicilamina (β,β-dimetilcisteína), que remove o excesso de cobre dos tecidos e provoca sua excreção.

CROMO

Síndrome Carencial e Função – O principal defeito na deficiência de cromo é um comprometimento da utilização da glicose; entretanto, distúrbios no metabolismo proteico e lipídico também foram observados. No animal jovem, a taxa de crescimento pode ser reduzida. Lesões corneanas foram observadas em ratos com deficiência de cromo e proteína; não foram observadas lesões com qualquer deficiência isolada.

A utilização comprometida da glicose ocorre em vários seres humanos de meia-idade e mais velhos. Em estudos experimentais, números significativos dessas pessoas mostraram melhora na utilização da glicose após tratamento com cromo. Também houve melhora em crianças diabéticas e em lactentes com kwashiorkor.

Para a atividade biológica, o cromo deve ser trivalente. A forma mais ativa do cromo é a que é incorporada em uma molécula orgânica de baixo peso molecular que ocorre em muitos alimentos. Sua estrutura ainda não é conhecida. Esse composto foi designado FTG (fator de tolerância à glicose). A partir de vários estudos bioquímicos, parece que a presença de insulina é necessária para todas as funções do cromo. O FTG é apenas um dos muitos compostos testados que atravessam a placenta da rata para o feto.

Metabolismo e Biodisponibilidade – O cromo é transportado pela transferrina no plasma e compete com o ferro pelos locais de ligação. A principal via de excreção é através da urina; entretanto, algum cromo é excretado pela bile e pelo intestino delgado. O animal recém-nascido apresenta grandes estoques de cromo, que diminuem com a idade.

Toxicidade – Em animais, uma grande margem de segurança separa a toxicidade das necessidades nutricionais de cromo (III).

ESTANHO

Através de uma rígida exclusão do estanho ambiental e dietético, foi possível produzir retardo do crescimento responsivo a esse elemento em ratos. Um efeito máximo de crescimento foi obtido com 1 ppm de estanho na dieta, uma concentração similar à encontrada em muitos alimentos.

O estanho é fracamente absorvido, e a maior parte do elemento presente na dieta é excretada nas fezes. O estanho tem uma baixa ordem de toxicidade.

FERRO

Síndrome Carencial e Função – Anemia hipocrômica e microcítica é o resultado característico da deficiência de ferro. Dependendo da gravidade, a anemia é acompanhada por apatia e cansaço, palpitação aos esforços, língua dolorosa, estomatite angular, disfagia e quiloníquia.

O ferro é um componente essencial de várias metaloproteínas importantes. Estas incluem a hemoglobina, a mioglobina e muitas enzimas de oxidação-redução. Na deficiência de ferro, pode haver concentrações reduzidas de algumas das enzimas que contêm ferro, como o citocromo no fígado, nos rins e nos músculos esqueléticos e a succinil desidrogenase nos rins e no coração.

Metabolismo – O ferro é absorvido a partir do intestino delgado; entretanto, o mecanismo exato que regula a quantidade absorvida ainda é uma matéria controversa. A proporção do ferro da dieta absorvido é maior nos indivíduos com deficiência de ferro. O ferro é transportado através do sangue, no qual ele se encontra ligado à transferrina, uma β_1-globulina.

O ferro das hemácias destruídas é reutilizado. Sob circunstâncias normais, a perda de ferro a partir do corpo é muito pequena, cerca de 1 mg por dia para os homens e uma média diária adicional de 0,5 mg por dia para as mulheres menstruadas. O ferro é armazenado na medula óssea, na parede intestinal, no fígado e no baço, contendo esses órgãos as maiores quantidades.

Biodisponibilidade – O reconhecimento da anemia como um problema maior de saúde pública para as mulheres em menstruação e crianças pequenas em todo o mundo pôs em evidência a necessidade de um melhor e mais amplo enriquecimento dos alimentos. Isso estimulou uma grande quantidade de pesquisas sobre a disponibilidade de ferro de alimentos e de fontes inorgânicas. Os compostos de ferro que são prontamente utilizados por animais e humanos são o citrato amônico de ferro, o sulfato ferroso, o gliconato ferroso, o fumarato ferroso e o sulfato amônico de ferro. Fontes médias a pobres de ferro são o ferro reduzido, o cloreto férrico e o pirofosfato férrico. Fontes muito pobres são o óxido férrico, o carbonato ferroso, o pirofosfato sódico de ferro e o ortofosfato férrico. A disponibilidade de ferro dos alimentos também pode variar.

Vários componentes dietéticos podem afetar a disponibilidade de ferro de muitas fontes. O ácido fítico e antiácidos podem diminuir a absorção de ferro. A disponibilidade de ferro é aumentada por uma variedade de compostos redutores, como o ácido ascórbico e moléculas com grupamentos sulfidrila, como histidina e lisina. Quanto menor o tamanho da partícula do ferro elementar, maiores são a absorção intestinal e o uso. O ferro do heme é absorvido como tal. Ingesta muito alta de zinco, cobre, manganês e cádmio pode diminuir a absorção de ferro. Muitos estudos adicionais são necessários para avaliar adequadamente a disponibilidade de ferro influenciada pela composição da dieta e pelo método de preparo da comida.

Toxicidade – Como a absorção do ferro é regulada pelo corpo, excesso moderado acima da RDA era considerado inócuo. Dados epidemiológicos recentes sugerem que a ingesta elevada continuada de ferro pode aumentar o risco de ocorrência de doenças crônicas, particularmente aquelas aumentadas pela formação de radicais livres, como o câncer. Mortes ocorreram, entretanto, em crianças que engoliram cápsulas com uma fonte de ferro prontamente disponível, como o sulfato ferroso. Efeitos agudos incluem vômitos, hematêmese, lesão hepática, taquicardia e colapso vascular periférico.

Alguns indivíduos têm um defeito metabólico tal, que sua absorção de ferro não é cuidadosamente controlada, e mesmo uma ingesta normal de ferro pode levar a acúmulo tecidual excessivo. O resultado é uma doença conhecida como hemocromatose. Isso geralmente pode ser controlado por flebotomia em intervalos periódicos; entretanto, a morte pode ocorrer se a doença não for tratada.

FLÚOR

Síndrome Carencial e Função – A relação mais importante entre flúor e saúde é a da prevenção da cárie dentária. Mostrou-se que o flúor se incorpora à hidroxiapatita dos dentes para formar um cristal mais perfeito que resiste ao ataque ácido mais efetivamente. (Veja *Fluoreto de Sódio*, Cap. 65.) Em áreas onde o conteúdo de flúor da água de beber é atipicamente elevado, a osteoporose e a calcificação da aorta nos idosos são menos comuns que em grupos controles de populações que não recebem flúor elevado. Nessas áreas, a concentração efetiva de flúor é alta o suficiente para causar manchas no esmalte dos dentes de crianças pequenas.

Metabolismo e Biodisponibilidade – A absorção do flúor a partir do trato gastrintestinal é rápida e completa. Mesmo as formas insolúveis na água são absorvidas muito bem. O flúor pode atravessar membranas facilmente, e passa prontamente do plasma para os tecidos; entretanto, as glândulas mamárias e a placenta oferecem alguma resistência ao transporte. O excesso de flúor é excretado pela urina.

Os ossos tipicamente apresentam altas concentrações de flúor, que gradualmente aumentam durante toda a vida até em torno dos 55 anos de idade. A suplementação de flúor aumenta a densidade óssea, mas relata-se que aumenta a fragilidade. Dos tecidos moles, os rins são os que contêm mais flúor. O cálcio e o alumínio podem diminuir a absorção do flúor, e o cloreto de sódio pode diminuir a captação esquelética de flúor.

Toxicidade – Doses tóxicas de flúor causam perda do apetite e de peso corporal, fraqueza muscular, convulsões clônicas, congestão pulmonar e insuficiência respiratória e cardíaca.

A exposição crônica ao flúor na maioria das vezes surge através do consumo de água de beber, geralmente de poços profundos perfurados através ou próximos de rochas que contêm flúor. Concentrações de flúor em torno de 2 ppm ou maiores produzem uma mancha amarronzada permanente do esmalte dentário quando a exposição ocorre durante o período de formação dos dentes.

IODO

Síndrome Carencial, Função e Metabolismo – A doença de deficiência de iodo é o bócio (veja *Os Hormônios da Tireóide*, Cap. 77). No jovem com deficiência de iodo, o crescimento e o desenvolvimento sexual são retardados, a pele e o cabelo são tipicamente ásperos, e o cabelo torna-se fino. O cretinismo, o retardo mental, a surdez e mutismo ocorrem na deficiência grave. Há insuficiência reprodutiva na mulher e diminuição da fertilidade no homem.

O bócio tem sido observado em seres humanos em muitas áreas do mundo, com a incidência em mulheres e crianças geralmente maior que a incidência no homem adulto. Como medida de saúde pública, o uso do sal iodado reduziu acentuadamente a incidência de bócio. Os bociógenos também causam o bócio (ver *Compostos Antitireoidianos*, Cap. 77).

A única função conhecida do iodo é para a produção dos hormônios da tireóide, que regulam a oxidação celular.

A absorção de iodeto pode ocorrer em todos os níveis do trato gastrintestinal. Os aminoácidos com iodo podem ser absorvidos como tais, mas de modo menos eficiente que o iodeto. A excreção do iodo ocorre basicamente via urina, e a quantidade é um indicador razoavelmente bom do estado da tireóide. O iodo na saliva é reabsorvido.

MANGANÊS

Síndrome Carencial e Função – A deficiência de manganês tem sido produzida experimentalmente em muitos animais. As características da deficiência incluem depressão do crescimento no animal jovem, anormalidades esqueléticas (variando de leve rarefação a deformidades incapacitantes), mortalidade do jovem, perose (frouxidão do tendão-de-Aquiles e deformidade articular simultânea) em aves, diminuição da reprodução de machos e fêmeas, condrodistrofia nutricional do embrião do pinto e ataxia dos mamíferos recém-nascidos, com retração da cabeça, tremor, otólitos e canais semicirculares dos ouvidos anormais. Cobaias recém-nascidas com deficiência de manganês apresentam aplasia ou acentuada hipoplasia do pâncreas. A deficiência de manganês nunca foi reconhecida em humanos.

O manganês é necessário para a síntese de mucopolissacarídios da cartilagem e para a conversão do ácido mevalônico em esqualeno. A utilização da glicose está comprometida na deficiência de manganês. A piruvato carboxilase é uma metaloenzima de manganês.

Metabolismo e Biodisponibilidade – O mecanismo homeostático para regular a concentração de manganês no corpo é muito preciso. O manganês é absorvido a partir do intestino delgado e então é transportado através do sangue na forma trivalente ligado a uma β_1-globulina, a transmanganina. O manganês é excretado na bile e através da parede intestinal. Esse constitui o principal mecanismo de controle das quantidades de manganês nos tecidos. Com uma alta ingesta de manganês, o elemento também é excretado pelo suco pancreático. A quantidade excretada na urina é muito pequena.

Altas concentrações de manganês ocorrem nos ossos, no fígado, nos rins, no pâncreas e na hipófise, enquanto a concentração no músculo esquelético é muito baixa. O manganês dos ossos não pode ser mobilizado para atender a uma necessidade. Os depósitos de manganês, em ordem de sua importância, são encontrados no fígado, na pele e no músculo esquelético. Não há um depósito especial no recém-nascido.

Em estudos com pintos, mostrou-se que o manganês foi igualmente disponível a partir do óxido, do carbonato, do sulfato e do cloreto. Altas ingestas dietéticas de cálcio e fósforo podem diminuir a absorção de manganês.

Toxicidade – Mineiros expostos à poeira de óxido de manganês por longos períodos desenvolvem anormalidades psiquiátricas que lembram a esquizofrenia. Isso é seguido por distúrbios neurológicos incapacitantes similares aos encontrados na doença de Parkinson. A maioria dos animais jovens não é afetada por 1.000 ppm de manganês na dieta.

MOLIBDÊNIO

Síndrome Carencial, Função e Metabolismo – Efeitos adversos devidos a deficiência simples de molibdênio em seres humanos e em animais experimentais nunca foram observados. A xantina oxidase é uma importante enzima que contém molibdênio. Devido a uma variedade de evidências indiretas e à importância da xantina oxidase, o molibdênio é considerado um oligoelemento essencial para os seres humanos, provavelmente necessário em quantidades muito pequenas. Não há RDA estabelecida.

O molibdênio fornecido por sais hidrossolúveis é absorvido prontamente. O elemento atravessa a glândula mamária facilmente. A excreção dá-se tanto pela urina quanto pelas fezes. O fígado e os rins apresentam as concentrações mais elevadas de molibdênio dos tecidos moles. Alterações no nível de ingesta dietética podem refletir-se nas concentrações no fígado, nos rins, na pele, nos ossos e nos cabelos. O recém-nascido não apresenta depósitos especiais do elemento. O sulfato pode afetar a absorção, a distribuição tecidual e a excreção de molibdênio. O conteúdo de molibdênio dos eritrócitos está diminuído em muitos tipos de anemia.

Toxicidade – A tolerância dos animais à alta ingesta de molibdênio varia com a espécie, a idade e a concentração de inúmeros outros componentes dietéticos. A toxicidade é diminuída pelo cobre, pelo sulfato inorgânico e pelos aminoácidos com enxofre.

NÍQUEL

As evidências de que o níquel é um elemento essencial são baseadas em anormalidades produzidas em pintos e ratos alimentados com dietas contendo 3 a 4 ppb de níquel. O metabolismo lipídico foi afetado. Ratos mantidos por sucessivas gerações sob dieta deficiente em níquel apresentaram aumento da mortalidade fetal.

A absorção do níquel é pequena a partir de dietas comuns. A excreção ocorre basicamente através das fezes; entretanto, quantidades significativas podem ser perdidas através do suor. O fitato pode formar um complexo muito estável com o níquel, de modo que é possível que o fitato possa diminuir a absorção do níquel. Mais estudos são necessários para que se estabeleça claramente a essencialidade do níquel e sua importância para a saúde humana.

Um baixo nível de toxicidade foi estabelecido para o níquel em ratos, camundongos, macacos e pintos.

SELÊNIO

Síndrome Carencial e Função – Dependendo da espécie, da idade e da composição específica da dieta, uma deficiência de selênio pode levar a uma ou mais das seguintes anormalidades: diminuição do crescimento, distrofia muscular, degeneração do miocárdio, lesões neurológicas, necrose hepática, fibrose pancreática, diátese exsudativa, depósitos de pigmento ceroso no tecido adiposo e morte. A deficiência ocorre em animais domésticos com ingesta abaixo de 0,02 a 0,05 ppm. A deficiência em humanos só foi demonstrada na China, onde uma ingesta extremamente baixa causa uma miocardiopatia em crianças (doença de Keshan). As ingestões dietéticas diárias NAS seguras e adequadas de selênio são de 10 a 80 μg para crianças e de 50 a 200 μg para adultos.

A maioria das síndromes de deficiência responsivas ao selênio também responde favoravelmente à vitamina E. Uma exceção é a fibrose pancreática, que ocorre apenas na deficiência de selênio. O selênio é um componente essencial da enzima glutationa peroxidase. Isso proporciona um elo entre as propriedades antioxidantes da vitamina E e a função biológica do selênio ao prevenir a maioria dos mesmos problemas da deficiência de selênio. Estudos em animais indicaram que o selênio pode ser útil como agente de quimioprevenção, mas ainda não foram realizados estudos em seres humanos. Experimentalmente, mostrou-se que o selênio proporciona proteção contra a toxicidade pulmonar do oxigênio similar à observada para a vitamina E.

Metabolismo – O selênio é absorvido no duodeno. Ele pode ser metabolizado em uma variedade de compostos e sair do corpo através da bile, de secreções pancreáticas e intestinais e, em última análise, através das fezes, da urina e do ar expirado. O selênio pode substituir o enxofre nos aminoácidos normais com enxofre, e o seleneto também pode ligar-se a aminoácidos com enxofre. Ele também é incorporado em selenonucleosídios e pode estar envolvido na tradução genética. As concentrações teciduais mais altas ocorrem nos rins, no pâncreas, na hipófise e no fígado.

Toxicidade – A toxicidade aguda pelo selênio é caracterizada por dor abdominal, salivação excessiva, bruxismo, paralisia e cegueira. A respiração prejudicada leva invariavelmente à morte.

O selênio é um dos nutrientes essenciais mais tóxicos, e a diferença quantitativa entre as concentrações necessárias e as concentrações tóxicas crônicas não é muito grande. A fonte do selênio tem um impacto significativo sobre a concentração em que se desenvolve a toxicidade. Compostos orgânicos que tenham selênio melhoram a absorção e, portanto, são tóxicos em concentrações mais baixas. Para animais domésticos, as necessidades são de cerca de 0,1 a 0,2 ppm, e 3 a 4 ppm na dieta são concentrações iniciais para a toxicidade crônica.

Considera-se que a ingesta acima de 500 μg por longos períodos apresenta risco de toxicidade para o homem. A carcinogenicidade relatada para o selênio é uma associação evasiva que ainda não foi finalmente esclarecida.

SILÍCIO

Com dietas altamente purificadas, foi possível produzir uma deficiência de silício em pintos e ratos. A deficiência afetou a taxa de crescimento, os ossos e os tecidos integumentares. A lesão bioquímica básica nos animais com deficiência foi um defeito na matriz cartilaginosa.

O silício (como silicatos) é absorvido facilmente a partir do trato intestinal e excretado prontamente na urina, em parte como SiO_2. O silício é distribuído amplamente no solo, nas plantas e nos tecidos animais. Ele é relativamente atóxico; entretanto, cálculos silicosos renais foram relatados em pessoas que vivem em regiões com água com concentração elevada em silicato ou que ingerem cronicamente antiácidos de trissilicato de magnésio.

SULFATO DE ZINCO – veja RPS-19, Cap. 67.

VANÁDIO

Pintos e ratos alimentados com uma dieta contendo menos de 10 ppb de vanádio apresentaram crescimento lento, ossos defeituosos e metabolismo lipídico alterado. O vanádio é um elemento um tanto tóxico. A adição de 25 a 50 ppm de vanádio à dieta de ratos causa diarréia e mortalidade.

ZINCO

Síndrome Carencial e Função – O zinco é necessário para o crescimento de todas as espécies animais estudadas; portanto, a diminuição do crescimento é observada invariavelmente se a privação de zinco for suficientemente grave. Outras características da deficiência incluem lesões cutâneas, alopécia, penas anormais nos pássaros, ossos deformados e fracamente mineralizados, hiperqueratinização do esôfago, diminuição do número de linfócitos circulantes, comprometimento da reprodução em machos e fêmeas, anormalidades fetais e diminuição da capacidade de aprendizado. Pessoas com acuidade e discriminação do paladar comprometidas e cicatrização retardada de feridas e queimaduras responderam favoravelmente a doses terapêuticas de zinco em alguns casos.

O nanismo nutricional tem sido amplamente estudado no Oriente Médio. A síndrome inclui desenvolvimento sexual retardado, altura e pesos reduzidos, hepatoesplenomegalia, unhas em colher e, geralmente, anemia. Embora os pacientes fossem deficientes, em algum grau, em vários nutrientes, o zinco foi necessário para corrigir o hipogonadismo e a diminuição do crescimento. A síndrome ocorre tanto em homens como em mulheres. Úlceras indolentes e cicatrização retardada de feridas foram relatadas em pacientes com baixas concentrações plasmáticas de zinco, e tanto a administração sistêmica como a tópica de compostos de zinco foram seguidas de aceleração da cicatrização. Há evidências limitadas de que algumas crianças pequenas e pessoas idosas nos Estados Unidos não recebem zinco adequadamente.

Sabe-se que o zinco está presente em muitas metaloenzimas importantes. Estas incluem a anidrase carbônica, as carboxipeptidases A e B, a álcool desidrogenase, a glutamato desidrogenase, a D-gliceraldeído-3-fosfato desidrogenase, a desidrogenase láctica, a desidrogenase málica, a fosfatase alcalina, a aldolase e outras. Foi observado comprometimento da síntese de ácidos nucleicos e de proteínas na deficiência de zinco. Há alguma evidência de que o zinco possa estar envolvido na secreção de insulina e na função do hormônio. Ele parece ser um modulador da transmissão neuro-humoral.

Metabolismo e Biodisponibilidade – O zinco pode ligar-se prontamente a grupamentos sulfidrila, grupamentos amino e grupamentos imidazol de proteínas, aminoácidos e outras moléculas orgânicas.

O zinco é absorvido basicamente a partir do duodeno. Ele liga-se a todas as proteínas do plasma; entretanto, ele liga-se mais frouxamente à albumina, e isso pode ser importante para o transporte entre os tecidos. A concentração de zinco no plasma diminui rapidamente quando é oferecida uma dieta pobre em zinco, e é reduzida na gravidez e em mulheres que tomam anticoncepcionais orais. A principal via de excreção é através das fezes. Pequenas quantidades de zinco são excretadas diariamente na urina; as quantidades aumentam quando há catabolismo tecidual, como ocorre em queimaduras e no jejum. Perdas significativas de zinco também podem ocorrer pelo suor.

O zinco está presente em todos os tecidos, com concentrações muito elevadas na próstata e na coróide do olho. Geralmente, as concentrações teciduais não são muito afetadas pela deficiência de zinco. Acredita-se que os depósitos no corpo sejam pequenos.

O zinco é disponível para animais normais igualmente a partir de uma ampla variedade de sais inorgânicos assim como do zinco metálico. O ácido fítico pode diminuir acentuadamente a absorção do zinco, particularmente na presença de grandes quantidades de cálcio. O consumo de pães integrais, que contêm ácido fítico, mostrou-se basicamente responsável pelo nanismo por deficiência de zinco observado no Oriente Médio. Os efeitos tóxicos do cádmio são provavelmente relacionados parcialmente à interferência nas vias fisiológicas normais e nas funções do zinco.

Toxicidade – O limiar de paladar para um sal solúvel de zinco em água é de 15 ppm de zinco, enquanto 40 ppm apresentam um sabor bem-definido. Uma dose de 225 a 450 mg de zinco apresenta um efeito emético no homem adulto. A toxicidade aguda do zinco é caracterizada por desidratação, desequilíbrio eletrolítico, dor no estômago, letargia, tonteira, incoordenação muscular e insuficiência renal. Ingesta elevada de zinco sabidamente diminui a absorção do cobre; portanto, a suplementação de zinco deve ser realizada apenas com ingesta adequada de cobre. O zinco tem sido usado com sucesso no tratamento da doença de Wilson.

BIBLIOGRAFIA

Berdanier CD, White TKA. *CRC Desk Reference for Nutrition* (CRC Desk Ref Series). Boca Raton, FL: CRC Press, 1998.

Composition of Foods Raw–Processed–Prepared. USDA Handbook 8. Washington, DC: USGPO, 1976–1998.

Diet and Health:Implications for Reducing Chronic Disease Risk. Washington, DC: NAS-NRC National Academy Press, 1989.

Escott-Stump S. *Nutrition and Diagnosis-Related Care*. Philadelphia: Lippincott, 1997.

Nollet NML. *Handbook of Food Analysis*. New York: Dekker, 1996.

Novara T, ed. *Encyclopedia of Vitamins, Minerals, and Supplements*. Facts on File, 1996.

Official Methods of Analysis, ed 16. Washington, DC: Assoc Off Anal Chem , 1990.

Pennington JAT. *Bowes' & Church's Food Values of Portions Commonly Used*, ed 17. Philadelphia: Lippincott-Raven, 1997.

Stubbs ME, Olson JA, Stuke M. *Modern Nutrition in Health and Disease*. Baltimore: Williams & Wilkins, 1998.

The US Guide to Vitamins and Minerals. Bethesda, MD: USPC, 1996.

CAPÍTULO **107**

Pesticidas

Mark G Robson, PhD, MPH
Executive Director
Environmental and Occupational Health Sciences Institute
Piscataway, NJ 08854

Victoria E Doyle, CIH, MPH
Environmental and Occupational Health Sciences Institute
UMD School of Public Health
Piscataway, NJ 08854

Ara H Der Marderosian, PhD
Professor of Pharmacognosy and Medicinal Chemistry
Scientific Director, Complementary and Alternative Medicine Institute
University of the Sciences in Philadelphia
Philadelphia, PA 19104

Os pesticidas podem ser simplesmente definidos como agentes químicos para o controle de pragas. Em seu sentido mais amplo, incluem pesticidas, rodenticidas, fungicidas e herbicidas. Essas substâncias representam grandes negócios, e os EUA são o maior produtor mundial.

Nos EUA, a Environmental Protection Agency (EPA) informa que o uso de pesticidas permaneceu estável, sendo as variações anuais resultado de mudanças na área plantada e nas condições climáticas. Em seu informe mais recente, *Pesticide Industry Sales and Usage — 1994 and 1995 Market Estimates,* publicado em setembro de 1997, a EPA informou que o uso de herbicidas para o controle de ervas daninhas aumentou ligeiramente nos 3 anos anteriores. Em 1995, cada fazenda gastou em média US$ 4.200 em pesticidas. Os pesticidas convencionais representam 27% de todos os pesticidas utilizados anualmente nos EUA e totalizam cerca de 1,2 bilhão de libras. Os preservativos para madeira representam 16% de todos os pesticidas utilizados e totalizam cerca de 0,72 bilhão de libras; biocidas especializados, como aqueles utilizados no controle do crescimento bacteriano em torres de resfriamento, representam cerca de 6% e totalizam 0,26 bilhão de libras; e cloro/hipocloritos, utilizados nas plantas purificadoras de água e em piscinas, representam 51% de todos os pesticidas utilizados e totalizam 2,32 bilhões de libras.

Os resultados específicos do levantamento realizado pelo National Home and Garden revelaram que

Nos domicílios sem crianças com menos de 5 anos de idade, cerca de 75% tinham pelo menos um pesticida guardado a menos de 1,40 m acima do chão e em um armário que não fica trancado (isto é, ao alcance das crianças).

Nos domicílios com crianças com menos de 5 anos de idade, cerca de 47% guardavam pelo menos um pesticida ao alcance das crianças. No total, calcula-se que 85% de todos os domicílios têm pelo menos um pesticida guardado e dentro de casa.

A maioria das famílias tem entre um e cinco produtos pesticidas armazenados, e um pouco mais de 27% dos domicílios com uma única família têm mais de seis produtos armazenados.

Por volta de 76% de todos os domicílios utilizaram eles mesmos os pesticidas em suas casas, enquanto cerca de 20% contrataram um serviço profissional para tratar pragas como baratas, pulgas ou formigas (térmitas não foram incluídos nessas estimativas).

Menos de 25% conseguiram lembrar-se de ter recebido informação por escrito sobre os pesticidas utilizados em suas casas ou qualquer medida de segurança a ser seguida.

Cerca de 15% dos domicílios tiveram pesticidas aplicados dentro ou ao redor das casas por alguém de fora do domicílio. Apenas metade dessas pessoas se lembra de ter recebido informações por escrito referentes aos pesticidas utilizados e medidas de segurança para serem seguidas.

Nos domicílios que dispõem de pesticidas concentrados, 67% utilizaram no lixo regular, 16% utilizaram coletas especiais e 17% o despejaram na pia ou no vaso sanitário, na rua, na calha ou no cano de esgoto ou na terra.

Cerca de 44% de todos os domicílios identificaram pelo menos um inseto que foi considerado um problema importante.

Cerca de 25% de todos os domicílios foram tratados contra baratas em 1990. Parece que as baratas constituem o problema mais comum de praga nos domicílios em que vivem várias famílias. Nos domicílios em que vive apenas uma família, as formigas constituem o problema mais comum.

A praga mais difícil de controlar foi identificada como sendo as pulgas.

Um dos relatos mais interessantes nessa amostra científica aleatória foi a surpreendente taxa de resposta de 85%. Os resumos executivos desse National Home and Garden Pesticide Use Survey de 400 páginas estão disponíveis e podem ser obtidos no Communications Branch dos Pesticide Programs da EPA (telefone: 703-305-5017).

Farmácias em todos os EUA armazenam vários produtos pesticidas para venda ao consumidor. Isso representa uma área importante na qual os farmacêuticos podem exercer seus conhecimentos e capacidade, sobretudo para uso apropriado, manipulação e descarte de pesticidas.

A EPA publicou o *Status of Pesticides in Registration and Special Review* (relatório Rainbow), que contém um catálogo para tratamento geral, um catálogo sobre revisão química e uma seção com informações gerais que abrange propósito, regulação, comentários, informações adicionais e acesso eletrônico (ver website EPA, www.epa.gov, para informações atualizadas).

O Cap. 2 é intitulado *Special Review* e está organizado de modo que a primeira seção explica o processo de revisão especial, incluindo os critérios que a EPA utiliza para iniciar uma revisão especial, as medidas tomadas para conduzir uma Revisão Especial e as alternativas de redução de risco ao processo convencional de Revisão Especial.

A seção seguinte fornece um resumo *At a Glance* das datas em que os documentos de decisão da Revisão Especial foram publicados no *Federal Register.*

A terceira seção fornece uma lista abrangente de referências de todas as substâncias químicas que foram ou que estão atualmente no programa da Revisão Especial. As várias substâncias químicas estão relacionadas em ordem alfabética.

A seção final relaciona as substâncias em seqüência idêntica e além disso fornece os detalhes dos critérios da Revisão Especial atendidos ou excedidos, bem como os resultados das revisões. O informe todo possui 377 páginas e relaciona quase 1.500 compostos.

Além disso, a EPA relaciona numerosos solventes, surfactantes, estabilizadores e substâncias semelhantes. Várias considerações econômicas, políticas e toxicológicas coletadas rotineiramente no negócio de pesticidas impedem quaisquer números mais precisos em um determinado ano.

Para aqueles que questionam o uso de pesticidas, é importante saber algo sobre o que os danos que as pragas podem causar no mundo. Primeiro, deve-se compreender que as plantas são a principal fonte de alimento no mundo. Essas plantas são suscetíveis a 80.000 a 100.000 doenças causadas por qualquer coisa, desde vírus a bactérias, fungos, algas e até mesmo outras plantas mais altas. As plantas que servem de alimento têm de competir com cerca de 30.000 espécies diferentes de ervas daninhas em todo o mundo, das quais pelo menos 1.800 espécies são capazes de causar perdas econômicas graves. Vários microrganismos mais altos, como nematódeos e insetos, também devastam rotineiramente colheitas em todo o mundo.

Calcula-se que cerca de um terço das colheitas de alimentos no mundo é destruído por essas várias pragas em vários estágios, a saber, crescimento, colheita e armazenamento. As taxas de destruição são, amiúde, mais altas nas nações menos desenvolvidas. O Food and Agriculture Organization (FAO) calcula que 50% da produção de algodão nos países em desenvolvimento seriam perdidos para as pragas sem o uso de pesticidas. Mesmo nos EUA, a devastação das colheitas devido a pragas é calculada em cerca de 30% (US$ 20 bilhões ao ano), embora os pesticidas sejam amplamente utilizados nesse país. Vários estudos revelaram que os Estados Unidos não poderiam sobreviver como uma nação sem o uso de pesticidas. Apenas sem herbicidas, pelo menos 10 a 12% da população norte-americana estariam trabalhando nas fazendas, em vez dos atuais 3%.

Outra consideração importante de origem recente é o conceito de lavoura mínima ou reduzida. Nessa prática relativamente nova de exploração agrícola, os herbicidas ajudam a preservar energia e a conservar o solo, reduzindo a aradura e o cultivo de forma drástica. Agora, os fazendeiros aram apenas o suficiente para plantar novas colheitas. Os resíduos da colheita prévia e as ervas daninhas são deixados no solo, e os insetos e as ervas daninhas são controlados quimicamente, em vez de mecanicamente através de aradura desnecessária. Esse método de controle exige cerca de 80% menos energia.

Muitos argumentaram sobre o retorno do processo denominado cultivo *orgânico*. Em geral, os fazendeiros orgânicos preferem evitar por completo o uso de produtos químicos sintéticos. Eles preferem as substâncias químicas que ocorrem naturalmente, como fosfato de rocha e pedra calcária e o esterco dos animais domésticos. Além disso, as plantas leguminosas são utilizadas como uma fonte de nitrogênio, bem como outras plantas que contêm compostos pesticidas naturais. Embora sejam práticas louváveis, em geral, elas resultam em maiores gastos devido ao custo desses materiais menos disponíveis e aos maiores custos envolvidos nas práticas mais intensivas em mão-de-obra do cultivo orgânico. Além disso, mais terra com menor capacidade produtiva teria de ser cultivada para compensar a menor eficiência da agricultura orgânica.

Do ponto de vista científico, nem todos os materiais naturais são necessariamente orgânicos, e nem todas as substâncias orgânicas são necessariamente naturais. Tudo na terra é formado por substâncias químicas, e as plantas não diferenciam realmente o que é feito pelo homem ou pela natureza. Entretanto, as práticas do cultivo orgânico são sensíveis aos pequenos fazendeiros que desejam evitar o uso excessivo de substâncias químicas desnecessárias e que não têm em mente o uso de práticas de mão-de-obra extras para poupar dinheiro em materiais.

De acordo com um estudo realizado pelo novo Natural Resources Defense Council intitulado "Harvest of Hope", técnicas de cultivo alternativas poderiam reduzir em 25 a 80% as aplicações de pesticida em nove colheitas na Califórnia e em Iowa. O estudo revelou que mais de 580 milhões de libras de ingredientes pesticida-ativos foram vendidas na Califórnia em 1987, e 57 milhões de libras de herbicidas por ano foram utilizadas pelos fazendeiros do Iowa.

O estudo revelou ainda que muitos efeitos nocivos resultaram do uso de todos eles, incluindo contaminação do suprimento alimentar com pesticida, doença nos trabalhadores da fazenda, degradação do ecossistema e poluição da água. O conselho do estudo pediu ao governo federal para redirecionar sua pesquisa da agricultura para tornar o desenvolvimento de sistemas alternativos de cultivo uma prioridade e para adotar sistemas de cultivo alternativos, incluindo rotação das colheitas, sem incorrer em perdas financeiras. Além disso, o estudo promoveu o conceito de que os governos federal e estaduais deveriam cobrar impostos sobre fertilizantes e pesticidas para ajudar a financiar a pesquisa de cultura alternativa. Ao mesmo tempo em que se procuram formas alternativas para o controle de pragas, são realizados esforços para desenvolver novas substâncias químicas com maior especificidade para uma determinada praga e menos toxicidade para espécies não-marcadas como alvo. Os proponentes alegam que ter diferentes pesticidas químicos disponíveis com mecanismos variados de ação permite sua rotação para limitar o desenvolvimento de resistência.

O primeiro desse tipo a ser desenvolvido foi a *imidacloprida*. Seu uso foi limitado a insetos sugadores, como pulgões e moscas-brancas, e é menos efetiva contra insetos que mastigam (vermes, larvas de lagarta, borboletas). A imidacloprida atua ligando-se a um tipo de receptor para o neurotransmissor acetilcolina, provocando excitação incontrolável dos nervos do inseto, levando a paralisia muscular e morte. Outros novos pesticidas que estão sendo desenvolvidos incluem fipróis e pirróis.

Talvez o principal motivo para o uso de pesticidas tenha sido a longa história mundial de destruição em massa de colheitas por doença e insetos. Existe a lembrança constante de que não levaria muito tempo para o retorno de uma condição primitiva da agricultura pelos numerosos relatos de devastação de colheitas e doença que aparecem em vários países subdesenvolvidos. Alguns dos exemplos relativamente recentes dos efeitos da praga incluem a destruição de 3 milhões de toneladas de trigo devido à ferrugem do caule no oeste do Canadá em 1954, o problema contínuo das encefalites transmitidas por artrópodos que causou cerca de 205 casos humanos nos EUA todos os anos entre 1964 e 1973 e a redução da taxa de morte anual por malária através do uso de pesticidas. A taxa de morte em 1939 foi de 6 milhões, comparada às estimativas de 1996 de 1,5 a 2,7 milhões. Existem pelo menos 24 doenças comuns (p. ex., encefalite, tifo, antraz e disenteria) que ainda preocupam o homem, que são transmitidas por uma infinidade de insetos, carrapatos ou ácaros.

Como ocorre com todas as substâncias utilizadas pelo homem moderno, os pesticidas oferecem uma relação risco-benefício que precisa ser avaliada para cada aplicação. Uma sociedade moderna e preocupada sempre deve defender o uso muito específico e cuidadosamente planejado de pesticidas, bem-integrado a outras práticas de controle. Essa abordagem tornou-se muito popular hoje em dia, e é denominada Integrated Pest Management (IPM). Essa abordagem consiste em determinar uma combinação viável das melhores partes de todos os procedimentos de controle possíveis e aplicá-las a um problema específico. O conceito é manter as pragas em um nível controlável dentro dos limites dos princípios ecológicos seguros, de modo que sejam evitados prejuízos econômicos para as plantas ou para os homens. Resumindo, embora tenham sido cometidos erros (p. ex., DDT), os pesticidas contribuíram de forma significativa para a maior produtividade do fazendeiro.

De acordo com a American Crop Protection Association, menos de 2% dos norte-americanos são fazendeiros, comparados a 30% na década de 1920. De acordo com o US Department of Agriculture, em 1950 um fazendeiro nos EUA alimentava 27 pessoas; em 1970, 73; e em 1992, 129.

Nos últimos anos, existe uma nova tendência na tecnologia química e de aplicação dos pesticidas. Por exemplo, uma garrafa com 28 mL de um novo herbicida para arroz consegue controlar 10 acres de ervas daninhas; há 5 anos essa mesma área precisaria de 560 mL do pesticida.

A EPA exige que um novo produto pesticida seja submetido a rigorosa regulamentação. Até 120 testes de segurança, de saúde e ambientais são necessários para registro. Tipicamente, demora 10 anos desde a descoberta de um novo produto até a sua comercialização, com um custo médio de US$ 35 a 50 milhões.

OS PESTICIDAS E A LEI

Nos EUA, numerosas leis federais protegem o usuário de pesticidas e também o consumidor. Muitas dessas leis são bastante antigas e sofreram emendas de tempos em tempos por motivos óbvios. Como são complexas e mudam com o passar do tempo, apresentaremos aqui um breve resumo de modo que o farmacêutico estará ciente de quem é responsável por quais leis e qual é o estado atual do registro do pesticida.

O Federal Insecticide, Fungicide and Rodenticide Act (FIFRA) conforme emenda (EPA, outubro de 1996) é administrado pela EPA. Essas novas emendas exigem aceleração substancial do processo de novo registro para os pesticidas previamente registrados (licenciados) e autoriza a cobrança de impostos para apoio das atividades de novo registro. Essa lei também muda as responsabilidades da EPA e o capital necessário para o armazenamento e o descarte de pesticidas suspensos e cancelados e a identificação dos proprietários dos estoques remanescentes desses pesticidas cancelados. Portanto, sob a orientação do FIFRA, todos os pesticidas têm de ser registrados na EPA antes de serem vendidos ou distribuídos no comércio nos Estados Unidos.

Essa agência estabelece um padrão de risco-benefício total para o registro dos pesticidas, exigindo que os pesticidas mostrem eficácia quando empregados de acordo com as instruções do rótulo e não apresentem risco excessivo de efeitos adversos à saúde dos seres humanos ou do ambiente. As leis exigem que a EPA leve em consideração os custos econômicos, sociais e ambientais e os benefícios do uso de pesticidas.

Como originalmente o FIFRA foi sancionado em 1947, desde então foram desenvolvidos literalmente milhares de registros para uso de pesticidas. Entretanto, é óbvio que os padrões de uso mudaram com o passar do tempo e evoluíram em série com os avanços gerais na ciência e nas políticas públicas. Por exemplo, especificamente, os dados dos testes para pesticidas tornaram-se cada vez mais rigorosos em virtude dos avanços na química analítica e na toxicologia. De forma que, agora, mais do que nunca, as companhias que possuem registros para pesticidas são responsáveis pelo fornecimento de todos os dados dos testes necessários para atender às exigências dos registros da EPA. Para assegurar que todos esses procedimentos sejam realizados, o FIFRA exige a revisão e o *novo registro* de todos os pesticidas existentes.

O Food Quality Protection Act de 1996 (PL. 104-170) retifica o Federal Food, Drug, and Cosmetic (FD&C) Act e o FIFRA para fornecer um esquema regulador abrangente e protetor para os pesticidas.

Os pontos de destaque das novas leis são

MEDIDAS DO FD&C ACT

Padrão de Segurança Baseado na Saúde para os Resíduos de Pesticidas nos Alimentos — Estabelece um forte padrão de segurança baseado na saúde para os resíduos de pesticida em todos os alimentos. Utiliza "uma certeza razoável de ausência de perigo" como padrão de segurança geral, a mesma abordagem adotada no projeto de lei da Administração de 1994.

1. Elimina problemas há muito existentes impostos pelos múltiplos padrões para os pesticidas nos alimentos crus e processados com um único padrão baseado na saúde.
2. Exige que a EPA considere todas as fontes não-ocupacionais de exposição, incluindo água potável, e exposição a outros pesticidas com um mecanismo comum de toxicidade quando estabelece tolerâncias.

Medidas Especiais para Lactentes e Crianças — Incorpora linguagem praticamente idêntica à do projeto de lei da Administração de 1994 para implementar recomendações críticas do relatório da National Academy of Sciences, "Pesticides in the Diets of Infants and Children".

1. Exige determinação explícita de que as tolerâncias são seguras para crianças.
2. Inclui um fator de segurança adicional de até 10 vezes, se necessário, para representar incerteza nos dados relativos a crianças.
3. Exige consideração da sensibilidade especial das crianças e exposição a substâncias químicas dos pesticidas.

Limitações às Considerações sobre os Benefícios — Coloca limites específicos às considerações sobre os benefícios, ao contrário da lei prévia, que continha uma medida aberta para a consideração dos benefícios dos pesticidas quando estabelecidas tolerâncias.

1. Aplicável apenas aos efeitos sem limiar dos pesticidas (p. ex., efeitos carcinogênicos); os benefícios não podem ser considerados para efeitos reprodutivos ou outros limiares.
2. Limitada ainda pelas três *barreiras* no nível de risco que poderiam compensar as considerações sobre os benefícios: uma limitação (1) no risco aceitável em 1 ano, que reduz muito os riscos; (2) no risco de vida, que permitiria que a EPA removesse as tolerâncias após períodos específicos fora de fase; e (3) não permitindo que os benefícios fossem utilizados para ignorar o padrão baseado na saúde para crianças.

Reavaliação da Tolerância — Exige que todas as tolerâncias existentes sejam revistas em 10 anos para assegurar que atendem às necessidades do novo padrão de segurança baseado na saúde.

Problemas Endócrinos — Incorpora medidas para avaliação endócrina e também fornece nova autoridade para exigir que os fabricantes químicos forneçam dados sobre seus produtos, incluindo dados sobre efeitos endócrinos potenciais.

Vigência — Inclui aumento da vigência dos padrões de resíduos dos pesticidas, permitindo que a FDA aplique punições civis para violações de tolerância.

Direito de Saber — Exige a distribuição de folhetos em lojas e armazéns sobre os efeitos dos pesticidas na saúde, como evitar os riscos e quais os alimentos que têm tolerâncias para resíduos de pesticidas com base nas considerações dos benefícios. Reconhece especificamente o direito do estado de exigir que sejam afixados avisos ou rótulos nos alimentos que foram tratados com pesticidas, como o Projeto 65 da Califórnia.

Uniformidade das Tolerâncias — Os estados proíbem níveis de segurança diferentes dos níveis nacionais, a menos que as petições estaduais solicitem à EPA uma exceção, com base em situações específicas do estado. Entretanto, a uniformidade nacional não se aplicaria a tolerâncias que incluam considerações sobre os benefícios.

CLÁUSULAS DA LEI FEDERAL DE INSETICIDAS, FUNGICIDAS E RODENTICIDAS (FIFRA)

Programa de Novo Registro para Pesticidas — Autoriza novamente e aumenta (de US$14 para 16 milhões ao ano) os honorários necessários para completar a revisão dos pesticidas antigos para assegurar que atendam aos padrões atuais. Exige que as tolerâncias sejam reavaliadas como parte do programa de novo registro.

Renovação do Registro do Pesticida — Exige que a EPA reveja periodicamente os registros dos pesticidas, com o objetivo de estabelecer um ciclo de 15 anos, para assegurar que todos os pesticidas atendem a padrões de segurança atualizados.

Registro de Pesticidas mais Seguros — Acelera a revisão de pesticidas mais seguros para ajudá-los a chegar o mais cedo possível ao mercado e substituir as substâncias químicas mais antigas e potencialmente mais perigosas.

Pesticidas de Uso Mínimo —

1. Estabelece programas de uso mínimo dentro da EPA e USDA para promover a coordenação de políticas e regulamentações de uso mínimo e fornece um fundo de doação para a manutenção do desenvolvimento dos dados necessários para o registro de pesticidas de uso mínimo.
2. Encoraja registros de uso mínimo através de prorrogações para ceder dados sobre resíduos de pesticidas, prorrogações para uso exclusivo de dados e flexibilidade para abrir mão de determinadas necessidades de dados e exige que a EPA acelere a revisão de aplicações de uso mínimo. Esses incentivos estão associados a medidas para proteger o ambiente.

Pesticidas Antimicrobianos — Estabelece novas exigências para acelerar a revisão e o registro de pesticidas antimicrobianos e extingue a sobreposição reguladora na jurisdição sobre esterilizantes químicos líquidos. Office of Prevention, Pesticides and Toxic Substances (7506C) (agosto de 1996)

Os leitores são aconselhados a escrever ou telefonar para a Special Review and Reregistration Div (H-7508W), Office of Pesticide Programs, US EPA, Washington, DC 20460; telefone: 703-308-8000.

Por motivos semelhantes não é possível fornecer a condição exata de todos os pesticidas mencionados neste capítulo. Entretanto, foi mantida a condição duradoura e as propriedades gerais de muitos dos pesticidas *classicamente* utilizados.

AS RESPONSABILIDADES DA ENVIRONMENTAL PROTECTION AGENCY (AGÊNCIA DE PROTEÇÃO AMBIENTAL)

Interpreta suas leis e implementa suas cláusulas.

Estabelecida, por regulamentação, 10 categoriais de certificação para aplicadores comerciais. Estes incluem (1) controle de pragas na agricultura (plantas e animais), (2) controle de pragas em florestas; (3) controle de pragas em gramados e plantas ornamentais, (4) tratamento de sementes, (5) controle de pragas aquáticas, (6) controle de pragas de trilha, (7) controle de pragas industriais, institucionais, estruturais e relacionadas à saúde, (8) controle de pragas de saúde pública, (9) controle de praga regulatório e (10) demonstração e pesquisa sobre controle de praga.

Estabelece padrões gerais de conhecimento para todas as categorias de aplicadores comerciais certificados de pesticidas. Em cada estado, o certificado é realizado por uma agência reguladora adequada, em geral o departamento de estado de agricultura. Os aplicadores de pesticidas são treinados através de vários serviços de extensão cooperativos do estado.

REGULAMENTAÇÃO ESTADUAL

Como a regulamentação varia consideravelmente entre os estados norte-americanos, não temos espaço suficiente para incluí-las neste capítulo. Geralmente, essas leis são semelhantes às leis federais. Procure as agências de agricultura estaduais locais para obter informações específicas.

Os Pesticidas e a Lei

No nível internacional, a Organização Mundial de Saúde (OMS) e o Food and Agriculture Organization (FAO) das Nações Unidas continuam a pressionar pelo uso mais amplo de determinados pesticidas para ajudar a elevar o nível de eficiência na agricultura. Literatura recente da OMS relata a preocupação internacional quanto ao uso seguro dos pesticidas e a seus resíduos nos alimentos.

O interesse nos pesticidas vai além de seu simples uso para aumentar a produção das colheitas, especificamente para seu uso no controle de pragas como vetores de doença. Por exemplo, sabe-se bem que insetos como bicho-do-pé, ácaro da rabugem e carrapatos transportam doenças para os seres humanos diretamente ou através de alimentos, e que os mosquitos, a mosca tse-tsé, pulgas de rato e outros são capazes de injetar diretamente microrganismos na corrente sanguínea. O controle da praga também entra em áreas onde o gado precisa ser protegido contra animais predadores, como coiotes, lobos e linces.

A princípio, deve-se informar que os vários pesticidas discutidos neste capítulo estão sujeitos a várias limitações de regras novas e que estão mudando constantemente. Por esse motivo, sugere-se que se procure diretamente a EPA para obter informações definitivas sobre pesticidas específicos e seus usos registrados. Cada estado norte-americano também publica seu próprio conjunto de recomendações sobre pesticidas.

Atualizada em agosto de 1997, a EPA publicou uma lista de pesticidas proibidos e com restrições graves.

Um pesticida *proibido* é aquele para o qual todos os usos registrados foram proibidos por ação governamental final ou para o qual todas as solicitações de registro ou ação equivalente para qualquer uso, por motivos de saúde ou ambientais, foram negadas.

PESTICIDAS PROIBIDOS

1 Acetato de clorometoxipropilmercúrico [CPMA]
2. Acetato de fenilmercúrio [PMA]
3. Ácido 2,4,5-triclorofenoxiacético [2,4,5-T]
4. Aldrina
5. Arsenato de cálcio
6. Arsenato de chumbo
7. Arsenato de cobre
8. Arsenito de sódio
9. 2,3,4,5-Bis(2-butileno) tetraidro-2-furaldeído [repelente 11]
10. Butirato de bromoxinil
11. Canfeno clorado [Toxafeno]
12. Captafol
13. Ciexatina
14. Cloranil
15. Clordano
16. Clordimeforme
17. Cloreto de vinila
18. Cloreto mercúrico
19. Cloreto mercuroso
20. Clorobenzilato
21. Compostos de cádmio
22. DBCP
23. DDT
24. Decaclorooctaidro-1,3,4-meteno-2*H*-ciclo-buta (cd) pentalen-2-ona [clordecona]
25. Di(fenilmercúrio) dodecenilsuccinato [PMDS]
26. Dieldrina
27. Dinoseb e sais
28. EDB
29. Endrina
30. EPN
31. Etil hexilenoglicol [6-12]
32. Hexacloreto de benzeno [BHC]
33. Hexaclorobenzeno [HCB]
34. Leptofo
35. Mevinfo
36. Mirex
37. Monocrotofo
38. Nitrofeno (TOK)
39. Oleato fenilmercúrico [PMO]
40. OMPA (octametilpirofosforamida)
41. Piriminil [Vacor]
42. Policlorinatos de terpeno [Estrobano]
43. Potássio 2,4,5-triclorofenato [2,4,5-TCP]
44. Safrol
45. Silvex
46. Sulfato de tálio
47. TDE
48. Tetracloreto de carbono

Um pesticida com *restrição grave* é aquele para o qual praticamente todos os usos registrados foram proibidos por ação reguladora governamental final, mas para o qual determinado uso ou usos registrados específicos continuam autorizados.

PESTICIDAS COM RESTRIÇÕES GRAVES

1. Arsenato sódico
2. Carbofurano
3. Compostos de tributiltina
4. Daminozida
5. Heptacloro
6. Trióxido arsênico

Embora seja difícil classificar todos os pesticidas quimicamente ou biologicamente, é útil relacionar algumas das principais categorias, com alguns exemplos de cada classe. Alguns dos exemplos fornecidos são considerados pesticidas de uso restrito.

Inseticidas

Envenenamento Estomacal ou Inseticidas Protetores — Hidrocarbonos clorados (metoxicloro); diversos (carbaril).

Inseticidas de Contato — Botânicos (piretro, rotenona); compostos de fósforo orgânico (paration, malation); outros (carbaril).

Fumigantes — Materiais gasosos utilizados em espaços estritamente fechados, como armazéns, estaleiros, moinhos, elevadores de grãos, vagões de carga fechados e câmaras mortuárias e no solo; esses incluem brometo de metila e paradiclorobenzeno.

Acaricidas — Inseticidas de fosfato.

Fungicidas — Substâncias e preparações utilizadas para controlar fungos e bactérias em plantas vivas e não-vivas e em partes delas, bem como em todos os materiais e superfícies, mas *excluindo* todos os usos em seres humanos ou animais vivos e todos os usos em alimentos processados, bebidas ou produtos farmacêuticos. Um exemplo de *fungicida localizado* é dodina; exemplos de *fungicidas completos* são benomil e tiabendazol.

Nematicidas — Substâncias químicas e preparações utilizadas para controlar nematódeos que habitam o solo e a água que estão associados a lesão de plantas ou de suas partes. Um *nematicida após o plantio* é o VC-13; um *nematicida sistêmico* é o aldicarb.

Herbicidas

Seletivos — Dalapon, siduron, 2,4-D.

Não-seletivos — Bromacil.

Contato — Ácido cacodílico, paraquat.

Translocados — 2,4-DB, MCPA.

Reguladores de Plantas — Todas as preparações que pretendem alterar o comportamento ou produtos de plantas através de ação fisiológica, como ácido giberélico e hidrazida maleica.

Desfoliantes e Dessecantes — Preparações que se destinam a causar a queda prematura das folhas ou folhagem das plantas e, em geral, utilizadas para ajudar em algumas colheitas, como do algodão. Endital, ácido arsênico e clorato de sódio estão nessa classe.

Rodenticidas — Estricnina, fosfeto de zinco, varfarina, clorofacinona.

Feromonas Sexuais — Substâncias químicas produzidas e liberadas por um inseto de um sexo (em geral o feminino) que evocam uma resposta sexual no inseto do sexo oposto. O *cis*–7,8-epóxi-2-metiloctadecano (Disparlure) atrai a traça.

Hormônios Juvenis (Reguladores do Crescimento dos Insetos) — Um tipo relativamente novo de agente para controle da praga que regula o crescimento dos insetos. O isopropil-11-metóxi-3,7,11-

trimetildodeca-2,4-dienoato (nome genérico, metopreno; nome comercial, Altosid) é utilizado para interromper o desenvolvimento do mosquito no estágio pulpar.

Substâncias que Atraem — Essas substâncias são feromonas sexuais de insetos utilizadas para atrair pragas específicas para armadilhas onde podem ser destruídas. Exemplos incluem muscalure e substância atraente sexual do gorgulho do algodão (Z-9-tricoseno), uma feromona sexual e de agregação para a mosca comum (*Musca domestica*).

Muitos dos nomes químicos dados aos pesticidas são contrações da nomenclatura sistemática mais longa que, em geral, servem como nomes não-patenteados. Assim como ocorre com os fármacos, muitos nomes patenteados são característicos. Muitos pesticidas são colocados em preparações patenteadas que incluem os ingredientes ativos conjugados quase sempre a algum adjuvante, como agentes de abscissão, agentes acidificantes, agentes tamponadores, agentes antiespumantes, antitranspirantes, colorações e corantes, agentes de compatibilidade, concentrados de óleo de colheita, surfactantes, agentes de deposição, dispersantes, agentes de controle de flutuação, marcadores de espuma, estimulantes gustativos/alimentação, auxílio em colheitas, expansores, penetrantes, agentes umidificantes, perfurantes, extensores, agentes adesivos e agentes de suspensão e em gel.

De acordo com o principal propósito para o qual os pesticidas são utilizados, eles podem ser classificados como

Acaricidas — Controle de carrapatos ou ácaros.
Algicidas — Destroem algas e outras vegetações aquáticas.
Anti-sépticos — Protegem objetos contra lesão provocada por microrganismos.
Arboricidas — Desfolham e/ou destroem árvores ou arbustos.
Bactericidas — Controle de infecção bacteriana em plantas.
Fungicidas — Controlam infecção fúngica nas plantas.
Herbicidas — Controle de ervas daninhas ou espécies indesejáveis nas plantas.
Inseticidas — Controlam insetos perigosos. Existem vários termos específicos para esse grupo de insetos; p. ex., aficidas — agentes que controlam pulgões.
Larvicidas — Controlam os estágios larvares dos insetos.
Limacidas ou Moluscicidas — Controlam moluscos, incluindo gastrópodes.
Nematicidas — Controlam nematódeos.
Predacidas — Controlam mamíferos ou pássaros predatórios.
Zoocidas — Controlam roedores (rodenticidas).

SUGESTÕES GERAIS PARA OS FARMACÊUTICOS

A farmácia é uma fonte óbvia para se obter pesticidas e informações sobre controle de pragas. Entretanto, os farmacêuticos que desejam manipular pesticidas e conseguir uma clientela permanente devem conhecer os problemas comuns da praga, as substâncias químicas recomendadas e como esses materiais devem ser utilizados. Em particular, os farmacêuticos devem conhecer a classificação dos pesticidas, pois estarão manipulando e vendendo o tipo para *uso geral* e não o grupo para *uso restrito*.

Os farmacêuticos devem estar atualizados com as novas leis que controlam o uso legal das substâncias químicas. Atenção especial deve ser dada ao conhecimento da Pesticide Chemicals Amendment ao FD&C Act que estabelece a determinação de segurança necessária nos resíduos de pesticidas nos artigos de agricultura. Essa emenda é conhecida como *Miller Bill* e foi sancionada em 1954.

O farmacêutico deve estudar a Chemical Additives Amendment a essa mesma Lei sancionada em 1958 e que passou a vigorar totalmente em 1960. Uma atualização anual da legislação federal e estadual sobre pesticidas pode ser obtida na última edição do *Farm Chemicals Handbook,* publicado por Meister Publ Co, 37733 Euclid Ave, Willoughby, OH 44094. Essa referência caracteriza-se como um guia para o comprador, equipamento para aplicação, fertilizantes, nomes comerciais e dicionário de pesticidas. Particularmente notável nessa edição é a descrição das substâncias químicas das colheitas, classe de toxicidade e cuidados com a manipulação e o armazenamento. O arquivo regulador atual é um novo suplemento e incorpora informações sobre a ação reguladora nos níveis federal e estaduais dos pesticidas que afetam os EUA. Outras informações estão incluídas no Endangered Species Act, Superfund Amendment and Reauthorization Act (SARA), no OSHA Hazard Communication Standard e California's Proposition 65 (Projeto 65 da Califórnia).

A seguir fornecemos alguns websites que os autores consideram úteis. Os autores e os editores não garantem a precisão e a qualidade dessas informações.

http://www.igc.apc.org/panna — O Pesticide Action Network North America Regional Center (PANNA) é uma organização sem fins lucrativos que atua para fornecer alternativas ecológicas para os pesticidas. Esse website fornece muitos *links* para várias fontes de informação sobre pesticidas.

http://chemfinder.camsoft.com — A CambridgeSoft Corp é um distribuidor de informações fornecida por terceiros. O servidor ChemFinder procurará pelo número CAS, pelo peso molecular, pela fórmula ou nome. O servidor procurará pelo nome químico ou nome comercial e fornecerá *links* para outros websites para mais informações sobre a substância química específica procurada.

http://www.cdpr.ca.gov — A Environmental Protection Agency, Dept of Pesticide Regulations, da Califórnia, fornece acesso a folhetos para o consumidor geral sobre precauções e manipulação segura de pesticidas. Além disso, fornece *links* relacionados a pesticidas e fontes de bancos de dados.

http://pmep.cce.cornell.edu — O Pesticide Management Education Program da Cornell University promove o uso seguro de pesticidas e fornece informações, tais como informações químicas sobre os ingredientes ativos e *links* externos para outros websites. As informações químicas são fornecidas de acordo com o tipo, p. ex., herbicidas, e a seguir por ordem alfabética. Esse site não possui um mecanismo de busca por substância química ou nome comercial.

http://www.epa.gov/pesticides — A US EPA, Office of Pesticide Programs, fornece informações muito amplas.

http://ace.ace.orst.edu/info/extoxnet — EXTOXNET, a Extension Toxicology Network, é um esforço conjunto da Univ of California-Davis, Oregon State Univ, Michigan State Univ e Cornell Univ. A *Global Search and Browse page* pesquisa pela substância química e pelo nome comercial e fornece informações detalhadas sobre o pesticida específico procurado.

http://hammock.ifas.ufl.edu — O website do Florida Agricultural Information Retrieval System (Univ da Flórida) possui informações sobre envenenamento por pesticidas, relacionados sob o título *Pesticide Management Topics.* Esse site fornece vários veículos para pesquisa sobre pesticidas e inclui sinais/sintomas de envenenamento, bem como os métodos de tratamento.

http://atsdr1.atsdr.cdc.gov:8080 — O Agency for Toxic Substances and Disease Registry (DHHS) relaciona ToxFAQs para informações sobre substâncias perigosas. O número de pesticidas é limitado.

http://www.acpa.org — A American Crop Protection Assoc fornece informações científicas e reguladoras na forma de arquivos que podem ser baixados. Outras informações sobre questões da indústria da agricultura estão disponíveis nesse site. Esse website não permite busca por substâncias químicas ou nomes comerciais. As informações fornecidas visam às aplicações na agricultura.

http://www.state.*XX*.us — Para pesquisar informações estaduais e locais sobre pesticidas, digite a abreviatura do estado americano no lugar do *XX*. Esse site dá acesso à *homepage* do estado, que fornece *links* para os departamentos de saúde, ambiente e agricultura do estado. A qualidade das informações e os *hyperlinks* variam.

O entomologista e o fisiologista de plantas da estação de experimentos de agricultura estadual e o agente do município do serviço de extensão cooperativa do estado devem ser consultados para identificação de insetos e informações atualizadas sobre doenças das plantas. Publicações sobre controle de ervas daninhas, insetos e doença de plantas podem ser obtidas na estação de experimentos do estado. Além disso, o Office of Information, USDA, Washington, DC, fornece listas de publicações para aqueles que necessitam de referências bibliográficas pessoais, que podem ser selecionadas a pedido. Para saber sobre certificados de aplicador, contate o departamento estadual local de agricultura.

Encontros anuais com revendedores de inseticida são realizados em muitos estados, e também podem ser fontes importantes de conhecimento de novos desenvolvimentos no campo de inseticidas. Informações sobre as datas desses encontros podem ser obtidas na secretaria de agricultura local. Todos os anos, o serviço de extensão cooperativo em cada estado publica recomendações sobre pesticidas.

Como existem muitas fontes fidedignas sobre pesticidas, em geral os farmacêuticos acharão vantajoso estocar materiais embalados para venda. Para auxiliar no contato com os atacadistas, o guia conhecido como ENTOMA, preparado e distribuído pela Entomological Society of America, 4603 Calvert Rd, College Park, MD 20740, é muito útil.

Orientação sobre os métodos de controle de roedores e animais predatórios pode ser obtida no US Fish and Wildlife Service, Dept of the Interior, Washington, DC 20240.

Autoridade para promulgar regulamentações estabelecendo tolerâncias para substâncias químicas pesticidas em produtos agrícolas ou em produtos agrícolas crus ou isentar qualquer pesticida químico da necessidade dessa tolerância é atribuída ao administrador da EPA, de acordo com a Miller Amendment (Sec, 408) do FD&C Act. Deve-se enfatizar que o FEPCA e as leis estaduais exigem que os pesticidas sejam utilizados de acordo com as orientações do rótulo. A não-realização desse procedimento pode resultar em penalidades cíveis e criminais.

Como os inseticidas utilizados em jardins são muito importantes nas áreas norte-americanas de subúrbio, os farmacêuticos devem estar cientes das numerosas publicações baratas disponíveis na Superintendência de Documentos, US Government Printing Office, Washington, DC 20402. Essas publicações incluem discussão sobre assuntos como doenças e pragas em plantas de jardins e ornamentais.

Finalmente, observa-se que os farmacêuticos são consultados com freqüência, sobre doenças venéreas, que aumentaram significativamente nos últimos anos. Além da recomendação habitual para consultar um médico, o farmacêutico pode atuar diretamente recomendando agentes para infestação por piolhos.

CONTROLE DE INSETOS

Os insetos podem ser controlados através da aplicação adequada de substâncias químicas por meio de técnicas convenientes.

CLASSIFICAÇÃO DAS SUBSTÂNCIAS QUÍMICAS PARA CONTROLE DE INSETOS

As substâncias químicas utilizadas no controle de insetos podem ser classificadas como inseticidas, fumigantes, repelentes ou substâncias que atraem.

INSETICIDAS — Os inseticidas são, amiúde, classificados de acordo com o tipo de ação que resulta na destruição do inseto. Em geral, são reconhecidas três amplas categorias, a saber, venenos gástricos, inseticidas por contato e fumigantes. Entre os inseticidas mais antigos, essa classificação era bastante distinta. Entretanto, com os novos compostos orgânicos sintéticos, um único material produz, quase sempre, ação inseticida de várias formas. Determinados materiais são, na maioria das vezes, selecionados e utilizados de forma a realizar o controle basicamente através de ação gástrica, de contato ou fumigante.

Venenos Gástricos — O controle de insetos realizado por esse método exige, em geral, a aplicação de inseticida no alimento que os insetos consomem. Esses venenos são amplamente utilizados em insetos que se alimentam de folhas ou outras pragas que resultam no consumo de material contaminado na superfície. Os venenos gástricos também são utilizados em iscas especialmente preparadas para o controle de vários insetos. Com os rápidos avanços na utilização de inseticidas sistêmicos, atualmente é possível destruir por ação gástrica determinados insetos que se alimentam com sucos de plantas ou sangue e de tecidos de animais, que no passado eram considerados vulneráveis apenas aos inseticidas de contato.

Os inseticidas sistêmicos são aquelas substâncias químicas que se movem do local onde foram aplicados nas plantas e animais para outro local onde o inseto pode estar se alimentando. Alguns dos inseticidas sistêmicos mais amplamente utilizados incluem *O,O*-dietil-*O*- (e *S*)-2-(etiltio)etilfosforotioatos), *Meta Systox R,* e *dimetoato,* (*O,O*-dimetil *S*-metilcarbamoilmetilfosforoditioato). Os venenos gástricos incluem vários *arsenicais orgânicos, fluossilicatos, rotenona,* vários *hidrocarbonetos clorados* e os *carbamatos* e *fosfatos orgânicos.*

Inseticidas de Contato — A maioria dos inseticidas utilizados hoje em dia depende, em grande parte, de ação de contato para destruir os insetos. *Piretro, rotenona, emulsões oleosas, nicotina* e *sabões* foram utilizados com esse propósito durante muitos anos. Os inseticidas de hidrocarboneto clorado (p. ex., lindano), os fosfatos orgânicos (p. ex., malation) e os carbamatos (p. ex., carbaril) foram utilizados extensamente por muitos anos. Alguns têm uso restrito para propósitos específicos, conforme mostrado na lista da EPA de pesticidas proibidos e com restrição grave de agosto de 1997. Os inseticidas de contato são empregados contra os insetos que mascam e que sugam.

Com freqüência, surgem no mercado inseticidas que sofrem a adição de compostos denominados sinergistas, que conseguem aumentar de forma considerável os efeitos dos inseticidas. Alguns, como o butóxido de piperonil, ajudam a bloquear a degradação metabólica do inseticida pelo inseto.

Fumigantes — Esses agentes são gases ou vapores utilizados no controle de insetos, em geral, em espaços fechados. Os fumigantes incluem *bicloreto de etileno, brometo de metila, cloropicrina* e muitos outros. Vários dos inseticidas de *hidrocarbonetos clorados* e *fósforo orgânico* têm vapor suficientemente tóxico para causar ação fumigante acentuada contra insetos, sobretudo em espaços fechados e nos solos, mas muitos deles, como o lindano, foram proibidos para uso em vaporizadores.

REPELENTES — Várias substâncias químicas para controle de insetos possuem ação repelente. *Citronela* e *creosoto* são exemplos de substâncias mais antigas. *Etoexadiol* e *dietiltoluamida* são exemplos de materiais desenvolvidos mais recentemente. Essas substâncias quase sempre fazem com que os insetos evitem o contato com as superfícies tratadas. A repelência, em um sentido exato, pode variar muito no modo de ação. Alguns inseticidas, como o piretro, têm pouca ou nenhuma ação repelente, exceto em contato. Entretanto, a ação do *piretro* é tão rápida que, ao se aplicar o *spray,* as moscas e os mosquitos deixam o animal antes de picá-lo.

SUBSTÂNCIAS ATRAENTES — O uso de substâncias atraentes para atrair insetos para venenos ou armadilhas foi empregado como um meio de controle durante muitos anos. As substâncias atraentes empregadas são, em geral, os alimentos favoritos pelo inseto em questão, como *melaço, açúcar* ou *leite* para moscas domésticas; *açúcar* ou *banha* para formigas; *farelo* para lagartas; *bananas* para baratas; *carnes* em decomposição para *varejeiras;* e *materiais de proteína hidrolisada* para moscas de frutas tropicais, como a mosca de fruta do Mediterrâneo. Em alguns casos, substâncias químicas específicas mostram-se altamente atraentes. Exemplos notáveis são *eugenol metila* para atrair machos da mosca de fruta oriental, uma praga em série das frutas em algumas áreas tropicais, e muitos substitutos sintéticos como 10-dodecadienol, a substância atraente sexual da traça pequena, e *cis*-7,8-epóxi-2-metiloctadecano (*Disparlure*), a substância atraente sexual da traça.

Uma nova armadilha para besouros japoneses, já no mercado, combina uma faixa de liberação controlada contendo atraente sexual furanona e um atraente com odor eugenol.

QUALIFICAÇÕES DOS FORNECEDORES DE INSETICIDAS

A mera estocagem de inseticidas não é o suficiente para estabelecer uma empresa profissionalmente reconhecida e economicamente bem-sucedida como um fornecedor de inseticidas, pois três serviços básicos precisam ser prestados além do fornecimento físico. Esses serviços, principalmente de informações, são

Reconhecimento do tipo de inseto que está causando o problema, desde o exame do inseto até a lesão que ele produz.

Recomendação de um remédio, baseado no conhecimento da ação de vários insetos ou em outras substâncias químicas para controlá-lo e da história de vida, hábitos e estrutura do inseto responsável.

Estar familiarizado com os métodos de aplicação do remédio, pelo qual o usuário é, em grande parte, responsável, mas que pode necessitar de instruções sobre esses métodos.

Os farmacêuticos acharão úteis as seguintes informações específicas ao desenvolver os serviços mencionados:

É necessário compreender a importância relativa dos diferentes insetos e a relação do custo do tratamento para aumentar o valor, daí resultante, do produto lesado. Não raramente, o custo excede a lesão que poderia ser causada. Se o valor do produto for baixo, o inseto pode não causar perda considerável, embora possa ser consideravelmente evidente. Mais uma vez, a lesão pode ter sido causada antes de seu reconhecimento, e a demora do tratamento não afeta o inseto nem ajuda a evitar a lesão.

O conhecimento da história de vida e dos hábitos dos insetos comuns é desejável, pois todos os métodos de controle de insetos são baseados no conhecimento desses itens.

A capacidade de reconhecer insetos comuns é muito útil, pois é a primeira etapa para fornecer controle adequado. Os agentes municipais, os entomologistas federais e os membros da equipe do quadro das respectivas estações de experimento estadual de agricultura estão, em geral, disponíveis para ajudar a identificar os insetos.

É útil saber como os inseticidas matam, a relação dos tipos das partes da boca do tipo de inseto e quando e como o material deve ser aplicado.

O conhecimento dos problemas habituais com insetos de uma comunidade permitirá que o fornecedor tenha um estoque dos inseticidas que provavelmente serão necessários. Isso eliminará o excesso de estoque e fornecerá material que, amiúde, atenderá às necessidades de emergência.

O conhecimento da toxicidade de um inseto para os animais de sangue quente, da persistência de resíduos nas plantas ou em tecidos animais, do perigo que esses materiais representam para abelhas ou peixes e para a vida selvagem é importante, porque desse modo podem ser fornecidas precauções a serem tomadas com determinadas substâncias químicas. Hoje em dia, são utilizadas várias substâncias químicas, cuja toxicidade e perigos variam em organismos diferentes. O grau de perigo não é definido apenas pela toxicidade inerente para animais mais altos e organismos benéficos em uma categoria mais baixa, mas também pelo modo com que são utilizadas e grau de exposição. Um material altamente tóxico aplicado de forma adequada em quantidades pequenas pode ser menos perigoso que um material de baixa toxicidade aplicado em quantidades maiores.

A variedade de substâncias químicas utilizadas no controle dos insetos é claramente evidente ao se mencionarem alguns dos materiais amplamente utilizados hoje em dia. Esses incluem alguns arsenicais orgânicos, compostos de nicotina, alguns inseticidas de hidrocarbonetos clorados (metoxicloro, lindano) e os inseticidas agrupados como *fosfatos orgânicos,* que no momento incluem *paration, malation, dipterex, diazinon, dursban, imidan,* e os carbamatos mais novos, que incluem *Sevin* (carbaril, 1-naftil-*N*-metilcarbamato) e outros. A EPA possui vários panfletos que abordam a distribuição dos pesticidas, respiradores que evitam a poeira do pesticida e o diagnóstico e tratamento do envenenamento por pesticidas. Os farmacêuticos devem ter esses panfletos à mão para que possam fornecer informações sobre o controle do veneno existente nos pesticidas.

É importante seguir as recomendações para cada localidade. Um inseticida efetivo em uma região pode não o ser em outra.

É fundamental compreender os rótulos nas preparações com nomes comerciais e seguir minuciosamente as instruções.

É importante conhecer os fatores essenciais de um bom inseticida, seu efeito nos insetos e sua disponibilidade e custo.

Aqueles que fabricam e oferecem preparações, como inseticidas e rodenticidas para venda no comércio, precisam estar familiarizados com as várias regulamentações de cada estado norte-americano onde os produtos estão sendo preparados ou onde serão vendidos. Se esses produtos forem oferecidos no comércio interestadual, precisam ser cumpridas também as várias regulamentações federais, sobretudo o FEPCA de 1972 e as subseqüentes emendas da EPA.

Muitos estados norte-americanos exigem que os revendedores de pesticidas sejam licenciados. Alguns exigem que o revendedor seja submetido a um teste por escrito para obter a licença. O teste, em geral, concentra-se em leis e regulamentações sobre pesticidas.

PARTES DA BOCA E SUA RELAÇÃO COM O CONTROLE DE INSETOS — Em geral, as pragas possuem dois tipos de partes da boca: mastigação e sucção. A compreensão das partes da boca e de como elas estão relacionadas com o uso de inseticidas químicos diferentes irá, amiúde, ajudar a recomendar o tratamento satisfatório com inseticida.

Os insetos que mascam incluem *gafanhotos, baratas, grilos, piolhos de pássaros, besouros, lesmas* e *lagartas.* Esses insetos têm mandíbulas que lhes permitem cortar o tecido sólido e levá-lo para o estômago. Conseqüentemente, pode-se utilizar um inseticida que os destrua quando o alimento consumido pelo inseto chega ao estômago. Entretanto, a maioria dos inseticidas mais novos é ativa em venenos de contato e gástrico.

Os insetos sugadores incluem *percevejos, cigarras, cochonilha, pulgões, pulgas, mosquitos, moscas* e *piolhos* nos animais. Esse tipo de inseto punciona a planta ou o animal, mas não leva qualquer parte do tecido superficial para o estômago; conseqüentemente, os venenos gástricos que não têm ação de contato não serão eficazes quando aplicados na superfície.

Entretanto, recentemente, foram descobertos vários compostos que são absorvidos através das raízes, caules ou folhas e transportados para várias partes da planta onde a substância química está disponível para os insetos que mascam ou que sugam que se alimentam da planta ou de seu fruto. Esses compostos são denominados sistêmicos. Os inseticidas com ação sistêmica oferecem maior garantia no controle de insetos, e hoje em dia muitos desses compostos estão sendo utilizados em plantas e animais.

As plantas que foram atacadas por pragas que mascam freqüentemente são reconhecidas pelo aspecto das áreas comidas. Alguns insetos que se alimentam de plantas comem todo o tecido, como as *doríforas;* outros deixam buracos nas folhas, como os *pulgões,* enquanto outros esqueletonizam as folhas, como o fazem as *lesmas* e os *besouros do feijão-do-México.*

Os insetos sugadores lesam as plantas de formas diferentes, e quase sempre é difícil determinar o tipo de inseto responsável pela lesão, a menos que existam amostras disponíveis. Os insetos sugadores ou ácaros podem remover a seiva e fazer com que a planta "pare", murche ou perca sua folhagem, ou podem deformá-la, fazendo com que as folhas ou os brotos fiquem crespos e deformados. Alguns insetos sugadores, como *cigarras, insetos de plantas* e *pulgões,* injetam secreções tóxicas quando se alimentam, provocando a morte das células das plantas, enquanto outros, como *pulgões, cigarras* e *besouros,* podem lesar diretamente as plantas ao se alimentar, bem como através da transmissão de doenças das plantas. Os insetos sugadores também afetam animais removendo sangue, injetando secreções tóxicas, provocando edema e irritação ou transmitindo organismos que causam doenças.

HISTÓRIA DE VIDA E HÁBITOS DOS INSETOS — Em geral, os insetos apresentam dois tipos de metamorfose ou desenvolvimento: incompleto e completo. Aqueles com metamorfose incompleta, como pulgões, gafanhotos, besouros de plantas e cochonilhas, têm apenas três estágios de desenvolvimento: o *ovo* ou *embrião,* a *ninfa* e o *adulto* ou *imago.* Os insetos com metamorfose completa, como besouros, borboletas, mariposas, moscas, abelhas, formigas e vespas, têm quatro estágios de desenvolvimento. Nesse tipo, a larva que sai do ovo não se assemelha ao adulto, existindo também um estágio de repouso intermediário, conhecido como *pupa,* durante o qual ocorrem alterações estruturais notáveis.

A inter-relação dos insetos, onde hibernam, quando se alimentam ativamente, onde colocam seus ovos, se têm inimigos naturais que se alimentam de pragas destrutivas, tudo isso é importante no comportamento dos controles. A formiga é essencial para a vida do pulgão da raiz do milho, e práticas culturais que eliminem a formiga eliminarão da mesma forma o pulgão; o fato de os mosquitos *Anopheles* ficarem, amiúde, em residências e outras áreas protegidas explica o grande sucesso dos *sprays* residuais, como malation e baytex, no controle da malária, que é transmitida por esses mosquitos; o conhecimento dos locais preferidos de oviposição dos gafanhotos permite levantamentos sobre a abundância dos ovos ou a abundância das ninfas que eclodiram recentemente para prever surtos iminentes de gafanhotos.

MÉTODOS DE CONTROLE DE INSETOS

Por conveniência, os controles de insetos podem ser agrupados da seguinte forma.

CONTROLES NATURAIS — Aqueles que estão, em geral, presentes e que normalmente tendem a manter os insetos presos.

Inimigos naturais — Insetos parasitários e predatórios. Todo inseto é mais ou menos retardado em seu aumento por outros insetos, bem como por pássaros, mamíferos e outra vida animal predatórios. Embora os pássaros que comem insetos e determinados mamíferos sejam importantes, os parasitas de insetos, predadores e doenças de insetos são, em geral, os fatores mais importantes no controle natural dos insetos. Na verdade, é provável que os surtos de insetos, como a lagarta dos cereais, sejam na maioria das vezes devidos não apenas a condições favoráveis para a praga, mas também a condições desfavoráveis para os parasitas e predadores de insetos que normalmente os mantêm presos. O uso de um inseticida específico contra uma praga importante em uma colheita poderia provocar um surto grave de uma praga secundária devido à destruição dos inimigos naturais que normalmente o mantêm preso, sobretudo se o pesticida escolhido não for, em grande parte, efetivo contra a praga secundária. Esse desequilíbrio entre os insetos predatórios e úteis é um problema que causa cada vez mais preocupação no desenvolvimento de substâncias químicas para o controle de insetos.

Influências Climáticas e Topográficas — O verão e o inverno, as precipitações atmosféricas, o solo e a umidade atmosférica mais todos os fatores naturais semelhantes exercem seus efeitos nos insetos e nos seus hospedeiros. Nenhuma assertiva pode ser feita em relação ao efeito desses fatores em todos os insetos. Um inverno rigoroso pode ser perigoso para alguns animais, como aqueles que ficam expostos no inverno; por outro lado, essas condições podem ter pouco efeito nos insetos que estão bem protegidos. Da mesma forma, um inverno intenso pode enfraquecer árvores e torná-las mais suscetíveis ao ataque de insetos, ou o inverno pode matar os brotos das frutas e privar os animais que infestam os frutos de seu alimento. Entretanto, deve-se ter em mente que os insetos possuem alta capacidade de reprodução, e as condições sazonais, sobretudo a primavera e o início do verão, podem ajudar os insetos a tornarem-se destrutivamente abundantes, embora passem o inverno em menor número. Por outro lado, um inseto que passe o inverno em grandes números pode não ser importante na estação seguinte se o clima não for favorável ao aumento.

Nos climas tropicais, temperados e frígidos foram encontradas pragas de insetos peculiares a essas áreas devido à sua adaptação ao clima prevalente e às influências topográficas. Características topográficas, como alturas das montanhas, atuam como barreiras eficazes para a migração dos insetos. Entretanto, o grande aumento na quantidade e na velocidade das viagens nacionais e internacionais e no comércio durante as últimas décadas forneceu maiores oportunidades para que as espécies de insetos sobrepujem essas barreiras.

CONTROLES ARTIFICIAIS — Aqueles que são desenvolvimentos científicos do homem.

Práticas Agrícolas — Muitas das nossas ajudas mais efetivas para o controle de insetos são aquelas denominadas práticas agrícolas. Elas incluem rotações, cultivo, tempo de plantio, tempo de colheita, saneamento, boas sementes, boa fertilidade, boas condições de plantio e drenagem. Em geral, pode-se afirmar que as práticas reconhecidas como as melhores práticas de jardinagem, de agronomia, de pomares, de estufas ou outras práticas agrícolas são, da mesma forma, o melhor para manter os insetos sob controle. Entretanto, determinados problemas com insetos são intensificados devido às alterações em práticas, como irrigação e períodos frutíferos prolongados. Geralmente reconhece-se, por exemplo, que irrigação suplementar, aumento do uso de fertilizantes e o plantio de variedades mais produtivas de algodão aumentaram o problema com o gorgulho do algodão.

Dispositivos Mecânicos — Além dos dispositivos para aplicação de inseticidas, existem dispositivos mecânicos úteis na luta contra a praga por insetos. As telas de proteção, os mata-moscas, pacotes de cereais à prova de insetos e outros artifícios podem ser incluídos nessa classificação.

Inseticidas — Um inseticida pode incluir qualquer material utilizado com o propósito de matar insetos ou proteger colheitas, animais ou outra propriedade contra um ataque de insetos. Repelentes de insetos, fumigantes e substâncias atraentes são considerados inseticidas em amplo sentido. É importante observar que alguns inseticidas podem destruir apenas determinadas pragas de insetos e não são efetivos contra todos os insetos.

Parasiticidas — Essas substâncias matam parasitas animais, como ácaros e carrapatos.

Agentes Esterilizantes — A liberação de muitos insetos tratados com radioisótopos ou substâncias químicas para interferir com a reprodução produziu alto grau de controle da população nativa com a qual os insetos esterilizados acasalam, sobretudo quando o inseto pode acasalar apenas uma vez. Estão sendo realizadas pesquisas extensas para ampliar esse conceito de controle de inseto.

Bioinseticidas — Nos anos 1920, entomologistas realizando experiências com mariposas e borboletas encontraram substâncias químicas internas naturais nesses insetos que controlavam seu desenvolvimento. A liberação dessas substâncias químicas naturais era controlada pelo cérebro. Esses achados encorajaram o desenvolvimento dos chamados pesticidas reguladores do crescimento de insetos (IGR — *insect growth regulator*). Trabalhos adicionais realizados nos anos 1970 mostraram que análogos sintéticos poderiam reagir de forma semelhante. Por exemplo, o metopreno pode evitar que a mariposa adulta emerja da pupa. Assim, as larvas do inseto crescem mais e mudam repetidamente, nunca entram em estágio de pupa para adultos reprodutores e finalmente morrem. Como esses IGR são únicos dos insetos e de seus parentes, eles são muito específicos em sua toxicidade e estão entre os pesticidas conhecidos mais seguros. Esses pesticidas mostraram-se úteis em muitas áreas, p. ex., podem ter vida efetiva por até 4 anos no controle de praga em produtos armazenados, como besouros no tabaco.

OUTROS CONTROLES—

Alguns dos outros inseticidas naturais são aqueles de origem botânica, incluindo piretrinas, nicotina e rotenona. Eles atuam principalmente como venenos do tipo neural. As piretrinas são os inseticidas botânicos mais comuns e são extraídas de um crisântemo que cresce principalmente na América do Sul e na África. As piretrinas foram sintetizadas, e muitos derivados com vantagens específicas (p. ex., maior duração) foram utilizados nos últimos anos.

Alguns dos pesticidas inorgânicos atuam de forma natural devido às suas propriedades dessecantes ou ressecantes, incluindo ácido bórico, gel sílica ou enxofre.

Outra abordagem de uma origem natural tem sido o uso de microbianos. Essas substâncias matam provocando doença fatal nos insetos através de vírus ou bactérias especificamente introduzidas. Entre os dois microbianos mais comuns em uso no momento estão *Bacillus thuringiensis,* que destrói apenas as larvas (lagartas) de borboletas e mariposas, e *B popilliae,* que destrói as larvas de besouros japoneses. *B thuringiensis* var *israelensis* é uma variedade desenvolvida recentemente que afeta as larvas dos mosquitos. Embora os microbianos atuem lentamente, são muito específicos e atacam somente determinados grupos de insetos. Portanto, o uso de microbianos geralmente é seguro, porque eles não são perigosos para as pessoas, animais de estimação ou microrganismos que não foram marcados como alvos.

Para obter uma lista mais completa dos agentes para biocontrole, consulte a lista fornecida no *Farm Chemicals Handbook* (ver Bibliografia), que relaciona mais de 500 diferentes agentes biologicamente derivados para o controle de pragas. Esses agentes incluem produtos semioquímicos (feromonas, alomonas, cairomonas), reguladores de plantas, hormônios e enzimas, de ocorrência natural ou idêntica a um produto natural, que atraem, retardam, destroem ou exercem de outra forma uma atividade pesticida.

Os agentes microbianos incluem vírus, bactérias, fungos e protozoários. O controle biológico benéfico desses agentes inclui predadores, parasitas e invertebrados que se alimentam de ervas daninhas, microrganismos vivos utilizados para o controle da população ou atividades biológicas de outra forma de vida considerada uma praga. A EPA refere-se a todos esses pesticidas como biorracionais. Essa lista também inclui armadilhas e iscas.

APLICAÇÃO DOS INSETICIDAS

COMO OS INSETICIDAS MATAM — Compreender como os inseticidas afetam os insetos ajudará a explicar os métodos e a ocasião das aplicações.

Os *venenos gástricos* destroem ao serem levados para o estômago, onde atuam nos sucos digestivos, são absorvidos pelas paredes do estômago e assimilados pelo sangue. Os detalhes do modo de ação que leva à morte do inseto não são muito bem conhecidos, mesmo para os inseticidas mais comuns. Entretanto, muitas informações estão sendo obtidas na natureza geral da ação tóxica.

Os *inseticidas de contato* destroem através de contato direto ou indireto com o inseto. Às vezes, o inseticida pode penetrar diretamente através do integumento do corpo; em outros casos, provoca oxidação e sufoca o inseto, dissolve a cobertura do inseto ou pode evitar a colonização dos jovens, como nas cochonilhas, quando é utilizada cal de enxofre. Alguns inseticidas de contato só são efetivos quando aplicados na presença do inseto, um fato que explica a necessidade de se escolher o momento adequado para as aplicações, bem como a importância de direcionar o *spray* ou poeira para o próprio inseto. Outros inseticidas de contato do tipo residual podem persistir nas superfícies tratadas onde os insetos descansam, como paredes de celeiros ou folhas de plantas, e matam pragas que entram em contato com o depósito de inseticida.

Um inseticida de contato importante é o gel de sílica amorfa. Possui ação adsorvente na cera que reveste o inseto ou na sua epiderme, evitando a entrada e a saída de água, o que finalmente provoca sua desidratação e morte.

Os *fumigantes* só podem ser aplicados em espaços fechados. Os fumigantes circundam o inseto e, por estarem em estado gasoso, entram prontamente nos poros de respiração do inseto. Os inseticidas sistêmicos, como os fosfatos, são captados pelas plantas. Esses inseticidas destroem insetos, que por sua vez podem causar um problema com fosfato residual.

FATORES FUNDAMENTAIS DE UM BOM INSETICIDA — Existem certos fatores importantes que têm um procedimento na viabilidade dos inseticidas.

Propriedades inseticidas ou destruidoras.
Efeito nas plantas ou em animais ou no meio ambiente que estão sendo tratados sob várias condições diferentes.
Propriedades físicas, como cor, odor, propriedades corantes, aderência, propriedades de propagação, estabilidade em condições sazonais e de armazenamento variadas, reação a outros inseticidas ou a fungicidas, consistência e custo para preparar as fórmulas adequadas.
Disponibilidade.
Custo.
Segurança nas mãos do usuário.
Segurança e palatabilidade dos produtos alimentícios expostos ao inseticida.
Facilidade de aplicação.
Caráter inflamável ou explosivo.

Todos esses fatores precisam ser considerados por aqueles interessados no controle de inseto através do uso de inseticidas, seja pesquisador, fabricante, revendedor ou usuário.

PREPARAÇÕES DOS INSETICIDAS — A maioria dos inseticidas de contato e que atuam no estômago não pode ser utilizada para controle de insetos conforme fabricado. Eles precisam ser misturados em formas que permitam ao usuário aplicá-los diretamente ou de uma maneira que exija a simples mistura com água ou algum outro diluente antes da aplicação. Entretanto, muitos repelentes de inseto são aplicados na pele ou nas roupas sem serem preparados. Os fumigantes também são utilizados sem preparação especial antes do uso.

Os inseticidas são, em geral, utilizados de três formas — como pós, *sprays* ou iscas.

Preparações em Pó — Os pós preparados prontos para uso podem conter 1 a 20% do inseticida ativo em um veículo como talco, bentonita ou pirofilita. Quando a composição do inseticida é um material cristalino, este é, em geral, levado a um estado fino, de modo que o produto final flutuará prontamente do equipamento que libera o pó e irá dispersar de imediato. Nos pós feitos de substâncias químicas de inseticida que são líquidas, como paration, a concentração do material ativo raramente pode exceder 5% e ainda ter boas qualidades nessa forma.

Agentes de condicionamento especiais podem ser necessários, e pode ser preciso equipamento especial para espalhar o produto em pó. Por esse motivo, os usuários finais raramente estão em posição de fazer seus próprios inseticidas em pó a partir da substância química fabricada. Os pós são utilizados principalmente com propósitos domiciliares.

Os inseticidas em pó são utilizados para o controle de pragas em colheitas agrícolas, nas residências, no ser humano ou nos animais.

Em alguns casos, quando se deseja limitar a nuvem de partículas de poeira e evitar que as partículas fiquem aderidas à vegetação, preparações secas são preparadas de modo que as partículas ficam do tamanho de grânulos de açúcar. Essas preparações, denominadas inseticidas granulares, são utilizadas para tratar solos contra as pragas que ali residem e determinadas outras pragas, como a broca do milho europeu, quando os grânulos ficam no verticilo ou nas dobras das folhas e destroem as larvas jovens antes de perfurarem o caule. Além disso, esses inseticidas também são utilizados, até certo ponto, no controle das larvas do mosquito, das larvas do mosquito-pólvora e de outros insetos que afetam o homem. Entretanto, em geral, os inseticidas em pó e granulares não são utilizados tão extensamente quanto os *sprays*.

Preparações em Spray — Os inseticidas em *spray* são preparados de três formas — como soluções, emulsões ou suspensões.

Na preparação das *soluções*, o material pode ser dissolvido em um solvente adequado, como querosene natural ou refinado. As soluções estão, então, prontas para uso. Muitas preparações de inseticidas contendo piretro, malation, lindano, metoxicloro, etc., utilizados para uso residencial, são distribuídas em uma forma de solução pronta para aplicação. A aplicação do *spray* em volume ultrabaixo (ULV) por aeronaves utiliza algumas dessas preparações.

Quando aplicada como emulsões, a substância química é dissolvida em um solvente combinado a um agente emulsificante. Este está, em geral, altamente concentrado. Esse concentrado é projetado para diluição em água antes do uso. Os concentrados de emulsão, p. ex., podem conter 40 a 50% de carbaril, 45 a 50% de xileno e 10% de agente emulsificante solúvel em óleo. Dependendo do uso pretendido, esse concentrado é adicionado à água em medidas que variam de 1 parte do concentrado para 4 a até 100 partes de água. Os *sprays* de emulsões são usados amplamente na agricultura para controle de pragas tanto em plantas quanto em animais e também para controle de pragas domésticas e industriais.

As *suspensões* são preparadas em forma seca semelhante aos pós, mas contêm um agente umedecedor que torna possível preparar as suspensões em água. Essas preparações na forma concentrada são, em geral, denominadas pós que podem ser umedecidos. Essas preparações podem conter 15 a 75% do ingrediente ativo, dependendo da fórmula do inseticida.

Adiciona-se água aos concentrados com pós que podem ser umedecidos (25 a 85%) para aplicação em concentrações de ingrediente ativo a 0,1 a 2,5%. *Sprays* com pós que podem ser umedecidos são utilizados em colheitas e no gado, e como *sprays* em celeiros. Esses *sprays* são particularmente úteis para aplicação em plantas que poderiam ser sensíveis aos óleos utilizados para emulsões ou soluções.

Preparação de Iscas — Muitos dos ingredientes ativos foram preparados como iscas para insetos. A isca Baygon é um exemplo efetivo. Em áreas muito restritas, Amdro (amidinoidrazona) é embalado como uma isca dentro de iscas autocolantes. Essas iscas podem ser eficazes no teto de cozinhas de restaurantes e em áreas semelhantes.

Outras Preparações de Inseticidas — Os inseticidas são utilizados de várias outras formas. O calor pode ser empregado para produzir vapor ou fumaça para espalhar os inseticidas. Esse método também pode ser utilizado no tratamento de estufas para plantas com inseticidas para controle de insetos e ácaros.

Um dos métodos mais amplamente utilizados de espalhar inseticidas é a forma em aerossol. A *bomba de aerossol,* desenvolvida logo antes e durante a Segunda Guerra Mundial e utilizada pelo serviço militar, foi adotada pelos civis. Milhões de bombas de aerossol, hoje denominadas *bombas de pressão,* são vendidas anualmente para espalhar inseticidas em residências e em estabelecimentos comerciais e industriais para o controle de moscas, mosquitos e outras pragas domiciliares. Piretro, aletrina, tiocianatos orgânicos e metoxicloro em várias apresentações são utilizados mais freqüentemente como os inseticidas.

Os inseticidas são dissolvidos em um gás liquefeito, como butano ou propano, mais um solvente adequado sob pressão em um recipiente. Os produtores estão substituindo os propulsores de fluorcarbono por hidrocarbonetos (butano ou propano) devido à preocupação do efeito dos fluorcarbonos na camada de ozônio na atmosfera. O gás, quando aplicado, volatiliza instantaneamente, deixando o inseticida e o solvente não-volátil suspensos no ar como gotículas diminutas que entram em contato com os insetos presentes. Os aerossóis também são empregados para aplicação de inseticidas em estufas de plantas.

O propelente de gás liquefeito também é utilizado para aplicar *aerossóis úmidos*, ou os denominados *sprays autopropulsores.* Essas gotículas de água são maiores que aquelas geralmente obtidas com propulsores em aerossol. O volume de solvente não-volátil é maior, de modo que as gotículas são maiores e umidificarão de imediato a superfície tratada. Esses *sprays* em aerossol são utilizados para a aplicação de repelentes de insetos na pele ou nas roupas ou para a aplicação de inseticidas como *sprays* residuais para controle de vários insetos domésticos.

O desenvolvimento de inseticidas sistêmicos para o controle de pragas em plantas e em animais levou a outros métodos de uso. Para o controle de larvas no gado, injeções contendo o inseticida são administradas por via oral. Com inseticidas sistêmicos em plantas, o tratamento do solo antes do plantio com uma pasta fluida de inseticidas ou grânulos de inseticida é um método.

Fitas inseticidas de polímero impregnadas com DDVP (*Vapona*) emitem vapores por períodos longos de tempo. Essas fitas podem ser eficazes em áreas de pouca atividade humana ou animal. *Espirais* contra mosquito, que são queimadas para liberar pesticidas, também são importantes medidas de controle. Apanha-moscas ainda estão disponíveis e capturam esses insetos com um material pegajoso (papel mata-mosca) ou atraindo-os para um dispositivo que simula um funil invertido, do qual não são capazes de se desprender.

EQUIPAMENTO PARA APLICAÇÃO DE INSETICIDAS — Com freqüência, a não-obtenção de resultados satisfatórios é resultado de preparações de inseticidas aplicados com equipamento incorreto. Portanto, o conhecimento do tipo de equipamento a ser empregado é importante para o fornecedor de inseticidas. O equipamento pode variar desde pequenos *sprays* portáteis, ou até mesmo com um pincel de pintura para uso em residências, até *sprays* potentes maiores para o tratamento de gado, campos de cultivo ou árvores frutíferas ou frondosas. O uso de aeronaves e de helicópteros para dispersão de inseticidas é cada vez mais constante. Os fabricantes do equipamento, bem como os agentes municipais, entomologistas e engenheiros agrícolas dos governos estaduais e federais, bem como fornecedores de inseticidas, estão em condições de aconselhar os potenciais usuários sobre o equipamento utilizado no controle de insetos.

Controle das Pragas e Insetos Domésticos que Atacam o Ser Humano

Os farmacêuticos são, com freqüência, solicitados a fornecer material ou conselhos sobre o controle de insetos, carrapatos e ácaros que afetam o homem, ou sobre aqueles que são pragas nas residências ou nos estabelecimentos industriais. A seguir apresentaremos sugestões para o controle desses artrópodos.

CONSIDERAÇÕES GERAIS

A medida mais importante a ser seguida para minimizar os problemas com insetos nas residências ou em uma pessoa é a prática de *boas medidas de higiene e de saneamento.* Muitas das pragas existentes em residências e em estabelecimentos industriais, incluindo camundongos, ratos, baratas, formigas e traças de livros, dependem dos alimentos expostos ou de restos de alimentos para sua existência. Portanto, a limpeza contribui muito para a redução do problema com insetos nas residências, restaurantes e outros edifícios.

Pragas em despensas, como gorgulhos e traças em cereais de vários tipos, desenvolvem-se na farinha, produtos de milho, biscoitos para cães e em muitos outros produtos alimentícios. Um pacote aberto de farinha de aveia ou de biscoitos para cães deixado em uma despensa por vários meses pode produzir centenas de traças ou de outras pragas que podem continuar a emergir durante um período de semanas ou meses. É óbvio que a solução mais simples e melhor para esse problema é destruir a fonte de infestação, em vez de utilizar inseticidas repetidamente.

Um dono de residência pode ficar alarmado, e com certeza ficará, quando uma infestação de pulgas é detectada em sua casa. Nas residências mais modernas é provável que a fonte de pulgas seja um cão ou um gato que não é tratado de forma adequada. O dono da casa pode minimizar o perigo oferecido por pragas voadoras, como mosquitos e moscas, tomando providências para manter telas de portas e janelas em condições adequadas e fechando quaisquer aberturas que levem ao interior da casa. Lixeiras malconservadas podem ser responsáveis por problemas sérios com moscas ao atrair moscas adultas e fornecer local para sua reprodução. Algumas latas de conserva ou pneus vazios que coletam água da chuva podem fornecer a umidade essencial para que o mosquito se reproduza nesse local.

As quatro medidas de controle geral para a prevenção de lesão provocada por insetos e ácaros sem a aplicação de substâncias químicas são físicas, mecânicas, culturais e biológicas.

O **controle físico** envolve simplesmente a ação direta pela mão, p. ex., a remoção de ninhos de insetos ou de massas de ovos.

O **controle mecânico** envolve o uso de equipamento projetado especificamente para o controle de insetos, p. ex., a aplicação de faixas viscosas ao redor de troncos de árvores para aprisionar lagartas e folhas visando a evitar que ácaros de aranhas vermelhas e besouros fiquem ali.

O **controle cultural** baseia-se no conhecimento da história de vida e dos hábitos dos insetos e no controle desses de várias formas, p. ex., cultivando o solo quando muitos insetos estão no estágio de pupa, plantas resistentes à procriação de insetos ou plantio de outras coisas junto com a colheita. O plantio de cravo-de-defunto, que desencoraja o crescimento de nematódeo, junto com tomate é um exemplo.

O **controle biológico** envolve, p. ex., o uso de louva-a-deus, que devora insetos.

Entretanto, sabe-se que, apesar das precauções adequadas, é provável que todo proprietário tenha problemas com insetos que precisam ser resolvidos com a aplicação de substâncias químicas. Entretanto, em alguns casos, a solução não é simples. Pode ser necessário conhecer os hábitos da praga, realizar um levantamento completo do problema e saber como controlar a praga envolvida. Com freqüência, não é prático para o proprietário tentar realizar o trabalho sozinho. Nesses casos, deve-se procurar os serviços de um operador de controle de pragas licenciado (relacionado nas Páginas Amarelas). A National Pest Control Association pode fornecer informações sobre as firmas qualificadas para controle de pragas em quase todas as cidades norte-americanas. Os agentes municipais e os entomologistas nos postos estaduais e com o governo federal estão preparados para aconselhar e fornecer publicações que serão úteis em muitos casos.

O fator segurança precisa ser seriamente considerado na manipulação e na aplicação de substâncias químicas tóxicas utilizadas para o controle de insetos em alojamentos, nos estabelecimentos em que há manipulação de alimentos e nas pessoas. Felizmente, muitos dos inseticidas eficientes possuem baixos níveis de perigo para os seres humanos e animais, embora nenhum inseticida possa ser considerado completamente inofensivo. O solvente de óleo de petróleo utilizado mais comumente como veículo nos *sprays* domésticos é por si só perigoso o suficiente para causar efeitos tóxicos se o operador for descuidado ao utilizá-lo e sofrer exposição excessiva.

Os alimentos e os utensílios de cozinha não devem ficar descobertos enquanto os inseticidas estiverem sendo utilizados. Todas as superfícies utilizadas na preparação de alimentos, utensílios e áreas em que os alimentos são servidos devem ser completamente limpos antes de serem novamente utilizados, para evitar a contaminação provocada pelos resíduos do pesticida. É necessário cautela com a manipulação e a aplicação de pesticidas para evitar inalação ou contato cutâneo excessivos. Todos os venenos devem ser guardados longe do alcance de crianças e de indivíduos não-autorizados, ou onde possam ser confundidos com comida. É preciso ter em mente também que muitas preparações contendo óleo de petróleo são inflamáveis e que seus vapores são explosivos.

Enquanto se enfatiza as precauções necessárias, é preciso ter em mente que o uso adequado dos inseticidas não deve ser desencorajado. Muitas pragas que habitam nas residências ou ao seu redor são capazes de transmitir doenças. E a experiência mostra que o perigo de doença pode ser muito maior que o das substâncias químicas necessárias para controlar os insetos responsáveis pela propagação de um epidemia.

FORMIGAS — Várias espécies de formigas são pragas em casas ou ao seu redor. Outrora, eram utilizadas iscas envenenadas de vários tipos para destruí-las. Esses métodos ainda são efetivos em algumas condições, mas o uso de *sprays* ou pós mais recentes fornece resultados mais eficazes e mais rápidos.

Devem ser realizadas tentativas para localizar a colônia e destruí-la, se possível, embora dentro dos prédios a colônia não possa, amiúde, ser encontrada, ou sua localização pode ser inacessível para tratamento. O uso de pós e *sprays* adequados aplicados no ponto de passagem das trilhas e de outras superfícies onde as formigas foram vistas, e ao longo de rodapés, bordas de assoalhos, molduras de janelas, soleira das portas e locais semelhantes fornecerá, em geral, um controle satisfatório, embora tratamentos de acompanhamento possam ser necessários. Em geral, o procedimento para o envenenamento de formigas é semelhante ao realizado no controle de baratas.

Para o controle de formigas em gramados ou em jardins, o melhor procedimento é localizar a colônia e aplicar Baygon, Dursban, Ficam ou um dos outros derivados de piretrina. Baygon, um inseticida de carbamato, e Dursban, um inseticida de fosfato orgânico, tornaram-se muito populares para esse uso. Atualmente, esses inseticidas são preparados em concentrações mais altas para uso apenas profissional. O material pode ser aplicado por aspersão, *spray* ou qualquer outro método conveniente, desde que sejam seguidas as instruções contidas no rótulo, sobretudo aqueles para uso apenas em gramados. Uma concentração de 0,25% desses inseticidas é sugerida para tratamento de montículos individuais. A quantidade a ser aplicada varia de acordo com o tamanho da colônia. Um quarto (um litro aproximadamente, ou seja, 0,94 litro) pode ser suficiente para colônias pequenas, e podem ser necessários até 3 gal (11 litros aproximadamente) para grandes colônias de formiga-de-fogo, com cerca de 30 cm de altura e 60 a 90 cm de diâmetro na base. A superfície do montículo ou o solo deve ser revolvido com um ancinho, e o material despejado no ninho e ao seu redor.

Crianças e animais domésticos não devem brincar nos gramados até que a área tenha sido lavada ou que tenha chovido e secado. Aconselha-se que o inseticida seja lavado da vegetação, para o solo através de aspersão; esse procedimento não reduzirá a eficácia do tratamento.

Clorpirifos (*Dursban*) e *sprays* de piretro sinergizado podem ser utilizados no controle de formigas nas residências.

Os **percevejos** são controlados efetivamente colocando-se *spray* em toda a estrutura da cama, nas molas e nas extremidades e com a aplicação de malation a 1 a 3% nos colchões realizada por um aplicador profissional. Fendas, rachaduras e superfícies por trás dos objetos que estejam próximos a uma parede também devem ser tratadas. Os percevejos ficam bem escondidos nesses locais. A colocação de *spray* na cama e em outros esconderijos até o local da trilha da solução fornecerá controle prolongado. O colchão tratado deve ser arejado antes de ser utilizado.

Ácaros terrestres ou ácaros vermelhos norte-americanos incomodam muito algumas pessoas. Esses ácaros são mais comuns nas áreas do sul e do meio-oeste dos EUA. Alguns indivíduos são particularmente suscetíveis a picadas de ácaros terrestres, sobretudo se não tiverem sido previamente expostos a eles.

Os repelentes de inseto ftalato de dimetila, carbato de dimetila, dietiltoluamida, 2-etil-1,3-hexanodiol e benzoato de benzila, quando aplicados nas roupas, são excelentes para evitar ataques de ácaros terrestres. Os repelentes podem ser aplicados com a mão nas meias, dentro das bainhas das calças e mangas e na borda de qualquer abertura das roupas. A aplicação adicional do repelente na pele das pernas e dos antebraços e na base do pescoço aumentará a probabilidade de proteção completa. Os ácaros terrestres raramente atacam a porção exposta do corpo, e são mortos ou repelidos enquanto rastejam sobre a pele exposta ou sobre a roupa tratada.

A roupa pode tornar-se um repelente através da aplicação de *spray* suave, passando-se o repelente nas partes da roupa a serem tratadas (p. ex., mangas e braguilha), ou com a impregnação completa da roupa.

Embora os repelentes sejam altamente efetivos contra ataques de ácaros terrestres, com freqüência as pessoas sofrem exposição em locais onde não se espera que os ácaros terrestres estejam presentes. Após o ataque, não há tratamento conhecido das picadas que destrua a substância tóxica que causa a irritação, embora determinados anestésicos locais, como benzocaína, forneçam alívio por várias horas. Um banho completo com sabão, assim que a irritação for notada, o que pode ocorrer algumas horas após a exposição, revelará os que estão grudados, permitindo sua remoção e subseqüente redução da irritação.

BARATAS — As alemãs, americanas e de faixa marrom são as espécies mais comuns de baratas encontradas em residências e em estabelecimentos industriais. Embora a eficácia dos diferentes inseticidas varie com a espécie, aqueles mais comumente utilizados podem ser empregados de forma efetiva na maioria dos casos. A barata alemã representa 98% do problema encontrado nos EUA.

A maioria das fórmulas em aerossol contém piretro, aletrina ou remetrina. Embora projetados basicamente para insetos voadores, os aerossóis podem ser utilizados de forma razoavelmente efetiva para o controle de baratas se aplicados em quantidades consideráveis diretamente nos esconderijos ou aspergidos em alta concentração em ambientes fechados. Um tratamento completo com *spray* ou pó é considerado mais efetivo e de maior duração. Muitos compradores de aerossóis esperam conseguir o controle das baratas em casa com um tratamento mais leve. Esse tratamento, embora satisfatório para moscas, mosquitos e pragas semelhantes, não é adequado para o bom controle das baratas.

Ácido bórico e *bórax* em forma de pó refinado, aplicado nos esconderijos e trilhas, são utilizados no controle de baratas, embora sejam menos efetivos e mais lentos para produzir resultados que a maioria dos outros inseticidas. Os materiais também são utilizados em forma de comprimido misturado em iscas de alimentos que as baratas precisam consumir. Quando bem-distribuídos em prédios ou salas de escritório onde há pouco alimento para as baratas, eles amiúde fornecem controle satisfatório.

Sprays e pós de *Dursban (clorpirifos)* são inseticidas amplamente utilizados para o controle de baratas. Os *sprays,* à base de óleo ou preparados a partir de um concentrado emulsificável, devem conter cerca de 2%, e os pós, cerca de 5% do inseticida conforme descrito no rótulo.

Durante o dia, as baratas permanecem, em geral, bem escondidas em rachaduras e fendas e por detrás de objetos. É importante saber onde elas se escondem e por onde passam. *Sprays* de inseticida úmido e não-refinado são aplicados nessas trilhas e nos esconderijos. Algumas baforadas de um *spray* em névoa não fornecerão controle satisfatório. Uma brocha de pintura pode ser utilizada para aplicar a solução, em vez de um *spray,* se as informações contidas no rótulo o permitirem. Um pó deve ser colocado diretamente nos esconderijos e ao longo das trilhas. Dursban *O,O*-dietil-*O*-(3,5,6-tricloro-2-piridil) fosforotionato pode ser recomendado como agente de primeira escolha.

Ficam (2,2-dimetil-1,3-benzodioxol-4-il), ou bendiocarb (nome genérico), também é útil e popular como inseticida de carbamato de amplo espectro altamente eficaz no controle de pelo menos seis espécies de baratas.

Sprays ou pós de *piretro* fornecerão, em geral, controle satisfatório das baratas. Entretanto, é necessário tratar com piretro para obter e manter o controle. O uso de sinergistas com esse inseticida tornou-o mais efetivo.

Quando as baratas apresentam resistência ao hidrocarboneto clorado, malation na forma de *spray* a 1 a 2% mostrou ser um substituto efetivo. *Diazinon O,O*-dietil-*O*-(2-isopropil-4-metil-6-pirimidinil)fosforotioato também mostrou-se útil quando a resistência das baratas é um problema. A vida residual do malation é, em geral, menor que aquela obtida com metoxicloro antes do aparecimento de cepas resistentes ao inseticida.

As *pulgas* são, amiúde, pragas em residências e, em algumas áreas, até mesmo em gramados. As infestações estão, em geral, associadas à presença de gatos, cães, ratos ou outros animais. Para evitar a recorrência das pulgas, a fonte do problema deve ser tratada. Nos cães, utilizam-se pós contendo lindano, piretro ou rotenona a 1%, de acordo com as instruções do rótulo. Nos gatos, recomendam-se apenas inseticidas contendo rotenona ou piretro, porque esses animais são muito suscetíveis aos efeitos tóxicos dos hidrocarbonetos clorados. Se a fonte das pulgas forem ratos, os animais hospedeiros devem ser eliminados através das medidas de controle adequado para roedores.

O controle efetivo das pulgas em residências não é, em geral, difícil. Os panos em que os cães dormem devem ser retirados, e toda a área limpa. *Sprays* domésticos comuns contendo piretro também podem ser utilizados, embora possa ser necessária a realização de vários tratamentos repetidos. Determinados inseticidas com organofosfato volátil são os componentes ativos de *coleiras contra pulgas* utilizadas em cães e gatos. Um novo regulador do crescimento de insetos, *metopreno,* está fornecendo controle efetivo contra pulgas que ficam dentro das casas. Esse agente interfere com o ciclo de vida dos insetos que sofrem metamorfose completa.

Finalmente, é preciso prestar atenção às precauções mencionadas no rótulo do pesticida. Alguns cães e muitos gatos são alérgicos às coleiras. Malation e Sevin (carbaril) são materiais excelentes para o controle de pulgas nas residências ou em jardins infestados.

MOSCAS — As moscas, na maioria das casas ou estabelecimentos industriais, podem ser eliminadas com o uso de *sprays* ou aerossóis domésticos comuns. Os mais comuns consistem em querosene desodorizado, piretrinas ou aletrina a cerca de 0,1%, e 0,75% de um sinergista, como sulfóxido ou butóxido de piperonila. Muitas variações nos percentuais desses inseticidas estão incluídas nas diferentes apresentações. As apresentações em aerossol contêm, quase sempre, piretrinas ou aletrina a 0,25 a 0,6%, sinergista a 0,8 a 1% e metoxicloro a 1 a 2%. O método de utilização dos aerossóis ou *sprays* é, em geral, conhecido e geralmente bem-explicado nos rótulos.

Se as moscas forem um problema grave nos locais, outros métodos de controle precisam ser adotados. Recentemente, o uso de iscas envenenadas tornou-se mais disseminado.

Sprays de Malation e Diazinon como tratamento residual ao ar livre ao redor das casas, nos currais onde o gado fica (incluindo seu interior) e locais semelhantes têm sido utilizados. Quando empregados de acordo com as instruções contidas no rótulo, esses materiais oferecem, na maioria das vezes, bom controle de moscas por até várias semanas após a aplicação. Armadilhas para moscas (papel-mosca) e dispositivos mecânicos como armadilhas ainda estão disponíveis e são populares.

***SARCOPTES SCABIEI* —** Muitas apresentações foram empregadas no controle do *Sarcoptes scabiei*, ou escabiose. Um dos mais bem-sucedidos foi a emulsão NBIN, utilizada no controle do piolho da cabeça. É importante tratar todas as partes do corpo e só tomar banho cerca de 12 horas após a aplicação do tratamento. Um segundo tratamento pode ser necessário após 1 semana, embora um tratamento completo elimine, em geral, a infestação.

PIOLHO — Três tipos de piolhos atacam o ser humano: o *piolho do corpo, o piolho da cabeça* e o *piolho pubiano.* Nos EUA, as infestações pelo piolho da cabeça e pelo piolho pubiano são mais comuns que aquelas provocadas pelo piolho do corpo.

As infestações de *piolho do corpo* podem ser controladas com mudanças regulares das roupas e esterilização de todas as vestimentas e roupas de cama. Pós de piretro sinergizado também são altamente efetivos no controle do piolho do corpo. Constatou-se também que a aletrina é quase tão efetiva quanto as piretrinas nessas apresentações. O material mais comumente utilizado atualmente no tratamento dos piolhos da cabeça e do corpo é piretro sinergizado (p. ex., o produto de venda livre RID).

As infestações por *piolhos da cabeça* são controladas de imediato com aplicação de benzoato de benzila seguida pela lavagem completa da cabeça na manhã seguinte. Podem ser necessários tratamentos semanais. Como os ovos não são facilmente destruídos, os tratamentos devem ser repetidos. Um tratamento aplicado nos cabelos antes de deitar destruirá todos os estágios móveis dos piolhos, que podem ser escovados ou lavados do cabelo pela manhã.

As infestações por *piolhos pubianos* são controladas de forma efetiva com qualquer uma das preparações discutidas para os piolhos da cabeça. É importante que todas as partes do corpo com pêlos sejam tratadas.

Os **mosquitos** que ocasionalmente entram nas residências podem ser destruídos facilmente com o tipo de *sprays* e aerossóis discutidos no controle das moscas. Os mosquitos quase sempre reproduzem em áreas a vários quilômetros dos locais onde incomodam bastante. Programas de controle de mosquito da comunidade são a única solução real para esse problema. O problema de atingir um controle satisfatório dos mosquitos é, em geral, tão complexo e vasto, que são necessários a ajuda e o aconselhamento de especialistas.

Pessoas expostas a mosquitos, picadas de borrachudos e moscas ao ar livre, no trabalho ou em recreação, conseguem obter alívio através da aplicação de repelentes cutâneos. Os repelentes individuais mais comuns comercializados são *dietiltoluamida, ftalato de dimetila, etoexadiol* e *carbamato de dimetila.* Existem várias combinações desses agentes. Todos esses materiais utilizados de acordo com as instruções contidas nos rótulos fornecerão alívio transitório proveniente do ataque de insetos.

Em alguns casos, apenas o tratamento da pele exposta não é adequado porque os mosquitos também picam através da roupa. A aplicação de repelentes nas roupas através de impregnação, *spray* leve ou com a mão evitará o ataque. Os mesmos materiais repelentes utilizados para aplicação cutânea podem ser utilizados nas roupas. A maioria dos repelentes é plastificante. Não devem ser aplicados em raions e tecidos sintéticos semelhantes.

TRAÇAS E TRAÇAS DE TAPEÇARIAS — É provável que toda dona de casa tenha prejuízos decorrentes de traças em roupas ou tapeçarias, quase sempre denominadas traças *búfalo.* Os prejuízos causados por esses insetos em roupas de lã e em outros itens como peles, materiais feitos de pêlo animal ou penas é muito grande.

Durante muitos anos, os fumigantes naftaleno e paradiclorobenzeno foram os principais métodos de controle. Entretanto, são necessárias altas concentrações de vapor para destruir as traças de roupas ou de tapeçarias. Muitos litros desses fumigantes são necessários para eliminar infestações em armários que não estão fechados ou onde as portas são abertas com muita freqüência, não permitindo concentração suficiente do vapor. Ao utilizar esses fumigantes, adicione cristais, flocos ou bolas na faixa de 1 lb/100 ft^3, e feche bem os armários, cobrindo rachaduras e as frestas das portas. Como o gás é consideravelmente mais pesado que o ar, o fumigante deve ser colocado na parte mais alta do armário. Para proteger roupas, peles, etc. em caminhões e em outros depósitos durante longos períodos, cerca de 1 lb será suficiente para um caminhão de tamanho médio.

As infestações por traças são destruídas e os itens de lã efetivamente protegidos contra infestações subseqüentes com tratamento com paradiclorobenzeno, naftaleno ou DDVP (diclorvos).

TRAÇAS DE LIVROS — Para o controle das traças de livros, utilize *sprays* e pós de inseticidas residuais como bendiocarb, diazinon, propoxur e gel de sílica, aplicados cuidadosamente. As traças de livros podem ser encontradas em muitos locais da casa — porão, sótão, ao redor de livros e atrás do papel de parede. Essas traças alimentam-se do material de amido utilizado como cola ou para fixar o papel.

Os **carrapatos** são pragas graves em algumas áreas. Se as áreas infestadas precisam ser utilizadas, é possível destruir os carrapatos seguindo-se os procedimentos sugeridos para o controle dos ácaros terrestres. Entretanto, a proteção dos indivíduos contra o ataque de carrapatos é razoavelmente efetivo se as roupas forem completamente impregnadas com determinados repelentes. Emulsões de ftalato de dimetila e dietiltoluamida podem ser utilizadas para esse tratamento.

Inseticidas, Fumigantes e Repelentes

O número de inseticidas e repelentes atualmente em uso aumentou muito nos últimos 30 anos. Novos compostos sintéticos começaram a ser utilizados para muitas pragas para as quais não eram conhecidos métodos de controle químico práticos, e em muitos casos substituíram amplamente determinados compostos inorgânicos e inseticidas de origem vegetal. Entretanto, algumas das substâncias químicas mais recentemente desenvolvidas estão sendo substituídas por materiais ainda mais novos, devido ao desenvolvimento de resistência por vários insetos aos inseticidas. Esse é um problema muito importante no controle de insetos. A mosca caseira, por exemplo, tornou-se resistente ao DDT e a outros inseticidas de hidrocarbono clorado 5 a 10 anos após uso extenso.

Inseticidas de fósforo orgânico foram desenvolvidos como substitutos, mas em alguns anos surgiram evidências de resistência. Uma grande variedade de insetos que afetam o ser humano, o gado, as frutas, os vegetais e o algodão é resistente a um ou mais dos inseticidas mais novos. Atualmente, as cepas resistentes ainda estão restritas, em geral, a determinadas localidades. Entretanto, autoridades no controle de insetos geralmente concordam que esses problemas de resistência local provavelmente tornaram-se mais disseminados com o uso continuado dos materiais. O uso de butóxido de piperonil como um inibidor oxidase de função mista e indutor do citocromo P-450 levou à redução da resistência de muitos insetos a muitos inseticidas.

As substâncias químicas para controle de insetos mais amplamente utilizadas e suas áreas de uso serão descritas brevemente. A extensa literatura sobre muitos inseticidas pode ser consultada para maiores detalhes, e o US Dept of Agriculture, agências estaduais de experimentos, o US Public Health Service e os fabricantes de inseticidas específicos estão preparados para fornecer informações mais detalhadas. A EPA deve ser consultada para as informações mais recentes sobre um determinado pesticida, pois sua condição pode mudar a qualquer momento. Um gráfico para o tratamento de emergência de envenenamento agudo por pesticida está disponível no US Navy Disease Vector Ecology and Control Center, Jacksonville, FL 32212.

INSETICIDAS COMUNS

Aletrina (*dl*-2-alil-4-hidróxi-3-metil-2-ciclopenten-1-ona esterificada com uma mistura de ácidos *cis* e *trans dl*-crisântemo monocarboxílico) — Esse composto sintético semelhante à piretrina foi desenvolvido como resultado de estudos básicos sobre a composição complexa dos princípios ativos nos inseticidas de piretro. Esse agente possui muitas das características desejáveis do piretro — alta atividade inseticida com baixa toxicidade para os animais de sangue quente. Em geral, a aletrina é efetiva contra os mesmos insetos que o piretro. Para algumas espécies como a *mosca caseira* e o *piolho do corpo* é igualmente efetiva, mas contra outros é menos efetiva que o piretro. No momento, a aletrina pode ser produzida comercialmente a um custo um tanto menor que o das piretrinas (principais ingredientes ativos no piretro). Entretanto, essa vantagem é compensada no uso prático, porque a atividade inseticida da aletrina não é aumentada no mesmo grau que a das piretrinas quando combinadas aos sinergistas disponíveis no momento.

Entretanto, o desenvolvimento da aletrina é muito importante. Atualmente é utilizada em *sprays* e aerossóis domésticos como um substituto das piretrinas ou para suplementá-las. O Dept of Defense fornece o inseticida em *spray* e em aerossol para as tropas americanas. As pesquisas realizadas mostraram que a aletrina é altamente eficiente no controle dos piolhos que afetam os seres humanos. A disponibilidade de aletrina assegura o suprimento de um inseticida semelhante ao piretro em casos em que a fonte de fornecimento for cortada ou muito reduzida, como ocorreu durante a Segunda Guerra Mundial.

Arsenicais — Essas substâncias estão entre os inseticidas mais antigos e ainda são empregados de forma muito limitada. Muitos compostos, como arsenato de chumbo e arsenato de cálcio, foram voluntariamente canceladas para uso pelos fabricantes. Devido ao desenvolvimento e à disponibilidade de muitos inseticidas novos igualmente efetivos e quase sempre menos perigosos para as plantas e os animais, os arsenicais foram substituídos, em grande parte, por outros inseticidas.

Cal-Enxofre (Polissulfetos de Cálcio) — Originalmente utilizados para *imersão de carneiros* para controlar *ácaros* e *carrapatos,* o concentrado de cal-enxofre na forma líquida e seca é atualmente mais bem conhecida como um *spray* dormente no controle das *cochonilhas* e como um *spray* de verão para o controle de determinadas *doenças de plantas.* Para utilizar o concentrado líquido de cal-enxofre, siga as recomendações do fabricante. Esse agente é, em geral, utilizado para controlar sarna e doença da videira friável.

Piretro — As flores de piretro, o primeiro inseticida amplamente utilizado, possuem ação de contato incomumente rápida contra muitos insetos, provocando paralisia em alguns minutos. Sua baixa toxicidade nos mamíferos e rápida ação tóxica contra muitas pragas são características que não estão presentes nos materiais mais novos.

As substâncias ativas, piretrinas I e II, ocorrem na secreção de oleorresina de determinadas partes florais (aquênio) das flores fechadas ou parcialmente abertas. Um máximo de cerca de 1,4% de piretrinas foi adotado pelos principais fabricantes de inseticidas de piretro.

Outrora, os inseticidas de piretro eram preparados como pós utilizando-se flores finamente trituradas ou eram preparados como líquidos através da extração dos ingredientes ativos das flores com frações especiais de óleo de petróleo leve, de preferência querosene inodoro. Hoje em dia, os fabricantes extraem e concentram os ingredientes ativos em produtos contendo cerca de 20% de piretrinas. Esse concentrado é utilizado para preparar as várias apresentações utilizadas pelo público, incluindo pós, soluções de óleo de petróleo, concentrados de emulsões, pós que podem ser umedecidos e apresentações em aerossol.

O piretro ainda é utilizado como ingrediente na maioria dos *sprays* e aerossóis domésticos, principalmente por seus efeitos *arrasadores* contra insetos. O piretro também é utilizado em preparações líquidas e em pó para o controle de várias pragas em jardins e *pulgas, piolhos* e *carrapatos* em animais domésticos.

A posição proeminente contínua do piretro como inseticida foi mantida principalmente devido ao desenvolvimento de substâncias químicas que, quando combinadas ao piretro, apresentam a notável propriedade de aumentar a atividade do inseticida, embora o material adicionado isoladamente tenha pouca ou nenhuma propriedade inseticida. Essa potencialização conjunta é denominada *sinergismo*.

Esses compostos incluem butóxido de piperonil, sulfóxido e outros e são denominados *sinergistas*. O desenvolvimento desses sinergistas aumentou a faixa de atividade das piretrinas e, ao mesmo tempo, permitiu a redução no custo das fórmulas que o contêm.

Combinações de piretro *sinergizado,* embora não tenham duração tão longa quanto a dos inseticidas de hidrocarboneto clorado, são utilizadas principalmente em *sprays* e aerossóis domésticos para *moscas, mosquitos* e outras *pragas domésticas,* em apresentações líquidas e em pó para o controle de *parasitas externos* em animais domésticos, como *sprays* para o controle de moscas no gado leiteiro e como pós e *sprays* para o controle de determinadas *pragas vegetais.* Os líquidos e pós de piretro sinergizado foram muito empregados durante um período no controle dos *piolhos* que atacavam os seres humanos durante a Segunda Guerra Mundial. Algumas apresentações incluem pirelina, pirenona e pirocida. A maioria dessas preparações contém piretrinas em concentrações variadas e outros materiais como butóxido de piperonil, rotenona ou riania. Muitos produtos sintéticos piretróides mostraram-se efetivos e estão agora registrados para uso. Esses incluem os mais novos derivados de aletrina, produtos de resmetrina e *S*-bioaletrina.

Rotenona — Este é um inseticida botânico útil e representa o principal constituinte químico do derris (*D elliptica* e *D chinensis*) e de raízes cúbicas (espécies de *Lonchocarpus*) e outras fontes. A rotenona ($C_{23}H_{22}O_6$) encontra-se comercialmente disponível como tal ou na forma de derris e raízes cúbicas, vendida como teor de rotenona avaliado, em geral, a 5%.

Essa substância é erroneamente classificada como um inseticida não-tóxico. Pode causar irritação cutânea. Seu uso no controle de piolhos nos seres humanos não é recomendado, pois a irritação é quase sempre produzida, especialmente na região da virilha. Na administração interna em doses moderadamente grandes, sobretudo na presença de alimentos gordurosos, é muito tóxico para animais mais altos. Entretanto, em geral, os inseticidas com rotenona são considerados pouco perigosos. As quantidades relativamente pequenas aplicadas e a rápida perda da ação tóxica resultam em resíduos menores nas colheitas de alimentos. A rotenona é utilizada principalmente para destruir peixes indesejáveis em um tanque antes de nova armazenagem.

Sua ação paralisante nos insetos é mais lenta que a do piretro, porém mais certa, e em geral sem recuperações. Na forma de pó cristalino seco, é inodora e relativamente estável. A rotenona é solúvel em álcool, óleos, clorofórmio e tetracloreto de carbono (utilizada na extração da substância não-refinada e na sua determinação quantitativa). É ligeiramente solúvel em água, mas *sprays* aquosos, sobretudo na presença de sabões alcalinos, rapidamente se deterioram e precisam ser preparados logo antes do uso.

Seus pós em concentrações de 0,75 a 1,0% ainda são utilizados para controlar pragas como *besouro de vagem mexicano, lagarta da couve, cigarras* e outros insetos que atacam vários vegetais. É especialmente útil para aplicação em vegetais próximos da época da colheita, quando determinados inseticidas mais novos não podem ser utilizados devido aos resíduos potencialmente excessivos.

Além disso, é utilizada para controle de parasitas em animais. É efetiva no controle de *vermes no gado* e também é utilizada para *piolhos, pulgas* e *carrapatos* em animais domésticos e no gado.

O enxofre é amplamente utilizado nas preparações de inseticidas. Outrora era utilizado para controlar insetos como *ácaros em plantas, pulgas* no algodão, *piolhos* no gado e *ácaros terrestres.* Os novos inseticidas existentes hoje em dia são muito mais eficientes que o enxofre contra a maioria dos insetos. Entretanto, o enxofre continua a ser um dos inseticidas mais efetivos para determinadas espécies de ácaros de plantas. O enxofre também é utilizado combinado a muitos outros pós inseticidas como diluente. Tem o útil propósito de controlar ou evitar acúmulo de ácaros e atua no controle das *doenças das plantas.* É utilizado como um *spray* feito a partir de enxofre que pode ser umedecido ou é utilizado em apresentações de pó que pode ser umedecido que contém outros inseticidas.

***Sprays* em Óleo** — Os óleos feitos a partir de petróleo estão entre os inseticidas mais utilizados durante muitos anos, principalmente como inseticidas de contato para *cochonilhas* e *ácaros* que atacam as plantas. Hoje em dia esses agentes são muito importantes. Entretanto, os óleos destruirão outros insetos, incluindo *pulgões, tripse* e *cigarras* e *ovos* de determinadas espécies de *Lepidopterous.*

Existem duas classes de óleos utilizados como inseticidas: os *óleos dormentes* e os *óleos de verão.* Os óleos dormentes são aplicados em árvores mais duras durante o período dormente. Os óleos de verão são utilizados em colheitas de frutas e vegetais durante a estação de crescimento. As principais diferenças entre os dois tipos são o grau de refinamento e sua densidade ou viscosidade, que determinam, em parte, o grau de fototoxicidade. Os óleos são aplicados como emulsões que permitem diluição com água e distribuição mais uniforme nas plantas. A concentração do óleo no *spray* final para frutas cítricas é, em geral, de 1,66 a 2,0%. A adição de pequenas quantidades de inseticidas, como paration, aos *sprays* em óleo aumenta sua eficácia contra vários insetos.

Outros Materiais — Vários outros inseticidas que foram utilizados como pesticidas, mas com propósitos limitados, incluem *pentaclorofenol* ($C_6C_{15}OH$), amplamente utilizado como preservativo de madeira para controlar térmitas, outros insetos que infestam a madeira e raízes de árvores (estão sendo realizadas pesquisas sobre a contaminação por dioxina e as ramificações da saúde desse contaminante); *Ryania,* um produto vegetal que contém alcalóides, utilizado, até certo ponto, para o controle de brocas do milho e de traça pequena nas maçãs; e *sabadilla,* outro produto vegetal que é eficaz no controle de pragas que atacam as abóboras e *Acrocinus longimanus.*

Também de interesse no grupo de biopesticidas são as avermectinas. Essas substâncias são lactonas macrocíclicas isoladas do microrganismo do solo *Streptomyces avermitilis.* Conhecida pelo nome comum abamectina, é considerada um inseticida e também um acaricida.

Outro pesticida moderno interessante de origem biológica é o *neem.* Esse é o nome geral dado à planta e a seus produtos. É uma árvore frondosa subtropical (*Azadirachta indica*) nativa das regiões áridas da Índia, Paquistão e partes da África. Seu componente mais importante é um composto limonóide denominado azadirachtina. Durante séculos essa árvore foi conhecida como não tendo insetos, doenças e nematódeos. Todas as partes da árvore, em especial as sementes, são resistentes. A casca, as folhas e os frutos foram utilizados em remédios medicinais tradicionais, e vários extratos foram muito utilizados como repelentes e antialimentadores de insetos na Ásia.

Em junho de 1993, a administração do Presidente Clinton anunciou esforços para encorajar os fazendeiros a reduzir o uso de pesticidas. Isso se deveu em parte a um relato da National Academy of Sciences que informava que os pesticidas podem ter maior efeito nas crianças e que os estudos devem ser expandidos para determinar os possíveis perigos para crianças, que podem consumir mais pesticidas em relação a seu peso corporal.

Líderes na biotecnologia estão aumentando os esforços para evitar o uso de pesticidas, e esperam substituir 10 a 20% dos atuais pesticidas em uso. A biotecnologia já está sendo utilizada para desenvolver plantas aquáticas que são imunes a um vírus destruidor através da ativação das defesas naturais da planta. De forma semelhante, o milho híbrido, que utiliza genes de espécies raras, pode permitir resistência à broca do milho.

Os oponentes estão preocupados em que a biotecnologia levante questões éticas sobre prejuízos para a natureza. É claro que, para que essa abordagem seja bem-sucedida, será necessário consumo de tempo e de dinheiro. Até lá, o antigo conselho de comprar vegetais frescos com freqüência, servir uma variedade de frutas e lavar e tirar a casca dos vegetais deve continuar a ser seguido para minimizar o consumo de resíduos de pesticidas.

INSETICIDAS DE HIDROCARBONETOS CLORADOS

Os avanços obtidos no controle de insetos desde cerca de 1940 foram fenomenais devido ao desenvolvimento e ao uso extenso de vários compostos químicos amplamente classificados como hidrocarbonetos clorados sintéticos. O uso dessa classe de inseticidas começou com DDT, que foi empregado primeiro na Suíça, mas em uma década muitos dos novos inseticidas semelhantes de atividade inseticida comparável, ou em alguns casos maior, começaram a ser utilizados. Esses materiais, embora efetivos contra pragas semelhantes em muitos casos, apresentam utilidade variada no controle de insetos.

A suscetibilidade das espécies de insetos varia de acordo com os diferentes compostos. Além disso, um fator muito importante que limita o uso prático de muitos inseticidas é o perigo associado ao seu uso. Alguns dos inseticidas possuem longa ação residual — que pode ser muito vantajosa no controle de determinadas pragas —, mas que pode ser uma característica desagradável quando aplicados a plantas alimentícias consumidas por seres humanos ou animais. Alguns dos materiais são armazenados na gordura, ou são excretados no leite dos animais quando os resíduos são consumidos na forragem tratada para controle de insetos, ou quando os inseticidas são aplicados nos animais para o controle de pragas. Esses resíduos de alguns inseticidas podem persistir durante meses, enquanto outros são eliminados em alguns dias ou semanas.

Devido à sua persistência no meio ambiente, DDT, aldrina e dieldrina foram proibidos pela EPA. Embora seu uso tenha sido proibido ou muito restrito, cerca de 1 milhão de domicílios ainda tem produtos contendo clordano, 150.000 domicílios têm produtos contendo DDT e 70.000 têm heptacloro.

É óbvio que não é possível discutir neste capítulo em detalhes os muitos usos para os vários inseticidas de hidrocarbonetos clorados. A fórmula para uso, a quantidade aplicada, o método e o momento da aplicação, as precauções que precisam ser observadas para evitar resíduos perigosos na colheita e muitos outros aspectos precisam ser considerados. Discutiremos apenas os produtos cujo uso é atualmente aprovado pela EPA.

Lindano [γ-1,2,3,4,5,6-hexaclorociclo-hexano] — Esse inseticida é utilizado em *sprays* domésticos e em pós no gado e em outros animais e para o controle de algumas pragas em frutas e vegetais. Quando o piolho resistente ao pó de DDT a 10% apareceu na Coréia, o US Dept of Defense o substituiu por pó de lindano a 1% no controle desse inseto que ataca o ser humano. A toxicidade aguda oral do lindano aos animais é um tanto maior que a do DDT, mas, quando absorvido pela pele, é mais tóxico que o DDT. O lindano possui alta atividade inseticida na forma de vapor. Essa propriedade resultou em uso restrito do composto em dispositivos que geram vapores com o auxílio de calor. O lindano teve seu uso proibido em vaporizadores, proibido para uso em interiores com dispositivos fumigantes em fumaça, e muitas novas restrições foram desenvolvidas para uso limitado em ornamentos comerciais e residenciais, como lenha e madeiras velhas, banho para cães, *sprays* contra traças, tratamento de sementes, coleiras contra pulgas, etc.

Metoxicloro [1,1,1-tricloro-2,2-bis(*p*-metoxifenil)etano] — Esse agente tem propriedades químicas e físicas semelhantes às do DDT. A principal vantagem sobre os outros inseticidas de hidrocarboneto clorado é seu baixo perigo para os animais. É satisfatório no controle de *moscas* e de outras *pragas domésticas,* incluindo *traças de roupas* e *moscas* e *piolhos* no gado, *besouro de vagem mexicano* e vários outros insetos que atacam as frutas e os vegetais e nas colheitas para forragem. Encontra-se disponível em concentrações de 25 a 50% em várias formas de aplicação.

É um dos poucos inseticidas de hidrocarboneto clorado que não é imediatamente armazenado na gordura animal ou excretado no leite quando consumido como resíduo nas colheitas para forragem. Por esse motivo, é utilizado no controle de vários insetos no alimento e na forragem do gado. Também é utilizado na forma de *spray* para controlar moscas e piolhos nas vacas leiteiras, mas não é mais utilizado porque pequenas quantidades do inseticida aparecem no leite.

ACARICIDAS

Vários inseticidas orgânicos sintéticos são utilizados no controle de ácaros nas plantas, além dos inseticidas mais antigos, como enxofre, e dos fosfatos orgânicos discutidos a seguir. Entre os compostos utilizados estão *Ovex* (*p*-clorofenil *p*-clorobenzenossulfonato) e *Kelthane* (1,1-bis(*p*-clorofenil)-2,2,2-tricloroetanol), utilizados extensamente em frutas e vegetais. Esses acaricidas podem ser utilizados como pós ou *sprays* e na maioria das vezes são combinados a outras aplicações de inseticidas ou em apresentações inseticidas-fungicidas.

COMPOSTOS DE FÓSFORO ORGÂNICO

Uma grande variedade de compostos orgânicos de fósforo possui alta atividade inseticida. Com freqüência, são denominados compostos organofosforados. Alguns desses compostos também apresentam potência incomumente alta como acaricidas, e muitos também são extremamente tóxicos para os seres humanos e para outros animais de sangue quente devido à sua ação como inibidores irreversíveis da colinesterase.

Muitos seres humanos morreram nos EUA e em outras partes do mundo devido à exposição a inseticidas com fosfato, e muitas outras pessoas ficaram doentes devido a essa exposição. Assim, é importante que os mais tóxicos desses inseticidas sejam manipulados com extrema cautela e estritamente de acordo com as recomendações descritas pelo fabricante e pelas agências federais e estaduais.

A reputação dos inseticidas de fósforo orgânico é tal que, para os não-informados, a maioria dos compostos dessa classe é considerada perigosa para uso. Esse é um conceito errôneo. A toxicidade de alguns desses compostos para os mamíferos é de baixa ordem, e eles podem ser manipulados não oferecendo perigo maior que aquele associado ao uso de muitos dos inseticidas de hidrocarbonetos clorados sintéticos que são utilizados sem reações tóxicas graves.

Os compostos organofosforados controlam uma ampla faixa de pragas e portadores de doença. Alguns desses compostos possuem ação sistêmica, uma característica que oferece grandes promessas para o controle de pragas importantes nas colheitas, bem como no gado.

Os inseticidas com fósforo orgânico são utilizados extensamente, em muitos casos substituindo, em parte pelo menos, alguns dos hidrocarbonetos clorados e os inseticidas mais antigos, como a rotenona. Essa tendência se deve a vários fatores. A resistência aos hidrocarbonetos clorados de parte de muitas pragas exigiu materiais substitutos com diferente modo de ação inseticida. Vários dos compostos de fósforo orgânico não se acumulam na carne e no leite, como ocorre imediatamente com certos inseticidas de hidrocarbonetos clorados quando consumidos como resíduos nas colheitas.

Os inseticidas com fósforo não estiveram em uso por tanto tempo quanto os materiais mais antigos, e relativamente poucos insetos tornaram-se resistentes a eles. Entretanto, não existe garantia de que muitas pragas não irão, com o tempo, tornar-se resistentes aos materiais com fósforo. Várias espécies de ácaros nas plantas tornaram-se resistentes em alguns anos, e, conforme já mencionado, a mosca caseira também desenvolveu resistência a determinados compostos de fósforo orgânico. Entretanto, existem evidências de que, em algumas espécies de insetos, a resistência aos inseticidas com fósforo não ocorre no alto nível dos hidrocarbonetos clorados.

Os inseticidas com fósforo orgânico destroem, em geral, uma grande faixa de espécies de insetos. Conseqüentemente, seu uso destrói, quase sempre, muitos parasitas, predadores e insetos que polinizam, bem como as pragas destrutivas.

Os inseticidas com fósforo orgânico mais amplamente utilizados serão descritos brevemente, e descreveremos alguns de seus usos mais importantes.

Ciodrina [ácido 3-hidroxicrotônico α-metilbenzil éster dimetil fosfato; Crotoxifos] — Um inseticida para controle de parasitas de animais e para uso em instalações.

Diazinon [*O,O*-dietil *O*-2-isopropil-4-metil-6-pirimidinil] — fosforotioato; Spectracide *Knox Out*] — Um líquido de coloração âmbar com odor um tanto desagradável em sua forma técnica; é um excelente inseticida. É menos tóxico que o paration, porém mais tóxico que o malation para os animais de sangue quente. É altamente tóxico para moscas como *spray* de contato e residual, bem como na forma de um veneno gástrico, e é utilizado para controlar esses insetos na forma de *sprays* e iscas envenenadas. Também é efetivo contra pulgões, ácaros, cigarras, traças, moscas de frutas, vermes de repolho, mosquitos, baratas e outros insetos. Algumas cepas resistentes de moscas caseiras foram relatadas. Além disso, é utilizado como isca para controlar vespas que se alimentam de carniça em onze estados contíguos do Oeste norte-americano.

Dibrom [1,2-dibromo-2,2-dicloroetil dimetilfosfato; Naled] — Um inseticida de amplo espectro para proteger plantas e os prédios em uso. Não aprovado para uso em depósitos de grãos.

Dipterex [*O*-*O*-dimetil-2,2,2-tricloro-1-hidroxietilfosfonato; triclorofon] — Substância sólida cristalina branca; solúvel em água. O material é utilizado em iscas envenenadas para controlar moscas e muitas espécies diferentes de insetos. Sua toxicidade para os animais de sangue quente é considerada de baixa ordem.

Forato [*O,O*-dietil *S*-(etiltio)metil fosforoditioato; Thimet] — Um material líquido com odor desagradável. É relativamente insolúvel em água. É um dos inseticidas organofosforados mais tóxicos e precisa ser manipulado com extrema cautela. Sua ação é basicamente sistêmica, sendo prontamente absorvido pelas raízes das plantas quando aplicado nas sementes ou quando adicionado ao solo. Teve seu uso limitado para controle de pulgões, ácaros de aranha, tripses, cigarras e determinados outros insetos no algodão e na beterraba. Atualmente é classificado como um RUP pela EPA.

Fosfamidom [2-cloro-2-dietilcarbamoíla-1-metilvinil dimetil fosfato] — Um fosfato orgânico, um óleo miscível em água, utilizado como inseticida sistêmico, com forte ação gástrica, em grãos pequenos, algodão e outras colheitas.

Guthion [*O,O*-dimetil *S*-(4-oxo-3*H*-1,2,3-benzotriazina-3-metil) fosforoditionato; azinfosmetil] — Um material cristalino relativamente insolúvel em água. Tem amplo espectro de atividade como inseticida de contato no controle de pragas de insetos. Em geral, é mais persistente nas plantas do que os outros inseticidas organofosforados comumente utilizados. O material é utilizado em forma de pó ou *spray*.

Embora a toxicidade do Guthion seja um tanto mais baixa que a do paration, está na classe de materiais altamente tóxicos e precisa ser manipulado com extrema cautela. É amplamente utilizado no controle de insetos no algodão, sobretudo o gorgulho do algodão, que se tornou resistente aos inseticidas com hidrocarboneto clorado. Além disso, é altamente efetivo no controle de pragas de frutas, como gorgulho da ameixeira, traça pequena, percevejos, pulgões e ácaros. Esse agente mostrou-se útil no controle integrado de pragas das frutas.

Malation — Esse composto de fósforo, *S*-(1,2-dicarbetoxietil)-*O*-*O*-dimetilditiofosfato, conforme produzido comercialmente, é um líquido de coloração âmbar clara, com odor semelhante ao enxofre. É relativamente pouco tóxico para a maioria dos animais de sangue quente e é ativo contra muitos insetos, embora, em geral, seja menos efetivo que o paration ou TEPP. Sua toxicidade muito menor para os animais de sangue quente e a rápida perda de resíduos nas plantas o tornaram um inseticida aceitável para muitos usos.

É extensamente utilizado no controle de insetos em vegetais, frutas, cereais e colheitas de forragem, bem como no controle de insetos que afetam os seres humanos e os animais. Os resíduos desaparecem em alguns dias a 2 semanas, permitindo portanto sua aplicação no período próximo à colheita. O composto está disponível como concentrados emulsificáveis, pós que podem ser umedecidos, pós e para *spray* de volume ultrabaixo. Nos EUA, o concentrado Malathion ULV é o único grau registrado para uso em grãos armazenados, recomendado para uso dentro de residências e aceito para uso em seres humanos. Mais de 25 produtos comerciais nos EUA contêm esse ingrediente.

Metil Paration — Estritamente relacionado ao paration, com propriedades inseticidas e tóxicas um tanto semelhantes a ele. É empregado no controle de ácaros, pulgões, tripses e outros insetos, incluindo pragas como o gorgulho do algodão. Todas as aplicações são classificadas pela EPA como de uso restrito.

Paration [*O,O*-dietil *O*-*p*-nitrofenil fosforotioato] — Esse inseticida é um líquido de coloração pálida altamente ativo contra a maioria dos insetos. Seu uso é restrito devido à sua alta toxicidade para os seres humanos e animais. Os produtos do paration são comercializados como pós e como concentrados de pó emulsificável e que podem ser umedecidos para misturar em *sprays.* Desde 31 de dezembro de 1991, o paration foi voluntariamente cancelado para uso em mais de 80 colheitas nos EUA.

INSETICIDAS DE CARBAMATO

Esses inseticidas, assim como os inseticidas com fósforo orgânico, inibem as colinesterases nos insetos. Entretanto, seu modo de ação é suficientemente diferente para serem considerados uma classe distinta de inseticidas. Os carbamatos de interesse como inseticidas incluem

Carbaril [1-naftil *N*-metilcarbamato; *Sevin*] — Ocorrendo na forma de cristais, é levemente solúvel em água e altamente efetivo contra muitos insetos, incluindo *traças pequenas, besouro de vagem mexicano, vermes do repolho, mariposa, gorgulho do algodão* e *lagarta rósea.* Não é efetivo contra a maioria dos insetos de importância clínica ou contra os ácaros que afetam as plantas. Embora os inseticidas de carbamato sejam considerados de toxicidade moderada a baixa para os animais mais altos, o carbaril é altamente tóxico para a abelha. Possui a maior faixa de pragas controladas de qualquer inseticida; vegetais, frutas, colheitas, plantas decorativas e animais de estimação. É classificado como um inseticida de amplo espectro.

MÉTODOS MAIS NOVOS DE CONTROLE DE INSETOS

Continuam a ser realizadas pesquisas extensas sobre novos métodos de controle de insetos que reduzam ou evitem os perigos dos resíduos tóxicos dos inseticidas. Três procedimentos experimentais que mostram como esse controle pode ser obtido são

1. O uso de irradiação para destruir a capacidade reprodutiva do inseto. Determinados insetos reproduzem apenas uma vez, e quando a fêmea dessas espécies acasala com um macho estéril não produzirá ovos férteis. Esse fato biológico mostrou-se vantajoso no controle da larva da *Cochiomyia homnivorax* — uma praga grave do gado no sul dos EUA. Nessa operação, os machos são irradiados com doses controladas de cobalto radioativo e, a seguir, liberados em enormes quantidades nas áreas a serem protegidas. Os resultados preliminares foram tão promissores que esse procedimento está sendo considerado para uso em outras espécies de insetos com as mesmas características biológicas.
2. Distribuição de esporos de microrganismos patogênicos apenas para determinadas espécies de insetos. Esporos de *Bacillus thuringiensis, Berliner* var *Kurstaki* mostraram-se úteis no controle de um pequeno número de insetos e, agora, estão comercialmente disponíveis como Bactur, Thuricide e outros. A toxina é denominada deltaendotoxina. Outro é o *Bacillus popilliae dutky,* também denominado Esporos da Doença Leitosa.
3. O uso de determinados aerossóis de sílica que atuam em insetos de corpo mole através de dessecação. Como a toxicidade dos aerossóis de sílica é extremamente baixa nos seres humanos, os resíduos podem ser insignificantes.

As feromonas são potencialmente importantes na monitoração das populações de insetos. São substâncias químicas produzidas e liberadas por um dos sexos do inseto (em geral a fêmea) que evocam uma resposta sexual no inseto do sexo oposto. A especificidade das feromomas tornou-as valiosas para detectar e avaliar as populações de insetos antes que uma infestação possa se alastrar ou aumentar. Atualmente estão disponíveis, pelo menos, 90 feromonas diferentes, p. ex., gorgulho do algodão (*Grandlure*), traça pequena (*Codlelure*), mosca caseira (*Muscalure*) e mosca de frutas do Mediterrâneo (*Trimedlure*).

A supressão da população de insetos também pode ser obtida utilizando-se muitas armadilhas contendo iscas atrativas, rompendo-se a comunicação normal entre os sexos (*técnica de confusão*) e utilizando-se uma mistura de feromona e um esterilizante químico.

FUMIGANTES

Os fumigantes foram, e continuam a ser, extensamente utilizados no controle de muitos insetos. Residências, estabelecimentos industriais, navios e outras estruturas podem ser fumigados para controlar pragas domésticas ou estruturais. Grandes quantidades de fumigantes são empregadas no controle das pragas nos grãos e na lã, no solo e nas plantas vivas ou em seus produtos, como frutas, vegetais e sementeiras.

Discutiremos a seguir os fumigantes mais comuns e sua utilização.

Brometo de Metila (CH_3Br) — É um gás incolor e em geral inodoro em temperaturas comuns, cerca de três vezes mais pesado que o ar. O gás não é inflamável e, algumas vezes, é utilizado para extinguir incêndios. É altamente tóxico para os seres humanos, e a ausência de odor e sua ação tóxica lenta são características que o tornam mais perigoso. Está entre os fumigantes mais amplamente utilizados nos EUA. Destrói muitas pragas. Não é altamente tóxico para a maioria das plantas e não deixa odor desagradável nos alimentos. Como a substância química é um gás em temperaturas comuns, sua aplicação ocorre através de recipientes onde foi comprimido como um líquido. Vaporiza de imediato nas temperaturas comumente encontradas na fumigação. Em geral, é apresentado com uma pequena quantidade de cloropicrina para que seja reconhecida a presença desse gás incolor e inodoro.

Alguns usos importantes são a *fumigação de armazéns, navios, vagões de estradas de ferro, grãos, residências, plantas vivas* embarcadas em regulamentação de quarentena, *tabaco* e muitos outros produtos. O fumigante também é utilizado para destruir *pragas do solo.* Durante a Segunda Guerra Mundial, foi utilizado com sucesso para *fumigar as roupas dos refugiados e dos prisioneiros de guerra* para controlar o *piolho do corpo.* Atualmente, todas as aplicações são classificadas pela EPA como RUP. Apenas o indivíduo registrado está autorizado a encher novamente os cilindros.

Cloropicrina, (Tricloronitrometano [CCl_3NO_2]) — Um líquido incolor que causa irritação intensa nos olhos e na garganta e que induz vômitos. É utilizado principalmente como um *fumigante no solo.* Pode ser injetado no solo combinado ao xileno, tetracloreto de carbono ou bicloreto etileno para ajudar a distribuir o gás. Também é utilizado combinado a outros fumigantes no *tratamento de produtos armazenados* através de aspersão ou *spray* nos materiais infestados. Como o gás é apenas levemente volatilizado, é necessário arejar toda a área após seu uso. Vários produtos estão no mercado, p. ex., *Acquinite.* Atualmente é classificado como um RUP pela EPA.

Dissulfeto de Carbono [CS2] — Esse é um dos fumigantes mais antigos. Um líquido de incolor a coloração amarelo-clara com odor desagradável. O vapor é cerca de 2,6 vezes mais pesado que o ar. Sua principal desvantagem é a extrema capacidade explosiva. Além de ser tóxico para os animais, é necessário evitar exposição prolongada. Não está registrado para uso em feijões, feijão-fradinho ou ervilhas armazenados. Os fumigantes são empregados mais extensamente na fumigação de grãos. *Cuidado* — Pode ser tóxico quando inalado. Seu uso não é mais permitido em residências e não está registrado para uso em feijões secos, amendoins ou ervilhas.

Fosfeto de Alumínio — Uma fonte peletizada de fosfina mais retardante inflamável. É amplamente utilizado na fumigação de grãos. Encontra-se disponível como *Phostoxin, Alphos, Celphine* e outros.

REPELENTES DE INSETOS

Os repelentes são substâncias utilizadas para proteger os seres humanos, os animais e as plantas contra insetos tornando os hospedeiros desagradáveis ou não-atraentes disfarçando seu odor característico.

Durante a Segunda Guerra Mundial, tropas de muitas frentes nas regiões tropicais e semitropicais utilizaram repelentes de forma efetiva em campanha preventiva para afastar mosquitos e outras pragas incômodas e insetos transmissores de doença. O problema aqui era utilizar compostos que não apenas permanecessem efetivos e tivessem propriedades não-irritantes quando aplicados na pele dos homens e dos animais, mas também que não tivessem odores pronunciados e penetrantes que dessem ao inimigo informações sobre as atividades de patrulha ou de combate e a localização dos esconderijos. Durante e desde a Segunda Guerra Mundial, mais de 10.000 substâncias químicas foram testadas para uso como repelentes de insetos.

Talvez o melhor repelente com todos esses propósitos desenvolvido desde a Segunda Guerra Mundial seja a *dietiltoluamida,* que em vários testes mostrou ser o agente mais efetivo contra uma ampla variedade de insetos.

Os repelentes, com um ou com múltiplos ingredientes, geralmente são apresentados nas formas de solução, emulsão, creme ou fita semi-sólida para aplicação. A maioria fornece alívio contra ataque de mosquitos, moscas que picam e moscas por períodos de 30 min a 2 h, ou mais.

Os óleos voláteis de citronela, óleo de cedro, eucalipto, poejo, bergamota, cássia, cravo-da-índia, pírola e lavanda são, até certo ponto, repelentes contra mosquitos e outros insetos incômodos, mas não são tão efetivos quanto as substâncias químicas já mencionadas.

Os indivíduos alérgicos ou sensíveis aos repelentes podem apresentar várias reações alérgicas, como queimação, prurido e edema. A maioria dos repelentes causa ardência quando aplicados na pele lesada ou nas mucosas, portanto deve-se ter cautela ao aplicá-los ao redor dos olhos ou em outras áreas sensíveis.

A seguir, faremos uma breve descrição química e física dos principais repelentes.

Avitrol [4-Aminopiridina] — Um repelente aviário. Controla várias espécies de pássaros, p. ex., meiro, corvo, gaivotas, pombos, pardais, estorninho e outros pássaros em estruturas e na agricultura, e ao seu redor (p. ex., campos de milho e girassol). O odor faz com que os pássaros apresentem angústia vocal e física que atua como uma área repelente para o bando de pássaros.

Dietiltoluamida [*N,N*-dietil-*m*-toluamida; *N,N*-dietil-3-metilbenzamida; (*Delphene,* Deet); $C_{12}H_{27}NO$] — Um líquido incolor com odor agradável e leve; praticamente insolúvel em água, miscível com álcool. É um repelente para mosquitos, moscas que picam, moscas, ácaros terrestres, carrapatos, pulgas e outros insetos que picam. Seguro para uso na pele humana.

Etoexadiol [2-etil-1,3-hexanodiol; $C_8H_{18}O_2$] — Um líquido oleoso incolor, com odor discreto ou inodoro; 1 mL é dissolvido em cerca de 50 mL de água; miscível em álcool. Repelente contra insetos comum utilizado pelos seres humanos.

Ftalato de *n*-butil [ácido 1,2-benzenodicarboxílico éster dibutil; $C_{16}H_{22}O_4$] — Um líquido oleoso utilizado como repelente de inseto para impregnação de roupas.

Hinder — Sabões de amônia com ácidos graxos maiores. É utilizado como repelente de cervos e coelhos pelo odor proveniente de árvores frutíferas, vegetais, colheitas, plantas decorativas, etc. É uma solução aquosa castanha e viscosa com odor semelhante ao da amônia.

Metil Nonil Cetona [MGK] — Repelente de cães e gatos. É utilizado como auxiliar no treinamento de animais domésticos e para evitar prejuízo por animais que vagueiam em plantas ornamentais.

Metiocarb [3,5-Dimetil-4(metiltio)fenil metilcarbamato] — Um inseticida não-sistêmico, ascaricida, moluscicida e repelente de pássaros. Está registrado em vários estados dos EUA para repelir pássaros de mirtilos.

Repelentes de Animais à Base de Condimentos Quentes — Contêm capsaicina, o princípio ativo irritante das pimentas. São utilizados em árvores e arbustos ornamentais, árvores frutíferas e sementeiras para repelir cervos, coelhos e ratos.

Thiram [Bis(dimetiltiocarbamoíla)dissulfito] — Um fungicida, protetor de sementes e repelente de animais.

CONTROLE DE ROEDORES

Os seguintes compostos são utilizados comumente no controle de roedores. São perigosos e precisam ser manipulados com cautela. Atualmente, muitos dos rodenticidas modernos são embalados em *iscas* para reduzir os envenenamentos em animais maiores e seres humanos.

Brodifacoum — Um derivado complexo da benzopiranona. É um pó bege. É um rodenticida anticoagulante, disponível em pellets e em blocos de iscas. A simples ingestão provoca morte.

Bromadiolona [3-[3-(4'-bromo[1,1'-bifenil]4-il)-3-hidróxi-1-fenilpropil]-4-hidróxi-2*H*-1-benzopiran-2-ona] — É um pó amarelado, um tanto insolúvel, utilizado em iscas ou pó de rastreamento para controle de roedores. É utilizado em estabelecimentos oficiais que operam sob o programa de inspeção federal de carnes, aves, graduação da casca de ovos e produtos de ovos. Alguns usos são classificados pela EPA como RUP.

Clorfenacinona *[Rozol]* — Um derivado da indandiona. É um material cristalino branco feito de isca de grão, isca de água, blocos de parafina e pó de rastreamento. É registrado para uso em estabelecimentos oficiais submetidos ao Federal Inspection Program para carnes, aves, graduação da casca de ovos e produtos de ovos.

Difenadiona [Diphacinone; 2-difenilacetil-1,3-indandiona] — É o mais tóxico dos anticoagulantes atualmente em uso. Enquanto outras substâncias químicas dessa classe são, em geral, utilizadas em iscas em concentração de 0,025%, essa é efetiva em concentração de 0,005%.

Fosfeto de Zinco [Zn_3P_2] — Uma preparação de fósforo que encontrou lugar definitivo no problema de controle especializado dos roedores nos EUA. É misturado com um diluente para facilitar seu uso como pó colocado sobre maçãs cortadas na preparação de uma isca altamente efetiva contra ratos em pomares. Confecciona-se o suficiente dessa isca perecível para suprir o trabalho da tarde, e ela é colocada escavando-se os túneis dos ratos e colocando-se uma isca em dois ou três cortes de maçã diretamente na trilha. Esse processo é repetido em vários pontos da trilha ao redor de cada macieira, e, quando realizado de forma adequada, é bastante eficaz.

A mesma mistura de fosfeto de zinco pode ser utilizada em outros tipos de isca de alimento para o controle de ratos ou camundongos caseiros. É perigoso para outros animais, e deve ser manipulado com cautela. Algumas ou todas as aplicações de vários produtos contendo esse agente são classificados pela EPA como RUP.

Red Squill *[Dethdiet, Rodine]* — Devido à sua segurança relativa para uso em seres humanos, animais de estimação e animais domésticos, pós e extratos de red squill adequadamente padronizados são, em geral, os venenos recomendados para ratos. Red squill contém cilirosida, um glicosídio cardíaco e emético forte que faz com que os seres humanos e a maioria das espécies de animais domésticos eliminem o veneno de imediato. Sua toxicidade específica se deve à incapacidade dos ratos de vomitar. Isso permite a absorção do toxicante. Outros animais vomitam, permitindo que sobrevivam ao envenenamento acidental. Red squill nunca foi mais que um rodenticida medíocre, e hoje em dia é pouco utilizado nos EUA.

Varfarina *[WARF-42, Composto 42;* 3-(α-acetonilbenzila)-4-hidroxicoumarina] — Uma substância química relacionada ao dicumarol; atua provocando perda do poder de coagulação do sangue, e o animal morre de exaustão devido às muitas hemorragias. O produto foi o primeiro rodenticida anticoagulante bem-sucedido, e era singular porque tinha que ser consumido várias vezes para causar morte. Nos ratos, o tempo para alimentação é, em geral, de 3 a 10 dias, e para os camundongos é necessário um período de alimentação diária mais longo. Percentuais fantasticamente baixos do veneno no alimento são efetivos; as iscas com alimentos atualmente no comércio contêm 0,025 a 0,05%, e existem concentrados para a preparação de soluções de sal de varfarina sódica contendo 0,005% de equivalente de varfarina. Nesses níveis, os ratos e camundongos não detectam o material nas iscas e continuam a voltar para comer e beber até estarem muito fracos para fazê-lo.

A própria varfarina é um veneno altamente tóxico, mas, como são necessárias concentrações muito baixas do agente e como essas precisam ser consumidas repetidas vezes para provocar sintomas, é menos provável que a varfarina prejudique animais de estimação e crianças do que os outros venenos. A varfarina tem um bom registro de segurança e é considerada um dos materiais menos perigosos para o controle de ratos e camundongos.

CONTROLE DE FUNGOS E BACTÉRIAS

Os fungicidas são compostos químicos utilizados para prevenir ou retardar a ação deletéria de um grupo variado de plantas denominadas fungos, cuja maioria é microscópica, não possui matéria de coloração esverdeada e se reproduz através de esporos.

Os fungos estão presentes em todo o mundo. Atacam outras plantas vivas e mortas, animais, seres humanos e objetos inanimados como gêneros alimentícios, roupa, papel, móveis velhos, tinta, coberturas plásticas e couro, para mencionar apenas algumas das substâncias afetadas.

Alguns materiais fungicidas também são tóxicos para as bactérias, mas, em geral, o termo é limitado aos materiais utilizados para proteção contra fungos. Durante muitos anos, os fungicidas foram utilizados extensamente na agricultura para proteção das colheitas.

A prevalência dos fungos flutua com as condições ambientais. Antigos escritos históricos e religiosos fazem referência a pragas, secas, ferrugem ou doenças das colheitas. Desde o início da civilização até hoje existe uma batalha constante entre os agricultores e os fungos, com as condições ambientais ora oscilando para um lado ora para o outro.

Antes de 1853, as perdas resultantes de ataques de fungos eram aceitas como inevitáveis, pois a verdadeira causa não era conhecida. Entretanto, nesse ano Anton de Bary estabeleceu o parasitismo dos fungos associado às doenças de ferrugem e sujeira. Essa descoberta, que estabeleceu a ciência da patologia das plantas, foi seguida por um número cada vez maior de pesquisas sobre a causa das doenças das plantas e pelo desenvolvimento de vários materiais utilizados para o controle dessas doenças.

REQUISITOS FUNDAMENTAIS DE UM FUNGICIDA— Esses materiais podem ser aplicados na forma líquida ou de pó. O processo de aplicação das substâncias na forma líquida é denominado *vaporização*, e sua aplicação na forma de pó é denominada *pulverização.*

Independentemente do método de aplicação, um fungicida para ser completamente satisfatório, precisa

Ser capaz de destruir, controlar ou evitar o crescimento do fungo.
Ser relativamente não-prejudicial à planta hospedeira.
Ser de fácil aplicação.
Ser fácil de preparar.
Ter custo razoável.

TIPOS DE AÇÃO FUNGICIDA — Os materiais fungicidas apresentam composição variada, e seu modo exato de ação contra microrganismos específicos está além do escopo desta discussão. Entretanto, em geral, todos os materiais enquadram-se em duas categorias gerais: *de proteção* e *de erradicação.*

No *tipo protetor* o material não destrói necessariamente os esporos do fungo, mas evita sua germinação. As várias formas de *enxofre* elementar utilizadas como vaporização ou pulverização são protetoras em sua ação contra os esporos do fungo na casca da maçã (*Venturia inaequalis*) e são amplamente utilizadas pelos pomicultores comerciais para evitar o desenvolvimento de numerosas infecções nas folhas da macieira e da fruta. Entretanto, os mesmos materiais utilizados contra determinados fungos de ferrugem erradicam de forma definitiva os esporos da ferrugem. Esse efeito distinto nos diferentes fungos é um exemplo da complexidade do problema.

O *tipo erradicador* do material destrói fungos e dessa forma pára a doença antes ou logo após a ocorrência da infecção inicial. Os *polissulfetos de cálcio* complexos ou novos agentes, como as preparações de Captan, Thiran ou Benlate, têm efeito erradicador definitivo no fungo da casca da maçã. Infelizmente, a maioria dos materiais erradicadores tem ação um tanto cáustica e só pode ser utilizada em determinadas condições, pois eles estão aptos a provocar lesão quase sempre mais grave que a lesão que estão combatendo. Entretanto, esse procedimento deve ser adotado sempre que for possível utilizar um tipo erradicador de fungicida sem lesão grave para a planta, pois fornece resultados de controle mais satisfatórios.

FUNGICIDAS COMUMENTE UTILIZADOS

Sabe-se que os farmacêuticos não têm o conhecimento detalhado dos patologistas de plantas tecnicamente treinados com relação ao uso de materiais fungicidas. Entretanto, eles são solicitados com freqüência a fornecer conselhos, e devem estar familiarizados com as orientações contidas nos rótulos dos pesticidas e reconhecer a importância de que seus clientes compreendam e sigam as orientações; além disso, eles devem utilizar os serviços dos patologistas estaduais ou municipais quando as informações contidas no rótulo forem insuficientes para lidar com os problemas específicos que possam surgir.

A seguir fornecemos uma lista dos materiais mais comumente utilizados que ajudarão os farmacêuticos a responder de forma inteligente à maioria das perguntas que possam surgir. Solicitações de informações para uso em grande escala de fungicidas devem ser encaminhadas para a estação de experimento estadual de agricultura, para o USDA ou para a EPA.

Afugan *(Pyrazophos)* — Um fungicida sistêmico utilizado para bolor em maçãs, cereais, pepino, uva, melão, plantas ornamentais, moranga, abóbora, morango e melancia.

Benomyl [Metil 1-(butilcarbamoíla)-2-benzimidazolcarbamato] — Um tipo de fungicida de carbamato de amplo espectro, com propriedades protetoras e curativas. Apresenta atividade sistêmica local no sistema de folhas e a partir das aplicações no solo onde o sistema de raiz permanece na zona tratada. Está registrado para uso em rosas, outras plantas ornamentais, gramado, caroços de frutas, melões, feijões, pepino, uvas, maçã e amendoins. A LD_{50} de uma dose oral para rato é > 10.000 mg/kg. Evitar contaminação dos suprimentos alimentares.

Botran — Esse nome comercial e outros (*DCNA, Allisan*) refere-se ao *2,6-dicloro-4-nitroanilina,* que foi desenvolvido na Inglaterra. Essa amina substituta é apresentada como um pó amarelado que pode ser umedecido para vaporização (75%) e para imersão (50%); também é utilizado para pulverização. Em geral, é utilizado como um fungicida do solo e das folhas para o controle do mofo *Sclerotinia,* apodrecimento por *Monilinia,* por *Rhizopus* e mofo por *Sclerotium* e *Botrytus,* incluindo armazenamento ou trânsito de vegetais, frutas e plantas ornamentais. É quase não-tóxico para os ratos, mas fitotóxico para os morangos, legumes com folhas murchas, áster, petúnias e outras plantas de estufa, e algumas sementes germinativas e semeaduras anuais. Essa substância permanece na superfície das folhas por 1 a 2 semanas e, em geral, é pouco perigosa.

Cuidado — Evitar inalação da névoa da pulverização e da vaporização; foram informados casos ocasionais de dermatite de contato.

Captano [*N*-triclorometiltio-4-cicloexeno-1,2-dicarboximida] — É um fungicida orgânico utilizado na faixa de 1 a 2 lb/100 gal de água para o controle de doenças em frutas, vegetais e plantas ornamentais. É excelente para a vaporização de verão das macieiras. É extensamente utilizado em frutas e vegetais e em colheitas do campo e ornamentais. Não utilizar com cal ou outro álcali forte. É classificado como um fungicida protetor-erradicante.

Chloroneb (1,4-dicloro-2,5-dimetoxibenzeno) — Utilizado no tratamento sistêmico de sementes, no tratamento de sulcos do solo e doenças dos gramados.

Cobre-8-Quinolinolato - Um composto de cobre orgânico (vendido com o nome comercial de *Bioquin*), utilizado no controle da doença por *Alternaria,* por *Botryus* e *míldio* em cravos, crisântemos e rosas. É utilizado como fungicida industrial para o tratamento de produtos da madeira.

Difenil [bifenil] — Utilizado como preservativo para cítricos em armazenamento e em trânsito. É utilizado impregnando-se a embalagem das frutas cítricas.

Dimetilditiocarbamato Férrico — Ver *Ferbam.*

Ditiocarbamatos — É uma mistura de sais de dimetilditiocarbamatos metálicos e de etileno bisditiocarbamato. Os ditiocarbamatos são sólidos e insolúveis na maioria dos solventes comuns. Decompõem-se em condições fortemente ácidas ou básicas. Encontra-se disponível como pó que pode ser umedecido a 80% e em vários pós. A umidade pode causar deterioração. É, em geral, utilizado como controle de doenças em batatas e tomates. Também é útil em algumas outras colheitas de vegetais e em algumas culturas de campos. Não tem fitotoxicidade conhecida e persiste nas superfícies das plantas por 10 a 14 dias. Esse agente é compatível com hidrocarbonetos clorados, cobres, enxofres e fosfatos, exceto *sprays* de óleo de paration. Dinocap ou diazinon devem ser adicionados antes do uso. Apresenta baixo potencial de perigo; entretanto, algumas ou todas as aplicações são classificadas pela EPA como RUP.

Dodine [*N*-acetato de dodecilguanidina; *Melprex, Doquadine*] — Um fungicida razoavelmente estável preparado como pó que pode ser umedecido a 65% e fungicida protetor e erradicador, sobretudo para casca de maçã e nogueira-pecã, manchas na folha da cereja, antracnose do sicômoro e outras doenças de árvores. Pode provocar lesão nas folhas ou nos frutos, sobretudo se aplicado em temperaturas congelantes ou quase congelantes. *Cuidado* — Pode provocar irritação nos olhos e na pele. Se os olhos forem expostos, enxaguá-los durante pelo menos 15 min.

Enxofre — Durante muito tempo foi um dos materiais fungicidas padrões, e ainda é amplamente utilizado no controle de várias doenças de plantas. É vendido como um pó seco com graus variados de refinação, como pasta ou fundido com argila (bentonita) e subseqüentemente colocado na terra. Existem muitas marcas especiais disponíveis, e cada produtor alega que o seu produto possui virtudes especiais. Todos esses produtos dependem de sua eficácia na propriedade tóxica inerente para afetar os processos de crescimento de vários fungos. As instruções nas embalagens servem como um guia para seu uso. É um dos materiais fungicidas mais baratos e é provável que continue a ser extensamente utilizado para pulverização ou vaporização durante muitos anos.

Combinado à cal e à água e aquecido por um período considerável, forma *polissulfetos* complexos. O produto dessa reação, denominado cal-enxofre, foi descrito sob o título *Solução de Cal-Enxofre.* Se for adicionada cal em pedra e o único calor aplicado for o da cal em pedra combinando-se com a água, ocorre outro tipo de *spray,* denominada *cal-enxofre auto-aquecida.* Essa substância preparada de forma adequada contém teor muito baixo de polissulfeto de cálcio e provoca pouquíssima lesão; pode ser utilizada com segurança nos pêssegos durante a estação de crescimento, enquanto a aplicação de cal-enxofre nesse período causaria lesão excessiva nas árvores.

Ferbam — Um composto orgânico de ferro, *dimetilditiocarbamato férrico,* extensamente utilizado como substituto para compostos de enxofre e de cobre no controle de doenças por fungos em árvores frutíferas. É utilizado como específico no controle de ferrugem no cedro da macieira. No noroeste do Pacífico, é utilizado em vez do enxofre no controle da doença da pêra porque não avermelha a fruta. Da mesma forma, é utilizado no controle dos fungos que causam doença da maçã, bolhas na maçã e apodrecimento amargo, pois diminui o risco de lesão por vaporização e ao mesmo tempo fornece controle satisfatório desses fungos.

Também é utilizado no controle da antracnose do tomate e é especialmente efetivo no controle da praga da folha da antracnose, mofo penugento e apodrecimento do pepino e dos melões. Provoca menos lesão nas folhas que os compostos de cobre nos tomates, pepinos e melões.

Cuidado — O ferbam é um material inflamável e que não pode ser misturado perto de uma chama aberta. Ao misturar *sprays,* o operador deve evitar a inalação.

Folpet [*N*-triclorometiltio)ftalimida] — Em geral, utilizado como um fungicida protetor-erradicante para frutas, vegetais, plantas ornamentais e gramados. É especialmente bom para manchas pretas das rosas. É levemente mais fitotóxico que o captano. Não é recomendado para maçãs antes da quarta pulverização; pode queimar as folhas das videiras nas estações quentes e secas, e também pode lesar gravemente as folhas da cereja doce e da boca-de-leão. Apresenta pouco perigo para a saúde. As soluções concentradas podem causar irritação cutânea. Seu uso é limitado aos estados do Oeste dos EUA.

Hipoclorito de Cálcio [Cloreto de cal; pó alvejante] — A atividade desse composto como desinfetante geral baseia-se em sua capacidade de liberar cloro. Várias formas desse agente são utilizadas para limpeza de piscinas. Possui propriedades fungicida e bactericida.

Krenite [fosamina de amônio] — Um regulador do crescimento da planta que interrompe a refolhagem das plantas tratadas durante a próxima estação de crescimento. É classificado como um agente de controle de limpeza.

Mancozeb — Um íon zinco e composto manganês etileno bisditiocarbamato. É um fungicida de amplo espectro utilizado em vegetais, frutas, gramados, plantas ornamentais para manchas nas folhas, pragas precoces e tardias, apodrecimento do caule, apodrecimento de plantas, antracnose e outros. É um dos fungicidas vegetais mais comumente utilizados.

Maneb [manganês etilenobisditiocarbamato; *Manzate, Dithane M-22, Chem-Neb*] — O sal de manganês do ácido ditiocarbâmico é utilizado para o controle de doenças nas batatas, tomates, aipo, cenouras e cebola. Também é utilizado no controle de apodrecimento da uva e é utilizado em muitas frutas e vegetais. Hoje em dia é um fungicida importante.

Mercaptobenzotiazol *[Niacidas]* — Utilizado nas maçãs como um fungicida de plantas pelos preparadores de pesticida em seus produtos.

Nabam [Dissódio etilenobis[ditiocarbamato] — Apenas para aplicações industriais, não para colheitas de alimentos. É um algicida no arroz.

Óxido de Cobre Amarelo — Esse material, que contém 47% de cobre metálico, é vendido com o nome comercial de *Yellow Cuprocide* e pode ser utilizado na forma de vaporizador ou pulverizador. É efetivo contra praga no aipo, praga do tomate por *Alternaria*, pragas precoces e tardias de batata, antracnose, mofo e outras doenças de folhas de abóbora, e é recomendado para várias colheitas de vegetais sempre que for necessária pulverização com cobre.

Pentacloronitrobenzeno *[PCNB, Terraclor]* — Um composto nitrobenzeno utilizado como um fungicida no solo efetivo contra muitos patógenos do solo que atacam vegetais, gramado e plantas ornamentais. Também é utilizado como *spray* nas folhas de alface, repolho e couve-flor novas, bem como em árvores frutíferas.

Solução de Cal-Enxofre — Um material em *spray* amplamente utilizado que consiste em cerca de 30% de polissulfetos de cálcio preparado aquecendo-se o enxofre e a cal junto com quantidades adequadas de água. Esse agente mostrou-se especialmente efetivo no controle do fungo da casca da maçã e tem sido amplamente utilizado no controle de muitas doenças de plantas. A diluição em água para uso durante a estação de crescimento varia. Durante muito tempo, esse agente foi utilizado durante o inverno em pereiras para o controle combinado da *cochonilha-de-são-josé* e do *fungo da folha.*

Como os polissulfetos de cálcio têm a probabilidade de provocar lesão pela pulverização, foram substituídos por formas menos prejudiciais de enxofre e por vários materiais orgânicos em operações comerciais em grande escala com *spray.* Esse agente também possui atividade acaricida. Foi suplantado, em grande parte, pelos novos fungicidas sintéticos com ação mais branda nas plantas.

Sulfato de Cobre — Além de ser o principal componente da mistura Bordeaux, é o componente essencial de muitos fungicidas comerciais de cobre. É um fungicida e algicida.

Zineb *[Etilenobisditiocarbamato de zinco]* — Excepcionalmente efetivo no controle de pragas tardias nas batatas e tomates na Flórida. Não se mostrou muito superior aos compostos de cobre nas regiões mais nordestes de crescimento de tomate. É menos lesivo para as plantas do tomate e da batata que os compostos de cobre, um fator consideravelmente importante no Sul dos EUA, onde são necessárias numerosas aplicações de *spray* durante a longa estação de crescimento.

Também tem sido utilizado em pepinos, melão almiscarado e melancias no controle de mofo e antracnose, sobretudo na Flórida. A não-ocorrência de lesão nessas plantas é uma característica especialmente valiosa desse composto, pois os pepinos e os melões são extremamente suscetíveis à lesão por cobre. Pela mesma razão, esse composto mostrou-se útil no controle das doenças do repolho e da couve-flor, e também tem muitos usos nas frutas. Algumas vezes é utilizado no controle da praga nas macieiras e pereiras. Também foi aplicado como pó contendo 8 a 10% de fungicida.

Ziram *[Dimetilditiocarbamato de zinco]* — Um pó branco que não deixa resíduos desagradáveis. É muito utilizado no controle de doenças de vegetais (praga da folha do aipo, mofo da abóbora, antracnose da vagem, míldio do repolho e apodrecimento de partes da abóbora causado por fungos ou bactérias). Esse agente também foi utilizado no controle do apodrecimento do pêssego, mas está apto a produzir lesão nas folhas e avermelhamento das frutas quando utilizado em maçãs, cerejas amargas, pêras e em várias outras frutas. Não é um material efetivo para o controle de praga tardia em batatas ou tomates.

Formas desnaturadas relativamente não-refinadas de estreptomicina e oxitetraciclina estão sendo utilizadas para o controle das doenças bacterianas das plantas. A ciclo-heximida é utilizada para o controle de manchas no gramado.

ANTIBIÓTICOS

Estreptomicina — Comercializada como o sulfato ou nitrato com os nomes comerciais de *Agri-Mycin 17* e *Phytomycin.* Existem apresentações como pó seco que pode ser umedecido (sulfato) e em líquido (nitrato). Seus sais são muito solúveis em água. É utilizada como antibacteriano contra pragas de maçãs e pêras e infecções semelhantes em plantas ornamentais, incluindo árvores e plantas herbáceas. Persiste na superfície das plantas por até 4 meses, mas é considerada de baixa toxicidade geral. Pode provocar reações alergênicas, como erupções cutâneas, conjuntivite e asma brônquica. Esse agente não deve ser aplicado após mistura Bordeaux, e é incompatível com cal-enxofre, piretano e aldrina.

Outras doenças em animais e em plantas podem ser controladas com aureomicina e terramicina.

CONTROLE DE ERVAS DANINHAS E PLANTAS

Anualmente são gastos nos EUA cerca de 7,5 bilhões de dólares em pesticidas na agricultura. Os herbicidas representam cerca de dois terços dos gastos da agricultura com pesticidas. Desde 1990, o uso de herbicidas permaneceu relativamente estável em cerca de 162 a 175 mil toneladas de ingrediente ativo. Foram desenvolvidos compostos de alta atividade com base nas novas substâncias químicas, o que permite taxas de aplicação significativamente menores, utilizando novos modos de ação e com menos risco ambiental.

Muitos herbicidas são utilizados para o controle de ervas daninhas, e outros estão sendo avaliados experimentalmente para determinar sua utilidade. Descreveremos aqui apenas aqueles de interesse e utilidade gerais.

Informações disponíveis sobre o grau de toxicidade dos herbicidas estão relacionadas nas descrições das substâncias químicas utilizadas no controle de ervas daninhas. O símbolo LD_{50} (dose letal que mata 50% dos animais experimentais) precede cada número que indica toxicidade oral relativa. Por exemplo, a dose oral aguda única para cianamida de cálcio, LD_{50} = 1.400 mg/kg, indica toxicidade oral relativamente baixa. Quanto maior o número LD_{50}, menos venenoso é o herbicida.

Todos os valores LD relacionados neste guia baseiam-se em uma única dose de material administrado por via oral a animais, seguida de observação dos animais tratados por um período definido de tempo. Entretanto, esses achados não indicam os possíveis perigos que podem surgir devido ao contato cutâneo ou à inalação da substância ou substâncias indicadas. Da mesma forma, esses dados não predizem de forma exata a toxicidade de uma preparação que pode ser diferente, de acordo com o solvente ou diluente empregado.

Os herbicidas são materiais utilizados principalmente para o controle de ervas daninhas e são utilizados de cinco maneiras gerais:

Antes do plantio, o que significa que os herbicidas são aplicados após a preparação do solo mas antes da semeadura da planta desejada.

Antes da emergência ou *contração,* o que significa que doses não-residuais do herbicida foram utilizadas após a semeadura, mas antes da emergência das mudas da colheita.

Antes da emergência ou *residual,* o que significa que o herbicida foi aplicado por ocasião da semeadura ou logo antes da emergência da colheita, de modo que destrói ervas daninhas e mudas em germinação.

Após a emergência, refere-se à aplicação de herbicida após a emergência da colheita.

Esterilizante ou *não-seletivo,* o que significa que foi utilizado herbicida suficiente para destruir por completo a vida de toda a planta tratada.

HERBICIDAS INORGÂNICOS

Os principais exemplos dessa classe são o sulfamato de amônia e o sulfato de cobre.

Sulfato de Cobre (Pentaidrato) [Basicap] — Material cristalino hidrossolúvel azul, amplamente utilizado como fungicida. Entretanto, também é utilizado como herbicida, especificamente no controle de algas e ervas daninhas em água potável represada. Esse agente também é utilizado na irrigação de sistemas de transporte de água, controle das raízes nos esgotos e nos locais com arroz para o controle de algas. *Palavra de Aviso:* Perigo. *Classe de Toxicidade:* I. *Toxicidade:* LD_{50} oral aguda, 470 mg/kg, 1 mg/m^3 para todos os pós ou névoas de cobre. Tóxico para os peixes.

Antídoto / Tratamento: Procurar o médico. Pode ser corrosivo para as mucosas, olhos, pele e trato gastrintestinal (GI) se for deglutido. Nos casos de envenenamento oral, dar dois copos de leite de magnésia, água ou leite para diluir a substância química, e então induzir o vômito. Esse procedimento deve ser repetido até que o vômito esteja claro. *Cuidados com a Manipulação e o Armazenamento:* Evitar contato direto. Não utilizar quantidades excessivas em açudes, arroios ou lagos como herbicida. Roupas e equipamento protetores devem ser utilizados durante a manipulação. *Apresentações:* Numerosas formas de cristais e tamanhos, soluções e pós encontram-se disponíveis de vários fabricantes.

ÓLEOS DE PETRÓLEO (90-PAR, ÓLEOS VOLCK, ÓLEOS BRANCOS, GRAUS DE REFINAMENTO)

Há muito tempo essas substâncias são utilizadas como inseticidas, solventes de inseticidas e adjuvantes de inseticidas para aumentar sua eficácia. Alguns são utilizados como herbicidas por si sós. São aplicados como herbicidas de contato, sendo empregados para controle geral ou seletivo de ervas daninhas. Os produtos de petróleo utilizados como herbicidas incluem solvente Stoddart (destilado de petróleo entre gasolina e querosene, conhecido como espíritos minerais) e óleo diesel. Esses agentes devem ser utilizados com cautela e colocados na *Classe de Toxicidade III*. Várias propriedades físicas e químicas dos óleos são importantes para determinar seu uso final, p. ex., percentual de sulfonação (indica o grau de refinamento), volabilidade, densidade e viscosidade.

ARSENICAIS ORGÂNICOS

Esse grupo inclui metanoarsonato monossódico (MSMA), metanoarsonato dissódico (DSMA) e ácido cacodílico.

Ácido Cacodílico [Óxido de hidroxidimetilarsina; ácido dimetilarsínico] — Um herbicida não-seletivo, desfoliante do algodão e silvicida (destruidor de árvores) para uso em silvicultura. *Classe de Toxicidade:* III; utilizar com cautela. *Toxicidade:* LD_{50} agudo oral (ratos), 700 mg/kg. Também é utilizado em vários produtos de combinação.

Metanoarsonato Dissódico (DSMA) — Comercializado com vários nomes comerciais (p. ex., *Ansor, DSMA Liquid, Arsinyl*) e utilizado como potente herbicida pós-emergência seletivo no algodão e como *spray* direto em ervas daninhas, como grama de Johnson, carrapicho, dallisgrass, watergrass, nutgrass e potentilha, sobretudo nas áreas sem colheita. *Toxicidade e Cautela:* Semelhante ao DSMA.

Metanoarsonato Monossódico (MSMA) *[Ansar, Arsonate Liquid]* — Um sólido cristalino branco (ponto de fundição, 132 a 139°C). É um herbicida utilizado no controle pós-emergente da grama de Johnson e de outras ervas daninhas graminosas ao longo de fossos, locais de armazenamento, trilhas e outras localizações sem colheitas; pré-plantio de algodão, transporte de frutas cítricas (exceto na Flórida); e é um destruidor de árvores. *Classe de Toxicidade:* III; deve ser utilizado com cautela. *Toxicidade:* LD_{50} oral agudo (ratos), 700 mg/kg; Arsonato Líquido (MSMA 51%); LD_{50} oral agudo (rato) 1.738 mg/kg; LD_{50} dérmico agudo (coelho) 2.500 mg/kg; LD_{50} inalação aguda (rato) 20 mg/L. É ligeiramente irritante para a pele e os olhos (coelho) *Antídoto/Tratamento:* Se deglutido, induzir o vômito; beber muita água.

ÁCIDOS FENÓXI-ALIFÁTICOS

Esse grupo inclui muitos dos denominados hormônios e plantas e substâncias afins, como 2,4-D, 2,4-DB e MCPA.

2,4-D [(2,4-diclorofenóxi-) ácido acético; *Weed-B-Gon*] — Herbicida seletivo cuja aplicação é para gramados, trigo, cevada, aveia, sorgo, milho, cana-de-açúcar e arroz (Filipinas) e áreas sem colheita para controle pós-emergente de ervas daninhas, como cardo-do-canadá, dente-de-leão, mostardas anuais, erva-de-santiago e lambs-quarters. Determinadas apresentações são registradas para liberação de pinheiros, controle de jacinto-da-água e prevenção da formação de sementes e outras para controle de rabanete selvagem e outras ervas daninhas variadas. Para cuidados específicos, ver os rótulos das diferentes apresentações. A forma de sal da dimetilamina: *Classe de Toxicidade:* I (olhos); EC: III (oral). *Toxicidade:* LD_{50} aguda (rato), 375 mg/kg, 700 mg/kg (isopropil); 666 a 805 mg/kg (sais de sódio). Nas taxas habituais de aplicação (em geral, bastante diluído), não tem efeitos adversos nos microrganismos do solo. Como esse composto é ativo em baixas concentrações, o equipamento em *spray* contaminado precisa ser minuciosamente limpo antes de ser utilizado com qualquer outro material. Evitar contaminação em água de irrigação. Recomenda-se o uso de luvas plásticas, óculos de proteção, avental e máscaras contra pó ao utilizar essas preparações. Existem no mercado centenas de apresentações comerciais e combinações desse agente.

AMINAS SUBSTITUTAS

Os herbicidas amínicos substitutos incluem alacloro, naptalam e propanil.

Alacloro [Chimichlor; 2-cloro-2',6'-dietil-*N*-(metóxi-metil)-acetanilida] — Um herbicida pré-emergente utilizado no controle das ervas daninhas anuais em gramados e determinadas ervas daninhas variadas no milho, vagens secas, amendoins e soja. Não deixa resíduos no solo.

Naptalam [sódio 2-[(1-naftalenilamino)carbonil]benzoato] — Um herbicida para numerosas ervas daninhas nas abóboras e sementeiras.

Propanil [Prop Job; *N*-(3,4-diclorofenil)propionamida] — Um herbicida pós-emergente do tipo de contato sem efeito residual contra numerosos gramados e ervas daninhas no arroz.

NITROANILINAS

Esses herbicidas incluem benefina e triflaralina.

Benefina [Benfluralin, *N*-Butil-*N*-etil-α,α,α-trifluoro-2,6-dinitro-*p*-toluidina; Balan, Quilan] — Herbicidas pré-emergentes seletivos para o controle anual de ervas daninhas em gramados e variados na alfafa plantada, alface, amendoins, tabaco e gramado estabelecido. Pode ser aplicado e incorporado ao solo até 10 semanas antes do plantio; entretanto, ele não controlará as ervas daninhas já estabelecidas. A palavra de cautela varia de acordo com a apresentação utilizada. *Toxicidade:* LD_{50} oral aguda (ratos) > 10.000 mg/kg.

O composto puro é um sólido cristalino de coloração amarelo-alaranjada que é prontamente solúvel em solventes orgânicos. Possui ponto de inflamabilidade de 25,5° (78°F). Essas características exigem cautela na manipulação e no armazenamento. Não deve ser congelado, ou armazenado acima de 4,5° (40°F), sobretudo próximo ao calor ou chama aberta. É uma substância corrosiva e que provoca irritação grave nos olhos de animais de laboratório. Alguns indivíduos exibem reações de sensibilização cutânea a ela. Pode ser perigosa se deglutida, inalada ou absorvida pela pele. No caso de contato, os olhos e a pele devem ser lavados imediatamente com muita água. Recomenda-se o uso de roupas protetoras durante o uso. Várias apresentações e produtos de combinação estão disponíveis no mercado.

URÉIAS SUBSTITUTAS

Esses herbicidas incluem baturon, diuron, linuron e monuron.

Diuron; 3-(3,4-Diclorofenil)-1,1-dimetiluréia; *N'*-(3,4-diclorofenil)-*N-N*-dimetiluréia; *Cekiuron, Unidron*] — Utilizado em baixas taxas como herbicida seletivo no controle de ervas daninhas em gramados que estão germinando em numerosas colheitas como cana-de-açúcar, abacaxi, alfafa, uva, algodão e pimenta. Em taxas mais altas de aplicação, pode ser utilizado como um destruidor de ervas daninhas em geral. Como esterilizante do solo, é mais persistente e preferido ao monuron para solo mais leve e/ou em áreas de chuvas pesadas. *Classe de Toxicidade:* III. *Toxicidade:* LD_{50} oral aguda (ratos), 3.400 mg/kg. *Cautelas com a Manipulação e o Armazenamento:* Semelhantes às dos outros herbicidas. É comumente utilizado como pó flutuante que pode ser umedecido nas apresentações, e existem muitos produtos de combinação.

CARBAMATOS

Propham [Carbanilato de isopropil; IPC] — Utilizado basicamente como um herbicida pré-emergente e pós-emergente. Evita a divisão celular e atua no tecido meristemático. Os principais usos incluem controle de ervas daninhas na alfafa, trevo ladino, alface, açafrão, lentilha e ervilhas e na terra de pouso. *Classe de Toxicidade:* III. *Toxicidade:* Em geral, de baixa toxicidade para a vida selvagem e peixes; LD_{50} oral aguda (ratos), 5.000 mg/kg. Encontra-se disponível em suspensões flutuantes, pós que podem ser umedecidos e vários produtos de combinação.

TIOCARBAMATOS

Incluem pebulato, dialato e EPTC (*S*-etildipropiltiocarbamato; Alirox).

Pebulato [*S*-propil butiletiltiocarbamato; R-2061] — Um herbicida seletivo pré-plantio para o controle de ervas daninhas graminosas e variadas. Tem sido utilizado no controle seletivo de ervas daninhas em beterrabas, tabaco e tomates. A palavra de aviso é *cautela. Classe de Toxicidade:* III. *Toxicidade:* LD_{50} oral aguda (ratos), 921 a 1.900 mg/kg; LD_{50} dérmica aguda (coelho) > 4.640 mg/kg. As apresentações incluem concentrado emulsificável (6 lb/gal) e grânulos (10%).

COMPOSTOS NITROGENADOS HETEROCÍCLICOS

Esses herbicidas incluem amitrol, pirazon e picloram.

Amitrol [1*H*-1,2,4-triazol-3-amina; *Amerol, Simazol*] — Utilizado principalmente como herbicida sistêmico não-seletivo para o controle de pastos anual, ervas daninhas, ervas daninhas perenes, envenenamento por hera e determinadas ervas daninhas aquáticas em pântanos e açudes para drenagem. Todas as aplicações são classificadas pela EPA como de uso restrito. É restrito para uso em locais sem colheitas. A palavra de aviso é cautela. *Classe de Toxicidade:* III. *Toxicidade:* LD_{50} oral aguda (rato albino macho), até 10.000 mg/kg não causou morte nem sintomas de atividade sistêmica. Sua vida útil é indefinida, e deve ser armazenado à temperatura ambiente. Encontra-se disponível em apresentações em líquido e pó sólido, bem como em produtos em recipiente pressurizado. Também existem numerosos produtos de combinação.

TRIAZINAS

Esses herbicidas incluem atrazina, simazina, propazina, prometona e cianazina. Atualmente, a EPA está realizando uma revisão especial sobre os herbicidas de triazina. Em 1995, os fabricantes de cianazina voluntariamente retiraram seu registro, em vez de prosseguirem com a revisão especial. A cianazina, que é identificada como um material carcinogênico, é o terceiro herbicida mais utilizado no milho e no algodão e comumente é utilizado nas colheitas de sorgo e de outros tipos para controlar ervas daninhas em gramados e de outros tipos. O fabricante concordou em parar de vender produtos que contêm cianazina em 1999.

Atrazina [2-Cloro-4-etilamino-6-isopropilamino-1,3,5-triazina] — Um herbicida seletivo utilizado no controle de ervas daninhas em estação longa no milho, sorgo e outras colheitas. Esse agente também é utilizado em taxas maiores de aplicação para controle não-seletivo de ervas daninhas e em áreas sem colheita. *Classe de Toxicidade:* III. *Toxicidade:* LD_{50} oral aguda (ratos), 1.780 mg/kg. Está relacionado como perigoso se deglutido, e o contato com os olhos e a pele deve ser evitado. Outra cautela afirma "não contaminar alimentos, suprimentos de alimentação ou água com o produto". A vida útil é de 3 anos em condições ambientais, desde que o produto seja armazenado nos recipientes originais fechados e sem amassados, na sombra, possivelmente em áreas bem-ventiladas, frescas e secas e mantido longe de fontes de calor, chamas livres ou equipamento gerador de faíscas. As apresentações incluem pós flutuantes secos, líquidos flutuantes e pós que podem ser umedecidos. Existem no mercado numerosos produtos de combinação.

URACÍLICOS

Esses herbicidas são o bromacil e o terbacil.

Bromacil [5-Bromo-3-*sec*-butil-6-metiluracil] — Um herbicida para ervas daninhas e mato em áreas sem colheita, em especial pastagens perenes. Também é utilizado no controle seletivo de ervas daninhas em abacaxis e frutas cítricas em crescimento. As apresentações secas são solúveis em água. *Classe de Toxicidade:* III (seco); II (líquido). *Toxicidade:* LD_{50} oral aguda (ratos), 5.200 mg/kg. *Cuidados com a Manipulação e o Armazenamento:* São vários devido às suas propriedades irritantes e combustíveis. É aconselhável o uso de roupa protetora para a manipulação adequada do produto. As apresentações incluem pó granular, líquido, líquido solúvel em água e pó que pode ser umedecido. Existem vários produtos de combinação disponíveis, sobretudo com vários destruidores de contato e hormonais de ervas daninhas.

ÁCIDOS ALIFÁTICOS

Esses herbicidas incluem *dalapon* e *TCA* (ácido tricloroacético).

Dalapon [2,2-Ácido dicloropropiônico] — Um herbicida seletivo e regulador de crescimento utilizado para gramas de ponta, capim-de-burro e outras pastagens perenes e anuais, bem como amentilho e junco. Esse herbicida é comumente utilizado como tratamento pré-plantio para controlar gramíneas perenes estabelecidas em terras cultivadas, áreas não-cultivadas e açudes para irrigação em 17 estados do Oeste norte-americano. Atua sendo transportado para as raízes da maioria das espécies, onde atua como um regulador de crescimento. *Classe de Toxicidade:* II. *Toxicidade:* LD_{50} oral aguda (fêmeas de ratos), 970 mg/kg (preguiça); 7.570 mg/kg (sal de sódio). O ácido não é utilizado diretamente, e os produtos comercializados contêm, em geral, 85% de sal de sódio ou sais de sódio e magnésio misturados. *Cuidados com a Manipulação e o Armazenamento:* São vários, incluindo evitar contato com a pele e os olhos porque esse agente é irritante, e evitar a contaminação da água e alimentos através de armazenamento ou descarte. É preparado principalmente como um pó solúvel em água e em vários produtos de combinação.

ÁCIDOS ARILALIFÁTICOS

Os herbicidas dessa classe incluem dicamba, fenac, 2,3,6-TBA (ácido triclorobenzóico) e DCPA (Dacthal; tetraclorotereftalato dimetil).

Dicamba [2-Metóxi-3,6-ácido diclorobenzóico; 3,6-dicloro-*o*-ácido anísico] — Um herbicida. *Classe de Toxicidade:* II. *Toxicidade:* LD_{50} oral aguda (rato), 1.707 mg/kg; LD_{50} dérmica aguda (coelho), 2.000 mg/kg. Existem apresentações de um produto de potássio líquido flutuável (Marksman) e o sal de dimetilamina (4 lb/gal). São comercializados vários produtos de combinação.

DERIVADOS DE FENOL

DNOC [4,6-Dinitro-*o*-cresol; 2-metil-4,6-dinitrofenol] — Possui propriedades inseticidas, fungicidas, herbicidas e desfoliantes. É utilizado como um *spray* dormente para destruir ovos de insetos e no controle da casca da maçã. O sal de trietanolamina mostrou-se promissor como *spray* dormente completo da maçã para infestações leves de ovos de ácaros e pulgões, bem como de outras pragas. O sal de sódio tem sido utilizado como destruidor de ervas daninhas e em macieiras e pessegueiros para frutas finas. A palavra de aviso é *Perigo*. *Cuidado:* Muito fitotóxico. *Classe de Toxicidade:* III. *Toxicidade:* LD_{50} oral aguda (rato), 20 a 50 mg/kg. Deve ser armazenado em áreas frias e bem-ventiladas longe de calor e de produtos alimentícios. As apresentações incluem sal de amônio (50%), flocos (98 a 100% de ácido livre) e um pó flutuante que pode ser umedecido.

NITRILAS SUBSTITUTAS

Esses herbicidas incluem diclobenil e bromoxinil.

Diclobenil [2,6-Diclorobenzonitrila; Casoron] — Para controle seletivo de ervas daninhas em brejos de oxicoco, plantas ornamentais, viveiros, pomares, vinhedos, plantações de florestas e áreas verdes públicas e para o controle total de ervas daninhas (como locais industriais, linhas de trens, etc., sob o asfalto). Também é utilizado no controle de ervas daninhas aquáticas em águas paradas. É recomendado para o controle seletivo de ervas daninhas em colheitas perenes de madeira e no controle total de ervas daninhas em locais industriais, estacionamentos, margens de estradas, estradas de ferro e áreas afins. *Classe de Toxicidade:* III. *Toxicidade:* LD_{50} oral aguda (ratos), 3.160 mg/kg; LD_{50} dérmica aguda (coelho), 1.350 mg/kg. Essa substância é tóxica para sementes que estão germinando. Não deve ser armazenado com estruturas propagativas, como sementes, bulbos, tubérculos ou viveiros ou com alimentos ou produtos alimentícios. Encontra-se disponível como grânulos e pó que pode ser umedecido e em várias combinações.

BIPIRIDÍLIOS

Esses herbicidas incluem diquat e paraquat.

Paraquat [1,1'-Dimetil-4,4'-íon bipiridínio (presente como sal de dicloreto); Herboxone] — Um herbicida de contato utilizado no dessecamento de sementes para colheita e outros usos e no controle industrial de ervas daninhas no transporte e não-transporte de frutas de pomares, árvores frondosas e ornamentais. Outros usos incluem desfoliação e dessecação do algodão; uma ajuda na colheita da soja, cana-de-açúcar e girassóis; renovação do pasto e erradicação de ervas daninhas nas plantações de café e em situações semelhantes. Algumas ou todas as aplicações podem ser classificadas pela EPA como RUP. As palavras de aviso são *perigo* e *veneno*. *Classe de Toxicidade:* I. *Toxicidade:* LD_{50} oral aguda (ratos), 150 mg íon/kg. Pode matar se for deglutido. Utilize apenas com roupa protetora, e lavar abundantemente após o uso. Várias apresentações incluem concentrado de dicloreto solúvel e várias formas líquidas e granulares. Várias combinações de produtos estão disponíveis.

OUTROS HERBICIDAS

Os herbicidas nesse grupo diverso incluem endotal e bensulida.

Endotal [7-Oxabiciclo [2.2.1] heptano-2,3-ácido dicarboxílico]; Accelerate] — Herbicida pré- e pós-emergente, desfoliante e dissecante, algicida aquático e regulador do crescimento. *Classe de Toxicidade:* I. *Toxicidade:* LD_{50} oral aguda (ratos), 51 mg/kg.

Bensulida [*S*-(*O,O*-Disopropil fosforoditioato) éster de *N*-(2-mercaptoetil)benzenossulfonamida; Bensumec, Exporsan, Prefar] — Para controle pré-emergente de pasto anual e uso em colheitas de cenouras, pepino, pimenta e tomates, entre outras. *Classe de Toxicidade:* III. *Toxicidade:* LD_{50} oral aguda (ratos), 271 a 1.470 mg/kg. Existem várias apresentações e produtos de combinação.

REGULADORES DE PLANTAS

Um regulador de crescimento de plantas é uma preparação que em quantidades ínfimas altera o comportamento das plantas ornamentais ou de cultivo ou seus produtos através de ação fisiológica (hormônio), em vez de ação física. Pode atuar acelerando ou retardando o crescimento, prolongando ou interrompendo uma condição dormente, promovendo a consolidação da raiz ou atuando de outras formas. Uma classificação de reguladores de crescimento de plantas inclui, em geral, auxinas — 2,4-D, MCPB, BNOA; giberilinas; citocinas – cinetina; geradores de etileno — etefon etileno; inibidores — ácido benzóico, MH; e retardantes — A-Rest.

O ácido giberélico é utilizado extensamente em sementes para ajudar na germinação e no crescimento uniformes e em videiras para aumentar o tamanho. O 2-metil-4-ácido clorofenoxiacético (MCPA) e muitas outras substâncias químicas afins são utilizados para reduzir a floração, interromper a queda prematura de frutas e vegetais antes da colheita, aumentar a uniformidade do amadurecimento e muitos outros propósitos. Por exemplo, quando aplicado adequadamente, o 2,4-D aumenta a coloração vermelha na batata, e outras substâncias químicas produzirão abacaxis de forma mais uniforme que os não-tratados. Esse campo de uso químico está se expandindo e parece ter um futuro limitado apenas pela necessidade de comprovar que seus usos são seguros, tanto do ponto de vista toxicológico quanto nutricional. Além disso, o 2,4-D é utilizado em tomates para causar o amadurecimento de todas as frutas ao mesmo tempo para colheita com máquina.

A identificação de inibidores do crescimento de vegetais pode fornecer melhores métodos de armazenagem para as colheitas. Foram identificados inibidores de crescimento para cebolas e repolhos, mas são necessários estudos adicionais para determinar sua utilidade final. Outros reguladores de crescimento de valor potencial incluem

Etrel [2-Ácido cloroetilfosfônico], que atua liberando etileno nos tecidos das plantas; esse agente consegue melhorar o aspecto do abacaxi.

Captano [*N*-triclorometiltio)-4-cicloexeno-1,2-dicarboximida], que é registrado para uso no aumento do grupo da fruta de laranjas e toranjas.

Ripentol, que contém endotal (7-oxabiciclo[2.2.1]heptano-2,3-ácido dicarboxílico) e pode retardar a degradação de sacarose na cana-de-açúcar madura, dando aos plantadores um período de colheita mais longo; esse procedimento aumentou a produção de açúcar na cana-de-açúcar.

DESSECANTES E DESFOLIANTES

Os dessecantes e desfoliantes tornaram-se cada vez mais importantes à medida que a colheita mecânica ficou popular. Assim como a remoção das ervas daninhas com herbicidas logo antes que os compostos sejam colocados nos campos para colheita de trigo evita o entupimento das máquinas com fragmentos de ervas daninhas, a remoção das folhas de algodão através de tratamento químico ajuda a colheita mecânica do algodão e de outras colheitas folhosas. Ácido arsênico, pentaclorofenol e substâncias químicas mais complexas, como *S,S,S*-tributilfosforotritionato e *S,S,S*-tributilfosforotritioíta e outros, estão sendo utilizados com esse propósito. Solicitações de informações referentes a esses desenvolvimentos devem ser enviadas para o USDA, agências estaduais experimentais ou para os fabricantes de produtos específicos. Perguntas sobre a situação legal dos pesticidas devem ser enviadas para Director, Pesticides Regulation Div, Environmental Protection Agency (EPA), Washington, DC 20460.

Agradecemos os comentários e sugestões muito úteis dos Drs M Lee, R Taylor e D MacIver e as informações fornecidas por Susan Lawrence, Chief, Public Response and Program Resources Branch, Field Operations Div, Office of Pesticide Programs, EPA.

BIBLIOGRAFIA

Agricultural Resources and Environmental Indicators. USDA, Economic Research Service, 1996–97.

Biological effects of pesticides in mammalian systems. *Ann NY Acad Sci* 1969; 160(art 1): 1.

Brooks GT. *Chlorinated Insecticides,* vol I, *Technology and Application*. Cleveland OH: Chem Rubber Press, 1974; vol II, *Biological and Environmental Aspects,* 1975.

Citizens Guide to Pesticides. Washington, DC: EPA, Office of Pesticide Programs, Sep 1987.

40 CFR 150-189 (as of July 1, 1987), Protection of Environment. USGPO, 1987.

De Ong ER, *et al. Insect Disease and Weed Control*. New York: Chem Publ, 1972.

Djerassi C, *et al.* Insect control of the future: operational and policy aspects. *Science* 1974; 186: 596.

Edwards CA. *Persistent Pesticides in the Environment*. Cleveland, OH: Chem Rubber Press, 1970.

EPA Pesticides Industry Sales and Usage 1990 and 1991 Market Estimates (H-7503Q), Fall 1992.

Eto M. *Organophosphorus Pesticides: Organic and Biological Chemistry*. Cleveland, OH: Chem Rubber Press, 1974.

Farm Chemicals Handbook, ed 8. Willoughby, OH: Meister Publ, 1998.

The Federal Insecticide, Fungicide, and Rodenticide Act (as amended) (540/09-012). Washington, DC: EPA, Oct 1988.

Hassall K. *The Chemistry of Pesticides*. Deerfield Beach, FL: Verlag Chemie, 1982.

Herbicide Handbook, ed 5. Champaign, IL: Weed Sci Soc Am, 1983.

Jacbson M. *Pesticides of the Future*. New York: Dekker, 1975.

Klingman GC, Ashton FM, Noordhoff LJ. *Weed Science: Principles and Practices*. New York: Wiley, 1975.

Matsumura F, ed. *Environmental Toxicology of Pesticides*. New York: Academic, 1972.

Melnikov NN. *Chemistry of Pesticides*. New York: Springer-Verlag, 1971.

Morgan DP. *Recognition and Management of Pesticide Poisonings* (EPA-540/9-80), ed. 3. Washington, DC, Jan 1982.

National Home and Garden Pesticide Use Survey, Final Report, vol 1: Executive Summary, Results, and Recommendations. Research Triangle Park, NC: RTI, Mar 1992.

Pesticide Fact Handbook (EPA regulatory status of 550 tradenamed pesticides). Park Ridge, NJ: Noyes Data Corp, 1988; vol 2 (430 tradenamed pesticides), 1990.

Regulating Pesticides in Food. Washington, DC: Natl Acad Press, 1987.

Sherma J. Pesticides. *Anal Chem* 1987; 59: 18R.

Stevens-White R, ed. *Pesticides in the Environment,* vol 1, pt 1. New York: Dekker, 1071; vol 1, pt 2, 1971.

Storck WJ. Pesticides growth slow. *Chem Eng News* 1987; (Nov 16): 35.

Street JC, ed. *Pesticide Symposia* (Toxicology). Miami: Halos & Assoc, 1970.

Ware GW. *Pesticides. Theory and Application*. San Francisco: WH Freeman, 1983.

Wiswesser WJ, ed. *Pesticide Index,* ed 5. College Park, MD: Entomol Soc Am, 1976.

CAPÍTULO **108**

Suprimentos Cirúrgicos

Marian K Rippy, DVM, PhD, DACVP
Senior Principal Veterinary Pathologist
Guidant Corporation
St Paul, MN 55112

Sylvia H Liu, BVM, DACVP
Vice President, Research and Development
Ethicon, Inc
Somerville, NJ 08876

Um serviço profissional executado por muitos farmacêuticos consiste em fornecer instrumentos cirúrgicos, suturas, curativos cirúrgicos e outros equipamentos empregados pelo pessoal cirúrgico durante e após uma operação cirúrgica. Alguns farmacêuticos que obtiveram a base necessária de informação possuem uma linha completa de tais suprimentos, e são até mesmo capazes de fornecer mesas operatórias e outros equipamentos pesados.

Há comparativamente poucas dessas farmácias completamente equipadas; a maior parte da distribuição ocorre através de casas de material cirúrgico. Todo farmacêutico, no entanto, deve estar familiarizado com dois dos produtos mencionados anteriormente, a saber, *Curativos Cirúrgicos* e *Suturas*, que são discutidos em detalhes a seguir. A seleção do tipo correto de curativo cirúrgico ou sutura é um fator crítico para salvaguardar o bem-estar do paciente que será submetido a cirurgia. Muitos itens nessas categorias são manipulados rotineiramente por farmacêuticos, e todos esses itens são alcançados pela abrangência de sua responsabilidade profissional.

CURATIVOS CIRÚRGICOS

DEFINIÇÃO — *Curativo cirúrgico* é um termo aplicado a uma ampla gama de materiais usados para cobrir ferimentos ou tecidos lesionados ou doentes. Os curativos podem servir para

Fornecer um ambiente para a cicatrização úmida de ferimentos. A dessecação de um ferimento é um fator importante no retardo da cicatrização de ferimentos e no aumento de formação de cicatrizes. Curativos que evitam a dessecação fornecem um ambiente ótimo para autólise, migração celular, granulação e reepitelização.
Evitar a maceração, ao permitir a evaporação ou a absorção. Em ferimentos muito exsudativos, a umidade excessiva e as enzimas autolíticas danificarão o tecido em processo de recuperação e irão fornecer um meio de cultura perfeito para micróbios.
Promover a hemostasia.
Proteger o ferimento de lesões adicionais (lesões mecânicas, invasão microbiana, desidratação, maceração, lesão química, alteração do pH).
Reduzir a perda de calor.
Controlar o crescimento microbiano (pela incorporação de agentes antimicrobianos).
Promover a autólise.
Promover a cicatrização.
Fornecer compressão, promovendo a hemostasia e reduzindo o edema.
Fornecer suporte.
Reduzir a dor, aumentar o conforto do paciente e aumentar a utilização funcional do sítio do ferimento.
Reduzir o odor.
Melhorar a aparência do sítio do ferimento.
Reduzir os custos totais associados com o tratamento de ferimentos.

SELEÇÃO DE UM CURATIVO PARA FERIMENTOS — A seleção do curativo deve ser feita com base no grau de exsudação, na presença ou probabilidade de infecção, na presença de tecido necrótico e no sítio anatômico. A seleção correta de um curativo para ferimentos depende não apenas do tipo de ferimento, mas também do estágio de recuperação. O uso de um curativo para ferimentos não pode ser considerado isoladamente, mas sim no contexto de um programa integrado de cuidados com o ferimento.

CLASSIFICAÇÃO — Funcionalmente, o método de classificação mais simples usa os termos curativo *primário* e curativo *secundário*. Um curativo primário tem contato direto com o ferimento. Ele pode fornecer capacidade de absorção e pode evitar dessecação, infecção e adesão do curativo secundário ao ferimento. Um curativo secundário é colocado sobre um curativo primário, fornecendo proteção adicional, capacidade de absorção, compressão ou oclusão. Embora alguns curativos sejam de natureza exclusivamente primária ou secundária, outros têm as características de ambos. A seguinte classificação é utilizada aqui:

CURATIVOS PRIMÁRIOS PARA FERIMENTOS

Curativos primários/secundários para ferimentos
Curativos secundários
  Absorventes
  Bandagens
  Fitas adesivas
Protetores

Dentro dessa classificação, os curativos são considerados com base em sua composição.

ESPECIFICAÇÕES — Exige-se que os curativos e as suturas cirúrgicos estejam de acordo com os requisitos específicos da USP em relação a muitas características. Para esses requisitos específicos e a realização de vários dos testes oficiais, por exemplo, *Teste de absorvência* e *Comprimento da fibra* do algodão, *Diâmetro* de suturas e *Força tensiva* de sutura, materiais têxteis e películas, consulte as instruções detalhadas fornecidas na USP.

CURATIVOS PRIMÁRIOS PARA FERIMENTOS

A **Gaze Simples** tem sido utilizada como um curativo primário, mas irá aderir a todos os ferimentos, exceto àqueles limpos e incisados. Embora essa propriedade tenha sido utilizada para desbridar ferimentos exsudativos, infectados e necróticos, essa prática pode ser dolorosa e é freqüentemente contraproducente, causando a remoção de tecido de granulação e de epitélio novo.

A **Gaze Impregnada** é usada para reduzir a sua aderência aos ferimentos. Gaze de algodão, de raiom ou de acetato de celulose tem sido impregnada com várias substâncias, tais como vaselina ou parafina (Aquaphor, *Beiersdorf*, Vaselina (*Sherwood*), KY gel (*Johnson & Johnson*), emulsão de petrolato (Adaptic, *Johnson & Johnson*), salina de zinco (NutraDress, *Derma Sciences*) ou cloreto de sódio (mesalt, *SCA Molnlycke*). As coberturas podem se desgastar, permitindo o crescimento epitelial para o interior do ferimento e exigindo uma troca de curativo. Um curativo secundário deve ser utilizado com esses curativos para evitar dessecação, fornecer absorvência e evitar a entrada de patógenos. Quando associados a um curativo secundário apropriado, esses curativos podem ser usados em ferimentos maciçamente exsudativos.

Curativos de Película (película transparente, oclusiva ou semi-oclusiva) são películas de poliuretano com adesivos de acrílico ou poliéter que fornecem uma membrana semipermeável ao vapor d'água e ao oxigênio, sendo, no entanto, à prova d'água. Em ferimentos levemente exsudativos, elas permitem evaporação suficiente para promover a cicatrização úmida de ferimentos e evitar a maceração. Os curativos de película excluem as bactérias dos ferimentos e permitem banho e observação do ferimento. Os curativos de película irão aderir bem à pele intacta e têm uma baixa aderência para tecidos de ferimentos. Eles não devem ser usados em ferimentos infectados ou maciçamente exsudativos.

Os curativos de película podem enrugar, formando canais para a entrada de micróbios. A dificuldade no manuseio de curativos de película foi superada pelo desenho especial de vários sistemas de aplicação. Além do seu uso como curativos de ferimentos, as películas adesivas têm sido usadas para proteger áreas vulneráveis à pressão, fricção ou ulceração por cisalhamento, ou para sítios de infusão ou canulação. Exemplos de curativos de película transparente são Curativo Transparente Bioclusive (R) (*Johnson & Johnson*), Opsite (*Smith & Nephew*), Tegaderm (*3M*) e Dermasite (*Derma Sciences*).

CURATIVOS PRIMÁRIOS/SECUNDÁRIOS PARA FERIMENTOS

Os **Curativos Compostos** têm componentes primários e secundários que evitam a aderência ao ferimento, com algum grau de absorvência. O grau de oclusão fornecido por esses curativos varia. Release (*Johnson & Johnson*), Telfa (*Kendall*) e Melolin (*Smith and Nephew*) consistem em raiom ou algodão levemente absorventes ou almofadas de algodão ensanduichadas entre películas de polietileno poroso. Nu-Derm (*Johnson & Johnson*) e Lyofoam A (*Seton Healthcare Group*) consistem em espumas de poliuretano com um reforço de película.

Os **Hidrogéis** são treliças complexas nas quais o meio de dispersão é retido de forma semelhante à água em uma esponja molecular. O *hidrogel* é tipicamente um polímero com ligações cruzadas tal como polivinilpirrolidona, gel de óxido de polietileno com ligações cruzadas ou poliacrilamida. Os hidrogéis são curativos não-aderentes que, através de uma película semipermeável, permitem uma alta taxa de evaporação (e resfriamento) sem comprometimento da hidratação do ferimento. Isso os torna úteis no tratamento de queimaduras. Os hidrogéis também são muito úteis em áreas pilosas, onde a retenção de cabelo dentro do curativo não seria traumática. Exemplos de hidrogéis são o Geliperm (*Geistlich*), o Vigilon (*Bard*), o Flexderm (*Dow Hickam*) e o Nu-Gel (*Johnson & Johnson*). O último é mantido unido com uma tela de fibra fundível.

Os **Curativos Hidrocolóides** combinam os benefícios da oclusão e da absorvência. Os hidrocolóides são dispersões de partículas ao redor das quais moléculas de água e íons solvatados formam uma estrutura em forma de concha. A absorção de líquido ocorre principalmente por intumescência das partículas e aumento dessa estrutura. A massa *hidrocolóide* desses curativos consiste em materiais em forma de goma, tais como guar ou karaya, carboximetilcelulose de sódio e pectina, ligados por um adesivo tal como o poliisobutileno.

Os curativos hidrocolóides mostram aderência molhada (adesão a uma superfície molhada) devido à intumescência das partículas. Essa propriedade facilita a remoção atraumática. A aderência seca dos curativos hidrocolóides se deve a um adesivo tal como o poliisobutileno, o qual é inativado pela umidade. A aderência seca mantida pelo curativo ao redor do ferimento preserva a selagem da borda. A absorção de exsudatos pela maior parte dos curativos hidrocolóides resulta na formação de uma massa gelatinosa amarela/marrom que permanece no ferimento após a remoção do curativo. Ela pode ser irrigada do ferimento e não deve ser confundida com pus.

Como os hidrocolóides absorvem água lentamente, eles são de pouca utilidade em ferimentos de exsudação aguda. No entanto, eles são muito úteis para ferimentos crônicos moderada a altamente exsudativos. Exemplos de curativos hidrocolóides incluem o Duoderm (*ConvaTec*), o Comfeel Plus (*Coloplast*) e o RepliCare (*Smith & Nephew*).

CURATIVOS DE ALGINATO DE CÁLCIO — O ácido algínico é um polissacarídio de ocorrência natural derivado das algas marinhas marrons. Como o sal do cálcio, esses curativos fibrosos não-trançados são altamente absorventes e são usados em ferimentos moderada a altamente exsudativos. Eles podem ser mantidos no lugar com fita de gaze ou um curativo de película. Eles também podem ser usados para preencher ferimentos. Exemplos de curativos de alginato de cálcio são o Sorbsan (*Dow Hickam*), o Algosteril (*Johnson & Johnson*) e o Kaltostat (*Calgon Vestal*).

CURATIVOS SECUNDÁRIOS PARA FERIMENTOS

Absorventes

ALGODÃO CIRÚRGICO — O algodão é o absorvente cirúrgico básico. Ele é o Algodão Purificado USP oficial.

O algodão doméstico cultivado no sul dos Estados Unidos é apropriado para propósitos cirúrgicos. A planta do algodão doméstico atinge uma altura de 70 a 140 cm. A partir das raízes, cresce uma vagem ou capulho que estoura ao amadurecer, expondo uma massa de fibras brancas de algodão. Cada uma dessas fibras é um tubo minúsculo, semelhante a um fio de cabelo, sendo a parede externa celulose pura, e a abertura preenchida com líquidos da planta. Quando o capulho estoura, a fibra é colabada, adquirindo uma forma plana semelhante a uma fita, torcida e dobrada sobre si mesma mais de 100 vezes de uma extremidade à outra.

A fibra de algodão cru, limpa mecanicamente da sujeira e organizada em camadas, mas sem qualquer outro tratamento, tem um uso limitado para forrações e revestimentos de superfícies íntegras. Essa forma é fornecida sob o nome de *algodão não-absorvente*. Ela também é usada freqüentemente como rolhas de algodão no laboratório de bacteriologia devido à sua não-absorvência.

O *Algodão Absorvente* é preparado a partir da fibra crua por uma série de processos que removem as ceras naturais e todas as impurezas e substâncias estranhas e tornam as fibras absorventes. Ele é uma fibra de celulose praticamente pura e branca.

Além da forma familiar em rolo, o Algodão Purificado pode ser obtido em várias formas preparadas, tais como bolas de algodão ou aplicadores com pontas revestidas de algodão.

Bolas absorventes feitas de uma fibra cirúrgica uniforme de viscose-raiom também estão disponíveis. Elas absorvem líquidos mais rapidamente e mantêm a sua forma melhor do que as bolas de algodão.

O *Algodão Clareado Não-Absorvente*, preparado por um processo de clareamento modificado que retém os óleos e ceras naturais repelentes da água, também se encontra disponível. Esse algodão é identificado facilmente por sua textura sedosa. Como repele a água, ele não se torna embaraçado ou inelástico. Conseqüentemente, é bem adaptado para preencher, almofadar e acolchoar curativos sobre áreas traumatizadas e como reforço não-absorvente em fraldas higiênicas, combinações e curativos de drenagem.

O raiom, ou celulose regenerada, é feito de rebarbas de madeira ou algodão. Após ser dissolvido em uma mistura de álcali e dissulfeto de carbono, o fio de celulose é novamente precipitado em um banho ácido-coagulante pela passagem através de orifícios finos em uma placa de metal. Como as ligninas da planta foram removidas, assim como a seção transversal, mais circular, as fibras de raiom são mais macias e mais lustrosas do que o algodão.

GAZES CIRÚRGICAS — A função da gaze cirúrgica é fornecer um material absorvente de força tensiva suficiente para a utilização em curativos cirúrgicos. Ela é conhecida como *Gaze Absorvente USP*.

No processo de feitura da gaze cirúrgica, a fibra de algodão cru é limpa mecanicamente e então rodada ou torcida em um fio, e o fio, por sua vez, é tecido em um pano de malha aberta que é cinza e não-absorvente. Ele é clareado até atingir a cor branca e tornado absorvente por um processo muito semelhante àquele usado no preparo do algodão cirúrgico.

A gaze assim tratada é secada pela passagem de uma extensão contínua através de um tempereiro. Os ganchos do tempereiro a retificam, a esticam e a mantêm esticada enquanto ela é secada. Quando ela deixa essa aparelhagem, a gaze seca é cortada em pedaços, dobrada, enrolada e embalada.

A gaze é classificada de acordo com a sua malha, ou número de fios por polegada. Alguns tipos de curativo cirúrgico exigem uma gaze de malha estreita para força extra e maior proteção, enquanto outros usos, tais como curativos primários para ferimentos, curativos absorventes secundários e curativos maiores para absorver matéria purulenta ou outras drenagens, exigem gazes mais macias e mais absorventes, com uma estrutura mais aberta.

Várias formas de tampões, compressas e curativos são feitas de gaze cirúrgica, isoladamente ou em conjunto com algodão absorvente, papel de tecido e outros materiais.

A *Gaze Peliculada* é uma gaze absorvente dobrada com uma película fina e uniforme de algodão ou raiom distribuída sobre cada camada. Essa película se afofa e fornece amplo volume de curativo, e no entanto custa menos do que gaze isolada de volume equivalente. Ela possui absorção rápida e maciez incomum.

Esponjas Cirúrgicas Não-Trançadas — Têm sido desenvolvidos tecidos não-trançados que são alternativas apropriadas à gaze de algodão trançado para uso na limpeza de ferimentos, cobertura de ferimentos e manuseio de tecidos. Esses tecidos não-trançados dependem de enovelamento denso de suas fibras sintéticas (Dacron, raiom, etc.) para fornecerem tecido com uma força tensiva aceitável, aproximando-se daquela da gaze de algodão trançado. Eles tipicamente oferecem maior capacidade absorvente do que esponjas de gaze de algodão de volume comparável, ao mesmo tempo produzindo menos fiapos. Versões especiais das esponjas não-trançadas estão disponíveis pré-fenestradas para cateteres IV ou procedimentos de curativo em drenos. Um fabricante (*Johnson & Johnson*) fornece tanto uma esponja não-trançada para curativo de ferimentos (SofWick: textura muito macia, muito absorvente; ou Topper: altamente absorvente, menos mudanças de curativos) quanto uma esponja não-trançada de lavagem e preparo para propósitos gerais (NuGauze: textura semelhante à da gaze, mais absorvente do que a gaze). Além disso, uma nova esponja universal, que combina os melhores atributos das gazes trançada e não-trançada, foi criada a partir de uma nova tecnologia para tecidos. A Mirasorb (*Johnson & Johnson*) é feita de uma mistura de algodões, é mais absorvente e flexível do que a gaze trançada, apresenta menos aderência aos tecidos sadios e reduz a lesão tecidual e o trauma aos tecidos no momento da remoção.

As *Tiras de Gaze de Borda em Ourela,* em larguras de 1,5 a 5 cm, são projetadas especialmente e tecidas para uso tanto como tiras de preenchimento em cirurgias do nariz e seios, hemostasia nasal, etc., quanto como mechas para drenagem no tratamento de furúnculos, abscessos, fístulas e outros ferimentos com drenagem. As bordas em ourela à prova de desfiadura em ambos os lados eliminam todos os fios soltos. Essas gazes estão disponíveis sem medicamento ou com iodofórmio a 5%. Essas tiras podem ser obtidas sob forma estéril embaladas em frascos de vidro lacrados. As Tiras para Preenchimento NuGauze são embaladas em recipientes de poliestireno.

As *Almofadas ou Esponjas de Gaze* são quadrados dobrados de gaze cirúrgica. Eles são dobrados de forma a que não fiquem expostos quaisquer bordas de gaze cortadas ou fios soltos. Isso evita que fibras soltas penetrem no ferimento. As almofadas são dobradas de tal modo que cada tamanho possa ser desdobrado para tamanhos maiores sem expor bordas cortadas ou fios soltos. Pacotes esterilizados dessas esponjas de gaze utilizadas freqüentemente estão disponíveis em pacotes invioláveis. Essas unidades estéreis são particularmente apropriadas para os numerosos conjuntos de bandejas preparados nos hospitais.

As *Almofadas de Gaze Detectáveis nas Radiografias* são semelhantes às almofadas totalmente de gaze, mas contêm encartes tratados com sulfato de bário. Elas são não-tóxicas, macias e não-abrasivas. Elas se mantêm permanentemente detectáveis porque não se deterioram no corpo nem são afetadas pela esterilização ou pelo tempo. Exemplos de esponjas detectáveis nas radiografias incluem Vistec e Kerlix (únicas, de trama ondulada, macias e absorventes), ambas fabricadas pela Kendall. As Esponjas Detectáveis nas Radiografias Ray-Tec (*Johnson & Johnson*) contêm um monofilamento de plástico de vinil não-abrasivo que fornece um padrão característico nas radiografias.

Curativos absorventes compostos foram desenvolvidos para propósitos específicos. Eles geralmente consistem em camadas de gaze absorvente ou de tecido não-trançado com enchimentos de algodão, raiom, tecido não-trançado ou papel de tecido em combinações apropriadas. As esponjas compostas têm superfícies de gaze ou de tecido não-trançado com enchimentos de algodão, raiom, tecido não-trançado ou tecido absorvente.

As **Combinações de Curativos** são projetadas para fornecer calor e proteção e para absorver grandes quantidades de líquido que podem drenar de uma incisão ou ferimento. Cada combinação consiste em um tecido não-trançado envolvendo fibra com ou sem tecido absorvente. Elas também podem incorporar uma camada não-absorvente de algodão, tecido ou película plástica para evitar que o líquido extravase para os revestimentos do piso e para a roupa de cama, embora alguns curativos combinados sejam inteiramente absorventes.

As **Esponjas para Laparotomia,** também conhecidas como *Compressas Abdominais, Almofadas ou Compressas de Fita, Compressas de Isolamento, Almofadas Costuradas, Almofadas Acolchoadas, Compressas de Gaze*, etc., são usadas para formar uma parede não-abrasiva que irá evitar que órgãos abdominais ou outros órgãos entrem no campo operatório e para ajudar a manter a temperatura corporal durante a exposição. Elas são feitas de quatro camadas de gaze trançada em trama de 28 × 24. As bordas são dobradas para dentro e debruadas. Toda a compressa é costurada transversalmente, e uma fita em forma de alça de 1,3 cm de largura por 50 cm de comprimento é fixada a um dos ângulos. Uma característica desejável de um tipo é um encarte detectável nas radiografias tão firmemente incorporado à gaze que não possa ser destacado. Tratado com sulfato de bário, o monofilamento é não-tóxico, e, caso fosse deixado inadvertidamente *in situ*, não causaria mais reação do tipo corpo estranho do que um curativo comum.

As **Fraldas Higiênicas** projetadas para uso hospitalar especial, também conhecidas como *Almofadas em V, Almofadas Obstétricas (OB), Almofadas Perineais, Almofadas para Maternidade*, etc., são usadas em casos obstétricos, ginecológicos ou de maternidade. Fraldas que possuem tecido repelente nas superfícies lateral e posterior da fralda geralmente são preferidas devido à sua maior capacidade de retenção de líquidos. As fraldas higiênicas geralmente são apresentadas com dois tamanhos de preenchimento, 7,5 × 22,5 cm ou 7,5 × 27,5 cm. O revestimento da fralda geralmente é feito de um tecido não-trançado ou de um tecido não-trançado sustentado por uma tela de trama aberta. Fraldas embaladas e esterilizadas estão disponíveis e são usadas geralmente para reduzir as possibilidades de contaminação cruzada.

Limpadores Descartáveis feitos de vários tipos de tecidos não-trançados estão disponíveis. Eles geralmente oferecem vantagens sobre o papel em termos de força quando molhados e em resistência à abrasão, além de terem melhor capacidade de limpeza. Suas vantagens sobre o pano são despesas reduzidas de lavanderia e diminuição das possibilidades de contaminação cruzada.

Os **Tampões Oftálmicos** são moldados cientificamente para se adaptarem confortavelmente e cobrirem o olho completamente, protegendo, assim, a sobrancelha quando fixados. Esses tampões são feitos utilizando-se tecido não-trançado. Dois lados são fechados, para evitar que o algodão escape e o tampão se deforme. Quando desejado, o tampão pode ser dobrado e usado como um curativo compressivo. Os tampões oftálmicos são especialmente úteis na clínica ambulatorial do hospital, no departamento médico industrial e no consultório do médico. Eles são lacrados em envelopes estéreis individuais.

Os **Apoios para Amamentação** são projetados em uma forma de contorno para se adaptarem confortavelmente sob o sutiã de amamentação ou bandagem para seios.

Os **Tampões Íntimos Descartáveis** são usados para pacientes incontinentes, de maternidade e outros com drenagem intensa. Tais tampões custam menos do que o produto usual feito no hospital e fornecem um tampão higiênico, limpo e de fácil manuseio, que é trocado rapidamente e facilmente descartado. Encontram-se disponíveis *shorts* descartáveis (*Johnson & Johnson, Kendall*).

Aplicadores com Pontas Cobertas com Algodão são usados para aplicar medicamentos ou lavar uma área. Os aplicadores com pontas de algodão feitos a máquina são de tamanho uniforme, evitando a perda de algodão ou de medicamentos. O algodão é fixado firmemente ao bastão, e pode ser esterilizado prontamente sem afetar a ancoragem do algodão. Eles estão disponíveis nos comprimentos de 7,5 ou 15 cm.

Bandagens

A função das bandagens é manter os curativos no lugar fornecendo pressão ou suporte. Elas podem ser inelásticas, elásticas ou se tornar rígidas após adquirirem a forma necessária para a imobilização.

A **Bandagem de Gaze Comum em Rolo** encontra-se relacionada na USP como uma forma na qual a *Gaze Absorvente* pode ser fornecida. Ela é preparada a partir da *Gaze Absorvente do Tipo I* em várias larguras e comprimentos. Cada bandagem é uma peça contínua, enrolada firmemente e substancialmente livre de fios soltos e desfiaduras.

Os **Rolos de Bandagem de Musselina** são feitos de material mais pesado e não-clareado (trama de 50 × 60). Eles são fornecidos nas mesmas larguras que a bandagem de gaze regular. As bandagens de musselina são muito fortes e são usadas sempre que as bandagens de gaze não fornecem força ou suporte suficiente. Elas são freqüentemente usadas para manter talas ou curativos compressivos volumosos no lugar.

As **Bandagens Elásticas** são feitas em vários tipos:

1. A **Bandagem Elástica Trançada** é feita de trama elástica pesada contendo fios de borracha. Bom suporte e pressão são fornecidos por esse tipo de bandagem elástica de borracha.
2. A **Bandagem de Crepe** é elástica mas não contém borracha. Sua elasticidade se deve a uma trama especial que permite que ela seja esticada até praticamente o dobro do seu tamanho, mesmo após lavagens repetidas. Essa elasticidade a torna especialmente aproveitável no enfaixe de veias varicosas, entorses, etc., porque ela se amolda estreitamente à pele ou às superfícies articulares, permanece plana e segura e, ainda assim, permite movimentos e alongamentos limitados em caso de inchação, de modo que a circulação não é prejudicada.
3. A **Bandagem Adaptável** é feita de duas camadas de gaze de algodão especialmente processadas, de alta qualidade, de 35 × 20 cm, dobradas ao meio. Esse tipo é muito mais fácil de usar e aplicar do que a bandagem de rolo usual, já que ela tende a fixar-se em si mesma durante a aplicação, evitando assim o deslizamento. Ela se adapta imediatamente a todos os contornos corporais sem a necessidade de ser *invertida* ou torcida. Uma vantagem adicional é o fato de não poder haver bordas ásperas ou desgastadas. A Bandagem de Gaze Kling Conforming e a Bandagem Adaptável Sof-King (*Johnson & Johnson*) estão disponíveis em vários tamanhos de até 15 cm de largura. Essa gaze é usada amplamente para manter firmes curativos ou talas e ocasionalmente como um curativo primário, quando a fixação ao ferimento não é um problema. Uma Bandagem de Algodão Adaptável de algodão mercerizado se fixa em si mesma e, assim, permanece no lugar melhor do que a gaze feita de outros materiais. A Sof-King é uma bandagem de uma camada feita de uma mistura de raiom e poliéster que fornece maior volume para acolchoamento e maior absorvência.
4. A **Bandagem de Grande Volume** é feita de múltiplas camadas (tipicamente seis) de gaze de algodão plissado. O grande volume desse tipo de bandagem é projetado para fornecer proteção de acolchoamento em aplicações de curativos para ferimentos. Ela também fornece a capacidade absorvente de um componente de curativo de algodão. Uma versão (Sof-Band de Grande Volume, *Johnson & Johnson*) é feita de algodão mercerizado para ajudar a bandagem a se fixar em si mesma, o que facilita as aplicações e melhora a estabilidade do curativo.
5. A **Bandagem Compressiva** é composta de malha de algodão ou de algodão entrelaçado com fios de viscose, poliuretano, náilon ou elastano. A bandagem é adaptável e fácil de aplicar. O seu uso é primariamente para manter níveis controlados de pressão quando é necessária terapia por compressão. Assim como ocorre com todas as bandagens compressivas, esses produtos devem ser utilizados com cautela em pacientes com isquemia periférica importante ou suprimento sanguíneo prejudicado. Exemplos de bandagem compressiva incluem a Tensopress (*Smith and Nephew*), a Yeinopress (*Moliner*) e a Setopress (*Seton Healthcare*).

As **Bandagens Triangulares** geralmente são feitas cortando-se um quadrado de musselina clareada diagonalmente de canto a canto, formando dois triângulos retângulos de iguais tamanho e forma. O comprimento da base é de aproximadamente 135 cm. Essas bandagens tornaram-se conhecidas através de Esmarch, e ainda trazem o seu nome. Elas são usadas em trabalho de primeiros socorros para curativos de cabeça, enfaixadores e tipóias para braços, e como talas temporárias para ossos quebrados.

As **Bandagens Ortopédicas** são usadas para fornecer imobilização e suporte no tratamento de ossos quebrados e em certas condições osteoarticulares. Gaze impregnada com gesso tem sido o material padrão para esse propósito. Mais recentemente, foram introduzidos materiais de calha sintética feitos de algodão de poliéster ou fibra de vidro. Também são oferecidos vários tipos de lâminas plásticas que podem ser moldadas facilmente e endurecidas a uma forma rígida por resfriamento ou reação química. Elas são úteis principalmente para talas e suportes corretivos.

Bandagens e talas de gesso embaladas individualmente estão disponíveis em uma ampla variedade de tamanhos. A marca Specialist (*Johnson & Johnson*) é feita de gesso especialmente tratado, distribuído uniformemente e firmemente fixado ao tecido. Isso resulta em uma alta proporção entre força e peso nas calhas feitas dessas bandagens. As calhas sintéticas são aplicadas da mesma forma que o gesso. O Delta-Lite Synthetic Casting System (*Johnson & Johnson*) oferece materiais para modelagem tanto de poliéster quanto de tecido de algodão impregnado com uma resina de poliuretano ou de fibra de vidro. O Scotchcast Softcast (*3M*) consiste em um substrato de malha de fibra de vidro impregnada com uma resina de poliuretano contendo um agente modificador de superfície (reduz a aderência, facilita a aplicação). As calhas são resistentes à água, leves e duráveis.

As **Bandagens de Gesso Plástico Ortoflex** (*Johnson &*

Johnson) são bandagens de gesso contendo fios elásticos no tecido e são voltadas para usos protéticos especializados.

As **Bandagens Stockinette** são feitas de material stockinette trançado ou tecido em forma tubular sem costuras. O stockinette cirúrgico não é clareado. Como é macio e irá esticar prontamente para se adaptar confortavelmente ao braço, perna ou corpo, ele é usado para cobrir a pele antes da aplicação de calha gessada ou sintética.

Os **Coxins para Modelagem** são coxins macios, absorventes e protetores aplicados como uma bandagem às áreas afetadas antes da aplicação de uma calha. Eles são compostos de várias construções de fibras que se adaptam e se fixam, absorvem a umidade e permitem que a pele respire.

Esparadrapos

Os esparadrapos cirúrgicos são feitos de muitas formas diferentes, variando tanto no tipo de apoio quanto na formulação da massa adesiva, de acordo com necessidades e exigências específicas. Os esparadrapos disponíveis atualmente podem ser divididos em duas categorias amplas: aqueles com um adesivo de base emborrachada e aqueles com um adesivo de acrilato. Ambos os tipos têm várias aplicações. Quando são exigidas força de apoio, adesão superior e economia (por ex.: suporte atlético), os adesivos de borracha são comumente utilizados. Os adesivos de acrilato com vários materiais de apoio são usados amplamente em aplicações de curativos cirúrgicos, quando é necessário trauma reduzido da pele, assim como em procedimentos operatórios e pós-operatórios; eles são fornecidos com várias forças e níveis de adesão.

ADESIVOS DE ACRILATO — Os adesivos de acrilato com apoio não-trançado ou de tecido têm sido aceitos amplamente para uso como fitas cirúrgicas, devido em grande parte ao que pode ser denominado sua natureza hipoalergênica. Como os adesivos de acrilato são basicamente um sistema unipolimérico, eles eliminam o uso de um grande número de componentes em adesivos de base emborrachada. Nos adesivos de poli(alquil-acrilato), o equilíbrio desejado entre as propriedades de adesão, de coesão e de fluxo é determinado pela escolha de monômeros e pelo controle das reações de polimerização. Uma vez que o polímero seja feito, nenhuma outra formulação ou composição é necessária. Além disso, os acrílicos têm um excelente prazo de validade, porque eles não são afetados prontamente pelo calor, pela luz ou pelo ar, fatores que tendem a degradar os adesivos de base emborrachada.

Os adesivos de acrilato combinam o equilíbrio apropriado entre aderência e adesão a longo prazo. Sua estrutura molecular permite a passagem de vapor d'água. Portanto, eles são não-oclusivos e, assim, quando revestidos por um material de apoio poroso, não causam hiper-hidratação do estrato córneo. A resposta traumática aos esparadrapos cirúrgicos é minimizada substancialmente quando os esparadrapos são construídos de forma a permitir que a umidade normal da pele passe através do material adesivo e de apoio. Com essa construção, o conteúdo de umidade e a força das camadas de células córneas permanecem relativamente normais. Quando um esparadrapo poroso é removido, os planos de separação se desenvolvem próximo à superfície do estrato córneo, na região das células que se descamam naturalmente. Isso permite o uso repetido do esparadrapo sobre o mesmo local com agressão mínima à pele.

Os *Esparadrapos Cirúrgicos Hipoalergênicos* com adesivo de acrilato estão disponíveis com uma variedade de materiais porosos de apoio. O apoio de pano de tafetá de raiom fornece um esparadrapo de força superior adequado para a fixação de curativos pesados. Aplicações de curativos mais leves podem ser realizadas com curativos cirúrgicos com apoio de papel, de menor força e econômicos. Um curativo de apoio trançado (Dermiform, *Johnson & Johnson*) fornece algumas das economias do esparadrapo cirúrgico de papel com a força e a flexibilidade de um apoio de pano. Outros tipos apresentam tecido elástico ou materiais de apoio de espuma para necessidades especiais de fixação.

ADESIVOS COM BASE EMBORRACHADA — Um segundo grupo de esparadrapos cirúrgicos são os adesivos de borracha com apoio de pano ou apoio de plástico. Eles são usados principalmente quando são exigidos apoio pesado e um alto nível de adesão. As massas de esparadrapo cirúrgico com base de borracha modernas consistem em várias misturas de várias classes de substâncias, e são compostas de um elastômero (borracha de paracrepe ou crepe claro no caso de esparadrapos de borracha natural, e elastômeros sintéticos feitos de polímeros de isobutileno, alquil-acrilato ou materiais semelhantes), um de vários tipos de rosina ou rosina modificada, antioxidantes, plastificadores e preenchedores e corantes para dar ao esparadrapo a tonalidade ou brancura desejada.

REAÇÕES AOS ESPARADRAPOS — Enquanto as reações da pele anteriormente eram aceitas pela profissão médica como seqüelas quase que previsíveis do uso de esparadrapo, com um melhor entendimento dos mecanismos de tais reações e o progresso na pesquisa e na tecnologia, o objetivo há muito tempo buscado de hiporreatividade foi, em grande parte, alcançado.

Como as massas de esparadrapo historicamente consistiam em misturas heterogêneas e complexas de compostos orgânicos, não é surpreendente que muitos pesquisadores tenham atribuído à alergia a reação ao curativo. Trabalhos mais recentes, no entanto, têm mostrado que uma resposta alérgica verdadeira à massa de esparadrapo moderna ou aos seus componentes é um fator em apenas uma pequena proporção das reações clínicas, e que a maioria das reações observadas é atribuída apropriadamente a outros fatores, principalmente irritação mecânica e, em um menor grau, à irritação química. Não há, aparentemente, qualquer diferença significativa de reação entre pacientes com ou sem uma história de alergia, mas uma verdadeira dermatite específica pode ocorrer mais prontamente em pessoas que tenham manifestado alguma outra forma de dermatite de contato.

Manifestações adversas produzidas por esparadrapo são caracterizadas por eritema, edema, pápulas, vesículas e, em casos graves, descamação. O prurido pode ser intenso ou pode estar ausente. A reação pode ser demonstrada prontamente por teste cutâneo, e geralmente se manifesta precocemente — dentro de 24 a 48 horas. Caracteristicamente, a reação se torna mais intensa quanto maior é o tempo que o esparadrapo permanece no local, e continua a aumentar em intensidade por algum tempo após a remoção do esparadrapo. Esse tipo de reação é de longa duração e exige dias para a sua cessação completa.

Dois tipos distintos de irritação podem resultar da dinâmica mecânica da remoção do curativo da pele. Uma resposta — a vasodilatação induzida — é um efeito transitório, relativamente atraumático, no qual não ocorre qualquer agressão real à pele. Um segundo tipo — arrancamento da pele — é uma resposta traumática na qual a pele é removida com o esparadrapo, e ocorre agressão real à camada epidérmica. Tal remoção mecânica da pele é possivelmente a causa principal das reações clínicas vistas com o uso de esparadrapo.

A irritação química pelo uso de esparadrapo ocorre quando componentes irritativos na massa ou apoio do esparadrapo permeiam os tecidos subjacentes da pele. A construção do esparadrapo pode influenciar substancialmente a reatividade de tais ingredientes. Por exemplo, muitos compostos que normalmente não penetram no estrato córneo intacto podem penetrar no córneo hiper-hidratado.

Quando porções do estrato córneo são removidas, a capacidade de barreira da pele é danificada substancialmente. Nessa situação, quaisquer componentes irritativos do curativo têm acesso imediato aos tecidos subjacentes. Essas substâncias podem, então, causar um grau de irritação que é bem maior do que poderia ser observado na pele intacta.

PROTETORES

Até recentemente, os protetores incluíam apenas os diversos materiais impermeáveis criados para serem usados em conjunto com outros componentes do curativo para evitar a perda de umidade ou calor de um local de ferimento ou para proteger roupas ou roupa de cama de exsudatos de ferimentos. Os curativos de película são dispositivos excelentes para proteger contra infecção e desalojamento de cânulas vasculares e locais de drenagem. Além disso, eles podem ser usados para proteger áreas vulneráveis contra escaras por pressão.

Os protetores também podem ser empregados para cobrir curativos molhados e compressas quentes ou frias. Utiliza-se habitualmente como protetores cobertas plásticas e papel encerado ou revestido de plástico. Eles evitam o escape de umidade ou calor do curativo ou compressa e protegem as roupas ou a roupa de cama. As cobertas de borracha são um tecido com revestimento de borracha, à prova d'água e flexível, em vários comprimentos e larguras, para uso como cobertura para roupa de cama. Uma chamada *roupa de cama para creches* é fornecida, revestida apenas de um lado.

PRODUTOS PARA A PREVENÇÃO DE ADERÊNCIAS — Aderências são fixações anormais entre órgãos ou tecidos que se formam após trauma, incluindo cirurgia. Elas consistem em fibrina organizada e tecido cicatricial fibrovascular, e complicam todas as áreas de cirurgia. Na cirurgia ginecológica, as aderências podem resultar em infertilidade e dor pélvica; na cirurgia intestinal, elas podem resultar em obstrução intestinal; na cirurgia cardíaca, elas podem tornar arriscada uma segunda esternotomia; e na cirurgia de tendões, elas irão impedir a mobilidade.

Embora o manuseio cuidadoso de tecidos e uma boa hemostasia possam reduzir a formação de adesões, há poucas entidades projetadas para a prevenção de adesões de eficácia comprovada. A Barreira Absorvível para Aderências Interceed (*Ethicon*) é um tecido de malha de celulose oxidada recuperada que é colocado em um local onde se suspeita que ocorram aderências. Ele intumesce e se transforma em gel para formar uma barreira entre duas superfícies adjacentes, permitindo que ocorra remesotelialização. O tecido então se degrada macroscopicamente em cerca de 14 dias e microscopicamente em cerca de 28 dias. A Barreira Interceed é indicada para reduzir a incidência de aderências em cirurgias pélvicas ginecológicas. Outras barreiras mecânicas usadas para a prevenção de aderências incluem o Seprafilm (*Genzyme*) e a Membrana Cirúrgica Gore-Tex (*Gore*). Produtos mais recentes disponíveis para a prevenção de aderências pós-operatórias que não são específicos para aplicação em locais determinados incluem o Intergel, um gel de hialuronato férrico (*Lifecore Biomedical*) e o Sepracoat, uma solução diluída de ácido hialurônico (*Genzyme*).

SUPRIMENTOS PARA SALAS DE CIRURGIA

Os **Produtos Hemostáticos** aceleram a hemostasia por fornecerem uma superfície trombogênica que promove a agregação plaquetária e a polimerização da fibrina. Esses agentes hemostáticos tópicos incluem colágeno, gelatina, celulose e trombina. Eles incluem esponjas e pós de colágeno (Instat, *Johnson & Johnson*; Helistat, *Integra Life Sciences*; Actiofoam, *Bard*; Avitene, *Davol*; Helitene, *Integra Life Sciences*), esponjas de gelatina (Surgifoam, *Johnson & Johnson*; Gelfoam, *Upjohn*), celulose oxidada (Oxycel, *Deseret Medical*) e Celulose Regenerada Oxidada USP (Surgicel, *Johnson & Johnson*). Tanto a celulose oxidada quanto a celulose regenerada oxidada são agentes cujas ações dependem da formação de um coágulo que consiste em sais de ácido polianidroglicurônico e hemoglobina. Quando aplicadas a uma superfície com sangramento, elas intumescem para formar uma massa gelatinosa marrom que é absorvida gradualmente pelos tecidos, geralmente em 7 a 14 dias. Elas são empregadas em cirurgia para o controle de sangramento moderado, quando a sutura ou ligadura não é prática ou eficaz.

As **soluções de trombina (USP)** de origem bovina (Thrombostat, *Parke Davis*; Thrombogen, *Johnson & Johnson*) promovem hemostasia pela catalisação da conversão do fibrinogênio em fibrina. Elas podem ser usadas em conjunto com concentrados de fibrinogênio preparados a partir de crioprecipitado autólogo ou de sangue de doadores estocado.

Os **selantes tissulares** são absorvíveis e são utilizados para várias indicações, incluindo selagem de punções arteriais, selagem de vazamento de ar durante cirurgias pulmonares e suporte à cicatrização de ferimentos. A área de selagem tissular está se expandindo rapidamente, com novos produtos chegando ao mercado para numerosas indicações. O Angio-seal (*Kendall*), um material absorvível, é usado como um selante para punções arteriais. O AdvaSeal (*Focal*), um selante sintético absorvível, é usado para selar vazamentos de ar durante cirurgias pulmonares. O Tissell (*Immuno AE*), um selante de fibrina com dois componentes, é usado para promover cicatrização de ferimentos, assim como para obter hemostasia e adesão tissular.

As **colas tissulares** são usadas para adesivos cutâneos tópicos, e eliminam a necessidade de suturas, grampos ou faixas adesivas para certos tipos de lacerações que exigem que as bordas do ferimento sejam firmemente aproximadas. O Dermabond (*Closure Medical*), um octilcianoacrilato, é usado como um adesivo cutâneo tópico que se desprende do ferimento à medida que ocorre reepitelização da pele, permitindo que haja tempo suficiente para a cicatrização do ferimento.

Os **Pacotes Estéreis Descartáveis OR e OB** são jogos de unidades de fraldas e aventais preparados, embalados e esterilizados, projetados para satisfazer as necessidades das salas de operação e de parto. Eles eliminam os problemas de lavagem, armazenamento, preparo e esterilização dos aventais e gorros de musselina. Eles introduzem muitos materiais especiais com propriedades particulares de porosidade; repelência à água, álcool, sangue e outros líquidos; resistência à abrasão; e outros atributos desejáveis.

Pacotes duplos de papel resistente à contaminação foram desenvolvidos para permitir a abertura e o uso sem comprometer a esterilidade. A retenção de características estéreis até a utilização elimina a necessidade de reesterilização.

Máscaras para a face para uso na sala de operação e onde a contaminação tem que ser controlada são feitas de gaze plissada, de trama fina, moldadas para cobrir o nariz, a boca e o queixo. Elas são lavadas e autoclavadas. Máscaras faciais descartáveis com material de filtração especial que fornece alta retenção de matéria particulada e projetadas para um ajuste mais efetivo estão disponíveis de vários fabricantes. A Surgine Face Mask (*Johnson & Johnson*) alega uma eficiência de filtração de 94%, com maior conforto para o usuário.

CURATIVOS CIRÚRGICOS

COMPRESSA ADESIVA

Compressa Absorvente Adesiva; Gaze Absorvente Adesiva

Uma compressa de quatro camadas de gaze absorvente do Tipo I, ou de outro material apropriado, fixada a uma película ou tecido revestido com uma substância adesiva sensível à pressão. Ela é estéril. A compressa pode conter um agente antimicrobiano apropriado, e pode conter uma ou mais cores apropriadas. A superfície adesiva é protegida por um revestimento removível apropriado.

Descrição — A compressa é substancialmente livre de fios soltos ou desfiaduras; a tira adesiva pode ser perfurada, e a parte posterior pode ser revestida com uma película impermeável.

COMPRESSA DE GAZE

Gaze absorvente do Tipo I; não contém corantes ou outros aditivos.

Descrição — É uma peça contínua, firmemente enrolada, em várias larguras e comprimentos, e substancialmente livre de fios soltos e desfiaduras.

CELULOSE OXIDADA

Celulose Absorvível; Algodão Absorvível; Ácido Celulósico; Hemo-Pak (*Johnson & Johnson*); Oxycel (*Deseret Medical*)

Gaze ou algodão estéril que são oxidados quimicamente para torná-los tanto hemostáticos quanto absorvíveis; contêm 16 a 24% de grupamentos carboxila (COOH).

Descrição — Na forma de gaze ou fiapos. É de cor ligeiramente amarelada, é ácida ao paladar e tem um leve odor de queimado.

Solubilidade — É insolúvel em água ou em ácidos; é solúvel em álcalis diluídos.

Comentários — O valor da celulose oxidada em vários procedimentos cirúrgicos é baseado nas suas propriedades de absorção quando inserida nos tecidos e no seu efeito hemostático significativo. A absorção ocorre entre o segundo e o sétimo dia seguindo-se à implantação do material seco, dependendo da adequação do sangue suprido à área e do grau de degradação química do material implantado. A absorção completa de grandes quantidades de gaze embebida em sangue pode demorar 6 semanas ou mais, e complicações cirúrgicas sérias e formação de cistos foram relatadas como resultado da incapacidade de absorção. A hemostasia depende de uma afinidade significativa do *ácido celulósico* pela hemoglobina. Quando expostos ao sangue, tanto *in vitro* quanto em condições cirúrgicas, a gaze ou algodão oxidados se tornam de uma cor marrom muito escura ou preta e formam uma massa gelatinosa que prontamente se amolda aos contornos de superfícies irregulares e controla a hemorragia cirúrgica pelo fornecimento de um coágulo induzido artificialmente. A pressão deve ser exercida na gaze ou no algodão por cerca de 2 min, para facilitar a oclusão total de pequenos vasos sangrantes.

Dois fatores devem ser enfatizados: (1) o ácido celulósico não participa do mecanismo de coagulação fisiológico *per se*, mas forma o que poderia ser denominado *coágulo artificial*, conforme descrito, e, assim, é efetivo no controle de hemofílicos com hemorragias, e (2) a ação hemostática do ácido celulósico não é acentuada pela adição de outros agentes hemostáticos, tais como a trombina (a qual, de qualquer forma, seria destruída pelo pH da gaze, a não ser que fosse possível alguma forma de neutralização). O efeito hemostático de qualquer um dos dois isoladamente é maior do que a combinação.

Ele é útil como um tamponamento temporário para o controle de hemorragia capilar, venosa ou de pequenas artérias, mas, como inibe a epitelização, deve ser usado apenas para o controle imediato de *hemorragias*, e não como um curativo de superfície. Um produto mais puro e mais uniforme preparado a partir de celulose regenerada oxidada foi desenvolvido e encontra-se disponível como o Hemostato Absorvível Surgicel. Ele oferece muitas vantagens sobre a celulose mais antiga, menos uniformemente oxidada, derivada do algodão, e, devido à sua uniformidade química, garante desempenho confiável e supera muitas das dificuldades encontradas com o tipo mais antigo de produto de algodão. As tiras de tecido de malha não se fragmentam, podem ser suturadas no local facilmente caso seja necessário e fornecem absorção imediata e completa com reação tecidual mínima.

CELULOSE REGENERADA OXIDADA

Surgicel; Surgicel Nu-Knit (*Johnson & Johnson*)

Contém 18 a 24% de grupamentos carboxila (COOH), calculados na base seca. É estéril.

Preparo — A celulose é dissolvida e regenerada por um processo semelhante à manufatura do raiom, o qual é então oxidado.

Descrição — Gaze branca cremosa, fiapos ou material tecido.

Solubilidade — Insolúvel em água; solúvel em hidróxidos alcalinos.

Comentários — Hemostático absorvível.

ALGODÃO PURIFICADO

Gossypium Purificatum; Algodão Absorvente

É o pêlo da semente de variedades cultivadas de *Gossypium hirsutum* Linné ou de outras espécies de *Gossypium* (Fam *Malvaceae*), livre de impurezas aderidas, privado de substâncias gordurosas, clareado e esterilizado em seu recipiente final.

Descrição — Pêlos brancos, macios e finos, semelhantes a filamentos, que aparecem sob o microscópio como faixas ocas, achatadas e torcidas, estriadas e ligeiramente espessadas nas bordas; praticamente inodoros e praticamente insípidos.

Solubilidade — Insolúvel em solventes comuns; solúvel em óxido cúprico amoniado TS.

DEXTRANÔMERO

Debrisan (Johnson & Johnson)

O dextranômero é um polímero tridimensional de cadeias entrelaçadas, preparado pela interação da dextrana com a epicloridrina.

Descrição — Contas brancas e esféricas, com diâmetro de 0,1 a 0,3 mm; hidrofílico. Também disponível disperso em polietileno glicol, como uma pasta.

Solubilidade — Insolúvel em água ou álcool. Cada grama absorve cerca de 4 mL de líquido aquoso, com intumescência das contas e formação de um gel.

Comentários — É utilizado topicamente para lavar lesões secretantes, tais como úlceras de estase venosa, úlceras de decúbito, ferimentos traumáticos e cirúrgicos infectados e queimaduras infectadas. Absorve os exsudatos, incluindo os componentes que tendem a impedir o reparo tissular, e, assim, retarda a formação de escaras e mantém as lesões macias e flexíveis.

PÓ ABSORVÍVEL PARA LIMPEZA

Pó para Limpeza Derivado do Amido

É um pó absorvível preparado pelo processamento do amido de milho e projetado para uso como lubrificante para luvas cirúrgicas; contém não mais que 2% de óxido de magnésio.

Descrição — Pó branco e inodoro; pH (em suspensão de 1 para 10) entre 10 e 10,8.

GAZE ABSORVENTE

Carbasus Absorbens; Gaze

Algodão, ou uma mistura de algodão e não mais de 53,0%, por peso, de raiom purificado, na forma de um pano plano tecido. Se for esterilizado, é embalado para ser protegido de contaminação.

Descrição — Pano de algodão branco de várias contagens e pesos de fios; pode ser fornecido em vários comprimentos e larguras e na forma de rolos ou dobras.

RAIOM PURIFICADO

Forma fibrosa de celulose clareada e regenerada. Pode conter não mais que 1,25% de dióxido de titânio.

Preparo — Pelo processo de raiom de viscose.

Descrição — Fibras brancas, lustrosas ou foscas, finas, macias e filamentosas, que aparecem sob o microscópio como bastões translúcidos redondos, ovais ou ligeiramente achatados, retos ou franzidos, estriados e com bordas serrilhadas ao corte transversal; praticamente inodoras e praticamente insípidas.

Solubilidade — Muito solúvel em óxido cúprico amoniado TS ou em H_2SO_4 diluído (3 em 5); insolúvel em solventes comuns.

Comentários — Hemostático.

ESPARADRAPO

Esparadrapo Estéril

Tecido e/ou película uniformemente revestido em um lado com uma mistura adesiva sensível à pressão. Se for esterilizado, é protegido da contaminação por embalagem apropriada.

SUTURAS E MATERIAIS DE SUTURA

Uma sutura cirúrgica é um filamento ou fibra usado para manter as bordas do ferimento em aposição durante a cicatrização, e o processo de aplicação desse filamento é chamado de *sutura*. Quando esse material, sem uma agulha, é usado para interromper um sangramento através da obliteração de vasos sanguíneos lesados, o filamento é chamado de *ligadura*, e o processo também é conhecido por *ligadura*. Os materiais de sutura, entretanto, têm usos além daqueles envolvidos no reparo de ferimentos, já que eles são freqüentemente usados em procedimentos reconstrutivos.

As suturas cirúrgicas foram primeiramente relacionadas no segundo suplemento da USP XI em uma monografia sobre suturas de categute, que eram na ocasião designadas oficialmente como *Gute Cirúrgico*. A USP XII trazia uma monografia semelhante sobre seda cirúrgica. A USP XVI continha, além do gute cirúrgico, uma monografia generalizada projetada para abranger todas as suturas além do categute, e isso também é verdadeiro em relação à USP XX. A USP XXIII descreve ainda suturas absorvíveis sintéticas.

Em um momento ou outro, quase todas as formas de material ou fio fibroso que oferecessem qualquer promessa foram usadas como sutura, e, na verdade, muitos materiais que pelos padrões atuais não oferecem qualquer promessa foram avaliados.

O algodão e o linho estavam entre os primeiros materiais de sutura, mas o uso de intestinos e tendões animais também reivindicam grande antiguidade. Como em muitos outros campos da ciência, tem havido modismos, e numerosos materiais desfrutaram de favorecimento variável através dos séculos. Freqüentemente, a aceitação de um determinado material de sutura depende do seu uso bem-sucedido por um cirurgião eminente, cuja autoridade encorajava a emulação, e, em muitos casos, parecia haver justificativa científica legítima para tal uso.

Possivelmente, o fator mais importante para a aceitação de materiais de sutura tem sido as suas características na presença de infecção. À medida que o conhecimento de bacteriologia aumentou e os métodos de esterilização se aperfeiçoaram, as desvantagens anteriores de certas suturas foram superadas, de forma que atualmente uma ampla variedade de materiais de sutura cirúrgica pode ser esterilizada conveniente e efetivamente.

Entre os métodos largamente aceitos para a esterilização de suturas encontram-se a esterilização com o uso de autoclave com acesso livre de vapor d'água, aplicável apenas para aquelas suturas que não são danificadas por esse processo; calor seco a 154,5°; óxido de etileno; e esterilização por irradiação utilizando raios beta ou gama.

A esterilização por irradiação tem muitas vantagens sobre os métodos mais antigos no que concerne à produção comercial. As suturas são esterilizadas em suas embalagens finais lacradas, eliminando qualquer perigo de recontaminação. A dose de radiação é maior do que o necessário para matar até mesmo os organismos formadores de esporos mais resistentes. Uma grande vantagem desse método reside na ausência relativa de efeito deteriorante sobre muitas suturas. O gute cirúrgico esterilizado por irradiação é mais forte, mais flexível e mais fácil de manusear do que as suturas de gute cirúrgico esterilizadas por calor seco.

Os materiais de sutura podem ser divididos em duas classes principais: absorvíveis e não-absorvíveis. Na primeira classe são encontrados aqueles materiais que são capazes de serem degradados ou digeridos pelo corpo. O categute, que é a sutura absorvível clássica derivada de tecido animal rico em colágeno, é de natureza proteica, e parece que certas enzimas proteolíticas nos tecidos são responsáveis pela digestão do categute e pelo seu desaparecimento da área do ferimento. Novas formas de suturas absorvíveis baseadas em poliésteres sintéticos, tais como o ácido poliglicólico, co-polímeros do lactídio e glicolídio, polidioxanona, co-polímeros do glicolídio e caprolactídio e uma mistura de glicolídio, carbonato de trimetileno e dioxanona, foram introduzidas como materiais absorvíveis alternativos.

As suturas não-absorvíveis são manufaturadas a partir de vários materiais tais como o poliéster, o náilon ou o polipropileno. Esses materiais provocam uma reação do tipo corpo estranho mínima no local da aplicação, que desaparece com o tempo. As suturas não-absorvíveis são usadas freqüentemente para procedimentos cardiovasculares, oftálmicos e neurológicos.

SUTURAS ABSORVÍVEIS

GUTE CIRÚRGICO — O categute ainda é usado em procedimentos cirúrgicos, mas o seu uso, especialmente nos Estados Unidos, declinou devido à disponibilidade de novos materiais, sintéticos e absorvíveis. O seu constituinte básico é o colágeno derivado da camada serosa ou submucosa do intestino delgado de ruminantes saudáveis (vacas, carneiros, bodes). Os intestinos de animais mortos recentemente são limpos de seus conteúdos e cortados longitudinalmente em tiras. Processos mecânicos removem a mucosa, que é a camada mais interna, e as camadas muscular e serosa, que são as mais externas, deixando essencialmente apenas a submucosa. Ela aparece como uma rede fina e resistente, que consiste principalmente em colágeno, cuja orientação e força são aumentadas significativamente por processamento subseqüente. Uma a cinco ou seis de tais tiras são estiradas, rodadas ou torcidas sob tensão e secadas sob tensão para formar um filamento uniforme. Esses filamentos são polidos e cortados em comprimentos apropriados para embalagem e esterilização.

Em um outro método, suturas de colágeno são produzidas a partir de colágeno derivado de tendão de boi. Os tendões são tratados apropriadamente e desfeitos. O colágeno desfeito é expelido, precipitado e reconstituído como filamentos finos que são então torcidos, estirados, curtidos e tratados de outras formas para fornecer suturas absorvíveis com as características desejadas.

As exigências de diâmetro e força para suturas cirúrgicas absorvíveis (gute cirúrgico) estão especificadas na USP, na qual serão encontradas descrições da sutura, assim como a aparelhagem e os métodos para medir o diâmetro, a força tensiva e a esterilidade e outros testes.

Gute Cirúrgico Simples e Cromado — Duas variedades de categute, distinguidas pela sua resistência à ação absorvente de enzimas tissulares, são descritas na USP como *Tipo A*, simples ou não-tratado, e *Tipo C*, tratamento médio. A disponibilidade de ambos os tipos reflete as exigências do cirurgião por um categute que irá reter a sua força tensiva por períodos variáveis de tempo ou que irá mostrar uma resistência aumentada às substâncias proteolíticas encontradas em certos tecidos corporais. Isso é obtido pela incorporação de sais de cromo ou outros produtos químicos para prolongar a sua sobrevivência nos tecidos. Tais produtos eram denominados anteriormente categute de 10, 20 ou 40 dias, na suposição de que essas suturas permaneceriam por tais períodos no tecido normal. As variações no categute como um produto natural, assim como as variações nos pacientes e nos sítios de implantação, tornam tais designações qualitativas. Assim, elas foram substituídas pela declaração mais geral de tipo. Apesar de muitos testes para a duração de resistência esperada terem sido propostos, nenhum é aceito completamente como comparável à digestão em tecidos animais, e nenhum foi incluído na USP.

Aproximadamente metade dos gutes cirúrgicos usados nos Estados Unidos é cromada ou tratada de alguma outra forma. O categute cru é análogo ao couro cru, enquanto o categute cromado é comparável ao couro curtido em cromo. O processo de curtição é aplicado às tiras antes que elas tenham sido torcidas na forma de filamento ou ao filamento torcido acabado. Relata-se que o tratamento na forma de tira resulta em uma deposição mais uniforme de sais de cromo através de toda a secção transversal da sutura, enquanto a cromagem da corda algumas vezes causa a deposição de concentrações relativamente mais pesadas do agente de cromagem próximo à periferia do filamento, com menos penetração para o seu centro. A curtição deficiente do categute pode resultar na sua absorção prematura com possível rompimento do tecido, embora tais incidentes sejam agora reconhecidos freqüentemente como os efeitos de inadequações nutricionais ou outras, com resultante fraqueza dos próprios tecidos. A concentração excessiva de cromo no gute cirúrgico pode produzir suturas que são digeridas lentamente. Como sobrevivem nos tecidos normais por um longo tempo, elas ocasionalmente podem sofrer extrusão através da pele alguns meses após a cirurgia. O mecanismo dessa extrusão por categute altamente curtido ou por suturas não-absorvíveis não está claro, embora ele provavelmente reflita a tendência natural do corpo para eliminar ou rejeitar material estranho.

Reação Tissular — Seguindo-se a qualquer incisão cirúrgica, há um transbordamento de sangue e linfa dentro e através da ferida. Esses líquidos coagulam ou coalham, formando uma rede sobre a qual novas células podem se formar. Os capilares na área se dilatam, e o suprimento sanguíneo na vizinhança da ferida é aumentado. Os leucócitos na área também aumentam de número.

A absorção de gute cirúrgico ocorre juntamente com os processos de reparo tissular. Os leucócitos, que aparecem precocemente em qualquer ferida, produzem enzimas proteolíticas, que, entre outras funções, realizam a digestão de suturas de categute absorvíveis. Depois que esse processo já se encontra bem adiantado, fibroblastos aparecem e começam a depositar as fibras de colágeno essenciais para a força e a cicatrização crescentes da ferida. Na primeira fase de cicatrização da ferida, o número e o caráter das células de desbridamento, juntamente com efeitos secundários tais como intumescência, dor e vermelhidão, constituem a *reação tissular*. O categute cromado evoca uma reação tissular menos intensa do tipo leucocítico ou exsudativo do que a variedade simples.

O gute simples é digerido por enzimas em um ritmo mais rápido do que o categute cromado. O cirurgião escolhe o gute simples ou o cromado, dependendo do tipo de tecido envolvido, da condição do paciente e do tempo de cicatrização estimado da ferida. Tamanhos pequenos de gute cirúrgico causam menos reação tissular e irritação do que tamanhos grandes. Há menos trabalho digestivo para as enzimas realizarem. Por essa razão, os cirurgiões tentam nunca usar uma sutura que seja mais forte do que o tecido no qual ela será usada. As suturas maiores apenas contribuem para a irritação tissular, sem fornecer qualquer força necessária para a ferida.

Esterilização e Embalagem — Experiências desapontadoras com muitas tentativas para esterilizar gute através de meios químicos têm criado descrença generalizada na efetividade da maior parte dos produtos químicos. A exceção tem sido o uso do óxido de etileno, que fornece um meio efetivo para a esterilização de suturas. Os métodos mais comuns são a esterilização com calor seco (após desidratação do categute) e a esterilização por irradiação na embalagem final lacrada.

Em uma determinada época, o gute cirúrgico era produzido e classificado como *fervível*. Ele era embalado em tubos de vidro com os filamentos imersos em um líquido para tubos livre de água e de alta ebulição — geralmente xilene. Os exteriores dos tubos podiam ser esterilizados no hospital por autoclave — daí o termo *fervível*.

A desvantagem do categute fervível é que a secagem necessária para permitir a esterilização a altas temperaturas produz um filamento rígido, o qual se encontra ainda rígido quando é removido do tubo, e que exige embebimento por vários minutos em água estéril antes que os cirurgiões o considerem flexível o suficiente para uso. Esse processo não é mais utilizado (com exceções isoladas).

O método atual de embalagem fornece suturas prontas para uso no momento em que são removidas da embalagem. O categute, designado como *não-fervível*, é acondicionado em uma embalagem metálica ou plástica, imersa em um líquido flexibilizador que geralmente consiste em um álcool ou em misturas de um álcool com uma pequena porcentagem de água. A água tem um efeito flexibilizador, mas poderia arruinar o gute se o último fosse submetido a altas temperaturas — daí a designação *não-fervível*.

As técnicas de irradiação e de esterilização com óxido de etileno, conforme descritas na USP, substituíram largamente o método de esterilização pelo calor seco aceito anteriormente. Esses métodos permitiram o desenvolvimento de inovações de embalagem mais convenientes que não eram práticas com os métodos mais antigos.

Para uma conveniência ainda maior, todas as embalagens metálicas ou de plástico são agora envolvidas por uma segunda embalagem. Tanto o conteúdo quanto a região externa da embalagem interna são tornadas estéreis. Abrindo-se a embalagem secundária, a embalagem interna pode ser liberada pronta para uso em condições estéreis na mesa de operação.

Teste de Esterilidade — A ausência de contaminação é a propriedade mais importante de qualquer sutura. Todo lote de suturas fornecido por fabricantes confiáveis é submetido a uma série de testes físicos e químicos, de acordo com procedimentos para testes de esterilização prescritos pela USP, assim como processos de esterilização validados. Nenhum lote de suturas é liberado até que tenha sido aprovado em todos esses testes; logo, o cirurgião desenvolve uma confiança justificada na adequação e esterilidade desses produtos. Devido à extraordinária confiabilidade da esterilização através de radiação, a aceitação da esterilidade do produto baseada na mensuração e no controle validados do processo de radiação está se tornando mais difundida.

Procedimentos de Sala de Operação — Antes de uma cirurgia eletiva, a enfermeira geralmente seleciona os tipos necessários de suturas designadas pelo cirurgião operador. O número solicitado de embalagens duplas é aberto retirando-se a embalagem externa e sacudindo-se ou removendo-se de alguma outra forma de uma maneira asséptica as embalagens estéreis internas e colocando-as na mesa de Mayo. As embalagens são abertas rasgando-as, se forem metálicas, ou cortando-as com tesouras estéreis, se forem plásticas. A retificação da sutura não-fervível é obtida por uma tração suave. Elas comumente são usadas conforme removidas da embalagem. O abuso das suturas de categute pode levar à sua ineficácia nos tecidos, com possíveis conseqüências sérias para o paciente.

SUTURAS ABSORVÍVEIS SINTÉTICAS — A combinação de alta força tensiva com capacidade de absorção que torna o categute tão útil como sutura foi incorporada às fibras sintéticas. Foi demonstrado que polímeros derivados da condensação do derivado cíclico do ácido glicólico (glicolídio), misturas de glicolídio e lactídio (derivadas da ciclização do ácido lático), dioxanona, glicolídio com carbonato de tetrametileno, misturas de glicolídio e caprolactila e misturas de glicolídio, carbonato de trimetileno e dioxanona possuem propriedades que os tornam apropriados para muitos procedimentos cirúrgicos. O Dexon II (*Davis & Geck*), um homopolímero de ácido poliglicólico, e o Vicril (*Ethicon*) e o Polysorb (*US Surgical*), que são co-polímeros de glicolídio e lactídio, são expelidos por fusão em fios de multifilamentos, que são então trançados em vários tamanhos de suturas. Tais trançados têm alta força tensiva e, diferentemente do categute, têm que ser embalados sem líquido e esterilizados com óxido de etileno para evitar degradação. Polímeros tais como as dioxanonas (*PDS II, Ethicon*), glicolídio e caprolactila (*Monocryl, Ethicon*), glicolídio com carbonato de tetrametileno (*Maxon, Davis & Geck*) e misturas de glicolídio, carbonato de trimetileno e dioxanona (*Biosyn, US Surgical*) são fornecidos como monofilamentos flexíveis. As suturas absorvíveis sintéticas não sofrem o processo de absorção mediado enzimaticamente que é bem conhecido para o categute. Em vez disso, a sutura é degradada completamente por hidrólise simples enquanto permanece no tecido, e a reação tissular é mínima.

MEMBRANA DE CARGILE — É uma folha fina de tecido flexível obtida do apêndice (*intestino cego*) do bezerro ou do boi. Ela é projetada primariamente para cobrir superfícies das quais o peritônio foi removido, especialmente onde uma membrana estéril diminuiria a formação de aderências. A membrana está disponível em folhas estéreis de aproximadamente 10 × 15 cm, e algumas vezes é usada como uma embalagem ou bainha protetora. Atualmente, o uso desse material é limitado.

FÁSCIA LATA — É obtida de fáscia de boi, e é projetada para uso como sutura pesada ou reparo em hérnia ou casos semelhantes. Ela é geralmente fixada firmemente a uma estrutura forte por meio de uma sutura não-absorvível. É fornecida em forma de tiras estéreis com aproximadamente 1,3 cm de largura por 20 cm de comprimento, e também em folhas com cerca de 7,5 × 12,5 cm.

Deve ser enfatizado, juntamente com o que foi exposto anteriormente, que os filamentos e fitas de categute são os únicos que são completa e prontamente absorvíveis. Os outros materiais podem ser absorvidos muito lentamente ou podem ser incorporados aos tecidos pela invasão de fibroblastos.

SUTURAS NÃO-ABSORVÍVEIS

A segunda classe principal de suturas consiste em materiais de sutura não-absorvíveis naturais e sintéticos que são relativamente resistentes ao ataque por líquidos tissulares normais. Vários desses materiais permanecem, aparentemente inalterados, por muitos anos nos tecidos, e geralmente serão encontrados encapsulados em uma bainha fina de tecido conjuntivo fibroso. Quando suturas não-absorvíveis são usadas para sutura de pele, elas geralmente são removidas depois que a incisão ou ferida cicatrizou a um ponto em que o suporte proporcionado pela sutura já não é mais necessário.

A **seda** é uma sutura cirúrgica não-absorvível importante. São usados graus selecionados de fibras de seda comerciais sem resina, que consistem principalmente na proteína fibroína, da forma que é expelida do bicho-da-seda. Muitas dessas fibras são torcidas em um filamento único de vários diâmetros, conforme especificado na USP, e vendidas na cor natural ou após tingimento. Sem dúvida, a construção mais popular é a seda trançada, na qual vários fios torcidos são trançados em uma estrutura compacta preferida por sua firmeza e força. A maior parte das sedas trançadas é tingida e também recebe um tratamento para torná-la não-capilar. No uso como sutura para pele, isso minimiza o transbordamento de líquidos tissulares para a superfície e, assim, a passagem no sentido oposto, para o interior, de organismos da superfície. Os objetivos adicionais desses tratamentos são imprimir um grau de rigidez para melhorar as propriedades de manuseio e de atamento, minimizar a fixação a células tissulares que poderiam causar dor na remoção da sutura e lubrificar a implantação e a remoção da seda. Quando seda ou qualquer outra sutura é tingida, a USP exige que isso seja feito com um aditivo corante aprovado pela FDA.

Especificações — A USP descreve na monografia para as Suturas Cirúrgicas Não-Absorvíveis (que agora inclui o algodão, o linho, o fio metálico, o náilon, o raiom, o Dacron e a seda) os respectivos tamanhos, diâmetros e forças tensivas.

Usos — As suturas de seda são manuseadas facilmente e bem toleradas pelos tecidos corporais, embora possam causar reação tissular significativa. Na presença de infecção, entretanto, os interstícios dos filamentos de seda protegem os organismos de agentes antimicrobianos e dos mecanismos de defesa do corpo, de modo que podem se formar fístulas crônicas que não se curam até que a seda seja removida ou seja eliminada pelos tecidos. A seda, assim como qualquer outra sutura não-absorvível, ocasionalmente migra do sítio de implantação e chega à superfície para ser expelida meses depois da operação. Em certos sítios, os nós ou extremidades da sutura podem servir como centros para a formação de concreções ou para outra ação irritativa. A seda geralmente se torna encapsulada e permanece nos tecidos por longos períodos de tempo à medida que a proteína se degrada lentamente.

SEDA DÉRMICA — Essas suturas consistem em seda torcida natural embalada em um revestimento insolúvel de gelatina ou outra proteína curtida. Esse revestimento tem que suportar a autoclavagem sem desfiar, e o seu propósito é evitar o crescimento para o interior de células tissulares, o que poderia interferir com a sua remoção após o uso como sutura de pele ou dérmica.

ALGODÃO E LINHO — Suturas derivadas da celulose encontram-se entre as mais antigas conhecidas, mas atualmente são usadas de forma limitada. Elas são torcidas a partir da matéria-prima da fibra, têm força tensiva moderadamente alta e são estáveis à esterilização pelo calor. As suturas de algodão preparadas por fabricantes de suturas são uniformes e têm força reproduzível, e substituíram largamente o algodão de costura doméstico usado por muitos cirurgiões anos atrás. Elas são desejáveis devido às suas propriedades de manuseio e baixo grau de reatividade tissular, mas não são usadas amplamente em áreas críticas onde a força tem que ser mantida por longos períodos de tempo, porque elas se degradam lentamente.

Suturas Não-Absorvíveis Sintéticas

O **náilon**, a primeira fibra sintética moderna, entrou em uso como sutura em parte como resultado da escassez de seda de alto grau durante a Segunda Guerra Mundial e em parte devido aos seus próprios méritos. É uma poliamida sintética obtida da condensação de ácido adípico e hexametilenodiamina ou a partir da condensação-polimerização do caprolactam. Está disponível na forma de monofilamentos (Ethilon, *Ethicon*; Dermalon, *Davis & Geck*) na faixa útil de tamanhos, assim como na forma de fibras de multifilamentos (Nurolon, *Ethicon*; Surgilon, *Davis & Geck*; Nylon, *Deknatel*; Bralon, *US Surgical*) trançadas em filamentos de diâmetro comparável. Ele é forte e resistente à água, e entrou em algum uso para todas as suturas ou ligaduras. O náilon monofilamento é usado como sutura de pele ou de suporte ou para cirurgia plástica. O náilon trançado fica encoberto mais freqüentemente pelos tecidos, e está sujeito às mesmas limitações da seda trançada na presença de infecção.

FIBRA DE POLIÉSTER — Das numerosas fibras sintéticas de multifilamento introduzidas após o sucesso do náilon, apenas o poliéster foi aceito como uma sutura trançada não-absorvível apropriada, enquanto o polipropileno tem experimentado popularidade crescente como uma sutura de monofilamento não-absorvível. A sutura de poliéster é preparada expelindo-se por fusão tereftalato de polietileno em filamentos finos que são então trançados em vários tamanhos. Em geral, a força tensiva das suturas trançadas de poliéster é superior à da seda e do náilon trançados e do algodão torcido. Exemplos de suturas de poliéster trançado incluem a Ethibond Excel (*Ethicon*), a Surgidac (*US Surgical*), a TiCron (*Davis & Geck*), a Tevedek II e a Polydek, ambas fabricadas pela *Deknatel*. O Novafil (*Davis & Geck*), que é um co-polímero de tereftalato de polibutileno e politetrametileno éter glicol, está disponível como uma sutura de poliéster de monofilamento.

As suturas de poliéster, diferentemente da maior parte dos outros materiais, com exceção do polipropileno e do aço inoxidável, não perdem força significativamente quando em contato com água ou líquidos corporais. Por essa razão, elas se tornaram suturas de primeira escolha quando há uma necessidade crítica de reforço permanente, como, por exemplo, na instalação de valvas cardíacas artificiais. Elas têm a vantagem de excelentes características de manutenção dos nós, e estão disponíveis na cor natural ou tingidas para acentuar sua visibilidade no campo cirúrgico.

Avanços recentes levaram à comercialização de suturas de fibra de poliéster trançado revestidas ou impregnadas com lubrificantes não-tóxicos, tais como as resinas de politetrafluoretileno ou de silicone. O polibutilato, um lubrificante especialmente projetado para o uso com sutura de poliéster, derivou de um polímero de condensação de butanediol e ácido adípico. Essas suturas exibem a vantagem de uma superfície mais uniforme, o que dá à sutura propriedades de manuseio melhoradas e permite uma passagem mais fácil e mais delicada através dos tecidos.

FIBRAS DE POLIOLEFINA — De interesse crescente no campo das suturas não-absorvíveis é o desenvolvimento de fibras baseadas em poliolefinas. Embora as suturas de polietileno tenham estado disponíveis, o uso do monofilamento de polipropileno (Prolene, *Ethicon*; Surgipro, *US Surgical*; Surgilene, *Davis & Geck*; Deklene II, Deknatel) aumentou grandemente nos últimos anos. As suturas de polipropileno, quando comparadas com o náilon monofilamento, amarram nós mais seguros e apresentam uma taxa muito baixa de reatividade tissular. Devido à uniformidade das suturas de polipropileno, elas deslizam através dos tecidos facilmente, e, por não haver crescimento de tecido para o interior da ferida, elas podem ser removidas facilmente quando necessário. Elas têm encontrado amplas aplicações na cirurgia cardiovascular e em outras especialidades cirúrgicas.

A sutura de politetrafluoretileno (PTFE) (Gore-Tex, *Gore*) tem sido recomendada para uso em enxertos vasculares derivados do mesmo material, assim como em outros procedimentos cirúrgicos.

Suturas Metálicas

Há alguns anos, tem havido uma atenção aumentada para o uso de várias suturas de fio metálico e outros dispositivos metálicos que auxiliem no reparo cirúrgico.

PRATA — Entre os materiais mais antigos que ainda são usados com certa freqüência, encontram-se o fio, a folha e outras formas de prata. Relativamente poucos trabalhos têm sido relatados recentemente sobre esses itens. A prata está disponível prontamente, e considera-se que tenha alguma ação anti-séptica, mas em alguns tecidos ela é definitivamente irritante. Irritação tem sido demonstrada por uma grande quantidade de metais e ligas, e é agora vista como uma consideração de controle na escolha de substâncias para implantação em tecidos.

AÇO INOXIDÁVEL — A liga ferrosa, que não tem mais sido empregada de forma útil em aplicações industriais e outras nas quais a resistência ao ataque químico é essencial, tem sido usada amplamente na forma de suturas de arame, placas de fixação, parafusos e outros itens. Aço inoxidável é um termo bastante genérico que engloba uma ampla variedade de materiais, e muitas das primeiras ligas eram atacadas por líquidos corporais. A seleção apropriada de composições de aço inoxidável parece fornecer um material essencialmente inerte nos tecidos e livre das antigas desvantagens. Suturas de aço inoxidável estão disponíveis como filamentos tanto torcidos quanto na forma de monofilamento, e representam o mais forte material disponível. Entretanto, elas são relativamente difíceis de serem usadas e são empregadas mais comumente em áreas onde é exigida uma grande força, como, por exemplo, no reparo do esterno após cirurgia torácica.

Malhas Cirúrgicas

As malhas cirúrgicas são usadas como material de reforço para auxiliar no reparo de tecidos e estimular o crescimento para o interior de tecido conjuntivo fibroso. As malhas são usadas para cirurgias de correção de hérnias umbilicais, abdominais e inguinais. As malhas podem ser trançadas ou tecidas a partir de materiais de sutura absorvíveis e não-absorvíveis. Alguns exemplos da variedade de malhas disponíveis para uso cirúrgico incluem a malha plana de Vicryl tecida ou trançada (*Ethicon*) e a malha plana de Dexon trançada (*Davis & Geck*); a malha plana de polipropileno trançada não-absorvível (Prolene, *Ethicon*; Marlex, *Bard*; Trelex, *Meadox*; Surgipro, *US Surgical*; Artrium, *Artrium*), a malha de PTFE não-absorvível fabricada pela *Gore* (Mycromesh, Dual Mesh, Soft Tissue Patch) e a malha de poliéster trançada não-absorvível (Mersilene, *Ethicon*). Muitos desses produtos de malha estão disponíveis em formas pré-moldadas projetadas para facilidade de uso para o procedimento de reparo cirúrgico específico (Prolene Hernia System, *Ethicon*; Prefix Plug, *Bard*).

Agulhas Cirúrgicas

Os materiais de sutura podem ser enfiados em agulhas para sutura com orifício. Embora anteriormente estivessem disponíveis apenas agulhas com orifício, há uma tendência muito forte para o uso de agulhas sem orifício, com uma ou duas fixadas a cada filamento individual. Uma dessas agulhas é fabricada com um canal aberto no qual a sutura pode ser colocada, e o canal é então estreitado ao redor do filamento. Um outro tipo, conhecido como *sem costura*, tem um orifício muito delicado perfurado na haste. Para evitar arrancamento, a haste é pressionada firmemente ao redor da sutura. Essas suturas oferecem grande vantagem na minimização do trauma. Com uma agulha com orifício, precisa ser feita no tecido uma abertura grande o suficiente para acomodar a agulha e duas espessuras de sutura, mas com a agulha sem orifício a abertura só precisa acomodar a agulha, que é pouco maior do que a sutura que se segue. Isso é muito apreciado em cirurgias delicadas, tais como cirurgia plástica e oftálmica. Uma grande variedade de agulhas sem orifício em categute e outros materiais estão agora disponíveis para atender à maior parte das necessidades do cirurgião. Por uma inovação recente, foi possível controlar a liberação de uma sutura a partir de uma agulha sem orifício a partir de um puxão delicado, de tal forma que o cirurgião não precisa perder tempo cortando a agulha da sutura quando aquela não é mais necessária.

VITÁLIO — Esse metal, que é uma liga de cobalto, cromo e molibdênio, tem sido aplicado a muitos problemas cirúrgicos em várias formas desde 1937, embora não na forma de suturas ou ligaduras. A liga mostrou alguma variabilidade em força e rigidez, e é incapaz de muitas modificações no momento da operação, mas geralmente mostra reações tissulares insignificantes. Além de algum uso em dentaduras, as formas cirúrgicas do vitálio incluem placas, parafusos, cavilhas, pinos e utensílios para fraturas, implantes orbitários, suportes para o esqueleto nasal, bastões para tendões, tubos para anastomose de vasos sanguíneos ou reparo de dutos biliares e placas para crânio.

Outras Técnicas de Sutura

Embora as suturas e ligaduras tenham se mantido os dispositivos mais efetivos e populares para o fechamento de feridas e para hemostasia, outras técnicas estão sendo usadas com freqüência crescente. Estão disponíveis dispositivos de grampeamento cirúrgico que aproximam automaticamente os tecidos com fileiras de grampos de aço que se mantêm permanentemente. Tais dispositivos existem para o fechamento da pele e para a anastomose de vasos sanguíneos, assim como para a reconstrução de outros órgãos, tais como estômago e intestinos. Alguns grampeadores cirúrgicos são projetados para cortar tecido antes ou após os grampos serem aplicados.

Durante os últimos anos, clipes de aço, de tântalo ou de titânio em forma de V têm sido usados para clampear pequenos vasos sanguíneos, e essa alternativa para a ligadura está se tornando crescentemente popular à medida que os instrumentos de aplicação se tornam mais convenientes e fáceis de usar. Clipes ou grampos de aço inoxidável têm sido usados com freqüência para coaptar incisões cutâneas. Mais recentemente, tiras de tecido ou de material plástico revestido com um adesivo apropriado têm sido usadas para a mesma aplicação.

Novas abordagens para os clipes de ligadura estão representadas por materiais absorvíveis, a polidioxanona e o lactômero. Os clipes de ligadura feitos dessas substâncias são absorvidos depois que a função está concluída, e não permanecem no paciente permanentemente como os clipes metálicos. Assim, a interferência com técnicas de diagnóstico por imagem como radiografias e TC é evitada.

Com o advento de procedimentos cirúrgicos minimamente invasivos, a indústria enfrenta desafios significativos. Várias novas agulhas e outros dispositivos foram introduzidos no mercado, facilitando a desenvoltura com que o cirurgião pode aproximar e suturar tecidos através do orifício de um trocarte.

MONOGRAFIA DE SUTURAS

SUTURA CIRÚRGICA ABSORVÍVEL

Categute Cirúrgico; Sutura de Categute; Gute Cirúrgico; Categute Cirúrgico Esterilizado BP; Ligadura Cirúrgica Esterilizada

É um filamento estéril preparado a partir de colágeno derivado de mamíferos saudáveis ou de um polímero sintético. Seu comprimento é de não menos que 95% daquele declarado no rótulo. Seu diâmetro e força tensiva correspondem à designação de tamanho indicada no rótulo, dentro dos limites ali prescritos. Ele é capaz de ser absorvido por tecido vivo de mamíferos, mas pode ser tratado para modificar sua resistência à absorção. Ele pode ser modificado em relação a corpo ou textura. Pode ser impregnado ou revestido com um agente antimicrobiano apropriado. Pode ser colorido por um aditivo colorido aprovado pela FDA.

Descrição — Filamento flexível, variando em tratamento, cor, tamanho, embalagem e resistência à absorção, de acordo com o propósito desejado. A sutura de colágeno é a Sutura do *Tipo A* ou a Sutura do *Tipo C*. Ambos os tipos consistem em filamentos de colágeno processados, mas a Sutura do *Tipo C* é processada por meios físicos ou químicos para fornecer maior resistência à absorção em tecido vivo de mamíferos.

FIO DE SUTURA CIRÚRGICA NÃO-ABSORVÍVEL

Suturas Cirúrgicas; Seda Cirúrgica; Seda Cirúrgica Estéril

Um filamento de material que é convenientemente resistente à ação de tecido vivo de mamíferos. Seu comprimento é de não menos que 95% daquele declarado no rótulo. Seu diâmetro e sua força tensiva correspondem à designação de tamanho indicada no rótulo, dentro dos limites ali prescritos. Pode ser não-estéril ou estéril. Pode ser impregnado ou revestido com um agente antimicrobiano apropriado. Pode ser modificado em relação a corpo ou textura, ou para reduzir a capilaridade, e pode ser apropriadamente clareado. Pode ser colorido por um aditivo colorido aprovado pela FDA.

Descrição — Filamento flexível, monofilamento ou multifilamento e contínuo, colocado em um envelope, tubo ou outro recipiente apropriado ou enrolado em um carretel ou bobina. Se ele for um filamento multifilamento, os filamentos individuais podem ser combinados por movimento giratório, torção, trançamento ou qualquer combinação desses processos. A Sutura Cirúrgica Não-Absorvível é classificada e representada como se segue: a Sutura da *Classe I* é composta de seda ou fibras sintéticas de construção de monofilamento, entretecida ou trançada. A Sutura da *Classe II* é composta de fibras de algodão ou linho ou de fibras naturais ou sintéticas revestidas nas quais o revestimento forma um invólucro de espessura significativa, mas não contribui apreciavelmente para a força. A Sutura da *Classe III* é composta de fio metálico monofilamento ou multifilamento.

CAPÍTULO 109

Acessórios de Saúde

Richard W Knueppel, RPh
President
Knueppel Health Care Services, Inc
Milwaukee, WI 53222

Durante muito tempo, muitos farmacêuticos trataram os acessórios de saúde apenas como uma conveniência para seus pacientes sob prescrição. Os médicos e outros profissionais de saúde estavam convencidos de que o farmacêutico não tinha a experiência nem o equipamento necessários e enviavam seus pacientes a outros locais para esses serviços. Entretanto, nos últimos anos, poucos aspectos da prática profissional mudaram tanto ou cresceram de maneira tão rápida quanto o departamento de acessórios de saúde das farmácias. O farmacêutico especialmente treinado está sendo cada vez mais reconhecido pelos outros profissionais de saúde como um especialista nessa área e pode proporcionar um adjunto profissional e lucrativo para os outros serviços de farmácia.

Um departamento de acessórios de saúde abrangente pode incluir uma ampla variedade de suprimentos cirúrgicos e aparelhos de convalescença, incluindo cadeiras de rodas, andadores, leitos hospitalares, elevadores hidráulicos para pacientes, suprimentos de urologia e para incontinência, dispositivos de ostomia, suportes elásticos, moldes mamários para a mastectomia e órtoses ortopédicas. Além disso, muitas farmácias especializam-se em equipamentos de cuidados de saúde domiciliares, como dispositivos de tração, monitores de glicemia, aparelhos esfigmomanométricos, aspiradores, equipamento de oxigênio e terapia respiratória, estimuladores nervosos e musculares, lâmpadas de fototerapia, monitores de apnéia e equipamento de reabilitação. Algumas farmácias podem especializar-se no fornecimento de medicamentos intravenosos e suprimentos para a nutrição enteral ou parenteral.

Ainda mais importante que o simples fornecimento de grandes variedades de acessórios de saúde é o crescente envolvimento do farmacêutico na seleção e adaptação deles e, também, na instrução do paciente sobre o uso e a manutenção adequados dos acessórios.

Para fornecer esses serviços, o farmacêutico deve adquirir novas habilidades e experiências, as quais podem ser obtidas através de cursos especiais fornecidos por diversos fabricantes de acessórios de saúde, associações profissionais e alguns distribuidores atacadistas.

A etapa inicial na seleção do acessório de saúde apropriado consiste em uma avaliação completa do paciente e dos acessórios disponíveis, incluindo

Idade	Fatores relacionados com a incapacidade
Estilo de vida	Medidas do paciente e do equipamento
Diagnóstico	Capacidade do paciente para os cuidados pessoais
Prognóstico	Fontes de reembolso

Cada um desses fatores deve ser considerado quando se seleciona o acessório de saúde mais apropriado para o paciente. Da mesma forma, freqüentemente é necessário verificar-se a cobertura pelo seguro, inclusive se aquele equipamento é obrigatório por uma HMO (veja Cap. 111) e qual equipamento será considerado para reembolso pelo Medicare, Medical Assistance ou companhias de seguro.

As outras etapas podem incluir a consulta com o paciente, o médico e a família; a preparação de uma prescrição, quando aplicável, como uma recomendação para o médico; a seleção do acessório no estoque ou seu pedido para o fabricante ou distribuidor; e a verificação do acessório a fim de assegurar que ele atende às especificações adequadas. Também podem ser necessários ajustes ou modificações de acompanhamento.

Formulários úteis — p. ex., atestados de necessidade médica (CMNs — *certificates of medical necessity*), análise de incapacidade, medidas, prescrição e formulários de pedido — geralmente estão disponíveis nos fabricantes de acessórios de saúde, companhias de seguro e agências governamentais. Na realidade, algumas companhias de seguro e agências governamentais podem exigir o uso de seus formulários.

CADEIRAS DE RODAS

Literalmente, existem centenas de cadeiras de rodas diferentes para servir às diferentes necessidades do paciente. A Fig. 109.1 mostra um exemplo. A importância de uma prescrição individualizada não pode ser excessivamente enfatizada. Uma cadeira prescrita com cuidado possui uma vida prolongada e útil, além de promover a independência física máxima do paciente.

A perda geral das funções corporais no idoso ou nos pacientes enfermos serve como uma orientação no fornecimento da melhor cadeira para as suas necessidades. Eles podem ter menos força e resistência que uma pessoa mais jovem ou mais saudável e, por conseguinte, exigem os aspectos de segurança e conveniência. Isso volta a enfatizar a regra geral de quando se adapta qualquer cadeira de rodas: as considerações primárias na adaptação são as limitações físicas e o estilo de vida do usuário.

MEDIDAS — Após a análise da incapacidade, as medidas do paciente e da cadeira devem ser consideradas quando se prepara uma prescrição para a cadeira adequada.

O Paciente — De maneira ideal, o paciente deve estar sentado quando é medido, de preferência em uma cadeira que possibilite o bom alinhamento corporal.

De um Lado ao Outro (a área mais larga dos quadris, quando sentado) — Importante na determinação da largura do assento da cadeira. Para evitar a pressão sobre os quadris ou sobre as coxas, embora ajudando a manter a boa postura e a estabilidade na posição sentada, a largura do assento da cadeira deve ser 5 cm maior que a largura da reta através dos quadris.

Joelho-Quadril — Primordial na determinação da profundidade real do assento da cadeira. Normalmente, a profundidade do assento será aproximadamente 5 a 7,5 cm menor que essa medida, de modo a proporcionar a sustentação adequada, ainda que evitando a pressão atrás do joelho. Quando um painel para as costas ou uma almofada para as costas deve ser inserido, sua espessura deve ser considerada.

Assento-Cotovelo — Serve como um indicador para a altura do descanso de braço. Dependendo da postura sentada, a altura do descanso de braço deve fornecer a sustentação adequada do corpo. (*Sinais de perigo:* ombros caídos ou elevados quando os cotovelos do paciente es-

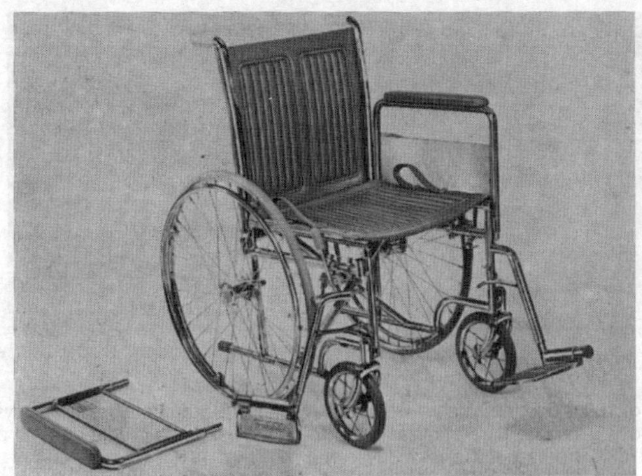

Fig. 109.1 Cadeira de rodas de adulto com braços de comprimento total e removíveis e pedais destacáveis com oscilação para fora. (Cortesia, Everest & Jennings.)

tão repousando sobre os braços da cadeira.) Deve-se perceber que a altura de um descanso de braço com 2,5 cm a mais que a medida entre o assento e o cotovelo do paciente forçará os cotovelos do paciente um pouco para cima, proporcionando um suporte natural contra a inclinação do corpo para diante, principalmente quando descer rampas.

Chão Até o Joelho — Usada para determinar os ajustes dos pedais a partir do nível do assento e/ou a altura do assento especial. O ajuste mínimo do pedal deve ser no mínimo 5 cm menor que essa medida, de modo a evitar a pressão contra o lado inferior das pernas. Uma boa orientação visual para o ajuste adequado do pedal (principalmente quando se utiliza uma cadeira comum) consiste em assegurar-se de que as partes superiores das coxas do paciente estão horizontais e em paralelo com o assoalho. Para obter-se o ajuste de pedal máximo, maior que o padrão, deve ser considerada uma altura de assento especial. Por vezes, o uso de um assento de inserção sólido e/ou de uma almofada de assento resolverá esse problema, embora devamos lembrar que a altura ótima do assento permite que os pacientes coloquem seus pés no solo sem pressão excessiva sobre a parte posterior dos joelhos.

Assento Até a Axila — Usada para determinar a altura da armação das costas nas cadeiras com costas comuns. Isso é importante porque muitos pacientes devem ser capazes de colocar seus braços sobre a armação das costas da cadeira e fazer um gancho com os cotovelos por baixo do pegador para fazer o movimento de alavanca quando seguram os objetos.

Outras Medidas — Podem ser necessárias para cadeiras de rodas sob medida ou mais estruturadas. Consulte a literatura do produto com o fabricante.

A Cadeira — Determinadas dimensões da cadeira de rodas (Fig. 109.2) são importantes na preparação de uma prescrição individualizada. Eis alguns dos componentes e medidas que devem ser considerados.

Descansos de Braço — Braços fixos e de comprimento total estão disponíveis. Os estilos do tipo bandeja ou de extensão total, removíveis, são necessários quando o usuário deve realizar uma transferência lateral. Como os braços removíveis são afastados da estrutura principal da cadeira de rodas, eles também proporcionam 4 a 5 cm de largura adicional do assento. Dessa maneira, uma cadeira de rodas com 45 cm nas costas e braços removíveis fornece, na realidade, 49 a 50 cm de largura do assento. Da mesma maneira que essa característica alarga o assento, ela também aumenta a largura total da cadeira de rodas. Quando essa largura total adicional resulta em uma restrição arquitetônica, os estilos de braço *envolventes* ou *poupadores de espaço* devem ser considerados. Eles são acoplados atrás das hastes verticais das costas, em vez de ficarem entre as hastes verticais e a roda traseira. Esse *design* permite a largura adicional do assento e a conveniência de ser removível, porém mantém a largura total naquela de uma cadeira de rodas com estrutura padronizada.

Outra consideração do braço é sua altura em relação ao assento. A altura padronizada do braço é de aproximadamente 25 cm. O braço pode ser fabricado em qualquer altura especificada; no entanto, uma opção mais conveniente é o braço com altura ajustável, que está disponível nos estilos removíveis.

Largura do Assento e das Costas — A determinação da largura do assento e das costas é a parte mais importante e fundamental na seleção da cadeira de rodas apropriada. Uma cadeira de rodas padronizada para um adulto possui assento e costas com 40 cm. Tipicamente, as cadeiras de rodas estão disponíveis em tamanhos com aumento de 5 cm, desde 30 cm até 60 cm. Ao considerar a largura do assento, lembre-se do efeito dos braços removíveis. Uma cadeira de rodas que seja muito larga promoverá a inclinação para um lado ou limitará a capacidade do usuário de impulsionar a cadeira. Uma cadeira de rodas muito estreita pode resultar em úlceras de pressão.

Suportes de Pé — Existem dois tipos básicos de suportes de pé: o pedal e o descanso de perna que se eleva. Ambos possuem comprimento ajustável. Para determinar qual tipo seria mais benéfico para o usuário, considere a condição das pernas. Quando houver edema ou enfermidade afetando a perna ou flexão reduzida no joelho, os descansos de perna poderiam ser indicados. Um novo conceito, o descanso de perna articulado que se eleva, estende-se automaticamente à medida que o descanso de perna é elevado, para se adaptar corretamente à perna esticada (Fig. 109.3). Na maior parte dos outros casos, o pedal simples será suficiente. Nesse ponto, considere também as opções, como conjuntos removíveis *versus* fixos, barras de liberação de quatro pontos, alças de calcanhar e artelhos e os pedais maximizados ou antiderrapantes.

Altura do Assento — A altura padrão de assento fica a aproximadamente 49 a 50 cm do solo. As cadeiras de rodas com assento baixo ou hemiassento ficam quase 5 cm mais baixas. A altura do assento é importante para os usuários que impulsionam a cadeira de rodas com um ou ambos os pés. Um assento mais elevado pode ser necessário para os usuários com pernas compridas, de modo que o espaço entre o pedal e o solo não seja inferior a 4 a 5 cm.

Profundidade do Assento — A profundidade padrão do assento é de 40 cm. O assento deve ser suficientemente profundo para sustentar as coxas da maneira adequada, sem gerar pressão sobre a parte posterior da panturrilha.

Altura das Costas — A altura padrão das costas é de 42 cm. Uma altura maior proporciona maior sustentação para uma parte superior do corpo mais debilitada. Uma altura menor para as costas propicia menor suporte, mas possibilita maior liberdade de movimento. Para determinar o que é melhor, considere a força física total e o estilo de

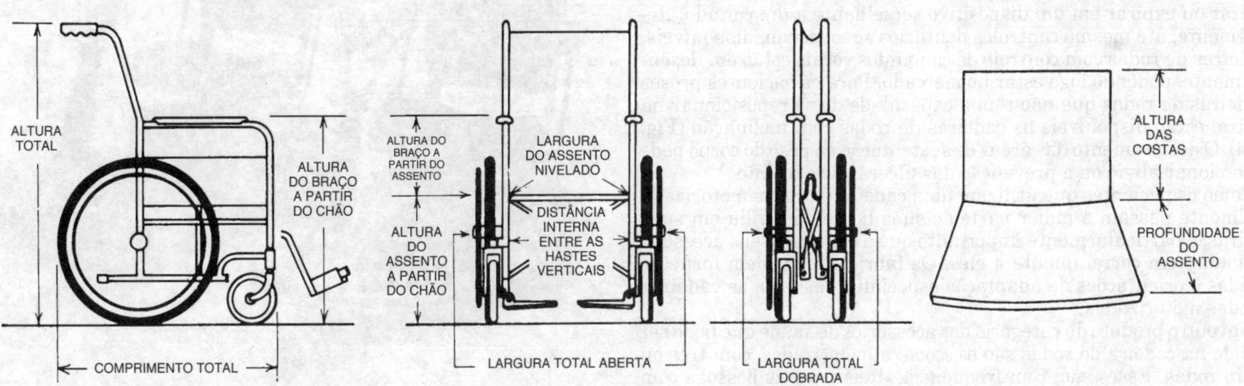

Fig. 109.2 Parâmetros para as dimensões da cadeira de rodas. (Cortesia, Everest & Jennings.)

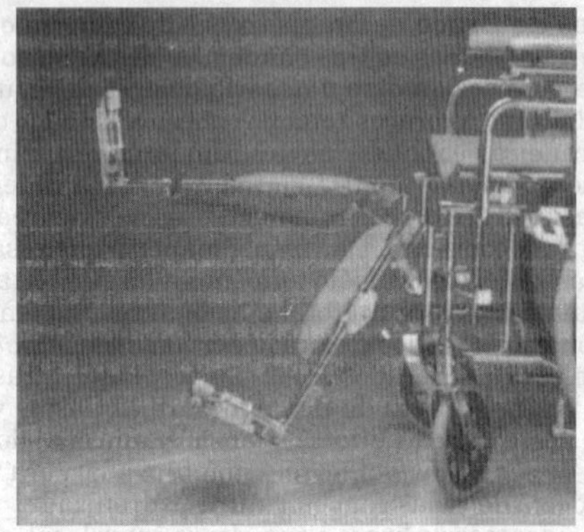

Fig. 109.3 Repouso de perna elevado articulado. (Cortesia, Invacare.)

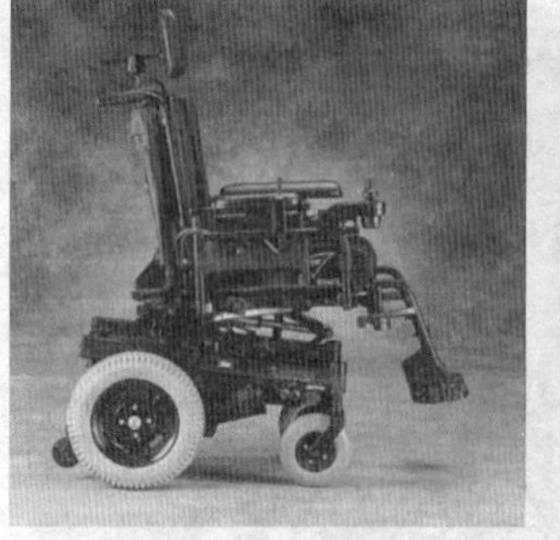

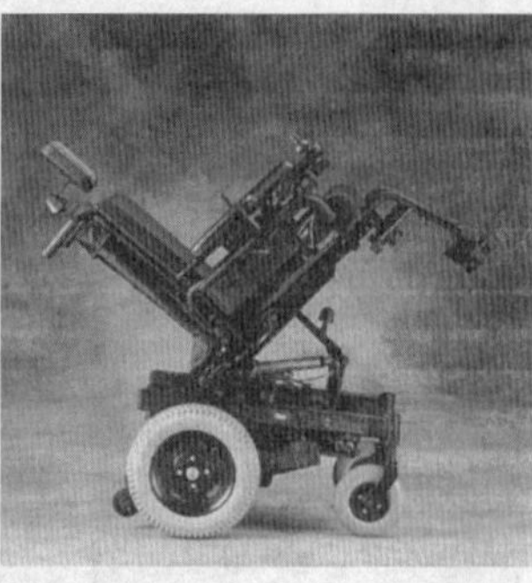

45° de inclinação

Fig. 109.4 O sistema de ação de inclinação de deslocamento de peso Jarsys move o assento para otimizar o centro de gravidade do cliente durante o ciclo de inclinação. (Cortesia, Invacare.)

vida. Tente manter a altura das costas com uma altura mínima possível, capaz de proporcionar a sustentação adequada, mas que ainda permita a mobilidade da parte superior do corpo.

Rodas — As cadeiras de rodas padronizadas utilizam uma roda traseira de 60 cm com um lançador dianteiro de 20 cm. As cadeiras de rodas para hemiplégicos apresentam uma roda traseira de 55 cm. A roda traseira geralmente é alinhada com as costas eretas. No caso de uma cadeira reclinada ou para amputados, as rodas são recuadas para proporcionar uma maior base de sustentação, a qual é necessária para evitar que a cadeira tombe para trás.

Nota: 1. Quando se fazem as medidas e se ajusta a cadeira de rodas, sempre se consideram os efeitos de almofadas e dos posicionadores do corpo, quando eles devem ser utilizados.

2. Sempre adapte a cadeira de rodas para a condição atual do usuário. Faça algumas concessões para as doenças progressivas, mas nunca exagere nas medidas de uma cadeira de rodas. Os aspectos adicionados acrescentam peso e podem tornar a cadeira de rodas muito embaraçosa para seu usuário.

Quando o farmacêutico completou as medidas e as avaliações, tendo realmente colocado o paciente sentado na cadeira, existem três rápidas *verificações manuais* que o farmacêutico pode fazer.

1. Uma das mãos estendida deve entrar entre o quadril e o protetor de camisa da cadeira.
2. Três ou quatro dedos devem entrar entre a costura do assento e a parte posterior da panturrilha.
3. Três ou quatro dedos devem se encaixar entre a parte superior da costura posterior e a parte inferior do braço.

Esse tipo de verificação dupla rápida é o tipo de atividade profissional que irá diferenciar um farmacêutico como uma autoridade em acessórios de saúde.

Embora muitos pacientes sejam capazes de usar as cadeiras de rodas com operação manual descritas anteriormente, um número crescente precisará de uma cadeira de rodas motorizada. Isso incluirá alguns tetraplégicos e quaisquer pacientes que careçam da capacidade de impulsionar manualmente uma cadeira. Em alguns casos em que o paciente não possui movimento com a mão ou com os braços, uma cadeira pode ser operada por controle de queixo ou um controle de sugar e soprar, no qual os controles podem ser operados pelo paciente ao inspirar ou expirar em um dispositivo semelhante a um canudo. Recentemente, até mesmo controles dentários se tornaram disponíveis, e cadeiras de rodas com controle de comandos vocais estão em desenvolvimento, podendo logo estar no mercado. Para os pacientes presos a cadeiras de rodas que não têm a capacidade de se reposicionar na cadeira, estão disponíveis as cadeiras de rodas com inclinação (Fig. 109.4). O deslocamento das áreas de sustentação do peso do corpo pode proporcionar alívio ou a prevenção das úlceras de decúbito.

Como os pacientes que utilizam uma cadeira de rodas motorizada geralmente passam a maior parte de suas horas de vigília em suas cadeiras, é particularmente importante que a cadeira e seus acessórios se adaptem corretamente a eles. Os fabricantes podem fornecer medidas e orientações de adaptação especializadas para as cadeiras de rodas motorizadas.

Um outro produto da categoria dos acessórios de saúde que pode ser incluído na cadeira de rodas são os *scooters* motorizados, com três ou quatro rodas. Esses são, com freqüência, úteis para as pessoas com mobilidade limitada. As pessoas que podem caminhar uma distância curta no ambiente domiciliar podem ser incapazes de passar várias horas caminhando em um *shopping center* ou em um passeio a um museu ou zoológico. Um *scooter* motorizado pode ser a resposta perfeita para essa situação, e muitos revendedores de acessórios de saúde incluem *scooters* de três ou quatro rodas em seus compostos de produtos (Fig. 109.5).

ALMOFADAS E SUPRIMENTOS PARA ÚLCERAS DE PRESSÃO

Muitos tipos de almofadas estão disponíveis para diversas finalidades. Algumas são utilizadas para simular a elasticidade de atrito de um leito hospitalar, possibilitando assim que o paciente se alimente e trabalhe no leito com relativo conforto, enquanto outros são utilizados para acolchoar as pernas do paciente para conseguir a flexão da coluna lombar durante a tração. O uso mais importante está em proteger o paciente contra equimoses e evitar a ocorrência de úlceras de pressão (úlceras de decúbito, úlceras de leito).

As úlceras de pressão resultam da pressão nas proeminências ósseas do corpo finamente revestidas, como sacro, tuberosidades do ísquio (abaixo das nádegas), calcanhares, cotovelos, escápulas, ouvidos e parte posterior da cabeça em crianças. Quando a pressão interfere com a circulação normal do sangue capilar nos tecidos, ela pode provocar ulceração localizada e gangrena.

Uma úlcera de pressão começa como uma área avermelhada que, quando permanece sem tratamento, se desenvolverá em uma úlcera aberta; quando não corrigida precocemente, a cirurgia pode ser o único remédio possível. A melhor cura é a prevenção. De acordo com Richard M Meer, Fundador e Diretor

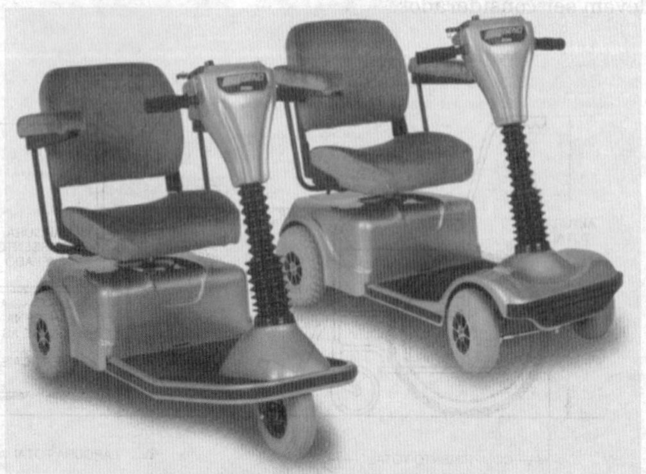

Fig. 109.5 *Scooters* de três e quatro rodas. (Cortesia, Pride Health Care.)

Executivo do Center for Tissue Trauma Research and Education (Jensen Beach, FL), "todas as úlceras de decúbito são evitáveis", uma noção que infelizmente ainda é negada por alguns profissionais de saúde em instituições onde as úlceras de pressão continuam a acontecer. Como consultores de saúde de seus consumidores, os farmacêuticos comunitários encontram-se em uma posição ímpar para facilitar uma compreensão das técnicas de prevenção das úlceras de pressão, as quais podem ser empregadas no ambiente de cuidados domiciliares.

As úlceras de pressão ocorrem mais amiúde depois do confinamento por longo prazo em um leito ou cadeira de rodas. Nas instituições onde os serviços de enfermagem são fornecidos ou na casa em que há disponibilidade dos membros da família, as seguintes medidas evitarão sua ocorrência:

1. Manter o leito seco e limpo.
2. Secar completamente a pele por aposição do tecido.
3. Para aumentar a circulação, massageie a pele de forma suave e regular.
4. Mude a posição do paciente no leito com a maior freqüência possível, pelo menos em um mínimo a cada 2 h.
5. Alivie a pressão logo que surgirem os primeiros sinais de rubor.
6. Exponha a área avermelhada ao ar e reduza a pressão ao usar os artigos comercialmente disponíveis (*i.e.*, acolchoamentos) para aumentar a circulação.
7. Mantenha a nutrição apropriada.

Diz-se que qualquer tipo de tratamento terá algum benefício, porque ele tira o comprometimento do paciente.

As cadeiras de rodas nunca devem ser utilizadas durante um intervalo de tempo estendido sem algum tipo de acolchoamento de assento. A ocorrência mais comum das úlceras de pressão nos usuários de cadeiras de rodas acontece nas tuberosidades isquiáticas. As úlceras de pressão também resultam de uma cadeira que seja muito larga ou muito pequena ou cujos pedais estejam ajustados de forma imprópria. Os pedais que são muito pequenos fazem com que as pernas do paciente pendam na borda dianteira da costura do assento, interrompendo assim a circulação para a parte inferior das pernas e, também, fazendo com que os joelhos de alguns pacientes fiquem juntos, aumentando a possibilidade de úlceras de pressão entre os joelhos. Os pedais muito elevados forçam os joelhos do paciente para cima no ar e tiram o peso do corpo da parte posterior das coxas, fazendo com que todo o peso do corpo do paciente seja concentrado diretamente sobre as tuberosidades isquiáticas.

Existem literalmente várias almofadas de cadeiras de rodas no mercado, variando em preço de menos de US$20 a mais de US$1.000 para os arranjos de adaptação de assento personalizado. Os tipos mais comumente utilizados são

Almofada de Pele de Carneiro (ou Acolchoamento) — Um acolchoamento padronizado utilizado em hospitais durante décadas, em cadeiras de rodas e em leitos hospitalares, é o acolchoamento natural com pele de carneiro. Seus pêlos espessos e macios proporcionam bom alívio para a pressão. Embora ele ainda seja utilizado no leito, é inadequado, por si só, para a cadeira de rodas.

Hoje em dia, existem vários fabricantes de peles de carneiro sintéticas que são superiores à pele de carneiro natural porque suas fibras de poliéster não sustentarão o crescimento bacteriano e sua parte posterior porosa permite a drenagem e o fluxo de ar adequados. A pele de carneiro sintética é valiosa para o usuário de cadeira de rodas quando colocada por sobre outro acolchoamento e funciona melhor quando em contato direto com a pele.

A solução usual para as úlceras de pressão que ocorrem nos cotovelos e calcanhares é uma grande pele de carneiro sintética ou protetores individuais de calcanhares e cotovelos. Eles incorporam a pele de carneiro em um fixador plástico que é enrolado no pé ou no cotovelo.

Acolchoamento de Espuma — Os acolchoamentos mais comuns de cadeiras de rodas são feitos com densidades diferentes de espuma.

Acolchoamento de Espuma Contorcida — A superfície superior desse acolchoamento de espuma consiste em fileiras de cones, criando um aspecto de casca de ovo. Ele permanece popular em lojas de varejo e em muitas casas de repouso, mas ainda deve ser extensamente utilizado no ambiente de reabilitação.

Acolchoamento de Cóccix — Essa é uma modificação efetiva do acolchoamento com espuma, com um recorte em um lado. Em geral, vem com uma prancha inserida que proporciona estabilidade a um acolchoamento instável. Este acolchoamento é ideal quando existem úlceras ou estas são previstas na base da coluna vertebral do paciente, sendo também utilizado no período pós-operatório para hemorroidectomias e em pacientes que sofreram uma fratura do cóccix.

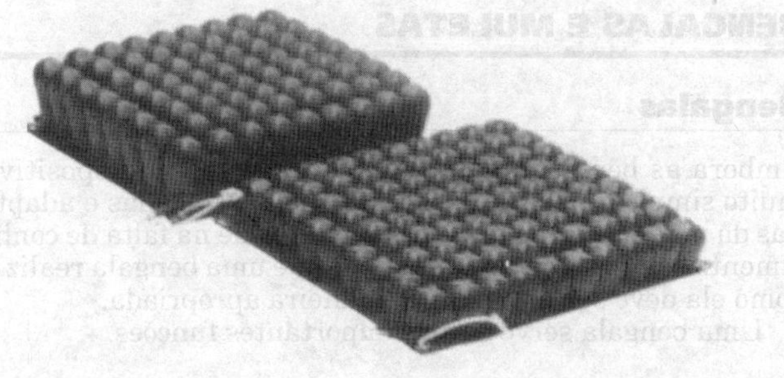

Fig. 109.6 Acolchoamento com balão. (Cortesia, Roho.)

Acolchoamento em Anel Insuflável — O acolchoamento em anel insuflável do tamanho de uma cadeira de rodas também pode ser eficaz, desde que ele não esteja desinsuflado (permitindo que o paciente eleve o fundo), nem insuflado em excesso (tornando-o rígido e inelástico). Para muitos adultos, geralmente é preferido um acolchoamento de 40 cm com diâmetro interno de 11 cm.

Acolchoamento com Gel de Silicone — A finalidade do acolchoamento com gel de silicone é simular o tecido adiposo (tecido gorduroso) e, assim, distribuir perfeitamente o peso corporal, de tal maneira que as úlceras de decúbito sejam quase impossíveis. Embora seja um excelente acolchoamento para muitos pacientes, ele apresenta uma deficiência pelo fato de que o gel frouxo permite alguma rolagem e cria um efeito de cisalhamento, o qual provoca lesão em alguns pacientes com tendências a úlceras de pressão. Os acolchoamentos do tipo gel, mais baratos, estão atualmente no mercado.

Acolchoamento por Balão de Roho — Fileiras de balões insufláveis constituem a superfície desse acolchoamento. Um manômetro é utilizado para ajustar a pressão dos balões (Fig. 109.6).

Os **acolchoamentos mais modernos** no comércio incluem acolchoamentos que combinam os cuidados com o decúbito e o posicionamento do corpo.

Uma nova perspectiva na terapia de flutuação avançada, a fim de evitar e controlar a ruptura cutânea, pode ser encontrada na linha de produtos Iris de E R Carpenter. Essa nova tecnologia utiliza uma superfície externa, produzida de Omalux®, uma espuma adensada e com alta elasticidade, e possui uma superfície plana, ondulada, para a flutuação melhorada. A espuma de alto desempenho no núcleo central proporciona a sustentação ótima, enquanto as camadas de Omalux® modelam-se aos contornos do corpo. Juntas, elas trabalham para diminuir a pressão. Um tecido de tafetá de náilon resistente, mas flexível, está disponível para revestir esse sistema, o qual é altamente resistente à umidade e à contaminação bacteriana. Esse sistema está disponível como um sobrecolchão e como um acolchoamento para cadeira de rodas (Fig. 109.7).

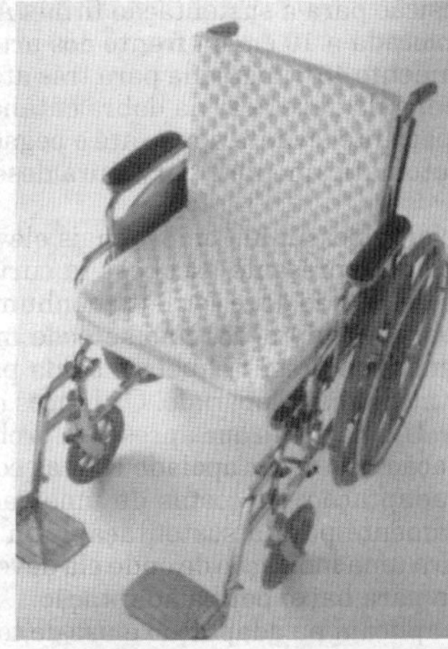

Fig. 109.7 Acolchoamento em cunha Iris. (Cortesia, ER Carpenter.)

BENGALAS E MULETAS

Bengalas

Embora as bengalas para deambulação sejam dispositivos muito simples, elas são, com freqüência, utilizadas e adaptadas da maneira errônea. O problema reside na falta de conhecimento básico sobre o que se supõe que uma bengala realize e como ela deve ser utilizada da maneira apropriada.

Uma bengala serve a duas importantes funções.

Transferência de Peso — Ela propicia um meio de transferir o peso para fora do membro enfraquecido. Para fazer isso, o peso deve ser colocado sobre a bengala. Um paciente que carrega a bengala no lado do membro afetado e coloca 25 kg de peso sobre ela transfere 25 kg para fora do membro enfraquecido. O mesmo é verdadeiro se a bengala é carregada no lado do membro forte. Embora a escolha da mão que a carrega nada tenha a haver com a transferência do peso, isso é primordial para o equilíbrio apropriado.

Equilíbrio — O bom equilíbrio na deambulação não é nada mais que manter o centro de gravidade da pessoa sobre os membros de sustentação. Quando você desloca repentinamente um de seus pés para longe do chão, você reduz sua base de sustentação para um só pé, seu centro de gravidade fica fora da base de sustentação e você cai. As pessoas que caminham com as pernas afastadas tendem a gingar, já que elas devem deslocar seu centro de gravidade de um pé para o outro, visando a impedir a queda. As modelos de moda evitam gingar ao aprenderem a colocar um pé diretamente na frente do outro, de modo que seus centros de gravidade se movam para diante, em vez de para um lado e para outro.

Quando um paciente carrega uma bengala no mesmo lado de um membro enfraquecido, a base de sustentação será estreita (*i.e.*, a distância entre a extremidade da bengala e o membro enfraquecido é pequena), e o paciente precisará transferir esse peso de um lado para outro, aumentando a possibilidade de queda. Uma base de sustentação estreita faz com que seja difícil para o paciente manter o centro de gravidade sobre aquela base. Um paciente que é instruído a carregar a bengala no lado oposto do membro enfraquecido terá uma base de sustentação ampla e o centro de gravidade pode mover-se principalmente para diante, em vez de um lado para outro. O paciente utiliza a bengala junto ao membro enfraquecido, oscilando alternadamente o membro forte através da próxima etapa.

Mais uma vez, esse tipo de instrução em auxílios *simples* é o tipo de atividade profissional que irá diferenciar um farmacêutico como uma autoridade sobre os acessórios de saúde.

A menos que seja especificamente instruído em contrário por um médico ou fisioterapeuta do paciente, sempre instrua os pacientes a carregar a bengala em seu lado forte.

Adaptação — Uma bengala não deve ser muito longa nem muito curta. Cada uma deve ser ajustada ou cortada para se adaptar ao paciente. A adaptação de uma bengala é bastante simples. A maioria das escolas de fisioterapia recomenda que uma bengala deva se adaptar de modo que o braço do paciente faça uma curvatura de 150 a 160° (a partir da vertical) no cotovelo; isso coloca os grupos musculares no braço na melhor posição para a sustentação firme. A extremidade da bengala deve ser colocada a 10 cm na frente dos artelhos em um ângulo de aproximadamente 45°; angulada para trás até o braço pendente, e o pegador da bengala deve ficar na dobra cutânea no punho. Em seguida, quando o paciente levanta a mão até o pegador da bengala, o cotovelo formará automaticamente a curvatura desejada de 20 a 30° (Fig. 109.8).

Quando um paciente possui um ombro mais elevado que o outro, como quando o paciente apresenta escoliose (a curvatura da coluna vertebral em forma de S), não deve ser feito nenhum esforço para retificar o paciente para a adaptação. Não se pode medir um lado do paciente e, em seguida, empregar aquela medida para o outro lado. Cada lado deve ser medido em separado. Os braços devem estar pendidos normalmente. Um paciente que apresenta problemas para ficar em pé sem sustentação deve ficar apoiado com as costas contra uma parede durante a adaptação. As costas de uma cadeira podem ser empregadas efetivamente para a sustentação. Em vez de medir no ápice da bengala para uma indicação de onde ela deve ser cortada, vire a bengala de cabeça para baixo para a adaptação.

Essas regras se aplicam na adaptação e uso de todos os aparelhos de deambulação, incluindo as bengalas de quatro pontos, as muletas de antebraço, as muletas axilares e os andadores.

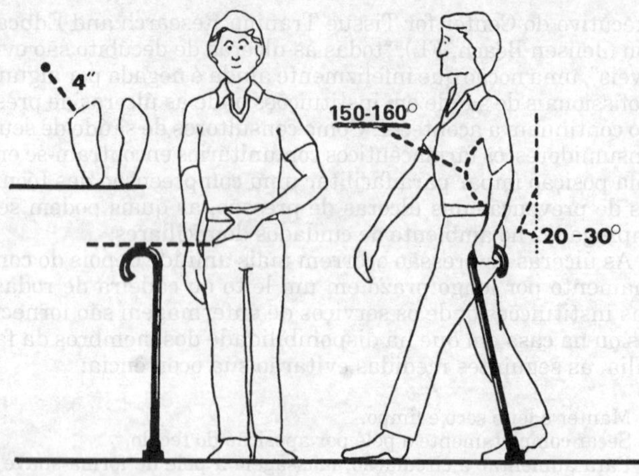

Fig. 109.8 Adaptação correta para bengalas, andadores e muletas.

Andadores

O andador mais comum em relação a vendas e aluguéis continua a ser o andador do tipo adulto, dobrável e ajustável. Um estoque básico de andadores em qualquer farmácia deve incluir

1. Andador infantil ajustável.
2. Andador juvenil ajustável.
3. Andador de adulto ajustável.
4. Andador para hemiplégico.

O uso apropriado é idêntico para todos os andadores sem rodas. Os pacientes são instruídos a levantar o andador, colocálo diante de si e a caminhar até ele. Com esse método, o andador fica firmemente apoiado no solo quando o paciente está se movimentando. Um andador nunca deve ser carregado por um paciente que deambula; quando um paciente é capaz de fazer isso com relativa segurança, uma bengala provavelmente seria suficiente.

Um problema comum é que os pacientes tendem a se inclinar para dentro do andador enquanto caminham para dentro dele. O perigo reside no fato de que eles podem perder o equilíbrio e empurrar o andador, que é relativamente leve. Essa tendência pode ser superada pelo alongamento das duas pernas dianteiras do andador através de um ajuste, fazendo com que o andador se incline para trás. Esse não deve ser um ajuste de rotina para todos os andadores; contudo, em vez disso, deve consistir em uma resposta para uma tendência específica de um paciente de se inclinar para dentro do andador.

O andador com rodas mais seguro é aquele com um mecanismo de freio, que irá pará-lo, caso o paciente tropece ou perca seu equilíbrio. O mecanismo de frenagem deve funcionar quando o peso do paciente é aumentado sobre os pegadores manuais normais.

Existem diversas opções de rodas disponíveis para andadores, incluindo as rodas fixas de 7,5 ou 12,5 cm, bem como rodas com uma conexão giratória de 7,5 ou 12,5 cm. Recomenda-se que todas essas opções de roda sejam utilizadas em conjunto com dispositivos de frenagem de deslizamento. A aplicação adequada das opções de rodas deve ser avaliada por um técnico de equipamentos médicos duráveis ou fisioterapeuta perante a incapacidade e o ambiente de cada cliente para os melhores resultados.

Ainda assim, outro aparelho de deambulação que está sendo amplamente prescrito é um andador com rolamento, tecnicamente referido como um andador com resistência variável nas rodas, sistema de multifrenagem e resistente. Esse artigo geralmente é equipado com rodas de 19 a 24 cm. Um sistema de frenagem manual é incorporado nessa estrutura, com capacidade de ajuste para controlar a velocidade da marcha do usuário. Algumas unidades estão disponíveis com assentos,

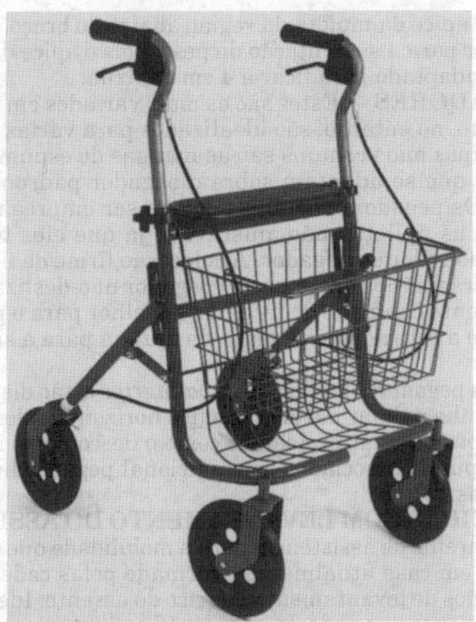

Fig. 109.9 Andador dobrável com rodas. (Cortesia, Etac.)

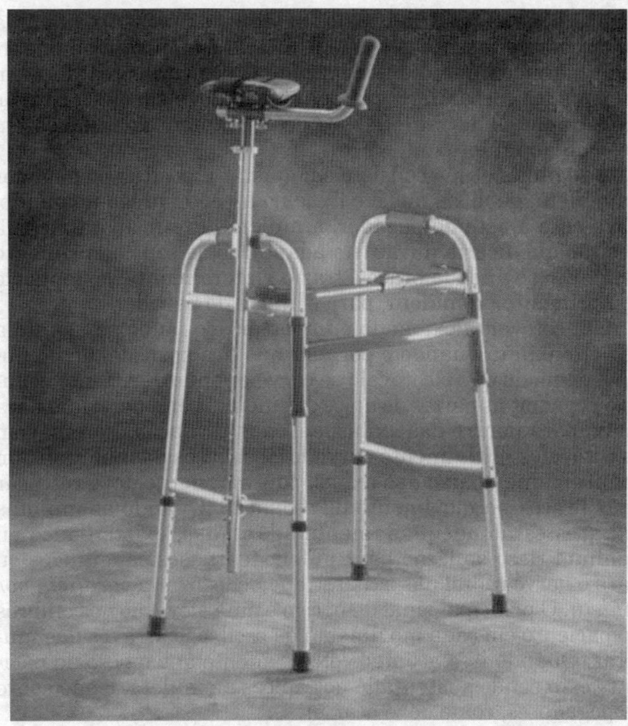

Fig. 109.10 Andador com inserção de plataforma. (Cortesia, Invacare.)

visando ao repouso intermitente, e uma cesta ou bandeja para carregar artigos para as necessidades da vida diária. Em geral, os andadores com rolamentos são recomendados para uma pessoa que precisa de mobilidade fora do ambiente domiciliar, onde diversas superfícies exigem a maior versatilidade, porém eles não se limitam a essas pessoas (Fig. 109.9).

Da mesma maneira que acontece com as bengalas, cada andador deve ser ajustado para seu usuário.

Para adaptar adequadamente um andador, o paciente deve ficar em pé normalmente contra uma parede, quando necessário. As pernas do andador são ajustadas, de tal modo que a extremidade dos pegadores se aproxime do punho do paciente. Ao levantar suas mãos até os pegadores do andador, os cotovelos do paciente formarão a curvatura apropriada. Quando também for necessário aumentar o comprimento das pernas dianteiras de um andador sem rodas, o comprimento punho-prega deve ser exato para as pernas traseiras do andador. As pernas dianteiras do andador serão, em seguida, alongadas em 2,5 a 5 cm, dependendo da extensão em que o paciente se inclina para dentro do andador.

Em relação à sustentação, um andador pode ser mais bem comparado a uma bengala simples. Embora o andador propicie realmente um suporte mais equilibrado para o paciente, ele exige, como a bengala, braços, punhos e mãos razoavelmente bons.

Um paciente com uma incapacidade ou lesão que envolve a mão ou o punho, que o impossibilita de sustentar o peso, pode precisar de um dispositivo em plataforma que permita que o antebraço sustente o peso, em lugar da mão ou do punho (Fig. 109.10).

Muletas

MULETAS DE ANTEBRAÇO — Nem as bengalas nem os andadores proporcionam sustentação para os punhos e cotovelos do paciente. Entretanto, a muleta de antebraço é especificamente idealizada para fornecer essa sustentação, de tal modo que possui um componente vertical que se estende até acima do punho e fica razoavelmente fixado na porção muscular do antebraço por meio de um colar ou manguito.

O termo muleta de antebraço é genérico. Em geral, elas são referidas como muletas canadenses ou muletas de Lofstrand. Todas podem ser reconhecidas pelo colar ou manguito que envolve o antebraço do paciente. Em geral, o manguito é aberto, e a abertura pode ficar voltada para a frente ou para um dos lados. É importante que o manguito seja aberto, de modo que as muletas possam ser arremessadas para longe quando o paciente cai. O pegador projeta-se a partir da haste principal, e, exceto quando especificamente instruído em contrário pelo médico ou fisioterapeuta, o paciente deve ser ensinado a segurar o pegador de tal maneira que ele aponte para diante.

Quando apenas uma muleta é utilizada, ela deve ser empregada no lado oposto ao da perna enfraquecida. Quando são usadas duas muletas, o paciente deve ser instruído a dar um passo para diante com a perna direita e com a muleta esquerda, seguido pela perna esquerda e a muleta direita, e assim por diante. Comumente reconhecida como marcha de dois pontos, ela é recomendada para as pessoas que utilizam as muletas de antebraço, a menos que, é claro, o médico ou o fisioterapeuta sugira uma marcha diferente.

Na adaptação da muleta de antebraço, o paciente deve ficar em pé, normalmente ereto, com os braços ao lado. O manguito de antebraço é rodado para longe e o pegador é trazido até a prega nos punhos através do ajuste ou corte da haste principal. O comprimento do membro vertical entre o pegador e o manguito de antebraço também deve ser ajustado, de modo que o manguito fique na porção média do antebraço do paciente, geralmente sobre a porção mais carnosa. Deve-se ter o cuidado de observar se o manguito não interfere com o cotovelo, quando ele está totalmente flexionado. O manguito pode ser aberto ou fechado pela curvatura e modelagem com as mãos, com muito pouco esforço. Deve-se demonstrar aos pacientes como fazer isso, já que eles podem querer o manguito mais apertado ou mais frouxo, dependendo de suas roupas.

MULETAS AXILARES — Mais comum que a muleta de antebraço é a muleta axilar comum, de madeira ou de alumínio. Ela proporciona maior sustentação que uma muleta de antebraço, porque reforça o punho e o cotovelo.

São preferidas as muletas ajustáveis, já que elas proporcionam adaptação melhor e mais fácil. Em primeiro lugar, o paciente deve ficar em pé, normalmente ereto, com os braços ao lado do corpo. A muleta é colocada sob os braços, com a extremidade da muleta no chão, em um ponto a aproximadamente 15 a 20 cm adiante dos artelhos do paciente e a 15 a 20 cm para a lateral. A haste principal é alongada ou encurtada, de modo que o ápice da muleta fique a cerca de 4 cm (dois dedos) da axila. Essa adaptação deve ser feita com as extremidades da muleta e os acolchoamentos axilares em posição na muleta.

A segunda etapa consiste em ajustar a posição do pegador na muleta, de modo que ele fique no nível da prega no punho. Para esse ajuste do pegador, a muleta deve ficar na mesma posição que ficaria durante a adaptação de seu comprimento total. Em seguida, o braço é trazido lateralmente, ao longo do comprimento da muleta, para o ajuste do pegador.

Um cotovelo flexionado é importante quando se usa uma muleta axilar. Quando o pegador não fica posicionado no punho, de modo que o cotovelo se curve quando o paciente segura o pegador, as partes do ápice das muletas empurrariam para cima, para dentro das axilas, em cada oscilação. Porém, com os cotovelos inicialmente curvados, os ápices da muleta ficam seguramente abaixo das axilas, pois o paciente deve retificar seus braços no movimento de oscilação. Quando as muletas axilares estão adequadamente adaptadas, existe pouco ou nenhum risco de lesão para linfonodos, vasos sangüíneos ou para o nervo radial nas axilas, o que pode levar à *paralisia por muleta*. O principal sinal de perigo é uma elevação nos ombros do paciente em cada movimento de oscilação através das muletas. Quando isso acontece, fica evidente que o peso do paciente está sendo sustentado nos ápices da muleta, e não sobre os pegadores, como deve ocorrer.

Existem várias marchas com muletas axilares.

A mais segura, mais estável e mais comum é a marcha de quatro pontos. O paciente começa por mover a muleta esquerda para diante. Em seguida, o paciente move a perna direita para diante. Então, a muleta direita é trazida até o pé direito e por fim a perna esquerda é trazida até a muleta esquerda.

A marcha de dois pontos, a marcha principal utilizada quando duas bengalas são empregadas, também é comumente usada com as muletas de antebraço e axilares. De maneira simples, a muleta esquerda e a perna direita são adiantadas; em seguida, a muleta direita e a perna esquerda são trazidas para diante.

A marcha de três pontos apresenta duas variações: a marcha com oscilação até as muletas e a marcha com oscilação através das muletas. Em ambas as formas, o paciente começa por mover as duas muletas para diante ao mesmo tempo, na marcha de oscilação até as muletas, ambos os pés (ou um pé para o amputado ou quando uma perna está em um aparelho sem sustentação de peso) são oscilados até um ponto entre as duas muletas. Na marcha de oscilação através das muletas, os pés são oscilados através das muletas até um ponto adiante das duas muletas — isso ajuda a visualizar um triângulo feito pelas extremidades das muletas e o pé, e invertendo esse triângulo de uma extremidade sobre a outra.

Outra marcha comum com muletas é a marcha do hemiplégico. Esta nada mais é que o uso de uma muleta axilar única exatamente da mesma maneira que se utilizaria uma bengala única. A muleta é carregada no lado forte e é movida para diante em conjunto com o membro fraco, alternando com a perna boa.

Acessórios

EXTREMIDADES — O acessório mais importante é a extremidade, que faz contato com o assoalho. Nenhuma bengala ou muleta deve ser sempre vendida ou alugada sem uma boa extremidade. A segurança requer que as extremidades de bengalas e muletas tenham as seguintes características mínimas: elas devem adaptar-se firmemente na haste da bengala ou muleta, ter um fundo de pegada do tipo aspiração e ter um colo flexível, de modo que o fundo da extremidade permaneça em contato completo com o chão, quando a bengala ou a muleta oscila através de uma marcha. O fundo com pegada do tipo aspiração de uma extremidade de muleta ou bengala deve ser o maior possível — quanto maior for a quantidade de borracha em contato com o chão, menor será a possibilidade de deslizamento.

ACOLCHOAMENTOS AXILARES — Estes são idealizados para proteger a axila contra escoriações e inibir o deslizamento do ápice da muleta da região abaixo do braço. Eles não devem ser para a sustentação do peso, pois o ápice da muleta deve ser adaptado para ficar a 4 cm da axila.

PEGADORES — Estes são os mais variados em tipo e estilo, já que, no entanto, são idealizados para várias finalidades. Os tipos mais comuns são as mangas de espuma densa-borracha que se adaptam sobre o pegador padronizado da muleta. Os pegadores fendidos devem ser empregados apenas para as muletas não-ajustáveis, já que eles tendem a deslizar ao redor do pegador. A colocação firme de fita adesiva neles irá fixá-los um pouco. O pegador não-deslizante, freqüentemente chamado de fechado, é melhor para o paciente, mas exige a retirada do pegador da muleta para a sua instalação.

Outros pegadores modelados e *palmgrips* estão disponíveis. Como a linha palmar natural não fica horizontal, eles são idealizados para aliviar problemas como o desconforto na mão e a dor no punho associados ao tradicional pegador horizontal de muletas.

CADEIRAS COM LEVANTAMENTO DO ASSENTO — Outro aparelho de assistência para a mobilidade que está sendo usado em casa atualmente é formado pelas cadeiras com mecanismos de levantamento elétrico do assento. Idealizadas para o paciente que pode deambular (freqüentemente apenas com o auxílio de uma muleta ou andador) mas que é incapaz de levantar-se de uma cadeira sem assistência, uma cadeira com levantamento de assento pode aumentar muito a independência e a mobilidade de um paciente em casa. Isso pode simplificar o trabalho de um prestador de atendimento primário, que pode ser um cônjuge frágil, que tenha muita dificuldade em ajudar o paciente a se levantar de uma cadeira (Fig. 109.11).

SISTEMAS DE ELEVADORES DE ESCADAS — Um sistema de elevador de escadas pode auxiliar um paciente que vive em uma casa de dois andares que tenha dificuldade em usar as escadas. Estão disponíveis modelos para escadas retas, anguladas ou curvas. Alguns modelos, como o Electra-Ride II (Fig. 109.12), são acionados por bateria e continuarão a funcionar mesmo durante uma falta de energia elétrica.

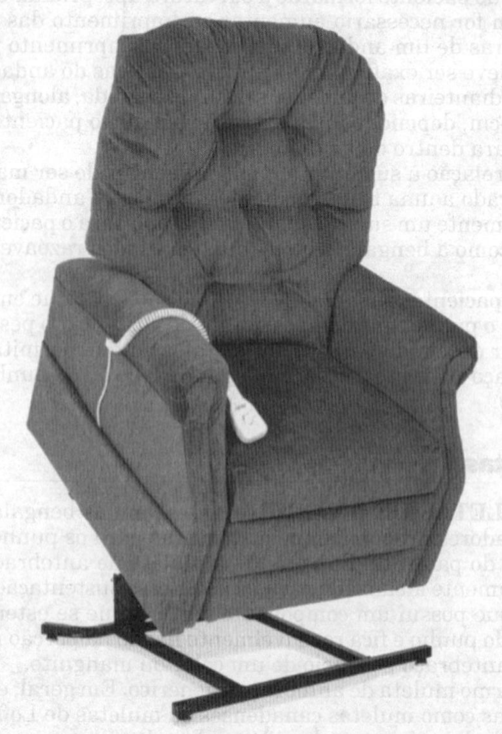

Fig. 109.11 Cadeira com elevação de assento. (Cortesia, Pride Health Care.)

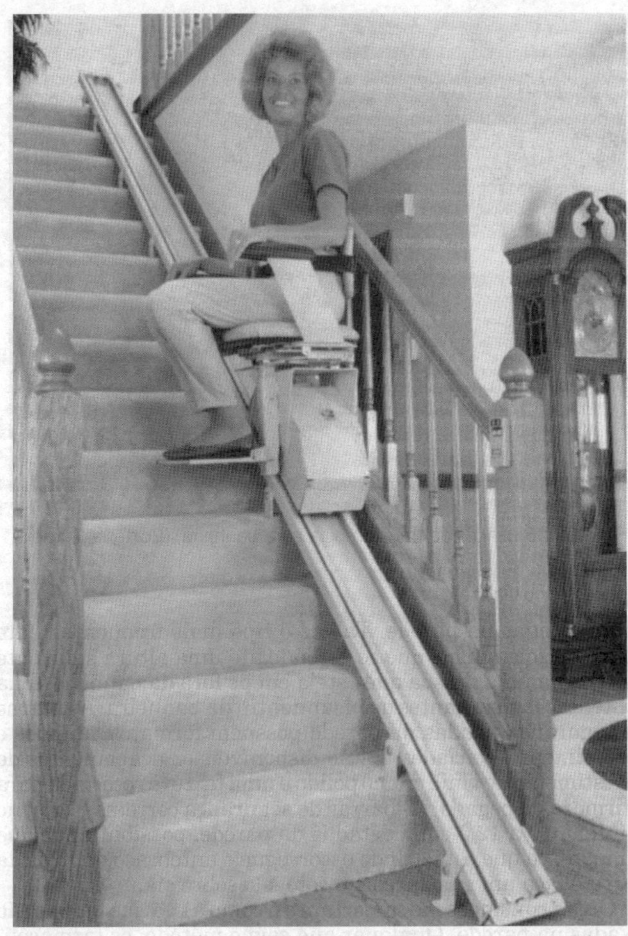

Fig. 109.12 Elevador de escada Electra-Ride II. (Cortesia, Bruno Independent Living Aids.)

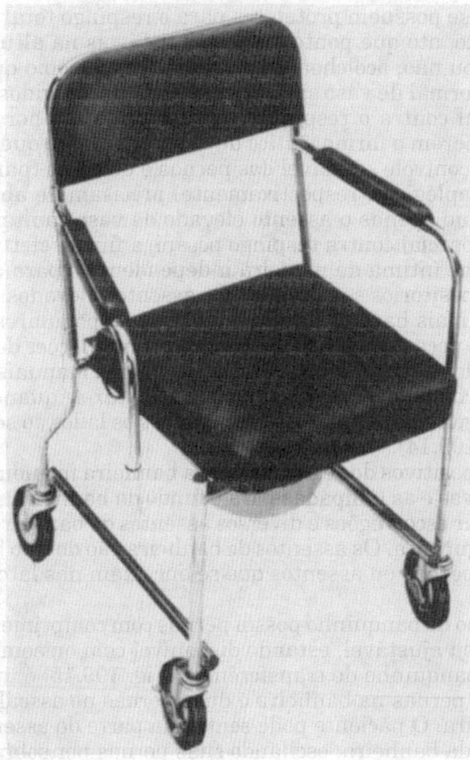

Fig. 109.13 Sanitário portátil acolchoado, sobre rodas, com braços em pivô. (Cortesia, Lumex.)

SANITÁRIOS PORTÁTEIS

Um sanitário portátil é pouco mais que um vaso sanitário portátil e existe em diversos tipos diferentes. Mais que uma conveniência, um sanitário portátil pode significar a diferença entre ir para casa e permanecer no hospital. Sempre que um paciente for incapaz de deambular do leito até o banheiro ou ser transportado através de cadeira de rodas, existe a necessidade de um sanitário portátil.

Talvez o tipo mais comum seja o sanitário com estrutura de aço inoxidável ou alumínio com um assento de vaso sanitário e tampa, mais uma caçamba de plástico removível com tampa. As pernas ajustáveis são desejáveis, pois alguns pacientes precisam de um dispositivo mais alto para ajudá-los a sentar e se levantar com maior facilidade. O sanitário portátil *Drop-arm* possibilita a transferência lateral mais fácil para e a partir do assento do sanitário. Alguns pacientes também acham proveitosa essa inovação quando existe a necessidade de inserir supositórios. Dependendo da atitude do paciente e, mais amiúde, da família, um sanitário portátil de alumínio, dobrável, pode ser retirado do campo visual quando não está em uso.

O sanitário portátil com estrutura de alumínio ou aço utiliza a tampa levantada do assento de vaso como um descanso para as costas. Os sanitários portáteis estão disponíveis com tampos acolchoados ou não, um assento elevado ou descansos para os braços e rodízio para a movimentação fácil (Fig. 109.13); outros são feitos de madeira e se assemelham a mobília — p. ex., o sanitário portátil dissimulado Danish Modern. Alguns sanitários são idealizados para serem utilizados no quarto de dormir e no banheiro. Esses não possuem descanso para as costas ou possuem uma parte de trás removível, de modo a não interferir com a cuba do sanitário.

Embora os sanitários possam ser alugados na maioria dos estados norte-americanos, é imprudente reutilizar a caçamba do sanitário; ela deve ser vendida para o consumidor durante o primeiro mês de aluguel. Também é valioso aconselhar a família do paciente de que uma caçamba cheia de água até um terço de sua capacidade será mais fácil de manter limpa. Os desodorantes em comprimidos e gotas também são adequados como um acessório para qualquer sanitário alugado ou vendido.

Um sanitário com rodas deve ser utilizado com cautela.

DISPOSITIVOS DE SEGURANÇA PARA BANHEIRO

Antes de fornecer qualquer dispositivo de segurança para banheiros que venha a sustentar o peso (ou, se por qualquer motivo, qualquer equipamento médico que seja destinado a sustentar o peso total do parceiro), é aconselhável perguntar o peso e a altura do paciente, documentando essa informação na receita, fatura ou planilha de entrada que seja mantida no arquivo do paciente. Muitos dispositivos de segurança para banheiro listam a capacidade de peso daquele produto na embalagem, em uma etiqueta ou em um catálogo.

A segurança no banheiro significa principalmente segurança na banheira ou no vaso sanitário. Um assento elevado de vaso sanitário facilita os pacientes ao sentar ou se levantarem, além de sugerir algum tipo de grade de proteção do vaso. As grades de vaso do tipo fixação podem prender-se à cuba com os parafusos de porca normais dos vasos sanitários. Alguns tipos de fixação são idealizados com lados destacáveis, permitindo o uso de apenas um lado, bem como a limpeza geral mais fácil da grade.

Os assentos elevados de vaso sanitário variam consideravelmente em relação aos materiais com os quais eles são fabricados, se possuem protetores para o respingo total ou parcial ou não, até que ponto eles são ajustáveis na altura, e se eles são, ou não, acolchoados para maciez ou, como qualquer assento normal de vaso sanitário, são bastante rígidos. A proteção total contra o respingo pode ser preferida por muitas pessoas, porém o farmacêutico deve ter em mente que as pessoas sem controle saudável das pernas e do corpo (paraplégicos e tetraplégicos, respectivamente) precisam de aberturas laterais que apenas o assento elevado de vaso sanitário com proteção parcial contra respingo possui, a fim de efetuarem a sua higiene íntima de maneira independente e para a inserção de supositórios sem auxílio. Os assentos elevados de vaso sanitário mais baratos e, sem dúvida, mais populares são os de uma só peça de plástico moldado. As combinações de assentos elevados de vaso sanitário com pegadores manuais incluídos estão disponíveis, porém podem *inclinar-se* quando uma pressão igual não é aplicada sobre ambos os lados ao se levantar (Fig. 109.14).

Os dispositivos de segurança para banheira incluem as faixas adesivas e as lâmpadas para o fundo da banheira, tapetes para evitar escorregões e diversos assentos de banheira e barras de segurança. Os assentos de banheira são do tipo banquinho com pernas ou assentos que se encaixam nas laterais da banheira.

Um tipo de banquinho possui pernas com comprimento fixo (padrão) ou ajustável, estando disponível com ou sem as costas. Um banquinho de transferência (Fig. 109.15) é utilizado com duas pernas na banheira e duas pernas no assoalho fora da banheira. O paciente pode sentar na parte do assento que está fora da banheira, oscilando suas pernas por sobre a borda da banheira e deslizando através do banquinho até que todo o corpo esteja *dentro* da banheira. Os banquinhos de transferência estão disponíveis com assentos rígidos ou com uma abertura para sanitário para facilitar a higiene perineal. Alguns modelos de banquinhos de transferência apresentam pés com ventosas de fixação ou se prendem por grampos no lado da banheira para a segurança e estabilidade, estando disponíveis com um assento de plástico ou acolchoado para conforto e proteção da integridade da pele.

Outro tipo de assento para banho é movido pela pressão da água ou por uma bomba hidráulica que, na realidade, eleva ou abaixa a altura do assento a partir da altura da borda da banheira até próximo ao fundo dela. Esse assento também pode ser classificado como um elevador de banheira.

As barras de segurança para banheiras variam desde aquelas que se prendem ao lado da banheira até as barras de segurança fixadas na parede. Talvez o tipo mais freqüentemente utilizado seja aquele que se estende até uma altura suficiente para dar a uma pessoa que esteja em pé fora da banheira uma sustentação firme antes de pisar dentro da banheira. As barras de segurança fixadas na parede possuem formatos, ângulos e comprimentos variados. Estão disponíveis os acabamentos de revestimento de vinil, cromo polido e uma textura recortada para a firmeza da pegada. As barras de segurança corretas ficam, no mínimo, 10 a 12,5 cm afastadas da parede, possibilitando que uma pessoa que está caindo escorregue o antebraço por trás da barra e faça um gancho com o cotovelo sobre ela.

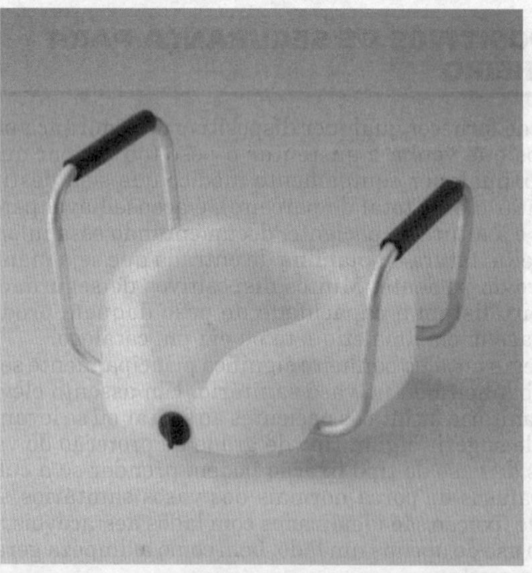

Fig. 109.14 Assento de vaso sanitário elevado com braços em corrimão. (Cortesia, Invacare.)

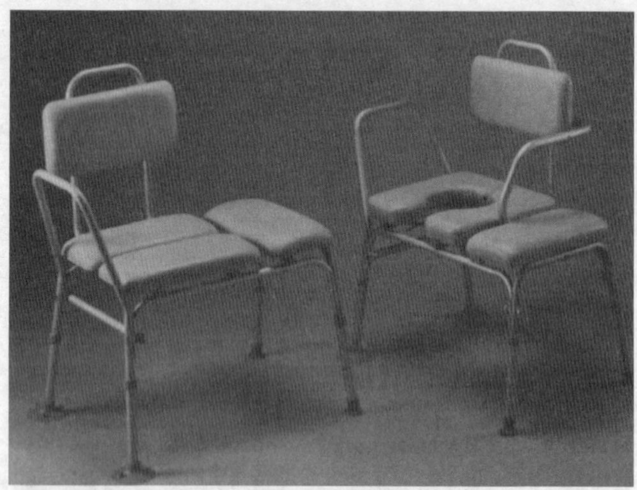

Fig. 109.15 Bancos de transferência para banheira. (Cortesia, Lumex.)

Outra consideração importante é como as várias barras são fixadas na parede. Qualquer que seja o método, os farmacêuticos devem saber como as barras que eles comercializam são mais bem montadas do ponto de vista de segurança, devendo estar aptos a instruir o consumidor no procedimento de montagem, fornecer esse serviço ou ter o telefone de alguém que faça os serviços de instalação, estando também cientes da responsabilidade ao fazerem isso.

LEITOS HOSPITALARES

O departamento de acessórios de saúde de uma farmácia também pode ter leitos hospitalares para a venda ou aluguel, incluindo leitos de operação manual ou elétrica. O leito pode ser fixo ou de altura variável, e suas molas devem ter uma seção de ajuste para a cabeça e para os pés, o que eleva os joelhos do paciente, bem como permite que os pés sejam elevados.

O leito de operação elétrica pode ser do tipo totalmente elétrico ou semi-elétrico. A altura do leito totalmente elétrico é ajustável a partir do chão e permite o posicionamento das seções da cabeça e dos pés. O leito semi-elétrico pode ter uma catraca manual para ajustar a altura.

COLCHÕES — Os colchões de poliespuma são excelentes para fins de aluguel, principalmente com os leitos hospitalares com movimento parcial, já que uma pessoa pode manuseá-los com facilidade. Um colchão com molas internas deve ser utilizado com um leito de operação elétrica ou quando se optar pelo colchão mais pesado. Entretanto, nem todo colchão com molas internas funcionará bem em um leito hospitalar, pois as molas devem ser dobradas para fazer com que o colchão se flexione adequadamente quando a seção é ajustada. Por vezes, a seleção de um tipo de colchão é influenciada pelo diagnóstico ou pela cobertura do seguro.

Qualquer colchão usado para os fins de aluguel deve ser construído com um revestimento à prova d'água, e também se aconselha que ele tenha revestimentos plásticos. O farmacêutico deve estar ciente dos regulamentos municipais ou estaduais relativos às condições sanitárias dos colchões alugados, bem como dos regulamentos da Occupational Safety and Health Administration (OSHA) que poderiam ser aplicados para o controle de infecção.

GRADES LATERAIS DE SEGURANÇA DE LEITO — Recomenda-se ter um sortimento de três tipos de grades laterais de segurança de leito, grades de comprimento total e de comprimento parcial para uso em um leito hospitalar e outro para uso em qualquer tipo de cama normalmente usada em casa. As grades para uso com um leito hospitalar possuem grampos que se prendem às partes de aço do estrado. As grades utilizadas em leitos domiciliares são fixadas por bastões de ligação colocados entre o colchão comum e o estrado. Esse tipo de grade de segurança de *leito comum* geralmente é feito de alumínio, entremeado com componentes de aço. As grades de leitos hospitalares podem ser feitas de alumínio ou de aço. As grades de leito usadas em leitos domiciliares devem proporcionar segurança e não devem ser utilizadas como dispositivos de auxílio de reposicionamento ou como dispositivos de assistência em transferências.

PEGADORES DE LEITO — Um produto mais moderno para auxiliar os pacientes a deitar ou se levantar de suas próprias camas é o Bedside Assistant (*Bed Handles, Inc*). Instalados apenas por deslizá-los entre o colchão e o estrado, eles propiciam uma estabilidade adicional para qualquer pessoa que se sinta tonta ou desequilibrada ao deitar ou se levantar da cama (Fig. 109.16).

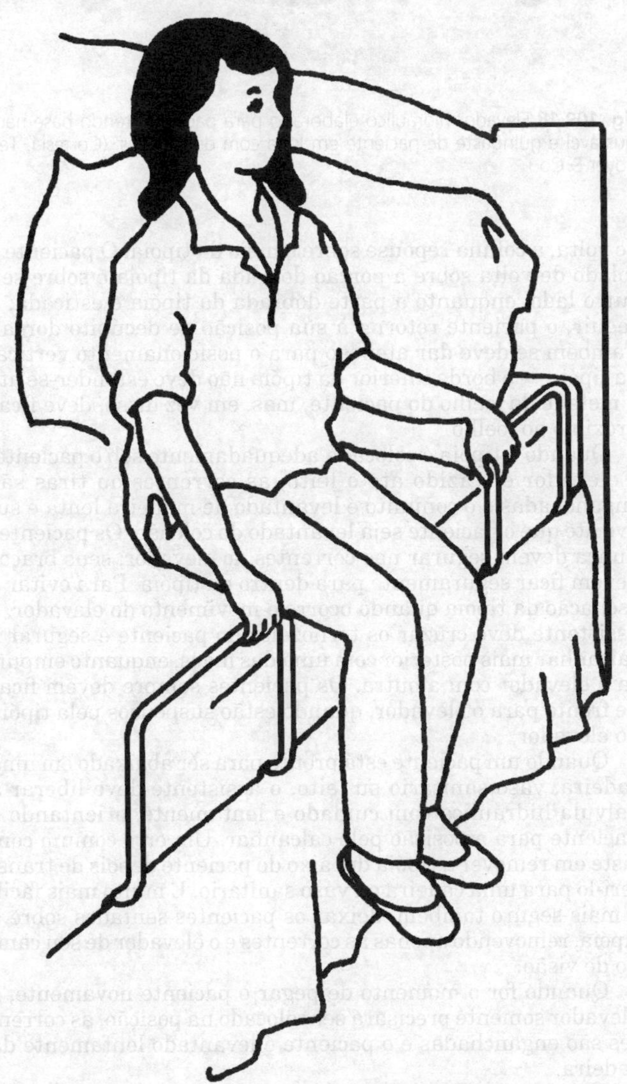

Fig. 109.16 Paciente usando o Bedside Assistant. (Cortesia, Bed Handles.)

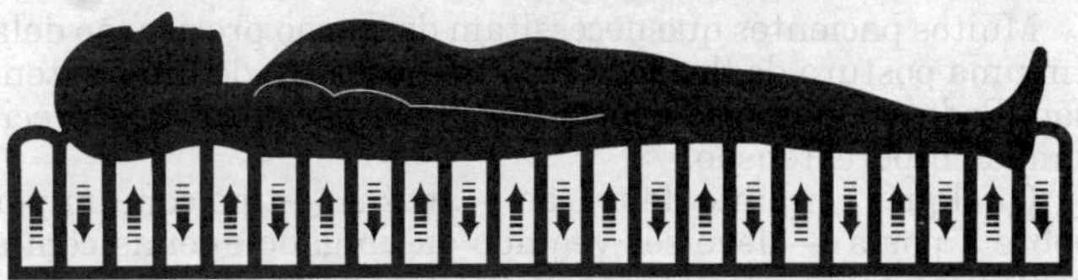

Fig. 109.17 No modo alternativo, as 22 células de ar adjacentes do APM insuflam-se e desinsuflam-se alternadamente em intervalos de 5 minutos, o que redistribui periodicamente a pressão contra a pele para promover a circulação capilar. (Cortesia, Invacare.)

ACOLCHOAMENTOS DE PRESSÃO ALTERNADA — O acolchoamento de pressão alternada (APP) é um acolchoamento fino de colchão de ar colocado em tubos longitudinais e ligado a uma bomba de ar que insufla e desinsufla alternadamente fileiras alternadas de tubos. Para eliminar a contrapressão, por vezes criada por longos tubos lisos nos primeiros acolchoamentos do tipo APP, as configurações mais modernas podem incluir pequenos travesseiros dispostos longitudinalmente em lugar de tubos retos. Ele funciona sobre o princípio de que a circulação no tecido ocorre na ausência da pressão.

Um produto mais moderno, o colchão de pressão alternada (APM) da Invacare, é composto por um sistema total com 17,5 cm de profundidade, com uma gama de ambientes que pode reduzir a pressão na interface para o tratamento de úlceras de decúbito dos estágios I a IV (Fig. 109.17). Um revestimento permeável à umidade também pode ajudar a evitar a ruptura da pele por remover a umidade da pele.

BARRAS EM TRAPÉZIO — A típica barra em trapézio por sobre a cama é utilizada pelo paciente como um auxílio para se sentar e se levantar e sair da cama. Em geral é feita de aço e, por meio de grampos, é presa à cabeceira do leito hospitalar. Também está disponível uma barra em trapézio com fixação no chão, o que possibilita que o trapézio seja usado sobre qualquer leito.

As barras em trapézio têm altura ajustável, e alguns modelos também têm a possibilidade de ajuste na posição da barra sobre o leito. Um grampo especial permite que a barra seja oscilada até várias posições e travada para a segurança. Uma barra de trapézio em pivô nunca deve ser usada com uma fixação no solo, pois os acidentes podem acontecer, a menos que a barra esteja adequadamente suspensa.

TRAÇÃO

Os conjuntos de tração por sobre a porta proporcionam a tração cervical em casa, usando qualquer porta aberta com a finalidade de montar as roldanas da tração. O peso é aplicado na coluna cervical por um cordão que faz trajeto sobre as roldanas e se prende a um halo que se adapta sobre a cabeça do paciente e aplica pressão em sua mandíbula e occipito. Os pesos podem ser pesos de tração de ferro suspensos em um elevador de peso de tração ou em uma bolsa graduada de peso de água contendo água morna de acordo com as marcas de peso de água contidas na bolsa plástica. Um item adicional na maioria dos sistemas de tração por sobre a porta é uma barra espaçadora de metal que alarga o ápice do halo craniano para evitar a pressão contra as orelhas do paciente.

Exceto quando especificamente instruído em contrário pelo médico, o farmacêutico deve dizer ao paciente para usar o conjunto de tração por sobre a porta enquanto estiver sentado em uma cadeira voltada para a porta. Quando faz isso, a cabeça do paciente será tracionada no sentido anterior, curvando o queixo para baixo e flexionando a coluna cervical.

Em geral, a flexão é preferida à extensão em qualquer tipo de tração. Se o paciente estivesse sentado com suas costas para a porta, conforme ilustrado nas capas de conjuntos de tração por sobre a porta durante muitos anos, o queixo seria tracionado para cima e a coluna cervical seria hiperestendida — em geral uma atitude indesejável durante a tração cervical.

Muitos pacientes que necessitam de tração precisarão dela em uma postura de flexão; o repouso necessita de hiperextensão. Pode ser perigoso usar a flexão em pacientes que precisam de hiperextensão.

Qualquer conjunto de tração — mesmo o tipo comum por sobre a porta — deve ser vendido ou alugado apenas com a prescrição escrita de um médico que especifica a freqüência do tratamento, a duração de cada tratamento, o peso a ser aplicado, se a tração deve ser estática ou intermitente, e as instruções especiais sobre o posicionamento do paciente em relação à flexão e hiperextensão. Com freqüência, é necessário que o farmacêutico ou o paciente telefonem para o médico ou para o fisioterapeuta para esclarecer a quantidade de peso a ser utilizada e a duração de tempo de cada tratamento.

TRAÇÃO NO LEITO — Embora a tração cervical possa ser aplicada enquanto o paciente está sentado em uma cadeira ou reclinado em um leito, a tração pélvica é administrada em casa apenas quando o paciente está na posição de decúbito ventral. Existem dois tipos básicos de conjuntos de tração aplicada no leito: um para uso com um leito hospitalar e o outro para uso em qualquer leito. O aparelho de tração para qualquer leito possui os ajustes verticais e roldanas típicos, e é montado em um pedestal no chão. A tração em extensão de Buck ou um conjunto de grampos de colchão podem exigir uma cabeceira ou prancha de pé resistente, já que não existe pedestal no chão. Ambos os tipos são utilizados para a tração pélvica ou cervical.

Quando se aplica a tração cervical em um paciente que está deitado no leito, exceto quando especificamente instruído em contrário pelo médico, as roldanas de tração são comumente montadas em uma posição bastante alta, de modo a desenvolver a flexão da coluna cervical e deprimir discretamente o queixo do paciente.

Quando se aplica a tração pélvica, a flexão também é importante, e as roldanas devem ser montadas bastante altas para produzir a flexão da coluna lombar. Também pode ser útil elevar a seção da cabeceira do leito hospitalar ou acolchoar o leito comum com uma almofada em coxim ou um elevador de colchão. Além disso, os joelhos do paciente devem ser elevados, quer com os ajustes de joelho do estrado do leito hospitalar, quer com travesseiros comuns colocados sob os joelhos. Essas recomendações devem ter a aprovação do médico.

Um departamento de tração completa terá os cintos de tração pélvica em diversos tamanhos, sem os quais a tração pélvica não pode ser aplicada. Um cinto universal (um tamanho adapta-se a todos) com fechos de Velcro também está disponível.

ELEVADORES DE PACIENTES

Entre uma ampla gama de elevadores de paciente do tipo hidráulico e de catraca, o elevador de paciente hidráulico do modelo solo é mais comumente utilizado (Fig. 109.18). Todos os elevadores possuem uma haste ajustável, à qual é preso um assento ou tipóia para transporte do paciente. As bases do elevador diferem, ainda que eles tenham, tipicamente, um formato em U e possam apresentar largura ajustável ou não. A base ajustável pode ser alargada e movida ao redor de quase todas as cadeiras ou vasos sanitários, de modo que a tipóia do paciente seja suspensa diretamente sobre o assento para o qual o paciente irá se transferir.

O dispositivo em tipóia constitui uma consideração importante quando se escolhe um elevador de paciente. As tipóias em todos os tecidos vêm em unidades de uma ou duas peças, com ou sem suportes de cabeça; elas também podem ter uma abertura para vaso sanitário.

O posicionamento da tipóia sob o paciente que está no leito é realizado, em grande parte, da mesma maneira que as roupas de cama são trocadas sob o paciente. O paciente é rolado para um lado enquanto metade da tipóia é dobrada em formato de fole de acordeão e enfiada contra a parte inferior do paciente. A tipóia deve ficar posicionada de tal modo que, ao rolar de volta, a coluna repouse sobre o meio da tipóia. O paciente é rolado de volta sobre a porção dobrada da tipóia e sobre seu outro lado, enquanto a parte dobrada da tipóia é esticada; a seguir, o paciente retorna à sua posição de decúbito dorsal. Também se deve dar atenção para o posicionamento vertical da tipóia — a borda inferior da tipóia não deve estender-se até a metade do joelho do paciente, mas, em vez disso, deve ficar próximo ao joelho.

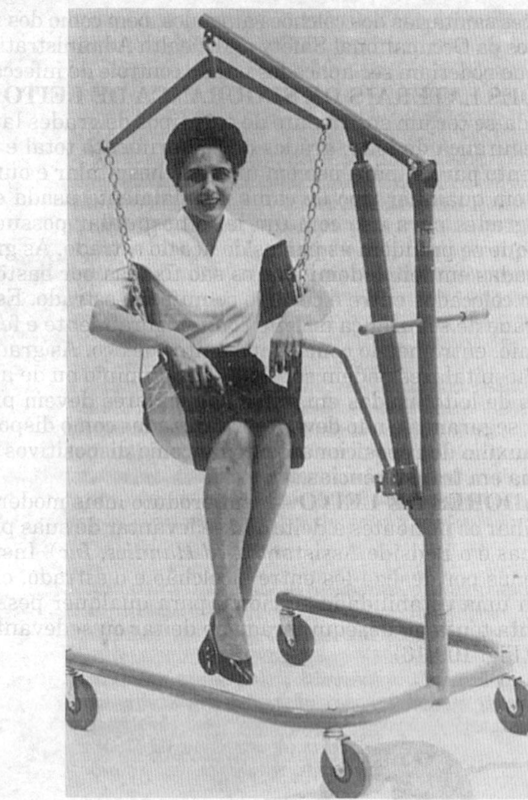

Fig. 109.18 Elevador hidráulico elaborado para paciente, tendo base não-ajustável e guindaste de paciente em lona com duas peças. (Cortesia, Ted Hoyer & Co.)

Quando a tipóia é colocada adequadamente sob o paciente, o elevador é trazido até o leito, as correntes ou tiras são enganchadas e o conjunto é levantado de maneira lenta e suave até que o paciente seja levantado do colchão. Os pacientes nunca devem segurar nas correntes do elevador; seus braços devem ficar seguramente para dentro da tipóia. Para evitar a oscilação da tipóia quando ocorre o movimento do elevador, o assistente deve cruzar os tornozelos do paciente e segurar o calcanhar mais posterior com uma das mãos, enquanto empurra o elevador com a outra. Os pacientes sempre devem ficar de frente para o elevador, quando estão suspensos pela tipóia do elevador.

Quando um paciente está pronto para ser abaixado em uma cadeira, vaso sanitário ou leito, o assistente deve liberar a válvula hidráulica com cuidado e lentamente, orientando o paciente para a posição pelo calcanhar. Um erro comum consiste em remover a tipóia debaixo do paciente depois de transferi-lo para uma cadeira ou vaso sanitário. É muito mais fácil, e mais seguro também, deixar os pacientes sentados sobre a tipóia, removendo apenas as correntes e o elevador de seu campo de visão.

Quando for o momento de pegar o paciente novamente, o elevador somente precisará ser colocado na posição, as correntes são enganchadas e o paciente é levantado lentamente da cadeira.

Um elevador de paciente com um tipo especial de base deve ser utilizado para as transferências para banheira.

COMADRES

As comadres, utilizadas para a coleta de fezes, podem ser redondas, mas são predominantemente ovais e são feitas de plástico, aço inoxidável, esmalte ou porcelana. As comadres de plástico para uso por um único paciente (não-autoclaváveis) são muito mais baratas que suas congêneres de metal e porcelana. O plástico, como a borracha, também tende a ser mais quente ao contato e, portanto, é muito mais confortável que o aço, a porcelana ou o esmalte. Também existe uma comadre menor, mais achatada e com inclinação, chamada de comadre para fratura, para uso em pacientes imobilizados ou com excesso de peso, principalmente para a micção.

É valioso para o paciente que o farmacêutico faça a sugestão de que, quando houver a disponibilidade de um leito hospitalar, o descanso para as costas e a parte do joelho do estrado do leito devam ser elevados durante o uso da comadre. O descanso para as costas deve ser substancialmente elevado, enquanto a seção do joelho deve ser apenas discretamente elevada. Quando um leito hospitalar não está disponível na casa do paciente, quatro ou cinco travesseiros atrás das costas facilitarão muito o uso da comadre.

ACESSÓRIOS PARA O PACIENTE ACAMADO

Bandejas e mesas especiais para evitar o derramamento, segurança e conforto do paciente são quase essenciais em qualquer quarto de uma pessoa enferma (Fig. 109.19). A mesa sobre o leito comum é um acessório ideal, quer o paciente esteja ou não em um leito hospitalar. Algumas mesas por sobre o leito possuem uma seção central que pode ser elevada até uma posição inclinada para apoiar um livro ou revista; outras possuem uma bandeja do tipo estojo e espelho, que desliza para fora a partir da parte inferior do tampo da mesa, para uso pela paciente acamada. As bandejas de refeição rígidas que se acoplam aos quadris do paciente enquanto ele está no leito, mesas dobráveis especiais e bandejas com a parte frontal contornada que possibilita que o usuário de cadeira de rodas fique confortavelmente próximo contribuem para o conforto e a conveniência do paciente que não deambula no quarto em casa.

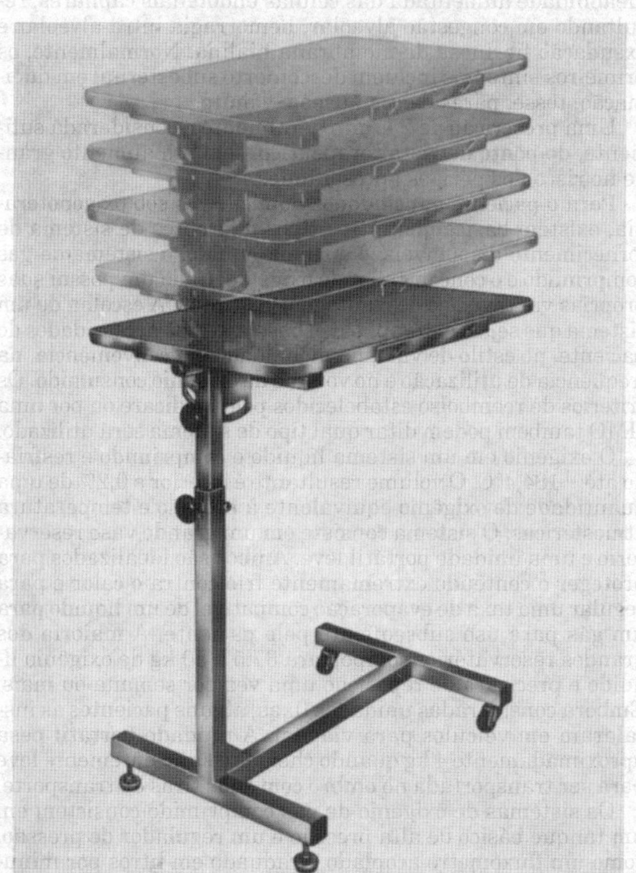

Fig. 109.19 Mesa ajustável sobre o leito com inclinação do tampo para livros ou revistas. (Cortesia, Lumex.)

Os esticadores são dispositivos que permitem que o paciente acamado alcance e pegue as coisas que, normalmente, estão fora de seu alcance.

Uma bandeja de plástico sólido ou insuflável facilita a lavagem com xampu em pacientes que não podem sair do leito. A bandeja acopla-se ao colchão, onde se localiza normalmente o travesseiro, e é destinada a levar a água com xampu que escorre, para o lado do leito, onde pode ser coletada em um balde de plástico. A cabeça do paciente repousa nessa bandeja de xampu, a qual, embora possua laterais bastante elevadas, apresenta uma depressão para a parte posterior do pescoço.

Espaldares dobráveis, com ou sem braços, almofadas de espuma em forma de cunha, pranchas de leito e pranchas de pé com acolchoamento ajustável para impedir a rotação do pé são artigos adicionais para o conforto e a conveniência do paciente acamado. Quando há necessidade de manter as roupas de cama e cobertores afastados dos pés e pernas do paciente, é desejável um suporte de cobertor, por vezes referido como um berço de perna ou de corpo. Luvas, garfos e colheres giratórios, protetores de alimentos, copos para a alimentação, prendedores de lápis e de cigarro e canudos maleáveis para bebidas leves, os quais se curvam sem colabar, são alguns dos dispositivos que tornam eficazes os cuidados domiciliares do paciente.

Os painéis dobráveis para a privacidade do paciente constituem um acessório para quarto freqüentemente solicitado, principalmente quando o paciente estará usando um sanitário portátil no leito.

Finalmente, um departamento de acessórios de saúde também pode estocar um sortimento modesto de roupas e cintos de segurança, mosquiteiros e contenções para uso por casas de repouso e instituições de cuidados estendidos, bem como pelo paciente em casa.

TERAPIA RESPIRATÓRIA

VAPORIZADORES — O inalador de vapor moderno é essencialmente idêntico à quase esquecida chaleira para o crupe, exceto pelo fato de que ele utiliza a eletricidade para gerar o calor e a fumaça. A vantagem dessa adaptação mais moderna reside na obtenção de uma temperatura constante. Da mesma forma, a maioria dos formatos desse aparelho é equipada com um regulador, de modo que, quando eles trabalham a seco, a unidade de aquecimento desliga automaticamente. Esses são mais fáceis de manusear em casa, principalmente à noite.

O vaporizador familiar fornece a terapia convencional com vapor quente para o alívio das doenças respiratórias altas. Os médicos recomendam-no para resfriados, sinusite e outras enfermidades similares.

Um umidificador portátil de quarto, por outro lado, proporciona uma névoa fria para compensar a falta de umidade suficiente no ar e é ocasionalmente empregado por seu efeito expectorante na liquefação do muco viscoso na via aérea. Uma vantagem adicional é que, como não se utiliza o aquecedor, ele é totalmente seguro para crianças pequenas.

Os vaporizadores são extensamente utilizados em casa nos nossos dias, visando a umidificar os quartos ou compartimentos onde os pacientes que sofrem de várias afecções brônquicas podem repousar. Os umidificadores a vapor frio propiciam a terapia efetiva de inalação de alta umidade para os pacientes com doenças respiratórias e também podem ser usados para restaurar a umidade adequada a ambientes secos pelo aquecimento no inverno.

PURIFICADORES DE AR — A remoção de poeira, pólen, esporos, fumaça e outros irritantes do ar ambiente por um purificador de ar pode ser um auxiliar valioso no tratamento de muitas afecções respiratórias. Os modelos que utilizam um filtro HEPA (*high efficiency particulate arresting — de contenção de partículas de alta eficiência*) podem remover até 99,97% das partículas transportadas no ar ambiente.

TERAPIA COM AEROSSOL E NEBULIZADORES — Os instrumentos que geram partículas líquidas muito finas em um gás são chamados de nebulizadores. Os compressores de medicamentos, como o Pulmoaid (Fig. 109.20), são freqüentemente utilizados no fornecimento de terapia de inalação. Os outros usos medicinais e terapêuticos dos aerossóis são discutidos no Cap. 69.

Estão disponíveis muitos outros tipos de equipamentos respiratórios de alta tecnologia, como dispositivos de pressão positiva contínua na via aérea (CPAPs — *continuous positive airway pressure*) e ventiladores. Embora estes possam fazer parte do departamento de acessórios de saúde da farmácia, a instalação real, as instruções para o paciente e a manutenção do equipamento geralmente serão feitas por um terapeuta respiratório, que está de sobreaviso durante 24 h por dia no caso de surgir uma emergência.

TERAPIA COM OXIGÊNIO — O fornecimento da oxigenoterapia como um adjunto para um departamento de acessórios de saúde também deve ser feito em conjunto com os serviços de um terapeuta respiratório.

O oxigênio foi disponibilizado pela primeira vez como um gás terapêutico depois que os militares desenvolveram um processo econômico para destilá-lo em grandes quantidades para uso por pilotos e a tripulação de aviões de alta altitude. Antes disso, não era economicamente viável fornecer o oxigênio nas quantidades necessárias para tratar os pacientes hipóxicos. O principal método comercial de fabricação do oxigênio terapêutico se faz pela liquefação do ar seguida pela destilação fracionada.

O oxigênio suplementar é utilizado para tratar vários distúrbios clínicos, tanto de natureza respiratória quanto não-respiratória.

Com freqüência, o oxigênio é prescrito em uma taxa de 2 L/min para o alívio da hipoxemia arterial e qualquer uma de suas complicações secundárias. O oxigênio também mostrou ser terapêutico no tratamento da hipertensão pulmonar, policitemia secundária a hipoxemia, estados de doença crônica que podem ser complicados por anemia, câncer, cefaléias enxaquecosas, doença da artéria coronária, distúrbios convulsivos, crise falciforme e apnéia do sono.

Alguns efeitos adversos e riscos da terapia com oxigênio incluem a hipoventilação induzida pelo oxigênio, a atelectasia por absorção e a intoxicação por oxigênio. A hipoventilação induzida por oxigênio é, provavelmente, o risco potencial máximo da terapia com oxigênio.

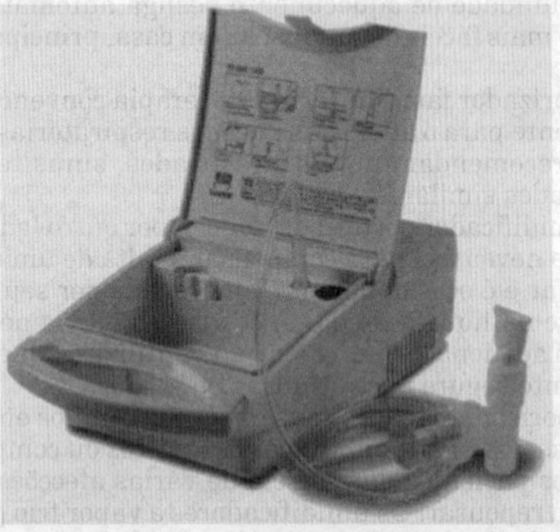

Fig. 109.20 Compressor DeVilbiss Pulmo-Aide LT. (Cortesia, Sunrise Medical.)

Em determinadas situações clínicas, ocorre o bloqueio do estímulo respiratório que resulta da estimulação do centro respiratório pelo dióxido de carbono. Esse fenômeno pode ser a conseqüência de uma superdosagem de drogas, como acontece com um barbitúrico ou com a heroína, ou, mais amiúde, da hipercarbia crônica. A hipoventilação é de particular importância nos pacientes com doença pulmonar obstrutiva crônica (DPOC) grave, nos quais a retenção de dióxido de carbono e a hipoxemia se desenvolveram durante um longo período de tempo. O estímulo respiratório da maioria destes pacientes resulta da estimulação hipóxica dos quimiorreceptores carotídeos. Dessa maneira, o principal estímulo para a respiração é a hipoxemia. Quando esse estímulo hipóxico é aliviado através do advento da terapia com oxigênio excessivo, pode ocorrer a hipoventilação, podendo resultar em uma retenção adicional de dióxido de carbono com a possível cessação da ventilação.

A atelectasia por absorção é a conseqüência dos alvéolos colapsados por uma alta concentração de oxigênio no ar inspirado. O nitrogênio, um gás inerte que constitui 79% de nossa atmosfera, mantém o volume residual do espaço nos alvéolos à medida que o oxigênio componente do ar inspirado é difundido através da membrana pulmonar e absorvido para dentro da corrente sangüínea. Quando uma alta concentração de oxigênio é inspirada para dentro dos alvéolos, o oxigênio é absorvido rapidamente para dentro do sangue, deixando os alvéolos potencialmente vazios e colapsados. Isso é particularmente significativo nos pacientes com doença pulmonar que envolve o estreitamento ou obstrução das vias aéreas e uma baixa relação ventilação-perfusão.

A intoxicação por oxigênio não é um perigo significativo até que as concentrações de oxigênio sejam maiores que 50% por períodos prolongados. A intoxicação por oxigênio pode afetar de maneira adversa o sistema pulmonar, o sistema nervoso central, a retina e os órgãos endócrinos. As alterações pulmonares são, em geral, as primeiras a se manifestarem, com permeabilidade aumentada das células endoteliais capilares, resultando em congestão alveolar, hemorragia intra-alveolar e exsudação fibrinosa da membrana hialina. Normalmente, os primeiros sintomas incluem desconforto subesternal em queimação, tosse, parestesia, náusea e vômito.

Uma prescrição de 2 L/min geralmente é considerada suficiente, do ponto de vista terapêutico, sem um aumento grande no risco dos perigos apresentados.

Para o paciente em cuidados domiciliares sob oxigenoterapia, existem basicamente três tipos diferentes de sistema de fornecimento disponíveis: o sistema líquido, o sistema de gás comprimido e o concentrador de oxigênio. Cada um possui suas próprias vantagens e desvantagens distintas. A escolha de um sistema que seja o mais aplicável baseia-se nas necessidades do paciente, no estilo de vida, na mobilidade, na conveniência, na freqüência de utilização e no volume de oxigênio consumido. Os critérios de reembolso estabelecidos pelo Medicare ou por uma HMO também podem ditar qual tipo de sistema será utilizado.

O oxigênio em um sistema líquido é comprimido e resfriado até −184,4°C. O volume resultante é inferior a 0,2% de uma quantidade de oxigênio equivalente à pressão e temperatura atmosféricas. O sistema consiste em um grande vaso reservatório e uma unidade portátil leve. Ambos são idealizados para proteger o conteúdo extremamente frio contra o calor e para regular uma taxa de evaporação compatível de um líquido para um gás para uso subseqüente pelo paciente. A maioria dos grandes reservatórios comportará 37,5 a 50 kg de oxigênio líquido e precisará de reposição uma vez por semana ou mais. Embora consideradas unidades fixas, alguns pacientes as instalaram em veículos para viagem. A unidade portátil pesa aproximadamente 4 kg quando cheia, e é suficientemente leve para ser transportada no ombro com suas tiras de transporte.

Os sistemas de oxigênio de gás comprimido consistem em um tanque básico de alta pressão e um regulador de pressão, como um fluxômetro acoplado, graduado em litros por minuto. Por ser a forma mais estável e segura de sistemas de armazenamento e fornecimento de oxigênio, ela é mais aplicável para pacientes que estão predominantemente confinados a suas casas, com uma necessidade ocasional de mobilidade, ou para pacientes que exigem oxigênio em uma base de *emergência*. O oxigênio comprimido está disponível em vários tamanhos de tanques (Fig. 109.21).

O maior, o tanque *H*, comporta 244 pés cúbicos ou 6.900 L de oxigênio e é a unidade fixa padrão do sistema. Os tanques menores, alguns feitos de alumínio leve, estão disponíveis para uso como sistemas portáteis. Os tanques mais comuns são o *E*, com 22 pés cúbicos ou 622 L de oxigênio, freqüentemente utilizado com um pequeno carrinho para transporte, e o *D*, com 12,6 pés cúbicos ou 356 L de oxigênio, facilmente transportado em uma sacola pendurada no ombro.

CONCENTRADOR E ENRIQUECEDOR DE OXIGÊNIO — Movidos a eletricidade por uma corrente domiciliar comum de 110 V, esses aparelhos bombeiam o ar ambiente para dentro deles e, em seguida, separam preferencialmente o oxigênio do nitrogênio e liberam oxigênio a aproximadamente 95% em fluxos máximos de 3 a 6 L/min. Apesar da grande melhoria na eficiência e confiabilidade ocorrida nos últimos anos, todos os concentradores ainda necessitam de inspeção por um técnico treinado, preferivelmente a cada 3 meses e no mínimo anualmente, para verificar o percentual de oxigênio liberado e realizar um programa de manutenção rotineiro e agendado. Esse tipo de sistema nunca precisa de reposição e é extremamente conveniente para o paciente que fica em casa. A desvantagem dos antigos sistemas é que o sistema não pode armazenar qualquer oxigênio para uso portátil ou de emergência durante uma falta de energia elétrica. Os pacientes devem ser aconselhados a possuir uma fonte separada de oxigênio, como um tanque comprimido. As unidades mais modernas na verdade são capazes de encher tanques portáteis. Uma marca de concentrador (Fig. 109.22) pode produzir um fluxo de 0 a 6 L/min e também pode encher qualquer tanque de reserva a 3 L/min, enquanto ainda fornece oxigênio para o paciente. O tanque de reserva mais comumente utilizado, o tanque *E*, leva cerca de 2 h para encher.

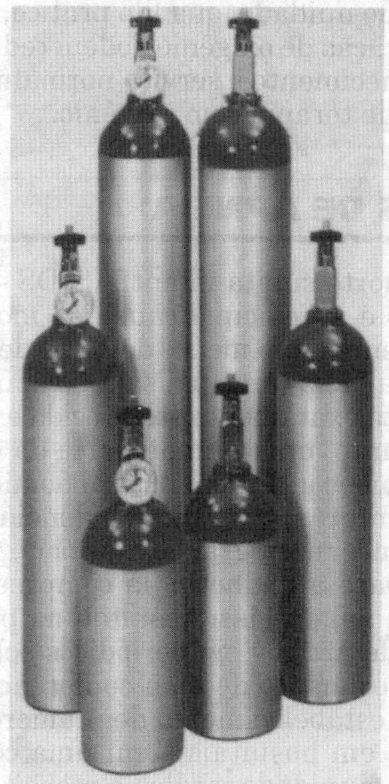

Fig. 109.21 Tanques portáteis de oxigênio. (Cortesia, DeVilbiss.)

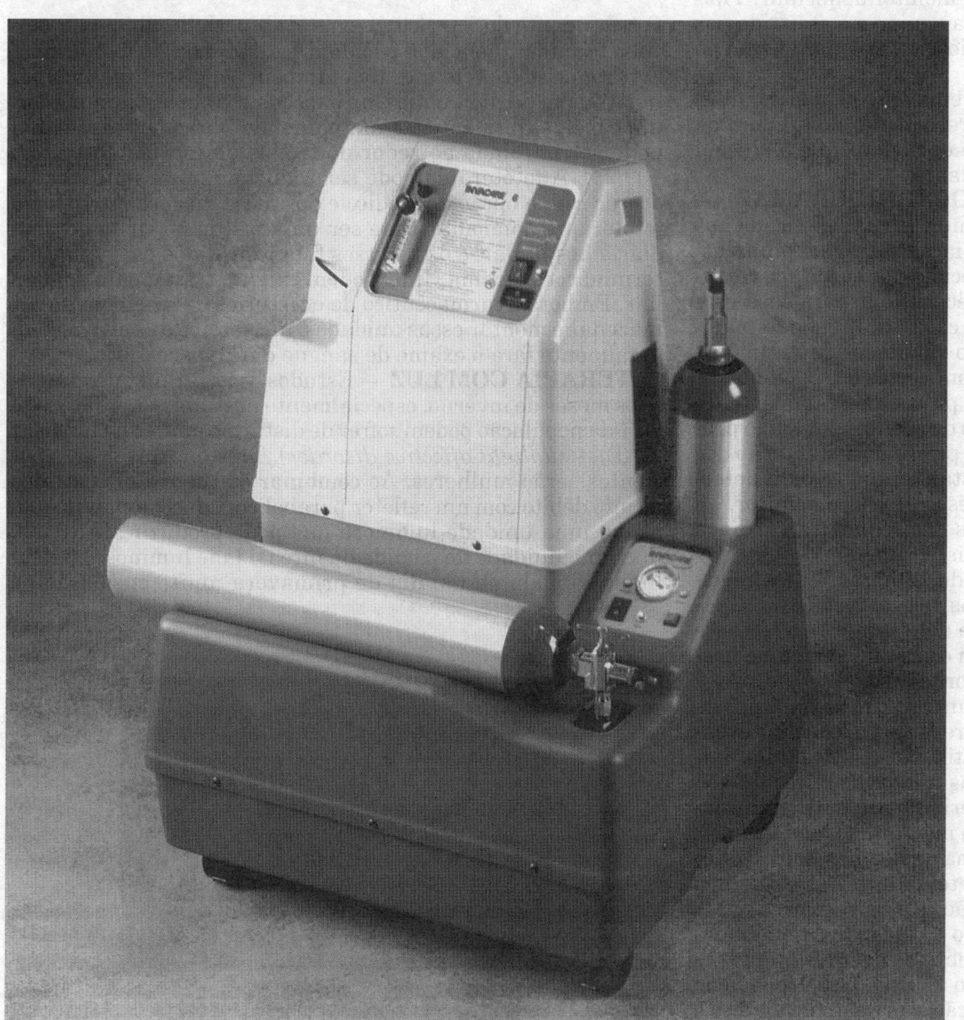

Fig. 109.22 Sistema de oxigênio domiciliar completo Venture HomeFill. (Cortesia, Invacare.)

O uso desse tipo de unidade, quando prático, e o uso de dispositivos de conservação de oxigênio podem reduzir o número de chamadas de fornecimento e serviço normalmente associados ao fornecimento de terapia com oxigênio.

PROGRAMAS DE APNÉIA

A síndrome da morte súbita infantil (SIDS — *sudden infant death syndrome*) é a principal causa de morte nos Estados Unidos para lactentes com menos de 1 ano de idade. A relação entre a SIDS e a apnéia (uma pausa na respiração por 15 a 20 s ou mais) não está exatamente esclarecida e ainda é algo controversa. Entretanto, uma grande parte da comunidade médica pediátrica começou a monitoração domiciliar nos lactentes que experimentaram episódios de apnéia prolongada.

Nos últimos anos, uma grande massa de pesquisa médica foi direcionada para a melhoria da compreensão da relação entre a SIDS e a apnéia. Isso resultou na publicação de um grande número de artigos em periódicos sobre a apnéia e a SIDS, no estabelecimento de uma conferência médica anual sobre o tema, no estabelecimento de inúmeros programas de apnéia baseados em hospitais e em uma consciência geral aumentada na comunidade médica a respeito do problema.

À medida que o interesse aumentou na comunidade médica, o mesmo ocorreu com o número de médicos que prescrevem monitores domiciliares. Outrora, os programas de apnéia estavam no domínio de poucos médicos e hospitais seletos no nível nacional. Atualmente, muitos hospitais com um berçário de nível II ou III desenvolveram seus próprios programas de monitoração de apnéia, providos com uma equipe de profissionais médicos. Esses programas avaliam os lactentes em risco de apnéia e prescrevem o uso de um monitor domiciliar. Tipicamente, um neonatologista chefia a equipe e é assistido por enfermeiras e terapeutas respiratórios que se especializam no tratamento de lactentes.

O interesse aumentado na SIDS e na apnéia pela comunidade médica estimulou o enorme crescimento no número de revendedores de cuidados de saúde domiciliar que oferecem programas de monitoração da apnéia.

PNEUMOGRAMAS (PNEUMOCARDIOGRAMAS) — A monitoração da apnéia tornou-se muito mais sofisticada nos últimos anos. Os programas de avaliação e triagem muito específicos e detalhados foram estabelecidos por hospitais, visando a determinar quais lactentes precisarão ir para casa com um monitor de apnéia. Uma vez em casa, está sendo feito um maior trabalho de acompanhamento em nossos dias. Historicamente, os registros por 12 horas, conhecidos por pneumogramas, eram realizados para avaliar o progresso de um lactente no ambiente domiciliar. Os registros de eventos por longo prazo são atualmente um lugar-comum para a documentação dos tipos de alarmes que um lactente está portando e para determinar o momento adequado para descontinuar o monitor.

Os pneumogramas são registros da freqüência cardíaca (ECG) e respiratória em dois canais. Tipicamente, eles são realizados na casa por um período de 12 horas. Esses registros são então impressos e analisados por um médico ou técnico. Os resultados são utilizados para determinar se o lactente precisa de exames adicionais em um centro de apnéia no hospital ou não precisa mais ser monitorado.

Um pneumograma de 12 horas é um registro *instantâneo* de uma noite na vida de um lactente. O registro pode incluir eventos de apnéia em combinação com a atividade normal (*informação saudável*) ou pode incluir apenas a *informação saudável*. Quando um lactente que sofreu anteriormente uma quantidade de problemas graves enquanto era monitorado tem uma noite incomum durante um pneumograma de 12 horas, sem nenhuma ocorrência de eventos, o médico tem um registro que não constitui um reflexo exato da condição real da criança.

Um gravador de eventos fornece ao prestador de atendimento as informações de longo prazo sobre os eventos que estão fazendo com que o monitor dispare o alarme. Isso propicia ao médico uma importante documentação sobre a quantidade e o tipo de eventos que um lactente está apresentando durante um longo período de tempo. Um gravador de evento proporciona ao médico um registro mais realista da condição de um lactente. O médico pode alterar o programa de monitoração do lactente ou interromper a monitoração por completo, com base nos resultados do registro.

Os registros de eventos, normalmente obtidos durante um período de 72 h ou mais, são semelhantes aos pneumogramas de duas derivações. Eles registram a freqüência cardíaca e os dados respiratórios, mas, em lugar de registrar continuamente essas informações durante um período de 12 h, eles apenas registram as informações quando o monitor dispara o alarme. Um gravador de eventos proporciona ao prestador de atendimento as informações sobre eventos com alarme que acontecem em casa. Essa informação é extremamente valiosa, principalmente quando se avaliam os problemas de lactentes ou se determina quando se deve interromper a monitoração.

Tradicionalmente, os pneumogramas domiciliares eram feitos em pequenos gravadores de fita cassete. Os gravadores e as fitas seriam enviados para a residência no dia em que o registro estava agendado, e as leituras eram impressas e analisadas no dia seguinte. Os registros de múltiplos canais estão sendo utilizados de maneira mais ampla, e os aparelhos de comunicação eletrônica melhorados podem fornecer os resultados aos médicos em uma base de tempo muito mais adequada. Muitas unidades podem ser conectadas para armazenar os dados em um computador do tipo *laptop* ou, através de um modem, transmitir os dados para um neonatologista em um hospital ou diretamente para o consultório do médico.

FOTOTERAPIA

O tratamento da icterícia neonatal (hiperbilirrubinemia) envolve, com freqüência, o uso de uma lâmpada de fototerapia. O tratamento com fototerapia também pode ser fornecido por um sistema de fibra óptica, o qual consiste em um iluminador, um cabo de fibra óptica e um painel de fibras ópticas, o qual pode ser enrolado ao redor do tronco de um lactente (Fig. 109.23). A fototerapia pode ser realizada no hospital ou, de acordo com a opção do médico e dos pais, em casa. O custo da fototerapia domiciliar pode ser uma fração do custo de uma diária hospitalar, e os recursos financeiros dos pais ou as determinações de uma HMO podem exigir o tratamento domiciliar. Embora o farmacêutico de acessórios de saúde possa armazenar e montar essas unidades, um serviço de enfermagem geralmente fará o exame de sangue diário necessário.

TERAPIA COM LUZ — Estudos mostraram que, durante os meses de inverno, especialmente nos climas nórdicos, até 20% da população podem sofrer de distúrbio afetivo da luz solar (SAD — *sunlight affective disorder*). Três quartos desses pacientes serão mulheres. Ao combinar os tubos fluorescentes de alto débito com um refletor parabólico, uma companhia idealizou uma unidade luminosa que pode produzir até 10.000 lux (uma unidade de medida da intensidade luminosa), semelhante àquela de um dia de primavera muito ensolarado e

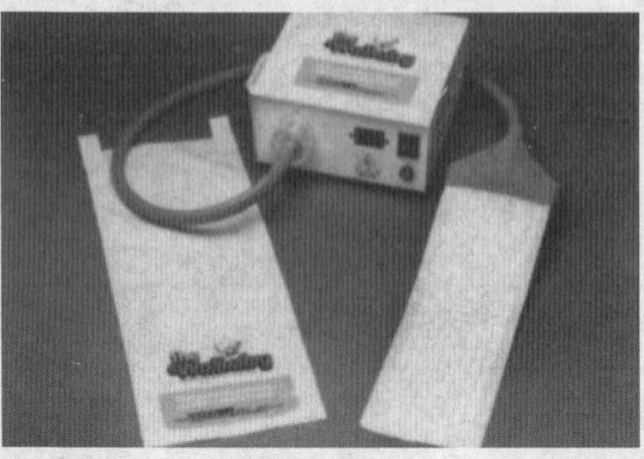

Fig. 109.23 Sistema de fototerapia Wallaby. (Cortesia, Medical Products.)

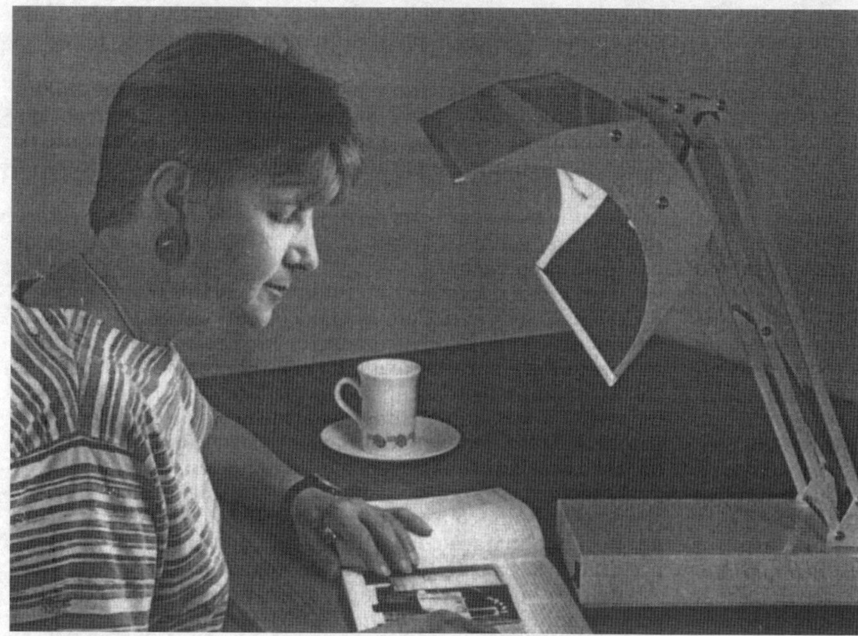

Fig. 109.24 Sistema de iluminação Satellite. (Cortesia, Northern Light Technologies.)

luminoso (Fig. 109.24). Em contrapartida, os níveis normais de iluminação dentro de casa podem variar de 200 a 700 lux. A utilização por apenas 15 a 30 min por dia pode aumentar a sensação de bem-estar para aqueles afetados por esse distúrbio.

EQUIPAMENTO HIPODÉRMICO

As seringas são instrumentos destinados para a injeção de água ou outros líquidos dentro do corpo ou em suas cavidades. Elas são classificadas, de acordo com as diferenças no princípio de ação, em três categorias: *seringas de êmbolo*, como as seringas hipodérmicas; *seringas de bulbo*, das quais as seringas para ouvido e úlceras constituem um tipo, e as *seringas por gravidade*, caracterizadas pelas seringas de fonte.

SERINGAS HIPODÉRMICAS — Estas seringas são utilizadas para administrar medicamento por *via subcutânea* (sob a pele) ou por via *intradérmica*, *intravenosa* (dentro de uma veia ou artéria) ou *intramuscular* (dentro do músculo).

A terapia parenteral ou injeção de medicamento sob a pele e através dos tecidos data do início do século 19. O primeiro instrumento bruto desse tipo foi uma agulha de trocarte, desenvolvida para depositar morfina em forma de pasta. O princípio de introduzir o medicamento sob a pele, no entanto, popularizou-se na primeira metade do século 20.

Seringas de Luer — O inventor desse tipo de aparelho, o Dr. Luer, patenteou sua seringa; as cartas patentes já expiraram há muito tempo; porém, hoje em dia, a maioria das seringas hipodérmicas desse estilo traz seu nome. O aspecto característico da seringa de Luer era suas superfícies de vidro opaco. Em muitos casos, a parte interna do cilindro de vidro e a parte externa do êmbolo de vidro eram opacificadas individualmente. Mais tarde, elas eram opacificadas em conjunto, de modo que elas proporcionassem uma adaptação perfeita e evitassem o extravasamento para trás.

As seringas hipodérmicas sempre são do tipo êmbolo, caracterizadas pelo tipo de pistão e pela diferença no tamanho ou capacidade. A *seringa de tuberculina* é uma pequena seringa que não excede 1 mL de capacidade e graduada em divisões de 0,1 ou 0,01 mL. A *seringa hipodérmica* geralmente apresenta uma capacidade de 2 a 50 mL. Existem seringas de pistão maiores, variando até 200 mL, para diversas finalidades, como transfusões e na medicina veterinária. As graduações podem ser em frações de um mL ou em *mínimas*. As seringas também podem ser preparadas com graduações especiais, como *unidades* de insulina.

SERINGAS HIPODÉRMICAS DESCARTÁVEIS — Muitas seringas hipodérmicas usadas fora de um ambiente hospitalar são do tipo descartável. Vários tipos de seringas hipodérmicas descartáveis, cada qual comportando uma dose única de medicamento estéril, são atualmente fornecidas como um recipiente de dosagem padronizado por muitos fabricantes farmacêuticos.

AGULHAS HIPODÉRMICAS — As agulhas hipodérmicas utilizadas com as seringas de Luer são de metal e consistem em um manúbrio, que se trava na extremidade de vidro opaco por meio de atrito e em uma agulha afilada que varia em diâmetro e comprimento. As agulhas também são chamadas de *cânulas*. As agulhas hipodérmicas são fabricadas com aço inoxidável, aço hipercromado, aço-carbono, cromo, niquelóide, platina, platina-irídio, prata ou ouro.

As agulhas hipodérmicas caracterizam-se por suas pontas diferentes, as quais possuem uma ponta longa, reforçada, que se afila progressivamente, e bordas cortantes em bisel de grau variado. Uma agulha de *bisel longo* ou *de cone longo* é empregada para anestesia local, aspiração, hipodermóclise e administração subcutânea. Uma agulha de *bisel curto* é utilizada para administração intravenosa, infusões e transfusões. Uma agulha de *bisel curto especial* é empregada para a administração intradérmica e espinhal (Fig. 109.25).

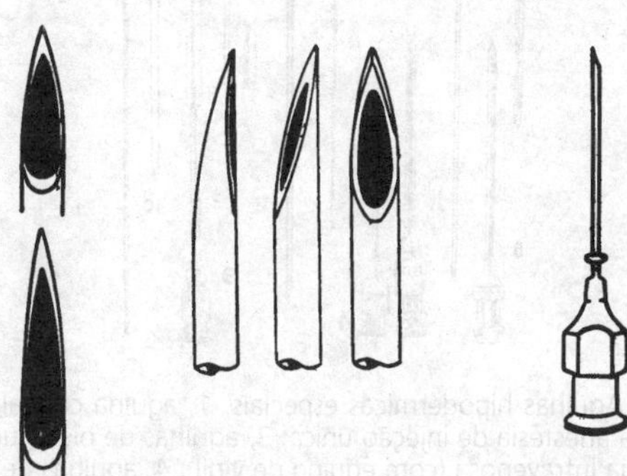

Fig. 109.25 Agulhas hipodérmicas. *Esquerda*, agulhas afiladas com biséis curto e longo; *esquerda no centro*, a ponta Huber com o bisel fechado e abertura lateral para evitar produzir tampões tissulares; *centro à direita*, ponta regular mostrando os aspectos que asseguram o corte menor, maior distensão do tecido e trauma, infiltração e dor residual reduzidos; *direita*, agulha com fundo de segurança que impede que uma cânula quebrada fique perdida nos tecidos.

Tamanho — A seleção do tamanho é regida por quatro fatores — segurança, velocidade do fluxo, conforto do paciente e profundidade da penetração. Existem três dimensões padronizadas — comprimento, diâmetro externo da cânula e espessura da parede. As agulhas regulares são medidas para o comprimento onde a cânula se une ao manúbrio até a extremidade da ponta (o manúbrio não é incluído).

O calibre de uma agulha é medido pelo diâmetro externo do corpo da cânula ou agulha. A faixa usual de diâmetro para as agulhas é do calibre 13 (diâmetro maior) até o calibre 27. As agulhas raramente têm menos de 0,6 cm de comprimento ou mais que 9 cm.

Existem muitas agulhas especiais, destinadas a diversas finalidades. Várias agulhas de *biopsia* ou de *transfusão de medula óssea* vão dos calibres 16 a 19 e têm 1,2 a 9 cm de comprimento. Elas caracterizam-se por seus manúbrios modelados pesados.

As agulhas para *anestesia local* variam do calibre 26, com 1,2 cm, até o calibre 20, com 15 cm. As agulhas *intravenosas* e para *transfusão de sangue*, algumas com cânulas adaptadas, variam do calibre 19, com 2 cm, até o calibre 15, com 6 cm.

Também existem agulhas e cânulas especiais para uso em *abscesso, olho, hemorróidas, amígdala, laringe* e *pneumotórax*.

Esses vários tipos de agulhas hipodérmicas para fins especiais são de diâmetro variado e comprimento variado. Algumas dessas são mostradas na Fig. 109.26.

SERINGAS DE BULBO

Com freqüência, as seringas de bulbo são preferidas para o uso onde a esterilidade não é necessária ou onde as seringas do tipo êmbolo, por causa de sua força, comportariam risco na utilização. As seringas de bulbo são particularmente valiosas no nariz e no ouvido, bem como para a irrigação de feridas e urinária.

Habitualmente, essas seringas são conhecidas pelo nome da parte do corpo para a qual elas se destinam.

As *seringas nasais* ou *aspiradores nasais* são bulbos de borracha macia com capacidade de 15 mL, com uma extremidade nasal em formato de bolota para se adaptar à narina. A extremidade pode ser de vidro, plástico ou borracha rígida. Uma extremidade de vidro possibilita o exame visual do muco removido da narina.

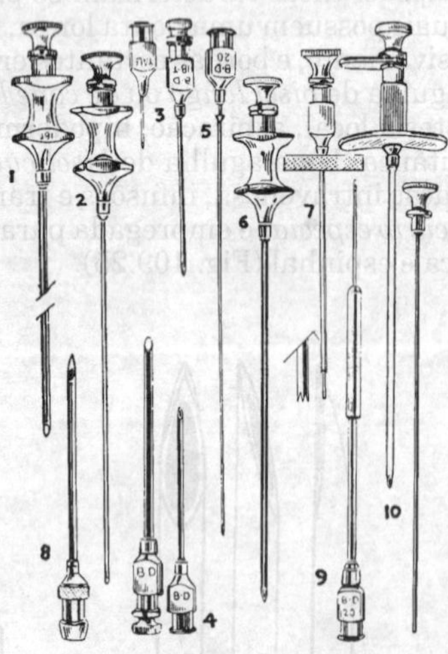

Fig. 109.26 Agulhas hipodérmicas especiais. 1, agulha caudal; 2, agulha epidural para anestesia de injeção única; 3, agulhas de bisel curto e longo para anestesia intravenosa (com equipo de vinil); 4, agulhas de transfusão de sangue (com equipo de vinil); 5, agulhas de anestesia local boleadas com bisel curto; 6, agulha espinhal com manúbrio longo em carretel; 7, agulha de biopsia para aspirados de medula óssea; 8, agulha de infusão, com capa de Luer fêmea; 9, agulha hemorroidal com calibre ajustável para regular a profundidade da punção; 10, agulha de angiografia cerebral com cânula externa de paredes finas, capa conjugada e cânula interna. (Cortesia, Becton-Dickinson.)

As *seringas de ouvido* e as *seringas de úlcera* são bulbos moldados de uma só peça, com borracha macia e flexível, com bocais longos e estreitos, e são empregadas no tratamento do olho, ouvido e nariz e para a irrigação de qualquer úlcera ou cavidade aberta.

Quando necessário, as seringas de bulbo devem ser esterilizadas com soluções germicidas. A fervura prolongada pode danificar a borracha.

As *seringas retais* são habitualmente do tipo bulbo, com um bocal longo e estreito. Com freqüência, elas são empregadas na administração de enemas em lactentes. Essas são as seringas mais seguras e baratas, exigindo manutenção mínima. Em geral, essas seringas têm capacidade de 30 a 120 g. Embora muitas seringas possuam pontas de borracha rígida ou vulcanite, o uso das extremidades rígidas deve ser desencorajado por causa da lesão ocasional aos tecidos moles com a sua utilização.

As *seringas vaginais*, usadas para a irrigação da vagina, são seringas de bulbo com capacidade de 240 a 300 g, com um grande tubo de borrifação de borracha ou vulcanite. A pressão sobre o bulbo força o líquido medicamentoso ou de irrigação através da extremidade da seringa, quer em um jato direto, quer com um movimento de *turbilhão*. Essas seringas incolores ou em cores variadas são fabricadas com escudos de borracha, em forma de manga, arredondados ou ovais para evitar o extravasamento durante o uso. As capas que selam os bocais são fornecidas para evitar o extravasamento ou a perda do conteúdo antes da utilização. Um modelo possui uma torneira plástica compatível no fundo da abertura do bulbo, com um filtro removível, o qual permite a mistura de medicamentos.

SERINGAS DE ENEMA — As seringas de fonte consistem em um reservatório com uma capacidade de 1,3 a 3,9 L, um tubo de borracha de 150 cm e um bocal vaginal ou retal. Elas são utilizadas para a irrigação com água, soro fisiológico, água com sabão ou medicamentos especiais.

Os farmacêuticos devem aconselhar os usuários de seringas de enema da seguinte maneira: o *gotejamento* não deve exceder a 1,2 m de modo a evitar a pressão gravitacional excessiva, o líquido deve ser mantido na temperatura do corpo para evitar calafrios ou queimaduras, e o tubo é habitualmente fechado com uma chave de pinça mecânica. Antes de usar a seringa, o líquido deve ser liberado por um período até que algum líquido saia pelo bocal. O usuário deve certificar-se de que não há ar no interior, o qual poderia ser forçado para dentro da cavidade corporal a partir do tubo. Os bocais de borracha rígida são freqüentemente fornecidos com as seringas de enema, mas, como podem provocar lesão no reto, eles são preferivelmente substituídos por cateteres ou sondas de borracha macia, com cerca de 0,5 cm de diâmetro e 33 cm de comprimento.

Enemas — Na constipação simples, sempre que a evacuação da porção inferior do intestino for indicada, e quando o exame proctológico ou cirurgia está indicado, é realizado habitualmente um enema, por causa de sua ação local, confortável e segura em um intervalo de tempo relativamente curto.

Os enemas não devem ser usados quando náusea, vômito ou dor abdominal estiverem presentes, nem com maior freqüência que a necessária, de modo a evitar a dependência. Os enemas preparados estão disponíveis para uso na constipação simples ou sempre que a evacuação do intestino inferior for indicada, como em exames proctológicos ou sigmoidoscópicos; existem unidades pequenas e descartáveis, consistindo em frascos de plástico flexível com 6 a 50 mL de solução aquosa ou oleosa, com extremidades de borracha ou plástico confortáveis e auto-adaptadas.

CURATIVOS E SUPRIMENTOS DE PRIMEIROS SOCORROS

Os farmacêuticos são os distribuidores adequados de materiais esterilizados para o tratamento de feridas. Seus treinamentos capacitam-nos a apreciar os cuidados necessários em seu manuseio e armazenamento, e eles freqüentemente são procurados para o aconselhamento ou a instrução sobre os seus usos. Os seguintes artigos se situam nessa classe: algodão absorvente, bolas e bastões de algodão, rolos e compressas estéreis de gaze, ataduras elásticas, tecidos e materiais de acolchoamento descartáveis, tampões oculares, esponjas, compressas e toalhas, *kits* de primeiros socorros, tesoura, pinças e aplicadores. Vários tipos de curativos transparentes permeáveis ao oxigênio e à umidade, como o *Tegaderm*, ou curativos hidroativos, como o *Duoderm*, servem para necessidades especiais. Veja Cap. 108.

A farmácia com um departamento de acessórios de saúde abrangente estocará embalagens volumosas desses artigos para uso por casas de repouso, serviços de enfermeiras visitadoras e pacientes que consomem quantidades suficientes que assegurem suas compras maiores, além de embalagens pequenas para os consumidores usuais da farmácia.

O ARMÁRIO DE MEDICAMENTOS DA FAMÍLIA — Em todas as casas, existe um local onde são guardados os medicamentos. O armário de remédios deve ser trancado ou ficar completamente fora do alcance de crianças. Todo frasco ou caixa deve ser claramente rotulado. Os medicamentos de prescrição não-utilizados, os medicamentos de venda livres vencidos e os frascos vazios não devem ficar no armário de remédios e devem ser retirados de lá. Alguns farmacêuticos na comunidade fornecem panfletos contendo informações sobre primeiros socorros, antídotos de venenos e medicamentos domiciliares simples para uso por seus consumidores, de modo que o nome da farmácia sempre esteja visível no armário de remédios. Isso também é feito ao se fornecer um *registro de prescrição familiar* com adesivo para a parte interna da porta do armário de remédios ou um *rótulo de emergência* que tem espaço para colocar os números de telefone do médico, farmácia, hospital, bombeiros e polícia, para ser preso no telefone ou na agenda telefônica.

Além disso, o farmacêutico deve lembrar-se de que todo carro, *trailer* e barco da família deve ser equipado com um *kit* de primeiros socorros adequado, além de lanterna, sinalizador e um extintor de incêndio manual.

***KITS* PARA PICADA DE COBRA** — Qualquer pessoa que esteja em um local onde existam cobras, abelhas ou vespas deve ter um *kit* para picadas de cobras. Em geral, eles estão disponíveis em uma caixa de metal ou plástico compacta, contendo um torniquete de borracha ou outro constritor linfático, anti-séptico, faca ou lâmina de barbear, e uma ou mais seringas ou ventosas de aspiração. Estas são fabricadas pela Cutter ou Becton-Dickinson. Muitas vidas são preservadas a cada ano pela ação imediata no ponto em que a cobra pica, e o alívio da dor e da inchação de picadas de inseto graves também é importante. As picadas de cobra são emergências médicas que exigem tratamento imediato.

Todo farmacêutico hospitalar deve ter uma tabela de equipamento de unidade de desastre necessária para um hospital, e todos os farmacêuticos devem estar familiarizados com as exigências e necessidades de unidades de desastre.

BOLSAS DE ÁGUA QUENTE — Os melhores instrumentos para aplicar o calor seco são a bolsa de água quente e a almofada térmica elétrica. As bolsas de água quente podem ter o tamanho usual de 2 litros ou ter uma capacidade de 500 mL na forma de uma *bolsa de face* para a nevralgia da cabeça e para afecções infantis. Cada bolsa de água quente possui uma abertura através da qual é adicionada a água quente e uma tampa presa firmemente a uma arruela. É mais conveniente prender a tampa permanentemente à bolsa para evitar sua perda. Algumas possuem inserções de tampa do tipo parafuso que possibilitam a conversão da bolsa em uma seringa de fonte.

Quando se enche uma bolsa de água quente, ela deve ser encostada na parte posterior da mão ou do antebraço para garantir que a temperatura não está muito elevada. Nunca se deve permitir que a bolsa de água quente entre em contato com a pele, ou podem sobrevir queimaduras. Os envoltórios de bolsa com flanela ou até mesmo uma toalha enrolada ao redor da bolsa de água quente proporcionarão a passagem adequada do calor, além de conforto e conveniência.

Depois do uso, a bolsa de água quente vazia deve ser pendurada pela aleta em seu fundo para a drenagem completa. Não se deve permitir que a água em temperatura de ebulição, óleo, graxa, álcool ou aguarrás entrem em contato com o material da bolsa de água quente.

COMPRESSAS QUENTES ÚMIDAS — Várias compressas quentes úmidas comerciais são atualmente de uso comum nos hospitais e casas de repouso, estando também disponíveis para uso domiciliar. Essas compressas de vapor assemelham-se a bolsas de tecido compartimentadas, quando novas, e são cheias com contas diminutas. Quando fervidas em água ou aquecidas em um forno de microondas, no entanto, as contas tornam-se hidratadas e se combinam a uma substância gelatinosa que possui a propriedade singular de manter a sua temperatura por um período muito maior que qualquer outra compressa — aproximadamente 30 a 40 min.

As compressas quentes úmidas desse tipo devem ser envoltas em camadas de toalha para evitar as queimaduras e nunca devem ser usadas em contato direto com a pele. Elas estão disponíveis em diversos tamanhos, inclusive uma compressa contornada projetada especificamente para o pescoço e ombros. A compressa de vapor com contorno cervical, bem como as outras, também possui revestimentos opcionais em tecido, forrados com espuma de borracha, o que substitui as camadas de toalha. As unidades de aquecimento também estão disponíveis, mas o paciente em casa pode preparar uma compressa de vapor em uma panela comum de água fervendo. Elas podem ser usadas várias vezes sem perder a eficácia, caso se tenha o cuidado de evitar a desidratação — facilmente conseguido enrolando-se a compressa em um saco plástico e guardando-se no refrigerador. Para o armazenamento por longo prazo, essas compressas podem ser mantidas no *freezer* (mais uma vez, lacradas em um saco plástico) para evitar o ressecamento.

ALMOFADAS TÉRMICAS ELÉTRICAS — A vantagem da almofada térmica elétrica em relação à bolsa de água quente está no fato de que não existe a possibilidade de extravasamento ou de derramamento, e a temperatura é controlada de modo constante e indefinido. Muitas são à prova de umidade para a aplicação úmida ou seca e possuem acolchoamento de espuma macia e revestimentos de flanela lavável. Muitas possuem elementos de aquecimento ajustáveis, os quais permitem que a temperatura seja ajustada no nível desejado, e um painel de controle de temperatura iluminado. Uma das almofadas térmicas elétricas mais populares é fabricada por Battle Creek, sob o nome comercial *Thermophore*. Elas são controladas por meio de um interruptor manual, que desliga automaticamente a unidade quando liberado, eliminando a possibilidade de queimaduras causadas por um paciente que adormece. A almofada térmica Thermophore cria o calor úmido sem pré-fervura ou utilização de grandes quantidades de água, daí a sua adequação para o ambiente domiciliar. O revestimento de flanela da unidade é mergulhado na água e, em seguida, seco por torcedura. As aplicações intermitentes de calor criam a *fomentação*, ou calor úmido intenso. O fabricante recomenda que os tratamentos não ultrapassem 30 min de duração. Normalmente, todos os aparelhos elétricos são inspecionados para nos assegurarmos do funcionamento seguro; entretanto, os curto-circuitos e a ruptura do elemento de aquecimento podem acontecer com o uso constante.

Estão disponíveis bonés de aquecimento automático para tratamentos do couro cabeludo; ataduras térmicas para entorses, bursite ou artrite; colares de aquecimento para o pescoço e a garganta para os casos de rigidez cervical ou lesão em chicote; máscaras sinusais para a terapia das áreas dos seios paranasais com calor; e, até mesmo, massageadores térmicos. O farmacêutico sempre deve advertir o paciente a *não* dormir enquanto usa uma almofada térmica elétrica.

Uma outra modalidade para fornecer a terapia por calor são os sistemas que bombeiam água aquecida em temperatura controlada através de almofadas ou bolsas especiais. As bol-

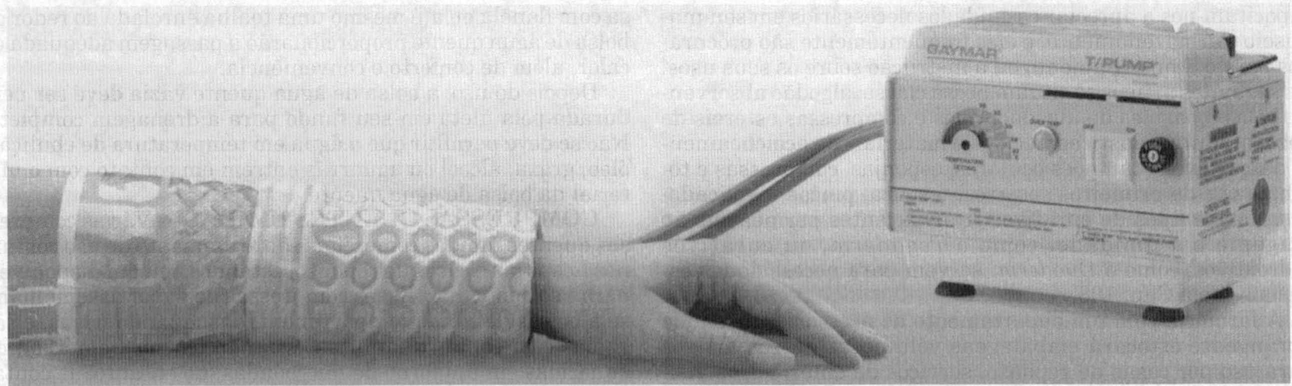

Fig. 109.27 Sistema de terapia por calor Gaymar T/Pump. (Cortesia, Gaymar Industries.)

sas podem ser aplicadas em áreas do corpo que necessitem de terapia com calor. Um regulador de temperatura operado por chave mantém a água circulando em uma temperatura constante preestabelecida (Fig. 109.27).

BANHOS DE PARAFINA — O calor também pode ser aplicado uniformemente nos pés, mãos ou cotovelos por meio do uso de um banho de parafina. Ao mergulhar inúmeras vezes o pé, mão ou cotovelo em parafina aquecida, é formada uma *luva* tênue que irá liberar seu calor lentamente e de maneira uniforme. Depois do tratamento, a *luva* é apenas desprendida (Fig. 109.28).

APLICAÇÃO DE FRIO — Na inflamação intensa, os efeitos da aplicação externa de calor ou frio são essencialmente semelhantes, devido aos reflexos que surgem da estimulação dos nervos que conduzem a sensação de temperatura. A experiência demonstrou que existem algumas condições (como a apendicite) em que a aplicação de frio é mais desejável.

Os aparelhos para a aplicação local de frio são compressas frias reutilizáveis e as familiares bolsas de gelo ou touca de gelo (Fig. 109.29). A última geralmente é uma bolsa de tecido emborrachado ou borracha circular, com formato circular, com uma grande abertura para introduzir o gelo picado. Ocasionalmente, emprega-se a borracha espessa, semelhante àquela utilizada em bolsas de água quente. As toucas de gelo geralmente exigem um revestimento de algum tipo para proteger a

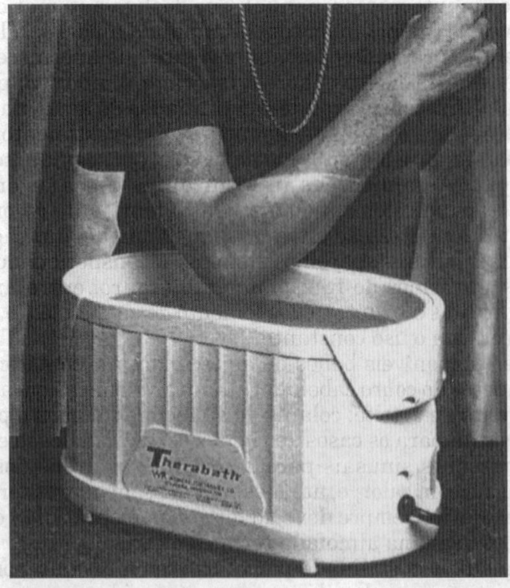

Fig. 109.28 Sistema de terapia por calor com parafina. (Cortesia, Therabath.)

pele. O conteúdo de uma touca de gelo é menos flácido que o líquido nas bolsas de água quente. Portanto, é preferível a fabricação em borracha fina ou tecido, de modo a garantir a melhor conformação ao corpo. A forma franzida, comum a muitas bolsas de gelo, evita o abaulamento e permite a introdução de grandes quantidades de gelo.

Uma adaptação da bolsa de gelo é utilizada para a inflamação da garganta. É uma bolsa de borracha em forma de colar, conhecida como bolsa de tonsilectomia. Ela adapta-se firmemente ao redor do pescoço. As bolsas de gelo também são feitas em um formato longo e estreito para uso ao redor da garganta e ao longo da coluna vertebral.

COMPRESSAS FRIAS — Em vez de utilizar gelo, alguns hospitais mantêm *compressas de gelo prontas para congelar*, que são guardadas em refrigeradores até o momento necessário e são trocadas por bolsas que ficaram aquecidas com o uso. Dessa maneira, as compressas frias estão imediatamente disponíveis a todo momento, e o conteúdo líquido se adapta mais prontamente aos contornos do corpo.

As compressas frias de plástico ou borracha macia, cheias com uma solução atóxica de propileno glicol a 10% e água, estão disponíveis nos *designs* usuais. Quando guardadas no compartimento de congelamento do refrigerador, o conteúdo congela em um semi-sólido ou pasta, o que proporciona maior conforto no uso e maior retenção da temperatura fria que os cubos de gelo. Adaptadas com lingüetas e fitas para amarração, elas estão disponíveis nos formatos da garganta e do corpo.

Além disso, estão disponíveis compressas quentes e frias instantâneas que fornecem uma modalidade portátil para a terapia com calor e frio, ideal em situações em que as unidades de refrigeração ou aquecimento não estão acessíveis. Para ativar as compressas, elas são vigorosamente agitadas, o que quebra um envoltório interno que contém um líquido de ativação. Este líquido entra em contato com a substância química básica, e a reação química resultante é endotérmica, produzindo frio, ou exotérmica, produzindo calor. Elas mantêm o calor ou o frio por aproximadamente 30 minutos e, em seguida, devem ser jogadas fora.

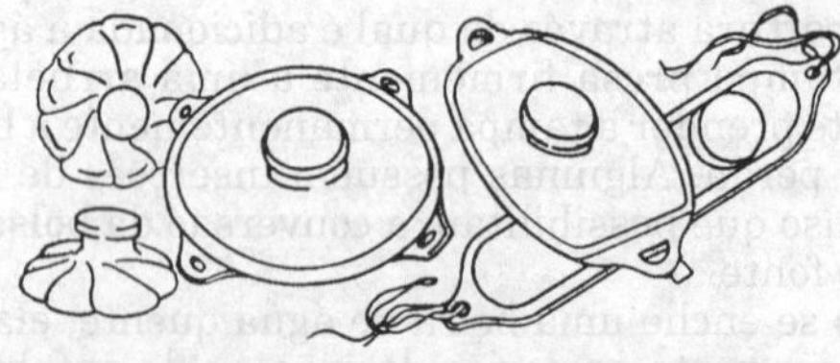

Fig. 109.29 Bolsas e toucas de gelo. *Esquerda*, touca de gelo colabável de borracha e tecido Mackintosh; *centro*, bolsas de gelo; *direita*, bolsas de gelo espinhal e para a garganta.

Outro tipo de terapia com frio circula a água gelada através de uma almofada especial próximo à região do corpo a ser tratada. O controle da temperatura pode ser ajustado de 7 a 12°C para uso contínuo ou menos de 7° para sessões de 20 minutos ou menos.

TERMÔMETROS

Hipócrates, em 460 a.C., reconheceu que a temperatura humana anormal era um sintoma de doença. Em 1610 d.C., Sanctorius desenvolveu o primeiro termômetro oral tosco. O termômetro não era confiável até 1714, quando Fahrenheit desenvolveu a primeira escala e termômetro dignos de confiança. Ele possuía graduações padronizadas, e o mercúrio foi utilizado como o líquido de mensuração do calor. Em 1835, dois franceses, Becquerel e Breschet, estabeleceram a temperatura média de um homem saudável em 98,6° na escala idealizada por Fahrenheit. Um holandês, Antoon Van Haen, em 1754, desenvolveu o primeiro termômetro clínico prático. Os termômetros raramente eram confiáveis na prática médica até cerca de 1865, quando um médico escocês chamado Aitken inventou um termômetro de auto-registro.

TERMÔMETROS PARA USO DOMÉSTICO — Os tipos de termômetros comumente empregados em casa são o *termômetro doméstico*, ou do tipo comum para a leitura da temperatura do ar dentro e fora de casa, e os termômetros *clínicos* ou *de febre* (Fig. 109.30). A temperatura da atmosfera na superfície da terra varia em mais de 93,3°C, porém a temperatura do corpo humano raramente varia além de 36,1 a 40°C, com o presságio do perigo em ambos os extremos.

A alteração na temperatura do paciente é um dos sintomas importantes em que os médicos baseiam seus diagnósticos e tratamentos. O instrumento empregado para a determinação da temperatura corporal é o termômetro *clínico*, ou mais popularmente chamado de termômetro de *febre*.

Uma temperatura anormal é o aviso da natureza de que alguma coisa está errada. Uma elevação ou queda rápida e desvios substanciais da normalidade são sinais de perigo. Toda casa deve ter um termômetro clínico disponível em todos os momentos.

A diferença essencial entre um termômetro comum e aquele destinado a determinar a temperatura do corpo é o aspecto do auto-registro do termômetro clínico. Quando a coluna de mercúrio se eleva até a temperatura máxima, ela permanece até que seja sacudida de volta para o reservatório no fundo do instrumento. Isso se deve a uma constrição que atua como uma diminuta válvula de verificação no conduto interno do termômetro, exatamente acima do bulbo, e que permite a passagem do mercúrio em expansão, mas não permite seu retorno na contração.

TERMÔMETROS CLÍNICOS OU DE FEBRE — Três tipos de bulbo dos termômetros clínicos estão disponíveis:

O *tipo oral*, caracterizado pelo reservatório de mercúrio fino, é o mais sensível para o uso oral.

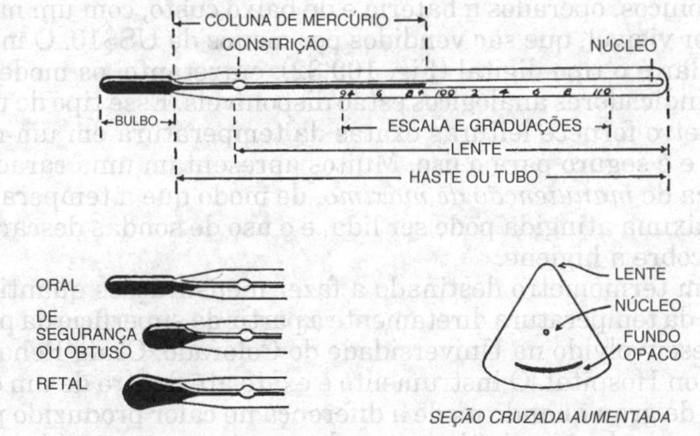

Fig. 109.30 Diagrama da constituição do termômetro.

O *tipo retal* apresenta um bulbo em formato de pêra, forte e obtuso para a segurança e para garantir a retenção no reto.

Um tipo *universal, de segurança, arrebitado* ou *troncudo*, pequeno e vigoroso, com um bulbo curto e troncudo, para uso oral ou retal e mais seguro para neonatos ou pacientes irracionais (Fig. 109.30).

Todos os termômetros clínicos possuem uma lente de aumento frontal que torna visível a coluna de mercúrio contra um fundo opaco. Alguns possuem uma linha colorida que, por reflexão, ajuda a detectar a coluna de mercúrio, ou orientações que centralizam o olho sobre a imagem da coluna. Outros são achatados, de modo que as marcas fiquem no mesmo plano que o mercúrio quando o termômetro é seguro na posição de leitura normal.

VERIFICANDO A TEMPERATURA CORPORAL — Os termômetros clínicos sempre devem ser esterilizados e agitados até abaixo de 36,1°C antes de se fazer uma verificação da temperatura. Para as temperaturas *orais*, o termômetro deve ser colocado na boca, com o bulbo sob a borda posterior da língua, e rodado uma ou duas vezes para assegurar o contato completo. A transferência do calor do corpo para o termômetro é acelerada ao se deslocar o bulbo para a borda posterior oposta da língua. Os lábios devem permanecer fechados, e o termômetro fica na boca por um mínimo de 3 min. Independentemente da duração da exposição oral inicial, sempre é bom, depois da leitura inicial, colocar o termômetro novamente na boca do paciente durante outro minuto, a fim de fazer uma verificação da leitura original. As temperaturas orais não devem ser obtidas por 30 minutos depois de exercício, fumo, alimentação ou ingestão de bebidas quentes ou frias.

A temperatura *retal* somente deve ser aferida com um termômetro retal ou de bulbo obtuso. O bulbo deve ser lubrificado e introduzido suavemente até uma profundidade suficiente para ultrapassar o músculo constritor, deixando cerca de metade do termômetro exposta. Os lactentes devem ser firmemente contidos em decúbito ventral, suas nádegas são separadas com uma das mãos e o termômetro é mantido na posição com a outra. O termômetro deve permanecer no local por um mínimo de 4 min.

Pode ser necessário um intervalo de tempo maior para as leituras de temperatura quando o termômetro está frio ou quando o paciente for anêmico ou idoso, com circulação sangüínea deficiente. A temperatura axilar (sob o braço) não é recomendada, exceto quando todos os outros métodos são impossíveis.

TEMPERATURAS NORMAIS — A temperatura oral normal média é de 37°C, porém algumas variações são naturais. As pessoas saudáveis podem apresentar temperaturas de 0,5°C acima ou abaixo da temperatura normal média. A temperatura da pessoa pode variar de 36,2°C entre 2 e 5 h até cerca de 36,6°C pela manhã e até aproximadamente 37,2°C no final da tarde. A pessoa deve determinar a sua temperatura normal através de uma série de leituras enquanto goza de boa saúde, para a comparação como um padrão pessoal quando estiver doente.

As temperaturas retais normais são, em geral, 0,5°C mais elevadas, ou de 37,5°C, embora a marca *normal* em todos os tipos de termômetro clínico, inclusive o retal, seja de 37°C.

GRÁFICO DE TEMPERATURA BASAL — Uma mulher que deseja engravidar pode aumentar muito suas possibilidades de concepção tendo a relação sexual no período da ovulação, ou ela pode diminuir a possibilidade de contracepção evitando a relação sexual. Ela pode utilizar seu conhecimento do período fértil para a prevenção da concepção por algum tempo através de meios naturais, em seguida usá-lo para uma gravidez programada (*espaçamento natural da natalidade*).

Os gráficos de temperatura basal são valiosos na determinação de se e quando ocorre a ovulação. A ovulação é a liberação de um ovo (óvulo) a partir do ovário; geralmente ela acontece apenas uma vez em cada ciclo menstrual. A concepção pode ocorrer somente se a relação sexual ocorrer nesse período ou próximo a ele, durando o intervalo de transição entre os níveis de baixa e alta temperatura.

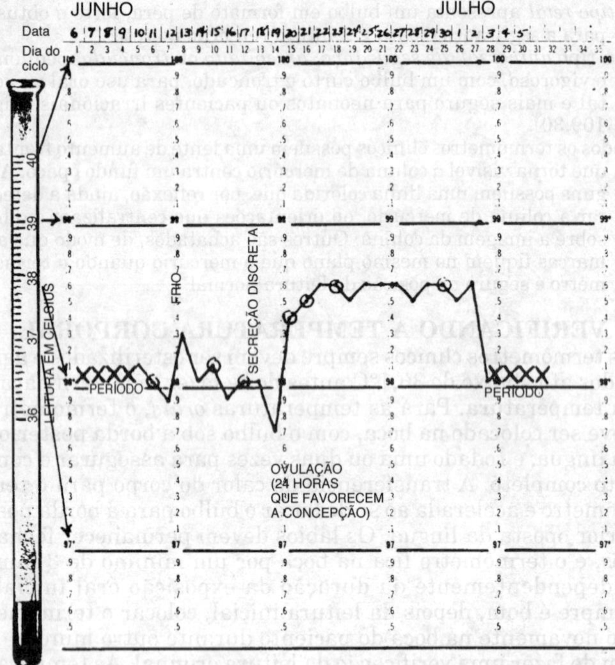

Fig. 109.31 Gráfico de temperatura basal para a determinação do período de ovulação na mulher.

O gráfico de temperatura basal reflete as discretas alterações corporais que acontecem durante o ciclo menstrual; os gráficos para a marcação das temperaturas diárias estão disponíveis com a Schering, Becton-Dickinson e em outros locais. A temperatura *basal em repouso* na primeira parte do ciclo menstrual fica, em geral, bem abaixo da normal; nas 2 últimas semanas ou mais do ciclo, a temperatura basal fica mais próxima de 37°C. Mais importante, *o deslocamento da temperatura menor para a maior acontece em torno do período da ovulação* (Fig. 109.31).

As variações na temperatura antes e depois da ovulação são discretas, com freqüência apenas alguns décimos a meio grau, de modo que é importante que a temperatura seja aferida com cuidado e registrada com exatidão. Termômetros especiais estão disponíveis para essa finalidade. Eles registram as temperaturas dentro da faixa usual de variações cíclicas (de 35,5° a 37,7°C) e são graduados em décimos de um grau, sendo mais fáceis para a leitura que os termômetros clínicos comuns, embora estes possam ser utilizados.

COMPARAÇÕES DE TEMPERATURA — Nos Estados Unidos, a escala Fahrenheit ainda é empregada, embora o uso da escala Celsius esteja crescendo rapidamente nos meios médicos. Alguns hospitais e médicos preferem essa última escala, e existem termômetros clínicos graduados em escala Celsius. A temperatura normal do corpo na escala Celsius é de 37°. Uma comparação dos equivalentes de temperatura das duas escalas, na faixa das temperaturas corporais abaixo e acima do normal, é fornecida no Quadro 109.1.

EXATIDÃO — Os fatores críticos na obtenção da exatidão máxima são que o termômetro deve ter a destinação apropriada, deve ser suficientemente exato para satisfazer à exigência específica e deve ser utilizado da maneira adequada.

Em geral, a exatidão dos termômetros clínicos é estabelecida por padrões federais, ou por estados, autoridades locais e, por vezes, por instituições privadas, que geralmente atuam para grupos hospitalares.

Os termômetros oferecidos para a venda que excedem os padrões geralmente trazem informações específicas sobre o certificado indicando a exatidão especial ou a seleção para outros fatores além das exigências mínimas. Eles são valiosos para uso em temperaturas críticas, como no diagnóstico de

Quadro 109.1 Comparação de Temperaturas

FAHRENHEIT	CELSIUS
96,0	35,55
97,0	36,11
97,6	36,36
98,0	36,65
98,6	37,0
99,0	37,22
99,5	37,50
100,0	37,77
101,0	38,33
102,0	38,88
103,0	39,44
104,0	40,0

determinadas doenças pulmonares e doenças infecciosas, tanto cirúrgicas quanto clínicas, e para estudos de temperatura basal, que são, hoje em dia, amplamente usados no estudo da fertilidade humana.

LENDO O TERMÔMETRO — Depois da exatidão, a característica mais importante de um termômetro clínico é a sua facilidade de leitura. Isso é particularmente verdadeiro para o usuário domiciliar inexperiente, que irá gostar de ter termômetros com características de leitura fáceis, conforme oferecido por muitos fabricantes. Sempre demonstre como segurar o termômetro para a leitura, o que deve ser feito sob uma boa iluminação e com o instrumento mantido na posição horizontal com a mão direita, a aproximadamente 30 cm dos olhos. O bulbo nunca deve ser seguro enquanto se faz a leitura, mas o termômetro pode ser equilibrado pelo dedo indicador da mão esquerda colocado atrás dele. Com as marcas para adiante, o termômetro deve ser lentamente rodado até que o mercúrio fique visível.

CUIDADOS COM O TERMÔMETRO — Depois que o termômetro foi lido e a temperatura registrada, ele sempre deve ser agitado para abaixá-lo, de modo que fique pronto para uso na próxima vez que for necessário. Ao abaixar a coluna de mercúrio, o termômetro deve ser seguro firmemente entre o polegar e o indicador na extremidade da escala e sacudido vigorosamente várias vezes até que a leitura fique abaixo de 36,1°C. Isso é eficaz, e uma boa maneira para descrever esse método consiste em compará-lo com a retirada de água de um bulbo ao sacudi-lo, o que o consumidor pode visualizar. O termômetro *nunca* deve ser seguro nos dedos enquanto a mão estiver golpeando uma superfície rígida para abaixar a coluna de mercúrio. É quase certo que esse manuseio grosseiro cause uma quebra ou ruptura da constrição, ainda que ela possa parecer estar íntegra. Quando ele sofre uma queda, ainda que pareça estar aparentemente íntegro, o termômetro deve ser testado antes do uso. Os termômetros clínicos nunca devem ficar expostos ao calor, raios solares ou uma unidade de aquecimento nem ser demonstrados em uma vitrine da farmácia.

Atualmente, também existem vários termômetros clínicos eletrônicos, operados a bateria e de baixo custo, com um mostrador visível, que são vendidos por menos de US$10. O mais popular é o tipo digital (Fig. 109.32); entretanto, os modelos com indicadores analógicos estão disponíveis. Esse tipo de termômetro fornece leituras exatas da temperatura em um minuto e é seguro para o uso. Muitos apresentam uma característica de *manutenção de máximo*, de modo que a temperatura máxima atingida pode ser lida, e o uso de sondas descartáveis cobre a higiene.

Um termômetro destinado a fazer mensurações quantitativas da temperatura diretamente a partir da superfície da pele foi desenvolvido na Universidade do Colorado, Craig Rehabilitation Hospital. O instrumento é exato até dentro de um décimo de grau quando mede a diferença no calor produzido por uma articulação artrítica e aquele gerado por um tecido saudável. Sua sonda tem cerca de 15 cm de comprimento e possui

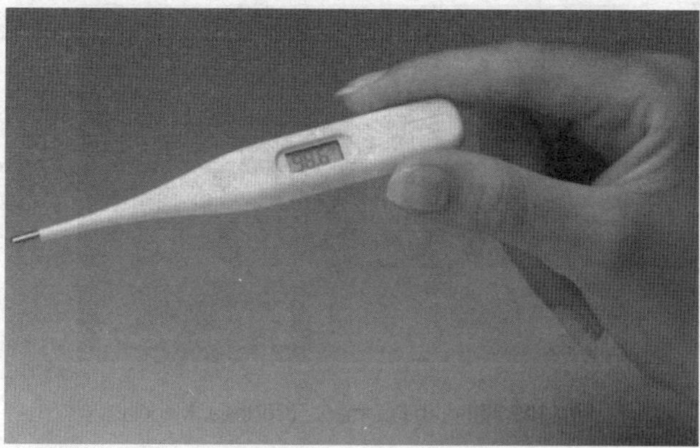

Fig. 109.32 Termômetro eletrônico digital. (Cortesia, Omron Healthcare.)

um diâmetro de aproximadamente 1,58 cm. Seu tambor de alumínio oco comporta um mecanismo de mola — como uma caneta com ponta de esfera — que permite que o usuário exerça pressão uniforme quando mede as temperaturas cutâneas.

Um novo termômetro timpânico (Fig. 109.33) pode ser usado em quase todos os pacientes, desde o neonato até o idoso. A sonda de segurança contornada do termômetro é colocada firmemente dentro do ouvido do paciente. Um sensor na extremidade da sonda mede as emissões de infravermelho a partir da membrana timpânica. O termômetro converte essa informação em uma leitura de temperatura exata e a demonstra em um painel mostrador de cristal líquido claro (LCD) em aproximadamente 3 s.

MONITORES DE PRESSÃO ARTERIAL

Embora as farmácias próximas a hospitais e em clínicas ou grandes prédios profissionais vendam, há muito, estetoscópios para médicos e enfermeiras, e por vezes a pacientes, o interesse aumentado do público na saúde e na aptidão física em geral, e na hipertensão em particular, criou um interesse crescente nos aparelhos de monitoração da pressão arterial. Outrora simples, os estetoscópios das enfermeiras vêm agora em muitas cores e estilos, e a venda de estetoscópios e de campânulas, tubos, diafragmas e espéculos auditivos de reposição para as enfermeiras não somente traz uma renda adicional, como também apresenta as enfermeiras a todos os outros acessórios ligados à saúde oferecidos pela farmácia.

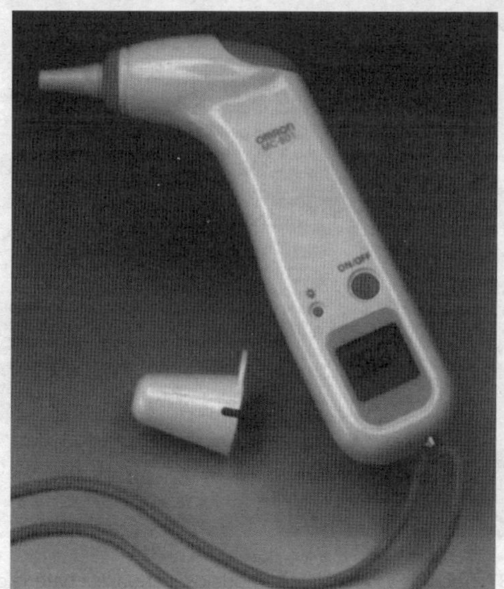

Fig. 109.33 Termômetro timpânico. (Cortesia, Omron Healthcare.)

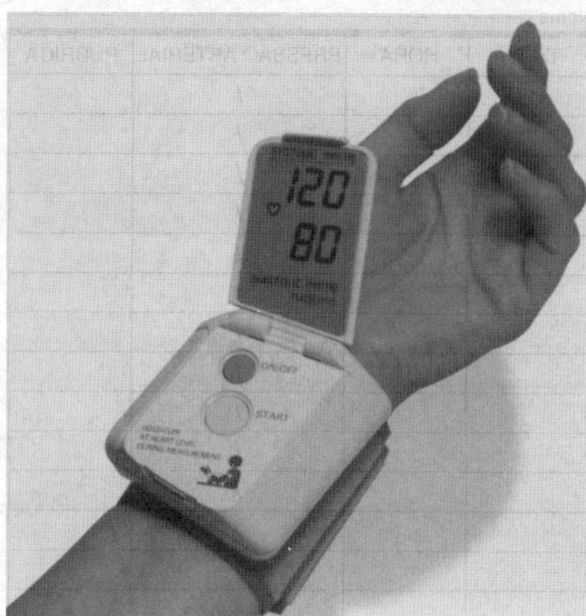

Fig. 109.34 Monitor de pressão arterial de punho. (Cortesia, Omron Healthcare.)

Os esfigmomanômetros de mercúrio do tipo mesa ainda são utilizados nos consultórios de profissionais, mas os modelos aneróides são muito mais populares. Os modelos aneróides, de autoverificação e baratos, podem ser comprados para uso doméstico. Os modelos digitais, mais caros, estão disponíveis e são fáceis de usar, e alguns ainda vêm com impressoras. Outros modelos digitais fornecem as mensurações sistólica e diastólica a partir do dedo indicador ou de monitores compactos em manguitos de punho (Fig. 109.34).

Um farmacêutico pode ressaltar o departamento de monitores de pressão arterial oferecendo a triagem gratuita da pressão arterial, quer em uma base de necessidade (S.O.S.), quer especificando uma determinada manhã ou tarde a cada semana. O treinamento nas técnicas adequadas para a mensuração da pressão arterial pode ser oferecido por uma seção local da American Heart Association.

Depois de verificar a pressão arterial de uma pessoa, o farmacêutico ou um funcionário adequadamente treinado pode optar por registrar a medida em um cartão dobrável de carteira (Fig. 109.35). O paciente pode ser aconselhado a retornar em intervalos regulares para leituras adicionais ou incentivado a se consultar com um médico, quando apropriado. Ao ter o nome da farmácia e o logotipo no verso do cartão, os pacientes estão carregando um lembrete da farmácia em suas carteiras. Da mesma forma, quando os pacientes mostram as leituras para seus médicos, os médicos ficam mais cientes do nível profissional dos serviços proporcionados pela farmácia.

MONITORES DE GLICEMIA

Uma farmácia pode expandir seus serviços para os pacientes diabéticos oferecendo aparelhos de monitoração da glicemia e fornecendo o treinamento para a utilização correta. Estão disponíveis modelos que são baratos e fáceis de usar em casa. As compras contínuas de fitas de teste e de outros suprimentos usados com esses monitores podem proporcionar oportunidades para que os pacientes retornem à farmácia com regularidade.

Nome

DATA	HORA	PRESSÃO ARTERIAL	RUBRICA
		/	
		/	
		/	
		/	
		/	
		/	
		/	
		/	
		/	
		/	
		/	
		/	
		/	
		/	
		/	

Fig. 109.35 Cartão de registro de pressão arterial de carteira.

TENS

A estimulação nervosa elétrica transcutânea (TENS — *transcutaneous electrical nerve stimulation*) é um método elétrico para controlar a dor. É uma alternativa segura à terapia medicamentosa, que não vicia e não é invasiva. A unidade de TENS libera discretos sinais elétricos através da pele para os nervos subjacentes, de modo a aliviar a dor bloqueando a mensagem dolorosa antes que ela alcance o cérebro ou fazendo com que o corpo libere as endorfinas de alívio da dor.

Um pequeno estimulador movido a bateria produz impulsos elétricos de baixa intensidade para os eletrodos aderidos à pele. Um médico ou terapeuta determinará os parâmetros da estimulação. O farmacêutico (que foi treinado no uso da TENS) instruirá o paciente sobre a colocação dos eletrodos e o uso dos fios de derivação para conectar os eletrodos à unidade, fornecerá instruções sobre o ajuste do nível de intensidade e da programação do tratamento e aconselhará o cliente sobre os cuidados cutâneos apropriados.

Também estão disponíveis estimuladores musculares, os quais empregam uma corrente elétrica para estimular um músculo atrofiado ou enfraquecido. Isso deve ser feito em conjunto com um fisioterapeuta, sob a orientação de um médico.

BOMBAS MAMÁRIAS

A cada ano, um maior número de mães trabalhadoras que desejam continuar a amamentação de seus filhos quando voltam a trabalhar depois da licença-maternidade está aprendendo sobre a disponibilidade e as vantagens das bombas mamárias. O surgimento de questões de saúde das mulheres na consciência pública levou muitos empregadores a acomodar as necessidades das novas mães que precisam aspirar a mama durante o período de trabalho.

As bombas mamárias podem ser utilizadas ocasionalmente, como em um dia ou noite afastada do lactente, ou com maior regularidade, como pela mãe que retira o leite uma ou duas vezes ao dia enquanto está no trabalho. Os lactentes que não têm disponibilidade de qualquer alimentação por um período de tempo (como os neonatos prematuros mantidos no hospital depois que a mãe recebe alta) podem precisar que a mãe retire o leite materno até que a criança vá para casa.

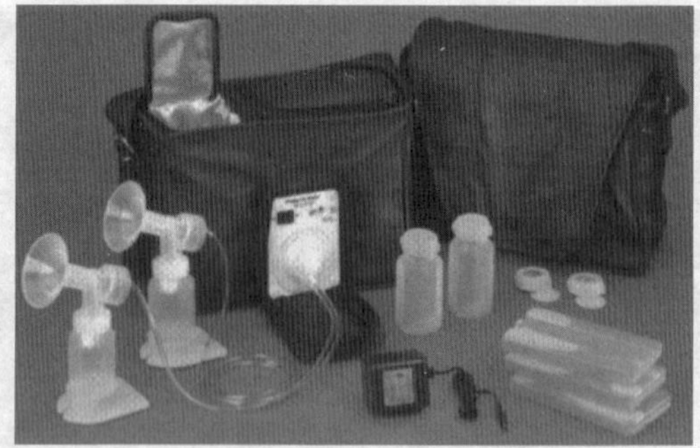

Fig. 109.36 Bomba mamária. (Cortesia, Medela.)

As bombas manuais simples estão disponíveis para uso ocasional. As bombas elétricas, incluindo os modelos com as bolsas compactas de transporte convenientes, são recomendadas para o bombeamento regular. Os modelos elétricos também podem ser utilizados com *kits* de bombeamento duplo, que economizam tempo, os quais retiram o leite de ambas as mamas ao mesmo tempo (Fig. 109.36).

APARELHOS DE CONSTRIÇÃO A VÁCUO

Uma solução não-cirúrgica para a impotência é a terapia de constrição a vácuo. Muitos homens ficam retraídos, embaraçados ou desconfortáveis em discutir a sua impotência. Os farmacêuticos podem fornecer o aconselhamento confidencial e profissional essencial para o uso bem-sucedido desses aparelhos.

A impotência pode resultar do fluxo sangüíneo inadequado para dentro do pênis e/ou da incapacidade dos vasos sangüíneos de reter o sangue que flui para dentro do pênis. A *Osbon Medical Systems* define a terapia da seguinte maneira: a constrição a vácuo envolve a colocação do pênis em um cilindro a vácuo patenteado. Uma ereção é conseguida criando-se um vácuo que gera o fluxo sangüíneo para dentro do pênis, provocando o ingurgitamento e a rigidez. Semelhantemente ao processo de ereção natural, o fluxo sangüíneo do pênis é então reduzido, usando um simples dispositivo de retenção. Dessa maneira, uma ereção pode ser mantida com segurança e facilidade por até 30 minutos (Fig. 109.37).

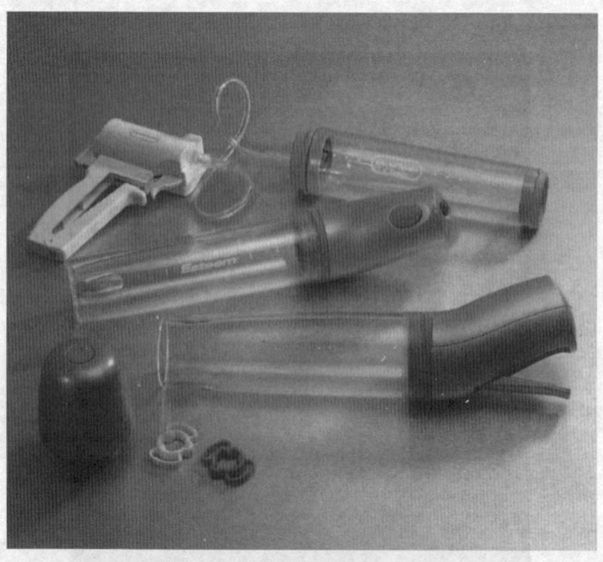

Fig. 109.37 ErecAid System Classic, modelos manual e a bateria do ErecAid System Esteem, e aplicador de anel Easy Action. (Cortesia, TIMM Medical Technologies.)

FARMÁCIA IV

Historicamente, as preparações parenterais (veja Cap. 41) e as misturas IV (veja Cap. 42) não eram um componente normal da prática de farmácia comunitária. Com os rápidos aumentos na tecnologia e na demanda por cuidados domiciliares, muitas farmácias estão atualmente preparando e fornecendo soluções de nutrientes enterais e soluções IV, como antibióticos, NPT (nutrição parenteral total), modificadores biológicos e outras soluções IV.

Por causa dos avanços tecnológicos, muitas das funções de fornecer a terapia IV que eram tradicionalmente fornecidas em um ambiente hospitalar podem ser atualmente repetidas em casa, até e inclusive a terapia complexa exigida por um paciente que recebeu alta de um hospital depois de um transplante de medula óssea.

Os diferentes tipos de bomba de infusão também podem ser fornecidos pelo farmacêutico. Os modelos mais modernos são capazes de fornecer o fluxo contínuo (hidratação), fluxo intermitente ou ACP (analgesia controlada pelo paciente). Com um fluxo intermitente, a enfermeira de cuidados domiciliares, em uma visita diária, poderia programar a bomba para fornecer um fluxo de medicamento por 1 hora a cada 4 a 6 horas, ou, conforme o médico oriente, *mantendo-a aberta* entre os tratamentos. Dessa maneira, podem ser mantidas as programações exatas de tratamento estabelecidas pelo médico. Uma bomba com uma função de ACP também deve possuir um dispositivo de travamento, de modo que os pacientes não possam se administrar mais que um número especificado de doses dentro de um determinado intervalo de tempo. Algumas bombas podem ser ligadas a um modem, de modo que um farmacêutico ou enfermeira possa, a distância, alterar a dosagem. As bombas podem possuir telas de vídeo (as quais podem ser ligadas a um computador do tipo *laptop* ou a uma impressora), que pode monitorar com que freqüência os pacientes em ACP administram ou tentam se administrar mais medicamento. (Veja Cap. 119.)

Os medicamentos fornecidos por via IV sempre devem ser fornecidos com a assistência de uma enfermeira de cuidados domiciliares (quer da equipe, quer de uma agência de cuidados domiciliares). É primordial que sempre existam linhas de comunicação abertas entre o médico, o farmacêutico e a enfermeira de cuidados domiciliares.

DISPOSITIVOS E SUPRIMENTOS DE OSTOMIAS

COMPREENDENDO A OSTOMIA—Uma ostomia é um procedimento cirúrgico por meio do qual partes do intestino e/ou do trato urinário são removidas do paciente, sendo, então, a extremidade remanescente trazida até a parede abdominal, e um estoma (grego, boca), ou abertura artificial, é construído por meios cirúrgicos, através do qual a urina ou as fezes passarão para serem eliminadas.

Estima-se que mais de 80.000 dessas cirurgias sejam anualmente realizadas nos Estados Unidos, em sua maioria resultando no salvamento de vidas. Hoje em dia, existe aproximadamente um milhão de norte-americanos vivos que se submeteram a essa cirurgia, e cada um deles está comprando dispositivos e suprimentos em uma base regular.

Como o farmacêutico será chamado a oferecer aconselhamento para pacientes com ostomia sobre o tipo de dispositivo que melhor servirá às suas necessidades, e como existem muitos tipos diferentes de cirurgia de ostomia, cada um dos quais com suas próprias exigências especiais sobre a adaptação e o tipo de dispositivo que melhor se adapta a ele, cabe aos farmacêuticos que desejarem desenvolver uma seção bem-sucedida sobre ostomia em seus departamentos de acessórios de saúde se familiarizar com todos os tipos de cirurgia e com as idiossincrasias de cada um deles.

Poderíamos desenvolver três classificações básicas de cirurgia de ostomia: aquelas que envolvem o trato intestinal, aquelas que envolvem o trato urinário e aquelas que afetam a ambos.

Entre as cirurgias que envolvem o trato intestinal, existem dois tipos. Quando a ostomia resulta de parte do cólon sendo trazida até a parede abdominal para a construção cirúrgica de um estoma, a cirurgia é chamada de uma *colostomia*. Quando, por outro lado, a ostomia resulta de parte do íleo sendo trazida até a parede abdominal para a construção de um estoma, a cirurgia é referida como uma *ileostomia*. As diferenças no aspecto dessas duas categorias consistem principalmente nos tamanhos e nas localizações de seus estomas.

Estoma é o nome dado ao ânus artificial na parede abdominal; ele apresenta a aparência de um pequeno botão. Um bom estoma permanece pelo menos 1,2 cm acima da pele e, em geral, é róseo a vermelho vivo, embora os estomas possam variar na coloração e, por vezes, parecer mais escuros. Enquanto a maioria dos estomas não faz protrusão por mais que 1,2 cm, existem alguns que podem ter sido construídos, de maneira que façam uma protrusão de 2,5 cm ou mais. Entretanto, um farmacêutico que observa um estoma fazendo protrusão por mais de 4 cm deve questionar o paciente sobre se ele era assim logo depois da cirurgia. Nos casos em que o comprimento do estoma se modificou drasticamente desde a cirurgia, as possibilidades são de que ele tenha sofrido um prolapso, e o paciente deve ser aconselhado a procurar o médico para a possível cirurgia corretiva, de modo a evitar a potencialidade do estrangulamento do intestino. Também é possível que um estoma *afunde* para trás para dentro do corpo. Quando ele se torna invertido, o controle pode tornar-se muito difícil, e a cirurgia corretiva pode estar indicada. Da mesma forma, a cirurgia corretiva pode ser necessária caso os estomas intestinais se tornem muito pequenos. Uma indicação de que isso está ocorrendo poderia ser um paciente que precisa de dispositivos com aberturas cada vez menores.

Os estomas mostram-se avermelhados porque os cirurgiões invertem um pouco a extremidade do intestino quando eles a trazem para fora da parede abdominal. Depois de suturar o intestino à pele abdominal, ele se torna parte integrante da parede do corpo, e todos os tecidos vivem normalmente. A superfície avermelhada de um estoma de ostomia é, na realidade, o leito capilar intestinal; ele permanece avermelhado porque o sangue continua a fluir através dele. Como ele também é uma mucosa, ele continuará a permanecer úmido.

Como a maioria das ileostomias resulta em todo o cólon ser destacado do intestino delgado em um ponto exatamente atrás da válvula ileocecal (onde o íleo se une ao ceco), isso geralmente acontece onde é feita a incisão na parede abdominal e onde o íleo é trazido até o exterior do corpo. A localização da válvula ileocecal fica próximo ao apêndice, no quadrante inferior direito do abdome, e onde se localiza, tipicamente, um estoma de ileostomia. Como o estoma em uma ileostomia é construído a partir do intestino delgado, ele será menor que o estoma da colostomia, que é feito a partir do cólon. Entretanto, é importante notar que a localização dos estomas no exterior do corpo não pode ser padronizada como colostomia no lado esquerdo e ileostomia no lado direito.

A posição do estoma é determinada pelas pregas corporais, pela linha da cintura, pelas proeminências ósseas, pelo tecido cicatricial antigo e pela ocupação da pessoa. O material fecal ou o débito líquido indica qual tipo de cirurgia foi realizado.

Em uma colostomia, apenas parte do cólon é removida do corpo. Os tipos de colostomias dependem de onde a parte lesionada do cólon é separada da parte saudável do cólon. Quando apenas a junção do cólon sigmóide com o reto e o ânus é afetada, o cirurgião traz o cólon sigmóide até a superfície do abdome, e a cirurgia é denominada *colostomia de sigmóide*. Quando a separação ocorre ao longo do comprimento do cólon descendente, em qualquer ponto entre a flexura esplênica (a curvatura onde o cólon transverso encontra o cólon descendente) e a flexura sigmóide, a cirurgia é chamada de *colostomia descendente*. Dessa maneira, quando o cirurgião faz a separação ao longo do trajeto do cólon transverso, em qualquer ponto entre a flexura esplênica e a flexura hepática (onde os cólons transverso e ascendente se encontram), a cirurgia é denominada uma *colostomia transversa*; uma *colostomia ascendente* acontece entre a flexura hepática e o ceco. Por fim, quando o estoma é construído com aquela parte do cólon chamada de ceco, a cirurgia é simplesmente chamada de *cecostomia*.

Essas cinco cirurgias, embora todas sejam colostomias, são nitidamente diferentes entre si, pelo fato de que diferentes comprimentos de cólon permanecem nos pacientes que possuem diferentes tipos de colostomias. Como uma função primária do cólon é a retirada de água das fezes à medida que elas o atravessam, é compreensível que as fezes produzidas em um estoma de cecostomia serão bastante amolecidas e aquosas, enquanto as fezes produzidas em um estoma de colostomia de sigmóide geralmente são bastante sólidas. Da mesma forma, as colostomias ascendente, transversa e descendente produzem fezes, dentro dos extremos acabados de descrever, com graus variados de consistência. O fato adicional é que todas as colostomias, por causa do efeito reservatório do cólon ainda remanescente, podem ser mais bem controladas que as ileostomias, nas quais a não-existência de nenhum reservatório remanescente possui implicações para o farmacêutico em relação aos tipos de dispositivos que são mais adequados para cada tipo de ostomia.

As implicações são de que diferentes colostomias em particular, e as ostomias intestinais em geral, criam problemas desiguais para o paciente por causa das diferenças nos produtos fecais, isto é, nem todas as colostomias podem ser irrigadas com sucesso; elas exigem dispositivos de tipos diferentes e utilizam diferentes tipos de acessórios. Existe muito pouca diferença no tamanho dos estomas de cada uma das cinco colostomias, mas eles podem estar localizados na parede abdominal de forma diferente. Os estomas de colostomia, que geralmente se localizam no quadrante inferior esquerdo do abdome do paciente, tendem no sentido de fezes mais sólidas, enquanto aqueles usualmente localizados no quadrante inferior direito tendem no sentido de fezes que contêm mais água e são, portanto, de consistência mais amolecida. Os motivos mais comuns para realizar uma colostomia são câncer de intestino, trauma e ruptura de divertículos.

Quando todo o cólon deve ser removido, o cirurgião realiza uma *ileostomia* separando o cólon do intestino delgado atrás da válvula ileocecal. O resultado é um estoma muito menor que qualquer estoma de colostomia, localizado no quadrante inferior direito e que produz material fecal que sempre é amolecido e aquoso. A maioria das ileostomias é realizada em pessoas entre 18 e 40 anos de idade e, em geral, constitui o resultado de uma ulceração do revestimento interno do cólon, que é chamada de colite ulcerativa.

Existem vários tipos de desvios urinários, e os mais comuns entre eles são aqueles em que a bexiga urinária do paciente deve ser removida. O procedimento cirúrgico preferido traz os dois ureteres em conjunto, implanta-os em uma bexiga artificial e possibilita que o paciente tenha apenas um estoma para controlar e um dispositivo para usar, em lugar de dois usuais.

Essa cirurgia é freqüentemente referida como uma *bexiga ileal*, *conduto ileal* ou *desvio urinário*. Todos os três nomes indicam, no entanto, a mesma cirurgia.

Durante essa operação, o cirurgião remove um pedaço do intestino delgado saudável no íleo e, em seguida, realiza uma ressecção das duas terminações do íleo, unindo-as novamente. O pedaço retirado tem comumente entre 15 e 20 cm e é uma perda relativamente insignificante para o intestino delgado, o qual mede aproximadamente 7,2 m no adulto médio. Uma extremidade da peça do íleo é fechada, e a outra é trazida até o exterior do corpo para se transformar no estoma único. Quando os dois ureteres são implantados na extremidade fechada da peça do íleo, aquela peça se torna um conduto para a urina — na realidade, uma bexiga substituta. Como esse conduto ou bexiga é feito de um pedaço do íleo, ele recebe os nomes de conduto ileal ou bexiga ileal.

O estoma possui a aparência de um estoma de ileostomia e, em geral, localiza-se dentro do mesmo quadrante, o inferior direito, mas seu produto é apenas urina. Embora a maioria dos estomas de ileostomia esteja localizada na metade inferior do quadrante inferior direito do abdome, a maioria dos estomas de conduto ileal localiza-se na metade superior do quadrante inferior direito. O único meio de garantir qual é a ostomia é determinar a natureza do produto de eliminação.

Quando os dois ureteres são cortados ou não podem ser trazidos para diante até a parede abdominal por qualquer motivo, o cirurgião é forçado a trazer os ureteres até a superfície externa mais próxima — as costas do paciente. Os estomas que aparecem no lado dorsal ou as aberturas através das quais as sondas renais levam diretamente até os rins indicam uma cirurgia denominada *nefrostomia*. As pessoas com nefrostomias bilaterais usam dois dispositivos.

Em uma cistostomia, a parede da bexiga é trazida até a pele, sendo formado um estoma. Com freqüência, isso é feito para paraplégicos e tetraplégicos. O estoma fica exatamente acima da sínfise pubiana. O estoma para uma vesicotomia, em que a uretra é trazida diretamente até a superfície da pele, seria muito semelhante em aspecto ao de uma cistostomia. As vesicotomias são, com freqüência, cirurgias temporárias e raramente preocupam o farmacêutico. Existem duas outras ostomias que são temporárias e com as quais o farmacêutico deve estar familiarizado. Uma é um tipo modificado de colostomia descendente em que a porção inferior do cólon descendente, cólon sigmóide e reto não são removidos do paciente. Depois que é feita a separação cirúrgica, ambas as extremidades do cólon são trazidas até o exterior e são feitos dois estomas, um ativo e outro inativo.

Essa cirurgia, a *colostomia em duplo tubo*, resulta em dois estomas, lado a lado, normalmente localizados no quadrante inferior esquerdo e produzindo material fecal sólido da mesma forma que a colostomia descendente comum. Essa condição pode durar de 1 mês a um ano ou mais, dependendo totalmente de quando o cirurgião estará convencido de que uma ressecção pode ser realizada sem complicação adicional. Por vezes, a colostomia em duplo tubo é realizada na esperança de que o intestino inferior possa voltar ao normal com tratamento e repouso. Ocasionalmente, um paciente com uma colostomia em duplo tubo deve retornar ao hospital para uma colostomia permanente.

O segundo tipo de colostomia temporária é chamado de uma *colostomia em alça*. Normalmente, os pacientes que se submeteram a uma colostomia em alça terão o cólon reparado e normalizado dentro de algumas semanas e antes que saiam do hospital. Os dispositivos de colostomia em alça são aplicados durante a cirurgia pelo médico e são os únicos dispositivos de colostomia que são embalados de forma estéril, juntamente com o dreno pós-operatório comum. Essa ostomia recebe seu nome a partir do fato de que, diferentemene da colostomia em duplo tubo, a colostomia em alça não resulta na separação completa do intestino, mas, em vez disso, uma alça do intestino é trazida através de uma incisão e é temporariamente fixada na parede abdominal por meio de um bastonete de plástico ou de silicone, que é deslizado por baixo da alça e através da incisão; em seguida, a alça é perfurada cirurgicamente para aliviar a impacção. A ferida permanece aberta, e a alça permanece visível até que a perfuração no intestino seja fechada e a alça retorne à sua posição normal dentro da cavidade visceral. É altamente improvável que um farmacêutico seja alguma vez chamado para adaptar um dispositivo de colostomia em alça, embora ele ainda possa querer armazenar os dispositivos para uso pelo hospital.

ESCOLHENDO O DISPOSITIVO CORRETO — As várias ostomias descritas aqui podem ser agrupadas em três categorias principais com a finalidade de se compreender quais tipos de dispositivos são mais apropriados para cada uma delas.

1. Aquelas ostomias que somente produzem resíduos sólidos em seus estomas. Elas incluem a colostomia de sigmóide, a colostomia descendente, a colostomia transversa, a colostomia em duplo tubo e, com freqüência, a colostomia em alça.
2. Aquelas ostomias que somente produzem urina em seus estomas. Elas compreendem a ureterostomia cutânea, a nefrostomia, a cistostomia, a vesicostomia e a urostomia.

3. Aquelas ostomias que, por um motivo ou outro, produzem material fecal líquido ou semi-sólido em seus estomas. Elas incluem a ileostomia, a cecostomia, a colostomia ascendente e, por vezes, a colostomia em alça.

Na vida real, as categorias concisas e perfeitamente confiáveis, como aquela que acabou de ser descrita, não existem. As pessoas diferem, seus processos digestivos são diferentes e suas dietas são distintas. A consistência do material fecal em um indivíduo qualquer também varia de um dia para outro. Ainda assim, essas categorias são geralmente úteis e, além disso, elas apontam para o fato de que um dispositivo deve ser escolhido principalmente para a natureza da matéria residual que precisará ser coletada.

Ademais, os agrupamentos realmente indicam que, entre um sortimento de dispositivos de ostomias atualmente no comércio a partir de inúmeros fabricantes, existem apenas três tipos básicos, categorizados principalmente pela natureza do material residual para o qual eles se destinam: aqueles destinados para a urina pura, para semi-sólidos e para o material residual sólido. As outras considerações na escolha do dispositivo correto para cada paciente incluem o tamanho das aberturas da junta de vedação que se adapta ao redor do estoma, o método de fixação do dispositivo ao redor do estoma, os recursos financeiros do paciente (incluindo quais limites de reembolso podem ser colocados sobre os tipos, as quantidades ou o custo dos dispositivos pelas agências governamentais, como o Medicare e programas de assistência médica, ou por HMOs ou companhias de seguro) e as atividades em que o paciente se engaja no trabalho ou no lazer (Fig. 109.38).

DISPOSITIVOS DE OSTOMIAS PARA RESÍDUOS SÓLIDOS — O dispositivo de colostomia, assim chamado porque a maioria das colostomias é produtora de resíduos sólidos, é o dispositivo usado para a maioria das colostomias. Existem muitos tipos de dispositivos de colostomia no mercado, identificáveis pelas aberturas maiores das juntas de vedação para acomodar os estomas maiores, característicos de todas as colostomias, e por bolsas destacáveis, removíveis, feitas de polietileno fino; algumas são seladas em sua parte inferior. Entretanto, algumas colostomias utilizam bolsas com extremidades abertas. O fato de que essas bolsas são seladas no fundo e são descartáveis indica a impraticabilidade de drenos inferiores para resíduos geralmente sólidos. De uma maneira geral, os dispositivos de colostomia não são do tipo permanente, pois as ostomias que produzem resíduos sólidos não provocam os problemas com a escoriação da pele típicos das ostomias mais úmidas.

O dispositivo de colostomia auto-adesivo é mais que uma bolsa de coleta com adesivo ao redor da abertura do estoma. As aberturas podem ser cortadas com tesoura para adaptarem-se exatamente ao estoma, embora a maioria dos fabricantes produza vários tamanhos. As vantagens com esse tipo de dispositivo são que ele é leve e bastante achatado contra o corpo, de modo que é menos provável que fique evidente sob as roupas. Aqueles colostomizados que fazem irrigação regular acham esse tipo de dispositivo perfeito para fins de segurança.

Alguns colostomizados são estimulados por seus médicos a irrigar em uma base regular. A irrigação é o processo de administrar um enema ao cólon através do estoma com o propósito de estabelecer a evacuação regular e convenientemente programada do intestino — em outras palavras, ficar relativamente sem fezes. Ela é necessária apenas uma vez ao dia na maioria dos pacientes e pode ser programada para a manhã antes de se vestir ou à noite antes de dormir. É uma coisa altamente individualizada, e algumas pessoas precisam irrigar apenas uma vez em dias alternados ou duas a três vezes por semana. Algumas pessoas apresentam intestinos bastante irritáveis e não podem permanecer sem fezes.

Depois da irrigação, o colostomizado pode esperar não ter atividade intestinal até a próxima irrigação, exceto, talvez, pelo discreto gotejamento esporádico. Muitos ostomizados, depois da irrigação, usam apenas uma compressa de gaze sobre o estoma para segurança e confiança psicológica. A compressa pode ser fixada com fita adesiva ou fixada com uma atadura.

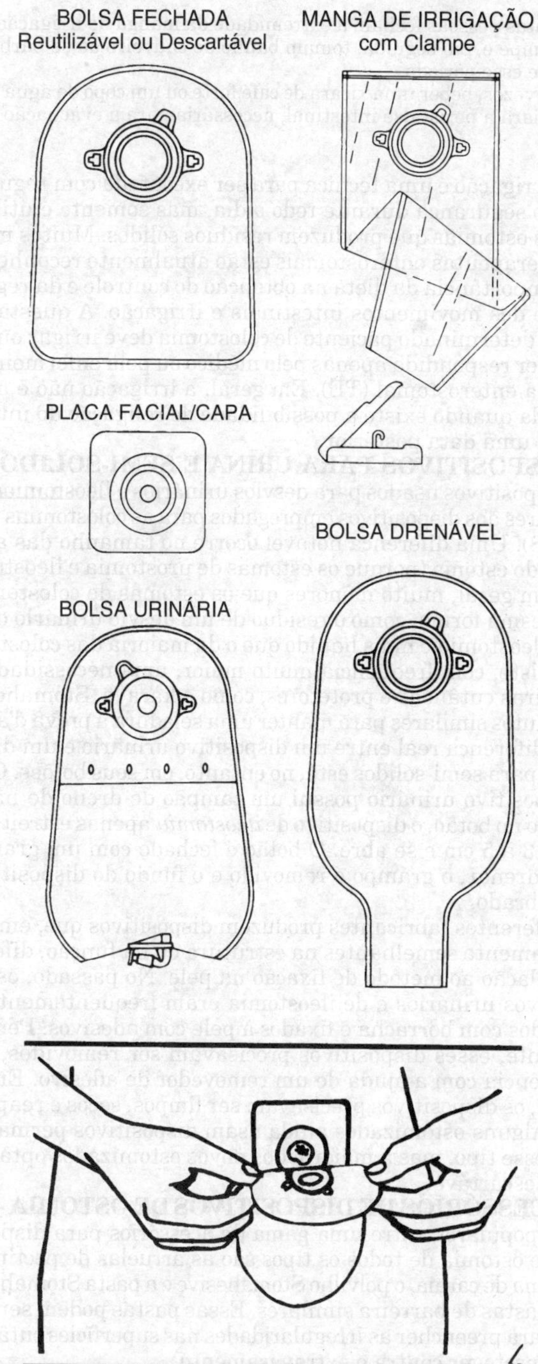

Fig. 109.38 Dispositivos de ostomia. (Cortesia, Convatec.)

O processo de irrigação é bastante simples e leva cerca de uma hora para a realização. As etapas importantes são

O estoma deve ser dilatado com um dedo enluvado e com um pouco de lubrificante antes da inserção de um cone irrigador.

Cerca de 1,1 litro de água morna (alguns pacientes acrescentam duas colheres de sopa de sal) é colocado na bolsa de irrigação — nunca pendurada em um plano mais elevado que a cabeça. Deve-se deixar cerca de 15 min antes de permitir a evacuação; depois da eliminação inicial, normalmente se passam outros 20 a 25 min antes que o cólon esteja realmente vazio.

Muitas pessoas fecham a extremidade da manga de irrigação com um clampe e, em seguida, tomam banho de chuveiro ou se barbeiam durante esse período.

Por vezes, beber uma xícara de café forte ou um copo de água gelada iniciará a peristalse intestinal, necessária para a evacuação completa.

A irrigação é uma técnica para ser executada com regularidade e segurança durante todo o dia, mas somente é útil naquelas ostomias que produzem resíduos sólidos. Muitos médicos e terapeutas enterostomais estão atualmente reconhecendo a importância da dieta na obtenção do controle e da regularidade dos movimentos intestinais e irrigação. A questão de se um determinado paciente de colostomia deve irrigar ou não deve ser respondida apenas pelo médico ou pela enfermeira de terapia enterostomal (TE). Em geral, a irrigação não é aconselhada quando existe a possibilidade de religação do intestino em uma data posterior.

DISPOSITIVOS PARA URINA E SEMI-SÓLIDOS — Os dispositivos usados para desvios urinários e ileostomias são similares aos dispositivos empregados para as colostomias (Fig. 109.38). Uma diferença notável ocorre no tamanho das aberturas do estoma (porque os estomas de urostomia e ileostomia são, em geral, muito menores que os estomas de colostomia). Da mesma forma, como o resíduo de um desvio urinário ou de uma ileostomia é mais líquido que o da maioria das colostomias, existe, com freqüência muito maior, uma necessidade de barreiras cutâneas e protetores, como a karaya, Stomahesive e produtos similares para manter uma seladura à prova d'água.

A diferença real entre um dispositivo urinário e um dispositivo para semi-sólidos está, no entanto, em seus botões. Onde o dispositivo urinário possui um tampão de dreno de náilon torcido no botão, o dispositivo de *ileostomia* apenas estreita até entre 3 a 5 cm e se abre. O botão é fechado com um grampo. Para drenar, o grampo é removido e o fundo do dispositivo é desdobrado.

Diferentes fabricantes produzem dispositivos que, embora basicamente semelhantes na estrutura ou na função, diferem em relação ao método de fixação na pele. No passado, os dispositivos urinários e de ileostomia eram freqüentemente fabricados com borracha e fixados à pele com adesivos. Periodicamente, esses dispositivos precisavam ser removidos, com freqüência com a ajuda de um removedor de adesivo. Em seguida, os dispositivos precisavam ser limpos, secos e reaplicados. Alguns ostomizados ainda usam dispositivos permanentes desse tipo, mas a maioria dos novos ostomizados opta pelo tipo descartável.

ACESSÓRIOS DE DISPOSITIVOS DE OSTOMIA — Os mais populares entre uma gama de acessórios para dispositivos de ostomia de todos os tipos são as arruelas de pectina ou de goma de caraia, o polvilho Stomahesive e a pasta Stomahesive e as pastas de barreira similares. Essas pastas podem ser usadas para preencher as irregularidades nas superfícies cutâneas para proteger contra o extravasamento.

Diversos desodorantes em gotas, comprimidos e *sprays* estão disponíveis; alguns são aplicados na parte externa do dispositivo, enquanto outros são gotejados na bolsa antes de sua aplicação. Muitos dispositivos de ostomia possuem atualmente barreiras à prova de odor. O silicone e os *sprays* de tintura de benzoína também podem ser usados para preparar a pele ao redor do estoma. Além disso, utensílios para secar um dispositivo depois da lavagem, curativos abdominais e esponjas de revestimento, luvas e cotonetes e, até mesmo, bolsas com zíper para os suprimentos estão disponíveis para facilitar as coisas para o ostomizado. Alguns fabricantes atualmente oferecem novos dispositivos de fácil aplicação feitos de materiais sintéticos a fim de reduzir a irritação da pele e evitar o extravasamento.

Porém talvez as coisas mais valiosas que o farmacêutico pode fornecer para os seus clientes portadores de ostomias são sugestões e idéias sobre como conviver com um mínimo de dificuldade. O conhecimento dessas coisas virá dos próprios ostomizados, e, por conseguinte, é aconselhável despender algum tempo fazendo perguntas a eles. Também é importante para um farmacêutico que oferece produtos de cuidados de ostomia desenvolver um bom relacionamento de trabalho com uma TE, uma enfermeira especialmente treinada para o cuidado de ostomias. A TE pode aconselhar o farmacêutico ou o paciente quando ocorrem problemas inesperados. A afiliação a um clube local de ostomizados ou à United Ostomy Association é uma outra maneira de aumentar seus conhecimentos dos problemas com que os ostomizados freqüentemente se deparam.

SUPRIMENTOS DE UROLOGIA E PARA A INCONTINÊNCIA

URINÓIS — Estes recipientes são empregados para coletar urina. Eles diferem no formato de acordo com o uso masculino ou feminino. Geralmente são fabricados de esmalte branco ou plástico, o que, sem dúvida, é o mais comum, principalmente para o uso em casa. Os urinóis de plástico são produzidos em dois tipos básicos: uso de um só paciente ou autoclaváveis.

SONDAS — Para coletar a urina do paciente incapaz de urinar naturalmente ou quando as calças de incontinência e os cateteres externos são inadequados, são empregadas as sondas de demora.

A inserção de sondas consiste em um procedimento perigoso, habitualmente manuseado por médicos ou enfermeiras treinadas e auxiliares. As infecções graves da bexiga e o trauma dos tecidos uretral e vesical podem resultar da introdução imprópria.

As sondas de borracha macia e flexível consistem em pequenos tubos de borracha com uma extremidade sólida cega. Em uma extremidade há uma abertura em forma de funil para facilitar a inserção da sonda em uma junção plástica ou a outro tubo que conduz até uma unidade coletora. Na extremidade inserida existe uma ampla abertura que leva ao canal através do qual a urina flui até a unidade de coleta. Isso é referido como um cateter reto, em contraste com a sonda de demora, que se destina a permanecer na uretra por longos intervalos de tempo.

A sonda de retenção de demora, ou sonda de Foley como é comumente conhecida, caracteriza-se por um balão em sua extremidade de inserção (Fig. 109.39). O balão destina-se a fixar a extremidade da sonda dentro da bexiga do paciente para impedir que ela deslize ou seja puxada para fora. Existem dois canais que correm desde a extremidade de inserção até o final da sonda de Foley — um para a passagem da urina e outro para a injeção de água esterilizada que insufla o balão.

As sondas de Foley estão disponíveis com balões de 5 ou 30 mL. A sonda com balão de 30 mL, que também é conhecida como uma sonda hemostática, é comumente empregada em casas de repouso para os pacientes cujas uretras se tornaram dilatadas ou para aqueles pacientes que retiraram as sondas com balão de 5 mL. Um erro comum no enchimento de uma sonda com balão é usar muito pouca água. É preciso aproximadamente 10 mL para insuflar um balão de Foley de 5 mL porque quase 5 mL são mantidos na luz de enchimento que percorre o comprimento da sonda. Os diâmetros da sonda também variam em tamanho. Embora sua utilização seja algo limitada, também estão disponíveis sondas de retenção com balão de 75 mL. A escala French é mais comumente empregada (Fig. 109.40).

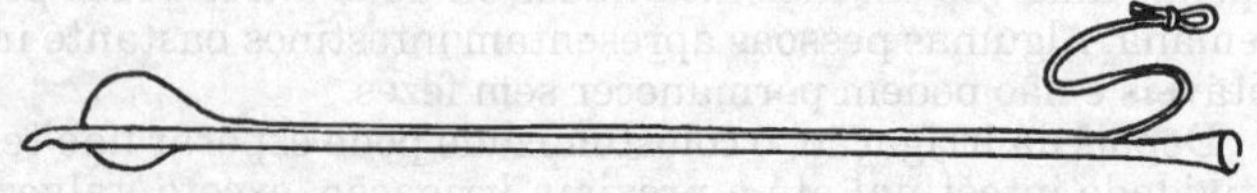

Fig. 109.39 Sonda com balão, para inserção prolongada através da uretra para dentro da bexiga.

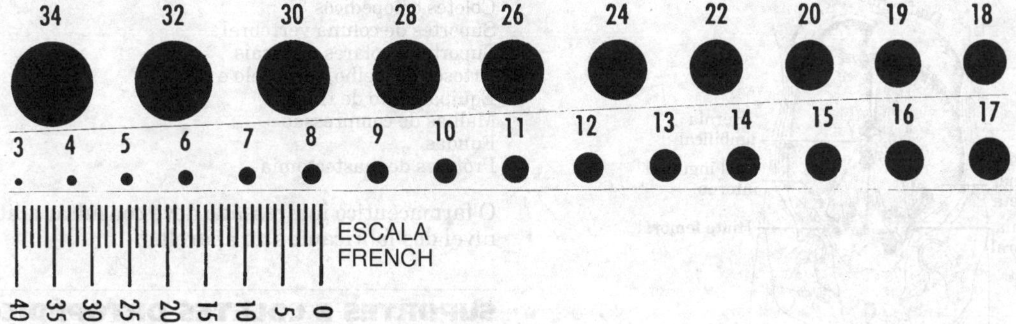

Fig. 109.40 A escala French padronizada para cateteres e sondas hospitalares, bem como tubos retais e colônicos, sonda de alimentação gástrica, sonda de aspiração, drenos urinários e tubos de oxigênio. (Cortesia, Becton-Dickinson.) Para determinar o tamanho French, caso os instrumentos sejam ovais ou tenham outro formato, use uma fita de papel para medir a periferia — em seguida aponha sobre a escala à esquerda.

As outras inovações na sonda urinária incluem uma sonda de Foley com seu próprio suprimento de água esterilizada para a insuflação do balão. Com essas sondas, uma válvula é aberta após a inserção da sonda, e a água esterilizada, que está sob pressão, corre por seu canal e insufla o balão. Elas são particularmente convenientes, já que não existe a necessidade de preparar uma seringa para insuflar o balão, mas elas são muito mais caras que a sonda de Foley comum. Outra melhoria consiste nos revestimentos de silicone e Teflon nas partes externa e interna das sondas de Foley. Esses revestimentos não apenas acabam com o atrito durante a introdução e a retirada da sonda, como também inibem a colocação de depósitos sobre as paredes da sonda, estendendo assim o intervalo de tempo entre as trocas das sondas e reduzindo a infecção irritante e os problemas de extravasamento. A mais recente melhoria é a sonda totalmente de silicone, atualmente fabricada por Kendall, Bard e outros.

A farmácia também pode armazenar diversas unidades de coleta de urina e bandejas de administração de sonda. A bandeja de cuidados vesicais, por vezes chamada de uma *bandeja de sonda*, é uma embalagem esterilizada contendo os itens necessários durante a administração de uma sonda de Foley, embalados seqüencialmente com aquelas coisas necessárias em primeiro lugar por cima.

As sondas em forma de preservativo masculino e as sondas externas femininas são idealizadas para serem utilizadas pelo paciente. Elas permitem a mobilidade e a coleta urinária discreta, sem a utilização de compressas ou de uma sonda de demora. Esses tipos externos de sistemas de coleta estão se tornando mais amplamente utilizados e estão disponíveis em numerosos estilos diferentes. O estilo selecionado é, em geral, uma questão de preferência pessoal, nível de atividade e exigências de tamanho e capacidade.

O sistema de coleta em preservativo masculino consiste em duas partes: a bainha peniana, que se assemelha a um preservativo com uma abertura de drenagem, e uma bolsa de coleta. O cateter em preservativo de uso único pode ser auto-adesivo ou fixar-se com uma fita de espuma adesiva. O estilo reutilizável é fixado com uma tira de espuma ou borracha ajustável usada sobre a sonda. Esses não são tão seguros, mas possuem uma relação custo-benefício consideravelmente melhor.

As sondas em preservativo possuem vantagens nítidas sobre os outros métodos de controle de incontinência. Como elas não são inseridas dentro da bexiga, a incidência de infecção é muito reduzida. Além disso, como a urina é conduzida para uma bolsa de coleta, os problemas do odor e da ruptura da pele associados às fraldas e absorventes são minimizados.

É aconselhável que o farmacêutico pergunte se o paciente possui alergia ao látex. Encontrar os produtos urológicos corretos é um grande problema para pacientes com alergia ao látex.

BOLSAS URINÁRIAS — Existem dois tipos básicos de bolsas urinárias: as bolsas de perna e as bolsas de coleta urinária noturna. Ambas podem ser utilizadas com sistemas externos ou de sondas de demora.

As bolsas urinárias variam em tamanho e capacidade e são utilizadas por um paciente que deambula. A bolsa é ligada à sonda por um tubo de extensão de plástico ou borracha (geralmente vendido em separado). A própria bolsa é usada na parte interna da coxa ou na parte inferior da perna, o que é mais confortável e menos evidente. Ela é mantida no local através do uso de faixas elásticas ajustáveis. Um erro comum consiste em apertar as faixas elásticas de modo que elas envolvam a bolsa, restringindo assim o seu volume.

As bolsas de coleta urinária noturna variam em estilo. O padrão é uma bolsa que fica pendurada ao lado do leito ou nas costas da cadeira de rodas. A capacidade padronizada é de 2.000 mL. As bolsas noturnas também estão disponíveis em uma forma de cuba ou frasco.

CALÇAS DE INCONTINÊNCIA — Diversas calças de incontinência com o contorno corporal estão disponíveis para homens e mulheres. As descartáveis são as mais populares, havendo disponibilidade de uma variedade de capacidades de absorção.

Outros produtos valiosos para o paciente incontinente incluem as roupas íntimas descartáveis, as fraldas de adultos, os lençóis emborrachados, os *sprays* de silicone para a pele e loções e desodorantes corporais. As soluções de lavagem perineal estão disponíveis para limpar a pele. Suas vantagens são a desodorização, a desinfecção e a manutenção da acidez e umidade normais da pele, bem como a facilidade de utilização. A pele pode ser protegida com barreiras cutâneas.

FUNDAS

As hérnias e as fundas são tão antigas quanto a humanidade. As primeiras fundas não eram nada mais que uma corda ou tira e uma pedra. Celsus desenvolveu o uso de uma placa, e nos tempos medievais usava-se uma fôrma de emplastro e placa. A funda do tipo mola e cinto, praticamente como existe hoje em princípio, foi desenvolvida pelo médico holandês Camper em 1785.

As hérnias verdadeiras não são idênticas às rupturas. Uma hérnia verdadeira geralmente é uma protrusão do intestino e sua membrana circunvizinha, o peritônio, através de uma abertura natural na parede abdominal, enquanto uma ruptura é essa protrusão através dos músculos do abdome, que geralmente acontece em um ponto previamente enfraquecido. Uma ruptura que ocorre no sítio de uma incisão cirúrgica prévia é por vezes referida como uma hérnia incisional. As aberturas naturais na musculatura abdominal através das quais pode ocorrer uma hérnia verdadeira incluem a abertura umbilical; as aberturas inguinais, através das quais, no homem, passa o cordão espermático e, na mulher, passa o ligamento redondo; e as aberturas para as artérias femorais (Fig. 109.41).

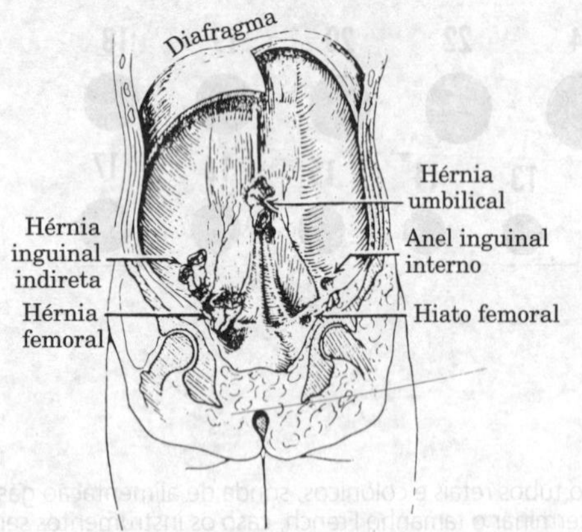

Fig. 109.41 Olhando no sentido da parede abdominal anterior a partir de dentro da cavidade, mostrando os cinco pontos congenitamente fracos.

As hérnias abdominais ou umbilicais são comuns. Os lactentes no primeiro ano de vida mostram uma incidência de 19,6/1.000. Entre 20 e 24 anos de idade, a incidência é a mais baixa, elevando-se para 24,2/1.000 no grupo etário de 70 a 74 anos.

Entre os homens afetados por hérnias, aproximadamente 96% sofrem do tipo inguinal. A incidência correspondente de hérnias inguinais entre as mulheres é de apenas 44,3%. Embora a cirurgia seja o tratamento preferido para todas as hérnias, ela nem sempre é a melhor solução para todos os pacientes. Alguns necessitarão de fundas em lugar da cirurgia.

As fundas para hérnias de todos os tipos variam desde suportes de tecido macio até modelos mais pesados que exigem o julgamento experiente por parte do adaptador. O tipo e a localização das almofadas da funda e o peso e a constituição do paciente são considerações importantes na adaptação da funda. Todas as fundas devem ser adaptadas enquanto o paciente está em decúbito e a hérnia está reduzida (o intestino em protrusão retornou para a cavidade abdominal) ou a própria funda pode provocar estrangulamento.

Uma funda bem-adaptada, apropriada para o paciente específico e para o tipo específico de hérnia, pode ser testada no momento em que o paciente se inclina, se curva para diante e tussa. Quando o paciente pode fazer essas coisas sem ter uma protrusão do intestino além da almofada da funda, é provável que ela esteja adequadamente adaptada. Por fim, é importante que os farmacêuticos ensinem aos pacientes como aplicar corretamente a funda e testar sua segurança, enquanto eles estão na sala de adaptação, de modo que eles possam removê-la com confiança quando estiverem por sua própria conta.

ESCOLAS DE ADAPTAÇÃO — O farmacêutico que estará encarregado do departamento ortopédico e de fundas deve freqüentar uma escola de adaptação. Isso pode exigir tempo e viagem, mas basicamente treina o farmacêutico na anatomia envolvida e nas habilidades de seleção e adaptação do aparelho, que são absolutamente necessárias. Várias boas escolas são chefiadas por fabricantes de aparelhos cirúrgicos e, tipicamente, durante 3 a 5 dias. Esses programas são apresentados pelo Camp Institute of Applied Technology, Surgical Appliance Industry Freeman e outros. As organizações profissionais, como a National Community Pharmacists Association (um fornecedor do ACPE), também realizam programas de educação continuada.

Nenhum farmacêutico ou empregado da farmácia deve tentar qualquer adaptação de funda ou aparelho ortopédico que envolva a modelagem metálica sem o treinamento apropriado.

O comparecimento a uma dessas escolas fornece a base sobre definição, localização, variedades, freqüência, sintomas, causas, complicações e tratamento das condições que poderiam resultar no uso desses tipos de aparelhos cirúrgicos:

Coletes ortopédicos
Suportes de coluna vertebral
Suportes e colares cervicais
Órtoses de joelho, tornozelo e pé
Equipamento de tração
Malhas de compressão
Fundas
Próteses de mastectomia

O farmacêutico interessado deve consultar a literatura disponível dos fabricantes do aparelho.

SUPORTES E COLETES ORTOPÉDICOS

A coluna vertebral pode ser dividida em cinco seções principais:

A coluna cervical, consistindo em 7 vértebras, sustenta a cabeça e se caracteriza por uma curvatura anterior.
A coluna torácica, consistindo em 12 vértebras com um par de costelas preso a cada uma, caracteriza-se por uma curvatura posterior.
A coluna lombar, consistindo em 5 vértebras, caracteriza-se por uma curvatura anterior.
O sacro, consistindo em 5 vértebras que são unidas tão intensamente de modo a parecer um osso, está situado abaixo da quinta vértebra lombar e entre os dois ossos inominados da pelve, formando as articulações sacroilíacas e se caracterizando por uma curvatura posterior.
O cóccix, consistindo em 3 a 5 vértebras, está imediatamente abaixo do sacro e continua a sua curvatura posterior (Fig. 109.42*A*).

Excetuando-se a coluna cervical, as anomalias da coluna vertebral incluem a lordose, uma hiperextensão da coluna lombar identificável como oscilação para trás; a cifose, uma flexão da coluna lombar e/ou hiperextensão da coluna torácica, que freqüentemente aparece como corcunda; e a escoliose, uma curvatura lateral da coluna em forma de S (Fig. 109.42*B*). Cada uma dessas condições, em grau variado, exige, com freqüência, o uso de coletes ou roupas de sustentação. Por vezes as rupturas dos discos intervertebrais, os coxins cartilaginosos que absorvem o choque entre vértebras separadas, interferem com a medula espinhal ou com os nervos que a deixam. Um exemplo é a dor isquiática, em que um disco intervertebral rompido provoca compressão ou trauma na base do nervo isquiático, resultando em dor extrema na parte posterior da coxa e que corre para baixo pela face interna da perna, ao longo do trajeto do nervo isquiático. Essa condição também pode requerer a utilização de uma roupa ou suporte espinhal e, ocasio-

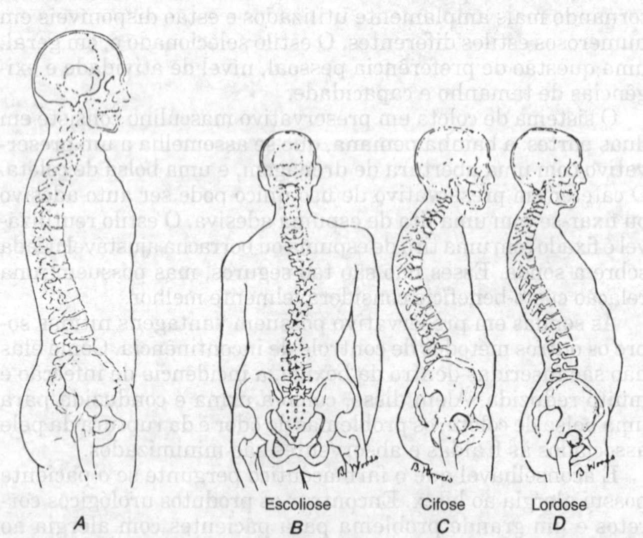

Fig. 109.42 *A*, Curvaturas da coluna vertebral normal; *B-D*, curvaturas anormais da coluna vertebral.

nalmente, a ocorrência de espondilolistese (o deslizamento das vértebras inferiores geralmente contra o sacro) trará o paciente à farmácia com uma prescrição para a adaptação de uma roupa ou suporte.

Essas e outras condições criam uma necessidade de suportes espinhais e roupas ortopédicas para limitar o movimento na coluna vertebral e possibilitar a cura. Embora os farmacêuticos devam estar instruídos sobre elas, eles nunca devem diagnosticar essas condições ou prescrever o uso de um aparelho ortopédico. Isso deve ser deixado inteiramente por conta do médico. As conseqüências infelizes podem ser evitadas e o negócio de aparelhos cirúrgicos fortalecido, caso o farmacêutico faça a adesão à simples regra de nunca fazer a adaptação de qualquer suporte ou colete, exceto sob a prescrição de um médico.

Os suportes para as costas mais comumente prescritos e adaptados em um ambiente de farmácia são os suportes industriais para as costas feitos de neopreno ou de um elástico forte (por vezes com faixas de ombros). Eles proporcionam sustentação e limitam um pouco a mobilidade da porção inferior da coluna. Os coletes ortopédicos para as costas possuem um comprimento de 30 a 40 cm nas costas e são fabricados de material elástico ou de tecido grosso (Fig. 109.43). Com freqüência, eles comportam duas a quatro hastes de metal rígidas, que o adaptador irá modelar conforme a ordem do médico, usualmente para o contorno das costas do paciente. Os suportes espinhais prontos são geralmente semelhantes, em princípio, aos coletes, mas, em geral, possuem uma construção mais pesada. Os suportes limitam a mobilidade em um grau maior que os coletes ortopédicos. Um colete corporal adaptado ou feito sob medida limitaria a mobilidade ainda mais que um suporte espinhal. A adaptação adequada dos suportes espinhais e dos coletes corporais provavelmente exigiria a experiência de um ortotista habilidoso.

Os procedimentos para a adaptação de diferentes suportes e coletes ortopédicos são bastante trabalhosos e são mais bem explicados nos programas de uma semana apresentados pelos fabricantes que em alguns parágrafos neste texto.

As condições que afligem a coluna cervical freqüentemente resultam em uma prescrição de um suporte ou colar cervical. O tipo mais comum é o colar de espuma macia com um fechamento com *Velcro*. A menos que o profissional que fez a prescrição especifique a flexão ou a extensão, o adaptador comumente selecionaria um colar que fornecesse suporte para manter a cabeça em uma posição neutra. Um colar de plástico mais rígido (do tipo Philadelphia) pode ser ajustado aos contornos do pescoço, queixo e ombros do paciente. Esse tipo proporcionará um maior grau de imobilização que um colar macio. A imobilização ainda maior pode ser conseguida com a aplicação de um suporte cervical metálico adequadamente adaptado.

O uso de dispositivos de tração cervical também é especificado freqüentemente no tratamento das condições que afligem a coluna cervical.

Os suportes para joelho podem variar desde um tipo de elástico simples, de vestir, tal como encontrado em muitas farmácias, até os suportes de 25 a 30 cm de comprimento com dobradiças de metal moldadas e faixas de couro, e suportes complexos, como uma órtose de joelho ACL (Fig. 109.44).

TERAPIA DE COMPRESSÃO — Muitos tipos de malhas de compressão estão disponíveis nos departamentos de acessórios de saúde da farmácia. As malhas elásticas, leves e transparentes são muito populares, porém não proporcionam tanta sustentação como as malhas cirúrgicas mais pesadas. Para condições graves ou incomuns, os suportes elásticos feitos sob medida para o braço ou perna (como o Jobst, Fig. 109.45) podem ser ordenados. As malhas antiembólicas destinam-se principalmente a pacientes acamados.

Levar o paciente para uma sala de adaptação particular, medir o membro e, em seguida, aplicar realmente a malha são as atividades profissionais que diferenciarão os farmacêuticos qualificados em acessórios de cuidados de saúde de seus colegas. Deve-se perceber que o melhor momento para medir e adaptar a malha de compressão elástica é no início da manhã, quando é provável que o membro afetado esteja minimamente distendido.

Uma forma inelástica de terapia de compressão é o sistema CircAid de faixas inelásticas, ajustáveis e entremeadas, que fornecem ao paciente a capacidade de manter os níveis de com-

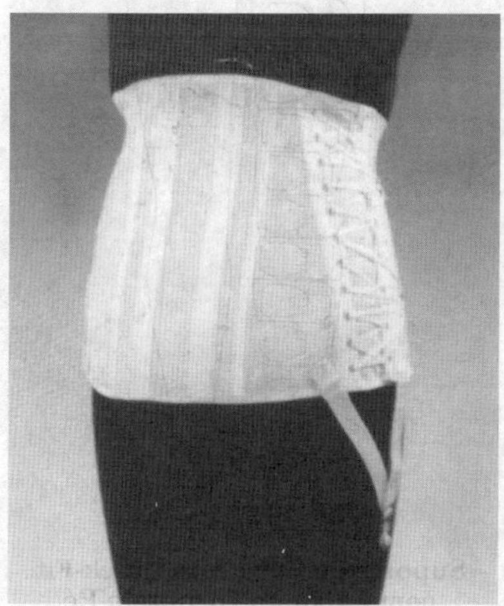

Fig. 109.43 Suporte lombossacro. (Cortesia, Camp.)

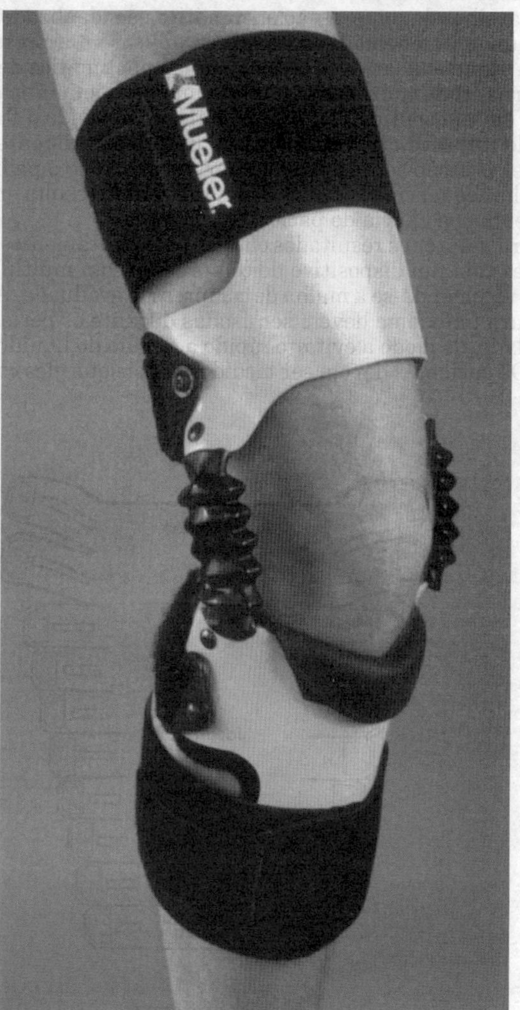

Fig. 109.44 Suporte de joelho ACL Magnum para competição. (Cortesia, Mueller Sports Medicine.)

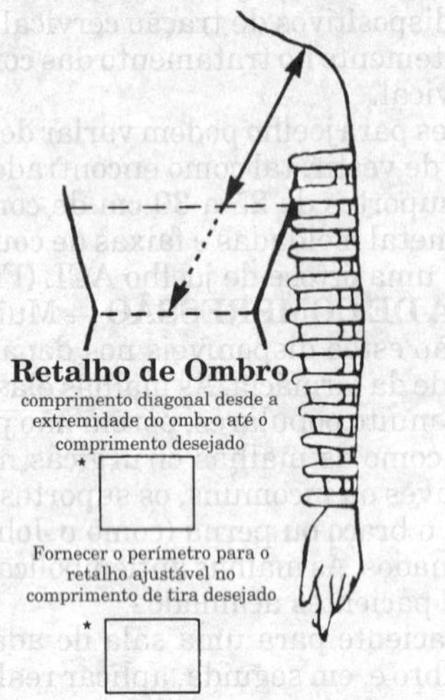

Fig. 109.45 Suporte elástico feito sob medida. (Cortesia, Jobst.)

pressão, independentemente das alterações no tamanho do membro ou na capacidade física (Fig. 109.46).

Recentes avanços no tratamento e controle do linfedema primário e secundário com o uso de compressores pneumáticos multicompartimentados fizeram muito para melhorar a qualidade de vida para as pessoas que sofrem de linfedema. Os aparelhos de compressão pneumática são idealizados para diminuir o linfedema no membro ao aplicarem a pressão de forma seqüencial através de uma manga pneumática de braço ou perna, com múltiplas células. A manga pneumática insufla-se em um sentido distal-proximal, promovendo o fluxo do líquido linfático através dos vasos linfáticos existentes, por exercer pressão sobre o tecido intersticial. Como o padrão de ordenha seqüenciada é suave e confortável, ele resulta em uma excelente obediência do paciente.

Para manter os resultados obtidos pelos tratamentos domiciliares com um dispositivo de compressão com múltiplas células, recomenda-se a malha de compressão graduada. As roupas para linfedema devem ser usadas durante os períodos de atividade, de modo a evitar o rápido acúmulo do líquido linfático. Os pacientes devem ser medidos depois que eles começaram seus tratamentos e atingiram alguma redução na inchação. A mensuração repetida periódica é necessária para monitorar a redução adicional.

Em alguns casos, como no edema grave, o médico também pode prescrever uma bomba de linfedema e a manga para diminuir o edema antes de aplicar a malha de compressão. Em geral, as bombas são alugadas, embora as vendas não sejam incomuns. As bombas de linfedema, principalmente os tipos seqüenciados, devem ser alugadas ou vendidas apenas por profissionais qualificados, os quais estão familiarizados com seus usos e contra-indicações.

O Reid Sleeve é um método alternativo de fornecer a terapia de compressão. O Reid Sleeve aplica um gradiente de pressão suave com uma única inserção de espuma macia. A compressão é modelada para as necessidades do paciente através de uma série de faixas ajustáveis. A manga desliza facilmente sobre o membro afetado, e, em seguida, as faixas de compressão são ajustadas. Um medidor especialmente idealizado é tão fácil de usar quanto um manguito de pressão arterial. Esse procedimento simples assegura que a compressão aplicada no membro do paciente está aplicada de maneira consistente e na faixa correta para proporcionar resultados ótimos. Os pacientes podem adaptar a manga em minutos sem assistência e ter a confiança de saber que eles estão aplicando a pressão prescrita por seu médico. À medida que o paciente melhora, o Reid Sleeve pode ser ajustado para o novo tamanho do braço, mantendo assim a faixa de pressão apropriada (Fig. 109.47).

PRÓTESES DE MASTECTOMIA — A adaptação das próteses de mastectomia e sutiã é, com freqüência, um adjunto lógico para uma seção de colete ortopédico e malha de compressão no departamento de acessórios de saúde de uma farmácia. É essencial ter uma pessoa do sexo feminino para a adaptação nesse departamento.

Em muitos casos, a cirurgia de mama é o resultado do câncer de mama. Algumas cirurgias, como a lumpectomia, removem apenas uma parte da mama. Uma mastectomia *simples* resulta na remoção do tecido mamário. A cirurgia de maior extensão resulta na remoção de ambas as mamas e do tecido subjacente adicional.

Vários moldes mamários estão disponíveis para a adaptação em uma mulher depois de cada tipo de cirurgia, embora, com freqüência, seja difícil adaptar uma mulher depois de uma lumpectomia. (O câncer de mama masculino, embora raro, acontece.) O molde mamário destina-se não somente a ajudar a restaurar um formato de mulher como também a substituir

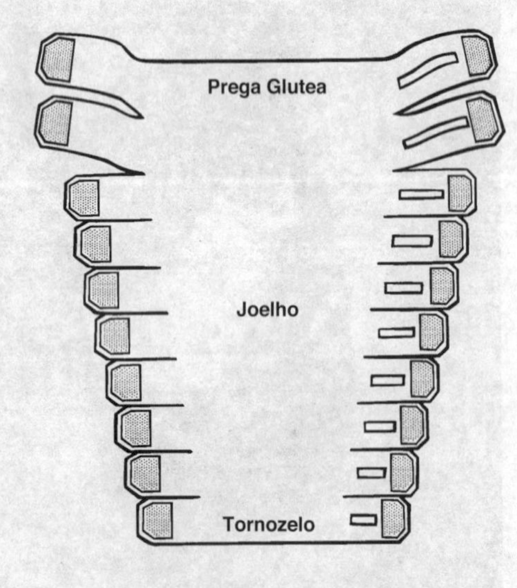

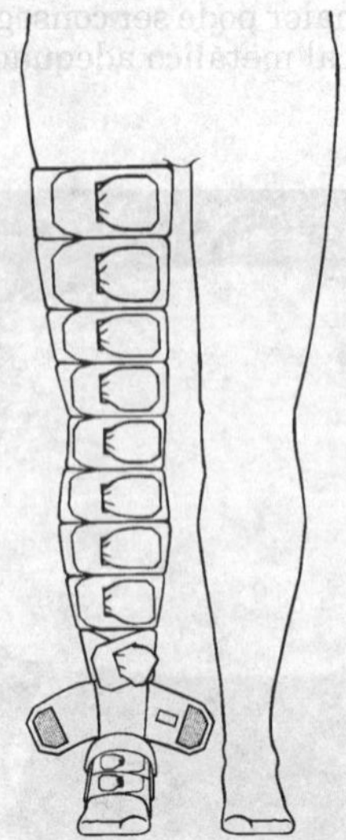

Suporte de Coxa Alto Quick-Fit
com Faixa de Tornozelo-Pé

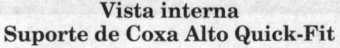

Fig. 109.46 Suporte de perna de coxa alta Circ Aid Quick-Fit. (Cortesia, Circ Aid Medical Products.)

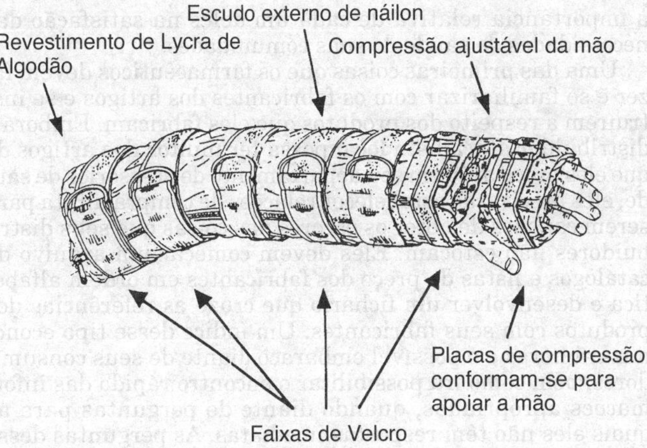

Fig. 109.47 Reid Sleeve. (Cortesia, Peninsula Medical.)

o peso perdido e a restaurar o equilíbrio apropriado, embora os moldes mamários leves estejam se tornando cada vez mais populares.

Embora mais mulheres estejam optando pela reconstrução a cada ano, os moldes mamários externos permanecem como uma alternativa segura. Houve muitos avanços na tecnologia da fabricação dos moldes, resultando em próteses mamárias mais confortáveis e com a aparência mais natural. Embora alguns moldes sejam feitos de espuma ou com enchimento de fibra de poliéster, a maioria é feita de silicone. Os moldes de silicone convencionais geralmente são idealizados para serem usados em conjunto com um sutiã com um bolso especialmente projetado, o qual sustenta o molde mamário firmemente na posição.

Um novo desenvolvimento nas próteses mamárias de silicone permite que a prótese se prenda de maneira segura e fixa diretamente na parede torácica por meio de um suporte de pele adesivo. Essa nova opção propicia à mulher maior liberdade para um estilo de vida ativo, bem como a flexibilidade da moda (Fig. 109.48).

A SALA DE ADAPTAÇÃO — Para esse departamento, uma sala de adaptação adequada e privada e o espaço do estoque próximo constituem uma necessidade absoluta. A sala de adaptação não precisa ter mais que 2,5 m × 2,5 m, porém deve ser limpa, estar livre de qualquer estoque ou vitrine, e ter uma porta de abertura para dentro para impedir que a mesa de adaptação seja visualizada. A sala de adaptação também deve ser à prova de som para proporcionar privacidade e capacitar

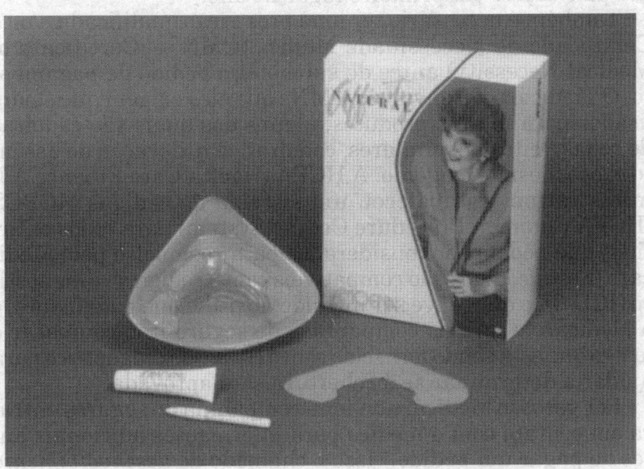

Fig. 109.48 Molde mamário. (Cortesia, Amoena.)

a paciente a se sentir confortável para debater sua condição. Como muitas adaptações são feitas com a paciente na posição horizontal, é necessária uma mesa de 180 por 60 por 75 cm de altura, acolchoada com plástico à prova de umidade e um travesseiro, bem como uma cadeira, cabides para casacos e roupas, banquinho de quatro pernas, uma pequena mesa de curativos e um espelho comprido. A simplicidade e a limpeza profissionais são extremamente importantes. O uso de toalhas de papel sobre a mesa é prático e econômico. Quando a farmácia também possui um centro de ostomia abrangente, recomenda-se uma segunda cadeira, de modo que o paciente e o farmacêutico possam se sentar. À medida que o departamento de acessórios de saúde cresce e prospera, pode haver a necessidade de mais de uma sala de adaptação. As salas de adaptação adicionais podem não precisar necessariamente de mesas de adaptação, principalmente quando uma grande parte da clientela esperada será para adaptações de mastectomia ou de malhas elásticas.

O estoque ortopédico deve ficar, de forma conveniente, próximo à sala de adaptação. Isso depende do volume de vendas, dos tipos e quantidades de médicos que prescrevem os aparelhos e da extensão da promoção da farmácia. Uma estimativa do espaço de estoque inicial necessário gira em torno de 2,7 a 3,7 m^2. Próximo também à sala de adaptação deve haver uma pia com sabonete anti-séptico e toalhas descartáveis para uso pelo farmacêutico antes e depois de cada adaptação. No local em que foram efetuadas as adaptações de ostomias, é aconselhável que a pia se localize dentro da sala de adaptação.

Cada farmácia deve manter um registro de serviços para cada paciente, com dados sobre as instruções do médico, aparelhos adaptados e quaisquer novas ordens.

O QUE ESTOCAR

Existem, talvez, tantas opiniões sobre quais itens devem ser representados dentro dos suprimentos cirúrgicos e do departamento de auxílio a convalescentes na farmácia quanto o próprio número de farmácias, fabricantes e distribuidores com experiência nesse campo. As farmácias diferem umas das outras de inúmeras maneiras. Elas deparam-se com diferentes limitações em relação à disponibilidade de espaço dentro de seus estabelecimentos para a instalação dos departamentos de acessórios de saúde. Seus recursos financeiros são diferentes. Os mercados a quem elas se propõem servir são distintos, com relação a tamanho e demografia. Com respeito às suas áreas de atuação, existem diferenças decorrentes de vários fatores econômicos específicos, refletindo os tipos nitidamente distintos de demanda:

Em uma área com uma forte indústria de mineração de carvão, a demanda do comércio para os equipamentos de terapia respiratória poderia ser muito alta em relação àquela em uma comunidade rural agrícola.

A extensão em que os departamentos ambulatoriais hospitalares e as agências de cuidados orientadas para o cuidado domiciliar fornecem o impulso para um mercado viável de cuidados de saúde domiciliares dentro da comunidade é muito diferente de uma cidade para outra. Diferentes farmácias em diferentes comunidades deparam-se com formas muito distintas de competição, em grau e tipo.

Todas essas considerações afetam diferentes farmácias de maneira diferente. Cada farmacêutico que contempla o desenvolvimento de um departamento de suprimentos cirúrgicos e aparelhos de convalescença deve levar essas considerações a sério quando toma as decisões sobre o que estocar. Essas são as questões que, por fim, determinam a variedade e a profundidade ótimas do estoque para uma determinada farmácia qualquer.

Os farmacêuticos devem, em primeiro lugar, decidir qual o tipo de acessórios de saúde em cujo manuseio eles querem se especializar. Quando querem começar com equipamentos médicos duráveis, como bengalas, muletas, andadores, cadeiras de rodas, sanitários portáteis e leitos hospitalares, eles devem contatar os fabricantes desse tipo de equipamento para aconselhamento sobre quais produtos estocar. O mesmo seria verdadeiro para os suprimentos de ostomia, urológicos e de incontinência. Antes de abrir um departamento para adaptação ortopédica ou de mastectomia, seria necessário freqüentar os programas de um fabricante ou distribuidor atacadista para obter as instruções apropriadas. Mais uma vez, o fabricante ou distribuidor atacadista seriam uma valiosa fonte de informações para auxiliar na seleção dos produtos que melhor se adaptam a uma determinada farmácia. Antes de estabelecer um departamento de serviços respiratórios abrangente, seria aconselhável afiliar-se a um terapeuta respiratório, que poderia auxiliar no trato com os fabricantes quanto à seleção dos produtos mais adequados para uma determinada área de mercado.

Em muitas farmácias, é a experiência real de ter o capital atrelado ao estoque que não gira que levou no passado muitos proprietários à prática infeliz de escolher um estoque para departamentos de acessórios de saúde apenas com base no tipo e número de solicitações recebidas para vários tipos de equipamentos médicos.

Dessa maneira, começa um círculo vicioso. Um farmacêutico não tem pedidos de tipos especiais de cadeiras de rodas, por exemplo, e, portanto, estoca apenas quatro ou cinco tipos básicos de cadeiras de rodas. Quando alguém entra na farmácia e pede por uma cadeira de rodas, o que ocorre é que, por causa de falta de experiência do comprador e porque os tipos mais especializados de cadeiras de rodas não estão disponíveis no momento, a pessoa compra qualquer uma que porventura esteja no estoque. Em algum momento no futuro, quando visita seu médico ou fisioterapeuta, aquela pessoa relata, freqüentemente sem perceber isso, que a farmácia foi incapaz de satisfazer suas necessidades com relação à cadeira de rodas. O resultado é que o médico ou o terapeuta não enviará pacientes para a farmácia para adaptações posteriores em cadeiras de rodas.

A partir de então, as únicas pessoas que procuram a farmácia para cadeiras de rodas são aquelas que são fregueses regulares da farmácia ou aquelas que não estão aconselhadas e iniciam por conta própria suas visitas à farmácia. Assim sendo, com base na experiência pregressa de não ter tido solicitações para tipos especializados de cadeiras de rodas, o farmacêutico conclui que não existe muita demanda por eles.

Sem questionar, os farmacêuticos que estão interessados em desenvolver um departamento bem-sucedido de suprimentos cirúrgicos e aparelhos de convalescença dentro de suas farmácias deparam-se com um dilema muito grave. Ou eles se mantêm seguros e continuam a estocar aquelas coisas para as quais eles têm conhecimento de que terão solicitações ou eles decidem expandir seu estoque e experiência em um esforço para se tornarem relativamente sofisticados e, ao fazerem isso, correm o risco de elevar seus custos operacionais em uma indústria sobre a qual eles, no mínimo, estão incertos.

O que muitos farmacêuticos que estão envolvidos com sucesso no fornecimento de um serviço abrangente de acessórios de saúde estão descobrindo é que, quando fornecem serviços melhores com tipos mais especializados de equipamentos, eles também se saem melhor com os tipos comuns de equipamentos. Isso ocorre porque suas farmácias se tornam reconhecidas como *os* locais onde os pacientes devem ser enviados para uma cadeira de rodas, um andador e outros tipos de equipamentos médicos duráveis e suprimentos cirúrgicos. Também é verdade que uma melhoria no serviço de acessórios de saúde tende a reforçar o volume de prescrições de uma farmácia.

Na preparação para o desenvolvimento de uma lista de artigos de estoque para um departamento de acessórios de saúde, os farmacêuticos devem formular as orientações para eles mesmos, a fim de incorporar aquelas variáveis discutidas anteriormente em relação ao espaço disponível dentro da farmácia para esse departamento, os recursos financeiros, etc. Também é valioso categorizar os tipos de equipamentos e de mercadorias que eles poderiam querer estocar e, em seguida, classificar os diversos artigos dentro de cada categoria em relação à importância relativa de cada um deles na satisfação das necessidades de saúde de suas comunidades.

Uma das primeiras coisas que os farmacêuticos devem fazer é se familiarizar com os fabricantes dos artigos e se instruírem a respeito dos produtos que eles fabricam. Embora o distribuidor atacadista local possa ter muitos dos artigos de que eles precisarão em seu departamento de acessórios de saúde, eles precisarão estabelecer relações de compra direta para serem capazes de obter os escores das coisas que seus distribuidores não estocam. Eles devem começar um arquivo de catálogos e listas de preço dos fabricantes em ordem alfabética e desenvolver um fichário que cruze as referências dos produtos com seus fabricantes. Um índice desse tipo economizará horas e o possível embaraço diante de seus consumidores, bem como irá possibilitar o encontro rápido das informações apropriadas, quando diante de perguntas para as quais eles não têm respostas imediatas. As perguntas desse tipo surgem freqüentemente, e os farmacêuticos se darão conta disso quando se tornarem cientes de quão amplo realmente é esse campo.

REEMBOLSO

Um farmacêutico não aceitaria uma prescrição para um medicamento vinda de um novo cliente sem primeiro perguntar se o paciente está coberto por um plano de seguro. Isso é ainda mais importante fazer quando se lida com acessórios de cuidados de saúde.

A cada ano, mais e mais acessórios de cuidados de saúde estão sendo pagos por fontes pagadoras, e os farmacêuticos que fornecem esses serviços devem assegurar-se de seguir todas as regras dos diversos planos governamentais e de seguro, caso esperem ser reembolsados por seus serviços. O farmacêutico deve determinar em primeiro lugar se a farmácia pode ser um fornecedor para os serviços requisitados sob um determinado plano. Em seguida, deve ser determinado se o paciente é realmente um beneficiário coberto por aquele plano. Com freqüência, também é necessário determinar se o médico é um prescritor autorizado para aquele plano. Por fim, o farmacêutico deve verificar se o artigo ou serviço prescrito é realmente um benefício coberto e em que nível os benefícios serão pagos.

Como o Medicare e muitos seguros pagam apenas 80% (ou algum outro percentual) do valor permitido, geralmente é necessário determinar se existe um segundo ou, até mesmo, um terceiro seguro e verificar os benefícios. Ainda pode ser necessário verificar para se assegurar de qual seguro é o principal e qual é o secundário. Um paciente aposentado sob o Medicare cuja esposa ainda está trabalhando pode ter a cobertura do Medicare, que é secundária à cobertura de seguro da esposa no trabalho. A cobertura de seguro principal de uma criança menor de idade é determinada por qual data de aniversário dos pais ocorre em primeiro lugar no ano.

Também é necessário ter uma prescrição qualificada e/ou o Certificado de Necessidade Médica (CMN — Certificate of Medical Necessity) antes de submeter o pedido de pagamento. O Medicare desenvolveu CMNs que eles exigem que sejam usados para muitos produtos, alguns dos quais são cadeiras de rodas, leitos hospitalares, cadeiras com elevação do assento e, até mesmo, oxigênio. A HCFA (Health Care Finance Administration) estabeleceu um sistema de códigos HCPCS (HCFA Common Procedure Coding System) para todos os artigos que podem ser considerados para reembolso pelo Medicare. Esses códigos são compatíveis com o código do diagnóstico (ICD-9), o qual deve ser incluído no pedido de pagamento, e o Medicare e muitas companhias de seguro irão comparar o artigo que está sendo fornecido com o código do diagnóstico para ajudar a determinar se a cobertura será aprovada.

Por vezes, o Medicare ou uma companhia de seguros entrará em contato com o médico para informações adicionais antes de pagar um pedido. (Isso é chamado de *desenvolvimento do pedido de pagamento.*) Algumas vezes um pedido de pagamento será codificado para menor para um código que resulta em pagamento menor. Por exemplo, um médico pode prescrever um leito hospitalar semi-elétrico, mas com documentação que apenas qualifique o paciente para o leito com ajuste manual. Se o farmacêutico fornece o leito semi-elétrico, conforme ordenado, e submete um pedido de pagamento ao Medicare para ele, o pedido pode ser qualificado para um leito manual e pago de acordo com isso.

Embora algumas companhias de seguro ainda paguem os pedidos de pagamento na íntegra (ou um percentual fixo do pedido) conforme apresentado na fatura, mais e mais companhias de seguro, HMOs e PPOs, bem como o Medicare e o Medicaid, baseiam seus pagamentos em níveis de pagamento máximo permitido e/ou programações de honorários. Muitas companhias de seguro comumente não pagarão o preço total por um medicamento de marca quando estiver disponível o equivalente genérico de custo inferior. Da mesma forma, elas não pagarão um preço mais elevado por artigos que consideram de luxo ou clinicamente desnecessários. Um exemplo é o leito hospitalar no parágrafo anterior. Embora o médico, o paciente e o farmacêutico possam concordar, todos, que um determinado produto ou aspecto é realmente necessário do ponto de vista médico, a companhia de seguro ou o Medicare podem não concordar.

É muito importante que o farmacêutico que fornece os acessórios de cuidados de saúde gaste um tempo para aprender os meandros das faturas para esses artigos e se atualize com as constantes alterações que acontecem. À medida que os negócios da farmácia com acessórios de saúde crescem, é freqüentemente aconselhável ter pelo menos uma pessoa dedicada a obter as prescrições apropriadas, fatura, envio de pagamentos, faturas de seguros secundários, revisão de pagamentos negados ou reduzidos e a manutenção geral da atualização sobre as questões de reembolso.

PROMOÇÃO

A primeira forma de promoção que o farmacêutico pode usar é um *display* atraente e bem-sortido no chão (veja Fig. 109.49).

Antes de se decidir sobre outros tipos de promoção a serem realizados, os farmacêuticos devem determinar de onde é provável que venha a maior parte de seu volume de acessórios de saúde. O que os farmacêuticos envolvidos com sucesso em departamentos de suprimentos cirúrgicos e aparelhos de convalescença estão achando é que a maior parcela de seus negócios

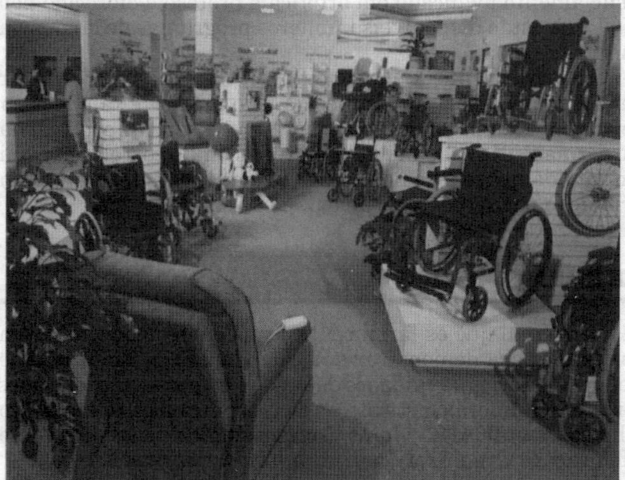

Fig. 109.49 *Display* no chão e em espaço de parede. Essa disposição muito comum pode ser a mais produtiva. Com a vantagem de ser capaz de demonstrar todas as cadeiras de rodas e andadores abertos, ela proporciona ao consumidor um quadro total e abrangente de seu departamento de cuidados domiciliares de uma só vez.

cirúrgicos não é feita com seus fregueses regulares, mas com novos fregueses que vêm às suas farmácias especificamente para suprimentos médicos. Há pouca dúvida de que o motivo da ida desses novos clientes a essas farmácias é eles terem sido enviados até lá, em sua maioria, por profissionais médicos e de outras especialidades de saúde em suas próprias comunidades.

Os encaminhamentos para cadeiras de rodas, andadores, suprimentos de ostomias, equipamento respiratório e outros acessórios de saúde vêm de médicos, hospitais, casas de repouso e uma ampla variedade de profissionais de saúde na comunidade, entre os quais estão terapeutas (fisioterapeutas, terapeutas ocupacionais, terapeutas enterostomais, terapeutas respiratórios), enfermeiras, assistentes sociais, diretores de serviços sociais, coordenadores de cuidados domiciliares, enfermeiras visitadoras e treinadores em organizações esportivas. Os médicos na maioria das principais especialidades farão encaminhamentos. É importante que cada profissional de saúde seja orientado sobre os produtos e serviços relevantes para sua disciplina específica. As organizações em que esses e outros profissionais podem ser encontrados incluem hospitais e casas de repouso, associações de enfermeiras visitadoras, associações particulares de fisioterapia, departamentos estaduais de reabilitação vocacional, companhias de seguro, departamentos esportivos nas escolas, instalações comerciais e de fabricação, centros de reabilitação, agências de saúde domiciliar, clínicas e agências como a Easter Seal Society, American Cancer Society, Multiple Sclerosis Association, Muscular Dystrophy Foundation, National Paraplegia Foundation, United Cerebral Palsy, United Ostomy Association e muitas outras. Essas, então, são as pessoas e organizações para as quais devem ser direcionados os principais programas promocionais da farmácia. E embora a promoção para o público em geral ainda seja muito importante, é primordial que o farmacêutico desenvolva programas promocionais efetivos voltados para a comunidade profissional.

Como é bastante comum para muitos desses *novos* fregueses começarem a freqüentar suas *novas* farmácias para outras necessidades de saúde, não é surpresa que a existência de um departamento de acessórios de saúde abrangente seja considerada pelas farmácias que os operam um excelente meio de promover a farmácia como um todo.

Como a maior parcela do volume de suprimentos cirúrgicos e acessórios de saúde se origina com os médicos e profissionais correlatos dentro da comunidade, deve ser feita a pergunta: O que leva esses profissionais a recomendar um revendedor em relação a outro?

Os aspectos sobre a distribuição no varejo de equipamentos e suprimentos médicos que mais preocupam os médicos e profissionais correlatos na comunidade são

1. Que o fornecedor tenha base acadêmica e conhecimento prático para recomendar o equipamento correto para a necessidade de cada paciente e que seja capaz de mostrar corretamente ao paciente como o equipamento deve ser utilizado.
2. Que o fornecedor não pratique medicina, fisioterapia, etc., mas que chame os praticantes dessas profissões para consultas e orientação, quando apropriado.
3. Que o fornecedor tenha um estoque adequado, em tipo e quantidade, para satisfazer as necessidades imediatas de seus pacientes.
4. Que o fornecedor, além de ter um estoque amplo, tenha acesso às amplas variedades de equipamentos e suprimentos médicos de inúmeros fabricantes, para servir às necessidades especiais e únicas dos pacientes.
5. Que o fornecedor distribua apenas mercadorias de boa qualidade e que se responsabilize pelo que ele aluga ou vende. Muitos profissionais médicos também são conscientes dos nomes comerciais.
6. Que o fornecedor tenha a capacidade de fornecer os serviços de reparo e manutenção básicos para aquilo que eles alugam ou vendem.
7. Que o equipamento dos fornecedores tenha preços competitivos, tanto para aluguel quanto para a venda.
8. Que o fornecedor empreenda os negócios de uma maneira idônea, bem-organizada, eficiente e completamente profissional.

Anúncios em periódicos profissionais, campanhas de maladireta, jornais e comerciais de televisão são, todos, métodos efetivos e comumente utilizados de divulgar que uma farmácia possui os atributos que a comunidade profissional espera.

Freqüentar e patrocinar reuniões de grupo, como as associações locais de ostomia ou diabetes, ou trabalhar com os grupos de serviços públicos, como *Reach to Recovery*, possibilita que o farmacêutico interaja com os profissionais de saúde e voluntários que são influentes nessas áreas.

Enviar a um médico ou a outra fonte de referência um agradecimento por escrito por cada novo encaminhamento também ajuda a lembrar ao médico sobre os serviços profissionais fornecidos pelo farmacêutico. Mesmo uma simples nota afirmando que um paciente recebeu a adaptação a um tipo particular de suporte ortopédico em uma determinada data, de acordo com a prescrição pelo médico, pode concluir o arquivo do paciente, onde o médico pode ver aquilo várias vezes.

Um dos meios mais efetivos de promover um departamento de acessórios de saúde, principalmente um que realiza a adaptação de aparelhos ortopédicos e de mastectomia, consiste no relato especificado direto para o médico. Telefonar para ele em seu consultório é uma maneira correta de promover seu departamento de acessórios de saúde. Mesmo que não seja possível ver o médico a cada vez, o contato com seu pessoal do consultório, principalmente com uma enfermeira, pode ser geralmente muito eficaz. Muitas vezes, os pacientes perguntarão à recepcionista, enquanto fazem a marcação da próxima consulta, onde eles podem encontrar o artigo que acabou de ser prescrito.

Outro meio efetivo para comunicar o fato de que a farmácia possui a experiência e o estoque para satisfazer às necessidades de cuidados de saúde da comunidade é através de um programa de demonstrações regulares no hospital e de aulas de treinamento em serviço para equipes nos hospitais e casas de repouso, bem como em apresentações em universidades, organizações de serviço social e grupos de interesse especial.

Nada melhor para demonstrar a experiência própria na seleção e, quando necessário, na mensuração e adaptação de acessórios de saúde do que fornecer instrução para grupos de profissionais de saúde em um hospital ou casa de repouso sobre os princípios básicos e o uso adequado dos acessórios, principalmente aqueles que servem como auxílio na convalescença ou nos cuidados domiciliares do paciente. Dessa forma, por exemplo, o importante tema dos aparelhos de deambulação — bengalas, muletas de antebraço, muletas axilares e andadores — deve incluir uma discussão dos fatores fisiológicos da deambulação; a seleção, mensuração e adaptação dos dispositivos para proporcionar a alavancagem e o conforto máximos; e a maneira de se utilizá-los na deambulação em áreas niveladas, bem como para subir e descer escadas. Muitos outros temas podem ser apresentados de modo semelhante por farmacêuticos instruídos no uso de aparelhos de convalescença e outros acessórios de saúde.

Vários fabricantes de equipamentos oferecem programas de treinamento em serviço que podem ser utilizados como uma orientação para desenvolver programas de treinamento para hospitais, casas de repouso, associações de enfermeiras visitadoras e escolas.

Com o advento de vários programas de cuidados gerenciados, incluindo os planos para beneficiários do Medicare, outro tipo de promoção tornou-se necessário. Os farmacêuticos podem ter empreendido muitas ou todas as etapas anteriores para promover seus departamentos de acessórios de saúde e ainda observar resultados fracos, porque grande parte dos médicos que poderiam recomendar os serviços da farmácia é solicitada a encaminhar a outros profissionais que se encontram em uma determinada rede de cuidados de saúde, enquanto a farmácia não está. Os farmacêuticos devem buscar ativamente aquelas organizações de cuidados de saúde para as quais eles desejam fornecer os serviços.

Embora algumas organizações lidem apenas com fornecedores de preço fixo ou tenham um fornecedor exclusivo, muitas trabalharão com vários fornecedores preferidos. Com freqüência, é difícil encontrar um tomador de decisão real que possa permitir que a farmácia se torne um fornecedor preferido, mas, à medida que a farmácia se transforma em um fornecedor para algumas organizações, outras portas podem ser gradualmente abertas por causa do excelente serviço fornecido. Com freqüência, ser excepcionalmente bom em um pequeno nicho de mercado pode *abrir a porta* para se tornar um fornecedor também de outros serviços.

Todos os métodos de promoção listados aqui têm uma coisa em comum: a construção da relação, um elemento primordial na formação de um departamento de acessórios de saúde forte na farmácia.

CONDUTA PROFISSIONAL

Os farmacêuticos não devem concluir rapidamente que serão bem-sucedidos nesse campo, independentemente de suas estimativas do comércio local, seus estoques e suas instalações de demonstração. A menos que o farmacêutico queira devotar tempo e esforço inteligente para o empreendimento, ele falhará. Os farmacêuticos devem estar interessados em auxiliar os idosos, os enfermos e os doentes. Suas atitudes devem ser profissionais, e suas condutas para o encaminhamento em perspectiva dos médicos e do público devem ser feitas com essa base, não na simples disponibilidade ou preço. Eles devem tornar-se instruídos nas áreas de reembolso e credenciamento. Mais importante, eles devem desenvolver a experiência para recomendar o equipamento e os suprimentos corretos e instruir seus clientes sobre as suas utilizações adequadas.

Os farmacêuticos que estão considerando seriamente o desenvolvimento dessa especialidade precisarão expandir sua lista de leitura de periódicos e jornais profissionais relevantes. Além dos principais jornais de farmácia, as seguintes publicações ampliarão seus conhecimentos e perspectivas em relação aos aparelhos de convalescença e suprimentos cirúrgicos: *HomeCare, HME News, Home Health Care Dealer, Medical Product Sales, Today's Home Healthcare Provider, Home Health Products, Ostomy Quarterly, The Journal of Care Management*, e periódicos em campos de especialidade como fisioterapia, terapia ocupacional ou terapia respiratória.

A National Community Pharmacists Association criou uma divisão especial de Serviços de Farmácia de Cuidados de Saúde Domiciliar. Essa divisão pode fornecer informações adicionais para os farmacêuticos sobre as alterações nos programas governamentais que afetam os farmacêuticos que fornecem acessórios de cuidados de saúde domiciliar. A NCPA publica um boletim informativo, o *Alternative Pharmacist Monthly*. A NCPA, um fornecedor credenciado da APCE, também fornece programas educacionais relativos à ostomia, incontinência, controle de feridas, ortótica e próteses. Um programa de credenciamento avançado em ortótica e prótese é oferecido pela NCPA, e estão disponíveis inúmeros programas de credenciamento.

O departamento de suprimentos cirúrgicos da moderna farmácia comunitária é reconhecido pelo médico e também por leigos como uma extensão apropriada do serviço profissional do farmacêutico. Os médicos e profissionais correlatos avaliam rapidamente esse novo serviço como uma importante contribuição para o conceito de equipe de saúde.

CREDENCIAMENTO

A etapa final que os farmacêuticos podem — e devem — empreender para demonstrar sua competência como fornecedores de acessórios de cuidados de saúde é tornar-se credenciados. Existem inúmeras instituições de credenciamento. A mais conhecida é o JCAHO (Joint Commission on Accreditation of Healthcare Organizations).

Para tornar-se credenciada, a farmácia deve, entre outras coisas, passar por uma inspeção no local, na qual o inspetor determina a competência da empresa em certas áreas como

1. Direitos e responsabilidades do paciente.
2. Cuidados, tratamentos e serviços.

3. Educação.
4. Segurança ambiental.
5. Gerenciamento de equipamentos.
6. Gerenciamento de recursos humanos.
7. Gerenciamento de informações.
8. Controle de infecção.
9. Garantia da qualidade.

O levantamento incluirá entrevistas com a equipe e com os clientes, *percorrer* os fornecimentos de equipamentos e verificar os arquivos de pacientes. O credenciamento é por um período de 3 anos, depois do que a empresa deve ser novamente vistoriada.

A Accreditation Commission for Home Care, Inc, também pode fornecer credenciamento para empresas que se qualificam. Ela tem uma seção de especialidades que lida com a adaptação de próteses de mastectomia. Depois de ser aprovada em uma inspeção no local, uma empresa pode ser credenciada por 3 anos.

Outras organizações que fornecem credenciamento são a CHAP (Commission on Health Accreditation Programs), a CARF (Commission on Accreditation of Rehab Facilities) e o NCQA (National Committee for Quality Assurance).

O FUTURO

A expectativa de vida prolongada produziu um aumento no número de pessoas idosas e um aumento correspondente no número de pessoas doentes e enfermas nesse segmento da população norte-americana. O número crescente de pessoas idosas, a tendência no sentido de seu maior subsídio e o rápido aumento nos serviços a partir de agências de cuidados domiciliares e de departamentos ambulatoriais dos hospitais comportam um número sempre crescente de candidatos potenciais para suprimentos cirúrgicos e aparelhos de convalescença no futuro. Também é verdadeiro que muitas pessoas jovens estão doentes ou enfermas.

Embora as casas de repouso forneçam cuidados para um número substancial desses pacientes, muitos deles querem permanecer em casa e evitar os custos crescentes dos cuidados institucionais. Os hospitais relutam em fornecer serviços para pessoas que não necessitam das instalações de cuidados agudos, exceto em uma base ambulatorial, pois eles são muito mais onerosos para o paciente e para o hospital. Em conseqüência disso, a tendência é a de transferir o paciente para os cuidados domiciliares o mais brevemente possível. Encorajados a fazer isso pelas principais companhias de seguros, como a Blue Cross, e com o desenvolvimento de agências de cuidados de saúde domiciliares, a demanda por dispositivos cirúrgicos e equipamento médico para uso por pacientes em casa está crescendo diariamente.

Este capítulo foi preparado como uma revisão de muitos, mas nem todos, os trajetos que o farmacêutico poderia empreender para expandir seus horizontes profissionais. Para ser realmente bem-sucedido em qualquer um deles, pode ser necessário um comprometimento sincero de tempo, energia e outros recursos, mas as recompensas profissionais podem fazer isso tudo valer a pena.

O autor agradece as contribuições de Barry N Eigen, MBA; Cindy Ciardo, Certified Fitter e BOC Orthotist; e Janet Lutze, RN, BSN, CETN.

PARTE **8**

Tratamento do Paciente

Nicholas G Popovich PhD
Professor of Pharmacy Practice
School of Pharmacy and Pharmaceutical Sciences
Purdue University
West Lafayette, IN 47907

CAPÍTULO 110

Tratamento do Paciente Ambulatorial

Gail D Newton, PhD
Associate Professor of Pharmacy Practice
School of Pharmacy and Pharmacal Sciences
Purdue University
West Lafayette, IN 47907

Várias definições são utilizadas para classificar os pacientes: hospitalizados, não-hospitalizados, paciente interno, paciente externo, acamado e ambulatorial. Estritamente falando, os pacientes ambulatoriais são aqueles capazes de caminhar, isto é, aqueles que não estão acamados. Portanto, os pacientes ambulatoriais podem ser pacientes internos de uma instituição, como hospital ou unidade de tratamento prolongado, se não estiverem acamados. Entretanto, o termo paciente ambulatorial tornou-se mais restrito em seu uso mais moderno, significando simplesmente um paciente que não está hospitalizado.

Os pacientes ambulatoriais mencionados aqui são pacientes não-institucionalizados que são responsáveis por obter sua medicação, por seu armazenamento e por tomá-la. Eles podem ou não ser pacientes externos, dependendo do local onde recebem o tratamento. Eles podem até estar confinados a uma cadeira de rodas e, estritamente falando, não deambular, mas se não estiverem hospitalizados terão as mesmas responsabilidades básicas com sua medicação que os *pacientes que caminham*.

Se os pacientes procuram um médico que prescreve uma medicação, ou se eles mesmos decidem tratar-se sozinhos, é muito provável que o farmacêutico da comunidade entre em contato com eles. Assim, é importante que o farmacêutico compreenda esses pacientes, de modo que, como farmacêutico e membro da equipe de saúde, possa fornecer o melhor tratamento de saúde possível para os pacientes ambulatoriais que utilizam o conhecimento e julgamento adequados.

NECESSIDADES RELACIONADAS À MEDICAÇÃO DOS PACIENTES AMBULATORIAIS

Sabe-se que nem sempre o paciente ambulatorial segue as orientações fornecidas para tomar sua medicação. Existem vários motivos para isso, e o leitor deve consultar o Cap. 115 para obter uma discussão completa e esclarecedora sobre a obediência do paciente. Durante toda a década de 1970, numerosos estudos mostraram que os pacientes utilizam erroneamente suas medicações, com freqüências que variam de 20 a 82%.[1] Essa grande variação reflete diferenças de estudos, diferenças na classe do medicamento e a interpretação do pesquisador e o uso errôneo do medicamento pelo paciente.

Em um dos estudos mais antigos, Latiolais e Berry[2] mostraram várias formas de uso errôneo dos medicamentos pelos pacientes. Muitos desses mesmos problemas ainda existem e são

1. Superdosagem
   a. Tomar mais que a dose prescrita em qualquer momento da administração.
   b. Tomar mais que o número prescrito de doses em um dia.
   c. Tomar a dose, prescrita conforme necessário, no momento em que não é necessária.
   d. Tomar a mesma medicação de dois ou mais frascos diferentes simultaneamente.
2. Subdosagem
   a. Tomar menos que a dose prescrita em qualquer momento da administração.
   b. Omitir uma ou mais doses.
   c. Interromper o fármaco antes da duração prescrita.
   d. Omitir a dose de uma medicação, prescrita conforme necessário, quando é necessária.
3. Tomar uma dose em horário diferente, se este tiver sido estipulado nas orientações.
4. Tomar uma dose em outra forma que não a especificada nas orientações.
5. Utilizar a via errada de administração.
6. Tomar medicação que foi interrompida.
7. Tomar medicamentos com data de validade vencida.
8. Tomar medicamento de outra pessoa.
9. Tomar dois ou mais medicamentos com contra-indicações terapêuticas.
10. Não obter a receita aviada.
11. Não compreender como utilizar a unidade de administração de forma adequada (p. ex., inalador).
12. Não compreender como utilizar ou administrar a dose de forma adequada.

Com base nos critérios mencionados, os autores constataram que 42,8% dos pacientes da amostra utilizavam suas medicações de forma errônea, e que 4,4% utilizavam sua medicação de tal forma que implicava grave ameaça para sua saúde. Os tipos de uso errôneo encontrados com mais freqüência eram superdosagem e omissão de doses. Os casos de superdosagem representaram 41,3% do total das receitas utilizadas erroneamente. A omissão de uma ou mais doses ocorreu em 23,6% das receitas utilizadas erroneamente. Outro resultado desse estudo revelou que, das receitas utilizadas de forma errônea, em cerca de 50% dos casos os pacientes sabiam que estavam utilizando a medicação de forma errada.

Talvez, esse uso aparentemente errôneo seja mais compreensível quando se considera o motivo mencionado com mais freqüência, ocorrendo em um terço dos casos, que é o fato de o paciente não ter compreendido as instruções de uso. O segundo motivo mais freqüente mencionado pelos pacientes para não seguirem as orientações fornecidas foi que eles acreditavam que necessitavam de outra dose. Outro motivo freqüente foi que o paciente acreditava que estava curado e interrompia o tratamento antes do momento prescrito.

Em 1992, um estudo realizado por Clepper calculou que 50% do 1,8 bilhão de receitas aviado anualmente era tomado de forma incorreta.[1] Esse estudo calculou também que 90% dos pacientes ambulatoriais cometeram erros ao tomar suas medicações. Além disso, esses erros representaram 10% de todas as hospitalizações na população geral e 25% das hospitalizações dos idosos. Conseqüentemente, os custos com a saúde aumentaram e a produtividade no trabalho diminuiu. Entretanto, o achado mais alarmante desse estudo foi que a desobediência do paciente pode estar associada à ocorrência de mais de 125.000 mortes anuais.

Dois dos estudos mais recentes forneceram estimativas sobre o custo real do uso errôneo dos medicamentos nos EUA. Um estudo estimou esses custos em cerca de US$ 100 bilhões, com mais de 50% decorrentes de perda de produtividade e quase um terço devido a hospitalizações e tratamento domiciliar de enfermagem.[3] O outro estudo calculou que os custos da morbidade e mortalidade decorrentes de medicamentos representam para a economia norte-americana cerca de US$ 76,6 bilhões por ano.[4] Esse valor não inclui os custos associados à perda de produtividade.

É inconcebível que os pacientes intencionalmente utilizem de forma errônea sua medicação de uma maneira que poderia ser prejudicial para sua saúde. Similarmente, com o alto custo dos tratamentos de saúde, é de estarrecer que os pacientes não maximizem o tratamento que estão recebendo para obterem o benefício máximo proveniente de seus gastos.

Como já mencionado, um motivo comum para o uso errôneo da medicação pode ser a falta de conhecimento e compreensão do paciente sobre a medicação e de como integrá-la no tratamento de determinada condição mórbida. Como exemplo, a literatura científica documenta que pacientes com diabetes melito administram sua insulina de forma inaceitável, não seguem a dieta, têm pouco cuidado com os pés e não testam sua urina e/ou sangue de forma correta.[5] Embora maus hábitos e/ou falta de responsabilidade por parte dos pacientes possam ser responsáveis por alguns desses comportamentos, a não-compreensão da importância de cada componente do tratamento para a prevenção das complicações da doença também é um fator em muitos casos.

Outras idéias erradas do paciente também contribuem para o uso errôneo da medicação. Por exemplo, *se um comprimido é bom, dois serão ainda melhor* é uma crença comum do paciente que está com muito medo. Os pacientes também costumam interromper os medicamentos de forma inadequada por vários motivos. Nesse contexto, um estudo recente identificou os motivos mais comuns para os pacientes não repetirem as receitas.[6] Esses motivos, em ordem decrescente de importância, são

1. O medicamento não está funcionando.
2. O medicamento está provocando efeitos colaterais.
3. Melhora da condição.
4. O paciente recebeu informações negativas sobre a medicação.
5. O medicamento custa muito caro.
6. O paciente estava confuso sobre como tomar a medicação.

Em 1891, o filósofo e educador de medicina Sir William Osler capturou a essência do homem e da medicina quando afirmou que "o desejo de tomar medicamentos é, talvez, a maior característica que diferencia o homem dos animais". Infelizmente, essa assertiva não capturou a forma como o homem toma os medicamentos, conforme mostrado pelos achados das pesquisas já descritas. Esses resultados mostram claramente a necessidade de profissionais qualificados para ajudar os pacientes a conseguirem os maiores benefícios de sua farmacoterapia. Como especialistas em medicação que são, amiúde, os profissionais de saúde mais acessíveis, os farmacêuticos da comunidade ocupam uma posição única e são profissionalmente obrigados a atender a essa necessidade dos pacientes ambulatoriais.

AS RESPONSABILIDADES DO FARMACÊUTICO

Outrora, a responsabilidade do farmacêutico era aviar receitas de forma precisa, fornecer aconselhamento farmacêutico e responder a perguntas que estivessem preocupando o paciente. Entretanto, recentemente a profissão de farmácia adotou o tratamento farmacêutico como sua missão e, portanto, ampliou a responsabilidade para o farmacêutico.[7] O tratamento farmacêutico focaliza atitudes, comportamento, obrigação, preocupação, ética, funções, conhecimento, responsabilidades e habilidades do farmacêutico para o fornecimento de farmacoterapia a pacientes individuais. O objetivo é obter resultados ideais que melhorem a qualidade de vida do paciente. Esses resultados podem incluir

1. Cura da doença.
2. Eliminação ou redução dos sintomas.
3. Parada ou alentecimento do processo mórbido.
4. Prevenção da doença.
5. Diagnóstico da doença.
6. Alterações desejadas nos processos fisiológicos.

Os farmacêuticos que fornecem tratamento farmacêutico assumem a responsabilidade de identificar, prevenir e resolver problemas relacionados à medicação em nome de seus pacientes. Esses problemas foram amplamente definidos como eventos indesejáveis de origem psicológica, fisiológica, social ou econômica e podem ser uma função do paciente que

1. Necessita de farmacoterapia, mas não a está recebendo.
2. Toma ou recebe o medicamento errado.
3. Toma ou recebe muito pouco da medicação correta.
4. Toma ou recebe muito da medicação correta.
5. Apresenta uma reação adversa a um medicamento.
6. Apresenta interação entre os fármacos ou entre o fármaco e o alimento.
7. Não está tomando ou recebendo um medicamento que foi prescrito, ou
8. Toma ou recebe um medicamento para o qual não há indicação válida.[8]

Nesse contexto, os farmacêuticos colaboram com os pacientes, cuidadores dos pacientes, médicos, enfermeiras e com outros profissionais de saúde para iniciar, modificar e interromper a farmacoterapia visando a evitar ou resolver esses problemas relacionados à medicação. Nesse ponto, os farmacêuticos que fornecem tratamento farmacêutico realizam uma série de etapas seqüenciais para assegurar que pacientes individuais recebam farmacoterapia eficaz em termos de custo com resultados terapêuticos ideais. Essas etapas exigem que o farmacêutico

a. Estabeleça uma relação de confiança com os pacientes individuais.
b. Colete, sintetize e interprete informações importantes sobre o paciente.
c. Defina e dê prioridade aos potenciais e verdadeiros problemas do paciente relacionados à medicação.
d. Estabeleça um resultado farmacoterapêutico adequado para cada problema relacionado a medicação.
e. Determine alternativas farmacoterapêuticas possíveis para atingir cada resultado desejado.
f. Selecione a melhor solução farmacoterapêutica com base em circunstâncias individuais do paciente.
g. Projete um plano de monitoração para determinar se o resultado farmacoterapêutico desejado foi alcançado e
h. Implemente os planos farmacoterapêuticos e de monitoração individualizados e avalie e documente os resultados dos mesmos.[8]

Uma vantagem do tratamento farmacêutico sobre as definições prévias da prática de farmácia é a sua aplicabilidade a todos os quadros e às terapias com *e* sem prescrição (veja Cap. 114). Além disso, a pesquisa mostra que os serviços de tratamento farmacêutico fornecidos por farmacêuticos melhora o tratamento dos pacientes hospitalizados e ambulatoriais. Essas melhoras incluem melhoras nos resultados do paciente, melhor obediência do paciente e redução dos custos com saúde associada aos infortúnios/uso errôneo da medicação.[9]

Apesar desses achados, a realização da participação do tratamento farmacêutico tem sido lenta, sobretudo na prática ambulatorial. Para encorajar a evolução adicional do tratamento farmacêutico nos ambulatórios, em 1990 o Office of the Inspector General do US Department of Health and Human Services (DHHS) resumiu a condição atual dos serviços clínicos disponíveis na comunidade, descreveu as barreiras que limitam a disponibilidade desses serviços, fez recomendações para reduzir essas barreiras e recomendou fortemente o estabelecimento de estratégias para fornecer de forma abrangente o tratamento farmacêutico no quadro ambulatorial.[10]

Posteriormente, o Omnibus Budget Reconciliation Act de 1990 (OBRA 1990) foi sancionado e determinou que cada agência do Medicaid estadual instituísse um programa de Revisão do Uso de Medicamentos para cobrir os fármacos de pacientes ambulatoriais que não passasse de 1.º de janeiro de 1993. Essa lei exigiu também que os farmacêuticos fornecessem a revisão da utilização em perspectiva (isto é, perfil do paciente) e aconselhamento para os pacientes do Medicaid. Espera-se que a pressão social e profissional seja tal que todos os pacientes, e não apenas os do Medicaid, venham a receber esse serviço. Na verdade, muitos estados norte-americanos decretaram que esses serviços serão fornecidos a todos os pacientes.[11]

Esses desenvolvimentos legislativos indicam a necessidade de serviços de tratamento farmacêutico na prática ambulatorial. A intenção deste capítulo é operacionalizar ainda mais o conceito de tratamento farmacêutico nesse contexto, de modo que os farmacêuticos da comunidade possam continuar a evoluir em direção à realização do papel do tratamento farmacêutico em suas práticas.

Estabelecimento de uma Relação de Confiança com Pacientes Individuais

A primeira etapa na administração do tratamento farmacêutico é o estabelecimento de uma relação de confiança com o paciente. Para esse fim, os farmacêuticos precisam procurar e conseguir autoridade de seus pacientes para atuar em seu benefício. Os farmacêuticos também podem precisar obter permissão de outros profissionais de saúde e dos cuidadores do paciente (p. ex., nos casos em que o paciente é uma criança ou é incapaz de ir à farmácia) para prestar os serviços de tratamento farmacêutico. Em todos os casos, a chave para realizar esse processo é a comunicação efetiva.

A construção de uma relação de confiança não pode ocorrer a distância. O farmacêutico precisa interagir diretamente com o paciente para ganhar sua confiança e obter permissão para ser responsável pelos resultados da farmacoterapia. Portanto, no ambulatório, os farmacêuticos precisam tomar a iniciativa para engajar-se e a seus serviços na ocasião em que o paciente apresenta pela primeira vez uma receita.

Idealmente, o farmacêutico deve convidar o novo paciente para uma área privada, ou semiprivada, da farmácia para explicar a relação proposta, seus benefícios e seu compromisso com o bem-estar do paciente. Do ponto de vista realista, pode ser impossível para o farmacêutico entrevistar o paciente na ocasião em que a prescrição é feita, devido a limitações de tempo impostas por outras responsabilidades profissionais. Nesse caso, o farmacêutico deve marcar um novo encontro com o paciente, em um horário conveniente para ambas as partes.

As relações de confiança raramente são resultado de uma única interação. Além disso, por sua natureza, o tratamento farmacêutico é um processo interativo e contínuo, desde que o paciente tenha problemas relacionados à medicação que não tenham sido solucionados. Portanto, assim que a comunicação tenha sido estabelecida, o farmacêutico precisa interagir regularmente com o paciente para fortalecer a relação e coletar dados adicionais necessários para assegurar que as necessidades do tratamento farmacêutico sejam atendidas.

Coleta, Síntese e Interpretação de Informações Importantes sobre o Paciente

Conforme já mencionado, a responsabilidade primária do farmacêutico na administração do tratamento farmacêutico é identificar, prevenir e resolver problemas referentes à medicação. Um fator crítico no desempenho dessa obrigação é a disponibilidade de dados essenciais do paciente. Esses dados foram classificados de várias formas por diferentes autores. A estrutura específica utilizada para classificar os dados do paciente é menos importante que o uso consistente de um único método para fazê-lo. Isso assegura que todas as informações potencialmente úteis sejam consideradas para cada paciente.

Com esse propósito, as informações do paciente são organizadas em três categorias. Itens sobre dados específicos são agrupados dentro de cada categoria (veja Quadro 110.1). Para tomar as decisões adequadas sobre a terapia do paciente, os farmacêuticos precisam compreender a utilidade dos diferentes tipos de informações no processo de tomada de decisão. Além disso, eles precisam entender que decisões diferentes exigem tipos diferentes de informações do paciente. Assim, dados adequados e abrangentes para um paciente específico podem ou não incluir todas as informações mostradas no Quadro 110.1.

No contexto dos pacientes ambulatoriais, as informações demográficas úteis incluem o nome, a idade, o sexo e a raça do paciente. A idade, o sexo e a raça são, amiúde, fatores importantes na seleção dos medicamentos e na determinação da dose. Por exemplo, as doses da medicação são na maioria das vezes mais baixas para os pacientes idosos devido à redução da função renal ou hepática. O sexo é importante no caso de uma mulher em idade fértil se os medicamentos que estiverem sendo considerados para o tratamento forem potencialmente perigosos para a criança não-nascida. Por fim, a raça é um fator importante no tratamento da hipertensão arterial nos pacien-

Quadro 110.1 Informações do Paciente para a Administração do Cuidado Farmacêutico

ESTILO DE VIDA	DEMOGRAFIA/CLÍNICA	TERAPÊUTICA
Ascendência étnica	Idade	Terapias anteriores[b]
História sexual	Sexo	Fármacos de prescrição
Como vive	Raça	Fármacos de venda livre
Apoio social	Condição de saúde[a]	Terapias alternativas
Crenças sobre a saúde	Comprometimentos/incapacidades	Terapias atuais[b]
Expectativas sobre o tratamento	História patológica pregressa	Fármacos de prescrição
Condição financeira/seguro	Problemas clínicos atuais	Fármacos de venda livre
Atividades diárias	Gravidade	Terapias alternativas
Uso de tabaco, álcool e cafeína	Prognósticos	Alergias
Práticas nutricionais/exercício	Queixas principais	Reações medicamentosas adversas
Percepção das doenças atuais	Dados da avaliação física	Médicos
Percepção da terapia atual	Dados laboratoriais	Outros profissionais de saúde
Obediência à terapia atual		
Preocupações sobre a terapia atual		

[a]Inclui condições cardíaca, hepática, imunológica, nutricional e renal.
[b]Inclui esquemas terapêuticos.

tes afro-americanos porque muitos medicamentos anti-hipertensivos não são efetivos nessa população.

Informações clínicas essenciais incluem história patológica pregressa (HPP) e todas as doenças agudas e crônicas atuais, incluindo avaliações de sua gravidade, prognósticos e queixas associadas do paciente. Em alguns casos, também pode ser adequado obter informações sobre os comprometimentos ou incapacidades físicas do paciente. Por exemplo, um paciente com destreza manual limitada secundária a uma condição artrítica pode ter dificuldade para utilizar um dispositivo para administração do medicamento, como inalador com dosímetro.

Em alguns casos, também pode ser adequado obter informações clínicas adicionais sobre um paciente específico. Por exemplo, informações referentes ao estado imunológico do paciente seriam importantes quando a farmacoterapia escolhida pode causar ainda mais imunossupressão. Da mesma forma, medições domiciliares dos níveis glicêmicos e da pressão sanguínea seriam úteis para avaliar a eficácia da terapia para os pacientes com diabetes e hipertensão arterial, respectivamente.

As informações terapêuticas essenciais incluem os nomes de todas as substâncias prescritas e não-prescritas utilizadas pelo paciente e sua freqüência de uso e indicações terapêuticas. Alergias medicamentosas, reações medicamentosas adversas prévias e intolerâncias também devem ser notadas em cada paciente. Além disso, devido à popularidade cada vez maior das terapias alternativas, os farmacêuticos devem perguntar sobre o uso de remédios caseiros, suplementos vitamínicos/minerais, preparações fitoterápicas e outras modalidades terapêuticas não-tradicionais, p. ex., acupuntura, aromaterapia, etc...

Talvez a categoria de informações que não é detectada com mais freqüência inclua detalhes relacionados ao estilo de vida do paciente. Informações dessa categoria podem ser cruciais em várias circunstâncias. As crenças sobre saúde do paciente e as percepções da doença e a terapia prescrita influenciam muito a obediência do paciente.[12] Conseqüentemente, os farmacêuticos devem tentar obter informações sobre essas percepções e crenças de todos os pacientes.

Em algumas situações, informações adicionais sobre o estilo de vida do paciente tornam-se importantes. Por exemplo, o consumo abusivo de álcool por uma paciente mulher que precisa de tratamento para tricomoníase seria importante porque o agente de escolha para essa doença (isto é, metronidazol) provoca uma reação dissulfiram-símile quando álcool é consumido. A história sexual da paciente nessa situação também seria pertinente porque é necessário o tratamento dos parceiros do sexo masculino para evitar recorrência da doença. Como cada paciente apresenta um conjunto singular de circunstâncias, os farmacêuticos precisam utilizar o bom senso profissional para determinar quais os tipos de informações sobre o estilo de vida são essenciais para o tratamento ideal do paciente.

O farmacêutico também precisa determinar uma fonte adequada para cada tipo de informação. Fontes comuns incluem o paciente, o cuidador ou a família do paciente, o perfil do paciente na farmácia, registros médicos, laboratórios, médicos, enfermeiras e outros profissionais de saúde. As fontes adequadas podem variar dependendo da situação. Em cada caso, o farmacêutico precisa considerar a capacidade da fonte de fornecer informações precisas e confiáveis e a facilidade de acesso a elas.[13]

Como exemplo, considere o caso de um aposentado de 67 anos de idade que sofre de diabetes melito há 30 anos. Quando o paciente e sua esposa foram à farmácia pela primeira vez para obter receitas para insulina e seringas e comprar fitas reagentes para medir a glicemia, o farmacêutico de plantão pediu ao paciente que preenchesse um novo formulário com suas informações. Ao inspecionar o formulário completo, o farmacêutico concluiu que nesse caso também seria importante obter as medidas da glicemia para determinar até que ponto o açúcar do sangue do paciente estava atualmente controlado. Fontes alternativas de informações nesse caso incluiriam o paciente, a esposa do paciente, seu registro médico e seu medidor de glicemia, admitindo-se que o paciente tenha boa memória para guardar os resultados do teste, e que utilize a técnica correta para medir regularmente sua glicemia.

O farmacêutico pode conseguir obter os resultados da glicemia e da hemoglobina glicosilada do paciente entrando em contato com o médico e pedindo essa informação para o registro médico do paciente. Entretanto, esses resultados podem não estar atualizados, a menos que o paciente tenha tido uma consulta recente com o médico. Além disso, pode ser difícil localizar o médico para obter essas informações. O farmacêutico poderia perguntar diretamente ao paciente ou à sua esposa. Entretanto, nesses casos, é improvável que um indivíduo se lembre de uma ou mais medições. Além do mais, a confiabilidade dos resultados reportados poderia ser influenciada pela memória ou pela veracidade do indivíduo que os informa. Portanto, nesse caso o farmacêutico concluiu que, se disponível, a fonte mais confiável e acessível das medições da glicemia seria aquela armazenada na memória do medidor de glicemia domiciliar do paciente.

Em muitos casos, as fontes de informação mais adequadas são o paciente ou outros indivíduos envolvidos no tratamento do paciente, p. ex., médicos. Portanto, os farmacêuticos precisam desenvolver habilidades exemplares de comunicação e preparar-se para interagir com esses indivíduos antes de obter informações precisas e completas de forma eficiente. Especificamente, o farmacêutico precisa ser um ouvinte, um orador e um observador experiente que faz perguntas antes para obter as informações desejadas sobre o paciente.

Como nos ambulatórios os farmacêuticos raramente têm acesso aos registros médicos do paciente, quase sempre é necessário realizar uma entrevista com o paciente para conseguir informações anteriores críticas. Para poupar tempo, alguns farmacêuticos pedem aos pacientes que preencham um formulário antes da entrevista. Esse instrumento solicita informações demográficas e de saúde anteriores básicas e é elaborado ainda mais, conforme adequado, durante o processo da entrevista.

Uma entrevista bem-sucedida começa com uma abordagem organizada que é direcionada pela natureza e pela quantidade de informações que se deseja obter do paciente. Por exemplo, a abordagem utilizada durante a primeira visita do paciente à farmácia seria muito diferente das posteriores quando as informações basais são tipicamente atualizadas.

Idealmente, as entrevistas com o paciente devem ser conduzidas face a face, em uma área sossegada, relativamente privada, da farmácia. Além disso, os pacientes se sentem mais à vontade quando o farmacêutico está sentado no mesmo nível próximo a eles, em vez de atrás de uma mesa ou em um balcão alto. O farmacêutico deve começar a entrevista cumprimentando o paciente, se apresentando e explicando brevemente o objetivo da entrevista e a sua duração esperada.

Após essa introdução, o farmacêutico deve continuar com a entrevista utilizando uma mistura adequada de perguntas para conseguir as informações desejadas. Em geral, perguntas abertas seguidas por opções adequadas são efetivas nessa situação. Os farmacêuticos também devem prestar atenção a informações comunicadas não-verbalmente por eles mesmos e pelos pacientes. Nesse contexto, só se deve fazer anotações depois que o paciente terminou de falar, porque a interrupção do contato visual enquanto o paciente está falando pode ser interpretada pelo paciente como desinteresse por parte do farmacêutico, e pode limitar as suas respostas. Além disso, os farmacêuticos podem não detectar indícios não-verbais importantes se estiverem fazendo suas anotações enquanto o paciente está falando.

Os farmacêuticos também precisam estar atentos, e ser sensíveis, à influência da idade, do sexo e das variáveis culturais, educacionais, familiares e socioeconômicas nas respostas do paciente durante a entrevista. Por exemplo, um paciente analfabeto seria incapaz de preencher um formulário escrito. Em vez disso, seria necessário aplicar o instrumento verbalmente. Como exemplo adicional, estudos realizados mostraram que os pacientes de classes socioeconômicas mais baixas tendem a procurar o médico e a informar sintomas incômodos com menos freqüência que os pacientes mais afluentes.[14] Nesses casos, os farmacêuticos podem precisar fazer perguntas mais profundas para obter informações dos pacientes das classes socioeconômicas mais baixas.

Ocasionalmente, a fonte mais adequada de informações sobre o paciente é o seu médico. Embora a interação entre o farmacêutico e o médico não seja considerada uma entrevista, muitas das técnicas de entrevista já delineadas podem facilitar a obtenção das informações. Especificamente, semelhante à entrevista com o paciente, o farmacêutico deve ter uma clara idéia sobre as informações desejadas e uma seqüência lógica de perguntas para obter esses dados antes de entrar em contato com o médico. Além disso, os farmacêuticos devem começar a conversa cumprimentando o médico, apresentando-se e explicando rapidamente a natureza das informações desejadas antes de fazer perguntas específicas.

Independentemente da fonte ou do tipo, as informações sobre o paciente precisam ser registradas de forma organizada e sistemática. Os sistemas de registro são muito variados. Entretanto, o sistema escolhido deve assegurar que as informações sejam prontamente recuperáveis, forneçam avaliação eficiente dos problemas relacionados à medicação e permitam o registro das avaliações, recomendações e informações sobre a monitorização do paciente.

A maioria das farmácias da comunidade utiliza perfis de medicação computadorizados para registrar e manter as informações sobre o paciente. Embora o formato específico desses registros varie de um programa para outro, um exemplo do perfil de medicação do paciente típico é mostrado na Fig. 110.1. Esses registros incluem tipicamente informações médicas e demográficas básicas do paciente e uma lista de todas as receitas aviadas em uma determinada farmácia. Entretanto, como esses registros tipicamente não preparam a documentação de outras terapias, informações da monitorização e recomendações do farmacêutico, sua utilidade no fornecimento do tratamento farmacêutico abrangente é limitada.

Uma alternativa mais útil para o perfil tradicional do paciente é mostrada na Fig. 110.2*A* e *B* e foi desenvolvida para uso na clínica ambulatorial pelo autor. Esse registro de dados do paciente feito pelo farmacêutico fornece campos para registrar todos os dados contidos no perfil do paciente. Além disso, esse registro inclui campos para documentação da história patológica pregressa (HPP) do paciente e história social e espaço para o farmacêutico registrar outros dados específicos do paciente, incluindo informações sobre monitoração, intervenções realizadas no interesse do paciente e os resultados associados.

Várias ferramentas manuais e computadorizadas foram comercializadas para sobrepujar as limitações dos perfis de medicação do paciente. Por exemplo, fichas do Registro Médico Orientado dos Problemas (isto é, POMR™ — Problem-Oriented Medical Record) foram comercializadas pela Global Publishing Network, Inc, como um sistema manual para monitorar e documentar o tratamento do paciente. Um exemplo é mostrado na Fig. 110.3. Essas fichas incluem seções para as características do paciente, história médica, perfil da medicação, dados laboratoriais, problemas relacionados à medicação, notas sobre a evolução e recomendações do farmacêutico. Embora comercializadas basicamente como uma ferramenta para farmacêuticos de instituições, as fichas POMR™ também podem ser uma alternativa eficaz em termos de custo para os profissionais da comunidade.

Sistemas de tratamento farmacêutico computadorizados abrangentes foram recentemente comercializados por vários fornecedores. A CarePoint desenvolveu um sistema Windows (isto é, Guardian™) que permite que os farmacêuticos coletem histórias médica e da medicação detalhadas e documentem as necessidades individuais dos pacientes, as intervenções, os

NOME DO PACIENTE: Stacy Smith

ENDEREÇO: 313 Hummingbird Lane

TELEFONE: 694-8374

DATA DE NASCIMENTO: 17/3/1969

DOENÇAS CONHECIDAS	ALERGIAS/ SENSIBILIDADES	OUTRAS INFORMAÇÕES
Asma Sinusite	Ácido acetilsalicílico	múltiplas vitaminas diariamente

Data	Receita nº	Medicação	Concentração	Quantidade	Esquema Posológico	Iniciais do Farmacêutico	Médico	Repetições
21/9/97	12543	Ventolin	90 μg/ativa	17 g	2 jatos 6 × 6 h, s.o.s	AR	Jones	6
21/9/97	20199	Serevent	25 μg/ativa	13 g	2 jatos 2 × dia	TS	Jones	1
19/10/97	20199	Serevent	25 μg/ativa	13 g	2 jatos 2 × dia	RS	Jones	0
19/10/97	12543	Ventolin	90 μg/ativa	17 g	1–2 4 × 4 horas s.o.s	RS	Jones	5
19/10/97	34578	Azmacort	60 μg/ativa	20 g	2 jatos 3 × dia	AR	Jones	1
30/10/97	12543	Ventolin	90 μg/ativa	17 g	2 jatos 6 × 6 h, s.o.s	AR	Jones	4
11/11/97	12543	Ventolin	90 μg/ativa	17 g	2 jatos 6 × 6 h, s.o.s	AR	Jones	3
20/11/97	12543	Ventolin	90 μg/ativa	17 g	2 jatos 6 × 6 h, s.o.s	AR	Jones	2

Fig. 110.1 Perfil de paciente típico.

Informações Demográficas

Nome: Tina Smith	Médico Responsável pelo Tratamento Primário: Bert Walker
Endereço: 2090 Mosside Drive	Profissão: Vendas a Varejo
Telefone: 693-3148	Altura: 1,70 cm; peso: 73 kg (10/97)
Data de Nascimento: 11/8/1965	Seguro: franquia de US$ 200.000, 80% de cobertura

Data	Receita nº	Medicação	Esquema	Farmacêutico	Médico	Repetições
23/5	974	Hismanal 10 mg # 30	VO 1 × dia durante a estação da alergia	RW	Walker	2
10/4	328	Sporanox 100 mg # 30	2 × dia	HS	Pitman	0
25/3	110	Imitrex 25 mg # 20	VO 1 × dia no início do HA, a seguir 1 vez em 2 horas, se necessário	GR	Walker	0
10/3	328	Sporanox 100 mg # 30	2 × dia	HS	Pitman	1
10/2	328	Sporanox 100 mg # 30	2 × dia	HS	Pitman	2
2/12	110	Imitrex 25 mg # 20	VO 1 × dia no início do HA, a seguir 1 vez em 2 horas, se necessário	GR	Walker	1

Problemas Clínicos Agudos/Crônicos

enxaquecas, febre do feno, onicomicose

Alergias/Intolerâncias (Reação)

penicilina (erupção)

História Patológica Pregressa

RGE 1995
herpes zoster 1991

História Social

casada 1990
divorciada 1995

Dados Laboratoriais/De Monitoração

enxaqueca diária sugere que chocolate é um agente deflagrador

Notas/Intervenções do Farmacêutico

23/5 - A paciente trouxe nova receita para Hismanal que pode interagir com Sporanox provocando arritmias cardíacas ... foi perguntado à paciente se ela ainda estava em uso de Sporanox ... ela informou que terminou com sucesso o tratamento há um mês. O diário não é útil para descobrir outros fatores que podem deflagrar a enxaqueca.

R.W.

10/3 - A paciente trouxe o diário sobre fatores que deflagram enxaqueca que ela tem mantido desde 3/12. Parece que o chocolate é um fator deflagrador. Avaliar o diário novamente na próxima consulta.

B.T.

2/12 - A paciente recebeu um diário para registrar os fatores relacionados à deflagração da enxaqueca e foi orientada sobre como utilizá-lo. Ela também foi encorajada a trazê-lo toda vez que vier à farmácia.

B.T.

Fig. 110.2 *A*, Registro de dados do paciente realizado pelo farmacêutico.

resultados e seus comentários utilizando o formato SOAP, p. ex., dados *S*ubjetivos do paciente, dados *O*bjetivos do paciente, *A*valiação dos dados e *P*lano terapêutico. O *software* também inclui características para facilitar o aconselhamento, a monitoração do resultado e as cobranças das fontes pagadoras pelos serviços cognitivos dos farmacêuticos. Uma tela representativa do *software* é mostrada na Fig. 110.4.

O Alpha-Care™ da HealthCare Computer Corporation é um sistema semelhante que também tem capacidade de interface com muitos outros recursos computadorizados. Por exemplo, o sistema possui vários tipos de questionários, permitindo que os farmacêuticos escolham o formato que melhor se adapta às necessidades do paciente. Além disso, o sistema cria uma série de materiais para orientação do paciente e instruções para uso do farmacêutico quando o paciente sofre de uma condição crônica comum, p. ex., asma, diabetes. Finalmente, o sistema também pode ser conectado a dispositivos médicos para registrar a pressão sanguínea, o fluxo máxi-

Informações Demográficas	
Nome: Barry Sommers	Médico Responsável pelo Tratamento Primário: Steven Marshall
Endereço: 1341 Sinclair Drive	Profissão: Guarda Penitenciário Aposentado
Telefone: 593-3078	Altura: 1,82 cm; Peso: 115 kg
Data de Nascimento: 21/7/1935	Seguro: US$ 8.000 co-pagamento

Data	Receita nº	Medicação	Esquema	Farmacêutico	Médico	Repetições
15/7	890	HCTZ 25 mg #30	1 × ao dia	MH	Spandel	2
15/7	110	Glipizide 10 mg #30	VO 1 × dia	MH	Spandel	5
24/6	890	HCTZ 25 mg	1 × ao dia	RT	Spandel	3
4/6	110	Glipizide 10 mg #30	VO 1 × dia	JL	Spandel	6
4/6	328	Sular 20 mg #60	2 × dia	JL	Spandel	6
10/5	328	Sular 20 mg #60	2 × dia	MH	Spandel	7
10/5	110	Glipizide 10 mg #30	VO 1 × dia	MH	Spandel	7

Problemas Clínicos Agudos/Crônicos

DMNID, hipertensão arterial, ICC (novo 24/6)

Alergias/Intolerâncias (Reação)

nenhuma

História Patológica Pregressa

joelho esquerdo operado 1998
joelho direito operado 1995

História Social

casado 1958, vive com a esposa, fuma um maço de cigarros há 40 anos

Dados Laboratoriais/De Monitoração

PA 135/85, Glicemia 180 mg/dL em 15/7
PA 127/80, Glicemia 111 mg/dL em 4/6

Notas/Intervenções do Farmacêutico

15/7 - O paciente retornou à farmácia hoje para repetir a receita e trouxe seu medidor e livro de registro. O teste realizado aqui apresentou resultados anormalmente altos. O livro de registro revelou uma tendência para leituras mais altas nos últimos 10 dias. O medidor parece estar operando de forma adequada. Pesquisarei mais e acompanharei com o paciente/médico conforme necessário.

M.H.

4/6 - O paciente trouxe o medidor hoje e realizou um teste enquanto eu o observava – a medida de jejum foi de 111 mg/dL. O paciente informou que as leituras estão, em geral, na faixa de 100-135 mg/dL desde a última visita, mas ele esqueceu de trazer o livro de registro. Sua técnica é boa.

J.L.

10/5 - O paciente comprou e foi treinado para utilizar um medidor de glicemia Accu-Check Easy e concordou em trazê-lo nas visitas para repetição da receita, de modo que o farmacêutico possa reavaliar a técnica/obter uma medida para o registro do paciente.

M.H.

Fig. 110.2 *B*, Registro de dados do paciente realizado pelo farmacêutico.

mo, e fazer medições da glicemia e dos níveis sanguíneos de colesterol.

O desenvolvimento recente de sistemas inovadores para coletar, manter e analisar as informações do paciente mostra claramente o movimento da profissão em direção a novas práticas centralizadas no paciente. Além disso, à medida que a tecnologia evolui, é muito provável que surjam instrumentos sofisticados para fundamentar as funções adicionais do farmacêutico durante o fornecimento do tratamento farmacêutico.

Definição e Estabelecimento de Prioridades dos Problemas Potenciais e Reais Relacionados à Medicação

A seção anterior tornou evidentes os benefícios da coleta e da organização sistemáticas dos bancos de dados do paciente, isto é, registro, recuperação e avaliação eficientes das informações. Da mesma forma, a definição e o estabelecimento de priorida-

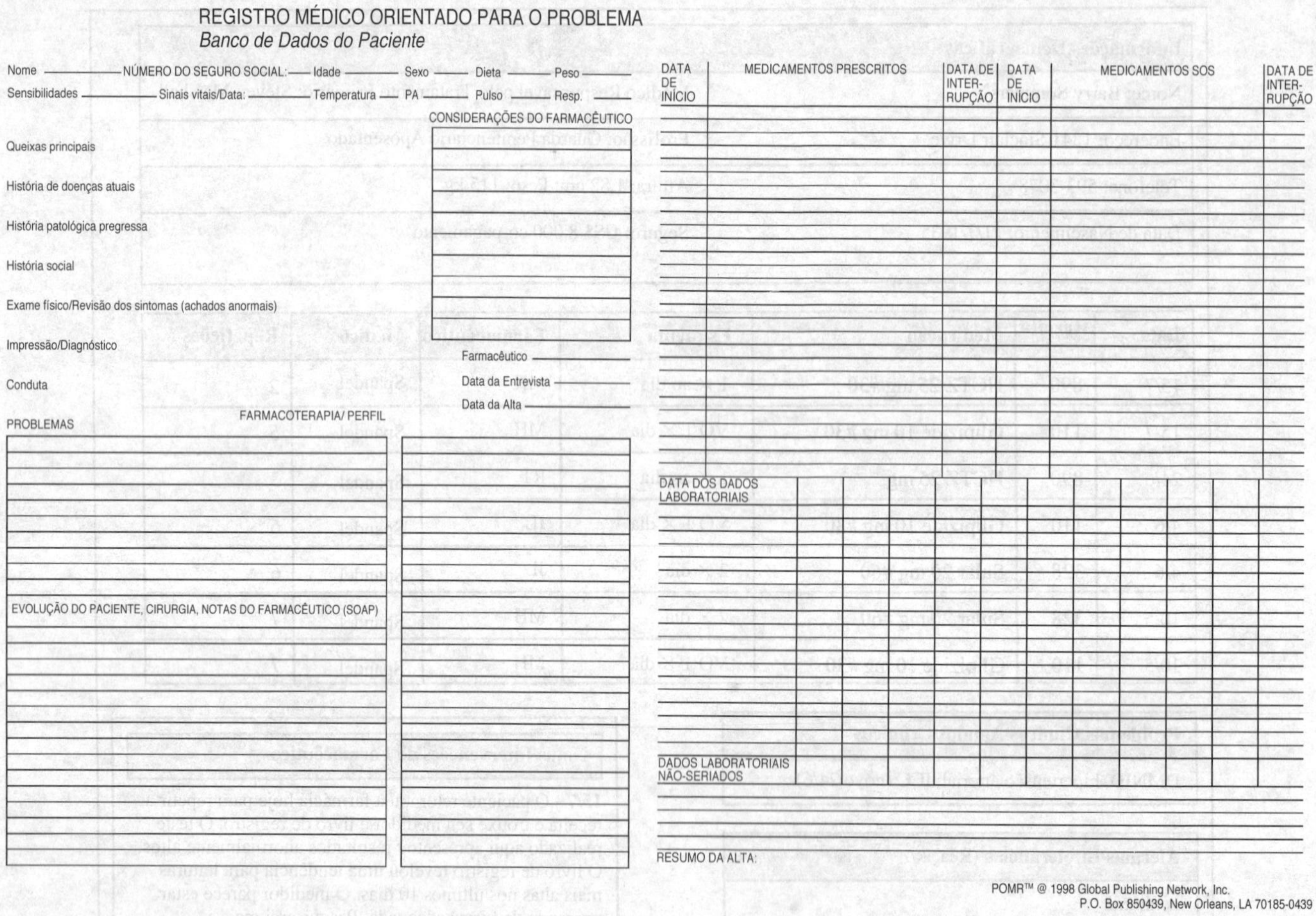

REGISTRO MÉDICO ORIENTADO PARA O PROBLEMA

Banco de Dados do Paciente

Nome ——— NÚMERO DO SEGURO SOCIAL: ——— Idade ——— Sexo ——— Dieta ——— Peso ———

Sensibilidades ——— Sinais vitais/Data: ——— Temperatura ——— PA ——— Pulso ——— Resp. ———

CONSIDERAÇÕES DO FARMACÊUTICO

Queixas principais

História de doenças atuais

História patológica pregressa

História social

Exame físico/Revisão dos sintomas (achados anormais)

Impressão/Diagnóstico

Conduta

Farmacêutico ———

Data da Entrevista ———

Data da Alta ———

PROBLEMAS

FARMACOTERAPIA/ PERFIL

EVOLUÇÃO DO PACIENTE, CIRURGIA, NOTAS DO FARMACÊUTICO (SOAP)

DATA DE INÍCIO	MEDICAMENTOS PRESCRITOS	DATA DE INTER-RUPÇÃO	DATA DE INÍCIO	MEDICAMENTOS SOS	DATA DE INTER-RUPÇÃO

DATA DOS DADOS LABORATORIAIS

DADOS LABORATORIAIS NÃO-SERIADOS

RESUMO DA ALTA:

POMR™ @ 1998 Global Publishing Network, Inc.
P.O. Box 850439, New Orleans, LA 70185-0439

Fig. 110.3 Registro Médico Orientado do Problema (POMR™ — Problem-Oriented Medical Record).

des dos problemas relacionados à medicação do paciente exigem uma abordagem sistemática para evitar que os problemas passem despercebidos. Foram desenvolvidas várias abordagens que serão discutidas nos parágrafos a seguir. Entretanto, mais importante que a escolha da abordagem específica pelo farmacêutico é a aplicação consistente de uma única abordagem para a avaliação das informações do paciente. Isso também ajuda a evitar omissões na lista de problemas relacionados à medicação do paciente e na preparação subseqüente dos objetivos terapêuticos.

Uma das abordagens mais antigas para a identificação dos problemas da medicação é o método de 10 etapas adaptado do trabalho de Srnka e Self.[15] Utilizando esse método, os farmacêuticos examinam os dados do paciente individual à procura de problemas potenciais e reais nas 10 categoriais seguintes.

História de efeitos adversos.
Alterações potencialmente não-justificáveis/não-intencionais no esquema terapêutico.
Potencial uso errôneo quantitativo (desobediência, uso errado, uso excessivo).
Duplicação das medicações.
Efeitos cumulativos decorrentes do uso de medicação semelhante.
Dose, via de administração, posologia ou forma farmacêutica inadequadas.
Potencial para efeitos adversos atuais.
Interação entre as substâncias.
Interações entre a substância e a doença.
Esquema terapêutico irracional.

Por exemplo, a paciente cujo perfil é mostrado na Fig. 110.1 começou recebendo repetição de Ventolin com mais freqüência que a habitual, começando em outubro. Além disso, ela interrompeu a administração de seus dois outros medicamentos para asma (isto é, Serevent e Azmacort) ao mesmo tempo. Esses dois potenciais problemas seriam classificados na categoria de uso quantitativo errôneo. Seria importante que o farmacêutico perguntasse à paciente, com muito tato, os motivos para essas mudanças. O aumento do uso de Ventolin pode indicar agravamento da condição da paciente. Além disso, a paciente pode estar recebendo amostras grátis de Serevent e Azmacort do seu médico ou pode estar usando outra farmácia para comprar os medicamentos. As duas situações poderiam ser responsáveis pelo aparente menor uso dos dois medicamentos. Em ambos os casos, o problema potencial seria registrado pelo farmacêutico para investigação adicional.

Os autores do método de 10 etapas sugerem que os farmacêuticos tenham um cartão de bolso com as 10 categorias disponíveis para ajudar a rever o perfil do paciente toda vez que eles solicitarem o aviamento de uma receita. Esse cartão de bolso fornece uma estrutura para rever o perfil e com o tempo acabará sendo memorizado.

Strand *et al*. defendem o uso das oito categorias de problemas relacionados à medicação já delineadas na definição de tratamento farmacêutico.[8] Esses autores também enfatizam a importância de relatos claros e explícitos sobre o problema. Essa argumentação ocorre porque os problemas relatados em termos específicos fornecem mais orientação para a escolha de uma solução ideal para o problema. Nesse contexto, os autores recomendam relatos que descrevam cada um dos dois componentes do problema:

1. A doença, os sintomas ou os fatores de risco.
2. As relações potenciais ou reais com a farmacoterapia.

Para esclarecer a justificativa que fundamenta essa recomendação, considere o registro farmacêutico dos dados da paciente Tina Smith (Fig. 110.2*A*). Em 23 de maio, o farmacêutico de plantão observou um problema na nova receita da paciente. Se esse problema tivesse simplesmente sido definido como uma interação medicamentosa, o farmacêutico não saberia se a solução do problema é

1. Interromper a medicação e recomendar outra.
2. Aumentar a dose.
3. Diminuir a dose.
4. Adicionar uma nova substância.
5. Interromper toda a terapia.
6. Realizar alguma outra ação adequada, p. ex., doses escalonadas da medicação.

Em contrapartida, se o problema for considerado como de risco significativo para arritmia cardíaca grave devido à interação entre duas terapias clinicamente necessárias (isto é, Sporanox e Hismanal), a solução é muito mais clara. Ou seja, essas duas medicações nunca devem ser administradas simultaneamente a essa paciente. Se a paciente ainda estiver em uso de Sporanox, o Hismanal ou a terapia com Sporanox precisa ser interrompida e uma medicação alternativa recomendada para substituição.

Um dos sistemas mais abrangentes para a avaliação dos problemas com a medicação foi desenvolvido por Shimp e Mason como parte do Clinical Skills Program da American Society of Health System Pharmacists.[16] O sistema é composto de dois instrumentos. A Drug Therapy Assessment Worksheet (DTAW) fornece ao farmacêutico uma série de questões de *orientação* para determinar se existem problemas em qualquer uma das 11 categorias de problemas na farmacoterapia:

Relação entre a farmacoterapia e problemas clínicos
Escolha adequada do agente
Esquema medicamentoso
Duplicação terapêutica
Alergia ou intolerância ao medicamento
Eventos medicamentosos adversos
Interações: fármaco-fármaco, fármaco-doença, fármaco-nutriente e fármaco-teste laboratorial
Uso de drogas sociais ou ilícitas
Não-recebimento da terapia
Impacto financeiro
Conhecimento do paciente sobre a farmacoterapia

Os problemas identificados durante o preenchimento da DTAW são, então, transferidos para uma Drug Therapy Problem List (DTPL). Este instrumento é composto de três colunas com espaço para o registro de

1. Data da identificação do problema.
2. Problema com a farmacoterapia.
3. Ações ou intervenções adotadas para resolver o problema.

Para mostrar como um farmacêutico utilizaria esse sistema, considere o registro de dados do paciente para o sr. Sommers, fornecidos na Fig. 110.2*B*. Para as interações da categoria de farmacoterapia: fármaco-fármaco, fármaco-doença, fármaco-

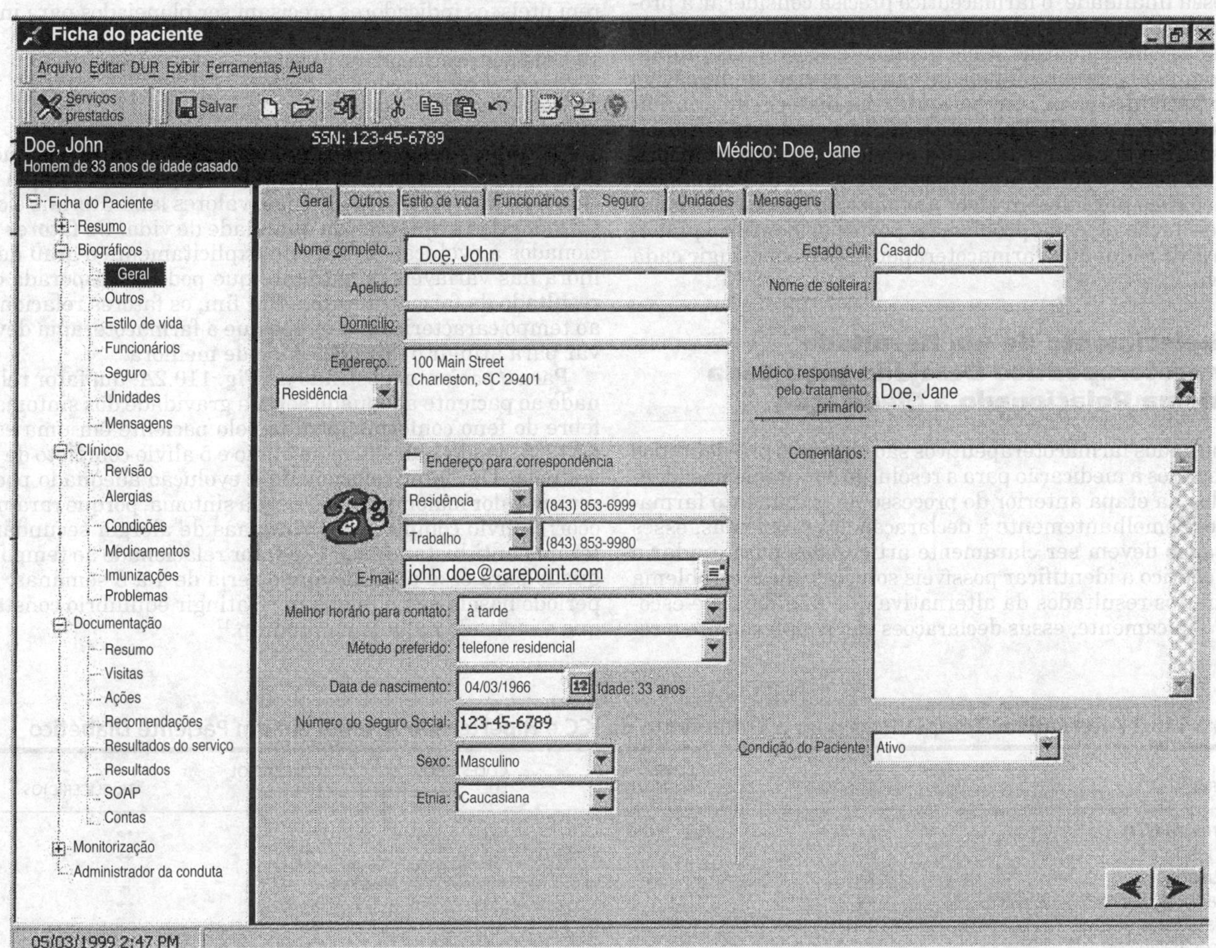

Fig. 110.4 Uma ficha de paciente do CogniCare™.

nutriente e fármaco-teste laboratorial, a DTAW leva o farmacêutico a fazer as seguintes perguntas ao paciente:

a. Existem interações entre os fármacos?
b. Essas interações são clinicamente importantes?
c. Existem medicamentos contra-indicados (de forma absoluta ou relativa) devido às características do paciente e aos estados mórbidos atuais/passados?
d. Existem interações entre o fármaco e os nutrientes?
e. Essas interações são clinicamente significativas?
f. Existem interações fármaco-testes laboratoriais?
g. Elas são clinicamente significativas?

O farmacêutico que avalia o perfil da Fig. 110.2*B* utilizando a DTAW observaria que o paciente começou a receber hidroclorotiazida (HCTZ) após o diagnóstico de insuficiência cardíaca congestiva (ICC). Embora seja comumente utilizada no tratamento da ICC, em geral a HCTZ não é o agente de escolha nos pacientes com diabetes melito simultâneo porque pode aumentar os níveis glicêmicos. Na verdade, a inspeção das medições glicêmicas do paciente na seção Laboratório/Monitorização de seu registro sugere que pode estar ocorrendo uma interação entre o fármaco e a doença. Assim, o farmacêutico indicaria na DTAW que existe um problema e registraria a justificativa para a sua opinião na coluna reservada para comentários e notas. Uma declaração específica do problema seria então transferida para a DTPL. Nesse caso, o farmacêutico pode expor o problema como uma intolerância clinicamente significativa à glicose possivelmente devida a interações entre a terapia do paciente para ICC e hipertensão arterial (isto é, HCTZ) e o diabetes melito preexistente.

Após identificar todos os problemas, reais ou potenciais, relacionados à medicação nos dados do paciente, o farmacêutico precisa determinar quais devem ser avaliados primeiro. Com essa finalidade, o farmacêutico precisa considerar a probabilidade de um determinado problema ocorrer e a gravidade de suas conseqüências se ele realmente ocorrer. Os problemas com maior probabilidade de causar perigo significativo para o paciente (p. ex., um paciente com história de anafilaxia secundária a penicilina para o qual foi prescrita amoxicilina) são, em geral, considerados primeiro. A lista de prioridades de declaração de problemas seria então utilizada pelo farmacêutico para desenvolver um objetivo específico visando à resolução de cada problema e posteriormente ao planejamento de esquemas farmacoterapêuticos para atingir cada objetivo.

Estabelecimento de um Resultado Farmacoterapêutico Desejado para Cada Problema Relacionado à Medicação

Os resultados farmacoterapêuticos são objetivos pré-definidos relacionados à medicação para a resolução dos problemas identificados na etapa anterior do processo de tratamento farmacêutico. Semelhantemente à declaração dos problemas, esses resultados devem ser claramente articulados para ajudar o farmacêutico a identificar possíveis soluções para o problema e avaliar os resultados da alternativa que finalmente é escolhida. Tipicamente, essas declarações são simplesmente o reflexo do problema e enquadram-se em uma das três categoriais seguintes:[8]

O paciente está recebendo farmacoterapia adequada para cada doença definitivamente diagnosticada.
O paciente está recebendo a dose adequada de cada medicação nos intervalos de tempo adequados.
O paciente não apresenta reações medicamentosas adversas, efeitos colaterais nem interações medicamentosas.

Com essa finalidade, um farmacêutico inicialmente concluiria, a partir dos dados do registro farmacêutico de Tina Smith (Quadro 110.2*A*) (isto é, antes de determinar que a paciente não toma mais Sporanox), que um dos potenciais problemas da paciente era o risco significativo de arritmia cardíaca grave decorrente da interação entre duas terapias clinicamente necessárias, isto é, Sporanox e Hismanal. Assim, o objetivo correspondente seria fornecer a farmacoterapia necessária para os sintomas da febre do feno e onicomicose sem o risco de uma interação medicamentosa grave. Da mesma forma, um farmacêutico determinaria, a partir do registro do paciente Sommers (Fig. 110.2*B*), que o paciente estava apresentando intolerância à glicose clinicamente significativa devida à interação entre sua terapia para ICC e hipertensão arterial (isto é, HCTZ) e o diabetes melito preexistente. Nesse caso, o objetivo correspondente seria fornecer a farmacoterapia necessária para ICC e hipertensão arterial sem comprometer a tolerância à glicose.

Assim que o farmacêutico informa o resultado farmacoterapêutico desejado para cada problema relacionado à medicação, ele precisa definir os indicadores adequados para cada objetivo. Os indicadores são variáveis mensuráveis que podem ser utilizadas para monitorar a eficácia das soluções farmacoterapêuticas para os problemas relacionados à medicação. Para serem úteis, os indicadores precisam ser planejados para incluir

1. Um fator relacionado ao paciente.
2. Um fator relacionado à evolução.
3. Um fator relacionado ao tempo.[8]

Os fatores relacionados ao paciente são variáveis que podem ser medidas para determinar o impacto da terapia e incluem relatos sobre os sintomas, valores laboratoriais e os resultados das avaliações da qualidade de vida. Os fatores relacionados à evolução descrevem explicitamente o grau de melhora nas variáveis do paciente que pode ser esperado como resultado da farmacoterapia. Por fim, os fatores relacionados ao tempo caracterizam o tempo que a farmacoterapia deve levar para atingir o grau desejado de melhora.

Para o paciente mostrado na Fig. 110.2*A*, um fator relacionado ao paciente adequado seria a gravidade dos sintomas da febre do feno conforme medido pelo paciente em uma escala de 1 a 5, sendo 1 ausência de alívio e 5 alívio completo de cada sintoma. Um fator relacionado à evolução adequado poderia ser um valor maior que 3 para cada sintoma, porque raramente ocorre alívio completo dos sintomas de alergia secundária à terapia anti-histamínica. Um fator relacionado ao tempo adequado para esse nível de alívio seria de 4 a 8 semanas. Esse período baseia-se no tempo para atingir equilíbrio constante, que é indicado na bula do produto.[17]

Quadro 110.2 Alternativas Terapêuticas para o Tratamento de ICC e Hipertensão Arterial em um Paciente Diabético

CATEGORIA	GLICOSE	SENSIBILIDADE À INSULINA	COLESTEROL LDL	COLESTEROL HDL	TRIGLICERÍDIOS
Inibidores da ECA	↓[a]	↑	(↓)	↔	↔
α-Bloqueadores	↔	↑	(↓)	(↑)	↔
β-Bloqueadores	↑	↓	↔	↓	↑
Bloqueadores dos canais de cálcio	↔	(↑)	(↓)	↔	↔
Vasodilatadores diretos	?	↔	↔	↔	↔
Diuréticos tiazídicos	↑	↓	↑	(↓)	(↑)

[a]↑ aumento; ↓ redução; (↑) possível aumento; (↓) possível redução; (↔) nenhum efeito; ?, desconhecido.

Para o paciente mostrado na Fig. 110.2*B*, que tem ICC, hipertensão arterial e diabetes melito, um fator relacionado ao paciente adequado seriam os níveis glicêmicos. O fator de evolução associado seria um retorno aos níveis de jejum normais, isto é, < 140 mg/dL. Finalmente, um período de tempo razoável para o retorno ao normal dos níveis glicêmicos em jejum seria de cerca de 2 dias após a interrupção da terapia com HCTZ. Esse período foi determinado multiplicando-se a meia-vida de eliminação média do HCTZ (isto é, 10 dias) por cinco; isto é, uma estimativa do número de meias-vidas necessárias para que a substância seja eliminada do corpo.[18]

Determinação das Possíveis Alternativas Farmacoterapêuticas para Atingir cada Resultado Desejado

Após estipular o objetivo para cada problema relacionado à medicação, o farmacêutico precisa fazer uma lista com todas as soluções possíveis para o problema. O motivo dessa etapa desafiadora é assegurar que todas as soluções possíveis tenham sido consideradas antes da escolha de uma. Essa também é uma ferramenta útil de *backup* quando a primeira alternativa selecionada não é efetiva para um determinado paciente.

Em geral, os objetivos farmacoterapêuticos podem ser atingidos através da correção de um problema do sistema, ajuste da farmacoterapia atual ou desenvolvimento de um plano farmacoterapêutico totalmente novo. Assim, o farmacêutico deve começar a desenvolver uma lista de soluções possíveis considerando soluções alternativas dentro de cada uma dessas categorias.

Um exemplo de problema do sistema seria o paciente que tem dificuldade de repetir as receitas regularmente devido à falta de transporte para ir e para voltar da farmácia. Nesse caso, o farmacêutico atuaria junto com o paciente e outros indivíduos (p. ex., cuidadores, serviços de transporte) para assegurar que o paciente receba as repetições do medicamento de forma oportuna. Um exemplo de ajuste terapêutico mínimo poderia ser a redução da dose de teofilina para um paciente com bronquite crônica e para o qual é prescrito uma outra medicação que sabidamente impede o metabolismo da teofilina, p. ex., um anovulatório oral. Por fim, um exemplo de situação na qual seria adequado um novo plano terapêutico envolve um paciente para o qual foi prescrita eritromicina para uma infecção mínima e que já tinha apresentado náuseas e vômitos intoleráveis com essa medicação.

Para facilitar a determinação subseqüente de uma solução ideal na próxima etapa, o farmacêutico deve relacionar as alternativas de forma consistente. Strand *et al.* recomendam relacionar as alternativas de acordo com as características diferenciadoras.[8] Esse procedimento torna mais visíveis as vantagens e as desvantagens de cada alternativa e, portanto, facilita a comparação entre elas. No problema de sistema já descrito, poderia ser criada uma lista para diferenciar fontes alternativas de assistência para o paciente. Como alternativas no exemplo de ajuste terapêutico, a lista poderia ser preparada para distinguir os produtos alternativos para a teofilina de acordo com as formas farmacêuticas ou as concentrações disponíveis do produto para o ajuste. No exemplo final, para o qual indica-se uma nova conduta terapêutica, as medicações alternativas poderiam ser relacionadas de acordo com as formas farmacêuticas disponíveis, o mecanismo de ação, a eficácia clínica, a incidência de reações adversas (p. ex., náuseas e vômitos) ou, até mesmo, o custo.

Para ilustrar a preparação de uma lista abrangente de alternativas possíveis para um exemplo específico, considere o registro farmacêutico dos dados do Sr. Sommers (Fig. 110.2*B*). Utilizando as recomendações de Strand *et al.* e as referências adequadas,[19] o farmacêutico poderia começar a relacionar alternativas para o HCTZ no tratamento da hipertensão arterial e da ICC de acordo com o mecanismo de ação, conforme mostrado na primeira coluna do Quadro 110.2. A seguir, o farmacêutico poderia distinguir ainda mais essas seis categorias arrolando o efeito geral que cada uma exerce na sensibilidade da insulina e da glicose sanguínea, conforme mostrado na segunda e na terceira coluna do Quadro 110.2. Finalmente, como os pacientes com diabetes melito correm maior risco de desenvolver doença cerebral e coronariana aterosclerótica, o farmacêutico poderia determinar e listar os efeitos de cada categoria nos níveis séricos de lipídios.

Em muitos casos também é adequado relacionar o custo aproximado das medicações individuais em cada categoria. Entretanto, nesse caso, o paciente tem cobertura da receita com um pequeno co-pagamento. Portanto, essas informações não são tão úteis quanto poderiam ser no caso de um paciente com seguro e sem seguro.

Escolha da Melhor Solução Farmacoterapêutica de Acordo com as Circunstâncias Individuais do Paciente

Nessa etapa, o farmacêutico precisa determinar qual a melhor alternativa terapêutica para o paciente. Com essa finalidade, a recomendação do farmacêutico para a solução de cada problema relacionado à medicação deve incluir a medicação escolhida, a forma farmacêutica, a freqüência e duração da dose e quaisquer orientações especiais (p. ex., procedimentos incomuns de administração) para o paciente. Nesse ponto é especialmente importante envolver o paciente na escolha da terapia adequada. Isso ajuda a assegurar que o paciente é capaz e deseja seguir todas as instruções associadas sobre a terapêutica e monitoração.

No caso do Sr. Sommers, o farmacêutico concluiu, de sua pesquisa, que um inibidor da ECA seria o agente mais adequado. Ao ser questionado pelo farmacêutico, o Sr. Sommers expressou seu desejo de continuar a ser capaz de tomar sua medicação uma vez ao dia pela manhã. Entretanto, ao aprofundar sua pesquisa, o farmacêutico constatou que seria mais adequado iniciar a terapia com um inibidor da ECA de ação mais curta, como captopril, inicialmente com 6,25 mg 3 vezes ao dia. Assim que a dose efetiva de captopril for atingida, pode-se então mudar para um inibidor da ECA uma vez ao dia, como lisinopril.[20] Depois que o farmacêutico explicou esse procedimento, o paciente concordou que seria capaz de tomar múltiplas doses diárias de captopril se elas só fossem necessárias por um curto período de tempo.

Projeto de um Plano de Monitoração para Determinar se o Resultado Farmacoterapêutico Foi Obtido

Antes de executar qualquer recomendação terapêutica, o farmacêutico precisa desenvolver um plano para monitorar a evolução do paciente em direção a cada objetivo estabelecido na etapa anterior. Esse plano deve incluir parâmetros de monitoração farmacoterapêutica adequados, objetivos realistas para cada parâmetro e a freqüência com a qual cada parâmetro será avaliado. O número e a natureza de cada componente do plano dependem

1. Das propriedades das medicações recomendadas.
2. Das características do histórico do paciente.
3. Da disponibilidade de métodos de monitorização eficazes em termos de custo e práticos.

Os parâmetros da monitoração farmacoterapêutica são avaliações quantitativas ou qualitativas da evolução do paciente em direção a objetivos terapêuticos específicos. As avaliações quantitativas são medidas objetivas de uma determinada variável e incluem pressão sanguínea, pulso, temperatura, níveis séricos dos fármacos e determinações da glicemia. As avaliações qualitativas são determinações subjetivas de mudança em uma determinada variável. Os exemplos incluem alteração no relato do paciente sobre sinais e sintomas como náuseas, dor e sedação.

É importante observar que alguns objetivos farmacoterapêuticos podem exigir a identificação de múltiplos parâmetros de monitoração, enquanto outros exigirão apenas um. Por exemplo, muitos parâmetros poderiam ser utilizados para monitorar a resolução de uma infecção bacteriana do trato respiratório superior. Esses parâmetros poderiam incluir temperatura, coloração do escarro, tosse e/ou leucometria, dependendo da condição do paciente. Em contrapartida, a colocação dos níveis séricos de teofilina na faixa terapêutica só poderia ser determinada pela realização de pesquisas de teofilina sérica.

Também é importante mencionar que os farmacêuticos precisam ter cuidado para assegurar que o objetivo desejado especificado para cada objetivo farmacoterapêutico é realista e alcançável, com base nas características individuais do paciente. Por exemplo, uma contagem de 0 em uma escala para dor (isto é, indicando ausência de dor) pode ser atingida por um paciente que acabou de ser submetido a uma extração dentária, mas provavelmente seria irracional para um paciente com câncer ósseo metastático. Da mesma forma, um objetivo apropriado para quimioterapia em uma paciente no estágio mais inicial do câncer de mama pode ser a remissão da doença. Entretanto, um objetivo mais adequado para uma paciente semelhante no estágio terminal da doença seria reduzir a contagem na escala da dor através do uso de analgésicos.

Ao escolher os parâmetros de monitoração adequados para um determinado paciente, o farmacêutico precisa considerar a eficácia terapêutica da medicação escolhida e o potencial dessa medicação de causar novos problemas, isto é, efeitos colaterais e reações adversas. No caso da recomendação do farmacêutico para uso de captopril no tratamento da ICC e da hipertensão arterial do Sr. Sommers, a pressão sanguínea seria um exemplo de medida quantitativa da eficácia terapêutica, e a gravidade da dispnéia aos esforços seria uma medida qualitativa. Os objetivos desejados poderiam ser as medidas da pressão sanguínea na faixa normal para a idade do Sr. Sommers e, no mínimo, nenhuma alteração no nível da dispnéia aos esforços.

Os parâmetros de monitoração para identificar novos problemas resultantes da terapia com captopril poderiam incluir o desenvolvimento de uma erupção maculopapular no tronco ou nos membros (o efeito colateral mais comum do captopril), alteração do paladar e início de tosse seca na ausência de outras patologias respiratórias. Os objetivos realistas poderiam ser que os sinais e sintomas, caso ocorram, não interferissem com as atividades diárias do Sr. Sommers. Os dados da monitoração de todos os parâmetros antes mencionados poderiam ser coletados pelo farmacêutico toda vez que o Sr. Sommers voltasse à farmácia para comprar seus remédios.

As características específicas do paciente também devem ser consideradas pelo farmacêutico durante a seleção dos parâmetros de monitoração adequados. Particularmente importantes são as características do paciente que podem influenciar a disposição farmacocinética da medicação recomendada. Por exemplo, em alguns pacientes o captopril foi associado ao desenvolvimento de proteinúria e redução da função renal. Vinte por cento dos pacientes tratados com captopril desenvolvem elevações estáveis no níveis sanguíneos de uréia e nos níveis séricos de creatinina que podem atingir valores 20% acima das medidas basais. Outros pacientes apresentam deterioração mais acelerada na função renal que exige a interrupção do captopril. Entretanto, a maioria desses pacientes apresentou evidências de doença renal preexistente.[21]

Embora aparentemente o Sr. Sommers não apresente disfunção renal neste momento, ele corre risco de desenvolver essa condição secundária ao diabetes melito. Além disso, ele também apresenta ICC. Portanto, nessa situação, o farmacêutico também pode recomendar a monitoração dos níveis sanguíneos de uréia e dos níveis séricos de creatinina do Sr. Sommers, além dos parâmetros descritos previamente. O farmacêutico pode recomendar medidas basais dos níveis sanguíneos de uréia e séricos de creatinina e medidas regulares (p. ex., a cada 3 meses) durante o primeiro ano da terapia.

Implementação de Planos Farmacoterapêuticos e de Monitoração Individualizados

A próxima etapa no processo de tratamento farmacêutico é a execução dos planos farmacoterapêuticos e de monitoração desenvolvidos pelo farmacêutico. Isso envolve assegurar a aprovação do paciente para quaisquer alterações na terapia originalmente prescrita, aconselhamento do paciente sobre o uso adequado da terapia recomendada e coleta de dados da monitoração para avaliar a eficácia do plano farmacoterapêutico.

Em alguns casos, os farmacêuticos precisam obter autorização do médico para iniciar ou modificar a farmacoterapia de um paciente. No caso do Sr. Sommers, o farmacêutico precisaria entrar em contato com o Dr. Spandel para conseguir aprovação para interromper a HCTZ e iniciar a terapia com captopril. Nesse caso, o farmacêutico recomendaria também a monitoração dos níveis sanguíneos de uréia e dos níveis séricos de creatinina do Sr. Sommers e solicitaria acesso regular a esses resultados laboratoriais. Nos casos em que é necessário entrar em contato com o médico, os farmacêuticos conseguem aumentar a probabilidade de suas solicitações serem aprovadas seguindo algumas diretrizes simples.

Primeiro, e mais importante, o farmacêutico precisa estar totalmente preparado antes de falar com o médico. Todas as referências necessárias precisam ser verificadas, e as informações relevantes, incluindo citações, devem ser registradas antes para acesso rápido, conforme necessário, durante a consulta. Ao contatar o médico, o farmacêutico deve apresentar uma descrição detalhada, porém concisa, do problema, que deve ser seguida por uma solução específica, a justificativa para a solução recomendada e as referências que a fundamentam. Ao término da consulta, todas as informações, incluindo seu resultado, devem ser documentadas no registro do paciente.

A próxima etapa é orientar o paciente sobre o uso adequado da terapia escolhida. O aconselhamento efetivo ajuda a assegurar que os pacientes vão seguir as terapias prescritas e permite que os farmacêuticos identifiquem e resolvam os problemas relacionados à medicação o mais rapidamente possível.[22-26]

O OBRA 90 estabelece as exigências mínimas para o aconselhamento dos indivíduos que estão recebendo benefícios, de acordo com as leis estaduais norte-americanas aplicáveis e com a avaliação profissional do farmacêutico. O farmacêutico deve assegurar que o paciente saiba, no mínimo

O nome e a descrição da medicação.
A forma farmacêutica, a dosagem, a via de administração e a duração da farmacoterapia.
Orientações especiais e precauções na preparação, administração e uso pelo paciente.
Interações ou efeitos adversos ou colaterais graves comuns e contra-indicações terapêuticas que podem ocorrer — incluindo evitar — e a ação necessária caso ocorram.
Técnicas para automonitoração da farmacoterapia.
Armazenamento adequado da medicação.
Informações sobre repetição da receita.
O que fazer caso uma dose seja omitida.

Nesse caso, o farmacêutico que aconselha o Sr. Sommers sobre sua terapia com captopril deve informar ao paciente o seguinte:

O nome do medicamento é captopril.
A concentração de cada comprimido é 12,5 mg.
O médico quer que você tome 1/2 comprimido, via oral, 3 vezes ao dia.
Essa medicação está sendo utilizada para o tratamento de hipertensão arterial e insuficiência cardíaca congestiva. Deve ser mantida até que o médico decida de outra forma.
Os comprimidos devem ser quebrados ou cortados no local marcado no centro de cada comprimido. Essa medicação age melhor quando tomada com o estômago vazio 1 hora antes da refeição. O ideal é que a medicação seja tomada no mesmo horário todos os dias.

Se você esquecer de tomar uma dose, tome-a assim que lembrar, a menos que esteja próximo do horário da próxima administração. Nesse caso, simplesmente pule a dose e retome a terapia com o próximo comprimido.

Não duplique as doses.

Essa medicação pode causar tonteira, sobretudo após a primeira dose. Assegure-se de saber como irá reagir a essa medicação antes de dirigir ou operar máquinas perigosas.

Efeitos colaterais mínimos incluem tosse, alterações no paladar e diarréia discreta e desconforto estomacal.

Entre em contato com seu médico se qualquer um desses sintomas se agravarem a ponto de interferirem com suas atividades diárias.

Entre imediatamente em contato com seu médico se você tiver febre, edema da face ou dos membros, problemas respiratórios, batimento cardíaco irregular, nervosismo ou formigamento/sensação de peso nas pernas.

Agende regularmente testes laboratoriais e consultas com seu médico. Considere o uso de um dispositivo domiciliar para monitoração da pressão sanguínea para monitorá-la entre as consultas.

Guarde seu medicamento em local fresco e seco que esteja fora do alcance de crianças.

É provável que seu médico ajuste as doses da medicação antes de seu término, portanto não será necessário repetir a receita.[27]

Quando considerado um valor nominal, as exigências mínimas do aconselhamento estabelecidas pelo OBRA 90 podem ser enganosas, porque podem ser interpretadas como comunicação de informações realizada uma vez unilateralmente, do farmacêutico para o paciente. Na verdade, embora esse tipo de informação possa atender às exigências legais do OBRA 90, nem sempre, se o for, será suficiente para fornecer o nível de serviço profissional pretendido na definição de cuidado farmacêutico.[28]

Na verdade, se a intenção do cuidado farmacêutico é otimizar os resultados terapêuticos, uma comunicação unilateral sobre as informações do agente para o paciente na ocasião de sua compra raramente faz sentido. Isso é evidente quando se considera a condição mental do paciente no momento em que ele apanha a receita. No pior dos casos, o paciente está se sentindo doente e se concentra apenas em voltar para casa para descansar e se recuperar. Nos casos menos extremos, os pacientes podem ficar aborrecidos por terem saído do trabalho para ir ao médico e, talvez, perder horas no consultório, seguido de outro período de espera na farmácia. Em vista disso, é provável que eles não fiquem entusiasmados com a idéia de ouvir tudo o que é necessário sobre a medicação prescrita em alguns minutos de aconselhamento verbal fornecido pelo farmacêutico.

Nesse caso, alguns podem argumentar que informação impressa para ser lida em uma hora mais conveniente seria suficiente como aconselhamento adequado para o paciente. Na verdade, essa abordagem tem sido utilizada por alguns farmacêuticos como uma forma de lidar com a relativa falta de tempo para aconselhamento verbal por ocasião do fornecimento da receita. Além disso, na tentativa de aumentar a disponibilidade de informações sobre o fármaco receitado para o público, a FDA propôs em 1995 uma regra comumente conhecida como MedGuide. Essa regra estabelece objetivos para a distribuição de informações impressas sobre o agente prescrito para os consumidores e exige que a indústria farmacêutica inclua informações sobre o fármaco nos produtos que impõem grave risco para a saúde.

Embora em 1996 o Congresso norte-americano não tenha votado a proposta do MedGuide, os profissionais de saúde estão sendo convidados a fornecer voluntariamente informações sobre o fármaco prescrito na forma de folhetos com linguagem simples. De acordo com o objetivo do DHHS no programa Healthy People 2000, essas informações precisam atingir 75% dos pacientes no ano 2000 e 95% dos pacientes em 2006.[29] Entretanto, os farmacêuticos devem ter cuidado para não se basear totalmente em informações impressas para orientar seus pacientes.

A informação escrita, quando utilizada de forma isolada, pode ser realmente menos efetiva que a comunicação de informações unilateral realizada uma só vez pelo farmacêutico.[12] Isso ocorre porque não há uma maneira de assegurar que o paciente realmente vai ler as informações antes de iniciar a terapia prescrita. Além disso, não existe garantia de que o paciente irá procurar o farmacêutico caso surjam perguntas após a leitura dessa fonte. Pior ainda, o paciente pode ser analfabeto e incapaz de ler as informações. Essa é uma preocupação verdadeira nos EUA, onde mais de 20% dos adultos não completaram o primeiro grau.[30]

Uma abordagem mais efetiva para o aconselhamento do paciente incluiria uma comunicação bilateral entre o farmacêutico e o paciente e que seria realçada por informações impressas, conforme necessário, dependendo da situação específica. Além disso, essa abordagem precisa tornar eficiente o uso do valioso tempo do farmacêutico e do paciente. Os farmacêuticos empregados pelo Serviço de Saúde Indiano utilizam esse tipo de abordagem há muitos anos.

Embora as abordagens tradicionais para o aconselhamento do paciente focalizem o fornecimento de informações, o objetivo do método do Serviço de Saúde Indiano é verificar que os pacientes recebam as informações sobre o fármaco através de uma abordagem interativa. No aconselhamento sobre novas receitas, o farmacêutico pede ao paciente que responda às seguintes perguntas.

O médico lhe disse para que serve essa medicação?
O médico lhe disse como tomar essa medicação?
O médico lhe informou o que esperar dessa medicação?

As respostas a essas perguntas são então utilizadas pelo farmacêutico para determinar as informações específicas necessárias para o paciente. A abordagem poupa tempo, porque o farmacêutico só precisa fornecer as informações que o paciente ainda não tem. Na verdade, os estudos do Serviço de Saúde Indiano constataram que, com essa abordagem, o aconselhamento sobre uma nova receita não demora mais que 2 minutos.[31]

Para promover a obediência do paciente e monitorar sua evolução em direção aos objetivos relacionados à medicação, os farmacêuticos do Serviço de Saúde Indiano utilizam uma segunda técnica para repetição da receita que toma apenas cerca de 30 segundos. Utilizando essa abordagem, o farmacêutico retira a tampa do medicamento, a mostra ao paciente e pergunta: "Para que serve esse medicamento? Como você o toma? Que tipos de problema você está tendo? Posso fazer algo mais por você hoje?" Ambas as técnicas encorajam a interação farmacêutico-paciente. Mais uma vez, as perguntas do farmacêutico são utilizadas para verificar a compreensão do paciente e preencher quaisquer lacunas de informação.[31]

Avaliação do Acompanhamento e da Documentação dos Resultados dos Planos Farmacoterapêutico e de Monitoração

A intervalos predeterminados, o farmacêutico precisa rever os dados de monitoração coletados para determinar se houve evolução satisfatória em direção aos objetivos desejados relacionados à medicação. Ao mesmo tempo, o farmacêutico precisa averiguar se ocorreram novos problemas desde a última revisão. Se os resultados desejados não tiverem sido obtidos, ou se tiverem ocorrido novos problemas, o farmacêutico, o médico e o paciente podem precisar realizar alterações nos planos farmacoterapêutico e de monitoração originais.

As alterações são realizadas após reconsiderar as informações relevantes obtidas nas etapas anteriores no processo do tratamento farmacêutico ou decorrentes da coleta de novas informações, conforme necessário. Por exemplo, suponhamos que o Sr. Sommers retorne à farmácia 1 semana após o início do captopril queixando-se de tosse intolerável. Nesse caso, o farmacêutico irá rever as terapias alternativas originalmente consideradas e escolher outra medicação para tratar o Sr. Sommers sem causar tosse. Se o farmacêutico, o médico ou o paciente não estiverem satisfeitos com qualquer das alternativas consideradas previamente, o farmacêutico consultaria a literatura para identificar uma terapia mais adequada.

Em qualquer dos casos, a etapa final no processo do tratamento farmacêutico exige que o farmacêutico documente todas as intervenções e resultados no registro do paciente. Essas informações serão então as de base sobre as quais serão feitos os ajustes subseqüentes e/ou as novas decisões terapêuticas. Essas informações também podem ser necessárias se o farmacêutico tentar receber reembolso de fonte pagadora pelos serviços prestados.

BARREIRAS AO CUIDADO FARMACÊUTICO

Embora a profissão de farmácia tenha adotado o cuidado farmacêutico como sua nova missão, a implementação do cuidado do farmacêutico, sobretudo na prática ambulatorial, tem sido lenta. Vários fatores impediram os farmacêuticos de implementar esse cuidado e podem ser agrupados em quatro categoriais gerais.

Características individuais do farmacêutico.
Restrições da prática.
Barreiras intraprofissionais.
Impedimentos do sistema.

A consciência das potenciais barreiras ao tratamento farmacêutico e a compreensão das alternativas para superar essas limitações podem ajudar os farmacêuticos durante a transição para a prática do cuidado farmacêutico.

Características Individuais do Farmacêutico

As atitudes individuais do farmacêutico e o conhecimento básico e/ou deficiências da prática podem dificultar a implementação do tratamento farmacêutico em qualquer prática. Por exemplo, alguns farmacêuticos sentiam-se muito tranqüilos com as funções tradicionais da prática e podem sentir-se receosos ao assumir novos papéis com os quais não estão familiarizados. Além disso, podem ficar preocupados de que a expansão da prática profissional os colocará em conflito com os pacientes que não sentem necessidade de cuidados farmacêuticos e/ou com outros profissionais de saúde que acreditam ser mais qualificados para prestar esses serviços. Finalmente, alguns farmacêuticos poderiam não se sentir confiantes sobre sua preparação educacional para fornecer um nível avançado de tratamento para seus pacientes.

Na verdade, a prestação de tratamento farmacêutico exigirá que muitos farmacêuticos atualizem seu conhecimento profissional e suas habilidades. Primeiro e antes de tudo, os farmacêuticos precisam compreender por completo o que significa fornecer tratamento farmacêutico. Muitos farmacêuticos acreditam erroneamente que sempre forneceram o nível de serviço profissional incorporado na definição do conceito. Entretanto, na verdade, muitos não percebem que o tratamento farmacêutico significa mais que intervenções ocasionais em nome do paciente. Portanto, os farmacêuticos precisam esforçar-se para desenvolver uma compreensão precisa do processo de tratamento farmacêutico. Então somente eles serão capazes de desviar o foco de suas práticas do fornecimento de medicamentos para a prestação de serviços profissionais orientados para o paciente.[32]

Os farmacêuticos que concordam em administrar a farmacoterapia de seus pacientes precisam estar familiarizados com os avanços atuais no tratamento de doenças comuns e com as fontes/dados da literatura disponíveis para ajudá-los a tomar decisões terapêuticas. Assim, alguns farmacêuticos podem achar necessário atualizar seus conhecimentos de terapêutica e fontes/capacidades sobre as informações dos fármacos.

Da mesma forma, a prestação de cuidado farmacêutico exige que os farmacêuticos desenvolvam fortes habilidades na resolução efetiva de problemas.[33] A maioria dos farmacêuticos já desenvolveu habilidades básicas para a solução de problemas. Entretanto, eles podem não ter aplicado regularmente essas habilidades para resolver os problemas relacionados à medicação de seus pacientes. Conseqüentemente, alguns farmacêuticos podem receber benefícios decorrentes de instrução adicional sobre a resolução de problemas clínicos.

Por fim, habilidades de comunicação oral e escrita são críticas para o fornecimento de cuidado farmacêutico.[33] Entre outras coisas, as habilidades de comunicação são cruciais para se obter informações importantes dos pacientes, para documentar as decisões terapêuticas dos farmacêuticos e para o aconselhamento dos pacientes sobre o uso adequado dos medicamentos. Essas habilidades também são essenciais para transmitir informações sobre a farmacoterapia dos pacientes para os médicos e para outros profissionais de saúde. Como os níveis de proficiência e freqüência da comunicação vinculados ao tratamento farmacêutico são, em geral, mais altos que as exigências das funções tradicionais, alguns farmacêuticos podem beneficiar-se de instrução adicional antes de implementarem completamente os serviços de cuidados farmacêuticos.

Uma estratégia para lidar com as barreiras mencionadas é a transição gradual dos farmacêuticos para o fornecimento de serviços profissionais orientados para o paciente. A adaptação às mudanças e o desenvolvimento de habilidades avançadas da prática precisam ocorrer com o tempo. Assim, os farmacêuticos inicialmente devem focalizar a prestação dos serviços de cuidado farmacêutico limitados para um grupo específico de pacientes. O grupo deve ser escolhido para refletir uma área de doença/terapêutica (p. ex., tratamento de asma, diabetes) na qual os farmacêuticos se sentem à vontade com seu nível atual de especialidade. A seguir, à medida que ganham confiança e desenvolvem outras especialidades, os farmacêuticos podem ampliar os serviços do cuidado farmacêutico para outros pacientes.

Um recurso especialmente útil para os farmacêuticos que desejam desenvolver novas habilidades para a prestação do cuidado farmacêutico é a *The Pharmacists' Learning Assistance Network (PLAN)*. A *PLAN* é um serviço de informação sobre educação farmacêutica contínuo que é fornecido aos farmacêuticos através do American Council on Pharmaceutical Education (ACPE). Esse serviço foi desenvolvido para permitir que os farmacêuticos adotem uma abordagem curricular para o desenvolvimento profissional através da organização e do planejamento de suas necessidades contínuas sobre a educação farmacêutica. Uma compilação computadorizada de todos os programas de educação farmacêutica em andamento oferecidos pelos fornecedores aprovados pelo ACPE serve como banco de dados para o serviço. O serviço *PLAN* pode ser contatado pelo telefone das 09:00 às 16:00h, de segunda a sexta-feira, no número (800) 533-3603. Nesse período, estão disponíveis membros da equipe profissional para discutir as necessidades educacionais dos farmacêuticos e os programas de educação disponíveis que podem ser úteis para atender a essas necessidades.[34]

Restrições da Prática

Restrições de recursos e outros fatores associados a uma determinada prática também são mencionados com freqüência como barreiras à administração do cuidado farmacêutico. Por exemplo, amiúde, os farmacêuticos queixam-se de que não têm tempo para prestar cuidados farmacêuticos além de suas responsabilidades normais.[32] Quando levada em consideração, a avaliação desses farmacêuticos em relação ao tempo disponível para fornecer tratamento farmacêutico é precisa. Entretanto, ao ser submetida a um exame minucioso, existem outras variáveis que podem estar contribuindo para a falta percebida de tempo.

É possível que os farmacêuticos que percebem a falta de tempo para prestar os serviços de cuidados farmacêuticos não estejam delegando o suficiente as funções não-técnicas da farmácia para a equipe de apoio disponível, ou podem não estar tirando vantagem da tecnologia disponível (p. ex., máquinas de fax, *software* para documentação, equipamento de aviamento automatizado) no processo de aviamento. Nesse caso, os farmacêuticos devem examinar as tarefas realizadas de forma rotineira para determinar se existem funções que podem ser realizadas mais eficientemente através de tecnologia ou de equipe de apoio. As tarefas que são redelegadas para a equipe de apoio devem, então, ser adicionadas às descrições de trabalho adequadas. Também é necessário instituir treinamento para permitir que a equipe de apoio realize essas novas responsabilidades. Dessa forma, embora seja necessário tempo para completar as tarefas mencionadas, os farmacêuticos poderão ter mais tempo para prestar os serviços de tratamento para o paciente.

Da mesma forma, os farmacêuticos devem examinar o padrão do fluxo de trabalho na farmácia para assegurar que a equipe do departamento consegue completar suas tarefas o mais eficientemente possível. Cada local de aviamento deve fornecer acesso fácil para os recipientes dos medicamentos, rótulos, arquivos de prescrição, registros dos pacientes, telefones e receitas para entrega rápida. O espaço para interação direta e confidencial entre o farmacêutico e o paciente também deve estar localizado o mais próximo possível da área de aviamento. Essas medidas também podem ajudar o farmacêutico a ter mais tempo livre para prestar o cuidado farmacêutico.[35]

A falta de recursos financeiros também é, com freqüência, mencionada como uma barreira para o fornecimento de cuidado farmacêutico.[32] A compra de material adicional, a contratação e o treinamento de pessoal adicional e o replanejamento da farmácia podem ser bastante dispendiosos. Existe uma outra complicação quando a administração da organização da farmácia não é comprometida com o fornecimento do tratamento farmacêutico. Nesse caso, o suporte para modificações até mesmo mínimas do meio ambiente pode ser completamente inexistente.

Uma transição gradual para o fornecimento do tratamento farmacêutico também pode ser um meio efetivo de os farmacêuticos lidarem com as barreiras na prática. A maioria dos farmacêuticos deve ser capaz de oferecer cuidado farmacêutico a um número limitado de pacientes sem gerar grandes despesas. A seguir, à medida que o número de pacientes recebendo tratamento aumenta, os farmacêuticos podem modificar gradualmente o ambiente para que este seja mais útil para os serviços orientados para o paciente. O impacto documentado desses esforços iniciais para fornecer cuidado farmacêutico também pode ser útil para persuadir a administração da farmácia a fornecer recursos financeiros para a transição.

Barreiras Intraprofissionais

As organizações profissionais, os organismos reguladores e as universidades/faculdades de farmácia também podem ser considerados barreiras à implementação do tratamento farmacêutico na medida em que seus esforços para apoiar adequadamente os profissionais em seus esforços para a transição fracassam. Por exemplo, até bem pouco tempo as organizações de farmácia profissionais fragmentaram-se cada vez mais em grupos com interesses muito diferentes e com agendas competitivas.[36] A resultante falta de consenso enfraqueceu politicamente a profissão. Isso é importante porque muitos debates referentes à profissão foram decididos na arena política, p. ex., OBRA 90. Assim, os farmacêuticos de todas as especialidades e as organizações que os representam precisam atuar juntos para desenvolver uma agenda comum visando a implementar o cuidado farmacêutico, se essa nova missão vier a ser plenamente realizada pela profissão.

Como a prática da farmácia está apresentando transições para o cuidado farmacêutico, a legislação que direciona a prática da profissão também precisa evoluir para permitir que o farmacêutico expanda os serviços para o cuidado do paciente. Regulamentações desatualizadas do conselho de farmácia, como as limitações nas funções não-técnicas que podem ser realizadas por técnicos ou as restrições nos modos de transmissão da receita, podem, na verdade, impedir os esforços dos farmacêuticos para implementar o cuidado farmacêutico. Para evitar tais obstáculos, os conselhos e associações estaduais precisam atuar junto com as universidades/faculdades de farmácia locais e com os profissionais para identificar e corrigir normas e regulamentos problemáticos.[32]

As universidades/faculdades de farmácia precisam assumir vários papéis para apoiar a transição para o cuidado farmacêutico. Elas precisam avaliar continuamente e modificar seus currículos profissionais para assegurar que os formandos estejam preparados para participar no cuidado do paciente contemporâneo.[9,33] Da mesma forma, precisam avaliar as necessidades contínuas da educação de seus bacharéis e fornecer oportunidades instrutivas para que os farmacêuticos que estão praticando desenvolvam ainda mais o conhecimento e as habilidades profissionais necessários para administrar o cuidado farmacêutico.[9,33] Programas educacionais também devem ser desenvolvidos para preparar profissionais para ensinar aos estudantes de farmácias durante o período experimental do currículo profissional. Por fim, as faculdades/universidades de farmácia precisam realizar pesquisas que mostrem à sociedade a importância do cuidado farmacêutico.[32]

Impedimentos do Sistema

Várias características do sistema de saúde nos EUA também impedem a administração do cuidado farmacêutico. Entre essas estão a falta geral de reembolso do farmacêutico pelos serviços de cuidado farmacêutico, a falta de demanda do paciente e a não-aceitação do tratamento farmacêutico pelos outros profissionais de saúde.

No momento, os farmacêuticos não são, com freqüência, reembolsados pelos serviços de tratamento farmacêutico. Em vez disso, recebem remuneração pelos fármacos aviados. Entretanto, conforme já mencionado, as evidências fundamentam a sensação de que os serviços de cuidado farmacêutico são valiosos para o tratamento do paciente ao aumentar a obediência, melhorar os resultados do paciente e reduzir os custos dos serviços de saúde.

Os consumidores estão começando a reconhecer o valor dos serviços de tratamento farmacêutico. Além disso, existem evidências fundamentando o fato de que os pacientes estão desejando pagar pela consulta se souberem que ela está disponível, seu potencial benéfico e seu custo. Por exemplo, um farmacêutico inovador em Indiana ofereceu com sucesso para as famílias que compram medicamentos serviços de consulta profissional em sua farmácia por uma taxa anual fixa. O custo da receita baseia-se, então, no custo da farmácia mais o custo da manipulação. Esse farmacêutico cobrou também, com algum sucesso, as companhias de seguro pelos serviços de tratamento farmacêutico que foram fornecidos a seus pacientes.[37]

Os planos de saúde também estão começando a reconhecer a utilidade do tratamento farmacêutico e a compensar os farmacêuticos que prestam esses serviços. Como exemplo, uma emenda recente do plano Medicaid Mississippi permite o reembolso para serviços de tratamento da condição mórbida fornecidos por farmacêuticos formados ou adequadamente credenciados ou certificados. Os farmacêuticos qualificados desse estado norte-americano recebem 20 dólares por consulta de 15 a 30 minutos para o tratamento de diabetes melito, asma, hiperlipidemia ou distúrbios da coagulação.[38,39]

Embora a compensação pelos serviços de tratamento farmacêutico ainda seja uma exceção, em vez de regra, os farmacêuticos devem sempre cobrar dos pacientes e das fontes pagadoras por esses serviços. Alguns farmacêuticos podem mostrar-se relutantes em solicitar pagamento direto ao paciente pelo tratamento farmacêutico. Entretanto, se eles não o fizerem, os pacientes não exigirão cobertura desses serviços dos planos de saúde. Nesse caso, a posição dos planos de saúde em relação à cobertura farmacêutica não mudará.

As organizações das farmácias também precisam trabalhar junto com os planos de saúde para desenvolver uma terminologia padronizada para o serviço de farmácia e sistemas universais de cobrança e de transmissão de pedidos (veja Cap. 93). Isso ocorre porque são necessárias políticas padronizadas de compensação das fontes pagadoras para o reembolso amplo do farmacêutico pelos serviços de tratamento farmacêutico.[32,37]

Inicialmente, a demanda do paciente por serviços de cuidado farmacêutico pode ser pequena. Os pacientes podem resistir a adotar o tratamento farmacêutico por vários motivos. Alguns podem não querer gastar mais tempo consultando um farmacêutico, outros podem ficar preocupados com o custo dessa consulta. Alguns pacientes podem achar que o farmacêutico está querendo ocupar o lugar do médico e não querem irritar seu próprio médico. Independentemente da explicação específica dada pelo paciente para a recusa dos serviços farmacêuticos, a questão subjacente é que os pacientes não estão, em geral, acostumados com esse nível de serviço e não entendem o conceito de cuidado farmacêutico.[32]

Nesse contexto, o farmacêutico deve reservar um tempo para explicar seus serviços a cada paciente. Devem enfatizar que o tratamento farmacêutico complementa, em vez de duplicar, os serviços prestados por outros profissionais de saúde. Além disso, os farmacêuticos devem informar os pacientes sobre como eles serão beneficiados pelos serviços de cuidado farmacêutico. Os farmacêuticos também podem gerar demanda para o tratamento farmacêutico através de *marketing* efetivo de seus serviços para as comunidades e através de participação em campanhas de relações públicas nacionais e educacionais, como a *National Pharmacy Week* anual patrocinada todos os outonos pela APhA.

Por fim, é provável que alguns profissionais de saúde resistam ao fato de os farmacêuticos assumirem seus papéis no cuidado do paciente. Por exemplo, enfermeiras e médicos podem encarar o tratamento farmacêutico da farmacoterapia como uma invasão de seu território profissional. Os farmacêuticos não devem ficar intimidados e/ou desencorajados por essa falta de aceitação. Em vez disso, devem formar relações com um profissional de saúde por vez, começando por aqueles que desejam colaborar. Do ponto de vista realista, nem todos os profissionais de saúde aceitarão por completo a expansão do papel do farmacêutico. Entretanto, com o passar do tempo e com perseverança, a maioria dos farmacêuticos será capaz de estabelecer-se como membros integrais da equipe de saúde.

EDUCAÇÃO SOBRE SAÚDE

Uma preocupação importante do farmacêutico deve ser o bem-estar da humanidade e o alívio do sofrimento humano. Na verdade, um juramento contém a passagem: "Usarei meu conhecimento e habilidades para melhor servir o público e outros profissionais de saúde." Hoje em dia, há pouca dúvida de que o *alvoroço* contínuo na prática contemporânea da farmácia é *informação* — especificamente, informação sobre a saúde do consumidor.

Devido ao acesso e à familiaridade dos farmacêuticos com a comunidade, é óbvio que eles conseguem exercer um impacto dinâmico, que pode ser traduzido não apenas na função de triagem, mas também na disseminação de orientação efetiva e útil sobre a saúde. Um estudo revelou que mais de 90% desses entrevistados foram à farmácia pelo menos uma vez ao mês, e 60% pelo menos uma vez por semana. O horário de funcionamento de uma farmácia é muito maior que o de todas as outras unidades de saúde, com a possível exceção do pronto-socorro. Embora muitos consumidores continuem a ver o farmacêutico como um *homem invisível atrás do balcão da farmácia que delega responsabilidades aos técnicos e funcionários para lidar diretamente com o público,* essa atitude está começando a mudar positivamente para mostrar o farmacêutico como uma fonte de informações sobre a saúde juntamente com o médico. A maior parte do público não hesita em fazer perguntas ao farmacêutico sobre um problema de saúde, e, em geral, ele é a primeira pessoa, além da família ou dos amigos, a ser consultada.

Com freqüência, o farmacêutico depara-se com várias situações:

O telefonema de uma mãe desesperada cujo filho acabou de engolir vários comprimidos mastigáveis de vitamina contendo ferro e que quer saber como proceder.

Uma adolescente nervosa que quer saber como utilizar um teste para gravidez.

Um tabagista que está interessado na taxa de sucesso dos adesivos de nicotina.

Uma grávida que está com medo porque entrou em contato com uma criança da vizinhança que está com rubéola.

As situações são inúmeras, mas exemplificam a necessidade de se ter um farmacêutico por perto e que deseja ajudar.

Para responder a essas perguntas ou sintetizar um plano de ação, os farmacêuticos precisam manter a competência profissional e acompanhar os desenvolvimentos dos fármacos e das condições mórbidas. Ao mesmo tempo, os farmacêuticos devem atuar para resolver os problemas do paciente. A familiaridade do farmacêutico com a comunidade o torna apto a encaminhar os pacientes para outros profissionais de saúde, incluindo fornecer endereços e números de telefone. Na verdade, o farmacêutico está em posição de avaliar os médicos com base em sua experiência profissional, tipos de receitas que eles prescrevem ou informam por telefone, comentários do paciente sobre o tratamento que recebem e perguntas sobre o acompanhamento médico. Além de assistência, o farmacêutico também deve ser capaz de recomendar unidades não-médicas que forneçam tratamento efetivo (p. ex., uma loja de calçados que avalie e ajuste tênis de corrida). Além disso, os farmacêuticos devem saber que as companhias farmacêuticas oferecem medicamentos gratuitos para os pacientes que necessitam. Embora as exigências dos fabricantes individuais para fornecer assistência possam ser diferentes, existem exigências comuns:

Os pacientes qualificados não podem ter Medicaid ou outro plano de seguro privado que tenha cobertura para medicamentos prescritos.

Os médicos precisam iniciar a solicitação em benefício do paciente e, em alguns casos, fornecer uma declaração sobre as dificuldades financeiras do paciente.

Não é fornecida medicação para mais de 3 meses de cada vez, embora as solicitações possam ser renovadas.

Os farmacêuticos podem aconselhar os pacientes interessados a procurar uma lista em ordem alfabética dos fármacos fornecidos por companhias farmacêuticas específicas, incluindo informações sobre assistência para fármacos para a síndrome de imunodeficiência adquirida (AIDS/SIDA), contatando o Senate Special Committee on Aging, Dirksen Senate Office Building, Room G-31, Washington, DC 20510 (1-202-224-5364). Da mesma forma, os médicos podem ser aconselhados a contatar a Pharmaceutical Manufacturer's Association, 1100 15th St, NW, Washington, DC 20005, para obter um anuário dos programas de assistência dos fabricantes.

Em 1993 existiam nos EUA 100 centros de controle de veneno regionais (dos quais 38 eram credenciados pela American Association of Poison Control Centers), e toda farmácia deve ter os números de telefone e endereços daqueles na sua área local para encaminhamento rápido do paciente. Embora o número de envenenamentos e mortes não-intencionais tenha caído de forma significativa desde o lançamento de embalagens resistentes a crianças, as tragédias continuam a ocorrer entre crianças pequenas. O farmacêutico precisa estar apto para lidar de forma efetiva com essas emergências, ter bom senso e ser decisivo sobre essas perguntas.

Outro problema alarmante que surgiu nos últimos anos são os maus-tratos de crianças e de cônjuges. Esse é um assunto importante para todas as comunidades, e os farmacêuticos, por seu envolvimento, podem servir de várias formas para ajudar a amenizar esse problema. Por exemplo

Esteja alerta aos sinais de aviso de maus-tratos e negligência a partir da perspectiva da criança (p. ex., parece ter medo excessivo dos pais, apresenta evidências de lesões cutâneas ou de outro tipo repetidas, mostra sinais de desleixo) e dos pais (p. ex., não tenta explicar as lesões mais óbvias da criança ou fornece explicações absurdas e contraditórias, mostra falta de controle ou medo de perdê-lo). Devido aos sinais de aviso de maus-tratos e de negligência infantis, o farmacêutico pode gentilmente tentar conseguir informações dos pais quando toma a iniciativa de fazê-lo ou dando oportunidade para que sejam fornecidas. Uma conversa simples pode ser suficiente para que um pai que comete maus-tratos admita a necessidade de assistência e orientação. Nesse ponto, o farmacêutico precisa ter o nome de uma pessoa do centro de maus-tratos da comunidade com quem o genitor possa falar antes e durante uma crise. Como existem pais que não querem cooperar, o farmacêutico precisa utilizar o bom senso profissional e informar o problema às autoridades locais. O farmacêutico, assim como todos os cidadãos, está isento de responsabilidade civil e/ou criminal quando informa conhecimento ou suspeita de maus-tratos infantis.

Ao atuar com as autoridades locais e profissionais nos foros de informação realizados por assistentes sociais, o farmacêutico pode informar ao genitor que inflige maus-tratos como as drogas, incluindo o álcool, podem afetar o comportamento de alguém, mudar o humor da pessoa, provocar depressão com o uso prolongado e induzir reações psicóticas. Quando essas informações são combinadas à discussão entre o médico e a enfermeira que cuidam da lesão física provocada pelos maus-tratos e com a professora alerta para informar casos suspeitos, agregam enorme valor à dimensão desse tipo de debate.

O farmacêutico também deve reconhecer a necessidade de educação sobre a saúde em uma escala mais ampla. Muitos dos problemas de saúde que ocorrem na comunidade podem ser evitados ou aliviados com educação adequada. Porém é necessário que o farmacêutico deseje compartilhar o conhecimento e as informações que ele coletou. As pessoas não conhecem a magnitude da educação dos farmacêuticos e, portanto, automaticamente, não pensam neles como uma fonte de informações. Por conseguinte, os farmacêuticos precisam chamar a atenção da comunidade para a sua capacidade referente à educação da saúde. Existem várias formas de se chegar a esse objetivo.

Um método é transformar a farmácia em um centro de saúde da comunidade. O desejo de participar na *Poison Prevention Week* ou no *National Diabetes Month* focaliza a educação do consumidor na farmácia. Junto a isso está a distribuição de panfletos de interesse público com informações de saúde para a comunidade. Um *display* de literatura de saúde na farmácia demonstra um compromisso com o tratamento de saúde eficaz. Existem muitos panfletos disponíveis sobre vários assuntos (p. ex., *Diabetes, Pele Ressecada e Você* ou *O Tratamento Profissional da Constipação*) fornecidos pelos fabricantes farmacêuticos que podem ser utilizados de forma efetiva para promover a saúde. Isso encoraja os consumidores a fazerem perguntas e, se colocado de forma elegante na área de espera da farmácia, pode fornecer ao paciente a oportunidade de ler as informações sobre saúde enquanto ele aguarda o aviamento da receita. O farmacêutico deve fazer um esforço para questionar os representantes farmacêuticos sobre a disponibilidade desses panfletos para a comunidade. Muitas vezes os panfletos existem, mas, a menos que sejam solicitados, permanecem esquecidos dentro de suas caixas.

Caso haja um surto de doença contagiosa (p. ex., pediculose da cabeça em uma escola primária local), o farmacêutico deve obter e distribuir informações úteis sobre a doença. Evita-se preocupação e confusão desnecessária dos pais se esse tipo de informação for fornecida diretamente ao paciente/cuidador por ocasião da compra do medicamento ou pela enfermeira da escola local.

A crise da AIDS/SIDA continua e é classificada como a preocupação de saúde global mais importante da década de 1990. O impacto da AIDS/SIDA na sociedade e no sistema de saúde é significativo, e é incumbência dos farmacêuticos conhecer esse processo mórbido e identificar seu papel como farmacêuticos nas tentativas de parar sua disseminação. Os farmacêuticos podem desempenhar dois papéis importantes na comunidade nos esforços para combater a doença transmitida pelo vírus da imunodeficiência humana (HIV):

1. Os farmacêuticos podem participar ativamente na prestação de cuidados, tratamento e informações para os indivíduos acometidos pelo HIV/AIDS.
2. Devido à sua acessibilidade, os farmacêuticos ocupam uma posição excelente para fornecer informações sobre prevenção do HIV aos consumidores e ao público geral.

O tratamento dos pacientes com HIV e AIDS/SIDA é semelhante ao dos outros pacientes. Entretanto, o tratamento desses pacientes é mais complexo, a doença pode ser debilitante, e o impacto emocional no paciente, na família e nos profissionais de saúde pode ser substancial. Além das funções distributivas normais, é importante que o farmacêutico forneça serviços de aconselhamento e de educação para o paciente (p. ex., opções de tratamento, efeitos colaterais, informações de transmissão, parâmetros para redução de risco da atividade sexual), enfatize a obediência do paciente (incluindo ir às consultas marcadas com o médico), ofereça apoio emocional e faça encaminhamentos para fontes adequadas (p. ex., financeiras, domésticas, profissionais de saúde ou terapeutas).

O paciente HIV-positivo representa uma oportunidade única para os farmacêuticos, e eles devem interagir com esses pacientes de forma a encorajar a comunicação e a confiança. É muito importante que o paciente sinta-se *seguro* com o farmacêutico. Os pacientes precisam sentir que não estão sendo julgados ou menosprezados por causa de sua doença ou orientação sexual. O sigilo é importante para o paciente HIV-positivo; protegê-lo é uma função particularmente importante do farmacêutico. Muitos pacientes têm medo de perder o emprego e/ou de serem afastados da família e amigos caso sua condição seja conhecida.

Os farmacêuticos devem estar preparados para ouvir o desejo do paciente de participar de terapias não-tradicionais. Eles devem estar prontos para discutir os prós e os contras das opções tradicionais e não-tradicionais. Nos EUA, calcula-se que a fraude na saúde seja de cerca de US$ 40 bilhões por ano. A fraude na saúde não tem limites e, com freqüência, visa a determinados grupos, incluindo aqueles com doenças graves. Os produtos e as terapias fornecidos por charlatães consomem os recursos financeiros limitados das pessoas, podem oferecer terapia ineficaz ou perigosa, predispõem o paciente a efeitos adversos perigosos e fazem com que o paciente abandone a terapia tradicional que poderia ser mais benéfica. Para ajudar os pacientes a identificar pesquisas clínicas críveis, os farmacêuticos podem encorajar os pacientes a telefonar para o AIDS Clinical Trials Information Service (1-800-874-2572), que nos EUA é uma linha telefônica gratuita.

Um fator importante para ser um profissional é estar acessível para aqueles que dele necessitem. Nesse contexto, o papel do farmacêutico é mostrado de forma adequada na área de planejamento familiar. Ao compartilhar seu conhecimento e informações sobre a terapia com anovulatórios orais, modos de controle de natalidade sem prescrição, prevenção de doenças venéreas e exames para gravidez e ajudando os casais a lidar com problemas de fertilidade, o farmacêutico mostra que está acessível e aumenta a consciência do público de que a farmácia é o local onde se pode encontrar conhecimento e conselhos informados.

O currículo da faculdade de farmácia reconhece a necessidade da comunicação oral efetiva em bases individuais e para muitas pessoas juntas (p. ex., grupos cívicos e religiosos, clubes, etc.) implementando o trabalho do curso efetivo no currículo de graduação. Entretanto, se o farmacêutico não aceita o desafio e não comunica as informações, então outras pessoas menos qualificadas podem ser solicitadas pelo público consumidor para preencher esse vazio de informações. Algumas vezes, os farmacêuticos têm medo de apresentar palestras ou de discutir com os grupos interessados devido à falta de autoconfiança. Ao mesmo tempo, sentem que podem não ser qualificados para discutir um assunto devido à falta de informações.

Ao reconhecer essas deficiências em seus últimos graduandos, as universidades/faculdades agora utilizam programas eletrônicos de busca literária em suas bibliotecas para orientar e aumentar a consciência dos estudantes dos recursos literários. As universidades/faculdades estão adotando currículos baseados no resultado cuja base é o desenvolvimento das habilidades de comunicação oral do estudante, capacidade para tomada de decisões e resolução de problemas, entre outros. Espera-se que essa atitude encoraje o maior envolvimento do farmacêutico na discussão sobre problemas de saúde na comunidade. Entretanto, ainda é necessário lidar com a situação atual, e os farmacêuticos na prática devem pesquisar nas bibliotecas públicas locais à procura de informações ou entrar em contato com a faculdade que cursaram ou com associações farmacêuticas estaduais/locais para obter informações importantes.

É fundamental que os farmacêuticos contribuam com os foros de informação pública e conscientizem a comunidade dos problemas relacionados à saúde. Informações e orientação não devem ser limitadas apenas para os fármacos e seu uso, mas devem incluir também problemas relacionados à saúde, p. ex., doenças sexualmente transmissíveis, perigos do tabaco sem fumaça, etc. Uma preocupação verdadeira precisa visar à atitude casual do público em relação às drogas, um conceito que infelizmente é reforçado pelas propagandas comerciais e pela mídia.

Sempre que possível, os farmacêuticos precisam ajudar a restaurar a confiança do consumidor quando esta é colocada à prova. Exemplos clássicos ocorreram em 1982 e em 1986 com incidentes envolvendo adulteração do Tylenol e em 1991 envolvendo adulteração do Sudafed. Várias pessoas morreram devido à introdução deliberada de cianeto nas cápsulas que estavam na prateleira. Os farmacêuticos responderam colocando cartazes e boletins informativos que instruíam os consumidores a realizar os seguintes procedimentos:

Leia o rótulo. Os rótulos dos medicamentos vendidos sem receita médica com embalagens que apresentam evidências de adulteração informam o que contêm e outras características que o indivíduo deve procurar.
Inspecione a embalagem externa. Verifique invólucros frouxos, rasgados, cortados ou faltando, bem como produtos descolorados e odores incomuns.
Inspecione o medicamento assim que o abrir. Verifique mais uma vez antes de tomá-lo. Se parecer suspeito, suspeite.
Nunca tome medicamentos no escuro.
O rótulo deve ser lido e a medicação inspecionada a cada dose.
Infelizmente, existem muitos indivíduos inovadores e criativos na comunidade que podem criar novos problemas.
Portanto, o farmacêutico precisa manter vigilância constante e desejar diminuir os medos.

Em resposta ao evento inicial, o governo federal norte-americano decretou emendas para suas leis (18 USC 65) de fornecimento de embalagens com evidências de adulteração e resistentes à adulteração de produtos vendidos sem receita médica. Essa emenda (PL 989-127, outubro de 1983) exige várias medidas. Embora a lei seja complicada, deixa a impressão de que não há nada a ser feito com uma embalagem comercial que não está proibida, e que existe. O farmacêutico precisa ter cuidado para não destruir inadvertidamente o componente com evidências de adulteração ou resistente à adulteração da embalagem. Caso isso ocorra, ele pode ser considerado um violador da lei. Os produtos que foram abertos pelo consumidor (quase sempre com o propósito de verificar o tamanho dos comprimidos, ou para compará-los com o produto que o indivíduo está usando no momento) tornam-se invendáveis e precisam ser retirados imediatamente da prateleira e devolvidos para o fornecedor.

A maioria dos produtos vendidos sem receita médica é coberta pela lei. Especificamente excluídos estão a insulina, produtos dermatológicos, dentifrícios e pastilhas. Embora não haja nada que impeça os fabricantes de colocar esses produtos em embalagens resistentes a adulteração ou com evidências de adulteração, esse procedimento não é necessário no momento.

Os farmacêuticos sempre devem estar acima da reprovação aos olhos do público. Devem evitar o aparecimento de impropriedade profissional e, portanto, não criar questões de ética na mente do paciente. O papel mais importante dos farmacêuticos na orientação da sociedade sobre os problemas de saúde é o contato pessoal que eles têm com o público. Sempre que possível, os farmacêuticos devem se oferecer para fornecer informações de saúde e para encorajar o público a praticar julgamento adequado para manter a boa saúde. Alguns farmacêuticos mostraram-se muito criativos e desenvolveram boletins informativos direcionados para o paciente sobre tópicos oportunos que reforçam a atitude de que o farmacêutico é um especialista em informações sobre fármacos e também um educador e fornecedor de tratamento de saúde. Outros atingiram o mesmo objetivo escrevendo colunas com informações sobre saúde em jornais locais ou participando de programas locais para fornecer informações de saúde. Organizações profissionais (p. ex., NCPA) também foram úteis ao fornecerem informações impressas sobre saúde (p. ex., Pharm/alert) que o farmacêutico pode utilizar e distribuir para o público.

Por fim, ao mostrar interesse profissional e preocupação com a clientela que freqüenta a farmácia, o farmacêutico faz com que as pessoas percebam que são importantes e que existe alguém que pode ajudá-las. Um exemplo notável disso é o tratamento da ostomia (veja Caps. 104 e 109). Nos EUA, existe mais de 1,1 milhão de pessoas submetidas a ostomias, com cerca de 90.000 casos novos surgindo todos os anos. Contudo, no final, é o farmacêutico que realmente é beneficiado com o retorno intangível da satisfação e do enriquecimento decorrentes do uso de habilidades e das informações aprendidas através da educação formal e continuada e da experiência prática.

CONCLUSÃO

A farmácia está evoluindo de uma profissão orientada para o produto para uma profissão orientada para o paciente. Essa mudança de papéis é extremamente saudável para o paciente, para o farmacêutico e para outros membros da equipe de saúde. Entretanto, essa evolução apresentará novos desafios para os farmacêuticos. Agora, mais que outrora, os farmacêuticos precisam considerar a aquisição de habilidades e o conhecimento da prática contemporânea uma prioridade, para proporcionar o nível de serviço incorporado no conceito de tratamento farmacêutico. As organizações de educadores de farmácia e os conselhos reguladores precisam trabalhar juntos para apoiar os farmacêuticos à medida que eles assumem maiores papéis na saúde. A farmácia e a indústria de saúde precisam trabalhar para assegurar que o farmacêutico seja compensado de forma justa por todos os seus serviços. Mas, antes que isso ocorra, será necessário que a farmácia mostre o *valor agregado* ao custo da receita. O *marketing* sobre o propósito da farmácia no emaranhado da saúde e dos serviços fornecidos pelo farmacêutico é necessário para gerar um valor percebido adequado entre os compradores e usuários dos serviços de saúde. Os farmacêuticos devem ver a si mesmos como fornecedores de terapia e de interpretações dos efeitos dos fármacos, bem como dos próprios medicamentos. Os componentes do serviço da farmácia devem ser claramente identificados para os planos de saúde e visíveis para os consumidores, de modo que eles saibam o que está disponível a que custo e como isso pode ser acessado. No futuro, os serviços de farmácia precisam ser avaliados no resultado do paciente (isto é, cuidado farmacêutico) em vez de no número de receitas aviadas, e a farmácia precisa evoluir em direção à interpretação e à consulta do paciente, em relação ao uso das tecnologias da medicação.

REFERÊNCIAS

1. Clepper I. *Drug Topics* 1992; 136(16): 44.
2. Latiolais CJ, Berry CC. *Drug Intell Clin Pharm* 1969; 3: 270.
3. Berg JS, *et al. Ann Pharmacother* 1993; 27: S3.
4. Johnson JA, Bootman JL. *Arch Intern Med* 1995; 155: 1949.
5. Rosenstock IM. *Diabetes Care* 1985; 8(6): 610.
6. Cardinale V. *Drug Topics* 1995; 139(10): 35.
7. *The Role of the Pharmacist in Comprehensive Medication Use Man-*

agement. The Delivery of Pharmaceutical Care (white paper). Washington, DC: APhA, Mar 1992.
8. Strand SM, Cipple RJ, Morley PC. *Pharmaceutical Care: An Introduction*. Kalamazoo, MI: Upjohn Co, 1992.
9. Cipolle RJ, Strand LM, Morley PC. *Pharmaceutical Care Practice*. New York: McGraw-Hill, 1998.
10. *The Clinical Role of the Community Pharmacist*. Washington, DC: OIG, DHHS, Nov 1990.
11. *1997–1998 Survey of Pharmacy Law*. Park Ridge, IL: NABP 1997.
12. Haggard A. *Handbook of Patient Education*. Rockville, MD: Aspen Publ, 1989.
13. Mason NA, Shimp LA. *Building a Pharmacist's Patient Data Base. Module 2: Clinical Skills Program*. Bethesda, MD: ASHP, 1993.
14. Jones NJ, Campbell S. *Designing and Recommending a Pharmacist's Care Plan. Module 4: Clinical Skills Program*. Bethesda, MD: ASHP, 1994.
15. Srnka QM, Self TH. *Systematic Medication Profile Review,* ed 3. Alexandria, VA: Am Coll Apoth, 1991.
16. Mason NA, Shimp LA. *Constructing a Patient's Drug Therapy Problem List. Module 3: Clinical Skills Program*. Bethesda, MD: ASHP, 1993.
17. *Hismanal* [pkg insert]. Titusville, NJ: Janssen Pharmaceutica, 1996.
18. Ritschel WA. *Handbook of Basic Pharmacokinetics,* ed 4. Hamilton, IL: Drug Intell Publ, 1992.
19. *Med Lett Drugs Ther* 1996; 38(985): 92.
20. DiGregorio RV. *US Pharmacist* 1998; 23(6): 101.
21. *American Hospital Formulary Service: Drug Information*. Bethesda, MD: ASHP, 1998.
22. Hussar DA. *Am J Pharm Sci Supp Public Health* 1994; 166(1): 1.
23. Baskin L. *Hosp Formul* 1998; 33(1): S64.
24. Todd WE, Ladon EH. *Dis Manage Health Outcomes* 1998; 3(1): 1.
25. Kehoe WA, Katz RC. *Ann Pharmacother* 1998; 32(12): 1076.
26. Murphy J, Coster G. *Drugs* 1997; 54(12): 797.
27. *USP DI Vol II. Advice for the Patient,* ed 18. Rockville, MD: USPC, 1998.
28. Beardsly RS. *J Pharmacoepidemiol* 1995; 3(2): 49.
29. Nordenberg T. *FDA Consum* 1997; (Jul-Aug): 1.
30. *National Adult Literacy Survey,* US Dept of Educ, Natl Cntr for Educ Stats, Sep 1993.
31. Conlan MF. *Drug Topics* 1991; 135(8): 66.
32. Rovers, JP *et al. A Practical Guide to Pharmaceutical Care*. Washington, DC: AphA, 1998.
33. Meyer SM, Trinca CE. In *Pharmaceutical Care*. Knowlton CE, Penna RP, eds. New York: Chapman & Hall, 1996, p 283.
34. *Approved Providers of Continuing Pharmaceutical Education*. Chicago: ACPE, 1998.
35. Portner TS. *Effective Pharmacy Managment,* ed 7. Alexandria, VA: NARD Manage Inst, 1994.
36. Hatoum HT, Valuck RJ. In *Pharmaceutical Care*. In Knowlton CE, Penna RP, eds. New York: Chapman & Hall, 1996, p 68.
37. Rupp MT. *Ibid,* p 257.
38. Anon. *AJHP* 1998; 55(12): 1238.
39. Landis NT. *Ibid* 1998; 55(23): 2452.

CAPÍTULO **111**

Assistência Médica Institucional

Harold N Godwin, PhD
Professor and Director of Pharmacy
The University of Kansas Medical Center
Kansas City, KS 66160

Bruce E Scott, MS
Vice President, Pharmacy Operations
United Hospital-Allina Health System
St Paul, MN 55102

Historicamente, a prestação de assistência médica sempre foi feita basicamente através de consultórios médicos e hospitais. Assim, os serviços farmacêuticos aos pacientes de consultórios, em geral, são supridos pelas farmácias da comunidade, enquanto os pacientes hospitalizados normalmente recebem os serviços farmacêuticos da farmácia do hospital.

A natureza mutável do fornecimento da assistência médica ampliou o papel do hospital para incluir programas de assistência ambulatorial e unidades para assistência intermediária (como unidades para assistência extensiva e clínicas de repouso). Assim, o termo assistência *institucional* foi cunhado para refletir esse papel mais abrangente do hospital. Paralelamente, a farmácia *institucional* também foi criada para coincidir com esse desenvolvimento. Entretanto, a farmácia institucional é basicamente a farmácia do hospital. O termo hospital é realmente a base para a designação do termo institucional. O *Dicionário Webster* define o termo instituição como

> Elemento significativo e persistente (como prática, relação, organização) na vida de uma cultura, que se baseia em necessidades, atividades ou valores humanos fundamentais, ocupa uma posição duradoura e essencial dentro de uma sociedade e geralmente é mantida e estabelecida por agências reguladoras sociais.

Certamente, o hospital e suas subestruturas organizacionais diretamente relacionadas se ajustam ao termo instituição.

Como conseqüência, o termo cenário de *assistência médica organizada* ou de *sistema de saúde* tem sido usado para se referir à imensa gama de subsistemas organizacionais que abrange todo o sistema de distribuição da assistência médica nos Estados Unidos. Hospital ou farmácia institucional não devem ser confundidos com a provisão de serviços farmacêuticos a todos os tipos de ambientes de assistência médica organizada. Por exemplo, três médicos que exercem a profissão no mesmo consultório podem ter formado uma corporação. Assim, eles podem ser considerados adequadamente como um grupo que fornece serviços de assistência médica num ambiente de assistência médica organizada, porque uma corporação é uma estrutura organizada. É óbvio que os serviços farmacêuticos prestados aos pacientes desses três médicos não devem ser considerados uma farmácia institucional ou de hospital.

A farmácia institucional ou de hospital pode ser definida como a prática de farmácia num ambiente de hospital incluindo suas unidades ou serviços relacionados à organização. Pode também ser definida como o departamento ou divisão do hospital onde a obtenção, armazenagem, composição, fabricação, embalagem, controle, demonstração, aviamento, distribuição e monitoração de medicamentos feitos sob controle para terapia medicamentosa destinada a pacientes hospitalizados e ambulatoriais são realizados por farmacêuticos legalmente qualificados e profissionalmente competentes. Além de todas essas funções tradicionais, a prática da farmácia de hospital também inclui ampla responsabilidade pelo cuidado e uso apropriado de drogas em pacientes, o que inclui, entre outras coisas, a seleção racional, a monitoração, a dosagem e o controle de todo o programa de terapia medicamentosa do paciente. Essa dimensão agregada requer a aplicação dos serviços orientados para o paciente tendo como base as ciências farmacêuticas — para o tema da terapia racional. Esse enfoque à prática de farmácia vem sendo chamado de farmácia *clínica*. Assim, a farmácia clínica nada mais é do que simplesmente os serviços farmacêuticos orientados para o paciente, feitos de maneira correta e profissional. Ou seja, a missão do farmacêutico é propiciar assistência farmacêutica. A assistência farmacêutica é a provisão direta e responsável da assistência medicamentosa com o propósito de alcançar resultados definitivos que melhorem a qualidade de vida do paciente.

Essa prática é uma responsabilidade profissional não apenas da farmácia institucional ou de hospital, mas também da farmácia da comunidade. O que será, então, que torna a prática da farmácia num hospital de alguma forma diferente da prática da farmácia privada ou de comunidade?

INDIVIDUALIDADES DA FARMÁCIA DO HOSPITAL— Um fator essencial é a estrutura organizacional de um hospital ou de uma instituição: um padrão de autoridade formalizado, responsabilidade e coordenação que influenciem todos os departamentos associados com a equipe responsável pela assistência médica. O administrador (posição administrativa mais elevada do hospital) implementa as políticas e filosofias do conselho diretor, delega autoridade e passa a responsabilidade aos chefes de departamentos para que realizem a assistência médica ao paciente, o ensino, pesquisas e objetivos de saúde pública do hospital. O que se espera é que os chefes de departamento, assim como o diretor da farmácia, coordenem suas funções e atividades com os outros chefes de departamento; o departamento de negócios e contabilidade lida com as questões financeiras; o departamento de infra-estrutura providencia os serviços de manutenção básica, de conservação do local e de segurança; o departamento de recursos humanos implementa as políticas para os funcionários; o departamento de laboratório clínico realiza uma série de testes laboratoriais e outros serviços para os pacientes; e dezenas de outros departamentos influenciam e afetam os serviços de todos os outros departamentos do hospital. Todas essas atividades estão inter-relacionadas com a farmácia do hospital.

Além da relação tradicional médico-farmacêutico-paciente que existe na prática privada da medicina e da farmácia, existe uma relação médico-farmacêutico-enfermeiro-paciente no hospital. O enfermeiro, cumprindo seu papel profissional de assistência ao paciente, interpõe-se entre os papéis tradicionais do médico e do farmacêutico. Por isso, o farmacêutico do hospital deve trabalhar não só com o médico, mas também de forma bem próxima com o enfermeiro.

Além das forças internas que agem dentro do hospital, há algumas forças externas que afetam, de várias formas, a prática da farmácia no ambiente do hospital. Por exemplo

> As agências de credenciamento exercem sua influência nos padrões profissionais da prática na medida em que afetam a assistência ao paciente.

As agências de licenciamento exercem influências legais sobre as operações do hospital.

O governo federal impõe padrões e regulamentos aos hospitais, como por exemplo as *Condições de Participação para Hospitais* que estejam sob Medicare, e as fontes pagadoras (seguro de hospitalização) exercem suas influências sobre os métodos pelos quais os hospitais podem ser reembolsados pelos serviços prestados aos pacientes.

As agências sociais e agências de previdência social do governo influenciam os serviços prestados aos pacientes totalmente indigentes e aos pacientes indigentes do ponto de vista médico e os conselhos diretores e a opinião pública exercem suas influências sobre as políticas, os objetivos e as filosofias das operações e práticas do hospital.

Como o hospital é uma instituição que pertence e está a serviço da comunidade, ele é influenciado intensamente pelas necessidades, expectativas e demandas dos membros dessa comunidade. Esses são apenas alguns exemplos das forças sociomédico-econômicas e organizacionais que agem sobre a prática da farmácia num ambiente institucional. Essas, entre muitas outras, são razões irrefutáveis pelas quais as práticas da farmácia de hospital diferem de forma significativa das práticas de uma farmácia de comunidade.

A farmácia de hospital deve ser considerada um dos muitos departamentos do hospital, e, como tal, tem várias funções gerais básicas. Essas funções foram resumidas num documento aprovado pela American Hospital Association (AHA), a "Declaração sobre as Funções de um Departamento de Hospital".[1] Ela contém o seguinte:

Um departamento realiza suas funções de acordo com a filosofia e com os objetivos do hospital. A filosofia e os objetivos são estabelecidos pelo conselho diretor. Dessa maneira, o chefe do departamento responde ao administrador do hospital. Dentro do padrão organizacional, as funções do departamento são:

1. Fornecer e avaliar os serviços de apoio à assistência médica de acordo com os objetivos e as políticas do hospital.
2. Implementar nos serviços do departamento a filosofia, os objetivos, as políticas e os padrões do hospital.
3. Fornecer e implementar um plano de administração para o departamento que indique claramente as responsabilidades e os deveres de cada categoria de funcionários.
4. Participar na coordenação das funções do departamento com as funções de todos os outros departamentos e serviços do hospital.
5. Calcular as necessidades do departamento e recomendar e implementar políticas e procedimentos para manter uma equipe competente e abalizada.
6. Fornecer os meios e métodos pelos quais a equipe poderá trabalhar com outros grupos na interpretação dos objetivos do hospital e do departamento para o paciente e para a comunidade.
7. Desenvolver e manter um sistema efetivo de registros e relatórios administrativos e/ou clínicos.
8. Calcular as necessidades de unidades, suprimentos e equipamentos e implementar um sistema para avaliação, controle e manutenção.
9. Participar e apoiar o plano financeiro de operação para o hospital.
10. Iniciar, utilizar e/ou participar de estudos ou projetos de pesquisa idealizados para a melhoria da assistência médica ao paciente e para a melhoria de outros serviços administrativos e hospitalares.
11. Fornecer e implementar um programa de educação continuada para todo o pessoal da equipe.
12. Participar e/ou facilitar todos os programas educacionais que incluem experiências de alunos no departamento.
13. Participar e aderir ao programa de segurança do hospital.

É dentro desse esquema que o farmacêutico do hospital exerce sua profissão. A responsabilidade é desenvolver um serviço farmacêutico abrangente de alta qualidade, coordenado adequadamente para satisfazer as necessidades dos vários departamentos diagnósticos e terapêuticos, do serviço de enfermagem, da equipe médica e do hospital como um todo com o intuito de propiciar melhor assistência ao paciente.

A farmácia de hospital evoluiu de forma tão significativa nos últimos anos que há uma formação e aprendizado especiais para a graduação nessa área; tem a própria sociedade profissional que é extremamente ativa — a American Society of Health-System Pharmacists (ASHP); ela vem acumulando extenso conhecimento especializado através de literatura documentada; formou um corpo consistente de profissionais muito bem qualificados na carreira hospitalar, os quais adotaram uma filosofia estável do serviço profissional e desenvolveram uma prática de altíssimo padrão. O nome anterior, ASHP, American Society of Hospital Pharmacists, foi recentemente mudado para American Society of Health-System Pharmacists, em reconhecimento à expansão do ambiente hospitalar, que incluiu uma diversidade de serviços de assistência médica além dos hospitais. Essa organização profissional empenha-se para satisfazer as necessidades da prática farmacêutica em qualquer ambiente de assistência médica organizada. A Sociedade está ativamente empenhada em propiciar programas de educação continuada, publicações e outros serviços destinados a ajudar o profissional da instituição a oferecer um serviço profissional de alto nível. Os Padrões da Prática da ASHP fornecem documentos que oferecem um ponto de referência para uso dos farmacêuticos na avaliação de seus programas e serviços.

O cenário em que o farmacêutico hospitalar exerce sua profissão requer formação especial ou experiência para trabalhar com o máximo de eficácia. Ao contrário do farmacêutico que trabalha em uma comunidade, o farmacêutico de hospital deve agir dentro de uma organização dotada de responsabilidades adicionais além da assistência ao paciente *per se*. Essas responsabilidades adicionais incluem educação, pesquisa e saúde pública.

Os farmacêuticos de hospital devem envolver-se profissionalmente todos os dias com outros profissionais altamente treinados e especializados. Os farmacêuticos se encontram com especialistas médicos, em posições equiparadas, nos encontros formais dos comitês de farmácia e terapêutica e no espaço reservado à assistência médica para tratar de todos os assuntos relacionados à terapia medicamentosa; constantemente se encontram com enfermeiros na sua prática diária; encontram-se com microbiologistas, bioquímicos e químicos clínicos para tratar de medicina diagnóstica relacionada às drogas; encontram-se com físicos e radiologistas para tratar de agentes farmacêuticos radioativos, agentes diagnósticos e meios de contraste; encontram-se com farmacologistas clínicos e médicos de pesquisa em questões relacionadas às drogas em fase de pesquisa, interações medicamentosas e reações adversas das drogas; encontram-se com especialistas formados em sociologia médica, associações de bibliotecários de registro médico, dietética médica, engenharia de métodos e administração hospitalar como rotina na operação de uma farmácia hospitalar moderna.

Os farmacêuticos de hospital já reconheceram há muito a necessidade de educação e treinamento adicionais e elaboraram programas de estágios de residência com esses objetivos. Também reconheceu-se que o ideal seria a educação adicional dentro de uma base formal. As faculdades de farmácia reconheceram a necessidade de elaborar um programa de formação para alunos interessados em farmácia hospitalar.

Os currículos para o programa de formação profissional (Pharm D) incluem um componente experimental em prática hospitalar. A maioria das faculdades oferece um estágio durante o curso regular numa farmácia hospitalar, enquanto uma série de faculdades oferece um programa de formação que dá o título de mestrado em farmácia hospitalar. Os programas de formação são, em sua grande parte, coordenados de forma a oferecerem aos alunos uma residência em farmácia hospitalar concomitante com o trabalho de formação na universidade. Esses programas combinados começaram em 1947 no Philadelphia College of Pharmacy and Science e no Jefferson Medical College Hospital, e na Universidade de Maryland e no Johns Hopkins Hospital; a Universidade de Michigan iniciou seu programa combinado em 1948. Esses programas combinados de formação e treinamento contribuíram muito para preparar farmacêuticos de hospital experientes e conscientes da profissão. Os que se formam nesses programas já passaram por hospitais em todo o país e provaram suas capacidades por meio da elaboração de serviços farmacêuticos abrangentes numa ampla esfera de ação e de alta qualidade.

Existe uma tendência para a especialização dentro da farmácia de hospital. Os programas de residência de farmácia de hospital de alguns anos atrás formavam os farmacêuticos basicamente como clínicos gerais na prática farmacêutica. Esses programas com duração de 1 ano, que seguem objetivos educacionais padronizados, são inspecionados e credenciados pela Comissão de Credenciamento da ASHP. Também existe a necessidade de especialistas. Certamente que a especialidade em informações de drogas é essencial no desenvolvimento de serviços clínicos abrangentes. Também existe uma necessidade de o especialista em farmácia nuclear manusear, preparar e formular novas formas farmacêuticas e realizar pesquisas sobre o grande número de preparações farmacêuticas radioativas diagnósticas e terapêuticas disponíveis atualmente. Existe a necessidade de um especialista em administrar a farmácia. Existe uma necessidade crescente de uma variedade de especialistas clínicos em farmácia de ajudar na seleção racional e no uso da terapia medicamentosa. Alguns dos farmacêuticos com formação clínica estão se especializando ainda mais em suas capacidades e ficando peritos em áreas específicas da terapia medicamentosa, tais como pediatria, psicofarmacologia, geriatria, farmacocinética, oncologia, terapia intensiva, nutrição, primeiros socorros, clínica médica de adultos, farmacocinética clínica e outras áreas de especialidades. Na verdade, os programas de residência foram elaborados para a maior parte dessas áreas especializadas da prática clínica. Além disso, vários hospitais ou faculdades oferecem programas de bolsas de estudos para propiciar uma oportunidade de experiência de pesquisa de 1 a 2 anos de prática nessas áreas especializadas.

Assim, existe uma tendência muito saudável em direção à chamada *prática de grupo* em farmácia de hospital, análoga ao grupo de prática médica. Uma série desses especialistas em diferentes áreas da prática da farmácia hospitalar compõe a equipe de farmacêuticos do hospital progressista atual. É o avanço desse conceito que fortalecerá o papel profissional dos farmacêuticos de hospital e que lhes dará o ingresso ao grupo de profissionais que compõem a equipe de assistência médica.

O HOSPITAL

Os farmacêuticos de hospital exercem a profissão dentro do esquema de uma estrutura organizacional chamada hospital. Para que exerçam suas funções de forma eficaz, é essencial que compreendam cuidadosamente o que um hospital significa, como é organizado, quais são suas funções e como o serviço da farmácia se encaixa no programa geral de assistência ao paciente.

DEFINIÇÃO — Tradicionalmente, um hospital é definido em termos de sua *forma*, ou seja, sua estrutura física e a natureza quantitativa de seus serviços. Essa definição é bem ilustrada pelo *registro de programa de hospitais* da AHA. Para ser registrado sob esse programa, a instituição deve preencher certos requisitos que constituem a definição de um hospital. Dessa forma, o programa diferencia entre um hospital e outras instituições, como por exemplo unidades extensivas à assistência médica, casas de recuperação e casas para idosos.

A AHA tem definições específicas para hospitais *gerais* e *especiais* para que essas instituições sejam qualificadas para o programa de registro da AHA.[2] Os requisitos da AHA são

REQUISITOS PARA ACEITAÇÃO DE REGISTRO DE HOSPITAIS GERAIS

1. A instituição manterá pelo menos seis leitos para internação, que ficarão permanentemente disponíveis para a assistência de pacientes não-relacionados e que permanecem na média mais que 24 horas por internação.
2. A instituição será construída, equipada e mantida para garantir a saúde e a segurança dos pacientes e para propiciar instalações sem excesso de lotação e com condições sanitárias adequadas para o tratamento dos pacientes.
3. Haverá uma autoridade reguladora identificável legalmente e moralmente responsável pela direção do hospital.
4. Haverá um diretor executivo a quem a autoridade de direção delega a responsabilidade permanente pela operação do hospital de acordo com uma política estabelecida.
5. Haverá uma equipe organizada de médicos, a qual poderá incluir, mas não será limitada a, dentistas. A equipe médica responderá à autoridade reguladora pela manutenção dos padrões apropriados de assistência médica, e será regida pelos estatutos adotados pela dita equipe e aprovados pela autoridade reguladora.
6. Cada paciente será internado sob a responsabilidade de um membro da equipe médica, que será diretamente responsável pelo diagnóstico e tratamento do paciente. Qualquer aluno formado por uma faculdade de medicina estrangeira, que tenha autorização para assumir responsabilidades pela assistência ao paciente, possuirá uma licença válida para exercer a medicina, ou terá o certificado expedido pelo Educational Council for Foreign Medical Graduates, ou terá as qualificações e já terá completado com êxito um ano acadêmico de treinamento clínico supervisionado sob a direção de uma faculdade de medicina aprovada pelo Liaison Committee on Medical Education da American Medical Association e da Association of American Medical Colleges.
7. A supervisão de enfermeiro registrado e outros serviços de enfermagem são permanentes.
8. A instituição manterá um registro médico completo e atualizado para cada paciente, que ficará à disposição para servir de referência.
9. Os serviços da farmácia serão mantidos na instituição e serão supervisionados por um farmacêutico registrado.
10. A instituição fornecerá aos pacientes alimentação adequada dos pontos de vista nutricional e terapêutico; dietas especiais também estarão à disposição.
11. A instituição manterá serviço de diagnóstico de raios X, com instalações e equipe para uma série de procedimentos.
12. A instituição manterá serviço de laboratório clínico com instalações e equipe para uma série de procedimentos. Os serviços de anatomia patológica estarão à disposição com regularidade e de forma conveniente.
13. A instituição manterá sala de cirurgia com instalações e equipe.

REQUISITOS PARA ACEITAÇÃO DE REGISTRO DE HOSPITAIS ESPECIAIS

1. A instituição manterá pelo menos seis leitos para internação, os quais estarão permanentemente à disposição para a assistência a pacientes não-relacionados e que permanecem em média por mais de 24 horas por internação.
2. A instituição será construída, equipada e mantida de modo a garantir a saúde e a segurança dos pacientes e propiciar instalações sem excesso de lotação e dotadas de condições sanitárias adequadas para o tratamento de pacientes.
3. Haverá uma autoridade reguladora identificável, legalmente e moralmente responsável pela direção do hospital.
4. Haverá um chefe executivo a quem a autoridade reguladora delega a responsabilidade contínua pela operação do hospital de acordo com a política estabelecida
5. Haverá uma equipe organizada de médicos que pode incluir, mas não será limitada a, dentistas. A equipe médica responderá à autoridade reguladora pela manutenção dos padrões adequados de assistência médica e será regida pelos estatutos adotados pela dita equipe e aprovados pela autoridade reguladora.
6. Cada paciente será internado sob responsabilidade de um membro da equipe médica, o qual será diretamente responsável pelo diagnóstico e tratamento do paciente. Qualquer aluno formado por faculdade de medicina estrangeira, que tenha autorização para assumir responsabilidades pela assistência ao paciente, possuirá uma licença válida para exercer a medicina, ou terá o certificado expedido pelo Educational Council for Foreign Medical Graduates, ou terá as qualificações e já terá completado com êxito um ano acadêmico de treinamento clínico supervisionado sob a direção de uma faculdade de medicina aprovada pelo Liaison Committee on Medical Education da American Medical Association e pela Association of American Medical Colleges.
7. A supervisão de enfermeiro registrado e outros serviços de enfermagem são permanentes.
8. Um registro médico atualizado e completo será mantido pela instituição para cada paciente e estará à disposição para servir de referência.
9. O serviço da farmácia será mantido na instituição e será supervisionado por um farmacêutico registrado.

10. A instituição fornecerá alimentação adequada dos pontos de vista nutricional e terapêutico; dietas especiais também estarão à disposição.
11. Esses serviços de diagnóstico e tratamento, da forma como são determinados pelo Comitê de Aprovação da American Hospital Association como sendo adequados às condições médicas específicas para as quais estão sendo fornecidos, serão mantidos na instituição, com instalações e equipe adequadas. Se tais condições não necessitarem normalmente de serviço de raios X, serviços laboratoriais ou serviços de sala de cirurgia, e se tais serviços não forem, por isso, mantidos na instituição, haverá por escrito as medidas a serem adotadas para que esses serviços estejam à disposição do paciente que porventura necessite deles.
12. Quando a instituição fornecer serviços de acompanhamento completo de gravidez, os serviços laboratoriais incluirão a capacidade de fornecer diagnóstico tecidual.

Por outro lado, um hospital pode ser definido em termos do amplo *propósito* ou *missão* a que se propõe, em vez de ser pela sua forma física. O hospital contemporâneo é uma instituição da comunidade que é um instrumento da sociedade. Serve como ponto focal para a coordenação e o fornecimento de assistência ao paciente de sua comunidade. Um hospital pode ser visto como uma estrutura organizada que reúne todos os profissionais de saúde, as instalações de diagnóstico e terapêuticas, os equipamentos e suprimentos e as instalações físicas dentro de um sistema coordenado para oferecer assistência médica ao público.

Embora o hospital já tenha sido considerado apenas um local de tratamento para pacientes, hoje em dia é considerado uma instituição viável que estende seus serviços aos pacientes, onde quer que eles estejam. Por exemplo, os hospitais fornecem serviços aos pacientes dentro da própria instituição (pacientes hospitalizados); em ambulatórios, em salas de emergências e centros de emergência; nos consultórios médicos localizados nos hospitais; em instalações extensivas e clínicas de repouso ou afiliadas ou pertencentes ao hospital; em casa, por meio de serviços de assistência médica domiciliar; em centros de saúde e em clínicas de saúde da comunidade ou localizadas em comunidades vizinhas.

Algumas outras definições são necessárias para a compreensão adequada das diferenças entre hospitais e instituições de assistência médica que não são consideradas hospitais. Em seu programa de credenciamento, a Joint Commission on Accreditation of Healthcare Organizations (JCAHO) divide as unidades de assistência a longo prazo em duas categorias: Unidade de Assistência Médica a Longo Prazo e Unidade de Assistência a Residentes.[3] Essas unidades são definidas como

Unidade de Assistência Médica a Longo Prazo — Uma instalação para assistência a pacientes internados que não seja um hospital, com equipe médica organizada, equipe médica equivalente ou diretor médico, e com serviço de enfermagem permanente sob a direção de enfermeiro profissional. Destina-se a fornecer, além da assistência médica ditada pelo diagnóstico, ampla assistência preventiva, reabilitadora, social, espiritual e emocional ao paciente internado que necessita de assistência médica a longo prazo e aos pacientes em período de convalescença que apresentam uma série de condições médicas com várias necessidades.

Unidade de Tratamento a Residentes — Uma instalação que fornece acomodações seguras e higiênicas para residentes, ou internos. Os serviços médicos regulares e de emergência estão à disposição para quando forem necessários, e serviços de apoio apropriados, incluindo preventivo, de reabilitação, social, espiritual e emocional, são fornecidos de rotina.

Essas duas amplas categorias cobrem os vários tipos de assistência a longo prazo designados pelas agências governamentais com o objetivo de conceder licenças, certificados e/ou reembolso, incluindo assistência de enfermagem especializada e assistência intermediária. A determinação da categoria para fins de credenciamento será feita por ocasião do levantamento, baseada no papel principal das instalações e acomodações. Se os papéis identificáveis nas duas principais áreas puderem ser determinados, o credenciamento será considerado nas duas categorias.

Uma *clínica* é uma instalação ou área onde os pacientes ambulatoriais são vistos em consultas e tratados por um grupo de médicos que trabalham juntos, e onde o paciente não fica confinado, como no caso do hospital. O termo *clínica* também é usado para indicar a instalação para diagnóstico do paciente ambulatorial operada por um hospital e também as unidades operadas por outras agências para a assistência de indigentes e pacientes indigentes do ponto de vista médico. No passado, o termo clínica normalmente era reservado para as instalações de ensino onde alunos de medicina e a equipe residente ofereciam tratamento para pacientes sem recursos de procurar médicos particulares. Esse conceito mudou nos últimos anos com a tendência crescente dos médicos de estabelecer seus consultórios nos hospitais ou em áreas adjacentes aos hospitais, e o chamado serviço particular de paciente ambulatorial foi acrescido às instalações da clínica regular. Essencialmente, essas funções agora estão agrupadas em um departamento reconhecido de assistência ambulatorial na maioria dos hospitais.

DESENVOLVIMENTO E EXPANSÃO — A origem dos hospitais remonta à cultura da Índia e do Egito, durante o século 6 a.C. A evolução do hospital está relacionada ao desenvolvimento sociológico da expansão do interesse individual além de si mesmo e da própria família para o bem-estar da comunidade. Embora os primeiros hospitais fossem na verdade lugares onde pessoas eram confinadas para que a sociedade ficasse protegida contra essas pessoas — os insanos, os incuráveis e os contagiosos —, outros hospitais foram desenvolvidos por razões divinas e religiosas. Os templos dos deuses nas antigas civilizações da Grécia e de Roma foram usados como hospitais, onde a cura estava associada a poderes divinos, enquanto a permanência da doença ou a morte estavam associadas com a falta de pureza. Os templos gregos foram os precursores do hospital moderno no sentido de que propiciavam refúgio e tratamento para os doentes e também propiciavam a formação dos jovens alunos de medicina. Esses templos como os de Esculápio (deus grego da medicina) existiram em 1134 a.C., e o templo de Kos, na Grécia, era onde Hipócrates (nascido em cerca de 460 a.C.) exercia a medicina.

Um dos fatores dominantes no desenvolvimento e na expansão dos hospitais foi a influência religiosa. Antes da era cristã, os hospitais eram templos dedicados ao deus da medicina, nos quais a assistência aos doentes era acompanhada por cerimônias mágicas, místicas e religiosas. As doutrinas de Jesus Cristo intensificaram as emoções e virtudes do amor, piedade e caridade. Essas intensas forças propulsoras para com o próximo deram um ímpeto à expansão dos hospitais.

Outro importante fator no desenvolvimento e na expansão dos hospitais foi a influência militar. Grande parte do ímpeto para com o progresso médico e cirúrgico ao longo dos séculos teve origem na necessidade premente de assistência para com os feridos em campo de batalha. Isso foi verdade durante o império romano; também aconteceu nos Estados Unidos antes, durante e depois da Guerra Civil. A Guerra Civil, entretanto, voltou a atenção para a inadequação da construção de hospitais e também para a falta de assistência de enfermagem. Lincoln requisitou freiras católicas para que dessem assistência aos soldados feridos porque a assistência dada em hospitais era muito precária. O trabalho feito no exército estabeleceu um padrão para a melhora na assistência ao paciente e combinou as influências militar e religiosa para o aperfeiçoamento do hospital.

Outros fatores que influenciaram o aperfeiçoamento e a expansão dos hospitais foram

O relatório Flexner sobre a formação médica (1910), que causou aperfeiçoamentos revolucionários na educação médica *per se* e no treinamento interno médico, o que ajudou no desenvolvimento de padrões mínimos para a assistência de pacientes nas vizinhanças dos hospitais.

As atividades de Florence Nightingale durante e depois da Guerra da Criméia, que serviram de base para revolucionar a qualidade do serviço de enfermagem nos hospitais e para o desenvolvimento de escolas de enfermagem.

O interesse público nos hospitais através da maior dependência e renovada confiança na assistência médica propiciada nos hospitais.

Com a dependência e a confiança do público, veio o apoio da população, e este apoio propiciou as finanças para aperfeiçoamentos adicionais, expansão e melhora nas instalações dos hospitais. A influência do interesse público se estendeu aos seguros privados de hospitalização e à participação do governo na assistência médica por meio da Previdência Social e outras agências relacionadas à saúde. Um dos programas de governo mais significativos que influenciaram o desenvolvimento e a expansão das instalações hospitalares nos Estados Unidos foi a adoção (em 1946) pelo Congresso do Hospital Survey and Construction Act. Comumente conhecido como programa Hill-Burton, essa lei foi aprovada para propiciar fundos federais para a construção de hospitais em regime de comunhão com as comunidades locais. De 1946 a 1973, centenas de novos hospitais foram construídos, enquanto centenas de outros tiveram programas de importantes ampliações das instalações já existentes por meio da disponibilidade de recursos governamentais através da Lei Hill-Burton.

Uma série de emendas legislativas foi adotada pelo Congresso americano, disponibilizando fundos para a construção e a melhoria de várias instalações de assistência médica, incluindo faculdades de medicina e de enfermagem, instalações para pacientes ambulatoriais, instalações extensivas para assistência e instalações terapêuticas e diagnósticas especializadas nos hospitais. Além disso, as Emendas da Previdência Social de 1965 (Medicare) terão um amplo impacto sobre o desenvolvimento e a expansão dos hospitais porque os fundos ficam disponíveis para pagar por serviços de pacientes indigentes do ponto de vista médico que não têm recursos para arcar com os serviços oferecidos pelos hospitais.

O National Planning and Resources Development Act foi implementado em 1975, criando as Health Systems Agencies (HSAs). Essas agências têm a responsabilidade do planejamento efetivo da saúde e da elaboração dos serviços de saúde, do potencial humano e das instalações nas áreas locais. Cada HSA é responsável por

Melhorar a saúde dos residentes da sua área de atuação em assistência médica.
Aumentar a capacidade de acesso, a aceitabilidade, a continuidade e a qualidade dos serviços oferecidos.
Coibir os aumentos dos custos desses serviços.
Evitar a duplicação desnecessária dos recursos de saúde.

Em 1983, o Congresso americano decretou importantes mudanças no método pelo qual os hospitais eram reembolsados pelos pacientes do Medicare, na tentativa de conter os custos cada vez maiores dos hospitais. Desenvolveu-se um Sistema de Pagamento Futuro para reembolsar os hospitais a uma taxa específica, tendo como base o diagnóstico do paciente (grupos relacionados com o diagnóstico (DRGs — *diagnosis related groups*). Esse sistema de pagamento influencia o mecanismo pelo qual as companhias de seguro privado reembolsam o hospital ou o paciente pelo serviço prestado. Essa ênfase na contenção dos custos também propicia a mudança da assistência hospitalar para a assistência ambulatorial por muitos serviços médicos.

Durante o início da década de 1990, o público e o governo americano se empenharam por reformas importantes no sistema de assistência médica. As questões em foco foram o acesso universal do paciente a um sistema de assistência médica e o custo da assistência médica. A reestruturação futura do sistema terá um importante impacto sobre as funções ou o papel do hospital. O primeiro hospital no continente americano foi construído pelos espanhóis (liderados por Cortez) em 1524 — o Hospital da Imaculada Conceição na cidade do México. Em 1663, o nome do hospital foi trocado para Hospital de Jesus de Nazaré, que ainda existe atualmente. Nas colônias americanas, um hospital foi construído em 1663 na ilha de Manhattan para os soldados doentes. O primeiro hospital incorporado dos Estados Unidos foi o Hospital da Pensilvânia, fundado em 1751 por meio dos esforços do Dr. Thomas Bond para propiciar aos médicos da Filadélfia um local para tratar seus pacientes particulares. Em 1769, a cidade de Nova York, com uma população de 300.000 habitantes, não tinha nenhum hospital. Desde 1873, a população dos Estados Unidos cresceu mais que o dobro, mas o número de hospitais aumentou 44 vezes — de apenas 149 para aproximadamente 6.500.

Além dos três fatores essenciais básicos da existência humana (alimentação, vestuário e abrigo), o hospital tornou-se um instrumento necessário para fornecer um quarto elemento essencial básico de sobrevivência — a saúde. O hospital serve como principal instrumento por meio do qual as profissões ligadas à saúde são capazes de propiciar assistência médica para as pessoas da comunidade. É devido à crescente complexidade da assistência médica — diagnóstico, prevenção e terapêutica — que o pessoal treinado, as instalações e os equipamentos necessários são consolidados naquilo que é conhecido como hospital, para que se possa oferecer a qualidade da assistência que o público espera, exige e merece. A assistência médica veio a ser definida como um direito de todos, e não um luxo de apenas alguns. No futuro, os hospitais serão uma parte integral do sistema de assistência médica, e não uma entidade independente. Expandirão o raio de ação das atividades para incluir assistência ambulatorial, medicina preventiva, cuidado intensivo, emergências, assistência domiciliar e assistência de longo prazo. Na verdade, muitos hospitais farão parte de um grupo hospitalar maior (sistema de assistência médica), muito semelhante a uma rede de farmácias.

CLASSIFICAÇÃO — Os hospitais podem ser classificados de diferentes formas, por

Tipo de serviço	Propriedade
Tempo de permanência	Capacidade de leitos

Os hospitais são classificados por *tipo de serviço* em hospitais gerais e especializados. O hospital geral oferece assistência a pacientes com qualquer tipo de doença: clínica, cirúrgica, pediátrica, psiquiátrica e maternidade. Por outro lado, os hospitais especializados são aqueles restritos à assistência oferecida a condições especiais, como casos de câncer, psiquiátricos ou pediátricos.

Os hospitais são classificados pelo *tempo de permanência* em hospitais de curto prazo e de longo prazo. Um hospital de curto prazo é aquele em que o tempo médio de permanência do paciente é menor que 30 dias. Pacientes com condições agudas e casos de emergência normalmente são hospitalizados por menos de 30 dias. Normalmente, os hospitais gerais são de curto prazo, já que os pacientes com doenças agudas normalmente se recuperam em menos de 30 dias. Por outro lado, o hospital de longo prazo é aquele onde o tempo de permanência do paciente é de 30 dias ou mais. Esses pacientes apresentam doenças de longo prazo, como condições psiquiátricas.

Os hospitais são classificados pela *propriedade* normalmente como hospitais públicos (pertencentes ao governo) ou particulares (não-pertencentes ao governo). Os hospitais que são incluídos nessas categorias de propriedade são

Hospitais públicos	*Hospitais particulares*
Federais (Forças Armadas, Administração dos Veteranos & Serviço Público de Saúde dos Estados Unidos)	Beneficentes
Estaduais	Operados ou associados com igrejas
Condado	Outras associações beneficentes
Cidade (Municipal)	Com fins lucrativos
Cidade-Condado	Individuais
	Sociedade
	Corporação

Os hospitais geralmente são classificados pela *capacidade de leitos* de acordo com o seguinte padrão:

Menos de 50 leitos
50-99 leitos
100-199 leitos
200-299 leitos
300-399 leitos
400-499 leitos
500 leitos ou mais

De acordo com essas quatro classificações gerais, dos aproximadamente 6.500 hospitais nos Estados Unidos, 80% são particulares, de curto prazo, gerais ou especializados; aproximadamente metade possui menos de 100 leitos.

Os 6.500 hospitais representam aproximadamente 1.500.000 leitos, internam cerca de 38 milhões de pacientes anualmente e prestam serviços a aproximadamente 500 milhões de pacientes ambulatoriais por ano.

Os *hospitais federais* pertencem e são dirigidos por vários ramos do governo federal. Os hospitais do Exército americano, da Força Aérea e da Marinha são normalmente hospitais gerais e de cirurgia, destinados à assistência do pessoal da área militar, embora haja instituições especializadas na área mental dentro desses grupos. Os hospitais da Administração dos Veteranos prestam assistência para outros grupos especializados da população dos Estados Unidos e dirigem hospitais gerais e de cirurgia, como também alguns hospitais psiquiátricos.

Os *hospitais estaduais* pertencem ao estado e são controlados por uma junta de controle ou divisão do governo ou organização similar subordinada ao governo estadual. São mantidos por fundos estaduais e consistem principalmente em hospitais psiquiátricos. Em alguns casos, os hospitais estaduais são hospitais gerais afiliados a uma universidade envolvida na formação de médicos e outros profissionais, amiúde chamados de hospitais-escolas.

Os *hospitais do condado* pertencem ao condado e são financiados e dirigidos de forma semelhante aos hospitais estaduais, com a diferença de serem em nível de condado. Normalmente são hospitais gerais que dão assistência aos indigentes.

Os *hospitais municipais* pertencem, são financiados e dirigidos pelo governo municipal. Normalmente são hospitais gerais que dão assistência aos indigentes, embora possa haver uma cadeia de hospitais que pertencem e são dirigidos pelo município, como no caso da cidade de Nova York.

No grupo de hospitais particulares, a maior parte das instituições é de hospitais gerais de clínica e de cirurgia, variando apenas na direção e qualificação para recebimento de fundos estaduais para assistência beneficente ou assistência aos pacientes indigentes. O *hospital particular* ou *privado organizado para fins lucrativos* normalmente é uma corporação composta de médicos, embora outros tipos de empresários possam estar envolvidos na estrutura de corporação com fins lucrativos. Recentemente, houve a formação de uma série de corporações que possuem, dirigem e controlam grandes cadeias de hospitais. Nos últimos anos foi grande o crescimento de sistemas *policorporativos* de hospitais, em que um hospital dirige vários outros hospitais ou existe um agrupamento de múltiplos hospitais. A disposição de múltiplos hospitais terá uma influência sobre como a assistência médica é distribuída.

No agrupamento de hospitais particulares, não-governamentais, *sem fins lucrativos*, alguns são *hospitais filiados a igrejas*, financiados pelo atendimento remunerado dos pacientes particulares ou por contribuições das várias ordens religiosas ou igrejas. Esses hospitais pertencem e são dirigidos ou pela ordem religiosa, ou pela diocese, como no caso das igrejas católicas, ou por um conselho diretor separado, como no caso das igrejas de outras denominações.

Os *hospitais de comunidade* ou hospitais privados sem fins lucrativos pertencem e são dirigidos pelos membros da comunidade, mas sem nenhuma relação com o governo local. São financiados pelo atendimento remunerado de pacientes da comunidade e de áreas vizinhas. O custo para a prestação de assistência médica aos indigentes é um problema para o hospital da comunidade, e esse custo é pago através de assistência local, estadual e federal.

FUNÇÕES — Tradicionalmente, o propósito básico de um hospital é o tratamento e a assistência destinados aos doentes e feridos. Em conjunção com essa função básica, os hospitais vêm se preocupando com o ensino, particularmente dos estudantes de medicina, desde a era pré-cristã da medicina grega. A pesquisa tem sido outra função do hospital. Atualmente, os hospitais vêm assumindo uma quarta função, a saber, a saúde pública (medicina preventiva ou bem-estar social). Portanto, as quatro funções fundamentais dos hospitais são a assistência médica ao paciente, o ensino, a pesquisa e a saúde pública.

Assistência Médica ao Paciente — O hospital moderno é encarregado da preservação e da recuperação da saúde da comunidade a que presta serviços. As outras três funções são realmente as criadas da assistência médica, já que existem porque contribuem, diretamente ou de outra forma, para com a assistência dos doentes e feridos. O tratamento de emergência dos feridos é o setor que mais exige a atenção em qualquer hospital — tão importante quanto a assistência dada ao paciente internado. O atendimento ao paciente de ambulatório também se tornou parte importante da responsabilidade do hospital junto à comunidade.

A assistência ao paciente envolve o diagnóstico e tratamento da doença ou ferimento, a medicina preventiva, a reabilitação, a assistência durante o período de convalescença, assistência dentária e serviços personalizados.

Para propiciar a assistência ao paciente, os hospitais normalmente possuem dois tipos básicos de acomodações, tendo como base a capacidade de pagamento do paciente: o paciente particular ou com recursos para o pagamento integral do tratamento e o paciente parcialmente ou totalmente indigente do ponto de vista médico (que necessita de serviço beneficente). Com o expressivo aumento dos seguros pré-pagos de hospitalização (através de seguradoras comerciais como a Blue Cross ou de contratos de assistência médica gerenciada como as organizações de manutenção de saúde (HMOs), houve um grande aumento no número de pacientes particulares. O envolvimento do governo federal americano com a assistência médica, através do Medicare e do Medicaid, amplia a cobertura para um extenso grupo da população que antes era parcial ou totalmente indigente do ponto de vista médico, incluindo grupos não-indigentes.

Educação — Esta é uma importante função do hospital moderno, independentemente de ser filiado ou não a uma universidade. O ensino como função de um hospital se dá de duas formas principais:

1. Educação dos profissionais de medicina e de áreas afins. Essa forma inclui médicos; enfermeiros; funcionários do serviço de medicina social; bibliotecários dos registros médicos; dietistas; técnicos de laboratório e de raios X, tecnólogos médicos; fisioterapeutas, profissionais de terapia ocupacional e respiratória; administradores do hospital; farmacêuticos e outros. O programa de ensino do hospital para esses grupos inclui programas formais (como faculdades de medicina e de enfermagem); programas de estágio para profissionais, como residências, e programas internos de treinamento para a equipe não-profissional. Esses programas de formação são essenciais; somente num hospital é possível encontrar essas instalações concentradas, essenciais para se adquirir a experiência do aprendizado prático necessária ao ofício de salvar vidas humanas.

2. Educação do paciente. Esta é uma importante função do hospital, cujo escopo é raramente percebido pelo público. Envolve as providências necessárias para a educação geral das crianças hospitalizadas por muito tempo; educação especial na área da reabilitação — dos pontos de vista psiquiátrico, social, físico e ocupacional; e educação especial na assistência médica, por exemplo, o ensino aos pacientes diabéticos ou cardíacos para terem os cuidados necessários à condição que apresentam ou ensinar os pacientes com colostomia que precisam de uma orientação para atender às suas necessidades pessoais.

Pesquisa — Os hospitais conduzem pesquisas como uma função vital para dois propósitos principais: o avanço do conhecimento médico contra a doença e a melhora dos serviços hospitalares. Os dois propósitos são dirigidos para o objetivo básico de uma melhor assistência médica para o paciente. Exemplos de atividades de pesquisa no hospital incluem o planejamento de novos procedimentos diagnósticos, a realização de experimentos clínicos e laboratoriais, o desenvolvimento e o aperfeiçoamento de novos procedimentos cirúrgicos ou técnicas cirúrgicas e a avaliação de drogas em fase de investigação. Outros exemplos incluem a pesquisa com o intuito de melhorar os procedimentos administrativos e assim aumentar a eficiência e diminuir os custos ao paciente; a melhora dos procedimentos de contabilidade para uma distribuição de custos mais eqüitativa de serviços; e o planejamento, o desenvolvimento e a avaliação de novos equipamentos e instalações para melhorar a assistência ao paciente.

Antigamente, a pesquisa em hospitais era realizada principalmente pelas equipes médicas. Entretanto, nos últimos anos, houve um aumento significativo das atividades de pesquisa nos vários departamentos de hospitais por outras equipes além dos profissionais de medicina. A enfermagem, por exemplo, está atualmente empenhada em pesquisas importantes destinadas a melhorar a assistência aos pacientes. Muitas drogas são avaliadas em pacientes hospitalizados antes de serem comercializadas, e por isso a avaliação clínica das drogas em fase de pesquisa apresenta muitas oportunidades para os farmacêuticos de hospital no que se refere à participação em pesquisa. Os farmacêuticos estão envolvidos em muitos outros tipos de pesquisa, como estudos farmacocinéticos envolvendo a individualização da dosagem das drogas em pacientes, estudos biofarmacêuticos dos produtos medicamentosos e formulações de dosagem radiofarmacêutica, e estudos farmacoeconômicos, bem como estudos administrativos e profissionais sobre os sistemas de distribuição da droga, a eficácia dos papéis clínicos dos farmacêuticos e estudos de análise de utilização de drogas.

Medicina Preventiva — O principal objetivo dessa quarta e relativamente nova função do hospital é ajudar a comunidade na redução da incidência de doenças e melhorar a saúde geral da população. Exemplos de atividades relacionadas com a saúde pública são as estreitas relações de trabalho que muitos hospitais mantêm com departamentos de saúde pública de doenças transmissíveis; a participação em programas de detecção de doenças como tuberculose, diabetes, hipertensão e câncer; a participação em programas de vacinação em massa, como por exemplo para gripe e poliomielite; e a participação de departamentos do ambulatório do hospital em educar a população sobre melhores práticas de higiene, ambulatórios de medicina preventiva e programas de exercícios e aptidão física, bem como formas de os pacientes cuidarem de si mesmos quando ocorre a doença. Os farmacêuticos do hospital têm uma oportunidade de contribuir para essa função, fornecendo manuais informativos sobre a saúde e serviços para pacientes ambulatoriais e instruindo-os sobre a utilização segura de drogas e medidas de prevenção de envenenamentos.

PADRÕES DE PRÁTICA — Nos Estados Unidos, o público é capaz de determinar se um hospital fornece um mínimo de qualidade de assistência médica através da classificação de *créditos*. O programa de créditos é realizado nacionalmente, e o objetivo é determinar a qualidade da assistência prestada aos pacientes. Isso é obtido através da fixação de padrões mínimos de qualidade da assistência ao paciente e do convite a todos os hospitais para que preencham ou ultrapassem esses padrões, melhorando seus serviços e instalações.

O programa de créditos foi realizado pela Joint Commission on Accreditation of Hospitals (JCAH). Este nome foi mudado de JCAH para Joint Commission on Accreditation of Healthcare Organizations (JCAHO) em 1988. Essa mudança reflete a influência que essa organização tem sobre os padrões de prestação de assistência de saúde. A JCAHO estabelece padrões para programas de assistência domiciliar, redes de assistência de saúde, instalações de assistência a longo prazo, organizações de assistência médica comportamental e fornecedores de assistência ambulatorial, bem como de hospitais.

A JCAHO é uma agência voluntária independente, e suas ações não estão sujeitas a ratificação pelas organizações representadas pelos seus membros componentes. Um de seus objetivos é dar a conhecer ao público os nomes dos hospitais que atenderam ao seu exame minucioso e receberam créditos por preencherem os padrões mínimos estabelecidos de uma boa assistência ao paciente. O efeito global do programa é capacitar o público para que consiga discriminar entre hospitais que foram credenciados e os que não foram.

O sistema de atribuição de créditos aos hospitais começou em 1918 quando o American College of Surgeons deu início ao seu programa de padronização de hospitais. O propósito era elevar a qualidade da assistência cirúrgica prestada em hospitais. O programa envolvia a fixação de padrões mínimos de prática para as salas de cirurgia, mas também apontava a necessidade de padrões similares em todos os departamentos do hospital. A primeira lista de hospitais aprovados, publicada em 1919, continha 89 hospitais aprovados de 692 analisados. O programa de padronização do American College of Surgeons foi assumido pela JCAH em 1953.

Durante os anos em que o American College of Surgeons realizou o programa de créditos, a farmácia não era incluída entre as divisões essenciais do hospital, mas era relacionada como uma divisão complementar. A JCAH manteve essa classificação por vários anos. Entretanto, em 1956, o departamento de farmácia foi incluído entre os serviços essenciais do hospital, e assim a importância da farmácia foi reconhecida oficialmente. Em 1965, a JCAH complementou seus padrões das funções da equipe médica, requisitando um Comitê de Farmácia e Terapêutica. Anteriormente, a JCAH considerava esse comitê apenas como recomendável, e não como um comitê essencial. A evolução mais recente foi a inclusão no requerimento para registro pela AHA de que o "serviço da Farmácia será mantido na instituição e será supervisionado por um farmacêutico registrado".

No início da década de 1990, a JCAHO lançou sua nova orientação para o processo de revisão de atribuições de créditos intitulado *agenda para mudança*. Essa nova abordagem agora enfoca a qualidade da assistência ao paciente por meio de medidas de resultados, usando técnicas de melhora contínua da qualidade (CQI — *continuous quality improvement*). É o contrário do sistema de análise anterior, que se concentrava apenas na planta física, nos procedimentos de segurança e na estrutura e no processo da assistência ao paciente.

Outro importante passo para a elaboração de padrões de prática em hospitais veio com a sanção das Emendas da Previdência Social de 1965 (Medicare). Essa lei determinou certas condições que os hospitais devem atender para participarem como provedores de serviços aos receptores de programas financiados pelo governo federal. Esses requisitos são publicados na forma de um manual chamado *Condições de Participação — Hospitais* (encontrado no Departamento de Serviços de Saúde e Humanos dos Estados Unidos, Administração de Previdência Social, Washington, DC). Esse manual inclui as condições de participação para os vários departamentos do hospital, incluindo o departamento de farmácia. Essas condições tiveram um importante papel para que os pequenos hospitais considerassem a designação de farmacêuticos para integrar suas equipes, providenciassem serviços farmacêuticos abrangentes e estabelecessem comitês de farmácia e terapêutica.

ORGANIZAÇÃO E ADMINISTRAÇÃO — Qualquer que seja o tipo de organização e controle de um hospital, sempre há uma espécie de conselho diretor ao qual o administrador, o Diretor-Chefe Executivo (CEO), o presidente, o diretor, o superintendente, o diretor médico e o diretor-chefe administrativo (ou qualquer que seja o título do indivíduo) devem se reportar. No caso dos hospitais federais, esse conselho normalmente não é um grupo em nível de área local. Nos hospitais estaduais, de condados e municipais, o conselho diretor normalmente vem da subdivisão política em que o hospital está localizado, mas não precisa necessariamente ser assim quando se trata de pessoas com habilidade especial ou em casos em que se aplica pressão política. No hospital não-governamental sem fins lucrativos, normalmente há um conselho diretor, um conselho curador, uma junta de diretores ou outro grupo que recebe algum tipo de título que assume a responsabilidade geral pela operação adequada do hospital, de forma que este tenha condições de prestar um serviço adequado aos doentes e feridos a um custo mínimo possível compatível com eficiência.

Especificamente, os deveres do conselho diretor, realizados por meio do diretor-chefe executivo, compreendem a responsabilidade na seleção de pessoal competente incluindo a equipe médica, o controle dos fundos do hospital e a supervisão da planta física. Por razões de certas decisões judiciais, a responsabilidade de lesar ou qualquer outro ato feito por um membro da equipe do hospital na área física do hospital reverte para o conselho diretor, embora o pessoal do hospital esteja envolvido individualmente.

O conselho diretor, agindo sob as recomendações do diretor-chefe executivo, deve estabelecer as horas de trabalho e as condições, o plano de cargos e salários e o controle apropriado sobre o pessoal. Novamente, agindo sob as recomendações do diretor-chefe executivo, o conselho diretor deve estabelecer uma escala de turnos e outras incumbências para a assistência dos pacientes internados e ambulatoriais. O conselho deve planejar métodos de arrecadação de fundos e outras doações para complementar a renda originada dos pacientes particulares e ajudar a equilibrar o orçamento do hospital. O conselho deve investir os fundos doados e outras arrecadações, com o interesse do uso em operações ou outras despesas, de forma sensata. Deve-se assegurar que há um sistema adequado de contabilidade e providenciar uma auditoria de rotina das finanças. Esse conselho deve determinar as necessidades de construções adicionais ou reformas da planta física do hospital e deve contratar o licitante mais vantajoso.

O conselho diretor tem sua própria organização interna, que consiste em um presidente ou diretor, vice-presidente, secretário e tesoureiro. Em muitos conselhos, o diretor-chefe executivo do hospital exerce o cargo de secretário. Normalmente, existem certos comitês permanentes nomeados, como por exemplo

O comitê executivo.
O comitê do hospital que lida com compromissos do corpo de funcionários, especialmente os da equipe médica, e com outras atividades relacionadas a departamentos.
O comitê financeiro, envolvido com o orçamento do hospital, taxas de quartos e outras questões financeiras.
Um comitê de relações públicas, envolvido em informar a comunidade sobre o valor do hospital e em manter uma relação cordial com a comunidade.

Pode haver outros comitês designados, à medida que a necessidade surge, como por exemplo um comitê de expansão e desenvolvimento, quando o hospital tem a necessidade de construção de leitos hospitalares adicionais.

O diretor-chefe executivo (CEO) do hospital é designado pelo conselho diretor e deve criar um canal de comunicação de mão dupla entre o conselho e a equipe e o corpo de funcionários do hospital, sempre que estejam envolvidos os desejos e as necessidades de ambos. O CEO é amiúde o secretário do conselho diretor e o notifica sobre todos os fatos essenciais relacionados à operação do hospital, recebendo do conselho todas as diretrizes. O administrador do hospital deve ter iniciativa e liderança, bem como capacidade executiva para realizar suas responsabilidades. Todas as funções de assistência profissional ao paciente devem ser conduzidas dentro das limitações orçamentárias, e deve haver cooperação e harmonia entre os vários departamentos.

Para que os administradores realizem todas as responsabilidades atribuídas pelo conselho diretor, eles precisam de ajuda. Dependendo do tamanho do hospital, pode haver um ou mais administradores associados e vários assistentes. O administrador também designa os chefes dos departamentos. Os chefes de departamento têm a responsabilidade de dirigir os departamentos com eficiência e conveniência, dentro das normas gerais e filosofias adotadas pelo conselho diretor do hospital.

Entre os muitos departamentos que formam o hospital moderno, existem alguns onde os serviços prestados envolvem principalmente a *assistência profissional* do paciente, enquanto os serviços prestados por outros departamentos envolvem principalmente a *gerência administrativa* do hospital.

Alguns dos departamentos que lidam com a assistência profissional do paciente (diagnóstica ou terapêutica) são

Anestesia	Sala de Emergência
Assistência Ambulatorial	Sala de Radiologia e Raios X
Banco de Sangue	Serviço de Dietética e Nutrição
Biblioteca Médica	Serviço de Enfermagem
Laboratórios Clínicos	Serviço de Farmácia
Medicina Física	Serviço Odontológico
Medicina Nuclear	Serviço Social Médico
Registros Médicos	Terapia Ocupacional
Sala de Eletrocardiograma	Terapia Respiratória
Sala de Eletroencefalograma	

Os departamentos que lidam com a gerência administrativa ou o lado administrativo do hospital incluem

Central Telefônica	Lanchonete
Compras e Depósito	Manutenção
Contabilidade	Pessoal e Folha de Pagamento
Crédito e Arrecadação	Sala da Gerência
Engenharia Biomédica	Serviço de Informações
Engenharia e Conservação	Serviço de Voluntários
Gerência de Materiais	Serviços Computadorizados
Internação	Transporte Central

A EQUIPE MÉDICA — A equipe médica de um hospital cai numa categoria diferente, do ponto de vista organizacional, em relação aos departamentos mencionados anteriormente. Médicos são agentes independentes que tomam conta de seus pacientes, e utilizam o hospital, seus departamentos, instalações e serviços para dar assistência a esses pacientes. O conselho diretor do hospital e a comunidade que ele representa exercem um controle efetivo sobre a equipe médica. Embora o conselho diretor não crie nem cumpra a política de ação da equipe médica, ele é responsável por ela, e embora os membros do conselho não tenham competência para julgar a assistência médica prestada ao paciente, eles são, como representantes dos proprietários do hospital, responsáveis por qualquer negligência dos deveres estabelecidos pela lei. Portanto, o conselho delega uma parcela de seus deveres e responsabilidades à sua equipe médica nomeada para criar uma política de ação médica honesta e conduzir essa política de boa fé. Para que isso aconteça, é necessário que a equipe médica seja organizada para conseguir ter controle de si própria e poder avaliar seu próprio trabalho e ainda assim responder ao conselho diretor pelos detalhes do trabalho que executa.

Para que um médico seja designado a integrar uma equipe médica de um hospital, deve ser feita uma solicitação para tomar parte do quadro de associados. Essa solicitação e as credenciais adequadas são consideradas pelo comitê de credenciais da equipe médica, que determina se o médico tem competência para exercer o ofício na especialidade declarada. O comitê de credenciais também avalia a propriedade da necessidade e as qualificações do médico para realizar determinados procedimentos especializados (p. ex., transplante cardíaco, cirurgia a *laser*, radioterapia para tratamento de câncer). Se o comitê de credenciais tiver uma impressão favorável, ele faz suas recomendações à equipe médica para a nomeação. Supondo que haja aprovação, as recomendações seguem para o conselho diretor para a aprovação final, quando então o médico é nomeado membro da equipe médica do hospital por um período específico de tempo, normalmente 1 ano, sujeito a renovação.

A equipe médica organizada de um hospital tem determinados deveres:

Propiciar assistência profissional aos pacientes do hospital.
Manter a própria eficiência.
Autocontrole.
Participar no programa educacional do hospital.
Promover auditoria em seu próprio trabalho profissional.
Aconselhar e assistir o administrador e o conselho diretor sobre políticas médicas.

Existem dois tipos principais de equipes de hospital: *abertas* e *fechadas*.

Uma *equipe aberta* é aquela em que outros médicos, além dos que fazem parte da equipe médica ativa, podem utilizar as instalações dos quartos particulares, desde que obedeçam a todas as regras e regulamentos da instituição. Esses médicos são chamados de membros da equipe médica *de cortesia*; esse hospital é chamado de hospital com *equipe aberta*.

Uma *equipe fechada* é aquela em que todos os serviços profissionais, particulares e beneficentes são fornecidos e controlados pela equipe médica ativa ou encarregada. O hospital com esse tipo de equipe é chamado de hospital com *equipe fechada*. A equipe fechada, embora tenha alguns pequenos inconvenientes, é a ideal para o hospital médio e especialmente para o hospital-escola, porque permite a seleção cuidadosa de um grupo de especialistas com ótima reputação.

A equipe médica consiste nos seguintes grupos: uma equipe honorária, uma equipe de consulta, uma equipe ativa, uma equipe associada, uma equipe de cortesia e uma equipe residente. A *equipe médica honorária* é composta de médicos que já foram ativos no hospital, mas encontram-se aposentados e aos quais se deseja prestar uma homenagem pelas importantes contribuições recebidas. A *equipe médica de consulta* consiste em especialistas que são reconhecidos como tal pelo direito adquirido em exames de especialista e que prestam serviços como conselheiros a outros membros da equipe médica, quando requisitados. A *equipe médica ativa* ou *encarregada* é o grupo basicamente envolvido com a assistência médica regular ao paciente. É o grupo mais ativamente envolvido no hospital. Na direção da equipe interna, é o corpo autorizado. A *equipe médica associada* é composta de estudantes ou membros menos experientes da equipe. A nomeação para esse grupo é o primeiro passo para fazer parte da equipe ativa ou encarregada. A *equipe médica de cortesia* consiste naqueles médicos que desejam o privilégio de atender pacientes particulares, mas que não querem ser membros da equipe ativa. A *equipe médica residente* é composta de residentes que trabalham em horário integral no hospital. Essas pessoas prestam serviços específicos na assistência ao paciente, através dos quais adquirem experiência e conhecimento.

FINANCIAMENTO DA ASSISTÊNCIA HOSPITALAR — Os aperfeiçoamentos tecnológicos de nossa sociedade industrializada e os rápidos avanços das ciências médicas elevam a cada ano o ônus financeiro dos hospitais. Os hospitais, para propiciar a melhor assistência possível, à demanda do público, devem se manter atualizados com esses avanços, adquirindo os equipamentos diagnósticos e terapêuticos, as instalações e produtos de última geração. Além disso, o aumento do custo da mão-de-obra reflete-se no aumento do custo dos serviços personalizados que os hospitais modernos oferecem. O custo da assistência hospitalar é um reflexo direto desses aperfeiçoamentos. Em 1946, o custo total de funcionamento de todos os hospitais dos Estados Unidos era de US$1,9 bilhão; em 1978, os números chegaram a US$65,5 bilhões. Em 1996, os custos com assistência médica ultrapassaram a cifra de US$1 trilhão. Esse custo é aproximadamente 15% do Produto Interno Bruto (PIB).

Talvez o dado estatístico mais amplamente usado para descrever os custos hospitalares seja a despesa total por paciente por dia. Em 1946, o custo médio diário por paciente em hospitais foi de US$5,21; em 1974, a média ficou em US$84; em 1997, ficou entre US$1.000 e US$1.600. Com a tendência de haver salários mais eqüitativos para os funcionários do hospital, tudo indica que os custos hospitalares continuarão a crescer de forma expressiva.

Há séculos os hospitais lutam com o problema de conseguir finanças adequadas que cubram as despesas operacionais totais. O fato de que, basicamente, o público não quer pagar por algo que não deseja tem sido um fator importante nessa luta pela sobrevivência financeira. Os indivíduos resistem em ter que pagar centenas ou milhares de dólares por uma operação ou internação longa que não estavam esperando. Já houve época em que os hospitais eram um lugar aonde as pessoas iam para morrer; o público pouco se importava com as dificuldades financeiras pelas quais os hospitais passavam. Mas, à medida que o hospital evoluiu para um lugar aonde as pessoas vão para curar-se, o público começou a mostrar-se mais interessado nos problemas financeiros da instituição. Em outras palavras, o público veio a reconhecer que, embora não goste de pagar as contas de hospital, deve fazer isso se quiser que o hospital continue a existir para proteger a saúde pública. Durante as últimas décadas, tanto a qualidade da saúde quanto o tempo de vida aumentaram.

Fontes de Renda — Os hospitais possuem várias fontes principais de renda: pacientes, governo, seguro terceirizado de hospitalização, contribuições voluntárias, patrocinadores e investimentos.

Como a maior parte dos hospitais dos Estados Unidos é particular (não-governamental), o grosso dos rendimentos dessas instituições vem dos pacientes, de forma direta ou indireta. Os fundos podem vir diretamente dos pacientes ou podem vir de seguros de hospitalização (normalmente chamados de pagamentos de fontes pagadoras). A maior parte da população possui seguro de hospitalização.

Outro princípio de fontes pagadoras envolve os regulamentos de compensação dos trabalhadores nos vários estados. Esses regulamentos variam entre os estados, mas essencialmente implicam o funcionário ter uma apólice de seguro contra acidentes que paga por tratamentos de emergência ou hospitalização do funcionário em caso de acidente ou ferimento durante a jornada de trabalho.

Os pacientes indigentes do ponto de vista médico são aqueles que não têm recursos para arcar com as despesas com as próprias necessidades de assistência médica. Embora algumas organizações particulares forneçam assistência a esse grupo de pacientes, o grosso da assistência financeira vem de fundos de impostos através de agências locais, estaduais e federais. A lista de programas públicos mantidos por impostos para assistência médica é formidável e fica complexo determinar qual departamento, divisão ou agência do governo federal, estadual, do condado ou municipal estão envolvidos. Além disso, os dependentes de membros das Forças Armadas, membros do Serviço da Saúde Pública e suas famílias, e os veteranos de guerras recebem assistência médica através de fundos de impostos públicos.

As Emendas da Previdência Social de 1965 e 1972 ampliaram os benefícios para hospitalização, serviços médicos e consultas médicas da Lei de Previdência Social. Uma parcela substancial dos custos hospitalares é patrocinada pelo governo federal. A porcentagem total dos custos de assistência médica coberta por algum tipo de reembolso por fonte pagadora aproxima-se de 90%.

Outras fontes de renda para os hospitais são as contribuições voluntárias de indivíduos, corporações, fundações e campanhas comunitárias de arrecadação de fundos. Algumas dessas fontes são contribuições diretas aos hospitais; outras são disponibilizadas na forma de subvenções para pesquisa; outras ainda são obtidas através de programas de ampliação ou reformas. Agências particulares de assistência médica auxiliam indivíduos que precisam de assistência, subsidiando os custos de sua hospitalização e outras necessidades de assistência médica.

Muitos hospitais têm a sorte de receber somas substanciais de fundos dotais de bens para usarem de outras formas. Além disso, alguns hospitais têm algum rendimento através de investimentos, como imóveis.

Outra categoria de fontes de renda inclui lojas de presentes, lanchonetes ou salões de beleza, muitos dos quais são dirigidos voluntariamente por assistentes.

ORGANIZAÇÕES DE MANUTENÇÃO DE SAÚDE — Uma organização de manutenção de saúde (HMO — *health maintenance organization*) é uma organização pública ou particular que fornece serviços abrangentes da área médica a indivíduos inscritos na dita organização, num sistema de pré-pagamento *per capita*. Esses serviços abrangentes ou serviços *completos* de saúde incluem assistência mínima de emergência, internação e assistência médica, assistência ambulatorial, serviços de prescrição e serviços de medicina preventiva.

Esse tipo de assistência ampla por pessoa é amiúde chamado de assistência gerenciada.

Em 1973, o Congresso americano aprovou o *Health Maintenance Organization Act of 1973* (Lei Pública 93-222), a qual forneceu nova autoridade ao Departamento de Saúde, Educação e Bem-Estar (agora Serviços de Saúde Humanos) para desenvolver novas HMOs. De acordo com essa lei, uma HMO é uma entidade organizacional que inclui quatro atributos essenciais:

1. Um sistema organizado para fornecer assistência médica em uma área geográfica, cuja entidade aceita a responsabilidade em fornecer ou de alguma forma garantir a prestação de
2. um conjunto de serviços baseados num acordo e serviços de preservação e tratamento a
3. um grupo de pessoas inscritas voluntariamente
4. para quem a HMO presta serviços e é reembolsada através do pagamento antecipado periódico, fixo e predeterminado, feito por ou em nome de cada pessoa ou unidade familiar inscrita na HMO sem levar em consideração as quantidades dos reais serviços prestados.

Entre muitas outras coisas, essa legislação autoriza uma HMO a "manter, revisar e avaliar ... o perfil do uso medicamentoso dos membros que estejam recebendo drogas de prescrição, avaliar os padrões da utilização da droga para assegurar uma terapia medicamentosa ideal e providenciar instrução de seus membros e profissionais de saúde sobre o uso das drogas com prescrição e sem prescrição". Por isso, existem oportunidades para o desenvolvimento do desafio de novos papéis para a farmácia dentro das HMOs nas extensas áreas de terapia medicamentosa racional incluindo a terapia diagnóstica e curativa, bem como a terapia preventiva. Muitos concordariam que a prática farmacêutica dentro dessas instalações organizadas de assistência médica é característica da prática de farmácia institucional.

A FARMÁCIA DE HOSPITAL

A separação entre a farmácia e a medicina ocorreu nas instituições de caridade operadas sob a autoridade governamental ou eclesiástica. O fato de os interesses comerciais não fazerem parte da prestação de assistência de saúde aos pacientes nessas instituições fez com que houvesse a divisão do trabalho para melhorar a qualidade da assistência. Essa divisão do trabalho da função médico-farmacêutico levou ao reconhecimento da farmácia como uma disciplina separada da medicina. Como a divisão ocorreu nos hospitais, o farmacêutico do hospital foi o primeiro profissional reconhecido de farmácia.

A evolução da farmácia de hospital em diferentes países foi vitalmente afetada por padrões educacionais e pelo calibre de seus praticantes. Dessa forma, a farmácia de hospital, como uma especialidade profissional importante, foi praticamente negligenciada nos Estados Unidos por quase 168 anos, desde a época em que Jonathan Roberts se tornou o primeiro farmacêutico hospitalar no Hospital da Pensilvânia (Filadélfia) em 1752, até aproximadamente 1920. Outros desse período incluíram Charles Rice (1841–1901), do Bellevue Hospital, na cidade de Nova York, e Martin I Wilbert (1865–1916), do German Hospital, da Filadélfia.

UMA SOCIEDADE PROFISSIONAL NACIONAL — Embora a existência do hospital americano abranja um período de tempo de mais de 200 anos, foi apenas durante as últimas quatro décadas, ou quase isso, que se pôde testemunhar a rápida expansão que chegou ao sistema amplo e complexo do hospital de hoje. À medida que o movimento em direção à organização, à expansão e ao crescimento do sistema hospitalar nos Estados Unidos começou a tomar forma, também houve o desenvolvimento de um movimento em direção à organização dos farmacêuticos de hospital. Assim como Niemeyer *et al.*[4] salientaram, os anos críticos para a farmácia de hospital foram as duas décadas entre 1920 a 1940. O *despertar na década de 1920* aconteceu como resultado da maior conscientização pelos farmacêuticos de hospital dos problemas, potencialidades e importância da especialidade que tinham. Os *avanços na década de 1930* resultaram da determinação dos farmacêuticos por organização, reconhecimento e estabelecimento de padrões mais elevados de prática.[5]

As atividades dos farmacêuticos de hospital durante esse período crítico resultaram na formação da American Society of Hospital Pharmacists (ASHP) em 1942. A fundação da Sociedade dentro da esfera da farmácia americana foi em grande parte conseqüência da adoção de uma filosofia de serviço pelos farmacêuticos de hospital que coloca o paciente como ponto principal para a existência da prática farmacêutica como indicado na Declaração de Missão da ASHP.[6] A unidade que liga os farmacêuticos de hospital através da sua sociedade profissional natural origina-se do fato de serem um grupo orientado para um determinado objetivo. O laço em comum entre eles é o desenvolvimento de padrões mais elevados da prática profissional e dos serviços, porque *o paciente precisa deles*. A associação, com mais de 30.000 membros, representa uma maioria significativa de farmacêuticos que exercem a profissão em ambiente institucional. Em razão desse objetivo comum, a ASHP fez um avanço significativo durante os primeiros 58 anos de sua existência.

A despeito de ser uma organização relativamente jovem, a ASHP já fez contribuições significativas para o aperfeiçoamento da farmácia de hospital.

O *American Journal of Hospital Pharmacy* é uma das melhores publicações profissionais nos círculos farmacêuticos internacionais. Além disso, o *Clinical Pharmacy* foi publicado para propiciar artigos profundos sobre a prática clínica. Em 1994, esses dois importantes periódicos foram integrados para propiciar uma publicação quinzenal, e mais tarde fundiram-se no *American Journal of Health-System Pharmacy*.

O *International Pharmaceutical Abstracts* (IPA) foi introduzido pela ASHP pela necessidade de uma publicação desse tipo. Esse serviço de resumos de artigos fornece uma ampla cobertura da literatura farmacêutica e atualmente está disponível em sites da Internet.

O *Drug Information (American Hospital Formulary Service)* é uma fonte abrangente e imparcial das informações vigentes sobre drogas, publicada anualmente na forma de um suplemento. É uma referência abrangente amiúde usada em centros de enfermagem de hospitais em todo o país. Serve como base para os farmacêuticos ampliarem seus papéis de conselheiros farmacêuticos à profissão médica.

Em 1964, o *Mirror to Hospital Pharmacy* forneceu os achados de um exaustivo estudo de farmácia de hospital nos Estados Unidos. A base total desse estudo era encontrar as práticas existentes em farmácias de hospitais e determinar maneiras de melhorar a qualidade e expandir a esfera de ação de seus serviços farmacêuticos.

Programas de educação continuada, conhecidos como *Institutos*, ajudaram a prestar serviços ao farmacêutico de hospital no sentido de este ficar atualizado com as tendências da prática profissional. Programas de educação continuada como esses são essenciais para que os farmacêuticos em atividade mantenham a competência profissional.

Manter a competência profissional é um dos maiores desafios do farmacêutico atualmente, e na verdade o desafio de todos os profissionais da saúde. A cada ano, a ASHP conduz dois grandes programas de educação continuada em nível nacional — o Midyear Clinical Meeting e o Annual Meeting. O Midyear Clinical Meeting tornou-se o maior encontro mundial de farmácia, com mais de 15.000 participantes.

Os programas de residência em farmácias de hospitais são credenciados pela Sociedade e servem de base para garantir o treinamento de alta qualidade dos futuros profissionais. Além da residência em farmácia prática, com ênfase na assistência farmacêutica, residências especializadas em farmácia nuclear, assistência ambulatorial, farmácia pediátrica, farmácia psiquiátrica, farmácia geriátrica, farmácia prática de informações sobre drogas, farmácia de oncologia, primeiros socorros, clínica médica, farmacocinética clínica, terapia intensiva, apoio nutricional, farmacoterapia prática, prática de doenças infecciosas, assistência gerenciada, assistência domiciliar, gerência e assistência a longo prazo servem para propiciar um meio com que os profissionais adquiram habilidades especializadas para atender a futuras necessidades práticas.

O *Minimum Standard for Pharmacies in Hospitals (1995)* propicia um conjunto útil de princípios que servem como base para elaborar boas práticas profissionais dentro do hospital.

Muitas outras contribuições, como módulos com instrução computadorizada, videoteipes e módulos para auto-estudo, foram elaboradas pela Sociedade, e ainda outras estão atualmente em fase de desenvolvimento. Assim, os pontos fortes de uma Sociedade orientada para um objetivo ficam prontamente evidentes nas contribuições da ASHP para a farmácia hospitalar americana.

Padrões de Prática

O movimento para desenvolver padrões de prática no hospital foi iniciado pelo American College of Surgeons durante o início do século 20, quando os cirurgiões reconheceram a necessidade de padronizar e aperfeiçoar os procedimentos cirúrgicos, as técnicas para a sala de cirurgia e a preservação dos registros médicos sobre as operações cirúrgicas. O Colégio percebeu que, para melhorar a assistência geral dos pacientes cirúrgicos, era preciso que os outros departamentos do hospital também desenvolvessem padrões da mesma forma que na sala de cirurgia. Como resultado dessa iniciativa, o primeiro *Padrão Mínimo para Farmácias em Hospitais* foi apresentado na 18.ª Conferência de Padronização de Hospital do American College of Surgeons em 1935. Em 1942, quando a ASHP foi organizada, foi designado um Comitê permanente para os Padrões Mínimos com o propósito de manter e desenvolver melhor os padrões mínimos. O padrão original do American College of Surgeons foi revisado pela ASHP em 1950. Esse Padrão revisado foi aprovado pela APhA, pela American Hospital Association e pela Catholic Hospital Association e recebeu aval editorial da AMA. O *Padrão Mínimo para Farmácias de Hospitais com Guia para Aplicação* vem sendo revisado periodicamente, resultando nas *Diretrizes da ASHP: Padrão Mínimo para Farmácias de Hospitais em Instituições* (*ASHP Guidelines: Minimum Standard for Pharmacies in Institutions*) (disponível na ASHP, 7272 Wisconsin Avenue, Bethesda, MD 20814).

Com o objetivo de ajudar administradores hospitalares e farmacêuticos de hospitais a revisar os serviços farmacêuticos que prestam em termos de qualidade de desempenho esperada, a JCAHO continuou a revisar seus padrões para a farmácia de hospital. Esses padrões, embora não sejam totalmente inclusivos de uma ampla esfera de ação e serviço farmacêutico de alta qualidade, estimulam os 6.500 hospitais a atingirem padrões ideais de prática exeqüíveis, prestando serviços de alta qualidade.

Outro padrão de prática relacionada com a farmácia institucional é o requisito federal imposto pelas Emendas de Previdência Social de 1965 (Medicare) e emendas subseqüentes.

ORGANIZAÇÃO — Dentro da estrutura organizacional do hospital, o diretor da farmácia, como chefe de departamento, relata ao administrador do hospital a forma de funcionamento e gerenciamento mais adequada da farmácia. O diretor da farmácia formula e implementa as políticas de ação profissionais e relacionadas à administração do departamento da farmácia, sujeitas à aprovação do administrador. As políticas profissionais e clínicas relacionadas à prática da farmácia do hospital, as quais têm uma relação direta com a equipe médica, são formuladas e desenvolvidas através dos comitês de farmácia e terapêutica e estão sujeitas à aprovação do administrador (veja *Comitê de Farmácia e Terapêutica*).

A estrutura organizacional da farmácia de hospital pode ser ilustrada pela Fig. 111.1. Esse gráfico tenta ilustrar que a coordenação e a integração de todos os elementos técnicos de prática devem ser implementadas efetivamente em um serviço farmacêutico totalizado. Por exemplo, existem elementos técnicos e profissionais do serviço de uma farmácia clínica. Por outro lado, existem componentes clínicos dos serviços profissionais, técnicos e de apoio. Da mesma forma, existem implicações educacionais, técnicas e clínicas para a pesquisa e componentes de apoio para o serviço de farmácia. Portanto, deve-se conceber a estrutura organizacional da farmácia de um hospital moderno considerando-se todos os elementos incluídos em seus serviços, em vez de se considerar do ponto de vista clínico *versus* o operacional. Esse enfoque filosófico quanto aos aspectos organizacional e operacional da farmácia de hospital é essencial para a utilização efetiva de todas as ciências farmacêuticas que formam a base da profissão de farmácia.

Um exame mais minucioso desse gráfico organizacional mostra as muitas ramificações da prática de farmácia nos hospitais modernos de hoje. Segue-se uma descrição abrangente das tarefas relacionadas às responsabilidades do farmacêutico nas atividades da farmácia de um hospital geral e em responsabilidades e funções clínicas.

RESPONSABILIDADES DO FARMACÊUTICO

I. Responsabilidades principais do farmacêutico
  A. Área de fornecimento
    1. Garante que as políticas e os procedimentos estabelecidos sejam cumpridos
    2. Confere a precisão das doses preparadas:
      a. Misturas intravenosas
      b. Dose unitária
    3. Toma as providências para um controle adequado da droga:
      a. Garante que as drogas sejam armazenadas e fornecidas adequadamente (por exemplo, drogas em fase de pesquisa).
      b. Garante que todas as leis estaduais e federais sejam seguidas.
    4. Garante que sejam utilizadas boas técnicas na manipulação de misturas intravenosas e preparados manipulados.
    5. Toma as providências para a preservação adequada do registro e de notificações:
      a. Registros da medicação do paciente
      b. Registros de compostos manipulados
      c. Registros das misturas intravenosas e notificações
      d. Registros de drogas em fase de pesquisa
      e. Relatórios (p. ex., relatório da carga de trabalho mensal)
    6. Mantém a competência profissional, particularmente quanto ao conhecimento de estabilidade e incompatibilidades da droga.
    7. Garante que novas pessoas sejam treinadas adequadamente nas políticas e procedimentos da área de fornecimento.
    8. Coordena as atividades da área com a equipe disponível para aproveitar da melhor forma possível os funcionários e os recursos.
    9. Mantém a área de fornecimento limpa e arrumada.
    10. Mantém contato com toda a equipe da farmácia sobre novos desenvolvimentos na área e ajuda nas avaliações dos funcionários.
    11. Fornece as informações sobre as drogas quando necessário às equipes de farmácia, médica e de enfermagem.
    12. Coordena as necessidades farmacêuticas gerais das áreas de assistência ao paciente com a área de fornecimento (p. ex., planejamento da entrega).
  B. Área de assistência ao paciente
    1. Supervisão da administração da droga.
      a. Analisa e interpreta cada ordem de medicação para dose unitária e mistura IV, garantindo que estas cheguem com exatidão no sistema de unidade de dose ou mistura IV.
      b. Analisa a forma de administração da droga de cada paciente periodicamente para garantir que todas as doses estão sendo administradas e registradas corretamente.
    2. Analisa todas as doses perdidas, faz nova escala das doses quando necessário e assina todas as notificações de *drogas não-dadas*.
    3. Garante que novas formas de administração da droga sejam transcritas com exatidão para que haja continuidade da terapia medicamentosa e que os gastos com a droga sejam avaliados corretamente.
      a. Confirma periodicamente que as doses administradas foram anotadas corretamente na ficha do paciente.
      b. Garante que os registros dos narcóticos administrados sejam mantidos corretamente e que o médico seja informado de todas as ordens de interrupção automáticas.

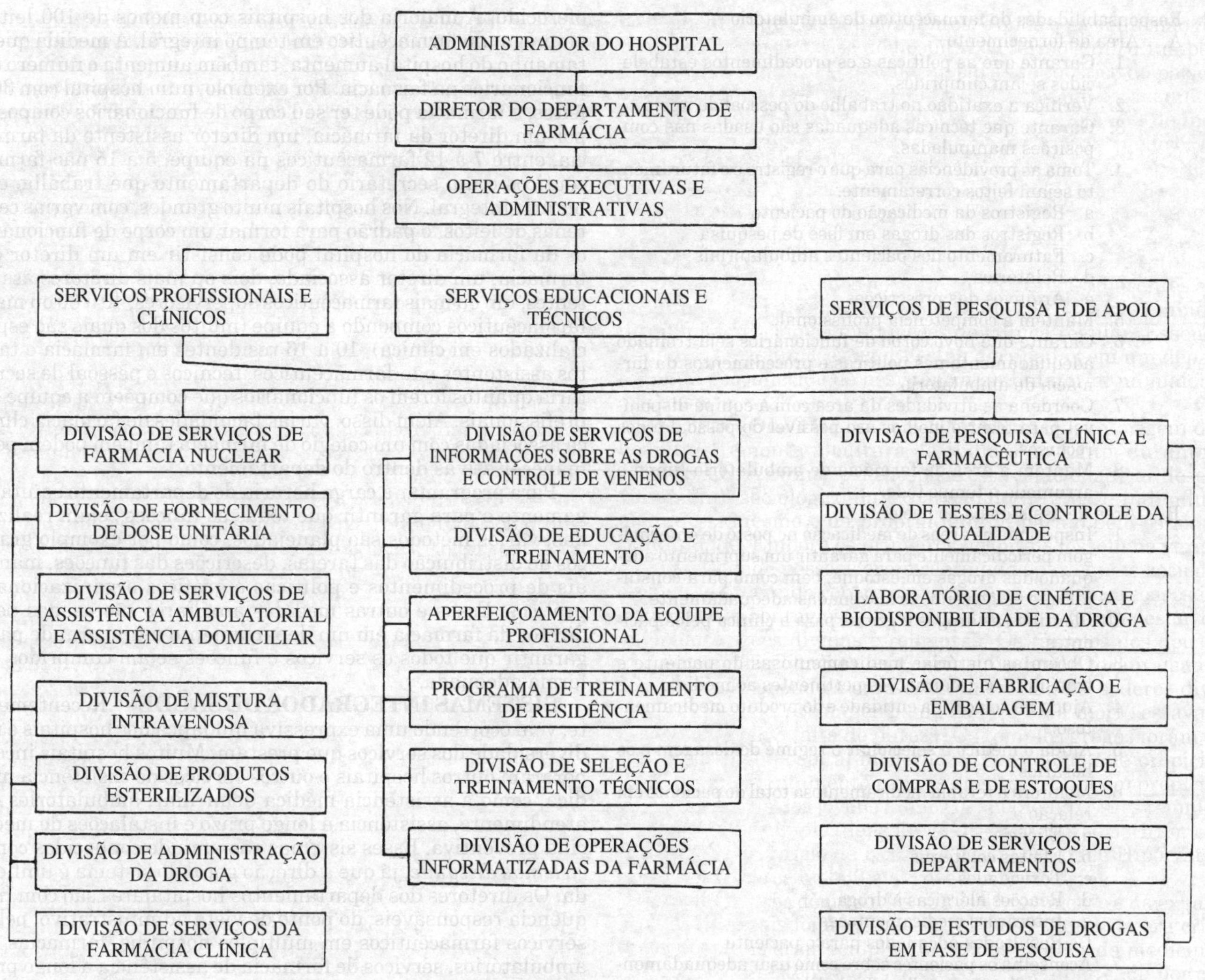

Fig. 111.1 Estrutura organizacional típica de um departamento de farmácia.

c. Garante que sejam usadas técnicas adequadas de administração da droga.
d. Age como ligação entre o farmacêutico e as equipes de enfermagem e de médicos.
e. Mantém contato com os enfermeiros e médicos sobre problemas relacionados à administração da medicação.
f. Periodicamente, inspeciona as áreas de medicação nas unidades de enfermagem para garantir que sejam mantidos em cada andar níveis adequados de estoques de drogas e suprimentos.
g. Garante que as drogas e os suprimentos sejam obtidos da área de fornecimento, à medida que sejam necessários.
h. Garante que outros serviços de apoio realizados pelo departamento de farmácia sejam conduzidos corretamente.
i. Coordena todos os serviços da farmácia em nível de posto de enfermagem.
j. Garante que a área destinada à medicação fique limpa e arrumada.
k. Garante que a segurança na área de medicação seja adequadamente mantida para evitar furtos.

4. Assistência direta ao paciente
a. Identifica as drogas trazidas ao hospital pelos pacientes.
b. Obtém as histórias da medicação do paciente e transmite todas as informações pertinentes ao médico.
c. Ajuda na seleção da entidade e do produto medicamentoso.
d. Ajuda o médico a selecionar regimes de dosagens, e então designa os períodos dessas escalas (serviço farmacocinético).
e. Monitora a terapia medicamentosa total do paciente quanto a
(1) Eficácia/ineficácia
(2) Efeitos colaterais
(3) Toxicidades
(4) Reações alérgicas à droga
(5) Interações medicamentosas
(6) Resultados terapêuticos adequados
f. Aconselha os pacientes quanto a
(1) Medicações a serem auto-administradas no hospital
(2) Dispensar medicações
g. Participa nas emergências cardiopulmonares
(1) Obtendo e preparando as drogas necessárias
(2) Registrando em gráfico todas as medicações dadas
(3) Realizando ressuscitação cardiopulmonar, se necessário

5. Responsabilidades Gerais
a. Propicia educação a
(1) Farmacêuticos, externos da farmácia, escriturários, residentes e outros alunos
(2) Enfermeiros e alunos de enfermagem
(3) Médicos e alunos de medicina
b. Fornece informações sobre a droga para médicos, enfermeiros e outros funcionários da área de saúde.

II. Responsabilidades do farmacêutico de ambulatório
A. Área de fornecimento
1. Garante que as políticas e os procedimentos estabelecidos sejam cumpridos.
2. Verifica a exatidão no trabalho do pessoal de apoio.
3. Garante que técnicas adequadas são usadas nas composições manipuladas.
4. Toma as providências para que o registro e o faturamento sejam feitos corretamente.
a. Registros da medicação do paciente
b. Registros das drogas em fase de pesquisa
c. Faturamento dos pacientes ambulatoriais
d. Relatórios
e. Arquivos das prescrições
5. Mantém a competência profissional.
6. Garante que novo corpo de funcionários seja treinado adequadamente nas políticas e procedimentos da farmácia de ambulatório.
7. Coordena as atividades da área com a equipe disponível para fazer o melhor uso possível do pessoal e dos recursos.
8. Mantém a área da farmácia de ambulatório limpa e arrumada o tempo todo.
B. Área de assistência ao paciente
1. Inspeciona as áreas de medicação no posto de enfermagem periodicamente para garantir um suprimento adequado das drogas em estoque, bem como para constatar que estão sendo armazenadas adequadamente.
2. Identifica as drogas trazidas para a clínica pelos pacientes.
3. Obtém as histórias medicamentosas do paciente e transmite as informações pertinentes ao médico.
4. Ajuda na seleção da entidade e do produto medicamentoso.
5. Ajuda o médico a selecionar o regime de dosagem e os horários.
6. Monitora a terapia medicamentosa total do paciente em relação a
a. Eficácia
b. Efeitos colaterais
c. Toxicidades
d. Reações alérgicas à droga
e. Interações medicamentosas
f. Resultados adequados para o paciente
7. Aconselha os pacientes sobre como usar adequadamente a medicação que lhes foi dada.
8. Prepara medicações para administração intravenosa.
9. Fornece medicações e/ou suprimentos para a assistência domiciliar do paciente.
C. Responsabilidades gerais
1. Fornece informações sobre as drogas, quando necessário, à farmácia, ao médico e à equipe de enfermagem.
2. Coordena todas as necessidades farmacêuticas da área do serviço prestado em ambulatório.
3. Toma as providências para que haja um controle adequado da droga.
a. Garante que as drogas sejam manuseadas adequadamente (p. ex., armazenamento de drogas em fase de pesquisa).
b. Garante que todas as leis federais e estaduais sejam cumpridas.
4. Mantém a competência profissional na área.
5. Participa nas emergências cardiopulmonares
a. Obtendo e preparando as drogas necessárias
b. Registrando todas as medicações dadas
c. Realizando ressuscitação cardiopulmonar, quando necessário
6. Fornece estágio para
a. Farmacêuticos, externos da farmácia, escriturários, residentes e outros alunos
b. Enfermeiros e alunos de enfermagem
c. Médicos e alunos de medicina

Em um hospital pequeno com apenas um farmacêutico, é um desafio estar ciente de todas as atividades da farmácia do hospital. Em um hospital grande com vários farmacêuticos especializados em determinadas áreas de prática, cada um pode tornar-se especialista em um ou mais campos. O padrão para prover a farmácia de hospital de funcionários varia, dependendo da extensão e da qualidade do serviço farmacêutico oferecido. A maioria dos hospitais com menos de 100 leitos emprega um farmacêutico em tempo integral. À medida que o tamanho do hospital aumenta, também aumenta o número de funcionários na farmácia. Por exemplo, num hospital com 300 leitos, a farmácia pode ter seu corpo de funcionários composto por um diretor da farmácia, um diretor assistente da farmácia, entre 7 a 12 farmacêuticos na equipe, 5 a 15 não-farmacêuticos e um secretário do departamento que trabalhe em horário integral. Nos hospitais muito grandes, com várias centenas de leitos, o padrão para formar um corpo de funcionários da farmácia do hospital pode consistir em um diretor da farmácia, um diretor associado, dois ou mais diretores assistentes, um ou mais farmacêuticos supervisores, 40 a 60 ou mais farmacêuticos compondo a equipe (muitos dos quais são especializados em clínica), 10 a 16 residentes em farmácia e tantos assistentes não-farmacêuticos, técnicos e pessoal de secretaria quantos forem os funcionários que compõem a equipe de profissionais. Além disso, várias faculdades de farmácia clínica associadas com um colégio de farmácia também podem permanecer ativas dentro do departamento.

Para programar a carga horária do departamento eqüitativamente e para garantir que todas as funções sejam realizadas, vários métodos são planejados, como por exemplo gráficos de distribuição das tarefas, descrições das funções, manuais de procedimentos e políticas e gráficos organizacionais práticos. Essas e outras medidas auxiliares são usadas pelo diretor da farmácia em um departamento muito grande para garantir que todos os serviços e funções sejam cumpridos de forma adequada.

SISTEMAS INTEGRADOS DE SAÚDE — Recentemente, vem ocorrendo uma expressiva mudança nos hospitais e na diversidade dos serviços que prestam. Muitos hospitais incorporaram outros hospitais e outros serviços de assistência médica, como a assistência médica domiciliar, ambulatórios de atendimento, assistência a longo prazo e instalações de medicina preventiva. Esses sistemas são amiúde conhecidos como *sistemas de saúde*, já que a direção geral do sistema é unificada. Os diretores dos departamentos hospitalares são com freqüência responsáveis, do ponto de vista administrativo, pelos serviços farmacêuticos em múltiplos hospitais, farmácias de ambulatórios, serviços de farmácia de assistência a longo prazo e unidades de assistência médica domiciliar. À medida que esses *hospitais* evoluem para sistemas de saúde, vários serviços, como sistemas computadorizados, sistemas de distribuição das drogas e serviços de farmácia clínica, são fornecidos e controlados por uma unidade administrativa da farmácia para todas as unidades no sistema de saúde.

INSTALAÇÕES — Existem grandes variações na quantidade de espaço físico dedicado à farmácia de hospitais do mesmo tipo e tamanho. Essas variações têm uma influência direta sobre a extensão do serviço capaz de ser desenvolvido na farmácia. Um guia útil para planejar as instalações da farmácia de hospital vem sendo preparado através dos esforços cooperativos do Serviço Público de Saúde, da ASHP e da literatura farmacêutica.

No hospital menor que possui apenas um farmacêutico, normalmente apenas uma sala é necessária para a farmácia, uma combinação dos aspectos de fornecimento, fabricação, administração e outros de um serviço farmacêutico completo. Quando há necessidade de preparar produtos esterilizados, deve haver uma sala ou área separada para esse tipo de serviço. Uma área desse tipo é necessária para injeções liofilizadas reconstituídas, preparações oftalmológicas, embalagem de injeções com dose única em seringas e preparo de misturas intravenosas, elementos todos que devem permanecer esterilizados.

Os hospitais de 200 leitos ou maiores propiciam a oportunidade para que as atividades da farmácia sejam divididas em departamentos. Deve haver uma área separada para serviços aos pacientes internados e fornecimento de doses unitárias; para os serviços aos pacientes ambulatoriais; uma sala para o farmacêutico chefe; uma sala destinada à manipulação, pré-embalagem e rotulagem; uma sala de depósito; uma sala para limpeza e esterilização de produtos e misturas IV; uma sala ou área para um computador do departamento; uma área separada para serviços de informações sobre as drogas e um espaço destinado às várias unidades de enfermagem para serviços de doses unitárias, administração da droga e farmácia clínica.

À medida que o tamanho do hospital aumenta para 500, 1.000 ou mais leitos, também é óbvio que vão aumentar as necessidades de espaço para os serviços farmacêuticos.

COMITÊ DE FARMÁCIA E TERAPÊUTICA — A relação entre o farmacêutico e os médicos de uma comunidade é um contato direto de pessoa para pessoa. Existe uma relação médico-farmacêutico-paciente que não é complicada por limites organizacionais. Por outro lado, o farmacêutico do hospital é responsável por manter relações respeitáveis com um número de médicos que compõe a equipe médica que varia de dezenas a algumas centenas. Essa situação fica ainda mais complicada pela introdução do pessoal de enfermagem dentro da relação médico-farmacêutico-paciente. As experiências demonstram que há necessidade de um limite organizacional formal de comunicação e ligação entre a equipe médica e o departamento de farmácia de um hospital. Esse fato foi reconhecido pelo American College of Surgeons quando adotou, em 1935, o primeiro *Padrão Mínimo para Farmácias em Hospitais*. O Comitê de Farmácia e Terapêutica também é reconhecido pela JCAHO como um comitê essencial da equipe médica do hospital.

A ASHP formulou e adotou uma declaração que abrange a definição, propósito, organização, funções e extensão de um comitê de farmácia e terapêutica. Essa declaração (Fig. 111.2) é um guia eficiente para organizar um comitê desse tipo.

Declaração da ASHP sobre o Comitê de Farmácia e Terapêutica

A multiplicidade de drogas disponíveis e as complexidades em torno do uso seguro e efetivo dessas drogas faz com que seja necessário que os ambientes de assistência médica organizada tenham um programa estável para maximizar o uso racional das drogas. A comissão de farmácia e terapêutica (P&T), ou seu equivalente, é a chave organizacional desse programa.

O comitê de P&T avalia o uso clínico das drogas, desenvolve planos de ação para gerenciar o uso e a administração das drogas e controla o sistema de formulários. Esse comitê é composto de médicos, farmacêuticos e outros profissionais da saúde selecionados sob a orientação da equipe médica. É um grupo de pessoas que faz recomendações das políticas à equipe médica e à administração da organização sobre questões relacionadas ao uso terapêutico das drogas.

Objetivos

Os principais objetivos do comitê de P&T são

1. *Desenvolvimento de Políticas*. O comitê formula políticas sobre a avaliação, a seleção e o uso terapêutico de drogas e dispositivos relacionados.[a]

2. *Educação*. O comitê recomenda ou ajuda na formulação de programas destinados a satisfazer as necessidades da equipe de profissionais (médicos, enfermeiras, farmacêuticos e outros profissionais da área de assistência médica) para a instrução atualizada e completa sobre questões relacionadas com as drogas e o uso das drogas.

Organização e Operação

Embora a composição e a operação do comitê de P&T possam variar entre áreas específicas da prática, de uma forma geral, são os seguintes itens que se aplicam:

1. O comitê de P&T deve ser composto de pelo menos os seguintes membros com direito de voto: médicos, farmacêuticos, enfermeiras, administradores, coordenadores da garantia da qualidade e outros, conforme a necessidade. O tamanho do comitê pode variar, dependendo da extensão dos serviços prestados pela organização. Os membros do comitê devem ser indicados por uma unidade diretora ou oficial autorizada pela equipe médica organizada.

2. Um membro entre os representantes da equipe médica deve ser indicado para tomar parte da mesa diretora. Um farmacêutico deve ser designado como secretário.

3. Devem se reunir regularmente, pelo menos seis vezes por ano, e com maior freqüência quando necessário.

4. O comitê deve convidar para seus encontros pessoas de dentro ou de fora da organização que possam contribuir com conhecimento, capacidades e julgamentos especializados ou exclusivos.

5. Uma agenda e materiais complementares (incluindo a ata do encontro anterior) devem ser preparados pelo secretário e apresentados aos membros do comitê em tempo hábil antes de cada encontro para que todos possam analisar o material adequadamente.

6. As atas dos encontros do comitê devem ser preparadas pelo secretário e mantidas nos registros permanentes da organização.

7. As recomendações do comitê devem ser apresentadas à equipe médica ou ao comitê apropriado para adoção ou recomendação.

8. Deve-se manter uma ligação com outros comitês organizacionais envolvidos com o uso de drogas.

9. As ações do comitê devem ser comunicadas regularmente aos vários funcionários da assistência médica envolvidos com os cuidados ao paciente.

10. O comitê deve ser organizado e dirigido de uma forma que garanta a objetividade e a credibilidade de suas recomendações. O comitê deve estabelecer uma política sobre interesse de conflito a respeito das recomendações e ações do comitê.

11. Ao formular as políticas do uso de drogas para a organização, o comitê deve manter a atenção no conteúdo e nas alterações das normas e políticas pertinentes de organizações profissionais e grupos de pessoas designadas para estabelecer padrões, como American Society of Hospital Pharmacists, American Hospital Association, associações de médicos e de enfermeiras, Joint Commission on Accreditation of Healthcare Organizations, agências governamentais e outras, conforme for adequado.

Funções e Esfera de Ação

A organização básica de cada cenário de assistência médica e de sua equipe médica pode influenciar as funções específicas e a esfera de ação do comitê de P&T.

A seguinte relação das funções do comitê é dada como guia:

1. Servir na capacidade de avaliação, educação e consultiva para a equipe médica e para a administração organizacional em todas as questões relacionadas ao uso de drogas (incluindo as drogas em fase de pesquisa).

2. Desenvolver um formulário de drogas aceito para uso na organização e tomar as providências para que esse formulário seja constantemente revisado. A seleção dos itens a serem incluídos no formulário deve ser baseada na avaliação objetiva de seus méritos terapêuticos, segurança e custos relativos. O comitê deve minimizar a duplicação do mesmo tipo de droga básica, entidade medicamentosa ou produto medicamentoso.[b]

3. Estabelecer programas e procedimentos que ajudem a garantir uma terapia medicamentosa segura e eficaz.

4. Estabelecer programas e procedimentos que ajudem a garantir uma terapia medicamentosa com o menor custo possível.

5. Estabelecer ou planejar programas educacionais convenientes para a equipe profissional da organização sobre questões relacionadas com o uso de drogas.

6. Participar em atividades de garantia da qualidade relacionadas com a distribuição, a administração e o uso das medicações.

7. Monitorar e avaliar reações adversas às drogas (incluindo, sem estar limitado a, produtos biológicos e vacinas) no ambiente de assistência médica e fazer as recomendações apropriadas para impedir suas ocorrências.

8. Iniciar ou dirigir (ou ambos) programas e estudos sobre a avaliação do uso de drogas, revisar os resultados dessas atividades e fazer as recomendações apropriadas para otimizar o uso de drogas.

9. Assessorar o departamento de farmácia na implementação da distribuição efetiva de drogas e nos procedimentos de controle.

10. Propagar informações sobre suas ações e recomendações aprovadas para toda a equipe de assistência médica da organização.

[a]Para informações adicionais, veja a "ASHP Statement on the Formulary System" (*Am J Hosp Pharm* 1983; 40: 1384 – 85) e o "ASHP Technical Assistance Bulletin on the Evaluation of Drugs for Formularies" (*Am J Hosp Pharm* 1988; 45:386–7).

[b]Para informações adicionais, veja o "ASHP Technical Assistance Bulletin on Drug Formularies" (*Am J Hosp Pharm* 1991; 48:791–3).

Aprovado pelo ASHP Board of Directories, 20 de novembro de 1991, e pela ASHP House of Delegates, 1º de junho de 1992. Revisado pelo ASHP Council on Professional Affairs. Suplanta as versões anteriores aprovadas pela House of Delegates de 15 de maio de 1978 e 6 de junho de 1984.

Reproduzido do *Am J Hosp Pharm*, 1992; 49:929–30.

Fig. 111.2

Considerava-se que o único propósito de um comitê de farmácia e terapêutica era desenvolver um formulário e operar um sistema baseado num formulário. Pode-se ver pela declaração mostrada na Fig. 111.2 que existem muitas funções importantes desse comitê além do sistema de formulários. A equipe médica de um hospital poderia ter um comitê de farmácia e terapêutica efetivo sem ter um sistema baseado em formulários. Por outro lado, um hospital não pode operar adequadamente um sistema de formulários sem um comitê de farmácia e terapêutica, a não ser que a equipe médica sirva como um *comitê de todo o sistema*.

Durante os últimos anos, com o desenvolvimento do movimento da farmácia clínica, uma série de farmacêuticos clínicos da equipe de alguns departamentos desenvolveu conhecimento especializado em áreas de especialidades terapêuticas específicas. Portanto, foi uma conseqüência lógica que uma estrutura de subcomitê pudesse ser desenvolvida subordinada ao comitê de farmácia e terapêutica. Por exemplo, um cardiologista e um nefrologista, juntamente com um farmacêutico clínico especializado em farmacologia e terapêutica cardiorrenal, poderiam indicar ao comitê de farmácia e terapêutica o especialista conveniente nessa área da terapia medicamentosa. O gráfico organizacional na Fig. 111.3 ilustra um método mais eficaz para que as equipes médica e de farmácia desenvolvam e implementem um programa de terapia medicamentosa racional, uma estrutura de subcomitê de especialistas em áreas definidas de terapêutica.

Além disso, uma estrutura desse tipo propicia um mecanismo para o desenvolvimento de um programa para analisar a utilização provável, em curso e também retroativa de drogas dentro do hospital.

À medida que os hospitais entram na era de contenção de custos e dos sistemas de pagamento futuro, o comitê de farmácia e terapêutica assume responsabilidades adicionais para promover procedimentos e terapias medicamentosas com preços mais acessíveis. Tanto a equipe de farmácia clínica como o farmacêutico que fornece informações têm papéis cada vez mais importantes para as recomendações junto ao comitê.

SISTEMA DE FORMULÁRIO — O sistema de formulário e os formulários existem nos Estados Unidos desde a Revolução Americana, e nos hospitais europeus há séculos antes disso. A necessidade de formulários de hospitais torna-se cada vez maior pelos seguintes motivos:

O aumento do número de novas drogas sendo comercializadas.

A influência cada vez maior da publicidade tendenciosa e da literatura medicamentosa *científica* não-baseada na ciência.

A complexidade cada vez maior dos efeitos inconvenientes das drogas mais recentes e mais potentes.

As práticas de comercialização altamente competitivas da indústria farmacêutica.

O interesse do público em ver que os profissionais de saúde estão se empenhando de forma consciente para providenciar a melhor assistência médica ao menor custo possível.

Isso fica fundamentado pelo fato de que o governo federal exige que a fundação das Organizações de Revisão Profissional (PROs — Professional Review Organizations), cujo propósito é monitorar e controlar a qualidade dos serviços prestados a pacientes. O controle dos custos também está sendo enfatizado pelos programas federais de Custo Máximo Permitido (MAC — Maximum Allowable Cost) para pacientes de programas financiados pelo governo federal.

O sistema de formulários — pelo fato de se empenhar em delinear os dados científicos sobre uma droga, incluindo suas toxicidades, efeitos colaterais indesejáveis e efeitos benéficos — tem sido um método controverso de estimar a terapia medicamentosa. Enquanto a indústria farmacêutica promove as virtudes de uma droga comercializada, o sistema de formulários avalia as virtudes e defeitos daquela droga em comparação com produtos de outras marcas de indicações terapêuticas similares.

Para delinear com precisão o que o sistema de formulário é e não é, a *Declaração do Sistema de Formulário* foi elaborada e aprovada pela ASHP (Fig. 111.4). Essa declaração mostra a diferença entre o sistema de formulário e o formulário de hospital e relaciona uma série de princípios guias destinados a ajudar médicos, farmacêuticos e administradores a operarem um sistema de formulário de hospital.

Os farmacêuticos de hospital consideram o sistema de formulário de hospital um meio para o farmacêutico assumir as responsabilidades profissionais na seleção do produto medicamentoso. Essencialmente, o sistema de formulário propiciou um mecanismo para evitar marcas registradas duplicadas e duplicação terapêutica, bem como promover uma terapia medicamentosa racional. O sucesso desse sistema é decorrente de uma *revisão feita pelos colegas da equipe* de um hospital, em que os médicos concordam em exercer a prática médica de acor-

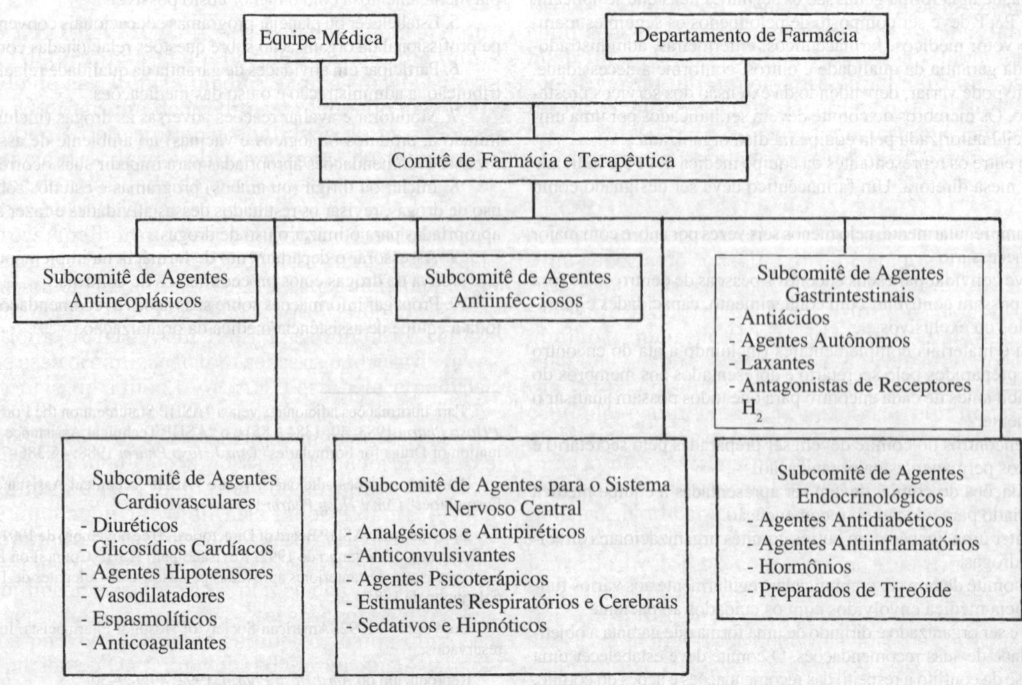

Fig. 111.3 Organização de um comitê de farmácia e terapêutica.

Declaração da ASHP sobre o Sistema de Formulário

Preâmbulo

A assistência de pacientes em hospitais e em outras unidades de assistência médica depende com freqüência do uso eficaz das drogas. A multiplicidade das drogas disponíveis torna obrigatório o desenvolvimento de um programa estável do emprego de drogas dentro da instituição para garantir que os pacientes recebam a melhor assistência possível.

No interesse de uma melhor assistência ao paciente, a instituição deve ter um programa de análise, seleção e uso objetivos dos agentes medicinais nas instalações. Esse programa é a base de uma terapia adequada e econômica. O conceito de formulário[a] é um método para propiciar esse programa, e tem sido utilizado dessa forma há muitos anos.

Para ser efetivo, o sistema de formulário precisa ter a aprovação da equipe médica organizada, a concordância dos membros individuais da equipe e o funcionamento de um comitê de farmácia e terapêutica (P&T)[b] adequadamente organizado da equipe médica. As políticas e os procedimentos básicos que regem o sistema de formulário devem ser incorporados aos estatutos da equipe médica ou às regras e regulamentos da equipe médica.

O comitê de P&T representa a linha organizacional oficial de comunicação e o elo entre as equipes médica e de farmácia. O comitê responde à equipe médica como um todo, e suas recomendações estão sujeitas à aprovação da equipe médica organizada, bem como ao processo de aprovação administrativo normal.

Esse comitê ajuda na formulação de amplas políticas profissionais relacionadas às drogas nas instituições, incluindo sua avaliação ou estimativa, seleção, obtenção, armazenagem, distribuição e uso seguro.

Definição de Formulário e Sistema de Formulário

O *formulário* é uma compilação continuamente revisada dos produtos farmacêuticos (acrescida de dados importantes fornecidos pelos auxiliares) que reflete o julgamento clínico vigente da equipe médica.[c]

O *sistema de formulário* é um método por meio do qual a equipe médica de uma instituição, trabalhando através do comitê de P&T, avalia, estima e seleciona entre os vários produtos medicamentosos e entidades medicamentosas aqueles que são considerados os mais úteis para a assistência ao paciente. Apenas os produtos selecionados segundo esses critérios ficam disponíveis rotineiramente na farmácia. O sistema de formulário é, portanto, um importante instrumento para garantir a qualidade do uso de drogas e o controle de seus custos. O sistema de formulário fornece os meios para a obtenção, a prescrição, o aviamento e a administração das drogas sob seus nomes comerciais registrados ou não-registrados em situações em que as drogas podem ter os dois nomes.

Parâmetros

Os seguintes princípios vão servir de guia a médicos, farmacêuticos, enfermeiras e administradores em hospitais e outras unidades que utilizam o sistema de formulário:

1. A equipe médica indicará um comitê de P&T multidisciplinar e dará as linhas gerais de seus propósitos, organização, função e esfera de ação.
2. O sistema de formulário será patrocinado pela equipe médica, tendo como base as recomendações do comitê de P&T. A equipe médica deve adaptar os princípios do sistema às necessidades da instituição em particular.
3. A equipe médica deve adotar procedimentos e políticas por escrito para reger o sistema de formulário na forma em que este tenha sido elaborado pelo comitê de P&T. A ação da equipe médica está sujeita ao processo de aprovação administrativa normal. Esses procedimentos e políticas devem proporcionar orientação na avaliação ou estimativa, seleção, obtenção, armazenagem, distribuição, uso seguro e outras questões relacionadas às drogas e serão publicados no formulário da instituição ou outros meios de comunicação disponíveis a todos os membros da equipe médica.
4. As drogas devem ser incluídas no formulário pelos seus nomes não-comerciais, mesmo que os nomes registrados estejam em uso comum na instituição. Os médicos devem ser fortemente encorajados a prescrever drogas pelos seus nomes não-registrados.
5. Limitar o número de entidades medicamentosas e produtos medicamentosos que estão disponíveis rotineiramente na farmácia pode produzir uma assistência substancial ao paciente e (particularmente) benefícios financeiros. Esses benefícios tornam-se bastante aumentados pelo uso de equivalentes genéricos (produtos medicamentosos considerados idênticos no que diz respeito aos seus componentes ativos; p. ex., duas marcas de cápsulas de cloridrato de tetraciclina) e equivalentes terapêuticos (produtos medicamentosos diferentes na composição ou na entidade medicamentosa básica que são considerados como tendo atividades terapêuticas e farmacológicas muito similares; p. ex., dois produtos antiácidos diferentes ou duas alquilaminas anti-histamínicas diferentes.)

O comitê de P&T deve apresentar procedimentos e políticas para administrar a distribuição de equivalentes genéricos e terapêuticos. Esses procedimentos e políticas devem incluir os seguintes pontos:

< Que o farmacêutico é responsável por selecionar, entre os equivalentes genéricos disponíveis, as drogas a serem aviadas de acordo com a ordem do médico para um produto medicamentoso em particular.

< Que o médico tem a opção, no momento da prescrição, de especificar a marca registrada ou o fornecedor da droga a ser aviada para aquela ordem/prescrição da medicação em particular. A decisão de quem prescreve deve ser baseada nas considerações farmacológicas e/ou terapêuticas relacionadas àquele paciente.

< Que o comitê de P&T é responsável por determinar as entidades e produtos medicamentosos (se houver) que devem ser considerados equivalentes terapêuticos. As condições e os procedimentos para aviar uma alternativa terapêutica no lugar da droga prescrita serão claramente delineados.

6. A instituição irá se assegurar de que suas equipes médica e de enfermagem estejam informadas da existência do sistema de formulário, dos procedimentos que regem sua operação e de quaisquer alterações nesses procedimentos. Cópias dos formulários precisam estar prontamente à mão e acessíveis em todos os momentos.
7. Deve ser feita a provisão para a estimativa e o uso de drogas não incluídas no formulário, pela equipe médica.
8. O farmacêutico será responsável pelas especificações quanto à qualidade, à quantidade e à fonte de suprimento de todas as drogas, preparados químicos, biológicos e farmacêuticos usados para diagnóstico e tratamento de pacientes. Quando for pertinente, esses produtos devem atender aos padrões da Farmacopéia dos Estados Unidos.

Recomendações

Um sistema de formulário, baseado nesses princípios guias, é importante para a terapia medicamentosa feita em instituições. No interesse de uma assistência médica melhor e mais econômica, recomenda-se firmemente sua adoção pelas equipes médicas.

[a]O sistema de formulário é adaptável para uso em qualquer tipo de unidade de assistência médica e não está limitado a hospitais.

[b]Para informações adicionais, ver "ASHP Statement on the Pharmacy and Therapeutics Committee" (*Am J Hosp Pharm* 35: 813, 1978).

[c]Para informações adicionais, ver "ASHP Guidelines for Hospital Formularies" (*Am J Hosp Pharm* 35: 326, 1978).

Aprovado pelo ASHP Board of Directors, 18 de novembro de 1982, e pela ASHP House of Delegates, 7 de junho de 1983. Desenvolvido pelo ASHP Council on Clinical Affairs. Suplanta a "ASHP Statement of Guiding Principles on the Operation of the Hospital Formulary System" aprovada pelo Board of Directors de 10 de janeiro de 1964.

Reproduzido do *Am J Hosp Pharm* 40: 1384, 1983.

Fig. 111.4

do com as políticas e os procedimentos estabelecidos pelo sistema do comitê.

Muitas fontes de referência úteis estão disponíveis para ajudar os comitês de farmácia e terapêutica a desenvolver um programa de terapia medicamentosa racional, contínua e eficaz e um sistema de formulário no hospital. O especialista no assunto de informações das drogas e o farmacêutico clínico podem usar essas fontes de referência eficazmente para estimular a equipe médica do hospital em particular a selecionar aquelas drogas que seus membros consideram as mais eficazes do ponto de vista terapêutico, juntamente com as preparações em que podem ser administradas mais eficazmente. Essas fontes de referências estão descritas no Cap. 109. Além disso, esses comitês vêm se concentrando cada vez mais na farmacoeconomia da terapia medicamentosa, sugerindo que sejam mais seletivos ou restritivos no uso das drogas disponíveis para a assistência ao paciente.

Um comitê de farmácia e terapêutica ativo, com um sistema de formulário bem-elaborado, garante que a equipe médica, a equipe de farmácia e a administração do hospital tomaram as providências necessárias para assegurar que o paciente tenha um programa de terapia medicamentosa racional.

Outra importante atividade do comitê de farmácia e terapêutica é realizar estudos de Revisões de Utilização de Drogas (DURs — Drug Usage Reviews) ou Avaliações de Utilização de Droga (DUEs — Drug Usage Evaluations) ou Avaliações de Utilização de Medicação (MUEs — Medication Use Evaluations). O comitê, juntamente com o envolvimento ativo da farmácia, determina quais drogas devem ser estudadas, determina os critérios adequados do emprego da droga, reúne dados, avalia os dados do emprego atual em comparação com os critérios aprovados e faz recomendações para a melhora no emprego adequado da droga estudada. A Fig. 111.5 ilustra a monitoração contínua de estudos de DUE pela farmácia e pelo comitê. Além disso, o comitê é incumbido pela JCAHO de monitorar as Reações Adversas da Droga (ADRs — Adverse Drug Reactions) e os erros de medicação, como parte dos padrões de garantia da qualidade da equipe médica.

AQUISIÇÃO — Embora o farmacêutico seja o real comprador em um hospital pequeno, a principal função no ato da compra é estabelecer padrões e especificações para todas as drogas, substâncias químicas, agentes diagnósticos e outras preparações usadas nos pacientes, bem como equipamentos farmacêuticos. O farmacêutico é responsável pela qualidade das drogas distribuídas aos pacientes. O comitê de farmácia e terapêutica serve como uma força potente para ajudar o farmacêutico a estabelecer especificações adequadas para a aquisição de produtos farmacêuticos de qualidade.

A realização de licitação é considerada uma boa prática quando uma droga é usada em grandes quantidades e quando o uso contínuo futuro parece certo. Um pedido de cotação é dirigido aos fabricantes pertinentes e a empresa com o menor preço e que mantém o padrão de qualidade normalmente recebe a ordem do material, e em seguida a ordem de compra é preparada.

Muitos hospitais adotaram a prática de preparar estimativas da utilização de uma droga por um determinado período de tempo. Então, os fabricantes são solicitados a entregar suas cotações da quantidade total de drogas a serem usadas por um período de 1 a 3 anos ou, no caso de soluções intravenosas, até por um período de muitos anos. A estipulação é que o hospital tem a opção para

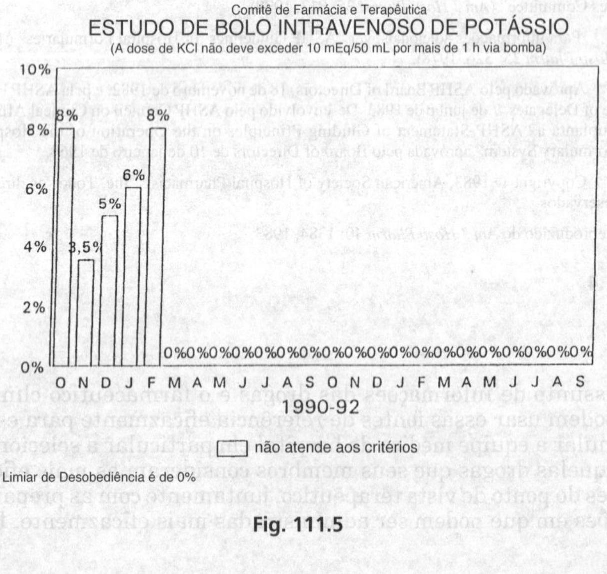

Comitê de Farmácia e Terapêutica

ESTUDO DE BOLO INTRAVENOSO DE POTÁSSIO

(A dose de KCl não deve exceder 10 mEq/50 mL por mais de 1 h via bomba)

10% 8% 6% 4% 2% 0%

8% 3,5% 5% 6% 8% 0% 0% 0% 0% 0% 0% 0% 0% 0% 0% 0% 0% 0% 0% 0% 0% 0% 0% 0%

O N D J F M A M J J A S O N D J F M A M J J A S

1990-92

não atende aos critérios

*O Limiar de Desobediência é de 0%

Fig. 111.5

determinar quando e quanto do material deve ser enviado a qualquer momento durante o período do contrato.

Com base na revisão das ofertas de preços, o farmacêutico do hospital determina qual o fornecedor que receberá o contrato, e uma ordem de compra é enviada aos respectivos fabricantes. Portanto, enviando uma ordem de compra anual para cada um dos principais fabricantes farmacêuticos, o farmacêutico do hospital elimina quantidades significativas de trabalho escrito e licitações freqüentes desnecessárias. A maioria dos hospitais aliou-se às Group Purchasing Organizations (Organizações de Grupos de Aquisição, GPOs), ou grupos de compra que reúnem os dados para a utilização de seus produtos, de forma que um único contrato uniforme pode ser negociado para todos os membros do grupo. Novation, Amerisource e Premier são exemplos dessas GPOs.

A maior parte das farmácias de hospital atualmente está fornecendo todos os produtos farmacêuticos de contrato através de um único atacadista, que fornece os materiais ao hospital em troca de uma pequena porcentagem. Esse sistema é conhecido como sistema de *fornecedor principal* e capacita o hospital a encomendar todos os produtos farmacêuticos do fornecedor principal. Assim, são eliminadas várias ordens de compra, e o processo de encomenda pode ser facilitado ainda mais com o emprego de um computador. A maioria dos hospitais encomenda eletronicamente todos os dias. Esse sistema garante um estoque mínimo no hospital e um cálculo ideal para o estoque. Muitos departamentos buscam uma rotatividade de estoque 10 a 20 vezes por ano. Além disso, o fornecedor principal pode suprir o hospital com dados de aquisição coordenados e relatórios sobre o controle de gastos.

Inventários anuais devem ser feitos como forma de verificar o registro do estoque teórico mantido ou pela farmácia ou pelo setor de contabilidade. Vários procedimentos são usados para adotar um inventário das drogas. Muitos hospitais estão usando processamento de dados eletrônicos para determinar os valores de inventário.

Em muitos hospitais, observou-se que as duplicações de nomes comerciais abundam e atravancam as prateleiras, aumentando o estoque e diminuindo a freqüência e a eficiência de rotatividade de estoque. O farmacêutico deve verificar o estoque periodicamente e devolver drogas fora da validade e velhas para o fabricante para obter crédito. Além disso, o farmacêutico deve levar o assunto ao comitê de farmácia e terapêutica, já que uma de suas responsabilidades é retirar do formulário as drogas fora de validade.

SISTEMA DE DISTRIBUIÇÃO DA DROGA — A estrutura organizacional do hospital determina certas restrições na maneira com que os pacientes hospitalizados recebem seus medicamentos. Essas restrições envolvem as prerrogativas e tradições profissionais, bem como as responsabilidades legais estabelecidas para a medicina, a enfermagem, a farmácia e a administração hospitalar.

Os médicos prescrevem, os farmacêuticos aviam e normalmente os enfermeiros administram as drogas. Entretanto, para ter essa simples ordem tripartite executada, muitas coisas devem acontecer. A distribuição geral da droga e o processo de utilização no hospital envolvem um número infinito de procedimentos, pessoal, departamentos, equipamentos e armazenagem. Como ilustração, rastreie a história de uma droga desde a aquisição até a administração ao paciente.

Antes que uma droga possa ser adquirida, algumas especificações devem ser preparadas. Esse procedimento normalmente é feito através da equipe médica e do farmacêutico por meio de um comitê de farmácia e terapêutica. As requisições que resumem as especificações para as drogas selecionadas são preparadas e processadas na farmácia. Os carregamentos da droga são recebidos pelo departamento de recepção e distribuídos para a farmácia, onde são checados e armazenados para uso futuro. Os procedimentos de controle do estoque devem ser determinados. Enquanto isso, a fatura para pagamento deve ser processada pelo departamento de contabilidade através de uma coordenação de esforços entre os setores de farmácia, compra, recepção e comercial.

Os médicos devem prescrever as drogas antes de elas poderem ser administradas. Os enfermeiros efetuam essas ordens de medicação e obtêm as drogas necessárias da farmácia. Com base na receita da ordem de medicação (prescrição), o farmacêutico deve verificar a adequação da ordem, de acordo com o regime de terapia medicamentosa do paciente. Essa função computadorizada do registro da ordem capacita o farmacêutico a analisar a terapia total do paciente, no contexto do diagnóstico, resultados de testes laboratoriais, condição nutricional e outros parâmetros. Na farmácia, as drogas são transferidas da área de estoque para a área de fornecimento. Aí, podem ter que ser pré-embaladas (para uso futuro), compostas ou manipuladas, e procedimentos de teste e controle podem ter que ser realizados. Elas devem ser embaladas em quantidades adequadas para que o enfermeiro possa administrá-las ao paciente, rotuladas adequadamente, ter sua precisão checada e distribuídas para o posto de enfermagem. Aí, as drogas são novamente armazenadas para uso contínuo pelo paciente, de acordo com as ordens do médico. O enfermeiro prepara a droga para administração, leva-a ao paciente, retorna ao posto de enfermagem e registra as informações na ficha do paciente.

Nesse ínterim, a farmácia processa essas ordens medicamentosas para fins de contabilidade e envia as informações sobre os gastos para o departamento comercial. Aí, esses gastos são enviados para a conta do paciente. Em seguida, através da coordenação entre farmácia e contabilidade, os dados sobre os gastos com as drogas fornecidas são reunidos, é feita a baixa do estoque e contabilizada a renda que entrou em comparação com as despesas incorridas.

Enquanto a mecânica dessa operação acontece, outras atividades devem ser concluídas. Os problemas devem ser solucionados na fase de aquisição em relação a carregamentos em excesso, carregamentos menores que os estabelecidos ou outros erros de carregamento; os erros na contabilidade devem ser retificados. Drogas fora da validade ou deterioradas devem ser devolvidas ao fabricante. Informações adicionais, como dosagem, toxicidade e efeitos colaterais, podem ser requisitadas do médico ou do enfermeiro antes que a prescrição seja preenchida.

O ciclo do uso da medicação é complexo e passa por muitos profissionais de saúde até o fornecimento da droga adequada ao paciente. O paciente em média tem 20 doses de medicação por dia, durante o período de internação. A cada passo, existe uma oportunidade para erros de medicação que podem ou não produzir efeitos adversos ao paciente. Por isso, o sistema do emprego de medicação é submetido a análise constante pelo comitê de farmácia e terapêutica, para aumentar ao máximo a segurança do sistema. O uso de computadores, a automação, os profissionais da área de farmácia clínica e a tecnologia de código de barras podem ser incorporados ao sistema de distribuição de droga para aumentar ao máximo sua eficiência e segurança.

A medicação é administrada para um paciente internado apenas com a ordem escrita de um médico. Portanto, uma ordem de prescrição se origina no registro médico do paciente, onde os médicos escrevem todas as ordens (prescrições) que querem que sejam realizadas no ou para o paciente. Como o registro médico do paciente permanece no posto de enfermagem, é essencial que sejam usados alguns meios para comunicar a ordem de prescrição do posto de enfermagem para a farmácia. Essas ordens são transmitidas para a farmácia, normalmente de uma das quatro seguintes maneiras:

O médico escreve a ordem de medicação em um formulário separado.

O registro médico tem uma cópia duplicada de forma que a farmácia possa obter a segunda via da ordem de medicação original do médico.

A ordem do médico é transcrita pelo pessoal de enfermagem na prescrição do paciente no caso de um paciente internado ou na forma de requisição. O método de transcrição não é mais reconhecido como uma prática aceitável.

A ordem é transmitida para a farmácia pelo médico, enviando a ordem para um terminal de computador. A maioria dos hospitais usa procedimentos em que o farmacêutico obtém uma cópia direta das ordens de medicação do médico. Alguns processam as ordens para a farmácia através de fax para expedir a transmissão da ordem.

O departamento de farmácia disponibiliza as drogas no posto de enfermagem para uso do paciente normalmente em uma das quatro seguintes maneiras:

1. Sistema completo de estoque por andar.
2. Medicação de prescrição individual para cada paciente.
3. Uma combinação de 1 e 2.
4. Fornecimento de dose unitária, ou centralizada na farmácia ou descentralizada em nível de posto de enfermagem.

Os sistemas 1, 2 e 3 são considerados métodos precários para controle de drogas, em comparação com o sistema 4. Entretanto, até todos os hospitais adotarem esses conceitos de dose unitária, os farmacêuticos trabalham de acordo com esses outros sistemas não tão ideais.

As drogas fornecidas de acordo com o *sistema de estoque por andar* são de dois tipos: as de graça e as cobradas. O estoque por andar de graça consiste em uma lista predeterminada de medicações que se encontram disponíveis em qualquer posto de enfermagem do hospital para uso, sem qualquer custo adicional para o paciente. Como são usadas em grandes quantidades, essas drogas são pré-embaladas em recipientes padronizados. As ordens normalmente são recebidas por cada posto de enfermagem do hospital a cada dia da semana. Com os outros sistemas, a farmácia assume a responsabilidade de manter o estoque conveniente das drogas do estoque por andar sem custos em cada posto de enfermagem através de um sistema automático de reposição de estoque por andar. Nesse sistema, a enfermeira não precisa manter um controle do estoque, preencher uma ordem de requisição diária e retornar os itens medicamentosos para as prateleiras. O pessoal da farmácia vai até o posto de enfermagem com um suprimento adequado de cada droga gratuita para o estoque por andar, faz um inventário local, traz o estoque a um nível predeterminado e registra as quantidades numa requisição padronizada onde consta a lista das drogas na ordem em que são armazenadas nas estantes da droga. Controles adequados, portanto, podem ser determinados tendo como base o emprego em relação ao número de dias do paciente por determinado período de tempo. Alguns hospitais adotaram procedimentos de processamento eletrônico de dados e/ou tecnologia de código de barras para controlar a totalidade e a extensão dos custos das drogas enviadas e o preparo de relatórios sobre o uso mensal da droga para cada posto de enfermagem. Em geral, esses itens são produtos farmacêuticos baratos que têm emprego universal pelos pacientes (p. ex., álcool, loção, água para injeção, soro fisiológico).

O estoque por andar das drogas que acarretam custos ao paciente consiste na medicação disponível em cada posto de enfermagem do hospital e cujas despesas são cobradas do paciente. Certas medicações devem ser usadas quase imediatamente após serem prescritas pelo médico, e não é prático ir até a farmácia para obtê-las a cada vez que são prescritas, ainda que o custo e o volume do uso impliquem custo para o paciente. Essas medicações normalmente consistem em injeções ou outras formas farmacêuticas únicas. Um método comum de controlar as drogas com custos do estoque por andar é anexar um pequeno rótulo removível, código de barras ou formulário de requisição da farmácia pré-carimbado com o nome da droga, no caso das drogas cobradas do paciente. Quando as enfermeiras precisam da droga, simplesmente removem o rótulo e o afixam na prescrição normal do paciente internado ou na papeleta de requisição. Esse procedimento, portanto, é usado com fins de cobrança e para substituição da droga no posto de enfermagem. O sistema de estoque por andar é usado em pequenos hospitais onde os farmacêuticos não ficam à disposição para fornecer doses individuais para os pacientes.

As *medicações individuais para pacientes* são manipuladas e fornecidas da maneira habitual, com exceção de que o nome e a potência da droga são incluídos no rótulo. Na prática hospitalar, todos os medicamentos são mantidos numa estante ou armário de medicação do posto de enfermagem e ficam sob a custódia do supervisor de enfermagem. A enfermeira ou um auxiliar fica responsável pela administração adequada da medicação a cada paciente no posto de enfermagem. Assim, é importante saber qual droga está sendo administrada, pois é responsabilidade profissional da enfermeira observar o paciente quanto a reações adversas e relatar o fato ao médico do paciente. Dessa forma, os pacientes não chegam a ver o recipiente de prescrição entregue pelo farmacêutico ao posto de enfermagem, nem mantêm, eles mesmos, o recipiente. Um rótulo típico de prescrição para paciente internado contém as seguintes informações:

Sr. John Jones	Tetraciclina, HCl	Quarto 608E
Quantidade n.º 20	cápsulas, 250 mg	Data de validade
Nome do médico	Lote n.º	Data
	Nome do farmacêutico	

A FARMÁCIA DO HOSPITAL GERAL

Para expedir a medicação prescrita do paciente internado, os farmacêuticos de hospital adotaram a prática de pré-embalar as drogas freqüentemente usadas em quantidades de fornecimento padronizadas. Não é raro que a maior parte das prescrições de pacientes internados sob esse sistema esteja pré-embalada. A pré-embalagem de drogas exige procedimentos, controles e registros precisos para facilitar a identidade da droga a qualquer momento. Assim, emprega-se um formulário para registro do controle de pré-embalagem para a documentação dos números de controle do fabricante, data de validade, número de controle da farmácia que aparece em cada rótulo do recipiente de pré-embalagem e o farmacêutico responsável pela operação de pré-embalagem. No caso de uma droga que está sendo retirada pelo fabricante, o farmacêutico vai ser capaz de rastrear facilmente as quantidades pré-embaladas da droga em questão. O método de distribuição da prescrição individual é usado predominantemente em pequenos hospitais onde o farmacêutico não permanece no edifício o tempo todo.

Em hospitais onde os pacientes pagam pela hospitalização — comparados com hospitais públicos ou militares —, a farmácia amiúde emprega uma *combinação do sistema de prescrição individual do paciente internado e o sistema do estoque da droga por andar*. As drogas sem custos adicionais do estoque por andar são lançadas junto com o serviço de enfermagem e, na análise final, o paciente na verdade paga por essas drogas, já que o custo está incluído como parte da parcela de serviços de enfermagem da taxa diária do serviço de quarto.

Pelo grande número e variedade de drogas armazenadas nas unidades de enfermagem — incluindo as prescrições individuais de pacientes, estoque por andar de drogas gratuitas e cobradas, drogas narcóticas e outras drogas controladas, drogas em fase de pesquisa e conjunto de drogas para emergência —, é uma importante responsabilidade do farmacêutico inspecionar essas drogas rotineiramente. As condições adequadas de armazenagem devem ser adotadas, as datas de validade das drogas devem ser verificadas, as drogas narcóticas devem ser guardadas em lugar seguro e drogas interrompidas devem ser removidas do posto de enfermagem. Para garantir o controle adequado do armário de drogas de um posto de enfermagem, o farmacêutico prepara um relatório escrito para os diretores da enfermagem e da farmácia. A condição da medicação de uma unidade de enfermagem pode autorizar a atenção especial por equipes dos dois departamentos. Em alguns hospitais, os farmacêuticos são designados para unidades de enfermagem específicas para coordenar todos os problemas relacionados às drogas e à terapia medicamentosa em nível de posto de enfermagem. Em vez de simplesmente checar as condições de armazenagem das drogas, eles estão desenvolvendo novos papéis que os trazem mais perto da equipe responsável pela assistência médica ao paciente.[7]

O método mais aceito de fornecer drogas para pacientes hospitalizados é chamado *fornecimento de droga por unidade* e tornou-se o padrão de prática na maioria dos hospitais atualmente. Nesse sistema, o farmacêutico prepara todas as doses de medicação, deixando-as prontas para serem administradas, em vez de enviar recipientes de drogas para as unidades de enfermagem, onde as enfermeiras preparam a droga para administração. Por exemplo, comprimidos e cápsulas são rotulados para cada paciente, os líquidos pré-medidos, injeções liofilizadas diluídas e medidas precisamente em seringas descartáveis, misturas de drogas parenterais acrescidas em soluções para administração intravenosa antes de serem empregadas, e pós orais e outras formas farmacêuticas menos comuns medidos e misturados adequadamente. A maior parte desses procedimentos envolve técnicas farmacêuticas que são propriamente uma responsabilidade do farmacêutico. Os farmacêuticos de hospital estudam vários métodos que envolvem a farmácia centralizada em comparação com as farmácias descentralizadas nas unidades de enfermagem, usando sistemas automáticos de comunicação e planejamento das informações com empenho em propiciar uma distribuição geral e emprego das drogas com maior precisão e eficácia no hospital.

O conceito de fornecimento de dose unitária mudou muitas das funções tradicionais do farmacêutico do hospital. Por exemplo, o sistema de pré-embalagem tradicional de múltiplas doses de drogas foi mudado para incluir o uso de cartelas de comprimidos e cápsulas, máquinas de rotulagem e equipamento para embalar líquido em dose unitária. Esse procedimento é necessário, desde que as drogas não estejam disponíveis no mercado em embalagens de doses unitárias. A prescrição individual para o paciente internado tradicional também é eliminada e assim elimina os rótulos datilografados de prescrição. As atividades das drogas gratuitas e cobradas de estoque por andar ficam essencialmente eliminadas. Um levantamento nacional feito pela ASHP sobre serviços farmacêuticos de hospital em 1996 indicou que 90% dos hospitais empregavam o sistema de distribuição de doses unitárias. Esse sistema de distribuição de drogas tornou-se o padrão de prática.

O fornecimento em dose unitária implica certos procedimentos de automação, particularmente com processamento eletrônico de dados e computadores. Computadores diretamente ligados em rede são usados para programar o perfil da terapia medicamentosa total dos pacientes, programar o intervalo das doses das drogas programadas, manter os registros das drogas administradas e iniciar os custos com as drogas para os pacientes. Esse método elimina o tradicional Kardex da droga das enfermeiras (perfil), etiquetas de medicação e sistema de manual para registrar as drogas administradas com o objetivo de manter os perfis da terapia medicamentosa dos pacientes. Portanto, relatórios horários *on-line* de computador sobre os perfis da terapia medicamentosa dos pacientes podem ser usados tanto pela farmácia para distribuir as doses unitárias como pelas enfermeiras para administrar a droga. De fato, máquinas automatizadas que preparam as doses unitárias usando princípios de robótica estão sendo empregadas em alguns locais.[8] A interface com o sistema informatizado do hospital pode propiciar um sistema similar de fornecimento robotizado de doses unitárias.

Já existem casos de hospitais que juntam o fornecimento de drogas e a distribuição de drogas em um *sistema coordenado sob o controle da farmácia*. Esse procedimento faz sentido, particularmente quando se considera o fato de que, quando um médico escreve uma ordem de medicação para um paciente internado, é essencialmente uma ordem farmacêutica, e as ordens farmacêuticas devem ser realizadas sob a supervisão de farmacêuticos. Esse sistema foi iniciado no Providence Hospital de Seattle.[7] Enfermeiras registradas foram empregadas pelo Departamento de Farmácia, e, juntamente com um sistema de fornecimento de doses unitárias pelos farmacêuticos e técnicos, as enfermeiras são responsáveis por administrar todas as drogas para os pacientes hospitalizados. Assim, esse sistema coordenado leva a cabo certas competências e elimina muitos passos da distribuição tradicional e do sistema de utilização de drogas.

O sistema de fornecimento de drogas e de distribuição por unidades de dose coordenado com a farmácia foi iniciado nos Ohio State University Hospitals em 1969.[9] Esse sistema difere do programa do Providence Hospital no fato de que os técnicos da farmácia eram treinados para administrar as drogas, em vez de esse serviço ser feito pelas enfermeiras registradas. Esses técnicos de farmácia ajudam na fase de fornecimento de doses unitárias, bem como na fase de administração das drogas do sistema coordenado, o qual é controlado e supervisionado diretamente pelos farmacêuticos registrados. Assim, os farmacêuticos trabalham diretamente com os médicos no posto de enfermagem para realizar a principal tendência da função da farmácia, que é o uso seguro e adequado das drogas nos pacientes.

O sistema de fornecimento das drogas e de distribuição de doses unitárias coordenado pela farmácia requer uma complexa série de procedimentos bem-integrados para administrar as drogas aos pacientes de forma segura e precisa. Vários estudos revelaram que os sistemas de distribuição de drogas não-coordenados têm uma alta incidência de erros de medicação. Um estudo abrangente feito em duas fases do sistema de fornecimento e distribuição de doses unitárias coordenado pela farmácia mostrou que o método reduzia de forma significativa a incidência de erros de medicação em comparação com os outros sistemas vigentes de distribuição de drogas.[10]

Para que funcione de forma eficaz e eficiente, um sistema de fornecimento e distribuição de doses unitárias deve incluir um *manual de instruções* que esboce, em linhas gerais, os procedimentos passo a passo para implementação das inúmeras tarefas e das verificações do controle da qualidade implícitas no processo para a manipulação segura e precisa das drogas no ambiente institucional em que o sistema é usado.

O General Accounting Office (GAO) estudou vários sistemas de distribuição em seu *Study of Health-Care Facilities Construction Costs* (dez., 1972) e relatou que, além de ser mais seguro e melhor para a assistência ao paciente, por conta de minimizar os erros de medicação, o sistema de dose unitária também deveria ser recomendado por causa do ciclo de duração favorável de custo-benefício. A JCAHO também recomenda o sistema de distribuição de dose unitária. A *Statement on the Pharmacist's Responsibility for Distribution and Control of Drug Products* da ASHP (1996) e o *Technical Assistance Bulletin on Drug Distribution and Control* da ASHP fornecem melhores demonstrações das práticas em hospitais para o ciclo do uso da medicação.

AUTO-ADMINISTRAÇÃO DE DROGAS EM HOSPITAIS — Os farmacêuticos geralmente costumavam considerar o sistema de fornecimento de dose unitária uma panacéia para os problemas de drogas nos hospitais. Entretanto, os sistemas de fornecimento de doses unitárias são, basicamente, *centralizados na farmácia*, em vez de serem *centralizados nos pacientes*. A nova direção na farmácia de hospital é desenvolver os serviços orientados ao paciente como ponto focal nos sistemas de distribuição de drogas.

A auto-administração de drogas pelos pacientes no hospital oferece muitas vantagens. Permite que os pacientes assumam uma responsabilidade maior pela sua assistência direta e permite que eles aprendam a usar as drogas de forma adequada e sejam capazes de antecipar efeitos colaterais em potencial e outros problemas produzidos pelas drogas. Propicia uma grande oportunidade para o farmacêutico ajudar a ensinar os pacientes sobre o uso adequado e seguro das drogas e assim diminuir em grande parte o tempo gasto pelas enfermeiras e médicos nessa função essencialmente do farmacêutico.

A auto-administração de drogas pelos pacientes pode ser implementada eficientemente em numerosos serviços hospitalares, como obstetrícia, cirurgia, medicina, fisioterapia e reabilitação e até mesmo na psiquiatria.[11,12] Mais uma vez, um manual de instruções deve ser preparado para dar as coordenadas dos métodos usados para implementar um programa de auto-administração de drogas pelo paciente como parte do sistema de distribuição de doses unitárias. O programa de auto-administração de medicação dá aos pacientes o domínio de sua medicação e os torna responsáveis pela sua administração. Tanto as enfermeiras como os farmacêuticos devem fazer rondas para se assegurarem de que os pacientes estão usando sua medicação da forma adequada.

O programa de auto-administração de medicação capacita as enfermeiras a usarem melhor o tempo de que dispõem. Os pacientes devem tornar-se mais informados sobre sua própria medicação, dessa forma potencializando o uso adequado e seguro das drogas durante a hospitalização e após a alta.

O programa no qual a enfermagem administra a medicação coloca toda a responsabilidade pela administração da medicação nas mãos do supervisor da enfermagem. Esse programa é usado para pacientes que não estão capacitados para auto-administrarem a sua medicação ou para aquelas medicações que os pacientes não conseguem administrar em si mesmos. Esse é o papel de influência mútua que os farmacêuticos de hospital desenvolveram sob o termo geral de *farmácia clínica*.

À medida que a indústria farmacêutica desenvolve o conceito de embalagem de doses unitárias e à medida que a FDA continua seu empenho em fornecer aos pacientes drogas rotuladas com o nome da medicação na embalagem do fabricante original (para garantir a estabilidade e a identidade), isso praticamente vai eliminar as operações de contagem e preenchimento e de rotulagem para *cumprir as prescrições*. Esse processo demonstra a necessidade de usar técnicos para a manipulação física das drogas. Obviamente que esse principal propósito dos farmacêuticos deve mudar se eles quiserem permanecer profissionais da área da saúde.

Existe, entretanto, um papel profissional desafiador que o farmacêutico pode assumir como membro da equipe de assistência médica. Esse papel envolve o uso seguro e adequado das drogas em pacientes. Dentro de um contexto amplo, isso implica de fato um papel de alto nível. Esse é o principal objetivo para a existência da farmácia como profissão da área de saúde. Assim, o conceito por trás do movimento da farmácia clínica é dirigido para o aperfeiçoamento desse papel como a principal função da profissão.

DROGAS EM FASE DE PESQUISA — O farmacêutico do hospital encontra-se em posição estratégica para participar de um programa de avaliação em um ambiente hospitalar, onde se encontram disponíveis as instalações médicas e laboratoriais necessárias. É, portanto, uma responsabilidade básica do comitê de farmácia e terapêutica estabelecer políticas e procedimentos relativos ao manuseio e controle das drogas em fase de pesquisa nos hospitais. Para ajudar os comitês, a ASHP desenvolveu uma declaração denominada *ASHP Guidelines on Clinical Drug Research* (1998), abrangendo os princípios básicos que se aplicam à manipulação segura das drogas em fase de pesquisa no hospital. A ASHP também providenciou um manual sobre as responsabilidades do farmacêutico e as oportunidades no manejo das drogas em fase de pesquisa.

Existem vários problemas associados ao uso de drogas em fase de pesquisa no hospital, alguns dos quais são

Se um hospital não exerce o cuidado adequado no manejo das drogas em fase de pesquisa na assistência geral do paciente, isso pode acarretar problemas legais.

As enfermeiras, como agentes do hospital, normalmente são responsáveis por administrar as drogas em fase de pesquisa aos pacientes. Ao fazer esse serviço, é essencial que haja informações suficientes sobre a dosagem adequada, via de administração, possíveis reações tóxicas e efeitos colaterais, precauções e rotulagem apropriada disponíveis para elas.

As drogas em fase de pesquisa, como são fornecidas pelo fabricante ao principal investigador, muitas vezes não são rotuladas o suficiente para impedir a possibilidade de erros na administração aos pacientes.

Como essas drogas caem na área da pesquisa, ao contrário dos métodos de tratamento já consagrados, existem implicações legais em torno da necessidade de consentimento por escrito do paciente.

No caso de estudos duplo-cegos, é essencial que a pessoa que detém o código esteja prontamente acessível 24 horas por dia, 7 dias por semana, no caso de a condição do paciente exigir a interrupção do código.

As exigências legais para os registros adequados sobre o uso das drogas em fase de pesquisa foram delineadas pela FDA. No caso de uma retirada decorrente de toxicidade grave permanente resultante de uma droga em fase de pesquisa, é essencial que os registros de seu uso em pacientes específicos no hospital estejam prontamente disponíveis. Nos casos em que o número de lote da droga seja um fator significativo, esses registros também devem estar facilmente acessíveis.

Nos casos em que as drogas em fase de pesquisa forem usadas em pacientes ambulatoriais, é essencial que essas drogas sejam rotuladas de acordo com as exigências legais, como embalagem à prova de crianças e as exigências para substâncias controladas. Deve ficar óbvio que as informações devam estar facilmente acessíveis para ajudar médicos de outros hospitais que porventura venham a ser chamados para tratar de pacientes sofrendo de uma superdosagem acidental ou de sintomas tóxicos.

É essencial que o suprimento de uma droga em fase de pesquisa esteja disponível durante a noite ou finais de semana, bem como quando o principal pesquisador estiver no hospital, caso as enfermeiras devam manter programas de dosagem contínua no melhor interesse do paciente.

Dessa forma, os problemas associados ao manejo adequado das drogas em fase de pesquisa dão ampla justificativa para garantir o estabelecimento de políticas e procedimentos justos regendo seu uso no hospital. Essa é uma responsabilidade da equipe médica. O comitê de farmácia e terapêutica é um comitê da equipe médica e, portanto, deve ter a responsabilidade de formular as normas e os procedimentos relativos ao uso das drogas em fase de pesquisa. O farmacêutico do hospital, como membro essencial do comitê de farmácia e terapêutica, contribui ativamente para melhorar a assistência e a segurança do paciente, através da participação em formular as normas e os procedimentos do uso das drogas em fase de pesquisa no hospital. É comum os farmacêuticos prestarem serviços junto ao Institutional Review Board (IRB) de um hospital e estarem envolvidos com as revisões de todas as experimentações que envolvem seres humanos. O farmacêutico pode fornecer informações valiosas sobre o projeto, a economia e a ética envolvidos nos estudos da droga em pacientes humanos.

É preciso que os médicos obtenham a autorização por escrito do paciente antes do uso de uma droga em fase de pesquisa.

O farmacêutico do hospital precisa manter registros de distribuição adequados (veja Fig. 111.6) para todas as drogas em fase de pesquisa aviadas.

Muitos farmacêuticos de hospital estão envolvidos clinicamente com membros da equipe de oncologia na monitoração do paciente, na preparação da droga e na administração das drogas em fase de pesquisa. O consentimento do paciente e as informações dadas pelo paciente são essenciais nessas atividades. É comum os farmacêuticos fornecerem cartões contendo informações específicas sobre a droga aos pacientes, de forma que estes possam entender melhor o programa medicamentoso e os vários efeitos colaterais ou problemas que possam surgir (Fig. 111.7).

Uma única prescrição para um único paciente não suscita a questão do uso da droga em fase de pesquisa. A lei federal pode ser violada quando se preparam grandes quantidades de drogas que ainda não foram aprovadas para uso em seres humanos pela FDA. Para evitar a violação legal, o patrocinador da investigação de uma droga deve registrar junto à FDA uma *Notice of Claimed Investigational Exemption for a New Drug* (IND). Esse formulário normalmente é preenchido por um fabricante farmacêutico; entretanto, outros podem servir de patrocinador, como um médico, um farmacêutico, uma instituição, como por exemplo um hospital ou o departamento de farmácia do hospital.

A FDA aceita uma forma abreviada de IND quando um médico quer estudar uma droga que nenhum fabricante quer patrocinar. O médico pode servir tanto como patrocinador quanto como investigador, ou a farmácia do hospital pode servir como patrocinador e o médico como investigador. Alguns departamentos de farmácia de hospital servem como patrocinadores em muitas IND abreviadas no caso de formas farmacêuticas especiais de drogas que não estão disponíveis no mercado. Os protocolos exigidos para o patrocinador e para o investigador, juntamente com os regulamentos para novas drogas, estão disponíveis na FDA. Outras informações podem ser encontradas no Cap. 48.

CENTRO MÉDICO DA UNIVERSIDADE DE KANSAS
DEPARTAMENTO DE FARMÁCIA

REGISTRO DE AVIAMENTO DE DROGA EM FASE DE PESQUISA

Nome e Sinônimos ______

Potência e Forma Farmacêutica ______

Fabricante ______

Investigador Principal ______

Data	Nome do Paciente	Número do Caso	Médico	Prescrição nº ou Localização	Número do Lote	Quantidade Aviada	Quantidade Disponível

Fig. 111.6

MISTURAS INTRAVENOSAS — A equipe de assistência médica mais bem qualificada profissionalmente para preparar as misturas intravenosas é composta dos farmacêuticos do hospital treinados para esse serviço. Os farmacêuticos do hospital organizaram, desenvolveram e operaram, com sucesso, um serviço de misturas intravenosas centralizado na farmácia que[13]

Poupa tempo da enfermagem para outros papéis relacionados à profissão.
Propicia um sistema para controlar incompatibilidades físico-químicas e aviar preparações estáveis.
Minimiza os erros de cálculos farmacêuticos.
Reduz o risco de erros de medicação porque fornece checagens adicionais.[14]
Centraliza a responsabilidade pelo preparo de misturas parenterais.
Classifica as misturas com a taxa de infusão na forma como foi prescrita pelo médico e fornece um formato padronizado do rótulo.
Propicia um ambiente asséptico para o preparo das misturas.
Adapta-se aos padrões recomendados pela JCAHO.
Adapta-se às diretrizes estabelecidas pelo Comitê Nacional de Coordenação de Parenterais de Grande Volume.
Propicia um mecanismo de cobrança dos pacientes com terapia IV, criando uma fonte de receita.
Garante o uso mais efetivo da equipe profissional no hospital.
Minimiza o potencial das responsabilidades médico-legais.
Fornece os meios para o preparo de soluções que não estão à disposição no mercado.

A JCAHO sabiamente promulgou o conceito de que o farmacêutico deve estar envolvido no preparo de misturas intravenosas. Na Seção de Farmácia do seu atual *Standards for Accreditation*, a JCAHO freqüentemente refere-se ao manuseio seguro e preciso de todas as drogas, incluindo as misturas intravenosas. Uma declaração especialmente relevante é

A manipulação e a mistura de grandes volumes de soluções parenterais habitualmente devem ser responsabilidade de um farmacêutico qualificado. Os indivíduos que preparam ou que administram solu-

Centro Médico da
Universidade de Kansas
Farmácia para Paciente
Internado

METOTREXATO

OUTROS NOMES: ametopterina, Mexate, Folex, MTX.

O QUE É O METOTREXATO?

O metotrexato é um antimetabólito do câncer; interfere com o metabolismo do ácido fólico, um componente necessário para a sobrevida da célula. O metotrexato é específico da fase S; a fase S é uma determinada fase que a célula passa durante seu ciclo de vida. O metotrexato é usado no tratamento de muitos tipos diferentes de câncer. É usado no tratamento de tumores sólidos de adultos, incluindo adenocarcinoma de mama, câncer de pulmão, carcinoma de células escamosas da cabeça, pescoço e colo uterino e sarcoma osteogênico. O metotrexato também é prescrito para o linfoma maligno (linfoma não-Hodgkin e micose fungóide), leucemia linfoblástica aguda, coriocarcinoma e tumores sólidos de crianças (rabdomiossarcoma).

QUE EFEITOS COLATERAIS ESTÃO ASSOCIADOS AO METOTREXATO?

Os possíveis efeitos colaterais do metotrexato são:

(1) Mielodepressão (que clinicamente faz com que o paciente fique mais suscetível a infecções)
(2) Estomatite (feridas na boca)
(3) Diarréia
(4) Toxicidade renal
(5) Toxicidade neurológica (anormalidades de comportamento, sinais sensoriomotores focais [p. ex., parestesias] e reflexos anormais)
(6) Possíveis alterações dermatológicas (acne e furúnculos)
(7) Alopecia (perda de cabelos)
(8) Fraqueza, tontura e sonolência.

Seu médico deverá ser notificado, caso ocorra qualquer um dos efeitos colaterais relacionados anteriormente ou qualquer outra situação que coincida com o início da droga.

QUAIS AS PRECAUÇÕES QUE DEVEM SER TOMADAS COM ESTA MEDICAÇÃO?

Notifique seu médico sobre o aparecimento de qualquer tipo de alergia, sobre medicações que você esteja usando atualmente e se você desconfia de que esteja grávida.

INSTRUÇÕES ESPECIAIS

(1) Evite tomar bebidas alcoólicas.
(2) Evite exposição prolongada ao sol e em câmaras de bronzeamento.
(3) Relate a seu médico qualquer ocorrência de equimoses, sangramento, fezes pretas ou alcatroadas ou sangue na urina.
(4) Relate qualquer episódio de febre ou sinal de infecção (tosse, calafrios ou fraqueza) a seu médico.
(5) Relate a seu médico qualquer tipo de parestesia ou perda de sensibilidade.

O QUE É LEUCOVORINA?

A leucovorina é usada na terapia com doses maiores de metotrexato para reverter a toxicidade às células normais. Seu emprego é com freqüência chamado de "resgate com a leucovorina". A lógica subjacente a esse tratamento é que a leucovorina é transportada às células normais e convertida em ácido tetraidrofólico (um metabólito necessário à sobrevida da célula), enquanto a leucovorina não é transportada tão rapidamente ou nem mesmo é transportada para dentro das células cancerosas.

QUAIS SÃO OS EFEITOS COLATERAIS DA LEUCOVORINA?

A leucovorina não parece ser tóxica em doses terapêuticas, embora haja relatos de trombocitose.

Revisado por:
Raj Sadasivan, M.D., Ph.D.
Frank Weinhold, RPh
Virginia Glen Farm: D., RPh

Fig. 111.7 Cartão de informações sobre a droga para os pacientes.

ções parenterais de grande volume devem receber treinamento especial para isso. Quando qualquer parte das funções anteriormente mencionadas (preparo, esterilização e rotulagem das medicações e soluções parenterais) for realizada dentro do hospital, mas sem estar sob a supervisão da farmácia, o diretor do serviço farmacêutico será responsável por fornecer diretrizes por escrito e dar a aprovação dos procedimentos para assegurar que todos os requisitos farmacêuticos sejam cumpridos.

Para enfrentar o desafio proposto pela JCAHO, é essencial que o farmacêutico participe no preparo das misturas intravenosas. O serviço de mistura intravenosa controlado pela farmácia demonstra que o hospital está cumprindo suas responsabilidades para com os pacientes. A responsabilidade pelo preparo das misturas intravenosas é na verdade a mesma que a assumida pelo sistema de distribuição de doses unitárias. Uma mistura intravenosa é uma dose unitária.

Os farmacêuticos de hospital precisam do apoio dos administradores do hospital e supervisores das equipes de enfermagem e médica (através de seus respectivos comitês de farmácia e terapêutica) para desenvolver e operar um serviço de preparo de soluções intravenosas efetivo. Para estabelecer um serviço desse tipo, é importante que sejam formuladas diretrizes específicas para sua operação.

De acordo com o levantamento nacional feito pela ASHP em 1996 sobre os serviços farmacêuticos baseados em hospitais, 80% de todos os hospitais fornecem um serviço completo de mistura IV. A ASHP fornece um boletim de assistência técnica chamado *Quality Assurance for Pharmacy-Prepared Sterile Products* (1993).[15] Essas diretrizes promovem maior atenção para a tecnologia de assepsia das salas, treinamento e prova do pessoal e procedimentos de garantia da qualidade. As normas específicas para a manipulação de misturas para quimioterapia também são fornecidas pela ASHP no boletim de assistência técnica. O serviço de mistura IV pode servir como base para outros serviços da farmácia, como a manipulação para quimioterapia, preparados de extratos para alergia e programas de assistência domiciliar com medicação parenteral (veja também Cap. 42).

SERVIÇOS DE ASSISTÊNCIA AMBULATORIAL — À medida que as atividades de assistência ambulatorial continuam a aumentar dentro do ambiente institucional, o farmacêutico do hospital torna-se cada vez mais envolvido em fornecer serviços a esses pacientes. Embora essas atividades da farmácia corram paralelamente à prática da farmácia da comunidade, os profissionais da farmácia do hospital desenvolveram muitos serviços inovadores para o paciente, os quais incluem brochuras especiais para informações ao paciente, calendários das doses dos pacientes, embalagens especiais e programas informativos audiovisuais e de assistência domiciliar. Essas atividades continuarão aumentando à medida que maior ênfase é dada à assistência ambulatorial como parte do programa total de assistência ao paciente pelos hospitais.

TECNOLOGIA E AUTOMAÇÃO NA ASSISTÊNCIA FARMACÊUTICA — O uso de computadores e de tecnologia de *hardware* vem promovendo um importante progresso, como nos dispositivos de automação, robôs e estações de fornecimento da medicação no ponto de uso.[16,17] Esse aperfeiçoamento acompanha a responsabilidade do farmacêutico para com a distribuição e o controle da droga. Os misturadores de fluido IV fornecem métodos eficazes de formulação asséptica de várias soluções esterilizadas e de aditivos no produto final de uma mistura IV. Robôs conectados ao computador da farmácia são capazes de embalar e selecionar medicações específicas de determinados pacientes para a farmácia distribuir. Outros robôs podem selecionar a droga apropriada, contar uma quantidade especificada, colocar as medicações em um frasco e classificar o frasco com orientações específicas voltadas para o paciente destinadas à prática da farmácia de assistência ambulatorial. Estações descentralizadas de ponto de assistência localizadas nas unidades de assistência ao paciente podem suprir os enfermeiros com doses específicas para administração ao paciente. Esses sistemas descentralizados de ponto de assistência são similares aos caixas eletrônicos de banco quanto ao fato de serem controlados por um sistema central e fornecerem apenas um acesso restrito autorizado. À medida que esses novos sistemas tecnológicos se aperfeiçoam, o farmacêutico deve incorporá-los ao sistema de distribuição de drogas no hospital para manter um controle da droga adequado em todo o hospital. A mão-de-obra poupada obtida em comparação a sistemas anteriores de distribuição pode assim ser remanejada para reforçar a assistência voltada para o paciente na farmácia.

FARMÁCIA CLÍNICA — O conceito de serviço farmacêutico *clínico ou orientado para o paciente* vem ganhando uma enorme aceitação na farmácia de hospital. O ambiente hospitalar oferece ao farmacêutico do hospital um número infinito de oportunidades para desenvolver papéis clínicos significativos sobre o uso seguro e racional das drogas em pacientes hospitalizados e ambulatoriais. Este capítulo não inclui uma discussão detalhada dos papéis e responsabilidades clínicas porque estes são discutidos nos Caps. 97, 102, 110 e 114.

É importante notar que progressos significativos vêm sendo feitos nos serviços de farmácia clínica que estão sendo oferecidos nos hospitais. Várias funções do serviço estão descritas na *Statement on Patient-Focused Care* da ASHP (1995). À medida que esses papéis aparecem, várias fontes pagadoras estão reconhecendo o valor dos serviços e especificamente vêm reembolsando o departamento de farmácia do hospital por providenciar atividades não necessariamente associadas ao aviamento de um produto. Áreas da prática nas quais o reembolso já é feito incluem serviços farmacocinéticos de dosagem, serviços de educação do paciente para auto-administração domiciliar de hormônio do crescimento, serviços completos de solução para nutrição parenteral, administração de esteróides, administração do fator VIII, administração de citarabina e serviços de analgésicos injetáveis. Além disso, os farmacêuticos estão sendo reembolsados por administrar terapia ao paciente para certas doenças como asma, diabetes e hiperlipidemia.

À medida que maior ênfase é colocada na redução de custos em hospitais e na melhora da utilização da terapia medicamentosa, o farmacêutico clínico é de grande valor para monitorar a terapia medicamentosa do paciente e promover uma terapia medicamentosa racional. O farmacêutico clínico pode conduzir melhor os mandatos do comitê de farmácia e terapêutica em relação à terapia medicamentosa apropriada. A prática da farmácia clínica vem evoluindo no aspecto de que os farmacêuticos estão abrangendo o conceito de assistência farmacêutica. No fundo, o farmacêutico vem se tornando um gerente da terapia medicamentosa.

PRÁTICA FUTURA — Analisando as atividades da prática farmacêutica hospitalar, é preciso concluir que não existem duas práticas hospitalares que sejam iguais. A prática da farmácia de hospital deu grandes passos em relação às três décadas passadas ao modificar os papéis de sua prática para propiciar um serviço farmacêutico mais voltado para o paciente. Os sistemas de distribuição de drogas melhoraram (serviços de doses unitárias e de misturas IV), e os serviços clínicos voltados para o paciente foram implementados em grandes e pequenos hospitais da mesma forma. A informatização aumentou a eficiência e vem propiciando uma base de dados mais completa sobre o paciente e sobre o gerenciamento do sistema. A prática em hospitais adaptou-se à mudança de ambiente da assistência médica. O desafio para o farmacêutico institucional e para a profissão como um todo é propiciar assistência farmacêutica a todos os pacientes através da mudança da ênfase (não da responsabilidade) da distribuição de drogas para a assistência ao paciente. O que o futuro trará para a prática da farmácia hospitalar no ano 2000 é apenas especulação.[18] Entretanto, com o progresso significativo nos últimos anos e o talento dos profissionais nessa área, podemos ficar seguros de que o papel do farmacêutico de hospital junto à equipe de assistência médica será significativo e será direcionado para preencher as necessidades da terapia medicamentosa do paciente. Esse ambiente de assistência médica propicia uma carreira gratificante para o farmacêutico.

REFERÊNCIAS

1. *Hospitals* 1964; 38(Jan 1): 109.
2. *AJHP* 1975; 32(9): 917.
3. *The 1992 AHA Guide to the Health Care Field.*, Chicago: Am Hosp Assoc.
4. Niemeyer GF, *et al. Bull Am Soc Hosp Pharm* 1962; 9(4): 287.
5. Spease E, Porter RM. *JAPhA* 1936; 25: 65,
6. *AJHP* 1992; 49: 2003.
7. Hynniman C. *Ibid* 1991; 48: 524.
8. Beste D. *Ibid* 1968; 25(8): 396.
9. Latiolais CJ, *et al. Ibid* 1970; 27(11): 886.
10. Shultz SM, *et al. Hospitals* 1973; 47(Mar 16): 106.
11. Roberts C, *et al. Drug Intel Clin Pharm* 1972; 6(12): 408.
12. Lucarotti RL, *et al. AJHP* 1973; 30(12): 1147.
13. Shoup LK, Godwin HN. *Implementation Guide for a Centralized Intravenous Admixture Program.* Travenol, 1977.
14. Thur MP, *et al. AJHP* 1972; 29(4): 298.
15. *AJHP* 1993; 50:2386.
16. Felkey BG, *et al. JAPhA* 1996; NS36: 309.
17. Williams SJ, *et al. Hosp Pharm* 1996; 31: 1093.
18. McConnell WE. *Ibid* 1983; 40(8): 1315.

CAPÍTULO 112

Unidades de Tratamento Prolongado

Thomas C Snader, PharmD
Consultant Pharmacist
Sellersville, PA 18960

O tratamento de saúde prolongado tornou-se um problema importante no sistema de saúde global. Nos hospitais existem mais leitos para o tratamento prolongado do que para o tratamento agudo. No futuro, será enfatizado o aumento do número de hospitais e de leitos para o tratamento prolongado, e aqueles para o tratamento agudo serão reduzidos.

As pessoas estão vivendo mais graças aos avanços observados na tecnologia e na ciência médica. O prolongamento da expectativa de vida criou um grupo totalmente novo de problemas para o sistema de saúde. Observou-se um rápido aumento nas condições mórbidas crônicas, com problemas sociais e emocionais associados, cujo tratamento exige uma abordagem diferente. Os fármacos são uma modalidade terapêutica crítica no tratamento a longo prazo.

A saúde é considerada um microcosmo do sistema social mais amplo. A preocupação cada vez maior da sociedade com suas obrigações e responsabilidades desenvolveu a filosofia de que a saúde é um direito, ou seja, o indivíduo tem direito ao acesso ao tratamento de saúde de qualidade sem discriminação. O advento do seguro de saúde e do envolvimento governamental no financiamento do tratamento de saúde mudou muito a prática e o reembolso dos serviços de saúde. A garantia de pagamento pelos serviços de saúde prestados estimulou o uso de novas tecnologias médicas, resultando em custos de saúde mais altos e em maiores especialização e subespecialização na prática médica. Além disso, a maioria dos profissionais de saúde está orientada para prestar tratamento agudo; eles não estão equipados nem treinados para prestar tratamento de saúde prolongado de qualidade. A assistência de saúde prolongada é mais do que a intervenção e o tratamento clínicos. Essa assistência exige uma abordagem multidisciplinar e também a utilização de serviços e apoio psicossocial.

As mesmas forças que afetam o tratamento agudo também têm impacto no crescimento do tratamento prolongado. As unidades para tratamento prolongado aumentaram de número e de tamanho. Existem várias unidades para tratamento prolongado, com as clínicas de repouso, incluindo serviço de enfermagem profissional e unidades de tratamento intermediário, entre as mais comuns, e um número cada vez maior de locais para tratamento alternativo, como aqueles que oferecem refeições e tratamento. Muitos dos pacientes nessas unidades são tratados com terapia prolongada e com múltiplos fármacos. Com o impacto do Diagnosis Related Groups (DRG) nas situações de assistência aguda, há um número cada vez maior de hospitalizações para tratamento prolongado que exigem serviços de farmácia de alta tecnologia. A função do farmacêutico é importante, e ele tem oportunidade de contribuir em unidades de tratamento prolongado.

Os serviços de farmácia nas unidades de tratamento prolongado são prestados basicamente pelos profissionais de farmácia da comunidade, que amiúde têm pouco treinamento formal no tratamento institucional. A maioria deles é autodidata. O governo norte-americano está intimamente envolvido no financiamento das unidades para tratamento prolongado, e não é de surpreender que tenha estabelecido numerosos regulamentos e exigências que orientam o fornecimento do tratamento prolongado. O farmacêutico tem de atuar dentro das regras e parâmetros estabelecidos, mas a compensação pelos serviços de consultoria do farmacêutico é reembolsada através da unidade, que gera o potencial para arranjos de negócios problemáticos entre o farmacêutico e a unidade, sobretudo quando o fornecedor dos fármacos e o farmacêutico consultor são a mesma pessoa. Até o momento, existe um alto nível de inovação, com ênfase para os programas que visam à melhora do uso das drogas e ao tratamento do paciente.

Padrões mais novos, p. ex., OBRA 90 (Omnibus Budget Reconciliation Act de 1990), e iniciativas iminentes nas reformas nacionais da saúde exigem que o farmacêutico assuma maior responsabilidade e participação em unidades de tratamento prolongado. Além de manter um sistema de controle e de distribuição de drogas seguro, os farmacêuticos são solicitados a utilizar seu conhecimento, atuando na revisão dos esquemas posológicos, proporcionando redução de custos, participando no tratamento do paciente e em comitês afins e desenvolvendo normas e procedimentos de farmácia. As novas exigências são amplamente definidas e orientadas para o resultado. Os farmacêuticos individuais têm de interpretá-las e aplicá-las de acordo com seu conhecimento e prática, auxiliados por manuais, pelo Federal Drug Regimen Review Indicators e pelas Interpretative Guidelines for State and Federal Surveyors.

É impossível em um único capítulo abordar o tópico das unidades para tratamento prolongado, os serviços de farmácia no tratamento prolongado e a farmacologia e farmacoterapia geriátricas. Portanto, o objetivo deste capítulo é delinear as questões e os tópicos importantes relacionados ao fornecimento dos serviços de farmácia nas unidades de tratamento prolongado. A ênfase é direcionada para as atividades da revisão do esquema posológico, desenvolvimento e implementação de normas de farmácia e procedimentos nas unidades de tratamento prolongado. Além disso, estão incluídos princípios importantes na farmacologia geriátrica e considerações importantes para a monitorização da farmacoterapia geriátrica.

CONHECIMENTO HISTÓRICO

O tratamento prolongado não é, e não deve ser, elaborado como um segmento independente do tratamento de saúde total. É um *continuum* do tratamento agudo e episódico estreitamente integrado ao tratamento de reabilitação, de restauração e de apoio. Para entender mais a fundo a missão, o papel e os problemas das unidades de tratamento prolongado, é necessário rever resumidamente os principais desenvolvimentos ocorridos na saúde pública e nas tecnologias médicas que dão forma à prática de saúde atual.

Desde o início dos tempos, a boa saúde tem sido considerada uma das necessidades básicas mais importantes do ser humano. O que separa o homem das outras espécies de mamíferos é a sua capacidade de manter o bem-estar físico, social, econômico e mental.

Nos tempos antigos, a doença e o mal-estar eram considerados aflições de espíritos demoníacos e punição aplicada por um deus. Os doentes, fracos, pobres ou idosos eram considerados párias da sociedade e elementos indesejáveis. Os depauperados e os idosos que não tinham família ou parentes para cuidar deles eram, amiúde, colocados junto com os doentes, os insanos, os cegos e mudos e com outros necessitados sociais sob a responsabilidade de organizações de caridade e religiosas. A crença prevalente era de que a institucionalização era uma forma efetiva de tratar aqueles que dependiam da sociedade. O resultado dessa conduta foi a proliferação de asilos públicos e de instituições patrocinadas por igrejas cujos principais serviços eram fornecer alimento, abrigo e tratamento médico. Esses foram os protótipos dos hospitais de hoje em dia e das unidades de tratamento prolongado. O clero, que prestava os principais serviços de tratamento, atuava como médicos e famacêuticos.

Antes de meados do século 19, doenças contagiosas e infecciosas, como cólera, difteria e tifóide, eram prevalentes em muitas partes do mundo. Pouco se sabia sobre a teoria de germes, saneamento público, higiene pessoal e a causa e o controle dessas doenças. A taxa de mortalidade infantil era alta. As pessoas não viviam o suficiente para terem doenças crônicas ou envelhecer.

Durante o mesmo período, a Revolução Industrial estava em andamento. Existia uma disposição pública geral favorecendo mais humanismo e uma reforma social. Programas de saúde pública foram desenvolvidos e promovidos. Com o maior conhecimento da bacteriologia e imunologia, incluindo o desenvolvimento de vacinas, os conceitos e as práticas do tratamento clínico sofreram grandes alterações. Enfatizou-se o papel da prevenção e do controle das doenças epidêmicas. Portanto, as atividades da saúde pública expandiram-se muito para incluir não apenas a prevenção de doenças e a melhora das condições ambientais e sanitárias, mas também a promoção da saúde e a aplicação de conceitos sociais na prática médica. Essas medidas de saúde pública foram as principais responsáveis pela redução na mortalidade infantil e pelo aumento na expectativa de vida do ser humano.

O século 20 marcou o advento de uma era de ouro da tecnologia e da ciência médica. A descoberta e o desenvolvimento das sulfonamidas, da penicilina e da estreptomicina exerceram uma mudança espetacular no tratamento bem-sucedido de muitas doenças infecciosas comuns. O isolamento e a produção de insulina revolucionaram o tratamento e melhoraram o prognóstico das vítimas de diabetes melito. Outros avanços terapêuticos em vacinas, antiepilépticos, antipsicóticos e anestésicos efetuaram maravilhas na eliminação de algumas doenças contagiosas e no tratamento de um número substancial de doenças crônicas e também abriram caminho para inovações cirúrgicas. O progresso na tecnologia médica nos dispositivos, equipamentos e procedimentos resultou em melhoras importantes no diagnóstico e no tratamento de muitas doenças. Os sucessos nas tecnologias médica e científica prolongaram a vida e melhoraram sua qualidade. Mas estão surgindo novos problemas, como o aumento nas doenças crônicas, o que exige uma nova abordagem e um tratamento diferente.

O DIREITO À SAÚDE — Interpretando de forma ampla, o direito à boa saúde inclui o direito simultâneo ao tratamento de saúde. Embora ninguém esteja livre de adoecer, o conceito básico de direito à saúde e ao tratamento de saúde pode ser considerado como sendo obrigação da sociedade fornecer aos seus cidadãos igual acesso a um nível aceitável de tratamento de saúde. A saúde não deve ter quaisquer limitações raciais, sexuais, econômicas ou etárias. O tratamento de saúde não deve ser uma vantagem disponível apenas para aqueles que podem pagar por ele.

A saúde como um direito é estabelecida com base na mesma filosofia do direito à educação e ao bem-estar. Devido à ênfase aos direitos do indivíduo, a filosofia social atual tende cada vez mais à obrigação da sociedade para com o indivíduo do que à obrigação do indivíduo para com a sociedade. A aceitação da saúde como um direito tem grandes implicações no financiamento e na prestação dos serviços de saúde, conforme exemplificado pela proposta para um sistema nacional de saúde. A saúde é apenas um dos componentes do sistema social norte-americano. A saúde como um direito tem mais do que implicações morais e filosóficas, possui também ramificações políticas, econômicas e sociais. É especialmente importante para os idosos, porque, embora representem mais de 11,6% da população total, eles utilizam entre 25 a 30% dos gastos nacionais com a saúde e 31% de todos os fármacos de prescrição.

O IMPACTO DO CRESCIMENTO DA POPULAÇÃO IDOSA

Desde o início do século 20, a população idosa nos EUA aumentou de forma abrupta. Na verdade, não existe nenhuma base física ou fisiológica específica definindo os indivíduos com 65 anos de idade, ou mais, como cidadãos idosos, que estão envelhecendo ou mais velhos. Em vez disso, a definição reflete a percepção social, política e legislativa do tempo sobre envelhecimento e expectativa de vida. O número cronológico 65 foi determinado como idade para aposentadoria e para começar a receber o Seguro Social e outros programas apoiados e cujos recursos vêm da sociedade. Em 1978, o Congresso norte-americano aprovou legislação abolindo a aposentadoria obrigatória aos 65 anos de idade para acabar com a discriminação etária nos empregos, sobretudo quando a expectativa de vida e a vida produtiva de um indivíduo aumentaram muito. Em 1900, existiam cerca de 3 milhões de pessoas com 65 anos de idade ou mais, representando 4% da população total. Em 1940, esse número tinha triplicado para 9 milhões ou 6,8% de cidadãos norte-americanos. Em 1965, o ano em que foram instituídos o Medicare e o Medicaid, os idosos representavam 18,5 milhões, ou cerca de 9,3% de todos os indivíduos dos EUA. Em 1970, o número de idosos já era superior ao dobro daquele apresentado em 1940, mais de 20 milhões, ou 9,9% da população total, e os números respectivos para 1980 foram de 25,5 milhões e mais de 11%. As projeções de idosos no ano 2000 e em 2030 são de 31 milhões e 46 milhões de pessoas, ou 12 e 17% da população total, respectivamente.

Com o rápido crescimento da população idosa, é importante identificar as principais características e fatores dos idosos, para atender às suas necessidades sociais e de saúde.

Os idosos que estão celebrando agora seu 65.º aniversário viverão, na média, mais 16 anos. Existem, e existirão, mais mulheres idosas que homens idosos. A relação atual nas idades de 65 a 74 é de 69 homens idosos por 100 mulheres idosas; aos 85 anos e mais existem 44 homens idosos por 100 mulheres idosas.

Até 95% dos idosos vivem em suas casas ou com *parentes*. Mais mulheres idosas que homens idosos apresentam maior probabilidade de viver sozinhos. De acordo com o censo de 1970, 5% das pessoas com 65 anos de idade ou mais foram colocados em instituições, e aos 85 anos mais de 19% estavam vivendo em unidades de tratamento prolongado. A maior parte dos idosos vive em áreas urbanas. Como um todo, os idosos apresentam o dobro de probabilidade de serem pobres.

A segurança econômica é provavelmente o problema número um enfrentado por muitos idosos, porque a maioria não está empregada, recebe pensões fixas e, portanto, está vulnerável à inflação. Biologicamente, é provável que os idosos apresentem alterações na memória, distúrbios sensoriais na visão, na função vestibular e na propriocepção, perda da força muscular e redução da integridade articular. Os idosos são propensos a quedas, incontinência e confusão mental, sobretudo se estiverem predispostos a infecção, toxinas, drogas e aterosclerose. São mais propensos a contrair doenças crônicas.

Em termos de padrões de uso da assistência de saúde, os idosos são duas vezes mais vulneráveis à hospitalização que as pessoas com menos de 65 anos. Quase 90% dos pacientes em unidades de longa permanência são idosos. Em 1975, os idosos não-internados recebiam uma média de 6,6 visitas médicas, em comparação com 5,6 visitas para pessoas com 45 a 65 anos. Os idosos usam, total ou parcialmente, 31% de drogas de prescrição.

Os gastos estimados com saúde pessoal *per capita* para o idoso no ano fiscal de 1966 foram de US$ 445,25, dos quais 40% foram destinados ao tratamento hospitalar, 20% para serviços médicos, 15,4% com serviços de enfermagem domiciliar, 14% com drogas e diversos, 3,5% com óculos e dispositivos, 2,9% com serviço dentário, 2,6% com outros serviços profissionais e 1,6% com outros serviços de saúde. No ano fiscal de 1971, os gastos com saúde pessoal *per capita* quase que dobraram para US$ 877,48, com a seguinte distribuição: 43% tratamento hospitalar, 16,7% serviços médicos, 23,1% serviço de enfermagem domiciliar, 10% drogas e diversos, 2,2% óculos e dispositivos, 1,9% serviço dentário, 1,8% outros serviços profissionais e 1,3% outros serviços de saúde. No ano fiscal de 1976, mais uma vez os gastos (US$ 1521,36) foram quase o dobro daqueles de 1971. O tratamento de saúde apresentou um ganho final de 2,3% para 45,3%, os serviços médicos e de enfermagem domiciliar quase mantiveram os níveis de 1971 em 16,8 e 23%, respectivamente. As drogas e diversos reduziram mais de 10% em 1971 para 8% em 1976. Os gastos com óculos e aparelhos e outros serviços profissionais apresentaram reduções de 1,8 para 1,5% e de 2,2 para 1,2%, respectivamente, enquanto outros serviços de saúde aumentaram de 1,3 para 2,1%. Os serviços dentários sofreram aumento insignificante de 1,9 para 2,1%. Nesse intervalo de 10 anos, o maior aumento percentual nos gastos de saúde com o idoso foi o serviço de enfermagem domiciliar, seguido pelo tratamento hospitalar. A maior redução percentual foi para drogas, diversos e serviços médicos.

ADVENTO DO SEGURO DE SAÚDE

O Flexner Report de 1911 não apenas deu forma à tendência da educação médica atual, mas também popularizou a prática institucional. Era nos hospitais que o conhecimento e a tecnologia sofisticada estavam disponíveis e em uso. O resultado foi o estímulo para a construção de novos hospitais, e a orientação da prática médica concentrou-se no tratamento agudo, a curto prazo e altamente tecnológico. O reembolso dos serviços médicos e hospitalares era realizado principalmente pelos pacientes. Não havia qualquer envolvimento do governo no financiamento de qualquer tipo de tratamento de saúde.

A depressão no início da década de 1930 colocou muitos hospitais em dificuldades financeiras. Muitos hospitais desenvolveram um contrato com taxa fixa para prestar o tratamento hospitalar àqueles engajados no programa. Esse foi o início do seguro hospitalar ou de saúde voluntário. A Blue Cross estava entre os primeiros programas estabelecidos para assegurar a saúde e o bem-estar dos hospitais como principal objetivo.

O seguro de saúde voluntário teve um impacto significativo na promoção da prática hospitalar pelos médicos. Era nos hospitais que estavam disponíveis o moderno equipamento, o pessoal qualificado e o ambiente adequado. Nessa ocasião, os hospitais eram competitivos e protegiam muito sua população de pacientes; eles não desejavam dar alta aos pacientes para que fossem para outros tipos de unidades de tratamento de saúde, até mesmo para as menos sofisticadas. Além disso, as normas da maioria dos seguros de saúde só davam cobertura para os serviços médicos prestados nos hospitais.

Como a população idosa estava aumentando e a estrutura social e familiar apresentava alterações drásticas, mais idosos se encontravam vivendo sozinhos e longe dos seus. Aqueles que não tinham condições para viver sozinhos em suas residências, tendiam a viver em casas residenciais ou pensões. Com o avanço da idade, a saúde diminuiu e a capacidade física também. Eles precisavam de apoio geral e assistência para viver, bem como de algumas formas básicas de serviços de saúde. Finalmente, foram contratadas enfermeiras para essas instituições, e o resultado foi a emergência dos precursores das clínicas de repouso ou das unidades de tratamento prolongado de hoje em dia.

A aprovação do Social Security Act em 1935 teve grande impacto no fornecimento do tratamento de saúde para o idoso. O OASI Program (Old Age Survivors Insurance), que efetuava pagamentos mensais para os idosos, e o OAA Program (Old Age Assistance), que fornecia assistência financeira, com participação e administração do estado para os idosos necessitados, pela primeira vez asseguraram ao idoso algumas formas de apoio econômico contínuo. Esses dois programas foram considerados como assistência financeira à vista para o idoso, e não pagamento direto para os programas de tratamento médico. Devido ao apoio federal para o idoso e à sua necessidade de tratamento prolongado, as clínicas de repouso e as outras unidades afins, sobretudo aquelas privadas, aumentaram de número.

Outros programas federais que contribuíram de forma direta ou indireta para o aumento das unidades de tratamento prolongado eram

O Hospital and Medical Facilities Construction Program (Hill-Burton), que também forneceu fundos federais para a construção e o equipamento de unidades de tratamento prolongado públicas e sem fins lucrativos.

O Department of Housing and Urban Development e a Federal Housing Administration também forneceram seguro de hipoteca para empréstimos privados para facilitar a construção ou a reabilitação de clínicas de repouso qualificadas e autoridade para garantir dinheiro para empréstimos para clínicas de repouso sob o National Housing Act Amendments de 1959.

A Small Business Administration forneceu empréstimos comerciais para unidades particulares de tratamento prolongado para a construção de novas unidades/expansão de novas unidades.

A oferta e a procura das unidades de tratamento prolongado foram ainda mais estimuladas pela aprovação do Medicare e do Medicaid em 1965. O Medicare é um programa de seguro de saúde e o Medicaid é um programa de bem-estar através da participação e administração do estado. Os dois programas foram planejados para atender às necessidades médicas dos grupos de alto risco, dos idosos e dos pobres. Os programas Medicare e Medicaid são bastante semelhantes ao OASI e ao OAA do Social Security Act de 1935, exceto que os antigos são programas que fornecem pagamento direto aos fornecedores dos serviços de saúde. Medicare significa o início do envolvimento do governo federal no fornecimento de seguro de saúde. Como o Medicare e o Medicaid pagam pelo tratamento recebido nas unidades de tratamento prolongado, esses programas levaram ao crescimento contínuo das unidades de tratamento prolongado.

A recente preocupação com a qualidade do tratamento fornecido ao paciente idoso institucionalizado gerou regulamentos oscilantes e amplos que exercem impacto nos serviços farmacêuticos necessários nas unidades de tratamento prolongado. Incluídos nesses regulamentos estão o Medicare Catastrophic Coverage Act de 1988, a revisão de 1989 do Health Care Financing Administration (HCFA) do Medicare and Medicaid Requirements for Long Term Care Facilities, o Medicaid Program Conditions for Intermediate Care Facilities for the Mentally Retarded, o OBRA de 1987 e a revisão do Federal Indicators for Surveyor Assessment of the Performance of Drug Regimen Reviews incluindo o avaliador da metodologia para detectar erros de medicação.

DEFINIÇÃO DE UNIDADES DE LONGA PERMANÊNCIA

Para definir uma unidade de longa permanência e suas instituições afins, é importante chegar a um consenso sobre o que é o tratamento de longa permanência. A expressão *tratamento prolongado* foi aceita, em geral, pelos profissionais de saúde como tratamento de saúde e serviços relacionados à saúde fornecidos a indivíduos que, devido às suas condições físicas e mentais, necessitam de tratamento médico, serviços de enfermagem ou de apoio por um período prolongado de 30 ou mais dias. O *Congressional Discursive Dictionary of Health Care* define o tratamento prolongado como "serviços de saúde e/ou pessoais necessários para os indivíduos com doenças crônicas, idosos, incapacitados ou com deficiência mental, em uma instituição ou no domicílio, por período prolongado". O termo é, amiúde, utilizado mais estritamente para referir-se apenas ao tratamento institucional de longa permanência, como aquele prestado em clínicas de repouso e hospitais para deficientes mentais. A publicação da APhA intitulada *Pharmaceutical Services in the Long-Term Care Facility* define uma unidade de longa permanência como aquela que é planejada, equipada e dotada de pessoal para acomodar indivíduos que não necessitam de tratamento hospitalar, mas que precisam de uma ampla faixa de serviços médicos, de enfermagem, sociais e relacionados à saúde. Às vezes, o termo longa permanência é utilizado de forma intercambiável com tratamento crônico ou tratamento para indivíduos com doenças crônicas, o que descreve um comprometimento da saúde que exige maior período de supervisão médica. Essas definições equivalem ao tratamento para os indivíduos com um episódio prolongado de doença, mas também envolvem o conceito de tratamento prolongado, continuidade de tratamento e tratamento de manutenção que exigem muitos outros serviços sociais e de saúde além dos prestados pelo médico.

As instituições de tratamento prolongado incluem, mas não estão limitadas a

Clínicas de repouso
Unidades hospitalares de tratamento prolongado
Hospitais psiquiátricos
Hospitais para doenças crônicas (p. ex., hospitais para TB)
Tratamento pessoal, asilos, pensões
Unidades para indivíduos com deficiência mental
Unidades especiais para idosos (p. ex., centros ou institutos geriátricos, apartamentos, comunidades)
Casas de recuperação e outras unidades especiais para alcoólatras e usuários de drogas
Outras instituições de saúde e sociais afins (p. ex., centros de detenção, unidades especiais para crianças, unidades em cadeias)
Unidades em hospícios e casas de repouso
Tratamento domiciliar

O objetivo deste capítulo, que discute as unidades de longa permanência, focalizará basicamente a primeira categoria, o grupo das clínicas de repouso. Essas unidades precisam muito de serviços e de tratamento farmacêutico de qualidade, porque grande parte de sua população é formada por idosos que, amiúde, têm muitas condições mórbidas crônicas tratadas e mantidas por farmacoterapia. O conceito, os princípios, a estrutura e o processo do tratamento e do serviço farmacêutico fornecidos nas clínicas de repouso são aplicáveis, ou facilmente modificados, para atender a outros tipos de unidades de tratamento prolongado.

Unidades de Longa Permanência

O termo *clínica de repouso* foi substituído em grande parte pelo título mais amplo, unidade de longa permanência, definido antes. Os serviços prestados nessas unidades são prescritos ou realizados sob a supervisão de indivíduos licenciados para fornecer esses serviços ou tratamento de acordo com as leis estaduais onde a unidade está localizada. Um administrador licenciado pelo estado torna-se responsável pelas operações da unidade, incluindo a qualidade do tratamento de saúde fornecido aos pacientes.

Os principais serviços prestados nas clínicas de repouso, conforme definido pela American Health Care Association, são

Serviços de Enfermagem — Procedimentos de enfermagem que exigem as habilidades profissionais de uma enfermeira formada ou de um profissional licenciado. Essas habilidades incluem administração de medicamentos, injeções, cateterizações e a realização de procedimentos semelhantes solicitados pelo médico. Tratamento ortopédico, cardíaco e de AVC pós-hospitalar encontra-se disponível com serviços afins como fisioterapia, terapia ocupacional, serviços dentários, consultas nutricionais, serviços de laboratório e de raios X e dispensário farmacêutico.

Tratamento Pessoal — Serviços como ajudar o paciente a caminhar, a ir e a sair da cama, a banhar-se, vestir-se, comer, e na preparação de dietas especiais, conforme prescrito pelo médico.

Tratamento Domiciliar — Supervisão geral em um ambiente protetor, incluindo pensão completa mais programas planejados para atender às necessidades sociais e espirituais do residente.

O principal objetivo de uma unidade de longa permanência é preservar a dignidade e os valores de cada indivíduo e atender às necessidades emocionais, físicas, sociais e espirituais dos residentes. Os serviços e o tratamento profissionais fornecidos nessas unidades devem focalizar a implementação desse objetivo com ênfase nos apoios de reabilitação, manutenção e psicossocial, bem como no tratamento médico e serviços de enfermagem. Esse conceito é fundamentado ainda mais por uma tendência para um modelo social em vez de médico.

O número de clínicas de repouso de longa permanência nos EUA parece ter atingido um platô de 15.362 em 1992, fornecendo 1.665.319 leitos licenciados. A relação entre os leitos para aqueles com mais de 65 anos de idade aumentou para 53,3 leitos por 1000 dos 52,6 existentes em 1991. A ocupação média caiu ligeiramente em 1992 para 94,5% dos 94,8% existentes em 1991. O percentual de leitos habilitados subiu de 52,6% em 1991 para 58,9% em 1992 em resposta ao impacto dos DRG nos hospitais. Houve um desvio na propriedade das clínicas de repouso, com 32% das maiores redes de clínicas de repouso responsáveis por 3084 unidades ou 20% da indústria e 361.385 leitos licenciados ou 21,7% do total em 1992. Durante esse período, a construção de novas clínicas de repouso diminuiu, com 74,1% de todos os leitos licenciados e quase 72% de todas as clínicas de repouso apresentando 16 anos ou mais de uso. Enquanto as unidades envelheciam, os leitos certificados do Medicare aumentavam de 53,6% em 1991 para 58,9% em 1992, fundamentando a noção de aumentar a acuidade do paciente.

Cinqüenta e seis por cento dos residentes eram amparados pelo Medicaid em 1992, enquanto o reembolso do Medicaid forneceu 57,5% dos proventos. Os custos médios de operação subiram 6,5% em 1992 para US$ 2,6 milhões. As taxas de ocupação dos quartos nas clínicas de repouso subiram 6% para uma média de US$ 88 por dia para tratamento qualificado e 14,7% para tratamento intermediário, para uma média de US$ 78 por dia. A indústria das clínicas de repouso empregou 1,3 milhão de trabalhadores em tempo integral e 368.000 em meio expediente. A média de unidades de repouso efetiva com 101 a 150 leitos representa um terço do total de leitos. Seis estados norte-americanos — Califórnia, Illinois, Nova York, Ohio, Pensilvânia e Texas — possuem 38% de todos os leitos para tratamento a longo prazo e 36% do total de clínicas de repouso. Indiana, Iowa, Kansas e Oklahoma possuem as maiores concentrações de leitos em relação à sua população.

Os leitos das clínicas de repouso licenciadas foram distribuídos entre quatro tipos de proprietários em 1992. As unidades com fins lucrativos representam 58% dos leitos licenciados; sem fins lucrativos, 23%; do governo, 13%; e relacionados a igrejas, 6%.

Unidades de Tratamento Crônico

Unidade de tratamento crônico foi o termo utilizado inicialmente no programa Medicare para definir uma clínica de repouso qualificada para participar no Medicare. Uma clínica de repouso tem de cumprir determinadas exigências para receber o certificado de unidade de tratamento crônico. Embora as clínicas de repouso que fornecem um nível menor de tratamento e eram qualificadas para o programa Medicaid fossem denominadas *clínicas* de repouso qualificadas, apenas um número relativamente pequeno de clínicas de repouso recebeu certificado de *unidades de tratamento crônico.* O conceito de tratamento crônico, na ocasião, referia-se a uma extensão do tratamento para a condição médica original após hospitalização do paciente, e não à duração do tratamento exigida. O Medicare cobria apenas até 100 dias de serviços de tratamento crônico após a hospitalização durante qualquer crise de doença. Portanto, os benefícios da unidade de tratamento crônico tinham duração limitada e precisavam ocorrer após a hospitalização e estar relacionados à condição clínica que estava sendo tratada no hospital. Esse procedimento continua, até mesmo hoje, como a única cobertura federal para o tratamento crônico na Parte A do programa existente do Medicare. Existem pressões para que a reforma no sistema de saúde nacional proposto inclua cobertura de medicação e, finalmente, tratamento em clínicas de repouso. Os indivíduos que excederam sua cobertura para tratamento em unidades de longa permanência precisam financiar seu próprio tratamento ou recorrer para ser qualificado no programa Medicaid. Existe um número cada vez maior de apólices de seguro para o tratamento prolongado, mas sua popularidade é lenta. Se as pessoas forem qualificadas para o Medicaid, seu tratamento seria fornecido em uma clínica de repouso que poderia não ser atestada ou aprovada pelo Medicare. A fim de estabelecer padrões uniformes para o tratamento prolongado no Medicare e no Medicaid, o termo unidade de tratamento prolongado foi abolido e substituído pela definição genérica *unidade com acompanhamento especializado de enfermagem* tanto no Medicare quanto no Medicaid.

Unidades com Acompanhamento Especializado de Enfermagem

Uma unidade com acompanhamento especializado de enfermagem é uma clínica de repouso que atende às exigências para participar nos programas Medicare e Medicaid. Algumas das principais exigências são

- Ter um acordo para transferência com um ou mais hospitais participantes.
- Comprometer-se basicamente para fornecer serviços especializados com acompanhamento de enfermagem e serviços afins.
- Ter normas formais.
- Ter um médico, uma enfermeira ou uma equipe médica responsável pela execução dessas normas.
- Exigir que o tratamento de todos os pacientes seja supervisionado por um médico e garantir que haja um médico disponível para fornecer o tratamento necessário em casos de emergência.
- Manter registros médicos de todos os pacientes.
- Fornecer serviços de enfermagem 24 horas por dia e ter, pelo menos, uma enfermeira formada em período integral.
- Fornecer métodos e procedimentos adequados para distribuição e administração de fármacos e substâncias biológicas.
- Ter, em vigor, um plano de revisão de utilização.
- Atender aos padrões de licença estabelecidos por cada estado norte-americano.
- Fornecer um programa regular de revisão médica independente dos pacientes na unidade.
- Atender a todas as condições relacionadas à saúde e à segurança dos indivíduos.
- Fazer uma revisão do esquema medicamentoso de cada paciente, realizada pelo menos uma vez por mês, pelo farmacêutico.

Além de fornecer serviços com acompanhamento especializado de enfermagem, essas unidades também possuem terapia de reabilitação, fisioterapia, terapia ocupacional e outros serviços médicos disponíveis, quando necessário.

Unidades de Tratamento Intermediário

Uma unidade de tratamento intermediário é definida no *Congressional Discursive Dictionary of Health Care* como "uma instituição reconhecida pelo programa Medicaid como licenciada, de acordo com as leis estaduais norte-americanas, para fornecer, em bases regulares, tratamento e serviços de saúde a indivíduos que não necessitam do grau de tratamento fornecido por um hospital ou unidade com acompanhamento de enfermagem especializado, mas que, devido à sua condição mental ou física, necessitam de tratamento e serviços (acima do nível de pensão completa) que só lhes podem ser fornecidos através de unidades institucionais."

Muitas unidades de longa permanência são qualificadas como unidade com acompanhamento especializado de enfermagem e unidade de tratamento intermediário, e os dois tipos de unidades são, em geral, licenciados pela mesma agência estadual.

Até bem pouco tempo, as clínicas de repouso eram classificadas como unidades com acompanhamento especializado de enfermagem e unidades de tratamento intermediário, cada uma com suas próprias regulamentações e exigências, conforme definido pelo nível de tratamento necessário para seus clientes. Obedecendo às recomendações do Consolidated Omnibus Budget Reconciliation Act (COBRA) de 1987, a revisão realizada em 1989 das regulamentações para unidades com acompanhamento especializado e intermediário de enfermagem combinou regulamentações, aplicando assim um grupo de exigências aos dois tipos de unidades. Incorporadas a esse grupo de regulamentações existem outras exigências importantes

- Extensão da revisão do esquema medicamentoso realizada pelo farmacêutico para os pacientes das unidades de tratamento intermediário.
- Assegurar o direito à privacidade dos residentes com relação às acomodações, tratamento clínico, higiene pessoal, visitas, comunicações telefônicas e encontros com grupos de residentes e com a família.
- Assegurar o uso adequado das limitações físicas e substâncias psicoativas, incluindo início de redução de doses e programas de intervenção comportamental.
- Fornecer serviços de enfermagem durante 24 horas e serviços de uma enfermeira formada durante, pelo menos, 8 horas por dia, 7 dias por semana, sujeito a desistências.
- Fornecer avaliações abrangentes e estar sujeito a multas por falsificação de uma avaliação.
- Exigir treinamento mínimo das auxiliares de enfermagem, programas de avaliação de competência e orientação regular no serviço.
- Assegurar que o esquema medicamentoso do paciente não tenha fármacos desnecessários, erros de medicação ou taxas significativas de erro de medicação.

A definição de fármacos desnecessários inclui aqueles

- Administrados em doses excessivas, incluindo terapia duplicada.
- Administrados por períodos excessivos de tempo.
- Administrados sem monitorização adequada.
- Administrados sem indicações adequadas para uso.
- Sem conseqüências adversas excessivas, que indicariam que a dose da substância deve ser reduzida ou a droga interrompida.
- Regulando a auto-administração de drogas pelos residentes.
- Exigindo informações completas antes da instituição ou alteração do tratamento.
- Exigindo a participação dos residentes competentes no desenvolvimento de seus planos terapêuticos.
- Exigindo revisão anual, independente, externa do consultante sobre a adequação do plano terapêutico de cada residente que está em uso de drogas psicofarmacológicas.
- Quaisquer combinações dos motivos mencionados.

Diretrizes específicas de interpretação para avaliadores estaduais referentes a drogas desnecessárias foram publicadas em abril de 1992. As áreas específicas de interesse incluem

Benzodiazepínicos de Longa Ação — Não devem ser utilizados em residentes de unidades de tratamento prolongado, a menos que tenha fracassado a tentativa de utilizar um agente de ação mais curta.

Mesmo se a tentativa de utilizar um benzodiazepínico de ação mais curta tenha falhado, um benzodiazepínico de longa ação não deve ser utilizado, a menos que

- Existam evidências de que outros motivos possíveis para a angústia do residente tenham sido considerados e descartados.
- Seu uso resulte na manutenção ou na melhora da condição funcional do residente.
- O uso diário seja menor, ou igual, às doses *diárias* totais mencionadas na Rev 250 P-140, a menos que doses maiores (conforme evidenciado pela resposta do residente e/ou registro clínico) sejam

necessárias para a manutenção ou melhora da condição funcional do residente.
O uso diário seja inferior a 4 meses contínuos, a menos que uma tentativa de redução *gradual* da dose não tenha sido bem-sucedida.

Exceções:

Quando utilizados para síndromes neuromusculares, utilizados para abstinência de agentes de ação curta, ou utilizados em distúrbios bipolares, discinesia tardia, mioclonia noturna ou distúrbios convulsivos.
A redução gradual da dose deve ser tentada, pelo menos, duas vezes em um ano antes de determinar que a redução gradual da dose é *clinicamente contra-indicada*.

Benzodiazepínicos ou Outros Sedativos Ansiolíticos — O uso desses agentes com outros propósitos além da indução do sono só deve ocorrer quando

Existem evidências de que outros motivos possíveis para a angústia do residente foram considerados e descartados.
O uso resulta na manutenção ou na melhora da condição funcional do residente.
O uso diário é inferior a 4 meses contínuos, a menos que a tentativa de reduzir *gradualmente* a dose não tenha sido bem-sucedida.
O uso destina-se a uma das seguintes indicações conforme definido pelo *Diagnostic and Statistical Manual of Mental Disorders* (3.ª ed — revista)
Ansiedade generalizada.
Síndromes mentais orgânicas com estados agitados associados que são quantitativa e objetivamente documentados e que constituem fontes de angústia ou de disfunção para o residente ou que representem perigo para o residente ou para outros.
Distúrbio do pânico.
Ansiedade sintomática.

Drogas Utilizadas para Induzir o Sono — Esses agentes só devem ser utilizados se

Existem evidências de que outros motivos possíveis para a insônia foram descartados.
O uso de uma droga para induzir o sono resulta na manutenção ou na melhora do condição funcional do residente.
O uso diário da droga é inferior a 10 dias consecutivos, a menos que a tentativa de reduzir *gradualmente* a dose não tenha sido bem-sucedida.
A dose da substância é igual ou inferior à mencionada na Rev 250 P-142.

Para as drogas dessa categoria, a redução gradual da dose deve ser tentada, pelo menos, três vezes em um período de 6 meses, antes que se conclua que a redução gradual da dose é *clinicamente contra-indicada*.

Outros Ansiolíticos/Hipnóticos Sedativos — Essas drogas foram consideradas inadequadas para uso no idoso

Amobarbital
Butabarbital
Pentobarbital
Secobarbital
Glutetimida
Meprobamato

Monitorização dos Efeitos Colaterais das Drogas Antipsicóticas — A unidade precisa se assegurar de que os residentes em uso de terapia antipsicótica recebam monitorização adequada para efeitos colaterais significativos dessa terapia, com ênfase para

Discinesia tardia
Hipotensão postural (ortostática)
Comprometimento cognitivo/comportamental
Acatisia
Parkinsonismo.

Quando substâncias antipsicóticas são utilizadas sem monitorização para esses efeitos colaterais, elas podem ser consideradas desnecessárias devido a monitorização inadequada.

Outras diretrizes importantes já publicadas que afetam o uso de medicamentos psicoativos incluem

A necessidade de um diagnóstico adequado ou comportamento que torne os residentes perigosos para si mesmos ou para outros, ou com comportamento como choro contínuo, gritos, berros ou andando a esmo, se esses comportamentos provocam comprometimento na capacidade funcional.
Uma lista de sintomas que isoladamente não são suficientes para fundamentar o uso de antipsicóticos.
Diretrizes referentes ao uso de drogas antipsicóticas SOS para redução ou titulação da dosagem. Quando utilizadas conforme necessário para controlar comportamento perigoso inesperado, o antipsicótico SOS não pode ser utilizado mais de duas vezes em um período de 7 dias sem avaliação do residente e o desenvolvimento de uma conduta terapêutica para aliviar ou reduzir o comportamento perigoso.
Os critérios para redução da dosagem das drogas antipsicóticas exigem duas tentativas no primeiro ano, a menos que *clinicamente contra-indicado*, ou para uma condição psiquiátrica mencionada.
Critérios específicos para documentação são fornecidos nos parâmetros para os médicos que desejam justificar o não-ajuste da dosagem (Rev 250 P-150).

Unidades de Tratamento Intermediário para Pacientes com Deficiência Mental

O HCFA publicou suas regulamentações finais referentes às unidades de tratamento intermediário para pacientes com deficiência mental em 3 de outubro de 1988. Foram definidas as atividades do consultante de farmácia, incluindo uma revisão trimestral do esquema medicamentoso para cada paciente (42 CFR 483.460 (j) (1)). As regulamentações exigem os seguintes serviços de consultante de farmácia:

Um farmacêutico da equipe interdisciplinar precisa rever o esquema medicamentoso de cada cliente pelo menos trimestralmente.

O farmacêutico precisa informar quaisquer irregularidades nos esquemas medicamentosos do cliente para o médico que os prescreveu e para a equipe interdisciplinar.

O farmacêutico precisa preparar um registro da revisão do esquema medicamentoso de cada residente, e a unidade precisa manter esse registro.

Se adequado, o farmacêutico precisa participar no desenvolvimento, na implementação e na revisão do programa individual de cada cliente, seja em pessoa ou através de um registro por escrito para a equipe interdisciplinar. O programa individual identifica as necessidades do paciente, conforme descrito pelas abrangentes avaliações funcionais, e solicita-se que este seja completado em 30 dias da internação.

O impacto positivo percebido no tratamento do paciente é exemplificado na declaração do HCFA que acompanhou essas novas regulamentações: "Nós acreditamos que a conduta adequada dessas revisões pode ser mais bem assegurada exigindo-se que um farmacêutico as realize."

EXTENSÃO E ESCOPO DO TRATAMENTO E DOS SERVIÇOS PRESTADOS AO RESIDENTE

O tratamento prolongado, incluindo o tratamento institucional e não-institucional, é amplamente definido pelo Dept of Health and Human Services como

O tratamento prolongado é formado pelos serviços planejados para fornecer serviços diagnósticos, preventivos, terapêuticos, de reabilitação, de apoio e de manutenção para indivíduos de todas as faixas etárias com comprometimentos físicos e/ou mentais crônicos, em várias instalações de saúde institucional e não-institucional, incluindo a residência, com o objetivo de promover o nível ideal de função física, social e psicológica.

O fornecimento do tratamento deve ser o resultado da avaliação e do planejamento realizado pela equipe médica, de enfermagem e de assistência social. A conduta terapêutica deve basear-se nas necessidades do indivíduo e da família/cuidador que participam nas decisões referentes à conduta terapêutica. O programa de serviços e unidades que servem ao indivíduo que necessita de tratamento prolongado precisa avaliar as necessidades dos usuários dos serviços. Os programas de tratamento prolongado precisam focalizar o planejamento e a utilização adequados dos recursos (médicos, sociais, financeiros, de reabilitação e de apoio) necessários para os indivíduos com necessidades contínuas de tratamento.

A maioria dos residentes tratados em unidades de tratamento prolongado sofre, em geral, de alguma forma de condição mórbida crônica, está se ajustando às alterações de viver em instituições e está apresentando isolamento social e solidão individual. Embora a farmacoterapia seja uma das principais modalidades terapêuticas, as necessidades dos residentes são, amiúde, mais que médicas e psicológicas: eles necessitam principalmente de apoio psicossocial. A maioria dos profissionais de saúde é treinada tecnologicamente e orientada para tratamento agudo, e não está preparada para tratar dos pacientes que necessitam mais de tratamento interpessoal e de contato com esses profissionais.

Como os farmacêuticos têm fácil acesso e disponibilidade para as unidades de tratamento prolongado, e como desempenham um papel vital nesse quadro, eles podem assumir um papel de comando para melhorar a qualidade do tratamento e da vida nessas unidades. O tratamento prolongado é amplo e diverso e exige os serviços de vários profissionais de saúde. O farmacêutico precisa aprender a trabalhar com outros profissionais de saúde como um verdadeiro membro de uma equipe multidisciplinar realista. A missão do farmacêutico na unidade de tratamento prolongado deve ser mais do que fornecer as drogas necessárias para os pacientes e assegurar a sua qualidade; ele também deve atuar junto com os outros profissionais de saúde no fornecimento do apoio psicossocial necessário para os residentes.

Serviços de Enfermagem

O cerne do tratamento prolongado é a enfermagem. O serviço de enfermagem nas unidades de tratamento prolongado representa mais de 90% de toda a equipe.

O nível de intensidade dos serviços de enfermagem é, em geral, utilizado para classificar e definir os tipos de unidade de tratamento prolongado, como unidades com acompanhamento especializado de enfermagem e de tratamento intermediário. O papel, conforme encarado pela enfermeira na unidade de tratamento prolongado, é fornecer e promover os aspectos físico, social, emocional, ambiental, de recreação, espiritual e de reabilitação do tratamento. Enfatiza-se a enfermagem preventiva, terapêutica e de reabilitação. Além disso, a enfermeira tem de coordenar todos os tipos e níveis de tratamento administrados na unidade de tratamento prolongado. Devido à natureza crônica das doenças apresentadas pelos residentes das unidades de tratamento prolongado, ao contato pouco freqüente com o médico e à idade dos residentes, o serviço de enfermagem é crítico no tratamento prolongado. A qualidade do tratamento prolongado total está diretamente relacionada à qualidade do serviço de enfermagem.

Serviços Médicos

Na unidade de tratamento prolongado, os serviços e tratamento médicos vão além do diagnóstico e do tratamento das doenças. Devido à natureza das doenças, que são principalmente crônicas, e aos estados fisiológicos alterados resultantes do envelhecimento, os médicos precisam adquirir uma base adicional de conhecimento biomédico para tratar de forma adequada os problemas médicos dos pacientes em unidades de tratamento prolongado. Além disso, essa população apresenta necessidades sociais, psicológicas e econômicas que, para o paciente individual, podem ser mais prioritárias.

A prática médica tradicional da maioria dos médicos está envolvida basicamente na consulta com pacientes individuais e no aconselhamento sobre o tratamento dos episódios agudos das doenças. Com o aumento da população idosa e a elevação correspondente nas doenças crônicas, a medicina geriátrica está sendo desenvolvida e promovida em várias faculdades de medicina. Residências especiais em geriatria estão sendo estabelecidas. Existe um debate contínuo na comunidade médica para definir se a medicina geriátrica deve ser instituída para todos os profissionais ou estabelecida como uma especialidade na prática médica.

Devido ao interesse atual no tratamento do idoso, foram promovidos os conceitos de geriatria e gerontologia na educação de muitos profissionais de saúde. Há uma confusão geral porque esses termos, *geriatria* e *gerontologia,* foram utilizados de forma intercambiável. De modo geral, a geriatria poderia ser considerada uma abordagem clínica para o tratamento e o estudo do idoso, enquanto a gerontologia é a ciência biológica básica e o estudo psicossocial e tratamento do idoso.

O Institute of Medicine, National Academy of Sciences, em seu relato do estudo *Aging and Medical Education,* publicado em setembro de 1978, inclui definições selecionadas de geriatria e gerontologia:

> Geriatria é o "ramo da medicina geral referente aos aspectos clínicos, preventivos, terapêuticos e sociais da doença no idoso" (British Geriatrics Society).
>
> Geriatria é o "lado clínico do envelhecimento" (Freeman JT. A survey of geriatric education: Catalogues of US medical schools. *J Am Geriatr Soc* 1971: 19: 746).
>
> Gerontologia é "um ramo de conhecimento que lida com o envelhecimento e com os problemas do idoso" (*Webster's New Collegiate Dictionary*).
>
> Gerontologia é "o estudo do processo de envelhecimento — originado nas ciências biológicas e mais recentemente expandindo-se para as ciências social e comportamental" (DHEW Publ No HRA 74-3117).
>
> Gerontologia define "o estudo científico do envelhecimento em todos os seus aspectos — clínico, biológico, histórico e social" (American Medical Student Association: Curriculum Development in Geriatric Medicine, janeiro de 1976).

Portanto, os médicos que trabalham em unidades de tratamento prolongado são mais do que especialistas em medicina clínica na avaliação médica e na identificação de problemas do idoso institucionalizado, mas são também organizadores de equipes multidisciplinares de profissionais clínicos e sociais para planejar e administrar tratamento terapêutico e psicossocial contínuo e orientado para as necessidades. Recentemente, a American Academy of Family Practice incorporou a geriatria como uma parte formal do treinamento dos médicos da prática familiar. Além disso, observou-se o ressurgimento da American Medical Directors Association, com ênfase especial ao papel dos médicos na Gestão de Qualidade Total.

Serviços e Tratamentos Farmacêuticos

Desde o início das unidades de tratamento prolongado, os fármacos sempre foram uma modalidade terapêutica indispensável. A maioria dos indivíduos que residem nessas instalações é formada por idosos que, amiúde, são vítimas de muitas condições mórbidas crônicas que exigem tratamento terapêutico contínuo. Os fármacos são utilizados para eliminar os sintomas, reduzir o sofrimento, evitar a exacerbação e as complicações da doença, bem como manter um nível mínimo de saúde e melhorar a qualidade de vida.

A fase inicial dos serviços farmacêuticos nas unidades de tratamento prolongado foi principalmente o fornecimento de medicação para os residentes internados. O residente ou sua família estava, e ainda está, livre para escolher qualquer farmácia da comunidade para obter a medicação prescrita. Como o tamanho das instalações e o número de residentes aumentaram, tornou-se clara a necessidade urgente de uma farmácia específica que fosse responsável pela coordenação e controle do uso dos fármacos, bem como pelo seu fornecimento para os pacientes da unidade. Muitas unidades de tratamento prolongado eram muito pequenas para possuir seu próprio departamento de farmácia, e negociaram e contrataram farmácias específicas da comunidade para prestar todos os serviços farmacêuticos e necessidades das unidades. Esse procedimento marcou o advento do farmacêutico consultor nas instalações de tratamento prolongado. A farmácia contratada era reembolsada pelos medicamentos fornecidos ao enviar a conta de seus serviços, enquanto a unidade, em geral, coletava o pagamento efetuado pelos residentes ou pelos planos de saúde, incluindo o Medicare. Em troca por fornecer fármacos para os residentes da unidade, o fornecedor da farmácia contratada era solicitado a realizar determinados serviços na unidade a fim de assegurar a distribuição, o armazenamento, a administração e o sistema de registro seguros dos fármacos. Alguns desses serviços incluíam treinamento no serviço, preparação de normas e procedimentos e participação nas atividades relacionadas ao tratamento do residente.

Com a aprovação da legislação do Medicare e do Medicaid em meados da década de 1960, os serviços farmacêuticos para os residentes qualificados nas unidades de tratamento prolongado foram garantidos por lei. Tornou-se muito atraente para as farmácias da comunidade a expansão ou especialização de seus serviços no quadro do tratamento prolongado, devido às remunerações financeiras garantidas. Sempre que o governo paga pelos serviços, existem seqüências inseridas. Condições específicas são definidas, tais como a forma como os serviços devem ser prestados para qualificar o reembolso. Os serviços de farmácia nas unidades de tratamento prolongado tornaram-se complicados e complexos, e são necessários conhecimento e experiência especiais para prestar os serviços de farmácia nesses tipos de instituições. A maioria dos fornecedores farmacêuticos para unidades de tratamento prolongado bem-sucedidos introduziu computadores e outras tecnologias em suas operações. Com a introdução de computadores e programas de *softwares*, ficaram mais fáceis a entrada e a competição bem-sucedida na prestação de serviços para as unidades de tratamento prolongado.

A principal fonte de medicamentos das clínicas de repouso continua a ser as farmácias externas. O número de clínicas de repouso que possui suas próprias farmácias caiu de 6% em 1991 para 5% em 1992. Cerca de 11% das unidades compram medicamentos diretamente através de um atacadista, enquanto 78,7% das clínicas de repouso compram de farmácias fornecedoras. A maioria dos fornecedores farmacêuticos é baseada na comunidade (41%), sendo 28% farmácias institucionais de portas fechadas da comunidade. As farmácias de portas fechadas tendem a ser grandes unidades que servem a mais de 2000 residentes. Muitas das farmácias distribuem para outras clínicas de repouso, incluindo prisões, hospícios, unidades de saúde mental, centros de reabilitação de álcool/drogas, hospitais, agências de saúde domiciliar, HMO/PPO e centros de tratamento domiciliar. Muitas dessas farmácias oferecem serviços de Medicare Parte B, programas de misturas IV, suprimentos e equipamentos médicos duráveis e serviços de consultoria de farmácia.

O fornecedor farmacêutico típico distribui 5000 solicitações de fármacos por mês. Cerca de 70% desses fornecedores farmacêuticos fornecem um suprimento de 30 dias da medicação. Sistemas de unidade de dose modificada são utilizados por 61% das farmácias, 15% utilizam sistemas de unidade de dose para 24 horas e 24% ainda utilizam os sistemas de frascos tradicionais.

É difícil prever as futuras tendências com precisão; entretanto, existe um movimento cada vez maior em direção à consolidação sindicalizada de fornecedores independentes. Os grandes movimentos sindicalizados são impulsionados pela potencial margem de lucro razoável que se acredita existir na farmácia. As redes de clínicas de repouso com fins lucrativos representam um percentual cada vez maior dessas novas entidades sindicalizadas. Essas alterações resultaram na redução do número de farmacêuticos no controle dos grupos de fornecedores farmacêuticos. O impacto dessa alteração ainda será percebido. Além dessa tendência atual, ocorrerá o impacto da reforma nacional da saúde nos programas do Medicaid, que representa a maior fonte pagadora isolada. Se os programas do Medicaid estaduais mudarem para administrar os fornecedores de saúde, poderiam ocorrer mudanças significativas, incluindo o uso de farmácias centralizadas pelo correio. Essas alterações exercerão um impacto direto nos serviços farmacêuticos de consulta que, amiúde, são prestados abaixo de seu custo real para o cliente de clínicas de repouso. A separação entre os farmacêuticos fornecedores e consultores pode tornar-se um problema importante no futuro. Essa alteração na relação entre os farmacêuticos consultores e fornecedores pode ser ainda mais estimulada pelas regras do OBRA Safe Harbor, que poderiam considerar as farmácias consultoras com preços inferiores um motivo ilegal para lucrar com os negócios de Medicaid e Medicare.

ATUAÇÃO E FUNÇÕES DO FARMACÊUTICO

Exigências para o Tratamento e Serviços Farmacêuticos

A profissão de farmácia possui conhecimentos e habilidades singulares para contribuir com o nosso sistema de saúde. O farmacêutico não apenas avia a droga adequada, mas também tem conhecimento para assegurar o uso seguro e racional das substâncias. As funções iniciais do farmacêuticos poderiam ser assim agrupadas:

Ajudar na escolha da farmacoterapia adequada.
Preparar, manipular e fabricar drogas para pacientes individuais.
Aviar e embalar as substâncias prescritas, incluindo colocação do rótulo adequado.
Aconselhar e orientar os pacientes sobre o uso adequado dos fármacos.
Monitorar os resultados e as respostas dos pacientes aos efeitos, benéficos e adversos, dos fármacos.
Servir como recurso da comunidade para fornecer informações sobre fármacos e saúde.

Os profissionais de saúde preocupam-se com o potencial abuso, com o uso errôneo e inadequado das drogas e com o resultante aumento nos custos da saúde e no sofrimento dos pacientes. É necessário que os profissionais que estão orientados para o paciente e que são capazes de aplicar e fornecer conhecimento sobre a droga melhorem seu uso no sistema de saúde. As faculdades de farmácia responderam administrando treinamento clínico para seus estudantes. Essa nova safra de farmacêuticos é mais clínica e orientada para os pacientes e mais bem preparada para administrar o conhecimento sobre a substância, bem como sobre seus produtos.

Os residentes de unidades de tratamento prolongado têm, amiúde, muitas condições mórbidas crônicas que exigem farmacoterapia múltipla e contínua. Também, eles têm menos contato com os médicos que os pacientes das unidades de tratamento agudo. Na maioria das unidades de tratamento prolongado a equipe atende, em geral, ainda apenas às exigências mínimas impostas pela lei. Além de necessitar de maior tratamento médico, os residentes dessas unidades apresentam, na maioria das vezes, necessidades psicossociais e econômicas. Um farmacêutico clinicamente treinado e orientado para o paciente estará em posição ideal para ajudar e trabalhar junto com os outros membros da equipe de saúde para fornecer qualidade ao tratamento prolongado.

Exigências Federais nas Unidades com Acompanhamento Especializado de Enfermagem

O Social Security Act Amendment de 1972 (PL 92-603) estabelece terminologia e exigências uniformes para as unidades de longa permanência que participam nos programas do Medicare e do Medicaid. Regulamentações finais para as unidades com acompanhamento especializado de enfermagem foram publicadas no *Fed Reg,* 19 de fevereiro de 1974, atualizadas em 1979, 1987 e mais uma vez em 1992. Essas regulamentações delineiam as condições, as exigências e os padrões para a prestação dos serviços farmacêuticos nas unidades de longa permanência (unidades com acompanhamento especializado de enfermagem), qualificadas para os programas do Medicare e do Medicaid.

a. *Condição de participação* — O Parágrafo de Serviços Farmacêuticos 405.1127 das regulamentações delineia a condição para participação dos serviços farmacêuticos e determina: "A unidade fornece fármacos e substâncias biológicas de rotina e de emergência para seus residentes, ou os obtêm sob o acordo descrito no 483.75(h) desta parte. A unidade pode permitir que pessoal não-licenciado administre os fármacos, se a lei do estado norte-americano o permitir, mas apenas com supervisão geral de uma enfermeira. Este padrão define a unidade onde o residente está, em vez do farmacêutico, como responsável pela administração de fármacos e serviços farmacêuticos para os residentes nas unidades de longa permanência. Os farmacêuticos são contratados pelas unidades para fornecerem serviços farmacêuticos. Como os farmacêuticos são reembolsados pela unidade, alguns proprietários de unidades de longa permanência impuseram acordos e exigências financeiras problemáticos para os serviços farmacêuticos prestados na unidade. Essa prática resultou nos escândalos das comissões e limitou o desenvolvimento dos serviços farmacêuticos inovadores para os residentes. Exemplos incluem serviços de consultor da farmácia sem ônus, descontos exorbitantes nas contas, serviços de computador gratuitos, formulários, equipamento de telecomunicação, transporte de medicação e suprimentos com grandes descontos.

b. *Procedimentos* — Uma unidade precisa fornecer serviços farmacêuticos (incluindo procedimentos que assegurem aquisição, recebimento, aviamento e administração acurados de todos os fármacos e substâncias biológicas) para atender às necessidades de cada residente. O farmacêutico (se não trabalhar em tempo integral) dedica um número suficiente de horas, de acordo com as necessidades da unidade, durante visitas marcadas regularmente para cumprir com essas responsabilidades. O farmacêutico revê o esquema medicamentoso de cada residente pelo menos uma vez por mês, e informa quaisquer irregularidades para o médico responsável e o diretor da instituição, e esses relatos precisam ser postos em prática. Esta cláusula estipula as responsabilidades do farmacêutico. Esse conceito é diferente do conceito prévio de *farmacêutico consultor* que não tem responsabilidades diretas no fornecimento para as unidades de longa permanência. O farmacêutico, além de passar tempo suficiente na unidade e de realizar os relatos adequados, precisa rever o esquema medicamentoso de cada residente pelo menos uma vez por mês. Este padrão tem implicações muito maiores e reconhece oficialmente o papel do farmacêutico como mais que um administrador de drogas.

OBRA 87 eliminou a diferenciação entre os serviços farmacêuticos necessários nas unidades de tratamento intermediário e nas unidades com acompanhamento especializado de enfermagem. Nessa ocasião, enfatizou-se a *acurácia* dos serviços farmacêuticos. Muitas regulamentações orientadas para o processo foram substituídas por aquelas orientadas para o resultado. Exigências sobre os rótulos dos fármacos foram mantidas, com inclusão obrigatória da data de validade. Exigências de armazenamento em locais fechados e instruções adequadas sobre acessórios e prevenção incluem um compartimento permanentemente afixado para armazenamento de drogas controladas relacionadas no Schedule II do Comprehensive Drug Abuse Prevention and Control Act de 1976 e outras drogas sujeitas a abuso, exceto quando a unidade utiliza sistemas de distribuição de drogas com embalagens com uma única unidade, nos quais a quantidade armazenada é mínima e as doses que estão faltando podem ser prontamente detectadas. O Pharmaceutical Services Committee é mantido, mas encorajou a incorporação com o Quality Assessment and Assurance Committee. A revisão removerá qualquer obstrução aos estados individuais permitindo que pessoal não-licenciado administre medicamentos. Revisões mensais do esquema medicamentoso foram ampliadas para as unidades de tratamento intermediário, e são necessárias respostas pelo receptor adequado, seja o diretor da enfermagem ou o médico responsável. Enfatiza-se especialmente o controle e a redução do uso de drogas psicoativas, sobretudo se houver suspeita de restrição química.

c. *Revisão dos Esquemas Medicamentosos* — A intenção dessa exigência é aperfeiçoar o uso da droga, reduzindo as reações e interações medicamentosas adversas, a duplicação e combinação simultânea inadequada de drogas e erros de medicação, através da eliminação das drogas desnecessárias. Os farmacêuticos deixam suas atividades de farmácia e aplicam seu conhecimento na revisão dos esquemas medicamentosos dos residentes. Para implementar esse padrão de forma adequada, o farmacêutico precisa adquirir determinados conhecimentos e habilidades e realizar algumas atividades adicionais, tais como

1. Desenvolver, obter e manter dados base válidos e abrangentes da droga (perfil medicamentoso), incluindo informações pertinentes do residente, tais como resultados de exames laboratoriais, diagnóstico e comentários relevantes no registro médico do residente.
2. Avaliar o banco de dados da droga de acordo com um grupo predeterminado de parâmetros ou padrões.
3. Estabelecer critérios de monitorização para detectar e prevenir potenciais reações medicamentosas adversas, interações e doença iatrogênica.
4. Detectar erros de medicação e promover a obediência.
5. Assegurar o controle de custos e o uso adequado do fármaco.
6. Eliminar o uso abusivo e errôneo do agente.
7. Orientar e informar pacientes e membros da equipe.
8. Assimilar e comunicar achados significativos de forma objetiva e concisa, tanto verbalmente quanto por escrito.
9. Aplicar habilidades clínicas e interpessoais.
10. Analisar e reportar o impacto das revisões medicamentosas no tratamento do cliente.
11. Eliminar todas as medicações desnecessárias.

Além disso, os farmacêuticos devem expandir e rever sua base de conhecimento na farmacoterapia geriátrica.

Os custos relacionados à prestação dos serviços de consultoria do farmacêutico, tais como revisão do esquema medicamentoso, são reconhecidos pela maioria, se não por todos, os estados norte-americanos. O reembolso por esses serviços é supostamente refletido na taxa *per diem* da unidade nos programas Medicaid e Medicare. O pagamento é considerado por muitos farmacêuticos como inadequado ou inexistente. Mas essa exigência possibilita que o farmacêutico seja reembolsado por seus conhecimentos de farmácia, além de aviar os produtos.

Nos últimos anos, o Department of Health and Human Services propôs medidas ou indicadores de desfecho específicos para avaliar o desempenho da revisão dos esquemas farmacêuticos realizada pelo farmacêutico. Espera-se que o farmacêutico consultor, além de fornecer registros por escrito das revisões mensais do esquema medicamentoso, prepare a documentação necessária para que o examinador aplique as medidas indicadoras propostas. Os dados com maior probabilidade de serem solicitados incluem

1. O número total de esquemas medicamentosos revistos por mês (não mais de 100 pacientes devem ser revistos no dia 1).
2. O número médio de receitas utilizadas por paciente a cada mês.
3. O número total de irregularidades relacionadas aos agentes descobertos por mês.
4. O número de erros de administração das drogas descoberto e relatado à equipe de enfermagem por mês.
5. O censo médio mensal do paciente.
6. A monitorização e a eficácia das medicações psicoativas.

As áreas gerais que poderiam ser avaliadas pelas medidas indicadoras incluiriam

1. Nenhuma receita múltipla ou em duplicata para as mesmas drogas, ou drogas semelhantes, nas mesmas categorias farmacológicas ou terapêuticas (p. ex., múltiplos ansiolíticos, antidepressivos, antipsicóticos, laxantes, multivitamínicos e sedativos-hipnóticos).
2. Receitas de medicamentos SOS não devem ser administradas por mais de 30 dias.
3. Administração de medicamentos de acordo com a posologia recomendada estabelecida como segura, sobretudo aqueles que exigem doses reduzidas nos idosos, como ansiolíticos, antidepressivos, antipsicóticos e sedativos-hipnóticos.
4. Mudanças prematuras para doses mais altas ou para outros fármacos que exigem períodos prolongados de tempo para atingir seus efeitos terapêuticos plenos, como antidepressivos, anti-hipertensivos, antipsicóticos e alguns hipoglicêmicos orais.
5. Drogas que exigem exames laboratoriais periódicos ou regulares (p. ex., anticoagulantes, anticonvulsivantes, digoxina, diuréticos, drogas para anemia, hipoglicêmicos, preparações tireoidianas, supressivos bacterianos do trato urinário e alguns agentes antirreumáticos).
6. Monitorização dos parâmetros clínicos para eficácia ou toxicidade de algumas drogas, como pressões sanguíneas para terapia anti-hipertensiva, freqüência de pulso diária para antiarrítmicos, digoxina e β-bloqueadores.
7. O uso de drogas sem sintoma ou diagnóstico de apoio adequado e documentado.
8. Receitas para fármacos que apresentam alergia conhecida, conforme documentado no registro do paciente.
9. O uso de neurolépticos sem sintoma ou diagnóstico aceitável ou para distúrbios não-destrutivos do comportamento.

d. *Controle e Responsabilidade* — As regulamentações enfatizam a importância do controle e da responsabilidade na prestação dos serviços farmacêuticos na unidade de longa permanência. Apenas drogas e substâncias biológicas aprovadas são utilizadas na unidade e são distribuídas de acordo com as leis federais e estaduais. Registros das receitas e a disposição de todas as drogas controladas são mantidos em detalhes suficientes para permitir uma manipulação adequada. O farmacêutico determina quais registros de drogas estão em ordem e que seja mantido e realizado um relatório de todas as drogas controladas.

O farmacêutico sempre é responsável pelo controle e responsabilidade das drogas. Pouquíssimas unidades de longa permanência têm um departamento de farmácia no local ou empregam um farmacêutico em período integral na unidade. O padrão de equipe de muitas dessas unidades só é adequado para atender às exigências mínimas da regulamentação, e a equipe, na maioria das vezes, não tem treinamento para assegurar e implementar um bom sistema de controle e responsabilidade das drogas. Existem publicações e relatos de congressos descrevendo problemas de abuso, uso errôneo e desvio de drogas em unidades de longa permanência. Estes estatutos identificam e enfatizam claramente o papel e a função do farmacêutico no controle e na responsabilidade das drogas.

Procedimentos específicos de inquérito serão aplicados para determinar a presença e a taxa de erros de medicação na unidade. A presença de um erro importante, conforme descrito no processo do inquérito, ou uma taxa de 5% ou mais de erros insignificantes da medicação resultarão em deficiência escrita. As categorias de erros incluem, mas não estão limitadas a, erros de omissão de doses, horário de administração, dose, forma farmacêutica e falta de autorização para a droga. É incumbência do farmacêutico consultor estar completamente ciente do processo do inquérito e assegurar a obediência da unidade.

e. *Sistema de Unidade-Dose e Unidade por Uso* — O sistema de unidade-dose é uma técnica de medicação originalmente desenvolvida e planejada para uso em unidades de tratamento agudo. No final da década de 1950 e início da década de 1960, o sistema de estoque tradicional nas enfermarias mostrou-se inadequado para fornecer distribuição responsável e segura. Nesse período, muitas novas drogas foram introduzidas no mercado de saúde, resultando no aumento do uso de drogas. Com a curta permanência e a rápida renovação nos hospitais de tratamento agudo, a equipe de enfermagem ficou sobrecarregada com a preparação e a administração de múltiplas novas drogas e formas farmacêuticas. Conseqüentemente, surgiram problemas com erros de medicação. Os chefes de farmácia dos hospitais propuseram o sistema de unidade-dose como uma solução para melhorar a distribuição e a administração das drogas no hospital. Desde então, esse sistema foi aceito e promovido por agências como General Accounting Office do Congresso e Joint Commission on the Accreditation of Hospitals como um sistema seguro e efetivo de distribuição e administração. Os objetivos do sistema de unidade-dose de distribuição são

1. Promover farmacoterapia segura e efetiva a um custo razoável.
2. Detectar e evitar erros e reações medicamentosas adversas.
3. Promover o uso eficiente do potencial humano da saúde.
4. Minimizar a deterioração, a tendência para cair em desuso, o furto e o abuso de drogas.
5. Promover o uso ideal do espaço físico para armazenamento e distribuição de medicação.
6. Reduzir ou simplificar as necessidades de manter os registros da medicação.
7. Fornecer maior controle das drogas através de registro preciso da medicação.

Alguns desses objetivos são aplicáveis às unidades de longa permanência, enquanto outros não. As unidades de longa permanência são singulares porque a farmacoterapia da maioria dos pacientes é relativamente constante, e existem poucas alterações diárias. Embora o nível da equipe de enfermagem em muitas unidades de longa permanência seja mínimo e exista uma alta taxa de renovação da equipe, o sistema de unidade-dose de 24 h não foi justificado como eficaz em termos de custo. Um sistema modificado de unidade por uso pode ser mais lógico e mais fácil de adotar. Atualmente, o sistema de reembolso dos programas Medicare e Medicaid não foi iniciado nas unidades de longa permanência para arriscar universalmente em um sistema de unidade-dose de 24 horas. Mas todos concordam que existe a necessidade de um sistema seguro e eficiente de medicação na unidade de longa permanência. A futura implementação de tecnologia de código de barra reduzirá significativamente os erros e os custos e facilitará ainda mais o avanço e a integração dos sistemas de distribuição, administração, registro, cobrança, monitorização e informação das drogas.

Elementos Importantes de um Manual de Normas e Procedimentos Farmacêuticos

Os farmacêuticos, exceto aqueles envolvidos no tratamento institucional, em geral não desenvolvem normas e procedimentos formais e por escrito para a prestação de seus serviços. Os serviços farmacêuticos na unidade de longa permanência começaram como uma extensão da prática farmacêutica na comunidade. As normas e procedimentos existentes entre os farmacêuticos e a administração da unidade foram baseadas na compreensão comum e em um acordo de cavalheiros. À medida que as unidades de longa permanência aumentam a responsabilidade e o escopo dos serviços, elas exigem melhor organização, controle de tratamento e responsabilidade por todos os serviços, incluindo os da farmácia. Além disso, as regulamentações do Medicare e do Medicaid estão exigindo mais documentações e justificativas dos serviços reembolsados por essas leis. A etapa seguinte inevitável foi a criação de normas e procedimentos por escrito e formais em todas as unidades de longa permanência.

Um manual de normas e procedimentos farmacêuticos estabelece regras, diretrizes e processos que definem e orientam como os serviços farmacêuticos serão prestados. Um manual bem-escrito e planejado identificará claramente as responsabilidades e a relação entre o farmacêutico e a unidade. Em geral, os farmacêuticos são treinados de forma inadequada na ciência da administração, e a maioria se sente desconfortável e sem a competência necessária para desenvolver um manual estruturado de normas e procedimentos farmacêuticos. Muitos farmacêuticos reconhecem a utilidade de um manual de normas e procedimentos organizado, tais como

Fornecer um padrão uniforme da prática.
Definir responsabilidades e relações específicas entre o farmacêutico e a unidade na prestação de serviços.
Atuar como professor no treinamento da equipe.
Estabelecer uma base para o planejamento, o desenvolvimento e a revisão dos serviços novos e existentes.
Atuar como ferramenta de controle e avaliação gerencial.
Fornecer documentação dos serviços.

Vários excelentes programas de educação continuada patrocinados por associações farmacêuticas nacionais e estaduais e universidades selecionadas são planejados para ajudar o farmacêutico a desenvolver um manual de normas e procedimentos. Um manual desenvolvido pela American Society of Consultant Pharmacists fornece um modelo para ser adotado por outros ou para ser utilizado na modificação e melhora de seus manuais individuais. Esse modelo de manual oferece uma abordagem sistemática para o desenvolvimento de um manual de normas e procedimentos farmacêuticos que atenda às necessidades individuais específicas da unidade. Esses manuais precisam incluir e envolver a aplicação e a participação de outros profissionais de saúde, tais como médicos, enfermeiras e administradores responsáveis pela prestação de serviços farmacêuticos e afins. Além disso, um bom manual precisa atender às exigências e condições para participação estabelecidas pelas leis federais e estaduais. Devido às enormes mudanças que ocorrem, tanto externa quanto internamente, nas unidades de longa permanência, as normas e os procedimentos farmacêuticos precisam ser atualizados e revisados periodicamente, não menos que uma vez por ano.

As normas e os procedimentos farmacêuticos podem ser agrupados em duas categorias principais: relacionados à administração e relacionados ao serviço ou à operação.

Normas e Procedimentos Farmacêuticos Relacionados à Administração

Esta seção descreve o acordo entre o farmacêutico e a unidade definindo a organização e o escopo dos serviços farmacêuticos. Este deve ser um acordo assinado e datado, delineando as responsabilidades e as atividades a serem realizadas, e, se possível, deve especificar o reembolso ou taxas profissionais.

Os principais tópicos devem incluir

1. *Aqueles relacionados ao fornecimento de substâncias e de seus produtos, especificamente para*

a. Fornecer drogas e suprimentos, conforme necessário, para os pacientes e para a unidade de acordo com as leis estaduais e federais.
b. Suprir e repor o suprimento de emergência em recipientes e equipamento aceitáveis.
c. Afixar rótulos em todas as medicações de acordo com as leis estaduais e federais.
d. Prestar serviços farmacêuticos na unidade 24 horas por dia, 7 dias por semana.
e. Manter os perfis farmacológicos em todos os pacientes ativos.
f. Distribuir oportunamente todas as medicações e suprimentos.
g. Aplicar conceitos de comprador prudente em todos os preços da farmácia.
h. Fornecer ou providenciar serviço de farmacêutico consultor.
i. Desenvolver um sistema de formulário para os fármacos e normas para seleção de produtos.

2. *Aqueles relacionados à distribuição de conhecimento*
a. Rever o esquema medicamentoso de cada paciente e submeter os registros, pelo menos uma vez por mês, à chefia de enfermagem e ao médico responsável.
b. Manter um registro de todas as visitas e atividades na unidade.
c. Rever, pelo menos trimestralmente, os vários aspectos do sistema de distribuição total de fármacos.
d. Fornecer documentação completa de todas as atividades de revisão profissional de acordo com as leis federais e estaduais.
e. Participar, como membro do comitê do serviço farmacêutico, do comitê de controle de infecção e/ou de outros comitês, tais como comitê de revisão de utilização e comitê de tratamento do paciente.
f. Auxiliar a estabelecer normas e procedimentos que orientem a prestação dos serviços farmacêuticos e suprimentos na unidade.
g. Fornecer treinamento interno contínuo para a equipe da unidade, pelo menos de três em três meses.
h. Avaliar o suprimento de emergência de fármacos, pelo menos uma vez por mês.
i. Inspecionar os postos de enfermagem, sua área de armazenamento de drogas e o registro do paciente, pelo menos trimestralmente ou com mais freqüência, se necessário.
j. Preparar relatos trimestrais descrevendo problemas, soluções, sugestões e melhorias a serem submetidas ao comitê de serviço farmacêutico.
k. Auxiliar na destruição das substâncias controladas não-utilizadas, conforme prescrito por lei.
l. Determinar a taxa de erro de medicação da unidade.
m. Informar o desempenho da equipe da unidade.
n. Assegurar o uso seguro e eficaz das drogas.
o. Realizar programas de utilização de fármacos, contenção de custos e de drogas ilegais.
p. Documentar e demonstrar o impacto do farmacêutico consultor no tratamento do paciente através do uso de pesquisa válida e de técnicas de estudo.

Outras informações que poderiam ser incluídas são o número de horas de serviço, arranjos para chamadas de emergência, número da licença atual do farmacêutico e data de renovação e fornecimento legal para esse acordo.

Normas e Procedimentos Farmacêuticos Relacionados ao Serviço ou à Operação

Esta seção aborda as normas e os procedimentos relacionados à prestação dos serviços farmacêuticos. Descreve processos ou métodos de como implementar os serviços farmacêuticos. Os seguintes tópicos devem ser considerados:

1. *Horários para obter a medicação*
a. Um horário informando o período de operação da farmácia e o horário para solicitar medicamentos devem ser afixados nos postos de enfermagem.
b. Devem ser mantidos um registro e horário de entrega de medicamentos.

2. *Serviços de medicação de emergência*
a. O número de telefone de emergência da farmácia que funciona 24 horas por dia deve ser afixado nos postos de enfermagem.
b. Uma lista dos medicamentos de emergência deve ser atualizada periodicamente.
c. Um sistema de troca efetivo e seguro da caixa de medicamentos de emergência para evitar uso errôneo dos medicamentos de emergência.

3. *Solicitação de medicamentos*
a. Todos os medicamentos devem ser recebidos por pessoal autorizado.
b. Os registros de solicitação de medicamentos pela farmácia fornecedora devem ser mantidos de forma adequada.
c. Reposições de medicamentos, sobretudo os de manutenção, devem ser solicitadas adequadamente, sem interrupção da terapia.
d. Cópias das ordens do médico devem ser enviadas para a farmácia fornecedora em 24 horas.
e. Cópias por escrito de todas as medicações solicitadas por telefone devem ser enviadas de imediato para que o médico as assine.
f. Cópias assinadas das medicações solicitadas por telefone devem ser incluídas no registro do paciente.
g. As solicitações de medicação devem ser revistas ou reescritas mensalmente, quando adequado, e assinadas pelo médico.
h. As receitas devem ser escritas adequadamente, incluindo o nome do agente, a dose, a freqüência de administração, a via (se não for oral) e, conforme necessário, a indicação para uso.
i. As receitas no registro do paciente devem estar de acordo com as existentes na folha de administração de medicamento.
j. Enfermeiras específicas devem ser autorizadas a transmitir as solicitações de medicamentos do prontuário do paciente para a farmácia.
k. Fornecimento especial deve estar disponível para os pacientes que desejam comprar os medicamentos de outras farmácias.
l. Os fornecedores de farmácias fora da unidade devem enviar um perfil da droga que o paciente está utilizando para o farmacêutico consultante a cada 30 dias.

4. *Administração dos fármacos*
a. A administração de medicamentos de rotina deve ser registrada adequadamente no registro de medicação do paciente.
b. A administração de medicamentos SOS deve ser registrada de forma adequada no registro de medicação do paciente.
c. As medicações SOS não devem ser administradas em bases regulares ou contínuas por mais de 2 semanas.
d. Todos os medicamentos devem ser preparados, distribuídos, administrados e registrados pelo mesmo indivíduo.
e. Apenas pessoal licenciado deve administrar medicamentos, exceto as medicações à beira do leito quando ordenado especificamente ou quando permitido pelas regulamentações estaduais.
f. Os medicamentos não devem ser tomados emprestados de um paciente para serem administrados em outro.
g. O "pré-preparo" das medicações não deve ser permitido. Os medicamentos devem ser administrados assim que possível, mas não mais que 2 horas após seu preparo.
(1) A dose não-administrada, independentemente do

motivo, deve ser documentada no registro do paciente.

(2) As drogas solicitadas para "agora" e não-existentes no suprimento de emergência devem estar disponíveis e administradas em 1 hora desde a solicitação durante as horas normais da farmácia, ou em 2 horas se a farmácia estiver fechada. Antiinfecciosos, medicamentos para dor, antieméticos, ansiolíticos e antidiarreicos devem estar disponíveis e ser administrados em 4 horas da solicitação.

h. Quando removidos de seus recipientes originais, os medicamentos devem ser mantidos em ambientes que assegurem sua pureza e potência até o momento da administração.

i. Os procedimentos e o equipamento utilizados na administração da droga devem fornecer dose precisa da droga, identificação e medidas sanitárias.

j. Nenhuma dose deve ser registrada antes de sua administração.

k. Não se deve esmagar um número incomumente grande de doses.

l. O intervalo de tempo entre as doses prescritas e a administração real deve estar na faixa de 2 horas.

m. Um procedimento para monitorização e registro dos erros de monitorização deve ser implementado e seguido.

5. *Ordens para interromper a medicação*

a. Uma norma para interromper a medicação deve ser enviada para cada médico da equipe.

b. Uma cópia da solicitação para interromper a medicação deve ser afixada na sala dos médicos.

c. Os procedimentos para interromper a administração do fármaco devem ser seguidos.

d. As ordens para interromper uma medicação devem ser aplicadas a todas as categorias de drogas.

6. *Retorno dos fármacos*

a. Os fármacos que são enviados de volta para a farmácia devem ser documentados na unidade.

7. *Rótulos dos medicamentos*

a. Os rótulos dos medicamentos devem ser preparados de forma clara e adequada.

b. Os rótulos dos medicamentos não devem ser alterados ou reutilizados.

c. As drogas sem legenda devem ser rotuladas de forma adequada e armazenadas no recipiente original do fabricante.

d. O procedimento para atualizar os rótulos dos medicamentos deve ser seguido.

8. *Armazenamento das drogas*

a. Reagentes, germicidas, desinfetantes e outras substâncias caseiras que são considerados venenos devem ser guardados separadamente, longe dos medicamentos.

b. O quarto ou armário de limpeza contendo venenos comerciais e produtos de limpeza deve ser mantido fechado.

c. Os medicamentos apenas para uso externo devem ser armazenados separadamente, longe daqueles para uso interno.

d. A temperatura deve ser mantida adequada (15 a 26,6°C) na sala de medicação ou no armário onde são guardados os medicamentos.

e. Os medicamentos devem ser armazenados em um armário ou sala fechados que não sejam acessíveis aos pacientes ou aos visitantes.

f. As chaves da sala dos médicos ou do armário dos medicamentos devem ficar com a enfermeira.

g. Não deve ser permitida a entrada de pessoas não-autorizadas nas áreas onde as drogas são armazenadas.

h. As áreas de administração de fármacos devem ser bem iluminadas.

i. Os balcões de medicamentos na sala de fármacos ou nos armários onde são guardados devem ser limpos e organizados.

j. Uma tabela de conversão métrica deve ser afixada na área de armazenamento de medicações.

k. Os recipientes de drogas que foram interrompidas devem ser marcados, armazenados e descartados adequadamente.

l. Somente fármacos devem ser armazenados na área destinada a esse fim.

m. Os medicamentos devem ser mantidos em seus recipientes originais.

n. Garrafas de cor âmbar ou de vidro ou outros recipientes especiais devem ser utilizados para determinados medicamentos para evitar deterioração.

o. Medicamentos oftálmicos, óticos e nasais devem ser guardados separadamente e longe dos medicamentos para uso interno.

p. Os medicamentos de um mesmo paciente devem ser mantidos juntos.

q. Não deve haver quantidade excessiva de medicamentos.

r. Não deve haver embalagens volumosas ou suprimentos de droga na casa.

s. A caixa de medicamentos de emergência deve ser guardada em uma área conhecida de toda a equipe que manipula os medicamentos.

t. Nenhuma substância que necessita de refrigeração deve ficar no armário da sala de medicamentos.

u. A temperatura adequada (2,2 a 7,7°C) para os itens que necessitam de refrigeração deve ser mantida.

v. Somente os medicamentos que necessitam de refrigeração devem ser mantidos no refrigerador.

w. Drogas fora da data de validade devem ser retiradas do refrigerador.

9. *Suprimento de medicamentos de emergência*

a. Uma lista do conteúdo da caixa de medicamentos de emergência deve ser afixada próximo ao telefone do posto de enfermagem e do lado de fora da própria caixa.

b. A caixa contendo medicamentos de emergência deve ser fechada de forma adequada.

c. Os medicamentos da caixa de emergência devem estar dentro do prazo de validade.

d. O uso de qualquer medicação de emergência deve ser registrado adequadamente no livro de registro.

e. A equipe médica deve ser informada por escrito sobre o uso do suprimento dos medicamentos de emergência.

10. *Descarte de medicamentos*

a. As drogas que não são substâncias consideradas nos Schedules I, II, III e IV devem ser destruídas na unidade pela enfermeira responsável do posto de enfermagem juntamente com uma enfermeira ou farmacêutico licenciados.

b. O descarte das drogas deve ser documentado de forma adequada.

c. As substâncias cuja administração foi interrompida devem ser identificadas de forma adequada e armazenadas na área de medicação.

d. As substâncias cuja administração foi interrompida e que não foram novamente utilizadas em 90 dias devem ser retiradas do armário e descartadas.

11. *Medicamentos entregues por ocasião da alta do paciente*

a. Todos os medicamentos entregues ao paciente por ocasião da alta devem ser solicitados de forma adequada pelo médico.

b. Todos os medicamentos entregues ao paciente por ocasião da alta devem ser registrados adequadamente na ficha do paciente.

c. Todos os medicamentos entregues ao paciente por ocasião da alta devem estar adequadamente rotulados.

12. *Medicamentos de transferência*

a. Todos os medicamentos enviados com o paciente numa transferência devem ser solicitados adequadamente pelo médico.

b. Todos os medicamentos enviados com o paciente numa

transferência devem ser adequadamente registrados na ficha do paciente.
c. Todos os medicamentos que serão usados na transferência para outra unidade devem ser adequadamente rotulados.
13. *Substâncias controladas*
a. As substâncias controladas não devem estar acessíveis ao pessoal não-autorizado.
b. As substâncias controladas devem ser guardadas em um armário ou gaveta fechados a chave separadas das substâncias não-controladas.
c. Registros separados devem ser mantidos para as drogas controladas.
d. As drogas controladas e os registros devem ser verificados pelo menos a cada 24 horas.
e. O procedimento para as drogas entregues por ocasião da alta deve ser seguido adequadamente e aplicado às drogas controladas.
f. As substâncias controladas devem ser destruídas na presença do farmacêutico e da enfermeira que trabalham na unidade.
g. Devem ser mantidos registros adequados das substâncias controladas destruídas na unidade.
14. *Medicação ao lado do leito*
a. O armazenamento de medicamentos ao lado do leito não deve ser limitado se a auto-administração tiver sido autorizada pelo médico e pela unidade.
b. O armazenamento de medicamentos ao lado do leito deve ser solicitado especificamente pelo médico do paciente e aprovado pela unidade.
c. Os medicamentos devem ser rotulados adequadamente.
d. O paciente deve ser orientado de forma adequada sobre o uso dos medicamentos ao lado do leito.
e. O uso de medicação ao lado do leito deve ser documentado adequadamente pelo cliente/residente em um registro de administração de medicamentos.
f. A medicação à beira do leito para auto-administração precisa ser guardada no quarto do residente em um armário fechado a chave.
15. *Amostras grátis fornecidas pelo médico*
As amostras grátis fornecidas pelo médico não devem ser utilizadas.
16. *Drogas investigacionais*
O procedimento para uso de drogas investigacionais deve ser estritamente obedecido.
17. *Fontes e textos de referência*
Todo posto de enfermagem deve ter as edições atuais do *The Physicians' Desk Reference, Facts and Comparisons* e do *AHFS Drug Information* ou material equivalente.
18. *Equipamentos e materiais*
O posto de enfermagem deve ter o material adequado para armazenamento e administração apropriados dos medicamentos.

Considerações na Prestação de Tratamento e Serviço Farmacêuticos para o Idoso

Para rever os esquemas medicamentosos do paciente efetivamente e atuar nos comitês da unidade de tratamento prolongado, o farmacêutico deve compreender a natureza do paciente geriátrico. As alterações fisiológicas que comumente ocorrem com a idade podem tornar o idoso menos capaz para lidar com os estresses corporais e podem afetar a farmacoterapia. Várias doenças não apenas ocorrem com mais freqüência no idoso mas seu quadro inicial pode ser diferente do encontrado nos pacientes mais jovens. Os perfis farmacodinâmico e farmacocinético dos agentes podem estar alterados. Além disso, intoxicações medicamentosas, efeitos colaterais e interações parecem ser mais freqüentes e mais graves no idoso. Portanto, em muitos casos, a relação risco-benefício de determinadas escolhas terapêuticas é alterada com a idade.

VARIÁVEIS FISIOLÓGICAS NO IDOSO

Aspecto Físico

O mais óbvio para o farmacêutico são as mudanças fisiológicas no idoso que alteram seu aspecto. A desidratação dos discos intervertebrais e o desenvolvimento de cifose resultam na perda de cerca de 5 cm na altura entre os 20 e os 70 anos de idade e em alteração da postura. Uma redução no peso corporal total ocorre, em geral, após os 65 anos de idade e está associada a uma mudança acentuada na relação entre a massa corporal magra e a gordura. Uma perda de 25 a 30% da massa corporal magra resulta em alterações nos contornos corporais e em proeminências ósseas mais pronunciadas. A massa corporal magra perdida é substituída por maior teor de gordura no corpo, principalmente na área dos quadris, pelve e umbigo. A perda dos tecidos subcutâneos de suporte que ocorre com a idade resulta em pele seca e fina e em equimoses com traumatismo mínimo; a perda simultânea de células resulta em atrofia e enrugamento da pele. O estado edentado, comum no idoso, pode resultar em reabsorção da mandíbula. Os padrões pilosos mudam como resultado das variações na atividade hormonal e celular, e observam-se adelgaçamento generalizado e redução da quantidade de cabelo.

Composição Corporal

Exceto pelas alterações que ocorrem na massa corporal magra e na gordura, as outras mudanças que ocorrem na composição corporal do idoso não são óbvias. A água corporal total diminui cerca de 25 a 30%, a maioria decorrente de perda de água intracelular. Entretanto, os volumes plasmáticos e de líquido extracelular também diminuem, e essas alterações podem afetar a distribuição dos fármacos no corpo. Sólidos celulares, incluindo elementos como potássio, diminuem na mesma proporção que a massa corporal magra. A hipopotassemia é comum no idoso, sobretudo com terapia diurética. A massa óssea diminui cerca de 1%, com perda associada de cálcio. Esta perda de cálcio predispõe o paciente à osteoporose. Com a perda de massa corporal magra, a necessidade do indivíduo por alimentos produtores de energia diminui.

Função Orgânica

Vital para a compreensão das alterações no idoso que podem afetar a farmacoterapia é o conceito de alteração cronológica na função dos órgãos. Essas alterações, que ocorrem sem doença, como se sabe hoje em dia, são consideradas resultado de reduções nas populações de células do órgão, no consumo de oxigênio e/ou no fluxo sanguíneo, ou de alteração no caráter do tecido do órgão, tal como aquela resultante de deposição de fibras de colágeno.

Os olhos sofrem muitas alterações com a idade. Arco senil, uma deposição opaca branco-amarelada ao redor da periferia da íris, ocorre em cerca de 40% dos idosos, mas não compromete a visão. A alteração mais comum na visão do idoso é a presbiopia, que é resultado da menor capacidade do cristalino de focalizar em distâncias diferentes, exigindo que cerca de 90% dos idosos usem óculos. Catarata senil, quase sempre bilateral, resulta em opacificação. A degeneração macular senil pode ser resultado de alterações isquêmicas na retina e pode causar cegueira no idoso. Com o aumento do tamanho do cristalino envelhecido, a câmara anterior do olho diminui, e o ângulo entre a raiz da íris e a superfície posterior corneoescleral torna-se mais agudo, e deve resultar em aumento da pressão ocular. Entretanto, o glaucoma resultante só ocorre em cerca de 5% dos idosos, devido à menor produção do humor aquoso que ocorre após os 50 anos de idade.

Alterações auditivas também ocorrem no idoso, com presbiacusia, a perda lenta e progressiva da audição envolvendo várias partes do sistema auditivo, a anormalidade auditiva mais comum. O início da presbiacusia ocorre, em geral, na sétima década de vida e resulta em interferência na seletividade da compreensão auditiva e da conversação.

Muitas alterações ocorrem no sistema cardiovascular com a idade. Uma redução de cerca de 40% no débito cardíaco ocorre aos 65 anos de idade. A pressão arterial sistêmica aumenta, com a pressão sistólica aumentando mais que a diastólica. Essas alterações na pressão sanguínea resultam, amiúde, em hipertrofia do coração secundária à maior carga de trabalho imposta a ele. A aterosclerose aumenta com a idade, com maior teor de cálcio e de colágeno nos vasos sanguíneos e resultante redução da resiliência. O aumento da aterosclerose contribui para o aumento da pressão sanguínea e vice-versa. Hipotensão postural ocorre com freqüência no idoso. Em um levantamento realizado com idosos que deambulam, 24% apresentaram redução postural na pressão sanguínea sistólica ≥ 20 torr, e 5% apresentaram redução ≥ 40 torr. Essa compensação alterada pelo sistema cardiovascular para a alteração postural é decorrente do comprometimento do reflexo barorreceptor. A distribuição do fluxo sanguíneo periférico no idoso favorece as circulações coronariana, cerebral e esquelética, à custa do fluxo visceral, hepático e renal.

O sistema respiratório também sofre alterações com a idade. O aumento do teor de colágeno pulmonar resulta em perda da elasticidade e resultante redução nas capacidades pulmonar vital e total. Ocorre aumento progressivo no número de alvéolos que recebem menos que a quantidade ideal de fluxo sanguíneo capilar pulmonar. As dimensões da caixa torácica aumentam, resultando em hiperinsuflação. A redução no número e na atividade dos cílios, bem como a menor eficiência de contração dos músculos respiratórios, o que dificulta a tosse, diminui a capacidade de eliminar as secreções mucosas.

A função renal diminui com a idade. O número de néfrons funcionantes diminui, mas, devido à grande reserva na função renal, isso não implica um problema importante. Entretanto, associada à redução do fluxo sanguíneo renal de cerca de 50 a 60% aos 70 anos de idade, observa-se uma redução acentuada na taxa de filtração glomerular de entre 20 e 50%. Essa queda na taxa de filtração glomerular pode não ser adequadamente refletida pela eliminação de creatinina, pois a excreção de creatinina em 24 horas diminui em 50% desde a 3.ª até a 9.ª década de vida. Portanto, os níveis séricos de creatinina não constituem um indicador confiável das alterações na eliminação de creatinina que ocorrem através dos grupos etários e no idoso. Níveis séricos normais de creatinina de 1 mg/dL podem corresponder à eliminação de creatinina de 120 mL/min aos 20 anos de idade, mas de apenas 60 mL/min aos 80 anos de idade. Foram desenvolvidos nomogramas ajustados à idade para calcular a eliminação de creatinina a partir dos níveis séricos de creatinina. Além disso, alterações na função respiratória e renal do idoso os tornam menos capazes de corrigir as agressões ácido-básicas.

As alterações gastrintestinais (GI) que ocorrem com a idade incluem redução da atividade peristáltica e redução do reflexo da defecação. Observam-se também redução no fluxo sanguíneo intestinal, redução no volume e na acidez das secreções gástricas e atrofia e deterioração da musculatura do cólon, com adelgaçamento das paredes intestinais. Após os 50 anos de idade, formam-se divertículos piriformes que, com eliminação deficiente, podem encher-se de massas fecais e provocar irritação, infecção e diverticulite.

As alterações na anatomia e na função hepática ocorrem tarde no processo de envelhecimento. Uma redução nas dimensões do fígado é observada após os 70 anos de idade. A maioria das funções hepáticas, conforme medido pelas concentrações plasmáticas de bilirrubina ou de enzimas, permanece dentro dos limites normais, e a capacidade de reserva do fígado não é gravemente comprometida. Entretanto, uma exceção notável poderia ser a ação das enzimas no metabolismo da droga devido à suposta redução na atividade do sistema citocromo P-450 e à redução no fluxo hepático sanguíneo com a idade.

As alterações endócrinas que ocorrem com o passar do tempo incluem reduções na tolerância à glicose, na síntese e na liberação de insulina e na produção de hormônio tireoidiano. Além disso, ocorre uma alteração na relação anabólica/metabólica dos hormônios devido à redução significativa nos esteróides gonadais. A atividade anabólica dos esteróides diminui para 65% com a idade, enquanto a atividade catabólica dos esteróides diminui apenas 20%. Essas alterações são responsáveis, em parte, pela osteoporose observada no idoso. A perda de cálcio é mais acentuada na mulher após a menopausa, e as fraturas resultantes ocorrem espontaneamente ou com traumatismos mínimos. A atividade do sistema renina-angiotensina-aldosterona também diminui com a idade. Além disso, foi observada menor resposta aos estímulos adrenérgicos no idoso.

Com o envelhecimento, ocorre redução de 30% no tecido cerebral, bem como redução de 30% na velocidade de condução nervosa. Em vista disso, observam-se o alentecimento dos reflexos e redução da velocidade da contração muscular. O limiar de excitabilidade e de inibição do sistema nervoso central (SNC) está reduzido, bem como, talvez, as concentrações dos neurotransmissores. A regulação térmica do corpo está comprometida. As sensações de dor e gustativa estão diminuídas. Além disso, o sistema de condução cardíaca sofre degeneração.

No idoso, a resposta do sistema imune é mais lenta e menos vigorosa. Alterações na função leucocitária e reduções nas concentrações de IgG e IgM foram observadas nos indivíduos mais idosos.

Com todas as reduções que ocorrem na função dos órgãos ao longo do tempo, o corpo torna-se menos capaz de compensar o estresse devido à perda de sua capacidade de reserva. Muitas das alterações mencionadas predispõem o paciente idoso a agressões patológicas, como infecções ou fraturas, que podem ter resultados devastadores devido à capacidade de reserva reduzida. A farmacoterapia para esses distúrbios pode provocar maiores riscos devido à função orgânica alterada.

CONSIDERAÇÕES SOBRE A DOENÇA

O farmacêutico, para realizar revisões do esquema medicamentoso em qualquer situação, precisa compreender a fisiopatologia da doença (veja Cap. 56). Uma revisão detalhada das numerosas doenças que podem ser encontradas no idoso está além do escopo deste capítulo. Entretanto, para que o farmacêutico monitore os pacientes em uma unidade de tratamento prolongado, é importante realçar determinados aspectos das doenças geriátricas.

Os sintomas e o quadro inicial de um infarto do miocárdio no idoso podem ser muito diferentes do que ocorre nos pacientes mais jovens. As síndromes clássicas de dor torácica ocorrem em apenas cerca de um terço dos pacientes, com apresentações afora isso atípicas, incluindo confusão aguda, dispnéia grave, hipotensão e vômitos graves e fraqueza sendo a norma.

Bradicardias, ataques de Adams-Stockes e arritmias cardíacas, amiúde assintomáticas, são comuns. Os sinais e sintomas clássicos de insuficiência cardíaca congestiva (ICC) e embolia pulmonar freqüentemente estão alterados ou ausentes no idoso, e o índice de suspeita precisa ser alto.

O tratamento da hipertensão arterial no idoso é um tópico muito controverso. Os pacientes com pressão sanguínea diastólica > 95 torr apresentam maiores taxas de mortalidade após os 65 anos de idade para morte relacionada a causas cardiovasculares. Portanto, a hipertensão arterial clássica não é um fator de risco menor para aqueles com mais de 65 anos de idade, e o tratamento parece efetivo. A hipertensão maligna é rara no idoso. Existe muita controvérsia sobre o tratamento da hipertensão sistólica pura cuja prevalência aumenta acentuadamente com a idade. A hipertensão sistólica foi relacionada a aumento da morbidade e da mortalidade. A utilidade do tratamento da hipertensão sistólica no idoso foi demonstrada. Portanto, o tratamento e a investigação da hipertensão no idoso devem ser realizados, mas a terapia também deve ser ajustada ao indivíduo.

Os indivíduos idosos com hipertensão arterial apresentam, na maioria das vezes, doença arteriosclerótica difusa, incluindo os vasos da cabeça e do pescoço. O tratamento da hipertensão nesses pacientes pode resultar em redução acentuada na pressão sanguínea associada a síncope, que pode provocar quedas. Nesses casos, a pressão sanguínea deve ser reduzida gradualmente com doses iniciais cautelosas. Os idosos são mais suscetíveis às complicações decorrentes de diuréticos, como hipopotassemia e desidratação, sobretudo quando doenças intercorrentes diminuem a ingestão oral. Os efeitos anti-hipertensivos e depressivos no SNC da metildopa, reserpina e clonidina são maiores. O uso de β-bloqueadores é, amiúde, contra-indicado por outros distúrbios simultâneos, e alguns pesquisadores informam efeitos anti-hipertensivos reduzidos no idoso. O uso de reserpina é desencorajado no idoso devido à forma insidiosa de depressão psíquica que pode ocorrer, como é o uso de guanetidina, devido à sua propensão para causar hipotensão ortostática. O uso de bloqueadores dos canais de cálcio e de inibidores da enzima conversora de angiotensina é quase sempre efetivo e tem efeitos colaterais mínimos. Deve-se ter em mente que, mesmo quando a pressão diastólica é adequadamente reduzida, pode permanecer uma elevação sistólica significativa. Nesses casos, deve-se aceitar uma pressão sanguínea levemente mais alta que a desejada.

Vasculopatias periféricas são, amiúde, observadas nos idosos. A doença arterial periférica, em geral, não responde à terapia vasodilatadora e, se grave, pode provocar gangrena e exigir amputação. Relatos recentes indicam que os bloqueadores dos canais de cálcio, como a nifedipina, podem constituir uma terapia clínica benéfica. Úlceras de estase crônicas e trombose venosa profunda também ocorrem com freqüência.

Algumas doenças infecciosas são comuns e apresentam características singulares no idoso. Os pacientes idosos podem estar predispostos a pneumonias devido a menor resposta imune, menor atividade ciliar e potencial predisposição para aspiração resultante de AVC concomitantes, reflexo da tosse reduzido e comprometimento da deglutição. O quadro clássico de pneumonia lobar com início abrupto de febre e sinais de consolidação pulmonar é a grande exceção. O paciente idoso apresenta, amiúde, pneumonia de início insidioso que se manifesta como aumento da prostração, apatia, redução da mobilidade e, portanto, sem sinais e sintomas localizados específicos. Confusão pode ser um sinal crítico nesses casos. O uso de vacina antipneumocócica pode ser muito benéfico para o idoso. Gripe, embora relativamente benigna nas faixas etárias mais jovens, pode causar grande morbidade e mortalidade no idoso, devido à menor capacidade de responder ao estresse. A vacinação profilática com vacina contra gripe é de grande importância nesse grupo de alto risco. A incidência de infecções do trato urinário aumenta com a idade em ambos os sexos. Algumas causas para isso incluem imobilidade, que pode provocar constipação com resultante contaminação do períneo e do orifício uretral nas mulheres; aumento do volume de urina residual secundário a bexiga neurogênica ou alterações de hipertrofia da próstata nos homens; prostatectomia com perda da substância prostática antibacteriana e uso de cateteres de demora. As infecções agudas devem ser tratadas como nos pacientes mais jovens. Quando possível, deve-se evitar o uso de cateteres; se forem necessários devido a incontinência, o tratamento adequado é vital para limitar potenciais infecções. Bacteriúria crônica no idoso parece ser um processo relativamente benigno que não leva a insuficiência renal.

Os distúrbios do trato GI comumente observados no idoso incluem monilíase oral, disfagia, hérnia de hiato, acloridria, úlcera péptica, diverticulose, colite isquêmica e câncer do trato alimentar, sendo este último uma das causas mais comuns de morte nos indivíduos muito idosos. Anemia, perda ponderal e dor vaga na porção superior do abdome são sinais comuns de úlcera péptica, o que justifica avaliação rigorosa. Um terço de todas as mortes por úlcera gástrica ocorre nos idosos; peritonite e perfuração associadas podem ocorrer na ausência de sinais e sintomas clássicos. A constipação não é uma conseqüência da idade avançada *per se*, mas é comum no idoso devido às reduções na mobilidade e no consumo de fibras na dieta.

A avaliação da confusão mental é muito importante no idoso. Embora demência do tipo Alzheimer seja comum, outras causas que precisam ser avaliadas antes de se pensar nesse diagnóstico incluem depressão, farmacoterapia, infecções, hipoxia cerebral e distúrbios metabólicos. A arteriosclerose cerebral leva, amiúde, a demência, apraxia e parkinsonismo, embora este último possa ser decorrente de outras causas. Ataques isquêmicos transitórios, quedas, AVC e arterite temporal são distúrbios comuns; as quedas representam cerca de 20% das fraturas de fêmur nos idosos.

As doenças ósseas comuns incluem osteoporose, osteomalácia e doença de Paget. A osteomalácia pode ser decorrente de ingestão deficiente de vitamina D associada a exposição inadequada à luz solar. Terapia de reposição de estrogênio após a menopausa e suplementação nutricional de cálcio e fluoreto foram defendidas para evitar o desenvolvimento de osteoporose. No idoso, a consolidação das fraturas é muito lenta. Artrite reumatóide começa de forma aguda no idoso ou pode ocorrer em uma forma quiescente. Entretanto, a osteoartrite, uma doença articular degenerativa, é muito mais comum. O uso de ácido acetilsalicílico pode produzir zumbido e comprometer ainda mais a perda auditiva de alta freqüência no idoso.

A doença tireoidiana não é incomum no idoso. Tireotoxicose apática, uma doença de mulheres idosas, caracteriza-se por perda ponderal, apatia e depressão sem sinais clínicos de distúrbio tireoidiano. O diabetes melito é comum no idoso. Cetoacidose diabética é incomum, mas ocasionalmente ocorre coma hiperglicêmico, hiperosmolar não-cetótico.

Embora a expectativa de vida e a morfologia das hemácias não mudem com a idade, anemia ferropriva decorrente de perda sanguínea, má absorção ou desnutrição, anemia megaloblástica devida à deficiência de folato e de vitamina B_{12} e a anemia da doença crônica são comuns no idoso.

Incontinência urinária e fecal são doenças freqüentes no idoso. As causas de incontinência urinária incluem incontinência por estresse na mulher, amiúde associada a alterações relacionadas à idade na uretra; hipertrofia prostática benigna nos homens; impactação fecal com bexiga de baixa capacidade ou retenção crônica com incontinência de efluxo; carcinoma vesical; cálculos renais; infecções do trato urinário; e comprometimento do controle neurológico. O tratamento exige a correção da causa, se possível, com agentes anticolinérgicos às vezes fornecendo algum alívio. Os agentes anticolinérgicos não estão isentos de toxicidade, sobretudo no idoso, e devem ser utilizados com cautela. Os cateteres de demora devem ser evitados, se possível, mas amiúde são necessários. A incontinência fecal pode ser resultado de constipação, abuso de laxantes, reações medicamentosas, doenças do intestino grosso e controle neurológico comprometido da defecação. Nos dois tipos de incontinência, coxins especiais devem ser utilizados para minimizar a irritação e os efeitos da umidade na pele circundante, pois esta pode predispor a úlceras de decúbito.

Muitos pacientes idosos necessitam de repouso crônico ao leito. Devido à imobilidade, esses pacientes são mais predispostos a complicações como pneumonia, tromboflebite, embolia pulmonar, problemas com a micção e a defecação, desgaste muscular, rigidez, contraturas, excreção acelerada de cálcio e úlceras de decúbito. As úlceras de decúbito são áreas localizadas de necrose celular comumente denominadas *escaras*. Calcula-se que cerca de um terço dos pacientes idosos acamados tenha escaras.

A causa das úlceras de decúbito é a compressão da pele e de tecido subcutâneo suficientemente grave para comprometer a circulação sanguínea local. Ocorre uma seqüência patológica de eritema, induração e necrose. Os pacientes acamados não são capazes de mover-se e, portanto, não conseguem remover a pressão em uma determinada área. Alguns tecidos sofrem maior pressão, como aqueles sobre as proeminências ósseas (o sacro, os calcanhares e as nádegas) e aqueles sob as superfícies comprimidas (cadeiras, leitos, gessos, braçadeiras, roupas apertadas e outros fatores). Higiene precária, nutrição deficiente, uso de sedativos, edema, febre e anemia podem aumentar a formação de úlceras de decúbito. A umidade secundária a perspiração excessiva e a incontinência podem predispor a soluções de continuidade da pele. Bom tratamento de enfermagem, utilizando dispositivos especiais (p. ex., colchões de água) para aliviar a compressão em determinadas áreas do corpo do paciente, é vital para evitar soluções de continuidade da pele. Foram publicadas excelentes revisões sobre prevenção e tratamento de úlceras de decúbito.

FARMACOLOGIA GERIÁTRICA

A grande maioria dos estudos realizados sobre os efeitos, a cinética e outros fatores das drogas foi realizada com voluntários jovens e saudáveis. Até o momento, foram realizadas poucas pesquisas no campo da farmacologia clínica geriátrica. Atualmente, a FDA está avaliando a necessidade de maiores informações sobre a ação de uma droga no paciente idoso. É provável que o processo de New Drug Application seja modificado para atender às diretrizes de dosagem para os idosos. Esse campo oferece muita oportunidade para pesquisa do farmacêutico clínico. Os aspectos do que se sabe atualmente sobre as mudanças na farmacoterapia com a idade estão sendo revisados.

Absorção

O aumento do pH do trato GI com a idade poderia alterar a ionização e a solubilidade da droga, e o menor fluxo sanguíneo para o trato GI poderia diminuir a velocidade e o grau de absorção do fármaco. Da mesma forma, a redução da superfície de reabsorção, a menor atividade física do idoso, bem como a maior incidência de doença diverticular podem predispor a problemas com a absorção dos agentes. Entretanto, foram realizadas poucas pesquisas para documentar essas alterações. A redução da absorção é observada com compostos que sofrem transporte ativo, como ferro, tiamina, cálcio, galactose e glicose. Entretanto, as substâncias ácidas que sofrem transporte passivo, como acetaminofeno, fenilbutazona e sulfametizol, não apresentaram alterações significativas, com o passar do tempo, para níveis plasmáticos máximos. Substâncias básicas como diazepam, levodopa, pentazocina e amitriptilina, podem sofrer absorção gástrica, e sua absorção pode ser diminuída devido às alterações gástricas. As preparações de liberação contínua das drogas não foram testadas de forma adequada no paciente idoso, e podem ocorrer absorção e efeitos terapêuticos errôneos. Compostos ácido-lábeis, como penicilina potássica G, podem, na verdade, atingir níveis mais altos nos pacientes idosos devido ao aumento no pH do trato GI. Resumindo, as alterações na absorção da substância parecem ser as alterações menos importantes relacionadas à idade na ação farmacológica.

Distribuição

A distribuição de uma droga no corpo é determinada por suas características de ligação com as proteínas plasmáticas, hemácias e outros tecidos corporais, a distribuição do fluxo sanguíneo sistêmico e microcirculação e a capacidade da droga de passar através de várias membranas. Os níveis séricos de albumina diminuem com a idade, com a elevação simultânea na fração da globulina-proteína. É mais provável que essa redução seja resultado de doença e de imobilidade do que função da idade *per se*; entretanto, observou-se um distúrbio na resposta metabólica normal à reserva reduzida de albumina. As drogas ácidas ligam-se principalmente à albumina, e reduções na ligação proteica em função da idade foram relatadas com varfarina e fenitoína. O caráter da ligação proteica parece ser qualitativamente o mesmo que nos indivíduos mais jovens. As drogas básicas ligam-se principalmente à glicoproteína α_1-ácida, cuja concentração *per se* não sofre alteração pela idade, mas está aumentada como um reagente da fase aguda na doença inflamatória ou no infarto do miocárdio. Doença renal simultânea e interações medicamentosas podem alterar ainda mais a capacidade de ligação da droga no idoso. Infelizmente, a maioria dos estudos farmacocinéticos avalia a eliminação da droga total, em vez de livre, mas a eliminação livre na verdade determina a concentração constante da droga não-ligada farmacologicamente ativa.

O teor de gordura corporal aumenta com a idade; se a droga for altamente lipossolúvel, pode localizar-se na gordura corporal. Assim, o volume de distribuição de drogas como diazepam, clorpromazina, barbitúricos e glutetimida pode estar aumentado no idoso. As drogas distribuídas principalmente na água corporal e na massa corporal magra poderiam apresentar níveis sanguíneos mais altos no idoso, sobretudo se a dose for baseada no peso corporal total ou na área de superfície; exemplos são o etanol e a lidocaína.

A redução no débito cardíaco que ocorre com a idade resulta em menor perfusão sistêmica, mas, conforme já observado, a redução do fluxo sanguíneo para vários órgãos não é simétrica; a redistribuição para favorecer as circulações cerebral e coronariana ocorre à custa do fluxo para os rins e fígado, que são órgãos importantes na eliminação dos fármacos. Da mesma forma, a capacidade de uma droga passar através de várias membranas pode finalmente afetar sua ação. A captação aumentada de morfina no cérebro de ratos idosos pode refletir a maior permeabilidade da barreira hematoencefálica. Constatou-se que a quantidade de anestésicos locais necessária para produzir o nível desejado de anestesia segmentar após injeção no espaço extradural espinhal é muito menor no idoso. Isso pode ser explicado com base nas alterações relacionadas à idade que ocorrem no tecido conjuntivo e no aumento da permeabilidade dos tegumentos nervosos, resultando em maior sensibilidade à droga.

Metabolismo

Estudos animais revelaram atividade reduzida nas enzimas metabolizantes dos fármacos que foi associada a aumentos nos níveis séricos e na intensidade e na duração do efeito farmacológico de algumas drogas. Várias substâncias que sofrem oxidação microssomal hepática exibem menor eliminação no idoso, incluindo antipirina, clordiazepóxido, diazepam, quinidina, teofilina e nortriptilina. Entretanto, relatos conflitantes dificultam a interpretação de algumas dessas informações; fatores importantes como tabagismo (cigarro) e a condição nutricional não foram controlados de forma adequada. Um prolongamento significativo de $t_{1/2}$ da acetanilida *versus* nenhum aumento relacionado à idade no $t_{1/2}$ da isoniazida sugere que a função hepática não diminui uniformemente com a idade e que, embora as vias enzimáticas microssomais possam diminuir com o tempo, a acetilação hepática pode não ser afetada. Da mesma forma, a capacidade de indução das enzimas metabolizadoras das drogas diminui com a idade. Assim, o efeito do envelhecimento no metabolismo de determinada substância é complexo e de difícil prognóstico.

O fluxo sanguíneo hepático diminui secundariamente à redução no débito cardíaco que ocorre com a idade. Outro componente importante da capacidade metabolizadora do idoso pode ser seu menor nível de atividade. Compostos com razões de extração hepática altas, como propranolol e verde de indocianina, apresentam menor eliminação no idoso. Aumentos quatro vezes maiores nos níveis plasmáticos de propranolol após uma única dose de 40 mg foram observados nos idosos, comparados aos indivíduos jovens.

Excreção

A redução da função renal é, provavelmente, o fator mais importante isolado responsável pelos níveis mais altos das drogas na população que está envelhecendo. Conforme já mencionado, a função renal diminui com a idade; na média, a queda é de cerca de 1,5% ao ano dos 25 aos 65 anos de idade. Além disso, o nível sérico de creatinina não é um indicador confiável da função renal no idoso. As drogas basicamente excretadas por via renal e que têm um índice terapêutico estreito, como a digoxina e os antibióticos aminoglicosídicos, apresentam níveis mais altos no idoso. A meia-vida da digoxina aumenta em até 40% no idoso, com queda na eliminação de creatinina. Uma conseqüência importante é que muitos pacientes idosos fazem uso de digitálicos durante períodos transitórios de insuficiência cardíaca congestiva, secundária a sobrecarga hídrica, e posteriormente continuam a utilizar a substância. Estudos realizados mostraram que a terapia com digoxina pode ser interrompida com segurança nesses pacientes. Os pacientes idosos também apresentam predisposição para desenvolver urina alcalina, decorrente do menor consumo de proteínas devido a fatores econômicos, com resultante redução de aminoácidos, e da realização de cateterizações e de outros procedimentos que os predispõem a infecções do trato urinário por microrganismos degradadores de uréia. O resultado final pode ser o aumento da reabsorção de drogas básicas, como os antidepressivos tricíclicos.

Alteração da Ação no Local do Receptor

Os locais dos receptores das drogas também podem estar alterados no idoso. Uma redução no número de receptores do SNC foi defendida para algumas drogas. Os estimulantes do SNC apresentam menor atividade no idoso, enquanto os depressores do SNC apresentam maior atividade. Em vista disso, é mais provável que os barbitúricos causem estimulação paradoxal no idoso; a atividade cronotrópica positiva da atropina diminui com a idade, o que se acredita seja resultado de alteração na atividade do local do receptor. O propranolol diminui a freqüência cardíaca e o débito cardíaco durante a prática de exercícios, mas em menor grau nos indivíduos entre 50 e 65 anos de idade do que naqueles entre 20 e 35 anos de idade. A resposta simpática do coração evocada pelo estímulo do exercício diminui com a idade. Embora o motivo para isso não esteja claro, constatou-se o número reduzido de receptores α_2 nas plaquetas e de receptores β nos linfócitos no idoso.

Predisposição Geriátrica para Reações e Interações Medicamentosas Adversas

Vários fatores predispõem o idoso a reações e interações medicamentosas adversas. As mudanças relacionadas à idade na função orgânica previamente revistas podem alterar a cinética e a atividade da droga. Com relação a isso, os efeitos colaterais da digoxina, lidocaína, propranolol, antidepressivos tricíclicos, benzodiazepínicos, sedativos-hipnóticos, antipsicóticos, antibióticos aminoglicosídicos, meperidina, fenitoína e heparina foram observados com mais freqüência no idoso.

Além disso, o idoso é vítima de várias doenças. Um estudo sobre necropsia revelou que, em 40 pacientes com mais de 90 anos de idade, foram identificadas 498 lesões patológicas, com uma média de 12,5 lesões por paciente. Em muitos casos, essas lesões afetaram o fígado ou os rins e, portanto, tinham grande efeito potencial na eliminação dos fármacos. Múltiplas patologias podem levar a numerosas queixas dos pacientes. O impulso por parte do médico é tratar a sintomatologia com muitos medicamentos; a polifarmácia é muito comum no idoso.

Como já mencionado, os pacientes com mais de 65 anos de idade representam 11,6% da população norte-americana, mas o mesmo grupo recebe 31% de todos os medicamentos de prescrição. Os pacientes das unidades de tratamento prolongado são responsáveis pela maior parte dessa medicação. O paciente médio nas clínicas de repouso pode receber de 5 a 9 medicamentos, enquanto alguns recebem até 16 medicamentos simultaneamente. Como resultado, os erros de medicação são muito comuns, e o número de erros aumenta com o número e a freqüência da administração de medicação.

Portanto, não é surpresa que as reações medicamentosas e os erros de medicação ocorram com mais freqüência no idoso. Calcula-se que a incidência de 10 a 18% de reações medicamentosas adversas ocorram nos pacientes institucionalizados. Também foram observadas mortes relacionadas aos fármacos. A incidência de efeitos adversos foi relacionada à idade, com aumento entre a 6.ª e a 8.ª décadas de vida.

A incidência de interações medicamentosas aumenta como resultado do número de drogas que o paciente recebe. Em um estudo realizado, 49% dos pacientes em clínicas de repouso apresentavam potencial para pelo menos uma interação medicamentosa. Em outro estudo realizado em 7 clínicas de repouso, 124 dos 130 pacientes tinham uma interação potencial. O Cap. 102 revê as interações medicamentosas, e são apresentadas as combinações comuns que ocorrem no paciente idoso.

Como diretrizes gerais, os farmacêuticos devem tentar assegurar que o número mínimo de fármacos e a dose mais baixa necessária sejam utilizados pelos médicos das unidades de tratamento prolongado. As doses necessárias para os idosos são, amiúde, mais baixas que as necessárias para os pacientes mais jovens.

CAPÍTULO **113**

O Paciente: Determinantes Comportamentais

Bonnie L Svarstad, PhD
William S Apple Professor of Social and Administrative Pharmacy
School of Pharmacy
University of Wisconsin-Madison
Madison, WI 53706

Dara C Bultman, PhD
Research Program Manager
Medical Media Associates, Inc
Madison, WI 53711

Este capítulo redefine o comportamento do paciente com base na premissa de que os indivíduos que procuram o sistema de saúde o fazem por causa de um desejo básico de sentir-se bem. Os profissionais da área da saúde devem tentar identificar o que é conhecido como o modelo do comportamento do paciente para alcançar o melhor resultado médico. Pode ser tentador pensar que o processo de tomar medicamento simplesmente envolve um médico para prescrever de modo adequado, um farmacêutico para fornecer de modo adequado e um paciente para seguir as orientações e tomar a medicação de forma adequada. Da mesma maneira, pode ser tentador acreditar que o paciente, ao seguir as sugestões do médico e do farmacêutico, prontamente vivencia melhora dos sintomas e uma saúde melhor. No entanto, o conhecimento dos profissionais da área de saúde no que se refere às características da droga, sua prescrição e fornecimento não assegura, inevitavelmente, o sucesso na prática profissional. Como os profissionais da área da saúde, especialmente os farmacêuticos, dão aos pacientes o conhecimento e a motivação de que necessitam para se comportar de modo ideal quando existem barreiras?

A realidade é que muitos indivíduos que precisam de cuidados de saúde não os recebem, recebem-nos tardiamente ou não seguem as instruções. Em qualquer determinado mês, 3/4 da população apresentam uma ou mais doenças ou lesões suficientemente graves para procurarem ajuda; por outro lado, apenas 1 em cada 4 pessoas da população procura os cuidados do médico.[1] Uma pesquisa americana (*National Health Survey)* mostra que pelo menos 30% das pessoas que consideram pedir ajuda por causa de problemas emocionais verdadeiramente não o fazem.[2] Ou, se o fazem, têm uma demora considerável. No caso de pacientes com câncer de mama, enquanto a maioria dos sintomas é descoberta pelas mulheres, pelo menos 1/3 dessas mulheres estará consciente de seus sintomas durante 3 meses ou mais antes de procurarem uma avaliação inicial por um profissional.[3] Um outro problema é que muitos indivíduos que obtêm cuidados não seguem o tratamento prescrito. As estimativas de não-obediência ao tratamento e às recomendações de medicamentos geralmente variam entre 30 até 60%.[4]

Por que algumas pessoas procuram aconselhamento médico ao passo que outras com sintomas semelhantes não o fazem? Por que os indivíduos procuram aconselhamento médico e então não seguem as recomendações? Este capítulo começa com uma seção sobre a teoria relacionada com o comportamento do paciente na saúde. Cinco seções se seguem descrevendo os fatores do paciente, do provedor, dos medicamentos, do ambiente e da comunicação que afetam e influenciam o comportamento do paciente. Finalmente, é apresentado um modelo de colaboração da saúde como uma ferramenta para auxiliar os farmacêuticos a influenciar positivamente o comportamento do paciente e os resultados da saúde.

TIPOS DE COMPORTAMENTO DO PACIENTE NA SAÚDE

As três áreas principais do estudo do comportamento do paciente são

1. Prevenção da doença ou sua detecção em um estágio assintomático.
2. Obtenção de um diagnóstico e a descoberta de um tratamento adequado.
3. Estabelecimento ou manutenção de um tratamento com o objetivo de restabelecer a saúde ou de impedir a progressão da doença.

Kasl e Cobb[5] definiram esses comportamentos relacionados com a saúde e os rotularam de comportamento de saúde, comportamento de doença e comportamento de participação na doença, respectivamente. As definições ainda são úteis atualmente, embora alguma terminologia tenha mudado para refletir a teoria contemporânea e as pesquisas sobre comportamento de saúde.

O comportamento de saúde que é preventivo em sua natureza geralmente é denominado *comportamento preventivo de saúde.* Expandindo a definição original, o comportamento preventivo de saúde é definido como as ações tomadas para prevenir doença e para manter o bem-estar físico, emocional, intelectual, espiritual e social. Exemplos de comportamentos preventivos de saúde incluem participação em programas de triagem de saúde, seguimento de recomendações de dieta saudável, participação em exercícios de relaxamento e cardiovasculares e criação e manutenção de relações pessoais próximas.

O *comportamento de doença* é qualquer atividade realizada por indivíduos que vêem a si próprios como doentes que define o estado de sua saúde e que auxilia na descoberta de um remédio adequado.[6] O comportamento de doença é o modo pelo qual as pessoas respondem a indicações do corpo que elas vivenciam como anormais; assim, envolve a maneira pela qual as pessoas monitoram seus corpos, definem e interpretam seus sintomas e procuram por ajuda médica.[7] Os indivíduos tentam associar causa e significado a seus sintomas de doença e podem se autodiagnosticar e tratar. Ou os indivíduos podem visitar um médico ou um outro profissional e um farmacêutico a fim de obter uma prescrição de medicamentos.

As ações realizadas para restabelecer a saúde ou interromper o progresso da doença tradicionalmente são denominadas comportamentos da participação na doença e agora são denominadas *comportamentos de tratamento*. Originalmente, a conceitualização do comportamento da participação na doença[8] oferecia uma abordagem sistemática para a análise do comportamento de pessoas doentes nos Estados Unidos e em outras sociedades ocidentais modernas. Essa perspectiva funcional via a doença como disfuncional em relação à sociedade e considerava o comportamento da participação na doença como visitar o médico, passivamente seguir sua prescrição e restabelecer a saúde. Essa visão tradicional do paciente como um indivíduo passivo foi muito criticada nos últimos anos.[9]

Atualmente os pacientes são considerados pensantes, capazes de tomar decisões e que podem participar de forma importante do processo do tratamento.[10] Como hoje em dia os pacientes são reconhecidos como indivíduos ativos, está sendo dada mais atenção às maneiras de restabelecer a saúde ou de retardar a progressão da doença por meio da melhora da comunicação entre profissional da saúde-paciente e do envolvimento dos pacientes no seu próprio tratamento. Portanto, coloca-se a ênfase numa variação de comportamentos de tratamento do paciente, incluindo o compartilhar de crenças e expectativas, fazer perguntas, aderir aos regimes, usar dispositivos de monitoramento domésticos, manter as consultas marcadas, identificar e relatar efeitos colaterais e problemas com o uso das drogas e outras formas valiosas de comunicação necessárias nos cuidados de saúde atuais.

MODELOS DE COMPORTAMENTO PREVENTIVO E DE UTILIZAÇÃO DA SAÚDE

As pessoas experimentam a doença e o tratamento em muitos níveis. Processos fisiológicos, intelectuais, sociais e emocionais são parte de uma experiência mórbida do indivíduo. O entendimento, por parte do paciente, da doença ou dos sintomas, a informação oferecida pelos profissionais da área de saúde, a maneira pela qual a doença e o tratamento afetam as atividades diárias comuns e as experiências prévias do indivíduo e suas crenças em relação à doença influenciarão o comportamento. Os cientistas do comportamento têm tentado entender as respostas humanas à doença, utilizando muitas perspectivas e muitos modelos teóricos diferentes de comportamento de saúde.[11-16] Os dois modelos comumente citados no estudo do comportamento do paciente são o *Health Belief Model* (modelo de crença de saúde), desenvolvido por Rosenstock,[14] e o *Model of Health Service Utilization* (modelo de utilização dos serviços de saúde), de Andersen.[11]

O Health Belief Model foi desenvolvido quando eram estudados os comportamentos preventivos de saúde. O modelo sugere que os indivíduos procuram cuidados preventivos se possuírem alguma motivação de saúde relevante e se virem a si próprios como vulneráveis, se considerarem a condição ameaçadora e se acreditarem que uma ação será benéfica. Em outras palavras, esses indivíduos consideram-se susceptíveis, consideram a condição séria e que os benefícios da ação superam as barreiras potenciais. Além disso, alguma motivação para a ação pode ocorrer, seja um sintoma ou uma mensagem motivacional externa, inspirando assim o indivíduo a agir. Esse modelo enfoca os indivíduos, colocando a tomada de decisão em suas mãos, e sugere que os indivíduos determinam a maneira pela qual equilibrar as complexidades de suas próprias vidas.

Com freqüência, o estudo do comportamento de doença é examinado utilizando-se o Model of Health Services Utilization de Andersen. Este autor sugeriu que três fatores principais afetam o uso dos serviços de saúde pelo indivíduo:

1. Fatores predisponentes.
2. Fatores capacitadores.
3. Fatores de necessidade.

Os fatores predisponentes são aqueles que variam de acordo com a inclinação do indivíduo a utilizar os serviços. Andersen sugeriu que, antes da doença, os indivíduos apresentam uma medida de propensão no sentido de usar os serviços médicos. Esses fatores predisponentes incluem variáveis demográficas, como idade e sexo; variáveis da estrutura social, como educação, profissão e etnia; e crenças de saúde acerca de cuidados médicos, os profissionais médicos, doença e uso de medicação. Os fatores capacitadores são aqueles fatores que influenciam a capacidade do indivíduo de utilizar serviços; dessa forma, refletem o fato de que a capacidade de um indivíduo em utilizar serviços depende dos recursos da família do indivíduo e da comunidade. Finalmente, os fatores de necessidade são aqueles fatores relacionados com a crença do indivíduo na gravidade dos sintomas mórbidos e na necessidade de intervenção. Os fatores de necessidade estão separados em duas categorias, necessidades percebidas e necessidades avaliadas.

Tanto o modelo Rosenstock quanto o modelo Andersen de utilização da saúde incluem a perspectiva do paciente, sua demografia e recursos e variáveis do provedor. Conforme previamente estabelecido, esses modelos são muito úteis ao enfocarem comportamento preventivo de saúde e uso inicial dos serviços de saúde. Nos casos de doença crônica que requer tratamento contínuo, os modelos podem ser aperfeiçoados. No mínimo, fatores influenciadores adicionais, como características de drogas e o meio onde ocorre o tratamento, devem ser incorporados em um modelo de comportamento de saúde. O tratamento contínuo também requer interação contínua entre o paciente e o provedor, e tal aspecto precisa ser incorporado em um modelo de comportamento de saúde, conforme discutido adiante. Como o comportamento do paciente e os resultados do paciente são influenciados por fatores do paciente, fatores do provedor, fatores medicamentosos e o meio onde ocorre o tratamento, a discussão começa aqui.

FATORES DO PACIENTE RELACIONADOS COM O COMPORTAMENTO

Muitos fatores do paciente foram examinados em relação a comportamento e saúde. Embora os achados de estudos variem, os dois fatores demográficos continuamente observados são idade e sexo do paciente. A relação entre idade, sexo e saúde é em parte fisiológica e em parte um construto social. A idade e o sexo influenciam as experiências de saúde por toda a vida. As informações de levantamentos relacionadas com idade, sexo, doença e o uso de medicamentos oferecem evidências para essa questão.

As pessoas mais velhas tendem a utilizar os serviços de saúde com maior freqüência do que as pessoas mais jovens. Embora os idosos representem 12% da população, eles contribuem com 34% dos gastos farmacêuticos totais.[17] A relação entre idade e o uso de medicamentos está ligada, em parte, a doenças mais crônicas na velhice. Aproximadamente 36% dos idosos apresentam três ou mais condições crônicas, ao passo que cerca de 1/3 dos não-idosos apresenta pelo menos uma condição crônica.[17] A idade biológica não é a única razão para o uso aumentado de serviços de saúde entre os idosos. Os gerontologistas afirmam que a idade freqüentemente traz perda dos recursos costumeiros e, dessa forma, altera o modo pelo qual os indivíduos são atendidos e a maneira pela qual eles lidam com o estresse.[18]

As mulheres tendem a usar os serviços de saúde mais do que os homens. Em um levantamento com 1.360 indivíduos idosos da área rural, as mulheres relataram tomar medicamentos com o dobro da freqüência dos homens.[19] O uso auto-relatado de medicamentos sem necessidade de receita médica na população rural mais velha também mostra que as mulheres tomam mais esse tipo de medicamento do que os homens.[20] Um estudo longitudinal com 488 voluntários idosos, moradores da comunidade e saudáveis mostrou que os pacientes do sexo feminino, aqueles com mais de 80 anos de idade ou aqueles que se auto-intitularam em boas ou más condições de saúde na auto-avaliação inicial apresentaram um uso significativamente maior de medicações de prescrição. Além disso, o uso aumentado de medicação não previu a mortalidade nos 10 anos seguintes nessa população.[21]

O sexo também faz uma diferença no uso de medicação psicotrópica. No caso de crianças, o efeito do sexo sobre o uso de drogas psicotrópicas varia de acordo com a idade.[22] Em idades mais tenras, as crianças do sexo masculino têm mais probabilidade de utilizar drogas psicotrópicas. Entretanto, com idades maiores, as crianças do sexo feminino tiveram mais probabilidade de utilizar medicamentos psicotrópicos. O uso de medicamentos psicotrópicos varia com o sexo em adultos.[23] Após controlar fatores estatisticamente significativos, como demografia e serviços de saúde, queixas à apresentação e diagnósticos psiquiátricos, as mulheres ainda apresentaram freqüência 37% maior do que os homens de receberem prescrição para um ansiolítico e tiveram 82% mais probabilidade do que os homens de receberem uma prescrição antidepressiva. Por outro lado, Sleath *et al*[24] descobriram que os homens tinham mais probabilidade de receber medicações psicotrópicas do que as mulheres em uma amostra de pacientes mais pobres, mais velhos e com maior quantidade de não-brancos.

A idade e o sexo fazem diferença no número de visitas anuais feitas ao consultório do médico. Entre os grupos etários, o sexo masculino visita o médico com menor freqüência do que o feminino.[9] A diferença maior ocorre nos anos reprodutivos, quando as mulheres fazem cerca de duas vezes mais o número de visitas ao consultório do que os homens (3,1 contra 1,7). Homens e mulheres com 65 anos de idade ou mais realizam a maior parte das visitas ao consultório, seguidos por pessoas da meia-idade e crianças com menos de 15 anos.[9]

A idade e o sexo fazem uma diferença nas experiências com relação à farmácia da comunidade. Schommer e Wiederholt[25] relatam que os pacientes do sexo masculino e os pacientes com mais idade tinham mais probabilidade de serem solicitados para *feedback* e apresentavam o uso de medicamentos monitorado por farmacêuticos. Um levantamento separado com 2.135 respondentes selecionados ao acaso também sugere que os homens recebem mais consultas dos farmacêuticos; entretanto, os indivíduos com menos de 40 anos de idade relataram receber mais consultas de farmacêuticos do que os respondentes mais velhos.[26] Em um outro estudo, os pacientes com menos de 40 anos de idade sabiam mais acerca de como seu antidepressivo prescrito funcionava, quando começou a funcionar, os efeitos colaterais comuns, como administrar os efeitos colaterais e há quanto tempo seus médicos queriam que tomassem a medicação do que aqueles pacientes com mais de 40 anos.[27]

A influência de fatores sociais pode explicar o achado constante de o sexo masculino relatar menos sintomas físicos do que o feminino e tipicamente apresentar um nível mais baixo de uso de medicamentos. As diferenças físicas explicam apenas parcialmente as diferenças entre os sexos no relato de sintomas e no uso de medicação.[28] Estudos com comportamento de doença de crianças sugerem que os meninos e as meninas adquirem crenças e modos diferentes de lidar com a dor através do processo de socialização nos papéis tradicionais de macho e fêmea: as meninas são encorajadas a expressar sua dor, ao passo que os meninos são encorajados a negar sua dor e a evitar comportamentos femininos ou de maricas.[29] Conseqüentemente, os homens podem ter menos probabilidade de se queixar da dor e de procurar alívio para ela, a menos que sejam encorajados a fazê-lo pelos seus cuidadores.

Outros fatores importantes do paciente examinados em relação a comportamento e a saúde incluem nível socioeconômico, raça e etnia. O nível socioeconômico é uma medida utilizada para refletir renda, educação e profissão; descreve classe social dentro de uma comunidade. As diferenças entre os grupos socioeconômicos no acesso, uso e qualidade dos cuidados são fatores que contribuem para a lacuna crescente nos índices de morbidade e mortalidade. Evidências recentes da desigualdade que persiste vêem do National Longitudinal Mortality Study; níveis mais altos de renda e de educação estão associados a taxas mais baixas de mortalidade.[30] Raça e etnia estão associadas a diferenças nos problemas relacionados com a saúde, incluindo acesso a serviços de cuidados da saúde. Recursos socioeconômicos influenciam o comportamento de saúde das crianças. Estima-se que 13% das crianças americanas não tinham seguro-saúde em 1993-94. As crianças não-seguradas tinham mais probabilidade do que as seguradas de viver sem cuidados médicos, dentários e outros cuidados de saúde necessários (22% contra 6%).[31] Os provedores de cuidados de saúde podem achar útil estarem conscientes desse fato e explorarem as diferenças potenciais nas crenças de saúde, dieta e outros comportamentos de saúde.

Em um estudo sociológico clássico, Zborowski[32] demonstrou que os pacientes com *backgrounds* étnicos diferentes apresentavam reações muito diferentes à dor, embora estivessem sofrendo de problemas físicos semelhantes (ou seja, discos herniados e lesões na coluna vertebral). Por exemplo, pacientes judeus e italianos tenderam a apresentar uma resposta mais emocional à dor; sentiram-se mais livres para discutir sua dor, queixarem-se dela, gemerem e gritarem e pedirem algo que a aliviasse. Por outro lado, os pacientes de outras origens tentaram negar sua dor e parecer mais estóicos. Com base em dados de observação e de entrevistas, Zborowski concluiu que os pacientes haviam aprendido modos diferentes de reagir à dor e que simplesmente estavam se comportando da forma que era esperada, aceita e aprovada por suas famílias e por outras pessoas na sua comunidade.

O problema de saúde crônico primário entre americanos de origem mexicana nos Estados Unidos é o diabetes melito não-dependente de insulina. Em 1990, o diabetes era a quinta principal causa de morte entre mulheres latinas e a sétima entre os homens.[33] As populações hispânicas americanas vivenciam complicações do diabetes, como nefropatia, levando até a doença renal de estágio terminal, retinopatia e cegueira, neuropatia e amputações não-traumáticas das extremidades inferiores.[34] Embora o acesso aos cuidados médicos ou a extensão dos cuidados médicos possam não ser a razão para as diferenças nas complicações em hispânicos e afro-americanos, os pesquisadores sugerem que a qualidade do serviço médico é um possível determinante da morbidade.

Os provedores de cuidados de saúde entrevistados sobre barreiras percebidas para tratar pacientes latinos mencionaram muitos problemas, inclusive barreiras de comunicação, problemas financeiros e barreiras culturais.[35] Especificamente, os pacientes latinos eram, com freqüência, muito educados com os médicos, tão educados que, em vez de discutirem seus cuidados com o diabetes, os pacientes balançavam a cabeça e concordavam com o médico. Com freqüência os pacientes não acreditam que os suprimentos medicamentosos sejam gratuitos e, portanto, não levam os suprimentos de que precisam para o diabetes com a freqüência necessária. Outros pacientes acreditam que receber assistência governamental de suprimentos médicos diminuirá suas chances de se tornarem cidadãos americanos. Para as famílias que pagam por suprimentos médicos, surge um problema diferente. As despesas para as necessidades de uma mulher freqüentemente são consideradas secundárias para o bem de sua família, e, portanto, os gastos com medicamentos para o diabetes e suprimentos são considerados menos importantes de que outras necessidades da família. Finalmente, remédios populares tradicionais, como babosa, cacto e alho, competem com a utilização de dieta e medicamentos prescritos, porque os pacientes (e possivelmente os provedores) não estão conscientes de que os tratamentos podem ser combinados.

Entender o comportamento do paciente requer atenção para experiências emocionais possíveis e comuns. Os fatores emocionais de preocupação para com os pacientes incluem a incerteza do que esperar com essa nova doença ou sintoma; a dependência dos provedores (para dar o melhor tratamento) e da família (para ajudar com a vida diária); o medo da mudança e da morte; dor e desconforto; perda de privacidade nos exames físicos; perda da identidade como uma pessoa saudável; isolamento de seus sistemas de apoio usuais, como colegas de trabalho, colegas de equipe e amigos; e uma tentativa de entender como colocar todas essas experiências em perspectiva. Os fatores emocionais são de preocupação particular quando o paciente é diagnosticado com uma doença terminal, uma doença com um estigma social ou uma doença que requer alteração do comportamento diário.

Alguns trabalhos empíricos enfatizam a importância das crenças de saúde, percepções e expectativas. Em um estudo com foco na obediência à medicação, utilizando entrevistas com o paciente e revisões de fichas clínicas, os pesquisadores descobriram que o melhor previsor da obediência ao tratamento era a experiência prévia do paciente com a medicação.[36] Além disso, os pacientes tinham mais probabilidade de obedecer ao tratamento medicamentoso quando lhes era explicado mais acerca de como tomar a medicação, quando eram perguntados acerca de experiências anteriores com antidepressivos e quando discutiam outras coisas que eles poderiam fazer para tornar sua vida mais prazerosa. Não se compreende se essas mensagens influenciaram as crenças do paciente ou se essas mensagens permitiram comunicação suficiente entre o paciente e o provedor a ponto de influenciar as crenças do paciente. Em um outro estudo de pacientes que receberam tratamento para a depressão, as crenças positivas do paciente no início do tratamento foram o melhor previsor do uso continuado do antidepressivo, uma avaliação positiva da medicação e um prognóstico clínico melhor ao acompanhamento.[27]

O significado de tratamentos com insulina difere entre pacientes e provedores. Por exemplo, as pesquisas sugerem que a maioria dos pacientes hispânicos reconhece aspectos positivos no tratamento com insulina, mas praticamente todos relatam efeitos negativos, e quase 1/3 acredita que receber uma prescrição para insulina indica que a doença avançou até um estágio muito sério.[37] Quarenta e três por cento dos pacientes estavam preocupados com a possibilidade de a insulina provocar sérios problemas de saúde. De fato, 25% dos pacientes hispânicos relatam medo de a insulina provocar cegueira. Os pacientes precisam de informação que talvez não pareça óbvia aos provedores.

As expectativas do paciente quanto aos cuidados do farmacêutico afetam seu comportamento.[38] Os clientes da farmácia podem não fazer perguntas aos farmacêuticos por causa de vergonha ou porque eles não estão cientes de que é adequado buscar informação através dos farmacêuticos. Os clientes podem não se dar conta de que os farmacêuticos verificam a interação entre drogas e que a consulta do paciente é necessária por lei em alguns estados americanos, ao passo que a oferta para aconselhamento é necessária em outros estados.

Em geral, idade, sexo, etnia, nível socioeconômico e crenças de saúde do paciente afetam o comportamento do paciente na saúde. Indivíduos mais velhos e mulheres tendem a utilizar mais os recursos de saúde. A etnia afeta as crenças de saúde, o diagnóstico e o tratamento. O nível socioeconômico afeta a utilização dos serviços de saúde, a morbidade e a mortalidade. Pode existir distância social entre pacientes e provedores com idade, sexo, etnia e nível socioeconômico diferentes e é uma barreira potencial para o tratamento eficaz. As barreiras para comportamentos mais adequados do paciente podem ser reduzidas pelos provedores.

COMO AS CARACTERÍSTICAS DO PROVEDOR INFLUENCIAM O COMPORTAMENTO DO PACIENTE

A relação entre o paciente e o provedor de cuidados da saúde tem sido estudada muito mais extensamente entre o paciente e o médico do que entre o paciente e o farmacêutico. As pesquisas que utilizam observação, transcrições de fitas de áudio e intervenções sugerem que as interações médico-paciente estão relacionadas com os comportamentos e prognósticos do tratamento.[39,40]

A idade do médico tem sido relacionada à obediência do paciente. Os achados variam, conforme pesquisadores descobrem associações positivas e associações negativas. O sexo do médico não esteve diretamente relacionado com a obediência do paciente; no entanto, está relacionado com um outro comportamento do paciente. O sexo do médico influenciou a quantidade de comunicação compartilhada entre médicos e pacientes.[41] As médicas apresentaram visitas médicas mais longas com seus pacientes do que os médicos. Entretanto, as visitas médico-paciente do mesmo sexo também tendem a ser mais longas. As visitas de médicas continham mais assertivas totais de conversa, com pacientes que conversam cerca de 58% mais do que os pacientes de médicos do sexo masculino. As médicas participavam mais em diálogos que tinham um objetivo definido e uma natureza processo/socioemocional, e seus pacientes seguiram esse modelo. Embora esse estudo tenha medido diferenças pelo sexo na duração e no tipo de comunicação durante a interação médico-paciente, não foi relatada conexão com os resultados do paciente.

A prática da farmácia mudou nos últimos 30 anos. O papel dos farmacêuticos continua a ser negociado e tem se expandido desde a função primária de fornecimento até a função de monitoramento da terapia medicamentosa, compartilhamento da informação medicamentosa e intervenção, conforme necessário, para maximizar os resultados bem-sucedidos do paciente. A educação farmacêutica começou a enfocar o ensino de habilidades de comunicação para estudantes de farmácia, além de ensinar os princípios básicos da consulta farmacêutica com o paciente.[42] A expansão do papel dos farmacêuticos sugere que o comportamento do paciente pode ser influenciado não apenas pelas características demográficas dos farmacêuticos, como idade e sexo, mas também pelo número de anos de licenciatura em farmácia e número de anos de treinamento.

Apesar da expansão da participação do farmacêutico, a observação de farmacêuticos e pacientes durante o aviamento de 954 prescrições mostrou que apenas 24% dos pacientes eram aconselhados.[43] A observação e as entrevistas com o paciente ao sair da farmácia sugerem que apenas 27% dos pacientes perguntam algo aos farmacêuticos.[25] As entrevistas com os pacientes indicam que 40% dos pacientes relatam ter recebido pouca ou nenhuma ajuda com relação à medicação por parte dos farmacêuticos e que os pacientes têm menos probabilidade de pedir ajuda ao farmacêutico acerca de dúvidas e preocupações do que ao médico.[27] Em outras palavras, as interações entre pacientes e farmacêuticos são potencialmente úteis e aparentemente escassas.

Foi conduzida uma revisão da literatura médica e farmacêutica de 1966 a 1998 pelo Medline e de 1970 a junho de 1998 usando o International Pharmaceutical Abstracts para obter referências para estudos que avaliassem características do farmacêutico relacionadas com o comportamento do paciente. Segue uma discussão dos principais achados do estudo relacionando fatores demográficos dos farmacêuticos (e dos estudantes de farmácia) com os comportamentos resultantes do paciente e de suas atitudes.

O sexo do farmacêutico também foi pesquisado em relação ao comportamento do farmacêutico e do paciente. Os achados obtidos em um levantamento de farmacêuticos de comunidade no Canadá, avaliando atitudes e hábitos com relação ao aconselhamento do paciente, mostram que os farmacêuticos do sexo feminino e aqueles licenciados mais recentemente relatam maior envolvimento no aconselhamento.[44] O sexo do farmacêutico faz a diferença na compra de produtos sem receita médica pelo paciente. Os estudantes de PhD em farmácia no seu último ano de estudo participaram em uma pesquisa na qual foram locados em corredores da farmácia e ofereciam informações aos pacientes com relação aos produtos vendidos sem receitas médicas.[45] Os encontros conduzidos por estudantes de farmácia do sexo feminino com pacientes tanto do sexo masculino quanto do sexo feminino tiveram até 70% mais probabilidade de resultar em uma mudança da decisão de compra do que as consultas nas quais os estudantes de farmácia do sexo masculino ofereciam ajuda a pacientes do sexo feminino. Em um estudo separado com um projeto algo semelhante, consultores do sexo feminino e consumidores do sexo feminino foram fatores significativos influenciando a mudança da compra final de produto de marca para produto genérico.[46] Em um estudo de estudantes de farmácia entrevistando pacientes simulados, Ranelli *et al*[47] descobriram que as estudantes entrevistadoras coletavam significativamente mais informação do que os estudantes e que as pacientes compartilhavam mais informação. Embora os resultados fossem complexos, pareceu que essas diferenças entre os sexos deviam-se às orientações diferentes dos estudantes em relação às pessoas e aos serviços de saúde e à satisfação dos pacientes com o processo de entrevista.

A percepção do papel do sexo pode ser mais útil do que simplesmente classificar as pessoas pelo sexo. O sexo do farmacêutico e do estudante de farmácia e as percepções do papel do sexo foram medidos em relação ao conforto no comportamento de aconselhamento com pacientes dos sexos masculino e feminino.[48] Os pesquisadores descobriram que a percepção do papel estava correlacionada com o grau de conforto durante o aconselhamento, especialmente ao se discutir questões delicadas relacionadas com o sexo com um paciente do mesmo sexo. Conforme esperado, as pessoas classificadas com percepções de papel masculino tradicional, feminino tradicional ou indiferenciado sentiram-se menos à vontade durante o aconselhamento do que as pessoas com uma percepção andrógina desse papel.

A decisão de o farmacêutico iniciar o aconselhamento não foi bastante estudada. Mason e Svarstad[49] examinaram as opiniões de farmacêuticos sobre aconselhamento e então observaram o comportamento de farmacêuticos durante o aconselhamento 4 meses depois. Uma orientação do papel do conselheiro [Counselor Role Orientation — CRO] foi associada com os comportamentos de aconselhamento do farmacêutico. Uma intervenção da farmácia com o objetivo de reduzir as barreiras de comunicação entre os farmacêuticos em diferentes localizações afetou de modo positivo os cuidados com o paciente.[50] Os farmacêuticos em cuidados ambulatoriais, cuidados de longo prazo e farmácias hospitalares compartilharam informações com o paciente e aumentaram as intervenções do farmacêutico que potencialmente reduziram eventos adversos dos medicamentos. Um outro estudo indica que os farmacêuticos acham que falta de tempo, grande carga de trabalho e recursos inadequados de informações sobre drogas são as principais restrições para o aconselhamento eficaz ao paciente.[51] Além disso, os farmacêuticos consideraram a falta de privacidade, as atitudes do paciente e o leiaute da loja barreiras para o aconselhamento.

Os farmacêuticos com um conhecimento maior e um modelo de prática inovador podem ajudar os pacientes a alcançar mais saúde e mais vitalidade, conforme encontrado em um estudo com pacientes apresentavam hiperlipidemia.[52] A análise das recomendações dos farmacêuticos de comunidade para pacientes simulados com quatro casos clínicos diferentes indica que a falta de conhecimento e de capacidades, por parte do farmacêutico, necessários para oferecer serviços adequados é uma barreira primária ao sucesso do aconselhamento. Embora os farmacêuticos sejam capazes de demonstrar qualidades interpessoais de aceitáveis a boas, apenas 32% das 202 recomendações feitas foram consideradas adequadas.[53] Quase 40% das recomendações dos farmacêuticos foram consideradas ruins, e em 67 casos (33,2%) os farmacêuticos não fizeram uma avaliação adequada do paciente antes de fazerem uma recomendação.

A idade do farmacêutico não explicou a variação em termos de recomendação. A análise realizada por Lamsam e Kropff[53] de 41 casos mostrou que recomendações adequadas e ruins foram feitas por farmacêuticos abaixo de 40 anos de idade e por farmacêuticos com mais de 50 anos. O sexo do farmacêutico pode desempenhar um papel na venda de produtos sem prescrição médica, mas não em outros comportamentos de saúde do paciente. As percepções dos farmacêuticos em relação ao aconselhamento do paciente são prognósticas de comportamento durante o aconselhamento. Os farmacêuticos com maior conhecimento e com um plano de prática profissional inovador influenciam positivamente o comportamento e os resultados do paciente.

FATORES MEDICAMENTOSOS QUE INFLUENCIAM O COMPORTAMENTO DO PACIENTE

Os regimes medicamentosos podem ser complexos. A complexidade de um regime medicamentoso freqüentemente é avaliada com base no número total de medicamentos tomados diariamente, no número de doses diárias, na duração do tratamento, na extensão em que o regime é ajustado para as rotinas diárias e no perfil de efeitos colaterais. As medicações podem exigir comportamentos especiais, por exemplo, tendo que tomar uma dose 1 hora antes ou 2 horas após uma refeição, evitando alimentos que são comuns na dieta, tomando doses três ou mais vezes por dia, estocagem em refrigerador ou cuidados na administração. Além disso, apenas aprender o nome da droga prescrita, o propósito da droga, a dose adequada, quando começar a tomá-la, a freqüência da dosagem e quando parar o tratamento compreendem uma abordagem complexa.

A complexidade de um regime terapêutico pode impedir que os pacientes o obedeçam completamente. Os regimes complexos podem produzir sobrecarga de informação. Por outro lado, os medicamentos que exigem comportamentos difíceis de se ajustarem nas atividades diárias comuns têm menos probabilidade de serem tomados, conforme prescritos, pelo paciente. Um estudo sobre obediência medicamentosa utilizando um dispositivo de monitoramento eletrônico para avaliar a obediência da dose mostra que os pacientes obedecem melhor à dosagem de uma vez por dia do que de duas vezes ao dia.[54]

Com freqüência, o tratamento medicamentoso é acompanhado por efeitos colaterais da droga. A desobediência à medicação antidepressiva e antipsicótica tem sido relacionada a experiências adversas com a droga.[55,56] Blackwell[57] sugere que são principalmente os efeitos colaterais inesperados ou alarmantes que os pacientes dão como a razão de interrupção do tratamento, e, portanto, uma discussão sobre os efeitos colaterais juntamente com uma explicação dos benefícios terapêuticos da medicação seriam úteis para os pacientes. Myers e Calvert[58] descobriram que os pacientes que recebiam informações sobre os benefícios antidepressivos e sobre os efeitos colaterais tinham menos probabilidade de relatar efeitos colaterais do que os pacientes que recebiam informações apenas sobre os efeitos adversos ou quase nenhuma informação. Em um outro estudo sobre tratamento com antidepressivos, 3 entre 100 pacientes interromperam o tratamento com 1 semana por causa de efeitos colaterais alarmantes, ao passo que o restante relatou efeitos colaterais e mesmo assim continuou a tomar a medicação.[27]

FATORES AMBIENTAIS QUE INFLUENCIAM O COMPORTAMENTO DO PACIENTE

ESCOLHA E CONTROLE – Os pacientes que recebem mais autonomia e oportunidades para autodeterminação tendem a mostrar melhoras maiores na saúde e no estado de espírito. Rodin e Janis[59] sugerem que perguntar aos pacientes suas opiniões durante a consulta médica aumenta seus sentimentos de envolvimento e auto-eficiência. Os pesquisadores acreditam que a internalização dos planos de tratamento e os sentimentos de maior controle resultam em uma obediência melhor às recomendações e em condições de saúde melhoradas. As restrições sociais e ambientais na escolha e no controle de atividades diárias podem apresentar efeitos negativos sobre a saúde física e o bem-estar de pessoas internadas em sanatórios.[60]

Permitir aos pacientes uma escolha no regime de medicação também pode afetar a sua obediência positivamente.[61] Pacientes foram alocados ao acaso em um entre três grupos de tratamento: o grupo A recebeu uma dose de medicação (75 mg) à noite; o grupo B recebeu três doses de medicação (25 mg cada) durante o dia; o grupo C pôde escolher entre os regimes A ou B citados. Os pesquisadores relatam a maior taxa de seguimento ocorrendo no grupo que escolheu tomar 1 comprimido três vezes por dia.

AMBIENTE DA FARMÁCIA – O esquema estrutural de muitas farmácias de comunidade não inclui uma área para consulta privada e o diálogo entre o paciente e o farmacêutico. Além dessa falta de privacidade, os farmacêuticos freqüentemente experimentam outras barreiras estruturais para a interação significativa com seus pacientes, incluindo

1. Equipe de apoio insuficiente.
2. Sobrecarga de trabalho e obrigações acumuladas.

3. Pessoas esperando para apresentar prescrições ou para receber assistência do farmacêutico.
4. Recebimento de chamadas telefônicas e pedidos de informações ou pedido de ajuda de colegas, internos e outros membros da equipe.
5. Tecnologia computacional, *software* e preparação para novos papéis de consulta inadequados.

Os aspectos organizacionais da farmácia não estão bem estudados, mas acredita-se que sejam barreiras importantes para mudanças no comportamento do farmacêutico e do paciente.[62] Os fatores organizacionais que se mostraram importantes nos cuidados institucionais e que se mostraram potencialmente relevantes para o ambiente da farmácia incluem o tipo de propriedade e controle, tamanho, padrões da equipe e orientação quanto ao tratamento.[63] Até um certo ponto, o tipo de propriedade e o tamanho foram examinados na prática farmacêutica, mas não há evidências conclusivas. Os padrões da equipe da farmácia e as orientações quanto ao tratamento não foram estudados em relação ao comportamento do paciente. As atitudes do farmacêutico em relação ao aconselhamento e aos padrões profissionais foram estudadas como orientações de participação e estão relacionadas com os comportamentos de aconselhamento conforme mencionado antes.[49] Essa área da pesquisa farmacêutica é potencialmente rica para a melhora dos serviços prestados ao paciente.

ACESSO – O comportamento do paciente é influenciado por recursos como transporte, dinheiro e tempo. Os pacientes relatam a suspensão do tratamento por causa do tempo necessário para viajar até a consulta médica ou por não terem transporte para chegar ao consultório do médico.[64] Os pacientes relatam a suspensão de tratamento antidepressivo por causa do custo financeiro da medicação, das visitas ao médico e do tempo perdido no trabalho.[27] A disponibilidade de produtos genéricos menos caros é prognóstica da decisão do consumidor em comprar um produto alternativo sem receita médica. Os consumidores têm 40% a 60% mais probabilidade de comprar um produto alternativo sem necessidade de receita se houver um genérico disponível.[45]

EFEITOS DA INTERAÇÃO PROVEDOR-PACIENTE

Os pacientes utilizam três fontes principais de informações ao tomarem decisões acerca de sua doença e tratamento: sua experiência pessoal com a doença e vários tratamentos; a informação obtida através da família, dos amigos e da cultura geral; e sua interação com os profissionais da área de saúde.[12] Nos últimos anos, tem havido maiores esforços para se compreender e melhorar os modos pelos quais os provedores e os pacientes interagem uns com os outros, por causa da maneira diferente com que a sociedade está vendo o papel do paciente nos serviços de saúde e por causa das evidências crescentes de que a interação provedor-paciente desempenha um papel central na utilização segura e eficaz de medicamentos e na mudança do comportamento da saúde.[65-67] Por exemplo, muitos grupos de consumidores e de profissionais criticam a falta de informações sobre drogas proporcionadas pelos médicos e farmacêuticos e defendem uma nova *cultura de saúde* na qual os pacientes assumem um papel colaborador mais ativo nos seus serviços de saúde.[66] Estudos científicos também concluíram que a qualidade da comunicação provedor-paciente acerca de drogas varia bastante e que os esforços para melhorar a comunicação podem afetar o comportamento do paciente em relação à saúde e à qualidade de vida de múltiplas formas, sugerindo novos objetivos e modelos de comunicação.[10,16,66]

Nas seções a seguir, a pesquisa científica é revista brevemente, examinando os diferentes modos pelos quais a interação provedor-paciente pode afetar o comportamento do paciente em relação à saúde. Um novo modelo de interação denominado Health Collaboration Model (HCM) [Modelo de Colaboração da Saúde] é apresentado. Esse novo modelo incorpora pesquisa e filosofia atuais de cuidados e pode ser utilizado para orientar os esforços dos farmacêuticos para entender e melhorar os processos de colaboração e de resultados na sua prática. Em contraste com os modelos tradicionais de cuidados médicos, o HCM enfatiza a importância do *feedback* e da participação do paciente nas decisões quanto ao tratamento. Também clarifica os modos diferentes pelos quais os provedores podem melhorar a compreensão e o seguimento de regimes pelo paciente, a motivação e a satisfação do paciente com os cuidados de saúde, o *feedback* do paciente e a solução de problemas de forma colaborativa por parte do paciente, bem como a resolução de conflitos.

EFEITOS DA INSTRUÇÃO DO PROVEDOR SOBRE A COMPREENSÃO E O SEGUIMENTO DAS INSTRUÇÕES PELO PACIENTE – Os médicos e os farmacêuticos continuam a ser as principais fontes de informações sobre as drogas e de aconselhamento dado aos pacientes. No entanto, as pesquisas com pacientes e os estudos de observação de interação provedor-paciente apontam muitos problemas. Os pacientes tipicamente recebem informações sobre o nome da droga e a dose recomendada bem como a freqüência da dosagem, porém muitos pacientes ainda obtêm informação limitada sobre outros componentes do regime, e apenas 10% a 30% recebem informação acerca de efeitos colaterais.[26]

Estudos repetidamente mostram uma ligação direta entre a *provisão de instruções explícitas ou específicas* e a compreensão do paciente acerca do regime e de seus componentes; os pacientes cujos provedores dão instruções mais explícitas ou específicas apresentam uma melhor compreensão da maneira pela qual eles devam tomar sua medicação.[16,27] Por exemplo, os pacientes têm mais probabilidade de entender seus regimes de tratamento quando os rótulos de prescrição indicam explicitamente o número de doses a serem tomadas e quando eles são informados sobre o tempo durante o qual cada droga deverá ser tomada, as indicações para o uso e que medicações devem ser tomadas em uma base esquematizada, contra uma base *conforme necessário*.[59]

Pesquisas em psicologia sugerem que as pessoas têm mais probabilidade de compreender e de se lembrar dos itens considerados importantes ou relevantes para elas. Estudos sobre comunicação na área da saúde apóiam essa noção; os pacientes cujos provedores comunicam o *propósito* ou a *importância* da terapia medicamentosa têm mais probabilidade de ter uma interpretação precisa acerca do regime, bem como de segui-lo, do que os pacientes cujos provedores não discutem esses pontos.[39] Enfatizar a importância de certas recomendações também aumenta a obediência do paciente a essas recomendações especiais, de acordo com estudos experimentais conduzidos por Ley.[68] Um outro método comprovado de melhorar o cumprimento das orientações por parte do paciente é a *repetição* daqueles itens passíveis de serem interpretados erroneamente ou esquecidos. Embora a repetição nem sempre apresente o efeito previsto, geralmente produz uma melhora de 20% a 30% da memorização dos aconselhamentos.[69]

As pesquisas também têm mostrado que existem ganhos substanciais na compreensão e na obediência do paciente quando os provedores utilizam *reforço por escrito* e *auxílios visuais*, incluindo panfletos impressos ou folhas de informações, rótulos de prescrição e adesivos com mais explicações, instrumentos calibrados para medir líquidos e frascos ou calendários especiais que indiquem exatamente quando cada dose deverá ser tomada.[16,70]

No entanto, várias qualificações precisam ser observadas. Primeiramente, nenhuma dessas técnicas é eficaz por si só. De fato, a provisão de informação por escrito sem revisão oral e discussão pelo farmacêutico ou pelo médico geralmente não consegue alcançar os resultados desejados.[70] A informação por escrito e os materiais para memorização não conseguem eliminar efeitos colaterais e outros problemas que minam a motivação dos pacientes de seguir certos regimes. Dessa forma, não surpreende que a informação escrita geralmente leve a maior obediência com regimes de curta duração, mas não é suficiente para manter a obediência por tempo prolongado.[39]

A dificuldade e a extensão de materiais com informações

podem interferir com a capacidade de o paciente compreender e se lembrar das orientações. Esse fato pode explicar o motivo pelo qual as informações por escrito ocasionalmente não conseguem alcançar os resultados desejados. Em geral, os pacientes têm menos dificuldades se os provedores *simplificarem as instruções*, evitando jargão médico e utilizando palavras e frases mais curtas.[71] Ley *et al*[72] testaram essa hipótese desenvolvendo panfletos fáceis, moderados e difíceis de serem lidos para os pacientes que recebiam uma prescrição de um antidepressivo ou de um tranqüilizante. Conforme previsto, os panfletos mais fáceis foram mais eficazes na redução da desobediência. De fato, os pacientes que receberam o panfleto mais difícil praticaram quase o mesmo número de erros na medicação que aqueles que não receberam informação alguma.

EFEITOS DO APOIO DO PROVEDOR SOBRE A MOTIVAÇÃO E A AVALIAÇÃO DOS SERVIÇOS POR PARTE DO PACIENTE – Estar doente e ser submetido a um tratamento podem envolver uma variedade de pressões, problemas práticos e outras preocupações que afetam adversamente as avaliações dos pacientes sobre o tratamento e sua motivação para realizar tarefas difíceis, como alterar um estilo de vida insalubre, tomar múltiplas medicações, tolerar eventos adversos e manter uma auto-imagem e um visual positivos.[73] Portanto, muitos estudos têm examinado os modos pelos quais os provedores tentam motivar ou apoiar seus pacientes durante o processo de tratamento. Em geral, os achados são compatíveis com pesquisa psicológica sobre interação e influência sociais; os pacientes reagem de modo mais positivo se seus provedores derem informações e reforço acerca dos benefícios ou do valor de um tratamento prescrito (apoio de informação), se os provedores expressarem atitude e preocupação positivas para o paciente (apoio social) e se os provedores adotarem um estilo participativo, em oposição ao estilo de tomada de decisão autocrático (apoio de decisão).[16,40,74,75]

Proporcionar informações sobre os benefícios potenciais ou o valor de um regime preventivo ou terapêutico é importante porque nosso comportamento é determinado, em parte, pelo valor que damos a um resultado em particular e pela nossa expectativa de uma ação particular produzir tal resultado. O apoio para essa hipótese é encontrado em muitos estudos que examinam a relação entre proporcionar informações e a satisfação do paciente com os serviços. Hall e colaboradores[40] reviram 41 estudos separados conduzidos durante um período de 20 anos e concluíram que dar informações foi significativamente previsor da satisfação do paciente entre os estudos.

Os pacientes também desenvolvem atitudes mais positivas e alcançam melhores resultados de tratamento quando seus cuidadores assumem um esforço sistemático para *reforçar* o valor do tratamento. Esse reforço pode ser de múltiplas formas, como oferecer *feedback* para os pacientes sobre suas condições durante as visitas de acompanhamento no consultório médico ou na farmácia, encorajar os pacientes a monitorar suas próprias condições de saúde com dispositivos especiais ou fazer visitas domiciliares para aumentar o apoio e o reforço familiares. Por exemplo, estudos experimentais no tratamento da hipertensão documentaram ganhos importantes na obediência do paciente e nos prognósticos clínicos quando os pacientes recebiam monitoramento regular de pressão arterial e *feedback* sobre suas condições de saúde proporcionados por um farmacêutico ou por uma enfermeira,[76] quando os pacientes são encorajados a monitorar sua condição física utilizando um medidor de pressão sangüínea[77,78] e quando um membro da equipe de tratamento visita a casa do paciente para aumentar o apoio e o reforço familiares.[79] Achados semelhantes foram relatados em estudos sobre outros distúrbios clínicos e psiquiátricos crônicos.[80,81] Embora esses achados sejam encorajadores, é importante observar que os efeitos da informação e do reforço geralmente se perdem quando esses programas especiais são interrompidos.[76] Os dispositivos para monitoramento doméstico também não alcançam os resultados desejados se o provedor não acompanhar os pacientes que os utilizam.[82] Esse fato sugere que a comunicação regular com um provedor de cuidados da saúde é um fator-chave na manutenção da motivação do paciente ou da satisfação com os serviços proporcionados.

Transmitir apoio social também é importante, porque as pessoas têm mais probabilidade de confiar em uma outra pessoa ou de responder a ela positivamente se tiverem uma relação emocionalmente satisfatória com tal pessoa. O índice de comunicação entre duas pessoas também tende a aumentar conforme suas atitudes recíprocas se tornam mais favoráveis. Os resultados obtidos em estudos de observação com interação provedor-paciente são compatíveis com essas hipóteses. Por exemplo, as expressões do provedor de empatia, calor humano e sentimentos positivos em relação ao paciente geralmente estão associadas a níveis maiores de satisfação e obediência do paciente, ao passo que as expressões de raiva, hostilidade e outras conversas negativas por parte do provedor estão associadas a níveis mais baixos de satisfação do paciente, obediência e manutenção do tratamento.[39,40]

Os provedores também podem influenciar a motivação e as avaliações do paciente, em termos de serviços, pelos meios através dos quais utilizam (ou utilizam erroneamente) sua autoridade ou poder profissionais para tomar decisões que afetam o paciente. Esses diferentes estilos de tomada de decisão foram rotulados de abordagem *autocrática* (centrada no provedor) *versus* a abordagem *participativa* (centrada no paciente).[16,74] Os provedores que adotam uma abordagem autocrática assumem um papel dominante ou controlador, falando com um tom autoritário e dando instruções sem procurar o que o paciente tem a dizer. Por outro lado, os provedores que adotam uma abordagem participativa colaboram com o paciente de forma a desenvolver um plano de tratamento mutuamente aceitável, *proporcionando apoio de decisão* ou orientação sem ignorar os pontos de vista do paciente e sem exigir a obediência de um determinado plano terapêutico.

Não é de surpreender encontrarmos maior satisfação do paciente quando os provedores adotam abordagens mais participativas ou mais centradas no paciente, quando os provedores respondem positivamente às necessidades do paciente e suas expectativas e quando os pacientes e provedores conseguem alcançar um acordo acerca do plano de tratamento.[40] Permitir que os pacientes participem das decisões de tratamento também aumentará provavelmente seus sentimentos de controle e aceitação das recomendações, conforme observado anteriormente.[59] Por outro lado, adotar uma abordagem abertamente permissiva na qual os pacientes podem assumir um papel de domínio ou de controle pode ter um efeito negativo sobre a obediência do paciente e os resultados do tratamento.[40] Nesse caso, os provedores *cedem* aos pedidos do paciente ou param de procurar terapias mais eficazes para agradar ao paciente ou economizar tempo.

EFEITOS DO MONITORAMENTO DO PROVEDOR SOBRE O *FEEDBACK* DO PACIENTE – As pesquisas sugerem que os pacientes vivenciam uma grande variedade de problemas e preocupações subjetivos e objetivos que contribuem para a desobediência, a insatisfação com os serviços e o abandono do tratamento. Essas *barreiras* para a obediência ao tratamento incluem dúvidas acerca do diagnóstico do médico ou a necessidade de tratamento, o entendimento errôneo do regime, dificuldades de relembrar cada dose, dúvidas acerca da eficácia da droga prescrita para seu problema, preocupações sobre efeitos colaterais e outras características desagradáveis de uma droga e temores acerca dos efeitos a longo prazo do tratamento ou do estigma social associados a certas condições.[66,83]

Embora essas preocupações do paciente possam ter efeitos deletérios sobre seu comportamento, muitos relutam em reclamar ou em perguntar a seus provedores de saúde acerca de sua medicação.[84] Ao mesmo tempo, os médicos e farmacêuticos nem sempre perguntam aos pacientes sobre suas preocupações em relação a medicação, suas crenças, compreensões e comportamentos. Estudos mostraram que alguns médicos usam métodos relativamente intensivos e eficazes de monitoramento da obediência (p. ex., fazer perguntas abertas em vez de fechadas, fazer várias perguntas em vez de uma única e perguntas específicas em vez de gerais), ao passo que outros médicos ou não fazem perguntas ou fazem perguntas globais que provocam o *feedback* limitado do paciente acerca das suas preocupações e comportamentos em relação à tomada de medicação.[24,27,39] Trabalhos recentes sobre o monitoramento da obediência nas farmácias de comunidade também revelam variações consideráveis na extensão de monitoramento, pelos farmacêuticos, das preocupações, crenças e compreensão de seus pacientes. Por exemplo, Bultman[27] descobriu que a maioria dos pacientes com antidepressivos recém-prescritos não era indagada, pelo seu farmacêutico, acerca do modo pelo qual sua droga estava funcionando, como tomavam sua medicação, ou se haviam experimentado quaisquer efeitos colaterais ou outros problemas; entretanto, quase 1/3 dos pacientes realmente recebera monitoramento e acompanhamento extensos por parte de seus farmacêuticos.

Como a qualidade ou o nível de monitoramento do provedor da saúde afeta o comportamento do paciente? De acordo com as teorias de comunicação, o monitoramento mais intenso e eficaz das crenças e preocupações do paciente deve levar a um *feedback* mais preciso e mais profundo do paciente acerca de suas crenças e preocupações.[16,85] Embora seja difícil documentar essa seqüência complexa de eventos, os pesquisadores de farmácia social encontraram associações positivas entre a qualidade do monitoramento do provedor e o nível de *feedback* do paciente, obediência e resultados clínicos.[27,83] Programas experimentais projetados para aumentar o envolvimento dos pacientes nos cuidados também mostraram que os pacientes encontram-se mais desejosos de compartilhar suas opiniões quando os provedores os encorajam a fazê-lo e que níveis mais altos de envolvimento do paciente durante a interação estão correlacionados, de forma significativa, com melhores resultados pós-intervenção.[86,87]

ESTILOS DE RESOLUÇÃO DE CONFLITOS E PROBLEMAS – Como os provedores da área de saúde e os pacientes são passíveis de terem pontos de vista e agendas diferentes, é inevitável um certo conflito ou desacordo interpessoal durante sua interação.[88] Esse conflito é especialmente provável de acontecer após os pacientes terem adquirido mais experiência com sua doença e com os tratamentos recomendados. Por exemplo, os profissionais podem desejar que os pacientes cumpram o mais completa e rapidamente possível seu plano de tratamento *ideal,* ao passo que os pacientes podem preferir uma abordagem mais lenta ou menos agressiva ou mesmo requerer terapias alternativas que os profissionais poderiam considerar ineficazes, inadequadas ou desnecessárias. Os provedores também podem considerar certos efeitos colaterais ou problemas com a tomada de medicamentos clinicamente insignificantes ou triviais, ao passo que os pacientes consideram os mesmos efeitos colaterais ou os mesmos problemas intoleráveis. Como conseqüência, freqüentemente os provedores se vêem diante de formas tanto explícitas quanto sutis de *feedback negativo* de seus pacientes (por exemplo, queixas acerca da droga ou do esquema de dosagem, reconhecimento de desobediência, relato de dificuldades para administrar ou pagar a medicação, expressões de medo e incerteza acerca da eficácia ou da segurança da droga).

Informações quanto ao modo de os farmacêuticos verdadeiramente administrarem esses tipos de problemas na sua prática diária são inexistentes; entretanto, reflexões podem ser obtidas em estudos de observação realizados por médicos e em estudos experimentais nos quais os farmacêuticos e os médicos tentam novas maneiras de identificar e tratar as reações adversas a drogas e outras preocupações do paciente. Por exemplo, a pesquisa observacional sugere que os profissionais médicos utilizam pelo menos dois estilos diferentes de resolução de conflitos e de problemas: a abordagem *autoritária* ou não-colaborativa e a abordagem *participativa* ou colaborativa.[16] Os profissionais que se baseiam numa abordagem autoritária freqüentemente presumem que os efeitos colaterais, temores, preocupações e dúvidas percebidos pelos pacientes são clinicamente insignificantes ou triviais e que os pacientes devem seguir o aconselhamento médico ou então encontrar um outro profissional. Não é incomum para esses profissionais ignorarem ou rebaterem as queixas do paciente de modo derrogatório e se tornarem irados ou hostis quando seus pacientes admitem a desobediência. Não surpreende o fato de essas táticas resultarem, freqüentemente, numa quebra importante da comunicação, em o paciente relutar em admitir a desobediência, em erros no julgamento clínico e em índices maiores de abandono por parte do paciente.[16]

Por outro lado, a abordagem participativa/colaborativa envolve reconhecer a legitimidade das preocupações do paciente, avaliando as preocupações do mesmo de uma forma mais completa e respeitosa, *individualizando* ou ajustando os regimes de drogas para *se adequar* às rotinas e preferências do paciente, e negociando soluções mutuamente aceitáveis. Estudos experimentais sugerem que essas estratégias de colaboração são mais eficazes do que as abordagens autoritárias ou não-colaborativas. Por exemplo, a obediência do paciente é melhorada de forma significativa se o esquema de dosagem for *individualizado* para a rotina diária do paciente,[77] se for permitido ao paciente alterar o regime dentro de um protocolo pré-aprovado[78] e se o paciente identificar as áreas em que gostaria de ter assistência.[89] Estudos experimentais também mostraram que os farmacêuticos que implementam métodos participativos/colaborativos de gerenciamento de reações adversas de drogas e outras queixas sobre a medicação podem reduzir significativamente a incidência de efeitos colaterais, a dose média recomendada, o número de visitas médicas, os índices de re-hospitalização e os insucessos do tratamento.[76,80]

O MODELO DE COLABORAÇÃO DA SAÚDE: UMA FERRAMENTA PARA ANALISAR E MELHORAR OS SERVIÇOS PRESTADOS AO PACIENTE – Neste capítulo, discutimos muitos fatores que podem afetar o comportamento do paciente na saúde. A Fig. 113.1 resume o conhecimento atual acerca desses fatores, a maneira pela qual eles estão inter-relacionados e os modos através dos quais os farmacêuticos e outros provedores da área da saúde podem influenciar os comportamentos de tratamento do paciente, bem como os resultados. O modelo estende trabalhos prévios sobre o Health Communication Model[16,27] e é denominado Health Collaboration Model (modelo de colaboração de saúde) para acentuar a importância do *feedback* do paciente e da resolução de problemas de modo colaborativo nos cuidados da saúde. Compreende-se melhor o diagrama ao se começar pelo lado esquerdo do mesmo e seguindo cada seta em ordem numérica. Cada caixa representa um conjunto diferente de comportamentos do provedor ou de fatores de fundo que afetam o processo de colaboração; cada círculo, por sua vez, representa um conjunto diferente de cognições do paciente, bem como suas crenças e comportamentos, ou resultados clínicos afetados pelos fatores de colaboração e de fundo.

A primeira parte do modelo (seta 1) enfatiza a importância potencial de diferentes características do paciente, do provedor, da droga e do ambiente na determinação da natureza e da qualidade de instrução do provedor e apoio de seus pacientes, bem como os efeitos da instrução do provedor e do apoio para a capacidade de os pacientes entenderem e se lembrarem de instruções, sua motivação e avaliação dos serviços, seus comportamentos de tratamento/obediência e como eles interpretam ou vivenciam o tratamento e as barreiras do tratamento. A segunda parte do modelo (setas 2-6) nos relembra que os provedores podem ter impacto no comportamento inicial do tratamento/obediência por parte dos pacientes e das experiências de tratamento de duas formas diferentes: proporcionando instruções, verbais e escritas, de maior qualidade, a fim de facilitar a compreensão do paciente e a memorização dos regimes de tratamento; e oferecendo apoio de maior qualidade em termos de informação, socialização e decisão para facilitar a motivação e a satisfação do paciente com os serviços prestados.

A terceira parte do modelo dirige nossa atenção para o fato de os pacientes monitorarem ativamente suas reações ao tratamento medicamentoso e vivenciarem diferentes barreiras que podem ser identificadas por meio de melhor acompanhamento por parte do provedor e do *feedback* do paciente duran-

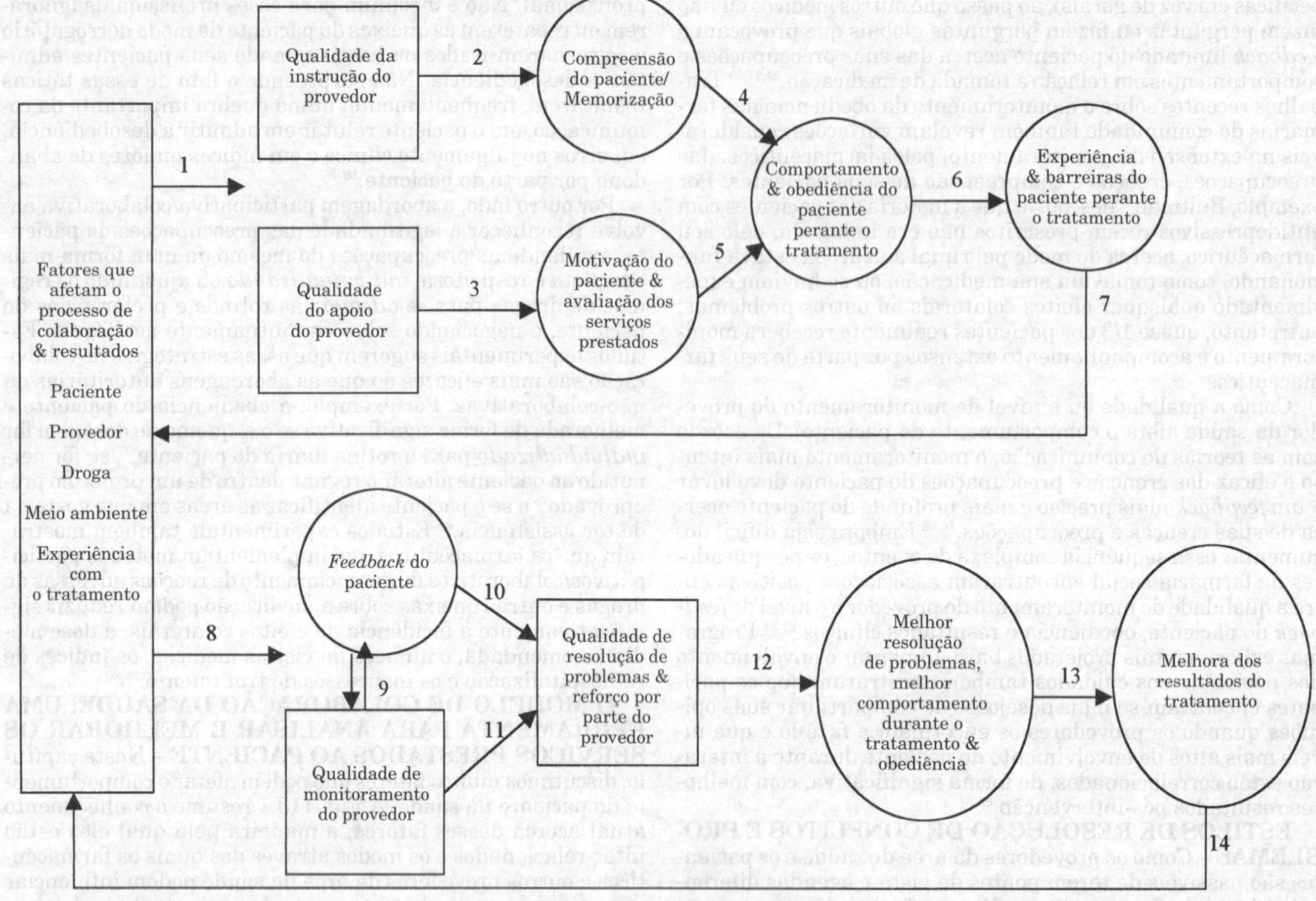

Fig. 113.1

te as visitas de acompanhamento (setas 7-9). A quarta parte do modelo acentua a importância do modo cooperativo de solução de problemas e reforço em resposta ao *feedback* do paciente e outras informações de monitoramento obtidas durante as visitas de acompanhamento (setas 10-11). Dessa forma, estimula a capacidade de resolver problemas do paciente e seu comportamento em face do tratamento, e a obediência (seta 12) e os resultados do tratamento (seta 13). A seta final (seta 14) ilustra o importância potencial de interações e experiências prévias com o tratamento no estabelecimento e na manutenção de uma relação de confiança, que é o ponto básico dos serviços eficazes de saúde e de farmácia.

Como outras ferramentas conceituais, o Health Collaboration Model pode participar de forma importante na prática e na pesquisa na área farmacêutica. Primeiramente, capacita os profissionais graduados em farmácia a organizar grande quantidade de informações que, de outra forma, seriam confusas ou difíceis de serem interpretadas e utilizadas. Em segundo lugar, capacita os farmacêuticos a identificar conexões e implicações potenciais que não são óbvias quando examinamos resultados de um único estudo ou um conjunto de observações. Finalmente, pode ser empregado como um estímulo e uma orientação para discussões, avaliações e experimentação mais aprofundadas. O modelo ajuda-nos a ver que os resultados de saúde apresentados pelo paciente podem depender mais do que o paciente sente e acredita do que do diagnóstico médico, tratamento, seleção adequada de produtos, fornecimento tecnicamente correto e apresentação das informações médicas. Também nos ajuda a ver que os farmacêuticos com bom conhecimento e compreensão do comportamento do paciente podem apresentar um impacto positivo sobre os resultados de saúde e de qualidade de vida.

REFERÊNCIAS

1. White K, Williams F, Greenberg B. *N Engl J Med* 1961; 265: 885.
2. Silverman MM, Eichler A, Williams GD. *Public Health Rep* 1987; 102(Jan-Feb): 47.
3. Facione NC, *et al. Cancer Pract* 1997; 5(4): 220.
4. Masek BJ. In *Behavioral Medicine: Assessment and Treatment Strategies*. Doleys DM, Merideth RL, Ciminero AR, eds. New York: Plenum, 1982.
5. Kasl SV, Cobb S. *Arch Environ Health* 1966; 12: 246, 531.
6. Green LW, Krueter MW. *Health Education Planning: An Educational Environmental Approach*. Mountain View, CA: Mayfield, 1991.
7. Mechanic D. In *Handbook of Health, Health Care, and the Health Professions*. Mechanic D, ed. New York: Free Press, 1983, p 591.
8. Parson T. *The Social System*. New York: Free Press, 1951.
9. Wolinsky FD. *Principles, Practitioners, and Issues*, ed 2. Belmont, CA: Wadsworth, 1988.
10. Chewning B, Sleath B. *Soc Sci Med* 1996; 42(3): 389.
11. Andersen R. *A Behavioral Model of Families' Use of Health Services*. University of Chicago: Ctr for Health Admin Studies, 1968.
12. Leventhal H, Zimmerman R, Guttman M. In *Handbook of Behavioral Medicine*. Gentry WD, ed. New York: Guilford Press, 1984.
13. Mechanic D. *Medical Sociology: A Selective View*. New York: Free Press, 1968.
14. Rosenstock IM. *Milbank Mem Fund Q* 1966; 44, 94.
15. Suchman E. *J Health Hum Behav* 1965; 6: 114.
16. Svarstad BL. In *Applications of Social Science to Clinical Medicine and Health Policy*. Aiken LH, Mechanic D, eds. New Brunswick, NJ: Rutgers Univ Press, 1986, p 438.
17. Mueller C, Schur C, O'Connel J. *Am J Public Health* 1997; 87(10): 1626.
18. Markides KS. *Aging and Health Perspectives on Gender, Race, Ethnicity, and Class*. Newbury Park, CA: Sage, 1989, p 12.
19. Lassila HC, *et al. Ann Pharmacother* 1996; 30, 589.

20. Stoehr GP, *et al. J Am Geriatr Soc* 1997; 45(2): 158.
21. Hershman DL, *et al. Ibid* 1995; 43(4): 356.
22. Hong SH, Shepherd MD. *Am J Health-Syst Pharm* 1996; 53(16): 1934.
23. Hohmann AA. *Med Care* 1989; 27(5): 478.
24. Sleath BL, *et al*. Asking questions about medication during medical encounters: Analysis of physician-patient interaction and physician perceptions. *Med Care*, 1999; 37: 1169.
25. Schommer JC, Wiederholt JB. *Pharm Res* 1997; 14: 145.
26. Wiederholt JB, Clarridge BR, Svarstad BL. *Med Care* 1992; 30(2): 159.
27. Bultman DC. Consumer perspectives of provider communication styles and antidepressants: A study of beliefs and outcomes [Doctoral dissertation], School of Pharmacy, Univ of Wisconsin, Madison, 1998.
28. Svarstad BL, *et al. Med Care* 1987; 25(11): 1088,
29. Lewis CE, Lewis MA. *N Engl J Med* 1977; 297: 863.
30. Rogot E. A mortality study of 1.3 million persons by demographic, social and economic factors (1979–1985 followup, US Natl Longitud Mortal Study). Bethesda, MD: NIH, Natl Heart, Lung, and Blood Inst, 1992.
31. Newacheck PW, *et al. N Engl J Med* 1998; 338: 513.
32. Zborowski M. *J Soc Issues* 1952; 8: 16.
33. *Building Understanding to Prevent and Control Diabetes Among Hispanics/Latinos* (selected annotations). Atlanta, GA: CDCP, 1996.
34. Cowie CC, Harris MI. *Diabetes Care* 1997; 20(2): 142.
35. Lipton RB, *et al. Diabetes Educ* 1998; 24(1): 67.
36. Lin EHB, *et al. Med Care* 1995; 33(1): 67.
37. Hunt LM, Valenzuela MA, Pugh JA. *Diabetes Care* 1997; 20(3): 292.
38. Chewning B, Schommer JC. *Pharm Res* 1996; 13(9): 1299.
39. Svarstad BL. In *The Growth of Bureaucratic Medicine: An Inquiry into the Dynamics of Patient Behavior and the Organization of Medical Care*. Mechanic D, ed. New York: Wiley, 1976.
40. Hall JA, Roter DL, Katz NR. *Med Care* 1988; 26: 657.
41. Roter D, Lipkin M, Korsgaard A. *Ibid* 1991; 29: 1083.
42. Svarstad BL. *Am J Pharm Educ* 1994; 58: 177.
43. Berardo DH, Kimberlin CL, Barnett CW. *J Soc Admin Pharm* 1989; 6: 21.
44. Laurier C, Poston JW. *Ibid* 1992; 9: 104.
45. Nichol MB, *et al. Med Care* 1992; 30(11): 989.
46. Sclar DA, Robison LM, Skaer TL. *J Clin Pharm Ther* 1996; 21(3): 177.
47. Ranelli PL, Svarstad BL, Boh L. *AJHP* 1989; 46: 267.
48. Beck S, *et al. Am J Pharm Educ* 1994; 58: 38.
49. Mason HL, Svarstad BL. *Drug Intell Clin Pharm* 1984; 18: 409.
50. Kuehl AK, Chrischilles EA, Sorofman BA. *Consult Pharm* 1998; 5: 564.
51. Raisch DW. *Am Pharm* 1993; 33: 54.
52. Shibley MCH, Pugh CB. *Ann Pharmacother* 1997; 31: 713.
53. Lamsam GD, Kropff MA. *Ibid* 1998; 32: 409.
54. Kruse W, *et al. Int J Pharm Pharmacother Ther* 1994; 32(Sep): 452.
55. Montgomery SA, *et al. Int Clin Psychopharmacol* 1994; 9: 47.
56. Windgassen K. *Acta Psychiatr Scand* 1992; 86: 405.
57. Blackwell B. *N Engl J Med* 1973; 289: 245.
58. Myers ED, Calvert EJ. *Br J Clin Pharmacol* 17: 21.1984;
59. Rodin J, Janis IL. In Interpersonal Issues on Health Care. Friedman HS, DiMatteo MR, eds. *Orlando, FL:* Academic, 1982, p 33.
60. Ryden M. *Nurs Res* 1984; 33: 130.
61. Myers ED. Branthwaite A. *Br J Psychiatry* 1992; 160: 83.
62. Kimberlin CL, *et al. Med Care* 1993; 31: 451.
63. Svarstad BL, Mount JK. In *The Handbook of Institutional Pharmacy Practice*, ed 3. Brown T, Smith M, eds. 1992, p 11.
64. Simons AD, *et al. J Affective Disord* 1984; 6: 163.
65. DiMatteo MR, DiNicola DD. *Achieving Patient Compliance*. New York: Pergamon, 1982.
66. Lilja J, Larsson S, Hamilton D. *Drug Communication. How Cognitive Science Can Help the Health Professionals* Kuopio Univ Publ A. Pharm Sci 24 Sweden, 1996.
67. Roter DL, *et al*. Effectiveness of interventions to improve patient compliance. A meta-analysis. *Med Care* 1998; 36: 1138.
68. Ley P. *J Health Hum Behav* 1972; 13: 311.
69. Ley P. *J Soc Clin Psychol* 1979; 18: 245.
70. Morris LA, Halperin JA. *Am J Public Health* 1979; 69: 47.
71. Ley P. In *Contributions to Medical Psychology*. Rachman S, ed. Oxford: Pergamon, 1977, p 9.
72. Ley P, *et al. Psychol Med* 1976; 6: 599.
73. Cohen F, Lazarus RS. In *Handbook of Health, Health Care, and the Health Professions*. Mechanic D, ed. New York: Free Press, 1983, p 608.
74. Joos SK, Hickam DH. In *Health Behavior and Health Education: Theory, Research, and Practice*. Glanz K, Lewis FM, Rimer BK, eds. San Francisco: Jossey-Bass, 1990, p 216.
75. Inui TS, Carter WB. *Med Care* 1985; 23: 521.
76. McKenney JM, *et al. Circulation* 1973; 48: 1104.
77. Haynes RB, *et al. Lancet* 1976: 1265.
78. Nessman DG, Carnahan JE, Nugent CA. *Arch Intern Med* 1980; 140: 1427.
79. Levine D, *et al. JAMA* 1979; 241: 1700.
80. Bond CA, Salinger R. *J Clin Psychiatry* 1979; 40: 501.
81. Kelly GR, Scott JE. *Med Care* 1990; 28: 1181.
82. Johnson Al, *et al. Can Med Assoc J* 1978; 119: 1034.
83. Svarstad BL, *et al. Patient Educ Couns* 1999; 37: 113.
84. Morris L. *Med Care* 1982; 20: 596.
85. Meichenbaum D, Turk DC. *Facilitating Treatment Adherence: A Practitioner's Guidebook*. New York: Plenum, 1987, p.
86. Greenfield S, Kaplan S, Ware JE. *Ann Intern Med* 1985; 102: 520.
87. Greenfield S, *et al. J Gen Intern Med* 1988; 3: 448.
88. Freidson E. *Profession of Medicine: A Study in the Sociology of Applied Knowledge*. New York: Harper & Row, 1970, p.
89. Swain MA, Steckel SB. *Res Nurs Health* 1981; 4: 213.

CAPÍTULO 114

Comunicação com o Paciente

Paul L Ranelli, PhD
Associate Professor of Social and Behavioral Pharmacy
School of Pharmacy
University of Wyoming
Laramie, WY 82071

Os farmacêuticos trabalham em muitos ambientes profissionais diferentes — hospitais, farmácias de comunidade, clínicas, organizações para a manutenção da saúde, organizações de prestação de serviços de saúde domésticos, centros de aposentados e sanatórios. As necessidades dos pacientes atendidos nesses locais variam bastante; eles podem apresentar doenças agudas ou crônicas, podem deambular ou estar acamados, e sob os cuidados de um médico ou à procura de remédio por conta própria. Através desse espectro de ambientes de prática profissional e de tipos de pacientes, os farmacêuticos compartilham o papel de especialista em uso de medicamentos. Para promover a terapia medicamentosa racional, os farmacêuticos devem ser capazes de comunicar-se de modo eficaz com os pacientes, seus cuidadores e outros provedores de serviços de saúde.

Este capítulo apresenta uma visão geral do processo de comunicação, a participação do farmacêutico como passador e coletor de informações, alguns aspectos da experiência com a doença que podem interferir com diálogos profissionais e técnicas de comunicação que os farmacêuticos podem incorporar nas sessões de coleta de informações e nas sessões de aconselhamento com os pacientes. Em todo este capítulo, a palavra *paciente* é utilizada com sentido amplo, com compreensão total de que inclui tanto o paciente quanto seus cuidadores, porque, com freqüência, os farmacêuticos conversam com um cuidador em nome do paciente. Nesse contexto, o cuidador pode ser um membro da família, o pai ou a mãe de uma criança, um pai ou mãe de criação, um amigo, um voluntário, um assistente dos serviços de saúde domésticos ou similares.

IMPORTÂNCIA DAS CAPACIDADES DE COMUNICAÇÃO

A farmácia sempre foi considerada uma profissão de *pessoas*, por causa do contato que os farmacêuticos têm com o público, especialmente nas farmácias de comunidade. A profissão renovou seu comprometimento com os serviços orientados para o paciente em 1985, na Conferência para o Desenvolvimento de Consenso no Hilton Head da American Society of Hospital Pharmacists' (ASHP) sobre instruções para a prática clínica em farmácia.[1] Os farmacêuticos e os educadores nessa conferência concordaram que é mais importante vislumbrar os resultados dos serviços com o paciente — ou seja, o efeito da intervenção do farmacêutico sobre a saúde do paciente — e não apenas as funções que o farmacêutico desempenha.

Uma extensão da abordagem centrada no paciente agora foi incluída na profissão farmacêutica, e essa iniciativa constitui os cuidados farmacêuticos. O conceito englobou muitas idéias existentes sobre prática farmacêutica progressiva e incorporou novos significados para si. Os serviços farmacêuticos englobam responsabilidade, resultados e a qualidade de vida do paciente. Representam uma prática imaginativa para aqueles que acreditam que a função de fornecimento apenas não apóia mais a profissão de farmácia no nível que fazia no passado. Os serviços farmacêuticos são definidos por Hepler e Strand[2] como

O oferecimento responsável de terapia medicamentosa com o propósito de alcançar resultados definitivos que melhoram a qualidade de vida do paciente.

De acordo com Strand,[3] a filosofia dos serviços farmacêuticos consiste em cuidar das necessidades de terapia medicamentosa de um paciente. A participação do farmacêutico nos serviços farmacêuticos envolve a identificação, a resolução e a prevenção de problemas relacionados com as drogas e que podem advir do subtratamento, supertratamento ou tratamento inadequado. A prática dos serviços farmacêuticos exige que os farmacêuticos respondam à seguinte pergunta: Que procedimento (ou sistema) de rotina você utiliza para monitorar o progresso de seus pacientes no sentido de resultados terapêuticos específicos? Apenas pela comunicação com os pacientes e outros provedores de serviços de saúde, os farmacêuticos podem proporcionar serviços de cuidados farmacêuticos.

Além das iniciativas geradas na própria unidade profissional, com relação ao estabelecimento de responsabilidade pela comunicação com os pacientes e outros profissionais da área de saúde, o governo federal americano sancionou uma lei em 1990 exigindo que os farmacêuticos oferecessem revisão em perspectiva sobre a utilização da droga e o aconselhamento aos pacientes pertencentes ao Medicaid a cada vez que uma prescrição fosse apresentada. As exigências delineadas dentro do decreto Omnibus Budget Reconciliation Act de 1990 (OBRA 90), em vigor desde janeiro de 1993, são de que o farmacêutico deve oferecer-se para discussão com cada indivíduo (ou cuidador) que apresenta uma prescrição com as seguintes informações: [4]

Nome e descrição da medicação.
Forma farmacêutica, dose, via de administração e duração da terapia com a droga.
Instruções e precauções especiais para a preparação, administração e utilização pelo paciente.
Efeitos colaterais comuns ou graves, efeitos adversos ou interações e contra-indicações terapêuticas que podem ser encontradas, incluindo os modos de evitá-los, e a ação necessária se eles ocorrerem.
Técnicas para automonitoração da terapia com a droga.
Armazenagem adequada.
Informação para reposição da prescrição.
Atitude a ser tomada no evento de pular uma dose.

Além disso, o farmacêutico precisa fazer um esforço razoável para coletar, registrar e manter informações sobre os pacientes que recebem benefícios do Medicaid:

Nome, endereço, número do telefone, data do nascimento (ou idade) e sexo do paciente.

História individual do paciente, quando importante, incluindo estado(s) mórbido(s), alergias conhecidas e reações a drogas, e uma relação abrangente de medicações e dispositivos relevantes.
Comentários do farmacêutico relevantes para a terapia medicamentosa do indivíduo.

A revisão em perspectiva sobre o uso de drogas, conforme delineado no OBRA 90, realmente concerne à comunicação, e desafia os farmacêuticos a entrevistar e a aconselhar os pacientes de modo sistemático e a documentar essas atividades. Desde que o OBRA foi adotado, as ações da maioria das farmácias estaduais americanas foram revistas no sentido de fazer com que os farmacêuticos oferecessem esses serviços para todos os pacientes, não apenas os apoiados pelo Medicaid.[5]

As responsabilidades para a obtenção do histórico medicamentoso e da orientação do paciente, conforme delineado no OBRA 90, não devem ser novas para o farmacêutico. De fato, os padrões para a prática na profissão de farmácia (*Standards of Practice for the Profession of Pharmacy*) produzidos em conjunto com a American Pharmaceutical Association (APhA) e a American Association of Colleges of Pharmacy (AACP) em 1979 relacionam muitas atividades semelhantes que os farmacêuticos devem realizar, como entrevistar o paciente ou o representante do paciente para obter informações para entrada em um perfil do paciente, confirmando e esclarecendo o entendimento do paciente acerca do regime, aconselhando o paciente sobre condições potenciais relacionadas ao medicamento ou ao estado de higidez que podem se desenvolver e aconselhando o paciente acerca de automedicação.[6] Os padrões também relacionam outras atividades que os farmacêuticos devem realizar, todas ilustrando a necessidade de os farmacêuticos terem boas capacidades de comunicação. Essas atividades incluem encaminhar os pacientes para outros provedores de serviços de saúde quando indicado, instruir os pacientes a utilizar aparatos médicos ou cirúrgicos, aconselhar os pacientes sobre questões pessoais de saúde, como o tabagismo e o abuso de drogas, e participar de programas educacionais apropriados da comunidade relacionados com serviços de saúde e medicamentos.

Em 1996, a APhA aprovou um novo documento, *Principles of Practice for Pharmaceutical Care*, que delineia diretrizes para otimizar a qualidade de vida do paciente relacionada com a saúde e alcançar resultados clínicos positivos dentro de gastos econômicos realistas:[7]

Uma relação profissional deve ser estabelecida e mantida.
Informação médica específica para o paciente deve ser coletada, organizada, registrada e mantida.
Informação médica específica do paciente deve ser avaliada, e um plano de tratamento medicamentoso deve ser desenvolvido de forma mútua com o paciente.
O farmacêutico assegura ao paciente todos os suprimentos, informação e conhecimento necessários para levar a cabo o plano da terapia medicamentosa.
O farmacêutico revê, monitora e modifica o plano terapêutico conforme necessário e adequado, junto à equipe de saúde e ao paciente.

Não surpreende que a AphA tenha identificado as capacidades de comunicação como um dos seis elementos de estrutura que devem ser utilizados para propiciar serviços farmacêuticos de alta qualidade. Especialmente necessária é a comunicação centrada no paciente, na qual o paciente desempenha um papel-chave no gerenciamento geral do plano terapêutico. Embora a formação universitária farmacêutica propicie amplas oportunidades para melhorar as habilidades clínicas, poucos farmacêuticos possuem um *background* formal em teoria da comunicação ou um treinamento e prática extensos em comunicação. Dessa forma, alguns farmacêuticos podem relutar em iniciar diálogos profissionais com os pacientes.

Outros farmacêuticos podem acreditar que, como profissionais com registro em conselho, possuem todas as capacidades de comunicação necessárias para a prática eficaz. No entanto, eles podem não se dar conta de que existe uma diferença entre profissionais credenciados e funcionais. Os profissionais credenciados possuem diplomas e certificados indicadores de que completaram programas de treinamento formais e receberam um selo de aprovação, como um registro em conselho. Os profissionais funcionais são aquelas pessoas que possuem as habilidades necessárias; os profissionais credenciados podem não ser funcionais, e vice-versa.

Embora os farmacêuticos possam tornar-se comunicadores funcionais através de sua experiência profissional, nem sempre isso acontece. De acordo com o ditado, "É fazendo que se aprende." Mas também é verdade, especialmente no caso dos farmacêuticos com maus costumes, que "É fazendo que se mantém." O treinamento específico em habilidades de comunicação com o paciente na escola de farmácia e após a faculdade, periodicamente, pode oferecer aos farmacêuticos uma boa base sobre a qual possam desenvolver suas habilidades continuamente.

O PROCESSO DE COMUNICAÇÃO

A comunicação é o compartilhar de informação, idéias, pensamentos e sentimentos. Envolve não apenas a palavra falada, mas também aquela que é transmitida através de inflexão, qualidade vocal, expressão facial, postura corporal e outras respostas comportamentais. Como uma primeira etapa no sentido de comunicar-se de modo mais eficaz, os farmacêuticos devem compreender o processo de comunicação.

O objetivo de toda comunicação é o entendimento. Para uma pessoa entender uma mensagem composta por outra, o receptor deve fazer mais do que reconhecer as palavras utilizadas na mensagem pelo remetente. A comunicação efetiva ocorre apenas quando o significado de uma mensagem é mantido em comum pelos participantes. A natureza humana torna difícil alcançar esse ponto de entendimento entre duas ou mais pessoas, porque cada ponto de vista da pessoa acerca da realidade é influenciado pelas suas experiências anteriores de vida, a situação atual e as percepções que uma pessoa tem da outra. Essa percepção individualizada influencia tanto o modo pelo qual a mensagem é enviada quanto o modo pelo qual ela é recebida.

Quando uma pessoa deseja compartilhar informações com outra, o remetente deverá escolher o modo pelo qual transmitir tal mensagem. O meio da mensagem pode ser escrito, oral, não-verbal ou eletrônico. Se o remetente decidir transmitir a mensagem por meio de palavras, ele deverá codificar a mensagem escolhendo palavras que melhor transmitam o significado pretendido para o receptor.

Uma vez codificada a informação, o remetente perde controle da mensagem, porque seu significado vem da decodificação que o receptor fará dela. Se o receptor responder à mensagem, essa resposta atuará como um *feedback* para o remetente. Esse fato dá ao remetente a oportunidade de esclarecer e corrigir qualquer mal-entendido. Essa seqüência de codificação, transmissão e decodificação de mensagens se mantém conforme o remetente e o receptor continuarem a se comunicar.

Geralmente a comunicação ocorre por meio de múltiplos canais não-verbais também. Por exemplo, conforme as palavras de uma mensagem são transmitidas, expressões faciais, gestos, qualidade vocal e outras indicações não-verbais também são enviados. Esses sinais não-verbais podem modificar o significado pretendido de uma mensagem. Uma mensagem misturada pode resultar quando as mensagens verbais e não-verbais pretendidas não são compreendidas como significando coisas semelhantes.

COLETORES E PASSADORES DE INFORMAÇÃO

As interações entre o farmacêutico e o paciente geralmente podem ser classificadas como uma sessão de coleta de informações ou uma sessão de passagem de informações.[8] Em geral, a coleta de informações é realizada durante a entrevista sobre o histórico da medicação, a qual consiste em um diálogo com um propósito multifacetado. Os farmacêuticos iniciam a interação para pesquisar e conseguir informações sobre as experiências do paciente ao tomar a medicação, avaliar a compreensão do paciente acerca das experiências, passadas e correntes, de tomar a medicação, avaliar a motivação do paciente para seguir o regime medicamentoso e, possivelmente, sugerir a quem prescreve uma alteração no regime, se a coleta de informações indicar essa atitude. A interação direta paciente-farmacêutico durante uma entrevista para obtenção da história da medicação freqüentemente oferece ao farmacêutico uma oportunidade de iniciar uma relação profissional com o paciente.

Não é suficiente para os farmacêuticos coletar informações; as informações também devem ser utilizadas. Os farmacêuticos incorporam informações obtidas das entrevistas de história da medicação e as transformam subseqüentemente em sessões para passar informações ou para aconselhar. Por exemplo, o farmacêutico pode ficar sabendo, durante uma entrevista de obtenção da história da medicação, que o paciente não está seguindo o regime terapêutico prescrito.

O paciente pode não possuir o conhecimento da doença, da terapia, dos efeitos da medicação, ou o paciente pode não possuir a motivação para continuar o regime. Uma vez compreendido o problema da obediência e de suas causas, o farmacêutico estará mais bem preparado para moldar uma sessão informativa, dirigida para as necessidades específicas do paciente.

As diretrizes de comportamento durante aconselhamento sobre medicação da USP[9] (USP Medication Counseling Behavior Guidelines) dividem o aconselhamento acerca de medicação nos seguintes quatro estágios de um conjunto

A transferência de informações sobre medicações, durante a qual existe um monólogo do farmacêutico oferecendo informações breves e fundamentais sobre o uso seguro e adequado do medicamento.

A troca de informações sobre medicamentos, durante a qual o farmacêutico responde a perguntas e oferece informações detalhadas adaptadas para o paciente.

Ensinamentos sobre a medicação, durante cuja sessão o farmacêutico proporciona informações abrangentes com relação ao uso adequado de medicamentos em uma experiência de aprendizado interativo e colaborativo.

Aconselhamento sobre a medicação, durante o qual o farmacêutico e o paciente têm uma discussão detalhada, pretendendo oferecer orientação ao paciente para melhorar sua capacidade de solucionar problemas e ajudar com o gerenciamento adequado de condições médicas e de uso eficaz da medicação.

Com a ênfase dos serviços farmacêuticos nos resultados do paciente, as diretrizes da USP posteriormente identificam seis resultados desejados advindos do aconselhamento ao paciente.[9] O paciente

Reconhecerá o motivo pelo qual uma medicação prescrita é útil para a manutenção do bem-estar ou a sua promoção.

Aceitará o apoio advindo do profissional da área de saúde para o estabelecimento de uma relação de trabalho e de uma base para a interação e a consulta contínuas.

Desenvolverá a habilidade de tomar decisões mais adequadas relacionadas com medicação concernentes ao seguimento ou à obediência das orientações.

Melhorará as estratégias de colaboração para lidar com os efeitos colaterais da medicação e as interações entre drogas.

Tornar-se-á um participante mais informado, eficiente e ativo no tratamento da doença e nos autocuidados.

Mostrará motivação no sentido de tomar medicamentos para melhorar sua condição de saúde.

As sessões de aconselhamento quanto à medicação também podem funcionar como uma averiguação para controle da qualidade para os farmacêuticos. Por exemplo, ao mostrar o produto ao paciente, especificando as instruções e afirmando a classificação ou a indicação do produto, o farmacêutico dá ao paciente a oportunidade de se manifestar, afirmando que o produto parece diferente de antes ou que as instruções ou as indicações estão diferentes daquelas prescritas pelo profissional. Uma averiguação mais aprofundada da prescrição poderá trazer à tona um erro no fornecimento, ou um telefonema para a pessoa que prescreveu pode detectar um erro de prescrição — ambos os quais podem ser corrigidos antes que o paciente deixe a farmácia. Nos sistemas de serviço de saúde, as políticas das secretarias geralmente delineiam as responsabilidades do farmacêutico quanto a informações sobre drogas. Nos hospitais e nas unidades de cuidados prolongados, por exemplo, um farmacêutico geralmente entrevista cada paciente logo após a internação e registra a história da medicação na ficha do paciente. A sessão de aconselhamento ou a entrevista para a alta geralmente ocorrem no dia da alta ou antes, se for necessário mais tempo para assegurar a compreensão de um regime complexo pelo paciente ou por seu cuidador.

No ambiente da comunidade, os farmacêuticos devem ser flexíveis o suficiente para oferecer ou juntar informações em uma variedade de situações e ambientes. Com freqüência, a qualidade de uma entrevista para obtenção da história da medicação ou uma sessão de aconselhamento sobre a medicação é prejudicada pelas limitações de tempo, falta de privacidade e barulho. Os farmacêuticos podem superar essas limitações oferecendo interações com o paciente mais curtas e mais freqüentes, realizando telefonemas de acompanhamento, estabelecendo uma área privada para consulta e marcando consultas com pacientes escolhidos, se necessário. Os farmacêuticos devem estar especialmente sintonizados com as necessidades do paciente em relação à confidencialidade. Por exemplo, gritar no balcão de prescrição: "João, seu AZT não estará pronto até amanhã à tarde" é inadequado.

As informações obtidas nas entrevistas para obtenção do histórico da medicação e nas sessões de aconselhamento devem ser documentadas no perfil do paciente, de forma que todos os farmacêuticos que trabalham no estabelecimento possam utilizar as informações quando fizerem consultas de acompanhamento e encaminhamento. Na verdade, o OBRA 90 exige tal documentação para os pacientes do Medicaid.

Deve ser observado que as atividades de coleta de informações e de passar informação não são distintas. Em muitos casos, o farmacêutico realiza ambos os papéis de modo intercambiável. Por exemplo, se o paciente fizer uma pergunta durante a entrevista para obtenção do histórico da medicação, em geral o farmacêutico responde imediatamente ou no final da entrevista. De modo semelhante, as sessões de aconselhamento geralmente começam com algum tipo de coleta de informação, como perguntar o que a pessoa que prescreveu disse ao paciente acerca da medicação ou verificar se o paciente não é alérgico a ela. O serviço de saúde indiano[10] promove a utilização de três perguntas primárias para as consultas de pacientes que ajudam os farmacêuticos a integrar as funções de coleta de informações e de passar informações:

O que lhe foi dito sobre a utilidade da medicação?
Como lhe foi dito sobre o modo de tomar a medicação?
O que lhe foi dito sobre os resultados dessa medicação?

Muitas das habilidades de comunicação necessárias para conduzir entrevistas de histórico da medicação também são adequadas para as sessões de aconselhamento. Este capítulo enfoca essas habilidades. O Cap. 115 inclui informações concernentes a maneiras específicas de melhorar a obediência do paciente em relação aos regimes de medicação durante as sessões de aconselhamento.

ENTENDENDO EXPERIÊNCIAS COM A DOENÇA

A comunicação eficaz com os pacientes depende muito do grau de empatia demonstrada durante os diálogos. A empatia é o compartilhar, o perceber e o identificar das opiniões e do estado de espírito do paciente, sem realmente compartilhar tais opiniões ou ter as mesmas experiências. Embora a empatia seja essencial, é igualmente importante para os profissionais da saúde moderar seu envolvimento emocional dentro do escopo de suas obrigações profissionais. Os farmacêuticos podem mostrar uma abordagem empática ao suspender seus próprios sentimentos — não abrir mão deles — o suficiente para proporcionar o tempo necessário para entender os sentimentos do paciente. Começar frases com expressões do tipo "Nossa! Você está feliz hoje", "Parece que você está aborrecido", "Parece que isso realmente o aborrece" ajuda a estabelecer um tom empático por refletir a expressão do paciente.

Os farmacêuticos podem fazer muito no sentido de diminuir as incertezas da doença e da terapia medicamentosa ao responderem às perguntas do paciente, esclarecerem conceitos errôneos e prepararem pacientes para sentimentos ou eventos prováveis. Os farmacêuticos podem promover apoio emocional e palavras reconfortantes adequadas. Os farmacêuticos que transmitem um ponto de vista com empatia são fontes valiosas de força para os pacientes que estão lidando com uma doença.

No artigo *The Patient: Our Teacher and Friend*, Wiederholt e Wiederholt[11] oferecem um relato na primeira pessoa das necessidades, expectativas e desejos do paciente conforme ele se relaciona com os serviços farmacêuticos. Os autores nos proporcionam um discernimento nos desafios pessoais que os pacientes vivenciam em face de uma doença séria (câncer do cólon), terapia medicamentosa complicada, sobrecarga de informações e várias filosofias da prática de profissionais da saúde. Os mais admirados foram os profissionais da área de saúde que adotaram o modelo centrado no cliente ao lidar com eles — respeitando sua participação ativa na tomada de decisões em relação às opções de tratamento e à monitoração da terapia medicamentosa.

A experiência do paciente com doença anterior ou suas reações a uma doença presente contêm pontos de tensão que podem interferir com o processo de comunicação. Por exemplo, os pacientes podem estar vivenciando separação da família, perda de funções sociais importantes, alteração física permanente, sentimentos de desamparo e um futuro incerto. Para a maioria dos pacientes, a tensão da doença leva a dúvidas e medos que provocam problemas. Os pacientes podem, de modo consciente ou inconsciente, disfarçar essas adaptações, esses temores e essas preocupações com raiva, depressão ou comportamento não-cooperativo. Um farmacêutico habilidoso, ciente tanto da dinâmica da comunicação quanto dos pontos de tensão impostos sobre os paciente por uma doença, pode ajudar os pacientes a reconhecer e a lidar com essas reações.

Muitos temores comuns associados com a experiência da doença enfocam a gravidade da incapacitação e da doença. Aspectos de sua doença podem permanecer vagos e incertos mesmo depois de os pacientes terem repetido discussões com seus médicos. Esses temores podem ser abatidos por explicações mais simples, palavras reconfortantes e reforço positivo advindo de médicos, farmacêuticos e outros profissionais de apoio da área de saúde.

A hospitalização pode ser uma experiência terrível, e o medo do desconhecido pode ser sufocante. Instrumentos sofisticados, monitores eletrônicos, soluções endovenosas, testes laboratoriais, maquinário para diagnósticos, ambientes não-familiares, roupas estranhas, um paciente moribundo na sala ao lado, gritos de dor e um companheiro de quarto com doença grave contribuem para uma experiência perturbadora. Como os profissionais do serviço de saúde se acostumam a esse meio, podem ficar insensíveis aos temores do paciente. Ao reconhecer que os pacientes desenvolvem esses temores, os profissionais podem ajudá-los a se sentir mais relaxados e removem uma barreira importante para a comunicação eficaz.

Os pacientes podem ter medo da dor. Por exemplo, a ansiedade do paciente pode ser tão grande antes de um procedimento cirúrgico ou diagnóstico que a comunicação eficaz é praticamente impossível. Os profissionais podem ajudar a aliviar a ansiedade, proporcionando palavras de conforto e uma explicação simples sobre o procedimento. Para os pacientes que vivenciam a dor, os farmacêuticos podem funcionar como um defensor do paciente para ajudar a assegurar que há a disponibilidade de alívio adequado para a dor. Vários estados americanos iniciaram o programa *Pain Initiatives* (Iniciativas para a Dor) que ajudam a educar os médicos e os farmacêuticos acerca do controle da dor, especialmente nos pacientes com doenças terminais.

A incapacidade é outro medo que os pacientes podem encarar. Por exemplo, pacientes vítimas de acidentes sérios podem ter que lidar com a incapacidade permanente, e aqueles com doenças cardíacas podem ter que enfrentar mudanças no seu estilo de vida. Enfermeiros, fisioterapeutas e outros profissionais da área de saúde podem ter um papel vital em restaurar a confiança dos pacientes e ajudá-los a se adaptar a essas incapacidades.

Os pacientes também podem ter medo da morte. Mesmo os pacientes sem uma condição que ameaça a vida podem temer a morte quando estão hospitalizados se acreditarem que um hospital é o lugar aonde as pessoas vão para morrer. Os pesquisadores na área da morte e do processo de morrer identificaram cinco estágios de morte e os padrões correspondentes de comportamento do paciente, começando com negação e isolamento, e movendo-se através da raiva, barganha, depressão e aceitação. Reconhecendo esses estágios, os profissionais dos serviços de saúde podem confortar e apoiar um paciente moribundo.

Comunicar-se de forma eficaz com os pacientes moribundos pode ser difícil para o farmacêutico, o paciente e a família do paciente. Algumas vezes, a equipe profissional encontra-se mais desconfortável em falar sobre a morte do que seus pacientes. Um farmacêutico de comunidade pode ignorar um paciente com doença terminal que apresenta uma prescrição aviada novamente apenas porque o farmacêutico acha que há pouco a dizer. No entanto, estar disponível para ouvir encoraja o paciente a exprimir sentimentos e proporciona uma grande fonte de conforto.

Existem obstáculos para a boa comunicação? Claro! Os pacientes podem ter sua atenção prejudicada pela sua doença e seu processo, ou pelo estado físico em que se encontram. Os pacientes podem sentir-se embaraçados, contrafeitos, modestos ou mesmo entediados quando no sistema de serviços de saúde.

O modo pelo qual um indivíduo reage é determinado parcialmente por características como idade, formação cultural, desenvolvimento emocional, nível educacional, crenças religiosas e experiências prévias de doença. Observar as reações de adaptação de um paciente proporciona indicações para a compreensão e, dessa forma, para a comunicação mais eficaz. Por exemplo, certos pacientes temem malquistar-se com profissionais dos serviços de saúde dos quais dependem. Com freqüência, esse comportamento é reforçado por provedores que dão *feedback* positivo para *bons pacientes*. Contudo, o medo de um paciente malquistar-se com provedores não é benéfico, porque pode ocultar tentativas de detectar sintomas.

Os pacientes hostis e que não colaboram requerem paciência e compreensão. Temores de desamparo e de dependência freqüentemente causam esse tipo de comportamento. Se esses pacientes se tornarem envolvidos na formulação de partes de seu plano de tratamento, poderão ganhar um sentimento de autonomia. Por exemplo, se um paciente se recusar a tomar medicação, a razão deverá ser identificada e discutida. O farmacêutico deve explicar o modo pelo qual a medicação ajuda a curar a doença ou a aliviar os sintomas, e não simplesmente falar sobre as generalidades da importância de tomar a medicação. O farmacêutico também pode se oferecer para recomendar uma mudança na terapia, se necessário. Embora seja fácil ficar com raiva de pacientes hostis e que não colaboram, os farmacêuticos precisam entender que existem razões para esse comportamento e tentar uma comunicação eficaz.

Os pacientes podem ficar deprimidos e retraídos quando surge uma doença, tornando-os relutantes a discuti-la. Diálogos rápidos e freqüentes com esses pacientes informam-lhes que alguém genuinamente se interessa por eles. Isso pode acabar estimulando-os a discutir seus verdadeiros sentimentos.

Deve ser dito aos pacientes a disponibilidade dos membros da equipe e quando a assistência é possível.

PREPARANDO A SESSÃO

O modo pelo qual um farmacêutico conduz uma sessão de coleta de informações acerca da medicação ou uma sessão de aconselhamento determina, em grande parte, seu sucesso. Os farmacêuticos devem gastar alguns momentos preparando-se mentalmente para a troca prestes a acontecer.

O farmacêutico deve tornar-se familiarizado com o tipo de perguntas a serem feitas e questões a serem procuradas. Essa preparação aumenta bastante a experiência para as duas partes e a qualidade da interação. O farmacêutico deve saber o máximo possível acerca do paciente antes de abordá-lo ou ao seu cuidador. Isso é mais facilmente alcançável em um ambiente hospitalar, onde o registro médico do paciente, bem como outros profissionais participantes, pode propiciar informação de fundo valiosa acerca do paciente. Na farmácia de comunidade, o farmacêutico pode rever o registro de medicação do paciente se ele tiver ido à farmácia antes. Raramente é possível saber muito acerca de um paciente antes de uma primeira visita à farmácia, porém o pessoal de apoio pode ser instruído a preparar o perfil do paciente antes que o farmacêutico comece a conversar com ele, de forma que o farmacêutico saiba, pelo menos, o nome do paciente. Como a terapia medicamentosa é cara, conhecer a cobertura do seguro do paciente pode ajudar o farmacêutico a direcionar preocupações acerca de custo.

Uma outra questão que vale a pena ser considerada antes que uma sessão verdadeiramente comece é o estado físico do paciente. O paciente está alerta e cooperativo, em dor ou em sofrimento, lúcido ou não se comunica? A doença, mal-estar ou problema foi uma emergência? Como uma entrevista abrangente com um paciente que está vivenciando dor aguda ou se encontra semicomatoso é difícil e improdutiva para ambas as partes, talvez o farmacêutico devesse adiar seu encontro com o paciente para mais tarde.

Conhecer o diagnóstico provável pode ajudar a proporcionar um índice geral da gravidade da doença, os procedimentos diagnósticos possíveis pela frente e o prognóstico. Descobrir o histórico social e ocupacional do paciente é uma peça importante do quebra-cabeças da entrevista. A comunicação funciona melhor utilizando-se um vocabulário equilibrado e compreensível.

Os farmacêuticos têm muitas interações espontâneas com os pacientes com os quais não estão relacionados em sessões de coleta de informações ou de aconselhamento, e para isso muitas vezes não podem se preparar. Por exemplo, um paciente pode telefonar ou chegar à farmácia perguntando sobre uma droga anunciada na televisão, perguntando se a droga é adequada para ele. Com prática cuidadosa em interações planejadas com os pacientes, os farmacêuticos obterão as habilidades para se sentirem à vontade nessas discussões espontâneas também.

ABRINDO A SESSÃO

Os farmacêuticos começam a utilizar habilidades verbais e não-verbais no segmento de abertura das sessões de coleta de informações e de passar informações. Os farmacêuticos apresentam-se adequadamente ao estabelecerem contato visual e cumprimentarem o paciente pronunciando claramente seu nome e o do paciente. Se for necessária ajuda com a pronúncia do nome do paciente, pergunte aos colegas e ao paciente para ter certeza. É melhor para o entrevistador começar formalmente utilizando os tratamentos "sr.", "sra." e então mudar para o primeiro nome se o paciente preferir.

O farmacêutico deve identificar o propósito da sessão claramente e seu papel, iniciando, por exemplo: "Olá. Meu nome é Kátia Teixeira e eu sou farmacêutica do hospital. Eu gostaria de passar algum tempo com você conversando sobre suas medicações."

O farmacêutico também deve informar quanto tempo aproximadamente a sessão terá e pedir ao paciente que explique o problema médico primário. Essa última pergunta dará ao farmacêutico a oportunidade de alcançar um discernimento das preocupações do paciente antes de conversar sobre medicação. Muitas vezes, a razão para a visita está disponível em outras fontes e deve ser conseguida antes que a sessão comece; porém, é uma boa idéia ouvir o paciente expressar a razão em suas próprias palavras. As indicações de problemas relacionados com a farmácia freqüentemente surgem utilizando-se essa abordagem.

A abertura não deve incluir indagações sobre características físicas do paciente, como altura e peso; informações básicas como essas devem ser obtidas de outras fontes ou perguntando-se posteriormente. No entanto, o histórico social deve ser obtido aqui. Esse inclui inquirir acerca de rotinas diárias, vida familiar, *hobbies* e se a medicação provoca quaisquer inconveniências no ambiente de trabalho ou doméstico.

ATENTANDO A SINAIS NÃO-VERBAIS

Durante as sessões de coleta de informações acerca da medicação e de aconselhamento, os farmacêuticos são observadores, autocríticos, questionadores, ouvintes, professores e registradores. É fácil ficar tão envolvido nas sessões, que os farmacêuticos esquecem acerca das mensagens não-verbais que elas transmitem. Os farmacêuticos e os pacientes comunicam, da mesma forma, emoções e outras informações de forma não-verbal. Olhar no vazio, falta de atenção, padrões de fala nervosa e interrupções são fatores que tiram a atenção e possuem um efeito deletério sobre a comunicação. Além disso, ficar atrás de uma barreira, como um balcão alto, comunica aos pacientes, de forma não-verbal, que o farmacêutico é inalcançável.[12] Os aspectos verbais e não-verbais de uma interação não podem ser separados se uma pessoa desejar apreciar completamente a natureza da interação.

CONTATO VISUAL — Presume-se que características faciais, bem como expressões faciais, revelem traços de personalidade. Comunica-se muita informação por meio de movimentos da cabeça e da face, porém talvez o movimento dos olhos de uma outra pessoa ofereça mais dicas do que qualquer outra estrutura facial. Portanto, um olhar é o principal sinal não-verbal para as outras pessoas.

Existe variação na quantidade de contato visual que deixa os pacientes à vontade, de forma que os entrevistadores devem se orientar a partir deles. O melhor que um farmacêutico pode oferecer é um contato visual freqüente e atencioso, evitando olhares prolongados inexpressivos. O contato visual ajuda a avaliar o significado do que está por trás das palavras do paciente e transmite a mensagem "eu estou ouvindo". Assim, o contato visual representa uma peça importante no estabelecimento da confiança e do entrosamento com o paciente.

MANEIRISMOS — O estudo da facilitação não-verbal levou à comercialização de *best-sellers* provocadores que prometem aos leitores que eles serão capazes de ler as pessoas como a um livro. Gestos, qualidades vocais, movimento corporal, vestuário e higiene podem fornecer informações sobre os entrevistadores e os pacientes, porém esmiuçar indícios em busca de significados ocultos pode ser mais prejudicial do que útil para as relações profissionais.

O farmacêutico/entrevistador precisa fazer o paciente se sentir à vontade, estimulando sua privacidade física e psicológica. O farmacêutico comunica uma postura de envolvimento encarando o paciente diretamente e inclinando-se em sua direção formando um pequeno ângulo, que é um sinal de atenção às necessidades do paciente. Se o paciente estiver sentado ou deitado, o entrevistador deverá se sentar, se possível. Alguns outros exemplos de facilitação não-verbal são a cabeça inclinada, a afirmação com a cabeça, e gestos com a mão que sugerem o entendimento ou o desejo de mais informações.

Tomar nota é adequado, desde que não seja o foco principal da atenção para o farmacêutico nem para o paciente. O excessivo escrever de observações apresenta desvantagens. Desvia a atenção dos pacientes, prejudica a dinâmica interpessoal e proporciona uma fuga conveniente e sedutora para os farmacêuticos. Os entrevistadores principiantes devem anotar tudo que for necessário para alcançar a precisão, mas devem se esforçar para melhorar suas habilidades auditivas, registrando apenas informações especiais no momento e, então, completando as observações imediatamente após a entrevista.

QUALIDADES VOCAIS — O diapasão, a extensão, o timbre, a clareza e o ritmo são qualidades vocais. O diapasão refere-se ao nível de freqüência da voz e influencia as atitudes do paciente em relação aos farmacêuticos e ao conteúdo da mensagem. Embora as pessoas monótonas geralmente não sejam apreciadas pela maioria dos indivíduos, as alterações exageradas de diapasão são ainda menos apreciadas. Os falantes com a voz naturalmente espontânea, utilizando nem uma extensão ampla nem uma extensão estreita de tom, tendem a ser percebidos de forma mais favorável.

A clareza da voz é um atributo importante para a comunicação eficaz. Para assegurar que o paciente pode ouvir e compreender, o farmacêutico deve avaliar a linguagem do paciente e suas habilidades auditivas e então alterar os padrões da fala, se necessário.

O ritmo é a velocidade da produção vocal. Demoras inadequadas podem irritar os pacientes, ao passo que interrupções podem agitá-los e interferir com o fluxo natural do diálogo. Ritmo rápido e pausas freqüentes muitas vezes estão associados a emoções como medo ou raiva. Um ritmo lento muitas vezes também está associado a raiva, bem como a tristeza e a depressão. Um ritmo lento com pausas freqüentes e expressões vocais como "hã", "é..." e "um..." podem indicar incerteza; talvez o farmacêutico esteja diminuindo o ritmo enquanto espera pela resposta do paciente ou enquanto formula a próxima pergunta a ser feita.

Freqüentemente as pessoas expressam suas emoções falando de forma muito rápida. Os farmacêuticos devem manter sua velocidade de fala de diálogo.

FAZER PERGUNTAS ADEQUADAMENTE

Para serem bons comunicadores, os farmacêuticos precisam estar em sintonia com os tipos de perguntas feitas, o modo pelo qual elas são feitas, e deve evitar a repetição. Entrevistar e aconselhar são atividades que nos exigem um grande investimento de energia, mais do que o diálogo ocasional, especialmente se o farmacêutico for novo no negócio. A repetição desnecessária de perguntas freqüentemente é um sinal de desatenção.

O uso de jargão também resulta de desatenção. Esta é a linguagem técnica ou o idioma característico de um grupo ou de grupos. O farmacêutico e outros provedores de serviços de saúde não estão imunes a usarem jargão. Uma amostra inclui os termos OTC, *per os*, nictúria, HCTZ, diurético, hipertensão e parenteral. Por exemplo consideremos OTC. Se esse termo for utilizado em uma pergunta com o objetivo de identificar o uso de uma droga que não precisa de receita, os pacientes poderão não saber que as letras significam *over-the-counter* (no balcão). Mesmo se souberem, poderão não entender que significam qualquer medicamento disponível em farmácias e supermercados e que pode ser comprado sem uma prescrição, o que inclui os fitoterápicos. Os farmacêuticos devem escolher uma linguagem adequada à sofisticação do paciente. O uso desnecessário de termos técnicos pode aumentar a ansiedade do paciente. Se forem necessários, todos os termos técnicos deverão ser explicados após a avaliação da compreensão do paciente.

PERGUNTAS ABERTAS E FECHADAS — As perguntas abertas são amplas e permitem ao paciente latitude suficiente na interpretação dos pedidos de informações, bem como nas respostas. Uma pergunta aberta indaga informações e dados específicos sobre o tópico de um modo geral, e não pode ser respondida com uma frase ou com "sim" ou um "não". Os farmacêuticos freqüentemente começam um tópico ou uma sessão utilizando perguntas abertas, já que as perguntas podem encorajar o paciente a discutir uma gama ampla de informações, mas elas podem ser excessivas. O uso excessivo de perguntas abertas resultará em uma entrevista muito longa, desconexa, não-focada e ineficaz.

Ao começar uma sessão fazendo perguntas abertas, o farmacêutico deverá começar as perguntas com palavras ou frases que tragam à tona respostas amplas. Por exemplo, perguntas que começam com termos tais como "quando", "onde", "como", "o quê", "fale-me sobre" geralmente trazem mais informações do que perguntas que começam com "é", "poderia", as quais geralmente são melhores para tentativas seguintes de esclarecer informações.

As perguntas abertas que começam com "por que" devem ser usadas pouco, pois podem mostrar críticas ou resultar em conjecturas. A expressão "por que" pode ter um lugar na comunicação interpessoal quando o paciente não vê ameaça por parte do entrevistador. Em geral, no entanto, a mesma informação pode ser obtida com outras perguntas, utilizando as palavras "o quê" ou "como". Por exemplo, em vez de perguntar: "Por que você não está tomando o seu remédio?" ou: "Por que você não veio antes para a repetição?", um farmacêutico pode abordar o paciente dessa forma: "O que lhe indica que está na hora da repetição?" ou: "Como você sabe que está na hora da repetição?"

As perguntas fechadas são restritas e, em geral, limitam o paciente a uma resposta direta e específica. Com freqüência, as perguntas fechadas requerem respostas simples do tipo "sim" ou "não".

O marco de uma sessão de coleta eficaz de informações médicas baseia-se no equilíbrio entre perguntas abertas e fechadas. O uso excessivo de perguntas fechadas resultará em entrevistas entrecortadas, reduzirá a qualidade e a quantidade das informações coletadas e oferecerá pouca oportunidade para se desenvolver uma relação com o paciente. Os farmacêuticos devem utilizá-las de forma criteriosa para evitar uma abordagem de interrogatório. Uma pergunta fechada de escolha forçada que indague sobre uma informação específica em uma palavra ou duas pode ser útil para acompanhar uma pergunta aberta. Um exemplo de uma resposta de paciente a uma pergunta aberta seguida por várias perguntas fechadas possíveis, por parte do entrevistador, é

Farmacêutico: Que problemas você está tendo tomando essa medicação?
Paciente: É difícil engolir os comprimidos.
Fechada: Você disse que seus comprimidos são difíceis de serem engolidos; eles são sempre difíceis de serem engolidos?
Fechada: Você deixou de tomar alguma dose?
Fechada: Você tem problemas de deglutição em outros momentos?

PERGUNTAS DIRETAS E INDIRETAS — As perguntas podem ser classificadas como diretas ou indiretas. As perguntas diretas vão ao ponto. Elas são pedidos francos de informação, e podem ser abertas ou fechadas. As perguntas indiretas também podem ser abertas ou fechadas, mas podem não soar como perguntas. São implícitas e talvez disfarcem pedidos de informação. As perguntas indiretas são especialmente úteis ao se lidar com assuntos delicados.

Alguns exemplos de perguntas diretas e indiretas são

Direta aberta: Fale sobre as câibras na sua perna.
Direta fechada: Você está preocupado com as câibras na sua perna?
Indireta aberta: Eu gostaria de saber o que você acha das câibras na sua perna.
Direta aberta: O que você pode me dizer sobre a penicilina que você está tomando?
Direta fechada: Você terminou a penicilina?
Indireta fechada: Você ainda tem penicilina?

PERGUNTAS CARREGADAS E CONDUCENTES — As perguntas carregadas e as conducentes são formas de perguntas fechadas que contêm suas próprias respostas ou que possuem julgamentos implícitos, ou ambos. Esses tipos de perguntas geralmente não são férteis para a coleta de informações.

As perguntas carregadas geralmente estão cobertas de emoção e forçam os pacientes a posturas defensivas. Um exemplo de uma pergunta carregada é "Você nunca teve gonorréia, teve?"

As perguntas conducentes declaradamente ou sutilmente guiam os pacientes a uma resposta que os farmacêuticos já prevêem. Elas colocam restrições absolutas sobre o modo pelo qual os pacientes poderão responder à pergunta, embora a resposta possa não ser adequada. As perguntas conducentes encorajam o paciente a dar uma resposta simples, evitam a desaprovação do farmacêutico e cortam a extensão da entrevista. Esse tipo de perguntas inadequadamente aplicadas pode resultar em uma entrevista incompleta, embora aparentemente eficiente. Contudo, às vezes, os pacientes precisam de orientação, estimulados por uma pergunta conducente, especialmente quando discutem áreas delicadas. Um exemplo de uma pergunta conducente e uma alternativa possível é

Conducente: O remédio o deixa zonzo?
Alternativa: Como o remédio o faz sentir?

PERGUNTAS MÚLTIPLAS — As perguntas múltiplas representam duas ou mais inquirições ao mesmo tempo para o paciente. Elas forçam os pacientes a escolher entre as perguntas e responder a uma e então à outra, se conseguirem se lembrar qual era a outra pergunta após responder à primeira.

As perguntas múltiplas, sejam feitas uma após a outra ou rapidamente após cada resposta, prendem os pacientes em uma barreira de perguntas e respostas que os deixa confusos e irritados. Então os pacientes tendem a seguir um padrão no qual eles aprendem a esperar por uma pergunta antes de responderem. Quando não são feitas perguntas, eles permanecem silenciosos. Um exemplo de uma pergunta múltipla comumente utilizada em entrevistas de obtenção de histórico da medicação é

Você está tomando medicamentos como aspirina, vitaminas, antiácidos, remédios para tosse e para resfriado?

Essa pergunta tem valor se explicada adequadamente, porém os pacientes podem interpretar a relação como definitiva sem tentar pensar em outras drogas sem receita médica que eles tomam. Um modo de utilizar esse tipo de pergunta com vantagens para o farmacêutico é antecedê-la dizendo

Eu vou ler uma lista de medicamentos que você pode comprar na farmácia sem uma receita médica. Interrompa-me se você estiver tomando qualquer uma delas. Se os nomes o confundirem, interrompa-me e eu vou explicar melhor.

Após discorrer a lista, pergunte se o paciente toma qualquer outra droga que não necessita de prescrição e que não foi mencionada.

CONSTRUINDO RELACIONAMENTO

Os provedores de cuidados de saúde bem-preparados reconhecem e respondem a um senso de responsabilidade interpessoal e são sensíveis ao modo pelo qual seu comportamento afeta outras pessoas. Esse reconhecimento e essa sensibilidade ajudam a desenvolver um relacionamento positivo com os pacientes. Os farmacêuticos devem estar acessíveis durante as interações, e devem *combinar* seu comportamento com pensamentos e sentimentos verdadeiros de forma que as mensagens comunicadas sejam coerentes, confiáveis e compatíveis.

FLEXIBILIDADE E LÓGICA — A flexibilidade é a habilidade de desviar a atenção quando necessário, adaptando-se ao fluxo total de comunicação. O ouvir ativo envolve a arte de esquadrinhar informações e analisar os fatos antes de agir em resposta. Ao ouvir ativamente, as respostas do farmacêutico para o paciente são mais argutas e com mais discernimento, mostram segurança e são mais adequadas do que declarações verbais ouvidas de forma passiva. Essa concordância tende a ser recíproca por parte do paciente, e a relação tende a ser mais compensadora para ambos.

Seqüenciamento lógico é o processo de cobrir grupos de tópicos relacionados em turnos, evitando dessa forma pular tópicos ou fazer perguntas em uma ordem aleatória, sem qualquer razão lógica aparente. Às vezes, é necessário seguir a condução do paciente, mesmo se não parecer lógica. Na verdade, quando se permite aos pacientes relembrar visitas farmacêuticas e médicas passadas em qualquer ordem que seja, eles recordam melhor dos fatos do que quando são instruídos a relembrarem em uma ordem temporal. O seqüenciamento lógico permite aos entrevistadores seguir a condução do paciente, embora possam retornar à seqüência prévia sem se perderem.

FRASES E REFORÇOS DE TRANSIÇÃO — As assertivas de transição desviam a discussão delicadamente de um tópico para outro. Transmitem o propósito e a importância da informação discutida. Não conseguir preparar os pacientes para uma mudança do tópico por meio de uma transição suave pode levá-los a se perder, a ficar confusos e a não cooperar. Um exemplo de uma assertiva de transição de um farmacêutico é

Você descreveu suas experiências recentes com medicamentos; agora eu gostaria de conversar sobre as medicações que você tomou nos últimos 3 a 6 meses.

Indicações simples de compreensão básica facilitam as respostas do paciente. Elas mostram ao paciente que o farmacêutico está ouvindo, acompanhando, e está envolvido no que é dito. Afirmações breves como "Sim", "Entendo", "Continue", "Fale mais sobre isso", "E então", e "Tudo bem" são exemplos de respostas de reconhecimento que produzem reforço. Também, esses tipos de respostas indicam encorajamento do farmacêutico para o paciente continuar a comunicação verbal. Por vezes pode ser útil repetir a última palavra do paciente com uma inflexão ascendente, de forma que se torne uma pergunta. Por exemplo

Paciente:... e então é claro que de vez em quando eu tenho enxaqueca.
Farmacêutico: Enxaqueca?

Como as respostas de reconhecimento podem reforçar o falante, evite usá-las em excesso por causa de seu potencial de inadvertidamente comunicar algo de que não se tem intenção. Pode ser difícil de acreditar, mas um simples "ok" ou "a-hã" podem indicar que o farmacêutico fez um julgamento, mesmo que não seja o caso. Por exemplo

Paciente: Eu estou com essa câibra na perna há algum tempo.
Farmacêutico: Ok.
Paciente: Seria muito melhor se minhas pernas não doessem o tempo todo.
Farmacêutico: A-hã.
Paciente: Um amigo me disse que eu estava precisando de vitaminas e me deu algumas. Eu comecei a tomar. Esqueci aquela droga de remédio para pressão que eu tomo.
Farmacêutico: Ok.

INTERRUPÇÕES — Os bons ouvintes sabem como falar apenas quando a situação requer. Esperar pacientemente e evitar interrupções (desculpar-se se o fizer acidentalmente) podem ser mais benéficos do que qualquer coisa interposta.

ESCLARECIMENTO E VERIFICAÇÃO — O esclarecimento e a verificação são comportamentos verbais que acentuam os tópicos principais discutidos na sessão. Acentuar os principais pontos de uma sessão ou a sessão inteira permite ao paciente e ao farmacêutico corrigir quaisquer erros, esclarecer qualquer confusão, confirmar informações como válidas ou adicionar informações novas. Por exemplo, o farmacêutico pode dizer

Agora deixe-me ter certeza de que eu entendi. Você primeiramente observou a tontura depois do segundo comprimido no primeiro dia, e parou de tomá-los no terceiro dia. Está certo até aqui?

ENCERRANDO A SESSÃO

Encerrar uma sessão de coleta de informações sobre os medicamentos ou uma sessão de aconselhamento requer atenção a muitos dos detalhes discutidos anteriormente. A conclusão deve conter um pedido de informações adicionais que o paciente acredita possam ser úteis, um resumo dos dados pertinentes junto com a oportunidade para o paciente fazer correções, se necessário; deve conter também um oferecimento para responder a quaisquer perguntas naquele momento ou no futuro, uma afirmação de quando e onde o paciente pode encontrar ajuda e a despedida.

Mesmo que o resumo geralmente seja sinônimo de encerramento, pode ser necessário, e até vantajoso, resumir em momentos estratégicos durante a sessão. Com freqüência resumir depende da extensão das informações abordadas, mas, como tudo o mais, o excesso de uma coisa boa pode ser prejudicial. O ponto essencial é que um resumo efetivo não precisa estar restrito ao encerramento.

INTEIREZA DA INFORMAÇÃO

Embora as sessões anteriores enfocassem basicamente o processo de comunicação, as farmacêuticos não podem estar tão preocupados com as habilidades do processo a ponto de negligenciarem a coleta precisa de dados sobre o medicamento e um histórico preciso do cumprimento das instruções. Dar atenção às qualidades da inteireza e da especificidade permitirá ao farmacêutico realizar ambas as tarefas.

Embora não exista um consenso completo acerca das perguntas específicas a serem feitas em uma entrevista para obtenção de histórico da medicação, a maioria dos especialistas espera que os farmacêuticos obtenham informações sobre medicações de prescrição e de venda livre que estão, naquele momento, sendo tomadas pelo paciente. Também se espera que os farmacêuticos coletem informações sobre medicamentos tomados anteriormente, alergias, problemas com efeitos adversos, e o uso possível de drogas ilícitas. Em geral, as informações sobre drogas que o farmacêutico coleta devem encontrar respostas para

Que medicação está sendo tomada (ou que medicações)?
Para que a medicação está sendo usada?
A medicação está sendo tomada de fato?
Como a medicação é tomada?
Com que freqüência a medicação é tomada?
Quando e com que a medicação é tomada?
Com que regularidade a medicação é tomada?
Durante quanto tempo a medicação deve ser tomada?
A medicação está funcionando?
Existem efeitos desagradáveis por causa da medicação?
Já lhe aconteceu esquecer de tomar a medicação?
O que acontece quando você não toma a medicação?

Tenha em mente que essas perguntas são apresentadas apenas como uma lista de verificação de informações a serem cobertas em uma entrevista para obtenção de histórico sobre as medicações. Elas não representam a melhor maneira de fazer a pergunta nem uma lista exaustiva de possibilidades.

O conteúdo das sessões de orientação ou aconselhamento varia tremendamente, dependendo do objetivo específico da sessão e das responsabilidades do farmacêutico autorizado para o tratamento de doenças, em colaboração com outros profissionais da área de saúde. A ASHP sugeriu incluir as seguintes áreas de conteúdo nas sessões de aconselhamento, dependendo do julgamento do farmacêutico acerca das necessidades do paciente:[13]

O nome da medicação e, quando adequado, sua classe terapêutica e eficácia.
Uso e benefícios e ação esperados do medicamento.
Expectativa do início da ação do medicamento e o que fazer se a ação não ocorrer.
Via, forma farmacêutica, dosagem e esquema de administração da medicação.
Instruções para preparar e utilizar a medicação.
Atitude a ser tomada em caso de uma dose não-tomada.
Precauções a serem observadas e riscos e benefícios potenciais.
Efeitos adversos comuns e graves, potenciais, e atitude a ser tomada se eles ocorrerem.
Técnica para automonitorar o tratamento.
Potenciais interações droga-droga, droga-alimento e droga-doença.
Relação entre a medicação e procedimentos radiológicos e laboratoriais.
Autorizações para repetição da prescrição.
Instruções para 24 horas de acesso a um farmacêutico.
Armazenagem adequada da medicação.
Descarte adequado de medicações e de dispositivos para administração utilizados.
Quaisquer outras informações únicas a um paciente individualmente ou a uma medicação.

Quando um paciente responde de forma inespecífica, deixando incerteza com relação à mensagem pretendida, o farmacêutico deve utilizar um aprofundamento para encorajar o paciente a explicar ou a elaborar algo já dito. O aprofundamento pode ser colocado na forma de uma assertiva aberta, como: "Eu gostaria que você me falasse mais sobre a dor", ou utilizando frases ou palavras reflexivas, como "Realmente?" e "Por que é assim?" Aprofundamentos desse tipo removem a conotação interrogativa comumente associada a eles. Também apresentam uma abordagem indireta para as questões de obediência do programa. As barreiras para a obediência da medicação podem ser áreas sensíveis para os pacientes falarem sobre elas, portanto, o aprofundamento *delicado* é uma abordagem fértil para a obtenção de informações específicas e completas.

Deve ser seguida uma observação de cautela: o questionamento excessivo, mesmo com o objetivo de especificidade, tende a estabelecer um padrão no qual o paciente aceita o papel de responder e o farmacêutico assume o papel de perguntar; se o farmacêutico não perguntar coisa alguma sobre um assunto específico, o paciente poderá não dar a informação procurada.

AVALIANDO AS HABILIDADES DE COMUNICAÇÃO

Ao aprender novas habilidades, é importante avaliar o próprio progresso e identificar áreas que precisam ser mais trabalhadas. A *USP Medication Counseling Behavior Guidelines* relaciona 35 itens projetados para medir comportamentos associados a aconselhamento sobre medicação; esses itens encontram-se divididos em itens de introdução, itens de conteúdo, itens de processo e itens de conclusão.[9] Como o formulário de avaliação com 35 itens pode ser moroso e ineficaz para os farmacêuticos utilizarem rotineiramente, a pequena lista seguinte de 15 dos itens proporciona um resumo das informações apresentadas neste capítulo sob o formato de uma lista de verificação. Os farmacêuticos podem utilizá-la como um guia na avaliação de suas próprias comunicações com os pacientes, ou pode avaliar as interações entre si.

O farmacêutico conduz introdução adequada na sessão de aconselhamento ao identificar a si próprio e ao paciente ou o agente do paciente.
Explica o propósito da sessão de aconselhamento.
Faz uso adequado do perfil de informações do paciente.
Avalia o entendimento do paciente acerca da razão (ou razões) para o tratamento.

Avalia quaisquer preocupações ou problemas verdadeiros e/ou potenciais de importância para o paciente.
Responde com respostas claras/empáticas.
Utiliza linguagem que o paciente provavelmente entende.
Mostra comportamentos não-verbais eficazes (contato visual, linguagem corporal, gestos).
Mantém o controle e a orientação da sessão de aconselhamento.
Utiliza perguntas abertas.
Apresenta fatos e conceitos em uma ordem lógica.
Transmite informações completas ao paciente (p. ex., nome e indicação, regime de dosagem, recomendações para armazenagem, efeitos colaterais potenciais, precauções).
Fornece informações precisas.
Verifica a compreensão do paciente por meio de *feedback*.
Resume, enfatizando os pontos-chave das informações.

DEFENSORES DO PACIENTE

Ao se comunicar com os pacientes e saber sobre seus problemas e preocupações relacionados com medicamentos, os farmacêuticos conseguem funcionar como defensores do paciente no sistema de serviços de saúde. Essa abordagem de advocacia é intensamente apoiada por Schulz e Brushwood.[14] Cada interação farmacêutico-paciente é diferente, e o farmacêutico determina um plano de ação baseado na avaliação da situação, incluindo a gravidade do problema e a habilidade de o paciente entender o problema e as opções disponíveis. Por exemplo, numa determinada situação, o farmacêutico pode identificar um problema potencial em uma entrevista de obtenção de histórico de medicação, apontá-lo para o paciente, e esperar que o paciente resolva o problema sozinho ou com a pessoa que fez a prescrição. Em uma situação mais séria, ou quando não se pode esperar que o paciente realize o acompanhamento necessário, o farmacêutico pode contatar, em nome do paciente, a pessoa que prescreveu a droga acerca de problemas ou preocupações potenciais.

Ao responder a problemas e preocupações do paciente, os farmacêuticos devem lutar para alcançar um equilíbrio e cumprir seu dever profissional. A melhor maneira de se definir dever nesse contexto é oferecer exemplos do seu oposto. A falta de dever profissional por parte dos farmacêuticos consiste em ser tão passivo com os interesses do paciente que os serviços prestados ficam comprometidos, ou ser tão ativo que o farmacêutico não mostra cuidados com os papéis de outros profissionais do serviço de saúde. O trabalho em equipe é um bem valioso que vale a pena ser procurado quando estão em jogo os serviços prestados ao paciente.

REFERÊNCIAS

1. *Am J Hosp Pharm* 1985; 42: 1287.
2. Hepler CD, Strand LM. *Ibid* 1990; 47: 533.
3. Strand LM. Presentation at the 1996 Pharmaceutical Care Outcomes Research Conference: *Linking Research to Practice.* Univ of Georgia College of Pharmacy, Athens GA, Sep 26–28, 1996.
4. Omnibus Budget Reconciliation Act of 1990, Pub. L. No. 101-508, §4401, 104 Stat 1388, 1990.
5. Beardsley RS. Presentation at the National Symposium on Oral Counseling by Pharmacists about Prescription Medicines, Lansdowne, VA, Sep 19, 1997.
6. Kalman SH, Schlegel JF. *Am Pharm* 1979; NS19: 133.
7. *Principles of Practice for Pharmaceutical Care.* Washington, DC: APhA, 1996.
8. Ranelli PL, Svarstad BL, Boh L. *Am J Hosp Pharm* 1989; 46: 267.
9. *USP Medication Counseling Behavior Guidelines.* USP Convention, Inc, Rockville MD, Feb 1997.
10. Gardner M, Boyce RW, Herrier RN. *Pharmacist-Patient Consultation Program: An Interactive Approach to Verify Patient Understanding* (videotape and guide). Bethesda, MD: USPHS, Indian Health Service/Pfizer, 1991.
11. Wiederholt JB, Wiederholt PA. *Am J Pharm Educ* 1997; 61: 415.
12. Ranelli PL. *Soc Sci Med* 1979; 13A: 733.
13. *AJHP* 1997; 54: 431.
14. Schulz RM, Brushwood DB. *Hastings Cen Rep* 1991; 21(1): 12.

BIBLIOGRAFIA

ASHP. Directions for clinical practice in pharmacy. Proceedings of an invitational conference conducted by the ASHP Research & Education Foundation and the ASHP. *Am J Hosp Pharm* 1985; 42: 1287.

ASHP. *Principles of Practice for Pharmaceutical Care.* Washington, DC: APhA, 1996.

ASHP guidelines on pharmacist-conducted patient education and counseling. *Ibid* 1997; 54: 431.

Beardsley RS. Oral patient counseling by pharmacists: review of the literature. Presented at the National Symposium on Oral Counseling by Pharmacists about Prescription Medicines, Lansdowne, VA, Sep 19, 1997.

Berger BA, Grimley D. Pharmacists' readiness for rendering pharmaceutical care. *JAPhA:* 1997; NS37: 535.

Brushwood D, Catizone C, Coster J. OBRA 90: what it means to your practice. *US Pharmacist* (special insert) Aug 1992.

Chewning B. Patient involvement in pharmaceutical care: a conceptual framework. *Am J Pharm Educ* 1997; 61: 394.

Feldman MD, Christensen JF, eds. *Behavioral Medicine in Primary Care.* Stamford, CT: Appleton & Lange, 1997.

Gardner M, Boyce RW, Herrier RN. *Pharmacist-Patient Consultation Program: An Interactive Approach to Verify Patient Understanding* (videotape and guide). Bethesda, MD: USPHS, Indian Health Service/Pfizer, 1991.

Hepler CD, Strand LM. Opportunities and responsibilities in pharmaceutical care. *AJHP* 1990; 47: 533.

Jobe JB, White AA, Kelley CL, *et al.* Recall strategies and memory for health-care visits. *Milbank Q* 1990; 68: 171.

Kalman SH, Schlegel JF. Standards of practice for the profession of pharmacy. *Am Pharm* 1979; NS19: 133.

Mace NL, Rabins PV. *The 36-Hour Day: A Family Guide to Caring for Persons with Alzheimer's Disease, Related Dementing Illnesses, and Memory Loss in Later Life.* Baltimore: Johns Hopkins University Press, 1991.

Meade V. OBRA '90: how has pharmacy reacted? *Am Pharm* 1995; NS35(2): 12.

Meichenbaum D, Turk DC. *Facilitating Treatment Adherence: A Practitioner's Guidebook.* New York: Plenum, 1987.

Meldrum H. *Interpersonal Communication in Pharmaceutical Care.* Binghamton, NY: Pharmaceutical Products Press/Haworth Press, 1994.

Metzler K. *Creative Interviewing,* ed 3. New York: Allyn & Bacon, 1997.

Northouse PG, Northouse LL. *Health Communication: Strategies for Health Professionals,* ed 3. Stamford, CT: Appleton & Lange, 1997.

Omnibus Budget Reconciliation Act of 1990, Pub. L. No. 101-508, §4401, 104 Stat 1388, 1990.

Ranelli PL. The utility of nonverbal communication in the profession of pharmacy. *Soc Sci Med* 1979; 13A: 733.

Ranelli PL. Rediscovering the act of interviewing by pharmacists. *J Clin Pharm Ther* 1990; 15: 377.

Ranelli PL. Physician-pharmacist-patient interaction. In *The Inside Story of Medicines: A Symposium.* Higby GJ, Stroud EC, eds. Madison, WI: AIHP, 1997, 277.

Ranelli PL, Svarstad BL, Boh L. Factors affecting outcomes of medication-history interviewing by pharmacy students. *AJHP* 1989; 46: 267.

Rantucci MJ. *Pharmacists Talking with Patients.* Baltimore: Williams & Wilkins, 1997.

Schulz RM, Brushwood DB. The pharmacist's role in patient care. *Hastings Cen Rep* 1991; 21(1): 12.

Steering Committee for the Collaborative Development of a Long-Range Action Plan for the Provision of Useful Prescription Medicine Information. *Action Plan for the Provision of Useful Prescription Medicine Information.* Keystone, CO: Keystone Center, 1996.

Stewart CJ, Cash WB Jr. *Interviewing: Principles and Practices,* ed 8. New York: Wm C Brown/McGraw-Hill, 1996.

Strand LM. Development of pharmaceutical care: the practice. Presented at 1996 Pharmaceutical Care Outcomes Research Conference: Linking Research to Practice, University of Georgia College of Pharmacy, Athens GA, Sep 26–28, 1996.

Tietze KJ. *Clinical Skills for Pharmacists.* St Louis: Mosby, 1997.

Tindall WN, Beardsley RS, Kimberlin CL. *Communication Skills in Pharmacy Practice,* ed 3. Philadelphia: Lea & Febiger, 1994.

DHHS, Office of Inspector General. *State Pharmacy Boards' Oversight of Patient Counseling Laws* (DHHS publ OEI-01-97-00040), Aug 1997.

USP Medication Counseling Behavior Guidelines. USP Convention, Rockville, MD, Feb 1997.

Wiederholt JB, Wiederholt PA. The patient: our teacher and friend. *Am J Pharm Educ* 1997; 61: 415.

CAPÍTULO 115

Obediência do Paciente

Daniel A Hussar, PhD
Remington Professor of Pharmacy
Philadelphia College of Pharmacy
University of the Sciences in Philadelphia
Philadelphia, PA 19104

Os avanços significativos na compreensão da etiologia de muitos estados mórbidos e o desenvolvimento de muitos novos agentes terapêuticos tornaram possível a cura ou o controle sintomático de muitos distúrbios clínicos. Entretanto, ao acompanhar a sofisticação cada vez maior nas intervenções e no conhecimento diagnóstico e terapêutico, constatou-se que em muitos casos os agentes não são utilizados de forma ideal para se obter benefício total e segurança. Em muitas situações, os esforços para manter ou melhorar a saúde não atingiram os objetivos considerados, e com freqüência a não-obtenção dos resultados desejados foi atribuída à desobediência ou à obediência parcial por parte do paciente.

Com relação ao fornecimento do tratamento de saúde, o conceito de obediência pode ser visto de forma ampla, pois está relacionado às instruções referentes a dieta, prática de exercícios, repouso, retornar para outras consultas, etc., além do uso dos fármacos. Entretanto, é em discussões referentes à farmacoterapia que a denominação *obediência do paciente* é empregada com mais freqüência. É nesse contexto que será utilizada nesta discussão, e a obediência pode ser definida como o grau de coincidência entre o comportamento do indivíduo e os conselhos clínicos ou de saúde.

A obediência à terapia implica compreender como a medicação tem de ser utilizada, bem como um comportamento positivo no qual o paciente está motivado suficientemente para utilizar o tratamento prescrito da forma planejada, devido à percepção do autobenefício e de um resultado positivo (p. ex., melhora diária do bem-estar e da função). Alguns recomendaram o uso dos termos *aderência, concordância* ou *persistência*, em vez do termo *obediência*; entretanto, este continua a ser o mais amplamente utilizado e aceito.

Os problemas referentes à obediência do paciente em relação às instruções recebidas foram reconhecidos há anos; na verdade, Hipócrates uma vez advertiu: "Observe também que, amiúde, os pacientes também mentem sobre o fato de estarem tomando as medicações prescritas." Quando a complexidade das doenças do paciente e as ações dos potentes agentes terapêuticos são consideradas, o médico, o farmacêutico e os outros profissionais de saúde podem facilmente ficar preocupados com o diagnóstico do estado mórbido, bem como com a seleção e as implicações da farmacoterapia, e supor que o paciente seguirá as instruções fornecidas. Afinal, como a medicação está sendo fornecida para melhorar e/ou manter a saúde do paciente, por que este não seguiria as instruções fornecidas? Ainda assim, os estudos realizados continuam a mostrar que muitos pacientes, por vários motivos, não tomam sua medicação da forma tencionada.

Embora alguns pacientes decidam conscientemente desviar-se do esquema prescrito (isto é, desobediência *intencional*), muitos pretendem tomar sua medicação de acordo com as instruções recebidas e, em alguns casos, até mesmo podem não estar cientes de que estão utilizando a medicação de forma diferente daquela tencionada.

O termo *desobediência do paciente* sugere que este está negligenciando o uso adequado da medicação. Embora este seja, amiúde, o caso, em muitas situações, o médico e o farmacêutico não instruíram o paciente de forma adequada, ou forneceram as informações de uma maneira que o paciente não as compreendeu. As questões mais básicas referentes ao uso da medicação precisam ser abordadas — O paciente recebeu instruções adequadas? O paciente compreendeu como deve tomar a medicação? Nunca se deve tomar por certo que o paciente compreendeu como deve tomar sua medicação, e medidas adequadas precisam ser seguidas para que o paciente receba as informações e o aconselhamento necessários para utilizar sua medicação da forma mais efetiva e segura.

DESOBEDIÊNCIA

Tipos

As situações mais comumente associadas à desobediência com a farmacoterapia incluem o fato de não terem aviado ou reposto a prescrição, omissão de doses, erros de dosagem, administração incorreta, erros no horário da administração e interrupção prematura do medicamento.

Alguns pacientes nem mesmo levam suas receitas a uma farmácia, e outros que levam as receitas a uma farmácia não voltam para buscá-las quando terminam. Em um levantamento[1] realizado com consumidores, 2% responderam que levaram suas receitas a uma farmácia mas que não voltaram para buscar o medicamento. As explicações mais comuns para essa conduta são que os pacientes sentem que já se recuperaram da condição, ou que não precisam mais do medicamento, acham que têm um remédio semelhante em casa, não gostaram do remédio, que este é muito caro, ou que esqueceram de retirar a prescrição da farmácia. Em muitos casos nos quais a infecção está associada a febre e desconforto local, os pacientes já estão em uso de medicações vendidas sem receita médica, como acetaminofeno. A capacidade desses agentes de fornecer algum alívio, se não alívio total, dos sintomas da condição pode levar alguns pacientes a acharem que a condição está melhorando, ou melhor, que não é necessário aviar a receita.

Omissão das doses é um dos tipos mais comuns de desobediência, e é mais provável que ocorra quando uma medicação é administrada a intervalos freqüentes e/ou por um período de tempo longo. Erros de dosagem incluem situações em que a quantidade de uma dose individual ou a freqüência de administração está incorreta.

Exemplos de administração incorreta de medicação incluem a não-utilização da técnica adequada ao empregar inaladores com medidor de dose e, em alguns casos, a administração de medicamentos pela via de administração errada. Erros no horário da administração do agente podem incluir situações em que esta ocorre em relação inadequada com as refeições. Algumas substâncias — p. ex., tetraciclina, didanosina (Videx), alendronato (Fosamex) — devem ser administradas longe das refeições para a absorção ideal. O horário do dia em que a substância é administrada também pode ser importante no caso de alguns medicamentos; p. ex., os diuréticos são mais bem administrados pela manhã.

A interrupção prematura do tratamento ocorre comumente com o uso de antibióticos, bem como com os medicamentos utilizados no tratamento de distúrbios crônicos, como hipertensão arterial. Um levantamento da American Association of Retired Persons (AARP) realizado em um ambulatório para idosos constatou que 33% dos indivíduos informaram terem interrompido prematuramente uma medicação prescrita.[2] Os pacientes precisam ser informados sobre a importância de tomar sua medicação da maneira indicada, embora sua condição possa ser assintomática ou, como no caso de infecções, os sintomas possam ter desaparecido logo após o início da terapia.

Os estudos refletem uma ampla variação no grau de desobediência. Muitos relatos indicam que pelo menos um terço dos pacientes não obedece às instruções, e, no caso dos pacientes com doenças crônicas em uso de esquemas terapêuticos prolongados, os resultados sugerem uma taxa de desobediência de cerca de 50%. Para fornecer uma melhor perspectiva do tipo e da extensão dos problemas específicos identificados, forneceremos os seguintes exemplos.

Em um estudo[3] realizado com idosos residentes em um asilo público, a desobediência foi associada de forma significativa ao uso de mais de cinco medicamentos prescritos, à incapacidade de ler a receita e os rótulos auxiliares e à dificuldade para abrir a tampa do medicamento.

Problemas com crianças também foram relatados. Em um estudo realizado em ambulatório sobre a obediência no tratamento da otite média aguda em 300 crianças,[4] a obediência total ao uso dos antibióticos prescritos foi de apenas cerca de 7%. Os pais deram menos que o número de doses prescritas em 36% dos casos, e a terapia foi interrompida cedo em 37% das ocasiões. Outros fatores que contribuem para a desobediência incluíram rótulo incorreto e o uso de *colheres de chá* com volumes muito variados.

Conseqüências

A importância e o escopo das dificuldades resultantes de falha no uso planejado dos medicamentos levaram o National Council on Patient Information and Education a designar a desobediência como *outro problema farmacológico na América do Norte*. Outros observaram que a desobediência pode ser o problema mais importante que a medicina enfrenta hoje em dia[5] e que "o conhecimento da obediência do paciente é de fundamental importância para interpretar a resposta ao agente, seja ele um paciente individual ou esteja em uma pesquisa clínica".[6] Em resposta às preocupações referentes à medicação errônea entre os idosos, incluindo as observações de que 55% dessa população de pacientes não obedece ao uso dos medicamentos, o Office of the Inspector General realizou um estudo para determinar por que os idosos não seguem os esquemas terapêuticos.[7]

"Os fármacos não funcionam se os indivíduos não os tomarem." Esta observação feita pelo ex-Ministro da Saúde C Everett Koop em seu discurso em um simpósio sobre *Improving Medication Compliance*[8] é uma assertiva clara sobre as conseqüências da desobediência. Em muitos casos, a desobediência resulta no *subuso* de um agente, privando portanto o paciente dos benefícios terapêuticos antecipados e possivelmente resultando no agravamento progressivo ou em outras complicações da condição que está sendo tratada.

A desobediência também pode resultar no *uso excessivo* de uma substância. Quando doses excessivas são utilizadas, ou quando a medicação é administrada com freqüência maior que a pretendida, há maior risco de reações adversas. Esses problemas podem ocorrer de forma inocente, pois quando o paciente percebe que esqueceu de tomar uma dose do medicamento ele dobra a dose seguinte. Outros pacientes parecem acreditar que, se foi prescrito um comprimido para alívio dos sintomas, dois ou três serão ainda mais eficazes.

Os resultados de vários estudos sugerem que até 10% das hospitalizações[9] e 23% das hospitalizações em clínicas de repouso[10] estão relacionados à desobediência. Em um estudo de 315 hospitalizações consecutivas de pacientes idosos em um hospital da comunidade, 28% estavam relacionados à medicação — 17% devido a reações adversas e 11% devido à desobediência.[11] Uma revisão dos estudos publicados sobre hospitalizações relacionadas a medicamentos observou que 11 relatos indicaram que 22,7% das hospitalizações por reações medicamentosas adversas foram induzidos por desobediência.[12]

A hipertensão arterial é a doença estudada com mais freqüência em relação à obediência. Embora programas educacionais e de triagem tenham reduzido de forma significativa o número de indivíduos que não sabiam que eram hipertensos, acredita-se que a maioria dos 50 milhões de norte-americanos com hipertensão não exerça bom controle sobre sua condição. Para os pacientes hipertensos para os quais foi prescrito um tratamento, muitos não têm sua pressão sanguínea sob controle efetivo, e um motivo importante para a falha no controle da hipertensão é a desobediência aos esquemas que atuariam se fossem administrados conforme pretendido. A desobediência é um dos diagnósticos mais comumente não-detectados, e a maneira como os pacientes tomam sua medicação deve ser avaliada antes de se alterar seu esquema terapêutico. Em um estudo realizado, relatou-se que o subuso de medicamentos anti-hipertensivos pode estar associado a hospitalização que poderia ter sido evitada se os pacientes tivessem seguido seus esquemas terapêuticos.[13]

A desobediência tem implicações importantes para aqueles com infecção por HIV/AIDS. Um pesquisador observou que, nos pacientes com níveis virais quase não-detectáveis resultante do uso de esquemas anti-retrovirais efetivos, um período de 10 dias sem o uso da medicação pode resultar no retorno das cargas virais a níveis comparáveis aos do início do tratamento.[14] Outros relataram que pacientes que não tomaram apenas 20% das doses dos agentes anti-retrovirais mostraram cargas virais mais altas que os pacientes que se acreditava não tivessem deixado de tomar qualquer uma das doses.[15] Uma outra preocupação é o fato de que o tratamento irregular resultante da desobediência parece acelerar a emergência de cepas resistentes do HIV.

Observou-se que cerca de 50% dos pacientes com esquizofrenia não obedecem ao uso de seus medicamentos e apresentam recidiva dos sintomas um ano após o início do tratamento antipsicótico. O controle inadequado da esquizofrenia foi, em alguns casos, associado a ações violentas, como o assassinato de dois guardas no prédio do Capitólio norte-americano.

Um relato[15] chamou a atenção para os perigos da desobediência aos esquemas medicamentosos antiepiléticos. Ao examinar os registros de necropsias referentes a 11 casos de mortes inexplicadas não-esperadas de pacientes epiléticos, nenhum agente antiepilético foi encontrado em 4 pacientes e concentrações subterapêuticas foram encontradas em outros 6 pacientes. Sugeriu-se que várias dessas mortes poderiam ter sido evitadas se tivesse havido melhor obediência às instruções sobre o uso do(s) medicamento(s).

Da mesma forma, uma causa importante de morte nos pacientes submetidos a transplante, alguns dos quais aguardaram anos por um órgão, é a rejeição resultante da desobediência ao uso da medicação imunossupressora.[16]

As conseqüências econômicas da desobediência também são alarmantes, e calcula-se que os custos associados com a desobediência nos EUA sejam superiores a 100 bilhões de dólares por ano. O custo da desobediência e a capacidade de melhorar a obediência para reduzir os gastos da saúde pública são tópicos de uma revisão de vários estudos, nos quais se observou que "*sem exceção*" os benefícios obtidos com a melhora da obediência sobrepujam, e em alguns casos em muito, os custos dos programas destinados à melhora da obediência."[17]

A desobediência também pode assumir outras formas. Os problemas associados ao uso errôneo e ao abuso de drogas, seja não-intencional ou deliberado, são bem-reconhecidos. Embora não sejam, em geral, considerados em termos de desobediência, os problemas com abuso de drogas são, às vezes, resultantes do uso excessivo de medicamentos que foram prescritos para distúrbios clínicos existentes.

Outro problema está relacionado ao armazenamento de drogas que não foram utilizadas por completo durante o período pretendido do tratamento. A manutenção dessas drogas pode resultar em seu uso inadequado em algum momento mais tarde. Ocorreram envenenamentos acidentais, e medicamentos estocados foram utilizados para cometer suicídio.

O reconhecimento de que a desobediência é tão prevalente suscitou questões referentes à atenção dispensada a essa variável nos estudos clínicos dos agentes terapêuticos. Por exemplo, uma análise das fontes e das tendenciosidades francas e ocultas em relatos de estudos duplo-cegos sobre antiinflamatórios não-esteróides publicados entre 1966 e 1985 revelou que apenas 13% dos estudos avaliaram a obediência ao regime de tratamento.[18] As potenciais alterações na resposta terapêutica resultantes da desobediência indicam que atenção especial foi destinada a esse aspecto do estudo da ação dos agentes terapêuticos.

Embora a consideração das conseqüências da desobediência deva focalizar basicamente os problemas que podem ocorrer, também se deve estar ciente de que existem situações nas quais a desobediência pode beneficiar alguns pacientes. Definida por um pesquisador[19] como *desobediência inteligente*, observou-se que alguns pacientes têm uma base racional (p. ex., evitando efeitos adversos) para alterar a dose de sua medicação, e que bons resultados terapêuticos ainda são atingidos. Entretanto, o fato de que alguns pacientes podem ser beneficiados com a desobediência ao esquema terapêutico não pode ser considerado um motivo para que os profissionais de saúde sejam menos diligentes para detectar a desobediência e para iniciar medidas corretivas adequadas, pois toda situação em que ocorre desobediência exige avaliação cuidadosa.

Detecção

Assim como o diagnóstico dos distúrbios clínicos, a detecção da desobediência é um pré-requisito necessário para o tratamento adequado. Além disso, assim como muitas doenças, o comportamento obediente ou desobediente não é estável e pode mudar com o passar do tempo, exigindo o uso regular de métodos de detecção para determinar esse comportamento como parte da avaliação da eficácia do tratamento.

O método de detecção ideal mediria a obediência no momento e no local onde o medicamento (ou outro tratamento) está sendo tomado. A observação direta do paciente seria o melhor procedimento para determinar a obediência. Entretanto, esse método não é, em geral, prático.

Os métodos atuais de detecção incluem medidas diretas, como auto-relato, entrevista, resultado terapêutico, contagem de comprimidos, mudança no peso da caixa onde o inalador com dosímetro é guardado, velocidade com que o medicamento é trocado e monitores computadorizados de obediência, e medidas diretas, como marcadores biológicos, compostos rastreadores e pesquisa de líquidos corporais. Em geral, os métodos diretos de detecção têm sensibilidade e especificidade maiores que os métodos indiretos, o que torna os métodos diretos mais confiáveis para avaliação da obediência. Entretanto, todos esses métodos possuem suas limitações. Para ajudar a sobrepujar as limitações desses métodos de avaliação e fornecer informações confirmatórias, recomenda-se o uso de pelo menos dois métodos diferentes de detecção para determinar a obediência.

MÉTODOS INDIRETOS — Auto-relatos e entrevistas com os pacientes são os métodos mais comuns e mais simples para tentar determinar a obediência à terapia. Entretanto, muitos estudos mostraram que até mesmo as técnicas mais especializadas e altamente sofisticadas de entrevista superestimam de forma substancial a obediência à medicação. Apesar das limitações das entrevistas, a elaboração cuidadosa das perguntas (p. ex., "A maioria das pessoas não consegue se lembrar direito se tomou ou não seu medicamento. Você sente dificuldade para lembrar se tomou o seu?")[20] de uma maneira não-ameaçadora ajudará a identificar alguns pacientes desobedientes.

A contagem de comprimidos é um outro método de detecção utilizado para medir a obediência e com freqüência é utilizado em estudos sobre drogas clínicas. A obediência de um paciente ao esquema medicamentoso pode ser avaliada pela diferença entre o número de unidades de dose inicialmente fornecido e o número que permanece no recipiente na consulta seguinte ou em uma visita domiciliar não-marcada. Entretanto, a *retirada de comprimidos* (isto é, tentativas do paciente de mostrar sua obediência jogando fora o medicamentos às escondidas) é comum, e vários estudos mostraram que contagens realizadas depois superestimam grosseiramente as taxas reais de obediência.[21,22]

A conquista dos objetivos do tratamento é, às vezes, utilizada para medir a obediência do paciente. Quando um determinado tratamento está associado a um resultado bem-sucedido (p. ex., pressão sanguínea, concentração de glicose ou pressão intra-ocular normais), pode-se concluir pela obediência satisfatória ao esquema terapêutico. Entretanto, os pacientes podem *carregar* na medicação ou associá-la a outros esquemas terapêuticos (p. ex., dieta), logo antes da consulta seguinte. Esse comportamento é denominado *efeito da escova de dentes*, por causa da forma como os indivíduos escovam os dentes logo antes de irem ao dentista. O efeito da escova de dentes pode invalidar quase por completo a estratégia do resultado da saúde, bem como outros métodos de detecção (p. ex., determinação da concentração do fármaco no líquido corporal).

Os monitores de obediência computadorizados são os métodos mais recentes e mais confiáveis de detecção indireta. Um exemplo é o Medication Event Monitoring System (MEMS) (disponível na Aprex Corp, Menlo Park, CA). O sistema consiste em um microprocessador colocado na tampa do recipiente do medicamento. Todas as vezes que o paciente abre a tampa do recipiente, a hora e a data são registradas. Os dados são recuperados conectando-se a unidade do microprocessador a um computador. Os dados não fornecem apenas uma indicação dos padrões individuais de dosagem, mas também permitem correlações com os eventos clínicos. Esses dados podem ser úteis para o médico compreender por que o tratamento não foi completamente bem-sucedido. Embora os monitores computadorizados não forneçam informações diretas sobre se e quanto da medicação foi realmente tomado, seu uso auxilia a complementar outros métodos. Por exemplo, em um estudo[23] no qual a contagem dos comprimidos indicou obediência quase perfeita, o monitor na tampa do recipiente mostrou que menos da metade das vezes que a tampa foi aberta ocorreu no intervalo prescrito de 12 ± 2 horas.

MÉTODOS DIRETOS — Os marcadores biológicos e os compostos rastreadores indicam a obediência do paciente por um período prolongado. Por exemplo, a determinação da hemoglobina glicosilada em pacientes com diabetes melito fornece uma avaliação objetiva do controle metabólico durante os 3 meses anteriores. Os compostos rastreadores — pequenas quantidades de agentes com meias-vidas longas, como fenobarbital e digoxina — foram adicionados às substâncias em alguns estudos e medidos nos líquidos biológicos como indicadores farmacológicos de obediência.

Por fim, a obediência também é medida através da determinação das concentrações dos fármacos nos líquidos biológicos dos pacientes. Entretanto, a utilidade dos dados sobre as concentrações dos fármacos nos líquidos biológicos é limitada porque (1) as concentrações dos fármacos são afetadas pelas diferenças individuais na absorção, distribuição, metabolismo e excreção, e concentrações baixas ou erráticas das drogas não são necessariamente uma indicação de desobediência;[24] (2) as concentrações dos fármacos não fornecem dados referentes ao horário em que as doses foram consumidas; e (3) o consumo breve de drogas rapidamente eliminadas antes do teste pode fornecer resultados que mostram concentrações adequadas do fármaco, sugerindo erroneamente uso regular do medicamento.

O Paciente Desobediente

Foram realizados esforços para mostrar a relação entre a desobediência e muitas variáveis, como idade, educação, ocupação, condição socioeconômica, fatores da personalidade, variáveis fisiológicas e o número, tipos e gravidade das doenças. Embora determinados padrões tenham sido observados em alguns estudos, os resultados, em geral, foram inconsistentes, e continua a ser difícil identificar quais os pacientes que apresentam maior probabilidade de não serem obedientes ao tratamento.

Foi realizada uma distinção entre a obediência de atitude e a comportamental, pois com freqüência a atitude e o comportamento de um paciente podem ser incongruentes. Por exemplo, os pacientes podem ter toda a intenção de tomar o medicamento de acordo com as instruções, mas na verdade não o fazem porque são esquecidos ou porque não as compreenderam realmente. Por outro lado, alguns pacientes podem não ter a intenção de obedecer, mas o fazem.

Alguns indivíduos são intencionalmente transgressores. Em um estudo[25] realizado com pacientes idosos, quase três quartos dos indivíduos observados como sendo intencionalmente desobedientes não tomaram seu(s) medicamento(s) de acordo com as instruções. O motivo mais freqüentemente encontrado foi que o paciente não acreditava que o fármaco fosse necessário na dose prescrita pelo médico. Observou-se que a transgressão intencional era mais provável nos pacientes que tomavam dois ou mais medicamentos e que tinham dois ou mais médicos.

O reconhecimento de que a desobediência pode ser intencional, bem como não-intencional, realça a complexidade do desafio de desenvolver estratégias para melhorar a obediência. Embora tenham sido realizados avanços consideráveis no reconhecimento e na avaliação dos problemas associados à desobediência, uma observação feita no início desta discussão continua a ser válida hoje em dia — "Não foi possível identificar um tipo de indivíduo não-cooperativo. Todo paciente é um infrator potencial; a obediência nunca deve ser presumida."[26]

Atenção considerável foi destinada aos determinantes sociocomportamentais da obediência, e foram descritos vários modelos baseados nos princípios comportamentais.[27] Um *modelo de crença de saúde*, que foi inicialmente desenvolvido[28] para explicar os comportamentos da saúde preventiva, como imunizações e tratamento dentário profilático, foi posteriormente revisado[29] para aplicar a obediência aos esquemas clínicos prescritos. Um modelo de *terceira geração* foi então proposto,[5] focalizando mais especificamente as decisões da saúde. Esse modelo de *decisão de saúde* combina análise de decisão, teoria de decisão comportamental e crenças de saúde para fornecer um modelo de decisões de saúde e comportamento resultante. Os componentes desse modelo e a maneira com que estão relacionados são mostrados na Fig. 115.1.

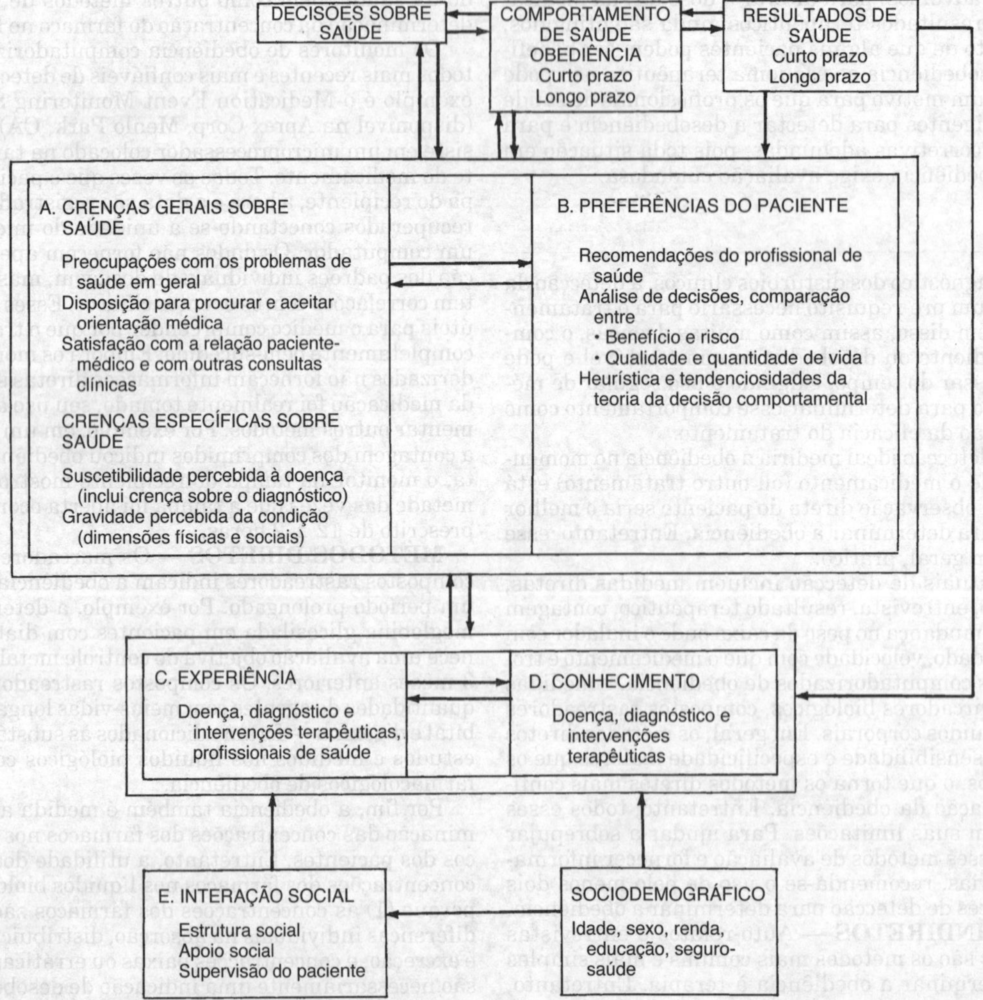

Fig. 115.1 O modelo de decisão da saúde, combinando o modelo de crença de saúde e as preferências do paciente, incluindo teoria de análise de decisão e de decisão comportamental.[5]

Com referência à relação entre as crenças de saúde e a obediência, se esta tiver de ser obtida, os pacientes precisam acreditar que

Eles realmente têm a doença que foi diagnosticada.
A doença poderia causar conseqüências graves em relação à sua saúde e função diária.
O tratamento prescrito reduzirá a gravidade presente ou futura da condição.
Os benefícios do esquema prescrito sobrepujam as desvantagens percebidas e os custos da ação recomendada.

Além disso, é necessário estímulo para desencadear o comportamento de saúde defendido, que pode ser interno (p. ex., referente a doença) ou externo (p. ex., interação com o médico ou farmacêutico).

As iniciativas para educação e aconselhamento do paciente devem ser planejadas para encorajar as crenças já mencionadas, sobretudo porque muitos pacientes acreditam que "você só precisa tomar o medicamento quando está doente e apresenta sintomas", e/ou "você precisa interromper o medicamento de vez em quando ou o seu corpo vai ficar dependente dele ou o medicamento se tornará menos eficaz".

Além disso, existem outros *fatores sobre o paciente* que podem contribuir para a desobediência. Os pacientes que moram sozinhos apresentam menor probabilidade de obedecer que aqueles que vivem com outro membro da família que pode se interessar e/ou supervisionar a terapia. Os problemas cada vez maiores decorrentes do abuso ou da dependência de fármacos aumentaram a consciência e a preocupação com o fato de desenvolver dependência de agentes que foram prescritos por motivos clínicos legítimos. Embora os agentes que têm potencial para abuso e desenvolvimento de dependência sejam, amiúde, prescritos e utilizados muito casualmente, alguns pacientes sentem medo de desenvolver dependência com o uso de qualquer fármaco que seja utilizado por um período prolongado. Para evitar essa possibilidade ou para provar a si mesmos que não estão dependentes, eles podem interromper ou parar a terapia ou utilizar o medicamento em quantidades menores.

Muitos outros fatores foram sugeridos como contribuindo com a desobediência do paciente, e os mais importantes serão discutidos a seguir.

FATORES ASSOCIADOS À DESOBEDIÊNCIA

Além dos fatores que atuam sobre os pacientes já considerados aqui, vários outros determinantes da obediência do paciente foram citados. Alguns dos fatores mais importantes e/ou comumente considerados serão discutidos adiante. Embora a relação entre alguns desses fatores e a ocorrência de desobediência não tenha sido comprovada, deve haver consciência das potenciais implicações em alguns pacientes.

Doença

A natureza da doença do paciente pode, em alguns casos, contribuir para a desobediência. Nos pacientes com distúrbios psiquiátricos, a capacidade de cooperar bem como a atitude em relação ao tratamento podem estar comprometidas pela doença, e esses indivíduos apresentam maior probabilidade de desobediência que os outros pacientes. Vários estudos realizados em pacientes com condições como esquizofrenia mostraram alta incidência de desobediência, e acredita-se que isso se deva, em parte, a uma visão distorcida da realidade, que não permite que esses pacientes reconheçam suas doenças e a necessidade de tratamento.

Os pacientes com distúrbios crônicos, sobretudo condições como hipertensão arterial e hipercolesterolemia, que, amiúde, não estão associadas a sintomatologia significativa, também apresentam maior probabilidade de serem desobedientes. É compreensível que os pacientes tendam a ficar desencorajados com programas terapêuticos prolongados que não produzem *curas* das condições. Mesmo quando as *curas* podem ser antecipadas como resultado de terapia prolongada, ainda podem ocorrer problemas, conforme exemplificado pelos pacientes com tuberculose que freqüentemente se tornam desobedientes à medida que o tratamento continua.

Poder-se-ia antecipar que os pacientes que apresentam sintomas significativos se a terapia for interrompida prematuramente serão mais atentos em tomar a medicação de forma correta. Entretanto, poucos estudos mostraram uma relação entre gravidade da doença e obediência, e não se pode presumir que esses pacientes cumprirão seus esquemas terapêuticos. A relação entre o grau de incapacidade causado por uma doença e a obediência é mais bem definida, e pode-se esperar que o aumento da incapacidade motive a obediência da maioria dos pacientes.

Esquema Terapêutico

TERAPIA COM MÚLTIPLOS FÁRMACOS — Existe um consenso geral de que, quanto maior o número de fármacos que um paciente está tomando, maior o risco de desobediência. Por exemplo, muitos pacientes idosos tomam cinco ou seis ou mais medicamentos várias vezes ao dia em diferentes horários. Além disso, alguns pacientes idosos podem ter lapsos de memória que tornam ainda mais provável a desobediência. Mesmo quando são fornecidas instruções específicas quanto à dosagem dos medicamentos, ainda podem ocorrer problemas.

O aspecto semelhante (p. ex., tamanho, cor ou forma) de determinadas drogas pode contribuir para a confusão que pode ocorrer com o uso de vários medicamentos. É desejável que o paciente saiba das características físicas dos agentes utilizados, de modo que ele não tome, por exemplo, apenas pequenos comprimidos brancos. Em um relato,[30] foram descritas graves complicações em dois pacientes, que foram aparentemente atribuídas ao fato de o paciente confundir digoxina, 0,25 mg, com furosemida, 40 mg, um outro pequeno comprimido branco.

As observações em um editorial[31] fornecem uma perspectiva que é útil para compreender o desafio para o paciente que toma vários medicamentos.

Uma conseqüência comum do uso de muitos comprimidos é a pane organizacional. A obediência sofre os efeitos de um esquema composto de quatro comprimidos uma vez ao dia, um comprimido duas vezes ao dia, três comprimidos três vezes ao dia e dois comprimidos quatro vezes ao dia. Até mesmo as melhores intenções sofrem com essa complexidade. O consumo diário de comprimidos torna-se um pouco semelhante ao jantar na igreja, no qual ninguém come exatamente os mesmos alimentos ou as mesmas porções. Uma variedade de pratos confunde completamente os sentidos. Exceto no paciente mais compulsivo, um esquema de muitos comprimidos muitas vezes ao dia provoca mais variedade do que regularidade. A redução do número de comprimidos e dos intervalos ajuda a minimizar a aleatoriedade de seu consumo. O trivial torna-se uma dieta equilibrada.

Embora os produtos da associação medicamentosa tenham certas desvantagens, seu uso pode ajudar a melhorar a obediência à terapia, pois apenas um produto precisa ser administrado, em vez de vários. A terapia não deve, em geral, ser iniciada com um produto de associação, mas, em vez disso, com agentes individuais. Assim que as dosagens ideais dos agentes individuais forem determinadas, se corresponderem às quantidades incluídas na combinação, esses produtos podem ser utilizados com vantagens.

FREQÜÊNCIA DA ADMINISTRAÇÃO — A administração do medicamento a intervalos freqüentes torna mais provável a interrupção da rotina normal ou do horário de trabalho para que o paciente tome o remédio, e em muitos casos ele esquecerá de fazê-lo, não querendo ser inconveniente, nem ficar embaraçado por isso.

Em um estudo que observou melhora da obediência de 59% em um esquema de três vezes ao dia para 75% em um esquema de duas vezes ao dia para 84% em um esquema de uma vez ao dia, os pesquisadores mostraram que "provavelmente a ação mais importante isolada que os profissionais de saúde podem tomar para melhorar a obediência é selecionar medicamentos que permitam a menor freqüência diária da droga prescrita."[32]

As atitudes dos pacientes em relação a suas doenças e esquemas terapêuticos também devem ser antecipadas e avaliadas. Na maioria dos casos, é razoável esperar que os pacientes prefiram, e estejam mais propensos a cumprir, um esquema posológico simples e conveniente. Entretanto, assim como alguns profissionais de saúde, os pacientes podem mostrar-se céticos em relação à efetividade dos esquemas de uma vez ao dia, e acreditar que a medicação precisa ser administrada com mais freqüência para ser eficaz. Por conseguinte, os pacientes precisam ser assegurados de que uma droga de ação mais longa é tão eficaz quanto aquela de ação mais curta, e que a administração a intervalos menos freqüentes não é apenas adequada, mas também desejada.

DURAÇÃO DA TERAPIA — A taxa de desobediência aumenta quando o tratamento é longo. Conforme já mencionado, deve-se antecipar maior risco de desobediência nos pacientes com distúrbios crônicos, sobretudo se a interrupção da terapia não estiver provavelmente associada à recorrência imediata dos sintomas ou ao agravamento da doença. A desobediência aos esquemas para o tratamento da tuberculose é considerada um motivo importante para o desenvolvimento de resistência aos múltiplos agentes tuberculostáticos, e emerge como um problema bastante importante para muitos pacientes com essa doença contagiosa.

EVENTOS ADVERSOS — O desenvolvimento dos efeitos desagradáveis de um fármaco é um impedimento provável para a obediência. Em um levantamento da AARP com indivíduos $\geq$ 45 anos de idade, 40% dos respondentes afirmaram que já tinham apresentado alguma forma de efeito colateral durante o uso de medicamento.[2] Desses 40%, 50% responderam que pararam de tomar o medicamento como resultado do efeito colateral. Dos respondentes que tinham 65 anos de idade ou mais, apenas 47% informaram seus médicos sobre a interrupção.

Em algumas situações, pode ser possível alterar a dosagem ou utilizar agentes alternativos para minimizar os eventos adversos. Entretanto, em outros casos, essas alternativas não existem, e os benefícios esperados da terapia precisam ser pesados em relação aos riscos. Particularmente desconcertantes são aquelas situações em que o desenvolvimento dos efeitos colaterais faz com que os pacientes se sintam pior do que antes do início da terapia, como ocorre, amiúde, nos hipertensos.

Em um levantamento de oncologistas,[33] mais de 60% identificaram a desobediência como um problema. Os efeitos adversos (p. ex., náuseas, vômitos e perda de cabelo) associados ao uso de muitos agentes antineoplásicos são suficientemente estressantes para muitos pacientes para que eles não tomem sua medicação da forma pretendida. A redução na qualidade de vida resultante de efeitos, tais como náuseas e vômitos graves pode ser tão importante que alguns pacientes não seguem o esquema que, em alguns casos, pode até oferecer a esperança de cura.

A capacidade de alguns agentes de causar disfunção sexual é motivo para desobediência por alguns pacientes, e os implicados com mais freqüência são os agentes antipsicóticos, antidepressivos e anti-hipertensivos.

Até um *aviso* sobre os possíveis efeitos adversos pode levar alguns pacientes a não cumprir as instruções. Não é aconselhável que os pacientes que estão sendo tratados com sedativos ou outros agentes que têm efeito depressivo no sistema nervoso central consumam bebidas alcoólicas, devido à possibilidade de uma resposta depressiva excessiva. Entretanto, deve-se reconhecer que alguns pacientes, se forem obrigados a não beber enquanto em uso da terapia medicamentosa, escolherão não tomar a medicação prescrita. Embora os problemas do uso combinado de álcool e medicamentos sejam bem conhecidos, essa situação continua a ser um desafio à comunicação efetiva com o paciente, de modo que o benefício ideal possa ser obtido com risco mínimo.

OS PACIENTES PODEM SER ASSINTOMÁTICOS OU OS SINTOMAS PODEM DESAPARECER — É compreensível a dificuldade encontrada para convencer um paciente da utilidade da farmacoterapia quando este não apresenta sintomas antes do início da terapia. Esse é, amiúde, o caso no tratamento da hipertensão arterial, e a ausência prévia de sintomas, juntamente com a provável falta de sintomas se a terapia for interrompida contribui para a alta taxa de desobediência nesses pacientes.

Em outros casos, os pacientes podem sentir-se melhor após tomar o medicamento e pensam que não precisam mais dele assim que os sintomas desaparecem. Com freqüência ocorrem situações em que os pacientes não completam todo o ciclo da antibioticoterapia assim que sentem que a infecção foi controlada. Essa prática aumenta a probabilidade de recorrência da infecção e a resistência dos microrganismos que a estão causando, e os pacientes precisam ser advertidos a completar o ciclo da antibioticoterapia.

CUSTO DA MEDICAÇÃO — A desobediência ocorre, amiúde, com substâncias de custo relativamente baixo. Entretanto, poder-se-ia antecipar que os pacientes podem ser ainda mais relutantes em utilizar toda a quantidade prescrita de medicamentos mais caros. O custo envolvido foi citado por alguns pacientes como o motivo para não terem comprado toda a medicação prescrita, enquanto em outros casos o medicamento é tomado com menor freqüência que a pretendida ou interrompido prematuramente devido ao custo. Os antibióticos estão entre os medicamentos mais caros, e alguns pacientes podem interromper seu uso assim que os sintomas desaparecem e guardar o resto do medicamento para utilizar em problemas semelhantes que eles ou algum membro da família apresentem no futuro.

Em uma discussão sobre os planos de saúde, um deputado observou[34] que a decisão de um paciente idoso de deixar de tomar a farmacoterapia prescrita devido à falta de dinheiro "é uma verdadeira catástrofe clínica . . . da qual desejamos proteger nossos idosos". Esse comentário reflete a preocupação sobre a falta geral de cobertura medicamentosa para o idoso e a relação entre o custo da terapia e a desobediência nessa população de pacientes.

ADMINISTRAÇÃO DO MEDICAMENTO — Embora os pacientes pretendam seguir as instruções, eles podem receber inadvertidamente a quantidade errada do medicamento porque este foi erroneamente medido, devido ao uso inadequado dos dispositivos para medição ou devido ao uso incorreto dos dispositivos para administração do medicamento. Em um estudo[4] sobre o uso de antibióticos em crianças, o volume de 130 *colheres de chá* foi medido e encontrou-se uma variação de 2 a 9 mL. A imprecisão do uso de colheres de chá para administrar medicamentos líquidos é complicada pela possibilidade de extravasamento e pelo fato de pedir-se ao paciente para medir uma fração de uma colher de chá cheia. Esse problema é há muito conhecido, mas ainda continua a ocorrer. A importância de fornecer aos pacientes copos de medida, seringas orais ou conta-gotas calibrados para o uso de líquidos orais é evidente.

Alguns pacientes não utilizam de forma correta os dispositivos para inalação de aerossol com medidor de dose, e isso poderia resultar no controle inadequado das condições (p. ex., asma) para as quais seu fim se destina. O fornecimento de instrução oral pelo farmacêutico ao paciente resultou na melhor compreensão e desempenho das etapas corretas para o uso do inalador.[35]

GOSTO DA MEDICAÇÃO — Problemas com o gosto da medicação são encontrados mais comumente com o uso de líquidos orais pelas crianças. Fazer com que uma criança tome uma dose de medicação pode ser uma tarefa tão difícil para os pais que se podem evitar as doses ou a administração da droga pode ser interrompida assim que eles percebem qualquer sinal de melhora. Experiências como essas resultaram em iniciativas para aromatizar os medicamentos líquidos, de modo que se tornem aceitáveis para as crianças. A FLAVOR (Washington, DC) utiliza mais de três dúzias de sabores no desenvolvimento de um sistema de sabores para medicação que tem sido utilizado com sucesso nas farmácias em todos os EUA. Esse sistema também foi expandido para uso em medicamentos prescritos para animais de estimação.

Os problemas de obediência relacionados ao gosto do medicamento não estão limitados às crianças. Objeções ao gosto de preparações líquidas de cloreto de potássio são freqüentemente mencionadas; muitos pacientes interrompem o uso da medicação por esse motivo.

Interação Paciente/Profissional de Saúde

As circunstâncias que levam um paciente a procurar o médico e o farmacêutico e a qualidade e a eficácia da interação desses profissionais de saúde com o paciente são determinantes importantes para que o paciente compreenda a doença e o esquema terapêutico, e tenha uma atitude em relação a isso. Uma das maiores necessidades do paciente é o apoio psicológico fornecido de forma compassiva, e observou-se que os pacientes estão mais inclinados a seguir as instruções de um médico que conheçam bem e respeitem e dos quais recebam orientação e sejam tranqüilizados sobre suas doenças e medicamentos a serem tomados.

Um grupo de pesquisadores[36] descreveu a interação paciente-médico como uma negociação entre dois participantes ativos e iguais com uma estratégia que inclui elementos de "relaxar em relação à doença", respeito, atitude positiva, informação, tradução, *feedback*, resposta do paciente e negociação. Respeito com o paciente e uma avaliação realista das circunstâncias de um paciente individual são fundamentais para se alcançar os objetivos terapêuticos.

Em uma discussão sobre a influência da relação paciente-médico na obediência, a seguinte observação foi feita:

> A nossa única verdadeira influência sobre o paciente baseia-se na força de nossa relação profissional com esse paciente. E é essa relação que é fundamental para melhorar a obediência do paciente com os esquemas medicamentosos e terapêuticos.[37]

Essas observações são igualmente importantes com relação à interação entre o farmacêutico e o paciente. Os seguintes fatores estão entre aqueles que poderiam influenciar de forma adversa a obediência, se o escopo e a qualidade da interação como paciente não receberem a atenção adequada.

NÃO-COMPREENSÃO DA IMPORTÂNCIA DA TERAPIA — Um motivo importante para a desobediência é que a importância da farmacoterapia e as potenciais conseqüências, se a medicação não for utilizada de acordo com as instruções, não foram enfatizadas para o paciente. Em geral, os pacientes sabem muito pouco sobre suas doenças, levando em conta apenas os benefícios e problemas terapêuticos que poderiam resultar da farmacoterapia. Portanto, estabelecem suas próprias crenças e expectativas com relação à sua terapia. Se a terapia não atender a essas expectativas, eles apresentam maior probabilidade de se tornarem desobedientes. Maior atenção à educação dos pacientes sobre suas condições, bem como sobre os benefícios e limitações da farmacoterapia, contribuirá para a melhor obediência dos esquemas terapêuticos.

COMPREENSÃO PRECÁRIA DAS INSTRUÇÕES — As prescrições que afirmam que a medicação deve ser tomada de *acordo com as instruções* podem ser uma fonte de erro, bem como de graves conseqüências. Mesmo quando as instruções são mais específicas, ainda pode ocorrer confusão, e ocorreram muitos erros de interpretação das instruções que o médico que as prescreveu considerou claras. Por exemplo, ao interpretar as instruções para o uso de um antibiótico a ser administrado a cada 6 horas, alguns pacientes não tomam o medicamento sem interrupção por um total de quatro doses por dia conforme pretendido, mas, em vez disso, dividem o tempo em que estão acordados em três períodos de 6 horas e omitem a quarta dose.

Exemplos desse tipo indicam a confusão que pode ocorrer por parte do paciente, mesmo quando as instruções parecem claras. Entretanto, muitas prescrições são escritas e rotuladas para indicar quantas doses serão tomadas por dia sem outro esclarecimento sobre como será fixado o horário dessas doses. Por exemplo, como devem ser interpretadas instruções para tomar um comprimido três vezes ao dia? Isso significa a cada 8 horas, ou com as refeições, ou possivelmente algum outro horário? Se o agente deve ser administrado com as refeições ou em determinada hora antes ou após as refeições, em geral, presume-se que o paciente faça três refeições ao dia. Ainda assim, nem sempre esse é o caso. Em um estudo,[38] pacientes que estavam sendo tratados com medicamentos com instruções para serem tomados três vezes ao dia foram entrevistados com relação ao horário em que tomavam as doses individuais da medicação. De 137 pacientes, apenas 1 estava tomando a medicação a intervalos regulares de 8 horas entre as doses, e 79% dos pacientes informaram que estavam tomando as três doses em 12 horas, deixando um intervalo entre as doses igual ou superior a 12 horas.

Um paciente pode ser orientado sobre a dose e os horários específicos em que o medicamento será administrado, mas não reconhece a importância das instruções *suplementares*. Alguns pacientes receberam prescrições para um derivado da tetraciclina em um recipiente no qual foi afixado mais um rótulo com precaução sobre exposição à luz solar. Entretanto, na falta de explicação adicional, alguns pacientes concluíram que o medicamento precisa ser protegido contra a luz solar (e colocaram o frasco no refrigerador), e não reconheceram que a informação se aplica a uma reação adversa para a qual *eles* corriam risco.

Os farmacêuticos devem assegurar-se de que os pacientes estejam familiarizados com as considerações especiais referentes a determinada forma farmacêutica administrada, como a importância de não mastigar ou esmagar comprimidos ou cápsulas de liberação controlada. Em um relato, houve suspeita de que a morte de uma paciente fosse devida ao fato de ela ter mastigado cápsulas de diltiazem de liberação prolongada (Cardizem CD) porque ela achava que as cápsulas eram muito grandes para serem deglutidas inteiras.[39]

Em alguns casos, a incerteza ou a confusão por parte do paciente são tais que as medicações são administradas pela via errada (p. ex., instilação de gotas orais de antibiótico pediátrico no ouvido para infecção otológica ou administração de supositórios por via oral).

Observou-se em um paciente que estava sendo preparado para um eletrocardiograma a presença de 20 emplastros transdérmicos de nitroglicerina em vários locais de seu corpo. Apesar de ele ter compreendido as instruções para colocar um emplastro por dia, não foi fornecida nenhuma informação sobre sua retirada.

Embora não forneçamos uma lista completa de todos os fatores que resultam em desobediência, aqueles discutidos aqui dão uma indicação sobre o difícil desafio de assegurar a farmacoterapia ideal.

MELHORANDO A OBEDIÊNCIA

Com freqüência presume-se que os profissionais de saúde reconhecem a importância da desobediência e que tomarão as medidas necessárias para que seus pacientes obedeçam às instruções fornecidas. Entretanto, essa suposição pode nem sempre ser válida. Em um estudo, avaliou-se a obediência do médico com relação às recomendações da saúde pública para o controle da tuberculose.[40] O estudo revelou pouca obediência dos médicos em relação à política recomendada para a prevenção da tuberculose nos trabalhadores da saúde pública, gerando portanto preocupação sobre o risco pessoal de tuberculose para esses médicos, bem como perguntas sobre quão efetivamente esses médicos promoveriam ações preventivas entre seus pacientes. Um editorial associado[41] notou que se "poderia imaginar quanto da desobediência do paciente é encorajada pelo endosso menos que entusiástico do profissional de saúde". Para que as estratégias para melhorar a obediência sejam efetivas, os profissionais de saúde precisam não apenas acreditar que a desobediência é um problema importante mas também desejar praticar mais as medidas que ajudarão seus pacientes a obedecerem às instruções.

Foram propostas muitas estratégias para aumentar a obediência. Inerente a muitos fatores considerados está o problema de comunicação do médico e do farmacêutico com o paciente. Essa comunicação é, em muitos casos, não apenas incompleta e ineficaz mas, com freqüência, existe também a impressão de que os médicos e farmacêuticos estão muito ocupados ou de que não estão interessados em falar com o paciente. A melhora na comunicação precisa ser considerada fundamental para aumentar a obediência, e algumas das abordagens e recomendações para esses objetivos serão revisadas a seguir. Os farmacêuticos têm uma oportunidade particularmente valiosa para encorajar a obediência, pois suas recomendações acompanham a receita da medicação e, em geral, eles são os últimos profissionais de saúde a verem o paciente antes do início do uso da medicação.

Identificação dos Fatores de Risco

Todos os pacientes devem ser considerados desobedientes em potencial. A primeira providência para melhorar a obediência deve ser reconhecer os indivíduos que apresentam maior probabilidade de serem desobedientes, conforme julgado pela consideração dos fatores de risco já descritos. Esses fatores devem ser considerados no planejamento da terapia do paciente, de modo que possa ser desenvolvido o esquema mais simples, na medida do possível, compatível com as atividades normais do paciente.

Desenvolvimento do Esquema Terapêutico

Quanto mais complexo o esquema terapêutico, maior o risco de desobediência, e isso precisa ser reconhecido no desenvolvimento do esquema terapêutico. O uso de agentes de duração mais longa em uma classe terapêutica, ou de formas farmacêuticas que são administradas com menos freqüência, também pode simplificar o esquema.

A conduta terapêutica deve ser individualizada com base nas necessidades do paciente, e, quando possível, este deve participar nas decisões referentes ao esquema terapêutico. Os pacientes obedientes vêem a si mesmos como membros ativos da equipe envolvida no seu tratamento, e não como vítimas passivas de uma doença e do sistema de assistência de saúde.[42] O envolvimento dos pacientes no desenvolvimento da conduta terapêutica os ajudará a ver o esquema como algo que aumenta seu controle e opções, em vez de alguma coisa que é feita para eles.

Para ajudar a reduzir a inconveniência e o esquecimento, o esquema deve ser *ajustado*, de modo que as doses da medicação sejam administradas nas ocasiões que correspondam às atividades regulares no horário diário do paciente. Quando as prescrições são escritas, as instruções devem ser o mais específicas possível.

Instruções tais como "*conforme as instruções*" ou outras instruções que estejam sujeitas a interpretação errônea devem ser evitadas. Mesmo as instruções aparentemente específicas, como *um comprimido três vezes ao dia*, são amiúde interpretadas erroneamente, conforme já mencionado. Sempre que possível e de acordo com a rotina normal do paciente, os horários específicos do dia para tomar a medicação devem ser indicados.

A APhA e a American Society of Internal Medicine desenvolveram um informe para a prescrição escrita e para o rótulo do medicamento (Apêndice A). As diretrizes não fornecem apenas informações e sugestões importantes, mas o informe reflete o tipo de cooperação interdisciplinar que também precisa ser atingido na prática para que o paciente seja mais bem atendido.

A prescrição pode ser utilizada como o instrumento organizador da instrução. Entretanto, "mais freqüentemente, a prescrição simboliza o final do encontro, enquanto o paciente ou o pai é um elo externo".[43] A prescrição deve sinalizar o início de uma aliança, e é obrigação do médico enfatizar sua importância.

Muitas das prescrições que os pacientes recebem de seus médicos nunca são aviadas. Poucos avanços foram realizados para detectar e corrigir essas ocorrências, enfatizando ainda mais a necessidade de comunicação mais efetiva e de uma relação de trabalho mais estreita entre os médicos e os farmacêuticos.

Educação do Paciente

Um dos achados do relato do Office of the Inspector General é que a "educação é a melhor maneira de melhorar a obediência". Entretanto, o ex-diretor da FDA David Kessler mostrou preocupação de que "a nação também está se deparando com hiatos de comunicação que têm graves implicações para a saúde pública. Esse hiato estende-se desde aquilo que os pacientes desejam saber sobre suas doenças e o que eles realmente aprendem com seus médicos e farmacêuticos".[44] Ele observou também que "os médicos precisam reexaminar a quantidade de informações que eles dão aos pacientes e a forma como o fazem. Além disso, eles precisam admitir que os farmacêuticos devem ter uma participação maior na educação dos pacientes e aconselhá-los a esperar aconselhamento quando fazem suas prescrições".[44]

Muitos fatores influenciam a eficácia dos esforços educacionais e o desenvolvimento do comportamento obediente do paciente. Precisam ser tomadas decisões sobre quais informações devem ser dadas aos pacientes sobre suas doenças e farmacoterapia. É preciso reconhecer que, quando a informação é muito abrangente ou detalhada ou apresentada de forma inadequada (p. ex., uma discussão sobre as reações adversas que alarma o paciente), o paciente pode, na verdade, ficar desencorajado para tomar os medicamentos. Assim, a obediência pode ser comprometida, em vez de aumentada.

Ao discutir uma doença ou a farmacoterapia com um paciente, deve-se fazer uma distinção entre *informação* e *educação*. Os pacientes podem receber informações, mas não as compreendem nem as utilizam de forma correta, enquanto a educação implica compreensão e mudança de comportamento. Os pacientes devem ser encorajados a participar na discussão, e, quando possível, devem ser incluídos no processo de tomada de decisão.

O objetivo da educação do paciente é fornecer informações que o paciente seja capaz de compreender e utilizar. Os benefícios antecipados da terapia devem ser explicados, bem como a importância de seguir as instruções fornecidas. Termos complexos e jargão desnecessário que possam interferir na compreensão do paciente devem ser evitados. Deve-se pedir aos pacientes que repitam as instruções recebidas sobre a administração de sua medicação para mostrar que as compreenderam. Pelo menos as perguntas mostradas no Quadro 115.1 devem ser feitas. O National Council on Patient Information and Education (NCPIE) recomenda que essas questões sejam discutidas toda vez que o paciente receber uma receita médica.

Quadro 115.1 Perguntas do Paciente Relativas à Medicação[a]

1. Qual é o nome do remédio, e qual sua função?
2. Quanto, quando e durante quanto tempo devo tomar a medicação?
3. Quais são os alimentos, bebidas e outros medicamentos que devo evitar consumir enquanto estiver tomando essa medicação?
4. Quais são os possíveis efeitos colaterais, e o que devo fazer caso eles ocorram?
5. Qual é o material escrito disponível sobre o remédio?

[a]Perguntas que os pacientes devem fazer, conforme recomendado pelo NCPIE.

ACONSELHAMENTO/COMUNICAÇÃO ORAL — A comunicação entre o farmacêutico e o paciente referente ao uso da medicação pode ser oral ou escrita. Embora possa ser suplementada e reforçada por instruções escritas, a comunicação oral é o componente mais importante da educação do paciente porque envolve diretamente o paciente e o farmacêutico em uma troca de duas vias e dá a oportunidade para que o paciente faça perguntas. Para que seja efetiva, essa comunicação deve ser conduzida em um ambiente que forneça privacidade e que seja livre de distrações.

Embora a maioria dos farmacêuticos não tenha no momento um espaço separado para consulta com o paciente, esse é o objetivo desejado. Isso não apenas enfatizará para o paciente a importância das informações discutidas com o farmacêutico, mas também fortalecerá o seu reconhecimento como um profissional que contribui para o tratamento da saúde do paciente.

Em um levantamento realizado com consumidores, 59% dos respondentes disseram que não existe privacidade suficiente na farmácia para se conversar em particular com o farmacêutico.[45] Entretanto, muitas dessas pessoas não acreditavam que fosse necessário um espaço físico separado para melhorar a privacidade, e a maioria (71%) acreditava que uma área privada no final do balcão da farmácia seria o suficiente para esse fim.

A medicação é, amiúde, obtida de uma forma que não leva à comunicação oral. Por exemplo, o farmacêutico pode receber um telefonema do médico informando a medicação necessária que será enviada para a casa do paciente ou retirada por um parente ou amigo. Nesses casos, quando adequado, o farmacêutico poderia telefonar para o paciente para discutir o uso da medicação.

O efeito do aconselhamento do farmacêutico sobre a obediência do paciente foi avaliado em vários estudos. Em um estudo,[46] avaliou-se o efeito do aconselhamento do farmacêutico para os pacientes com hipertensão arterial. O resultado desse estudo reflete um aumento significativo no conhecimento do paciente sobre hipertensão arterial e seu tratamento, na obediência à terapia prescrita e no número de pacientes cuja pressão sanguínea permaneceu na faixa normal.

Outros pesquisadores[47] também mostraram a utilidade do aconselhamento farmacêutico no aumento da obediência e observaram ainda a contribuição do farmacêutico no quadro clínico documentando a farmacoterapia no registro clínico e na redução da duplicação de prescrições.

Uma *clínica de obediência* foi descrita,[48] na qual os farmacêuticos empenharam-se para melhorar a obediência dos pacientes encaminhados para a clínica pelos médicos. Seis dos 14 pacientes observados em bases regulares mostraram redução significativa nas idas ao pronto-socorro, e 8 pacientes apresentaram redução no número de hospitalizações, conforme determinado por uma comparação entre os registros pré- e pós-clínica. Além dos benefícios terapêuticos que a maioria dos pacientes apresentará como resultado da melhor obediência, há uma redução considerável nos custos resultante da redução no número de hospitalizações.

COMUNICAÇÃO ESCRITA — A ênfase dada à comunicação oral não deve ser interpretada para indicar que a comunicação escrita não é importante. Embora durante a consulta com o médico ou farmacêutico os pacientes possam compreender como utilizar a medicação, mais tarde eles podem não se lembrar dos detalhes relacionados à administração do fármaco. Portanto, as instruções específicas para uso do medicamento devem ser colocadas na prescrição.

Com freqüência também é desejável fornecer instruções escritas suplementares ou outras informações referentes à doença ou à farmacoterapia do paciente, e muitos farmacêuticos fornecem cartões ou bulas com instruções sobre a medicação. Informações referentes à preparação/medicação específica que está sendo aviada são preferíveis àquelas que se aplicam a uma classe terapêutica de agentes ou a um informe geral que se aplique a todas as formas farmacêuticas de uma determinada medicação. As informações escritas suplementares parecem ser mais efetivas para melhorar a obediência aos esquemas terapêuticos de curto prazo (p. ex., antibioticoterapia). Para os agentes utilizados em bases prolongadas, o uso de informações escritas como única intervenção não se mostrou suficiente para melhorar a obediência dos pacientes.

Apesar de o rótulo e as instruções escritas suplementares serem métodos muito bons, é necessário reconhecer que muitos pacientes não sabem ler. Calcula-se que mais de 40 milhões de adultos norte-americanos sejam funcionalmente analfabetos (isto é, não conseguem realizar as tarefas de leitura básicas para atuar na sociedade), e que outros 50 milhões de adultos são apenas superficialmente alfabetizados. Em outro estudo[49] com mais de 2.600 pacientes, predominantemente indigentes e de minorias, 42% foram incapazes de compreender as instruções para tomar a medicação com estômago vazio. Instruções e informações escritas também precisam ser vistas como comunicação unilateral, a menos que se permita que os pacientes discutam e façam perguntas sobre a terapia. Por conseguinte, as comunicações oral e escrita devem ser utilizadas como complementação uma da outra, e devem ser consideradas componentes importantes no esforço de orientar os pacientes em relação à sua farmacoterapia.

MATERIAL AUDIOVISUAL — O uso de material audiovisual pode ser particularmente valioso em determinadas situações, porque os pacientes podem sentir-se mais capazes de visualizar a natureza de sua doença ou como a medicação atua ou é administrada (p. ex., a administração de insulina ou sumatriptano, o uso de um inalador com dosímetro). Um número cada vez maior de profissionais de saúde tem utilizado esse material de forma efetiva, deixando-o disponível para que o paciente o veja na sala de espera ou no consultório e, a seguir, perguntando ao paciente se ele tem alguma pergunta a fazer.

TERAPIA CONTROLADA — Foi proposto que os pacientes hospitalizados recebessem a responsabilidade de se automedicar antes de receberem alta. Em geral, os pacientes passam da dependência completa de outros para a administração de sua medicação enquanto estão hospitalizados para uma situação na qual são totalmente responsáveis por sua medicação quando recebem alta, pressupondo-se que eles saibam sobre os fármacos que estavam tomando enquanto no hospital. Da mesma forma, muitos pacientes ambulatoriais que se espera sejam responsáveis pelo seu próprio tratamento não recebem as informações adequadas.

O acordo sugerido permitiria que os pacientes começassem a tomar sua própria medicação antes da alta, de modo que os profissionais de saúde podem identificar mais diretamente problemas ou situações que poderiam prejudicar a obediência, e responder às perguntas dos pacientes.

PROGRAMAS E DISPOSITIVOS ESPECIAIS — Em determinadas situações, é preciso desenvolver programas altamente estruturados para melhorar a obediência. Um exemplo dessa estratégia é um programa de orientação comportamental que foi desenvolvido para ensinar habilidades de administração de medicação a pacientes com esquizofrenia (The Medication Management Module, UCLA Psychiatric Rehabilitation Consultants, Camarillo, CA).[50] O treinamento na auto-administração de medicamentos ocorreu em quatro áreas especializadas: (1) obtendo-se informações sobre os benefícios da medicação antipsicótica, (2) sabendo-se como auto-administrar a medicação de forma correta e avaliar seus efeitos; (3) identificando-se os efeitos adversos da medicação e (4) discutindo-se os problemas da medicação com os profissionais de saúde. A obediência à medicação avaliada independentemente pelos psiquiatras dos pacientes e pelos provedores de saúde indicou que a obediência aumentou de forma significativa, de 63% para 81%.

Programas especiais para fornecer informações sobre a medicação também são necessários para os pacientes com comprometimento visual e auditivo. Em um programa, as farmácias participantes produziram rótulos em braile para os deficientes visuais e utilizaram um dispositivo de telecomunicação para a surdez (TDD) para comunicar-se com os pacientes com deficiência auditiva através de linhas telefônicas. O Medifier (Medifier, Inc Glendale, AZ) é um dispositivo de plástico (disponível em quatro tamanhos) no qual se coloca uma bula. Lentes de aumento ampliam as letras impressas no rótulo, de modo que os pacientes com problemas visuais podem ler as instruções.

Motivação do Paciente

Muitos profissionais de saúde presumem que os pacientes que foram orientados sobre suas doenças e esquema terapêutico provavelmente serão obedientes. Embora essa premissa seja válida para muitos pacientes, o maior conhecimento por parte do paciente não altera necessariamente seu comportamento e obediência. Portanto, é preciso reconhecer a necessidade de motivar os pacientes a utilizar o conhecimento que adquiriram para obter o máximo benefício de sua terapia.

As informações precisam ser fornecidas aos pacientes de forma que não sejam coercitivas, ameaçadoras ou humilhantes. Os esforços educacionais mais bem-intencionados e mais abrangentes não serão eficazes se o paciente não for motivado a seguir as instruções para tomar a medicação. Além de aconselhar o paciente e de fornecer instruções escritas específicas, fornecer sugestões para comportamento adequado (*indução*) pode ser valioso para motivar o paciente a ser obediente. As sugestões podem ser verbais ou não-verbais, com exemplos das não-verbais incluindo o uso de invólucros especiais ou sistemas de lembrança.

A interação médico-paciente foi caracterizada como uma *negociação*. Esse conceito foi mais ampliado pelo desenvolvimento de *contratos* entre os pacientes e os profissionais de saúde para os quais foram delineados os objetivos e as responsabilidades do tratamento.[51] Conforme resumido em uma revisão,[5] os contratos oferecem "um esboço escrito do comportamento esperado, o envolvimento do paciente no processo de tomada de decisão referente ao esquema e a oportunidade de discutir problemas e soluções potenciais com o médico, um compromisso formal com o programa por parte do paciente e recompensas . . . que criam incentivos para obter os objetivos da obediência." Embora não seja necessária para a maioria dos indivíduos, essa abordagem estruturada pode ser efetiva para aqueles que não respondem a outras iniciativas para assegurar a obediência.

A desobediência é o maior desafio para o controle da tuberculose, e as dificuldades atualmente encontradas no tratamento dessa infecção levaram um médico a fazer as seguintes observações: "Às vezes é necessário um pouco de imaginação. Dê a eles uma xícara de café. Fale com eles. Pague-lhes um salário para que venham e tomem o medicamento. Se o público não deseja tuberculose fármaco-resistente, e se suborná-los é a forma de fazê-los tomar a medicação, então suborne-os."[52]

Auxílios para a Obediência

RÓTULOS — Foi observada a importância da exatidão e da especificidade das informações contidas no rótulo do recipiente do medicamento. Rótulos auxiliares que forneçam informações adicionais sobre o uso, precauções e/ou armazenamento da medicação também contribuirão para se conseguir a obediência.

CALENDÁRIOS PARA MEDICAÇÃO E TABELAS PARA LEMBRAR DE TOMAR A MEDICAÇÃO — Vários formulários, tais como calendários para medicação, foram desenvolvidos e destinam-se a ajudar os pacientes a auto-administrar suas medicações. Além de serem utilizados para ajudar os pacientes a entender qual medicação será tomada e quando, a via de administração de cada dose do medicamento que o paciente vai tomar, podem ser avaliados pelo farmacêutico ou pelo médico quando os pacientes retornam para obter outra prescrição ou quando da próxima consulta.

RECIPIENTES, TAMPAS E SISTEMAS ESPECIAIS PARA MEDICAÇÃO — Foram desenvolvidos vários tipos de recipientes de medicação para ajudar os pacientes na organização de seus medicamentos e na monitoração da auto-administração. Um exemplo é o recipiente MEDISET com 28 compartimentos (p. ex., Apothecary Products, Inc, Burnsville, MN). Esse dispositivo contém quatro compartimentos para diferentes horários (p. ex., manhã, meio-dia, tarde e hora de deitar) para cada dia da semana.

Tampas especialmente projetadas para recipientes de medicamento também foram desenvolvidas para facilitar a obediência. O Prescript TimeCap (Wheaton Medical Technologies, New Canaan, CT) contém um cronômetro digital que mostra o horário e o dia em que a última dose da medicação foi tomada. Além disso, soa um alarme (um sinal eletrônico e uma luz brilhando continuamente) na hora da próxima dose. O uso de monitores eletrônicos (Medication Event Monitoring System) nas tampas dos recipientes já foi descrito aqui antes.

Embora esses recipientes, tampas e sistemas especiais não sejam necessários para a maioria dos pacientes, eles podem ser eficazes para se obter a obediência naqueles que esquecem das doses ou que ficam confusos com a complexidade do esquema.

EMBALAGEM PARA SE OBTER A OBEDIÊNCIA — A maneira como o medicamento é embalado também influencia na obediência do paciente. Uma *embalagem para obediência* é definida como uma unidade pré-embalada que fornece um ciclo de tratamento da medicação para o paciente em uma embalagem pronta para uso, e foi publicada uma revisão abrangente do uso dessa embalagem como um instrumento para orientação do paciente.[53] Esse tipo de embalagem baseia-se, em geral, em um envoltório em forma de bolha que utiliza uma dose por unidade e é destinada para servir como ferramenta de orientação para o paciente e para os profissionais de saúde e para facilitar a compreensão e para lembrar os pacientes de tomarem corretamente sua medicação em casa. Embalagens especialmente projetadas para anovulatórios orais foram uma das primeiras iniciativas desse tipo e foram valiosos para aumentar a compreensão das pacientes de como utilizar esses agentes.

Embalagens especiais de determinados esteróides (p. ex., *Medrol Dosepak*) também foram projetadas para facilitar o uso de esteróides em esquemas posológicos que podem ser difíceis de compreender ou lembrar. Entre outros agentes disponíveis nas embalagens para obediência está o metotrexato (*Rheumatrex Dose Pack,* contendo quatro cartelas de acondicionamento em bolhas, cada uma com três comprimidos para terapia de 1 semana). Uma tampa especial (*C Cap Compliance Cap*) é utilizada em recipientes para soluções oftálmicas de determinadas medicações, p. ex., levobunolol, e é projetada para ajudar os pacientes a se lembrarem de quantas vezes instilaram as gotas ao dia. Existem tampas diferentes que correspondem ao número diário das doses prescritas. Para os pacientes que tomam esquemas de uma vez ao dia, existe outra tampa disponível que é marcada com os dias da semana.

O Medicine-On-Time system (*Medicine-On-Time,* Owings Mills, MD) é um exemplo de sistema de embalagem que fornece doses em unidade de uso com rótulo específico em uma cartela plástica que é marcada como um calendário. Além de simplificar o uso dos medicamentos para os pacientes que os auto-administram, esses sistemas também foram muito úteis na distribuição e na administração dos medicamentos em ambientes assistidos e em outras unidades de tratamento.

Um possível efeito negativo da embalagem do medicamento na obediência é observado com o uso de recipientes resistentes às crianças. Alguns pacientes, sobretudo os idosos e aqueles com condições como artrite e parkinsonismo, têm dificuldade para abrir esses recipientes, e podem desistir de tentar fazê-lo. Também pode ser difícil abrir alguns agentes embalados em lâminas. Os farmacêuticos devem estar alertas para problemas desse tipo e, quando adequado, sugerir o uso de recipientes ou tampas padrões.

FORMAS FARMACÊUTICAS — Novas formas farmacêuticas de determinadas drogas também foram desenvolvidas, em grande parte devido aos problemas de desobediência. Por exemplo, o desenvolvimento de formas farmacêuticas de liberação controlada e de ação mais longa de bloqueadores dos canais de cálcio permitiu a administração menos freqüente desses agentes, o que facilita a obediência. O uso de sistemas de liberação transdérmica do agente permite a sua administração menos freqüente (p. ex., nitroglicerina, fentanil) através dessa via.

Monitorização da Terapia

AUTO-ADMINISTRAÇÃO — Os pacientes devem ser notificados sobre a importância de monitorar seus próprios esquemas terapêuticos e, em alguns casos, os parâmetros de resposta. A responsabilidade que os pacientes precisam assumir quanto à sua medicação também já foi considerada em publicações voltadas para o consumidor, conforme mostrado no artigo da *Good Housekeeping* intitulado "Se o seu remédio não está funcionando . . . Pode não ser o remédio, pode ser *você*!"[54]

MONITORIZAÇÃO REALIZADA PELO FARMACÊUTICO — O papel do farmacêutico na redução da desobediência não termina quando a receita é aviada. O farmacêutico está em uma posição excelente para detectar a desobediência aos medicamentos utilizados no tratamento de condições crônicas, como hipertensão arterial e diabetes, estando alerta a situações em que a freqüência da solicitação para aviar nova prescrição não é compatível com as instruções de uso. O acompanhamento do farmacêutico com lembretes por telefone ou pelo correio mostrou aumentar a obediência. Um sistema computadorizado conhecido como Med-Minder (General Computer Corporation, Twinsburg, OH) foi projetado para melhorar a obediência telefonando automaticamente para os pacientes adequados e enviando mensagens para a solicitação da reposição de uma prescrição específica.

Uma abordagem na qual os profissionais de saúde e os pacientes colaboraram de forma efetiva na revisão/monitorização do uso da medicação foi o programa da *bolsa marrom*. O Administration on Aging e o National Council on Patient Information and Education (NCPIE) conduziram um programa nacional da *bolsa marrom*, no qual os consumidores idosos são encorajados a colocar todos os seus medicamentos em uma bolsa e levá-la consigo para o profissional de saúde para uma revisão clínica personalizada.

TRATAMENTO DIRETAMENTE OBSERVADO — Ainda pode ocorrer desobediência mesmo quando muitas das medidas já descritas são tomadas. Por exemplo, há muita preocupação quanto às altas taxas de falha no tratamento dos pacientes com tuberculose e a prevalência cada vez maior de tuberculose fármaco-resistente. Em um estudo que utilizou o tratamento da auto-administração, 39% dos pacientes deixaram o estudo com um esquema tuberculostático de 6 meses e 49% em 9 meses.[55] Em contrapartida, em um estudo que utilizou um esquema de 6 meses com tratamento diretamente observado (p. ex., dando o medicamento ao paciente e vendo-o tomá-lo), menos de 10% dos pacientes abandonaram outro tratamento.[56] Um tratado defendendo esquemas de tratamento diretamente observado para os pacientes com tuberculose assinalou que "não podemos nos dar o luxo de não tentar esse procedimento".[57]

Muitas das recomendações para a melhora da obediência do paciente estão incluídas em um estudo abrangente, *Recommendations for Action to Advance Prescription Medicine Compliance*, que foi desenvolvido pelo NCPIE (Apêndice B). Dois documentos sobre obediência, *Prescription Medicine Compliance: A Review of the Baseline of Knowledge* e *NCPIE Medication Compliance Bibliography*, também estão disponíveis pelo NCPIE (666 11th Street, NW, Ste 810, Washington, DC 20001).

Conclusão

Tempo, esforços e gastos consideráveis foram, amiúde, destinados ao diagnóstico da doença do paciente e ao desenvolvimento de um programa terapêutico. Ainda assim, os objetivos da terapia não serão atingidos se o paciente não compreender e seguir as instruções para o uso dos medicamentos prescritos. Também não se pode ajudar, mas imaginar, com que freqüência os pacientes podem ser classificados como falhas de tratamento e tiveram sua terapia mudada, possivelmente para agentes mais potentes e tóxicos, quando o motivo para a falta de resposta ou de resposta alterada não-antecipada foi a desobediência.

Apesar da atenção cada vez maior dispensada à questão da desobediência, o problema continua a ser prevalente. Embora não obtenham sucesso uniforme, as abordagens utilizadas e as sugestões feitas na tentativa de melhorar a obediência contribuíram de forma substancial para o reconhecimento do problema e forneceram uma base valiosa para o desenvolvimento de abordagens modificadas ou novas para o problema. Determinadas abordagens que envolvem aumento significativo de tempo dos profissionais de saúde podem ser consideradas por alguns como não-práticas. Ainda assim, esse aumento no tempo gasto pode ser comparado ao tempo e ao dinheiro que atualmente estão sendo despendidos devido à desobediência?

O aumento da obediência resultará em uma situação em que todas as partes são beneficiadas. O mais importante é que os pacientes serão beneficiados com o aumento da eficácia e da segurança de sua farmacoterapia. Os farmacêuticos são beneficiados porque há um maior reconhecimento e respeito sobre o valor dos conselhos e serviços que eles fornecem. Além disso, o farmacêutico é beneficiado pelo aumento no número de prescrições aviadas. Os fabricantes farmacêuticos são beneficiados pelo reconhecimento favorável associado ao uso efetivo e seguro de seus medicamentos, bem como pelos maiores resultados nas vendas, devido ao maior número de prescrições aviadas. Por fim, a sociedade e os profissionais de saúde são beneficiados devido ao menor número de problemas associados à desobediência. Embora o aumento na obediência resulte em mais prescrições e em maior nível de gastos com os medicamentos prescritos, esse aumento nos custos será mais do que compensado com uma redução nos custos (p. ex., visitas do médico, hospitalizações) atribuídas aos problemas decorrentes da desobediência.

Durante muito tempo os pacientes foram privados de atenção cuidadosa e monitorização de suas farmacoterapias. A desculpa de que os profissionais de saúde estão muito ocupados para aconselhar os pacientes sobre suas farmacoterapias não pode ser aceita; a prioridade precisa ser a tomada de medidas para assegurar que os pacientes tomarão seus medicamentos da forma adequada.

REFERÊNCIAS

1. *Schering Report XVIII*. 1996.
2. *Prescription drugs: a survey of consumer use, attitudes and behavior*. Washington, DC: AARP, 1984.
3. Murray MD, *et al. DICP* 1986; 20: 146.
4. Mattar ME, *et al. J Pediatr* 1975; 87: 137.
5. Eraker SA, *et al. Ann Intern Med* 1984; 100: 258.
6. Peck C. *Medic Event Monit Overview* 1991; 3: 1.
7. Kusserow RP. Office of the Inspector General, OEI-04-89-89121, Mar 1990.
8. Koop CE. *Proc Symp Natl Pharm Council* 1984; 1.
9. McKenney JW, Harrison WL. *Am J Hosp Pharm* 1976; 33: 792.
10. Strandberg LR. *Am Health Care Assoc J* 1984; 10(7): 20.
11. Col N, *et al. Arch Intern Med* 1990; 150: 841.
12. Einarson TR. *Ann Pharmacother* 1993; 27: 832.
13. Maronde RF, *et al. Med Care* 1989; 27: 1159.
14. Vogel M. *Pharmacy Today* 1997; 3: 8.
15. Bowerman DL, *et al. J Forensic Sci* 1978; 23: 522.
16. Rovelli M, *et al. Transplant Proc* 1989; 21: 833.
17. Smith M. *Proc Symp Natl Pharm Council* 1984; 35.
18. Gotzsche PC. *Controlled Clin Trials* 1989; 10: 31.
19. Weintraub M. *Contemp Pharm Pract* 1981; 4: 8.
20. Sackett DL. In *Compliance in Health Care*. Haynes RB, Taylor DW, Sackett DL, eds. Baltimore: Johns Hopkins Univ Press, 1979, p 286.

21. Rudd P, *et al. Clin Pharmacol Ther* 1989; 46: 169.
22. Pullar T, *et al. Ibid* 163.
23. Rudd P, *et al. Clin Pharmacol Ther* 1990; 48: 676,
24. Kossoy AF, *et al. J Allergy Clin Immunol* 1989; 84: 60.
25. Cooper JK, *et al. J Am Geriatr Soc* 1982; 30: 329.
26. Porter AMW. *Br Med J* 1969; 1: 218.
27. Svarstad BL. *NARD J* 1986; Feb: 75.
28. Rosenstock IM. *Milbank Mem Fund Q* 1966; 55(Jul): 94.
29. Becker MH, *et al. Med Care* 1977; 15(Suppl 5): 27.
30. Feder R. *N Engl J Med* 1978; 298: 463.
31. Kroenke K. *Am J Med* 1985; 79: 149.
32. Eisen SA, *et al. Arch Intern Med* 1990; 150: 1881.
33. Hoagland AC, *et al. Am J Clin Oncol* 1983; 6: 239.
34. Robinson B. *Drug Topics* 1987; 131(Feb 16): 37.
35. DeTullio PL, Corson ME. *Am J Hosp Pharm* 1987; 44: 1802.
36. Benarde MA, Mayerson EW. *JAMA* 1978; 239: 1413.
37. Sbarbaro JA. *Ann Allergy* 1990; 64: 325.
38. Norell SE, *et al. Am J Hosp Pharm* 1984; 41: 1183.
39. Ballard DB. *Am J Health-Syst Pharm* 1996; 53: 1962,
40. Geiseler PJ, Nelson KE, Cripsen RG. *Am Rev Respir Dis* 1987; 135: 3.
41. Miller B, Snider DE. *Ibid* 1.
42. Schulman BA. *Med Care* 1979; 17: 267.
43. Yaffe SJ, *et al. Drug Ther* 1977; 7(11): 64.
44. Kessler DA. *N Engl J Med* 1991; 325: 1650.
45. Gannon K. *Drug Topics* 1990; 134(Jul 9): 13.
46. McKenney JM, *et al. Circulation* 1973; 48: 1104.
47. Monson R, *et al. Arch Intern Med* 1981; 141: 1441.
48. Cable GL, *et al. Contemp Pharm Pract* 1982; 5: 38.
49. Williams MV, *et al. JAMA* 1995; 274: 1677.
50. Eckman TA, *et al. J Clin Psychopharmacol* 1990; 10: 33.
51. Dunbar JM, Agros WS. *Comprehensive Handbook of Behavioral Medicine*, vol 3. In Ferguson JM, Taylor CB, eds. New York: Spectrum, 1980, p 328.
52. Reichman L. *Newsweek* 1992; (Mar 16): 57.
53. Smith DL. *Am Pharm* 1989; NS29(2): 42.
54. Dawson ML. *Good Housekeeping* 1991; Apr: 235.
55. Combs DL, *et al. Ann Intern Med* 1990; 112: 397.
56. Cohn, DL, *et al. Ibid* 407.
57. Iseman MD, *et al. N Engl J Med* 328: 576, 1993.

Declaração sobre Prescrição Escrita e Rótulos da Prescrição[a]

APÊNDICE A

INTRODUÇÃO

Outrora, os farmacêuticos e os médicos devotaram tempo e esforço consideráveis para desenvolver e utilizar de forma racional agentes seguros e eficazes no tratamento e na prevenção de doenças. Hoje em dia, esse esforço bem-sucedido continua, ajudando a se obter os mais altos padrões mundiais de saúde para o povo norte-americano. Mas, para alcançar os benefícios máximos com o uso dos agentes ao mesmo tempo que reduzem seus efeitos colaterais adversos, aqueles que prescrevem e os farmacêuticos precisam manter comunicações efetivas não apenas entre eles mas também com seus pacientes. As instruções para o uso de medicamentos e outras informações que os médicos indicam nas receitas e que os farmacêuticos transferem para os rótulos dos medicamentos são fundamentais para a farmacoterapia segura e efetiva. A fim de assegurar que essas informações sejam fornecidas de forma clara e efetiva para os pacientes, os seguintes parâmetros foram desenvolvidos pela American Pharmaceutical Association e pela American Society of Internal Medicine.

DIRETRIZES PARA OS MÉDICOS

As seguintes diretrizes são recomendadas para os médicos ao escreverem as orientações para o uso da medicação em suas receitas.

1. O nome e a concentração do medicamento receitado serão registrados no rótulo do remédio pelo farmacêutico, a menos que indicado de outra forma pelo médico.
2. Sempre que possível, deve-se indicar a hora do dia para a administração do agente. (Por exemplo, *Tomar uma cápsula às 08:00h, 12:00h e 20:00h* é preferível do que *Tomar uma cápsula três vezes ao dia.* Da mesma forma, *Tomar um comprimido 2 horas após as refeições* é preferível do que *Tomar um comprimido após as refeições.*)
3. Desencoraja-se o uso de abreviaturas que possam gerar confusão, isto é, *qid, qod, qd,* etc.
4. Deve-se evitar instruções vagas como *Tomar conforme necessário* ou *Tomar de acordo com as instruções,* que podem confundir o paciente.
5. Se a dose a intervalos regulares durante todo o dia for terapeuticamente importante, ela deve ser indicada especificamente na prescrição, determinando-se os horários adequados para administração.
6. O sintoma, a indicação e o efeito pretendido para o qual o agente está sendo utilizado devem ser incluídos nas instruções sempre que possível. (Por exemplo, *Tomar um comprimido às 08:00h e às 20:00h para pressão alta,* ou *Tomar uma colher das de sopa cheia às 08:00h, 11:00h, 15:00h e 18:00h para tosse.*)
7. O Sistema Métrico de pesos e medidas deve ser utilizado.
8. A receita deve indicar se a prescrição será renovada ou não, e, em caso positivo, quantas vezes e o período de tempo para o qual essa renovação está autorizada. Declarações como *Refill prn* ou *Refill ad lib* são desencorajadas.
9. Formas de prescrição para um único medicamento ou para vários podem ser utilizadas quando adequado, e de acordo com os desejos das sociedades médica e farmacêutica.
10. Quando são utilizadas receitas controladas, o médico deve carimbar nelas seu nome, número de telefone e número de registro.

DIRETRIZES PARA OS FARMACÊUTICOS

1. Os farmacêuticos devem incluir as seguintes informações no rótulo do medicamento: nome, endereço e número de telefone da farmácia; nome do médico, nome, concentração e quantidade da droga (a menos que indicado de outra forma pelo médico); instruções sobre o uso; número da prescrição; data em que a receita foi aviada; nome completo do paciente e quaisquer outras informações exigidas por lei.
2. As instruções sobre o uso do medicamento devem ser concisas e precisas, mas facilmente compreendidas pelo paciente. Quando o farmacêutico perceber que a prescrição não atende a esses critérios, ele deve tentar esclarecer a prescrição com o médico para evitar confusão. Quando adequado, o farmacêutico deve reforçar e/ou esclarecer as instruções para o paciente.
3. Para os casos em que pode haver confusão quanto à via de administração (por exemplo, gotas orais que podem ser erroneamente instiladas no ouvido ou supositórios que podem ser erroneamente administrados por via oral), o farmacêutico deve indicar claramente no rótulo do medicamento a via pretendida de administração.
4. O farmacêutico deve incluir a data de validade do medicamento no seu rótulo quando adequado.
5. Nos casos em que são necessárias condições especiais de armazenamento, o farmacêutico deve indicar no rótulo do medicamento as instruções adequadas.

[a]Pela American Pharmaceutical Association/American Society of Internal Medicine (revisado em março de 1976).

CONCLUSÃO

Fornecer instruções sobre a dosagem efetiva para os pacientes de forma clara e sucinta é responsabilidade dos médicos e dos farmacêuticos. Estudos recentes documentando a baixa obediência às instruções da prescrição indicam que a pouca comunicação entre os médicos e os farmacêuticos e a pouca compreensão pelo público podem ser fatores causais.

A American Pharmaceutical Association e a American Society of Internal Medicine acreditam que as diretrizes antes mencionadas servirão como uma medida inicial para que os pacientes compreendam melhor as instruções sobre as doses e as medicações. As duas associações pedem ao estado e às sociedades locais que representam os farmacêuticos e os médicos para indicar comitês com o propósito de aperfeiçoar essas diretrizes ainda mais de acordo com os desejos locais e a justificativa das condições. As associações acreditam que esses esforços de cooperação entre os profissionais são fundamentais para o bom tratamento do paciente e que progresso significativo pode ser feito em outras áreas com o início de discussões entre as profissões sobre os objetivos e interesses comuns.

Recomendações do NCPIE para Ação Visando a Melhorar a Obediência às Prescrições Médicas

APÊNDICE B

MELHORANDO A OBEDIÊNCIA: OS PAINÉIS DO NCPIE FAZEM RECOMENDAÇÕES

Em dezembro de 1994, o National Council on Patient Information and Education (NCPIE) patrocinou uma conferência, "Advancing Prescription Medicine Compliance: New Paradigms, New Practices." O objetivo mais importante desta conferência foi a realização de recomendações realistas para melhorar a obediência através dos profissionais de saúde e ambientes da prática médica.

Para desenvolver recomendações, oradores avaliaram os problemas relacionados às prescrições relacionados aos médicos, farmacêuticos, enfermeiros, fabricantes, pacientes, organizações de assistência de saúde gerenciada, NCPIE e outros grupos. Cada orador sugeriu o que poderia ser feito para melhorar a obediência. Seis grupos de trabalho complementares então utilizaram as idéias dos oradores como trampolim para desenvolver recomendações para cada grupo e para os grupos colaboradores. Elas foram então apresentadas para resposta e consideração completa dos participantes.

As seguintes recomendações são direcionadas para várias organizações e indivíduos que podem melhorar a obediência; entretanto, muitas recomendações aplicam-se a mais de uma categoria sob a qual foi relacionada:

1. Médicos e Faculdades de Medicina

- Envolver o paciente nas decisões sobre a terapia.
- Monitorar a obediência ao tratamento prescrito a cada consulta; acompanhar fora das consultas marcadas, conforme adequado. Indicar ao paciente uma pessoa para contato em seu consultório se você não estiver disponível quando ele/ela telefonar no intervalo entre as consultas.
- Documentar a obediência do paciente utilizando um formulário para monitoração da obediência que possa ser incorporado ao registro do paciente.
- Coordenar os esquemas de medicação do paciente com os profissionais de saúde que fornecem tratamento longe do local, incluindo enfermeiras que fazem visitas, médicos assistentes e enfermeiras em clínicas ou consultórios satélites e farmacêuticos que trabalham com pacientes em unidades de tratamento ou na farmácia.
- Incluir as capacidades de comunicação do paciente no treinamento médico e currículos de educação continuada.
- Treinar os médicos para que se comuniquem com outros membros da equipe de saúde visando a assegurar a continuidade do tratamento.

2. Farmacêuticos, Fornecedores das Farmácias e Educadores

- Tornar-se proativo para colher e fornecer informações do medicamento. Fazer perguntas que estimulem o diálogo, discutir a conduta terapêutica com os pacientes e utilizar as informações sobre os pacientes para tomar melhores decisões.
- Fornecer monitoração e documentação da obediência a pelo menos um paciente de risco por mês. Compartilhar suas descobertas com o paciente e com os outros profissionais de saúde.
- Redefinir o espaço físico da unidade para aumentar o contato farmacêutico/paciente e para fornecer uma área privada para aconselhamento.
- Incorporar a capacidade de comunicação com o paciente e novos métodos de ensino aos cursos de graduação e programas de educação continuada.
- Trabalhar com outros cursos/organizações para profissionais de saúde visando a desenvolver programas de educação interdisciplinar para obediência.
- Integrar as ciências comportamental e clínica na educação dos farmacêuticos sobre obediência.

3. Educadores e Enfermeiros Individuais

- Integrar em cada encontro com o paciente uma avaliação educacional sobre o conhecimento do paciente em relação à medicação.
- Colaborar com outros profissionais de saúde, incluindo médicos e farmacêuticos, sobre as questões de obediência do paciente.
- Desenvolver programas para aumentar o conhecimento e a capacidade para aumentar a obediência.
- Incluir questões sobre obediência para graus profissionalizantes, licenciamento e educação continuada.

4. Todos os Profissionais de Saúde

- Individualizar o tratamento do paciente, incluindo conduta terapêutica, considerando fatores como idade, cultura, sexo, atitudes e situação pessoal.
- Perguntar especificamente ao paciente se ele faz uso de medicamentos vendidos sem receita médica, incluindo vitaminas e suplementos nutricionais.
- Iniciar um diálogo com o paciente e torná-lo parceiro no processo do tratamento. Explicar por que você considera uma conduta terapêutica adequada para o seu paciente.
- Utilizar material escrito para reforçar o aconselhamento oral, e não para substituí-lo.
- Respeitar o direito de privacidade do paciente ao compartilhar as experiências sobre obediência à medicação com outros profissionais de saúde que o atendem, incluindo enfermeiros, farmacêuticos, médicos e médicos assistentes.

5. Fabricantes Farmacêuticos

- Individualmente e como indústria, desenvolver uma campanha de serviço público promovendo a obediência do paciente à terapia.
- Apoiar a educação dos profissionais de saúde no desenvolvimento de meios de comunicação efetivos no sistema de saúde centrado no paciente.
- Reconhecer e promover modelos que possam mostrar o aumento da obediência a partir de uma abordagem centrada no paciente.
- Fornecer o folheto "Tenha as Respostas" do NCPIE com todas as respostas as solicitações de informações do consumidor ou um programa de respostas por uma linha telefônica gratuita.
- Apoiar equipes interdisciplinares que forneçam educação ao paciente e programas para obediência e promoção da saúde.

6. Pacientes

- Tornar-se um participante ativo nas decisões terapêuticas e na solução dos problemas que poderiam inibir o uso adequado da medicação.
- Falar com os profissionais de saúde sobre por que e como utilizar a medicação prescrita. Fornecer informações sobre o uso de seu remédio (medicamentos vendidos com e sem receita médica, vitaminas e suplementos nutricionais) e sua saúde. Se você parar ou alterar um tratamento prescrito, informe a eles e explique o motivo que o levou a fazê-lo. Obtenha respostas para todas as suas perguntas.
- Reconhecer, aceitar e cumprir com suas responsabilidades no esquema terapêutico.

7. Hospitais e Organizações da Assistência de Saúde Gerenciada

- Utilizar os bancos de dados existentes para traçar a magnitude da desobediência entre seus membros do plano de saúde.
- Desenvolver e implementar programas para apoiar a obediência do paciente (p. ex., programas de grupo de apoio, intervenções educacionais, clínicas para monitoração, embalagens para aumentar a obediência e revisões do *kit* da bolsa marrom). Manter os profissionais de saúde informados sobre esses programas, de modo que eles possam encaminhar os pacientes adequados como parte de um esquema de obediência individual.
- Desenvolver e implementar programas inovadores que ensinem o paciente a ser responsável e a envolver-se no seu tratamento.
- Identificar, implementar e avaliar políticas e práticas organizacionais que promovam a obediência.
- Rever a política de uso de medicamento, como as diretrizes de política de formulário, a partir da perspectiva da obediência do paciente. Rever a política de acordo visando a facilitar a obediência.
- Desenvolver e implementar sistemas computadorizados que permitam que os departamentos compartilhem eletronicamente informações clínicas do paciente.

CAPÍTULO **116**

Farmacoepidemiologia

Michael D Murray, PharmD, MPH
Professor of Pharmacy
Purdue Pharmacy Programs at Indianapolis
Purdue University
Indianapolis, Indiana 46202

A farmacoepidemiologia, ou epidemiologia da droga, é o estudo dos efeitos da droga em populações humanas. A disciplina é um amálgama de farmacologia clínica, epidemiologia clínica, informática médica e bioestatística. Existem muitas razões que justificam o surgimento recente da farmacoepidemiologia como uma disciplina. A farmacologia clínica tradicional direciona grande parte de sua atenção para a farmacocinética e a farmacodinâmica das drogas. Em geral, esses estudos envolvem pequenos números de indivíduos (6 a 25) que são estudados intensamente para se obter uma compreensão da absorção da droga, sua distribuição, metabolismo ou excreção. Os estudos desses parâmetros determinam a dose e a freqüência de administração de novas drogas no tratamento de pacientes, e são necessários antes que as drogas sejam comercializadas. Entretanto, esses estudos nos dizem pouco acerca de certas experiências com drogas depois que elas são colocadas no mercado. É nessa fase de pós-comercialização que os instrumentos da epidemiologia clínica atuam, especialmente na determinação da freqüência de efeitos medicamentosos adversos.

Embora novos produtos medicamentosos sofram o escrutínio cuidadoso da testagem nas fases I até a III, alguns produtos medicamentosos são recolhidos logo após sua comercialização. Existe uma gama dessas experiências, incluindo focomielia provocada por talidomida, síndrome de Guillain-Barré provocada por vacina da influenza, câncer endometrial por causa de dietilestilbestrol, distúrbios valvares cardíacos oriundos do uso combinado de fenfluramina e fentermina (Fen-Phen), anafilaxia provocada por zomepirac, insuficiência hepática por bromfenac e parada cardíaca provocada por interações medicamentosas como mibefradil ou terfenadina quando administrados com drogas que inibem o P-450 CYP 3A4, como o cetoconazol e a eritromicina. Uma razão importante para a retirada desses produtos medicamentosos é que os estudos pré-comercialização tratam pacientes em número insuficiente (tipicamente 3.000 a 4.000) para detectar efeitos medicamentosos incomuns. Um efeito adverso que ocorre em apenas 1 em cada 25.000 pessoas passaria despercebido se apenas 4.000 pacientes fossem tratados na fase pré-comercialização. Por outro lado, uma vez comercializadas, as drogas freqüentemente alcançam milhões de pacientes, e eventos raros podem tornar-se manifestos. Daí os estudos pré-comercialização apresentarem poder estatístico insuficiente para detectar efeitos adversos raros.

O efeito do tamanho da amostra sobre a potência estatística de um estudo é mostrado na Fig. 116.1. Em termos gerais, a *potência* de um teste consiste na capacidade de um teste estatístico empregado em um estudo detectar uma relação entre a exposição (droga) e o evento ou uma conseqüência. O valor mais alto que a potência pode apresentar é 1, e o mais baixo é 0. O gráfico mostra a curva de potência para um experimento clínico no qual o resultado de interesse ocorre em 4 de cada 1.000 pacientes em um grupo tratado, e em 1 em cada 1.000 em um outro grupo de tratamento. Para os experimentos clínicos, geralmente é desejável manter a potência de um estudo acima de 0,80. Com base na figura, pode-se ver que menos de 4.000 pacientes em cada grupo proporcionariam potência insuficiente para detectar uma diferença entre grupos quando alfa é 0,05 e realiza-se um teste *two-tailed* [de dupla extremidade]. Um outro meio para interpretar a curva consiste em considerar que um efeito adverso ocorreu em 0,4% dos pacientes que receberam a droga, e o mesmo efeito adverso ocorreu em 0,1% dos pacientes que receberam placebo; seria necessário o recrutamento de mais de 8.000 pacientes para o estudo detectar esse efeito. O custo de um estudo assim seria proibitivo.

Uma outra razão importante para eventos adversos significativos não serem identificados na experiência pré-comercialização da droga é que, embora os indivíduos nos estudos pré-comercialização apresentem a doença que a droga tem por objetivo tratar, eles não apresentam outros problemas de saúde. Tipicamente, os estudos pré-comercialização excluem os pacientes que apresentam fatores complicadores, como insuficiência renal ou hepática, diabetes ou insuficiência cardíaca. Porém, uma vez comercializadas, as drogas freqüentemente alcançam pacientes com uma variedade de co-morbidades e situações complicadoras. Nesse ambiente real de tratamento, os pacientes que recebem a medicação são mais doentes, e são mais comuns as reações medicamentosas adversas.

Como os efeitos adversos de produtos medicamentosos são observados mais comumente após sua comercialização, a Food and Drug Administration (FDA) criou o programa de relatos de produtos médicos MedWatch, que é o maior programa de pesquisa de drogas e de dispositivos nos Estados Unidos (veja adiante). Um programa semelhante é operado pela Organização Mundial de Saúde (OMS). Esses programas de pesquisa são maneiras importantes de as agências reguladoras de drogas manterem participação nas experiências medicamentosas adversas dos países. As discussões sobre os aspectos legais das drogas e a relevância da farmacoepidemiologia tornaram-se especialmente importantes recentemente. Existem duas razões para isso.

A FDA encontra-se sob pressão crescente para agilizar o processo de aprovação de medicamentos. De 1992 a 1998, o tempo para aprovação de produtos medicamentosos foi reduzido em aproximadamente 60%.

Atualmente existem discussões na FDA para reduzir os números de estudos da fase III.

A conseqüência geral desse fato será a redução do tempo necessário para aprovar novos requerimentos de medicamentos. Ao fazê-lo, a necessidade de estudos de pós-comercialização (fase IV) aumentaria, daí serem necessários métodos farmacoepidemiológicos.

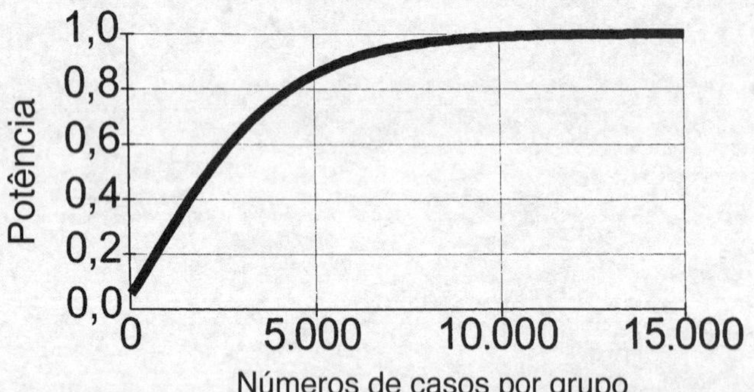

Fig. 116.1 Potência como uma função do tamanho da amostra em dois grupos de tratamento. O estudo foi projetado para a detecção de um evento que ocorre em 4 entre 1.000 pacientes em um grupo e 1 paciente em 1.000 em outro grupo.

Agora que a interface entre a farmacoepidemiologia e a farmacologia clínica e a epidemiologia está mais clara, a questão que permanece é como a informática médica e a bioestatística entram nessa mistura. Os sistemas de saúde como as organizações de assistência gerenciadas, hospitais, clínicas e centros médicos geram um grande volume de dados sobre os pacientes. Cada vez mais, esses dados estão sendo obtidos e armazenados em enormes bancos de dados. Os dados encontrados nesses depósitos de informações freqüentemente originam-se de muitas fontes, incluindo a farmácia, laboratório, radiologia, clínicas para tratamento de pacientes e enfermarias. A condução de estudos de resultados obtidos em pacientes que tiveram drogas prescritas requer a fusão desses grandes arquivos oriundos de fontes diferentes. Esses bancos de dados integrados estão se tornando maiores e mais ricos. Quando esses dados estão disponíveis e estão ligados utilizando-se um único identificador de paciente, uma variedade dos efeitos das drogas em grandes populações de pacientes, ou seja, estudos farmacoepidemiológicos, é possível. A análise desses grandes conjuntos de informações exige as ferramentas da bioestatística. Os tipos de procedimentos estatísticos empregados na análise de dados para estudos farmacoepidemiológicos podem variar desde contagens simples de eventos até sofisticados modelos matemáticos. Alguns dos procedimentos que se aplicam à farmacoepidemiologia são descritos neste capítulo.

TIPOS DE ESTUDOS

O Quadro 116.1 relaciona os diferentes tipos de estudos utilizados na farmacoepidemiologia. Existem dois tipos fundamentais de estudos farmacoepidemiológicos — experimental e não-experimental. Esses tipos são diferenciados pelo método no qual os indivíduos são alocados nos tratamentos. Os estudos não-experimentais podem ser classificados ainda como estudos descritivo e analítico.

Quadro 116.1 Tipos, Características e Exemplos de Estudos Farmacoepidemiológicos

TIPO DE ESTUDO	DESCRIÇÃO	NÚMERO DE PACIENTES (POR GRUPO DE TRATAMENTO)	CUSTO RELATIVO	EXEMPLO
Estudos experimentais				
Experimentos clínicos aleatórios	Estudar pacientes com doença específica	50 a 5.000	\$\$ a \$\$\$\$	Eficácia da alteplase e da reteplase na prevenção da morte após um infarto do miocárdio
Experimentos de campo	Estudar indivíduos para prevenir doença	> 5.000	\$\$\$\$	Vacinação para prevenir a pólio
Experimentos de intervenção na comunidade	Estudar comunidades para prevenir doença	> 5.000	\$\$\$	Fluoretação da água para prevenir cáries dentárias
Estudos não-experimentais				
Coorte em perspectiva	Observar grupos de pacientes tratados com a mesma droga	> 5.000	\$\$\$\$	Coorte do Nurses Health Study
Coorte retrospectiva	Extrair dados de um repositório existente para visualizar resultados de grupos expostos	> 5.000	\$	Risco de insuficiência renal por causa de DAINE
Com casos-controle	Determinar a associação entre uma droga e um evento raro	20 a 1.000	\$\$ a \$\$\$	Risco de doença de Alzheimer e uso de vitaminas
Corte transversal	Determinar a prevalência do uso da droga em uma população de pacientes em dado período	50 a 1 milhão	\$	Perfil de antagonistas dos canais de cálcio em uma organização de cuidados gerenciados
Ecológico	Determinar a associação entre o uso da droga de uma população ou de um grupo e um evento	5 a 100 grupos	\$	Mortes por asma e as quantidades fornecidas de inalantes com dosímetro
Série de casos clínicos	Revelar as experiências comuns de um número de pacientes após a exposição ao medicamento	3 a 30	\$	Doença cardíaca valvar associada a fenfluramina-fentermina (Fen-Phen)
Relato de caso clínico	Revelar a experiência de um paciente após a exposição a um medicamento	1	\$	Necrólise epidérmica tóxica por causa de fenitoína

Nos estudos experimentais, o pesquisador determina tratamentos a indivíduos, ou os pacientes podem ser distribuídos ao acaso para serem tratados de algumas formas de estudos experimentais ou analíticos. Os pacientes alocados em *experimentos clínicos aleatórios* têm seu tratamento determinado ao acaso. É o método experimental mais comum para testar efeitos de drogas e é considerado a melhor evidência disponível na pesquisa clínica. Características importantes do experimento clínico aleatório são descritas a seguir.

Os experimentos de campo são uma outra forma de estudo experimental, empregados para estudar fatores dietéticos e vacinas. Nos experimentos de campo, o pesquisador torna o tratamento disponível e então determina, com acompanhamento cuidadoso, a maneira pela qual o tratamento funciona. Exemplos de experimentos de campo incluem estudos de ácido ascórbico na prevenção do resfriado comum, estudos de vacinas para poliomielite, e o Experimento de Intervenção de Múltiplos Fatores de Risco (Multiple Risk Factor Intervention Trial — MRFIT). Este experimento observou o efeito de medidas de prevenção, como dieta e medicamentos, na incidência de infarto do miocárdio em 12.866 pessoas de alto risco. Estima-se que o estudo MRFIT tenha custado mais de 500 milhões de dólares para ser conduzido em 1997. Os experimentos de intervenção na comunidade são semelhantes a experimentos de campo, mas a intervenção do tratamento é direcionada para uma cidade ou uma comunidade, como a fluoretação da água potável para prevenir cáries dentárias.

Em estudos não-experimentais, os pacientes não são determinados para o tratamento pelo pesquisador. A maior parte desses estudos inscreve pacientes que estão recebendo cuidados, inclusive medicações, de ambientes convencionais de cuidados, como clínicas e hospitais. Em geral, os estudos não-experimentais são descritivos. Os estudos descritivos são conduzidos para descrever ou resumir dados. Por exemplo, um pesquisador pode desejar conhecer os tipos de drogas prescritas numa farmácia para pacientes externos por classe medicamentosa. Esses dados ajudariam o pesquisador a determinar que tipos de drogas poderiam ser estudados com mais rigor utilizando-se as informações de prescrição oriundas desses estabelecimentos. Fica claro que, se houvesse apenas cinco prescrições para uma droga particular, o pesquisador seria capaz apenas de concluir que a droga não é usada com muita freqüência. Os dados descritivos são importantes na *geração de hipóteses* e na determinação de os números de pacientes serem suficientes, bem como os números de prescrições, eventos, etc. para conduzir um estudo mais rigoroso. Esses estudos podem incluir perfis do uso da droga, pesquisa da droga, tipos de pacientes ou tipos de doenças.

Os estudos não-experimentais analíticos freqüentemente são utilizados para *testar hipóteses*. Por exemplo, poderíamos descobrir com base no nosso estudo descritivo que os pacientes sob prescrição de um tipo de droga antiinflamatória não-esteróide (DAINE) apresentam uma prevalência maior de gastropatia do que aqueles que recebem outras DAINE. Então, poderíamos perguntar se esse fato ocorria porque essa DAINE é verdadeiramente mais gastrotóxica ou se pacientes mais doentes que estão mais propensos a desenvolver gastropatia também têm mais probabilidade de ter essa droga prescrita. Solucionar essa pergunta requereria um estudo que oferecesse índices de gastropatia que controlam doenças que aumentam a probabilidade de gastropatia e a utilização de outras drogas e outros alimentos que também poderiam aumentar o risco de gastropatia entre esses pacientes.

VIGILÂNCIA DE DROGAS — O MedWatch da FDA é um programa de vigilância de drogas que procura sinais de efeitos adversos e, então, proporciona acompanhamento cuidadoso, quando necessário. Um benefício dos programas de vigilância consiste no fato de existir um reconhecimento precoce de problemas importantes. Por exemplo, quem poderia prever o recente problema envolvendo drogas anoréxicas do tipo Fen-Phen que resultou em alterações valvares cardíacas nas pessoas que tomaram essa combinação para redução do peso? Outros exemplos que foram identificados por esses programas de vigilância pós-comercialização (PVP) e que levaram à retirada das drogas incluem as arritmias algumas vezes fatais provocadas por interações medicamentosas ao nível do CIP 3A4 envolvendo mibefradil (Posicor®), terfenadina (Seldane®), astemizol (Hismanal®) e cisaprida (Propulsid®). Portanto, o benefício dos PVPs consiste no monitoramento de sinais na população de pacientes sendo tratados diariamente com as drogas.

O MedWatch e programas semelhantes do tipo sentinela são ferramentas importantes para a detecção de efeitos raros, mas apresentam limitações importantes. A principal é que esses programas dependem da notificação voluntária. Como o sinal vem de informações à FDA, predominantemente pelos farmacêuticos, é importante que os farmacêuticos preencham os formulários MedWatch quando problemas importantes novos e problemas incomuns são identificados durante o tratamento dos pacientes. Os relatos de efeitos adversos conhecidos de drogas comercializadas não são necessários. Um formulário do MedWatch pode ser encontrado na Fig. 116.2. O grande problema é que esses formulários com freqüência não são preenchidos para problemas desconhecidos relacionados a medicamentos, e, dessa forma, o sinal não é gerado ou é gerado tardiamente, apenas após muitos pacientes terem sido acometidos. A participação dos farmacêuticos nos programas de vigilância de drogas é um modo central de contribuir para a farmacoepidemiologia. Veja também Cap. 95.

USO DE DROGAS — Em farmacoepidemiologia, precisamos conhecer dois números para calcular os índices de eventos de interesse. Primeiro, precisamos conhecer o numerador, p. ex., os números de eventos adversos. Quando o relato desses eventos é consistente e completo, podemos estimar esse numerador utilizando programas de vigilância de drogas como o MedWatch. Também é importante ter consciência de que a estimativa dos eventos é boa apenas como o relato de eventos. Contudo, os programas de vigilância não conseguem proporcionar uma estimativa precisa do denominador, a saber, o número de pacientes expostos ao produto medicamentoso. Esses dados do denominador podem ser avaliados pelo uso da droga.

As informações sobre o uso das drogas estão aumentando, em grande parte por causa do uso crescente dos sistemas de informação computadorizados nos serviços de saúde. A informatização da farmácia está disseminada em grande parte por causa da necessidade de processar e armazenar prescrições. O aumento de empresas de gerenciamento de benefícios em farmácia consolidou ainda mais as informações de prescrições. Além disso, existem corporações que podem propiciar estimativas nacionais sobre utilização de drogas. Uma dessas empresas, a IMS America, tem dados de prescrições nos Estados Unidos e em muitos dos países da Europa Ocidental. Esses dados podem ser utilizados para mostrar estimativas do uso de drogas e, como tal, proporcionar uma estimativa do denominador quando se calculam os índices de eventos.

Numa escala menor, os farmacêuticos empregados por hospitais e organizações de cuidados gerenciados estão familiarizados com os programas de revisão de uso de drogas que têm raízes no método farmacoepidemiológico e que são exigidos pela Joint Commission on the Accreditation of Healthcare Organizations. Esses programas são descritos no Cap. 111. Na década de 1970, esses programas envolveram a coleta intensiva de indicações, processos e resultados do uso de drogas em hospitais. No entanto, em 1989, a utilização de indicadores clínicos foi encorajada para monitorar a prestação de serviços ao paciente. Os indicadores clínicos são medidas realizadas para monitorar e avaliar a qualidade e a adequação do uso de drogas. A noção consiste em medir, interpretar e melhorar os serviços ao longo do tempo. Em vez de coleta pormenorizada de informações, os indicadores objetivam a obtenção de telas ou ícones para identificar áreas de problemas que, a seguir, se tornariam alvos de estudo mais detalhado sobre uma droga ou uma classe de drogas em particular. O foco geral desses programas consiste em oferecer uso de medicamentos apropriado, seguro, eficaz e eficiente.[1] No entanto, embora esses programas com o objetivo de medir indicadores clínicos sejam pequenos demais em seu escopo para avaliar eventos raros, eles são muito eficazes no es-

MEDWATCH

Para relato VOLUNTÁRIO por profissionais da saúde sobre eventos adversos e problemas com produtos

Formulário aprovado: OMB no. 0910-0291 Validade:31/8/00.
Ver declaração da OMB no verso

Para uso exclusivo da FDA

Seqüência da unidade de triagem

PROGRAMA DE RELATOS DE PRODUTOS MÉDICOS DA FDA

Página ____ de ____

FAVOR DATILOGRAFAR OU USAR TINTA PRETA

A. Dados do paciente

1. **Identificador do paciente** Confidencial
2. **Idade no momento do evento** ou **Data de nascimento:**
3. **Sexo** ☐ feminino ☐ masculino
4. **Peso** ____ lbs ou ____ kg

B. Evento adverso ou problema apresentado pelo produto

1. ☐ **Evento adverso** e/ou ☐ **Problema apresentado pelo produto** (p. ex., defeitos/funcionamento inadequado)
2. **Resultados atribuídos ao evento adverso** (checar tudo que se aplica)
   - ☐ morte (dia/mês/ano)
   - ☐ ameaça à vida
   - ☐ hospitalização – inicial ou prolongada
   - ☐ incapacitação
   - ☐ anomalia congênita
   - ☐ intervenção necessária para prevenir comprometimento permanente/lesão
   - ☐ outros:
3. **Data do evento** (dia/mês/ano)
4. **Data deste relato** (dia/mês/ano)
5. **Descreva o evento ou o problema**
6. **Testes/dados laboratoriais relevantes**, inclusive datas
7. **Outros dados relevantes do histórico, inclusive condições médicas preexistentes** (p. ex., alergias, raça, gestação, tabagismo e uso de álcool, disfunção hepática/renal, etc.)

C. Medicação(ões) suspeita(s)

1. **Nome** (citar potência e fabricante/rotulador, se conhecidos)
   1ª
   2ª
2. **Dose, freqüência & via utilizada**
   1ª
   2ª
3. **Datas de tratamento** (se desconhecidas, citar duração) de/até (ou melhor estimativa)
   1ª
   2ª
4. **Indicação diagnóstica** (indicação)
   1ª
   2ª
5. **Evento interrompido após suspensão ou diminuição da dose?**
   1º ☐ sim ☐ não ☐ não se aplica
   2º ☐ sim ☐ não ☐ não se aplica
6. **Lote nº** (se conhecido)
   1ª
   2ª
7. **Data de Validade** (se conhecida)
   1ª
   2ª
8. **O evento ressurgiu após reintrodução?**
   1º ☐ sim ☐ não ☐ não se aplica
   2º ☐ sim ☐ não ☐ não se aplica
9. **NDC nº** (somente para problemas com produtos)
   – –
10. **Produtos médicos concomitantes** e datas de tratamento (excluir do tratamento o evento)

D. Dispositivo médico suspeito

1. **Nome comercial**
2. **Tipo de dispositivo**
3. **Nome e endereço do fabricante**
4. **Operador do dispositivo**
   - ☐ profissional da saúde
   - ☐ leigo/paciente
   - ☐ outro:
5. **Data de Validade** (dia/mês/ano)
6. **modelo nº**
   catálogo nº
   série nº
   lote nº
   outro nº
7. **Se implantados, cite data** (dia/mês/ano)
8. **Se retirado, cite data** (dia/mês/ano)
9. **O dispositivo está disponível para avaliação?** (Não envie para a FDA)
   ☐ sim ☐ não ☐ devolvido para o fabricante em ____ (dia/mês/ano)
10. **Produtos médicos concomitantes** e datas de tratamento (excluir do tratamento o evento)

E. Relator (ver seção de confidencialidade no verso)

1. **Nome & endereço** **telefone nº**
2. **Profissional da saúde?** ☐ sim ☐ não
3. **Profissão**
4. **Também relatado para**
   - ☐ fabricante
   - ☐ instalações do usuário
   - ☐ distribuidor
5. **Se você NÃO desejar sua identidade declarada ao fabricante, coloque um "X" neste quadrado.** ☐

FDA

Formulário FDA 3500

Envie para: MEDWATCH
5600 Fishers Lane
Rockville, MD 20852-9787

ou **envie FAX para:**
1-800-FDA-0178

A entrega de um relato não significa admitir que um profissional médico ou o produto provocaram ou contribuíram para o evento.

Fig. 116.2 Formulário do relatório do programa MedWatch (FDA Form 3500, 6/93).

tudo de indicações para uso de drogas e nos processos de monitoramento.

Existem vários pontos-chave a serem considerados nos programas institucionais no sentido de melhorarem a utilização de drogas. Primeiramente, esses programas são estudos muito importantes para melhorar a utilização de drogas em uma instituição em particular. Quando esses programas são conduzidos formalmente dentro do esquema da melhora contínua da qualidade, os benefícios para a instituição e seus pacientes são incomensuráveis. No entanto, esses programas envolvendo a avaliação de uso de drogas e indicadores da qualidade geralmente não são conduzidos como estudos de pesquisa formal que abordam questões de estudo explícitas ou testam hipóteses. Seria um erro considerar de outra forma. Esse é um erro comum quando se coletam dados para esses programas. O maior problema é que esses programas monitoram poucos pacientes para concluir que uma conseqüência particular de interesse ocorre ou não. Por exemplo, suponha que estejamos interessados na incidência de vômitos em pacientes submetidos a um novo antibiótico. Se 10 pacientes consecutivos forem monitorados e não ocorrerem vômitos, talvez tenha havido muito poucos pacientes monitorados para se observar esse efeito adverso, a dose administrada tenha sido baixa demais para provocar o efeito, ou o vômito não esteve entre os parâmetros monitorados durante o período de observação do paciente. Assim, a vigilância, o uso da droga e os programas de melhora da qualidade contínua podem não estar adequadamente projetados ou ter números suficientes de pacientes para ser testada uma questão específica de pesquisa. Em vez disso, devem ser utilizadas outras abordagens epidemiológicas.

ENSAIO CONTROLADO ALEATÓRIO — O padrão ideal na determinação dos efeitos benéficos e adversos das drogas é o ensaio clínico aleatório, cego, em perspectiva. Tem utilidade entendermos os méritos e os contratempos dos experimentos clínicos aleatórios para melhor compreendermos as vantagens e as desvantagens dos diferentes tipos de estudos epidemiológicos. Quando os pacientes são alocados ao acaso nos tratamentos, muitas variáveis são controladas; caso contrário, resultados válidos seriam excluídos. O ideal é nem paciente nem o médico saberem distinguir entre os produtos medicamentosos que estão sendo testados porque eles não possuem esse conhecimento. As pessoas que desempenham as avaliações ou as medidas de interesse também devem desconhecer o tratamento. Tipicamente, os ensaios clínicos aleatórios são conduzidos quando se compara a eficácia de duas drogas ou de uma droga com um placebo. Raramente um ensaio clínico aleatório é conduzido para determinar se as drogas diferem na sua propensão em causar reações medicamentosas adversas.

Por que não utilizar apenas ensaios clínicos aleatórios em todos os estudos de drogas? Há quatro razões primárias:

Os ensaios clínicos aleatórios freqüentemente são proibitivamente caros (custam milhões de dólares). A menos que a questão seja da máxima importância, as verbas federais não são disponibilizadas para conduzir o estudo. Se for um produto medicamentoso novo, a empresa de medicamentos inovadora precisa estar certa de que, após completar o estudo, poderá recuperar seu investimento.

Com freqüência, os ensaios clínicos aleatórios não são éticos para estudos de efeitos adversos de drogas. Quantos pacientes se inscreveriam em um estudo com o único propósito de determinar a incidência de perfuração gastrintestinal (GI) provocada por uma droga nova?

São necessários grandes números de pacientes para conduzir estudos de eventos raros. Mesmo depois de as questões morais e éticas para um estudo estarem resolvidas, se for um evento raro, os números de pacientes necessários para determinar a incidência verdadeira do efeito ou investigar uma questão específica de estudo seriam enormes.

Ensaios clínicos aleatórios tomam tempo para serem conduzidos. Se uma questão precisar ser investigada com um tempo determinado, como uma ação reguladora, é óbvio que um ensaio clínico aleatório conduzido durante 3 anos não poderia oferecer a resposta com a brevidade suficiente.

Primariamente, por essas razões, os métodos farmacoepidemiológicos têm sido os métodos de pesquisa preferidos, espeicalmente para determinar efeitos adversos de drogas.

Como muitas questões relevantes e importantes relacionadas com drogas não podem ser pesquisadas com ensaios clínicos aleatórios, os métodos não-experimentais de farmacoepidemiologia são especialmente importantes. Para essas questões clinicamente importantes e relevantes, os métodos não-experimentais de farmacoepidemiologia devem ser utilizados. Entre esses métodos estão os estudos de coorte e de controle de casos, conforme mostrado na Fig. 116.3. Esses e outros métodos farmacoepidemiológicos comuns são descritos a seguir.

O ESTUDO DE COORTE — Coortes são grupos. Portanto, estudos de coorte são estudos de grupos de pacientes que apresentam alguma exposição comum à droga de interesse. Por exemplo, podemos desejar conhecer os benefícios e os riscos das DAINE na população de pacientes passíveis de terem essas drogas prescritas para eles. Definiríamos nossa coorte ou grupo com base na exposição dos pacientes às DAINE. Existem dois tipos de estudos de coorte: em perspectiva e retrospectivo.

COORTE EM PERSPECTIVA — Em termos de evidência científica e controle sobre os fatores de interesse, o estudo de coorte em perspectiva freqüentemente é o tipo de escolha do estudo de coorte. Conforme o nome implica, o estudo em perspectiva direciona-se para o futuro (Fig. 116.3). Ao fazer isso, permite ao pesquisador o controle máximo sobre a definição do estudo e sua conduta.

O evento de interesse ou a variável dependente (p. ex., desenvolvimento de anemia aplásica) pode ser definido especificamente, e sua ocorrência cuidadosamente monitorada.

Os fatores e variáveis potenciais de provocarem confusão que precisam ser controlados na análise também podem ser definidos e avaliados.

Apesar dessas vantagens, os estudos de coorte em perspectiva podem ser muito caros para serem conduzidos e, como os ensaios clínicos aleatórios, podem custar milhões de dólares para serem montados e acompanharem a coorte ao longo do tempo. Um exemplo de um estudo de coorte em perspectiva é o Nurse's Health Study, que começou em 1976. A coorte compreende 121.700 enfermeiras que preencheram históricos clínicos e de estilo de vida. Esse estudo de coorte se mostrou de valor na determinação de diferentes aspectos da saúde feminina, especialmente no que se refere a doença cardiovascular.[2,3]

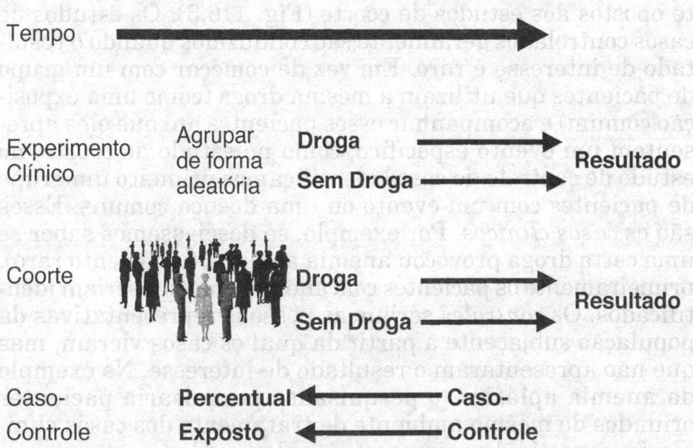

Fig. 116.3 Orientação dos estudos com relação ao tempo. No experimento clínico, os pacientes são alocados ao acaso para os grupos de tratamento e são monitorados em perspectiva para o resultado de interesse. No estudo de coorte, os grupos de tratamento são montados com base no seu tratamento ou em outras características diferenciadoras, e são seguidos até a ocorrência dos resultados. Com o estudo de coorte em perspectiva, o resultado de interesse ocorre após o início do estudo, e com o estudo retrospectivo o resultado já ocorreu quando o estudo começa. No estudo com casos-controle, a prevalência de tratamentos passados é comparada em um grupo de pacientes com o resultado de interesse (casos clínicos) e um grupo-controle de pacientes que não vivenciaram o resultado no momento em que os dados foram coletados.

COORTE RETROSPECTIVA — Conforme seu nome indica, o estudo de coorte retrospectivo analisa dados existentes anteriormente. Em geral, esses dados têm origem em grandes bancos de dados computadorizados, mas também podem advir de fichas ou de prontuários médicos. Nesses estudos, as coortes são agrupadas da mesma forma que nos estudos de coorte em perspectiva, a saber, com base na exposição a certas drogas de interesse. A principal vantagem dos estudos de coorte retrospectivos consiste no seu custo mais baixo. São muito menos caros para serem conduzidos do que os experimentos clínicos ou os estudos em perspectiva. A principal desvantagem é que existem muitas formas de tendenciosidade (veja adiante) que são encontradas nos estudos retrospectivos.

Conceitualmente, os estudos de coorte retrospectivos são conduzidos da mesma forma que os estudos de coorte em perspectiva.

A coorte é definida pela determinação da data índice quando a droga de interesse foi prescrita primeiramente. Embora a data índice possa diferir para cada paciente, age como âncora por dois pontos de vista principais: (1) para pesquisar no tempo futuro a ocorrência dos resultados de interesse (p. ex., infarto do miocárdio ou insuficiência renal) e (2) procurar no tempo passado os fatores de base (iniciais) que devem ser controlados na análise.

Os dados sobre os resultados e os fatores de base são extraídos dos bancos de dados ou prontuários de todos os pacientes na coorte. Fundamentalmente, o processo de extração é semelhante, seja feito por computador, seja de forma manual.

Independentemente de os estudos de coorte serem em perspectiva ou retrospectivos, existem muitas características críticas nesses estudos. A exposição à droga deve ser verificada para prevenir a classificação errônea do membro da coorte. Um problema comum nos estudos farmacoepidemiológicos é que os pacientes podem obter uma medicação de uma farmácia que não está entre aqueles medicamentos dos quais os dados são derivados, os médicos podem fornecer a droga como uma amostra em seus consultórios, ou a droga pode estar disponível sem a necessidade de prescrição e, como tal, encontra-se diretamente disponível para o paciente. Se uma droga estiver disponível em múltiplas fontes, então o pesquisador deverá demonstrar que todas as fontes foram incluídas na coorte formada para o estudo.

ESTUDO DE CASOS CONTROLADOS — Metodologicamente, os estudos de casos controlados são diametralmente opostos aos estudos de coorte (Fig. 116.3). Os estudos de casos controlados geralmente são conduzidos quando o resultado de interesse é raro. Em vez de começar com um grupo de pacientes que utilizam a mesma droga (como uma exposição comum) e acompanhar esses pacientes até que eles apresentem um evento específico, como no estudo de coorte, no estudo de controle de casos identificamos primeiro um grupo de pacientes com um evento ou uma doença comuns. Esses são os *casos clínicos*. Por exemplo, se desejássemos saber se uma certa droga provocou anemia aplásica (um evento raro), primeiramente os pacientes com anemia aplásica seriam identificados. Os *controles* seriam as pessoas representativas da população subjacente a partir da qual os casos vieram, mas que não apresentaram o resultado de interesse. No exemplo da anemia aplásica, o pesquisador pesquisaria pacientes oriundos do mesmo ambiente de tratamento dos casos clínicos ou a partir da mesma comunidade. Algumas vezes, os controles são pareados a casos clínicos em relação a certos fatores de fundo que predizem ou confundem o resultado, como idade, sexo ou tabagismo.

A idéia do estudo de casos clínicos com controle consiste em comparar a prevalência de exposição entre os casos e os controles. Esse fato é um aspecto difícil desses estudos e, com freqüência, é uma questão conflituosa que resulta em muitos debates. A publicação do estudo de um único relato de caso clínico, com controle, em um periódico científico pode resultar em utilizar duas vezes mais espaço no periódico para a publicação de cartas para o editor do que o espaço utilizado para o relato original. A principal razão é que existem muitas formas nas quais as tendenciosidades podem entrar no projeto, na conduta e na interpretação desses estudos. Ao se obterem os dados diretamente de pacientes no que se refere à exposição, deve haver uma diferença importante entre as lembranças dos pacientes quanto ao uso de medicação no caso clínico e aqueles pacientes dos grupos-controle. Essas tendenciosidades relacionadas com a lembrança são descritas adiante.

O ESTUDO DE CASO CLÍNICO — O relato de caso clínico é a apresentação da experiência de um único paciente. Em geral, é apresentado de forma a apoiar uma hipótese ou uma resposta a uma pergunta de interesse. Os relatos de casos clínicos freqüentemente são denominados *geradores de hipótese* porque trazem à tona evidências que apóiam a hipótese ou a conclusão. Por exemplo, a apresentação das medicações para um paciente que foram administradas até o desenvolvimento de anemia aplásica poderia sugerir que uma ou mais dessas drogas teriam causado a anemia. No entanto, não se pode concluir que um outro paciente que tomasse uma ou mais das mesmas drogas estaria sob risco igual, por causa dos muitos outros fatores que também provocam anemia aplásica, como infecções virais ou exposição a inseticidas, que podem não ser parte do prontuário do paciente ou de suas lembranças e, portanto, não seriam relatados.

Quando as experiências em comum de mais de um paciente são apresentadas, denomina-se *série de casos clínicos*. Obviamente, quanto maior o número de experiências comuns, mais fortes as evidências para apoiar a conclusão. Por exemplo, se cinco pacientes desenvolvessem anemia aplásica após a exposição ao mesmo medicamento, esse fato levantaria a suspeita mais intensamente do que ocorreria para apenas um paciente. Um bom exemplo desse impacto de séries de casos clínicos consiste na série recente com 24 relatos de pacientes que descrevem alterações valvares cardíacas oriundas do uso concomitante de fenfluramina e fentermina.[4] Esses dados foram suficientemente fortes para a retirada da fenfluramina do mercado.

ESTUDO DE CORTE TRANSVERSAL — Este é um estudo conduzido para se obter a prevalência de um resultado em um determinado conjunto de pacientes, como aqueles tratados com uma droga em um momento individualmente. Estudos de corte transversal freqüentemente são denominados estudos *instantâneos* (*snapshot*). Como os dados são coletados todos de uma vez, a relação temporal entre a utilização da droga e o resultado de interesse não pode ser determinada em estudos de corte transversal, o que constituirá um problema se o pesquisador estiver tentando fazer inferências do tipo causa e efeito.

ESTUDO ECOLÓGICO — Existem vezes em que os dados não estão disponíveis no nível do paciente, mas existe interesse em obter-se uma compreensão preliminar acerca da relação entre o uso de uma droga e as conseqüências. Isso pode levar o pesquisador a utilizar dados agregados para comparar a quantidade macroscópica de medicamento utilizado e o índice de ocorrência de um evento em uma comunidade, estado ou país. Em outras palavras, a unidade da análise em estudos ecológicos é uma população, e não um paciente. Um exemplo dessa abordagem é a comparação entre os números de prescrições de inaladores à base de agonistas beta-adrenérgicos fornecidos em um país e os números de óbitos por asma. Tal relação seria confundida pelo uso crescente de medicações com a gravidade crescente da doença; ou seja, os pacientes mais doentes utilizam mais inaladores com agonistas beta-adrenérgicos e têm mais probabilidade de morrer de sua doença, de qualquer forma. Um outro problema é que o pesquisador pode não saber nem mesmo se os pacientes que morreram haviam tido a medicação prescrita, um dilema conhecido como *falácia ecológica*. Por isso, vê-se que, embora os estudos ecológicos sejam fáceis de serem conduzidos, pode haver problemas importantes ao utilizarmos os dados para fazer inferências do tipo causa e efeito.

AVALIAÇÕES

Como o que ocorre em qualquer outra disciplina científica, as avaliações válidas são críticas para a interpretação precisa dos resultados de estudos farmacoepidemiológicos. Existem muitas medidas fundamentais úteis para serem entendidas. Para os estudos descritivos, elas incluem as taxas de freqüência, distribuição, prevalência e incidência. Para os estudos analíticos, essas avaliações incluem a diferença de índices, a taxa dos índices, o risco relativo e o índice de probabilidade. Uma descrição dessas avaliações e de como elas são calculadas encontra-se no Quadro 116.2.

FREQÜÊNCIAS — Na epidemiologia, a prevalência e a incidência de eventos são as medidas mais comumente utilizadas; são também as mais comumente confundidas. A questão primária que distingue *prevalência* e *incidência* são os tipos de pacientes contados por unidade de tempo. Conforme pode ser visto na Fig. 116.4, a prevalência de um evento é igual ao número de pacientes com o resultado de interesse em um ponto único (corte transversal) no tempo. Com freqüência, a prevalência é relatada como uma proporção ou uma porcentagem (p. ex., a prevalência de asma era de 12%). Se a medida for feita em todos os pacientes em um momento único do tempo (um instantâneo), então ela é denominada *prevalência pontual*. Por exemplo, considere a linha tracejada vertical na Fig. 116.4. Naquele momento do tempo, a prevalência do uso da droga é de 4 em 1.000 pacientes ou de 0,4%. Se a avaliação for feita em todos os pacientes durante um intervalo de tempo específico, digamos 1 ano, então a esse fato dá-se o nome de *prevalência do período*. Conforme mostrado na Fig. 116.4, a prevalência do período é de 0,7%, 0,7%, 0,7%, e 0,8% para 1996, 1997, 1998 e 1999, respectivamente.

No entanto, se começarmos com um grupo de pacientes que desconhecem o resultado e avançarmos em relação ao tempo e contarmos todos os pacientes que contraem a doença ou apresentam o evento, a isso dá-se o nome de *incidência*. A incidência é medida como as contagens de pacientes com o resultado por unidade de tempo (12 por 100.000 pessoas-ano). A incidência do uso de droga na Fig. 116.4 é de 8 em 996 pessoas durante 4 anos, ou de 2 por 1.000 pessoas-ano. O motivo para 996 pessoas serem utilizadas em vez de 1.000 é que precisamos remover do denominador os pacientes que já haviam apresentado o evento de interesse.

São necessários numeradores e denominadores precisos para o cálculo de índices precisos de prevalência e de incidência. Embora seja fácil de se dizer, dependendo dos dados disponíveis para análise, talvez estes sejam impossíveis de serem calculados de modo preciso. Algumas vezes, tanto o numerador quanto o denominador são mal avaliados. Freqüentemente isso é visto nos programas de vigilância de sentinela, como o MedWatch, no qual o numerador contém apenas aqueles pacientes que apresentaram o resultado de interesse *e* foram relatados. O denominador pode ser estimado apenas com base nos dados nacionais de uso de drogas, que devem, com freqüência, ser encontrados na literatura ou negociados com um fornecedor. Com freqüência o numerador é cuidadosamente calculado, mas o denominador é desconhecido. Por exemplo, podemos saber quando um certo evento, como a hospitalização por uma razão específica, ocorre em pacientes que receberam a prescrição de uma droga específica ou de uma classe de droga específica, mas não conseguimos estimar de forma precisa o número de pacientes na população subjacente. Isso acontece em sistemas abertos de assistência na área da saúde, nos quais os pacientes estão livres para acionar sua seguradora. A falta de um denominador preciso pode limitar a utilidade de gran-

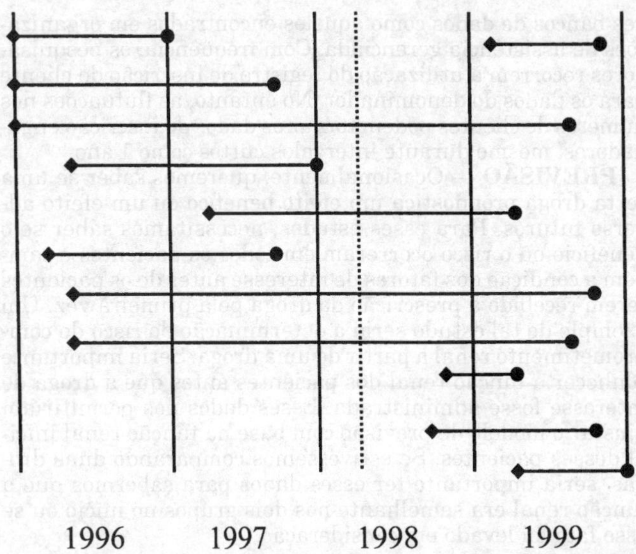

Fig. 116.4 Distribuição das experiências de 12 pacientes que receberam prescrição de um medicamento durante um período de 4 anos, para ilustrar a diferença entre prevalência e incidência. Os *losangos* indicam a data da primeira prescrição; os *círculos* indicam a data de interrupção.

Quadro 116.2 Tipos de Medidas em Estudos Farmacoepidemiológicos

MEDIDA	DEFINIÇÃO	COMENTÁRIOS
Prevalência	Freqüência de casos em um determinado tempo ou período	Freqüentemente confundida com incidência; relatada como uma porcentagem
Prevalência em ponto	Freqüência de casos em um determinado momento	Utilizada em estudos transversais
Prevalência do período	Freqüência de casos dentro de um período, como 1 ano	Freqüentemente confundida com prevalência em ponto
Incidência	Freqüência de casos novos em uma população durante um período	Principalmente relatada como um índice, como 10/100 mil pessoas-ano
Risco relativo ou taxa de risco	Incidência no grupo exposto dividida pela incidência no grupo não-exposto	Mostra o número de vezes que o risco é maior no grupo exposto do que no não-exposto; um risco relativo de 1 significa que o risco é igual, com e sem exposição
Taxa de probabilidade	A taxa de probabilidade é a probabilidade de um resultado acontecer dividida pela probabilidade de o evento não acontecer; uma taxa de probabilidade é a chance de um evento nas pessoas expostas dividida pelas chances no grupo não-exposto	Oferece uma estimativa do risco relativo para resultados raros; um índice de probabilidade de 1 significa que não existe associação entre a exposição e o resultado
Risco atribuível ou diferença de risco	Incidência no grupo exposto menos a incidência no não-exposto	Mostra a incidência de uma doença atribuída a uma exposição

des bancos de dados como aqueles encontrados em organizações de assistência gerenciada. Com freqüência, os pesquisadores recorrem à utilização do registro de inscrição do cliente para os dados do denominador. No entanto, as flutuações nos números de clientes podem tornar os dados de inscrição enganadores, mesmo durante intervalos curtos como 1 ano.

PREVISÃO — Ocasionalmente, queremos saber se uma certa droga prognostica um efeito benéfico ou um efeito adverso futuros. Para esses estudos, necessitamos saber se o benefício ou o risco ocorreram em todos os pacientes e também a condição dos fatores de interesse antes de os pacientes terem recebido a prescrição da droga pela primeira vez. Um exemplo de tal estudo seria a determinação do risco de comprometimento renal a partir de uma droga. Seria importante conhecer a função renal dos pacientes antes que a droga de interesse fosse administrada. Esses dados nos permitiriam ajustar o modelo de previsão com base na função renal inicial desses pacientes. Se estivéssemos comparando duas drogas, seria importante ter esses dados para sabermos que a função renal era semelhante nos dois grupos no início ou se esse fato foi levado em consideração.

TENDENCIOSIDADE

Tendenciosidade ou viés é o desvio da verdade. Afeta todas as formas de experimentação e é descrita no Cap. 12. No entanto, muitas tendenciosidades específicas da farmacoepidemiologia diferem conceitualmente daquelas de estudos laboratoriais e merecem atenção especial. Em geral, essas tendenciosidades podem ser classificadas como modalidades de seleção, de medida e confundidoras. Como os estudos clínicos não podem ser controlados tão cuidadosamente quanto os estudos laboratoriais, muitas formas de tendenciosidades precisam ser consideradas como explicações possíveis para o resultado de estudos farmacoepidemiológicos. Na verdade, Sackett catalogou 35 tendenciosidades que podem ocorrer em estudos analíticos.[5]

TENDENCIOSIDADE DE SELEÇÃO — A tendenciosidade de seleção é um problema importante de todos os estudos clínicos não-aleatórios. Torna-se manifesta quando grupos para comparação não são equilibrados em termos de características de fundo importante. Quando grupos assimétricos são comparados, o pesquisador encontra dificuldade em interpretar o resultado porque não sabe se os resultados ocorreram por causa de uma exposição à droga ou porque desequilíbrios em uma ou mais características de fundo afetaram os resultados.

Os farmacoepidemiologistas que conduzem pesquisas utilizando registros médicos existentes precisam dar-se conta de que os hábitos de prescrição dos médicos criam grupos com tendenciosidades. Um exemplo comum de tendenciosidade de seleção envolve os padrões de prescrição de médicos após a comercialização de novos produtos medicamentosos. Conforme se pode imaginar, existe um interesse ávido no aprendizado tanto quanto possível acerca das experiências no mundo real de drogas recentemente comercializadas. Logo após a comercialização, drogas novas se tornam o foco de pesquisa. Contudo, um grande problema se torna evidente quando os pesquisadores comparam as características de fundo dos pacientes para os quais foram receitadas drogas mais novas e mais antigas. O que ocorre geralmente é que os pacientes que recebem prescrições para a droga nova são aqueles que não respondem a terapias mais antigas, e, com freqüência, são pacientes mais doentes. Esse fato torna qualquer comparação de drogas recentes e existentes inerentemente difícil.

Um outro exemplo a partir de nosso centro de pesquisa ilustra com maior profundidade a tendenciosidade de seleção. Sabe-se que as DAINE pioram a função renal de pacientes com insuficiência renal. Houve vários relatos afirmando que a DAINE sulindaco era uma DAINE que não comprometia o rim, significando que não piorava a insuficiência renal nos pacientes sob risco desse efeito, como outras DAINE faziam. Após ler esses relatos, alguns médicos começaram a prescrever sulindaco para seus pacientes com insuficiência renal preexistente. Quando a função renal dos pacientes foi comparada antes que recebessem essas drogas antiinflamatórias não-esteróides, descobriu-se que os pacientes que tiveram sulindaco prescrito apresentavam função renal inicial pior (níveis mais altos de creatinina sérica) do que os pacientes que receberam prescrição de outras drogas antiinflamatórias não-esteróides. Daí, a preferência dos médicos em prescrever sulindaco para pacientes com insuficiência renal criou uma tendenciosidade na interpretação do efeito verdadeiro das DAINE. O resultado final foi uma tendenciosidade que pode ter feito o sulindaco parecer pior do que as outras DAINE.

Existem meios para lidar com tendenciosidades de seleção nos estudos de dados existentes. Mais notáveis entre eles estão a equiparação, o modelo matemático e o uso de pontuações de propensão. Na equiparação, um indivíduo-controle é equiparado com cada paciente em termos de características de fundo importantes. Utilizando-se o exemplo prévio, poderíamos equiparar pacientes com insuficiência renal preexistente que receberam prescrição de sulindaco com pacientes com insuficiência renal preexistente que receberam prescrição de ibuprofeno, e analisar as alterações da creatinina sérica a seguir. Da mesma forma, poderíamos equiparar os pacientes com função renal prévia normal que receberam sulindaco com aqueles com função renal anterior normal antes que recebessem ibuprofeno.

Com a análise de covariância, colocaríamos em um modelo matemático um parâmetro que controla as diferenças em características de fundo importantes. Novamente, a partir do exemplo anterior, colocaríamos a creatinina sérica inicial ou o *clearance* de creatinina inicial dos pacientes no modelo para ajustar as diferenças iniciais entre as diferentes DAINE sob comparação. Ao fazê-lo, proporcionaríamos o efeito estimado da DAINE, controlando a função renal prévia dos pacientes. A idéia geral consiste em equilibrar os grupos de comparação de forma a fazer uma comparação justa.

Finalmente, as pontuações de propensão ajustam a probabilidade de um paciente receber a prescrição de uma droga em vez de outra. Para fazê-las, uma pontuação única é calculada utilizando-se regressão logística que inclui todas as características de fundo importantes para um médico que estivesse tentando decidir entre drogas. Essa pontuação então poderia ser utilizada como uma covariada em um modelo matemático que procurasse o resultado de interesse. No cálculo da pontuação propensa no exemplo anterior, talvez quiséssemos incluir não apenas a função renal dos pacientes, mas também idade, sexo, raça, indicação para a DAINE (p. ex., artrite reumatóide, osteoartrite), e outros fatores que poderiam prever qual a droga antiinflamatória não-esteróide que os médicos prescrevem. Portanto, embora a tendenciosidade de seleção seja um problema nesses estudos, existem maneiras para se lidar com essa forma de tendenciosidade.

A tendenciosidade de seleção afeta outras áreas de medida na epidemiologia. Recentemente tornou-se popular utilizar *valores de referência* (*benchmarking*) para comparar as experiências de um hospital com as experiências de um outro. Se diferentes aspectos das características subjacentes dos hospitais que estão sendo comparados não forem controlados, então essa comparação será falha. Uma extrapolação exagerada desse fato poderia ser comparar os índices de óbito em um asilo onde pacientes terminais fossem cuidados nos seus últimos dias com os pacientes oriundos de um hospital para cuidados imediatos. Obviamente, essa comparação é completamente errada. E também pode incorrer no processo de seleção de trabalhos científicos para inclusão na metanálise (veja Cap. 12).

TENDENCIOSIDADE DE MEDIDA — Ocorre tendenciosidade de medida quando os grupos envolvidos na comparação são medidos de formas diferentes. A classificação errônea do evento de interesse obviamente pode ser um problema. É necessária a definição cuidadosa das características de um caso clínico. Se a definição do caso se baseia em um diagnóstico ou um código de diagnóstico (código ICD-9), alguns casos podem ser perdidos ou ser inadequadamente incluídos. Por exemplo, utilizar apenas o diagnóstico de *insuficiência cardíaca congestiva* pode ser amplo demais se a doença de interesse for disfunção sistólica ventricular esquerda. Utilizar *insuficiência cardíaca congestiva* apenas também poderia incluir os pacientes com disfunção diastólica, que é tratada de modo completamente diferente da disfunção sistólica. Uma questão relacionada é a data de início de uma doença ou um distúrbio. Qual é a data de início do diabetes em um paciente — a data do diagnóstico ou a data da primeira avaliação de glicose sangüínea em jejum ou aleatória que se encontrava acima do valor superior crítico da normalidade? Essas questões exigem a consideração cuidadosa nos estágios de planejamento de um estudo.

Um problema comum é que o acompanhamento do paciente pode ser inadequado e incompleto. Quando os pacientes são perdidos no acompanhamento, poderão aparecer na análise, embora eles não tivessem o interesse. Comumente isso ocorre quando os pacientes têm acesso a estabelecimentos de múltiplos tratamentos. A internação em um hospital que não oferece dados para o banco de dados analítico passaria despercebida. Isso poderia ser um problema importante se a internação no hospital fosse a variável dependente primária do estudo. Os pacientes que não conseguem obter um medicamento necessário (de forma percebida ou real) procurarão em outro lugar. Se essa droga for uma droga de interesse do estudo, então os pacientes poderão ser perdidos de modo diferencial, o que pode resultar em uma tendenciosidade importante.

Dados não-medidos ou que se perdem em confundidores-chave e modificadores de efeito podem destruir a validade de estudos de coorte. Não é exeqüível em estudos de coorte populacionais grandes, como o Framingham Study ou o Nurses Health Study, avaliar tudo. Os dados coletados dependem dos tipos de estudos previstos. Se o dados não forem coletados com relação a um confundidor-chave, os resultados de um estudo no qual essa variável seja importante não serão válidos.

Finalmente, um estudo farmacoepidemiológico que apresente validade *interna* excelente pode ter validade *externa* limitada. A validade interna lida com o grau de realidade pelo qual os resultados do estudo representam a verdade para os pacientes estudados. A validade externa dirige-se à questão de os resultados do estudo extrapolarem para outros ambientes ou não. As pessoas desejosas de tomar parte em estudos clínicos podem diferir de outras pessoas de modo significativo. Um estudo de internação hospitalar relacionada com medicamentos em um ambiente de cuidados pode diferir dos achados em um outro por causa do sistema de remuneração em cada ambiente de trabalho em vez de fatores medicamentosos *per se*.

Existem métodos para a redução de tendenciosidades de medida. O mais importante é assegurar que os grupos que estão sendo comparados derivam da mesma população subjacente e que os instrumentos de medida são os mesmos. Conforme mencionado previamente, um problema importante com o uso de dados de observação para fazer inferência sobre drogas é que os médicos podem preferencialmente prescrever algumas drogas mais do que outras para pacientes mais doentes e, subseqüentemente, conduzir testes laboratoriais com mais freqüência nos pacientes mais doentes. Quando as coortes são montadas com base no uso de uma determinada droga e o resultado de interesse é uma medida laboratorial, então os pacientes submetidos à droga recomendada para pacientes mais doentes provavelmente parecerão estar em pior estado. Esse fato ocorre porque a droga foi prescrita para pacientes mais doentes, e aqueles pacientes tinham mais probabilidade de terem sido submetidos ao teste laboratorial. Os pacientes mais saudáveis podem ter recebido prescrição de uma outra droga, porém nunca foram testados.

TENDENCIOSIDADE DE RECORDAÇÃO — A tendenciosidade de recordação ocorre nos estudos com casos controlados e pode distorcer profundamente os resultados. Ocorre por causa da recordação (lembrança) diferencial de medicações entre casos e controles. Essa tendenciosidade ocorre porque os pacientes dos casos clínicos têm uma lembrança melhor das drogas que tomaram do que os controles, e, dessa forma, a prevalência da exposição a drogas de interesse será excessivamente aumentada nos casos clínicos quando comparados com os controles. Esse fato aumenta de forma falsa a associação entre a droga e o resultado de interesse. Por exemplo, se nós estivéssemos interessados no conhecimento das drogas associadas com câncer em desenvolvimento, a recordação dos históricos medicamentosos poderia ser mais completa nos pacientes com câncer (casos clínicos) do que nos controles. Se utilizássemos os prontuários médicos em vez da lembrança do paciente, poderíamos descobrir que os médicos dos pacientes com câncer mantiveram históricos medicamentosos mais completos do que os médicos que cuidaram dos pacientes-controle. Como pode haver desequilíbrio nos estudos com casos-controle entre os casos clínicos e os controles, poderíamos deduzir que muitas drogas estão associadas com câncer por causa desses erros de avaliação.

Um outro exemplo que torna fácil entender essa tendenciosidade consiste em pensar sobre a última vez que você sentiu náuseas e então vomitou (o resultado). Nessa circunstância, você se inclinaria a pensar cuidadosamente acerca de todos os alimentos e as bebidas consumidos no dia anterior ou seguinte, numa tentativa de encontrar o alimento causal e evitá-lo no futuro. Entretanto, poucas pessoas refletem sobre o alimento comido dia a dia e, com freqüência, não conseguem lembrar-se de uma dieta de forma tão rápida quando não se encontram doentes. A isso dá-se o nome tendenciosidade de recordação. Ocorre quando as mulheres que apresentam bebês malformados são comparadas àquelas com nascidos normais; as mães de bebês malformados refletem cuidadosamente sobre todas as medicações que foram tomadas durante a gestação, e as mães de lactentes normais prestam menos atenção aos medicamentos utilizados.

CONFUNDIDOR — Confundidor é uma forma de tendenciosidade que confunde os resultados de estudos farmacoepidemiológicos. Um confundidor é um fator que está associado com o resultado de interesse e que, se não for considerado, alterará os resultados de forma tão intensa que poderá resultar em conclusões errôneas do estudo. Um exemplo comumente utilizado é o da pesquisa da relação entre o uso de álcool e câncer. Os dados apóiam essa relação. Entretanto, deve ter-se em mente que o tabagismo notoriamente provoca câncer e que as pessoas que ingerem álcool também têm mais probabilidade de fumar. Portanto, a relação entre o consumo de álcool e o câncer é confundida pelo tabagismo.

Existem três requisitos de confusão:

O confundidor é um fator de risco para o resultado de interesse.
O confundidor está associado com o medicamento estudado.
O confundidor não é uma etapa temporária entre a exposição à droga e o resultado de interesse.

No exemplo precedente, podemos ver que

1. O tabagismo é um fator de risco para o câncer.
2. O tabagismo e o consumo de álcool estão correlacionados.
3. O tabagismo não é uma etapa intermediária na via causal entre o uso de álcool e o câncer.

Considerados juntos, o confundidor é um fator que cria uma tendenciosidade ou um resultado de estudo tendencioso porque não é considerado nem determinado. O grau de confusão é importante; a tendenciosidade de confusão pode ser pequena a ponto de não afetar as conclusões do estudo ou poderia ser grande a ponto de tornar os resultados completamente errados ou enganadores.

Existem três maneiras de se controlar a confusão.

1. Antes de o estudo ser conduzido, certos tipos de pacientes poderiam ser excluídos da participação. No exemplo anterior, os fumantes poderiam ser *excluídos* para se estimar o efeito do álcool sobre o desenvolvimento de câncer.
2. Se o estudo for realizado e os dados sobre os fatores adequados forem obtidos, os pacientes podem ser *estratificados* ou *agrupados* quanto ao fator de interesse. Por exemplo, os efeitos do álcool so-

bre o câncer seriam determinados tanto nos fumantes quando nos não-fumantes.

3. Se houver múltiplos confundidores, o controle pode ser alcançado pelo modelo matemático. Aqui, estimamos o risco de câncer, retendo as variáveis extras no modelo matemático a fim de distinguir entre fumantes e não-fumantes, bem como outros confundidores potenciais.

A melhor maneira de se lidar com a confusão é evitá-la, e a única maneira de evitá-la é com a distribuição aleatória. Os pacientes alocados aleatoriamente para os tratamentos geralmente são equilibrados em termos dos fatores que resultam em tendenciosidades, inclusive os confundidores. Principalmente por essa razão, os experimentos clínicos aleatórios são preferíveis na determinação das diferenças entre os tratamentos. No entanto, a distribuição aleatória na exposição ou no tratamento não é feita em estudos não-experimentais.

NOVAS DESCOBERTAS E FANATISMO

Além da participação na conduta da pesquisa, uma outra forma que os farmacêuticos têm de participar da farmacoepidemiologia consiste na orientação do paciente quando uma notícia (boa ou má) sobre uma droga é publicada em material sobre estudos farmacoepidemiológicos. Manter-se atualizado requer alguma vigilância. Quase semanalmente ouvimos o relato de uma novidade acerca de um produto medicamentoso que leva uma quantidade enorme de telefonemas aos farmacêuticos e aos médicos. Com freqüência, essas novidades relacionam-se com estudos farmacoepidemiológicos. A partir desses relatos, os pacientes tomam conhecimento de que a droga que eles estão tomando está associada a um resultado adverso. Isso provoca medo nesses pacientes, que prontamente telefonam para seus farmacêuticos e médicos. Os farmacêuticos alertas serão capazes de prever a avalanche de telefonemas e vão se preparar para despender tempo aliviando os temores dos pacientes até que eles possam marcar uma consulta com seus médicos. A menos que o risco seja grave (p. ex., arritmia ou morte) ou o paciente não tenha tolerado a droga, o paciente deverá continuar a tomar a medicação. Uma exceção seriam aqueles casos em que os benefícios da droga não estão bem documentados e não há sintomas de abstinência, caso em que a droga deverá ser suspensa. Os pacientes podem colocar-se em grande risco quando notícias de primeira mão resultam na imediata interrupção das medicações que mantêm a vida (p. ex., antiarrítmicos) ou produzem fenômenos de abstinência adversos (p. ex., antagonistas beta-adrenérgicos ou clonidina).

O FUTURO

À medida que os serviços de saúde se tornam mais automatizados com sistemas computadorizados, a disponibilidade de grandes volumes de informações crescerá. Como a farmácia é uma das áreas mais intensamente informatizadas nos serviços de saúde, os farmacêuticos deverão ter acesso a esses dados. As informações sobre prescrições individualmente são valiosas para seguir longitudinalmente padrões de prescrição e para oferecer um esquema de apoio para a revisão e a avaliação da utilização de drogas. No entanto, um componente crítico desse tipo de pesquisa é a integração das informações sobre prescrição com os dados sobre uso e resultados dos serviços de saúde. Uma vez estabelecida a infra-estrutura para a fusão desses dados e estando validadas as rotinas de captação e extração de dados, numerosas possibilidades começam a emergir.

Esses sistemas de prestação de serviços integrados na área de saúde capacitam os farmacêuticos a conduzir pesquisa nas áreas de farmacoepidemiologia, economia farmacêutica, resultados e serviços de saúde. O ponto-chave é o acesso imediato e oportuno a dados válidos. Para tanto, é necessária uma sólida fundação de apoio com especialistas em informação automatizada, programadores, administradores, clínicos e pesquisadores. Muitos sistemas de prestação de serviços na área da saúde possuem todos esses profissionais, mas ainda não direcionaram sua atenção para o valor que existe em conduzir pesquisa farmacoepidemiológica. A principal razão para isso é que a maior parte dos sistemas de informação foi criada com fins de cobrança, com pouca atenção para o uso de seus dados para pesquisa. No entanto, essa posição está se alterando lentamente.

Com freqüência, os farmacêuticos são procurados para ajudar administradores de serviços de saúde a entender o uso de medicamentos nos seus ambientes profissionais. Cada vez mais, os administradores estão pedindo informações sobre o valor de produtos farmacêuticos que são prescritos, o que, por sua vez, está exigindo dos farmacêuticos e pesquisadores o pedido de informações sobre prescrições que estão integradas com as informações de utilização de recursos e com informações sobre custo ou cobrança. Como ocorre costumeiramente com qualquer processo novo, as primeiras tentativas para se obterem informações integradas a partir de imensos bancos de dados são lentas. Contudo, com aplicações repetidas de informações integradas, ocorrem novas eficiências, o que torna as obtenções e os estudos futuros sobre informações mais fáceis de serem conduzidos.

RESUMO

A farmacoepidemiologia é uma contribuição valiosa para as ciências farmacêuticas. Cobre um espectro desde relatos de casos clínicos que são sentinelas de problemas até ensaios clínicos aleatórios caros e intensivos em mão-de-obra considerados o padrão ideal de terapia. Os farmacêuticos empregam os métodos da farmacoepidemiologia quando conduzem estudos e avaliações de uso de medicamentos. Os estudos farmacoepidemiológicos revelam nada além de elementos para debate quando estudos são realizados sem se considerar os números de variáveis que podem ocorrer. Contudo, com maior freqüência, a farmacoepidemiologia oferece as melhores evidências disponíveis para apoiar ou refutar uma hipótese, com informações de forma que a conduta de saúde possa ser escrita. Esse uso crescente de bancos de dados automatizados oferece aos farmacêuticos acesso a grandes volumes de informações que podem ser utilizadas para tratar de muitas questões importantes. O acesso a essas informações, juntamente com a compreensão dos princípios da pesquisa farmacoepidemiológica, permitirá aos farmacêuticos contribuir para a nossa necessidade crescente de respostas oportunas para importantes questões no tratamento medicamentoso.

REFERÊNCIAS

1. *Qual Rev Bull* 1989; 15(9): 330.
2. Stampfer MJ, *et al. N Engl J Med* 1991; 325: 756,
3. Stampfer MJ, *et al. Ibid* 1993; 328: 1444.
4. Connolly HM, *et al. Ibid* 1997; 337: 581.
5. Sackett DL. *J Chronic Dis* 1979; 32: 51.

BIBLIOGRAFIA

Livros de Texto

Bernier RH, Mason VM, eds. *Episource: A Guide to Resources in Epidemiology*. Roswell, GA: The Epidemiology Monitor, 1998.

Fletcher RH, Fletcher SW, Wagner EH. *Clinical Epidemiology: The Essentials,* ed 3. Baltimore: Williams & Wilkins, 1996.

Friedman GD, ed. *Primer of Epidemiology*. New York: McGraw-Hill, 1994.

Hartzema AG, Porta MS, Tilson HH, eds. *Pharmaco Epidemiology: An Introduction,* ed 3. Cincinnati: Harvey Whitney Books, 1997.

Kleinbaum DG, Kupper LL, Morgenstern H. *Epidemiologic Research: Principles and Quantitative Methods*. New York: Van Nostrand Reinhold, 1982.

McDowell I, Newell C, eds. *Measuring Health: A Guide to Rating Scales and Questionnaires.* New York: Oxford Univ Press, 1987.

Omenn GS, Fielding JE, Lave LB, eds. *Annual Review of Public Health,* vol 15. Palo Alto, CA: Annual Reviews, 1994.

Rothman KJ, Greenland S, eds. *Modern Epidemiology,* ed 2. Philadelphia: Lippincott-Raven, 1998.

Sackett DL, *et al. Clinical Epidemiology: A Basic Science for Clinical Medicine,* ed 2. Boston: Little, Brown, 1991.

Strom BL. *Pharmacoepidemiology,* ed 2. New York: John Wiley, 1994.

Software

Borenstein M, Rothstein H, Cohen J. Power and Precision, Biostat, 1421 Hudson Rd, Teaneck, NJ 07666 ou www.Power and Precision.com

Gahlinger PM, Abramson JH. PEPI, Computer Programs for Epidemiologic Analysis, USD, Inc., Stone Mountain, GA ou HYPERLINK http://www.shareware.com www.shareware.com ou procure "pepi" na categoria DOS category ou visite www.usd-inc.com/pepi.html.

SAS Institute Inc, SAS Campus Dr, Cary, NC 27513 ou www.sas.com.

SPSS, 444 N Michigan Ave, Chicago, IL 60611 ou www.spss.com.

S-Plus, Mathsoft, Data Anal Prod Div. 1700 Westlake Ave N, Ste 500, Seattle, WA 98109 ou www.mathsoft.com.

Associações

American Society of Clinical Pharmacology and Therapeutics (ASCPT), Section on Pharmacoepidemiology, Drug Safety, and Outcomes Research, Sharon J. Swan, CAE, Executive Director, 528 North Washington Street, Alexandria, VA 22314, Phone: (703) 836-6981, Fax (703) 836-5223 ou www.ascpt.org

International Society for Pharmacoepidemiology (ISPE), Mark Epstein, ScD, Executive Secretary, 4340 East West Highway, Suite 401, Bethesda, MD 20814-4411, Phone: (301) 718-6500, Fax: (301) 656-0989 ou www.pharmacoepi.org.

CAPÍTULO 117

Sistemas Integrados de Assistência à Saúde

Sara Beis, MS
Pharmacy Management Consultant
Akron OH 44333-2799

Barbara J Zarowitz, PharmD, FCCP, BCPS
Vice President
Pharmacy Care Management
Henry Ford Health System
Detroit, MI 48025

O sistema integrado de saúde é definido como uma rede que oferece, ou providencia o oferecimento de, um fluxo contínuo de serviços coordenados e abrangentes para uma população definida, e esse sistema é responsável clínica e financeiramente pelos resultados e pelo *status* de saúde da população servida.[1] Esse modelo não possui a duplicação de serviços e, às vezes, é denominado prestação de serviços de saúde *sem costuras (sem interrupções)*. A tendência para esse tipo de organização nos serviços de saúde foi bastante influenciada nos últimos anos pelo crescimento da prestação de serviços gerenciados, que, por definição, exige uma abordagem mais organizada e eficiente da prestação de serviços na área da saúde. Em 1996, mais de 110 milhões de americanos estavam inscritos em alguma forma de programa de assistência gerenciada.

HISTÓRICO DO DESENVOLVIMENTO — O sistema de prestação de serviços na área da saúde nos Estados Unidos tem se direcionado para a integração desses serviços nos últimos 50 anos. No início do século 20, diferentes profissionais que atendiam os pacientes em uma variedade de lugares, oferecendo dessa forma serviços malcoordenados, prestavam serviços de saúde ao paciente. Como os serviços não eram coordenados, os pacientes talvez tenham sido submetidos a repetidas testagens e exames e podem ter recebido tratamento em duplicata, prescrito por profissionais que não sabiam dos serviços prestados por outros. Essa duplicação de serviços adicionou custo ao preço dos serviços de saúde.

No meio da década de 1960, a preocupação com o gasto na área de saúde não era um problema, pois a aprovação da legislação do Medicare/Medicaid estimulou um crescimento tremendo à indústria à medida que dólares tornaram-se prontamente disponíveis para a expansão de serviços. Essa grande expansão exigia controle, e, em 1970, regras como as leis de certificado de necessidade e de tetos para os custos do paciente internado começaram a impor restrições a esse crescimento, e os hospitais foram forçados a buscar novas fontes de receita. Os hospitais começaram a estabelecer novos negócios relacionados com seu negócio essencial de assistência ao paciente internado, como a prestação de serviços domiciliares de enfermagem, edifícios de consultórios médicos, farmácias para pacientes ambulatoriais e a venda de equipamento médico durável. Como serviços mais rentáveis podiam ser oferecidos em ambientes alternativos, em 1975 os hospitais apresentaram um superávit de leitos e viram-se competindo entre si pelos pacientes. Para garantir uma base de pacientes, os hospitais posteriormente acrescentaram inovações às suas relações comerciais, organizando parcerias com médicos da iniciativa privada através de *joint ventures* na forma de centros cirúrgicos ambulatoriais, edifícios de consultórios médicos e outros centros para tratamento de pacientes ambulatoriais.

A introdução do sistema de pagamento do tipo grupos relacionados com o diagnóstico (DRG — *diagnosis-related groups*), em 1982, teve um impacto sério na movimentação no sentido da integração dos serviços de cuidados da saúde. O censo hospitalar continuou a cair, com o novo sistema de pagamento exigindo uma diminuição na duração das internações. Como leito vazio não gera renda, os administradores de hospitais foram forçados a procurar novos meios para usar as instalações e aumentar o negócio. Tornou-se evidente que as economias de escala poderiam ser alcançadas através da propriedade de múltiplos hospitais. Os sistemas de prestação de serviços na área da saúde podiam contratar empregadores, regionais e nacionais, para propiciar serviços de saúde, assegurando dessa forma uma base de pacientes maior. Além de fazer contratos em relação a pacientes, os muitos grupos hospitalares podiam negociar descontos para mercadorias e serviços diretamente dos fornecedores, diminuindo assim o custo do serviço no hospital.

Em meados da década de 1980, os empregadores enfrentaram uma inflação de dois dígitos nos preços de serviços de saúde e consideraram os serviços gerenciados um meio de controlar a tendência crescente. Os cuidados gerenciados tornaram-se um parceiro importante na provisão de serviços de saúde e mudaram a maneira pela qual os cuidados de saúde são proporcionados, de forma a controlar custos. A integração de hospitais, clínicas médicas e serviços ambulatoriais tem por objetivo custo mais baixo, qualidade melhor e uma posição mais forte no mercado. Os primeiros passos no sentido de integração podem tomar a forma de aquisições, fusões e consolidações de prestação de serviços. Nos estágios iniciais da integração, o foco consiste na diminuição dos custos da prestação de serviços na área da saúde por meio do aumento da escala de produção. À medida que o sistema integrado continua a se desenvolver, o foco vai para o desenvolvimento de um *continuum* completo de serviços e a obtenção de todas as vantagens das economias de escala.

Embora um sistema integrado de prestação de serviços na área da saúde seja descrito como promotor de um *continuum* de cuidados eficaz em termos de custo, a natureza do sistema integrado está se alterando rapidamente no mercado atual dos serviços de saúde. Os sistemas variam muito entre as regiões dos Estados Unidos, principalmente por causa da influência variável dos serviços gerenciados. As características do sistema variarão se as origens forem encontradas em um hospital, um grupo de médicos ou uma companhia de seguros. Em alguns casos, o sistema pode ter hospitais e clínicas ambulatoriais com uma variedade de serviços para pacientes ambulatoriais, mas pode contratar um outro fornecedor para fins de serviços de longo prazo para o paciente. Esse exemplo ilustra a maneira pela qual os sistemas integrados fazem acordos comerciais para proporcionar o *continuum* completo de serviços de saúde.

ACORDO COMERCIAL — Um sistema integrado de saúde geralmente envolve o estabelecimento de uma empresa-mãe, a qual controla as subsidiárias que podem fornecer diferentes serviços de saúde, de forma que, no total, a corporação pode oferecer o *continuum* completo de serviços.[2] As subsidiárias podem incluir, por exemplo, um único hospital ou múltiplos hospitais oferecendo diferentes níveis de cuidados, grupos médicos, serviços domiciliares de saúde, farmácias ambulatoriais, componentes de pesquisa e de educação e um plano de saúde. Um sistema que contenha essas diferentes unidades de negócios é descrito como verticalmente integrado. Historicamente, essas corporações são organizadas como entidades sem fins lucrativos, isentas de impostos, embora algumas tenham escolhido colocar certas unidades do negócio, inclusive serviços de farmácia ambulatorial, sob um braço da corporação com fins lucrativos. O Henry Ford Health System (Detroit, MI), e o Geisinger Health System (Danville, PA) são exemplos desse tipo de corporação de assistência à saúde.

No sistema integrado de assistência à saúde, a corporação-mãe aprova os orçamentos das subsidiárias, desenvolve um plano estratégico corporativo e coordena as atividades das subsidiárias para assegurar a prestação de cuidados coordenados em todo o sistema. A maior parte das atividades administrativas é trabalhada dentro de cada subsidiária. Muitos médicos, se não todos, são empregados do sistema integrado e atendem aos pacientes em uma rede de clínicas satélites.

Uma característica importante do sistema integrado é o plano de saúde, que representa uma fusão da responsabilidade pelo financiamento com a prestação dos serviços. Um sistema integrado opera tanto como fornecedor quanto como fonte pagadora dos serviços de saúde. Portanto, o sistema está interessado em oferecer serviços de qualidade sob o custo mais baixo possível. Com essa capacidade de prestar serviços na área de saúde através de um *continuum* sob custo controlado, o sistema integrado apresenta vantagens sobre outras fontes pagadoras e provedores de assistência gerenciada fora do sistema. Além de proporcionar assistência à saúde eficaz em termos de custo, o sistema também tem acesso a estatísticas operacionais importantes que podem ser utilizadas para aperfeiçoar as atividades relacionadas com estudos de utilização e de administração de custos.

Essas atividades para a melhora da qualidade dão ao sistema integrado a certeza contínua de liderança no mercado de prestação de serviços na área da saúde. Esse fato é muito importante para o mercado atual da saúde, pois freqüentemente a fonte pagadora é o governo (Medicare/Medicaid) ou os empregadores que estão procurando um melhor investimento para seus dólares de assistência à saúde. O sistema integrado pode fornecer a esses negociadores serviços de assistência médica de alta qualidade, e em um só lugar, para seus associados.

PRESTAÇÃO DE SERVIÇOS FARMACÊUTICOS — Todos os serviços de saúde proporcionados por um sistema integrado têm a missão de oferecer cuidados num *continuum* sob custo baixo e qualidade alta, e, assim, devem incluir os serviços de farmácia. Tradicionalmente, esses serviços têm sido oferecidos de modo segmentado juntamente com os serviços de saúde. O farmacêutico que administrou a terapia medicamentosa de um paciente hospitalizado não discutiu os serviços com o farmacêutico que preencheu a prescrição do paciente após a alta. Houve pouca ou nenhuma comunicação entre farmacêuticos com relação ao propósito do medicamento e das informações sobre a tolerância do paciente ou o sucesso com a terapia medicamentosa. O ideal, num sistema integrado, é o prontuário médico do paciente estar disponível a todos os provedores de serviços da área da saúde de forma que os cuidados possam ser mantidos sem interrupção.

Em um sistema completamente integrado, todos os farmacêuticos trabalham para a mesma corporação, com a mesma missão de oferecer serviços de qualidade e eficazes em termos de custo ao longo do *continuum*. Ao aceitar essa missão, os farmacêuticos enfocam sua atenção em melhores resultados obtidos com o uso de medicamentos, em oposição ao foco tradicional sobre o fornecimento de drogas e o controle do preço da droga. Essa mudança permite uma oferta mais contínua de cuidados farmacêuticos. O farmacêutico responsável por pacientes internados que se envolveu com os serviços hospitalares prestados ao paciente agora pode participar do desenvolvimento dos planos de assistência que será prestada na arena ambulatorial por um outro farmacêutico que continuará a monitorar o paciente.

Pode haver o desenvolvimento de outros relacionamentos novos no sistema integrado, à medida que a administração dos benefícios da farmácia pode estar ligada a um fornecedor externo. As relações entre esses gerentes de benefícios farmacêuticos (PBM — *pharmacy benefit managers*) e os farmacêuticos do sistema demandarão maior cooperação se houver o objetivo de prestação de serviços médicos ideal para o paciente.

Os resultados dos serviços e da farmacoeconomia de todo o sistema se tornam fatores que influenciam a seleção da droga para inclusão no formulário. Os formulários não estão limitados às drogas necessárias para o paciente internado, mas seu uso inclui agentes necessários para o paciente ambulatorial e para o ambiente de cuidados domiciliares. Os farmacêuticos são líderes importantes no desenvolvimento de formulários nos sistemas integrados, pois sua experiência com o ambiente de pacientes internados pode ser expandida através do uso da farmacoeconomia para orientar a tomada de decisão para o sistema.

Um sistema integrado de prestação de serviços na área da saúde utiliza as economias de escala para assegurar preços contratuais em compras farmacêuticas. Por causa da estrutura do sistema integrado, a entrega *just-in-time* pode ser utilizada para fornecer drogas para as numerosas localizações onde os serviços são prestados. Isso diminui os custos de inventário e de estoque para o sistema. Nessa situação, é essencial para os farmacêuticos rever os pedidos de medicação e administrar o processo de utilização da droga. O foco do farmacêutico no sistema integrado move-se das atividades tradicionais de fornecimento para o oferecimento de assistência farmacêutica.

Os serviços farmacêuticos no sistema integrado podem ser organizados em uma classificação de estruturas de notificação. A estrutura do Group Health Cooperative of Puget Sound é descrita como um modelo. Nesse sistema integrado, os farmacêuticos nas clínicas e hospitais se reportam diretamente aos administradores da instituição. Existe uma relação matricial entre esses farmacêuticos gerentes e o diretor da administração de farmácia. Nessa organização, a administração de farmácia proporciona serviços de apoio, incluindo negociação e contratação, suporte de sistema de informações, desenvolvimento de políticas e procedimentos, suporte para as atividades do Comitê de Farmácia e Terapêutica, planejamento de longo alcance e suporte geral de operações.[3] No Henry Ford Health System, o diretor da farmácia de cada hospital se reporta à administração do hospital. Todos os serviços de ambulatório estão agrupados como uma linha de produtos sob a unidade de negócios do Community Care Services do sistema. Embora os farmacêuticos no sistema tenham funções de apoio no *continuum* da prestação de serviços, não existe estrutura organizacional corporativa apoiando os diferentes serviços da farmácia. Os diretores e os gerentes das farmácias dos hospitais do sistema, Ambulatory Pharmacy Product Line, e a organização para a manutenção da saúde (OMS) se encarregaram de promover reuniões mensais para discutir as questões clínicas e operacionais relacionadas com os serviços farmacêuticos para todos os pacientes do sistema. É seu objetivo, como provedores de serviços farmacêuticos eficazes em termos de custo, apoiar os farmacêuticos e assegurar que resultados ideais para o paciente sejam alcançados no sistema integrado se os farmacêuticos continuarem a participar da prestação de serviços na área da saúde.

ASSISTÊNCIA ESPECÍFICA AO PACIENTE

Cuidados Primários

Os cuidados primários constituem a provisão de serviços de assistência à saúde acessíveis e integrados, realizados por médicos que são responsáveis por abordar a grande maioria das necessidades de assistência de saúde pessoal, desenvolvendo uma parceria sustentada com o paciente e praticando no contexto da família e da comunidade.[4] A assistência primária é o ponto de entrada do paciente no sistema de saúde, onde a continuidade dos serviços é proporcionada durante um determinado período de tempo, e a assistência é abrangente (especialidades médicas, nutrição, social) e bastante personalizada. Como tal, a prática de assistência primária geralmente é devotada à medicina interna, ao consultório do médico de família e à pediatria.

A assistência ambulatorial refere-se mais amplamente aos cuidados que podem ser proporcionados em ambientes clínicos muito específicos ou mais gerais, e inclui salas de emergência e clínicas de especialidade e de subespecialidade. A assistência primária tem um importante papel de *porteiro* para o sistema de saúde. A equipe de assistência primária, composta por médicos, enfermeiros, farmacêuticos e outros profissionais da saúde, identifica e trata da saúde e do bem-estar dos pacientes, intervindo para cuidar de doenças agudas conforme elas ocorrem e encaminhando o paciente para médicos ou serviços mais especializados, quando necessário. Assim, a equipe de assistência primária regula e controla o acesso do paciente aos serviços de saúde mais especializados dentro do sistema.

O papel dos farmacêuticos evoluiu em ambientes de paciente ambulatorial dentro dos sistemas integrados de saúde. Inicialmente, os farmacêuticos tinham papel seletivo dentro de clínicas específicas, como as de anticoagulação ou hipertensão, que geralmente se desenvolviam por causa de uma relação profissional próxima entre a liderança do médico e o farmacêutico. As atividades dos farmacêuticos estavam limitadas à área terapêutica de interesse do médico mentor da clínica. Com freqüência, os farmacêuticos começavam atendendo pacientes com o médico e, gradualmente, eram reconhecidos como um provedor de cuidados capacitado. Em geral, essas posições eram compartilhadas entre as faculdades de farmácia e estavam limitadas à competência da farmácia. As clínicas operavam como unidades funcionais separadas, não integradas no restante da assistência ao paciente ou no restante do sistema de cuidados, por exemplo, o hospital. Quando a clínica de pacientes ambulatoriais se tornou parte dos sistemas integrados de saúde, alguns modelos tradicionais de clínicas administradas por farmacêuticos sobreviveram. No entanto, a participação dos farmacêuticos nas clínicas de assistência primária nos sistemas integrados de saúde se expandiu, incluindo outras atividades com o objetivo de satisfazer necessidades recém-definidas de assistência ao paciente ou dos sistemas de saúde.

Atualmente, os papéis na assistência primária são escolhidos deliberadamente para complementar as necessidades de assistência do paciente em sistemas grandes e integrados. Há várias razões pelas quais a participação do farmacêutico se alterou. A assistência de saúde atualmente é dirigida pela melhora contínua da qualidade. As clínicas de cuidados primários são escolhidas cuidadosamente, com base na qualidade para melhorar o padrão da assistência ao paciente.

O HEDIS (Health Plan Employer Data and Information Set) foi desenvolvido pelo National Committee for Quality Assurance (NCQA), uma organização independente e sem fins lucrativos dedicada à avaliação e à realização de relatórios sobre a qualidade dos planos de assistência gerenciada. O NCQA pesquisa e credita planos de assistência administrada como a Joint Commission on Accreditation of Healthcare Organizations (JCAHO) credencia hospitais e agências de assistência domiciliar. O HEDIS incorpora medidas relacionadas com resultados, bem como dados sobre avaliações de processos e finanças. Existem indicadores em diferentes domínios; quatro dos domínios são relacionados a drogas. O uso geral de drogas pelo paciente ambulatorial, tratamento com beta-bloqueador após infarto agudo do miocárdio, medicações adequadas para pacientes com asma e antibioticoterapia para crianças com otite média são quatro indicadores relacionados a drogas. Os farmacêuticos estão envolvidos na assimilação de informações gerais sobre o uso de drogas e na prestação e avaliação da qualidade dos serviços oferecidos aos pacientes após infarto do miocárdio, asma e otite média.

Os farmacêuticos foram identificados como um dos membros mais importantes da equipe de assistência à saúde que afetam a qualidade e o custo dos cuidados.[5, 6] Os sistemas de assistência, assistência individual ao paciente e administração de grandes populações foram aperfeiçoados por meio do envolvimento dos farmacêuticos. Os sistemas integrados são responsáveis pela totalidade da assistência desde o nascimento até a morte, durante a saúde e a doença, com ênfase no bem-estar durante a saúde e na prevenção da doença. Por causa disso, os farmacêuticos vêm desempenhando novos papéis, funcionando como parceiros do paciente para encorajar a promoção da saúde e do bem-estar. O Quadro 117.1 compara os papéis dos farmacêuticos em clínicas tradicionais de assistência ambulatorial com aqueles encontrados comumente em sistemas integrados de saúde.

Os monitores da qualidade nos sistemas de saúde são projetados para a avaliação contínua de oportunidades para aperfeiçoar a assistência dos pacientes através do sistema. Por exemplo, quando a Food and Drug Administration (FDA) aprovou diversos regimes medicamentosos para a erradicação de *Helicobacter pylori* como causa da úlcera péptica, ficou claro que os sistemas de saúde, particularmente aqueles com populações de assistência gerenciada, podiam melhorar a qualidade dos serviços prestados e baixar os custos totais do tratamento medicando os pacientes com antibióticos para erradicar o *H pylori*, e não tratando cada úlcera nova que se desenvolvia. Não existia um mecanismo adequado para identificar e tratar esses pacientes. Os pacientes continuavam a ver seus médicos quando os sintomas de úlcera péptica os levavam ao seu médico ou à sala de emergência.

Muitos sistemas integrados oferecem tratamento para *H pylori* consistindo em equipes de enfermeiros e farmacêuticos treinados para identificar pacientes qualificados para o tratamento a partir da população geral de pacientes servidos pelo sistema de saúde. A identificação ocorre através do uso de grandes bancos de dados sobre características do paciente e buscas computadorizadas de fichas de pacientes para identificar aqueles que apresentaram um histórico de úlcera péptica e que podem ser candidatos à testagem para a presença das bactérias. Esses pacientes então eram chamados, proativamente, para a clínica para serem testados para a presença de *H pylori*. Se fossem positivos, os pacientes eram tratados com um curso de antibióticos e um inibidor da bomba de prótons para erradicar o microrganismo e prevenir a recorrência posterior da doença, a diminuição da saúde e os custos maiores associados com a intervenção na doença aguda.

Quadro 117.1 Participação do Farmacêutico na Assistência Primária

TRADICIONAL	SISTEMAS INTEGRADOS DE SAÚDE
Específica, limitada em seu escopo	Ampla, integrada ao sistema de assistência
Baseada numa especialidade médica tradicional	Parte de uma estratégia geral de gestão de doença
Escolhida por interesse de prática profissional	Escolhida por necessidade do paciente/sistema de saúde
Geralmente provedores unitários de assistência	Equipes de provedores prestam a assistência
Monitoramento dos pacientes pelo provedor	Avaliações de qualidade e sucesso dos serviços pelo sistema de saúde
Não é afetada pelo custo	Direcionada pelo valor ao paciente e ao sistema de saúde; qualidade sob menor custo
Exemplos: Anticoagulação, hipertensão, tratamento clínico de diabete	*Exemplos:* Cessação do tabagismo, viagem, lipídio, tratamento clínico de *Helicobacter pylori*

A equipe farmacêutico-enfermeiro seleciona a terapia, geralmente a partir de um plano de assistência previamente desenvolvido, um algoritmo ou um mapa de assistência, e então monitora os pacientes, interagindo com eles diversas vezes durante o período de tratamento para assegurar a obediência e responder a quaisquer perguntas que o paciente possa fazer, relacionadas com o medicamento ou com a doença. Os pacientes são acompanhados até que o curso do tratamento esteja completo, os sintomas tenham se resolvido e a terapia prolongada com inibidor da bomba de prótons ou com antagonista da histamina-2 não seja mais necessária. Quando necessário, pode ocorrer a reavaliação para a presença de *H pylori* para a determinação da possibilidade de falha no tratamento por causa de resistência aos antimicrobianos ou a desobediência ao primeiro regime de erradicação, não-detectada previamente.

Os farmacêuticos participam dos programas de interrupção do tabagismo. O tabagismo está associado a mais de 110 bilhões de dólares em custos médicos aos Estados Unidos anualmente. Os sistemas de assistência gerenciados implementam programas para ajudar os membros participantes a deixar de fumar, melhorando assim sua saúde, diminuindo o risco de doença e melhorando sua qualidade de vida. A participação dos farmacêuticos inclui a identificação de pacientes que podem ser candidatos à terapia de reposição de nicotina, encaminhando os pacientes com dependência química a tratamento, ensinando aos pacientes o modo como utilizar os adesivos ou a goma de mascar de nicotina, e oferecendo expectativas realistas sobre a necessidade de modificação comportamental com os produtos de substituição da nicotina ou a bupropiona (Zyban). Os pacientes são orientados a observar os efeitos adversos, tanto no contato individual, quando o produto é fornecido, quanto nas sessões de grupo. Como membros das equipes de cessação do tabagismo, os farmacêuticos trabalham de perto com enfermeiros, psicólogos e médicos para monitorar o progresso dos pacientes através de seu processo de cessação do tabagismo e durante um ano após essa interrupção.

Recentemente, foi descrito o papel de farmacêuticos na clínica de lipídios. As mortes provocadas por conseqüências cardiovasculares da hiperlipidemia representam mais de 100 milhões de dólares anualmente. Embora as drogas que diminuem a lipidemia sejam prescritas com freqüência crescente, viu-se que menos de 50% dos pacientes tratados alcançam e mantêm os valores de colesterol desejados, de acordo com o National Cholesterol Education Program (NCEP). Existem numerosos relatos de clínicas de lipídios administradas por farmacêuticos, onde esses profissionais são solicitados a tratar de pacientes sob terapia de diminuição de lipídios, orientar os pacientes, ajustar doses de acordo com a avaliação laboratorial repetida e avaliar a obediência da dieta e dos regimes medicamentosos. Embora não se tenha conhecimento de dados a longo prazo sobre os resultados, como redução da morbidade e da mortalidade, a melhora na obtenção de valores de colesterol e triglicerídios tem sido mostrada nessas clínicas para doenças específicas.

MAPAS DE ASSISTÊNCIA E VIAS CLÍNICAS — A maioria das clínicas de assistência primária não possui um foco em uma doença específica. O papel do porteiro implica a necessidade de oferecer cuidados mais abrangentes através do espectro completo de saúde e doença, desde o nascimento até a morte. Contudo, para proporcionar assistência dessa magnitude abrangente, a maioria dos sistemas integrados de saúde tentou reduzir a variância nas clínicas, orientando os diagnósticos de rotina, a intervenção e o tratamento medicamentoso através do uso de diretrizes de prática profissional, vias clínicas, ou mapas de assistência, juntamente com a avaliação dos resultados alcançados. A redução da variância do processo ajuda a melhorar a qualidade da assistência, ao mesmo tempo que diminui o custo.

De certa forma, algoritmos, guias e mapas de assistência definem a *melhor prática* dentro de uma variação de escolhas aceitáveis e permitem aos médicos selecionar a intervenção para o paciente e monitorar o progresso do paciente durante o processo mórbido, conforme orientado pelas diretrizes do mapa de cuidados. As vias clínicas têm sido denominadas na literatura médica com mais de trinta nomes diferentes. As vias clínicas ou os mapas de cuidados incorporam objetivos de tratamento com base em padrões de assistência, diretrizes atuais de prática, evidências científicas e indicadores de desempenho e qualidade em relação a sistemas de administração utilizados em outros sistemas de saúde.[7]

O Quadro 117.2 resume exemplos de situações nas quais os mapas de assistência são utilizados como ferramenta para assistência direta. Os mapas de assistência descrevem as terapias farmacológicas, bem como as não-farmacológicas, as intervenções, as atividades e os resultados, freqüentemente através de todo o curso de assistência (desde o diagnóstico, passando pela internação, e após a alta). Geralmente são desenvolvidos para procedimentos ou diagnósticos de custo alto, volume alto e/ou risco alto. Os objetivos dos mapas de assistência são diminuir a variância na prática e, dessa forma, aumentar a qualidade dos cuidados, oferecer continuidade de tratamento, diminuir a fragmentação da assistência (particularmente quando os cuidados com o paciente são transferidos de um serviço para outro), orientar a família e o paciente durante o tratamento e o progresso esperados, otimizar a eficácia de custo da assistência de saúde e aumentar a satisfação dos pacientes, das famílias, da equipe e dos médicos.

É importante notar que os mapas de assistência criam expectativas em comum e objetivos previamente estabelecidos para o tratamento do paciente. Esses mapas aumentam a probabilidade de todos os membros da equipe de prestação de serviços na área da saúde compartilharem a responsabilidade pelo tratamento e pelo resultado final do paciente, melhoram a comunicação e promovem a detecção precoce de problemas e

Quadro 117.2 Assistência Direcionada pelo Protocolo: Situações que Utilizam Mapas de Assistência, Algoritmos, Diretrizes

	REDUZ A VARIÂNCIA EM	AVALIAÇÕES DOS RESULTADOS
Assistência primária		
Anticoagulação	Alvos da TNI[a] Tempo para TNI de tratamento	Dias de tratamento TNIs em amplitude
Asma	Escolha de drogas Visitas ao atendimento de emergência Monitoramento do tratamento Educação do paciente	FEV_1 Taxa de re-hospitalização
Doença relacionada com ácido péptico	Escolha das drogas Diagnóstico	Dias para aliviar a dor Custo do tratamento
Erradicação do *H. pylori*		Efeitos colaterais Retratamento
Assistência imediata		
Pneumonia	Opções de drogas e tratamentos	Tempo para defervescência
Trombose venosa profunda	Monitoramento, dosagem	Tempo para TTPA[b] do tratamento/TNI, tempo para ambulação
Infarto do miocárdio	Protocolo trombolítico Testagem Reabilitação	Tempo para tratamento Duração da hospitalização
Superdosagem de tricíclicos	Intervenções	Tempo para recuperação

[a]Taxa Normalizada Internacional.
[b]Tempo de Tromboplastina Parcial Ativada (segundos).

sua resolução. Os mapas de assistência funcionam como um instrumento útil de orientação para a equipe nova e os pacientes.

Os mapas de assistência geralmente incluem objetivos específicos, resultados desejados e intervenções para diversos domínios de cuidados que podem incluir a educação do paciente, o nível de atividade, o planejamento da alta, medicamentos, nutrição, eliminação, testes e procedimentos diagnósticos e tratamentos. O Quadro 117.3 ilustra componentes do mapa de assistência padrão com exemplos de objetivos, intervenções e estratégias de documentação para trombose venosa profunda.

Os mapas de assistência são desenvolvidos por uma equipe de indivíduos que estarão envolvidos nos diferentes estágios do tratamento do paciente durante seu fluxo por todo o processo. Para o mapa de assistência mostrado no Quadro 117.3, os membros da equipe podem ser um enfermeiro, um farmacêutico, um médico, um assistente social, um nutricionista e um radiologista diagnóstico. Cada um dos membros da equipe tem responsabilidade por um componente dos serviços prestados, embora todos tenham responsabilidade comum pelos resultados diários de interesse e pelo resultado geral do tratamento. Tipicamente, os membros anotam, ou assinalam, e rubricam os objetivos obtidos a cada dia.

O mapa de assistência serve para diminuir atividades redundantes no sentido de fichamento e prontuário e é colocado como uma ferramenta facilmente visível para monitoramento e comunicação. No final do episódio de tratamento, o mapa de assistência é arquivado no registro médico para armazenagem permanente e recuperação. Agora, muitas vias clínicas ou mapas de assistência estão disponíveis na forma eletrônica, e todas as fichas são feitas no computador. Cópias permanentes podem ser impressas para os pacientes ou suas famílias.

O papel dos farmacêuticos nas equipes de vias clínicas pode ser simples, como oferecer conselhos com relação a drogas, fluidos endovenosos, produtos nutricionais ou seu seqüenciamento, ou complexos, como o papel de cuidador diário da educação do paciente e dos membros remanescentes da equipe acerca do componente da terapia medicamentosa do mapa de assistência, administrando medicações, ajustando doses da medicação, identificando pontos de saturação da terapia medicamentosa e monitorando parâmetros, e realizando monitoramento relacionado com os medicamentos (como exames de pressão arterial e de açúcar sangüíneo). Certos mapas de assistência são mais condutores no que diz respeito à participação ativa do farmacêutico, ao passo que outros, como uma via para a apendectomia, podem deixar pouca necessidade de envolvimento do farmacêutico, a não ser a seleção e o monitoramento da terapia analgésica.

TRATAMENTO DA DOENÇA — O tratamento da doença merece menção nos meios de assistência primária porque está se tornando um ponto ao redor do qual os modelos de prestação de serviços de assistência estão se desenvolvendo. Para muitos, o tratamento da doença é uma extensão natural dos mapas de assistência, das vias clínicas e das diretrizes. O tratamento da doença é uma abordagem de avaliação para a prestação de serviços de saúde que tenta melhorar os resultados para os pacientes com uma doença específica, ao mesmo tempo que torna ideal o uso geral dos recursos da assistência à saúde. A pesquisa de resultados é um campo em rápida evolução, que incorpora epidemiologia, pesquisa em serviços de saúde, economia da saúde e psicometria. A avaliação de resultados clínicos e outros resultados se tornou importante para os pacientes, as companhias de seguro, as empresas farmacêuticas e os negociadores de assistência médica.

O tratamento da doença utiliza uma abordagem sistemática e explícita, baseada na população, para identificar de modo ativo pacientes sob risco, intervir com programas específicos de tratamento e avaliar resultados clínicos e outros resultados. Os programas de tratamento de doença mais freqüentemente instituídos dentro dos sistemas de saúde são aqueles

Quadro 117.3 Modelo de Mapa de Assistência: Trombose Venosa Profunda (TVP)

DOMÍNIO DA ASSISTÊNCIA	PRÉ-ADMISSÃO	DIA 1	ALTA
Resultados	Internação, diagnóstico, drogas em 1 hora Hora para ER:__ Hora de internação:__	Ambulação Manter TTPA terapêutico; iniciar TTPA com varfarina:__ Hora da varfarina:__	Educação do paciente quanto à terapêutica com varfarina sem TVP Pontuação pós-teste:__
Nível de assistência	Alto	Moderado	Nenhum
Educação do paciente	Orientação para a unidade, processo mórbido e diagnóstico	Drogas e testes de monitoramento Orientação realizada:__	Relembre o risco de sangramento, freqüência de monitoramento sob varfarina Pontuação pós-teste:__
Nível de atividade	Restrita	Conforme tolerado quando sob TTPA terapêutico	Conforme tolerado
Planejamento da alta	Identificar seguro e ambiente onde mora	Fornecimento de assistência domiciliar conforme necessário Disposição:__	Planeje a alta quanto às medicações e a acolhida da família
Medicamentos	Protocolo de heparina IV Controle do TTPA 1,5-2,5 alvo em 16 horas Hora da heparina:__	Heparina IV por protocolo:__ Varfarina PO por protocolo (INR alvo de 2,0-3,0):__	Prescrição para varfarina escrita e preenchida:__ Telefonema para a farmácia local Telefonema de acompanhamento para o paciente:__
Nutrição	Dieta regular solicitada e iniciada	Dieta regular Aconselhamento sobre interações alimentares	Dieta regular Reiterar as interações alimentares
Eliminação	Avaliado; laxantes solicitados conforme necessário	Eliminação normal	Eliminação normal
Diagnósticos/procedimentos	Doppler venoso em 6 horas Doppler:__	Monitorar sinais de embolia pulmonar; *scan* VQ ou angiograma, se indicado	Nenhum
Tratamentos	Perna elevada até TTPA de heparina terapêutico	Exercícios para a parte superior do corpo	Nenhum

para asma (65,9%), diabetes (62,8%), gestação de alto risco (55,8%), insuficiência cardíaca congestiva (32,2%), e depressão (25,2%). O estímulo direcionador por trás dos programas de tratamento de doença é a redução dos custos, a melhora dos resultados dos pacientes, a melhora do processo de assistência e a obtenção e retenção de membros.

As doenças candidatas aos programas de tratamento de doença são aquelas que consomem 80% dos recursos e fazem subir os custos gerais dos sistemas de saúde. Estima-se que 20% de uma população doente selecionada são responsáveis por 80% do custo total de assistência para tal doença. Esse conceito de 20% dos pacientes direcionando 80% do custo é denominado regra 80-20. O grupo de alto uso é o foco dos programas de tratamento de doença que procura oportunidades para melhorar o processo de tratamento, a orientação do paciente, a terapia com drogas e o uso de recursos dispendiosos. Os 20% dos pacientes que são grandes usuários freqüentemente são subdivididos ainda para se identificar os 5% de pacientes mais responsáveis pelos 60% do custo ou dos pedidos de reembolso submetidos. Os 5% dos pacientes do topo são dirigidos para o tratamento de casos clínicos, descrito na seção a seguir. Os pacientes de alta freqüência de uso remanescentes são tratados de forma a se obter os efeitos mais positivos sobre os resultados e custos por meio de monitoramento e acompanhamento inovadores.

As ferramentas para tratamento da doença incluem diretrizes, algoritmos, mapas de assistência e uma grande variedade de ferramentas para melhorar o tratamento e a obediência à terapia medicamentosa. São fornecidas aos pacientes ferramentas que alteram o comportamento, como a participação em grupos de apoio, descontos para membros de clubes de saúde, acesso a programas de controle de peso e chamadas telefônicas episódicas para lembrar aos pacientes de tomar seu medicamento e medir o parâmetro de interesse (pico de fluxo em casos de asma, açúcar sangüíneo em caso de diabetes).

Em geral, condições especiais para programas de tratamento de doença satisfazem diversos critérios. O custo total da doença é alto; é prevalente na população e definível por meio de critérios específicos; existe variação na administração da prática profissional e do paciente; os métodos de tratamento são conhecidos, e é possível intervir para melhorar a assistência; e existem oportunidades dentro do sistema para melhorar o tratamento da condição ou da doença. Uma vez escolhida a doença ou a condição, o trabalho preparatório envolve o entendimento do curso natural e dos direcionadores de custo para a doença, o desenvolvimento de diretrizes para o diagnóstico e tratamento, modificando o comportamento do paciente e do médico, e a identificação de estratégias de assistência eficazes em termos de custo. Deve ser estabelecido um sistema de mensuração para determinar a eficácia das estratégias implementadas e para modificar as abordagens, com o intuito de melhorar continuamente o tratamento da condição em questão. A Fig. 117.1 ilustra os componentes de tratamento da doença.

Nos ambientes para pacientes ambulatoriais, os farmacêuticos participam dos programas de tratamento da doença através de seu envolvimento na educação, monitoramento e acompanhamento do paciente, e também por meio da realização de testes (como monitoramento de pressão arterial, e TNI, ou monitoramento de açúcar ou colesterol sangüíneos). Essas atividades podem ocorrer em clínicas multidisciplinares ou através de farmácias. Nos Estados Unidos, mesmo nas farmácias de rede, os técnicos estão fazendo mais do que fornecer, ao passo que a participação do farmacêutico está se estendendo a ponto de incluir a revisão de prescrições, a educação de

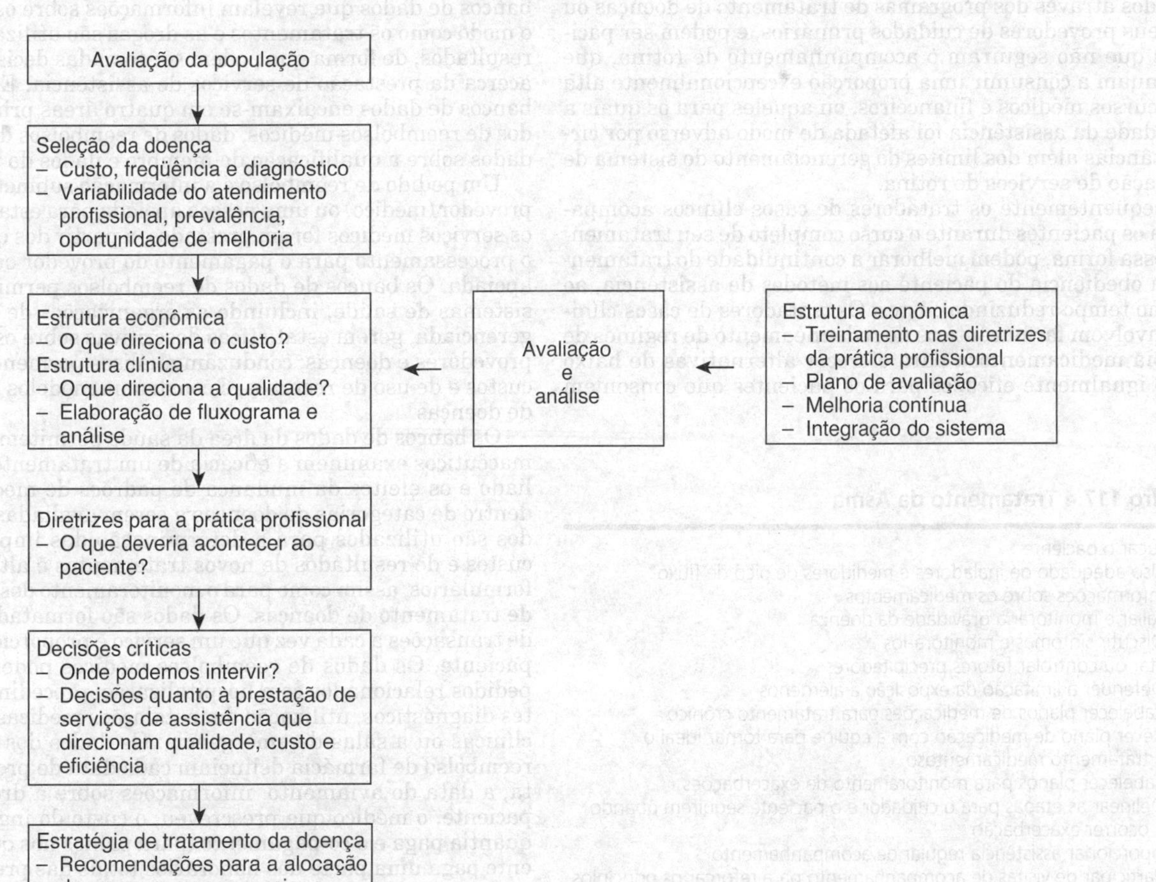

Fig. 117.1 Tratamento da doença.

pacientes e de outros trabalhadores da área de saúde sobre terapia medicamentosa e monitoramento (ou melhora) da obediência à terapia.

Programas com certificados estão disponíveis para os farmacêuticos obterem, por meio deles, as ferramentas, a educação e o treinamento necessários para participarem de modo eficaz nos programas de tratamento de doenças. Mesmo sem treinamento avançado, os farmacêuticos podem participar de dias de conscientização de doenças e ajudar a ensinar os pacientes acerca de suas medicações. Os National Institutes of Health definiram a participação do farmacêutico no tratamento de pacientes com asma em seis etapas, delineadas no Quadro 117.4.

TRATAMENTO DE CASO CLÍNICO — O tratamento de caso clínico é o processo pelo qual um profissional experiente (enfermeiro, médico, assistente social, farmacêutico) trabalha com pacientes, provedores e seguradoras para coordenar todos os serviços considerados necessários ao fornecimento da assistência médica clinicamente adequada ao paciente. Os objetivos do tratamento do caso clínico consistem em oferecer assistência de qualidade à saúde, ao mesmo tempo diminuindo o custo de tal assistência. Existem dois tipos de tratamento de caso clínico: tratamento primário de caso clínico e tratamento de caso clínico de custo alto ou catastrófico.

No tratamento de casos clínicos de assistência primária, um médico administrador de assistência, atuando como um negociador informado, coordena toda a assistência ao paciente, encaminhando-o aos especialistas ou aos provedores de tratamento alternativo, conforme necessário. É o que se descreveu anteriormente como assistência primária. Em geral, o tratamento de casos clínicos catastróficos é conduzido por um enfermeiro diplomado em nome da fonte pagadora. O enfermeiro tipicamente trabalha com o paciente, provedores e farmacêuticos para assegurar que a assistência é prestada de modo coordenado, segundo um plano de tratamento estabelecido e acordado. Os candidatos para o tratamento de caso clínico são identificados através dos programas de tratamento de doenças ou por seus provedores de cuidados primários, e podem ser pacientes que não seguiram o acompanhamento de rotina, que continuam a consumir uma proporção excepcionalmente alta de recursos médicos e financeiros, ou aqueles para os quais a qualidade da assistência foi afetada de modo adverso por circunstâncias além dos limites do gerenciamento do sistema de prestação de serviços de rotina.

Freqüentemente os tratadores de casos clínicos acompanham os pacientes durante o curso completo de seu tratamento; dessa forma, podem melhorar a continuidade do tratamento e a obediência do paciente aos métodos de assistência, ao mesmo tempo reduzindo custos. Os tratadores de casos clínicos envolvem farmacêuticos no redelineamento de regimes de terapia medicamentosa para oferecer alternativas de baixo custo igualmente eficazes para os pacientes que consomem recursos altos; por exemplo, equivalentes genéricos em vez de drogas de marca e produtos de primeira geração em vez de alternativas terapêuticas potencialmente não-comprovadas, de alto custo e recém-lançadas no mercado.

Quadro 117.4 Tratamento da Asma

1. Educar o paciente
   Uso adequado de inaladores e medidores de pico de fluxo
   Informações sobre os medicamentos
2. Avaliar e monitorar a gravidade da doença
   Discutir sintomas e monitorá-los
3. Evitar ou controlar fatores precipitadores
   Defender a limitação da exposição a alérgenos
4. Estabelecer planos de medicações para tratamento crônico
   Rever plano de medicação com a equipe para tornar ideal o tratamento medicamentoso
5. Estabelecer planos para monitoramento de exacerbações
   Delinear as etapas para o cuidador e o paciente seguirem quando ocorrer exacerbação
6. Proporcionar assistência regular de acompanhamento
   Participar de visitas de acompanhamento para reforçar os princípios da terapia medicamentosa

O tratamento de caso clínico, o tratamento da doença, diretrizes, mapas de tratamento e outras ferramentas de organização da provisão de assistência surgiram como um resultado da assistência gerenciada. A assistência gerenciada tenta oferecer uma abordagem coordenada para a prestação e o financiamento de serviços na área da saúde que equilibram a restrição de preço e a administração de recursos com o acesso à assistência à saúde de qualidade. Características da assistência gerenciada são prevalentes em ambientes de assistência primária de grandes sistemas de saúde integrados. Mesmo aqueles que não possuem uma organização de manutenção da saúde têm o enfoque de oferecer o melhor valor a seus pacientes; o melhor valor consiste na mais alta qualidade ao custo mais baixo.

RELATO E AVALIAÇÃO DE DADOS — Os farmacêuticos e outros provedores de cuidados de saúde precisam de acesso a informações e dados para terem um impacto efetivo sobre a assistência em uma população de pacientes servida por um grande sistema de saúde integrado. Num nível micro, os profissionais individualmente podem melhorar a qualidade da assistência proporcionada a seus próprios pacientes. Para avaliar e aperfeiçoar a assistência individual ao paciente, os farmacêuticos precisam de acesso aos prontuários médicos, aos prontuários de fornecimento de drogas, aos resultados de testes laboratoriais e aos relatórios de diagnósticos. Esses dados estão prontamente disponíveis na maioria dos sistemas. Num nível macro, um indivíduo pode melhorar a qualidade dos serviços numa população de pacientes. Quando os sistemas de saúde são responsáveis pelas vidas e pelos resultados de seus pacientes e assumem o risco financeiro para a provisão dos cuidados a esses pacientes, a assistência de saúde é gerenciada. A assistência gerenciada ou administrada requer o acesso a bancos de dados que revelam informações sobre os pacientes, o modo como os tratamentos e as drogas são utilizados, e seus resultados, de forma que podem ser tomadas decisões globais acerca da prestação de serviços de assistência. Em geral, os bancos de dados encaixam-se em quatro áreas principais: dados de reembolsos médicos, dados de reembolsos de farmácia, dados sobre a qualificação do membro e dados do provedor.[8]

Um pedido de reembolso é a informação submetida por um provedor (médico) ou uma pessoa apoiada para estabelecer que os serviços médicos foram prestados, a partir dos quais é feito o processamento para o pagamento do provedor ou da pessoa apoiada. Os bancos de dados de reembolsos permitem que os sistemas de saúde, incluindo as organizações de assistência gerenciada, gerem estatísticas descritivas sobre os pacientes, provedores e doenças; conduzam análises pormenorizadas de custos e de uso de recursos; e construam modelos econômicos de doenças.

Os bancos de dados da área da saúde permitem que os farmacêuticos examinem a eficácia de um tratamento a ser avaliado e os efeitos da mudança de padrões de medicamentos dentro de categorias de doenças a serem avaliadas. Esses dados são utilizados para a determinação das implicações de custos e de resultados de novos tratamentos e alterações em formulários, assim como para o monitoramento dos programas de tratamento de doenças. Os dados são formatados em filas de transações a cada vez que um serviço é proporcionado a um paciente. Os dados de reembolsos médicos podem delinear pedidos relacionados com hospitalização, procedimentos, testes diagnósticos, utilização de instalações médicas e visitas a clínicas ou a salas de emergência. Os dados dos pedidos de reembolso de farmácia delineiam cada data de prescrição feita, a data do aviamento, informações sobre a droga, dose e paciente, o médico que prescreveu, o custo do ingrediente, a quantia paga e o co-pagamento (para planos nos quais o paciente paga uma parte dos honorários totais das prescrições).

Os dados sobre qualificação dos membros relacionam-se com o histórico de matrícula do paciente, plano e código do benefício, empregador, provedor da assistência primária e dados pessoais, como endereço, número do telefone, sexo, dependentes no domicílio e número da seguridade social.

As informações sobre o provedor incluem múltiplos identificadores de médicos, como o número de registro no Conselho Estadual, número na administração DEA e número da identificação do imposto federal, bem como informações demográficas dos médicos.

Existem muitas limitações para os bancos de dados de assistência na área da saúde. Os serviços não-cobertos pelo plano de saúde podem ser omitidos, podem ocorrer erros na colocação dos códigos e, na verdade, esses erros ocorrem, e informações específicas sobre a gravidade da doença não estão disponíveis, exigindo dessa forma uma revisão do prontuário ou outras pesquisas relacionadas especificamente com o paciente para avaliar a verdadeira eficácia. Por causa dessas limitações, muitos sistemas de saúde desenvolveram sistemas de notificação mais específicos e de esquadrinhamento para se ajustarem a áreas de foco. Um resumo de amostras de relatórios relacionados com farmácia para um grande sistema de saúde integrado encontra-se delineado no Quadro 117.5.

Os relatos no Quadro 117.5 são revistos por farmacêuticos e são utilizados para orientar as pessoas que prescrevem acerca do uso de drogas. As oportunidades são identificadas para reduzir custos de drogas e aumentar a obediência ao formulário e à qualidade, utilizando métodos denominados detalhamento de balcão. Bancos de dados grandes são úteis para descrever características do paciente, do provedor e da doença e para estimar as implicações de uma mudança no formulário; medir os efeitos das diretrizes para tratamento; e monitorar programas de tratamento de doença.

Os dados e as mensurações são uma parte integral da participação que os farmacêuticos têm em sistemas integrados de saúde, não apenas por causa do acesso a dados necessários, mas também por causa da compreensão das relações entre os dados e o paciente, o provedor ou o sistema de saúde. Os colegas pedem aos farmacêuticos para avaliar o modo pelo qual as drogas estão sendo utilizadas e ajudá-los na interpretação dos dados a fim de identificar oportunidades para mudar diretrizes de prescrição, modificar um mapa de assistência ou um programa de tratamento de doença e avaliar a obediência geral às diretrizes do sistema.

DOCUMENTAÇÃO — Se não estiver documentado não aconteceu. Em cada participação dentro dos sistemas de saúde, inclusive assistência primária, cuidados imediatos, tratamento a longo prazo e tratamento domiciliar, os farmacêuticos precisam documentar suas atividades, seus achados, intervenções e resultados de intervenções. Existem razões reguladoras, éticas e orientadas pela comunicação para a documentação. A documentação pode ser tão simples quanto rascunhar um aviso para o médico a fim de lembrá-lo de mudar a dose de uma medicação na próxima visita do paciente, ou pode ser um resumo formal de um plano de terapia medicamentosa em um prontuário do paciente. Atualmente grande parte da documentação é eletrônica.

Os sistemas de entrada de pedidos na farmácia permitem a entrada livre de texto para anotar informações específicas com relação a um paciente ou uma prescrição, como alergia, preferência de marca, características ou esclarecimentos sobre o nome. No entanto, a maioria dos sistemas de entrada de pedidos na farmácia carece de documentação completa que facilite a provisão do tratamento ou o aconselhamento ao paciente, à família do paciente, ao provedor ou a um outro profissional da saúde. Com freqüência, os departamentos da farmácia delineiam seus próprios sistemas para apreender as atividades e assegurar que a produtividade do empregado pode ser avaliada, e podem ocorrer decisões estratégicas sobre a distribuição dos funcionários e o desenvolvimento de novos serviços. Nos ambientes com tarifas para os serviços, são empregados sistemas de documentação para gerar contas para seus reembolsos. A documentação é uma parte importante de cada atividade prática do farmacêutico. Cada um dos seguintes aspectos deve ser documentado para cada intervenção:

1. Por que o farmacêutico interveio (p. ex., erro de prescrição, omissão de prescrição, monitoramento de terapia com drogas ou interação medicamentosa).
2. O que o farmacêutico fez.
3. Como a situação foi resolvida.
4. Que drogas estavam envolvidas.

A maioria dos farmacêuticos nos ambientes de assistência primária encontra-se identificando, prevenindo, resolvendo e documentando, ativamente, reações medicamentosas adversas. A documentação envolve mecanismos de notificação específicos do sistema, como para um comitê da qualidade, e, então, a utilização do formulário MedWatch da FDA para reações medicamentosas adversas ou reações sérias a dispositivos. Em particular, a FDA está interessada em drogas e dis-

Quadro 117.5 Relatórios do Banco de Dados

NOME DO RELATÓRIO	DESCRIÇÃO DO RELATÓRIO	FREQUÊNCIA DE EXECUÇÃO DO RELATÓRIO
Economias de MAC	Custo máximo permitido contra HCFA[a] contra PMA[b]	Mensal
Uso do membro	Principais 100 membros com uso mais alto, classificados pelo valor do benefício	Mensal
Genérico	Resumo da utilização do genérico pela clínica	Mensal
Classificação do produto por utilização[c]	Principais 2.000 drogas fornecidas por número de índice de produto genérico e custo total dos ingredientes	Mensal e trimestral
Classe terapêutica da droga utilizada	Utilização da droga classificada por classe terapêutica	Mensal e trimestral
Provedor financeiro da farmácia	Lista de farmácias onde os membros têm as prescrições aviadas	Mensal e trimestral
Erros da farmácia	Erros de adjudicação de farmácia *on-line*	Mensal e trimestral
Atividade de quem prescreve	Atividades (de quem prescreve) pelo n.º do DEA e n.º de membros	Trimestral
Uso (de quem prescreve) pelo custo	Principais 200 usos (de quem prescreve) por custo	Mensal e trimestral
Uso (de quem prescreve) por volume[c]	Principais 200 usos (de quem prescreve) por custo	Mensal e trimestral
Obediência (de quem prescreve) ao formulário	Principais 200 profissionais (que prescrevem) classificados por desobediência ao formulário	Mensal
Detalhe (de quem prescreve) por custo de reembolsos do membro[c]	Total de reembolsos pagos excedendo $500 por paciente, farmácia, médico, nome da droga, quantidade e dias de suprimento	Mensal

[a]Health Care Financing Administration (Administração de Financiamento de Assistência à Saúde).
[b]Preço médio no atacado.
[c]Relatórios com o maior valor para a administração do benefício da farmácia.

positivos que tenham sido comercializados nos últimos 24 meses e aqueles associados com programas de intercâmbio terapêutico.

O Quadro 117.6 resume as atividades realizadas pelos farmacêuticos de assistência primária nos Estados Unidos e sua freqüência, com base no tipo de prática do sistema de saúde integrado. A maior parte das atividades relacionadas no Quadro 117.6 foi discutida ou está coberta sob o *System Supportive Roles for Patient Care*. O detalhamento acadêmico, ou detalhamento de balcão, é uma função comum nos ambientes de cuidados gerenciados de sistemas de saúde integrados; opera como um meio de orientar quem prescreve acerca de drogas de formulação de uso amplo e de diretrizes aprovadas.

Os farmacêuticos são treinados para marcar hora com os médicos para reverem diretrizes sobre drogas novas e adições a formulários. Eles enfatizam o uso adequado, a dosagem e dados de apoio, de modo semelhante àquele que um representante de empresa farmacêutica faria para uma droga nova. Mais importante notar é que os farmacêuticos dos sistemas de saúde discutem drogas que não estão em formulários e padrões de utilização de drogas que são incompatíveis com as diretrizes do sistema, para buscar homogeneidade de prática profissional. O detalhamento de balcão, utilizado junto a perfis de quem prescreve, ou cartões de notificação, são métodos eficazes para direcionar o uso da droga para as opções escolhidas do sistema.

Assistência Imediata

O termo *assistência imediata* engloba a fase de hospitalização de saúde e doença. Representa um tempo muito curto e um pequeno componente do espectro total da gestão da assistência à saúde para a maior parte das pessoas. Os objetivos dos sistemas integrados de saúde e das organizações de assistência gerenciada consistem em otimizar programas de saúde e bem-estar para minimizar o número de ocasiões em que as pessoas precisam de assistência imediata. As necessidades de cuidados imediatos podem surgir em qualquer momento desde o nascimento até a morte, porém, em geral, concentram-se no sentido da extremidade da vida de qualidade. Custos altos resultam de hospitalizações e do uso de serviços especializados e tecnologia. Portanto, o ímpeto concentra-se na prevenção da doença e na promoção da saúde para manter as pessoas fora do hospital. Nos sistemas integrados de saúde, os custos são desviados do paciente hospitalizado (assistência imediata) para o paciente ambulatorial ou externo (assistência primária) para administrar pacientes em seus lares e em ambientes da comunidade.

Embora o componente de assistência imediata, ou hospital, da maioria dos sistemas integrados esteja sendo diminuído para controlar os custos, continua a ser o segmento clínico mais sofisticado de qualquer sistema de assistência de saúde e cuida dos pacientes durante as fases mais agudamente doentes de sua vida. Da mesma forma, a sofisticação dos serviços de farmácia de assistência imediata é alta, com áreas importantes de *know-how* e especialização, tanto na participação e na distribuição quanto nos atendimentos clínicos assumidos pelos farmacêuticos.

EQUIPES MULTIDISCIPLINARES — Como na assistência primária, o processo de prestação de serviços de assistência nas situações de assistência imediata freqüentemente está organizado ao redor das equipes de provedores, que podem consistir em enfermeiros, médicos, terapeutas respiratórios e farmacêuticos. Enquanto a farmácia centralizada ou as farmácias satélites descentralizadas proporcionam medicações endovenosas ou orais de dose única aos pacientes, os farmacêuticos clínicos são deslocados dessas áreas operacionais para trabalharem como membros de equipes multidisciplinares de assistência. Os farmacêuticos precisam estar locados nas equipes com base no foco terapêutico, na proximidade geográfica ou no alinhamento de serviços e devem desempenhar papéis importantes para assegurar que a assistência farmacêutica de qualidade é alcançada. Embora eles possam dar entrada em pedidos de medicamento ou verificar um pedido, tipicamente não distribuem, misturam ou fornecem drogas. As funções de distribuição, em geral, são realizadas centralmente e apoiadas por dispositivos automatizados e equipe de apoio técnico.

Os farmacêuticos de assistência clínica imediata evoluíram para atividades que mostram contribuir de modo importante para a qualidade geral dos serviços prestados a pacientes hospitalizados. O principal foco de cuidados, independentemente da área terapêutica de foco, consiste em assegurar a prestação de assistência farmacêutica ideal. Os farmacêuticos são mantidos responsáveis pela sua equipe e administração da farmácia para assegurar que as drogas são administradas de forma responsável almejando alcançar um resultado definitivo que melhorará a qualidade de vida do paciente, curará a doença, eliminará os sintomas, tornará mais lento o progresso da doença ou prevenirá a doença.[9]

Quadro 117.6 Porcentagem de Farmacêuticos em Ambulatório Realizando Função por Tipo de Sistema de Saúde

FUNÇÃO	EQUIPE OU HMO DE GRUPO	IPA	COM BASE NO HOSPITAL	COM BASE NO MÉDICO
Toma decisões farmacêuticas para populações grandes	55	67	37	46
Monitora resultados do paciente	80	74	68	62
Monitora a obediência à medicação	93	77	75	76
Conduz programas de bem-estar e prevenção	63	61	57	56
Conduz clínica especializada	46	28	36	29
Rastreia reações medicamentosas adversas	98	66	89	82
Prepara medicações de infusão para uso domiciliar	43	26	50	41
Usa dados farmacoeconômicos para a tomada de decisões de formulário	73	86	70	79
Providencia informações por escrito para cada nova prescrição	87	53	83	82
Providencia aconselhamento oral a cada nova prescrição	88	54	84	79
Coleta dados para o HEDIS[a]	69	71	24	18
Providencia perfis do médico ou cartões de relatórios	71	76	38	47
Projeta benefícios da farmácia	61	71	26	41
Negocia contratos farmacêuticos	61	57	44	50
Escreve pedidos de medicação	22	15	50	41
Conduz programas de administração de medicação	90	74	76	71
Tem autoridade para prescrever	20	6	20	12
Conduz detalhamento acadêmico	65	69	44	56

[a]Health Plan Employer and Information Set.

Os farmacêuticos trabalham de forma pró-ativa com sua equipe de assistência à saúde para identificar, solucionar, prevenir e documentar problemas relacionados a drogas. Esses problemas incluem indicações não-tratadas, seleção inadequada de drogas, dosagem subterapêutica, falha em receber as drogas, dosagem excessiva, reações medicamentosas adversas, interações medicamentosas e uso de medicamentos sem indicações. O farmacêutico que faz parte da equipe tem o *know-how* de terapia medicamentosa e nele a equipe deposita confiança, em termos de informações e colaboração quando os planos de tratamento estão sendo feitos e modificados.

Freqüentemente, os farmacêuticos são designados para uma prestação de serviço ou uma equipe particulares, e desenvolvem *know-how* de especialidade para uma área da prática profissional, como a medicina de cuidados intensivos, cirurgia de transplante ou transplante de medula óssea. Os pacientes nesses ambientes clínicos necessitam de assistência especializada e intensa por causa da gravidade de sua doença. Os farmacêuticos nessas equipes freqüentemente são responsáveis pela prescrição de pedidos de drogas e de nutrição, e pelo monitoramento dos pacientes continuamente durante a fase aguda. Nessa estrutura de equipe, os farmacêuticos podem substituir uns aos outros quando um está escalado para a folga, mas a cobertura dos serviços é contínua.

Outros papéis predominantes para os farmacêuticos de hospital incluem o alocamento em uma prestação de serviços que cuida apenas de um aspecto das necessidades do paciente durante sua hospitalização. Equipes como as de nutrição ou as de dor enfocam um aspecto limitado das necessidades do paciente, enquanto a equipe primária propicia a assistência geral ao paciente. Nessas equipes, enfermeiros, farmacêuticos, nutricionistas ou assistentes do médico podem ter papéis intercambiáveis que se complementam quando um outro membro da equipe assume as responsabilidades do membro que não se encontra, mas pode ser alguém com treinamento e disciplinas diferentes. Em equipes dessa natureza, o treinamento funcional cruzado permite a integração das participações de todos os membros da equipe e também a eficiência máxima da mesma.

ASSISTÊNCIA COM FOCO NO PACIENTE — Na última década, o termo *assistência com foco no paciente* foi cunhado para representar a necessidade dirigida pelo consumidor (cliente) em todos os hospitais para proporcionar tratamento de uma forma mais simpática, mais eficiente e mais contínua para os pacientes. Como a assistência de saúde se tornou mais competitiva e os pacientes podem escolher entre sistemas de saúde, cada hospital começou a aplicar aperfeiçoamentos de integração no seu processo de prestação de cuidados a fim de tornar a internação hospitalar mais agradável para os pacientes e mais fácil para a equipe. O objetivo da assistência com foco no paciente consiste em proporcionar cuidados de alta qualidade, compassivos e eficazes em termos de custo para os pacientes e para aumentar a satisfação do cliente. O objetivo é alcançado trazendo os serviços para o leito do paciente, e não levando o paciente para fora da unidade quando necessita de outras intervenções.

O sistema de prestação de assistência é organizado como uma pequena equipe interdisciplinar responsável pela continuidade do tratamento do paciente desde a internação até a alta. Um componente-chave da assistência com foco no paciente é a criação de equipes multiespecializadas de indivíduos que compartilham responsabilidades e conhecimento na promoção de tratamento e na tomada de decisões quanto ao tratamento junto ao leito do paciente. A exposição do paciente é maximizada a um número menor de cuidadores, e o número de etapas de tratamento é minimizado para reduzir a fragmentação dos serviços. Os parceiros na assistência recebem treinamento cruzado em termos de colheita de sangue, realização de raios X, troca e banho dos pacientes e auxílio ao enfermeiro em outras atividades relacionadas com o paciente. O farmacêutico, o enfermeiro e o médico colaboram formulando planos de terapia medicamentosa, testagem diagnóstica, acompanhamento e pontos terminais. Grande parte da assistência é direcionada por mapas de assistência e monitorada por fluxogramas no quarto de cada paciente. O tratamento com foco no paciente é um reestruturamento operacional que coloca o paciente no centro, em oposição à ênfase atual nos departamentos e nos cuidadores, conforme mostrado na Fig. 117.2. Todos os membros da equipe passam por treinamento multifuncional extenso antes de a unidade abrir, para assegurar a compreensão clara da missão, do processo, da documentação, das medidas e dos resultados desejados. A avaliação dos resultados funciona como documentação do sucesso da unidade e da equipe como um todo, e não de indivíduos da equipe. A natureza de colaboração da prática profissional é muito importante para o sucesso total da prestação do serviço de assistência.

Os farmacêuticos podem estar integralmente envolvidos no desenvolvimento de mapas de assistência, projetando os planos por andar da unidade e estabelecendo índices de número de elementos na equipe para as unidades de assistência com foco no paciente. Esses três componentes são bastante dependentes da combinação de pacientes internados na unidade. Numa unidade de medicina geral, os farmacêuticos podem desempenhar um papel muito amplo; na unidade de cirurgia ortopédica, poderá haver uma participação pequena do farmacêutico, associada primariamente com o tratamento da dor. A atuação da farmácia (e suas responsabilidades) numa unidade clínica com assistência enfocada no paciente pode incluir a obtenção de um histórico medicamentoso completo, auxílio no desenvolvimento dos planos de tratamento medicamentoso, implementação de planos de tratamento medicamentoso, auxílio na avaliação e na modificação da terapia medicamentosa, orientação dos pacientes durante sua internação no hospital (acerca de sua terapia medicamentosa), preparo dos pacientes para a alta e realização do acompanhamento por telefone após a alta.

Os serviços da farmácia encontram-se integrados funcionalmente como parte da equipe de cuidados. Em geral, uma pequena farmácia descentralizada localiza-se na unidade. As primeiras doses e as medicações com necessidade urgente são preparadas por um técnico e averiguadas pelo farmacêutico da assistência com foco no cliente antes de serem administradas ao paciente. As doses remanescentes são preparadas centralmente e redistribuídas para a unidade de tratamento enfocado no paciente, sob um esquema de 24 horas.

Os conceitos fundamentais da assistência com foco no paciente são qualidade e custo. Os dados mostram que os pacientes nas unidades de tratamento com foco no paciente apresentam um período de internação hospitalar em média mais curto, requerem menos tempo para alcançar efeitos terapêuticos quando submetidos a drogas críticas, apresentam menos entradas na sala de emergência para acompanhamento e são

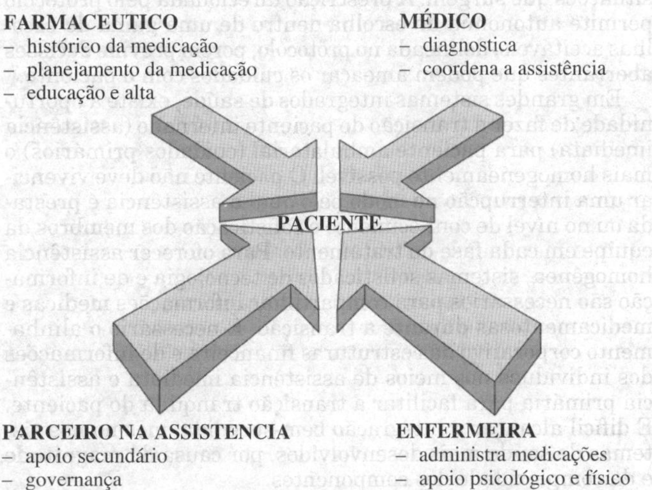

Fig. 117.2 Assistência com foco no paciente.

internados novamente com menor freqüência do que os pacientes-controle. No entanto, as unidades de assistência com foco no paciente demandam recursos humanos, e os custos de renovação e de estabelecimento de novos padrões de fluxo de trabalho devem ser considerados ao se avaliar a eficácia de custos geral dos cuidados com foco no paciente.

ASSISTÊNCIA DIRIGIDA PELO PROTOCOLO — A oportunidade para variância na prática profissional existe no hospital como existe no ambiente de assistência primária. Diretrizes, protocolos e algoritmos de decisão têm sido utilizados em hospitais há muitos anos para tentar melhorar a constância da assistência, reduzir a probabilidade de erros e reduzir custos. Os mapas de assistência que delineiam as etapas de tratamento, desde a internação até a alta, são postos em ação para todas as facetas da assistência na maioria dos hospitais. Os mapas de assistência podem ser uma ponte útil entre os ambientes de cuidados imediatos e os de cuidados primários.

O papel do farmacêutico nos protocolos de assistência imediata pode ser bastante extenso. No mapa de assistência de trombose venosa profunda mostrado no Quadro 117.3, o farmacêutico obtém uma história completa das medicações, trabalha de forma colaborativa com a equipe a fim de iniciar e otimizar a terapia com heparina, orienta o paciente diariamente sobre diferentes aspectos da terapia, tanto com heparina quanto com varfarina, assegura a iniciação precoce da terapia com varfarina com um período suficiente de sobreposição com heparina e realiza o aconselhamento sobre a medicação na alta e o acompanhamento com a farmácia local do paciente. Em cada etapa, o farmacêutico, como todos os outros membros da equipe, documenta os resultados pelos quais eles são responsáveis por alcançar no mapa de assistência.

A assistência dirigida pelo protocolo facilita as decisões sobre terapia medicamentosa dentro de uma gama de escolhas aceitáveis esperadas, a ponto de incluir 90% das situações dos pacientes. Por exemplo, o protocolo para trombose venosa profunda denota a dosagem de início e de manutenção de heparina, o monitoramento do TTPA e os ajustes sugeridos de dosagem em resposta a valores de TTPA resultantes. Com essas informações e seu treinamento e formação profissionais, os farmacêuticos podem fazer ajustes na dosagem e no monitoramento sem necessariamente consultar o restante da equipe. A prescrição direcionada pelo protocolo é eficaz porque os protocolos são desenvolvidos previamente para tratamentos sem controvérsias, dentro dos quais decisões precisas podem ser tomadas.

Quando os pacientes se desviam do escopo de escolhas delineadas no protocolo, a equipe se junta novamente para discutir alternativas para o tratamento e delinear um novo plano para trazer o paciente de volta ao curso. Os protocolos não cobrem todas as situações clínicas possíveis, mas são delineados para oferecer um esquema de cuidados para a maioria das situações que surgem. A prescrição direcionada pelo protocolo permite autonomia de escolha dentro de uma gama de escolhas aceitáveis, delineada no protocolo, porém previne decisões aberrantes que podem ameaçar os cuidados com o paciente.[7]

Em grandes sistemas integrados de saúde, existe a oportunidade de fazer a transição de paciente internado (assistência imediata) para paciente ambulatorial (cuidados primários) o mais homogeneamente possível. O paciente não deve vivenciar uma interrupção no modo pelo qual a assistência é prestada ou no nível de conhecimento e sofisticação dos membros da equipe em cada fase do tratamento. Para oferecer assistência homogênea, sistemas sofisticados de tecnologia e de informação são necessários para compartilhar informações médicas e medicamentosas durante a transição. É necessário o alinhamento corporativo das estruturas financeira e de informações dos indivíduos nos meios de assistência imediata e assistência primária para facilitar a transição tranqüila do paciente. É difícil alcançar a integração bem-sucedida, mesmo nos sistemas de saúde mais desenvolvidos, por causa da magnitude e da complexidade dos componentes.

DOCUMENTAÇÃO — A documentação é um componente essencial das responsabilidades do farmacêutico na fase aguda dos cuidados. Durante anos de documentação cuidadosa sobre o impacto dos serviços farmacêuticos na assistência geral dos pacientes, foi mostrado que a assistência é melhor e os custos são reduzidos. Para cada dólar gasto com farmacêuticos, aproximadamente 16 vezes de tal quantia é poupada nos gastos relacionados com a terapia medicamentosa.[6] A documentação permite a comunicação eficaz entre os serviços prestados, equipes e provedores de assistência de saúde. A documentação fornece um mecanismo para criar padrões ideais de formação de equipes para pacientes em diferentes fases do processo mórbido e enfoque terapêutico. Por meio da documentação, os farmacêuticos podem verificar o impacto que eles tiveram sobre a promoção, a revisão de desempenho anual e o reconhecimento interno.

Foram adotadas muitas abordagens para documentar a prestação de serviços farmacêuticos no tratamento imediato. Existem sistemas manuais e automatizados que resumem os problemas identificados, as intervenções realizadas e os resultados associados com as intervenções. Na maioria dos casos, os problemas e as intervenções se relacionam com problemas ligados a medicamentos descritos pela assistência farmacêutica. No entanto, em certas áreas da prática profissional, os farmacêuticos desenvolveram papéis mais extensos no tratamento do paciente e podem administrar medicamentos ou realizar procedimentos. Os farmacêuticos podem participar de protocolos de pesquisa que precisam ser documentados, tanto no prontuário médico do paciente quanto nos registros da pesquisa. Rotineiramente os farmacêuticos deixam anotações no prontuário dos pacientes e nos mapas de assistência e anotações de consulta, e muitos encontram-se envolvidos na feitura de pedidos de medicamentos. Cada um desses mecanismos é uma documentação importante do tratamento realizado. Em todas as facetas da farmácia, a documentação é crítica.

Assistência Domiciliar e Institucional Prolongada

A assistência domiciliar é o fornecimento de recursos para tratamento médico na casa do paciente. Os serviços incluem assistência de enfermagem especializada, medicamentos e nutrição endovenosa, fisioterapia e terapia ocupacional, tratamento de reabilitação e tratamento respiratório. A assistência hospitalar é qualquer programa abrangente que proporciona cuidados especializados a pacientes terminais. Os programas hospitalares oferecem serviços médicos, sociais e psicológicos aos pacientes, tanto no ambiente institucional quanto no doméstico. O objetivo da assistência prolongada consiste em auxiliar as pessoas com incapacitações a serem o mais independentes possível; assim, enfoca-se mais o cuidar do que o curar. A assistência a longo prazo proporciona assistência e tratamento às pessoas com incapacitações crônicas e é necessária para as pessoas que precisam de ajuda para as atividades da vida diária ou que sofrem de comprometimento cognitivo. A assistência prolongada não se encontra limitada ao idoso, mas a necessidade de tratamento a longo prazo é mais prevalente nessa faixa etária.

Em geral, os sistemas integrados de saúde oferecem essas áreas de assistência ao pacientes, bem como tratamento primário e imediato. A assistência domiciliar está se tornando cada vez mais importante para facilitar a transferência da assistência imediata de volta para o domicílio e o ambiente de tratamento primário. Os farmacêuticos têm papel importante nessas três fases, já que a terapia medicamentosa geralmente está envolvida. O Quadro 117.7 resume os papéis predominantes da farmácia nos ambientes de assistência domiciliar, hospitalar e de tratamento prolongado.

Educação

O papel que os farmacêuticos têm na educação de pacientes, médicos e outros profissionais da área da saúde nos sistemas de saúde é tão importante que merece uma menção em sepa-

Quadro 117.7 Assistência Domiciliar, Assistência em Instituição e Assistência a Longo Prazo

FUNÇÕES	ASSISTÊNCIA DOMICILIAR	ASSISTÊNCIA EM INSTITUIÇÃO	ASSISTÊNCIA A LONGO PRAZO
Mistura endovenosa	X	X	X
Preparo e fornecimento de medicação	X	X	X
Monitoramento da droga terapêutica	X	—	X
Revisão da terapia medicamentosa	X	X	X
Dosagem, monitoramento e acompanhamento de terapia medicamentosa e de nutrição	X	—	X
Rastreamento de reações medicamentosas adversas	X	X	X
Desenvolvimento de protocolos de terapia medicamentosa	X	X	X
Desenvolvimento de planos de tratamento com base na equipe	X	X	X
Avaliação do uso da droga	X	X	X
Educação do paciente/família	X	X	X
Prescrição dirigida pelo protocolo	X	X	X
Ligação da comunicação entre a assistência imediata e assistência primária	X	—	—

rado. O papel de educação abrange todas as facetas da prática profissional nos sistemas integrados.

PACIENTES — Muitos médicos deixam a educação do paciente em relação às drogas para o farmacêutico, pois seu tempo de contato direto com os pacientes é limitado cada vez mais pela necessidade de aumentar a produtividade. O farmacêutico é o último contato profissional dos pacientes antes que eles tomem uma medicação, e o farmacêutico tem a oportunidade e a responsabilidade de salvaguardar a saúde do paciente e auxiliar a assegurar o sucesso da terapia medicamentosa. No passado, a pressão para orientar os pacientes vinha do governo federal, através do Omnibus Budget Reconciliation Act (OBRA 90) de 1990, e das orientações da FDA. Atualmente, os pacientes pedem informações sobre o uso seguro e eficaz de seus medicamentos.

A forma mais simples de educação do paciente é o aconselhamento no momento de aviar a prescrição. No mínimo, os pacientes devem saber como tomar seu medicamento, com que freqüência, qual a quantidade, o que fazer se uma dose não for tomada, que efeitos colaterais deverão observar, quais as interações alimentares e medicamentosas importantes e como armazenar a medicação. Os consumidores são orientados no sentido de que o farmacêutico deve responder a perguntas sobre produtos de prescrição e aqueles vendidos sem prescrição, e que ele discutirá as preocupações da terapia medicamentosa de modo privado com o paciente, que os sistemas de farmácia selecionam casos de interações medicamentosas potencialmente sérias, e também que os preços da farmácia devem ser razoavelmente competitivos. Embora os materiais escritos possam complementar a comunicação pessoal oral entre o farmacêutico e o paciente, ela não deve substituir a interação pessoal. Apenas através da experimentação e do uso de perguntas abertas o farmacêutico pode determinar a compreensão verdadeira do paciente sobre suas medicações e reforçar conceitos importantes.

Estima-se que a desobediência às medicações prescritas custe 50 bilhões de dólares nos Estados Unidos anualmente, com outros 50 bilhões de dólares em custos indiretos, como perda de produtividade e o tempo perdido fora do trabalho ou da escola. O aconselhamento do farmacêutico mostrou melhorar a obediência às medicações. Seis fatores importantes para assegurar a obediência da terapia medicamentosa pelo paciente são o estágio da terapia, o nível de escolaridade, a idade, questões culturais e de língua, o sexo e a presteza a obedecer. O melhor momento para fazer três perguntas importantes é ao se preencher as primeiras prescrições ou quando se lida com pacientes recém-diagnosticados.

Seu médico lhe disse para que é esse remédio?
Como ele lhe disse para tomar esse medicamento?
O que o médico lhe disse que você pode esperar?

Para os pacientes que tomam a mesma medicação durante anos, é simples reforçar a obediência e explicitar quaisquer problemas que o paciente possa estar tendo com sua terapia medicamentosa.

O segundo fator importante é o nível de escolaridade do paciente. Até 40 milhões de americanos adultos são funcionalmente analfabetos, e 50 milhões mais são marginalmente alfabetizados. Existem vários fatores relacionados com a idade que afetam a obediência à medicação. As crianças precisam ser supervisionadas por seus pais quando tomam medicamentos, os adolescentes precisam compreender a importância do uso adequado, os pacientes de meia-idade e idosos podem ter necessidades especiais de comunicação e consumir uma proporção maior de medicamentos na sociedade. A idade avançada está associada com problemas de memória, comprometimentos auditivos e físicos, e questões de compreensão, sendo que todos esses fatores podem interferir com o cumprimento da medicação.

Os pacientes oriundos de formações culturais diferentes podem ter percepções diferentes sobre assistência de saúde, e as barreiras da língua compõem ainda a transmissão de orientações concisas e claras sobre medicamentos. Por fim, o sexo e a presteza a obedecer são características inerentes que os farmacêuticos precisam avaliar antes de desenvolver uma abordagem para se comunicar com os pacientes.

Uma vez conhecidas essas informações sobre os seis fatores importantes que afetam a obediência à prescrição da medicação, os farmacêuticos estão preparados para aconselhar os pacientes de modo eficaz sobre sua medicação. Esses seis fatores têm relação a todos os ambientes de prática farmacêutica dentro dos sistemas integrados. Seja uma farmácia clínica, um paciente internado ou um ambiente domiciliar, o farmacêutico deve procurar uma área calma e privada onde o paciente pode se sentar confortavelmente (ou deitar, se ainda estiver debilitado). Os pacientes precisam se sentir confortáveis para estarem preparados para receber informações e fazer perguntas; caso contrário, irão a um outro lugar à procura de informações, ou, simplesmente, não cumprirão a prescrição.

Os farmacêuticos participam de uma ampla variedade de experiências educacionais com o paciente além de aconselhar no momento do aviamento. São utilizados lanches quando os pacientes apresentam sua medicação e os farmacêuticos discutem o que são as drogas e como elas podem ser utilizadas, e respondem a perguntas que os pacientes podem fazer sobre sua terapia medicamentosa. *Workshops* enfocados terapeuticamente ou palestras são oferecidos aos pacientes que se recuperam de derrame, infarto do miocárdio e outras incapacitações, para oferecer informações acerca de terapia com drogas para esses distúrbios. Sessões para grupos grandes, como alcoólatras em recuperação, fumantes, diabéticos, asmáticos e pacientes com outras condições, são utilizadas para juntar vários profissionais da área da saúde e oferecer informações aos pacientes. Nutricionistas, farmacêuticos, enfermeiros e outros profissionais conduzem discussões com os pacientes e respondem a perguntas que eles possam ter sobre seu processo mórbido, dieta e medicamentos. Todos esses formatos nos quais os farmacêuticos compartilham informações com os pacientes ajudam a estabelecer o farmacêutico como um profissional confiável e uma fonte conceituada de informações.

Outros tópicos importantes de educação para os pacientes que recebem assistência em sistemas integrados de saúde consistem em melhorar a compreensão geral sobre os programas de medicamentos, benefícios, formulários e considerações sobre o custo. Com freqüência, pede-se aos médicos que prescrevam drogas relacionadas em um formulário de opções, para utilizar alternativas genéricas sempre que possível e drogas de marca menos caras quando o sistema de saúde estiver sob risco por causa do custo da assistência prestada. As organizações de assistência gerenciada empregam substitutos terapêuticos ou mudam os programas para aumentar a utilização de medicações de *melhor valor* em seus pacientes. A maioria dos pacientes tem compreensão insuficiente sobre esses processos e decisões e, com freqüência, rotula-os de *esfoladores* da assistência gerenciada que barateiam o tratamento de saúde. Malas-diretas com orientações ativas, brochuras e debates com os pacientes freqüentemente dissipam sua preocupação quanto a escolhas medicamentosas menos caras serem inferiores. Seminários, uso da Internet e resumos em vídeo com essas informações podem ser adjuntos úteis na transmissão de informações para os pacientes nessa área médica de alta tecnologia.

Ferramentas particularmente úteis para a educação dos pacientes são telefone, máquinas de fax e correio eletrônico (e-mail). Os pacientes realmente apreciam o acompanhamento pessoal e questionam com relação às suas medicações. Em muitos sistemas integrados nos quais os farmacêuticos estão proporcionando assistência farmacêutica de modo verdadeiro e responsável, os telefonemas de acompanhamento perguntando como o paciente está passando, se ele está tendo qualquer problema com a medicação ou se tem qualquer outra pergunta são um serviço que aumenta bastante a satisfação do cliente, bem como sua lealdade e obediência ao programa. Um número surpreendentemente grande de pacientes tem acesso a máquinas de fax e e-mail, o que promove uma outra via eletrônica para a comunicação e o acompanhamento, sem interferir em sua rotina ou ser inconveniente para o farmacêutico.

MÉDICOS E OUTROS PROFISSIONAIS DA ASSISTÊNCIA DA SAÚDE — A educação continuada de médicos e de outros profissionais de assistência da saúde permite uma ligação de aprendizagem, crescimento e prestação de serviços para desenvolver o que é valorizado e profundamente respeitado por outros colegas do sistema de saúde. Os médicos confiam nos farmacêuticos, em outros colegas e em representantes farmacêuticos para a maior parte das vezes em que desejam atualização sobre novas drogas e terapêuticas. Eles participam de reuniões profissionais com menor freqüência do que o necessário, de forma que esse modo de educação continuada tem uso limitado. Infelizmente, a indústria farmacêutica tem sido pouco eficaz no agendamento de visitas e no emprego de estratégias para orientar médicos acerca de drogas novas e motivar seu uso, mesmo nos casos em que a nova droga agrega pouco valor aos tratamentos disponíveis. Os farmacêuticos podem ser eficientes na transmissão equilibrada de informações de marketing da empresa farmacêutica e da literatura médica, e também podem colaborar para assegurar que as informações recebidas pelos profissionais que prescrevem é compatível com as diretrizes do sistema de saúde no que tange à utilização da droga.

Como uma parte da equipe de assistência à saúde, os farmacêuticos podem ser solicitados a transmitir informações de modo mais formal, em palestras ou em associações de periódicos, para os profissionais que prescrevem e o restante da equipe. Os farmacêuticos se beneficiam do aperfeiçoamento de suas habilidades de apresentação (capacidade de organizar e transmitir informações eficazmente com tempo limitado), tanto de forma oral quanto escrita. A interpretação da literatura médica, do projeto bioestatístico e de metodologias de experimentos são características importantes da promoção de informações sobre drogas de modo preciso e eficaz.

As informações dadas aos profissionais que prescrevem podem assumir a forma de *newsletters*, diretrizes por escrito, monografias ou transmissões eletrônicas. Todos os meios de comunicação devem ser explorados para assegurar exposição máxima para a transmissão de materiais educacionais aos profissionais que prescrevem e outros profissionais da assistência à saúde. Como profissionais da saúde que optam pelo aprendizado por toda a vida, os farmacêuticos podem contribuir de forma significativa para a educação de outros profissionais e de pacientes no seu sistema.

APOIO DO SISTEMA PARA A ASSISTÊNCIA AO PACIENTE

Sistemas de Informação

Um bem importante em um sistema integrado é a informação sobre a utilização da assistência à saúde, pelo paciente, e seu custo. Atualmente, essa informação é mais bem mantida, distribuída e analisada através do emprego de computadores. A informática médica é uma especialidade da ciência da informação definida como o uso de uma abordagem de sistemas assistidos por computador para obter, processar, acumular, recuperar, manipular, analisar e distribuir dados.[10] Em um sistema integrado, a disponibilidade de dados permite que a informação seja colocada em uma rede que pode ser acessada por todos os provedores no sistema, o que facilita posteriormente o tratamento de uma forma contínua.

Com o acesso ao computador do sistema, o farmacêutico em um ponto ambulatorial satélite pode acessar os registros hospitalares do paciente, conseguir informações com relação à natureza da reação medicamentosa e, dessa forma, agir para evitar uma reação alérgica. Os sistemas de computação e de informação podem ser utilizados para agilizar o fornecimento da medicação, liberando o farmacêutico para o envolvimento maior no tratamento do paciente. Além disso, os sistemas de computadores e de informação podem ajudar os farmacêuticos na oferta de prestação de serviços cognitivos, pois a rápida disponibilidade de informação médica precisa e atual é a base para esses serviços.

Os computadores em rede podem facilitar a comunicação com os empregados do sistema. Os trabalhadores podem enviar e-mails uns para os outros detalhando encontros específicos com os pacientes. Freqüentemente, nos sistemas integrados, os empregados são distribuídos por uma área geográfica ampla que limita a comunicação entre esses provedores de cuidados por todo o *continuum*. O e-mail em rede oferece uma linha aberta de comunicação entre esses trabalhadores e pode levar a melhores relações de trabalho. Os gerentes podem utilizar listas de mala-direta para informar todos os empregados rapidamente acerca de alterações de procedimentos ou outras informações necessárias que podem auxiliar no oferecimento eficiente de assistência ao paciente. Esse intercâmbio eletrônico de informações permite a troca de informações de modo mais rápido e menos trabalhoso.

Em alguns casos, a Internet pode ser utilizada para oferecer acesso às informações do sistema. Existe uma grande preocupação com relação ao uso da Internet como uma linha condutora para suprir informações do paciente e do corpo clínico por causa da habilidade de pessoas não-autorizadas acessarem as informações. Assim, as informações proporcionadas via Internet pelos sistemas integrados são apresentadas em três níveis de complexidade.

Alguns sistemas apenas mantêm uma página da Web que fornece informações gerais sobre o sistema e os serviços oferecidos. No nível seguinte de complexidade, o sistema fornece orientações e políticas em uma área protegida por senha para limitar o acesso a usuários autorizados. É nesse nível que os sistemas têm mais probabilidade de proporcionar informações. O nível mais alto de complexidade também requer o nível mais alto de segurança, pois aqui o acesso às informações médicas do paciente está disponível a empregados autorizados com senhas. Como isso exige uma grande sofisticação em segurança de dados, o acesso aos registros do paciente por essa via, no momento, é limitada.

Existem três tipos de bancos de dados que são utilizados por farmacêuticos no sistema integrado: administrativo, bibliográfico e ponto de assistência.[11]

BANCOS DE DADOS ADMINISTRATIVOS — Desde a década de 1970 as farmácias hospitalares e ambulatoriais usam computadores regularmente para registrar a entrada de pedido de prescrição. Esses sistemas de informação foram desenvolvidos primeiramente para realizar a tarefa administrativa de fornecer uma cobrança precisa pela medicação. Os custos desses sistemas de computação foram compensados pela captura de cobranças perdidas. Além disso, os computadores proporcionaram rótulos precisos e listagens de trabalho para preenchimento de cartão de medicação e preparo de misturas IV. Os relatórios que avaliam o uso de quantidade de drogas para o controle do estoque podem ser gerados com essa informação. De um ponto de vista clínico, os primeiros programas começaram a oferecer perfis do paciente para farmacêuticos reverem à procura de interações medicamentosas e alergias.

No ambiente hospitalar, os bancos de dados administrativos em computador podem proporcionar informações sobre quais agentes são transportados no formulário. Da mesma forma, no ambiente ambulatorial, os *links* do computador podem verificar a qualificação do paciente no seguro e também identificar agentes do formulário que estão cobertos pelo plano de seguro do paciente. Nos dois casos, os programas de computador podem ser utilizados na parte de cobrança da companhia de seguros pelo custo das drogas. Embora os bancos de dados administrativos da farmácia tenham se desenvolvido separadamente nos ambientes de pacientes internado e ambulatorial, as informações disponíveis e o uso do *hardware* do computador são semelhantes.

Os bancos de dados administrativos atuais são utilizados não somente para cobrança e informações sobre o fornecimento de drogas; os sistemas de entrada de pedidos na farmácia podem ser ligados diretamente a um equipamento de fornecimento automatizado ou podem preparar cartelas de medicação para o uso do paciente internado e frascos de prescrição para fornecimento ambulatorial. O equipamento de fornecimento automatizado pode ser utilizado numa localização central para preencher todas as cartelas de medicação para os hospitais do sistema, aumentando dessa forma a precisão e contendo os custos da preparação. As máquinas de fornecimento computadorizadas podem ser ligadas à rede do banco de dados administrativo da farmácia, de forma que as prescrições aviadas inicialmente em uma clínica satélite podem ser facilmente repostas por equipamento de fornecimento automatizado na instalação centralizada. Nas clínicas satélites de um sistema de assistência à saúde integrado, as máquinas de fornecimento computadorizadas podem proporcionar a armazenagem e o fornecimento de medicamentos utilizados durante o tratamento do paciente nas clínicas.

Os bancos de dados administrativos também podem ser utilizados para assegurar o fornecimento da droga correta para o paciente, particularmente no ambiente hospitalar no ponto de assistência. O uso, junto ao leito, da tecnologia de código de barras utiliza bancos de dados administrativos para assegurar que o *paciente certo* recebe o *medicamento certo* e pode completar o gráfico e o processo de cobrança. No momento da administração do medicamento, a enfermeira utiliza um *scanner* manual para ler o código de barras na pulseira de identificação do paciente. O código de barras na embalagem de dosagem da unidade da medicação a ser administrada é passado pelo *scanner*. Se não houver equivalência entre a droga pedida e o paciente identificado, é dado um aviso para prevenir do erro iminente. Quando as atividades de administração de medicamentos estão completas, o enfermeiro faz a transferência das informações oriundas do *scanner* para dentro do computador, que realiza a feitura de gráficos e o processo de cobrança.

Embora esses computadores sejam caros, a economia de escala proporcionada pelo sistema integrado permite a grande quantidade de capital necessário para comprar esse equipamento. O volume de unidades fornecidas em um sistema integrado também justifica o gasto com o equipamento computadorizado, que pode aviar medicações que compensam o custo, ao mesmo tempo que permite ainda a implementação de estoque *just-in-time* para controlar os custos das drogas. Além de controlar os custos dos medicamentos, esses sistemas computadorizados podem acrescentar eficiência e precisão ao trabalho realizado pelos cuidadores, melhorando ainda a qualidade dos serviços prestados na área da saúde proporcionados pelo sistema integrado.

Os bancos de dados administrativos também podem ser utilizados por farmacêuticos para revisão do emprego de medicação. Através do uso de dados de prescrições, podem ser feitos relatórios que identificam os padrões de prescrição dos médicos. Essa informação pode ser utilizada para determinar se um médico está obedecendo ao formulário ou às recomendações de prescrição da prática profissional, e pode ocorrer a orientação de acompanhamento adequada. Em alguns sistemas de saúde integrados, a compensação de um médico individualmente pode estar ligada à obediência ao formulário ou às diretrizes.

Os bancos de dados administrativos podem ser utilizados para identificar pacientes que necessitam de intervenções específicas. Por exemplo, os farmacêuticos podem sentir que existe uma necessidade de aconselhamento adicional de pacientes com hiperlipidemia. Para localizar esses pacientes, o banco de dados da farmácia pode fazer uma pesquisa para identificar todos os pacientes submetidos a um agente anti-hiperlipidêmico. Essa pesquisa pode identificar mais pacientes do que um farmacêutico pode aconselhar em uma quantidade razoável de tempo. O farmacêutico pode escolher ainda trabalhar apenas com os pacientes que estão tomando esses agentes e que apresentam doença coronariana. Esses pacientes podem ser identificados por meio do cruzamento das informações do banco de dados de prescrição com um código diagnóstico. Como o farmacêutico deseja apenas trabalhar com os pacientes que não alcançaram os valores desejados, os resultados identificados do teste de lipídios podem ser extraídos do banco de dados laboratoriais do sistema. O farmacêutico identifica os pacientes do sistema que serão mais bem tratados pela intervenção farmacêutica por meio do uso de pesquisas no banco de dados.

BANCOS DE DADOS BIBLIOGRÁFICOS — Os bancos de dados bibliográficos proporcionam aos farmacêuticos acesso fácil a informações médicas que previamente requeriam uma ida até uma biblioteca médica e horas de pesquisa exaustiva. Ao colocar esses bancos de dados no sistema de rede, os farmacêuticos e outros cuidadores podem acessar essa informação no seu *site* particular. O MEDLINE e o International Pharmaceutical Abstracts são exemplos de bancos de dados que rastreiam a literatura biomédica. Existe uma variedade de bancos de dados semelhantes disponíveis para pesquisa em áreas específicas de interesse, incluindo periódicos relacionados com a assistência à saúde.

As citações de literatura encontradas nas pesquisas em bancos de dados podem servir para apoiar a tomada de decisão clínica para pacientes individualmente, bem como o desenvolvimento de diretrizes de tratamento para o sistema integrado.

BANCOS DE DADOS EM PONTOS DE ASSISTÊNCIA — Os bancos de dados em pontos de assistência proporcionam apoio para as decisões clínicas no leito do paciente ou no ambiente clínico, e podem ser ferramentas úteis para os farmacêuticos proporcionarem assistência farmacêutica. Esses bancos de dados utilizam informações derivadas de bancos de dados administrativos, bancos de dados bibliográficos e rotulagem oficial da FDA. Bancos de dados de triagem clínica e bancos de dados de referências são dois tipos de bancos de dados de pontos de assistência que os farmacêuticos consideram úteis.

Os bancos de dados de triagem clínica são utilizados para selecionar problemas relacionados com medicamentos, como interações medicamentosas e contra-indicações de alergia. Por exemplo, os dados administrativos do paciente podem conter informações indicativas da presença de alergia à penicilina. Com o *link* no banco de dados de triagem clínica, quando se entrar com um pedido de penicilina para esse paciente, surgirá um ícone alertando o farmacêutico sobre o problema e não permitirá o fornecimento da penicilina sem uma ação adicional do farmacêutico. Nesse ponto, a função cognitiva do farmacêutico é ativada, pois o problema deve ser investigado e carece de decisões por parte do farmacêutico para verificar a alergia e discutir uma droga alternativa com o médico. O mesmo cenário aconteceria se um banco de dados de triagem clínica identificasse uma interação medicamentosa. Os bancos de dados de triagem clínica podem auxiliar na direção das intervenções do farmacêutico.

O primeiro banco de dados de referência foi o Micromedex©, que proporciona uma variedade de informações sobre drogas e controle de venenos sob a forma de banco de dados. Outros bancos de dados de referência são versões eletrônicas de livros de referência de farmácia comumente utilizados, como o *American Hospital Formulary Service, Facts and Comparisons* e a *USP Drug Information*.

Existem muitas vantagens para os bancos de dados em comum. Todos os prestadores de serviços do sistema têm acesso à mesma informação, a qual pode ser atualizada em uma localização central de forma imediata com a colocação do banco de dados na rede. Com a informação publicada, as atualizações estão disponíveis somente, em geral, uma vez por ano, e o trabalho necessário para distribuir uma grande quantidade de livros por todo o sistema pode ser grande. Dessa forma, o processo de disseminação da informação é aperfeiçoado por meio da computação. Os bancos de dados permitem a recuperação rápida da informação necessária através do uso de máquinas de busca, permitindo dessa forma uma decisão a ser tomada rapidamente no ponto de assistência. É importante observar que as informações sobre o paciente também estão disponíveis em vários desses bancos de dados. A disponibilidade de folhas de instrução para o paciente na rede permite que todos os cuidadores acessem as mesmas ferramentas de ensino, de forma que a informação dada aos pacientes será a mesma onde quer que eles sejam atendidos no sistema.

REGISTRO MÉDICO (PRONTUÁRIO) — Como o sistema integrado de assistência à saúde é o mantenedor de todos os dados associados com o tratamento do paciente, o uso de prontuários computadorizados do paciente na rede do sistema torna essa informação prontamente disponível para os cuidadores em todo o sistema. Anteriormente, os prontuários do paciente, em papel, eram levados de um lugar para outro à medida que o paciente era atendido como paciente internado e como paciente ambulatorial da clínica. Um método com papel requer tempo e recursos para transportar informações sobre o paciente, e, com freqüência, o prontuário e o paciente não estão no mesmo lugar no mesmo momento. Sem as informações de assistência histórica disponíveis, o médico é forçado a prestar serviços de assistência com base em informações limitadas, dessa forma, algumas vezes, proporcionando assistência fragmentada. Com o uso de prontuários na rede, um sistema integrado pode proporcionar assistência eficiente e sem interrupções.

Em um sistema integrado, podem ser obtidas mais atividades eficazes, pois todos os dados desenvolvidos com base em diferentes sistemas de informação podem ser organizados em um local. Por exemplo, os bancos de dados do laboratório e da farmácia podem ser programados para lançar seus dados diretamente em um banco de dados de registros médicos, eliminando a necessidade de se acessar um sistema diferente ou um *software* diferente para acessar resultados de testes e informações sobre prescrições. Também é possível aos farmacêuticos entrar com observações no prontuário acerca do tratamento farmacêutico oferecido ao paciente, de forma que os médicos e outros profissionais podem rever essas atividades importantes.

COMPUTAÇÃO — Como um sistema integrado é o provedor de assistência à saúde *sem interrupções*, os sistemas de informações propiciam a coluna vertebral desse fornecimento de assistência. Como informações de todos os tipos sobre os pacientes estão disponíveis para os cuidadores utilizarem, é necessário o gasto efetuado para a informatização da rede para que esses dados sejam utilizados de forma eficaz no tratamento do paciente. É importante que os farmacêuticos estejam envolvidos com o desenvolvimento e a utilização dos sistemas de informação no sistema integrado. A computação e os sistemas automáticos de fornecimento podem ser empregados para o fornecimento preciso de medicação. Com as tarefas de fornecimento realizadas pela tecnologia, o farmacêutico pode utilizar as informações nas funções de tomada de decisão para proporcionar a assistência farmacêutica.

Farmacoeconomia e Administração de Resultados

A farmacoeconomia é definida como a descrição e a análise do custo da terapia medicamentosa aos sistemas de prestação de serviços na área da saúde e à sociedade.[12] Além disso, a farmacoeconomia identifica, avalia e compara os custos, os benefícios e os riscos de medicamentos e serviços farmacêuticos (veja Cap. 91). Essas técnicas são utilizadas em um sistema integrado de atendimento à saúde para assegurar a seleção de tratamento de qualidade e eficaz em termos de custo.

Tradicionalmente, a tomada de decisão na área médica enfocava os indicadores clínicos de doença e os resultados do tratamento. Em outras palavras, essas informações respondiam à pergunta *O paciente melhorou com o tratamento?* Se a resposta fosse *Sim*, o tratamento era considerado aceitável e útil. As questões de qualidade e de eficácia em termos de custo não eram abordadas com esse tipo de análise. Na verdade, as informações atualmente apresentadas à FDA para a aprovação de produto medicamentoso não fazem mais do que ilustrar que a droga fez o paciente ficar *melhor* ou, pelo menos, não lhe causou prejuízos.

Em um sistema integrado de tratamento de saúde interessado na oferta de cuidados da mais alta qualidade e eficazes em termos de custo, a tomada de decisões com base unicamente nos resultados clínicos tem utilidade limitada e pode, de fato, ser prejudicial para a saúde geral do sistema. Assim, a estrutura para a tomada de decisão é alargada de forma a incluir medidas de resultados econômicos e humanistas para lidar com as limitações da abordagem tradicional. Aqui, a droga ou a intervenção da farmácia são analisadas não apenas para determinar se os pacientes melhoraram, mas o quanto eles obtiveram em termos de utilização de recursos de tratamento de saúde (resultados econômicos) e a satisfação do paciente (resultados humanistas). Essa expansão da abordagem é sinônimo do alargamento da abordagem do atendimento à saúde realizado por um sistema integrado. Em um sistema fragmentado de prestação de serviços na área da saúde, as decisões são tomadas com base apenas no seu efeito sobre a assistência realizada. É bastante adequado que os sistemas integrados adotem a nova estrutura de tomadas de decisões, mais ampla, pois está preocupada com a oferta de atendimento de qualidade e eficaz em termos de custo por todo o *continuum*.

PERSPECTIVA — A perspectiva na realização de análises de farmacoeconomia deve ser definida. A perspectiva determina quais resultados deverão ser medidos, pois define quais resultados têm valor a partir do ponto de vista das pessoas que tomam decisões e que utilizarão a informação. No modelo médico tradicional, apenas a perspectiva do médico era considerada, pois o resultado clínico de tornar o paciente melhor era a única preocupação. Em um sistema integrado de cuidados da saúde, a perspectiva engloba não apenas o resultado clínico, mas também os resultados econômicos e humanistas, que são considerados em conjunto quando se seleciona tratamento de qualidade e eficaz em termos de custo .

Em um sistema integrado de assistência à saúde, uma droga cara pode ser negociada para um paciente hospitalizado (afetando de forma negativa o orçamento da farmácia do hospital), e essa droga impedirá os resultados clínicos negativos, evitando assim custos adicionais ao tratamento, pois diminui a duração da estada ou as visitas ao consultório clínico para acompanhamento. A diminuição das visitas ao sistema de atendimento à saúde, por parte dos pacientes, pode aumentar bastante sua satisfação, produzindo resultados humanistas positivos. Paciente, médico e administradores valorizam todos esses resultados em um sistema integrado de assistência médica.

TIPOS DE ANÁLISES FARMACOECONÔMICAS — A *análise de minimização de custos* é utilizada na seleção de drogas e de outros produtos com a finalidade de comparar contratos de compra. Na análise de minimização de custos, os resultados clínicos das duas drogas são considerados da mesma forma; assim, para minimizar o custo, o produto menos caro é escolhido para compra. O melhor exemplo de utilização desse tipo de análise é a seleção de equivalentes genéricos. A droga de marca e o genérico são considerados promotores dos mesmos resultados clínicos e dos mesmos efeitos colaterais potenciais; assim, o produto de menor custo é escolhido para compra. Muitos sistemas integrados começam a controlar os custos de drogas estimulando a substituição pelo genérico.

A *análise de eficácia de custo* é utilizada para determinar qual tratamento proporciona a melhor utilização do dólar de atendimento à saúde, com base nos resultados clínicos e econômicos. Com freqüência, os sistemas integrados utilizam esse tipo de análise ao fazer escolhas de formulário, comparando drogas para utilização no tratamento da mesma doença. Se dois agentes estão sendo considerados, o custo para tratar o paciente com esses agentes, incluindo custos para tratar efeitos colaterais e de qualquer outra utilização de recursos no tratamento com relação à doença ou ao tratamento, é estabelecido. Essa análise proporciona informações sobre o custo de tratamento de uma doença. O agente com o custo mais baixo para o tratamento geral é determinado como sendo o agente eficaz em termos de custo e, dessa forma, é selecionado para inclusão no formulário.

A *análise de custo-benefício* proporciona ao tomador de decisões as informações sobre o custo do tratamento ou do serviço. Todos os resultados são medidos em dólares. Esse tipo de análise é mais conhecido nos meios de negócios e é importante nos sistemas integrados, pois os custos para realizar diferentes prestações de serviços são analisados. É importante para os administradores de farmácia compreender esse tipo de análise, porque ela será utilizada para a comparação de serviços de farmácia com outros serviços de assistência à saúde. Por exemplo, se um sistema tiver 100 mil dólares para gastar em uma clínica para asma administrada por farmacêutico ou em um novo equipamento para fisioterapia, a análise de custo-benefício será utilizada, porque é capaz de comparar serviços diferentes expressando todos os resultados em termos de dólares.

A *análise de custo-utilidade* se tornará no futuro uma ferramenta importante nos sistemas integrados, pois considera resultados humanistas. À medida que a satisfação do paciente se tornar mais importante, também assim o será a análise de custo-utilidade. Nesse momento, estão sendo desenvolvidas ferramentas adequadas para medir os resultados humanistas para os pacientes com diferentes patologias. Até que estejam disponíveis, é difícil comparar a satisfação, ou os sentimentos, de um paciente com relação a uma doença com a satisfação ou os sentimentos de um outro paciente. Quando essas ferramentas estiverem disponíveis e estiverem bem compreendidas, a análise de custo-utilidade propiciará uma outra visão dos resultados para os tomadores de decisões nas áreas médicas e administrativa.

FARMACOECONOMIA NO DESENVOLVIMENTO DE FORMULÁRIOS — À medida que o sistema integrado se interessa por oferta de terapia medicamentosa de qualidade e eficaz em termos de custos, a utilização de técnicas de farmacoeconomia no processo de tomada de decisão de formulários é necessária. A farmacoeconomia vai além da análise tradicional de eficácia e segurança, incluindo custos do tratamento e, dessa forma, propiciando uma avaliação global da medicação. Esse tipo de análise confere um valor ao tratamento medicamentoso, de modo que o agente pode ser comparado de forma mais eqüitativa a outras terapias.

É necessário um método adequado de análise para conduzir uma análise de farmacoeconomia para um formulário de sistema integrado. Na maioria dos casos, a perspectiva será aquela do sistema de saúde; contudo, há situações nas quais apenas a perspectiva de um segmento específico do sistema é apropriada. Por exemplo, pode haver dois agentes para uso na sala de cirurgia para anestesia. Um agente pode exigir doses múltiplas, e o outro pode exigir apenas uma injeção, enquanto os resultados clínicos e os ganhos de efeitos colaterais não têm impacto sobre o consumo de recursos de assistência à saúde fora da sala de cirurgia. Dessa forma, a análise será conduzida a partir da perspectiva de orçamento da sala de cirurgia para equipamento e pessoal, que, freqüentemente, estarão sob os auspícios do hospital. Quando não houver efeitos sobre os custos em outras partes do sistema, a perspectiva considerada é aquela que é afetada pelo tratamento. Assim, é importante entender que, mesmo em um sistema integrado, a perspectiva pode mudar.

A literatura publicada pode ser muito útil na provisão de avaliações farmacoeconômicas para consideração nesse processo de tomada de decisão. É importante rever o estudo para determinar se a assistência proporcionada ou considerada poderia ser generalizada para a população dos sistemas de assistência à saúde. Se o estudo satisfizer às necessidades do comitê, deverá ser fornecido com outras informações de formulário para os tomadores de decisões. Se os estudos publicados não estiverem disponíveis ou não descreverem a situação enfrentada pelo sistema integrado, deverá ser selecionado um novo projeto de estudo, e este estudo será conduzido. Existem três projetos de estudo de resultados que podem ser considerados: em perspectiva, retrospectivo e modelador.

Os estudos em perspectiva, embora possam ser o modo ideal de analisar os resultados de um tratamento com drogas para o sistema, podem ser os menos práticos a serem empregados nas decisões de formulário oportunas. Esses estudos exigem muito tempo, recursos financeiros e conhecimento específico. Como as decisões quanto aos formulários são tomadas em base mensal ou bimensal, a condução de estudos em perspectiva não é possível na maioria dos sistemas.

Os estudos retrospectivos são conduzidos mais facilmente nos sistemas integrados, já que existe uma grande quantidade de informações disponíveis sobre a utilização de recursos nos sistemas de informação. Esses estudos são muito importantes, pois analisam os resultados verdadeiros dos tratamentos escolhidos no sistema para os seus pacientes.

Embora possam ser úteis na determinação de resultados de drogas disponíveis para uso, os estudos retrospectivos geralmente oferecem pouca informação útil sobre drogas novas introduzidas no mercado. Dessa forma, uma técnica denominada modeladora pode ser utilizada para prever os resultados de um novo tratamento medicamentoso. Na modeladora, os resultados clínicos descritos na literatura publicada são combinados com os custos de assistência do sistema integrado, que incluem o custo das drogas, o custo do tratamento e outros recursos de assistência à saúde utilizados ou evitados por causa do tratamento. Na construção de modelos de tratamento, diferentes agentes podem ser comparados, e pode ser feita uma projeção quanto a que droga poderá ser esperada como a mais eficaz em termos de custo.

Os gerentes de farmácia e outros farmacêuticos que oferecem informações aos tomadores de decisões dentro do comitê formal precisam entender que as informações de farmacoeconomia podem ser incorporadas ao processo de tomada de decisões. Depois que o farmacêutico dominar essas técnicas, poderá ser importante orientar os médicos acerca de como utilizar essas informações ao escolher um agente eficaz em termos de custo. Alguns sistemas integrados desenvolveram programas internos de tratamento para abordar essas questões. Em outros casos, a orientação foi deixada para o farmacêutico. Informes, pequenas sessões de palestras e discussões pessoais com os médicos podem ser úteis para orientá-los no sentido da compreensão dessas técnicas.

O MODELO DE ADMINISTRAÇÃO DE RESULTADOS — O modelo de administração de resultados combina as técnicas da pesquisa de resultados com o modelo do ciclo planejar-executar-checar-implantar (PDCA — Plan-Do-Check-Act) para a melhoria da qualidade. A administração de resultados permite a abordagem de questões importantes de eficiência, capacidade, eficácia e produtividade.[13] A pesquisa de resultados tem por objetivo a construção de teorias e de modelos para a avaliação de protocolos eficazes, de tratamento com drogas, intervenções bem-sucedidas de tratamento e resultados terapêuticos ideais. Os pesquisadores de resultados traduzem essas teorias em modelos para a avaliação da eficácia de drogas e de procedimentos.[14]

A administração de resultados é a aplicação diária desses modelos no sistema integrado de prestação de serviços na área da saúde. A administração de resultados pode ser utilizada para identificar áreas de cuidados do paciente nas quais uma diretriz de tratamento, um serviço farmacêutico clínico ou uma melhora operacional são necessários para assegurar a prestação de assistência de qualidade e eficaz em termos de custo. Pode identificar as melhores opções de prática que podem ser implementadas através do sistema.

Uma vez esquematizada uma diretriz, um serviço ou uma melhora operacional, um projeto paralelo de pesquisa deverá ser desenvolvido para coletar e analisar os resultados da intervenção. Tanto a melhora do processo quanto o projeto de pesquisa deverão ser lançados simultaneamente. Isso permite que os dados dos resultados sejam coletados a fim de se determinar o efeito da intervenção a partir do começo do processo. A análise dos dados é conduzida utilizando-se técnicas estatísticas aceitas. O *feedback* é proporcionado para os tomadores de decisões, bem como para aquelas pessoas envolvidas no planejamento e na implementação do plano de melhora do processo, de forma que podem ser feitas alterações para aprofundar esse processo. Quando as mudanças são feitas, o modelo de administração de resultados começa de novo e realiza ciclos continuamente, proporcionando a melhora contínua do processo.

No centro desse ciclo contínuo encontram-se os diferentes tipos de análise farmacoeconômica, já que os resultados econômicos são sempre uma consideração importante em um sistema integrado de assistência à saúde. Embora os profissionais em um sistema fragmentado de prestação de serviços nem sempre atribuam valores monetários para os resultados da assistência, em um sistema integrado, mirando a assistência por todo o *continuum*, os dólares gastos ou poupados são mais rapidamente identificados.

Avaliar o tratamento sistematicamente pode ajudar os tomadores de decisão na assistência à saúde a avaliar ganhos terapêuticos objetivamente. Quanto melhor conseguirmos avaliar as melhoras na saúde, mais fácil será demonstrar seu valor societário (humanista). Em um sistema integrado de assistência à saúde, os resultados humanistas são importantes para os empregadores que são os compradores da assistência à saúde.

APLICAÇÕES — *Diretrizes, Vias Críticas e Protocolos de Tratamento* — Os dados de resultados, como insucesso de tratamento, uso excessivo de testes laboratoriais ou estadas prolongadas no hospital, são medidas de resultados de tratamento que podem sinalizar a necessidade de uma diretriz, uma via ou um protocolo. Esses aspectos do tratamento podem indicar a necessidade do uso estruturado de medicação para otimizar a eficácia. Por exemplo, uma instituição observou custos crescentes de meios de contaste de baixa osmolalidade. A avaliação do emprego indicou que o uso desse agente em relação aos meios de contraste convencionais de alta osmolalidade não tinha apresentado efeitos sobre o índice de reações medicamentosas adversas relatado como sendo um benefício do agente de baixa osmolalidade. Foi implementada uma diretriz com relação ao uso que se tinha por objetivo desses agentes, para assegurar que aqueles que se beneficiariam mais dos agentes mais caros os receberiam. No momento em que as diretrizes foram implementadas, um estudo de resultados também teve início. O estudo de resultados indicou que os custos da droga eram diminuídos limitando-se o uso do agente, sem efeito negativo sobre os resultados do paciente.[15]

Serviços Farmacêuticos Clínicos — Embora os benefícios da farmácia clínica possam ser óbvios para os farmacêuticos, a utilização do modelo de administração de resultados permite a demonstração do impacto positivo desses serviços sobre os resultados clínicos, econômicos e humanistas. Em um sistema integrado, o impacto desses serviços sobre o fluxo de assistência pode ser avaliado, e a economia de custos pode ser percebida. Por exemplo, um número alto de internações (resultado econômico) devido à hemorragia entre pacientes submetidos à terapia com varfarina (resultado clínico) pode sinalizar a necessidade de uma melhor educação do paciente sobre o monitoramento e a utilização da droga. Com essa informação, o gerente da farmácia pode planejar o processo para o envolvimento do farmacêutico em uma clínica de varfarina. Quando a intervenção é implementada, o farmacêutico clínico pode coletar dados de resultados nos pacientes atendidos na clínica. Uma diminuição dos episódios hemorrágicos após a implementação pode ser atribuída à clínica, e a clínica pode receber o crédito de melhorar os resultados médicos e proporcionar economias de custo para o sistema integrado.

Melhoras Operacionais — A necessidade de alterar a organização das tarefas na farmácia pode ser identificada por meio dos resultados econômicos, como o aumento da folha de pagamento de horas-extras. O gerente da farmácia também pode determinar a necessidade de uma reorganização de atribuições de trabalho quando este não estiver sendo realizado completamente, e o gerente pode estar interessado na compra de uma máquina de fornecimento automática para liberar os farmacêuticos para funções clínicas. Para desenvolver o plano para a compra da máquina, poderá ser desenvolvido um modelo econômico para determinar se os métodos tradicionais de fornecimento ou se a máquina de fornecimento automática são o uso mais eficiente do capital. Uma vez tomada a decisão, a coleta contínua de dados de resultados relacionados com o fornecimento, bem como com os serviços clínicos, podem ser reunidos. Essa avaliação de resultados pode ser usada para apoiar a manutenção do programa ou sinalizar outras alterações que precisam ser feitas no processo.

FARMACÊUTICOS COMO LÍDERES — Para entender a administração de resultados em um sistema integrado de assistência à saúde, devemos compreender o valor dos resultados clínicos, econômicos e humanistas da assistência médica. Os farmacêuticos são treinados na aplicação clínica de terapia medicamentosa e também nas técnicas eficazes em termos de custo de aquisição desses medicamentos. Os farmacêuticos sempre foram considerados defensores dos pacientes, se referindo dessa forma ao seu entendimento de resultados humanistas. Com esse entendimento em mão, os farmacêuticos podem liderar o uso da administração de resultados para proporcionar assistência médica de qualidade e eficaz em termos de custo em um sistema integrado e aperfeiçoar continuamente os serviços oferecidos.

As limitações de recursos e de captação aumentarão a necessidade de o gerente da farmácia justificar os gastos de comandar uma prestação de serviços farmacêuticos eficiente e eficaz. O gerente que compreender o uso de resultados e de farmacoeconomia poderá monitorar o valor dos serviços farmacêuticos por todo o sistema. Esse valor colocado em termos de resultados econômicos, clínicos e humanistas pode ser apresentado à administração do sistema para justificar a manutenção e, possivelmente, a expansão dos serviços da farmácia. Como a competição continua a aumentar o dólar da assistência à saúde, é ainda mais importante para o gestor da farmácia utilizar a farmacoeconomia para demonstrar o valor dos serviços da farmácia e da assistência farmacêutica no sistema integrado de assistência à saúde.

GESTÃO DE BENEFÍCIOS — As atividades envolvidas na administração de benefícios da farmácia começaram quando as companhias seguradoras decidiram pagar pela medicação prescrita como parte dos benefícios cobertos. O início da gestão incluía atividades envolvidas com o fornecimento de receitas e o pagamento para as lojas varejistas de medicamentos pelos custos de prescrições cobertos pelo plano. A gestão desse benefício tornou-se mais importante conforme os provedores de seguros descobriram que os custos dos benefícios da farmácia continuaram a subir. Atualmente, a gestão de benefícios farmacêuticos engloba uma gama de atividades que encampam desde o aviamento de medicamentos até a gestão de resultados.

Como o controle dos custos das drogas é importante para as seguradoras, da mesma forma esse controle tornou-se importante para os sistemas integrados de assistência à saúde que desejam promover assistência eficaz em termos de custo. Também, como a maior parte dos sistemas integrados está envolvida com planos de assistência gerenciada que captam os benefícios da farmácia, a importância de maximizar o investimento nas drogas prescritas para a provisão de resultados ideais de assistência à saúde tornou-se crítica.

O grau de integração do sistema e de recursos disponíveis determinará se o sistema integrado gerenciará completamente o benefício por si só ou contratará uma empresa que oferece diferentes serviços para a administração dos benefícios da farmácia. Essas empresas são denominadas gestores de benefícios farmacêuticos (PBM — *pharmacy benefit managers*). O sistema integrado também pode contratar o PBM para promover níveis específicos de atividade de gestão de benefícios.

Níveis [16] — As atividades envolvidas na gestão de benefícios da farmácia são descritas em quatro níveis de sofisticação. Existem diferentes graus de cada nível de atividade empregado no gerenciamento de um sistema integrado. Os sistemas podem selecionar e escolher que serviços serão prestados internamente e externamente por meio de contratos com os PBM.

Nível 1 (Custos Gerenciados) — Nesse nível básico de serviços, o foco concentra-se no gerenciamento de custos de drogas prescritas e nos aspectos técnicos de pagar os reembolsos da farmácia, incluindo o relato de informações sobre a utilização. Embora um sistema integrado geralmente proporcione serviços prescritos em nível ambulatorial por todas as farmácias pertencentes ao sistema, na maioria dos sistemas existem alguns pacientes que recebem medicação através de farmácias varejistas. Qualquer que seja o caso, os farmacêuticos que aviam a receita precisam de acesso a informações sobre a cobertura do seguro — se o paciente e a medicação em particular estão cobertos — antes que os serviços sejam prestados. Além disso, o farmacêutico também precisa de um mecanismo para processar os pedidos de reembolso para pagamento dos serviços.

Todas essas atividades são mais bem realizadas com o uso de um sistema computadorizado. Como essa é uma função bastante técnica, é menos caro para um sistema contratar um PBM ou uma outra empresa com essas capacitações e equipamentos para o processamento de reembolsos. Para o sistema integrado tentar estabelecer suas próprias atividades de processamento de reembolso, haveria necessidades de aplicação muito grande de capital para um sistema de *hardware* que, pela natureza dos avanços nos sistemas de computação, se tornaria rapidamente obsoleto. Além disso, os PBM têm proporcionado funcionários para apoio ao cliente para lidar com problemas que surgem com os equipamentos e com a verificação da cobertura.

Uma outra atividade envolvida na gestão do custo de prescrições no Nível 1 da gestão de benefícios envolve o controle do custo das próprias drogas. Geralmente um sistema integrado de saúde representa uma grande população de pacientes e, dessa forma, uma quantidade significativa de uso de prescrições. Esse fato pode ser usado como uma alavancagem com as empresas farmacêuticas para assegurar descontos em produtos. Além disso, o uso de formulários pode assegurar que os pacientes recebem cobertura apenas de prescrições para agentes com baixos preços contratados. O estímulo ao uso de produtos genéricos é um outro meio de segurar os preços das drogas prescritas. Limitar as quantidades das drogas disponíveis por um determinado período de tempo controla os custos individuais de prescrições. Por exemplo, novas prescrições podem estar limitadas a um suprimento de 30 dias.

Com freqüência, é utilizado um co-pagamento para tornar os pacientes interessados em manter baixo o preço das prescrições. Em alguns casos, a lista de co-pagamento é utilizada para encorajar os pacientes a aceitar uma alternativa menos cara. Por exemplo, uma droga pode estar disponível como uma droga de marca e um genérico. O co-pagamento é mais alto se o paciente insistir em receber o produto de marca e é reduzido se o genérico for aceito.

Nível 2 (Utilização Gerenciada) — Nesse ponto do gerenciamento dos benefícios da farmácia, a ênfase passa para a revisão da utilização, o uso ótimo e os padrões de assistência. Aqui as informações sobre os tipos e o volume de drogas prescritas e os padrões de prescrição de médicos individualmente são compartilhados com as fontes pagadoras e os médicos. O uso dessas informações tem por objetivo educar o médico sobre o uso de terapia eficaz em termos de custo. Em alguns sistemas integrados, a compensação do médico está ligada à obediência aos formulários de prescrição e ao uso de medicação de custo mais baixo.

O intercâmbio terapêutico de medicação é implementado nesse nível com a finalidade de assegurar o uso de produtos escolhidos como os de maior eficácia em termos de custo em sua classe. Em alguns casos, é necessário que o farmacêutico que avia receitas entre em contato com os médicos que prescrevem a fim de informá-los da mudança na medicação. Em alguns sistemas integrados, em conformidade com os acordos legais apropriados com a equipe médica, o intercâmbio terapêutico pode ser automaticamente implementado, quase que do mesmo modo como é feito atualmente em hospitais sob a autoridade do Comitê de Farmácia e Terapêutica e do Conselho Médico Executivo dos hospitais.

Embora as atividades do Nível 2 não necessitem do equipamento do Nível 1, elas realmente exigem conhecimento especializado na avaliação do uso de drogas e de treinamento clínico. Os farmacêuticos do sistema integrado com formação em farmácia hospitalar podem ser os prováveis candidatos a prestar esses serviços ao sistema. Esses farmacêuticos têm ciência do trabalho necessário na execução da revisão de utilização e das técnicas de apresentação dessas informações aos médicos, que podem ser facilmente ampliadas com o objetivo de empregar o aspecto adicional de atendimento ambulatorial. No entanto, se os profissionais que detêm essas especializações não estiverem disponíveis no sistema, essas funções podem estar limitadas a um PBM.

Nível 3 (Tratamento Gerenciado) — O Nível 3 concentra-se no tratamento da doença e na forma como o tratamento farmacêutico está integrado no tratamento como um todo. Essa abordagem é mais abrangente do que a abordagem do Nível 2, com enfoque nas drogas. No tratamento da doença, o prestador de assistência à saúde da linha de frente e os pacientes ficam envolvidos com o programa de assistência. Em conformidade com o tratamento da doença, os prestadores desenvolvem diretrizes ou vias de tratamento a fim de ponderar sobre a melhor aplicação no tratamento de uma doença específica. É importante que os farmacêuticos, assim como os especialistas em drogas do sistema integrado de distribuição, fiquem envolvidos nessas atividades. Os pacientes também adquirem a responsabilidade de concluir seus tratamentos domiciliares e de aprender como tratar sua doença.

Os sistemas integrados com farmacêuticos especialistas no desenvolvimento de diretrizes e experiência no trabalho com as equipes de assistência aos pacientes podem suprir esses serviços internamente. É importante que o gerente farmacêutico reivindique essas atividades em prol da farmácia, na medida em que isso representa o futuro da prática farmacêutica. Como o paciente se encontra envolvido no processo de tratamento da doença, o farmacêutico há muito se estabeleceu como o contato contínuo do paciente com a assistência à saúde. Essa relação deve ser estimulada e utilizada como um mecanismo para instituir os farmacêuticos do sistema como participantes importantes no tratamento da doença.

Nível 4 (Resultados Gerenciados) — A fase de resultados gerenciados ocorre quando o sistema integrado de saúde é capaz de aplicar padrões de tratamento nos múltiplos estados de doença com base no paciente e utilizar a análise de resultados para demonstrar o valor da assistência. Esse nível de atividade exige que os três primeiros níveis de gerenciamento do benefício farmacêutico estejam firmemente estabelecidos. Isso exige ligações integradas de dados de prescrição e informações clínicas que muitas vezes só se encontram disponíveis em um sistema integrado. O sucesso nesse nível não está definido apenas na capacidade de manipular dados através da análise de resultados, mas na capacidade de utilizar essa informação com o objetivo de garantir, com qualidade, a prestação de assistência. Ainda que esse nível proporcione garantia de assistência com qualidade e eficiência nos custos, os sistemas integrados estão se empenhando em obter esse nível de função no gerenciamento do benefício farmacêutico.

FORMULÁRIOS — Os formulários representam uma ferramenta no gerenciamento de benefício farmacêutico em seu nível básico, e têm sido utilizados desde os anos de 1950 no controle dos custos de drogas e na redução da diversidade de desempenho em hospitais. Os formulários, em hospitais, evoluíram de uma lista de drogas no estoque das instituições para um sistema completo com o objetivo de otimizar os cuidados ao paciente através do uso eficaz, seguro e econômico das drogas.[17] Em geral, a revisão é conduzida pelo pessoal de farmácia e apresentada ao Comitê de Farmácia e Terapêutica da instituição para votação.

Essas técnicas de avaliação de drogas e tomada de decisão quanto ao formulário foram adotadas nos sistemas integrados de assistência à saúde e nas organizações de assistência gerenciada. As mudanças no processo de avaliação de drogas incluem o interesse em prestar assistência através do *continuum*. A estrutura do Comitê de Farmácia e Terapêutica é alterada no sistema integrado com a finalidade de incluir um equilíbrio adequado entre os médicos de assistência primária e os especialistas. Muitas vezes, a representação de farmácia será ampliada para se incluir tanto os farmacêuticos institucionais quanto os ambulatoriais. Os administradores envolvidos nos planos de cuidado gerenciado do sistema são freqüentemente incluídos. Em alguns casos, contrata-se um PBM com o objetivo de providenciar o gerenciamento de formulário. Nesse caso, o PBM tem seu próprio Comitê de Farmácia e Terapêutica e o formulário de agentes aprovados.

Os formulários são descritos de acordo com o acesso que os profissionais que prescrevem receita médica têm às várias entidades de drogas. O controle de original de acesso pretendia simplesmente controlar os custos das drogas; hoje, mantém-se o controle para garantir o uso de agentes mais eficazes em termos de custo e reduzir a variação do processo através do controle estatístico do processo.

Formulário Aberto — Esse formulário é, em geral, uma lista abrangente dos produtos disponíveis que exigem receita médica, sem restrições sobre a escolha do agente. Com freqüência, no corpo do formulário aberto, determinados produtos são preferidos como os agentes mais eficazes em termos de custo. Esses produtos são promovidos para o uso de quem prescreve receita médica por meio de boletins ou listas de produtos preferenciais. Os farmacêuticos que aviam receitas podem receber mensagens por computador encorajando-os a contatar quem prescreveu a receita a fim de efetuar a troca desses agentes, caso tenha sido prescrito um agente não-preferencial. Já que não existem restrições impostas, esse tipo de formulário apresenta impacto limitado sobre a prescrição e, por conseguinte, pouco efeito no gerenciamento do benefício farmacêutico.

Formulário Fechado — Esse formulário é uma relação limitada de drogas selecionadas para inclusão pelo Comitê de Farmácia e Terapêutica. De forma característica, esses formulários limitam a seleção entre 300 e 1.000 formas farmacêuticas. Em geral esses formulários oferecem várias escolhas de agentes em cada categoria terapêutica. No plano de saúde que utiliza formulário fechado, somente serão cobertas as drogas que se encontram na relação de drogas do formulário.

Deve haver um mecanismo para se autorizar quando o paciente exigir um agente que não se encontra no formulário. Pode ser necessária uma carta justificando a necessidade clínica, redigida pelo médico que prescreveu, ou uma documentação do insucesso do tratamento com os agentes cobertos, para se obter a autorização de uso.

Os sistemas fechados exigem mais esforços para se administrar do que o sistema aberto. O médico deve receber orientações sobre as medicações aceitáveis. O farmacêutico que avia a receita deve contatar o médico caso tenha sido prescrito um agente que não se encontra no formulário. Embora o contato com o médico possa tomar algum tempo, ele concede ao farmacêutico uma oportunidade de trabalho, junto ao médico, com o objetivo de tornar a assistência melhor. Assim, essas atividades adicionais nas fases de prescrição e aviamento de receitas contribuem, de forma mais eficaz, para seleções de drogas e controle de custos e, por conseguinte, um controle melhor do benefício.

Por muitos anos, os empregadores eram obrigados a fornecer formulários abertos como parte de seus pacotes de benefícios a empregados, por causa de demandas dos sindicatos trabalhistas. Entretanto, como a pressão para controlar o custo das drogas está aumentando, mais planos e, por sua vez, os sistemas integrados vão fechando seus formulários.

Restrições — Dentro de cada estrutura do formulário, podem ser utilizados outros mecanismos de restrição com a finalidade de melhorar o uso terapêutico e controlar os custos. Muitas vezes, as restrições são colocadas em agentes específicos, cuja utilização não ocorre para tratar problemas cobertos pelo plano de assistência médica. Por exemplo, o ácido retinóico é utilizado tanto para acne quanto para o enrugamento da pele provocado pela idade. Esse tratamento farmacêutico pode não estar coberto quando se tratar de pacientes com mais de 35 anos de idade, os quais seriam suspeitos de utilizar o produto para rugas. Como muitos planos não cobrem cirurgia plástica devido a esse mesmo problema, pode-se concluir que o uso desse agente também não é coberto. Algumas medicações podem apresentar um tempo de uso, como os adesivos de nicotina. Desse modo, faz-se a tentativa de conceder cobertura aos adesivos apenas aos pacientes que realmente estão se esforçando para parar de fumar, e não para os que estão utilizando os adesivos nas situações em que o fumo não é permitido.

Uma restrição comum é a exigência de se aviar receitas de genéricos quando esses agentes se encontram disponíveis. O tratamento com genéricos pode fornecer o mesmo resultado terapêutico com uma economia de 60% nos custos dos remédios. Em alguns casos, o remédio de marca pode estar disponível aos pacientes, caso eles estejam dispostos a pagar a diferença no preço.

Utiliza-se uma autorização prévia com o objetivo de administrar o cuidado adequado e o controle dos custos das drogas. Nesse caso, quem prescreve as drogas deve contatar a seguradora, tendo em mãos as informações específicas acerca do problema do paciente. Se as exigências previamente estabelecidas forem satisfeitas, a prescrição é autorizada.

Às vezes, as drogas têm seu uso restrito a médicos específicos. Geralmente são medicações caras que exigem um alto nível de especialização para serem prescritas e monitoradas durante o tratamento. Em muitos casos, essas restrições exigem que o médico da assistência primária experimente o tratamento com uma droga comumente utilizada antes de encaminhar o paciente a um especialista, o qual possui acesso ao agente restrito. Embora esse fato possa apresentar um resultado limitado sobre os custos das drogas, ele ajuda a garantir o uso seguro e eficaz desses agentes especializados nos pacientes apropriados.

Incentivos — A utilização de incentivos econômicos em prol do sistema integrado ou do paciente para promover o uso de agentes preferenciais é uma maneira de gerenciar o benefício farmacêutico.

Quanto ao sistema integrado, o incentivo é uma forma de acordo de compartilhamento de risco com a organização de assistência gerenciada. Nesse caso, parte da captação para o paciente é retida para cobrir os custos da prescrição. Se os custos reais de prescrição forem inferiores ao montante retido, o resíduo é devolvido ao sistema.

O incentivo aos farmacêuticos pode ser um aumento na taxa de aviamento de receitas quando são utilizados os remédios genéricos. A tendência mais recente é a de fornecer aos farmacêuticos incentivos por serviços cognitivos empregados quando na troca de um agente por outro produto do formulário ou por um agente preferencial.

Os pacientes podem receber um incentivo por meio de um sistema avançado de co-pagamentos. O uso de remédios genéricos pode vir com um co-pagamento menor do que na utilização de agentes de marca. Os agentes preferenciais têm um co-pagamento mais baixo do que os não-preferenciais. Os agentes que não constam no formulário podem não ser cobertos de forma alguma, incentivando assim o paciente a se consultar com um médico para este receitar uma medicação com cobertura.

O impacto desses diversos incentivos influenciará os custos dos remédios em graus variados. Para os médicos empregados pelo sistema integrado e que não indicam os receptores dos honorários de capitação, o incentivo do risco compartilhado pode apresentar pouco resultado, a menos que o sistema explique o impacto sobre os rendimentos e a saúde financeira do sistema. O incentivo somente influenciará os farmacêuticos se o dinheiro oferecido for visto como uma quantia suficiente para cobrir o tempo envolvido no contato com o médico para a troca de uma prescrição. Os pacientes que não possuem controle direto sobre o que é prescrito podem, de fato, ficar irritados no momento em que apresentam uma receita médica com um agente que não consta no formulário e têm de pagar por suas medicações.

EMPRESAS DE GERENCIAMENTO DE BENEFÍCIO — Embora os PBM possam fornecer o escopo completo de serviços para o sistema integrado de assistência à saúde, existem muitas coisas a serem consideradas ao se contratar esses serviços profissionais. Apesar de quase não existirem restrições quanto aos PBM poderem requerer reembolso através de seus sistemas de informática, a natureza prática da utilização de seus serviços, para alguns dos níveis mais altos de gerenciamento de benefício farmacêutico, é menos evidente.

Muito da especialização necessária ao desenvolvimento dos protocolos de tratamento e dos planos de gerenciamento de doença encontra-se, com freqüência, no próprio sistema integrado de assistência à saúde. Os profissionais conhecem sua própria população singular de pacientes e, através de interação pessoal, entendem as necessidades locais. Esse entendimento pode ser valioso no desenvolvimento dos planos corretos de tratamento a fim de otimizar os resultados na população específica de pacientes. Embora sempre haja um custo envolvido no desenvolvimento desses programas, o sistema tem de determinar se é o desenvolvimento interno ou o desenvolvimento externo (PBM) que fornecerá o melhor produto para o investimento.

É essencial considerar que, independentemente de quem desenvolva o plano de tratamento, serão os profissionais do sistema que o implementarão. Eles deverão entender o plano e tomar posse dele para implementá-lo a fim de se obterem resultados ótimos do paciente.

Quando o gerenciamento do benefício farmacêutico muda para os Níveis 3 e 4, existe uma grande quantidade de informação do sistema interno que deve ser utilizada na tomada de decisão e na análise. Quando isso é feito internamente, as questões de confidencialidade permanecem no sistema. Quando um PBM se encontra envolvido nessas atividades, a informação confidencial do sistema deve ser fornecida a ele. Embora essas questões de confidencialidade possam ser tratadas em contratos, o compartilhamento de informação de propriedade no competitivo campo da assistência à saúde transforma-se numa preocupação significativa para os administradores do sistema integrado de assistência à saúde.

FORMAÇÃO ACADÊMICA DO PROFISSIONAL DE SAÚDE — Discutimos numerosos mecanismos que são desenvolvidos nos sistemas integrados de assistência à saúde a fim de garantir assistência com qualidade e eficiência nos custos. Esses mecanismos apenas são úteis para esses fins, caso sejam bem entendidos e adotados pelos profissionais da área de saúde no ponto de assistência. A fim de tornar essas ferramentas úteis, o sistema integrado deve desenvolver um programa educacional para médicos, farmacêuticos, outros prestadores de assistência à saúde e pacientes. Os farmacêuticos têm um sortimento de habilidades que pode ser utilizado nessas tarefas. Os gerentes de farmácia dos sistemas integrados devem trabalhar com a administração a fim de instituir os farmacêuticos como líderes nesses papéis educacionais.

Reuniões em Grupo — Uma maneira eficiente de atingir um número expressivo de pessoas é através de reuniões em grupo. Esses encontros informativos devem ser conduzidos pelos médicos em todo o sistema integrado, juntamente com os profissionais ligados à área da saúde, farmacêuticos e pacientes. Se não for geograficamente possível alocar todo o pessoal do departamento em um mesmo local, o uso de multimídia na forma de teleconferência ou apresentações em vídeo pode proporcionar um fórum educativo.

As equipes médicas dos sistemas integrados de assistência à saúde encontram-se regularmente para discutir sobre os procedimentos clínicos e atividades operacionais do dia-a-dia. Esse fórum proporciona um momento oportuno aos farmacêuticos para prestarem informações com relação aos procedimentos de formulário, agentes de formulário, diretrizes de tratamento e tratamento de doenças. Como os profissionais da área de saúde estão debatendo sobre o funcionamento de suas práticas clínicas, é uma transição fácil oferecer informações clínicas para incorporação em suas práticas diárias de tratamento.

No sistema integrado de assistência à saúde, os pacientes são participantes importantes de seus próprios cuidados, e os conhecimentos dos pacientes também devem ser considerados. Muitas vezes, os grupos de apoio se encontram, produzindo um fórum a fim de fornecer novas informações acerca de serviços e tratamento a um número significativo de pacientes.

Reuniões em Duplas — Há muito a indústria farmacêutica utilizou esse método com o objetivo de instruir os médicos acerca do uso de seus produtos. Quando os farmacêuticos utilizam esse fórum, ele é referido como detalhamento acadêmico, ou contradetalhamento. O uso do termo *contra* é utilizado com a finalidade de indicar que o farmacêutico está falando em oposição à informação fornecida pelo fabricante. Esse nem sempre é o caso. A diferença entre o detalhamento pela força de vendas da farmácia e aquele realizado pelo farmacêutico do sistema integrado geralmente envolve o propósito da atividade em detalhe. O vendedor está encorajando o uso do produto em prol do lucro da companhia, enquanto o farmacêutico está encorajando o uso do produto que proporcionará ao paciente assistência com qualidade e eficiência de custos. Às vezes, o mesmo produto satisfaz esses dois objetivos, e então as duas atividades específicas não se chocam, não vão uma *contra* a outra. Quando essa situação ocorre, pode ser útil ao sistema utilizar os representantes de laboratórios no intuito de orientar os médicos sobre o uso dos agentes. Entretanto, aconselha-se cautela, desde que o objetivo fundamental deles é o uso de seus produtos em grande escala, e o objetivo do sistema é o uso ótimo de tratamento adequado.

Os farmacêuticos podem utilizar as mesmas técnicas usadas pelos representantes de vendas na atividade de detalhamento. No entanto, a discussão entre o farmacêutico e o médico pode ser mais aberta, já que os tópicos do debate não são determinados por lei federal, como o são com relação àqueles discutidos pelos representantes farmacêuticos. Os farmacêuticos podem fornecer ao médico os documentos do sistema que descrevem o tratamento, bem como artigos de periódicos. Os farmacêuticos podem debater sobre os custos reais do sistema e padrões de uso a fim de ilustrar quais as drogas que podem proporcionar o cuidado a custos mais baixos. Essas sessões informativas podem servir de apoio à relação médico-farmacêutico e demonstrar os conhecimentos específicos dos farmacêuticos no tratamento com drogas.

Com freqüência, o aconselhamento ao paciente ocorre de maneira direta no momento em que se avia a receita. Embora esse seja um excelente momento para orientar o paciente, pode não ser ótimo, já que a farmácia é, com freqüência, o último local de visita do paciente. Os farmacêuticos dos sistemas integrados de assistência à saúde encontram-se, muitas vezes, em áreas clínicas. As sessões de educação dos pacientes podem ocorrer durante a visita ao consultório. Essa situação pode se mostrar ideal, já que o médico, o farmacêutico e o paciente encontram-se no mesmo local para conversar sobre os objetivos do tratamento e mudanças na terapia.

Materiais — No ambiente hospitalar, o termo *o formulário* não se refere apenas à lista de produtos farmacêuticos aprovados, mas também a um documento publicado. A maioria dos livros de formulários não apenas continha a lista de remédios aprovados, mas também normas e procedimentos com relação aos serviços de farmácia e prescrições escritas juntamente com suas diretrizes e protocolos. Estimular o uso desse livro como uma fonte de informação de prescrição pode ser útil na orientação aos médicos e a outros profissionais de assistência à saúde acerca do uso de drogas no sistema.

Da mesma forma que os sistemas integrados de saúde processam os sistemas de informação, os formulários podem ser dispostos nesse ambiente a fim de proporcionar um acesso mais fácil aos profissionais da área de saúde que fazem parte do sistema. Além do benefício de acesso, essa informação eletrônica pode ser mais facilmente atualizada do que o formato impresso tradicional, o qual era atualizado, em geral, uma vez por ano. Além do acesso ao formulário, outras informações com relação ao tratamento da doença e à assistência ao paciente podem ser fornecidas nesse formato.

Em sistemas em que o acesso ao computador não se encontra prontamente disponível a todos os prestadores de assistência do sistema, um boletim pode ser útil para se prestar informações práticas nas áreas de assistência dos pacientes. Esses documentos apresentam a informação num formato curto e fácil de ler, e podem ser afixados nas áreas de trabalho de assistência aos pacientes para pronto acesso.

Os materiais de educação do paciente não devem estar limitados aos distribuídos no momento em que se avia a receita, nem limitados apenas a informações acerca das drogas. As informações que devem ser fornecidas aos pacientes são com relação às suas doenças e a como seus planos de tratamento contribuem para o controle ou a eliminação de seus problemas de saúde. A maior parte dessas informações encontra-se disponível nas várias pesquisas da doença e em grupos de defesa, como a American Heart Association e a American Diabetes Association, e através de órgãos do governo. Essas informações podem ser fornecidas aos pacientes em clínicas ou entregue pelos correios em suas casas como um método de acompanhamento de aconselhamento individual.

ALCANÇANDO RESULTADOS COMERCIAIS

A Farmácia como um Negócio

O NEGÓCIO DA ASSISTÊNCIA À SAÚDE — A atividade comercial é um sistema de entradas e saídas em que os recursos monetários, humanos e materiais são convertidos em saída ou produto. A fim de se manter o negócio, a produção deve ter valor no mercado em que é vendida para que mais recursos possam ser adquiridos e mais produtos possam ser produzidos. Em outras palavras, é preciso fazer dinheiro para se manter no negócio. Embora a relação entre esse fato e a assistência à saúde pareça, à primeira vista, pouco ética, essa afirmação soa como verdadeira no ambiente atual de assistência à saúde. É para esse fim que os sistemas integrados de assistência à saúde têm evoluído em razão do propósito de fornecer um produto com qualidade (assistência à saúde) por um preço considerado competitivo no mercado.

Os farmacêuticos dos sistemas integrados de assistência à saúde têm o mesmo dever de prestar assistência de qualidade e eficaz em termos de custo aos pacientes do sistema. Em farmácia, as entradas incluem as habilidades dos farmacêuticos, as medicações, os equipamentos e os suprimentos. As saídas incluem os produtos utilizados, os bens (prescrição e outras medicações) e os serviços (monitoramento do tratamento com drogas) necessários para proporcionar assistência farmacêutica aos pacientes. Em um sistema integrado, os farmacêuticos devem trabalhar com o intuito de garantir a prestação dessa assistência sem interrupções por todo o *continuum*. A responsabilidade do gerenciamento de farmácia é a coordenação dessas funções. Se o gerenciamento for bem-sucedido, ele terá utilizado os recursos disponíveis, providenciado assistência adequada ao paciente e gerado um lucro para o sistema no intuito de reaver os custos totais. Ao entender esse conceito, torna-se fácil ver que o conceito de prestar assistência farmacêutica vai ao encontro do conceito comercial de servir às necessidades do paciente com os recursos disponíveis.

GESTÃO DA QUALIDADE TOTAL — Embora a atividade comercial ainda seja definida como um sistema de insumos e produção, o modo como os negócios são administrados nos Estados Unidos tem mudado ao longo de várias décadas, desde que a competição estrangeira entrou e assumiu a liderança nos mercados mundiais. A indústria mais duramente abatida por esses conceitos de mudança foi a dos fabricantes de automóveis. Os outrora líderes da indústria, General Motors, Ford e Chrysler, no final dos anos 1970, descobriram que os japoneses estavam começando a tirar deles, com facilidade, suas participações de mercado. Como o problema não parava de crescer, os gigantes da indústria constataram que a concorrência estava produzindo o que os consumidores queriam, um produto de melhor qualidade e com maior eficiência nos custos. Os fabricantes de automóveis perceberam que era diferente a maneira pela qual os japoneses lidavam com os processos de entradas e saídas. Os japoneses, após a Segunda Guerra Mundial, buscaram a ajuda de um americano, Edward Demming, que os ajudou a reconstruir a maneira de administrar os negócios em um sistema chamado de Gestão da Qualidade Total (TQM — Total Quality Management). Com esse conceito, o negócio flui bem. Os empregados que trabalham diariamente com o produto são questionados, em relação às entradas, acerca de como tornar o produto melhor. Pergunta-se aos consumidores como se sentem em relação ao produto ou serviço. A informação obtida desses dois lados é levada em consideração e implementada em prol da melhoria contínua do produto. A eficiência na produção é enfatizada. É adotado o conceito de estoque *just-in-time*. Aplica-se o *benchmarking*. Essa prática identifica as melhores práticas de negócio e as utiliza como um padrão para comparação do desempenho de uma companhia específica. À medida que a indústria automobilística adotava esses conceitos, começava a recuperar os negócios perdidos nos mercados mundiais. Esses conceitos para se administrar um negócio com qualidade e eficiência nos custos são compartilhados pelos sistemas integrados de prestação de assistência à saúde, e, assim, foi natural a adoção da TQM e de técnicas associadas em prol do atual serviço de assistência à saúde. O Prêmio Malcolm Baldridge agora é entregue a empresas por suas realizações na implementação e adoção dos conceitos de TQM. A indústria de assistência à saúde participa desse processo de premiações, e, por conseguinte, os sistemas de assistência à saúde que conquistam essas distinções altamente premiadas são considerados líderes em seu campo.

À medida que a prestação de assistência à saúde adota o conceito de satisfação do cliente, torna-se essencial considerar quais são os clientes de um sistema integrado. A assistência à saúde é uma indústria singular na qual os consumidores do serviço muitas vezes não pagam pelo serviço — outra pessoa o faz. Embora os pacientes sejam os clientes do serviço, sua satisfação com o serviço ainda é importante, pois existem concorrentes pelo negócio. Esses clientes têm preocupações pessoais pela qualidade.

Um outro cliente muito importante é o que paga, que pode ser um grupo de empregadores ou plano de saúde. Essa preocupação com enfoque do cliente é o custo da assistência à saúde. Se o pagante não estiver satisfeito com o custo dos produtos e serviços de assistência à saúde fornecidos pelo sistema, ele buscará essa satisfação em outro lugar. Nesse caso, o pagante vê a assistência à saúde como uma mercadoria comercial e espera que o sistema de saúde opere sob as mesmas restrições comerciais que ele. Isso serve para fornecer um produto de qualidade e com eficiência nos custos. Dessa forma, mais uma vez, esse conceito de utilizar a estrutura de um sistema integrado de assistência à saúde como um método de qualidade e eficiência nos custos na prestação de assistência está de acordo com os interesses dos clientes em potencial, o que é um bom negócio.

ÁREAS FUNCIONAIS — Num sistema integrado, os gerentes farmacêuticos estão diante do balanço das várias entradas e demandas em relação às diferentes saídas para se prestar um serviço farmacêutico com qualidade e eficiência nos custos. Deve haver um enfoque comercial que garanta que os recursos monetários, humanos e materiais (insumos) sejam alocados nas áreas onde eles são mais necessários. Podem ser utilizadas, entre outras, práticas comerciais confiáveis de orçamento e de controle da qualidade no intuito de identificar, monitorar e sugerir mudanças nas operações farmacêuticas. A utilização de planos de negócios, incluindo o planejamento de longo prazo, é essencial para os gerentes farmacêuticos no intuito de manter a prática farmacêutica de acordo com seus objetivos e com os objetivos do sistema integrado. Quando os serviços farmacêuticos estão fluindo bem, o sistema apresenta um outro serviço que pode apontar para seu esforço constante de se manter competitivo no mercado.

Para o gerente farmacêutico, há muito a fazer no intuito de possibilitar a assistência farmacêutica a estabelecer e manter seu lugar no sistema integrado. O plano pode ser o de tornar o farmacêutico envolvido em um programa acadêmico minucioso com os médicos do sistema. Num esforço para se administrar uma operação eficiente, não haverá disponibilidade de nenhum profissional extra para essa tarefa. Então, o gerente farmacêutico deve utilizar as habilidades comerciais a fim de analisar os padrões atuais de trabalho, localizar as ineficiências e melhorar o processo de forma que os farmacêuticos existentes tenham tempo para assumir essas novas tarefas.

Contabilidade e Finanças — Assim como os departamentos farmacêuticos de sistemas integrados assumem uma forma diferente, a contabilidade nesses sistemas sofre uma abordagem diferente no que diz respeito a operações fiscais confiáveis. Num sistema integrado, o dinheiro gasto em medicações caras no ambiente de internação pode poupar o dinheiro no consumo de dólar do paciente ambulatorial. Como o sistema integrado controla a assistência através do *continuum*, é possível calcular o valor dessas medicações caras. As drogas caras, administradas aos pacientes internados, podem economizar dinheiro para as unidades de serviço ambulatorial do sistema ou vice-versa.

Por causa da capacidade de um sistema integrado difundir tanto os custos quanto as economias através desses sistemas, os farmacêuticos que trabalham nesses sistemas devem ampliar seu gerenciamento fiscal. Em um sistema, os gerentes farmacêuticos devem entender das áreas de compras, faturamento e contabilidade, desde que isso é aplicado em farmácia por todo o sistema. O motivo de perdas fiscais num local deve estar em equilíbrio não apenas nas economias da farmácia em outro local de assistência, mas também como economia dos dólares utilizados na assistência à saúde em outros aspectos de cuidado, como, por exemplo, visitas ao consultório ou taxas de reinternação reduzidas.

A assistência gerenciada tem sido uma importante força motriz no estabelecimento de sistemas integrados para se garantir a qualidade em razão dos métodos de pagamento oferecidos pelos planos aos prestadores de assistência à saúde que desejam contratar o plano. Nesse acordo contratual, o prestador da assistência médica concorda em fornecer serviços de assistência em troca do pagamento do plano de assistência gerenciada. Isso difere da tradicional aliança entre os fornecedores e o seguro tradicional, na qual o pagamento não é feito sobre uma base de ocorrência, mas sobre uma base mensal. O pagamento da assistência gerenciada é feito sobre uma base mensal a uma taxa acordada que é chamada de taxa por membro por mês (PMPM — *per member per month*). Sob essa estrutura, a variação nos custos do plano depende apenas do número de membros associados, e não do número ou da complexidade dos serviços fornecidos. Assim, se os pacientes utilizarem menos serviços ou o sistema integrado puder funcionar com mais eficiência, o sistema produz lucro. Por outro lado, se os pacientes exigirem mais serviços, o plano de assistência gerenciada pára de produzir lucro.

Embora a cobertura total do cuidado gerenciado esteja baseada numa PMPM em relação a qualquer tratamento, é comum ter os honorários farmacêuticos extraídos do pagamento total do benefício de assistência à saúde. Os princípios de utilização dos serviços sob a assistência gerenciada são aplicados ao benefício de farmácia conforme faziam em relação ao benefício da assistência total à saúde. Se os serviços de farmácia podem fornecer prescrições e assistência farmacêutica a custos menores que a quantia paga pelo plano de assistência gerenciada, a farmácia produz lucro. Assim, é importante que o gerente farmacêutico entenda esse conceito e entenda por que é importante selecionar os agentes mais eficazes em termos de custo para utilizar na população sob cuidado gerenciado.

Recursos Humanos — A capacitação por todo o sistema é essencial para se alcançar o objetivo de prestar serviços de assistência com qualidade e eficiência nos custos. Esse princípio se mostra verdadeiro quando lidamos com questões relacionadas a recursos humanos na farmácia. Para promover assistência eficaz em termos de custo, o sistema não pode empregar funcionários despreparados para desempenhar as tarefas exigidas. Como os sistemas integrados mudaram a forma de prestação de assistência à saúde, torna-se importante para o gerente de farmácia entender que essas mudanças podem ser de difícil entendimento para os funcionários, e, dessa forma, eles não estarão trabalhando com a máxima eficiência. O gerente farmacêutico deve descobrir novos meios de encontrar pessoas qualificadas, desenvolver e motivar a equipe e manter o pessoal qualificado. Essas exigências não diferem da função dos recursos humanos de qualquer negócio; no entanto, como a assistência à saúde vem mudando rapidamente, torna-se crítico para o gerenciamento de farmácia do sistema integrado ser mais ágil e mais inovador nessas funções de recursos humanos.

Operações — O gerenciamento das operações dá-se na organização do processo que transforma os insumos em produtos. No caso de serviços farmacêuticos do sistema integrado, o gerenciamento de farmácia é requerido para que o processo se aproprie das habilidades do farmacêutico e das medicações e transforme-as num produto de assistência farmacêutica com qualidade e eficiência nos custos.

Para prestar esses serviços, os gerentes devem olhar para as atividades de farmácia que vão além do sistema e determinar se todas as operações estão sendo executadas de forma eficiente. A operação é avaliada nas áreas onde são encontradas deficiências, e são feitas mudanças com o objetivo de melhorar os serviços. O benefício de um sistema integrado é aquele em que os farmacêuticos com diversos tipos de especializações podem ser chamados para colaborar.

Em geral, o sistema integrado encontra-se numa melhor posição para adotar o uso de computadores e de automação para o fornecimento de medicações e de informação em auxílio ao farmacêutico. Com unidades de fornecimento munidas de computadores interligados e automatizados, o farmacêutico pode dispor de tempo para aconselhar o paciente e orientar o médico. Desse modo, os farmacêuticos conseguem auxiliar os médicos na escolha da medicação com maior eficiência nos custos e ajudar o paciente a utilizar a droga a fim de obter o melhor resultado na assistência. Assim, um gerenciamento operacional melhor pode desempenhar um papel importante ao garantir, através do sistema, a prestação de assistência com qualidade e eficiência nos custos.

Marketing — O marketing geralmente está associado a anúncios ou a profissionais que vendem um produto ou serviço. O marketing dos serviços farmacêuticos no sistema integrado de assistência à saúde é de suma importância para a sobrevivência dos farmacêuticos como provedores de assistência à saúde. Um fator chave de um negócio bem-sucedido é o fornecimento de bens ou serviços que tenham valor para o cliente. Como os sistemas integrados de cuidado à saúde são administrados de modo eficaz em termos de custo, qualquer serviço ou produto não considerado como de valor agregado para a assistência médica será eliminado. Ao discutir o marketing dos serviços farmacêuticos, é importante considerar os clientes dos serviços de farmácia no sistema integrado.

O marketing desempenha um papel importante para tornar mais forte a confiança dos prestadores de assistência à saúde. Se a equipe de assistência à saúde vir o farmacêutico não apenas como prestador de um serviço de valor através do trabalho, mas como um membro da equipe, o valor do envolvimento farmacêutico no cuidado ofertado ao paciente é aceito. No sistema integrado de assistência à saúde, esse envolvimento pode ser tão simples quanto fornecer informações com relação às interações das drogas a fim de evitar resultados negativos, ou tão complexo quanto um farmacêutico supervisionando a assistência completa do paciente numa clínica de varfarina. Através do marketing de farmácia, esse serviços são aceitos pelos tomadores de decisão no sistema como esforços em prol da qualidade e eficiência nos custos necessários à manutenção do nível de assistência demandada pelo sistema integrado.

Para garantir que os serviços de farmácia estão sendo oferecidos com o objetivo de satisfazer às necessidades do paciente, as atividades de marketing incluem a identificação dos mercados-alvo de serviços, o desenvolvimento de um composto de produtos para atender a esses mercados-alvo, garantindo conveniência e competitividade nos preços dos produtos e serviços, e a promoção dos serviços farmacêuticos. Isso se reflete principalmente sobre a iniciativa de qualidade do sistema integrado de assistência à saúde.

O PROCESSO DE GERENCIAMENTO — Reunir essas atividades objetivando oferecer um serviço farmacêutico de qualidade e eficaz em termos de custo no ambiente de trabalho é um desafio. Quando se consideram os diversos tipos de serviços farmacêuticos prestados num sistema integrado de assistência à saúde, a tarefa parece esmagadora. Assim, o processo de gerenciamento requer um esforço dirigido, organizado, que possa ser mantido através do *continuum* de cuidados por um longo período de tempo. Um bom gerente de farmácia elabora planos e organiza recursos, especialmente a equipe, de modo a reunir pessoas talentosas para alcançar o objetivo de prestar assistência farmacêutica com qualidade e eficiência nos custos, direcionando e controlando suas atividades. Num sistema integrado, o uso de conceitos de TQM indica que o gerente solicita a contribuição dos empregados e clientes do serviço com o intuito de garantir o melhor processo.

PLANEJAMENTO — O planejamento é o elemento mais crítico para se garantir uma operação bem-sucedida e requer que sejam avaliados os pontos fortes e fracos internos dos serviços de farmácia do sistema. Num sistema integrado, essa revisão vai além da farmácia em si e deve incluir a avaliação das interações da farmácia com a provisão total da assistência à saúde. As operações e os planos de expansão do sistema de assistência à saúde como um todo devem ser entendidos pelo gerente de farmácia para que este planeje as operações farmacêuticas exigidas pelo *continuum* de assistência. Uma vez entendido o lugar da farmácia no plano total do negócio em relação ao sistema integrado, o gerente pode estabelecer objetivos relacionados às políticas de departamento e desenvolvimento, procedimentos e estratégias comerciais para a execução do plano.

Organização — Uma vez determinado o plano de ação, o gerente farmacêutico deve organizar os recursos de farmácia no intuito de alcançar os objetivos estabelecidos. Isso compreende identificar as tarefas a serem realizadas, atribuir as tarefas aos indivíduos e definir os métodos de responsabilidade de prestar contas ao final da tarefa. A cooperação dos farmacêuticos em torno do sistema é, com freqüência, exigida no aperfeiçoamento de um único processo, e, assim, as organizações adotam um escopo mais amplo do que na tradicional prestação de assistência à saúde.

Contratação de Pessoal — A contratação de pessoal compreende identificar e suprir as necessidades de recursos humanos dos serviços de farmácia do sistema. Embora a seleção e o treinamento de farmacêuticos num sistema integrado sejam análogos ao processo de qualquer negócio, é essencial empregar o pessoal que aceite os conceitos de prestação de assistência através do *continuum*. Nessa situação, os empregados qualificados detêm boas habilidades de comunicação e interesse no trabalho de toda a equipe da assistência médica para prestar assistência com qualidade e eficiência de custos.

Direcionamento — O direcionamento envolve manter o pessoal concentrado em alcançar os objetivos do sistema. Isso pode ser difícil num sistema integrado, da mesma forma que, às vezes, é difícil para os empregados entenderem que a pequena parte do processo total de cuidado para o qual eles contribuem possui uma função importante de garantir o fornecimento do serviço com qualidade e eficiência de custos. Embora o planejamento e a organização sejam funções de gerenciamento que, em geral, ocorrem antes da implementação de um processo, administrar o processo é uma função contínua do gerente de farmácia. Além disso, é essencial direcionar o enfoque do funcionário para os resultados necessários, a fim de realizar o plano a longo prazo. Os sistemas integrados sofrem constantes alterações à medida que crescem por meio de fusões e aquisições. É nessas horas de mudança que o gerente deve estar especialmente diligente no direcionamento do enfoque do pessoal de farmácia do sistema integrado de assistência à saúde.

Controle — O processo de controle compreende a avaliação periódica do processo de trabalho. Embora as atividades de administração sejam corriqueiras no dia-a-dia no gerenciamento do negócio, o controle por meio de relatórios e revisões garante que as atividades farmacêuticas estejam no curso correto para atingir os objetivos. Essa avaliação periódica é importante também porque as mudanças nos sistemas integrados de saúde são ininterruptas. Essas avaliações periódicas podem propiciar a revisão dos objetivos do processo de farmácia juntamente com os objetivos mutantes do sistema. Essa função de gerenciamento pode sinalizar para a necessidade de se voltar ao planejamento ou à organização a fim de satisfazer a nova situação.

DESENVOLVENDO UM PLANO DE NEGÓCIOS — Se for para um sistema integrado utilizar seus recursos em prol de melhores resultados realizáveis, tornam-se críticos objetivos claros e um plano claro para alcançar esses objetivos. Um propósito universal do sistema integrado de prestação de assistência à saúde é o de prestar serviços de assistência à saúde com qualidade e eficiência de custos a todos os pacientes. Tendo em mente esse objetivo do sistema claramente entendido, o gerenciamento farmacêutico consegue desenvolver um plano estratégico que permite ao gerente concentrar-se nos pontos fortes da farmácia, reduzir os pontos fracos, juntar os recursos e direcionar a farmácia no intuito de iniciar um processo que garantirá a prestação de assistência farmacêutica com qualidade e eficácia de custos. Os objetivos da empresa geralmente se encontram em categorias de gerenciamento de resultados, gerenciamento de despesas e lucro. Como o cuidado gerenciado e seu interesse pela qualidade desempenham um papel importante na promoção da assistência no sistema integrado, o gerenciamento de resultados que utiliza medidas tradicionais de economia e resultados clínicos em conjunto com os resultados humanistas está se tornando o método de teste de desempenho para a determinação do sucesso de um sistema integrado em relação a alcançar seus objetivos.

Resultados — Através do uso do modelo de gerenciamento de resultados, o gerente de farmácia consegue determinar a necessidade de uma intervenção farmacêutica com a finalidade de melhorar a assistência ao paciente. Por meio da avaliação de resultados clínicos, econômicos e humanistas, os farmacêuticos podem determinar se o tratamento está sendo maximizado em todo o sistema integrado. Uma vez concluído o diagnóstico, pode-se implementar um plano de ação. Um componente importante do plano é o método de coleta de informações de resultado específico, que permitirá a medição do efeito da intervenção sobre os resultados. Com esses dados de resultados em mãos, o gerente pode realizar uma análise com o objetivo de determinar o sucesso ou insucesso do processo. Essa análise também pode revelar onde existe necessidade de melhora. Depois de feitas as melhorias, o ciclo de análise continua a se repetir por si só. Essa técnica possibilita aos gerentes identificarem o que funciona e o que não funciona, e aperfeiçoar o planejamento e o processo ao longo do tempo. Como o modelo de gerenciamento de resultados envolve a melhoria contínua do processo, ele é reconhecido como uma ferramenta importante para se garantir um serviço com qualidade e eficiência nos custos nos sistemas integrados de prestação de assistência à saúde.

Despesas — Na prática tradicional de farmácia, o gerenciamento de despesas estava exclusivamente atado a cumprir um orçamento voltado para as compras de farmácia e custos de pessoal. Num sistema integrado de assistência à saúde, eles permanecem importantes, mas os custos e economias em outros custos da assistência à saúde, como visitas adicionais ao consultório ou diminuição do tempo de hospitalização, podem ser faturados nos orçamentos de farmácia. Como o sistema integrado reconhece as economias do sistema de ponta a ponta, os gerentes farmacêuticos devem estar em sintonia com princípios de prática de contabilidade do sistema a fim de identificar as economias em outros custos que podem ser atribuídas ao uso de drogas ou serviços farmacêuticos caros.

Lucro — O lucro é um simples conceito de negócio, no qual o custo para a manufatura do produto é menor do que o valor de venda do produto no mercado. No ambiente tradicional de farmácia, os farmacêuticos trabalhavam duro para comprar drogas ao menor preço possível, ao mesmo tempo em que asseguravam que os compradores pagassem mais pelas drogas do que o preço de compra e o custo de administração da farmácia. Embora esse conceito de lucro farmacêutico ainda seja importante hoje em dia, ele é avaliado de forma diferente por causa da influência da assistência gerenciada. Embora alguns clientes de um sistema integrado possam ainda pagar por serviços individuais, mais e mais pacientes têm administrado a cobertura farmacêutica através da qual se paga ao farmacêutico uma PMPM estabelecida. Aqui, a chave para os lucros é garantir que as despesas com drogas e o negócio sejam menores do que o pagamento de uma PMPM. Como sempre, o gerente de farmácia que consegue controlar melhor os custos para realizar negócios apresenta a melhor chance de manter o lucro necessário para permanecer no negócio.

GARANTINDO O FUTURO — Embora os princípios básicos de negócio se apliquem à operação de qualquer serviço farmacêutico, é crucial a atenção na aplicação desses princípios aos serviços de farmácia em um sistema integrado de assistência à saúde. Apesar de as drogas serem um produto aceitável utilizado no tratamento de doenças e indisposições, os serviços de um farmacêutico podem não estar claramente entendidos e, por conseguinte, valorizados por aqueles que estão administrando o sistema de assistência médica ou por aqueles que pagam pelo benefício farmacêutico. Se a farmácia for vista como um serviço de fornecimento de drogas, os gerentes dos sistemas integrados voltarão seus olhos para a economia de se ter técnicos que possam operar máquinas automatizadas de fornecimento em vez de farmacêuticos.

Em um sistema integrado, o gerente eficiente de farmácia utilizará os princípios sólidos de administração no intuito de mostrar aos administradores do sistema que os farmacêuticos são os gerentes mais adequados da atividade comercial de farmácia dentro da organização. Para fazer isso, o gerente deve começar utilizando os princípios sólidos de negócio para obter, de forma eficiente e pelo melhor preço, o estoque de drogas. Embora o enfoque farmacêutico sobre o gerenciamento do estoque de drogas possa parecer maldirecionado, deve-se entender que aqueles que dirigem os sistemas integrados são, com freqüência, homens de negócio em primeiro lugar. É eficiente gastar os dólares de assistência à saúde em drogas, que é a mais rápida, fácil e tradicional medida de uma operação eficiente de negócio. O gerente farmacêutico que consegue utilizar os princípios de administração de empresas com o objetivo de estabelecer um gerenciamento confiável de estoque de drogas estabelecerá credibilidade junto aos administradores do sistema.

Essa credibilidade estabelece uma base a partir da qual o farmacêutico consegue trabalhar em prol de instituir ou ampliar serviços de farmácia na arena da assistência direta ao paciente. É nesse ponto que o uso das técnicas confiáveis de administração torna-se particularmente importante para os farmacêuticos. Por exemplo, se fosse proposto colocar um farmacêutico numa clínica a fim de monitorar os pacientes em tratamento com varfarina, isso soaria bom senso de negócio, na medida em que seria menos dispendioso ter um farmacêutico, em vez de um médico, monitorando esses pacientes. Além disso, os pacientes poderiam receber o dobro de cuidados, já que tanto médicos quanto farmacêuticos vêem pacientes; isso pode aumentar a satisfação do paciente com acesso aos prestadores de assistência à saúde. No entanto, um enfermeiro poderia ser considerado tão capaz quanto um farmacêutico de proporcionar, a um custo menor, o mesmo cuidado. É nesse ponto que o gerente de farmácia pode utilizar técnicas de pesquisa de resultados e farmacoeconômicas para apoiar a decisão empresarial sólida de que um farmacêutico pode proporcionar assistência eficaz em termos de custo e de qualidade na sua atuação. Além disso, o modelo de gerenciamento de resultados fornece as ferramentas para se reafirmar a clareza dessa decisão, na medida em que a real intervenção é continuamente monitorada e melhorada com o intuito de assegurar assistência com qualidade e eficiência de custos ao paciente. É somente através do uso de técnicas confiáveis de administração de empresas que o farmacêutico ganhará e manterá uma posição dentro da equipe provedora do sistema integrado de saúde.

Os gerentes de farmácia nos sistemas integrados de assistência à saúde estão administrando uma empresa farmacêutica como parte de um negócio bastante abrangente que presta assistência à saúde através do *continuum*. Como parte do negócio integrado, exige-se que o gerente farmacêutico interaja com muitos gerentes de negócios que lidam com outros aspectos de prestação de assistência à saúde. É essencial que o gerente de farmácia entenda qual é o valor desses outros gerentes na operação do sistema de distribuição, para atuar como um componente da equipe em prol de garantir o fornecimento de cuidados com qualidade e eficiência de custos, o produto do sistema integrado de prestação de assistência à saúde. É através do casamento das habilidades de liderança com dados e avaliações, melhoria contínua da qualidade, engajamento dos funcionários e pensamento estratégico que se alcançam os resultados do negócio e se intensifica a satisfação do cliente.

DESAFIOS

Os sistemas integrados de assistência à saúde encontram-se perante enormes desafios futuros. Muitos estão em diversos estágios de integração. Durante o processo de integração através de fusões, aquisições e *joint ventures*, a visão e a estratégia devem ser claramente comunicadas aos empregados, à comunidade e aos acionistas do sistema de saúde. A mudança está ocorrendo com rapidez na assistência à saúde. Os planos de comunicação são essenciais para atenuar a ansiedade dos farmacêuticos e de outros funcionários da assistência médica. As estruturas organizacionais devem ser projetadas a fim de se alcançar tanto a visão quanto a estratégia. As relações entre os componentes do sistema devem estar bem definidas e entendidas. Em profissões como a farmácia, podem ser desenvolvidos comitês corporativos para auxiliar no desenvolvimento de uma estratégia e visão para a farmácia através do sistema de saúde. O envolvimento do médico é necessário no alinhamento de serviços farmacêuticos com a necessidade médica e para garantir à equipe médica apoio de formulário amplo do sistema e políticas e diretrizes do uso de drogas. Os sistemas de informação devem estar integrados, e são necessárias bases de dados comuns para a informação compartilhada entre as instalações. Sistemas de entrada de pedidos dos médicos com *links* com os consultórios médicos, clínicas e hospitais no sistema são necessários para reduzir a variação na realização das atividades e aperfeiçoar a qualidade. São necessários treinamentos funcionais cruzados dos farmacêuticos para se criar uma ponte entre os papéis clínicos nos estabelecimentos de assistência imediata e assistência primária com objetivos comuns definidos e cronogramas claros. São necessários desenvolvimento, educação acadêmica e reinstrumentalização dos funcionários com o objetivo de se garantir perspectivas, habilidades e competência compartilhadas. Um procedimento de avaliação e melhoria contínua do processo ajudará a assegurar os alinhamentos constantes dos processos de acordo com as visões e os objetivos. Os farmacêuticos dos sistemas de saúde são parte do contínuo redemoinho de mudança e, como tal, devem estar preparados para as trocas dinâmicas e responsivas de papéis, da mesma forma em que são definidos e redefinidos os objetivos do sistema, e em que são feitas as fusões das funções.

Um outro desafio futuro para os farmacêuticos dos sistemas de saúde é a mudança na prestação de serviços e assistência. O termo *era da telemedicina* ou *medicina cibernética* foi cunhado com o objetivo de representar a maneira pela qual os pacientes procuram e recebem informações acerca de sua saúde e suas medicações. As opções eletrônicas e da Internet colocaram vastas informações nas mãos do cliente. Isso representa tanto uma vantagem quanto um desafio. Conforme discutido, as oportunidades educacionais eletrônicas e cibernéticas são enormes. Os pacientes podem se dirigir aos bancos de dados e páginas da Web do sistema de saúde onde diretrizes, sugestões úteis e salas de bate-papo *on-line* com farmacêuticos e outros profissionais facilitam a troca de informações e conhecimento. A oportunidade pode representar uma ameaça aos sistemas de saúde que não se prepararam para essa onda de informações, uma vez que os pacientes podem encontrar fontes errôneas de informação. O público quer ser instruído acerca do uso de drogas e descobrirá um meio para obter as informações necessárias. O desafio para os farmacêuticos dos sistemas de saúde é o de garantir que lhes proporcionaremos informações precisas, compatíveis com o uso seguro e eficaz da droga, a fim de prevenir o recebimento de informações inúteis.

A indústria farmacêutica está posicionada para continuar a propaganda direta aos consumidores. Televisão, revistas, mala-direta, linhas telefônicas de ajuda e outras estratégias são utilizadas para se obter acesso aos consumidores. Embora os médicos fossem outrora vistos como os clientes da indústria farmacêutica, atualmente o alvo são os pacientes. Pessoas leigas, sem nenhum treinamento médico, estão sendo bombardeadas com informações acerca de drogas e mensagens estimulando-as a pedir a seus médicos para prescrever novas terapias com drogas. As propagandas diretas aos consumidores apresentam um grande desafio aos farmacêuticos do sistema de saúde. Elas forçam os farmacêuticos a se manterem atualizados acerca de todas as drogas e dispositivos recentemente lançados, porque muitas vezes os pacientes questionarão os farmacêuticos sobre as novidades do mercado. Os farmacêuticos podem ter de contestar as requisições dos consumidores com seleções de formulários alternativos e fornecer explicação suficiente no intuito de satisfazer os pacientes acerca das escolhas feitas pelos comitês de formulários do sistema de saúde. Os farmacêuticos são argüidos acerca das novas drogas das quais se conhece pouca ou nenhuma informação, e se espera que eles tenham a resposta.

Numa percepção mais global, os contratos de compra de drogas e formulários continuarão a se fundir a fim de adquirir participações cada vez maiores no mercado. Como resultado do aumento dos custos na prestação de serviços médicos e farmacêuticos aos pacientes, os empregadores podem começar a contratar diretamente os sistemas de saúde para serviços de saúde, em vez de partirem para um plano de saúde. Porém, nos sistemas que possuem suas próprias HMO, isso já pode estar acontecendo, mas ocorrerão alianças futuras com o intuito de eliminar o provedor médio. Os contratos podem ser negociados desse modo a fim de reduzir os custos de prestação de assistência e melhorar o acesso ao cuidado médico dos empregados da empresa contratante através da garantia de exclusividade com o sistema de saúde. Será pedido aos farmacêuticos para fornecerem os serviços de farmácia diretamente a grandes companhias (p. ex., General Motors, IBM, General Electric), em vez de a pacientes individuais. Como parte desse serviço, os benefícios de farmácia, drogas fornecidas, orientações e serviços clínicos, tudo terá de ser feito sob medida a fim de atender às necessidades dos novos compradores de assistência de saúde.

Os farmacêuticos continuam a desempenhar um papel essencial na evolução da assistência prestada pelos sistemas de saúde. A fim estarem preparados para os desafios futuros, os farmacêuticos necessitarão aperfeiçoar o desenvolvimento das habilidades analíticas, comerciais e financeiras. O conhecimento das estratégias de marketing pode ser importante, assim como os anúncios diretos aos consumidores, das farmácias aos pacientes, podem participar da manutenção e do crescimento do negócio. A satisfação do consumidor será maior através da expansão dos serviços clínicos e educacionais oferecidos aos pacientes. A ampla integração do sistema exigirá que os farmacêuticos que trabalham nos comitês e equipes garantam o alinhamento dos sistemas financeiro, informativo e tecnológico, serviços clínicos, descrições de função, e prestação de assistência. Os farmacêuticos com habilidades de liderança auxiliarão a modelar a visão para a integração da farmácia corporativa, e serão necessários no planejamento da farmácia no século 21.

REFERÊNCIAS

1. Reeder CE, Kozma CM, O'Malley C. *AJHP* 1998; 55: 35.
2. Burns LR, Thrope DP. *Health Care Manage Rev* 1993; (Fall): 7.
3. Penna PM. *AJHP* 1996; 53(suppl 1): S7.
4. *Defining Primary Care. An Interim Report.* Washington, DC: NAS Inst of Med, 1994.
5. *Pharmacotherapy* 1994; 14: 743.
6. Schumock G, *et al. Ibid* 1996; 16: 1188.
7. *Ibid* 1996: 723.
8. Armstrong EP, Manuchehri F. *AJHP* 1997; 54: 1973.
9. Hepler CD, Strand LM. *Ibid* 1990; 47: 533.
10. Barker KN, Allan EL, Swenson ES. *Am J Pharm Educ* 1989; 53: 27.
11. Felky BG, Barker KN. *AJHP* 1995; 52: 537.
12. Townsend RJ. *Drug Intell Clin Pharm* 1987; 21: 134.
13. McGhan WF, Briesacher BA. *Pharmacoeconomics* 1994; 6: 412.
14. Taralov AR, Ware JE, Greenfield S. *JAMA* 1989; 262: 925.
15. Grant KL, Canamo JM. *AJHP* 1997; 54: 1395.
16. Flagstad MS. *Ibid* 1996; 53(suppl 1): S10.
17. Goldberg RB. *J Manage Care Pharm* 1997; 3: 565.

CAPÍTULO **118**

Paciente em Internação Domiciliar

Patrick N Catania, PhD
Professor and Chairman
Department of Pharmacy Practice
School of Pharmacy
University of the Pacific
Stockton CA 95211

Outrora, os farmacêuticos nas farmácias tradicionais da comunidade atuavam como fornecedores de uma ampla faixa de acessórios, auxílios para convalescença e de medicamentos para os pacientes em suas residências. Entretanto, durante os últimos 20 anos, a prestação de tratamento farmacêutico para os pacientes em internação domiciliar evoluiu, tornando-se um serviço de tratamento altamente sofisticado. Hoje em dia, nos EUA, os farmacêuticos da comunidade e das farmácias do sistema de saúde expandiram seus serviços para atender aos pacientes em internação domiciliar. Os farmacêuticos de tratamento domiciliar administram terapia parenteral e fornecem equipamento clínico domiciliar com o compromisso de tratar do paciente e com a preocupação de obter resultados positivos.

INTERNAÇÃO DOMICILIAR

Embora o tratamento do paciente em internação domiciliar tenha sido tópico de interesse cada vez maior como uma nova alternativa de tratamento nos EUA, esse tipo de tratamento não é um conceito novo.[1] Originalmente desenvolvido há centenas de anos, o tratamento de pacientes doentes em casa consistia em cuidados de enfermagem prestados por profissionais treinados ou por membros da família. No final do século 19, os serviços de enfermagem para os pacientes em suas residências existiam em algumas das principais cidades norte-americanas. Os enfermeiros foram os primeiros prestadores de serviço para os pacientes em internação domiciliar.[2]

O tratamento domiciliar é uma estratégia que enfatiza menos o tratamento hospitalar, focalizando a casa e a família como o mecanismo primário para o tratamento. De acordo com Ciszewski,[3] os proponentes do tratamento domiciliar afirmam que esse método de tratamento de saúde é mais humano e compassivo que o dos hospitais e casas de saúde, e que é o preferido pelos pacientes. As organizações de atendimento gerenciado afirmam que o tratamento domiciliar é, amiúde, o método mais eficaz em termos de custo para fornecer tratamento de qualidade para o paciente. Os pacientes em tratamento domiciliar têm maior controle sobre suas vidas, porque conseguem manter uma rotina diária no conforto e na segurança de seus lares, em vez de permanecerem em um ambiente hospitalar que obedece a regras. O tratamento domiciliar reforça e suplementa o tratamento fornecido pelos membros da família e amigos e mantém a dignidade e a independência daquele que o recebe.[3]

Definições

Como a internação domiciliar é uma das técnicas mais modernas de tratamento de saúde, foi tópico de várias definições e descrições.[4] Não existe um consenso entre os profissionais de saúde, entidades regulamentadoras e fontes pagadoras sobre a escolha de tratamento de saúde domiciliar, tratamento ou internação domiciliar como a expressão adequada para descrever os serviços de saúde e de tratamento e produtos pessoais fornecidos aos pacientes em suas residências. Em sua definição mais ampla, o paciente em internação domiciliar é sinônimo de tratamento de saúde e cuidados domiciliares e consiste em tratamento médico, de enfermagem, farmacêuticos e de outros tipos fornecidos ao pacientes em suas casas. Sugeriu-se que os serviços de tratamento domiciliar variam de tratamento pessoal, descanso e ajuda com compras até tratamento clínico de alta tecnologia, como diálise domiciliar e infusão domiciliar.[5] O tratamento domiciliar é, em geral, classificado como serviços especializados ou de tratamento pessoal. Os serviços especializados são prestados por profissionais de saúde, enquanto os serviços de tratamento pessoal são fornecidos por equipe técnica ou de apoio. Em alguns casos, os produtos e os serviços específicos fornecidos são determinados pela fonte pagadora, sobretudo em um sistema de saúde gerenciado. Como resultado, a companhia de seguro ou a organização de atendimento gerenciado definirão os serviços e produtos que são admissíveis no tratamento domiciliar.[6]

Do ponto de vista farmacêutico, a internação domiciliar inclui uma ampla variedade de produtos e serviços farmacêuticos e clínicos fornecidos pelos farmacêuticos aos pacientes em suas residências. Produtos como equipamento médico domiciliar, aparelhos e acessórios para convalescença e agentes terapêuticos administrados por via parenteral, juntamente com os serviços clínicos necessários associados ao fornecimento desses produtos, fazem parte da definição de paciente em internação domiciliar.[4] Os vários produtos e serviços de autotratamento que se encontram disponíveis para os protótipos de pacientes especializados podem ser definidos como parte da internação domiciliar. Os protótipos de pacientes típicos incluem os idosos, os diabéticos, o pacientes com AIDS/SIDA, aqueles submetidos a ostomia, os pacientes psiquiátricos e outros que necessitam de tratamento farmacêutico a curto e a longo prazos em suas residências.[4]

As definições de paciente em internação domiciliar podem sobrepor-se as definições de autotratamento, tratamento a longo prazo e tratamento ambulatorial. Os produtos para tratamento domiciliar são, em geral, fornecidos, prescritos e/ou administrados por um profissional de saúde. Em muitos casos, os produtos utilizados no tratamento domiciliar são fornecidos após um período de hospitalização. Os produtos típicos incluem cateteres, material para curativos, equipamento de oxigênio, cadeiras de rodas e terapia parenteral. Os serviços de tratamento domiciliar incluem serviços de enfermagem, fisioterapia ou terapia ocupacional, monitoração da farmacoterapia e tratamento respiratório. Os produtos para autotratamento são aqueles itens utilizados pelos indivíduos conscientes sobre sua saúde que estão, em geral, bem e estão interessados em promover ou monitorar sua própria saúde ou que preferem tratar suas próprias enfermidades. As decisões sobre a compra e o uso dos produtos para autotratamento tendem a ser tomadas pelo paciente, embora algumas vezes sejam influenciadas pelo farmacêutico. Em alguns casos, os produtos para automedicação estão relacionados a uma doença crônica, em vez de a uma sensação de bem-estar, como dispositivos para monitoração dos níveis glicêmicos para os pacientes diabéticos.[7] Os produtos típicos de autotratamento são discutidos no Cap. 101.

O tratamento a longo prazo, embora possa ser definido de forma semelhante à do tratamento domiciliar, está, em geral, associado a serviços para condições crônicas fornecidos em hospitais, tais como unidades de tratamento intermediário e unidades de enfermagem. Veja também Cap. 112. *O tratamento ambulatorial,* às vezes denominado tratamento fora do hospital, inclui produtos e serviços que podem ser semelhantes àqueles associados ao tratamento domiciliar. Veja também Cap. 110.

TERMOS AFINS — Vários termos relacionados à saúde são comumente utilizados entre os fornecedores de tratamento de saúde domiciliar.[6] Esses termos são definidos por leis ou regulamentações estaduais individuais, pelos órgãos públicos para serviços e produtos ou pelos profissionais envolvidos no fornecimento do serviço ou produto.

Os *serviços de saúde domiciliar* são aqueles prestados a pacientes com doença aguda ou crônica, ou com lesões, pacientes em suas residências, de acordo com um plano de tratamento prescrito por um médico. Os serviços de saúde domiciliar podem incluir serviço de enfermagem, serviços sociais clínicos, tratamento de ajuda domiciliar, serviços nutricionais, suprimentos e equipamentos médicos, farmacoterapia, fisioterapia, fonoterapia, terapia ocupacional e outros serviços especializados.

Os *serviços de apoio* são serviços sociais e de manutenção que permitem que um indivíduo incapacitado ou de outra forma prejudicado viva em casa. Os serviços de apoio podem incluir tarefas domésticas, cuidados pessoais, transporte, compras, serviços de lavanderia e serviços religiosos.

Agências de saúde domiciliar certificadas atendem às exigências federais e estaduais para certificado ou licença. Essas agências fornecem serviço de enfermagem e pelo menos um dos seguintes: fisioterapia, terapia ocupacional, fonoterapia, serviços de nutrição e serviços sociais médicos. Para ser reembolsada pelos serviços prestados aos pacientes do Medicare ou do Medicaid, uma agência de saúde domiciliar precisa ser credenciada.

Os *serviços sociais médicos* incluem serviços fornecidos por um assistente social qualificado.

Os *serviços de ajuda domiciliar* incluem assistência com tarefas simples do tratamento de saúde, higiene pessoal, serviços leves de governança e outras tarefas de apoio relacionadas. Em geral, é necessário um ajudante de saúde domiciliar para completar o programa de treinamento formal.

Os *serviços caseiros* incluem assistência e orientação no gerenciamento e na manutenção da casa e para vestir-se, alimentar-se e realizar eventuais tarefas caseiras.[6]

AGÊNCIAS DE SAÚDE DOMICILIAR — De acordo com Spiegel,[8] o tratamento de enfermagem domiciliar tornou-se parte dos benefícios oferecidos por algumas companhias de seguro de vida norte-americanas no início do século 20. A preferências dos pacientes de permanecer em suas residências durante o período de doença foram lentamente acomodadas pelo sistema de saúde em voga naquela época. Entretanto, o principal fator que levou ao desenvolvimento do tratamento de saúde domiciliar atual foram as alterações do Social Security Act realizadas em 1965, que estabeleceram uma definição das agências de saúde domiciliar no Medicare.[9] Em 1966 existiam cerca de 1.000 agências de saúde domiciliar nos EUA credenciadas para prestar serviços aos pacientes do Medicare. Em 1996, esse número tinha aumentado para 6.400 agências certificadas pelo Medicare, com mais outras 8.600 agências de saúde domiciliar sem certificado em atuação.[10] Como definido inicialmente, foi exigido que as agências de saúde domiciliar prestassem cuidados de enfermagem e, pelo menos, um dos seguintes serviços adicionais: fisioterapia, terapia ocupacional, fonoterapia, serviços sociais ou serviços para ajuda de saúde domiciliar. Esse conceito de *enfermagem mais um* era uma exigência que serviu como importante parâmetro e modelo na indústria de enfermagem domiciliar. O fornecimento de serviços e produtos farmacêuticos não estava incluído na lista inicial de serviços prestados pelas agências de saúde domiciliar na década de 1960.[9]

PACIENTES DO TRATAMENTO DOMICILIAR — Os pacientes que são encaminhados para tratamento de saúde domiciliar apresentam uma mistura variada de dados demográficos e condições. Dados demográficos, categorias diagnósticas clínicas e o tipo de tratamento necessário são úteis para definir o protótipo do paciente do tratamento domiciliar.[10] (Veja Quadro 118.1.) Além disso, avaliações globais do grau de deambulação, condições em que vivem, condição mental e condições afins fornecem uma perspectiva adicional sobre as necessidades do tratamento domiciliar desses pacientes. Por exemplo, o percentual total de pacientes em tratamento domiciliar que dependem de cadeiras de rodas mais que dobrou: em 1994 era de 6,7% e passou para 15,6% em 1995. Em 1995, os pacientes em condições crônicas representavam 43% de todos os pacientes em tratamento domiciliar, comparados a 50% em 1994.[10] A condição específica dos pacientes em tratamento domiciliar é mostrada no Quadro 118.2.

Embora rotineiramente não seja relacionada como uma categoria demográfica distinta, o paciente que necessita de terapia parenteral domiciliar representa um protótipo único que requer tratamento farmacêutico fornecido por farmacêuticos de tratamento domiciliar. Os pacientes que necessitam de substâncias parenterais administradas em casa tipicamente apresentam doença mais aguda e mais grave que os pacientes médios do tratamento domiciliar. Esses pacientes recebem substâncias por via parenteral, soluções de nutrientes ou outros líquidos através de uma agulha ou cateter. A terapia parenteral domiciliar é, em geral, administrada por via intravenosa; entretanto, podem ser utilizadas vias subcutâneas ou outras. Devido aos avanços tecnológicos associados à terapia parenteral e, sobretudo, à terapia de infusão, a terapia de infusão domiciliar tornou-se uma das alternativas mais importantes para o paciente em tratamento domiciliar fornecidas pelos farmacêuticos. Os primeiros fornecedores de terapia parenteral domiciliar na década de 1970 focalizaram a administração de antibióticos parenterais e de nutrição parenteral total para os pacientes em suas residências. As terapias parenterais típicas que podem ser administradas aos pacientes em internação domiciliar são mostradas no Quadro 118.3.

Quadro 118.1 Características Demográficas e do Paciente em Tratamento Domiciliar[10]

CARACTERÍSTICAS DEMOGRÁFICAS DO PACIENTE	PERCENTUAL
Sexo	
Masculino	38,4
Feminino	61,6
Idade, anos	
Menos de 18	6,0
18-64	24,0
65-74	48,1
75-84	14,9
Acima de 85	7,0
Duração do tratamento, dias	
Menos de 30	29,4
30 ou mais	70,6
Visitas por semana	
1	24,5
2 ou 3	40,9
4 ou mais	31,3
Diariamente	3,4

Quadro 118.2 Condição Típica dos Pacientes em Tratamento Domiciliar[10]

CONDIÇÃO DO PACIENTE	PERCENTUAL
Deambulação	
Caminha	64
Acamado	20,4
Utiliza cadeira de rodas	15,6
Condições de habitação	
Vive sozinho	33,4
Vive com o cônjuge	54,6
Vive com um amigo	9,4
Diagnóstico específico	
Alzheimer	7,6
Outras demências	10,7
AIDS/SIDA	2,4
Úlceras de decúbito	9,1
Paraplégico	4,5
Outras condições	
Pós-cirúrgica	14,1
Incontinência	26,3
Terminal	9,9

Quadro 118.3 Terapias Parenterais Típicas para os Pacientes em Tratamento Domiciliar[7,11]

Terapia de anticoagulação
Quimioterapia
Nutrição enteral
Hidratação
Terapia inotrópica
Tratamento para dor
Antibióticos parenterais
Terapia tocolítica
Nutrição parenteral total

PRÁTICA FARMACÊUTICA PARENTERAL DOMICILIAR

A administração de terapia parenteral domiciliar é de responsabilidade única do profissional de farmácia oferecida em associação aos sistemas de saúde, farmácias da comunidade e agências de saúde domiciliar. Veja Cap. 119. Melikian[12] sugeriu as seguintes atividades e responsabilidades para os farmacêuticos que fornecem serviços parenterais domiciliares:

Manipulação de medicação e soluções parenterais para uso de acordo com os padrões aceitos.
Administração, documentação e monitoração do uso de medicamentos, cuidados com os cateteres e suprimentos médicos para os pacientes em internação domiciliar.
Monitoração e documentação de efeitos adversos, reações medicamentosas adversas e interações entre os fármacos e entre os fármacos e os alimentos e fornecimento de evidências de resultados positivos.
Coordenar o fornecimento de itens médicos e cirúrgicos adequados juntamente com a distribuição e a administração dos produtos no paciente em sua residência.
Administrar a função de compra e estabelecer parâmetros e procedimentos adequados para o nível de estoque e controle do inventário.
Fornecer treinamento direto e informações educacionais de forma escrita e verbal para os pacientes, para aqueles que tomam conta deles e para a equipe de enfermagem referente ao equipamento e suprimentos enterais e parenterais, técnicas de assepsia e parâmetros sobre a administração e informações adequadas relacionadas ao uso e ao armazenamento do medicamento e à monitoração dos resultados.
Manter comunicação contínua com a equipe de enfermagem, médicos que encaminharam e que atenderam o paciente, planejadores de alta, assistentes sociais e outras fontes de encaminhamento.
Fornecer apoio inicial e contínuo para vendas e esforço de *marketing*.
Participar de programas que assegurem e melhorem a qualidade.

Diretrizes sobre a Participação do Farmacêutico no Tratamento Domiciliar

Para ajudar os farmacêuticos a definir sua participação no tratamento do paciente em internação domiciliar, a American Society of Health-System Pharmacists (ASHP) desenvolveu diretrizes sobre o papel do farmacêutico no tratamento domiciliar.[5] As diretrizes estabelecidas pela ASHP referem-se ao fornecimento de produtos farmacêuticos e à monitoração clínica dos pacientes em casa, incluindo porém não se limitando à terapia de infusão domiciliar e a outras terapias com agentes injetáveis e terapia de nutrição enteral. As diretrizes da ASHP aplicam-se ao papel do farmacêutico e não são projetadas para uso em serviços de internação domiciliar que não envolvam o fornecimento de serviços farmacêuticos:

AVALIAÇÃO INICIAL DO PACIENTE — O farmacêutico deve assegurar que todo paciente encaminhado para tratamento domiciliar seja avaliado quanto à adequação desse tratamento com base em critérios formais predeterminados de internação domiciliar incluindo:

Consentimento do paciente, da família e do profissional de saúde para a prestação dos serviços fornecidos no domicílio.
Capacidade e disposição do paciente ou do provedor de serviços de saúde domiciliares a fim de ser treinado para administrar os medicamentos de forma correta.
Ambiente domiciliar favorável para a prestação dos serviços de saúde (p. ex., eletricidade, água corrente e limpeza).
Acesso geográfico razoável para que o provedor de serviços de saúde domiciliares chegue à casa do paciente.
Apoio psicossocial e familiar (p. ex., aconselhamento fornecido pelo profissional de saúde, ajuda e aconselhamento financeiros e ambiente familiar adequado).
Envolvimento contínuo do médico na avaliação e no tratamento do paciente.
Condição clínica e farmacoterapia prescrita adequadas para os serviços de tratamento domiciliar e prognóstico com objetivos de resultado bem-definidos.
Indicação, dose, via e método de administração adequados dos medicamentos.
Exames laboratoriais adequados para monitorar a resposta do paciente aos medicamentos prescritos.

Antes do início dos serviços de tratamento domiciliar, os pacientes devem ser informados sobre seus direitos e responsabilidades, que devem ser explicados em detalhes e fornecidos por escrito ao paciente, membro da família ou outro cuidador. Quando a primeira dose de uma medicação é administrada em casa, o farmacêutico deve utilizar seu julgamento clínico para determinar, junto com o médico, enfermeira do tratamento domiciliar e paciente ou responsável, se é adequada a administração domiciliar da primeira dose. Normas e procedimentos devem definir os parâmetros a serem utilizados na tomada dessa decisão e as precauções necessárias quando as primeiras doses são administradas na casa do paciente (p. ex., medicamentos de emergência, monitoração e observação e presença de um profissional de saúde).[13]

Assim que o paciente é aceito para o serviço de tratamento domiciliar, mas antes do início da terapia, o farmacêutico deve avaliar a condição atual do paciente e desenvolver dados completos que forneçam uma base para a monitoração contínua da farmacoterapia e um instrumento de avaliação que meça a evolução do paciente. Os dados completos do paciente devem ser documentados no prontuário do tratamento domiciliar. Esses dados devem incluir, no mínimo

Nome, endereço, número de telefone e data de nascimento do paciente.
Pessoa para contato em caso de emergência e informações para contato.
Altura, peso e sexo do paciente.
Todos os diagnósticos.
Localização e tipo de acesso intravenoso, quando necessário.
Resultados dos exames laboratoriais.
Anamnese e achados físicos pertinentes.
Relação de problemas relacionados a medicamentos.
História exata sobre alergias.

Avaliação farmacêutica inicial e contínua.
Perfil detalhado da medicação, incluindo todos os medicamentos (de prescrição e venda livre), remédios caseiros e terapias investigacionais e não-tradicionais que o paciente esteja recebendo.
Nome, endereço, número de telefone e quaisquer outras informações pertinentes do médico.
Outras agências e indivíduos envolvidos no tratamento do paciente e instruções para contatá-los.
História medicamentosa.
Objetivos e duração esperada da terapia.
Indicadores do resultado desejado.
Educação fornecida ao paciente.
Todas as limitações funcionais do paciente.
Quaisquer achados ou história social pertinente (p. ex., consumo de álcool e tabagismo).

Para obter essas informações, o farmacêutico pode utilizar a história patológica pregressa (HPP); os resultados dos exames laboratoriais; comunicação direta com o paciente, enfermeira e médico; e observação direta. Quando o farmacêutico não consegue observar diretamente o paciente, a enfermeira do tratamento domiciliar pode fornecer os resultados da observação direta e da avaliação física. Se houver um acordo de serviço compartilhado entre múltiplos prestadores, o farmacêutico deve assegurar-se de que esse acordo especifique as responsabilidades de cada um deles para obter e compartilhar informações pertinentes do paciente.

EDUCAÇÃO, TREINAMENTO E ACONSELHAMENTO DO PACIENTE — É de responsabilidade do farmacêutico assegurar-se de que o paciente ou seu cuidador receba orientação, treinamento e aconselhamento adequados sobre a farmacoterapia. Outros profissionais de saúde podem estar envolvidos. Um farmacêutico de tratamento domiciliar deve estar disponível caso surjam perguntas ou problemas. O bom senso profissional deve ser empregado para determinar quais informações devem ser incluídas na educação e no treinamento do paciente. O seguinte deve ser considerado:

Descrição da farmacoterapia incluindo agente, dose, intervalos entre as doses e duração da terapia.
Objetivos da farmacoterapia.
Importância da obediência do planejamento terapêutico.
Técnicas adequadas de assepsia.
Cuidados adequados com o cateter e com o local do cateter.
Administração adequada da medicação.
Inspeção dos medicamentos, recipientes e do material antes de serem utilizados.
Uso, manutenção e saber resolver os problemas relacionados ao equipamento.
Manutenção de inventário domiciliar e procedimentos para assegurar material e medicamentos adicionais, quando necessário.
Potenciais efeitos adversos, interação entre os medicamentos e interações entre o agente e nutrientes e seu tratamento.
Precauções especiais na preparação, armazenamento, manipulação e descarte do medicamento, materiais e refugos biomédicos.
Informações para contato com os profissionais de saúde envolvidos no tratamento do paciente.
Procedimentos de emergência.

As diretrizes para aconselhamento e educação do paciente devem ser seguidas de acordo com as regulamentações aplicáveis e documentadas no prontuário do tratamento domiciliar do paciente.

SELEÇÃO DO PRODUTO, DISPOSITIVO E MATERIAL AUXILIAR — O farmacêutico, juntamente com outros profissionais de saúde e o paciente, é responsável pela seleção dos dispositivos para infusão, agentes auxiliares (p. ex., injeção rápida de heparina e soro fisiológico a 0,9%) e material auxiliar (p. ex., *kits* de curativos, seringas e equipos). Os farmacêuticos devem receber treinamento completo e participar na seleção e no uso desses dispositivos, agentes e materiais. Os fatores envolvidos na seleção dos dispositivos e de materiais auxiliares podem incluir

Estabilidade e compatibilidade do(s) medicamento(s) de prescrição no(s) reservatório(s) para infusão.
Capacidade do dispositivo para infusão de acomodar o volume adequado de medicação e do diluente e de administrar a dose prescrita na velocidade adequada.
Capacidade do paciente ou de seu cuidador de aprender a operar um dispositivo para infusão.
Potencial de desobediência e de complicações por parte do paciente.
Conveniência do paciente.
Experiência da enfermeira ou do cuidador com a terapia e dispositivos selecionados.
Preferência do médico.
Consideração sobre custos.
Características de segurança dos dispositivos de infusão.

O farmacêutico do tratamento domiciliar, juntamente com o médico, deve determinar quando medicamentos e materiais de emergência (p. ex., *kits* para anafilaxia) devem ser enviados para os pacientes do tratamento domiciliar. Ao prescrever medicamentos ou materiais auxiliares ou quando são utilizados protocolos de tratamento padronizado, o farmacêutico deve rever cada protocolo para determinar sua adequação para o paciente. Informações sobre a seleção dos dispositivos de infusão e cateteres estão disponíveis em outro ponto do texto.[14-16]

DESENVOLVIMENTO DE PLANOS DE CONDUTA FARMACÊUTICA — O farmacêutico, juntamente com o paciente ou o cuidador ou outros profissionais de saúde, é responsável pelo desenvolvimento de planos de uma conduta farmacêutica adequada para cada paciente. A conduta farmacêutica deve ser desenvolvida como parte do plano de tratamento total do paciente e deve basear-se em informações obtidas da avaliação farmacêutica inicial e em outras informações relevantes obtidas da enfermeira, do médico, do paciente e do cuidador. Um plano farmacêutico deve incluir no mínimo[17]

Problemas reais ou possíveis da farmacoterapia e as soluções propostas.
Resultados desejados da farmacoterapia prescrita.
Um plano de monitoração especificando parâmetros objetivos e subjetivos (p. ex., sinais vitais, exames laboratoriais, achados físicos e resposta do paciente) para os resultados da monitoração e problemas relacionados à farmacoterapia (p. ex., toxicidade, reações adversas e desobediência).
Freqüência da monitoração proativa dos parâmetros mencionados.

Os planos da conduta farmacêutica devem ser desenvolvidos no início da terapia e devem ser revistos e atualizados com regularidade. O grau de detalhamento do plano farmacêutico deve basear-se na complexidade da farmacoterapia e no paciente. O *Accreditation Manual for Home Care* da Joint Commission on Accreditation of Healthcare Organization inclui exemplos de condutas farmacêuticas para várias terapias.[18]

É de responsabilidade do farmacêutico informar a conduta farmacêutica para os outros profissionais de saúde envolvidos no tratamento do paciente e comunicar regularmente quaisquer atualizações. A conduta farmacêutica e as atualizações devem fazer parte do prontuário do paciente no tratamento domiciliar.

MONITORAÇÃO CLÍNICA DO PACIENTE — O farmacêutico é responsável pela monitoração clínica contínua da farmacoterapia do paciente de acordo com a conduta farmacêutica desenvolvida e pela documentação e comunicação adequadas dos resultados de todas as atividades monitoradas para os outros profissionais de saúde envolvidos no tratamento do paciente. Também é de responsabilidade do farmacêutico assegurar que sejam obtidas informações relevantes do paciente, do cuidador e de outros profissionais de saúde e documentá-las no prontuário de tratamento domiciliar do paciente. Os farmacêuticos podem desejar desenvolver protocolos de monitoração clínica, juntamente com médicos e outros profissionais, para várias terapias. Na maioria dos locais de prática de tratamento domiciliar, é responsabilidade do farmacêutico obter a prescrição do médico. Os farmacêuticos podem receber os resultados laboratoriais antes dos outros profissionais de saúde. Nesses casos, o farmacêutico é responsável pela comunicação dos resultados dos exames laboratoriais para o médico e para outros profissionais de saúde. O farmacêutico deve fornecer uma análise interpretativa das informações e recomendações para ajustes de doses ou continuação ou interrupção da farmacoterapia. O farmacêutico deve assegurar que resultados suficientes dos exames laboratoriais estejam disponíveis para a monitoração da terapia do paciente. Nos acordos de serviço compartilhado, as responsabilidades da monitoração clínica devem ser delineadas.

COMUNICAÇÃO EFETIVA ENTRE MÉDICOS, ENFERMEIRAS E OUTROS PROFISSIONAIS DE SAÚDE — A comunicação efetiva entre os farmacêuticos, médicos, enfermeiras e outros profissionais de saúde é fundamental para o tratamento do paciente. O farmacêutico deve assegurar-se de que os canais efetivos de comunicação referentes ao tratamento do paciente sejam atuantes, incluindo acordos de serviço compartilhado (p. ex., avaliações da dor e dados dos testes laboratoriais). Métodos de comunicação oral e escrita podem ser utilizados para comunicar as informações sobre o paciente. Confidencialidade sobre as informações do paciente e as regulamentações estaduais e federais pertinentes devem ser consideradas pelo farmacêutico. Toda comunicação clínica importante deve ser registrada no prontuário do paciente de tratamento domiciliar. Recomenda-se que a equipe envolvida no tratamento do paciente (p. ex., enfermeiras, farmacêuticos, nutricionistas, representantes de material e coordenadores de reembolso) se encontre regularmente (p. ex., nas rondas semanais do paciente) para discutir a condição clínica do paciente e quaisquer problemas operacionais relacionados ao seu tratamento.

O paciente, a família, o cuidador e todos os profissionais de saúde envolvidos no tratamento do paciente devem ter acesso a um farmacêutico 24 horas por dia. Antes de transferir as responsabilidades do tratamento do paciente, é de responsabilidade do farmacêutico fornecer todas as informações clínicas relevantes para outro farmacêutico que vá tratar do paciente (p. ex., farmacêutico de plantão).

COMUNICAÇÃO DIRETA COM O PACIENTE E O CUIDADOR — O farmacêutico que presta serviços de tratamento domiciliar deve estabelecer canais livres e abertos de comunicação com o paciente ou o cuidador. O farmacêutico deve contatar o paciente ou o cuidador assim que o paciente é aceito para o serviço para

- Obter as informações necessárias para a avaliação farmacêutica inicial.
- Fornecer orientação e aconselhamento suplementar, conforme necessário.
- Avaliar a obediência à farmacoterapia.
- Informar o paciente como entrar em contato com o farmacêutico quando necessário.
- Avaliar os problemas da farmacoterapia (p. ex., efeitos colaterais, reações medicamentosas adversas e desobediência).

Todos os contatos do paciente devem ser registrados no prontuário do paciente no tratamento domiciliar.

COORDENAÇÃO ENTRE PREPARAÇÃO, DISTRIBUIÇÃO, ARMAZENAMENTO E ADMINISTRAÇÃO DA DROGA — O farmacêutico é responsável pela aquisição, manipulação, aviamento, armazenamento, distribuição e administração adequados de todos os medicamentos e equipamento e materiais afins. A combinação de produtos estéreis deve obedecer aos padrões da prática aplicáveis, padrões de aprovação e regulamentações estaduais e federais pertinentes. Se esses serviços forem prestados por outra farmácia, o farmacêutico deve ter garantia razoável de que esses padrões estão sendo atendidos pela farmácia que está prestando o serviço. Os farmacêuticos podem administrar medicamentos aos pacientes no ambiente domiciliar, a menos que proibido por estatutos e regulamentações aplicáveis.

O farmacêutico deve assegurar-se de que a entrega dos medicamentos e materiais para o paciente ocorra em tempo para evitar interrupção inadequada da terapia. Além disso, o farmacêutico deve assegurar-se de que as condições de armazenamento durante o processo de entrega e na residência do paciente sejam compatíveis com as recomendações para armazenamento do produto e com a data de validade. A temperatura das geladeiras e frigoríficos domiciliares onde os medicamentos são guardados deve estar dentro dos limites aceitáveis e deve ser monitorada pelo paciente ou cuidador regularmente. O farmacêutico deve assegurar-se de que haja um estoque adequado dos medicamentos e materiais auxiliares na casa do paciente. Pode ser adequado fornecer uma relação adicional para situações imprevistas quando doses ou materiais extras podem ser necessários (p. ex., desperdício, avaria e emergências).

SEGURANÇA DOS FUNCIONÁRIOS E DO PACIENTE E PRECAUÇÕES UNIVERSAIS — Uma organização de tratamento domiciliar é responsável pela educação e treinamento dos funcionários, pacientes, familiares e cuidadores nas precauções universais e de segurança adequadas conforme orientado pela Occupational Safety and Health Administration.[18] O farmacêutico deve assegurar-se de que a organização de tratamento domiciliar forneça instrução e treinamento adequados a seus funcionários e pacientes, incluindo procedimentos adequados de descarte e manipulação dos refugos clínicos e tratamento de picadas de agulha, manipulação de medicamentos citotóxicos e perigosos[19,20] e Formulários de Dados de Segurança do Material. O farmacêutico deve ser um recurso importante no desenvolvimento desses programas de treinamento. O farmacêutico deve assumir um papel ativo nas atividades para controle de infecção na organização do tratamento domiciliar.[21] Para os pacientes de alto risco, pode ser aconselhável considerar o uso de um sistema ou dispositivo (p. ex., sistema sem agulhas) para minimizar o potencial de picadas por agulhas.

DOCUMENTAÇÃO NO PRONTUÁRIO DO TRATAMENTO DOMICILIAR — Um registro do tratamento domiciliar deve ser desenvolvido e utilizado para documentar os serviços prestados a cada paciente. Normas e procedimentos escritos da organização devem avaliar a segurança dos registros do tratamento domiciliar e especificar a equipe com autoridade para rever e fazer emendas nos registros do tratamento domiciliar. O sigilo sobre as informações do paciente deve ser enfatizado para toda a equipe.

O farmacêutico é responsável pela documentação de todas as atividades clínicas da farmácia no registro do tratamento domiciliar do paciente de forma oportuna. Para reduzir a duplicação de informações, formulários com orientação clínica geral são preferidos aos formulários específicos para enfermagem, farmácia ou outras áreas de saúde.

Para as organizações que fornecem múltiplos serviços de tratamento domiciliar (p. ex., serviços de farmácia, enfermagem e respiratórios), pode ser aconselhável o uso de um único registro de tratamento domiciliar para documentar todas as informações clínicas sobre o paciente. O registro do tratamento domiciliar deve ser acessível a qualquer momento para a equipe autorizada envolvida no tratamento do paciente.

REGISTRO DE REAÇÕES MEDICAMENTOSAS ADVERSAS — O farmacêutico do tratamento domiciliar deve ajudar no desenvolvimento de um programa para registrar e monitorar todos os eventos adversos relacionados a fármacos e a dispositivos. Essas atividades devem ser compatíveis com as diretrizes da ASHP estabelecidas no Adverse Drug Reaction Monitoring and Reporting.[22] O farmacêutico deve assegurar que o médico seja notificado de imediato de qualquer reação medicamentosa adversa suspeita.

Reações medicamentosas adversas devem servir como indicadores da qualidade do resultado, e a monitoração das reações medicamentosas adversas deve fazer parte do programa contínuo de melhora da qualidade da organização. Para melhorar a evolução do paciente, tendências relevantes devem ser integradas no desenvolvimento da equipe e em programas de orientação para farmacêuticos e enfermeiras. Nos EUA, as reações medicamentosas adversas graves devem ser informadas de imediato ao fabricante e à Food and Drug Administration (FDA).[23]

PARTICIPAÇÃO EM PESQUISAS CLÍNICAS REALIZADAS NA RESIDÊNCIA — O farmacêutico deve desempenhar um papel importante no desenvolvimento de normas e procedimentos para manipulação de drogas investigacionais no tratamento domiciliar. As ASHP Guidelines for the Use of Investigational Drugs in Organized Health-Care Settings[24] podem ser utilizadas para o desenvolvimento dessas normas e procedimentos.

Quando a participação do paciente em um estudo de um agente investigacional começa em um hospital ou em outra instituição antes de sua transferência para o serviço de tratamento domiciliar, é importante que o farmacêutico de tratamento domiciliar obtenha e mantenha um arquivo com informações suficientes sobre o protocolo e drogas investigacionais. Se uma droga investigacional for distribuída ou administrada pela organização do tratamento domiciliar, uma cópia do formulário de consentimento informado assinado pelo paciente deve ser colocada no seu registro no tratamento domiciliar. O farmacêutico desse serviço deve rever o protocolo antes de o paciente ser admitido no tratamento domiciliar, para determinar se o tratamento do paciente em sua residência é adequado. Quando inventários de drogas investigacionais são mantidos na farmácia do tratamento domiciliar, o farmacêutico é responsável por seu registro exato. O farmacêutico deve participar ativamente na coordenação e na monitoração dos estudos de drogas investigacionais no tratamento domiciliar.

PARTICIPAÇÃO EM ATIVIDADES PARA MELHORA DA QUALIDADE — Os farmacêuticos e outros membros da equipe da farmácia (p. ex., técnicos) devem participar ativamente em atividades para melhora da qualidade em suas organizações. Um programa para melhora da qualidade no tratamento domiciliar deve monitorar a satisfação e a evolução do paciente. Aspectos do tratamento que precisam ser monitorados incluem

Internações não-programadas de pacientes.
Suspensão inesperada de terapia de infusão.
Interrupção da terapia de infusão.
Desenvolvimento de infecção(ões).
Informação sobre reações adversas relacionadas a drogas e dispositivos.
Erros na medicação.
Problemas relacionados à medicação.

O programa para melhora da qualidade também deve incluir medidas de controle da qualidade adequadas na manipulação de produtos estéreis e em outras atividades.

NORMAS E PROCEDIMENTOS — O farmacêutico do tratamento domiciliar deve participar ativamente no desenvolvimento de normas e procedimentos organizacionais. A organização deve manter normas e procedimentos atuais sobre todos os aspectos do tratamento do paciente e a garantia da qualidade. As atividades que devem ser avaliadas nas normas e procedimentos incluem mas não se limitam aos critérios para aceitação do paciente nos serviços de tratamento domiciliar, treinamento e orientação do paciente, preparação e distribuição do medicamento, manutenção do equipamento, controle da qualidade e garantia da qualidade da manipulação do produto estéril, controle de infecção e documentação dos registros do paciente no tratamento domiciliar.

AUTORIZAÇÃO E APROVAÇÃO — As farmácias que fornecem serviços de tratamento domiciliar devem ser autorizadas pelo conselho estadual de farmácia e por outras agências regulamentadoras adequadas. Alguns estados norte-americanos exigem autorização especial para farmácias que preparam produtos estéreis a ser distribuídos para pacientes ambulatoriais. Os farmacêuticos que aviam medicamentos para pacientes que vivem em outros estados norte-americanos também podem estar sujeitos às regulamentações aplicáveis desses estados; pode ser necessária autorização adicional. A aprovação da organização pela Joint Commission ou pelo programa da Community Health Accreditation é recomendada. O farmacêutico deve conhecer as leis, as regulamentações e os padrões aplicáveis.

EDUCAÇÃO E TREINAMENTO CONTINUADOS — Os farmacêuticos devem receber treinamento na área de prestação de serviços do tratamento domiciliar, e devem participar de atividades de educação continuada, conforme definido pelo ASHP Statement on Continuing Education,[25] para melhorar o conhecimento e as habilidades relacionadas ao tratamento domiciliar. Quando adequado, os farmacêuticos devem ajudar em programas de treinamento e de educação fornecidos para outros profissionais de saúde. Sempre que possível, os farmacêuticos devem participar no treinamento de vendedores, treinamentos de estágios internos e externos de estudantes em hospitais, bem como no de residentes.

Manipulação de Substâncias Parenterais Compatíveis para Uso Domiciliar

A prática da farmácia na administração de substâncias parenterais para uso domiciliar inclui o fornecimento de substâncias parenterais que precisam ser compatíveis, estáveis e estéreis durante a vida do produto. As substâncias parenterais armazenadas e administradas na residência do paciente não estão sob supervisão direta do farmacêutico que as forneceu, e podem não estar sob o controle direto de outros profissionais de saúde, tais como enfermeiras. Devido ao ambiente peculiar no qual esses produtos estéreis são administrados, normas e procedimentos especiais foram estabelecidos para assegurar que as substâncias parenterais manipuladas e distribuídas atendam às diretrizes estaduais e federais.[26]

Os farmacêuticos que fornecem farmacoterapia parenteral para uso domiciliar precisam atender às regulamentações de farmácia do conselho estadual e seguir os padrões regionais e nacionais da prática. Os conselhos estaduais de farmácia especificam exigências relacionadas à segurança do público, tais como técnicas estéreis, rotulagem, registros, descarte dos refugos, garantia da qualidade e competência da equipe de farmácia.[27] Além disso, alguns comitês especificam que exigências educacionais bem como materiais de referência estejam disponíveis na farmácia que administra soluções parenterais nas residências. A necessidade de materiais de referências atuais [28,29] sobre os fármacos e as substâncias químicas utilizados nos serviços de terapia parenteral e informações sobre a manipulação, compatibilidade e estabilidade dos produtos parenterais também precisa ser especificada.[27]

PRODUTOS ESTÉREIS PARA USO DOMICILIAR — Em 1994, a USP publicou novas diretrizes e padrões para os produtos parenterais administrados na residência do paciente.[30] Esses procedimentos foram novamente modificados e publicados na USP 23.[31] Os procedimentos típicos reportados pela USP 23 necessários para a preparação e administração de produtos estéreis para uso domiciliar incluem

A validação dos processos de esterilização e de assepsia.
A qualidade e o controle das condições ambientais para as operações asséptica.
Treinamento da equipe.
Técnicas de assepsia.
Teste para liberação do produto final.
Armazenamento e data de validade do produto.
O controle da qualidade do produto depois que este sai da farmácia.
Treinamento do paciente ou do cuidador.
Monitoração e queixas do paciente.
Um programa de garantia da qualidade.

De acordo com a USP 23,[31] o farmacêutico que avia qualquer produto estéril para uso domiciliar é responsável por assegurar que o produto foi preparado, rotulado, controlado, armazenado, aviado e distribuído adequadamente. Isso inclui a responsabilidade por assegurar que o produto seja mantido em condições controladas adequadas no local de uso e que seja administrado adequadamente através de rótulo e instruções verbais ou escritas adequadas.

O farmacêutico que avia também é responsável por assegurar que o produto mantenha seus atributos de qualidade dentro dos limites aceitáveis através de um programa de garantia da qualidade por escrito. Este programa deve assegurar que durante toda a vida do produto marcada no rótulo, ou até que este seja manipulado pelo paciente ou cuidador, ele ainda mantenha a potência, pH, esterilidade, ausência de pirogênios, limites de particulados, integridade do recipiente,

CLORIDRATO DE VANCOMICINA

Descriçao

A vancomicina é comercializada como um pó seco estéril que forma uma solução clara amarelo-pálida a marrom-clara com pH de 2,5 a 4,5. É fornecida em frascos de 500 mg ou 1 g. O pó deve ser dissolvido em Água para Injeção Estéril antes da adição de outros líquidos de infusão. As soluções não-diluídas reconstituídas são estáveis em refrigeração durante pelo menos 14 dias.

Nao-combinada

A vancomicina é estável em soluções glicosadas, na faixa de concentração de glicose de 5 a 30%, em seringas plásticas armazenadas por 24 horas na geladeira, seguida por 2 horas em temperatura ambiente. As soluções de 5 mg/mL em SG 5% ou SF são estáveis por 17 dias em 24°C e por 63 dias em 5°C ou –10°C. Soluções de vancomicina, cerca de 30 mg/mL ou 1.000 mg/L isoladas e combinadas em soluções para diálise peritoneal, mantêm a atividade antimicrobiana durante pelo menos 48 horas quando armazenadas em 4°C ou 25°C. Soluções de vancomicina, 4 mg/mL em SG a 5% e SF armazenadas em 23°C, são estáveis por 14 e 21 dias, respectivamente (1094). Soluções de vancomicina, 5 mg/mL em SG 5% ou SF, têm osmolalidades de cerca de 249 e 291 mOsm/kg, respectivamente.

Estabilidade em Tratamento Domiciliar

O uso de bolsas para isolar os reservatórios da bomba de infusão portátil não aumenta a estabilidade da vancomicina, 10 mg/mL em SWFI ou SF. A vancomicina permaneceu estável por pelo menos 24 horas durante infusão domiciliar simulada.

Para Infusao Intermitente

Este é o método preferido de administração. A solução reconstituída pode ser adicionada em 100 a 200 mL de SG 5% ou SF e infundida por um período de pelo menos 60 minutos.

Para Infusao Contınua

2 a 4 frascos (1-2Gm) podem ser adicionados a SG 5% ou SF suficiente para permitir a administração lenta da dose diária desejada durante 24 horas.

CLORIDRATO DE VANCOMICINA — Publicado em março de 1998 — **V**

Linha	Inespecífico	SG 5%	SG 10%	RL com SG 5%	SG 5% + NaCl 0,22%	SG 5% + NaCl 0,45%	Soro glicofisiológico 5%	R + SG 5%	RL	R	SF 0,9%	SF + Lac
Nao-combinada		C	C				C				C	
Estabilidade em Tratamento Domiciliar											C	
domiciliar simulada.		C									C	
adicionada em 100 a 200 mL de SG 5% ou SF… (Para Infusao Intermitente)		C									C	

Fonte: Referência 28. Modificada e reproduzida com permissão.

C = compatível no líquido da infusão
X = Incompatível no líquido da infusão

Abreviaturas: SG 5% – soro glicosado a 5%; SG 10% – soro glicosado a 10%, RL com SG 5% – Ringer lactato com soro glicosado a 5%, SG 5% + NaCl 0,22% – soro glicosado a 5% + NaCl a 0,22%, SG 5% + NaCl 0,45% – soro glicosado a 5% + NaCl a 0,45%, RL – Ringer lactato, R – Ringer , R + SG 5% – Ringer + soro glicosado a 5%, SF + Lac – soro fisiológico + lactato.

Fig. 118.1 Informações típicas sobre compatibilidade parenteral para tratamento domiciliar, descrevendo a primeira página da monografia para a vancomicina.[28]

aspecto e outras qualidades ou características. O programa de garantia da qualidade deve abranger todos os produtos estéreis para uso domiciliar sob o controle da farmácia e incluir todas as fases de sua preparação, distribuição, armazenamento, administração e uso. A farmácia que distribui os medicamentos deve empregar testes analíticos adequados, onde apropriado, para assegurar a qualidade microbiológica, química e física de todos os produtos estéreis para uso domiciliar. Essas responsabilidades aplicam-se igualmente aos produtos injetáveis comercializados que são distribuídos para os pacientes sem combinação ou outro tipo de manipulação e para os produtos estéreis para uso domiciliar que tenham sido embalados, reconstituídos, diluídos, misturados ou manipulados de outra forma (coletivamente denominado *composto*) de qualquer maneira antes do fornecimento.[31]

COMPATIBILIDADE E ESTABILIDADE — As incompatibilidades parenterais são, em geral, classificadas como terapêuticas, físicas ou químicas.[32] As incompatibilidades terapêuticas ocorrem quando dois ou mais agentes são administrados simultaneamente e resultam em um efeito antagonista ou sinergístico. Embora todas as incompatibilidades tenham uma base química, a maioria das pesquisas sobre incompatibilidade parenteral focalizou a compatibilidade física, ou visual, das substâncias nos líquidos parenterais. A observação visual ao longo do tempo em temperaturas variadas tem sido a abordagem padrão. O propósito é detectar evidências francas de incompatibilidade, isto é, uma incompatibilidade *física,* como precipitação, turvação, mudança de coloração ou efervescência. Os métodos mais simples para determinar compatibilidade utilizam a inspeção visual dos líquidos a olho nu. Técnicas comuns utilizadas para facilitar a detecção de material particulado incluem o uso de uma fonte de luz adequada e a visualização dos líquidos na frente de um fundo contrastante. As incompatibilidades químicas são reações químicas que afetam um ou mais componentes de uma solução ou outro líquido, cujos resultados não são visíveis a olho nu.[32,33] Veja também Cap. 98.

O maior uso de terapia parenteral em ambientes domiciliares impôs aos farmacêuticos a necessidade de obter informações de compatibilidade específicas para essa prática.[34] Preocupações especiais sobre a compatibilidade das substâncias administradas em ambiente domiciliar incluem

Uma variedade de recipientes plásticos é utilizada para armazenar soluções nas residências, e eles podem afetar a compatibilidade e a estabilidade da substância.

A duração de cada dose infundida pode ser mais longa nos pacientes em tratamento domiciliar, exigindo mais informações sobre a data de validade.

O tempo de armazenamento da medicação pode ser maior nas residências e pode não ser tão cuidadosamente controlado quando nos hospitais.

As bombas de infusão ambulatorial portáteis podem ser mantidas próximas ao corpo do paciente por períodos prolongados, fazendo com que a temperatura da solução seja superior à temperatura ambiente.[33]

Novos dados sobre pesquisas estão começando a ser relatados na literatura primária que avalia a peculiar situação dos pacientes que estão recebendo medicação parenteral em suas residências. Como resultado desses novos dados, referências[28] sobre a compatibilidade da mistura parenteral agora estão incluindo informações sobre estabilidade no tratamento domiciliar, conforme mostrado na Fig. 118.1. A expansão da cobertura das informações de compatibilidade nas referências secundárias sobre compatibilidade parenteral[28,29] ajudará os farmacêuticos do tratamento domiciliar em suas tomadas de decisão sobre a seleção e o uso da terapia parenteral em seus pacientes.

EQUIPAMENTO MÉDICO DOMICILIAR UTILIZADO NA PRÁTICA FARMACÊUTICA

O equipamento clínico domiciliar inclui produtos relacionados à saúde e o material utilizado pelos pacientes no tratamento ou recuperação de uma doença em suas residências. Os termos *equipamento médico domiciliar, equipamento médico durável* e *dispositivos médicos* são, às vezes, utilizados de forma intercambiável, embora os dois últimos não incluam materiais de consumo. Incluídos nessa definição do equipamento médico domiciliar estão aparelhos para convalescença e deambulação, acessórios para tratamento de saúde e dispositivos médicos afins.[35] Veja também Caps. 108 e 109.

Os farmacêuticos atuaram como prestadores de equipamento médico domiciliar durante a maior parte do século 20. As farmácias da comunidade rotineiramente incluem uma seção ou departamento de equipamento médico domiciliar dentro da farmácia. Alguns farmacêuticos formaram um serviço separado de equipamento médico domiciliar na forma de operações com todos os serviços funcionando 24 horas por dia e empregando vários profissionais de saúde, como terapeutas respiratórios, enfermeiras, terapeutas em enterostomia e fisioterapeutas. A alternativa para o serviço completo é o estabelecimento de operações especializadas de equipamento médico domiciliar, como aqueles que visam especificamente ao tratamento respiratório, de ostomia ou do diabetes.[35]

VAREJO DE DISPOSITIVOS MÉDICOS — Uma loja de varejo de dispositivos médicos é uma alternativa para a distribuição do produto para o fornecimento de equipamento médico por farmacêuticos em uma farmácia licenciada. Também conhecido como revendedor de material médico, a operação de varejo de dispositivos médicos foi definida por regulamentação em alguns estados norte-americanos.[36] Uma definição regulamentar de varejo de dispositivos médicos é

> uma área, local ou estabelecimento, que não a farmácia, onde são vendidos, ajustados ou aviados dispositivos perigosos de acordo com uma prescrição.[36]

CONCLUSÃO

Os farmacêuticos de tratamento domiciliar fornecem tratamento farmacêutico para os pacientes em suas residências e servem como clínicos, educadores, administradores do produto e do equipamento e consultores da farmacoterapia.[37,38] Eles assumem o compromisso de tratar do paciente, verificar o resultado e verificar a qualidade. Os farmacêuticos de tratamento domiciliar conhecem a fundo as questões legais e reguladoras, os requisitos de aprovação e as estratégias financeiras. Os farmacêuticos de tratamento domiciliar trabalham junto com outros profissionais para coordenar o tratamento e assegurar a sua continuidade nos pacientes que lhes são encaminhados.

REFERÊNCIAS

1. Catania PN. *US Pharm Suppl* 1994; (May): 3.
2. Lamy PP. *Home Health Care Practice,* ed 2. Palo Alto, CA: Health Mkts Res, 1994.
3. Ciszewski P. *Med Interface* 1997; (Jul): 70.
4. Catania PN, Rosner MM. *Cont Care* 1987; 6: 20.
5. *AJHP* 1997–98; 50: 1940, 1993.
6. Pegels CC. *Health Care and the Older Citizen.* Rockville, MD: Aspen, 1988.
7. Catania PN. *Home Health Care Practice,* ed 2. Palo Alto, CA: Health Mkts Res, 1994.
8. Spiegel AD. *Home Health Care,* ed 2. Owings Mills, MD: Rynd Comms, 1987.
9. Strandell C. *Home Health Care Nursing.* Rockville, MD: Aspen, 1989.
10. *Managed Care Digest Series.* Kansas City, MO: Institutional Digest, Hoechst Marion Roussel, 1996.
11. Lima HA. *Int J Pharm Comp* 1997; 1: 301.
12. Melikian DM. *Home Health Care Practice,* ed 2. Palo Alto, CA: Health Mkts Res, 1994.
13. McNulty TJ. *AJHP* 1993; 50: 773.
14. *Ibid* 1993; 50: 771.
15. Kwan J. *Ibid* 1991; 48: S36.
16. Bowles C, McKinnon BT. *Ibid* 1993; 50: 128.
17. Hepler CD, Strand LM. *Ibid* 1990; 47: 533.

18. *Accreditation Manual for Home Care*. Oakbrook Terrace, IL: Joint Commission on Accreditation of Healthcare Organizations, 1993.
19. *AJHP* 1990; 47: 1033.
20. Schaffner A. *Am J Nurs* 1984; 84: 346.
21. *AJHP* 1986; 43: 2006.
22. *Ibid* 1989; 46: 336.
23. *Fed Reg* 1993; 58:1168.
24. *AJHP* 1991; 48: 315.
25. *Ibid* 1990; 47: 1855.
26. Lima HA. *Int J Pharm Compound* 1997; 1: 294.
27. *Calif Pharmacy Law,* Art 8, Sec 1751:123, 1995.
28. Catania PN. *King Guide to Parenteral Admixtures.* Napa, CA: King Guide Publ, 1998.
29. Trissel LA. *Handbook on Injectable Drugs,* ed 9. Bethesda, MD: ASHP, 1994.
30. USP-NF, suppl 5. Rockville, MD: USP Convention, 1994.
31. USP 23 NF 18. Rockville, MD: USP Convention, 1995.
32. *Intl J Pharm Compound* 1997; 1: 165.
33. Catania PN. *US Pharm Suppl* 1996; (Jul): 3.
34. Catania PN. *Home Care Provider* 1997; 2: 34.
35. Rosner PN. *Home Health Care Practice,* ed 2. Palo Alto, CA: Health Mkts Res, 1994.
36. *Calif Pharmacy Law,* Art 2, Sec 4034.5:22, 1995.
37. Catania PN. *Home Care Provider* 1997; 2: 229.
38. Catania PN. *Ibid* 1998; 3: 20.

CAPÍTULO 119

Tecnologia Asséptica de Medicamentos no Tratamento Domiciliar

Kenneth E Avis, DSc*
Emeritus Professor, Pharmaceutical Sciences
College of Pharmacy
University of Tennessee, Memphis
The Health Science Center
Memphis, TN 38163

Hetty A Lima, RPh, FASHP
Regional Vice President
Coram Health Care
Mt Prospect, IL 60056

Barbara T McKinnon, PharmD, PhD
Director of Business Development
NOVA FACTOR
Memphis, TN 38134

O rápido aumento no uso de medicamentos em tratamento domiciliar ocorreu, em grande parte, devido ao esforço mundial para controlar os custos com o tratamento de saúde. As hospitalizações diminuíram de forma significativa, e os medicamentos injetáveis estão sendo cada vez mais administrados nos pacientes em suas residências, amiúde, por leigos. As condições de administração desses produtos críticos geraram muitas preocupações para que os farmacêuticos fossem capazes de assegurar de forma razoável para os pacientes que os produtos recebidos e administrados são seguros e efetivos. Um exemplo desses problemas que exigem atenção é o uso de muitos produtos antes do término dos testes de controle da qualidade, potencial exposição dos produtos a temperaturas fora da faixa desejada de armazenamento durante transporte e/ou entrega e, em casa, administração por indivíduos sem capacidade profissional, administração através de dispositivos que não foram adequadamente protegidos contra contaminação e a falta de evidências definitivas de estabilidade para a vida de 30 a 60 dias de prateleira amiúde necessária.

Ao constatar essa realidade, os farmacêuticos devem assegurar-se de que suas técnicas de preparação e de aviamento de receitas sejam exemplares. Em segundo lugar, os farmacêuticos devem fazer todo o possível para influenciar as condições do tratamento domiciliar, de modo que a qualidade de seus produtos seja mantida até que a administração no paciente esteja completa. O objetivo deste capítulo é chamar a atenção para os tópicos essenciais de uma tecnologia asséptica adequada na preparação de medicamentos do tratamento domiciliar a fim de que sejam estéreis, seguros e efetivos.

Tecnologia asséptica é a aplicação da compreensão científica das características dos microrganismos viáveis, aplicadas de forma que os microrganismos sejam eliminados, com alta probabilidade de sucesso, a partir de todas as etapas do processo na preparação de formas farmacêuticas estéreis.

Os princípios são os mesmos, seja a tecnologia asséptica praticada nos produtos preparados em uma instituição, em um medicamento para infusão domiciliar ou na indústria farmacêutica; apenas as práticas são diferentes. As práticas serão diferentes devido à natureza do produto que está sendo produzido, ao tamanho do lote, ao período de sua vida de prateleira projetada e à magnitude das exigências regulamentares envolvidas. Este capítulo focaliza as diferentes práticas de tecnologia asséptica aplicáveis aos produtos para infusão domiciliar.

As atividades para aviar os medicamentos para infusão domiciliar são licenciadas e regulamentadas por seus respectivos conselhos estaduais de farmácia, mas não existem regulamentações federais específicas orientando esses medicamentos, como é o caso da indústria farmacêutica. Embora não seja um conselho regulador, a Joint Commission on Accreditation of Healthcare Organizations (JCAHO) tornou-se uma entidade com poderes preeminentes nos medicamentos para o tratamento domiciliar. Obter o consentimento da JCAHO não é uma exigência legal ou regulamentar, mas tornou-se um pré-requisito vital para a realização de negócios. Muitas fontes pagadoras exigem que as organizações para infusão domiciliar sejam cadastradas pela JCAHO.[1]

A perspectiva industrial para a preparação de produtos injetáveis (parenterais) estéreis é mostrada no Cap. 41 e mencionada quando ocorre superposição de material. Na verdade, o leitor é encorajado a ler todo o capítulo a fim de reunir os princípios e práticas aplicáveis. Outra fonte mencionada é USP 23 Capítulo (1206), *Sterile Drug Products for Home Use*,[2] um capítulo de informações que, em muitos aspectos, está associado a este. Para poupar espaço, as informações podem ser condensadas e podem ser encontradas em detalhes nessas outras referências mencionadas. Outra referência de interesse é o *ASHP Technical Assistance Bulletin on Quality Assurance for Pharmacy-Prepared Sterile Products,* um guia sobre a preparação de substâncias estéreis nas farmácias.[3] Outras informações muito importantes também podem ser encontradas no capítulo de Levchuk[4] e no livro de Buchanan, McKinnon, Scheckelhoff e Schneider.[5]

CARACTERÍSTICAS DO PROCESSAMENTO ASSÉPTICO DE MEDICAMENTOS PARA USO DOMICILIAR

Uma distinção razoável pode ser constatada entre medicamentos para uso domiciliar com baixo risco de ser contaminado em condições de processamento controlado e aquelas com risco relativamente alto dessa contaminação. A USP define esses dois níveis como de baixo risco e de alto risco.[2] Descrições detalhadas desses níveis são fornecidas na USP, e o leitor deve consultar essa fonte para obter detalhes. Da mesma forma, o ASHP classificou os níveis de risco, mas em três categorias, com detalhes relativamente mínimos das descrições da USP.[3] O artigo de Avis fornece uma comparação entre as duas classificações e uma discussão sobre as exigências de qualidade para a preparação de produtos estéreis preparados na farmácia.[6]

O processamento de baixo risco dos medicamentos para uso domiciliar normalmente consiste em começar com substâncias estéreis comercialmente disponíveis, incluindo injetáveis de grande volume (LVI), injetáveis de pequeno volume (SVI) e pós estéreis, embalados em recipientes primários vedados. O pro-

*Falecido

cessamento desses produtos ocorre por combinação, diluição, subdivisão ou outro tipo de manipulação de maneira não-complexa para produzir outros produtos a fim de atender às necessidades prescritas de um, ou no máximo, de um pequeno grupo de pacientes. Os dispositivos utilizados para realizar as manipulações também são normalmente estéreis, limpos, embalados e descartáveis. Esses dispositivos normalmente possibilitam transferências na manipulação com exposição limitada ao meio ambiente — um sistema *fechado*. A exigência primária do processamento é a manutenção da esterilidade e de outros aspectos que não possibilitem contaminação e a qualidade total necessária dos medicamentos para uso domiciliar quando aviados.

O risco de contaminação aumenta se os medicamentos para uso domiciliar forem formados por componentes que não são estéreis, se o processamento for realizado utilizando-se tanques abertos ou procedimentos múltiplos e complexos, se for necessária exposição ambiental durante um período de tempo relativamente longo ou quando se antecipa uma vida de prateleira relativamente longa. Essas condições enquadram-se na classificação de *alto risco*. O farmacêutico deve ser treinado para ser capaz de diferenciar o nível de risco necessário para a preparação de determinado medicamento para uso domiciliar e definir os procedimentos a serem adotados.

Como a maioria dos medicamentos para uso domiciliar não é preparada a partir de materiais brutos, mas a partir de produtos já manufaturados, e as manipulações consistem em transferências de líquido medidas de forma precisa, a necessidade de testes de controle da qualidade é limitada. Entretanto, o farmacêutico é responsável pela qualidade de todos os produtos aviados, e testes confirmatórios devem ser realizados quando adequados. Nesses casos, ajustes precisam ser feitos para as amostras, por exemplo, preparando-se produtos em duplicata, de modo que um possa ser testado ou através de um programa planejado de amostras (por exemplo, um de um grupo de 10 produtos semelhantes ou idênticos).

Deve-se observar que outras características distintas dos medicamentos para uso domiciliar incluem vida de prateleira relativamente curta de 30 a 60 dias, rápida distribuição pelos sistemas de transporte comercial e armazenamento e administração ao paciente por profissionais de saúde nas residências. Conforme já mencionado, nos EUA essas atividades de administração normalmente são controladas pelos conselhos estaduais de farmácia e não pela Food and Drug Administration (FDA), como a indústria farmacêutica seria.

INSTALAÇÕES

As instalações devem ser planejadas para fornecer espaço adequado para a carga de trabalho antecipada, e para uma futura expansão na carga de trabalho. Com muita freqüência, o espaço para expansão não é fornecido inicialmente, e, à medida que as demandas de serviço aumentam, a capacidade de manter o controle ambiental e dos processos é comprometida devido à aglomeração.

A instalação para processamento asséptico precisa ser planejada para evitar contaminação dos medicamentos para uso domiciliar durante o processamento. Portanto, a instalação precisa ser limpa e higienizada, com um mínimo de locais para abrigo de partículas e fendas ou outros locais onde a sujeira possa se acumular. Isso significa que as superfícies estruturais do teto, paredes e assoalhos, e as superfícies de trabalho e de armazenamento devem ser lisas e resistentes à limpeza e higienização. Superfícies de trabalho de aço inoxidável e superfícies de estruturas revestidas de epóxi (ou de material semelhante) são preferidas porque, em geral, atendem às características necessárias da superfície. O equipamento e os instrumentos também devem atender, o máximo possível, a essas exigências gerais. Equipamento com motores que contêm partículas que não podem ser limpas, engrenagens e outras estruturas desse tipo devem ser guardados, de preferência em armários de aço inoxidável.

A distribuição das instalações deve ser planejada a fim de fornecer um fluxo de trabalho conveniente, com passagem mínima e progressão controlada através de estruturas de barreira, portas ou passagens de ambientes não-controladas (como depósitos) para ambientes cuja limpeza é cada vez mais controlada. O ambiente precedente serve como uma área intermediária para reduzir a entrada de contaminantes na área seguinte de maior nível de limpeza.

O local de trabalho mais crítico é a área de Classe 100 (não mais de 100 partículas $> 0,5\ \mu m$, ou maiores, por $30\ cm^3$) onde as manipulações do processamento de medicamentos para uso domiciliar serão realizadas. Essa é, em geral, uma bancada de fluxo de ar laminar (BFAR), sendo o jato de ar limpo pela passagem através de um filtro de ar particulado de alta eficiência (HEPA — *high-efficiency particulate air*). O jato de ar de fluxo laminar varre de forma eficiente e contínua a área de trabalho com ar limpo a uma velocidade de 90 fpm $\pm 20\%$. Para obter mais detalhes sobre as classes de limpeza do ar, operações de ar limpo e fluxo de ar laminar, veja Cap. 41.

Um exemplo de planta-baixa de uma unidade de tamanho médio, obtida da USP,[2] é mostrado na Fig. 119.1. Utilizando esse exemplo, os procedimentos operacionais para o controle do ingresso de contaminação podem ser ilustrados como se segue. Os suprimentos são levados do depósito para a linha de demarcação em carrinhos dentro de caixas de papelão. São cuidadosamente removidos das caixas e transferidos para um carrinho da área limpa previamente limpo e higienizado com isopropil filtrado (IPA) na ante-sala, com limpeza e higienização das superfícies, em geral com um pano umedecido em IPA. Os itens de suprimento são então levados no carrinho para a área intermediária, sendo as rodas higienizadas na entrada.

Suprimentos limpos e higienizados podem ser temporariamente armazenados na área intermediária, mas de preferência os itens de que o turno necessita devem ser utilizados diretamente do carrinho. Os carrinhos com material são colocados em posição conveniente para o uso dos operadores na BFAR. No fim do turno ou se necessário mais cedo, o operador deve limpar e higienizar o interior da BFAR, limpar e higienizar outras superfícies de trabalho, reorganizar as áreas de trabalho e, a seguir, remover o(s) carrinho(s) de material da área

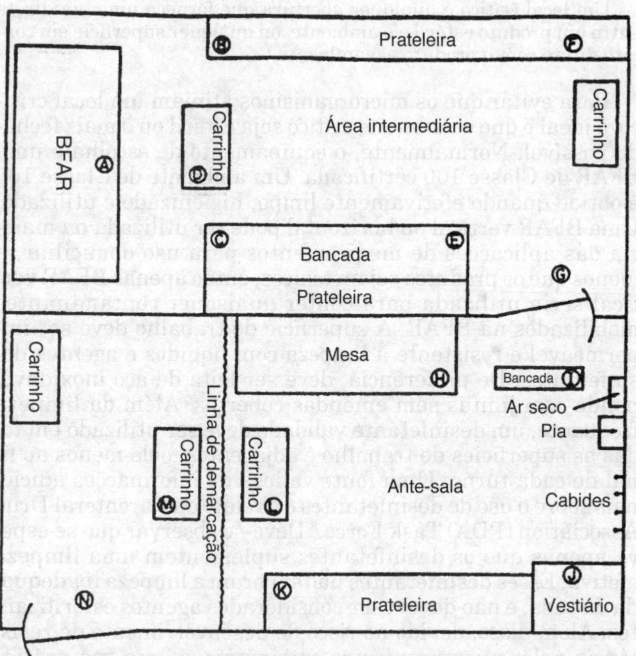

Fig. 119.1 Exemplo de planta-baixa. As letras dentro dos círculos são locais sugeridos para amostras ambientais. (Copiado com permissão da USP 23-NF18. Todos os direitos reservados, © 1996. The United States Pharmacopeial Convention, Inc.)

intermediária, com todo o material não-utilizado. A equipe responsável pela limpeza deve retirar o lixo e limpar e higienizar os assoalhos durante o intervalo dos turnos, obedecendo ao procedimento de operação padrão (POP) estabelecido.

O exemplo dado tem propósitos ilustrativos. Detalhes das instalações e de sua operação variam de acordo com as necessidades, projeto das instalações e carga de trabalho de um determinado centro de tratamento domiciliar.

Deve-se mencionar a provável próxima geração de instalações para a preparação de medicamentos para uso domiciliar — isolantes. Esses isolantes foram recentemente introduzidos nos EUA, mas já são utilizados há algum tempo na Inglaterra e em outros países europeus. Pelo projeto, a instalação isola a área crítica de Classe 100 da área controlada que a circunda com paredes de aço inoxidável ou janelas de plástico transparente. A área crítica é esterilizada (não apenas higienizada) antes de ser utilizada. O acesso da equipe, também isolado da área crítica, ocorre através de portas em luva ou metades seladas nas paredes. O material estéril ou externamente higienizado é introduzido na área crítica através de portas de entrada *de atravessar*, o elo mais fraco no processo se for utilizada higienização em vez de esterilização. Os relatos indicam que as taxas de contaminação dos medicamentos para uso domiciliar podem ser acentuadamente reduzidas.

Controle Ambiental

Os microrganismos e as partículas de poeira estão em todos os locais de trabalho, até mesmo em uma sala estéril tradicional. Quando suspensos no ar, é mais provável que entrem em um recipiente aberto do produto ou em qualquer outra superfície exposta. Portanto, o objetivo do controle ambiental em uma sala estéril é minimizar a presença de todos os contaminantes na medida do possível, sobretudo aqueles que são transmitidos pelo ar ou potencialmente transmitidos dessa forma. No processamento asséptico, é particularmente importante controlar microrganismos no ambiente onde produtos que se pretende que sejam estéreis são processados, porque não há uma etapa de esterilização no final do processo. Portanto, é preciso evitar que os microrganismos atinjam qualquer local crítico. Conforme definido pela USP

> Um local crítico é qualquer abertura que forneça uma via direta entre um produto estéril e o ambiente, ou qualquer superfície em contato direto com o produto e o ambiente.[7]

Para evitar que os microrganismos atinjam um local crítico, o ideal é que o ambiente crítico seja estéril ou o mais fechado possível. Normalmente, o equipamento de escolha é uma BFAR de Classe 100 certificada. Um ambiente de Classe 100 é obtido quando efetivamente limpo, higienizado e utilizado. Uma BFAR vertical ou horizontal pode ser utilizada na maioria das aplicações de medicamentos para uso domiciliar, a menos que os produtos sejam tóxicos, então apenas BFAR vertical seria utilizada para conter quaisquer contaminantes mobilizados na BFAR. A superfície de trabalho deve ser impermeável e resistente à limpeza com líquidos e agentes desinfetantes. De preferência, deve ser feita de aço inoxidável polido com juntas sem emendas cobertas. Além da limpeza freqüente, um desinfetante validado deve ser utilizado em todas as superfícies de trabalho e adjacentes, pelo menos ao final de cada turno. Uma fonte valiosa de informações adicionais sobre o uso de desinfetantes é o relato da Parenteral Drug Association (PDA) Task Force.[8] Deve-se observar que se espera apenas que os desinfetantes suplementem uma limpeza efetiva. Esses desinfetantes não superam a limpeza inadequada da casa, e não devem ser considerados agentes esterilizantes. Além disso, devido ao risco de desenvolvimento de resistência pelos microrganismos ambientais, é uma boa prática mudar de desinfetante pelo menos a cada 6 meses.

Embora uma BFAR de Classe 100 certificada seja bastante efetiva na manutenção do ambiente asséptico, o fluxo de ar laminar é relativamente delicado, e sua eficiência total é afetada pelo ambiente que o circunda. Conseqüentemente, a BFAR deve ser circundada por uma zona intermediária com controle ambiental apenas ligeiramente menor, como mostrado na Fig. 119.1. Todos os procedimentos assépticos críticos devem ser realizados no ambiente de Classe 100, e os operadores devem ser bem treinados nas técnicas assépticas. A área intermediária deve ser uma sala estéril de Classe 10.000 ou melhor, e utilizada para descontaminação final das superfícies externas do material antes de sua introdução na BFAR e para armazenamento por curto prazo de material limpo a ser utilizado na BFAR. O número de pessoas na área intermediária sempre deve ser limitado àquelas adequadamente autorizadas e treinadas, e seu número não deve ser superior ao necessário para a realização das tarefas necessárias.

A ante-sala mostrada na Fig. 119.1 é projetada para descontaminação do material, do equipamento e da equipe antes de sua entrada na área intermediária. Em outras palavras, a ante-sala é utilizada para interromper o potencial fluxo de contaminantes do depósito para a área intermediária, uma etapa muito crítica no controle da potencial contaminação dos medicamentos para uso domiciliar. Na ante-sala, por exemplo, o material seria removido das caixas de embarque, a seguir limpo e higienizado externamente antes de ser colocado nos carrinhos limpos e higienizados para entrada na área intermediária. O material seria, então, mais uma vez limpo e higienizado externamente antes de ser colocado na BFAR. Outros detalhes sobre essas etapas de controle podem ser encontrados na USP.[7]

Monitoração Ambiental

Uma avaliação do nível de controle atingido e mantido no ambiente de uma sala estéril pode ser realizada medindo-se a contagem total de partículas (partículas viáveis e não-viáveis) em amostras do ar de pelo menos 10 ft^3, em geral com aparelhos eletrônicos para coleta de amostras. Os resultados são instantaneamente disponíveis. As contagens de partículas viáveis necessárias para monitoração asséptica são feitas através de um ou mais dos vários métodos, como placas de fixação, placas de contato, amostragens de ágar ou amostras centrifugadas, mas os resultados só estão disponíveis após o período de incubação, em geral de 48 horas. O período de incubação é necessário para permitir que os microrganismos se multipliquem (cresçam), de modo que as colônias se tornem visíveis. A contagem é determinada em unidades formadoras de colônia (ufc), mas não se sabe se cada colônia surge ou não a partir de um único microrganismo. Algumas vezes, é necessário obter-se uma amostra suficientemente grande para detectar microrganismos. Esse fato precisa ser particularmente considerado nos ambientes de Classe 100, onde se espera que o número de microrganismos seja muito baixo. Nesses casos, pode ser necessário obter-se uma amostra com volume igual ou superior a 30 ft^3. Mais detalhes sobre monitoração ambiental podem ser encontrados no Cap. 41 e no Manual Técnico da PDA.[9]

PROGRAMA DE MONITORAÇÃO AMBIENTAL — Um programa de monitoração ambiental deve ser estabelecido para indicar o nível de controle, em especial microbiano, obtido e mantido nas salas estéreis. Utilizando dois ou mais dos métodos de amostragem antes mencionados (por exemplo, placas de fixação, placas de contato e amostragens de ágar), selecione os locais, a freqüência e o período de tempo (para monitoração do volume) necessários para fornecer as informações adequadas sobre o nível de controle microbiano que está sendo mantido. Isso é mais bem determinado realizando-se amostragens em muitos locais diariamente por, no mínimo, 2 semanas, preferencialmente confirmado repetindo-se a amostragem 6 meses depois. Além disso, pelo menos o dedo indicador de cada operador deve ser passado na placa de contato. A partir dos dados médios obtidos, um número selecionado e reduzido de locais deve ser escolhido que, quando monitorados de forma rotineira, indicariam melhor o controle que está sendo mantido. Isso deve incluir locais no ambiente de Classe 100

Quadro 119.1 Uma Amostra do Programa de Monitoração Microbiano Ambiental Dinâmico

LOCAL	ufc BASAL	NÍVEL DE AÇÃO DE BAIXO RISCO	NÍVEL DE AÇÃO DE LTO RISCO
Placas de Fixação[a]			
A	0, 1	3	2
D	2, 3	6	4
E	4, 5	10	6
J	5	10	7
L	8	15	10
Placas de Contato			
D	2, 3	6	4
E	4, 6	10	7
J	6	12	8
L	8	15	10
STA ou Amostra da Impactação[b]			
A	0, 1	3	2
E	5	10	7
H	8	15	10

[a]Baseado em 3 horas de exposição, exceto 1 hora em "A". Veja Fig. 119.1 para localizações.
[b]Baseado em amostras de 10 ft^3.
Copiado com permissão da USP23-AF18.

e também locais que se esperaria que mostrassem o primeiro sinal de aumentos inaceitáveis nos níveis microbianos se o controle tiver sido perdido.

Um programa de amostras baseado na planta-baixa da Fig. 119.1 é descrito na USP, Capítulo (1206), e um exemplo do grupo de dados coletados é fornecido no Quadro 119.1.[10] Os dados do exemplo sugerido para os níveis de ação (a contagem das unidades formadoras de colônia indicando possível perda do controle e exigindo ação para sua correção) para os produtos de baixo risco e de alto risco são fornecidos com níveis de ação adequadamente mais baixos quando os produtos de alto risco estão sendo processados. Este é um exemplo de programa para orientação, e os resultados devem ser ajustados de acordo com cada farmácia de tratamento domiciliar.

Um programa que fornece menos dados, porém provavelmente aceitável se todos os controles estiverem no local, seria utilizar apenas placas de fixação e de contato para teste.

Um programa de monitoração ambiental importante fornece informações fundamentais que são essenciais para assegurar que o risco de contaminação dos medicamentos para uso domiciliar está sob controle e é mínimo. Sem esses dados, a aceitabilidade dos produtos assepticamente preparados como estéreis é muito incerta. Muitos dados referentes ao desenvolvimento de um programa de monitoração e dos métodos utilizados para sua monitoração são encontrados no PDA Technical Report No 13.[9] Embora orientados para a indústria, são fornecidos princípios básicos e métodos, e sua aplicação em um centro de tratamento domiciliar pode ser imediatamente obtida.

Os medicamentos utilizados no tratamento domiciliar, seja LVI ou SVI, são administrados aos pacientes por infusão. Os tipos típicos de terapias de infusão que foram fornecidos durante anos incluem nutrição parenteral e enteral, agentes antiinfecciosos, quimioterapia, tratamento da dor e hidratação. Entretanto, os fornecedores de infusão domiciliar atuais expandiram suas terapias para incluir tratamento com quelação, terapias de inalação e administração de imunoglobulinas IV, esteróides, agentes cardíacos (inotrópicos), hormônio de crescimento humano, hemoderivados-transfusões, fatores estimulantes de colônias e outros produtos da biotecnologia.[1]

DISPOSITIVOS DE MANIPULAÇÃO

Os medicamentos do tratamento domiciliar baseiam-se muito em dispositivos automáticos de manipulação para a preparação asséptica dos produtos estéreis. Os dispositivos de manipulação comumente utilizados enquadram-se em duas categorias: aqueles utilizados para preparação de soluções de nutrição parenteral total (NPT) IV (misturas de nutrientes totais (MNT)) ou grande volume de soluções de hidratação e aqueles utilizados para SVI, como antibióticos e medicamentos para tratamento da dor. Os dispositivos SVI são utilizados para misturar soluções em sistemas menores de liberação de substâncias, como bolsas plásticas vazias, seringas e outros dispositivos elastoméricos descartáveis. Dispositivos de manipulação comuns utilizados para preparar ambos os tipos de produtos para infusão domiciliar estão relacionados no Quadro 119.2.

A equipe da farmácia do tratamento domiciliar precisa assegurar que o equipamento, o aparato e os dispositivos utilizados para manipular produtos estéreis são capazes de operar consistentemente de forma adequada e nos limites de tolerância da quantidade aceitável. A farmácia deve ter por escrito as normas e os procedimentos para calibração do equipamento, manutenção anual, monitoração operacional e procedimento de controle da qualidade. A equipe da farmácia precisa documentar as avaliações rotineiras da manutenção do equipamento e deve estar qualificada através de treinamento específico e experiência para utilizar, de forma hábil, qualquer equipamento ou dispositivos necessários para a preparação de produtos estéreis.

DISPOSITIVOS DE MANIPULAÇÃO LVI — A maioria dos dispositivos de manipulação utilizados para preparar líquidos NPT e MNT são dispositivos eletromecânicos que medem soluções e suspensões opacas e transparentes em volumes programados pelos operadores. Na verdade, esses dispositivos de manipulação utilizam pesagem gravimétrica calibrada para converter e monitorar o volume real programado. Com freqüência, esses dispositivos são utilizados como instrumentos isolados ou podem estar ligados a um computador. Os dispositivos para manipulação de NPT utilizam um controle de sistema com microprocessador, que fornece o dispositivo com um medidor de *autoteste*, para assegurar a integridade das funções de controle elétrico. O computador ligado a esses dispositivos fornece a transferência dos dados corretos de forma automatizada compatível com os métodos de avaliação padrão da farmácia. A precisão da unidade de manipulação é obtida através da pesagem real da solução que está sendo liberada, convertida por um cálculo de densidade específica para o volume necessário transferido. Portanto, se inadvertidamente houver transferência de ar, este não alterará a precisão da solução manipulada.[11]

Tipicamente, esses dispositivos têm múltiplos canais para bombeamento de soluções de aminoácidos, dextrose, eletrólitos acumulados e/ou emulsões de gordura (lipídios) IV no recipiente ou bolsa final da substância. Os componentes da NPT normalmente não utilizam uma etapa de filtração 0,22 μm esterilizante como parte do processo de preparação da mistura, devido à resistência ao fluxo induzida pelo filtro e pelo fato de que este é um sistema fechado para aviar soluções estéreis. Entretanto, se for criado um acúmulo de eletrólitos para subseqüente colocação em uma bolsa de NPT individual, a solução final deve ser filtrada através de um filtro de 0,22 μm antes de ser inserida na unidade do componente automatizado. Essa etapa é incluída porque o processo está utilizando um sistema aberto com exposição relativamente longa da solução ao meio ambiente, e essa etapa elimina qualquer contaminação microbiológica inadvertida introduzida durante o processo de manipulação.

O PROCESSO DE MANIPULAÇÃO DA SOLUÇÃO — Em geral, na prática da farmácia do tratamento domiciliar, os técnicos de farmácia realizam a verdadeira manipulação de produtos estéreis. A grande maioria dos estados norte-americanos permite que os técnicos manipulem os produtos estéreis sob a supervisão de um farmacêutico licenciado.

Antes de realmente manipular uma solução IV, os componentes iniciais individuais devem ser selecionados por um técnico e, a seguir, avaliados por um farmacêutico. Essa avaliação é realizada para minimizar quaisquer riscos de selecionar

Quadro 119.2 Dispositivos de Manipulação Comumente Utilizados em Farmácias na Preparação de Produtos para Infusão Domiciliar

NOME DA BOMBA/MODELO	CUSTO (APROXIMADO)	CUSTO DO CONJUNTO	VELOCIDADE DO FLUXO/FAIXA	SISTEMAS DE ALARME	COMENTÁRIOS
Acacia, Inc. *Pharm pump II w/Label Blaster*	US$ 2.200 sem impressora	N/A	14 mL/s	Sim, fonte vazia, defeito	
Acadia, Inc. *Robotic XY Module*	US$ 6.000	N/A	30, 90 & 120 mm/s	N/A	Utilizado com Pharm II Pump para encher vários recipientes, isto é, medicamentos respiratórios e orais
Baxa Corporation *Exacta-Mix 600 Universal Pump*	US$ 6.500	N/A	13,5 mL/s Precisão: ± 2% em 1 mL	Fonte do recipiente, final do enchimento, porta aberta, entrada incorreta	Altamente preciso, calibra automaticamente
Baxa Corporation *Repeater Pump, #095*	US$ 2.600	N/A	13,5 mL/s velocidade máxima de fluxo Precisão: ± 2% em 1 mL	Fonte do recipiente, final do enchimento, porta aberta, entrada incorreta	Bombeia rapidamente qualquer solução e viscosidade com precisão
E.P.S., Inc. *Unispense Pump*	US$ 1.700	US$ 187/10 grupos	± 1%	Proteção maior que a faixa, entrada ilógica	
Excelsior Medical Corporation *Pharm-Assist Dispensing Pump*	US$ 2.500	US$ 7,95-US$ 9,95	± 1%	Vários	20 localizações de memória, 150 medicamentos/doses armazenados para rotulador de alta velocidade

De *Pharmacy Practice Aews*, July 1998, p 13.

o(s) produto(s) incorreto(s). Esses componentes são, em geral, produtos IV comerciais estéreis e embalados que foram submetidos a teste e liberação pelo controle da qualidade. As superfícies externas das embalagens são, então, limpas e higienizadas, e as embalagens são levadas para a sala estéril.

O operador deve calibrar o composto diariamente de acordo com as recomendações e instruções do fabricante. Em geral, essas avaliações da calibração são documentadas em um livro de registro QC e/ou em registro da manipulação. A seguir, o técnico conecta o conjunto de transferência do dispositivo de manipulação ao próprio dispositivo. Cada tipo diferente de composto tem seu próprio conjunto plástico de transferência de solução. Tipicamente, esses conjuntos não podem ser trocados entre os diferentes dispositivos de manipulação, porque as configurações são propositadamente diferentes. Os recipientes adequados para a solução são então conectados ao dispositivo de manipulação.

A seguir, o operador que está realizando a manipulação programa o dispositivo inserindo os volumes específicos de cada uma das diferentes soluções, isto é, aminoácidos, dextrose, acúmulo de eletrólitos e/ou emulsão gordurosa. As variações habituais de volume para esses líquidos são de 10 a 5.000 mL. A densidade específica de cada uma das respectivas soluções é, então, programada no computador do dispositivo de manipulação. Os limites para as densidades específicas são, em geral, de 0,50 a 3,00 para cada estação de bomba.[11]

Antes de ligar a máquina, os operadores devem avaliar visualmente o nível da solução em cada recipiente de solução no estoque para assegurar-se de que existe suprimento adequado e deve verificar se a bolsa do produto final foi adequadamente conectada ao conjunto de transferência. Os operadores também devem assegurar-se de que não existem torções, locais clampeados ou outras obstruções no tubo.

Imediatamente após a transferência do volume adequado das soluções para o recipiente final, a bolsa é removida do combinador, o ar é expelido e a bolsa fechada. As bolsas são plissadas manualmente ou com um dispositivo que utiliza ondas de freqüência de rádio para selar as bolsas com aquecimento. O peso esperado da bolsa com NPT final deve ter sido calculado. As bolsas de manipulação final do produto podem, então, ser pesadas em uma balança para fornecer uma segunda avaliação QC de densidade, para exatidão.

Alguns dos dispositivos de manipulação atuais fornecem até 23 estações de bomba diferentes. Microcombinadores permitem aviar de forma asséptica e precisa os eletrólitos para as soluções NPT/MNT combinadas com alíquotas baixas, de volume de até 0,2 mL.

Muitos dispositivos de manipulação nutricional têm uma superfície de contato com embalagens de *software* e simplificam a formulação das soluções de NPT, sobretudo automatizando os cálculos complexos que ajudam a reduzir os erros. Além disso, esses instrumentos geram registros da manipulação e rótulos de prescrição para o produto composto. Os rótulos de prescrição podem ser criados em vários formatos diferentes, incluindo desde uma lista completa de todos os componentes e quantidades utilizadas, bem como um resumo das informações clínicas, como número total de calorias, quantidade de proteínas, carboidratos e gorduras e a osmolaridade.

DISPOSITIVOS DE MANIPULAÇÃO SVI — Além dos dispositivos de manipulação nutricional, as farmácias de tratamento domiciliar também utilizam combinadores para preparar soluções SVI. Esses dispositivos de combinação são utilizados com mais freqüência para o acúmulo de soluções de eletrólitos e/ou para reconstituição de substâncias durante operações prolongadas de enchimento. As soluções são colocadas em sistemas menores de liberação de substâncias, como seringas plásticas, frascos, bombas elastoméricas descartáveis, cassetes ou bolsas vazias.

O volume liberado para esses tipos de dispositivos de manipulação varia tipicamente de 0,01 a 9.999 mL.[12] Assim como os dispositivos de manipulação nutricional, esses combinadores também utilizam conjuntos de transferência de marcas específicas. Antes do procedimento, a bomba deve ser calibrada de acordo com as instruções do fabricante. A seguir, o operador conecta assepticamente o conjunto de transferência ao rotor da bomba do dispositivo de manipulação. O conjunto de transferência é então preparado e, utilizando-se um adaptador em espícula universal, é conectado a um recipiente de fonte primária. O operador insere o(s) volume(s) desejado(s) da bomba em um painel numérico, e a solução é colocada no recipiente final. Cada unidade é completamente preenchida em uma etapa do enchimento, uma unidade de cada vez.

À medida que opera, a bomba deduz e registra o volume liberado do volume do recipiente fonte. Assim que todas as unidades são preenchidas, o tubo de transferência é desconectado da unidade final, e todo o ar presente é aspirado.

Ao preencher os sistemas específicos de liberação de substâncias, tais como dispositivos elastoméricos, é muito importante obedecer às informações do fabricante sobre a velocidade. Devido às altas pressões necessárias para encher esses dispositivos de forma exata, o desgaste do tubo do conjunto de transferência pode ser muito grande. Portanto, recomenda-se que o tubo de transferência seja examinado após cerca de 50 enchimentos, para possível reposição.[12] Muitos dos dispositivos de manipulação SVI têm uma função de memória para armazenar informações sobre o aviamento para procedimentos subseqüentes.

Controle de Qualidade dos Dispositivos de Manipulação

Como já mencionado, as bolsas de NPT/MNT ou os sistemas de liberação de substâncias para pequena infusão podem ser duplamente checados pesando-se o recipiente ou o produto final para fornecer uma segunda avaliação densitométrica da quantidade da solução final aviada. Além disso, muitos dos dispositivos de manipulação utilizados na prática farmacêutica possuem algum tipo de sistema de verificação com código de barra computadorizada. Esses sistemas identificam claramente as diferentes soluções utilizadas no processo de manipulação e evitam que o dispositivo de manipulação funcione se tiver ocorrido algum erro.

O índice refrativo (IR) também pode ser utilizado para determinar a exatidão de algumas das soluções de nutrientes combinados. O IR serve como um prognosticador grosseiro da exatidão da manipulação, por exemplo, para soluções glicosadas ou soluções que contêm glicose. O IR é a relação entre a velocidade normal da luz no ar e a velocidade na solução que está sendo testada. O uso do IR como um teste QC é particularmente útil nas soluções de NPT neonatais e pediátricas, para as quais a exatidão da manipulação é particularmente importante. O IR baseia-se em constantes específicas para glicose e aminoácidos e sua relação com a da NPT composta final.[13]

EQUIPE

Sabe-se que a equipe é a principal fonte de contaminação em uma sala estéril devido ao depósito inerente de partículas viáveis e não-viáveis provenientes de suas roupas e superfícies corporais. O uso de uniformes ajuda a conter essas partículas, mas a higiene pessoal e as atividades físicas características de cada operador desempenham um papel fundamental no depósito de partículas no ambiente. Portanto, treinar a equipe para que compreenda suas características pessoais e como controlar sua emissão de partículas enquanto realizam boas práticas de assepsia (BPA) é um problema muito importante.

JALECOS — Presumindo-se a prática de boa higiene pessoal, o depósito de partículas aumenta à medida que o nível de atividade aumenta. Como os farmacêuticos e técnicos do tratamento domiciliar normalmente ficam em pé ou sentam-se a uma BFAR, seu nível de atividade será moderado. Entretanto, eles se encaminham para a área crítica de trabalho e correntes de ar podem passar da frente de seus uniformes em direção ao local de trabalho crítico, e se dirigem à área de trabalho. Portanto, devem ser utilizados luvas e jalecos esterilizados, máscaras faciais e toucas para o cabelo sem partículas e muito limpas. As mangas dos jalecos devem ser compridas, fechadas na altura dos punhos, e eles devem ser fechados na frente e na altura do joelho. A prática freqüente de utilizar escovas é questionada porque normalmente elas retêm muitos fiapos de tecido. Jalecos de polímero sintético são os preferidos. Além disso, os jalecos nunca devem ser vestidos na área intermediária; devem ficar na sala estéril.

Luvas esterilizadas devem ser usadas, embora sejam rapidamente contaminadas pelas superfícies das embalagens higienizadas (não esterilizadas), superfícies das BFAR e outras superfícies de contato. As luvas devem ser higienizadas novamente com freqüência com IPA estéril. As máscaras faciais podem ser omitidas se o trabalho for realizado em uma BFAR, e a proteção transparente sempre deve ser mantida entre a boca e a área de trabalho crítico. Coberturas para os sapatos também devem ser calçadas para reduzir a contaminação proveniente do assoalho da área intermediária.

ADOTANDO BPA — Os farmacêuticos e os técnicos precisam ser treinados para compreender sua propensão natural para contaminar o ambiente e o impacto que suas atividades exercem na introdução dessa contaminação no medicamento para uso domiciliar com o qual estão trabalhando. Em geral, a principal preocupação é evitar contaminação microbiana, mas material particulado e outras contaminações físicas e químicas também geram preocupação. Portanto, os operadores precisam aprender como adotar boas práticas de assepsia (BPA) de forma automática, para reduzir o risco de contaminar o medicamento para uso domiciliar que está sendo preparado. Em geral, reconhece-se que, no contexto das BPA, o maior risco de contaminar um produto é através do tato. Portanto, atenção especial é necessária para aprender a evitar esse problema potencial.

Limitações de espaço não permitem descrições detalhadas das práticas que constituem BPA, que são mais bem aprendidas com orientação e prática pessoal. Entretanto, Avis forneceu uma relação (veja Fig. 119.2) de algumas das principais práticas que devem ser seguidas.[6]

TREINAMENTO

Considerando-se que o potencial de sucesso na preparação de um medicamento para uso domiciliar estéril depende da capacidade e da confiança do farmacêutico ou do técnico, o treinamento e a avaliação dessa equipe precisam ser considerados uma prioridade. Para que o profissional pratique BPA de forma efetiva, o operador deve compreender alguns dos itens que fundamentam essa prática. Portanto, um dos objetivos do treinamento é transmitir o conhecimento básico, incluindo as características necessárias de uma forma farmacêutica estéril de uma substância, os motivos para os altos padrões de pureza necessários para esses produtos, as medidas aplicadas de controle da qualidade, as instalações necessárias e sua operação, as necessidades ambientais para o processamento e a função dos operadores na realização das BPA. Este capítulo fornece um breve resumo desse conhecimento, mas outras referências citadas devem ser consultadas para maiores detalhes.[2-6]

Métodos

O conhecimento mais completo retido apenas na mente não resulta em operadores confiáveis e peritos; eles precisam ser

1. Boa prática de higiene pessoal, deve ser organizado e ter bom senso.
2. Estar saudável, sem eczema ou outras erupções cutâneas e sem alergias ou outras condições que causem espirros e tosse.
3. Lavar completamente as mãos e os braços ou desinfetá-los com álcool.
4. Vestir os uniformes de forma adequada, evitando contaminação dos componentes externos limpos/estéreis do mesmo.
5. Substituir o uniforme ou partes dele que tenham sido contaminados enquanto estiver vestindo-o ou trabalhando.
6. Usar luvas de látex estéreis como etapa final da vestimenta.
7. Higienizar todas as superfícies internas da BFAR (exceto a face do filtro HEPA) com um agente sanitário adequado, em geral IPA.
8. Higienizar as luvas de látex (em geral com IPA) com a freqüência necessária enquanto estiver realizando BPA para manter a condição asséptica das superfícies externas.
9. Substituir as luvas por outras novas e estéreis se elas tiverem sofrido punção ou laceração.
10. Mover-se de forma lenta, suave e gentil.
11. Não falar desnecessariamente.
12. Não interromper o fluxo de ar laminar filtrado HEPA dentro da área crítica.
13. Não colocar os braços ou qualquer outro objeto não-estéril acima do local crítico no fluxo de ar laminar vertical (VLAF) ou por trás de um local crítico no fluxo de ar laminar horizontal (HLAF).
14. Não vaporizar ou salpicar desinfetante onde o líquido possa penetrar no recipiente de um produto ou atingir outros locais que entram em contato com o produto.
15. Não introduzir quaisquer embalagens na área intermediária, a menos que seu exterior tenha sido adequadamente higienizado ou esterilizado.
16. Minimizar o movimento dentro e fora da BFAR.
17. Distribuir o material estéril na área crítica de modo a não interromper o fluxo de ar laminar e fornecer processamento eficiente do(s) produto(s).
18. Higienizar novamente as luvas com IPA após manipular qualquer embalagem se houver dúvida quanto à esterilidade de seu exterior ou das superfícies, tais como os interruptores das bombas de mistura.
19. Cooperar com os outros operadores e ajudar mutuamente na manutenção de BPA adequadas.
20. Passar pelas portas, cortinas plásticas ou outras passagens de forma lenta e cuidadosa para minimizar a geração de fortes correntes de ar potencialmente contaminantes.
21. Não deixar vidros abertos, tanques ou outros locais críticos expostos ao meio ambiente durante intervalos ou outros atrasos na operação.
22. Inspecionar todo o material antes de utilizá-lo e ao produto final após a preparação à procura de defeitos.
23. Remover o material utilizado e limpar/higienizar a área de trabalho, conforme necessário.
24. Preparar e afixar os rótulos adequados e preencher documentos longe da área crítica, ou, de preferência, levar o produto para fora, de modo que uma outra pessoa possa fazer o serviço burocrático.
25. Remover cuidadosamente os uniformes utilizados para evitar distribuir a contaminação corporal acumulada antes de sair da área.
26. Deixar o motor do filtro HEPA funcionando o tempo todo.

Fig. 119.2 Algumas práticas fundamentais de BPA. (Reproduzido com permissão de Avis KE. Assegurando a qualidade dos produtos estéreis preparados na farmácia. *Pharmaguide to Hospital Medicine* 1996: 9(2):11-12. Copyright 1996, Lawrence Della Corte Publications. Todos os direitos reservados.)

motivados a aplicá-lo de forma efetiva. Portanto, a instrução didática precisa estar associada à instrução experimental, e ambas precisam ser transmitidas com entusiasmo e motivação.

INSTRUÇÃO DIDÁTICA — O conhecimento intelectual pode ser transmitido através de conferências formais, através de métodos informais de discussão ou por instrução individual. Cada método apresenta vantagens e desvantagens. A conferência formal fornece a abordagem mais organizada para transmitir o corpo de conhecimento desejado. Todos os participantes recebem as mesmas informações, mas isto não significa que todos as compreendam igualmente. Grupos relativamente grandes podem ser treinados, e auxílios visuais podem ser utilizados de forma efetiva.

A discussão informal tem a vantagem de encorajar o aprendizado através da participação ativa do indivíduo. Entretanto, é mais difícil manter o controle organizado dos tópicos a serem abordados. Por outro lado, a relevância para as necessidades do trabalho pode, em geral, ser implementada mais efetivamente, e a maior compreensão do estudante pode ser avaliada diretamente, sobretudo se a instrução for individual. Devido ao número freqüentemente pequeno de estagiários, o treinamento individual é comum. Com esse tipo de instrução, é responsabilidade do instrutor fornecer atenção minuciosa aos riscos de interrupções, preparação inadequada e diferenças entre os instrutores ou de tempos em tempos na qualidade das instruções fornecidas. Por outro lado, a instrução individual pode ser o método mais eficaz quando aplicado efetivamente.

TREINAMENTO EXPERIMENTAL — A capacidade de realizar as BPA necessárias para preparar medicamentos para uso domiciliar estéreis de forma segura, exata e elegante é o objetivo do treinamento experimental. Normalmente, este treinamento deve ser realizado por um supervisor perito ou treinador que utiliza produtos de imitação para estabelecer os princípios para o nível de capacidade necessário do aprendiz. A prática subseqüente para desenvolver melhores capacidades pode ser realizada sob a orientação de um operador experiente, com um supervisor. Antes de permitir que o estagiário prepare produtos para serem utilizados por um paciente, ele precisa ser aprovado pelo supervisor e passar no programa de validação. Novo treinamento deve ser aplicado sempre que o operador falhar na revalidação, as observações sugerirem negligência, ou pelo menos anualmente.

VALIDAÇÃO DOS OPERADORES — A validação pode ser definida como

> Evidências documentadas que fornecem alto grau de certeza de que um processo específico produzirá consistentemente um produto que atenda às suas especificações predeterminadas e atributos de qualidade.[3]

Antes que se permita que operadores, farmacêuticos ou técnicos preparem medicamentos para uso domiciliar de qualquer nível de risco para uso dos pacientes, eles precisam mostrar seu conhecimento básico e proficiência manipulatória para preparar esses produtos, isto é, devem estar validados. É óbvio que os operadores que serão responsáveis pela preparação de medicamentos para uso domiciliar de alto risco precisam apresentar maior perícia e experiência.

A seguir fornecemos um exemplo de um procedimento de validação que pode ser utilizado para operadores que completaram seu programa de treinamento básico e que foram considerados por um supervisor prontos para serem validados.

Exemplo de Programa de Validação para Operadores

O programa é composto de três partes, e o operador precisa ser bem-sucedido em todas elas para ser considerado validado. O programa pode ser modificado para atender às necessidades de determinado centro de tratamento domiciliar, mas as exigências devem ser mantidas dentro de determinado nível para assegurar a proficiência do operador. A revalidação deve ser exigida pelo menos anualmente para assegurar o desempenho satisfatório continuado.

AVALIAÇÃO DA COMPREENSÃO — Um teste escrito ou oral, composto de pelo menos 25 itens objetivos, deve ser realizado para avaliar o conhecimento e a compreensão do estudante. O estudante precisa acertar pelo menos 23 itens para passar no exame.

OBSERVAÇÃO E AVALIAÇÃO DAS BPA — Cinco manipulações assépticas diferentes, representativas daquelas realizadas na prática, incluindo pelo menos uma das mais complexas, devem ser selecionadas pelo supervisor. A seguir, solicita-se que o estagiário realize esses cinco procedimentos de acordo com as BPA mostradas no programa de treinamento, enquanto é observado pelo supervisor. Todos os desvios observados das BPA devem ser registrados. Para passar nesse exame, o estagiário não pode cometer qualquer erro.

TRANSFERÊNCIA DO MEIO DE CULTURA — Espera-se que o estagiário realize na prática o medicamento para uso domiciliar mais complexo, preparando 20 produtos simulados em série, em um local, sem a presença do supervisor. Meio estéril para digestão de soja será utilizado para substituir o produto, de outra forma o processo seria simulado em todos os aspectos.

Após completar os 20 *produtos*, eles serão incubados a 30 a 35° por até 14 dias e inspecionados para desenvolvimento de turvação após 3 e 7 dias. Se turvação for visível em qualquer momento durante o período de incubação em um ou mais dos recipientes, o exame é concluído e o estagiário reprovado. Turvação indica que pelo menos um microrganismo penetrou no recipiente e cresceu, provavelmente devido a uma falha na BPA do estagiário.

Se o estagiário falhar em qualquer parte dos testes, normalmente são necessários novo treinamento e novo teste. Entretanto, de acordo com o critério do supervisor, o novo treinamento e o novo exame podem ser necessários apenas para as partes do teste em que o estagiário fracassou. Como até os melhores operadores apresentam uma tendência para se tornarem gradualmente menos proficientes com o passar do tempo, a revalidação deve ser planejada para todos eles pelo menos uma vez ao ano.

EXIGÊNCIAS DO CONTROLE DA QUALIDADE

A qualidade física, química e biológica de um produto injetável planejado para administração em pacientes de tratamento domiciliar precisa ser a maior possível. Essa qualidade precisa ser *acrescentada* ao produto em cada etapa do processo, isto é, como já mencionado, a qualidade dos componentes iniciais, o projeto e a operação das instalações, o controle ambiental e as qualificações dos operadores contribuem para a qualidade final do produto, seja positiva ou negativamente. Portanto, o controle da qualidade é um processo contínuo através da história da produção do produto. A avaliação do produto final pode apenas confirmar a qualidade embutida no produto durante sua preparação.

Os procedimentos desenvolvidos para assegurar a qualidade de cada produto final devem ser colocados por escrito, os denominados procedimentos de operação padrão (POP; também intitulados normas e procedimentos (N&P)). Esses procedimentos tornam-se os protocolos a serem seguidos meticulosamente para copiar os procedimentos confiáveis estabelecidos. Além disso, tornam-se a base para o treinamento de novos farmacêuticos ou técnicos.

No processamento asséptico dos produtos planejados para uso pelos pacientes de tratamento domiciliar, os componentes iniciais normalmente são limpos, esterilizados e de qualidade controlada, isto é, foram liberados como tendo atendido aos padrões de qualidade dos fornecedores. Portanto, o desafio para um farmacêutico é manter esses agentes livres de contaminantes, sobretudo microrganismos e outras partículas estranhas, durante as etapas do processo.

TESTE DE SIMULAÇÃO DO PRODUTO — Muitos medicamentos para uso domiciliar contêm ingredientes que são nutrientes para os microrganismos. Embora outros componentes do produto possam inibir o crescimento, o ingresso de até mesmo um microrganismo durante o processamento pode permitir sua multiplicação com a produção de muitos microrganismos no produto em algumas horas. Para evitar o desenvolvimento dessa condição intolerável, o processo precisa ser controlado. Assim que é adequadamente controlado, o processo pode ser validado como capaz de produzir o produto de qualidade prescrita. Para avaliar o nível de controle microbiológico obtido, um meio de cultura balanceado (p. ex., meio para digestão de caseína de soja) pode ser substituído pelo produto durante uma simulação do processo, denominado *enchimento do meio*. Após a incubação do produto simulado preparado, se nenhum crescimento for observado no meio de cultura no 14.° dia, pode-se concluir que nenhum microrganismo contaminante penetrou durante o processo. Esta é a avaliação biológica mais rigorosa do processo atualmente disponível para o controle da qualidade. É provável que esse seja o teste mais importante a ser realizado em relação ao processamento dos medicamentos para uso domiciliar e é a base para a validação do processo de assepsia. O teste de simulação deve representar a faixa de procedimentos encontrados, desde simples transferências até o procedimento com complexidade de manipulação mais desafiadora (p. ex., *o pior caso*).

AVALIAÇÃO PARA LIBERAÇÃO DO PRODUTO FINAL

Não há dúvida de que o foco mais crítico do controle da qualidade é o controle do processo de preparação dos produtos. Não obstante, o teste de liberação de alguns produtos deve ser realizado, embora modificado devido à natureza dos produtos, lotes muito pequenos (amiúde, uma única unidade para um único paciente) e sua vida de prateleira relativamente curta. Existem quatro categorias principais de teste para liberação do produto final: inspeção visual, exatidão da manipulação, teste de esterilidade e teste pirogênico.

INSPEÇÃO VISUAL — A avaliação mais simples, porém prática e essencial, é a inspeção física (visual). Todos os medicamentos para uso domiciliar devem ser examinados por inspeção física, isto é, observar o produto do ponto de vista farmacêutico. O farmacêutico deve saber se a coloração, a clareza e outras características do aspecto são adequadas. Se houver qualquer alteração visível daquela esperada, o farmacêutico deve ser alertado sobre a possibilidade de algum tipo de degradação, e devem ser realizadas investigações. Além disso, a USP exige que todos os recipientes finais sejam inspecionados individualmente à procura de material particulado visível. Se quaisquer partículas forem observadas contra um fundo branco ou preto, o recipiente deve ser rejeitado.

EXATIDÃO DA MANIPULAÇÃO — A exatidão da manipulação na preparação dos medicamentos para uso domiciliar normalmente é considerada como de responsabilidade do farmacêutico responsável, que utiliza dispositivos para medidas exatas e técnicas adequadas e minuciosas. Os POP profissionalmente estabelecidos exigem que as medidas obtidas por um técnico ou farmacêutico sejam avaliadas por um outro farmacêutico. Por exemplo, se forem utilizadas seringas para medir o volume prescrito de um componente, o êmbolo da seringa deve voltar para o local de medição utilizado, de modo que sua exatidão possa ser determinada pelo farmacêutico checador. Nas bombas de mistura automáticas, o volume estabelecido pode ser avaliado antes que seja movido para a próxima liberação, como já discutido.

AVALIAÇÃO DA ESTERILIDADE — Conforme já mencionado, a melhor garantia de esterilidade de um medicamento para uso domiciliar ocorre através de evidências de um procedimento asséptico validado. Registros que verificam a esterilidade dos componentes iniciais do produto e dos dispositivos utilizados na preparação do medicamento para uso domiciliar, o controle do espaço de trabalho Classe 100 e de suas áreas intermediárias e as qualificações dos operadores são a maior segurança de que o medicamento para uso domiciliar final seja estéril. Portanto, um teste de esterilidade normalmente não é realizado em um único ou em um pequeno lote de medicamentos para uso domiciliar. Entretanto, um teste de esterilidade realizado em uma amostra representativa de um grupo de produtos preparados em condições essencialmente idênticas (p. ex., as preparações de um único técnico durante um turno) pode ser adequado. Deve-se considerar também que o teste de esterilidade da USP é um teste destrutivo, isto é, a(s) unidade(s) utilizada(s) no teste é(são) consumida(s) e não estaria(m) disponível(is) para administração, e, como exige um período de incubação mínimo de 7 dias, durante o qual a maioria dos medicamentos para uso domiciliar já teria sido administrada ao paciente antes de os resultados estarem prontos, o teste apresenta limitações práticas. Por outro lado, o teste de esterilidade deve ser realizado em todo lote de produtos preparados a partir de materiais brutos não-estéreis ou quando grupos de medicamentos para uso domiciliar são preparados em tanques abertos, isto é, quando o produto é exposto por um período substancial de tempo ao ambiente, amiúde, uma sala de Classe 100 ou com menor controle. As exigências do teste seriam baseadas nas especificações para pequenos lotes de produtos conforme descrito na USP[14] e ajustadas para lotes de pequeno tamanho.

Dos dois testes descritos pela USP, normalmente prefere-se a técnica de filtração de membrana. Esta técnica apresenta as seguintes vantagens

1. Concentra pequeno número de microrganismos e fornece maior probabilidade de recuperação.
2. Grandes volumes do produto podem ser filtrados e, portanto, avaliados.
3. Todos os microrganismos viáveis são filtrados do produto e quaisquer efeitos inibitórios do produto são minimizados.

Portanto, esse método proporciona maior probabilidade de detectar quaisquer microrganismos viáveis que possam estar presentes. Os métodos são descritos na USP.[14] Como o teste de esterilidade e provavelmente outros testes laboratoriais não serão realizados na farmácia, mas em outra instalação, o farmacêutico-chefe é responsável por assegurar que o laboratório que está realizando o teste seja capaz de realizá-lo da forma adequada.

TESTE PIROGÊNICO — A presença de pirogênios, os produtos do metabolismo dos microrganismos, normalmente não gera muita preocupação, mas o teste seria necessário em circunstâncias semelhantes às exigências para o teste de esterilidade. Níveis detectáveis de pirogênio normalmente só ocorreriam na presença de um número relativamente alto de microrganismos, e não é provável que isso ocorra com a maioria dos medicamentos para uso domiciliar. Entretanto, o teste de pirogênio é bastante sensível e pode ser particularmente útil quando existem microrganismos no equipamento ou em outros aspectos do processo, embora estejam mortos por ocasião do teste. O *Bacterial Endotoxins Test,* o método de teste normalmente utilizado, é descrito na seção (85) da USP.[15]

DATA DE VALIDADE — Embora normalmente a vida de prateleira dos medicamentos para uso domiciliar não precise ser superior a 30 a 60 dias, esta é suficientemente longa, devido à natureza desses medicamentos e às condições incertas de armazenamento que podem ocorrer durante o transporte e na residência do paciente, exigindo que o farmacêutico considere cuidadosamente o potencial de degradação do agente. É improvável que uma farmácia de tratamento domiciliar seja capaz de estudar degradação, nem é possível, considerando-se as muitas variações na fórmula que podem ocorrer com os privilégios de prescrições dos médicos. Portanto, os farmacêuticos ficam limitados às informações que podem ser obtidas do fabricante do produto, à literatura farmacêutica e ao seu julgamento profissional. Cada uma dessas fontes, na melhor das hipóteses, pode fornecer apenas a base para uma avaliação teórica da estabilidade. Apenas os dados de estabilidade experimentalmente determinados de um produto específico podem fornecer a verdadeira determinação da estabilidade física e química ao longo do tempo. O prognóstico biológico de estabilidade, isto é, a probabilidade de crescimento de microrganismos no produto, só pode ser assegurado pelo nível de confiabilidade dos métodos assépticos de manipulação utilizados. Devido à natureza nutriente de muitos medicamentos para uso domiciliar e ao risco inerente de até mesmo um microrganismo penetrar no produto, o período da vida de prateleira em condições incertas de armazenamento deve ser moderadamente limitado.

Os documentos de todos os medicamentos para uso domiciliar devem estar disponíveis para fornecer um registro da história completa do processo. Esses documentos devem referir-se, e basear-se, em um grupo completo de POP que descrevam de forma clara os procedimentos estabelecidos utilizados. A história do processo documentada deve ser cuidadosamente revisada para integralidade, exatidão e evidência de obediência aos POP e outros padrões de qualidade do produto antes de ser liberado para uso pelo paciente.

RÓTULO

Depois que um produto estéril é preparado, este deve ser adequadamente rotulado para fornecer as informações necessárias que assegurem seu uso adequado.[5] Isso é especialmente verdadeiro para os rótulos de produtos estéreis utilizados em ambiente domiciliar, devido às seguintes exigências:

Os rótulos precisam ser compreensíveis por uma pessoa leiga, pois o usuário final pode ser um paciente, um membro da família ou outra pessoa leiga. Deve-se evitar o uso de abreviaturas ou de terminologia potencialmente confusa.

Os rótulos precisam fornecer informações claras para a administração do produto através do método prescrito de administração. É necessário incluir instruções sobre a utilização de quaisquer dispositivos de infusão ou de outras técnicas necessárias para a administração.

Os rótulos precisam ser compreensíveis para os profissionais de saúde, de modo que, se o paciente for tratado em outro local, a prescrição possa ser continuada da forma correta.

Reconhecendo essas exigências, os elementos de um rótulo para um produto de tratamento domiciliar devem incluir[5]

Informações sobre a prescrição — número da prescrição, data e o médico que a prescreveu.

Informações do paciente — nome do paciente e outras informações que o identifiquem, como número ou endereço do paciente, se adequado.

Instruções para uso, como horário e freqüência da administração, taxas de infusão e parâmetros a serem estabelecidos na bomba, para o dispositivo de infusão selecionado.

Exigências para manipulação ou armazenamento, incluindo necessidades de refrigeração e aquecimento para a temperatura ambiente antes do uso, se aplicável.

Nome e quantidade da substância presente; se a mistura contém mais de uma dose, o rótulo deve indicar a quantidade da substância para uma dose, o volume da dose e a quantidade total do agente e o volume total presente.

Nome e volume da solução de mistura.

Data de validade em condições de armazenamento recomendadas; tempo em que o produto pode ser armazenado em temperatura ambiente, se adequado.

Iniciais dos indivíduos que prepararam e avaliaram a mistura.

Rótulos auxiliares conforme adequado.

Como os pacientes de tratamento domiciliar precisam de informações muito detalhadas sobre esses produtos, muitas farmácias de tratamento domiciliar decidem colocar um rótulo adicional com mais informações para o paciente. Se o rótulo adicional não tiver espaço suficiente, folhas com instruções podem ser fornecidas. É de responsabilidade do farmacêutico assegurar que o paciente ou seu cuidador receba todas as informações necessárias.

Se for necessária a adição de ingredientes em casa (como insulina ou vitaminas) que não são estáveis por muito tempo, o rótulo do produto deve indicar claramente a quantidade e o volume de cada ingrediente a ser adicionado antes da infusão. Destacar essa informação com uma cor brilhante, usar um rótulo adicional separado ou outras técnicas podem ser utilizadas para assegurar que essas substâncias não sejam omitidas.

MISTURAS DE NUTRIENTES PARENTERAIS — O rótulo das misturas de nutrientes parenterais exige atenção especial. As preparações para nutrição parenteral total são misturas complexas contendo aminoácidos, glicose e lipídios, bem como água, eletrólitos, vitaminas e oligoelementos. Os rótulos da NPT são utilizados pelos médicos como uma fonte de informações sobre a prescrição quando os pacientes são atendidos em ambulatórios ou hospitalizados em outros locais de tratamento. Por esse motivo, as informações sobre a fórmula da NPT precisam ser expressas com clareza não apenas para quem toma conta dos pacientes em casa, mas também para todo o sistema de saúde.

Atualmente, os métodos de rotular macronutrientes variam muito entre as diferentes organizações e locais de tratamento. Uma das formas mais comuns de expressar as quantidades dos nutrientes é colocar a concentração final de cada componente, como glicose a 25%. O cálculo é necessário para determinar os nutrientes totais incluídos por dia ou por recipiente. Outros grupos rotulam suas apresentações de nutrição parenteral especificando os volumes e as concentrações iniciais antes de misturar cada ingrediente, p. ex., 500 mL de glicose a 50%. Existem outras organizações ainda que rotulam suas fórmulas de NPT com a quantidade absoluta de cada ingrediente pelo volume presente de NPT, p. ex., 250 g de glicose por litro. Por fim, as organizações de tratamento domiciliar rotulam, amiúde, as fórmulas de NPT nas quantidade totais de cada ingrediente por dia, como 340 g de glicose por dia. A adição de eletrólitos pode ser expressa em milimoles ou miliequivalentes por litro ou por volume total. Essa falta de padronização causa confusão e potencial para erros, sobretudo quando os pacientes são transferidos entre unidades de tratamento de saúde.

Erros na preparação das soluções de NPT podem resultar em grave prejuízo ou até mesmo em morte para o paciente. Na verdade, a interpretação errônea de rótulos causa vários acidentes graves. Em um desses casos, a equipe hospitalar interpretou de forma errônea o teor de glicose no rótulo de uma apresentação para NPT domiciliar, resultando na morte de uma criança.[16] O rótulo do tratamento domiciliar informava *300 mL de glicose a 50%*. A farmácia do hospital interpretou erroneamente essa informação como sendo a concentração final de 50% de glicose. O paciente morreu 2 dias após receber a fórmula incorreta.

Outro incidente envolvendo a interpretação errônea de um rótulo resultou em sobrecarga de ferro com intoxicação hepática em uma criança que recebeu NPT com dextrana de ferro.[17] O rótulo NPT informava dextrana de ferro 1 mL, quando a intenção era utilizar 1 mg/mL de diluição de dextrana de ferro preparada pela farmácia. Entretanto, a solução foi preparada com a concentração de 50 mg/mL não-diluída, resultando em um erro 50 vezes maior na dose administrada.

Como resultado de eventos como esses, a American Society of Parenteral and Enteral Nutrition estabeleceu o National Advisory Group (NAG) on Standards and Practice Guidelines for TPN.[18] O propósito desse grupo é identificar áreas problemáticas na terapia NPT e fazer recomendações e desenvolver diretrizes que promovam práticas seguras. O rótulo da NPT foi uma das áreas identificadas pelo grupo como problemática.

O NAG recomendou que o teor de macronutrientes das misturas de NPT seja rotulado em gramas por volume total e que outros aditivos sejam rotulados em quantidades totais por volume total.[18] Esse método fundamenta o uso de um sistema de mistura de nutriente uma vez ao dia, que é um sistema eficaz em termos custo da manipulação da NPT.[19] As organizações acostumadas a utilizar outro formato de rótulo, como quantidade por litro, às vezes suplementam o rótulo com uma segunda coluna indicando a última informação.

Rótulos auxiliares também podem ser úteis para relacionar outras informações, como concentrações individuais de eletrólitos em miliequivalentes ou milimoles, calorias não-proteicas e totais por dia e o percentual de calorias totais e não-proteicas fornecidas como carboidrato e gordura.[18]

ARMAZENAMENTO NA FARMÁCIA

A monitoração das condições de armazenamento na farmácia é necessária para assegurar que os produtos conservem sua qualidade. Áreas de armazenamento com temperatura controlada, como geladeiras e frigoríficos, devem ser monitoradas pelo menos uma vez ao dia, com documentação dos resultados em um livro de temperatura. Os dispositivos adequados para registro da temperatura variam de um dispositivo de registro contínuo calibrado (preferido) até um termômetro NBS calibrado. Mesmo se for utilizado um dispositivo de registro contínuo, este deve ser verificado pelo menos uma vez ao dia para confirmar se o dispositivo está funcionando de forma adequada. Os funcionários da farmácia devem tomar cuidado para evitar alterações significativas na temperatura, tais como ficar muito tempo com a porta da geladeira aberta ou sobrecarregá-la.[2]

EMBALAGEM E EXPEDIÇÃO

A responsabilidade do farmacêutico em assegurar a qualidade de produtos estéreis utilizados em casa ou em locais alternativos não termina quando o produto sai da farmácia. É necessário cautela na manipulação desses produtos fora da farmácia e no local de administração para que o produto mantenha seus atributos de qualidade, sobretudo esterilidade e estabilidade. É necessário levar em conta essa exigência para enviar produtos em situações de restrição de tempo e com uma freqüência que minimize os custos de envio, mas que evite o desperdício do produto devido a alterações nas ordens ou na expiração da vida de prateleira do produto.[5]

O transporte do produto para o local de administração ocorre através de um sistema de entrega ou de expedição. Neste capítulo, entrega refere-se à entrega em mãos do produto por um funcionário da organização do tratamento domiciliar, enquanto expedição refere-se ao uso de um transportador comum, como um mensageiro, serviço comercial de entrega ou correio. Cada método apresenta seus próprios desafios.

Em geral, supõe-se que o serviço de entrega é mais rápido e mais confiável que o de expedição. Isso, às vezes, leva a uma atitude de descuido quanto à necessidade de embalar os produtos estéreis durante a entrega, supondo-se que o produto será entregue na casa ou no outro local de administração rapidamente. Na verdade, longas rotas para entrega do produto, intervalos e refeições dos funcionários ou condições adversas de tráfego podem retardar a entrega e expor os produtos a temperaturas extremamente quentes ou frias no carro do entregador ou da enfermeira. Além disso, o deslocamento do produto durante a entrega pode provocar danos potenciais e/ou extravasamentos perigosos.

Da mesma forma, os produtos enviados por expedição por uma transportadora comum podem ser submetidos a extremos de temperatura, manipulação grosseira ou vibração intensa.

Quando são utilizadas transportadoras comerciais aéreas e rodoviárias, é de responsabilidade da farmácia do tratamento domiciliar assegurar a qualidade de seus serviços. Antes de utilizar uma transportadora, a farmácia deve confirmar a capacidade da mesma de manter os horários de entrega, o tempo no trânsito, a manipulação segura e o controle de temperatura. A farmácia deve desenvolver um sistema eficaz para monitorar o desempenho da transportadora. Em alguns casos, é possível a confirmação eletrônica ou telefônica dos horários de entrega. Se esse sistema não estiver disponível, a revisão dos recibos de entrega ou chamadas telefônicas para o paciente ou profissional de saúde podem ser utilizadas para monitorar a entrega. Outros indicadores incluem a condição dos produtos na entrega e a cortesia do pessoal.

A embalagem cuidadosa do produto é essencial para proteger a integridade dos produtos estéreis durante a entrega e a expedição. O material utilizado na embalagem deve ser selecionado para manter a temperatura necessária para o produto, reduzir quebras e evitar extravasamentos. Os componentes exigidos para a embalagem de um produto incluem insulação para controle da temperatura, acolchoamento para evitar deslocamento e quebra do produto e um recipiente à prova de extravasamento, lacrado para diminuir o risco de extravasamento se um produto líquido for danificado em trânsito.

INSULAÇÃO — Produtos refrigerados para uso domiciliar devem ser embalados em um recipiente isolante para manter a temperatura na faixa de armazenamento da USP de 2 a 8°. Nas entregas em mãos, um refrigerador reutilizável resistente é um recipiente isolante eficaz em termos de custo. Para expedição são comercializados recipientes isolantes, que consistem em um revestimento interno de Styrofoam com uma caixa externa de papelão. Uma alternativa de baixo custo envolve a colocação de uma caixa de papelão menor dentro de uma maior e o enchimento do espaço entre as duas com pastilhas de embalagem de Styrofoam. Em ambos os casos, colocam-se pedras de gelo dentro das caixas para manter a temperatura do produto. Além disso, o uso de fita adesiva para fechar completamente as abas da caixa é um procedimento útil para manter a temperatura do produto.

Mesmo os produtos que não precisam ser armazenados em ambientes refrigerados podem ser rotulados para armazenamento em temperatura ambiente controlada (< 29°C). Em um estudo realizado, a USP constatou que mais de 90% das quase 200 embalagens enviadas de sua sede em Rockville, MD, foram expostos a temperaturas inaceitavelmente altas durante o transporte. Indicadores de temperatura colocados em dois terços das embalagens apresentaram picos entre 30 e 40°C em algum momento do transporte.[20] Embora não seja necessária a colocação de cubos de gelo, o uso de um recipiente isolante para expedição ou entrega, sobretudo nos meses quentes do verão, pode ajudar a evitar calor excessivo.

ACOLCHOAMENTO — Materiais para embalagem, como pastilhas de Styrofoam, invólucro com bolhas, invólucro de Styrofoam ou jornais rasgados ou amarrotados são úteis para evitar lesão decorrente de deslocamento do produto. Para melhor controle, a caixa que contém o produto deve ser totalmente enchida com o material para embalagem selecionado. Qualquer espaço com ar livre não apenas aumenta o risco de deslocamento do produto mas também contribui para diminuir o controle da temperatura.

Os materiais para embalagem também podem ser utilizados para evitar temperaturas excessivamente frias durante o transporte. Normalmente deve-se evitar o congelamento do produto. Alguns produtos que contêm proteínas podem ser desnaturados durante o congelamento. Portanto, pode ser útil fazer uma barreira com papelão para separar o produto dos cubos de gelo.

RECIPIENTES — Dentro da embalagem, o próprio produto deve ser colocado dentro de um recipiente primário, em geral de vidro ou plástico, que é projetado para proteger e conter o produto. O recipiente primário deve reduzir o risco de extravasamento, a menos que esteja quebrado ou com outro tipo de avaria. Às vezes, um invólucro externo, na forma de uma bolsa com fecho de zíper, é utilizado para conter o produto líquido caso o recipiente primário esteja avariado e ocorra vazamento. Além disso, um invólucro externo é útil para separar o produto de alimentos que estejam guardados na geladeira do paciente.

Substâncias para quimioterapia ou outros materiais perigosos devem ser duplamente embalados. Um equipamento para limpeza do material extravasado deve estar disponível caso o vazamento ocorra de forma inesperada, para limpar o material e minimizar o perigo. Ao enviar materiais perigosos, consulte as exigências locais e do OSHA para diretrizes específicas.

VALIDAÇÃO DA EMBALAGEM — Os farmacêuticos de tratamento domiciliar devem validar o sistema de embalagem selecionado para assegurar que este mantém a temperatura do produto dentro da faixa desejada durante o transporte. A colocação e o número de cubos de gelo utilizados, o tamanho e a colocação do produto, espaço com ar dentro da embalagem, a espessura do isolamento, a escolha do material para embalagem, temperaturas ambientes esperadas e a duração do transporte são condições que influenciam a manutenção da temperatura.

Existem pequenas sondas computadorizadas de temperatura reutilizáveis para monitorar a temperatura durante condições normais de transporte. A sonda de temperatura é colocada o mais próximo possível do produto na embalagem a ser avaliada. O produto é então embalado e enviado via procedimento padrão. Ao ser recebido, a sonda deve ser remetida de volta para a farmácia e os dados sobre a temperatura copiados. A sonda computadorizada registra as temperaturas às quais o produto foi exposto durante todo o transporte. O ideal é que o sistema de embalagem mantenha o produto dentro da faixa de temperatura desejada para a duração antecipada do transporte mais alguma margem adicional de segurança, caso a entrega sofra algum atraso.

Existem também indicadores de temperatura que registram uma mudança na coloração ou outro mostrador visual da temperatura máxima à qual o produto foi exposto durante o transporte. Embora esses dispositivos ainda não sejam suficientemente baratos para serem utilizados a cada transporte, podem ser úteis para validação inicial e avaliação periódica.

Um método menos dispendioso, porém menos avaliativo, envolve a verificação da temperatura após o transporte. Um termômetro é utilizado para verificar a temperatura do produto imediatamente após sua entrega, ou a embalagem é simplesmente avaliada para verificar se o produto está frio (mas não congelado). A verificação da temperatura no recebimento do produto é um método que tem suas limitações, pois fornece a temperatura atual, mas não reflete as alterações de temperatura que ocorreram fora da faixa desejada durante o transporte.

O planejamento de uma embalagem para atender às exigências de temperatura e de custo provavelmente exigirá algum teste experimental. Possíveis soluções para os problemas comumente encontrados estão relacionadas no Quadro 119.3.

A avaliação e o possível reprojeto da embalagem para transporte devem ser continuados até que seja desenvolvida uma embalagem que mantenha adequadamente o produto dentro da faixa de temperatura desejada para a duração antecipada do transporte. Assim que uma embalagem é projetada e o procedimento para sua realização é terminado e validado, as informações devem ser colocadas por escrito em um registro permanente (N&P). Portanto, técnicas de empacotamento, configurações e materiais para grupos de produtos com características de armazenamento comuns serão padronizados. Também devem ser desenvolvidos procedimentos para os produtos que exigem condições especiais de armazenamento. A embalagem não deve variar dos materiais e procedimentos estabelecidos sem novo teste, pois materiais e configurações de embalagens diferentes apresentam diferenças em sua resistência à penetração ou à perda de calor. Transportes ocasionais devem ser posteriormente avaliados, sobretudo se houver variação nas condições de transporte, como alterações sa-

Quadro 119.3 Planejamento de uma Embalagem para Expedição de Produtos Estéreis Refrigerados

PROBLEMAS POTENCIAIS	SOLUÇÕES POSSÍVEIS
Temperatura muito fria (<2°)	• Menor número de cubos de gelo • Uma caixa de papelão que serve de barreira ao redor do produto
Temperatura muito quente (>8°)	• Adicionar mais cubos de gelo • Utilizar isolamento mais espesso na caixa • Utilizar mais material para embalagem para evitar ar no pacote
Temperatura não é mantida por tempo suficiente para a duração esperada da expedição/entrega	• Colocar mais cubos de gelo • Tentar colocar cubos de gelo maiores • Utilizar um papelão para servir de barreira ao redor dos produtos mais a colocação de mais cubos de gelo ou de cubos de gelo maiores

zonais na temperatura, alterações no tempo de transporte ou uso de diferentes materiais para embalagem.

ARMAZENAMENTO DOMICILIAR

Os produtos estéreis precisam ser armazenados em condições controladas até a sua administração. Cada produto deve ter um rótulo indicando as exigências para armazenamento e a data de expiração, incluindo, se adequado, a hora do dia além da qual o produto não deve ser utilizado.

Os produtos refrigerados são, em geral, armazenados na própria geladeira do paciente. O paciente ou seu cuidador devem ser treinados para verificar a temperatura da geladeira diariamente e garantir armazenamento adequado. Se o paciente não tiver geladeira em casa, é necessário tomar medidas alternativas. Embora já tenha sido uma prática comum fornecer aos pacientes uma geladeira, na realidade atual dos custos, outras opções, tais como usar a geladeira de um vizinho ou guardar o produto com uma enfermeira que faça visitas domiciliares, podem ser consideradas.

A menos que indicado de outra forma, as misturas estéreis para uso domiciliar devem ser refrigeradas até a sua administração. Mesmo nas melhores condições, sempre existe risco de que microrganismos tenham entrado em um produto estéril. Portanto, os medicamentos para uso domiciliar devem ser armazenados em temperaturas refrigeradas para inibir o crescimento microbiano, mesmo se sua estabilidade não exigir esse tipo de armazenamento. A seguir, descrevemos algumas exceções:

Os produtos estéreis projetados para administração imediatamente após a manipulação podem ser mantidos em temperatura ambiente. Deve-se observar que o horário da aplicação deve ser incluído quando se determina se o produto será administrado de imediato; se houver dúvida, o produto deve ser refrigerado durante o transporte.

Reservatórios de medicamentos, como analgésicos narcóticos, preparados para infusão mais de um dia depois através de uma bomba de infusão ambulatorial, devem ser iniciados logo após preparação ou refrigerados até o início da infusão. A administração deve ser completada em 7 dias.

Produtos estéreis, como 6-fluorouracila, que não devem ser refrigerados após a preparação, devem ser utilizados até 28 horas após sua preparação.[2]

Devem-se considerar as condições cumulativas de armazenamento às quais um produto estéril é exposto. Por exemplo, normalmente os produtos são retirados da geladeira e permite-se que apresentem um equilíbrio com a temperatura ambiente, apenas para serem novamente colocados na geladeira para uso mais tarde, se não forem utilizados conforme planejado. A data de expiração originalmente determinada pode ser invalidada por essas circunstâncias. Nesse caso, o farmacêutico precisa considerar os efeitos cumulativos do armazenamento em temperatura ambiente ao determinar se o produto está estável para uso. Isso pode ser razoavelmente verdadeiro para os produtos com boa duração de estabilidade em temperatura ambiente. Por exemplo, 24 horas de estabilidade em temperatura ambiente é o limite aceito para soluções de nutrição parenteral, e 7 dias em temperatura ambiente é a norma para os reservatórios de infusão que contêm analgésicos narcóticos para muitos dias. Para outros produtos, o fabricante ou sua literatura do produto ou outra fonte respeitável devem ser consultados para os limites de estabilidade em temperatura ambiente.

O rótulo do produto deve ser utilizado para explicar as exigências para armazenamento e data de validade. Uma folha separada contendo informações deve incluir instruções sobre armazenamento adequado, interpretação da data de expiração e como procurar sinais de inadequabilidade para uso. Os produtos de tratamento domiciliar devem ser armazenados fora do alcance de crianças e animais domésticos.

Verificações domiciliares devem ser realizadas para confirmar a obediência às condições adequadas de armazenamento do agente, limpeza, separação dos remédios dos alimentos, evitar o uso inadequado ou o uso de novo de agentes ou suprimentos e descarte adequado dos refugos. A quantidade do produto que existe na casa do paciente deve ser monitorada como um indicador da obediência. Se forem encontrados produtos inadequadamente armazenados, com data de expiração vencida ou com avarias, deve-se pedir ao paciente consentimento para devolver ou jogar fora esses itens.[2]

Os pacientes que recebem produtos estéreis em casa devem ser orientados sobre os métodos adequados de descarte dos refugos. Agulhas ou outros objetos pontiagudos devem ser colocados em recipientes apropriados disponíveis comercialmente, ou podem ser armazenados em um recipiente impermeável e fechado (p. ex., uma lata de café vazia). O recipiente com os objetos pontiagudos deve ser mantido fora do alcance das crianças. Deve-se estabelecer um processo para a remoção rotineira dos refugos. Opções para a remoção de objetos pontiagudos incluem solicitar à empresa de tratamento domiciliar que recolha os recipientes contendo os refugos, enviar o recipiente com os objetos pontiagudos em um pacote fechado para uma instalação de incineração aprovada pela EPA, ou pedir ao paciente ou ao seu cuidador que leve o recipiente com agulhas para a unidade de saúde, para descarte.

A maioria dos produtos não é perigosa, e recipientes vazios, tubos e similares podem ser jogados fora juntamente com o resto do lixo caseiro. Entretanto, exigências locais podem ser prescritas pelo proprietário do local para onde os refugos serão enviados. Os refugos provenientes de produtos perigosos administrados em casa, como quimioterapia, devem ser guardados em uma área separada da casa e recolhidos pela empresa de tratamento domiciliar para incineração.

ADMINISTRAÇÃO

O indivíduo responsável pela administração domiciliar de produtos estéreis precisa receber treinamento adequado. Tópicos básicos sobre o treinamento são mostrados no Quadro 119.4.

Determinados métodos de administração são únicos para tratamento domiciliar. Eles incluem bombas de infusão ambulatorial, dispositivos implantáveis de infusão e dispositivos descartáveis de infusão. Esses dispositivos compartilham as características dos produtos expostos a temperaturas elevadas (p. ex., temperatura corporal) durante a administração. Dados de referência devem ser consultados para confirmar que a estabilidade do produto será mantida durante o armazenamento e a administração nessas temperaturas elevadas ao longo do período pretendido de administração.[2]

Quadro 119.4 Teor do Treinamento para Administração de Medicamentos para Uso Domiciliar

- Inspeção dos produtos no recebimento, à procura de avarias e manutenção da temperatura.
- Exigências para armazenamento do produto.
- Inspeção visual antes da administração à procura de extravasamentos, rachaduras, particulados, precipitação, descoloração, oleosidade ou outras evidências de perda da integridade do produto.
- Verificar o rótulo para confirmar o produto, substância, dose e horário de administração corretos.
- Técnica adequada de lavagem das mãos.
- Procedimentos para preparação asséptica do produto em uma área de preparação estéril.
- Preparação e instalação do dispositivo e do material da infusão.
- Cuidados e manutenção do cateter.
- Monitoração clínica do paciente e da terapia.
- Medidas de emergência para complicações comuns, tais como infecção, quebra ou deslocamento do cateter, desconexão do tubo, oclusão do cateter, mudança da bateria do equipamento ou mau funcionamento do equipamento.
- Procedimentos e números de contato em casos de emergência.
- Descarte adequado do refugo.

(Adaptado de USP 23/AF 18.)

REFERÊNCIAS

1. Lima HA. *Int J Pharm Compound* 1997; 1(5): 294.
2. USP 23 ⟨1206⟩, *Sterile Drug Products for Home Use.* 1995.
3. *AJHP* 1993; 50: 2386.
4. Levchuk JW. In *Pharmaceutical Dosage Forms: Parenteral Medications,* ed 2, vol 1. Avisk *et al,* eds. New York: Dekker, 1992.
5. Buchanan EC, *et al. Principles of Sterile Product Preparation.* Bethesda, MD: ASHP, 1995.
6. Avis KE. *Pharmaguide Hosp Med* 1996; 9(2): 1.
7. USP 23 ⟨1206⟩, *Sterile Drug Products for Home Use.* 1995; p 1967.
8. Chrai S, *et al. J Parenter Sci Technol* 1986; 10: 104.
9. *Tech Rpt 13.* Bethesda, MD: PDA, 1990.
10. USP 23 ⟨1206⟩, *Sterile Drug Products for Home Use.* 1995; p 1971.
11. *Automix 3+3 Compounder Operator's Manual.* Deerfield, IL: Clintec Nutrition, 1995.
12. *Repeater Pump Product Information (F9301 PO99).* Eaglewood, CO: Baxa Corp.
13. Meyer GE, *et al. AJHP* 1987; 44: 1617.
14. USP 23, 8th suppl ⟨71⟩, *Sterility Tests.* 1998, p 4297.
15. USP 23 ⟨85⟩, *Bacterial Endotoxins Test.* 1995, p 1696.
16. Carey LC, Haffey M. *Home Care Highlights* l995; 2(2): 7.
17. *Pharmacy Today* Sep 1995.
18. Mirtallo JM, *et al. J Parenter Enteral Nutr* l998; 22: 49.
19. Mirtallo JM, *et al. AJHP* 1986; 43: 2205.
20. Conlan MF. *Drug Topics* l998; (Jul): 56.

Quadro de Doses Métricas com Equivalentes Farmacêuticos Aproximados

Esses equivalentes de dose ***aproximados*** representam as quantidades geralmente prescritas, em condições idênticas, pelos médicos que estão utilizando, respectivamente, o sistema métrico e o sistema farmacêutico de pesos e medidas. Informações sobre a quantidade ou a concentração no rótulo dos produtos, quando expressos nos sistemas métrico e farmacêutico, devem utilizar equivalentes ***exatos***.

Quando formas farmacêuticas preparadas, como comprimidos, cápsulas, etc., são prescritas no sistema métrico, o farmacêutico pode preparar o equivalente ***aproximado*** correspondente no sistema farmacêutico e vice-versa, conforme indicado na tabela a seguir.

Para a conversão de quantidades específicas nas preparações farmacêuticas, utilize os equivalentes ***exatos***. Na prescrição de um composto, utilize os equivalentes exatos de três algarismos significativos.

Medida Líquida

MÉTRICO	EQUIVALENTES FARMACÊUTICOS APROXIMADOS	MÉTRICO	EQUIVALENTES FARMACÊUTICOS APROXIMADOS	MÉTRICO	EQUIVALENTES FARMACÊUTICOS APROXIMADOS
1.000 mL	1 quarto	10 mL	2 1/2 dracmas líquidas	0,5 mL	8 mínimos
750 mL	1 1/2 pinta	8 mL	2 dracmas líquidas	0,3 mL	5 mínimos
500 mL	1 pinta	5 mL	1 1/4 dracma líquida	0,25 mL	4 mínimos
250 mL	8 onças líquidas	4 mL	1 dracma líquida	0,2 mL	3 mínimos
200 mL	7 onças líquidas	3 mL	45 mínimos	0,1 mL	1 1/2 mínimo
100 mL	3 1/2 onças líquidas	2 mL	30 mínimos	0,06 mL	1 mínimo
50 mL	1 3/4 onça líquida	1 mL	15 mínimos	0,05 mL	3/4 mínimo
30 mL	1 onça líquida	0,75 mL	12 mínimos	0,03 mL	1/2mínimo
15 mL	4 dracmas líquidas	0,6 mL	10 mínimos		

Peso

MÉTRICO	EQUIVALENTES FARMACÊUTICOS APROXIMADOS	MÉTRICO	EQUIVALENTES FARMACÊUTICOS APROXIMADOS	MÉTRICO	EQUIVALENTES FARMACÊUTICOS APROXIMADOS
30 g	1 onça	200 mg	3 grãos	4 mg	1/15 grão
15 g	4 dracmas	150 mg	2 1/2 grãos	3 mg	1/20 grão
10 g	2 1/2 dracmas	125 mg	2 grãos	2 mg	1/30 grão
7,5 g	2 dracmas	100 mg	1 1/2 grão	1,5 mg	1/40 grão
6 g	90 grãos	75 mg	1 1/4 grão	1,2 mg	1/50 grão
5 g	75 grãos	60 mg	1 grão	1 mg	1/60 grão
4 g	60 grãos (1 dracma)	50 mg	3/4 grão	800 µg	1/80 grão
3 g	45 grãos	40 mg	2/3 grão	600 µg	1/100 grão
2 g	30 grãos (1/2 dracma)	30 mg	1/2 grão	500 µg	1/120 grão
1,5 g	22 grãos	25 mg	3/8 grão	400 µg	1/150 grão
1 g	15 grãos	20 mg	1/3 grão	300 µg	1/200 grão
750 mg	12 grãos	15 mg	1/4 grão	250 µg	1/250 grão
600 mg	10 grãos	12 mg	1/5 grão	200 µg	1/300 grão
500 mg	7 1/2 grãos	10 mg	1/6 grão	150 µg	1/400 grão
400 mg	6 grãos	8 mg	1/8 grão	120 µg	1/500 grão
300 mg	5 grãos	6 mg	1/10 grão	100 µg	1/600 grão
250 mg	4 grãos	5 mg	1/12 grão		

NOTA: Um mililitro (mL) é o equivalente aproximado de um centímetro cúbico (cm^3).

METAIS

PERÍODO†	GRUPO ▶ I A	II A	III B	IV B	V B	VI B	VII B	VIII	
1	1 · g 1 **H** 1.00794[a] 1 Hidrogênio								
2	2, 1 3 **Li** 6.94_1[a,b,c] 1 Lítio	2, 2 4 **Be** 9.012182 2 Berílio							
3	2, 8, 1 11 **Na** 22.989768 1 Sódio	2, 8, 2 12 **Mg** 24.305[b] 2 Magnésio							
4	2, 8, 8, 1 19 **K** 39.098_3 1 Potássio	2, 8, 8, 2 20 **Ca** 40.078[b] 2 Cálcio	2, 8, 9, 2 21 **Sc** 44.95591 3 Escândio	2, 8, 10, 2 22 **Ti** 47.88 2, 3, 4 Titânio	2, 8, 11, 2 23 **V** 50.9415 2, 3, 4, 5 Vanádio	2, 8, 13, 1 24 **Cr** 51.9961 2, 3, 6 Crômio	2, 8, 13, 2 25 **Mn** 54.93805 2, 3, 4, 6, 7 Manganês	2, 8, 14, 2 26 **Fe** 55.84_7 2, 3 Ferro	2, 8, 15, 2 27 **Co** 58.9332 2, 3 Cobalto
5	2, 8, 18, 8, 1 37 **Rb** 85.467_8[b] 1 Rubídio	2, 8, 18, 8, 2 38 **Sr** 87.62[b] 2 Estrôncio	2, 8, 18, 9, 2 39 **Y** 88.90585 3 Ítrio	2, 8, 18, 10, 2 40 **Zr** 91.224[b] 4 Zircônio	2, 8, 18, 12, 1 41 **Nb** 92.90638 3, 5 Nióbio	2, 8, 18, 13, 1 42 **Mo** 95.94 2, 3, 4, 5, 6 Molibdênio	2, 8, 18, 13, 2 43 Tc (97.9072) 6, 7 Tecnécio	2, 8, 18, 15, 1 44 **Ru** 101.0_7[b] 2, 3, 4, 6, 8 Rutênio	2, 8, 18, 16, 1 45 **Rh** 102.9055 2, 3, 4 Ródio
6	2, 8, 18, 18, 8, 1 55 · l **Cs** 132.90543 1 Césio	2, 8, 18, 18, 8, 2 56 **Ba** 137.327[b] 2 Bário	57-71 Ver Série dos Lantanídeos	2, 8, 18, 32, 10, 2 72 **Hf** 178.4_9 4 Háfnio	2, 8, 18, 32, 11, 2 73 **Ta** 180.947_9 5 Tântalo	2, 8, 18, 32, 12, 2 74 **W** 183.8_5 2, 3, 4, 5, 6 Tungstênio	2, 8, 18, 32, 13, 2 75 **Re** 186.207 3, 4, 5, 6, 7 Rênio	2, 8, 18, 32, 14, 2 76 **Os** 190.2[b] 2, 3, 4, 6, 8 Ósmio	2, 8, 18, 32, 17 77 **Ir** 192.2_2 2, 3, 4 Irídio
7	2, 8, 18, 32, 18, 8, 1 87 · l **Fr** (223.0197) 1 Frâncio	2, 8, 18, 32, 18, 8, 2 88 **Ra** 226.0254[b,d] 2 Rádio	89-103 Ver Série dos Actinídeos	104 **(Unq)** (261.11) (Unil-quádio)§	105 **(Unp)** (262.114) (Unil-pêntio)§	106 **(Unh)** (263.118) (Unil-éxio)§	107 **Uns** (262.12) (Unil-séptio)§		

CHAVE

População de elétrons nas camadas	K L M N O P Q	Estado em 30°C se não for sólido: g = gás; l = líquido
	Número atômico	
	Símbolo	As letras em negrito representam elementos conhecidos apenas através de síntese.
	Massa atômica	Na escala ^{12}C = 12*
	Valência	
	Nome	Valores característicos

Séries de Lantanídeos (Elementos Raros na Terra)	2, 8, 18, 18, 9, 2 57 **La** 138.905_5[b] 3 Lantânio	2, 8, 18, 19, 9, 2 58 **Ce** 140.115[b] 3, 4 Cério	2, 8, 18, 20, 9, 2 59 **Pr** 140.90765 3, 4 Praseodímio	2, 8, 18, 22, 8, 2 60 **Nd** 144.2_4[b] 3 Neodímio	2, 8, 18, 23, 8, 2 61 Pm (144.9127) 3 Promécio	2, 8, 18, 24, 8, 2 62 **Sm** 150.36 2, 3 Samário	2, 8, 18, 25, 8, 2 63 **Eu** 151.965[b] 2, 3 Európio
Série dos Actinídeos	2, 8, 18, 32, 18, 9, 2 89 **Ac** 227.0278[d] 3 Actínio	2, 8, 18, 32, 19, 9, 2 90 **Th** 232.0381[b,d] 4 Tório	2, 8, 18, 32, 20, 9, 2 91 **Pa** 231.0359[d] 5 Protactínio	2, 8, 18, 32, 21, 9, 2 92 **U** 238.0289[b,c] 3, 4, 5, 6 Urânio	2, 8, 18, 32, 22, 9, 2 93 Np 237.0482[d] 3, 4, 5, 6 Netúnio	2, 8, 18, 32, 23, 9, 2 94 Pu (244.0642) 3, 4, 5, 6 Plutônio	2, 8, 18, 32, 24, 9, 2 95 Am (243.0614) 3, 4, 5, 6 Amerício

*Peso atômico é um termo alternativo para "massa atômica relativa de um elemento", A_r (E). Os valores IUPAC fornecidos aqui são graduados para A_r (^{12}C) = 12 e aplicam-se a elementos na medida em que eles existem em materiais de origem terrestre e a determinados elementos artificiais. Quando é dado o devido valor às notas de rodapé, são considerados fidedignos a ± 1 no último dígito ou ± 3 se este dígito for um subscrito. Os valores entre parênteses são para os elementos radioativos cujos pesos atômicos não podem ser citados precisamente sem o conhecimento da origem dos elementos; o valor apresentado é o número de massa atômica do isótopo do elemento de meia-vida mais longa conhecida.

†Começando com o Grupo III, os autores mostram diferentes apresentações dos grupos "A" e "B" de elementos.

‡Valor esperado a partir das considerações teóricas. § Nomes e símbolos sugeridos provisoriamente pela IUPAC.

							NÃO-METAIS	GASES INERTES
							VII A	ZERO
							1 (g) 1 **H** 1.00794^{a} − 1 Hidrogênio	2 (g) 2 **He** 4.002602^{b} 0 Hélio
			III A	IV A	V A	VI A		
			2 3 5 **B** $10.811^{a,c}$ 3 Boro	2 4 6 **C** 12.011^{a} − 4; 2, 4 Carbono	2 5 (g) 7 **N** 14.00674 − 3; 3, 5 Nitrogênio	2 6 (g) 8 **O** 15.999_{4}^{a} − 2 Oxigênio	2 7 (g) 9 **F** 18.9984032 − 1 Flúor	2 8 (g) 10 **Ne** 20.1797^{c} 0 Neônio
			2 8 3 13 **Al** 26.981539 3 Alumínio	2 8 4 14 **Si** 28.085_{5} − 4; 4 Silício	2 8 5 15 **P** 30.973762 − 3; 3, 5 Fósforo	2 8 6 16 **S** 32.066^{a} − 2; 2, 4, 6 Enxofre	2 8 7 (g) 17 **Cl** 35.4527 − 1; 1, 3, 5, 7 Cloro	2 8 8 (g) 18 **Ar** $39.94_{8}^{a,b}$ 0 Argônio
	I B	II B						
2 8 16 2 28 **Ni** 58.69 2, 3 Níquel	2 8 18 1 29 **Cu** 63.54_{6}^{a} 1, 2 Cobre	2 8 18 2 30 **Zn** 65.39 2 Zinco	2 8 18 3 (l) 31 **Ga** 69.723 3 Gálio	2 8 18 4 32 **Ge** 72.61 4 Germânio	2 8 18 5 33 **As** 74.92159 − 3; 3, 5 Arsênico	2 8 18 6 34 **Se** 78.9_{6} − 2; 4, 6 Selênio	2 8 18 7 (l) 35 **Br** 79.904 − 1; 1, 3, 5, 7 Bromo	2 8 18 8 (g) 36 **Kr** $83.80^{b,c}$ 0 Criptônio
2 8 18 18 46 **Pd** 106.42^{b} 2, 4 Paládio	2 8 18 18 1 47 **Ag** 107.868_{2}^{b} 1 Prata	2 8 18 18 2 48 **Cd** 112.411^{b} 2 Cádmio	2 8 18 18 3 49 **In** 114.82^{b} 3 Índio	2 8 18 18 4 50 **Sn** 118.71 2, 4 Estanho	2 8 18 18 5 51 **Sb** 121.7_{5} - 3; 3, 5 Antimônio	2 8 18 18 6 52 **Te** 127.6_{0}^{b} − 2; 4, 6 Telúrio	2 8 18 18 7 53 **I** 126.90447 −1; 1, 3, 5, 7 Iodo	2 8 18 18 8 (g) 54 **Xe** $131.29^{b,c}$ 0 Xenônio
2 8 18 32 17 1 78 **Pt** 195.0_{8} 2, 4 Platina	2 8 18 32 18 1 79 **Au** 196.96654 1, 3 Ouro	2 8 18 32 18 2 (l) 80 **Hg** 200.5_{9} 1, 2 Mercúrio	2 8 18 32 18 3 81 **Tl** 204.3833 1, 3 Tálio	2 8 18 32 18 4 82 **Pb** $207.2^{a,b}$ 2, 4 Chumbo	2 8 18 32 18 5 83 **Bi** 208.980437 3, 5 Bismuto	2 8 18 32 18 6 84 **Po** (208.9824) 2, 4 Polônio	2 8 18 32 18 7 85 **At** (209.9871) 1, 3, 5, 7‡ Astatínio	2 8 18 32 18 8 (g) 86 **Rn** (222.0176) 0 Radônio

2 8 18 25 9 2 64 **Gd** 157.2_{5}^{b} 3 Gadolínio	2 8 18 26 9 2 65 **Tb** 158.92534 3, 4 Térbio	2 8 18 28 8 2 66 **Dy** 162.5_{0} 3 Disprósio	2 8 18 29 8 2 67 **Ho** 164.93032 3 Hólmio	2 8 18 30 8 2 68 **Er** 167.2_{6} 3 Érbio	2 8 18 31 8 2 69 **Tm** 168.93421 3 Túlio	2 8 18 32 8 2 70 **Yb** 173.0_{4} 2, 3 Itérbio	2 8 18 32 9 2 71 **Lu** 174.96_{7} 3 Lutécio
2 8 18 32 25 9 2 96 **Cm** (247.0703) 3 Cúrio	2 8 18 32 26 9 2 97 **Bk** (247.0703) 3, 4 Berquélio	2 8 18 32 27 9 2 98 **Cf** (251.0796) 3 Califórnio	2 8 18 32 28 9 2 99 **Es** (252.083) 3‡ Einstênio	2 8 18 32 29 9 2 100 **Fm** (257.0951) 3‡ Férmio	2 8 18 32 30 9 2 101 **Md** (258.10) 3‡ Mendelévio	2 8 18 32 31 9 2 102 **No** (259.1009) 3‡ Nobélio	2 8 18 32 32 9 2 103 **Lr** (262.11) 3‡ Laurêncio

[a]Elementos com variações conhecidas na composição isotópica no material terrestre normal evitam o fornecimento de um peso atômico mais preciso; valores A_r (E) devem ser aplicáveis a qualquer material "normal". [b]Elemento para o qual se sabe que existe composição isotópica anômala, de modo que a diferença entre o peso atômico do elemento nessas amostragens e aquele fornecido na tabela pode exceder consideravelmente a incerteza implícita. [c]Elemento para o qual podem ocorrer variações substanciais no A_r do valor fornecido no material comercialmente disponível devido a alteração inadvertida ou não-revelada na composição isotópica. [d]Elemento para o qual o valor de A_r é aquele do radioisótopo de meia-vida mais longa.

Tabela de Logaritmos

Números naturais	0	1	2	3	4	5	6	7	8	9	PP 1	2	3	4	5	6	7	8	9
10	0000	0043	0086	0128	0170	0212	0253	0294	0334	0374	4	8	12	17	21	25	29	33	37
11	0414	0453	0492	0531	0569	0607	0645	0682	0719	0755	4	8	11	15	19	23	26	30	34
12	0792	0828	0864	0899	0934	0969	1004	1038	1072	1106	3	7	10	14	17	21	24	28	31
13	1139	1173	1206	1239	1271	1303	1335	1367	1399	1430	3	6	10	13	16	19	23	26	29
14	1461	1492	1523	1553	1584	1614	1644	1673	1703	1732	3	6	9	12	15	18	21	24	27
15	1761	1790	1818	1847	1875	1903	1931	1959	1987	2014	3	6	8	11	14	17	20	22	25
16	2041	2068	2095	2122	2148	2175	2201	2227	2253	2279	3	5	8	11	13	16	18	21	24
17	2304	2330	2355	2380	2405	2430	2455	2480	2504	2529	2	5	7	10	12	15	17	20	22
18	2553	2577	2601	2625	2648	2672	2695	2718	2742	2765	2	5	7	9	12	14	16	19	21
19	2788	2810	2833	2856	2878	2900	2923	2945	2967	2989	2	4	7	9	11	13	16	18	20
20	3010	3032	3054	3075	3096	3118	3139	3160	3181	3201	2	4	6	8	11	13	15	17	19
21	3222	3243	3263	3284	3304	3324	3345	3365	3385	3404	2	4	6	8	10	12	14	16	18
22	3424	3444	3464	3483	3502	3522	3541	3560	3579	3598	2	4	6	8	10	12	14	15	17
23	3617	3636	3655	3674	3692	3711	3729	3747	3766	3784	2	4	6	7	9	11	13	15	17
24	3802	3820	3838	3856	3874	3892	3909	3927	3945	3962	2	4	5	7	9	11	12	14	16
25	3979	3997	4014	4031	4048	4065	4082	4099	4116	4133	2	3	5	7	9	10	12	14	15
26	4150	4166	4183	4200	4216	4232	4249	4265	4281	4298	2	3	5	7	8	10	11	13	15
27	4314	4330	4346	4362	4378	4393	4409	4425	4440	4456	2	3	5	6	8	9	11	13	14
28	4472	4487	4502	4518	4533	4548	4564	4579	4594	4609	2	3	5	6	8	9	11	12	14
29	4624	4639	4654	4669	4683	4698	4713	4728	4742	4757	1	3	4	6	7	9	10	12	13
30	4771	4786	4800	4814	4829	4843	4857	4871	4886	4900	1	3	4	6	7	9	10	11	13
31	4914	4928	4942	4955	4969	4983	4997	5011	5024	5038	1	3	4	6	7	8	10	11	12
32	5051	5065	5079	5092	5105	5119	5132	5145	5159	5172	1	3	4	5	7	8	9	11	12
33	5185	5198	5211	5224	5237	5250	5263	5276	5289	5302	1	3	4	5	6	8	9	10	12
34	5315	5328	5340	5353	5366	5378	5391	5403	5416	5428	1	3	4	5	6	8	9	10	11
35	5441	5453	5465	5478	5490	5502	5514	5527	5539	5551	1	2	4	5	6	7	9	10	11
36	5563	5575	5587	5599	5611	5623	5635	5647	5658	5670	1	2	4	5	6	7	8	10	11
37	5682	5694	5705	5717	5729	5740	5752	5763	5775	5786	1	2	3	5	6	7	8	9	10
38	5798	5809	5821	5832	5843	5855	5866	5877	5888	5899	1	2	3	5	6	7	8	9	10
39	5911	5922	5933	5944	5955	5966	5977	5988	5999	6010	1	2	3	4	5	7	8	9	10
40	6021	6031	6042	6053	6064	6075	6085	6096	6107	6117	1	2	3	4	5	6	8	9	10
41	6128	6138	6149	6160	6170	6180	6191	6201	6212	6222	1	2	3	4	5	6	7	8	9
42	6232	6243	6253	6263	6274	6284	6294	6304	6314	6325	1	2	3	4	5	6	7	8	9
43	6335	6345	6355	6365	6375	6385	6395	6405	6415	6425	1	2	3	4	5	6	7	8	9
44	6435	6444	6454	6464	6474	6484	6493	6503	6513	6522	1	2	3	4	5	6	7	8	9
45	6532	6542	6551	6561	6571	6580	6590	6599	6609	6618	1	2	3	4	5	6	7	8	9
46	6628	6637	6646	6656	6665	6675	6684	6693	6702	6712	1	2	3	4	5	6	7	7	8
47	6721	6730	6739	6749	6758	6767	6776	6785	6794	6803	1	2	3	4	5	5	6	7	8
48	6812	6821	6830	6839	6848	6857	6866	6875	6884	6893	1	2	3	4	4	5	6	7	8
49	6902	6911	6920	6928	6937	6946	6955	6964	6972	6981	1	2	3	4	4	5	6	7	8
50	6990	6998	7007	7016	7024	7033	7042	7050	7059	7067	1	2	3	3	4	5	6	7	8
51	7076	7084	7093	7101	7110	7118	7126	7135	7143	7152	1	2	3	3	4	5	6	7	8
52	7160	7168	7177	7185	7193	7202	7210	7218	7226	7235	1	2	2	3	4	5	6	7	7
53	7243	7251	7259	7267	7275	7284	7292	7300	7308	7316	1	2	2	3	4	5	6	6	7
54	7324	7332	7340	7348	7356	7364	7372	7380	7388	7396	1	2	2	3	4	5	6	6	7

Números naturais	0	1	2	3	4	5	6	7	8	9	PP 1	2	3	4	5	6	7	8	9
55	7404	7412	7419	7427	7435	7443	7451	7459	7466	7474	1	2	2	3	4	5	5	6	7
56	7482	7490	7497	7505	7513	7520	7528	7536	7543	7551	1	2	2	3	4	5	5	6	7
57	7559	7566	7574	7582	7589	7597	7604	7612	7619	7627	1	2	2	3	4	5	5	6	7
58	7634	7642	7649	7657	7664	7672	7679	7686	7694	7701	1	1	2	3	4	4	5	6	7
59	7709	7716	7723	7731	7738	7745	7752	7760	7767	7774	1	1	2	3	4	4	5	6	7
60	7782	7789	7796	7803	7810	7818	7825	7832	7839	7846	1	1	2	3	4	4	5	6	6
61	7853	7860	7868	7875	7882	7889	7896	7903	7910	7917	1	1	2	3	4	4	5	6	6
62	7924	7931	7938	7945	7952	7959	7966	7973	7980	7987	1	1	2	3	3	4	5	6	6
63	7993	8000	8007	8014	8021	8028	8035	8041	8048	8055	1	1	2	3	3	4	5	5	6
64	8062	8069	8075	8082	8089	8096	8102	8109	8116	8122	1	1	2	3	3	4	5	5	6
65	8129	8136	8142	8149	8156	8162	8169	8176	8182	8189	1	1	2	3	3	4	5	5	6
66	8195	8202	8209	8215	8222	8228	8235	8241	8248	8254	1	1	2	3	3	4	5	5	6
67	8261	8267	8274	8280	8287	8293	8299	8306	8312	8319	1	1	2	3	3	4	5	5	6
68	8325	8331	8338	8344	8351	8357	8363	8370	8376	8382	1	1	2	3	3	4	4	5	6
69	8388	8395	8401	8407	8414	8420	8426	8432	8439	8445	1	1	2	2	3	4	4	5	6
70	8451	8457	8463	8470	8476	8482	8488	8494	8500	8506	1	1	2	2	3	4	4	5	6
71	8513	8519	8525	8531	8537	8543	8549	8555	8561	8567	1	1	2	2	3	4	4	5	5
72	8573	8579	8585	8591	8597	8603	8609	8615	8621	8627	1	1	2	2	3	4	4	5	5
73	8633	8639	8645	8651	8657	8663	8669	8675	8681	8686	1	1	2	2	3	4	4	5	5
74	8692	8698	8704	8710	8716	8722	8727	8733	8739	8745	1	1	2	2	3	4	4	5	5
75	8751	8756	8762	8768	8774	8779	8785	8791	8797	8802	1	1	2	2	3	3	4	5	5
76	8808	8814	8820	8825	8831	8837	8842	8848	8854	8859	1	1	2	2	3	3	4	5	5
77	8865	8871	8876	8882	8887	8893	8899	8904	8910	8915	1	1	2	2	3	3	4	4	5
78	8921	8927	8932	8938	8943	8949	8954	8960	8965	8971	1	1	2	2	3	3	4	4	5
79	8976	8982	8987	8993	8998	9004	9009	9015	9020	9026	1	1	2	2	3	3	4	4	5
80	9031	9036	9042	9047	9053	9058	9063	9069	9074	9079	1	1	2	2	3	3	4	4	5
81	9085	9090	9096	9101	9106	9112	9117	9122	9128	9133	1	1	2	2	3	3	4	4	5
82	9138	9143	9149	9154	9159	9165	9170	9175	9180	9186	1	1	2	2	3	3	4	4	5
83	9191	9196	9201	9206	9212	9217	9222	9227	9232	9238	1	1	2	2	3	3	4	4	5
84	9243	9248	9253	9258	9263	9269	9274	9279	9284	9289	1	1	2	2	3	3	4	4	5
85	9294	9299	9304	9309	9315	9320	9325	9330	9335	9340	1	1	2	2	3	3	4	4	5
86	9345	9350	9355	9360	9365	9370	9375	9380	9385	9390	1	1	2	2	3	3	4	4	5
87	9395	9400	9405	9410	9415	9420	9425	9430	9435	9440	0	1	1	2	2	3	3	4	4
88	9445	9450	9455	9460	9465	9469	9474	9479	9484	9489	0	1	1	2	2	3	3	4	4
89	9494	9499	9504	9509	9513	9518	9523	9528	9533	9538	0	1	1	2	2	3	3	4	4
90	9542	9547	9552	9557	9562	9566	9571	9576	9581	9586	0	1	1	2	2	3	3	4	4
91	9590	9595	9600	9605	9609	9614	9619	9624	9628	9633	0	1	1	2	2	3	3	4	4
92	9638	9643	9647	9652	9657	9661	9666	9671	9675	9680	0	1	1	2	2	3	3	4	4
93	9685	9689	9694	9699	9703	9708	9713	9717	9722	9727	0	1	1	2	2	3	3	4	4
94	9731	9736	9741	9745	9750	9754	9759	9763	9768	9773	0	1	1	2	2	3	3	4	4
95	9777	9782	9786	9791	9795	9800	9805	9809	9814	9818	0	1	1	2	2	3	3	4	4
96	9823	9827	9832	9836	9841	9845	9850	9854	9859	9863	0	1	1	2	2	3	3	4	4
97	9808	9872	9877	9881	9886	9890	9894	9899	9903	9908	0	1	1	2	2	3	3	4	4
98	9912	9917	9921	9926	9930	9934	9939	9943	9948	9952	0	1	1	2	2	3	3	4	4
99	9956	9961	9965	9969	9974	9978	9983	9987	9991	9996	0	1	1	2	2	3	3	3	4

Glossário

A

AA — Alcoólicos Anônimos
AACP — American Association of Colleges of Pharmacy
AAFP — American Academy of Family Practice
AAPCC — American Association of Poison Control Centers
AAPS — American Association of Pharmaceutical Scientists
ACIP — Advisory Committee on Immunization Practices, Immunization Practices Advisory Committee
AcM — anticorpos monoclonais
ACP — analgesia controlada pelo paciente
ACTH — adrenocorticotropina
ADA — American Dental Association
AES — espectrometria eletrônica de Auger
AHCPR — Agency for Health Care Policy Research
AIDS/SIDA — síndrome de imunodeficiência adquirida
AINE — antiinflamatório não-esteróide
AIT — ataques isquêmicos transitórios
AMPc — monofosfato de adenosina cíclico, monofosfato de 3′5′-adenosina cíclico
ANOVA — análise de variância
APC — célula apresentadora de antígeno
APhA — American Pharmaceutical Association
APHA — American Public Health Association
AR — artrite reumatóide
ASCP — American Society of Consultant Pharmacists
ASH — albumina sérica humana
ASHP — American Society of Health-System Pharmacists
ASO — organizações de serviços administrativos
ATD — análise térmica diferencial
AUD — avaliação de utilização de droga

B

BCC — bloqueadores dos canais de cálcio
BP — British Pharmacopeia (Farmacopéia Britânica)

C

CADD — projeto da droga assistido por computador
CAF — classificação da atividade da farmácia
CAS — Chemical Abstracts Service
CCAD — citotoxicidade mediada por células anticorpo-dependente
CDC — Centers for Disease Control and Prevention
CEA — antígeno carcinoembrionário
CFC — clorofluorcarbonos
CFTR — regulador transmembrana da fibrose cística
CG — cromatografia a gás
CHCM — concentração de hemoglobina corpuscular média
CI — Ciências da informação
CIMS — espectroscopia de massa de ionização química
CNNP — compostos nitrogenados não-proteicos
CONSORT — Consolidated Standards of Reporting Trials (Padrões Consolidados de Comunicação de Ensaios Clínicos)
CPC — Council on Pharmacy and Chemistry
CQ — controle da qualidade
CRF — capacidade residual funcional
CSA — Comprehensive Drug Abuse Prevention and Control Act (Lei Abrangente de Prevenção e Controle de Abuso de Drogas) of 1970
CV — capacidade vital

D

DAC — doença da artéria coronária
DAP — despolarizações atriais prematuras
DCI — doença isquêmica cardíaca
DDPFC — doença de deposição de pirofosfato de cálcio
DEA — Drug Enforcement Administration, Drug Enforcement Agency
DHHS — Department of Health and Human Services
DMSO — dimetil sulfóxido
DMT — dimetiltriptamina
DOP — Department of Defense, dioctilftalato
DP — desvio padrão
DPPC — dipalmitoilfosfatidilcolina
DPR — desvio padrão relativo
DPSV — voltametria de pulso diferencial
DRO — dispersão rotatória óptica
DSC — colorimetria diferencial
DTP — difteria, pertussis (coqueluche) e tétano
DVA — Department of Veterans Affairs
DVP — despolarizações ventriculares prematuras

E

ED_{50} — dose efetiva mediana (50% efetiva)
EDTA — ácido etilenodiaminotetraacético
ELISA — ensaio imunossorvente ligado a enzima
EP — embolia pulmonar
EPMA — microanálise com sonda eletrônica
ESCA — análise química de espectroscopia eletrônica
EVRBR — escala de valores relativos baseada nos recursos disponíveis

F

FDA — Food and Drug Administration
FD&C Act — Food, Drug, and Cosmetic Act (Lei sobre Alimentos, Drogas e Cosméticos)
FEF — fluxo expiratório forçado
FIFRA — Federal Insecticide, Fungicide and Rodenticide Act (Lei Federal sobre Inseticidas, Fungicidas e Roedores)
FSF — formulário de solicitação do farmacêutico
FSH — hormônio folículo-estimulante
FT-IR — espectrometria infravermelha com transformada de Fourier

G

GMPc — monofosfato de 3′5′-guanosina cíclico
G6PD — glicose 6-fosfato desidrogenase
GQ — garantia da qualidade

H

HAD — hormônio antidiurético
HC — hidrocarbonetos
HCFA — Health Care Financing Administration
HCFC — hidroclorofluorcarbonos
HCM — hemoglobina corpuscular média
HETP — altura equivalente a uma barra teórica
HFC — hidrofluorcarbonos
Hib — *Haemophilus influenzae* tipo b
HIV — vírus da imunodeficiência humana
HLA — antígenos leucocitários humanos
HLB — equilíbrio hidrófilo-lipofílico
HMO — organização de manutenção de saúde (*health maintenance organization*)
HPLC — cromatografia líquida de alta performance
HRSA — Health Resource and Services Administration

I

IA — ingestão adequada
IAM — infarto agudo do miocárdio
IMAO — inibidores da monoamino oxidase

IMC imunidade mediada por células
IND Investigational New Drug (nova droga em pesquisa)
INN International Nonproprietary Names (Nomes Internacionais Não-Patenteados)
IPA International Pharmaceuticals Abstracts (Resumos Farmacêuticos Internacionais)
IRB Institutional Review Board
ISP provedor de Internet
ISS espectroscopia de difusão iônica
IUPAC International Union of Pure and Applied Chemistry

J

JCAHO Joint Commission on Accreditation of Healthcare Organizations

L

LCR líquido cefalorraquidiano
LES lúpus eritematoso sistêmico
LH hormônio luteinizante
LSD dietilamida do ácido lisérgico

M

MHC complexo de histocompatibilidade principal
MSC Medical Services Corps
MSPPA Model State Pharmacy Practice Act

N

NADPH nicotinamida-adenina-dinucleotídeo fosfato
NARD National Association of Retail Druggists
NCPA National Community Pharmacists Association
NCPDP National Council for Prescription Drug Programs
NDA New Drug Application (pedido de validação de uma nova droga)
NIH National Institutes of Health
NIR espectrometria quase-infravermelho
NISPC National Institute for Standards in Pharmacist Credentialing
NP nutrição parenteral
NPT nutrição parenteral total
NRC Nuclear Regulatory Committee

O

ODP organização de desenvolvimento de padrões
OMS Organização Mundial de Saúde

P

PCP fenciclidina
PDF produtos da degradação da fibrina
PGDB Prevention Guidelines Database (Banco de Dados de Diretrizes de Prevenção)
PHS Public Health Service (Serviço de Saúde Pública dos EUA)
POP prontuário orientado para o problema
p/p porcentagem peso em peso
PSF provedor de serviços preferido
PTH paratormônio
p/v porcentagem peso em volume
PVU pequenas vesículas unilamelares

R

RDA cotas diárias recomendadas (*recommended daily allowance*)
RFLP polimorfismo do comprimento de fragmentos de restrição
RIA radioimunoensaio
RMA reações medicamentosas adversas
RMN ressonância magnética nuclear
RUD revisão de utilização de droga

S

SAMSHA Substance Abuse and Mental Health Sciences Administration
SIMS espectrometria de massa iônica secundária
SMSI síndrome de morte súbita infantil
SSIHAD síndrome de secreção inapropriada de hormônio antidiurético

T

T_3 triiodotironina
T_4 tiroxina
TEB teste de endotoxina bacteriana
TFG taxa de filtração glomerular
TLC cromatografia de camada fina
TPP tempo de tromboplastina parcial
TSVP taquicardia supraventricular paroxística
TVP trombose venosa profunda

U

USAN United States Adopted Names (nomes adotados nos EUA)
USP United States Pharmacopeia (Farmacopéia dos Estados Unidos)
USP/NF United States Pharmacopeia/National Formulary (Farmacopéia dos Estados Unidos/Formulário Nacional)

V

VC volume corrente
VCM volume corpuscular médio
VEF_1 volume expiratório forçado em 1 segundo
VML vesículas multilamelares
VR volume residual
VTNR número variável de repetições em série
v/v porcentagem volume em volume

W

WFI água para injeção (*water for injection*)

Índice Alfabético

B

C

D

F

G

K

L

M

N

O

P

Q

R

S

U

V

W

Pré-impressão, impressão e acabamento

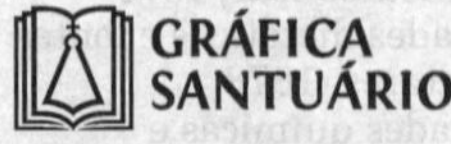

grafica@editorasantuario.com.br
www.editorasantuario.com.br
Aparecida-SP

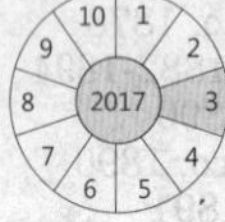